75. AUFLAGE

AUSTRIA-CODEX
SCHNELLHILFE

2021

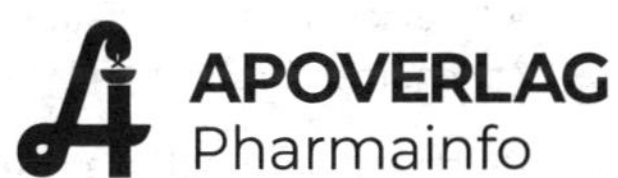

Österreichische Apotheker-Verlagsgesellschaft m.b.H., Spitalgasse 31A, 1090 Wien
T +43 1 402 35 88, F +43 1 402 35 88-542, office@apoverlag.at, www.apoverlag.at

Druck: mst druck:optimierer gmbh & co kg, Paradeisergasse 5, 9020 Klagenfurt

Vorwort zur 75. Auflage der Austria-Codex Schnellhilfe

Aufgrund des Arzneimittelgesetzes 1983 sowie der Verordnung über die Fachinformation für Arzneispezialitäten 2008 in der jeweils letztgültigen Fassung sind die Fachinformationen von der Österreichischen Apothekerkammer unter Mitwirkung der Österreichischen Ärztekammer unter der Bezeichnung „Austria Codex-Fachinformation" zu veröffentlichen.

Die in diesem Werk veröffentlichten Texte der Fachinformationen für Arzneispezialitäten schließen naturgemäß nicht aus, dass zwischen Redaktionsschluss und Verwendung des Werkes neue Erkenntnisse über Arzneispezialitäten gewonnen wurden. Hier gilt, dass die Angaben auf dem Beipacktext bzw. der Gebrauchsinformation immer zu beachten sind.

Um Ärztin/Arzt und Apothekerin/Apotheker eine schnelle Übersicht zu bieten, hat der APOVERLAG die wichtigsten Informationen in einem einzigen Band „Schnellhilfe" zusammengefasst. Die Arzneispezialitäten-Kurzinformationen wurden durch Hofrat Univ.-Doz. Dr. Heribert Pittner erstellt, die redaktionelle Aufbereitung der Inhalte erfolgte durch die Abteilung Pharma-Informationsdienste des APOVERLAG.

Die einzelnen Bausteine der Austria Codex-Fachinformation sind derzeit:
Austria-Codex Schnellhilfe
Ein Band mit Kurzinformationen über alle im Warenverzeichnis I des APOVERLAG (Stand der Information: 1. Jänner 2021) aufgenommenen humanen und veterinären Arzneispezialitäten mit Verkaufspreisen, Kassenzeichen, Rezeptzeichen und Lieferstatus einzelner Packungen. Dazu passend ein Wirkstoffverzeichnis, ein Indikationsverzeichnis, ein ATC-Code Verzeichnis sowie ein Firmenindex. Arzneispezialitäten, welche sich nicht im Warenumlauf befinden, sind nur mit Namen und Zulassungsnummer abgedruckt.
e-Austria-Codex / Austria-Codex Online
Fachinformationen über alle in Österreich zugelassenen humanen und veterinären Arzneispezialitäten.

Wien, im Dezember 2020
Österreichische Apotheker-Verlagsgesellschaft m.b.H.

Inhaltsverzeichnis

1. Benutzerhinweise

1.1. Abkürzungen und Zeichenerklärung

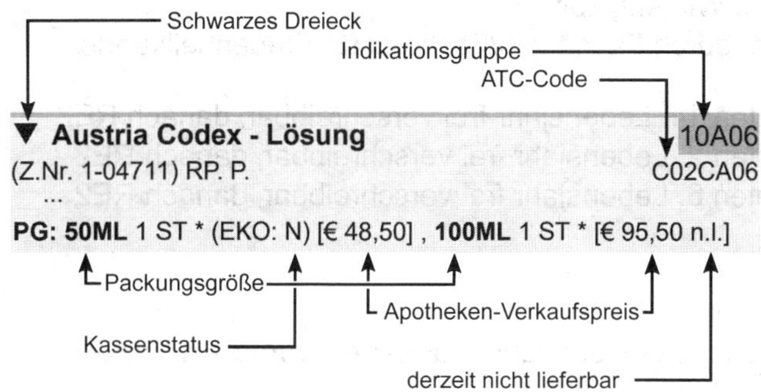

Arzneispezialitäten mit *kursiv hervorgehobenen Bezeichnungen* sind nicht im Handel verfügbar.

*	Nicht kassenzulässig, kann jedoch vom chef- und kontrollärztlichen Dienst bewilligt werden, wobei die Einholung dieser Bewilligung bei Arzneispezialitäten nicht vom Apotheker zu überprüfen ist.
2, 3, …	Anzahl der Packungen, die pro Verschreibung abgegeben werden dürfen
A	Frei verschreibbar durch Fachärztin/Facharzt für Lungenkrankheiten
AA:	Art der Anwendung
AF	Arzneiform
AG:	Anwendungsgebiete
AH:	Anwendungshinweise
AU	Frei verschreibbar durch Fachärztin/Facharzt für Augenheilkunde
BP	Bündelpackung
D	Frei verschreibbar durch Fachärztin/Facharzt für Haut- und Geschlechtskrankheiten
D.	Abgabe durch Apotheken und Drogerien
DO:	Dosierung
DS	Desensibilisierungs-Produkt: frei verschreibbar durch Fachärztin/ Facharzt für Lungenkrankheiten, Haut- und Geschlechtskrankheiten, Kinderheilkunde, Hals-, Nasen- und Ohrenkrankheiten und Allergieambulatorien
DSX	Desensibilisierungs-Produkt: frei verschreibbar durch Fachärztin/ Facharzt für Lungenkrankheiten, Haut- und Geschlechtskrankheiten, Kinderheilkunde und Hals-, Nasen- und Ohrenkrankheiten
E.	Kühlschranklagerung (2 bis 8 °C)
ED	Einzeldosis
EKO	Erstattungskodex
EKO: G	Grüne Box (frei verschreibbar)

EKO: N	No-Box (werden im EKO nicht geführt)
EKO: R	Rote Box (voll chef-/kontroll-arztpflichtig)
EKO: Y	Gelbe Box (unter bestimmten Voraussetzungen frei verschreibbar)
EW:	Eigenschaften und Wirksamkeit
F	Frei verschreibbar durch Fachärztin/Facharzt für Frauenheilkunde und Geburtshilfe
F14	Bis zum vollendeten 14. Lebensjahr frei verschreibbar, danach RE2
F2J	Bis zum vollendeten 2. Lebensjahr frei verschreibbar, danach RE2
F6J	Bis zum vollendeten 6. Lebensjahr frei verschreibbar, danach RE2
FT	Filmtablette
GA:	Gegenanzeigen
GE:	Gewöhnungseffekte
IND	Chef-/Kontroll-ärztliche Genehmigung, außer es wurde am Rezept der Vermerk „IND" angebracht
K	Frei verschreibbar durch Fachärztin/Facharzt für Kinderheilkunde
K.	Kühl lagern (8 bis 15 °C)
KG	Körpergewicht
KOF	Körperoberfläche
L	Frei verschreibbar durch Fachärztin/Facharzt für Hals-, Nasen- und Ohrenkrankheiten
L.	Trockenpräparate, die vor Gebrauch vom Apotheker/Arzt aufgelöst werden müssen
MD	Maximaldosis
MED	Mittlere Erhaltungsdosis
MTD	Maximale Tagesdosis
N	Frei verschreibbar durch Fachärztin/Facharzt für Neurologie oder Neurologie und Psychiatrie oder Psychiatrie und Neurologie
N.	Abgabe nur an Inhaber einer Bewilligung für radioaktive Stoffe
n.l.	derzeit nicht lieferbar
NR.	Rezeptpflichtig, wiederholte Abgabe verboten
NW:	Nebenwirkungen
P	Frei verschreibbar durch Fachärztin/Facharzt für Psychiatrie oder Psychiatrie und Neurologie oder Neurologie und Psychiatrie oder Kinder- und Jugendpsychiatrie
P.	Abgabe durch Apotheken
P1.	Rezept- und apothekenpflichtig, Anordnung der wiederholten Abgabe gemäß § 10 Absatz 4 Psychotropenverordnung bei Benzodiazepinen verboten
→ S. …	siehe Seite …
PG:	Packungsgrößen mit Kassenstatus, Privatverkaufspreise laut Warenverzeichnis I Die unter PG angeführten Privatverkaufspreise sind Höchstpreise. Sie sind nicht bindend, dürfen aber nicht überschritten werden.
PV.	Rezept- und apothekenpflichtig, Verschreibung nur auf Suchtgiftrezept gemäß § 10 Absatz 3 Psychotropenverordnung

R	Frei verschreibbar durch Fachärztin/Facharzt für Radiologie
RE1	Chef-/Kontroll-ärztliche Genehmigung im Vorhinein
RE2	Dokumentation mit nachfolgender chef-/kontroll-ärztlicher Kontrolle
RP.	Rezeptpflichtig, wiederholte Abgabe erlaubt
RPF.	Rezeptfrei
S1.	Suchtgift mit erleichterten Abgabebestimmungen, Abgabe auf Rezept, wiederholte Abgabe verboten
S5.	Suchtgift mit erleichterten Abgabebestimmungen, Abgabe auf Rezept, wiederholte Abgabe erlaubt
▼	Schwarzes Dreieck. Dieses Arzneimittel unterliegt einer zusätzlichen Überwachung. → siehe auch 1.3. Pharmakovigilanz-Meldungen
■	Schwarzes Quadrat: Kombinationspräparat human (Wirkstoff-Verzeichnis)
🐾	Schwarzes Quadrat mit weißer Pfote: Kombinationspräparat veterinär (Wirkstoff-Verzeichnis)
SG.	Suchtgift, Abgabe nur auf Suchtgiftrezept
SP	Sammelpackung
SST:	Schwangerschaft und Stillzeit
T.	Tiefgekühlt lagern (siehe Fachinformation)
TD	Tagesdosis
U	Frei verschreibbar durch Fachärztin/Facharzt für Urologie
V:	Vertrieb
VN	Veterinär-Arzneispezialität für Nutztiere
VNW	Veterinär-Arzneispezialität für Nutztiere mit Wartezeit
VT, 🐾	Veterinär-Arzneispezialität
W 1	Darf Kindern unter sechs Jahren nur über ärztliche Anordnung gegeben werden.
W 2	Ohne ärztliche Anordnung nicht länger als zehn Tage hintereinander anwenden. Bei längerem Gebrauch oder überhöhter Dosierung (mehr als 2,0 g pro Tag) sind Leber- und Nierenschädigungen nicht auszuschließen. Darf Kindern unter drei Jahren nur über ärztliche Anordnung gegeben werden.
W 6	Nicht größere Flächen als zwei Handteller groß pro Tag behandeln.
W 7	Phenazonderivate können bei Überempfindlichkeit zu einer Schädigung des Blutbildes führen; bei Auftreten eines Hautausschlages, starker Müdigkeit, von Halsschmerzen oder Geschwüren im Mund soll der Arzt aufgesucht werden. In vereinzelten Fällen wurden allergische Reaktionen in Form schwerer, zum Teil lebensbedrohlicher, mit Atemnot einhergehender Schockzustände beobachtet.
W 8	Darf Kindern unter drei Jahren nur über ärztliche Verschreibung gegeben werden.
W 9	Bei Patienten mit eingeschränkter Nierenfunktion, insbesondere bei Dialysepatienten, bei Morbus Alzheimer oder anderen Formen der Demenz ist eine langdauernde und höher dosierte Anwendung zu vermeiden.

W 10 Darf Kindern unter 12 Jahren nur über ärztliche Verschreibung gegeben werden.

W 11 Bei Schwangeren und Frauen im gebärfähigen Alter ohne gesicherten Empfängnisschutz wegen der Gefahr von kindlichen Missbildungen sowie während der Stillperiode darf eine Tagesdosis von 5.000 I.E. Retinol prinzipiell nicht überschritten werden.

W 12 Ohne ärztliche Anordnung nicht über einen längeren Zeitraum oder in höheren als den empfohlenen Konzentrationen bzw. Dosen anwenden.

W 13 Bei Schwangeren und Frauen im gebärfähigen Alter ohne gesicherten Empfängnisschutz wegen der Gefahr von kindlichen Missbildungen sowie während der Stillperiode darf eine Tagesdosis von 9,0 mg Betacaroten prinzipiell nicht überschritten werden.

W 14 Bei Schwangeren und Frauen im gebärfähigen Alter ohne gesicherten Empfängnisschutz wegen der Gefahr von kindlichen Missbildungen sowie während der Stillperiode darf eine Tagesdosis von 2,0 g Iecoris aselli oleum prinzipiell nicht überschritten werden.

W 15 Bei Schwangeren und Frauen im gebärfähigen Alter ohne gesicherten Empfängnisschutz wegen der Gefahr von kindlichen Missbildungen sowie während der Stillperiode darf eine Tagesdosis von 0,17 g Iecoris hippoglossi oleum prinzipiell nicht überschritten werden.

W 16 Bei Schwangeren und Frauen im gebärfähigen Alter ohne gesicherten Empfängnisschutz wegen der Gefahr von kindlichen Missbildungen sowie während der Stillperiode darf eine Tagesdosis von 600 I.E. Colecalciferol bzw. Ergocalciferol prinzipiell nicht überschritten werden.

W 17 Darf Kindern und Jugendlichen unter 18 Jahren nur über ärztliche Anordnung gegeben werden.

WH: Besondere Warnhinweise zur sicheren Anwendung

WW: Wechselwirkungen

Z: Zusammensetzung

ZI: Zulassungsinhaber

Z.Nr. Zulassungsnummer

Lagerungshinweis

Sofern keine besonderen Hinweise angegeben sind, erfolgt die Lagerung von Arzneispezialitäten bei Raumtemperatur (15 bis 25 °C).

1.2. Pädiatrische Angaben nach WHO-Klassifikation

In Kurzinformationen vorkommende pädiatrische Angaben richten sich nach den folgenden Empfehlungen der WHO:

Frühgeborene	
Neugeborene	0 bis 28 Tage
Säuglinge und Kleinkinder	28 Tage bis 23 Monate
Kinder	2 bis 11 Jahre
Jugendliche	12 bis 18 Jahre

1.3. Pharmakovigilanz-Meldungen

Meldungen gemäß § 75g AMG wie beispielweise die Meldung des Verdachts auf Nebenwirkungen nach der Zulassung sind von großer Wichtigkeit. Sie ermöglichen eine kontinuierliche Überwachung des Nutzen-Risiko-Verhältnisses des Arzneimittels. Angehörige von Gesundheitsberufen sind aufgefordert, jeden Verdachtsfall einer Nebenwirkung gemäß § 75g AMG über das nationale Meldesystem anzuzeigen.

Kontaktdaten
Bundesamt für Sicherheit im Gesundheitswesen
Traisengasse 5, 1200 Wien, Telefax: +43 50555-36207, www.basg.gv.at

1.4. Vergiftungszentralen

Wien	+43 1 406 43 43
München	+49 89 19 240
Zürich	+41 44 251 51 51

1.5. Maßnahmen bei Kontrastmittelzwischenfällen

Die genaue Pathophysiologie der meisten Überempfindlichkeitsreaktionen gegen intravenös verabreichte Röntgenkontrastmittel ist letztendlich nicht vollständig geklärt. Die überwiegende Mehrheit der Ereignisse ist mit einer Freisetzung von Mediatoren aus zirkulierenden basophilen und eosinophilen Granulozyten verbunden. Immunvermittelte und pseudoallergische Reaktionen lassen sich in der Regel nicht anhand der klinischen Symptomatik unterscheiden.

STADIENEINTEILUNG

Mild	Symptome sind ohne Anzeichen einer Progression, selbstlimitierend	Begrenzte Urtikaria / Pruritus / kutanes Ödem, Unruhe, Kopfschmerz, Übelkeit, Hitzegefühl, Juckreiz
Moderat	Symptome sind ausgeprägter und erfordern häufig eine medizinische Behandlung	Diffuse Urtikaria / Pruritus / Erythem, Gesichtsödem, stabile Vitalfunktionen, Keuchen / Bronchospasmus, leichte oder keine Hypoxie, anhaltende Übelkeit, heftiges Erbrechen, vasovagale Synkope
Schwer	Symptome sind oft lebensbedrohlich	Diffuses Ödem / Gesichtsödem / Larynxödem mit Stridor und / oder Hypoxie, Bronchospasmus, signifikante Hypoxie, anaphylaktischer Schock, Arrhythmie, zerebraler Krampfanfall, → Atemstillstand, Herzstillstand

STUFENSCHEMA

Allgemeine Maßnahmen:

- Sofortiger Abbruch der Kontrastmittelzufuhr!
- Venöser, möglichst großlumiger Zugang
- Sauerstoffmaske (6-10 l/min)
- Flach- / Schocklagerung des Patienten (Ausnahme: Lungenödem!)
- Beatmung: Beatmungsmaske bzw. Tubus
- Bei massivem Larynxödem („cannot ventilate/cannot intubate"- Szenario): Koniotomie

Medikamentöse Therapie:

Diese richtet sich nach der jeweiligen Symptomausprägung. Ergänzend werden an dieser Stelle lediglich die wichtigsten Notfallmedikamente sowie deren Dosierung für Erwachsene und Kinder angeführt.

• Antihistaminika:

- **Diphenhydramin (H_1-Rezeptorenantagonist, z.B. Dibondrin Amp):**

  Erwachsene: *i.v.* 25-50 mg (1 Amp. enthält 30 mg/2 ml).
  Kinder bis 12 Jahre: *i.v.* 1 mg/ kg KG.

- **Famotidin (H_2-Rezeptorenantagonist, z.B. Quamatel Amp. 20 mg/5 ml Importware!** Keine parenterale Arzneispezialität in Österreich erhältlich):

  Erwachsene: 20 mg langsam *i.v.* nach Rekonstitution, nach H_1-Blocker.

- **Adrenalin (z.B. Suprarenin 1 mg/ml Amp):**

  Erwachsene:
  i.v. Suprarenin 1 mg auf 10 ml NaCl 0,9% verdünnen, milliliterweise langsam fraktioniert.
  i.m. 0,3 - 0,5 mg (300-500 µg) falls nötig wiederholen.
  EpiPen Inj.lsg. in einem FertigPen: 300 µg zur *i.m.* Applikation.

  Kinder:
  Die *i.m.*-Gabe stellt die bevorzugte Applikationsart bei Kindern dar: *i.m.* 100 µg (Kinder bis 10 kg); 150 µg (Kinder bis 6 Jahre); 300 µg (Kinder 6-12 Jahre); ab 12 Jahren wie bei Erwachsenen.
  EpiPen Junior Inj.lsg. in einem FertigPen: zur *i.m.* Applikation: 150 µg (7,5-25 kg KG); 300 µg (> 25 kg KG).

- **Glukokortikoide (z.B. Prednisolon / Solu-Dacortin):**

  Beim anaphylaktischen Schock:
  Erwachsene: primär Adrenalin, danach *i.v.* 1000 mg Prednisolon, anschließend Volumensubstitution.
  Kinder: primär Adrenalin, danach *i.v.* 250 mg Prednisolon, anschließend Volumensubstitution.

- **Ringer-Laktat-Lösung (z.B. Ringer-Lactat Fresenius- Infusionslösung):**

  Erwachsene: *i.v.* 1000 ml - 2000 ml so schnell wie möglich (CAVE: Lungenödem!).
  Kinder: *i.v.* 20 bis 60 ml/kg KG.

- **Theophyllin (z.B. Theospirex Amp):**

  Theophyllin kann bei schweren bronchospastischen Reaktionen additiv eingesetzt werden, sofern diese nicht auf Adrenalin und Glukokortikoide ansprechen.
  Erwachsene und Kinder ab dem 6. Lebensmonat: Initialdosis *i.v.* 5 mg/kg KG.

- **Salbutamol (z.B. Sultanol Dosieraerosol):**

  Erwachsene und Kinder: 1 - 2 tiefe Inhalationen enthalten 0,1 - 0,2 mg Salbutamol.

Zusätzliche Maßnahmen:

- **Trendelenburg Lagerung**
- **Sedierung:** Esketamin (z.B. Ketanest Amp), Etomidat (z.B. Hypnomidate Amp) oder Benzodiazepine (z.B. Midazolam Injektionslösung); **<u>kein Propofol!</u>**
- **CPR**
- **Defibrillatorbereitschaft** bei Schock, Herzrhythmusstörungen und Adrenalinanwendung!

Literatur:

ACR – Manual on Contrast Media 2020, ISBN: 978-1-55903-012-0, Internet: https://www.acr.org/-/media/ACR/Files/Clinical-Resources/Contrast_Media.pdf

Kang SK, Adkinson NF, Feldweg AM. Diagnosis and treatment of an acute reaction to a radiologic contrast agent. Literature review current through: Sep 2020

Dtsch Arztebl Int 2018; 115: 528-34; DOI: 10.3238/arztebl.2018.0528

Kurzzusammenfassung nach:

FA Dr. med. Bruno Mora, PhD; Klinische Abteilung für Herz-Thorax-Gefäßchirurgische Anästhesie & Intensivmedizin, Medizinische Universität Wien

Priv.-Doz. Dr. med. Roman Gottardi MBA, FECTS; Klinik für Herz-, Thorax- und Gefäßchirurgie, MEDICLIN Herzzentrum Lahr; Paracelsus Medizinische Universität Salzburg

Mag. pharm. Dr. Dr. med. André Farkouh; Abteilung für Klinische Pharmazie und Diagnostik, Universität Wien; Apotheke zum Schutzengel, 1180 Wien

2.
Kurzinformationen Arzneispezialitäten von A-Z

Abacavir Accord 300 mg - Filmtabletten 35E02
(Z.Nr. 1-40283) NR. P. nicht im Handel. J05AF06

Abacavir/Lamivudin Accord 600 mg/300 mg - Filmtabletten 35E02
(Z.Nr. 1-36846) NR. P. nicht im Handel. J05AR02

Abacavir/Lamivudin Aristo 600 mg/300 mg - Filmtabletten 35E02
(Z.Nr. 1-37914) NR. P. J05AR02
ZI: Aristo Pharma, Berlin, Deutschland
Z: 1 Filmtablette enthält: Abacavir 600 mg (entspr. Abacavir hydrochlorid), Lamivudin 300 mg, Tablettenkern: Magnesium stearat, Cellulose, mikrokristalline, Crospovidon Typ A, Povidon K30, Eisenoxid gelb; Filmüberzug: Hypromellose 2910 (3 mPa*s), Hypromellose 2910 (6 mPa*s), Titandioxid, Macrogol 400, Polysorbat 80, Gelborange S 1,4 mg.
EW: Kombination aus 2 Reverse-Transkriptase-Hemmern (Nukleosidanaloga).
AG: HIV-Infektionen bei Erwachsenen, Jugendlichen und Kindern ab 25 kg KG.
AA: Oral einnehmen.
DO: 1mal tgl. 1 Filmtablette.
Darreichungsform für Kinder unter 25 kg KG nicht geeignet.
Bei schweren Leberschäden nicht empfohlen.
GA: Überempfindlichkeit (besonders gegen Abacavir!).
SST: Keine klare Aussage in der Schwangerschaft, derzeit kein Hinweis auf erhöhte Fehlbildungsrate. Nicht stillen. Mitochondriale Funktionsstörungen bei Kleinkindern nach Exposition in utero beobachtet.
NW: Schwere Überempfindlichkeit (in Einzelfällen tödlich), Haut (auch schwere Reaktionen), Magen/Darm, Blutbild, Husten, Fieber, Lethargie, Kopfschmerzen, Leberenzymanstieg, Myalgie, Niere, Anorexie, Gewichtszunahme, Anstieg von Blutglukose und Blutfetten, Osteonekrose.
WW: Kombination vermeiden: andere Lamivudin-hältige Arzneimittel, Emtricitabin, Cladribin, osmotische Zuckeralkohole (z.B. Sorbitol, Mannitol), Cotrimoxazol (Hochdosis).
Vorsicht: Methadon, OCT-Inhibitoren.
WH: Patienten mit Abacavir-Überempfindlichkeit dürfen Abacavir **nie wieder** einnehmen. Vor Behandlungsbeginn Patienten auf HLA-B*5701-Allel untersuchen (auch vor Wiederaufnahme der Behandlung bei Patienten, die vorher Abacavir vertragen haben). Patient muss über mögliche Überempfindlichkeit vollständig aufgeklärt werden. Auf Immunreaktivierungssyndrom achten. Risikofaktoren für Myokardinfarkt minimieren.
PG: 30 ST * (EKO: R) [€ 182,40]

Abacavir/Lamivudin ratiopharm 600 mg/300 mg - Filmtabletten 35E02
(Z.Nr. 1-36981) NR. P. J05AR02
ZI: Teva, Haarlem, Niederlande
Z: 1 Filmtablette enthält: Abacavir 600 mg, Lamivudin 300 mg, Tablettenkern: Cellulose, mikrokristalline, Hydroxypropylcellulose, Natrium stärkeglykolat Typ A, Magnesium stearat; Filmüberzug: Hypromellose, Macrogol 4000, Titandioxid, Polysorbat 80, Eisenoxid gelb, Eisenoxid rot.
Kurzinformation: siehe Abacavir/Lamivudin Aristo 600 mg/300 mg - Filmtabletten, → S. 15
PG: 30 ST RE2 (EKO: Y) [€ 179,15]

Abacavir/Lamivudin Sandoz 600 mg/300 mg - Filmtabletten 35E02
(Z.Nr. 1-37111) NR. P. J05AR02
ZI: Sandoz, Kundl
Z: 1 Filmtablette enthält: Abacavir 600 mg (entspr. Abacavir hydrochlorid), Lamivudin 300 mg, Tablettenkern: Magnesium stearat, Cellulose, mikrokristalline, Crospovidon Typ A, Povidon K30, Eisenoxid gelb; Tablettenüberzug: Hypromellose 2910 (3 mPa*s), Hypromellose 2910 (6 mPa*s), Titandioxid, Macrogol 400, Polysorbat 80, Gelborange S 1,4 mg.
Kurzinformation: siehe Abacavir/Lamivudin Aristo 600 mg/300 mg - Filmtabletten, → S. 15
PG: 30 ST RE2 (EKO: Y) [€ 179,15]

Abacavir/Lamivudin Stada 600 mg/300 mg - Filmtabletten 35E02
(Z.Nr. 1-36866) NR. P. J05AR02
ZI: Stada Arzneimittel, Wien
Z: 1 Filmtablette enthält: Abacavir 600 mg, Lamivudin 300 mg, Filmtablettenkern: Cellulose, mikrokristalline PH 102, Cellulose, mikrokristalline PH 200, Natrium stärkeglykolat Typ A, Povidon K90, Magnesium stearat, Filmüberzug: Hypromellose 5, Macrogol 400, Titandioxid, Gelborange S, Aluminiumsalz 1,86 mg.
EW: Kombination aus 2 Reverse-Transkriptase-Hemmern (Nukleosidanaloga).
AG: HIV-Infektionen bei Erwachsenen, Jugendlichen und Kindern ab 25 kg KG.
AA: Oral einnehmen.
DO: 1mal tgl. 1 Filmtablette.
Darreichungsform für Kinder unter 25 kg KG nicht geeignet.
Bei schweren Leberschäden nicht empfohlen.
GA: Überempfindlichkeit (besonders gegen Abacavir!).
SST: Keine klare Aussage in der Schwangerschaft, derzeit kein Hinweis auf erhöhte Fehlbildungsrate. Nicht stillen. Mitochondriale Funktionsstörungen bei Kleinkindern nach Exposition in utero beobachtet.
NW: Schwere Überempfindlichkeit (in Einzelfällen tödlich), Haut (auch schwere Reaktionen), Magen/Darm, Blutbild, Husten, Fieber, Lethargie, Kopfschmerzen, Leberenzymanstieg, Myalgie, Niere, Anorexie, Gewichtszunahme, Anstieg von Blutglukose und Blutfetten, Osteonekrose.
WW: Kombination vermeiden: andere Lamivudin-hältige Arzneimittel, Emtricitabin, Cladribin, Cotrimoxazol (Hochdosis).
Vorsicht: Methadon, OCT-Inhibitoren.
WH: Patienten mit Abacavir-Überempfindlichkeit dürfen Abacavir **nie wieder** einnehmen. Vor Behandlungsbeginn Patienten auf HLA-B*5701-Allel untersuchen (auch vor Wiederaufnahme der Behandlung bei Patienten, die vorher Abacavir vertragen haben). Patient muss über mögliche Überempfindlichkeit vollständig aufgeklärt werden. Auf Immunreaktivierungssyndrom achten. Risikofaktoren für Myokardinfarkt minimieren.
PG: 30 ST RE2 (EKO: Y) [€ 179,15]

Abasaglar 100 Einheiten/ml - Injektionslösung in einem Fertigpen 06A02
(Z.Nr. EU/1/14/944/*) RP. P. E. A10AE04
ZI: Lilly, Eli Nederland, Utrecht, Niederlande
Z: 1 ml Injektionslösung enthält: Insulin glargin 100 E (entspr. → 3,64 mg), hergestellt durch rekombinante DNA-Technologie in Escherichia coli, Zinkoxid, Metacresol, Glycerol, Salzsäure zur pH-Wert-Einstellung, Natriumhydroxid zur pH-Wert-Einstellung, Wasser für Injektionszwecke.
EW: Lang wirkendes Insulin.
AG: Diabetes mellitus bei Personen ab 2 Jahren.
AA: 1mal tgl. s.c., nicht i.v.
Nicht direkt austauschbar mit anderen Insulin glargin-Zubereitungen.
DO: Individuell gemäß dem Bedarf des Patienten. TD meist 0,5-1 Einheiten/kg KG.
SST: Anwendung möglich. Blutzucker engmaschig kontrollieren.
NW: Hypoglykämie, Haut, Augen, Bildung von Insulin-Antikörpern; Reaktionen an der Injektionsstelle (Lipodystrophie, Ödeme), sehr selten Anaphylaxie.
WW: Senkung des Insulinbedarfs durch hypoglykämische Arzneimittel: Orale Antidiabetika, MAO-Hemmer, nichtselektive Betablocker, ACE-Hemmer, Salizylate, anabole Steroide, Sulfonamide.
Erhöhung des Insulinbedarfs durch hyperglykämische Arzneimittel: Orale Kontrazeptiva, Thiazide, Glukokortikoide, Schilddrüsenhormone, Beta2-Sympathomimetika, Wachstumshormone, Danazol.
Vorsicht: Pioglitazon (Herzinsuffizienz). Betablocker können Hypoglykämie-Symptome verschleiern. Octreotid/Lanreotid, Clonidin, Lithiumsalze, Alkohol können Insulinbedarf erhöhen oder senken.
WH: Auf Hyperglykämie (bei unzureichender Dosierung oder Unterbrechen der Therapie) bzw. Hypoglykämie (bei Auslassen einer Mahlzeit, anstrengender körperlicher Tätigkeit oder zu hoher Insulindosis) achten. Besondere Vorsicht bei Umstellung auf einen anderen Insulintyp/eine andere Insulinmarke. Verkehrshinweis (Hypoglykämie!).
Bei leichter Hypoglykämie Glukose oral oder zuckerhaltige Lebensmittel zuführen. Bei schwerer Hypoglykämie mit Bewusstlosigkeit Glukagon (0,5-1 mg i.m. oder s.c.) oder Glukose i.v. geben.
PG: 5 ST * (EKO: N) [€ 94,95]

Abasaglar 100 Einheiten/ml - Injektionslösung in einem Fertigpen 06A02
(Z.Nr. EU/1/14/944/*) RP. P. E. A10AE04
Parallelimport. nicht im Handel.

Abasaglar 100 Einheiten/ml - Injektionslösung in einem Fertigpen 06A02
(Z.Nr. EU/1/14/944/*) RP. P. E. A10AE04
Parallelimport. nicht im Handel.

Abasaglar 100 Einheiten/ml - Injektionslösung in einem Fertigpen 06A02
(Z.Nr. EU/1/14/944/*) RP. P. E. A10AE04
Parallelimport. nicht im Handel.

Abasaglar 100 Einheiten/ml - Injektionslösung in einer Patrone 06A02
(Z.Nr. EU/1/14/944/*) RP. P. E. nicht im Handel. A10AE04

ABC Lokale Schmerz-Therapie - Aktiv-Pflaster 4,8 mg wirkstoffhaltiges Pflaster 13F04
(Z.Nr. 1-38657) RPF. D. M02AB
ZI: Beiersdorf, Hamburg, Deutschland
Z: 1 Pflaster (18 x 12 cm) enthält: Cayennepfeffer-Dickextrakt (4-7:1); Ethanol 80% (V/V) (Auszugsmittel) 112-167 mg (entspr. Capsaicinoide 4,8 mg) (entspr. Capsaicin 22 µg/cm²), Glucose-Sirup, 2,2"-Methylen-bis(6-tert-butyl-4-methylphenol), 2,2"-(Propan-1,2-diyldiiminodimethyl)diphenol, Schwertlilienwurzelstock/Reismehl-Gemisch, Kautschuk, Poly(butadien-blockstyrol)76,5:23,5, Cis-1,4-Polyisopren, Talkum, beta-Pinen, Poly(2-methylbut-2-en-co-penta-1,3-dien), Kolophoniumglycerolester, hydriert, Paraffin, dünnflüssiges, Wollwachs (entspr. Lanolin), Cellulosefaser (Pflasterträger), Papier silikonisiert (Abdeckpapier).
EW: Lokal reizend.
AG: Linderung von Muskelschmerzen (z.B. im unteren Rückenbereich) bei Erwachsenen.
AA: Auf der Haut über dem Schmerzgebiet aufbringen. Nach Kontakt mit Pflaster Hände mit Seife waschen.
DO: Max. 1 Pflaster pro Tag, soll 4-12 Std. auf der Haut verbleiben. Nach 3 Wochen mindestens 2 Wochen Behandlungspause.
Bei Kindern und Jugendlichen nicht empfohlen.
GA: Geschädigte Haut, Wunden, Ekzeme.
SST: Zwingende Indikationsstellung.
NW: Lokale Hyperämie (pharmakologisch erwünschte Wirkung). Selten Überempfindlichkeit (Quaddel-, Blasenbildung).
WW: Nicht gleichzeitig mit anderen topischen Arzneimitteln am gleichen Hautareal anwenden.
WH: Nicht auf verletzte Haut, in der Nähe der Augen oder auf Schleimhäute aufbringen. Nicht im Anwendungsbereich kratzen. Zusätzliche Wärmezufuhr vermeiden.
PG: 2 ST * (EKO: N) [€ 6,65]

ABC Lokale Schmerz-Therapie Wärme-Creme 750 Mikrogramm/g Creme 13Z04
(Z.Nr. 1-26384) RPF. P. M02AB
ZI: Beiersdorf, Hamburg, Deutschland
Z: 100 g Creme enthalten: Capsaicin 75 mg, Methyl-4-hydroxybenzoat, Propyl-4-hydroxybenzoat, Macrogolcetylstearylether, Cetylstearylalkohol, Isopropyl myristat, Paraffin, dickflüssiges, Propylenglycol, Natrium citrat, Citronensäure monohydrat, Wasser, gereinigtes, Natriumhydroxid.
EW: Führt zur lokalen Hautreizung.
AG: Linderung von Muskelschmerzen (z.B. im Bereich der Wirbelsäule) bei Erwachsenen.
AA: Auf die Haut auftragen und gut einreiben. Nach jeder Anwendung Hände gründlich mit Seife waschen.
DO: 3mal tgl. 1-2 g Creme auf den schmerzenden Bereich der Wirbelsäule sparsam auftragen.
Für Kinder und Jugendliche nicht verwenden.
GA: Geschädigte Haut, Wunden, Ekzeme.
SST: Nutzen/Risiko-Abwägung, in der Stillzeit nicht im Bereich der Brust anwenden.
NW: Lokale Hyperämie (pharmakologisch erwünschte Wirkung). Selten Überempfindlichkeit (Quaddel-, Blasenbildung).
WW: Nicht gleichzeitig mit anderen topischen Arzneimitteln am gleichen Hautareal anwenden.
WH: Nicht auf verletzte Haut, in Augennähe oder auf Schleimhäute auftragen. Zusätzliche Wärmezufuhr oder großflächige Anwendung vermeiden.
PG: 50 G * (EKO: N) [€ 10,00]

ABC Lokale Schmerz-Therapie Wärme-Pflaster Capsicum 11 mg wirkstoffhaltiges Pflaster 13F04
(Z.Nr. 1-24003) RPF. P. M02AB
ZI: Beiersdorf, Hamburg, Deutschland
Z: 1 Pflaster enthält: Cayennepfeffer-Dickextrakt (4-7:1); Ethanol 80% (V/V) (Auszugsmittel) 395,4-551,7 mg (entspr. Capsaicinoide 11 mg) (entspr. Capsaicin), Glucose-Sirup, 2,2"-Methylen-bis(6-tert-butyl-4-methylphenol), 2,2"-(Propan-1,2-diyldiiminodimethyl)diphenol, Iriswurzelpulver/Reismehl-Gemisch, Kautschuk, Poly(butadien-blockstyrol)76,5:23,5, Cis-1,4-Polyisopren, Talkum, beta-Pinen, Poly(2-methylbut-2-en-co-penta-1,3-dien), Kolophoniumglycerolester, hydriert, Paraffin, dünnflüssiges, Wollwachs (entspr. Lanolin), Flanell elastisch (Pflasterträger), Papier silikonisiert (Abdeckpapier).
EW: Lokal reizend.
AG: Linderung von Muskelschmerzen (z.B. im unteren Rückenbereich) bei Erwachsenen und Jugendlichen ab 12 Jahren.
AA: Auf der Haut über dem Schmerzgebiet aufbringen. Nach Kontakt mit Pflaster Hände mit Seife waschen.
DO: Max. 1 Pflaster pro Tag, soll 4-12 Std. auf der Haut verbleiben. Max. Behandlungsdauer 3 Wochen.
Bei Kindern nicht anwenden.
GA: Geschädigte Haut, Wunden, Ekzeme.
SST: Nutzen/Risiko-Abwägung.
NW: Lokale Hyperämie (pharmakologisch erwünschte Wirkung). Selten Überempfindlichkeit (Quaddel-, Blasenbildung).
WW: Nicht gleichzeitig mit anderen topischen Arzneimitteln am gleichen Hautareal anwenden.
WH: Nicht auf verletzte Haut, in der Nähe der Augen oder auf Schleimhäute aufbringen. Nicht im Anwendungsbereich kratzen. Zusätzliche Wärmezufuhr vermeiden.
PG: 1 ST * (EKO: N) [€ 6,00], 2 ST * (EKO: N) [€ 10,00]

Abführtee St. Severin 42J04
(Z.Nr. 0-09674) RPF. P. A06AB06
ZI: Gall-Reidlinger, St. Lambrecht
Z: 100 g enthalten: Hydroxyanthracen-Derivate 1200 mg (entspr. Sennosid B) (entspr. Fructus Sennae acutifoliae) (entspr. Fructus Sennae angustifoliae), Herba Menthae piperitae 12,5 g, Herba Millefolii ad 100 g.
EW: Laxans.
AG: Obstipation.
AA: Für 1 Schale Tee ½ bis 1 Esslöffel Teegemisch mit heißem Wasser übergießen, 10 Minuten ziehen lassen, abseihen, nach Geschmack süßen.
DO: 1 Schale vor dem Schlafengehen, ev. auch 1 Schale früh nüchtern.
GA: Magen/Darm-Obstruktion, Ileus, Appendizitis, Koliken, Erbrechen, un- klares Abdomen, Elektrolytstörungen, Engwinkelglaukom, Prostatahyper- trophie, Kinder unter 12 Jahren.
SST: Gegenanzeige.
NW: Magen/Darm, Haut, in hohen Dosen Elektrolytverluste (Kalium), Ödeme, Herzrhythmusstörungen, Niere.
WW: Herzglykoside, Carbenoxolon, Kortikoide, Thiaziddiuretika (Hypokaliämie).
GE: Bei Langzeitgabe Wirkungsminderung.
WH: Ohne ärztliche Anordnung max. 1-2 Wochen anwenden.
PG: 70 G * (EKO: N) [€ 4,20]

Abilify 7,5 mg/ml - Injektionslösung 49B06
(Z.Nr. EU/1/04/276/*) NR. P. N05AX12
ZI: Otsuka Pharmaceutical Netherlands, Amsterdam, Niederlande
Z: 1 ml Injektionslösung enthält: Aripiprazol 7,5 mg, Hexakis- und Heptakis-O-(4-sulfobutyl)cyclomaltoheptaose, Weinsäure, Natriumhydroxid, Wasser für Injektionszwecke.
EW: Antipsychotikum.
AG: Zur schnellen Kontrolle von Agitiertheit und Verhaltensstörungen bei Schizophrenie oder bei manischen Episoden der Bipolar-I-Störung.
AA: I.m.
DO: Einmalig 9,75 mg (5,25-15 mg), ev. zweite Injektion nach 2 Stunden.
Max. 3 Injektionen binnen 24 Std. MTD 30 mg Aripiprazol. Fortsetzung oral. Keine Daten an Kindern und Jugendlichen.
SST: Strenge Nutzen/Risiko-Abwägung; Neugeborene sorgfältig überwachen (Extrapyramidale Symptome, Absetzerscheinungen).
NW: Gewichtszunahme, ZNS (Extrapyramidale Symptome, Akathisie), Psyche (Agitiertheit, Schlaflosigkeit, Impulskontrollstörungen), lokale Schmerzen, Magen/Darm (Mundtrockenheit), Leber, muskuloskelettale Steifigkeit, Stürze, Neutropenie, Hyperglykämie, Untersuchungen.
WW: Dosisanpassung bei gleichzeitiger Einnahme hoch wirksamer CYP2D6- oder CYP3A4-Hemmer. Bei gleichzeitiger Einnahme von CYP3A4-Induktoren Anwendung vermeiden.
Vorsicht: Andere ZNS-Dämpfer, Blutdrucksenker, QT-verlängernde Substanzen. Andere serotonerge Arzneimittel (Serotoninsyndrom).
WH: Nicht zur Behandlung akuter Erregungszustände. Vorsicht bei kardiovaskulären Erkrankungen, QT-Verlängerung, Aspirationspneumonie, auf suizidales Verhalten, tardive Dyskinesie, Malignes Neuroleptika-Syndrom, Krampfanfälle, Gewichtszunahme, pathologische Spielsucht achten. Erhöhte Mortalität bei Alzheimer-Demenz bzw. erhöhte Häufigkeit zerebrovaskulärer Reaktionen beachten. Bei Diabetikern Blutzucker kontrollieren. Verkehrshinweis.
PG: 1 ST * (EKO: N) [€ 15,10]

Abilify 1 mg/ml - Lösung zum Einnehmen 49B06
(Z.Nr. EU/1/04/276/*) NR. P. N05AX12
ZI: Otsuka Pharmaceutical Netherlands, Amsterdam, Niederlande
Z: 1 ml Lösung enthält: Aripiprazol 1 mg, Natrium edetat, Fructose 200 mg, Glycerol, Milchsäure, Methyl-4-hydroxybenzoat 1,8 mg (entspr. E 218), Propylenglycol, Propyl-4-hydroxybenzoat 0,2 mg (entspr. E 216), Natriumhydroxid, Sucrose 400 mg, Orangen-

Aroma, Wasser, gereinigtes.
EW: Antipsychotikum.
AG: Schizophrenie, manische Episoden der Bipolar I Störung, Prävention neuer manischer Episoden.
AA: Oral.
DO: Schizophrenie: Initiale TD 10 oder 15 mg, Erhaltungsdosis 15 (10-30) mg/Tag.
Jugendliche ab 15 Jahren: TD initial 2 mg für 2 Tage, 5 mg für weitere 2 Tage, dann 10 mg.
Manische Episoden (einschließlich Prävention bei Erwachsenen): Initial 1mal tgl. 15 mg; MTD 30 mg.
Jugendliche ab 13 Jahren: TD 2 mg für 2 Tage, 5 mg für weitere 2 Tage, dann 10 mg über max. 12 Wochen möglich.
SST: Nutzen/Risiko-Abwägung. Bei Neugeborenen extrapyramidale Symptome und/oder Absetzerscheinungen bei Exposition im 3. Trimenon möglich.
NW: ZNS (Extrapyramidale Symptome), Psyche (Impulskontrollstörungen), verschwommenes Sehen, Tachykardie, QT-Verlängerung, Hypotonie, Magen/Darm, Leber, Niere, Kopfschmerzen, Asthenie, Serotoninsyndrom, Gewichtszunahme, Diabetes, Überempfindlichkeit, Dystonie, Stürze.
WW: Vorsicht: Chinidin, Ketoconazol (Aripiprazol-Dosis reduzieren), Carbamazepin (Aripiprazol-Dosis verdoppeln), Stimulanzien, serotonerge Substanzen (Serotoninsyndrom).
WH: Vorsicht bei QT-Verlängerung. Auf Spätdyskinesien, malignes neuroleptisches Syndrom, suizidales Verhalten, Hyperglykämie, zerebrovaskuläre Ereignisse, venöse Thromboembolien, Krampfanfälle achten. Verkehrshinweis.
PG: 150 ML * (EKO: N) [€ 187,70]

Abilify 1 mg/ml - Lösung zum Einnehmen 49B06
(Z.Nr. EU/1/04/276/*) NR. P. Parallelimport. N05AX12
nicht im Handel.

Abilify 1 mg/ml - Lösung zum Einnehmen 49B06
(Z.Nr. EU/1/04/276/*) NR. P. Parallelimport. N05AX12
V: Eurim-Pharm, Salzburg
Z: 1 ml Lösung enthält: Aripiprazol 1 mg, Natrium edetat, Fructose 200 mg, Glycerol, Milchsäure, Methyl-4-hydroxybenzoat 1,8 mg (entspr. E 218), Propylenglycol, Propyl-4-hydroxybenzoat 0,2 mg (entspr. E 216), Natriumhydroxid, Sucrose 400 mg, Orangen-Aroma, Wasser, gereinigtes.
PG: 150 ML * (EKO: N) [€ 183,95]

Abilify 10 mg - Schmelztabletten 49B06
(Z.Nr. EU/1/04/276/*) NR. P. N05AX12
ZI: Otsuka Pharmaceutical Netherlands, Amsterdam, Niederlande
Z: 1 Schmelztablette enthält: Aripiprazol 10 mg, Tablettenkern: Calcium silikat, Croscarmellose natrium, Crospovidon, Siliciumdioxid, Xylitol, Cellulose, mikrokristalline, Aspartam 2 mg (entspr. E 951), Acesulfam kalium, Vanille-Aroma (entspr. Vanillin) (entspr. Ethyl vanillin) (entspr. Lactose 0,075 mg), Weinsäure, Magnesium stearat; Tablettenmantel: Eisen(III)-oxid.
EW: Antipsychotikum.
AG: Schizophrenie, manische Episoden der Bipolar- I -Störung, Prävention neuer manischer Episoden.
AA: Oral. Tablette auf Zunge legen, kann ohne Wasser geschluckt werden.
DO: Schizophrenie: Initiale TD 10 oder 15 mg, Erhaltungsdosis 15 (10-30) mg/Tag.
Jugendliche ab 15 Jahren: TD initial 2 mg für 2 Tage, 5 mg für weitere 2 Tage, dann 10 mg.
Manische Episoden (einschließlich Prävention bei Erwachsenen): Initial 1mal tgl. 15 mg; MTD 30 mg.
Jugendliche ab 13 Jahren: TD 2 mg für 2 Tage, 5 mg für weitere 2 Tage, dann 10 mg über max. 12 Wochen möglich.
SST: Nutzen/Risiko-Abwägung. Bei Neugeborenen extrapyramidale Symptome und/oder Absetzerscheinungen bei Exposition im 3. Trimenon möglich.
NW: ZNS (Extrapyramidale Symptome), Psyche (Impulskontrollstörungen), verschwommenes Sehen, Tachykardie, QT-Verlängerung, Hypotonie, Magen/Darm, Leber, Niere, Kopfschmerzen, Asthenie, Serotoninsyndrom, Gewichtszunahme, Diabetes, Überempfindlichkeit, Dystonie, Stürze.
WW: Vorsicht: Chinidin, Ketoconazol (Aripiprazol-Dosis reduzieren), Carbamazepin (Aripiprazol-Dosis verdoppeln), Stimulanzien, serotonerge Substanzen (Serotoninsyndrom).
WH: Vorsicht bei QT-Verlängerung. Auf Spätdyskinesien, malignes neuroleptisches Syndrom, suizidales Verhalten, Hyperglykämie, zerebrovaskuläre Ereignisse, venöse Thromboembolien, Krampfanfälle achten. Kontrolle: Blutglukose, Gewicht. Nicht bei Patienten mit Demenz anwenden. Verkehrshinweis.
PG: 28 ST * (EKO: N) [€ 177,85]

Abilify 15 mg - Schmelztabletten 49B06
(Z.Nr. EU/1/04/276/*) NR. P. N05AX12
ZI: Otsuka Pharmaceutical Netherlands, Amsterdam, Niederlande
Z: 1 Schmelztablette enthält: Aripiprazol 15 mg, Tablettenkern: Calcium silikat, Croscarmellose natrium, Crospovidon, Siliciumdioxid, Xylitol, Cellulose, mikrokristalline, Aspartam 3 mg (entspr. E 951), Acesulfam kalium, Vanille-Aroma (entspr. Vanillin) (entspr. Ethyl vanillin) (entspr. Lactose 0,1125 mg), Weinsäure, Magnesium stearat; Tablettenmantel: Eisen(III)-hydroxid-oxid x H2O.
Kurzinformation: siehe Abilify 10 mg - Schmelztabletten, → S. 17
PG: 28 ST * (EKO: N) [€ 177,85]

Abilify 30 mg - Schmelztabletten 49B06
(Z.Nr. EU/1/04/276/*) NR. P. nicht im Handel. N05AX12

Abilify 5 mg - Tabletten 49B06
(Z.Nr. EU/1/04/276/*) NR. P. N05AX12
ZI: Otsuka Pharmaceutical Netherlands, Amsterdam, Niederlande
Z: 1 Tablette enthält: Aripiprazol 5 mg, Tablettenkern: Lactose 63,65 mg (entspr. Lactose monohydrat), Maisstärke, Cellulose, mikrokristalline, Hyprolose, Magnesium stearat; Tablettenmantel: Indigocarmin-Aluminium-Salz (E 132).
EW: Antipsychotikum.
AG: Schizophrenie, manische Episoden der Bipolar- I -Störung, Prävention neuer manischer Episoden.
AA: Oral.
DO: Schizophrenie: Initiale TD 10 oder 15 mg, Erhaltungsdosis 15 (10-30) mg/Tag.
Jugendliche ab 15 Jahren: TD initial 2 mg für 2 Tage, 5 mg für weitere 2 Tage, dann 10 mg.
Manische Episoden (einschließlich Prävention bei Erwachsenen): Initial 1mal tgl. 15 mg; MTD 30 mg.
Jugendliche ab 13 Jahren: TD 2 mg für 2 Tage, 5 mg für weitere 2 Tage, dann 10 mg über max. 12 Wochen möglich.
SST: Nutzen/Risiko-Abwägung. Bei Neugeborenen extrapyramidale Symptome und/oder Absetzerscheinungen bei Exposition im 3. Trimenon möglich.
NW: ZNS (Extrapyramidale Symptome), Psyche (Impulskontrollstörungen), verschwommenes Sehen, Tachykardie, QT-Verlängerung, Hypotonie, Magen/Darm, Leber, Niere, Kopfschmerzen, Asthenie, Serotoninsyndrom, Gewichtszunahme, Diabetes, Überempfindlichkeit, Dystonie, Stürze.
WW: Vorsicht: Chinidin, Ketoconazol (Aripiprazol-Dosis reduzieren), Carbamazepin (Aripiprazol-Dosis verdoppeln), Stimulanzien, serotonerge Substanzen (Serotoninsyndrom).
WH: Vorsicht bei QT-Verlängerung. Auf Spätdyskinesien, malignes neuroleptisches Syndrom, suizidales Verhalten, Hyperglykämie, zerebrovaskuläre Ereignisse, venöse Thromboembolien, Krampfanfälle achten. Kontrolle: Blutglukose, Gewicht. Nicht bei Patienten mit Demenz anwenden. Verkehrshinweis.
PG: 28 ST * (EKO: N) [€ 177,85]

Abilify 5 mg - Tabletten 49B06
(Z.Nr. EU/1/04/276/*) NR. P. Parallelimport. N05AX12
nicht im Handel.

Abilify 5 mg - Tabletten 49B06
(Z.Nr. EU/1/04/276/*) NR. P. Parallelimport. N05AX12
V: Orifarm, Leverkusen, Deutschland
Z: 1 Tablette enthält: Aripiprazol 5 mg, Tablettenkern: Lactose 63,65 mg (entspr. Lactose monohydrat), Maisstärke, Cellulose, mikrokristalline, Hyprolose, Magnesium stearat; Tablettenmantel: Indigocarmin-Aluminium-Salz (E 132).
PG: 28 ST * (EKO: N) [€ 177,85]

Abilify 10 mg - Tabletten 49B06
(Z.Nr. EU/1/04/276/*) NR. P. N05AX12
ZI: Otsuka Pharmaceutical Netherlands, Amsterdam, Niederlande
Z: 1 Tablette enthält: Aripiprazol 10 mg, Tablettenkern: Lactose 59,07 mg (entspr. Lactose monohydrat), Maisstärke, Cellulose, mikrokristalline, Hyprolose, Magnesium stearat; Tablettenmantel: Eisen(III)-oxid.
Kurzinformation: siehe Abilify 5 mg - Tabletten, → S. 17
PG: 14 ST (EKO: G) [€ 40,30], 28 ST (2) (EKO: G) [€ 77,80]

Abilify 10 mg - Tabletten 49B06
(Z.Nr. EU/1/04/276/*) NR. P. Parallelimport. N05AX12
V: Abacus Medicine, Copenhagen, Dänemark
Z: 1 Tablette enthält: Aripiprazol 10 mg, Tablettenkern: Lactose 59,07 mg (entspr. Lactose monohydrat), Maisstärke, Cellulose, mikrokristalline, Hyprolose, Magnesium stearat; Tablettenmantel: Eisen(III)-oxid.
PG: 28 ST (2) (EKO: G) [€ 76,05]

Abilify 10 mg - Tabletten 49B06
(Z.Nr. EU/1/04/276/*) NR. P. Parallelimport. N05AX12
V: EMRAmed Arzneimittel, Trittau, Deutschland

Z: 1 Tablette enthält: Aripiprazol 10 mg, Tablettenkern: Lactose 59,07 mg (entspr. Lactose monohydrat), Maisstärke, Cellulose, mikrokristalline, Hyprolose, Magnesium stearat; Tablettenmantel: Eisen(III)-oxid.
PG: 28 ST (2) (EKO: G) [€ 76,05]

Abilify 10 mg - Tabletten 49B06
(Z.Nr. EU/1/04/276/*) NR. P. Parallelimport. N05AX12
V: Eurim-Pharm, Salzburg
Z: 1 Tablette enthält: Aripiprazol 10 mg, Tablettenkern: Lactose 59,07 mg (entspr. Lactose monohydrat), Maisstärke, Cellulose, mikrokristalline, Hyprolose, Magnesium stearat; Tablettenmantel: Eisen(III)-oxid.
PG: 28 ST (2) (EKO: G) [€ 76,05]

Abilify 10 mg - Tabletten 49B06
(Z.Nr. EU/1/04/276/*) NR. P. Parallelimport. N05AX12
V: Haemato Pharm, Schönefeld, Deutschland
Z: 1 Tablette enthält: Aripiprazol 10 mg, Tablettenkern: Lactose 59,07 mg (entspr. Lactose monohydrat), Maisstärke, Cellulose, mikrokristalline, Hyprolose, Magnesium stearat; Tablettenmantel: Eisen(III)-oxid.
PG: 28 ST (2) (EKO: G) [€ 76,05]

Abilify 10 mg - Tabletten 49B06
(Z.Nr. EU/1/04/276/*) NR. P. Parallelimport. N05AX12
V: Orifarm, Leverkusen, Deutschland
Z: 1 Tablette enthält: Aripiprazol 10 mg, Tablettenkern: Lactose 59,07 mg (entspr. Lactose monohydrat), Maisstärke, Cellulose, mikrokristalline, Hyprolose, Magnesium stearat; Tablettenmantel: Eisen(III)-oxid.
PG: 28 ST (2) (EKO: G) [€ 76,05]

Abilify 15 mg - Tabletten 49B06
(Z.Nr. EU/1/04/276/*) NR. P. N05AX12
ZI: Otsuka Pharmaceutical Netherlands, Amsterdam, Niederlande
Z: 1 Tablette enthält: Aripiprazol 15 mg, Tablettenkern: Lactose 54,15 mg (entspr. Lactose monohydrat), Maisstärke, Cellulose, mikrokristalline, Hyprolose, Magnesium stearat; Tablettenmantel: Eisen(III)-hydroxid-oxid x H2O.
Kurzinformation: siehe Abilify 5 mg - Tabletten, → S. 17
PG: 14 ST (EKO: G) [€ 40,30], 28 ST (2) (EKO: G) [€ 77,80]

Abilify 15 mg - Tabletten 49B06
(Z.Nr. EU/1/04/276/*) NR. P. Parallelimport. N05AX12
V: Abacus Medicine, Copenhagen, Dänemark
Z: 1 Tablette enthält: Aripiprazol 15 mg, Tablettenkern: Lactose 54,15 mg (entspr. Lactose monohydrat), Maisstärke, Cellulose, mikrokristalline, Hyprolose, Magnesium stearat; Tablettenmantel: Eisen(III)-hydroxid-oxid x H2O.
PG: 28 ST (2) (EKO: G) [€ 76,05]

Abilify 15 mg - Tabletten 49B06
(Z.Nr. EU/1/04/276/*) NR. P. Parallelimport. N05AX12
V: Eurim-Pharm, Salzburg
Z: 1 Tablette enthält: Aripiprazol 15 mg, Tablettenkern: Lactose 54,15 mg (entspr. Lactose monohydrat), Maisstärke, Cellulose, mikrokristalline, Hyprolose, Magnesium stearat; Tablettenmantel: Eisen(III)-hydroxid-oxid x H2O.
PG: 28 ST (2) (EKO: G) [€ 76,05]

Abilify 15 mg - Tabletten 49B06
(Z.Nr. EU/1/04/276/*) NR. P. Parallelimport. N05AX12
V: Haemato Pharm, Schönefeld, Deutschland
Z: 1 Tablette enthält: Aripiprazol 15 mg, Tablettenkern: Lactose 54,15 mg (entspr. Lactose monohydrat), Maisstärke, Cellulose, mikrokristalline, Hyprolose, Magnesium stearat; Tablettenmantel: Eisen(III)-hydroxid-oxid x H2O.
PG: 28 ST (2) (EKO: G) [€ 76,05]

Abilify 15 mg - Tabletten 49B06
(Z.Nr. EU/1/04/276/*) NR. P. Parallelimport. N05AX12
V: Orifarm, Leverkusen, Deutschland
Z: 1 Tablette enthält: Aripiprazol 15 mg, Tablettenkern: Lactose 54,15 mg (entspr. Lactose monohydrat), Maisstärke, Cellulose, mikrokristalline, Hyprolose, Magnesium stearat; Tablettenmantel: Eisen(III)-hydroxid-oxid x H2O.
PG: 28 ST (2) (EKO: G) [€ 76,05]

Abilify 30 mg - Tabletten 49B06
(Z.Nr. EU/1/04/276/*) NR. P. N05AX12
ZI: Otsuka Pharmaceutical Netherlands, Amsterdam, Niederlande
Z: 1 Tablette enthält: Aripiprazol 30 mg, Tablettenkern: Lactose 177,22 mg (entspr. Lactose monohydrat), Maisstärke, Cellulose, mikrokristalline, Hyprolose, Magnesium stearat; Tablettenmantel: Eisen(III)-oxid.
Kurzinformation: siehe Abilify 5 mg - Tabletten, → S. 17
PG: 28 ST * (EKO: N) [€ 310,80]

Abilify 30 mg - Tabletten 49B06
(Z.Nr. EU/1/04/276/*) NR. P. Parallelimport. N05AX12
nicht im Handel.

Abilify Maintena 300 mg - Pulver und Lösungsmittel zur Herstellung einer Depot-Injektionssuspension 49B06
(Z.Nr. EU/1/13/882/*) NR. P. N05AX12
ZI: Otsuka Pharmaceutical Netherlands, Amsterdam, Niederlande
Z: 1 Durchstechflasche enthält: Aripiprazol 300 mg, Carmellose natrium, Mannitol, Natriumdihydrogenphosphat-1-Wasser, Natriumhydroxid; Lösungsmittel: Wasser für Injektionszwecke.
EW: Antipsychotikum.
AG: Erhaltungstherapie der Schizophrenie bei stabil mit oralem Aripiprazol eingestellten Patienten.
AA: Nur i.m.
DO: Einmal monatlich 400 mg i.m., bei NW Dosis auf 300 mg reduzieren. Nach der 1. Injektion 10-20 mg Aripiprazol oral tgl. über 14 Tage geben.
SST: Strenge Nutzen/Risiko-Abwägung; Neugeborene sorgfältig überwachen (Extrapyramidale Symptome, Absetzerscheinungen).
NW: Gewichtszunahme, ZNS (Extrapyramidale Symptome, Akathisie), Psyche (Agitiertheit, Schlaflosigkeit, Impulskontrollstörungen), lokale Schmerzen, Magen/Darm (Mundtrockenheit), Leber, muskuloskelettale Steifigkeit, Stürze, Neutropenie, Hyperglykämie, Untersuchungen.
WW: Dosisanpassung bei gleichzeitiger Einnahme hoch wirksamer CYP2D6- oder CYP3A4-Hemmer. Bei gleichzeitiger Einnahme von CYP3A4-Induktoren Anwendung vermeiden.
Vorsicht: Andere ZNS-Dämpfer, Blutdrucksenker, QT-verlängernde Substanzen. Andere serotonerge Arzneimittel (Serotoninsyndrom).
WH: Nicht zur Behandlung akuter Erregungszustände. Vorsicht bei kardiovaskulären Erkrankungen, QT-Verlängerung, Aspirationspneumonie, auf suizidales Verhalten, tardive Dyskinesie, Malignes Neuroleptika-Syndrom, Krampfanfälle, Gewichtszunahme, pathologische Spielsucht achten. Erhöhte Mortalität bei Alzheimer-Demenz bzw. erhöhte Häufigkeit zerebrovaskulärer Reaktionen beachten. Bei Diabetikern Blutzucker kontrollieren. Verkehrshinweis.
PG: 1 ST IND (EKO: G) [€ 389,30]

Abilify Maintena 300 mg - Pulver und Lösungsmittel zur Herstellung einer Depot-Injektionssuspension 49B06
(Z.Nr. EU/1/13/882/*) NR. P. Parallelimport. N05AX12
nicht im Handel.

Abilify Maintena 300 mg - Pulver und Lösungsmittel zur Herstellung einer Depot-Injektionssuspension in einer Fertigspritze 49B06
(Z.Nr. EU/1/13/882/*) NR. P. nicht im Handel. N05AX12

Abilify Maintena 400 mg - Pulver und Lösungsmittel zur Herstellung einer Depot-Injektionssuspension 49B06
(Z.Nr. EU/1/13/882/*) NR. P. nicht im Handel. N05AX12

Abilify Maintena 400 mg - Pulver und Lösungsmittel zur Herstellung einer Depot-Injektionssuspension 49B06
(Z.Nr. EU/1/13/882/*) NR. P. Parallelimport. N05AX12
nicht im Handel.

Abilify Maintena 400 mg - Pulver und Lösungsmittel zur Herstellung einer Depot-Injektionssuspension in einer Fertigspritze 49B06
(Z.Nr. EU/1/13/882/*) NR. P. N05AX12
ZI: Otsuka Pharmaceutical Netherlands, Amsterdam, Niederlande
Z: 1 Fertigspritze enthält: Aripiprazol 400 mg, Carmellose natrium, Mannitol, Natriumdihydrogenphosphat-1-Wasser, Natriumhydroxid; Lösungsmittel: Wasser für Injektionszwecke.
Kurzinformation: siehe Abilify Maintena 300 mg - Pulver und Lösungsmittel zur Herstellung einer Depot-Injektionssuspension, → S. 18
PG: 1 ST IND (EKO: G) [€ 424,40]

Abilify Maintena 400 mg - Pulver und Lösungsmittel zur Herstellung einer Depot-Injektionssuspension in einer Fertigspritze 49B06
(Z.Nr. EU/1/13/882/*) NR. P. Parallelimport. N05AX12
nicht im Handel.

Abilify Maintena 400 mg - Pulver und Lösungsmittel zur Herstellung einer Depot-Injektionssuspension in einer Fertigspritze 49B06
(Z.Nr. EU/1/13/882/*) NR. P. Parallelimport. N05AX12
n.I.
V: Orifarm, Leverkusen, Deutschland
Z: 1 Fertigspritze enthält: Aripiprazol 400 mg, Carmellose natrium, Mannitol, Natriumdihydrogenphosphat-1-Wasser, Natriumhydroxid; Lösungsmittel: Wasser für Injektionszwecke.
PG: 1 ST * (EKO: N) [€ 423,70 n.I.]

Abormib 1 mg - Pulver zur Herstellung einer Injektionslösung 55L
(Z.Nr. 1-38814) NR. P. nicht im Handel. L01XG01

Abormib 2,5 mg - Pulver zur Herstellung einer Injektionslösung 55L
(Z.Nr. 1-38815) NR. P. nicht im Handel. L01XG01

Abormib 3,5 mg - Pulver zur Herstellung einer Injektionslösung 55L
(Z.Nr. 1-38816) NR. P. nicht im Handel. L01XG01

Abraxane 5 mg/ml - Pulver zur Herstellung einer Infusionssuspension 55F
(Z.Nr. EU/1/07/428/*) NR. P. L01CD01
ZI: Celgene Europe, Utrecht, Niederlande
Z: 1 ml rekonstituierte Suspension enthält: Paclitaxel als an Albumin gebundene Nanopartikel-Formulierung 5 mg, Albuminlösung vom Menschen (entspr. Natrium 0,183 mmol) (entspr. → 4,2 mg) (entspr. Natrium caprylat) (entspr. N-Acetyltryptophan).
EW: Antitumoral.
AG: - Metastasierendes Mammakarzinom bei nicht angezeigter Anthrazyklin- Therapie.
- Metastasierendes Adenokarzinom des Pankreas in Kombination mit Gemcitabin.
- Nicht-kleinzelliges Bronchialkarzinom in Kombination mit Carboplatin.
AA: I.v. Infusion über 30 min.
DO: Mammakarzinom: 260 mg/m^2 KOF alle 3 Wochen. Dosisreduktion auf 220 bzw. 180 mg/m^2 KOF bei schwerer Neutropenie.
Pankreaskarzinom: 125 mg Paclitaxel/m^2 KOF und unmittelbar anschließend Gemcitabin 1000 mg/m^2 KOF an den Tagen 1/8/15 eines jeden 28-Tage-Zyklus.
Bronchialkarzinom: 100 mg/m^2 KOF an den Tagen 1/8/15 eines jeden 21-Tage-Zyklus. Carboplatin AUC = 6 mg.min/ml nur am Tag 1 unmittelbar nach Paclitaxel.
Dosisanpassungen siehe Austria-Codex - Fachinformation.
Kein relevanter Nutzen bei Kindern und Jugendlichen.
SST: Reproduktionstoxisch; Kontrazeption für Männer bis 6 Monate und für Frauen bis 1 Monat nach der Behandlung; irreversible Unfruchtbarkeit möglich. Nicht stillen.
NW: Blut (Neutropenie), ZNS, Magen/Darm, Alopezie, Anorexie, Stoffwechsel, Knochen/Gelenke, Asthenie, Herz (Arrhythmien, Stauungsinsuffizienz, linksventrikuläre Dysfunktion), Auge, Atemwege (Pneumonitis), Niere, Haut, Infektionen (Sepsis), Psyche, Neuropathien, Arthralgie, Myalgie, Untersuchungen.
WW: Nicht mit anderen Krebsmitteln kombinieren. Vorsicht mit CYP2C8 oder CYP3A4-Induktoren oder -Hemmern.
WH: Nicht durch andere Paclitaxel-Zubereitungen ersetzen. Nicht empfohlen bei Leberschäden. Auf Überempfindlichkeit, Neutropenie, Neuropathie, Pneumonitis achten.
Verkehrshinweis.
PG: 1 ST * (EKO: N) [€ 507,40]

Abraxane 5 mg/ml - Pulver zur Herstellung einer Infusionssuspension 55F
(Z.Nr. EU/1/07/428/*) NR. P. Parallelimport. L01CD01
V: Haemato Pharm, Schönefeld, Deutschland
Z: 1 ml rekonstituierte Suspension enthält: Paclitaxel als an Albumin gebundene Nanopartikel-Formulierung 5 mg, Albuminlösung vom Menschen (entspr. Natrium 0,183 mmol) (entspr. → 4,2 mg) (entspr. Natrium caprylat) (entspr. N-Acetyltryptophan).
PG: 1 ST * (EKO: N) [€ 497,10]

Abraxane 5 mg/ml - Pulver zur Herstellung einer Infusionssuspension 55F
(Z.Nr. EU/1/07/428/*) NR. P. Parallelimport. L01CD01
V: Orifarm, Leverkusen, Deutschland
Z: 1 ml rekonstituierte Suspension enthält: Paclitaxel als an Albumin gebundene Nanopartikel-Formulierung 5 mg, Albuminlösung vom Menschen (entspr. Natrium 0,183 mmol) (entspr. → 4,2 mg) (entspr. Natrium caprylat) (entspr. N-Acetyltryptophan).
PG: 1 ST * (EKO: N) [€ 497,10]

Abseamed 1000 I.E./0,5 ml - Injektionslösung in einer Fertigspritze 20F06
(Z.Nr. EU/1/07/412/*) NR. P. E. B03XA01
ZI: Medice Arzneimittel Pütter, Iserlohn, Deutschland
Z: 1 Fertigspritze mit 0,5 ml enthält: Epoetin alfa 1000 IE (entspr. → 8,4 µg), hergestellt durch rekombinante DNA-Technologie in CHO, Natriumdihydrogenphosphat-dihydrat, Natriummonohydrogenphosphat-dihydrat, Natriumchlorid, Glycin, Polysorbat 80, Salzsäure zur pH-Wert-Einstellung, Natriumhydroxid zur pH-Wert-Einstellung, Wasser für Injektionszwecke.
EW: Antianämikum (Erythropoetin).
AG: Anämie bei chronischer Niereninsuffizienz (mit und ohne Dialyse); Anämie durch Chemotherapie bei soliden Tumoren, malignen Lymphomen oder multiplem Myelom; zur Steigerung der autologen Blutgewinnung in einem Eigenblutspendeprogramm (Nutzen/Risiko-Abwägung!); zur Reduktion von Fremdbluttransfusionen vor einem großen elektiven orthopädischen Eingriff.
Symptomatische Anämie bei primären Niedrigrisiko Myelodysplastischen Syndromen (MDS) und Erythropoetin-Serumspiegeln < 200 mU/ml.
AA: I.v. (bevorzugt bei Niereninsuffizienz), s.c. (Chemotherapie, Orthopädie).
DO: Hämoglobin-Zielkonzentration 10- max. 12 g/dl (Erwachsene), 9,5-11 g/dl (Kinder).
Erwachsene Hämodialysepatienten:
Korrekturphase: 50 IE/kg KG 3mal wöchentlich i.v.
Erhaltungsphase: Wöchentlich 75-300 IE/kg KG i.v. (= 25-100 I.E. 3mal wöchentlich).
Pädiatrische Hämodialysepatienten:
Korrekturphase: 50 IE/kg KG 3mal wöchentlich i.v.
Erhaltungsphase: Entsprechend einer Hämoglobin-Zielkonzentration von 9,5 bis 11 g/dl.
Peritonealdialyse (Erwachsene):
Korrekturphase: 50 IE/kg KG 2mal wöchentlich i.v.
Erhaltungsphase: 25-50 IE/kg KG 2mal wöchentlich.
Noch nicht dialysepflichtige Niereninsuffizienz (Erwachsene):
Korrekturphase: 50 IE/kg KG 3mal wöchentlich.
Erhaltungsphase nach Bedarf.
Anämie bei Chemotherapie: Initial 150 IE/kg KG s.c. 3mal wöchentlich oder 450 IE/kg KG s.c. 1mal wöchentlich.
Dosisanpassung nach Bedarf.
Autologes Blutspendeprogramm: 600 IE/kg KG 2mal wöchentlich über 3 Wochen vor dem operativen Eingriff.
Vor orthopädischem Eingriff: 600 IE/kg KG am Tag 21/14/7 vor dem Eingriff und am Tag des Eingriffs s.c. oder 300 IE/kg KG an 10 aufeinander folgenden Tagen vor, am Tag des Eingriffs und 4 Tage unmittelbar danach.
MDS: Initial 450 IE/kg KG (max. 40.000 IE) 1mal wöchentlich s.c.. Dosisanpassung nach Bedarf. MD 1.050 IE/kg KG (max. 80.000 IE) wöchentlich.
GA: Erythroblastopenie (PRCA, Pure Red Cell Aplasia) durch ein Erythropoetin, unkontrollierte Hypertonie, chirurgische Eingriffe ohne adäquate Thromboseprophylaxe; schwere Herz/Kreislauferkrankungen vor einem elektiven Eingriff.
SST: Nutzen/Risiko-Abwägung in der Schwangerschaft. Vorsicht in der Stillzeit. Anwendung bei Schwangeren und Stillenden in einem autologen Blutspenderprogramm nicht empfohlen.
NW: Magen/Darm (Diarrhö, Erbrechen), Hypertonie, Haut (auch schwere Reaktionen), Fieber, grippeähnliche Symptome, Thrombozytose, thrombotische vaskuläre Ereignisse (tiefe Venenthrombosen), Schlaganfall, Herzinfarkt, Lungenembolie, Überempfindlichkeit, Erythroblastopenie (PRCA), Porphyrie, Arthralgie, Myalgie, Kopfschmerzen, Krämpfe, Kongestion der Nasenwege.
WW: Ciclosporin (Blutspiegel kontrollieren). Wirkungsminderung durch Erythropoese-hemmende Arzneimittel.
WH: Vorsicht bei schlecht eingestelltem Bluthochdruck, Porphyrie, Epilepsie, Leberschäden. Auf PRCA bzw. erhöhtes Tumorwachstumspotential achten. Erhöhtes kardiovaskuläres Risiko bei Niereninsuffizienz. Erhöhtes Thromboserisiko bei Tumorpatienten. Kontrollen: Blutdruck, Thrombozyten, Hämoglobin. Andere Ursachen einer Anämie vor Behandlungsbeginn abklären und behandeln. Ausreichende Eisenspeicher gewährleisten.
Hämoglobin-Obergrenze von 12 g/dl (Kinder: 11 g/dl) nicht überschreiten. Bei paradoxer Abnahme des Hämoglobins und Entwicklung einer schweren Anämie Behandlung absetzen. Markennamen in der Patientenakte eindeutig dokumentieren.
PG: 6 ST RE1 (EKO: Y) [€ 66,90]

Abseamed 2000 I.E./1,0 ml - Injektionslösung in einer Fertigspritze 20F06
(Z.Nr. EU/1/07/412/*) NR. P. E. B03XA01

ZI: Medice Arzneimittel Pütter, Iserlohn, Deutschland
Z: 1 Fertigspritze mit 1 ml enthält: Epoetin alfa 2000 IE (entspr. → 16,8 µg), hergestellt durch rekombinante DNA-Technologie in CHO, Natriumdihydrogenphosphat-dihydrat, Natriummonohydrogenphosphat-dihydrat, Natriumchlorid, Glycin, Polysorbat 80, Salzsäure zur pH-Wert-Einstellung, Natriumhydroxid zur pH-Wert-Einstellung, Wasser für Injektionszwecke.
Kurzinformation: siehe Abseamed 1000 I.E./0,5 ml - Injektionslösung in einer Fertigspritze, → S. 19
PG: 6 ST RE1 (EKO: Y) [€ 126,65]

Abseamed 3000 I.E./0,3 ml - Injektionslösung in einer Fertigspritze 20F06
(Z.Nr. EU/1/07/412/*) NR. P. E. B03XA01
ZI: Medice Arzneimittel Pütter, Iserlohn, Deutschland
Z: 1 Fertigspritze mit 0,3 ml enthält: Epoetin alfa 3000 IE (entspr. → 25,2 µg), hergestellt durch rekombinante DNA-Technologie in CHO, Natriumdihydrogenphosphat-dihydrat, Natriummonohydrogenphosphat-dihydrat, Natriumchlorid, Glycin, Polysorbat 80, Salzsäure zur pH-Wert-Einstellung, Natriumhydroxid zur pH-Wert-Einstellung, Wasser für Injektionszwecke.
Kurzinformation: siehe Abseamed 1000 I.E./0,5 ml - Injektionslösung in einer Fertigspritze, → S. 19
PG: 6 ST RE1 (EKO: Y) [€ 177,85]

Abseamed 4000 I.E./0,4 ml - Injektionslösung in einer Fertigspritze 20F06
(Z.Nr. EU/1/07/412/*) NR. P. E. B03XA01
ZI: Medice Arzneimittel Pütter, Iserlohn, Deutschland
Z: 1 Fertigspritze mit 0,4 ml enthält: Epoetin alfa 4000 IE (entspr. → 33,6 µg), hergestellt durch rekombinante DNA-Technologie in CHO, Natriumdihydrogenphosphat-dihydrat, Natriummonohydrogenphosphat-dihydrat, Natriumchlorid, Glycin, Polysorbat 80, Salzsäure zur pH-Wert-Einstellung, Natriumhydroxid zur pH-Wert-Einstellung, Wasser für Injektionszwecke.
Kurzinformation: siehe Abseamed 1000 I.E./0,5 ml - Injektionslösung in einer Fertigspritze, → S. 19
PG: 6 ST RE1 (EKO: Y) [€ 225,85]

Abseamed 5000 I.E./0,5 ml - Injektionslösung in einer Fertigspritze 20F06
(Z.Nr. EU/1/07/412/*) NR. P. E. B03XA01
ZI: Medice Arzneimittel Pütter, Iserlohn, Deutschland
Z: 1 Fertigspritze mit 0,5 ml enthält: Epoetin alfa 5000 IE (entspr. → 42 µg), hergestellt durch rekombinante DNA-Technologie in CHO, Natriumdihydrogenphosphat-dihydrat, Natriummonohydrogenphosphat-dihydrat, Natriumchlorid, Glycin, Polysorbat 80, Salzsäure zur pH-Wert-Einstellung, Natriumhydroxid zur pH-Wert-Einstellung, Wasser für Injektionszwecke.
Kurzinformation: siehe Abseamed 1000 I.E./0,5 ml - Injektionslösung in einer Fertigspritze, → S. 19
PG: 6 ST RE1 (EKO: Y) [€ 282,35]

Abseamed 6000 I.E./0,6 ml - Injektionslösung in einer Fertigspritze 20F06
(Z.Nr. EU/1/07/412/*) NR. P. E. B03XA01
ZI: Medice Arzneimittel Pütter, Iserlohn, Deutschland
Z: 1 Fertigspritze mit 0,6 ml enthält: Epoetin alfa 6000 IE (entspr. → 50,4 µg), hergestellt durch rekombinante DNA-Technologie in CHO, Natriumdihydrogenphosphat-dihydrat, Natriummonohydrogenphosphat-dihydrat, Natriumchlorid, Glycin, Polysorbat 80, Salzsäure zur pH-Wert-Einstellung, Natriumhydroxid zur pH-Wert-Einstellung, Wasser für Injektionszwecke.
Kurzinformation: siehe Abseamed 1000 I.E./0,5 ml - Injektionslösung in einer Fertigspritze, → S. 19
PG: 6 ST RE1 (EKO: Y) [€ 321,55]

Abseamed 7000 I.E./0,7 ml - Injektionslösung in einer Fertigspritze 20F06
(Z.Nr. EU/1/07/412/*) NR. P. E. nicht im Handel. B03XA01

Abseamed 8000 I.E./0,8 ml - Injektionslösung in einer Fertigspritze 20F06
(Z.Nr. EU/1/07/412/*) NR. P. E. B03XA01
ZI: Medice Arzneimittel Pütter, Iserlohn, Deutschland
Z: 1 Fertigspritze mit 0,8 ml enthält: Epoetin alfa 8000 IE (entspr. → 67,2 µg), hergestellt durch rekombinante DNA-Technologie in CHO, Natriumdihydrogenphosphat-dihydrat, Natriummonohydrogenphosphat-dihydrat, Natriumchlorid, Glycin, Polysorbat 80, Salzsäure zur pH-Wert-Einstellung, Natriumhydroxid zur pH-Wert-Einstellung, Wasser für Injektionszwecke.
Kurzinformation: siehe Abseamed 1000 I.E./0,5 ml - Injektionslösung in einer Fertigspritze, → S. 19
PG: 6 ST RE1 (EKO: Y) [€ 428,70]

Abseamed 9000 I.E./0,9 ml - Injektionslösung in einer Fertigspritze 20F06
(Z.Nr. EU/1/07/412/*) NR. P. E. nicht im Handel. B03XA01

Abseamed 10.000 I.E./1,0 ml - Injektionslösung in einer Fertigspritze 20F06
(Z.Nr. EU/1/07/412/*) NR. P. E. B03XA01
ZI: Medice Arzneimittel Pütter, Iserlohn, Deutschland
Z: 1 Fertigspritze mit 1 ml enthält: Epoetin alfa 10000 IE (entspr. → 84 µg), hergestellt durch rekombinante DNA-Technologie in CHO, Natriumdihydrogenphosphat-dihydrat, Natriummonohydrogenphosphat-dihydrat, Natriumchlorid, Glycin, Polysorbat 80, Salzsäure zur pH-Wert-Einstellung, Natriumhydroxid zur pH-Wert-Einstellung, Wasser für Injektionszwecke.
Kurzinformation: siehe Abseamed 1000 I.E./0,5 ml - Injektionslösung in einer Fertigspritze, → S. 19
PG: 6 ST IND (2) (EKO: G) [€ 541,85]

Abseamed 20.000 I.E./0,5 ml - Injektionslösung in einer Fertigspritze 20F06
(Z.Nr. EU/1/07/412/*) NR. P. E. nicht im Handel. B03XA01

Abseamed 30.000 I.E./0,75 ml - Injektionslösung in einer Fertigspritze 20F06
(Z.Nr. EU/1/07/412/*) NR. P. E. nicht im Handel. B03XA01

Abseamed 40.000 I.E./1 ml - Injektionslösung in einer Fertigspritze 20F06
(Z.Nr. EU/1/07/412/*) NR. P. E. nicht im Handel. B03XA01

Abtei Baldrian plus Passionsblume - Filmtabletten 32Z02
(Z.Nr. HERB-00009) RPF. P. nicht im Handel. N05CM

Acarbose CADmed 50 mg - Tabletten 06B03
(Z.Nr. 1-39287) RP. P. nicht im Handel. A10BF01

Acarbose CADmed 100 mg - Tabletten 06B03
(Z.Nr. 1-39288) RP. P. nicht im Handel. A10BF01

Acarizax 12 SQ-HDM - Lyophilisat zum Einnehmen 05E01
(Z.Nr. 2-36641) RP. P. V01AA03
ZI: Alk-Abello, Horsholm, Dänemark
Z: 1 Lyophilisat enthält: Allergenextrakt aus Hausstaubmilben 12 SQ-HDM, standardisiert 12 SQ-HDM (entspr. Allergen-Extrakt aus Dermatophagoides pteronyssinus) (entspr. Allergen-Extrakt aus Dermatophagoides farinae), Gelatine (Fisch), Mannitol, Natriumhydroxid zur pH-Wert-Einstellung.
EW: Allergenextrakt.
AG: Hausstaubmilbenallergie mit mittelschwerer bis schwerer allergischer Rhinitis bzw. allergischem Asthma.
AA: Lyophilisat unter die Zunge legen; Schlucken 1 Minute vermeiden, 5 Minuten nichts essen oder trinken.
DO: Tgl. 1 Lyophilisat. Wirksamkeit nach 8-14 Wochen zu erwarten. Nicht für Kinder oder für Personen über 65 Jahren indiziert. Bei Jugendlichen Anwendung bei allergischer Rhinitis, aber nicht bei allergischem Asthma indiziert.
GA: FEV1 unter 70% bei Behandlungsbeginn nach adäquater pharmakologischer Therapie, schwere Asthma-Exazerbation in der letzten 3 Monaten, akute Atemwegsinfektion zu Behandlungsbeginn, akute Autoimmunerkrankungen, bösartige Tumore, schwere Entzündung oder Wunden im Mund.
SST: Therapie während einer Schwangerschaft nicht beginnen. Fortsetzung der Therapie während der Schwangerschaft möglich. Keine genaue Aussage in der Stillzeit.
NW: Leichte bis mittelschwere allergische Reaktionen, Nasopharyngitis, Juckreiz, Mundödem, schwere oropharyngeale allergische Reaktionen, Verschlechterung von akutem Asthma, Beschwerden im Brustraum, sehr selten eosinophile Ösophagitis.
WW: Symptomatische Antiallergika können Toleranzschwelle gegen Immuntherapie erhöhen.
WH: Nicht zur Behandlung akuter Asthma- Exazerbationen oder als Ersatz für bestehende Asthma-Arzneimittel. Auf schwere allergi-

sche Reaktionen achten. Vorsicht bei Autoimmunerkrankungen in Remission.
PG: 30 ST ADL (2) (EKO: G) [€ 139,60], 90 ST * (EKO: N) [€ 361,05]

Accofil 30 Mio.E./0,5 ml - Injektions- oder Infusionslösung in einer Fertigspritze 33C04
(Z.Nr. EU/1/14/946/*) NR. P. E. L03AA02
ZI: Accord Healthcare, Barcelona, Spanien
Z: 1 Fertigspritze mit 0,5 ml enthält: Filgrastim 30 Mio. E (entspr. → 300 µg), Essigsäure 99%, Natriumhydroxid, Sorbitol 50 mg/ml, Polysorbat 80, Wasser für Injektionszwecke.
EW: Gentechnologisch hergestelltes Protein, reguliert die Entstehung funktionsfähiger neutrophiler Granulozyten und deren Freisetzung aus dem Knochenmark.
AG: - Zur Verkürzung der Dauer von Neutropenien sowie zur Verminderung der Häufigkeit neutropenischen Fiebers bei Patienten, die wegen einer malignen Erkrankung mit zytotoxischer Chemotherapie behandelt werden (mit Ausnahme von chronisch-myeloischer Leukämie und myelodysplastischem Syndrom).
- Myeloablative Therapie mit Knochenmarktransplantation
- Mobilisierung von Blutstammzellen
- Schwere idiopathische, zyklische oder kongenitale Neutropenie
- Neutropenie bei fortgeschrittener HIV-Infektion.

AA: S.c. oder i.v.
DO: **Zytotoxische Chemotherapie:** TD 5 mcg/kg KG meist s.c.
Myeloablative Therapie: TD 10 mcg/kg KG i.v. oder s.c.
Mobilisierung von Blutstammzellen: TD 10 mcg/kg s.c.
Kongenitale Neutropenie: TD 12 mcg/kg KG s.c.
Idiopathische oder zyklische Neutropenie: TD 5 mcg/kg KG s.c.
Neutropenie bei HIV-Infektionen: TD initial 1 mcg/kg KG, dann bis 4(-10) mcg/kg KG s.c.
GA: Myelosen und ihre Vorstadien, schwere kongenitale Neutropenie mit Entwicklung einer Leukämie.
SST: In der Schwangerschaft nicht empfohlen. Nutzen/Risiko-Abwägung in der Stillzeit.
NW: Knochen-, Muskelschmerzen, Niere (Glomerulonephritis, Dysurie, Hämaturie, Proteinurie), Hypotonie, Allergien, Chondrokalzinose (Pseudogicht), Lunge, Diarrhoen, Enzymanstiege, Leukozytose, Thrombozytopenie, Splenomegalie und Milzruptur, Lungeninfiltrate, Überempfindlichkeit, Vaskulitis, Aortitis, akute febrile Dermatose, myelodysplastisches Syndrom, Leukämie, bei Kindern und Jugendlichen verringerte Knochendichte und Osteoporose. Keine erhöhte Nebenwirkungsrate der Chemotherapie.
WW: Myelosuppressiva (24 Stunden Abstand), hämatopoetische Wachstumsfaktoren (bisher nicht geprüft).
WH: Nicht mit Kochsalzlösung verdünnen. Regelmäßige Blutbildkontrollen (Leuko max. $50x10^9$/l). Filgrastim beeinflusst Thrombopenie oder Anämie nicht. Keine überhöhten Chemotherapie-Dosen applizieren. Ampullen nicht einfrieren! Bei Selbstapplikation Patienten genauestens unterrichten.
PG: 5 ST (EKO: G) [€ 380,50]

Accofil 30 Mio.E./0,5 ml - Injektions- oder Infusionslösung in einer Fertigspritze 33C04
(Z.Nr. EU/1/14/946/*) NR. P. E. L03AA02
Parallelimport.
V: Haemato Pharm, Schönefeld, Deutschland
Z: 1 Fertigspritze mit 0,5 ml enthält: Filgrastim 30 Mio. E (entspr. → 300 µg), Essigsäure 99%, Natriumhydroxid, Sorbitol 50 mg/ml, Polysorbat 80, Wasser für Injektionszwecke.
PG: 5 ST (EKO: G) [€ 373,30]

Accofil 30 Mio.E./0,5 ml - Injektions- oder Infusionslösung in einer Fertigspritze 33C04
(Z.Nr. EU/1/14/946/*) NR. P. E. L03AA02
Parallelimport.
V: Orifarm, Leverkusen, Deutschland
Z: 1 Fertigspritze mit 0,5 ml enthält: Filgrastim 30 Mio. E (entspr. → 300 µg), Essigsäure 99%, Natriumhydroxid, Sorbitol 50 mg/ml, Polysorbat 80, Wasser für Injektionszwecke.
PG: 5 ST (EKO: G) [€ 373,40]

Accofil 48 Mio.E./0,5 ml - Injektions- oder Infusionslösung in einer Fertigspritze 33C04
(Z.Nr. EU/1/14/946/*) NR. P. E. L03AA02
ZI: Accord Healthcare, Barcelona, Spanien
Z: 1 Fertigspritze mit 0,5 ml enthält: Filgrastim 48 Mio. E (entspr. → 480 µg), Essigsäure 99%, Natriumhydroxid, Sorbitol 50 mg/ml, Polysorbat 80, Wasser für Injektionszwecke.
Kurzinformation: siehe Accofil 30 Mio.E./0,5 ml - Injektions- oder Infusionslösung in einer Fertigspritze, → S. 21
PG: 5 ST (EKO: G) [€ 551,00]

Accofil 48 Mio.E./0,5 ml - Injektions- oder Infusionslösung in einer Fertigspritze 33C04
(Z.Nr. EU/1/14/946/*) NR. P. E. L03AA02
Parallelimport.
V: Abacus Medicine, Copenhagen, Dänemark
Z: 1 Fertigspritze mit 0,5 ml enthält: Filgrastim 48 Mio. E (entspr. → 480 µg), Essigsäure 99%, Natriumhydroxid, Sorbitol 50 mg/ml, Polysorbat 80, Wasser für Injektionszwecke.
PG: 5 ST (EKO: G) [€ 540,65]

Accofil 48 Mio.E./0,5 ml - Injektions- oder Infusionslösung in einer Fertigspritze 33C04
(Z.Nr. EU/1/14/946/*) NR. P. E. L03AA02
Parallelimport.
V: Haemato Pharm, Schönefeld, Deutschland
Z: 1 Fertigspritze mit 0,5 ml enthält: Filgrastim 48 Mio. E (entspr. → 480 µg), Essigsäure 99%, Natriumhydroxid, Sorbitol 50 mg/ml, Polysorbat 80, Wasser für Injektionszwecke.
PG: 5 ST (EKO: G) [€ 540,65]

Accofil 48 Mio.E./0,5 ml - Injektions- oder Infusionslösung in einer Fertigspritze 33C04
(Z.Nr. EU/1/14/946/*) NR. P. E. L03AA02
Parallelimport.
V: Orifarm, Leverkusen, Deutschland
Z: 1 Fertigspritze mit 0,5 ml enthält: Filgrastim 48 Mio. E (entspr. → 480 µg), Essigsäure 99%, Natriumhydroxid, Sorbitol 50 mg/ml, Polysorbat 80, Wasser für Injektionszwecke.
PG: 5 ST (EKO: G) [€ 541,15]

Accupaque 300 mg J/ml - parenterale Röntgenkontrastmittellösung 24B03
(Z.Nr. 1-23028) NR. P. V08AB02
ZI: GE Healthcare, Wien
Z: 1 ml enthält: Iohexol 647 mg (entspr. Jod 300 mg), Trometamol, Natriumcalciumedetat 0,1 mg, Salzsäure zur pH-Wert-Einstellung, Wasser für Injektionszwecke; Osmolalität: 640 mosmol/kg.
EW: Nicht-ionisches Röntgenkontrastmittel.
AG: Röntgenkontrastmittel zur Anwendung an Erwachsenen und Kindern jeden Alters bei der Kardioangiographie, Arteriographie, Urographie, Phlebographie und CT-Kontrastverstärkung. Zervikal-Myelographie und Computertomographie der basalen Zisternen nach erfolgter subarachnoidaler Instillation.
Arthographie, Hysterosalpingographie, Sialographie und Untersuchungen des Gastrointestinaltraktes.
AA: I.v., intraarteriell, intrathekal, oral, zum Einbringen in Körperhöhlen.
DO: Individuell; MTD 1,5 g Jod/kg KG.
Richtlinien siehe Austria-Codex - Fachinformation
GA: Manifeste Hyperthyreose, Myelographie bei Kindern unter 14 Jahren.
SST: Sicherheit nicht erwiesen. Bestrahlung mit Röntgenstrahlen in der Schwangerschaft nach Möglichkeit vermeiden. Stillen möglich. Bei Neugeborenen von Müttern, die in der Schwangerschaft Kontrastmittel erhalten haben, Schilddrüsenfunktion überprüfen.
NW: Allgemeine Empfindungsstörungen, Magen, Darm, Überempfindlichkeit, Anaphylaxie (atypische Symptome nach Beta-Blocker-Einnahme), vagale Reaktionen, Fieber, Gerinnungsstörungen, Thromboembolien, Lungenödeme (bei Herzinsuffizienz), Jodismus, Hypothyreoidismus (besonders bei Kleinkindern); nach intraarterieller Gabe: Gefäßspasmus, neurologische Reaktionen, kardiale Komplikationen; nach i.v. Gabe Arthralgien; nach intrathekaler Gabe Hirnhautreizung, passagere zerebrale Fehlfunktion.
WW: Vorsicht: Metformin (Laktatazidose), Interleukin-2 und Interferone (verzögerte allergische Reaktionen), Schilddrüsentests und andere Labortests, Betablocker, die Krampfschwelle erniedrigende Arzneimittel.
WH: Verkehrshinweis für 24 Std. nach intrathekaler Anwendung; Auf Überempfindlichkeitsreaktionen achten. Vorsicht bei schweren Herzerkrankungen, Lungenhochdruck, akuten zerebralen Erkrankungen, Epilepsie, Alkoholikern, Drogenabhängigen, Nierenschäden, Diabetes, Paraproteinämie, Struma. Patienten ausreichend hydrieren. Kontrastmittel ist dialysierbar.
Siehe auch Kontrastmittelzwischenfälle allgemein.
PG: **50** 10 ST * (EKO: N) [€ 376,50], **100** 10 ST * (EKO: N) [€ 638,65], **200** 10 ST * (EKO: N) [€ 1.183,70], **500** 6 ST * (EKO: N) [€ 1.718,85]

Accupaque 350 mg J/ml - parenterale Röntgenkontrastmittellösung 24B03
(Z.Nr. 1-23029) NR. P. V08AB02
ZI: GE Healthcare, Wien
Z: 1 ml enthält: Iohexol 755 mg (entspr. Jod 350 mg), Trometamol,

A

Natriumcalciumedetat 0,1 mg, Salzsäure zur pH-Wert-Einstellung, Wasser für Injektionszwecke; Osmolalität: 780 mosmol/kg.
Kurzinformation: siehe Accupaque 300 mg J/ml - parenterale Röntgenkontrastmittellösung, → S. 21
PG: 100 10 ST * (EKO: N) [€ 801,25], **200** 10 ST * (EKO: N) [€ 1.471,75], **500** 6 ST * (EKO: N) [€ 2.142,15]

Accupro 5 mg - Filmtabletten 10A01

(Z.Nr. 1-19359) RP. P. C09AA06
ZI: Pfizer Corporation Austria, Wien
Z: 1 Filmtablette enthält: Quinapril 5 mg (entspr. Quinapril hydrochlorid), Kern: Magnesium carbonat, schwer, basisch, Lactose 38 mg, Gelatine, Crospovidon, Magnesium stearat, Überzug: Candelillawachs, Opadry-Y-5-9020-G: (entspr. Eisenoxid rot) (entspr. Hydroxypropylcellulose) (entspr. Hypromellose) (entspr. Macrogol) (entspr. Titandioxid).
EW: ACE-Hemmer
AG: Essentielle Hypertonie, Zusatztherapie bei Herzinsuffizienz NYHA II und III.
AA: Unabhängig von den Mahlzeiten mit Flüssigkeit einnehmen.
DO: Hypertonie: TD (in 1 oder 2 Gaben) initial 10 mg, nach 3-4 Wochen steigern, Erhaltungsdosis 20-40 mg tgl.; MTD 40 mg. Bei Diuretikagabe mit 2,5-5 mg Quinapril beginnen. Dosisreduktion bei Nierenschäden.
Herzinsuffizienz: Initial 5 mg, nach der ersten Dosis streng überwachen; Dosissteigerung nach Bedarf auf max. 40 mg (2mal 20 mg) tgl. bei gleichzeitiger Diuretika- und Glykosidtherapie. Dauertherapie 10-20 mg tgl.
Keine Dosierungsempfehlung für Kinder und Jugendliche.
GA: ACE-Hemmer-Überempfindlichkeit, Nierenarterienstenosen, Klappenstenosen, nach Nierentransplantation, kardiogener Schock.
SST: Gegenanzeige im 2. und 3. Trimenon, vor Therapiebeginn Schwangerschaft ausschließen. Im 1. Trimenon und in der Stillzeit nicht empfohlen.
NW: Kopfschmerz, Schwindel, Psyche, Herz/Kreislauf (Hypotonie), Niere, (Reiz)husten, Dyspnoe, Magen/Darm, Haut, (Angio)ödem im Kopf/Hals- oder Darmbereich, Leber, Diabetes. Beeinflussung von Laborparametern (Hyperkaliämie), Neutropenie, Leukopenie, Hyponatriämie.
WW: Gegenanzeige: Sacubitril/Valsartan (Angioödeme; 36 Std. Abstand). Kombination mit Aliskiren nicht empfohlen, bei Patienten mit Nierenschäden oder Diabetes kontraindiziert. Duale Blockade des Renin-Angiotensin-Aldosteron-Systems nicht empfohlen.
Gleichzeitige Anwendung vermeiden: Polyacrylnitril-metalyl-sulfonat-high-flux-Membranen (Anaphylaxiegefahr), LDL-Apherese, Desensibilisierung.
Vorsicht: Tetrazykline doppelte Blockade des Renin-Angiotensin-Systems, Blutdrucksenker (vor allem Diuretika), Blutzuckersenker verstärkt; Kaliumsparer, Trimethoprim/Sulfamethoxazol, Ciclosporin, Heparin (Kalium-Anstieg), Lithiumspiegel überwachen, Immunsuppressiva (Leukozytenkontrolle), NSARs abgeschwächt, Gold, mTOR-Inhibitoren wie (Tem)sirolimus, Gliptine (erhöhtes Angioödem-Risiko), Baclofen, Amifostin, Sympathomimetika (vermindern Blutdruck-senkenden Effekt der ACE-Hemmer), Kochsalz.
WH: Vorsicht bei Leberschäden, Herz/Kreislaufinsuffizienz, zerebrovaskulären Erkrankungen, schweren Nierenschäden, Einnahme kaliumsparender Medikamente, gestörter Immunreaktion, Psoriasis. Bei primärem Hyperaldosteronismus nicht empfohlen.
Salz- oder Volumenverluste ausgleichen; bei Angioödemen Antihistaminika, bei Glottis- oder Kehlkopfödem Adrenalin. Kontrollen: Niere, Elektrolyte (Kalium), Blutbild, Stoffwechsel (Blutzucker bei Diabetikern), Leber, Harn. Verkehrshinweis.
Bei Überdosierung Hypotonie, Therapie: Kochsalzlösung i.v.. Nicht dialysierbar.
PG: 28 ST (2) (EKO: G) [€ 8,50]

Accupro 10 mg - Filmtabletten 10A01

(Z.Nr. 1-19361) RP. P. C09AA06
ZI: Pfizer Corporation Austria, Wien
Z: 1 Filmtablette enthält: Quinapril 10 mg (entspr. Quinapril hydrochlorid), Kern: Magnesium carbonat, schwer, basisch, Lactose 76 mg, Gelatine, Crospovidon, Magnesium stearat, Überzug: Candelillawachs, Opadry-Y-5-9020-G: (entspr. Eisenoxid rot) (entspr. Hydroxypropylcellulose) (entspr. Hypromellose) (entspr. Macrogol) (entspr. Titandioxid).
Kurzinformation: siehe Accupro 5 mg - Filmtabletten, → S. 22
PG: 28 ST (2) (EKO: G) [€ 13,85]

Accupro 20 mg - Filmtabletten 10A01

(Z.Nr. 1-19363) RP. P. C09AA06
ZI: Pfizer Corporation Austria, Wien
Z: 1 Filmtablette enthält: Quinapril 20 mg (entspr. Quinapril hydrochlorid), Kern: Magnesium carbonat, schwer, basisch, Lactose 33,34 mg, Gelatine, Crospovidon, Magnesium stearat, Überzug: Candelillawachs, Opadry-Y-5-9020-G: (entspr. Eisenoxid rot) (entspr. Hydroxypropylcellulose) (entspr. Hypromellose) (entspr. Macrogol) (entspr. Titandioxid).
Kurzinformation: siehe Accupro 5 mg - Filmtabletten, → S. 22
PG: 28 ST (2) (EKO: G) [€ 21,20]

Accusol 35 - Hämodialyse-, Hämodiafiltrations- und Hämofiltrationslösung 20I01
(Z.Nr. 1-26482) RP. P. nicht im Handel. B05ZB

Accusol 35 Kalium 2 mmol/l - Hämodialyse-, Hämodiafiltrations- und Hämofiltrationslösung 20I01
(Z.Nr. 1-26479) RP. P. nicht im Handel. B05ZB

Accusol 35 Kalium 4 mmol/l - Hämodialyse-, Hämodiafiltrations- und Hämofiltrationslösung 20I01
(Z.Nr. 1-26481) RP. P. nicht im Handel. B05ZB

Accuzide - Filmtabletten 10B05

(Z.Nr. 1-20206) RP. P. C09BA06
ZI: Pfizer Corporation Austria, Wien
Z: 1 Filmtablette enthält: Quinapril 10 mg (entspr. Quinapril hydrochlorid), Hydrochlorothiazid 12,5 mg, Tablettenkern: Lactose monohydrat 32,35 mg, Magnesium carbonat, schwer, basisch, Povidon K25, Crospovidon, Magnesium stearat; Tablettenüberzug: Opadry-pink-OY-S-6937 (entspr. Eisenoxid gelb) (entspr. Eisenoxid rot) (entspr. Hydroxypropylcellulose) (entspr. Hypromellose) (entspr. Macrogol) (entspr. Titandioxid), Candelillawachs.
EW: Kombination ACE-Hemmer + Diuretikum.
AG: Essentielle Hypertonie bei nicht ausreichender Blutdruckkontrolle mit Quinapril-Monotherapie.
AA: Unzerkaut mit Flüssigkeit einnehmen.
DO: 1mal tgl. 1 Tablette. Für Kinder und Jugendliche nicht empfohlen.
GA: Angioödem, ventrikuläre Ausflussbehinderung, schwere Nieren- oder Leberschäden.
SST: Gegenanzeige im 2. und 3, Trimenon; im 1. Trimenon und in der Stillzeit nicht empfohlen.
NW: Kopfschmerzen, Schwindel, Müdigkeit, Herz/Kreislauf (Myokardinfarkt, schwere Hypotonie), Niere, Myalgie, Atemwege (Husten), Magen/Darm, Leber, Haut, Angioödem, ZNS, Stoffwechsel (Hyperkaliämie), Knochenmark, Psyche, Seh- oder Hörstörungen.
HCT: Erhöhtes Risiko für nicht-melanozytären Hautkrebs, Augen (Aderhauterguss, akute Myopie, und sekundäres Winkelverschlussglaukom).
WW: Gegenanzeige: Sacubitril/Valsartan (Angioödeme; 36 Std. Abstand). Kombination mit Aliskiren nicht empfohlen, bei Patienten mit Nierenschäden oder Diabetes kontraindiziert.
Nicht empfohlen: Tetrazykline, Lithium, duale Blockade des Renin-Angiotensin-Aldosteron-Systems.
Vorsicht: Blutdrucksenker verstärkt, Herzglykoside, kaliumsparende Diuretika, Trimethoprim/Sulfamethoxazol, Ciclosporin, Heparin (Hyperkaliämie), nichtsteroidale Antirheumatika (Blutdrucksenkung abgeschwächt), Insulin, Antidiabetika (Dosisanpassung), Kortikosteroide, Anästhetika, Zytostatika, Immunsuppressiva, Allopurinol, nicht depolarisierende Muskelrelaxantien, Antipsychotika (Hypotension), mTOR-Inhibitoren, z.B. (Tem)sirolimus, Vildagliptin (erhöhtes Angioödem-Risiko).
WH: Vorsicht bei kardiovaskulären und zerebrovaskulären Erkrankungen. Bei Desensibilisierung, Hämodialyse mit High-flux-Polyacrylnitril-Membranen, LDL-Apherese nicht anwenden. Auf Husten, Angioödeme, akute Myopie, Engwinkelglaukom achten.
Kontrollen: Niere, Leber, Blut, Elektrolyte (Kalium), Blutzucker, Harn. Verkehrshinweis. Positive Anti-Doping-Tests möglich.
PG: 28 ST (2) (EKO: G) [€ 12,00]

Accuzide forte - Filmtabletten 10B05

(Z.Nr. 1-20208) RP. P. C09BA06
ZI: Pfizer Corporation Austria, Wien
Z: 1 Filmtablette enthält: Quinapril 20 mg (entspr. Quinapril hydrochlorid), Hydrochlorothiazid 12,5 mg, Tablettenkern: Lactose monohydrat 77,196 mg, Magnesium carbonat, schwer, basisch, Povidon K25, Crospovidon, Magnesium stearat; Tablettenüberzug: Opadry-pink-OY-S-6937 (entspr. Eisenoxid gelb) (entspr. Eisenoxid rot) (entspr. Hydroxypropylcellulose) (entspr. Hypromellose) (entspr. Macrogol) (entspr. Titandioxid), Candelillawachs.
Kurzinformation: siehe Accuzide - Filmtabletten, → S. 22
PG: 28 ST (2) (EKO: G) [€ 17,60]

Acecomb - mite - Tabletten 10B05

(Z.Nr. 1-19511) RP. P. C09BA03
ZI: AstraZeneca Österreich, Wien
Z: 1 Tablette enthält: Lisinopril 20 mg (entspr. Lisinopril dihydrat), Hydrochlorothiazid 12,5 mg, Mannitol, Calciumhydrogenphosphat, Maisstärke, Stärke, verkleistert, Magnesium stearat.
EW: Kombination ACE-Hemmer + Diuretikum.

AG: Essentielle Hypertonie bei nicht ausreichender Monotherapie.
AA: 1mal tgl. (vorzugsweise morgens) oral mit Flüssigkeit.
DO: TD initial 1 Tablette Acecomb semi; nach 2 Wochen bei Bedarf auf 1 Tablette Acecomb mite und nach weiteren 2 Wochen bei Bedarf auf 1 Tablette Acecomb steigern. MTD 20 mg Lisinopril + 25 mg Hydrochlorothiazid.
Dosisreduktion bei Nierenschäden. Für Kinder und Jugendliche nicht empfohlen.
GA: Sulfonamidüberempfindlichkeit, angioneurotisches Ödem, Anurie, kurz nach Nierentransplantation, schwere Leberschäden, schwere Klappenstenosen.
SST: Gegenanzeige im 2. und 3. Trimenon und in der Stillzeit; im 1. Trimenon nicht empfohlen. Während einer Schwangerschaft keine ACE-Hemmer-Therapie beginnen.
NW: Überempfindlichkeit, Schwindel, Kopfschmerz, Orthostase, Husten, Magen/Darm, Haut, Leber, Vegetativum, Hypokaliämie, Niere, Diabetes verschlechtert, Angioödem, erhöhtes Risiko für nicht-melanozytären Hautkrebs, Augen (Aderhauterguss, akute Myopie, sekundäres Engwinkelglaukom).
WW: Gegenanzeige: Sacubitril/Valsartan (36 Std. Abstand), Nicht empfohlen: Duale Blockade des Renin-Angiotensin-Aldosteron-Systems, Kombination mit Aliskiren nicht empfohlen, bei Patienten mit Nierenschäden oder Diabetes kontraindiziert. Lithium.
Vorsicht: Blutdrucksenker, Alkohol additiv, Diuretika, Kalium, Kalium anhebende Substanzen (Heparin, Ciclosporin, Lovastatin, Co-Trimoxazol), Kalium ausscheidende Substanzen, Antipsychotika, Narkotika (Hypotension). Bei Dialyse Polyacrylnitril-methalylsulfonat-high-flux-Membranen (Schockgefahr), LDL-Apherese, Desensibilisierung gegen tierische Gifte (Schockgefahr), Blutzuckersenker verstärkt, NSAIDs abgeschwächt, Zytostatika (Leukopenie), Digitalis (Hypokaliämie), Gichtmittel (Dosisanpassung), Anionenaustauscher (Abstand), Sotalol (Arrhythmie), mTOR-Inhibitoren (z.B. (Tem)sirolimus, Racecadotril, Vildagliptin), gewebespezifische Plasminogenaktivatoren (Angioödem). Kalzium, Vitamin D (Serumkalzium kontrollieren).
WH: Vorsicht bei Herz-, zerebrovaskulären, Nieren-, Leberschäden, Psoriasis.
Kontrollen: Niere, Wasser, Elektrolyte (Kalium); Husten beachten (angioneurotisches Ödem). Verkehrshinweis. Unerwünschte Effekte der Einzelsubstanz beachten. Positiver Dopingtest durch HCT möglich.
PG: 28 ST (2) (EKO: G) [€ 16,15]

Acecomb semi - Tabletten 10B05

(Z.Nr. 1-21095) RP. P. C09BA03
ZI: AstraZeneca Österreich, Wien
Z: 1 Tablette enthält: Lisinopril 10 mg (entspr. Lisinopril dihydrat), Hydrochlorothiazid 12,5 mg, Mannitol, Calciumhydrogenphosphat, Maisstärke, Stärke, verkleistert, Magnesium stearat, Eisenoxid rot, Eisenoxid gelb.
Kurzinformation: siehe Acecomb - mite - Tabletten, → S. 22
PG: 28 ST (2) (EKO: G) [€ 10,95]

Acecomb - Tabletten 10B05

(Z.Nr. 1-19510) RP. P. C09BA03
ZI: AstraZeneca Österreich, Wien
Z: 1 Tablette enthält: Lisinopril 20 mg (entspr. Lisinopril dihydrat), Hydrochlorothiazid 25 mg, Mannit, Calciumhydrogenphosphat, Maisstärke, Stärke, vorgequollen, Magnesium stearat, Eisenoxid rot, Eisenoxid gelb.
Kurzinformation: siehe Acecomb - mite - Tabletten, → S. 22
PG: 28 ST (2) (EKO: G) [€ 16,15]

🐾 Acegon 50 Mikrogramm/ml - Injektionslösung für Rinder 822AC

(Z.Nr. 8-35285) NR. P. QH01CA01
ZI: Laboratorios Syva, Leon, Spanien
Z: 1 ml Injektionslösung enthält: Gonadorelin 50 µg (entspr. Gonadorelin acetat), Benzylalkohol 9 mg, Kaliumdihydrogenphosphat, Kaliummonohydrogenphosphat, Natriumchlorid, Wasser für Injektionszwecke.
EW: Stimuliert hypophysäre Gonadotropine.
AG: Rind: Kuh und Färse.
Behandlung von ovariellen Follikelzysten.
Bei einer künstlichen Besamung zur Optimierung der Ovulationszeit.
Zur Induktion und Synchronisation von Brunst und Ovulation in Kombination mit Prostaglandin $F_{2\alpha}$($PGF_{2\alpha}$ mit oder ohne Progesteron, als Teil der terminorientierten künstlichen Besamungsprotokolle (FTAI):
- Bei zyklischen Kühen und Färsen: Anzuwenden in Kombination mit Prostaglandin-F2a (PGF2α) oder Analoga.
- Bei zyklischen und nicht-zyklischen Kühen und Färsen: Anzuwenden in Kombination mit PGF2α oder Analoga und Progesteronfreisetzungssystemen.
AA: I.m.
DO: ED 100-150 µg Gonadorelin pro Tier. Details zu Besamungsprotokollen siehe Austria-Codex - Fachinformation.
SST: Während der Trächtigkeit nicht zutreffend. Während der Laktation Anwendung möglich.
WW: FSH synergistisch.
WH: Nicht anwenden zur Verkürzung des Östrus bei Infektionen oder anderen schweren Krankheiten. Nicht von schwangeren Frauen anzuwenden.
Bei der Behandlung von zystischen Ovarien ovarielle Follikelzysten und die Präsenz von persistenten follikulären Strukturen mit einem Durchmesser von über 2,5 cm mittels rektaler Palpation diagnostizieren und mit Hilfe von einem Plasma- oder Milch-Progesteron-Test bestätigen.
Mindestens 14 Tage nach dem Kalben verabreichen. Zur Induktion und Synchronisation von Brunst und Ovulation bei terminorientierten künstlichen Besamungsprotokollen (FTAI) frühestens 35 Tage nach der Kalbung verabreichen.
PG: 10 ST VN [€ 149,40]

Acelisino comp. semi - Tabletten 10B05

(Z.Nr. 1-25258) RP. P. C09BA03
ZI: G.L. Pharma, Lannach
Z: 1 Tablette enthält: Lisinopril 10 mg, Hydrochlorothiazid 12,5 mg, Mannitol, Calcium hydrogenphosphat dihydrat, Stärke, vorverkleistert, Croscarmellose natrium (entspr. Natrium 0,008 mg), Magnesium stearat, Eisenoxid rot, Eisenoxid gelb.
EW: Kombination ACE-Hemmer + Diuretikum.
AG: Essentielle Hypertonie bei nicht ausreichender Monotherapie.
AA: 1mal tgl. (vorzugsweise morgens) oral mit Flüssigkeit.
DO: TD initial 1 Tablette Acecomb semi; nach 2 Wochen bei Bedarf auf 1 Tablette Acecomb mite und nach weiteren 2 Wochen bei Bedarf auf 1 Tablette Acecomb steigern. MTD 20 mg Lisinopril + 25 mg Hydrochlorothiazid.
Dosisreduktion bei Nierenschäden. Für Kinder und Jugendliche nicht empfohlen.
GA: Sulfonamidüberempfindlichkeit, angioneurotisches Ödem, Anurie, kurz nach Nierentransplantation, schwere Leberschäden, schwere Klappenstenosen.
SST: Gegenanzeige im 2. und 3. Trimenon und in der Stillzeit; im 1. Trimenon nicht empfohlen. Während einer Schwangerschaft keine ACE-Hemmer-Therapie beginnen.
NW: Überempfindlichkeit, Schwindel, Kopfschmerz, Orthostase, Husten, Magen/Darm, Haut, Leber, Vegetativum, Hypokaliämie, Niere, Diabetes verschlechtert, Angioödem, erhöhtes Risiko für nicht-melanozytären Hautkrebs, Augen (Aderhauterguss, akute Myopie, sekundäres Engwinkelglaukom).
WW: Aliskiren (Kontraindiziert bei Diabetes oder Niereninsuffizienz, sonst nicht empfohlen). Nicht empfohlen: Duale Blockade des Renin-Angiotensin-Aldosteron-Systems, Lithium. Vorsicht: Blutdrucksenker, Alkohol additiv, Diuretika, Kalium, Kalium anhebende Substanzen (Heparin, Co-Trimoxazol), Kalium ausscheidende Substanzen, Antipsychotika, Narkotika (Hypotension). Bei Dialyse Polyacrylnitril-methalylsulfonat-high-flux-Membranen (Schockgefahr), LDL-Apherese, Desensibilisierung gegen tierische Gifte (Schockgefahr), Blutzuckersenker verstärkt, NSAIDs abgeschwächt, Lovastatin (Hyperkaliämie), Zytostatika (Leukopenie), Digitalis (Hypokaliämie), Gichtmittel (Dosisanpassung), Anionenaustauscher (Abstand), Sotalol (Arrhythmie), mTOR-Inhibitoren (z.B. (Tem)sirolimus, Racecadotril, Vildagliptin), gewebespezifische Plasminogenaktivatoren (Angioödem). Kalzium, Vitamin D (Serumkalzium kontrollieren).
WH: Vorsicht bei Herz-, zerebrovaskulären, Nieren-, Leberschäden, Psoriasis.
Kontrollen: Niere, Wasser, Elektrolyte (Kalium); Husten beachten (angioneurotisches Ödem). Verkehrshinweis. Unerwünschte Effekte der Einzelsubstanz beachten. Positiver Dopingtest durch HCT möglich.
PG: 30 ST (2) (EKO: G) [€ 11,75]

Acelisino comp. mite - Tabletten 10B05

(Z.Nr. 1-25259) RP. P. C09BA03
ZI: G.L. Pharma, Lannach
Z: 1 Tablette enthält: Lisinopril 20 mg, Hydrochlorothiazid 12,5 mg, Mannitol, Calcium hydrogenphosphat dihydrat, Stärke, vorverkleistert, Croscarmellose natrium (entspr. Natrium 0,015 mg), Magnesium stearat.
Kurzinformation: siehe Acelisino comp. semi - Tabletten, → S. 23
PG: 30 ST (2) (EKO: G) [€ 17,30]

Acelisino comp. forte - Tabletten 10B05

(Z.Nr. 1-25260) RP. P. C09BA03
ZI: G.L. Pharma, Lannach
Z: 1 Tablette enthält: Lisinopril 20 mg, Hydrochlorothiazid 25 mg, Mannitol, Calcium hydrogenphosphat dihydrat, Stärke, vorverkleistert, Croscarmellose natrium (entspr. Natrium 0,016 mg), Magnesium stearat, Eisenoxid rot, Eisenoxid gelb.
Kurzinformation: siehe Acelisino comp. semi - Tabletten, → S. 23

PG: 30 ST (2) (EKO: G) [€ 17,30]

Acemin 2,5 mg - Tabletten 10A01

(Z.Nr. 1-21290) RP. P. n.l. C09AA03
ZI: AstraZeneca Österreich, Wien
Z: 1 Tablette enthält: Lisinopril 2,5 mg (entspr. Lisinopril dihydrat), Mannitol, Calcium hydrogenphosphat dihydrat, Magnesium stearat, Maisstärke, Maisstärke, vorverkleistert.
PG: 28 ST (2) (EKO: G) [€ 4,55 n.l.]

Acemin 5 mg - Tabletten 10A01

(Z.Nr. 1-19014) RP. P. C09AA03
ZI: AstraZeneca Österreich, Wien
Z: 1 Tablette enthält: Lisinopril 5 mg (entspr. Lisinopril dihydrat), Mannitol, Calcium hydrogenphosphat dihydrat, Eisenoxid rot, Magnesium stearat, Maisstärke, Maisstärke, vorverkleistert.
EW: ACE-Hemmer.
AG: Hypertonie, symptomatische Herzinsuffizienz, kurzzeitige Behandlung (6 Wochen) nach akutem Herzinfarkt, Nephropathie bei Typ2-diabetischen Bluthochdruckpatienten.
AA: 1mal tgl. oral.
DO: Hypertonie: Initial 10 mg, bei Patienten mit stark aktiviertem Renin-Aldosteron-System 2,5-5 mg; Erhaltungsdosis 20 mg, MTD 80 mg.
Dosisreduktion bei Nierenschäden bzw. Diuretika-Therapie.
Kinder und Jugendliche (6-16 Jahre): Initiale TD 2,5 mg (20-50 kg KG) bzw. 5 mg (über 50 kg KG). MTD 20 mg (20-50 kg KG) bzw. 40 mg (über 50 kg KG).
Herzinsuffizienz: Initial 2,5 mg, dann Dosis langsam steigern; MTD 35 mg.
Akuter Herzinfarkt: TD initial 5 mg, ab dem 3. Tag 10 mg (= Erhaltungsdosis), bei Hypotonie 5 mg bzw. 2,5 mg. Behandlungsdauer 6 Wochen.
Dosisreduktion bei Hypotonie.
Nierenschäden bei Diabetes: 10(-20) mg.
Keine anderen Indikationen außer Hypertonie für Kinder ab 6 Jahren. Für Kinder unter 6 Jahren oder mit schweren Nierenschäden nicht empfohlen.
GA: Angioneurotisches Ödem, anaphylaktische Reaktionen auf ACE-Hemmer in der Anamnese.
SST: Gegenanzeige im 2. und 3. Trimenon; im 1. Trimenon und in der Stillzeit nicht empfohlen.
NW: Blut, ZNS, Orthostase, Herz, Husten, Magen/Darm, Haut, angioneurotisches Ödem, Niere, Impotenz, Müdigkeit, Labor, sehr selten Anaphylaxie.
WW: Gegenanzeige: Sacubitril / Valsartan (36 Std. Abstand). Kombination mit Aliskiren nicht empfohlen, bei Patienten mit Nierenschäden oder Diabetes kontraindiziert. Nicht empfohlen: Lithium, duale Blockade des Renin-/Angiotensin-/Aldosteron-Systems. Vorsicht: Diuretika, Arzneimittel mit Anhebung des Serumkaliums, Co-trimoxazol, Ciclosporin, Heparin (Hyperkaliämie), NSARs, andere Blutdrucksenker, ZNS-Dämpfer, Sympathomimetika, Antidiabetika, gewebsspezifische Plasminogenaktivatoren, Racecadotril, mTOR-Inhibitoren (z.B. Sirolimus), Vildagliptin (Angioödem).
WH: Bei verringertem Blutvolumen höheres Risiko einer symptomatischen Hypotonie. Beim akuten Herzinfarkt nur bei hämodynamisch stabilen Patienten anwenden. Vorsicht bei Mitral- oder Aortenstenose. Bei angioneurotischem Ödem sofort absetzen und Notfallmaßnahmen einleiten. Anaphylaktische Reaktionen bei Dialyse mit High flux-Membranen, LDL-Lipoprotein-Apherese oder Desensibilisierung möglich. Selten Lebernekrose möglich. Kontrollen: Blutbild, Serumkalium, Blutzucker. Verkehrshinweis.
PG: 28 ST (2) (EKO: G) [€ 3,75]

Acemin 10 mg - Tabletten 10A01

(Z.Nr. 1-19013) RP. P. C09AA03
ZI: AstraZeneca Österreich, Wien
Z: 1 Tablette enthält: Lisinopril 10 mg (entspr. Lisinopril dihydrat), Mannitol, Calcium hydrogenphosphat dihydrat, Eisenoxid rot, Magnesium stearat, Maisstärke, Maisstärke, vorverkleistert.
Kurzinformation: siehe Acemin 5 mg - Tabletten, → S. 24
PG: 28 ST (2) (EKO: G) [€ 7,45]

Acemin 20 mg - Tabletten 10A01

(Z.Nr. 1-19015) RP. P. C09AA03
ZI: AstraZeneca Österreich, Wien
Z: 1 Tablette enthält: Lisinopril 20 mg (entspr. Lisinopril dihydrat), Mannitol, Calcium hydrogenphosphat dihydrat, Eisenoxid rot, Magnesium stearat, Maisstärke, Maisstärke, vorverkleistert.
Kurzinformation: siehe Acemin 5 mg - Tabletten, → S. 24
PG: 28 ST (2) (EKO: G) [€ 13,15]

Acemin 30 mg - Tabletten 10A01

(Z.Nr. 1-23335) RP. P. C09AA03
ZI: AstraZeneca Österreich, Wien
Z: 1 Tablette enthält: Lisinopril 30 mg (entspr. Lisinopril dihydrat), Mannitol, Calcium hydrogenphosphat dihydrat, Eisenoxid rot, Magnesium stearat, Maisstärke, Maisstärke, vorverkleistert.
Kurzinformation: siehe Acemin 5 mg - Tabletten, → S. 24
PG: 28 ST (2) (EKO: G) [€ 26,70]

Acerbine - Lösung 22A02

(Z.Nr. 0-15124) RPF. P. D02AF
ZI: Montavit, Absam
Z: 1 g Lösung enthält: DL-Äpfelsäure 21,5 mg, Benzoesäure 1,5 mg, Salicylsäure 0,4 mg, Propylenglykol 0,39 g, Wasser, gereinigtes.
EW: Ablösung nekrotischen Gewebes.
AG: Oberflächliche Hautverletzungen, Verbrennungen.
AA: Wunde mit steriler Acerbine-getränkter Kompresse bedecken oder Lösung auf die Wunde aufsprühen.
DO: Initial 2mal tgl. oder öfter, später 1mal tgl.
SST: Anwendung möglich.
NW: Passager Schmerz- und Hitzegefühl, sehr selten Überempfindlichkeit.
PG: 30 ML * (EKO: N) [€ 8,00], 80 ML * (EKO: N) [€ 13,10]

Acerbine - Salbe 22A02

(Z.Nr. 0-16169) RPF. P. D02AF
ZI: Montavit, Absam
Z: 1 g enthält: DL-Äpfelsäure 7 mg, Benzoesäure 0,5 mg, Salicylsäure 0,133 mg, Propylenglykol, Xalifin, Wasser, gereinigtes.
EW: Ablösung nekrotischen Gewebes.
AG: Oberflächliche Hautverletzungen, Verbrennungen.
DO: Mehrmals tgl. direkt auf die Wunde auftragen, mit sterilen Kompressen bedecken.
SST: Anwendung möglich.
NW: Passager Schmerz- und Hitzegefühl, sehr selten Überempfindlichkeit.
PG: 30 G * (EKO: N) [€ 7,70]

Acetan 5 mg - Tabletten 10A01

(Z.Nr. 1-19011) RP. P. C09AA03
ZI: Kwizda Pharma, Wien
Z: 1 Tablette enthält: Lisinopril 5 mg, Mannitol, Calcium hydrogenphosphat dihydrat, Maisstärke, Stärke, vorverkleistert, Magnesium stearat.
EW: ACE-Hemmer.
AG: Hypertonie, symptomatische Herzinsuffizienz, kurzzeitige Behandlung (6 Wochen) nach akutem Herzinfarkt, Nephropathie bei Typ2-diabetischen Bluthochdruckpatienten.
AA: 1mal tgl. oral.
DO: Hypertonie: Initial 10 mg, bei Patienten mit stark aktiviertem Renin-Aldosteron-System 2,5-5 mg; Erhaltungsdosis 20 mg, MTD 80 mg.
Dosisreduktion bei Nierenschäden bzw. Diuretika-Therapie.
Kinder und Jugendliche (6-16 Jahre): Initiale TD 2,5 mg (20-50 kg KG) bzw. 5 mg (über 50 kg KG). MTD 20 mg (20-50 kg KG) bzw. 40 mg (über 50 kg KG).
Herzinsuffizienz: Initial 2,5 mg, dann Dosis langsam steigern; MTD 35 mg.
Akuter Herzinfarkt: TD initial 5 mg, ab dem 3. Tag 10 mg (= Erhaltungsdosis), bei Hypotonie 5 mg bzw. 2,5 mg. Behandlungsdauer 6 Wochen.
Dosisreduktion bei Hypotonie.
Nierenschäden bei Diabetes: 10(-20) mg.
Keine anderen Indikationen außer Hypertonie für Kinder ab 6 Jahren. Für Kinder unter 6 Jahren oder mit schweren Nierenschäden nicht empfohlen.
GA: Angioneurotisches Ödem, anaphylaktische Reaktionen auf ACE-Hemmer in der Anamnese.
SST: Gegenanzeige im 2. und 3. Trimenon; im 1. Trimenon und in der Stillzeit nicht empfohlen.
NW: Blut, ZNS, Orthostase, Herz, Husten, Magen/Darm, Haut, angioneurotisches Ödem, Niere, Impotenz, Müdigkeit, Labor, sehr selten Anaphylaxie.
WW: Gegenanzeige: Sacubitril / Valsartan (36 Std. Abstand). Aliskiren: Kontraindiziert bei Diabetes oder Nierenschäden, sonst nicht empfohlen. Nicht empfohlen: Lithium, duale Blockade des Renin-/Angiotensin-/Aldosteron-Systems. Vorsicht: Diuretika, Arzneimittel mit Anhebung des Serumkaliums, Co-trimoxazol, Heparin, Ciclosporin (Hyperkaliämie), NSARs, andere Blutdrucksenker, ZNS-Dämpfer, Sympathomimetika, Antidiabetika, gewebsspezifische Plasminogenaktivatoren, Racecadotril, mTOR-Inhibitoren (z.B. Sirolimus), Vildagliptin (Angioödem).
WH: Bei verringertem Blutvolumen höheres Risiko einer symptomatischen Hypotonie. Beim akuten Herzinfarkt nur bei hämodynamisch stabilen Patienten anwenden. Vorsicht bei Mitral- oder Aortenstenose. Bei angioneurotischem Ödem sofort absetzen und Notfallmaßnahmen einleiten. Anaphylaktische Reaktionen bei Dialyse mit High flux-Membranen, LDL-Lipoprotein-Apherese oder

Desensibilisierung möglich. Selten Lebernekrose möglich. Kontrollen: Blutbild, Serumkalium, Blutzucker. Verkehrshinweis.
PG: 28 ST (2) (EKO: G) [€ 3,75]

Acetan 10 mg - Tabletten 10A01
(Z.Nr. 1-19012) RP. P. C09AA03
ZI: Kwizda Pharma, Wien
Z: 1 Tablette enthält: Lisinopril 10 mg, Mannitol, Calcium hydrogenphosphat dihydrat, Maisstärke, Stärke, vorverkleistert, Magnesium stearat, Eisenoxid gelb.
Kurzinformation: siehe Acetan 5 mg - Tabletten, → S. 24
PG: 28 ST (2) (EKO: G) [€ 7,45]

Acetan 20 mg - Tabletten 10A01
(Z.Nr. 1-19010) RP. P. C09AA03
ZI: Kwizda Pharma, Wien
Z: 1 Tablette enthält: Lisinopril 20 mg, Mannitol, Calcium hydrogenphosphat dihydrat, Maisstärke, Stärke, vorverkleistert, Magnesium stearat, Eisenoxid rot, Eisenoxid gelb.
Kurzinformation: siehe Acetan 5 mg - Tabletten, → S. 24
PG: 28 ST (2) (EKO: G) [€ 13,15]

Acetazolamid "Agepha" 250 mg - Tabletten 25A06
(Z.Nr. 0-11425) RP. P. S01EC01
ZI: Agepha Pharma, Senec, Slowakei
Z: 1 Tablette enthält: Acetazolamid 250 mg, Povidon K25, Kartoffelstärke, Harnstoff, gepulvert, Cellulose, mikrokristalline, Magnesium stearat.
EW: Carboanhydrasehemmer, vermindert Kammerwasserbildung.
AG: Glaucoma simplex chronicum (mit weitem Kammerwinkel), akute Phasen eines Sekundärglaukoms, präoperative Drucksenkung bei akutem Engwinkelglaukom.
AA: Mit den Mahlzeiten mit Flüssigkeit einnehmen.
DO: Akute Phase: Initial alle 4 Stunden 1 Tablette, dann alle 4 Std. ½ Tab- lette.
Langzeitbehandlung: 1 bis 2mal tgl. ½-1 Tablette.
Für Kinder und Jugendliche nicht empfohlen.
GA: Sulfonamidüberempfindlichkeit, Hyponatriämie, Hypokaliämie, Leber-, Nierenschäden, Azidose, Nebenniereninsuffizienz, Langzeitbehandlung eines chronischen nichtkongestiven Glaukoms mit geschlossenem Kammerwinkel.
SST: Gegenanzeige. Konzeptionsschutz für Frauen empfohlen.
NW: Hyperglykämie, Hypokaliämie, Hyperurikämie, Blutbild, Arrhythmien, Magen- Darm, Leber, Niere, Haut, ZNS, Psyche, metabolische Azidose, Überempfind- lichkeit, bei Langzeitgabe Osteomalazie.
WW: Vorsicht: Antidiabetika abgeschwächt, Lithium, Herzglykoside verstärkt toxisch, Steroide, ACTH (Hypokaliämie), erhöhte Glykosidempfindlichkeit, Blutdrucksenker, curareartige Muskelrelaxantien, andere Diuretika ver- stärkt, myelotoxische Substanzen verstärkt, Salizylate (metabolische Azidose), Antiepileptika (erhöhtes Osteomalazie-Risiko). Wirkungsverstär- kung durch Antiglaukommittel.
WH: Vorsicht bei Hyperkalzämie, Nephrolithiasis, Diabetes, obstruktiven Atem- wegserkrankungen, Blutbildungsstörungen.
Kontrollen: Urin, Blutbild, Elektrolyte (Kalium, ev. Substitution).
Ausreichend Flüssigkeit zuführen. Verkehrshinweis. Positive Dopingtests möglich.
PG: 20 ST (2) (EKO: G) [€ 4,50]

Acetolyt - Granulat 56D01
(Z.Nr. 0-15133) RP. P. V03AE
ZI: Medicopharm, Wien
Z: 1 Messlöffel enthält: Calcium natrium-hydrogencitrat 2,5 g (entspr. Calcium 7,5 mmol), (entspr. Natrium 7,5 mmol), (entspr. Citrat 8,75 mmol), Wasser, gereinigtes.
EW: Normalisiert azidotische Stoffwechsellage.
AG: Metabolische Azidose jeglicher Ursache, wenn perorale Behandlung möglich ist.
AA: Zuerst mit wenig Wasser anrührenund die Granula an der Glaswand mit einem Löffel zerdrücken, dann auf Endvolumen (1 Glas Wasser) verdünnen und schluckweise nach den Mahlzeiten trinken.
DO: Initial 2-3mal tgl. 2 Messlöffel, später 1-2mal tgl. 1 Messlöffel.
Für Kinder und Jugendliche nicht empfohlen.
GA: Metabolische Alkalose, Hyperkalzämie.
SST: Keine Erkenntnisse.
NW: Magen/Darm, Schwindel, Blutdruckanstieg, Hyperkalzämie.
WW: Digitalis verstärkt; Vitamin D verstärkt alkalisierende Wirkung, Aluminiumhaltige Arzneimittel (2 Std. Abstand).
WH: Kontrollen: pH, Alkalireserve, Standardbikarbonat, Serumkalzium, Serumphosphat.
PG: 300 G (2) (EKO: G) [€ 35,30]

Acetylcystein Hexal 100 mg - Granulat 50E03
(Z.Nr. 1-20681) RP. P. R05CB01
ZI: Hexal Pharma, Wien
Z: 1 Beutel mit 3 g enthält: Acetylcystein 100 mg, Ascorbinsäure, Saccharose 2,83 g (entspr. → 0,24 BE), Saccharin, Orangen-Aroma (entspr. Orangenöl, ätherisches, zerstäubtes) (entspr. Dextrose, wasserfreie) (entspr. Lactose).
EW: Mukolytikum.
AG: Sekretolyse.
AA: Sofort nach Auflösen in Wasser nach den Mahlzeiten einnehmen.
DO: Personen ab 14 Jahren: 2-3mal tgl. 200 mg.
Kinder 6-14 Jahre: 3-4mal tgl. 100 mg.
Kinder 2-5 Jahre: 2-3mal tgl. 100 mg.
GA: Aktives peptisches Ulkus.
SST: Strenge Nutzen/Risiko-Abwägung.
NW: Magen/Darm, Allergien (sehr selten anaphylaktischer Schock, schwere Hautreaktionen), ZNS, Bronchospasmen, Hypotonie.
WW: Nicht mit anderen Arzneimitteln zusammen auflösen. Einzelne Antibiotika (2 Stunden Abstand), Aktivkohle in hohen Dosen (Wirkungsminderung), Antitussiva (Vorsicht, Sekretstau!), Nitroglycerin (Hypotonie). Beeinflussung von Laborparametern.
WH: Vorsicht bei Atemwegsobstruktionen, Histaminintoleranz, Atem-, Leber-, Niereninsuffizienz, peptischem Ulkus in der Anamnese. Verkehrshinweis.
1 Beutel enthält 0,24 BE.
PG: 20 ST (2) (EKO: G) [€ 2,65]

Acetylcystein Hexal 200 mg - Granulat 50E03
(Z.Nr. 1-21153) RP. P. R05CB01
ZI: Hexal Pharma, Wien
Z: 1 Beutel zu 3 g enthält: Acetylcystein 200 mg, Ascorbinsäure, Saccharose 2,72 g (entspr. → 0,23 BE), Saccharin, Orangen-Aroma (entspr. Orangenöl, ätherisches, zerstäubtes) (entspr. Dextrose, wasserfreie) (entspr. Lactose).
EW: Mukolytikum.
AG: Sekretolyse.
AA: Sofort nach Auflösen in Wasser nach den Mahlzeiten einnehmen.
DO: Personen ab 14 Jahren: 2-3mal tgl. 200 mg.
Kinder 6-14 Jahre: 2mal tgl. 200 mg.
GA: Aktives peptisches Ulkus, Kleinkinder unter 2 Jahren.
SST: Strenge Nutzen/Risiko-Abwägung.
NW: Magen/Darm, Allergien (sehr selten anaphylaktischer Schock, schwere Hautreaktionen), ZNS, Bronchospasmen, Hypotonie.
WW: Nicht mit anderen Arzneimitteln zusammen auflösen. Einzelne Antibiotika (2 Stunden Abstand), Aktivkohle in hohen Dosen (Wirkungsminderung), Antitussiva (Vorsicht, Sekretstau!), Nitroglycerin (Hypotonie). Beeinflussung von Laborparametern.
WH: Vorsicht bei Atemwegsobstruktionen, Histaminintoleranz, Atem-, Leber-, Niereninsuffizienz, peptischem Ulkus in der Anamnese. Verkehrshinweis.
1 Beutel enthält 0,24 BE.
PG: 20 ST (2) (EKO: G) [€ 3,35]

Acetylcystein Hexal 100 mg - lösbare Tabletten 50E03
(Z.Nr. 1-20639) RP. P. nicht im Handel. R05CB01

Acetylcystein Hexal 200 mg - lösbare Tabletten 50E03
(Z.Nr. 1-20640) RP. P. R05CB01
ZI: Hexal Pharma, Wien
Z: 1 lösbare Tablette enthält: Acetylcystein 200 mg, Citronensäure, wasserfreie, Natriumhydrogencarbonat, Natriumcarbonat, wasserfrei, Mannitol, Lactose, wasserfrei 70 mg, Ascorbinsäure, Natrium citrat, Saccharin natrium (entspr. Natrium 98,8 mg) (entspr. → 4,3 mmol), Brombeer-Aroma.
EW: Mukolytikum.
AG: Sekretolyse.
AA: Sofort nach Auflösen in Wasser nach den Mahlzeiten einnehmen.
DO: Personen ab 14 Jahren: 2-3mal tgl. 200 mg.
Kinder 6-14 Jahre: 2mal tgl. 200 mg.
Kinder 2-5 Jahre: 2-3mal tgl. 100 mg.
GA: Aktives peptisches Ulkus.
SST: Strenge Nutzen/Risiko-Abwägung.
NW: Magen/Darm, Allergien (sehr selten anaphylaktischer Schock, schwere Hautreaktionen), ZNS, Bronchospasmen, Hypotonie.
WW: Nicht mit anderen Arzneimitteln zusammen auflösen. Einzelne Antibiotika (2 Stunden Abstand), Aktivkohle in hohen Dosen (Wirkungsminderung), Antitussiva (Vorsicht, Sekretstau!), Nitroglycerin (Hypotonie). Beeinflussung von Laborparametern.
WH: Vorsicht bei Atemwegsobstruktionen, Histaminintoleranz, Atem-, Leber-, Niereninsuffizienz, peptischem Ulkus in der Anamnese. Verkehrshinweis.
Tabletten für Diabetiker geeignet.
PG: 20 ST (2) (EKO: G) [€ 3,40]

Acetylcystein Hexal 600 mg - lösbare Tabletten 50E03
(Z.Nr. 1-20643) RP. P. R05CB01

ZI: Hexal Pharma, Wien
Z: 1 lösbare Tablette enthält: Acetylcystein 600 mg, Citronensäure, wasserfreie, Natriumhydrogencarbonat, Natriumcarbonat, wasserfrei, Mannitol, Lactose, wasserfrei 70 mg, Ascorbinsäure, Natrium citrat, Saccharin natrium, Natrium cyclamat (entspr. Natrium 138,8 mg) (entspr. → 6,03 mmol), Brombeer-Aroma.
EW: Mukolytikum.
AG: Sekretolyse.
AA: Sofort nach Auflösen in Wasser nach den Mahlzeiten einnehmen.
DO: Personen ab 14 Jahren: 1mal tgl. 600 mg.
Personen unter 14 Jahren schwächere Darreichungsformen zur Verfügung.
GA: Aktives peptisches Ulkus.
SST: Strenge Nutzen/Risiko-Abwägung.
NW: Magen/Darm, Allergien (sehr selten anaphylaktischer Schock, schwere Hautreaktionen), ZNS, Bronchospasmen, Hypotonie.
WW: Nicht mit anderen Arzneimitteln zusammen auflösen. Einzelne Antibiotika (2 Stunden Abstand), Aktivkohle in hohen Dosen (Wirkungsminderung), Antitussiva (Vorsicht, Sekretstau!), Nitroglycerin (Hypotonie). Beeinflussung von Laborparametern.
WH: Vorsicht bei Atemwegsobstruktionen, Histaminintoleranz, Atem-, Leber-, Niereninsuffizienz, peptischem Ulkus in der Anamnese. Verkehrshinweis.
1 Beutel enthält 0,24 BE.
PG: 10 ST (2) (EKO: G) [€ 3,75]

Aciclobene 250 mg - Pulver zur Herstellung einer Infusionslösung — 35E02

(Z.Nr. 1-22867) NR. P. J05AB01
ZI: Teva, Haarlem, Niederlande
Z: 1 Injektionsflasche enthält: Aciclovir 250 mg (entspr. Aciclovir natrium).
EW: Virustatikum.
AG: - Prophylaxe und Behandlung von Herpes-simplex-Infektionen bei Patienten nach Knochenmarkstransplantationen und während der Remission bei akuter Leukämie.
- Behandlung von Herpes zoster (Varicella-zoster-Virus) bei immunkompetenten Patienten mit voraussehbarer schwerer Verlaufsform.
- Behandlung primärer und rezidivierender Varicella-zoster-Infektionen bei Patienten mit geschwächter Immunabwehr.
- Behandlung schwerer Herpes genitalis-Infektionen.
- Behandlung von Herpes-simplex-Enzephalitis.
- Behandlung von neonatalem Herpes.
AA: Nur als i.v. Infusion, nicht als Bolus; Infusion jeder Einzeldosis über mindestens 1 Stunde; Zubereitung der Infusion (siehe Austria-Codex - Fachinformation und Gebrauchsinformation) erst unmittelbar vor Verabreichung.
DO: Herpes-simplex-Infektionen (auch Prophylaxe), Varicella-Zoster-Infektionen: 5 mg/kg KG alle 8 Std.
Herpes-simplex-Enzephalitis, immunsupprimierte Patienten: 10 mg/kg KG alle 8 Std.
Kreatinin-Clearance 25-50 ml/min: Einzeldosis alle 12 Std.
Kreatinin-Clearance 10-25 ml/min: Einzeldosis alle 24 Std.
Kreatinin-Clearance 0-10 ml/min: Halbe Einzeldosis alle 24 Std. und nach jeder Dialyse.
Neugeborene (0-3 Monate): 20 mg/kg KG alle 8 Std.
Kinder (3 Monate bis 12 Jahre): 250 mg/m² KOF alle 8 Std., bei immunsupprimierten Kindern oder Herpes-Enzephalitis 500 mg/m² KOF alle 8 Std.
Behandlungsdauer: Herpes simplex- und Varicella-Zoster-Infektionen: 5 Tage. Herpes simplex- Enzephalitis: 10 Tage. Neonataler Herpes: 14 Tage für mukokutane Infektionen, 21 Tage für disseminierte oder ZNS-Erkrankungen.
SST: Nutzen/Risiko-Abwägung, nicht stillen.
NW: Rasche, reversible Harnstoff- und Kreatininanstiege im Serum (adäquat Flüssigkeit zuführen!), sehr selten akutes Nierenversagen. Lokale Reizung, reversible neurologische Veränderungen, vereinzelt Krämpfe und Koma, selten Haut, Übelkeit, Erbrechen, Leberenzymanstiege, Blut, Hypotension, Hämaturie, Diaphorese.
WW: Vorsicht: Ciclosporin, Tacrolimus, Mycophenolatmofetil. Lithium- bzw. Theophyllin-Spiegel messen.
WH: Langsam infundieren (Niere!), ausreichend hydrieren: streng i.v. infundieren (pH 11, Nekrosegefahr!). Vorsicht bei Nierenschäden. Resistenzentwicklung beachten. Kontrollen: Leber, Niere, Blutbild. Bei Nierenschäden nicht zur Prophylaxe anwenden.
PG: 5 ST * (EKO: N) [€ 97,80]

Aciclobene 500 mg - Pulver zur Herstellung einer Infusionslösung — 35E02

(Z.Nr. 1-22869) NR. P. J05AB01
ZI: Teva, Haarlem, Niederlande
Z: 1 Injektionsflasche enthält: Aciclovir 500 mg (entspr. Aciclovir natrium).
Kurzinformation: siehe Aciclobene 250 mg - Pulver zur Herstellung einer Infusionslösung, → S. 26
PG: 5 ST * (EKO: N) [€ 169,40]

Aciclobene 200 mg - Tabletten — 35E02

(Z.Nr. 1-22318) NR. P. J05AB01
ZI: Teva, Haarlem, Niederlande
Z: 1 Tablette enthält: Aciclovir 200 mg, Lactose monohydrat 203 mg, Cellulose, mikrokristalline, Carboxymethylstärke, Natriumsalz, Siliciumdioxid, hochdisperses, Copolyvidon, Magnesium stearat.
EW: Virustatikum.
AG: Behandlung von primären und rezidivierenden Herpes-simplex-Infektionen der Haut und der Schleimhäute (ausgenommen neonatale HSV und schwere HSV Infektionen bei immunsupprimierten Kindern).
Unterdrückung von Herpes-simplex-Rezidiven bei Patienten mit normaler Immunabwehr.
Prophylaxe von Herpes-simplex-Infektionen bei immunsupprimierten Patienten.
AA: Nach den Mahlzeiten mit Flüssigkeit.
DO: Behandlung von Herpes simplex: 5mal tgl. 200 mg über 5 Tage oder länger.
Unterdrückung von Rezidiven bei normaler Immunabwehr: TD 800 mg in 2-4 ED.
Prophylaxe von Infektionen bei immunsupprimierten Patienten: 4mal tgl. 200 mg.
Kinder unter 2 Jahre (Behandlung bei immunkompetenten Kindern und Prophylaxe bei immunsupprimierten Kindern): Halbe Erwachsenendosis.
Dosisreduktion bei schweren Nierenschäden.
SST: Nutzen/Risiko-Abwägung, nicht stillen.
NW: Haut, Magen/Darm, Nervensystem, Haarausfall, Enzymanstiege, Psyche, Leber.
WW: Vorsicht: Probenecid und Cimetidin erhöhen Plasmaspiegel von Aciclovir. Nephrotoxische Arzneimittel (Risiko der Niereninsuffizienz). Theophyllin (-Spiegel messen).
WH: Möglichst frühzeitig einsetzen. Bei Langzeitgabe Blutbild-, Leber-, Nierenkontrolle. Bei Nierenschäden nicht zur Prophylaxe anwenden. Resistenzentwicklung beachten. Verkehrshinweis.
PG: 25 ST IND (EKO: G) [€ 30,25]

Aciclobene 400 mg - Tabletten — 35E02

(Z.Nr. 1-22317) NR. P. J05AB01
ZI: Teva, Haarlem, Niederlande
Z: 1 Tablette enthält: Aciclovir 400 mg, Lactose monohydrat 406 mg, Cellulose, mikrokristalline, Carboxymethylstärke, Natriumsalz, Siliciumdioxid, hochdisperses, Copolyvidon, Magnesium stearat.
EW: Virustatikum.
AG: Unterdrückung von Herpes simplex-Rezidiven bei normaler Immunabwehr.
AA: Nach den Mahlzeiten mit reichlich Flüssigkeit einnehmen.
DO: 2mal tgl. 1 Tablette.
Dosisreduktion ev. möglich, vor allem bei Nierenschäden.
SST: Nutzen/Risiko-Abwägung, nicht stillen.
NW: Haut, Magen/Darm, Nervensystem, Haarausfall, Enzymanstiege, Psyche, Leber.
WW: Vorsicht: Probenecid und Cimetidin erhöhen Plasmaspiegel von Aciclovir. Nephrotoxische Arzneimittel (Risiko der Niereninsuffizienz). Theophyllin (-Spiegel messen).
WH: Möglichst frühzeitig einsetzen. Bei Langzeitgabe Blutbild-, Leber-, Nierenkontrolle. Bei Nierenschäden nicht zur Prophylaxe anwenden. Resistenzentwicklung beachten. Verkehrshinweis.
PG: 60 ST IND (EKO: G) [€ 95,25]

Aciclobene 800 mg - Tabletten — 35E02

(Z.Nr. 1-22291) NR. P. J05AB01
ZI: Teva, Haarlem, Niederlande
Z: 1 Tablette enthält: Aciclovir 800 mg, Cellulose, mikrokristalline, Carboxymethylstärke, Natriumsalz, Polyvidon, Siliciumdioxid, hochdisperses, Magnesium stearat.
EW: Virustatikum.
AG: Herpes zoster, Varizellentherapie. Prophylaxe bei schwer immunsuppri- mierten Patienten (HIV, Knochenmarkstransplantationen).
AA: Nach den Mahlzeiten mit reichlich Flüssigkeit einnehmen.
DO: 5mal tgl. 1 Filmtablette (alle 4 Std., in der Nacht 8 Std. Pause) über 7 Tage. Varizellen bei Kindern über 6 Jahre: 4mal tgl. 20 mg/kg KG über 5 Tage, MTD 4mal 1 Filmtablette. Immunsupprimierte Patienten: 4mal tgl.
800 mg.
Dosierungsintervall bei Niereninsuffizienz alle 8-12 Std.
SST: Nutzen/Risiko-Abwägung, nicht stillen.
NW: Haut, Magen/Darm, Nervensystem, Haarausfall, Enzymanstiege, Psyche, Leber.
WW: Vorsicht: Probenecid und Cimetidin erhöhen Plasmaspiegel von Aciclovir. Nephrotoxische Arzneimittel (Risiko der Niereninsuf-

fizienz). Theophyllin (-Spiegel messen).
WH: Möglichst frühzeitig einsetzen. Bei Langzeitgabe Blutbild-, Leber-, Nierenkontrolle. Bei Nierenschäden nicht zur Prophylaxe anwenden. Resistenzentwicklung beachten. Verkehrshinweis.
PG: 35 ST IND (EKO: G) [€ 109,80]

Aciclobene "ratiopharm" - Fieberblasencreme 22D
(Z.Nr. 1-24029) RPF. P. D06BB03
ZI: Teva, Haarlem, Niederlande
Z: 1 g Creme enthält: Aciclovir 50 mg, Propylenglycol 250 mg, Vaselin, weisses, Paraffin, flüssiges, Macrogolglyerolstearate, Cetylalkohol 15 mg, Dimeticon, Wasser, gereinigtes.
EW: Virustatikum.
AG: Lokalbehandlung von Herpes labialis.
DO: 5mal täglich in 4stündigen Intervallen auf die befallenen Hautstellen auftragen. Therapiebeginn zum frühestmöglichen Zeitpunkt, Behandlungsdauer 5(-10) Tage.
SST: Nutzen/Risiko-Abwägung, bei Herpes- Läsionen in Brustnähe nicht stillen.
NW: Vorübergehend Stechen, Brennen, Rötung, Austrocknung, Schuppung der behandelten Hautstelle.
WH: Nicht am Auge, nicht bei Läsionen im Mund- bzw. Vaginalbereich anwenden.
PG: 2 G * (EKO: N) [€ 7,90]

Aciclostad - Fieberblasencreme 22D
(Z.Nr. 1-22973) RPF. P. D06BB03
ZI: Stada Arzneimittel, Wien
Z: 1 g enthält: Aciclovir 50 mg, Macrogol stearat, Dimeticon, Cetylalkohol 15 mg, Paraffin, flüssiges, Vaselin, weisses, Propylenglycol 150 mg, Wasser, gereinigtes.
Kurzinformation: siehe Aciclobene "ratiopharm" - Fieberblasencreme, → S. 27
PG: 2 G * (EKO: N) [€ 6,80]

Aciclostad 200 mg - Tabletten 35E02
(Z.Nr. 1-23041) NR. P. J05AB01
ZI: Stada Arzneimittel, Wien
Z: 1 Tablette enthält: Aciclovir 200 mg, Cellulose, mikrokristalline, Carboxymethylstärke, Natriumsalz, Copovidon, Magnesium stearat, Siliciumdioxid, hochdisperses.
Kurzinformation: siehe Aciclobene 200 mg - Tabletten, → S. 26
PG: 25 ST IND (EKO: G) [€ 29,70]

Aciclostad 400 mg - Tabletten 35E02
(Z.Nr. 1-23048) NR. P. J05AB01
ZI: Stada Arzneimittel, Wien
Z: 1 Tablette enthält: Aciclovir 400 mg, Cellulose, mikrokristalline, Carboxymethylstärke, Natriumsalz, Copovidon, Magnesium stearat, Siliciumdioxid, hochdisperses.
Kurzinformation: siehe Aciclobene 400 mg - Tabletten, → S. 26
PG: 60 ST IND (EKO: G) [€ 94,80]

Aciclostad 400 mg - Tabletten 35E02
(Z.Nr. 1-23048-P1) NR. P. Parallelimport. J05AB01
nicht im Handel.

Aciclostad 800 mg - Tabletten 35E02
(Z.Nr. 1-23051) NR. P. J05AB01
ZI: Stada Arzneimittel, Wien
Z: 1 Tablette enthält: Aciclovir 800 mg, Cellulose, mikrokristalline, Carboxymethylstärke, Natriumsalz, Copovidon, Magnesium stearat, Siliciumdioxid, hochdisperses.
Kurzinformation: siehe Aciclobene 800 mg - Tabletten, → S. 26
PG: 35 ST IND (EKO: G) [€ 104,40]

Aciclostad 800 mg - Tabletten 35E02
(Z.Nr. 1-23051-P1) NR. P. Parallelimport. J05AB01
nicht im Handel.

Aciclovir 1A Pharma - Creme 22D
(Z.Nr. 1-22499) NR. P. D06BB03
ZI: 1A Pharma, Wien
Z: 1 g Creme enthält: Aciclovir 50 mg, Glycerolmonostearat, Polyoxyethylenstearat, Dimeticon, Cetylalkohol 15 mg, Vaselin, weisses, Paraffin, dickflüssiges, Propylenglycol 150 mg, Wasser, gereinigtes.
EW: Virustatikum.
AG: Rezidivierender Herpes genitalis und labialis.
DO: 5mal tgl. in 4stündigen Intervallen auf befallene Hautbezirke auftragen. Behandlungsdauer 5(-10) Tage.
SST: Nutzen/Risiko-Abwägung.
NW: Lokale Reaktionen, selten Kontaktdermatitis.
WH: Behandlung möglichst frühzeitig beginnen. Nicht am Auge, nicht bei Läsionen im Mund- bzw. Vaginalbereich anwenden.
PG: 2 G * (EKO: N) [€ 5,00]

Aciclovir 1A Pharma 200 mg - Tabletten 35E02
(Z.Nr. 1-24809) NR. P. J05AB01
ZI: 1A Pharma, Wien
Z: 1 Tablette enthält: Aciclovir 200 mg, Lactose monohydrat 35 mg, Cellulose, mikrokristalline, Natrium stärkeglykolat Typ A, Copolyvidon, Magnesium stearat.
EW: Virustatikum.
AG: Behandlung von primären und rezidivierenden Herpes-simplex-Infektionen der Haut und der Schleimhäute (ausgenommen neonatale HSV und schwere HSV Infektionen bei immunsupprimierten Kindern).
Unterdrückung von Herpes-simplex-Rezidiven bei Patienten mit normaler Immunabwehr.
Prophylaxe von Herpes-simplex-Infektionen bei immunsupprimierten Patienten.
AA: Mit Flüssigkeit einnehmen.
DO: Behandlung von Herpes simplex: 5mal tgl. 200 mg über 5 Tage oder länger.
Unterdrückung von Rezidiven bei normaler Immunabwehr: TD 800 mg in 2-4 ED.
Prophylaxe von Infektionen bei immunsupprimierten Patienten: 4mal tgl. 200 mg.
Kinder unter 2 Jahre (Behandlung bei immunkompetenten Kindern und Prophylaxe bei immunsupprimierten Kindern): Halbe Erwachsenendosis.
Dosisreduktion bei schweren Nierenschäden.
SST: Nutzen/Risiko-Abwägung, nicht stillen.
NW: Haut, Magen/Darm, Nervensystem, Haarausfall, Enzymanstiege, Psyche, Leber.
WW: Vorsicht: Probenecid und Cimetidin erhöhen Plasmaspiegel von Aciclovir. Nephrotoxische Arzneimittel (Risiko der Niereninsuffizienz). Theophyllin (-Spiegel messen).
WH: Möglichst frühzeitig einsetzen. Bei Langzeitgabe Blutbild-, Leber-, Nierenkontrolle. Bei Nierenschäden nicht zur Prophylaxe anwenden. Resistenzentwicklung beachten. Verkehrshinweis.
PG: 25 ST IND (EKO: G) [€ 29,70]

Aciclovir 1A Pharma 400 mg - Tabletten 35E02
(Z.Nr. 1-24811) NR. P. J05AB01
ZI: 1A Pharma, Wien
Z: 1 Tablette enthält: Aciclovir 400 mg, Lactose monohydrat 70 mg, Cellulose, mikrokristalline, Natrium stärkeglykolat Typ A, Copolyvidon, Magnesium stearat.
EW: Virustatikum.
AG: Unterdrückung von Herpes simplex-Rezidiven bei normaler Immunabwehr.
AA: Mit Flüssigkeit einnehmen.
DO: 2mal tgl. 1 Tablette.
Dosisreduktion ev. möglich, vor allem bei Nierenschäden.
SST: Nutzen/Risiko-Abwägung, nicht stillen.
NW: Haut, Magen/Darm, Nervensystem, Haarausfall, Enzymanstiege, Psyche, Leber.
WW: Vorsicht: Probenecid und Cimetidin erhöhen Plasmaspiegel von Aciclovir. Nephrotoxische Arzneimittel (Risiko der Niereninsuffizienz). Theophyllin (-Spiegel messen).
WH: Möglichst frühzeitig einsetzen. Bei Langzeitgabe Blutbild-, Leber-, Nierenkontrolle. Bei Nierenschäden nicht zur Prophylaxe anwenden. Resistenzentwicklung beachten. Verkehrshinweis.
PG: 60 ST IND (EKO: G) [€ 94,80]

Aciclovir 1A Pharma 800 mg - Tabletten 35E02
(Z.Nr. 1-24810) NR. P. J05AB01
ZI: 1A Pharma, Wien
Z: 1 Tablette enthält: Aciclovir 800 mg, Lactose monohydrat 140 mg, Cellulose, mikrokristalline, Natrium stärkeglykolat Typ A, Copolyvidon, Magnesium stearat.
EW: Virustatikum.
AG: Herpes zoster, Varizellentherapie. Prophylaxe bei schwer immunsuppri- mierten Patienten (HIV, Knochenmarkstransplantationen).
AA: Mit Flüssigkeit einnehmen.
DO: 5mal tgl. 1 Filmtablette (alle 4 Std., in der Nacht 8 Std. Pause) über 7 Tage. Varizellen bei Kindern über 6 Jahre: 4mal tgl. 20 mg/kg KG über 5 Tage, MTD 4mal 1 Filmtablette. Immunsupprimierte Patienten: 4mal tgl.
800 mg.
Dosierungsintervall bei Niereninsuffizienz alle 8-12 Std.
SST: Nutzen/Risiko-Abwägung, nicht stillen.
NW: Haut, Magen/Darm, Nervensystem, Haarausfall, Enzymanstiege, Psyche, Leber.
WW: Vorsicht: Probenecid und Cimetidin erhöhen Plasmaspiegel von Aciclovir. Nephrotoxische Arzneimittel (Risiko der Niereninsuffizienz). Theophyllin (-Spiegel messen).
WH: Möglichst frühzeitig einsetzen. Bei Langzeitgabe Blutbild-, Leber-, Nierenkontrolle. Bei Nierenschäden nicht zur Prophylaxe anwenden. Resistenzentwicklung beachten. Verkehrshinweis.

PG: 35 ST IND (EKO: G) [€ 104,40]

Aciclovir Accord 25 mg/ml - Konzentrat zur Herstellung einer Infusionslösung 35E02
(Z.Nr. 1-40282) NR. P. nicht im Handel. J05AB01

Aciclovir Genericon 200 mg - Tabletten 35E02

(Z.Nr. 1-22476) NR. P. J05AB01
ZI: Genericon Pharma, Graz
Z: 1 Tablette enthält: Aciclovir 200 mg, Cellulose, mikrokristalline, Povidon, Carboxymethylstärke, Natrium (entspr. Natrium < 1 mmol) (entspr. → < 23 mg), Magnesium stearat.
EW: Virustatikum.
AG: Behandlung von primären und rezidivierenden Herpes-simplex-Infektionen der Haut und der Schleimhäute (ausgenommen neonatale HSV und schwere HSV Infektionen bei immunsupprimierten Kindern).
Unterdrückung von Herpes-simplex-Rezidiven bei Patienten mit normaler Immunabwehr.
Prophylaxe von Herpes-simplex-Infektionen bei immunsupprimierten Patienten.
AA: Tabletten mit Flüssigkeit oder in einem Glas Wasser aufgelöst einnehmen.
DO: Behandlung von Herpes simplex: 5mal tgl. 200 mg über 5 Tage oder länger.
Unterdrückung von Rezidiven bei normaler Immunabwehr: TD 800 mg in 2-4 ED; ev. auch nur 2mal tgl. 200 mg oder 3mal tgl. 200 mg.
Prophylaxe von Infektionen bei immunsupprimierten Patienten: 4mal tgl. 200 mg.
Kinder unter 2 Jahre (Behandlung bei immunkompetenten Kindern und Prophylaxe bei immunsupprimierten Kindern): Halbe Erwachsenendosis.
Dosisreduktion bei schweren Nierenschäden.
SST: Nutzen/Risiko-Abwägung, nicht stillen.
NW: Haut, Magen/Darm, Nervensystem, Haarausfall, Enzymanstiege, Psyche, Leber.
WW: Vorsicht: Probenecid und Cimetidin erhöhen Plasmaspiegel von Aciclovir. Nephrotoxische Arzneimittel (Ciclosporin, Tacrolimus: Risiko der Niereninsuffizienz). Theophyllin (- Spiegel messen).
WH: Möglichst frühzeitig einsetzen. Bei Langzeitgabe Blutbild-, Leber-, Nierenkontrolle. Bei Nierenschäden nicht zur Prophylaxe anwenden. Resistenzentwicklung beachten. Verkehrshinweis.
PG: 25 ST IND (EKO: G) [€ 30,05]

Aciclovir Genericon 400 mg - Tabletten 35E02

(Z.Nr. 1-22477) NR. P. J05AB01
ZI: Genericon Pharma, Graz
Z: 1 Tablette enthält: Aciclovir 400 mg, Cellulose, mikrokristalline, Povidon, Carboxymethylstärke, Natrium (entspr. Natrium < 1 mmol) (entspr. → < 23 mg), Magnesium stearat.
EW: Virustatikum.
AG: Unterdrückung von Herpes simplex-Rezidiven bei normaler Immunabwehr.
AA: Tabletten mit Flüssigkeit oder in einem Glas Wasser aufgelöst einnehmen.
DO: 2mal tgl. 1 Tablette.
Dosisreduktion auf 2mal oder 3mal tgl. 200 mg ev. möglich, vor allem bei Nierenschäden.
SST: Nutzen/Risiko-Abwägung, nicht stillen.
NW: Haut, Magen/Darm, Nervensystem, Haarausfall, Enzymanstiege, Psyche, Leber.
WW: Vorsicht: Probenecid und Cimetidin erhöhen Plasmaspiegel von Aciclovir. Nephrotoxische Arzneimittel (Ciclosporin, Tacrolimus: Risiko der Niereninsuffizienz). Theophyllin (-Spiegel messen).
WH: Möglichst frühzeitig einsetzen. Bei Langzeitgabe Blutbild-, Leber-, Nierenkontrolle. Bei Nierenschäden nicht zur Prophylaxe anwenden. Resistenzentwicklung beachten. Verkehrshinweis.
PG: 60 ST IND (EKO: G) [€ 94,80]

Aciclovir Genericon 800 mg - Tabletten 35E02

(Z.Nr. 1-22478) NR. P. J05AB01
ZI: Genericon Pharma, Graz
Z: 1 Tablette enthält: Aciclovir 800 mg, Cellulose, mikrokristalline, Povidon, Carboxymethylstärke, Natrium (entspr. Natrium < 1 mmol) (entspr. → < 23 mg), Magnesium stearat.
EW: Virustatikum.
AG: Herpes zoster, Varizellentherapie. Prophylaxe bei schwer immunsuppri- mierten Patienten (HIV, CMV- Prophylaxe nach Organtransplantationen).
AA: Tabletten mit Flüssigkeit oder in einem Glas Wasser aufgelöst einnehmen.
DO: 5mal tgl. 1 Filmtablette (alle 4 Std., in der Nacht 8 Std. Pause) über 7 Tage.
Varizellen bei Kindern über 6 Jahre: 4mal tgl. 20 mg/kg KG über 5 Tage, MTD 4mal 1 Filmtablette.
Immunsupprimierte Patienten ab 2 Jahren: 4mal tgl. 800 mg.
Dosierungsintervall bei Niereninsuffizienz alle 8-12 Std.
SST: Nutzen/Risiko-Abwägung, nicht stillen.
NW: Haut, Magen/Darm, Nervensystem, Haarausfall, Enzymanstiege, Psyche, Leber.
WW: Vorsicht: Probenecid und Cimetidin erhöhen Plasmaspiegel von Aciclovir. Nephrotoxische Arzneimittel (Ciclosporin, Tacrolimus: Risiko der Niereninsuffizienz). Theophyllin (-Spiegel messen).
WH: Möglichst frühzeitig einsetzen. Bei Langzeitgabe Blutbild-, Leber-, Nierenkontrolle. Bei Nierenschäden nicht zur Prophylaxe anwenden. Resistenzentwicklung beachten. Verkehrshinweis.
PG: 35 ST IND (EKO: G) [€ 105,35]

Acimethin - Filmtabletten 07L01, 52E, 52F02
(Z.Nr. 1-18611) RP. P. nicht im Handel. G04BA, V03AB26

Aclasta 5 mg - Infusionslösung 38C01

(Z.Nr. EU/1/05/308/*) RP. P. M05BA08
ZI: Novartis Europharm, Dublin, Irland
Z: 1 Flasche mit 100 ml Lösung enthält: Zoledronsäure 5 mg (entspr. Zoledronsäure-1-Wasser), Mannitol, Natrium citrat, Wasser für Injektionszwecke.
EW: Bisphosphonat, hemmt Knochenresorption.
AG: Morbus Paget des Knochens, Osteoporose bei postmenopausalen Frauen und bei Männern mit erhöhtem Frakturrisiko, Osteoporose bei systemischer Langzeit-Glukokortikoidtherapie.
AA: I.v. Infusion über mindestens 15 min.
DO: M. Paget: Einmalig 5 mg. Nach der Gabe von Aclasta 2mal tgl. mindestens 500 mg Kalzium über 10 Tage zuführen.
Osteoporose: Einmal jährlich 5 mg.
Keine Dosisempfehlung für Kinder und Jugendliche.
GA: Hypokalzämie, schwere Nierenschäden.
SST: Gegenanzeige. Bei Frauen im gebärfähigen Alter nicht empfohlen.
NW: Grippeartige Beschwerden, Fieber, Kopfschmerzen, Übelkeit, Knochen- schmerzen, Myalgie, Arthralgie, Hypokalzämie, Atemnot, Magen/Darm, Pankreatitis, Hypotension, Vorhofflimmern, Dehydrierung, Nieren- funktionsstörungen (bis Nierenversagen), Auge, Osteonekrosen (im Kieferbereichund im äußeren Gehörgang), atypische Femurfrakturen.
NW innerhalb der ersten 3 Tage nach der Gabe von Aclasta können mit Paracetamol oder Ibuprofen reduziert werden.
WW: Vorsicht mit die Niere beeinflussenden Substanzen (z.B. Aminoglykoside, Diuretika). Nicht mit anderen Bisphosphonaten kombinieren.
WH: Auf renale Nebenwirkungen besonders achten. Bei Kreatinin-Clearance <35 ml/min nicht anwenden. Patienten ausreichend hydrieren. Ausreichend Kalzium und Vitamin D zuführen. Verkehrshinweis.
PG: 1 ST IND (EKO: G) [€ 326,90]

Aclasta 5 mg - Infusionslösung 38C01
(Z.Nr. EU/1/05/308/*) RP. P. Parallelimport. M05BA08
nicht im Handel.

Aclasta 5 mg - Infusionslösung 38C01
(Z.Nr. EU/1/05/308/*) RP. P. Parallelimport. M05BA08
nicht im Handel.

Aclop 75 mg - Filmtabletten 20B

(Z.Nr. 1-29062) RP. P. B01AC04
ZI: G.L. Pharma, Lannach
Z: 1 Filmtablette enthält: Clopidogrel 75 mg, Tablettenkern: Mannitol, Lactose, wasserfrei 177,36 mg, Cellulose, mikrokristalline, Siliciumdioxid, hochdispers, wasserfrei, Butylhydroxyanisol, Maisstärke, vorverkleistert 1500, Hypromellose, Ascorbinsäure, Rizinusöl, hydriertes 5 mg; Tablettenüberzug: Hydroxypropylcellulose, Hypromellose, Macrogol 8000, Titandioxid, Eisenoxid rot.
EW: Thrombozytenaggregationshemmer; ADP-Rezeptorantagonist.
AG: - Sekundärprävention atherothrombotischer Ereignisse bei Herzinfarkt (wenige Tage bis weniger als 35 Tage zurückliegend), ischämischem Schlaganfall (7 Tage bis weniger als 6 Monate zurückliegend) oder peripherer arterieller Verschlusskrankheit.
- Akutes Koronarsyndrom ohne ST-Strecken-Hebung, einschließlich Stentimplantation, in Kombination mit ASS.
- Akuter Myokardinfarkt mit ST-Strecken-Hebung, in Kombination mit ASS.
- Prävention atherothrombotischer und thromboembolischer Ereignisse bei Vorhofflimmern (in Kombination mit tgl. 75 bis 100 mg ASS).
AA: Oral unabhängig von den Mahlzeiten einnehmen.

DO: 1mal tgl. 75 mg.
Akutes Koronarsyndrom oder Myokardinfarkt: einmalig 300 mg, dann 1mal tgl. 75 mg (in Kombination mit tgl. 75 bis 325 mg ASS).
Bei Kindern und Jugendlichen nicht anwenden.
GA: Schwere Leberschäden, akute Blutungen.
SST: Nicht anwenden.
NW: Blutungen, erworbene Hämophilie, Hämaturie; Blutbild (Neutropenie, Thrombopenie), Magen/Darm (Diarrhoe, Ulcera), Haut (auch schwere Reaktionen), ZNS, allergische Kreuzreaktionen gegen Ticlopidin oder Prasugrel, sehr selten allergische vasospastische Angina/allergischer Myokardinfarkt, thrombotisch-thrombozytopenische Purpura.
WW: Nicht empfohlen: Orale Antikoagulanzien, (Es)omeprazol, mit Ritonavir oder Cobicistat geboosterte antiretrovirale Therapie.
Vorsicht: Arzneimittel mit Blutungsrisiko: Acetylsalizylsäure, Fibrinolytika, Heparin, NSAR, SSRIs. CYP2C19 Hemmer (z.B. Protonenpumpenhemmer) vermindern Wirksamkeit von Clopidogrel.
CYP2C8-Substrate (Repaglinid, Palitaxel).
Kreuzreaktion mit Thienopyridinen (Ticlopidin, Prasugrel) möglich.
WH: Keine Daten bei akutem ischämischen Schlaganfall. 7 Tage vor Operationen absetzen. Vorsicht bei Blutungsneigung, Leberschäden, Nierenschäden, gleichzeitiger Anwendung von Arzneimitteln mit erhöhtem Blutungsrisiko (ASS, Heparin, Fibrinolytika, nichtsteroidalen Antiphlogistika). Kreuzreaktionen gegen Thienopyridine (Ticlopidin, Prasugrel) beachten.
PG: 10 ST IND (EKO: G) [€ 6,80], 30 ST IND (2) (EKO: G) [€ 19,10]

Acnatac 10 mg/g + 0,25 mg/g - Gel — 22H05

(Z.Nr. 1-31861) NR. P. — D10AD51
ZI: Meda Pharma, Wien
Z: 1 g Gel enthält: Clindamycin 10 mg (entspr. Clindamycin dihydrogenphosphat), Tretinoin 0,25 mg Wasser, gereinigtes, Glycerol, Carbomer 981, Methyl-4-hydroxybenzoat 1,5 mg Propyl-4-hydroxybenzoat 0,3 mg Polysorbat 80, Natrium edetat, Citronensäure, Butylhydroxytoluol 0,2 mg Trometamol.
EW: Topisches Kombinationsmittel.
AG: Acne vulgaris.
AA: Nur äußerlich.
DO: 1mal tgl. vor dem Zubettgehen erbsengroßes Stück mit Fingerspitze auf Kinn, Wangen, Nase und Stirn tupfen und auf dem ganzen Gesicht vorsichtig einreiben. Max. 12 Wochen anwenden. Für Kinder nicht empfohlen.
GA: Regionale Enteritis, Colitis ulcerosa, Antibiotika-assoziierte Colitis, Hautkrebs, akute Ekzeme, Rosazea, periorale Dermatitis, Acne conglobata, Acne fulminans.
SST: Gegenanzeige. Kontrazeption bis 1 Monat nach Behandlungsende erforderlich.
NW: Haut, lokale Reaktionen (Trockenheit).
WW: Kortikosteroide vermeiden. Vorsicht: Andere topische Arzneimittel medizinische Seifen und Hautreinigungsmittel mit stark austrocknender Wirkung, Adstringentien, Präparate mit hohem Alkoholgehalt. Vitamin K-Antagonisten (Gerinnung kontrollieren).
WH: Nicht bei milder Acne vulgaris anwenden. Kontakt mit Mund, Augen und Schleimhäuten meiden. Auf Antibiotika-assoziierte Colitis achten. Vorsicht bei Atopie. Exposition gegenüber Sonnenlicht möglichst vermeiden.
PG: 30 G * (EKO: N) [€ 34,55]

Acne Plus - Creme Widmer — 22H07

(Z.Nr. 1-18281) RP. P. — D10AE51
ZI: Widmer, Salzburg
Z: 1 g enthält: Miconazol nitrat 20 mg, Benzoylperoxid 50 mg, Propylenglykol 100 mg, Cetylalkohol 60 mg, Stearylalkohol 60 mg, Natriumdodecylsulfat, Wachs, gebleichtes, Polysorbat 20, Wasser, gereinigtes.
EW: Antibakteriell, keratolytisch, austrocknend.
AG: Lokale Therapie der leichten und mittelschweren Akne vulgaris.
AA: Zum Auftragen auf die Haut. Nach Auftragen trocknen lassen.
DO: Anfangs 1mal täglich (abends), dann 2mal täglich (morgens und abends) anwenden. Bei empfindlicher Haut 1mal tgl. (abends) anwenden.
Behandlungsdauer 2-8 Wochen. Nach 3monatiger Behandlung 3-4 Wochen Pause. Keine Erfahrungen bei Kindern.
SST: Nutzen/Risiko-Abwägung; großflächige Anwendung vermeiden.
NW: Lokale Hautreaktionen, sehr selten schwere Überempfindlichkeit, Schock.
Bei versehentlicher oraler Aufnahme Magen/Darm-Reizung.
WW: Nicht empfohlen: Sulfacetamid, Dapson. Vorsicht: Antikoagulantien, Sulfonylharnstoffe, Carbamazepin.
WH: Nicht mit Mund, Nase, Augen und Schleimhäuten in Berührung bringen, nicht gemeinsam mit anderen Keratolytika anwenden. Sonnen- bzw. UV-Bestrahlung vermeiden. Kontakt zwischen Creme und Kleidung vermeiden.
Besondere Vorsicht bei Überempfindlichkeit auf andere Akne-Präparate.
PG: 30 G (2) (EKO: G) [€ 8,75]

Aconex 0,1% - Augentropfen — 47E01

(Z.Nr. 1-21131) RPF. P. — S01GA01
ZI: Agepha Pharma, Senec, Slowakei
Z: 1 ml (ca. 28 Tropfen) enthält: Naphazolin hydrochlorid 1 mg, Benzalkonium chlorid 0,1 mg, Natriumchlorid, Kaliumchlorid, Magnesiumchlorid-6-Wasser, Calcium chlorid-2-Wasser, Natriumdihydrogenphosphat-2-Wasser, Povidon, Wasser für Injektionszwecke.
EW: Sympathomimetikum, Vasokonstriktor.
AG: Nicht infektiöse Reizzustände der Bindehaut.
DO: 1-2mal tgl. 1-2 Tropfen in den Bindehautsack eintropfen. MTD 4 Tropfen pro Auge. Ohne ärztliche Anordnung max. 2 Tage anwenden. Für Kinder und Jugendliche nicht empfohlen.
GA: Keratokonjunktivitis sicca, schwere Hypertonie, Engwinkelglaukom, nach chirurgischen Eingriffen am Auge oder im Kopfbereich, Kinder unter 2 Jahren.
SST: Nicht anwenden.
NW: Lokale Reizung, reaktive Hyperämie, selten systemische Reaktionen (Herz/ Kreislauf, ZNS, Psyche).
WW: Nicht mit MAO-Hemmern oder trizyklischen oder tetrazyklischen Anti- depressiva anwenden. Wirkungsverstärkung von Katecholaminen. ZNS-Dämpfer verstärkt.
GE: Bei längerer Gabe möglich.
WH: Vorsicht bei Herz/Kreislaufkrankheiten, Hyperthyreose, Prostatahyper- trophie, Phäochromozytom. Verkehrshinweis. Bei zu häufiger Anwendung Schwellung, Entzündung möglich ("Rebound-Effekt"). Kontaktlinsen erst 15 min nach dem Eintropfen wieder einsetzen. Cave orale Einnahme. Bei Überdosierung Kreislauf- und ZNS-Effekte. Antidot bei Reflexbradykardie und Hypotonie Atropin, bei Hypertonie Phentolamin.
PG: 10 ML (2) (EKO: G) [€ 3,15]

🐾 Aconitum RemaVet - Globuli für Tiere — 890A

(Z.Nr. 8-38031) RPF. P. — QV03AX
ZI: Remedia Homöopathie, Eisenstadt
Z: 1 g Globuli (ca. 120 Globuli) enthält: Aconitum napellus (Homöopathie) C200 10 mg, Saccharose.
EW: Homöopathikum.
AG: Rind, Pferd, Schaf, Ziege, Schwein, Kaninchen, Geflügel, Kleinnager, Hund, Katze: Ruhelosigkeit, Angstzustände, Stress.
AA: Zum Eingeben, bei Einzeltierhaltung direkt ins Maul.
DO: ED 5-10 Globuli. Behandlung einer Gruppe von Tieren: 20 Globuli in 1 Liter Wasser auflösen und in die Tränke geben.
SST: Nur nach Rücksprache mit dem Tierarzt anwenden.
PG: 10 G VN [€ 12,80]

Actelsar 20 mg - Tabletten — 10A08
(Z.Nr. 1-30434) RP. P. nicht im Handel. — C09CA07

Actelsar 40 mg - Tabletten — 10A08
(Z.Nr. 1-30435) RP. P. nicht im Handel. — C09CA07

Actelsar 80 mg - Tabletten — 10A08
(Z.Nr. 1-30436) RP. P. nicht im Handel. — C09CA07

Actelsar HCT 40 mg/12,5 mg - Tabletten — 10B06
(Z.Nr. EU/1/13/817/*) RP. P. nicht im Handel. — C09DA07

Actelsar HCT 80 mg/12,5 mg - Tabletten — 10B06
(Z.Nr. EU/1/13/817/*) RP. P. nicht im Handel. — C09DA07

Actelsar HCT 80 mg/25 mg - Tabletten — 10B06
(Z.Nr. EU/1/13/817/*) RP. P. nicht im Handel. — C09DA07

Act-HIB - Pulver und Lösungsmittel zur Herstellung einer Injektionssuspension — 36A16
(Z.Nr. 2-00101) NR. P. E. nicht im Handel. — J07AG01

🐾 *Acticam 5 mg/ml - Injektionslösung für Hunde und Katzen* — 802AD
(Z.Nr. EU/2/08/088/*) RP. P. nicht im Handel. — QM01AC06

🐾 *Acticam 1,5 mg/ml - Suspension zum Eingeben für Hunde* — 802AD
(Z.Nr. EU/2/08/088/*) RP. P. nicht im Handel. — QM01AC06

🐾 *Acticarp 50 mg/ml - Injektionslösung für Rinder* — 806AZ, 807AZ
(Z.Nr. 8-01056) RP. P. VNW. nicht im Handel. — QM01AE91

🐾 *Acticarp SA 50 mg/ml - Injektionslösung für Hunde und Katzen* 806AZ
(Z.Nr. 8-01124) RP. P. E. nicht im Handel. QM01AE91

Actikerall 5 mg/g + 100 mg/g - Lösung zur Anwendung auf der Haut 22P01
(Z.Nr. 1-30732) NR. P. D11AX, L01BC52
ZI: Almirall Hermal, Reinbek, Deutschland
Z: 1 g (=1,05 ml) Lösung enthält: Fluorouracil 5 mg, Salicylsäure 100 mg, Dimethylsulfoxid 80 mg, Ethanol, wasserfrei, Ethylacetat, Kollodiumwolle, Methylmethacrylat-Butylmethacrylat-Copolymerisat.
EW: Zytostatikum + Keratolytikum.
AG: Hyperkeratotische aktinische Keratosen (Grad I/II) bei immunkompetenten Patienten.
AA: Mit Pinselapplikator auf aktinische Keratosen auftragen.
DO: Einmal tgl. auf den zu behandelnden Bereich (bis zu 25 cm^2) bis zum Abheilen der Läsionen (max. 12 Wochen) auftragen. Keine relevante Anwendung bei Kindern und Jugendlichen.
GA: Niereninsuffizienz.
SST: Gegenanzeige.
NW: Lokale Reaktionen, Kopfschmerz, trockene Augen.
WW: Gegenanzeige: Brivudin, Sorivudin (4 Wochen Abstand): Vorsicht: Phenytoin.
WH: Nicht mit Augen oder Schleimhäuten in Berührung bringen. Nicht auf blutigen Läsionen oder auf behaarter Haut anwenden. Behandelte Hautstellen gegen Sonneneinstrahlung schützen. Nicht zur Behandlung von Basalzellenkarzinomen sowie von Morbus Bowen.
PG: 25 ML RE1 (EKO: Y) [€ 78,80]

Actilyse - Pulver und Lösungsmittel zur Herstellung einer Injektions- oder Infusionslösung 20C
(Z.Nr. 1-24717) NR. P. B01AD02
ZI: Boehringer Ingelheim RCV, Wien
Z: 1 Durchstechflasche enthält: Alteplase 10 mg (entspr. → 5800000 IE) oder Alteplase 20 mg (entspr. → 11600000 IE) oder Alteplase 50 mg (entspr. → 29 Mio. IE), gentechnologisch mittels einer Ovarialzellinie des chinesischen Hamsters (CHO) hergestellt, Arginin, Phosphorsäure zur pH-Wert Einstellung, Polysorbat 80; Lösungsmittel: Wasser für Injektionszwecke.
EW: Antithrombotikum (Plasminogenaktivator).
AG: Fibrinolyse bei akutem Herzinfarkt, akuter massiver Lungenembolie und akutem ischämischem Schlaganfall.
AA: I.v..
Details siehe Austria-Codex - Fachinformation.
DO: Akuter Herzinfarkt:
a) 90 min - Infusionsschema: Patienten ab 65 kg KG: 15 mg als i.v. Bolus, gefolgt von max. 50 mg als Infusion über 30 min und max. 35 mg als Infusion über 60 min.
Patienten bis 65 kg KG: 15 mg als i.v. Bolus, gefolgt von 0,75 mg/kg KG als Infusion über 30 min und 0,5 mg/kg KG als Infusion über 60 min.
b) 3 Std. - Infusionsschema: Patienten ab 65 kg KG: 10 mg als i.v. Bolus, gefolgt von 50 mg als Infusion über 60 min und 40 mg über 2 Std..
Patienten bis 65 kg KG: 10 mg als i.v. Bolus, gefolgt von max. 1,5 mg/kg KG als Infusion über 3 Std..
Antithrombotische Begleittherapie empfohlen.
Akute massive Lungenembolie: Patienten ab 65 kg KG: 10 mg als i.v. Bolus über 1-2 min, dann 90 mg als Infusion über 2 Std.; MD 100 mg.
Patienten bis 65 kg KG: 10 mg als i.v. Bolus über 1-2 min, dann max. 1,5 mg/kg KG als Infusion über 2 Std..
Begleittherapie: Heparin i.v. gemäß aPTT-Werten.
Akuter ischämischer Schlaganfall: Anwendungsbeginn innerhalb von 4,5 Std. nach Auftreten der Symptome und nach Ausschluss einer intrakranialen Blutung.
0,9 mg/kg KG innerhalb von 60 min als i.v. Infusion, davon 10% als initialer i.v. Bolus. MD 90 mg.
Keine Begleittherapie mit ASS oder i.v. Heparin in den ersten 24 Std. Bei anderen Indikationen für Heparin max. 10000 IE s.c. Nicht für Kinder und Jugendliche unter 16 Jahren.
GA: Erhöhtes Blutungsrisiko (alle Formen), schwere Blutungen, Antikoagulantientherapie, schwere Hypertonie, Endokarditis, Perikarditis, akute Pankreatitis, Ösophagusvarizen, Neoplasien mit erhöhtem Blutungsrisiko, schwere Lebererkrankungen, größere Operationen oder Traumen in den vergangenen 3 Monaten.
GA bei Herzinfarkt oder Lungenembolie: Schlaganfall in der Anamnese.
GA beim Schlaganfall: Symptombeginn mehr als 4,5 Std. vor der Infusion, klinisch nachgewiesener schwerer Schlaganfall, Thrombopenie, Krampfanfall zu Beginn des Schlaganfalls, intrakraniale Blutung, Subarachnoidalblutung, Diabetes, Schlaganfall in der Anamnese und begleitendem Diabetes, RR über 185/110 mmHg, Blutglukose unter 50 bzw. über 400 mg/100 ml, Kinder und Jugendliche unter 16 Jahren.
SST: Nutzen/Risiko-Abwägung.
NW: Superfizielle Blutungen oder innere Blutungen mit Abfall von Hämatokrit und/oder Hämoglobin. Intrazerebrale Blutungen bei Schlaganfall; innere Blutverluste, selten thrombotische Embolisierung, Reperfusions- Arrhythmien, Magen/Darm, Blutdruckabfall, Krämpfe, Überempfindlichkeit (z.B. Angioödeme).
WW: Erhöhte Blutungsgefahr mit anderen Gerinnungshemmern. ACE-Hemmer (Überempfindlichkeitsreaktionen).
WH: Patienten geeignet überwachen. Besondere Vorsicht bei Bluthochdruck (Systolisch über 160 mm Hg).
Akuter Herzinfarkt, Lungenembolie: Vorsicht bei Linksherzthrombus. MD von 100 mg nicht überschreiten.
Schlaganfall: Erhöhtes Risiko intrakranieller Blutungen überwachen. Nicht bei sehr leichtem oder sehr schwerem Schlaganfall oder bei begleitendem Diabetes anwenden. Bei längerer Zeitspanne vom Beginn der Schlaganfallsymptome bis zur Behandlung ist Gesamtnutzen vermindert und Risiko erhöht. Auf Überempfindlichkeit achten. Bei bedrohlichen Blutungen Therapie abbrechen.
Bei Überdosierung bei schweren Blutungen Frischplasma oder Frischblut geben, ev. synthetische Antifibrinolytika.
PG: 20MG 1 ST * (EKO: N) [€ 450,35], **50MG** 1 ST * (EKO: N) [€ 852,05]

Actilyse - Pulver und Lösungsmittel zur Herstellung einer Injektions- oder Infusionslösung 20C
(Z.Nr. 1-24717-P1) NR. P. Parallelimport. B01AD02
V: Orifarm, Leverkusen, Deutschland
Z: 1 Durchstechflasche enthält: Alteplase 10 mg (entspr. → 5800000 IE) oder Alteplase 20 mg (entspr. → 11600000 IE) oder Alteplase 50 mg (entspr. → 29 Mio. IE), gentechnologisch mittels einer Ovarialzellinie des chinesischen Hamsters (CHO) hergestellt, Arginin, Phosphorsäure zur pH-Wert Einstellung, Polysorbat 80; Lösungsmittel: Wasser für Injektionszwecke.
PG: 20MG 1 ST * (EKO: N) [€ 441,50], **50MG** 1 ST * (EKO: N) [€ 835,90]

Actilyse - Pulver und Lösungsmittel zur Herstellung einer Injektions- oder Infusionslösung 20C
(Z.Nr. 1-24717-P2) NR. P. Parallelimport. B01AD02
n.I.
V: Abacus Medicine, Copenhagen, Dänemark
Z: 1 Durchstechflasche enthält: Alteplase 10 mg (entspr. → 5800000 IE) oder Alteplase 20 mg (entspr. → 11600000 IE) oder Alteplase 50 mg (entspr. → 29 Mio. IE), gentechnologisch mittels einer Ovarialzellinie des chinesischen Hamsters (CHO) hergestellt, Arginin, Phosphorsäure zur pH-Wert Einstellung, Polysorbat 80; Lösungsmittel: Wasser für Injektionszwecke.
PG: 1 ST * (EKO: N) [€ 835,90 n.I.]

Actilyse - Pulver und Lösungsmittel zur Herstellung einer Injektions- oder Infusionslösung 20C
(Z.Nr. 1-24717-P3) NR. P. Parallelimport. B01AD02
V: Haemato Pharm, Schönefeld, Deutschland
Z: 1 Durchstechflasche enthält: Alteplase 10 mg (entspr. → 5800000 IE) oder Alteplase 20 mg (entspr. → 11600000 IE) oder Alteplase 50 mg (entspr. → 29 Mio. IE), gentechnologisch mittels einer Ovarialzellinie des chinesischen Hamsters (CHO) hergestellt, Arginin, Phosphorsäure zur pH-Wert Einstellung, Polysorbat 80; Lösungsmittel: Wasser für Injektionszwecke.
PG: 1 ST * (EKO: N) [€ 441,50]

Actilyse Cathflo 2 mg - Pulver zur Herstellung einer Injektionslösung 20C
(Z.Nr. 2-00380) NR. P. E. B01AD02
ZI: Boehringer Ingelheim RCV, Wien
Z: 1 Durchstechflasche enthält: Alteplase 2 mg (entspr. → 1160000 IE), Wirtssystem: Gentechnologisch hergestellt aus chinesischer Hamsterzellinie (CHO-K1), Arginin, Phosphorsäure zur pH-Wert Einstellung, Polysorbat 80.
EW: Antithrombotisch.
AG: Thrombolyse von verschlossenen zentralen Venenkathetern (einschließlich Kathetern für Hämodialyse).
AA: In den verschlossenen zentralen Venenkatheter instillieren.
DO: Pro Verschluss bis 2mal (im Abstand von 120 min) bis zu 2 mg Alteplase. Patienten unter 30 kg KG: Volumen der zu instillierenden Lösung sollte 110% des inneren Lumens des Katheters

entsprechen.
GA: Überempfindlichkeit gegen Gentamycin.
SST: Nutzen/Risiko-Abwägung.
NW: Katheterkomplikationen, Sepsis, Fieber, Überempfindlichkeit.
WW: Heparin (gleichzeitige Anwendung nicht empfohlen). Gerinnungshemmer (erhöhte Blutungsgefahr). ACE-Hemmer (vermehrt Überempfindlichkeitsreaktionen).
WH: Nicht für andere Indikationen von Actilyse (akuter Herzinfarkt, akute Lungenembolie, akuter ischämischer Schlaganfall) geeignet (Unterdosierung!). Vorsicht bei kleinlumigen Spritzen. Auf Blutungen bzw. Infektionen achten.
PG: 5 ST * (EKO: N) [€ 450,50]

Actilyse Cathflo 2 mg - Pulver zur Herstellung einer Injektionslösung 20C
(Z.Nr. 2-00380-P1) NR. P. E. Parallelimport. B01AD02
V: Orifarm, Leverkusen, Deutschland
Z: 1 Durchstechflasche enthält: Alteplase 2 mg (entspr. → 1160000 IE), Wirtssystem: Gentechnologisch hergestellt aus chinesischer Hamsterzellinie (CHO-K1), Arginin, Phosphorsäure zur pH-Wert Einstellung, Polysorbat 80.
PG: 5 ST * (EKO: N) [€ 441,50]

Actiq 200 Mikrogramm - Lutschtablette, gepresst, mit integriertem Applikator zur Anwendung in der Mundhöhle 02A04
(Z.Nr. 1-24402) NR. SG. P. N02AB03
ZI: Teva, Haarlem, Niederlande
Z: 1 Lutschtablette enthält: Fentanyl 200 µg (entspr. Fentanylcitrat), Dextrate, hydriert (entspr. Glucose ca. 2 g), Citronensäure, Natrium monohydrogenphosphat, Beerenaroma synthetisch (entspr. Maltodextrin) (entspr. Propylenglycol) (entspr. Aroma, künstlich) (entspr. Triethylcitrat), Magnesium stearat, Klebstoff essbar: Maisstärke, modifiziert, Puderzucker ca. 30 mg (entspr. Saccharose) (entspr. Maisstärke), Wasser, gereinigtes; Druckfarbe: Wasser, entionisiertes, Schellack, entwachst weiss, Propylenglycol, Brillantblau FCF, Ammoniumhydroxid.
EW: Opioidanalgetikum.
AG: Durchbruchschmerzen (vorübergehende Exazerbation von chronischen Tumorschmerzen).
AA: Oromukosal: Im Mund an die Wange legen und mit Applikator im Mund bewegen; über 15 min lutschen, nicht kauen.
DO: Initial 200 Mikrogramm, zweite Dosis gleiche Stärke nach 15 Minuten möglich. Dosissteigerung bei Bedarf bis 1600 Mikrogramm.
Nicht empfohlen für Personen unter 16 Jahren.
Details siehe Austria-Codex - Fachinformation.
GA: Patienten ohne Opioid-Basistherapie, akute Schmerzen ohne Durchbruchschmerzen, schwere Atemdepression, schwere obstruktive Lungenerkrankungen.
SST: Nur bei eindeutiger Indikation anwenden. Während der Geburt nicht anwenden, nicht stillen (48 Std. Abstand zur letzten Fentanylgabe). Auf Opioid-Entzugssyndrom des Neugeborenen achten.
NW: Opioidartig: Magen/Darm, Gewichtsabnahme, Hypotonie, Durst, ZNS, Psyche, Dyspnoe, Ateminsuffizienz, Haut, Seh-, Geschmacksstörungen, Harnverhalten, Anaphylaxie, Zungen-, Lippenödeme, Nebennierenrindeninsuffizienz, Entzugssymptome. Bei Ausbleiben einer adäquaten Schmerzkontrolle Hyperalgesie, Toleranz und Fortschreiten der Grunderkrankung.
WW: Kontraindiziert: MAO-Hemmer (2 Wochen Abstand). Nicht empfohlen: Partielle Opiod-Agonisten/Antagonisten. Besondere Vorsicht: Sedativa wie Benzodiazepine. Vorsicht: CYP3A4-Hemmer (Makrolide, Ritonavir, Grapefruitsaft) erhöhen Fentanylspiegel. CYP3A4-Induktoren können Wirkung von Fentanyl vermindern. ZNS-Dämpfer (besondere Vorsicht mit Benzodiazepinen!), Alkohol verstärkend. Opioid-Antagonisten (Entzugserscheinungen). Serotonerge Arzneimittel (Serotonin-Syndrom).
WH: Toleranzentwicklung möglich. Auf Atemdepression achten. Nur bei Patienten mit Opioid-Dauertherapie anwenden. Vorsicht bei erhöhtem Hirndruck, Leber-, Nierenschäden, Bradykardie, Hypotonie, Diabetes. Verkehrshinweis.
Bei Überdosierung Antidot Naloxon oder andere Opioid-Antagonisten.
PG: 30 ST * (EKO: N) [€ 409,55]

Actiq 400 Mikrogramm - Lutschtablette, gepresst, mit integriertem Applikator zur Anwendung in der Mundhöhle 02A04
(Z.Nr. 1-24403) NR. SG. P. N02AB03
ZI: Teva, Haarlem, Niederlande
Z: 1 Lutschtablette enthält: Fentanyl 400 µg (entspr. Fentanylcitrat), Dextrate, hydriert (entspr. Glucose ca. 2 g), Citronensäure, Natrium monohydrogenphosphat, Beerenaroma synthetisch (entspr. Maltodextrin) (entspr. Propylenglycol) (entspr. Aroma, künstlich) (entspr. Triethylcitrat), Magnesium stearat, Klebstoff essbar: Maisstärke, modifiziert, Puderzucker ca. 30 mg (entspr. Saccharose) (entspr. Maisstärke), Wasser, gereinigtes; Druckfarbe: Wasser, entionisiertes, Schellack, entwachst weiss, Propylenglycol, Brillantblau FCF, Ammoniumhydroxid.
Kurzinformation: siehe Actiq 200 Mikrogramm - Lutschtablette, gepresst, mit integriertem Applikator zur Anwendung in der Mundhöhle, → S. 31
PG: 30 ST * (EKO: N) [€ 409,55]

Actiq 600 Mikrogramm - Lutschtablette, gepresst, mit integriertem Applikator zur Anwendung in der Mundhöhle 02A04
(Z.Nr. 1-24404) NR. SG. P. n.l. N02AB03
ZI: Teva, Haarlem, Niederlande
Z: 1 Lutschtablette enthält: Fentanyl 600 µg (entspr. Fentanylcitrat), Dextrate, hydriert (entspr. Glucose ca. 2 g), Citronensäure, Natrium monohydrogenphosphat, Beerenaroma synthetisch (entspr. Maltodextrin) (entspr. Propylenglycol) (entspr. Aroma, künstlich) (entspr. Triethylcitrat), Magnesium stearat, Klebstoff essbar: Maisstärke, modifiziert, Puderzucker ca. 30 mg (entspr. Saccharose) (entspr. Maisstärke), Wasser, gereinigtes; Druckfarbe: Wasser, entionisiertes, Schellack, entwachst weiss, Propylenglycol, Brillantblau FCF, Ammoniumhydroxid.
PG: 30 ST * (EKO: N) [€ 409,55 n.l.]

Actiq 800 Mikrogramm - Lutschtablette, gepresst, mit integriertem Applikator zur Anwendung in der Mundhöhle 02A04
(Z.Nr. 1-24405) NR. SG. P. N02AB03
ZI: Teva, Haarlem, Niederlande
Z: 1 Lutschtablette enthält: Fentanyl 800 µg (entspr. Fentanylcitrat), Dextrate, hydriert (entspr. Glucose ca. 2 g), Citronensäure, Natrium monohydrogenphosphat, Beerenaroma synthetisch (entspr. Maltodextrin) (entspr. Propylenglycol) (entspr. Aroma, künstlich) (entspr. Triethylcitrat), Magnesium stearat, Klebstoff essbar: Maisstärke, modifiziert, Puderzucker ca. 30 mg (entspr. Saccharose) (entspr. Maisstärke), Wasser, gereinigtes; Druckfarbe: Wasser, entionisiertes, Schellack, entwachst weiss, Propylenglycol, Brillantblau FCF, Ammoniumhydroxid.
Kurzinformation: siehe Actiq 200 Mikrogramm - Lutschtablette, gepresst, mit integriertem Applikator zur Anwendung in der Mundhöhle, → S. 31
PG: 30 ST * (EKO: N) [€ 409,55]

Actiq 1200 Mikrogramm - Lutschtablette, gepresst, mit integriertem Applikator zur Anwendung in der Mundhöhle 02A04
(Z.Nr. 1-24406) NR. SG. P. n.l. N02AB03
ZI: Teva, Haarlem, Niederlande
Z: 1 Lutschtablette enthält: Fentanyl 1200 µg (entspr. Fentanylcitrat), Dextrate, hydriert (entspr. Glucose ca. 2 g), Citronensäure, Natrium monohydrogenphosphat, Beerenaroma synthetisch (entspr. Maltodextrin) (entspr. Propylenglycol) (entspr. Aroma, künstlich) (entspr. Triethylcitrat), Magnesium stearat, Klebstoff essbar: Maisstärke, modifiziert, Puderzucker ca. 30 mg (entspr. Saccharose) (entspr. Maisstärke), Wasser, gereinigtes; Druckfarbe: Wasser, entionisiertes, Schellack, entwachst weiss, Propylenglycol, Brillantblau FCF, Ammoniumhydroxid.
PG: 30 ST * (EKO: N) [€ 409,55 n.l.]

Actiq 1600 Mikrogramm - Lutschtablette, gepresst, mit integriertem Applikator zur Anwendung in der Mundhöhle 02A04
(Z.Nr. 1-24407) NR. SG. P. n.l. N02AB03
ZI: Teva, Haarlem, Niederlande
Z: 1 Lutschtablette enthält: Fentanyl 1600 µg (entspr. Fentanylcitrat), Dextrate, hydriert (entspr. Glucose ca. 2 g), Citronensäure, Natrium monohydrogenphosphat, Beerenaroma synthetisch (entspr. Maltodextrin) (entspr. Propylenglycol) (entspr. Aroma, künstlich) (entspr. Triethylcitrat), Magnesium stearat, Klebstoff essbar: Maisstärke, modifiziert, Puderzucker ca. 30 mg (entspr. Saccharose) (entspr. Maisstärke), Wasser, gereinigtes; Druckfarbe: Wasser, entionisiertes, Schellack, entwachst weiss, Propylenglycol, Brillantblau FCF, Ammoniumhydroxid.
PG: 30 ST * (EKO: N) [€ 409,55 n.l.]

Activelle 0,5 mg/0,1 mg - Filmtabletten 31H07, 29E02
(Z.Nr. 1-27819) RP. P. nicht im Handel. G03FA01

A

Activelle 1 mg/0,5 mg - Filmtabletten
31H07, 29E02, 38D04

(Z.Nr. 1-22699) RP. P. G03FA01

ZI: Novo-Nordisk Pharma, Wien
Z: 1 Filmtablette enthält: Estradiol 1 mg (entspr. Estradiol hemihydrat), Norethisteron acetat 0,5 mg, Tablettenkern: Lactose monohydrat, Maisstärke, Copovidon, Talkum, Magnesium stearat; Filmüberzug: Hypromellose, Triacetin, Talkum.
EW: Östrogen + Gestagen.
AG: Östrogenmangelsyndrom nach der Menopause bei Frauen mit intaktem Uterus.
Osteoporose-Prävention bei Kontraindikation gegen andere Arzneimittel.
DO: Tgl. 1 FT oral ohne Unterbrechung.
GA: Mammakarzinom (auch in der Anamnese), estrogenabhängige maligne Tumore (z.B. Endometriumkarzinom), nicht abgeklärte Genitalblutungen, unbehandelte Endometriumhyperplasie, venöse oder arterielle Thromboembolie (z.B. Angina pectoris, Herzinfarkt), Prädisposition für Thrombosen, Lebererkrankungen (auch in der Anamnese), Porphyrie.
SST: Nicht indiziert.
NW: Häufig: Depressionen, Kopfschmerzen, Magen/Darm, Krämpfe in den Beinen, Brustvergrößerung, Brustschmerzen, Ödeme, Gewichtszunahme.
Gelegentlich: Sehstörungen, venöse Embolien, Cholelithiasis, Hautausschlag.
Häufigkeit unbekannt: Generalisiserte Überempfindlichkeit, Verschlechterung von Migräne, Schlaganfall, Schwindel, Alopezie, Hypertonie, Myokardinfarkt, Herzinsuffizienz, vaginale Candidiasis, estrogenabhängige gutartige und bösartige Neubildungen, Schlaflosigkeit, Epilepsie, Verschlechterung von Asthma, wahrscheinliche Demenz.
Erhöhtes Risiko für Brustkrebs, venöse Thromboembolien, koronare Herzkrankheit, ischämischen Schlaganfall.
WW: Enzyminduktoren (Antikonvulsiva, Antiinfektiva, Johanniskraut) beschleunigen Abbau von Estrogenen und Gestagenen.
WH: Hormonersatztherapie nur bei Symptomen beginnen, die die Lebensqualität beeinträchtigen. Mindestens einmal jährlich Nutzen/Risiko-Abschätzung erforderlich.
Medizinische Untersuchungen vor und regelmäßig während der Therapie.
Besondere Überwachung bei Gebärmutter-Leiomyom, Endometriose, Risikofaktoren für estrogenabhängige Tumore, Hypertonie, Herz-, Nieren-, Leberschäden, Diabetes, Cholelithiasis, Migräne, Lupus erythematodes, Endometriumhyperplasie in der Anamnese, Epilepsie, Asthma, Otosklerose.
Bei Ikterus, Blutdruckanstieg, erstmaligen migräneartigen Kopfschmerzen, Schwangerschaft Behandlung sofort abbrechen.
Erhöhtes Endometriumkarzinomrisiko bei alleiniger Estrogentherapie, daher bei nicht hysterektomierten Frauen über mindestens 12 Tage pro Zyklus zusätzlich Gestagen geben.
Erhöhtes Brustkrebsrisiko bei kombinierter Behandlung mit Estrogen und Gestagen beachten.
Erhöhtes Risiko für venöse Thromboembolien (VTE); bei VTE sofort Therapie abbrechen. Keine Hinweise auf kardiovaskulären Nutzen einer kontinuierlichen Hormonersatztherapie, aber erhöhtes Risiko für ischämischen Schlaganfall. Erhöhtes Ovarialkarzinomrisiko bei Estrogen-Monotherapie. Erhöhtes Demenzrisiko bei Frauen, die nach dem 65.
Lebensjahr mit Hormonersatztherapie beginnen.
PG: 28 ST IND (2) (EKO: G) [€ 11,65]

Activir - Fieberblasencreme
22D

(Z.Nr. 1-23279) RPF. P. D06BB03

ZI: GSK-Gebro Consumer Healthcare, Fieberbrunn
Z: 1 g Creme enthält: Aciclovir 50 mg, Propylenglycol 400 mg, Vaselin, weisses, Paraffin, Poloxamer, Natriumdodecylsulfat 7,5 mg, Cetylstearylalkohol 67,5 mg, Dimethicone, Arlacel, Wasser, gereinigtes.
EW: Virustatikum.
AG: Zur Linderung von Schmerzen und Juckreiz bei Fieberblasen im Gesicht.
AA: Nur auf der Haut (auf den Lippen und auf der Haut rund um die Lippen) auftragen. Vor und nach dem Auftragen der Creme Hände waschen.
DO: 5mal täglich in 4stündigen Intervallen auf die befallenen Hautstellen auftragen. Therapiebeginn zum frühestmöglichen Zeitpunkt, Behandlungsdauer 4(-10) Tage.
SST: Nutzen/Risiko-Abwägung.
NW: Vorübergehend Stechen, Brennen, Jucken, Austrocknung, Schuppung der behandelten Hautstelle. Selten Überempfindlichkeit (Angioödem).
WH: Nicht am Auge, bei Läsionen im Mund- bzw. Vaginalbereich oder auf Schleimhäuten anwenden. Nicht als Prophylaxe einsetzen. Bei schwer immunkomprimierten Patienten nicht empfohlen.
PG: **PUMPDISP** 2 G * (EKO: N) [€ 7,90], **TB** 2 G * (EKO: N) [€ 7,90]

Activir Duo 50 mg/g + 10 mg/g - Creme
22D

(Z.Nr. 1-28984) RPF. P. D06BB53

ZI: GSK-Gebro Consumer Healthcare, Fieberbrunn
Z: 1 g Creme enthält: Aciclovir 50 mg, Hydrocortison 10 mg, Cetylstearylalkohol 67,5 mg, Paraffin, dickflüssiges, Poloxamer 188, Propylenglycol 200 mg, Isopropyl myristat, Natriumdodecylsulfat 8 mg, Vaselin, weisses, Citronensäure monohydrat, Natriumhydroxid zur pH-Wert-Einstellung, Salzsäure zur pH-Wert-Einstellung, Wasser, gereinigtes.
EW: Kombination Virustatikum + Corticosteroid.
AG: Rezidivierender Herpes labialis (Fieberblasen) bei immunkompetenten Personen.
AA: Nur auf der Haut (auf den Lippen und auf der Haut rund um die Lippen) auftragen. Vor und nach dem Auftragen der Creme Hände waschen. Unnötiges Reiben oder Berühren der Läsionen mit einem Handtuch vermeiden.
DO: 5mal täglich in regelmäßigen Intervallen auf die befallenen Hautstellen auftragen. Therapiebeginn zum frühestmöglichen Zeitpunkt, Behandlungsdauer 5 Tage. Keine Untersuchungen an Kindern.
GA: Hautläsionen durch andere Erreger außer Herpes simplex.
SST: Nutzen/Risiko-Abwägung.
NW: Lokale Reaktionen, Sehstörungen; sehr selten Überempfindlichkeit (Angioödem).
WH: Nicht am Auge, bei Läsionen im Mund- bzw. Vaginalbereich oder auf Schleimhäuten anwenden. Bei stark immunsupprimierten Patienten nicht empfohlen. Nicht mit Okklusivverbänden (z.B. Fieberblasen-Pflaster) anwenden.
PG: 2 G * (EKO: N) [€ 12,90]

🐾 *Activyl 100 mg - Lösung zum Auftropfen auf die Haut für kleine Katzen* 804B
(Z.Nr. EU/2/10/118/*) RP. P. nicht im Handel. QP53AX27

🐾 *Activyl 100 mg - Lösung zum Auftropfen auf die Haut für sehr kleine Hunde* 804B
(Z.Nr. EU/2/10/118/*) RP. P. nicht im Handel. QP53AX27

🐾 *Activyl 150 mg - Lösung zum Auftropfen auf die Haut für kleine Hunde* 804B
(Z.Nr. EU/2/10/118/*) RP. P. nicht im Handel. QP53AX27

🐾 *Activyl 200 mg - Lösung zum Auftropfen auf die Haut für große Katzen* 804B
(Z.Nr. EU/2/10/118/*) RP. P. nicht im Handel. QP53AX27

🐾 *Activyl 300 mg - Lösung zum Auftropfen auf die Haut für mittlere Hunde* 804B
(Z.Nr. EU/2/10/118/*) RP. P. nicht im Handel. QP53AX27

🐾 *Activyl 600 mg - Lösung zum Auftropfen auf die Haut für große Hunde* 804B
(Z.Nr. EU/2/10/118/*) RP. P. nicht im Handel. QP53AX27

🐾 *Activyl 900 mg - Lösung zum Auftropfen auf die Haut für sehr große Hunde* 804B
(Z.Nr. EU/2/10/118/*) RP. P. nicht im Handel. QP53AX27

🐾 *Activyl Tick Plus 75 mg + 240 mg - Lösung zum Auftropfen auf die Haut für sehr kleine Hunde* 804B
(Z.Nr. EU/2/11/137/*) RP. P. nicht im Handel. QP53AC54

🐾 *Activyl Tick Plus 150 mg + 480 mg - Lösung zum Auftropfen auf die Haut für kleine Hunde* 804B
(Z.Nr. EU/2/11/137/*) RP. P. nicht im Handel. QP53AC54

🐾 *Activyl Tick Plus 300 mg + 960 mg - Lösung zum Auftropfen auf die Haut für mittlere Hunde* 804B
(Z.Nr. EU/2/11/137/*) RP. P. nicht im Handel. QP53AC54

🐾 *Activyl Tick Plus 600 mg + 1920 mg - Lösung zum Auftropfen auf die Haut für große Hunde* 804B
(Z.Nr. EU/2/11/137/*) RP. P. nicht im Handel. QP53AC54

🐾 *Activyl Tick Plus 900 mg + 2880 mg - Lösung zum Auftropfen auf die Haut für sehr große Hunde* 804B
(Z.Nr. EU/2/11/137/*) RP. P. nicht im Handel. QP53AC54

Actonel einmal wöchentlich 35 mg - Filmtabletten
38C01

(Z.Nr. 1-24817) RP. P. M05BA07

ZI: Theramex Ireland, Dublin, Irland

Z: 1 Filmtablette enthält: Risedronat natrium 35 mg (entspr. Risedronsäure 32,5 mg); Tablettenkern: Lactose monohydrat 126 mg (entspr. Lactose 119,7 mg), Cellulose, mikrokristalline, Crospovidon Typ A, Magnesium stearat; Filmüberzug: Eisenoxid gelb, Eisenoxid rot, Hypromellose, Macrogol, Hydroxypropylcellulose, Siliciumdioxid, Titandioxid.
EW: Bisphosphonat, hemmt Knochenresorption.
AG: Postmenopausale Osteoporose. Osteoporose bei Männern mit hohem Frakturrisiko.
AA: Unzerkaut in aufrechter Körperhaltung mindestens 30 min. vor dem Frühstück einnehmen. Vor der Einnahme keine Nahrung, andere Arzneimittel oder Flüssigkeit (ausgenommen Leitungswasser) einnehmen. Nach der Einnahme 30 min nicht hinlegen.
DO: 1mal wöchentlich 1 FT. Dosisanpassung bei eingeschränkter Nierenfunktion.
Für Kinder und Jugendliche nicht empfohlen.
GA: Hypokalzämie, schwere Nierenschäden.
SST: Gegenanzeige.
NW: Magen/Darm, Iritis, Osteonekrose des Kiefers, Knochennekrosen des äußeren Gehörgangs, Haut, Leber, akutes Fieber, atypische Femurfrakturen.
WW: Polyvalente Kationen beeinträchtigen Resorption von Actonel.
WH: Besondere Vorsicht bei Ösophagitis oder Ösophagus-Ulcera. Vor Actonel-Therapie Hypokalzämie oder andere Störungen des Knochen/Mineralstoffwechsels behandeln.
PG: 4 ST (2) (EKO: G) [€ 14,35]

Actos 15 mg - Tabletten 06B04
(Z.Nr. EU/1/00/150/*) NR. P. A10BG03
ZI: Takeda Pharma, Taastrup, Dänemark
Z: 1 Tablette enthält: Pioglitazon 15 mg (entspr. Pioglitazon hydrochlorid), Carmellose calcium, Hyprolose, Lactose monohydrat 92,87 mg, Magnesium stearat.
EW: Antidiabetikum, vermindert Insulinresistenz.
AG: Mittel 2. oder 3. Wahl bei Diabetes mellitus Typ 2: Monotherapie (bei Metformin-Unverträglichkeit oder in Kombination mit Metformin (bei über- gewichtigen Patienten) oder mit Sulfonylharnstoff (bei Metformin-Unver- träglichkeit) oder als Dreifachkombination mit Metformin und Sulfonyl- harnstoff oder in Kombination mit Insulin (bei Metformin-Unverträglich- keit).
AA: Einmal täglich mit oder ohne Mahlzeit mit einem Glas Wasser schlucken.
Keine Daten bei Patienten unter 18 Jahren.
DO: TD 15-30 mg, MTD 45 mg. Keine Daten an Kindern und Jugendlichen.
GA: Herzinsuffizienz, Leberinsuffizienz, Ketoazidose, Blasenkrebs, ungeklär- te Makrohämaturie.
SST: Nicht anwenden.
NW: Hypoglykämie, Infektionen, Ödeme (6-9%), Gewichtszunahme, ZNS, Sehstörun- gen, Magen/Darm, Knochenbrüche, Überempfindlichkeit.
NW der Kombinationspartner beachten.
WW: Vorsicht: Gemfibrozil, Rifampicin; NSARs (periphere Ödeme, Herzinsuffizienz).
WH: 3 bis 6 Monate nach Therapiebeginn Patienten auf adäquates Ansprechen der Therapie überprüfen. Vorsicht bei älteren Patienten. Auf Flüssigkeits- retention (Zunahme einer Herzinsuffizienz) achten. Leberkontrolle. Auf Hypoglykämie besonders in Kombinationen achten. Frakturrisiko und Blasen- krebsrisiko berücksichtigen. Verkehrshinweis (Sehstörungen).
PG: 28 ST IND (EKO: G) [€ 13,00]

Actos 30 mg - Tabletten 06B04
(Z.Nr. EU/1/00/150/*) NR. P. A10BG03
ZI: Takeda Pharma, Taastrup, Dänemark
Z: 1 Tablette enthält: Pioglitazon 30 mg (entspr. Pioglitazon hydrochlorid), Carmellose calcium, Hyprolose, Lactose monohydrat 76,34 mg, Magnesium stearat.
Kurzinformation: siehe Actos 15 mg - Tabletten, → S. 33
PG: 28 ST IND (EKO: G) [€ 13,00]

Actos 30 mg - Tabletten 06B04
(Z.Nr. EU/1/00/150/*) NR. P. Parallelimport. A10BG03
nicht im Handel.

Actos 45 mg - Tabletten 06B04
(Z.Nr. EU/1/00/150/*) NR. P. A10BG03
ZI: Takeda Pharma, Taastrup, Dänemark
Z: 1 Tablette enthält: Pioglitazon 45 mg (entspr. Pioglitazon hydrochlorid), Carmellose calcium, Hyprolose, Lactose monohydrat 114,51 mg, Magnesium stearat.
Kurzinformation: siehe Actos 15 mg - Tabletten, → S. 33
PG: 28 ST IND (EKO: G) [€ 13,00]

Actos 45 mg - Tabletten 06B04
(Z.Nr. EU/1/00/150/*) NR. P. Parallelimport. A10BG03
n.l.
V: Orifarm, Leverkusen, Deutschland
Z: 1 Tablette enthält: Pioglitazon 45 mg (entspr. Pioglitazon hydrochlorid), Carmellose calcium, Hyprolose, Lactose monohydrat 114,51 mg, Magnesium stearat.
PG: 28 ST * (EKO: N) [€ 13,00 n.l.]

Actovegin 80 mg - Injektionslösung 22Y01, 39Y
(Z.Nr. 2-00017) RP. P. nicht im Handel. B06AB

Actovegin 200 mg - Injektionslösung 22Y01, 39Y
(Z.Nr. 2-00016) RP. P. nicht im Handel. B06AB

Actovegin 400 mg - Injektionslösung 22Y01, 39Y
(Z.Nr. 2-00015) RP. P. nicht im Handel. B06AB

Actovegin 200 mg - überzogene Tabletten 39Y
(Z.Nr. 2-00115) RP. P. nicht im Handel. B06AB

Actraphane 30 FlexPen 100 Internationale Einheiten/ml - Injektionssuspension in einem Fertigpen 06A03
(Z.Nr. EU/1/02/229/*) RP. P. E. nicht im Handel. A10AD01

Actraphane 30 InnoLet 100 Internationale Einheiten/ml - Injektionssuspension in einem Fertigpen 06A03
(Z.Nr. EU/1/02/229/*) RP. P. E. nicht im Handel. A10AD01

Actraphane 30 Penfill 100 Internationale Einheiten/ml - Injektionssuspension in einer Patrone 06A03
(Z.Nr. EU/1/02/229/*) RP. P. E. nicht im Handel. A10AD01

Actraphane 30, 40 Internationale Einheiten/ml - Injektionssuspension 06A03
(Z.Nr. EU/1/02/229/*) RP. P. E. nicht im Handel. A10AD01

Actraphane 30, 100 Internationale Einheiten/ml - Injektionssuspension 06A03
(Z.Nr. EU/1/02/229/*) RP. P. E. nicht im Handel. A10AD01

Actraphane 40 Penfill 100 Internationale Einheiten/ml - Injektionssuspension in einer Patrone 06A03
(Z.Nr. EU/1/02/229/*) RP. P. E. nicht im Handel. A10AD01

Actraphane 50 Penfill 100 Internationale Einheiten/ml - Injektionssuspension in einer Patrone 06A03
(Z.Nr. EU/1/02/229/*) RP. P. E. nicht im Handel. A10AD01

Actrapid 40 Internationale Einheiten/ml - Injektionslösung in einer Durchstechflasche 06A01
(Z.Nr. EU/1/02/230/*) RP. P. E. nicht im Handel. A10AB01

Actrapid 100 Internationale Einheiten/ml - Injektionslösung in einer Durchstechflasche 06A01
(Z.Nr. EU/1/02/230/*) RP. P. E. nicht im Handel. A10AB01

Actrapid FlexPen 100 Internationale Einheiten/ml - Injektionslösung im Fertigpen 06A01
(Z.Nr. EU/1/02/230/*) RP. P. E. nicht im Handel. A10AB01

Actrapid InnoLet 100 Internationale Einheiten/ml - Injektionslösung im Fertigpen 06A01
(Z.Nr. EU/1/02/230/*) RP. P. E. nicht im Handel. A10AB01

Actrapid Penfill 100 Internationale Einheiten/ml - Injektionslösung in einer Patrone 06A01
(Z.Nr. EU/1/02/230/*) RP. P. E. A10AB01
ZI: Novo-Nordisk, Bagsvaerd, Dänemark
Z: 1 ml Injektionslösung enthält: Insulin human 100 IE (entspr. → 3,5 mg) (entspr. hergestellt durch rekombinante DNA-Technologie in Saccharomyces cerevisiae), Zinkchlorid, Glycerol, Metacresol, Natriumhydroxid zur pH-Wert-Einstellung, Salzsäure zur pH-Wert-Einstellung, Wasser für Injektionszwecke.
EW: Schnellwirkendes Insulin; Wirkungseintritt nach ca. ½ Std.

Wirkmaximum nach 1,5-3,5h, Wirkdauer 7-8 Std.
AG: Diabetes mellitus.
AA: S.c. aus einem wieder verwendbaren Pen. Kombination mit lang wirkenden Insulinen möglich.
DO: Individuell gemäß dem Bedarf des Patienten. TD meist 0,5-1 Einheiten/kg KG.
SST: Anwendung möglich. Blutzucker engmaschig kontrollieren.
NW: Hypoglykämie, Haut, Augen, Bildung von Insulin-Antikörpern; Reaktionen an der Injektionsstelle (Lipodystrophie, Ödeme), sehr selten Anaphylaxie.
WW: Senkung des Insulinbedarfs durch hypoglykämische Arzneimittel: Orale Antidiabetika, MAO-Hemmer, nichtselektive Betablocker, ACE-Hemmer, Salizylate, anabole Steroide, Sulfonamide. Erhöhung des Insulinbedarfs durch hyperglykämische Arzneimittel: Orale Kontrazeptiva, Thiazide, Glukokortikoide, Schilddrüsenhormone, Beta2-Sympathomimetika, Wachstumshormone, Danazol. Vorsicht: Pioglitazon (Herzinsuffizienz). Betablocker können Hypoglykämie-Symptome verschleiern. Octreotid/Lanreotid, Clonidin, Lithiumsalze, Alkohol können Insulinbedarf erhöhen oder senken.
WH: Auf Hyperglykämie (bei unzureichender Dosierung oder Unterbrechen der Therapie) bzw. Hypoglykämie (bei Auslassen einer Mahlzeit, anstrengender körperlicher Tätigkeit oder zu hoher Insulindosis) achten. Besondere Vorsicht bei Umstellung auf einen anderen Insulintyp/eine andere Insulinmarke. Verkehrshinweis (Hypoglykämie!).
Bei leichter Hypoglykämie Glukose oral oder zuckerhaltige Lebensmittel zuführen. Bei schwerer Hypoglykämie mit Bewusstlosigkeit Glukagon (0,5-1 mg i.m. oder s.c.) oder Glukose i.v. geben.
PG: 5 ST (2) (EKO: G) [€ 54,00]

Actrapid Penfill 100 Internationale Einheiten/ml - Injektionslösung in einer Patrone 06A01
(Z.Nr. EU/1/02/230/*) RP. P. Parallelimport. nicht im Handel. A10AB01

Actrapid Penfill 100 Internationale Einheiten/ml - Injektionslösung in einer Patrone 06A01
(Z.Nr. EU/1/02/230/*) RP. P. Parallelimport. nicht im Handel. A10AB01

Actrapid Penfill 100 Internationale Einheiten/ml - Injektionslösung in einer Patrone 06A01
(Z.Nr. EU/1/02/230/*) RP. P. Parallelimport. nicht im Handel. A10AB01

Acular 0,5% - Augentropfen 47D02

(Z.Nr. 1-21783) RP. P. S01BC05
ZI: Allergan Pharmaceuticals, Westport, Irland
Z: 1 ml enthält: Ketorolac trometamol 5 mg, Natriumchlorid, Benzalkonium chlorid 0,1 mg, Natrium edetat, Octoxinol-40, Salzsäure zur pH-Wert-Einstellung, Natriumhydroxid zur pH-Wert-Einstellung, Wasser, gereinigtes.
EW: Entzündungshemmend.
AG: Postoperative Entzündungen nach Kataraktoperationen.
DO: 3mal tgl. 1 Tropfen in das Auge eintropfen. Behandlung 24 Std. vor der Operation beginnen und 3-4 Wochen fortsetzen. Kein Nutzen bei Kindern und Jugendlichen.
GA: Kreuzüberempfindlichkeit mit Acetylsalicylsäure möglich.
SST: In der Schwangerschaft nicht empfohlen, in der Stillzeit nicht anwenden.
NW: Augenreizungen, Schleiersehen, Hornhautschäden, Augeninfektionen, Bronchospasmen.
WW: Topische Kortikoide, NSARs (Wundheilungsstörungen). Mindestens 5 min Abstand zur Anwendung anderer topischer Augenarzneimittel.
WH: Vorsicht bei Blutungsneigung, Analgetika-Asthma. Verkehrshinweis.
PG: 5 ML (EKO: G) [€ 9,75]

▼ *Adakveo 10 mg/ml - Konzentrat zur Herstellung einer Infusionslösung* 56F
(Z.Nr. EU/1/20/1476/*) NR. P. E. nicht im Handel. B06AX01

Adalat 5 mg - Infusionsflasche 21A02

(Z.Nr. 1-19035) RP. P. n.l. C08CA05
ZI: Bayer Austria, Wien
Z: 1 50 ml Infusionsflasche enthält: Nifedipin 5 mg, Ethylalkohol 7,5 g (entspr. → 18 % (V/V)), Macrogol 400 7,5 g, Natrium hydroxid Lösung 0,1 normal 0,025-0,15 g (entspr. Natrium < 1 mmol), Wasser für Injektionszwecke ad 50 ml.
PG: 1 ST * (EKO: N) [€ 25,90 n.l.]

Adamon 50 mg - Schmelztabletten 02A05

(Z.Nr. 1-25733) NR. S1. P. N02AX02
ZI: Meda Pharma, Wien
Z: 1 Tablette enthält: Tramadol hydrochlorid 50 mg, Ethylcellulose, Copovidon, Siliciumdioxid, Mannitol, Crospovidon, Aspartam, Pfefferminz-Rootbeer-Geschmack, Magnesium stearat.
EW: Zentrales Analgetikum.
AG: Mäßige bis starke Schmerzen.
AA: Tablette löst sich im Mund auf und wird dann geschluckt.
DO: Möglichst niedrig! Initiale ED 50-100 mg. Wiederholung bei Bedarf in Abständen von 4-6 Stunden (mindestens 4 Stunden). MTD 400 mg. Bei Kindern nicht anwenden.
GA: Intoxikationen mit ZNS-Dämpfern, MAO-Hemmer-Therapie; nicht zur Drogenentzugsbehandlung.
SST: In der Schwangerschaft nicht anwenden. In der Stillzeit Gabe einer Einzeldosis möglich, bei wiederholter Gabe nicht stillen.
NW: Übelkeit, Schwindel, ZNS, Magen/Darm, Vegetativum, selten Kreislauf, Psyche, Allergien, epileptiforme Krämpfe, Atemdepression.
WW: MAO-Hemmer (2 Wochen Abstand). Besondere Vorsicht: Benzodiazepine (Atemdepression). Vorsicht: ZNS-Dämpfer, Alkohol verstärkt; Ritonavir (Tramadol verstärkt toxisch), Psychopharmaka (Anfallspotential erhöht), Carbamazepin (Analgesie von Tramadol vermindert), krampfauslösende Arzneimittel verstärkt, serotonerge Arzneimittel (Serotoninsyndrom); Ondansetron erhöht Tramadol-Bedarf.
GE: Abhängigkeit und Entzugssymptome möglich.
WH: Vorsicht bei Opiat-Überempfindlichkeit, Nieren-, Leberschäden, Schädelverletzung, Bewusstseinsstörungen, intrakranieller Drucksteigerung, Schock. Besondere Vorsicht beim postoperativen Gebrauch bei Kindern. Bei Kindern mit eingeschränkter Atemfunktion nicht empfohlen. Verkehrshinweis.
Bei Überdosierung Atemdepression, Antidot Naloxon.
PG: 10 ST * (EKO: N) [€ 2,85], 30 ST * (EKO: N) [€ 8,25]

Adamon long retard 150 mg - Filmtabletten 02A05

(Z.Nr. 1-23430) NR. S1. P. N02AX02
ZI: Meda Pharma, Wien
Z: 1 Filmtablette enthält: Tramadol hydrochlorid 150 mg, Tablettenkern: Pflanzenöl, hydriert, Talk, Magnesium stearat; Filmüberzug: Lactose monohydrat, Hypromellose, Titandioxid, Macrogol 4000.
EW: Zentrales Analgetikum.
AG: Mäßige bis starke Schmerzen.
AA: 1mal tgl. unzerkaut einnehmen.
DO: Initiale TD 150 mg, MTD 400 mg. Bei Umstellung von schnell frei- setzenden Tramadol-Zubereitungen bisherige TD möglichst beibehalten. Nicht für Kinder.
GA: Intoxikationen mit ZNS-Dämpfern, MAO-Hemmer-Therapie; nicht zur Drogenentzugsbehandlung.
SST: In der Schwangerschaft nicht anwenden. Neonatales Entzugssyndrom möglich. In der Stillzeit Gabe einer Einzeldosis möglich, bei wiederholter Gabe nicht stillen.
NW: Übelkeit, Schwindel, ZNS, Magen/Darm, Vegetativum, selten Kreislauf, Psyche, Allergien, epileptiforme Krämpfe, Atemdepression.
WW: Tramadol wird über CYP2D6 metabolisiert. MAO-Hemmer (2 Wochen Abstand). Besondere Vorsicht: Benzodiazepine (Atemdepression). Vorsicht: ZNS-Dämpfer, Alkohol verstärkt; Ritonavir (Tramadol verstärkt toxisch), Psychopharmaka (Anfallspotential erhöht), Carbamazepin (Analgesie von Tramadol vermindert), krampfauslösende Arzneimittel verstärkt, serotonerge Arzneimittel (Serotoninsyndrom); Ondansetron erhöht Tramadol-Bedarf.
GE: Bei Langzeitanwendung Toleranz, psychische und physische Abhängigkeit möglich.
WH: Vorsicht bei Opiat-Überempfindlichkeit, Nieren-, Leberschäden, Schädelverletzung, Bewusstseinsstörungen, intrakranieller Drucksteigerung, Schock. Besondere Vorsicht beim postoperativen Gebrauch bei Kindern. Bei Kindern mit eingeschränkter Atemfunktion nicht empfohlen. Verkehrshinweis.
Bei Überdosierung Atemdepression, Antidot Naloxon.
PG: 10 ST (2) (EKO: G) [€ 6,25], 30 ST (EKO: G) [€ 17,50 n.l.]

Adamon long retard 300 mg - Filmtabletten 02A05

(Z.Nr. 1-23432) NR. S1. P. N02AX02
ZI: Meda Pharma, Wien
Z: 1 Filmtablette enthält: Tramadol hydrochlorid 300 mg, Tablettenkern: Pflanzenöl, hydriert, Talk, Magnesium stearat; Filmüberzug: Lactose monohydrat, Hypromellose, Titandioxid, Macrogol 4000.
Kurzinformation: siehe Adamon long retard 150 mg - Filmtabletten, → S. 34
PG: 10 ST (2) (EKO: G) [€ 13,75], 30 ST (EKO: G) [€ 31,30 n.l.]

Adasuve 4,5 mg - einzeldosiertes Pulver zur Inhalation 49B05
(Z.Nr. EU/1/13/823/*) NR. P. nicht im Handel. N05AH01

Adasuve 9,1 mg - einzeldosiertes Pulver zur Inhalation
49B05

(Z.Nr. EU/1/13/823/*) NR. P. N05AH01
ZI: Ferrer International, Barcelona, Spanien
Z: 1 abgegebene Einzeldosis enthält: Loxapin 9,1 mg abgegebene Dosis, (entspr. → 10 mg).
EW: Psycholeptikum.
AG: Schnelle Kontrolle von Agitiertheit bei Schizophrenie oder bipolarer Störung.
AA: Zur Inhalation. Details siehe Gebrauchsinformation.
DO: Initial 9,1 mg; bei Bedarf 2. Dosis (9,1 oder 4,5 mg) nach 2 Stunden.
Max. 2 Dosen. Keine Daten an Kindern, Jugendlichen und älteren Patienten.
GA: Keuchen, akutes Asthma, COPD.
SST: Nutzen/Risiko-Abwägung, Neugeborenes überwachen. 48 Std. nicht stillen.
NW: ZNS (Sedierung/Somnolenz), Hypotonie, Bronchospasmus, Geschmacksstörung, Mundtrockenheit.
WW: Nicht empfohlen: CYP1A2-Hemmer (Fluvoxamin, Ciprofloxacin, Enoxacin, Propranolol, Refecoxib). Vorsicht: Benzodiazepine, andere sedative oder atemdämpfende Substanzen, die Krampfschwelle erniedrigende Substanzen, Alkohol; Adrenalin (Hypotonie).
WH: Anwendung nur im Krankenhausumfeld und unter Aufsicht von medizinischem Fachpersonal.
Kurz wirksames Beta-Sympathomimetikum gegen Bronchospasmen muss verfügbar sein.
Vorsicht bei beeinträchtigter Atemfunktion, extrapyramidalen Symptomen, QT-Verlängerung, Krampfanfällen, Delir, Vergiftungen, Glaukom, Harnverhaltung. Bei Demenz-assoziierten Psychosen nicht anwenden. Bei kardiovaskulären Erkrankungen nicht empfohlen. Verkehrshinweis.
PG: 1 ST * (EKO: N) [€ 153,80]

🐾 Adaxio 20 mg/ml + 20 mg/ml - Shampoo für Hunde
805BB

(Z.Nr. 8-35780) RP. P. QD08AC52
ZI: Ceva Sante Animale, Libourne, Frankreich
Z: 1 ml Shampoo enthält: Chlorhexidin digluconat 20 mg (entspr. Chlorhexidin 11,26 mg), Miconazol nitrat 20 mg (entspr. Miconazol 17,37 mg), Methylchloroisothiazolinone 0,0075 mg, Methylisothiazolinone 0,0025 mg, Benzoesäure 1,35 mg, Macrogollaurylether, Cocamidopropyl betain, Dinatrium cocoamphodiacetat, Cetrimonium chlorid, Macrogol-120-Methylglucosedioleat, Magnesiumchlorid, Natriumchlorid, Magnesium nitrat, Citronensäure-Monohydrat zur pH-Wert Einstellung, Wasser, gereinigtes.
EW: Antimikrobiell.
AG: Zur Behandlung und Kontrolle der seborrhoischen Dermatitis, verursacht durch Malassezia pachydermatis und Staphylococcus pseudintermedius beim Hund.
AA: Auf der Haut.
DO: 2mal wöchentlich Shampoo einwirken lassen und mit sauberem Wasser ausspülen.
Anzahl von Behandlungen pro
200 ml- Flasche: Kurzes Fell: Bis 15 kg KG: 13; 16-25 kg KG: 10; ab 25 kg KG: 8.
Langes Fell: Bis 15 kg KG: 6; 16-25 kg KG: 5; ab 25 kg KG: 4.
Anzahl von Behandlungen pro
500 ml- Flasche: Kurzes Fell: Bis 15 kg KG: 33; 16-25 kg KG: 25; ab 25 kg KG: 20.
Langes Fell: Bis 15 kg KG: 15; 16-25 kg KG: 13; ab 25 kg KG: 10.
SST: Nutzen/Risiko-Bewertung.
NW: Sehr selten Juckreiz, Rötung.
WH: Tier soll sich während der Behandlung nicht ablecken.
PG: 200 ML VT [€ 35,60]

▼ Adcetris 50 mg - Pulver für ein Konzentrat zur Herstellung einer Infusionslösung
55F

(Z.Nr. EU/1/12/794/*) NR. P. E. L01XC12
ZI: Takeda Pharma, Taastrup, Dänemark
Z: 1 Durchstechflasche enthält: Brentuximab vedotin 50 mg, mittels DNA-Technologie rekombinant aus Ovarialzellen des Chinesischen Hamsters hergestellt, Citronensäure monohydrat, Natriumcitrat dihydrat (entspr. Natrium ca. 13,2 mg), alpha, alpha-Trehalosedihydrat, Polysorbat 80.
EW: Monoklonaler Antikörper, antineoplastisch.
AG: Bislang unbehandeltes C30+Hodgkin-Lymphom (HL) im Stadium IV in Kombination mit Doxorubicin, Vinblastin und Dacarbazin (AVD).
- C30+Hodgkin-Lymphom (HL) mit erhöhtem Rezidiv- oder Progressionsrisiko nach ASCT.
- Rezidiviertes oder refraktäres C30+HL nach ASCT oder nach mindestens 2 vorangegangenen Therapien.
-Bislang unbehandeltem systemischem anaplastischem großzelligem Lymphom (sALCL)
- Rezidiviertes oder refraktären systemisches anaplastisches großzelliges Lymphom (sALCL).
- C30+ kutanes T-Zell-Lymphom nach mindestens einer vorangegangenen systemischen Behandlung.
AA: I.v. Infusion über 30 min.
DO: Bislang unbehandeltes HL: 1,2 mg/kg KG am 1. und 15. Tag jedes 28-Tage- Zyklus über 6 Zyklen.
Andere Indikationen: 1,8 mg/kg KG alle 3 Wochen (6-16 Zyklen).
Dosisreduktion bei Neutropenie, Neuropathie, schweren Leber- oder Niederschäden. Keine Dosisempfehlung für Kinder und Jugendliche.
SST: Strenge Nutzen/Risiko-Abwägung. Kontrazeption bis 30 Tage nach der Behandlung. Männer sollen bis 6 Monate nach der Behandlung kein Kind zeugen.
NW: Schwere Infektionen, Blutbild (Neutropenie), Magen/Darm, Leber, Pankreatitis, Lunge (Husten, Pneumonie, akutes Atemnotsyndrom), Fieber, sensorische oder motorische Neuropathien, Dyspnoe, Hyperglykämie, Tumorlyse-Syndrom, Stevens-Johnson-Syndrom, toxische epidermale Nekrolyse, Haarausfall, Arthralgie, Myalgie, progressive multifokale Leukoenzephalopathie, Enzymanstiege, infusionsbedingte Reaktionen.
WW: Kontraindiziert: Bleomycin (Lungentoxizität).
WH: Auf progressive multifokale Leukenzephalopathie, schwere Infektionen, infusionsbedingte Reaktionen, Tumorlysesyndrom, periphere Neuropathie, Hämatotoxizität achten. Verkehrshinweis.
PG: 1 ST * (EKO: N) [€ 4.786,70]

▼ Adcetris 50 mg - Pulver für ein Konzentrat zur Herstellung einer Infusionslösung
55F

(Z.Nr. EU/1/12/794/*) NR. P. E. L01XC12
Parallelimport.
V: Haemato Pharm, Schönefeld, Deutschland
Z: 1 Durchstechflasche enthält: Brentuximab vedotin 50 mg, mittels DNA-Technologie rekombinant aus Ovarialzellen des Chinesischen Hamsters hergestellt, Citronensäure monohydrat, Natriumcitrat dihydrat (entspr. Natrium ca. 13,2 mg), alpha, alpha-Trehalosedihydrat, Polysorbat 80.
PG: 1 ST * (EKO: N) [€ 4.691,85]

▼ Adcetris 50 mg - Pulver für ein Konzentrat zur Herstellung einer Infusionslösung
55F

(Z.Nr. EU/1/12/794/*) NR. P. E. L01XC12
Parallelimport.
V: Orifarm, Leverkusen, Deutschland
Z: 1 Durchstechflasche enthält: Brentuximab vedotin 50 mg, Citronensäure monohydrat, Natriumcitrat dihydrat (entspr. Natrium ca. 13,2 mg), alpha, alpha-Trehalosedihydrat, Polysorbat 80.
PG: 1 ST * (EKO: N) [€ 4.691,85]

Adcirca 20 mg - Filmtabletten
10C

(Z.Nr. EU/1/08/476/*) NR. P. C02KX, G04BE08
ZI: Lilly, Eli Nederland, Utrecht, Niederlande
Z: 1 Filmtablette enthält: Tadalafil 20 mg, Tablettenkern: Lactose 233 mg (entspr. Lactose monohydrat), Croscarmellose natrium, Hyprolose, Cellulose, mikrokristalline, Natriumdodecylsulfat, Magnesium stearat; Filmüberzug: Lactose monohydrat, Hypromellose, Triacetin, Titandioxid, Eisen(III)-hydroxid-oxid x H2O, Eisen(III)-oxid, Talkum.
EW: Hemmstoff der cGMP-spezifischen PDE5.
AG: Pulmonale arterielle Hypertonie II und III.
AA: Oral einnehmen.
DO: 1mal tgl. 40 mg, bei Leber- oder Nierenschäden Startdosis 20 mg.
Keine Dosisempfehlung für Kinder und Jugendliche.
GA: Herzinfarkt während der letzten 90 Tage, schwere Hypotonie, Einnahme organischer Nitrate, nicht arteriitische anteriore ischämische Optikusneuropathie (NAION) in Anamnese.
SST: Nicht anwenden.
NW: Kopfschmerzen, Dyspepsie, Haut (Rötung, Ausschlag), Hypotonie, Ohnmacht, Rücken-/Muskelschmerzen, verstopfte Nase, Überempfindlichkeit, schwere kardiovaskuläre Ereignisse, Priapismus, Sehstörungen (NAION), Tinnitus, Hörverlust.
WW: Kontraindiziert: Organische Nitrate, Riociguat.
Nicht empfohlen: Andere PDE5-Hemmer, Alpha1-Blocker (Doxazosin), Rifampicin, Ketoconazol, Ritonavir.
Vorsicht: Plasmaspiegel von Tadalafil durch CYP3A4 Inhibitoren erhöht, durch CYP3A4 Induktoren gesenkt. Andere Blutdrucksenker (Hypotonie). Prostacyclin, Bosentan.
WH: Nicht empfohlen bei schweren kardiovaskulären Erkrankungen, schwerer Nieren- oder Leberinsuffizienz. Auf Priapismus achten. Vorsicht bei anatomischer Deformation des Penis oder bei Priapismus prädisponierenden Erkrankungen. Nicht gleichzeitig mit anderen PDE5-Hemmern einnehmen. Auf plötzliche Sehstörungen achten.

A

PG: 56 ST RE1 (EKO: Y) [€ 571,75]

Adcirca 20 mg - Filmtabletten 10C
(Z.Nr. EU/1/08/476/*) NR. P. Parallelimport. C02KX, G04BE08
nicht im Handel.

Addaven - Konzentrat zur Herstellung einer Infusionslösung 37F05, 44F
(Z.Nr. 1-36070) RP. P. B05XA31

ZI: Fresenius Kabi Austria, Graz
Z: 1 ml enthält: Chrom(III)-chlorid-6-Wasser 5,33 µg (entspr. Cr-Ion 0,02 µmol) (entspr. → 1 µg), Kupfer(II)-chlorid-2-Wasser 0,1 mg (entspr. Cu-Ion 0,6 µmol) (entspr. → 38 µg), Eisen(III)-chlorid-6-Wasser 0,54 mg (entspr. Fe(III)-Ion 2 µmol) (entspr. → 110 µg), Mangan(II)chlorid-4-Wasser 19,8 µg (entspr. Mn-Ion 0,1 µmol) (entspr. → 5,5 µg), Kaliumiodid 16,6 µg (entspr. K-Ion 3,9 µg) (entspr. → 0,1 µmol) (entspr. I-Ion 0,1 µmol) (entspr. → 13 µg), Natriumfluorid 0,21 mg (entspr. F-Ion 5 µmol) (entspr. → 95 µg), Natrium molybdat 2-Wasser 4,85 µg (entspr. Mo-Ion 0,02 µmol) (entspr. → 1,9 µg), Natriumselenit, wasserfrei 17,3 µg (entspr. Se-Ion 0,1 µmol) (entspr. → 7,9 µg) (entspr. Na-Ion 120 µg) (entspr. → 5,2 µmol), Zinkchlorid 1,05 mg (entspr. Zn-Ion 7,7 µmol) (entspr. → 500 µg), Xylitol, Salzsäure 35-39% (zur pH-Wert-Einstellung), Wasser für Injektionszwecke.
EW: Elektrolyte und Spurenelemente.
AG: Bedarfsdeckung an Spurenelementen im Rahmen der intravenösen Ernährung.
AA: I.v. Infusion in einer parenteralen Nährlösung/-emulsion. Nicht unverdünnt anwenden!
DO: TD 1 Ampulle. Kinder ab 15 kg KG: TD 0,1 ml/kg KG.
GA: Totalverschluss der Gallenwege, M. Wilson, Hämochromatose.
SST: Anwendung möglich.
WH: Vorsicht bei Leber- oder Nierenschäden. Auf Überempfindlichkeit achten.
Bei Behandlungsdauer über 4 Wochen Spurenelemente (Mangan) im Plasma überprüfen. Eisenakkumulation vermeiden.
PG: 20 ST * (EKO: N) [€ 174,90]

Addel Junior - Konzentrat zur Herstellung einer Infusionslösung 37F05, 44F
(Z.Nr. 1-37628) RP. P. B05XA31

ZI: Laboratoire Aguettant, Lyon, Frankreich
Z: 1 Ampulle zu 10 ml enthält: Zink gluconat 6970 µg (entspr. Zink 15,3 µmol) (entspr. → 1000 µg), Kupfer gluconat 1428 µg (entspr. Kupfer 3,15 µmol) (entspr. → 200 µg), Mangan gluconat 40,52 µg (entspr. Mangan 0,091 µmol) (entspr. → 5 µg), Kaliumiodid 13,08 µg (entspr. Iod, Spurenelement 0,079 µmol) (entspr. → 10 µg) (entspr. Kalium 3,1 µg) (entspr. → 0,08 µmol), Natriumselenit 43,81 µg (entspr. Selen 0,253 µmol) (entspr. → 20 µg) (entspr. Natrium 11,6 µg) (entspr. → 0,506 µmol), Salzsäure zur pH-Wert-Einstellung, Wasser für Injektionszwecke; Osmolarität: 15 mosmol/l.
EW: Elektrolytlösung mit Spurenelementen.
AG: I.v. Ernährung von Früh- und Neugeborenen, Säuglingen und Kindern.
AA: I.v. nach Verdünnung.
DO: Kinder unter 20 kg KG: TD 1 ml/kg KG, MTD 20 ml.
Kinder ab 20 kg KG: TD 20 ml.
GA: M. Wilson.
NW: Lokale Schmerzen.
WH: Vorsicht bei verminderter biliärer Ausscheidung, eingeschränkter Nierenfunktion, Hyperthyreose. Mangankonzentration im Blut überwachen.
PG: 10 ST * (EKO: N) [€ 160,50]

Adempas 0,5 mg - Filmtabletten 10A09, 10C
(Z.Nr. EU/1/13/907/*) NR. P. C02KX05

ZI: Bayer, Leverkusen, Deutschland
Z: 1 Filmtablette enthält: Riociguat 0,5 mg, Tablettenkern: Cellulose, mikrokristalline, Crospovidon Typ B, Hypromellose 5cP, Magnesium stearat, Lactose 37,8 mg (entspr. Lactose monohydrat), Natriumdodecylsulfat; Filmüberzug: Hyprolose, Hypromellose 3cP, Propylenglycol, Titandioxid.
EW: Stimuliert lösliche Guanylatzyklase, anihypertensiv.
AG: Chronisch thromboembolische pulmonale Hypertonie (CTEPH), pulmonal arterielle Hypertonie (PAH).
AA: Oral. Bei Schluckstörungen ev. Tabletten unmittelbar vor der Anwendung zerstoßen und mit weicher Nahrung verabreichen.
DO: Initial 3mal tgl. 1 mg für 2 Wochen. Alle 2 Wochen um 3mal tgl. 0,5 mg steigern. Erhaltungsdosis 3mal tgl. 2,5 mg. Nach Unterbrechen der Behandlung wieder mit 3mal tgl. 1 mg beginnen. Dosisanpassung bei Rauchern. Bei Kindern und Jugendlichen nicht anwenden.
GA: Schwere Leberschäden, systolischer Blutdruck <95 mm Hg bei Behandlungsbeginn, pulmonale Hypertonie mit idiopathischen interstitiellen Pneumonien.
SST: Gegenanzeige. Zuverlässige Verhütung erforderlich.
NW: Kopfschmerz, Schwindel, Magen/Darm, Ödeme, Lungenblutung.
WW: Kontraindiziert: Nitrate, NO-Donatoren, PDE5-Hemmer (z.B. Sildenafil), "Poppers". Sildenafil mindestens 24 Std. und Tadalafil mindestens 48 Std. vor Riociguat absetzen. Riociguat mindestens 24 Std. vor PDE-Hemmer absetzen.
Nicht empfohlen: Azol-Antimykotika, hochaktive antiretrovirale Therapie (HAART): Gefahr einer Hypotonie; Anfangsdosis auf 3mal tgl. 0,5 mg reduzieren. Vorsicht: Antazida (mindestens 2 Std. vor oder 1 Std. nach Riociguat einnehmen). Erlotinib, Granisetron (Substrate für CYP1A1). Starke CYP3A4-Induktoren können Riociguat-Plasmaspiegel reduzieren.
WH: Bei pulmonalen veno-okklusiven Erkrankungen nicht empfohlen. Risiko einer schwerwiegenden Blutung der Atemwege beachten, besonders bei Antikoagulation. Bei schweren Nierenschäden nicht empfohlen. Mit dem Rauchen aufhören. Verkehrshinweis.
PG: 42 ST RE1 (EKO: Y) [€ 1.669,45]

Adempas 1 mg - Filmtabletten 10A09, 10C
(Z.Nr. EU/1/13/907/*) NR. P. C02KX05

ZI: Bayer, Leverkusen, Deutschland
Z: 1 Filmtablette enthält: Riociguat 1 mg, Tablettenkern: Cellulose, mikrokristalline, Crospovidon Typ B, Hypromellose 5cP, Magnesium stearat, Lactose 37,2 mg (entspr. Lactose monohydrat), Natriumdodecylsulfat; Filmüberzug: Hyprolose, Hypromellose 3cP, Propylenglycol, Titandioxid, Eisen(III)-hydroxid-oxid x H2O.
Kurzinformation: siehe Adempas 0,5 mg - Filmtabletten, → S. 36
PG: 42 ST RE1 (EKO: Y) [€ 1.669,45], 84 ST RE1 (EKO: Y) [€ 3.305,15]

Adempas 1,5 mg - Filmtabletten 10A09, 10C
(Z.Nr. EU/1/13/907/*) NR. P. C02KX05

ZI: Bayer, Leverkusen, Deutschland
Z: 1 Filmtablette enthält: Riociguat 1,5 mg, Tablettenkern: Cellulose, mikrokristalline, Crospovidon Typ B, Hypromellose 5cP, Magnesium stearat, Lactose 36,8 mg (entspr. Lactose monohydrat), Natriumdodecylsulfat; Filmüberzug: Hyprolose, Hypromellose 3cP, Propylenglycol, Titandioxid, Eisen(III)-hydroxid-oxid x H2O.
Kurzinformation: siehe Adempas 0,5 mg - Filmtabletten, → S. 36
PG: 42 ST RE1 (EKO: Y) [€ 1.669,45], 84 ST RE1 (EKO: Y) [€ 3.305,15]

Adempas 2 mg - Filmtabletten 10A09, 10C
(Z.Nr. EU/1/13/907/*) NR. P. C02KX05

ZI: Bayer, Leverkusen, Deutschland
Z: 1 Filmtablette enthält: Riociguat 2 mg, Tablettenkern: Cellulose, mikrokristalline, Crospovidon Typ B, Hypromellose 5cP, Magnesium stearat, Lactose 36,3 mg (entspr. Lactose monohydrat), Natriumdodecylsulfat; Filmüberzug: Hyprolose, Hypromellose 3cP, Propylenglycol, Titandioxid, Eisen(III)-hydroxid-oxid x H2O, Eisen(III)-oxid.
Kurzinformation: siehe Adempas 0,5 mg - Filmtabletten, → S. 36
PG: 42 ST RE1 (EKO: Y) [€ 1.669,45], 84 ST RE1 (EKO: Y) [€ 3.305,15]

Adempas 2,5 mg - Filmtabletten 10A09, 10C
(Z.Nr. EU/1/13/907/*) NR. P. C02KX05

ZI: Bayer, Leverkusen, Deutschland
Z: 1 Filmtablette enthält: Riociguat 2,5 mg, Tablettenkern: Cellulose, mikrokristalline, Crospovidon Typ B, Hypromellose 5cP, Magnesium stearat, Lactose 35,8 mg (entspr. Lactose monohydrat), Natriumdodecylsulfat; Filmüberzug: Hyprolose, Hypromellose 3cP, Propylenglycol, Titandioxid, Eisen(III)-hydroxid-oxid x H2O, Eisen(III)-oxid.
Kurzinformation: siehe Adempas 0,5 mg - Filmtabletten, → S. 36
PG: 42 ST RE1 (EKO: Y) [€ 1.669,45], 84 ST RE1 (EKO: Y) [€ 3.305,15]

Adempas 2,5 mg - Filmtabletten 10A09, 10C
(Z.Nr. EU/1/13/907/*) NR. P. Parallelimport. C02KX05

V: Abacus Medicine, Copenhagen, Dänemark
Z: 1 Filmtablette enthält: Riociguat 2,5 mg, Tablettenkern: Cellulose, mikrokristalline, Crospovidon Typ B, Hypromellose 5cP, Magnesium stearat, Lactose 35,8 mg (entspr. Lactose monohydrat), Natriumdodecylsulfat; Filmüberzug: Hyprolose,

Hypromellose 3cP, Propylenglycol, Titandioxid, Eisen(III)-hydroxid-oxid x H2O, Eisen(III)-oxid.
PG: 84 ST RE1 (EKO: Y) [€ 3.239,70]

Adempas 2,5 mg - Filmtabletten 10A09, 10C
(Z.Nr. EU/1/13/907/*) NR. P. Parallelimport. C02KX05
V: Orifarm, Leverkusen, Deutschland
Z: 1 Filmtablette enthält: Riociguat 2,5 mg, Tablettenkern: Cellulose, mikrokristalline, Crospovidon Typ B, Hypromellose 5cP, Magnesium stearat, Lactose 35,8 mg (entspr. Lactose monohydrat), Natriumdodecylsulfat; Filmüberzug: Hyprolose, Hypromellose 3cP, Propylenglycol, Titandioxid, Eisen(III)-hydroxid-oxid x H2O, Eisen(III)-oxid.
PG: 84 ST RE1 (EKO: Y) [€ 3.239,70]

Adenosin Baxter 3 mg/ml - Injektionslösung 30E04
(Z.Nr. 1-36528) RP. P. n.l. C01EB10
ZI: Baxter Holding, Utrecht, Niederlande
Z: 1 ml Injektionslösung enthält: Adenosin 3 mg, Natriumchlorid (entspr. Natrium 3,542 mg), Wasser für Injektionszwecke.
PG: 5 ST * (EKO: N) [€ 70,05 n.l.]

Adenuric 80 mg - Filmtabletten 28A01
(Z.Nr. EU/1/08/447/*) RP. P. M04AA03
ZI: Menarini International Operations, Luxemburg
Z: 1 Filmtablette enthält: Febuxostat 80 mg, Tablettenkern: Lactose monohydrat 76,5 mg, Cellulose, mikrokristalline, Magnesium stearat, Hyprolose, Croscarmellose natrium, Siliciumdioxid hydrat; Filmüberzug: Opadry II gelb 85-F-42129 (entspr. Poly(vinylalkohol)) (entspr. Titandioxid) (entspr. Macrogol 3350) (entspr. Talkum) (entspr. Eisen(III)-hydroxid-oxid x H2O).
EW: Urikostatikum.
AG: Chronische Hyperurikämie, wenn bereits Uratablagerungen vorliegen.
AA: 1x tgl. oral.
DO: TD 80 mg, bei Bedarf (Serumharnsäure nach 2-4 Wochen >6 mg/dl) bis 120 mg. Keine Daten an Kindern und Jugendlichen.
SST: Nicht anwenden.
NW: Leber, Magen/Darm (Durchfall), Kopfschmerzen, Haut (auch schwere Reaktionen), Muskulatur, Herz (selten plötzlicher Herztod), Ödeme, akute Gichtanfälle, Untersuchungen, Niere, schwere Überempfindlichkeit.
WW: Nicht empfohlen: Mercaptopurin, Azathioprin.
Vorsicht: Theophyllin (Keine Daten für 120 mg Febuxostat).
WH: Bei schweren kardiovaskulären Erkrankungen bzw. Organtransplantat- empfängern nicht empfohlen. Mit der Behandlung erst nach Abklingen des akuten Gichtanfalls beginnen. Bei stark erhöhter Harnsäurebildung (z.B. malignen Erkrankungen, Lesch-Nyhan-Syndrom) nicht empfohlen. Vorsicht bei Schilddrüsenerkrankungen. Auf schwere Überempfindlichkeitsreaktionen achten. Kontrolle: Leber. Verkehrshinweis.
PG: 14 ST RE1 (EKO: Y) [€ 9,15], 28 ST RE1 (EKO: Y) [€ 17,15]

Adenuric 80 mg - Filmtabletten 28A01
(Z.Nr. EU/1/08/447/*) RP. P. Parallelimport. M04AA03
nicht im Handel.

Adenuric 80 mg - Filmtabletten 28A01
(Z.Nr. EU/1/08/447/*) RP. P. Parallelimport. M04AA03
V: Orifarm, Leverkusen, Deutschland
Z: 1 Filmtablette enthält: Febuxostat 80 mg, Tablettenkern: Lactose monohydrat 76,5 mg, Cellulose, mikrokristalline, Magnesium stearat, Hyprolose, Croscarmellose natrium, Siliciumdioxid hydrat; Filmüberzug: Opadry II gelb 85-F-42129 (entspr. Poly(vinylalkohol)) (entspr. Titandioxid) (entspr. Macrogol 3350) (entspr. Talkum) (entspr. Eisen(III)-hydroxid-oxid x H2O).
PG: 28 ST RE1 (EKO: Y) [€ 17,15]

Adenuric 120 mg - Filmtabletten 28A01
(Z.Nr. EU/1/08/447/*) RP. P. M04AA03
ZI: Menarini International Operations, Luxemburg
Z: 1 Filmtablette enthält: Febuxostat 120 mg, Tablettenkern: Lactose monohydrat 114,75 mg, Cellulose, mikrokristalline, Magnesium stearat, Hyprolose, Croscarmellose natrium, Siliciumdioxid hydrat; Filmüberzug: Opadry II gelb 85-F-42129 (entspr. Poly(vinylalkohol)) (entspr. Titandioxid) (entspr. Macrogol 3350) (entspr. Talkum) (entspr. Eisen(III)-hydroxid-oxid x H2O).
EW: Urikostatikum.
AG: Chronische Hyperurikämie, wenn bereits Uratablagerungen vorliegen.
Vorbeugung und Behandlung einer Hyperurikämie bei hämatologischen Malignomen und Chemotherapie mit Tumorlyse-Syndrom-Risiko.
AA: 1x tgl. oral.
DO: Chronische Hyperurikämie: TD 80 mg, bei Bedarf (Serumharnsäure nach 2-4 Wochen >6 mg/dl) bis 120 mg.
Tumorlyse-Syndrom: TD 120 mg. Beginn 2 Tage vor der zytotoxischen Therapie, Behandlungsdauer 7 (-9) Tage.
Keine Daten an Kindern und Jugendlichen.
SST: Nicht anwenden.
NW: Leber, Magen/Darm (Durchfall), Kopfschmerzen, Haut (auch schwere Reaktionen), Muskulatur, Herz (selten plötzlicher Herztod), Ödeme, akute Gichtanfälle, Untersuchungen, Niere, schwere Überempfindlichkeit.
WW: Nicht empfohlen: Mercaptopurin, Azathioprin.
Vorsicht: Theophyllin (Keine Daten für 120 mg Febuxostat).
WH: Bei schweren kardiovaskulären Erkrankungen bzw. Organtransplantat- empfängern nicht empfohlen. Mit der Behandlung erst nach Abklingen des akuten Gichtanfalls beginnen. Bei stark erhöhter Harnsäurebildung (z.B. malignen Erkrankungen, Lesch-Nyhan-Syndrom) nicht empfohlen. Vorsicht bei Schilddrüsenerkrankungen. Auf schwere Überempfindlichkeitsreaktionen achten. Kontrolle: Leber. Verkehrshinweis.
PG: 14 ST RE1 (EKO: Y) [€ 9,15], 28 ST RE1 (EKO: Y) [€ 17,15]

Adenuric 120 mg - Filmtabletten 28A01
(Z.Nr. EU/1/08/447/*) RP. P. Parallelimport. M04AA03
V: Orifarm, Leverkusen, Deutschland
Z: 1 Filmtablette enthält: Febuxostat 120 mg, Tablettenkern: Lactose monohydrat 114,75 mg, Cellulose, mikrokristalline, Magnesium stearat, Hyprolose, Croscarmellose natrium, Siliciumdioxid hydrat; Filmüberzug: Opadry II gelb 85-F-42129 (entspr. Poly(vinylalkohol)) (entspr. Titandioxid) (entspr. Macrogol 3350) (entspr. Talkum) (entspr. Eisen(III)-hydroxid-oxid x H2O).
PG: 28 ST RE1 (EKO: Y) [€ 17,15]

🐾 *Adequan IM 500 mg/5 ml - Injektionslösung für Pferde* 840A
(Z.Nr. 8-00457) RP. P. nicht im Handel. QM01AX12

Aderolio 0,25 mg - Tabletten 33B
(Z.Nr. 1-38503) NR. P. nicht im Handel. L04AA18

Aderolio 0,5 mg - Tabletten 33B
(Z.Nr. 1-38504) NR. P. nicht im Handel. L04AA18

Aderolio 0,75 mg - Tabletten 33B
(Z.Nr. 1-38505) NR. P. nicht im Handel. L04AA18

Aderolio 1 mg - Tabletten 33B
(Z.Nr. 1-38506) NR. P. nicht im Handel. L04AA18

Adjupanrix - Suspension und Emulsion zur Herstellung einer Emulsion zur Injektion 36A23
(Z.Nr. EU/1/09/578/*) NR. P. E. nicht im Handel. J07BB02

Adjuvin 50 mg - Filmtabletten 49A02
(Z.Nr. 1-25974) NR. P. N06AB06
ZI: G.L. Pharma, Lannach
Z: 1 Filmtablette enthält: Sertralin 50 mg, Tablettenkern: Cellulose, mikrokristalline, Carboxymethylstärke, Natrium Typ A (entspr. Natrium 0,315 mg), Calcium hydrogenphosphat dihydrat, Hydroxypropylcellulose, Polysorbat 80, Magnesium stearat; Filmüberzug: Hypromellose, Propylenglykol, Titandioxid.
EW: Antidepressivum.
AG: Depressionen, Zwangsstörungen (auch bei Kindern und Jugendlichen), Panikstörung (mit und ohne Agoraphobie), posttraumatische Belastungs- störungen, soziale Angststörung.
AA: Unzerkaut einmal tgl. (morgens oder abends) mit oder ohne Mahlzeit einnehmen.
DO: ED 50 mg, bei Panikstörung bzw. posttraumatischen Belastungsstörungen und sozialer Angststörung initial ev. 25 mg. Bei Bedarf langsam um 50 mg steigern, MTD 200 mg. Erhaltungsdosis so niedrig wie möglich. Vorsicht bei Leber- und/oder Nierenschäden.
Kinder ab 6 Jahren mit Zwangsstörung: TD initial 25 mg, nach 1 Woche ev. 50 mg.
Jugendliche mit Zwangsstörung: TD initial 50 mg; Dosissteigerung bei Bedarf, MTD 200 mg.
GA: MAO-Hemmer-Therapie, instabile Epilepsie.
SST: Nutzen/Risiko-Abwägung. Erhöhtes Risiko einer persistierenden pulmonalen Hypertonie bei Neugeborenen beachten.
NW: Magen/Darm, ZNS, Vegetativum, Manie, Herz, Blut, Leber, Haut, Absetz- symptomatik, vereinzelt Krämpfe, Serotonin-Syndrom.
WW: Kontraindiziert: MAO-Hemmer (cave! Schwere Reaktionen, 14 Tage Abstand), Pimozid.
Nicht empfohlen: ZNS-Dämpfer, Alkohol, andere serotonerge Arzneimittel.
Vorsicht: Gerinnungshemmer verstärkt, Lithium, Phenytoin, Triptane.
Grapefruitsaft meiden.

WH: Suizidgefahr zu Therapiebeginn beachten. Verkehrshinweis. Bei Krampfan- fällen absetzen. Bei Kindern und Jugendlichen außer bei Zwangsstörungen nicht anwenden.
PG: 10 ST (2) (EKO: G) [€ 5,05], 30 ST (EKO: G) [€ 14,30]

Adjuvin 100 mg - Filmtabletten 49A02

(Z.Nr. 1-25975) NR. P. N06AB06
ZI: G.L. Pharma, Lannach
Z: 1 Filmtablette enthält: Sertralin 100 mg, Tablettenkern: Cellulose, mikrokristalline, Carboxymethylstärke, Natrium Typ A (entspr. Natrium 0,63 mg), Calcium hydrogenphosphat dihydrat, Hydroxypropylcellulose, Polysorbat 80, Magnesium stearat; Filmüberzug: Hypromellose, Propylenglykol, Titandioxid.
Kurzinformation: siehe Adjuvin 50 mg - Filmtabletten, → S. 37
PG: 10 ST (2) (EKO: G) [€ 5,15], 30 ST (EKO: G) [€ 14,40]

Adler HOM YvoAzem - Streukügelchen 22X

(Z.Nr. 3-37511) RPF. P. V03AX
ZI: Adler Pharma, Zell am See
Z: 1 g (ca. 120 Streukügelchen) wird hergestellt unter Verwendung von: Acidum formicicum (Homöopathie) D12 1,67 mg, Thryallis glauca (Homöopathie) D12 1,67 mg, Natrium chloratum (Homöopathie) D12 1,67 mg, Berberis vulgaris (Homöopathie) D12 1,67 mg, Zincum isovalerianicum (Homöopathie) D12 1,67 mg, Cardiospermum halicacabum (Homöopathie) D12 1,67 mg, Xylit, Calciumcarbonat.
EW: Homöopathikum.
AG: Neurodermitis.
AA: Auf der Zunge zergehen lassen.
DO: ED 6-10 Streukügelchen.
Kinder von 2 bis 5 Jahren: ED 4-5 Streukügelchen.
Kinder von 3 Monaten bis 2 Jahren: ED 2-3 Streukügelchen.
Akut bis viertelstündlich (bis 12mal tgl.), dann seltener anwenden.
SST: Vorsicht.
PG: 10 G * (EKO: N) [€ 10,90]

Adler HOM Yvodont - Zahnungskügelchen 45X02

(Z.Nr. 3-36919) RPF. P. V03AX
ZI: Adler Pharma, Zell am See
Z: 1 g (ca. 120 Streukügelchen) wird hergestellt unter Verwendung von: Atropa belladonna (Homöopathie) D8 1,67 mg, Matricaria recutita (Homöopathie) D4 1,67 mg, Calcium carbonicum Hahnemanni D6 1,67 mg, Calcium fluoratum (Homöopathie) D6 1,67 mg, Delphinium staphisagria (Homöopathie) D6 1,67 mg, Podophyllum peltatum (Homöopathie) D6 1,67 mg, Xylit, Calciumcarbonat, Spuren von: Laktose.
EW: Homöopathikum.
AG: Zahnungsbeschwerden.
AA: Auf der Zunge zergehen lassen.
DO: Kinder ab 4 Monate: ED 8 Streukügelchen halbstündlich (bei starken Schmerzen auch viertelstündlich).
PG: 10 G * (EKO: N) [€ 10,90]

Adler HOM YvoFlip - Streukügelchen 49X

(Z.Nr. 3-37156) RPF. P. V03AX
ZI: Adler Pharma, Zell am See
Z: 1 g (ca. 120 Kügelchen) enthält: Ambra grisea (Homöopathie) D12 2 mg, Argentum nitricum (Homöopathie) D12 2 mg, Kalium bromatum (Homöopathie) D12 2 mg, Phosphorus (Homöopathie) D12 2 mg, Zincum isovalerianicum (Homöopathie) D12 2 mg, Xylitol, Calciumcarbonat.
EW: Homöopathikum.
AG: Folgen nervöser Übererregbarkeit bei Kindern und Jugendlichen.
AA: Auf der Zunge zergehen lassen.
DO: Jugendliche: 1- bis 3-mal täglich 5-8 Streukügelchen.
Kinder von 6 bis 11 Jahren: 1- bis 3-mal täglich 4-7 Streukügelchen.
Kinder von 1 bis 5 Jahren: 1- bis 3-mal täglich 3-5 Streukügelchen.
Für Kinder unter 1 Jahr nicht empfohlen.
SST: Nicht empfohlen.
PG: 10 G * (EKO: N) [€ 10,90]

Adler HOM YvoSniff - Streukügelchen 50X04

(Z.Nr. 3-38050) RPF. P. V03AX
ZI: Adler Pharma, Zell am See
Z: 1 g (ca. 120 Streukügelchen) enthält: Euphrasia 3c D4 1,67 mg, Allium cepa (Homöopathie) D4 1,67 mg, Lobaria pulmonaria (Homöopathie) D4 1,67 mg, Schoenocaulon officinale (Homöopathie) D4 1,67 mg, Acidum formicicum (Homöopathie) D12 1,67 mg, Thyrallis glauca (Homöopathie) D6 1,67 mg, Xylit, Calciumcarbonat.
EW: Homöopathikum.
AG: Akutbeschwerden allergischen Schnupfens.
AA: Bis 30 min vor oder ab 30 min nach einer Mahlzeit Kügelchen auf der Zunge zergehen lassen.
DO: Personen ab 1 Jahr (unter 5 Jahren nur nach ärztlicher Beratung): ED 7 Streukügelchen. Akut bis viertelstündlich (max. 12mal tgl.), dann seltener.
SST: Vorsicht.
PG: 10 G * (EKO: N) [€ 10,90]

Adler HOM YvoSting - Streukügelchen 22X

(Z.Nr. 3-37510) RPF. P. V03AX
ZI: Adler Pharma, Zell am See
Z: 1 g (ca. 120 Streukügelchen) wird hergestellt unter Verwendung von: Thuja occidentalis (Homöopathie) D4 2 mg, Kalium chloratum (Homöopathie) D6 2 mg, Acidum silicicum (Homöopathie) D6 2 mg, Berberis vulgaris (Homöopathie) D6 2 mg, Zincum metallicum (Homöopathie) D12 2 mg, Xylitol, Calciumcarbonat, Spuren von: Lactose monohydrat.
EW: Homöopathikum.
AG: Juckende und entzündliche Schwellungen nach Insektenbissen oder Impfungen.
AA: Auf der Zunge zergehen lassen.
DO: ED 6-10 Streukügelchen.
Kinder von 2 bis 5 Jahren: ED 4-5 Streukügelchen.
Kinder von 3 Monaten bis 2 Jahren: ED 2-3 Streukügelchen.
Akut bis viertelstündlich (bis 12mal tgl.), dann 3mal tgl. anwenden.
SST: Vorsicht.
PG: 10 G * (EKO: N) [€ 10,90]

Adler HOM YvoTour - Streukügelchen 08X

(Z.Nr. 3-37157) RPF. P. V03AX
ZI: Adler Pharma, Zell am See
Z: 1 g (ca. 120 Kügelchen) enthält: Anamirta cocculus (Homöopathie) D4 2 mg, Veratrum album (Homöopathie) D4 2 mg, Strychnos nux-vomica (Homöopathie) D6 2 mg, Argentum nitricum (Homöopathie) D12 2 mg, Nicotiana tabacum (Homöopathie) D12 2 mg, Xylit, Calciumcarbonat.
EW: Homöopathikum.
AG: Reisekrankheit.
AA: Auf der Zunge zergehen lassen.
DO: Am Tag vor der Reise 3mal tgl. 7 Streukügelchen.
Am Reisetag: 1-2mal vor der Abreise sowie während der Reise je nach Befinden mehrmals tgl. 7 Streukügelchen.
Für Kinder unter 3 Jahren nicht empfohlen.
SST: Vorsicht.
PG: 10 G * (EKO: N) [€ 10,90]

Adol spag. Peka - Tropfen zum Einnehmen 02X

(Z.Nr. 3-00392) RPF. P. V03AX
ZI: Pekana Naturheilmittel, Kißlegg, Deutschland
Z: 1 g (= 1,05 ml = 45 Tropfen) enthält: Aconitum napellus (Homöopathie) D12 130 mg, Semecarpus anacardium (Homöopathie) D6 130 mg, Bryonia spag. Peka D3 110 mg, Gelsemium sempervirens (Homöopathie) D4 130 mg, Menyanthes trifoliata (Homöopathie) D3 105 mg, Schoenocaulon officinale (Homöopathie) D3 105 mg, Spigelia anthelmia (Homöopathie) D3 140 mg, Piper methysticum-spag. Peka D8 150 mg, Ethanol 96% (entspr. Gesamtethanolgehalt ca. 40 % (V/V)), Wasser, gereinigtes.
EW: Homöopathikum (spagyrisch).
AG: Unterstützend bei Kopf-, Nerven- und Gliederschmerzen.
AA: In etwas Wasser verdünnt vor den Mahlzeiten einnehmen.
DO: Max. 8 mal tgl. 20 Tropfen.
Kinder 2-12 Jahre: Max. 8 mal tgl. 5 Tropfen.
SST: Vorsicht.
PG: 50 ML * (EKO: N) [€ 14,05]

Adolomed 250 mg/300 mg/50 mg - Tabletten 02B08

(Z.Nr. 1-18142) RP. P. N02BE51
ZI: Kwizda Pharma, Wien
Z: 1 Tablette enthält: Propyphenazon 250 mg, Paracetamol 300 mg, Coffein 50 mg, Cellulose, mikrokristalline, Povidon, Talk, Magnesium stearat, Crospovidon.
EW: Analgetisch, antipyretisch.
AG: Schmerz- und Fieberzustände (symptomatisch).
DO: 3-4mal tgl. 1 Tablette bei Bedarf. MTD 60 mg Paracetamol/kg KG. Nicht für Kinder und Jugendliche.
GA: Knochenmarkschäden, hämolytische Anämie, schwere Herz-, Leber- und Nierenschäden, Alkoholismus.
SST: Gegenanzeige.
NW: Übelkeit, allergische Haut- und Schleimhautläsionen, Blutbild, Asthma, anaphylaktischer Schock, Ödeme, Hypertonie, Herzinsuffizienz, Kopfdruck oder Schlafstörungen durch Coffein. Nieren- und schwere Leberschäden durch Paracetamolabusus.
Bei Überdosierung Bewusstlosigkeit, Krämpfe, Herzrhythmusstörungen.
WW: Leberenzym-induzierende Arzneimittel (z.B. Barbiturate, Antiepileptika, Rifampicin), Salizylamid, Metoclopramid, Alkohol,

Chloramphenicol, Anti- koagulantien, Ergotamin, Alkohol. Wechselwirkungen der Einzelsubstanzen beachten.
WH: Vorsicht bei Hypertonie, Gilbert-Syndrom, Magen/Darm-Ulzera oder Blutun- gen. Auf Blutbildschäden achten. Bei Paracetamol-Vergiftung binnen 10 Stunden N-Acetyl-Cystein (z.B. Mucomyst-Lösung) oral (initial 140 mg/kg KG, nach 8 Stunden 70 mg/kg alle 4 Stunden).
PG: 10 ST * (EKO: N) [€ 3,15], 30 ST * (EKO: N) [€ 7,10], 50 ST * (EKO: N) [€ 10,40]

Adolorin Ibuforte 400 mg - Dragees

02B04, 13B02

(Z.Nr. 1-24505) RPF. W10. P. M01AE01

ZI: Kwizda Pharma, Wien
Z: 1 Dragee enthält: Ibuprofen 400 mg, Tablettenkern: Siliciumdioxid, Maisstärke, Copovidon, Alginsäure, Cellulose, mikrokristalline, Magnesium stearat; Tablettenüberzug: Saccharose 126,83 mg, (entspr. Titandioxid) (entspr. Talk) (entspr. Carmellose natrium) (entspr. Maisstärke) (entspr. Povidon K25) (entspr. Carnaubawachs).
EW: Nichtsteroidales Antirheumatikum.
AG: Leichte bis mäßig starke Schmerzen; Schmerzen und Fieber bei Erkältungskrankheiten und grippalen Infekten.
AA: Unzerkaut mit Flüssigkeit zu den Mahlzeiten.
DO: Möglichst niedrig dosiert und kurzzeitig anwenden: Bei Bedarf 1 Dragee, MTD 3 Dragees. Für Kinder oder Personen unter 40 kg KG nicht geeignet.
GA: Blutungen, Blutungsneigung, Magen/Darm-Ulcera, schwere Leber-, Nieren-, Herzinsuffizienz, Blutbildschäden, Gerinnungsstörungen, schwere Dehydratation.
SST: Gegenanzeige im 3. Trimenon, sonst strenge Indikationsstellung.
NW: Magen/Darm (selten Ulcera), ZNS (Kopfschmerzen, selten Konfusion, Seh- und Hörstörungen, vereinzelt aseptische Meningitis), Haut (DRESS, akute generalisierte exanthematische Pustulose), sehr selten Lyell- und Stevens-Johnson-Syndrom), Blutbild, Nierenversagen, Bronchospasmus, Fieber, Blutdruckabfall oder -anstieg, angioneurotisches Ödem, Herzinsuffizienz, Beeinflussung von Laborparametern, Leber.
WW: Alkohol meiden. Nicht empfohlen: ASS. Vorsicht: Antikoagulantien, Kortikosteroide, Blutdrucksenker (verstärkt), Probenecid (erhöht Ibuprofen-Plasmaspiegel), Lithium (erhöhte Serumspiegel), Alkohol, Sulfonylharnstoffe (Hypoglykämie), Methotrexat (Toxizität), Antacida (verminderte Resorption), Digoxin, Phenytoin (erhöhte Serumspiegel), Pemetrexed (2 Tage Abstand).
WH: Vorsicht bei Bluthochdruck, erhöhtem kardiovaskulären Risiko, Magen/Darm- Erkrankungen in der Anamnese. Auf Magen/Darm-Blutungen, schwere Hautreaktionen, Überempfindlichkeit achten. Leicht erhöhtes Risiko für arterielle thrombotische Ereignisse beachten.
Kontrollen: Blutbild, Leber, Niere. Verkehrshinweis. Larvierung von Infektionskrankheiten (Symptome) möglich. Alkohol meiden.
PG: 20 ST * (EKO: N) [€ 7,95], 40 ST * (EKO: N) [€ 13,25]

Adport 0,5 mg - Hartkapseln

33B

(Z.Nr. 1-28954) NR. P. L04AD02

ZI: Sandoz, Kundl
Z: 1 Hartkapsel enthält: Tacrolimus 0,5 mg (entspr. Tacrolimus monohydrat), Kapselinhalt: Hypromellose, Lactose 46,1 mg (entspr. Lactose monohydrat), Croscarmellose natrium, Magnesium stearat; Hartgelatinekapsel: Gelatine, Titandioxid, Natriumdodecylsulfat, Sorbitan laurat, Eisenoxid gelb.
EW: Immunsuppressiv.
AG: Prophylaxe der Transplantatabstoßung bei Leber-, Nieren- und Herztransplantatempfängern.
Behandlung der Transplantatabstoßung bei Therapieresistenz gegenüber anderen Immunsuppressiva.
AA: Unzerkaut mit Flüssigkeit 1 Std. vor oder 2-3 Std. nach Mahlzeiten, nicht mit Grapefruitsaft. Trocknungsmittel nicht schlucken.
DO: Stets dieselbe Tacrolimus-Formulierung beibehalten.
Prophylaxe:
Nach Lebertranplantationen: Initial 0,1-0,2 mg/kg KG/Tag oral in 2 ED; Kinder: 0,3 mg/kg KG/Tag in 2 ED.
Nach Nierentransplantationen: Initial 0,2-0,3 mg/kg KG/Tag oral in 2 ED; Kinder: 0,3 mg/kg KG/Tag in 2 ED.
Nach Herztransplantation: Nach Antikörperinduktion 0,075 mg/kg KG/Tag in 2 ED.
Ohne Antikörperinduktion TD initial 2-4 mg.
Kinder: 0,1-0,3 mg/kg KG/Tag in 2 ED.
Behandlung: TD 0,1-0,3 mg/kg KG/Tag.
Dosierung unter Blutspiegelbestimmung, Details siehe Austria-Codex - Fachinformation.
SST: Nutzen/Risiko-Abwägung, nicht stillen.
NW: Herz/Kreislauf (Hypertonie oder Hypotonie, Angina pectoris, QT-Verlängerungen, Arrhythmien, Thrombosen, Infarkt), ZNS, Niere, Magen/Darm, Leber, Stoffwechsel, Lunge, Haut, Augen (Sehverlust), Allergie/Anaphylaxie, Blut, Infektionen, Tumore, posteriores reversibles Enzephalopathie-Syndrom (PRES), Pure Red Cell Aplasia (PRCA), Labor, febrile Neutropenie.
WW: Nicht empfohlen: Ciclosporin, abgeschwächte Lebendimpfstoffe, Johanniskraut, Kalium, kaliumsparende Diuretika.
Vorsicht: CYP3A4-Induktoren und Hemmer, Mycophenolsäure.
Erhöhte Tacrolimus-Spiegel durch Azole, Erythromycin, Proteasehemmer, Ombitasvir / Paritaprevir /Ritonavir, Letermovir, Cobicistat, Nilotinib, Imatinib, Lansoprazol, Prokinetika.
Erniedrigte Tacrolimus-Spiegel durch Rifampicin, Phenytoin, Phenobarbital. Carbamazepoin, Metamizol, Isoniazid.
Verstärkte Nephrotoxizität durch Amphotericin B, Ibuprofen.
Vorsicht mit QT-verlängernden Substanzen.
WH: Nur von entsprechend erfahrenen Ärzten in entsprechenden Einrichtungen anzuwenden. Therapieumstellungen nur unter engmaschiger Kontrolle durchführen. Anwendungsfehler vermeiden. Sonnen- oder UV-Licht meiden. Verkehrshinweis. Auf Kardiomyopathien, lymphoproliferative Erkrankungen achten.
PG: 50 ST IND (2) (EKO: G) [€ 70,75]

Adport 1 mg - Hartkapseln

33B

(Z.Nr. 1-28955) NR. P. L04AD02

ZI: Sandoz, Kundl
Z: 1 Hartkapsel enthält: Tacrolimus 1 mg (entspr. Tacrolimus monohydrat), Kapselinhalt: Hypromellose, Lactose 45 mg (entspr. Lactose monohydrat), Croscarmellose natrium, Magnesium stearat; Hartgelatinekapsel: Gelatine, Titandioxid, Natriumdodecylsulfat, Sorbitan laurat, Eisenoxid gelb, Eisenoxid rot, Eisenoxid schwarz.
Kurzinformation: siehe Adport 0,5 mg - Hartkapseln, → S. 39
PG: 50 ST IND (2) (EKO: G) [€ 111,80]

Adport 2 mg - Hartkapseln

33B

(Z.Nr. 1-35723) NR. P. L04AD02

ZI: Sandoz, Kundl
Z: 1 Hartkapsel enthält: Tacrolimus 2 mg (entspr. Tacrolimus monohydrat), Kapselinhalt: Hypromellose, Lactose 90 mg (entspr. Lactose monohydrat), Croscarmellose natrium, Magnesium stearat; Hartgelatinekapsel: Gelatine, Titandioxid, Eisenoxid gelb, Eisenoxid rot, FD&C Blue 1, Schellack, Propylenglycol, Kaliumhydroxid, Eisenoxid schwarz.
Kurzinformation: siehe Adport 0,5 mg - Hartkapseln, → S. 39
PG: 50 ST IND (2) (EKO: G) [€ 177,85]

Adport 5 mg - Hartkapseln

33B

(Z.Nr. 1-28956) NR. P. L04AD02

ZI: Sandoz, Kundl
Z: 1 Hartkapsel enthält: Tacrolimus 5 mg (entspr. Tacrolimus monohydrat), Kapselinhalt: Hypromellose, Lactose 225,1 mg (entspr. Lactose monohydrat), Croscarmellose natrium, Magnesium stearat; Hartgelatinekapsel: Gelatine, Titandioxid, Natriumdodecylsulfat, Sorbitan laurat, Eisenoxid rot.
Kurzinformation: siehe Adport 0,5 mg - Hartkapseln, → S. 39
PG: 50 ST IND (2) (EKO: G) [€ 311,20]

Adrenalin Aguettant 1 mg/10 ml (1:10.000) - Injektionslösung in einer Fertigspritze

39A01

(Z.Nr. 1-36724) RP. P. C01CA24

ZI: Laboratoire Aguettant, Lyon, Frankreich
Z: 1 Fertigspritze mit 10 ml enthält: Adrenalin 1 mg (entspr. Adrenalin tartrat), Natriumchlorid, (entspr. Natrium 35,4 mg) (entspr. → 1,54 mmol), Salzsäure zur pH-Wert-Einstellung, Natriumhydroxid-Lösung zur pH-Wert Einstellung, Wasser für Injektionszwecke.
EW: Katecholamin, wirkt direkt alpha- und beta-sympathomimetisch.
AG: Kardiopulmonale Reanimation, akute Anaphylaxie.
AA: I.v., intraossär, endotracheal.
DO: Kardiopulmonale Reanimation: 10 ml (1 mg) wiederholt alle 3-5 min i.v. oder intraossär. Endotracheal 20-25 ml als letzte Option. Kinder ab 5 kg KG: 0,1 ml/kg KG, MED 10 ml wiederholt alle 3-5 min i.v. oder intraossär. Endotracheal 1 ml/kg KG, MED 25 ml als letzte Option.
Herzstillstand nach Herzoperationen: 0,5 oder 1 ml i.v. bis zum Wirkungseintritt.
Akute Anaphylaxie (nur für Erwachsene): Titriert 0,5 ml i.v., nicht i.m.
SST: Nutzen/Risiko-Abwägung; in der 2. Phase der Wehen nicht anwenden. Nicht stillen.
NW: Herz/Kreislauf, ZNS, Psyche, Mydriasis, Augendruckerhöhung, Stoffwechsel, Magen/Darm, lokale Reaktionen.
WW: Vorsicht: Flüchtige halogenierte Anästhetika, Antidepressiva, Sympathomimetika, MAO-Hemmer, Alpha- oder Beta-Blocker, Insulin, orale Antidiabetika.
WH: Nur für die Notfallbehandlung. Kontrollen: EKG; Pulsoxymetrie, Blutdruck, Blutzucker bei Diabetikern. Vorsicht bei älteren Patienten, Prostatahyperplasie, bestehenden schweren Erkrankungen.

PG: 10 ST * (EKO: N) [€ 333,00]

Adriblastin 10 mg - Stechampulle 55B
(Z.Nr. 1-20169) NR. P. E. L01DB01
ZI: Pfizer Corporation Austria, Wien
Z: 1 Durchstechflasche mit 5 ml enthält: Doxorubicin hydrochlorid 10 mg (entspr. Doxorubicin 9,37 mg), Natriumchlorid zur pH-Wert-Einstellung 9 mg/ml, Salzsäure-Lösung zur pH-Wert-Einstellung, Wasser für Injektionszwecke.
EW: Zytostatisches Antibiotikum (Anthrazyklin).
AG: Mono- und Kombinationstherapie von soliden Tumoren, Hämoblastosen, Lymphomen, topisch bei oberflächlichen Harnblasenkarzinomen.
Details siehe Austria-Codex - Fachinformation.
AA: I.v. oder intravesikal. Cave paravasal!
DO: I.v. 60-75 mg/m^2, in Kombinationen 30-60 mg/m^2 pro Zyklus. Maximale kumulative Dosis für Kinder 400 mg/m^2.
Intravesikal: 30-50 mg.
Details siehe Austria-Codex - Fachinformation.
GA: Knochenmarksdepression, Herzschäden, frühere Anthrazyklin-Therapie, schwere Nieren- und Leberschäden, invasive Blasentumore.
SST: Gegenanzeige, Konzeptionsschutz für Frauen und Männer bis 6 Monate nach Therapieende erforderlich.
NW: Knochenmark, Herz, Haarausfall, Magen/Darm, Gewichtszunahme, Haut, Anaphylaxie, sekundäre Leukämie, lokale Reaktionen.
WW: Nicht mit anderen Arzneimitteln mischen. Vorsicht: Myelosuppressiva additiv. Cytarabin (Colitis). Cyclosporin (verstärkte Toxizität). Andere Anthrazykline (Kardiotoxizität).
WH: Nur von mit Zytostatika-Therapie erfahrenen Ärzten anzuwenden.
Kontrollen: Knochenmark, Herz, Leber. Verkehrshinweis. Schutzmaßnahmen für Personal erforderlich.
PG: 5 ML * (EKO: N) [€ 37,20]

Adriblastin 50 mg - Stechampulle 55B
(Z.Nr. 1-20167) NR. P. E. L01DB01
ZI: Pfizer Corporation Austria, Wien
Z: 1 Durchstechflasche mit 25 ml enthält: Doxorubicin hydrochlorid 50 mg (entspr. Doxorubicin 46,86 mg), Natriumchlorid zur pH-Wert-Einstellung 9 mg/ml, Salzsäure-Lösung zur pH-Wert-Einstellung, Wasser für Injektionszwecke.
Kurzinformation: siehe Adriblastin 10 mg - Stechampulle, → S. 40
PG: 25 ML * (EKO: N) [€ 119,10]

Adriblastin 200 mg - Stechampulle 55B
(Z.Nr. 1-20166) NR. P. E. L01DB01
ZI: Pfizer Corporation Austria, Wien
Z: 1 Durchstechflasche mit 100 ml enthält: Doxorubicin hydrochlorid 200 mg (entspr. Doxorubicin 183,43 mg), Natriumchlorid zur pH-Wert-Einstellung 9 mg/ml, Salzsäure-Lösung zur pH-Wert-Einstellung, Wasser für Injektionszwecke.
Kurzinformation: siehe Adriblastin 10 mg - Stechampulle, → S. 40
PG: 100 ML * (EKO: N) [€ 357,25]

Adriblastin 50 mg - Trockenstechampulle 55B
(Z.Nr. 0-16751) NR. P. L01DB01
ZI: Pfizer Corporation Austria, Wien
Z: 1 Durchstechflasche enthält: Doxorubicin hydrochlorid 50 mg (entspr. Doxorubicin 46,86 mg), Methyl-4-hydroxybenzoat 5 mg (entspr. E 218), Lactose.
Kurzinformation: siehe Adriblastin 10 mg - Stechampulle, → S. 40
PG: 1 ST * (EKO: N) [€ 186,40]

Adrisin - Tabletten 05X
(Z.Nr. 3-37459) RPF. P. V03AX
ZI: Biologische Heilmittel Heel, Baden-Baden, Deutschland
Z: 1 Tablette enthält: Acidum arsenicosum (Homöopathie) D8 15 mg, Acidum formicicum (Homöopathie) D8 15 mg, Acidum sulfuricum (Homöopathie) D22 15 mg, Arctium (Homöopathie) D8 15 mg, Arnica montana (Homöopathie) D6 15 mg, Graphites (Homöopathie) D10 15 mg, Histaminum dihydrochloricum (Homöopathie) D8 15 mg, Histaminum dihydrochloricum (Homöopathie) D12 15 mg, Histaminum dihydrochloricum (Homöopathie) D22 15 mg, Ledum palustre (Homöopathie) D8 15 mg, Lycopodium clavatum (Homöopathie) D6 15 mg, Pix liquida (Homöopathie) D10 15 mg, Selenium (Homöopathie) D12 15 mg, Stibium sulfuratum nigrum (Homöopathie) D10 15 mg, Strychnos ignatii (Homöopathie) D6 15 mg, Sulfur (Homöopathie) D12 15 mg, Tellurium metallicum (Homöopathie) D10 15 mg, Thuja occidentalis (Homöopathie) D6 15 mg, Lactose monohydrat 300 mg, Magnesium stearat.
EW: Homöopathikum.
AG: Vorbeugung und Linderung von Allergiesymptomen.
AA: Tabletten langsam im Mund zergehen lassen, bei Kleinkindern unter 3 Jahren Tablette zerdrücken und mit etwas Wasser vermischt verabreichen.
DO: Akut 1 Tablette alle halbe bis ganze Stunde bis 12mal tgl., dann 3mal tgl. 1 Tablette bis zu einer Woche.
Kinder (6-11 Jahre): Akut 1 Tablette alle 1-2 Stunden bis 8mal tgl., dann 2mal tgl. 1 Tablette bis zu einer Woche.
Kinder (2-5 Jahre): Akut 1 Tablette alle 1-2 Stunden bis 6mal tgl., dann 1-2mal tgl. 1 Tablette bis zu einer Woche.
Kleinkinder ab 3 Monaten (nur nach Rücksprache mit dem Arzt): Akut 1 Tablette alle 1-2 Stunden bis 4mal tgl., dann 1mal tgl. 1 Tablette bis zu einer Woche.
SST: Vorsicht.
NW: Vorübergehend Allergien.
PG: 50 ST * (EKO: N) [€ 11,90]

Adrovance 70 mg/2.800 I.E. - Tabletten 38D02
(Z.Nr. EU/1/06/364/*) RP. P. nicht im Handel. M05BB03

Adrovance 70 mg/5.600 I.E. - Tabletten 38D02
(Z.Nr. EU/1/06/364/*) RP. P. nicht im Handel. M05BB03

Advagraf 0,5 mg - Hartkapseln, retardiert 33B
(Z.Nr. EU/1/07/387/*) NR. P. L04AD02
ZI: Astellas Pharma Europe, Leiden, Niederlande
Z: 1 Kapsel enthält: Tacrolimus 0,5 mg (entspr. Tacrolimus monohydrat), Kapselinhalt: Hypromellose, Ethylcellulose, Lactose 51,09 mg (entspr. Lactose monohydrat), Magnesium stearat; Kapselhülle: Titandioxid, Eisen(III)-hydroxid-oxid x H2O, Eisen(III)-oxid, Natriumdodecylsulfat (entspr. Natrium < 1 mmol) (entspr. → < 23 mg), Gelatine; Druckfarbe: Opacode S-1-15083: Schellack, Phospholipide aus Sojabohnen, entölt, Simeticon, Eisen(III)-oxid, Hyprolose.
EW: Calcineurin-Inhibitor, immunsuppressiv.
AG: Prophylaxe der Transplantatabstoßung bei erwachsenen Nieren- oder Lebertransplantatempfängern.
Behandlung der Transplantatabstoßung bei Therapieresistenz gegenüber anderen Immunsuppressiva.
AA: 1mal tgl. (morgens) nüchtern 1 Stunde vor oder 2-3 Stunden nach einer Mahlzeit im Ganzen mit Wasser einnehmen.
DO: Nierentransplantation: Initial 0,2-0,3 mg/kg KG/Tag, Beginn in den ersten 24 Stunden nach der Operation. Dosisreduktion nach Bedarf.
Lebertransplantation: Initial 0,1-0,2 mg/kg KG/Tag, Beginn 12-18 Stunden nach der Operation. Dosisreduktion nach Bedarf.
Umstellung von anderen Tacrolimus-Formulierungen nur unter engmaschiger ärztlicher Kontrolle. Details zur Umstellung von anderen Immunsuppressiva siehe Austria-Codex - Fachinformation.
Dosierung unter Blutspiegelbestimmung.
Für Personen unter 18 Jahren nicht empfohlen.
GA: Makrolid-Überempfindlichkeit, Soja-, Erdnussallergie.
SST: Nutzen/Risiko-Abwägung, nicht stillen.
NW: Tremor, Niereninsuffizienz, Diabetes, Hyperkaliämie, Infektionen, Hypertonie, Psyche, Schlafstörungen, ZNS, Herz (QT-Verlängerung, Arrhythmien), Blutbild, Pure Red Cell Aplasia (PRCA), ZNS (Posteriores Reversibles Enzephalopathie-Syndrom, PRES), Magen/Darm (Perforationen), Leber, Lunge, Augen (Sehverlust), Ohren, Haut, lymphoproliferative Erkrankungen und Malignome. Anwendungsfehler bei unachtsamer Umstellung.
WW: Substrat für CYP 3A4. Erhöhte Tacrolimusspiegel durch CYP3A4-Hemmer: Azole, Erythromycin, HIV-Proteasehemmer (z.B. Ritonavir), HCV-Proteasehemmer, Lansoprazol, Grapefruitsaft. Erniedrigte Tacrolimusspiegel durch CYP3A4-Induktoren: Rifampicin, Phenytoin, Johanniskraut, Phenobarbital, Kortikosteroide (Erhaltungsdosis).
Weitere WW: Ciclosporin (nicht empfohlen), Vorsicht: Orale Kontrazeptiva, Prokinetika, Cimetidin, Antazida, nephro- oder neurotoxische Arzneimittel, Amphotericin B, Ibuprofen, kaliumsparende Diuretika. Mycophenolsäure; Lebendimpfstoffe vermeiden. Hohe Plasmaproteinbindung beachten.
WH: Vorsicht bei Diarrhoe. Auf Kardiomyopathien (QT-Verlängerung) bzw. lymphoproliferative Erkrankungen achten. Erhöhtes Risiko für opportunistische Infektionen beachten. Sonnen- oder UV-Licht meiden. Verkehrshinweis.
PG: 30 ST IND (2) (EKO: G) [€ 62,85]

Advagraf 0,5 mg - Hartkapseln, retardiert 33B
(Z.Nr. EU/1/07/387/*) NR. P. Parallelimport. L04AD02
V: Abacus Medicine, Copenhagen, Dänemark
Z: 1 Kapsel enthält: Tacrolimus 0,5 mg (entspr. Tacrolimus monohydrat), Kapselinhalt: Hypromellose, Ethylcellulose, Lactose 51,09 mg (entspr. Lactose monohydrat), Magnesium stearat; Kapselhülle: Titandioxid, Eisen(III)-hydroxid-oxid x H2O, Eisen(III)-oxid, Natriumdodecylsulfat (entspr. Natrium < 1 mmol) (entspr. → < 23 mg), Gelatine; Druckfarbe: Opacode S-1-15083: Schellack,

Phospholipide aus Sojabohnen, entölt, Simeticon, Eisen(III)-oxid, Hyprolose.
PG: 30 ST IND (2) (EKO: G) [€ 59,70]

Advagraf 0,5 mg - Hartkapseln, retardiert 33B
(Z.Nr. EU/1/07/387/*) NR. P. Parallelimport. L04AD02
nicht im Handel.

Advagraf 0,5 mg - Hartkapseln, retardiert 33B
(Z.Nr. EU/1/07/387/*) NR. P. Parallelimport. L04AD02
V: Orifarm, Leverkusen, Deutschland
Z: 1 Kapsel enthält: Tacrolimus 0,5 mg (entspr. Tacrolimus monohydrat), Kapselinhalt: Hypromellose, Ethylcellulose, Lactose 51,09 mg (entspr. Lactose monohydrat), Magnesium stearat; Kapselhülle: Titandioxid, Eisen(III)-hydroxid-oxid x H2O, Eisen(III)-oxid, Natriumdodecylsulfat (entspr. Natrium < 1 mmol) (entspr. → < 23 mg), Gelatine; Druckfarbe: Opacode S-1-15083: Schellack, Phospholipide aus Sojabohnen, entölt, Simeticon, Eisen(III)-oxid, Hyprolose.
PG: 30 ST IND (2) (EKO: G) [€ 59,70]

Advagraf 0,5 mg - Hartkapseln, retardiert 33B
(Z.Nr. EU/1/07/387/*) NR. P. Parallelimport. L04AD02
nicht im Handel.

Advagraf 1 mg - Hartkapseln, retardiert 33B
(Z.Nr. EU/1/07/387/*) NR. P. L04AD02
ZI: Astellas Pharma Europe, Leiden, Niederlande
Z: 1 Kapsel enthält: Tacrolimus 1 mg (entspr. Tacrolimus monohydrat), Kapselinhalt: Hypromellose, Ethylcellulose, Lactose 102,17 mg (entspr. Lactose monohydrat), Magnesium stearat; Kapselhülle: Titandioxid, Eisen(III)-hydroxid-oxid x H2O, Eisen(III)-oxid, Natriumdodecylsulfat (entspr. Natrium < 1 mmol) (entspr. → < 23 mg), Gelatine; Druckfarbe: Opacode S-1-15083: Schellack, Phospholipide aus Sojabohnen, entölt, Simeticon, Eisen(III)-oxid, Hyprolose.
Kurzinformation: siehe Advagraf 0,5 mg - Hartkapseln, retardiert, → S. 40
PG: 60 ST IND (2) (EKO: G) [€ 173,85]

Advagraf 1 mg - Hartkapseln, retardiert 33B
(Z.Nr. EU/1/07/387/*) NR. P. Parallelimport. L04AD02
V: Abacus Medicine, Copenhagen, Dänemark
Z: 1 Kapsel enthält: Tacrolimus 1 mg (entspr. Tacrolimus monohydrat), Kapselinhalt: Hypromellose, Ethylcellulose, Lactose 102,17 mg (entspr. Lactose monohydrat), Magnesium stearat; Kapselhülle: Titandioxid, Eisen(III)-hydroxid-oxid x H2O, Eisen(III)-oxid, Natriumdodecylsulfat (entspr. Natrium < 1 mmol) (entspr. → < 23 mg), Gelatine; Druckfarbe: Opacode S-1-15083: Schellack, Phospholipide aus Sojabohnen, entölt, Simeticon, Eisen(III)-oxid, Hyprolose.
PG: 60 ST * (EKO: N) [€ 173,55]

Advagraf 1 mg - Hartkapseln, retardiert 33B
(Z.Nr. EU/1/07/387/*) NR. P. Parallelimport. L04AD02
V: Eurim-Pharm, Salzburg
Z: 1 Kapsel enthält: Tacrolimus 1 mg (entspr. Tacrolimus monohydrat), Kapselinhalt: Hypromellose, Ethylcellulose, Lactose 102,17 mg (entspr. Lactose monohydrat), Magnesium stearat; Kapselhülle: Titandioxid, Eisen(III)-hydroxid-oxid x H2O, Eisen(III)-oxid, Natriumdodecylsulfat (entspr. Natrium < 1 mmol) (entspr. → < 23 mg), Gelatine; Druckfarbe: Opacode S-1-15083: Schellack, Phospholipide aus Sojabohnen, entölt, Simeticon, Eisen(III)-oxid, Hyprolose.
PG: 60 ST * (EKO: N) [€ 165,00]

Advagraf 1 mg - Hartkapseln, retardiert 33B
(Z.Nr. EU/1/07/387/*) NR. P. Parallelimport. L04AD02
nicht im Handel.

Advagraf 1 mg - Hartkapseln, retardiert 33B
(Z.Nr. EU/1/07/387/*) NR. P. Parallelimport. L04AD02
V: Orifarm, Leverkusen, Deutschland
Z: 1 Kapsel enthält: Tacrolimus 1 mg (entspr. Tacrolimus monohydrat), Kapselinhalt: Hypromellose, Ethylcellulose, Lactose 102,17 mg (entspr. Lactose monohydrat), Magnesium stearat; Kapselhülle: Titandioxid, Eisen(III)-hydroxid-oxid x H2O, Eisen(III)-oxid, Natriumdodecylsulfat (entspr. Natrium < 1 mmol) (entspr. → < 23 mg), Gelatine; Druckfarbe: Opacode S-1-15083: Schellack, Phospholipide aus Sojabohnen, entölt, Simeticon, Eisen(III)-oxid, Hyprolose.
PG: 60 ST * (EKO: N) [€ 165,00]

Advagraf 3 mg - Hartkapseln, retardiert 33B
(Z.Nr. EU/1/07/387/*) NR. P. L04AD02
ZI: Astellas Pharma Europe, Leiden, Niederlande
Z: 1 Kapsel enthält: Tacrolimus 3 mg (entspr. Tacrolimus monohydrat), Kapselinhalt: Hypromellose, Ethylcellulose, Lactose 306,52 mg (entspr. Lactose monohydrat), Magnesium stearat; Kapselhülle: Titandioxid, Eisen(III)-hydroxid-oxid x H2O, Eisen(III)-oxid, Natriumdodecylsulfat (entspr. Natrium < 1 mmol) (entspr. → < 23 mg), Gelatine; Druckfarbe: Opacode S-1-15083: Schellack, Phospholipide aus Sojabohnen, entölt, Simeticon, Eisen(III)-oxid, Hyprolose.
Kurzinformation: siehe Advagraf 0,5 mg - Hartkapseln, retardiert, → S. 40
PG: 30 ST * (EKO: N) [€ 300,65]

Advagraf 3 mg - Hartkapseln, retardiert 33B
(Z.Nr. EU/1/07/387/*) NR. P. Parallelimport. L04AD02
nicht im Handel.

Advagraf 5 mg - Hartkapseln, retardiert 33B
(Z.Nr. EU/1/07/387/*) NR. P. L04AD02
ZI: Astellas Pharma Europe, Leiden, Niederlande
Z: 1 Kapsel enthält: Tacrolimus 5 mg (entspr. Tacrolimus monohydrat), Kapselinhalt: Hypromellose, Ethylcellulose, Lactose 510,9 mg (entspr. Lactose monohydrat), Magnesium stearat; Kapselhülle: Titandioxid, Eisen(III)-hydroxid-oxid x H2O, Eisen(III)-oxid, Natriumdodecylsulfat (entspr. Natrium < 1 mmol) (entspr. → < 23 mg), Gelatine; Druckfarbe: Opacode S-1-15083: Schellack, Phospholipide aus Sojabohnen, entölt, Simeticon, Eisen(III)-oxid, Hyprolose.
Kurzinformation: siehe Advagraf 0,5 mg - Hartkapseln, retardiert, → S. 40
PG: 30 ST IND (2) (EKO: G) [€ 343,25]

Advagraf 5 mg - Hartkapseln, retardiert 33B
(Z.Nr. EU/1/07/387/*) NR. P. Parallelimport. L04AD02
V: Abacus Medicine, Copenhagen, Dänemark
Z: 1 Kapsel enthält: Tacrolimus 5 mg (entspr. Tacrolimus monohydrat), Kapselinhalt: Hypromellose, Ethylcellulose, Lactose 510,9 mg (entspr. Lactose monohydrat), Magnesium stearat; Kapselhülle: Titandioxid, Eisen(III)-hydroxid-oxid x H2O, Eisen(III)-oxid, Natriumdodecylsulfat (entspr. Natrium < 1 mmol) (entspr. → < 23 mg), Gelatine; Druckfarbe: Opacode S-1-15083: Schellack, Phospholipide aus Sojabohnen, entölt, Simeticon, Eisen(III)-oxid, Hyprolose.
PG: 30 ST IND (2) (EKO: G) [€ 326,05]

Advagraf 5 mg - Hartkapseln, retardiert 33B
(Z.Nr. EU/1/07/387/*) NR. P. Parallelimport. L04AD02
V: EMRAmed Arzneimittel, Trittau, Deutschland
Z: 1 Kapsel enthält: Tacrolimus 5 mg (entspr. Tacrolimus monohydrat), Kapselinhalt: Hypromellose, Ethylcellulose, Lactose 510,9 mg (entspr. Lactose monohydrat), Magnesium stearat; Kapselhülle: Titandioxid, Eisen(III)-hydroxid-oxid x H2O, Eisen(III)-oxid, Natriumdodecylsulfat (entspr. Natrium < 1 mmol) (entspr. → < 23 mg), Gelatine; Druckfarbe: Opacode S-1-15083: Schellack, Phospholipide aus Sojabohnen, entölt, Simeticon, Eisen(III)-oxid, Hyprolose.
PG: 30 ST IND (2) (EKO: G) [€ 325,95]

Advagraf 5 mg - Hartkapseln, retardiert 33B
(Z.Nr. EU/1/07/387/*) NR. P. Parallelimport. L04AD02
V: Eurim-Pharm, Salzburg
Z: 1 Kapsel enthält: Tacrolimus 5 mg (entspr. Tacrolimus monohydrat), Kapselinhalt: Hypromellose, Ethylcellulose, Lactose 510,9 mg (entspr. Lactose monohydrat), Magnesium stearat; Kapselhülle: Titandioxid, Eisen(III)-hydroxid-oxid x H2O, Eisen(III)-oxid, Natriumdodecylsulfat (entspr. Natrium < 1 mmol) (entspr. → < 23 mg), Gelatine; Druckfarbe: Opacode S-1-15083: Schellack, Phospholipide aus Sojabohnen, entölt, Simeticon, Eisen(III)-oxid, Hyprolose.
PG: 30 ST IND (2) (EKO: G) [€ 325,95]

Advagraf 5 mg - Hartkapseln, retardiert 33B
(Z.Nr. EU/1/07/387/*) NR. P. Parallelimport. L04AD02
V: Orifarm, Leverkusen, Deutschland
Z: 1 Kapsel enthält: Tacrolimus 5 mg (entspr. Tacrolimus monohydrat), Kapselinhalt: Hypromellose, Ethylcellulose, Lactose 510,9 mg (entspr. Lactose monohydrat), Magnesium stearat; Kapselhülle: Titandioxid, Eisen(III)-hydroxid-oxid x H2O, Eisen(III)-oxid, Natriumdodecylsulfat (entspr. Natrium < 1 mmol) (entspr. → < 23 mg), Gelatine; Druckfarbe: Opacode S-1-15083: Schellack, Phospholipide aus Sojabohnen, entölt, Simeticon, Eisen(III)-oxid, Hyprolose.
PG: 30 ST IND (2) (EKO: G) [€ 326,05]

Advagraf 5 mg - Hartkapseln, retardiert 33B
(Z.Nr. EU/1/07/387/*) NR. P. Parallelimport. L04AD02
nicht im Handel.

A

🐾 Advantage 40 mg - Lösung zum Auftragen auf die Haut für Hunde 804B

(Z.Nr. 8-00322) RPF. D. QP53AX17
ZI: Bayer Animal Health, Leverkusen, Deutschland
Z: 1 Pipette mit 0,4 ml Lösung enthält: Imidacloprid 40 mg, Butylhydroxytoluol 0,4 mg, Benzylalkohol, Propylencarbonat.
EW: Insektizid.
AG: Flohbefall und Haarlingbefall (Trichodectes canis) bei Hunden bis 4 kg KG.
DO: 1 Pipette auf die Haut auftragen; Wirkdauer 4 Wochen. Bei Haarlingbefall tierärztliche Untersuchung nach 30 Tagen, ev. zweite Behandlung erforderlich.
GA: Unter 8 Wochen alte Saugwelpen.
SST: Keine Unverträglichkeiten zu erwarten.
NW: Speicheln (bitterer Geschmack).
WH: Augen- und Schleimhautkontakt beim Zieltier vermeiden. Frisch behandelte Hunde sollen 48 Std. nicht in Oberflächengewässern schwimmen.
PG: 4 ST VT [€ 27,70]

🐾 Advantage 40 mg - Lösung zum Auftropfen auf die Haut für kleine Katzen und kleine Zierkaninchen 804B

(Z.Nr. 8-01037) RPF. D. QP53AX17
ZI: Bayer Animal Health, Leverkusen, Deutschland
Z: 1 Pipette mit 0,4 ml Lösung enthält: Imidacloprid 40 mg, Butylhydroxytoluol 0,4 mg, Benzylalkohol 332,8 mg, 4-Methyl-1,3-dioxolan-2-on.
EW: Insektizid.
AG: Flohbefall bei Katzen und Zierkaninchen bis 4 kg KG.
AA: Auf der Nackenhaut.
DO: 1 Pipette auf die Haut auftragen; Wirkdauer 3-4 Wochen.
GA: Unter 8 Wochen alte Saugwelpen, unter 10 Wochen alte Zierkaninchen.
SST: Keine Unverträglichkeiten zu erwarten.
NW: Speicheln (bitterer Geschmack), lokale Reaktionen, bei Katzen sehr selten nervöse Symptome.
WH: Augen- und Schleimhautkontakt beim Tier vermeiden.
VNW: Nicht bei Kaninchen für den menschlichen Verzehr anwenden.
PG: 4 ST VT [€ 27,70]

🐾 Advantage 80 mg - Lösung zum Auftropfen auf die Haut für große Katzen und große Zierkaninchen 804B

(Z.Nr. 8-01038) RPF. D. QP53AX17
ZI: Bayer Animal Health, Leverkusen, Deutschland
Z: 1 Pipette mit 0,8 ml Lösung enthält: Imidacloprid 80 mg, Butylhydroxytoluol 0,8 mg, Benzylalkohol 665,6 mg, 4-Methyl-1,3-dioxolan-2-on.
EW: Insektizid.
AG: Flohbefall bei Katzen und Zierkaninchen ab 4 kg KG.
AA: Auf der Nackenhaut.
DO: 1 Pipette auf die Haut auftragen; Wirkdauer 3-4 Wochen.
GA: Unter 8 Wochen alte Saugwelpen, unter 10 Wochen alte Zierkaninchen.
SST: Keine Unverträglichkeiten zu erwarten.
NW: Speicheln (bitterer Geschmack), lokale Reaktionen, bei Katzen sehr selten nervöse Symptome.
WH: Augen- und Schleimhautkontakt beim Tier vermeiden.
PG: 4 ST VT [€ 29,20]

🐾 Advantage 100 mg - Lösung zum Auftragen auf die Haut für Hunde 804B

(Z.Nr. 8-00324) RPF. D. QP53AX17
ZI: Bayer Austria, Wien
Z: 1 Pipette mit 1 ml Lösung enthält: Imidacloprid 100 mg, Butylhydroxytoluol 1 mg, Benzylalkohol, Propylencarbonat.
EW: Insektizid.
AG: Flohbefall und Haarlingbefall (Trichodectes canis) bei Hunden von 4 bis 10 kg KG.
DO: 1 Pipette auf die Haut auftragen; Wirkdauer 4 Wochen. Bei Haarlingbefall tierärztliche Untersuchung nach 30 Tagen, ev. zweite Behandlung erforderlich.
GA: Unter 8 Wochen alte Saugwelpen.
SST: Keine Unverträglichkeiten zu erwarten.
NW: Speicheln (bitterer Geschmack).
WH: Augen- und Schleimhautkontakt beim Zieltier vermeiden. Frisch behandelte Hunde sollen 48 Std. nicht in Oberflächengewässern schwimmen.
PG: 4 ST VT [€ 29,60]

🐾 Advantage 250 mg - Lösung zum Auftragen auf die Haut für Hunde 804B

(Z.Nr. 8-00326) RPF. D. QP53AX17
ZI: Bayer Animal Health, Leverkusen, Deutschland
Z: 1 Pipette mit 2,5 ml Lösung enthält: Imidacloprid 250 mg, Butylhydroxytoluol 2,5 mg, Benzylalkohol, Propylencarbonat.
EW: Insektizid.
AG: Flohbefall und Haarlingbefall (Trichodectes canis) bei Hunden über 10 kg KG bis 25 kg KG.
DO: 1 Pipette auf die Haut auftragen; Wirkdauer 4 Wochen. Bei Haarlingbefall tierärztliche Untersuchung nach 30 Tagen, ev. zweite Behandlung erforderlich.
GA: Unter 8 Wochen alte Saugwelpen.
SST: Keine Unverträglichkeiten zu erwarten.
NW: Speicheln (bitterer Geschmack).
WH: Augen- und Schleimhautkontakt beim Zieltier vermeiden. Frisch behandelte Hunde sollen 48 Std. nicht in Oberflächengewässern schwimmen.
PG: 4 ST VT [€ 30,25]

🐾 Advantage 400 mg - Lösung zum Auftragen auf die Haut für Hunde 804B

(Z.Nr. 8-00381) RPF. D. QP53AX17
ZI: Bayer Animal Health, Leverkusen, Deutschland
Z: 1 Pipette mit 4 ml Lösung enthält: Imidacloprid 400 mg, Butylhydroxytoluol 4 mg, Benzylalkohol, Propylencarbonat.
EW: Insektizid.
AG: Flohbefall und Haalingbefall (Trichodectes canis) bei Hunden über 25 kg KG.
DO: 1 Pipette (bei Hunden über 40 kg KG: 2 Pipetten) auf die Haut auftragen. Bei Haarlingbefall tierärztliche Untersuchung nach 30 Tagen, ev. zweite Behandlung erforderlich.
GA: Unter 8 Wochen alte Saugwelpen.
SST: Keine Unverträglichkeiten zu erwarten.
NW: Speicheln (bitterer Geschmack).
WH: Augen- und Schleimhautkontakt beim Zieltier vermeiden. Frisch behandelte Hunde sollen 48 Std. nicht in Oberflächengewässern schwimmen.
PG: 4 ST VT [€ 40,45]

Advantan 0,1% - Creme 22E01

(Z.Nr. 1-19575) NR. P. D07AC14
ZI: Leo Pharma, Ballerup, Dänemark
Z: 1 g Creme enthält: Methylprednisolon aceponat 1 mg, Decyloleat, Glycerolmonostearat 40-55%, Cetylstearylalkohol 25 mg, Hartfett (entspr. Capryl-Caprin-Myristin-Stearin-Triglyceride), Macrogolstearat 40, Glycerol 85%, Natrium edetat, Benzylalkohol 10 mg, Butylhydroxytoluol 0,06 mg, Wasser, gereinigtes.
EW: Topisches Glukokortikoid.
AG: Dermatosen zur lokalen Glukokortikoidtherapie.
DO: 1mal tgl. dünn auf betroffene Hautstellen auftragen; bei Erwachsenen max. 12, bei Kindern max. 4 Wochen anwenden. Nicht für Säuglinge unter 4 Monaten. Nutzen/Risiko-Bewertung für Kinder von 4 Monaten bis 3 Jahren.
GA: Tuberkulose, Lues, Virosen, periorale Dermatitis, Rosacea.
SST: Nicht großflächig oder langfristig anwenden; im 1. Trimenon nicht empfohlen. Nicht im Brustbereich anwenden.
NW: Allergien, lokale Hautveränderungen, Sehstörungen.
WH: Infizierte Dermatosen primär spezifisch behandeln. Beeinflussung der Wirksamkeit von Latexprodukten durch Hartfett möglich.
PG: 15 G (2) (EKO: G) [€ 6,90], 30 G * (EKO: N) [€ 13,95], 300 G * (EKO: N) [€ 110,95]

Advantan - dermatologische Lösung 22E01

(Z.Nr. 1-21795) NR. P. D07AC14
ZI: Leo Pharma, Ballerup, Dänemark
Z: 1 ml enthält: Methylprednisolon aceponat 1 mg, Isopropyl myristat, Isopropylalkohol.
EW: Glukokortikoid.
AG: Entzündlichen und juckenden Dermatosen (Ekzeme, Dermatitis) der Kopfhaut.
AA: Zur Anwendung auf der Haut.
DO: 1mal tgl. auf betroffenen Hautstellen auftragen und leicht einreiben; max. 4 Wochen anwenden.
Keine Daten an Kindern und Jugendlichen.
GA: Tuberkulose, Lues, Virosen, periorale Dermatitis, Rosacea.
SST: Nicht großflächig oder langfristig anwenden; im 1. Trimenon nicht empfohlen. Nicht im Brustbereich anwenden.
NW: Allergien, lokale Hautveränderungen, Sehstörungen.
WH: Infizierte Dermatosen primär spezifisch behandeln.
PG: 20 ML (2) (EKO: G) [€ 8,05]

Advantan 0,1% - Fettsalbe 22E01

(Z.Nr. 1-19574) NR. P. D07AC14

ZI: Leo Pharma, Ballerup, Dänemark
Z: 1 g enthält: Methylprednisolon aceponat 1 mg, Vaselin, weisses, Paraffin, dickflüssiges, Wachs mikrokristallines, Rizinusöl, hydriertes.
Kurzinformation: siehe Advantan 0,1% - Creme, → S. 42
PG: 15 G (2) (EKO: G) [€ 6,90]

Advantan Milch 0,1% - Emulsion zur Anwendung auf der Haut
22E01

(Z.Nr. 1-22211) NR. P. D07AC14
ZI: Leo Pharma, Ballerup, Dänemark
Z: 1 g enthält: Methylprednisolon aceponat 1 mg, Triglyceride, mittelkettige, Hartfett, Macrogol-2-stearylether, Macrogol-21 stearyl ether, Benzylalkohol, Natrium edetat, Glycerol 85%, Wasser, gereinigtes.
EW: Glukokortikoid zur kutanen Anwendung.
AG: Ekzeme.
DO: 1mal tgl. dünn auftragen und leicht einreiben. Behandlungsdauer max.
2 Wochen, im Gesicht max. 1 Woche. Bei Kindern möglichst kurz anwenden.
Keine Daten bei Säuglingen unter 4 Monaten.
GA: Tuberkulose, Lues, Virosen, periorale Dermatitis, Rosacea.
SST: Nicht großflächig oder langfristig anwenden; im 1. Trimenon nicht empfohlen. Nicht im Brustbereich anwenden.
NW: Allergien, lokale Hautveränderungen, Sehstörungen.
WH: Infizierte Dermatosen primär spezifisch behandeln. Beeinflussung der Wirksamkeit von Latexprodukten durch Hartfett möglich.
PG: 20 G (2) (EKO: G) [€ 8,75]

Advantan 0,1% - Salbe
22E01

(Z.Nr. 1-19576) NR. P. D07AC14
ZI: Leo Pharma, Ballerup, Dänemark
Z: 1 g enthält: Methylprednisolon aceponat 1 mg, Wachs, gebleichtes, Paraffin, dickflüssiges, Dehymuls E, Vaselin, weisses, Wasser, gereinigtes.
Kurzinformation: siehe Advantan 0,1% - Creme, → S. 42
PG: 15 G (2) (EKO: G) [€ 6,90], 30 G * (EKO: N) [€ 13,95], 300 G * (EKO: N) [€ 110,95]

Advantix Spot-on - Lösung zum Auftropfen auf die Haut für Hunde bis 4 kg
804B

(Z.Nr. 8-00601) RPF. P. QP53AC54
ZI: Bayer Animal Health, Leverkusen, Deutschland
Z: 1 Pipette mit 0,4 ml Lösung enthält: Imidacloprid 40 mg, Permethrin 200 mg, Butylhydroxytoluol 0,4 mg, 1-Methyl-2-pyrrolidon, Citronensäure, Glycerol trialkanoat (C6-C12).
EW: Ektoparasitizid.
AG: Behandlung und Vorbeugung des Flohbefalls (Ctenocephalides felis, Ctenocephalides canis), Haarlingsbefall, Zecken, Schmetterlingsmücken, Stechmücken, Stechfliegen.
AA: Auf der Haut mit Pipette.
DO: Mindestdosis 10 mg/kg KG Imidacloprid und 50 mg/kg KG Permethrin.
Wiederholung nicht häufiger als einmal wöchentlich.
Bei Haarlingbefall tierärztliche Untersuchung nach 30 Tagen, ev. zweite Behandlung erforderlich.
GA: Welpen unter 7 Wochen und unter 1,5 kg KG, Katzen (sehr toxisch!).
SST: Anwendung möglich.
NW: Selten Überempfindlichkeit, sehr selten Verhaltensänderungen, Magen/Darm, bei unbeabsichtigter oraler Aufnahme neurologische Symptome.
WH: Nicht mit Augen oder Maul des Tieres in Kontakt bringen. Behandelte Hunde von Katzen trennen, bis Applikationsstelle getrocknet ist. Behandelte Hunde mindestens 48 Std. von Gewässern fernhalten.
PG: 4 ST VT [€ 33,65]

Advantix Spot-on - Lösung zum Auftropfen auf die Haut für Hunde über 4 bis 10 kg
804B

(Z.Nr. 8-00602) RPF. P. QP53AC54
ZI: Bayer Animal Health, Leverkusen, Deutschland
Z: 1 Pipette mit 1,0 ml Lösung enthält: Imidacloprid 100 mg, Permethrin 500 mg, Butylhydroxytoluol 1 mg, 1-Methyl-2-pyrrolidon, Citronensäure, Glycerol trialkanoat (C6-C12).
Kurzinformation: siehe Advantix Spot-on - Lösung zum Auftropfen auf die Haut für Hunde bis 4 kg, → S. 43
PG: 4 ST VT [€ 38,85]

Advantix Spot-on - Lösung zum Auftropfen auf die Haut für Hunde über 10 bis 25 kg
804B

(Z.Nr. 8-00603) RPF. P. QP53AC54
ZI: Bayer Animal Health, Leverkusen, Deutschland
Z: 1 Pipette mit 2,5 ml Lösung enthält: Imidacloprid 250 mg, Permethrin 1250 mg, Butylhydroxytoluol 2,5 mg, 1-Methyl-2-pyrrolidon, Citronensäure, Glycerol trialkanoat (C6-C12).
Kurzinformation: siehe Advantix Spot-on - Lösung zum Auftropfen auf die Haut für Hunde bis 4 kg, → S. 43
PG: 4 ST VT [€ 44,00]

Advantix Spot-on - Lösung zum Auftropfen auf die Haut für Hunde über 25 kg bis 40 kg
804B

(Z.Nr. 8-00604) RPF. P. QP53AC54
ZI: Bayer Animal Health, Leverkusen, Deutschland
Z: 1 Pipette mit 4,0 ml Lösung enthält: Imidacloprid 400 mg, Permethrin 2000 mg, Butylhydroxytoluol 4 mg, 1-Methyl-2-pyrrolidon, Citronensäure, Glycerol trialkanoat (C6-C12).
Kurzinformation: siehe Advantix Spot-on - Lösung zum Auftropfen auf die Haut für Hunde bis 4 kg, → S. 43
PG: 4 ST VT [€ 51,70]

Advantix Spot-on - Lösung zum Auftropfen auf die Haut für Hunde über 40 kg bis 60 kg
804B, 804D, 804C

(Z.Nr. 8-38114) RP. P. QP53AC54
ZI: Bayer Animal Health, Leverkusen, Deutschland
Z: 1 Pipette von 6,0 ml enthält: Imidacloprid 600 mg, Permethrin (40/60) 3000 mg, Butylhydroxytoluol 6 mg, N-Methylpyrrolidon, Glyceroltrialkanoat, mittelkettig, Citronensäure zur pH-Wert Einstellung.
EW: Ektoparasitizid.
AG: Behandlung und Vorbeugung des Flohbefalls (Ctenocephalides felis, Ctenocephalides canis), Haarlingsbefall, Zecken, Schmetterlingsmücken, Stechmücken, Stechfliegen.
AA: Auf der Haut mit Pipette.
DO: Mindestdosis 10 mg/kg KG Imidacloprid und 50 mg/kg KG Permethrin.
Wiederholung nicht häufiger als einmal wöchentlich.
Bei Haarlingbefall tierärztliche Untersuchung nach 30 Tagen, ev. zweite Behandlung erforderlich.
GA: Welpen unter 7 Wochen und unter 1,5 kg KG, Katzen (sehr toxisch!).
SST: Anwendung möglich.
NW: Selten Überempfindlichkeit, sehr selten Verhaltensänderungen, Magen/Darm, bei unbeabsichtigter oraler Aufnahme neurologische Symptome.
WH: Nicht mit Augen oder Maul des Tieres in Kontakt bringen. Behandelte Hunde von Katzen trennen, bis Applikationsstelle getrocknet ist. Behandelte Hunde mindestens 48 Std. von Gewässern fernhalten.
PG: 4 ST VT [€ 62,05]

Advate 250 I.E. - Pulver und Lösungsmittel zur Herstellung einer Injektionslösung (Lösungsmittel 2 ml)
20D01

(Z.Nr. EU/1/03/271/*) NR. P. E. B02BD02
ZI: Takeda Manufacturing Austria, Wien
Z: 1 Packung enthält: Octocog alfa 250 IE (entspr. Blutgerinnungsfaktor VIII (human), rekombinant), hergestellt durch rekombinante DNA-Technologie in CHO, Mannitol, Natriumchlorid 0,45 mmol (entspr. → 10 mg), Histidin, Trehalose, Calciumchlorid, Trometamol, Polysorbat 80, Glutathion, reduziert; Durchstechflasche mit Lösungsmittel: Wasser für Injektionszwecke 2 ml.
EW: Antihämorrhagisch.
AG: Behandlung und Prophylaxe von Blutungen bei Patienten mit Hämophilie A.
AA: I.v. nach Zubereitung; max. Injektionsrate 10 ml/min.
DO: Alle Alter: Erforderliche Einheiten (I.E.) = Körpergewicht (kg) x gewünschter Faktor VIII Anstieg (%) x 0,5 Akut alle 8-24 Std. auf erforderliche Faktor VIII-Plasmaspiegel von 20-100%, zur Langzeitprophylaxe 20-40 IE/kg KG alle 2-3 Tage geben.
Prophylaxe bei Kindern unter 6 Jahren: 20-50 I.E./kg KG 3-4mal wöchentlich.
GA: Überempfindlichkeit gegen Maus- oder Hamsterproteine.
SST: Strenge Indikationsstellung, nicht stillen.
NW: Überempfindlichkeit (bis Schock), Kopfschmerzen, Fieber, neutralisierende Antikörper.
WH: Auf Überempfindlichkeit bzw. auf die Bildung neutralisierender Antikörper achten.
PG: 1 ST RE1 (EKO: Y) [€ 307,55]

Advate 250 I.E. - Pulver und Lösungsmittel zur Herstellung einer Injektionslösung (Lösungsmittel 5 ml) 20D01
(Z.Nr. EU/1/03/271/*) NR. P. E. nicht im Handel. B02BD02

Advate 500 I.E. - Pulver und Lösungsmittel zur Herstellung einer Injektionslösung (Lösungsmittel 2 ml) 20D01
(Z.Nr. EU/1/03/271/*) NR. P. E. B02BD02
ZI: Takeda Manufacturing Austria, Wien
Z: 1 Packung enthält: Octocog alfa 500 IE (entspr. Blutgerinnungsfaktor VIII (human), rekombinant), hergestellt durch rekombinante DNA-Technologie in CHO, Mannitol, Natriumchlorid 0,45 mmol (entspr. → 10 mg), Histidin, Trehalose, Calciumchlorid, Trometamol, Polysorbat 80, Glutathion, reduziert; Durchstechflasche mit Lösungsmittel: Wasser für Injektionszwecke 2 ml.
Kurzinformation: siehe Advate 250 I.E. - Pulver und Lösungsmittel zur Herstellung einer Injektionslösung (Lösungsmittel 2 ml), → S. 43
PG: 1 ST RE1 (EKO: Y) [€ 588,80]

Advate 500 I.E. - Pulver und Lösungsmittel zur Herstellung einer Injektionslösung (Lösungsmittel 5 ml) 20D01
(Z.Nr. EU/1/03/271/*) NR. P. E. nicht im Handel. B02BD02

Advate 1000 I.E. - Pulver und Lösungsmittel zur Herstellung einer Injektionslösung (Lösungsmittel 2 ml) 20D01
(Z.Nr. EU/1/03/271/*) NR. P. E. B02BD02
ZI: Takeda Manufacturing Austria, Wien
Z: 1 Packung enthält: Octocog alfa 1000 IE (entspr. Blutgerinnungsfaktor VIII (human), rekombinant), hergestellt durch rekombinante DNA-Technologie in CHO, Mannitol, Natriumchlorid 0,45 mmol (entspr. → 10 mg), Histidin, Trehalose, Calciumchlorid, Trometamol, Polysorbat 80, Glutathion, reduziert; Durchstechflasche mit Lösungsmittel: Wasser für Injektionszwecke 2 ml.
Kurzinformation: siehe Advate 250 I.E. - Pulver und Lösungsmittel zur Herstellung einer Injektionslösung (Lösungsmittel 2 ml), → S. 43
PG: 1 ST RE1 (EKO: Y) [€ 1.129,60]

Advate 1000 I.E. - Pulver und Lösungsmittel zur Herstellung einer Injektionslösung (Lösungsmittel 5 ml) 20D01
(Z.Nr. EU/1/03/271/*) NR. P. E. nicht im Handel. B02BD02

Advate 1500 I.E. - Pulver und Lösungsmittel zur Herstellung einer Injektionslösung (Lösungsmittel 2 ml) 20D01
(Z.Nr. EU/1/03/271/*) NR. P. E. B02BD02
ZI: Takeda Manufacturing Austria, Wien
Z: 1 Durchstechflasche enthält: Octocog alfa 1500 IE (entspr. Blutgerinnungsfaktor VIII (human), rekombinant), hergestellt durch rekombinante DNA-Technologie in CHO, Mannitol, Natriumchlorid 0,45 mmol (entspr. → 10 mg), Histidin, Trehalose, Calciumchlorid, Trometamol, Polysorbat 80, Glutathion, reduziert; Durchstechflasche mit Lösungsmittel: Wasser für Injektionszwecke 2 ml.
Kurzinformation: siehe Advate 250 I.E. - Pulver und Lösungsmittel zur Herstellung einer Injektionslösung (Lösungsmittel 2 ml), → S. 43
PG: 1 ST RE1 (EKO: Y) [€ 1.677,50]

Advate 1500 I.E. - Pulver und Lösungsmittel zur Herstellung einer Injektionslösung (Lösungsmittel 5 ml) 20D01
(Z.Nr. EU/1/03/271/*) NR. P. E. nicht im Handel. B02BD02

Advate 2000 I.E. - Pulver und Lösungsmittel zur Herstellung einer Injektionslösung 20D01
(Z.Nr. EU/1/03/271/*) NR. P. E. B02BD02
ZI: Takeda Manufacturing Austria, Wien
Z: 1 Packung enthält: Octocog alfa 2000 IE (entspr. Blutgerinnungsfaktor VIII (human), rekombinant), hergestellt durch rekombinante DNA-Technologie in CHO, Mannitol, Natriumchlorid 0,45 mmol (entspr. → 10 mg), Histidin, Trehalose, Calciumchlorid, Trometamol, Polysorbat 80, Glutathion, reduziert; Durchstechflasche mit Lösungsmittel: Wasser für Injektionszwecke 5 ml.
Kurzinformation: siehe Advate 250 I.E. - Pulver und Lösungsmittel zur Herstellung einer Injektionslösung (Lösungsmittel 2 ml), → S. 43
PG: 1 ST RE1 (EKO: Y) [€ 2.196,95]

Advate 3000 I. E. - Pulver und Lösungsmittel zur Herstellung einer Injektionslösung 20D01
(Z.Nr. EU/1/03/271/*) NR. P. E. B02BD02
ZI: Takeda Manufacturing Austria, Wien
Z: 1 Packung enthält: Octocog alfa 3000 IE (entspr. Blutgerinnungsfaktor VIII (human), rekombinant), hergestellt durch rekombinante DNA-Technologie in CHO, Mannitol, Natriumchlorid 0,45 mmol (entspr. → 10 mg), Histidin, Trehalose, Calciumchlorid, Trometamol, Polysorbat 80, Glutathion, reduziert; Durchstechflasche mit Lösungsmittel: Wasser für Injektionszwecke 5 ml.
Kurzinformation: siehe Advate 250 I.E. - Pulver und Lösungsmittel zur Herstellung einer Injektionslösung (Lösungsmittel 2 ml), → S. 43
PG: 1 ST RE1 (EKO: Y) [€ 3.278,50]

🐾 **Advocate 40 mg + 4 mg - Lösung zum Auftropfen für kleine Katzen und Frettchen** 803A, 804A, 804B
(Z.Nr. EU/2/03/039/*) RP. P. QP54AB52
ZI: Bayer Animal Health, Leverkusen, Deutschland
Z: 1 Pipette mit 0,4 ml Lösung enthält: Imidacloprid 40 mg, Moxidectin 4 mg, Benzylalkohol, Butylhydroxytoluol 1 mg/ml, 4-Methyl-1,3-dioxolan-2-on.
EW: Antiparasitika.
AG: Katzen mit bestehender parasitärer Mischinfektion oder bei Gefährdungspotential für Flohbefall, Ohrmilbenbefall, Kopfräude, Lungenhaarwurm, Lungenwurm (Vorbeugung und Behandlung), Augenwurm, Herzwurmerkrankung oder gastrointestinale Nematoden; Teil der Behandlung bei allergischer Flohdermatitis.
Frettchen mit bestehender parasitärer Mischinfektion oder bei Gefährdungspotential für Flohbefall oder Herzwurmerkrankung.
AA: Nur äußerlich mit Pipette.
DO: **Katzen:** Mindestdosis 0,1 ml/kg KG; Wirkung hält ca. 1 Monat an. Ohrmilbenbefall, Lungenhaarwurm und Kopfräude einmalig behandeln.
Frettchen: 1 Pipette pro Tier.
GA: Katzenwelpen unter 9 Wochen. Kanarienvögel.
SST: Nutzen/Risiko-Abwägung.
NW: Juckreiz, Hautrötung, Erbrechen, vorübergehende Verhaltensänderungen.
WW: Keine anderen makrozyklischen Laktone anwenden.
WH: Vorsicht bei Tieren unter 1 kg KG oder bei kranken und geschwächten Tieren. Nicht mit Augen oder Mundschleimhaut in Kontakt bringen. Wirksamkeit bei Frettchen über 2 kg KG wurde nicht geprüft. Bei schwerer Kopfräude gleichzeitig unterstützend behandeln.
PG: 3 ST VT [€ 31,55], 21 ST VT [€ 159,70]

🐾 **Advocate 40 mg + 10 mg - Lösung zum Auftropfen für kleine Hunde** 803A, 804A, 804B
(Z.Nr. EU/2/03/039/*) RP. P. QP54AB52
ZI: Bayer Animal Health, Leverkusen, Deutschland
Z: 1 Pipette mit 0,4 ml Lösung enthält: Imidacloprid 40 mg, Moxidectin 10 mg, Benzylalkohol, Butylhydroxytoluol 1 mg/ml, 4-Methyl-1,3-dioxolan-2-on.
EW: Antiparasitika.
AG: Hunde mit bestehender parasitärer Mischinfektion oder bei Gefährdungs- potential für Flohbefall, Herzwurmerkrankung, Mikrofilarien, kutane Dinofilariose (Vorbeugung), Angiostrongylose, Crenosoma vulpis, Spirocercose (Vorbeugung) oder gastrointestinale Nematoden; Teil der Behandlung bei allergischer Flohdermatitis.
AA: Nur äußerlich mit Pipette.
DO: Mindestdosis 0,1 ml/kg KG; Wirkung hält ca. 1 Monat an.
GA: Hundewelpen unter 7 Wochen, Frettchen, Herzwurm-positive Hunde in Klasse 4. Kanarienvögel.
SST: Nutzen/Risiko-Abwägung.
NW: Juckreiz, Hautrötung, Erbrechen, vorübergehende Verhaltensänderungen.
Schwere respiratorische Symptome bei Herzwurm-positiven Hunden mit Mikrofilariämie.
WW: Keine anderen makrozyklischen Laktone anwenden.
WH: Vorsicht bei Tieren unter 1 kg KG oder bei kranken und geschwächten Tieren. Nicht mit Augen oder Mundschleimhaut in Kontakt bringen.
Klinische Untersuchung nach 30 Tagen empfohlen.
PG: 3 ST VT [€ 32,00], 21 ST VT [€ 162,10]

Advocate 80 mg + 8 mg - Lösung zum Auftropfen für große Katzen 803A, 804A, 804B
(Z.Nr. EU/2/03/039/*) RP. P. QP54AB52
ZI: Bayer Animal Health, Leverkusen, Deutschland
Z: 1 Pipette mit 0,8 ml Lösung enthält: Imidacloprid 80 mg, Moxidectin 8 mg, Benzylalkohol, Butylhydroxytoluol 1 mg/ml, 4-Methyl-1,3-dioxolan-2-on.
EW: Antiparasitika.
AG: Katzen mit bestehender parasitärer Mischinfektion oder bei Gefährdungspotential für Flohbefall, Ohrmilbenbefall, Kopfräude, Lungenhaarwurm, Lungenwurm (Vorbeugung und Behandlung), Augenwurm, Herzwurmerkrankung oder gastrointestinale Nematoden; Teil der Behandlung bei allergischer Flohdermatitis.
AA: Nur äußerlich mit Pipette.
DO: **Katzen:** Mindestdosis 0,1 ml/kg KG; Wirkung hält ca. 1 Monat an. Ohrmilbenbefall, Lungenhaarwurm und Kopfräude einmalig behandeln.
Frettchen: 1 Pipette pro Tier.
GA: Katzenwelpen unter 9 Wochen. Kanarienvögel.
SST: Nutzen/Risiko-Abwägung.
NW: Juckreiz, Hautrötung, Erbrechen, vorübergehende Verhaltensänderungen.
WW: Keine anderen makrozyklischen Laktone anwenden.
WH: Vorsicht bei Tieren unter 1 kg KG oder bei kranken und geschwächten Tieren. Nicht mit Augen oder Mundschleimhaut in Kontakt bringen. Bei schwerer Kopfräude gleichzeitig unterstützend behandeln.
PG: 3 ST VT [€ 35,75], 21 ST VT [€ 177,85]

Advocate 100 mg + 25 mg - Lösung zum Auftropfen für mittelgroße Hunde 803A, 804A, 804B
(Z.Nr. EU/2/03/039/*) RP. P. QP54AB52
ZI: Bayer Animal Health, Leverkusen, Deutschland
Z: 1 Pipette mit 1 ml Lösung enthält: Imidacloprid 100 mg, Moxidectin 25 mg, Benzylalkohol, Butylhydroxytoluol 1 mg/ml, 4-Methyl-1,3-dioxolan-2-on.
Kurzinformation: siehe Advocate 40 mg + 10 mg - Lösung zum Auftropfen für kleine Hunde, → S. 44
PG: 3 ST VT [€ 39,25], 21 ST VT [€ 190,75]

Advocate 250 mg + 62,5 mg - Lösung zum Auftropfen für große Hunde 803A, 804A, 804B
(Z.Nr. EU/2/03/039/*) RP. P. QP54AB52
ZI: Bayer Animal Health, Leverkusen, Deutschland
Z: 1 Pipette mit 2,5 ml Lösung enthält: Imidacloprid 250 mg, Moxidectin 62,5 mg, Benzylalkohol, Butylhydroxytoluol 1 mg/ml, 4-Methyl-1,3-dioxolan-2-on.
Kurzinformation: siehe Advocate 40 mg + 10 mg - Lösung zum Auftropfen für kleine Hunde, → S. 44
PG: 3 ST VT [€ 46,55], 21 ST VT [€ 218,40]

Advocate 400 mg + 100 mg - Lösung zum Auftropfen für sehr große Hunde 803A, 804A, 804B
(Z.Nr. EU/2/03/039/*) RP. P. QP54AB52
ZI: Bayer Animal Health, Leverkusen, Deutschland
Z: 1 Pipette mit 4,0 ml Lösung enthält: Imidacloprid 400 mg, Moxidectin 100 mg, Benzylalkohol, Butylhydroxytoluol 1 mg/ml, 4-Methyl-1,3-dioxolan-2-on.
Kurzinformation: siehe Advocate 40 mg + 10 mg - Lösung zum Auftropfen für kleine Hunde, → S. 44
PG: 3 ST VT [€ 55,40], 21 ST VT [€ 269,20]

Advocid 25 mg/ml - Injektionslösung für Rinder und Schweine 812BZ
(Z.Nr. 8-00295) NR. P. VNW. QJ01MA92
ZI: Zoetis Österreich, Wien
Z: 1 ml Injektionslösung enthält: Danofloxacin 25 mg (entspr. Danofloxacin mesilat 31,73 mg), Phenol 2,5 mg, 3-Mercapto-1,2-propandiol 5 mg, Milchsäure, Natriumhydroxid, Wasser für Injektionszwecke.
EW: Gyrasehemmer, bakterizid.
AG: Atemwegsinfektionen (Pneumonie) und Darminfektionen.
AA: I.m. oder i.v. bei Rindern, i.m. bei Schweinen.
DO: ED 1,25 mg/kg KG. 3 Behandlungen im Abstand von je 24 Stunden, bei Rindern ev. weitere 2 Tage behandeln.
GA: Knorpelwachstumsstörungen.
SST: Nicht empfohlen.
NW: Lokale Reaktionen, Gelenkknorpelschäden.
WW: Makrolide, Tetrazykline, Phenicole (antagonistisch).
WH: Vor Anwendung Antibiogramm erstellen.
VNW: **Rind:** Essbare Gewebe 5 Tage, Milch 3 Tage.
Schwein: Essbare Gewebe 3 Tage.
PG: 100 ML VNW [€ 62,50]

▼ *Adynovi 250 I.E./2 ml - Pulver und Lösungsmittel zur Herstellung einer Injektionslösung* 20D01
(Z.Nr. EU/1/17/1247/*) NR. P. E. nicht im Handel. B02BD02

▼ *Adynovi 250 I.E./5 ml - Pulver und Lösungsmittel zur Herstellung einer Injektionslösung* 20D01
(Z.Nr. EU/1/17/1247/*) NR. P. E. nicht im Handel. B02BD02

▼ Adynovi 500 I.E./2 ml - Pulver und Lösungsmittel zur Herstellung einer Injektionslösung 20D01
(Z.Nr. EU/1/17/1247/*) NR. P. E. B02BD02
ZI: Baxalta Innovations, Wien
Z: 1 Durchstechflasche enthält: Rurioctocog alfa pegol 500 IE (entspr. Blutgerinnungsfaktor VIII (human), rekombinant), hergestellt durch rekombinante DNA-Technologie in CHO, Mannitol, Trehalose-2-Wasser, Histidin, Glutathion, Natriumchlorid (entspr. Natrium 0,45 mmol) (entspr. → 10 mg), Calciumchlorid dihydrat, Tris(hydroxymethyl)aminomethan, Polysorbat 80; Lösungsmittel: Wasser für Injektionszwecke, sterilisiertes.
EW: Blutgerinnungsfaktor VIII, antihämorrhagisch.
AG: Behandlung und Prophylaxe von Blutungen bei Hämophilie A (kongenitalem Faktor-VIII-Mangel).
AA: I.v.; max. Injektionsrate 10 ml/min.
DO: Unter Bestimmung des Faktor VIII-Spiegels: 1 I.E. Faktor VIII/ kg KG steigert Faktor-VIII- Aktivität im Plasma um 2 I.E./dl.
Erforderliche I.E. = Körpergewicht (kg) x gewünschter Faktor VIII-Anstieg (%) x 0,5
Richtwerte: Blutungen: Erforderliche Faktor VIII-Spiegel je nach Ausmaß der Blutung 20-100 I.E./dl. Injektion alle (8)-12-24 Std. wiederholen.
Chirurgische Eingriffe: Kleinere Eingriffe: Erforderliche Faktor VIII-Spiegel 30-60 I.E./dl alle 24 Std. (alle 12-24 Std. bei Patienten unter 6 Jahren).
Größere Eingriffe: Erforderliche Faktor VIII-Spiegel 80-100 I.E./dl, Injektion alle 8-24 Std. (alle 6-24 Std. bei Patienten unter 6 Jahren), bis ausreichende Wundheilung erreicht ist, dann über weitere 7 Tage Faktor VIII-Aktivität von 30-60 I.E./dl anstreben.
Langzeitprophylaxe: 40-50 I.E./kg KG 2mal wöchentlich.
Keine Daten zur Langzeitsicherheit bei Kindern.
GA: Allergie gegen Maus- oder Hamsterprotein.
SST: Eindeutige Indikationsstellung erforderlich.
NW: Kopfschmerz, Magen/Darm, Haut, Überempfindlichkeit, neutralisierende Antikörper.
PG: 1 ST * (EKO: N) [€ 598,45]

▼ *Adynovi 500 I.E./5 ml - Pulver und Lösungsmittel zur Herstellung einer Injektionslösung* 20D01
(Z.Nr. EU/1/17/1247/*) NR. P. E. nicht im Handel. B02BD02

▼ Adynovi 1000 I.E./2 ml - Pulver und Lösungsmittel zur Herstellung einer Injektionslösung 20D01
(Z.Nr. EU/1/17/1247/*) NR. P. E. B02BD02
ZI: Baxalta Innovations, Wien
Z: 1 Durchstechflasche enthält: Rurioctocog alfa pegol 1000 IE (entspr. Blutgerinnungsfaktor VIII (human), rekombinant), hergestellt durch rekombinante DNA-Technologie in CHO, Mannitol, Trehalose-2-Wasser, Histidin, Glutathion, Natriumchlorid (entspr. Natrium 0,45 mmol) (entspr. → 10 mg), Calciumchlorid dihydrat, Tris(hydroxymethyl)aminomethan, Polysorbat 80; Lösungsmittel: Wasser für Injektionszwecke, sterilisiertes.
Kurzinformation: siehe Adynovi 500 I.E./2 ml - Pulver und Lösungsmittel zur Herstellung einer Injektionslösung, → S. 45
PG: 1 ST * (EKO: N) [€ 1.125,00]

▼ *Adynovi 1000 I.E./5 ml - Pulver und Lösungsmittel zur Herstellung einer Injektionslösung* 20D01
(Z.Nr. EU/1/17/1247/*) NR. P. E. nicht im Handel. B02BD02

▼ Adynovi 2000 I.E./5 ml - Pulver und Lösungsmittel zur Herstellung einer Injektionslösung 20D01
(Z.Nr. EU/1/17/1247/*) NR. P. E. B02BD02
ZI: Baxalta Innovations, Wien
Z: 1 Durchstechflasche enthält: Rurioctocog alfa pegol 2000 IE

(entspr. Blutgerinnungsfaktor VIII (human), rekombinant), hergestellt durch rekombinante DNA-Technologie in CHO, Mannitol, Trehalose-2-Wasser, Histidin, Glutathion, Natriumchlorid (entspr. Natrium 0,45 mmol) (entspr. → 10 mg), Calciumchlorid dihydrat, Tris(hydroxymethyl)aminomethan, Polysorbat 80; Lösungsmittel: Wasser für Injektionszwecke, sterilisiertes.
Kurzinformation: siehe Adynovi 500 I.E./2 ml - Pulver und Lösungsmittel zur Herstellung einer Injektionslösung, → S. 45
PG: 1 ST * (EKO: N) [€ 2.206,60]

Aedon 2,5 mg - Filmtabletten 49B05

(Z.Nr. 1-30148) NR. P. N05AH03
ZI: G.L. Pharma, Lannach
Z: 1 Filmtablette enthält: Olanzapin 2,5 mg, Tablettenkern: Lactose monohydrat 40 mg, Cellulose, mikrokristalline, Crospovidon, Hydroxypropylcellulose, Talkum, Magnesium stearat; Tablettenfilm: Soja-Lecithin 0,048 mg, Poly(vinylalkohol), teilweise hydrolysiert, Talkum, Xanthan gummi, Titandioxid.
EW: Neuroleptikum.
AG: Schizophrenie, manische Episoden, Phasenprophylaxe bei bipolarer Störung.
AA: Oral unabhängig von den Mahlzeiten.
DO: Schizophrenie: TD initial 10 mg.
Manische Episoden: TD initial bei Monotherapie 15 mg, bei Kombinationstherapie 10 mg.
Bipolare Störung: TD initial 10 mg.
Alle Indikationen: TD 5-20 mg je nach klinischem Ansprechen. Bei Leber- oder Nierenschäden niedrige Anfangsdosis (5 mg). Für Kinder und Jugendliche nicht empfohlen.
GA: Engwinkelglaukom.
SST: Nutzen/Risiko-Abwägung, nicht stillen. Erhöhtes Risiko von extrapyramidalen und/oder Entzugssymptomen des Neugeborenen bei Einnahme im 3. Trimenon.
NW: Schläfrigkeit, Gewichtszunahme, ZNS (selten Krämpfe), Herz (QT-Verlängerung, plötzlicher Herztod), Hypotonie, anticholinerg, Leber, Lipidveränderungen, Untersuchungen, Lichtüberempfindlichkeit, malignes neuroleptisches Syndrom, Verschlechterung der Parkinson-Symptome, sehr selten Thromboembolien.
WW: Fluvoxamin (Olanzapin-Anfangsdosis reduzieren), Aktivkohle (2 Std. Abstand), Valproat (Neutropenie).
WH: Vorsicht bei Prostatahypertrophie, paralytischem Ileus, Krampfleiden; Leberkontrollen, regelmäßige Gewichtkontrollen. Auf Spätdyskinesien, malignes neuroleptisches Syndrom, Hyperglykämie, Blutfette achten. Verkehrshinweis. QT-Strecken-Verlängerung möglich. Nicht zur Behandlung von Psychosen oder Verhaltensstörungen bei Demenz (Mortalität und Risiko zerebrovaskulärer Zwischenfälle erhöht). Nicht zur Behandlung Arzneimittel-induzierter Psychosen bei M. Parkinson.
PG: 10 ST (2) (EKO: G) [€ 7,60], 30 ST (2) (EKO: G) [€ 21,40]

Aedon 5 mg - Filmtabletten 49B05

(Z.Nr. 1-30149) NR. P. N05AH03
ZI: G.L. Pharma, Lannach
Z: 1 Filmtablette enthält: Olanzapin 5 mg, Tablettenkern: Lactose monohydrat 80 mg, Cellulose, mikrokristalline, Crospovidon, Hydroxypropylcellulose, Talkum, Magnesium stearat; Tablettenfilm: Soja-Lecithin 0,096 mg, Poly(vinylalkohol), teilweise hydrolysiert, Talkum, Xanthan gummi, Titandioxid.
Kurzinformation: siehe Aedon 2,5 mg - Filmtabletten, → S. 46
PG: 10 ST (2) (EKO: G) [€ 14,30], 30 ST (2) (EKO: G) [€ 39,80]

Aedon 7,5 mg - Filmtabletten 49B05
(Z.Nr. 1-30150) NR. P. nicht im Handel. N05AH03

Aedon 10 mg - Filmtabletten 49B05

(Z.Nr. 1-30151) NR. P. N05AH03
ZI: G.L. Pharma, Lannach
Z: 1 Filmtablette enthält: Olanzapin 10 mg, Tablettenkern: Lactose monohydrat 160 mg, Cellulose, mikrokristalline, Crospovidon, Hydroxypropylcellulose, Talkum, Magnesium stearat; Tablettenfilm: Soja-Lecithin 0,192 mg, Poly(vinylalkohol), teilweise hydrolysiert, Talkum, Xanthan gummi, Titandioxid.
Kurzinformation: siehe Aedon 2,5 mg - Filmtabletten, → S. 46
PG: 10 ST (2) (EKO: G) [€ 27,65], 30 ST (2) (EKO: G) [€ 75,10]

Aedon 15 mg - Filmtabletten 49B05

(Z.Nr. 1-30152) NR. P. N05AH03
ZI: G.L. Pharma, Lannach
Z: 1 Filmtablette enthält: Olanzapin 15 mg, Tablettenkern: Lactose monohydrat 240 mg, Cellulose, mikrokristalline, Crospovidon, Hydroxypropylcellulose, Talkum, Magnesium stearat; Tablettenfilm: Soja-Lecithin 0,288 mg, Poly(vinylalkohol), teilweise hydrolysiert, Talkum, Xanthan gummi, Titandioxid, Indigotin I, Eisenoxid gelb, Eisenoxid schwarz.
Kurzinformation: siehe Aedon 2,5 mg - Filmtabletten, → S. 46
PG: 10 ST (2) (EKO: G) [€ 30,15], 30 ST (2) (EKO: G) [€ 89,20]

Aedon 20 mg - Filmtabletten 49B05
(Z.Nr. 1-30153) NR. P. nicht im Handel. N05AH03

Aedon 5 mg - Schmelztabletten 49B05

(Z.Nr. 1-29569) NR. P. N05AH03
ZI: G.L. Pharma, Lannach
Z: 1 Schmelztablette enthält: Olanzapin 5 mg, Crospovidon Typ A, Lactose 57,6 mg (entspr. Lactose monohydrat), Siliciumdioxid, hochdispers, wasserfrei, Minz-Aroma, Talkum, Magnesium stearat.
EW: Neuroleptikum.
AG: Schizophrenie, manische Episoden, Phasenprophylaxe bei bipolarer Störung.
AA: Einmal täglich Schmelztablette in den Mund nehmen, wo sie sich schnell im Speichel auflöst. Alternativ unmittelbar vor der Einnahme in 1 Glas Wasser oder anderem Getränk lösen und trinken.
DO: Schizophrenie: TD initial 10 mg.
Manische Episoden: TD initial bei Monotherapie 15 mg, bei Kombinationstherapie 10 mg.
Bipolare Störung: TD initial 10 mg.
Alle Indikationen: TD 5-20 mg je nach klinischem Ansprechen. Bei Leber- oder Nierenschäden niedrige Anfangsdosis (5 mg). Für Kinder und Jugendliche nicht empfohlen.
GA: Engwinkelglaukom.
SST: Nutzen/Risiko-Abwägung, nicht stillen. Erhöhtes Risiko von extrapyramidalen und/oder Entzugssymptomen des Neugeborenen bei Einnahme im 3. Trimenon.
NW: Schläfrigkeit, Gewichtszunahme, ZNS (selten Krämpfe), Herz (QT-Verlängerung, plötzlicher Herztod), Hypotonie, anticholinerg, Leber, Lipidveränderungen, Untersuchungen, Lichtüberempfindlichkeit, malignes neuroleptisches Syndrom, Verschlechterung der Parkinson-Symptome, sehr selten Thromboembolien.
WW: Fluvoxamin (Olanzapin-Anfangsdosis reduzieren), Aktivkohle (2 Std. Abstand), Valproat (Neutropenie).
WH: Vorsicht bei Prostatahypertrophie, paralytischem Ileus, Krampfleiden; Leberkontrollen, regelmäßige Gewichtkontrollen. Auf Spätdyskinesien, malignes neuroleptisches Syndrom, Hyperglykämie, Blutfette achten. Verkehrshinweis. QT-Strecken-Verlängerung möglich. Nicht zur Behandlung von Psychosen oder Verhaltensstörungen bei Demenz (Mortalität und Risiko zerebrovaskulärer Zwischenfälle erhöht). Nicht zur Behandlung Arzneimittel-induzierter Psychosen bei M. Parkinson.
PG: 10 ST (2) (EKO: G) [€ 14,30], 30 ST (2) (EKO: G) [€ 39,80]

Aedon 10 mg - Schmelztabletten 49B05

(Z.Nr. 1-29570) NR. P. N05AH03
ZI: G.L. Pharma, Lannach
Z: 1 Schmelztablette enthält: Olanzapin 10 mg, Crospovidon Typ A, Lactose 115,1 mg (entspr. Lactose monohydrat), Siliciumdioxid, hochdispers, wasserfrei, Minz-Aroma, Talkum, Magnesium stearat.
Kurzinformation: siehe Aedon 5 mg - Schmelztabletten, → S. 46
PG: 10 ST (2) (EKO: G) [€ 27,65], 30 ST (2) (EKO: G) [€ 75,10]

Aedon 15 mg - Schmelztabletten 49B05

(Z.Nr. 1-29571) NR. P. N05AH03
ZI: G.L. Pharma, Lannach
Z: 1 Schmelztablette enthält: Olanzapin 15 mg, Crospovidon Typ A, Lactose 172,7 mg (entspr. Lactose monohydrat), Siliciumdioxid, hochdispers, wasserfrei, Minz-Aroma, Talkum, Magnesium stearat.
Kurzinformation: siehe Aedon 5 mg - Schmelztabletten, → S. 46
PG: 10 ST (2) (EKO: G) [€ 29,85], 30 ST (2) (EKO: G) [€ 89,05]

Aer med. Westfalen 100% - Gas zur medizinischen Anwendung, druckverdichtet 56B
(Z.Nr. 1-38964) RPF. P. nicht im Handel. V03AN05

Aerinaze 2,5 mg/120 mg - Tabletten mit veränderter Wirkstofffreisetzung 50I02
(Z.Nr. EU/1/07/399/*) RP. P. nicht im Handel. R01BA52, R06AX27

Aerius 5 mg - Filmtabletten 05A01

(Z.Nr. EU/1/00/160/*) RP. P. R06AX27
ZI: Merck Sharp & Dohme, Haarlem, Niederlande
Z: 1 Filmtablette enthält: Desloratadin 5 mg; Tablettenkern: Calcium hydrogenphosphat dihydrat, Cellulose, mikrokristalline, Maisstärke, Talkum; Tablettenüberzug: Lactose monohydrat, (entspr. Hypromellose) (entspr. Titandioxid) (entspr. Macrogol 400) (entspr. Indigotin); Film farblos: (entspr. Hypromellose) (entspr. Macrogol 400) (entspr. Carnaubawachs) (entspr. Wachs, gebleichtes).
EW: H1-Antagonist.
AG: Allergische Rhinitis, chronische idiopathische Urtikaria.
DO: 1mal tgl. 1 Tablette. Keine Daten an Kindern. Eingeschränkte Erfahrungen bei Jugendlichen.
SST: In der Schwangerschaft nicht anwenden. In der Stillzeit Nutzen/Risiko-Abwägung.

NW: Kopfschmerzen, Mundtrockenheit, Müdigkeit, Tachykardie, QT-Verlängerung, Überempfindlichkeit, Magen/Darm, Leber.
WW: Vorsicht: Alkohol.
WH: Vorsicht bei schweren Nierenschäden oder bei Krampfanfällen. Verkehrshinweis.
PG: 10 ST * (EKO: N) [€ 5,70], 30 ST * (EKO: N) [€ 13,60]

Aerius 5 mg - Filmtabletten 05A01
(Z.Nr. EU/1/00/160/*) RP. P. Parallelimport. R06AX27
nicht im Handel.

Aerius 0,5 mg/ml - Lösung zum Einnehmen 05A01

(Z.Nr. EU/1/00/160/*) RP. P. R06AX27
ZI: Merck Sharp & Dohme, Haarlem, Niederlande
Z: 1 ml Lösung enthält: Desloratadin 0,5 mg, Sorbitol 150 mg, Propylenglycol, Sucralose, Hypromellose, Natriumcitrat-2-Wasser, Bubble Gum Aroma, künstlich und natürlich, Citronensäure, wasserfreie, Natrium edetat, Wasser, gereinigtes.
EW: H1-Antagonist.
AG: Saisonale allergische Rhinitis, chronische idiopathische Urtikaria.
AA: Oral.
DO: **Kinder (1-5 Jahre):** 1mal tgl. 2,5 ml.
Kinder (6-11 Jahre): 1mal tgl. 5 ml.
Jugendliche und Erwachsene: 1mal tgl. 10 ml.
SST: In der Schwangerschaft nicht anwenden. In der Stillzeit Nutzen/Risiko-Abwägung.
NW: Kopfschmerzen, Mundtrockenheit, Müdigkeit, Tachykardie, QT-Verlängerung, Überempfindlichkeit, Magen/Darm, Leber.
WW: Vorsicht: Alkohol.
WH: Vorsicht bei schweren Nierenschäden oder bei Krampfanfällen. Verkehrshinweis.
PG: 60 ML F14 (EKO: G) [€ 6,95], 120 ML F14 (EKO: G) [€ 11,60]

Aerius 2,5 mg - Schmelztabletten 05A01
(Z.Nr. EU/1/00/160/*) RP. P. nicht im Handel. R06AX27

Aerius 5 mg - Schmelztabletten 05A01
(Z.Nr. EU/1/00/160/*) RP. P. nicht im Handel. R06AX27

Aerocortin 50 µg - Autohaler 50B01

(Z.Nr. 1-23012) NR. P. R03BA01
ZI: JensonR+ (Ireland), Dublin, Irland
Z: 1 Sprühstoß zu 50 µl enthält: Beclometason dipropionat 50 µg, Ethanol, wasserfrei 10 mg, Tetrafluorethan (entspr. Norfluran).
EW: Synthetisches Glukokortikoid.
AG: Kortikoidtherapie bei Asthma, COPD II oder III.
AA: Zur Inhalation; Details siehe Austria-Codex - Fachinformation
DO: Niedriger als für FCKW-haltige Präparate mit dem Wirkstoff Beclometason.
2mal tgl. 50-200(-400) µg; MTD 800 µg. Kinder ab 5 Jahren und Jugendliche: 2mal tgl.
50-100 µg, MTD 200 µg.
GA: Akuter Asthmaanfall, Status asthmaticus.
SST: In der Schwangerschaft nicht empfohlen; in der Stillzeit nicht anwenden.
NW: Heiserkeit, Mundtrockenheit, Bronchospasmus, Candidiasis im Rachenraum, erhöhte Pneumonie-Inzidenz bei COPD, Übelkeit, Haut, Psyche, Wachstumsverzögerungen, Sehstörungen (Glaukom, Katarakt).
WW: Vorsicht: Starke CYP3A4-Hemmer (z.B. Ritonavir, Cobicistat).
WH: Patienten in der ordnungsgemäßen Anwendung unterweisen. Nicht zur Behandlung akuter Atemnotanfälle.
Vorsicht bei Lungentuberkulose. Vorsicht bei Umstellung von systemischen auf inhalative Steroidtherapie. Auf systemische Kortikoideffekte achten. Nebennierenrindenfunktion überwachen. Wachstum von Kindern kontrollieren.
PG: 10 ML (2) (EKO: G) [€ 30,00]

Aerocortin 100 µg - Autohaler 50B01

(Z.Nr. 1-23011) NR. P. R03BA01
ZI: JensonR+ (Ireland), Dublin, Irland
Z: 1 Sprühstoß zu 50 µl enthält: Beclometason dipropionat 100 µg, Ethanol, wasserfrei 10 mg, Tetrafluorethan (entspr. Norfluran).
Kurzinformation: siehe Aerocortin 50 µg - Autohaler, → S. 47
PG: 10 ML (EKO: G) [€ 49,40]

Aeromuc 600 mg - lösliche Tabletten 50E03

(Z.Nr. 1-20548) RPF. P. R05CB01
ZI: Infectopharm Arzneimittel und Consilium, Heppenheim, Deutschland
Z: 1 lösliche Tablette enthält: Acetylcystein 600 mg, Natriumhydrogencarbonat, Zitronensäure, Aspartam, Zitronen-Aroma.
EW: Mukolytikum.
AG: Zur Verflüssigung zähen Sekrets bei Erkrankungen der oberen und unteren Luftwege und Erleichterung des Abhustens.
AA: In einem Glas Wasser auflösen und vor den Mahlzeiten einnehmen.
DO: Personen ab 14 Jahren: 1mal tgl. (vorzugsweise morgens) 1 Tablette oder 2mal tgl. ½ Tablette.
Standardtagesdosis für Kinder von 6 bis 14 Jahren: 300-400 mg. Kinder unter 6 Jahren: niedriger dosierte Darreichungsformen wählen.
GA: Phenylketonurie, Kinder unter 6 Jahre.
SST: Strenge Nutzen/Risiko-Abwägung.
NW: Magen/Darm, Rhinorrhoe, allergische Hautreaktionen (auch schwer), Fieber, Schläfrigkeit, selten Bronchospasmen.
WW: Antibiotika (außer Cefixim) 2 Std. Abstand. zu Acetylcystein, Aktivkohle (Hochdosis).
WH: Schleimlösende Wirkung von Acetylcystein durch Flüssigkeitszufuhr unterstützt. Vorsicht bei schweren Atemobstruktionen, Ösophagusvarizen, peptischem Ulcus, Nieren- und Leberschäden. Besondere Vorsicht bei Patienten mit Histaminintoleranz.
PG: 10 ST (2) (EKO: G) [€ 3,90], 20 ST * (EKO: N) [€ 7,35]

Aethoxysklerol 0,5% - Ampullen 53D

(Z.Nr. 0-13905) RP. P. C05BB02
ZI: Kreussler, Wiesbaden, Deutschland
Z: 1 Ampulle zu 2 ml enthält: Lauromacrogol 400 10 mg (entspr. Polidocanol), Ethanol 96% (V/V) 84 mg, Natriummonohydrogenphosphat-dihydrat (entspr. Natrium 0,62 mg), Kaliumdihydrogenphosphat (entspr. Kalium 0,25 mg), Wasser für Injektionszwecke.
EW: Sklerosierend und lokalanästhetisch.
AG: Verödung von Besenreiservarizen, sehr kleinen Varizen (retikulären Varizen) oder Ösophagusvarizen.
AA: I.v., bei Ösophagusvarizen auch subepithelial oder submukös. Details siehe Austria-Codex - Fachinformation.
DO: Retikuläre Varizen: 0,1-0,3 ml (0,5% oder 1%-Ampullen).
Besenreiservarizen: 0,1-0,2 ml (0,5% oder 1%-Ampullen).
Oesophagusvarizen: 1. Sitzung max. 5 ml 0,5% paravasal, weitere Sitzungen 1-2 ml 0,5 oder 1% intravasal. Akut 5-15(-30) ml in Portionen zu 1 ml bis zur Blutstillung.
Nicht für Kinder und Jugendliche.
Details siehe Austria-Codex - Fachinformation
GA: Akuter Schock, unbehandelte schwere Systemerkrankungen.
Gegenanzeigen für Varizensklerosierung: Immobilität, arterielle Verschlusskrankheit Grad III und IV, thromboembolische Erkrankungen, hohes Thromboserisiko.
SST: Zwingende Indikationsstellung; 2-3 Tage nach Anwendung nicht stillen.
NW: Hyperpigmentierungen, Phlebitis, Nekrosen (cave paravasale Injektion), Allergien (bis Schock, Asthma), ZNS, bei Oesophagusvarizen Nekrosen und Ulcerationen der Speiseröhre, Fieber, Pleuraerguss, Oesophagusstenosen.
WW: Anästhetika verstärkt.
WH: Enthält 5% Alkohol. Vorsicht bei Venenthrombosen, Beinödemen, Mikroangiopathie, Fieber, Asthma.
Cave intraarteriell (schwerste Nekrosegefahr!). Vorsicht im Gesicht und in der Knöchelgegend. Auf anaphylaktische Notfälle vorbereitet sein. Bei lokaler Intoxikation Lokalanästhetikum, Heparin, bei paravenöser Injektion Lokalanästhetikum.
PG: 5 ST * (EKO: N) [€ 28,35]

Aethoxysklerol 1% - Ampullen 53D

(Z.Nr. 0-13906) RP. P. C05BB02
ZI: Kreussler, Wiesbaden, Deutschland
Z: 1 Ampulle zu 2 ml enthält: Lauromacrogol 400 20 mg (entspr. Polidocanol), Ethanol 96% (V/V) 84 mg, Natriummonohydrogenphosphat-dihydrat (entspr. Natrium 1,24 mg), Kaliumdihydrogenphosphat (entspr. Kalium 0,49 mg), Wasser für Injektionszwecke.
EW: Sklerosierend und lokalanästhetisch.
AG: Verödung von Besenreiservarizen, retikulären Varizen, kleinen Varizen oder Ösophagusvarizen.
AA: I.v. (Sklerosierung mit Flüssigkeit oder Schaum), bei Ösophagusvarizen auch subepithelial oder submukös.
Details siehe Austria-Codex - Fachinformation.
DO: Besenreiservarizen: 0,1-0,2 ml (0,5% oder 1%-Ampullen).
Retikuläre Varizen, kleine Varizen: 0,1-0,3 ml (0,5% oder 1%-Ampullen).
Oesophagusvarizen: 1. Sitzung max. 5 ml 0,5% paravasal, dann 1-2 ml 1% intra- und paravasal. Akut 5-15(-30) ml 0,5% in Portionen zu 1 ml bis zur Blutstillung.
Nicht für Kinder und Jugendliche.
Details siehe Austria-Codex - Fachinformation
GA: Akuter Schock, unbehandelte schwere Systemerkrankungen.
Gegenanzeigen für Varizensklerosierung: Immobilität, arterielle Verschlusskrankheit Grad III und IV, thromboembolische Erkrankungen, hohes Thromboserisiko.

SST: Zwingende Indikationsstellung; 2-3 Tage nach Anwendung nicht stillen.
NW: Hyperpigmentierungen, Phlebitis, Nekrosen (cave paravasale Injektion), Allergien (bis Schock, Asthma), ZNS, bei Oesophagusvarizen Nekrosen und Ulcerationen der Speiseröhre, Fieber, Pleuraerguss, Oesophagusstenosen.
WW: Anästhetika verstärkt.
WH: Enthält 5% Alkohol. Vorsicht bei Venenthrombosen, Beinödemen, Mikroangiopathie, Fieber, Asthma.
Cave intraarteriell (schwerste Nekrosegefahr!). Vorsicht im Gesicht und in der Knöchelgegend. Auf anaphylaktische Notfälle vorbereitet sein. Bei lokaler Intoxikation Lokalanästhetikum, Heparin, bei paravenöser Injektion Lokalanästhetikum.
PG: 5 ST * (EKO: N) [€ 32,50]

Aethoxysklerol 2% - Ampullen 53D

(Z.Nr. 0-13907) RP. P. C05BB02
ZI: Kreussler, Wiesbaden, Deutschland
Z: 1 Ampulle zu 2 ml enthält: Lauromacrogol 400 40 mg (entspr. Polidocanol), Ethanol 96% (V/V) 84 mg, Natriummonohydrogenphosphat-dihydrat (entspr. Natrium 1,24 mg), Kaliumdihydrogenphosphat (entspr. Kalium 0,49 mg), Wasser für Injektionszwecke.
EW: Sklerosierend und lokalanästhetisch.
AG: Verödung mittelgroßer Varizen (Durchmesser 2-4 mm).
AA: I.v.; Sklerosierung mit Flüssigkeit oder Schaum.
DO: Bis 4 ml (Vena saphena magna: Bis 6 ml) pro Punktion, max. 10 ml pro Sitzung und Tag.
Nicht für Kinder und Jugendliche.
GA: Akuter Schock, unbehandelte schwere Systemerkrankungen. Gegenanzeigen für Varizensklerosierung: Immobilität, arterielle Verschlusskrankheit Grad III und IV, thromboembolische Erkrankungen, hohes Thromboserisiko.
SST: Zwingende Indikationsstellung; 2-3 Tage nach Anwendung nicht stillen.
NW: Hyperpigmentierungen, Phlebitis, Nekrosen (cave paravasale Injektion), Allergien (bis Schock, Asthma), ZNS, bei Oesophagusvarizen Nekrosen und Ulcerationen der Speiseröhre, Fieber, Pleuraerguss, Oesophagusstenosen.
WW: Anästhetika verstärkt.
WH: Enthält 5% Alkohol. Vorsicht bei Venenthrombosen, Beinödemen, Mikroangiopathie, Fieber, Asthma.
Cave intraarteriell (schwerste Nekrosegefahr!). Vorsicht im Gesicht und in der Knöchelgegend. Auf anaphylaktische Notfälle vorbereitet sein. Bei lokaler Intoxikation Lokalanästhetikum, Heparin, bei paravenöser Injektion Lokalanästhetikum.
PG: 5 ST * (EKO: N) [€ 37,00]

Aethoxysklerol 3% - Ampullen 53D

(Z.Nr. 0-13908) RP. P. C05BB02
ZI: Kreussler, Wiesbaden, Deutschland
Z: 1 Ampulle zu 2 ml enthält: Lauromacrogol 400 60 mg (entspr. Polidocanol), Ethanol 96% (V/V) 84 mg, Natriummonohydrogenphosphat-dihydrat (entspr. Natrium 2,48 mg), Kaliumdihydrogenphosphat (entspr. Kalium 0,99 mg), Wasser für Injektionszwecke.
EW: Sklerosierend und lokalanästhetisch.
AG: Verödung von mittelgroßen bis großen Varizen (4-8 mm Durchmesser), Sklerosierung bei Hämorrhoidalleiden Grad I und II.
AA: I.v. (Varizen), submukös (Hämorrhoidalleiden).
DO: Varizen (Sklerosierung mit Flüssigkeit oder Schaum): Bis 4 ml pro Punktion, max. 10 ml pro Sitzung und Tag.
Hämorrhoiden: Max. 1 ml pro Knoten (11-Uhr-Knoten bei Männern: Max. 0,5 ml); max. Gesamtmenge 3 ml.
Nicht für Kinder und Jugendliche.
GA: Akuter Schock, unbehandelte schwere Systemerkrankungen. Gegenanzeigen für Varizensklerosierung: Immobilität, arterielle Verschlusskrankheit Grad III und IV, thromboembolische Erkrankungen, hohes Thromboserisiko.
SST: Zwingende Indikationsstellung; 2-3 Tage nach Anwendung nicht stillen.
NW: Hyperpigmentierungen, Phlebitis, Nekrosen (cave paravasale Injektion), Allergien (bis Schock, Asthma), ZNS, bei Oesophagusvarizen Nekrosen und Ulcerationen der Speiseröhre, Fieber, Pleuraerguss, Oesophagusstenosen.
WW: Anästhetika verstärkt.
WH: Enthält 5% Alkohol. Vorsicht bei Venenthrombosen, Beinödemen, Mikroangiopathie, Fieber, Asthma.
Cave intraarteriell (schwerste Nekrosegefahr!). Vorsicht im Gesicht und in der Knöchelgegend. Auf anaphylaktische Notfälle vorbereitet sein. Bei lokaler Intoxikation Lokalanästhetikum, Heparin, bei paravenöser Injektion Lokalanästhetikum.
PG: 5 ST * (EKO: N) [€ 45,40]

Afinitor 2,5 mg - Tabletten 55G

(Z.Nr. EU/1/09/538/*) NR. P. L01EG02
ZI: Novartis Europharm, Dublin, Irland
Z: 1 Tablette enthält: Everolimus 2,5 mg, Butylhydroxytoluol, Magnesium stearat, Lactose monohydrat, Hypromellose, Crospovidon Typ A, Lactose 74 mg.
EW: Protein-Kinase-Hemmer.
AG: Hormonrezeptor-positives fortgeschrittenes Mammakarzinom (in Kombination mit Exemestan), fortgeschrittenes Nierenzellkarzinom, neuroendokrine Tumore pankreatischen, gastrointestinalen oder pulmonalen Ursprungs.
AA: Im Ganzen mit einem Glas Wasser schlucken.
DO: 1x tgl. 10 mg.
Keine Daten an Kindern und Jugendlichen.
Dosisanpassung bei Nebenwirkungen (siehe Austria Codex-Fachinformation).
SST: Nicht empfohlen; zuverlässige Kontrazeption bis 8 Wochen nach Therapieende erforderlich. Bis 2 Wochen nach Therapieende nicht stillen.
NW: Infektionen (Stomatitis, Pneumocystis carinii-Pneumonie), nicht infektiöse Pneumonitis, Blutbild, Labor, Schlaflosigkeit, Geschmacksstörung, Augen, Blutungen, Hypertonie, Lunge, Magen/Darm, Leber (Hepatitis B Reaktivierung), Haut, Niere, Asthenie, Hyperglykämie, Dyslipidämie, Gewichtsverlust, Angioödeme.
WW: Substrat für CYP3A4 und P-gp. Nicht empfohlen: Starke P-gp-Inhibitoren, CYP3A4 Hemmer (Azole, Proteasehemmer) oder -Induktoren (Rifampicin, Carbamazepin, Phenytoin), Johanniskraut; Lebendimpfstoffe vermeiden. Vorsicht mit CYP3A4 Substraten mit enger therapeutischer Breite. ACE-Hemmer (erhöhtes Angioödemrisiko).
WH: Vorsicht bei schweren Leberschäden. Auf nicht infektiöse Pneumonitis, Infektionen, Mundulzera achten. Pneumocystis-Prophylaxe bei gleichzeitiger Kortikoidtherapie empfohlen. Wirksamkeit bei Karzinoiden nicht nachgewiesen. Kontrollen: Niere, Blutzucker, Lipide, Blutbild.
PG: 30 ST * (EKO: N) [€ 1.975,35]

Afinitor 5 mg - Tabletten 55G

(Z.Nr. EU/1/09/538/*) NR. P. L01EG02
ZI: Novartis Europharm, Dublin, Irland
Z: 1 Tablette enthält: Everolimus 5 mg, Butylhydroxytoluol, Magnesium stearat, Lactose monohydrat 149 mg, Hypromellose, Crospovidon Typ A, Lactose.
Kurzinformation: siehe Afinitor 2,5 mg - Tabletten, → S. 48
PG: 30 ST RE1 (EKO: Y) [€ 2.411,45]

Afinitor 5 mg - Tabletten 55G
(Z.Nr. EU/1/09/538/*) NR. P. Parallelimport. L01EG02
nicht im Handel.

Afinitor 5 mg - Tabletten 55G

(Z.Nr. EU/1/09/538/*) NR. P. Parallelimport. L01EG02
n.I.
V: Orifarm, Leverkusen, Deutschland
Z: 1 Tablette enthält: Everolimus 5 mg, Butylhydroxytoluol, Magnesium stearat, Lactose monohydrat 149 mg, Hypromellose, Crospovidon Typ A, Lactose.
PG: 30 ST * (EKO: N) [€ 2.421,10 n.I.]

Afinitor 10 mg - Tabletten 55G

(Z.Nr. EU/1/09/538/*) NR. P. L01EG02
ZI: Novartis Europharm, Dublin, Irland
Z: 1 Tablette enthält: Everolimus 10 mg, Butylhydroxytoluol, Magnesium stearat, Lactose monohydrat 297 mg, Hypromellose, Crospovidon Typ A, Lactose.
Kurzinformation: siehe Afinitor 2,5 mg - Tabletten, → S. 48
PG: 30 ST RE1 (EKO: Y) [€ 3.309,75]

Afinitor 10 mg - Tabletten 55G

(Z.Nr. EU/1/09/538/*) NR. P. Parallelimport. L01EG02
n.I.
V: Abacus Medicine, Copenhagen, Dänemark
Z: 1 Tablette enthält: Everolimus 10 mg, Butylhydroxytoluol, Magnesium stearat, Lactose monohydrat 297 mg, Hypromellose, Crospovidon Typ A, Lactose.
PG: 30 ST * (EKO: N) [€ 3.319,40 n.I.]

Aflubin - Grippetabletten 50X
(Z.Nr. 3-00213) RPF. P. nicht im Handel. V03AX

Aflubin - Grippetropfen 13X01, 50X03

(Z.Nr. 3-00062) RPF. P. V03AX
ZI: Bittner Richard, Wien
Z: 100 ml enthalten: Gentiana lutea (Homöopathie) D1 1 ml, Aconitum napellus (Homöopathie) D6 10 ml, Bryonia (Homöopathie) D6 10 ml, Ferrum phosphoricum (Homöopathie) D12 10 ml, Acidum lacticum (Homöopathie) D12 10 ml, Ethanol,

(entspr. Gesamtethanolgehalt 43 % (m/m)), Wasser, gereinigtes, Spuren von Lactose monohydrat.
EW: Homöopathikum.
AG: Grippale Infekte, Gliederschmerzen.
AA: Bis 30 min vor dem Essen oder 1 Std. nach dem Essen pur oder in etwas Wasser verdünnt einnehmen.
DO: ED 10 Tropfen (Kinder ab 2 Jahren: 5 Tropfen) zur Vorbeugung 2mal tgl., bei akuten Beschwerden halbstündlich bis stündlich (max. 8mal tgl.), dann 3mal tgl.
SST: Vorsicht.
WH: Nicht für Alkoholkranke.
PG: 50 ML * (EKO: N) [€ 10,70]

Aflubin - Hals- und Rachentropfen 50X03
(Z.Nr. 3-00069) RPF. P. V03AX
ZI: Bittner Richard, Wien
Z: 100 ml enthalten: Salvia officinalis (Homöopathie) D1 7 ml, Atropa belladonna (Homöopathie) D6 10 ml, Phytolacca americana (Homöopathie) D6 10 ml, Lachesis (Homöopathie) D12 10 ml, Mercurius solubilis Hahnemanni (Homöopathie) D12 10 ml, Ethanol (entspr. Gesamtethanolgehalt 43 % (m/m)), Spuren von: Lactose, Wasser, gereinigtes.
EW: Homöopathikum.
AG: Leichte Entzündungen im HNO-Bereich.
AA: Bis 30 min vor dem Essen oder 1 Std. nach dem Essen pur oder in etwas Wasser verdünnt einnehmen, für Kinder immer verdünnen.
DO: ED: 10 Tropfen, Kinder (ab 1 Jahr; bei Kindern unter 6 Jahren nur auf ärztliche Empfehlung) 5 Tropfen.
Akut: Anwendung halbstündlich bis stündlich.
Chronisch: Anwendung 3mal tgl.
SST: Vorsicht.
NW: Speichelfluss.
WH: Nicht für Alkoholkranke.
PG: 50 ML * (EKO: N) [€ 13,65]

Aflubin - Hustentropfen 50X02
(Z.Nr. 3-00070) RPF. P. n.l. V03AX
ZI: Bittner Richard, Wien
Z: 100 ml enthalten: Eucalyptus globulus (Homöopathie) D1 2 ml, Atropa belladonna (Homöopathie) D6 10 ml, Bryonia (Homöopathie) D6 10 ml, Phosphorus (Homöopathie) D12 10 ml, Mercurius solubilis Hahnemanni (Homöopathie) D12 10 ml, Ethanol (entspr. Gesamtethanolgehalt 54 % (m/m)), Spuren von: Lactose, Wasser, gereinigtes.
PG: 50 ML * (EKO: N) [€ 13,50 n.l.]

Aflubin - Nasenspray 50X04
(Z.Nr. 3-00065) RPF. P. V03AX
ZI: Bittner Richard, Wien
Z: 100 ml enthalten: Sinapis nigra (Homöopathie) D2 1 ml, Euphorbium (Homöopathie) D6 10 ml, Pulsatilla pratensis (Homöopathie) D6 10 ml, Luffa operculata (Homöopathie) D12 10 ml, Hydrargyrum biiodatum (Homöopathie) D12 10 ml, Benzalkonium chlorid 10 mg, Natriumchlorid Lösung isotonisch.
EW: Homöopathikum.
AG: Schnupfen, Heuschnupfen, Rachenentzündung, Tubenkatarrh, unterstützend bei Stirn- und Nebenhöhlenentzündungen.
AA: Nasal.
DO: ED 2 Sprühstöße, Kinder ab 3 Jahren 1 Sprühstoß. Akut halbstündlich bis stündlich (max. 8mal tgl.), bei Besserung 3-4mal tgl.
SST: Vorsicht.
NW: Speichelfluss.
WH: Bei Kindern von 3 bis 6 Jahren nur auf ärztliche Empfehlung anwenden.
Bei Schilddrüsenerkrankungen nicht ohne ärztlichen Rat anwenden.
PG: 20 ML * (EKO: N) [€ 8,85]

Aflubin - Tropfen bei Entzündungen der Nebenhöhlen und Schnupfen 50X03
(Z.Nr. 3-00064) RPF. P. n.l. V03AX
ZI: Bittner Richard, Wien
Z: 100 ml enthalten: Armoracia rusticana (Homöopathie) D1 10 ml, Kalium bichromicum (Homöopathie) D6 10 ml, Hydrastis canadensis (Homöopathie) D6 10 ml, Calcium sulfuricum (Homöopathie) D12 10 ml, Cinnabaris (Homöopathie) D12 10 ml, Ethanol (entspr. Gesamtethanolgehalt 43 % (m/m)), Spuren von: Lactose, Wasser, gereinigtes.
PG: 50 ML * (EKO: N) [€ 13,50 n.l.]

Aflunov - Injektionssuspension in einer Fertigspritze 36A23
(Z.Nr. EU/1/10/658/*) NR. P. E. nicht im Handel. J07BB02

▼ *Afluria Tetra - Injektionssuspension in einer Fertigspritze* 36A23
(Z.Nr. 1-40109) NR. P. E. nicht im Handel. J07BB02

🐾 *Afoxolaner Merial 11 mg - Kautabletten für Hunde 2-4 kg* 804B, 804D
(Z.Nr. EU/2/19/240/*) RP. P. nicht im Handel.
QP53BE01

🐾 *Afoxolaner Merial 28 mg - Kautabletten für Hunde >4-10 kg* 804B, 804D
(Z.Nr. EU/2/19/240/*) RP. P. nicht im Handel.
QP53BE01

🐾 *Afoxolaner Merial 68 mg - Kautabletten für Hunde >10-25 kg* 804B, 804D
(Z.Nr. EU/2/19/240/*) RP. P. nicht im Handel.
QP53BE01

🐾 *Afoxolaner Merial 136 mg - Kautabletten für Hunde >25-50 kg* 804B, 804D
(Z.Nr. EU/2/19/240/*) RP. P. nicht im Handel.
QP53BE01

▼ Afstyla 250 I.E. - Pulver und Lösungsmittel zur Herstellung einer Injektionslösung 20D01
(Z.Nr. EU/1/16/1158/*) NR. P. E. B02BD02
ZI: CSL Behring, Marburg, Deutschland
Z: 1 Packung enthält: Lonoctocog alfa 250 IE (entspr. Blutgerinnungsfaktor VIII, einkettig, rekombinant), mittels DNA-Technologie rekombinant aus Ovarialzellen des Chinesischen Hamsters hergestellt, L-Histidin, Polysorbat 80, Calciumchlorid dihydrat, Natriumchlorid, Saccharose; Lösungsmittel: Wasser für Injektionszwecke.
EW: Blutstillend.
AG: Therapie und Prophylaxe von Blutungen bei Hämophilie A.
AA: I.v. nach Rekonstitution.
DO: 1 I.E. Faktor VIII /kg KG erhöht Faktor VIII- Aktivität im Plasma um 2 I.E./dl. Benötigter Faktor VIII- Spiegel je nach Indikation 20 - 100 I.E./dl.
Details siehe Austria Codex- Fachinformation.
Prophylaxe: Initial 2 - 3mal wöchentlich 20 - 50 I.E./kg KG. Dosisanpassung nach Bedarf.
Kinder: Initial 2 - 3mal wöchentlich 30 - 50 I.E./kg KG.
GA: Allergie auf Hamsterprotein.
SST: Strenge Indikationsstellung.
NW: Überempfindlichkeit, Haut, Fieber, Schwindel, neutralisierende Antikörper, lokale Reaktionen.
WH: Auf Überempfindlichkeit bzw. Katheter-assoziierte Komplikationen achten.
PG: 1 ST RE1 (EKO: Y) [€ 200,00]

▼ Afstyla 500 I.E. - Pulver und Lösungsmittel zur Herstellung einer Injektionslösung 20D01
(Z.Nr. EU/1/16/1158/*) NR. P. E. B02BD02
ZI: CSL Behring, Marburg, Deutschland
Z: 1 Packung enthält: Lonoctocog alfa 500 IE (entspr. Blutgerinnungsfaktor VIII, einkettig, rekombinant), mittels DNA-Technologie rekombinant aus Ovarialzellen des Chinesischen Hamsters hergestellt, L-Histidin, Polysorbat 80, Calciumchlorid dihydrat, Natriumchlorid, Saccharose; Lösungsmittel: Wasser für Injektionszwecke.
Kurzinformation: siehe Afstyla 250 I.E. - Pulver und Lösungsmittel zur Herstellung einer Injektionslösung, → S. 49
PG: 1 ST RE1 (EKO: Y) [€ 365,80]

▼ Afstyla 1000 I.E. - Pulver und Lösungsmittel zur Herstellung einer Injektionslösung 20D01
(Z.Nr. EU/1/16/1158/*) NR. P. E. B02BD02
ZI: CSL Behring, Marburg, Deutschland
Z: 1 Packung enthält: Lonoctocog alfa 1000 IE (entspr. Blutgerinnungsfaktor VIII, einkettig, rekombinant), mittels DNA-Technologie rekombinant aus Ovarialzellen des Chinesischen Hamsters hergestellt, L-Histidin, Polysorbat 80, Calciumchlorid dihydrat, Natriumchlorid, Saccharose; Lösungsmittel: Wasser für Injektionszwecke.
Kurzinformation: siehe Afstyla 250 I.E. - Pulver und Lösungsmittel zur Herstellung einer Injektionslösung, → S. 49
PG: 1 ST RE1 (EKO: Y) [€ 702,65]

A

▼ Afstyla 1500 I.E. - Pulver und Lösungsmittel zur Herstellung einer Injektionslösung 20D01
(Z.Nr. EU/1/16/1158/*) NR. P. E. B02BD02
ZI: CSL Behring, Marburg, Deutschland
Z: 1 Packung enthält: Lonoctocog alfa 1500 IE (entspr. Blutgerinnungsfaktor VIII, einkettig, rekombinant), mittels DNA-Technologie rekombinant aus Ovarialzellen des Chinesischen Hamsters hergestellt, L-Histidin, Polysorbat 80, Calciumchlorid dihydrat, Natriumchlorid, Saccharose; Lösungsmittel: Wasser für Injektionszwecke.
Kurzinformation: siehe Afstyla 250 I.E. - Pulver und Lösungsmittel zur Herstellung einer Injektionslösung, → S. 49
PG: 1 ST RE1 (EKO: Y) [€ 1.037,10]

▼ Afstyla 2000 I.E. - Pulver und Lösungsmittel zur Herstellung einer Injektionslösung 20D01
(Z.Nr. EU/1/16/1158/*) NR. P. E. B02BD02
ZI: CSL Behring, Marburg, Deutschland
Z: 1 Packung enthält: Lonoctocog alfa 2000 IE (entspr. Blutgerinnungsfaktor VIII, einkettig, rekombinant), mittels DNA-Technologie rekombinant aus Ovarialzellen des Chinesischen Hamsters hergestellt, L-Histidin, Polysorbat 80, Calciumchlorid dihydrat, Natriumchlorid, Saccharose; Lösungsmittel: Wasser für Injektionszwecke.
Kurzinformation: siehe Afstyla 250 I.E. - Pulver und Lösungsmittel zur Herstellung einer Injektionslösung, → S. 49
PG: 1 ST RE1 (EKO: Y) [€ 1.371,50]

▼ Afstyla 2500 I.E. - Pulver und Lösungsmittel zur Herstellung einer Injektionslösung 20D01
(Z.Nr. EU/1/16/1158/*) NR. P. E. B02BD02
ZI: CSL Behring, Marburg, Deutschland
Z: 1 Packung enthält: Lonoctocog alfa 2500 IE (entspr. Blutgerinnungsfaktor VIII, einkettig, rekombinant), mittels DNA-Technologie rekombinant aus Ovarialzellen des Chinesischen Hamsters hergestellt, L-Histidin, Polysorbat 80, Calciumchlorid dihydrat, Natriumchlorid, Saccharose; Lösungsmittel: Wasser für Injektionszwecke.
Kurzinformation: siehe Afstyla 250 I.E. - Pulver und Lösungsmittel zur Herstellung einer Injektionslösung, → S. 49
PG: 1 ST RE1 (EKO: Y) [€ 1.705,95]

▼ *Afstyla 3000 I.E. - Pulver und Lösungsmittel zur Herstellung einer Injektionslösung* 20D01
(Z.Nr. EU/1/16/1158/*) NR. P. E. nicht im Handel. B02BD02

🐾 *Aftovaxpur Doe - Injektionsemulsion für Rinder, Schafe und Schweine* 823AB, 823AC, 823AD
(Z.Nr. EU/2/13/153/*) NR. P. E. nicht im Handel. QI02AA04

Agaffin - Abführgel 42J01
(Z.Nr. 0-06274) RPF. P. A06AB08
ZI: P&G Health Germany, Schwalbach am Taunus, Deutschland
Z: 100 ml enthalten: Natrium picosulfat 36 mg, Sorbitol 11,4 g, Hydroxyethylcellulose, Citronensäure, Titandioxid, Saccharin natrium, Kalium sorbat, Methyl-4-hydroxybenzoat 120 mg, Propyl-4-hydroxybenzoat 20 mg, Bananen-Aroma, Aqua destillata.
EW: Laxans.
AG: Obstipation, Darmentleerung.
AA: Abends vor dem Schlafengehen einnehmen. Messlöffel mit Markierungen für 3/5/8 ml.
DO: Erwachsene: 8-16 ml. Kinder ab 4 Jahren und Jugendliche: 5-10 ml.
GA: Fructose/Sorbit-Intoleranz, Ileus, akute Bauchschmerzen, schwere Dehydratation.
SST: Im 1. Trimenon und in der Stillzeit nicht empfohlen.
NW: Bauchschmerzen, bei Missbrauch Wasser- und Elektrolytverluste (Kalium).
WW: Milch, Antazida, Protonenpumpenhemmer (30 min Abstand), Diuretika, Herzglykoside, Antibiotika.
WH: Nur kurzzeitig anwenden. Bei unklarem Abdomen, Nausea oder Emesis andere Erkrankungsursachen ausschließen.
PG: **FL** 500 ML RE2 (EKO: Y) [€ 13,85], **TB** 100 ML (2) (EKO: G) [€ 5,50]

Aggrastat 50 Mikrogramm/ml - Infusionslösung 20B
(Z.Nr. 1-23141) NR. P. B01AC17
ZI: Correvio, Puteaux, Frankreich
Z: 1 ml Infusionslösung enthält: Tirofiban 50 µg (entspr. Tirofiban hydrochlorid monohydrat 56 µg), Natriumchlorid, Natriumcitrat-2-Wasser, Citronensäure, wasserfreie, Wasser für Injektionszwecke, Salzsäure zur pH-Wert-Einstellung, Natriumhydroxid zur pH-Wert-Einstellung.
EW: GPIIb/IIIa-Rezeptor-Antagonist, Thrombozytenaggregationshemmer.
AG: - Prävention eines drohenden Myokardinfarkts bei akuten Koronarsyndrom ohne ST-Hebung (NSTE-ACS).
- Reduktion schwerer kardiovaskulärer Ereignisse bei akutem Myokard- infarkt (STEMI), wenn primäre perkutane Koronararterienintervention (PCI) vorgesehen ist.
AA: I.v. nach Verdünnung mit 0,9% NaCl- oder 5% Glukoselösung auf 50 µg/ml.
DO: Initial 0,4 µg/kg/min für 30 min.
Erhaltung: 0,1 µg/kg/min.
Dosisreduktion bei schweren Nierenschäden.
Therapiebeginn möglichst binnen 12 Std. nach der letzten Angina pectoris-Episode. Behandlungsdauer mindestens 48 Std.
PCI: Initial 25 µg/kg KG über 3 min, dann 0,15 µg/kg KG/min über 12-24(-48) Std.
Begleittherapie: Thrombozytenaggregationshemmer oral (einschl. ASS), unfraktioniertes Heparin (i.v. Bolus 50-60 IE/kg KG, Erhaltungsinfusion 1000 IE/Std.). Keine Daten an Kindern und Jugendlichen.
GA: Schlaganfall, intrakranielle Erkrankung, frische Blutungen, maligne Hypertonie, größeres Trauma oder operativer Eingriff innerhalb der letzten 6 Wochen, Thrombozytopenie, Gerinnungsstörungen, schwere Leberschäden.
SST: Strenge Indikationsstellung.
NW: (Postoperative) Blutungen, okkultes Blut, Übelkeit, Fieber, Haut (Ekchymosen), Kopfschmerz, Thrombozytopenie, Überempfindlichkeit.
WW: Erhöhtes Blutungsrisiko: ASS, Ticlopidin, Warfarin, andere Aggregationshemmer.
WH: Nur stationär und durch Spezialisten anzuwenden. Nicht ohne unfraktioniertes Heparin anwenden. Nicht gleichzeitig zu einer Thrombolyse-Therapie empfohlen. Zustände mit erhöhtem Blutungsrisiko besonders berücksichtigen (Anwendung nicht empfohlen). Alle Gefäßpunktionsstellen sorgsam dokumentieren und kontrollieren. Gerinnung überwachen. Kontrollen: Thrombozyten, Hämoglobin, Hämatokrit.
PG: 250 ML * (EKO: N) [€ 307,65]

Aggrastat 250 Mikrogramm/ml - Konzentrat zur Herstellung einer Infusionslösung 20B
(Z.Nr. 1-23140) NR. P. B01AC17
ZI: Correvio, Puteaux, Frankreich
Z: 1 ml Konzentrat enthält: Tirofiban 250 µg (entspr. Tirofiban hydrochlorid monohydrat 281 µg), Natriumchlorid, Natriumcitrat-2-Wasser, Citronensäure, wasserfreie, Wasser für Injektionszwecke, Salzsäure zur pH-Wert-Einstellung, Natriumhydroxid zur pH-Wert-Einstellung.
Kurzinformation: siehe Aggrastat 50 Mikrogramm/ml - Infusionslösung, → S. 50
PG: 50 ML * (EKO: N) [€ 307,65]

Agiocur - Granulat 42J02
(Z.Nr. 1-18924) RP. P. A06AC01
ZI: Meda Pharma, Wien
Z: 100 g enthalten: Flohsamen, indische 65 g, Flohsamenschalen, indische 2,2 g, Kümmelöl ätherisch, Salbeiöl ätherisch, Pfefferminzöl ätherisch, Arabisches Gummi, Talkum, Titandioxid, Eisenoxid rot, Eisenoxid gelb, Hartparaffin, Paraffin, dickflüssiges, Saccharose 17,094 g.
EW: Pflanzliches Quellmittel.
AG: Chronische Verstopfung; Erkrankungen, bei denen eine erleichterte Darm- entleerung erwünscht ist.
AA: Unzerkaut mit reichlich Flüssigkeit.
DO: Abends nach dem Essen 2 Messlöffel und bei Bedarf vor dem Frühstück zu- sätzlich 1 Messlöffel; halbe Dosis bei Kindern von 6-12 Jahren.
GA: Ileus, Magen-Darm-Stenosen, nicht diagnostizierte Rektalblutungen, Darm- paralyse, schwerer Diabetes, Schluckbeschwerden, übermäßige Stuhlver- härtung.
SST: Anwendung möglich.
NW: Blähungen, Überempfindlichkeit.
WW: Mindestens ½ bis 1 Std. Abstand zu anderen Arzneimitteln: Vorsicht: Antidiabetika, Schilddrüsenhormone.
WH: Reichlich Flüssigkeit zuführen. 1 Teelöffel enthält 0,07 BE.
PG: 250 G * (EKO: N) [€ 16,90]

Agiolax - Granulat 42J04
(Z.Nr. 1-11936) RPF. P. A06AB56
ZI: Meda Pharma, Wien
Z: 100 g enthalten: Flohsamen, indische 52 g, Flohsamenschalen, indische 2,2 g, Tinnevelly-Sennesfrüchte 6,74-13,5 g (entspr. Hydroxyanthracen-Derivate 300 mg) (entspr. Sennosid B), Talkum, Arabisches Gummi, Eisenoxid schwarz, Eisenoxid rot, Eisenoxid

gelb, Paraffin, dickflüssiges, Aromastoff, Saccharose ca. 21 g.
EW: Pflanzliches Laxans, Wirkungseintritt nach 8-10 Std.
AG: Kurzfristig bei Obstipation.
AA: Oral, unzerkaut mit reichlich (mindestens ¼ Liter) Flüssigkeit am Abend, aber nicht unmittelbar vor dem Zu-Bett-Gehen einnehmen.
DO: 1 Messlöffel (= 5 g Granulat) abends nach dem Essen und bei Bedarf auch morgens vor dem Frühstück. Nicht für Kinder.
GA: Darmverschluss, Magen/Darm-Stenosen, akut entzündliche Darmerkrankungen, Paralyse des Darmes, Megakolon, Schluckbeschwerden, Brechreiz, Bauchschmerzen unbekannter Ursache, schwere Störungen des Wasser- und Elektrolythaushaltes, Rektalblutungen, übermäßige Stuhlverhärtung, schwer einstellbarer Diabetes.
SST: Im 1. Trimenon nicht anwenden, dann strenge Indikationsstellung. In der Stillzeit nicht empfohlen.
NW: Flatulenz, Bauchschmerzen, Krämpfe, Diarrhoe, Überempfindlichkeit. Rotfärbung des Harns unbedeutend. Bei Langzeitgabe Niere, Flüssigkeits- und Elektrolytstörungen (Kaliummangel).
WW: Mindestens ½ bis 1 Stunde vor oder nach anderen Arzneimitteln einnehmen. Vorsicht: Herzglykoside, Cumarine, Carbamazepin, Lithium, Schilddrüsenhormone, Carbenoxolon, Corticosteroide, Thiazid-Diuretika, Antiarrhythmika, Antidiabetika, Hypokaliämie- induzierende oder QT- verlängernde Substanzen.
GE: Wirkungsabnahme möglich.
WH: Reichlich Flüssigkeit zuführen. Diarrhoe ist ein Zeichen von Über- dosierung. Nur im Bedarfsfall (2-3mal wöchentlich) anwenden. Ohne ärztliche Anordnung max. 1-2 Wochen anwenden. Als Abmagerungsmittel ungeeignet. Bei anhaltender Obstipation Ursache abklären. Auf Überempfindlichkeit achten.
PG: 100 G * (EKO: N) [€ 6,15], 250 G * (EKO: N) [€ 12,35], 1000 G * (EKO: N) [€ 36,90]

Aglandin comp. 0,5 mg/0,4 mg - Hartkapseln 52D01, 52D02
(Z.Nr. 1-38633) RP. P. nicht im Handel. G04CA52

Aglandin retard 0,4 mg - Kapseln 52D02
(Z.Nr. 1-26216) RP. P. G04CA02
ZI: G.L. Pharma, Lannach
Z: 1 Kapsel enthält: Tamsulosin hydrochlorid 0,4 mg, Kapselinhalt: Cellulose, mikrokristalline, Methacrylsäure-Ethylacrylat-Copolymer (1:1), 30%ige Dispersion, Polysorbat 80, Natriumdodecylsulfat, Triethylcitrat, Talkum; Kapselhülle: Gelatine, Indigokarmin, Titandioxid, Eisenoxid gelb, Eisenoxid rot, Eisenoxid schwarz;.
EW: Alpha 1-Adrenozeptor-Antagonist.
AG: Prostatahyperplasie.
DO: Täglich 1 Kapsel nach dem Frühstück mit Flüssigkeit unzerkaut einnehmen.
Keine Indikation für Kinder und Jugendliche.
GA: Orthostatische Hypotonie, schwere Leberschäden.
NW: Schwindel, Blutdruckabfall, abnorme Ejakulation, Priapismus, Rhinitis, Überempfindlichkeit, Magen/Darm, intraoperatives Floppy-Iris-Syndrom.
Bei Überdosierung Hypotension.
WW: Nicht empfohlen: Starke CYP3A4-Hemmer (z.B. Ketoconazol) bei langsamem CYP2D6-Metabolismus. Vorsicht: CYP3A4-Hemmer. Andere Alpha-Blocker verstärkt blutdrucksenkend.
WH: Regelmäßige Untersuchungen auf Prostatakarzinom (PSA) empfohlen.
Restharnkontrollen. Vor Kataraktoperation Therapie mit Tamsulosin nicht beginnen. Auf Hypotension achten. Verkehrshinweis.
PG: 10 ST U (2) (EKO: G) [€ 3,05], 30 ST U (2) (EKO: G) [€ 9,25]

Agnofem - Tropfen 29Z03
(Z.Nr. 1-23457) RPF. P. G02CX
ZI: Madaus, Wien
Z: 100 g (1 g = 23 Tropfen) Lösung enthalten: Mönchspfeffer-Tinktur (1:5); Ethanol 68% (V/V) (Auszugsmittel) 9 g (entspr. Fructus Agni casti), Wasser, gereinigtes.
EW: Hemmt Prolaktinsekretion.
AG: Regeltempoanomalien, prämenstruelle Beschwerden, Mastodynie.
DO: 1mal tgl. 40 Tropfen in Flüssigkeit über mehrere Monate einnehmen.
GA: Hypophysentumore, Mammakarzinom.
SST: Nicht anwenden.
NW: Juckende Exantheme.
PG: 50 ML * (EKO: N) [€ 11,55]

Agnucaston - Filmtabletten 29Z03
(Z.Nr. 1-23374) RPF. P. G02CX
ZI: Bionorica SE, Neumarkt, Deutschland
Z: 1 Filmtablette enthält: Mönchspfefferfrüchte-Trockenextrakt (8,3-12,5:1); Ethanol 70% (V/V) (Auszugsmittel) 4 mg, Eudragit RL, Kartoffelstärke, Lactose monohydrat 25 mg, Magnesium stearat, Macrogol 6000, Cellulose, mikrokristalline, Povidon, Siliciumdioxid, hochdisperses, Talkum, Titandioxid, Eisen(III)-oxid, Indigotin I.
EW: Hemmt Prolaktinfreisetzung.
AG: Regeltempoanomalien, Mastodynie, prämenstruelles Syndrom.
DO: 1mal tgl. (morgens) 1 FT über mindestens 3 Monatszyklen (auch während der Regelblutung) einnehmen. Nicht für Kinder.
GA: Hypophysentumore, Mammakarzinom.
SST: Nicht anwenden.
NW: Kopfschmerz, Magen/Darm, Haut, Unruhe, Überempfindlichkeit.
WW: Dopamin-Antagonisten abschwächend.
WH: Spannungsgefühl in den Brüsten und Störungen der Regelblutung diagnostisch abklären.
PG: 30 ST * (EKO: N) [€ 12,50]

Agnukliman Duo Alpinamed - Dragees 29Z02
(Z.Nr. HERB-00101) RPF. P. nicht im Handel. G02C, N06AX

Agogerolan 25 mg - Filmtabletten 49A07
(Z.Nr. 1-38449) NR. P. n.l. N06AX22
ZI: G.L. Pharma, Lannach
Z: 1 Filmtablette enthält: Agomelatin 25 mg (entspr. Agomelatin-Citronensäure), Tablettenkern: Cellulose, mikrokristallin, silifiziert, Mannitol, Povidon 30, Siliciumdioxid, hochdispers, wasserfrei, Crospovidon, Natriumstearylfumarat (entspr. Natrium 0,2 mg), Magnesium stearat, Stearinsäure; Filmüberzug: Hypromellose, Macrogol, Titandioxid, Talkum, Eisenoxid gelb.
PG: 10 ST * (EKO: N) [€ 25,70 n.l.], 30 ST * (EKO: N) [€ 55,25 n.l.]

Agomelatin Aristo 25 mg - Filmtabletten 49A07
(Z.Nr. 1-38462) NR. P. N06AX22
ZI: Aristo Pharma, Berlin, Deutschland
Z: 1 Filmtablette enthält: Agomelatin 25 mg (entspr. Agomelatin-Citronensäure), Tablettenkern: Cellulose, mikrokristallin, silifiziert, Mannitol, Povidon 30, Siliciumdioxid, hochdispers, wasserfrei, Crospovidon, Natriumstearylfumarat (entspr. Natrium 0,2 mg), Magnesium stearat, Stearinsäure; Filmüberzug: Hypromellose, Macrogol, Titandioxid, Talkum, Eisenoxid gelb.
EW: Antidepressivum.
AG: Major Depression bei Erwachsenen.
AA: Oral, unabhängig von den Mahlzeiten.
DO: 1x tgl. 25 mg beim Zubettgehen; nach 2 Wochen ev. auf 1x tgl. 50 mg erhöhen. Dosissteigerung nur unter Transaminasenkontrolle. Bei Transaminasen über dem 3fachen des oberen Normwertes Behandlung nicht beginnen bzw. Behandlung abbrechen. Keine Daten an Kindern und Jugendlichen.
GA: Leberschäden, Transaminasen über dem Dreifachen des oberen Normbereichs.
SST: Nicht anwenden; Nutzen/Risiko-Abwägung in der Stillzeit.
NW: ZNS (Schwindel), Magen/Darm, Haut, Leber, Psyche (Manie).
WW: Gegenanzeige: Starke CYP1A2-Hemmer (Fluvoxamin, Ciprofloxacin).
Nicht empfohlen: Alkohol.
Vorsicht: Arzneimittel, die über CYP1A2 bzw. CYP2C9 metabolisiert werden: Östrogene, Propranolol, Enoxacin, Rifampicin. Zigarettenrauch reduziert Bioverfügbarkeit von Agomelatin.
WH: Nicht bei depressiven Episoden mit Demenz anwenden. Bei Patienten über 75 Jahren nicht anwenden. Vorsicht bei Manie, Adipositas, erhöhten Transaminasen. Auf suizidales Verhalten achten. Transaminasen regelmäßig (nach 3/6/12/24 Wochen) kontrollieren. Verkehrshinweis.
PG: 14 ST * (EKO: N) [€ 34,95], 28 ST * (EKO: N) [€ 56,20]

Agomelatin Genericon 25 mg - Filmtabletten 49A07
(Z.Nr. 1-38450) NR. P. N06AX22
ZI: Genericon Pharma, Graz
Z: 1 Filmtablette enthält: Agomelatin 25 mg (entspr. Agomelatin-Citronensäure), Tablettenkern: Cellulose, mikrokristallin, silifiziert, Mannitol, Povidon 30, Siliciumdioxid, hochdispers, wasserfrei, Crospovidon, Natriumstearylfumarat (entspr. Natrium 0,2 mg), Magnesium stearat, Stearinsäure; Filmüberzug: Hypromellose, Macrogol, Titandioxid, Talkum, Eisenoxid gelb.
Kurzinformation: siehe Agomelatin Aristo 25 mg - Filmtabletten, → S. 51
PG: 30 ST * (EKO: N) [€ 55,25]

Agopton 15 mg - Kapseln 42E03
(Z.Nr. 1-20544) RP. P. A02BC03
ZI: Takeda Pharma, Wien
Z: 1 Kapsel enthält: Lansoprazol 15 mg, Magensaftresistente Granula: Saccharose 29,9 mg, Magnesiumcarbonat, Maisstärke, Hydroxypropylcellulose, Methacrylsäure-Ethylacrylat-Copolymer (1:1), Talkum, Macrogol, Titandioxid, Polysorbat, Siliciumdioxid, Gelatine.
EW: Protonenpumpenhemmer.

AG: Gastroösophageale Refluxkrankheit, Ulcus duodeni, Ulcus ventriculi, Refluxösophagitis (Rezidivprophylaxe), Eradikation von Helicobacter pylori, Zollinger-Ellison-Syndrom, Ulzera durch nichtsteroidale Antiphlogistika (NSAID).
AA: Unzerkaut mit Flüssigkeit mindestens 30 min vor einer Mahlzeit morgens (zur H. pylori-Eradikation morgens und abends) einnehmen. Bei Bedarf Kapseln öffnen und Inhalt der Kapsel mit Apfel- oder Tomatensaft vermischt oder auf etwas Joghurt oder Apfelmus einnehmen. Über nasogastrale Sonde Kapselinhalt mit 40 ml Apfelsaft vermischt verabreichen.
DO: TD 30 mg, bei älteren Patienten bzw. leichten Leberschäden 15 mg, max. 8 Wochen anwenden.
Heliobacter pylori: 2mal tgl. 30 mg.
Zollinger-Ellison-Syndrom: 1mal tgl. 60 mg.
Ulzera durch NSAIDS: TD 30 mg, zur Vorbeugung 15 mg.
Für Kinder nicht empfohlen.
GA: Schwere Leberschäden, Kinder (keine Erfahrung).
SST: Während der Schwangerschaft Anwendung vermeiden. Nutzen/Risiko-Abwägung in der Stillzeit.
NW: ZNS; Magen/Darm, Haut (sehr selten subakuter kutaner Lupus erythematodes), Labor, Durchfälle, Blutbild, Leber, Ödeme, Anaphylaxie, Hypomagnesiämie, leicht erhöhtes Frakturrisiko. Reduzierte Aufnahme von Vitamin B12.
WW: Nicht empfohlen: Nelfinavir, Azatanavir. Vorsicht: Azole, Methotrexat, Warfarin, Theophyllin, Tacrolimus, Fluvoxamin, Sucralfat (1 Std. Abstand); Digoxin-Spiegel bestimmen. 5 Tage vor Chromogranin-A- Messung Lansoprazol absetzen.
WH: Vor Anwendung Malignität ausschließen.
PG: 28 ST (2) (EKO: G) [€ 14,30]

Agopton 30 mg - Kapseln 42E03

(Z.Nr. 1-20545) RP. P. A02BC03
ZI: Takeda Pharma, Wien
Z: 1 Kapsel enthält: Lansoprazol 30 mg, Magensaftresistente Granula: Saccharose 59,8 mg, Magnesiumcarbonat, Maisstärke, Hydroxypropylcellulose, Methacrylsäure-Ethylacrylat-Copolymer (1:1), Talkum, Macrogol, Titandioxid, Polysorbat, Siliciumdioxid, Gelatine.
Kurzinformation: siehe Agopton 15 mg - Kapseln, → S. 51
PG: 7 ST (EKO: G) [€ 4,80], 14 ST (2) (EKO: G) [€ 9,55], 28 ST * (EKO: N) [€ 69,00]

🐾 Agrimec 1 mg/g - Pulver zum Eingeben für Schweine 803A, 804A, 804B

(Z.Nr. 8-00773) NR. P. VNW. QP54AA01
ZI: AniMed Service, Graz
Z: 1 g Pulver enthält: Ivermectin 1 mg, Lactose monohydrat.
EW: Antiparasitikum; Endoektozid.
AG: Magen- und Darmrundwürmer, Lungenwürmer, Läuse, Räudemilben bei Schweinen.
AA: Zum Eingeben nach Vermischen mit dem Futter.
DO: TD 0,1 mg Ivermectin/kg KG über 7 Tage.
GA: Andere Tierarten.
SST: Anwendung möglich.
WW: GABA-Agonisten verstärkt.
WH: Schwer erkrankte Tiere parenteral behandeln. Für Wasserorganismen sehr schädlich.
VNW: Essbare Gewebe 12 Tage.
PG: 1 KG VNW [€ 37,35], 5 KG VNW [€ 149,00], **5X1** 5 KG VNW [€ 157,70]

Agropyron comp. Wala - Globuli velati 50W

(Z.Nr. 3-35835) RPF. P. V03AX
ZI: Wala Heilmittel, Bad Boll/Eckwälden, Deutschland
Z: 10 g enthalten: Elymus repens e radice ferm 33c D3 0,1 g, Kalium carbonicum e cinere fagi silvaticae aquosum (Homöopathie) D9 0,1 g, Kalium carbonicum e cinere fagi silvaticae aquosum (Homöopathie) D9 0,1 g, Taraxacum officinale e planta tota ferm 34c D4 0,1 g, Zinnober (Homöopathie) D6 0,1 g, Sucrose, Spuren von: Lactose.
EW: Homöopathikum (anthroposophisch).
AG: Erkältungskrankheiten.
AA: Unter der Zunge zergehen lassen. Bei Kindern Globuli in etwas Wasser oder ungesüßtem Tee zergehen lassen.
DO: Personen ab 12 Jahren: 2-4mal tgl., akut bis zu zweistündlich 10-15 Globuli.
Kinder (6-11 Jahre): 2-4mal tgl., akut bis zu zweistündlich 8-10 Globuli.
Kinder (2-5 Jahre): 2-4mal tgl., akut bis zu zweistündlich 8-10 Globuli.
Kleinkinder (1-2 Jahre): 2-4mal tgl., akut bis zu zweistündlich 3 Globuli.
SST: Vorsicht.
PG: 20 G * (EKO: N) [€ 11,50]

Ailgeno spag. Peka - Tropfen 40X

(Z.Nr. 3-00454) RPF. P. V03AX
ZI: Pekana Naturheilmittel, Kißlegg, Deutschland
Z: 1 g (= 1,03 ml = 47 Tropfen) enthält: Amanita muscaria (Homöopathie) D4 115 mg, Acidum arsenicosum (Homöopathie) D6 115 mg, Silybum marianum (Homöopathie) D15 55 mg, Ceanothus americanus (Homöopathie) D4 160 mg, Cinchona pubescens-spag. Peka D6 125 mg, Glechoma hederacea-spag. Peka D6 175 mg, Grindelia robusta-spag. Peka D6 170 mg, Natrium chloratum (Homöopathie) D12 85 mg, Ethanol 96%, (entspr. Gesamtethanolgehalt 20 % (V/V)), Wasser, gereinigtes.
EW: Homöopathikum.
AG: Unterstützend bei Leberbeschwerden.
AA: In einem Glas mit Wasser verdünnt vor den Mahlzeiten einnehmen.
DO: 3mal tgl. 20 Tropfen; Kinder 2-11 Jahre: 3mal tgl. 10 Tropfen; Kinder 1 Jahr bis 23 Monate: 3mal tgl. 5 Tropfen.
SST: Vorsicht.
PG: 50 ML * (EKO: N) [€ 14,05]

▼ *Aimovig 70 mg - Injektionslösung in einer Fertigspritze* 43F
(Z.Nr. EU/1/18/1293/*) NR. P. E. nicht im Handel. N02CD01

▼ *Aimovig 140 mg - Injektionslösung in einer Fertigspritze* 43F
(Z.Nr. EU/1/18/1293/*) NR. P. E. nicht im Handel. N02CD01

▼ Aimovig 70 mg - Injektionslösung im Fertigpen 43F

(Z.Nr. EU/1/18/1293/*) NR. P. E. N02CD01
ZI: Novartis Europharm, Dublin, Irland
Z: 1 Fertigpen mit 1 ml enthält: Erenumab 70 mg, mittels DNA-Technologie rekombinant aus Ovarialzellen des Chinesischen Hamsters hergestellt, Sucrose, Polysorbat 80, Natriumhydroxid zur pH-Wert-Einstellung, Essigsäure 99%, Wasser für Injektionszwecke.
EW: Monoklonaler Antikörper, CGRP-Rezeptorantagonist; wirkt analgetisch bei Migräneschmerz.
AG: Migräneprophylaxe bei mindestens 4 Migränetagen pro Monat.
AA: S.c.
DO: Alle 4 Wochen 70 (-140) mg. Keine Daten an Kindern und Jugendlichen.
SST: In der Schwangerschaft Anwendung vermeiden. In der Stillzeit nur bei zwingender Indikation Anwendung möglich, nicht anwenden in den ersten Tagen nach der Geburt.
NW: Überempfindlichkeit (Urtikaria, Ödeme, auch schwere Reaktionen), lokale Reaktionen, Magen/Darm (Obstipation), Muskelspasmen, Pruritus.
WW: Keine Wechselwirkungen erwartet.
WH: Keine Studienlage bei Patienten mit schweren Herz-Kreislauf-Erkrankungen. Vorsicht bei Latexempfindlichkeit.
PG: 1 ST IND (EKO: G) [€ 545,90]

▼ Aimovig 70 mg - Injektionslösung im Fertigpen 43F

(Z.Nr. EU/1/18/1293/*) NR. P. E. N02CD01
Parallelimport. n.l.
V: Abacus Medicine, Copenhagen, Dänemark
Z: 1 Fertigpen mit 1 ml enthält: Erenumab 70 mg, mittels DNA-Technologie rekombinant aus Ovarialzellen des Chinesischen Hamsters hergestellt, Sucrose, Polysorbat 80, Natriumhydroxid zur pH-Wert-Einstellung, Essigsäure 99%, Wasser für Injektionszwecke.
PG: 1 ST * (EKO: N) [€ 545,80 n.l.]

▼ Aimovig 70 mg - Injektionslösung im Fertigpen 43F

(Z.Nr. EU/1/18/1293/*) NR. P. E. N02CD01
Parallelimport. n.l.
V: Orifarm, Leverkusen, Deutschland
Z: 1 Fertigpen mit 1 ml enthält: Erenumab 70 mg, mittels DNA-Technologie rekombinant aus Ovarialzellen des Chinesischen Hamsters hergestellt, Sucrose, Polysorbat 80, Natriumhydroxid zur pH-Wert-Einstellung, Essigsäure 99%, Wasser für Injektionszwecke.
PG: 1 ST * (EKO: N) [€ 545,80 n.l.]

▼ Aimovig 140 mg - Injektionslösung im Fertigpen 43F

(Z.Nr. EU/1/18/1293/*) NR. P. E. N02CD01
ZI: Novartis Europharm, Dublin, Irland
Z: 1 Fertigpen mit 1 ml enthält: Erenumab 140 mg, mittels DNA-

Technologie rekombinant aus Ovarialzellen des Chinesischen Hamsters hergestellt, Sucrose, Polysorbat 80, Natriumhydroxid zur pH-Wert-Einstellung, Essigsäure 99%, Wasser für Injektionszwecke.
Kurzinformation: siehe Aimovig 70 mg - Injektionslösung im Fertigpen, → S. 52
PG: 1 ST IND (EKO: G) [€ 545,90]

▼ Aimovig 140 mg - Injektionslösung im Fertigpen 43F
(Z.Nr. EU/1/18/1293/*) NR. P. E. N02CD01
Parallelimport. n.l.
V: Abacus Medicine, Copenhagen, Dänemark
Z: 1 Fertigpen mit 1 ml enthält: Erenumab 140 mg, mittels DNA-Technologie rekombinant aus Ovarialzellen des Chinesischen Hamsters hergestellt, Sucrose, Polysorbat 80, Natriumhydroxid zur pH-Wert-Einstellung, Essigsäure 99%, Wasser für Injektionszwecke.
PG: 1 ST * (EKO: N) [€ 545,80 n.l.]

▼ Aimovig 140 mg - Injektionslösung im Fertigpen 43F
(Z.Nr. EU/1/18/1293/*) NR. P. E. N02CD01
Parallelimport. n.l.
V: Orifarm, Leverkusen, Deutschland
Z: 1 Fertigpen mit 1 ml enthält: Erenumab 140 mg, mittels DNA-Technologie rekombinant aus Ovarialzellen des Chinesischen Hamsters hergestellt, Sucrose, Polysorbat 80, Natriumhydroxid zur pH-Wert-Einstellung, Essigsäure 99%, Wasser für Injektionszwecke.
PG: 1 ST * (EKO: N) [€ 545,80 n.l.]

AirFluSal Forspiro 50 Mikrogramm/250 Mikrogramm - einzeldosiertes Pulver zur Inhalation 50B03
(Z.Nr. 1-35874) NR. P. R03AK06
ZI: Sandoz, Kundl
Z: 1 Einzeldosis enthält: Salmeterol 50 µg (entspr. Salmeterol xinafoat) (entspr. → 45 µg abgegebene Dosis), Fluticason propionat 250 µg (entspr. → 233 µg abgegebene Dosis), Lactose monohydrat 12,2 mg.
EW: Beta 2-Adrenergikum + inhalatives Kortikosteroid.
AG: Asthma (Dauertherapie), COPD.
AA: Nur zur Inhalation mit Inhalator.
DO: Möglichst niedrig.
Asthma: Personen ab 12 Jahren: 2mal tgl. 1 Inhalation von 250 mcg oder 500 mcg Fluticasonpropionat + 50 mcg Salmeterol.
COPD: Erwachsene: 2mal tgl. 1 Inhalation von 500 mcg Fluticasonpropionat + 50 mcg Salmeterol.
SST: Nutzen/Risiko-Abwägung.
NW: Kopfschmerzen, Infektionen (Nasopharyngitis), Stoffwechsel (Hypokaliämie, Hyperglykämie), Psyche (Angst, Depressionen), Herz (Palpitationen), selten paradoxer Bronchospasmus, erhöhte Pneumonie-Inzidenz bei COPD, Arthralgie, Myalgie, Sehstörungen, traumatische Frakturen, Wachstumsverzögerungen bei Kindern.
WW: Betablocker vermeiden. Vorsicht: Andere Beta-Adrenergika additiv. Starke CYP3A4-Hemmer einschl. Cobicistat.
WH: Nicht zur Behandlung akuter Asthmasymptome. Behandlung nicht abrupt abbrechen. Vorsicht bei schweren kardiovaskulären Erkrankungen, Herzrhythmusstörungen, Diabetes mellitus, Thyreotoxikose, unbehandelter Hypokaliämie, Lungentuberkulose und anderen Infektionen der Atemwege. Patienten regelmäßig untersuchen, Plasmakalium beachten. Auf paradoxe Bronchospasmen, systemische Kortikoideffekte achten. Körpergröße von Kindern kontrollieren.
Bei Überdosierung von Salmeterol vorsichtig kardioselektive Betablocker geben.
PG: 1 ST IND (2) (EKO: G) [€ 38,60]

AirFluSal Forspiro 50 Mikrogramm/500 Mikrogramm - einzeldosiertes Pulver zur Inhalation 50B03
(Z.Nr. 1-35875) NR. P. R03AK06
ZI: Sandoz, Kundl
Z: 1 Einzeldosis enthält: Salmeterol 50 µg (entspr. Salmeterol xinafoat) (entspr. → 45 µg abgegebene Dosis), Fluticason propionat 500 µg (entspr. → 465 µg abgegebene Dosis), Lactose monohydrat 11,95 mg.
Kurzinformation: siehe AirFluSal Forspiro 50 Mikrogramm/250 Mikrogramm - einzeldosiertes Pulver zur Inhalation, → S. 53
PG: 1 ST IND (2) (EKO: G) [€ 47,80]

Aivlosin 42,5 mg/g - Arzneimittel-Vormischung zur Herstellung von Fütterungsarzneimitteln für Schweine 801AF
(Z.Nr. EU/2/04/044/*) NR. P. VNW. nicht im Handel. QJ01FA92

Aivlosin 625 mg/g - Granulat zum Eingeben über das Trinkwasser für Fasane 801AF
(Z.Nr. EU/2/04/044/*) NR. P. VNW. nicht im Handel. QJ01FA92

Aivlosin 625 mg/g - Granulat zum Eingeben über das Trinkwasser für Hühner und Puten 801AF
(Z.Nr. EU/2/04/044/*) NR. P. VNW. nicht im Handel. QJ01FA92

Aivlosin 625 mg/g - Granulat zum Eingeben über das Trinkwasser für Schweine 801AF
(Z.Nr. EU/2/04/044/*) NR. P. VNW. nicht im Handel. QJ01FA92

Aivlosin 42,5 mg/g - Pulver zum Eingeben für Schweine 801AF
(Z.Nr. EU/2/04/044/*) NR. P. VNW. nicht im Handel. QJ01FA92

▼ *Ajovy 225 mg - Injektionslösung in Fertigpen* 43F
(Z.Nr. EU/1/19/1358/*) NR. P. E. nicht im Handel. N02CD03

▼ Ajovy 225 mg - Injektionslösung in Fertigspritze 43F
(Z.Nr. EU/1/19/1358/*) NR. P. E. N02CD03
ZI: Teva, Ulm, Deutschland
Z: 1 Fertigspritze mit 1,5 ml enthält: Fremanezumab 225 mg, mittels rekombinanter DNA-Technik in Ovarialzellen des chinesichen Hamsters hergestellt, Histidin, Histidin hydrochlorid monohydrat, Sucrose, Natrium edetat, Polysorbat 80, Wasser für Injektionszwecke.
EW: Monoklonaler Antikörper, bindet selektiv den Calcitonin Gene-Related Peptide (CGRP) - Liganden; wirkt analgetisch bei Migräneschmerz.
AG: Migräneprophylaxe bei mindestens 4 Migränetagen pro Monat.
AA: S.c.
DO: Einmal monatlich 225 mg oder alle 3 Monate 675 mg. Keine Daten an Kindern und Jugendlichen.
SST: In der Schwangerschaft nicht anwenden. Zwingende Indikationsstellung in der Stillzeit.
NW: Überempfindlichkeit (Pruritus, Urtikaria), lokale Reaktionen.
WW: Keine Studien. Keine pharmakokinetischen WW zu erwarten.
WH: Keine Daten bei schweren kardiovaskulären Erkrankungen.
PG: 1 ST IND (EKO: G) [€ 602,80]

Akineton 5 mg - Injektionslösung 07A, 12A
(Z.Nr. 0-10234) RP. P. N04AA02
ZI: Desma, Mainz-Kastel, Deutschland
Z: 1 Ampulle zu 1 ml enthält: Biperiden lactat 5 mg, (entspr. Biperiden 3,9 mg), Natrium-(RS)-lactat, (entspr. Natrium 1 mmol), Wasser für Injektionszwecke.
EW: Zentrales Parasympatholytikum.
AG: Alle Formen des Parkinsonismus, medikamentös bedingte extrapyramidale Symptome, Nikotinvergiftung, Vergiftung durch organische Phosphor- verbindungen.
AA: I.m. oder langsame i.v. Injektion.
DO: Parkinsonsyndrom: TD 10-20 mg; Medikamentöse extrapyramidale Symptome 2,5-5 mg, ev. nach 30 min wieder- holen. MTD 10-20 mg.
Kinder: Bis 1 Jahr: 1 mg; 1-6 Jahre: 2 mg; 6-10 Jahre: 3 mg langsam i.v.
Nikotinvergiftung: 5-10 mg i.m., in bedrohlichen Fällen zusätzlich 5 mg i.v.
Vergiftungen durch organische Phosphorverbindungen: 5 mg i.v. mehrmals bis zum Abklingen der Vergiftungszeichen.
GA: Engwinkelglaukom, Magen/Darm-Stenosen, Megakolon. Ileus.
SST: Strenge Indikationsstellung, nicht stillen.
NW: ZNS (Müdigkeit, Schwindel, Unruhe, Dyskinesien, psychoseähnlich), peripher anticholinerg (Mundtrockenheit, Sehstörungen, Obstipation, Tachykardie), Allergie, Glaukom, Hypotonie, Miktionsstörungen.
WW: Anticholinergika, Antiparkinsonmittel, Antihistaminika, Spasmolytika verstärkt, Chinidin; Levodopa, Neuroleptika (Dyskinesien verstärkt); Metoclopramid abgeschwächt; Alkohol meiden. Pethidin verstärkt.
GE: Missbrauch wurde beobachtet.
WH: Erhöhte Krampfbereitschaft beachten. Augendruck kontrollieren. Vorsicht bei Myasthenie, Tachykardien. Nicht abrupt absetzen.

Verkehrshinweis.
Bei Überdosierung Antidot Cholinesterasehemmer (Physostigmin i.v. oder i.m.).
PG: 5 ST (2) (EKO: G) [€ 5,35]

Akineton 4 mg - Retardtabletten 12A
(Z.Nr. 0-15197) RP. P. N04AA02
ZI: Desma, Mainz-Kastel, Deutschland
Z: 1 Retardtablette enthält: Biperiden hydrochlorid 4 mg (entspr. Biperiden 3,6 mg), Carnaubawachs, Docusat natrium, Eisenoxid gelb, Siliciumdioxid, hochdisperses, Hydroxypropylcellulose, Hypromellose, Lactose monohydrat 252 mg, Macrogol 400, Macrogol 6000, Magnesium stearat, Maisstärke, Cellulose, mikrokristalline, Povidon K30, Talkum, Titandioxid, Wasser, gereinigtes.
EW: Zentrales Parasympatholytikum.
AG: Alle Formen des Parkinsonismus, medikamentös bedingte extrapyramidale Symptome.
AA: Zum oder kurz nach dem Essen mit Flüssigkeit einnehmen.
DO: Patienten zunächst auf Tabletten einstellen. 1 Filmtablette enthält doppelte Wirkstoffmenge einer Tablette. TD 1-2 FT, MTD 3 FT über den Tag verteilt.
Medikamentös bedingte extrapyramidale Symptome: TD 2-6 mg. Für Kinder und Jugendliche nicht empfohlen.
GA: Engwinkelglaukom, Magen/Darm-Stenosen, Megakolon. Ileus.
SST: Strenge Indikationsstellung, nicht stillen.
NW: ZNS (Müdigkeit, Schwindel, Unruhe, Dyskinesien, psychoseähnlich), peripher anticholinerg (Mundtrockenheit, Sehstörungen, Obstipation, Tachykardie), Allergie, Glaukom, Hypotonie, Miktionsstörungen.
WW: Anticholinergika, Antiparkinsonmittel, Antihistaminika, Spasmolytika verstärkt, Chinidin; Levodopa, Neuroleptika (Dyskinesien verstärkt); Metoclopramid abgeschwächt; Alkohol meiden. Pethidin verstärkt.
GE: Missbrauch wurde beobachtet.
WH: Erhöhte Krampfbereitschaft beachten. Augendruck kontrollieren. Vorsicht bei Myasthenie, Tachykardien. Nicht abrupt absetzen. Verkehrshinweis.
Bei Überdosierung Antidot Cholinesterasehemmer (Physostigmin i.v. oder i.m.).
PG: 50 ST (EKO: G) [€ 13,60], 100 ST (EKO: G) [€ 22,15]

Akineton 2 mg - Tabletten 12A
(Z.Nr. 0-08853) RP. P. N04AA02
ZI: Desma, Mainz-Kastel, Deutschland
Z: 1 Tablette enthält: Biperiden hydrochlorid 2 mg (entspr. Biperiden 1,8 mg), Calcium hydrogenphosphat dihydrat, Copovidon, Kartoffelstärke, Lactose monohydrat 38 mg, Magnesium stearat, Maisstärke, Cellulose, mikrokristalline, Talkum, Wasser, gereinigtes.
EW: Zentrales Parasympatholytikum.
AG: Alle Formen des Parkinsonismus, medikamentös bedingte extrapyramidale Symptome.
AA: Zum oder kurz nach dem Essen mit Flüssigkeit einnehmen.
DO: Initial 2mal tgl. ½ Tablette, kontinuierlich steigern bis 3-4mal tgl. ½-2 Tabletten. MTD 16 mg. Dosis ausschleichend reduzieren.
Medikamentös bedingte extrapyramidale Symptome: 2-3mal tgl. ½ bis 1 Tab- lette. Kinder und Jugendliche (3-15 Jahre): 1-3mal tgl. ½-1 Tablette.
GA: Engwinkelglaukom, Magen/Darm-Stenosen, Megakolon. Ileus.
SST: Strenge Indikationsstellung, nicht stillen.
NW: ZNS (Müdigkeit, Schwindel, Unruhe, Dyskinesien, psychoseähnlich), peripher anticholinerg (Mundtrockenheit, Sehstörungen, Obstipation, Tachykardie), Allergie, Glaukom, Hypotonie, Miktionsstörungen.
WW: Anticholinergika, Antiparkinsonmittel, Antihistaminika, Spasmolytika verstärkt, Chinidin; Levodopa, Neuroleptika (Dyskinesien verstärkt); Metoclopramid abgeschwächt; Alkohol meiden. Pethidin verstärkt.
GE: Missbrauch wurde beobachtet.
WH: Erhöhte Krampfbereitschaft beachten. Augendruck kontrollieren. Vorsicht bei Myasthenie, Tachykardien. Nicht abrupt absetzen. Verkehrshinweis.
Bei Überdosierung Antidot Cholinesterasehemmer (Physostigmin i.v. oder i.m.).
PG: 50 ST (EKO: G) [€ 8,65], 100 ST (EKO: G) [€ 13,75]

Akistan 50 Mikrogramm/ml - Augentropfen 47G02
(Z.Nr. 1-31279) RP. P. E. S01EE01
ZI: Pharmaselect International, Wien
Z: 1 ml Lösung enthält: Latanoprost 50 µg, Benzalkonium chlorid 0,2 mg, Natriumchlorid, Natriumdihydrogenphosphat-dihydrat, Natriummonohydrogenphosphat Dodecahydrat, Natriumhydroxid zur pH-Wert-Einstellung, Phosphorsäure zur pH-Wert Einstellung, Wasser, gereinigtes.
EW: Senkt Augeninnendruck.
AG: Weitwinkelglaukom, okuläre Hypertension, pädiatrisches Glaukom.
AA: Am Auge.
DO: 1mal tgl. in das betroffene Auge eintropfen. Tränensack 1 min am inneren Augenwinkel zusammendrücken. Begrenzte Daten im 1. Lebensjahr, keine Daten an Frühgeborenen.
SST: Nicht anwenden.
NW: Auge (Zunahme der Pigmentierung von Iris und Wimpern, Korneaerosionen, Augenschmerzen, Lidödeme, selten Iritis, Makulaödem); Haut, Kopfschmerzen, Schwindel, Angina pectoris, selten Asthma.
WW: 5 min Abstand zu anderen topischen Augenpräparaten. Gleichzeitige Anwendung von Prostaglandinen und -Derivaten nicht empfohlen.
WH: Kontaktlinsen nach 15 min wieder einsetzen. Patienten über mögliche Irisverfärbung informieren. Vorsicht in der perioperativen Phase der Kataraktchirurgie, Aphakie, Pseudophakie, Vorderkammerlinsen, Risikofaktoren für zystoides Makulaödem, Prädisposition für Iritis/Uveitis, Asthma. Verkehrshinweis.
PG: 2,5 ML AU (2) (EKO: G) [€ 11,45]

Akistan Duo 50 Mikrogramm/ml + 5 mg/ml - Augentropfen, Lösung 47H04
(Z.Nr. 1-39077) RP. P. E. S01ED51
ZI: Pharmaselect International, Wien
EW: Augendruck senkende Kombination.
AG: Weitwinkelglaukom, okuläre Hypertension.
DO: 1mal tgl, 1 Tropfen in den Bindehautsack des erkrankten Auges eintropfen. Keine Untersuchungen an Kindern und Jugendlichen.
GA: Reaktive Atemwegserkrankungen, Sinusbradykardie, Sick-Sinus-Syndrom, AV-Block 2. oder 3. Grades, Herzinsuffizienz, kardiogener Schock.
SST: Nicht anwenden.
NW: Verstärkte Irispigmentierung, Sehstörungen, Augenirritationen, Herpes-Keratitis, Kopfschmerzen, Exanthem; NW der Einzelsubstanzen beachten (Latanoprost: Asthma; Timolol: Herz/Kreislauf, Atemwege, ZNS, Psyche, Magen/Darm). Systemische NW möglich.
WW: WW von Beta-Blockern beachten: Verstärkung anderer Blutdrucksenker, Antidiabetika (Hypoglykämie), Clonidin (verstärkte Hypertension beim plötzlichen Absetzen). Paradoxe Augendruckerhöhung durch andere Prostaglandinanaloga. Adrenalin (Mydriasis).
WH: Vorsicht bei kardiovaskulären Erkrankungen, Hypotonie, Herzblock 1. Grades, peripheren Durchblutungsstörungen, COPD, Hornhauterkrankungen, Herpes-Keratitis. Mögliche systemische Wirkungen von Timolol beachten. Weiche Kontaktlinsen vor der Anwendung herausnehmen und erst 15 min danach wieder einsetzen. Verkehrshinweis.
PG: 2,5 ML AU (3) (EKO: G) [€ 13,45]

Akneroxid 5% - Gel 22H02
(Z.Nr. 1-19508) RP. P. nicht im Handel. D10AE01

Akneroxid 10% - Gel 22H02
(Z.Nr. 1-19507) RP. P. nicht im Handel. D10AE01

Aknichthol - Lotio 22H07
(Z.Nr. 0-13866) RPF. P. D10AB
ZI: Ichthyol-Ges. Cordes, Hamburg, Deutschland
Z: 100 g enthalten: Natrium bituminosulfonat, hell 1 g, Salicylsäure 0,5 g, Siliciumdioxid, hochdisperses, Lauromacrogol 200, 2-Propanol, Lavendelöl, Maisstärke, Triglyceride, mittelkettige, Titandioxid, Eisenoxyde, Eisen(III)-hydroxid-oxid x H2O, Wasser, gereinigtes.
EW: Entzündungs- und keimhemmend, keratolytisch.
AG: Leichte und mittelschwere Akne vulgaris.
AA: Lokal auf gereinigte Haut.
DO: 2mal tgl. 20 Tropfen mit Tupfer auf betroffene Hautpartien auftragen.
Keine Daten bei Kindern.
SST: Nicht anwenden.
NW: Austrocknung der Haut (zwischendurch fettarme Cremen anwenden), Überempfindlichkeit.
WW: Andere Topika können die Wirkung beeinträchtigen.
WH: Nicht mit Schleimhäuten in Berührung bringen.
PG: 30 G (2) (EKO: G) [€ 7,15]

Aktiferrin - Saft 20F01, 20F05
(Z.Nr. 0-16197) RP. P. B03AE10
ZI: Teva, Haarlem, Niederlande
Z: 100 ml enthalten: Eisen(II)-sulfat-7-Wasser 3,42 g (entspr. Eisen(II)-Ion 680 mg), DL-Serin 2,58 g, Ascorbinsäure, Invertzuckersirup 86,6 g, Himbeer-Aroma, Sahne-Aroma, Ethanol 96% (V/V) 0,31 g, Wasser, gereinigtes.
EW: Antianämisch.

AG: Eisenmangel.
AA: Vor oder während einer Mahlzeit mit Wasser (nicht mit Kaffee, Tee oder Milch) einnehmen. Saft nicht im Mund lassen.
AH: Verwendbarkeitsdauer nach der ersten Entnahme 1 Monat.
DO: TD je nach Alter 1x½ bis 3x1 Kaffeelöffel.
GA: Eisenkumulation, Eisenverwertungsstörungen, nicht durch Eisenmangel bedingte Anämien.
SST: Bei gesichertem Eisenmangel indiziert.
NW: Magen/Darm, Ulzera im Mund (bei falscher Anwendung), Allergien, falsch positive Benzidinprobe (Aktiferrin 3 Tage vorher absetzen).
WW: Resorptionshemmung durch Tetrazykline, Gyrasehemmer, Levodopa, Antazida, Colestyramin, Nahrungsbestandteile (Tee, Kaffee, Eier, Milch).
WH: Bei Vergiftung vor Krankenhaustransport Milch und rohes Ei zu trinken geben, Antidot Deferoxamin (15 mg/kg KG/h).
PG: 100 ML F14 (2) (EKO: G) [€ 5,00]

Aktiferrin - Tropfen 20F01, 20F05
(Z.Nr. 0-16198) RP. P. B03AE10
ZI: Teva, Haarlem, Niederlande
Z: 30 ml enthalten: Eisen(II)-sulfat-7-Wasser 1,416 g (entspr. Eisen(II)-Ion 280 mg), DL-Serin 1,068 g, Acesulfam kalium, Ascorbinsäure, Natriumbenzoat, Salzsäure 25%, Macrogol 400, Ammoniumsulfit-Zuckerkulör E-150D, Schwarze Johannisbeere-Aroma, Wasser, gereinigtes.
AG: Eisenmangel.
AA: Vor oder während einer Mahlzeit mit Wasser (nicht mit Kaffee, Tee oder Milch) einnehmen. Saft nicht im Mund lassen.
DO: Je nach Alter 3mal tgl. 10-50 Tropfen.
GA: Eisenkumulation, Eisenverwertungsstörungen, nicht durch Eisenmangel bedingte Anämien.
SST: Bei gesichertem Eisenmangel indiziert.
NW: Magen/Darm, Ulzera im Mund (bei falscher Anwendung), Allergien, falsch positive Benzidinprobe (Aktiferrin 3 Tage vorher absetzen).
WW: Resorptionshemmung durch Tetrazykline, Gyrasehemmer, Levodopa, Antazida, Colestyramin, Nahrungsbestandteile (Tee, Kaffee, Eier, Milch).
WH: Bei Vergiftung vor Krankenhaustransport Milch und rohes Ei zu trinken geben, Antidot Deferoxamin (15 mg/kg KG/h).
PG: 30 ML (2) (EKO: G) [€ 2,70]

Aktren 400 mg - Kapseln 02B04, 13B02
(Z.Nr. 1-21186) RPF. P. M01AE01
ZI: Bayer Austria, Wien
Z: 1 Kapsel enthält: Ibuprofen 400 mg, Kapselinhalt: Poloxamer, Propylenglycol, Macrogol glycerolhydroxystearat 37,5 mg, Kapselhülle: Gelatine, Glycerol 85%, Titandioxid, Wasser, gereinigtes.
EW: Nichtsteroidales Antirheumatikum.
AG: Symptomatisch bei leicht bis mäßig starken Schmerzen; Schmerzen und Fieber bei Erkältungskrankheiten.
AA: Unzerkaut mit Flüssigkeit zu den Mahlzeiten.
DO: Möglichst niedrig dosiert und kurzzeitig anwenden. ED 1 Kapsel; MTD 3 Kapseln.
Für Kinder nicht geeignet.
GA: Blutungsneigung, starke Blutungen, Magen/Darm-Ulcera, -Blutungen und -Perforationen, schwere Nieren-, Leber-, Herzinsuffizienz, schwere Dehydratation, Knochenmarksschäden.
SST: Strenge Indikationsstellung im 1. und 2. Trimenon; Gegenanzeige im 3. Trimenon. Kurzzeitige Anwendung in der Stillzeit möglich.
NW: Magen/Darm (gelegentlich Ulzera), Kopfschmerzen, Schwindel, Haut, Ödeme, Herzinsuffizienz, Hypertonie, ZNS (Analgetika-Kopfschmerz, sehr selten aseptische Meningitis), Anämie, Blutbild, Allergien, schwere Nierenschäden, Haut (auch schwere Reaktionen), Lupus erythematodes-Syn- drom, Alopezie, sehr selten Leberschäden; Untersuchungen. i
WW: Vorsicht: Nicht empfohlen: Methotrexat.
Verstärkung: Gerinnungshemmer, ASS, Entzündungshemmer (Magen/ Darm-Blutungen), Blutzuckersenker, Methotrexat-Toxizität, Phenytoin, Digoxin, Lithium, kaliumsparende Diuretika.
Verminderung: Spironolacton, Furosemid, Urikosurika, Blutdrucksenker. Alkohol mindert Magenverträglichkeit. ACE- Hemmer, Angiotensin II-Antagonisten (Hyperkaliämie, Nierenversagen). Ciclosporin verstärkt Toxizität.
GE: Entzugssyndrom nach langfristiger Anwendung hoher Dosen möglich.
WH: Vorsicht bei Asthma, Allergieneigung, Atemwegsinfektionen, Hypertonie, Magen/Darm-Ulcera (Blutungen) in der Anamnese, Ödemen, Autoimmunerkran- kungen. Erhöhtes Risiko für arterielle thrombotische Ereignisse beachten.
Kontrollen: Leber, Niere, Blutbild, Gerinnung, Kalium, Lithium. Bei Seh- und Hörstörungen absetzen. Verkehrshinweis.

PG: 20 ST * (EKO: N) [€ 11,90]

Akutur spag. Peka - Tropfen 52X01
(Z.Nr. 3-00391) RPF. P. V03AX
ZI: Pekana Naturheilmittel, Kißlegg, Deutschland
Z: 1 g (= 1,06 ml = 53 Tropfen) enthalten: Acidum benzoicum e resina D4 125 mg, Acidum nitricum (Homöopathie) D4 125 mg, Apis mellifica (Homöopathie) D3 100 mg, Lytta vesicatoria (Homöopathie) D4 115 mg, Populus tremuloides-spag. Peka D2 130 mg, Pulsatilla pratensis-spag. Peka D4 120 mg, Zingiber officinale (Homöopathie) D3 130 mg, Solidago virgaurea Urt. 155 mg, Ethanol 96% (entspr. Gesamtethanolgehalt ca. 42 % (V/V)), Wasser, gereinigtes.
EW: Homöopathikum (spagyrisch).
AG: Unterstützend bei leichten Entzündungen der Harnblase.
AA: In etwas Wasser nach den Mahlzeiten einnehmen.
DO: 3-5 mal tgl. 10-15 Tropfen.
Kinder 2-11 Jahre: 3mal tgl. 7-10 Tropfen.
Kleinkinder 1 Jahr bis 23 Monate: 3mal tgl. 5 Tropfen.
GA: Korbblütlerüberempfindlichkeit.
SST: Vorsicht.
WH: Nicht für Alkoholkranke.
PG: 50 ML * (EKO: N) [€ 14,05], 100 ML * (EKO: N) [€ 21,75]

Akynzeo 300 mg/0,5 mg - Hartkapseln 08C
(Z.Nr. EU/1/15/1001/*) NR. P. A04AA55
ZI: Helsinn Birex Pharmaceuticals, Dublin, Irland
Z: 1 Hartkapsel enthält: Netupitant 300 mg, Palonosetron 0,5 mg (entspr. Palonosetron hydrochlorid), Hartkapselinhalt: Netupitant-Tabletten: Cellulose, mikrokristalline, Sucrose-Dodecansäure-Ester (entspr. Sucrose 20 mg), Povidon K30, Croscarmellose natrium, Siliciumdioxid hydrat, Natriumstearylfumarat, Magnesium stearat; Palonosetron-Weichkapsel: Kapselinhalt: Glycerolmonocaprylocaprat (Typ I), Glycerol, Polyglycerol-x-oleat, Wasser, gereinigtes, Butylhydroxyanisol; Kapselhülle: Gelatine, Glycerol, Sorbitol 7 mg, Sorbitan, Titandioxid; Hartkapselhülle: Gelatine, Titandioxid, Eisen(III)-hydroxid-oxid x H2O, Eisen(III)-oxid; Druckfarbe: Schellack, verestert, Eisen(II,III)-oxid, Propylenglycol.
EW: Antiemetische Kombination.
AG: Prävention von akuter und verzögert auftretender Übelkeit und Erbrechen bei stark emetogener Chemotherapie auf Cisplatin-Basis und bei mäßig emetogener Chemotherapie.
AA: Im Ganzen schlucken.
DO: 1 Kapsel 1 Std. vor Beginn jedes Chemotherapiezyklus. Keine Daten an Kindern und Jugendlichen.
SST: Gegenanzeige. Bis 1 Monat nach Therapieende nicht stillen. Kontrazeption für Frauen im gebärfähigen Alter erforderlich.
NW: Kopfschmerzen, Obstipation (mit Stuhlimpaktion), Ermüdung, Blutbild, Psyche, Herz (QT-Verlängerung), Magen/Darm, Haut, Enzymanstiege, Anaphylaxie.
WW: Vorsicht: CYP3A4-Induktoren erniedrigen Netupitant-Plasmaspiegel.
CYP3A4-Hemmer erhöhen Netupitant-Plasmaspiegel. Orales Dexamethason um ca. 50% reduzieren. Serotonerge Arzneimittel (Serotonin-Syndrom).
WH: Vorsicht bei Obstipation, subakutem Ileus, QT-Verlängerung, Leberschäden. Verkehrshinweis.
PG: 1 ST * (EKO: N) [€ 178,55]

Akynzeo 300 mg/0,5 mg - Hartkapseln 08C
(Z.Nr. EU/1/15/1001/*) NR. P. A04AA55
Parallelimport.
V: Orifarm, Leverkusen, Deutschland
Z: 1 Hartkapsel enthält: Netupitant 300 mg, Palonosetron 0,5 mg (entspr. Palonosetron hydrochlorid), Hartkapselinhalt: Netupitant-Tabletten: Cellulose, mikrokristalline, Sucrose-Dodecansäure-Ester (entspr. Sucrose 20 mg), Povidon K30, Croscarmellose natrium, Siliciumdioxid hydrat, Natriumstearylfumarat, Magnesium stearat; Palonosetron-Weichkapsel: Kapselinhalt: Glycerolmonocaprylocaprat (Typ I), Glycerol, Polyglycerol-x-oleat, Wasser, gereinigtes, Butylhydroxyanisol; Kapselhülle: Gelatine, Glycerol, Sorbitol 7 mg, Sorbitan, Titandioxid; Hartkapselhülle: Gelatine, Titandioxid, Eisen(III)-hydroxid-oxid x H2O, Eisen(III)-oxid; Druckfarbe: Schellack, verestert, Eisen(II,III)-oxid, Propylenglycol
PG: 1 ST * (EKO: N) [€ 177,85]

Akynzeo 235 mg/0,25 mg - Pulver für ein Konzentrat zur Herstellung einer Infusionslösung 08C
(Z.Nr. EU/1/15/1001/*) NR. P. E. nicht im Handel. A04AA55

Alacare 8 mg - wirkstoffhaltiges Pflaster 22P01
(Z.Nr. 1-28947) RP. P. L01XD04
ZI: Photonamic, Pinneberg, Deutschland
Z: Jedes 4 cm² große Pflaster enthält: 5-Aminolevulinsäure 8 mg,

A

Pflaster: (entspr. Acryl-Klebstoff, druckempfindlich), (entspr. Poly[(2-ethylhexyl)acrylat-co-methacrylat-co- acrylsäure-co-(2,3-epoxypropyl)- metharylat)]), Trägerfolie: (entspr. Polyethylen, pigmentiert), (entspr. Polyester, aluminiumbedampft), Schutzfolie: (entspr. Poly(ethylenterephthalat)-Film).
EW: Sensibilisiert für photodynamische/Radio-Therapie.
AG: Einmalige Behandlung von leichten aktinischen Keratosen in Gesicht und Kopfhaut mit max. 1,8 cm Durchmesser.
DO: In einer Sitzung bis 6 Pflaster an 6 verschiedenen Läsionen anbringen. Nach 4 Std. Pflaster entfernen und Läsion(en) mit Rotlicht (630+3 nm, 37 J/cm^2) bestrahlen. Nicht für Personen unter 18 Jahren.
GA: Kein Ansprechen auf vorherige photodynamische Therapie. Porphyrie, bekannte Photodermatosen (Aminoazidurie, Xeroderma pigmentosum, Lupus erythematodes, Pemphigus erythematosus).
SST: Strenge Indikationsstellung, 48 Std. nicht stillen.
NW: Lokale Reaktionen (Phototoxizität), Allgemeinreaktionen (Kopfschmerzen).
WW: Vorsicht: Verstärkung der phototoxischen Reaktion durch bekannte phototoxische Substanzen (Johanniskraut, Griseofulvin, Thiazide, Sulfonamide, Chinolone, Tetrazykline). Johanniskraut 2 Wochen vorher absetzen. Gleichzeitige Anwendung anderer topischer Arzneimittel vermeiden.
WH: Sehr dicke Läsionen nicht mit Alacare behandeln. Keine Erfahrungen bei dunkelbrauner oder schwarzer Hautfarbe. Keine Erfahrungen mit wiederholter Behandlung. Direkten Kontakt mit den Augen vermeiden. 48 Std. vor Sonnenlicht schützen.
PG: 4 ST * (EKO: N) [€ 177,85], 8 ST * (EKO: N) [€ 303,50]

🐾 Alamycin 300 long acting - Injektionslösung für Tiere — 801AE

(Z.Nr. 8-00479) NR. P. VNW. QJ01AA06
ZI: Norbrook Laboratories, Station Works, Newry, Vereinigtes Königreich
Z: 1 ml Lösung enthält: Oxytetracyclin 300 mg (entspr. Oxytetracyclin dihydrat 323,5 mg), Magnesiumoxid, Dimethylacetamid, Natrium formaldehydsulfoxylat, Monoethanolamin, Wasser für Injektionszwecke.
EW: Bakteriostatisches Breitbandantibiotikum.
AG: Infektionen durch Oxytetrazyklin-empfindliche Erreger bei Rindern und Schweinen: Lunge, Mastitis, Harnwege, systemische und lokale Infektionen.
AA: I.m.
DO: 20 mg/kg KG; Wiederholung bei Bedarf frühestens nach 3-4 Tagen Hochdosierung: 30 mg/kg KG; Wiederholung bei Bedarf frühestens nach 5-6 Tagen.
GA: Schwere Leber-, Nierenschäden.
SST: In der Spätphase der Trächtigkeit Zahnverfärbung möglich.
NW: Lokale Reaktionen, Allergien.
WW: Nicht mit mehrwertigen Kationen in einer Mischspritze anwenden.
Bakterizide Antibiotika (potentieller Antagonismus). Muskelrelaxantien, Narkotika (verstärkte neuromuskuläre Blockade); heparinartige Antiko- agulantien antagonisiert.
VNW: Bei Standard-Dosierung von 1 ml/15 kg KGW (20 mg/kg KGW):
Rind: essbares Gewebe 28 Tage, Milch 7 Tage.
Schwein: essbares Gewebe 14 Tage.
Bei hoher Dosierung von 1 ml/10 kg KGW (30 mg/kg KGW):
Rind: essbares Gewebe 35 Tage, Milch 7 Tage.
Schwein: eßbares Gewebe 28 Tage.
PG: 100 ML VNW [€ 40,60]

🐾 Albendazol-aniMedica 100 mg/ml - Suspension zum Eingeben für Rinder — 803CA

(Z.Nr. 8-00498) RP. P. VNW. QP52AC11
ZI: aniMedica, Senden-Bösensell, Deutschland
Z: 1 ml enthält: Albendazol 100 mg, Methyl-4-hydroxybenzoat 2 mg, Propyl-4-hydroxybenzoat 0,2 mg, Citronensäure monohydrat, Natrium citrat, Brillantsäuregrün BS, Xanthan gummi, Povidon K90, Polysorbat 20, Propylenglycol, Simeticon-Emulsion.
EW: Antiparasitär, Ovizid.
AG: Magen/Darm-Nematoden, Lungenwürmer, Bandwürmer, adulte Leberegel in Rindern.
AA: Einmalig oral als Drench.
DO: **Nematoden und Lungenwürmer:** 7,5 mg/kg KG (=7,5 ml/100 kg KG).
Leberegel und Bandwürmer: 10 mg/kg KG (=10 ml/100 kg KG).
SST: Im 1. Monat der Trächtigkeit nicht anwenden. Teratogen.
NW: Hustensymptome bei massivem Lungenwurmbefall. Verringerung der Konzeptionsrate.
WW: Nicht mit anderen Mitteln mischen oder verdünnen.
WH: Nicht durch schwangere Frauen verabreichen. Tragen von Handschuhen empfohlen.
VNW: Essbare Gewebe 21 Tage, Milch 5 Tage.
PG: 1 L VNW [€ 142,40]

🐾 *Albex 200 mg/ml - Suspension zum Eingeben für Rinder* — 803CA
(Z.Nr. 8-39897) RP. P. VNW. nicht im Handel. QP52AC11

Albiomin 50 g/l - Infusionslösung — 20G01

(Z.Nr. 2-00359) NR. P. B05AA01
ZI: Biotest Pharma, Dreieich, Deutschland
Z: 1000 ml Lösung enthält: Plasmaproteine vom Menschen 50 g (entspr. Humanalbumin mind. 96 %), Natrium caprylat 4 mmol, Natriumchlorid 130 mmol (entspr. Natrium), N-Acetyltryptophanat 4 mmol, Wasser für Injektionszwecke.
EW: Plasmaersatzmittel.
AG: Wiederherstellung und Erhaltung des Kreislaufvolumens bei Volumsdefizit und Indikation für ein Kolloid.
AA: I.v.
DO: Individuell unter Überwachung der Herz/Kreislauf-Funktion.
SST: Normaler Blutbestandteil.
NW: Überempfindlichkeit (bis Schock).
WH: Vorsicht, wenn Hypervolämie oder Hämodilution ein besonderes Risiko für den Patienten darstellen. Nicht mit Aqua ad inj. verdünnen. Kontrollen: Gerinnung, Hämatokrit. Bei Herz/Kreislauf-Überlastung Infusion sofort abbrechen.
PG: 1 ST * (EKO: N) [€ 96,90]

Albiomin 200 g/l - Infusionslösung — 20G01

(Z.Nr. 2-00360) NR. P. B05AA01
ZI: Biotest Pharma, Dreieich, Deutschland
Z: 1000 ml Lösung enthält: Plasmaproteine vom Menschen 200 g (entspr. Humanalbumin mind. 96 %), Natrium caprylat 16 mmol, Natriumchlorid 63 mmol, (entspr. Natrium 122 mmol), N-Acetyltryptophanat 16 mmol, Wasser für Injektionszwecke.
EW: Plasmaersatzmittel.
AG: Wiederherstellung und Aufrechterhaltung des zirkulierenden Blutvolumens.
AA: I.v.
DO: Individuell unter Überwachung der Herz/Kreislauf-Funktion.
SST: Normaler Blutbestandteil.
NW: Überempfindlichkeit (bis Schock).
WH: Vorsicht, wenn Hypervolämie oder Hämodilution ein besonderes Risiko für den Patienten darstellen. Nicht mit Aqua ad inj. verdünnen. Kontrollen: Gerinnung, Hämatokrit. Bei Herz/Kreislauf-Überlastung Infusion sofort abbrechen.
PG: **50ML** 1 ST * (EKO: N) [€ 76,75], **100ML** 1 ST * (EKO: N) [€ 131,70]

🐾 Albiotic 330/100 mg - Lösung zur intramammären Anwendung für Rinder — 801BZ

(Z.Nr. 8-00408) NR. P. VNW. QJ51RF03
ZI: Huvepharma, Antwerpen, Belgien
Z: 1 Euterinjektor zu 10 ml enthält: Lincomycin hydrochlorid 376 mg (entspr. Lincomycin 330 mg), Neomycin sulfat 144 mg (entspr. Neomycin 100 mg), Dinatrium edetat 5 mg, Natriumhydroxid-Lösung 10%, Salzsäure 10%, Wasser für Injektionszwecke.
EW: Antibiotische Kombination.
AG: Euterentzündungen durch empfindliche Erreger (Staphylokokken, Strep- tokokken, E. Coli) bei laktierenden Rindern.
AA: Intramammäre Instillation.
DO: 1 Injektor pro erkranktes Euterviertel; Behandlungen 3mal in 12-stün- digem Abstand.
GA: Leberschäden.
SST: Für die Anwendung vorgesehen.
NW: Allergien.
WW: Nicht mit anderen Makroliden (z.B. Erythromycin) anwenden.
WH: Bei Allgemeinreaktionen zusätzlich parenteral antibiotisch behandeln.
VNW: Milch 4 Tage, essbares Gewebe 3 Tage.
PG: 24 ST VNW [€ 153,90]

🐾 Albipenal Depot 100 mg/ml - Injektionssuspension für Tiere — 801AA

(Z.Nr. 8-00037) NR. P. VNW. QJ01CA01
ZI: Intervet, Wien
Z: 1 ml Injektionssuspension enthält: Ampicillin 100 mg, Dodecyl gallat 0,0875 mg, Aluminium monostearat, Triglyceride, mittelkettige.
EW: Halbsynthetisches Breitspektrum-Penicillin.
AG: Rind, Schwein, Schaf, Pferd, Hund, Katze: Infektionskrankheiten durch Streptococcus spp., Staphylococcus spp., Trueperella pyogenes, Mannheimia haemolytica, Pasteurella multocida, Erysipelothrix rhusiopathiae.
AA: Intramuskuläre (Rind, Schaf, Schwein) oder subkutane (Hund, Katze) Injektion.
DO: Rind, Schaf: 0,15 ml/kg KG i.m.
Schwein: 0,25 ml/kg KG i.m.

Hund: 0,15 ml/kg KG s.c.
Katze: 0,2 ml/kg KG s.c..
Ev. nach 48 Std. wiederholen.
GA: Kaninchen, Meerschweinchen, Hamster, Chinchillas oder andere Kleinnager, Pferde.
SST: Unbedenklichkeit nicht belegt.
NW: Allergie, lokale Reaktionen.
WW: Nichtsteroidale Antirheumatika verzögern renale Ausscheidung der Penicilline. Nicht mit bakteriostatischen Stoffen (Tetrazykline, Sulfonamide, Makrolide) kombinieren (Wirkungsabschwächung).
VNW: Essbare Gewebe 28 Tage, Milch (Rind) 5 Tage. Nicht bei Schafen anwenden, deren Milch für menschlichen Verzehr vorgesehen ist.
PG: 1 ST VNW [€ 47,30]

Albunorm 40 g/l - Infusionslösung 20G01
(Z.Nr. 2-00377) NR. P. nicht im Handel. B05AA01

Albunorm 50 g/l - Infusionslösung 20G01
(Z.Nr. 2-00351) NR. P. B05AA01
ZI: Octapharma Pharmazeutika, Wien
Z: 1000 ml Lösung enthalten: Humanalbumin 50 g (entspr. Plasmaprotein (human)), Natriumchlorid 7,7 g, N-Acetyl-DL-Tryptophanat 1 g, Caprylsäure 0,6 g, Wasser für Injektionszwecke, Elektrolyte: Natrium 144-160 mmol.
EW: Plasmaersatzmittel.
AG: Wiederherstellung und Aufrechterhaltung des zirkulierenden Blutvolumens bei nachgewiesenem Volumenmangel.
AA: Direkt i.v. oder mit isotonischen Lösungen verdünnt applizieren.
DO: Individuell. Begrenzte Erfahrungen bei Kindern.
SST: Anwendung möglich.
NW: Schock, Verwirrtheit, Kopfschmerzen, Tachykardie oder Bradykardie, Hypotonie oder Hypertonie, Dyspnoe, Nausea, Urtikaria, Fieber.
WH: Vorsicht bei dekompensierter Herzinsuffizienz, Bluthochdruck, Ösophagusvarizen, Lungenödem, Blutungsneigung, schwerer Anämie, Anurie. Elektrolyte und andere Blutbestandteile kontrollieren. Bei kardiovaskulärer Überlastung sofort absetzen.
PG: 1 ST * (EKO: N) [€ 98,90]

Albunorm 200 g/l - Infusionslösung 20G01
(Z.Nr. 2-00352) NR. P. B05AA01
ZI: Octapharma Pharmazeutika, Wien
Z: 1000 ml Lösung enthalten: Humanalbumin 200 g (entspr. Plasmaprotein (human)), Natriumchlorid 5,7 g, N-Acetyl-DL-Tryptophanat 3,9 g, Caprylsäure 2,3 g, Wasser für Injektionszwecke, Elektrolyte: Natrium 144-160 mmol.
Kurzinformation: siehe Albunorm 50 g/l - Infusionslösung, → S. 57
PG: **50ML** 1 ST * (EKO: N) [€ 79,10], **100ML** 1 ST * (EKO: N) [€ 149,85]

Albunorm 250 g/l - Infusionslösung 20G01
(Z.Nr. 2-00378) NR. P. nicht im Handel. B05AA01

Alburex 5% - Infusionslösung 20G01
(Z.Nr. 2-35469) NR. P. B05AA01
ZI: CSL Behring, Marburg, Deutschland
Z: 1000 ml Lösung enthält: Humanalbumin 50 g (entspr. Plasmaprotein (human)), N-Acetyltryptophan Natrium 4 mmol/l, Natrium caprylat 4 mmol/l, Natriumchlorid (entspr. Natrium 3,2 mg/ml) (entspr. → 140 mmol/l), Wasser für Injektionszwecke.
EW: Plasmaersatzmittel.
AG: Wiederherstellung und Erhaltung des Kreislaufvolumens bei Volumsdefizit und Indikation für ein Kolloid.
AA: I.v. Infusion.
DO: Individuell, abhängig vom Kreislaufvolumen und unter hämodynamischer Kontrolle.
SST: Anwendung möglich.
NW: Übelkeit, Fieber, Hautrötung, sehr selten anaphylaktischer Schock.
WH: Bei Verdacht auf Allergie/ Anaphylaxie sofort absetzen. Vorsicht bei dekompensierter Herzinsuffizienz, Hypertonie, Ösophagusvarizen, Lungenödem, Blutungsneigung, schwerer Anämie, renaler und post-renaler Anurie. Kontrollen: Elektrolyte, Gerinnung, Hämatokrit.
PG: 250 ML * (EKO: N) [€ 76,75]

Alburex 20% - Infusionslösung 20G01
(Z.Nr. 2-35470) NR. P. B05AA01
ZI: CSL Behring, Marburg, Deutschland
Z: 1000 ml Lösung enthält: Humanalbumin 200 g (entspr. Plasmaprotein (human)), N-Acetyltryptophan Natrium 16 mmol, Natrium caprylat 16 mmol, Natriumchlorid (entspr. Natrium 3,2 mg/ml) (entspr. → 140 mmol), Wasser für Injektionszwecke.
EW: Plasmaersatzmittel.
AG: Wiederherstellung und Aufrechterhaltung des zirkulierenden Blutvolumens bei Volumenmangel, wenn Kolloid angezeigt ist.
AA: I.v. Infusion.
DO: Individuell, abhängig vom Kreislaufvolumen und unter hämodynamischer Kontrolle.
SST: Anwendung möglich.
NW: Übelkeit, Fieber, Hautrötung, sehr selten anaphylaktischer Schock.
WH: Bei Verdacht auf Allergie/ Anaphylaxie sofort absetzen. Vorsicht bei dekompensierter Herzinsuffizienz, Hypertonie, Ösophagusvarizen, Lungenödem, Blutungsneigung, schwerer Anämie, renaler und post-renaler Anurie. Kontrollen: Elektrolyte, Gerinnung, Hämatokrit.
PG: 50 ML * (EKO: N) [€ 61,40], 100 ML * (EKO: N) [€ 112,30]

Alcover - Sirup 26A
(Z.Nr. 1-23437) NR. SG. P. V03AX
ZI: D&A Pharma, Houdan, Frankreich
Z: 1 ml Sirup enthält: Gamma-Hydroxybuttersäure, Natrium 175 mg, p-Hydroxybenzoesäuremethylester 0,75 mg, p-Hydroxybenzoesäurepropylester 0,25 mg, Saccharin natrium 1,79 mg, Sorbit ca. 480 mg, Weichsel-Aroma, Wasser, gereinigtes.
EW: Neurotransmitter.
AG: Akutes Alkoholentzugssyndrom bei chronischem Alkoholabusus.
Unterstützend bei der Langzeitentwöhnung von Alkoholabhängigen unter sorgfältiger medizinischer Überwachung zusammen mit Psychotherapie und sozialer Rehabilitation.
AA: Oral (mit Messbecher zu 10 ml).
DO: TD 50(-100) mg/kg KG in 3(-6) ED.
Behandlungsdauer: Akut bis 7 Tage, Langzeitbehandlung 3 bis 6 Monate.
Dosisreduktion bei Leberschäden. Für Kinder und Jugendliche nicht empfohlen.
GA: Epilepsie, Antiepileptika-Therapie, Abhängigkeit von ZNS-Dämpfern.
SST: Nicht anwenden.
NW: Schwindel, Diarrhoe, in hohen Dosen Myoklonien; Krämpfe, Euphorie, Sedation, Psychosen, Koma, beim Absetzen Entzugserscheinungen.
WW: Andere ZNS-Dämpfer (Sedative Hypnotika, Tramadol, Antidepressiva) verstärkt, cave Alkohol.
WH: Auf eigenmächtige Dosiserhöhungen, Abhängigkeit und Entzugssymptome achten. Verkehrshinweis.
PG: 140 ML RE1 (EKO: Y) [€ 37,20]

Aldactone 100 mg - Hartkapseln 25A03
(Z.Nr. 0-15857) NR. P. C03DA01
ZI: Cheplapharm Arzneimittel, Greifswald, Deutschland
Z: 1 Kapsel enthält: Spironolacton 100 mg, Kapselinhalt: Lactose 100 mg (entspr. Lactose monohydrat), Maisstärke, Siliciumdioxid, hochdisperses, Cellulose, mikrokristalline, Carboxymethylstärke, Natriumsalz, Natriumdodecylsulfat, Macrogol stearat, Magnesium stearat, Talkum; Kapselhülle: Gelatine, Titandioxid, Chinolingelb, Indigotin, Natriumdodecylsulfat.
EW: Aldosteronantagonist.
AG: Primärer Hyperaldosteronismus (Conn-Syndrom), sekundärer Hyperaldosteronismus (Leberzirrhose, Cor pulmonale, nephrotisches Syndrom, Zusatztherapie der Hypertonie).
AA: Mit dem Frühstück oder Mittagessen unzerkaut mit Flüssigkeit einnehmen.
DO: Individuell! Conn-Syndrom: TD initial 100-200 mg, MTD bis 400 mg.
Sekundärer Hyperaldosteronismus: TD initial 25 bis 100 mg, Dauertherapie bis 200 mg.
Kinder: TD initial 1 mg/kg KG, Erhaltungstherapie bis 3 mg/kg KG.
GA: Hyperkaliämie, Hypovolämie, Hyponatriämie, schwere Nierenschäden, Addison-Krise.
SST: Gegenanzeige.
NW: Hyperkaliämie, Hyponatriämie, Kreislauf, Harnsäureanstieg, Stimmveränderungen (Vorsicht bei Sängern, Theater- und Lehrberufen!), Menstruations-, Potenzstörungen, PSA-Anstieg, Haut, ZNS, Magen/Darm, Leber.
WW: Gegenanzeige: Mitotan. Vorsicht: Carbenoxolon (abgeschwächt); Diuretika, Antihypertonika (verstärkt); Kalium, Ciclosporin, ACE-Hemmer, AT_1-Blocker (Hyperkaliämie), Inhalationsnarkotika, nicht-steroidale Antirheumatika vermindern Aldactone-Wirkung. Lithium (engmaschig kontrollieren).
WH: Kontrolle: Elektrolyte (Serumkalium regelmäßig!), Niere, Harnsäure. Verkehrshinweis. Positive Dopingtests möglich.
PG: 20 ST (2) (EKO: G) [€ 25,85], 50 ST (EKO: G) [€ 55,75]

Aldactone 200 mg/10 ml - Injektionslösung 25A03
(Z.Nr. 0-16120) NR. P. C03DA02
ZI: Riemser Pharma, Greifswald-Insel-Riems, Deutschland
Z: 1 Ampulle enthält in 10 ml wässriger Lösung: Kalium canrenoat 200 mg, Natriumcarbonat 23 mg, Natriumchlorid 69 mg, Wasser für Injektionszwecke, Kaliumhydroxid zur pH-Wert-Einstellung

A

34,53 mg.
EW: Aldosteronantagonist.
AG: Conn-Syndrom (sofern nicht eine Operation angezeigt ist), sekundäre Hyperaldosteronismus bei dekompensierten Herzerkrankungen mit Ödemen, Leberzirrhose mit Aszites und Ödemen.
AA: Langsam i.v., ev. als Kurzinfusion in 250 ml NaCl- oder Glukoselösung. Cave intraarteriell!
DO: TD 1-2(-4) Ampullen; Kinder 1,5-5 mg/kg KG (Details siehe Austria-Codex - Fachinformation); möglichst kurzzeitig anwenden.
GA: Hyperkaliämie, Hyponatriämie, schwere Nierenschäden, Anurie, akutes Nierenversagen.
SST: Gegenanzeige.
NW: Hyperkaliämie, Hyponatriämie, Kreislauf, Harnsäureanstieg, Stimmveränderungen (Vorsicht bei Theater- und Lehrberufen!), Menstruations-, Potenzstörungen, Haut, ZNS, Magen/Darm, Leber.
WW: Nicht empfohlen: Kaliumsparende Diuretika, Kaliumsubstituenten, ACE-Hemmer.
Vorsicht: Verstärkt: Diuretika, Antihypertonika, Ciclosporin, Cotrimoxazol (Hyperkaliämie!). Abgeschwächt: (Nor)epinephrin, Carbenoxolon. Wirkungsminderung durch nichtsteroidale Antirheumatika. Digoxinspiegel erhöht.
WH: Vorsicht bei Azidose, Hyperkaliämie (Diabetes), Hypotonie, Hypovolämie. Kontrolle: Elektrolyte (Natrium, Kalium) Säure/Basen, Niere, Harnsäure. Verkehrshinweis. Positive Dopingkontrollen möglich.
Bei Überdosierung 50-100 ml 1molare Natriumhydrogencarbonatlösung i.v., 200 ml 25%ige Glukoselösung und 25 I.E. Altinsulin i.v.
PG: 10 ST * (EKO: N) [€ 59,15]

Aldactone 50 mg - überzogene Tabletten 25A03
(Z.Nr. 0-15037) NR. P. C03DA01
ZI: Cheplapharm Arzneimittel, Greifswald, Deutschland
Z: 1 Tablette enthält: Spironolacton 50 mg, Tablettenkern: Lactose 244 mg (entspr. Lactose monohydrat), Talkum, Stärke, vorverkleistert, Natriumdodecylsulfat, Carboxymethylstärke, Natriumsalz, Siliciumdioxid, hochdisperses, Magnesium stearat; Tablettenhülle: Sucrose 124,777 mg, Ton, weisser, Macrogol 35000, Glucose 6,708 mg (entspr. Glucose-Sirup), Povidon K25, Titandioxid, Chinolingelb, Gelborange S 0,419 mg, Indigotin I, Talkum, Montanglycolwachs.
Kurzinformation: siehe Aldactone 100 mg - Hartkapseln, → S. 57
PG: 20 ST (2) (EKO: G) [€ 12,80], 50 ST (EKO: G) [€ 27,65]

Aldactone-Saltucin forte - Hartkapseln 25B01
(Z.Nr. 0-16478) NR. P. C03EA14
ZI: Herbrand, Gengenbach/Baden, Deutschland
Z: 1 Kapsel enthält: Spironolacton 100 mg, Butizid 10 mg, Kapselinhalt: Lactose 188 mg (entspr. Lactose monohydrat), Maisstärke, Natriumdodecylsulfat, Carboxymethylstärke, Natriumsalz, Macrogol stearat, Magnesium stearat; Kapselhülle: Gelatine, Titandioxid, Natriumdodecylsulfat.
EW: Kombination Aldosteron-Antagonist + Saluretikum.
AG: Ausgeprägter sekundärer Hyperaldosteronismus bei Ödemen durch Herzinsuffizienz; spezielle Fälle von Hypertonie.
AA: Mit dem Frühstück oder Mittagessen unzerkaut mit Flüssigkeit.
DO: Herzinsuffizienz: Initiale Einstellung mit Spironolacton als Monosubstanz (Initial 12,5-25 mg, dann steigern auf 100 bis max. 200 mg), dann ev. Aldactone Saltucin unter engmaschiger Kontrolle des Serumkaliums anwenden.
Hypertonie: Initial 1mal tgl. 1 Kapsel, später 1 Kapsel ev. nur jeden 2. Tag.
Nicht für Kinder und Jugendliche.
GA: Hyperkaliämie, Hypovolämie, Hyponatriämie, schwere Nierenschäden, Addison-Krise.
SST: Gegenanzeige.
NW: Hyperkaliämie, Hyponatriämie, Kreislauf, Harnsäureanstieg, Stimmveränderungen (Vorsicht bei Theater- und Lehrberufen!), Menstruations-, Potenzstörungen, PSA-Anstieg, Haut, ZNS, Magen/Darm, Leber.
WW: Gegenanzeige: Mitotan. Vorsicht: Carbenoxolon abgeschwächt; Diuretika, Antihypertonika verstärkt; Kalium, Ciclosporin, ACE-Hemmer, Angiotensin II-Antagonisten (Hyperkaliämie), Inhalationsnarkotika, nicht-steroidale Antirheumatika vermindern Aldactone-Wirkung. Lithium (engmaschig kontrollieren).
WH: Kontrolle: Elektrolyte (Serumkalium regelmäßig!), Niere, Harnsäure. Verkehrshinweis. Positive Dopingtests möglich.
PG: 20 ST (2) (EKO: G) [€ 29,60]

Aldara 5% - Creme 22D, 55L
(Z.Nr. EU/1/98/080/*) RP. P. D06BB10
ZI: Meda, Solna, Schweden
Z: 1 Beutel mit 250 mg Creme enthält: Imiquimod 12,5 mg, Isostearinsäure, Benzylalkohol 20 mg/g, Cetylalkohol 22 mg/g, Stearylalkohol 31 mg/g, Vaselin, weisses, Polysorbat 60, Sorbitan stearat, Glycerol, Methyl-4-hydroxybenzoat 2 mg/g, Propyl-4-hydroxybenzoat 0,2 mg/g, Xanthan gummi, Wasser, gereinigtes.
EW: Immunmodulator.
AG: Feigwarzen im Genital- und Perianalbereich (Condyloma acuminata) und kleine oberflächliche Basalzellkarzinome (SBCC) bei Erwachsenen, aktinische Keratosen im Gesicht oder auf der Kopfhaut bei Erwachsenen.
AA: Äußerlich.
DO: Feigwarzen: 3mal wöchentlich vor dem Zubettgehen auftragen und 6-10 Std.
auf der Haut belassen. Max. 16 Wochen anwenden.
Basalzellkarzinome: Über 6 Wochen 5mal wöchentlich vor dem Zubettgehen auftragen und ca. 8 Std. auf der Haut belassen.
Aktinische Keratosen: 3mal wöchentlich vor dem Zubettgehen auftragen und ca. 8 Std. auf der Haut belassen. Behandlungsdauer 4(-max. 8) Wochen.
SST: Vorsicht.
NW: Lokale Reaktionen, systemisch (Kopfschmerzen, Magen/Darm, Psyche, grippeähnlich, Myalgien); Veränderungen der Hautfarbe.
WH: Nicht zur Behandlung innerer Feigwarzen. Wiederholte Behandlung nicht empfohlen (keine Erfahrungen).
PG: 12 ST RE1 (2) (EKO: Y) [€ 110,95]

Aldara 5% - Creme 22D, 55L
(Z.Nr. EU/1/98/080/*) RP. P. Parallelimport. D06BB10
V: Abacus Medicine, Copenhagen, Dänemark
Z: 1 Beutel mit 250 mg Creme enthält: Imiquimod 12,5 mg, Isostearinsäure, Benzylalkohol 20 mg/g, Cetylalkohol 22 mg/g, Stearylalkohol 31 mg/g, Vaselin, weisses, Polysorbat 60, Sorbitan stearat, Glycerol, Methyl-4-hydroxybenzoat 2 mg/g, Propyl-4-hydroxybenzoat 0,2 mg/g, Xanthan gummi, Wasser, gereinigtes.
PG: 12 ST RE1 (2) (EKO: Y) [€ 109,30]

Aldara 5% - Creme 22D, 55L
(Z.Nr. EU/1/98/080/*) RP. P. Parallelimport. D06BB10
V: EMRAmed Arzneimittel, Trittau, Deutschland
Z: 1 Beutel mit 250 mg Creme enthält: Imiquimod 12,5 mg, Isostearinsäure, Benzylalkohol 20 mg/g, Cetylalkohol 22 mg/g, Stearylalkohol 31 mg/g, Vaselin, weisses, Polysorbat 60, Sorbitan stearat, Glycerol, Methyl-4-hydroxybenzoat 2 mg/g, Propyl-4-hydroxybenzoat 0,2 mg/g, Xanthan gummi, Wasser, gereinigtes.
PG: 12 ST RE1 (2) (EKO: Y) [€ 109,45]

Aldara 5% - Creme 22D, 55L
(Z.Nr. EU/1/98/080/*) RP. P. Parallelimport. D06BB10
V: Eurim-Pharm, Salzburg
Z: 1 Beutel mit 250 mg Creme enthält: Imiquimod 12,5 mg, Isostearinsäure, Benzylalkohol 20 mg/g, Cetylalkohol 22 mg/g, Stearylalkohol 31 mg/g, Vaselin, weisses, Polysorbat 60, Sorbitan stearat, Glycerol, Methyl-4-hydroxybenzoat 2 mg/g, Propyl-4-hydroxybenzoat 0,2 mg/g, Xanthan gummi, Wasser, gereinigtes.
PG: 12 ST RE1 (2) (EKO: Y) [€ 109,30]

Aldara 5% - Creme 22D, 55L
(Z.Nr. EU/1/98/080/*) RP. P. Parallelimport. D06BB10
V: Haemato Pharm, Schönefeld, Deutschland
Z: 1 Beutel mit 250 mg Creme enthält: Imiquimod 12,5 mg, Isostearinsäure, Benzylalkohol 20 mg/g, Cetylalkohol 22 mg/g, Stearylalkohol 31 mg/g, Vaselin, weisses, Polysorbat 60, Sorbitan stearat, Glycerol, Methyl-4-hydroxybenzoat 2 mg/g, Propyl-4-hydroxybenzoat 0,2 mg/g, Xanthan gummi, Wasser, gereinigtes.
PG: 12 ST RE1 (2) (EKO: Y) [€ 109,30]

Aldara 5% - Creme 22D, 55L
(Z.Nr. EU/1/98/080/*) RP. P. Parallelimport. D06BB10
V: Orifarm, Leverkusen, Deutschland
Z: 1 Beutel mit 250 mg Creme enthält: Imiquimod 12,5 mg, Isostearinsäure, Benzylalkohol 20 mg/g, Cetylalkohol 22 mg/g, Stearylalkohol 31 mg/g, Vaselin, weisses, Polysorbat 60, Sorbitan stearat, Glycerol, Methyl-4-hydroxybenzoat 2 mg/g, Propyl-4-hydroxybenzoat 0,2 mg/g, Xanthan gummi, Wasser, gereinigtes.
PG: 12 ST RE1 (2) (EKO: Y) [€ 109,30]

Aldometil 500 mg - Filmtabletten 10A02
(Z.Nr. 0-16873) RP. P. C02AB01
ZI: H.A.C. Pharma, Caen, Frankreich
Z: 1 Filmtablette enthält: Methyldopa 500 mg, Tablettenkern: Zitronensäure, Calciumdinatriumedetat, Ethylcellulose, Cellulose, Siliciumdioxid, hochdisperses, Guar galactomannan, Magnesium stearat; Filmüberzug: Opadry: (entspr. Zitronensäure monohydrat) (entspr. Hypromellose) (entspr. Propylenglykol) (entspr. Talkum) (entspr. Titandioxid) (entspr. Chinolingelb) (entspr. Eisenoxid rot), Poliermittel: Carnaubawachs.
EW: Blutdrucksenker.
AG: Hypertonie (Mittel 2. Wahl).
AA: Unzerkaut mit Flüssigkeit einnehmen.
DO: Initial 1mal tgl. 500 mg, dann Dosiserhöhung nach Bedarf; MTD 3 g, bei älteren Patienten 2 g. Für Kinder und Jugendliche nicht empfohlen.
GA: Leberschäden (Hepatitis, Zirrhose), Depression in der Anamnese, Nierenschäden, schwere Herzinsuffizienz, Phäochromozytom, Paragangliom, hämolytische Anämie, Porphyrie.
SST: Nutzen/Risiko-Abwägung.
NW: ZNS (Sedierung, Hyperkinesien), Psyche (Depressionen), Fieber, Herz/ Kreislauf (Orthostase, Ödeme), Magen/Darm, Leber (Hepatitis, Leberzell- nekrose), Blut (Thrombozytopenie, hämolytische Anämie), Haut, Arznei- mittelfieber, Allergien, Myokarditis, Perikarditis, Labor (u.a. positiver Coombs-Test).
WW: MAO-Hemmer kontraindiziert. Vorsicht: Andere Blutdrucksenker, Amifostin, Anästhetika, ZNS-Dämpfer, Alkohol, Antipsychotika, Tizanidin verstärken Blutdrucksenkung; Wirkungsabschwächung durch Appetitzügler. NSARs, Sympathomimetika, trizyklische Antidepressiva. Antikoagulantien, Tolbutamid verstärkt; Lithiumtoxizität erhöht, Levodopa abgeschwächt.
Interferenz mit Labor.
WH: Kontrollen: Herz/Kreislauf, Blutbild, Coombs-Test, Leber. Positiver Dopingtest auf Katecholamine möglich. Verkehrshinweis.
PG: 30 ST (2) (EKO: G) [€ 11,35], 100 ST (EKO: G) [€ 29,60]

Aldurazyme 100 E/ml - Konzentrat zur Herstellung einer Infusionslösung 27A03
(Z.Nr. EU/1/03/253/*) NR. P. E. A16AB05
ZI: Genzyme Europe, Amsterdam, Niederlande
Z: 1 ml enthält: Laronidase 100 E (entspr. → 0,58 mg), Natriumchlorid, Natriumdihydrogenphosphat-1-Wasser, Dinatriumhydrogenphosphat-7-Wasser, Polysorbat 80, Wasser für Injektionszwecke.
EW: Enzym.
AG: Langzeit-Enzymersatztherapie bei Mukopolysaccharidose I-Mangel.
AA: I.v. Infusion. Infusionsdauer ca. 3-4 Std. Infusionsrate anfangs 2 E/kg KG/h, dann bis max. 43 E/kg KG/h.
DO: Erwachsene, Kinder und Jugendliche: 1mal wöchentlich 100 E/kg KG.
SST: Strenge Indikationsstellung, nicht stillen.
NW: Arthropathie, Schmerzen, Haut, Pyrexie, Flush, Magen/Darm, infusionsbedingte schwere Reaktionen (besonders bei Beteiligung der Atemwege), Überempfindlichkeit.
WW: Nicht gleichzeitig mit Chloroquin oder Procain anwenden.
WH: Antikörperstatus regelmäßig überprüfen. Bei leichten oder mittelschweren infusionsbedingten Reaktionen Infusionsrate auf die Hälfte reduzieren, Antihistaminika und Paracetamol/Ibuprofen geben. Bei schweren Reaktionen Vorbehandlung erwägen (Antihistaminika und Paracetamol/ Ibuprufen und/oder Kortikosteroide).
PG: 1 ST * (EKO: N) [€ 1.139,25], 10 ST * (EKO: N) [€ 11.001,50]

▼ Alecensa 150 mg - Hartkapseln 55G
(Z.Nr. EU/1/16/1169/*) NR. P. L01ED03
ZI: Roche Registration, Grenzach-Wyhlen, Deutschland
Z: 1 Hartkapsel enthält: Alectinib 150 mg (entspr. Alectinib hydrochlorid), Kapselinhalt: Lactose 33,7 mg (entspr. Lactose monohydrat), Hyprolose, Natriumdodecylsulfat (entspr. Natrium 6 mg), Magnesium stearat, Carmellose calcium; Kapselhülle: Hypromellose, Carrageen, Kaliumchlorid, Titandioxid, Maisstärke, Carnaubawachs; Drucktinte: Eisen(III)-oxid, Eisen(III)-hydroxid-oxid x H2O, Indigocarmin-Aluminiumsalz, Carnaubawachs, Schellack, weiss, Glycerolmonooleat.
EW: Proteinkinasehemmer, antineoplastisch.
AG: Anaplastische Lymphomkinase (ALK)-positives, fortgeschrittenes nicht-kleinzelliges Bronchialkarzinom (als Monotherapie nach Vorbehandlung mit Crizotinib).
AA: Kapseln im Ganzen mit Nahrung schlucken.
DO: 2mal tgl. 600 mg, bei schweren Leberschäden (Child-Pugh C) 2mal tgl. 450 mg. Bei Nebenwirkungen Dosisanpassung auf 2mal tgl. 450 bzw. 300 mg bzw. Behandlung vorübergehend unterbrechen. Keine Daten an Kindern und Jugendlichen.
SST: Reproduktionstoxisch! Kontrazeption für Frauen im gebärfähigen Alter bis 3 Monate nach Therapieende erforderlich. Nicht stillen.
NW: Magen/Darm (gastrointestinale Perforation), Gewichtszunahme, Ödeme, schwere Myalgien, Lunge (Pneumonitis), Leber, Herz (Bradykardie), Haut, Lichtempfindlichkeit, Niere, Blutbild (Anämie), Sehstörungen, Enzymanstiege (CPK, AST, ALT).
WW: Vorsicht: Starke CYP3A4-Induktoren und Inhibitoren, P-gp-Substanzen (z.B. Digoxin, Dabigatran, Topotecan).
WH: Kontrollen: Leber, CPK, Blutdruck und Herzfrequenz. Verkehrshinweis.
PG: 224 ST RE1 (EKO: Y) [€ 7.095,70]

▼ Alecensa 150 mg - Hartkapseln 55G
(Z.Nr. EU/1/16/1169/*) NR. P. Parallelimport. L01ED03
V: Abacus Medicine, Copenhagen, Dänemark
Z: 1 Hartkapsel enthält: Alectinib 150 mg (entspr. Alectinib hydrochlorid), Kapselinhalt: Lactose 33,7 mg (entspr. Lactose monohydrat), Hyprolose, Natriumdodecylsulfat (entspr. Natrium 6 mg), Magnesium stearat, Carmellose calcium; Kapselhülle: Hypromellose, Carrageen, Kaliumchlorid, Titandioxid, Maisstärke, Carnaubawachs; Drucktinte: Eisen(III)-oxid, Eisen(III)-hydroxid-oxid x H2O, Indigocarmin-Aluminiumsalz, Carnaubawachs, Schellack, weiss, Glycerolmonooleat.
PG: 224 ST RE1 (EKO: Y) [€ 7.068,90]

▼ Alecensa 150 mg - Hartkapseln 55G
(Z.Nr. EU/1/16/1169/*) NR. P. Parallelimport. L01ED03
V: Orifarm, Leverkusen, Deutschland
Z: 1 Hartkapsel enthält: Alectinib 150 mg (entspr. Alectinib hydrochlorid), Kapselinhalt: Lactose 33,7 mg (entspr. Lactose monohydrat), Hyprolose, Natriumdodecylsulfat (entspr. Natrium 6 mg), Magnesium stearat, Carmellose calcium; Kapselhülle: Hypromellose, Carrageen, Kaliumchlorid, Titandioxid, Maisstärke, Carnaubawachs; Drucktinte: Eisen(III)-oxid, Eisen(III)-hydroxid-oxid x H2O, Indigocarmin-Aluminiumsalz, Carnaubawachs, Schellack, weiss, Glycerolmonooleat.
PG: 224 ST RE1 (EKO: Y) [€ 7.095,60]

Alendronsäure Arcana 70 mg - einmal wöchentlich Tabletten 38C01
(Z.Nr. 1-26671) RP. P. M05BA04
ZI: Arcana Arzneimittel, Wien
Z: 1 Tablette enthält: Alendronsäure 70 mg (entspr. Natrium alendronat), Cellulose, mikrokristalline, Lactose 150,94 mg (entspr. Lactose monohydrat), Croscarmellose natrium, Magnesium stearat, Povidon.
EW: Bisphosphonat, hemmt Knochenresorption.
AG: Postmenopausale Osteoporose.
AA: Sofort nach dem Aufstehen mit Leitungswasser mindestens 30 min vor der ersten Mahlzeit im Ganzen schlucken, dann 30 Minuten nicht niederlegen.
DO: 1mal wöchentlich 1 Tablette zu 70 mg. Für Personen unter 18 Jahren nicht empfohlen.
GA: Ösophagusanomalien, Hypokalzämie.
SST: Nicht anwenden.
NW: Magen/Darm, Schmerzen am Bewegungsapparat, Kopfschmerzen, Ösophagus- ulzera, selten Magen/Darm-Ulzera, Osteonekrose des Kiefers, Knochennekrosen des äußeren Gehörgangs, atypische Femurfrakturen.
WW: Nahrungsmittel, Kalzium, Antazida können Resorption hemmen. NSARs (Vorsicht).
WH: Vorsicht bei Magen/Darm-Erkrankungen, Barrett Ösophagus, Nierenschäden (bei schweren Nierenschäden nicht empfohlen). Ausreichend Kalzium und Vitamin zuführen. Auf Ösophagusulzera achten. Mundhygiene beachten.
Verkehrshinweis.
PG: 70MG+KTBL 4 ST (2) (EKO: G) [€ 19,15], **TBL** 4 ST (2) (EKO: G) [€ 19,15]

Alendronsäure Bluefish 70 mg - einmal wöchentlich Tabletten 38C01
(Z.Nr. 1-28322) RP. P. M05BA04
ZI: Bluefish Pharmaceuticals, Gävlegatan, Stockholm, Schweden
Z: 1 Tablette enthält: Alendronsäure 70 mg (entspr. Natriumalendronat Monohydrat 91,37 mg), Cellulose, mikrokristalline, Crospovidon, Magnesium stearat.
Kurzinformation: siehe Alendronsäure Arcana 70 mg - einmal wöchentlich Tabletten, → S. 59
PG: 4 ST (2) (EKO: G) [€ 17,25]

Alendronsäure Sandoz 70 mg - einmal wöchentlich Filmtabletten 38C01
(Z.Nr. 1-27503) RP. P. n.I. M05BA04
ZI: Sandoz, Kundl
Z: 1 Filmtablette enthält: Alendronsäure 70 mg (entspr. Alendronsäure natrium-3-Wasser), Cellulose, mikrokristalline, Siliciumdioxid, hochdispers, wasserfrei, Croscarmellose natrium,

Magnesium stearat, Carrageen, Macrogol.
PG: 70MG+BRTBL 4 ST * (EKO: N) [€ 17,80 n.l.], **FTBL** 4 ST * (EKO: N) [€ 17,80 n.l.]

Alendronstad 70 mg einmal wöchentlich - Tabletten 38C01
(Z.Nr. 1-25996) RP. P. M05BA04
ZI: Stada Arzneimittel, Wien
Z: 1 Tablette enthält: Alendronsäure 70 mg (entspr. Alendronat Natrium Trihydrat), Cellulose, mikrokristalline, Lactose monohydrat 142,64 mg, Croscarmellose natrium, Magnesium stearat.
Kurzinformation: siehe Alendronsäure Arcana 70 mg - einmal wöchentlich Tabletten, → S. 59
PG: 4 ST (2) (EKO: G) [€ 19,75]

Aleptan 1 mg - Filmtabletten 49B06
(Z.Nr. 1-26899) RP. P. n.l. N05AX08
ZI: G.L. Pharma, Lannach
Z: 1 Filmtablette enthält: Risperidon 1 mg, Tablettenkern: Lactose monohydrat 126,5 mg, Natriumdodecylsulfat, Cellulose, mikrokristalline, Maisstärke, Magnesium stearat, Siliciumdioxid, hochdisperses; Filmüberzug: Titandioxid, Polydextrose, Hypromellose 3cP, Hypromellose 6cP, Triethylcitrat, Hypromellose 50 cP, Macrogol 8000.
PG: 10 ST (2) (EKO: G) [€ 5,75 n.l.], 60 ST (EKO: G) [€ 30,25 n.l.]

Aleptan 2 mg - Filmtabletten 49B06
(Z.Nr. 1-26900) RP. P. N05AX08
ZI: G.L. Pharma, Lannach
Z: 1 Filmtablette enthält: Risperidon 2 mg, Tablettenkern: Lactose monohydrat 125,5 mg, Natriumdodecylsulfat, Cellulose, mikrokristalline, Maisstärke, Magnesium stearat, Siliciumdioxid, hochdisperses; Filmüberzug: Poly(vinylalkohol), partiell hydrolysiert, Macrogol 3350, Titandioxid, Talkum, FD&C gelb Nr. 6 0,057 mg.
EW: Neuroleptikum.
AG: -Schizophrenie.
-Manische Episoden bei bipolaren Störungen.
-Kurzzeitbehandlung von Aggression bei Alzheimer-Demenz
-Kurzzeitbehandlung von Aggression bei Verhaltensstörungen bei Kindern ab 5 Jahren und Jugendlichen.
AA: 1-2mal tgl. oral.
DO: Schizophrenie: TD 2 mg am 1. Tag, 4 mg am 2. Tag. TD meist 4-6 mg, MTD 16 mg. Halbe TD bei älteren Patienten. TD in 1 oder 2 ED. Nicht für Kinder und Jugendliche.
Manie: 1mal tgl. initial 2 mg, dann 1-6 mg.
Ältere Patienten: Initial 2mal tgl. 0,5 mg, dann 2mal tgl. 1-2 mg. Nicht für Kinder und Jugendliche.
Aggression bei Alzheimer-Demenz: Initial 2mal tgl. 0,25 mg, dann meist 2mal tgl. 0,5-1 mg.
Verhaltensstörungen:
Patienten ab 50 kg KG: Initial 1mal tgl. 0,5 mg, dann 1mal tgl. 1(0,5-1,5) mg.
Patienten unter 50 kg KG: Initial 1mal tgl. 0,25 mg, dann 1mal tgl. 0,5(0,25-0,75) mg.
SST: Zwingende Indikationsstellung, Nutzen/Risiko-Abwägung in der Stillzeit.
Erhöhtes Risiko von Neugeborenen für extrapyramidale und/oder Entzugssymptome bei Exposition im 3. Trimenon.
NW: ZNS (Parkinsonismus, Sedierung, Kopfschmerzen, Schlaflosigkeit), Vegetativum, Magen/Darm, Seh-, Sexual-, Miktionsstörungen, Haut, Herz (QT-Verlängerung), Orthostase, Prolactinanstieg, Infektionen, Gewichtszunahme, Hyperglykämie, Diabetes, Wasserintoxikation, Anämie, Leukopenie, Neutropenie, Agranulozytose, malignes neuroleptisches Syndrom, zerebrovaskuläre Zwischenfälle, venöse Thromboembolien, intraoperatives Floppy-Iris-Syndrom bei Kataraktoperationen.
WW: ZNS-Dämpfer, Alkohol vermeiden.
Vorsicht: Dopamin-Agonisten (abgeschwächt), Carbamazepin (Enzyminduktion). QT-verlängernde Substanzen. Methylphenidat (extrapyramidale Symptome).
WH: Vorsicht bei Epilepsie, M. Parkinson, kardiovaskulären Erkrankungen, Leber-, Nierenschäden.
Vorsichtige Dosierung bei Therapiebeginn (Orthostase). Auf tardive Dyskinesien achten. Blutbild, Körpergewicht kontrollieren. Übermäßiges Essen vermeiden. Verkehrshinweis. Nutzen/Risiko-Abwägung bei Demenz-Patienten (Insultgefahr).
PG: 10 ST (2) (EKO: G) [€ 10,05], 60 ST (EKO: G) [€ 49,20]

Aleptan 3 mg - Filmtabletten 49B06
(Z.Nr. 1-26901) RP. P. n.l. N05AX08
ZI: G.L. Pharma, Lannach
Z: 1 Filmtablette enthält: Risperidon 3 mg, Tablettenkern: Lactose monohydrat 188,2 mg, Natriumdodecylsulfat, Cellulose, mikrokristalline, Maisstärke, Magnesium stearat, Siliciumdioxid, hochdisperses; Filmüberzug: Poly(vinylalkohol), partiell hydrolysiert, Macrogol 3350, Titandioxid, Talkum, Chinolingelb, FD&C gelb Nr. 6 0,001 mg.
PG: 10 ST (2) (EKO: G) [€ 13,20 n.l.], 60 ST (EKO: G) [€ 66,00 n.l.]

Aleptan 4 mg - Filmtabletten 49B06
(Z.Nr. 1-26902) RP. P. N05AX08
ZI: G.L. Pharma, Lannach
Z: 1 Filmtablette enthält: Risperidon 4 mg, Tablettenkern: Lactose monohydrat 251 mg, Natriumdodecylsulfat, Cellulose, mikrokristalline, Maisstärke, Magnesium stearat, Siliciumdioxid, hochdisperses; Filmüberzug: Poly(vinylalkohol), partiell hydrolysiert, Macrogol 3350, Titandioxid, Talkum, Chinolingelb, FD&C blau Nr.2 Lack.
Kurzinformation: siehe Aleptan 2 mg - Filmtabletten, → S. 60
PG: 10 ST (2) (EKO: G) [€ 16,00], 60 ST (EKO: G) [€ 81,75]

Aleve - Filmtabletten 02B04, 13B02
(Z.Nr. 1-22747) RPF. P. M01AE02
ZI: Bayer Austria, Wien
Z: 1 Filmtablette enthält: Naproxen natrium 220 mg (entspr. Naproxen 200 mg), Tablettenkern: Cellulose, mikrokristalline, Magnesium stearat, Povidon K30, Talk, Tablettenüberzug: Farbstoffe (entspr. E 132) (entspr. E 171).
EW: Nichsteroidaler Entzündungshemmer.
AG: Symptomatisch bei leichten bis mittelschweren Schmerzen.
AA: Unzerkaut mit reichlich Flüssigkeit.
DO: 1 FT alle 8 bis 12 Std.; MTD 3 FT. Ohne ärztlichen Rat max. 4 Tage anwenden. Nicht für Kinder oder für Personen unter 50 kg KG.
GA: Analgetika-Asthma, Bluterkrankungen, schwere Herzinsuffizienz, Magen/Darm-Ulzera, Blutungen, schwere Leber- oder Nierenschäden.
SST: Im 3. Trimenon Gegenanzeige, in der Stillzeit nicht einnehmen, im 1. und 2. Trimenon strenge Nutzen/Risiko-Abwägung.
NW: Magen/Darm, Leber, Psyche, ZNS, Ödeme, Bluthochdruck, Herzinsuffizienz, Haut, Überempfindlichkeit, Niere, Labor.
WW: Vorsicht: Andere Entzündungshemmer (erhöhtes Nebenwirkungsrisiko), Herzglykoside, Gerinnungshemmer, Lithium, Phenytoin, Diuretika, Blutdrucksenker (abgeschwächt), Methotrexat, Immunsuppressiva, orale Antidiabetika, Alkohol. Gerinnungshemmende Wirkung von ASS abgeschwächt.
WH: Vorsicht bei Hypertonie, Gefäßerkrankungen, Autoimmunerkrankungen, Porphyrie. Auf Magen/Darm-Blutungen, Ulzera, Perforationen, schwere Hautreaktionen achten. Verkehrshinweis.
PG: 24 ST * (EKO: N) [€ 10,95]

Alexan 100 mg/ml - Konzentrat zur Herstellung einer Infusionslösung 55C
(Z.Nr. 1-26628) NR. P. nicht im Handel. L01BC01

Alexan 20 mg/ml - Stechampulle 55C
(Z.Nr. 1-18202) NR. P. L01BC01
ZI: Ebewe Pharma, Unterach
Z: 1 ml enthält: Cytarabin 20 mg, Natriumchlorid, Natriumlactat-Lösung 60%, Milchsäure, Wasser für Injektionszwecke.
EW: Zytostatikum (Antimetabolit).
AG: Standardtherapie bei akuten Leukämien, Non-Hodgkin-Lymphom.
Hochdosierte Therapie bei refraktären Leukämien oder refraktären Non-Hodgkin-Lymphomen.
AA: I.v. Infusion oder Injektion, intrathekal, eventuell subkutan. Hochdosiert nur als i.v. Infusion über 1-3 Stunden.
DO: Wirksame Plasmaspiegel 0,01-0,15 µg/ml, Standardtherapie tgl. 100-200 mg/m^2 KOF als i.v. Injektion oder 100 mg/m^2 KOF als i.v. Infusion.
Hochdosiert 4 bis 12mal 2 bis 3 g/m^2 KOF alle 12 Stunden. Details siehe Austria-Codex - Fachinformation
GA: Schwere Leber- und Nierenschäden, bestehende Knochenmarksdepression, schwere Infektionen, gastrointestinale Ulzera, frische Operationswunden.
SST: Vitale Indikationssellung (Teratogen und mutagen!) in der Schwangerschaft, nicht stillen. Kontrazeption für Frauen und für Männer bis 6 Monate nach Therapieende.
NW: Magen/Darm, Fieber, Sepsis, Infektionen, Haut, Blutungen, Knochenmarksdepression, Lunge, Niere, Gonaden, ZNS, palmarplantare Erythrodysästhesie, Auge (Konjunktivitis), Leber, Pankreatitis, Anaphylaxie.
Bei Hochdosierung erhöhte Toxizität (ZNS, Magen/Darm, Lunge) und Todesfälle. Cytarabin-Syndrom (Fieber, Myalgie, Knochenschmerzen u.a.) 6-8 Stunden nach Verabreichung; Therapie: Kortikosteroide.
WW: Gegenanzeige: Brivudin, Sorivudin und Analoga (mindestens 4 Wochen Abstand). 5-Fluorocytosin.
Vorsicht: Methotrexat intrathekal (schwere NW), Phenytoin, Digoxin (Überwachung).
L-Asparaginase-Therapie (Pankreatitis).

PG: 50 ST F14 (EKO: G) [€ 177,85]

Alkindi 5 mg - Granulat zur Entnahme aus Kapseln 31F01
(Z.Nr. EU/1/17/1260/*) NR. P. H02AB09
ZI: Diurnal Europe, Amstelveen, Niederlande
Z: 1 Kapsel enthält: Hydrokortison 5 mg, Granulat: Cellulose, mikrokristalline, Hypromellose, Magnesium stearat, Ethylcellulose; Kapsel: Hypromellose; Drucktinte: Schellack, Propylenglycol, Ammoniaklösung, konzentriert, Titandioxid, Eisen(II,III)-oxid, Kaliumhydroxid.
Kurzinformation: siehe Alkindi 0,5 mg - Granulat zur Entnahme aus Kapseln, → S. 64
PG: 50 ST F14 (EKO: G) [€ 396,95]

Allegra 120 mg - Filmtabletten 05A01
(Z.Nr. 1-22153) RPF. P. R06AX26
ZI: sanofi-aventis, Wien
Z: 1 Filmtablette enthält: Fexofenadin hydrochlorid 120 mg (entspr. Fexofenadin 112 mg); Tablettenkern: Cellulose, mikrokristalline, Maisstärke, prägelatiniert, Croscarmellose natrium, Magnesium stearat; Filmüberzug: Hypromellose, Polyvidon, Titandioxid, Siliciumdioxid, hochdisperses, Macrogol, Eisenoxid rot, Eisenoxid gelb.
EW: H1-Antihistaminikum (aktiver Metabolit von Terfenadin).
AG: Linderung der Symptome bei saisonaler allergischer Rhinitis.
DO: Personen ab 12 Jahren: 1mal tgl. 120 mg. Kinder ab 6 Jahren: 1mal tgl.
30 mg mit geeigneter Formulierung.
SST: Strenge Indikationsstellung, Stillen nicht empfohlen.
NW: ZNS, Übelkeit, Durchfall, Müdigkeit, Psyche, Tachykardie, Haut.
WW: Erythromycin, Ketoconazol (erhöhte Fexofenadin-Spiegel, aber keine QT-Veränderungen); Antacida (2 Std. Abstand).
WH: Vorsicht bei Leber-, Nierenschäden, kardiovaskulären Erkrankungen.
Verkehrshinweis.
PG: 10 ST (2) (EKO: G) [€ 8,10], 30 ST (EKO: G) [€ 18,20]

Allergo-Comod - Augentropfen 47B02
(Z.Nr. 1-24846) RPF. P. S01GX01
ZI: Ursapharm, Klosterneuburg
Z: 1 ml (= 30 Tropfen) enthält: Natrium cromoglicat 20 mg, Natrium edetat dihydrat, Sorbitol, Wasser für Injektionszwecke.
EW: Antiallergikum (Mastzellenstabilisator).
AG: Zusatzbehandlung bei allergisch bedingter Bindehautentzündung.
DO: 4(-8)mal tgl. 1 Tropfen in jedes Auge.
SST: Nutzen/Risiko-Abwägung.
NW: Selten lokale Reaktionen.
WH: Kurzzeitige Beeinflussung der Sehleistung. Kontaktlinsen erst 15 min.
nach dem Eintropfen wieder einsetzen.
PG: 10 ML * (EKO: N) [€ 10,00]

Allergo-Comod - Nasenspray 50H06
(Z.Nr. 1-24841) RPF. P. R01AC01
ZI: Ursapharm, Klosterneuburg
Z: 1 Sprühstoß zu 0,14 ml enthält: Natrium cromoglicat 2,8 mg (entspr. → 20 mg/ml), Natrium edetat dihydrat, Sorbitol, Wasser für Injektionszwecke.
EW: Antiallergikum (Mastzellenstabilisator).
AG: Ganzjährige und saisonale allergische Rhinitis.
DO: Erwachsene und Kinder ab 6 Jahren: 4(-6)mal tgl. 1 Sprühstoß in jedes Nasenloch.
SST: Nutzen/Risiko-Abwägung.
NW: Lokale Reizung, Kopfschmerzen, Geschmacksirritationen, sehr selten Husten,Larynxödem, Bronchospasmen.
WH: Nicht für Kinder unter 5 Jahren.
PG: 15 ML * (EKO: N) [€ 8,30]

Allergodil 0,5 mg/ml - Augentropfen 47B03
(Z.Nr. 1-22726) RP. P. S01GX07
ZI: Meda Pharma, Wien
Z: 1 ml enthält: Azelastin hydrochlorid 0,5 mg (entspr. → 0,015 mg/Tr), Benzalkonium chlorid 0,125 mg, Dinatrium edetat, Hypromellose, Sorbitol-Lösung (kristallisierend), Natriumhydroxid, Wasser für Injektionszwecke.
EW: H1-Antihistaminikum.
AG: Saisonale allergische Konjunktivitis (ab 4 Jahren), nicht-saisonale allergische Konjunktivitis (ab 12 Jahren).
DO: 2(-4)mal tgl. 1 Tropfen in jedes Auge.
SST: Vorsicht, nicht stillen.
NW: Reizung am Auge, bitterer Geschmack.
WH: Keine Kontaktlinsen tragen. Nicht zur Behandlung von Augeninfektionen.

PG: 6 ML IND (EKO: G) [€ 11,15]

Allergodil - Filmtabletten 05A01
(Z.Nr. 1-19732) RP. P. R06AX19
ZI: Meda Pharma, Wien
Z: 1 Filmtablette enthält: Azelastin 2 mg (entspr. Azelastin hydrochlorid), Tablettenkern: Lactose monohydrat 60 mg, Cellulose, mikrokristalline, Talkum, Siliciumdioxid, hochdisperses, Magnesium stearat, Eisenoxyde; Filmüberzug: Talkum, Titandioxid, Carmellose natrium, Simeticon, Poly(ethylacrylat, methylmethacrylat)-Copolymerisat, Polysorbat 80, Macrogol 6000, Eisenoxyde.
EW: H_1-Antihistaminikum.
AG: Prophylaxe und Therapie der allergischen Rhinitis einschließlich saiso- naler Rhinitis ("Heuschnupfen").
AA: Oral mit Flüssigkeit.
DO: 2mal tgl. 1 Filmtablette; bei älteren Patienten oder Nierenschäden initial 1mal tgl. 1 Filmtablette, ev. Dosissteigerung nach 10-14 Tagen.
GA: Kinder unter 6 Jahren, Leberschäden.
SST: Nicht anwenden.
NW: Gewichtszunahme, ZNS-Dämpfung, bitterer Geschmack, selten Magen/Darm, Glossitis, trockene Nase, Haut, Leberenzymanstiege.
WW: Andere ZNS-Dämpfer und Alkohol verstärkt, andere H_2-Blocker als Cimetidin verwenden. Vorsicht mit Dextromethorphan oder mit QT-ver- längernden Substanzen.
WH: Verkehrshinweis.
PG: 10 ST * (EKO: N) [€ 3,80], 30 ST * (EKO: N) [€ 8,85]

Allergodil - Nasenspray 50H07
(Z.Nr. 1-19772) RP. P. R01AC03
ZI: Meda Pharma, Wien
Z: 1 Sprühstoß (0,14 ml) enthält: Azelastin hydrochlorid 0,14 mg (entspr. → 1 mg/ml), Natrium edetat, Hypromellose, Zitronensäure, Natriummonohydrogenphosphat Dodecahydrat, Natriumchlorid, Wasser, gereinigtes.
EW: H_1-Antihistaminikum.
AG: Saisonale und perenniale allergische Rhinitis.
AA: In die Nase einsprühen.
DO: Personen ab 6 Jahren: 1-2mal tgl. 1 Sprühstoß in jedes Nasenloch.
Dauerbehandlung möglich.
SST: Nicht anwenden.
NW: Reizung der Nasenschleimhaut, bitterer Geschmack.
PG: 10 ML IND (EKO: G) [€ 12,10]

Allergodil mit Sucralose 1,5 mg/ml - Nasenspray 50H07
(Z.Nr. 1-35726) RP. P. R01AC03
ZI: Meda Pharma, Wien
Z: 1 Sprühstoß zu 0,14 ml enthält: Azelastin hydrochlorid 0,21 mg (entspr. Azelastin 0,19 mg) (entspr. → 1,5 mg/ml), Hypromellose, Sucralose, Sorbitol-Lösung 70% (kristallisierend), Natrium edetat, Natrium citrat, Wasser, gereinigtes.
EW: H1-Antihistaminikum.
AG: Allergische Rhinitis.
AA: In die Nase bei aufrechter Kopfhaltung einsprühen.
DO: 2mal tgl. 1(-2) Sprühstöße in jedes Nasenloch.
Kinder ab 6 Jahren: 2mal tgl. 1 Sprühstoß in jedes Nasenloch.
SST: Vorsicht.
NW: Dysgeusie, lokale Schleimhautreizung, sehr selten Ermüdung.
WH: Verkehrshinweis.
PG: 17 ML * (EKO: N) [€ 48,45]

Allergon - Globuli 05X
(Z.Nr. 3-38080) RPF. P. nicht im Handel. V03AX

Allergon - Tropfen 05X
(Z.Nr. 3-00021) RPF. P. V03AX
ZI: HWS-OTC Service, Mauterndorf
Z: 10 g (=10,8 ml, 1 ml = 40 Tropfen) enthalten: Apis mellifica (Homöopathie) D4 1 g, Aralia racemosa (Homöopathie) D3 1 g, Acidum arsenicosum (Homöopathie) D6 1 g, Ethanol 0,45 g/ml (entspr. Gesamtethanolgehalt 53 % (V/V)), Wasser.
EW: Homöopathikum.
AG: Allergische Erkrankungen der Atemwege, Haut und Schleimhäute.
AA: Direkt auf die Zunge tropfen oder in etwas Wasser vor den Mahlzeiten einnehmen.
DO: Akut halbstündlich bis stündlich, dann 3mal tgl. 20 Tropfen.
ED für Jugendliche 10 Tropfen, für Kinder ab 7 Jahren 5 Tropfen.
SST: Vorsicht.
WH: Nicht für Alkoholkranke.
PG: 50 ML * (EKO: N) [€ 10,05], 100 ML * (EKO: N) [€ 18,30]

Allergopharma Physiologische Kochsalzlösung zur Negativkontrolle beim Provokations-Test 24C05
(Z.Nr. 1-29247) RP. P. E. nicht im Handel. V04CL

Allergopharma Physiologische Kochsalzlösung zur Negativkontrolle beim Prick-Test 24C05
(Z.Nr. 1-29246) RP. P. E. nicht im Handel. V04CL

Allergopharma Pricktestlösung zur Positivkontrolle beim Prick-Test 24C05
(Z.Nr. 1-31266) NR. P. E. nicht im Handel. V04CL

Allergospray - Nasenspray 50H07

(Z.Nr. 1-24127) RPF. P. R01AC03
ZI: Meda Pharma, Wien
Z: 1 Sprühstoß (0,14 ml) Lösung enthält: Azelastin hydrochlorid 0,14 mg (entspr. → 1 mg/ml), Natrium edetat, Hypromellose, Zitronensäure, Natriummonohydrogenphosphat Dodecahydrat, Natriumchlorid, Wasser, gereinigtes.
EW: H_1-Antihistaminikum.
AG: Saisonale und perenniale allergische Rhinitis.
AA: In die Nase einsprühen.
DO: Personen ab 6 Jahren: 1-2mal tgl. 1 Sprühstoß in jedes Nasenloch.
Dauerbehandlung möglich.
SST: Nicht anwenden.
NW: Reizung der Nasenschleimhaut, bitterer Geschmack.
WH: Nicht zur Behandlung grippaler Symptome.
PG: 10 ML * (EKO: N) [€ 11,90]

Allernon 10 mg - Tabletten 05A01

(Z.Nr. 1-24468) RPF. W10. P. R06AX13
ZI: G.L. Pharma, Lannach
Z: 1 Tablette enthält: Loratadin 10 mg, Lactose monohydrat 75,5 mg, Maisstärke, Povidon, Magnesium stearat.
EW: H1-Antihistaminikum.
AG: Symptomatisch bei allergischer Rhinitis und chronischer, idiopathischer Urtikaria.
AA: Zum Einnehmen.
DO: Erwachsene und Kinder über 30 kg KG: 1mal tgl. 10 mg. Bei schweren Leberschäden initial nur jeden 2. Tag 10 mg.
SST: Nicht anwenden.
NW: Kopfschmerzen, Somnolenz, Appetitsteigerung, Schlaflosigkeit, sehr selten Anaphylaxie, Schwindel, Tachykardie, Magen/ Darm, Leber, Haut, Müdigkeit, Gewichtszunahme.
WW: Alkohol potenzierend.
WH: Vorsicht bei schweren Leberschäden. Anwendung von Loratadin mindestens 48 Std. vor der Durchführung von Hauttests unterbrechen. Verkehrshinweis.
PG: 10 ST (2) (EKO: G) [€ 3,55], 30 ST (EKO: G) [€ 9,05]

alli 60 mg - Hartkapseln 04C
(Z.Nr. EU/1/07/401/*) RPF. P. nicht im Handel. A08AB01

alli 27 mg - Kautabletten 04C
(Z.Nr. EU/1/07/401/*) RPF. P. nicht im Handel. A08AB01

Allopurinol Accord 100 mg - Tabletten 28A01
(Z.Nr. 1-38986) RP. P. nicht im Handel. M04AA01

Allopurinol Accord 300 mg - Tabletten 28A01
(Z.Nr. 1-38987) RP. P. nicht im Handel. M04AA01

Allopurinol G.L. 300 mg - Tabletten 28A01

(Z.Nr. 1-21522) RP. P. M04AA01
ZI: G.L. Pharma, Lannach
Z: 1 Tablette enthält: Allopurinol 300 mg, Reisstärke, Povidon K25, Carboxymethylstärke, Natrium (entspr. Natrium 0,73 mg), Talkum, Magnesium stearat, Siliciumdioxid, hochdisperses.
EW: Urikostatikum.
AG: Erwachsene: Alle Formen der Hyperurikämie (Serum-Harnsäure ab 9 mg/dl) sowie klinische Komplikationen hyperurikämischer Zustände (Gicht, Uratsteine).
Erwachsene und Kinder ab 45 kg KG:
- Sekundäre Hyperurikämie.
Kinder und Jugendliche ab 45 kg KG:
- Urat-Nephropathie während einer Leukämie-Behandlung
- Angeborene Enzymmangelkrankheiten: Lesch-Nyhan-Syndrom, Adenin-Phosphoribosyl-Transferasemangel.
AA: Unzerkaut nach einer Mahlzeit mit Flüssigkeit.
DO: Erwachsene: TD initial 100 mg; steigern bei Bedarf bis 900 mg (2-10 mg/kg KG). MED 300 mg.
Kinder und Jugendliche: TD 10 mg/kg KG (max. 450 mg) in 3 ED.
GA: Schwere Nierenschäden.
SST: Gegenanzeige in der Schwangerschaft; in der Stillzeit nicht empfohlen.
NW: Haut, generalisierte Überempfindlichkeit (Stevens-Johnson Syndrom, toxische epidermale Nekrolyse, vermehrt bei Patienten mit HLA-B*5801-Allel), Blutbild, Magen/Darm, Leber, Schilddrüse (TSH erhöht).
WW: Nicht empfohlen: Ampicillin, Amoxicillin.
Vorsicht: 6-Mercaptopurin, Azathioprin (Dosis reduzieren), Vidarabin, Salizylate, Chlorpropamid, Cumarine, Theophyllin, Zytostatika, Cyclosporin, Didanosin, Captopril. Aluminiumhydroxid, Antazida (mindestens 3 Std. Abstand).
WH: Keine Therapie bei Serumharnsäure unter 9 mg/dl. Auf purinarme Diät achten. Bei Überempfindlichkeit sofort absetzen und Behandlung mit Allopurinol nie wieder aufnehmen. Vorsicht bei Nieren-, Blutbild-, Leberschäden. Harnmenge mindestens 2 l/Tag. Reichlich Flüssigkeit zuführen. Verkehrshinweis.
PG: 30 ST (2) (EKO: G) [€ 6,15]

Allopurinol Genericon 300 mg - Tabletten 28A01

(Z.Nr. 1-38638) RP. P. M04AA01
ZI: Genericon Pharma, Graz
Z: 1 Tablette enthält: Allopurinol 300 mg, Cellulose, mikrokristalline, Natrium stärkeglykolat Typ A, Gelatine, Magnesium stearat.
EW: Urikostatikum (Xanthinoxidasehemmer).
AG: Erwachsene: Alle Formen der Hyperurikämie (Serum-Harnsäure ab 9 mg/dl) sowie klinische Komplikationen hyperurikämischer Zustände (Gicht, Uratsteine).
Erwachsene und Kinder ab 45 kg KG:
- Sekundäre Hyperurikämie.
Kinder und Jugendliche ab 45 kg KG:
- Urat-Nephropathie während einer Leukämie-Behandlung
- Angeborene Enzymmangelkrankheiten: Lesch-Nyhan-Syndrom, Adenin-Phosphoribosyl-Transferasemangel.
AA: Unzerkaut nach einer Mahlzeit mit Flüssigkeit. TD über 300 mg in mehreren ED einnehmen.
DO: Erwachsene: TD initial 100 mg; steigern bei Bedarf bis 900 mg (2-10 mg/kg KG). MED 300 mg.
Kinder und Jugendliche: TD 10 mg/kg KG (max. 400 mg) in 3 ED.
GA: Schwere Nierenschäden, Kinder unter 45 kg KG.
SST: Zwingende Indikationsstellung in der Schwangerschaft; in der Stillzeit nicht empfohlen.
NW: Haut, generalisierte Überempfindlichkeit (Stevens-Johnson Syndrom, toxische epidermale Nekrolyse, vermehrt bei Patienten mit HLA-B*5801-Allel), Blutbild, Magen/Darm, Leber, Schilddrüse (TSH erhöht).
WW: Nicht empfohlen: Ampicillin, Amoxicillin.
Vorsicht: 6-Mercaptopurin, Azathioprin (Dosis reduzieren), Vidarabin, Salizylate, Chlorpropamid, Cumarine, Theophyllin, Zytostatika, Cyclosporin, Didanosin, Captopril. Aluminiumhydroxid, Antazida (mindestens 3 Std. Abstand).
WH: Keine Therapie bei Serumharnsäure unter 9 mg/dl. Auf purinarme Diät achten. Bei Gichtattacken erst nach deren Abklingen mit Allopurinol beginnen. Bei Überempfindlichkeit sofort absetzen und Behandlung mit Allopurinol nie wieder aufnehmen. Vorsicht bei Nieren-, Leberschäden. Reichlich Flüssigkeit zuführen. Vorsicht bei Schilddrüsenerkrankungen. Verkehrshinweis.
PG: 30 ST (3) (EKO: G) [€ 5,90]

Allopurinol Genericon retard 300 mg - Tabletten 28A01

(Z.Nr. 0-17208) RP. P. M04AA01
ZI: Genericon Pharma, Graz
Z: 1 Tablette enthält: Allopurinol 300 mg, Ethylcellulose, Maisstärke, Lactose monohydrat 43,1 mg, Methylhydroxyethylcellulose, Siliciumdioxid, Magnesium stearat.
EW: Urikostatikum (Xanthinoxidasehemmer).
AG: Erwachsene: Alle Formen der Hyperurikämie (Serum-Harnsäure ab 9 mg/dl) sowie klinische Komplikationen hyperurikämischer Zustände (Gicht, Uratsteine).
- Sekundäre Hyperurikämie.
AA: Unzerkaut nach einer Mahlzeit mit Flüssigkeit.
DO: Für Dauertherapie TD 300 mg, steigern bei Bedarf bis 900 mg (2-10 mg/kg KG). MED 300 mg.
Für Kinder und Jugendliche nicht retardierte Arzneiform verwenden.
GA: Schwere Nierenschäden.
SST: Zwingende Indikationsstellung in der Schwangerschaft; in der Stillzeit nicht empfohlen.
NW: Haut, generalisierte Überempfindlichkeit (Stevens-Johnson Syndrom, toxische epidermale Nekrolyse, vermehrt bei Patienten mit HLA-B*5801-Allel), Blutbild, Magen/Darm, Leber, Schilddrüse (TSH erhöht).
WW: Nicht empfohlen: Ampicillin, Amoxicillin.
Vorsicht: 6-Mercaptopurin, Azathioprin (Dosis reduzieren), Vidarabin, Salizylate, Chlorpropamid, Cumarine, Theophyllin, Zytostatika, Cyclosporin, Didanosin, Captopril. Aluminiumhydroxid, Antazida (mindestens 3 Std. Abstand).
WH: Keine Therapie bei Serumharnsäure unter 9 mg/dl. Auf purinarme Diät achten. Bei Gichtattacken erst nach deren Abklingen mit

Allopurinol beginnen. Bei Überempfindlichkeit sofort absetzen und Behandlung mit Allopurinol nie wieder aufnehmen. Vorsicht bei Nieren-, Leberschäden. Reichlich Flüssigkeit zuführen. Vorsicht bei Schilddrüsenerkrankungen. Verkehrshinweis.
PG: 30 ST (2) (EKO: G) [€ 6,15]

Allopurinol Hexal 300 mg - Tabletten 28A01
(Z.Nr. 0-16227) RP. P. M04AA01
ZI: Hexal Pharma, Wien
Z: 1 Tablette enthält: Allopurinol 300 mg, Cellulose, mikrokristalline, Cellulosepulver, Povidon K25, Macrogol 4000, Crospovidon, Magnesium stearat, Talkum.
Kurzinformation: siehe Allopurinol G.L. 300 mg - Tabletten, → S. 66
PG: 30 ST (2) (EKO: G) [€ 6,15]

Allopurinol +pharma 300 mg - Tabletten 28A01
(Z.Nr. 1-38740) RP. P. M04AA01
ZI: +pharma Arzneimittel, Graz
Z: 1 Tablette enthält: Allopurinol 300 mg, Cellulose, mikrokristalline, Natrium stärkeglykolat Typ A, Gelatine, Magnesium stearat.
Kurzinformation: siehe Allopurinol Genericon 300 mg - Tabletten, → S. 66
PG: 30 ST (3) (EKO: G) [€ 5,90]

Allopurinol Sandoz 100 mg - Tabletten 28A01
(Z.Nr. 1-22012) RP. P. M04AA01
ZI: Sandoz, Kundl
Z: 1 Tablette enthält: Allopurinol 100 mg, Cellulose, mikrokristalline, Cellulosepulver, Povidon K25, Macrogol 4000, Crospovidon, Magnesium stearat, Talkum.
Kurzinformation: siehe Allopurinol G.L. 300 mg - Tabletten, → S. 66
PG: 30 ST (2) (EKO: G) [€ 2,80], 100 ST (EKO: G) [€ 7,20]

Allopurinol Sandoz 300 mg - Tabletten 28A01
(Z.Nr. 1-22013) RP. P. M04AA01
ZI: Sandoz, Kundl
Z: 1 Tablette enthält: Allopurinol 300 mg, Cellulose, mikrokristalline, Cellulosepulver, Povidon K25, Macrogol 4000, Crospovidon, Magnesium stearat, Talkum.
Kurzinformation: siehe Allopurinol G.L. 300 mg - Tabletten, → S. 66
PG: 30 ST (2) (EKO: G) [€ 6,15]

Allostad 100 mg - Tabletten 28A01
(Z.Nr. 1-21449) RP. P. M04AA01
ZI: Stada Arzneimittel, Wien
Z: 1 Tablette enthält: Allopurinol 100 mg, Povidon K25, Croscarmellose natrium (entspr. Natrium 0,27 mg), Cellulose, mikrokristalline, Maisstärke, Siliciumdioxid, hochdisperses, Magnesium stearat, Talkum.
EW: Urikostatikum.
AG: Erwachsene: Alle Formen der Hyperurikämie (Serum-Harnsäure ab 9 mg/dl) sowie klinische Komplikationen hyperurikämischer Zustände (Gicht, Uratsteine).
Erwachsene und Kinder ab 45 kg KG:
- Sekundäre Hyperurikämie.
Kinder und Jugendliche ab 45 kg KG:
- Urat-Nephropathie während einer Leukämie-Behandlung
- Angeborene Enzymmangelkrankheiten: Lesch-Nyhan-Syndrom, Adenin-Phosphoribosyl-Transferasemangel.
AA: Unzerkaut nach einer Mahlzeit mit Flüssigkeit.
DO: Erwachsene: TD initial 100 mg; steigern bei Bedarf bis 900 mg (2-10 mg/kg KG). MED 300 mg.
Kinder und Jugendliche: TD 10 mg/kg KG (max. 450 mg) in 3 ED.
GA: Schwere Nierenschäden.
SST: Gegenanzeige in der Schwangerschaft; in der Stillzeit nicht empfohlen.
NW: Haut, generalisierte Überempfindlichkeit (Stevens-Johnson Syndrom, toxische epidermale Nekrolyse, vermehrt bei Patienten mit HLA-B*5801-Allel), Blutbild, Magen/Darm, Leber, Schilddrüse (TSH erhöht).
WW: Nicht empfohlen: Ampicillin, Amoxicillin.
Vorsicht: 6-Mercaptopurin, Azathioprin (Dosis reduzieren), Probenecid (Ausscheidung verlangsamt), Vidarabin, Salizylate, Chlorpropamid, Cumarine, Theophyllin, Zytostatika, Cyclosporin, Didanosin, Captopril. Aluminiumhydroxid, Antazida (mindestens 3 Std. Abstand).
WH: Keine Therapie bei Serumharnsäure unter 9 mg/dl. Auf purinarme Diät achten. Bei Überempfindlichkeit sofort absetzen und Behandlung mit Allopurinol nie wieder aufnehmen. Vorsicht bei Nieren-, Blutbild-, Leberschäden. Harnmenge mindestens 2 l/Tag. Reichlich Flüssigkeit zuführen. Verkehrshinweis.
PG: 30 ST (2) (EKO: G) [€ 2,80], 100 ST (EKO: G) [€ 7,15]

Allostad 300 mg - Tabletten 28A01
(Z.Nr. 1-21448) RP. P. M04AA01
ZI: Stada Arzneimittel, Wien
Z: 1 Tablette enthält: Allopurinol 300 mg, Povidon K25, Croscarmellose natrium (entspr. Natrium 0,82 mg), Cellulose, mikrokristalline, Maisstärke, Siliciumdioxid, hochdisperses, Magnesium stearat, Talkum.
Kurzinformation: siehe Allostad 100 mg - Tabletten, → S. 67
PG: 30 ST (2) (EKO: G) [€ 6,15]

Allunadoc Baldrian Hopfen - Filmtabletten 32Z02
(Z.Nr. 1-27847) RPF. P. N05CM
ZI: guterrat Gesundheitsprodukte, Innsbruck
Z: 1 Filmtablette enthält: Baldrianwurzel-Trockenextrakt (5-8:1); Methanol 45% (m/m) (Auszugsmittel) 374 mg, Hopfenzapfen-Trockenextrakt (7-10:1); Methanol 45% (m/m) (Auszugsmittel) 84 mg, Tablettenkern: Maltodextrin, Siliciumdioxid, Croscarmellose natrium, Cellulose, mikrokristalline, Magnesium stearat, Tablettenüberzug: Stearinsäure, Macrogol 20000, Hypromellose, Cellulose, mikrokristalline, Titandioxid, Indigocarmin.
EW: Sedativ.
AG: Nervöse Schlafstörungen.
AA: 1 Std. vor dem Schlafengehen unzerkaut mit Flüssigkeit.
DO: ED 1 FT. Für Kinder nicht empfohlen.
SST: Nicht empfohlen.
NW: Kopfschmerzen, Magen/Darm, Haut.
WW: Verstärkung anderer Hypnotika.
WH: Verkehrshinweis.
PG: 10 ST * (EKO: N) [€ 9,90], 30 ST * (EKO: N) [€ 24,90]

Alocutan 20 mg/ml - Spray zur Anwendung auf der Haut, Lösung 22O03
(Z.Nr. 1-37251) RPF. P. D11AX01
ZI: Dermapharm, Wien
Z: 1 ml Lösung enthält: Minoxidil 20 mg, Ethanol 96% (V/V), Propylenglycol 199 mg, Wasser, gereinigtes.
EW: Fördert Haarwachstum.
AG: Zur Stabilisierung des Verlaufes der androgenetischen Alopezie bei Frauen.
AA: Auf der trockenen Haut anwenden. Gebrauchsinformation beachten.
DO: 2mal tgl. 1 ml auf die betroffenen Stellen der Kopfhaut auftragen. Bei Kindern und Jugendlichen nicht anwenden.
GA: Plötzlich auftretender und ungleichmäßiger Haarausfall, Anomalien der Kopfhaut, okklusive Verbände auf der Kopfhaut.
SST: Nicht anwenden.
NW: Kopfschmerzen, Schwindel, Augenreizung, Haut (Hypertrichose), Allergien, Angioödeme, depressive Verstimmung, Gewichtszunahme, Hypertonie oder Hypotonie, Tachykardie, Dyspnoe, Magen/Darm, lokale Reaktionen, vorübergehender Haarausfall.
WW: Nicht mit anderen topischen Arzneimitteln auf der Kopfhaut anwenden.
WH: Bei Herz/Kreislauf-Erkrankungen, Herzrhythmusstörungen, Bluthochdruck (auch unter antihypertensiver Therapie) nicht anwenden. Nicht auf anderen Körperstellen als auf der Kopfhaut anwenden. Verkehrshinweis.
PG: 60 ML * (EKO: N) [€ 21,90]

Alocutan 50 mg/ml - Spray zur Anwendung auf der Haut, Lösung 22O03
(Z.Nr. 1-37252) RPF. P. D11AX01
ZI: Dermapharm, Wien
Z: 1 ml Lösung enthält: Minoxidil 50 mg, Ethanol 96% (V/V), Propylenglycol 509 mg, Wasser, gereinigtes.
EW: Fördert Haarwachstum.
AG: Zur Stabilisierung des Verlaufes der androgenetischen Alopezie bei Männern zwischen 18 und 49 Jahren.
AA: Auf der trockenen Haut anwenden. Gebrauchsinformation beachten.
DO: 2mal tgl. 1 ml auf die betroffenen Stellen der Kopfhaut auftragen. Bei Kindern und Jugendlichen nicht anwenden.
GA: Plötzlich auftretender und ungleichmäßiger Haarausfall, Anomalien der Kopfhaut, okklusive Verbände auf der Kopfhaut.
SST: Nur für Männer indiziert.
NW: Kopfschmerzen, Schwindel, Augenreizung, Haut (Hypertrichose), Allergien, Angioödeme, depressive Verstimmung, Gewichtszunahme, Hypertonie oder Hypotonie, Tachykardie, Dyspnoe, Magen/Darm, lokale Reaktionen, vorübergehender Haarausfall.
WW: Nicht mit anderen topischen Arzneimitteln auf der Kopfhaut anwenden.
WH: Bei Herz/Kreislauf-Erkrankungen, Herzrhythmusstörungen, Bluthochdruck (auch unter antihypertensiver Therapie) nicht anwenden. Nicht auf anderen Körperstellen als auf der Kopfhaut

anwenden. Verkehrshinweis.
PG: 60 ML * (EKO: N) [€ 26,50]

Alodan 50 mg/ml - Injektionslösung 02A02
(Z.Nr. 0-07063) NR. SG. P. N02AB02
ZI: G.L. Pharma, Lannach
Z: 1 ml Injektionslösung enthält: Pethidin hydrochlorid 50 mg, Salzsäure zur pH-Wert-Einstellung, Natriumhydroxid zur pH-Wert-Einstellung (entspr. Natrium < 1 mmol), Wasser für Injektionszwecke.
EW: Zentrales Analgetikum (Opioid).
AG: Kurzfristig bei starken Schmerzen.
AA: I.m., i.v. oder s.c.
DO: I.m. oder s.c. 25-100 mg, i.v. 50 mg. Wiederholung alle 3-6 Std. möglich; MTD 500 mg, in der Geburtshilfe 400 mg.
Vorsichtige Dosierung bei Hypo-, Hyperthyreose, Leber-, Nieren-, Nebennierenschäden, Prostataadenom, alten und geschwächten Patienten.
Im 1. Lebensjahr kontraindiziert; für Patienten unter 16 Jahren nicht empfohlen.
GA: Vergiftung mit ZNS-Dämpfern, , Atemdämpfung, Neuralgien, Husten, schwere Leberschäden, Gallenkoliken, Pankreatitis, Schädeltraumen, erhöhter Hirndruck, Koma, Hypotonie bei Hypovolämie, paralytischer Ileus, supra- ventrikuläre Dysrhythmie.
SST: In der Schwangerschaft nicht anwenden. Atemdepression, Entzugserscheinungen nach der Geburt möglich; bei einmaliger Anwendung kann weiter gestillt werden.
NW: Blutdruckabfall, Bradykardie oder Tachykardie, Atemdepression, Bronchospasmus, ZNS, Miosis, Psychosen, Obstipation, Magen/Darm-Spasmen, Vegetativum, Haut, bei i.v. Gabe Schmerzen, bei i.m. Gabe Muskelnekrosen.
WW: Gegenanzeige: MAO-Hemmer (Lebensbedrohlich! 2 Wochen Abstand). Vorsicht: ZNS-Dämpfer, Phenothiazin (Blutdruckabfall), Cimetidin (Atemdepression), Anticholinergika, Paracetamol, Metoclopramid, partielle Opioidantagonisten (Wirkung abgeschwächt, Entzugssymptome), serotonerge Substanzen oder Johanniskraut (Serotoninsyndrom), Ritonavir. Alkohol meiden.
GE: Primäres Abhängigkeitspotential, Kreuztoleranz zu anderen Opioiden. Bei längerem Gebrauch Tachyphylaxie. Entzugserscheinungen möglich.
WH: Vorsicht bei Abhängigkeit von Opioiden oder anderen Substanzen, Bewusstseinsstörungen, Phäochromozytom, Cor pulmonale, akutem Herzinfarkt, Hypo- oder Hyperthyreose, Myxödem, M. Addison, M. Crohn, Colitis ulcerosa, Erkrankungen der Prostata und Urethra.
Verkehrshinweis. Positive Dopingkontrollen möglich.
Bei Überdosierung Opiateffekte (Miosis, Atemstillstand), Antidot: Naloxon (Entzugssymptome beachten!), bei s.c. Vergiftung Stichstelle sofort mit 1 mg Adrenalin in 20 ml NaCl-Lösung umspritzen; Intensivtherapie.
PG: 5 ST (2) (EKO: G) [€ 9,35]

🐾 Aloe RemaVet - Globuli für Tiere 890A
(Z.Nr. 8-38778) RPF. P. QV03AX
ZI: Remedia Homöopathie, Eisenstadt
Z: 1 g (ca. 120 Globuli) enthält: Aloe (Homöopathie) C200 10 mg, Saccharose.
EW: Homöopathikum.
AG: Rind, Pferd, Schaf, Ziege, Schwein, Kaninchen, Geflügel, Kleinnager, Hund, Katze: Magen/Darm- Störungen, unterstützend bei Gebärmuttervorfall, Ängstlichkeit vor Menschen, trockener Husten.
AA: Zum Eingeben ins Maul oder über die Tränke (20 Globuli in 1 Liter Wasser auflösen).
DO: ED 5 - 10 Globuli.
SST: Nur nach Rücksprache mit dem Tierarzt anwenden.
PG: 10 G VN [€ 12,80]

▼ *Alofisel 5 Millionen Zellen/ml - Injektionssuspension* 42F
(Z.Nr. EU/1/17/1261/*) NR. P. nicht im Handel. L04AX08

Alopexy 50 mg/ml - Lösung zur Anwendung auf der Haut 22O03
(Z.Nr. 1-30439) RPF. P. D11AX01
ZI: Pierre Fabre Dermatologie, Boulogne, Frankreich
Z: 1 ml Lösung enthält: Minoxidil 50 mg, Propylenglycol 240 mg, Ethanol 96%, Wasser, gereinigtes.
EW: Dermatikum.
AG: Mittelschwere androgenetische Alopezie bei Männern.
AA: Lokal mit Pipette oder Pumpspray-Applikator.
DO: 2mal tgl. 1 ml (= 6 Pumpstöße) auf die Kopfhaut (betroffene Stelle) auftragen. Bei Patienten unter 18 Jahren und über 65 Jahren nicht anwenden.
GA: Kopfhauterkrankungen, schlechte Verträglichkeit.
SST: Nutzen/Risiko-Abwägung.
NW: ZNS (Kopfschmerzen), Depressionen, Hypertrichose, Infektionen der Ohren, Sehstörungen, Kontaktdermatitis, lokale Reaktionen, Tachykardie, periphere Ödeme.
WW: Gleichzeitige Anwendung anderer topischer Arzneimittel nicht empfohlen.
WH: Vorsicht bei Herzerkrankungen. Auf systemische Effekte (Blutdruckabfall) achten. Bei Frauen vermehrt Hypertrichosen außerhalb der Applikationsstelle, daher bei Frauen nicht empfohlen. Sonneneinstrahlung vermeiden.
PG: 60 ML * (EKO: N) [€ 32,50], 180 ML * (EKO: N) [€ 62,90]

Aloxi 250 Mikrogramm - Injektionslösung 08C
(Z.Nr. EU/1/04/306/*) RP. P. A04AA05
ZI: Helsinn Birex Pharmaceuticals, Dublin, Irland
Z: 1 Durchstechflasche mit 5 ml enthält: Palonosetron 250 µg (entspr. Palonosetron hydrochlorid), Mannitol, Natrium edetat, Natrium citrat, Citronensäure monohydrat, Natriumhydroxid zur pH-Wert-Einstellung, Salzsäure zur pH-Wert-Einstellung, Wasser für Injektionszwecke.
EW: Serotonin ($5HT_3$)-Antagonist, Antiemetikum.
AG: Prävention von Übelkeit und Erbrechen bei emetogener Chemotherapie.
AA: I.v. (Bolus oder Infusion).
DO: 250 Mikrogramm einmalig ca. 30 min. vor Beginn der Chemotherapie. Nicht innerhalb von 7 Tagen wiederholen.
Kinder ab 1 Monat und Jugendliche: 20 Mikrogramm/kg KG (max. 1500 Mikrogramm) als einmalige i.v. Infusion über 15 min, beginnend ab ca.
30 min vor Beginn der Chemotherapie.
SST: Strenge Indikationsstellung, nicht stillen.
NW: Kopfschmerzen, Schwindel, Magen/Darm, Herz/Kreislauf, Haut, Niere, allgemeine Beschwerden, Labor.
WW: Vorsicht: Serotonerge Wirkstoffe (Serotonin-Syndrom).
WH: Vorsicht bei Obstipation, subakutem Ileus, QT-Verlängerung. Verkehrs- hinweis. In den Tagen nach der Chemotherapie nicht zur Behandlung von Übelkeit und Erbrechen einsetzen.
PG: 1 ST * (EKO: N) [€ 131,10]

Aloxi 250 Mikrogramm - Injektionslösung 08C
(Z.Nr. EU/1/04/306/*) RP. P. Parallelimport. A04AA05
nicht im Handel.

Aloxi 500 Mikrogramm - Weichkapseln 08C
(Z.Nr. EU/1/04/306/*) RP. P. A04AA05
ZI: Helsinn Birex Pharmaceuticals, Dublin, Irland
Z: 1 Kapsel enthält: Palonosetron 500 µg (entspr. Palonosetron hydrochlorid), Kapselinhalt: Glycerolmonocaprylocaprat (Typ I), Polyglycerol-x-oleat, Glycerol, Wasser, gereinigtes, Butylhydroxyanisol; Kapselhülle: Gelatine, Sorbitol 7 mg, Glycerol, Titandioxid.
EW: Serotonin ($5HT_3$)-Antagonist, Antiemetikum.
AG: Prävention von Übelkeit und Erbrechen bei emetogener Chemotherapie.
AA: Oral.
DO: 500 Mikrogramm ca. 1 Std. vor Beginn der Chemotherapie. Keine Dosis- empfehlung für Kinder.
SST: Strenge Indikationsstellung, nicht stillen.
NW: Kopfschmerzen, Schlaflosigkeit, AV-Block 1. und 2. Grades, Dyspnoe, Magen/Darm, Myalgie, Bilirubinanstieg.
WH: Vorsicht bei Obstipation, subakutem Ileus, QT-Verlängerung. Verkehrs- hinweis. In den Tagen nach der Chemotherapie nicht zur Behandlung von Übelkeit und Erbrechen einsetzen.
PG: 1 ST * (EKO: N) [€ 131,10]

🐾 Alphaderm Plus - Spray zur Anwendung auf der Haut, Lösung für Hunde 813BZ
(Z.Nr. 8-35335) NR. P. QD07CA03
ZI: Alpha-Vet, Budapest, Ungarn
Z: 1 ml enthält: Marbofloxacin 1,025 mg, Ketoconazol 2,041 mg, Prednisolon 0,926 mg, Dimethylsulfoxid, Polysorbat 80, Propylenglycol, Ethanol 96%, Wasser für Injektionszwecke.
EW: Kombination Antibiotika + Kortikosteroid.
AG: Akute Dermatitis bei Hunden durch Mischinfektion mit Pseudomonas aeruginosa, Staphylococcus pseudintermedius oder Malassezia pachydermatis.
AA: Nur äußerlich.
DO: 2mal tgl. 2 Sprühstöße.
SST: Nicht empfohlen.
NW: Sehr selten leichte Erytheme.
WH: Halskragen anlegen.
PG: 30 ML VT [€ 23,55], 100 ML VT [€ 37,90]

🐾 *Alphadoxan 100 mg/g - Arzneimittel-Vormischung zur Herstellung von Fütterungsarzneimitteln für Schweine* 801AE
(Z.Nr. 8-40142) NR. P. VNW. nicht im Handel. QJ01AA02

🐾 Alphaflorosol 100 mg/ml - Lösung zum Eingeben über das Trinkwasser für Hühner und Schweine
801AZ

(Z.Nr. 8-38662) NR. P. VNW. QJ01BA90

ZI: Alpha-Vet, Budapest, Ungarn

Z: 1 ml Lösung enthält: Florfenicol 100 mg, Macrogol 300 (entspr. Polyethylenglycol).

EW: Breitbandantibiotikum, bakteriostatisch.

AG: Hühner (Broiler): Infektionen durch E. coli.
Schweine: Atemwegserkrankungen durch Actinobacillus pleuropneumoniae und Pasteurella multocida. Glässersche Krankheit durch Haemophilus parasuis.

AA: Zum Eingeben über das Trinkwasser.

DO: Hühner: TD 20 mg Florfenicol/kg KG (= 0,2 ml/kg KG) über 5 Tage.
Schweine: TD 10 mg Florfenicol/kg KG (= 10 ml/100 kg KG) über 5 Tage.

SST: Schweine: Nicht empfohlen. Bei Zuchtebern nicht anwenden. Hühner: Bei Legetieren zu keinem Zeitpunkt anwenden.

NW: Schweine: Verstopfung, Durchfall, perianale Rötung/Ödeme.

WH: Tiere mit unzureichender Wasseraufnahme parenteral behandeln.

VNW: Essbare Gewebe: Hühner 8 Tage, Schweine 23 Tage. Nicht bei Legehennen anwenden, deren Eier für den menschlichen Verzehr vorgesehen sind.

PG: 1000 ML VNW [€ 145,60]

🐾 *Alphaflorovet 20 mg/g - Arzneimittel-Vormischung zur Herstellung von Fütterungsarzneimitteln für Schweine* 801AZ
(Z.Nr. 8-39179) NR. P. VNW. nicht im Handel. QJ01BA90

🐾 *Alphafluworm 50 mg/g - Arzneimittel-Vormischung zur Herstellung von Fütterungsarzneimitteln für Schweine und Hühner* 803CA
(Z.Nr. 8-39334) RP. P. VNW. nicht im Handel. QP52AC12

Alphagan 0,2% - Augentropfen
47F03

(Z.Nr. 1-22311) RP. P. S01EA05

ZI: Allergan Pharmaceuticals, Westport, Irland

Z: 1 ml Lösung enthält: Brimonidin tartrat 2 mg (entspr. Brimonidin 1,3 mg), Benzalkonium chlorid 0,05 mg, Poly(vinylalkohol) 14 mg, Natriumchlorid, Natrium citrat, Citronensäure monohydrat, Wasser, gereinigtes, Salzsäure, Natriumhydroxid zur pH-Wert-Einstellung.

EW: Alpha 2-Agonist, senkt Augeninnendruck.

AG: Senkung des Augeninnendrucks bei Offenwinkelglaukom oder okularer Hypertension als Monotherapie bei nicht indizierter Beta-Blocker-Therapie oder als Zusatztherapie zu anderen Augendrucksenkern. Für Kinder nicht empfohlen.

AH: Nach Öffnen der Flasche nicht länger als 4 Wochen verwenden.

DO: 2mal tgl. 1 Tropfen in das betroffene Auge eintropfen.

GA: Neugeborene und Kleinkinder.

SST: Nutzen/Risiko-Abschätzung, nicht stillen.

NW: Lokal, systemisch (Mundtrockenheit, Kopfschmerzen, Müdigkeit, Allergien), Herz/Kreislauf, (verzögerte) Überempfindlichkeit.

WW: MAO-Hemmer, trizyklische Antidepressiva, Mianserin (Kontraindikation); andere ZNS-Dämpfer verstärkt. Blutdrucksenker, Herzglykoside (Vorsicht).

WH: Vorsicht bei schweren Herz/Kreislauf-, Leber-, Nierenschäden, Depressi- onen, Zerebral/Koronarinsuffizienz, Raynaud-Syndrom, Orthostasesyndrom, Thrombangitis obliterans. Bis zum Einsetzen weicher Kontaktlinsen mindestens 15 Minuten nach der Anwendung warten. Verkehrshinweis.

PG: 1 ST (2) (EKO: G) [€ 12,45]

🐾 Alphalben 100 mg/ml - Suspension zum Eingeben für Rinder und Schafe
803CA

(Z.Nr. 8-38126) RP. P. VNW. QP52AC11

ZI: Alpha-Vet, Budapest, Ungarn

Z: 1 ml Suspension enthält: Albendazol 100 mg, Carbomer 971P, Polysorbat 80, Propylenglykol, Natriumhydroxid, Vanillin, Benzylalkohol 10 mg, Wasser, gereinigtes.

EW: Anthelminthikum.

AG: Magen/Darm-Nematoden, Lungenwürmer, Bandwürmer, adulte Leberegel bei Rindern und Schafen.

AA: Zum Eingeben.

DO: Rind: Nematoden, Lungenwürmer, Bandwürmer: 7,5 mg Albendazol/kg KG.
Fasciola hepatica, Dicrocoelim dendriticum, Winter-Ostertagiose: 10 mg Albendazol/kg KG.
Schaf: Nematoden, Lungenwürmer, Bandwürmer: 5 mg Albendazol/kg KG.
Fasciola hepatica, Dicrocoelim dendriticum: 7,5 mg Albendazol/kg KG.

GA: Akute Fasziolose.

SST: Im 1. Drittel der Trächtigkeit nicht anwenden, dann Nutzen/Risiko-Abwägung.

WH: Auf Resistenzen achten.

VNW: Rind: Essbare Gewebe 14 Tage, Milch 5 Tage. Schaf: Essbare Gewebe 14 Tage. Nicht für Schafe, deren Milch für menschlichen Verzehr vorgesehen ist.

PG: 1000 ML VNW [€ 153,50]

Alpha-Vision sine 2 mg/ml - Augentropfen, Lösung im Einzeldosisbehältnis
47F03

(Z.Nr. 1-38327) RP. P. S01EA05

ZI: OmniVision, Puchheim, Deutschland

Z: 1 ml Lösung enthält: Brimonidin tartrat 2 mg (entspr. → 0,06-0,07 mg/Tr) (entspr. Brimonidin 1,3 mg), Poly(vinylalkohol), Natriumchlorid, Natrium citrat, Citronensäure monohydrat, Salzsäure zur pH-Wert-Einstellung, Natriumhydroxid zur pH-Wert-Einstellung, Wasser für Injektionszwecke.

EW: Alpha 2-Agonist.

AG: Senkung des Augeninnendrucks bei Offenwinkelglaukom oder okularer Hypertension als Monotherapie bei nicht indizierter Beta-Blocker-Therapie oder als Zusatztherapie zu anderen Augendrucksenkern. Für Kinder nicht empfohlen.

DO: 2mal tgl. 1 Tropfen in das betroffene Auge eintropfen. Für Kinder und Jugendliche nicht empfohlen.

GA: Neugeborene und Kleinkinder.

SST: Nutzen/Risiko-Abschätzung, nicht stillen.

NW: Lokal, systemisch (Mundtrockenheit, Kopfschmerzen, Müdigkeit, Allergien, Herz/Kreislauf, Überempfindlichkeit).

WW: Gegenanzeige: MAO-Hemmer, trizyklische Antidepressiva, Mianserin. Vorsicht: Andere ZNS-Dämpfer verstärkt. Blutdrucksenker, Herzglykoside. 5-15 min Abstand zu anderen topischen Augenarzneimitteln empfohlen.

WH: Vorsicht bei schweren Herz/Kreislauf-, Leber-, Nierenschäden, Depressionen, Zerebral/Koronarinsuffizienz, Raynaud-Syndrom, Orthostasesyndrom, Thrombangiitis obliterans. Verkehrshinweis.

PG: 60 ST * (EKO: N) [€ 33,50]

Alpinamed Hustenlöser - Sirup
50Z02

(Z.Nr. 1-26131) RPF. P. R05CA12

ZI: Gebro Pharma, Fieberbrunn

Z: 100 g enthalten: Efeublätter-Trockenextrakt (6-7:1); Ethanol 40 % (m/m) (Auszugsmittel) 0,792 g, Fructose <= 28,4 g, Kalium sorbat, Maltodextrin, Natriumbenzoat 0,15 g, Povidon K30, Propylenglycol 8,6 g, Aromastoff (entspr. Kirschsaft-Aroma), Simeticon, Wasser, gereinigtes.

EW: Expektorans.

AG: Zur Linderung des Hustens bei Katarrhen der Atemwege.

AA: Oral unverdünnt oder mit Flüssigkeit verdünnt einnehmen. Dosierhilfe liegt bei. Vor Gebrauch gut schütteln.

DO: Personen ab 12 Jahren: 3-4mal tgl. 4 ml; Kinder (4-11 Jahre): 3-5mal tgl. 2 ml; Kinder (1-3 Jahre): 3mal tgl. 1 ml; Kinder (1 - 11 Monate, nur nach ärztlicher Rücksprache): 2mal tgl. 1 ml.

SST: Nicht empfohlen.

NW: Magen/Darm, selten Allergien.

WW: Nicht empfohlen: Antitussiva (Codein, Dextromethorphan).

WH: Vorsicht bei Gastritis oder Magengeschwüren.

PG: 100 ML * (EKO: N) [€ 8,20]

Alpinamed Hustenlöser - Tropfen zum Einnehmen
50Z02

(Z.Nr. 1-26135) RPF. P. R05CA12

ZI: Gebro Pharma, Fieberbrunn

Z: 100 g (1 ml = 20 Tropfen) enthalten: Efeublätter-Trockenextrakt (6-7:1); Ethanol 40 % (m/m) (Auszugsmittel) 1,98 g, Maltodextrin, Povidon K30, Propylenglykol 20,6 g, Aromastoff (entspr. Kirschsaft-Aroma) (entspr. Fructose <= 3,4 g), Macrogol glycerolhydroxystearat 2 g, Acesulfam kalium, Simeticon, Wasser, gereinigtes.

EW: Expectorans.

AG: Zur Linderung des Hustens bei Katarrhen der Atemwege.

AA: Unverdünnt oder verdünnt mit etwas Flüssigkeit einnehmen.

DO: Personen ab 12 Jahren: 3-4mal tgl. 30 Tropfen.
Kinder (4-11 Jahre): 3-4mal tgl. 20 Tropfen.
Kinder (1-3 Jahre): 3mal tgl. 10 Tropfen.
Kinder (1 - 11 Monate, nur nach Rücksprache mit dem Arzt): 3mal tgl. 6 Tropfen.

SST: Nicht empfohlen.

NW: Magen/Darm, selten Allergien.

WW: Nicht empfohlen: Antitussiva (Codein, Dextromethorphan).

WH: Vorsicht bei Gastritis oder Magengeschwüren.

PG: 40 ML * (EKO: N) [€ 8,20]

A

Alpinamed Hustenreizlinderer Eibisch-Sirup 50Z02
(Z.Nr. HERB-00111) RPF. P. R05CA05
ZI: Gebro Pharma, Fieberbrunn
Z: 1 ml (= 1,3 g) Sirup enthält: Eibischwurzelsirup 0,97 ml (entspr. Eibischwurzel-Flüssigextrakt (1:22); Wasser (Auszugsmittel) 0,48 ml), Saccharose 772 mg, Propyl-4-hydroxybenzoat 0,26 mg, Methyl-4-hydroxybenzoat 0,52 mg, Ethanol 96% (entspr. Gesamtethanolgehalt ca. 7,24 mg), Sorbitol-Lösung 70% (nicht kristallisierend) ca. 24 mg, Wasser, gereinigtes.
AG: Traditionell pflanzlich bei Schleimhautreizungen im Mund- und Rachenraum und Reizhusten.
AA: Unverdünnt oder mit Wasser oder Tee verdünnt einnehmen; Messbecher und Dosierspritze liegen bei.
DO: 3mal tgl. 10 ml; Kinder (6-12 Jahre): 4mal tgl. 1,5 ml; Kinder (3-6 Jahre): 4mal tgl. 1 ml.
SST: Nicht empfohlen.
PG: 150 ML * (EKO: N) [€ 11,80]

Alpinamed Passelyt Beruhigungstropfen 32Z03
(Z.Nr. 7-35611) RPF. P. N05CM
ZI: Gebro Pharma, Fieberbrunn
Z: 100 g (= ca. 100 ml, 1 ml = ca. 20 Tropfen) enthalten: Passionsblumenkraut-Flüssigextrakt (1:6-10); Ethanol 45% (V/V) (Auszugsmittel) 100 g, Ethanol 42,5 % (V/V).
EW: Sedativum.
AG: Traditionell pflanzlich bei leichtem psychischen Stress, Schlafstörungen.
AA: Vor oder zu Beginn einer Mahlzeit unverdünnt oder mit etwas Wasser einnehmen.
DO: 3mal tgl. 40 Tropfen. Für Kinder nicht empfohlen.
SST: Nicht empfohlen.
NW: Überempfindlichkeit, Übelkeit, Tachykardie.
WW: Andere Sedativa verstärkt.
WH: Nicht für Alkoholkranke. Verkehrshinweis.
PG: 30 ML * (EKO: N) [€ 4,60], 100 ML * (EKO: N) [€ 11,40]

Alpinamed Passelyt Duo - Dragees 32Z02
(Z.Nr. HERB-00083) RPF. P. N05CM
ZI: Gebro Pharma, Fieberbrunn
Z: 1 Dragee enthält: Baldrianwurzel-Trockenextrakt (3-6:1); Auszugsmittel: Ethanol 70% (V/V) 125 mg (entspr. Baldrianwurzel 375-750 mg), Passionsblumenkraut-Trockenextrakt (5-7:1); Ethanol 50% (V/V) (Auszugsmittel) 250 mg (entspr. Passionsblumenkraut 1250-1750 mg), Maltodextrin, Siliciumdioxid, hochdisperses, Cellulosepulver, Croscarmellose natrium (entspr. Natrium), Magnesium stearat, Stearinsäure, Talkum, Glucosesirup, Trockensubstanz 31,7 mg, Saccharose 187 mg, Calciumcarbonat, Arabisches Gummi, Tragant, Titandioxid, Eisenoxid gelb, Hypromellose, Wachs, gebleichtes, Carnaubawachs, Schellack, modifiziert.
AG: Traditionell pflanzlich bei Unruhezuständen und Einschlafstörungen.
AA: Unzerkaut mit Flüssigkeit.
DO: 1-2mal tgl. 2 Dragees. Letzte Dosis vor dem Schlafengehen. Für Kinder nicht empfohlen.
NW: Magen/Darm, Haut.
WW: Andere Schlaf- und Beruhigungsmittel additiv, Alkohol nicht empfohlen.
PG: 30 ST * (EKO: N) [€ 14,95], 60 ST * (EKO: N) [€ 23,90]

Alpinamed Taigavita - Kapseln 16Z02
(Z.Nr. 7-36604) RPF. P. nicht im Handel. A13A

Alpinamed Urovita - Pulver zur Herstellung einer Lösung zum Einnehmen 52Z06
(Z.Nr. 7-38360) RPF. P. n.l. G04BX
ZI: Gebro Pharma, Fieberbrunn
Z: 1 Beutel zu 4 g enthält: Brennnesselblätter-Trockenextrakt (8-10:1); Ethanol 50% (V/V) (Auszugsmittel) 540 mg (entspr. Urticae folium), Maltodextrin, Calcium lactat-pentahydrat, Zitronensäure, wasserfrei, Saccharin natrium (entspr. Natrium < 1 mmol/Dosis), Preiselbeer-Aroma, Waldbeeren-Aroma (entspr. Sucrose 11,9 mg), Farbstoff: Roter Rübensaft-Pulver.
PG: 14 ST * (EKO: N) [€ 19,80 n.l.]

▼ *Alpivab 200 mg - Konzentrat zur Herstellung einer Infusionslösung* 35E04
(Z.Nr. EU/1/18/1269/*) NR. P. nicht im Handel. J05AH03

Alprastad 0,5 mg - Tabletten 18C
(Z.Nr. 1-24800) NR. P1. P. N05BA12
ZI: Stada Arzneimittel, Wien
Z: 1 Tablette enthält: Alprazolam 0,5 mg, Lactose monohydrat 92,15 mg, Docusat natrium, Natriumbenzoat 0,12 mg, Stärke, vorverkleistert, Cellulose, mikrokristalline, Magnesium stearat, Siliciumdioxid, kolloidal, wasserfrei, Erythrosin Aluminiumfarbstoff (entspr. Erythrosin) (entspr. Aluminiumhydroxid).
EW: Benzodiazepin.
AG: Kurzzeitig bei generalisierten Angstzuständen.
AA: Oral.
DO: 3mal tgl. 0,25-0,5 mg; MTD 3 mg, bei älteren Patienten, Leber- oder Nierenschäden 0,75-1,5 mg.
Möglichst kurzzeitig (max. 8-12 Wochen) behandeln, Dosis schrittweise reduzieren. Für Kinder und Jugendliche nicht empfohlen.
GA: Myasthenie, Ateminsuffizienz, Schlafapnoe-Syndrom, Leberschäden, Vergiftung durch Alkohol oder ZNS-Dämpfer, akutes Engwinkelglaukom.
SST: Strenge Indikationsstellung (Gefahr des Floppy-Infant-Syndroms beachten), in der Stillzeit nicht empfohlen.
NW: ZNS, Magen/Darm, Vegetativum, Haut, selten Harnverhalten, Blutbild; anterograde Amnesie, paradoxe Reaktionen, Rebound-Effekte.
WW: Besondere Vorsicht: Opioide (Atemdepression). Vorsicht: Alkohol oder andere ZNS-Dämpfer verstärkt; Starke CY3A4-Hemmer: Dosisreduktion von Alprazolam bei Gabe von Azol-Antimykotika, Proteasehemmern, Fluvoxamin, Fluoxetin, oralen Kontrazeptiva, Cimetidin, Sertralin, Diltiazem. Vorsicht bei Gabe von Digoxin, Carbamazepin, Muskelrelaxantien, Clozapin, Johanniskraut.
GE: Toleranz, Abhängigkeit mit Entzugssyndrom möglich. Vorsicht bei Drogenmissbrauch.
WH: Vorsicht bei Nierenschäden, Ateminsuffizienz, älteren Patienten (Sturzgefahr). Verkehrshinweis. Nicht zur primären Anwendung bei Psychosen, nicht zur alleinigen Behandlung von Depressionen.
Bei Überdosierung Antidot Flumazemil.
PG: 20 ST (2) (EKO: G) [€ 2,40], 50 ST (EKO: G) [€ 5,10]

Alprastad 1 mg - Tabletten 18C
(Z.Nr. 1-24801) NR. P1. P. nicht im Handel. N05BA12

Alprazolam "ratiopharm" 0,5 mg - Tabletten 18C
(Z.Nr. 1-24842) NR. P1. P. N05BA12
ZI: Teva, Haarlem, Niederlande
Z: 1 Tablette enthält: Alprazolam 0,5 mg, Docusat natrium, Natriumbenzoat 0,12 mg, Stärke, verkleistert, Cellulose, mikrokristalline, Lactose monohydrat 97 mg, Magnesium stearat, Siliciumdioxid, hochdisperses, Erythrosin.
Kurzinformation: siehe Alprastad 0,5 mg - Tabletten, → S. 70
PG: 20 ST (2) (EKO: G) [€ 2,40], 50 ST (EKO: G) [€ 5,05]

Alprazolam "ratiopharm" 1 mg - Tabletten 18C
(Z.Nr. 1-24843) NR. P1. P. N05BA12
ZI: Teva, Haarlem, Niederlande
Z: 1 Tablette enthält: Alprazolam 1 mg, Docusat natrium, Natriumbenzoat 0,12 mg, Stärke, vorverkleistert, Cellulose, mikrokristalline, Lactose monohydrat 96,53 mg, Magnesium stearat, Siliciumdioxid, hochdisperses, Indigocarmin.
Kurzinformation: siehe Alprastad 0,5 mg - Tabletten, → S. 70
PG: 20 ST (2) (EKO: G) [€ 2,65], 50 ST (EKO: G) [€ 5,55]

Alprestil 20 Mikrogramm/ml - Konzentrat zur Herstellung einer Infusionslösung 39D07, 31J01
(Z.Nr. 1-28886) NR. P. E. nicht im Handel. C01EA01

▼ **Alprolix 250 I.E. - Pulver und Lösungsmittel zur Herstellung einer Injektionslösung** 20D01
(Z.Nr. EU/1/16/1098/*) NR. P. E. B02BD04
ZI: Swedish Orphan Biovitrum AB (publ), Stockholm, Schweden
Z: 1 Durchstechflasche enthält: Eftrenonacog alfa 250 IE, Sucrose, L-Histidin, Mannitol, Polysorbat 20, Natriumhydroxid zur pH-Wert-Einstellung, Salzsäure zur pH-Wert-Einstellung; Lösungsmittel: Natriumchlorid, Wasser für Injektionszwecke.
EW: Antihämorrhagisch.
AG: Behandlung und Prophylaxe von Blutungen bei Hämophilie B (angeborener Faktor IX-Mangel).
AA: I.v.; max. Infusionsrate 10 ml/min.
DO: Alle Alter:
Bedarfsbehandlung:
1 Internationale Einheit (I.E.) Faktor IX pro kg Körpergewicht erhöht die Faktor-IX-Aktivität im Plasma um 1 % der normalen Aktivität (I.E./dl).
Erforderliche Einheiten = Körpergewicht (kg) x erwünschter Faktor-IX-Anstieg (%) (I.E./dl) x {reziproke beobachtete Recovery (I.E./kg pro I.E./dl)}
Details siehe Austria Codex-Fachinformation.
Prophylaxe: Initial 50 I.E./kg KG einmal wöchentlich oder 100 I.E./kg KG einmal alle 10 Tage.
SST: Zwingende Indikationsstellung.
NW: Überempfindlichkeit (auch schwere Anaphylaxie), neutralisierende Antikörper, Thromboembolien, Kopfschmerzen, orale Paräs-

thesie, obstruktive Uropathie.
PG: 1 ST RE1 (EKO: Y) [€ 507,85]

▼ Alprolix 500 I.E. - Pulver und Lösungsmittel zur Herstellung einer Injektionslösung — 20D01

(Z.Nr. EU/1/16/1098/*) NR. P. E. B02BD04
ZI: Swedish Orphan Biovitrum AB (publ), Stockholm, Schweden
Z: 1 Durchstechflasche enthält: Eftrenonacog alfa 500 IE, Sucrose, L-Histidin, Mannitol, Polysorbat 20, Natriumhydroxid zur pH-Wert-Einstellung, Salzsäure zur pH-Wert-Einstellung; Lösungsmittel: Natriumchlorid, Wasser für Injektionszwecke.
Kurzinformation: siehe Alprolix 250 I.E. - Pulver und Lösungsmittel zur Herstellung einer Injektionslösung, → S. 70
PG: 1 ST RE1 (EKO: Y) [€ 962,40]

▼ Alprolix 1000 I.E. - Pulver und Lösungsmittel zur Herstellung einer Injektionslösung — 20D01

(Z.Nr. EU/1/16/1098/*) NR. P. E. B02BD04
ZI: Swedish Orphan Biovitrum AB (publ), Stockholm, Schweden
Z: 1 Durchstechflasche enthält: Eftrenonacog alfa 1000 IE, Sucrose, L-Histidin, Mannitol, Polysorbat 20, Natriumhydroxid zur pH-Wert-Einstellung, Salzsäure zur pH-Wert-Einstellung; Lösungsmittel: Natriumchlorid, Wasser für Injektionszwecke.
Kurzinformation: siehe Alprolix 250 I.E. - Pulver und Lösungsmittel zur Herstellung einer Injektionslösung, → S. 70
PG: 1 ST RE1 (EKO: Y) [€ 1.890,95]

▼ Alprolix 2000 I.E. - Pulver und Lösungsmittel zur Herstellung einer Injektionslösung — 20D01

(Z.Nr. EU/1/16/1098/*) NR. P. E. B02BD04
ZI: Swedish Orphan Biovitrum AB (publ), Stockholm, Schweden
Z: 1 Durchstechflasche enthält: Eftrenonacog alfa 2000 IE, Sucrose, L-Histidin, Mannitol, Polysorbat 20, Natriumhydroxid zur pH-Wert-Einstellung, Salzsäure zur pH-Wert-Einstellung; Lösungsmittel: Natriumchlorid, Wasser für Injektionszwecke.
Kurzinformation: siehe Alprolix 250 I.E. - Pulver und Lösungsmittel zur Herstellung einer Injektionslösung, → S. 70
PG: 1 ST RE1 (EKO: Y) [€ 3.748,15]

▼ Alprolix 3000 I.E. - Pulver und Lösungsmittel zur Herstellung einer Injektionslösung — 20D01

(Z.Nr. EU/1/16/1098/*) NR. P. E. B02BD04
ZI: Swedish Orphan Biovitrum AB (publ), Stockholm, Schweden
Z: 1 Durchstechflasche enthält: Eftrenonacog alfa 3000 IE, Sucrose, L-Histidin, Mannitol, Polysorbat 20, Natriumhydroxid zur pH-Wert-Einstellung, Salzsäure zur pH-Wert-Einstellung; Lösungsmittel: Natriumchlorid, Wasser für Injektionszwecke.
Kurzinformation: siehe Alprolix 250 I.E. - Pulver und Lösungsmittel zur Herstellung einer Injektionslösung, → S. 70
PG: 1 ST RE1 (EKO: Y) [€ 5.605,30]

Alprostadil "PINT" 20 Mikrogramm - Konzentrat zur Infusionsbereitung — 39D07, 31J01
(Z.Nr. 1-25655) NR. P. E. nicht im Handel. C01EA01

Alprostadil "PINT" 500 Mikrogramm - Konzentrat zur Herstellung einer Infusionslösung — 39D07, 31J01
(Z.Nr. 1-25656) NR. P. E. nicht im Handel. C01EA01

Alprostapint 500 Mikrogramm - Konzentrat zur Herstellung einer Infusionslösung — 39D07, 31J01

(Z.Nr. 1-21573) NR. P. E. C01EA01
ZI: Gebro Pharma, Fieberbrunn
Z: 1 Ampulle zu 1 ml enthält: Alprostadil 500 µg (entspr. PGE1), Ethanol, wasserfrei 788 mg.
EW: Erweitert den Ductus Botalli bei Neugeborenen.
AG: Zur zeitweiligen Aufrechterhaltung der Durchgängigkeit des Ductus Botalli von Neugeborenen mit angeborenem zyanotischen Herzfehler bis zur Operation.
Schwere chronische Herzinsuffizienz bei Herztransplantationskandidaten.
AA: Kontinuierliche zentralvenöse Infusion.
DO: Möglichst kurzzeitig und niedrig dosiert anwenden.
Offenhalten des Ductus Botalli: Infusionsbeginn 50-100 ng/kg/min. Nach Erreichen eines Effekts (verbesserte Oxygenierung) Reduktion auf niedrigst mögliche Dosis. MD 0,4 µg/kg KG/min.
Herzinsuffizienz: Standardisierte Titration ab 2,5 ng/kg/min.
GA: Atemnotsyndrom, schwere Hypotonie, spontan offenbleibender Ductus arteriosus, Myokardinfarkt, Lungenödem, Leberschäden, Blutungskomplikationen.
SST: Gegenanzeige bei Indikation "Herzinsuffizienz" (Kontrazeption erforderlich), nicht stillen.
NW: Apnoe (besonders bei Geburtsgewicht <2000 Gramm), Bradykardie, Tachykardie, Hypotonie, Diarrhoe, Muskelzucken, Flush, Fieber, reversible Hyperostose, Herzversagen, Nierenversagen, Blutungen, Gerinnungsstörungen, ZNS, Stoffwechselveränderungen, Schock, Atmung, Hyperplasie der Antrumschleimhaut bzw. Magenausgangverschluss.
WW: Blutgerinnungsfördernde Substanzen verstärkt, Alpha-Sympathomimetika antagonistisch, Vasodilatoren, Diuretika (Hypotonie).
WH: Nur in Kliniken mit kardiologischer Diagnostik anwenden (besonders bei Kindern). Alkoholgehalt beachten. Bei Neugeborenen auf Apnoe, Magenschleimhauthyperplasie achten. Blutdruck sorgfältig kontrollieren. Bei ambulanter chronischer Infusionstherapie bei Herzinsuffizienz wesentliche Eigenverantwortung des Patienten erforderlich.
PG: 5 ST RE1 (EKO: Y) [€ 753,60]

🐾 Altidox 500 mg/g - Pulver zum Eingeben über das Trinkwasser für Schweine, Hühner und Puten — 801AE

(Z.Nr. 8-37155) NR. P. VNW. QJ01AA02
ZI: Eurovet Animal Health, Bladel, Niederlande
Z: 1 g Pulver enthält: Doxycyclin hyclat 500 mg, (entspr. Doxycyclin 433 mg), Citronensäure.
EW: Tetrazyklin-Antibiotikum.
AG: Schweine; Atemwegsinfektionen durch Mycoplasma hyopneumoniae und Pasteurella multocida.
Hühner und Puten: Atemwegsinfektionen durch Mycoplasma gallisepticum.
AA: Zum Eingeben über das Trinkwasser.
DO: Schweine, Hühner: TD 20 mg Doxycyclin/kg KG über 5 Tage.
Puten: TD 25 mg Doxycyclin/kg KG über 5 Tage.
GA: Leber-, Nierenschäden.
SST: Nicht empfohlen.
NW: Allergie, Photosensibilität.
WW: Polyvalente Kationen (1-2 Std. Abstand), bakterizide Antibiotika, Antazida, Kaolin, Eisenpräparate. Antikoagulantien verstärkt.
VNW: Essbare Gewebe: Schweine: 4 Tage Hühner: 5 Tage Puten: 12 Tage Nicht bei Tieren anwenden, deren Eier für den menschlichen Verzehr vorgesehen sind.
PG: 1 KG VNW [€ 126,70]

🐾 Altresyn 4 mg/ml - Lösung zum Eingeben für Schweine — 822AB

(Z.Nr. 8-00771) RP. P. VNW. QG03DX90
ZI: Ceva Sante Animale, Libourne, Frankreich
Z: 1 ml Lösung enthält: Altrenogest 4 mg, Butylhydroxyanisol 0,07 mg, Butylhydroxytoluol 0,07 mg, Sojaöl, Stickstoff.
EW: Synthetisches Progestagen.
AG: Zur Brunstsynchronisation von zuchtreifen Jungsauen.
AA: Zum Eingeben mit Dosierpumpe. Unmittelbar vor der Fütterung auf das Futter geben.
DO: 1mal tgl. 5 ml pro Tier über 18 aufeinander folgende Tage. Korrekte Dosis einhalten, bei Unterdosierung Bildung von Follikelzysten.
GA: Uterusinfektion. Männliche Tiere.
SST: Nicht anwenden.
WH: Nicht bei Ebern anwenden. Nur bei zuchtreifen Jungsauen anwenden, die schon einmal brünstig waren. Futterreste nicht an andere Tiere verfüt- tern. Beim Ausbringen von Gülle von behandelten Tieren Mindestabstand zu Oberflächengewässern einhalten.
VNW: Essbare Gewebe 9 Tage.
PG: 1080 ML VNW [€ 271,90]

▼ Alunbrig 30 mg - Filmtabletten — 55G

(Z.Nr. EU/1/18/1264/*) NR. P. L01ED04
ZI: Takeda Pharma, Taastrup, Dänemark
Z: 1 Filmtablette enthält: Brigatinib 30 mg, Tablettenkern: Lactose monohydrat 56 mg, Cellulose, mikrokristalline, Carboxymethylstärke, Natrium Typ A, Siliciumdioxid, hochdispers, hydrophob, Magnesium stearat; Filmüberzug: Talkum, Macrogol, Poly(vinylalkohol), Titandioxid.
EW: Proteinkinase-Hemmer, antineoplastisch.
AG: Anaplastisches-Lymphomkinase (ALK)-positives, fortgeschrittenes, nicht-kleinzelliges Lungenkarzinom (NSCLC) nach Vorbehandlung mit Crizotinib bzw. ohne Vorbehandlung mit einem ALK-Inhibitor.
AA: Im Ganzen mit Wasser (nicht mit Grapefruitsaft) schlucken.
DO: Initial 1mal tgl. 90 mg über 7 Tage, dann 1mal tgl. 180 mg. Dosisanpassung bei Nebenwirkungen (siehe Austria Codex - Fachinformation) sowie bei schweren Leber- oder Nierenschäden. Keine Daten an Kindern und Jugendlichen.
SST: In der Schwangerschaft zwingende Indikationsstellung (reproduktionstoxisch!), nicht stillen. Zuverlässige Kontrazeption für

A

Frauen bis 4 Monate und für Männer bis 3 Monate nach Therapieende erforderlich.
NW: Lunge (Pneumonitis, Pneumonie, Dyspnoe), Pyrexie, Blutbild, Hypertonie, Bradykardie, Sehstörungen, Untersuchungen (Leber- und Pankreasenzyme, CPK, Kreatinin erhöht), Elektrolytveränderungen, Hyperglykämie, ZNS, Magen/Darm, Myalgien, Haut, Erschöpfung.
WW: Starke CYP3A-Hemmer (einschließlich Grapefruit(saft)) oder -Induktoren vermeiden. Vorsicht: Moderate CYP3A-Hemmer, Substrate für P-gp und andere Transporter.
WH: Auf pulmonale Nebenwirkungen achten. Kontrollen: Blutdruck, Herzfrequenz, Augen, Labor (CPK, Amylase, Lipase, Leberenzyme, Blutzucker). Verkehrshinweis.
PG: 28 ST RE1 (EKO: Y) [€ 1.599,20]

▼ Alunbrig 90 mg - Filmtabletten 55G

(Z.Nr. EU/1/18/1264/*) NR. P. L01ED04
ZI: Takeda Pharma, Taastrup, Dänemark
Z: 1 Filmtablette enthält: Brigatinib 90 mg, Tablettenkern: Lactose monohydrat 168 mg, Cellulose, mikrokristalline, Carboxymethylstärke, Natrium Typ A, Siliciumdioxid, hochdispers, hydrophob, Magnesium stearat; Filmüberzug: Talkum, Macrogol, Poly(vinylalkohol), Titandioxid.
Kurzinformation: siehe Alunbrig 30 mg - Filmtabletten, → S. 71
PG: 28 ST RE1 (EKO: Y) [€ 4.730,10]

▼ Alunbrig 90 mg - Filmtabletten 55G

(Z.Nr. EU/1/18/1264/*) NR. P. L01ED04
Parallelimport.
V: Orifarm, Leverkusen, Deutschland
Z: 1 Filmtablette enthält: Brigatinib 90 mg, Tablettenkern: Lactose monohydrat 168 mg, Cellulose, mikrokristalline, Carboxymethylstärke, Natrium Typ A, Siliciumdioxid, hochdispers, hydrophob, Magnesium stearat; Filmüberzug: Talkum, Macrogol, Poly(vinylalkohol), Titandioxid.
PG: 28 ST RE1 (EKO: Y) [€ 4.636,15]

▼ Alunbrig 180 mg - Filmtabletten 55G

(Z.Nr. EU/1/18/1264/*) NR. P. L01ED04
ZI: Takeda Pharma, Taastrup, Dänemark
Z: 1 Filmtablette enthält: Brigatinib 180 mg, Tablettenkern: Lactose monohydrat 336 mg, Cellulose, mikrokristalline, Carboxymethylstärke, Natrium Typ A, Siliciumdioxid, hochdispers, hydrophob, Magnesium stearat; Filmüberzug: Talkum, Macrogol, Poly(vinylalkohol), Titandioxid.
Kurzinformation: siehe Alunbrig 30 mg - Filmtabletten, → S. 71
PG: 28 ST RE1 (EKO: Y) [€ 6.295,55]

▼ Alunbrig Starterpackung 90 mg + 180 mg - Filmtabletten 55G

(Z.Nr. EU/1/18/1264/*) NR. P. L01ED04
ZI: Takeda Pharma, Taastrup, Dänemark
Z: 1 Starterpackung enthält: Filmtablette 7 Stk: Brigatinib 90 mg, Lactose monohydrat 168 mg, Filmtablette 21 Stk: Brigatinib 180 mg, Lactose monohydrat 336 mg, Tablettenkern: Cellulose, mikrokristalline, Carboxymethylstärke, Natrium Typ A, Siliciumdioxid, hochdispers, hydrophob, Magnesium stearat; Filmüberzug: Talkum, Macrogol, Poly(vinylalkohol), Titandioxid.
Kurzinformation: siehe Alunbrig 30 mg - Filmtabletten, → S. 71
PG: 28 ST RE1 (EKO: Y) [€ 6.295,55]

Alutard SQ Bienengift - Injektionssuspension (Anfangsbehandlung) (100 SQ-E/ml, 1.000 SQ-E/ml, 10.000 SQ-E/ml und 100.000 SQ-E/ml) 56F

(Z.Nr. 2-38174) RP. P. E. V01AA07
ZI: Alk-Abello, Horsholm, Dänemark
Z: 1 ml Lösung der jeweiligen Durchstechflaschen enthält: Durchstechflasche 1 (grau): Honigbienengift-Allergene 100 SQ-E (entspr. Apis mellifera), Aluminium hydroxid, wasserhaltig (entspr. Aluminium 0,0011 mg); Durchstechflasche 2 (grün): Honigbienengift-Allergene 1000 SQ-E, Aluminium hydroxid, wasserhaltig (entspr. Aluminium 0,0113 mg); Durchstechflasche 3 (orange): Honigbienengift-Allergene 10000 SQ-E, Aluminium hydroxid, wasserhaltig (entspr. Aluminium 0,113 mg); Durchstechflasche 4 (rot): Honigbienengift-Allergene 100000 SQ-E, Aluminium hydroxid, wasserhaltig (entspr. Aluminium 1,13 mg), Natriumchlorid, Natriumhydrogencarbonat, Phenol, Natriumhydroxid zur pH-Wert-Einstellung, Wasser für Injektionszwecke.
EW: Allergenspezifische Hyposensibilisierungs-Immuntherapie.
AG: Nachgewiesene allergische Reaktionen auf Honigbienengift (Apis mellifera).
AA: S.c., cave intravasal. Nach jeder Injektion Patienten 30 min überwachen.
DO: Alle Alter: Anfangsbehandlung: Beginn mit Durchstechflasche Nr.1 (100 SQ-E/ml), Dosiserhöhung laut Tabellen (siehe Austria Codex - Fachinformation) über 7 oder 15 oder 25 Wochen bis zur Erhaltungsdosis mit Durchstechflasche Nr. 4 (100.000 SQ-E/ml). Intervall für Erhaltungsdosis von 1 Woche auf 2/4/6/8 Wochen verlängern, dann alle 6-8 Wochen über 3-5 Jahre.
Nicht durch andere Produkte zur Insektengift- Immuntherapie ersetzbar. In der Anfangsbehandlung kann ALK wässerig SQ 801 Bienengift verwendet werden.
GA: Aktive Autoimmunerkrankungen, schwere Herz/Kreislauf-Erkrankungen, schlecht kontrolliertes Asthma.
SST: Während der Schwangerschaft Therapie nicht beginnen. Fortsetzungsbehandlung möglich.
NW: Lokale Reaktionen, Allergien, anaphylaktischer Schock, Kopfschmerz, Lidödeme, Vertigo, Tachykardie, Hypotonie, Atemwege, Magen/Darm, Haut.
WW: Vorsicht: ACE-Hemmer, MAO-Hemmer, COMT-Hemmer, Betablocker.
WH: Reanimationsbereitschaft erforderlich. Vorsicht bei Malignomen, Mastozytose, Asthma, Kindern unter 5 Jahren. Verkehrshinweis.
PG: 4 ST * (EKO: N) [€ 499,50]

Alutard SQ Bienengift 100.000 SQ-E/ml - Injektionssuspension (Fortsetzungsbehandlung) 56F

(Z.Nr. 2-38173) RP. P. E. V01AA07
ZI: Alk-Abello, Horsholm, Dänemark
Z: 1 ml enthält: Durchstechflasche 4 (rot): Honigbienengift-Allergene 100000 SQ-E (entspr. Apis mellifera), Aluminium hydroxid, wasserhaltig (entspr. Aluminium 1,13 mg), Natriumchlorid, Natriumhydrogencarbonat, Phenol, Natriumhydroxid zur pH-Wert-Einstellung, Wasser für Injektionszwecke.
Kurzinformation: siehe Alutard SQ Bienengift - Injektionssuspension (Anfangsbehandlung) (100 SQ-E/ml, 1.000 SQ-E/ml, 10.000 SQ-E/ml und 100.000 SQ-E/ml), → S. 72
PG: 5 ML * (EKO: N) [€ 942,45]

Alutard SQ Wespengift - Injektionssuspension (Anfangsbehandlung) (100 SQ-E/ml, 1.000 SQ-E/ml, 10.000 SQ-E/ml und 100.000 SQ-E/ml) 56F

(Z.Nr. 2-38178) RP. P. E. V01AA07
ZI: Alk-Abello, Horsholm, Dänemark
Z: 1 ml Lösung der jeweiligen Durchstechflaschen enthält: Durchstechflasche 1 (grau): Wespengift-Allergene 100 SQ-E (entspr. Vespula germanica) (entspr. Vespula alascensis) (entspr. Vespula maculifrons) (entspr. Vespula flavopilosa) (entspr. Vespula pensylvanica) (entspr. Vespula squamosa), Aluminium hydroxid, wasserhaltig (entspr. Aluminium 0,0011 mg); Durchstechflasche 2 (grün): Wespengift-Allergene 1000 SQ-E, Aluminium hydroxid, wasserhaltig (entspr. Aluminium 0,0113 mg); Durchstechflasche 3 (orange): Wespengift-Allergene 10000 SQ-E, Aluminium hydroxid, wasserhaltig (entspr. Aluminium 0,113 mg); Durchstechflasche 4 (rot): Wespengift-Allergene 100000 SQ-E, Aluminium hydroxid, wasserhaltig (entspr. Aluminium 1,13 mg), Natriumchlorid, Natriumhydrogencarbonat, Phenol, Natriumhydroxid zur pH-Wert-Einstellung, Wasser für Injektionszwecke.
EW: Allergenspezifische Hyposensibilisierungs-Immuntherapie.
AG: Nachgewiesene allergische Reaktionen auf Wespengift (Vespula spp.).
AA: S.c., cave intravasal. Nach jeder Injektion Patienten 30 min überwachen.
DO: Alle Alter: Anfangsbehandlung: Beginn mit Durchstechflasche Nr.1 (100 SQ-E/ml), Dosiserhöhung laut Tabellen (siehe Austria Codex - Fachinformation) über 7 oder 15 oder 25 Wochen bis zur Erhaltungsdosis mit Durchstechflasche Nr. 4 (100.000 SQ-E/ml). Intervall für Erhaltungsdosis von 1 Woche auf 2/4/6/8 Wochen verlängern, dann alle 6-8 Wochen über 3-5 Jahre.
Nicht durch andere Produkte zur Insektengift- Immuntherapie ersetzbar. In der Anfangsbehandlung kann ALK wässerig SQ 802 Wespengift verwendet werden.
GA: Aktive Autoimmunerkrankungen, schwere Herz/Kreislauf-Erkrankungen, schlecht kontrolliertes Asthma.
SST: Während der Schwangerschaft Therapie nicht beginnen. Fortsetzungsbehandlung möglich.
NW: Lokale Reaktionen, Allergien, anaphylaktischer Schock, Kopfschmerz, Lidödeme, Vertigo, Tachykardie, Hypotonie, Atemwege, Magen/Darm, Haut.
WW: Vorsicht: ACE-Hemmer, MAO-Hemmer, COMT-Hemmer, Betablocker.
WH: Reanimationsbereitschaft erforderlich. Vorsicht bei Malignomen, Mastozytose, Asthma, Kindern unter 5 Jahren. Verkehrshinweis.

PG: 4 ST * (EKO: N) [€ 528,50]

Alutard SQ Wespengift 100.000 SQ-E/ml - Injektionssuspension (Fortsetzungsbehandlung) 56F

(Z.Nr. 2-38177) RP. P. E. V01AA07

ZI: Alk-Abello, Horsholm, Dänemark

Z: 1 ml enthält: Durchstechflasche 4 (rot): Wespengift-Allergene 100000 SQ-E (entspr. Vespula germanica) (entspr. Vespula alascensis) (entspr. Vespula maculifrons) (entspr. Vespula flavopilosa) (entspr. Vespula pensylvanica) (entspr. Vespula squamosa), Aluminium hydroxid, wasserhaltig (entspr. Aluminium 1,13 mg), Natriumchlorid, Natriumhydrogencarbonat, Phenol, Natriumhydroxid zur pH-Wert-Einstellung, Wasser für Injektionszwecke.

Kurzinformation: siehe Alutard SQ Wespengift - Injektionssuspension (Anfangsbehandlung) (100 SQ-E/ml, 1.000 SQ-E/ml, 10.000 SQ-E/ml und 100.000 SQ-E/ml), → S. 72

PG: 5 ML * (EKO: N) [€ 1.005,40]

🐾 Alvegesic vet. 10 mg/ml - Injektionslösung für Pferde, Hunde und Katzen 802AA

(Z.Nr. 8-00815) NR. P. QN02AF01

ZI: V.M.D. Pharm L. Aerden, Arendonk, Belgien

Z: 1 ml Injektionslösung enthält: Butorphanol 10 mg (entspr. Butorphanol[(S,S)-tartrat] 14,58 mg), Benzethonium chlorid 0,1 mg, Citronensäure monohydrat, Natrium citrat, Natriumchlorid, Wasser für Injektionszwecke.

EW: Opioid-Analgetikum.

AG: Pferd: Analgetikum, Sedativum.
Hund: Analgetikum, Sedativum, Narkose und Narkoseprämedikation.
Katze: Analgetikum, Sedativum, Narkose.

AA: Pferd: i.v.; Hund, Katze: i.v., i.m., s.c.

DO: **Pferd:**Als Analgetikum 0,01 ml/kg KG; zur Sedierung 0,25 ml/100 kg KG mit Detomidin bzw. 0,20 ml/100 kg KG mit Romfidin.
Hund: Als Analgetikum 0,02-0,03 ml/kg KG, zur Sedierung und in Kombi- nationsnarkosen 0,01 ml/kg KG, als Prämedikation 0,01(-0,02) ml/kg KG.
Katze: Als Analgetikum prä- oder postoperativ 0,04 ml/kg KG i.m. oder s.c. oder 0,01 ml/kg KG i.v.; in Kombinationsnarkose 0,04 ml/kg KG i.m. oder 0,01 ml/kg KG i.v.

GA: Schwere Leber-, Nierenschäden, Schädel/Hirn-Trauma, organische Hirnläsionen, obstruktive Atemwegserkrankungen, Herzerkrankungen, Krampfleiden. Bei Pferden mit Herzrhythmusstörungen bzw. bei Koliken mit Kotverhaltung oder bei Lungenemphysem Kombination Butorphanol/Detomidin nicht einsetzen.

SST: Nicht empfohlen, Kombination Butorphanol/Detomidin nicht bei trächtigen Pferden anwenden. Kombination Butorphanol/Romifidin nicht im letzten Monat der Trächtigkeit bei Pferden anwenden.

NW: Lokale Schmerzen.
Pferd: Ataxie, Sedation, kardiopulmonale Depression.
Hund: Herz- und Atemdepression, Sedation, Magen/Darm.
Katze: Mydriasis, Unruhe, Atemdepression, Dysphorie.

WW: Vorsicht mit anderen Analgetika oder Sedativa, Alpha2-Adrenozeptor- Agonisten. Wirkung reiner Opiat-Agonisten kann aufgehoben werden.

WH: Vorsicht bei Atemwegserkrankungen. Keine Untersuchungen bei jungen Welpen und Fohlen.

PG: 10 ML VN [€ 89,65]

Alveofact 45 mg/ml - Pulver und Lösungsmittel zur Herstellung einer Suspension 50D02

(Z.Nr. 2-00394) RP. P. n.l. R07AA02

ZI: Lyomark Pharma, Oberhaching, Deutschland

Z: 1 Packung enthält: Durchstechflasche mit 54 mg: Phospholipidfraktion aus der Rinderlunge 50,76-60 mg (entspr. Surfactant vom Rind) (entspr. Phospholipide 54 mg) (entspr. → 66 µmol) oder Durchstechflasche mit 108 mg: Phospholipidfraktion aus der Rinderlunge 101,52-120 mg (entspr. Surfactant vom Rind) (entspr. Phospholipide 108 mg) (entspr. → 132 µmol), Lösungsmittelfertigspritze zu 1,2 ml bzw. 2,4 ml: Natriumchlorid, Natriumhydrogencarbonat, Wasser für Injektionszwecke.

PG: **54MG** 1 ST * (EKO: N) [€ 459,70 n.l.], **108MG** 1 ST * (EKO: N) [€ 632,85 n.l.]

Alvesco 80 Mikrogramm - Dosieraerosol 50B01

(Z.Nr. 1-27507) NR. P. R03BA08

ZI: Covis Pharma Europe, Amsterdam, Niederlande

Z: 1 Sprühstoß enthält: Ciclesonid 80 µg, Norfluran (entspr. HFA 134A), Ethanol, wasserfrei.

EW: Inhalatives Glukokortikoid.

AG: Persistierendes Asthma bei Erwachsenen und Jugendlichen.

AA: Nur zur Inhalation.

DO: TD meist 1mal 160 mcg; MTD 2mal 320 mcg, Erhaltungstherapie ev. 1mal tgl. 80 mcg.
Patient muss zur korrekten Anwendung des Druckgasinhalators angeleitet werden (siehe GI).

SST: Nutzen/Risiko-Abwägung.

NW: Unangenehmer Geschmack, Reaktionen im Mund- und Rachenbereich, Heiserkeit, Husten, paradoxer Bronchospasmus, Haut.

WW: Potente CYP3A4 Inhibitoren (Azole, Ritonavir, Nelfinavir) meiden.

WH: Vorsicht bei schweren Infektionen (z.B. Lungentuberkulose). Nicht im Status asthmaticus anwenden. Systemische Kortikoideffekte möglich. Vorsichtige Umstellung von systemischen Kortikosteroiden. Auf parodoxe Bronchospasmen bzw. psychische Veränderungen achten.

PG: 60 HB (EKO: G) [€ 28,10]

Alvesco 160 Mikrogramm - Dosieraerosol 50B01

(Z.Nr. 1-27508) NR. P. R03BA08

ZI: Covis Pharma Europe, Amsterdam, Niederlande

Z: 1 Sprühstoß enthält: Ciclesonid 160 µg, Norfluran (entspr. HFA 134A), Ethanol, wasserfrei.

Kurzinformation: siehe Alvesco 80 Mikrogramm - Dosieraerosol, → S. 73

PG: 60 HB (2) (EKO: G) [€ 30,20]

🐾 *Alzane 5 mg/ml - Injektionslösung für Hunde und Katzen* 870

(Z.Nr. 8-00905) NR. P. nicht im Handel. QV03AB90

Amantadin Ethypharm 10 mg/ml - Lösung zum Einnehmen 12C

(Z.Nr. 1-40093) RP. P. nicht im Handel. N04BB01

Amantadinsulfat-gespag 200 mg - Infusionslösung 12C

(Z.Nr. 1-25714) RP. P. N04BB01

ZI: OÖ Gesundheitsholding, Linz

Z: 1 Infusionsflasche mit 500 ml enthält: Amantadin sulfat 200 mg, Natriumchlorid (entspr. Natrium 1770 mg) (entspr. → 77 mmol), Wasser für Injektionszwecke.

EW: Antiparkinsonmittel.

AG: Intensiv- und Initialbehandlung der akinetischen Krise bei akuter Verschlechterung der Parkinsonsymptomatik; Vigilanzminderung bei postkomatösen Zuständen unterschiedlicher Genese im Rahmen eines therapeutischen Gesamtkonzeptes unter stationärer Bedingungen.

AA: I.v. Infusion.

DO: Parkinson-Syndrome: 200 mg in 500 ml Lösung bis 3mal tgl. Vigilanzminderung: Initial 200 mg langsam i.v. (über >3h) über 3-5 Tage, Fortsetzung mit 200 mg Amantadin/Tag wenn möglich oral bis zu 4 Wochen.
Dosisreduktion bei älteren Patienten oder bei Nierenschäden.
Nicht für Kinder und Jugendliche.

GA: Schwere Herzschäden, QT-Verlängerung, Hypokaliämie, Hypomagnesiämie.

SST: Nicht anwenden.

NW: ZNS, Magen/Darm, anticholinerg (Sehstörungen, Mundtrockenheit, Palpitation, Harnretention), Konvulsionen, Hypotonie, Ödeme, Haut (Livedo reticularis), Impulskontrollstörungen, nach Absetzen malignes neuroleptisches Syndrom.

WW: Nicht gleichzeitig anwenden: QT-verlängernde Substanzen, Diuretika. Vorsicht: Antiparkinsonmittel, Neuroleptika, Memantine, Anticholinergika, indirekte Sympathomimetika.

WH: Vorsicht bei Prostatahypertrophie, Engwinkelglaukom, Niereninsuffizienz, Psychosen, Leberschäden, Elektrolytstörungen. Cave Alkohol. Besondere Überwachung bei Herz/Kreislauf-Erkrankungen. Verkehrshinweis. Positive Dopingtests möglich.
Bei Überdosierung Antidot Physostigmin (1-2 mg i.v. alle 2 Stunden, bei Kindern 0,5 mg 2x in Abständen von 5 bis 10 min, MD 2 mg).

PG: 10 ST * (EKO: N) [€ 131,10]

Amara Tropfen Weleda 42X

(Z.Nr. 3-00497) RPF. P. V03AX

ZI: Weleda, Wien

Z: 10 g (= 10,6 ml, 1 ml = 28 Tropfen) enthalten: Artemisia absinthium Urt. 0,15 g, Cichorium intybus, Planta tota rec. Urt. 0,6 g, Erythraea centaurium, Herba rec. Urt. 0,05 g, Gentiana lutea, ethanol. Decoctum Urt. 0,45 g, Imperatoria ostruthium, Rhizoma rec., ethanol. Decoctum Urt. 0,15 g, Juniperus communis, Summitates sicc., ethanol. Infusum Urt. 0,05 g, Achillea millefolium, Herba sicc., ethanol. Infusum Urt. 2 g, Salvia officinalis e foliis siccatis, ethanol. Infusum Urt. 1 g, Taraxacum officinale Urt. 0,4 g, Ethanol 96% (entspr. Gesamtethanolgehalt ca. 40 % (m/m)), Wasser, gereinigtes.

EW: Homöopathikum (anthroposophisch).

AG: Funktionelle Verdauungsstörungen.
AA: Bei Appetitlosigkeit 15 min vor dem Essen, bei Verdauungsstörungen 1 Std. nach dem Essen mit Wasser verdünnt einnehmen.
DO: Bis 3mal tgl. 10-15 Tropfen.
Kinder (6-12 Jahre). Bis 3mal tgl. 5-8 Tropfen.
Kinder (2-5 Jahre). Bis 3mal tgl. 3-5 Tropfen.
GA: Korbblütlerallergie.
SST: Vorsicht.
NW: Überempfindlichkeit.
WH: Nicht für Alkoholkranke.
PG: 50 ML * (EKO: N) [€ 22,90]

Amaryl 1 mg - Tabletten 06B01
(Z.Nr. 1-21662) RP. P. A10BB12
ZI: sanofi-aventis, Wien
Z: 1 Tablette enthält: Glimepirid 1 mg, Lactose monohydrat 69 mg, Carboxymethylstärke, Natrium Typ A, Magnesium stearat, Cellulose, mikrokristalline, Povidon 25000, Eisenoxid rot.
EW: Blutzuckersenker (Sulfonylharnstoff).
AG: Diabetes mellitus Typ II bei nicht ausreichendem Erfolg anderer Maßnahmen.
AA: Oral unmittelbar vor oder während der ersten Mahlzeit des Tages.
DO: TD initial 1 mg, bei Bedarf alle 1-2 Wochen um 1 mg erhöhen; MTD 6 mg.
GA: Typ 1-Diabetes, diabetisches Koma, Ketoazidose, Sulfonamid-überempfindlichkeit, schwere Leber-, Nierenschäden.
SST: Gegenanzeige.
NW: Hypoglykämie, Sehstörungen, Magen/Darm, Allergien, Leber, Blutbild. Bei Überdosierung Hypoglykämie.
WW: Interaktionen mit sehr vielen Arzneimitteln möglich. (Details siehe Austria-Codex - Fachinformation).
WH: Auf Hypoglykämiezeichen achten. Regelmäßig Blut- und Harnzucker, Hämoglobin A1, Fruktosamin, Blutbild, Leber kontrollieren. Verkehrshinweis. Vorsicht bei Glukose-6-Phosphatdehydrogenasemangel.
Bei Überdosierung i.v. Glukose injizieren.
PG: 30 ST (2) (EKO: G) [€ 2,70]

Amaryl 2 mg - Tabletten 06B01
(Z.Nr. 1-21664) RP. P. A10BB12
ZI: sanofi-aventis, Wien
Z: 1 Tablette enthält: Glimepirid 2 mg, Lactose monohydrat 137,2 mg, Carboxymethylstärke, Natrium Typ A, Magnesium stearat, Cellulose, mikrokristalline, Povidon 25000, Eisenoxid gelb, Indigocarmin Aluminiumlack.
Kurzinformation: siehe Amaryl 1 mg - Tabletten, →S. 74
PG: 30 ST (2) (EKO: G) [€ 5,30]

Amaryl 3 mg - Tabletten 06B01
(Z.Nr. 1-21666) RP. P. A10BB12
ZI: sanofi-aventis, Wien
Z: 1 Tablette enthält: Glimepirid 3 mg, Lactose monohydrat 137 mg, Carboxymethylstärke, Natrium Typ A, Magnesium stearat, Cellulose, mikrokristalline, Povidon 25000, Eisenoxid gelb.
Kurzinformation: siehe Amaryl 1 mg - Tabletten, →S. 74
PG: 30 ST (2) (EKO: G) [€ 7,80]

Amaryl 4 mg - Tabletten 06B01
(Z.Nr. 1-21665) RP. P. A10BB12
ZI: sanofi-aventis, Wien
Z: 1 Tablette enthält: Glimepirid 4 mg, Lactose monohydrat 135,9 mg, Carboxymethylstärke, Natrium Typ A, Magnesium stearat, Cellulose, mikrokristalline, Povidon 25000, Indigocarmin Aluminiumlack.
Kurzinformation: siehe Amaryl 1 mg - Tabletten, →S. 74
PG: 30 ST (2) (EKO: G) [€ 8,20]

Amaryl 6 mg - Tabletten 06B01
(Z.Nr. 1-21663) RP. P. A10BB12
ZI: sanofi-aventis, Wien
Z: 1 Tablette enthält: Glimepirid 6 mg, Lactose monohydrat 133,6 mg, Carboxymethylstärke, Natrium Typ A, Magnesium stearat, Cellulose, mikrokristalline, Povidon 25000, Gelborange Lack E 110 0,4 mg.
Kurzinformation: siehe Amaryl 1 mg - Tabletten, →S. 74
PG: 30 ST (2) (EKO: G) [€ 8,90]

Ambirix - Injektionssuspension in einer Fertigspritze 36A21
(Z.Nr. EU/1/02/224/*) NR. P. E. nicht im Handel. J07BC20

AmBisome Amphotericin B liposomal 50 mg - Pulver zur Herstellung einer Infusionsdispersion 11B01
(Z.Nr. 1-20606) NR. P. J02AA01
ZI: Gilead Sciences Ireland, Carrigtohill County Cork, Irland
Z: 1 Durchstechflasche enthält: Amphotericin B 50 mg, Sojaphosphatidylcholin, hydriert, Cholesterol, Distearoylphosphatidylglycerol, Saccharose, Dinatrium succinat Hexahydrat, alpha-Tocopherol, Natriumhydroxid zur pH-Wert-Einstellung, Salzsäure zur pH-Wert-Einstellung.
EW: Antimykotikum; Wirkstoff in Liposomen gebunden.
AG: Schwere Mykosen, empirische Behandlung vermuteter Pilzinfektionen bei febriler Neutropenie.
AA: I.v. Infusion über 30 bis 60 min nach Rekonstituierung mit Glukoselösung.
DO: Erwachsene und Kinder ab 1 Monat: TD initial 1 mg/kg KG, nach Bedarf auf 3 mg/kg KG steigern.
Neutropenie: TD 3 mg/kg KG.
Mucormykosen: TD initial 5 mg/kg KG, Behandlung über bis zu 56 Tage.
SST: Nutzen/Risiko-Abwägung.
NW: Überempfindlichkeit, Fieber, Schüttelfrost, Schmerzen der Skelett- muskulatur, Hypokaliämie, Erbrechen, Niere, Leber, Blutbild, Hör- und Sehstörungen, Herz/Kreislauf, lokale Reaktionen.
WW: Herzglykoside verstärkt, Glukokortikoide (Hypokaliämie), Zytostatika (Nephrotoxizität), Muskelrelaxantien verstärkt, andere nephrotoxische Arzneimittel.
WH: Kontrolle: Leber, Niere, Elektrolyte, Blutbild.
PG: 10 ST * (EKO: N) [€ 2.603,15]

AmBisome Amphotericin B liposomal 50 mg - Pulver zur Herstellung einer Infusionsdispersion 11B01
(Z.Nr. 1-20606-P1/P2) NR. P. Parallelimport. J02AA01
V: Haemato Pharm, Schönefeld, Deutschland
Z: 1 Durchstechflasche enthält: Amphotericin B 50 mg, Sojaphosphatidylcholin, hydriert, Cholesterol, Distearoylphosphatidylglycerol, Saccharose, Dinatrium succinat Hexahydrat, alpha-Tocopherol, Natriumhydroxid zur pH-Wert-Einstellung, Salzsäure zur pH-Wert-Einstellung.
PG: 10 ST * (EKO: N) [€ 2.551,80]

AmBisome Amphotericin B liposomal 50 mg - Pulver zur Herstellung einer Infusionsdispersion 11B01
(Z.Nr. 1-20606-P3) NR. P. Parallelimport. J02AA01
V: Orifarm, Leverkusen, Deutschland
Z: 1 Durchstechflasche enthält: Amphotericin B 50 mg, Sojaphosphatidylcholin, hydriert, Cholesterol, Distearoylphosphatidylglycerol, Saccharose, Dinatrium succinat Hexahydrat, alpha-Tocopherol, Natriumhydroxid zur pH-Wert-Einstellung (entspr. Natrium), Salzsäure zur pH-Wert-Einstellung.
PG: 10 ST * (EKO: N) [€ 2.551,80]

Ambotonin 215,2 mg/ml - parenterale Lösung 49Y
(Z.Nr. 1-21372) RP. P. nicht im Handel. N07XA

Ambrax - Tabletten 32X
(Z.Nr. 3-35536) RPF. P. V03AX
ZI: Homviora-Arzneimittel, Dr. Hagedorn, München, Deutschland
Z: 1 Tablette enthält: Sepia officinalis (Homöopathie) D4 64 mg, Ambra grisea (Homöopathie) D2 64 mg, Hyoscyamus niger (Homöopathie) D3 32 mg, Strychnos ignatii (Homöopathie) D3 32 mg, Lactose monohydrat 287 mg, Maisstärke, Magnesium stearat.
EW: Homöopathikum.
AG: Nervöse Störungen mit Schlaflosigkeit und Verstimmungszuständen.
AA: Mindestens 1 Std. vor oder nach den Mahlzeiten auf der Zunge zergehen lassen.
DO: ED 1 Tablette bis 6mal tgl.. Für Kinder nicht empfohlen.
SST: Nicht empfohlen.
PG: 50 ST * (EKO: N) [€ 25,80], 100 ST * (EKO: N) [€ 42,90]

Ambrisentan Accord 5 mg - Filmtabletten 10C
(Z.Nr. 1-39199) NR. P. C02KX02
ZI: Accord Healthcare, Utrecht, Niederlande
Z: 1 Tablette enthält: Ambrisentan 5 mg, Tablettenkern: Cellulose, mikrokristalline, Croscarmellose natrium, Lactose monohydrat ca. 37,5 mg, Magnesium stearat; Filmüberzug: Poly(vinylalkohol), teilweise hydrolysiert, Titandioxid, Talkum, Macrogol, Soja-Lecithin ca. 0,14 mg, Allurarot AC Aluminium Lake 0,08 mg.
EW: Selektiver Endothelin-A-Rezeptor-Blocker; Antihypertonikum.

AG: Pulmonale arterielle Hypertonie (PAH) der Funktionsklassen II und III.
AA: Oral im Ganzen schlucken.
DO: Monotherapie: 1mal tgl. 5 mg. In Kombination mit Tadalafil auf 10 mg auftitrieren. Keine Daten an Kindern und Jugendlichen.
GA: Schwere Leberschäden, idiopathische pulmonale Fibrose mit oder ohne sekundäre pulmonale Hypertonie.
SST: Gegenanzeige (im Tierversuch teratogen). Sichere Kontrazeption erforderlich.
NW: Palpitationen, Herzinsuffizienz, Atemnot, Anämie, Kopfschmerzen, Sehschwäche, Schleimhautschwellungen der oberen Atemwege, Epistaxis, Magen/Darm, Hautrötung, periphere Ödeme, Überempfindlichkeit, Leber (Autoimmunhepatitis).
WW: Ciclosporin A (MTD 5 mg Ambrisentan). Rifampicin (engmaschig überwachen).
WH: Kontrollen: Leber, Hämoglobin (besonders in Kombination mit Tadalafil). Auf periphere oder pulmonale Ödeme achten. Verkehrshinweis.
PG: 30 ST * (EKO: R) [€ 3.037,95]

Ambrisentan Accord 10 mg - Filmtabletten 10C
(Z.Nr. 1-39200) NR. P. C02KX02
ZI: Accord Healthcare, Utrecht, Niederlande
Z: 1 Tablette enthält: Ambrisentan 10 mg, Tablettenkern: Cellulose, mikrokristalline, Croscarmellose natrium, Lactose monohydrat ca. 37,5 mg, Magnesium stearat; Filmüberzug: Poly(vinylalkohol), teilweise hydrolysiert, Titandioxid, Talkum, Macrogol, Soja-Lecithin ca. 0,14 mg, Allurarot AC Aluminium Lake 0,19 mg.
Kurzinformation: siehe Ambrisentan Accord 5 mg - Filmtabletten, → S. 74
PG: 30 ST * (EKO: R) [€ 3.037,95]

Ambrisentan AOP 5 mg - Filmtabletten 10C
(Z.Nr. 1-40400) NR. P. nicht im Handel. C02KX02

Ambrisentan AOP 10 mg - Filmtabletten 10C
(Z.Nr. 1-40401) NR. P. nicht im Handel. C02KX02

Ambrisentan Mylan 5 mg - Filmtabletten 10C
(Z.Nr. EU/1/19/1368/*) NR. P. nicht im Handel. C02KX02

Ambrisentan Mylan 10 mg - Filmtabletten 10C
(Z.Nr. EU/1/19/1368/*) NR. P. nicht im Handel. C02KX02

Ambrisentan ratiopharm 5 mg - Filmtabletten 10C
(Z.Nr. 1-39409) NR. P. C02KX02
ZI: Teva, Haarlem, Niederlande
Z: 1 Filmtablette enthält: Ambrisentan 5 mg, Tablettenkern: Lactose monohydrat (entspr. Lactose ca. 75 mg), Cellulose, mikrokristalline, Croscarmellose natrium (entspr. Natrium 0,19 mg), Magnesium stearat; Filmüberzug: Poly(vinylalkohol), partiell hydrolysiert, Titandioxid, Talkum, Macrogol 3350, Soja-Lecithin 0,1 mg.
Kurzinformation: siehe Ambrisentan Accord 5 mg - Filmtabletten, → S. 74
PG: 30 ST * (EKO: N) [€ 3.037,95]

Ambrisentan ratiopharm 10 mg - Filmtabletten 10C
(Z.Nr. 1-39410) NR. P. C02KX02
ZI: Teva, Haarlem, Niederlande
Z: 1 Filmtablette enthält: Ambrisentan 10 mg, Tablettenkern: Lactose monohydrat (entspr. Lactose ca. 150 mg), Cellulose, mikrokristalline, Croscarmellose natrium (entspr. Natrium 0,37 mg), Magnesium stearat; Filmüberzug: Poly(vinylalkohol), partiell hydrolysiert, Titandioxid, Talkum, Macrogol 3350, Soja-Lecithin 0,2 mg.
Kurzinformation: siehe Ambrisentan Accord 5 mg - Filmtabletten, → S. 74
PG: 30 ST * (EKO: N) [€ 3.037,95]

Ambrisentan Sandoz 5 mg - Filmtabletten 10C
(Z.Nr. 1-39370) NR. P. C02KX02
ZI: Sandoz, Kundl
Z: 1 Tablette enthält: Ambrisentan 5 mg, Tablettenkern: Lactose monohydrat (entspr. Lactose 91,7 mg), Cellulose, mikrokristalline, Maisstärke, vorverkleistert, Magnesium stearat; Tablettenüberzug: Poly(vinylalkohol), Titandioxid, Polyethylenglycol, Talkum, Eisenoxid.
Kurzinformation: siehe Ambrisentan Accord 5 mg - Filmtabletten, → S. 74
PG: 30 ST * (EKO: R) [€ 3.370,65]

Ambrisentan Sandoz 10 mg - Filmtabletten 10C
(Z.Nr. 1-39371) NR. P. C02KX02
ZI: Sandoz, Kundl
Z: 1 Tablette enthält: Ambrisentan 10 mg, Tablettenkern: Lactose monohydrat (entspr. Lactose 183,4 mg), Cellulose, mikrokristalline, Maisstärke, vorverkleistert, Magnesium stearat; Tablettenüberzug: Poly(vinylalkohol), Titandioxid, Polyethylenglycol, Talkum, Eisenoxid.
Kurzinformation: siehe Ambrisentan Accord 5 mg - Filmtabletten, → S. 74
PG: 30 ST * (EKO: R) [€ 3.370,65]

Ambrobene 15 mg - Ampullen 50D02, 50E03
(Z.Nr. 1-19114) RP. P. R05CB06
ZI: Teva, Haarlem, Niederlande
Z: 1 Ampulle zu 2 ml enthält: Ambroxol hydrochlorid 15 mg, Citronensäure monohydrat, Natriumchlorid 13,6 mg, Natriummonohydrogenphosphat heptahydrat 4,7 mg, Salzsäure 25%, Wasser für Injektionszwecke.
EW: Sekretolytikum.
AG: Akute und chronische Erkrankungen der Atemwege, die mit einer Störung von Schleimbildung und -tansport einhergehen, wie akute und chronische Bronchitis, Bronchialasthma mit asthmoider Bronchitis, Bronchiektasie sowie zur Unterstützung der Schleimlösung bei Entzündungen im Nasen- Rachen-Raum. Als Zusatzmediktaion zur Stimulierung der Surfactant- synthese beim Atemnotsyndrom Früh- und Neugeborener.
AA: I.v., i.m., ev. s.c.. Als Zusatz zu Basisinfusionslösungen mit pH nicht über 6,3 (Gefahr der Trübung oder Ausflockung).
DO: Erwachsene und Jugendliche ab 12 Jahren: 2-3 mal tgl. 1 (-2) Ampullen.
Kinder: TD 1,2-1,6 mg Ambroxolhydrochlorid pro kg KG.
Atemnotsyndrom Früh- und Neugeborener: TD 10 (-30) mg/kg KG in 3-4 Einzelgaben, Anwendungsdauer 1 Woche.
SST: Nutzen/Risiko-Abwägung.
NW: Übelkeit und Erbrechen bei Patienten mit vorgeschädigter Magenschleim- haut, Allergie, Haut (auch schwere Reaktionen), bei i.v. Gabe Kopfschmerzen, Müdigkeit.
WW: Antitussiva (Sekretstau möglich).
WH: Vorsicht bei Magen/Darm-Ulcera, schweren Leber- und Nierenschäden. Auf schwere Hautreaktionen achten. Verkehrshinweis.
PG: 5 ST * (EKO: N) [€ 5,65]

Ambrobene retard 75 mg - Kapseln 50E03
(Z.Nr. 1-19117) RPF. P. nicht im Handel. R05CB06

Ambrobene 7,5 mg/ml - Lösung 50E03
(Z.Nr. 1-19113) RP. P. R05CB06
ZI: Teva, Haarlem, Niederlande
Z: 1 ml (= ca. 14 Tropfen) enthält: Ambroxol hydrochlorid 7,5 mg, Kalium sorbat, Salzsäure 25%, Wasser, gereinigtes.
EW: Sekretolytikum.
AG: Atemwegserkrankungen mit Störungen der Schleimbildung und des Schleim- transports.
AA: Nach den Mahlzeiten mit reichlich Flüssigkeit einnehmen oder mit geeignetem Inhalationsgerät inhalieren. Dosierung mit beiliegendem Messbecher.
DO: Zum Einnehmen: Erwachsene: während der ersten 2-3 Tage 3mal tgl. 4 ml, dann 2mal tgl.
4 ml.
Kinder: 2-5 Jahre: 3mal tgl. 1 ml, 5-12 Jahre: 2-3mal tgl. 2 ml.
Zur Inhalation: Erwachsene und Kinder über 5 Jahre: 1-2mal tgl. 2-3 ml. Kinder von 2-5 Jahren: 1-2mal tgl. 2 ml.
Nicht für Kinder unter 2 Jahren.
SST: Nutzen/Risiko-Abwägung.
NW: Schwäche, Kopfschmerzen, Magen/Darm, Dysgeusie, Hautausschlag (auch schwere Reaktionen), Anaphylaxie.
WW: Antitussiva (Sekretstau).
WH: Vorsicht bei gestörter Bronchomotorik, schweren Nieren- oder Leber- schäden, Magen/Darm-Ulcera. Auf schwere Hautreaktionen achten.
Verkehrshinweis.
PG: 40 ML (2) (EKO: G) [€ 2,90], 100 ML (EKO: G) [€ 5,70]

Ambrobene 15 mg/5 ml - Saft 50E03
(Z.Nr. 1-19116) RP. P. R05CB06
ZI: Teva, Haarlem, Niederlande
Z: 5 ml Lösung enthalten: Ambroxol hydrochlorid 15 mg, Sorbitlösung 70% 3000 mg, Propylenglycol, Himbeer-Aroma, Saccharin natrium, Wasser, gereinigtes.
EW: Sekretolytikum.
AG: Atemwegserkrankungen mit Störungen der Schleimbildung und des Schleimtransports.
AA: Nach den Mahlzeiten mit reichlich Flüssigkeit einnehmen. Dosierung mit beiliegendem Messbecher.
DO: Erwachsene und Jugendliche über 12 Jahren: während der ersten 2-3 Tage 3mal tgl. 10 ml, dann 2mal tgl. 10 ml.
Kinder: 2-5 Jahre: 3mal tgl. 2,5 ml; 5-12 Jahre: 2-3mal tgl. 5 ml.

Nicht für Kinder unter 2 Jahren.
SST: Nutzen/Risiko-Abwägung.
NW: Schwäche, Kopfschmerzen, Magen/Darm, Dysgeusie, Hautausschlag (auch schwere Reaktionen), Anaphylaxie.
WW: Antitussiva (Sekretstau).
WH: Vorsicht bei gestörter Bronchomotorik, schweren Nieren- oder Leberschäden, Magen/Darm-Ulcera. Auf schwere Hautreaktionen achten. Verkehrshinweis.
PG: 100 ML F14 (EKO: G) [€ 3,20]

Ambrobene 30 mg - Tabletten 50E03

(Z.Nr. 1-19115) RP. P. R05CB06
ZI: Teva, Haarlem, Niederlande
Z: 1 Tablette enthält: Ambroxol hydrochlorid 30 mg, Lactose monohydrat 169,46 mg, Maisstärke, Magnesium stearat, Siliciumdioxid, hochdisperses.
EW: Sekretolytikum.
AG: Atemwegserkrankungen mit Störungen der Schleimbildung und des Schleim- transports.
AA: Nach den Mahlzeiten mit reichlich Flüssigkeit einnehmen.
DO: Erwachsene und Jugendliche ab 12 Jahren: Während der ersten 2-3 Tage 3mal tgl. 1 Tablette, dann 2mal tgl. 1 Tablette oder 4mal tgl. ½ Tablette.
Kinder von 6-12 Jahren: 2-3mal tgl. ½ Tablette.
GA: Kinder unter 6 Jahren.
SST: Nutzen/Risiko-Abwägung.
NW: Schwäche, Kopfschmerzen, Magen/Darm, Hautausschlag (auch schwere Reaktionen), Anaphylaxie.
WW: Antitussiva (Sekretstau).
WH: Vorsicht bei gestörter Bronchomotorik, schweren Nieren- oder Leber- schäden, Magen/Darm-Ulcera. Auf schwere Hautreaktionen achten.
Verkehrshinweis.
PG: 20 ST (2) (EKO: G) [€ 3,55]

Ambrohexal 30 mg - lösbare Tabletten 50E03

(Z.Nr. 1-23735) RP. P. R05CB06
ZI: Hexal Pharma, Wien
Z: 1 lösliche Tablette enthält: Ambroxol hydrochlorid 30 mg, Lactose monohydrat 120 mg, Mannitol, Natrium cyclamat, Saccharin natrium, Sorbit 29 mg, Citronensäure, Natriumcarbonat, Natriumchlorid, Natriumhydrogencarbonat (entspr. Natrium 5,5 mmol), Simeticon, Trinatrium citrat, Kirsch-Aroma: (entspr. Gluconolacton) (entspr. Gummi arabicum) (entspr. Maltodextrin) (entspr. Siliciumdioxid, kolloidales) (entspr. Kirschenaroma, schwarzes) (entspr. Kirsch-Aroma) (entspr. Kirschenaroma, festes).
EW: Sekretolytikum.
AG: Atemwegserkrankungen mit Störungen der Schleimbildung und des Schleim- transports.
AA: Lösbare Tablette nach den Mahlzeiten in 1 Glas Wasser auflösen und trinken.
DO: Kinder unter 6 Jahren: 1mal tgl. ½ lösbare Tablette, vorzugsweise am Abend.
Kinder von 6-12 Jahren: 2-3mal tgl. ½ lösbare Tablette.
Jugendliche und Erwachsene: Während der ersten 2-3 Tage 3mal täglich 1 lösbare Tablette, dann 2mal täglich 1 lösbare Tablette.
GA: Magen-Darm-Ulcera.
SST: Nutzen/Risiko-Abwägung.
NW: Schwäche, Kopfschmerzen, Magen/Darm, Dysgeusie, Hautausschlag (auch schwere Reaktionen), Anaphylaxie.
WW: Antitussiva (Sekretstau).
WH: Vorsicht bei gestörter Bronchomotorik, schweren Nieren- oder Leberschäden, Magen/Darm-Ulcera. Auf schwere Hautreaktionen achten.
PG: 20 ST (2) (EKO: G) [€ 3,55]

Ambrohexal 7,5 mg/ml - Lösung 50E03

(Z.Nr. 1-23734) RP. P. R05CB06
ZI: Hexal Pharma, Wien
Z: 1 ml Lösung (= ca. 20 Tropfen) enthält: Ambroxol hydrochlorid 7,5 mg, Citronensäure, Natrium disulfit 0,2 mg (entspr. SO2 0,135 mg), Natriumhydroxid, Methyl-4-hydroxybenzoat 1,3 mg, Propyl-4-hydroxybenzoat 0,2 mg, Wasser, gereinigtes.
EW: Sekretolytikum.
AG: Atemwegserkrankungen mit Störungen der Schleimbildung und des Schleim- transports.
AA: Nach den Mahlzeiten mit reichlich Flüssigkeit einnehmen oder mit geeignetem Inhalationsgerät inhalieren. Dosierung mit beiliegendem Messbecher.
DO: 1ml entspricht 20 Tropfen.
Zum Einnehmen: Erwachsene und Jugendliche über 12 Jahre: initial 3mal tgl. 4 ml, bei längerer Gabe 3mal tgl. 2 ml.
Kinder: 0-2 Jahre: 2mal tgl. 1ml, 2-6 Jahre: 3mal tgl. 1 ml, 6-12 Jahre: 2-3mal tgl. 2 ml.
Zur Inhalation: Erwachsene und Kinder über 6 Jahre: 1-2mal tgl. 2-3 ml, Kleinkinder und Kinder unter 6 Jahren: 1-2mal tgl. 2 ml.
GA: Magen-Darm-Ulcera, Asthmatiker mit Sulfit-Überempfindlichkeit.
SST: Nutzen/Risiko-Abwägung.
NW: Magen/Darm, Dysgeusie, Hautausschlag (auch schwere Reaktionen), Anaphylaxie.
WW: Antitussiva (Sekretstau).
WH: Vorsicht bei gestörter Bronchomotorik, schweren Nieren- oder Leber- schäden, Magen/Darm-Ulcera. Auf schwere Hautreaktionen achten.
Arzneimittel enthält Parabene.
PG: 50 ML (EKO: G) [€ 3,45], 100 ML (EKO: G) [€ 5,60]

Ambrolan 30 mg - Tabletten 50E03
(Z.Nr. 1-19321) RPF. P. nicht im Handel. R05CB06

Ambroxol 1A Pharma 7,5 mg/ml - Lösung 50E03

(Z.Nr. 1-24729) RP. P. R05CB06
ZI: 1A Pharma, Wien
Z: 1 ml Lösung (ca. 20 Tropfen) enthält: Ambroxol hydrochlorid 7,5 mg, Citronensäure, Natrium disulfit 0,2 mg (entspr. SO2 0,135 mg), Natriumhydroxid, Methyl-4-hydroxybenzoat 1,3 mg, Propyl-4-hydroxybenzoat 0,2 mg, Wasser, gereinigtes.
Kurzinformation: siehe Ambrohexal 7,5 mg/ml - Lösung, → S. 76
PG: 50 ML (EKO: G) [€ 3,45], 100 ML (EKO: G) [€ 5,60]

Ambroxol Genericon - Lösung 50E03

(Z.Nr. 1-19348) RPF. P. R05CB06
ZI: Genericon Pharma, Graz
Z: 1 ml Lösung enthält: Ambroxol hydrochlorid 7,5 mg, Citronensäure monohydrat, Natrium methyl-4-hydroxybenzoat 1,3 mg, Natrium propyl-4-hydroxybenzoat 0,2 mg, Natrium metabisulfit 0,2 mg (entspr. SO2 0,135 mg), Natriumhydroxid 0,54 mg, Wasser, gereinigtes.
EW: Sekretolytikum.
AG: Atemwegserkrankungen mit gestörter Schleimbildung und gestörtem Schleimtransport.
AA: Inhalation (im Respirator mit Aqua dest. 1:1) oder oral nach den Mahlzeiten mit reichlich Flüssigkeit einnehmen. Dosierung mit beiliegendem Messbecher.
DO: Inhalation:
Personen über 6 Jahren: 1-2mal tgl. 2-3 ml.
Kinder 0-6 Jahre: 1-2 mal tgl. 2ml.
Oral:Personen über 12 Jahre: während der ersten 2-3 Tage 3mal tgl. 4 ml, bei längerer Gabe 3mal tgl. 2(-4) ml; Kinder 0-2 Jahre: 2mal tgl. 1 ml; 2-6 Jahre: 3mal tgl. 1 ml; 6-12 Jahre: 2-3mal tgl. 2 ml. Bei Kleinkindern unter 2 Jahren nur auf ärztliche Anordnung.
SST: Im 1. Trimenon und in der Stillzeit nicht empfohlen.
NW: Magen/Darm, Dysgeusie, orale Hypästhesie, Haut (auch schwere Hautveränderungen), Anaphylaxie.
WW: Labor: Antibiotikakonzentrationen im Sputum erhöht.
WH: Vorsicht bei schweren Nieren- und Leberschäden, gestörter Bronchomotorik und größeren Sekretmengen. Auf schwere Hautreaktionen achten.
PG: 40 ML (2) (EKO: G) [€ 2,90], 100 ML (EKO: G) [€ 5,60]

Ambroxol Genericon - Saft 50E03

(Z.Nr. 1-19349) RPF. P. R05CB06
ZI: Genericon Pharma, Graz
Z: 5 ml Saft enthalten: Ambroxol hydrochlorid 15 mg, Zitronensäure monohydrat, Sorbitol-Lösung 70% 2,5 g, Himbeer-Aroma, Benzoesäure 10 mg, Natriumhydroxid zur pH-Wert-Einstellung (entspr. Natrium <= 1 mmol) (entspr. → <= 23 mg), Wasser, gereinigtes.
EW: Sekretolytikum.
AG: Atemwegserkrankungen mit gestörter Sekretbildung und Sekrettransport.
AA: Oral mit Messbecher nach den Mahlzeiten mit reichlich Flüssigkeit.
DO: Erwachsene und Jugendliche über 12 Jahren: während der ersten 2-3 Tage 3mal tgl. 10 ml, dann 3mal tgl. 5 ml.
Kinder: 0-2 Jahre (nur auf ärztliche Anweisung): 2mal tgl. 2,5ml, 2-5 Jahre: 3mal tgl. 2,5 ml, 5-12 Jahre: 2-3mal tgl. 5 ml.
SST: Im 1. Trimenon und in der Stillzeit nicht empfohlen.
NW: Magen/Darm, Dysgeusie, Haut (auch schwere Hautveränderungen), Anaphylaxie.
WW: Labor: Antibiotikakonzentrationen im Sputum erhöht.
WH: Vorsicht bei schweren Nieren- und Leberschäden, gestörter Bronchomotorik und größeren Sekretmengen (Sekretstau). Auf schwere Hautreaktionen achten.
PG: 100 ML * (EKO: N) [€ 6,20]

Ambroxol Genericon 30 mg - Tabletten 50E03

(Z.Nr. 1-19330) RPF. P. R05CB06
ZI: Genericon Pharma, Graz
Z: 1 Tablette enthält: Ambroxol hydrochlorid 30 mg, Lactose monohydrat 100 mg, Kartoffelstärke, Povidon, Cellulose,

mikrokristalline, Magnesium stearat.
EW: Sekretolytikum.
AG: Atemwegserkrankungen mit Störungen der Sekretbildung und des Sekrettransports.
AA: Nach den Mahlzeiten unzerkaut mit reichlich Flüssigkeit.
DO: Personen ab 12 Jahren: 2(-3)mal tgl. 1 Tablette. Ohne ärztlichen Rat über max. 4-5 Tage anwenden. Nicht für Kinder.
SST: Im 1. Trimenon und in der Stillzeit nicht empfohlen.
NW: Magen/Darm, Dysgeusie, Haut (auch schwere Hautveränderungen), Anaphylaxie.
WW: Labor: Antibiotikakonzentrationen im Sputum erhöht.
WH: Vorsicht bei schweren Nieren- und Leberschäden, gestörter Bronchomotorik und größeren Sekretmengen. Auf schwere Hautreaktionen achten.
PG: 20 ST (2) (EKO: G) [€ 3,55]

Ambroxol Genericon 60 mg - lösliche Tabletten — 50E03

(Z.Nr. 1-24477) RPF. P. R05CB06
ZI: Genericon Pharma, Graz
Z: 1 lösliche Tablette enthält: Ambroxol hydrochlorid 60 mg, Citronensäure, wasserfreie, Natriumhydrogencarbonat, Natriumcarbonat, wasserfrei, Saccharin natrium, Natrium cyclamat, Natriumchlorid, Natriumcitrat dihydrat (entspr. Natrium 126,54 mg), Lactose, wasserfrei 110 mg, Mannitol, Sorbitol 29 mg, Kirsch-Aroma, Simeticon.
EW: Sekretolytisch.
AG: Atemwegserkrankungen mit Störungen der Sekretbildung und des Sekrettransports.
AA: Tabletten in einem Glas Wasser auflösen und trinken.
DO: Personen ab 12 Jahren: TD initial 90 mg, dann 60 mg. Bei erschwertem Sekrettransport 2mal tgl. 60 mg. Nicht für Kinder unter 12 Jahren.
SST: Im 1. Trimenon und in der Stillzeit nicht empfohlen.
NW: Magen/Darm, Dysgeusie, Haut (auch schwere Hautveränderungen), Anaphylaxie.
WW: Labor: Antibiotikakonzentrationen im Sputum erhöht.
WH: Vorsicht bei schweren Nieren- und Leberschäden, gestörter Bronchomotorik und größeren Sekretmengen. Auf schwere Hautrekationen achten.
PG: 20 ST (2) (EKO: G) [€ 5,00]

Amelior 20 mg/5 mg - Filmtabletten — 10B09

(Z.Nr. 1-27894) RP. P. C09DB02
ZI: Menarini International Operations, Luxemburg
Z: 1 Filmtablette enthält: Olmesartan medoxomil 20 mg, Amlodipin 5 mg (entspr. Amlodipin besilat), Tablettenkern: Maisstärke, vorverkleistert, Cellulose, mikrokristalline, verkieselte (entspr. Cellulose, mikrokristalline) (entspr. Siliciumdioxid, hochdisperses), Croscarmellose natrium, Magnesium stearat; Filmüberzug: Poly(vinylalkohol), Macrogol 3350, Talkum, Titandioxid.
EW: Angiotensin-II-Antagonist und Calciumkanalblocker.
AG: Essentielle Hypertonie bei nicht ausreichender Monotherapie.
AA: Oral mit Flüssigkeit, nicht kauen.
DO: 1 Tablette tgl., Beginn mit der niedrigsten Stärke. Keine Daten an Kindern und Jugendlichen.
GA: Schwere Leberschäden, schwere Hypotonie, (kardiogener) Schock, Herzinsuffizienz nach akutem Myokardinfarkt, hochgradige Aortenstenose.
SST: Im 1. Trimenon und in der Stillzeit nicht empfohlen; im 2. und 3. Trimenon kontraindiziert.
NW: ZNS (Schwindel, Kopfschmerzen), Ödeme, Herz/Kreislauf, Dyspnoe, Magen/Darm (sehr selten Sprueähnliche Enteropathie), Haut, Untersuchungen; NW der Einzelsubstanzen beachten.
WW: Aliskiren (Kontraindiziert bei Diabetes oder Nierenschäden, sonst nicht empfohlen). Duale Blockade des Renin-Angiotensin-Aldosteron-Systems nicht empfohlen. Nicht empfohlen: Arzneimittel mit Einfluss auf den Kaliumhaushalt, Lithium.
Vorsicht: Andere Blutdrucksenker (Verstärkung). Nichtsteroidale Antiphlogistika, CYP3A4-Inhibitoren und -Induktoren (z.B. Rifampicin, Johanniskraut). Simvastatin (max. 20mg/d), Ciclosporin, Tacrolimus.
WH: Auf symptomatische Hypotonie besonders nach der ersten Dosis achten. Vorsicht bei Nierenarterienstenose (schwere Hypotonie und Niereninsuffizienz möglich), eingeschränkter Nieren- oder Leberfunktion, Klappenstenosen, Kardiomyopathie. Verkehrshinweis.
PG: 28 ST * (EKO: N) [€ 15,85]

Amelior 40 mg/5 mg - Filmtabletten — 10B09

(Z.Nr. 1-27895) RP. P. C09DB02
ZI: Menarini International Operations, Luxemburg
Z: 1 Filmtablette enthält: Olmesartan medoxomil 40 mg, Amlodipin 5 mg (entspr. Amlodipin besilat), Tablettenkern: Maisstärke, vorverkleistert, Cellulose, mikrokristalline, verkieselte (entspr. Cellulose, mikrokristalline) (entspr. Siliciumdioxid, hochdisperses), Croscarmellose natrium, Magnesium stearat; Filmüberzug: Poly(vinylalkohol), Macrogol 3350, Talkum, Titandioxid, Eisenoxid gelb.
Kurzinformation: siehe Amelior 20 mg/5 mg - Filmtabletten, → S. 77
PG: 28 ST * (EKO: N) [€ 16,85]

Amelior 40 mg/10 mg - Filmtabletten — 10B09

(Z.Nr. 1-27896) RP. P. C09DB02
ZI: Menarini International Operations, Luxemburg
Z: 1 Filmtablette enthält: Olmesartan medoxomil 40 mg, Amlodipin 10 mg (entspr. Amlodipin besilat), Tablettenkern: Maisstärke, vorverkleistert, Cellulose, mikrokristalline, verkieselte (entspr. Cellulose, mikrokristalline) (entspr. Siliciumdioxid, hochdisperses), Croscarmellose natrium, Magnesium stearat; Filmüberzug: Poly(vinylalkohol), Macrogol 3350, Talkum, Titandioxid, Eisenoxid gelb, Eisenoxid rot.
Kurzinformation: siehe Amelior 20 mg/5 mg - Filmtabletten, → S. 77
PG: 28 ST * (EKO: N) [€ 18,10]

Amelior plus HCT 20 mg/5 mg/12,5 mg - Filmtabletten — 10B10

(Z.Nr. 1-30073) RP. P. C09DX03
ZI: Menarini International Operations, Luxemburg
Z: 1 Filmtablette enthält: Olmesartan medoxomil 20 mg, Amlodipin 5 mg (entspr. Amlodipin besilat), Hydrochlorothiazid 12,5 mg, Tablettenkern: Maisstärke, vorverkleistert, Cellulose, mikrokristallin, silifiziert, Croscarmellose natrium, Magnesium stearat; Filmüberzug: Poly(vinylalkohol), Macrogol 3350, Talkum, Titandioxid, Eisen(III)-oxid, gelbes, Eisen(III)-oxid, rotes, Eisen(II,III)-oxid, schwarz.
EW: Angiotensin-II-Antagonist, Calciumkanalblocker und Diuretikum.
AG: Essentielle Hypertonie (Zusatz- oder Substitutionstherapie) bei nicht ausreichender Zweierkombination.
AA: Oral mit Flüssigkeit.
DO: 1 Tablette tgl., Beginn mit der niedrigsten Stärke.
MTD 40 mg/10 mg/25 mg. Bei Kindern und Jugendlichen Anwendung nicht empfohlen.
GA: Schwere Leberschäden, kardiogener Schock, akuter Myokardinfarkt, instabile Angina pectoris, schwere Nierenschäden, Hypokaliämie, Hyperkalzämie, Hyponatiämie, Hyperurikämie.
SST:Im 1. Trimenon und in der Stillzeit nicht empfohlen; im 2. und 3. Trimenon kontraindiziert.
SST: m 1. Trimenon und in der Stillzeit nicht empfohlen; im 2. und 3. Trimenon kontraindiziert.
NW: ZNS (Schwindel, Kopfschmerzen), Ödeme, Herz/Kreislauf, Dyspnoe, Magen/Darm, (sehr selten Sprueähnliche Enteropathie) Haut, Augen (akute Myopie und sekundäres Engwinkelglaukom), Elektrolyte, Untersuchungen; NW der Einzelsubstanzen beachten.
HCT: Erhöhtes Risiko für nicht- melanozytären Hautkrebs.
WW: Kombination mit Aliskiren nicht empfohlen, bei Patienten mit Nierenschäden oder Diabetes kontraindiziert.
Nicht empfohlen: Duale Blockade des Renin-Angiotensin-Aldosteron-Systems, Arzneimittel mit Einfluss auf den Kaliumhaushalt, Lithium. Vorsicht: Andere Blutdrucksenker (Verstärkung), nichtsteroidale Antiphlogistika, CYP3A4 Inhibitoren und -Induktoren, Kalzium, Herzglykoside, Antidiabetika, Gichtmittel, Simvastatin (MTD 20 mg), Ciclosporin, Tacrolimus.
WH: Auf symptomatische Hypotonie besonders nach der ersten Dosis achten.
Vorsicht bei älteren Patienten, Herzinsuffizienz, Nierenarterienstenose (schwere Hypotonie und Niereninsuffizienz möglich). Klappenstenosen, Kardiomyopathie, Leberschäden, Elektrolytstörungen. Verkehrshinweis. Positive Dopingtests möglich.
PG: 28 ST * (EKO: N) [€ 33,05]

Amelior plus HCT 40 mg/5 mg/12,5 mg - Filmtabletten — 10B10

(Z.Nr. 1-30074) RP. P. C09DX03
ZI: Menarini International Operations, Luxemburg
Z: 1 Filmtablette enthält: Olmesartan medoxomil 40 mg, Amlodipin 5 mg (entspr. Amlodipin besilat), Hydrochlorothiazid 12,5 mg, Tablettenkern: Maisstärke, vorverkleistert, Cellulose, mikrokristallin, silifiziert, Croscarmellose natrium, Magnesium stearat; Filmüberzug: Poly(vinylalkohol), Macrogol 3350, Talkum, Titandioxid, Eisen(III)-oxid, gelbes.
Kurzinformation: siehe Amelior plus HCT 20 mg/5 mg/12,5 mg - Filmtabletten, → S. 77
PG: 28 ST * (EKO: N) [€ 35,00]

Amelior plus HCT 40 mg/5 mg/25 mg - Filmtabletten — 10B10

(Z.Nr. 1-30076) RP. P. C09DX03
ZI: Menarini International Operations, Luxemburg
Z: 1 Filmtablette enthält: Olmesartan medoxomil 40 mg, Amlodipin

A

5 mg (entspr. Amlodipin besilat), Hydrochlorothiazid 25 mg, Tablettenkern: Maisstärke, vorverkleistert, Cellulose, mikrokristallin, silifiziert, Croscarmellose natrium, Magnesium stearat; Filmüberzug: Poly(vinylalkohol), Macrogol 3350, Talkum, Titandioxid, Eisen(III)-oxid, gelbes.
Kurzinformation: siehe Amelior plus HCT 20 mg/5 mg/12,5 mg - Filmtabletten, → S. 77
PG: 28 ST * (EKO: N) [€ 35,00]

Amelior plus HCT 40 mg/10 mg/12,5 mg - Filmtabletten 10B10
(Z.Nr. 1-30075) RP. P. C09DX03
ZI: Menarini International Operations, Luxemburg
Z: 1 Filmtablette enthält: Olmesartan medoxomil 40 mg, Amlodipin 10 mg (entspr. Amlodipin besilat), Hydrochlorothiazid 12,5 mg, Tablettenkern: Maisstärke, vorverkleistert, Cellulose, mikrokristallin, silifiziert, Croscarmellose natrium, Magnesium stearat; Filmüberzug: Poly(vinylalkohol), Macrogol 3350, Talkum, Titandioxid, Eisen(III)-oxid, gelbes, Eisen(III)-oxid, rotes.
Kurzinformation: siehe Amelior plus HCT 20 mg/5 mg/12,5 mg - Filmtabletten, → S. 77
PG: 28 ST * (EKO: N) [€ 35,00]

Amelior plus HCT 40 mg/10 mg/25 mg - Filmtabletten 10B10
(Z.Nr. 1-30077) RP. P. C09DX03
ZI: Menarini International Operations, Luxemburg
Z: 1 Filmtablette enthält: Olmesartan medoxomil 40 mg, Amlodipin 10 mg (entspr. Amlodipin besilat), Hydrochlorothiazid 25 mg, Tablettenkern: Maisstärke, vorverkleistert, Cellulose, mikrokristallin, silifiziert, Croscarmellose natrium, Magnesium stearat; Filmüberzug: Poly(vinylalkohol), Macrogol 3350, Talkum, Titandioxid, Eisen(III)-oxid, gelbes, Eisen(III)-oxid, rotes.
Kurzinformation: siehe Amelior plus HCT 20 mg/5 mg/12,5 mg - Filmtabletten, → S. 77
PG: 28 ST * (EKO: N) [€ 35,00]

Ameluz 78 mg/g Gel 22P01
(Z.Nr. EU/1/11/740/*) RP. P. E. L01XD04
ZI: Biofrontera Bioscience, Leverkusen, Deutschland
Z: 1 g Gel enthält: 5-Amino-4-oxopentansäure 78 mg (entspr. 5-Aminolävulinsäure hydrochlorid), Xanthan gummi, Soja-Phosphatidylcholin 3 mg, Polysorbat 80, Triglyceride, mittelkettige, 2-Propanol, Dinatrium monohydrogenphosphat-dihydrat, Natriumdihydrogenphosphat-dihydrat, Propylenglycol 10 mg, Natriumbenzoat 2,4 mg, Wasser, gereinigtes.
EW: Antineoplastisch.
AG: Leichte bis mittelschwere aktinische Keratosen, Feldkanzerisierungen.
Superfizielles und/oder noduläres Basalzellkarzinom.
AA: Lokal (photodynamische Therapie).
DO: Läsion und ca. 5 mm des umgebenen Areals mit Film von ca. 1 mm Dicke abdecken, dann Behandlungsfläche mit Rotlichtquelle (630 nm und 37 J/cm■2 oder 570-670 nm und 75 bis 200 J/cm■2) beleuchten.
Bei aktinischen Keratosen im Gesicht und auf der Kopfhaut (mit Tageslicht oder Rotlichtlampe) 1 Sitzung, bei aktinischen Keratosen von Rumpf, Nacken oder Extremitäten 1 Sitzung mit Rotlichtquelle von schmalem Spektrum; beim Basalzellkarzinom (mit Rotlichtlampe) 2 Sitzungen im Abstand von 1 Woche.
Neuerliche Behandlung ev. nach 3 Monaten. Keine Studien an Kindern und Jugendlichen.
GA: Porphyrie, bekannte Photodermatosen.
SST: Anwendung vermeiden. Stillen 12 Std. unterbrechen.
NW: Lokale Reaktionen, Nervosität, Kopfschmerzen. Sehr selten transiente globale Amnesie.
WW: Nicht empfohlen: Immunsuppressiva.
WH: Keine Erfahrungen bei Gerinnungsstörungen, beim Basalzellkarzinom und der Bowen-Krankheit, bei schweren aktinischen Keratosen oder pigmentierten oder stark infiltrierenden Läsionen. Nicht auf blutenden Läsionen, von anderen Krankheiten betroffener oder tätowierter Haut anwenden. UV-Therapie vor der Behandlung absetzen. Sonnenexposition 48 Std. nach der Behandlung vermeiden.
PG: 2 G * (EKO: N) [€ 248,90]

🐾 *Amflee combo 50 mg/60 mg - Lösung zum Auftropfen für Katzen und Frettchen* 804B, 804D
(Z.Nr. 8-36982) RP. P. nicht im Handel.
QP53AX65

🐾 *Amflee combo 67 mg/60,3 mg - Lösung zum Auftropfen für kleine Hunde* 804B, 804D
(Z.Nr. 8-36983) RP. P. nicht im Handel.
QP53AX65

🐾 *Amflee combo 134 mg/120,6 mg - Lösung zum Auftropfen für mittelgroße Hunde* 804B, 804D
(Z.Nr. 8-36984) RP. P. nicht im Handel.
QP53AX65

🐾 *Amflee combo 268 mg/241,2 mg - Lösung zum Auftropfen für große Hunde* 804B, 804D
(Z.Nr. 8-36980) RP. P. nicht im Handel.
QP53AX65

🐾 *Amflee combo 402 mg/361,8 mg - Lösung zum Auftropfen für sehr große Hunde* 804B, 804D
(Z.Nr. 8-36985) RP. P. nicht im Handel.
QP53AX65

▼ **Amgevita 20 mg - Injektionslösung in einer Fertigspritze** 13A02, 22F01, 42F
(Z.Nr. EU/1/16/1164/*) NR. P. E. L04AB04
ZI: Amgen Europe, Zg Breda, Niederlande
Z: 1 Einzeldosis-Fertigspritze mit 0,4 ml Lösung enthält: Adalimumab 20 mg, hergestellt in Ovarialzellen des chinesischen Hamsters (CHO), Essigsäure 99%, Saccharose, Polysorbat 80, Natriumhydroxid zur pH-Wert-Einstellung, Wasser für Injektionszwecke.
EW: Monoklonaler Antikörper, selektiv immunsuppressiv, TNF-Antagonist.
AG: - Mäßige bis schwere aktive rheumatoide Arthritis (in Kombination mit Methotrexat oder als Monotherapie).
- Polyartikuläre juvenile idiopathische Arthritis bei Kindern ab 2 Jahren und Jugendlichen.
- Enthesitis-assoziierte Arthritis bei Patienten ab 6 Jahren.
- Ankylosierende Spondylitis.
- Axiale Spondyloarthritis ohne Röntgennachweis einer ankylosierenden Spondylitis.
- Psoriasis-Arthritis.
- Chronische Plaque-Psoriasis (auch bei Kindern ab 4 Jahren und Jugendlichen).
- Mittelschwerer bis schwerer aktiver M.Crohn, auch bei Kindern ab 6 Jahren und Jugendlichen.
- Mittelschwere bis schwere aktive Colitis ulcerosa.
- Hidradenitis suppurativa (Acne inversa) bei Erwachsenen und Jugendlichen.
-Nicht infektiöse Uveitis intermedia, posterior und Panuveitis bei Erwachsenen bei Nichtansprechen auf Kortikosteroide.
-Nicht-infektiöse Uveitis anterior bei Kindern ab 2 Jahren und Jugendlichen bei Nichtansprechen auf konventionelle Therapie.
AA: S.c.
DO: Arthritis: 40 mg jede 2. Woche (oder ev. wöchentlich oder 80 mg jede 2. Woche).
Spondylitis: 40 mg jede 2. Woche .
Juvenile Arthritis: 10 bis <30 kg KG: 20 mg jede 2. Woche; ab 30 kg KG: 40 mg jede 2. Woche.
Enthesitis-assoziierte Arthritis: Kinder ab 6 Jahren; 15 bis <30 kg KG: 20 mg jede 2. Woche; ab 30 kg KG: 40 mg jede 2. Woche.
M.Crohn: Initial 80(-160) mg, 40(-80 mg) in Woche 2 , dann 40 mg jede 2. Woche (oder 40 mg jede Woche bzw. 80 mg jede 2. Woche).
Kinder unter 40 kg KG: 40(-80) mg in Woche 0, gefolgt von 20(-40) mg in Woche 2, 20 mg in Woche 4, dann 20 mg jede 2. Woche.
Kinder und Jugendliche ab 40 kg KG: 80(-160) mg in Woche 0, gefolgt von 40(-80) mg in Woche 2, 40 mg in Woche 4, dann 40 mg jede 2. Woche.
Psoriasis: Initial 80 mg, nach 1 Woche 40mg, dann jede 2. Woche 40 mg ; nach 16 Wochen ev. 40 mg jede Woche oder 80 mg jede 2. Woche.
Kinder und Jugendliche: 15 bis <30 kg KG: 20 mg wöchentlich für 2 Wochen, dann jede 2. Woche.
Ab 30 kg KG: 40 mg wöchentlich für 2 Wochen, dann jede 2. Woche.
Colitis ulcerosa: 160 mg in Woche 0, gefolgt von 80 mg in Woche 2, dann 40 mg jede 2. Woche (oder 40 mg jede Woche bzw. 80 mg jede 2. Woche). Keine Daten an Kindern und Jugendlichen.
Hidradenitis suppurativa: 160 mg am Tag 1, 80 mg am Tag 15, 40 mg am Tag 29 und jede folgende Woche (oder 80 mg jede 2. Woche ab Tag 29).
Jugendliche: Initial 80 mg, nach 1 Woche 40 mg, dann alle 2 Wochen 40 mg (oder 40 mg jede Woche bzw. 80 mg jede 2. Woche).
Uveitis: Initial 80 mg, nach 1 Woche 40 mg, dann alle 2 Wochen 40 mg.
Kinder < 30 kg: Initial 40 mg, nach 1 Woche 20 mg, dann alle 2 Wochen 20 mg.
Kinder ab 30 kg: Initial 80 mg, nach 1 Woche 40 mg, dann alle 2 Wochen 40 mg.

GA: Aktive Tuberkulose, opportunistische Infektionen, Sepsis, Herzinsuffizienz NYHA III/IV.
SST: Zwingende Indikation in der Schwangerschaft, stillen möglich; Keine Lebendimpfstoffe an Säuglinge bis 5 Monate nach der letzten Gabe von Adalimumab an die Mutter applizieren. Bis 5 Monate nach der letzten Gabe Kontrazeption.
NW: Häufigste NW: Infektionen, lokale Reaktionen, Kopfschmerzen, muskuloskelettale Schmerzen.
Schwerste NW: Infektionen, Malignome, Panzytopenie, aplastische Anämie, Demyelinisierungen, Lupus, Tuberkulose, Stevens-Johnson-Syndrom.
Viele weitere NW möglich.
WW: Gleichzeitige Anwendung mit Anakinra oder Abatacept nicht empfohlen.
WH: Auf Infektionen (Tuberkulose) engmaschig überwachen, besonders bei älteren Patienten; Vorsicht bei demyelinisierenden Erkrankungen, leichter Herzinsuffizienz. Auf Lymphome und Leukämie achten (besonders bei Patienten bis 22 Jahre). Auf Dysplasien oder Kolonkrebs achten. Verkehrshinweis.
PG: 1 ST * (EKO: N) [€ 162,30]

▼ Amgevita 40 mg - Injektionslösung in einer Fertigspritze
13A02, 22F01, 42F
(Z.Nr. EU/1/16/1164/*) NR. P. E. L04AB04
ZI: Amgen Europe, Zg Breda, Niederlande
Z: 1 Einzeldosis-Fertigspritze mit 0,8 ml Lösung enthält: Adalimumab 40 mg, hergestellt in Ovarialzellen des chinesischen Hamsters (CHO), Essigsäure 99%, Saccharose, Polysorbat 80, Natriumhydroxid zur pH-Wert-Einstellung, Wasser für Injektionszwecke.
Kurzinformation: siehe Amgevita 20 mg - Injektionslösung in einer Fertigspritze, → S. 78
PG: 2 ST IND (EKO: G) [€ 546,10]

▼ *Amgevita 40 mg - Injektionslösung in einer Fertigspritze* 13A02, 22F01, 42F
(Z.Nr. EU/1/16/1164/*) NR. P. E.
Parallelimport. nicht im Handel. L04AB04

▼ Amgevita 40 mg - Injektionslösung im Fertigpen
13A02, 22F01, 42F
(Z.Nr. EU/1/16/1164/*) NR. P. E. L04AB04
ZI: Amgen Europe, Zg Breda, Niederlande
Z: 1 Einzeldosis-Fertigpen mit 0,8 ml Lösung enthält: Adalimumab 40 mg, hergestellt in Ovarialzellen des chinesischen Hamsters (CHO), Essigsäure 99%, Saccharose, Polysorbat 80, Natriumhydroxid zur pH-Wert-Einstellung, Wasser für Injektionszwecke.
Kurzinformation: siehe Amgevita 20 mg - Injektionslösung in einer Fertigspritze, → S. 78
PG: 2 ST IND (EKO: G) [€ 546,10]

▼ *Amgevita 40 mg - Injektionslösung im Fertigpen* 13A02, 22F01, 42F
(Z.Nr. EU/1/16/1164/*) NR. P. E.
Parallelimport. nicht im Handel. L04AB04

Amglidia 0,6 mg/ml - Suspension zum Einnehmen 06B01
(Z.Nr. EU/1/18/1279/*) RP. P. nicht im Handel. A10BB01

Amglidia 6 mg/ml - Suspension zum Einnehmen 06B01
(Z.Nr. EU/1/18/1279/*) RP. P. nicht im Handel. A10BB01

Amikacin B. Braun 2,5 mg/ml - Infusionslösung
34H02
(Z.Nr. 1-30968) RP. P. J01GB06
ZI: B. Braun, Melsungen, Deutschland
Z: 1 ml Lösung enthält: Amikacin 2,5 mg (entspr. Amikacin sulfat), Natriumchlorid, Natriumhydroxid zur pH-Wert-Einstellung, Wasser für Injektionszwecke.
EW: Halbsynthetisches bakterizides Aminoglykosid-Antibiotikum.
AG: Schwere Infektionen durch empfindliche Erreger: Atemwege (schwere Pneumonien), intraabdominal (postoperativ, Peritonitis), Harnwege, Haut und Weichteile (Brandwunden), bakterielle Endokarditis.
AA: I.v. Infusion der Fertigformulierung über 30(-60) Minuten. (bei Säuglingen über 1-2 Std.). Nicht verdünnen.
DO: Erwachsene und Jugendliche: TD 15 mg/kg KG in 1 oder 2 ED; MTD 1,5 g.
Kinder (4 Wochen bis 12 Jahre): TD 15-20 mg/kg KG in 1 oder 2 ED.
Neugeborene: Initial 10 mg/kg KG, dann 7,5 mg/kg KG alle 12 Std.
Frühgeborene: 7,5 mg/kg KG alle 12 Std.
MTD 15-20 mg/kg KG. Dauer der Anwendung 7-10 Tage. Blutspiegel nach der Infusion max. 35 µg/ml, Talspiegel unter 10 µg/ml.
Dosisreduktion bei Nierenschäden.
GA: Überempfindlichkeit gegen Aminoglykoside. Myasthenie.
SST: Nur eingeschränkte Daten verfügbar (irreversible Taubheit möglich); nicht stillen.
NW: Niere, Ototoxizität, Magen/Darm, neuromuskuläre Blockade, Allergien, Leber, Blut, ZNS, Untersuchungen. Nach intravitrealer Gabe Makulainfarkt.
WW: Andere oto- und/oder nephrotoxische Stoffe möglichst vermeiden: Andere Antibiotika, Platin haltige Zystostatika, Immunsuppressiva, schnell wirksame Diuretika, Methoxyfluran (Neuropathien). Neuromuskuläre Blocker verstärkt. Bisphosphonate (Hypokalzämie).
WH: Vorsicht bei Nierenschäden, neuromuskulären Erkrankungen, Früh- und Neugeborenen, M. Parkinson, Vorschädigung der 8. Hirnnerven. Kontrollen: Niere, Hör- und Gleichgewichtsfunktion, Blutbild, Leber. Ausreichend hydrieren. Verkehrshinweis bei ambulanter Verabreichung.
PG: 10 ST * (EKO: N) [€ 98,90]

Amikacin B. Braun 5 mg/ml - Infusionslösung
34H02
(Z.Nr. 1-30969) RP. P. J01GB06
ZI: B. Braun, Melsungen, Deutschland
Z: 1 ml Lösung enthält: Amikacin 5 mg (entspr. Amikacin sulfat), Natriumchlorid, Natriumhydroxid zur pH-Wert-Einstellung, Wasser für Injektionszwecke.
Kurzinformation: siehe Amikacin B. Braun 2,5 mg/ml - Infusionslösung, → S. 79
PG: 10 ST * (EKO: N) [€ 177,85]

Amikacin Eberth 250 mg/ml - Konzentrat zur Herstellung einer Infusionslösung 34H02
(Z.Nr. 1-38988) NR. P. nicht im Handel. J01GB06

Amilostad HCT - Tabletten
25B01
(Z.Nr. 1-22734) RP. P. C03EA01
ZI: Stada Arzneimittel, Wien
Z: 1 Tablette enthält: Amilorid hydrochlorid-2-Wasser 5,68 mg (entspr. Amilorid 4,32 mg), Hydrochlorothiazid 50 mg, Lactose monohydrat 85 mg, Cellulose, mikrokristalline, Maisstärke, Magnesium stearat, Talkum, Gelborange S 0,15 mg, Natrium carboxymethylstärke (entspr. Natrium 0,252 mg), Siliciumdioxid, Hypromellose, Stärke, löslich.
EW: Diuretische Kombination.
AG: Hypertonie, Ödeme (Herz, Leber).
AA: Mit Flüssigkeit nach einer Mahlzeit einnehmen.
DO: **Hypertonie:** TD ½ bis max. 2 Tabletten.
Ödeme: TD 1-2(-4) Tabletten.
GA: Sulfonamidallergie, Kaliumgabe, Niereninsuffizienz, Leberschäden, Gicht, Hyperkaliämie, Kinder und Jugendliche.
SST: Gegenanzeige.
NW: ZNS, Magen/Darm, Haut, Niere, Diurese, Hyperurikämie, Herz/Kreislauf, Stoffwechsel (Hyperkaliämie, leichte Hyperkalzämie, Azotämie), Allergie, Anaphylaxie, Knochenmark, Lupus erythematodes, erhöhtes Risiko für nicht-melanozytären Hautkrebs, Augen (Aderhauterguss, akute Myopie, sekundäres Engwinkelglaukom).
WW: Vorsicht: ACE-Hemmer (Hyperkaliämie), ZNS-Dämpfer, andere Blutdrucksenker (Hypotonie), Kortikoide (vermehrter Kaliumverlust), Antidiabetika (Dosisanpassung), Muskelrelaxantien (verstärktes Ansprechen), Lithium (vermehrt toxisch), Labor (Nebenschilddrüsenfunktionstest).
WH: Vorsicht bei Diabetes, Lupus erythematodes, Pankreatitis, Gefäßsklerose, Azidoseneigung, älteren Patienten.
Kontrollen: EKG (Hyperkaliämie), Kalium, Niere, Blutzucker, Blutbild, Elektrolyte.
Positive Dopingkontrollen möglich. Verkehrshinweis.
PG: 20 ST (2) (EKO: G) [€ 2,80], 50 ST (EKO: G) [€ 7,05]

Amino-Mel "nephro" - Infusionsflasche
37F01
(Z.Nr. 1-19271) RP. P. B05BA01
ZI: Fresenius Kabi Austria, Graz
Z: 1000 ml enthalten: L-Isoleucin 5,8 g, L-Leucin 12,8 g, L-Lysinmonoacetat 16,93 g (entspr. Lysin 12 g), L-Methionin 2 g, L-Phenylalanin 3,5 g, L-Threonin 8,2 g, L-Tryptophan 3 g, L-Valin 8,7 g, L-Arginin 8,2 g, L-Histidin 9,8 g, L-Alanin 6,2 g, N-Acetyl-L-Cystein 0,54 g (entspr. L-Cystein 0,4 g), Glycin 5,31 g, L-Prolin 3 g, L-Serin 7,6 g, L-Tyrosin 0,6 g, N-Glycyl-L-tyrosin 3,16 g (entspr. Glycin 0,994 g) (entspr. Tyrosin 2,4 g), Essigsäure 99%, L-Äpfelsäure, Wasser für Injektionszwecke.
EW: 10%ige Aminosäurelösung.
AG: Totale oder partielle parenterale Ernährung bei Nierenversagen mit oder ohne Dialyse, additive Ernährung während der Dialyse.
AA: I.v. Infusion, auch in den venösen Schenkel des Dialysators oder zentralvenös.

A

DO: TD pro kg KG: Ohne Dialyse 6-8 ml, bei regelmäßiger Dialyse 10-12 ml, nephrotisches Syndrom 20-30 ml; additive parenterale Ernährung 5 ml/kg KG und Dialysesitzung. Max. Infusionsgeschwindigkeit 1 ml/kg KG und Stunde, bei additiver Ernährung während Hämodialyse 2 ml/kg KG und Stunde.
GA: Aminosäurenstoffwechselstörungen, Leberinsuffizienz, Acidose, Schock, Hypokaliämie, allgemeine GA der Infusionstherapie.
SST: Nutzen/Risiko-Abwägung.
NW: Bei Überdosierung Erbrechen, Schüttelfrost, Acidose, Hyperaminoacidämie.
WW: Als Trägerlösung für Arzneimittel nicht geeignet. Kompatibilitäten beachten.
WH: Vorsicht bei Hyponatriämie. Kontrollen: Wasser, Ionen, Säure/Basen, Harnstoff, Ammoniak. Kohlenhydrate oder Elektrolyte bei Bedarf zuführen (Kalium beachten!).
PG: **250ML** 10 ST * (EKO: N) [€ 179,05], **500ML** 10 ST * (EKO: N) [€ 313,95]

Aminomix 1 Novum - Infusionslösung 37F03, 37F04
(Z.Nr. 1-26170) RP. P. B05BA10
ZI: Fresenius Kabi Austria, Graz
Z: 1000 ml gebrauchsfertige Lösung enthält: Aminosäurenlösung 500 ml (entspr. Aminosäuren 50 g) (entspr. Stickstoff 8 g): Isoleucin 2,5 g, Leucin 3,7 g, L-Lysin hydrochlorid 4,125 g (entspr. Lysin 3,3 g), Methionin 2,15 g, Phenylalanin 2,55 g, Threonin 2,2 g, Tryptophan 1 g, Valin 3,1 g, Arginin 6 g, Histidin 1,5 g, Glycin 5,5 g, Serin 3,25 g, Tyrosin 0,2 g, Taurin 0,5 g, Alanin 7 g, Prolin 5,6 g, Natriumglycerophosphat hydrat 4,59 g, Essigsäure 99% 4,5 g, Kalium hydroxid 85% 1,981 g, Salzsäure 25% 1,47 ml; Kohlenhydratlösung 500 ml: Glucose monohydrat 220 g (entspr. Glucose wasserfrei 200 g), Natriumchlorid 1,169 g, Calcium chlorid-2-Wasser 0,294 g, Magnesiumchlorid-Hexahydrat 0,61 g, Zinkchlorid 5,45 mg, Elektrolyte: Na-Ion 50 mmol, K-Ion 30 mmol, Ca-Ion 2 mmol, Mg-Ion 3 mmol, Zn-Ion 0,04 mmol, Cl-Ion 64 mmol, Acetat-Ion 75 mmol, Glycerophosphat-Ion 15 mmol; Wasser für Injektionszwecke, Natriumhydroxid zur pH-Wert-Einstellung, Salzsäure zur pH-Wert-Einstellung; Osmolalität: 1826-2018 mosmol/kg, Osmolarität: 1779 mosmol/l.
EW: Aminosäurelösung mit Glukose und Elektrolyten.
AG: Parenterale Ernährung.
AA: Zentralvenös; max. Infusionsgeschwindigkeit 1,25 ml/kg KG/Stunde.
DO: TD 20 ml/kg KG, MTD 30 ml/kg KG.
Kinder ab 5 Jahren: TD 20 ml/kg KG.
Kinder (2-5 Jahre): TD 25 ml/kg KG.
GA: Aminosäurenstoffwechselstörungen, metabolische Acidose, Leber-, Nieren- insuffizienz, Hypernatriämie, Hyperkaliämie, schwere Hyperglykämie, allgemeine GA für die parenterale Ernährung.
SST: Nutzen/Risiko-Abwägung.
NW: Magen/Darm, Kopfschmerzen, Fieber.
WH: Vorsicht bei Herz-, Lungenversagen, Diabetes, Laktatazidose. Kontrollen: Blutzucker, Wasser, Säure/Basen, Elektrolyte, Enzyme, Blut- bild. Bei Hyperkaliämie 200-500 ml 10% Glukose mit 1-3 E Altinsulin/ 3-5 g Glukose.
PG: **1000ML** 6 ST * (EKO: N) [€ 253,05], **1500ML** 4 ST * (EKO: N) [€ 245,55]

Aminomix 2 Novum - Infusionslösung 37F03, 37F04
(Z.Nr. 1-26171) RP. P. B05BA10
ZI: Fresenius Kabi Austria, Graz
Z: 1000 ml gebrauchsfertige Lösung enthält: Aminosäurenlösung 500 ml (entspr. Aminosäuren 50 g) (entspr. Stickstoff 8 g): Isoleucin 2,5 g, Leucin 3,7 g, L-Lysin hydrochlorid 4,125 g (entspr. Lysin 3,3 g), Methionin 2,15 g, Phenylalanin 2,55 g, Threonin 2,2 g, Tryptophan 1 g, Valin 3,1 g, Arginin 6 g, Histidin 1,5 g, Glycin 5,5 g, Serin 3,25 g, Tyrosin 0,2 g, Taurin 0,5 g, Alanin 7 g, Prolin 5,6 g, Natriumglycerophosphat hydrat 4,59 g, Essigsäure 99% 4,5 g, Kalium hydroxid 85% 1,981 g, Salzsäure 25% 1,47 ml; Kohlenhydratlösung 500 ml: Glucose monohydrat 132 g (entspr. Glucose wasserfrei 120 g), Natriumchlorid 1,169 g, Calcium chlorid-2-Wasser 0,294 g, Magnesiumchlorid-Hexahydrat 0,61 g, Zinkchlorid 5,45 mg, Elektrolyte: Na-Ion 50 mmol, K-Ion 30 mmol, Ca-Ion 2 mmol, Mg-Ion 3 mmol, Zn-Ion 0,04 mmol, Cl-Ion 64 mmol, Acetat-Ion 75 mmol, Glycerophosphat-Ion 15 mmol; Wasser für Injektionszwecke, Natriumhydroxid zur pH-Wert-Einstellung, Salzsäure zur pH-Wert-Einstellung; Osmolalität: 1330-1470 mosmol/kg, Osmolarität: 1335 mosmol/l.
EW: Aminosäurelösung mit Glukose und Elektrolyten.
AG: Parenterale Ernährung, auch bei limitierter Glukosetoleranz.
AA: Zentralvenös; max. Infusionsgeschwindigkeit 2 ml/kg KG/Stunde, bei Kindern 1,25 mg/kg KG/Stunde.
DO: TD 20 ml/kg KG, MTD 40 ml/kg KG.
Kinder (2-5 Jahre): TD 25 ml/kg KG.
GA: Aminosäurenstoffwechselstörungen, metabolische Acidose, Leber-, Nieren- insuffizienz, Hypernatriämie, Hyperkaliämie, schwere Hyperglykämie, allgemeine GA für die parenterale Ernährung.
SST: Nutzen/Risiko-Abwägung.
NW: Magen/Darm, Kopfschmerzen, Fieber.
WH: Vorsicht bei Herz-, Lungenversagen, Diabetes, Laktatazidose. Kontrollen: Blutzucker, Wasser, Säure/Basen, Elektrolyte, Enzyme, Blut- bild. Bei Hyperkaliämie 200-500 ml 10% Glukose mit 1-3 E Altinsulin/ 3-5 g Glukose.
PG: **1000ML** 6 ST * (EKO: N) [€ 279,55], **1500ML** 4 ST * (EKO: N) [€ 269,40]

Aminomix peripher - Infusionslösung 37F03, 37F04
(Z.Nr. 1-37026) RP. P. B05BA10
ZI: Fresenius Kabi Austria, Graz
Z: 1000 ml enthalten: Aminosäurelösung mit Elektrolyten 500 ml (entspr. Aminosäuren 35 g) (entspr. Stickstoff 5,7 g): L-Alanin 4,9 g, L-Arginin 4,2 g, L-Histidin 1,05 g, Glycin 3,85 g, L-Isoleucin 1,75 g, L-Leucin 2,59 g, L-Lysin 2,31 g (entspr. L-Lysinacetat 3,26 g), L-Methionin 1,51 g, L-Phenylalanin 1,79 g, L-Prolin 3,92 g, L-Serin 2,28 g, Taurin 0,35 g, L-Threonin 1,54 g, L-Tryptophan 0,7 g, L-Tyrosin 0,14 g, L-Valin 2,17 g, Calciumchlorid 0,18 g (entspr. Calciumchlorid dihydrat 0,24 g), Natriumglycerophosphat wasserfrei 1,78 g, Magnesium sulfat 0,38 g (entspr. Magnesiumsulfat-7-Wasser 0,78 g), Kaliumchlorid 1,41 g, Natriumacetat 0,7 g (entspr. Natrium acetat-Trihydrat 1,16 g) Elektrolyte: Natrium 25 mmol, Kalium 19 mmol, Magnesium 3,1 mmol, Calcium 1,6 mmol, Phosphor 8,2 mmol, Sulfat 3,1 mmol, Chlorid 22 mmol; Glucoselösung 500 ml: Glucose wasserfrei 63 g (entspr. Glucose monohydrat 69,3 g), Eisessig zur pH-Wert-Einstellung, Wasser für Injektionszwecke; Osmolalität: ca. 860 mosmol/kg, Osmolarität: ca. 770 mosmol/l.
EW: Aminosäurelösung mit Glukose und Elektrolyten.
AG: Parenterale Ernährung.
AA: Zentral- oder periphervenös; max. Infusionsgeschwindigkeit 2,9 ml/kg KG/Stunde.
DO: MTD 40 ml/kg KG.
Nicht für Kinder unter 2 Jahren. Keine Studien an Kindern ab 2 Jahren und an Jugendlichen.
GA: Aminosäurenstoffwechselstörungen, metabolische Acidose, Leber-, Nieren- insuffizienz, Hypernatriämie, Hyperkaliämie, schwere Hyperglykämie, allgemeine GA für die parenterale Ernährung.
SST: Nutzen/Risiko-Abwägung.
NW: Magen/Darm, Kopfschmerzen, Fieber.
WH: Vorsicht bei Herz-, Lungenversagen, Diabetes, Laktatazidose. Kontrollen: Blutzucker, Wasser, Säure/Basen, Elektrolyte, Enzyme, Blut- bild. Bei Hyperkaliämie 200-500 ml 10% Glukose mit 1-3 E Altinsulin/ 3-5 g Glukose.
PG: 6 ST * (EKO: N) [€ 384,65]

Aminoplasmal B.Braun 10% - Infusionslösung 37F01
(Z.Nr. 1-26529) RP. P. B05BA01
ZI: B. Braun, Melsungen, Deutschland
Z: 1000 ml enthalten: Isoleucin 5 g, Leucin 8,9 g, Lysin monohydrat 3,12 g (entspr. Lysin 2,78 g), Lysin acetat 5,74 g (entspr. Lysin 4,07 g) (entspr. Acetat 28 mmol), Methionin 4,4 g, Phenylalanin 4,7 g, Threonin 4,2 g, Tryptophan 1,6 g, Valin 6,2 g, Arginin 11,5 g, Histidin 3 g, Alanin 10,5 g, Glycin 12 g, Asparaginsäure 5,6 g, Glutaminsäure 7,2 g, Prolin 5,5 g, Serin 2,3 g, Tyrosin 0,4 g, Aminosäuren 100 g, (entspr. Stickstoff 15,8 g), Acetylcystein, Citronensäure-Monohydrat zur pH-Wert Einstellung (entspr. Citrat 1-2 mmol), Wasser für Injektionszwecke, Osmolarität: 864 mosmol/l.
EW: Lösung zur parenteralen Ernährung.
AG: Zufuhr von Aminosäuren im Rahmen der parenteralen Ernährung.
AA: Zentralvenöse Infusion; max. Infusionsgeschwindigkeit 1 ml/kg KG x h.
DO: TD: Erwachsene 10-20 ml/kg KG; 6.-14. Lebensjahr: 10 ml/kg KG; 3.-5. Lebensjahr: 15 ml/kg KG.
GA: Angeborene Aminosäurenstoffwechselstörungen, Schock, Hypoxie, metabolische Azidose, schwere Leber-, Nieren-, Herzinsuffizienz, Kinder unter 2 Jahren, akutes Lungenödem, Hyperhydratation.
SST: Strenge Indikationsstellung; Stillen nicht empfohlen.
NW: Magen/Darm, Allergien.
WH: Vorsicht bei erhöhter Serumosmolarität. Kontrollen: Elektrolyte, Blutzucker, Flüssigkeit, Säure/Basen, Niere, Serum-Eiweiß, Leber.
PG: 10 ST * (EKO: N) [€ 307,55]

Aminoplasmal Paed 10% - Infusionslösung 37F01
(Z.Nr. 1-35126) RP. P. B05BA01
ZI: B. Braun, Melsungen, Deutschland
Z: 1 ml Infusionslösung enthält: Isoleucin 5,1 mg, Leucin 7,6 mg,

Lysin monohydrat 9,88 mg (entspr. Lysin 8,8 mg), Methionin 2 mg, Phenylalanin 3,1 mg, Threonin 5,1 mg, Tryptophan 4 mg, Valin 6,1 mg, Arginin 9,1 mg, Histidin 4,6 mg, Alanin 15,9 mg, Glycin 2 mg, Asparaginsäure 6,6 mg, Glutaminsäure 9,3 mg, Prolin 6,1 mg, Serin 2 mg, N-Acetyltyrosin 1,3 mg (entspr. Tyrosin 1,06 mg), Acetylcystein 0,7 mg (entspr. Cystein 0,52 mg), Taurin 0,3 mg (entspr. Aminosäuren 0,1 g) (entspr. Stickstoff 0,0152 g), Citronensäure-Monohydrat zur pH-Wert Einstellung, Wasser für Injektionszwecke; Osmolarität: 790 mosmol/l.
EW: Blutersatzmittel.
AG: Zufuhr von Aminosäuren bei Kindern ab der Geburt im Rahmen der parenteralen Ernährung.
AA: Nur zur zentralvenösen Infusion. Bei Verabreichung an Kinder unter 2 Jahren vor Lichtexposition schützen.
DO: TD Frühgeborene: 1,5-4 g Aminosäuren/kg KG (=15-40 ml/kg KG).
TD Neugeborene: 1,5-3 g Aminosäuren/kg KG (=15-30 ml/kg KG).
TD Säuglinge und Kleinkinder: 1-2,5 g Aminosäuren/kg KG (=10-25 ml/kg KG).
TD Kinder (2 - 11 Jahre): 1-2 g Aminosäuren/kg KG (=10-20 ml/kg KG).
Dosisanpassung bei Nieren- und Leberschäden.
GA: Angeborene Aminosäurenstoffwechselstörungen, Schock, Hypoxie, metabolische Azidose, akutes Lungenödem, dekompensierte Herzinsuffizienz, schwere Leber- oder Niereninsuffizienz, Störungen des Elektrolyt- und Flüssigkeitshaushalts.
SST: Nur zur Anwendung bei Patienten unter 12 Jahren bestimmt.
NW: Allergien, Magen/Darm.
WH: Elektrolytstörungen vor Therapiebeginn korrigieren. Therapie durch andere Energiequellen, Elektrolyte, Vitamine und Spurenelemente ergänzen. Bei Langzeitgabe Blutbild und Gerinnung kontrollieren.
PG: **100ML** 12 ST * (EKO: N) [€ 167,90], **250ML** 12 ST * (EKO: N) [€ 230,15]

Aminosteril Hepa 8% - Infusionslösung

37E03, 37F01

(Z.Nr. 1-20249) RP. P. B05BA01
ZI: Fresenius Kabi Austria, Graz
Z: 1000 ml enthalten: L-Isoleucin 10,4 g, L-Leucin 13,09 g, L-Lysinmonoacetat 9,71 g (entspr. L-Lysin 6,88 g), L-Methionin 1,1 g, N-Acetyl-L-Cystein 0,7 g (entspr. L-Cystein 0,52 g), L-Phenylalanin 0,88 g, L-Threonin 4,4 g, L-Tryptophan 0,7 g, L-Valin 10,08 g, L-Arginin 10,72 g, L-Histidin 2,8 g, Aminoessigsäure 5,82 g (entspr. Glycin), L-Alanin 4,64 g, L-Prolin 5,73 g, L-Serin 2,24 g, Essigsäure 99%, Wasser für Injektionszwecke.
EW: Aminosäurelösung.
AG: Parenterale Aminosäurenzufuhr bei Leberinsuffizienz mit oder ohne Enzephalopathie.
AA: I.v. Infusion.
DO: 0,08-0,1 g Aminosäuren/kg KG x Std. MTD 1,5 g Aminosäure/kg KG.
GA: Angeborene Aminosäurestoffwechselstörungen, Hypokaliämie, Nierenin- suffizienz, Schock, Hypoxie, allgemeine GA einer Infusionstherapie.
SST: Keine Angaben, Nutzen/Risiko-Abwägung.
WH: Vorsicht bei Hyponatriämie. Kontrollen: Ionen, Säure-Basen, Wasser.
PG: 10 ST * (EKO: N) [€ 280,65]

Aminoven 10% - Infusionslösung

37F01

(Z.Nr. 1-23277) RP. P. B05BA01
ZI: Fresenius Kabi Austria, Graz
Z: 1000 ml Infusionslösung enthalten: Isoleucin 5 g, Leucin 7,4 g, Lysin acetat 9,31 g (entspr. Lysin 6,6 g), Methionin 4,3 g, Phenylalanin 5,1 g, Threonin 4,4 g, Tryptophan 2 g, Valin 6,2 g, Arginin 12 g, Histidin 3 g, Alanin 14 g, Glycin 11 g, Prolin 11,2 g, Serin 6,5 g, Tyrosin 0,4 g, Taurin 1 g, Eisessig, Wasser für Injektionszwecke.
EW: Aminosäurenlösung.
AG: Parenterale Ernährung.
AA: Peripher- oder zentralvenöse Infusion; 10 und 15%-Lösungen nur zur zentralvenösen Infusion.
DO: TD 1-2 g Aminosäuren/kg KG. Maximale Infusionsgeschwindigkeit 0,1 g Aminosäuren kg/KG/h. Bei Kindern und Jugendlichen keine Studien, an Erwachsenendosen orientieren.
GA: Aminosäurestoffwechselstörungen, metabolische Azidose, Leberinsuffizienz, Hyperhydratation, Schock, Hypoxie, Herzinsuffizienz, Kinder unter 2 Jahren.
SST: Nutzen/Risiko-Abwägung.
NW: Bei Überdosierung Schüttelfrost, Erbrechen.
WH: Bei Kindern pädiatrische Lösungen verwenden. Kontrollen: Serum-Ionogramme, Wasserbilanz, Niere; Kalium und Natrium adäquat zuführen.
PG: 10 ST * (EKO: N) [€ 250,55]

Aminoven 15% - Infusionslösung

37F01

(Z.Nr. 1-23278) RP. P. B05BA01
ZI: Fresenius Kabi Austria, Graz
Z: 1000 ml Infusionslösung enthalten: Isoleucin 5,2 g, Leucin 8,9 g, Lysin acetat 15,66 g (entspr. Lysin 11,1 g), Methionin 3,8 g, Phenylalanin 5,5 g, Threonin 8,6 g, Tryptophan 1,6 g, Valin 5,5 g, Arginin 20 g, Histidin 7,3 g, Alanin 25 g, Glycin 18,5 g, Prolin 17 g, Serin 9,6 g, Tyrosin 0,4 g, Taurin 2 g, Eisessig, Wasser für Injektionszwecke, Äpfelsäure.
Kurzinformation: siehe Aminoven 10% - Infusionslösung, → S. 81
PG: 10 ST * (EKO: N) [€ 324,10]

Amiodaron Arcana 200 mg - Tabletten

30C04

(Z.Nr. 1-31103) NR. P. C01BD01
ZI: Arcana Arzneimittel, Wien
Z: 1 Tablette enthält: Amiodaron hydrochlorid 200 mg, Lactose 100 mg, Cellulose, mikrokristalline, Povidon K30, Crospovidon, Siliciumdioxid, kolloidales, Talkum, Magnesium stearat.
EW: Antiarrhythmikum mit langer Halbwertszeit.
AG: Behandlung schwerer Herzrhythmusstörungen, die nicht auf andere Therapien ansprechen: Tachyarrhythmien mit WPW-Syndrom, Vorhofflattern und -flimmern, paroxysmale Tachyarrhythmien, Kammerflimmern.
Prophylaxe ventrikulärer Herzrhythmusstörungen bei Hochrisikopatienten nach Myokardinfarkt oder kongestiver Herzinsuffizienz.
AA: Immer im gleichen Abstand zu oder nach einer Mahlzeit einnehmen.
DO: Sättigungsdosis: Initial 3mal täglich 1 Tablette für 1 Woche, dann 2mal tgl. 1 Tablette für 1 weitere Woche. Erhaltungsdosis 1mal tgl. (1/2-)1 Tablette.
Kinder (Erfahrungswerte): Sättigungsdosis 10-20 mg/kg KG tgl. über 7-10 Tage, Erhaltungsdosis 5-10 mg/kg KG tgl.
GA: Schwere arterielle Hypotonie, kardiovaskulärer Kollaps und Schock, Sinusbradykardie, alle Formen einer Leitungsverzögerung, Schilddrüsenerkrankungen, Jodallergien, Lungenfibrose, schwere Leberparenchymschädigungen, gleichzeitige Therapie mit MAO-Hemmern.
SST: Kontraindikation, 1 Jahr Konzeptionsschutz.
NW: Kardial: Schwere Bradykardien (AV-Block), Arrhythmien, Hypotonie. Extrakardial: ZNS (Kopfschmerzen, Schlafstörungen, Depressionen), gastrointestinal, Korneaablagerungen (reversibel), optische Neuropathie, Haut (Photosensibilisierung, Pseudozyanose, auch schwere Reaktionen), Schilddrüsenstörungen, Anämie, Lebertoxizität (sehr selten Lebercirrhose), Ataxie, Tremor, Muskelschwäche, Lunge, sensorische Neuropathie oder Myopathie, reversible Lungenfibrosen, Arthropathien, Gewichtsverlust, vereinzelt Vaskulitis.
WW: Kontraindiziert: Torsade de Pointes auslösende Substanzen (z.B. MAO-Hemmer, Antiarrhythmika Klasse I und III). Nicht empfohlen: Radiotherapie, Betablocker, Kalziumkanalblocker, Aldosteronantagonisten, Hypokaliämie auslösende Arzneimittel (z.B. Laxantien), Fluorochinolone. Vorsicht: Digitalis (Bradykardie), Warfarin und Cumarin (verstärkte Gerinnungshemmung), Doxepin, Statine, QT-verlängernde Arzneimittel, Flecainid. Schilddrüsenfunktionstests gestört.
WH: Nur von kardiologischen Abteilungen oder Facharzt und unter EKG-Überwachung anzuwenden. Kontrollen: Auge, Schilddrüsenfunktionstests, Serumkalium, Leberenzyme, Lungenröntgen. Sonnen- und UV-Exposition vermeiden. Verkehrshinweis.
Auf Syndrom der inadäquaten ADH-Sekretion achten (Schwäche).
PG: 30 ST (EKO: G) [€ 16,85], 60 ST (EKO: G) [€ 32,00]

Amiodaron-hameln 50 mg/ml - Konzentrat zur Herstellung einer Injektions-/Infusionslösung

30C04

(Z.Nr. 1-38341) NR. P. C01BD01
ZI: hameln pharma, Hameln, Deutschland
Z: 1 ml enthält: Amiodaron hydrochlorid 50 mg (entspr. Amiodaron 46,9 mg), Polysorbat 80, Benzylalkohol 22,2 mg, Wasser für Injektionszwecke.
EW: Antiarrhythmikum Klasse III.
AG: Behandlung schwerer supraventrikulärer, AV- und ventrikulärer Arrhythmien, auch vor einer Elektrokardioversion.
AA: I.v. (verdünnt mit Glukose 5%).
DO: Standarddosis (auch bei Kindern ab 3 Jahren): 5 mg/kg KG über 20 min bis 2 Std., Wiederholung bis 1200 mg pro 24 Std. möglich. Im Notfall 150-300 mg als Injektion über 3 min. Herz/Lungen-Wiederbelebung: Schnelle Injektion von 300 mg, bei weiter bestehendem Kammerflimmern weitere 150 mg.
GA: Schwere arterielle Hypotonie, kardiovaskulärer Kollaps und Schock, Sinusbradykardie, alle Formen einer Leitungsverzögerung, Schilddrüsenerkrankungen, Jodallergien, Lungenfibrose, schwere Leberparenchymschädigungen, gleichzeitige Therapie mit MAO-Hemmern, Kinder unter 3 Jahren (enthält Benzylalkohol).
SST: Kontraindikation, 1 Jahr Konzeptionsschutz.
NW: Kardial: Schwere Bradykardien (AV-Block), Arrhythmien, Hypotonie. Extrakardial: ZNS (Kopfschmerzen, Schlafstörungen),

A

gastrointestinal, Korneaablagerungen (reversibel), optische Neuropathie, Haut (Photosensibilisierung, Pseudozyanose, auch schwere Reaktionen), Schilddrüsenstörungen, Anämie, Lebertoxizität (sehr selten Lebercirrhose), Ataxie, Tremor, Muskelschwäche, Lunge, sensorische Neuropathie oder Myopathie, reversible Lungenfibrosen, Arthropathien, Gewichtsverlust, vereinzelt Vaskulitis.
WW: Kontraindiziert: Torsade de Pointes auslösende Substanzen (z.B. MAO-Hemmer, Antiarrhythmika Klasse I und III). Nicht empfohlen: Radiotherapie, Betablocker, Kalziumkanalblocker, Aldosteronantagonisten, Hypokaliämie auslösende Arzneimittel (z.B. Laxantien), Fluorochinolone. Vorsicht: Digitalis (Bradykardie), Warfarin und Cumarin (verstärkte Gerinnungshemmung), Doxepin, Statine, QT-verlängernde Arzneimittel, Flecainid. Schilddrüsenfunktionstests gestört.
WH: Nur von kardiologischen Abteilungen oder Facharzt und unter EKG-Überwachung anzuwenden. Kontrollen: Auge, Schilddrüsenfunktionstests, Serumkalium, Leberenzyme, Lungenröntgen. Sonnen- und UV-Exposition vermeiden. Verkehrshinweis.
Auf Syndrom der inadäquaten ADH-Sekretion achten (Schwäche).
PG: 10 ST * (EKO: N) [€ 106,65]

Amiodaron HCl Hikma 50 mg/ml - Injektionslösung — 30C04

(Z.Nr. 1-27275) NR. P. C01BD01
ZI: Hikma Farmaceutica, Terrugem, Portugal
Z: 1 ml enthält: Amiodaron hydrochlorid 50 mg, Polysorbat 80, Benzylalkohol, Wasser für Injektionszwecke.
EW: Antiarrhythmikum Klasse III.
AG: Prophylaxe und Behandlung schwerer supraventrikulärer und ventrikulärer Arrhythmien.
AA: I.v. Infusion (verdünnt mit Glukose 5%), oder i.v. Bolusinjektion.
DO: Infusion: Aufsättigungsdosis 5 mg/kg KG über 20 min bis 2 Std., 2-3mal pro 24 Std. wiederholen.
Erhaltungsdosis/Prophylaxe: 10-20 mg/kg KG über einige Tage. MTD 1200 mg.
I.v. Injektion: 5 mg/kg KG über mindestens 3 min. Zweite Injektion frühestens 15 min. nach der ersten Injektion.
Kardiopulmonale Reanimation bei defibrillationsresistentem Kammerflimmern: Initial 300 mg (oder 5 mg/kg KG), bei Fortbestehen des Kammerflimmerns 150 mg (oder 2,5 mg/kg KG).
Keine Dosisempfehlung für Kinder und Jugendliche.
GA: Schwere arterielle Hypotonie, kardiovaskulärer Kollaps und Schock, Sinusbradykardie, alle Formen einer Leitungsverzögerung, Schilddrüsenerkrankungen, Jodallergien, Lungenfibrose, schwere Leberparenchymschädigungen, gleichzeitige Therapie mit MAO-Hemmern, Kinder unter 3 Jahren (enthält Benzylalkohol).
SST: Kontraindikation, 1 Jahr Konzeptionsschutz.
NW: Kardial: Schwere Bradykardien (AV-Block), Arrhythmien, Hypotonie. Extrakardial: ZNS (Kopfschmerzen, Schlafstörungen), gastrointestinal, Korneaablagerungen (reversibel), optische Neuropathie, Haut (Photosensibilisierung, Pseudozyanose, auch schwere Reaktionen), Schilddrüsenstörungen, Anämie, Lebertoxizität (sehr selten Lebercirrhose), Ataxie, Tremor, Muskelschwäche, Lunge, sensorische Neuropathie oder Myopathie, reversible Lungenfibrosen, Arthropathien, Gewichtsverlust, vereinzelt Vaskulitis.
WW: Kontraindiziert: Torsade de Pointes auslösende Substanzen (z.B. MAO-Hemmer, Antiarrhythmika Klasse I und III). Nicht empfohlen: Radiotherapie, Betablocker, Kalziumkanalblocker, Aldosteronantagonisten, Hypokaliämie auslösende Arzneimittel (z.B. Laxantien), Fluorochinolone. Vorsicht: Digitalis (Bradykardie), Warfarin und Cumarin (verstärkte Gerinnungshemmung), Doxepin, Statine, QT-verlängernde Arzneimittel, Flecainid. Schilddrüsenfunktionstests gestört.
WH: Nur von kardiologischen Abteilungen oder Facharzt und unter EKG-Überwachung anzuwenden. Kontrollen: Auge, Schilddrüsenfunktionstests, Serumkalium, Leberenzyme, Lungenröntgen. Sonnen- und UV-Exposition vermeiden. Verkehrshinweis.
Auf Syndrom der inadäquaten ADH-Sekretion achten (Schwäche).
PG: 10 ST * (EKO: N) [€ 106,65]

Amiodaron HCl medicamentum 50 mg/ml - Injektionslösung — 30C04

(Z.Nr. 1-27275-P01) NR. P. Parallelimport. C01BD01
V: medicamentum pharma, Allerheiligen im Mürztal
Z: 1ml enthält: Amiodaron hydrochlorid 50 mg, Polysorbat 80, Benzylalkohol, Wasser für Injektionszwecke.
PG: 10 ST * (EKO: N) [€ 106,65]

Amisu 50 mg - Tabletten — 49B04

(Z.Nr. 1-39001) RP. P. N05AL05
ZI: G.L. Pharma, Lannach
Z: 1 Tablette enthält: Amisulprid 50 mg, Lactose monohydrat 25 mg, Natrium stärkeglykolat Typ A, Hypromellose 2910 E5, Cellulose, mikrokristalline PH 101, Magnesium stearat.
EW: Antipsychotikum; Dopamin (D2/D3)-Rezeptor-Antagonist.
AG: Akute und chronische schizophrene Störungen mit positiven und negativen Symptomen; sekundäre negative Symptome und affektive Störungen wie Depressionen.
AA: Oral unzerkaut mit Flüssigkeit einnehmen.
DO: Akute Psychosen: TD 400-800 (-1200) mg in mehreren ED.
-Vorwiegend negative Symptome: TD 50-300 mg (auch als ED), Kontraindiziert bei Kindern vor der Pubertät, bei Jugendlichen begrenzte Daten (nicht empfohlen).
GA: Prolaktinabhängige Tumore, Phäochromozytom, QT- Verlängerung, Kinder vor Beginn der Pubertät.
SST: Strenge Indikationstellung in der Schwangerschaft. Erhöhtes Risiko für extrapyramidale Symptome und/oder Entzugssymptome bei Neugeborenen nach Anwendung im 3. Trimenon. Nicht stillen.
NW: Endokrinium (reversibler Prolaktinanstieg, Prolaktinome), Magen/Darm, akute Dystonie, extrapyramidale Symptome, Spätdyskinesien, Hypotonie, QT-Verlängerung, Allergien, Blutbild, Psyche (Schlaflosigkeit), Leberenzymanstiege, malignes neuroleptisches Syndrom, Thromboembolien, Harnverhalten, Gewichtszunahme, Hyperglykämie, Anstieg Blutlipide, verschwommenes Sehen, sexuelle Funktionsstörungen.
WW: Kontraindiziert: Levodopa, Dopaminagonisten (Bromocriptin, Ropinirol), Arzneimittel mit Potential für schwere Herzrhythmusstörungen (Torsade de pointes): Antiarrhythmika Klasse Ia (Chinidin, Disopyramid) und III (Amiodaron, Sotalol), Thioridazin, Sultoprid (Neuroleptika), bestimmte Antiparasitika (Pentamidin), bestimmte Malariamittel (Halofantrin), Gyrasehemmer (Sparfloxacin), Antimykotika (Imidazol), Makrolide (intravenöse Gabe von Erythromycin), Cisaprid, Bepridil, Methadon, intravenös verabreichtes Vincamin. Nicht empfohlen: Alkohol, Bradykardie- induziernde Arzneimittel, Hypokaliämie- induzierende Arzneimittel, Pimozid, Haloperidol, Imipramin, Lithium.
Vorsicht: ZNS-Dämpfer, Blutdrucksenker, Clozapin.
GE: Nach abruptem Absetzen Entzugserscheinungen möglich.
WH: Vorsicht bei Schlaganfallrisiko, Nierenschäden, älteren Patienten, M. Parkinson, Epilepsie, Brustkrebs bzw. erhöhtem Risiko. Auf malignes neuroleptisches Syndrom, Diabetes achten. Verkehrshinweis. Erhöhte Mortalität bei älteren Menschen mit Demenz. Erhöhtes Thromboembolie-Risiko beachten.
PG: 20 ST (2) (EKO: G) [€ 8,15], 60 ST (2) (EKO: G) [€ 22,95]

Amisu 100 mg - Tabletten — 49B04

(Z.Nr. 1-39002) RP. P. N05AL05
ZI: G.L. Pharma, Lannach
Z: 1 Tablette enthält: Amisulprid 100 mg, Lactose monohydrat 50 mg, Natrium stärkeglykolat Typ A, Hypromellose 2910 E5, Cellulose, mikrokristalline PH 101, Magnesium stearat.
Kurzinformation: siehe Amisu 50 mg - Tabletten, → S. 82
PG: 20 ST (2) (EKO: G) [€ 14,30], 60 ST (2) (EKO: G) [€ 39,25]

Amisu 200 mg - Tabletten — 49B04

(Z.Nr. 1-39003) RP. P. N05AL05
ZI: G.L. Pharma, Lannach
Z: 1 Tablette enthält: Amisulprid 200 mg, Lactose monohydrat 100 mg, Natrium stärkeglykolat Typ A, Hypromellose 2910 E5, Cellulose, mikrokristalline PH 101, Magnesium stearat.
Kurzinformation: siehe Amisu 50 mg - Tabletten, → S. 82
PG: 20 ST (2) (EKO: G) [€ 26,25], 60 ST (2) (EKO: G) [€ 73,40]

Amisu 400 mg - Tabletten — 49B04

(Z.Nr. 1-39004) RP. P. N05AL05
ZI: G.L. Pharma, Lannach
Z: 1 Tablette enthält: Amisulprid 400 mg, Lactose monohydrat 200 mg, Natrium stärkeglykolat Typ A, Hypromellose 2910 E5, Cellulose, mikrokristalline PH 101, Magnesium stearat.
Kurzinformation: siehe Amisu 50 mg - Tabletten, → S. 82
PG: 20 ST (2) (EKO: G) [€ 42,35], 60 ST (2) (EKO: G) [€ 116,05]

Amlocor 20 mg/5 mg - Filmtabletten — 10B09
(Z.Nr. 1-38459) RP. P. nicht im Handel. C09DB02

Amlocor 40 mg/5 mg - Filmtabletten — 10B09
(Z.Nr. 1-38460) RP. P. nicht im Handel. C09DB02

Amlocor 40 mg/10 mg - Filmtabletten — 10B09
(Z.Nr. 1-38461) RP. P. nicht im Handel. C09DB02

Amlodibene 5 mg - Tabletten — 21A02

(Z.Nr. 1-26871) RP. P. C08CA01
ZI: Teva, Haarlem, Niederlande
Z: 1 Tablette enthält: Amlodipin 5 mg (entspr. Amlodipin besilat), Cellulose, mikrokristalline, Calciumhydrogenphosphat, Carboxymethylstärke, Natrium Typ A, Magnesium stearat.
EW: Kalziumantagonist (Dihydropyridin).
AG: Hypertonie, koronare Herzkrankheit (chronisch-stabile und vasospastische Angina pectoris).
AA: Oral.

DO: 1mal tgl. 5 mg, MTD 10 mg.
Kinder ab 6 Jahren und Jugendliche: 1mal tgl. 2,5 mg (nach 4 Wochen bis 5 mg); MTD 5 mg.
GA: Herz/Kreislauf-Schock, schwere Hypotonie, schwere Aortenstenose, instabile Herzinsuffizienz nach akutem Myokardinfarkt.
SST: Nutzen/Risiko-Abwägung.
NW: ZNS, Palpitationen, Flush, Magen/Darm, Knöchelschwellung, Ödeme, Dyspnoe, Seh- und Hörstörungen.
WW: Nicht empfohlen: Grapefruitsaft, Dantrolen i.v.
Vorsicht: Simvastatin, starke CYP3A4-Induktoren und -Hemmer, Ciclosporin, Tacrolimus, mTOR- Inhibitoren. Andere Blutdrucksenker verstärkt.
WH: Vorsicht bei Herzinsuffizienz, Leberschäden, älteren Patienten. Verkehrshinweis.
Bei Vergiftung Hypotension, Schock. Nicht dialysierbar.
PG: 30 ST (2) (EKO: G) [€ 6,25]

Amlodibene 10 mg - Tabletten
21A02
(Z.Nr. 1-26872) RP. P. C08CA01
ZI: Teva, Haarlem, Niederlande
Z: 1 Tablette enthält: Amlodipin 10 mg (entspr. Amlodipin besilat), Cellulose, mikrokristalline, Calciumhydrogenphosphat, Carboxymethylstärke, Natrium Typ A, Magnesium stearat.
Kurzinformation: siehe Amlodibene 5 mg - Tabletten, → S. 82
PG: 30 ST (2) (EKO: G) [€ 6,25]

Amlodilan 5 mg - Tabletten
21A02
(Z.Nr. 1-27871) RP. P. C08CA01
ZI: G.L. Pharma, Lannach
Z: 1 Tablette enthält: Amlodipin 5 mg (entspr. Amlodipin mesilat 6,395 mg), Cellulose, mikrokristalline, Calciumhydrogenphosphat, Carboxymethylstärke, Natriumsalz, Magnesium stearat.
EW: Kalziumantagonist (Dihydropyridin).
AG: Hypertonie, koronare Herzkrankheit (chronisch-stabile und vasospastische Angina pectoris).
AA: Oral.
DO: 1mal tgl. 5 mg, MTD 10 mg.
Kinder ab 6 Jahren und Jugendliche: 1mal tgl. 2,5 mg (nach 4 Wochen bis 5 mg); MTD 5 mg.
GA: Herz/Kreislauf-Schock, schwere Hypotonie, schwere Aortenstenose, instabile Herzinsuffizienz nach akutem Myokardinfarkt.
SST: Nutzen/Risiko-Abwägung.
NW: ZNS, Palpitationen, Flush, Magen/Darm, Knöchelschwellung, Ödeme, Dyspnoe, Seh- und Hörstörungen.
WW: Nicht empfohlen: Grapefruitsaft, Dantrolen i.v.
Vorsicht: Simvastatin, starke CYP3A4-Induktoren und -Hemmer, Clarithromycin, Ciclosporin, Tacrolimus. Andere Blutdrucksenker verstärkt.
WH: Vorsicht bei Herzinsuffizienz, Leberschäden, älteren Patienten. Verkehrshinweis.
Bei Vergiftung Hypotension, Schock. Nicht dialysierbar.
PG: 30 ST (2) (EKO: G) [€ 6,25], 90 ST * (EKO: N) [€ 14,90]

Amlodilan 10 mg - Tabletten
21A02
(Z.Nr. 1-27872) RP. P. C08CA01
ZI: G.L. Pharma, Lannach
Z: 1 Tablette enthält: Amlodipin 10 mg (entspr. Amlodipin mesilat 12,79 mg), Cellulose, mikrokristalline, Calciumhydrogenphosphat, Carboxymethylstärke, Natriumsalz, Magnesium stearat.
Kurzinformation: siehe Amlodilan 5 mg - Tabletten, → S. 83
PG: 30 ST (2) (EKO: G) [€ 6,25], 90 ST * (EKO: N) [€ 14,90]

Amlodinova 5 mg - Tabletten
21A02
(Z.Nr. 1-25137) RP. P. C08CA01
ZI: Krka, Novo Mesto, Slowenien
Z: 1 Tablette enthält: Amlodipin 5 mg (entspr. Amlodipin maleat 6,42 mg), Cellulose, mikrokristalline, Maisstärke, vorverkleistert, Carboxymethylstärke, Natrium Typ A (entspr. Natrium 2,11 mg), Siliciumdioxid, kolloidal, wasserfrei, Magnesium stearat.
EW: Kalziumantagonist (Dihydropyridin).
AG: Hypertonie, koronare Herzkrankheit (chronisch-stabile und vasospastische Angina pectoris).
AA: Oral.
DO: 1mal tgl. 5 mg, MTD 10 mg.
Kinder ab 6 Jahren und Jugendliche: 1mal tgl. 2,5 mg (nach 4 Wochen bis 5 mg); MTD 5 mg.
GA: Herz/Kreislauf-Schock, schwere Hypotonie, schwere Aortenstenose, instabile Herzinsuffizienz nach akutem Myokardinfarkt.
SST: Nutzen/Risiko-Abwägung.
NW: ZNS, Palpitationen, Flush, Magen/Darm, Knöchelschwellung, Ödeme, Dyspnoe, Seh- und Hörstörungen.
WW: Nicht empfohlen: Grapefruitsaft, Dantrolen i.v.
Vorsicht: Simvastatin, starke CYP3A4-Induktoren und -Hemmer, Clarithromycin, Ciclosporin, mTOR- Inhibitoren, z.B. (Tem)sirolimus. Andere Blutdrucksenker verstärkt.
WH: Vorsicht bei Herzinsuffizienz, Leberschäden, älteren Patienten. Verkehrshinweis.
Bei Vergiftung Hypotension, Schock. Nicht dialysierbar.
PG: 30 ST (2) (EKO: G) [€ 6,25]

Amlodinova 10 mg - Tabletten
21A02
(Z.Nr. 1-25142) RP. P. C08CA01
ZI: Krka, Novo Mesto, Slowenien
Z: 1 Tablette enthält: Amlodipin 10 mg (entspr. Amlodipin maleat 12,84 mg), Cellulose, mikrokristalline, Maisstärke, vorverkleistert, Carboxymethylstärke, Natrium Typ A (entspr. Natrium 4,22 mg), Siliciumdioxid, kolloidal, wasserfrei, Magnesium stearat.
Kurzinformation: siehe Amlodinova 5 mg - Tabletten, → S. 83
PG: 30 ST (2) (EKO: G) [€ 6,25]

Amlodipin 1A Pharma 5 mg - Tabletten
21A02
(Z.Nr. 1-26865) RP. P. C08CA01
ZI: 1A Pharma, Wien
Z: 1 Tablette enthält: Amlodipin 5 mg (entspr. Amlodipin besilat), Calcium hydrogenphosphat, wasserfreies, Carboxymethylstärke, Natrium Typ A, Cellulose, mikrokristalline, Magnesium stearat.
Kurzinformation: siehe Amlodilan 5 mg - Tabletten, → S. 83
PG: 30 ST (3) (EKO: G) [€ 4,75]

Amlodipin 1A Pharma 7,5 mg - Tabletten
21A02
(Z.Nr. 1-26866) RP. P. C08CA01
ZI: 1A Pharma, Wien
Z: 1 Tablette enthält: Amlodipin 7,5 mg (entspr. Amlodipin besilat), Calcium hydrogenphosphat, wasserfreies, Carboxymethylstärke, Natrium Typ A, Cellulose, mikrokristalline, Magnesium stearat.
Kurzinformation: siehe Amlodilan 5 mg - Tabletten, → S. 83
PG: 30 ST (3) (EKO: G) [€ 4,75]

Amlodipin 1A Pharma 10 mg - Tabletten
21A02
(Z.Nr. 1-26867) RP. P. C08CA01
ZI: 1A Pharma, Wien
Z: 1 Tablette enthält: Amlodipin 10 mg (entspr. Amlodipin besilat), Calcium hydrogenphosphat, wasserfreies, Carboxymethylstärke, Natrium Typ A, Cellulose, mikrokristalline, Magnesium stearat.
Kurzinformation: siehe Amlodilan 5 mg - Tabletten, → S. 83
PG: 30 ST (3) (EKO: G) [€ 4,75]

Amlodipin Accord 5 mg - Tabletten
21A02
(Z.Nr. 1-31222) RP. P. C08CA01
ZI: Accord Healthcare, Utrecht, Niederlande
Z: 1 Tablette enthält: Amlodipin 5 mg (entspr. Amlodipin besilat), Cellulose, mikrokristalline, Carboxymethylstärke, Natriumsalz, Magnesium stearat, Dinatrium hydrogencitrat, Crospovidon, Croscarmellose natrium.
Kurzinformation: siehe Amlodilan 5 mg - Tabletten, → S. 83
PG: 30 ST (2) (EKO: G) [€ 5,15]

Amlodipin Accord 10 mg - Tabletten
21A02
(Z.Nr. 1-31223) RP. P. C08CA01
ZI: Accord Healthcare, Utrecht, Niederlande
Z: 1 Tablette enthält: Amlodipin 10 mg (entspr. Amlodipin besilat), Cellulose, mikrokristalline, Carboxymethylstärke, Natriumsalz, Magnesium stearat, Dinatrium hydrogencitrat, Crospovidon, Croscarmellose natrium.
Kurzinformation: siehe Amlodilan 5 mg - Tabletten, → S. 83
PG: 30 ST (2) (EKO: G) [€ 5,15]

Amlodipin Actavis 5 mg - Tabletten
21A02
(Z.Nr. 1-28018) RP. P. C08CA01
ZI: Actavis Group PTC, Hafnarfjördur, Island
Z: 1 Tablette enthält: Amlodipin 5 mg (entspr. Amlodipin besilat), Cellulose, mikrokristalline, Calcium hydrogenphosphat dihydrat, Carboxymethylstärke, Natrium Typ A, Magnesium stearat.
Kurzinformation: siehe Amlodilan 5 mg - Tabletten, → S. 83
PG: 30 ST (2) (EKO: G) [€ 6,25]

Amlodipin Actavis 10 mg - Tabletten
21A02
(Z.Nr. 1-28019) RP. P. C08CA01
ZI: Actavis Group PTC, Hafnarfjördur, Island
Z: 1 Tablette enthält: Amlodipin 10 mg (entspr. Amlodipin besilat), Cellulose, mikrokristalline, Calcium hydrogenphosphat dihydrat, Carboxymethylstärke, Natrium Typ A, Magnesium stearat.
Kurzinformation: siehe Amlodilan 5 mg - Tabletten, → S. 83
PG: 30 ST (2) (EKO: G) [€ 6,25]

Amlodipin Bluefish 5 mg - Tabletten
21A02
(Z.Nr. 1-29500) RP. P. C08CA01
ZI: Bluefish Pharmaceuticals, Gävlegatan, Stockholm, Schweden
Z: 1 Tablette enthält: Amlodipin 5 mg (entspr. Amlodipin besilat), Cellulose, mikrokristalline, Calcium hydrogenphosphat, wasserfreies, Carboxymethylstärke, Natrium Typ A, Magnesium

stearat.
Kurzinformation: siehe Amlodilan 5 mg - Tabletten, → S. 83
PG: 30 ST (2) (EKO: G) [€ 4,45]

Amlodipin Bluefish 10 mg - Tabletten 21A02
(Z.Nr. 1-29501) RP. P. C08CA01
ZI: Bluefish Pharmaceuticals, Gävlegatan, Stockholm, Schweden
Z: 1 Tablette enthält: Amlodipin 10 mg (entspr. Amlodipin besilat), Cellulose, mikrokristalline, Calcium hydrogenphosphat, wasserfreies, Carboxymethylstärke, Natrium Typ A, Magnesium stearat.
Kurzinformation: siehe Amlodilan 5 mg - Tabletten, → S. 83
PG: 30 ST (2) (EKO: G) [€ 4,45]

Amlodipin Fair-Med 5 mg - Tabletten 21A02
(Z.Nr. 1-35854) RP. P. nicht im Handel. C08CA01

Amlodipin Fair-Med 10 mg - Tabletten 21A02
(Z.Nr. 1-35853) RP. P. nicht im Handel. C08CA01

Amlodipin G.L. 5 mg - Tabletten 21A02
(Z.Nr. 1-25049) RP. P. C08CA01
ZI: G.L. Pharma, Lannach
Z: 1 Tablette enthält: Amlodipin 5 mg (entspr. Amlodipin mesilat 6,395 mg), Cellulose, mikrokristalline, Calciumhydrogenphosphat, Carboxymethylstärke, Natriumsalz, Magnesium stearat.
Kurzinformation: siehe Amlodilan 5 mg - Tabletten, → S. 83
PG: 30 ST (2) (EKO: G) [€ 5,30]

Amlodipin G.L. 10 mg - Tabletten 21A02
(Z.Nr. 1-25050) RP. P. C08CA01
ZI: G.L. Pharma, Lannach
Z: 1 Tablette enthält: Amlodipin 10 mg (entspr. Amlodipin mesilat 12,79 mg), Cellulose, mikrokristalline, Calciumhydrogenphosphat, Carboxymethylstärke, Natriumsalz, Magnesium stearat.
Kurzinformation: siehe Amlodilan 5 mg - Tabletten, → S. 83
PG: 30 ST (2) (EKO: G) [€ 5,30]

Amlodipin Genericon 5 mg - Tabletten 21A02
(Z.Nr. 1-25047) RP. P. C08CA01
ZI: Genericon Pharma, Graz
Z: 1 Tablette enthält: Amlodipin 5 mg (entspr. Amlodipin mesilat), Cellulose, mikrokristalline, Calciumhydrogenphosphat, Natrium carboxymethylstärke, Magnesium stearat.
EW: Kalziumantagonist (Dihydropyridin).
AG: Hypertonie, koronare Herzkrankheit (chronisch-stabile und vasospastische Angina pectoris).
AA: Oral.
DO: 1mal tgl. 5 mg, MTD 10 mg.
Kinder ab 6 Jahren und Jugendliche: 1mal tgl. 2,5 mg (nach 4 Wochen bis 5 mg); MTD 5 mg.
GA: Herz/Kreislauf-Schock, schwere Hypotonie, schwere Aortenstenose, instabile Herzinsuffizienz nach akutem Myokardinfarkt.
SST: Nutzen/Risiko-Abwägung.
NW: ZNS, Palpitationen, Flush, Magen/Darm, Knöchelschwellung, Ödeme, Dyspnoe, Seh- und Hörstörungen.
WW: Nicht empfohlen: Grapefruitsaft, Dantrolen i.v.
Vorsicht: Simvastatin, starke CYP3A4-Induktoren und -Hemmer, Clarithromycin, Ciclosporin, Tacrolimus, mTOR- Inhibitoren.
Andere Blutdrucksenker verstärkt.
WH: Vorsicht bei Herzinsuffizienz, Leberschäden, älteren Patienten. Verkehrshinweis.
Bei Vergiftung Hypotension, Schock. Nicht dialysierbar.
PG: 30 ST (2) (EKO: G) [€ 6,25]

Amlodipin Genericon 10 mg - Tabletten 21A02
(Z.Nr. 1-25048) RP. P. C08CA01
ZI: Genericon Pharma, Graz
Z: 1 Tablette enthält: Amlodipin 10 mg (entspr. Amlodipin mesilat), Cellulose, mikrokristalline, Calciumhydrogenphosphat, Natrium carboxymethylstärke, Magnesium stearat.
Kurzinformation: siehe Amlodipin Genericon 5 mg - Tabletten, → S. 84
PG: 30 ST (2) (EKO: G) [€ 6,25]

Amlodipin Hexal 5 mg - Tabletten 21A02
(Z.Nr. 1-26855) RP. P. C08CA01
ZI: Hexal Pharma, Wien
Z: 1 Tablette enthält: Amlodipin 5 mg (entspr. Amlodipin besilat), Carboxymethylstärke, Natrium Typ A, Calcium hydrogenphosphat, wasserfreies, Cellulose, mikrokristalline, Magnesium stearat.
Kurzinformation: siehe Amlodilan 5 mg - Tabletten, → S. 83
PG: 30 ST (2) (EKO: G) [€ 6,15]

Amlodipin Hexal 7,5 mg - Tabletten 21A02
(Z.Nr. 1-26856) RP. P. nicht im Handel. C08CA01

Amlodipin Hexal 10 mg - Tabletten 21A02
(Z.Nr. 1-26857) RP. P. C08CA01
ZI: Hexal Pharma, Wien
Z: 1 Tablette enthält: Amlodipin 10 mg (entspr. Amlodipin besilat), Carboxymethylstärke, Natrium Typ A, Calcium hydrogenphosphat, wasserfreies, Cellulose, mikrokristalline, Magnesium stearat.
Kurzinformation: siehe Amlodilan 5 mg - Tabletten, → S. 83
PG: 30 ST (2) (EKO: G) [€ 6,15]

Amlodipin "Interpharm" 5 mg - Tabletten 21A02
(Z.Nr. 1-24562) RP. P. C08CA01
ZI: Interpharm, Wien
Z: 1 Tablette enthält: Amlodipin 5 mg (entspr. Amlodipin besilat 6,944 mg), Cellulose, mikrokristalline, Calciumhydrogenphosphat, Carboxymethylstärke, Natrium, Magnesium stearat.
Kurzinformation: siehe Amlodilan 5 mg - Tabletten, → S. 83
PG: 30 ST (2) (EKO: G) [€ 6,25]

Amlodipin "Interpharm" 10 mg - Tabletten 21A02
(Z.Nr. 1-24564) RP. P. C08CA01
ZI: Interpharm, Wien
Z: 1 Tablette enthält: Amlodipin 10 mg (entspr. Amlodipin besilat 13,889 mg), Cellulose, mikrokristalline, Calciumhydrogenphosphat, Carboxymethylstärke, Natrium, Magnesium stearat.
Kurzinformation: siehe Amlodilan 5 mg - Tabletten, → S. 83
PG: 30 ST (2) (EKO: G) [€ 6,25]

Amlodipin Mylan 5 mg - Tabletten 21A02
(Z.Nr. 1-29498) RP. P. nicht im Handel. C08CA01

Amlodipin Mylan 10 mg - Tabletten 21A02
(Z.Nr. 1-29499) RP. P. nicht im Handel. C08CA01

Amlodipin +pharma 5 mg - Tabletten 21A02
(Z.Nr. 1-25905) RP. P. C08CA01
ZI: +pharma Arzneimittel, Graz
Z: 1 Tablette enthält: Amlodipin 5 mg (entspr. Amlodipin mesilat), Cellulose, mikrokristalline, Calciumhydrogenphosphat, Natrium carboxymethylstärke, Magnesium stearat.
Kurzinformation: siehe Amlodipin Genericon 5 mg - Tabletten, → S. 84
PG: 30 ST (2) (EKO: G) [€ 4,55]

Amlodipin +pharma 10 mg - Tabletten 21A02
(Z.Nr. 1-25906) RP. P. C08CA01
ZI: +pharma Arzneimittel, Graz
Z: 1 Tablette enthält: Amlodipin 10 mg (entspr. Amlodipin mesilat), Cellulose, mikrokristalline, Calciumhydrogenphosphat, Natrium carboxymethylstärke, Magnesium stearat.
Kurzinformation: siehe Amlodipin Genericon 5 mg - Tabletten, → S. 84
PG: 30 ST (2) (EKO: G) [€ 4,55]

Amlodipin ratiopharm 5 mg - Tabletten 21A02
(Z.Nr. 1-28032) RP. P. C08CA01
ZI: Teva Pharma, Haarlem, Niederlande
Z: 1 Tablette enthält: Amlodipin 5 mg (entspr. Amlodipin besilat), Cellulose, mikrokristalline, Calciumdihydrogenphosphat, Carboxymethylstärke, Natrium Typ A, Magnesium stearat.
EW: Kalziumantagonist (Dihydropyridin).
AG: Hypertonie, koronare Herzkrankheit (chronisch-stabile und vasospastische Angina pectoris).
AA: Oral.
DO: 1mal tgl. 5 mg, MTD 10 mg.
Kinder ab 6 Jahren und Jugendliche: 1mal tgl. 2,5 mg (nach 4 Wochen bis 5 mg); MTD 5 mg.
GA: Herz/Kreislauf-Schock, schwere Hypotonie, schwere Aortenstenose, instabile Herzinsuffizienz nach akutem Myokardinfarkt.
SST: Nutzen/Risiko-Abwägung.
NW: ZNS, Palpitationen, Flush, Magen/Darm, Knöchelschwellung, Ödeme, Dyspnoe, Seh- und Hörstörungen.
WW: Nicht empfohlen: Grapefruitsaft, Dantrolen i.v. Vorsicht: Simvastatin, starke CYP3A4-Induktoren und -Hemmer, Clarithromycin, Ciclosporin, Tacrolimus, mTOR- Inhibitoren (z.B. Sirolimus).
Andere Blutdrucksenker verstärkt.
WH: Vorsicht bei Herzinsuffizienz, Leberschäden, älteren Patienten. Verkehrshinweis.
Bei Vergiftung Hypotension, Schock. Nicht dialysierbar.
PG: 30 ST (2) (EKO: G) [€ 6,25]

Amlodipin ratiopharm 10 mg - Tabletten 21A02
(Z.Nr. 1-28034) RP. P. C08CA01
ZI: Teva Pharma, Haarlem, Niederlande
Z: 1 Tablette enthält: Amlodipin 10 mg (entspr. Amlodipin besilat), Cellulose, mikrokristalline, Calciumdihydrogenphosphat,

Carboxymethylstärke, Natrium Typ A, Magnesium stearat.
Kurzinformation: siehe Amlodipin ratiopharm 5 mg - Tabletten, → S. 84
PG: 30 ST (2) (EKO: G) [€ 6,25]

Amlodipin Sandoz 5 mg - Tabletten 21A02
(Z.Nr. 1-26874) RP. P. C08CA01
ZI: Sandoz, Kundl
Z: 1 Tablette enthält: Amlodipin 5 mg (entspr. Amlodipin besilat), Carboxymethylstärke, Natrium Typ A, Calcium hydrogenphosphat, wasserfreies, Cellulose, mikrokristalline, Magnesium stearat.
Kurzinformation: siehe Amlodilan 5 mg - Tabletten, → S. 83
PG: 30 ST (2) (EKO: G) [€ 5,55]

Amlodipin Sandoz 7,5 mg - Tabletten 21A02
(Z.Nr. 1-26875) RP. P. nicht im Handel. C08CA01

Amlodipin Sandoz 10 mg - Tabletten 21A02
(Z.Nr. 1-26876) RP. P. C08CA01
ZI: Sandoz, Kundl
Z: 1 Tablette enthält: Amlodipin 10 mg (entspr. Amlodipin besilat), Carboxymethylstärke, Natrium Typ A, Calcium hydrogenphosphat, wasserfreies, Cellulose, mikrokristalline, Magnesium stearat.
Kurzinformation: siehe Amlodilan 5 mg - Tabletten, → S. 83
PG: 30 ST (2) (EKO: G) [€ 5,55]

Amlodipin/Valsartan 1A Pharma 5 mg/80 mg - Filmtabletten 10B09
(Z.Nr. 1-37005) RP. P. C09DB01
ZI: 1A Pharma, Wien
Z: 1 Filmtablette enthält: Amlodipin 5 mg (entspr. Amlodipin besilat), Valsartan 80 mg, Tablettenkern: Cellulose, mikrokristalline, Crospovidon Typ A, Siliciumdioxid, hochdisperses, Magnesium stearat; Filmüberzug: Hypromellose, Titandioxid, Eisenoxid gelb, Macrogol 4000, Talkum.
EW: Angiotensin-II-Antagonist + Kalziumanatagonist.
AG: Essentielle Hypertonie bei nicht ausreichender Monotherapie.
AA: Mit etwas Wasser einnehmen.
DO: 1 Tablette pro Tag. Keine Daten an Kindern und Jugendlichen.
GA: Schwere Leberinsuffizienz, schwere Hypotonie, Schock, linksventrikuläre Obstruktion, instabile Herzinsuffizienz nach akutem Herzinfarkt.
SST: Gegenanzeige im 2. und 3. Trimenon; im 1. Trimenon und in der Stillzeit nicht empfohlen.
NW: Tachykardie, Kopfschmerzen, ZNS, Sehstörungen, Husten, Magen/Darm, Stoffwechsel, Haut, Schwellungen, Hypotonie, (Angio)ödeme, Überempfindlichkeit.
WW: Amlodipin: Nicht empfohlen: Grapefruit(saft).
Vorsicht mit CYP3A4-Inhibitoren oder -Induktoren. Simvastatin auf 20 mg/d reduzieren. Clarithomycin (Hypotonie). Tacrolimus.
Valsartan: Aliskiren (Kontraindiziert bei Diabetes oder Nierenschäden, sonst nicht empfohlen) Nicht empfohlen: Duale Blockade des Renin/Angiotensin/Aldosteron-Systems, Lithium.
Vorsicht: Den Kaliumspiegel beeinflussende Arzneimittel, nicht steroidale Entzündungshemmer.
Generell: Andere Blutdrucksenker verstärkt.
WH: Auf übermäßige Blutdrucksenkung achten. Verkehrshinweis.
PG: 28 ST (3) (EKO: G) [€ 12,95]

Amlodipin/Valsartan 1A Pharma 5 mg/160 mg - Filmtabletten 10B09
(Z.Nr. 1-37007) RP. P. C09DB01
ZI: 1A Pharma, Wien
Z: 1 Filmtablette enthält: Amlodipin 5 mg (entspr. Amlodipin besilat), Valsartan 160 mg, Tablettenkern: Cellulose, mikrokristalline, Crospovidon Typ A, Siliciumdioxid, hochdisperses, Magnesium stearat; Filmüberzug: Hypromellose, Titandioxid, Eisenoxid gelb, Macrogol 4000, Talkum.
Kurzinformation: siehe Amlodipin/Valsartan 1A Pharma 5 mg/80 mg - Filmtabletten, → S. 85
PG: 28 ST (3) (EKO: G) [€ 12,95]

Amlodipin/Valsartan 1A Pharma 10 mg/160 mg - Filmtabletten 10B09
(Z.Nr. 1-37006) RP. P. C09DB01
ZI: 1A Pharma, Wien
Z: 1 Filmtablette enthält: Amlodipin 10 mg (entspr. Amlodipin besilat), Valsartan 160 mg, Tablettenkern: Cellulose, mikrokristalline, Crospovidon Typ A, Siliciumdioxid, hochdisperses, Magnesium stearat; Filmüberzug: Hypromellose, Titandioxid, Eisenoxid gelb, Eisenoxid rot, Macrogol 4000, Talkum.
Kurzinformation: siehe Amlodipin/Valsartan 1A Pharma 5 mg/80 mg - Filmtabletten, → S. 85
PG: 28 ST (3) (EKO: G) [€ 12,95]

Amlodipin/Valsartan Actavis 5 mg/80 mg - Filmtabletten 10B09
(Z.Nr. 1-37339) RP. P. C09DB01
ZI: Actavis Group PTC, Hafnarfjördur, Island
Z: 1 Filmtablette enthält: Amlodipin 5 mg (entspr. Amlodipin besilat), Valsartan 80 mg, Filmtablettenkern: Cellulose, mikrokristalline, Povidon K29-32, Croscarmellose natrium, Talkum, Magnesium stearat; Überzug: Hypromellose, Titandioxid, Macrogol, Eisenoxid gelb.
Kurzinformation: siehe Amlodipin/Valsartan 1A Pharma 5 mg/80 mg - Filmtabletten, → S. 85
PG: 30 ST (3) (EKO: G) [€ 11,35]

Amlodipin/Valsartan Actavis 5 mg/160 mg - Filmtabletten 10B09
(Z.Nr. 1-37340) RP. P. C09DB01
ZI: Actavis Group PTC, Hafnarfjördur, Island
Z: 1 Filmtablette enthält: Amlodipin 5 mg (entspr. Amlodipin besilat), Valsartan 160 mg, Filmtablettenkern: Cellulose, mikrokristalline, Povidon K29-32, Croscarmellose natrium, Talkum, Magnesium stearat; Überzug: Hypromellose, Titandioxid, Macrogol, Eisenoxid gelb.
Kurzinformation: siehe Amlodipin/Valsartan 1A Pharma 5 mg/80 mg - Filmtabletten, → S. 85
PG: 30 ST (3) (EKO: G) [€ 11,35]

Amlodipin/Valsartan Actavis 10 mg/160 mg - Filmtabletten 10B09
(Z.Nr. 1-37341) RP. P. C09DB01
ZI: Actavis Group PTC, Hafnarfjördur, Island
Z: 1 Filmtablette enthält: Amlodipin 10 mg (entspr. Amlodipin besilat), Valsartan 160 mg, Filmtablettenkern: Cellulose, mikrokristalline, Povidon K29-32, Croscarmellose natrium, Talkum, Magnesium stearat; Überzug: Hypromellose, Titandioxid, Macrogol.
Kurzinformation: siehe Amlodipin/Valsartan 1A Pharma 5 mg/80 mg - Filmtabletten, → S. 85
PG: 30 ST (3) (EKO: G) [€ 11,35]

Amlodipin/Valsartan G.L. 5 mg/80 mg - Filmtabletten 10B09
(Z.Nr. 1-37433) RP. P. n.l. C09DB01
ZI: G.L. Pharma, Lannach
Z: 1 Filmtablette enthält: Amlodipin 5 mg (entspr. Amlodipin besilat), Valsartan 80 mg, Tablettenkern: Cellulose, mikrokristalline, Povidon K29-32, Croscarmellose natrium, Talkum, Magnesium stearat; Filmüberzug: Hypromellose, Titandioxid, Macrogol, Eisenoxid gelb.
PG: 30 ST * (EKO: N) [€ 16,60 n.l.]

Amlodipin/Valsartan G.L. 5 mg/160 mg - Filmtabletten 10B09
(Z.Nr. 1-37434) RP. P. n.l. C09DB01
ZI: G.L. Pharma, Lannach
Z: 1 Filmtablette enthält: Amlodipin 5 mg (entspr. Amlodipin besilat), Valsartan 160 mg, Tablettenkern: Cellulose, mikrokristalline, Povidon K29-32, Croscarmellose natrium, Talkum, Magnesium stearat; Filmüberzug: Hypromellose, Titandioxid, Macrogol, Eisenoxid gelb.
PG: 30 ST * (EKO: N) [€ 16,60 n.l.]

Amlodipin/Valsartan G.L. 5 mg/160 mg - Filmtabletten 10B09
(Z.Nr. 1-37435) RP. P. n.l. C09DB01
ZI: G.L. Pharma, Lannach
Z: 1 Filmtablette enthält: Amlodipin 10 mg (entspr. Amlodipin besilat), Valsartan 160 mg, Tablettenkern: Cellulose, mikrokristalline, Povidon K29-32, Croscarmellose natrium, Talkum, Magnesium stearat; Filmüberzug: Hypromellose, Titandioxid, Macrogol.
PG: 30 ST * (EKO: N) [€ 16,60 n.l.]

Amlodipin/Valsartan Genericon 5 mg/80 mg - Filmtabletten 10B09
(Z.Nr. 1-37353) RP. P. C09DB01
ZI: Genericon Pharma, Graz
Z: 1 Filmtablette enthält: Amlodipin 5 mg (entspr. Amlodipin besilat), Valsartan 80 mg, Tablettenkern: Cellulose, mikrokristalline, Povidon K29-32, Croscarmellose natrium, Talk, Magnesium stearat; Überzug: Hypromellose, Titandioxid, Macrogol, Eisenoxid gelb.
Kurzinformation: siehe Amlodipin/Valsartan 1A Pharma 5 mg/80

A

mg - Filmtabletten, → S. 85
PG: 30 ST * (EKO: R) [€ 12,25]

Amlodipin/Valsartan Genericon 5 mg/160 mg - Filmtabletten 10B09

(Z.Nr. 1-37354) RP. P. C09DB01
ZI: Genericon Pharma, Graz
Z: 1 Filmtablette enthält: Amlodipin 5 mg (entspr. Amlodipin besilat), Valsartan 160 mg, Tablettenkern: Cellulose, mikrokristalline, Povidon K29-32, Croscarmellose natrium, Talk, Magnesium stearat; Überzug: Hypromellose, Titandioxid, Macrogol, Eisenoxid gelb.
Kurzinformation: siehe Amlodipin/Valsartan 1A Pharma 5 mg/80 mg - Filmtabletten, → S. 85
PG: 30 ST * (EKO: R) [€ 12,25]

Amlodipin/Valsartan Genericon 10 mg/160 mg - Filmtabletten 10B09

(Z.Nr. 1-37355) RP. P. C09DB01
ZI: Genericon Pharma, Graz
Z: 1 Filmtablette enthält: Amlodipin 10 mg (entspr. Amlodipin besilat), Valsartan 160 mg, Tablettenkern: Cellulose, mikrokristalline, Povidon K29-32, Croscarmellose natrium, Talk, Magnesium stearat; Überzug: Hypromellose, Titandioxid, Macrogol.
Kurzinformation: siehe Amlodipin/Valsartan 1A Pharma 5 mg/80 mg - Filmtabletten, → S. 85
PG: 30 ST * (EKO: R) [€ 12,25]

Amlodipin/Valsartan Krka 5 mg/80 mg - Filmtabletten 10B09

(Z.Nr. 1-38651) RP. P. C09DB01
ZI: Krka, Novo Mesto, Slowenien
Z: 1 Filmtablette enthält: Amlodipin 5 mg (entspr. Amlodipin besilat), Valsartan 80 mg, Tablettenkern: Cellulose, mikrokristalline, Mannitol, Magnesium stearat, Croscarmellose natrium, Povidon K25, Siliciumdioxid, hochdispers, wasserfrei, Natrium laurylsulfat; Filmüberzug: Poly(vinylalkohol), Titandioxid, Macrogol 3000, Talkum, Eisenoxid gelb.
EW: Angiotensin-II-Antagonist + Kalziumanatagonist.
AG: Essentielle Hypertonie bei nicht ausreichender Monotherapie.
AA: Oral mit etwas Wasser einnehmen.
DO: 1 Tablette pro Tag. Keine Daten an Kindern und Jugendlichen.
GA: Schwere Leberinsuffizienz, biliäre Leberzirrhose oder Cholestase, schwere Hypotonie, Schock, linksventrikuläre Obstruktion, instabile Herzinsuffizienz nach akutem Herzinfarkt.
SST: Gegenanzeige im 2. und 3. Trimenon; im 1. Trimenon und in der Stillzeit nicht empfohlen.
NW: Tachykardie, Kopfschmerzen, ZNS, Sehstörungen, Husten, Magen/Darm, Stoffwechsel, Haut, Schwellungen, Hypotonie, (Angio)ödeme, Überempfindlichkeit.
WW: Amlodipin: Nicht empfohlen: Grapefruit(saft).
Vorsicht mit CYP3A4-Inhibitoren oder -Induktoren. Simvastatin auf 20 mg/d reduzieren. Clarithomycin (Hypotonie). Tacrolimus.
Valsartan: Aliskiren (Kontraindiziert bei Diabetes oder Nierenschäden, sonst nicht empfohlen) Nicht empfohlen: Duale Blockade des Renin/Angiotensin/Aldosteron-Systems, Lithium.
Vorsicht: Den Kaliumspiegel beeinflussende Arzneimittel, nicht steroidale Entzündungshemmer.
Generell: Andere Blutdrucksenker verstärkt.
WH: Auf übermäßige Blutdrucksenkung achten. Verkehrshinweis.
PG: 30 ST (3) (EKO: G) [€ 13,75]

Amlodipin/Valsartan Krka 5 mg/160 mg - Filmtabletten 10B09

(Z.Nr. 1-38652) RP. P. C09DB01
ZI: Krka, Novo Mesto, Slowenien
Z: 1 Filmtablette enthält: Amlodipin 5 mg (entspr. Amlodipin besilat), Valsartan 160 mg, Tablettenkern: Cellulose, mikrokristalline, Mannitol, Magnesium stearat, Croscarmellose natrium, Povidon K25, Siliciumdioxid, hochdispers, wasserfrei, Natrium laurylsulfat; Filmüberzug: Poly(vinylalkohol), Titandioxid, Macrogol 3000, Talkum, Eisenoxid gelb.
Kurzinformation: siehe Amlodipin/Valsartan Krka 5 mg/80 mg - Filmtabletten, → S. 86
PG: 30 ST (3) (EKO: G) [€ 13,75]

Amlodipin/Valsartan Krka 5 mg/320 mg - Filmtabletten 10B09
(Z.Nr. 1-38628) RP. P. nicht im Handel. C09DB01

Amlodipin/Valsartan Krka 10 mg/160 mg - Filmtabletten 10B09

(Z.Nr. 1-38653) RP. P. C09DB01
ZI: Krka, Novo Mesto, Slowenien
Z: 1 Filmtablette enthält: Amlodipin 10 mg (entspr. Amlodipin besilat), Valsartan 160 mg, Tablettenkern: Cellulose, mikrokristalline, Mannitol, Magnesium stearat, Croscarmellose natrium, Povidon K25, Siliciumdioxid, hochdispers, wasserfrei, Natrium laurylsulfat; Filmüberzug: Poly(vinylalkohol), Titandioxid, Macrogol 3000, Talkum, Eisenoxid gelb.
Kurzinformation: siehe Amlodipin/Valsartan Krka 5 mg/80 mg - Filmtabletten, → S. 86
PG: 30 ST (3) (EKO: G) [€ 13,75]

Amlodipin/Valsartan Krka 10 mg/320 mg - Filmtabletten 10B09
(Z.Nr. 1-38629) RP. P. nicht im Handel. C09DB01

Amlodipin/Valsartan Mylan 5 mg/80 mg - Filmtabletten 10B09
(Z.Nr. EU/1/16/1092/*) RP. P. nicht im Handel. C09DB01

Amlodipin/Valsartan Mylan 5 mg/160 mg - Filmtabletten 10B09
(Z.Nr. EU/1/16/1092/*) RP. P. nicht im Handel. C09DB01

Amlodipin/Valsartan Mylan 10 mg/160 mg - Filmtabletten 10B09
(Z.Nr. EU/1/16/1092/*) RP. P. nicht im Handel. C09DB01

Amlodipin/Valsartan +pharma 5 mg/80 mg - Filmtabletten 10B09

(Z.Nr. 1-37716) RP. P. C09DB01
ZI: +pharma Arzneimittel, Graz
Z: 1 Filmtablette enthält: Amlodipin 5 mg (entspr. Amlodipin besilat), Valsartan 80 mg, Tablettenkern: Cellulose, mikrokristalline Typ 101, Povidon, Croscarmellose natrium, Cellulose, mikrokristalline Typ 102, Talkum, Magnesium stearat; Filmüberzug: Hypromellose, Titandioxid, Eisenoxid gelb, Macrogol.
Kurzinformation: siehe Amlodipin/Valsartan 1A Pharma 5 mg/80 mg - Filmtabletten, → S. 85
PG: 30 ST * (EKO: R) [€ 12,25]

Amlodipin/Valsartan +pharma 5 mg/160 mg - Filmtabletten 10B09

(Z.Nr. 1-37718) RP. P. C09DB01
ZI: +pharma Arzneimittel, Graz
Z: 1 Filmtablette enthält: Amlodipin 5 mg (entspr. Amlodipin besilat), Valsartan 160 mg, Tablettenkern: Cellulose, mikrokristalline Typ 101, Povidon, Croscarmellose natrium, Cellulose, mikrokristalline Typ 102, Talkum, Magnesium stearat; Filmüberzug: Hypromellose, Titandioxid, Eisenoxid gelb, Macrogol.
Kurzinformation: siehe Amlodipin/Valsartan 1A Pharma 5 mg/80 mg - Filmtabletten, → S. 85
PG: 30 ST * (EKO: R) [€ 12,25]

Amlodipin/Valsartan +pharma 10 mg/160 mg - Filmtabletten 10B09

(Z.Nr. 1-37717) RP. P. C09DB01
ZI: +pharma Arzneimittel, Graz
Z: 1 Filmtablette enthält: Amlodipin 10 mg (entspr. Amlodipin besilat), Valsartan 160 mg, Tablettenkern: Cellulose, mikrokristalline Typ 101, Povidon, Croscarmellose natrium, Cellulose, mikrokristalline Typ 102, Talkum, Magnesium stearat; Filmüberzug: Hypromellose, Titandioxid, Macrogol.
Kurzinformation: siehe Amlodipin/Valsartan 1A Pharma 5 mg/80 mg - Filmtabletten, → S. 85
PG: 30 ST * (EKO: R) [€ 12,25]

Amlodipin/Valsartan ratiopharm 5 mg/80 mg - Filmtabletten 10B09
(Z.Nr. 1-36956) RP. P. nicht im Handel. C09DB01

Amlodipin/Valsartan ratiopharm 5 mg/160 mg - Filmtabletten 10B09
(Z.Nr. 1-36958) RP. P. nicht im Handel. C09DB01

Amlodipin/Valsartan ratiopharm 10 mg/160 mg - Filmtabletten 10B09
(Z.Nr. 1-36957) RP. P. nicht im Handel. C09DB01

Amlodipin/Valsartan Sandoz 5 mg/80 mg - Filmtabletten 10B09

(Z.Nr. 1-37010) RP. P. C09DB01
ZI: Sandoz, Kundl
Z: 1 Filmtablette enthält: Amlodipin 5 mg (entspr. Amlodipin besilat), Valsartan 80 mg, Tablettenkern: Cellulose, mikrokristalline, Crospovidon Typ A, Siliciumdioxid, hochdisperses, Magnesium stearat; Filmüberzug: Hypromellose, Titandioxid, Eisenoxid gelb, Macrogol 4000, Talkum.
Kurzinformation: siehe Amlodipin/Valsartan 1A Pharma 5 mg/80

mg - Filmtabletten, → S. 85
PG: 28 ST (3) (EKO: G) [€ 12,95]

Amlodipin/Valsartan Sandoz 5 mg/160 mg - Filmtabletten 10B09
(Z.Nr. 1-37008) RP. P. C09DB01
ZI: Sandoz, Kundl
Z: 1 Filmtablette enthält: Amlodipin 5 mg (entspr. Amlodipin besilat), Valsartan 160 mg, Tablettenkern: Cellulose, mikrokristalline, Crospovidon Typ A, Siliciumdioxid, hochdisperses, Magnesium stearat; Filmüberzug: Hypromellose, Titandioxid, Eisenoxid gelb, Macrogol 4000, Talkum.
Kurzinformation: siehe Amlodipin/Valsartan 1A Pharma 5 mg/80 mg - Filmtabletten, → S. 85
PG: 28 ST (3) (EKO: G) [€ 12,95]

Amlodipin/Valsartan Sandoz 10 mg/160 mg - Filmtabletten 10B09
(Z.Nr. 1-37009) RP. P. C09DB01
ZI: Sandoz, Kundl
Z: 1 Filmtablette enthält: Amlodipin 10 mg (entspr. Amlodipin besilat), Valsartan 160 mg, Tablettenkern: Cellulose, mikrokristalline, Crospovidon Typ A, Siliciumdioxid, hochdisperses, Magnesium stearat; Filmüberzug: Hypromellose, Titandioxid, Eisenoxid gelb, Eisenoxid rot, Macrogol 4000, Talkum.
Kurzinformation: siehe Amlodipin/Valsartan 1A Pharma 5 mg/80 mg - Filmtabletten, → S. 85
PG: 28 ST (3) (EKO: G) [€ 12,95]

Amlodipin/Valsartan Stada 5 mg/80 mg - Filmtabletten 10B09
(Z.Nr. 1-36970) RP. P. C09DB01
ZI: Stada Arzneimittel, Wien
Z: 1 Filmtablette enthält: Amlodipin 5 mg (entspr. Amlodipin besilat), Valsartan 80 mg, Tablettenkern: Cellulose, mikrokristalline, Povidon, Maisstärke, vorverkleistert, Siliciumdioxid, hochdisperses, Crospovidon, Carboxymethylstärke, Natrium Typ A, Magnesium stearat; Filmüberzug: Hypromellose, Titandioxid, Eisenoxid gelb, Talkum, Macrogol, Eisenoxid schwarz.
Kurzinformation: siehe Amlodipin/Valsartan 1A Pharma 5 mg/80 mg - Filmtabletten, → S. 85
PG: 28 ST (3) (EKO: G) [€ 12,00]

Amlodipin/Valsartan Stada 5 mg/160 mg - Filmtabletten 10B09
(Z.Nr. 1-36969) RP. P. C09DB01
ZI: Stada Arzneimittel, Wien
Z: 1 Filmtablette enthält: Amlodipin 5 mg (entspr. Amlodipin besilat), Valsartan 160 mg, Tablettenkern: Cellulose, mikrokristalline, Povidon, Maisstärke, vorverkleistert, Siliciumdioxid, hochdisperses, Crospovidon, Carboxymethylstärke, Natrium Typ A, Magnesium stearat; Filmüberzug: Hypromellose, Titandioxid, Eisenoxid gelb, Talkum, Macrogol, Eisenoxid schwarz.
Kurzinformation: siehe Amlodipin/Valsartan 1A Pharma 5 mg/80 mg - Filmtabletten, → S. 85
PG: 28 ST (3) (EKO: G) [€ 12,00]

Amlodipin/Valsartan Stada 10 mg/160 mg - Filmtabletten 10B09
(Z.Nr. 1-36971) RP. P. C09DB01
ZI: Stada Arzneimittel, Wien
Z: 1 Filmtablette enthält: Amlodipin 10 mg, (entspr. Amlodipin besilat), Valsartan 160 mg, Tablettenkern: Cellulose, mikrokristalline, Povidon, Maisstärke, vorverkleistert, Siliciumdioxid, hochdisperses, Crospovidon, Carboxymethylstärke, Natrium Typ A, Magnesium stearat; Filmüberzug: Hypromellose, Titandioxid, Eisenoxid gelb, Talkum, Macrogol.
Kurzinformation: siehe Amlodipin/Valsartan 1A Pharma 5 mg/80 mg - Filmtabletten, → S. 85
PG: 28 ST (3) (EKO: G) [€ 12,00]

Amlodipin/Valsartan/HCT 1A Pharma 5 mg/160 mg/12,5 mg - Filmtabletten 10B10
(Z.Nr. 1-38976) RP. P. C09DX01
ZI: 1A Pharma, Wien
Z: 1 Filmtablette enthält: Amlodipin 5 mg (entspr. Amlodipin besilat), Valsartan 160 mg, Hydrochlorothiazid 12,5 mg, Tablettenkern: Cellulose, mikrokristalline, Crospovidon Typ A, Siliciumdioxid, hochdisperses, Magnesium stearat; Überzug: Hypromellose 2910, Titandioxid, Macrogol 4000, Talkum.
EW: Angiotensin-II-Antagonist + Kalziumanatagonist + Diuretikum.
AG: Essentielle Hypertonie bei ausreichender Kontrolle durch die Kombination der 3 Wirkstoffe.
AA: Morgens mit etwas Wasser einnehmen.
DO: 1 Tablette pro Tag. MTD 10 mg/320 mg/25 mg. Nicht für Kinder und Jugendliche.
GA: Schwere Leber- oder Nierenschäden, schwere Hypotonie, Schock, linksventrikuläre Obstruktion, instabile Herzinsuffizienz nach akutem Myokardinfarkt. Therapieresistente Hypokaliämie, Hyponatriämie, Hyperkalzämie, symptomatische Hyperurikämie.
SST: Gegenanzeige im 2. und 3. Trimenon; im 1. Trimenon und in der Stillzeit nicht empfohlen.
NW: Tachykardie, Kopfschmerzen, ZNS, Sehstörungen, Husten, Magen/Darm, Haut, Schwellungen, Hypotonie, (Angio)ödeme, Überempfindlichkeit, Stoffwechsel, Niere, Untersuchungen, erhöhtes Risiko für nicht-melanozytären Hautkrebs.
WW: Amlodipin: Vorsicht mit CYP3A4-Inhibitoren oder -Induktoren.
Valsartan: Aliskiren (Kontraindiziert bei Diabetes oder Nierenschäden, sonst nicht empfohlen) Nicht empfohlen: Duale Blockade des Renin/Angiotensin/Aldosteron-Systems, Lithium.
Vorsicht: Den Kaliumspiegel beeinflussende Arzneimittel, nicht steroidale Entzündungshemmer.
HCT: Vorsicht: Alkohol, Anticholinergika, Antidiabetika, Beta-Blocker (Hyperglykämien), Carbamazepin, Antidepressiva, Muskelrelaxantien, Ciclosporin (Hyperurikämie), Zytostatika, Digitalis, jodhaltige Kontrastmittel, Gichtmittel, Kalium beeinflussende Substanzen, Curare, Kalzium, Vitamin D, Ionenaustauscherharze (4-6 Std. Abstand), Methyldopa.
Generell: Andere Blutdrucksenker verstärkt.
WH: Vorsicht bei älteren Patienten, Klappenstenosen, hypertropher Kardiomyopathie. Bei primärem Hyperaldosteronismus nicht empfohlen. Auf übermäßige Blutdrucksenkung achten. Kontrollen: Serumelektrolyte (Kalium), Verkehrshinweis.
PG: 28 ST (3) (EKO: G) [€ 12,95]

Amlodipin/Valsartan/HCT 1A Pharma 5 mg/160 mg/25 mg - Filmtabletten 10B10
(Z.Nr. 1-38977) RP. P. C09DX01
ZI: 1A Pharma, Wien
Z: 1 Filmtablette enthält: Amlodipin 5 mg (entspr. Amlodipin besilat), Valsartan 160 mg, Hydrochlorothiazid 25 mg, Tablettenkern: Cellulose, mikrokristalline, Crospovidon Typ A, Siliciumdioxid, hochdisperses, Magnesium stearat; Überzug: Hypromellose 2910, Macrogol 4000, Talkum, Titandioxid, Eisen(III)-hydroxid-oxid x H2O.
Kurzinformation: siehe Amlodipin/Valsartan/HCT 1A Pharma 5 mg/160 mg/12,5 mg - Filmtabletten, → S. 87
PG: 28 ST (3) (EKO: G) [€ 12,95]

Amlodipin/Valsartan/HCT 1A Pharma 10 mg/160 mg/12,5 mg - Filmtabletten 10B10
(Z.Nr. 1-38981) RP. P. C09DX01
ZI: 1A Pharma, Wien
Z: 1 Filmtablette enthält: Amlodipin 10 mg (entspr. Amlodipin besilat), Valsartan 160 mg, Hydrochlorothiazid 12,5 mg, Tablettenkern: Cellulose, mikrokristalline, Crospovidon Typ A, Siliciumdioxid, hochdisperses, Magnesium stearat; Überzug: Hypromellose 2910, Macrogol 4000, Talkum, Titandioxid, Eisen(III)-hydroxid-oxid x H2O, Eisen(III)-oxid.
Kurzinformation: siehe Amlodipin/Valsartan/HCT 1A Pharma 5 mg/160 mg/12,5 mg - Filmtabletten, → S. 87
PG: 28 ST (3) (EKO: G) [€ 12,95]

Amlodipin/Valsartan/HCT 1A Pharma 10 mg/160 mg/25 mg - Filmtabletten 10B10
(Z.Nr. 1-38979) RP. P. C09DX01
ZI: 1A Pharma, Wien
Z: 1 Filmtablette enthält: Amlodipin 10 mg (entspr. Amlodipin besilat), Valsartan 160 mg, Hydrochlorothiazid 25 mg, Tablettenkern: Cellulose, mikrokristalline, Crospovidon Typ A, Siliciumdioxid, hochdisperses, Magnesium stearat; Überzug: Hypromellose 2910, Macrogol 4000, Talkum, Eisen(III)-hydroxid-oxid x H2O.
Kurzinformation: siehe Amlodipin/Valsartan/HCT 1A Pharma 5 mg/160 mg/12,5 mg - Filmtabletten, → S. 87
PG: 28 ST (3) (EKO: G) [€ 12,95]

Amlodipin/Valsartan/HCT 1A Pharma 10 mg/320 mg/25 mg - Filmtabletten 10B10
(Z.Nr. 1-38983) RP. P. nicht im Handel. C09DX01

Amlodipin/Valsartan/HCT Genericon 5 mg/160 mg/12,5 mg - Filmtabletten 10B10
(Z.Nr. 1-40231) RP. P. nicht im Handel. C09DX01

Amlodipin/Valsartan/HCT Genericon 5 mg/160 mg/25 mg - Filmtabletten 10B10
(Z.Nr. 1-40097) RP. P. nicht im Handel. C09DX01

Amlodipin/Valsartan/HCT Genericon 10 mg/160 mg/12,5 mg - Filmtabletten 10B10
(Z.Nr. 1-40098) RP. P. nicht im Handel. C09DX01

Amlodipin/Valsartan/HCT Genericon 10 mg/160 mg/25 mg - Filmtabletten 10B10
(Z.Nr. 1-40099) RP. P. nicht im Handel. C09DX01

Amlodipin/Valsartan/HCT Genericon 10 mg/320 mg/25 mg - Filmtabletten 10B10
(Z.Nr. 1-40232) RP. P. nicht im Handel. C09DX01

Amlodipin/Valsartan/HCT Krka 5 mg/160 mg/12,5 mg - Filmtabletten 10B10

(Z.Nr. 1-38689) RP. P. C09DX01
ZI: Krka, Novo Mesto, Slowenien
Z: 1 Filmtablette enthält: Amlodipin 5 mg (entspr. Amlodipin besilat), Valsartan 160 mg, Hydrochlorothiazid 12,5 mg, Tablettenkern: Cellulose, mikrokristalline, Povidon K25, Croscarmellose natrium, Natriumdodecylsulfat, Mannitol, Siliciumdioxid, hochdispers, wasserfrei, Magnesium stearat; Filmtablettenüberzug: Poly(vinylalkohol), Macrogol 3350, Titandioxid, Talkum.
EW: Angiotensin-II-Antagonist + Kalziumanatagonist + Diuretikum.
AG: Essentielle Hypertonie bei ausreichender Kontrolle durch die Kombination der 3 Wirkstoffe.
AA: Morgens mit etwas Wasser einnehmen.
DO: 1 Tablette pro Tag. MTD 10 mg/320 mg/25 mg. Nicht für Kinder und Jugendliche.
GA: Schwere Leber- oder Nierenschäden, schwere Hypotonie, Schock, linksventrikuläre Obstruktion, instabile Herzinsuffizienz nach akutem Myokardinfarkt. Therapieresistente Hypokaliämie, Hyponatriämie, Hyperkalzämie, symptomatische Hyperurikämie.
SST: Gegenanzeige im 2. und 3. Trimenon; im 1. Trimenon und in der Stillzeit nicht empfohlen.
NW: Tachykardie, Kopfschmerzen, ZNS, Sehstörungen, Husten, Magen/Darm, Haut, Schwellungen, Hypotonie, (Angio)ödeme, Überempfindlichkeit, Stoffwechsel, Niere, Untersuchungen, erhöhtes Risiko für nicht-melanozytären Hautkrebs, Augen(Aderhauterguss, akute Myopie, sekundäres Winkelverschlussglaukom).
WW: Amlodipin: Vorsicht mit CYP3A4-Inhibitoren oder -Induktoren.
Valsartan: Aliskiren (Kontraindiziert bei Diabetes oder Nierenschäden, sonst nicht empfohlen) Nicht empfohlen: Duale Blockade des Renin/Angiotensin/Aldosteron-Systems, Lithium.
Vorsicht: Den Kaliumspiegel beeinflussende Arzneimittel, nicht steroidale Entzündungshemmer.
HCT: Vorsicht: Alkohol, Anticholinergika, Antidiabetika, Beta-Blocker (Hyperglykämien), Carbamazepin, Antidepressiva, Muskelrelaxantien, Ciclosporin (Hyperurikämie), Zytostatika, Digitalis, jodhaltige Kontrastmittel, Gichtmittel, Kalium beeinflussende Substanzen, Curare, Kalzium, Vitamin D, Ionenaustauscherharze (4-6 Std. Abstand), Methyldopa.
Generell: Andere Blutdrucksenker verstärkt.
WH: Vorsicht bei älteren Patienten, Klappenstenosen, hypertropher Kardiomyopathie. Bei primärem Hyperaldosteronismus nicht empfohlen. Auf übermäßige Blutdrucksenkung achten. Kontrollen: Serumelektrolyte (Kalium), Verkehrshinweis.
PG: 30 ST (3) (EKO: G) [€ 13,75]

Amlodipin/Valsartan/HCT Krka 5 mg/160 mg/25 mg - Filmtabletten 10B10

(Z.Nr. 1-38691) RP. P. C09DX01
ZI: Krka, Novo Mesto, Slowenien
Z: 1 Filmtablette enthält: Amlodipin 5 mg (entspr. Amlodipin besilat), Valsartan 160 mg, Hydrochlorothiazid 25 mg, Tablettenkern: Cellulose, mikrokristalline, Povidon K25, Croscarmellose natrium, Natriumdodecylsulfat, Mannitol, Siliciumdioxid, hochdispers, wasserfrei, Magnesium stearat; Filmtablettenüberzug: Poly(vinylalkohol), Macrogol 3350, Titandioxid, Talkum, Eisenoxid gelb.
Kurzinformation: siehe Amlodipin/Valsartan/HCT Krka 5 mg/160 mg/12,5 mg - Filmtabletten, → S. 88
PG: 30 ST (3) (EKO: G) [€ 13,75]

Amlodipin/Valsartan/HCT Krka 10 mg/160 mg/12,5 mg - Filmtabletten 10B10

(Z.Nr. 1-38692) RP. P. C09DX01
ZI: Krka, Novo Mesto, Slowenien
Z: 1 Filmtablette enthält: Amlodipin 10 mg (entspr. Amlodipin besilat), Valsartan 160 mg, Hydrochlorothiazid 12,5 mg, Tablettenkern: Cellulose, mikrokristalline, Povidon K25, Croscarmellose natrium, Natriumdodecylsulfat, Mannitol, Siliciumdioxid, hochdispers, wasserfrei, Magnesium stearat; Filmtablettenüberzug: Poly(vinylalkohol), Macrogol 3350, Titandioxid, Talkum, Eisenoxid rot.
Kurzinformation: siehe Amlodipin/Valsartan/HCT Krka 5 mg/160 mg/12,5 mg - Filmtabletten, → S. 88
PG: 30 ST (3) (EKO: G) [€ 13,75]

Amlodipin/Valsartan/HCT Krka 10 mg/160 mg/25 mg - Filmtabletten 10B10

(Z.Nr. 1-38693) RP. P. C09DX01
ZI: Krka, Novo Mesto, Slowenien
Z: 1 Filmtablette enthält: Amlodipin 10 mg (entspr. Amlodipin besilat), Valsartan 160 mg, Hydrochlorothiazid 25 mg, Tablettenkern: Cellulose, mikrokristalline, Povidon K25, Croscarmellose natrium, Natriumdodecylsulfat, Mannitol, Siliciumdioxid, hochdispers, wasserfrei, Magnesium stearat; Filmtablettenüberzug: Poly(vinylalkohol), Macrogol 3350, Titandioxid, Talkum, Eisenoxid gelb.
Kurzinformation: siehe Amlodipin/Valsartan/HCT Krka 5 mg/160 mg/12,5 mg - Filmtabletten, → S. 88
PG: 30 ST (3) (EKO: G) [€ 13,75]

Amlodipin/Valsartan/HCT Krka 10 mg/320 mg/25 mg - Filmtabletten 10B10
(Z.Nr. 1-38690) RP. P. nicht im Handel. C09DX01

Amlodipin/Valsartan/HCT +pharma 5 mg/160 mg/12,5 mg - Filmtabletten 10B10
(Z.Nr. 1-40234) RP. P. nicht im Handel. C09DX01

Amlodipin/Valsartan/HCT +pharma 5 mg/160 mg/25 mg - Filmtabletten 10B10
(Z.Nr. 1-40100) RP. P. nicht im Handel. C09DX01

Amlodipin/Valsartan/HCT +pharma 10 mg/160 mg/12,5 mg - Filmtabletten 10B10
(Z.Nr. 1-40101) RP. P. nicht im Handel. C09DX01

Amlodipin/Valsartan/HCT +pharma 10 mg/160 mg/25 mg - Filmtabletten 10B10
(Z.Nr. 1-40102) RP. P. nicht im Handel. C09DX01

Amlodipin/Valsartan/HCT +pharma 10 mg/320 mg/25 mg - Filmtabletten 10B10
(Z.Nr. 1-40233) RP. P. nicht im Handel. C09DX01

Amlodipin/Valsartan/Hydrochlorothiazid ratiopharm 5 mg/160 mg/12,5 mg - Filmtabletten 10B10

(Z.Nr. 1-40290) RP. P. C09DX01
ZI: Teva Pharma, Haarlem, Niederlande
Z: 1 Filmtablette enthält: Amlodipin 5 mg, Valsartan 160 mg, Hydrochlorothiazid 12,5 mg, Tablettenkern: Cellulose, mikrokristalline, Hydroxypropylcellulose niedrig substituiert, Siliciumdioxid, hochdispers, wasserfrei, Magnesium stearat, Talk; Filmüberzug: Poly(vinylalkohol), Titandioxid, Talk, Macrogol 4000, Methacrylsäure-Ethylacrylat-Copolymer (1:1), Natriumbicarbonat.
EW: Angiotensin-II-Antagonist + Kalziumanatagonist + Diuretikum.
AG: Essentielle Hypertonie bei ausreichender Kontrolle durch die Kombination der 3 Wirkstoffe.
AA: Morgens mit etwas Wasser einnehmen.
DO: 1 Filmtablette pro Tag. MTD 10 mg/320 mg/25 mg. Nicht für Kinder und Jugendliche.
GA: Schwere Leber- oder Nierenschäden, schwere Hypotonie, Schock, linksventrikuläre Obstruktion, instabile Herzinsuffizienz nach akutem Myokardinfarkt. Therapieresistente Hypokaliämie, Hyponatriämie, Hyperkalzämie, symptomatische Hyperurikämie.
SST: Gegenanzeige im 2. und 3. Trimenon; im 1. Trimenon und in der Stillzeit nicht empfohlen.
NW: Tachykardie, Kopfschmerzen, ZNS, Sehstörungen, Husten, Magen/Darm, Haut, Schwellungen, Hypotonie, (Angio)ödeme, Überempfindlichkeit, Stoffwechsel, Niere, Untersuchungen, erhöhtes Risiko für nicht-melanozytären Hautkrebs, Auge (Aderhauterguss, akute Myopie, sekundäres Winkelverschlussglaukom).
WW: Amlodipin: Vorsicht mit CYP3A4-Inhibitoren oder -Induktoren.
Valsartan: Kombination mit Aliskiren nicht empfohlen, bei Patienten mit Nierenschäden oder Diabetes kontraindiziert.
Nicht empfohlen: Duale Blockade des Renin/Angiotensin/Aldosteron-Systems, Lithium.
Vorsicht: Den Kaliumspiegel beeinflussende Arzneimittel, nicht steroidale Entzündungshemmer.
HCT: Vorsicht: Alkohol, Anticholinergika, Antidiabetika, Beta-Blocker (Hyperglykämien), Carbamazepin, Antidepressiva, Muskelrelaxantien, Ciclosporin (Hyperurikämie), Zytostatika, Digitalis, jodhaltige Kontrastmittel, Gichtmittel, Kalium beeinflussende Substanzen, Curare, Kalzium, Vitamin D, Ionenaustauscherharze (4-6 Std. Abstand), Methyldopa.
Generell: Andere Blutdrucksenker verstärkt.
WH: Vorsicht bei älteren Patienten, Klappenstenosen, hypertropher Kardiomyopathie. Bei primärem Hyperaldosteronismus nicht

empfohlen. Auf übermäßige Blutdrucksenkung achten. Kontrollen: Serumelektrolyte (Kalium), Verkehrshinweis.
PG: 30 ST * (EKO: N) [€ 14,30]

Amlodipin/Valsartan/Hydrochlorothiazid ratiopharm 5 mg/ 160 mg/25 mg - Filmtabletten 10B10
(Z.Nr. 1-40144) RP. P. nicht im Handel. C09DX01

Amlodipin/Valsartan/Hydrochlorothiazid ratiopharm 10 mg/160 mg/12,5 mg - Filmtabletten 10B10
(Z.Nr. 1-40143) RP. P. nicht im Handel. C09DX01

Amlodipin/Valsartan/Hydrochlorothiazid ratiopharm 10 mg/160 mg/25 mg - Filmtabletten 10B10
(Z.Nr. 1-40145) RP. P. nicht im Handel. C09DX01

Amlodipin/Valsartan/Hydrochlorothiazid ratiopharm 10 mg/320 mg/25 mg - Filmtabletten 10B10

(Z.Nr. 1-40291) RP. P. C09DX01
ZI: Teva Pharma, Haarlem, Niederlande
Z: 1 Filmtablette enthält: Amlodipin 10 mg, Valsartan 320 mg, Hydrochlorothiazid 25 mg, Tablettenkern: Cellulose, mikrokristalline, Hydroxypropylcellulose niedrig substituiert, Siliciumdioxid, hochdispers, wasserfrei, Magnesium stearat, Talk; Filmüberzug: Poly(vinylalkohol), Talk, Eisenoxid gelb, Macrogol 4000, Titandioxid, Methacrylsäure-Ethylacrylat-Copolymer (1:1), Natriumbicarbonat, Eisenoxid rot.
Kurzinformation: siehe Amlodipin/Valsartan/Hydrochlorothiazid ratiopharm 5 mg/160 mg/12,5 mg - Filmtabletten, → S. 88
PG: 30 ST * (EKO: N) [€ 14,30]

Amlodipin/Valsartan/HCT Sandoz 5 mg/160 mg/ 12,5 mg - Filmtabletten 10B10

(Z.Nr. 1-38974) RP. P. C09DX01
ZI: Sandoz, Kundl
Z: 1 Filmtablette enthält: Amlodipin 5 mg (entspr. Amlodipin besilat), Valsartan 160 mg, Hydrochlorothiazid 12,5 mg, Tablettenkern: Cellulose, mikrokristalline, Crospovidon Typ A, Siliciumdioxid, hochdisperses, Magnesium stearat; Überzug: Hypromellose 2910, Titandioxid, Macrogol 4000, Talkum.
Kurzinformation: siehe Amlodipin/Valsartan/HCT 1A Pharma 5 mg/160 mg/12,5 mg - Filmtabletten, → S. 87
PG: 28 ST (3) (EKO: G) [€ 12,95]

Amlodipin/Valsartan/HCT Sandoz 5 mg/160 mg/ 25 mg - Filmtabletten 10B10

(Z.Nr. 1-38975) RP. P. C09DX01
ZI: Sandoz, Kundl
Z: 1 Filmtablette enthält: Amlodipin 5 mg (entspr. Amlodipin besilat), Valsartan 160 mg, Hydrochlorothiazid 25 mg, Tablettenkern: Cellulose, mikrokristalline, Crospovidon Typ A, Siliciumdioxid, hochdisperses, Magnesium stearat; Überzug: Hypromellose 2910, Macrogol 4000, Talkum, Titandioxid, Eisen(III)-hydroxid-oxid x H2O.
Kurzinformation: siehe Amlodipin/Valsartan/HCT 1A Pharma 5 mg/160 mg/12,5 mg - Filmtabletten, → S. 87
PG: 28 ST (3) (EKO: G) [€ 12,95]

Amlodipin/Valsartan/HCT Sandoz 10 mg/160 mg/12,5 mg - Filmtabletten 10B10

(Z.Nr. 1-38978) RP. P. C09DX01
ZI: Sandoz, Kundl
Z: 1 Filmtablette enthält: Amlodipin 10 mg (entspr. Amlodipin besilat), Valsartan 160 mg, Hydrochlorothiazid 12,5 mg, Tablettenkern: Cellulose, mikrokristalline, Crospovidon Typ A, Siliciumdioxid, hochdisperses, Magnesium stearat; Überzug: Hypromellose 2910, Macrogol 4000, Talkum, Titandioxid, Eisen(III)-hydroxid-oxid x H2O, Eisen(III)-oxid.
Kurzinformation: siehe Amlodipin/Valsartan/HCT 1A Pharma 5 mg/160 mg/12,5 mg - Filmtabletten, → S. 87
PG: 28 ST (3) (EKO: G) [€ 12,95]

Amlodipin/Valsartan/HCT Sandoz 10 mg/160 mg/25 mg - Filmtabletten 10B10

(Z.Nr. 1-38980) RP. P. C09DX01
ZI: Sandoz, Kundl
Z: 1 Filmtablette enthält: Amlodipin 10 mg (entspr. Amlodipin besilat), Valsartan 160 mg, Hydrochlorothiazid 25 mg, Tablettenkern: Cellulose, mikrokristalline, Crospovidon Typ A, Siliciumdioxid, hochdisperses, Magnesium stearat; Überzug: Hypromellose 2910, Macrogol 4000, Talkum, Eisen(III)-hydroxid-oxid x H2O.
Kurzinformation: siehe Amlodipin/Valsartan/HCT 1A Pharma 5 mg/160 mg/12,5 mg - Filmtabletten, → S. 87
PG: 28 ST (3) (EKO: G) [€ 12,95]

Amlodipin/Valsartan/HCT Sandoz 10 mg/320 mg/25 mg - Filmtabletten 10B10
(Z.Nr. 1-38982) RP. P. nicht im Handel. C09DX01

Amlodipin/Valsartan/HCT Stada 5 mg/160 mg/ 12,5 mg - Filmtabletten 10B10

(Z.Nr. 1-38550) RP. P. C09DX01
ZI: Stada Arzneimittel, Wien
Z: 1 Filmtablette enthält: Amlodipin 5 mg (entspr. Amlodipin besilat), Valsartan 160 mg, Hydrochlorothiazid 12,5 mg, Tablettenkern: Cellulose, mikrokristalline, Povidon K30, Stärke, vorverkleistert, Crospovidon, Siliciumdioxid, hochdisperses, Carboxymethylstärke, Natrium Typ A, Magnesium stearat; Filmüberzug: Opadry weiß 03F28477 (entspr. Hypromellose 2910) (entspr. Macrogol 6000) (entspr. Titandioxid).
EW: Angiotensin-II-Antagonist + Kalziumanatagonist + Diuretikum.
AG: Essentielle Hypertonie bei ausreichender Kontrolle durch die Kombination der 3 Wirkstoffe.
AA: Morgens mit etwas Wasser einnehmen.
DO: 1 Tablette pro Tag. MTD 10 mg/320 mg/25 mg. Nicht für Kinder und Jugendliche.
GA: Schwere Leber- oder Nierenschäden, schwere Hypotonie, Schock, linksventrikuläre Obstruktion, instabile Herzinsuffizienz nach akutem Myokardinfarkt. Therapieresistente Hypokaliämie, Hyponatriämie, Hyperkalzämie, symptomatische Hyperurikämie.
SST: Gegenanzeige im 2. und 3. Trimenon; im 1. Trimenon und in der Stillzeit nicht empfohlen.
NW: Tachykardie, Kopfschmerzen, ZNS, Sehstörungen, Husten, Magen/Darm, Haut, Schwellungen, Hypotonie, (Angio)ödeme, Überempfindlichkeit, Stoffwechsel, Niere, Untersuchungen, erhöhtes Risiko für nicht-melanozytären Hautkrebs, Auge (Aderhauterguss, akute Myopie, sekundäres Winkelverschlussglaukom).
WW: Amlodipin: Vorsicht mit CYP3A4-Inhibitoren oder -Induktoren.
Valsartan: Aliskiren (Kontraindiziert bei Diabetes oder Nierenschäden, sonst nicht empfohlen) Nicht empfohlen: Duale Blockade des Renin/Angiotensin/Aldosteron-Systems, Lithium.
Vorsicht: Den Kaliumspiegel beeinflussende Arzneimittel, nicht steroidale Entzündungshemmer.
HCT: Vorsicht: Alkohol, Anticholinergika, Antidiabetika, Beta-Blocker (Hyperglykämien), Carbamazepin, Antidepressiva, Muskelrelaxantien, Ciclosporin (Hyperurikämie), Zytostatika, Digitalis, jodhaltige Kontrastmittel, Gichtmittel, Kalium beeinflussende Substanzen, Curare, Kalzium, Vitamin D, Ionenaustauscherharze (4-6 Std. Abstand), Methyldopa.
Generell: Andere Blutdrucksenker verstärkt.
WH: Vorsicht bei älteren Patienten, Klappenstenosen, hypertropher Kardiomyopathie. Bei primärem Hyperaldosteronismus nicht empfohlen. Auf übermäßige Blutdrucksenkung achten. Kontrollen: Serumelektrolyte (Kalium), Verkehrshinweis.
PG: 28 ST (3) (EKO: G) [€ 12,00]

Amlodipin/Valsartan/HCT Stada 5 mg/160 mg/25 mg - Filmtabletten 10B10

(Z.Nr. 1-38551) RP. P. C09DX01
ZI: Stada Arzneimittel, Wien
Z: 1 Filmtablette enthält: Amlodipin 5 mg (entspr. Amlodipin besilat), Valsartan 160 mg, Hydrochlorothiazid 25 mg, Tablettenkern: Cellulose, mikrokristalline, Povidon K30, Stärke, vorverkleistert, Crospovidon, Siliciumdioxid, hochdisperses, Carboxymethylstärke, Natrium Typ A, Magnesium stearat; Filmüberzug: Opadry gelb 03F220032 (entspr. Hypromellose 2910) (entspr. Macrogol 8000) (entspr. Titandioxid) (entspr. Talkum) (entspr. Eisenoxid gelb) (entspr. Eisenoxid schwarz).
Kurzinformation: siehe Amlodipin/Valsartan/HCT Stada 5 mg/160 mg/12,5 mg - Filmtabletten, → S. 89
PG: 28 ST (3) (EKO: G) [€ 12,00]

Amlodipin/Valsartan/HCT Stada 10 mg/160 mg/ 12,5 mg - Filmtabletten 10B10

(Z.Nr. 1-38552) RP. P. C09DX01
ZI: Stada Arzneimittel, Wien
Z: 1 Filmtablette enthält: Amlodipin 10 mg (entspr. Amlodipin besilat), Valsartan 160 mg, Hydrochlorothiazid 12,5 mg, Tablettenkern: Cellulose, mikrokristalline, Povidon K30, Stärke, vorverkleistert, Crospovidon, Siliciumdioxid, hochdisperses, Carboxymethylstärke, Natrium Typ A, Magnesium stearat; Filmüberzug: Opadry gelb 03F82964 (entspr. Hypromellose) (entspr. Macrogol 8000) (entspr. Titandioxid) (entspr. Talkum) (entspr. Eisenoxid gelb).
Kurzinformation: siehe Amlodipin/Valsartan/HCT Stada 5 mg/160 mg/12,5 mg - Filmtabletten, → S. 89
PG: 28 ST (3) (EKO: G) [€ 12,00]

A

Amlodipin/Valsartan/HCT Stada 10 mg/160 mg/ 25 mg - Filmtabletten
10B10

(Z.Nr. 1-38553) RP. P. C09DX01

ZI: Stada Arzneimittel, Wien

Z: 1 Filmtablette enthält: Amlodipin 10 mg (entspr. Amlodipin besilat), Valsartan 160 mg, Hydrochlorothiazid 25 mg, Tablettenkern: Cellulose, mikrokristalline, Povidon K30, Stärke, vorverkleistert, Crospovidon, Siliciumdioxid, hochdisperses, Carboxymethylstärke, Natrium Typ A, Magnesium stearat; Filmüberzug: Opadry gelb 03F220048 (entspr. Hypromellose 2910) (entspr. Macrogol 4000) (entspr. Titandioxid) (entspr. Eisenoxid gelb) (entspr. Gelborange S 0,28 mg).

Kurzinformation: siehe Amlodipin/Valsartan/HCT Stada 5 mg/160 mg/12,5 mg - Filmtabletten, → S. 89

PG: 28 ST (3) (EKO: G) [€ 12,00]

Amlodipin/Valsartan/HCT Stada 10 mg/320 mg/ 25 mg - Filmtabletten
10B10

(Z.Nr. 1-38554) RP. P. C09DX01

ZI: Stada Arzneimittel, Wien

Z: 1 Filmtablette enthält: Amlodipin 10 mg (entspr. Amlodipin besilat), Valsartan 320 mg, Hydrochlorothiazid 25 mg, Tablettenkern: Cellulose, mikrokristalline, Povidon K30, Stärke, vorverkleistert, Crospovidon, Siliciumdioxid, hochdisperses, Carboxymethylstärke, Natrium Typ A, Magnesium stearat; Filmüberzug: Opadry gelb 03F220048 (entspr. Hypromellose 2910) (entspr. Macrogol 4000) (entspr. Titandioxid) (entspr. Eisenoxid gelb) (entspr. Gelborange S 0,56 mg).

Kurzinformation: siehe Amlodipin/Valsartan/HCT Stada 5 mg/160 mg/12,5 mg - Filmtabletten, → S. 89

PG: 28 ST (3) (EKO: G) [€ 12,00]

Amlodipin Besilat Stada 5 mg - Tabletten
21A02

(Z.Nr. 1-35918) RP. P. C08CA01

ZI: Stada Arzneimittel, Wien

Z: 1 Tablette enthält: Amlodipin 5 mg (entspr. Amlodipin besilat), Cellulose, mikrokristalline, Calcium hydrogenphosphat, wasserfreies, Carboxymethylstärke, Natrium Typ A, Magnesium stearat.

Kurzinformation: siehe Amlodilan 5 mg - Tabletten, → S. 83

PG: 30 ST (2) (EKO: G) [€ 4,45]

Amlodipin Besilat Stada 10 mg - Tabletten
21A02

(Z.Nr. 1-35919) RP. P. C08CA01

ZI: Stada Arzneimittel, Wien

Z: 1 Tablette enthält: Amlodipin 10 mg (entspr. Amlodipin besilat), Cellulose, mikrokristalline, Calcium hydrogenphosphat, wasserfreies, Carboxymethylstärke, Natrium Typ A, Magnesium stearat.

Kurzinformation: siehe Amlodilan 5 mg - Tabletten, → S. 83

PG: 30 ST (2) (EKO: G) [€ 4,45]

Amlovalsax 5 mg/80 mg - Filmtabletten
10B09

(Z.Nr. 1-37320) RP. P. C09DB01

ZI: G.L. Pharma, Lannach

Z: 1 Filmtablette enthält: Amlodipin 5 mg (entspr. Amlodipin besilat), Valsartan 80 mg, Tablettenkern: Cellulose, mikrokristalline, Povidon K29-32, Croscarmellose natrium, Talkum, Magnesium stearat; Filmüberzug: Hypromellose, Titandioxid, Macrogol, Eisenoxid gelb.

Kurzinformation: siehe Amlodipin/Valsartan 1A Pharma 5 mg/80 mg - Filmtabletten, → S. 85

PG: 30 ST (3) (EKO: G) [€ 9,65]

Amlovalsax 5 mg/160 mg - Filmtabletten
10B09

(Z.Nr. 1-37321) RP. P. C09DB01

ZI: G.L. Pharma, Lannach

Z: 1 Filmtablette enthält: Amlodipin 5 mg (entspr. Amlodipin besilat), Valsartan 160 mg, Tablettenkern: Cellulose, mikrokristalline, Povidon K29-32, Croscarmellose natrium, Talkum, Magnesium stearat; Filmüberzug: Hypromellose, Titandioxid, Macrogol, Eisenoxid gelb.

Kurzinformation: siehe Amlodipin/Valsartan 1A Pharma 5 mg/80 mg - Filmtabletten, → S. 85

PG: 30 ST (3) (EKO: G) [€ 9,65]

Amlovalsax 10 mg/160 mg - Filmtabletten
10B09

(Z.Nr. 1-37322) RP. P. C09DB01

ZI: G.L. Pharma, Lannach

Z: 1 Filmtablette enthält: Amlodipin 10 mg (entspr. Amlodipin besilat), Valsartan 160 mg, Tablettenkern: Cellulose, mikrokristalline, Povidon K29-32, Croscarmellose natrium, Talkum, Magnesium stearat; Filmüberzug: Hypromellose, Titandioxid, Macrogol.

Kurzinformation: siehe Amlodipin/Valsartan 1A Pharma 5 mg/80 mg - Filmtabletten, → S. 85

PG: 30 ST (3) (EKO: G) [€ 9,65]

Ammonaps 940 mg/g - Granulat
27D01

(Z.Nr. EU/1/99/120/*) NR. P. A16AX03

ZI: Immedica Pharma, Stockholm, Schweden

Z: 1 g Granulat enthält: Natrium phenylbutyrat 940 mg, Calcium stearat, Siliciumdioxid, hochdisperses.

EW: Prodrug von Phenylacetat; alternativer Träger zur Ausscheidung von überschüssigem Stickstoff.

AG: Zusatztherapie bei der Langzeitbehandlung von Störungen des Harnstoffzyklus.

AA: TD zu den Mahlzeiten in mehrere gleiche ED aufgeteilt verabreichen. Tabletten mit reichlich Wasser einnehmen, Granulat mit fester oder flüssiger Nahrung vermischen.

DO: Kinder unter 20 kg KG: TD 450-600 mg/kg Kinder über 20 kg KG, Jugendliche und Erwachsene: TD 9,9-13,0 g/m² KOF. TD in mind. 3 ED aufteilen.
MTD 20 g.

SST: Gegenanzeige. Kontrazeption für Frauen im gebärfähigen Alter.

NW: Amenorrhoe, Blutbild, Magen/Darm (Übelkeit, Gastritis), Geschmacksstörungen, verminderter Appetit, metabolische Azidose, Alkalose, Depressionen, Körpergeruch, ZNS (Synkope, Kopfschmerzen), Niere, Herz, Ödeme, Haut, Labor.

WW: Probenecid, Haloperidol, Valproat, Kortikoide (Ammoniak-Plasmaspiegel engmaschig überwachen).

WH: Natriumgehalt von 62 mg pro Tablette bzw. 124 mg pro Gramm Granulat beachten. Vorsicht bei Leber-, Herz- oder Nierenschäden.
Kontrollen: Ammoniak, Arginin, essentielle Aminosäuren, Carnitin, Serumproteine im Plasma, Kalium.
Zusätzlich proteinreduzierte Diät einhalten. Nicht zur Behandlung einer akuten Hyperammonämie.

PG: 1 ST * (EKO: N) [€ 2.088,45]

Ammonaps 940 mg/g - Granulat 27D01
(Z.Nr. EU/1/99/120/*) NR. P. E. A16AX03
Parallelimport. nicht im Handel.

Ammonaps 500 mg - Tabletten
27D01

(Z.Nr. EU/1/99/120/*) NR. P. A16AX03

ZI: Immedica Pharma, Stockholm, Schweden

Z: 1 Tablette enthält: Natrium phenylbutyrat 500 mg, Cellulose, mikrokristalline, Magnesium stearat, Siliciumdioxid, hochdisperses, Natrium 62 mg.

Kurzinformation: siehe Ammonaps 940 mg/g - Granulat, → S. 90

PG: 250 ST * (EKO: N) [€ 1.217,50]

Ammonaps 500 mg - Tabletten 27D01
(Z.Nr. EU/1/99/120/*) NR. P. Parallelimport. A16AX03
nicht im Handel.

Amoclanhexal 1 g (875 mg/125 mg) - Filmtabletten
34A06

(Z.Nr. 1-25019) NR. P. J01CR02

ZI: Hexal Pharma, Wien

Z: 1 Filmtablette enthält: Amoxicillin 875 mg (entspr. Amoxicillin trihydrat), Clavulansäure 125 mg (entspr. Kalium clavulanat), Tablettenkern: Siliciumdioxid, kolloidal, wasserfrei, Crospovidon, Croscarmellose natrium (entspr. Natrium 0,143 mmol) (entspr. → 3,29 mg), Magnesium stearat, Cellulose, mikrokristalline; Tablettenfilm: Hydroxypropylcellulose, Ethylcellulose, Polysorbat 80, Triethylcitrat, Titandioxid, Talkum.

EW: Breitbandantibiotikum (Beta-Laktamase-Hemmer), bakterizid.

AG: Infektionen mit empfindlichen Bakterien: Akute bakterielle Sinusitis, akute Otitis media, akute Exazerbationen der chronischen Bronchitis, ambulant erworbene Pneumonie, Cystitis, Pyelonephritis, Haut- und Weichteile, Knochen und Gelenke.

AA: Zu Beginn einer Mahlzeit einnehmen.

DO: Erwachsene und Kinder ab 40 kg KG: 2(-3)mal tgl. 1 Tablette. Kinder (25-40 kg KG): TD 25 mg/3,6 mg/kg KG bis 45 mg/6,4 mg/kg KG in 2 ED. MTD 70 mg/10 mg/kg KG in 2 ED. Für Kinder unter 25 kg KG andere Formulierungen verwenden. Bei schweren Nierenschäden nicht empfohlen.

GA: Schwere allergische Sofortreaktion gegen Betalaktam-Antibiotika in der Anamnese, Leberschäden.

SST: Strenge Nutzen/Risiko-Abwägung.

NW: Magen/Darm (Durchfall, Übelkeit, Erbrechen), Überempfindlichkeit (Spätexantheme, Enantheme, selten Stevens-Johnson-Syndrom und schwere Allergien, akutes generalisiertes pustulöses Exanthem, DRESS, Schock), Blutbild, Leber, Niere (Kristallurie), ZNS, Candidose, Superinfektionen, Antibiotika-assoziierte Kolitis, Krämpfe.

WW: Nicht empfohlen: Probenecid.
Vorsicht: Orale Antikoagulantien, Methotrexat, Mycophenolat-

Mofetil.
WH: Vorsicht bei älteren Patienten, Allergieneigung, Asthma; bei Pfeiffer'schem Drüsenfieber oder lymphatischer Leukämie nicht mit Amoxicillin behandeln.
Kontrollen: Niere, Leber, Blut. An Syphilis denken. Verkehrshinweis.
PG: 10 ST (2) (EKO: G) [€ 11,85], 14 ST (EKO: G) [€ 14,30]

Amodip 1,25 mg - Kautabletten für Katzen 821Z
(Z.Nr. 8-36071) RP. P. QC08CA01
ZI: Ceva Sante Animale, Libourne, Frankreich
Z: 1 Tablette enthält: Amlodipin 1,25 mg (entspr. Amlodipin besilat 1,73 mg), Brathähnchen-Aroma aus Hefe, Trockenhefe aus Saccharomyces cerevisiae, Gerstenmalz, Cellulose, mikrokristalline, Mannitol, Croscarmellose natrium, Magnesium stearat, Siliciumdioxid, hochdisperses.
EW: Kalziumkanalblocker.
AG: Systemische Hypertonie bei Katzen.
AA: Zum Eingeben.
DO: Initial 1mal tgl. 0,125-0,25 mg/kg KG, nach 2 Wochen ev. bis 1mal tgl.
0,5 mg/kg KG.
GA: Kardiogener Schock, Aortenstenose, schweres Leberversagen.
SST: Nutzen/Risiko-Bewertung.
NW: Erbrechen, Appetitlosigkeit, Diarrhö, Lethargie, Dehydratation, hyperplastische Gingivitis.
WW: Vorsicht: Andere Blutdrucksenker verstärkt. Negativ chrono- oder inotrope Substanzen.
WH: Systolischen Blutdruck vor der Behandlung und alle 6-8 Wochen messen.
Vorsicht bei Katzen unter 2,5 kg KG, Herzinsuffizienz oder Leberschäden.
Kalium und Chlorid kontrollieren.
PG: 100 ST VT [€ 109,45]

Amorocutan 50 mg/ml - wirkstoffhaltiger Nagellack 11A03
(Z.Nr. 1-31862) RPF. P. D01AE16
ZI: Dermapharm, Wien
Z: 1 ml wirkstoffhaltiger Nagellack enthält: Amorolfin 50 mg (entspr. Amorolfin hydrochlorid 55,74 mg), Ethanol, Ethylacetat, Poly(ethylacrylat,methylmethacrylat,trimethyl -ammonioethylmethacrylat chlorid 1:2:0,2, Butylacetat, Triacetin.
EW: Topisches Antimykotikum.
AG: Onychomykose ohne Beteiligung der Matrix durch Dermatophyten oder Hefen.
AA: Zum Auftragen auf die Nägel.
DO: 1 mal wöchentlich auf befallene Nägel auftragen.
Für Kinder und Jugendliche nicht empfohlen.
SST: Anwendung möglich.
NW: Lokale Reaktionen, Allergien, Nagelveränderungen.
WH: Kontakt mit Augen, Ohren und Schleimhäuten vermeiden. .
Nicht auf die Haut um den betroffenen Nagel auftragen.
Produkt ist entzündlich! Während der Behandlung keinen kosmetischen Nagellack und keine künstlichen Nägel verwenden.
PG: 3 ML * (EKO: N) [€ 27,75]

Amorolfin Schollmed gegen Nagelpilz Behandlungsset 50 mg/ml - wirkstoffhaltiger Nagellack 11A03
(Z.Nr. 1-38752) RPF. P. nicht im Handel. D01AE16

AMO Varroxal 85% Ameisensäure - Lösung zum Verdunsten im Bienenstock für Honigbienen 804E
(Z.Nr. 8-35658) RPF. D. nicht im Handel. QP53AG01

Amoxacid 875 mg/125 mg - Filmtabletten 34A06
(Z.Nr. 1-26408) NR. P. nicht im Handel. J01CR02

Amoxibactin 50 mg - Tabletten für Hunde und Katzen 801AA
(Z.Nr. 8-35885) NR. P. QJ01CA04
ZI: Le Vet Beheer, Oudewater, Niederlande
Z: 1 Tablette enthält: Amoxicillin 50 mg (entspr. Amoxicillin trihydrat 57,5 mg), Magnesium stearat, Cellulose, mikrokristalline, Siliciumdioxid, hochdispers, wasserfrei, Natrium stärkeglykolat Typ A, Lactose monohydrat, Hefe, getrocknet, Hühneraroma.
EW: Beta-Laktam-Antibiotikum.
AG: Infektionen: Atemwege, Urogenitale, Mastitis, Haut.
AA: Zum Eingeben.
DO: 2mal tgl. 10 mg Amoxicillin/kg KG über mindestens 5 Tage.
GA: Wüstenrennmäuse, Meerschweinchen, Hamster, Kaninchen, Chinchillas, schwere Nierenschäden.
SST: Nutzen/Risiko-Abwägung.
NW: Magen/Darm, Überempfindlichkeit.
WW: Bakteriostatische Antibiotika antagonistisch. Aminoglykoside verstärkt.
WH: Vorsicht bei Leberschäden. Resistenzen beachten.
PG: 100 ST VT [€ 38,70]

Amoxibactin 250 mg - Tabletten für Hunde 801AA
(Z.Nr. 8-35886) NR. P. QJ01CA04
ZI: Le Vet Beheer, Oudewater, Niederlande
Z: 1 Tablette enthält: Amoxicillin 250 mg (entspr. Amoxicillin trihydrat 287,5 mg), Magnesium stearat, Cellulose, mikrokristalline, Siliciumdioxid, hochdispers, wasserfrei, Natrium stärkeglykolat Typ A, Hefe, getrocknet, Hühneraroma.
Kurzinformation: siehe Amoxibactin 50 mg - Tabletten für Hunde und Katzen, → S. 91
PG: 100 ST VT [€ 93,30]

Amoxibactin 500 mg - Tabletten für Hunde 801AA
(Z.Nr. 8-35887) NR. P. QJ01CA04
ZI: Le Vet Beheer, Oudewater, Niederlande
Z: 1 Tablette enthält: Amoxicillin 500 mg (entspr. Amoxicillin trihydrat 575 mg), Magnesium stearat, Siliciumdioxid, hochdispers, wasserfrei, Natrium stärkeglykolat Typ A, Hefe, getrocknet, Hühneraroma.
Kurzinformation: siehe Amoxibactin 50 mg - Tabletten für Hunde und Katzen, → S. 91
PG: 100 ST VT [€ 143,90]

Amoxicillin 1A Pharma 500 mg - Filmtabletten 34A04
(Z.Nr. 1-28793) NR. P. nicht im Handel. J01CA04

Amoxicillin 1A Pharma 750 mg - Filmtabletten 34A04
(Z.Nr. 1-28794) NR. P. nicht im Handel. J01CA04

Amoxicillin 1A Pharma 1000 mg - Filmtabletten 34A04
(Z.Nr. 1-28795) NR. P. J01CA04
ZI: 1A Pharma, Wien
Z: 1 Filmtablette enthält: Amoxicillin 1000 mg (entspr. Amoxicillin trihydrat 1148 mg), Tablettenkern: Magnesium stearat, Povidon K25, Carboxymethylstärke, Natrium Typ A (entspr. Natrium < 1 mmol) (entspr. → < 23 mg), Cellulose, mikrokristalline; Tablettenüberzug: Titandioxid, Talkum, Hypromellose.
EW: Breitbandpenicillin.
AG: Infektionen durch empfindliche Keime: HNO (Akute Sinusitis, Otitis media, Streptokokken-Tonsillitis), Lunge (Verschlimmerung einer chronischen Bronchitis, Pneumonie), Bakteriurie in der Schwangerschaft, akute Pyelonephritis, (Para)typhoides Fieber, Zahnabszesse mit Cellulitis, Infektion von Gelenkprothesen, Lyme-Borreliose, Endokarditis-Prophylaxe, Helicobacter pylori-Eradikation.
AA: Unzerkaut mit reichlich Flüssigkeit einnehmen.
DO: Standarddosis: Tgl. 0,75-3 g in 2-3 ED.
Otitis media, Tonsillitis, Bronchitis: 3mal tgl. 500 mg oder 2mal tgl. 0,75-1 g.
Pneumonie, Infektionen von Gelenkprothesen: 3mal tgl. 0,5-1 g.
(Para)typhoides Fieber: 3mal tgl. 0,5-2 g.
Endokarditis-Prophylaxe: 2 g oral 30-60 min vor dem Eingriff.
Lyme-Borreliose: Frühstadium: 3mal tgl. 500 mg - 1 g (MTD 4 g) über 14 (10-21) Tage. Spätstadium: 3mal tgl. 0,5-2 g (MTD 6 g) über 10-30 Tage.
Helicobacter-Eradikation: 2mal tgl. 0,75-1 g in Kombination mit Protonenpumpemhemmer und anderen Antibiotika für 7 Tage.
Kinder unter 40 kg KG: TD 20-100 mg/kg KG in mehreren ED.
Dosisreduktion bei Nierenschäden.
GA: Penicillin- und/oder Cephalosporinallergie, Verdacht auf infektiöse Mononukleose.
SST: Nutzen/Risiko-Abwägung.
NW: Hautausschlag, schwere Überempfindlichkeitsreaktionen, Magen/Darm (Durchfall), Leber, Blutbild (reversibel), Krampfanfälle (bei Nierenschäden).
WW: Nicht empfohlen: Probenecid. Vorsicht: Antacida (Resorptionshemmung), Kontrazeptiva (Wirkungsabnahme), Allopurinol (gehäufte Exantheme), Diuretika beschleunigen Ausscheidung von Amoxicillin, Antikoagulanzien (Gerinnungskontrollen). Methotrexat (Toxizität); bakteriostatischen Antibiotika (z.B. Tetrazykline) behindern Amoxicillin-Wirkung. Beeinflussung von Labortests.
WH: Vorsicht bei Asthma bronchiale, Allergieneigung, Heuschnupfen, Krampfanamnese. Auf Schockgefahr achten. Superinfektionen möglich. Bei fieberhaftem Erythem mit Pusteln dauernd absetzen. Kontrollen: Leber, Niere, Blutbild. Bei schweren Durchfällen an Antibiotika-assoziierte Colitis denken; Verkehrshinweis.
PG: 10 ST (2) (EKO: G) [€ 6,70], 14 ST (EKO: G) [€ 9,35]

Amoxicillin "Chevita" 200 mg/g - Pulver zum Eingeben für Schweine und Kälber 801AA
(Z.Nr. 8-00708) NR. P. VNW. QJ01CA04
ZI: Chevita Tierarzneimittel, Wels
Z: 1 g Pulver enthält: Amoxicillin trihydrat 200 mg (entspr.

A

Amoxicillin 174,2 mg), Glucose monohydrat, Siliciumdioxid hydrat.
EW: Penicillin, bakterizid.
AG: Bakterielle Infektionen mit empfindlichen Erregern bei Schweinen (Atemwege, Verdauungsapparat) und Kälbern (Verdauungsapparat).
AA: Kälber: Zum Eingeben über Milch/Milchaustauscher.
Schweine: Zum Eingeben über das Futter.
Messbecher fasst 14,8 Gramm.
DO: 2mal tgl. 10 mg Amoxicillin trihydrat/kg KG (= 0,5 g Pulver/10 kg KG) über 5 Tage.
GA: Niereninsuffizienz, Hasenartige, Nagetiere, ruminierende Tiere, Pferde.
SST: Nutzen/Risiko-Abwägung.
NW: Überempfindlichkeit gegen Penicilline, Magen/Darm.
WW: Wirkungsaufhebung durch bakteriostatische Substanzen. Nicht mit Neomycin anwenden. Galenische Inkompatibilitäten gegen Sulfonamide, Schwermetallionen und Oxidationsmittel.
WH: Tiere mit gestörtem Allgemeinbefinden oder Inappetenz parenteral behandeln. Hohe Resistenzrate gegen E. coli beachten.
VNW: Essbare Gewebe 14 Tage.
Nicht anwenden bei Tieren, deren Milch für den menschlichen Verzehr vorgesehen ist.
PG: 1000 G VNW [€ 86,00], 5000 G VNW [€ 317,40]

Amoxicillin MIP 500 mg - Tabletten 34A04
(Z.Nr. 1-31297) NR. P. nicht im Handel. J01CA04

Amoxicillin MIP 1000 mg - Tabletten 34A04
(Z.Nr. 1-31299) NR. P. nicht im Handel. J01CA04

Amoxicillin "ratiopharm" 500 mg - Filmtabletten 34A04

(Z.Nr. 1-19794) NR. P. J01CA04
ZI: Teva, Haarlem, Niederlande
Z: 1 Filmtablette enthält Amoxicillin 500 mg (entspr. Amoxicillin trihydrat), Kern: Magnesium stearat, Polyvidon, Carboxymethylstärke, Natriumsalz, Cellulose, mikrokristalline; Überzug: (entspr. Titandioxid) (entspr. Talkum) (entspr. Hypromellose).
Kurzinformation: siehe Amoxicillin 1A Pharma 1000 mg - Filmtabletten, → S. 91
PG: 10 ST (2) (EKO: G) [€ 5,30], 30 ST (EKO: G) [€ 13,05]

Amoxicillin "ratiopharm" 1000 mg - Filmtabletten 34A04

(Z.Nr. 1-18385) NR. P. J01CA04
ZI: Teva, Haarlem, Niederlande
Z: 1 Filmtablette enthält Amoxicillin 1000 mg (entspr. Amoxicillin trihydrat), Kern: Magnesium stearat, Polyvidon, Carboxymethylstärke, Natriumsalz, Cellulose, mikrokristalline; Überzug: (entspr. Titandioxid) (entspr. Talkum) (entspr. Hypromellose).
Kurzinformation: siehe Amoxicillin 1A Pharma 1000 mg - Filmtabletten, → S. 91
PG: 10 ST (2) (EKO: G) [€ 6,95], 14 ST (EKO: G) [€ 9,80]

Amoxicillin/Clavulansäure Actavis 500 mg/125 mg - Filmtabletten 34A06
(Z.Nr. 1-35168) NR. P. nicht im Handel. J01CR02

Amoxicillin/Clavulansäure Actavis 875 mg/125 mg - Filmtabletten 34A06

(Z.Nr. 1-35169) NR. P. J01CR02
ZI: Actavis Group PTC, Hafnarfjördur, Island
Z: 1 Filmtablette enthält: Amoxicillin 875 mg (entspr. Amoxicillin trihydrat), Clavulansäure 125 mg (entspr. Kalium clavulanat), Tablettenkern: Cellulose, mikrokristalline, Siliciumdioxid, hochdisperses, Magnesium stearat, Carboxymethylstärke, Natrium Typ A; Tablettenüberzug: (entspr. Hypromellose) (entspr. Macrogol 400) (entspr. Titandioxid).
EW: Breitbandantibiotikum.
AG: Infektionen mit empfindlichen Bakterien: Akute bakterielle Sinusitis, akute Otitis media, akute Exazerbationen der chronischen Bronchitis, ambulant erworbene Pneumonie, Cystitis, Pyelonephritis, Haut- und Weichteile, Knochen und Gelenke.
AA: Zu Beginn einer Mahlzeit mit Flüssigkeit einnehmen.
DO: Personen über 40 kg KG: 2 bis 3mal tgl. 1 FT.
Kinder unter 40 kg KG: TD 25 mg/3,6 mg/kg KG bis 45 mg/6,4 mg/kg KG in 2 ED. MTD 70 mg/10 mg/kg KG in 2 ED. Dosisreduktion bei Nierenschäden.
GA: Penicillin- und Cephalosporinallergie, Leberschäden.
SST: Strenge Nutzen/Risiko-Abwägung.
NW: Magen/Darm, Überempfindlichkeit (Spätexantheme, Enantheme, selten Stevens-Johnson-Syndrom und schwere Allergien, Schock), Blutbild, Leber, ZNS, Superinfektionen, extrem selten pseudomembranöse Kolitis (Therapie z.B. 4mal tgl. 250 mg Vancomycin), Krämpfe.
WW: Probenecid (hemmt renale Sekretion von Amoxicillin), Allopurinol, Ampicillin (Hautreaktionen), hormonale Kontrazeptiva (Sicherheit in Frage gestellt); Mycophenolatmofetil (Vorsicht); cave bakteriostatische Substanzen, Disulfiram; Glykoside (Resorption ev. verstärkt).
WH: Vorsicht bei älteren Patienten, Allergieneigung, Asthma; bei Pfeiffer'schem Drüsenfieber oder lymphatischer Leukämie nicht mit Amoxicillin behandeln. Kontrollen: Niere, Leber, Blut. An Syphilis denken.
PG: 10 ST (2) (EKO: G) [€ 10,75], 14 ST (EKO: G) [€ 12,55]

Amoxicillin/Clavulansäure A-Med 500 mg/125 mg - Filmtabletten 34A06

(Z.Nr. 1-29145) NR. P. J01CR02
ZI: A-Med, Salzburg
Z: 1 Filmtablette enthält: Amoxicillin 500 mg (entspr. Amoxicillin trihydrat), Clavulansäure 125 mg (entspr. Kalium clavulanat), Kern: Cellulose, mikrokristalline, Siliciumdioxid, hochdispers, wasserfrei, Magnesium stearat, Carboxymethylstärke, Natrium Typ A; Filmüberzug: Hypromellose, Macrogol 400, Titandioxid.
EW: Breitbandantibiotikum.
AG: Infektionen mit empfindlichen Bakterien: Akute bakterielle Sinusitis, akute Otitis media, akute Exazerbationen der chronischen Bronchitis, ambulant erworbene Pneumonie, Cystitis, Pyelonephritis, Haut- und Weichteile, Knochen und Gelenke.
AA: Zu Beginn einer Mahlzeit mit Flüssigkeit einnehmen.
DO: Personen über 40 kg KG: 3mal tgl. 1 FT.
Kinder unter 40 kg KG: TD 20 mg/5 mg/kg KG bis 60 mg/15 mg/kg KG in 3 ED Dosisreduktion bei Nierenschäden.
GA: Penicillin- und Cephalosporinallergie, Leberschäden.
SST: Strenge Nutzen/Risiko-Abwägung.
NW: Magen/Darm, Überempfindlichkeit (Spätexantheme, Enantheme, selten Stevens-Johnson-Syndrom und schwere Allergien, Schock), Blutbild, Leber, ZNS, Superinfektionen, extrem selten pseudomembranöse Kolitis (Therapie z.B. 4mal tgl. 250 mg Vancomycin), Krämpfe.
WW: Probenecid (hemmt renale Sekretion von Amoxicillin), Allopurinol, Ampicillin (Hautreaktionen), hormonale Kontrazeptiva (Sicherheit in Frage gestellt); Mycophenolatmofetil (Vorsicht); cave bakteriostatische Substanzen, Disulfiram; Glykoside (Resorption ev. verstärkt).
WH: Vorsicht bei älteren Patienten, Allergieneigung, Asthma; bei Pfeiffer'schem Drüsenfieber oder lymphatischer Leukämie nicht mit Amoxicillin behandeln. Kontrollen: Niere, Leber, Blut. An Syphilis denken.
PG: 12 ST (2) (EKO: G) [€ 9,35]

Amoxicillin/Clavulansäure A-Med 875 mg/125 mg - Filmtabletten 34A06

(Z.Nr. 1-29146) NR. P. J01CR02
ZI: Aurobindo Pharma, South Ruislip, Großbritannien
Z: 1 Filmtablette enthält: Amoxicillin 875 mg (entspr. Amoxicillin trihydrat), Clavulansäure 125 mg (entspr. Kalium clavulanat), Kern: Cellulose, mikrokristalline, Siliciumdioxid, hochdispers, wasserfrei, Magnesium stearat, Carboxymethylstärke, Natrium Typ A; Filmüberzug: Hypromellose, Macrogol 400, Titandioxid.
EW: Breitbandantibiotikum.
AG: Infektionen mit empfindlichen Bakterien: Akute bakterielle Sinusitis, akute Otitis media, akute Exazerbationen der chronischen Bronchitis, ambulant erworbene Pneumonie, Cystitis, Pyelonephritis, Haut- und Weichteile, Knochen und Gelenke.
AA: Zu Beginn einer Mahlzeit mit Flüssigkeit einnehmen.
DO: Personen über 40 kg KG: 2 bis 3mal tgl. 1 FT.
Kinder unter 40 kg KG: TD 25 mg/3,6 mg/kg KG bis MTD 70 mg/10 mg/kg KG in 2 ED. Dosisreduktion bei Nierenschäden.
GA: Penicillin- und Cephalosporinallergie, Leberschäden.
SST: Strenge Nutzen/Risiko-Abwägung.
NW: Magen/Darm, Überempfindlichkeit (Spätexantheme, Enantheme, selten Stevens-Johnson-Syndrom und schwere Allergien, Schock), Blutbild, Leber, ZNS, Superinfektionen, extrem selten pseudomembranöse Kolitis (Therapie z.B. 4mal tgl. 250 mg Vancomycin), Krämpfe.
WW: Probenecid (hemmt renale Sekretion von Amoxicillin), Allopurinol, Ampicillin (Hautreaktionen), hormonale Kontrazeptiva (Sicherheit in Frage gestellt); Mycophenolatmofetil (Vorsicht); cave bakteriostatische Substanzen, Disulfiram; Glykoside (Resorption ev. verstärkt).
WH: Vorsicht bei älteren Patienten, Allergieneigung, Asthma; bei Pfeiffer'schem Drüsenfieber oder lymphatischer Leukämie nicht mit Amoxicillin behandeln. Kontrollen: Niere, Leber, Blut. An Syphilis denken.
PG: 10 ST (2) (EKO: G) [€ 11,00], 14 ST (EKO: G) [€ 12,65]

Amoxicillin/Clavulansäure Astro 500 mg/100 mg - Pulver zur Herstellung einer Injektions- oder Infusionslösung 34A06
(Z.Nr. 1-26284-P1) RP. P. Parallelimport. J01CR02
nicht im Handel.

Amoxicillin/Clavulansäure Astro 1000 mg/200 mg - Pulver zur Herstellung einer Injektions-/Infusionslösung 34A06
(Z.Nr. 1-26281-P1) NR. P. Parallelimport. J01CR02
nicht im Handel.

Amoxicillin/Clavulansäure Astro 2000 mg/200 mg - Pulver zur Herstellung einer Infusionslösung 34A06
(Z.Nr. 1-26282-P1) NR. P. Parallelimport. J01CR02
nicht im Handel.

Amoxicillin/Clavulansäure Krka 500 mg/125 mg - Filmtabletten 34A06
(Z.Nr. 1-36357) NR. P. nicht im Handel. J01CR02

Amoxicillin/Clavulansäure Krka 875 mg/125 mg - Filmtabletten 34A06

(Z.Nr. 1-36356) NR. P. J01CR02
ZI: Krka, Novo Mesto, Slowenien
Z: 1 Filmtablette enthält: Amoxicillin 875 mg (entspr. Amoxicillin trihydrat), Clavulansäure 125 mg (entspr. Kalium clavulanat), Tablettenkern: Cellulose, mikrokristalline, Natrium stärkeglykolat Typ A, Siliciumdioxid, kolloidal, wasserfrei, Magnesium stearat; Tablettenhülle: Titandioxid, Hypromellose, Macrogol 400.
Kurzinformation: siehe Amoxicillin/Clavulansäure Actavis 875 mg/ 125 mg - Filmtabletten, → S. 92
PG: 10 ST (2) (EKO: G) [€ 11,35], 14 ST (EKO: G) [€ 13,05]

Amoxicillin/Clavulansäure Micro Labs 250 mg/125 mg - Filmtabletten 34A06
(Z.Nr. 1-38521) NR. P. nicht im Handel. J01CR02

Amoxicillin/Clavulansäure Micro Labs 500 mg/125 mg - Filmtabletten 34A06
(Z.Nr. 1-38522) NR. P. nicht im Handel. J01CR02

Amoxicillin/Clavulansäure Micro Labs 875 mg/125 mg - Filmtabletten 34A06
(Z.Nr. 1-38523) NR. P. nicht im Handel. J01CR02

🐾 Amoxicillin-Trihydrat PUR "AniMed Service" 1 g/g - Pulver zum Eingeben für Rinder (Kälber) und Schweine 801AA

(Z.Nr. 8-37234) NR. P. VNW. QJ01CA04
ZI: AniMed Service, Graz
Z: 1 g Pulver enthält: Amoxicillin trihydrat 1000 mg (entspr. Amoxicillin 871,2 mg).
EW: Beta-Laktam-Antibiotikum; bakterizid.
AG: Infektionen der Lunge (Schweine) und der Atemwege (Schweine, Ferkel).
Infektionen des Verdauungsapparates bei Schweinen, Ferkeln und Kälbern.
AA: Zum Eingeben über die Milch (Milchaustauscher) beim Kalb. Zum Eingeben über Futter oder Trinkwasser beim Schwein.
DO: 2mal tgl. 23 mg Tierarzneimittel/kg KG über 3-5 Tage bzw. 2-3 Tage nach Abklingen der Krankheitszeichen.
GA: Betalactam-Überempfindlichkeit, Resistenzen, schwere Nierenschäden, Hasen, Nagetiere, ruminierende Tiere, Pferde.
SST: Nutzen/Risiko-Abwägung durch Tierarzt..
NW: Überempfindlichkeit (auch schwer), Magen/Darm, bei Überdosierung ZNS-Erregung.
WW: Bakteriostatische Substanzen (Wirkungsaufhebung); Nicht mit Neomycin anwenden (hemmt Resorption von Penicillin). Galenische Inkompatibilitäten gegenüber Sulfonamiden, Schwermetallionen und Oxidationsmitteln.
WH: Bei stark gestörtem Allgemeinbefinden und/oder Inappetenz parenterale Therapie anwenden.
VNW: Essbare Gewebe: Kalb 3 Tage, Schwein 1 Tag.
PG: 1 KG VNW [€ 325,85], 500 G VNW [€ 177,85]

Amoxiclavulan 1A Pharma 1 g (875 mg/125 mg) - Filmtabletten 34A06

(Z.Nr. 1-25015) NR. P. J01CR02
ZI: 1A Pharma, Wien
Z: 1 Filmtablette enthält: Amoxicillin 875 mg (entspr. Amoxicillin trihydrat), Clavulansäure 125 mg (entspr. Kalium clavulanat), Tablettenkern: Siliciumdioxid, kolloidal, wasserfrei, Crospovidon, Croscarmellose natrium (entspr. Natrium 0,143 mmol) (entspr. → 3,29 mg), Magnesium stearat, Cellulose, mikrokristalline; Tablettenfilm: Hydroxypropylcellulose, Ethylcellulose, Polysorbat 80, Triethylcitrat, Titandioxid, Talkum.
Kurzinformation: siehe Amoxicillin/Clavulansäure A-Med 500 mg/ 125 mg - Filmtabletten, → S. 92
PG: 10 ST (2) (EKO: G) [€ 11,85], 14 ST (EKO: G) [€ 14,30]

Amoxicomp Genericon 1 g - Filmtabletten 34A06

(Z.Nr. 1-24483) NR. P. J01CR02
ZI: Genericon Pharma, Graz
Z: 1 Filmtablette enthält: Amoxicillin 875 mg (entspr. Amoxicillin trihydrat), Clavulansäure 125 mg (entspr. Kalium clavulanat), Tablettenkern: Siliciumdioxid, hochdisperses, Crospovidon, Croscarmellose natrium (entspr. Natrium < 23 mg), Magnesium stearat, Cellulose, mikrokristalline; Tablettenüberzug: Hydroxypropylcellulose, Ethylcellulose, Polysorbat 80, Triethylcitrat, Titandioxid, Talkum.
Kurzinformation: siehe Amoxicillin/Clavulansäure A-Med 500 mg/ 125 mg - Filmtabletten, → S. 92
PG: 10 ST (2) (EKO: G) [€ 11,85], 14 ST (EKO: G) [€ 14,10]

Amoxilan 500 mg - Kapseln 34A04
(Z.Nr. 1-18622) NR. P. nicht im Handel. J01CA04

Amoxilan 1000 mg - Tabletten 34A04

(Z.Nr. 1-18386) NR. P. J01CA04
ZI: G.L. Pharma, Lannach
Z: 1 Tablette enthält: Amoxicillin 1000 mg (entspr. Amoxicillin trihydrat 1147,6 mg), Copovidon, Cellulose, mikrokristalline, Carboxymethylstärke, Natrium, Lactose monohydrat 48,6 mg, Rizinusöl, hydriertes, Magnesium stearat.
EW: Antibiotikum (Aminopenicillin).
AG: Infektionen durch Amoxicillin-empfindliche Erreger: Atemwege (Pneumonie, akute Verschlimmerung einer chronischen Bronchitis), HNO (Tonsillitis), untere Harnwege (akute Pyelonephritis oder Zystitis), Zahnabszesse, prothetische Gelenksinfektionen, Lyme-Borreliose, Endokarditis-Prophylaxe, Helicobacter pylori-Eradikation.
AA: Unzerkaut mit Flüssigkeit.
DO: 250-500 mg alle 8 Std. oder 750-1000 mg alle 12 Stunden. (bei schweren Infektionen alle 8 Stunden).
Akute Zystitis: 2mal tgl. 3000 mg.
(Para)typhoides Fieber: 500-2000 mg alle 8 Stunden.
Endokarditis-Prophylaxe: Einmalig 2000 mg 30-60 min vor einem Eingriff.
Kinder unter 40 kg KG (mit anderen Darreichungsformen zu behandeln): TD 20-100 mg/kg KG in mehreren ED.
Dosisreduktion bei schweren Nierenschäden.
Details siehe Austria-Codex-Fachinformation.
GA: Beta-Laktam-Überempfindlichkeit.
SST: Nutzen/Risiko-Abwägung.
NW: Magen-Darm (auch Stomatitis), Niere (Kristallurie), Haut (auch schwere Reaktionen), Jarisch-Herxheimer-Reaktion, Superinfektionen, Überempfindlichkeitsreaktionen, anaphylaktischer Schock, sehr selten Blutbild, ZNS (Krämpfe), Leber.
WW: Nicht empfohlen: Probenecid (erhöhte Amoxicillin-Serumspiegel), andere bakteriostatische Antibiotika (Tetrazyklin, Erythromycin, Chloramphenicol, Sulfonamide: Antagonismus). Vorsicht: Allopurinol (vermehrte Hautreaktionen), Antikoagulanzien (Kontrollen), Methotrexat, Untersuchungen (Harnzucker nichtenzymatisch, Estriol bei Schwangeren).
WH: Vorsicht bei Epilepsie, Nierenschäden. Bei generalisiertem Exanthem absetzen. Kontrolle: Leber, Niere, Blutbild. Auf resistente Bakterien bzw. Pilze achten. Bei schweren Durchfällen an Antibiotika-assoziierte Kolitis denken. Verkehrshinweis.
PG: 10 ST (2) (EKO: G) [€ 8,70], 14 ST (EKO: G) [€ 12,15]

Amoxilan 250 mg/5 ml - Trockensaft 34A04

(Z.Nr. 1-20613) NR. P. L. J01CA04
ZI: G.L. Pharma, Lannach
Z: 5 ml Suspension (= 1 Messlöffel fertiger Saft) enthalten: Amoxicillin 250 mg (entspr. Amoxicillin trihydrat 287 mg), Saccharose 2,1 g, Natrium citrat, Polysorbat 80, Siliciumdioxid, hochdisperses, Citronensäure monohydrat, Bananen-Aroma, Orangen-Aroma, Zitronen-Aroma.
EW: Breitbandpenicillin; bakterizid.
AG: Infektionen durch Amoxicillin-empfindliche Erreger: Atemwege (Pneumonie, akute Verschlimmerung einer chronischen Bronchitis), HNO (Tonsillitis, Otitis media, Sinusitis), untere Harnwege (akute Pyelonephritis oder Zystitis), Geschlechtsorgane, Haut und Weichteile, Lyme-Borreliose, Endokarditis-Prophylaxe, Magen-Darm-Trakt (Helicobacter pylori-Eradikation, Typhus, bakterielle Enteritis), Sepsis, Osteomyelitis, Meningitis,
AA: Nach Herstellung einer Suspension oral einnehmen. Flasche vor jeder Entnahme schütteln.
DO: TD 1,5-3 g in 3-4 ED; MTD bis 6 g.
Kinder unter 40 kg KG: TD 40-90 mg/kg KG in 2-3 ED. MTD 3 g.
Dosisreduktion bei Nierenschäden.
GA: Beta-Laktam-Überempfindlichkeit, virale Infektionen, akute lymphatische Leukämie, infektiöse Mononucleose.
SST: Nutzen/Risiko-Abwägung in Schwangerschaft, nicht stillen.

NW: Magen-Darm (auch Enantheme im Mundbereich), Niere (Kristallurie), Haut (auch schwere Reaktionen), Superinfektionen, Überempfindlichkeitsreaktionen, anaphylaktischer Schock, Blutbild, ZNS (Krämpfe), Leberenzymanstieg.
WW: Nicht empfohlen: Disulfiram, Allopurinol, Probenecid (erhöhte Amoxicillin-Serumspiegel), andere bakteriostatische Antibiotika (Tetrazyklin, Erythromycin, Chloramphenicol, Sulfonamide: Antagonismus). Vorsicht: Antikoagulanzien (Kontrollen), Methotrexat, Digoxin, Orale Kontrazeptiva, Untersuchungen (Harnzucker nichtenzymatisch, Estriol bei Schwangeren).
WH: Vorsicht bei Epilepsie, Nierenschäden. Bei generalisiertem Exanthem absetzen. Kontrolle bei längerer Anwendung: Leber, Niere, Blutbild. Bei schweren Durchfällen an Antibiotika-assoziierte Kolitis denken. Verkehrshinweis.
PG: 60 ML F14 (L) (EKO: G) [€ 4,85], 120 ML F14 (L) (EKO: G) [€ 9,65]

Amoxilan 500 mg/5 ml - Trockensaft 34A04
(Z.Nr. 1-20614) NR. P. L. J01CA04
ZI: G.L. Pharma, Lannach
Z: 5 ml Suspension (= 1 Messlöffel fertiger Saft) enthalten: Amoxicillin 500 mg (entspr. Amoxicillin trihydrat 574 mg), Saccharose 1,8 g, Natrium citrat, Polysorbat 80, Siliciumdioxid, hochdisperses, Citronensäure monohydrat, Bananen-Aroma, Orangen-Aroma, Zitronen-Aroma.
Kurzinformation: siehe Amoxilan 250 mg/5 ml - Trockensaft, → S. 93
PG: 60 ML F14 (L) (EKO: G) [€ 9,40], 120 ML F14 (L) (EKO: G) [€ 15,30]

🐾 Amoxi-Mix 100 mg/g - Pulver zum Eingeben für Rinder und Schweine 801AA
(Z.Nr. 8-00522) NR. P. VNW. QJ01CA04
ZI: AniMed Service, Graz
Z: 1 g Pulver enthält: Amoxicillin 100 mg (entspr. Amoxicillin trihydrat 114,8 mg), Siliciumdioxid, gefällt, Dextrose Monohydrat, Vanille-Aroma.
EW: Beta-Laktam-Antibiotikum; bakterizid.
AG: Infektionen des Verdauungstraktes oder der Atemwege bei Schweinen und Kälbern.
AA: Zum Eingeben über die Milch (Milchaustauscher) beim Kalb. Zum Eingeben über Futter oder Trinkwasser beim Schwein.
DO: TD 20 mg Amoxicillin/kg KG in 2 ED, oder gesamte TD über Trinkwasser.
Anwendungsdauer 3 - 5 Tage.
GA: Betalactam-Überempfindlichkeit, Resistenzen, schwere Nierenschäden, Hasen, Nagetiere, ruminierende Tiere, Pferde.
SST: Nutzen/Risiko-Abwägung durch Tierarzt..
NW: Überempfindlichkeit, anaphylaktischer Schock, Magen/Darm.
WW: Bakteriostatische Substanzen (Wirkungsaufhebung); Nicht mit Neomycin anwenden (hemmt Resorption von Penicillin). Galenische Inkompatibilitäten gegenüber Sulfonamiden, Schwermetallionen und Oxidationsmitteln.
WH: Bei stark gestörtem Allgemeinbefinden und/oder Inappetenz parenterale Therapie anwenden. Erregersensibilität prüfen. Ausreichend mit Wasser versorgen.
VNW: Essbare Gewebe: Kalb, Schwein 14 Tage.
PG: **100MG** 1 KG VNW [€ 48,95], **100MG** 5 KG VNW [€ 180,40], **100MG** 100 G VNW [€ 15,60], **PLV100MG 5X1** 5 KG VNW [€ 196,15]

AmoxiPLUS "ratiopharm" 625 mg - Filmtabletten 34A06
(Z.Nr. 1-23551) NR. P. J01CR02
ZI: Teva, Haarlem, Niederlande
Z: 1 Filmtablette enthält: Amoxicillin 500 mg (entspr. Amoxicillin trihydrat 574 mg), Clavulansäure 125 mg (entspr. Kalium clavulanat 148,9 mg), Kern: Magnesium stearat, Talkum, Povidon, Cellulose, mikrokristalline, Croscarmellose natrium; Filmüberzug: Triethylcitrat, Hypromellose, Ethylcellulose, Talkum, Titandioxid.
Kurzinformation: siehe Amoxicillin/Clavulansäure A-Med 500 mg/125 mg - Filmtabletten, → S. 92
PG: 12 ST (2) (EKO: G) [€ 12,15]

AmoxiPLUS "ratiopharm" 1 g - Filmtabletten 34A06
(Z.Nr. 1-24140) NR. P. J01CR02
ZI: Teva, Haarlem, Niederlande
Z: 1 Filmtablette enthält: Amoxicillin 875 mg (entspr. Amoxicillin trihydrat 1004,5 mg), Clavulansäure 125 mg (entspr. Kalium clavulanat 148,9 mg), Tablettenkern: Siliciumdioxid, hochdispers, wasserfrei, Magnesium stearat, Talkum, Povidon, Croscarmellose natrium, Cellulose, mikrokristalline; Filmüberzug: Triethylcitrat, Ethylcellulose, Natriumdodecylsulfat, Cetylalkohol, Talkum, Hypromellose, Titandioxid.
EW: Breitbandantibiotikum.
AG: Infektionen mit empfindlichen Bakterien: Akute bakterielle Sinusitis, akute Otitis media, akute Exazerbationen der chronischen Bronchitis, ambulant erworbene Pneumonie, Cystitis, Pyelonephritis, Haut- und Weichteile, Knochen und Gelenke.
AA: Zu Beginn einer Mahlzeit einnehmen.
DO: Personen ab 40 kg KG: 2 bis 3mal tgl. 1 FT. Bei schweren Nierenschäden nicht empfohlen.
GA: Penicillin- und Cephalosporinallergie, Leberschäden.
SST: Strenge Nutzen/Risiko-Abwägung.
NW: Magen/Darm, Überempfindlichkeit (Spätexantheme, Enantheme, selten Stevens-Johnson-Syndrom und schwere Allergien, Schock), Blutbild, Leber, ZNS, Superinfektionen, extrem selten pseudomembranöse Kolitis (Therapie z.B. 4mal tgl. 250 mg Vancomycin), Krämpfe.
WW: Probenecid (hemmt renale Sekretion von Amoxicillin), Allopurinol, Ampicillin (Hautreaktionen), hormonale Kontrazeptiva (Sicherheit in Frage gestellt); Mycophenolatmofetil (Vorsicht); cave bakteriostatische Substanzen, Disulfiram; Glykoside (Resorption ev. verstärkt).
WH: Vorsicht bei älteren Patienten, Allergieneigung, Asthma; bei Pfeiffer'schem Drüsenfieber oder lymphatischer Leukämie nicht mit Amoxicillin behandeln. Kontrollen: Niere, Leber, Blut. An Syphilis denken.
PG: 10 ST (2) (EKO: G) [€ 11,85], 14 ST (EKO: G) [€ 15,55]

Amoxistad 500 mg - Filmtabletten 34A04
(Z.Nr. 1-22107) NR. P. J01CA04
ZI: Stada Arzneimittel, Wien
Z: 1 Filmtablette enthält: Amoxicillin 500 mg (entspr. Amoxicillin trihydrat 573,9 mg), Tablettenkern: Maisstärke, Polyvidon, Natriumstärkeglykolat, Siliciumdioxid, hochdisperses, Magnesium stearat; Filmüberzug: Eudragit E 12,5, Opadry weiss.
Kurzinformation: siehe Amoxilan 1000 mg - Tabletten, → S. 93
PG: 10 ST (2) (EKO: G) [€ 5,25], 30 ST (EKO: G) [€ 13,00]

Amoxistad 1000 mg - Filmtabletten 34A04
(Z.Nr. 1-21734) NR. P. J01CA04
ZI: Stada Arzneimittel, Wien
Z: 1 Filmtablette enthält: Amoxicillin 1000 mg (entspr. Amoxicillin trihydrat 1148 mg), Tablettenkern: Maisstärke, vorverkleistert, Povidon K25, Natriumstärkeglykolat, Siliciumdioxid, hochdisperses, Magnesium stearat; Tablettenüberzug: (entspr. Eudragit E 12,5) (entspr. Macrogol 6000) (entspr. Talkum) (entspr. Titandioxid) (entspr. Magnesium stearat) (entspr. Povidon).
Kurzinformation: siehe Amoxilan 1000 mg - Tabletten, → S. 93
PG: 10 ST (2) (EKO: G) [€ 6,60], 14 ST (EKO: G) [€ 9,35]

Amoxistad plus 875 mg/125 mg - Filmtabletten 34A06
(Z.Nr. 1-35828) NR. P. J01CR02
ZI: Stada Arzneimittel, Wien
Z: 1 Filmtablette enthält: Amoxicillin 875 mg (entspr. Amoxicillin trihydrat), Clavulansäure 125 mg (entspr. Kalium clavulanat), Tablettenkern: Siliciumdioxid, kolloidal, wasserfrei, Magnesium stearat, Talkum, Povidon, Cellulose, mikrokristalline, Crospovidon; Filmüberzug: Triethylcitrat, Hypromellose, Talkum, Titandioxid, Ethylcellulose, Cetylalkohol, Natriumdodecylsulfat.
Kurzinformation: siehe Amoxicillin/Clavulansäure Actavis 875 mg/125 mg - Filmtabletten, → S. 92
PG: 10 ST (2) (EKO: G) [€ 11,00], 15 ST (EKO: G) [€ 13,65]

🐾 Amoxy Active 697 mg/g - Pulver zum Eingeben für Schweine und Hühner 801AA
(Z.Nr. 8-35600) NR. P. QJ01CA04
ZI: Dopharma Research, Raamsdonksveer, Niederlande
Z: 1 g Pulver enthält: Amoxicillin 697 mg (entspr. Amoxicillin trihydrat 800 mg), Natriumcarbonat, Natrium citrat.
EW: Beta-Laktam-Antibiotikum (Penicillin).
AG: **Schweine:** Infektionen: Atemwege, Magen/Darm, Urogenitale, Ohrnekrose, sekundäre Infektionen.
Hühner: Infektionen der Atemwege und des Magen/Darm-Trakts.
AA: Zum Eingeben über das Trinkwasser, bei Schweinen auch über das Futter.
DO: **Schwein:** TD 11,2 mg Amoxicillin/kg KG über 3-5 Tage.
Huhn: TD 20 mg Amoxicillin/kg KG über 3-5 Tage.
GA: Nagetiere, Wiederkäuer, Pferde, schwere Nierenschäden.
SST: Nutzen/Risiko-Abwägung.
NW: Sehr selten Überempfindlichkeit, Magen/Darm.
WW: Nicht mit bakteriostatischen Antibiotika oder mit Neomycin kombinieren.
VNW: Essbare Gewebe: Schweine 2 Tage, Hühner 1 Tag. Nicht für Legehennen, deren Eier für menschlichen Verzehr vorgesehen sind. Nicht innerhalb von 4 Wochen vor Legebeginn anwenden.
PG: 1000 G VN [€ 158,50]

Amphen 200 mg/g - Granulat zum Eingeben über das Trinkwasser für Schweine 801AZ
(Z.Nr. 8-39316) NR. P. VNW. nicht im Handel. QJ01BA90

Ampho Moronal - Lutschtabletten 45A01
(Z.Nr. 0-15122) NR. P. A01AB04
ZI: Dermapharm, Wien
Z: 1 Lutschtablette enthält: Amphotericin B 10 mg (entspr. → 10000 IE), Saccharin natrium, Gummi arabisch, Stearinsäure, Poly(vinylalkohol), Talkum, D-Mannit, Aromen.
EW: Antimykotikum.
AG: Soorinfektionen im Mund- und Rachenraum.
AA: Nach den Mahlzeiten und vor dem Schlafengehen langsam lutschen.
DO: 4 Lutschtabletten tgl. für 1-2 Wochen.
SST: Nutzen/Risiko-Abwägung.
NW: Magen/Darm, Haut.
WH: Schleimhautirritationen und unspezifische Schleimhautinfektionen vor Behandlungsbeginn beheben.
PG: 20 ST (2) (EKO: G) [€ 7,60], 50 ST (EKO: G) [€ 15,15]

Ampho-Moronal - Suspension 11E01, 45A01
(Z.Nr. 1-25353) NR. P. A07AA07
ZI: Dermapharm, Wien
Z: 1 ml Suspension enthält: Amphotericin B 100 mg (entspr. → 100000 IE), Methyl-4-hydroxybenzoat 1,15 mg, Propyl-4-hydroxybenzoat 0,35 mg, Natriumbenzoat 2 mg, Natrium metabisulfit 1,5 mg, Natriummonohydrogenphosphat Dodecahydrat, Natriumdihydrogenphosphat-2-Wasser, Kaliumchlorid, Saccharin natrium, Glycerol 85% (V/V), Zitronensäure, wasserfrei, Carmellose natrium, Erythrosin, Ethanol 96% (V/V) (entspr. Ethanol 4,04 mg), Zimtaldehyd 0,1 mg, Curaçao-Aroma, Passionsfrucht-Aroma, Wasser, gereinigtes.
EW: Antimykotikum.
AG: Orale Candida-Mykosen durch Soor, Soorsuperinfizierte unspezifische Mundschleimhauterkrankungen, intestinale Candida-Mykosen.
AA: Oral.
DO: Orale Candida-Mykosen: 4(-6)mal tgl. 1 ml Suspension mit Pipette nach den Mahlzeiten in den Mund tropfen und im Mund mindestens 1 Minute ver- teilen. Behandlungsdauer bis 2 - 3 Tage über das Verschwinden der sichtbaren Symptome.
Intestinale Candida-Mykosen: 4mal tgl. 1-2 ml schlucken; Behandlungs- dauer 2 Wochen.
GA: Systemische Pilzerkrankungen, Frühgeborene; Vorsicht bei Neugeborenen.
SST: Nutzen/Risiko-Abwägung.
NW: Magen/Darm, Haut, Überempfindlichkeit, Haut/Schleimhautreizung.
WH: Vorsicht bei Allergie/Asthma-Anamnese. Vor Behandlungsbeginn eventuelle Ursachen von Schleimhautreizungen beheben. Bei Kontakt mit Kleidungs- stücken Verfärbungen möglich.
PG: 30 ML F14 (2) (EKO: G) [€ 25,70], 50 ML F14 (EKO: G) [€ 38,95]

Ampho Moronal - Tabletten 11E01
(Z.Nr. 0-15121) NR. P. A07AA07
ZI: Dermapharm, Wien
Z: 1 Tablette enthält: Amphotericin B 100 mg (entspr. → 100000 IE), Maisstärke, Ethylcellulose, Talkum, Magnesium stearat, Lactose monohydrat 58,6 mg.
EW: Antimykotikum.
AG: Intestinale Hefemykosen.
AA: Nach den Mahlzeiten schlucken.
DO: Prophylaxe: 2mal tgl. 1 Tablette für 2 Wochen.
Therapie: 4mal tgl. 1 Tablette für 2 Wochen.
Dosiserhöhung und längere Behandlungsdauer möglich.
SST: Nutzen/Risiko-Abwägung.
NW: Magen/Darm, Haut.
WH: Schleimhautirritationen und unspezifische Schleimhautinfektionen vor Behandlungsbeginn beheben.
PG: 20 ST * (EKO: N) [€ 28,10], 50 ST * (EKO: N) [€ 45,35]

Amphotericin B "Cheplapharm" 50 mg - Pulver zur Herstellung einer Infusionslösung 11B01
(Z.Nr. 0-14538) NR. P. E. J02AA01
ZI: Cheplapharm Arzneimittel, Greifswald, Deutschland
Z: 1 Durchstechflasche mit Pulver zur Herstellung einer Infusionslösung enthält: Amphotericin B 50 mg, Desoxycholsäure, Natriummonohydrogenphosphat Dodecahydrat 15,8 mg, Natriumdihydrogenphosphat-dihydrat 4,4 mg.
EW: Antimykotikum.
AG: Progressive, potentiell lebensbedrohliche Pilzinfektionen (u.a. Mucomykose). Mittel 2. Wahl bei mukokutaner Leishmaniose.
AA: I.v. Infusion über 2-6 Std. oder intrathekal.
Details siehe Austria-Codex - Fachinformation.
DO: Alle Alter: TD initial 0,25 mg/kg KG, Zieldosis 1 mg/kg KG, MTD 1,5 mg/kg KG.
Details siehe Austria-Codex - Fachinformation.
GA: Schwere Leber-, Nierenschäden.
SST: Nutzen/Risiko-Abwägung, nicht stillen.
NW: Fieber, Magen/Darm, Blutbild, lokale Schmerzen, Muskelschmerzen, Kopf- schmerzen, Niere, Haut, Überempfindlichkeit, Leber, Kreislauf (Hypoto- nie oder Hypertonie), Lunge (Dyspnoe), Hypokaliämie. Neurologische NW bei intrathekaler Anwendung.
WW: Kortikosteroide, Herzglykoside, Antiarrhythmika, Muskelrelaxantien (Hypokaliämie), Flucytosin (Synergismus), nephrotoxische Substanzen; Foscarnet, Ganciclovir (Hämatotoxizität), Leukozytentransfusion (Lungenreaktionen).
WH: Nicht direkt mit elektrolythaltigen Lösungen mischen. Kontrolle: Niere, Leber, Elektrolyte, Blutbild. Bei versehentlicher Überdosierung Herz- stillstand möglich. Verkehrshinweis.
PG: 1 ST * (EKO: N) [€ 97,90]

Amphotericin B "Cheplapharm" 50 mg - Pulver zur Herstellung einer Infusionslösung 11B01
(Z.Nr. 0-14538-P1) NR. P. E. Parallelimport. J02AA01
V: Haemato Pharm, Schönefeld, Deutschland
Z: 1 Durchstechflasche mit Pulver zur Herstellung einer Infusionslösung enthält: Amphotericin B 50 mg, Desoxycholsäure, Natriummonohydrogenphosphat Dodecahydrat 15,8 mg, Natriumdihydrogenphosphat-dihydrat 4,4 mg.
PG: 1 ST * (EKO: N) [€ 95,95]

Ampicillin "Vana" 200 mg/ml - Injektionssuspension für Tiere 801AA
(Z.Nr. 8-00505) NR. P. VNW. QJ01CA01
ZI: Vana, Wien
Z: 1 ml Suspension enthält: Ampicillin trihydrat 230,9 mg (entspr. Ampicillin 200 mg), Benzylalkohol 9 mg, Triglyceride, mittelkettige.
EW: Breitbandantibiotikum.
AG: Infektionen durch empfindliche grampositive und gramnegative Erreger (Streptococcus spp., Staphylococcus spp., Trueperella pyogenes, Mannheimia haemolytica, Pasteurella multocida und Erysipelothrix rhusiopathiae): Atemwege, Magen/Darm, Urogenitale.
AA: I.m.
DO: Rind, Schaf, Schwein: 2mal tgl. 10 mg/kg KG.
Hund, Katze: 2mal tgl. 20 mg/kg KG.
GA: Schwere Niereninsuffizienz, Nagetiere.
SST: Anwendung möglich.
NW: Allergien, Störungen der Darmflora bei Pflanzenfressern, lokale Reizungen.
WW: Antiphlogistika verzögern Penicillinausscheidung. Nicht mit bakterio- statischen Verbindungen kombinieren.
VNW: Essbares Gewebe 21 Tage, Milch (Rind) 6 Tage. Nicht bei laktierenden Schafen anwenden, deren Milch für menschlichen Verzehr vorgesehen ist.
PG: 100 ML VNW [€ 28,65]

Ampicillin/Sulbactam Astro 1,5 g - Pulver zur Herstellung einer Injektions- oder Infusionslösung 34A06
(Z.Nr. 1-18599-P1) NR. P. Parallelimport. J01CR01
V: Astro-Pharma, Wien
Z: 1 Durchstechflasche enthält: Sulbactam 500 mg (entspr. Sulbactam-natrium 547 mg), Ampicillin 1000 mg (entspr. Ampicillin natrium 1063 mg) (entspr. Natrium ca. 115 mg) (entspr. → ca. 5 mmol).
PG: 10 ST * (EKO: N) [€ 62,50]

Ampicillin/Sulbactam Astro 3 g - Pulver zur Herstellung einer Injektions- oder Infusionslösung 34A06
(Z.Nr. 1-18596-P2) NR. P. Parallelimport. J01CR01
V: Astro-Pharma, Wien
Z: 1 Durchstechflasche enthält: Sulbactam 1 g (entspr. Sulbactam-natrium 1099 mg), Ampicillin 2 g (entspr. Ampicillin natrium 2132 mg) (entspr. Natrium ca. 230 mg) (entspr. → ca. 10 mmol).
PG: 10 ST * (EKO: N) [€ 118,40]

Ampi-Mix 50 mg/g - Pulver zum Eingeben für Rinder und Schweine 801AA
(Z.Nr. 8-00636) NR. P. VNW. QJ01CA01
ZI: AniMed Service, Graz
Z: 1 g enthält: Ampicillin trihydrat 50 mg (entspr. Ampicillin

43,3 mg), Siliciumdioxid, Lactose monohydrat.
EW: Beta-Laktam-Antibiotikum; bakterizid.
AG: Infektionen bei Schweinen und Rindern (Kälbern): Atemwege, Magen/Darm, Urogenitale, Gelenke, Nabel.
AA: Zum Eingeben über das Trinkwasser. Messbecher umfasst 10 Gramm Pulver.
DO: 2mal tgl. 20 mg Ampicillin trihydrat (= 400 mg Pulver)/kg KG oder 3-4mal tgl. 10 mg Ampicillin trihydrat (= 200 mg Pulver)/kg KG über 3-5 Tage bzw. 2-3 Tage nach Abklingen der Krankheitszeichen.
GA: Betalactam-Überempfindlichkeit, schwere Nierenschäden, Kaninchen, Nagetiere, ruminierende Tiere, Pferde.
SST: Unbedenklichkeit nicht belegt.
NW: Überempfindlichkeit (auch schwer), Magen/Darm, bei Überdosierung ZNS-Erregung.
WW: Bakteriostatische Substanzen (Wirkungsaufhebung).
WH: Bei stark gestörtem Allgemeinbefinden und/oder Inappetenz parenterale Therapie anwenden. Tiere ausreichend mit Wasser versorgen.
VNW: Essbare Gewebe: Kalb, Schwein 7 Tage.
PG: 1 KG VNW [€ 30,60], 5 KG VNW [€ 140,25], **5X1** 5 KG VNW [€ 140,25]

🐾 *Ampiwerfft - Injektionssuspension für Tiere* 801AA
(Z.Nr. 8-00254) NR. P. VNW. nicht im Handel. QJ01CA01

Ampres 10 mg/ml - Injektionslösung 01A01

(Z.Nr. 1-31447) RP. P. N01BA04
ZI: Sintetica, Münster, Deutschland
Z: 1 ml Injektionslösung enthält: Chloroprocain hydrochlorid 10 mg, Salzsäure 1N (zur pH-Einstellung), Natriumchlorid (entspr. Natrium 2,8 mg), Wasser für Injektionszwecke.
EW: Lokalanästhetikum vom Ester-Typ.
AG: Spinalanästhesie für kurze chirurgische Eingriffe.
AA: Intrathekal.
DO: Möglichst niedrig! ED 40-50 mg, MD 50 mg. Nicht für Kinder und Jugendliche.
GA: Intravenöse Regionalanästhesie, schwere kardiale Leitungsstörungen, schwere Anämie, allgemeine GA der Spinalanästhesie.
SST: In der Schwangerschaft strenge Nutzen/Risiko-Abwägung. Keine Aussage zur Stillzeit.
NW: Allergische Reaktionen, ZNS, Psyche, Herz/Kreislauf (Bradykardie, Arrhythmien, Hypotonie oder Hypertonie), Übelkeit / Erbrechen.
WW: Nicht empfohlen: Sulfonamide.
Vorsicht: Vasopressoren, Mutterkornalkaloide (Hypertonie), Amiodaron.
WH: Vorsicht bei Herzblock, Herzdekompensation, schweren Leber- oder Nierenschäden, älteren Patienten, akuter Porphyrie, Plasmacholinesterasemangel. Auf hohen oder totalen spinalen Leitungsblock achten. Verkehrshinweis. Bei Überdosierung ZNS- und Herztoxizität.
PG: 10 ST * (EKO: N) [€ 177,85]

Ampres 20 mg/ml - Injektionslösung 01A01

(Z.Nr. 1-39431) RP. P. N01BA04
ZI: Sintetica, Münster, Deutschland
Z: 1 ml Injektionslösung enthält: Chloroprocain hydrochlorid 20 mg, Salzsäure 3,7% (zur pH-Wert-Einstellung), Natriumchlorid (entspr. Natrium 1,85 mg), Wasser für Injektionszwecke.
EW: Lokalanästhetikum vom Ester-Typ.
AG: Perineuralanästhesie für kurze chirurgische Eingriffe.
AA: Perineural (periphere Nervenblockade).
DO: Große Nervenblockaden ED 300 - 800 mg, kleine Nervenblockaden ED 10 - 100 mg. MD 800 mg.
Details siehe Austira Codex-Fachinformation. Keine Daten an Kindern und Jugendlichen.
GA: Intravenöse Regionalanästhesie, Hypovolämie, schwere kardiale Leitungsstörungen, allgemeine GA der Perineuralanästhesie.
SST: In der Schwangerschaft strenge Nutzen/Risiko-Abwägung. Keine Aussage zur Stillzeit.
NW: Allergische Reaktionen, ZNS, periphere Nervenverletzung, Psyche, Herz/Kreislauf (Bradykardie, Arrhythmien, Hypotonie oder Hypertonie), Übelkeit / Erbrechen.
WW: Nicht empfohlen: Sulfonamide.
Vorsicht: Vasopressoren, Mutterkornalkaloide (Hypertonie), Amiodaron, Cholinesterasehemmer.
WH: Vorsicht bei Herzblock, Herzdekompensation, schwere Leber-, Nierenschäden, älteren Patienten, Plasmacholinesterasemangel. Nicht intraartikulär injizieren. Verkehrshinweis.
PG: 1 ST * (EKO: N) [€ 34,85]

🐾 *Amproline 400 mg/ml - Lösung zum Eingeben über das Trinkwasser für Hühner und Puten* 804Z
(Z.Nr. 8-39150) RP. P. nicht im Handel. QP51AX09

Amsidyl 75 mg/1,5 ml - Konzentrat und Lösungsmittel für ein Konzentrat zur Herstellung einer Infusionslösung 55L

(Z.Nr. 1-36879) NR. P. L01XX01
ZI: Eurocept International, Ankeveen, Niederlande
Z: 1 Durchstechflasche mit 1,5 ml Konzentrat enthält: Amsacrin 75 mg, N,N-Dimethylacetamid; Lösungsmittel: Milchsäure, Wasser für Injektionszwecke.
EW: Zytostatikum.
AG: Salvage-Therapie bei refraktärer/rezidivierender akuter myeloischer Leukämie (AML).
AA: I.v. Infusion in 500 ml Glukoselösung über 1-2 Std.
DO: Induktionsphase 300-650 (max. 750 mg/m^2 KOF, aufgeteilt auf 3-7 Tage.
Gleiche oder etwas niedrigere Dosen in der Erhaltungsphase. Anwendung in Kombination mit anderen Zytostatika. Nicht für Kinder und Jugendliche.
GA: Myelosuppression.
SST: Teratogen! Strenge Nutzen/Risiko-Abwägung. Kontrazeption bei Frauen bis 3 Monate und bei Männern bis 6 Monate nach Behandlungsende erforderlich.
Nicht stillen.
NW: Magen/Darm, Blutbild, Fieber, Infektionen, lokale Reaktionen, ZNS (Grand-Mal), Herz, Hypotonie, Dyspnoe, Leber, Purpura, Niere (Hämaturie).
WW: Lebendimpfungen vermeiden. Verstärkung anderer zytotoxischer Substanzen.
WH: Kontrollen: Blutbild, EKG, Leber, Niere, Harnsäure, Serum-Kalium und Magnesium. Erythrozyten und Thrombozyten für Transfusion verfügbar halten. Verkehrshinweis.
PG: 6 ST * (EKO: N) [€ 2.178,15]

▼ *Amsparity 40 mg/ 0,8 ml - Injektionslösung* 13A02, 22F01, 42F
(Z.Nr. EU/1/19/1415/*) NR. P. E. nicht im Handel. L04AB04

▼ *Amsparity 20 mg - Injektionslösung in einer Fertigspritze* 13A02, 22F01, 42F
(Z.Nr. EU/1/19/1415/*) NR. P. E. nicht im Handel. L04AB04

▼ *Amsparity 40 mg - Injektionslösung in einer Fertigspritze* 13A02, 22F01, 42F
(Z.Nr. EU/1/19/1415/*) NR. P. E. nicht im Handel. L04AB04

▼ *Amsparity 40 mg - Injektionslösung im Fertigpen* 13A02, 22F01, 42F
(Z.Nr. EU/1/19/1415/*) NR. P. E. nicht im Handel. L04AB04

Amykal 1% - Creme 11A03

(Z.Nr. 1-26571) RPF. P. D01AE15
ZI: Pelpharma, Tulbing
Z: 1 g Creme enthält: Terbinafin hydrochlorid 10 mg, Natriumhydroxid, Benzylalkohol, Cetostearyl alcohol 40 mg, Cetylalkohol 40 mg, Cetylpalmitat, Isopropyl myristat, Polysorbat 60 61 mg, Sorbitan monostearat 19 mg, Wasser.
EW: Antimykotikum.
AG: Pilzinfektionen der Haut (Tinea pedis, corporis, cruris; Candida- Infektionen der Haut, Pytiriasis versicolor).
DO: 1-2mal tgl. auf Haut auftragen, Therapiedauer 1-2 Wochen. Für Kinder nicht empfohlen.
SST: Strenge Indikationsstellung, nicht stillen.
NW: Lokale Reizung, Überempfindlichkeit.
WH: Nicht mit Augen, Schleimhäuten oder offenen Wunden in Kontakt bringen.
Nicht im Gesicht anwenden. Hygienemaßnahmen. Bei ausgedehnten Haut- pilzerkrankungen mit Terbinafin oral behandeln.
PG: 15 G * (EKO: N) [€ 5,30]

Amykal 250 mg - Tabletten 11B02

(Z.Nr. 1-25923) RP. P. D01BA02
ZI: Pelpharma, Tulbing
Z: 1 Tablette enthält: Terbinafin 250 mg (entspr. Terbinafin hydrochlorid), Cellulose, mikrokristalline, Croscarmellose natrium, Siliciumdioxid, hochdisperses, Hypromellose, Magnesium stearat.
EW: Antimykotikum.
AG: Tinea, Onychomykosen; nicht bei Pityriasis versicolor.
AA: Oral, unzerkaut mit Flüssigkeit.
DO: 1mal tgl. 250 mg; Behandlungsdauer 2 Wochen bis 6 Monate. Für Nierenkranke, Kinder und Jugendliche nicht empfohlen.
GA: Schwere Leberschäden.

SST: Nutzen/Risiko-Abwägung, nicht stillen.
NW: Kopfschmerzen, Leber, Störungen des Geschmackssinnes, Gewichtsabnahme, Anorexie, Haut (selten schwer), Arthralgie, Myalgie, Hörstörungen, sehr selten Blut, Psyche.
WW: Interaktion mit Enzyminduktoren bzw. Enzymhemmern möglich; Kontrazeptiva (Menstruationsstörungen).
WH: Auf Leberschäden achten, Leberfunktion regelmäßig überwachen. Vorsicht bei Psoriasis. Verkehrshinweis.
PG: 14 ST D (EKO: G) [€ 16,85], 28 ST D (EKO: G) [€ 31,00]

🐾 *Amynin N - Infusionslösung für Rinder, Pferde, Schweine, Schafe, Ziegen, Hunde und Katzen* 831D, 831G
(Z.Nr. 8-00073) RP. P. E. nicht im Handel. QV06DE

Amyvid 800 MBq/ml - Injektionslösung 24F01
(Z.Nr. EU/1/12/805/*) NR. P. nicht im Handel. V09AX05

Amyvid 1900 MBq/ml - Injektionslösung 24F01
(Z.Nr. EU/1/12/805/*) NR. P. nicht im Handel. V09AX05

Anaerobex - Filmtabletten 35C04

(Z.Nr. 0-16494) RP. P. P01AB01
ZI: G.L. Pharma, Lannach
Z: 1 Filmtablette enthält: Metronidazol 500 mg, Tablettenkern: Lactose monohydrat 112,5 mg, Maisstärke, Natrium carboxymethylstärke, Hypromellose, Talkum, Magnesium stearat; Tablettenüberzug: Macrogol 20000, Hypromellose.
EW: Chemotherapeutikum gegen Protozoen und obligat anaerobe Bakterien (bakterizid).
AG: Infektionen durch empfindliche Erreger: Meningitis, Hirnabszess, Haut und Weichteile, Pneumonie, Lungenabszess, Gynäkologie bakterielle Septikämie, Knochen und Gelenke, Endokarditis, akute nekrotisierende Gingivitis, intraabdominale Abszesse, Peritonitis. Infektionsprophylaxe in Chirurgie und Gynäkologie, Aminkolpitis, Trichomonadeninfektionen, Giardiasis, Amöbiasis. Infektionen mit Helicobacter pylori.
AA: Oral, unzerkaut mit Flüssigkeit zu oder nach den Mahlzeiten.
DO: Therapie:
Anaerobier-Infektionen: 3mal tgl. 500 mg über 7 Tage.
Kinder ab 8 Wochen: 3mal tgl. 7,5 mg/kg KG oder 1mal tgl. 20-30 mg/kg KG.
Kinder unter 8 Wochen: 2mal tgl. 7,5 mg/kg KG oder 1mal tgl. 15 mg/kg KG.
<u>Aminkolpitis, Trichomoniasis:</u> Beide Partner 2000 mg als ED oder 2mal tgl. 500 mg durch 7 Tage.
Trichomoniasis bei Kindern unter 10 Jahren: 40 mg/kg als ED oder 15 bis 30 mg/kg/Tag in 2 bis 3 ED für 7 Tage; MED 2000 mg.
Giardiasis: Personen über 10 Jahre: 2000 mg 1mal tgl. für 3 Tage oder 400 mg 3mal tgl. für 5 Tage oder 500 mg 2mal tgl. für 7-10 Tage.
Kinder von 7 bis 10 Jahren: 1000 mg einmal täglich für 3 Tage.
Kinder von 3 bis 7 Jahren: 600 bis 800 mg einmal täglich für 3 Tage.
Kinder von 1 bis 3 Jahren: Entweder 500 mg einmal täglich oder 15 bis 40 mg/kg/Tag in 2-3 ED für 3 Tage.
Amöbiasis, akute Amöbendysenterie: Erwachsene, Jugendliche und Kinder über 10 Jahre: 500 bis 750 mg 3mal täglich für 5 bis 10 Tage.
Kinder von 7 bis 10 Jahren: 200 bis 400 mg 3mal täglich für 5-10 Tage.
Kinder von 3 bis 7 Jahren: 100 bis 200 mg 4-mal täglich für 5-10 Tage.
Kinder von 1 bis 3 Jahren: 100 bis 200 mg 5-mal täglich für 5-10 Tage.
Amöbenabszess der Leber: Erwachsene und Jugendliche: 500 bis 750 mg 3mal täglich für 5 bis 10 Tage.
Kinder bis 12 Jahre: 250 mg 3-mal täglich für 5 bis 10 Tage.
<u>H.pylori-Infektionen:</u> In Kombination mit Omeprazol und Clarithromycin oder in Kombination mit Ranitidin und Amoxicillin. Geeignete Dosis- schemata wählen.
Prophylaxe bei chirurgischen und gynäkologischen Eingriffen: Präoperativ 3mal 500 mg alle 8 Std. in den 24 Std. vor der Operation oder einmalig 1500 mg 1-2 Std. vor der Operation, zusätzlich postoperativ 2mal tgl. 1 Suppositorium.
Kinder: Einmalig 20-30 mg/kg KG 1-2 Std. vor der Operation.
Neugeborene: 10 mg/kg KG als ED vor der Operation.
Bei Ileostomie Dosis auf 2/3 reduzieren.
SST: Strenge Indikationsstellung; mindestens 3 Tage nach Behandlungsende nicht stillen.
NW: Magen/Darm, Leber (schwere Leberschäden bei Cockayne-Syndrom), ZNS, Psyche, Augen, Blutbild, Allergie, EKG (T-Abflachung); Niere (Dunkelfärbung des Harns ist harmlos), Superinfektionen, Überempfindlichkeit.
WW: Vorsicht: Verstärkung der Wirkung durch Disulfiram, Alkohol (Antabusartig), orale Antikoagulanzien, Cimetidin, Zytostatika, Doxycyclin. Erhöhte Spiegel von Phenytoin. Verstärkung der Wirkung von Lithium, Busulfan oder Fluorouracil (verstärkt toxisch), Tacrolimus, Ciclosporin, Mycophenolat-Mofetil. Veränderung von Laborwerten.
WH: Vorsicht bei Leber-, Blutbildschäden, Erkrankungen des zentralen und peripheren Nervensystems. Sofort nach der Hämodialyse anwenden.
Kontrolle: Niere, Leber, Blutbild, Blutgerinnung. Bei schweren Durchfällen an pseudomembranöse Colitis denken, Therapie z.B.Vancomycin oral. Verkehrshinweis. Alkoholintoleranz beachten, 48 Std. keinen Alkohol trinken.
PG: 10 ST (EKO: G) [€ 10,55], 14 ST (EKO: G) [€ 14,30], 20 ST (EKO: G) [€ 19,75]

Anaerobex 0,5% - Infusionsflasche 35C04

(Z.Nr. 0-16847) RP. P. J01XD01
ZI: G.L. Pharma, Lannach
Z: 1 ml enthält: Metronidazol 5 mg, Natriumchlorid, Natrium edetat, Wasser für Injektionszwecke.
EW: Chemotherapeutikum gegen Protozoen und obligat anaerobe Bakterien (bakterizid).
AG: Infektionen durch empfindliche Erreger: Meningitis, Hirnabszess, Haut und Weichteile, Pneumonie, Lungenabszess, Gynäkologie bakterielle Septikämie, Knochen und Gelenke, Endokarditis, akute nekrotisierende Gingivitis, intraabdominale Abszesse, Peritonitis. Infektionsprophylaxe in Chirurgie und Gynäkologie, Aminkolpitis, Trichomonadeninfektionen, Giardiasis, Amöbiasis. Infektionen mit Helicobacter pylori.
AA: I.v. Infusion.
DO: Therapie:
Anaerobier-Infektionen: 3mal tgl. 500 mg über 7 Tage.
Kinder ab 8 Wochen: 3mal tgl. 7,5 mg/kg KG oder 1mal tgl. 20-30 mg/kg KG.
Kinder unter 8 Wochen: 2mal tgl. 7,5 mg/kg KG oder 1mal tgl. 15 mg/kg KG.
<u>Aminkolpitis, Trichomoniasis:</u> Beide Partner 2000 mg als ED oder 2mal tgl. 500 mg durch 7 Tage.
Trichomoniasis bei Kindern unter 10 Jahren: 40 mg/kg als ED oder 15 bis 30 mg/kg/Tag in 2 bis 3 ED für 7 Tage; MED 2000 mg.
Giardiasis: Personen über 10 Jahre: 2000 mg 1mal tgl. für 3 Tage oder 400 mg 3mal tgl. für 5 Tage oder 500 mg 2mal tgl. für 7-10 Tage.
Kinder von 7 bis 10 Jahren: 1000 mg einmal täglich für 3 Tage.
Kinder von 3 bis 7 Jahren: 600 bis 800 mg einmal täglich für 3 Tage.
Kinder von 1 bis 3 Jahren: Entweder 500 mg einmal täglich oder 15 bis 40 mg/kg/Tag in 2-3 ED für 3 Tage.
Amöbiasis, akute Amöbendysenterie: Erwachsene, Jugendliche und Kinder über 10 Jahre: 500 bis 750 mg 3mal täglich für 5 bis 10 Tage.
Kinder von 7 bis 10 Jahren: 200 bis 400 mg 3mal täglich für 5-10 Tage.
Kinder von 3 bis 7 Jahren: 100 bis 200 mg 4-mal täglich für 5-10 Tage.
Kinder von 1 bis 3 Jahren: 100 bis 200 mg 5-mal täglich für 5-10 Tage.
Amöbenabszess der Leber: Erwachsene und Jugendliche: 500 bis 750 mg 3mal täglich für 5 bis 10 Tage.
Kinder bis 12 Jahre: 250 mg 3-mal täglich für 5 bis 10 Tage.
<u>H.pylori-Infektionen:</u> In Kombination mit Omeprazol und Clarithromycin oder in Kombination mit Ranitidin und Amoxicillin. Geeignete Dosis- schemata wählen.
Prophylaxe bei chirurgischen und gynäkologischen Eingriffen: Präoperativ 3mal 500 mg alle 8 Std. in den 24 Std. vor der Operation oder einmalig 1500 mg 1-2 Std. vor der Operation, zusätzlich postoperativ 2mal tgl. 1 Suppositorium.
Kinder: Einmalig 20-30 mg/kg KG 1-2 Std. vor der Operation.
Neugeborene: 10 mg/kg KG als ED vor der Operation.
Bei Ileostomie Dosis auf 2/3 reduzieren.
SST: Strenge Indikationsstellung; mindestens 3 Tage nach Behandlungsende nicht stillen.
NW: Magen/Darm, Leber (schwere Leberschäden bei Cockayne-Syndrom), ZNS, Psyche, Augen, Blutbild, Allergie, EKG (T-Abflachung); Niere (Dunkelfärbung des Harns ist harmlos), Superinfektionen, Überempfindlichkeit.
WW: Vorsicht: Verstärkung der Wirkung durch Disulfiram, Alkohol (Antabusartig), orale Antikoagulanzien, Cimetidin, Zytostatika, Doxycyclin. Erhöhte Spiegel von Phenytoin. Verstärkung der Wirkung von Lithium, Busulfan oder Fluorouracil (verstärkt toxisch), Tacrolimus, Ciclosporin, Mycophenolat-Mofetil. Veränderung von Laborwerten.
WH: Vorsicht bei Leber-, Blutbildschäden, Erkrankungen des zentralen und peripheren Nervensystems. Sofort nach der Hämodialyse anwenden.
Kontrolle: Niere, Leber, Blutbild, Blutgerinnung. Bei schweren Durchfällen an pseudomembranöse Colitis denken, Therapie

A

z.B.Vancomycin oral. Verkehrshinweis. Alkoholintoleranz beachten, 48 Std. keinen Alkohol trinken.
PG: **100ML** 10 ST * (EKO: N) [€ 93,30], **300ML** 10 ST * (EKO: N) [€ 185,90]

Anaestamine 100 mg/ml - Injektionslösung für Tiere 809Z, 811AZ
(Z.Nr. 8-35772) NR. P. VNW. nicht im Handel.
QN01AX03

Anaestherit 6% - Puder 22I
(Z.Nr. 0-00576) RPF. P. nicht im Handel. D04AB04

Anaestherit 10% - Salbe 22I
(Z.Nr. 0-00573) RPF. P. D04AB04
ZI: Dr. Ritsert Pharma, Eberbach, Deutschland
Z: 100 g Salbe enthalten: Benzocain 10 g, Vaselin, weisses, Diglyceryl caprylat/Isostearat/stearat/hydroxystearat adipat, Polysorbat 80, Triglyceride, mittelkettige, Myristyl myristat.
EW: Lokalanaesthetikum.
AG: Schmerzlinderung der intakten Haut (leichte Brandwunden, Sonnenbrand).
AA: Auf der Haut dünn auftragen.
DO: Nach Bedarf 1-3mal täglich erbsengroße Menge lokal anwenden. Keine Daten an Kindern und Jugendlichen.
GA: Kreuzallergie gegen Parabene möglich.
SST: Vorsicht, keine Anwendung im Brustbereich.
NW: Kontaktdermatitis, Überempfindlichkeit, sehr selten Methämoglobinämie.
WH: Nicht zu lange und großflächig anwenden. Bei Anwendung im Anogenitalbereich kann Reißfestigkeit von Latex-Kondomen vermindert werden.
PG: 20 G * (EKO: N) [€ 9,90]

Anafranil - Ampullen 49A01
(Z.Nr. 0-14191) NR. P. N06AA04
ZI: Essential Pharma (M), Birkirkara, Malta
Z: 1 Ampulle enthält: Clomipramin hydrochlorid 25 mg, Glyzerin, Wasser für Injektionszwecke.
EW: Trizyklisches Antidepressivum.
AG: Depressive Zustände, Zwangssyndrome, Phobien, Kataplexie bei Narkolepsie.
AA: I.m. Injektion oder i.v. Infusion.
DO: I.m. TD initial 25-50 mg, dann bis 100-150 mg. Nach Eintritt der Besserung Dosisreduktion und Fortsetzung oral.
I.v. TD initial 50-75 mg über 3-5 Tage; Fortsetzung oral.
Nicht für Kinder und Jugendliche.
GA: Frischer Herzinfarkt, Herzrhythmusstörungen, QTc-Verlängerung, Engwinkel- glaukom, akutes Harnverhalten, schwere Leberschäden.
SST: Strenge Nutzen/Risiko-Abwägung. Möglichst mindestens 7 Wochen vor dem Geburtstermin absetzen, nicht stillen.
NW: Anticholinerg (Schwitzen, Mundtrockenheit, Obstipation, Tachykardie, Tremor, Akkomodations- und Miktionsstörungen), Leber, ZNS (Krämpfe, Fieber, psychische Veränderungen), Serotoninsyndrom, extrapyramidale Syndrome), Haut, Magen/Darm, Augen, Tinnitus, Knochenmark, Herz (Arrhythmien), Hypotonie, Hyperhidrosis, Endokrinium, erektile Dysfunktion, Müdigkeit, erhöhtes Knochenbruchrisiko. Bei Überdosierung ZNS- und Kreislaufsymptome.
WW: Kontraindiziert: MAO-Hemmer (mindestens 3 Wochen Abstand);
Nicht empfohlen: Antiarrhythmika, Diuretika (Hypokaliämie), SSRIs, serotonerge Arzneimittel.
Vorsicht: Wirkungsabschwächung von Clonidin, Guanethidin, Bethanidin, Reserpin, Alpha-Methyl-Dopa; Anticholinergika, Antiadrenergika, ZNS-Dämpfer verstärkt; Sympathomimetika (verstärkt), starke CYP-Hemmer, Terbinafin, Cimetidin, orale Kontrazeptiva, Phenothiazine, Thioridazin (Arrhythmien), Methylphenidat (Dosis anpassen), Rifampicin, Antikonvulsiva, Zigarettenrauchen, Gerinnungshemmer.
WH: Vorsicht bei Nebennierenmarktumoren, Hyperthyreose, chronischer Obstipation. Kontrollen: Blutdruck, Herz, EKG, Leber, Niere, Blutbild, Gerinnung, Zahnstatus. Verkehrshinweis. Erhöhtes Suizidrisiko beachten.
Auf Angstsymptome, Psychosen, (besonders bei älteren Patienten), QTc-Ver- längerungen, Serotonin-Syndrom, Krämpfe achten. Nicht plötzlich absetzen.
PG: 10 ST * (EKO: N) [€ 470,95]

Anafranil 10 mg - Dragees 49A01
(Z.Nr. 0-14940) NR. P. nicht im Handel. N06AA04

Anafranil 25 mg - Dragees 49A01
(Z.Nr. 0-14192) NR. P. N06AA04
ZI: Zr Pharma, Wien, Österreich
Z: 1 Dragee enthält: Clomipramin hydrochlorid 25 mg, Tablettenkern: Lactose monohydrat 15 mg, Maisstärke, Siliciumdioxid, Stearinsäure, Talk, Magnesium stearat, Glyzerin; Überzug: Talk, Hypromellose, Copovidon VA 65, Titandioxid; Hülle: Saccharose 16,5 mg, Talk, Povidon K30, Eisenoxid gelb, Titandioxid, Macrogol 8000, Zellulose, mikrokristallin.
EW: Trizyklisches Antidepressivum.
AG: Erwachsene: Depressive Zustände, Zwangssyndrome, Phobien und Panikerkrankungen, Kataplexie bei Narkolepsie.
Kinder ab 5 Jahren und Jugendliche: Zwangsstörungen.
AA: Mit Flüssigkeit zu oder nach den Mahlzeiten einnehmen.
DO: Depressionen, Zwangssyndrome, Phobien: TD initial 10-25 mg; Dosis stufenweise erhöhen, MTD 100-150 mg; Erhaltungsdosis 50-100 mg tgl.
Panikattacken, Agoraphobie: TD initial 10 mg, dann 25-100(-150) mg.
Kataplexie bei Narkolepsie: TD initial 25 mg, MTD 75 mg.
Ältere Patienten: TD initial 10 mg, dann 30-50 mg.
Zwangsstörungen bei Kindern: TD initial 10 mg, dann bis 20 mg (5-7 Jahre), 20-50 mg (8-14 Jahre), 50 mg (über 14 Jahre).
GA: Frischer Herzinfarkt, Herzrhythmusstörungen, QTc-Verlängerung, Engwinkelglaukom, akutes Harnverhalten, schwere Leberschäden.
SST: Strenge Nutzen/Risiko-Abwägung. Möglichst mindestens 7 Wochen vor dem Geburtstermin absetzen, nicht stillen.
NW: Anticholinerg (Schwitzen, Mundtrockenheit, Obstipation, Tachykardie, Tremor, Akkomodations- und Miktionsstörungen), Leber, ZNS (Krämpfe, Fieber, psychische Veränderungen), Serotoninsyndrom, extrapyramidale Syndrome), Haut, Magen/Darm, Augen, Tinnitus, Knochenmark, Herz (Arrhythmien), Hypotonie, Hyperhidrosis, Endokrinium, erektile Dysfunktion, Müdigkeit, erhöhtes Knochenbruchrisiko. Bei Überdosierung ZNS- und Kreislaufsymptome.
WW: Kontraindiziert: MAO-Hemmer (mindestens 3 Wochen Abstand);
Nicht empfohlen: Antiarrhythmika, Diuretika (Hypokaliämie), SSRIs, serotonerge Arzneimittel.
Vorsicht: Wirkungsabschwächung von Clonidin, Guanethidin, Bethanidin, Reserpin, Alpha-Methyl-Dopa; Anticholinergika, ZNS-Dämpfer verstärkt; Sympathomimetika (verstärkt), starke CYP-Hemmer, Terbinafin, Cimetidin, Methylphenidat (Dosis anpassen), Thioridazin (Arrhythmien), Valproate, orale Kontrazeptiva, Grapefruit(saft), Cranberrysaft, Rifampicin, Antikonvulsiva, Ionenaustauscherharze, Zigarettenrauchen, Gerinnungshemmer.
GE: Entzugserscheinungen beim plötzlichen Absetzen (Übelkeit, Kopfschmerzen, Erbrechen, Diarrhoe).
WH: Vorsicht bei Nebennierenmarktumoren, Hyperthyreose, chronischer Obstipation. Kontrollen: Blutdruck, Herz, EKG, Leber, Niere, Blutbild, Gerinnung, Zahnstatus. Verkehrshinweis. Erhöhtes Suizidrisiko beachten.
Auf Angstsymptome, Psychosen, (besonders bei älteren Patienten), QTc-Verlängerungen, Serotonin-Syndrom, Krämpfe achten. Nicht plötzlich absetzen.
PG: 50 ST (EKO: G) [€ 9,45], 100 ST (EKO: G) [€ 15,70]

Anafranil retard 75 mg - Filmtabletten 49A01
(Z.Nr. 1-18159) NR. P. N06AA04
ZI: Zr Pharma, Wien, Österreich
Z: 1 Filmtablette enthält: Clomipramin hydrochlorid 75 mg, Tablettenkern: Calciumhydrogenphosphat, Butylmethacrylat-Copolymer, basisch, Calcium stearat, Siliciumdioxid; Tablettenüberzug: Hypromellose, Talkum, Titandioxid, Macrogol glycerolhydroxystearat 0,2 mg, Eisenoxid rot.
EW: Trizyklisches Antidepressivum.
AG: Erwachsene: Depressive Zustände, Zwangssyndrome, Phobien und Panik- erkrankungen, Kataplexie bei Narkolepsie.
AA: Mit Flüssigkeit zu oder nach den Mahlzeiten einnehmen.
DO: Depressionen, Zwangssyndrome, Phobien: TD initial 10-25 mg; Dosis stufenweise erhöhen, MTD 100-150 mg; Erhaltungsdosis 50-100 mg tgl.
Panikattacken, Agoraphobie: TD initial 10 mg, dann 25-100(-150) mg.
Kataplexie bei Narkolepsie: TD initial 25 mg, MTD 75 mg.
Ältere Patienten: TD initial 10 mg, dann 30-50 mg.
Retardtabletten sind für Kinder und Jugendliche nicht vorgesehen.
GA: Frischer Herzinfarkt, Herzrhythmusstörungen, QTc-Verlängerung, Engwinkelglaukom, akutes Harnverhalten, schwere Leberschäden.
SST: Strenge Nutzen/Risiko-Abwägung. Möglichst mindestens 7 Wochen vor dem Geburtstermin absetzen, nicht stillen.
NW: Anticholinerg (Schwitzen, Mundtrockenheit, Obstipation, Tachykardie, Tremor, Akkomodations- und Miktionsstörungen), Leber, ZNS (Krämpfe, Fieber, psychische Veränderungen), Serotoninsyndrom, extrapyramidale Syndrome), Haut, Magen/Darm, Augen, Tinnitus, Knochenmark, Herz (Arrhythmien), Hypotonie, Hyperhidrosis, Endokrinium, erektile Dysfunktion, Müdigkeit, erhöhtes Knochenbruchrisiko. Bei Überdosierung ZNS- und Kreislaufsymptome.

WW: Kontraindiziert: MAO-Hemmer (mindestens 3 Wochen Abstand);
Nicht empfohlen: Antiarrhythmika, Diuretika (Hypokaliämie), SSRIs, serotonerge Arzneimittel.
Vorsicht: Wirkungsabschwächung von Clonidin, Guanethidin, Bethanidin, Reserpin, Alpha-Methyl-Dopa; Anticholinergika, ZNS-Dämpfer verstärkt; Sympathomimetika (verstärkt), starke CYP-Hemmer, Terbinafin, Cimetidin, Methylphenidat (Dosis anpassen), Thioridazin (Arrhythmien), Valproate, orale Kontrazeptiva, Grapefruit(saft), Cranberrysaft, Rifampicin, Antikonvulsiva, Ionenaustauscherharze, Zigarettenrauchen, Gerinnungshemmer.
GE: Entzugserscheinungen beim plötzlichen Absetzen (Übelkeit, Kopfschmerzen, Erbrechen, Diarrhoe).
WH: Vorsicht bei Nebennierenmarktumoren, Hyperthyreose, chronischer Obstipation. Kontrollen: Blutdruck, Herz, EKG, Leber, Niere, Blutbild, Gerinnung, Zahnstatus. Verkehrshinweis. Erhöhtes Suizidrisiko beachten.
Auf Angstsymptome, Psychosen, (besonders bei älteren Patienten), QTc-Verlängerungen, Serotonin-Syndrom, Krämpfe achten. Nicht plötzlich absetzen.
PG: 30 ST (2) (EKO: G) [€ 13,85]

Anagrelid AOP 0,5 mg - Hartkapseln 55L
(Z.Nr. 1-38262) NR. P. nicht im Handel. L01XX35

Anagrelid Bluefish 0,5 mg - Hartkapseln 55L
(Z.Nr. 1-38337) NR. P. L01XX35
ZI: Bluefish Pharmaceuticals, Gävlegatan, Stockholm, Schweden
Z: 1 Hartkapsel enthält: Anagrelid 0,5 mg (entspr. Anagrelid hydrochlorid), Kapselinhalt: Lactose monohydrat 53,7 mg Lactose, wasserfrei (entspr. Lactose 45,8 mg), Cellulose, mikrokristalline, Crospovidon, Povidon, Magnesium stearat; Kapselhülle: Gelatine, Titandioxid, Natriumdodecylsulfat, Wasser.
EW: Senkt Thrombozytenzahl.
AG: Risikopatienten mit essentieller Thrombozythämie.
AA: Im Ganzen schlucken.
DO: Initial 1 mg/die in 2 ED für 1 Woche, dann Dosis anpassen. MED 2,5 mg. Thrombozytenzahl soll zwischen 150.000 und 400.000 pro Mikroliter liegen. Begrenzte Erfahrungen bei Kindern und Jugendlichen.
GA: (Mittel)schwere Leber- oder Nierenschäden.
SST: Nicht empfohlen, nicht stillen.
NW: ZNS (Kopfschmerzen, Schwindel), Magen/Darm (Übelkeit, Diarrhoe), Blutbild, Ödeme, Herz/Kreislauf (Palpitationen, Arrhythmien, Herzinsuffizienz, Lungenhochdruck), Haut, Leber, Niere, Atemwege.
WW: Vorsicht: Acetylsalizylsäure (verstärkte Blutungsneigung), CYP1A2-Induktoren (Omeprazol).
WH: Vorsicht bei QT-Verlängerung. Kardiovaskuläre Untersuchungen vor und während der Therapie. Kontrollen: Blutbild, Leber, Niere. Verkehrshinweis.
PG: 42 ST RE2 (EKO: Y) [€ 102,45], 100 ST RE2 (EKO: Y) [€ 205,90]

Anagrelid Mylan 0,5 mg - Hartkapseln 55L
(Z.Nr. EU/1/17/1256/*) NR. P. nicht im Handel. L01XX35

Anagrelid Mylan 1 mg - Hartkapseln 55L
(Z.Nr. EU/1/17/1256/*) NR. P. nicht im Handel. L01XX35

Anagrelid Nordic 0,5 mg - Tabletten 55L
(Z.Nr. 1-38753) NR. P. nicht im Handel. L01XX35

Anagrelid Nordic 0,75 mg - Tabletten 55L
(Z.Nr. 1-38754) NR. P. nicht im Handel. L01XX35

Anagrelid Nordic 1 mg - Tabletten 55L
(Z.Nr. 1-38755) NR. P. nicht im Handel. L01XX35

Anagrelid ratiopharm 0,5 mg - Hartkapseln 55L
(Z.Nr. 1-38119) NR. P. L01XX35
ZI: Teva, Haarlem, Niederlande
Z: 1 Hartkapsel enthält: Anagrelid 0,5 mg (entspr. Anagrelidhydrochlorid-Monohydrat), Kapselinhalt: Lactose monohydrat 28 mg, Croscarmellose natrium, Povidon K29-32, Lactose 32,9 mg, Cellulose, mikrokristalline, Magnesium stearat; Kapselhülle: Gelatine, Titandioxid.
Kurzinformation: siehe Anagrelid Bluefish 0,5 mg - Hartkapseln, → S. 99
PG: 42 ST RE2 (EKO: Y) [€ 118,25], 100 ST RE2 (EKO: Y) [€ 251,10]

Anagrelid ratiopharm 1 mg - Hartkapseln 55L
(Z.Nr. 1-38120) NR. P. L01XX35
ZI: Teva, Haarlem, Niederlande
Z: 1 Hartkapsel enthält: Anagrelid 1 mg (entspr. Anagrelidhydrochlorid-Monohydrat), Kapselinhalt: Lactose monohydrat 56,1 mg, Croscarmellose natrium, Povidon K29-32, Lactose 65,8 mg, Cellulose, mikrokristalline, Magnesium stearat; Kapselhülle: Gelatine, Titandioxid, Eisenoxid schwarz.
Kurzinformation: siehe Anagrelid Bluefish 0,5 mg - Hartkapseln, → S. 99
PG: 100 ST RE2 (EKO: Y) [€ 251,10]

Anapen Junior 150 Mikrogramm in 0,3 ml - Injektionslösung (Fertigspritze) 39A01
(Z.Nr. 1-25763) RP. P. nicht im Handel. C01CA24

Anapen 300 Mikrogramm in 0,3 ml - Injektionslösung (Fertigspritze) 39A01
(Z.Nr. 1-25762) RP. P. nicht im Handel. C01CA24

Anapen 500 Mikrogramm in 0,3 ml - Injektionslösung (Fertigspritze) 39A01
(Z.Nr. 1-38429) RP. P. nicht im Handel. C01CA24

🐾 **Anarthron 100 mg/ml - Injektionslösung für Hunde** 840A
(Z.Nr. 8-00701) NR. P. E. QM01AX90
ZI: Maperath Herbal, Meath, Irland
Z: 1 ml Injektionslösung enthält: Natrium pentosan polysulfat 100 mg, Benzylalkohol 0,01 ml, Dinatriumphosphat dodecahydrat, Natriumdihydrogenphosphat-dihydrat, Natriumhydroxid, Salzsäure, Wasser für Injektionszwecke.
EW: Nichtsteroidaler Entzündungshemmer.
AG: Lahmheit und Schmerzen bei degenerativen Gelenkerkrankungen beim Hund.
AA: S.c.
DO: 3 mg/kg KG 4mal in Abständen von 5-7 Tagen.
GA: Septische Arhtritis, schwere Leber-, Nierenschäden, Infektionen, Bluterkrankungen, Gerinnungsstörungen, Blutungen, Tumore, perioperativ, Wachstumsphase.
SST: Nicht empfohlen.
NW: Magen/Darm, Lethargie, Anorexie, Gerinnungsstörungen (Blutungen), lokale Reaktionen.
WW: Nicht mit NSAIDs bzw. Aspirin kombinieren. Andere Antikoagulantien meiden.
WH: Vorsicht bei Lungenrissen oder Leberschäden. Maximal 3 Behandlungszyklen in einem Zeitraum von 12 Monaten.
PG: 1 ST VT [€ 88,95]

Anastrolan 1 mg - Filmtabletten 55D04
(Z.Nr. 1-28039) NR. P. L02BG03
ZI: G.L. Pharma, Lannach
Z: 1 Filmtablette enthält: Anastrozol 1 mg, Tablettenkern: Lactose monohydrat 93 mg, Carboxymethylstärke, Natrium Typ A, Povidon K31, Magnesium stearat; Tablettenfilm: (entspr. Macrogol 400) (entspr. Hypromellose) (entspr. Titandioxid).
EW: Aromatasehemmer.
AG: - Behandlung von Hormonrezeptor-positivem fortgeschrittenem Brustkrebs bei postmenopausalen Frauen.
- Adjuvante Behandlung von postmenopausalen Frauen mit Hormonrezeptor-positivem frühem invasivem Brustkrebs.
- Adjuvante Behandlung von frühem invasivem Brustkrebs bei Hormonrezeptor-positiven postmenopausalen Frauen, die 2-3 Jahre lang adjuvant Tamoxifen erhalten haben.
AA: Oral.
DO: 1mal tgl. 1 Tablette. Behandlungsdauer bei früher Form 5 Jahre.
Für Kinder und Jugendliche nicht empfohlen.
SST: Gegenanzeige.
NW: Hitzewallungen, Asthenie, Kopfschmerzen, Übelkeit, Hautausschlag, Alopezie, Durchfall, Erbrechen, Somnolenz, Leberenzymanstiege, Scheidentrockenheit, vaginale Blutungen, Anorexie, Reduktion der Knochendichte.
WW: Östrogen-haltige Therapien (antagonistisch). Nicht gleichzeitig mit Tamoxifen anwenden.
WH: Bei prämenopausalen Frauen nicht anwenden. Vorsicht bei Nieren- oder Leberschäden. Knochendichte messen. Bei Wachstumshormonmangel bei Jungen und Mädchen nicht zusätzlich zur Wachstumshormongabe anwenden. Verkehrshinweis.
PG: 30 ST (2) (EKO: G) [€ 39,60]

Anastrozol 1A Pharma 1 mg - Filmtabletten 55D04
(Z.Nr. 1-38586) NR. P. L02BG03
ZI: 1A Pharma, Wien
Z: 1 Filmtablette enthält: Anastrozol 1 mg, Tablettenkern: Lactose 62,5 mg (entspr. Lactose monohydrat), Cellulose, mikrokristalline, Carboxymethylstärke, Natrium Typ A, Magnesium stearat, Siliciumdioxid, wasserfrei, Hydroxypropylcellulose; Tablettenüberzug: Opadry II weiss (entspr. Lactose monohydrat) (entspr. Hypromellose) (entspr. Macrogol 4000) (entspr. Titandioxid).

A

Kurzinformation: siehe Anastrolan 1 mg - Filmtabletten, →S. 99
PG: 30 ST (3) (EKO: G) [€ 29,60]

Anastrozol Accord 1 mg - Filmtabletten 55D04
(Z.Nr. 1-29109) NR. P. L02BG03
ZI: Accord Healthcare, Utrecht, Niederlande
Z: 1 Filmtablette enthält: Anastrozol 1 mg, Lactose monohydrat 95,25 mg, Povidon K30, Carboxymethylstärke, Natriumsalz, Magnesium stearat, Hypromellose, Macrogol 300, Titandioxid.
Kurzinformation: siehe Anastrolan 1 mg - Filmtabletten, →S. 99
PG: 30 ST (2) (EKO: G) [€ 29,60]

Anastrozol Actavis 1 mg - Filmtabletten 55D04
(Z.Nr. 1-29110) NR. P. L02BG03
ZI: Actavis Group PTC, Hafnarfjördur, Island
Z: 1 Filmtablette enthält: Anastrozol 1 mg, Tablettenkern: Lactose monohydrat 93 mg, Carboxymethylstärke, Natrium Typ A, Povidon K31, Magnesium stearat; Tablettenüberzug: (entspr. Macrogol 400) (entspr. Hypromellose) (entspr. Titandioxid).
EW: Aromatasehemmer.
AG: Behandlung von Hormonrezeptor-positivem fortgeschrittenem Brustkrebs bei postmenopausalen Frauen.
-Adjuvante Behandlung des hormonrezeptor-positiven frühen invasiven Brustkrebses bei postmenopausalen Frauen mit oder ohne vorhergehender Tamoxifen-Therapie.
AA: Oral.
DO: 1mal tgl. 1 Tablette.
Für Kinder und Jugendliche nicht empfohlen.
SST: Gegenanzeige.
NW: Hitzewallungen, Asthenie, Kopfschmerzen, Übelkeit, Hautausschlag, Alopezie, Durchfall, Erbrechen, Somnolenz, Leberenzymanstiege, Scheidentrockenheit, vaginale Blutungen, Anorexie, Reduktion der Knochendichte.
WW: Östrogen-haltige Therapien (antagonistisch). Nicht gleichzeitig mit Tamoxifen anwenden.
WH: Bei prämenopausalen Frauen nicht anwenden. Vorsicht bei Nieren- oder Leberschäden. Knochendichte messen. Bei Wachstumshormonmangel bei Jungen und Mädchen nicht zusätzlich zur Wachstumshormongabe anwenden. Verkehrshinweis.
PG: 30 ST (2) (EKO: G) [€ 35,15]

Anastrozol Arcana 1 mg - Filmtabletten 55D04
(Z.Nr. 1-27158) NR. P. L02BG03
ZI: Arcana Arzneimittel, Wien
Z: 1 Filmtablette enthält: Anastrozol 1 mg, Tablettenkern: Lactose monohydrat 93 mg, Carboxymethylstärke, Natrium Typ A, Povidon K29-32, Magnesium stearat; Tablettenfilm: (entspr. Macrogol 400) (entspr. Hypromellose) (entspr. Titandioxid).
Kurzinformation: siehe Anastrolan 1 mg - Filmtabletten, →S. 99
PG: 30 ST (2) (EKO: G) [€ 29,60]

Anastrozol Bluefish 1 mg - Filmtabletten 55D04
(Z.Nr. 1-29125) RP. P. L02BG03
ZI: Bluefish Pharmaceuticals, Gävlegatan, Stockholm, Schweden
Z: 1 Filmtablette enthält: Anastrozol 1 mg, Lactose monohydrat 93 mg, Povidon K30, Carboxymethylstärke, Natrium Typ A, Magnesium stearat, Hypromellose, Macrogol 300, Titandioxid.
EW: Aromatasehemmer.
AG: Behandlung von Hormonrezeptor-positivem fortgeschrittenem Brustkrebs bei postmenopausalen Frauen.
AA: Oral.
DO: 1mal tgl. 1 Tablette.
Für Kinder und Jugendliche nicht empfohlen.
SST: Gegenanzeige.
NW: Hitzewallungen, Asthenie, Kopfschmerzen, Übelkeit, Hautausschlag, Alopezie, Durchfall, Erbrechen, Somnolenz, Leberenzymanstiege, Scheidentrockenheit, vaginale Blutungen, Anorexie, Reduktion der Knochendichte.
WW: Östrogen-haltige Therapien (antagonistisch). Nicht gleichzeitig mit Tamoxifen anwenden.
WH: Bei prämenopausalen Frauen nicht anwenden. Vorsicht bei Nieren- oder Leberschäden. Knochendichte messen. Bei Wachstumshormonmangel bei Jungen und Mädchen nicht zusätzlich zur Wachstumshormongabe anwenden. Verkehrshinweis.
PG: 30 ST (2) (EKO: G) [€ 29,60]

Anastrozol G.L. 1 mg - Filmtabletten 55D04
(Z.Nr. 1-28192) NR. P. nicht im Handel. L02BG03

Anastrozol Genericon 1 mg - Filmtabletten 55D04
(Z.Nr. 1-28823) NR. P. L02BG03
ZI: Genericon Pharma, Graz
Z: 1 Filmtablette enthält: Anastrozol 1 mg, Tablettenkern: Lactose monohydrat 93 mg, Carboxymethylstärke, Natrium Typ A, Povidon K31, Magnesium stearat; Tablettenfilm: (entspr. Macrogol 400) (entspr. Hypromellose) (entspr. Titandioxid).
Kurzinformation: siehe Anastrolan 1 mg - Filmtabletten, →S. 99
PG: 30 ST (2) (EKO: G) [€ 39,60]

Anastrozol +pharma 1 mg - Filmtabletten 55D04
(Z.Nr. 1-27192) NR. P. L02BG03
ZI: +pharma Arzneimittel, Graz
Z: 1 Filmtablette enthält: Anastrozol 1 mg, Tablettenkern: Lactose monohydrat 93 mg, Carboxymethylstärke, Natrium Typ A, Povidon K31, Magnesium stearat; Filmüberzug: Macrogol 400, Hypromellose, Titandioxid.
Kurzinformation: siehe Anastrolan 1 mg - Filmtabletten, →S. 99
PG: 30 ST (3) (EKO: G) [€ 29,60]

Anastrozol ratiopharm 1 mg - Filmtabletten 55D04
(Z.Nr. 1-27122) NR. P. L02BG03
ZI: Teva, Haarlem, Niederlande
Z: 1 Filmtablette enthält: Anastrozol 1 mg, Tablettenkern: Lactose monohydrat 87 mg, Magnesium stearat, Povidon K30, Carboxymethylstärke, Natrium Typ A; Filmüberzug: Hypromellose, Macrogol 400, Macrogol 6000, Titandioxid.
Kurzinformation: siehe Anastrolan 1 mg - Filmtabletten, →S. 99
PG: 30 ST (2) (EKO: G) [€ 39,60], 90 ST * (EKO: N) [€ 110,95]

Anastrozol Sandoz 1 mg - Filmtabletten 55D04
(Z.Nr. 1-28218) NR. P. L02BG03
ZI: Sandoz, Kundl
Z: 1 Filmtablette enthält: Anastrozol 1 mg, Tablettenkern: Lactose monohydrat (entspr. Lactose 62,49 mg), Cellulose, mikrokristalline, Carboxymethylstärke, Natrium Typ A, Magnesium stearat, Siliciumdioxid, wasserfrei, Hydroxypropylcellulose; Tablettenüberzug: Opadry II weiss (entspr. Lactose monohydrat) (entspr. Hypromellose) (entspr. Macrogol 4000) (entspr. Titandioxid).
Kurzinformation: siehe Anastrolan 1 mg - Filmtabletten, →S. 99
PG: 30 ST (2) (EKO: G) [€ 39,55], 90 ST * (EKO: N) [€ 110,95]

Anastrozol Stada 1 mg - Filmtabletten 55D04
(Z.Nr. 1-28515) NR. P. L02BG03
ZI: Stada Arzneimittel, Wien
Z: 1 Filmtablette enthält: Anastrozol 1 mg, Tablettenkern: Lactose monohydrat 92,75 mg, Carboxymethylstärke, Natrium Typ A, Povidon K25, Magnesium stearat; Filmüberzug: Maisstärke, modifiziert, Hypromellose, Macrogol 6000, Baumwollsamenöl, hydriert, Titandioxid.
Kurzinformation: siehe Anastrolan 1 mg - Filmtabletten, →S. 99
PG: 30 ST (2) (EKO: G) [€ 29,80]

🐾 Ancesol 10 mg/ml - Injektionslösung für Rinder 836
(Z.Nr. 8-35892) RP. P. VNW. QR06AB04
ZI: Richter Pharma, Feldgasse, Wels
Z: 1 ml enthält: Chlorphenamin maleat 10 mg (entspr. Chlorphenamin 7,03 mg), Methyl-4-hydroxybenzoat 1 mg, Propyl-4-hydroxybenzoat 0,2 mg, Natriumdihydrogenphosphat-dihydrat, Natriumhydroxid zur pH-Wert-Einstellung, Wasser für Injektionszwecke.
EW: Antihistaminikum.
AG: Krankheitsbilder mit Histaminfreisetzung.
AA: I.m. oder langsam i.v.
DO: Erwachsene Rinder: 0,5 mg/kg KG (= 5 ml/100 kg KG) einmal tgl. über 3 Tage.
Kälber: 1 mg/kg KG (= 10 ml/100 kg KG) einmal tgl. über 3 Tage.
SST: Nutzen/Risiko-Abwägung.
NW: Schwache Sedation.
WW: Verstärkte Sedierung durch andere Antihistaminika, Barbiturate.
Ototoxizität von Aminoglykosiden und Makroliden maskiert. Wirkdauer oraler Antikoagulantien verkürzt.
VNW: Essbare Gewebe 1 Tag, Milch 12 Std.
PG: 100 ML VNW [€ 39,65]

Ancotil 2,5 g/250 ml- Infusionsflaschen 11B02
(Z.Nr. 0-16965) NR. P. J02AX01
ZI: Meda Pharma, Wien
Z: 1 Infusionslösung in 1 ml enthält: Flucytosin 10 mg, Natriumchlorid 8,05 mg, Trometamol, Salzsäure zur pH-Wert-Einstellung, Wasser für Injektionszwecke.
EW: Antimykotikum.
AG: Systemcandidosen, Kryptokokken-Meningitis, Chromoblastomykose zusammen mit Amphotericin B oder Fluconazol.
AA: I.v. Kurzinfusion.
DO: **Systemcandidosen:** TD 100-150 mg/kg KG in 4 ED in Kombination mit Amphotericin B (0,5 kg/KG tgl.) über 2-4 Wochen.
Kryptokokken-Meningitis: TD 100 mg/kg KG + 0,7-1 mg Amphotericin B/kg KG über 6-10 Wochen.

Details siehe Austria-Codex - Fachinformation.
Chromoblastomykose: TD 50 mg Amphotericin B + 70-100 mg Flucytosin/kg KG in 4 ED über 6-12 Monate.
Dosisreduktion bei Nierenschäden.
Keine Dosisempfehlung für Kinder (einschl. Früh- und Neugeborene).
SST: Vitale Indikationsstellung in der Schwangerschaft, Gegenanzeige in der Stillzeit, Kontrazeption für Frauen im gebärfähigen Alter bis 1 Monat nach Therapieende und für Männer und deren Partnerinnen im gebärfähigen Alter bis 3 Monate nach Behandlungsende erforderlich.
NW: Blutbild, Magen/Darm, Leber, ZNS, Haut, allgemein, Psyche, ZNS.
WW: Kontraindiziert: Antivirale Nukleosidanaloga, z.B. (Val)ganciclovir, Brivudin, Sorivudin und Analoga (4 Wochen Abstand).
Vorsicht: Cytarabin, nephrotoxische Arzneimittel (z.B. Amphotericin B), Zytostatika, Phenytoin (Plasmaspiegel messen). Beeinflussung von Laboruntersuchungen (Zwei-Schritt- Enzymbestimmung für Kreatinin).
WH: Nicht mit Amphotericin B mischen! Plasmaspiegel (25-100 µg/ml) 2mal wöchentlich bestimmen. Besondere Vorsicht bei Neugeborenen.
Kontrollen: Niere, Leber, Blutbild.
PG: 5 ST * (EKO: N) [€ 303,50]

Andriol Testocaps 40 mg - Kapseln — 31H01

(Z.Nr. 1-19756) RP. P. — G03BA03
ZI: Merck Sharp & Dohme, Wien
Z: 1 Kapsel enthält: Testosteron undecanoat 40 mg (entspr. Testosteron 25,3 mg), Kapselinhalt: Rizinusöl 175,8 mg, Propylenglycol monolaurat 117,2 mg (entspr. Propylenglycol 34,5 mg); Kapselhülle: Glyzerin, Gelborange S 0,07 mg (entspr. FD&C gelb Nr. 6) (entspr. E 110), Gelatine; Beschrifungstinte: Opacode WB.
EW: Orales Testosteron.
AG: Testosteronersatz beim männlichen Hypogonadismus mit bestätigtem Testosteronmangel.
AA: Mit den Mahlzeiten mit Flüssigkeit unzerkaut schlucken.
DO: TD initial 120-160 mg, Erhaltungsdosis 40-120 mg tgl. TD in 2 ED. Vorsicht bei präpuberalen Knaben.
GA: Prostata-, Mammakarzinom.
SST: Nur für männliche Patienten vorgesehen. Bei Einnahme in der Schwangerschaft Virilisierung des Foeten möglich.
NW: Magen/Darm. Androgene: Priapismus, vorzeitige sexuelle Entwicklung, Oligozoospermie, Ödeme, Thrombosen, Akne, Gynäkomastie, Blutbild (Sekundäre Polyzythämie, Erythrozytose, Hämatokrit und Hämoglobin erhöht), Hyperkalzämie, Depression, Myalgie, Progression eines Prostatakarzinoms (PSA-Anstieg). Bei Kindern frühzeitiger Epiphysenschluss, frühzeitige sexuelle Entwicklung bei präpuberalen Knaben.
WW: Vorsicht: Antikoagulantien verstärkt. Insulin (Bedarf ev. verringert). Labor (Thyroxin-bindende Globuline verringert).
GE: Missbrauch und Abhängigkeit möglich.
WH: Vorsicht bei Herz-, Leber-, Nierenschäden (Gefahr von Ödemen), Hypertonie, Epilepsie, Migräne, Diabetes, Tumoren, Immobilisierung, Schlafapnoe, Prostatahypertrophie, Thrombophilie.
Als Anabolikum nicht geeignet. Kontrollen: Testosteronspiegel, Leber, Blut, Blutzucker, Prostata (PSA), Lipidprofil. Positive Dopingkontrollen möglich.
PG: 60 ST RE1 (EKO: Y) [€ 39,25]

Androbloc 50 mg - Filmtabletten — 55D06

(Z.Nr. 1-27018) NR. P. — L02BB03
ZI: G.L. Pharma, Lannach
Z: 1 Filmtablette enthält: Bicalutamid 50 mg, Tablettenkern: Lactose monohydrat 60,44 mg, Crospovidon, Povidon K29-32, Magnesium stearat, Natriumdodecylsulfat; Tablettenüberzug: (entspr. Lactose monohydrat) (entspr. Hypromellose) (entspr. Macrogol 4000) (entspr. Titandioxid).
EW: Nichtsteroidales Antiandrogen.
AG: Prostatakarzinom in Kombination mit LHRH-Analogon oder nach chirur- gischer Kastration.
AA: Unzerkaut mit Flüssigkeit.
DO: 1mal tgl. 1 Tablette. Gleichzeitige Behandlung mit LHRH-Agonisten oder chirurgische Kastration erforderlich. Nicht für Kinder und Jugendliche.
GA: Frauen, Kinder.
SST: Gegenanzeige.
NW: Gynäkomastie, Spannungsgefühl in der Brust, Hitzewallungen, Herz (QT-Verlängerung), Juckreiz, Magen/Darm, Haut, Leber, interstitielle Lungenerkrankungen, selten Fotosensibilität.
WW: Gegenanzeige: Terfanadin, Astemizol, Cisaprid. Vorsicht: Cimetidin, Ketoconazol, QT-verlängernde Substanzen.
WH: Vorsicht bei Leberschäden, QT-Verlängerung.
PG: 30 ST (EKO: G) [€ 72,85]

Androbloc 150 mg - Filmtabletten — 55D06

(Z.Nr. 1-27020) NR. P. — L02BB03
ZI: G.L. Pharma, Lannach
Z: 1 Filmtablette enthält: Bicalutamid 150 mg, Tablettenkern: Lactose monohydrat 181,32 mg, Crospovidon, Povidon K29-32, Magnesium stearat, Natriumdodecylsulfat; Tablettenüberzug: Lactose monohydrat, Hypromellose, Macrogol 4000, Titandioxid.
EW: Nichtsteroidales Antiandrogen.
AG: Lokal fortgeschrittenes Prostatakarzinom (allein oder als Adjuvans zur Prostatektomie oder Strahlentherapie).
Lokal fortgeschrittenes, nicht metastasierendes Prostatakarzinom, wenn andere Therapie nicht geeignet ist.
AA: Unzerkaut mit Flüssigkeit schlucken.
DO: 1mal tgl. 1 Tablette über mindestens 2 Jahre bzw. bis zur Progression der Erkrankung. Nicht für Kinder und Jugendliche.
GA: Frauen, Kinder.
SST: Gegenanzeige.
NW: Gynäkomastie, Spannungsgefühl in der Brust, Hitzewallungen, Herz (QT-Verlängerung), Juckreiz, Magen/Darm, Haut, Leber, interstitielle Lungenerkrankungen, selten Fotosensibilität.
WW: Gegenanzeige: Terfanadin, Astemizol, Cisaprid. Vorsicht: Cimetidin, Ketoconazol, QT-verlängernde Substanzen.
WH: Vorsicht bei Leberschäden, QT-Verlängerung.
PG: 30 ST (EKO: G) [€ 157,90]

Androcur 50 mg - Tabletten — 31H02

(Z.Nr. 0-15347) RP. P. — G03HA01
ZI: Bayer Austria, Wien
Z: 1 Tablette enthält: Cyproteron acetat 50 mg, Lactose monohydrat 109 mg, Povidon 25, Magnesium stearat, Maisstärke, Siliciumdioxid.
EW: Antiandrogen.
AG: Beim Mann: Triebdämpfung bei krankhaft verändertem Geschlechtstrieb, palliative Antiandrogen-Therapie des inoperablen Prostatakarzinoms.
Bei der Frau: Schwere Androgenisierungserscheinungen, wie hochgradiger Hirsutismus, schwere androgentische Alopezie, oft verbunden mit schweren Formen von Akne und/oder Seborrhoe.
AA: Nach der Mahlzeit mit Flüssigkeit.
DO: Mann: MTD 300 mg.
Triebdämpfung: Initial 2mal tgl. 50 mg, bei Bedarf Dosissteigerung bis 2 (-3)mal tgl. 100 mg. Dauerbehandlung möglichst niedrig, stufenweise Reduktion auf 2mal tgl. 25 mg.
Prostatakarzinom: 2-3mal tgl. 100 mg.
Bei Behandlung mit GnRH-Agonisten: Initial 2mal tgl. 100 mg allein über 5-7 Tage, dann 2mal tgl. 100 mg über 3-4 Wochen zusammen mit GnRH-Agonisten.
Hitzewallungen unter GnRH-Analoga oder nach Orchiektomie: TD 50-150 mg, bei Bedarf bis 3mal tgl. 100 mg.
Frau: Immer mit Östrogen/Gestagen. Tgl. 2 Tabletten vom 1.-10. Zyklustag, später Reduktion auf tgl. 1(-½) Tablette in den ersten 10 Tagen des Zyklus. Nach der Menopause oder Hysterektomie 1-½ Tablette tgl. über 21 Tage, dann 7 Tage Pause.
Keine Studien an Kindern und Jugendlichen. Nicht vor Ende der Pubertät anwenden.
GA: Leberschäden, Lebertumore, Dubin-Johnson-, Rotor-Syndrom, Meningiome, zehrende Krankheiten (ausgenommen Prostatakarzinom), Depressionen, Thromboembolien, schwerer Diabetes mellitus, Sichelzellenanämie, ungeklärte vaginale Blutungen.
SST: Gegenanzeige.
NW: ZNS (Müdigkeit, depressive Verstimmung), Leberschäden (auch schwer), Lebertumore (auch bösartig), Meningiome, Kurzatmigkeit. bei Langzeitgabe Osteoporose.
Mann: Gynäkomastie, Hemmung der Spermatogenese, verminderte Libido.
Frau: Spannungsgefühl in den Brüsten.
WW: Antidiabetika (geänderter Bedarf), Statine (Myopathierisiko).
WH: Verkehrshinweis. Cave Alkohol. Langzeitanwendung vermeiden (Gefahr von Meningiomen bei Männern und Frauen).
Bei Männern vor Behandlungsbeginn Kontrollspermatogramm.
Kontrollen: Leber, Nebennierenrinde, rotes Blutbild, Blutzucker.
Frau: Differentialdiagnose, allgemeine und gynäkologische Untersuchung, Schwangerschaft ausschließen.
PG: 50 ST IND (EKO: G) [€ 98,25]

Androcur 50 mg - Tabletten — 31H02

(Z.Nr. 15.347-P7) RP. P. Parallelimport. — G03HA01
V: Eurim-Pharm, Salzburg
Z: 1 Tablette enthält: Cyproteron acetat 50 mg, Lactose monohydrat 109 mg, Povidon 25, Magnesium stearat, Maisstärke, Siliciumdioxid.
PG: 50 ST IND (EKO: G) [€ 96,25]

Androcur 50 mg - Tabletten — 31H02

(Z.Nr. 15347-P10) RP. P. Parallelimport. — G03HA01
V: Haemato Pharm, Schönefeld, Deutschland

Z: 1 Tablette enthält: Cyproteron acetat 50 mg, Lactose monohydrat 109 mg, Povidon 25, Magnesium stearat, Maisstärke, Siliciumdioxid.
PG: 50 ST IND (EKO: G) [€ 96,25]

Androcur 50 mg - Tabletten 31H02
(Z.Nr. 15347-P11) RP. P. Parallelimport. G03HA01
nicht im Handel.

Androcur 100 mg - Tabletten 31H02
(Z.Nr. 1-21622) RP. P. G03HA01
ZI: Bayer Austria, Wien
Z: 1 Tablette enthält: Cyproteron acetat 100 mg, Lactose monohydrat 192 mg, Povidon K25, Magnesium stearat, Maisstärke.
EW: Antiandrogen.
AG: Palliative Therapie des inoperablen Prostatakarzinoms.
AA: Nach der Mahlzeit mit Flüssigkeit.
DO: 2-3mal tgl. 100 mg. MTD 300 mg.
Bei Behandlung mit GnRH-Agonisten: Initial 2mal tgl. 100 mg allein über 5-7 Tage, dann 2mal tgl. 100 mg über 3-4 Wochen zusammen mit GnRH-Agonisten.
Hitzewallungen unter GnRH-Analoga oder nach Orchiektomie: TD 50-150 mg, bei Bedarf bis 3mal tgl. 100 mg.
GA: Leberschäden, Lebertumore, Dubin-Johnson-, Rotor-Syndrom, Meningiome, zehrende Krankheiten (ausgenommen Prostatakarzinom), Depressionen, Thromboembolien, schwerer Diabetes mellitus, Sichelzellenanämie, ungeklärte vaginale Blutungen.
SST: Gegenanzeige.
NW: ZNS (Müdigkeit, depressive Verstimmung), Leberschäden (auch schwer), Lebertumore (auch bösartig), Meningiome, Kurzatmigkeit. bei Langzeitgabe Osteoporose.
Mann: Gynäkomastie, Hemmung der Spermatogenese, verminderte Libido.
Frau: Spannungsgefühl in den Brüsten.
WW: Antidiabetika (geänderter Bedarf), Statine (Myopathierisiko).
WH: Verkehrshinweis. Cave Alkohol. Langzeitanwendung vermeiden (Gefahr von Meningiomen bei Männern und Frauen).
Bei Männern vor Behandlungsbeginn Kontrollspermatogramm.
Kontrollen: Leber, Nebennierenrinde, rotes Blutbild, Blutzucker.
Frau: Differentialdiagnose, allgemeine und gynäkologische Untersuchung, Schwangerschaft ausschließen.
PG: 50 ST IND (EKO: G) [€ 161,15]

Androcur Depot 300 mg - Injektionslösung 31H02
(Z.Nr. 0-17157) RP. P. nicht im Handel. G03HA01

Andro-Diane 10 mg - Tabletten 31H02
(Z.Nr. 0-17400) RP. P. nicht im Handel. G03HA01

Androfin 5 mg - Filmtabletten 52D01
(Z.Nr. 1-26738) RP. P. G04CB01
ZI: G.L. Pharma, Lannach
Z: 1 Filmtablette enthält: Finasterid 5 mg, Tablettenkern: Natriumdodecylsulfat, Stärke, vorverkleistert, Lactose monohydrat 75 mg, Cellulose, mikrokristalline, Carboxymethylstärke, Natrium Typ A, Magnesium stearat; Tablettenüberzug: Sepifilm 002: (entspr. Hypromellose) (entspr. Cellulose, mikrokristalline) (entspr. Macrogol-8-Stearat Typ 1).
EW: 5-Alpha-Reduktasehemmer, hemmt Umwandlung von Testosteron zum Dihydrotestosteron.
AG: Benigne Prostata-Hyperplasie bei Prostatavolumen über 40 ml.
AA: Unabhängig von den Mahlzeiten mit Flüssigkeit einnehmen.
DO: 1 FT tgl.; Dauertherapie erforderlich. Kein Nutzen bei Kindern und Jugendlichen.
GA: Frauen.
SST: Gegenanzeige (Anomalien der fötalen äußeren männlichen Geschlechtsorgane möglich).
NW: Impotenz, verminderte Libido, vermindertes Ejakulatvolumen, Gynäkomastie, Psyche (Depressionen), Überempfindlichkeit, Angioödem, Brustkrebs bei Männern.
WH: Nur bei vergrößerter Prostata (Prostatavolumen über ca. 40 ml) anwenden. Patienten auf obstruktive Uropathie sorgfältig überwachen. Untersuchungen auf Prostatakarzinom regelmäßig erforderlich.
PG: 30 ST U (2) (EKO: G) [€ 12,55]

Androgel 16,2 mg/g - Gel 31H01
(Z.Nr. 1-37119) RP. P. nicht im Handel. G03BA03

Androgel 25 mg - Gel im Beutel 31H01
(Z.Nr. 1-24744) RP. P. nicht im Handel. G03BA03

Androgel 50 mg - Gel im Beutel 31H01
(Z.Nr. 1-24745) RP. P. nicht im Handel. G03BA03

Anexate 0,5 mg - Injektionslösung 07L03
(Z.Nr. 1-18341) RP. P. V03AB25
ZI: Cheplapharm Arzneimittel, Greifswald, Deutschland
Z: 1 Ampulle zu 5 ml enthält: Flumazenil 0,5 mg, Natrium edetat 0,5 mg, Essigsäure konzentrierte, Natriumchlorid 46,5 mg, Natriumhydroxid zur pH-Wert-Einstellung, Wasser für Injektionszwecke.
EW: Benzodiazepin-Antagonist.
AG: Benzodiazepin-Umkehr: Anästhesie, Intensivpflege.
AA: I.v. Injektion oder Infusion (verdünnt oder unverdünnt).
DO: **Anästhesie:** Initial 0,2 mg binnen 15 sec, dann alle 60 sec 0,1 mg bis zu einer Gesamtdosis von 1 mg.
Intensivpflege: Initial 0,3 mg, bei Bedarf 0,1 mg alle 60 sec bis zu einer Gesamtdosis von 2 mg. Oder: Infusion von 0,1-0,4 mg/h.
Kinder über 1 Jahr: Initial 0,01 mg/kg KG binnen 15 sec, dann alle 60 sec 0,01 mg/kg KG. Gesamtdosis 0,05 mg/kg KG oder 1 mg.
GA: Schwere Intoxikation durch zyklische Antidepressiva.
SST: Nutzen/Risiko-Abwägung. In Notfällen Anwendung möglich.
NW: Nausea, Erbrechen, Schmerzgefühl verstärkt, Überempfindlichkeit, Schmerzen an der Injektionsstelle, ZNS, Herz/Kreislauf (Hypertonie nach dem Aufwachen), Psyche, Entzugserscheinungen nach längerer Benzodiazepin-Gabe, v.a. Krämpfe bei Patienten mit Epilepsie.
WH: Nur bei unerwünschter Benzodiazepin-Sedierung anwenden. Nicht bei Epilepsiepatienten unter Benzodiazepintherapie anwenden. Wegen kurzer Halbwertszeit (50-60 min) Resedierung möglich. Verkehrshinweis. Am Schluss von Operationen erst anwenden, wenn Wirkungen peripherer Muskel- relaxantien oder Opiat-induzierte Atemdepression abgeklungen sind. Ent- zugserscheinungen mit 5 mg Diazepam i.v. behandeln. Vorsicht bei Mischintoxikationen, Schädel-Hirn-Traumen, Leberinsuffizienz. Rasche Injektion vermeiden (Entzugserscheinungen).
PG: 5 ST * (EKO: N) [€ 166,20]

Anexate 1 mg - Injektionslösung 07L03
(Z.Nr. 1-18342) RP. P. V03AB25
ZI: Cheplapharm Arzneimittel, Greifswald, Deutschland
Z: 1 Ampulle zu 10 ml enthält: Flumazenil 1 mg, Natrium edetat 1 mg, Essigsäure konzentrierte, Natriumchlorid 93 mg, Natriumhydroxid zur pH-Wert-Einstellung, Wasser für Injektionszwecke.
Kurzinformation: siehe Anexate 0,5 mg - Injektionslösung, →S. 102
PG: 5 ST * (EKO: N) [€ 267,85]

Anfokali - Tropfen 50X05
(Z.Nr. 3-00104) RPF. P. V03AX
ZI: Bano Naturprodukte, St. Anton
Z: 100 g (= 107,5 ml, 1 ml = 30 Tropfen) enthält: Guajacum (Homöopathie) D15 46,6 g, Cistus canadensis (Homöopathie) D15 26,7 g, Lobaria pulmonaria (Homöopathie) D15 26,7 g, Ethanol 96% (entspr. Ethanol 0,424 g/ml) (entspr. Gesamtethanolgehalt ca. 50 % (V/V)), Wasser, gereinigtes.
EW: Homöopathikum.
AG: Nasen/Rachen-Beschwerden.
AA: Mit etwas Wasser verdünnt einnehmen.
DO: Akut: 5 Tropfen (Jugendliche: 3 Tropfen) jede halbe bis ganze Std.; MTD 30 Tropfen (bei Jugendlichen 15 Tropfen).
Chronisch: 1-3mal tgl. 5-10 Tropfen (Jugendliche: 3-5 Tropfen). Für Kinder nicht empfohlen.
SST: Vorsicht.
WH: Nicht für Alkoholkranke.
PG: 30 ML * (EKO: N) [€ 11,55], 100 ML * (EKO: N) [€ 26,95]

Angeliq 1 mg/2 mg - Filmtabletten 31H07, 29E02, 38D04
(Z.Nr. 1-25178) RP. P. nicht im Handel. G03FA17

Angin-Heel - Halsspray 45X01
(Z.Nr. 3-38953) RPF. P. nicht im Handel. V03AX

Angin-Heel - Tabletten 45X01
(Z.Nr. 3-35291) RPF. P. nicht im Handel. V03AX

Angina-Gastreu R1 - Tropfen zum Einnehmen 50X05
(Z.Nr. 3-38918) RPF. P. nicht im Handel. V03AX

Anguraté - Magentee aus Peru 42Z05
(Z.Nr. 7-39074) RPF. D. nicht im Handel. A03AX

Angusta 25 Mikrogramm - Tabletten 29F
(Z.Nr. 1-40316) NR. P. G02AD06
ZI: Norgine, Amsterdam, Niederlande
Z: 1 Tablette enthält: Misoprostol 25 µg, Hypromellose, Cellulose, mikrokristalline, Maisstärke, Crospovidon, Croscarmellose natrium, Siliciumdioxid, hochdisperses.
EW: Synthetisches Prostaglandin E_1-Analogon, wehenfördernd.

AG: Geburtseinleitung.
AA: Oral mit Wasser einnehmen.
DO: 25 mcg alle 2 Std. oder 50 mcg alle 4 Std.; MTD 200 mcg. Keine Daten an schwangeren Frauen < 18 Jahren.
GA: Begonnene Geburt, fötale Beeinträchtigungen vor der Geburtseinleitung, Uterusnarben aus früheren Operationen (z. B. Kaiserschnitt), Uterusanomalien (z. B. Uterus bicornis), Placenta praevia, ungeklärte Vaginalblutungen, fötale Lageanomalie, Nierenversagen.
SST: Zu keinem anderen Zeitpunkt der Schwangerschaft außer zur Geburtseinleitung verwenden. Stillen ab 4 Std. nach der letzten Misoprostol- Gabe möglich.
NW: Uterus-Hyperstimulation, Uterusruptur, postpartale Hämorrhagien, Nausea, Erbrechen, niedriger Apgar- Score, anormale fötale Herzfrequenz, neonatale Asphyxie, neonatale Krämpfe.
WW: Gegenanzeige: Oxytocin (4 Std. Abstand), andere Wehen-induzierende Substanzen.
WH: Keine Daten vor der 37. Schwangerschaftswoche, bei Präeklampsie, bei Mehrlingsschwangerschaften oder bei Blasensprung länger als 48 Std. vor Misoprostol-Gabe.
PG: 8 ST * (EKO: N) [€ 177,85]

🐾 Aniclox 500/500 mg - Tabletten zur intrauterinen Anwendung für Rinder 801BA

(Z.Nr. 8-00431) NR. P. VNW. QG51AG05
ZI: aniMedica, Senden-Bösensell, Deutschland
Z: 1 Tablette zu 10 g enthält: Ampicillin 500 mg (entspr. Ampicillin trihydrat 577,5 mg), Cloxacillin 500 mg (entspr. Cloxacillin natrium 1-Wasser 545 mg), Laktose, Maisstärke, Cellulose, mikrokristalline, Magnesium stearat, Povidon.
EW: Bakterizid.
AG: Bakterielle Infektionen der Gebärmutter (Endometritis) bei Rindern.
AA: Zum Einlegen in die Gebärmutter.
DO: 2 Tabletten pro Tier und Tag. Wiederholung nach 48 Std.
GA: Cephalosporin- und Penicillin-Überempfindlichkeit, schwere Nierenschäden.
SST: Bei trächtigen Rindern nicht anwenden. Keine Empfehlung während der Laktation.
NW: Allergien, anaphylaktischer Schock.
WW: Bakteriostatische Antibiotika potenziell antagonistisch. Nicht mit anderen Arzneimitteln mischen.
VNW: Essbares Gewebe 6 Tage. Milch 3 Tage.
PG: 10 ST VNW [€ 26,60], 100 ST VNW [€ 197,65]

Anidulafungin Accord 100 mg - Pulver für ein Konzentrat zur Herstellung einer Infusionslösung 11B02

(Z.Nr. 1-38549) NR. P. E. J02AX06
ZI: Accord Healthcare, Utrecht, Niederlande
Z: 1 Durchstechflasche enthält: Anidulafungin 100 mg, Fructose 102,5 mg, Mannitol, Polysorbat 80, Milchsäure, Natriumhydroxid zur pH-Wert-Einstellung, Salzsäure zur pH-Wert-Einstellung.
EW: Systemisches Antimykotikum.
AG: Invasive Candidiasis.
AA: I.v. Infusion nach Rekonstituierung mit Aqua ad inj. und Verdünnung auf 0,77 mg/ml. Max. Infusionsgeschwindigkeit 1,4 ml/min.
DO: Am 1. Tag 200 mg, dann tgl. 100 mg. Behandlungsdauer über mindestens 14 Tage nach dem letzten positiven Kulturergebnis. Keine Dosisempfehlungen für Kinder und Jugendliche.
SST: In der Schwangerschaft nicht empfohlen. Nutzen/Risiko-Abwägung in der Stillzeit.
NW: Haut, Labor, Magen/Darm (Durchfall), Koagulopathie, Konvulsionen, Niere, Stoffwechsel (Hypokaliämie, Hyperglykämie), Enzymanstiege (Leber), lokale, anaphylaktische und infusionsbedingte Reaktionen.
WW: Keine WW bekannt.
WH: Keine Untersuchungen bei Candida-Endokarditis, - Osteomyelitis oder - Meningitis. Leberfunktion kontrollieren.
PG: 1 ST * (EKO: N) [€ 558,30]

Anidulafungin Fresenius Kabi 100 mg - Pulver für ein Konzentrat zur Herstellung einer Infusionslösung 11B02
(Z.Nr. 1-39290) NR. P. E. nicht im Handel. J02AX06

Anidulafungin ratiopharm 100 mg - Pulver für ein Konzentrat zur Herstellung einer Infusionslösung 11B02

(Z.Nr. 1-38147) NR. P. E. J02AX06
ZI: Teva, Haarlem, Niederlande
Z: 1 Durchstechflasche enthält: Anidulafungin 100 mg, Saccharose, Polysorbat 80, Weinsäure, Natriumhydroxid zur pH-Wert-Einstellung, Salzsäure zur pH-Wert-Einstellung.
EW: Systemisches Antimykotikum.
AG: Invasive Candidiasis.
AA: I.v. Infusion nach Rekonstituierung mit Aqua ad inj. und Verdünnung auf 0,77 mg/ml. Max. Infusionsgeschwindigkeit 1,4 ml/min.
DO: Am 1. Tag 200 mg, dann tgl. 100 mg. Behandlungsdauer über mindestens 14 Tage nach dem letzten positiven Kulturergebnis. Keine Dosisempfehlungen für Kinder und Jugendliche.
SST: Nutzen/Risiko-Abwägung.
NW: Haut, Labor, Magen/Darm (Durchfall), Koagulopathie, Konvulsionen, Niere, Stoffwechsel (Hypokaliämie, Hyperglykämie), Enzymanstiege (Leber), lokale, anaphylaktische und infusionsbedingte Reaktionen.
WW: keine WW bekannt.
WH: Keine Untersuchungen bei Candida-Endokarditis, - Osteomyelitis oder - Meningitis. Leberfunktion kontrollieren.
PG: 1 ST * (EKO: N) [€ 612,70]

Anidulafungin Sandoz 100 mg - Pulver für ein Konzentrat zur Herstellung einer Infusionslösung 11B02
(Z.Nr. 1-38561) NR. P. E. nicht im Handel. J02AX06

Anidulafungin Stada 100 mg - Pulver für ein Konzentrat zur Herstellung einer Infusionslösung 11B02
(Z.Nr. 1-38183) NR. P. E. nicht im Handel. J02AX06

🐾 Animedazon Spray 2,45% w/w - Spray zur Anwendung auf der Haut, Suspension für Rinder, Schafe und Schweine 801AE

(Z.Nr. 8-00762) NR. P. QD06AA02
ZI: aniMedica, Senden-Bösensell, Deutschland
Z: 1 Spraydose enthält: Chlortetracyclin hydrochlorid 3,21 g (entspr. → 2,45 %) (entspr. Chlortetracyclin 2,983 g), Patentblau V 85% 0,23 g, Isobutan 92,2 g, 2-Propanol, Sorbitan trioleat, Siliciumdioxid, hochdisperses.
EW: Tetrazyklin-Antibiotikum.
AG: Oberflächliche traumatische oder chirurgische Wunden, die mit Chlortetrazyklin-empfindlichen Keimen kontaminiert sind.
DO: Zu besprühende Stelle 3 sec aus 15-20 cm Entfernung besprühen. Bei Dermatitis digitalis und anderen Klaueninfektionen 2mal im Abstand von 30 sec 1-2x tgl. über bis zu 3 Tage anwenden.
SST: Anwendung möglich, aber nicht am Euter laktierender Tiere, deren Milch für menschlichen Verzehr vorgesehen ist.
NW: Überempfindlichkeit.
WH: Augen des behandelten Tieres schützen. Tier soll behandelte Stelle nicht belecken.
PG: 211 ML VN [€ 14,70]

🐾 *Animeloxan 5 mg/ml - Injektionslösung für Hunde und Katzen* 802AD
(Z.Nr. 8-01035) RP. P. nicht im Handel. QM01AC06

🐾 *Animeloxan 20 mg/ml - Injektionslösung für Rinder, Schweine und Pferde* 807AZ, 802AD
(Z.Nr. 8-01036) RP. P. VNW. nicht im Handel. QM01AC06

🐾 Animeloxan 1,5 mg/ml - Suspension zum Eingeben für Hunde 802AD

(Z.Nr. 8-00750) RP. P. QM01AC06
ZI: aniMedica, Senden-Bösensell, Deutschland
Z: 1 ml Suspension enthält: Meloxicam 1,5 mg, Natriumbenzoat 1,5 mg, Cellulose dispergierbar, Carmellose natrium, Glyzerin, Sorbitol flüssig (nicht kristallin), Xylitol, Natriumdihydrogenphosphat-dihydrat, Saccharin natrium, Honig-Aroma IFF RS 80008, Citronensäure monohydrat, Wasser, gereinigtes.
EW: Nichtsteroidales Antiphlogistikum.
AG: Erkrankungen des Bewegungsapparates bei Hunden.
AA: Zum Eingeben mit dem Futter.
DO: Initial 0,2 mg/kg KG am 1.Tag, dann tgl. 0,1 mg/kg KG.
GA: Trächtigkeit, Laktation, Magen/Darm-, Herz-, Leber-, Nierenschäden, Gerinnungsstörungen, erste 6 Lebenswochen, dehydrierte Tiere.
NW: Magen/Darm.
WW: Nicht mit anderen Entzündungshemmern verabreichen.
PG: 10 ML VT [€ 9,90], 32 ML VT [€ 17,80], 100 ML VT [€ 38,25]

🐾 Anipracit 56,8 mg/ml - Injektionslösung für Hunde und Katzen 803B2

(Z.Nr. 8-00401) RP. P. QP52AA01
ZI: aniMedica, Senden-Bösensell, Deutschland
Z: 1 ml enthält: Praziquantel 56,8 mg, Benzylalkohol 75 mg, Chlorobutanol hemihydrat 5 mg, Propylenglycol.

EW: Wurmmittel.
AG: Bandwürmer bei Hunden und Katzen.
AA: I.m. oder s.c.
DO: Einmalig 0,1 ml/kg KG (= 5,7 mg/kg KG).
SST: Anwendung möglich.
NW: Lokale Reaktionen.
WW: Dexamethason senkt Serumkonzentration von Praziquantel.
WH: Auch Zwischenwirte (z.B. Flöhe, Mäuse) bekämpfen. Nicht für Tiere zur Gewinnung von Lebens- oder Arzneimitteln.
PG: 10 ML VT [€ 43,65]

🐾 aniprazol 50 mg/500 mg - Tabletten für Hunde und Katzen
803A, 803B2, 803CB

(Z.Nr. 8-00407) RP. P. QP52AA51

ZI: aniMedica, Senden-Bösensell, Deutschland
Z: 1 Tablette enthält: Praziquantel 50 mg, Fenbendazol 500 mg, Natriumdodecylsulfat, Povidon K25, Magnesium stearat, Croscarmellose natrium.
EW: Anthelmintische Kombination.
AG: Mischinfestationen mit Rund- und Bandwürmern bei Hund und Katze.
AA: Direkt oder eingehüllt in Fleisch oder Wurst.
DO: Hund: TD 1 Tablette pro angefangene 10 kg KG.
Katze: TD 1/2 Tablette. Anwendung über 3 Tage.
SST: Bei trächtigen Hündinnen bis Tag 39 und bei trächtigen Katzen nicht anwenden. Anwendung während der Laktation möglich.
NW: Erbrechen, leichter Durchfall.
WW: Dexamethason reduziert Praziquantel- Spiegel.
WH: Auf Resistenzbildung achten.
PG: 60 ST VT [€ 56,35]

Anis-Pyrit Tabletten Weleda
45X01, 50X01

(Z.Nr. 3-00516) RPF. P. V03AX

ZI: Weleda, Wien
Z: 1 Tablette enthält: Anis-Pyrit D2 25 mg, (entspr. Anis-Pyrit Ursubstanz) (entspr. Pimpinella anisum, fructus tostus) (entspr. Pyrit (Homöopathie)) (entspr. Saccharum tostum (Homöopathie)), Lactose monohydrat 234,75 mg, Weizenstärke 12,5 mg, Calcium behenat, Spuren von Saccharose.
EW: Homöopathikum (anthroposophisch).
AG: Heiserkeit, Bronchitis, Kehlkopfentzündung.
AA: Tabletten im Mund zergehen lassen oder in etwas Wasser lösen.
DO: Personen ab 6 Jahren: Alle 2 Stunden 1 Tablette.
Kinder (2-5 Jahre): 3-5mal tgl. 1 Tablette.
GA: Überempfindlichkeit gegen Doldengewächse.
SST: Vorsicht.
NW: Magen/Darm, Überempfindlichkeit durch Weizenstärke.
WH: Für Patienten mit Zöliakie verträglich.
PG: 80 ST * (EKO: N) [€ 18,50]

Anklam - Hustendragees 50Z02
(Z.Nr. 7-38935) RPF. P. nicht im Handel. R05CA

▼ Anoro Ellipta 55 Mikrogramm/22 Mikrogramm - einzeldosiertes Pulver zur Inhalation
50A09

(Z.Nr. EU/1/14/898/*) RP. P. R03AL03

ZI: GlaxoSmithKline (Ireland), Dublin, Irland
Z: 1 Inhalation enthält eine abgegebene Dosis von: Umeclidinium 55 µg (entspr. Umeclidinium bromid 65 µg), Vilanterol 22 µg (entspr. Vilanterol trifenatat), Lactose monohydrat 25 mg, Magnesium stearat.
EW: Sympathomimetikum + Anticholinergikum.
AG: Symptomatisch bei chronisch-obstruktiver Lungenerkrankung (COPD).
AA: Zur Inhalation mit ELLIPTA-Inhalator.
DO: 1mal tgl. 1 Inhalation. Kein Nutzen bei Kindern und Jugendlichen.
SST: Nutzen/Risiko-Abwägung, nicht stillen.
NW: Nasopharyngitis und andere Infektionen, Überempfindlichkeit, Kopfschmerzen, Husten, trockener Mund, Herz, Obstipation, Haut, Niere.
WW: Betablocker vermeiden. Nicht empfohlen: Andere lang wirksame muscarinerge Antagonisten oder Beta2-Agonisten.
Vorsicht: Starke CYP3A4-Hemmer (Ketoconazol), Kalium senkende Arzneimittel.
WH: Bei Asthma nicht anwenden. Vorsicht bei schweren kardiovaskulären Erkrankungen, Harnverhalt, Engwinkelglaukom, konvulsiven Erkrankungen, Thyreotoxikose. Auf paradoxe Bronchospasmen achten.
PG: 30 HB IND (2) (EKO: G) [€ 79,20]

▼ *Anoro Ellipta 55 Mikrogramm/22 Mikrogramm - einzeldosiertes Pulver zur Inhalation* 50A09
(Z.Nr. EU/1/14/898/*) RP. P. Parallelimport. R03AL03
nicht im Handel.

Antabus 400 mg - lösliche Tabletten
26A

(Z.Nr. 0-11605) NR. P. N07BB01

ZI: Actavis Group PTC, Hafnarfjördur, Island
Z: 1 lösliche Tablette enthält: Disulfiram 400 mg, Talkum, Cellulose, mikrokristalline, Maisstärke, Natriumbicarbonat, Weinsäure, Povidon, Magnesium stearat, Siliciumdioxid, hochdisperses.
EW: Blockiert Aldehyddehydrogenase, erhöht Acetaldehydspiegel, was nach Alkoholgenuss zu unangenehmen organischen Symptomen führt.
AG: Zur Unterstützung der Entwöhnungstherapie bei chronischem Alkoholismus im Rahmen eines therapeutischen Gesamtkonzepts.
AH: Tablette in ½ Glas Wasser unter Umrühren lösen und trinken.
DO: Initial 2 Tabletten für 2-3 Tage. Erhaltungsdosis ¼-½ Tablette tgl.
oder ½-1 Tablette jeden 2. Tag. Nicht für Kinder und Jugendliche.
GA: Thiuram-Überempfindlichkeit (Hinweis: Gummi-Kontaktdermatitis), Nickel- allergie, schwere Herz-, Leber-, Nieren-, Schilddrüsen-, Lungenschäden, Hypertonie, Diabetes, Psychosen, organische Hirnschäden, Epilepsie, schwere Persönlichkeitsstörungen, Alkoholkonsum, akute Alkoholvergiftung.
SST: Nicht empfohlen, Stillen unterbrechen.
NW: ZNS, unangenehmer Geruch, Geschmacksstörungen, Allergien, Potenz- störungen, selten Neuropathien, Leberschäden, Psychosen. Nach Alkohol- genuss: Schwere Unverträglichkeit bis Kollaps, Krämpfe, Herzversagen, Atemdepression, plötzliche Todesfälle.
WW: Verzögerte Elimination vieler Arzneimittel (Antikoagulantien, Phenytoin, Benzodiazepine, Rifampicin, Antidepressiva), Isoniazid (ZNS-Toxizität), Metronidazol (Psychosen), Clomipramin (Delir), Pimozid (Choreoathetose).
Verstärkung der Alkohol-Unverträglichkeit mit Cyanamid, Metronidazol, Antidepressvia, MAO-Hemmern, Neuroleptika, Blutdrucksenkern, Diazepam schwächt Antabusreaktion ab. Nicht mit Aldehyden geben.
WH: Kein Ersatz für Psychotherapie. Strenge Kontrollen! Nur mit Zustimmung des Patienten geben. Vor Behandlung Kontrolle auf Blutalkohol. Auf- klärung, absolute Abstinenz. Bei Langzeitgabe Blutbild, Leber, Niere kontrollieren. Bei Leberschäden sofort absetzen. Kalium kontrollieren.
Verkehrshinweis. Alkoholunverträglichkeit bis 14 Tage nach Disulfiram möglich.
Überdosierung und Alkoholreaktion symptomatisch behandeln (Adrenalin, bei Krämpfen Diazepam, Antihistaminika).
PG: 50 ST (2) (EKO: G) [€ 43,25]

🐾 Anthelmex - Kautabletten für Hunde
803A, 803B, 803CB

(Z.Nr. 8-01117) RP. P. QP52AA51

ZI: Levet Pharmaceuticals, Batthyany, Ungarn
Z: 1 Kautablette enthält: Febantel 150 mg, Pyrantel 50 mg (entspr. Pyrantel embonat 144 mg), Praziquantel 50 mg, Cetylpalmitat, Stärke, vorverkleistert, Poly(O-carboxymethyl)stärke-Natrium Salz, Siliciumdioxid, hochdisperses, Magnesium stearat, Fleisch-Aroma, künstliches.
EW: Anthelminthische Kombination.
AG: Hunde mit Mischinfektionen mit Rund- und Bandwürmern.
AA: Zum Eingeben (direkt oder mit dem Futter).
DO: Einmalig 1 Tablette pro 10 kg KG.
SST: Nutzen/Risiko-Abwägung, in den ersten 4 Wochen der Trächtigkeit nicht verwenden.
WW: Piperazin nicht gleichzeitig anwenden; Cholinergika (Toxizität).
WH: Maßnahmen gegen Zwischenwirte (Flöhe, Mäuse etc.) setzen.
PG: 104 ST VT [€ 215,10]

🐾 Anthelmex Forte - Kautabletten für Hunde
803A, 803B, 803CB

(Z.Nr. 8-01118) RP. P. QP52AA51

ZI: Levet Pharmaceuticals, Batthyany, Ungarn
Z: 1 Kautablette enthält: Febantel 525 mg, Pyrantel 175 mg (entspr. Pyrantel embonat 504 mg), Praziquantel 175 mg, Cetylpalmitat, Stärke, vorverkleistert, Poly(O-carboxymethyl)stärke-Natriumsalz (Typ A), Siliciumdioxid, hochdisperses, Magnesium stearat, Fleisch-Aroma, künstliches.
EW: Anthelminthische Kombination.
AG: Hunde mit Mischinfektionen mit Rund- und Bandwürmern.
AA: Zum Eingeben (direkt oder mit dem Futter).
DO: Einmalig 1 Tablette pro 35 kg KG. Nicht für Hunde unter 17,5 kg KG.
SST: Nutzen/Risiko-Abwägung, in den ersten 4 Wochen der Träch-

tigkeit nicht verwenden.
WW: Piperazin nicht gleichzeitig anwenden; Cholinergika (Toxizität).
WH: Maßnahmen gegen Zwischenwirte (Flöhe, Mäuse etc.) setzen.
PG: 48 ST VT [€ 319,30]

Anthelmin 230 mg/20 mg - Filmtabletten zum Eingeben für Katzen 803A, 803B2, 803CB
(Z.Nr. 8-37553) RP. P. nicht im Handel. QP52AA51

Antiallergische Augentropfen "Similasan" 47X
(Z.Nr. 3-00223) RPF. P. V03AX
ZI: Sanova Pharma, Wien
Z: 1 g (= 22 Tropfen) enthält: Apis mellifica (Homöopathie) D6 303,33 mg, Euphrasia 3c D6 303,33 mg, Schoenocaulon officinale (Homöopathie) D6 303,33 mg (entspr. Sabadilla (Homöopathie)), Natrium tetraborat, Borsäure, Silbersulfat, Natriumnitrat, Ethanol, Wasser, hochgereinigtes.
EW: Homöopathikum.
AG: Allergische Reaktionen der Augenlider.
AA: Am Auge.
DO: Personen ab 6 Jahren: 1 bis mehrere Male pro Tag 2 Tropfen pro Auge.
SST: Vorsicht.
WH: Bei Glaukom oder Katarakt nur nach ärztlicher Empfehlung anwenden. Beim Tragen von Kontaktlinsen Augentropfen mindestens 15 min vor dem Einsetzen der Linsen anwenden.
PG: 10 ML * (EKO: N) [€ 12,90]

Antiallergische Augentropfen "Similasan" - Monodosen 47X
(Z.Nr. 3-36060) RPF. P. V03AX
ZI: Sanova Pharma, Wien
Z: 1 Monodosis zu 0,4 ml enthält: Apis mellifica (Homöopathie) D6 121,33 mg, Euphrasia 3c D6 121,33 mg, Schoenocaulon officinale (Homöopathie) D6 121,33 mg, Natriumdihydrogenphosphat-dihydrat, Natriummonohydrogenphosphat, wasserfrei, Wasser, gereinigtes, Ethanol.
Kurzinformation: siehe Antiallergische Augentropfen "Similasan", →S. 105
PG: 10 ST * (EKO: N) [€ 12,90]

Antibiophilus - Hartkapseln 42Y01
(Z.Nr. 1-23448) RPF. P. A07FA01
ZI: Germania Pharmazeutika, Wien
Z: 1 Kapsel enthält: Lactobacillus casei var. rhamnosus >= 200 Mio. Keime (entspr. LCR 35), Kartoffelstärke, Lactose monohydrat 0,05 g, LCR 35 Nährmedium, Maltodextrin, Natrium thiosulfat, Natrium glutamat, Magnesium stearat; Kapselmaterial: Gelatine, Titandioxid.
EW: Bakterienpräparat.
AG: Durchfälle, insbesondere durch Antibiotika- oder Strahlentherapie.
AA: Mit Flüssigkeit unzerkaut schlucken.
DO: **Akute Diarrhoen:** Erwachsene: TD 4-8 Kapseln in 2-4 ED.
Kinder und Jugendliche: TD 2-4 Kapseln in 2 ED.
Chronische Diarrhoen: 3mal tgl. 1-2 Kapseln.
Säuglinge und Frühgeborene in Verbindung mit Rehydratationstherapie (Sondengabe; Pulver empfohlen): Geburtsgewicht über 2000 g: TD 2-4 Kapseln in mindestens 2 ED.
Geburtsgewicht 1000-2000 g: TD 2 Kapseln in mindestens 2 ED.
SST: Anwendung möglich.
PG: 20 ST (2) (EKO: G) [€ 6,55], 50 ST * (EKO: N) [€ 14,90], 200 ST * (EKO: N) [€ 44,35]

Antibiophilus - Pulver zum Einnehmen 42Y01
(Z.Nr. 1-23449) RPF. P. A07FA01
ZI: Germania Pharmazeutika, Wien
Z: 1 Beutel zu 1,5 g Pulver enthält: Lactobacillus casei var. rhamnosus >= 150 Mio. Keime (entspr. LCR 35), Kartoffelstärke, Lactose monohydrat 0,4 g, LCR 35 Nährmedium, Maltodextrin.
EW: Bakterienpräparat.
AG: Durchfälle, insbesondere durch Antibiotika- oder Strahlentherapie.
AA: Beutelinhalt in Flüssigkeit (Wasser, Milch, Fruchtsaft, Joghurt; keine heißen Getränke) rühren und trinken. Einnahme zwischen den Mahlzeiten empfohlen.
DO: Erwachsene: 1-2mal tgl. 1 Beutel, MTD 4 Beutel.
Kinder ab 2 Jahren und Jugendliche: 1mal tgl. 1 Beutel, MTD 2 Beutel.
Säuglinge, Neu- und Frühgeborene in Verbindung mit Rehydratations- therapie: Geburtsgewicht ab 2000 g: TD 1 Beutel in mindestens 2 ED.
Geburtsgewicht 1000-2000 g: TD ½ Beutel in mindestens 2 ED.
SST: Anwendung möglich.
WW: Antibiotika (2 Std. Abstand).

WH: Bei neonatalen Hochrisikoerkrankungen (Asphyxie, Herzfehler, Magen/Darm- Anomalien, Geburtsgewicht unter 1000 g) nicht anwenden.
PG: 10 ST (2) (EKO: G) [€ 8,35], 100 ST * (EKO: N) [€ 62,65]

Anticholium - Ampullen 07L03
(Z.Nr. 1-21271) RP. P. V03AB19
ZI: Dr. Franz Köhler Chemie, Bensheim, Deutschland
Z: 1 Ampulle zu 5 ml enthält: Physostigmin salicylat 2 mg, Dinatrium edetat (entspr. Natrium 0,34 mg), Salzsäure-Lösung zur pH-Wert-Einstellung, Wasser für Injektionszwecke.
EW: Indirektes Parasympathomimetikum.
AG: Antidot bei lebensbedrohlichen Vergiftungen mit tri- oder tetrazyklischen Antidepressiva, postoperativ beim zentral-anticholinergen Syndrom, Alkoholenzugsdelir.
AA: Intravenöse Injektion oder Kurzinfusion, intramuskuläre Injektion.
DO: 0,03-0,04 mg/kg KG langsam (2 Minuten) i.v. injizieren oder in 50 ml 0,9% NaCl-Lösung über 10 Minuten infundieren. Ev. nach 30-40 Minuten wiederholen.
Alkoholentzugsdelir: 1mal 1 Ampulle i.m. Keine Daten zu Kindern und Jugendlichen.
GA: Asthma bronchiale, Iritis, Stenosen oder Spasmen des Magen/Darm-Traktes, der Gallenwege oder der Harnwege, Obstruktionsileus, geschlossene Schädel-Hirn-Traumen, Gangrän, Dystrophia myotonica, Depolarisationsblock nach Muskelrelaxantien, Vergiftungen mit irreversiblen Cholinesterasehemmern, Phosphorsäureestern oder Barbituraten.
SST: Zwingende Indikationsstellung.
NW: Cholinerg (Magen/Darm, Vegetativum, ZNS, Herz, Lunge, Allergien).
WW: Andere Cholinesterasehemmer verstärkt, Anticholinergika aufgehoben.
WH: Vorsicht bei schweren Herzerkrankungen, Diabetes mellitus, Thyreotoxikose, Parkinsonismus, Epilepsie, Colitis ulcerosa, Kindern (exakte Dosisanpassung erforderlich).
Nur unter strenger Überwachung anwenden. Genaue Diagnosestellung er- forderlich. Bei Vergiftungen Antidot Atropin.
PG: 5 ST * (EKO: N) [€ 74,20]

Antiflat - Kautabletten 42C01
(Z.Nr. 1-13124) RPF. P. A03AX13
ZI: G.L. Pharma, Lannach
Z: 1 Kautablette enthält: Simeticon 42 mg, Glycerolmonostearat, Aetheroleum Foeniculi, Aetheroleum Menthae piperitae, Aetheroleum Carvi, Glucose 300,03 mg, Saccharose 247,61 mg.
EW: Oberflächenaktive Substanz gegen gastrointestinale Gasbildung und Gasan- sammlung.
AG: Meteorismus, postoperative Gasbildung, Roemheld-Syndrom, vor Ultraschall- oder Röntgendiagnostik im Bauchraum.
AA: Tabletten zerkauen.
DO: 3mal täglich 1-2 Tabletten zu oder nach den Mahlzeiten zerkauen. Vor diagnostischen Untersuchungen 2-3 Tabletten am Vortag nach jeder Mahlzeit und am Morgen des Untersuchungstages. Bei Kindern unter 2 Jahren Antiflat-Tropfen verwenden.
SST: Anwendung möglich.
WH: Zuckergehalt einer Tablette entspricht ca. 0,05 BE.
PG: 30 ST (2) (EKO: G) [€ 4,55], 50 ST (EKO: G) [€ 6,10]

Antiflat - Tropfen 07J, 42C01
(Z.Nr. 1-18340) RPF. P. A03AX13
ZI: G.L. Pharma, Lannach
Z: 1 ml Suspension (16 Tropfen) enthält: Simeticon 41,2 mg, Sorbinsäure, Kalium sorbat, Natrium cyclamat, Saccharin natrium, Macrogol 6000, Magnesium-Aluminium-Silikat Typ II A, Hydroxyethylcellulose, Polyoxyethylene (25) glyceryl trioleate, Bananen-Aroma, Zitronensäure monohydrat, Wasser, gereinigtes.
EW: Oberflächenaktive Substanz gegen gastrointestinale Gasbildung und Gasan- sammlung.
AG: Meteorismus, postoperative Gasbildung, Roemheld-Syndrom, vor Ultraschall- oder Röntgendiagnostik im Bauchraum.
AA: Zu oder nach den Mahlzeiten einnehmen; mit Getränken oder Nahrung mischbar.
DO: Blähungen und Völlegefühl: Erwachsene 2-3 ml (32-48 Tropfen) 3-5mal tgl.; Kinder (7-14 Jahre): 1,3-2 ml (21-32 Tropfen) 3-5mal tgl.; Kinder (2-6 Jahre): 1 ml (16 Tropfen) 3-5mal tgl. zu oder nach den Mahlzeiten; Flaschenkinder unter 2 Jahren und Säuglinge: 0,5 ml (8 Tropfen) bis 4mal tgl. zu den Milchmahlzeiten. Vor Röntgenuntersuchung am Vorabend 5-10 Teelöffel (25-50 ml); vor Sonographie je 5 Teelöffel (25 ml) am Vorabend und ca. 3 Std. vor der Untersuchung; vor Gastro-Duodenoskopien 1-2 Teelöffel (5-10 ml); bei Spülmittelvergiftungen mindestens 5 ml (80 Tropfen).
SST: Anwendung möglich.
PG: 50 ML (EKO: G) [€ 7,55], 100 ML * (EKO: N) [€ 15,10]

A

Antirobe 25 mg - Kapseln für Hunde 801AZ
(Z.Nr. 8-00170) NR. P. nicht im Handel. QJ01FF01

Antirobe 75 mg - Kapseln für Hunde 801AZ
(Z.Nr. 8-00171) NR. P. nicht im Handel. QJ01FF01

Antirobe 150 mg - Kapseln für Hunde 801AZ
(Z.Nr. 8-00172) NR. P. QJ01FF01
ZI: Zoetis Österreich, Wien
Z: 1 Kapsel enthält: Clindamycin 150 mg (entspr. Clindamycin hydrochlorid), Maisstärke, Talkum, Magnesium stearat, Gelatine, Lactose monohydrat.
EW: Makrolid-Antibiotikum.
AG: Hunde mit infizierten Wunden, Abszessen, Mundhöhlen- und Zahninfektionen, Osteomyelitis durch Staphylococcus aureus.
AA: Oral.
DO: Infektionen allgemein: 5,5 mg/kg KG alle 12 Std. durch 7-10(-28) Tage.
Osteomyelitis: 11 mg/kg KG alle 12 Std. über mindestens 28 Tage.
GA: Kaninchen, Hamster, Meerschweinchen, Pferd, Wiederkäuer, Chinchillas.
SST: Nutzen/Risiko-Abwägung.
NW: Erbrechen, Durchfall, Überwuchern resistenter Keime.
WW: Neuromuskuläre Blocker verstärkt. Nicht gleichzeitig mit Erythromycin, Chloramphenicol oder Makroliden anwenden. Vorsicht: Aminoglykoside (Niere).
WH: Erregernachweis. Ggf. Therapieumstellung, wenn kein Erfolg binnen 4 Tagen bzw. 14 Tagen (Osteomyelitis). Nicht für Tiere zur Gewinnung von Lebensmitteln. Vorsicht bei schweren Nieren-, Leber-, Stoffwechselstörungen. Kontrollen: Leber, Niere, Blutbild.
PG: 80 ST VT [€ 123,95]

Antirobe 300 mg - Kapseln für Hunde 801AZ
(Z.Nr. 8-00547) NR. P. nicht im Handel. QJ01FF01

Antisedan 5 mg/ml - Injektionslösung für Hunde und Katzen 870
(Z.Nr. 8-00145) NR. P. QV03AB90
ZI: Orion Corporation, Espoo, Finnland
Z: 1 ml enthält: Atipamezol hydrochlorid 5 mg (entspr. Atipamezol 4,27 mg), Methyl-4-hydroxybenzoat 1 mg, Natriumchlorid, Wasser für Injektionszwecke.
EW: Alpha 2-Adrenozeptor-Antagonist.
AG: Aufhebung einer Medetomidin oder Dexmedetomidin-Sedierung bei Hund und Katze.
AA: Nur i.m.
DO: Hunde: 5 fache Medetomidin-Dosis oder 10fache Dexmedetomidindosis.
Katzen: 2 1/2 fache Medetomidin-Dosis oder 5-fache Dexmedetomidindosis.
GA: Zuchttiere, Leber-, Nierenschäden.
SST: Nicht empfohlen.
NW: Blutdrucksenkung, Erbrechen, Hyperaktivität.
WW: Andere ZNS-wirksame Pharmaka (z.B. Diazepam, Acepromazin, Opiate) nicht empfohlen.
WH: Nicht für Tiere zur Gewinnung von Lebensmitteln.
PG: 10 ML VT [€ 86,10]

Antistax 360 mg - Filmtabletten 53Z02
(Z.Nr. 1-26186) RPF. P. C05CA
ZI: sanofi-aventis, Wien
Z: 1 Filmtablette enthält: Weinblätter-Trockenextrakt (4-6:1); Wasser (Auszugsmittel) 360 mg (entspr. Vitis viniferae folium), Tablettenkern: Cellulose, mikrokristalline, Croscarmellose natrium, Calcium hydrogenphosphat, wasserfreies, Siliciumdioxid, hochdisperses, Crospovidon, Magnesium stearat; Tablettenüberzug: (entspr. Hypromellose) (entspr. Glyceryl tristearate) (entspr. Talkum), Farbstoffe: (entspr. Titandioxid) (entspr. Eisenoxid rot).
EW: Kapillarstabilisierend (Bioflavonoide).
AG: Pflanzliches Arzneimittel bei chronisch venöser Insuffizienz Grad I und II.
AA: Mit Flüssigkeit unzerkaut vor einer Mahlzeit.
DO: 1mal tgl. 360(-720) mg über max. 3 Monate. Für Kinder und Jugendliche nicht empfohlen.
SST: Nicht empfohlen.
NW: Magen/Darm, Haut, Überempfindlichkeit.
PG: 30 ST * (EKO: N) [€ 19,50], 60 ST * (EKO: N) [€ 34,90], 90 ST * (EKO: N) [€ 41,50]

Antithrombin III "Baxter" 50 I.E./ml - Pulver und Lösungsmittel zur Herstellung einer Injektionslösung 20A03
(Z.Nr. 2-00339) NR. P. E. nicht im Handel. B01AB02

Anxiolit retard 30 mg - Kapseln 18B, 18C
(Z.Nr. 0-15916) NR. P1. P. N05BA04
ZI: G.L. Pharma, Lannach
Z: 1 Kapsel enthält: Oxazepam 30 mg, Kapselinhalt: Saccharose 190,41 mg, Maisstärke, Schellack, Stearinsäure, Polyvinylpyrrolidon, Polyethylenglykol 4000, Talkum; Kapselhülle: Gelatine, Eisenoxid gelb, Titandioxid.
EW: Benzodiazepin-Tranquilizer; angst- und spannungslösend, in höheren Dosen sedativ-hypnotisch.
AG: Schwere Angst-, Spannungs- und Erregungszustände.
AA: Unzerkaut mit Flüssigkeit zu den Mahlzeiten einnehmen.
DO: 30 mg (= 1 Kapsel) abends. MTD 60 mg. Möglichst kurzzeitig anwenden. Nicht für Kinder und Jugendliche.
GA: Myasthenie, Intoxikation mit Alkohol oder ZNS-Dämpfern, schwere Ateminsuffizienz, spinale oder zerebellare Ataxie, akutes Engwinkelglaukom, Abhängigkeitsanamnese, Schlaf-Apnoe-Syndrom, akute und chronische Psychosen, schwere Leberschäden, Kinder und Jugendliche unter 18 Jahren.
SST: Nicht anwenden (postnatales Entzugssyndrom bei Neugeborenen möglich); nicht stillen.
NW: ZNS (Schläfrigkeit, Benommenheit), Amnesie, Psyche (auch paradoxe Reaktionen), Kreislaufdysregulation, Magen/Darm, cholestatischer Ikterus, Inkontinenz, Haut, Überempfindlichkeit, Atemdepression.
WW: Besondere Vorsicht: Opioide (Atemdepression). Vorsicht: ZNS-Dämpfer verstärkt. MAO-Hemmer, orale Kontrazeptiva. Theophyllin, Aminophyllin (schwächen Benzodiazepin-Wirkung ab). Cave Alkohol.
GE: Abhängigkeit möglich. Bei abruptem Absetzen Entzugssymptome, Reboundeffekt möglich.
WH: Vorsicht bei Hypotonie, Epilepsie, Nierenschäden, älteren und geschwächten Patienten, hirnorganischen Veränderungen, Kreislauf- und Atmungsschwäche. Nicht zur primären Behandlung von Psychosen. Nicht zur alleinigen Behandlung von Depressionen. Verkehrshinweis. Erhöhte Sturzgefahr beachten.
Kontrollen: Blutbild, Leber.
Überdosierung: Antidot Flumazenil (auf Krampfanfälle achten).
PG: 20 ST (2) (EKO: G) [€ 7,40 n.l.], 50 ST (EKO: G) [€ 15,30]

Anxiolit forte 50 mg - Tabletten 18B, 18C
(Z.Nr. 0-14857) NR. P1. P. N05BA04
ZI: G.L. Pharma, Lannach
Z: 1 Tablette enthält: Oxazepam 50 mg, Lactose monohydrat 83 mg, Maisstärke, Polyvinylpyrrolidon, Natrium carboxymethylstärke, Talkum, Magnesium stearat.
EW: Benzodiazepin-Tranquilizer; angst- und spannungslösend, in höheren Dosen sedativ-hypnotisch.
AG: Symptomatisch bei schweren Angst-, Spannungs- und Erregungszuständen.
AA: Unzerkaut mit Flüssigkeit zu den Mahlzeiten.
DO: Möglichst kurzzeitig und niedrig dosiert behandeln: TD 25-50 mg vor dem Schlafengehen. MTD 150 mg. Nicht für Kinder und Jugendliche.
GA: Myasthenie, Intoxikation mit Alkohol oder ZNS-Dämpfern, schwere Ateminsuffizienz, spinale oder zerebellare Ataxie, akutes Engwinkelglaukom, Abhängigkeitsanamnese, Schlaf-Apnoe-Syndrom, akute und chronische Psychosen, schwere Leberschäden, Kinder und Jugendliche unter 18 Jahren.
SST: Zwingende Indikationsstellung in der Schwangerschaft (postnatales Entzugssyndrom bei Neugeborenen möglich); nicht stillen.
NW: ZNS (Schläfrigkeit, Benommenheit), Amnesie, Psyche (auch paradoxe Reaktionen), Kreislaufdysregulation, Magen/Darm, cholestatischer Ikterus, Inkontinenz, Haut, Überempfindlichkeit, Atemdepression.
WW: Besondere Vorsicht: Opioide (Atemdepression). Vorsicht: ZNS-Dämpfer verstärkt. MAO-Hemmer, orale Kontrazeptiva. Theophyllin, Aminophyllin (schwächen Benzodiazepin-Wirkung ab). Cave Alkohol.
GE: Abhängigkeit möglich. Bei abruptem Absetzen Entzugssymptome, Reboundeffekt möglich.
WH: Vorsicht bei Hypotonie, Epilepsie, Nierenschäden, älteren und geschwächten Patienten, hirnorganischen Veränderungen, Kreislauf- und Atmungsschwäche. Nicht zur primären Behandlung von Psychosen. Nicht zur alleinigen Behandlung von Depressionen. Verkehrshinweis. Erhöhte Sturzgefahr beachten.
Kontrollen: Blutbild, Leber.
Überdosierung: Antidot Flumazenil (auf Krampfanfälle achten).
PG: 30 ST (EKO: G) [€ 13,95], 100 ST * (EKO: N) [€ 42,65]

Apealea 60 mg - Pulver zur Herstellung einer Infusionslösung 55F
(Z.Nr. EU/1/18/1292/*) NR. P. E. nicht im Handel. L01CD01

🐾 Apelka 5 mg/ml - Lösung zum Eingeben für Katzen 822AJ

(Z.Nr. 8-36937) RP. P. QH03BB02
ZI: Norbrook Laboratories (Ireland), Monaghan, Irland
Z: 1 ml enthält: Thiamazol 5 mg, Natriumbenzoat 1,5 mg, Glycerol, Povidon K30, Xanthan gummi, Dinatriumphosphat dihydrat, Natriumdihydrogenphosphat-dihydrat, Zitronensäure, wasserfrei, Honig-Aroma, Simeticon-Emulsion, Wasser, gereinigtes.
EW: Thyreostatikum.
AG: Zur Stabilisierung der Hyperthyreose bei Katzen vor einer chirurgischen Schilddrüsenentfernung. Zur Langzeittherapie der felinen Hyperthyreose.
AA: Direkt ins Maul geben. Nicht in das Futter mischen.
DO: TD initial 5 mg in 2 ED. MTD 20 mg.
GA: Primäre Lebererkrankungen, Diabetes, Autoimmunerkrankungen, Neutropenie, Lymphopenie, Thrombozytopenie.
SST: Nicht anwenden.
NW: Erbrechen, Appetitmangel, Lethargie, Juckreiz, Blutungsneigung, Ikterus, Blutbild. Thrombozytopenie.
WW: Phenobarbital verringert Wirksamkeit von Thiamazol. Impfungen (Thiamazol wirkt immunmodulatorisch).
WH: Gleichmäßiges Fütterungs- und Dosierungsschema einhalten. Vorsicht bei Nierenschäden. Blutbild, Blutchemie, Gesamt-T4 regelmäßig kontrollieren.
PG: 30 ML VT [€ 32,60]

🐾 *API-Bioxal, 886 mg/g - Pulver zur Anwendung im Bienenstock* 804E
(Z.Nr. 8-36485) RPF. D. nicht im Handel. QP53AG03

Apidra 100 E/ml - Injektionslösung in einer Durchstechflasche 06A01

(Z.Nr. EU/1/04/285/*) RP. P. E. A10AB06
ZI: Sanofi-Aventis Deutschland, Frankfurt am Main, Deutschland
Z: 1 ml Injektionslösung enthält: Insulin glulisin 100 E (entspr. → 3,49 mg) (entspr. mittels gentechnologischer Methoden (E. coli) hergestellt), Metacresol, Natriumchlorid, Trometamol, Polysorbat 20, Salzsäure 36%, Natriumhydroxid, Wasser für Injektionszwecke.
EW: Humaninsulin-Analogon, Wirkungseintritt binnen 10-20 min.
AG: Diabetes mellitus bei Erwachsenen und Kindern ab 6 Jahren.
AA: S.c. (Injektion oder kontinuierliche Pumpeninfusion), unmittelbar vor oder unmittelbar nach einer Mahlzeit.
I.v. durch medizinisches Fachpersonal; nicht mit Glucose- oder Ringerlösung oder mit einem anderen Insulin mischen.
DO: Individuell gemäß dem Bedarf des Patienten. TD meist 0,5-1 Einheiten/kg KG.
SST: Anwendung möglich. Blutzucker engmaschig kontrollieren.
NW: Hypoglykämie, Haut, Augen, Bildung von Insulin-Antikörpern; Reaktionen an der Injektionsstelle (Lipodystrophie, Ödeme), sehr selten Anaphylaxie.
WW: Senkung des Insulinbedarfs durch hypoglykämische Arzneimittel: Orale Antidiabetika, MAO-Hemmer, nichtselektive Betablocker, ACE-Hemmer, Salizylate, anabole Steroide, Sulfonamide.
Erhöhung des Insulinbedarfs durch hyperglykämische Arzneimittel: Orale Kontrazeptiva, Thiazide, Glukokortikoide, Schilddrüsenhormone, Beta2-Sympathomimetika, Wachstumshormone, Danazol.
Vorsicht: Pioglitazon (Herzinsuffizienz). Betablocker können Hypoglykämie-Symptome verschleiern. Octreotid/Lanreotid, Clonidin, Lithiumsalze, Alkohol können Insulinbedarf erhöhen oder senken.
WH: Auf Hyperglykämie (bei unzureichender Dosierung oder Unterbrechen der Therapie) bzw. Hypoglykämie (bei Auslassen einer Mahlzeit, anstrengender körperlicher Tätigkeit oder zu hoher Insulindosis) achten. Besondere Vorsicht bei Umstellung auf einen anderen Insulintyp/eine andere Insulinmarke. Verkehrshinweis (Hypoglykämie!).
Bei leichter Hypoglykämie Glukose oral oder zuckerhaltige Lebensmittel zuführen. Bei schwerer Hypoglykämie mit Bewusstlosigkeit Glukagon (0,5-1 mg i.m. oder s.c.) oder Glukose i.v. geben.
PG: 1 ST (2) (EKO: G) [€ 38,25]

Apidra 100 E/ml - Injektionslösung in einer Durchstechflasche 06A01
(Z.Nr. EU/1/04/285/*) RP. P. E. A10AB06
Parallelimport. nicht im Handel.

Apidra SoloStar 100 Einheiten/ml - Injektionslösung in einem Fertigpen 06A01

(Z.Nr. EU/1/04/285/*) RP. P. E. A10AB06
ZI: Sanofi-Aventis Deutschland, Frankfurt am Main, Deutschland
Z: 1 ml Injektionslösung enthält: Insulin glulisin 100 E (entspr. → 3,49 mg) (entspr. mittels gentechnologischer Methoden (E. coli) hergestellt), Metacresol, Natriumchlorid, Trometamol, Polysorbat 20, Salzsäure 36%, Natriumhydroxid, Wasser für Injektionszwecke.
EW: Humaninsulin-Analogon, Wirkungseintritt binnen 10-20 min.
AG: Diabetes mellitus bei Erwachsenen und Kindern ab 6 Jahren.
AA: S.c. (Injektion oder kontinuierliche Pumpeninfusion), unmittelbar vor oder unmittelbar nach einer Mahlzeit.
DO: Individuell gemäß dem Bedarf des Patienten. TD meist 0,5-1 Einheiten/kg KG.
SST: Anwendung möglich. Blutzucker engmaschig kontrollieren.
NW: Hypoglykämie, Haut, Augen, Bildung von Insulin-Antikörpern; Reaktionen an der Injektionsstelle (Lipodystrophie, Ödeme), sehr selten Anaphylaxie.
WW: Senkung des Insulinbedarfs durch hypoglykämische Arzneimittel: Orale Antidiabetika, MAO-Hemmer, nichtselektive Betablocker, ACE-Hemmer, Salizylate, anabole Steroide, Sulfonamide.
Erhöhung des Insulinbedarfs durch hyperglykämische Arzneimittel: Orale Kontrazeptiva, Thiazide, Glukokortikoide, Schilddrüsenhormone, Beta2-Sympathomimetika, Wachstumshormone, Danazol.
Vorsicht: Pioglitazon (Herzinsuffizienz). Betablocker können Hypoglykämie-Symptome verschleiern. Octreotid/Lanreotid, Clonidin, Lithiumsalze, Alkohol können Insulinbedarf erhöhen oder senken.
WH: Auf Hyperglykämie (bei unzureichender Dosierung oder Unterbrechen der Therapie) bzw. Hypoglykämie (bei Auslassen einer Mahlzeit, anstrengender körperlicher Tätigkeit oder zu hoher Insulindosis) achten. Besondere Vorsicht bei Umstellung auf einen anderen Insulintyp/eine andere Insulinmarke. Verkehrshinweis (Hypoglykämie!).
Bei leichter Hypoglykämie Glukose oral oder zuckerhaltige Lebensmittel zuführen. Bei schwerer Hypoglykämie mit Bewusstlosigkeit Glukagon (0,5-1 mg i.m. oder s.c.) oder Glukose i.v. geben.
PG: 5 ST (2) (EKO: G) [€ 57,70]

Apidra SoloStar 100 Einheiten/ml - Injektionslösung in einem Fertigpen 06A01
(Z.Nr. EU/1/04/285/*) RP. P. E. A10AB06
Parallelimport. nicht im Handel.

Apidra SoloStar 100 Einheiten/ml Injektionslösung in einem Fertigpen 06A01
(Z.Nr. EU/1/04/285/*) RP. P. E. A10AB06
Parallelimport. nicht im Handel.

Apidra 100 E/ml - Injektionslösung in einer Patrone 06A01

(Z.Nr. EU/1/04/285/*) RP. P. E. A10AB06
ZI: Sanofi-Aventis Deutschland, Frankfurt am Main, Deutschland
Z: 1 ml Injektionslösung enthält: Insulin glulisin 100 E (entspr. → 3,49 mg) (entspr. mittels gentechnologischer Methoden (E. coli) hergestellt), Metacresol, Natriumchlorid, Trometamol, Polysorbat 20, Salzsäure 36%, Natriumhydroxid, Wasser für Injektionszwecke.
Kurzinformation: siehe Apidra 100 E/ml - Injektionslösung in einer Durchstechflasche, → S. 107
PG: 5 ST (2) (EKO: G) [€ 55,35]

Apidra 100 E/ml - Injektionslösung in einer Patrone 06A01
(Z.Nr. EU/1/04/285/*) RP. P. E. A10AB06
Parallelimport. nicht im Handel.

🐾 *Apiguard 25% - Gel zur Anwendung im Bienenstock* 804E
(Z.Nr. 8-00548) RPF. D. nicht im Handel. QP53AX22

Apihepar - Kapseln 40Z01
(Z.Nr. 1-16644) RP. P. nicht im Handel. A05BA03

🐾 *Apilife Var - imprägnierte Streifen für den Bienenstock für Honigbienen* 804E
(Z.Nr. 8-35167) RPF. D. nicht im Handel. QP53AX30

Apis/Bella-donna cum Mercurio Wala - Globuli velati 70X

(Z.Nr. 3-35966) RPF. P. V03AX
ZI: Wala Heilmittel, Bad Boll/Eckwälden, Deutschland
Z: 10 g enthalten: Apis mellifica ex animale toto-Gl D4 0,1 g, Atropa belladonna e fructibus maturis ferm 33a (Homöopathie) D3 0,1 g, Mercurius solubilis Hahnemanni aquosum D14 0,1 g, Sucrose, Spuren von: Lactose.
EW: Homöopathikum (anthroposophisch).
AG: Harmonisierung der Empfindungs- und Lebensorganisation bei örtlich umschriebenen akuten Erkrankungen, z.B. Rachenkatarrh mit Schluckbeschwerden, Rötungen und Belägen, Aphthen, Furunkel.
AA: Sublingual.
DO: 1-3mal tgl., akut 1-2stündlich 8-10 Globuli velati.
Kinder (1-5 Jahre): 1-3mal tgl., akut 1-2stündlich 5-7 Globuli velati.
Für Kinder unter 1 Jahr nicht empfohlen.
GA: Überempfindlichkeit gegen Bienengift.
SST: Vorsicht.
NW: Selten Allergien.

PG: 20 G * (EKO: N) [€ 11,50]

Apis comp. "Wala" - Injektionslösung für Tiere 806BZ
(Z.Nr. 8-30013) RP. P. QV03AX
ZI: SaluVet, Bad Waldsee, Deutschland
Z: 1 ml Lösung enthält: Apis ex animale Gl D4 0,1 g, Atropa belladonna (Homöopathie) D3 0,1 g, Mercurius solubile Hahnemanni Dil. D14 0,1 g, Natriumchlorid, Natriumhydrogencarbonat, Wasser für Injektionszwecke.
EW: Homöopathikum.
AG: Mundentzündungen.
AA: S.c. oder i.m.
DO: **Meerschweinchen, Hamster, Ratte:** 0,5 ml s.c. oder i.m. 1mal tgl. über 5 Tage.
Hund, Katze, Kleintiere: 1 ml s.c. oder i.m. 1mal tgl. über 5 Tage.
Schwein, Schaf, Ziege: 5 ml s.c. oder i.m. jeden 2.Tag bis zur Besserung.
Pferd, Rind: 10 ml s.c. oder i.m. jeden 2.Tag bis zur Besserung.
Therapie langsam absetzen. Bei lokalen Erkrankungen empfiehlt sich die örtliche subcutane Injektion. Bei chronischer Verlaufsform Wiederholung der Injektion in 2-4tägigen Abständen.
SST: Anwendung nur nach Rücksprache mit dem Tierarzt.
PG: 5 ST VN [€ 47,80]

Apis mellifica-DHU-D 6 - Globuli 70X
(Z.Nr. 3-38959) RPF. P. nicht im Handel. V03AX

Apis RemaVet - Globuli für Tiere 890A
(Z.Nr. 8-38045) RPF. P. QV03AX
ZI: Remedia Homöopathie, Eisenstadt
Z: 1 g (ca. 120 Globuli) enthält: Apis mellifica (Homöopathie) C30 10 mg, Saccharose.
EW: Homöopathikum.
AG: Rind, Pferd, Schaf, Ziege, Schwein, Kaninchen, Geflügel, Kleinnager, Hund, Katze: Allergische Reaktionen, Urtikaria, Schleimhautentzündungen, Entzündungen mit Ödemen.
AA: Bei Einzeltierhaltung direkt in das Maul eingeben, bei Gruppenbehandlung 20 Globuli in 1 Liter Wasser auflösen und in die Tränke geben.
DO: ED 5-10 Globuli unabhängig von der Tiergröße. Initial alle 15 min, dann 3-4mal tgl. oder seltener dosieren.
SST: Nur nach Rücksprache mit dem Tierarzt anwenden.
PG: 10 G VN [€ 12,80]

Apitraz 500 mg - Imprägnierter Streifen für den Bienenstock für Honigbienen 804E
(Z.Nr. 8-36760) RP. P. nicht im Handel. QP53AD01

Apivar 500 mg - Amitraz-Imprägnierter Streifen für den Bienenstock für Honigbienen 804E
(Z.Nr. 8-37888) RP. P. nicht im Handel. QP53AD01

Apixaban Accord 2,5 mg - Filmtabletten 20A03
(Z.Nr. EU/1/20/1458/*) RP. P. nicht im Handel. B01AF02

Apixaban Accord 5 mg - Filmtabletten 20A03
(Z.Nr. EU/1/20/1458/*) RP. P. nicht im Handel. B01AF02

ApoTee Johanniskraut 49Z
(Z.Nr. HERB-00148) RPF. P. nicht im Handel. N06AX

ApoTee Käsepappel 42Z05, 45Z, 50Z06
(Z.Nr. HERB-00151) RPF. D. nicht im Handel. A01AD, R02AX, A02X, R05

ApoTee Kamillenblüte 42Z05, 45Z
(Z.Nr. HERB-00149) RPF. D. nicht im Handel. R07AX, A03

ApoTee Lindenblüte 50Z06
(Z.Nr. HERB-00150) RPF. D. nicht im Handel. R05

ApoTee Salbeiblatt 42Z05, 45Z
(Z.Nr. HERB-00152) RPF. D. nicht im Handel. D11AA, R02AX, A03

APO-go Ampullen 10 mg/ml - Injektions-/Infusionslösung 12B03
(Z.Nr. 1-24700) RP. P. n.l. N04BC07
ZI: Stada Arzneimittel, Bad Vilbel, Deutschland
Z: 1 ml enthält: Apomorphin hydrochlorid 10 mg, Natrium metabisulfit 1 mg, Salzsäure, konzentriert zur pH-Wert-Einstellung, Natriumhydroxid zur pH-Wert-Einstellung, Wasser für Injektionszwecke.
PG: 5 ST * (EKO: N) [€ 177,85 n.l.], 50 ST RE1 (EKO: Y) [€ 1.491,35 n.l.]

APO-go 5 mg/ml - Infusionslösung in einer Fertigspritze 12B03
(Z.Nr. 1-27540) RP. P. N04BC07
ZI: Stada Arzneimittel, Bad Vilbel, Deutschland
Z: 1 ml enthält: Apomorphin hydrochlorid 5 mg Natrium metabisulfit 0,5 mg, Salzsäure, konzentriert, Wasser für Injektionszwecke.
EW: Stimuliert Dopamin-Rezeptoren.
AG: Parkinson-Patienten mit motorischen Fluktuationen, wenn mit oralen Antiparkinsonmitteln nicht ausreichend behandelbar.
AA: S.c. (intermittierende Bolusinjektion oder Dauerinfusion mit Minipumpe und/oder Perfusorspritze). Cave i.v.
DO: Wenigstens 2 Tage vor Therapiebeginn Domperidon (20 mg 3mal tgl.) geben. Apomorphin-Therapie in einer Spezialklinik beginnen.
Dauerinfusion: Initial 1 mg/h, Dosisanpassung nach Bedarf auf 1-4 mg/h. 24-Std.-Infusion nicht empfohlen.
Bolusinjektion: Bestimmung der Schwellendosis: Initial 1 mg während einer hypokinetischen oder Off-Phase; bei unzureichender Reaktion 2 mg usw., Zeitabstand zwischen den Injektionen wenigstens 40 Minuten TD meist 3-30 mg in 1-10(-12) Injektionen. MED 10 mg, MTD 100 mg.
GA: Atemdepression, Psychosen, Demenz, Leberinsuffizienz, "On"-Reaktion mit schweren Dyskinesien oder Dystonien auf Levodopa, Kinder und Jugendliche.
SST: Strenge Indikationsstellung in der Schwangerschaft. Abstillen.
NW: Lokale Verhärtungen und Knoten, Impulskontrollstörungen, Übelkeit, Erbrechen, vorübergehende Sedierung, Dyskinesien während "ON"-Phasen, Verwirrtheit, Dopamin-Dysregulations-Syndrom, Hypotonie, Blut (hämolytische Anämie, Eosinophilie), Atemschwierigkeiten.
WW: Vorsicht: Neuroleptika antagonistisch, Blutdrucksenker verstärkt. Domperidon (Risikofaktoren und kardiale Veränderungen beachten).
WH: Vorsicht bei Nieren-, Herz-, Lungenschäden, Übelkeit, Erbrechen, älteren oder geschwächten Patienten. Verkehrshinweis (Plötzliche Schlafepisoden möglich).
PG: 5 ST RE1 (EKO: Y) [€ 177,85], 50 ST RE1 (EKO: Y) [€ 1.491,35]

APO-go 5 mg/ml - Infusionslösung in einer Patrone 12B03
(Z.Nr. 1-40268) RP. P. nicht im Handel. N04BC07

APO-go PEN 10 mg/ml - Injektionslösung 12B03
(Z.Nr. 1-24115) RP. P. N04BC07
ZI: Stada Arzneimittel, Bad Vilbel, Deutschland
Z: 1 ml Injektionslösung enthält: Apomorphin hydrochlorid 10 mg Natriumhydrogensulfit 0,93 mg, Salzsäure 37% (zur pH-Wert-Einstellung), Wasser für Injektionszwecke.
Kurzinformation: siehe APO-go 5 mg/ml - Infusionslösung in einer Fertigspritze, → S. 108
PG: 5 ST RE2 (EKO: Y) [€ 267,50]

Apomorphin Archimedes 10 mg/ml - Injektionslösung/ Infusionslösung 12B03
(Z.Nr. 1-29250) RP. P. nicht im Handel. N04BC07

Apomorphin Ever Pharma 5 mg/ml - Infusionslösung 12B03
(Z.Nr. 1-37101) RP. P. N04BC07
ZI: Ever Neuro Pharma, Unterach
Z: 1 ml enthält: Apomorphin hydrochlorid-hemihydrat 5 mg, Natrium metabisulfit 1 mg, Natriumchlorid 8 mg, Salzsäure zur pH-Wert-Einstellung, Wasser für Injektionszwecke.
EW: Dopamin-Agonist.
AG: M.Parkinson: Motorische Fluktuationen ("On-off"-Phänomen) bei nicht hinreichender Einstellung mit oralen Antiparkinsonmitteln.
AA: Kontinuierliche s.c. Infusion mit Minipumpe und/oder Spritzenpumpe. Nicht zur intermittierenden Injektion. Nicht i.v.! Infusionsstelle regelmäßig wechseln.
DO: Wenigstens 2 Tage vor Therapiebeginn Domperidon verabreichen. Initial 1 mg/Std., Dosis dann nach mindestens 4 Std. um 0,5 mg/Std. steigern. Individuelle Dosisanpassung auf Infusionsrate von 1-4 mg/Std. MTD 100 mg.
Nachts behandlungsfreien Intervall von mind. 4 Std.
Nicht für Kinder und Jugendliche.
GA: Atemdepression, Psychosen, Demenz, Leberinsuffizienz, "On"-Reaktion mit schweren Dyskinesien oder Dystonien auf Levodopa, Kinder und Jugendliche.

SST: Strenge Nutzen/Risiko-Abwägung in der Schwangerschaft. Nicht stillen.
NW: Lokale Verhärtungen und Knoten, Impulskontrollstörungen, Übelkeit, Erbrechen, vorübergehende Sedierung, Schlafattacken, Halluzinationen, Verwirrtheit, Dopamin-Dysregulations-Syndrom, Hypotonie, Blut (hämolytische Anämie, Eosinophilie), Gähnen, Atembeschwerden.
WW: Gegenanzeige: Ondansetron.
Gleichzeitige Gabe mit QT-verlängernden Substanzen vermeiden.
Vorsicht: Neuroleptika, Antihypertensiva.
GE: Auf Dopamin-Dysregulations-Syndrom achten.
WH: Vorsicht bei Nieren-, Lungen-, Herz/Kreislaufschäden, älteren Patienten, neuropsychiatrischen Störungen.
Kontrolle: EKG, Blutbild, Elektrolyte. Auf Schlafattacken, Impulskontrollstörungen (pathologisches Spielen, Hypersexualität) achten. Nicht auf Kleidung oder Haushaltsoberflächen verschütten (Grünfärbung). Verkehrshinweis.
PG: 10 ST * (EKO: N) [€ 387,35]

Apomorphin Kalceks 5 mg/ml - Infusionslösung 12B03
(Z.Nr. 1-40368) RP. P. nicht im Handel. N04BC07

Aponova Heparin comp. - Gel 53B02
(Z.Nr. 1-22146) RPF. P. nicht im Handel. C05BA53

Aponova Schlaf- und Beruhigungsdragees 32Z02
(Z.Nr. 1-21556) RPF. P. nicht im Handel. N05CM

🐾 Apoquel 3,6 mg - Filmtabletten für Hunde 836
(Z.Nr. EU/2/13/154/*) RP. P. QD11AH90
ZI: Zoetis Belgium, Louvain-la-Neuve, Belgien
Z: 1 Filmtablette enthält: Oclacitinib 3,6 mg (entspr. Oclacitinib maleat), Tablettenkern: Cellulose, mikrokristalline, Lactose monohydrat, Magnesium stearat, Natriumstärkeglykolat; Tablettenüberzug: (entspr. Lactose monohydrat) (entspr. Hypromellose) (entspr. Titandioxid) (entspr. Macrogol 400).
EW: Zytokin-Hemmer.
AG: Juckreiz bei allergischer Dermatitis, atopische Dermatitis bei Hunden.
AA: Zum Eingeben.
DO: Initial 0,4-0,6 mg/kg KG 2mal tgl. für bis zu 14 Tage. Erhaltungstherapie: Gleiche Dosis 1mal tgl.
GA: Hunde unter 12 Monaten oder unter 3 kg KG, Immunsuppression (Hyperadrenokortizismus), progressive maligne Neoplasien.
SST: Nicht empfohlen (auch nicht für Zuchtrüden).
NW: Magen/Darm, Anorexie, Lethargie, Polydipsie, Labor, Otitis, Haut, Aggressionen.
WH: Auf Infektionen bzw. Neoplasien achten. Ursachen der Allergie behandeln. Blutbild und Serumbiochemie kontrollieren.
PG: 20 ST VT [€ 32,15], 100 ST VT [€ 144,75]

🐾 Apoquel 5,4 mg - Filmtabletten für Hunde 836
(Z.Nr. EU/2/13/154/*) RP. P. QD11AH90
ZI: Zoetis Belgium, Louvain-la-Neuve, Belgien
Z: 1 Filmtablette enthält: Oclacitinib 5,4 mg (entspr. Oclacitinib maleat), Tablettenkern: Cellulose, mikrokristalline, Lactose monohydrat, Magnesium stearat, Natriumstärkeglykolat; Tablettenüberzug: (entspr. Lactose monohydrat) (entspr. Hypromellose) (entspr. Titandioxid) (entspr. Macrogol 400).
Kurzinformation: siehe Apoquel 3,6 mg - Filmtabletten für Hunde, → S. 109
PG: 20 ST VT [€ 32,15], 100 ST VT [€ 144,75]

🐾 Apqoquel 16 mg - Filmtabletten für Hunde 836
(Z.Nr. EU/2/13/154/*) RP. P. QD11AH90
ZI: Zoetis Belgium, Louvain-la-Neuve, Belgien
Z: 1 Filmtablette enthält: Oclacitinib 16 mg (entspr. Oclacitinib maleat), Tablettenkern: Cellulose, mikrokristalline, Lactose monohydrat, Magnesium stearat, Natriumstärkeglykolat; Tablettenüberzug: (entspr. Lactose monohydrat) (entspr. Hypromellose) (entspr. Titandioxid) (entspr. Macrogol 400).
Kurzinformation: siehe Apoquel 3,6 mg - Filmtabletten für Hunde, → S. 109
PG: 20 ST VT [€ 50,65], 100 ST VT [€ 209,65]

apo-RHEUM spag. Peka - Tropfen zum Einnehmen 13X01
(Z.Nr. 3-00378) RPF. P. V03AX
ZI: Pekana Naturheilmittel, Kißlegg, Deutschland
Z: 1 g (= 1,03 ml = 29 Tropfen) enthält: Arnica montana-spag. Peka D12 150 mg, Bryonia cretica-spag. Peka D4 160 mg, Colchicum autumnale (Homöopathie) D12 130 mg, Solanum dulcamara (Homöopathie) D12 130 mg (entspr. Dulcamara (Homöopathie)), Pseudognaphalium obtusifolium (Homöopathie) D4 0,17 g Pseudognaphalium obtusifolium (Homöopathie) D4 170 mg (entspr. Gnaphalium polycephalum), Guajacum (Homöopathie) D6 130 mg, Taraxacum officinale (Homöopathie) D12 130 mg, Ethanol 96% (entspr. Gesamtethanolgehalt ca. 18 % (V/V)), Wasser, gereinigtes.
EW: Homöopathikum (spagyrisch).
AG: Unterstützend bei Überlastungen, Verletzungen, Entzündungen.
AA: Oral in etwas Wasser vor den Mahlzeiten.
DO: 5mal tgl. 20 Tropfen. Kinder 2-11 Jahre: 2mal tgl. 5-10 Tropfen.
SST: Vorsicht.
PG: 50 ML * (EKO: N) [€ 14,05]

🐾 *Apovomin 3 mg/ml - Injektionslösung für Hunde* 880
(Z.Nr. 8-38642) RP. P. E. nicht im Handel. QV03AB95, QN04BC07

Apozema Akne Sulfur complex Nr.1 - Tropfen zum Einnehmen 22X
(Z.Nr. 3-00569) RPF. P. V03AX
ZI: Apomedica Pharmazeutische Produkte, Graz
Z: 100 g (= 107,5 ml, 1g = ca. 49 Tropfen) enthalten: Sulfur (Homöopathie) D6 2 g, Artemisia abrotanum (Homöopathie) D4 2 g, Graphites (Homöopathie) D8 2 g, Hepar sulfuris (Homöopathie) D8 2 g, Kalium iodatum (Homöopathie) D4 2 g, Ethanol 96% (entspr. Gesamtethanolgehalt ca. 43 % (m/m)), Wasser, gereinigtes, Spuren von: Lactose monohydrat.
EW: Homöopathikum.
AG: Akne, unreine Haut, Hautjucken.
AA: Mit der Zunge auf die umliegende Mundschleimhaut verteilen oder mit Wasser verdünnt einnehmen.
DO: Personen ab 12 Jahren: ED 21 Tropfen, initial halbstündlich bis stündlich (max. 8mal tgl.), bei beginnender Besserung bis 4mal tgl. Kinder (6-11 Jahre): ED 7 Tropfen, initial halbstündlich bis stündlich (max. 6mal tgl.), bei beginnender Besserung bis 3mal tgl.
GA: Jodüberempfindlichkeit.
SST: Vorsicht.
WH: Bei Schilddrüsenerkrankungen nicht ohne ärztlichen Rat anwenden.
PG: 50 ML * (EKO: N) [€ 14,90]

Apozema Allergie Acidum formicicum complex Nr.2 - Tropfen zum Einnehmen 05X
(Z.Nr. 3-00549) RPF. P. V03AX
ZI: Apomedica Pharmazeutische Produkte, Graz
Z: 100 g (= 107,5 ml, 1 g = ca. 49 Tropfen) enthalten: Acidum formicicum (Homöopathie) D6 2 g, Apis mellifica (Homöopathie) D3 2 g, Acidum arsenicosum (Homöopathie) D12 2 g, Calcium carbonicum Hahnemanni D8 2 g, Graphites (Homöopathie) D8 2 g, Natrium chloratum (Homöopathie) D6 2 g, Rhus toxicodendron (Homöopathie) D12 2 g, Sulfur (Homöopathie) D30 2 g, Ethanol 96% (entspr. Gesamtethanolgehalt ca. 43 % (m/m)), Wasser, gereinigtes, Spuren von: Lactose monohydrat.
EW: Homöopathikum.
AG: Heuschnupfen, allergische Hautausschläge, Juckreiz.
AA: Mit der Zunge auf die umliegende Mundschleimhaut verteilen oder mit Wasser verdünnt einnehmen.
DO: Personen ab 12 Jahren: 21 Tropfen initial bis 8mal tgl., bei beginnender Besserung bis 4mal tgl.
<u>Kinder (6-11 Jahre):</u> 7 Tropfen in etwas Wasser initial bis 6mal tgl., bei beginnender Besserung bis 3mal tgl.
<u>Kinder (3-5 Jahre):</u> 7 Tropfen in etwas Wasser initial bis 3mal tgl., bei beginnender Besserung bis 2mal tgl.
GA: Bienengift-Allergie.
SST: Vorsicht.
PG: 50 ML * (EKO: N) [€ 14,90]

Apozema Allium cepa compositum - Augentropfen 47X
(Z.Nr. 3-00186) RPF. P. V03AX
ZI: Apomedica Pharmazeutische Produkte, Graz
Z: 10 g enthalten: Allium cepa (Homöopathie) D5 0,1 g, Acidum formicicum (Homöopathie) D5 0,1 g, Aconitum napellus (Homöopathie) D5 0,1 g, Apis mellifica (Homöopathie) D5 0,1 g, Acidum arsenicosum (Homöopathie) D5 0,1 g (entspr. Arsenicum album (Homöopathie)), Euphrasia 3c D5 0,1 g, Pulsatilla pratensis (Homöopathie) D5 0,1 g, Rhus toxicodendron (Homöopathie) D5 0,1 g, Natriumchlorid, Natriumhydrogencarbonat, Wasser für Injektionszwecke, Spuren von Ethanol 96%.
EW: Homöopathikum.
AG: Gereizte, entzündete Augen.
DO: Ein- bis mehrere Male pro Tag 1-2 Tropfen in den Bindehautsack eintropfen. Bei Kindern unter 2 Jahren nur nach Rücksprache mit dem Arzt anwenden.
SST: Keine Risiken bekannt.
PG: **ALL CEP ALT** 10 G * (EKO: N) [€ 14,90], **ALLIUM CEPA** 10 G * (EKO: N) [€ 14,90]

A

Apozema Antitranspirant Sambucus nigra complex Nr.3 - Tropfen zum Einnehmen 70X
(Z.Nr. 3-35773) RPF. P. nicht im Handel. V03AX

Apozema Apis compositum - Augentropfen 47X
(Z.Nr. 3-00187) RPF. P. V03AX
ZI: Apomedica Pharmazeutische Produkte, Graz
Z: 10 g enthalten: Apis mellifica (Homöopathie) D5 0,1 g, Atropa belladonna (Homöopathie) D5 0,1 g, Euphrasia 3c D5 0,1 g, Euphorbium (Homöopathie) D5 0,1 g, Mercurius solubilis Hahnemanni (Homöopathie) D5 0,1 g, Rhus toxicodendron (Homöopathie) D5 0,1 g, Ruta graveolens (Homöopathie) D5 0,1 g, Schoenocaulon officinale (Homöopathie) D5 0,1 g, (entspr. Sabadilla (Homöopathie)), Natriumchlorid, Natriumhydrogencarbonat, Wasser für Injektionszwecke, Spuren von Lactose monohydrat, Ethanol 96%.
EW: Homöopathikum.
AG: Allergische Beschwerden der Augen und Juckreiz.
AA: Am Auge.
DO: Ein- bis mehrmals tgl. 1-2 Tropfen in den Bindehautsack eintropfen. Bei Kindern unter 2 Jahren nur nach Rücksprache mit dem Arzt anwenden.
SST: Keine Risiken bekannt.
WH: Für Kontaktlinsenträger geeignet.
PG: 10 G * (EKO: N) [€ 14,90], **ALT** 10 G * (EKO: N) [€ 14,90]

Apozema Appetit Abrotanum complex Nr.4 - Tropfen 42X
(Z.Nr. 3-00550) RPF. P. V03AX
ZI: Apomedica Pharmazeutische Produkte, Graz
Z: 100 g (= 107,5 ml, 1 g = ca. 49 Tropfen) enthalten: Artemisia abrotanum (Homöopathie) D4 2 g, Calcium phosphoricum (Homöopathie) D8 2 g, Ceanothus americanus (Homöopathie) D4 2 g, Colchicum autumnale (Homöopathie) D9 2 g, Marsdenia condurango (Homöopathie) D4 2 g, Lycopodium clavatum (Homöopathie) D6 2 g, Ethanol 96% (entspr. Gesamtethanolgehalt ca. 43 % (m/m)), Wasser, gereinigtes, Spuren von Lactose monohydrat.
EW: Homöopathikum.
AG: Appetitanregung, Verdauungsstörungen.
AA: Mit der Zunge auf die Mundschleimhaut verteilen.
DO: 21 Tropfen initial bis 8mal tgl., bei beginnender Besserung bis 4mal tgl.
Kinder (6-12 Jahre): 7 Tropfen in etwas Wasser initial bis 6mal tgl., bei beginnender Besserung bis 3mal tgl.
Kinder (3-6 Jahre): 7 Tropfen in etwas Wasser initial bis 3mal tgl., bei beginnender Besserung bis 2mal tgl.
SST: Vorsicht.
WH: Nicht für Alkoholkranke.
PG: 50 ML * (EKO: N) [€ 14,90]

Apozema Arteriosklerose Arnica complex Nr.5 - Tropfen 39X02
(Z.Nr. 3-00530) RPF. P. V03AX
ZI: Apomedica Pharmazeutische Produkte, Graz
Z: 100 g (= 107,5 ml, 1 g = ca. 49 Tropfen) enthalten: Arnica montana (Homöopathie) D4 2 g, Auri solutio colloidalis (Homöopathie) D5 2 g (entspr. Aurum colloidale (Homöopathie)), Barium iodatum (Homöopathie) D4 2 g, Conium maculatum (Homöopathie) D6 2 g, Crataegus (Homöopathie) D4 2 g, Kalium iodatum (Homöopathie) D4 2 g, Ethanol 96% (entspr. Gesamtethanolgehalt ca. 43 % (m/m)), Wasser, gereinigtes.
EW: Homöopathikum.
AG: Unterstützend bei Arterienverkalkung und daraus resultierende Beschwerden (Gefäßverkalkung, Durchblutungsstörungen, Schwindel und Gleichgewichtsstörungen).
AA: Mit der Zunge auf die Mundschleimhaut verteilen oder mit etwas Wasser verdünnt einnehmen.
DO: 14-21 Tropfen bis 4mal tgl.. Nicht zur Anwendung für Kinder und Jugendliche bestimmt.
GA: Korbblütlerallergie.
SST: Vorsicht.
WH: Vorsicht bei Schilddrüsenerkrankungen. Nicht für Alkoholkranke.
PG: 50 ML * (EKO: N) [€ 14,90]

Apozema Bandscheiben- und Gelenk Bryonia complex Nr.6 - Tropfen zum Einnehmen 13X01
(Z.Nr. 3-35616) RPF. P. nicht im Handel. V03AX

Apozema Bettnässer Plantago major complex Nr.8 - Tropfen 52X02
(Z.Nr. 3-35310) RPF. P. nicht im Handel. V03AX

Apozema Blasen- und Nieren Belladonna complex Nr.9 - Tropfen 52X02
(Z.Nr. 3-00453) RPF. P. V03AX
ZI: Apomedica Pharmazeutische Produkte, Graz
Z: 100 g (= 107,5 ml, 1 g = ca. 49 Tropfen) enthalten: Atropa belladonna (Homöopathie) D6 2 g, Lytta vesicatoria (Homöopathie) D6 2 g, Solanum dulcamara (Homöopathie) D3 2 g, Chondrodendron (Homöopathie) D3 2 g, Petroselinum crispum convar. crispum (Homöopathie) D1 2 g, Ethanol (entspr. Gesamtethanolgehalt 43 % (m/m)), Wasser, gereinigtes.
EW: Homöopathikum.
AG: Unterstützend bei Nierenbeschwerden, Reizblase, Harnwegskatarrhen.
AA: Oral. Mit der Zunge auf die umliegende Mundschleimhaut verteilen.
DO: Erwachsene und Jugendliche: ED 21 Tropfen, initial halbstündlich bis stündlich (max. 8mal tgl), dann bis 4mal tgl.;
Kinder (6-12 Jahre): ED 7 Tropfen in etwas Wasser, initial halbstündlich bis stündlich (max. 6mal tgl.), dann bis 3mal tgl.
Kinder (3-6 Jahre): ED 7 Tropfen in etwas Wasser verdünnt, initial max. 3mal tgl., dann bis 2mal tgl.
SST: Vorsicht.
WH: Nicht für Alkoholkranke.
PG: 50 ML * (EKO: N) [€ 14,90]

Apozema Blutarmut China complex Nr.38 - Tropfen 20X
(Z.Nr. 3-35825) RPF. P. nicht im Handel. V03AX

Apozema Bluthochdruck Crataegus complex Nr.10 - Tropfen zum Einnehmen 10X
(Z.Nr. 3-00521) RPF. P. V03AX
ZI: Apomedica Pharmazeutische Produkte, Graz
Z: 100 g (= 107,5 ml, 1 g = ca. 49 Tropfen) enthalten: Crataegus (Homöopathie) D4 2 g, Arnica montana (Homöopathie) D4 2 g, Natrium tetrachloroauratum (Homöopathie) D5 2 g, Barium iodatum (Homöopathie) D4 2 g, Nitroglycerinum (Homöopathie) D6 2 g, Urginea maritima (Homöopathie) D4 2 g, Secale cornutum (Homöopathie) D6 2 g, Viscum album (Homöopathie) D4 2 g, Ethanol 96% (entspr. Gesamtethanolgehalt ca. 43 % (m/m)), Wasser, gereinigtes.
EW: Homöopathikum.
AG: Unterstützend zu einer bestehenden Bluthochdruckbehandlung.
AA: Mit der Zunge auf die umliegende Mundschleimhaut verteilen.
DO: 21 Tropfen bis 4mal tgl.
Für Kinder nicht empfohlen.
GA: Korbblütler-, Jodüberempfindlichkeit.
SST: Vorsicht.
WH: Nicht für Alkoholkranke.
PG: 50 ML * (EKO: N) [€ 14,90]

Apozema Blutniederdruck Kalium carbonicum complex Nr.11 - Tropfen 39X01
(Z.Nr. 3-00514) RPF. P. V03AX
ZI: Apomedica Pharmazeutische Produkte, Graz
Z: 100 g (= 107,5 ml, 1 g = ca. 49 Tropfen) enthalten: Kalium carbonicum (Homöopathie) D4 2 g, Cinchona pubescens (Homöopathie) D6 2 g, Chininum arsenicosum (Homöopathie) D6 2 g, Convallaria majalis (Homöopathie) D6 2 g, Crataegus (Homöopathie) D4 2 g, Prunus laurocerasus (Homöopathie) D6 2 g, Nerium oleander (Homoöpathie) D6 2 g, Cytisus scoparius (Homöopathie) D6 2 g, Veratrum album (Homöopathie) D4 2 g, Ethanol 96% (entspr. Gesamtethanolgehalt 43 % (m/m)), Wasser, gereinigtes.
EW: Homöopathikum.
AG: Niederer Blutdruck, leichte Kreislaufbeschwerden.
AA: Oral. Mit der Zunge auf die umliegende Mundschleimhaut verteilen.
DO: ED 21 Tropfen bis 3mal tgl.
Kinder ab 6 Jahren: ED 7 Tropfen in etwas Wasser verdünnt bis 3mal tgl.
SST: Vorsicht.
WH: Nicht für Alkoholkranke.
PG: 50 ML * (EKO: N) [€ 14,90]

Apozema Bronchial und Husten Grindelia complex Nr.12 - Tropfen 50X
(Z.Nr. 3-00520) RPF. P. V03AX
ZI: Apomedica Pharmazeutische Produkte, Graz
Z: 100 g (= 107,5 ml, 1 g = ca. 49 Tropfen) enthalten: Grindelia robusta (Homöopathie) D4 2 g, Ammonium bromatum (Homöopathie) D4 2 g, Stibium sulfuratum aurantiacum (Homöopathie) D8 2 g, Bryonia (Homöopathie) D12 2 g, Cuprum aceticum (Homöopathie) D4 2 g, Hyoscyamus niger

(Homöopathie) D6 2 g, Psychotria ipecacuanha (Homöopathie) D4 2 g, Kalium iodatum (Homöopathie) D6 2 g, Stannum jodatum (Homöopathie) D12 2 g, Ethanol 96% (entspr. Gesamtethanolgehalt ca. 43 % (m/m)), Wasser, gereinigtes, Spuren von: Lactose monohydrat.
EW: Homöopathikum.
AG: Husten, Bronchialkatarrh.
AA: Zum Einnehmen.
DO: 21 Tropfen bis 4mal tgl.
Kinder (6-12 Jahre): 7 Tropfen in etwas Wasser bis 3mal tgl.
Kinder (3-6 Jahre): 7 Tropfen in etwas Wasser bis 2mal tgl.
SST: Vorsicht.
WH: Bei Schilddrüsenerkrankungen nicht ohne ärztlichen Rat anwenden. Nicht für Alkoholkranke.
PG: 50 ML * (EKO: N) [€ 14,90]

Apozema Dreiklang Globuli bei akuten Hals- und Rachenschmerzen Belladonna D4/D6/D12 — 50X05

(Z.Nr. 3-00312) RPF. P. V03AX
ZI: Apomedica Pharmazeutische Produkte, Graz
Z: 1 g (= 120 Globuli) enthält: Atropa belladonna (Homöopathie) D4 2,5 mg, Atropa belladonna (Homöopathie) D6 2,5 mg, Atropa belladonna (Homöopathie) D12 5 mg, Saccharose 1 g.
EW: Homöopathikum.
AG: Akute Hals- und Rachenschmerzen.
AA: Globuli mindestens 30 min vor oder nach einer Mahlzeit auf der Zunge zergehen lassen.
DO: 3-5mal tgl. 5-10 Globuli, Kinder (3-10 Jahre) 5 Globuli. Akut bis halbstündlich (max. 8mal tgl.).
SST: Vorsicht.
PG: 15 G * (EKO: N) [€ 14,90]

Apozema Dreiklang Globuli bei beginnenden grippalen Infekten Aconitum D12/D18/D30 — 50X03

(Z.Nr. 3-00321) RPF. P. V03AX
ZI: Apomedica Pharmazeutische Produkte, Graz
Z: 1 g (= 120 Globuli) enthält: Aconitum napellus (Homöopathie) D12 2,5 mg, Aconitum napellus (Homöopathie) D18 2,5 mg, Aconitum napellus (Homöopathie) D30 5 mg, Saccharose 1 g.
EW: Homöopathikum.
AG: Beginnende grippale Infekte mit Herzklopfen, nervöser Erregung, trockener Haut und Schleimhaut, trockener Hitze oder Frieren.
AA: Globuli mindestens 30 min vor oder nach einer Mahlzeit auf der Zunge zergehen lassen.
DO: 3-4mal tgl. 5-10 Globuli, Kinder (3-10 Jahre) 5 Globuli. Initiale Einnahme bis halbstündlich (max. 5mal tgl. für höchstens 1 Tag).
SST: Vorsicht.
PG: 15 G * (EKO: N) [€ 14,90]

Apozema Dreiklang Globuli bei Beschwerden von Stirn- und Nebenhöhlen Kalium bichromicum D4/D6/D12 — 50X04

(Z.Nr. 3-00311) RPF. P. V03AX
ZI: Apomedica Pharmazeutische Produkte, Graz
Z: 1 g (= 120 Globuli) enthält: Kalium bichromicum (Homöopathie) D4 2,5 mg, Kalium bichromicum (Homöopathie) D6 2,5 mg, Kalium bichromicum (Homöopathie) D12 5 mg, Saccharose 1 g.
EW: Homöopathikum.
AG: Stirnhöhlenkatarrhe, Nebenhöhlenentzündungen, chronischer Schnupfen, Borken und Krusten in der Nase.
AA: Globuli mindestens 30 min vor oder nach einer Mahlzeit auf der Zunge zergehen lassen.
DO: 3-5mal tgl. 5-10 Globuli, Kinder (3-10 Jahre) 5 Globuli. Akut bis halbstündlich (max. 8mal tgl.).
SST: Vorsicht.
PG: 15 G * (EKO: N) [€ 14,90]

Apozema Dreiklang Globuli bei Fließschnupfen Allium cepa D2/D4/D6 — 50X04

(Z.Nr. 3-00315) RPF. P. V03AX
ZI: Apomedica Pharmazeutische Produkte, Graz
Z: 1 g (= 120 Globuli) enthält: Allium cepa (Homöopathie) D2 2,5 mg, Allium cepa (Homöopathie) D4 2,5 mg, Allium cepa (Homöopathie) D6 5 mg, Saccharose 1 g.
EW: Homöopathikum.
AG: Akuter Fließschnupfen, Nebenhöhlen-, Kehlkopfkatarrh, Heuschnupfen.
AA: Globuli mindestens 30 min vor oder nach einer Mahlzeit auf der Zunge zergehen lassen.
DO: 3-5mal tgl. 5-10 Globuli, Kinder (3-10 Jahre) 5 Globuli. Akut bis halbstündlich (max. 8mal tgl.).
SST: Vorsicht.
PG: 15 G * (EKO: N) [€ 14,90]

Apozema Dreiklang Globuli bei Hals- und Rachenschmerzen Phytolacca D3/D4/D6 — 50X05

(Z.Nr. 3-00319) RPF. P. V03AX
ZI: Apomedica Pharmazeutische Produkte, Graz
Z: 1 g (= 120 Globuli) enthält: Phytolacca americana (Homöopathie) D3 2,5 mg, Phytolacca americana (Homöopathie) D4 2,5 mg, Phytolacca americana (Homöopathie) D6 5 mg, Saccharose 1 g.
EW: Homöopathikum.
AG: Hals- und Rachenschmerzen.
AA: Globuli mindestens 30 min vor oder nach einer Mahlzeit auf der Zunge zergehen lassen.
DO: 3-5mal tgl. 5-10 Globuli, Kinder (3-10 Jahre) 5 Globuli. Akut bis halbstündlich (max. 8mal tgl.).
SST: Vorsicht.
PG: 15 G * (EKO: N) [€ 14,90]

Apozema Dreiklang Globuli bei Heiserkeit und Reizhusten Phosphorus D4/D6/D12 — 50X02

(Z.Nr. 3-00313) RPF. P. V03AX
ZI: Apomedica Pharmazeutische Produkte, Graz
Z: 1 g (= 120 Globuli) enthält: Phosphorus (Homöopathie) D4 2,5 mg, Phosphorus (Homöopathie) D6 2,5 mg, Phosphorus (Homöopathie) D12 5 mg, Saccharose 1 g.
EW: Homöopathikum.
AG: Trockener Rachen, trockener oder schmerzhafter Husten.
AA: Globuli mindestens 30 min vor oder nach einer Mahlzeit auf der Zunge zergehen lassen.
DO: 3-5mal tgl. 5-10 Globuli, Kinder (6-10 Jahre) 5 Globuli. Akut bis halbstündlich (max. 6mal tgl.).
SST: Nicht anwenden.
PG: 15 G * (EKO: N) [€ 14,90]

Apozema Dreiklang Globuli bei sekretreichem Husten Ipecacuanha D4/D6/D12 — 50X02

(Z.Nr. 3-00314) RPF. P. V03AX
ZI: Apomedica Pharmazeutische Produkte, Graz
Z: 1 g (= 120 Globuli) enthält: Psychotria ipecacuanha (Homöopathie) D4 2,5 mg, Psychotria ipecacuanha (Homöopathie) D6 2,5 mg, Psychotria ipecacuanha (Homöopathie) D12 5 mg, Saccharose 1 g.
EW: Homöopathikum.
AG: Sekretreicher Husten.
AA: Globuli mindestens 30 min vor oder nach einer Mahlzeit auf der Zunge zergehen lassen.
DO: 3-5mal tgl. 5-10 Globuli, Kinder (3-10 Jahre) 5 Globuli. Akut bis halbstündlich (max. 8mal tgl.).
SST: Vorsicht.
PG: 15 G * (EKO: N) [€ 14,90]

Apozema Dreiklang Globuli bei Stockschnupfen Luffa D4/D6/D12 — 50X04

(Z.Nr. 3-00320) RPF. P. V03AX
ZI: Apomedica Pharmazeutische Produkte, Graz
Z: 1 g (= 120 Globuli) enthält: Luffa operculata (Homöopathie) D4 3,333 mg, Luffa operculata (Homöopathie) D6 3,333 mg, Luffa operculata (Homöopathie) D12 3,333 mg, Saccharose 1 g.
EW: Homöopathikum.
AG: Stockschnupfen.
AA: Globuli mindestens 30 min vor oder nach einer Mahlzeit auf der Zunge zergehen lassen.
DO: 3-5mal tgl. 5-10 Globuli, Kinder (3-10 Jahre) 5 Globuli. Akut bis halbstündlich (max. 8mal tgl.).
SST: Vorsicht.
PG: 15 G * (EKO: N) [€ 14,90]

Apozema Dreiklang Globuli bei trockenem Krampf- und Reizhusten Drosera D3/D4/D6 — 50X02

(Z.Nr. 3-00316) RPF. P. V03AX
ZI: Apomedica Pharmazeutische Produkte, Graz
Z: 1 g (= 120 Globuli) enthält: Drosera (Homöopathie) D3 2,5 mg, Drosera (Homöopathie) D4 2,5 mg, Drosera (Homöopathie) D6 5 mg, Saccharose 1 g.
EW: Homöopathikum.
AG: Trockener und quälender Krampf- und Reizhusten.
AA: Globuli mindestens 30 min vor oder nach einer Mahlzeit auf der Zunge zergehen lassen.
DO: 3-5mal tgl. 5-10 Globuli, Kinder (3-10 Jahre) 5 Globuli. Akut bis halbstündlich (max. 8mal tgl.).
SST: Vorsicht.
PG: 15 G * (EKO: N) [€ 14,90]

Apozema Dreiklang Globuli zur Aktivierung nach grippalen Infekten Sulfur D12/D18/D30 50X03
(Z.Nr. 3-00317) RPF. P. n.I. V03AX
ZI: Apomedica Pharmazeutische Produkte, Graz
Z: 1 g (= 120 Globuli) enthält: Sulfur D12 3,333 mg, Sulfur D18 3,333 mg, Sulfur D30 3,333 mg, Saccharose 1 g.
PG: 15 G * (EKO: N) [€ 14,90 n.l.]

Apozema Dreiklang Globuli zur Steigerung der Abwehrkräfte Echinacea purpurea D4/D6/D12 33X01
(Z.Nr. 3-00318) RPF. P. V03AX
ZI: Apomedica Pharmazeutische Produkte, Graz
Z: 1 g (= 120 Globuli) enthält: Echinacea purpurea (Homöopathie) D4 2,5 mg, Echinacea purpurea (Homöopathie) D6 2,5 mg, Echinacea purpurea (Homöopathie) D12 5 mg, Saccharose 1 g.
EW: Homöopathikum.
AG: Unterstützend bei beginnenden grippalen Infekten, fieberhaften Infektionskrankheiten, erhöhter Anfälligkeit für grippale Infekte.
AA: Globuli mindestens 30 min vor oder nach einer Mahlzeit auf der Zunge zergehen lassen.
DO: 3-5mal tgl. 5-10 Globuli, Kinder (3-10 Jahre) 5 Globuli. Akut bis halbstündlich (max. 8mal tgl.).
SST: Vorsicht.
PG: 15 G * (EKO: N) [€ 14,90]

Apozema Erschöpfung Phosphorus complex Nr.14 - Tropfen zum Einnehmen 70X
(Z.Nr. 3-35588) RPF. P. nicht im Handel. V03AX

Apozema Frauen Secale cornutum complex Nr.15 - Tropfen zum Einnehmen 29X01
(Z.Nr. 3-35826) RPF. P. nicht im Handel. V03AX

Apozema Gastritis Argentum nitricum complex Nr.16 - Tropfen 42X
(Z.Nr. 3-00529) RPF. P. V03AX
ZI: Apomedica Pharmazeutische Produkte, Graz
Z: 100 g (= 107,5 ml, 1 g = ca. 49 Tropfen) enthalten: Argentum nitricum (Homöopathie) D6 2 g, Stibium sulfuratum nigrum (Homöopathie) D8 2 g (entspr. Antimonium crudum (Homöopathie)), Atropa belladonna (Homöopathie) D4 2 g (entspr. Belladonna (Homöopathie)), Bryonia (Homöopathie) D4 2 g, Matricaria recutita (Homöopathie) D4 2 g (entspr. Chamomilla (Homöopathie)), Cinchona pubescens (Homöopathie) D5 2 g (entspr. China (Homöopathie)), Lycopodium clavatum (Homöopathie) D6 2 g, Strychnos nux-vomica (Homöopathie) D4 2 g, Phosphorus (Homöopathie) D12 2 g, Pulsatilla pratensis (Homöopathie) D12 2 g, Ethanol 96% (entspr. Gesamtethanolgehalt ca. 43 % (m/m)), Wasser, gereinigtes, Spuren von Lactose monohydrat.
EW: Homöopathikum.
AG: Besserung von Magenbeschwerden, unterstützend bei Gastritis.
AA: Mit der Zunge auf die umliegende Mundschleimhaut verteilen.
DO: 21 Tropfen bis 4mal tgl.
Kinder ab 6 Jahren: 7 Tropfen in etwas Wasser verdünnt bis 3mal tgl.
SST: Vorsicht.
WH: Nicht für Alkoholkranke.
PG: 50 ML * (EKO: N) [€ 14,90]

Apozema Gedächtnis- und Konzentration Glonoinum complex Nr.17 - Tropfen zum Einnehmen 49X
(Z.Nr. 3-35617) RPF. P. nicht im Handel. V03AX

Apozema Haarausfall Graphites complex Nr.39 - Tropfen 22X
(Z.Nr. 3-36701) RPF. P. nicht im Handel. V03AX

Apozema Herz- und Kreislauf Camphora complex Nr.18 - Tropfen 30X
(Z.Nr. 3-00523) RPF. P. V03AX
ZI: Apomedica Pharmazeutische Produkte, Graz
Z: 100 g (= 107,5 ml, 1 g = ca. 49 Tropfen) enthalten: Camphora (Homöopathie) D4 2 g, Crataegus (Homöopathie) D4 2 g, Nitroglycerinum (Homöopathie) D6 2 g, Nicotiana tabacum (Homöopathie) D4 2 g, Veratrum album (Homöopathie) D4 2 g, Ethanol 96% (entspr. Gesamtethanolgehalt 43 % (m/m)), Wasser, gereinigtes.
EW: Homöopathikum.
AG: Kreislaufstörungen, Kollapsneigung, unterstützend bei leichten Herzbeschwerden.
DO: 21 Tropfen initial max. 8mal tgl., dann bis 4mal tgl.
Kinder (6-11 Jahre): 7 Tropfen in etwas Wasser initial bis 6mal tgl., dann bis 3mal tgl.
Kinder (3-5 Jahre): 7 Tropfen in etwas Wasser initial bis 3mal tgl., dann bis 2mal tgl.
GA: Kinder unter 2 Jahren (enthält Campher), Asthma.
SST: Vorsicht.
NW: Laryngospasmus bei Säuglingen und Kleinkindern.
WH: Nicht für Alkoholkranke.
PG: 50 ML * (EKO: N) [€ 14,90]

Apozema Heuschnupfen Luffa complex Nr.19 - Tropfen zum Einnehmen 05X
(Z.Nr. 3-36753) RPF. P. nicht im Handel. V03AX

Apozema Ischias Rhus toxicodendron complex Nr.20 - Tropfen 02X
(Z.Nr. 3-00568) RPF. P. V03AX
ZI: Apomedica Pharmazeutische Produkte, Graz
Z: 100 g (= 107,5 ml, 1 g = ca. 49 Tropfen) enthalten: Rhus toxicodendron (Homöopathie) D8 2 g, Aconitum (Homöopathie) D4 2 g, Ammonium carbonicum (Homöopathie) D4 2 g, Acidum arsenicosum (Homöopathie) D12 2 g, Bryonia (Homöopathie) D4 2 g, Citrullus colocynthis (Homöopathie) D4 2 g, Gnaphalium (Homöopathie) D4 2 g, Mandragora ex herba (Homöopathie) D6 2 g, Nux vomica (Homöopathie) D12 2 g, Sulfur (Homöopathie) D12 2 g, Ethanol (entspr. Gesamtethanolgehalt 43 % (m/m)), Wasser, gereinigtes.
EW: Homöopathikum.
AG: Ischias, Gelenk- und Muskelschmerzen.
DO: ED 21 Tropfen, initial halbstündlich bis stündlich (max. 8mal tgl.), bei beginnender Besserung bis 4mal tgl.
Kinder (6-12 Jahre): ED 7 Tropfen, initial halbstündlich bis stündlich (max. 6mal tgl.), bei beginnender Besserung bis 3mal tgl.
SST: Vorsicht.
WH: Nicht für Alkoholkranke
PG: 50 ML * (EKO: N) [€ 14,90]

Apozema Leber und Galle Carduus marianus complex Nr.21 - Tropfen zum Einnehmen 40X
(Z.Nr. 3-00535) RPF. P. V03AX
ZI: Apomedica Pharmazeutische Produkte, Graz
Z: 100 g (= 107,5 ml, 1 g = ca. 49 Tropfen) enthalten: Silybum marianum (Homöopathie) D4 2 g, Atropa belladonna (Homöopathie) D4 2 g, Berberis vulgaris (Homöopathie) D4 2 g, Chelidonium majus (Homöopathie) D6 2 g, Lachesis (Homöopathie) D12 2 g, Lycopodium clavatum (Homöopathie) D6 2 g, Mentha piperita (Homöopathie) D4 2 g, Taraxacum officinale (Homöopathie) D4 2 g, Ethanol 96% (entspr. Gesamtethanolgehalt ca. 43 % (m/m)), Wasser, gereinigtes, Spuren von Glycerol 85%.
EW: Homöopathikum.
AG: Funktionsstörungen der Leber und Galle, Verdauungsstörungen (Blähungen, Völlegefühl).
AA: Mit der Zunge auf die umliegende Mundschleimhaut verteilen oder mit Wasser verdünnt einnehmen.
DO: ED 21 Tropfen, initial halbstündlich bis stündlich, max. 8mal tgl.; bei beginnender Besserung bis 4mal tgl. Nicht für Kinder.
GA: Korbblütlerüberempfindlichkeit.
SST: Vorsicht.
WH: Nicht für Alkoholkranke.
PG: 50 ML * (EKO: N) [€ 14,90]

Apozema Magen und Darm Nux vomica complex Nr.37 - Tropfen zum Einnehmen 42X
(Z.Nr. 3-36769) RPF. P. nicht im Handel. V03AX

Apozema Migräne Gelsemium complex Nr.22 - Tropfen 43X
(Z.Nr. 3-00534) RPF. P. V03AX
ZI: Apomedica Pharmazeutische Produkte, Graz
Z: 100 g (= 107,5 ml, 1 g = ca. 49 Tropfen) enthalten: Gelsemium sempervirens (Homöopathie) D4 2 g, Ammi visnaga (Homöopathie) D4 2 g, Apis mellifica (Homöopathie) D6 2 g, Atropa belladonna (Homöopathie) D6 2 g, Calcium phosphoricum (Homöopathie) D12 2 g, Coffea arabica (Homöopathie) D4 2 g, Iris versicolor (Homöopathie) D4 2 g, Strychnos nux-vomica (Homöopathie) D12 2 g, Secale cornutum (Homöopathie) D4 2 g, Spigelia anthelmia (Homöopathie) D4 2 g, Ethanol 96% (entspr. Gesamtethanolgehalt 43 % (m/m)), Wasser, gereinigtes, Spuren von Lactose monohydrat.
EW: Homöopathikum.
AG: Kopfschmerzen, Migräne.
AA: Mit der Zunge auf die umliegende Mundschleimhaut verteilen oder mit etwas Wasser verdünnt einnehmen.
DO: ED 21 Tropfen bis 4mal tgl.
Kinder (6-12 Jahre, nur nach Rücksprache mit Arzt): ED 7 Tropfen in etwas Waser bis 3mal tgl..
SST: Vorsicht.
WH: Nicht für Alkoholkranke.
PG: 50 ML * (EKO: N) [€ 14,90]

Apozema Mund und Zahnfleisch Echinacea complex Nr.23 - Tropfen zum Einnehmen 45X01
(Z.Nr. 3-35669) RPF. P. nicht im Handel. V03AX

Apozema Nervenschmerzen Colocynthis complex Nr.24 - Tropfen zum Einnehmen 02X
(Z.Nr. 3-00552) RPF. P. V03AX
ZI: Apomedica Pharmazeutische Produkte, Graz
Z: 100 g (= 107,5 ml, 1 g = ca. 49 Tropfen) enthalten: Citrullus colocynthis (Homöopathie) D4 2 g, Aconitum napellus (Homöopathie) D4 2 g, Acidum arsenicosum (Homöopathie) D6 2 g, Atropa belladonna (Homöopathie) D6 2 g, Gelsemium sempervirens (Homöopathie) D4 2 g, Kalmia latifolia (Homöopathie) D4 2 g, Magnesium phosphoricum (Homöopathie) D8 2 g, Plantago major (Homöopathie) D4 2 g, Spigelia anthelmia (Homöopathie) D4 2 g, Verbascum densiflorum (Homöopathie) D4 2 g, Ethanol 96% (entspr. Gesamtethanolgehalt ca. 43 % (m/m)), Wasser, gereinigtes, Spuren von: Lactose monohydrat.
EW: Homöopathikum.
AG: Nervenschmerzen, Hexenschuss, rheumatische und Gelenksbeschwerden, Muskel- und Gelenksschmerzen.
AA: Mit der Zunge auf die umliegende Mundschleimhaut verteilen.
DO: Personen ab 12 Jahren: ED 21 Tropfen, initial halbstündlich bis stündlich (max. 8mal tgl.), bei beginnender Besserung bis 4mal tgl.
Kinder (6-11 Jahre): ED 7 Tropfen, initial halbstündlich bis stündlich (max. 6mal tgl.), bei beginnender Besserung bis 3mal tgl.
SST: Vorsicht.
WH: Bei bestehenden Schilddrüsenerkrankungen nicht ohne ärztlichen Rat angewendet werden.
PG: 50 ML * (EKO: N) [€ 14,90]

Apozema Prostata Sabal serrulatum complex Nr.25 - Tropfen zum Einnehmen 52X03
(Z.Nr. 3-36770) RPF. P. V03AX
ZI: Apomedica Pharmazeutische Produkte, Graz
Z: 100 g (= 107,5 ml, 1 g = ca. 49 Tropfen) enthalten: Serenoa repens (Homöopathie) D4 2 g, Atropa belladonna (Homöopathie) D6 2 g, Lytta vesicatoria (Homöopathie) D6 2 g, Chimaphila umbellata (Homöopathie) D4 2 g, Digitalis purpurea (Homöopathie) D4 2 g, Ferrum picrinicum (Homöopathie) D4 2 g, Hydrargyrum bichloratum (Homöopathie) D9 2 g, Fabiana imbricata (Homöopathie) D4 2 g, Populus tremuloides (Homöopathie) D4 2 g, Ethanol (entspr. Gesamtethanolgehalt 43 % (m/m)), Wasser, gereinigtes.
EW: Homöopathikum.
AG: Prostatabeschwerden.
AA: Oral.
DO: ED 21 Tropfen, initial halbstündlich bis stündlich (max. 8mal tgl.), dann bis 4mal tgl.. Keine Indikation für Kinder und Jugendliche.
SST: Keine Indikation.
WH: Nicht für Alkoholkranke.
PG: 50 ML * (EKO: N) [€ 14,90]

Apozema Psoriasis Thuja complex Nr.40 - Tropfen 22X
(Z.Nr. 3-36783) RPF. P. nicht im Handel. V03AX

Apozema Reizblasen Cantharis complex Nr.26 - Tropfen zum Einnehmen 52X02
(Z.Nr. 3-00567) RPF. P. V03AX
ZI: Apomedica Pharmazeutische Produkte, Graz
Z: 100 g (= 107,5 ml, 1 g = ca. 49 Tropfen) enthalten: Lytta vesicatoria (Homöopathie) D6 2 g (entspr. Cantharis (Homöopathie)), Solanum dulcamara (Homöopathie) D4 2 g, Mandragora ex herba (Homöopathie) D4 2 g, Mercurius solubile Hahnemanni Dil. D9 2 g, Petroselinum crispum convar. crispum (Homöopathie) D4 2 g, Ethanol 96% (entspr. Gesamtethanolgehalt ca. 43 % (m/m)), Wasser, gereinigtes, Spuren von: Lactose monohydrat.
EW: Homöopathikum.
AG: Zur unterstützenden Behandlung bei Harnträufeln, Harnröhren- und Blasenkatarrh, Blasenschwäche und Reizblase.
AA: Mit der Zunge auf die umliegende Mundschleimhaut verteilen oder mit etwas Wasser verdünnt einnehmen.
DO: Personen ab 12 Jahren: ED 21 Tropfen, initial halbstündlich bis stündlich (max. 5mal tgl.), bei beginnender Besserung bis 3mal tgl.
Kinder (6-11 Jahre): ED 7 Tropfen bis 3mal tgl.
SST: Vorsicht.
NW: Speichelfluss.
WW: Keine Studien.
WH: Bei Verschlimmerung der Beschwerden, schweren Krankheitsgefühl Arzt aufsuchen.
PG: 50 ML * (EKO: N) [€ 14,90]

Apozema Schlaf und Durchschlaf Passiflora incarnata complex Nr.27 - Tropfen 32X
(Z.Nr. 3-00513) RPF. P. V03AX
ZI: Apomedica Pharmazeutische Produkte, Graz
Z: 100 g (= 107,5 ml, 1 g = ca. 49 Tropfen) enthalten: Passiflora incarnata (Homöopathie) D4 2 g, Avena sativa (Homöopathie) D4 2 g, Anamirta cocculus (Homöopathie) D6 2 g, Coffea arabica (Homöopathie) D12 2 g, Hyoscyamus niger (Homöopathie) D6 2 g, Strophantus gratus (Homöopathie) D4 2 g, Valeriana officinalis (Homöopathie) D4 2 g, Zincum isovalerianicum (Homöopathie) D12 2 g, Ethanol 96% (entspr. Gesamtethanolgehalt ca. 43 % (m/m)), Wasser, gereinigtes.
EW: Homöopathikum.
AG: Schlafstörungen, nervöse Unruhe, erhöhte Reizbarkeit.
AA: Oral. Mit der Zunge auf die umliegende Mundschleimhaut verteilen.
DO: ED 21 Tropfen, initial halbstündlich bis stündlich (max. 8mal tgl.), bei beginnender Besserung bis 4mal tgl.
Kinder (6-12 Jahre): ED 7 Tropfen, initial halbstündlich bis stündlich (max. 6mal tgl.), bei beginnender Besserung bis 3mal tgl.
Kinder (3-6 Jahre): ED 7 Tropfen, initial max. 3mal tgl., bei beginnender Besserung bis 2mal tgl.
SST: Vorsicht.
WH: Nicht für Alkoholkranke.
PG: 50 ML * (EKO: N) [€ 14,90]

Apozema Schnupfen und Grippe Aconitum complex Nr.28 - Tropfen 50X03, 50X04
(Z.Nr. 3-00524) RPF. P.
V03AX
ZI: Apomedica Pharmazeutische Produkte, Graz
Z: 100 g (= 107,5 ml, 1 g = ca. 49 Tropfen) enthalten: Aconitum napellus (Homöopathie) D4 2 g, Baptisia tinctoria (Homöopathie) D4 2 g, Bryonia (Homöopathie) D4 2 g, Echinacea (Homöopathie) D4 2 g, Eupatorium perfoliatum (Homöopathie) D4 2 g, Ferrum phosphoricum (Homöopathie) D8 2 g, Gelsemium sempervirens (Homöopathie) D4 2 g, Schoenocaulon officinale (Homöopathie) D4 2 g, Ethanol 96% (entspr. Gesamtethanolgehalt ca. 43 % (m/m)), Wasser, gereinigtes, Spuren von: Lactose monohydrat.
EW: Homöopathikum.
AG: Grippale Infekte (Schnupfen, Gliederschmerzen, Fieber).
AA: Mit der Zunge auf die Mundschleimhaut verteilen.
DO: ED 21 Tropfen, initial halbstündlich bis stündlich (max. 8mal tgl.), dann bis 4mal tgl.
Kinder (6-11 Jahre): ED 7 Tropfen in etwas Wasser verdünnt, initial halbstündlich bis stündlich (max. 6mal tgl.), dann bis 3mal tgl.
Kinder (3-5 Jahre): ED 7 Tropfen in etwas Wasser verdünnt, initial max. 3mal tgl., dann bis 2mal tgl.
GA: Korbblütlerallergie.
SST: Nicht empfohlen.
WH: Nicht für Alkoholkranke.
PG: 50 ML * (EKO: N) [€ 14,90]

Apozema Schule Acidum phosphoricum complex Nr.29 - Tropfen zum Einnehmen 70X
(Z.Nr. 3-00563) RPF. P. V03AX
ZI: Apomedica Pharmazeutische Produkte, Graz
Z: 100 g (= 107,5 ml, 1 g = ca. 49 Tropfen) enthalten: Acidum phosphoricum (Homöopathie) D4 2 g, Cinchona pubescens (Homöopathie) D6 2 g (entspr. China (Homöopathie)), Strychnos ignatii (Homöopathie) D6 2 g, Phosphorus (Homöopathie) D6 2 g, Ethanol 96% (entspr. Gesamtethanolgehalt ca. 43 % (m/m)), Wasser, gereinigtes.
EW: Homöopathikum.
AG: Müdigkeit, Konzentrationsschwäche, unbegründete Prüfungsangst, Leistungsknick.
AA: Mit der Zunge auf die umliegende Mundschleimhaut verteilen oder mit Wasser verdünnt einnehmen.
DO: Personen ab 12 Jahren: ED 21 Tropfen, initial halbstündlich bis stündlich (max. 8mal tgl.), dann bis 4mal tgl.
Kinder (6 - 11 Jahre): ED 7 Tropfen in etwas Wasser, initial halbstündlich bis stündlich (max. 6mal tgl.), dann bis 3mal tgl.
SST: Vorsicht.
PG: 50 ML * (EKO: N) [€ 14,90]

Apozema Schwindel und Kreislauf Cocculus complex Nr.30 - Tropfen zum Einnehmen 08X, 39X01
(Z.Nr. 3-00522) RPF. P.
V03AX
ZI: Apomedica Pharmazeutische Produkte, Graz
Z: 100 g (= 107,5 ml, 1 g = ca. 49 Tropfen) enthalten: Anamirta cocculus (Homöopathie) D4 2 g, Barium iodatum (Homöopathie) D4 2 g, Conium maculatum (Homöopathie) D4 2 g, Kalium

iodatum (Homöopathie) D4 2 g, Strychnos nux-vomica (Homöopathie) D12 2 g, Viscum album (Homöopathie) D4 2 g, Ethanol 96% (entspr. Gesamtethanolgehalt ca. 43 % (m/m)), Wasser, gereinigtes.
EW: Homöopathikum.
AG: Kreislaufstörungen mit schwankendem Blutdruck (Ohrgeräusche, Schwindel).
AA: Mit der Zunge auf die Mundschleimhaut verteilen.
DO: 21 Tropfen bis 4mal tgl.
Kinder (6-11 Jahre): 7 Tropfen in etwas Wasser bis 3mal tgl.
GA: Jodüberempfindlichkeit.
SST: Vorsicht.
WH: Nicht für Alkoholkranke.
PG: 50 ML * (EKO: N) [€ 14,90]

Apozema Sinusitis Kalium bichromicum complex Nr.31 - Tropfen zum Einnehmen 50X05
(Z.Nr. 3-35309) RPF. P. nicht im Handel. V03AX

Apozema Stärkung für Männer Ginseng complex Nr.32 - Tropfen zum Einnehmen 70X
(Z.Nr. 3-00551) RPF. P. V03AX
ZI: Apomedica Pharmazeutische Produkte, Graz
Z: 100 g (= 107,5 ml, 1 g = ca. 49 Tropfen) enthalten: Panax Ginseng (Homöopathie) D4 2 g, Acidum phosphoricum (Homöopathie) D6 2 g, Agnus castus (Homöopathie) D4 2 g, Barium iodatum (Homöopathie) D4 2 g, Turnera diffusa (Homöopathie) D4 2 g (entspr. Damiana (Homöopathie)), Strychnos nux-vomica (Homöopathie) D30 2 g, Selenium (Homöopathie) D6 2 g, Delphinium staphisagria (Homöopathie) D4 2 g, Ethanol 96% (entspr. Gesamtethanolgehalt ca. 43 % (m/m)), Wasser, gereinigtes, Spuren von Lactose monohydrat.
EW: Homöopathikum.
AG: Potenzstörungen, Erschöpfung, Schwäche.
AA: Oral. Mit der Zunge auf die umliegende Mundschleimhaut verteilen oder mit etwas Wasser verdünnt einnehmen.
DO: 21 Tropfen bis 5mal tgl.
Nicht für Kinder und Jugendliche.
SST: Nicht indiziert.
WH: Bei Schilddrüsenerkrankungen nicht ohne ärztlichen Rat anwenden.
PG: 50 ML * (EKO: N) [€ 14,90]

Apozema Stimmungsaufhellung Ignatia complex Nr.13 - Tropfen zum Einnehmen 49X
(Z.Nr. 3-36039) RPF. P. V03AX
ZI: Apomedica Pharmazeutische Produkte, Graz
Z: 100 g (= 107,5 ml, 1 g = ca. 49 Tropfen) enthalten: Strychnos ignatii (Homöopathie) D6 2 g, Acidum phosphoricum (Homöopathie) D6 2 g, Auri solutio colloidalis (Homöopathie) D5 2 g, Hypericum perforatum (Homöopathie) D5 2 g, Mandragora ex herba (Homöopathie) D4 2 g, Platinum metallicum (Homöopathie) D10 2 g, Sepia officinalis (Homöopathie) D6 2 g, Ethanol 96% (entspr. Gesamtethanolgehalt ca. 43 % (m/m)), Wasser, gereinigtes, Spuren von: Lactose monohydrat.
EW: Homöopathikum.
AG: Verstimmungszustände, Niedergeschlagenheit, Angst, nervöse Unruhe, geistige Erschöpfung.
AA: Mit der Zunge auf die umliegende Mundschleimhaut verteilen.
DO: Personen ab 12 Jahren: ED 21 Tropfen, initial halbstündlich bis stündlich (max. 8mal tgl.), bei beginnender Besserung bis 4mal tgl.
Kinder (6-11 Jahre): ED 7 Tropfen in etwas Wasser verdünnt, initial halbstündlich bis stündlich (max. 6mal tgl.), bei beginnender Besserung bis 3mal tgl.
SST: Vorsicht.
WH: Nicht für Alkoholkranke.
PG: 50 ML * (EKO: N) [€ 14,90]

Apozema Stress und Nerven Lycopus virginicus complex Nr.33 - Tropfen 49X
(Z.Nr. 3-00517) RPF. P. V03AX
ZI: Apomedica Pharmazeutische Produkte, Graz
Z: 100 g (= 107,5 ml, 1 g = ca. 49 Tropfen) enthalten: Lycopus virginicus (Homöopathie) D4 2 g, Avena sativa (Homöopathie) D4 2 g, Atropa belladonna (Homöopathie) D4 2 g, Chininum arsenicosum (Homöopathie) D8 2 g, Coffea arabica (Homöopathie) D12 2 g, Lachesis (Homöopathie) D12 2 g, Veratrum album (Homöopathie) D4 2 g, Ethanol 96% (entspr. Gesamtethanolgehalt 43 % (m/m)), Wasser, gereinigtes.
EW: Homöopathikum.
AG: Stress, nervöse Erschöpfungszustände.
AA: Oral. Mit der Zunge auf die umliegende Mundschleimhaut verteilen.
DO: ED 21 Tropfen bis 4mal tgl.
Kinder ab 6 Jahren: ED 7 Tropfen in etwas Wasser verdünnt bis 3mal tgl.
SST: Vorsicht.
WH: Nicht für Alkoholkranke.
PG: 50 ML * (EKO: N) [€ 14,90]

Apozema Stuhlregelung Magnesium chloratum complex Nr.34 - Tropfen zum Einnehmen 42X
(Z.Nr. 3-35618) RPF. P. nicht im Handel. V03AX

Apozema Venen Aesculus complex Nr.35 - Tropfen 53X
(Z.Nr. 3-00531) RPF. P. V03AX
ZI: Apomedica Pharmazeutische Produkte, Graz
Z: 100 g (= 107,5 ml, 1 g = ca. 49 Tropfen) enthalten: Aesculus hippocastanum (Homöopathie) D4 2 g, Arnica montana (Homöopathie) D4 2 g, Silybum marianum (Homöopathie) D4 2 g, Hamamelis virginiana (Homöopathie) D4 2 g, Strychnos nux-vomica (Homöopathie) D6 2 g, Sepia gruneris (Homöopathie) D4 2 g, Strophantus gratus (Homöopathie) D4 2 g, Vipera berus (Homöopathie) D12 2 g, Ethanol 96% (entspr. Gesamtethanolgehalt 43 % (m/m)), Spuren von Glycerol 85%, Wasser, gereinigtes.
EW: Homöopathikum.
AG: Venenbeschwerden, , Krampfadern, Hämorrhoiden.
AA: Mit der Zunge auf die umliegende Mundschleimhaut verteilen oder mit etwas Wasser verdünnt einnehmen.
DO: Personen ab 12 Jahren: ED 21 Tropfen bis 4mal tgl.. Nicht für Kinder.
GA: Korbblütlerüberempfindlichkeit.
SST: Nicht empfohlen.
WH: Nicht für Alkoholkranke.
PG: 50 ML * (EKO: N) [€ 14,90]

Apozema Verdauungstropfen 40Z02
(Z.Nr. 0-12360) RPF. P. nicht im Handel. A05AX

Apozema Wechseljahre Lachesis complex Nr.36 - Tropfen zum Einnehmen 29X02
(Z.Nr. 3-00525) RPF. P. V03AX
ZI: Apomedica Pharmazeutische Produkte, Graz
Z: 100 g (= 107,5 ml, 1 g = ca. 49 Tropfen) enthalten: Lachesis (Homöopathie) D12 2 g, Acidum sulfuricum (Homöopathie) D4 2 g, Atropa belladonna (Homöopathie) D6 2 g, Strychnos ignatii (Homöopathie) D6 2 g, Pulsatilla pratensis (Homöopathie) D6 2 g, Sanguinaria canadensis (Homöopathie) D4 2 g, Sepia officinalis (Homöopathie) D6 2 g, Sulfur (Homöopathie) D12 2 g, Ethanol 96% (entspr. Gesamtethanolgehalt 43 % (m/m)), Wasser, gereinigtes, Spuren von Lactose monohydrat, Glycerol 85%.
EW: Homöopathikum.
AG: Wechseljahresbeschwerden.
AA: Oral. Mit der Zunge auf die umliegende Mundschleimhaut verteilen.
DO: 21 Tropfen bis 5mal tgl.
Keine Indikation für Kinder und Jugendliche.
SST: Nicht indiziert.
WH: Nicht für Alkoholkranke.
PG: 50 ML * (EKO: N) [€ 14,90]

🐾 *Apra-Mix - Pulver für Schweine* 801AD
(Z.Nr. 8-70038) NR. P. nicht im Handel. QA07AA92

🐾 *Apravet 552 IE/mg - Pulver zum Eingeben über das Trinkwasser/die Milch für Schweine, Kälber, Hühner und Kaninchen* 801AD
(Z.Nr. 8-38497) NR. P. VNW. nicht im Handel. QA07AA92

Aprednislon 1 mg - Tabletten 31F01
(Z.Nr. 1-24819) NR. P. H02AB06
ZI: Merck, Wien
Z: 1 Tablette enthält: Prednisolon 1 mg, Magnesium stearat, Siliciumdioxid, Hypromellose, Carboxymethylstärke, Natriumsalz, Cellulose, mikrokristalline, Talkum, Maisstärke, Lactose monohydrat 86,5 mg.
EW: Synthetisches Glukokortikoid, 4fach stärker als Cortisol.
AG: Systemische Glukokortikoidtherapie: Substitutionstherapie, Rheumatologie, Pneumologie, Dermatologie, Hämatologie/Onkologie.
Details siehe Austria-Codex - Fachinformation.
AA: Oral unzerkaut zu oder nach den Mahlzeiten (vornehmlich dem Frühstück) oder am Morgen jeden 2. Tages mit Flüssigkeit.
DO: Substitution: TD 5-7,5 mg in 2 ED; Dosissteigerung bis zum 10fachen bei extremen Belastungen.
Pharmakotherapie: TD 0,25-3 mg/kg KG.
Kinder ab 6 Jahren und Jugendliche (Zwingende Indikationsstellung): Hochdosis 2-3 mg/kg KG tgl., mittlere Dosierung 1 mg/kg

KG tgl., Erhaltungsdosis unter 0,2 mg/kg KG jeden 2. Tag. Dosisreduktion bei Langzeittherapie. Nicht abrupt absetzen. Details siehe Austria-Codex - Fachinformation.
GA: Über die Notfall- und Substitutionstherapie nicht anwenden bei Ulcera ventriculi et duodeni, Systemmykosen, schwerer Osteoporose, schweren Myopathien (ausgenommen Myasthenia gravis), Virosen, Lymphomen nach BCG-Impfung, Glaukom, psychiatrische Anamnese, Poliomyelitis.
SST: Strenge Indikationsstellung, bei höheren Dosen nicht stillen.
NW: Aktivierung von Ulcera, erhöhtes Infektionsrisiko, Abschwächung der Immunvorgänge, verzögerte Wundheilung, Niere (sklerodermiebedingte renale Krise), bei Langzeitgabe Pseudo-Cushing, Nebennierenrindenatrophie, Steroiddiabetes, Ödeme, Haut, Hypertonie, Auge (Katarakt, Glaukom), Psyche, Knochen, Wachstumsverzögerungen, Perforation von Darmulcera.
WW: Vorsicht: CYP3A4-Hemmer einschl. Cobicistat verstärken Kortikoidwirkung und NW-Risiko (strenge Nutzen/Risiko-Abwägung). CYP3A4-Induktoren vermindern Kortikoidwirkung. Herzglykoside verstärkt, Antidiabetika abgeschwächt; Hydantoine, Barbiturate, Rifampicin (verminderte Kortikoidwirkung), Antiphlogistika (Blutungsgefahr), Fluorchinolone (erhöhtes Risiko von Sehnenerkrankungen), Immunsuppressiva (erhöhte Infektanfälligkeit, nach Ciclosporin Krampfanfälle), Ephedrin (Wirkungsminderung), Antazida (2 Std. Abstand), Blutdrucksenker abgeschwächt, Cumarine (Dosisanpassung), Beta2-Mimetika (Hypokaliämie), Lakritze (hemmt Kortikoidmetabolismus).
WH: Strenge Indikationsstellung bei Diabetes, Tuberkulose, Infekten, Hypertonie, Thromboembolie, Herz, Nierenschäden, Psychosen, Kindern. Genaue Untersuchung (auch der Knochendichte) vor Therapiebeginn. Therapie vorsichtig absetzen. Erhöhtes Suizidrisiko beachten.
PG: 50 ST * (EKO: N) [€ 6,10]

Aprednislon 5 mg - Tabletten — 31F01

(Z.Nr. 0-11258) NR. P. H02AB06
ZI: Merck, Wien
Z: 1 Tablette enthält: Prednisolon 5 mg, Lactose monohydrat 40 mg, Maisstärke, Hypromellose, Magnesium stearat, Siliciumdioxid, Carboxymethylstärke, Natriumsalz, Talk.
Kurzinformation: siehe Aprednislon 1 mg - Tabletten, → S. 114
PG: 10 ST (2) (EKO: G) [€ 1,45], 40 ST (EKO: G) [€ 4,65], 100 ST RE2 (EKO: Y) [€ 10,20]

Aprednislon 25 mg - Tabletten — 31F01

(Z.Nr. 0-12106) NR. P. H02AB06
ZI: Merck, Wien
Z: 1 Tablette enthält: Prednisolon 25 mg, Lactose monohydrat 30 mg, Maisstärke, Carboxymethylstärke, Natriumsalz, Siliciumdioxid, Talk, Magnesium stearat, Cellulose, mikrokristalline.
Kurzinformation: siehe Aprednislon 1 mg - Tabletten, → S. 114
PG: 10 ST (2) (EKO: G) [€ 4,35], 40 ST (EKO: G) [€ 14,30]

Aprepitant Accord 80 mg - Hartkapseln — 08C

(Z.Nr. 1-38842) NR. P. A04AD12
ZI: Accord Healthcare, Utrecht, Niederlande
Z: 1 Kapsel enthält: Aprepitant 80 mg, Kapselinhalt: Hypromellose, Poloxamer, Saccharose 80 mg, Cellulose, mikrokristalline; Kapselhülle: Gelatine, Natriumdodecylsulfat (entspr. Natrium 0,005 mg), Titandioxid; Drucktinte, schwarz: Schellack, Eisen(II,III)-oxid, Propylenglykol.
EW: Antiemetikum (NK_1-Rezeptor-Antagonist).
AG: Prävention von Übelkeit und Erbrechen bei hoch und moderat emetogener Chemotherapie.
AA: Unzerkaut einnehmen.
DO: Erwachsene und Jugendliche: Hoch emetogene Chemotherapie: 125 mg am Tag 1 und je 80 mg am Tag 2 und 3 in Kombination mit Dexamethason (12 mg oral am Tag 1 und je 8 mg oral am Tag 2-4) und 5-HT3-Antagonist in Standarddosierung.
Moderat emetogene Chemotherapie: 125 mg am Tag 1 und je 80 mg am Tag 2 und 3, dazu am Tag 1 zusätzlich 12 mg Dexamethason oral und 5-HT3-Antagonist in Standarddosierung.
Keine Daten an Kindern.
SST: Sehr strenge Indikationsstellung, Stillen nicht empfohlen. Nichthormonelle Kontrazeption für Männer und Frauen bis 2 Monate nach Therapieende empfohlen.
NW: Überempfindlichkeit, Schluckauf, Müdigkeit, Leber (ALT-Erhöhung), Magen/Darm, Kopfschmerzen, Schlaflosigkeit, Bradykardie, Haut.
WW: Kontraindiziert: Pimozid, Terfenadin, Astemizol, Cisaprid. Vorsicht: Ciclosporin, Tacrolimus, Sirolimus, Everolimus, Alfentanil, Dihydroergotamin, Ergotamin, Fentanyl , Chinidin, Midazolam, Warfarin. Dexamethason , Methylprednisolon (übliche orale Dosen um ca. 50 % verringern). Wirksamkeit oraler Kontrazeptiva vermindert. Verfügbarkeit von Aprepitant wird durch CYP3A4- Hemmer vergrößert und durch CYP3A4- Induktoren verkleinert.
WH: Vorsicht bei Leberschäden. Verkehrshinweis.
PG: 2 ST (EKO: G) [€ 27,35], 5 ST * (EKO: N) [€ 162,30]

Aprepitant Accord 125 mg - Hartkapseln — 08C

(Z.Nr. 1-38840) NR. P. A04AD12
ZI: Accord Healthcare, Utrecht, Niederlande
Z: 1 Kapsel enthält: Aprepitant 125 mg, Kapselinhalt: Hypromellose, Poloxamer, Saccharose 125 mg, Cellulose, mikrokristalline; Kapselhülle: Gelatine, Natriumdodecylsulfat (entspr. Natrium 0,006 mg), Titandioxid, Eisen(III)-oxid; Drucktinte, schwarz: Schellack, Eisen(II,III)-oxid, Propylenglykol.
EW: Antiemetikum (NK■1-Rezeptor-Antagonist).
AG: Prävention von Übelkeit und Erbrechen bei hoch und moderat emetogener Chemotherapie.
AA: Unzerkaut einnehmen.
DO: Erwachsene und Jugendliche: Hoch emetogene Chemotherapie: 125 mg am Tag 1 und je 80 mg am Tag 2 und 3 in Kombination mit Dexamethason (12 mg oral am Tag 1 und je 8 mg oral am Tag 2-4) und 5-HT3-Antagonist in Standarddosierung.
Moderat emetogene Chemotherapie: 125 mg am Tag 1 und je 80 mg am Tag 2 und 3, dazu am Tag 1 zusätzlich 12 mg Dexamethason oral und 5-HT3-Antagonist in Standarddosierung.
Keine Daten an Kindern.
SST: Sehr strenge Indikationsstellung, Stillen nicht empfohlen. Nichthormonelle Kontrazeption für Männer und Frauen bis 2 Monate nach Therapieende empfohlen.
NW: Überempfindlichkeit, Schluckauf, Müdigkeit, Leber (ALT-Erhöhung), Magen/Darm, Kopfschmerzen, Schlaflosigkeit, Bradykardie, Haut.
WW: Kontraindiziert: Pimozid, Terfenadin, Astemizol, Cisaprid. Vorsicht: Ciclosporin, Tacrolimus, Sirolimus, Everolimus, Alfentanil, Dihydroergotamin, Ergotamin, Fentanyl , Chinidin, Midazolam, Warfarin. Dexamethason , Methylprednisolon (übliche orale Dosen um ca. 50 % verringern). Wirksamkeit oraler Kontrazeptiva vermindert. Verfügbarkeit von Aprepitant wird durch CYP3A4- Hemmer vergrößert und durch CYP3A4- Induktoren verkleinert.
WH: Vorsicht bei Leberschäden. Verkehrshinweis.
PG: 5 ST * (EKO: N) [€ 162,30]

Aprepitant Accord 125 mg + 80 mg - Hartkapseln — 08C

(Z.Nr. 1-38857) NR. P. A04AD12
ZI: Accord Healthcare, Utrecht, Niederlande
Z: 1 Packung enthält: Aprepitant 125 mg, Kapselinhalt: Hypromellose, Poloxamer, Saccharose 125 mg, Cellulose, mikrokristalline; Kapselhülle: Gelatine, Natriumdodecylsulfat (entspr. Natrium 0,006 mg), Titandioxid, Eisen(III)-oxid; Aprepitant 80 mg, Kapselinhalt: Hypromellose, Poloxamer, Saccharose 80 mg, Cellulose, mikrokristalline; Kapselhülle: Gelatine, Natriumdodecylsulfat (entspr. Natrium 0,005 mg), Titandioxid; Drucktinte, schwarz: Schellack, Eisen(II,III)-oxid, Propylenglykol.
Kurzinformation: siehe Aprepitant Accord 125 mg - Hartkapseln, → S. 115
PG: 3 ST * (EKO: N) [€ 106,40]

Aprepitant ratiopharm 80 mg - Hartkapseln — 08C

(Z.Nr. 1-38517) NR. P. A04AD12
ZI: Teva, Haarlem, Niederlande
Z: 1 Kapsel enthält: Aprepitant 80 mg, Kapselinhalt: Sucrose 80 mg, Cellulose, mikrokristalline, Hydroxypropylcellulose, Natriumdodecylsulfat; Kapselhülle: Gelatine, Titandioxid.
EW: Antiemetikum (NK_1-Rezeptor-Antagonist).
AG: Prävention von Übelkeit und Erbrechen von Erwachsenen bei hoch emetogener, auf Cisplatin basierender Chemotherapie sowie bei moderat emetogener Chemotherapie.
AA: Unzerkaut einnehmen.
DO: Erwachsene und Jugendliche: 125 mg am Tag 1 und je 80 mg am Tag 2 und 3 in Kombination mit Dexamethason (12 mg oral am Tag 1 und je 8 mg oral am Tag 2-4) und 5-HT3-Antagonist in Standarddosierung.
Moderat emetogene Chemotherapie: 125 mg am Tag 1 und je 80 mg am Tag 2 und 3, dazu am Tag 1 zusätzlich 12 mg Dexamethason oral und 5-HT3-Antagonist in Standarddosierung.
Keine Daten an Kindern.
SST: Sehr strenge Indikationsstellung, Stillen nicht empfohlen. Nichthormonelle Kontrazeption für Männer und Frauen bis 2 Monate nach Therapieende empfohlen.
NW: Überempfindlichkeit, Müdigkeit, ALT-Erhöhung, Magen/Darm, Kopfschmerzen, Schlaflosigkeit, Bradykardie, Haut.
WW: Kontraindiziert: Pimozid, Terfenadin, Astemizol, Cisaprid. Vorsicht: Warfarin, Tolbutamid, Midazolam, Mutterkornalkaloide, Wirksamkeit oraler Kontrazeptiva vermindert (bis 2 Monate nach Therapieende alternative oder unterstützende Maßnahmen empfohlen). Verfügbarkeit von Aprepitant wird durch Ketoconazol vergrößert und durch Rifampicin verkleinert.
WH: Vorsicht bei Leberschäden, gleichzeitiger Gabe von über CYP3A4 metabolisierten Arzneimitteln. Verkehrshinweis.
PG: 2 ST (EKO: G) [€ 32,20], 5 ST * (EKO: N) [€ 79,10]

A

Aprepitant ratiopharm 80 mg/125 mg - Hartkapseln 08C
(Z.Nr. 1-38519) NR. P. A04AD12
ZI: Teva, Haarlem, Niederlande
Z: 1 Kapsel enthält: Aprepitant 125 mg, Kapselinhalt: Sucrose 125 mg, Cellulose, mikrokristalline, Hydroxypropylcellulose, Natriumdodecylsulfat; Kapselhülle: Gelatine, Titandioxid, Eisen(III)-oxid, rotes; Aprepitant 80 mg, Kapselinhalt: Sucrose 80 mg, Cellulose, mikrokristalline, Hydroxypropylcellulose, Natriumdodecylsulfat; Kapselhülle: Gelatine, Titandioxid.
Kurzinformation: siehe Aprepitant ratiopharm 80 mg - Hartkapseln, → S. 115
PG: 3 ST * (EKO: N) [€ 47,80]

Aprepitant ratiopharm 125 mg - Hartkapseln 08C
(Z.Nr. 1-38518) NR. P. A04AD12
ZI: Teva, Haarlem, Niederlande
Z: 1 Kapsel enthält: Aprepitant 125 mg, Kapselinhalt: Sucrose 125 mg, Cellulose, mikrokristalline, Hydroxypropylcellulose, Natriumdodecylsulfat; Kapselhülle: Gelatine, Titandioxid, Eisen(III)-oxid, rotes.
Kurzinformation: siehe Aprepitant ratiopharm 80 mg - Hartkapseln, → S. 115
PG: 5 ST * (EKO: N) [€ 79,10]

Aprepitant Sandoz 80 mg - Hartkapseln 08C
(Z.Nr. 1-38076) NR. P. A04AD12
ZI: Sandoz, Kundl
Z: 1 Kapsel enthält: Aprepitant 80 mg, Kapselinhalt: Sucrose 80 mg, Cellulose, mikrokristalline, Sphere 500, Hydroxypropylcellulose, Natriumdodecylsulfat; Kapselhülle: Gelatine, Titandioxid.
Kurzinformation: siehe Aprepitant Accord 125 mg - Hartkapseln, → S. 115
PG: 2 ST (EKO: G) [€ 32,20], 5 ST * (EKO: N) [€ 79,10]

Aprepitant Sandoz 80 mg + 125 mg - Hartkapseln 08C
(Z.Nr. 1-38078) NR. P. A04AD12
ZI: Sandoz, Kundl
Z: 1 Packung enthält: Aprepitant 125 mg, Kapselinhalt: Sucrose 125 mg, Cellulose, mikrokristalline, Sphere 500, Hydroxypropylcellulose, Natriumdodecylsulfat; Kapselhülle: 125 mg Gelatine, Titandioxid, Eisenoxid rot; Aprepitant 80 mg, Kapselinhalt: Sucrose 80 mg, Cellulose, mikrokristalline, Sphere 500, Hydroxypropylcellulose, Natriumdodecylsulfat; Kapselhülle: 80 mg Gelatine, Titandioxid.
Kurzinformation: siehe Aprepitant Accord 125 mg - Hartkapseln, → S. 115
PG: 3 ST * (EKO: N) [€ 47,80]

Aprepitant Sandoz 125 mg - Hartkapseln 08C
(Z.Nr. 1-38077) NR. P. A04AD12
ZI: Sandoz, Kundl
Z: 1 Kapsel enthält: Aprepitant 125 mg, Kapselinhalt: Sucrose 125 mg, Cellulose, mikrokristalline, Sphere 500, Hydroxypropylcellulose, Natriumdodecylsulfat; Kapselhülle: Gelatine, Titandioxid, Eisenoxid rot.
Kurzinformation: siehe Aprepitant Accord 125 mg - Hartkapseln, → S. 115
PG: 5 ST * (EKO: N) [€ 79,10]

Aprokam 50 mg - Pulver zur Herstellung einer Injektionslösung 34B02
(Z.Nr. 1-31360) NR. P. S01AA27
ZI: Laboratoires Thea, Clermont-Ferrand, Frankreich
Z: 1 Durchstechflasche enthält: Cefuroxim 50 mg (entspr. Cefuroxim natrium 52,6 mg).
EW: Cephalosporin-Antibiotikum.
AG: Antibiotische Prophylaxe der postoperativen Endophthalmitis nach Kataraktoperationen.
AA: Nach Rekonstitution mit 0,9 %iger Kochsalzlösung aseptisch in die Vorderkammer des Auges injizieren.
DO: 1 mg Cefuroxin (=0,1 ml der zubereiteten Lösung). Keine Untersuchungen an Kindern.
SST: Anwendung möglich.
NW: Makulaödem, sehr selten Anaphylaxie.
WH: Vorsicht bei Beta-Laktam-Überempfindlichkeit.
PG: 10 ST * (EKO: N) [€ 98,90]

Aprovel 75 mg - Filmtabletten 10A08
(Z.Nr. EU/1/97/046/*) RP. P. nicht im Handel. C09CA04

Aprovel 150 mg - Filmtabletten 10A08
(Z.Nr. EU/1/97/046/*) RP. P. nicht im Handel. C09CA04

Aprovel 300 mg - Filmtabletten 10A08
(Z.Nr. EU/1/97/046/*) RP. P. nicht im Handel. C09CA04

Aprovel 75 mg - Tabletten 10A08
(Z.Nr. EU/1/97/046/*) RP. P. nicht im Handel. C09CA04

Aprovel 150 mg - Tabletten 10A08
(Z.Nr. EU/1/97/046/*) RP. P. nicht im Handel. C09CA04

Aprovel 300 mg - Tabletten 10A08
(Z.Nr. EU/1/97/046/*) RP. P. nicht im Handel. C09CA04

Aptivus 100 mg/ml - Lösung zum Einnehmen 35E04
(Z.Nr. EU/1/05/315/*) NR. P. nicht im Handel. J05AE09

Aptivus 250 mg - Weichkapseln 35E04
(Z.Nr. EU/1/05/315/*) NR. P. E. J05AE09
ZI: Boehringer Ingelheim International, Ingelheim/Rhein, Deutschland
Z: 1 Kapsel enthält: Tipranavir 250 mg, Kapselinhalt: Macrogolglycerolricinoleat 455 mg, Ethanol 100 mg, Mono- und Diglyceride der Octan-Decansäure, Propylenglycol, Wasser, gereinigtes, Trometamol, Propylgallat, Kapselhülle: Gelatine, Eisenoxid rot, Propylenglycol, Wasser, gereinigtes, Sorbitol-Spezialglycerolmischung (entspr. D-Sorbitol 12,6 mg) (entspr. 1,4-Sorbitan) (entspr. Mannitol) (entspr. Glycerol), Titandioxid; Drucktinte, schwarz: (entspr. Propylenglycol) (entspr. Eisenoxid schwarz) (entspr. Polyvinylacetat phthalat) (entspr. Macrogol) (entspr. Ammoniumhydroxid).
EW: Proteasehemmer, antiviral.
AG: Erwachsene und Jugendliche mit HIV-1-Infektionen: Kombinationsbehandlung mit Ritonavir bei mehrfach vorbehandelten erwachsenen Patienten mit Resistenzen gegen mehrere Proteasehemmer.
AA: Oral mit dem Essen im Ganzen schlucken.
DO: Erwachsene und Jugendliche: 2mal tgl. 500 mg Tipranavir + 200 mg Ritonavir.
Keine Dosisempfehlung für Kinder.
GA: Leberschäden.
SST: Strenge Indikationsstellung; nicht-orale Kontrazeptionsmethoden anwenden; nicht stillen.
NW: Erhöhte Lebertoxizität, Gewichtszunahme, Anstieg von Blutfetten und Blutglukose, intrakranielle Blutungen, Haut, Kopfschmerzen, Magen/Darm, Erschöpfung, Blut, Stoffwechsel, ZNS, Psyche, Niere, Labor.
WW: Gegenanzeige: Rifampicin; Simvastatin, Lovastatin (Myopathierisiko), Johanniskraut, Amiodaron, Bepridil, Chinidin, Flecainid, Propafenon, Metoprolol, Mutterkornalkaloide, Cisaprid, Pimozid, Sertindol, Quetiapin, Midazolam oral, Triazolam, Alfuzosin, Sildenafil, Colchicin (bei Nieren- oder Leberschäden).
Nicht empfohlen: Doppelbehandlung mit Proteasehemmern, Abacavir, Zidovudin, Etravirin, Amprenavir/Ritonavir, Telaprevir, Halofantrin, Lumefantrin, Tolterodin, Atorvastatin, orale Kontrazeptiva, Meperidin, Protonenpumpenhemmer, Glukokortikoide, Bosentan, Salmeterol.
Vorsicht: Didanosin (2 Std. Abstand), Rilvipirin, Fluconazol (max. 200 mg/d), Itraconazol, Ketoconazol, Voriconazol, Clarithromycin, Rifabutin (Dosis um mindestens 75% reduzieren), Carbamazepin, Phenobarbital, Phenytoin, Rosuvastatin, Pravastatin, Sildenafil, Vardenafil, Tadalafil, Methadon, Buprenorphin/Naloxon, Immunsuppressiva, Warfarin, Rosuvastatin (mit 5 mg/d beginnen), Pravastatin (mit 10 mg/d beginnen), Antazida (2 Std. Abstand), Protonenpumpenhemmer, Midazolam parenteral, Theophyllin, Desipramin, Digoxin, Trazodon, Meperidin, Bupropion, Buprenorphin/Naloxon, Emtricitabin, Colchicin (bei normaler Nieren- und Leberfunktion).
WH: Vorsicht bei älteren Patienten. Nicht gegen Aptivus-Lösung austauschbar.
Kontrollen: Leber, Blutfette, Blutzucker. Auf (intrakranielle) Blutungen, Immunrekonstitutionssyndrom, Hautausschlag, toxische Hepatitis, Wechselwirkungen achten. Bei nicht vorbehandelten Patienten nicht anwenden. Alkoholgehalt der Weichkapseln beachten. Verkehrshinweis.
PG: 120 ST RE2 (EKO: Y) [€ 1.084,95]

Apulo spag. Peka - Tropfen zum Einnehmen 50X02
(Z.Nr. 3-00380) RPF. P. V03AX
ZI: Pekana Naturheilmittel, Kißlegg, Deutschland
Z: 1 g (= 0,98 ml = 24 Tropfen) enthält: Allium cepa-spag. Peka D4

35 mg, Bryonia spag. Peka D4 25 mg, Hedera helix spag. Peka D8 20 mg, Hyoscyamus niger spag. Peka D4 40 mg, Phosphorus (Homöopathie) D10 30 mg, Polygala senega (Homöopathie) D4 45 mg, Kalium stibyltartaricum (Homöopathie) D6 35 mg, Pulmonaria officinalis (Homöopathie) D4 70 mg, Ethanol 96% (entspr. Gesamtethanolgehalt ca. 17 % (V/V)), Wasser, gereinigtes, Likörwein (entspr. Saccharose ca. 100 mg).
EW: Homöopathikum (spagyrisch).
AG: Unterstützend bei Reizhusten.
AA: In etwas Wasser verdünnt vor oder außerhalb der Mahlzeiten einnehmen.
DO: Akut bis 7mal tgl., sonst 3mal tgl. 20-25 Tropfen.
Kinder 2-11 Jahre: 3-5mal tgl. 5-10 Tropfen.
SST: Vorsicht.
PG: 125 ML * (EKO: N) [€ 9,90]

Aqua ad injectabilia B.Braun - Lösungsmittel zur Herstellung von Parenteralia 37G
(Z.Nr. 1-18469) RP. P. V07AB
ZI: B. Braun, Melsungen, Deutschland
Z: 100 ml Lösung enthalten: Wasser für Injektionszwecke 100 ml.
AG: Herstellung und Verdünnung parenteraler Zubereitungen.
AA und DO: Abhängig vom zu verdünnenden Arzneimittel.
GA: Gegenanzeigen der eingesetzten Arzneimittel.
SST: Anwendung möglich.
WH: Wegen Hämolysegefahr nicht allein i.v. applizieren. Lösung ist stark hypoton.
PG: GLDFL 50ML 20 ST * (EKO: N) [€ 23,30], **PLAMP 10ML** 20 ST * (EKO: N) [€ 8,10], **PLAMP 20ML** 20 ST * (EKO: N) [€ 14,30]

Aqua ad injectabilia Medipharm - Lösungsmittel zur Herstellung von Parenteralia 37G
(Z.Nr. 1-26688) RP. P. V07AB
ZI: Medipharm.AT Pharmahandel, Kufstein
Z: 1 ml enthält: Wasser für Injektionszwecke 1 ml.
Kurzinformation: siehe Aqua ad injectabilia B.Braun - Lösungsmittel zur Herstellung von Parenteralia, →S. 117
PG: DFL 50ML 20 ST * (EKO: N) [€ 20,50], **GLIFL 100ML** 20 ST * (EKO: N) [€ 23,75], **PLINF 100ML** 20 ST * (EKO: N) [€ 26,50], **PLINF 500ML** 10 ST * (EKO: N) [€ 22,65], **PLINF1000ML** 10 ST * (EKO: N) [€ 28,60]

Aqua ad injectabilia NORIDEM - Lösungsmittel zur Herstellung von Parenteralia 37G
(Z.Nr. 1-28565) RP. P. nicht im Handel. V07AB

Aqua ad injectionem "B.Braun" - Lösungsmittel zur Herstellung von Parenteralia 37G
(Z.Nr. 1-18468) RP. P. V07AB
ZI: B. Braun, Melsungen, Deutschland
Z: 1000 ml enthält: Aqua ad injectionem 1000 ml.
Kurzinformation: siehe Aqua ad injectabilia B.Braun - Lösungsmittel zur Herstellung von Parenteralia, →S. 117
PG: GLIFL 100ML 20 ST * (EKO: N) [€ 25,15], **PLINF 100ML** 20 ST * (EKO: N) [€ 28,95], **PLINF 1000ML** 10 ST * (EKO: N) [€ 34,95]

Aqua bidest. "Fresenius" - Lösungsmittel für Parenteralia 37G
(Z.Nr. 0-16231) RP. P. V07AB
ZI: Fresenius Kabi Austria, Graz
Z: 1 ml enthält: Wasser für Injektionszwecke 1 ml.
Kurzinformation: siehe Aqua ad injectabilia B.Braun - Lösungsmittel zur Herstellung von Parenteralia, →S. 117
PG: DFL 50ML 20 ST * (EKO: N) [€ 31,95], **GLIFL 100ML** 20 ST * (EKO: N) [€ 36,50], **GLIFL 250ML** 10 ST * (EKO: N) [€ 27,35], **GLIFL 500ML** 10 ST * (EKO: N) [€ 42,00], **GLIFL 1000ML** 6 ST * (EKO: N) [€ 35,30], **PLAMP 10ML** 20 ST * (EKO: N) [€ 13,85], **PLINF 100ML** 40 ST * (EKO: N) [€ 70,40], **PLINF 500ML** 10 ST * (EKO: N) [€ 33,80], **PLINF 1000ML** 10 ST * (EKO: N) [€ 44,05]

Aqualibra - Filmtabletten 52A04
(Z.Nr. 1-40216) RPF. P. nicht im Handel. G04BX

Aquaphoril - Tabletten 25A01
(Z.Nr. 0-15539) RP. P. C03BA10
ZI: Meda Pharma, Wien
Z: 1 Tablette enthält: Xipamid 40 mg, Lactose monohydrat 15 mg, Maisstärke, Cellulose, mikrokristalline, Siliciumoxid, hochdispers, Kollidon 25, Cetylalkohol, Stearinsäure.
EW: Diuretikum
AG: Kardiale oder renale Ödeme, Hypertonie.
AA: Mit Flüssigkeit nach dem Frühstück.
DO: TD 20 mg, bei Ödemen bis 40 mg, bei eingeschränkter Nierenfunktion bis 60 mg. Bei Kindern und Jugendlichen nicht anwenden.
GA: Leberschäden, Hypokaliämie, Hyponatriämie, Gicht, Sulfonamidallergie.
SST: Gegenanzeige.
NW: Hypokaliämie, Elektrolytstörungen, ZNS, Psyche, Vegetativum, Magen/Darm, Gicht, Diabetes, Herzklopfen, Hypotonie, Muskelspasmen, Thrombosen/Embolien, Allergien, Pankreatitis, Cholecystitis, Blutbild, Nephritis, Ikterus, Vaskulitis, Augen (Aderhauterguss, akute Myopie, sekundäre Winkelverschlussglaukom).
WW: Nicht empfohlen: Lithium: Vorsicht: Torsade de pointes-induzierende Substanzen, Blutdrucksenker (Amifostin, Alpha-Blocker), Schleifendiure- tika, ACE-Hemmer verstärkt; Antiphlogistika schwächen Blutdrucksenkung ab. Kaliumausscheidung anderer Substanzen erhöht. Muskelrelaxantien verstärkt. Baclofen, parenterale Aminoglykoside, Platinsalze, Phenytoin, Carbamazepin (Hyponatriämie), Metformin, jodhaltige Kontrastmittel
WH: Vorsicht bei Hyperurikämie. Auf Fotosensibilität achten. Kontrollen: Kalium, Natrium, Niere, Glukose. Verkehrshinweis. Positive Dopingkontrollen möglich.
PG: 20 ST (2) (EKO: G) [€ 5,25 n.l.], 50 ST (EKO: G) [€ 11,15]

AquaTears - Augengel 47M01
(Z.Nr. 1-22533) RPF. P. S01XA20
ZI: Laboratoires Thea, Clermont-Ferrand, Frankreich
Z: 1 g (= 0,98 ml= 40 Tropfen) Augengel enthält: Carbomer 974P 2,5 mg, Benzalkonium chlorid 0,06 mg, Poly(vinylalkohol), Sorbitol, Natrium acetat-3-Wasser, L-Lysin monohydrat, Wasser für Injektionszwecke.
EW: Tränenersatzmittel.
AG: Trockenes Auge, Keratokonjunktivitis sicca.
AA: In den Bindehautsack eintropfen.
AH: Nach dem ersten Öffnen 4 Wochen verwendbar.
DO: 4mal tgl. oder häufiger 1 Tropfen. Keine Daten aus klinischen Studien an Kindern und Jugendlichen.
SST: Vorsicht.
NW: Leichtes Brennen, verschwommenes Sehen.
WW: Andere Arzneimittel am Auge 15 min Abstand.
WH: Kontaktlinsen vor der Anwendung entfernen und frühestens 30 min nach der Anwendung wieder einsetzen. Verkehrshinweis.
PG: 10 G (EKO: G) [€ 4,75]

Aquavac-ERM - Tauchbad für Fische 819
(Z.Nr. 8-20045) RP. P. E. nicht im Handel. QI10BB03

Ara Arthrite - Injektionssuspension für Kälber 840B
(Z.Nr. 8-00518) RP. P. nicht im Handel. QV03AX

Aranesp 10 Mikrogramm - Injektionslösung in einem Fertigpen 20F06
(Z.Nr. EU/1/01/185/*) NR. P. E. nicht im Handel. B03XA02

Aranesp 10 Mikrogramm - Injektionslösung in einer Fertigspritze 20F06
(Z.Nr. EU/1/01/185/*) NR. P. E. B03XA02
ZI: Amgen Europe, Zg Breda, Niederlande
Z: 1 Fertigspritze mit 0,4 ml enthält: Darbepoetin alfa 10 µg (entspr. → 25 µg/ml), gentechnologisch mithilfe von Ovarialzellen des Chinesischen Hamsters (CHO-K1) hergestellt, Natriumdihydrogenphosphat, Dinatriumhydrogenphosphat, Natriumchlorid, (entspr. Natrium 1,52 mg), Polysorbat 80, Wasser für Injektionszwecke.
EW: Antianämikum.
AG: Symptomatische Anämie bei chronischer Niereninsuffizienz bei Erwachsenen und Kindern; symptomatische Anämie bei erwachsenen nicht-myeloischen Krebspatienten und Chemotherapie.
AA: S.c. (Selbstinjektion nach Schulung möglich) oder i.v.
DO: Möglichst niedrige wirksame Dosis anwenden; Ziel der Behandlung: Hämoglobin 10-12 g/dl (6,2-7,5 mmol/l). Vorsichtige Dosissteigerung bei Niereninsuffizienz.
Personen ab 1 Jahr:
Korrekturphase: 0,45 µg/kg KG einmal pro Woche. Dosiserhöhung bei Bedarf um ca. 25%.
Erhaltungsphase: Nach Bedarf (einmal pro Woche oder alle 2 Wochen). Keine Untersuchungen an Kindern im 1. Lebensjahr.
Anämie bei Krebspatienten: Ziel der Behandlung: Hämoglobin 10-12 g/dl. Initial 2,25 µg/kg KG 1mal pro Woche. Alternativ 6,75 µg/kg KG alle 3 Wochen.
GA: Schwer kontrollierbarer Bluthochdruck.
SST: Vorsicht (keine Studien); in der Stillzeit Nutzen/Risiko-Abwägung.
NW: (Schwerer) Bluthochdruck, Shunt-Thrombosen, Kopfschmerzen; Schlaganfall, Schmerzen an den Einstichstelle, Ödeme, Erythroblastopenien (Pure Red Cell Aplasia) durch neutralisierende Antikörper, Allergien, Haut (auch schwere Reaktionen), Krampfanfälle.
WW: Ciclosporin, Tacrolimus (Blutspiegel kontrollieren).

A

WH: Handelsname des verwendeten Präparates in der Patientenakte erfassen. Eisenstatus vor und während der Behandlung bestimmen. Zusätzliche Eisengabe bei Serumferritin unter 100 µg/l bzw. Transferrinsättigung unter 20% empfohlen. Serumkalium, Blutdruck kontrollieren. Vorsicht bei Leberschäden, Sichelzellenanämie, Epilepsie, Risikofaktoren für thrombovaskuläre Ereignisse. Erhöhtes kardiovaskuläres Risiko bei Überschreitung des oberen Hämoglobin-Grenzwertes. Nicht zur Behandlung einer Anämie in Verbindung mit Hepatitis C zugelassen.
PG: 4 ST RE1 (EKO: Y) [€ 91,25]

Aranesp 10 Mikrogramm - Injektionslösung in einer Fertigspritze 20F06
(Z.Nr. EU/1/01/185/*) NR. P. E. B03XA02
Parallelimport. nicht im Handel.

Aranesp 15 Mikrogramm - Injektionslösung in einem Fertigpen 20F06
(Z.Nr. EU/1/01/185/*) NR. P. E. nicht im Handel. B03XA02

Aranesp 15 Mikrogramm - Injektionslösung in einer Fertigspritze 20F06
(Z.Nr. EU/1/01/185/*) NR. P. E. nicht im Handel. B03XA02

Aranesp 20 Mikrogramm - Injektionslösung in einem Fertigpen 20F06
(Z.Nr. EU/1/01/185/*) NR. P. E. nicht im Handel. B03XA02

Aranesp 20 Mikrogramm - Injektionslösung in einer Fertigspritze 20F06

(Z.Nr. EU/1/01/185/*) NR. P. E. B03XA02
ZI: Amgen Europe, Zg Breda, Niederlande
Z: 1 Fertigspritze mit 0,5 ml enthält: Darbepoetin alfa 20 µg (entspr. → 40 µg/ml), gentechnologisch mithilfe von Ovarialzellen des Chinesischen Hamsters (CHO-K1) hergestellt, Natriumdihydrogenphosphat, Dinatriumhydrogenphosphat, Natriumchlorid, (entspr. Natrium 1,9 mg), Polysorbat 80, Wasser für Injektionszwecke.
Kurzinformation: siehe Aranesp 10 Mikrogramm - Injektionslösung in einer Fertigspritze, → S. 117
PG: 4 ST RE1 (EKO: Y) [€ 166,35]

Aranesp 20 Mikrogramm - Injektionslösung in einer Fertigspritze 20F06
(Z.Nr. EU/1/01/185/*) NR. P. E. B03XA02
Parallelimport. nicht im Handel.

Aranesp 25 Mikrogramm - Injektionslösung in einer Durchstechflasche 20F06
(Z.Nr. EU/1/01/185/*) NR. P. E. nicht im Handel. B03XA02

Aranesp 30 Mikrogramm - Injektionslösung in einem Fertigpen 20F06
(Z.Nr. EU/1/01/185/*) NR. P. E. nicht im Handel. B03XA02

Aranesp 30 Mikrogramm - Injektionslösung in einer Fertigspritze 20F06

(Z.Nr. EU/1/01/185/*) NR. P. E. B03XA02
ZI: Amgen Europe, Zg Breda, Niederlande
Z: 1 Fertigspritze mit 0,3 ml enthält: Darbepoetin alfa 30 µg (entspr. → 100 µg/ml), gentechnologisch mithilfe von Ovarialzellen des Chinesischen Hamsters (CHO-K1) hergestellt, Natriumdihydrogenphosphat, Dinatriumhydrogenphosphat, Natriumchlorid, (entspr. Natrium 1,14 mg), Polysorbat 80, Wasser für Injektionszwecke.
Kurzinformation: siehe Aranesp 10 Mikrogramm - Injektionslösung in einer Fertigspritze, → S. 117
PG: 4 ST RE1 (EKO: Y) [€ 231,15]

Aranesp 30 Mikrogramm - Injektionslösung in einer Fertigspritze 20F06
(Z.Nr. EU/1/01/185/*) NR. P. E. B03XA02
Parallelimport. nicht im Handel.

Aranesp 40 Mikrogramm - Injektionslösung in einer Durchstechflasche 20F06
(Z.Nr. EU/1/01/185/*) NR. P. E. nicht im Handel. B03XA02

Aranesp 40 Mikrogramm - Injektionslösung in einem Fertigpen 20F06

(Z.Nr. EU/1/01/185/*) NR. P. E. B03XA02
ZI: Amgen Europe, Zg Breda, Niederlande
Z: 1 Fertigpen mit 0,4 ml enthält: Darbepoetin alfa 40 µg (entspr. → 100 µg/ml), gentechnologisch mithilfe von Ovarialzellen des Chinesischen Hamsters (CHO-K1) hergestellt, Natriumdihydrogenphosphat, Dinatriumhydrogenphosphat, Natriumchlorid, (entspr. Natrium 1,52 mg), Polysorbat 80, Wasser für Injektionszwecke.
EW: Antianämikum.
AG: Symptomatische Anämie bei chronischer Niereninsuffizienz bei Erwachsenen und Kindern; symptomatische Anämie bei erwachsenen nicht-myeloischen Krebspatienten und Chemotherapie.
AA: Nur s.c.
DO: Möglichst niedrige wirksame Dosis anwenden; Ziel der Behandlung: Hämoglobin 10-12 g/dl (6,2-7,5 mmol/l). Vorsichtige Dosissteigerung bei Niereninsuffizienz.
Personen ab 1 Jahr: Korrekturphase: 0,45 µg/kg KG einmal pro Woche. Dosiserhöhung bei Bedarf um ca. 25%.
Erhaltungsphase: Nach Bedarf (einmal pro Woche oder alle 2 Wochen). Keine Untersuchungen an Kindern im 1. Lebensjahr.
Anämie bei Krebspatienten: Ziel der Behandlung: Hämoglobin 10-12 g/dl. Initial 2,25 µg/kg KG 1mal pro Woche. Alternativ 6,75 µg/kg KG alle 3 Wochen.
GA: Schwer kontrollierbarer Bluthochdruck.
SST: Vorsicht (keine Studien); in der Stillzeit Nutzen/Risiko-Abwägung.
NW: (Schwerer) Bluthochdruck, Shunt-Thrombosen, Kopfschmerzen; Schlaganfall, Schmerzen an den Einstichstelle, Ödeme, Erythroblastopenien (Pure Red Cell Aplasia) durch neutralisierende Antikörper, Allergien, Haut (auch schwere Reaktionen), Krampfanfälle.
WW: Ciclosporin, Tacrolimus (Blutspiegel kontrollieren).
WH: Handelsname des verwendeten Präparates in der Patientenakte erfassen. Eisenstatus vor und während der Behandlung bestimmen. Zusätzliche Eisengabe bei Serumferritin unter 100 µg/l bzw. Transferrinsättigung unter 20% empfohlen. Serumkalium, Blutdruck kontrollieren. Vorsicht bei Leberschäden, Sichelzellenanämie, Epilepsie, Risikofaktoren für thrombovaskuläre Ereignisse. Erhöhtes kardiovaskuläres Risiko bei Überschreitung des oberen Hämoglobin-Grenzwertes. Nicht zur Behandlung einer Anämie in Verbindung mit Hepatitis C zugelassen.
PG: 4 ST RE1 (EKO: Y) [€ 303,95]

Aranesp 40 Mikrogramm - Injektionslösung in einer Fertigspritze 20F06

(Z.Nr. EU/1/01/185/*) NR. P. E. B03XA02
ZI: Amgen Europe, Zg Breda, Niederlande
Z: 1 Fertigspritze mit 0,4 ml enthält: Darbepoetin alfa 40 µg (entspr. → 100 µg/ml), gentechnologisch mithilfe von Ovarialzellen des Chinesischen Hamsters (CHO-K1) hergestellt, Natriumdihydrogenphosphat, Dinatriumhydrogenphosphat, Natriumchlorid, (entspr. Natrium 1,52 mg), Polysorbat 80, Wasser für Injektionszwecke.
Kurzinformation: siehe Aranesp 10 Mikrogramm - Injektionslösung in einer Fertigspritze, → S. 117
PG: 4 ST RE1 (EKO: Y) [€ 303,95]

Aranesp 40 Mikrogramm - Injektionslösung in einer Fertigspritze 20F06
(Z.Nr. EU/1/01/185/*) NR. P. E. B03XA02
Parallelimport. nicht im Handel.

Aranesp 50 Mikrogramm - Injektionslösung in einem Fertigpen 20F06
(Z.Nr. EU/1/01/185/*) NR. P. E. nicht im Handel. B03XA02

Aranesp 50 Mikrogramm - Injektionslösung in einer Fertigspritze 20F06

(Z.Nr. EU/1/01/185/*) NR. P. E. B03XA02
ZI: Amgen Europe, Zg Breda, Niederlande
Z: 1 Fertigspritze mit 0,5 ml enthält: Darbepoetin alfa 50 µg (entspr. → 100 µg/ml), gentechnologisch mithilfe von Ovarialzellen des Chinesischen Hamsters (CHO-K1) hergestellt, Natriumdihydrogenphosphat, Dinatriumhydrogenphosphat, Natriumchlorid, (entspr. Natrium 1,9 mg), Polysorbat 80, Wasser für Injektionszwecke.
Kurzinformation: siehe Aranesp 10 Mikrogramm - Injektionslösung in einer Fertigspritze, → S. 117
PG: 4 ST RE1 (EKO: Y) [€ 365,60]

Aranesp 50 Mikrogramm - Injektionslösung in einer Fertigspritze 20F06
(Z.Nr. EU/1/01/185/*) NR. P. E. B03XA02
Parallelimport. nicht im Handel.

Aranesp 60 Mikrogramm - Injektionslösung in einer Durchstechflasche 20F06
(Z.Nr. EU/1/01/185/*) NR. P. E. nicht im Handel. B03XA02

Aranesp 60 Mikrogramm - Injektionslösung in einem Fertigpen 20F06
(Z.Nr. EU/1/01/185/*) NR. P. E. B03XA02
ZI: Amgen Europe, Zg Breda, Niederlande
Z: 1 Fertigpen mit 0,3 ml enthält: Darbepoetin alfa 60 µg (entspr. → 200 µg/ml), gentechnologisch mithilfe von Ovarialzellen des Chinesischen Hamsters (CHO-K1) hergestellt, Natriumdihydrogenphosphat, Dinatriumhydrogenphosphat, Natriumchlorid, (entspr. Natrium 1,14 mg), Polysorbat 80, Wasser für Injektionszwecke.
Kurzinformation: siehe Aranesp 40 Mikrogramm - Injektionslösung in einem Fertigpen, → S. 118
PG: 4 ST RE1 (EKO: Y) [€ 438,75]

Aranesp 60 Mikrogramm - Injektionslösung in einer Fertigspritze 20F06
(Z.Nr. EU/1/01/185/*) NR. P. E. B03XA02
ZI: Amgen Europe, Zg Breda, Niederlande
Z: 1 Fertigspritze mit 0,3 ml enthält: Darbepoetin alfa 60 µg (entspr. → 200 µg/ml), gentechnologisch mithilfe von Ovarialzellen des Chinesischen Hamsters (CHO-K1) hergestellt, Natriumdihydrogenphosphat, Dinatriumhydrogenphosphat, Natriumchlorid, (entspr. Natrium 1,14 mg), Polysorbat 80, Wasser für Injektionszwecke.
Kurzinformation: siehe Aranesp 10 Mikrogramm - Injektionslösung in einer Fertigspritze, → S. 117
PG: 4 ST RE1 (EKO: Y) [€ 438,75]

Aranesp 60 Mikrogramm - Injektionslösung in einer Fertigspritze 20F06
(Z.Nr. EU/1/01/185/*) NR. P. E. B03XA02
Parallelimport. nicht im Handel.

Aranesp 80 Mikrogramm - Injektionslösung in einem Fertigpen 20F06
(Z.Nr. EU/1/01/185/*) NR. P. E. B03XA02
ZI: Amgen Europe, Zg Breda, Niederlande
Z: 1 Fertigpen mit 0,4 ml enthält: Darbepoetin alfa 80 µg (entspr. → 200 µg/ml), gentechnologisch mithilfe von Ovarialzellen des Chinesischen Hamsters (CHO-K1) hergestellt, Natriumdihydrogenphosphat, Dinatriumhydrogenphosphat, Natriumchlorid, (entspr. Natrium 1,52 mg), Polysorbat 80, Wasser für Injektionszwecke.
Kurzinformation: siehe Aranesp 40 Mikrogramm - Injektionslösung in einem Fertigpen, → S. 118
PG: 4 ST RE1 (EKO: Y) [€ 568,60]

Aranesp 80 Mikrogramm - Injektionslösung in einer Fertigspritze 20F06
(Z.Nr. EU/1/01/185/*) NR. P. E. B03XA02
ZI: Amgen Europe, Zg Breda, Niederlande
Z: 1 Fertigspritze mit 0,4 ml enthält: Darbepoetin alfa 80 µg (entspr. → 200 µg/ml), gentechnologisch mithilfe von Ovarialzellen des Chinesischen Hamsters (CHO-K1) hergestellt, Natriumdihydrogenphosphat, Dinatriumhydrogenphosphat, Natriumchlorid, (entspr. Natrium 1,52 mg), Polysorbat 80, Wasser für Injektionszwecke.
Kurzinformation: siehe Aranesp 10 Mikrogramm - Injektionslösung in einer Fertigspritze, → S. 117
PG: 4 ST RE1 (EKO: Y) [€ 568,60]

Aranesp 80 Mikrogramm - Injektionslösung in einer Fertigspritze 20F06
(Z.Nr. EU/1/01/185/*) NR. P. E. B03XA02
Parallelimport. nicht im Handel.

Aranesp 100 Mikrogramm - Injektionslösung in einer Durchstechflasche 20F06
(Z.Nr. EU/1/01/185/*) NR. P. E. nicht im Handel. B03XA02

Aranesp 100 Mikrogramm - Injektionslösung in einem Fertigpen 20F06
(Z.Nr. EU/1/01/185/*) NR. P. E. B03XA02
ZI: Amgen Europe, Zg Breda, Niederlande
Z: 1 Fertigpen mit 0,5 ml enthält: Darbepoetin alfa 100 µg (entspr. → 200 µg/ml), gentechnologisch mithilfe von Ovarialzellen des Chinesischen Hamsters (CHO-K1) hergestellt, Natriumdihydrogenphosphat, Dinatriumhydrogenphosphat, Natriumchlorid, (entspr. Natrium 1,9 mg), Polysorbat 80, Wasser für Injektionszwecke.
Kurzinformation: siehe Aranesp 40 Mikrogramm - Injektionslösung in einem Fertigpen, → S. 118
PG: 4 ST RE1 (EKO: Y) [€ 702,35]

Aranesp 100 Mikrogramm - Injektionslösung in einer Fertigspritze 20F06
(Z.Nr. EU/1/01/185/*) NR. P. E. B03XA02
ZI: Amgen Europe, Zg Breda, Niederlande
Z: 1 Fertigspritze mit 0,5 ml enthält: Darbepoetin alfa 100 µg (entspr. → 200 µg/ml), gentechnologisch mithilfe von Ovarialzellen des Chinesischen Hamsters (CHO-K1) hergestellt, Natriumdihydrogenphosphat, Dinatriumhydrogenphosphat, Natriumchlorid, (entspr. Natrium 1,9 mg), Polysorbat 80, Wasser für Injektionszwecke.
Kurzinformation: siehe Aranesp 10 Mikrogramm - Injektionslösung in einer Fertigspritze, → S. 117
PG: 4 ST RE1 (EKO: Y) [€ 702,35]

Aranesp 100 Mikrogramm - Injektionslösung in einer Fertigspritze 20F06
(Z.Nr. EU/1/01/185/*) NR. P. E. B03XA02
Parallelimport. nicht im Handel.

Aranesp 130 Mikrogramm - Injektionslösung in einem Fertigpen 20F06
(Z.Nr. EU/1/01/185/*) NR. P. E. nicht im Handel. B03XA02

Aranesp 130 Mikrogramm - Injektionslösung in einer Fertigspritze 20F06
(Z.Nr. EU/1/01/185/*) NR. P. E. nicht im Handel. B03XA02

Aranesp 150 Mikrogramm - Injektionslösung in einem Fertigpen 20F06
(Z.Nr. EU/1/01/185/*) NR. P. E. B03XA02
ZI: Amgen Europe, Zg Breda, Niederlande
Z: 1 Fertigpen mit 0,3 ml enthält: Darbepoetin alfa 150 µg (entspr. → 500 µg/ml), gentechnologisch mithilfe von Ovarialzellen des Chinesischen Hamsters (CHO-K1) hergestellt, Natriumdihydrogenphosphat, Dinatriumhydrogenphosphat, Natriumchlorid, (entspr. Natrium 1,14 mg), Polysorbat 80, Wasser für Injektionszwecke.
Kurzinformation: siehe Aranesp 40 Mikrogramm - Injektionslösung in einem Fertigpen, → S. 118
PG: 4 ST IND (EKO: G) [€ 1.031,00]

Aranesp 150 Mikrogramm - Injektionslösung in einer Fertigspritze 20F06
(Z.Nr. EU/1/01/185/*) NR. P. E. B03XA02
ZI: Amgen Europe, Zg Breda, Niederlande
Z: 1 Fertigspritze zu 0,3 ml enthält: Darbepoetin alfa 150 µg (entspr. → 500 µg/ml), gentechnologisch mithilfe von Ovarialzellen des Chinesischen Hamsters (CHO-K1) hergestellt, Natriumdihydrogenphosphat, Dinatriumhydrogenphosphat, Natriumchlorid, (entspr. Natrium 1,14 mg), Polysorbat 80, Wasser für Injektionszwecke.
Kurzinformation: siehe Aranesp 10 Mikrogramm - Injektionslösung in einer Fertigspritze, → S. 117
PG: 4 ST IND (EKO: G) [€ 1.031,00]

Aranesp 150 Mikrogramm - Injektionslösung in einer Fertigspritze 20F06
(Z.Nr. EU/1/01/185/*) NR. P. E. B03XA02
Parallelimport. nicht im Handel.

Aranesp 200 Mikrogramm - Injektionslösung in einer Durchstechflasche 20F06
(Z.Nr. EU/1/01/185/*) NR. P. E. nicht im Handel. B03XA02

Aranesp 300 Mikrogramm - Injektionslösung in einer Durchstechflasche 20F06
(Z.Nr. EU/1/01/185/*) NR. P. E. nicht im Handel. B03XA02

Aranesp 300 Mikrogramm - Injektionslösung in einem Fertigpen 20F06
(Z.Nr. EU/1/01/185/*) NR. P. E. B03XA02
ZI: Amgen Europe, Zg Breda, Niederlande
Z: 1 Fertigpen zu 0,6 ml enthält: Darbepoetin alfa 300 µg (entspr. → 500 µg/ml), gentechnologisch mithilfe von Ovarialzellen des Chinesischen Hamsters (CHO-K1) hergestellt, Natriumdihydrogenphosphat, Dinatriumhydrogenphosphat,

Natriumchlorid, (entspr. Natrium 2,27 mg), Polysorbat 80, Wasser für Injektionszwecke.
Kurzinformation: siehe Aranesp 40 Mikrogramm - Injektionslösung in einem Fertigpen, → S. 118
PG: 1 ST IND (EKO: G) [€ 528,50]

Aranesp 300 Mikrogramm - Injektionslösung in einer Fertigspritze 20F06
(Z.Nr. EU/1/01/185/*) NR. P. E. B03XA02
ZI: Amgen Europe, Zg Breda, Niederlande
Z: 1 Fertigspritze zu 0,6 ml enthält: Darbepoetin alfa 300 µg (entspr. → 500 µg/ml), gentechnologisch mithilfe von Ovarialzellen des Chinesischen Hamsters (CHO-K1) hergestellt, Natriumdihydrogenphosphat, Dinatriumhydrogenphosphat, Natriumchlorid, (entspr. Natrium 2,27 mg), Polysorbat 80, Wasser für Injektionszwecke.
Kurzinformation: siehe Aranesp 10 Mikrogramm - Injektionslösung in einer Fertigspritze, → S. 117
PG: 1 ST IND (EKO: G) [€ 528,50]

Aranesp 300 Mikrogramm - Injektionslösung in einer Fertigspritze 20F06
(Z.Nr. EU/1/01/185/*) NR. P. E. B03XA02
Parallelimport. nicht im Handel.

Aranesp 500 Mikrogramm - Injektionslösung in einem Fertigpen 20F06
(Z.Nr. EU/1/01/185/*) NR. P. E. B03XA02
ZI: Amgen Europe, Zg Breda, Niederlande
Z: 1 Fertigpen zu 1 ml enthält: Darbepoetin alfa 500 µg gentechnologisch mithilfe von Ovarialzellen des Chinesischen Hamsters (CHO-K1) hergestellt, Natriumdihydrogenphosphat, Dinatriumhydrogenphosphat, Natriumchlorid, (entspr. Natrium 3,79 mg), Polysorbat 80, Wasser für Injektionszwecke.
Kurzinformation: siehe Aranesp 40 Mikrogramm - Injektionslösung in einem Fertigpen, → S. 118
PG: 1 ST IND (EKO: G) [€ 827,50]

Aranesp 500 Mikrogramm - Injektionslösung in einer Fertigspritze 20F06
(Z.Nr. EU/1/01/185/*) NR. P. E. B03XA02
ZI: Amgen Europe, Zg Breda, Niederlande
Z: 1 Fertigspritze zu 1 ml enthält: Darbepoetin alfa 500 µg gentechnologisch mithilfe von Ovarialzellen des Chinesischen Hamsters (CHO-K1) hergestellt, Natriumdihydrogenphosphat, Dinatriumhydrogenphosphat, Natriumchlorid, (entspr. Natrium 3,79 mg), Polysorbat 80, Wasser für Injektionszwecke.
Kurzinformation: siehe Aranesp 10 Mikrogramm - Injektionslösung in einer Fertigspritze, → S. 117
PG: 1 ST IND (EKO: G) [€ 827,50]

Aranesp 500 Mikrogramm - Injektionslösung in einer Fertigspritze 20F06
(Z.Nr. EU/1/01/185/*) NR. P. E. B03XA02
Parallelimport. nicht im Handel.

Aranesp 500 Mikrogramm - Injektionslösung in einer Fertigspritze 20F06
(Z.Nr. EU/1/01/185/*) NR. P. E. B03XA02
Parallelimport. nicht im Handel.

Arava 10 mg - Filmtabletten 13A02
(Z.Nr. EU/1/99/118/*) RP. P. L04AA13
ZI: Sanofi-Aventis Deutschland, Frankfurt am Main, Deutschland
Z: 1 Filmtablette enthält: Leflunomid 10 mg, Tablettenkern: Maisstärke, Povidon, Crospovidon, Siliciumdioxid, hochdisperses, Magnesium stearat, Lactose monohydrat 78 mg; Filmüberzug: Talkum, Hypromellose, Titandioxid, Macrogol 8000.
EW: Antirheumatisches Basistherapeutikum.
AG: Aktive rheumatoide Arthritis, Arthritis psoriatica.
AA: Unzerkaut mit Flüssigkeit.
DO: Initial: 1mal tgl. 100 mg über 3 Tage.
Erhaltungsdosis: 1mal tgl. 10-20 mg (bei Psoriasis- Arthritis 20 mg).
Anwendung nur unter ALT- und Blutbildkontrolle (siehe WH).
Nicht für Patienten unter 18 Jahren.
GA: Schwere Immundefekte, Knochenmarksschäden, schwere Infektionen, Nieren-, Leberschäden, Hypoproteinämie.
SST: Strenge Gegenanzeige (im Tierversuch teratogen). Nach Absetzen der Therapie 2 Jahre Wartezeit bis zur Schwangerschaft erforderlich. Empfängnisschutz auch für Männer erforderlich. Details siehe Austria-Codex - Fachinformation.
NW: Blutdruckanstieg, Leber, Magen/Darm (Kolitis), Blutbild, Gewichtsverlust, ZNS, periphere Neuropathie, Sehnenscheidenentzündung, Haarausfall, Psoriasis pustulosa, Verschlechterung einer Psoriasis, Allergien (sehr selten Anaphylaxie), Haut (auch schwere Reaktionen), interstitielle Lungenerkrankungen, pulmonale Hypertonie, erhöhte Anfälligkeit für Infektionen.
WW: Teriflunomid nicht empfohlen. Vorsicht: Hepato- und hämatotoxische Arzneimittel verstärkt, Warfarin, CYP2C8-Substrate (Repaglinid, Paclitaxel, Pioglitazon, Rosiglitazon), CYP1A2-Substrate (Koffein, Theophyllin, Duloxetin, Alosetron, Tizanidin), Cefaclor, Rosuvastatin. Cave Cholestyramin oder Aktivkohlepulver. Impfung mit Lebendimpfstoffen nicht empfohlen. Interferenz mit der Bestimmung des ionisierten Kalziumspiegels.
WH: Kontrollen: ALT und Blutbild (vor Behandlungsbeginn, dann alle 2 Wochen, nach 6 Monaten alle 8 Wochen), Blutdruck. Vor Behandlungsbeginn auf Tuberkulose untersuchen. Auf Progressive Multifokale Leukoenzephalopathie (PML) achten. Alkohol meiden. Verkehrshinweis. Nach Absetzen der Leflunomidtherapie zum Auswaschen 8 g Cholestyramin 3mal tgl. oder 50 g Aktivkohlepulver 4mal tgl. über 11 Tage geben.
Bei Überdosierung Cholestyramin oder Kohle geben.
PG: 30 ST IND (EKO: G) [€ 34,65]

Arava 10 mg - Filmtabletten 13A02
(Z.Nr. EU/1/99/118/*) RP. P. Parallelimport. L04AA13
nicht im Handel.

Arava 10 mg - Filmtabletten 13A02
(Z.Nr. EU/1/99/118/*) RP. P. Parallelimport. L04AA13
nicht im Handel.

Arava 10 mg - Filmtabletten 13A02
(Z.Nr. EU/1/99/118/*) RP. P. Parallelimport. L04AA13
nicht im Handel.

Arava 10 mg - Filmtabletten 13A02
(Z.Nr. EU/1/99/118/*) RP. P. Parallelimport. L04AA13
nicht im Handel.

Arava 20 mg - Filmtabletten 13A02
(Z.Nr. EU/1/99/118/*) RP. P. L04AA13
ZI: Sanofi-Aventis Deutschland, Frankfurt am Main, Deutschland
Z: 1 Filmtablette enthält: Leflunomid 20 mg, Tablettenkern: Maisstärke, Povidon, Crospovidon, Siliciumdioxid, hochdisperses, Magnesium stearat, Lactose monohydrat 72 mg; Filmüberzug: Talkum, Hypromellose, Titandioxid, Macrogol 8000, Eisen(III)-hydroxid-oxid x H2O.
Kurzinformation: siehe Arava 10 mg - Filmtabletten, → S. 120
PG: 30 ST IND (EKO: G) [€ 34,65]

Arava 20 mg - Filmtabletten 13A02
(Z.Nr. EU/1/99/118/*) RP. P. Parallelimport. L04AA13
nicht im Handel.

Arava 20 mg - Filmtabletten 13A02
(Z.Nr. EU/1/99/118/*) RP. P. Parallelimport. L04AA13
nicht im Handel.

Arava 20 mg - Filmtabletten 13A02
(Z.Nr. EU/1/99/118/*) RP. P. Parallelimport. L04AA13
nicht im Handel.

Arava 20 mg - Filmtabletten 13A02
(Z.Nr. EU/1/99/118/*) RP. P. Parallelimport. L04AA13
nicht im Handel.

Arava 100 mg - Filmtabletten 13A02
(Z.Nr. EU/1/99/118/*) RP. P. n.I. L04AA13
ZI: Sanofi-Aventis Deutschland, Frankfurt am Main, Deutschland
Z: 1 Filmtablette enthält: Leflunomid 100 mg, Tablettenkern: Maisstärke, Povidon, Crospovidon, Siliciumdioxid, hochdisperses, Magnesium stearat, Lactose monohydrat 138,42 mg; Filmüberzug: (entspr. Talkum) (entspr. Hypromellose) (entspr. Titandioxid) (entspr. Macrogol 8000).
PG: 3 ST RE2 (EKO: Y) [€ 61,70 n.I.]

Arca-Be - Dragees 54B05
(Z.Nr. 1-21190) RP. P. A11DB
ZI: Arcana Arzneimittel, Wien
Z: 1 überzogene Tablette enthält: Thiamin disulfid 100 mg (entspr. Vitamin B1), Pyridoxin hydrochlorid 200 mg (entspr. Vitamin B6), Cyanocobalamin 200 µg (entspr. Vitamin B12), Tablettenkern: Magnesium stearat, Methylcellulose, Natriumstärkeglykolat, Gelatine, Mannitol, Talkum, Glycerol, Siliciumdioxid, hochdisperses, Wasser, gereinigtes; Tablettenüberzug: (entspr. Montanglycolwachs) (entspr. Gelatine) (entspr. Methylcellulose) (entspr. Gummi arabisch) (entspr. Glycerol) (entspr. Povidon) (entspr. Calciumcarbonat) (entspr. Siliciumdioxid, hochdisperses) (entspr. Kaolin) (entspr. Titandioxid) (entspr. Talkum), Saccharose 133,22 mg.
EW: Vitamin B-Komplex.
AG: Neurologische Systemerkrankungen durch Vitamin B-Mangel.

DO: 1 (bis 3)mal tgl. 1 Dragee unzerkaut mit Flüssigkeit nach den Mahlzeiten.
Nicht für Personen unter 18 Jahren.
SST: Nutzen/Risiko-Abwägung.
NW: Überempfindlichkeit, Magen/Darm, bei Langzeitgabe Neuropathie.
WW: L-Dopa (Wirkung herabgesetzt). Inaktivierung durch 5-Fluorouracil.
WH: Vitamin B12 kann funikuläre Myelose oder perniziöse Anämie verschleiern.
PG: 20 ST (2) (EKO: G) [€ 2,80], 90 ST (EKO: G) [€ 10,55]

Archangelica - Salbe Weleda 13W
(Z.Nr. 3-37325) RP. P. V03AX
ZI: Weleda, Wien
Z: 10 g enthalten: Angelica archangelica, ethanol. Decoctum Urt. 3 g, Sesamöl, raffiniertes, Wollwachs 1,62 g, Wollwachsalkohole (entspr. Butylhydroxytoluol), Wachs, gelbes, Ethanol 96% (entspr. Gesamtethanolgehalt ca. 9 % (m/m)), Wasser, gereinigtes.
EW: Homöopathikum (anthroposophisch).
AG: Lymphknotenentzündung, Lymphatismus, begleitend bei Parotitis.
AA: Auf die Haut auftragen oder als Salbenverband.
DO: Personen ab 2 Jahren: 1-3mal tgl. anwenden.
SST: Vorsicht.
NW: Allergien, Steigerung der Lichtempfindlichkeit.
WH: Sonnenbäder und intensive UV-Bestrahlung meiden.
PG: 25 G * (EKO: N) [€ 21,50]

Arcoxia 30 mg - Filmtabletten 13B04
(Z.Nr. 1-27325) NR. P. M01AH05
ZI: Merck Sharp & Dohme, Haarlem, Niederlande
Z: 1 Filmtablette enthält: Etoricoxib 30 mg, Tablettenkern: Calciumhydrogenphosphat, Croscarmellose natrium, Magnesium stearat, Cellulose, mikrokristalline; Tablettenüberzug: Carnaubawachs, Lactose 1,3 mg (entspr. Lactose monohydrat), Hypromellose, Titandioxid, Triacetin, Eisenoxid gelb, Indigocarmin Aluminiumlack.
EW: Selektive COX2-Hemmer, antiphlogistisch.
AG: Arthrosen, rheumatoide Arthritis, akute Gichtarthritis, M. Bechterew, Schmerzen nach Zahnoperationen.
AA: Oral; rascherer Wirkungseintritt bei Einnahme ohne Nahrung.
DO: Arthrose: 1mal tgl. 30(-60) mg.
Rheumatoide Arthritis, M. Bechterew: 1mal tgl. 60(-90) mg.
Gichtarthritis: 1mal tgl. 120 mg über max. 8 Tage.
Dosisreduktion bei Leberschäden.
Nach Zahnoperationen: 1mal tgl. 90 mg über max. 3 Tage.
Nicht für Personen unter 16 Jahren.
GA: Peptische Ulcera und Blutungen, schwere Leberschäden, schwere Nierenschäden, Analgetika-Asthma, entzündliche Darmerkrankungen, Herzinsuffizienz (NYHA II-IV), unkontrollierte Hypertonie, ischämische oder zerebrovaskuläre Erkrankung.
SST: Gegenanzeige.
NW: Infektionen, ZNS, Sinnesorgane, Herzinsuffizienz, Hypertonie, Ödeme, Husten, Magen/Darm (gelegentlich Ulcera, Blutungen), Haut, Niere, Labor (Leber).
WW: Antikoagulantien, Diuretika, ACE-Hemmer (Niere), Acetylsalizylsäure (gastrointestinale Komplikationen), Cyclosporin, Tacrolimus (Niere), Lithium (Spiegel überwachen), Methotrexat.
WH: Kein Ersatz für Azetylsalizylsäure in der kardiovaskulären Prophylaxe.
Verordnung auf der Basis einer sorgfältigen Nutzen-Risiko-Abwägung.
Erhöhtes thrombotisches Risiko beachten. Blutdruck kontrollieren.
Auf schwerwiegende Hautreaktionen achten.
PG: 7 ST RE1 (EKO: Y) [€ 9,85], 28 ST RE1 (EKO: Y) [€ 34,95]

Arcoxia 60 mg - Filmtabletten 13B04
(Z.Nr. 1-24674) NR. P. M01AH05
ZI: Merck Sharp & Dohme, Haarlem, Niederlande
Z: 1 Filmtablette enthält: Etoricoxib 60 mg, Tablettenkern: Calciumhydrogenphosphat, Croscarmellose natrium, Magnesium stearat, Cellulose, mikrokristalline; Tablettenüberzug: Carnaubawachs, Lactose 2,7 mg (entspr. Lactose monohydrat), Hypromellose, Titandioxid, Triacetin, Eisenoxid gelb, Indigocarmin Aluminiumlack.
Kurzinformation: siehe Arcoxia 30 mg - Filmtabletten, → S. 121
PG: 7 ST RE1 (EKO: Y) [€ 9,85], 28 ST RE1 (EKO: Y) [€ 34,95]

Arcoxia 90 mg - Filmtabletten 13B04
(Z.Nr. 1-24675) NR. P. M01AH05
ZI: Merck Sharp & Dohme, Haarlem, Niederlande
Z: 1 Filmtablette enthält: Etoricoxib 90 mg, Tablettenkern: Calciumhydrogenphosphat, Croscarmellose natrium, Magnesium stearat, Cellulose, mikrokristalline; Tablettenüberzug: Carnaubawachs, Lactose 4 mg (entspr. Lactose monohydrat), Hypromellose, Titandioxid, Triacetin.
Kurzinformation: siehe Arcoxia 30 mg - Filmtabletten, → S. 121
PG: 7 ST RE1 (EKO: Y) [€ 11,40], 28 ST RE1 (EKO: Y) [€ 40,60]

Arcoxia 90 mg - Filmtabletten 13B04
(Z.Nr. 1-24675-P2) NR. P. Parallelimport. M01AH05
nicht im Handel.

Arcoxia 120 mg - Filmtabletten 13B04
(Z.Nr. 1-24676) NR. P. nicht im Handel. M01AH05

Ardeyhepan - Dragees 40Z01
(Z.Nr. 1-24698) RP. P. A05BA03
ZI: Ardeypharm, Herdecke/Ruhr, Deutschland
Z: 1 Dragee enthält: Mariendistelfrüchte-Trockenextrakt (20-35:1); Ethylacetat (Auszugsmittel) 162,5-250 mg (entspr. Silymarin 105 mg) (entspr. Silibinin) (entspr. Silybi mariani fructus), Calciumcarbonat, Gummi arabisch, Lactose 43,58 mg (entspr. Lactose monohydrat), Magnesium stearat, Butylmethacrylat-Copolymer, basisch, Montanglycolwachs, Carboxymethylstärke, Natriumsalz, Crospovidon, Stearinpalmitinsäure, Talkum, Titandioxid, Tragant, Farbstoffe (entspr. Chinolingelb) (entspr. Indigotin), Cellulose, mikrokristalline, Cellulosepulver, Siliciumdioxid, hochdisperses, Saccharose 157 mg, Rizinusöl, Glucose-Sirup, sprühgetrockneter (entspr. Glucose 87,5 mg).
EW: Lebertherapeutikum.
AG: Toxische Leberschäden, unterstützend bei chronisch-entzündlichen Lebererkrankungen und Leberzirrhose.
DO: 2mal tgl. 1-2 Dragees mit ausreichend Flüssigkeit einnehmen.
Nicht für Kinder.
SST: Nicht anwenden.
NW: Leicht laxierend.
WH: Alkohol meiden.
PG: 40 ST * (EKO: N) [€ 26,50]

Arefam 100 mg - Weichkapseln 29E02, 31H05
(Z.Nr. 1-31630) RP. P. nicht im Handel. G03DA04

Arefam 200 mg - Weichkapseln 29E02, 31H05
(Z.Nr. 1-31629) RP. P. G03DA04
ZI: Exeltis Germany, Ismaning, Deutschland
Z: 1 Weichkapsel enthält: Progesteron 200 mg, Färberdistelöl, raffiniert, Gelatine, Glycerol, Titandioxid.
EW: Gestagen.
AG: - Zyklusstörungen durch Progesteron-Insuffizienz (Lutealinsuffizienz).
- Zusatztherapie im Rahmen einer Östrogensubstitution in der Menopause bei intaktem Uterus.
AA: Oral.
DO: Lutealinsuffizienz: 200-300 mg in 1 oder 2 ED über 10 Tage pro Zyklus (17.-26. Tag), z.B. 200 mg als ED abends und bei Bedarf zusätzlich 100 mg am Morgen. Menopause: 1mal tgl. 200 mg vor dem Schlafengehen über mindestens 12-14 Tage pro Monat.
Kein relevanter Gebrauch bei Kindern und Jugendlichen.
GA: Schwere Lebererkrankungen, Leberzelltumore, Malignome der Brust oder der Genitalorgane, ungeklärte vaginale Blutungen, thromboembolische Erkrankungen, Hirnblutungen, Porphyrie.
SST: Keine Indikation.
NW: Änderungen im Menstruationszyklus, ZNS (Kopfschmerzen, Müdigkeit, Schwindel), Magen/Darm, Gelbsucht, Haut. Bei Kombinationstherapie auch
NW der Estrogene beachten.
WW: CYP450 3A4-Induktoren (z.B. Barbiturate, Antikonvulsiva, Rifampicin, Johanniskraut) verstärken Metabolismus der Gestagene. CYP450 3A4-Hemmer (z.B. Ketoconazol) können Bioverfügbarkeit von Progesteron erhöhen.
WH: Gründliche allgemeine und gynäkologische Untersuchung vor Therapiebeginn sowie regelmäßige Kontrolluntersuchungen. Vaginalblutungen vor Therapiebeginn abklären. Bei Leberschäden, akuten Sehstörungen oder starken Kopfschmerzen Therapie abbrechen. Verkehrshinweis.
PG: 15 ST (2) (EKO: G) [€ 9,25]

🐾 Arentor DC 250 mg - Suspension zur intramammären Anwendung für trockenstehende Kühe 801AC
(Z.Nr. 8-38463) NR. P. VNW. QJ51DB90
ZI: Univet, Cavan, Ireland
Z: 1 Injektor mit 3 g Suspension enthält: Cefalonium 250 mg (entspr. Cefaloniumdihydrat), Aluminium-hydroxid-distearat, Paraffin, dickflüssiges.
EW: Cephalosporin-Antibiotikum.
AG: Subklinische Mastitiden zum Zeitpunkt des Trockenstellens

und Infektionsprophylaxe während der Trockenstehzeit bei Milchkühen.
AA: Intramammär.
DO: Inhalt eines Injektors unmittelbar nach dem letzten Ausmelken in den Zitzenkanal jedes Euterviertels injizieren.
SST: Zur Anwendung im letzten Drittel der Trächtigkeit vorgesehen. Nicht während der Laktation anwenden.
NW: Sehr selten Überempfindlichkeit.
WW: Nicht mit bakteriostatischen Antibiotika anwenden.
VNW: Essbare Gewebe: 21 Tage. Milch: 96 Std. nach dem Abkalben, wenn Trockenstehperiode mehr als 54 Tage beträgt.
58 Tage nach der Behandlung, wenn Trockenstehperiode 54 Tage oder weniger beträgt.
PG: 20 ST VNW [€ 104,65]

Argatra 1 mg/ml - Infusionslösung 20B

(Z.Nr. 1-37129) RP. P. B01AE03
ZI: Mitsubishi Tanabe Pharma Deutschland, Düsseldorf, Deutschland
Z: 1 ml Infusionslösung enthält: Argatroban-1-Wasser 1 mg, Sorbitol 3 mg, Natriumchlorid 9 mg, Ethanol, wasserfrei 4 mg, Wasser für Injektionszwecke.
EW: Antithrombotikum (Thrombinhibitor).
AG: Antikoagulation bei heparininduzierter Thrombozytopenie Typ II.
AA: I.v. Infusion der gebrauchsfertigen Lösung.
DO: Initial 2 mcg/kg/min als Dauerinfusion. Kontrolle über aktivierte partielle Thromboplastinzeit (aPTT): Erwünschter Bereich =1,5-3,0faches des anfänglichen Basiswerts.
Maximaldosis 10 mcg/kg/min.
Behandlungsdauer max. 14 Tage. Bei geplanter Umstellung auf orale Antikoagulantien Argatra und Cumarine mindestens 5 Tage gleichzeitig geben. Keine Dosisempfehlung für Kinder und Jugendliche.
Details siehe Austria-Codex - Fachinformation
GA: Unkontrollierbare Blutungen, schwere Leberschäden.
SST: Strenge Indikationsstellung in der Schwangerschaft. Nicht stillen.
NW: Blutungskomplikationen, Anämie, Thrombosen, Magen/Darm, Haut (Purpura), Infektionen, ZNS, Auge, Ohr, Herz/Gefäße, Lunge, Leber, Niere, Labor.
WW: Andere Gerinnungshemmer.
WH: Vorsicht bei erhöhter Blutungsgefahr. Alle parenteralen Antikoagulantien vor Behandlungsbeginn absetzen. Vorsicht bei Leberschäden. Äthanolgehalt beachten. Kein spezifisches Antidot bekannt.
PG: 4 ST * (EKO: N) [€ 352,65]

Argatra Multidose 100 mg/ml - Konzentrat zur Herstellung einer Infusionslösung 20B

(Z.Nr. 1-29763) RP. P. B01AE03
ZI: Mitsubishi Tanabe Pharma Deutschland, Düsseldorf, Deutschland
Z: 1 ml Konzentrat enthält: Argatroban-1-Wasser 100 mg, Sorbitol, Ethanol, wasserfrei, Wasser für Injektionszwecke.
EW: Antithrombotikum (Thrombinhibitor).
AG: Antikoagulation bei heparininduzierter Thrombozytopenie Typ II.
AA: I.v. Infusion nach Verdünnung auf 1 mg/ml mit NaCl-, Glukose- oder Natriumlaktatlösung.
DO: Initial 2 mcg/kg/min als Dauerinfusion. Kontrolle über aktivierte partielle Thromboplastinzeit (aPTT): Erwünschter Bereich =1,5-3,0faches des anfänglichen Basiswerts.
Maximaldosis 10 mcg/kg/min.
Behandlungsdauer max. 14 Tage. Bei geplanter Umstellung auf orale Antikoagulantien Argatra und Cumarine mindestens 5 Tage gleichzeitig geben. Keine Dosisempfehlung für Kinder und Jugendliche.
Details siehe Austria-Codex - Fachinformation
GA: Unkontrollierbare Blutungen, schwere Leberschäden.
SST: Strenge Indikationsstellung in der Schwangerschaft. Nicht stillen.
NW: Blutungskomplikationen, Anämie, Thrombosen, Magen/Darm, Haut (Purpura), Infektionen, ZNS, Auge, Ohr, Herz/Gefäße, Lunge, Leber, Niere, Labor.
WW: Andere Gerinnungshemmer.
WH: Vorsicht bei erhöhter Blutungsgefahr. Alle parenteralen Antikoagulantien vor Behandlungsbeginn absetzen. Vorsicht bei Leberschäden. Äthanolgehalt beachten. Kein spezifisches Antidot bekannt.
PG: 1 ST * (EKO: N) [€ 440,80]

Argatroban Accord 1 mg/ml - Infusionslösung 20B

(Z.Nr. 1-37725) RP. P. B01AE03
ZI: Accord Healthcare, Utrecht, Niederlande
Z: 1 ml Infusionslösung enthält: Argatroban-1-Wasser 1 mg, Sorbitol, Natriumchlorid (entspr. Natrium 3,54 mg), Wasser für Injektionszwecke.
EW: Antithrombotikum; direkter Thrombininhibitor.
AG: Antikoagulation bei heparininduzierter Thrombozytopenie Typ II (HIT II).
AA: I.v. Infusion; Lösung ist gebrauchsfertig.
DO: Initial 2 mcg/kg/min als Dauerinfusion. Kontrolle über aktivierte partielle Thromboplastinzeit (aPTT): Erwünschter Bereich =1,5-3,0faches des anfänglichen Basiswerts.
Maximaldosis 10 mcg/kg/min.
Behandlungsdauer max. 14 Tage. Bei geplanter Umstellung auf orale Antikoagulantien Argatroban und Cumarine mindestens 5 Tage gleichzeitig geben. Keine Dosisempfehlung für Kinder und Jugendliche.
Details siehe Austria-Codex - Fachinformation
GA: Unkontrollierbare Blutungen, schwere Leberschäden.
SST: Strenge Indikationsstellung, nicht stillen.
NW: Blutungskomplikationen, Anämie, Thrombosen, Magen/Darm, Haut (Purpura), Infektionen, ZNS, Sehstörungen, Taubheit, Herz/Gefäße, Dyspnoe, Lungenembolie, Leber, Niere, Labor.
WW: Andere Gerinnungshemmer.
WH: Vorsicht bei erhöhter Blutungsgefahr. Alle parenteralen Antikoagulantien vor Behandlungsbeginn absetzen. Vorsicht bei Leberschäden. Kein spezifisches Antidot bekannt.
PG: 1 ST * (EKO: N) [€ 99,00]

Argentum nitricum comp. Wala - Globuli velati 22W, 50W, 52W
(Z.Nr. 3-35837) RPF. P. nicht im Handel. V03AX

Aricept 5 mg - Filmtabletten 49E01

(Z.Nr. 1-22056) RP. P. N06DA02
ZI: Pfizer Corporation Austria, Wien
Z: 1 Filmtablette enthält: Donepezil hydrochlorid 5 mg (entspr. Donepezil 4,56 mg), Tablettenkern: Lactose 87,17 mg (entspr. Lactose monohydrat), Maisstärke, Cellulose, mikrokristalline, Hydroxypropylcellulose, Magnesium stearat; Filmüberzug: Talkum, Macrogol, Hypromellose, Titandioxid.
EW: Cholinesterasehemmer.
AG: Leichte und mittelschwere Demenz vom Alzheimer-Typ.
AA: Einmal tgl. (abends unmittelbar vor dem Zubettgehen) oral.
DO: TD initial 5 mg, bei Bedarf nach 1 Monat auf 10 mg erhöhen. MTD 10 mg.
Für Kinder und Jugendliche nicht empfohlen.
SST: Nicht anwenden.
NW: Magen/Darm, Müdigkeit, Muskelkrämpfe, Leber, ZNS (abnormale Träume), Malignes Neuroleptisches Syndrom, Herzrhythmusstörungen (Bradykardie), Haut.
WW: Cholinergika und Anticholinergika, Beta-Blocker (Reizleitungssystem), Muskelrelaxantien vom Succinylcholintyp verstärkt.
WH: Verkehrshinweis. Vorsicht bei Asthma, Sick Sinus Syndrom, Magen/Darm-Ulcera, Krämpfen.
Bei unerklärlichen Leberschäden absetzen.
PG: 7 ST RE2 (2) (EKO: Y) [€ 6,40], 28 ST RE2 (EKO: Y) [€ 23,95]

Aricept 10 mg - Filmtabletten 49E01

(Z.Nr. 1-22057) RP. P. N06DA02
ZI: Pfizer Corporation Austria, Wien
Z: 1 Filmtablette enthält: Donepezil hydrochlorid 10 mg (entspr. Donepezil 9,12 mg), Tablettenkern: Lactose 174,33 mg (entspr. Lactose monohydrat), Maisstärke, Cellulose, mikrokristalline, Hydroxypropylcellulose, Magnesium stearat; Filmüberzug: Talkum, Macrogol, Hypromellose, Titandioxid, Eisenoxid gelb.
Kurzinformation: siehe Aricept 5 mg - Filmtabletten, → S. 122
PG: 28 ST RE2 (2) (EKO: Y) [€ 45,45]

Aricept 10 mg - Filmtabletten 49E01

(Z.Nr. 1-22057-P1) RP. P. Parallelimport. N06DA02
V: Eurim-Pharm, Salzburg
Z: 1 Filmtablette enthält: Donepezil hydrochlorid 10 mg (entspr. Donepezil 9,12 mg), Tablettenkern: Lactose 174,33 mg (entspr. Lactose monohydrat), Maisstärke, Cellulose, mikrokristalline, Hydroxypropylcellulose, Magnesium stearat; Filmüberzug: Talkum, Macrogol, Hypromellose, Titandioxid, Eisenoxid gelb.
PG: 28 ST RE2 (2) (EKO: Y) [€ 44,50]

Aricept 10 mg - Filmtabletten 49E01

(Z.Nr. 1-22057-P2) RP. P. Parallelimport. N06DA02
V: Orifarm, Leverkusen, Deutschland
Z: 1 Filmtablette enthält: Donepezil hydrochlorid 10 mg (entspr. Donepezil 9,12 mg), Tablettenkern: Lactose 174,33 mg (entspr. Lactose monohydrat), Maisstärke, Cellulose, mikrokristalline, Hydroxypropylcellulose, Magnesium stearat; Filmüberzug: Talkum, Macrogol, Hypromellose, Titandioxid, Eisenoxid gelb.
PG: 28 ST RE2 (2) (EKO: Y) [€ 44,50]

Aricept Evess 5 mg - Schmelztabletten 49E01
(Z.Nr. 1-26553) RP. P. nicht im Handel. N06DA02

Aricept Evess 10 mg - Schmelztabletten 49E01
(Z.Nr. 1-26554) RP. P. nicht im Handel. N06DA02

Aridya 2 mg -Tabletten

29D04, 31H05
(Z.Nr. 1-39310) RP. P. G03DB08

ZI: Aristo Pharma, Berlin, Deutschland
Z: 1 Tablette enthält: Dienogest 2 mg, Magnesium stearat, Maisstärke, Cellulose, mikrokristalline, Povidon K25, Maisstärke, vorverkleistert.
EW: Gestagen.
AG: Endometriose.
AA: Oral möglichst zur gleichen Tageszeit einnehmen.
DO: 1 Tablette täglich ohne Unterbrechung. Nicht für Mädchen vor der Menarche. Nicht zur Kontrazeption geeignet.
GA: Venöse thromboembolische Erkrankungen, arterielle und kardiovaskuläre Erkrankungen, zerebrovaskulärer Insult, Diabetes mit Gefäßbeteiligung, schwere Leberschäden einschl. Lebertumore, sexualhormonabhängige Malignome, nicht abgeklärte vaginale Blutungen.
SST: Nicht anwenden.
NW: Blutungsstörungen, Veränderungen des menstruellen Blutungsmusters, Kopfschmerzen, Migräne, Libidoverlust, Chloasma, Brustbeschwerden, Depressionen, Schlafstörungen, Akne, Alopezie, Gewichtszunahme oder Gewichtsabnahme, Magen/Darm, Schmerzen, Ödeme.
WW: Beeinflussung des Metabolismus von Gestagenen durch CYP3A4-Induktoren und -Hemmer. Beeinflussung von Laboruntersuchungen.
WH: Hormonelle Kontrazeption vor Therapiebeginn absetzen. Vorsicht bei Extrauteringravidität in der Anamnese, Osteoporose, Diabetes, Depressionen. Bei Rezidiven von cholestatischem Ikterus oder Pruritus Behandlung absetzen. Blutdruck kontrollieren. Erhöhtes Risiko für venöse Thromboembolien beachten. Leicht erhöhtes Brustkrebsrisiko beachten. Ausreichend Kalzium und Vitamin D zuführen.
PG: 28 ST (3) (EKO: G) [€ 8,30]

Arikayce liposomal 590 mg - Dispersion für einen Vernebler

34H02
(Z.Nr. EU/1/20/1469/*) NR. P. E. J01GB06

ZI: Insmed Netherlands, Utrecht, Niederlande
Z: 1 Durchstechflasche enthält: Amikacin, liposomal 590 mg (entspr. → ca. 312 mg abgegebene Dosis), Cholesterol, Colfosceril palmitat, Natriumchlorid, Natriumhydroxid zur pH-Wert-Einstellung, Wasser für Injektionszwecke.
EW: Aminoglykosid-Antibiotikum.
AG: Lungeninfektionen durch nicht-tuberkulöse Mykobakterien (NTM) bei Erwachsenen mit begrenzten Behandlungsoptionen (ohne zystische Fibrose).
AA: Zur Inhalation ausschließlich mit dem Lamira Inhalationssystem.
DO: 1mal tgl. 590 mg (= 1 Durchstechflasche). Keine Daten an Kindern und Jugendlichen.
GA: Schwere Nierenschäden, Sojaallergie.
SST: Nicht anwenden.
NW: Dysphonie, Husten, Dyspnoe, Hämoptoe, Schmerzen im Oropharynx, Überempfindlichkeit (Anaphylaxie), Magen/Darm, Myalgie, Arthralgie, Bronchospasmus, allergische Alveolitis und Pneumonitis, Exazerbationen der Grunderkrankungen der Lunge, Niere, Ototoxizität (Taubheit, Tinnitus), neuromuskuläre Störungen.
WW: Gegenanzeige: Andere Aminoglykoside. Nicht empfohlen: Andere Arzneimitteln mit neurotoxischem, nephrotoxischem oder ototoxischem Potential (z.B. Furosemid, Mannitol i.v.).
WH: Bei Myasthenie nicht empfohlen. Kontrollen: Hör- und Gleichgewichtssinn, Niere. Verkehrshinweis.
PG: 28 ST * (EKO: R) [€ 15.085,85]

Arileto 5 mg - Tabletten

49B06
(Z.Nr. 1-36576) NR. P. N05AX12

ZI: G.L. Pharma, Lannach
Z: 1 Tablette enthält: Aripiprazol 5 mg, Lactose monohydrat 42,84 mg, Cellulose, mikrokristalline, Hydroxypropylcellulose, Maisstärke, Crospovidon Typ A, Siliciumdioxid, hochdisperses (entspr. Aerosil 200), Magnesium stearat, Indigocarmin Aluminiumlack.
EW: Antipsychotikum.
AG: Schizophrenie, manische Episoden der Bipolar I Störung, Prävention neuer manischer Episoden.
AA: Oral.
DO: Schizophrenie: Initiale TD 10 oder 15 mg, Erhaltungsdosis 15 (10-30) mg/Tag.
Jugendliche ab 15 Jahren: TD initial 2 mg für 2 Tage, 5 mg für weitere 2 Tage, dann 10 mg.
Manische Episoden (einschließlich Prävention bei Erwachsenen): Initial 1mal tgl. 15 mg; MTD 30 mg.
Jugendliche ab 13 Jahren: TD 2 mg für 2 Tage, 5 mg für weitere 2 Tage, dann 10 mg über max. 12 Wochen möglich.
SST: Nutzen/Risiko-Abwägung, nicht stillen. Bei Neugeborenen extrapyramidale Symptome und/oder Absetzerscheinungen bei Exposition im 3. Trimenon möglich.
NW: ZNS, Psyche, verschwommenes Sehen, Tachykardie, QT-Verlängerung, Hypotonie, Magen/Darm, Leber, Niere, Kopfschmerzen, Asthenie, extrapyramidale Symptome, Serotoninsyndrom, Stürze, Gewichtszunahme, Diabetes, Überempfindlichkeit, Dystonie.
WW: Vorsicht: Chinidin, Ketoconazol (Aripiprazol-Dosis reduzieren), Carbamazepin (Aripiprazol-Dosis verdoppeln), Stimulanzien, serotonerge Substanzen (Serotoninsyndrom).
WH: Auf Spätdyskinesien, malignes neuroleptisches Syndrom, Hyperglykämie, zerebrovaskuläre Ereignisse, venöse Thromboembolien, Krampfanfälle achten. Verkehrshinweis.
PG: 10 ST * (EKO: N) [€ 29,50], 30 ST * (EKO: N) [€ 82,60]

Arileto 10 mg - Tabletten

49B06
(Z.Nr. 1-36577) NR. P. N05AX12

ZI: G.L. Pharma, Lannach
Z: 1 Tablette enthält: Aripiprazol 10 mg, Lactose monohydrat 40,26 mg, Cellulose, mikrokristalline, Hydroxypropylcellulose, Maisstärke, Crospovidon Typ A, Siliciumdioxid, hochdisperses (entspr. Aerosil 200), Magnesium stearat, Pigmentmischung PB-24880 Pink (entspr. Eisenoxid rot) (entspr. Lactose monohydrat).
Kurzinformation: siehe Arileto 5 mg - Tabletten, → S. 123
PG: 10 ST (EKO: G) [€ 26,05], 30 ST (2) (EKO: G) [€ 72,90]

Arileto 15 mg - Tabletten

49B06
(Z.Nr. 1-36578) NR. P. N05AX12

ZI: G.L. Pharma, Lannach
Z: 1 Tablette enthält: Aripiprazol 15 mg, Lactose monohydrat 59,89 mg, Cellulose, mikrokristalline, Hydroxypropylcellulose, Maisstärke, Crospovidon Typ A, Siliciumdioxid, hochdisperses (entspr. Aerosil 200), Magnesium stearat, Pigmentmischung PB-52290 gelb (entspr. Eisenoxid gelb) (entspr. Lactose monohydrat).
Kurzinformation: siehe Arileto 5 mg - Tabletten, → S. 123
PG: 10 ST (EKO: G) [€ 26,05], 30 ST (2) (EKO: G) [€ 72,90]

Arileto 30 mg - Tabletten

49B06
(Z.Nr. 1-36579) NR. P. N05AX12

ZI: G.L. Pharma, Lannach
Z: 1 Tablette enthält: Aripiprazol 30 mg, Lactose monohydrat 120,77 mg, Cellulose, mikrokristalline, Hydroxypropylcellulose, Maisstärke, Crospovidon Typ A, Siliciumdioxid, hochdisperses (entspr. Aerosil 200), Magnesium stearat, Pigmentmischung PB-24880 Pink (entspr. Eisenoxid rot) (entspr. Lactose monohydrat).
Kurzinformation: siehe Arileto 5 mg - Tabletten, → S. 123
PG: 10 ST (EKO: G) [€ 26,05], 30 ST (2) (EKO: G) [€ 72,90]

Arimidex 1 mg - Filmtabletten

55D04
(Z.Nr. 1-21490) NR. P. L02BG03

ZI: AstraZeneca Österreich, Wien
Z: 1 Filmtablette enthält: Anastrozol 1 mg, Lactose monohydrat 93 mg, Povidon K29-32, Poly(O-carboxymethyl)stärke-Natrium Salz, Magnesium stearat, Hypromellose, Macrogol 300, Titandioxid.
EW: Aromatasehemmer.
AG: - Behandlung von Hormonrezeptor-positivem fortgeschrittenem Brustkrebs bei postmenopausalen Frauen.
- Adjuvante Behandlung von postmenopausalen Frauen mit Hormonrezeptor-positivem frühem invasivem Brustkrebs.
- Adjuvante Behandlung von frühem invasivem Brustkrebs bei Hormonrezeptor-positiven postmenopausalen Frauen, die 2-3 Jahre lang adjuvant Tamoxifen erhalten haben.
AA: Oral.
DO: 1mal tgl. 1 Tablette. Behandlungsdauer bei früher Form 5 Jahre.
Für Kinder und Jugendliche nicht empfohlen.
SST: Gegenanzeige.
NW: Hitzewallungen, Asthenie, Kopfschmerzen, Übelkeit, Ausschlag, Alopezie, Durchfall, Erbrechen, Somnolenz, Leberenzymanstiege, Scheidentrockenheit, vaginale Blutungen, Anorexie, Reduktion der Knochendichte.
WW: Östrogen-haltige Therapien (antagonistisch). Nicht gleichzeitig mit Tamoxifen anwenden.
WH: Bei prämenopausalen Frauen nicht anwenden. Vorsicht bei Nieren- oder Leberschäden. Knochendichte messen. Bei Wachs-

tumshormonmangel bei Jungen und Mädchen nicht zusätzlich zur Wachstumshormongabe anwenden. Verkehrshinweis.
PG: 30 ST (2) (EKO: G) [€ 39,60]

Aripiprazol Accord 5 mg - Tabletten 49B06
(Z.Nr. EU/1/15/1045/*) NR. P. N05AX12
ZI: Accord Healthcare, Barcelona, Spanien
Z: 1 Tablette enthält: Aripiprazol 5 mg, Lactose 63 mg (entspr. Lactose monohydrat), Cellulose, mikrokristalline, Maisstärke, Hyprolose, Magnesium stearat, Indigocarmin-Aluminiumsalz.
EW: Antipsychotikum.
AG: Schizophrenie, manische Episoden der Bipolar I Störung, Prävention neuer manischer Episoden.
AA: Oral.
DO: Schizophrenie: Initiale TD 10 oder 15 mg, Erhaltungsdosis 15 (10-30) mg/Tag.
Jugendliche ab 15 Jahren: TD initial 2 mg für 2 Tage, 5 mg für weitere 2 Tage, dann 10 mg.
Manische Episoden (einschließlich Prävention bei Erwachsenen): Initial 1mal tgl. 15 mg; MTD 30 mg.
Jugendliche ab 13 Jahren: TD 2 mg für 2 Tage, 5 mg für weitere 2 Tage, dann 10 mg über max. 12 Wochen möglich.
SST: Nutzen/Risiko-Abwägung, nicht stillen. Bei Neugeborenen extrapyramidale Symptome und/oder Absetzerscheinungen bei Exposition im 3. Trimenon möglich.
NW: ZNS, Psyche, verschwommenes Sehen, Tachykardie, QT-Verlängerung, Hypotonie, Magen/Darm, Leber, Niere, Kopfschmerzen, Asthenie, extrapyramidale Symptome, Serotoninsyndrom, Gewichtszunahme, Diabetes, Überempfindlichkeit, Dystonie, Stürze.
WW: Vorsicht: Chinidin, Ketoconazol (Aripiprazol-Dosis reduzieren), Carbamazepin (Aripiprazol-Dosis verdoppeln), Stimulanzien, serotonerge Substanzen (Serotoninsyndrom).
WH: Auf Spätdyskinesien, malignes neuroleptisches Syndrom, Hyperglykämie, zerebrovaskuläre Ereignisse, venöse Thromboembolien, Krampfanfälle achten. Verkehrshinweis.
PG: 14 ST * (EKO: N) [€ 18,35], 28 ST * (EKO: N) [€ 31,75]

Aripiprazol Accord 10 mg - Tabletten 49B06
(Z.Nr. EU/1/15/1045/*) NR. P. N05AX12
ZI: Accord Healthcare, Barcelona, Spanien
Z: 1 Tablette enthält: Aripiprazol 10 mg, Lactose 59 mg (entspr. Lactose monohydrat), Cellulose, mikrokristalline, Maisstärke, Hyprolose, Magnesium stearat, Eisen(III)-oxid.
Kurzinformation: siehe Aripiprazol Accord 5 mg - Tabletten, → S. 124
PG: 14 ST (EKO: G) [€ 31,00], 28 ST (2) (EKO: G) [€ 59,85]

Aripiprazol Accord 15 mg - Tabletten 49B06
(Z.Nr. EU/1/15/1045/*) NR. P. N05AX12
ZI: Accord Healthcare, Barcelona, Spanien
Z: 1 Tablette enthält: Aripiprazol 15 mg, Lactose 88 mg (entspr. Lactose monohydrat), Cellulose, mikrokristalline, Maisstärke, Hyprolose, Magnesium stearat, Eisen(III)-hydroxid-oxid x H2O.
Kurzinformation: siehe Aripiprazol Accord 5 mg - Tabletten, → S. 124
PG: 14 ST (EKO: G) [€ 31,00], 28 ST (2) (EKO: G) [€ 59,85]

Aripiprazol Accord 30 mg - Tabletten 49B06
(Z.Nr. EU/1/15/1045/*) NR. P. N05AX12
ZI: Accord Healthcare, Barcelona, Spanien
Z: 1 Tablette enthält: Aripiprazol 30 mg, Lactose 177 mg (entspr. Lactose monohydrat), Cellulose, mikrokristalline, Maisstärke, Hyprolose, Magnesium stearat, Eisen(III)-oxid.
Kurzinformation: siehe Aripiprazol Accord 5 mg - Tabletten, → S. 124
PG: 14 ST (EKO: G) [€ 31,00], 28 ST (2) (EKO: G) [€ 59,85]

Aripiprazol Accord Healthcare 5 mg - Tabletten 49B06
(Z.Nr. 1-36285) NR. P. n.l. N05AX12
ZI: Accord Healthcare, Utrecht, Niederlande
Z: 1 Tablette enthält: Aripiprazol 5 mg, Cellulose, mikrokristalline, Lactose monohydrat 27,9 mg, Maisstärke, Hydroxypropylcellulose, Magnesium stearat.
PG: 30 ST * (EKO: N) [€ 80,25 n.l.]

Aripiprazol Accord Healthcare 10 mg - Tabletten 49B06
(Z.Nr. 1-36286) NR. P. n.l. N05AX12
ZI: Accord Healthcare, Utrecht, Niederlande
Z: 1 Tablette enthält: Aripiprazol 10 mg, Cellulose, mikrokristalline, Lactose monohydrat 55,8 mg, Maisstärke, Hydroxypropylcellulose, Magnesium stearat.
PG: 14 ST * (EKO: N) [€ 32,30 n.l.], 30 ST * (EKO: N) [€ 74,30 n.l.]

Aripiprazol Accord Healthcare 15 mg - Tabletten 49B06
(Z.Nr. 1-36287) NR. P. n.l. N05AX12
ZI: Accord Healthcare, Utrecht, Niederlande
Z: 1 Tablette enthält: Aripiprazol 15 mg, Cellulose, mikrokristalline, Lactose monohydrat 83,7 mg, Maisstärke, Hydroxypropylcellulose, Magnesium stearat.
PG: 14 ST (EKO: G) [€ 31,70 n.l.], 30 ST (2) (EKO: G) [€ 72,95 n.l.]

Aripiprazol Accord Healthcare 30 mg - Tabletten 49B06
(Z.Nr. 1-36288) NR. P. n.l. N05AX12
ZI: Accord Healthcare, Utrecht, Niederlande
Z: 1 Tablette enthält: Aripiprazol 30 mg, Cellulose, mikrokristalline, Lactose monohydrat 167,4 mg, Maisstärke, Hydroxypropylcellulose, Magnesium stearat.
PG: 14 ST (EKO: G) [€ 31,70 n.l.], 30 ST (2) (EKO: G) [€ 72,95 n.l.]

Aripiprazol Aristo 10 mg - Tabletten 49B06
(Z.Nr. 1-36316) NR. P. N05AX12
ZI: Aristo Pharma, Berlin, Deutschland
Z: 1 Tablette enthält: Aripiprazol 10 mg, Carboxymethylstärke, Natrium (entspr. Natrium < 1 mmol) (entspr. → < 23 mg), Cellulose, mikrokristalline, Lactose monohydrat 66,5 mg, Hydroxypropylcellulose, Magnesium stearat, Eisenoxid rot.
Kurzinformation: siehe Aripiprazol Accord 5 mg - Tabletten, → S. 124
PG: 10 ST (EKO: G) [€ 26,05], 30 ST (2) (EKO: G) [€ 72,90]

Aripiprazol Aristo 15 mg - Tabletten 49B06
(Z.Nr. 1-36317) NR. P. N05AX12
ZI: Aristo Pharma, Berlin, Deutschland
Z: 1 Tablette enthält: Aripiprazol 15 mg, Carboxymethylstärke, Natrium (entspr. Natrium < 1 mmol) (entspr. → < 23 mg), Cellulose, mikrokristalline, Lactose monohydrat 99,8 mg, Hydroxypropylcellulose, Magnesium stearat, Eisenoxid gelb.
Kurzinformation: siehe Aripiprazol Accord 5 mg - Tabletten, → S. 124
PG: 10 ST (EKO: G) [€ 26,05], 30 ST (2) (EKO: G) [€ 72,90]

Aripiprazol G.L. 5 mg - Tabletten 49B06
(Z.Nr. 1-36501) NR. P. N05AX12
ZI: G.L. Pharma, Lannach
Z: 1 Tablette enthält: Aripiprazol 5 mg, Lactose monohydrat 42,84 mg, Maisstärke, Cellulose, mikrokristalline, Hydroxypropylcellulose, Crospovidon Typ A, Siliciumdioxid, hochdisperses, Magnesium stearat, Indigocarmin Aluminiumlack.
EW: Antipsychotikum.
AG: Schizophrenie, manische Episoden der Bipolar I Störung, Prävention neuer manischer Episoden.
AA: Oral.
DO: Schizophrenie: Initiale TD 10 oder 15 mg, Erhaltungsdosis 15 (10-30) mg/Tag.
Jugendliche ab 15 Jahren: TD initial 2 mg für 2 Tage, 5 mg für weitere 2 Tage, dann 10 mg.
Manische Episoden (einschließlich Prävention bei Erwachsenen): Initial 1mal tgl. 15 mg; MTD 30 mg.
Jugendliche ab 13 Jahren: TD 2 mg für 2 Tage, 5 mg für weitere 2 Tage, dann 10 mg über max. 12 Wochen möglich.
SST: Nutzen/Risiko-Abwägung in der Schwangerschaft. Bei Neugeborenen extrapyramidale Symptome und/oder Absetzerscheinungen bei Exposition im 3. Trimenon möglich. Nicht stillen.
NW: ZNS, Psyche (Unruhe, Depression, Impulskontrollstörungen), verschwommenes Sehen, Tachykardie, QT-Verlängerung, Hypotonie, Magen/Darm, Leber, Niere, Kopfschmerzen, Asthenie, extrapyramidale Symptome, Serotoninsyndrom, Gewichtszunahme, Diabetes, Überempfindlichkeit, Dystonie, Dysphagie, Stürze.
WW: Vorsicht: Chinidin, Ketoconazol (Aripiprazol-Dosis reduzieren), Carbamazepin (Aripiprazol-Dosis verdoppeln), Stimulanzien, serotonerge Substanzen (Serotoninsyndrom).
WH: Vorsicht bei QT- Verlängerung. Auf Spätdyskinesien, malignes neuroleptisches Syndrom, Hyperglykämie, zerebrovaskuläre Ereignisse, venöse Thromboembolien, Krampfanfälle, suizidales Verhalten achten. Verkehrshinweis.
PG: 10 ST * (EKO: N) [€ 29,50], 30 ST * (EKO: N) [€ 82,60 n.l.]

Aripiprazol G.L. 10 mg - Tabletten 49B06
(Z.Nr. 1-36502) NR. P. n.l. N05AX12
ZI: G.L. Pharma, Lannach
Z: 1 Tablette enthält: Aripiprazol 10 mg, Lactose monohydrat 40,26 mg, Maisstärke, Cellulose, mikrokristalline, Hydroxypropylcellulose, Crospovidon Typ A, Siliciumdioxid, hochdisperses, Magnesium stearat, Eisenoxid rot.
PG: 10 ST (EKO: G) [€ 26,05 n.l.], 30 ST (2) (EKO: G) [€ 72,90 n.l.]

Aripiprazol G.L. 15 mg - Tabletten 49B06
(Z.Nr. 1-36503) NR. P. N05AX12

ZI: G.L. Pharma, Lannach
Z: 1 Tablette enthält: Aripiprazol 15 mg, Lactose monohydrat 59,89 mg, Maisstärke, Cellulose, mikrokristalline, Hydroxypropylcellulose, Crospovidon Typ A, Siliciumdioxid, hochdisperses, Magnesium stearat, Eisenoxid gelb.
Kurzinformation: siehe Aripiprazol G.L. 5 mg - Tabletten, → S. 124
PG: 10 ST (EKO: G) [€ 26,05 n.l.], 30 ST (2) (EKO: G) [€ 72,90]

Aripiprazol G.L. 30 mg - Tabletten 49B06
(Z.Nr. 1-36504) NR. P. N05AX12
ZI: G.L. Pharma, Lannach
Z: 1 Tablette enthält: Aripiprazol 30 mg, Lactose monohydrat 120,77 mg, Maisstärke, Cellulose, mikrokristalline, Hydroxypropylcellulose, Crospovidon Typ A, Siliciumdioxid, hochdisperses, Magnesium stearat, Eisenoxid rot.
Kurzinformation: siehe Aripiprazol G.L. 5 mg - Tabletten, → S. 124
PG: 10 ST (EKO: G) [€ 26,05 n.l.], 30 ST (2) (EKO: G) [€ 72,90]

Aripiprazol Genericon 5 mg - Tabletten 49B06
(Z.Nr. 1-36341) NR. P. N05AX12
ZI: Genericon Pharma, Graz
Z: 1 Tablette enthält: Aripiprazol 5 mg, Carboxymethylstärke, Natriumsalz, Cellulose, mikrokristalline, Lactose monohydrat 33,3 mg, Hydroxypropylcellulose, Magnesium stearat.
EW: Antipsychotikum.
AG: Schizophrenie, manische Episoden der Bipolar I Störung, Prävention neuer manischer Episoden.
AA: Oral.
DO: Schizophrenie: Initiale TD 10 oder 15 mg, Erhaltungsdosis 15 (10-30) mg/Tag.
Jugendliche ab 15 Jahren: TD initial 2 mg für 2 Tage, 5 mg für weitere 2 Tage, dann 10 mg.
Manische Episoden (einschließlich Prävention bei Erwachsenen): Initial 1mal tgl. 15 mg; MTD 30 mg.
Jugendliche ab 13 Jahren: TD 2 mg für 2 Tage, 5 mg für weitere 2 Tage, dann 10 mg über max. 12 Wochen möglich.
SST: Nutzen/Risiko-Abwägung, nicht stillen. Bei Neugeborenen extrapyramidale Symptome und/oder Absetzerscheinungen bei Exposition im 3. Trimenon möglich.
NW: Psyche (pathologische Spielsucht, Impulskontrollstörungen), verschwommenes Sehen, Tachykardie, QT-Verlängerung, Hypotonie, Magen/Darm, Leber, Niere, Kopfschmerzen, Asthenie, extrapyramidale Symptome, Serotoninsyndrom, Gewichtszunahme, Diabetes, Überempfindlichkeit, Dystonie, Stürze.
WW: Vorsicht: Chinidin, Ketoconazol (Aripiprazol-Dosis reduzieren), Carbamazepin (Aripiprazol-Dosis verdoppeln), Stimulanzien, serotonerge Substanzen (Serotoninsyndrom).
WH: Auf Spätdyskinesien, malignes neuroleptisches Syndrom, Hyperglykämie, zerebrovaskuläre Ereignisse, venöse Thromboembolien, Krampfanfälle achten. Verkehrshinweis.
PG: 20 ST * (EKO: N) [€ 49,45]

Aripiprazol Genericon 10 mg - Tabletten 49B06
(Z.Nr. 1-36340) NR. P. N05AX12
ZI: Genericon Pharma, Graz
Z: 1 Tablette enthält: Aripiprazol 10 mg, Carboxymethylstärke, Natriumsalz, Cellulose, mikrokristalline, Lactose monohydrat 66,5 mg, Hydroxypropylcellulose, Magnesium stearat, Eisenoxid rot.
Kurzinformation: siehe Aripiprazol Genericon 5 mg - Tabletten, → S. 125
PG: 10 ST (EKO: G) [€ 26,60], 30 ST (2) (EKO: G) [€ 77,85]

Aripiprazol Genericon 15 mg - Tabletten 49B06
(Z.Nr. 1-36342) NR. P. N05AX12
ZI: Genericon Pharma, Graz
Z: 1 Tablette enthält: Aripiprazol 15 mg, Carboxymethylstärke, Natriumsalz, Cellulose, mikrokristalline, Lactose monohydrat 99,8 mg, Hydroxypropylcellulose, Magnesium stearat, Eisenoxid gelb.
Kurzinformation: siehe Aripiprazol Genericon 5 mg - Tabletten, → S. 125
PG: 10 ST (EKO: G) [€ 26,60], 30 ST (2) (EKO: G) [€ 77,85]

Aripiprazol Genericon 30 mg - Tabletten 49B06
(Z.Nr. 1-36343) NR. P. N05AX12
ZI: Genericon Pharma, Graz
Z: 1 Tablette enthält: Aripiprazol 30 mg, Carboxymethylstärke, Natriumsalz, Cellulose, mikrokristalline, Lactose monohydrat 199,5 mg, Hydroxypropylcellulose, Magnesium stearat, Eisenoxid rot.
Kurzinformation: siehe Aripiprazol Genericon 5 mg - Tabletten, → S. 125
PG: 10 ST (EKO: G) [€ 26,60], 30 ST (2) (EKO: G) [€ 78,40]

Aripiprazol Krka 5 mg - Tabletten 49B06
(Z.Nr. 1-35957) NR. P. N05AX12
ZI: Krka, Novo Mesto, Slowenien
Z: 1 Tablette enthält: Aripiprazol 5 mg, Lactose 29,94 mg (entspr. Lactose monohydrat), Cellulose, mikrokristalline, Maisstärke, Hyprolose, Indigocarmin-Aluminiumsalz, Magnesium stearat.
Kurzinformation: siehe Aripiprazol Accord 5 mg - Tabletten, → S. 124
PG: 14 ST * (EKO: N) [€ 35,95], 30 ST * (EKO: N) [€ 74,30]

Aripiprazol Krka 10 mg - Tabletten 49B06
(Z.Nr. 1-35958) NR. P. N05AX12
ZI: Krka, Novo Mesto, Slowenien
Z: 1 Tablette enthält: Aripiprazol 10 mg, Lactose 60 mg (entspr. Lactose monohydrat), Cellulose, mikrokristalline, Maisstärke, Hyprolose, Eisenoxid rot, Magnesium stearat.
Kurzinformation: siehe Aripiprazol Accord 5 mg - Tabletten, → S. 124
PG: 14 ST (EKO: G) [€ 35,30], 30 ST (2) (EKO: G) [€ 72,95]

Aripiprazol Krka 15 mg - Tabletten 49B06
(Z.Nr. 1-35959) NR. P. N05AX12
ZI: Krka, Novo Mesto, Slowenien
Z: 1 Tablette enthält: Aripiprazol 15 mg, Lactose 89,83 mg (entspr. Lactose monohydrat), Cellulose, mikrokristalline, Maisstärke, Hyprolose, Eisenoxid gelb, Magnesium stearat.
Kurzinformation: siehe Aripiprazol Accord 5 mg - Tabletten, → S. 124
PG: 14 ST (EKO: G) [€ 35,30], 30 ST (2) (EKO: G) [€ 72,95]

Aripiprazol Krka 30 mg - Tabletten 49B06
(Z.Nr. 1-35960) NR. P. N05AX12
ZI: Krka, Novo Mesto, Slowenien
Z: 1 Tablette enthält: Aripiprazol 30 mg, Lactose 180,01 mg (entspr. Lactose monohydrat), Cellulose, mikrokristalline, Maisstärke, Hyprolose, Eisenoxid rot, Magnesium stearat.
Kurzinformation: siehe Aripiprazol Accord 5 mg - Tabletten, → S. 124
PG: 14 ST (EKO: G) [€ 35,30], 30 ST (2) (EKO: G) [€ 72,95]

Aripiprazol Mylan Pharma 5 mg - Tabletten 49B06
(Z.Nr. EU/1/15/1005/*) NR. P. nicht im Handel. N05AX12

Aripiprazol Mylan Pharma 10 mg - Tabletten 49B06
(Z.Nr. EU/1/15/1005/*) NR. P. nicht im Handel. N05AX12

Aripiprazol Mylan Pharma 15 mg - Tabletten 49B06
(Z.Nr. EU/1/15/1005/*) NR. P. nicht im Handel. N05AX12

Aripiprazol Mylan Pharma 30 mg - Tabletten 49B06
(Z.Nr. EU/1/15/1005/*) NR. P. nicht im Handel. N05AX12

Aripiprazol neuraxpharm 5 mg - Tabletten 49B06
(Z.Nr. 1-39339) NR. P. N05AX12
ZI: neuraxpharm, Langenfeld, Deutschland
Z: 1 Tablette enthält: Aripiprazol 5 mg, Lactose monohydrat 45,34 mg (entspr. Lactose 43,07 mg), Cellulose, mikrokristalline, Maisstärke, Hydroxypropylcellulose, Crospovidon Typ A, Siliciumdioxid, hochdisperses, Magnesium stearat (pflanzlich).
Kurzinformation: siehe Aripiprazol Accord 5 mg - Tabletten, → S. 124
PG: 14 ST * (EKO: N) [€ 18,15], 28 ST * (EKO: N) [€ 31,55]

Aripiprazol neuraxpharm 10 mg - Tabletten 49B06
(Z.Nr. 1-39340) NR. P. N05AX12
ZI: neuraxpharm, Langenfeld, Deutschland
Z: 1 Tablette enthält: Aripiprazol 10 mg, Lactose monohydrat 40,34 mg (entspr. Lactose 38,32 mg), Cellulose, mikrokristalline, Maisstärke, Hydroxypropylcellulose, Crospovidon Typ A, Siliciumdioxid, hochdisperses, Magnesium stearat (pflanzlich).
Kurzinformation: siehe Aripiprazol Accord 5 mg - Tabletten, → S. 124
PG: 14 ST (EKO: G) [€ 31,00], 28 ST (2) (EKO: G) [€ 59,85]

Aripiprazol neuraxpharm 15 mg - Tabletten 49B06
(Z.Nr. 1-39341) NR. P. N05AX12
ZI: neuraxpharm, Langenfeld, Deutschland
Z: 1 Tablette enthält: Aripiprazol 15 mg, Lactose monohydrat 60,51 mg (entspr. Lactose 57,48 mg), Cellulose, mikrokristalline, Maisstärke, Hydroxypropylcellulose, Crospovidon Typ A, Siliciumdioxid, hochdisperses, Magnesium stearat (pflanzlich).
Kurzinformation: siehe Aripiprazol Accord 5 mg - Tablet-

ten, → S. 124
PG: 14 ST (EKO: G) [€ 31,00], 28 ST (2) (EKO: G) [€ 59,85]

Aripiprazol neuraxpharm 30 mg - Tabletten 49B06
(Z.Nr. 1-39342) NR. P. N05AX12
ZI: neuraxpharm, Langenfeld, Deutschland
Z: 1 Tablette enthält: Aripiprazol 30 mg, Lactose monohydrat 121,02 mg (entspr. Lactose 114,96 mg), Cellulose, mikrokristalline, Maisstärke, Hydroxypropylcellulose, Crospovidon Typ A, Siliciumdioxid, hochdisperses, Magnesium stearat (pflanzlich).
Kurzinformation: siehe Aripiprazol Accord 5 mg - Tabletten, → S. 124
PG: 14 ST (EKO: G) [€ 31,00], 28 ST (2) (EKO: G) [€ 59,85]

Aripiprazol +pharma 5 mg - Tabletten 49B06
(Z.Nr. 1-37242) NR. P. nicht im Handel. N05AX12

Aripiprazol +pharma 10 mg - Tabletten 49B06
(Z.Nr. 1-37243) NR. P. N05AX12
ZI: +pharma Arzneimittel, Graz
Z: 1 Tablette enthält: Aripiprazol 10 mg, Carboxymethylstärke, Natrium (entspr. Natrium < 1 mmol) (entspr. → < 23 mg), Cellulose, mikrokristalline, Lactose monohydrat 66,5 mg, Hydroxypropylcellulose, Eisenoxid rot, Magnesium stearat.
Kurzinformation: siehe Aripiprazol Genericon 5 mg - Tabletten, → S. 125
PG: 10 ST (EKO: G) [€ 23,65], 30 ST (2) (EKO: G) [€ 65,00]

Aripiprazol +pharma 15 mg - Tabletten 49B06
(Z.Nr. 1-37244) NR. P. N05AX12
ZI: +pharma Arzneimittel, Graz
Z: 1 Tablette enthält: Aripiprazol 15 mg, Carboxymethylstärke, Natrium (entspr. Natrium < 1 mmol) (entspr. → < 23 mg), Cellulose, mikrokristalline, Lactose monohydrat 99,75 mg, Hydroxypropylcellulose, Eisenoxid gelb, Magnesium stearat.
Kurzinformation: siehe Aripiprazol Genericon 5 mg - Tabletten, → S. 125
PG: 10 ST (EKO: G) [€ 23,65], 30 ST (2) (EKO: G) [€ 65,00]

Aripiprazol +pharma 30 mg - Tabletten 49B06
(Z.Nr. 1-37245) NR. P. N05AX12
ZI: +pharma Arzneimittel, Graz
Z: 1 Tablette enthält: Aripiprazol 30 mg, Carboxymethylstärke, Natrium (entspr. Natrium < 1 mmol) (entspr. → < 23 mg), Cellulose, mikrokristalline, Lactose monohydrat 199,5 mg, Hydroxypropylcellulose, Eisenoxid rot, Magnesium stearat.
Kurzinformation: siehe Aripiprazol Genericon 5 mg - Tabletten, → S. 125
PG: 10 ST (EKO: G) [€ 23,65], 30 ST (2) (EKO: G) [€ 65,00]

Aripiprazol ratiopharm 10 mg - Schmelztabletten 49B06
(Z.Nr. 1-36212) NR. P. N05AX12
ZI: Teva, Haarlem, Niederlande
Z: 1 Schmelztablette enthält: Aripiprazol 10 mg, Cellulose, mikrokristalline, Cellulose, mikrokristallin, silifiziert, Eisenoxid rot, Carmellose, Crospovidon Typ B, Xylitol, Aspartam 3 mg, Acesulfam kalium, Weinsäure, Ananas-Aroma (entspr. Aromastoffe, naturident) (entspr. Geschmackstoffe, natürliche) (entspr. Maltodextrin) (entspr. Triacetin), Magnesium stearat.
Kurzinformation: siehe Aripiprazol Accord 5 mg - Tabletten, → S. 124
PG: 10 ST (2) (EKO: G) [€ 26,10], 30 ST (2) (EKO: G) [€ 73,05]

Aripiprazol ratiopharm 15 mg - Schmelztabletten 49B06
(Z.Nr. 1-36213) NR. P. N05AX12
ZI: Teva, Haarlem, Niederlande
Z: 1 Schmelztablette enthält: Aripiprazol 15 mg, Cellulose, mikrokristalline, Cellulose, mikrokristallin, silifiziert, Eisenoxid gelb, Carmellose, Crospovidon Typ B, Xylitol, Aspartam 4,5 mg, Acesulfam kalium, Weinsäure, Ananas-Aroma (entspr. Aromastoffe, naturident) (entspr. Geschmackstoffe, natürliche) (entspr. Maltodextrin) (entspr. Triacetin), Magnesium stearat.
Kurzinformation: siehe Aripiprazol Accord 5 mg - Tabletten, → S. 124
PG: 10 ST (2) (EKO: G) [€ 26,10], 30 ST (2) (EKO: G) [€ 73,05 n.l.]

Aripiprazol ratiopharm 10 mg - Tabletten 49B06
(Z.Nr. 1-36051) NR. P. N05AX12
ZI: Teva, Haarlem, Niederlande
Z: 1 Tablette enthält: Aripiprazol 10 mg, Lactose 59 mg (entspr. Lactose monohydrat), Cellulose, mikrokristalline, Maisstärke, Eisenoxid rot, Hyprolose, Croscarmellose natrium, Magnesium stearat.
EW: Antipsychotikum.
AG: Schizophrenie, manische Episoden der Bipolar I Störung, Prävention neuer manischer Episoden.
AA: Oral.
DO: Schizophrenie: Initiale TD 10 oder 15 mg, Erhaltungsdosis 15 (10-30) mg/Tag.
Jugendliche ab 15 Jahren: TD initial 2 mg für 2 Tage, 5 mg für weitere 2 Tage, dann 10 mg.
Manische Episoden (einschließlich Prävention bei Erwachsenen): Initial 1mal tgl. 15 mg; MTD 30 mg.
Jugendliche ab 13 Jahren: TD 2 mg für 2 Tage, 5 mg für weitere 2 Tage, dann 10 mg über max. 12 Wochen möglich.
SST: Nutzen/Risiko-Abwägung. Bei Neugeborenen extrapyramidale Symptome und/oder Absetzerscheinungen bei Exposition im 3. Trimenon möglich.
NW: ZNS, Psyche, verschwommenes Sehen, Tachykardie, QT-Verlängerung, Hypotonie, Magen/Darm, Leber, Niere, Kopfschmerzen, Asthenie, extrapyramidale Symptome, Serotoninsyndrom, Gewichtszunahme, Diabetes, Überempfindlichkeit, Dystonie, Stürze.
WW: Vorsicht: Chinidin, Ketoconazol (Aripiprazol-Dosis reduzieren), Carbamazepin (Aripiprazol-Dosis verdoppeln), Stimulanzien, serotonerge Substanzen (Serotoninsyndrom).
WH: Auf Spätdyskinesien, malignes neuroleptisches Syndrom, Hyperglykämie, zerebrovaskuläre Ereignisse, venöse Thromboembolien, Krampfanfälle achten. Verkehrshinweis.
PG: 10 ST (2) (EKO: G) [€ 26,05], 30 ST (2) (EKO: G) [€ 72,90]

Aripiprazol ratiopharm 15 mg - Tabletten 49B06
(Z.Nr. 1-36052) NR. P. N05AX12
ZI: Teva, Haarlem, Niederlande
Z: 1 Tablette enthält: Aripiprazol 15 mg, Lactose 88,5 mg (entspr. Lactose monohydrat), Cellulose, mikrokristalline, Maisstärke, Eisenoxid gelb, Hyprolose, Croscarmellose natrium, Magnesium stearat.
Kurzinformation: siehe Aripiprazol ratiopharm 10 mg - Tabletten, → S. 126
PG: 10 ST (2) (EKO: G) [€ 26,05], 30 ST (2) (EKO: G) [€ 72,90]

Aripiprazol ratiopharm 20 mg - Tabletten 49B06
(Z.Nr. 1-36053) NR. P. N05AX12
ZI: Teva, Haarlem, Niederlande
Z: 1 Tablette enthält: Aripiprazol 20 mg, Lactose 118 mg (entspr. Lactose monohydrat), Cellulose, mikrokristalline, Maisstärke, Hyprolose, Croscarmellose natrium, Magnesium stearat.
Kurzinformation: siehe Aripiprazol ratiopharm 10 mg - Tabletten, → S. 126
PG: 10 ST (2) (EKO: G) [€ 26,05], 30 ST (2) (EKO: G) [€ 72,90]

Aripiprazol ratiopharm 30 mg - Tabletten 49B06
(Z.Nr. 1-36054) NR. P. N05AX12
ZI: Teva, Haarlem, Niederlande
Z: 1 Tablette enthält: Aripiprazol 30 mg, Lactose 177 mg (entspr. Lactose monohydrat), Cellulose, mikrokristalline, Maisstärke, Eisenoxid rot, Hyprolose, Croscarmellose natrium, Magnesium stearat.
Kurzinformation: siehe Aripiprazol ratiopharm 10 mg - Tabletten, → S. 126
PG: 10 ST (2) (EKO: G) [€ 26,05], 30 ST (2) (EKO: G) [€ 72,90]

Aripiprazol Sandoz 5 mg - Tabletten 49B06
(Z.Nr. EU/1/15/1029/*) NR. P. N05AX12
ZI: Sandoz, Kundl
Z: 1 Tablette enthält: Aripiprazol 5 mg, Lactose monohydrat 71,02 mg, Maisstärke, Cellulose, mikrokristalline, Hyprolose, Magnesium stearat, Indigocarmin-Aluminiumsalz.
Kurzinformation: siehe Aripiprazol Accord 5 mg - Tabletten, → S. 124
PG: 14 ST * (EKO: N) [€ 6,10]

Aripiprazol Sandoz 10 mg - Tabletten 49B06
(Z.Nr. EU/1/15/1029/*) NR. P. N05AX12
ZI: Sandoz, Kundl
Z: 1 Tablette enthält: Aripiprazol 10 mg, Lactose monohydrat 65,97 mg, Maisstärke, Cellulose, mikrokristalline, Hyprolose, Magnesium stearat, Eisen(III)-oxid.
Kurzinformation: siehe Aripiprazol Accord 5 mg - Tabletten, → S. 124
PG: 10 ST (EKO: G) [€ 26,05], 30 ST (2) (EKO: G) [€ 72,90]

Aripiprazol Sandoz 15 mg - Tabletten 49B06
(Z.Nr. EU/1/15/1029/*) NR. P. N05AX12
ZI: Sandoz, Kundl
Z: 1 Tablette enthält: Aripiprazol 15 mg, Lactose monohydrat 97,75 mg, Maisstärke, Cellulose, mikrokristalline, Hyprolose, Magnesium stearat, Eisen(III)-hydroxid-oxid x H2O.

Kurzinformation: siehe Aripiprazol Accord 5 mg - Tabletten, → S. 124
PG: 10 ST (EKO: G) [€ 26,05], 30 ST (2) (EKO: G) [€ 78,40]

Aripiprazol Sandoz 20 mg - Tabletten 49B06
(Z.Nr. EU/1/15/1029/*) NR. P. nicht im Handel. N05AX12

Aripiprazol Sandoz 30 mg - Tabletten 49B06
(Z.Nr. EU/1/15/1029/*) NR. P. N05AX12
ZI: Sandoz, Kundl
Z: 1 Tablette enthält: Aripiprazol 30 mg, Lactose monohydrat 196,5 mg, Maisstärke, Cellulose, mikrokristalline, Hyprolose, Magnesium stearat, Eisen(III)-oxid.
Kurzinformation: siehe Aripiprazol Accord 5 mg - Tabletten, → S. 124
PG: 10 ST (EKO: G) [€ 26,05], 30 ST (2) (EKO: G) [€ 78,40]

Aripiprazol Stada 5 mg - Tabletten 49B06
(Z.Nr. 1-36473) NR. P. nicht im Handel. N05AX12

Aripiprazol Stada 10 mg - Tabletten 49B06
(Z.Nr. 1-36474) NR. P. N05AX12
ZI: Stada Arzneimittel, Wien
Z: 1 Tablette enthält: Aripiprazol 10 mg, Mannitol, Maltodextrin, Cellulose, mikrokristalline, Crospovidon Typ B, Natriumhydrogencarbonat, Weinsäure, Siliciumdioxid, hochdisperses, Saccharin natrium (entspr. Natrium 0,49 mg), Vanille Sahne Aroma (entspr. Aromastoff) (entspr. Aromastoffe, natürlich) (entspr. Lactose 2,058 mg) (entspr. Magnesium carbonat, basisch), Magnesium stearat, Eisenoxid rot.
Kurzinformation: siehe Aripiprazol Accord 5 mg - Tabletten, → S. 124
PG: 14 ST (EKO: G) [€ 31,25], 28 ST (2) (EKO: G) [€ 60,60]

Aripiprazol Stada 15 mg - Tabletten 49B06
(Z.Nr. 1-36475) NR. P. N05AX12
ZI: Stada Arzneimittel, Wien
Z: 1 Tablette enthält: Aripiprazol 15 mg, Mannitol, Maltodextrin, Cellulose, mikrokristalline, Crospovidon Typ B, Natriumhydrogencarbonat, Weinsäure, Siliciumdioxid, hochdisperses, Saccharin natrium (entspr. Natrium 0,74 mg), Vanille Sahne Aroma (entspr. Aromastoff) (entspr. Aromastoffe, natürlich) (entspr. Lactose 3,087 mg) (entspr. Magnesium carbonat, basisch), Magnesium stearat, Eisenoxid gelb.
Kurzinformation: siehe Aripiprazol Accord 5 mg - Tabletten, → S. 124
PG: 14 ST (EKO: G) [€ 31,25], 28 ST (2) (EKO: G) [€ 60,60]

Aripiprazol Stada 30 mg - Tabletten 49B06
(Z.Nr. 1-36476) NR. P. N05AX12
ZI: Stada Arzneimittel, Wien
Z: 1 Tablette enthält: Aripiprazol 30 mg, Mannitol, Maltodextrin, Cellulose, mikrokristalline, Crospovidon Typ B, Natriumhydrogencarbonat, Weinsäure, Siliciumdioxid, hochdisperses, Saccharin natrium (entspr. Natrium 1,47 mg), Vanille Sahne Aroma (entspr. Aromastoff) (entspr. Aromastoffe, natürlich) (entspr. Lactose 6,174 mg) (entspr. Magnesium carbonat, basisch), Magnesium stearat, Eisenoxid rot.
Kurzinformation: siehe Aripiprazol Accord 5 mg - Tabletten, → S. 124
PG: 14 ST (EKO: G) [€ 31,25], 28 ST (2) (EKO: G) [€ 60,60]

Aripiprazol Zentiva 10 mg - Schmelztabletten 49B06
(Z.Nr. EU/1/15/1009/*) NR. P. nicht im Handel. N05AX12

Aripiprazol Zentiva 15 mg - Schmelztabletten 49B06
(Z.Nr. EU/1/15/1009/*) NR. P. nicht im Handel. N05AX12

Aripiprazol Zentiva 30 mg - Schmelztabletten 49B06
(Z.Nr. EU/1/15/1009/*) NR. P. nicht im Handel. N05AX12

Aripiprazol Zentiva 5 mg - Tabletten 49B06
(Z.Nr. EU/1/15/1009/*) NR. P. nicht im Handel. N05AX12

Aripiprazol Zentiva 10 mg - Tabletten 49B06
(Z.Nr. EU/1/15/1009/*) NR. P. nicht im Handel. N05AX12

Aripiprazol Zentiva 15 mg - Tabletten 49B06
(Z.Nr. EU/1/15/1009/*) NR. P. nicht im Handel. N05AX12

Aripiprazol Zentiva 30 mg - Tabletten 49B06
(Z.Nr. EU/1/15/1009/*) NR. P. nicht im Handel. N05AX12

Aristocor 10 mg/ml - Injektionslösung 30C04
(Z.Nr. 1-20061) RP. P. C01BC04
ZI: Meda Pharma, Wien
Z: 1 ml Injektionslösung enthält: Flecainid acetat 10 mg, Essigsäure 99%, Natriumacetat 14,85 mg, Wasser für Injektionszwecke.
EW: Antiarrhythmikum I c.
AG: Schwere supraventrikuläre und ventrikuläre tachykarde Arrhythmien.
AA: Langsame (5 min) i.v. Injektion. Verdünnung nur mit chloridfreier Glukose- oder Laevuloselösung (5%ig).
DO: Akut 1 mg/kg KG, ev. zusätzlich 0,5 mg/kg KG 1-2mal nach jeweils 15-20 min unter laufender EKG- und Blutdruckkontrolle.
Mehrtägige Behandlung: TD 200-400 mg, bei Patienten mit Dosierungseinschränkung (siehe Austria-Codex - Fachinformation) nur 200 (-300) mg. Fortsetzung oral.
Nicht für Kinder.
GA: Herzinsuffizienz, Zustand nach Myokardinfarkt bei asymptomatischen Tachykardien, kardiogener Schock, schwere bradykarde Rhythmusstörungen, Brugada-Syndrom, Vorhofflimmern, SA-Block ohne Schrittmacher, Sinusknotensydrom, Bradykardie/Tachykardie-Syndrom, AV-Block 2. und 3. Grades, Schenkelblock, Klappenfehler.
SST: Sorgfältige Nutzen/Risiko-Abwägung.
NW: Herz/Kreislauf (Herzinsuffizienz, Veränderungen des Herzrhythmus, Torsade de pointes), Haut, ZNS, Auge, Magen/Darm, Leber, Lunge, Blutbild.
WW: Gegenanzeige: Andere Antiarrhythmika der Klasse I. Nicht empfohlen: Mizolastin, Terfenadin, Proteasehemmer.
Vorsicht: Propranolol (additiv negativ inotrop), Cimetidin (Flecainid-Dosis reduzieren), Verapamil, Sotalol verstärkt; Amiodaron. QT-verlängernde Substanzen. CYP2D6-Hemmer (z.B. Antidepressiva, Neuroleptika) oder -Induktoren (z.B. Phenytoin, Carbamazepin), Bupropion, Herzglykoside.
WH: Vorsicht bei Nieren-, Leberschäden, langsamen Metabolisierern, akutem Vorhofflimmern nach Herzoperationen, Herzschrittmacher, gleichzeitiger Gabe von Amiodaron oder Cimetidin. Einstellung nur stationär. Plasmaspiegel bestimmen (therapeutisch 200-1000 ng/ml). Proarrhythmogene Wirkung (mit gehäuften Todesfällen) möglich. Herzinsuffizienz, Elektrolytstörungen kompensieren. Kontrollen: Blutbild, Labor, Auge (Hornhautablagerungen). Verkehrshinweis.
PG: 5 ST * (EKO: N) [€ 41,40]

Aristocor 100 mg - Tabletten 30C04
(Z.Nr. 1-20057) RP. P. C01BC04
ZI: Meda Pharma, Wien
Z: 1 Tablette enthält: Flecainid acetat 100 mg, Croscarmellose natrium 10 mg, Baumwollsamenöl, hydriert, Magnesium stearat, Maisstärke, vorverkleistert, Cellulose, mikrokristalline.
EW: Antiarrhythmikum I c.
AG: Schwere supraventrikuläre und ventrikuläre tachykarde Herzrhythmusstörungen.
AA: Unzerkaut zu oder nach den Mahlzeiten mit Flüssigkeit einnehmen.
DO: Supraventrikuläre Störungen: TD initial 2mal 50 mg, dann 200 mg; MTD 300 mg.
Ventrikuläre Störungen: TD 2mal 100 mg, MTD 300-400 mg.
Niedrige Dosen bei Dosierungseinschränkungen (siehe Austria-Codex - Fachinformation).
Nicht für Kinder.
GA: Herzinsuffizienz, Zustand nach Myokardinfarkt bei asymptomatischen Tachykardien, kardiogener Schock, schwere bradykarde Rhythmusstörungen, Brugada-Syndrom, Vorhofflimmern, SA-Block ohne Schrittmacher, Sinusknotensydrom, Bradykardie/Tachykardie-Syndrom, AV-Block 2. und 3. Grades, Schenkelblock, Klappenfehler.
SST: Sorgfältige Nutzen/Risiko-Abwägung.
NW: Herz/Kreislauf (Herzinsuffizienz, Veränderungen des Herzrhythmus, Torsade de pointes), Haut, ZNS, Auge, Magen/Darm, Leber, Lunge, Blutbild.
WW: Gegenanzeige: Andere Antiarrhythmika der Klasse I. Nicht empfohlen: Mizolastin, Terfenadin, Proteasehemmer.
Vorsicht: Propranolol (additiv negativ inotrop), Cimetidin (Flecainid-Dosis reduzieren), Verapamil, Sotalol verstärkt; Amiodaron. QT-verlängernde Substanzen. CYP2D6-Hemmer (z.B. Antidepressiva, Neuroleptika) oder -Induktoren (z.B. Phenytoin, Carbamazepin), Bupropion, Herzglykoside.
WH: Vorsicht bei Nieren-, Leberschäden, langsamen Metabolisierern, akutem Vorhofflimmern nach Herzoperationen, Herzschrittmacher, gleichzeitiger Gabe von Amiodaron oder Cimetidin. Einstellung nur stationär. Plasmaspiegel bestimmen (therapeutisch 200-1000 ng/ml). Proarrhythmogene Wirkung (mit gehäuften Todesfällen) möglich. Herzinsuffizienz, Elektrolytstörungen

kompensieren. Kontrollen: Blutbild, Labor, Auge (Hornhautablagerungen). Verkehrshinweis.
PG: 20 ST (2) (EKO: G) [€ 16,70], 50 ST (EKO: G) [€ 34,10]

Arixil vet 5 mg - Filmtabletten für Hunde und Katzen 821E
(Z.Nr. 8-38589) RP. P. nicht im Handel. QC09AA07

Arixil vet 20 mg - Filmtabletten für Hunde 821E
(Z.Nr. 8-38590) RP. P. nicht im Handel. QC09AA07

Arixtra 1,5 mg/0,3 ml - Injektionslösung, Fertigspritze 20A03

(Z.Nr. EU/1/02/206/*) NR. P. B01AX05
ZI: Aspen Pharma, Dublin, Irland
Z: 1 Fertigspritze mit 0,3 ml enthält: Fondaparinux natrium 1,5 mg, Natriumchlorid 23 mg, Wasser für Injektionszwecke, Salzsäure, Natriumhydroxid.
EW: Antithrombotikum. Selektiver Inhibitor des aktivierten Faktors X (Xa).
AG: Prophylaxe venöser thromboembolischer Ereignisse (VTE)
- bei größeren orthopädischen Eingriffen an den unteren Extremitäten
- oder größeren abdominalen Eingriffen
- oder bei internistischen Patienten mit erhöhtem VTE-Risiko und bei Immobilisation wegen einer akuten Erkrankung.
Therapie akuter oberflächlicher Venenthrombosen der unteren Extremitäten ohne begleitende tiefe Venenthrombose.
AA: S.c.
DO: **Prophylaxe von VTE:** 1mal tgl. 2,5 mg über 5-9 Tage, nach Hüftfrakturoperation über weitere 24 Tage; Anfangsdosis 6 Std. nach Beendigung des chirurgischen Eingriffs. Bei internistischen Patienten 1mal tgl. 2,5 mg über 6-14 Tage.
Akute oberflächliche Venenthrombosen: 1mal tgl. 2,5 mg über mindestens 30 bis max. 45 Tage (Selbstinjektion möglich).
Für Kinder und Jugendliche nicht empfohlen.
GA: Aktive Blutungen, akute bakterielle Endokarditis, schwere Nierenschäden.
SST: Nutzen/Risiko-Abwägung, nicht stillen.
NW: Blutungen, Anämie, Thrombozythämie, ZNS, Blutdruckabfall, Magen/Darm, Leber, Haut, Ödeme, Allergien (einschl. Angioödeme), tachykarde Rhythmusstörungen.
WW: Arzneimittel mit verstärkter Blutungsneigung.
WH: Vorsicht bei erhöhtem Blutungsrisiko, älteren Patienten, Körpergewicht unter 50 kg, schweren Leberschäden, Heparin-induzierter Thrombozytopenie. Thrombozytenkontrolle. Bei Fortführung der Prophylaxe mit Heparin (NMH) erste Injektion 1 Tag nach der letzten Fondaparinux-Gabe. Nadelschutz der Fertigspritze enthält Naturkautschuk (Vorsicht bei Latexallergie).
PG: 7 ST * (EKO: N) [€ 120,90]

Arixtra 2,5 mg/0,5 ml - Injektionslösung, Fertigspritze 20A03

(Z.Nr. EU/1/02/206/*) NR. P. B01AX05
ZI: Aspen Pharma, Dublin, Irland
Z: 1 Fertigspritze zu 0,5 ml enthält: Fondaparinux natrium 2,5 mg, Natriumchlorid 23 mg, Wasser für Injektionszwecke, Salzsäure, Natriumhydroxid.
EW: Antithrombotikum. Selektiver Inhibitor des aktivierten Faktors X (Xa).
AG: Prophylaxe venöser thromboembolischer Ereignisse (VTE)
- bei größeren orthopädischen Eingriffen an den unteren Extremitäten
- oder größeren abdominalen Eingriffen
- oder bei internistischen Patienten mit erhöhtem VTE-Risiko und bei Immobilisation wegen einer akuten Erkrankung.
Behandlung der instabilen Angina pectoris oder des Myokardinfarkts ohne ST-Hebung (IA/NSTEMI) bei dringendem invasivem Eingriff (PCI)
Behandlung des Myokardinfarkts mit ST-Hebung (STEMI) bei Thrombolysetherapie oder keiner anderen Reperfusionstherapie
Therapie akuter oberflächlicher Venenthrombosen der unteren Extremitäten ohne begleitende tiefe Venenthrombose.
AA: S.c., i.v. (nur erste Dosis bei STEMI).
DO: Prophylaxe von VTE: 1mal tgl. 2,5 mg über 5-9 Tage, nach Hüftfrakturoperation über weitere 24 Tage; Anfangsdosis 6 Std. nach Beendigung des chirurgischen Eingriffs. Bei internistischen Patienten 1mal tgl. 2,5 mg über 6-14 Tage.
Instabile Angina pectoris, IA/NSTEMI, STEMI: 1mal tgl. 2,5 mg s.c. (erste Dosis bei STEMI i.v.) über max. 8 Tage. Nicht innerhalb von 24 Std. vor Bypassoperation geben; 48 Std. postoperativ Therapie wieder beginnen.
Akute oberflächliche Venenthrombosen: 1mal tgl. 2,5 mg über mindestens 30 bis max. 45 Tage (Selbstinjektion möglich).
Für Kinder und Jugendliche nicht empfohlen.
GA: Aktive Blutungen, akute bakterielle Endokarditis, schwere Nierenschäden.
SST: Nutzen/Risiko-Abwägung, nicht stillen.
NW: Blutungen, Anämie, Thrombozythämie, ZNS, Blutdruckabfall, Magen/Darm, Leber, Haut, Ödeme, Allergien (einschl. Angioödeme), tachykarde Rhythmusstörungen.
WW: Arzneimittel mit verstärkter Blutungsneigung.
WH: Vorsicht bei erhöhtem Blutungsrisiko, älteren Patienten, Körpergewicht unter 50 kg, schweren Leberschäden, Heparin-induzierter Thrombozytopenie. Thrombozytenkontrolle. Bei Fortführung der Prophylaxe mit Heparin (NMH) erste Injektion 1 Tag nach der letzten Fondaparinux-Gabe. Nadelschutz der Fertigspritze enthält Naturkautschuk (Vorsicht bei Latexallergie).
PG: 10 ST RE1 (EKO: Y) [€ 83,15]

Arixtra 2,5 mg/0,5 ml - Injektionslösung, Fertigspritze 20A03
(Z.Nr. EU/1/02/206/*) NR. P. Parallelimport. B01AX05
nicht im Handel.

Arixtra 2,5 mg/0,5 ml - Injektionslösung, Fertigspritze 20A03

(Z.Nr. EU/1/02/206/*) NR. P. Parallelimport. B01AX05
V: Orifarm, Leverkusen, Deutschland
Z: 1 Fertigspritze zu 0,5 ml enthält: Fondaparinux natrium 2,5 mg, Natriumchlorid 23 mg, Wasser für Injektionszwecke, Salzsäure, Natriumhydroxid.
PG: 10 ST RE1 (EKO: Y) [€ 81,50]

Arixtra 5 mg/0,4 ml - Injektionslösung, Fertigspritze 20A03

(Z.Nr. EU/1/02/206/*) NR. P. B01AX05
ZI: Aspen Pharma, Dublin, Irland
Z: 1 Fertigspritze zu 0,4 ml enthält: Fondaparinux natrium 5 mg, Natriumchlorid 23 mg, Wasser für Injektionszwecke, Salzsäure, Natriumhydroxid.
EW: Antithrombotikum. Selektiver Inhibitor des aktivierten Faktors X (Xa).
AG: Therapie tiefer Venenthrombosen, Therapie von Lungenembolien (außer bei hämodynamischer Instabilität oder Notwendigkeit einer Thrombolyse oder einer pulmonalen Embolektomie).
AA: S.c., nicht i.m..
DO: Patienten unter 50 kg KG: 1mal tgl. 5 mg.
Patienten von 50-100 kg KG: 1mal tgl. 7,5 mg.
Patienten über 100 kg KG: 1mal tgl. 10 mg.
Behandlungsdauer mindestens 5 Tage, meist 7(-10) Tage.
Nicht für Personen unter 17 Jahren.
GA: Aktive Blutungen, akute bakterielle Endokarditis, schwere Nierenschäden.
SST: Nutzen/Risiko-Abwägung, nicht stillen.
NW: Blutungen, Anämie, Thrombozythämie, ZNS, Blutdruckabfall, Magen/Darm, Leber, Haut, Ödeme, Allergien (einschl. Angioödeme), tachykarde Rhythmusstörungen.
WW: Arzneimittel mit verstärkter Blutungsneigung.
WH: Vorsicht bei erhöhtem Blutungsrisiko, älteren Patienten, Körpergewicht unter 50 kg, schweren Leberschäden, Heparin-induzierter Thrombozytopenie. Thrombozytenkontrolle. Bei Fortführung der Prophylaxe mit Heparin (NMH) erste Injektion 1 Tag nach der letzten Fondaparinux-Gabe. Nadelschutz der Fertigspritze enthält Naturkautschuk (Vorsicht bei Latexallergie).
PG: 7 ST * (EKO: N) [€ 201,40]

Arixtra 5 mg/0,4 ml - Injektionslösung, Fertigspritze 20A03
(Z.Nr. EU/1/02/206/*) NR. P. Parallelimport. B01AX05
nicht im Handel.

Arixtra 5 mg/0,4 ml - Injektionslösung, Fertigspritze 20A03
(Z.Nr. EU/1/02/206/*) NR. P. Parallelimport. B01AX05
nicht im Handel.

Arixtra 7,5 mg/0,6 ml - Injektionslösung, Fertigspritze 20A03

(Z.Nr. EU/1/02/206/*) NR. P. B01AX05
ZI: Aspen Pharma, Dublin, Irland
Z: 1 Fertigspritze zu 0,6 ml enthält: Fondaparinux natrium 7,5 mg, Natriumchlorid 23 mg, Wasser für Injektionszwecke, Salzsäure, Natriumhydroxid.
Kurzinformation: siehe Arixtra 5 mg/0,4 ml - Injektionslösung, Fertigspritze, → S. 128
PG: 7 ST * (EKO: N) [€ 228,00]

Arixtra 7,5 mg/0,6 ml - Injektionslösung, Fertigspritze 20A03
(Z.Nr. EU/1/02/206/*) NR. P. Parallelimport. B01AX05
nicht im Handel.

Arixtra 7,5 mg/0,6 ml - Injektionslösung, Fertigspritze 20A03

(Z.Nr. EU/1/02/206/*) NR. P. Parallelimport. B01AX05

V: Haemato Pharm, Schönefeld, Deutschland
Z: 1 Fertigspritze zu 0,6 ml enthält: Fondaparinux natrium 7,5 mg, Natriumchlorid 23 mg, Wasser für Injektionszwecke, Salzsäure, Natriumhydroxid.
PG: 7 ST * (EKO: N) [€ 223,45]

Arixtra 10 mg/0,8 ml - Injektionslösung, Fertigspritze 20A03
(Z.Nr. EU/1/02/206/*) NR. P. B01AX05
ZI: Aspen Pharma, Dublin, Irland
Z: 1 Fertigspritze zu 0,8 ml enthält: Fondaparinux natrium 10 mg, Natriumchlorid 23 mg, Wasser für Injektionszwecke, Salzsäure, Natriumhydroxid.
Kurzinformation: siehe Arixtra 5 mg/0,4 ml - Injektionslösung, Fertigspritze, → S. 128
PG: 7 ST * (EKO: N) [€ 228,00]

Arixtra 10 mg/0,8 ml - Injektionslösung, Fertigspritze 20A03
(Z.Nr. EU/1/02/206/*) NR. P. Parallelimport. B01AX05
nicht im Handel.

Arixtra 10 mg/0,8 ml - Injektionslösung, Fertigspritze 20A03
(Z.Nr. EU/1/02/206/*) NR. P. Parallelimport. B01AX05
nicht im Handel.

Arixtra 10 mg/0,8 ml - Injektionslösung, Fertigspritze 20A03
(Z.Nr. EU/1/02/206/*) NR. P. Parallelimport. B01AX05
V: Haemato Pharm, Schönefeld, Deutschland
Z: 1 Fertigspritze zu 0,8 ml enthält: Fondaparinux natrium 10 mg, Natriumchlorid 23 mg, Wasser für Injektionszwecke, Salzsäure, Natriumhydroxid.
PG: 7 ST * (EKO: N) [€ 223,45]

Arlevert 20 mg/40 mg - Tabletten 08B
(Z.Nr. 1-27198) RP. P. N07CA52
ZI: Hennig Arzneimittel, Flörsheim am Main, Deutschland
Z: 1 Tablette enthält: Cinnarizin 20 mg, Dimenhydrinat 40 mg, Cellulose, mikrokristalline, Maisstärke, Talkum, Hypromellose, Siliciumdioxid, hochdispers, wasserfrei, Magnesium stearat, Croscarmellose natrium.
EW: Antihistaminikum + Kalziumantagonist.
AG: Schwindelsymptome.
AA: Unzerkaut mit Flüssigkeit nach den Mahlzeiten.
DO: 3mal tgl. 1 Tablette. Keine Daten an Kindern und Jugendlichen.
GA: Schwere Leber- oder Nierenschäden, Glaukom, Krämpfe, erhöhter intra- kranieller Druck, Alkoholmissbrauch, Harnretention.
SST: In der Schwangerschaft nicht empfohlen, in der Stillzeit nicht anwenden.
NW: Somnolenz, Mundtrockenheit, ZNS, Magen/Darm, Haut.
WW: ZNS-Dämpfer verstärkt; QT-verlängernde Substanzen meiden.
WH: Vorsicht bei Hypertonie, Hypotonie, M. Parkinson, Hyperthyreose, schwerer koronarer Herzkrankheit. Verkehrshinweis.
Bei Überdosierung anticholinerge Reaktionen. Antidot Physostigmin 0,03 mg/kg KG langsam i.v. oder notfalls i.m.
PG: 20 ST * (EKO: N) [€ 15,00], 50 ST * (EKO: N) [€ 32,15], 100 ST * (EKO: N) [€ 55,35]

Armisarte 25 mg/ml - Konzentrat zur Herstellung einer Infusionslösung 55C
(Z.Nr. EU/1/15/1063/*) NR. P. E. nicht im Handel. L01BA04

Arnica-Essenz Weleda 22X
(Z.Nr. 3-00502) RPF. P. V03AX
ZI: Weleda, Wien
Z: 10 g (= 10,4 ml) enthalten: Arnica montana ex planta tota Urt. 6 g, Ethanol 96% (entspr. Gesamtethanolgehalt ca. 30 % (m/m)), Wasser, gereinigtes.
EW: Homöopathikum (anthroposophisch).
AG: Gewebs- und Organschädigungen nach mechanischen Einwirkungen und bei Störungen der Blutversorgung, stumpfe Verletzungen.
AA: Für Umschläge auf unverletzter Haut.
DO: Personen ab 1 Jahr:
15 ml Essenz auf ¼ l Wasser. Kompresse oder Tuch mit der verdünnten Essenz tränken und auf die verletzte Stelle auflegen. Umschlag anfangs viertel- bis halbstündlich, dann in größeren Abständen erneuern.
GA: Korbblütlerallergie, offene Wunden.
SST: Vorsicht.
NW: Allergie, bei ungenügender Verdünnung oder längerer Anwendung Dermatitis, Ekzeme.
PG: 50 ML * (EKO: N) [€ 14,30]

Arnica-Gel Weleda 22X
(Z.Nr. 3-36648) RPF. P. V03AX
ZI: Weleda, Wien
Z: 100 g enthalten: Arnica montana ex planta tota Urt. 60 g, Glycerol 85%, Xanthan gummi, Ethanol (entspr. Gesamtethanolgehalt 23,5 % (m/m)), Wasser, gereinigtes.
EW: Homöopathikum.
AG: Stumpfe Verletzungen.
AA: An den betroffenen Hautstellen auftragen.
DO: 3-5mal tgl. anwenden. Kinder (1-6 Jahre): 2-3mal tgl. anwenden.
GA: Offene Wunden.
SST: Vorsicht.
NW: Allergien.
WH: Kontakt mit Augen und Schleimhäuten vermeiden.
PG: 25 G * (EKO: N) [€ 9,90]

Arnica-Salbe Weleda 22X
(Z.Nr. 3-00499) RPF. P. V03AX
ZI: Weleda, Wien
Z: 10 g enthalten: Arnica montana ex planta tota Urt. 3 g, Erdnussöl, raffiniert 3,48 g, Wollwachs 1,62 g, Wollwachsalkohole 0,342 g (entspr. Butylhydroxytoluol), Wachs, gelbes, Ethanol 96% (entspr. Gesamtethanolgehalt 9 % (m/m)), Wasser, gereinigtes.
EW: Homöopathikum (anthroposophisch).
AG: Gewebs- und Organschädigungen nach mechanischen Einwirkungen und bei Störungen der Blutversorgung, stumpfe Verletzungen.
AA: Auf der Haut.
DO: Personen ab 1 Jahr: 3-5mal tgl. auf die betroffenen Stellen auftragen. Im 1. Lebensjahr nicht empfohlen.
GA: Korbblütlerallergie, offene Wunden.
SST: Vorsicht.
NW: Allergie, Dermatitis, Ekzeme.
PG: 25 G * (EKO: N) [€ 9,90]

🐾 Arnica RemaVet - Globuli für Tiere 890A
(Z.Nr. 8-38047) RPF. P. QV03AX
ZI: Remedia Homöopathie, Eisenstadt
Z: 1 g Globuli (ca. 120 Globuli) enthält: Arnica montana (Homöopathie) C200 10 mg, Saccharose.
EW: Homöopathikum.
AG: Rind, Pferd, Schaf, Ziege, Schwein, Kaninchen, Geflügel, Kleinnager, Hund, Katze: Verletzungen, Muskelschmerzen nach Überanstrengung, Berührungsempfindlichkeit, Nasenbluten (z.B. durch Schnauben), Durchfall mit Blutbeimengung.
AA: Zum Eingeben. Bei Einzeltierhaltung direkt ins Maul eingeben, bei Gruppenbehandlung 20 Globuli in 1 Liter Wasser auflösen und in die Tränke geben.
DO: ED 5-10 Globuli. Initial alle 15 min, dann 3-4mal tgl. bzw. seltener.
SST: Nur nach Rücksprache mit dem Tierarzt anwenden.
PG: 10 G VN [€ 12,80]

Arnikamed Dolo - Gel 13Z04
(Z.Nr. 7-37128) RPF. D. nicht im Handel. D11AX

Aromasin 25 mg - Tabletten 55D04
(Z.Nr. 1-23459) NR. P. L02BG06
ZI: Pfizer Corporation Austria, Wien
Z: 1 Tablette enthält: Exemestan 25 mg; Tablettenkern: Siliciumdioxid hydrat, hochdispers, Crospovidon, Hypromellose, Magnesium stearat, Mannitol, Cellulose, mikrokristalline, Carboxymethylstärke, Natrium Typ A, Polysorbat 80; Überzug: Hypromellose, Poly(vinylalkohol), Simeticon, Macrogol 6000, Saccharose 30,2 mg, Magnesium carbonat, leichtes, basisches, Titandioxid, Methyl-parahydroxybenzoat 0,003 mg, Cetylesterwachs, Talkum, Carnaubawachs; Drucktinte: Ethylalkohol, Schellack, Eisenoxid schwarz, Titandioxid.
EW: Aromatasehemmer.
AG: Fortgeschrittenes Mammakarzinom in der Postmenopause mit Progression nach Antiöstrogenbehandlung.
AA: Nach einer Mahlzeit einnehmen.
DO: 1mal tgl. 1 Tablette. Für Kinder nicht empfohlen.
GA: Prämenopause.
SST: Gegenanzeige. Kontrazeption bis zur Postmenopause erforderlich.
NW: Blutbild, Magen/Darm, Müdigkeit, Psyche, ZNS, Vegetativum, Enzymanstiege, Leber.
WW: Vorsicht mit Arzneimitteln, die über CYP3A4 metabolisiert werden; nicht mit Östrogenen verabreichen.
WH: Postmenopausalen Status bestätigen. Knochendichte messen. Auf Vitamin D-Mangel achten. Vorsicht bei Leber- und Nierenschäden. Verkehrshinweis.
PG: 30 ST (2) (EKO: G) [€ 122,10]

Aromasin 25 mg - Tabletten 55D04
(Z.Nr. 1-23459-P1) NR. P. Parallelimport. L02BG06
V: Haemato Pharm, Schönefeld, Deutschland
Z: 1 Tablette enthält: Exemestan 25 mg; Tablettenkern: Siliciumdioxid hydrat, hochdispers, Crospovidon, Hypromellose, Magnesium stearat, Mannitol, Cellulose, mikrokristalline, Carboxymethylstärke, Natrium Typ A, Polysorbat 80; Überzug: Hypromellose, Poly(vinylalkohol), Simeticon, Macrogol 6000, Saccharose 30,2 mg, Magnesium carbonat, leichtes, basisches, Titandioxid, Methyl-parahydroxybenzoat 0,003 mg, Cetylesterwachs, Talkum, Carnaubawachs; Drucktinte: Ethylalkohol, Schellack, Eisenoxid schwarz, Titandioxid.
PG: 30 ST (2) (EKO: G) [€ 119,35]

Aromasin 25 mg - Tabletten 55D04
(Z.Nr. 1-23459-P02) NR. P. Parallelimport. L02BG06
V: EMRAmed Arzneimittel, Trittau, Deutschland
Z: 1 Tablette enthält: Exemestan 25 mg; Tablettenkern: Siliciumdioxid hydrat, hochdispers, Crospovidon, Hypromellose, Magnesium stearat, Mannitol, Cellulose, mikrokristalline, Carboxymethylstärke, Natrium Typ A, Polysorbat 80; Überzug: Hypromellose, Poly(vinylalkohol), Simeticon, Macrogol 6000, Saccharose 30,2 mg, Magnesium carbonat, leichtes, basisches, Titandioxid, Methyl-parahydroxybenzoat 0,003 mg, Cetylesterwachs, Talkum, Carnaubawachs; Drucktinte: Ethylalkohol, Schellack, Eisenoxid schwarz, Titandioxid.
PG: 30 ST (2) (EKO: G) [€ 119,35]

Aromasin 25 mg - Tabletten 55D04
(Z.Nr. 1-23459-P3) NR. P. Parallelimport. L02BG06
V: Abacus Medicine, Copenhagen, Dänemark
Z: 1 Tablette enthält: Exemestan 25 mg; Tablettenkern: Siliciumdioxid hydrat, hochdispers, Crospovidon, Hypromellose, Magnesium stearat, Mannitol, Cellulose, mikrokristalline, Carboxymethylstärke, Natrium Typ A, Polysorbat 80; Überzug: Hypromellose, Poly(vinylalkohol), Simeticon, Macrogol 6000, Saccharose 30,2 mg, Magnesium carbonat, leichtes, basisches, Titandioxid, Methyl-parahydroxybenzoat 0,003 mg, Cetylesterwachs, Talkum, Carnaubawachs; Drucktinte: Ethylalkohol, Schellack, Eisenoxid schwarz, Titandioxid.
PG: 30 ST (2) (EKO: G) [€ 119,45]

Aromasin 25 mg - Tabletten 55D04
(Z.Nr. 1-23459-P4) NR. P. Parallelimport. L02BG06
V: Eurim-Pharm, Salzburg
Z: 1 Tablette enthält: Exemestan 25 mg; Tablettenkern: Siliciumdioxid hydrat, hochdispers, Crospovidon, Hypromellose, Magnesium stearat, Mannitol, Cellulose, mikrokristalline, Carboxymethylstärke, Natrium Typ A, Polysorbat 80; Überzug: Hypromellose, Poly(vinylalkohol), Simeticon, Macrogol 6000, Saccharose 30,2 mg, Magnesium carbonat, leichtes, basisches, Titandioxid, Methyl-parahydroxybenzoat 0,003 mg, Cetylesterwachs, Talkum, Carnaubawachs; Drucktinte: Ethylalkohol, Schellack, Eisenoxid schwarz, Titandioxid.
PG: 30 ST (2) (EKO: G) [€ 119,35]

Aromasin 25 mg - Tabletten 55D04
(Z.Nr. 1-23459-P5) NR. P. Parallelimport. L02BG06
V: Orifarm, Leverkusen, Deutschland
Z: 1 Tablette enthält: Exemestan 25 mg; Tablettenkern: Siliciumdioxid hydrat, hochdispers, Crospovidon, Hypromellose, Magnesium stearat, Mannitol, Cellulose, mikrokristalline, Carboxymethylstärke, Natrium Typ A, Polysorbat 80; Überzug: Hypromellose, Poly(vinylalkohol), Simeticon, Macrogol 6000, Saccharose 30,2 mg, Magnesium carbonat, leichtes, basisches, Titandioxid, Methyl-parahydroxybenzoat 0,003 mg, Cetylesterwachs, Talkum, Carnaubawachs; Drucktinte: Ethylalkohol, Schellack, Eisenoxid schwarz, Titandioxid.
PG: 30 ST (2) (EKO: G) [€ 119,45]

Arosuva 5 mg - Filmtabletten 41A01
(Z.Nr. 1-37736) RP. P. C10AA07
ZI: Gebro Pharma, Fieberbrunn
Z: 1 Filmtablette enthält: Rosuvastatin 5 mg (entspr. Rosuvastatin calcium), Tablettenkern: Calciumcitrat, Cellulose, mikrokristalline, Hydroxypropylcellulose, Mannitol, Lactose, wasserfrei 16,6 mg, Crospovidon, Magnesium stearat; Tablettenhülle: Poly(vinylalkohol), Titandioxid, Macrogol 3350, Talk, Tartrazin, Gelborange S, Indigokarmin.
EW: HMG-CoA-Reduktase-Hemmer.
AG: Primäre Hypercholesterinämie (Typ IIa), gemischte Dyslipidämie (Typ IIb), homozygote familiäre Hypercholesterinämie als Zusatz zur Diät, Vorbeugung kardiovaskulärer Ereignisse.
AA: Oral.
DO: TD initial 1mal 5 oder 10 mg, bei Bedarf Dosisanpassung auf TD 20(-40) mg.
Ältere Patienten, Myopathieneigung, asiatische Patienten: TD initial 5 mg. TD von 40 mg kontraindiziert bei asiatischen Patienten.
Vorbeugung kardiovaskulärer Ereignisse: TD 20 mg.
Kinder und Jugendliche (6-17 Jahre) mit homozygoter oder heterozygoter familiärer Hypercholesterinämie: TD initial 5 mg, dann 5-20 mg. MTD 20 mg. Für Kinder unter 6 Jahren nicht empfohlen.
GA: Aktive Lebererkrankungen, schwere Nierenschäden, Myopathie.
SST: Gegenanzeige.
NW: ZNS, Magen/Darm, Myalgie, (immunvermittelte nekrotisierende) Myopathie, Asthenie, Niere (Proteinurie), Husten, Ödeme, Rhabdomyolyse, Transaminaseanstieg, interstitielle Lungenerkrankung, erhöhtes Diabetesrisiko.
WW: Kontraindiziert: Fusidinsäure (Gefahr der Rhabdomyolyse, 7 Tage Abstand), Ciclosporin.
Vorsicht: Warfarin (Dosisanpassung und Überwachung der Gerinnung), Fibrate, Niacin (erhöhtes Myopathierisiko), Regorafenib, Proteasehemmer (Rosuvastatin-Dosis anpassen).
Details siehe Austria Codex - Fachinformation.
WH: Vorsicht bei prädisponierenden Faktoren für Rhabdomyolyse: Kreatinkinase (CK) kontrollieren. Vorsicht bei Alkoholismus, Lebererkrankungen. Risikopatienten auf Diabetes überwachen. Verkehrshinweis. Besondere Vorsicht mit der 40 mg-Dosis (ist bei erhöhtem Myopathierisiko kontraindiziert).
PG: 14 ST * (EKO: N) [€ 5,95], 28 ST (2) (EKO: G) [€ 10,55]

Arosuva 10 mg - Filmtabletten 41A01
(Z.Nr. 1-37737) RP. P. C10AA07
ZI: Gebro Pharma, Fieberbrunn
Z: 1 Filmtablette enthält: Rosuvastatin 10 mg (entspr. Rosuvastatin calcium), Tablettenkern: Calciumcitrat, Cellulose, mikrokristalline, Hydroxypropylcellulose, Mannitol, Lactose, wasserfrei 33,3 mg, Crospovidon, Magnesium stearat; Tablettenhülle: Poly(vinylalkohol), Titandioxid, Macrogol 3350, Talk, Tartrazin, Allurarot AC, Gelborange S, Indigokarmin.
Kurzinformation: siehe Arosuva 5 mg - Filmtabletten, → S. 130
PG: 14 ST * (EKO: N) [€ 5,95], 28 ST (2) (EKO: G) [€ 10,55]

Arosuva 20 mg - Filmtabletten 41A01
(Z.Nr. 1-37738) RP. P. C10AA07
ZI: Gebro Pharma, Fieberbrunn
Z: 1 Filmtablette enthält: Rosuvastatin 20 mg (entspr. Rosuvastatin calcium), Tablettenkern: Calciumcitrat, Cellulose, mikrokristalline, Hydroxypropylcellulose, Mannitol, Lactose, wasserfrei 66,5 mg, Crospovidon, Magnesium stearat; Tablettenhülle: Poly(vinylalkohol), Titandioxid, Macrogol 3350, Talk, Tartrazin, Allurarot AC, Gelborange S, Indigokarmin.
Kurzinformation: siehe Arosuva 5 mg - Filmtabletten, → S. 130
PG: 14 ST * (EKO: N) [€ 5,95], 28 ST (2) (EKO: G) [€ 10,55]

Arosuva 40 mg - Filmtabletten 41A01
(Z.Nr. 1-37739) RP. P. C10AA07
ZI: Gebro Pharma, Fieberbrunn
Z: 1 Filmtablette enthält: Rosuvastatin 40 mg (entspr. Rosuvastatin calcium), Tablettenkern: Calciumcitrat, Cellulose, mikrokristalline, Hydroxypropylcellulose, Mannitol, Lactose, wasserfrei 133 mg, Crospovidon, Magnesium stearat; Tablettenhülle: Poly(vinylalkohol), Titandioxid, Macrogol 3350, Talk, Tartrazin, Allurarot AC, Gelborange S, Indigokarmin.
Kurzinformation: siehe Arosuva 5 mg - Filmtabletten, → S. 130
PG: 14 ST * (EKO: N) [€ 5,95], 28 ST (2) (EKO: G) [€ 10,55]

Arosuva plus Ezetimib 5 mg/10 mg - Filmtabletten 41B02
(Z.Nr. 1-39214) NR. P. C10BA06
ZI: Gebro Pharma, Fieberbrunn
Z: 1 Filmtablette enthält: Rosuvastatin 5 mg (entspr. Rosuvastatin calcium 5,2 mg), Ezetimib 10 mg, Tablettenkern: Cellulose, mikrokristalline, Siliciumdioxid, hochdisperses, Magnesium stearat, Povidon, Croscarmellose natrium, Natriumdodecylsulfat (entspr. Natrium), Lactose monohydrat 200,5 mg, Hypromellose; Filmüberzug: Opadry gelb (entspr. Hypromellose) (entspr. Titandioxid) (entspr. Macrogol) (entspr. Eisenoxid gelb) (entspr. Talkum) (entspr. Eisenoxid rot).
EW: Lipid senkende Kombination.
AG: Primäre Hypercholesterinämie nach Einstellung mit den Einzelsubstanzen.
AA: Oral im Ganzen mit Wasser einnehmen.
DO: TD 1 FT in der der früheren Behandlung entsprechenden Stärke. Keine Dosisempfehlung für Kinder und Jugendliche.
GA: Aktive Lebererkrankung, schwere Nierenschäden, Myopathie.
SST: Gegenanzeige. Bei Eintritt einer Schwangerschaft Therapie abbrechen.
NW: Diabetes, Kopfschmerzen, Schwindel, Asthenie, Magen/Darm,

Myalgie Rhabdomyolyse, Haut, Leberenzymanstieg. Sehr selten interstitielle Lungenerkrankung, immunvermittelte nekrotisierende Myopathie.
NW der Einzelsubstanzen beachten.
WW: Gegenanzeige: Ciclosporin. Fusidinsäure (7 Tage Abstand). Nicht empfohlen: Fibrate (Gemfibrozil), Proteasehemmer, BCRP-Hemmer, OATP1B1-Hemmer. Vorsicht: Antazida (2 Std. Abstand), Antikoagulantien, Gallensäurebindern. WW der Einzelsubstanzen beachten, ev. Dosis anpassen.
WH: Lipid senkende Diät fortsetzen. Nicht zur Initialbehandlung geeignet. Auf Myopathie achten. Besondere Vorsicht mit der 40 mg/10mg -Dosis (ist bei erhöhtem Myopathierisiko kontraindiziert). Vorsicht bei Alkoholimus.
Kontrollen: Transaminasen, Kreatinkinase. Risikopatienten auf Diabetes überwachen. Verkehrshinweis.
PG: 30 ST (3) (EKO: G) [€ 15,70]

Arosuva plus Ezetimib 10 mg/10 mg - Filmtabletten 41B02

(Z.Nr. 1-39215) NR. P. C10BA06
ZI: Gebro Pharma, Fieberbrunn
Z: 1 Filmtablette enthält: Rosuvastatin 10 mg (entspr. Rosuvastatin calcium 10,4 mg), Ezetimib 10 mg, Tablettenkern: Cellulose, mikrokristalline, Siliciumdioxid, hochdisperses, Magnesium stearat, Povidon, Croscarmellose natrium, Natriumdodecylsulfat (entspr. Natrium), Lactose monohydrat 200,5 mg, Hypromellose; Filmüberzug: Opadry beige (entspr. Hypromellose) (entspr. Titandioxid) (entspr. Talkum) (entspr. Macrogol) (entspr. Eisenoxid gelb).
Kurzinformation: siehe Arosuva plus Ezetimib 5 mg/10 mg - Filmtabletten, → S. 130
PG: 30 ST (3) (EKO: G) [€ 15,70]

Arosuva plus Ezetimib 20 mg/10 mg - Filmtabletten 41B02

(Z.Nr. 1-39216) NR. P. C10BA06
ZI: Gebro Pharma, Fieberbrunn
Z: 1 Filmtablette enthält: Rosuvastatin 20 mg (entspr. Rosuvastatin calcium 20,8 mg), Ezetimib 10 mg, Tablettenkern: Cellulose, mikrokristalline, Siliciumdioxid, hochdisperses, Magnesium stearat, Povidon, Croscarmellose natrium, Natriumdodecylsulfat (entspr. Natrium), Lactose monohydrat 200,5 mg, Hypromellose; Filmüberzug: Vivacoat gelb (entspr. Hypromellose) (entspr. Titandioxid) (entspr. Macrogol) (entspr. Eisenoxid gelb) (entspr. Talkum).
Kurzinformation: siehe Arosuva plus Ezetimib 5 mg/10 mg - Filmtabletten, → S. 130
PG: 30 ST (3) (EKO: G) [€ 15,70]

Arosuva plus Ezetimib 40 mg/10 mg - Filmtabletten 41B02

(Z.Nr. 1-39217) NR. P. C10BA06
ZI: Gebro Pharma, Fieberbrunn
Z: 1 Filmtablette enthält: Rosuvastatin 40 mg (entspr. Rosuvastatin calcium 41,6 mg), Ezetimib 10 mg, Tablettenkern: Cellulose, mikrokristalline, Siliciumdioxid, hochdisperses, Magnesium stearat, Povidon, Croscarmellose natrium, Natriumdodecylsulfat (entspr. Natrium), Lactose monohydrat 200,5 mg, Hypromellose; Filmüberzug: Opadry weiss (entspr. Lactose monohydrat) (entspr. Hypromellose) (entspr. Titandioxid) (entspr. Macrogol).
Kurzinformation: siehe Arosuva plus Ezetimib 5 mg/10 mg - Filmtabletten, → S. 130
PG: 30 ST (3) (EKO: G) [€ 15,70]

Arsen(III)-oxid Accord 1 mg/ml - Konzentrat zur Herstellung einer Infusionslösung 55L

(Z.Nr. EU/1/19/1398/*) NR. P. L01XX27
ZI: Accord Healthcare, Barcelona, Spanien
Z: 1 ml Konzentrat enthält: Arsen(III)-oxid 1 mg, Natriumhydroxid, Salzsäure 36% (zur pH-Wert-Einstellung), Wasser für Injektionszwecke.
EW: Antineoplastisch; Schädigung bzw. Abbau des Fusionsprotein PML/RAR-alpha.
AG: Akute Promyelozytenleukämie (APL) bei Vorhandensein einer t(15;17)-Translokation und/oder des Promyelozytenleukämie/Retinsäurerezeptor-alpha-(PML/RAR-alpha-)Gens: Neu diagnostizierte akute Promyelozytenleukämie (APL) in Kombination mit all-trans-Retinsäure.
Rezidivierende/refraktäre akute Promyelozytenleukämie (APL) nach Vorbehandlung mit Retinoid und Chemotherapie.
AA: I.v. Infusion über 1-2(-4) Stunden.
DO: **Neu diagnostizierte APL:** -Induktion: Tgl. 0,15 mg/kg KG, bis zur Vollremission (max. 60 Tage).
-Konsolidierung: Tgl. 0,15 mg/kg KG an 5 Tagen pro Woche über 4 Wochen, dann 4 Wochen Pause. Insgesamt 4 Behandlungszyklen.
Rezidivierende/ refraktäre APL: -Induktion: Tgl. 0,15 mg/kg KG, bis zur Vollremission (max. 50 Tage).
-Konsolidierung: Beginn 3-4 Wochen nach Ende der Induktion; Tgl. 0,15 mg/kg KG an 5 aufeinander folgenden Tagen, dann 2 Tage Pause, über 5 Wochen (= 25 Dosen).
Keine Dosisempfehlung für Kinder und Jugendliche.
SST: Wirkstoff ist embryotoxisch und teratogen. Wirksame Kontrazeption für Männer und Frauen erforderlich. Nicht stillen.
NW: Hyperglykämie, Hypokaliämie, (febrile) Neutropenie, Thrombozytopenie, Leukozytose, Magen/Darm, Leber (ALT-Erhöhung), Herz (QT-Verlängerung), Lunge (Dyspnoe, Pleuraerguss), Myalgie, Knochenschmerzen, Herpes zoster, Fatigue, Fieber, periphere Neuropathien, Gewichtszunahme, Elektrolytverschiebungen, Nierenversagen, Haut, APL-Differenzierungssyndrom.
WW: Vorsicht: QT-verlängernde Substanzen, Hypokaliämie oder Hypomagnesiämie induzierende Arzneimittel, lebertoxische Arzneimittel.
WH: Bei toxischer Reaktion Grad 3 oder höher Behandlung anpassen oder aussetzen. Vorsicht bei Leber- oder Nierenschäden. Keine Untersuchungen an Dialysepatienten.
Kontrolle: Elektrolyte, Blutzucker, Blutbild, Leber, Niere, Gerinnung, EKG (QT-Zeit).
Bei Überdosierung: Dimercaprol (3 mg/kg KG i.m. alle 4 Stunden), dann 250 mg Penicillamin oral bis 4mal tgl., bei Koagulopathie Dimercaptosuccinsäure-Succimer (10 mg/kg KG bzw 350 mg/m² KOF alle 8 Stunden über 5 Tage, dann alle 12 Stunden über 2 Wochen).
PG: 10 ST * (EKO: N) [€ 4.973,90]

🐾 Arsenicum album RemaVet - Globuli für Tiere 890A

(Z.Nr. 8-38071) RPF. P. QV03AX
ZI: Remedia Homöopathie, Eisenstadt
Z: 1 g Globuli (ca. 120 Globuli) enthält: Acidum arsenicosum (Homöopathie) C200 10 mg, (entspr. Arsenicum album (Homöopathie)), Saccharose.
EW: Homöopathikum.
AG: Rind, Pferd, Schaf, Ziege, Schwein, Kaninchen, Geflügel, Kleinnager, Hund, Katze: Verminderter Appetit, Durchfall, Husten und Schnupfen.
AA: Zum Eingeben oder über die Tränke.
DO: ED 5-10 Globuli (unabhängig von der Tiergröße).
SST: Nur nach Rücksprache mit dem Tierarzt anwenden.
PG: 10 G VN [€ 12,80]

Arsentrioxid medac 1 mg/ml - Konzentrat zur Herstellung einer Infusionslösung 55L
(Z.Nr. EU/1/20/1475/*) NR. P. nicht im Handel. L01XX27

Arsentrioxid Mylan 1 mg/ml - Konzentrat zur Herstellung einer Infusionslösung 55L
(Z.Nr. EU/1/20/1427/*) NR. P. nicht im Handel. L01XX27

Arsentrioxid Stada 1 mg/ml - Konzentrat zur Herstellung einer Infusionslösung 55L
(Z.Nr. 1-38929) NR. P. nicht im Handel. L01XX27

Artamin 150 mg - Kapseln 07D, 13A02, 27D03

(Z.Nr. 0-15157) RP. P. n.l. M01CC01
ZI: Sandoz, Kundl
Z: 1 Kapsel enthält: D-Penicillamin 150 mg, Magnesium stearat (pflanzlich), Lactose monohydrat 48 mg, Erythrosin, Titandioxid, Eisenoxid gelb, Gelatine, Indigotin, Schellack, Propylenglycol, Kaliumhydroxid, Eisenoxid schwarz.
PG: 50 ST * (EKO: N) [€ 57,55 n.l.]

Artamin 250 mg - Kapseln 07D, 13A02, 27D03

(Z.Nr. 0-13611) RP. P. M01CC01
ZI: Sandoz, Kundl
Z: 1 Kapsel enthält: D-Penicillamin 250 mg, Magnesium stearat (pflanzlich), Titandioxid, Gelatine, Schellack, Propylenglycol, Kaliumhydroxid, Eisenoxid rot.
EW: Chelatbildung mit Schwermetallen, Beeinflussung des Immunsystems.
AG: Schwere aktive rheumatoide Arthritis (auch juvenil), M. Wilson, Cystin- urie, Bleivergiftung bei Kindern, Schwermetallvergiftungen (Cu, Pb, Hg) bei Erwachsenen, Sklerodermie.
AA: Oral nüchtern mit reichlich Flüssigkeit.
DO: **Arthritis, Sklerodermie:** TD initial 150 mg, stufenweise steigern bis auf 750(-1000) mg, nach Besserung stufenweise reduzie-

A

ren auf 300-450 mg oder darunter.
Rheumatoide Arthritis bei Kindern: TD initial 2,5-5 mg/kg KG, dann 15-20 mg/kg KG.
M. Wilson: TD initial 250-1500 mg, MTD 2000 mg, Erhaltungsdosis 750-1000 mg; Kinder: TD 20 mg/kg KG in 2-3 ED.
Bleivergiftung bei Kindern: TD 15-20 mg/kg KG in 2-3 ED.
Schwermetallvergiftungen: TD 900-1800 mg, zusätzlich 40 mg Vitamin B_6.
Cystinurie: TD 1000 mg/m² KOF. Kinder: TD 20-30 mg/kg KG in 2-3 ED.
GA: Blutbildschäden, Nierenschäden, lupoide Verlaufsformen der chronischen Polyarthritis, ANA-Titer über 1:80.
SST: Bei vitalen Indikationen weiter geben. Nicht stillen.
NW: Magen/Darm, Allergie, Ageusie (5-10 mg Cu als $CuSO_4$ pro Tag geben), Fieber, Blutbild, Proteinurie, Cholestase, Lyell-Syndrom, Alopezie, Myasthenie, Arthralgien, Autoimmunsyndrome.
WW: Gold, Malariamittel, Immunsuppressiva, Azathioprin, Phenylbutazon, Kortikosteroide; Eisen, Antazida, Sucralfat (2 Stunden Abstand).
WH: Vorsicht bei Penicillin-Allergie. Nicht analgetisch. Kontrollen: BSG, Blutbild (alle 2-4 Wochen), Harn, alkalische Phosphatase, Transaminasen, ANA. Kein Penicillin verwenden; bei M. Wilson Cu-arme Nahrung.
PG: 50 ST IND (EKO: G) [€ 74,20]

ArthroComb 75 mg/20 mg - Hartkapseln mit veränderter Wirkstofffreisetzung 13B05

(Z.Nr. 1-37599) RP. P. M01AB55
ZI: Aristo Pharma, Berlin, Deutschland
Z: 1 Hartkapsel mit veränderter Wirkstofffreisetzung enthält: Diclofenac natrium 75 mg (entspr. Diclofenac Natrium magensaftresistent 25 mg) (entspr. Diclofenac Natrium retardiert 50 mg), Omeprazol 20 mg, Kapselinhalt: Cellulose, mikrokristalline, Povidon K25, Siliciumdioxid, hochdisperses, Methacrylsäure-Ethylacrylat-Copolymer (1:1), Typ A, neutralisiert mit (6 mol%) Natriumhydroxid, Propylenglykol, Ammoniummethacrylat-Copolymer (Typ A), Ammoniummethacrylat-Copolymer (Typ B), Mannitol, Magnesium carbonat, schwer, basisch, Hyprolose (75-150 mPas/5% sol.), Natriumdodecylsulfat, Hypromellose (6 mPa*s), Methacrylsäure-Ethylacrylat-Copolymer (1:1), 30%ige Dispersion, Polysorbat 80, Triethylcitrat, Talkum; Kapselhülle: Titandioxid, Eisenoxid rot, Eisenoxid gelb, Gelatine.
EW: Kombination Antiphlogistikum + Protonenpumpenhemmer.
AG: Rheumatoide Arthritis, Osteoarthritis, Spondylitis ankylosans mit Risiko für gastroduodenale Ulzera.
AA: Unzerkaut mit Flüssigkeit mit den Mahlzeiten einnehmen.
DO: 1mal tgl. 1 Hartkapsel. Nicht für Kinder und Jugendliche.
GA: Schwere Leber- ,Herz- oder Nierenschäden, Analgetika-Asthma, Magen/Darm-Blutungen oder Perforation bei früherer NSAR- Therapie.
SST: Zwingende Indikationsstellung im 1. und 2. Trimenon. Gegenanzeige im 3. Trimenon und in der Stillzeit.
NW: Magen/Darm (erhöhtes Risiko für Anastomosenleck), Leber (Transaminasenanstieg), Haut (sehr selten schwere Reaktionen), Überempfindlichkeit (Kounis- Syndrom), ZNS, Vertigo. Andere seltene NW durch Diclofenac oder Omeprazol möglich.
WW: Andere NSARs vermeiden. 5 Tage vor Chromogranin-A-Messungen Omeprazol absetzen. Mifepriston (8-12 Tage Abstand). Diclofenac 1 Std. vor oder 4-6 Std. nach Colestipol/ Colestyramin anwenden.
Gegenanzeige: Nelfinavir.
Nicht empfohlen: Clopidogrel.
Vorsicht: Diuretika, ACE-Hemmer, Angiotensin II-Antagonisten, Herzglykoside, Lithium, Ciclosporin, Kortikosteroide, Gerinnungshemmer, Chinolone (Krämpfe), Zidovudin, Sulfinpyrazon, Voriconazol, Methotrexat, Tacrolimus, Phenytoin.
WH: Möglichst kurzzeitig und niedrig dosiert anwenden. Vorsicht bei älteren Patienten, Erkrankungen der Atemwege, Risikofaktoren für kardiovaskuläre Ereignisse. Auf schwere Hautreaktionen achten. Bei Langzeitgabe Blutbild, Gerinnung kontrollieren. Malignität von Magengeschwüren ausschließen. Verkehrshinweis.
PG: 10 ST (EKO: G) [€ 3,20], 30 ST (EKO: G) [€ 9,65]

Arthroheel - Ampullen 13X01

(Z.Nr. 3-37687) RP. P. V03AX
ZI: Biologische Heilmittel Heel, Baden-Baden, Deutschland
Z: 1 Packung enthält: Arthroheel Tr (blauer Punkt): 2,2 ml Achillea millefolium (Homöopathie) D3 2,2 mg, Aconitum napellus (Homöopathie) D2 1,32 mg, Arnica montana (Homöopathie) D2 2,2 mg, Atropa belladonna (Homöopathie) D2 2,2 mg, Bellis perennis (Homöopathie) D2 1,1 mg, Calendula officinalis (Homöopathie) D2 2,2 mg, Echinacea (Homöopathie) D2 0,55 mg, Echinacea purpurea (Homöopathie) D2 0,55 mg, Hamamelis virginiana (Homöopathie) D1 0,22 mg, Hepar sulfuris (Homöopathie) D6 2,2 mg, Hypericum perforatum (Homöopathie) D2 0,66 mg, Matricaria recutita (Homöopathie) D3 2,2 mg, Mercurius solubilis Hahnemanni (Homöopathie) D6 1,1 mg, Symphytum officinale (Homöopathie) D6 2,2 mg; Arthroheel Ze (grüner Punkt): 2 ml Acidum alpha-liponicum (Homöopathie) D8 2 mg, Arnica montana (Homöopathie) D4 200 mg, Cartilago suis (Homöopathie) D6 2 mg, Coenzym A (Homöopathie) D8 2 mg, Embryo totalis suis (Homöopathie) D6 2 mg, Funiculus umbilicalis suis (Homöopathie) D6 2 mg, Nadidum (Homöopathie) D8 2 mg, Natrium diethyloxalaceticum (Homöopathie) D8 2 mg, Placenta totalis suis (Homöopathie) D6 2 mg, Rhus toxicodendron (Homöopathie) D2 10 mg, Sanguinaria canadensis (Homöopathie) D4 3 mg, Solanum dulcamara (Homöopathie) D3 10 mg, Sulfur (Homöopathie) D6 3,6 mg, Symphytum officinale (Homöopathie) D6 10 mg, Natriumchlorid, Wasser für Injektionszwecke, Spuren von Lactose monohydrat, Ethanol.
EW: Homöopathikum.
AG: Linderung von Schmerzen und Steifheit bei Arthrose (besonders des Kniegelenks).
AA: Intradermal, s.c., i.m., intraartikulär und periartikulär.
DO: 1-3-mal wöchentlich 1 Ampulle Arthroheel Tr (blauer Punkt) und 1 Ampulle Arthroheel Ze (grüner Punkt). Für Kinder und Jugendliche nicht empfohlen.
GA: Progrediente Systemerkrankungen (z.B.: Tuberkulose, Leukämie, Autoimmunerkrankungen, chronische Viruserkrankungen).
SST: Nicht anwenden.
NW: Allergien.
PG: 6 ST * (EKO: N) [€ 34,90]

Arthrotec - Manteltabletten 13B06

(Z.Nr. 1-22959) NR. P. M01AB55
ZI: Pfizer Corporation Austria, Wien
Z: 1 Manteltablette enthält: Diclofenac natrium 50 mg, Misoprostol 200 µg, Tablettenkern: Lactose monohydrat 13 mg, Cellulose, mikrokristalline, Maisstärke, Povidon K30, Magnesium stearat; Tablettenüberzug: Methacrylsäure-Copolymer Typ C, Natriumhydroxid (entspr. Natrium 3,64 mg), Talk, Triethylcitrat; Tablettenmantel: Cellulose, Talkum, Methylhydroxypropylcellulose, Crospovidon, Rizinusöl, hydriertes, Siliciumdioxid, hochdisperses.
EW: Entzündungshemmer + Magenschleimhautschutz.
AG: Gelenkerkrankungen, wenn Prophylaxe von NSAR-induzierten peptischen Geschwüren erforderlich ist.
AA: Zu den Mahlzeiten mit ausreichend Flüssigkeit einnehmen.
DO: 2-3mal tgl. 1 Manteltablette. Nicht für Kinder und Jugendliche unter 14 Jahren. Bei Jugendlichen ab 14 Jahren nicht empfohlen.
GA: Bestehende peptische Ulcera, Blutungen, Salizylat-Überempfindlichkeit (Asthma), schwere Leber-, Nieren-, Herzinsuffizienz, postoperative Schmerzen nach einer Bypass-Operation, nicht eingestellte Epilepsien.
SST: Gegenanzeige; Kontrazeption bei Frauen im gebärfähigen Alter erforderlich. Teratogenes Risiko beachten.
NW: Magen/Darm (Durchfall, Blutungen, Ulzera, Perforationen, erhöhtes Risiko für Anastomosenleck), Haut, Leber, Genitalblutungen, Blut, Psyche, ZNS, Analgetika-Kopfschmerz, Niere, Ödeme, Überempfindlichkeit bis Schock, Kounis- Syndrom, Hypertonie, Herzinsuffizienz, erhöhtes Risiko arterieller thrombotischer Ereignisse, Verschlechterung infektionsbedingter Entzündungen, Untersuchungen.
WW: Kombination mit anderen NSARs vermeiden. ASS nicht empfohlen. Vorsicht: Diuretika abgeschwächt, kaliumsparende Diuretika (Serum-Kalium überwachen), Cyclosporin erhöht nephrotoxisch, Lithium- und Digoxinspiegel erhöht, Ketoconazolspiegel erniedrigt; Antikoagulantien, Methotrexat, Tacrolimus, Probenecid, Sulfinpyrazon, Glukokortikoide (Nebenwirkungen vermehrt), Laxantien verstärkt.
WH: Bei Gerinnungsstörungen besonders überwachen. Vorsicht bei Risikofaktoren für kardiovaskuläre Ereignisse (Hypertonie, ischämische Gefäßerkrankungen, Diabetes), Hypovolämie, Colitis ulcerosa, M. Crohn. Erhöhtes Risiko arterieller thrombotischer Ereignisse beachten. Blutbildkontrollen. Auf Leber-, Nierenschäden, schwere Hautreaktionen, schwere Blutungen achten. Verkehrshinweis.
PG: 30 ST (2) (EKO: G) [€ 20,85], 50 ST (EKO: G) [€ 28,80]

Arthrotec forte - Manteltabletten 13B06

(Z.Nr. 1-22960) NR. P. M01AB55
ZI: Pfizer Corporation Austria, Wien
Z: 1 Manteltablette enthält: Diclofenac natrium 75 mg; Misoprostol 200 µg, Tablettenkern: Lactose monohydrat 19,5 mg, Cellulose, mikrokristalline, Maisstärke, Povidon K30, Magnesium stearat; Tablettenüberzug: Methacrylsäure-Copolymer Typ C, Natriumhydroxid (entspr. Natrium 5,46 mg), Talk, Triethylcitrat; Tablettenmantel: Cellulose, Talkum, Methylhydroxypropylcellulose, Crospovidon, Rizinusöl, hydriertes, Siliciumdioxid, hochdisperses.
EW: Entzündungshemmer + Magenschleimhautschutz.
AG: Gelenkerkrankungen, wenn Prophylaxe von NSAR-induzierten peptischen Geschwüren erforderlich ist.

DO: 2mal tgl. 1 Manteltablette zum Essen mit ausreichend Flüssigkeit einnehmen. Keine Untersuchungen an Kindern und Jugendlichen.
GA: Bestehende peptische Ulcera, Blutungen, Salizylat-Überempfindlichkeit (Asthma), schwere Leber-, Nieren-, Herzinsuffizienz, postoperative Schmerzen nach einer Bypass-Operation, nicht eingestellte Epilepsien.
SST: Gegenanzeige; Kontrazeption bei Frauen im gebärfähigen Alter erforderlich. Teratogenes Risiko beachten.
NW: Magen/Darm (Durchfall, Blutungen, Ulzera, Perforationen, erhöhtes Risiko für Anastomosenleck), Haut, Leber, Genitalblutungen, Blut, Psyche, ZNS, Analgetika-Kopfschmerz, Niere, Ödeme, Überempfindlichkeit bis Schock, Kounis- Syndrom, Hypertonie, Herzinsuffizienz, erhöhtes Risiko arterieller thrombotischer Ereignisse, Verschlechterung infektionsbedingter Entzündungen, Untersuchungen.
WW: Kombination mit anderen NSARs vermeiden. ASS nicht empfohlen. Vorsicht: Diuretika abgeschwächt, kaliumsparende Diuretika (Serum-Kalium überwachen), Cyclosporin erhöht nephrotoxisch, Lithium- und Digoxinspiegel erhöht, Ketoconazolspiegel erniedrigt; Antikoagulantien, Methotrexat, Tacrolimus, Probenecid, Sulfinpyrazon, Glukokortikoide (Nebenwirkungen vermehrt), Laxantien verstärkt.
WH: Bei Gerinnungsstörungen besonders überwachen. Vorsicht bei Risikofaktoren für kardiovaskuläre Ereignisse (Hypertonie, ischämische Gefäßerkrankungen, Diabetes), Hypovolämie, Colitis ulcerosa, M. Crohn. Erhöhtes Risiko arterieller thrombotischer Ereignisse beachten. Blutbildkontrollen. Auf Leber-, Nierenschäden, schwere Hautreaktionen, schwere Blutungen achten. Verkehrshinweis.
PG: 30 ST (2) (EKO: G) [€ 25,65], 50 ST (EKO: G) [€ 34,85]

🐾 Arti-Cell Forte - Injektionssuspension für Pferde 840A

(Z.Nr. EU/2/18/228/*) NR. P. T. QM09AX90
ZI: Global Stem Cell Technology, Evergem, Belgien
Z: 1 Dosis zu 2 ml enthält: Allogene periphere mesenchymale Stammzellen aus dem Blut vom Pferd, chondrogeninduziert 1400000-2500000 Zellen, Allogenes Plasma vom Pferd (EAP) 1 ml, Durchstechflasche mit Wirkstoff (Stammzellen): Dimethylsulfoxid, Dulbecco's Modified Eagles Medium (entspr. Glucose); Durchstechflasche mit Verdünnungsmittel (EAP): Allogenes Plasma vom Pferd (EAP).
EW: Allogene Stammzellen vom Pferd; chondroprotektiv.
AG: Verminderung von Fesselgelenklahmheit bei aseptischer Gelenkentzündung bei Pferden.
AA: Intraartikulär.
DO: Einmalig 2 ml.
Ev. am Tag danach eine ED eines systemischen NSARs verabreichen.
SST: Nutzen/Risiko-Abwägung durch den Tierarzt.
NW: Leichte Verstärkung der Lahmheit, lokale Reaktionen.
WW: Nicht gleichzeitig andere Tierarzneimittel intraartikulär verabreichen. Gleichzeitige Gabe von systemischen NSARs möglich.
PG: 2 ML VN [€ 967,75]

Artirem 0,0025 mmol/ml - Injektionslösung 24D01

(Z.Nr. 1-26350) NR. P. V08CA02
ZI: Guerbet, Roissy CdG Cedex, Frankreich
Z: 1 ml Injektionslösung enthält: Gadotersäure meglumin 0,0025 mmol (entspr. Gadotersäure 1,397 mg) (entspr. Gadolinium 0,39 mg), Meglumin, Natriumchlorid, Natriumhydroxid zur pH-Wert-Einstellung, Salzsäure 0,1N zur pH-Einstellung, Wasser für Injektionszwecke.
EW: Paramagnetisches Kontrastmittel.
AG: Magnetresonanztomographie (MRT) für Gelenke.
AA: Streng aseptisch intraartikulär.
DO: Injizierte Dosis soll leichte Extension der Gelenkskapsel bewirken. Empfohlene Dosis von 3-9 ml (Handgelenk) bis 20-40 ml (Knie). Keine Untersuchungen an Kindern und Jugendlichen.
Nur anwenden, wenn diagnostische Information mit MRT ohne Kontrastmittelverstärkung nicht erhoben werden kann.
SST: Strenge Indikationsstellung. Stillen möglich.
NW: Gelenksbeschwerden im untersuchten Gelenk, Überempfindlichkeit.
WW: Nicht gleichzeitig mit jodhaltigen Kontrastmitteln anwenden. Vorsicht mit blutdrucksenkenden Arzneimitteln.
WH: Nicht subarachnoidal oder epidural injizieren. Auf Überempfindlichkeit achten.
PG: **DFL** 1 ST * (EKO: N) [€ 82,10], **FSPR** 1 ST * (EKO: N) [€ 82,10]

Artischocken Arkocaps Kapseln 40Z02
(Z.Nr. HERB-00131) RPF. P. nicht im Handel. A05AX

Artiss - Lösungen für einen Gewebekleber tiefgefroren 20D01, 20D04

(Z.Nr. 2-00349) NR. P. T. B02BC30, V03AK
ZI: Baxter Medical Products, Wien
Z: 1 Doppelkammer-Fertigspritze mit 1 ml pro Kammer enthält: Komponente 1 in einer Kammer zu 1 ml: Kleberprotein - Lösung: Fibrinogen vom Menschen 91 mg (entspr. Protein clottierbar) (entspr. Faktor XIII human 0,6-5 IE), Aprotinin (synthetisch) 3000 KIE, Humanalbumin, L-Histidin, Nicotinamid, Polysorbat 80 (entspr. Tween 80), Natriumcitrat-2-Wasser, Wasser für Injektionszwecke; Komponente 2 in einer Kammer zu 1 ml: Thrombin-Lösung: Thrombin vom Menschen 4 IE, Calciumchlorid dihydrat 40 µmol, Humanalbumin, Natriumchlorid, Wasser für Injektionszwecke.
EW: Lokales Hämostatikum.
AG: Gewebekleber in der plastischen, rekonstruktiven und Verbrennungs- chirurgie; Verbesserung der Hämostase an subkutanen Gewebeoberflächen.
AA: Auf die Wunde auftragen; cave intravasal. Nicht für die Laparoskopie.
DO: Nach klinischem Bedarf: ED 0,2-12 ml. 1 Packung reicht für mindestens 10 cm^2. Keine Dosisempfehlungen für Kinder.
GA: Als Ersatz von Hautnähten; massive Blutungen.
SST: Strenge Indikationsstellung.
NW: Hautzysten, Juckreiz, Transplantatversagen; Überempfindlichkeit, bei intravasaler Applikation Thromboembolie.
WW: Vor der Anwendung antiseptische Lösungen weitgehend entfernen.
WH: Vorsicht bei Allergien gegen bovines Protein. Nicht bei kardiovaskulären Ereignissen oder in der Neurochirurgie bzw. bei gastrointestinalen oder Gefäßanastomosen anwenden. Nur dünn auftragen. Nur im Krankenhaus anwenden. Vorsicht bei der Druckluft- oder Druckgasanwendung von Fibrinklebern.
PG: **2ML** 1 ST * (EKO: N) [€ 220,50], **4ML** 1 ST * (EKO: N) [€ 366,30], **10ML** 1 ST * (EKO: N) [€ 804,80]

Artrolyt 50 mg - Kapseln 13D

(Z.Nr. 1-24324) RP. P. M01AX21
ZI: TRB Chemedica (Austria), Wien
Z: 1 Kapsel enthält: Diacerein 50 mg, Lactose monohydrat 214,3 mg, Croscarmellose natrium, Siliciumdioxid, hochdisperses, Magnesium stearat, Polyvidon, Gelatine, Chinolingelb, Indigokarmin, Titandioxid, Wasser, gereinigtes.
EW: Antinflammatorisch, nicht ulzerogen.
AG: Arthrose der Hüfte oder der Kniegelenke.
AA: Unzerkaut mit Flüssigkeit nach den Mahlzeiten.
DO: Initial 1mal tgl. (abends) 1 Kapsel über 2-4 Wochen, dann 2mal tgl. 1 Kapsel über mindestens 3 Monate. Nicht für Kinder und Jugendliche.
GA: Schwere Leberschäden (auch anamnestisch), Darmentzündungen, Darmverschluss, Bauchschmerzen unbekannter Ursache.
SST: Kontraindiziert.
NW: Weiche Stühle (ev. initiale Dosis halbieren), Magen/Darm, Kopfschmerzen, Pruritus, Leber, Verfärbung des Urins.
WW: Nicht gleichzeitig Laxantien einnehmen. Vorsicht: Antazida (1-2 Std.
Abstand), Diuretika, Herzglykoside.
WH: Bei rasch progredienter Coxarthrose nicht anwenden. Bei Diarrhoe Behandlung abbrechen. Auf Leberschäden achten. Regelmäßige Kontrolle der Leber- und Nierenfunktion.
PG: 30 ST * (EKO: N) [€ 22,95], 60 ST * (EKO: N) [€ 36,40]

🐾 *Arvilap - Injektionssuspension für Kaninchen* 823AH
(Z.Nr. 8-20079) NR. P. E. VNW. nicht im Handel. QI08AA01

Ascalan 2 mg - Tabletten 10A06, 52D02

(Z.Nr. 1-24594) RP. P. C02CA04, G04CA
ZI: G.L. Pharma, Lannach
Z: 1 Tablette enthält: Doxazosin 2 mg (entspr. Doxazosin mesilat), Cellulose, mikrokristalline, Lactose monohydrat 40,44 mg, Carboxymethylstärke, Natrium Typ A, Magnesium stearat, Natriumdodecylsulfat, Siliciumdioxid, hochdisperses, Gelborange S 0,08 mg.
EW: Alpha 1-Antagonist.
AG: Essentielle Hypertonie, benigne Prostatahyperplasie (BPH).
AA: Unzerkaut mit Flüssigkeit.
DO: **Hypertonie:** TD initial 1 mg, schrittweise Erhöhung bis auf MTD 16 mg.
Erhaltungstherapie meist 1mal tgl. 2-4 mg.
Prostatahyperplasie: TD initial 1 mg, schrittweise Erhöhung bis auf 8 mg.
Keine Daten an Kindern und Jugendlichen.
GA: Hypotonie, Obstruktion der oberen Harnwege, chronische

Harnwegs- infektionen, Blasensteine.
SST: Nutzen/Risiko-Abwägung, in der Stillzeit kontraindiziert.
NW: ZNS, Orthostase, Magen/Darm, Ödeme, Atemwege, Haut, Herz, Leber, Labor, Infektionen, Psyche, Priapismus.
WW: Andere Blutdrucksenker verstärkt; Abschwächung der blutdrucksenkenden Wirkung durch nichtsteroidale Antirheumatika, Östrogene, Sympathomimetika. PDE-5-Hemmer (z.B. Sildenafil): Hypotonie.
WH: Keine Erfahrungen bei Kindern. Vorsicht bei kardialen Notsituationen, schwerer koronarer Herzkrankheit, Leber- oder Nierenschäden, natriumarmer Diät, diabetischer autonomer Neuropathie. Nach der ersten Dosis über- mäßiger Blutdruckabfall möglich. Kontrollen: Blutdruck, Leber, Niere, Blutbild, urologische Parameter. Verkehrshinweis. Auf "Intraoperative Floppy Iris Syndrome" achten. Nicht als Monotherapie bei Überlaufblase oder Anurie.
Bei Überdosierung Vasopressoren geben (cave Adrenalin: Tachykardie).
PG: 10 ST (2) (EKO: G) [€ 4,45], 28 ST (EKO: G) [€ 12,35]

Ascalan 4 mg - Tabletten

10A06, 52D02

(Z.Nr. 1-24595) RP. P. C02CA04, G04CA
ZI: G.L. Pharma, Lannach
Z: 1 Tablette enthält: Doxazosin 4 mg (entspr. Doxazosin mesilat), Cellulose, mikrokristalline, Lactose monohydrat 80,88 mg, Carboxymethylstärke, Natrium Typ A, Magnesium stearat, Natriumdodecylsulfat, Siliciumdioxid, hochdisperses, Gelborange S 0,16 mg.
Kurzinformation: siehe Ascalan 2 mg - Tabletten, → S. 133
PG: 28 ST (2) (EKO: G) [€ 14,05]

Ascalan 8 mg - Tabletten

10A06, 52D02

(Z.Nr. 1-24596) RP. P. C02CA04, G04CA
ZI: G.L. Pharma, Lannach
Z: 1 Tablette enthält: Doxazosin 8 mg (entspr. Doxazosin mesilat), Cellulose, mikrokristalline, Lactose monohydrat 80,88 mg, Carboxymethylstärke, Natrium Typ A, Magnesium stearat, Natriumdodecylsulfat, Siliciumdioxid, hochdisperses.
Kurzinformation: siehe Ascalan 2 mg - Tabletten, → S. 133
PG: 28 ST (2) (EKO: G) [€ 16,95]

Ascorbisal - Tabletten

02B07

(Z.Nr. 0-06696) RPF. W10. P. N02BA51
ZI: G.L. Pharma, Lannach
Z: 1 Tablette enthält: Acetylsalicylsäure 500 mg, Ascorbinsäure 20 mg (entspr. Vitamin C), Kartoffelstärke, Glycerolmonostearat, Kieselsäure.
EW: Analgetikum + Vitamin C.
AG: Erkältungskrankheiten, Fieber, leichte bis mittelstarke Schmerzen.
AA: Tablette in einem Glas Wasser zerfallen lassen. Zu den Mahlzeiten ein- nehmen. Reichlich Flüssigkeit trinken.
DO: Bei Bedarf 1-2 Tabletten, MTD 6 Tabletten. Jugendliche (30-50 kg KG): ED 1 Tablette, MTD 4 Tabletten. Für Kinder ist diese Arzneiform nicht geeignet.
GA: Magen/Darm-Ulcera, Blutungsneigung, schwere Herz-, Leber-, Nierenschäden, Asthma, Personen unter 30 kg KG.
SST: Gegenanzeige im letzten Trimenon; im 1. und 2. Trimenon nicht empfohlen.
Nicht stillen.
NW: Magen/Darm (Blutungen), Haut, Überempfindlichkeit, Gerinnung, Blutbild, Asthma, Niere, Ödeme, Hypertonie, Herzinsuffizienz. Bei Langzeitgabe Analgetika-Kopfschmerz, Analgetika-Nephropathie.
WW: Nicht empfohlen: Andere NSARs. Vorsicht: Verstärkt: Gerinnungshemmer, Lithium, Herzglykoside, Blutzuckersenker, Methotrexat, Glukokortikoide (Magen/Darm-Blutungen), Methotrexat, Pentoxifyllin, Valproinsäure, Clopidogrel; erhöhte Resorption von Eisen und Aluminium.
Abgeschwächt: Urikosurika, Furosemid, Spironolacton, Blutdrucksenker.
Cave Alkohol.
WH: Vorsicht bei Allergien, Menorrhagien, Oxalatsteinen, Eisenspeicher- krankheit, Hypertonie. Erhöhtes Blutungsrisiko beachten. Auf Reye-Syndrom achten.
PG: 20 ST (EKO: G) [€ 3,40], 60 ST * (EKO: N) [€ 6,40]

Aseptoderm Pur - Lösung zur Anwendung auf der Haut 14F
(Z.Nr. 1-27022) RPF. P. nicht im Handel. D08AX03

🐾 Aservo EquiHaler 343 Mikrogramm/ Sprühstoß - Inhalationslösung für Pferde

807AZ, 813AZ

(Z.Nr. EU/2/19/249/*) NR. P. VNW. QR03BA08
ZI: Boehringer Ingelheim-Vetmedica, Ingelheim, Deutschland
Z: 1 Sprühstoß (aus dem Nüsternadapter) enthält: Ciclesonid 343 µg, Ethanol 8,4 mg, Salzsäure, Wasser, gereinigtes.
EW: Entzündungshemmend; Mittel mit hoher Glukokortikoid-Rezeptoraffinität.
AG: Hochgradiges equines Asthma (SPA-RAO).
AA: Zur Inhalation. Zunächst Atemkontrolle mittels Atemindikator in der Kammerwand des Nüsternadapters (wenn das Pferd einatmet, wölbt sich die Membran des Atemindikators nach innen, beim Ausatmen nach außen.) Zu Beginn der Einatmung Equihaler auslösen.
DO: Behandlungsdauer 10 Tage.
Tag 1-5: 2mal tgl. 8 Sprühstöße im Abstand von 12 Std..
Tag 6-10: 1mal tgl. 12 Sprühstöße.
SST: Nutzen/Risiko-Abwägung.
NW: Geringgradiger Nasenausfluss.
WH: Klinische Besserung meist erst nach einigen Tagen. Unbedenklichkeit bei Fohlen und bei Pferden unter 200 kg KG nicht belegt.
VNW: Essbare Gewebe: 18 Tage.
Nicht für Tiere, deren Milch für den menschlichen Verzehr vorgesehen ist.
PG: 1 ST VNW [€ 219,20]

Asicor 1 mg/ml - Konzentrat zur Herstellung einer Infusionslösung

30B03

(Z.Nr. 1-31816) RP. P. C01CE02
ZI: Pharmaselect International, Wien
Z: 1 ml Lösung enthält: Milrinon 1 mg, Milchsäure, Glucose wasserfrei, Wasser für Injektionszwecke, Natriumhydroxid zur pH-Wert-Einstellung, (entspr. Natrium < 1 mmol/Dosis) (entspr. → 23 mg/Dosis).
EW: Kardiostimulans (Phosphodiesterasehemmer).
AG: Kurzzeitbehandlung einer schweren kongestiven Herzinsuffizienz bei Nichtansprechen auf konventionelle Erhaltungstherapie.
Bei Kindern außerdem zur Kurzzeitbehandlung einer akuten Herzinsuffizienz, z.B. beim Low-Cardiac-Output-Syndrom nach Herzoperationen.
AA: Nur i.v. in eine möglichst große Vene.
DO: Initial 50 µg/kg KG über 10 min, dann Dauerinfusion mit 0,5 (0,375-0,75) µg/kg KG/min. MTD 1,13 mg/kg KG. Max. 48 Std. verabreichen.
<u>Kinder und Jugendliche:</u> Initial 50-75 µg/kg KG über 30-60 min, dann Dauerinfusion mit 0,25-0,75 µg/kg KG/min über 35 Std.
GA: Schwere Hypovolämie.
SST: Nutzen/Risiko-Abwägung.
NW: Kopfschmerzen, Arrhythmien, Hypotonie, Leber, Thrombozytopenie, Hypokaliämie, Haut, lokale Reaktionen. Bei Kindern intraventrikuläre Hämorrhagie, persistierender Ductus arteriosus.
WW: Furosemid und Bumetanid nicht über gleichen Zugang wie Milrinon verabreichen. Positiv inotrope Substanzen verstärkt.
WH: Unmittelbar nach akutem Myokardinfarkt nicht empfohlen. Bei schwere Aortenobstruktion oder Pulmonalinsuffizienz nicht anwenden. Auf Arrhythmien achten. Kontrollen: Flüssigkeit, Elektrolyte (Kalium), Serumkreatinin. Vorsicht bei Neugeborenen mit Risiko für intraventrikuläre Hämorrhagie bzw. bei persistierendem Ductus arteriosus.
PG: 10 ST * (EKO: N) [€ 375,00]

Asmanex Twisthaler 200 Mikrogramm - Pulver zur Inhalation 50B01
(Z.Nr. 1-24478) NR. P. nicht im Handel. R03BA07

Asmanex Twisthaler 400 Mikrogramm - Pulver zur Inhalation 50B01
(Z.Nr. 1-24479) NR. P. nicht im Handel. R03BA07

Asmoken 1,5 mg - Tabletten 26B
(Z.Nr. 1-38251) NR. P. nicht im Handel. N07BA04

Aspirin 500 mg - Kautabletten

02B03

(Z.Nr. 1-20680) RPF. W10. P. N02BA01
ZI: Bayer Austria, Wien
Z: 1 Tablette enthält: Acetylsalicylsäure 500 mg (entspr. ASS), Calcium stearat, Maisstärke, Mannitol, Aspartam 16,5 mg, Ascorbinsäure, Zitronensäure, Magnesiumcarbonat, Stärke, Natriumcarbonat, Natrium carboxymethylcellulose (entspr. Natrium 32 mg), Spezialtrockenaroma, Mandarinen-Aroma, Orangen-Aroma, Gelborange S 3,5 mg.
EW: Analgetisch, antipyretisch, antiphlogistisch.
AG: Schmerzen verschiedener Art, Erkältungskrankheiten, grippale Infekte.
AA: Zum Kauen; mit oder ohne Wasser einnehmen. Nicht auf nüchternen Magen einnehmen.
DO: Erwachsene und Jugendliche: ED 1-2 Tabletten, MTD 6 Tabletten. Für Kinder nicht geeignet.
GA: Asthmaanamnese, Magen/Darm-Ulzera, Blutungsneigung, schwere Leber- oder Nierenschäden, schwere Herzinsuffizienz.

SST: Im 1. und 2. Trimenon strenge Indikationsstellung. Im 3. Trimenon Gegenanzeige. Bei längerer Anwendung abstillen.
NW: Magen/Darm (bis Blutungen, Ulzera), ZNS, Blutungen, Überempfindlichkeit, Niere, Ödeme, Hypertonie, Herzinsuffizienz.
WW: Kontraindiziert: Methotrexat ab 15 mg/Woche, orale Antikoagulantien (in Kombination mit hoch dosierten Salizylaten), Hyperoxalurie.
Vorsicht: Andere nichtsteroidale Antiphlogistika, Urikosurika, Antidiabetika, Thrombolytika, Diuretika, systemische Glukokortikoide, ACE-Hemmer (abgeschwächt), Valproinsäure, Alkohol.
WH: Vorsicht bei Ulkusanamnese. Bei gewohnheitsmäßiger Einnahme Analgetika-Nephropathie möglich.
Bei Überdosierung Säure/Basen-Kontrolle, alkalische Diurese.
PG: 10 ST * (EKO: N) [€ 6,35]

Aspirin 500 mg - Tabletten 02B03

(Z.Nr. 0-03155) RPF. W10. P. N02BA01
ZI: Bayer Austria, Wien
Z: 1 Tablette enthält: Acetylsalicylsäure 500 mg (entspr. ASS), Maisstärke, Cellulosepulver.
EW: Analgetisch, antipyretisch, antiphlogistisch.
AG: Schmerzen verschiedener Art, Erkältungskrankheiten, grippale Infekte.
AA: Mit reichlich Flüssigkeit, ev. auf einem Löffel in etwas Wasser gelöst einnehmen. Nicht auf nüchternen Magen einnehmen.
DO: Erwachsene und Jugendliche: ED 1-2 Tabletten, MTD 6 Tabletten. Für Kinder nicht geeignet.
GA: Asthmaanamnese, Magen/Darm-Ulzera, Blutungsneigung, schwere Leber- oder Nierenschäden, schwere Herzinsuffizienz.
SST: Im 1. und 2. Trimenon strenge Indikationsstellung. Im 3. Trimenon Gegenanzeige. Bei längerer Anwendung abstillen.
NW: Magen/Darm (bis Blutungen, Ulzera), ZNS, Blutungen, Überempfindlichkeit, Niere, Ödeme, Hypertonie, Herzinsuffizienz.
WW: Kontraindiziert: Methotrexat ab 15 mg/Woche, orale Antikoagulantien (in Kombination mit hoch dosierten Salizylaten), Hyperoxalurie.
Vorsicht: Andere nichtsteroidale Antiphlogistika, Urikosurika, Antidiabetika, Thrombolytika, Diuretika, systemische Glukokortikoide, ACE-Hemmer (abgeschwächt), Valproinsäure, Alkohol.
WH: Vorsicht bei Ulkusanamnese. Bei gewohnheitsmäßiger Einnahme Analgetika-Nephropathie möglich.
Bei Überdosierung Säure/Basen-Kontrolle, alkalische Diurese.
PG: 20 ST * (EKO: N) [€ 6,10], 50 ST * (EKO: N) [€ 10,50]

Aspirin Akut 500 mg - Brausetabletten 02B03

(Z.Nr. 1-24114) RPF. W10. P. N02BA01
ZI: Bayer Austria, Wien
Z: 1 Brausetablette enthält: Acetylsalicylsäure 500 mg, Natrium 543 mg, Natrium dihydrogencitrat, Natriumhydrogencarbonat, Citronensäure, wasserfreie, Natriumcarbonat, wasserfrei.
EW: Analgetisch, antipyretisch, antiphlogistisch.
AG: Symptomatisch bei Kopfschmerzen im Zusammenhang mit Migräne.
AA: Oral nach Auflösen in einem Glas Wasser.
DO: ED 2 Brausetabletten, ev. nach 4 - 8 Std. wiederholen; MTD 6 Brausetabletten; bei Kindern und Jugendlichen nicht empfohlen.
GA: Asthmaanamnese, Magen/Darm-Ulzera, Blutungsneigung, schwere Leber- oder Nierenschäden, schwere Herzinsuffizienz.
SST: Im 1. und 2. Trimenon strenge Indikationsstellung. Im 3. Trimenon Gegenanzeige. Bei längerer Anwendung abstillen.
NW: Magen/Darm (bis Blutungen, Ulzera), ZNS, Blutungen, Überempfindlichkeit, Niere, Ödeme, Hypertonie, Herzinsuffizienz.
WW: Kontraindiziert: Methotrexat ab 15 mg/Woche, orale Antikoagulantien (in Kombination mit hoch dosierten Salizylaten), Hyperoxalurie.
Vorsicht: Andere nichtsteroidale Antiphlogistika, Urikosurika, Antidiabetika, Thrombolytika, Diuretika, systemische Glukokortikoide, ACE-Hemmer (abgeschwächt), Valproinsäure, Alkohol.
WH: Vorsicht bei Ulkusanamnese. Bei gewohnheitsmäßiger Einnahme Analgetika-Nephropathie möglich.
Bei Überdosierung Säure/Basen-Kontrolle, alkalische Diurese.
PG: 12 ST * (EKO: N) [€ 8,45], 24 ST * (EKO: N) [€ 13,50]

Aspirin Complex 500 mg/30 mg - Granulat zur Herstellung einer Suspension zum Einnehmen 02B10, 50J01

(Z.Nr. 1-24837) RPF. W10. P.
N02BA51, R01BA52, R05X
ZI: Bayer Austria, Wien
Z: 1 Beutel enthält: Acetylsalicylsäure 500 mg, Pseudoephedrin hydrochlorid 30 mg, Citronensäure, Saccharose 2 g, Hypromellose, Saccharin, Orangen-Aroma (entspr. Benzylalkohol 3,78 mg) (entspr. Essigsäure) (entspr. alpha-Tocopherol) (entspr. Stärke, modifiziert) (entspr. Maltodextrin).
EW: Kombination Analgetikum + Sympathomimetikum.
AG: Rhinosinusitis mit erkältungsbedingten Schmerzen und Fieber und/oder grippeähnlichen Symptomen.
AA: Vor der Einnahme in ein Glas Wasser einrühren.
DO: Personen ab 16 Jahren: 1-2 Beutel ev. alle 4-8 Std wiederholen; MTD 6 Beutel. Bei Personen unter 16 Jahren nicht ohne ärztlichen Rat anwenden.
GA: Analgetika-Asthma, Magen/Darm-Geschwüre, Blutungsneigung, schwere Leber-, Nieren-, Herzschäden, Hypertonie, schwere koronare Herzkrankheit.
SST: Gegenanzeige, vor allem im 3. Trimenon und in der Stillzeit.
NW: ASS: Überempfindlichkeit, Magen/Darm (bis Blutungen), erhöhtes Blutungsrisiko, Schwindel, Tinnitus, Nierenschäden.
Pseudoephedrin: Blutdruckanstieg, Tachykardie, ZNS-Stimulation, Harnverhalt, Haut (akute generalisierte exanthemische Pustulose, AGEP), ischämische Kolitis, Auge (ischämische Optikusneuropathie).
WW: ASS: Kontraindiziert: Methotrexat ab 15 mg/Woche. MAO-Hemmer (2 Wochen Abstand).
Vorsicht: Methotrexat unter 15 mg/Woche, Gerinnungshemmer, andere NSARs, SSRIs, Digoxin, Urikosurika, Antidiabetika, Diuretika, systemische Glukokortikoide, ACE-Hemmer, Valproinsäure, Alkohol.
Vorsicht bei hoher Salicylat-Dosis: Diuretika, ACE-Hemmer. Abgeschwächt: Blutdrucksenker.
Pseudoephrin: andere Sympathomimetika (Verstärkung), Blutdrucksenker (Abschwächung).
WH: Vorsicht bei Hyperthyreose, Diabetes, Glaukom, Prostatahypertrophie. Auf Überempfindlichkeitsreaktionen (Asthma) bzw. Gichtanfälle achten. Erhöhtes Blutungsrisiko möglich. Bei Missbrauch Analgetika-Nephropathie möglich. Positive Dopingkontrollen möglich. Verkehrshinweis (besonders bei Alkoholkonsum).
Bei Überdosierung schwere Säure/Basen-Störung durch Acetylsalizylsäure bzw. starke sympathomimetische Reaktionen durch Pseudoephedrin.
PG: 10 ST * (EKO: N) [€ 10,30], 20 ST * (EKO: N) [€ 16,60]

Aspirin Complex - Heißgetränk 500 mg/30 mg Granulat zur Herstellung einer Suspension zum Einnehmen 02B10, 50J01

(Z.Nr. 1-35243) RPF. W10,W12. P.
N02BA51, R01BA52, R05X
ZI: Bayer Austria, Wien
Z: 1 Beutel enthält: Acetylsalicylsäure 500 mg, Pseudoephedrin hydrochlorid 30 mg, Saccharose 2 g, Hypromellose, Sucralose, Vanille-Aroma, Pfefferminz-Aroma, Menthol Aroma, Eucalyptus-Aroma (entspr. Menthol) (entspr. Cineol).
EW: Kombination Analgetikum + Sympathomimetikum.
AG: Rhinosinusitis mit erkältungsbedingten Schmerzen und Fieber und/oder grippeähnlichen Symptomen.
AA: Vor der Einnahme in ein Glas mit heißem, aber nicht kochendem Wasser einrühren. Vor der Einnahme auf Trinktemperatur abkühlen lassen.
DO: Personen ab 16 Jahren: 1-2 Beutel ev. alle 4-8 Std wiederholen; MTD 6 Beutel. Bei Personen unter 16 Jahren nicht ohne ärztlichen Rat anwenden.
GA: Analgetika-Asthma, Magen/Darm-Geschwüre, Blutungsneigung, schwere Leber-, Nieren-, Herzschäden, Hypertonie, schwere koronare Herzkrankheit.
SST: Gegenanzeige, vor allem im 3. Trimenon und in der Stillzeit.
NW: ASS: Überempfindlichkeit, Magen/Darm (bis Blutungen), erhöhtes Blutungsrisiko, Schwindel, Tinnitus, Nierenschäden.
Pseudoephedrin: Blutdruckanstieg, Tachykardie, ZNS-Stimulation, Harnverhalt, Haut (akute generalisierte exanthemische Pustulose, AGEP), ischämische Kolitis, Auge (ischämische Optikusneuropathie).
WW: ASS: Kontraindiziert: Methotrexat ab 15 mg/Woche. MAO-Hemmer (2 Wochen Abstand).
Vorsicht: Methotrexat unter 15 mg/Woche, Gerinnungshemmer, andere NSARs, SSRIs, Digoxin, Urikosurika, Antidiabetika, Diuretika, systemische Glukokortikoide, ACE-Hemmer, Valproinsäure, Alkohol.
Vorsicht bei hoher Salicylat-Dosis: Diuretika, ACE-Hemmer. Abgeschwächt: Blutdrucksenker.
Pseudoephrin: andere Sympathomimetika (Verstärkung), Blutdrucksenker (Abschwächung).
WH: Vorsicht bei Hyperthyreose, Diabetes, Glaukom, Prostatahypertrophie. Auf Überempfindlichkeitsreaktionen (Asthma) bzw. Gichtanfälle achten. Erhöhtes Blutungsrisiko möglich. Bei Missbrauch Analgetika-Nephropathie möglich. Positive Dopingkontrollen möglich. Verkehrshinweis (besonders bei Alkoholkonsum).
Bei Überdosierung schwere Säure/Basen-Störung durch Acetylsalizylsäure bzw. starke sympathomimetische Reaktionen durch Pseudoephedrin.
PG: 10 ST * (EKO: N) > [€ 10,30]

Aspirin Direkt 500 mg - Granulat 02B03

(Z.Nr. 1-31667) RPF. W10. P. N02BA01
ZI: Bayer Austria, Wien

Z: 1 Beutel Granulat enthält: Acetylsalicylsäure 500 mg, Mannitol, Natriumhydrogencarbonat, Natrium dihydrogencitrat (entspr. Natrium 19 mg), Ascorbinsäure, Cola-Aroma, Orangen-Aroma, Citronensäure, Aspartam 5 mg.
EW: Analgetisch, antipyretisch, antiphlogistisch.
AG: Schmerzen verschiedener Art, Erkältungskrankheiten, grippale Infekte.
AA: Granulat direkt auf die Zunge legen und schlucken. Nicht auf nüchternen Magen einnehmen.
DO: Erwachsene und Jugendliche: ED 1-2 Beutel, MTD 6 Beutel. Für Kinder unter 12 Jahren nicht geeignet.
GA: Asthmaanamnese, Magen/Darm-Ulzera, Blutungsneigung, schwere Leber- oder Nierenschäden, schwere Herzinsuffizienz.
SST: Im 1. und 2. Trimenon strenge Indikationsstellung. Im 3. Trimenon Gegenanzeige. Bei längerer Anwendung abstillen.
NW: Magen/Darm (bis Blutungen, Ulzera), ZNS, Blutungen, Überempfindlichkeit, Niere, Ödeme, Hypertonie, Herzinsuffizienz.
WW: Kontraindiziert: Methotrexat ab 15 mg/Woche, orale Antikoagulantien (in Kombination mit hoch dosierten Salizylaten), Hyperoxalurie.
Vorsicht: Andere nichtsteroidale Antiphlogistika, Urikosurika, Antidiabetika, Thrombolytika, Diuretika, systemische Glukokortikoide, ACE-Hemmer (abgeschwächt), Valproinsäure, Alkohol.
WH: Vorsicht bei Ulkusanamnese. Bei gewohnheitsmäßiger Einnahme Analgetika-Nephropathie möglich.
Bei Überdosierung Säure/Basen-Kontrolle, alkalische Diurese.
PG: 10 ST * (EKO: N) [€ 5,90], 20 ST * (EKO: N) [€ 10,25]

Aspirin Express 500 mg - überzogene Tablette 02B03

(Z.Nr. 1-35296) RPF. W10. P. N02BA01
ZI: Bayer Austria, Wien
Z: 1 überzogene Tablette enthält: Acetylsalicylsäure 500 mg, Tablettenkern: Siliciumdioxid, hochdisperses, Natriumcarbonat, wasserfrei (entspr. Natrium 3,12 mmol) (entspr. → 71,7 mg); Überzug: Carnaubawachs, Hypromellose, Zink stearat.
EW: Analgetisch, antipyretisch, antiphlogistisch.
AG: Symptomatisch bei leichten bis mäßig starken Schmerzen und Fieber.
AA: Mit reichlich Flüssigkeit einnehmen.
DO: Personen ab 16 Jahren: ED 1-2 Tabletten; Jugendliche (12-15 Jahre): ED 1 Tablette. MTD 6 Tabletten.
Patienten ab 65 Jahren: ED 1 Tablette, MTD 4 Tabletten.
Ohne ärztliche Anweisung max. 3-4 Tage einnehmen.
Kinder (nur auf ärztliche Verordnung): TD 60 mg/kg KG in 4-6 ED.
GA: Asthmaanamnese, Magen/Darm-Ulzera, Blutungsneigung, schwere Leber- oder Nierenschäden, schwere Herzinsuffizienz.
SST: Im 1. und 2. Trimenon strenge Indikationsstellung. Im 3. Trimenon Gegenanzeige. Bei längerer Anwendung abstillen.
NW: Magen/Darm (bis Blutungen, Ulzera), ZNS, Blutungen, Überempfindlichkeit, Niere, Ödeme, Hypertonie, Herzinsuffizienz.
WW: Kontraindiziert: Methotrexat ab 15 mg/Woche, orale Antikoagulantien (in Kombination mit hoch dosierten Salizylaten), Hyperoxalurie.
Vorsicht: Andere nichtsteroidale Antiphlogistika, Urikosurika, Antidiabetika, Thrombolytika, Diuretika, systemische Glukokortikoide, ACE-Hemmer (abgeschwächt), Valproinsäure, Alkohol.
WH: Vorsicht bei Ulkusanamnese. Bei gewohnheitsmäßiger Einnahme Analgetika-Nephropathie möglich.
Bei Überdosierung Säure/Basen-Kontrolle, alkalische Diurese.
PG: 20 ST * (EKO: N) [€ 6,90], 40 ST * (EKO: N) [€ 12,15]

Aspirin Protect 100 mg - Filmtabletten 20B

(Z.Nr. 1-25792) RPF. W10. P. B01AC06
ZI: Bayer Austria, Wien
Z: 1 Filmtablette enthält: Acetylsalicylsäure 100 mg, Tablettenkern: Cellulosepulver, Maisstärke; Tablettenüberzug: Methacrylsäure-Copolymer Typ C, Natrium laurylsulfat, Polysorbat 80, Talkum, Triethylcitrat.
EW: Plättchenaggregationshemmer.
AG: Vorbeugung von Herz/Kreislauf-Erkrankungen, wie z.B. Herzinfarkt, Schlaganfall, arteriellen Thrombosen nach gefäßchirurgischen Eingriffen, kardiovaskulären Ereignissen bei Diabetes. Keine Indikationen für Kinder.
AA: Unzerkaut mit reichlich Wasser mindestens 30 min vor einer Mahlzeit einnehmen.
DO: 1mal tgl. 100 mg. Keine Indikation für Kinder und Jugendliche.
GA: Magen/Darm-Ulzera (auch anamnestisch), Blutungsneigung, schwere Nieren-, Leber-, Herzinsuffizienz.
SST: Kontraindiziert im 3. Trimenon, sonst strenge Indikationsstellung.
NW: Magen/Darm (Blutungen), Asthma, Gerinnung, Niere, Kopfschmerz, Ödeme, Überempfindlichkeit, sehr selten Reye-Syndrom.
WW: Kontraindiziert: Methotrexat ab 15 mg/Woche. Orale Antikoagulantien mit hoch dosierten Salizylaten.
Vorsicht: Methotrexat unter 15 mg/Woche, orale Antikoagulantien, Thrombolytika, Ticlopidin, parenterale Heparine, NSARs, SSRIs, Digoxin, Urikosurika, Antidiabetika, Diuretika, systemische Glukokortikoide, Valproinsäure, Alkohol, lokal wirksame Magen/Darm-Präparate. Beeinflussung von Labortests. Abgeschwächt werden Aldosteronantagonisten, ACE-Hemmer.
WH: Vor der Erstanwendung genaue Diagnosestellung erforderlich. Vorsicht bei Bluthochdruck, anstehenden Operationen. Auf Blutungsneigung bzw. Bronchospasmen achten. Verkehrshinweis.
PG: 60 ST * (EKO: N) [€ 8,70]

Aspirin+C - Brausetabletten 02B07

(Z.Nr. 0-14079) RPF. W10. P. N02BA51
ZI: Bayer Austria, Wien
Z: 1 Brausetablette enthält: Acetylsalicylsäure 400 mg (entspr. ASS), Ascorbinsäure 240 mg, Natrium citrat, Natriumbicarbonat, Natriumcarbonat, wasserfrei (entspr. Natrium 466 mg), Zitronensäure, wasserfrei.
EW: Analgetisch, antipyretisch, antiphlogistisch.
AG: Schmerzen verschiedener Art, Erkältungskrankheiten, grippale Infekte.
AA: Brausetablette in einem Glas Wasser vollständig auflösen und trinken.
DO: Erwachsene und Jugendliche: ED 1-2 Brausetabletten, MTD 7 Brausetabletten. Für Kinder unter 12 Jahren nicht geeignet.
GA: Asthmaanamnese, Magen/Darm-Ulzera, Blutungsneigung, schwere Leber- oder Nierenschäden, schwere Herzinsuffizienz.
SST: Im 1. und 2. Trimenon strenge Indikationsstellung. Im 3. Trimenon Gegenanzeige. Bei längerer Anwendung abstillen.
NW: Magen/Darm (bis Blutungen, Ulzera), ZNS, Blutungen, Überempfindlichkeit, Niere, Ödeme, Hypertonie, Herzinsuffizienz.
WW: Kontraindiziert: Methotrexat ab 15 mg/Woche, orale Antikoagulantien (in Kombination mit hoch dosierten Salizylaten), Hyperoxalurie.
Vorsicht: Andere nichtsteroidale Antiphlogistika, Urikosurika, Antidiabetika, Thrombolytika, Diuretika, systemische Glukokortikoide, ACE-Hemmer (abgeschwächt), Valproinsäure, Alkohol.
WH: Vorsicht bei Ulkusanamnese. Bei gewohnheitsmäßiger Einnahme Analgetika-Nephropathie möglich.
Bei Überdosierung Säure/Basen-Kontrolle, alkalische Diurese.
PG: 10 ST * (EKO: N) [€ 6,45], 20 ST * (EKO: N) [€ 10,55], 40 ST * (EKO: N) [€ 16,75]

Aspirin+C forte 800 mg/480 mg - Brausetabletten 02B07

(Z.Nr. 1-36040) RPF. W10. P. N02BA51
ZI: Bayer Austria, Wien
Z: 1 Brausetablette enthält: Acetylsalicylsäure 800 mg, Ascorbinsäure 480 mg, Natriumhydrogencarbonat (entspr. Natrium 473,72 mg) (entspr. → 20,61 mmol), Citronensäure, Povidon, Siliciumdioxid, hochdisperses.
EW: Analgetisch, antipyretisch, antiphlogistisch.
AG: Schmerzen verschiedener Art, Erkältungskrankheiten, grippale Infekte.
AA: Brausetablette in einem Glas Wasser vollständig auflösen und trinken.
DO: Erwachsene und Jugendliche: ED 1 Brausetablette, MTD 3 Brausetabletten (bei Jugendlichen möglichst niedrig dosieren). Für Kinder unter 12 Jahren nicht geeignet.
GA: Asthmaanamnese, Magen/Darm-Ulzera, Blutungsneigung, schwere Leber- oder Nierenschäden, schwere Herzinsuffizienz.
SST: Im 1. und 2. Trimenon strenge Indikationsstellung. Im 3. Trimenon Gegenanzeige. Bei längerer Anwendung abstillen.
NW: Magen/Darm (bis Blutungen, Ulzera), ZNS, Blutungen, Überempfindlichkeit, Niere, Ödeme, Hypertonie, Herzinsuffizienz.
WW: Kontraindiziert: Methotrexat ab 15 mg/Woche, orale Antikoagulantien (in Kombination mit hoch dosierten Salizylaten), Hyperoxalurie.
Vorsicht: Andere nichtsteroidale Antiphlogistika, Urikosurika, Antidiabetika, Thrombolytika, Diuretika, systemische Glukokortikoide, ACE-Hemmer (abgeschwächt), Valproinsäure, Alkohol.
WH: Vorsicht bei Ulkusanamnese. Bei gewohnheitsmäßiger Einnahme Analgetika-Nephropathie möglich.
Bei Überdosierung Säure/Basen-Kontrolle, alkalische Diurese.
PG: 10 ST * (EKO: N) [€ 9,20]

Aspro Classic 320 mg ASS - Tabletten 02B03

(Z.Nr. 0-06307) RPF. W10. P. N02BA01
ZI: M.C.M. Klosterfrau Healthcare, Wien
Z: 1 Tablette enthält: Acetylsalicylsäure 320 mg (entspr. ASS), Kartoffelstärke, Natriumdodecylsulfat, Siliciumdioxid, hochdisperses, Siliciumdioxid hydrat, Stearinsäure.
EW: Analgetisch, antipyretisch, antiphlogistisch.
AG: Leichte bis mäßig starke Schmerzen, Schmerzen und Fieber bei Erkältungs- krankheiten und grippalen Infekten.
AA: In Wasser zerfallen lassen und trinken oder mit reichlich Flüssigkeit einnehmen.
DO: ED 2-3 Tabletten, MTD 6-9 Tabletten.

Jugendliche bis 50 kg KG: ED 1-2 Tabletten, MTD 6 Tabletten.
Für Kinder nicht geeignet.
GA: Magen-Darm-Ulcera, Blutschäden, Asthma, schwere Herz-, Leber-, Nieren- schäden, Alkoholismus, Kinder und Jugendliche mit Varicellen oder Influenza.
SST: Im 3. Trimenon kontraindiziert, sonst möglichst kurz und niedrig dosiert anwenden.
NW: Blutungen, ZNS, Magen/Darm, Überempfindlichkeit, bei Langzeitgabe Nierenschäden.
WW: Kontraindiziert: Orale Antikoagulantien mit hohen Salizylatdosen, Metho- trexat über 15 mg/Woche.
Nicht empfohlen: Orale Antikoagulantien mit niedrigen Salizylatdosen, parenterale Gerinnungshemmer, andere NSARs, Ticlopidin, Urikosurika, Alkohol.
Vorsicht: Antidiabetika, Diuretika, systemische Glukokortikoide, ACE- Hemmer und andere Blutdrucksenker, SSRIs, Pentoxifyllin, Valproinsäure, Herzglykoside, Schilddrüsenhormone, Sulfonamide, Tetrazykline, Lithium, Aldosteronantagonisten, lokale Magen/Darm-Präparate.
WH: Ohne ärztliche Beratung max. 3-4 Tage einnehmen. Möglichst kurzzeitig und niedrig dosiert anwenden. Vorsicht bei Analgetikaüberempfindlichkeit, Allergien, Bluthochdruck, Mangelernährung, Menorrhagien, Metrorrhagien, Glukose-6-Phosphat-Dehydrogenasemangel. Hinweis auf Reye-Syndrom (Einzel- fälle von langdauerndem Erbrechen, Bewusstseinstrübung). Auf gastro- intestinale Blutungen oder Ulzera achten.
PG: 30 ST * (EKO: N) [€ 6,10], 60 ST * (EKO: N) [€ 10,50]

Aspro Grippal 500 mg ASS + 250 mg Vit C - Brausetabletten 02B07
(Z.Nr. 1-35316) RPF. W10. P. N02BA51
ZI: M.C.M. Klosterfrau Healthcare, Wien
Z: 1 Brausetablette enthält: Acetylsalicylsäure 500 mg (entspr. ASS), Ascorbinsäure 250 mg, Zitronensäure, Anhydrat, Natriumhydrogencarbonat, Natrium carbonat Anhydrat, Natrium dihydrogencitrat, Natrium citrat (entspr. Natrium 381,14 mg), Povidon K30, Mannitol, Docusat natrium, Simeticon, Natrium cyclamat, Saccharin natrium, Zitronen-Aroma, Sorbitol 0,52 mg.
EW: Analgetisch, antipyretisch, antiphlogistisch.
AG: Leichte bis mäßig starke Schmerzen, Schmerzen und Fieber bei Erkältungskrankheiten und grippalen Infekten.
AA: In Wasser auflösen und vor oder während einer Mahlzeit trinken.
DO: ED 1(-2) Brausetabletten, MTD 6 Brausetabletten.
Jugendliche (30-50 kg KG): ED ½-1 Brausetablette, MTD 3 Brausetabletten.
Für Kinder nicht geeignet.
GA: Magen-Darm-Ulcera, Blutschäden, Asthma, schwere Herz-, Leber-, Nieren- schäden, Alkoholismus, Kinder und Jugendliche mit Varicellen oder Influenza.
SST: Im 3. Trimenon kontraindiziert, sonst möglichst kurz und niedrig dosiert anwenden.
NW: Blutungen, ZNS, Magen/Darm, Überempfindlichkeit, bei Langzeitgabe Nierenschäden.
WW: Kontraindiziert: Orale Antikoagulantien mit hohen Salizylatdosen, Metho- trexat über 15 mg/Woche.
Nicht empfohlen: Orale Antikoagulantien mit niedrigen Salizylatdosen, parenterale Gerinnungshemmer, andere NSARs, Ticlopidin, Urikosurika, Alkohol.
Vorsicht: Antidiabetika, Diuretika, systemische Glukokortikoide, ACE- Hemmer und andere Blutdrucksenker, SSRIs, Pentoxifyllin, Valproinsäure, Herzglykoside, Schilddrüsenhormone, Sulfonamide, Tetrazykline, Lithium, Aldosteronantagonisten, lokale Magen/Darm-Präparate.
WH: Ohne ärztliche Beratung max. 3-4 Tage einnehmen. Möglichst kurzzeitig und niedrig dosiert anwenden. Vorsicht bei Analgetikaüberempfindlichkeit, Allergien, Bluthochdruck, Mangelernährung, Menorrhagien, Metrorrhagien, Glukose-6-Phosphat-Dehydrogenasemangel. Hinweis auf Reye-Syndrom (Einzel- fälle von langdauerndem Erbrechen, Bewusstseinstrübung). Auf gastro- intestinale Blutungen oder Ulzera achten.
PG: 20 ST * (EKO: N) [€ 13,20]

ASS G.L. 30 mg - Filmtabletten 20B
(Z.Nr. 1-23681) RP. P. nicht im Handel. B01AC06

ASS Genericon 500 mg - Tabletten 02B03
(Z.Nr. 0-06432) RPF. W10. P. N02BA01
ZI: Genericon Pharma, Graz
Z: 1 Tablette enthält: Acetylsalicylsäure 500 mg, Lactose 20 mg, Kartoffelstärke, Siliciumdioxid, hochdisperses, Glycerinmonostearat.
EW: Analgetisch, antipyretisch, antiphlogistisch.
AG: Fieber und Schmerzen.
AA: Mit reichlich Flüssigkeit und nicht auf nüchternen Magen einnehmen, reichlich nachtrinken. Tabletten können auch auf einem Löffel mit etwas Wasser aufgelöst und eingenommen werden.
DO: ED 1-2 Tabletten bis 3mal tgl.. MTD 6 Tabletten. Keine Kinderdosierung mit dieser Arzneiform.
GA: Magen-Darm-Ulcera, Blutschäden, Asthma, schwere Herz-, Leber-, Nieren- schäden, Alkoholismus, Kinder und Jugendliche mit Varicellen oder Influenza.
SST: Im 3. Trimenon kontraindiziert, sonst möglichst kurz und niedrig dosiert anwenden.
NW: Blutungen, ZNS, Magen/Darm, Überempfindlichkeit, bei Langzeitgabe Nierenschäden.
WW: Kontraindiziert: Orale Antikoagulantien mit hohen Salizylatdosen, Metho- trexat über 15 mg/Woche.
Nicht empfohlen: Orale Antikoagulantien mit niedrigen Salizylatdosen, parenterale Gerinnungshemmer, andere NSARs, Ticlopidin, Urikosurika, Alkohol.
Vorsicht: Antidiabetika, Diuretika, systemische Glukokortikoide, ACE- Hemmer und andere Blutdrucksenker, SSRIs, Pentoxifyllin, Valproinsäure, Herzglykoside, Schilddrüsenhormone, Sulfonamide, Tetrazykline, Lithium, Aldosteronantagonisten, Metamizol, lokale Magen/Darm-Präparate.
WH: Ohne ärztliche Beratung max. 3-4 Tage einnehmen. Möglichst kurzzeitig und niedrig dosiert anwenden. Vorsicht bei Analgetikaüberempfindlichkeit, Allergien, Bluthochdruck, Mangelernährung, Menorrhagien, Metrorrhagien, Glukose-6-Phosphat-Dehydrogenasemangel. Hinweis auf Reye-Syndrom (Einzel- fälle von langdauerndem Erbrechen, Bewusstseinstrübung). Auf gastro- intestinale Blutungen oder Ulzera achten.
PG: 20 ST (EKO: G) [€ 3,40]

ASS Hexal 100 mg - Tabletten 20B
(Z.Nr. 1-25175) RP. P. B01AC06
ZI: Hexal Pharma, Wien
Z: 1 Tablette enthält: Acetylsalicylsäure 100 mg, Cellulose, mikrokristalline, Maisstärke, Siliciumdioxid, hochdisperses, Stearinsäure.
EW: Antithrombotisch.
AG: - Vorbeugung von Schlaganfällen, nachdem Vorläuferstadien (TIA) aufgetreten sind (Sekundärprävention)
- Primärprophylaxe des Myokardinfarkts bei Patienten mit Angina pectoris
- Sekundärprophylaxe nach Myokardinfarkt (Reinfarktprophylaxe)
- Verdacht auf akuten Myokardinfarkt
- Vorbeugung von kardiovaskulären Ereignissen nach Herzoperationen und interventionellen Eingriffen (aortokoronarer Bypass, PTCA)
AA: Oral nach der Mahlzeit.
DO: 1mal tgl. 100 mg.
Sekundärprävention von Schlaganfällen: TD 50-150 mg.
Infarktprophylaxe: TD 75-150 mg.
Akuter Infarkt, Frühphase eines Schlaganfalls: TD 150-300 mg.
Vorbeugung von kardiovaskulären Ereignissen: TD 100-300 mg.
Bei Leber- oder Nierenschäden Dosisintervall verlängern.
Nicht für Kinder und Jugendliche.
GA: Magen/Darm-Ulzera (auch anamnestisch oder durch NSARs bedingt), Analgetika-Asthma, Blutungsneigung, schwere Nieren-, Leber-, Herzinsuffizienz.
SST: Kontraindiziert im 3. Trimenon in TD über 150 mg, sonst Nutzen/Risiko-Abwägung. Bei Einnahme von TD über 150 mg nicht stillen.
NW: Magen/Darm (Ulzera), Gerinnung, Haut, Niere, Überempfindlichkeit, Blutungen (auch schwerwiegend).
WW: Gegenanzeige: Methotrexat in Dosen ab 15 mg/Woche.
Vorsicht: Gerinnungshemmer, Metamizol, Thrombozytenaggregationshemmer (nicht ohne ärztliche Überwachung zusammen einnehmen), Kortikoide (Blutungen), Insulin, Sulfonylharnstoffe, Sulfonamide, andere Salizylate oder nichtsteroidale Antirheumatika, Alkohol, Digoxin, Valproinsäure, SSRIs.
Abgeschwächt werden: Spironolacton, Furosemid, Urikosurika, Blutdrucksenker (ACE-Hemmer).
WH: Genaue Diagnosestellung vor der Anwendung notwendig. Vorsicht bei anstehenden Operationen. Auf Analgetika-Überempfindlichkeit achten. Bei Kindern und Jugendlichen mit Fieber (Windpocken oder Grippe) nur auf ärztliche Anordnung anwenden (Gefahr des Reye Syndroms). Bei Langzeitgabe Leber, Niere, Blutbild, Blutgerinnung kontrollieren.
PG: 30 ST (2) (EKO: G) [€ 1,30], 100 ST (EKO: G) [€ 3,30]

ASS Vario 500 mg - Tabletten 02B03
(Z.Nr. 1-30031) RPF. P. nicht im Handel. N02BA01

Astec 35 Mikrogramm/h - Transdermales Pflaster 02A01
(Z.Nr. 1-29773) NR. SG. P. N02AE01
ZI: Gebro Pharma, Fieberbrunn
Z: 1 transdermales Pflaster enthält: Buprenorphin 35 µg/h (entspr. → 20 mg), Adhäsivmatrix mit Wirkstoff: Styren-Butadien-Styren,

Styren-Butadien Blockpolymer, Kolophonium Harz, Antioxidans: 2,4-Bis(1,1 Dimethylethyl)phenyl phosphit (3:1), Tris(2,4-Di-Tert-Butylphenyl)phosphate; Aloe vera-Blätter-Extrakt Öl (entspr. Sojaöl, raffiniert 16 mg) (entspr. all-rac-alpha-Tocopherol acetat); Trägerschicht: Polyethylen, pigmentiert, Harz, thermoplastisch, Polyester, aluminiumbedampft, überzogen, Drucktinte, blau; Abziehfolie mit Abziehhilfe: Polyesterfilm einseitig silikonisiert.
EW: Opioid-Analgetikum.
AG: Mäßig starke bis starke Tumorschmerzen, starke Schmerzen bei ungenügender Wirksamkeit nicht-opioider Analgetika. Nicht bei akuten Schmerzen anwenden.
AA: Auf der Haut des Oberkörpers über max. 72 Stunden tragen.
DO: Behandlungsbeginn mit niedrigster Pflasterstärke (35 µg/h). Vorsicht bei Umstellung von anderen Opioid-Analgetika. Pflaster spätestens alle 3 Tage ersetzen, dabei ev. Dosistitration. Für Kinder und Jugendliche nicht empfohlen.
GA: Opioidabhängigkeit, Atemstörung, Myasthenie, Delirium tremens.
SST: Gegenanzeige.
NW: ZNS (Übelkeit, Schwindel), Magen/Darm, Schwitzen, Dyspnoe, Pruritus, Erythem, Miktionsstörungen, lokale Effekte, Entzugssymptome unwahrscheinlich.
WW: Gegenanzeige: MAO-Hemmer (2 Wochen Abstand). Besondere Vorsicht: Benzodiazepine (Atemdepression). Vorsicht: ZNS-Dämpfer verstärkt.
WH: Vorsicht bei Anfallsleiden, Kopfverletzungen, Schock, Bewusstseinsstörungen, erhöhtem Hirndruck, Arzneimittel/Drogenmissbrauch. Bei Kindern und Jugendlichen nicht anwenden. Verkehrshinweis. Positive Drogenkontrollen möglich.
Bei Überdosierung ev. Naloxon als Antidot; ausreichend beatmen.
PG: 5 ST IND (EKO: G) [€ 22,20], 10 ST IND (EKO: G) [€ 41,60]

Astec 52,5 Mikrogramm/h - Transdermales Pflaster — 02A01

(Z.Nr. 1-29772) NR. SG. P. N02AE01
ZI: Gebro Pharma, Fieberbrunn
Z: 1 transdermales Pflaster enthält: Buprenorphin 52,5 µg/h (entspr. → 30 mg), Adhäsivmatrix mit Wirkstoff: Styren-Butadien-Styren, Styren-Butadien Blockpolymer, Kolophonium Harz, Antioxidans: 2,4-Bis(1,1 Dimethylethyl)phenyl phosphit (3:1), Tris(2,4-Di-Tert-Butylphenyl)phosphate; Aloe vera-Blätter-Extrakt Öl (entspr. Sojaöl, raffiniert 24 mg) (entspr. all-rac-alpha-Tocopherol acetat); Trägerschicht: Polyethylen, pigmentiert, Harz, thermoplastisch, Polyester, aluminiumbedampft, überzogen, Drucktinte, blau; Abziehfolie mit Abziehhilfe: Polyesterfilm einseitig silikonisiert.
Kurzinformation: siehe Astec 35 Mikrogramm/h - Transdermales Pflaster, → S. 137
PG: 5 ST IND (EKO: G) [€ 29,20], 10 ST IND (EKO: G) [€ 54,00]

Astec 70 Mikrogramm/h - Transdermales Pflaster — 02A01

(Z.Nr. 1-29771) NR. SG. P. N02AE01
ZI: Gebro Pharma, Fieberbrunn
Z: 1 transdermales Pflaster enthält: Buprenorphin 70 µg/h (entspr. → 40 mg), Adhäsivmatrix mit Wirkstoff: Styren-Butadien-Styren, Styren-Butadien Blockpolymer, Kolophonium Harz, Antioxidans: 2,4-Bis(1,1 Dimethylethyl)phenyl phosphit (3:1), Tris(2,4-Di-Tert-Butylphenyl)phosphate; Aloe vera-Blätter-Extrakt Öl (entspr. Sojaöl, raffiniert 32 mg) (entspr. all-rac-alpha-Tocopherol acetat); Trägerschicht: Polyethylen, pigmentiert, Harz, thermoplastisch, Polyester, aluminiumbedampft, überzogen, Drucktinte, blau; Abziehfolie mit Abziehhilfe: Polyesterfilm einseitig silikonisiert.
Kurzinformation: siehe Astec 35 Mikrogramm/h - Transdermales Pflaster, → S. 137
PG: 5 ST IND (EKO: G) [€ 34,85], 10 ST IND (EKO: G) [€ 66,70]

Astepro 0,15 % - Nasenspray — 50H07

(Z.Nr. 1-35728) RP. P. R01AC03
ZI: Meda Pharma, Wien
Z: 1 Sprühstoß (0,14 ml) enthält: Azelastin hydrochlorid 0,21 mg (entspr. Azelastin 0,19 mg) (entspr. → 1,5 mg/ml), Hypromellose, Sucralose, Sorbitol-Lösung 70% (kristallisierend), Natrium edetat, Natrium citrat, Wasser, gereinigtes.
EW: H1-Antihistaminikum.
AG: Allergische Rhinitis.
AA: Nasal.
DO: 1mal tgl. 2 Sprühstöße (Kinder ab 6 Jahren: 1 Sprühstoß) pro Nasenloch. Bei Kindern max. 4 Wochen anwenden.
SST: Vorsicht.
NW: Dysgeusie, Übelkeit, Nasenreizung, Somnolenz, Haut.
WH: Verkehrshinweis.
PG: 17 ML * (EKO: N) [€ 48,45]

Asthmatee EF-EM-ES — 50Z06

(Z.Nr. 0-11884) RP. P. R05
ZI: Gall-Reidlinger, St. Lambrecht
Z: 100 g enthalten: Radix Enulae 25 g, Herba Marrubii 20 g, Herba Origani 15 g, Fructus Anisi 15 g, Flos Arnicae 10 g, Cortex Cacao 15 g.
EW: Spasmolytisch.
AG: Symptomatisch bei spastischen Bronchitiden und Asthma bronchiale.
AA: Für 1 Schale Tee einen schwach gehäuften Eßlöffel (=ca. 4 g) Teegemisch mit kochendem Wasser übergießen, 20 Minuten ziehen lassen, abseihen, nach Geschmack süßen.
DO: 4mal tgl. ½ Schale Tee zwischen den Mahlzeiten.
SST: In den ersten Schwangerschaftsmonaten nicht einnehmen.
NW: Allergie bei Korbblütler - Überempfindlichkeit (Arnika).
PG: 70 G * (EKO: N) [€ 4,75]

Asto spag. Peka - Globuli — 42X

(Z.Nr. 3-00436) RPF. P. V03AX
ZI: Pekana Naturheilmittel, Kißlegg, Deutschland
Z: 10 g Streukügelchen werden hergestellt unter Verwendung von: Stibium sulfuratum nigrum (Homöopathie) D8 12 mg, Atropa belladonna-spag. Peka D4 14 mg, Colchicum autumnale (Homöopathie) D6 10 mg, Citrullus colocynthis (Homöopathie) D4 7 mg, Natrium phosphoricum (Homöopathie) D4 16 mg, Strychnos nux vomica-spag. Peka D4 13 mg, Robinia pseudoacacia-spag. Peka D6 10 mg, Achillea millefolium Urt. 18 mg, Saccharose 10 g, Spuren von Lactose monohydrat.
EW: Homöopathikum (spagyrisch).
AG: Unterstützend bei Magenbeschwerden.
AA: Langsam im Mund zergehen lassen.
DO: 4-5mal tgl. 10 Streukügelchen.
Kinder (6 - 11 Jahre): 3-4mal tgl. 8 Streukügelchen.
Für Kinder unter 6 Jahren nicht empfohlen.
SST: Vorsicht.
PG: 10 G * (EKO: N) [€ 10,75]

Asto spag. Peka - Tropfen zum Einnehmen — 42X

(Z.Nr. 3-00387) RPF. P. V03AX
ZI: Pekana Naturheilmittel, Kißlegg, Deutschland
Z: 1 g (= 1,04 ml = 47 Tropfen) enthält: Stibium sulfuratum nigrum (Homöopathie) D8 120 mg, Atropa belladonna-spag. Peka D4 140 mg, Colchicum autumnale (Homöopathie) D6 100 mg, Citrullus colocynthis (Homöopathie) D4 70 mg, Natrium phosphoricum (Homöopathie) D4 160 mg, Strychnos nux vomica-spag. Peka D4 130 mg, Robinia pseudoacacia-spag. Peka D6 100 mg, Achillea millefolium Urt. 180 mg, Ethanol 96% (entspr. Gesamtethanolgehalt ca. 30 % (V/V)), Wasser, gereinigtes, Spuren von: Lactose monohydrat.
EW: Homöopathikum (spagyrisch).
AG: Unterstützend bei Magenbeschwerden.
AA: Mit etwas Wasser verdünnt vor den Mahlzeiten einnehmen.
DO: 3mal tgl. 20 Tropfen.
Kinder (6 - 11 Jahre): 3mal tgl. 10 Tropfen.
Für Kinder unter 6 Jahren nicht empfohlen.
SST: Vorsicht.
PG: 50 ML * (EKO: N) [€ 14,05]

Astonin-H - Tabletten — 31F02

(Z.Nr. 0-15789) NR. P. H02AA02
ZI: Merck, Wien
Z: 1 Tablette enthält: Fludrocortison 0,1 mg, Hypromellose, Mannitol, Siliciumdioxid, hochdisperses, Cellulose, mikrokristalline, Croscarmellose natrium, Magnesium stearat.
EW: Synthetisches Mineralokortikoid.
AG: Substitutionstherapie bei primärer Nebennierenrindeninsuffizienz (Morbus Addison) in Kombination mit einem Glukokortikoid.
Adrenogenitales Syndrom mit Salzverlustsyndrom in Kombination mit einem Glukokortikoid.
Kurzzeitbehandlung der orthostatischen Hypotension bei primärer oder sekundärer autonomer Neuropathie.
AA: Nach den Mahlzeiten mit Flüssigkeit unzerkaut schlucken.
DO: M. Addison: TD 1-3 Tablettten.
Adrenogenitales Syndrom: In den ersten Lebensmonaten 0,15-0,3mg/m² KOF; Dosisreduktion auf die Hälfte im 2. Lebensjahr und auf ¼-1/3 im 3. Lebensjahr.
Orthostase: Initial TD 1-2 Tabletten, später Dosis reduzieren. Niedriger dosieren bei Kontrazeptivagabe und älteren Menschen. MTD 4-5 Tabletten.
GA: Ödemneigung, Hypertonie, Zerebralsklerose, Volumenmangelschock, Hypotonie bei organischen Herzerkrankungen.
SST: Vitale Indikationsstellung. Tendenz zur Ödembildung beachten.
NW: Kopfschmerzen. Mineralkortikoideffekte: Ödeme, verstärkte Hypokaliämie, Gewichtszunahme, Sehstörungen (Katarakt, Glaukom).

WW: Vorsicht: CYP3A4-Hemmer einschl. Cobicistat erhöhen Nebenwirkungsrisiko (strenge Nutzen/Risiko-Abwägung); Herzglykoside (verstärkt), Saluretika (Kaliumausscheidung), hormonelle Antikonzeptiva (Astonin-H niedriger dosieren). CYP3A4-Induktoren, Cumarine.
WH: Vorsicht bei Psychosen.
Bei Überschreiten der MTD stärkere Glukokortikoidwirkung. Blutdruck und Elektrolyte (Kalium) kontrollieren. Kochsalz in üblichen Mengen anwenden.
PG: 100 ST (EKO: G) [€ 54,65]

Atacand 4 mg - Tabletten 10A08
(Z.Nr. 1-22287) RP. P. nicht im Handel. C09CA06

Atacand 8 mg - Tabletten 10A08
(Z.Nr. 1-22288) RP. P. C09CA06
ZI: AstraZeneca Österreich, Wien
Z: 1 Tablette enthält: Candesartan cilexetil 8 mg, Carmellose calcium, Hydroxypropylcellulose, Eisenoxid rotbraun, Lactose monohydrat 89,4 mg, Magnesium stearat, Maisstärke, Macrogol.
EW: Angiotensin-II-Antagonist.
AG: Essentielle Hypertonie, Herzinsuffizienz zusätzlich zu ACE-Hemmern oder bei ACE-Hemmer-Unverträglichkeit.
AA: 1mal tgl. oral.
DO: Hypertonie: TD initial 8 mg, bei intravasalem Volumenmangel oder Nieren- oder Leberschäden 4 mg Erhaltungsdosis 8-16-32 mg, MTD 32 mg.
Kinder ab 6 Jahre und Jugendliche: TD initial 4 mg; MTD 8 mg (bis 50 kg KG) bzw. 16 mg (ab 50 kg KG). Keine Dosisempfehlung für Kinder von 1 bis 6 Jahren.
Herzinsuffizienz: TD initial 4 mg, nach Bedarf alle 2 Wochen verdoppeln. MTD 32 mg.
Keine Daten an Kindern oder Jugendlichen.
GA: Schwere Leberschäden, Cholestase, erstes Lebensjahr.
SST: Gegenanzeige im 2. und 3. Trimenon; im 1. Trimenon und in der Stillzeit nicht empfohlen.
NW: Atemwegsinfektionen, Schwindel, Kopfschmerzen; bei Kindern auch Husten oder Ausschläge.
WW: Aliskiren (Kontraindiziert bei Diabetes oder Nierenschäden, sonst nicht empfohlen). Nicht empfohlen: Duale Blockade des Renin-Angiotensin- Aldosteron-Systems, Lithium. Vorsicht: Andere Blutdrucksenker verstärkt.
Erhöhung des Serumkaliums durch andere Arzneimittel. Wirkungsabschwächung durch nichtsteroidale Entzündungshemmer.
WH: Vorsicht bei Nierenschäden, Nierenarterienstenose, Klappenstenose, Hyperkaliämie, Dialysepatienten.
Keine Erfahrungen nach Nierentransplantation.
Vor Therapiebeginn Volumenmangel ausgleichen. Bei Nierenschäden Serum-Kalium und Kreatinin kontrollieren. Bei Anästhesie auf Hypotonie achten. Bei primärem Hyperaldosteronismus nicht empfohlen. Verkehrs- hinweis.
PG: 28 ST * (EKO: N) [€ 24,85]

Atacand 16 mg - Tabletten 10A08
(Z.Nr. 1-22289) RP. P. C09CA06
ZI: AstraZeneca Österreich, Wien
Z: 1 Tablette enthält: Candesartan cilexetil 16 mg, Carmellose calcium, Hydroxypropylcellulose, Eisenoxid rotbraun, Lactose monohydrat 81,4 mg, Magnesium stearat, Maisstärke, Macrogol.
Kurzinformation: siehe Atacand 8 mg - Tabletten, → S. 139
PG: 28 ST * (EKO: N) [€ 28,90]

Atacand 32 mg - Tabletten 10A08
(Z.Nr. 1-25535) RP. P. C09CA06
ZI: AstraZeneca Österreich, Wien
Z: 1 Tablette enthält: Candesartan cilexetil 32 mg, Carmellose calcium, Hydroxypropylcellulose, Eisenoxid rotbraun, Lactose monohydrat 163 mg, Magnesium stearat, Maisstärke, Macrogol.
Kurzinformation: siehe Atacand 8 mg - Tabletten, → S. 139
PG: 28 ST * (EKO: N) [€ 28,90]

Atacand Plus mite 8 mg/12,5 mg - Tabletten 10B06
(Z.Nr. 1-22882) RP. P. C09DA06
ZI: AstraZeneca Österreich, Wien
Z: 1 Tablette enthält: Candesartan cilexetil 8 mg, Hydrochlorothiazid 12,5 mg, Carmellose calcium, Hydroxypropylcellulose, Lactose monohydrat 77 mg, Magnesium stearat, Maisstärke, Macrogol.
EW: Angiotensin-II-Antagonist + Diuretikum.
AG: Primäre Hypertonie bei nicht ausreichender Monotherapie.
AA: 1mal tgl. oral.
DO: Täglich 1 Tablette. Dosistitration bei leichten bis mittelschweren Leber- oder Nierenerkrankungen.
Keine Daten an Kindern und Jugendlichen.
GA: Schwere Leber- oder Nierenschäden, Hypokaliämie, Hyperkalzämie, Gicht.
SST: Gegenanzeige im 2. und 3. Trimenon; im 1. Trimenon und in der Stillzeit nicht empfohlen.
NW: Benommenheit/Schwindel, Augen, Niere, Cholesterol- und Triglyzeridanstiege. NW von Hydrochlorothiazid beachten (Stoffwechsel, erhöhtes Risiko von nicht-melanozytärem Hautkrebs).
WW: Aliskiren (Kontraindiziert bei Diabetes oder Nierenschäden, sonst nicht empfohlen). Nicht empfohlen: Duale Blockade des Renin-Angiotensin-Aldosteron-Systems, Lithium. Vorsicht: Andere Blutdrucksenker verstärkt. Beeinflussung des Serumkaliums durch andere Arzneimittel (z.B. Heparin, Co-trimoxazol). Nichtsteroidale Antiphlogistika, Antidiabetika, Ciclosporin.
WH: Vorsicht bei Nierenarterienstenose, intravaskulärem Volumenmangel, Klappenstenosen. Vor Therapiebeginn Volumenmangel ausgleichen. Bei Nierenschäden Serum-Kalium und Kreatinin kontrollieren. Verkehrshinweis.
PG: 28 ST * (EKO: N) [€ 24,85]

Atacand Plus 16 mg/12,5 mg - Tabletten 10B06
(Z.Nr. 1-23588) RP. P. C09DA06
ZI: AstraZeneca Österreich, Wien
Z: 1 Tablette enthält: Candesartan cilexetil 16 mg, Hydrochlorothiazid 12,5 mg, Carmellose calcium, Hydroxypropylcellulose, Eisenoxid rot, Eisenoxid gelb, Lactose monohydrat 68 mg, Magnesium stearat, Maisstärke, Macrogol.
EW: Angiotensin-II-Antagonist.
AG: Essentielle Hypertonie bei nicht ausreichender Monotherapie.
AA: Mit oder ohne Mahlzeit einnehmen.
DO: Tgl. 1 Tablette. Dosistration von Candesartan cilexetil bei schweren Nierenschäden oder Leberschäden.
GA: Schwere Leber- oder Nierenschäden, Hypokaliämie, Hyperkalzämie, Gicht.
SST: Gegenanzeige im 2. und 3. Trimenon; im 1. Trimenon und in der Stillzeit nicht empfohlen.
NW: Benommenheit/Schwindel, Augen, Niere, Cholesterol- und Triglyzeridanstiege. NW von Hydrochlorothiazid beachten (Stoffwechsel, erhöhtes Risiko von nicht-melanozytärem Hautkrebs).
WW: Aliskiren (Kontraindiziert bei Diabetes oder Nierenschäden, sonst nicht empfohlen). Nicht empfohlen: Duale Blockade des Renin-Angiotensin-Aldosteron-Systems, Lithium. Vorsicht: Andere Blutdrucksenker verstärkt. Beeinflussung des Serumkaliums durch andere Arzneimittel (z.B. Heparin, Co-trimoxazol). Nichtsteroidale Antiphlogistika, Antidiabetika, Ciclosporin.
WH: Vorsicht bei Nierenarterienstenose, intravaskulärem Volumenmangel, Klappenstenosen. Vor Therapiebeginn Volumenmangel ausgleichen. Bei Nierenschäden Serum-Kalium und Kreatinin kontrollieren. Verkehrshinweis.
PG: 28 ST * (EKO: N) [€ 28,90]

Atacand Plus 32 mg/12,5 mg - Tabletten 10B06
(Z.Nr. 1-28289) RP. P. C09DA06
ZI: AstraZeneca Österreich, Wien
Z: 1 Tablette enthält: Candesartan cilexetil 32 mg, Hydrochlorothiazid 12,5 mg, Carmellose calcium, Hydroxypropylcellulose, Eisenoxid gelb, Lactose monohydrat 148,5 mg, Magnesium stearat, Maisstärke, Macrogol.
Kurzinformation: siehe Atacand Plus 16 mg/12,5 mg - Tabletten, → S. 139
PG: 28 ST * (EKO: N) [€ 28,90]

Atacand Plus 32 mg/25 mg - Tabletten 10B06
(Z.Nr. 1-28290) RP. P. nicht im Handel. C09DA06

Atanto 80 mg - Hartkapseln 08C
(Z.Nr. 1-38712) NR. P. nicht im Handel. A04AD12

Atanto 125 mg - Hartkapseln 08C
(Z.Nr. 1-38713) NR. P. nicht im Handel. A04AD12

Atanto 125 mg/80 mg - Hartkapseln 08C
(Z.Nr. 1-38714) NR. P. nicht im Handel. A04AD12

Atarax 25 mg - Filmtabletten 05A01, 49D02
(Z.Nr. 0-16161) RP. P. N05BB01
ZI: UCB Pharma, Wien
Z: 1 Filmtablette enthält: Hydroxyzin dihydrochlorid 25 mg, Tablettenkern: Lactose monohydrat 54,8 mg, Cellulose, mikrokristalline, Magnesium stearat, Siliciumdioxid; Filmüberzug: Titandioxid, Hypromellose, Polyethylenglykol 400.
EW: Psycholeptikum und Anxiolytikum.
AG: Pruritus, Prämedikation vor chirurgischen Eingriffen, Angststörungen bei Erwachsenen.
AA: Oral mit Flüssigkeit.
DO: Möglichst niedrig dosiert und kurzzeitig anwenden.
Angststörungen: TD 50 mg in 3 ED (12,5-12,5-25 mg).
Prämedikation: 2mal 50 mg oder 1mal 100 mg.
Kinder ab 6 Jahren: 1 mg/kg KG 1 Std. vor dem Eingriff und ev. 1 mg/kg KG am Abend vor dem Eingriff.
Pruritus: TD initial 25 mg vor dem Schlafengehen, bei Bedarf stei-

A

gern auf 3-4mal tgl. 25 mg.
Kinder ab 6 Jahren: TD 1-2 mg/kg KG in mehreren ED.
Alle Indikationen: MTD 100 mg, bei älteren Patienten 50 mg, bei Kindern bis 40 kg KG 2 mg/kg KG. Bei Leber- oder Nierenschäden niedriger dosieren.
GA: Engwinkelglaukom, Prostataadenom, Porphyrie, (Risiko für) QT-Verlängerung.
SST: Gegenanzeige.
NW: ZNS (Sedierung oder Ruhelosigkeit), anticholinerg, Haut, Herz (QT-Verlängerung), Magen/Darm, selten Leber.
WW: Kontraindiziert: QT-verlängernde Substanzen, MAO-Hemmer, Adrenalin.
Betahistin und Cholinesterasehemmer werden antagonisiert (mindestens 5 Tage vor Methacholintest absetzen).
Vorsicht: Bradykardie oder Hypokaliämie induzierende Substanzen, ZNS-Dämpfer, Anticholinergika, Alkohol wirken verstärkend.
WH: Vorsicht bei erhöhter Krampfbereitschaft, Myasthenie, Demenz, Herz- rhythmusstörungen. Auf QT-Verlängerung achten. Verkehrshinweis.
PG: 20 ST (2) (EKO: G) [€ 3,30], 50 ST (EKO: G) [€ 7,25]

🐾 *Ataxxa 200 mg/40 mg - Lösung zum Auftropfen für Hunde bis 4 kg* 804B
(Z.Nr. 8-36574) RP. P. nicht im Handel. QP53AC54

🐾 *Ataxxa 500 mg/100 mg - Lösung zum Auftropfen für Hunde von 4 kg bis 10 kg* 804B
(Z.Nr. 8-36575) RP. P. nicht im Handel. QP53AC54

🐾 *Ataxxa 1250 mg/250 mg - Lösung zum Auftropfen für Hunde von 10 kg bis 25 kg* 804B
(Z.Nr. 8-36580) RP. P. nicht im Handel. QP53AC54

🐾 *Ataxxa 2000 mg/400 mg - Lösung zum Auftropfen für Hunde über 25 kg* 804B
(Z.Nr. 8-36581) RP. P. nicht im Handel. QP53AC54

Atazanavir Krka 150 mg - Hartkapseln 35E04
(Z.Nr. EU/1/19/1353/*) NR. P. nicht im Handel. J05AE08

Atazanavir Krka 200 mg - Hartkapseln 35E04
(Z.Nr. EU/1/19/1353/*) NR. P. nicht im Handel. J05AE08

Atazanavir Krka 300 mg - Hartkapseln 35E04

(Z.Nr. EU/1/19/1353/*) NR. P. J05AE08
ZI: Krka, Novo Mesto, Slowenien
Z: 1 Hartkapsel enthält: Atazanavir 300 mg (entspr. Atazanavir sulfat), Kapselinhalt: Lactose monohydrat 158,86 mg, Crospovidon Typ A, Magnesium stearat; Kapselunterteil: Titandioxid, Gelatine; Kapseloberteil: Titandioxid, Eisen(III)-oxid, gelbes, Eisen(III)-oxid, rotes, Eisen(II,III)-oxid, schwarz, Gelatine; Tinte: Schellack, Eisen(II,III)-oxid, schwarz, Kaliumhydroxid.
EW: HIV-1-Proteasehemmer.
AG: HIV-1-infizierte Erwachsene und Kinder ab 6 Jahren und 15 kg KG (in Kombination mit niedrig dosiertem Ritonavir).
AA: Oral; Kapseln im Ganzen mit einer Mahlzeit einnehmen.
DO: Erwachsene, Jugendliche und Kinder ab 35 kg KG: 1mal tgl. 300 mg zusammen mit 100 mg Ritonavir.
Kinder (15-34 kg KG): 1mal tgl. 200 mg zusammen mit 100 mg Ritonavir.
Kinder ab 3 Monaten: Reyataz Pulver zum Einnehmen anwenden. Bei leichten bis mäßigen Leberschäden kann Azatanavir (TD 300-400 mg) ohne Ritonavir gegeben werden.
GA: Schwere Leberinsuffizienz (Atazanavir), mäßige Leberinsuffizienz (Atazanavir + Ritonavir), Kinder unter 3 Monaten.
SST: Nutzen/Risiko-Abwägung, nicht stillen.
NW: Übelkeit, Kopfschmerz, Ikterus (sehr häufig), Gewichtszunahme, Anstieg der Blutfette und der Blutglukose, Haut (auch schwerwiegend), Allergie, ZNS, Magen/Darm, Cholelithiasis, Niere (chronische Nierenerkrankung, Nephrolithiasis), Ödeme, Hypertonie, Osteonekrose, PR-Verlängerung (besonders bei Kindern), Autoimmunerkrankungen (z.B. M. Basedow) im Rahmen einer Immun-Reaktivierung.
WW: Gegenanzeige: Rifampicin, Grazoprevir, Elbasvir/Grazoprevir, Glecaprevir/Pibrentasvir. Substrate für CYP3A4 mit enger therapeutischer Breite (z.B. Astemizol, Terfenadin, Pimozid, Chinidin, Bepridil, Mutterkornalkaloide, Quetiapin, Lurasidon, Alfuzosin), Simvastatin, Lovastatin, Johanniskraut, Sildenafil (zur Behandlung der pulmonalen Hypertonie), Triazolam, orales Midazolam.
Nicht empfohlen: Nevirapin, Indinavir und andere Proteasehemmer, höhere Ritonavir-Dosen, Atorvastatin, orale Kontrazeptiva (sollen mindestens 30 µg Ethinylöstradiol enthalten), Fluticason, Salmeterol, Protonenpumpenhemmer, Efavirenz, Voriconazol (besondere Vorsicht).
Vorsicht: Efavirenz, Antazida oder Didanosin (2 Std. Abstand), Irinotecan, Diltiazem, Verapamil, Atorvastatin, QT-verlängernde Substanzen, H_2-Antagonisten (Dosisanpassung), Pravastatin, Fluvastatin, Immunsuppressiva, Clarithromycin, Rifabutin (ev. Dosisreduktion), PDE5 Hemmer zur Behandlung der erektilen Dysfunktion, Azol-Antimykotika (niedrig dosieren), Warfarin, Tenofovir, Buprenorphin, Carbamazepin, Phenobarbital, Phenytoin, Lamotrigin, parenterales Midazolam, Glukokortikoide.
WW für ungeboostertes Azatanavir: Nicht empfohlen: Tenofovir, Boceprevir, Carbamazepin, Phenytoin, Phenobarbital, Protonenpumpenhemmer, Buprenorphin, Famotidin (MED 20 mg, MTD 40 mg). Vorsicht: Voriconazol, Fluticason, orale Kontrazeptiva (max. 30 µg Ethinylöstradiol); keine Dosisanpassung für Lamotrigin.
WH: Leber kontrollieren. Auf Blutungen, Hyperglykämie, Nephrolithiasis, schwere Hautreaktionen, Immun-Reaktivierungs-Syndrom, Osteonekrose. Fettumverteilung, Gelbsucht achten. Stoffwechsel kontrollieren. Ritonavir nur unter eingeschränkten Voraussetzungen absetzen.
PG: 30 ST RE2 (EKO: Y) [€ 313,40]

Atazanavir Mylan 150 mg - Hartkapseln 35E04
(Z.Nr. EU/1/16/1091/*) NR. P. nicht im Handel. J05AE08

Atazanavir Mylan 200 mg - Hartkapseln 35E04
(Z.Nr. EU/1/16/1091/*) NR. P. nicht im Handel. J05AE08

Atazanavir Mylan 300 mg - Hartkapseln 35E04
(Z.Nr. EU/1/16/1091/*) NR. P. nicht im Handel. J05AE08

Atectura Breezhaler 125 Mikrogramm/62,5 Mikrogramm - Hartkapseln mit Pulver zur Inhalation 50B04

(Z.Nr. EU/1/20/1439/*) NR. P. R03AK14
ZI: Novartis Europharm, Dublin, Irland
Z: 1 abgegebene Dosis enthält: Indacaterol 125 µg (entspr. Indacaterol acetat), Mometason furoat 62,5 µg, Kapselinhalt: Lactose monohydrat; Kapselhülle: Gelatine, Drucktinte.
EW: Kombination langwirkamer $Beta_2$ - Agonist und inhalatives Kortikosteroid.
AG: Erhaltungstherapie bei Asthma.
AA: Nur zur Inhalation mit beigepacktem Inhalator. Kapseln nicht schlucken. Nach Inhalation Mund ausspülen.
DO: Personen ab 12 Jahren: 1mal tgl. 1 Kapsel. MTD 125 µg/ 260 µg. Keine Daten an Kindern.
SST: Nutzen/Risiko- Abwägung in Schwangerschaft. Stillen unterbrechen.
NW: Exazerbation von Asthma, Nasopharyngitis, Atemwegsinfektionen, Kopfschmerzen, Überempfindlichkeit, paradoxer Bronchospasmus, Anstieg von Blutdruck und Herzfrequenz, Hypokaliämie, Hyperglykämie, muskuloskelettale Schmerzen, Haut, Sehstörungen; bei Langzeitgabe hoher Dosen systemische Kortikosteroidwirkungen.
WW: Vorsicht: MAO- Hemmer, trizyklische Antidepressiva, QT-verlängernde Substanzen, Kalium- senkende Substanzen, starke CYP3A4- Hemmer. Beta- Blocker (antagonistisch), andere langwirksame $Beta_2$-Agonisten.
WH: Nicht zur Behandlung akuter Asthmasymptome. Behandlung nicht abrupt beenden. Vorsicht bei Herz/Kreislauf- Erkrankungen, QT- Verlängerung, Krampfleiden, Thyreotoxikose, Diabetes.
PG: 10 ST * (EKO: R) [€ 28,20], 30 ST * (EKO: R) [€ 78,95]

Atectura Breezhaler 125 Mikrogramm/127,5 Mikrogramm - Hartkapseln mit Pulver zur Inhalation 50B04

(Z.Nr. EU/1/20/1439/*) NR. P. R03AK14
ZI: Novartis Europharm, Dublin, Irland
Z: 1 abgegebene Dosis enthält: Indacaterol 125 µg (entspr. Indacaterol acetat), Mometason furoat 127,5 µg, Kapselinhalt: Lactose monohydrat; Kapselhülle: Gelatine, Drucktinte.
Kurzinformation: siehe Atectura Breezhaler 125 Mikrogramm/62,5 Mikrogramm - Hartkapseln mit Pulver zur Inhalation, → S. 140
PG: 10 ST * (EKO: R) [€ 28,20], 30 ST * (EKO: R) [€ 78,95]

Atectura Breezhaler 125 Mikrogramm/260 Mikrogramm - Hartkapseln mit Pulver zur Inhalation 50B04

(Z.Nr. EU/1/20/1439/*) NR. P. R03AK14
ZI: Novartis Europharm, Dublin, Irland
Z: 1 abgegebene Dosis enthält: Indacaterol 125 µg (entspr. Indacaterol acetat), Mometason furoat 260 µg, Kapselinhalt: Lactose monohydrat; Kapselhülle: Gelatine, Drucktinte.
Kurzinformation: siehe Atectura Breezhaler 125 Mikrogramm/62,5

Mikrogramm - Hartkapseln mit Pulver zur Inhalation, → S. 140
PG: 10 ST * (EKO: R) [€ 28,20], 30 ST * (EKO: R) [€ 78,95]

Atehexal 50 mg - Filmtabletten
19B

(Z.Nr. 1-22003) RP. P. C07AB03
ZI: Hexal Pharma, Wien
Z: 1 Filmtablette enthält: Atenolol 50 mg, Tablettenkern: Maisstärke, Natriumdodecylsulfat, Carboxymethylstärke, Natriumsalz (entspr. Natrium < 1 mmol) (entspr. → < 23 mg), Magnesiumcarbonat, Magnesium stearat, Hydroxypropylcellulose; Tablettenüberzug: Lactose monohydrat 2,88 mg, Hypromellose, Macrogol, Titandioxid.
EW: Kardioselektiver Beta-Blocker ohne ISA.
AG: Hypertonie, chronisch stabile Angina pectoris, tachykarde Herzrhythmusstörungen.
AA: Unzerkaut mit Flüssigkeit vor den Mahlzeiten.
DO: Hypertonie: Initial 25 mg, Erhaltungsdosis 1mal tgl. 50(-100) mg.
-Angina pectoris: 1mal tgl. 50-100 mg oder 2mal tgl. 50 mg.
-Herzrhythmusstörungen: 1mal tgl. 50-100 mg.
Dosisanpassung im Alter und bei Nierenschäden. Atenolol ist gut dialysierbar.
Für Kinder und Jugendliche nicht empfohlen.
GA: AV-Block 2. und 3. Grades, Bradykardie, nicht ausreichend behandelte Herzinsuffizienz, kardiogener Schock, Sick Sinus-Syndrom, metabolische Azidose, Hypotonie, schwere periphere arterielle Durchblutungsstörungen, unbehandeltes Phäochromozytom, Bronchospasmen.
SST: In der Schwangerschaft strenge Nutzen-Risiko-Abwägung. In der Stillzeit nicht empfohlen.
NW: Müdigkeit, Bradykardie, Herzinsuffizienz, Hypotonie, Bronchospasmus, periphere Durchblutungsstörungen, Hypoglykämie, Diabetes mellitus, ZNS, Psyche (Schlafstörungen), Magen/Darm, Augen (Konjunktivis, Sehstörungen), Impotenz, Überempfindlichkeit, Muskelkrämpfe, Thrombozytopenie, Leberenzymanstieg, Haut (Psoriasis).
WW: Kontraindiziert: MAO- Hemmer (ausgenommen MAO B-Hemmer), Verapamil, Diltiazem (48 Stunden Abstand).
Vorsicht: Ampicillin (verminderte Bioverfügbarkeit von Atenolol); Antiarrhythmika, andere Kalziumantagonisten, Digitalisglykoside, Baclofen, Antisympathotonika, Clonidin (hypertensive Krise beim Absetzen), ZNS-Dämpfer und Alkohol (Hypotonie), Narkotika (Kardiodepression), Alpha-Sympathomimetika (Hypertonie, Bradykardie), Beta-Mimetika (Antagonismus); Antiphlogistika, Insulin bzw. orale Antidiabetika (Maskierung der Hypoglykämie), topische Betablocker (Wirkungsverstärkung).
WH: Vorsicht bei Diabetes mellitus, Nierenschäden, Psoriasis. Asthma-Anamnese. Therapie ausschleichend beenden (Rebound-Effekt)! Narkosemittel mit geringer negativer Inotropie verwenden, Herzinsuffizienz kompensieren, Blutzuckerkontrolle, Verkehrshinweis.
Bei Überdosierung Atropin, Glukagon, Dobutamin applizieren.
PG: 20 ST (2) (EKO: G) [€ 4,90], 50 ST (EKO: G) [€ 11,85]

Atehexal 100 mg - Filmtabletten
19B

(Z.Nr. 1-22002) RP. P. C07AB03
ZI: Hexal Pharma, Wien
Z: 1 Filmtablette enthält: Atenolol 100 mg, Tablettenkern: Maisstärke, Natriumdodecylsulfat, Carboxymethylstärke, Natriumsalz (entspr. Natrium < 1 mmol) (entspr. → < 23 mg), Magnesiumcarbonat, Magnesium stearat, Hydroxypropylcellulose; Tablettenüberzug: Lactose monohydrat 4,32 mg, Hypromellose, Macrogol, Titandioxid.
Kurzinformation: siehe Atehexal 50 mg - Filmtabletten, → S. 141
PG: 20 ST (2) (EKO: G) [€ 8,85], 50 ST (EKO: G) [€ 18,30]

Atenativ 500 I.E. - Pulver und Lösungsmittel zur Herstellung einer Injektions- oder Infusionslösung
20A03

(Z.Nr. 2-00080) NR. P. E. B01AB02
ZI: Octapharma Pharmazeutika, Wien
Z: 1 Packung enthält: Antithrombin III 500 IE, Humanalbumin, Natriumchlorid, Acetyltryptophan, Caprylsäure; Durchstechflasche mit Lösungsmittel: Wasser für Injektionszwecke 10 ml.
EW: Gerinnungshemmer.
AG: Erworbener oder angeborener Antithrombin-Mangel: (Prophylaktisch zur Verhinderung von tiefen Venenthrombosen und Thromboembolien, therapeutisch bei Thromboembolie und Verbrauchskoagulopathie.
AA: I.v. Infusion (max. 300 IE/min) nach Rekonstitution.
DO: Erforderliche Einheiten =(Zielwert - aktuelle Antithrombin-Aktivität in %) x Körpergewicht (kg).
Initial 30-50 IE/kg KG tgl., dann Anpassung nach Bedarf. Keine Daten an Kindern und Jugendlichen.
Details siehe Austria-Codex - Fachinformation.
GA: Heparin-induzierte Thrombozytopenie.
SST: Strenge Indikationsstellung.
NW: Überempfindlichkeit (bis anaphylaktischer Schock), Nervensystem (Krämpfe, Kopfschmerzen, Schwindel), Herzstillstand, Fieber, Magen/Darm, Haut, Arthralgie, Blutungen, Atemdepression.
WW: Heparin verstärkt (in knappen Abständen kontrollieren).
WH: Antithrombin-Spiegel regelmäßig kontrollieren. Bei Atemnotsyndrom des Neugeborenen (IRDS) nicht indiziert!
PG: 1 ST * (EKO: N) [€ 298,40]

Atenativ 1000 I.E. - Pulver und Lösungsmittel zur Herstellung einer Injektions- oder Infusionslösung
20A03

(Z.Nr. 2-00081) NR. P. E. B01AB02
ZI: Octapharma Pharmazeutika, Wien
Z: 1 Packung enthält: Antithrombin III 1000 IE, Humanalbumin, Natriumchlorid, Acetyltryptophan, Caprylsäure; Durchstechflasche mit Lösungsmittel: Wasser für Injektionszwecke 20 ml.
Kurzinformation: siehe Atenativ 500 I.E. - Pulver und Lösungsmittel zur Herstellung einer Injektions- oder Infusionslösung, → S. 141
PG: 1 ST * (EKO: N) [€ 528,50]

Atenolan 50 mg - Filmtabletten
19B

(Z.Nr. 1-18999) RP. P. C07AB03
ZI: G.L. Pharma, Lannach
Z: 1 Filmtablette enthält: Atenolol 50 mg, Maisstärke, Cellulose, mikrokristalline, Siliciumdioxid, hochdisperses, Crospovidon, Talkum, Magnesium stearat, Macrogol 6000, Titandioxid, Hypromellose, Eudragit NE, Eisenoxid gelb.
Kurzinformation: siehe Atehexal 50 mg - Filmtabletten, → S. 141
PG: 20 ST (2) (EKO: G) [€ 5,10], 50 ST (EKO: G) [€ 11,90]

Atenolan 100 mg - Filmtabletten
19B

(Z.Nr. 1-19001) RP. P. C07AB03
ZI: G.L. Pharma, Lannach
Z: 1 Filmtablette enthält: Atenolol 100 mg, Maisstärke, Cellulose, mikrokristalline, Siliciumdioxid, hochdisperses, Crospovidon, Talkum, Magnesium stearat, Macrogol 6000, Titandioxid, Hypromellose, Eudragit NE, Eisenoxid gelb.
Kurzinformation: siehe Atehexal 50 mg - Filmtabletten, → S. 141
PG: 20 ST (2) (EKO: G) [€ 9,05], 50 ST (EKO: G) [€ 18,40]

Atenolan comp. - Filmtabletten
10B01

(Z.Nr. 1-19181) RP. P. C07CB03
ZI: G.L. Pharma, Lannach
Z: 1 Filmtablette enthält: Atenolol 100 mg, Chlortalidon 25 mg, Maisstärke, Cellulose, Siliciumdioxid, Crospovidon, Magnesium stearat, Talkum, Macrogol 6000, Titandioxid, Hypromellose, Eisenoxid gelb, Eudragit NE.
EW: Kombination Beta 1-Blocker + Diuretikum.
AG: Hypertonie bei nicht ausreichender Monotherapie.
AA: Oral unzerkaut mit Flüssigkeit vor einer Mahlzeit einnehmen.
DO: 1mal tgl. initial ½, dann bis 1 Filmtablette; bei unzureichender Wirkung anderen Blutdrucksenker geben. Für Kinder und Jugendliche nicht empfohlen.
GA: AV-Block II. und III. Grades, Bradykardie, Sick-Sinus-Syndrom, Herzinsuffizienz, kardiogener Schock, Lungenhochdruck, Gicht, schwere bronchospastische Atemwegserkrankungen, schwere periphere arterielle Durchblutungsstörungen, schwere Leber- oder Nierenschäden, Hyponatriämie, Hypokaliämie, Hyperkalzämie, Hyperurikämie, metabolische Azidose, Phäochromozytom.
SST: Nicht anwenden.
NW: Atenolol: ZNS (Schlafstörungen), Bradykardie, Hypotonie, Herzinsuffizienz, Bronchokonstriktion, Psoriasis, kalte Extremitäten, Stoffwechsel, Magen/Darm, Vegetativum, Überempfindlichkeit (Lyell-Syndrom).
Chlorthalidon: Hypokaliämie, Hyponatriämie, Hyperurikämie, Hyperkalzämie, Hyperlipidämie, Hyperglykämie, Überempfindlichkeit, Augen (Aderhauterguss, akute Myopie, sekundäres Engwinkelglaukom).
WW: Gegenanzeige: Kalziumkanalblocker i.v., MAO-Hemmer (ausgenommen MAO B-Hemmer). Vorsicht: Antacida, Ampicillin, Cholestyramin (Resorptionshemmung), Antiarrhythmika, Herzglykoside, Cholinergika (AV-Block, Asystolie), andere Blutdrucksenker verstärkt, Clonidin (hypertensive Krise beim Absetzen, daher vorher Atenolol absetzen), ZNS-Dämpfer, Alkohol, Baclofen (Hypotonie), Narkotika (Kardiodepression), Prostaglandinsynthesehemmer (Abschwächung der blutdrucksenkenden Wirkung), Sympathomimetika (Hypertonie), Ergotamin (Vasospasmen), Insulin, Antidiabetika (Blutzuckerkontrolle!), Muskelrelaxantien verstärkt; Harnsäuresenker (Überempfindlichkeit), Antikoagulantien reduziert; Kortikoide, Laxantien (Hypokaliämie), Lithium (kardio- und neurotoxisch), Labor.
WH: Vorsicht bei Diabetes, Prinzmetal-Angina, AV-Block I. Grades, Überempfindlichkeitsreaktionen, Asthma in der Anamnese, Psoria-

sis. Ausschleichend absetzen (Rebound-Effekt). Herzinsuffizienz kompensieren. Laborkontrollen (Elektrolyte). Narkotika mit möglichst geringer negativ inotroper Wirkung wählen. Bei Phäochromozytom nur mit Alpha-Blocker geben. Positive Dopingtests möglich. Verkehrshinweis. Antidote: Bei Herzinsuffizienz Dobutamin i.v. oder Glukagon i.v., bei Bradykardie Atropin i.v. oder Schrittmacher, bei Bronchospasmus Bronchodilatatoren.
PG: 50 ST (EKO: G) [€ 22,45]

Atenolan comp. mite - Filmtabletten 10B01

(Z.Nr. 1-19182) RP. P. C07CB03
ZI: G.L. Pharma, Lannach
Z: 1 Filmtablette enthält: Atenolol 50 mg, Chlortalidon 12,5 mg, Maisstärke, Cellulose, Siliciumdioxid, Crospovidon, Magnesium stearat, Talkum, Macrogol 6000, Titandioxid, Hypromellose, Eisenoxid gelb, Eudragit NE.
EW: Kombination Beta 1-Blocker + Diuretikum.
AG: Hypertonie bei nicht ausreichender Monotherapie.
AA: Oral unzerkaut mit Flüssigkeit vor einer Mahlzeit einnehmen.
DO: 1mal tgl. initial 1 FT, dann bis 2 FT. Für Kinder und Jugendliche nicht empfohlen.
GA: AV-Block II. und III. Grades, Bradykardie, Sick-Sinus-Syndrom, Herzinsuffizienz, kardiogener Schock, Lungenhochdruck, Gicht, schwere bronchospastische Atemwegserkrankungen, schwere periphere arterielle Durchblutungsstörungen, schwere Leber- oder Nierenschäden, Hyponatriämie, Hypokaliämie, Hyperkalzämie, Hyperurikämie, metabolische Azidose, Phäochromozytom.
SST: Nicht anwenden.
NW: Atenolol: ZNS (Schlafstörungen), Bradykardie, Hypotonie, Herzinsuffizienz, Bronchokonstriktion, Psoriasis, kalte Extremitäten, Stoffwechsel, Magen/Darm, Vegetativum, Überempfindlichkeit (Lyell-Syndrom).
Chlorthalidon: Hypokaliämie, Hyponatriämie, Hyperurikämie, Hyperkalzämie, Hyperlipidämie, Hyperglykämie, Überempfindlichkeit, Augen (Aderhauterguss, akute Myopie, sekundäres Engwinkelglaukom).
WW: Gegenanzeige: Kalziumkanalblocker i.v., MAO-Hemmer (ausgenommen MAO B-Hemmer). Vorsicht: Antacida, Ampicillin, Cholestyramin (Resorptionshemmung), Antiarrhythmika, Herzglykoside, Cholinergika (AV-Block, Asystolie), andere Blutdrucksenker verstärkt, Clonidin (hypertensive Krise beim Absetzen, daher vorher Atenolol absetzen), ZNS-Dämpfer, Alkohol, Baclofen (Hypotonie), Narkotika (Kardiodepression), Prostaglandinsynthesehemmer (Abschwächung der blutdrucksenkenden Wirkung), Sympathomimetika (Hypertonie), Ergotamin (Vasospasmen), Insulin, Antidiabetika (Blutzuckerkontrolle!), Muskelrelaxantien verstärkt; Harnsäuresenker (Überempfindlichkeit), Antikoagulantien reduziert; Kortikoide, Laxantien (Hypokaliämie), Lithium (kardio- und neurotoxisch), Labor.
WH: Vorsicht bei Diabetes, Prinzmetal-Angina, AV-Block I. Grades, Überempfindlichkeitsreaktionen, Asthma in der Anamnese, Psoriasis. Ausschleichend absetzen (Rebound-Effekt). Herzinsuffizienz kompensieren. Laborkontrollen (Elektrolyte). Narkotika mit möglichst geringer negativ inotroper Wirkung wählen. Bei Phäochromozytom nur mit Alpha-Blocker geben. Positive Dopingtests möglich. Verkehrshinweis. Antidote: Bei Herzinsuffizienz Dobutamin i.v. oder Glukagon i.v., bei Bradykardie Atropin i.v. oder Schrittmacher, bei Bronchospasmus Bronchodilatatoren.
PG: 50 ST (EKO: G) [€ 14,15]

Atenolol 1A Pharma 50 mg - Filmtabletten 19B

(Z.Nr. 1-24385) RP. P. C07AB03
ZI: 1A Pharma, Wien
Z: 1 Filmtablette enthält: Atenolol 50 mg, Tablettenkern: Maisstärke, Natriumdodecylsulfat, Carboxymethylstärke, Natriumsalz (entspr. Natrium < 1 mmol) (entspr. → < 23 mg), Magnesiumcarbonat, Magnesium stearat, Hydroxypropylcellulose; Tablettenüberzug: Lactose monohydrat 2,88 mg, Hypromellose, Macrogol, Titandioxid.
Kurzinformation: siehe Atehexal 50 mg - Filmtabletten, → S. 141
PG: 20 ST (2) (EKO: G) [€ 4,90], 50 ST (EKO: G) [€ 11,85]

Atenolol 1A Pharma 100 mg - Filmtabletten 19B

(Z.Nr. 1-24386) RP. P. C07AB03
ZI: 1A Pharma, Wien
Z: 1 Filmtablette enthält: Atenolol 100 mg, Tablettenkern: Maisstärke, Natriumdodecylsulfat, Carboxymethylstärke, Natriumsalz (entspr. Natrium < 1 mmol) (entspr. → < 23 mg), Magnesiumcarbonat, Magnesium stearat, Hydroxypropylcellulose; Tablettenüberzug: Lactose monohydrat 5,76 mg, Hypromellose, Macrogol, Titandioxid.
Kurzinformation: siehe Atehexal 50 mg - Filmtabletten, → S. 141
PG: 20 ST (2) (EKO: G) [€ 8,85], 50 ST (EKO: G) [€ 18,30]

Atenolol Genericon 50 mg - Filmtabletten 19B

(Z.Nr. 1-18998) RP. P. C07AB03
ZI: Genericon Pharma, Graz
Z: 1 Filmtablette enthält Atenolol 50 mg, Tablettenkern: Maisstärke, Cellulose, mikrokristalline, Siliciumdioxid, hochdisperses, Crospovidon, Talkum, Magnesium stearat; Tablettenfilm: (entspr. Macrogol 6000) (entspr. Talkum) (entspr. Titandioxid) (entspr. Hypromellose) (entspr. Polyacrylat-Dispersion 30%) (entspr. Eisenoxid gelb).
EW: Kardioselektiver Beta-Blocker ohne ISA.
AG: Hypertonie, Angina pectoris, Tachyarrhythmien, Akutbehandlung beim Herzinfarkt, funktionelle Herz-Kreislaufbeschwerden.
AA: Unzerkaut mit Flüssigkeit vor den Mahlzeiten.
DO: Hypertonie: 1mal tgl. 50(-100) mg.
Angina pectoris: 1mal tgl. 50-100 mg oder 2mal tgl. 50 mg.
Tachyarrhythmien: 1mal tgl. 50-100 mg.
Herzinfarkt: Nach 5-10 mg i.v. Atenolol 15 Minuten und 12 Stunden später je 50 mg per os, dann 1mal tgl. 100 mg per os.
Funktionelle Herz-Kreislaufbeschwerden: 1mal tgl. 25-50 mg.
Dosisanpassung im Alter und bei Nierenschäden. Atenolol ist gut dialysierbar.
Für Kinder und Jugendliche nicht empfohlen.
GA: AV-Block 2. und 3. Grades, Bradykardie, Herzinsuffizienz, kardiogener Schock, Sick Sinus-Syndrom, sinuatrialer Block, Lungenhochdruck, akuter Asthmaanfall, Azidose, Hypotonie.
SST: Nutzen-Risiko-Abwägung.
NW: Bradykardie, Herzinsuffizienz, Hypotonie, Bronchospasmus, periphere Durchblutungsstörungen, Hypoglykämie oder Hyperglykämie, ZNS, Psyche, Magen/Darm, Augen (reduzierter Tränenfluss), Impotenz, Schwitzen, Überempfindlichkeit (Haut, Knochenmark), Arthralgien, Psoriasis.
WW: Kontraindiziert: MAO- Hemmer.
Vorsicht: Verapamil, Diltiazem (cave i.v.; 48 Stunden Abstand); Antacida, Ampicillin (verminderte Bioverfügbarkeit von Atenolol); Antiarrhythmika, andere Kalziumantagonisten, Digitalis, Parasympathomimetika, Nitrate, Blutdrucksenker (Hypotonie, Bradykardie, Asystolie), Clonidin (hypertensive Krise beim Absetzen), ZNS-Dämpfer und Alkohol (Hypotonie), Narkotika (Kardiodepression), Alpha-Sympathomimetika (Hypertonie, Bradykardie), Ergotamin (Vasospasmus), Beta 2-Mimetika (Antagonismus); Antiphlogistika, Östrogene (eingeschränkte Blutdruck- senkung), Xanthine (Wirkungseinschränkung), Insulin bzw. orale Antidiabetika (Maskierung der Hypoglykämie), Curare (verstärkte neuromuskuläre Blockade).
WH: Vorsicht bei Diabetes mellitus, Durchblutungsstörungen, Nierenschäden, Psoriasis. Asthma-Anamnese, Keine Erfahrungen bei Kindern.
Therapie ausschleichend beenden (Rebound-Effekt). Narkosemittel mit geringer negativer Inotropie verwenden, Herzinsuffizienz kompensieren, Blutzuckerkontrolle, Verkehrshinweis.
Bei Überdosierung Antidot 0,5-1 mg Orciprenalin i.v. oder 1-5(-10) mg Glukagon i.v.; bei Bronchospasmus Beta 2-Sympathomimetika oder Theophyllin, bei Bradykardie 0,2-2 mg Atropinsulfat i.v.
PG: 20 ST (2) (EKO: G) [€ 5,15], 50 ST (EKO: G) [€ 11,95]

Atenolol Genericon 100 mg - Filmtabletten 19B

(Z.Nr. 1-19000) RP. P. C07AB03
ZI: Genericon Pharma, Graz
Z: 1 Filmtablette enthält: Atenolol 100 mg, Tablettenkern: Maisstärke, Cellulose, mikrokristalline, Siliciumdioxid, hochdisperses, Crospovidon, Talkum, Magnesium stearat; Tablettenfilm: (entspr. Macrogol 6000) (entspr. Talkum) (entspr. Titandioxid) (entspr. Hypromellose) (entspr. Polyacrylat-Dispersion 30%) (entspr. Eisenoxid gelb).
Kurzinformation: siehe Atenolol Genericon 50 mg - Filmtabletten, → S. 142
PG: 20 ST (2) (EKO: G) [€ 9,10], 50 ST (EKO: G) [€ 18,40]

Atenolol Genericon comp. - Filmtabletten 10B01

(Z.Nr. 1-19172) RP. P. C07CB03
ZI: Genericon Pharma, Graz
Z: 1 Filmtablette enthält: Atenolol 100 mg, Chlortalidon 25 mg, Tablettenkern: Maisstärke, Cellulose, mikrokristalline, Siliciumdioxid, hochdisperses, Crospovidon, Talkum, Magnesium stearat; Tablettenfilm: (entspr. Macrogol 6000) (entspr. Talkum) (entspr. Titandioxid) (entspr. Hypromellose) (entspr. Polyacrylat-Dispersion 30%) (entspr. Eisenoxid gelb).
EW: Kombination Beta 1-Blocker + Diuretikum.
AG: Hypertonie bei nicht ausreichender Monotherapie.
AA: Oral unzerkaut mit Flüssigkeit vor einer Mahlzeit einnehmen.
DO: 1mal tgl. initial ½, dann bis 1 Filmtablette; bei unzureichender Wirkung anderen Blutdrucksenker geben. Für Kinder und Jugendliche nicht empfohlen.
GA: AV-Block II. und III. Grades, Bradykardie, Sick-Sinus-Syndrom, Herzinsuffizienz, kardiogener Schock, Lungenhochdruck, Gicht, schwere bronchospastische Atemwegserkrankungen, schwere periphere arterielle Durchblutungsstörungen, schwere Leber- oder Nierenschäden, Hyponatriämie, Hypokaliämie, Hyperkalzämie,

Hyperurikämie, metabolische Azidose, Phäochromozytom.
SST: Nicht anwenden.
NW: Atenolol: ZNS (Schlafstörungen), Bradykardie, Hypotonie, Herzinsuffizienz, Bronchokonstriktion, Psoriasis, kalte Extremitäten, Stoffwechsel, Magen/Darm, Vegetativum, Überempfindlichkeit (Lyell-Syndrom).
Chlorthalidon: Hypokaliämie, Hyponatriämie, Hyperurikämie, Hyperkalzämie, Hyperlipidämie, Hyperglykämie, Überempfindlichkeit, Augen (Aderhauterguss, akute Myopie, Winkelverschlussglaukom).
WW: Gegenanzeige: Kalziumkanalblocker i.v., MAO-Hemmer (ausgenommen MAO B-Hemmer). Vorsicht: Antacida, Ampicillin, Cholestyramin (Resorptionshemmung), Antiarrhythmika, Herzglykoside, Cholinergika (AV-Block, Asystolie), andere Blutdrucksenker verstärkt, Clonidin (hypertensive Krise beim Absetzen, daher vorher Atenolol absetzen), ZNS-Dämpfer, Alkohol, Baclofen (Hypotonie), Narkotika (Kardiodepression), Prostaglandinsynthesehemmer (Abschwächung der blutdrucksenkenden Wirkung), Sympathomimetika (Hypertonie), Ergotamin (Vasospasmen), Insulin, Antidiabetika (Blutzuckerkontrolle!), Muskelrelaxantien verstärkt; Harnsäuresenker (Überempfindlichkeit), Antikoagulantien reduziert; Kortikoide, Laxantien (Hypokaliämie), Lithium (kardio- und neurotoxisch), Labor.
WH: Vorsicht bei Diabetes, Prinzmetal-Angina, AV-Block I. Grades, Überempfindlichkeitsreaktionen, Asthma in der Anamnese, Psoriasis. Ausschleichend absetzen (Rebound-Effekt). Herzinsuffizienz kompensieren. Laborkontrollen (Elektrolyte). Narkotika mit möglichst geringer negativ inotroper Wirkung wählen. Bei Phäochromozytom nur mit Alpha-Blocker geben. Positive Dopingtests möglich. Verkehrshinweis. Antidote: Bei Herzinsuffizienz Dobutamin i.v. oder Glukagon i.v., bei Bradykardie Atropin i.v. oder Schrittmacher, bei Bronchospasmus Bronchodilatatoren.
PG: 50 ST (EKO: G) [€ 21,40]

Atenolol Genericon comp. mite - Filmtabletten 10B01
(Z.Nr. 1-19170) RP. P. C07CB03
ZI: Genericon Pharma, Graz
Z: 1 Filmtablette enthält: Atenolol 50 mg, Chlortalidon 12,5 mg, Tablettenkern: Maisstärke, Cellulose, mikrokristalline, Siliciumdioxid, hochdisperses, Crospovidon, Talkum, (entspr. Magnesium stearat); Tablettenfilm: (entspr. Macrogol 6000) (entspr. Talkum) (entspr. Titandioxid) (entspr. Hypromellose) (entspr. Polyacrylat-Dispersion 30%) (entspr. Eisenoxid gelb).
EW: Kombination Beta 1-Blocker + Diuretikum.
AG: Hypertonie bei nicht ausreichender Monotherapie.
AA: Oral unzerkaut mit Flüssigkeit vor einer Mahlzeit einnehmen.
DO: 1mal tgl. 1 Filmtablette, bei unzureichender Blutdrucksenkung bis 2 Filmtabletten. Für Kinder und Jugendliche nicht empfohlen.
GA: AV-Block II. und III. Grades, Bradykardie, Sick-Sinus-Syndrom, Herzinsuffizienz, kardiogener Schock, Lungenhochdruck, Gicht, schwere bronchospastische Atemwegserkrankungen, schwere periphere arterielle Durchblutungsstörungen, schwere Leber- oder Nierenschäden, Hyponatriämie, Hypokaliämie, Hyperkalzämie, Hyperurikämie, metabolische Azidose, Phäochromozytom.
SST: Nicht anwenden.
NW: Atenolol: ZNS (Schlafstörungen), Bradykardie, Hypotonie, Herzinsuffizienz, Bronchokonstriktion, Psoriasis, kalte Extremitäten, Stoffwechsel, Magen/Darm, Vegetativum, Überempfindlichkeit (Lyell-Syndrom).
Chlorthalidon: Hypokaliämie, Hyponatriämie, Hyperurikämie, Hyperkalzämie, Hyperlipidämie, Hyperglykämie, Überempfindlichkeit, Augen (Aderhauterguss, akute Myopie, Winkelverschlussglaukom).
WW: Gegenanzeige: Kalziumkanalblocker i.v., MAO-Hemmer (ausgenommen MAO B-Hemmer). Vorsicht: Antacida, Ampicillin, Cholestyramin (Resorptionshemmung), Antiarrhythmika, Herzglykoside, Cholinergika (AV-Block, Asystolie), andere Blutdrucksenker verstärkt, Clonidin (hypertensive Krise beim Absetzen, daher vorher Atenolol absetzen), ZNS-Dämpfer, Alkohol, Baclofen (Hypotonie), Narkotika (Kardiodepression), Prostaglandinsynthesehemmer (Abschwächung der blutdrucksenkenden Wirkung), Sympathomimetika (Hypertonie), Ergotamin (Vasospasmen), Insulin, Antidiabetika (Blutzuckerkontrolle!), Muskelrelaxantien verstärkt; Harnsäuresenker (Überempfindlichkeit), Antikoagulantien reduziert; Kortikoide, Laxantien (Hypokaliämie), Lithium (kardio- und neurotoxisch), Labor.
WH: Vorsicht bei Diabetes, Prinzmetal-Angina, AV-Block I. Grades, Überempfindlichkeitsreaktionen, Asthma in der Anamnese, Psoriasis. Ausschleichend absetzen (Rebound-Effekt). Herzinsuffizienz kompensieren. Laborkontrollen (Elektrolyte). Narkotika mit möglichst geringer negativ inotroper Wirkung wählen. Bei Phäochromozytom nur mit Alpha-Blocker geben. Positive Dopingtests möglich. Verkehrshinweis. Antidote: Bei Herzinsuffizienz Dobutamin i.v. oder Glukagon i.v., bei Bradykardie Atropin i.v. oder Schrittmacher, bei Bronchospasmus Bronchodilatatoren.
PG: 50 ST (EKO: G) [€ 13,75]

Atenolol Stada 50 mg - Tabletten 19B
(Z.Nr. 1-20766) RP. P. C07AB03
ZI: Stada Arzneimittel, Wien
Z: 1 Tablette enthält: Atenolol 50 mg, Maisstärke, Stärke, vorverkleistert, Lactose 30,9 mg, Povidon, Natrium laurylsulfat (entspr. Natrium 0,12 mg), Siliciumdioxid, hochdisperses, Magnesium stearat.
EW: Kardioselektiver Beta-Blocker.
AG: Hypertonie, chronisch-stabile Angina pectoris, tachykarde Herzrhythmusstörungen.
AA: Unzerkaut mit Flüssigkeit vor den Mahlzeiten.
DO: Hypertonie: TD initial 25 mg, Erhaltungsdosis 50-100 mg.
Arrhythmien, Angina pectoris: TD 50-100 mg.
GA: AV-Block 2. und 3. Grades, Bradykardie, Herzinsuffizienz, kardiogener Schock, Sick Sinus-Syndrom, sinuatrialer Block, Lungenhochdruck, akuter Asthmaanfall, Azidose, Hypotonie.
SST: Strenge Nutzen-Risiko-Abwägung in der Schwangerschaft. Stillen nicht empfohlen.
NW: Bradykardie, Herzinsuffizienz, Hypotonie, Bronchospasmus, periphere Durchblutungsstörungen, Hypoglykämie oder Hyperglykämie, ZNS, Psyche, Magen/Darm, Augen (reduzierter Tränenfluss), Impotenz, Schwitzen, Überempfindlichkeit (Haut, Knochenmark), Arthralgien, Psoriasis.
WW: Kontraindiziert: MAO- Hemmer (Ausnahme: MAO-B Hemmer).
Vorsicht: Verapamil, Diltiazem (cave i.v.; 48 Stunden Abstand); Antacida, Ampicillin (verminderte Bioverfügbarkeit von Atenolol); Antiarrhythmika, andere Kalziumantagonisten, Digitalis, Blutdrucksenker (Hypotonie, Bradykardie, Asystolie), Clonidin (hypertensive Krise beim Absetzen), ZNS-Dämpfer und Alkohol (Hypotonie), Narkotika (Kardiodepression), Alpha-Sympathomimetika (Hypertonie, Bradykardie), Beta 2-Sympathomimetika (Antagonismus); topische Betablocker, Antiphlogistika, Insulin bzw. orale Antidiabetika (Maskierung der Hypoglykämie), Muskelrelaxantien (verstärkte neuromuskuläre Blockade). Jodhaltige Kontrastmittel.
WH: Vorsicht bei Diabetes mellitus, Durchblutungsstörungen, Nierenschäden, Psoriasis. Asthma-Anamnese, Keine Erfahrungen bei Kindern.
Therapie ausschleichend beenden (Rebound-Effekt). Narkosemittel mit geringer negativer Inotropie verwenden, Herzinsuffizienz kompensieren, Blutzuckerkontrolle, Verkehrshinweis.
PG: 20 ST (2) (EKO: G) [€ 4,90], 50 ST (EKO: G) [€ 11,75]

Atenolol Stada 100 mg - Tabletten 19B
(Z.Nr. 1-20763) RP. P. C07AB03
ZI: Stada Arzneimittel, Wien
Z: 1 Tablette enthält: Atenolol 100 mg, Maisstärke, Stärke, vorverkleistert, Lactose 61,8 mg, Povidon, Natrium laurylsulfat (entspr. Natrium 0,24 mg), Siliciumdioxid, hochdisperses, Magnesium stearat.
Kurzinformation: siehe Atenolol Stada 50 mg - Tabletten, → S. 143
PG: 20 ST (2) (EKO: G) [€ 8,75], 50 ST (EKO: G) [€ 18,25]

🐾 Atipam 5,0 mg/ml - Injektionslösung für Katzen und Hunde 870
(Z.Nr. 8-00744) NR. P. QV03AB90
ZI: Eurovet Animal Health, Bladel, Niederlande
Z: 1 ml Injektionslösung enthält: Atipamezol hydrochlorid 5 mg (entspr. Atipamezol 4,27 mg), Methyl-parahydroxybenzoat 1 mg, Natriumchlorid, Natriumhydroxid zur pH-Wert-Einstellung, Salzsäure 36% (zur pH-Wert-Einstellung), Wasser für Injektionszwecke.
EW: Alpha 2 Adrenozeptor-Antagonist.
AG: Aufhebung einer Medetomidin oder Dexmedetomidin-Sedierung bei Hund und Katze.
AA: Nur i.m.
DO: Hunde: 5 fache Medetomidin-Dosis oder 10fache Dexmedetomidin-Dosis.
Katzen: 2,5 fache Medetomidin-Dosis oder 5fache Dexmedetomidin-Dosis.
GA: Trächtigkeit, Zuchttiere, Leber-, Nierenschäden.
NW: Blutdrucksenkung, Erbrechen, Hyperaktivität.
WW: Nicht gleichzeitig mit ZNS-wirksamen Pharmaka geben.
WH: Nicht für Tiere zur Gewinnung von Lebensmitteln.
PG: 10 ML VT [€ 81,05]

Atma - Tropfen 50X01
(Z.Nr. 3-00085) RPF. P. nicht im Handel. V03AX

Atofab 10 mg - Hartkapseln 49F02
(Z.Nr. 1-38244) NR. P. N06BA09
ZI: G.L. Pharma, Lannach
Z: 1 Hartkapsel enthält: Atomoxetin 10 mg (entspr. Atomoxetin hydrochlorid 11,43 mg), Kapselinhalt: Stärke, vorverkleistert, Siliciumdioxid, hochdisperses, Dimeticon; Kapselhülle: Gelatine, Natriumdodecylsulfat, Titandioxid, Wasser, gereinigtes; Drucktinte,

A

schwarz: Schellack-Glasur 45 % (20 % verestert) in Ethanol, Eisenoxid schwarz, Propylenglycol.
EW: Zentrales Sympathomimetikum.
AG: Aufmerksamkeitsdefizit/Hyperaktivitätsstörung (ADHS) bei Kindern ab 6 Jahren, Jugendlichen und Erwachsenen als Teil eines umfassenden Behandlungsprogramms.
AA: Oral; Tagesdosis in 1 ED (morgens) oder 2 ED (morgens und am frühen Abend).
DO: TD initial 0,5 mg/kg KG, Dauerbehandlung 1,2 mg/kg KG. Personen über 70 kg KG und Erwachsene: TD initial 40 mg, zur Dauerbehandlung TD 80-100 mg.
Dosisreduktion bei Leberschäden.
Nicht für Kinder unter 6 Jahren.
GA: Engwinkelglaukom; schwere kardio- oder zerebrovaskuläre Erkrankungen; Phäochromozytom.
SST: Nutzen/Risiko-Abwägung, nicht stillen.
NW: Kreislauf (Blutdruck- und Herzfrequenzanstieg, plötzlicher Tod), Magen/Darm, ZNS (Kopfschmerzen, Schläfrigkeit), Psyche (Depression, suizidale Verhaltensweisen), Mydriasis, Haut (Allergien), Gewichtsverlust, verminderter Appetit mit Wachstumsverzögerung, Leber.
WW: Kontraindiziert: MAO-Hemmer (2 Wochen Abstand).
Vorsicht: Salbutamol, Blutdruck steigernde Substanzen, QT-verlängernde Substanzen, die Krampfschwelle herabsetzende Substanzen, Blutdrucksenker, Antidepressiva, Schleimhaut abschwellende Substanzen.
WH: Erwachsene nur behandeln, wenn ADHS- Symptome schon in der Kindheit vorhanden waren. Kontrollen: Längenwachstum und Entwicklung, Blutdruck und Puls. Auf Suizidalität, Feindseligkeit, emotionale Labilität achten. Vorsicht bei strukturellen Herzveränderungen, orthostatischer Hypotonie, QT-Verlängerung. Nicht zur Behandlung von Major Depression oder Angststörungen.
Verkehrshinweis.
PG: 10 ST RE1 (EKO: Y) [€ 29,15], 30 ST RE1 (EKO: Y) [€ 81,50]

Atofab 18 mg - Hartkapseln 49F02
(Z.Nr. 1-38245) NR. P. N06BA09
ZI: G.L. Pharma, Lannach
Z: 1 Hartkapsel enthält: Atomoxetin 18 mg (entspr. Atomoxetin hydrochlorid 20,57 mg), Kapselinhalt: Stärke, vorverkleistert, Siliciumdioxid, hochdisperses, Dimeticon; Kapselhülle: Gelatine, Natriumdodecylsulfat, Titandioxid, Eisenoxid gelb, Wasser, gereinigtes; Drucktinte, schwarz: Schellack-Glasur 45 % (20 % verestert) in Ethanol, Eisenoxid schwarz, Propylenglycol.
Kurzinformation: siehe Atofab 10 mg - Hartkapseln, → S. 143
PG: 10 ST RE1 (EKO: Y) [€ 29,15], 30 ST RE1 (EKO: Y) [€ 81,50]

Atofab 25 mg - Hartkapseln 49F02
(Z.Nr. 1-38246) NR. P. N06BA09
ZI: G.L. Pharma, Lannach
Z: 1 Hartkapsel enthält: Atomoxetin 25 mg (entspr. Atomoxetin hydrochlorid 28,57 mg), Kapselinhalt: Stärke, vorverkleistert, Siliciumdioxid, hochdisperses, Dimeticon; Kapselhülle: Gelatine, Natriumdodecylsulfat, Titandioxid, Indigokarmin, Wasser, gereinigtes; Drucktinte, schwarz: Schellack-Glasur 45 % (20 % verestert) in Ethanol, Eisenoxid schwarz, Propylenglycol.
Kurzinformation: siehe Atofab 10 mg - Hartkapseln, → S. 143
PG: 10 ST RE1 (EKO: Y) [€ 29,15], 30 ST RE1 (EKO: Y) [€ 81,50]

Atofab 40 mg - Hartkapseln 49F02
(Z.Nr. 1-38247) NR. P. N06BA09
ZI: G.L. Pharma, Lannach
Z: 1 Hartkapsel enthält: Atomoxetin 40 mg (entspr. Atomoxetin hydrochlorid 45,71 mg), Kapselinhalt: Stärke, vorverkleistert, Siliciumdioxid, hochdisperses, Dimeticon; Kapselhülle: Gelatine, Natriumdodecylsulfat, Titandioxid, Indigokarmin, Wasser, gereinigtes; Drucktinte, schwarz: Schellack-Glasur 45 % (20 % verestert) in Ethanol, Eisenoxid schwarz, Propylenglycol.
Kurzinformation: siehe Atofab 10 mg - Hartkapseln, → S. 143
PG: 10 ST RE1 (EKO: Y) [€ 29,15], 30 ST RE1 (EKO: Y) [€ 81,50]

Atofab 60 mg - Hartkapseln 49F02
(Z.Nr. 1-38248) NR. P. N06BA09
ZI: G.L. Pharma, Lannach
Z: 1 Hartkapsel enthält: Atomoxetin 60 mg (entspr. Atomoxetin hydrochlorid 68,57 mg), Kapselinhalt: Stärke, vorverkleistert, Siliciumdioxid, hochdisperses, Dimeticon; Kapselhülle: Gelatine, Natriumdodecylsulfat, Titandioxid, Indigokarmin, Eisenoxid gelb, Wasser, gereinigtes; Drucktinte, schwarz: Schellack-Glasur 45 % (20 % verestert) in Ethanol, Eisenoxid schwarz, Propylenglycol.
Kurzinformation: siehe Atofab 10 mg - Hartkapseln, → S. 143
PG: 10 ST RE1 (EKO: Y) [€ 29,15], 30 ST RE1 (EKO: Y) [€ 81,50]

Atofab 80 mg - Hartkapseln 49F02
(Z.Nr. 1-38249) NR. P. N06BA09
ZI: G.L. Pharma, Lannach
Z: 1 Hartkapsel enthält: Atomoxetin 80 mg (entspr. Atomoxetin hydrochlorid 91,42 mg), Kapselinhalt: Stärke, vorverkleistert, Siliciumdioxid, hochdisperses, Dimeticon; Kapselhülle: Gelatine, Natriumdodecylsulfat, Titandioxid, Eisenoxid rot, Eisenoxid gelb, Wasser, gereinigtes; Drucktinte, schwarz: Schellack-Glasur 45 % (20 % verestert) in Ethanol, Eisenoxid schwarz, Propylenglycol.
Kurzinformation: siehe Atofab 10 mg - Hartkapseln, → S. 143
PG: 30 ST RE1 (EKO: Y) [€ 81,50]

Atofab 100 mg - Hartkapseln 49F02
(Z.Nr. 1-38250) NR. P. N06BA09
ZI: G.L. Pharma, Lannach
Z: 1 Hartkapsel enthält: Atomoxetin 100 mg (entspr. Atomoxetin hydrochlorid 114,28 mg), Kapselinhalt: Stärke, vorverkleistert, Siliciumdioxid, hochdisperses, Dimeticon; Kapselhülle: Gelatine, Natriumdodecylsulfat, Titandioxid, Eisenoxid rot, Eisenoxid gelb, Wasser, gereinigtes; Drucktinte, schwarz: Schellack-Glasur 45 % (20 % verestert) in Ethanol, Eisenoxid schwarz, Propylenglycol.
Kurzinformation: siehe Atofab 10 mg - Hartkapseln, → S. 143
PG: 30 ST RE1 (EKO: Y) [€ 81,50]

Atolux 10 mg - Filmtabletten 41A01
(Z.Nr. 1-28708) RP. P. nicht im Handel. C10AA05

Atolux 20 mg - Filmtabletten 41A01
(Z.Nr. 1-28709) RP. P. nicht im Handel. C10AA05

Atolux 30 mg - Filmtabletten 41A01
(Z.Nr. 1-28710) RP. P. nicht im Handel. C10AA05

Atolux 40 mg - Filmtabletten 41A01
(Z.Nr. 1-28711) RP. P. nicht im Handel. C10AA05

Atomoxetin Pharmathen 10 mg - Hartkapseln 49F02
(Z.Nr. 1-37875) NR. P. nicht im Handel. N06BA09

Atomoxetin Pharmathen 18 mg - Hartkapseln 49F02
(Z.Nr. 1-37876) NR. P. nicht im Handel. N06BA09

Atomoxetin Pharmathen 25 mg - Hartkapseln 49F02
(Z.Nr. 1-37877) NR. P. nicht im Handel. N06BA09

Atomoxetin Pharmathen 40 mg - Hartkapseln 49F02
(Z.Nr. 1-37878) NR. P. nicht im Handel. N06BA09

Atomoxetin Pharmathen 60 mg - Hartkapseln 49F02
(Z.Nr. 1-37879) NR. P. nicht im Handel. N06BA09

Atomoxetin Pharmathen 80 mg - Hartkapseln 49F02
(Z.Nr. 1-37880) NR. P. nicht im Handel. N06BA09

Atomoxetin Pharmathen 100 mg - Hartkapseln 49F02
(Z.Nr. 1-37881) NR. P. nicht im Handel. N06BA09

Atomoxetin Sandoz 10 mg - Hartkapseln 49F02
(Z.Nr. 1-37387) NR. P. nicht im Handel. N06BA09

Atomoxetin Sandoz 18 mg - Hartkapseln 49F02
(Z.Nr. 1-37388) NR. P. nicht im Handel. N06BA09

Atomoxetin Sandoz 25 mg - Hartkapseln 49F02
(Z.Nr. 1-37389) NR. P. nicht im Handel. N06BA09

Atomoxetin Sandoz 40 mg - Hartkapseln 49F02
(Z.Nr. 1-37390) NR. P. nicht im Handel. N06BA09

Atomoxetin Sandoz 60 mg - Hartkapseln 49F02
(Z.Nr. 1-37391) NR. P. nicht im Handel. N06BA09

Atomoxetin Sandoz 80 mg - Hartkapseln 49F02
(Z.Nr. 1-37392) NR. P. nicht im Handel. N06BA09

Atomoxetin Sandoz 100 mg - Hartkapseln 49F02
(Z.Nr. 1-37393) NR. P. nicht im Handel. N06BA09

Atomoxetin Stada 10 mg - Hartkapseln 49F02
(Z.Nr. 1-38395) NR. P. N06BA09
ZI: Stada Arzneimittel, Wien
Z: 1 Hartkapsel enthält: Atomoxetin 10 mg (entspr. Atomoxetin hydrochlorid 11,43 mg), Kapselinhalt: Stärke, vorverkleistert, Dimeticon; Kapselhülle: Titandioxid, Gelatine.
Kurzinformation: siehe Atofab 10 mg - Hartkapseln, → S. 143
PG: 7 ST RE1 (EKO: Y) [€ 20,80], 28 ST RE1 (EKO: Y) [€ 76,05]

Atomoxetin Stada 18 mg - Hartkapseln 49F02
(Z.Nr. 1-38396) NR. P. N06BA09
ZI: Stada Arzneimittel, Wien
Z: 1 Hartkapsel enthält: Atomoxetin 18 mg (entspr. Atomoxetin hydrochlorid 20,57 mg), Kapselinhalt: Stärke, vorverkleistert, Dimeticon; Kapselhülle: Titandioxid, Gelatine, Eisenoxid gelb.

Kurzinformation: siehe Atofab 10 mg - Hartkapseln, → S. 143
PG: 7 ST RE1 (EKO: Y) [€ 20,80], 28 ST RE1 (EKO: Y) [€ 76,05]

Atomoxetin Stada 25 mg - Hartkapseln 49F02
(Z.Nr. 1-38397) NR. P. N06BA09
ZI: Stada Arzneimittel, Wien
Z: 1 Hartkapsel enthält: Atomoxetin 25 mg (entspr. Atomoxetin hydrochlorid 28,58 mg), Kapselinhalt: Stärke, vorverkleistert, Dimeticon; Kapselhülle: Titandioxid, Gelatine, Indigocarmin.
Kurzinformation: siehe Atofab 10 mg - Hartkapseln, → S. 143
PG: 7 ST RE1 (EKO: Y) [€ 20,80], 28 ST RE1 (EKO: Y) [€ 76,05]

Atomoxetin Stada 40 mg - Hartkapseln 49F02
(Z.Nr. 1-38398) NR. P. N06BA09
ZI: Stada Arzneimittel, Wien
Z: 1 Hartkapsel enthält: Atomoxetin 40 mg (entspr. Atomoxetin hydrochlorid 45,72 mg), Kapselinhalt: Stärke, vorverkleistert, Dimeticon; Kapselhülle: Titandioxid, Gelatine, Indigocarmin.
Kurzinformation: siehe Atofab 10 mg - Hartkapseln, → S. 143
PG: 7 ST RE1 (EKO: Y) [€ 20,80], 28 ST RE1 (EKO: Y) [€ 76,05]

Atomoxetin Stada 60 mg - Hartkapseln 49F02
(Z.Nr. 1-38399) NR. P. N06BA09
ZI: Stada Arzneimittel, Wien
Z: 1 Hartkapsel enthält: Atomoxetin 60 mg (entspr. Atomoxetin hydrochlorid 68,58 mg), Kapselinhalt: Stärke, vorverkleistert, Dimeticon; Kapselhülle: Titandioxid, Gelatine, Indigocarmin, Eisenoxid gelb.
Kurzinformation: siehe Atofab 10 mg - Hartkapseln, → S. 143
PG: 7 ST RE1 (EKO: Y) [€ 20,80], 28 ST RE1 (EKO: Y) [€ 76,05]

Atomoxetin Stada 80 mg - Hartkapseln 49F02
(Z.Nr. 1-38400) NR. P. N06BA09
ZI: Stada Arzneimittel, Wien
Z: 1 Hartkapsel enthält: Atomoxetin 80 mg (entspr. Atomoxetin hydrochlorid 91,44 mg), Kapselinhalt: Stärke, vorverkleistert, Dimeticon; Kapselhülle: Titandioxid, Gelatine, Eisenoxid gelb, Eisenoxid rot.
Kurzinformation: siehe Atofab 10 mg - Hartkapseln, → S. 143
PG: 28 ST RE1 (EKO: Y) [€ 76,05]

Atomoxetin Stada 100 mg - Hartkapseln 49F02
(Z.Nr. 1-38401) NR. P. nicht im Handel. N06BA09

Atopica 100 mg/ml - Lösung zum Eingeben für Katzen und Hunde 880
(Z.Nr. 8-00989) NR. P. QL04AD01
ZI: Elanco, Cuxhaven, Deutschland
Z: 1 ml Lösung enthält: Ciclosporin 100 mg, all-rac-alpha-Tocopherol 1,05 mg, Ethanol, wasserfrei 94,7 mg, Propylenglycol 94,7 mg, Maiskeimöl, Macrogol glycerolhydroxystearat.
EW: Immunsuppressiv.
AG: Chronische allergische Dermatitis bei Katzen. Chronische atopische Dermatitis bei Hunden.
AA: Zum Eingeben (mindestens 2 Std. vor oder nach der Fütterung).
DO: Katzen: ED 7 mg/kg KG.
Hunde: ED 5 mg/kg KG.
Anfangs täglich, nach Besserung der Symptome alle 2 Tage bzw. in der Folge alle 3-4 Tage anwenden.
GA: Katzen mit Infektionen mit FeLV oder FIV, Hunde unter 6 Monaten bzw. unter 2 kg KG, Malignome (auch in der Anamnese).
SST: Nutzen/Risiko-Analyse bei Zuchttieren, säugende Katzen nicht behandeln.
NW: Verdauungsstörungen, Lethargie, Appetitlosigkeit.
WW: Ketoconazol, Makrolide, Antikonvulsiva; Milbemycin; Aminoglykoside, Trimethoprim (verstärkt nephrotoxisch, nicht empfohlen). 2 Wochen Abstand zu inaktivierten Impfstoffen.
WH: Ursachen der Dermatitis abklären. Infektionen vor der Cyclosporin-Therapie behandeln. Inzidenz maligner Erkrankungen kann zunehmen. Bei diabetischen Tieren nicht empfohlen. Bei schwerer Niereninsuffizienz Kreatinin kontrollieren.
PG: 5 ML VT [€ 30,90], 17 ML VT [€ 94,85]

Atopica 25 mg - Weichkapseln für Hunde 880
(Z.Nr. 8-00585) NR. P. QL04AD01
ZI: Elanco, Cuxhaven, Deutschland
Z: 1 Kapsel enthält: Ciclosporin 25 mg, Carminsäure < 1 µg, Kornöl-mono-di-triglycerid, Ethanol, Gelatine, Glycerol, Eisen(II,III)-oxid 0,105 mg (entspr. Eisenoxid schwarz), Macrogol glycerolhydroxystearat, Propylenglycol, Titandioxid 2,12 mg, Propylenglykol, Titandioxid, alpha-Tocopherol 0,25 mg.
EW: Antiinflammatorisch.
AG: Chronische atopische Dermatitis bei Hunden von 4 bis 7,5 kg KG.
AA: Mindestens 2 Stunden vor oder nach der Fütterung direkt in das Maul des Hundes eingeben.
DO: ED 5 mg/kg KG anfangs täglich, nach Besserung der Symptome alle 2 Tage geben; Auswirkung des Behandlungsintervalls auf 3 oder 4 Tage möglich.
GA: Hunde unter 6 Monaten und unter 2 kg KG, maligne Erkrankungen.
SST: Nutzen/Risiko-Analyse, laktierende Hündinnen nicht behandeln.
NW: Magen/Darm, Anorexie, Gingivahyperplasie, Veränderungen des Haarkleides, geschwollene Ohrmuscheln, Muskelschwäche, Muskelkrämpfe.
WW: Ketoconazol (Ciclosporin nur jeden 2. Tag geben); Ivermectin, Milbe- mycin; Aminoglykoside, Trimethoprim (verstärkt nephrotoxisch). 2 Wochen Abstand zu Impfungen mit Lebend- oder inaktivierten Impfstoffen. Nicht gleichzeitig andere Immunsuppressiva anwenden.
WH: Ursachen der Dermatitis abklären. Infektionen vor der Cyclosporin- Therapie behandeln. Inzidenz maligner Erkrankungen kann zunehmen.
Nicht bei diabetischen Hunden anwenden.
PG: 30 ST VT [€ 55,75]

Atopica 50 mg - Weichkapseln für Hunde 880
(Z.Nr. 8-00586) NR. P. QL04AD01
ZI: Elanco, Cuxhaven, Deutschland
Z: 1 Kapsel enthält: Ciclosporin 50 mg, Carminsäure < 1 µg, Kornöl-mono-di-triglycerid, Ethanol, Gelatine, Glycerol, Macrogol glycerolhydroxystearat, Propylenglycol, Titandioxid 4,5 mg, Propylenglykol, Titandioxid, alpha-Tocopherol 0,5 mg.
EW: Antiinflammatorisch.
AG: Chronische atopische Dermatitis bei Hunden von 4 bis 7,5 kg KG.
AA: Mindestens 2 Stunden vor oder nach der Fütterung direkt in das Maul des Hundes eingeben.
DO: ED 5 mg/kg KG anfangs täglich, nach Besserung der Symptome alle 2 Tage geben; Auswirkung des Behandlungsintervalls auf 3 oder 4 Tage möglich.
GA: Hunde unter 6 Monaten und unter 2 kg KG, maligne Erkrankungen.
SST: Nutzen/Risiko-Analyse, laktierende Hündinnen nicht behandeln.
NW: Magen/Darm, Anorexie, Gingivahyperplasie, Veränderungen des Haarkleides, geschwollene Ohrmuscheln, Muskelschwäche, Muskelkrämpfe.
WW: Ketoconazol (Ciclosporin nur jeden 2. Tag geben); Ivermectin, Milbe- mycin; Aminoglykoside, Trimethoprim (verstärkt nephrotoxisch). 2 Wochen Abstand zu Impfungen mit Lebend- oder inaktivierten Impfstoffen. Nicht gleichzeitig andere Immunsuppressiva anwenden.
WH: Ursachen der Dermatitis abklären. Infektionen vor der Cyclosporin- Therapie behandeln. Inzidenz maligner Erkrankungen kann zunehmen.
Nicht bei diabetischen Hunden anwenden.
Anwendung bei Hunden von 7,5 bis 36 kg KG.
PG: 30 ST VT [€ 95,05]

Atopica 100 mg - Weichkapseln für Hunde 880
(Z.Nr. 8-00587) NR. P. QL04AD01
ZI: Elanco, Cuxhaven, Deutschland
Z: 1 Kapsel enthält: Ciclosporin 100 mg, Carminsäure < 1 µg, Kornöl-mono-di-triglycerid, Ethanol, Gelatine, Glycerol, Eisen(II,III)-oxid 0,285 mg (entspr. Eisenoxid schwarz), Macrogol glycerolhydroxystearat, Propylenglycol, Titandioxid 5,73 mg, Propylenglykol, Titandioxid, alpha-Tocopherol 1 mg.
EW: Antiinflammatorisch.
AG: Chronische atopische Dermatitis bei Hunden von 4 bis 7,5 kg KG.
AA: Mindestens 2 Stunden vor oder nach der Fütterung direkt in das Maul des Hundes eingeben.
DO: ED 5 mg/kg KG anfangs täglich, nach Besserung der Symptome alle 2 Tage geben; Auswirkung des Behandlungsintervalls auf 3 oder 4 Tage möglich.
GA: Hunde unter 6 Monaten und unter 2 kg KG, maligne Erkrankungen.
SST: Nutzen/Risiko-Analyse, laktierende Hündinnen nicht behandeln.
NW: Magen/Darm, Anorexie, Gingivahyperplasie, Veränderungen des Haarkleides, geschwollene Ohrmuscheln, Muskelschwäche, Muskelkrämpfe.
WW: Ketoconazol (Ciclosporin nur jeden 2. Tag geben); Ivermectin, Milbe- mycin; Aminoglykoside, Trimethoprim (verstärkt nephrotoxisch). 2 Wochen Abstand zu Impfungen mit Lebend- oder inaktivierten Impfstoffen. Nicht gleichzeitig andere Immunsuppressiva anwenden.
WH: Ursachen der Dermatitis abklären. Infektionen vor der Cyclosporin- Therapie behandeln. Inzidenz maligner Erkrankungen kann zunehmen.

Nicht bei diabetischen Hunden anwenden.
Anwendung bei Hunden von 15 bis 55 kg KG.
PG: 30 ST VT [€ 143,75]

Atorvadivid 10 mg - Filmtabletten 41A01
(Z.Nr. 1-28642) RP. P. C10AA05
ZI: Hexal Pharma, Wien
Z: 1 Filmtablette enthält: Atorvastatin 10 mg (entspr. Atorvastatin-Calcium-Trihydrat), Tablettenkern: Natriumcarbonat, wasserfrei, Cellulose, mikrokristalline, Carboxymethylstärke, Natrium Typ A (entspr. Natrium 4,68 mg), Povidon K25, Siliciumdioxid, hochdisperses, Magnesium stearat; Filmüberzug: Hypromellose, Macrogol 4000, Titandioxid, Lactose 1,71 mg (entspr. Lactose monohydrat).
EW: Hemmstoff der HMG-CoA-Reduktase.
AG: Senkung erhöhter Cholesterin- und Triglyzeridspiegel bei primärer Hypercholesterinämie oder gemischter Hyperlipidämie, wenn Diät und andere Maßnahmen nicht ausreichen. Senkung von Gesamt- und LDL-Cholesterin bei homozygoter familiärer Hypercholesterinämie. Vorbeugung kardiovaskulärer Erkrankungen.
AA: Oral unabhängig von den Mahlzeiten.
DO: Initial 1mal tgl. 10 mg, Dosisanpassung individuell bis 40-80 mg/die.
Vorbeugung kardiovaskulärer Erkrankungen: TD 10 mg.
Kinder ab 10 Jahren: TD initial 10 mg, dann max. 20 mg.
GA: Akute Lebererkrankungen.
SST: Gegenanzeige.
NW: Magen/Darm, Diabetes, Kopfschmerzen, Myalgien, sehr selten immunvermittelte nekrotisierende Myopathie, Schlaflosigkeit, ZNS, Tinnitus, Transaminasenanstieg, interstitielle Pneumonie; CK-Anstieg. Thrombozytopenie, Allergien, Haut, selten Leber.
WW: Erhöhte Atorvastatinspiegel durch CYP3A4-Hemmer: Erythromycin, Clarithromycin, Itraconazol, Proteasehemmer, Grapefruitsaft. Vorsicht: Gemfibrozil, Fibrate, Digoxin, orale Kontrazeptiva, Warfarin, Rifampicin, Ciclosporin, Etezimib, Fusidinsäure (7 Tage Abstand empfohlen), Colchicin.
Details zur Dosisanpassung siehe Austria-Codex - Fachinformation
WH: Kontrollen: Leber, CK. Vorsicht bei erhöhtem Rhabdomyolyse-Risiko oder bei vorhergehendem hämorrhagischem Schlaganfall. Details siehe Austria-Codex - Fachinformation.
PG: 30 ST (2) (EKO: G) [€ 11,75]

Atorvadivid 20 mg - Filmtabletten 41A01
(Z.Nr. 1-28643) RP. P. C10AA05
ZI: Hexal Pharma, Wien
Z: 1 Filmtablette enthält: Atorvastatin 20 mg (entspr. Atorvastatin-Calcium-Trihydrat), Tablettenkern: Natriumcarbonat, wasserfrei, Cellulose, mikrokristalline, Carboxymethylstärke, Natrium Typ A (entspr. Natrium 9,35 mg), Povidon K25, Siliciumdioxid, hochdisperses, Magnesium stearat; Filmüberzug: Hypromellose, Macrogol 4000, Titandioxid, Lactose 3,42 mg (entspr. Lactose monohydrat).
Kurzinformation: siehe Atorvadivid 10 mg - Filmtabletten, → S. 146
PG: 30 ST (2) (EKO: G) [€ 11,75]

Atorvadivid 30 mg - Filmtabletten 41A01
(Z.Nr. 1-28644) RP. P. C10AA05
ZI: Hexal Pharma, Wien
Z: 1 Filmtablette enthält: Atorvastatin 30 mg (entspr. Atorvastatin-Calcium-Trihydrat), Tablettenkern: Natriumcarbonat, wasserfrei, Cellulose, mikrokristalline, Carboxymethylstärke, Natrium Typ A (entspr. Natrium 14,03 mg), Povidon K25, Siliciumdioxid, hochdisperses, Magnesium stearat; Filmüberzug: Hypromellose, Macrogol 4000, Titandioxid, Lactose 5,13 mg (entspr. Lactose monohydrat).
Kurzinformation: siehe Atorvadivid 10 mg - Filmtabletten, → S. 146
PG: 30 ST (2) (EKO: G) [€ 14,65]

Atorvadivid 40 mg - Filmtabletten 41A01
(Z.Nr. 1-28645) RP. P. C10AA05
ZI: Hexal Pharma, Wien
Z: 1 Filmtablette enthält: Atorvastatin 40 mg (entspr. Atorvastatin-Calcium-Trihydrat), Tablettenkern: Natriumcarbonat, wasserfrei, Cellulose, mikrokristalline, Carboxymethylstärke, Natrium Typ A (entspr. Natrium 18,7 mg), Povidon K25, Siliciumdioxid, hochdisperses, Magnesium stearat; Filmüberzug: Hypromellose, Macrogol 4000, Titandioxid, Lactose 6,84 mg (entspr. Lactose monohydrat).
Kurzinformation: siehe Atorvadivid 10 mg - Filmtabletten, → S. 146
PG: 30 ST (2) (EKO: G) [€ 13,90]

Atorvalan 10 mg - Filmtabletten 41A01
(Z.Nr. 1-30821) RP. P. C10AA05
ZI: G.L. Pharma, Lannach
Z: 1 Filmtablette enthält: Atorvastatin 10 mg (entspr. Atorvastatin calcium), Tablettenkern: Cellulose, mikrokristalline, Natriumcarbonat, Maltose, Croscarmellose natrium (entspr. Natrium 2,15 mg), Magnesium stearat; Tablettenüberzug: Hypromellose, Hydroxypropylcellulose, Triethylcitrat, Polysorbat 80, Titandioxid.
Kurzinformation: siehe Atorvadivid 10 mg - Filmtabletten, → S. 146
PG: 30 ST (2) (EKO: G) [€ 11,85]

Atorvalan 20 mg - Filmtabletten 41A01
(Z.Nr. 1-30822) RP. P. C10AA05
ZI: G.L. Pharma, Lannach
Z: 1 Filmtablette enthält: Atorvastatin 20 mg (entspr. Atorvastatin calcium), Tablettenkern: Cellulose, mikrokristalline, Natriumcarbonat, Maltose, Croscarmellose natrium (entspr. Natrium 4,29 mg), Magnesium stearat; Tablettenüberzug: Hypromellose, Hydroxypropylcellulose, Triethylcitrat, Polysorbat 80, Titandioxid.
Kurzinformation: siehe Atorvadivid 10 mg - Filmtabletten, → S. 146
PG: 30 ST (2) (EKO: G) [€ 11,85]

Atorvalan 40 mg - Filmtabletten 41A01
(Z.Nr. 1-30823) RP. P. C10AA05
ZI: G.L. Pharma, Lannach
Z: 1 Filmtablette enthält: Atorvastatin 40 mg (entspr. Atorvastatin calcium), Tablettenkern: Cellulose, mikrokristalline, Natriumcarbonat, Maltose, Croscarmellose natrium (entspr. Natrium 8,58 mg), Magnesium stearat; Tablettenüberzug: Hypromellose, Hydroxypropylcellulose, Triethylcitrat, Polysorbat 80, Titandioxid.
Kurzinformation: siehe Atorvadivid 10 mg - Filmtabletten, → S. 146
PG: 30 ST (2) (EKO: G) [€ 13,95]

Atorvalan 80 mg - Filmtabletten 41A01
(Z.Nr. 1-30825) RP. P. C10AA05
ZI: G.L. Pharma, Lannach
Z: 1 Filmtablette enthält: Atorvastatin 80 mg (entspr. Atorvastatin calcium), Tablettenkern: Cellulose, mikrokristalline, Natriumcarbonat, Maltose, Croscarmellose natrium (entspr. Natrium 17,17 mg), Magnesium stearat; Tablettenüberzug: Hypromellose, Hydroxypropylcellulose, Triethylcitrat, Polysorbat 80, Titandioxid.
Kurzinformation: siehe Atorvadivid 10 mg - Filmtabletten, → S. 146
PG: 30 ST (2) (EKO: G) [€ 13,95]

Atorvalan comp. 10 mg/5 mg - Filmtabletten 10B11, 41B02
(Z.Nr. 1-36033) RP. P. nicht im Handel. C10BX03

Atorvalan comp. 10 mg/10 mg - Filmtabletten 10B11, 41B02
(Z.Nr. 1-36034) RP. P. nicht im Handel. C10BX03

Atorvastatin 1A Pharma 10 mg - Filmtabletten 41A01
(Z.Nr. 1-29379) RP. P. C10AA05
ZI: 1A Pharma, Wien
Z: 1 Filmtablette enthält: Atorvastatin 10 mg (entspr. Atorvastatin calcium), Tablettenkern: Natriumdodecylsulfat, Cellulose, mikrokristalline, Siliciumdioxid, hochdisperses, Maisstärke, vorverkleistert, Trometamol, Eisenoxid gelb, Magnesium stearat, Talkum, Carboxymethylstärke, Natrium Typ A; Filmüberzug: Carmellose natrium, Glycerol, Trometamol, Natriumdodecylsulfat (entspr. Natrium <= 1,52 mg), Hydroxyethylcellulose.
EW: Hemmstoff der HMG-CoA-Reduktase.
AG: Senkung erhöhter Cholesterin- und Triglyzeridspiegel bei primärer Hypercholesterinämie oder gemischter Hyperlipidämie, wenn Diät und andere Maßnahmen nicht ausreichen. Senkung von Gesamt- und LDL-Cholesterin bei homozygoter familiärer Hypercholesterinämie. Vorbeugung kardiovaskulärer Erkrankungen.
AA: Oral unabhängig von den Mahlzeiten.
DO: Initial 1mal tgl. 10 mg, Dosisanpassung individuell bis 40-80 mg/die.
Vorbeugung kardiovaskulärer Erkrankungen: TD 10 mg.
Kinder ab 10 Jahren: TD initial 10 mg, dann Dosistitration bis 80 mg.
GA: Akute Lebererkrankungen.
SST: Gegenanzeige.
NW: Magen/Darm, Diabetes, Kopfschmerzen, Myalgien, sehr selten immunvermittelte nekrotisierende Myopathie (IMNM), Schlaflosigkeit, ZNS, Tinnitus, Transaminasenanstieg, interstitielle Pneumonie; CK-Anstieg. Thrombozytopenie, Allergien, Haut, selten Leber.
WW: Gegenanzeige: Glecaprevir/Pibrentasvir. Erhöhte Atorvastatinspiegel durch OATP1B-Hemmer und CYP3A4-Hemmer: Erythromycin, Clarithromycin, Itraconazol, Proteasehemmer, Grapefruitsaft. Vorsicht: Gemfibrozil, Fibrate, Digoxin, orale Kontrazeptiva, Warfarin, Rifampicin, Ciclosporin, Letermovir, Ezetimib, Fusid-

insäure (7 Tage Abstand empfohlen), Colchicin, Elbasvir / Grazoprevir (MTD 20 mg Atorvastatin).
Details zur Dosisanpassung siehe Austria-Codex - Fachinformation.
WH: Kontrollen: Leber, CK. Vorsicht bei erhöhtem Rhabdomyolyse-Risiko oder bei vorhergehendem hämorrhagischem Schlaganfall. Details siehe Austria-Codex - Fachinformation.
PG: 30 ST (3) (EKO: G) [€ 8,45]

Atorvastatin 1A Pharma 20 mg - Filmtabletten 41A01
(Z.Nr. 1-29380) RP. P. C10AA05
ZI: 1A Pharma, Wien
Z: 1 Filmtablette enthält: Atorvastatin 20 mg (entspr. Atorvastatin calcium), Tablettenkern: Natriumdodecylsulfat, Cellulose, mikrokristalline, Siliciumdioxid, hochdisperses, Maisstärke, vorverkleistert, Trometamol, Eisenoxid gelb, Magnesium stearat, Talkum, Carboxymethylstärke, Natrium Typ A; Filmüberzug: Carmellose natrium, Glycerol, Trometamol, Natriumdodecylsulfat Natrium <= 2,55 mg, Hydroxyethylcellulose.
Kurzinformation: siehe Atorvastatin 1A Pharma 10 mg - Filmtabletten, → S. 146
PG: 30 ST (3) (EKO: G) [€ 8,45]

Atorvastatin 1A Pharma 40 mg - Filmtabletten 41A01
(Z.Nr. 1-29381) RP. P. C10AA05
ZI: 1A Pharma, Wien
Z: 1 Filmtablette enthält: Atorvastatin 40 mg (entspr. Atorvastatin calcium), Tablettenkern: Natriumdodecylsulfat, Cellulose, mikrokristalline, Siliciumdioxid, hochdisperses, Maisstärke, vorverkleistert, Trometamol, Eisenoxid gelb, Magnesium stearat, Talkum, Carboxymethylstärke, Natrium Typ A; Filmüberzug: Carmellose natrium, Glycerol, Trometamol, Natriumdodecylsulfat (entspr. Natrium <= 4,3 mg), Hydroxyethylcellulose.
Kurzinformation: siehe Atorvastatin 1A Pharma 10 mg - Filmtabletten, → S. 146
PG: 30 ST (3) (EKO: G) [€ 8,45]

Atorvastatin 1A Pharma 80 mg - Filmtabletten 41A01
(Z.Nr. 1-29382) RP. P. C10AA05
ZI: 1A Pharma, Wien
Z: 1 Filmtablette enthält: Atorvastatin 80 mg (entspr. Atorvastatin calcium), Tablettenkern: Natriumdodecylsulfat, Cellulose, mikrokristalline, Siliciumdioxid, hochdisperses, Maisstärke, vorverkleistert, Trometamol, Eisenoxid gelb, Magnesium stearat, Talkum, Carboxymethylstärke, Natrium Typ A; Filmüberzug: Carmellose natrium, Glycerol, Trometamol, Natriumdodecylsulfat (entspr. Natrium <= 8,01 mg), Hydroxyethylcellulose.
Kurzinformation: siehe Atorvastatin 1A Pharma 10 mg - Filmtabletten, → S. 146
PG: 30 ST (3) (EKO: G) [€ 8,45]

Atorvastatin Accord 10 mg - Filmtabletten 41A01
(Z.Nr. 1-37836) RP. P. C10AA05
ZI: Accord Healthcare, Utrecht, Niederlande
Z: 1 Filmtablette enthält: Atorvastatin 10 mg (entspr. Atorvastatin-Calcium-Trihydrat), Tablettenkern: Calciumcarbonat, Lactose monohydrat 23,38 mg, Cellulose, mikrokristalline, Croscarmellose natrium, Hydroxypropylcellulose, Polysorbat 80, Magnesium stearat; Filmüberzug: Hypromellose 2910, Macrogol 8000, Titandioxid, Talkum.
EW: Hemmstoff der HMG-CoA-Reduktase.
AG: Senkung erhöhter Cholesterin- und Triglyzeridspiegel bei primärer Hypercholesterinämie oder gemischter Hyperlipidämie, wenn Diät und andere Maßnahmen nicht ausreichen.
Senkung von Gesamt- und LDL-Cholesterin bei homozygoter familiärer Hypercholesterinämie.
Vorbeugung kardiovaskulärer Erkrankungen.
AA: Oral unabhängig von den Mahlzeiten.
DO: Initial 1mal tgl. 10 mg, Dosisanpassung individuell auf max. 80 mg/Tag.
Vorbeugung kardiovaskulärer Erkrankungen: TD 10 mg.
Kinder ab 10 Jahren: TD initial 10 mg, bis max. 80 mg. Begrenzte Datenlage bei höheren Dosierungen.
GA: Akute Lebererkrankungen.
SST: Gegenanzeige.
NW: Magen/Darm, Stoffwechsel (Hyper-, Hypoglykämie), Kopfschmerzen, Myalgien, sehr selten immunvermittelte nekrotisierende Myopathie, Schlaflosigkeit, ZNS, Tinnitus, Transaminasenanstieg, interstitielle Pneumonie; CK-Anstieg. Thrombopenie, Allergien, Haut, selten Leber.
WW: Gegenanzeige: Glecaprevir/Pibrentasvir. Erhöhte Atorvastatinspiegel durch OATP1B-Hemmer und CYP3A4-Hemmer: Erythromycin, Clarithromycin, Itraconazol, Proteasehemmer, Grapefruitsaft. Vorsicht: Gemfibrozil, Fibrate, Digoxin, orale Kontrazeptiva, Warfarin, Rifampicin, Ciclosporin, Etezimib, Fusidinsäure (7 Tage Abstand empfohlen), Colchicin, Elbasvir / Grazoprevir (MTD 20 mg Atorvastatin). Details zur Dosisanpassung siehe Austria-Codex - Fachinformation.
WH: Kontrollen: Leber, CK. Am Therapiebeginn auf Muskelschmerzen,- krämpfe achten. Vorsicht bei erhöhtem Rhabdomyolyse-Risiko oder bei vorhergehendem hämorrhagischem Schlaganfall. Details siehe Austria-Codex - Fachinformation.
PG: 30 ST (3) (EKO: G) [€ 7,95]

Atorvastatin Accord 20 mg - Filmtabletten 41A01
(Z.Nr. 1-37838) RP. P. C10AA05
ZI: Accord Healthcare, Utrecht, Niederlande
Z: 1 Filmtablette enthält: Atorvastatin 20 mg (entspr. Atorvastatin-Calcium-Trihydrat), Tablettenkern: Calciumcarbonat, Lactose monohydrat 46,76 mg, Cellulose, mikrokristalline, Croscarmellose natrium, Hydroxypropylcellulose, Polysorbat 80, Magnesium stearat; Filmüberzug: Hypromellose 2910, Macrogol 8000, Titandioxid, Talkum.
Kurzinformation: siehe Atorvastatin Accord 10 mg - Filmtabletten, → S. 147
PG: 30 ST (3) (EKO: G) [€ 7,95]

Atorvastatin Accord 40 mg - Filmtabletten 41A01
(Z.Nr. 1-37837) RP. P. C10AA05
ZI: Accord Healthcare, Utrecht, Niederlande
Z: 1 Filmtablette enthält: Atorvastatin 40 mg (entspr. Atorvastatin-Calcium-Trihydrat), Tablettenkern: Calciumcarbonat, Lactose monohydrat 93,52 mg, Cellulose, mikrokristalline, Croscarmellose natrium, Hydroxypropylcellulose, Polysorbat 80, Magnesium stearat; Filmüberzug: Hypromellose 2910, Macrogol 8000, Titandioxid, Talkum.
Kurzinformation: siehe Atorvastatin Accord 10 mg - Filmtabletten, → S. 147
PG: 30 ST (3) (EKO: G) [€ 7,95]

Atorvastatin Accord 80 mg - Filmtabletten 41A01
(Z.Nr. 1-37839) RP. P. C10AA05
ZI: Accord Healthcare, Utrecht, Niederlande
Z: 1 Filmtablette enthält: Atorvastatin 80 mg (entspr. Atorvastatin-Calcium-Trihydrat), Tablettenkern: Calciumcarbonat, Lactose monohydrat 187,04 mg, Cellulose, mikrokristalline, Croscarmellose natrium, Hydroxypropylcellulose, Polysorbat 80, Magnesium stearat; Filmüberzug: Hypromellose 2910, Macrogol 8000, Titandioxid, Talkum.
Kurzinformation: siehe Atorvastatin Accord 10 mg - Filmtabletten, → S. 147
PG: 30 ST (3) (EKO: G) [€ 7,95]

Atorvastatin Actavis 10 mg - Filmtabletten 41A01
(Z.Nr. 1-28819) RP. P. C10AA05
ZI: Actavis Group PTC, Hafnarfjördur, Island
Z: 1 Filmtablette enthält: Atorvastatin 10 mg (entspr. Atorvastatin calcium), Tablettenkern: Mannitol, Cellulose, mikrokristalline, Crospovidon, Natriumcarbonat, wasserfrei, Povidon, Methionin, Magnesium stearat; Filmüberzug: (entspr. Hypromellose 6cP) (entspr. Macrogol 6000) (entspr. Titandioxid) (entspr. Talkum).
Kurzinformation: siehe Atorvadivid 10 mg - Filmtabletten, → S. 146
PG: 30 ST (2) (EKO: G) [€ 11,55]

Atorvastatin Actavis 20 mg - Filmtabletten 41A01
(Z.Nr. 1-28820) RP. P. C10AA05
ZI: Actavis Group PTC, Hafnarfjördur, Island
Z: 1 Filmtablette enthält: Atorvastatin 20 mg (entspr. Atorvastatin calcium), Tablettenkern: Mannitol, Cellulose, mikrokristalline, Crospovidon, Natriumcarbonat, wasserfrei, Povidon, Methionin, Magnesium stearat; Filmüberzug: (entspr. Hypromellose 6cP) (entspr. Macrogol 6000) (entspr. Titandioxid) (entspr. Talkum).
Kurzinformation: siehe Atorvadivid 10 mg - Filmtabletten, → S. 146
PG: 30 ST (2) (EKO: G) [€ 11,45]

Atorvastatin Actavis 40 mg - Filmtabletten 41A01
(Z.Nr. 1-28821) RP. P. C10AA05
ZI: Actavis Group PTC, Hafnarfjördur, Island
Z: 1 Filmtablette enthält: Atorvastatin 40 mg (entspr. Atorvastatin calcium), Tablettenkern: Mannitol, Cellulose, mikrokristalline, Crospovidon, Natriumcarbonat, wasserfrei, Povidon, Methionin, Magnesium stearat; Filmüberzug: (entspr. Hypromellose 6cP) (entspr. Macrogol 6000) (entspr. Titandioxid) (entspr. Talkum).
Kurzinformation: siehe Atorvadivid 10 mg - Filmtabletten, → S. 146
PG: 30 ST (2) (EKO: G) [€ 13,95]

Atorvastatin Actavis 80 mg - Filmtabletten 41A01
(Z.Nr. 1-31646) RP. P. C10AA05
ZI: Actavis Group PTC, Hafnarfjördur, Island
Z: 1 Filmtablette enthält: Atorvastatin 80 mg (entspr. Atorvastatin-Calcium-Trihydrat), Tablettenkern: Cellulose, mikrokristalline, Crospovidon Typ A, Natriumcarbonat, wasserfrei, Povidon,

Glycerol dibehenat, Magnesium stearat; Überzug: (entspr. Hypromellose 6cP) (entspr. Titandioxid) (entspr. Macrogol 6000).
Kurzinformation: siehe Atorvadivid 10 mg - Filmtabletten, → S. 146
PG: 30 ST (2) (EKO: G) [€ 13,95]

Atorvastatin Aristo 10 mg - Filmtabletten 41A01
(Z.Nr. 1-29212) RP. P. C10AA05
ZI: Aristo Pharma, Berlin, Deutschland
Z: 1 Filmtablette enthält: Atorvastatin 10 mg (entspr. Atorvastatin calcium), Tablettenkern: Mannitol, Cellulose, mikrokristalline, Crospovidon, Natriumcarbonat, wasserfrei, Povidon, L-Methionin, Magnesium stearat; Überzug: (entspr. Hypromellose) (entspr. Titandioxid) (entspr. Macrogol 6000).
Kurzinformation: siehe Atorvadivid 10 mg - Filmtabletten, → S. 146
PG: 30 ST (2) (EKO: G) [€ 8,45]

Atorvastatin Aristo 20 mg - Filmtabletten 41A01
(Z.Nr. 1-29213) RP. P. C10AA05
ZI: Aristo Pharma, Berlin, Deutschland
Z: 1 Filmtablette enthält: Atorvastatin 20 mg (entspr. Atorvastatin calcium), Tablettenkern: Mannitol, Cellulose, mikrokristalline, Crospovidon, Natriumcarbonat, wasserfrei, Povidon, L-Methionin, Magnesium stearat; Überzug: (entspr. Hypromellose) (entspr. Titandioxid) (entspr. Macrogol 6000).
Kurzinformation: siehe Atorvadivid 10 mg - Filmtabletten, → S. 146
PG: 30 ST (2) (EKO: G) [€ 8,45]

Atorvastatin Aristo 40 mg - Filmtabletten 41A01
(Z.Nr. 1-29214) RP. P. C10AA05
ZI: Aristo Pharma, Berlin, Deutschland
Z: 1 Filmtablette enthält: Atorvastatin 40 mg (entspr. Atorvastatin calcium), Tablettenkern: Mannitol, Cellulose, mikrokristalline, Crospovidon, Natriumcarbonat, wasserfrei, Povidon, L-Methionin, Magnesium stearat; Überzug: (entspr. Hypromellose) (entspr. Titandioxid) (entspr. Macrogol 6000).
Kurzinformation: siehe Atorvadivid 10 mg - Filmtabletten, → S. 146
PG: 30 ST (2) (EKO: G) [€ 8,45]

Atorvastatin Aristo Pharma 10 mg - Filmtabletten 41A01
(Z.Nr. 1-40276) RP. P. nicht im Handel. C10AA05

Atorvastatin Aristo Pharma 20 mg - Filmtabletten 41A01
(Z.Nr. 1-40277) RP. P. nicht im Handel. C10AA05

Atorvastatin Aristo Pharma 30 mg - Filmtabletten 41A01
(Z.Nr. 1-40278) RP. P. nicht im Handel. C10AA05

Atorvastatin Aristo Pharma 40 mg - Filmtabletten 41A01
(Z.Nr. 1-40279) RP. P. nicht im Handel. C10AA05

Atorvastatin Aristo Pharma 60 mg - Filmtabletten 41A01
(Z.Nr. 1-40280) RP. P. nicht im Handel. C10AA05

Atorvastatin Aristo Pharma 80 mg - Filmtabletten 41A01
(Z.Nr. 1-40281) RP. P. nicht im Handel. C10AA05

Atorvastatin Bluefish 10 mg - Filmtabletten 41A01
(Z.Nr. 1-30378) RP. P. C10AA05
ZI: Bluefish Pharmaceuticals, Gävlegatan, Stockholm, Schweden
Z: 1 Filmtablette enthält: Atorvastatin 10 mg (entspr. Atorvastatin calcium), Tablettenkern: Lactose monohydrat, Magnesium stearat, Natrium laurylsulfat, Cellulose, mikrokristalline, Siliciumdioxid, hochdispers, hydrophob, Butylhydroxyanisol, Crospovidon, Natriumhydrogencarbonat, Sinespum: Saccharose, (entspr. Sorbitan tristearat) (entspr. Macrogolstearat 40) (entspr. Dimeticon 400) (entspr. Siliciumdioxid) (entspr. 2-Brom-2-nitro-1,3-propandiol); Filmüberzug: (entspr. Lactose monohydrat) (entspr. Hypromellose) (entspr. Macrogol 4000).
EW: Hemmstoff der HMG-CoA-Reduktase.
AG: Senkung erhöhter Cholesterin- und Triglyzeridspiegel bei primärer Hypercholesterinämie oder gemischter Hyperlipidämie, wenn Diät und andere Maßnahmen nicht ausreichen.
Senkung von Gesamt- und LDL-Cholesterin bei homozygoter familiärer Hypercholesterinämie.
Vorbeugung kardiovaskulärer Erkrankungen.
AA: Oral unabhängig von den Mahlzeiten.
DO: Initial 1mal tgl. 10 mg, Dosisanpassung individuell auf max. 80 mg/Tag.
Vorbeugung kardiovaskulärer Erkrankungen: TD 10 mg.
Kinder ab 10 Jahren: TD initial 10 mg, bis max. 80 mg. Begrenzte Datenlage bei höheren Dosierungen.
GA: Akute Lebererkrankungen.
SST: Gegenanzeige.
NW: Magen/Darm, Stoffwechsel (Hyper-, Hypoglykämie), Kopfschmerzen, Myalgien, sehr selten immunvermittelte nekrotisierende Myopathie, Schlaflosigkeit, ZNS, Tinnitus, Transaminasenanstieg, interstitielle Pneumonie; CK-Anstieg. Thrombopenie, Allergien, Haut, selten Leber.
WW: Gegenanzeige: Glecaprevir/Pibrentasvir. Erhöhte Atorvastatinspiegel durch OATP1B-Hemmer und CYP3A4-Hemmer: Erythromycin, Clarithromycin, Itraconazol, Proteasehemmer, Grapefruitsaft. Vorsicht: Gemfibrozil, Fibrate, Digoxin, orale Kontrazeptiva, Warfarin, Rifampicin, Ciclosporin, Letermovir, Ezetimib, Fusidinsäure (7 Tage Abstand empfohlen), Colchicin.
Details zur Dosisanpassung siehe Austria-Codex - Fachinformation.
WH: Kontrollen: Leber, CK. Am Therapiebeginn auf Muskelschmerzen,- krämpfe achten. Vorsicht bei erhöhtem Rhabdomyolyse-Risiko oder bei vorhergehendem hämorrhagischem Schlaganfall. Details siehe Austria-Codex - Fachinformation.
PG: 30 ST * (EKO: N) [€ 9,05]

Atorvastatin Bluefish 20 mg - Filmtabletten 41A01
(Z.Nr. 1-30379) RP. P. C10AA05
ZI: Bluefish Pharmaceuticals, Gävlegatan, Stockholm, Schweden
Z: 1 Filmtablette enthält: Atorvastatin 20 mg (entspr. Atorvastatin calcium), Tablettenkern: Lactose monohydrat, Magnesium stearat, Natrium laurylsulfat, Cellulose, mikrokristalline, Siliciumdioxid, hochdispers, hydrophob, Butylhydroxyanisol, Crospovidon, Natriumhydrogencarbonat, Sinespum: Saccharose, (entspr. Sorbitan tristearat) (entspr. Macrogolstearat 40) (entspr. Dimeticon 400) (entspr. Siliciumdioxid) (entspr. 2-Brom-2-nitro-1,3-propandiol); Filmüberzug: (entspr. Lactose monohydrat) (entspr. Hypromellose) (entspr. Macrogol 4000).
Kurzinformation: siehe Atorvastatin Bluefish 10 mg - Filmtabletten, → S. 148
PG: 30 ST * (EKO: N) [€ 9,05]

Atorvastatin Bluefish 40 mg - Filmtabletten 41A01
(Z.Nr. 1-30380) RP. P. C10AA05
ZI: Bluefish Pharmaceuticals, Gävlegatan, Stockholm, Schweden
Z: 1 Filmtablette enthält: Atorvastatin 40 mg (entspr. Atorvastatin calcium), Tablettenkern: Lactose monohydrat, Magnesium stearat, Natrium laurylsulfat, Cellulose, mikrokristalline, Siliciumdioxid, hochdispers, hydrophob, Butylhydroxyanisol, Crospovidon, Natriumhydrogencarbonat, Sinespum: Saccharose, (entspr. Sorbitan tristearat) (entspr. Macrogolstearat 40) (entspr. Dimeticon 400) (entspr. Siliciumdioxid) (entspr. 2-Brom-2-nitro-1,3-propandiol); Filmüberzug: (entspr. Lactose monohydrat) (entspr. Hypromellose) (entspr. Macrogol 4000).
Kurzinformation: siehe Atorvastatin Bluefish 10 mg - Filmtabletten, → S. 148
PG: 30 ST * (EKO: N) [€ 11,00]

Atorvastatin Bluefish 80 mg - Filmtabletten 41A01
(Z.Nr. 1-30381) RP. P. C10AA05
ZI: Bluefish Pharmaceuticals, Gävlegatan, Stockholm, Schweden
Z: 1 Filmtablette enthält: Atorvastatin 80 mg (entspr. Atorvastatin calcium), Tablettenkern: Lactose monohydrat, Magnesium stearat, Natrium laurylsulfat, Cellulose, mikrokristalline, Siliciumdioxid, hochdispers, hydrophob, Butylhydroxyanisol, Crospovidon, Natriumhydrogencarbonat, Sinespum: Saccharose, (entspr. Sorbitan tristearat) (entspr. Macrogolstearat 40) (entspr. Dimeticon 400) (entspr. Siliciumdioxid) (entspr. 2-Brom-2-nitro-1,3-propandiol); Filmüberzug: (entspr. Lactose monohydrat) (entspr. Hypromellose) (entspr. Macrogol 4000).
Kurzinformation: siehe Atorvastatin Bluefish 10 mg - Filmtabletten, → S. 148
PG: 30 ST * (EKO: N) [€ 11,00]

Atorvastatin Bluefish AB 10 mg - Filmtabletten 41A01
(Z.Nr. 1-38541) RP. P. C10AA05
ZI: Bluefish Pharmaceuticals, Gävlegatan, Stockholm, Schweden
Z: 1 Filmtablette enthält: Atorvastatin 10 mg (entspr. Atorvastatin-Calcium-Trihydrat), Tablettenkern: Cellulose, mikrokristalline, Lactose monohydrat 53,8 mg, Calciumcarbonat, Hydroxypropylcellulose, Croscarmellose Natrium, Typ A, Siliciumdioxid, hochdispers, hydrophob, Magnesium stearat; Filmüberzug: Hypromellose, Macrogol 8000, Titandioxid, Talkum.
Kurzinformation: siehe Atorvastatin Bluefish 10 mg - Filmtabletten, → S. 148
PG: 30 ST (3) (EKO: G) [€ 7,95]

Atorvastatin Bluefish AB 20 mg - Filmtabletten 41A01
(Z.Nr. 1-38542) RP. P. C10AA05
ZI: Bluefish Pharmaceuticals, Gävlegatan, Stockholm, Schweden
Z: 1 Filmtablette enthält: Atorvastatin 20 mg (entspr. Atorvastatin-Calcium-Trihydrat), Tablettenkern: Cellulose, mikrokristalline, Lactose monohydrat 107,6 mg, Calciumcarbonat, Hydroxypropylcellulose, Croscarmellose Natrium, Typ A, Siliciumdioxid, hochdispers, hydrophob, Magnesium stearat; Filmüberzug: Hypromellose, Macrogol 8000, Titandioxid, Talkum.
Kurzinformation: siehe Atorvastatin Bluefish 10 mg - Filmtablet-

ten, → S. 148
PG: 30 ST (3) (EKO: G) [€ 7,95]

Atorvastatin Bluefish AB 40 mg - Filmtabletten 41A01
(Z.Nr. 1-38543) RP. P. C10AA05
ZI: Bluefish Pharmaceuticals, Gävlegatan, Stockholm, Schweden
Z: 1 Filmtablette enthält: Atorvastatin 40 mg (entspr. Atorvastatin-Calcium-Trihydrat), Tablettenkern: Cellulose, mikrokristalline, Lactose monohydrat 215,2 mg, Calciumcarbonat, Hydroxypropylcellulose, Croscarmellose Natrium, Typ A, Siliciumdioxid, hochdispers, hydrophob, Magnesium stearat; Filmüberzug: Hypromellose, Macrogol 8000, Titandioxid, Talkum.
Kurzinformation: siehe Atorvastatin Bluefish 10 mg - Filmtabletten, → S. 148
PG: 30 ST (3) (EKO: G) [€ 7,95]

Atorvastatin Bluefish AB 80 mg - Filmtabletten 41A01
(Z.Nr. 1-38544) RP. P. C10AA05
ZI: Bluefish Pharmaceuticals, Gävlegatan, Stockholm, Schweden
Z: 1 Filmtablette enthält: Atorvastatin 80 mg (entspr. Atorvastatin-Calcium-Trihydrat), Tablettenkern: Cellulose, mikrokristalline, Lactose monohydrat 430,4 mg, Calciumcarbonat, Hydroxypropylcellulose, Croscarmellose Natrium, Typ A, Siliciumdioxid, hochdispers, hydrophob, Magnesium stearat; Filmüberzug: Hypromellose, Macrogol 8000, Titandioxid, Talkum.
Kurzinformation: siehe Atorvastatin Bluefish 10 mg - Filmtabletten, → S. 148
PG: 30 ST (3) (EKO: G) [€ 7,95]

Atorvastatin G.L. 10 mg - Filmtabletten 41A01
(Z.Nr. 1-30810) RP. P. C10AA05
ZI: G.L. Pharma, Lannach
Z: 1 Filmtablette enthält: Atorvastatin 10 mg (entspr. Atorvastatin calcium), Tablettenkern: Cellulose, mikrokristalline, Natriumcarbonat, Maltose, Croscarmellose natrium (entspr. Natrium 2,15 mg), Magnesium stearat; Tablettenüberzug: Hypromellose, Hydroxypropylcellulose, Triethylcitrat, Polysorbat 80, Titandioxid.
Kurzinformation: siehe Atorvadivid 10 mg - Filmtabletten, → S. 146
PG: 30 ST (2) (EKO: G) [€ 11,00]

Atorvastatin G.L. 20 mg - Filmtabletten 41A01
(Z.Nr. 1-30811) RP. P. C10AA05
ZI: G.L. Pharma, Lannach
Z: 1 Filmtablette enthält: Atorvastatin 20 mg (entspr. Atorvastatin calcium), Tablettenkern: Cellulose, mikrokristalline, Natriumcarbonat, Maltose, Croscarmellose natrium (entspr. Natrium 4,29 mg), Magnesium stearat; Tablettenüberzug: Hypromellose, Hydroxypropylcellulose, Triethylcitrat, Polysorbat 80, Titandioxid.
Kurzinformation: siehe Atorvadivid 10 mg - Filmtabletten, → S. 146
PG: 30 ST (2) (EKO: G) [€ 11,00]

Atorvastatin G.L. 40 mg - Filmtabletten 41A01
(Z.Nr. 1-30812) RP. P. C10AA05
ZI: G.L. Pharma, Lannach
Z: 1 Filmtablette enthält: Atorvastatin 40 mg (entspr. Atorvastatin calcium), Tablettenkern: Cellulose, mikrokristalline, Natriumcarbonat, Maltose, Croscarmellose natrium (entspr. Natrium 8,58 mg), Magnesium stearat; Tablettenüberzug: Hypromellose, Hydroxypropylcellulose, Triethylcitrat, Polysorbat 80, Titandioxid.
Kurzinformation: siehe Atorvadivid 10 mg - Filmtabletten, → S. 146
PG: 30 ST (2) (EKO: G) [€ 13,65]

Atorvastatin G.L. 80 mg - Filmtabletten 41A01
(Z.Nr. 1-30813) RP. P. C10AA05
ZI: G.L. Pharma, Lannach
Z: 1 Filmtablette enthält: Atorvastatin 80 mg (entspr. Atorvastatin calcium), Tablettenkern: Cellulose, mikrokristalline, Natriumcarbonat, Maltose, Croscarmellose natrium (entspr. Natrium 17,17 mg), Magnesium stearat; Tablettenüberzug: Hypromellose, Hydroxypropylcellulose, Triethylcitrat, Polysorbat 80, Titandioxid.
Kurzinformation: siehe Atorvadivid 10 mg - Filmtabletten, → S. 146
PG: 30 ST (2) (EKO: G) [€ 13,65]

Atorvastatin Genericon 10 mg - Filmtabletten 41A01
(Z.Nr. 1-29206) RP. P. C10AA05
ZI: Genericon Pharma, Graz
Z: 1 Filmtablette enthält: Atorvastatin 10 mg (entspr. Atorvastatin calcium), Tablettenkern: Mannitol, Cellulose, mikrokristalline, Crospovidon, Natriumcarbonat, wasserfrei, Povidon, L-Methionin, Magnesium stearat; Überzug: Hypromellose, Titandioxid, Macrogol.
EW: Hemmstoff der HMG-CoA-Reduktase.
AG: Senkung erhöhter Cholesterin- und Triglyzeridspiegel bei primärer Hypercholesterinämie oder gemischter Hyperlipidämie, wenn Diät und andere Maßnahmen nicht ausreichen. Senkung von Gesamt- und LDL-Cholesterin bei homozygoter familiärer Hypercholesterinämie. Vorbeugung kardiovaskulärer Erkrankungen.
AA: Oral unabhängig von den Mahlzeiten.
DO: Initial 1mal tgl. 10 mg, Dosisanpassung individuell bis 40-80 mg/die.
Vorbeugung kardiovaskulärer Erkrankungen: TD 10 mg.
Kinder ab 10 Jahren mit hterozygoter familiärer Hypercholesterolämie: TD initial 10 mg, dann bis 80 mg. Keine Dosisempfehlung für Kinder unter 10 Jahren.
GA: Akute Lebererkrankungen.
SST: Gegenanzeige.
NW: Magen/Darm, Diabetes, Kopfschmerzen, Myalgien, sehr selten immunvermittelte nekrotisierende Myopathie, Rhabdomyolyse, Schlaflosigkeit, ZNS, Tinnitus, Transaminasenanstieg, interstitielle Pneumonie; CK-Anstieg. Thrombozytopenie, Allergien, Haut, selten Leber.
WW: Gegenanzeige: Glecaprevir / Pibrentasvir. Fusidinsäure (7 Tage Abstand).
Nicht empfohlen: Letermovir mit Ciclosporin.
Vorsicht: Erhöhte Atorvastatinspiegel durch CYP3A4-Hemmer: Erythromycin, Clarithromycin, Itraconazol, Proteasehemmer, Grapefruitsaft. Gemfibrozil, Fibrate, Digoxin, orale Kontrazeptiva, Warfarin, Rifampicin, Ciclosporin, Etezimib, Colchicin, Letermovir. Details zur Dosisanpassung siehe Austria-Codex - Fachinformation.
WH: Kontrollen: Leber, CK. Vorsicht bei erhöhtem Rhabdomyolyse-Risiko oder bei vorhergehendem hämorrhagischem Schlaganfall. Details siehe Austria-Codex - Fachinformation.
PG: 30 ST (2) (EKO: G) [€ 11,70]

Atorvastatin Genericon 20 mg - Filmtabletten 41A01
(Z.Nr. 1-29207) RP. P. C10AA05
ZI: Genericon Pharma, Graz
Z: 1 Filmtablette enthält: Atorvastatin 20 mg (entspr. Atorvastatin calcium), Tablettenkern: Mannitol, Cellulose, mikrokristalline, Crospovidon, Natriumcarbonat, wasserfrei, Povidon, L-Methionin, Magnesium stearat; Überzug: Hypromellose, Titandioxid, Macrogol.
Kurzinformation: siehe Atorvastatin Genericon 10 mg - Filmtabletten, → S. 149
PG: 30 ST (2) (EKO: G) [€ 11,70]

Atorvastatin Genericon 40 mg - Filmtabletten 41A01
(Z.Nr. 1-29208) RP. P. C10AA05
ZI: Genericon Pharma, Graz
Z: 1 Filmtablette enthält: Atorvastatin 40 mg (entspr. Atorvastatin calcium), Tablettenkern: Mannitol, Cellulose, mikrokristalline, Crospovidon, Natriumcarbonat, wasserfrei, Povidon, L-Methionin, Magnesium stearat; Überzug: Hypromellose, Titandioxid, Macrogol.
Kurzinformation: siehe Atorvastatin Genericon 10 mg - Filmtabletten, → S. 149
PG: 30 ST (2) (EKO: G) [€ 13,95]

Atorvastatin Genericon 80 mg - Filmtabletten 41A01
(Z.Nr. 1-35172) RP. P. C10AA05
ZI: Genericon Pharma, Graz
Z: 1 Filmtablette enthält: Atorvastatin 80 mg (entspr. Atorvastatin-Calcium-Trihydrat), Tablettenkern: Cellulose, mikrokristalline, Crospovidon Typ A, Natriumcarbonat, Povidon, Glycerol dibehenat, Magnesium stearat; Filmüberzug: Hypromellose 6cP, Titandioxid, Macrogol 6000.
Kurzinformation: siehe Atorvastatin Genericon 10 mg - Filmtabletten, → S. 149
PG: 30 ST (2) (EKO: G) [€ 13,95]

Atorvastatin HCS 10 mg - Filmtabletten 41A01
(Z.Nr. 1-29623) RP. P. C10AA05
ZI: HCS, Edegem, Belgien
Z: 1 Filmtablette enthält: Atorvastatin 10 mg (entspr. Atorvastatin calcium), Tablettenkern: Lactose 54,05 mg (entspr. Lactose monohydrat), Magnesium stearat, Natriumdodecylsulfat, Cellulose, mikrokristalline, Crospovidon, Hydroxypropylcellulose, Croscarmellose natrium, Natriumhydroxid (entspr. Natrium < 1 mmol); Filmüberzug: Poly(vinylalkohol), Titandioxid, Macrogol 3000, Talkum.
EW: Hemmstoff der HMG-CoA-Reduktase.
AG: Senkung erhöhter Cholesterin- und Triglyzeridspiegel bei primärer Hypercholesterinämie oder gemischter Hyperlipidämie, wenn Diät und andere Maßnahmen nicht ausreichen. Senkung von Gesamt- und LDL-Cholesterin bei homozygoter familiärer Hypercholesterinämie. Vorbeugung kardiovaskulärer Erkrankun-

gen.
AA: Oral unabhängig von den Mahlzeiten.
DO: Initial 1mal tgl. 10 mg, Dosisanpassung individuell bis 40-80 mg/die.
Vorbeugung kardiovaskulärer Erkrankungen: TD 10 mg.
Kinder ab 10 Jahren: TD initial 10 mg, dann max. 20 mg. Keine Dosisempfehlung für Kinder unter 10 Jahren.
GA: Akute Lebererkrankungen.
SST: Gegenanzeige.
NW: Magen/Darm, Diabetes, Kopfschmerzen, Myalgien, sehr selten immunvermittelte nekrotisierende Myopathie, Schlaflosigkeit, ZNS, Tinnitus, Transaminasenanstieg, interstitielle Pneumonie; CK-Anstieg. Thrombozytopenie, Allergien, Haut, selten Leber.
WW: Gegenanzeige: Glecaprevir / Pibrentasvir.
Vorsicht: Erhöhte Atorvastatinspiegel durch CYP3A4-Hemmer: Erythromycin, Clarithromycin, Itraconazol, Proteasehemmer, Grapefruitsaft. Gemfibrozil, Fibrate, Digoxin, orale Kontrazeptiva, Warfarin, Rifampicin, Ciclosporin, Etezimib, Fusidinsäure (7 Tage Abstand empfohlen), Colchicin.
Details zur Dosisanpassung siehe Austria-Codex - Fachinformation.
WH: Kontrollen: Leber, CK. Vorsicht bei erhöhtem Rhabdomyolyse-Risiko oder bei vorhergehendem hämorrhagischem Schlaganfall. Details siehe Austria-Codex - Fachinformation.
PG: 30 ST (3) (EKO: G) [€ 7,95]

Atorvastatin HCS 20 mg - Filmtabletten 41A01

(Z.Nr. 1-29625) RP. P. C10AA05
ZI: HCS, Edegem, Belgien
Z: 1 Filmtablette enthält: Atorvastatin 20 mg (entspr. Atorvastatin calcium), Tablettenkern: Lactose 108,1 mg (entspr. Lactose monohydrat), Magnesium stearat, Natriumdodecylsulfat, Cellulose, mikrokristalline, Crospovidon, Hydroxypropylcellulose, Croscarmellose natrium, Natriumhydroxid (entspr. Natrium < 1 mmol); Filmüberzug: Poly(vinylalkohol), Titandioxid, Macrogol 3000, Talkum.
Kurzinformation: siehe Atorvastatin HCS 10 mg - Filmtabletten, → S. 149
PG: 30 ST (3) (EKO: G) [€ 7,95]

Atorvastatin HCS 40 mg - Filmtabletten 41A01

(Z.Nr. 1-29626) RP. P. C10AA05
ZI: HCS, Edegem, Belgien
Z: 1 Filmtablette enthält: Atorvastatin 40 mg (entspr. Atorvastatin calcium), Tablettenkern: Lactose 216,2 mg (entspr. Lactose monohydrat), Magnesium stearat, Natriumdodecylsulfat, Cellulose, mikrokristalline, Crospovidon, Hydroxypropylcellulose, Croscarmellose natrium, Natriumhydroxid (entspr. Natrium < 1 mmol); Filmüberzug: Poly(vinylalkohol), Titandioxid, Macrogol 3000, Talkum.
Kurzinformation: siehe Atorvastatin HCS 10 mg - Filmtabletten, → S. 149
PG: 30 ST (3) (EKO: G) [€ 7,95]

Atorvastatin Krka 10 mg - Filmtabletten 41A01

(Z.Nr. 1-27721) RP. P. C10AA05
ZI: Krka, Novo Mesto, Slowenien
Z: 1 Filmtablette enthält: Atorvastatin 10 mg (entspr. Atorvastatin calcium), Tablettenkern: Natriumhydroxid, Natriumdodecylsulfat, Hydroxypropylcellulose, Lactose monohydrat 56,9 mg, Cellulose, mikrokristalline, Croscarmellose natrium, Crospovidon, Magnesium stearat; Filmüberzug: Poly(vinylalkohol), Titandioxid, Macrogol 3000, Talkum.
EW: Hemmstoff der HMG-CoA-Reduktase.
AG: Senkung erhöhter Cholesterin- und Triglyzeridspiegel bei primärer Hypercholesterinämie oder gemischter Hyperlipidämie, wenn Diät und andere Maßnahmen nicht ausreichen. Senkung von Gesamt- und LDL-Cholesterin bei homozygoter familiärer Hypercholesterinämie. Vorbeugung kardiovaskulärer Erkrankungen.
AA: Oral unabhängig von den Mahlzeiten.
DO: Initial 1mal tgl. 10 mg, Dosisanpassung individuell bis 40-80 mg/die.
Vorbeugung kardiovaskulärer Erkrankungen: TD 10 mg.
Kinder ab 10 Jahren mit hterozygoter familiärer Hypercholesterolämie: TD initial 10 mg, dann bis 80 mg. Keine Dosisempfehlung für Kinder unter 10 Jahren.
GA: Akute Lebererkrankungen.
SST: Gegenanzeige.
NW: Magen/Darm, Diabetes, Kopfschmerzen, Myalgien, sehr selten immunvermittelte nekrotisierende Myopathie, Rhabdomyolyse, Schlaflosigkeit, ZNS, Tinnitus, Transaminasenanstieg, interstitielle Pneumonie; CK-Anstieg. Thrombozytopenie, Allergien, Haut, selten Leber.
WW: Gegenanzeige: Glecaprevir / Pibrentasvir. Fusidinsäure (7 Tage Abstand). Vorsicht: Erhöhte Atorvastatinspiegel durch CYP3A4-Hemmer: Erythromycin, Clarithromycin, Itraconazol, Proteasehemmer, Grapefruitsaft. Gemfibrozil, Fibrate, Digoxin, orale Kontrazeptiva, Warfarin, Rifampicin, Ciclosporin, Etezimib, Colchicin. MTD 20 mg Atorvastatin: Elbasvir/Grazoprevir.
Details zur Dosisanpassung siehe Austria-Codex - Fachinformation.
WH: Kontrollen: Leber, CK. Vorsicht bei erhöhtem Rhabdomyolyse-Risiko oder bei vorhergehendem hämorrhagischem Schlaganfall. Details siehe Austria-Codex - Fachinformation.
PG: 30 ST (2) (EKO: G) [€ 11,85]

Atorvastatin Krka 20 mg - Filmtabletten 41A01

(Z.Nr. 1-27722) RP. P. C10AA05
ZI: Krka, Novo Mesto, Slowenien
Z: 1 Filmtablette enthält: Atorvastatin 20 mg (entspr. Atorvastatin calcium), Tablettenkern: Natriumhydroxid, Natriumdodecylsulfat, Hydroxypropylcellulose, Lactose monohydrat 113,8 mg, Cellulose, mikrokristalline, Croscarmellose natrium, Crospovidon, Magnesium stearat; Filmüberzug: Poly(vinylalkohol), Titandioxid, Macrogol 3000, Talkum.
Kurzinformation: siehe Atorvastatin Krka 10 mg - Filmtabletten, → S. 150
PG: 30 ST (2) (EKO: G) [€ 11,85]

Atorvastatin Krka 30 mg - Filmtabletten 41A01

(Z.Nr. 1-30807) RP. P. C10AA05
ZI: Krka, Novo Mesto, Slowenien
Z: 1 Filmtablette enthält: Atorvastatin 30 mg (entspr. Atorvastatin calcium), Tablettenkern: Natriumhydroxid, Hydroxypropylcellulose, Lactose monohydrat 175 mg, Cellulose, mikrokristalline, Croscarmellose natrium, Crospovidon Typ A, Polysorbat 80, Magnesium stearat; Filmüberzug: Poly(vinylalkohol), Titandioxid, Macrogol 3000, Talk.
Kurzinformation: siehe Atorvastatin Krka 10 mg - Filmtabletten, → S. 150
PG: 30 ST (2) (EKO: G) [€ 12,75]

Atorvastatin Krka 40 mg - Filmtabletten 41A01

(Z.Nr. 1-27723) RP. P. C10AA05
ZI: Krka, Novo Mesto, Slowenien
Z: 1 Filmtablette enthält: Atorvastatin 40 mg (entspr. Atorvastatin calcium), Tablettenkern: Natriumhydroxid, Natriumdodecylsulfat, Hydroxypropylcellulose, Lactose monohydrat 227,6 mg, Cellulose, mikrokristalline, Croscarmellose natrium, Crospovidon, Magnesium stearat; Filmüberzug: Poly(vinylalkohol), Titandioxid, Macrogol 3000, Talkum.
Kurzinformation: siehe Atorvastatin Krka 10 mg - Filmtabletten, → S. 150
PG: 30 ST (2) (EKO: G) [€ 13,95]

Atorvastatin Krka 60 mg - Filmtabletten 41A01

(Z.Nr. 1-30808) RP. P. C10AA05
ZI: Krka, Novo Mesto, Slowenien
Z: 1 Filmtablette enthält: Atorvastatin 60 mg (entspr. Atorvastatin calcium), Tablettenkern: Natriumhydroxid, Hydroxypropylcellulose, Lactose monohydrat 350 mg, Cellulose, mikrokristalline, Croscarmellose natrium, Crospovidon Typ A, Polysorbat 80, Magnesium stearat; Filmüberzug: Poly(vinylalkohol), Titandioxid, Macrogol 3000, Talk.
Kurzinformation: siehe Atorvastatin Krka 10 mg - Filmtabletten, → S. 150
PG: 30 ST (2) (EKO: G) [€ 14,75]

Atorvastatin Krka 80 mg - Filmtabletten 41A01

(Z.Nr. 1-30809) RP. P. C10AA05
ZI: Krka, Novo Mesto, Slowenien
Z: 1 Filmtablette enthält: Atorvastatin 80 mg (entspr. Atorvastatin calcium), Tablettenkern: Natriumhydroxid, Hydroxypropylcellulose, Lactose monohydrat 467 mg, Cellulose, mikrokristalline, Croscarmellose natrium, Crospovidon Typ A, Polysorbat 80, Magnesium stearat; Filmüberzug: Poly(vinylalkohol), Titandioxid, Macrogol 3000, Talk.
Kurzinformation: siehe Atorvastatin Krka 10 mg - Filmtabletten, → S. 150
PG: 30 ST (2) (EKO: G) [€ 13,95]

Atorvastatin +pharma 10 mg - Filmtabletten 41A01

(Z.Nr. 1-30260) RP. P. C10AA05
ZI: +pharma Arzneimittel, Graz
Z: 1 Filmtablette enthält: Atorvastatin 10 mg (entspr. Atorvastatin calcium 10,36 mg), Tablettenkern: Cellulose, mikrokristalline, Natriumcarbonat, Maltose, Croscarmellose natrium, Magnesium stearat; Filmüberzug: (entspr. Hypromellose) (entspr. Hydroxypropylcellulose) (entspr. Triethylcitrat) (entspr. Polysorbat 80) (entspr. Titandioxid).
EW: Hemmstoff der HMG-CoA-Reduktase.
AG: Senkung erhöhter Cholesterin- und Triglyzeridspiegel bei

primärer Hypercholesterinämie oder gemischter Hyperlipidämie, wenn Diät und andere Maßnahmen nicht ausreichen. Senkung von Gesamt- und LDL-Cholesterin bei homozygoter familiärer Hypercholesterinämie. Vorbeugung kardiovaskulärer Erkrankungen.
AA: Oral unabhängig von den Mahlzeiten.
DO: Initial 1mal tgl. 10 mg, Dosisanpassung individuell bis 40-80 mg/die.
Vorbeugung kardiovaskulärer Erkrankungen: TD 10 mg.
Kinder ab 10 Jahren mit heterozygoter familiärer Hypercholesterinämie: TD initial 10 mg, dann bis 80 mg.
GA: Akute Lebererkrankungen.
SST: Gegenanzeige.
NW: Magen/Darm, Diabetes, Kopfschmerzen, Myalgien, sehr selten immunvermittelte nekrotisierende Myopathie, Schlaflosigkeit, ZNS, Tinnitus, Transaminasenanstieg, interstitielle Pneumonie; CK-Anstieg. Thrombozytopenie, Allergien, Haut, selten Leber.
WW: Nicht empfohlen: Letermovir / Ciclosporin. Vorsicht: Verminderte Atorvastatinspiegel duch CYP3A4- Induktoren (z.B. Efavirenz, Rifampicin, Johanniskraut). Erhöhte Atorvastatinspiegel durch CYP3A4-Hemmer: Erythromycin, Clarithromycin, Itraconazol, Proteasehemmer, Grapefruitsaft. Gemfibrozil, Fibrate, Digoxin, orale Kontrazeptiva, Warfarin, Rifampicin, Ciclosporin, Etezimib, Fusidinsäure (7 Tage Abstand empfohlen), Colchicin (Myopathie).
Details zur Dosisanpassung siehe Austria-Codex - Fachinformation
WH: Kontrollen: Leber, CK. Vorsicht bei erhöhtem Rhabdomyolyse-Risiko oder bei vorhergehendem hämorrhagischem Schlaganfall. Details siehe Austria-Codex - Fachinformation.
PG: 30 ST (2) (EKO: G) [€ 8,35]

Atorvastatin +pharma 20 mg - Filmtabletten — 41A01

(Z.Nr. 1-30261) RP. P. — C10AA05
ZI: +pharma Arzneimittel, Graz
Z: 1 Filmtablette enthält: Atorvastatin 20 mg (entspr. Atorvastatin calcium 20,73 mg), Tablettenkern: Cellulose, mikrokristalline, Natriumcarbonat, Maltose, Croscarmellose natrium, Magnesium stearat; Filmüberzug: (entspr. Hypromellose) (entspr. Hydroxypropylcellulose) (entspr. Triethylcitrat) (entspr. Polysorbat 80) (entspr. Titandioxid).
Kurzinformation: siehe Atorvastatin +pharma 10 mg - Filmtabletten, → S. 150
PG: 30 ST (2) (EKO: G) [€ 8,35]

Atorvastatin +pharma 40 mg - Filmtabletten — 41A01

(Z.Nr. 1-30262) RP. P. — C10AA05
ZI: +pharma Arzneimittel, Graz
Z: 1 Filmtablette enthält: Atorvastatin 40 mg (entspr. Atorvastatin calcium 41,45 mg), Tablettenkern: Cellulose, mikrokristalline, Natriumcarbonat, Maltose, Croscarmellose natrium, Magnesium stearat; Filmüberzug: (entspr. Hypromellose) (entspr. Hydroxypropylcellulose) (entspr. Triethylcitrat) (entspr. Polysorbat 80) (entspr. Titandioxid).
Kurzinformation: siehe Atorvastatin +pharma 10 mg - Filmtabletten, → S. 150
PG: 30 ST (2) (EKO: G) [€ 8,35]

Atorvastatin +pharma 80 mg - Filmtabletten — 41A01

(Z.Nr. 1-30263) RP. P. — C10AA05
ZI: +pharma Arzneimittel, Graz
Z: 1 Filmtablette enthält: Atorvastatin 80 mg (entspr. Atorvastatin calcium 82,9 mg), Tablettenkern: Cellulose, mikrokristalline, Natriumcarbonat, Maltose, Croscarmellose natrium, Magnesium stearat; Filmüberzug: (entspr. Hypromellose) (entspr. Hydroxypropylcellulose) (entspr. Triethylcitrat) (entspr. Polysorbat 80) (entspr. Titandioxid).
Kurzinformation: siehe Atorvastatin +pharma 10 mg - Filmtabletten, → S. 150
PG: 30 ST (2) (EKO: G) [€ 8,35]

Atorvastatin Pfizer 10 mg - Filmtabletten — 41A01

(Z.Nr. 1-30913) RP. P. — C10AA05
ZI: Pfizer Corporation Austria, Wien
Z: 1 Filmtablette enthält: Atorvastatin 10 mg (entspr. Atorvastatin-Calcium-Trihydrat), Calciumcarbonat, Cellulose, mikrokristalline, Lactose monohydrat 27,25 mg, Croscarmellose natrium, Polysorbat 80, Hydroxypropylcellulose, Magnesium stearat; Filmüberzug: Hypromellose, Macrogol 8000, Titandioxid, Talkum, Simeticon-Emulsion, Stearatemulgatoren (entspr. Polysorbat 65) (entspr. Polyoxyethylen-8-stearat) (entspr. Glycerinmonostearat), Verdickungsmittel (entspr. Methylcellulose) (entspr. Xanthan gummi), Benzoesäure, Sorbinsäure, Schwefelsäure.
EW: Hemmstoff der HMG-CoA-Reduktase.
AG: Senkung erhöhter Cholesterin- und Triglyzeridspiegel bei primärer Hypercholesterinämie oder gemischter Hyperlipidämie, wenn Diät und andere Maßnahmen nicht ausreichen. Senkung von Gesamt- und LDL-Cholesterin bei homozygoter familiärer Hypercholesterinämie. Vorbeugung kardiovaskulärer Erkrankungen.
AA: Oral unabhängig von den Mahlzeiten.
DO: Initial 1mal tgl. 10 mg, Dosisanpassung individuell bis 40-80 mg/die.
Vorbeugung kardiovaskulärer Erkrankungen: TD 10 mg.
Kinder ab 10 Jahren: TD initial 10 mg, dann max. 20 mg.
GA: Akute Lebererkrankungen.
SST: Gegenanzeige.
NW: Magen/Darm, Diabetes, Kopfschmerzen, Myalgien, sehr selten immunvermittelte nekrotisierende Myopathie, Schlaflosigkeit, ZNS, Tinnitus, Transaminasenanstieg, interstitielle Pneumonie; CK-Anstieg. Thrombozytopenie, Allergien, Haut, selten Leber.
WW: Erhöhte Atorvastatinspiegel durch CYP3A4-Hemmer: Erythromycin, Clarithromycin, Itraconazol, Proteasehemmer, Grapefruitsaft. Nicht empfohlen: Letermovir / Ciclosporin. Vorsicht: Gemfibrozil, Fibrate, Digoxin, orale Kontrazeptiva, Warfarin, Rifampicin, Ciclosporin, Etezimib, Fusidinsäure (7 Tage Abstand empfohlen), Colchicin. Letermovir, Elbasvir / Grazoprevir (MTD 20 mg Atorvastatin).
Details zur Dosisanpassung siehe Austria-Codex - Fachinformation.
WH: Kontrollen: Leber, CK. Vorsicht bei erhöhtem Rhabdomyolyse-Risiko oder bei vorhergehendem hämorrhagischem Schlaganfall. Details siehe Austria-Codex - Fachinformation.
PG: 30 ST (2) (EKO: G) [€ 11,85]

Atorvastatin Pfizer 20 mg - Filmtabletten — 41A01

(Z.Nr. 1-30914) RP. P. — C10AA05
ZI: Pfizer Corporation Austria, Wien
Z: 1 Filmtablette enthält: Atorvastatin 20 mg (entspr. Atorvastatin-Calcium-Trihydrat), Calciumcarbonat, Cellulose, mikrokristalline, Lactose monohydrat 54,5 mg, Croscarmellose natrium, Polysorbat 80, Hydroxypropylcellulose, Magnesium stearat; Filmüberzug: Hypromellose, Macrogol 8000, Titandioxid, Talkum, Simeticon-Emulsion, Stearatemulgatoren (entspr. Polysorbat 65) (entspr. Polyoxyethylen-8-stearat) (entspr. Glycerinmonostearat), Verdickungsmittel (entspr. Methylcellulose) (entspr. Xanthan gummi), Benzoesäure, Sorbinsäure, Schwefelsäure.
Kurzinformation: siehe Atorvastatin Pfizer 10 mg - Filmtabletten, → S. 151
PG: 30 ST (2) (EKO: G) [€ 11,85]

Atorvastatin Pfizer 40 mg - Filmtabletten — 41A01

(Z.Nr. 1-30915) RP. P. — C10AA05
ZI: Pfizer Corporation Austria, Wien
Z: 1 Filmtablette enthält: Atorvastatin 40 mg (entspr. Atorvastatin-Calcium-Trihydrat), Calciumcarbonat, Cellulose, mikrokristalline, Lactose monohydrat 109 mg, Croscarmellose natrium, Polysorbat 80, Hydroxypropylcellulose, Magnesium stearat; Filmüberzug: Hypromellose, Macrogol 8000, Titandioxid, Talkum, Simeticon-Emulsion, Stearatemulgatoren (entspr. Polysorbat 65) (entspr. Polyoxyethylen-8-stearat) (entspr. Glycerinmonostearat), Verdickungsmittel (entspr. Methylcellulose) (entspr. Xanthan gummi), Benzoesäure, Sorbinsäure, Schwefelsäure.
Kurzinformation: siehe Atorvastatin Pfizer 10 mg - Filmtabletten, → S. 151
PG: 30 ST (2) (EKO: G) [€ 13,95]

Atorvastatin Pfizer 80 mg - Filmtabletten — 41A01

(Z.Nr. 1-30916) RP. P. — C10AA05
ZI: Pfizer Corporation Austria, Wien
Z: 1 Filmtablette enthält: Atorvastatin 80 mg (entspr. Atorvastatin-Calcium-Trihydrat), Calciumcarbonat, Cellulose, mikrokristalline, Lactose monohydrat 218 mg, Croscarmellose natrium, Polysorbat 80, Hydroxypropylcellulose, Magnesium stearat; Filmüberzug: Hypromellose, Macrogol 8000, Titandioxid, Talkum, Simeticon-Emulsion, Stearatemulgatoren (entspr. Polysorbat 65) (entspr. Polyoxyethylen-8-stearat) (entspr. Glycerinmonostearat), Verdickungsmittel (entspr. Methylcellulose) (entspr. Xanthan gummi), Benzoesäure, Sorbinsäure, Schwefelsäure.
Kurzinformation: siehe Atorvastatin Pfizer 10 mg - Filmtabletten, → S. 151
PG: 30 ST (2) (EKO: G) [€ 13,95]

Atorvastatin ratiopharm 10 mg - Filmtabletten — 41A01

(Z.Nr. 1-29878) RP. P. — C10AA05
ZI: Teva, Haarlem, Niederlande
Z: 1 Filmtablette enthält: Atorvastatin 10 mg (entspr. Atorvastatin calcium), Kern: Cellulose, mikrokristalline, Natriumcarbonat, Maltose, Croscarmellose natrium, Magnesium stearat; Überzug: Hypromellose, Hydroxypropylcellulose, Triethylcitrat, Polysorbat 80, Titandioxid.
EW: Hemmstoff der HMG-CoA-Reduktase.
AG: Senkung erhöhter Cholesterin- und Triglyzeridspiegel bei

primärer Hypercholesterinämie oder gemischter Hyperlipidämie, wenn Diät und andere Maßnahmen nicht ausreichen. Senkung von Gesamt- und LDL-Cholesterin bei homozygoter familiärer Hypercholesterinämie. Vorbeugung kardiovaskulärer Erkrankungen.
AA: Oral unabhängig von den Mahlzeiten.
DO: Initial 1mal tgl. 10 mg, Dosisanpassung individuell bis 40-80 mg/die.
Vorbeugung kardiovaskulärer Erkrankungen: TD 10 mg.
Patienten ab 10 Jahren mit heterozygoter Hypercholesterinämie: TD initial 10 mg, dann bis 80 mg.
GA: Aktive Lebererkrankungen.
SST: Gegenanzeige.
NW: Magen/Darm, Diabetes, Kopfschmerzen, Myalgien, sehr selten immunvermittelte nekrotisierende Myopathie, Schlaflosigkeit, ZNS, Tinnitus, Transaminasenanstieg, interstitielle Pneumonie; CK-Anstieg. Thrombozytopenie, Allergien, Haut, selten Leber.
WW: Gegenanzeige: Kombination mit Glecaprevir/Pibrentasvir .
Erhöhte Atorvastatinspiegel durch CYP3A4-Hemmer: Erythromycin, Clarithromycin, Itraconazol, Proteasehemmer, Grapefruitsaft.
Vorsicht: Gemfibrozil, Fibrate, Digoxin, orale Kontrazeptiva, Warfarin, Rifampicin, Ciclosporin, Etezimib, Fusidinsäure (7 Tage Abstand empfohlen), Colchicin, Elbasvir/Grazoprevir (MTD 20 mg Atorvastatin).
WeitereDetails zur Dosisanpassung siehe Austria-Codex - Fachinformation
WH: Kontrollen: Leber, CK. Vorsicht bei erhöhtem Rhabdomyolyse-Risiko oder bei vorhergehendem hämorrhagischem Schlaganfall. Details siehe Austria-Codex - Fachinformation.
PG: 30 ST (2) (EKO: G) [€ 11,70]

Atorvastatin ratiopharm 20 mg - Filmtabletten — 41A01

(Z.Nr. 1-29879) RP. P. C10AA05
ZI: Teva, Haarlem, Niederlande
Z: 1 Filmtablette enthält: Atorvastatin 20 mg (entspr. Atorvastatin calcium), Kern: Cellulose, mikrokristalline, Natriumcarbonat, Maltose, Croscarmellose natrium, Magnesium stearat; Überzug: Hypromellose, Hydroxypropylcellulose, Triethylcitrat, Polysorbat 80, Titandioxid.
Kurzinformation: siehe Atorvastatin ratiopharm 10 mg - Filmtabletten, →S. 151
PG: 30 ST (2) (EKO: G) [€ 11,70]

Atorvastatin ratiopharm 40 mg - Filmtabletten — 41A01

(Z.Nr. 1-29880) RP. P. C10AA05
ZI: Teva, Haarlem, Niederlande
Z: 1 Filmtablette enthält: Atorvastatin 40 mg (entspr. Atorvastatin calcium), Kern: Cellulose, mikrokristalline, Natriumcarbonat, Maltose, Croscarmellose natrium, Magnesium stearat; Überzug: Hypromellose, Hydroxypropylcellulose, Triethylcitrat, Polysorbat 80, Titandioxid.
Kurzinformation: siehe Atorvastatin ratiopharm 10 mg - Filmtabletten, →S. 151
PG: 30 ST (2) (EKO: G) [€ 13,95]

Atorvastatin ratiopharm 80 mg - Filmtabletten — 41A01

(Z.Nr. 1-29881) RP. P. C10AA05
ZI: Teva, Haarlem, Niederlande
Z: 1 Filmtablette enthält: Atorvastatin 80 mg (entspr. Atorvastatin calcium), Kern: Cellulose, mikrokristalline, Natriumcarbonat, Maltose, Croscarmellose natrium, Magnesium stearat; Überzug: Hypromellose, Hydroxypropylcellulose, Triethylcitrat, Polysorbat 80, Titandioxid.
Kurzinformation: siehe Atorvastatin ratiopharm 10 mg - Filmtabletten, →S. 151
PG: 30 ST (2) (EKO: G) [€ 13,95]

Atorvastatin Sandoz 10 mg - Filmtabletten — 41A01

(Z.Nr. 1-29366) RP. P. C10AA05
ZI: Sandoz, Kundl
Z: 1 Filmtablette enthält: Atorvastatin 10 mg (entspr. Atorvastatin calcium), Tablettenkern: Natriumdodecylsulfat, Cellulose, mikrokristalline, Siliciumdioxid, hochdisperses, Maisstärke, vorverkleistert, Trometamol, Eisenoxid gelb, Magnesium stearat, Talkum, Carboxymethylstärke, Natrium Typ A; Filmüberzug: Carmellose natrium, Glycerol, Trometamol, Natriumdodecylsulfat (entspr. Natrium <= 1,52 mg), Hydroxyethylcellulose.
EW: Hemmstoff der HMG-CoA-Reduktase.
AG: Senkung erhöhter Cholesterin- und Triglyzeridspiegel bei primärer Hypercholesterinämie oder gemischter Hyperlipidämie, wenn Diät und andere Maßnahmen nicht ausreichen. Senkung von Gesamt- und LDL-Cholesterin bei homozygoter familiärer Hypercholesterinämie. Vorbeugung kardiovaskulärer Erkrankungen.
AA: Oral unabhängig von den Mahlzeiten.
DO: Initial 1mal tgl. 10 mg, Dosisanpassung individuell bis 40-80 mg/die.
Vorbeugung kardiovaskulärer Erkrankungen: TD 10 mg.
Kinder ab 10 Jahren: TD initial 10 mg, dann Dosistitration bis 80 mg.
GA: Akute Lebererkrankungen.
SST: Gegenanzeige.
NW: Magen/Darm, Diabetes, Kopfschmerzen, Myalgien, sehr selten immunvermittelte nekrotisierende Myopathie (IMNM), Schlaflosigkeit, ZNS, Tinnitus, Transaminasenanstieg, interstitielle Pneumonie; CK-Anstieg. Thrombozytopenie, Allergien, Haut, selten Leber.
WW: Gegenanzeige: Glecaprevir/Pibrentasvir. Nicht empfohlen: Fusidinsäure (7 Tage Abstand).
Vorsicht: Erhöhte Atorvastatinspiegel durch OATP1B-Hemmer und CYP3A4-Hemmer: Erythromycin, Clarithromycin, Itraconazol, Proteasehemmer, Grapefruitsaft. Vorsicht: Gemfibrozil, Fibrate, Digoxin, orale Kontrazeptiva, Warfarin, Rifampicin, Ciclosporin, Letermovir, Ezetimib, Colchicin, Elbasvir / Grazoprevir, Boceprevir (MTD 20 mg Atorvastatin).
Details zur Dosisanpassung siehe Austria-Codex - Fachinformation.
WH: Kontrollen: Leber, CK. Vorsicht bei erhöhtem Rhabdomyolyse-Risiko oder bei vorhergehendem hämorrhagischem Schlaganfall. Details siehe Austria-Codex - Fachinformation.
PG: 30 ST (2) (EKO: G) [€ 11,75]

Atorvastatin Sandoz 20 mg - Filmtabletten — 41A01

(Z.Nr. 1-29367) RP. P. C10AA05
ZI: Sandoz, Kundl
Z: 1 Filmtablette enthält: Atorvastatin 20 mg (entspr. Atorvastatin calcium), Tablettenkern: Natriumdodecylsulfat, Cellulose, mikrokristalline, Siliciumdioxid, hochdisperses, Maisstärke, vorverkleistert, Trometamol, Eisenoxid gelb, Magnesium stearat, Talkum, Carboxymethylstärke, Natrium Typ A; Filmüberzug: Carmellose natrium, Glycerol, Trometamol, Natriumdodecylsulfat (entspr. Natrium <= 2,55 mg), Hydroxyethylcellulose.
Kurzinformation: siehe Atorvastatin Sandoz 10 mg - Filmtabletten, →S. 152
PG: 30 ST (2) (EKO: G) [€ 11,75]

Atorvastatin Sandoz 30 mg - Filmtabletten — 41A01

(Z.Nr. 1-30704) RP. P. n.l. C10AA05
ZI: Sandoz, Kundl
Z: 1 Filmtablette enthält: Atorvastatin 30 mg (entspr. Atorvastatin calcium), Tablettenkern: Natriumdodecylsulfat, Cellulose, mikrokristalline, Siliciumdioxid, hochdisperses, Maisstärke, vorverkleistert, Trometamol, Eisenoxid gelb, Magnesium stearat, Talkum, Carboxymethylstärke, Natrium Typ A; Filmüberzug: Carmellose natrium, Glycerol, Trometamol, Natriumdodecylsulfat (entspr. Natrium <= 3,42 mg), Hydroxyethylcellulose.
PG: 30 ST * (EKO: N) [€ 13,30 n.l.]

Atorvastatin Sandoz 40 mg - Filmtabletten — 41A01

(Z.Nr. 1-29368) RP. P. C10AA05
ZI: Sandoz, Kundl
Z: 1 Filmtablette enthält: Atorvastatin 40 mg (entspr. Atorvastatin calcium), Tablettenkern: Natriumdodecylsulfat, Cellulose, mikrokristalline, Siliciumdioxid, hochdisperses, Maisstärke, vorverkleistert, Trometamol, Eisenoxid gelb, Magnesium stearat, Talkum, Carboxymethylstärke, Natrium Typ A; Filmüberzug: Carmellose natrium, Glycerol, Trometamol, Natriumdodecylsulfat (entspr. Natrium <= 4,3 mg), Hydroxyethylcellulose.
Kurzinformation: siehe Atorvastatin Sandoz 10 mg - Filmtabletten, →S. 152
PG: 30 ST (2) (EKO: G) [€ 13,90]

Atorvastatin Sandoz 60 mg - Filmtabletten — 41A01

(Z.Nr. 1-30705) RP. P. C10AA05
ZI: Sandoz, Kundl
Z: 1 Filmtablette enthält: Atorvastatin 60 mg (entspr. Atorvastatin calcium), Tablettenkern: Natriumdodecylsulfat, Cellulose, mikrokristalline, Siliciumdioxid, hochdisperses, Maisstärke, vorverkleistert, Trometamol, Eisenoxid gelb, Magnesium stearat, Talkum, Carboxymethylstärke, Natrium Typ A; Filmüberzug: Carmellose natrium, Glycerol, Trometamol, Natriumdodecylsulfat (entspr. Natrium <= 6,36 mg), Hydroxyethylcellulose.
Kurzinformation: siehe Atorvastatin Sandoz 10 mg - Filmtabletten, →S. 152
PG: 30 ST (2) (EKO: G) [€ 15,05]

Atorvastatin Sandoz 80 mg - Filmtabletten — 41A01

(Z.Nr. 1-29369) RP. P. C10AA05
ZI: Sandoz, Kundl
Z: 1 Filmtablette enthält: Atorvastatin 80 mg (entspr. Atorvastatin calcium), Tablettenkern: Natriumdodecylsulfat, Cellulose, mikrokristalline, Siliciumdioxid, hochdisperses, Maisstärke, vorverkleistert, Trometamol, Eisenoxid gelb, Magnesium stearat,

Talkum, Carboxymethylstärke, Natrium Typ A; Filmüberzug: Carmellose natrium, Glycerol, Trometamol, Natriumdodecylsulfat (entspr. Natrium <= 8,01 mg), Hydroxyethylcellulose.
Kurzinformation: siehe Atorvastatin Sandoz 10 mg - Filmtabletten, → S. 152
PG: 30 ST (2) (EKO: G) [€ 13,90]

Atorvastatin Stada 10 mg - Filmtabletten 41A01
(Z.Nr. 1-37217) RP. P. C10AA05
ZI: Stada Arzneimittel, Wien
Z: 1 Filmtablette enthält: Atorvastatin 10 mg (entspr. Atorvastatin-Calcium-Trihydrat), Tablettenkern: Lactose monohydrat 39 mg, Cellulosepulver, Calciumcarbonat, Stärke, vorverkleistert, Hypromellose, Croscarmellose natrium (entspr. Natrium <= 1,7 mg), Magnesium stearat; Filmüberzug: Hypromellose, Macrogol, Titandioxid, Talkum.
EW: Hemmstoff der HMG-CoA-Reduktase.
AG: Senkung erhöhter Cholesterin- und Triglyzeridspiegel bei primärer Hypercholesterinämie oder gemischter Hyperlipidämie, wenn Diät und andere Maßnahmen nicht ausreichen. Senkung von Gesamt- und LDL-Cholesterin bei homozygoter familiärer Hypercholesterinämie. Vorbeugung kardiovaskulärer Erkrankungen.
AA: Oral unabhängig von den Mahlzeiten.
DO: Initial 1mal tgl. 10 mg, Dosisanpassung individuell bis 40-80 mg/die.
Vorbeugung kardiovaskulärer Erkrankungen: TD 10 mg.
Kinder ab 10 Jahren: TD initial 10 mg, dann max. 20 mg.
GA: Akute Lebererkrankungen.
SST: Gegenanzeige.
NW: Magen/Darm, Diabetes, Kopfschmerzen, Myalgien, sehr selten immunvermittelte nekrotisierende Myopathie, Schlaflosigkeit, ZNS, Tinnitus, Transaminasenanstieg, interstitielle Pneumonie; CK-Anstieg. Thrombozytopenie, Allergien, Haut, selten Leber.
WW: Gegenanzeige: Glecaprevir / Pibrentasvir.
Vorsicht: Erhöhte Atorvastatinspiegel durch CYP3A4-Hemmer: Erythromycin, Clarithromycin, Itraconazol, Proteasehemmer, Grapefruitsaft. Gemfibrozil, Fibrate, Digoxin, orale Kontrazeptiva, Warfarin, Rifampicin, Ciclosporin, Etezimib, Fusidinsäure (7 Tage Abstand empfohlen), Colchicin.
Details zur Dosisanpassung siehe Austria-Codex - Fachinformation.
WH: Kontrollen: Leber, CK. Vorsicht bei erhöhtem Rhabdomyolyse-Risiko oder bei vorhergehendem hämorrhagischem Schlaganfall. Details siehe Austria-Codex - Fachinformation.
PG: 30 ST (2) (EKO: G) [€ 8,15]

Atorvastatin Stada 20 mg - Filmtabletten 41A01
(Z.Nr. 1-37218) RP. P. C10AA05
ZI: Stada Arzneimittel, Wien
Z: 1 Filmtablette enthält: Atorvastatin 20 mg (entspr. Atorvastatin-Calcium-Trihydrat), Tablettenkern: Lactose monohydrat 78 mg, Cellulosepulver, Calciumcarbonat, Stärke, vorverkleistert, Hypromellose, Croscarmellose natrium (entspr. Natrium <= 3,4 mg), Magnesium stearat; Filmüberzug: Hypromellose, Macrogol, Titandioxid, Talkum.
Kurzinformation: siehe Atorvastatin Stada 10 mg - Filmtabletten, → S. 153
PG: 30 ST (2) (EKO: G) [€ 8,15]

Atorvastatin Stada 40 mg - Filmtabletten 41A01
(Z.Nr. 1-37219) RP. P. C10AA05
ZI: Stada Arzneimittel, Wien
Z: 1 Filmtablette enthält: Atorvastatin 40 mg (entspr. Atorvastatin-Calcium-Trihydrat), Tablettenkern: Lactose monohydrat 156 mg, Cellulosepulver, Calciumcarbonat, Stärke, vorverkleistert, Hypromellose, Croscarmellose natrium (entspr. Natrium <= 6,7 mg), Magnesium stearat; Filmüberzug: Hypromellose, Macrogol, Titandioxid, Talkum.
Kurzinformation: siehe Atorvastatin Stada 10 mg - Filmtabletten, → S. 153
PG: 30 ST (2) (EKO: G) [€ 8,15]

Atorvastatin Stada 80 mg - Filmtabletten 41A01
(Z.Nr. 1-37220) RP. P. C10AA05
ZI: Stada Arzneimittel, Wien
Z: 1 Filmtablette enthält: Atorvastatin 80 mg (entspr. Atorvastatin-Calcium-Trihydrat), Tablettenkern: Lactose monohydrat 312 mg, Cellulosepulver, Calciumcarbonat, Stärke, vorverkleistert, Hypromellose, Croscarmellose natrium (entspr. Natrium <= 13,4 mg), Magnesium stearat; Filmüberzug: Hypromellose, Macrogol, Titandioxid, Talkum.
Kurzinformation: siehe Atorvastatin Stada 10 mg - Filmtabletten, → S. 153
PG: 30 ST (2) (EKO: G) [€ 8,15]

Atosiban Accord 6,75 mg/0,9 ml - Injektionslösung in einer Fertigspritze 29D02
(Z.Nr. 1-38387) NR. P. E. G02CX01
ZI: Accord Healthcare, Utrecht, Niederlande
Z: 1 Fertigspritze mit 0,9 ml Lösung enthält: Atosiban 6,75 mg (entspr. Atosiban acetat), Mannitol, Salzsäure 1M, Wasser für Injektionszwecke.
EW: Oxytocin-Antagonist.
AG: Zur Hinauszögerung einer drohenden Frühgeburt in der 24.-33. Schwangerschaftswoche.
AA: I.v.
DO: Initiale Bolusdosis 6,75 mg, dann hochdosierte dreistündige Dauerinfusion (300 µg/min), dann Infusion von 100 µg/min über bis zu 45 Std.
Max. Behandlungsdauer 48 Std., max. Gesamtdosis 330,75 mg. Wiederholung der Behandlung möglich. Keine Daten bei Schwangeren unter 18 Jahren.
GA: Dauer der Schwangerschaft unter 24 oder über 33 abgeschlossenen Wochen; vorzeitiger Blasensprung >30. Schwangerschaftswoche; gestörte Herzfrequenz des Fetus; präpartale Uterusblutungen, die eine sofortige Entbindung notwendig machen; Eklampsie und schwere Präeklampsie, die eine Entbindung erforderlich machen; intrauteriner Fruchttod; Verdacht auf intrauterine Infektion; Placenta praevia; Abruptio placentae; andere Zustände der Mutter oder des Fetus, bei welchen das Fortbestehen der Schwangerschaft ein Risiko wäre.
SST: Nur einsetzen, wenn vorzeitige Wehentätigkeit zwischen 24. und 33. Schwangerschaftswoche diagnostiziert wurde. Stillen unterbrechen.
NW: Übelkeit, ZNS, Erbrechen, Tachykardie, lokale Reaktionen, Hyperglykämie, Fieber, Haut; keine NW beim Neugeborenen.
WH: Vorsicht bei Leberschäden. Eingeschränkte Erfahrungen bei wiederholter Anwendung. Wehentätigkeit und Herzfrequenz des Fetus kontrollieren.
PG: 1 ST * (EKO: N) [€ 54,60]

Atosiban Accord 37,5 mg/5 ml - Konzentrat zur Herstellung einer Infusionslösung 29D02
(Z.Nr. 1-36666) NR. P. E. G02CX01
ZI: Accord Healthcare, Utrecht, Niederlande
Z: 1 Durchstechflasche mit 5 ml Lösung enthält: Atosiban 37,5 mg (entspr. Atosiban acetat), Mannitol, Salzsäure, konzentriert, Wasser für Injektionszwecke.
Kurzinformation: siehe Atosiban Accord 6,75 mg/0,9 ml - Injektionslösung in einer Fertigspritze, → S. 153
PG: 1 ST * (EKO: N) [€ 153,80]

Atosiban Aguettant 6,75 mg/0,9 ml - Injektionslösung 29D02
(Z.Nr. 1-37922) NR. P. E. nicht im Handel. G02CX01

Atosiban Aguettant 37,5 mg/5 ml - Konzentrat zur Herstellung einer Infusionslösung 29D02
(Z.Nr. 1-37923) NR. P. E. nicht im Handel. G02CX01

Atosiban Ever Pharma 6,75 mg/0,9 ml - Injektionslösung 29D02
(Z.Nr. 1-37295) NR. P. E. G02CX01
ZI: Ever Valinject, Unterach
Z: 1 Durchstechflasche mit 0,9 ml Lösung enthält: Atosiban 6,75 mg, (entspr. Atosiban acetat), Mannitol, Salzsäure 1M (zur pH-Wert-Einstellung), Natriumhydroxid zur pH-Wert-Einstellung, Wasser für Injektionszwecke.
Kurzinformation: siehe Atosiban Accord 6,75 mg/0,9 ml - Injektionslösung in einer Fertigspritze, → S. 153
PG: 1 ST * (EKO: N) [€ 49,15]

Atosiban Ever Pharma 37,5 mg/5 ml - Konzentrat zur Herstellung einer Infusionslösung 29D02
(Z.Nr. 1-37296) NR. P. E. G02CX01
ZI: Ever Valinject, Unterach
Z: 1 Durchstechflasche mit 5 ml enthält: Atosiban 37,5 mg, (entspr. Atosiban acetat), Mannitol, Salzsäure 1M (zur pH-Wert-Einstellung), Natriumhydroxid zur pH-Wert-Einstellung, Wasser für Injektionszwecke.
Kurzinformation: siehe Atosiban Accord 6,75 mg/0,9 ml - Injektionslösung in einer Fertigspritze, → S. 153
PG: 1 ST * (EKO: N) [€ 151,20]

Atosiban Ever Pharma 75 mg/10 ml - Konzentrat zur Herstellung einer Infusionslösung 29D02
(Z.Nr. 1-37297) NR. P. E. G02CX01
ZI: Ever Valinject, Unterach

A

Z: 1 Durchstechflasche mit 10 ml enthält: Atosiban 75 mg, (entspr. Atosiban acetat), Mannitol, Salzsäure 1M (zur pH-Wert-Einstellung), Natriumhydroxid zur pH-Wert-Einstellung, Wasser für Injektionszwecke.
Kurzinformation: siehe Atosiban Accord 6,75 mg/0,9 ml - Injektionslösung in einer Fertigspritze, → S. 153
PG: 1 ST * (EKO: N) [€ 269,70]

Atosiban Panpharma 6,75 mg/0,9 ml - Injektionslösung 29D02
(Z.Nr. 1-36945) NR. P. E. nicht im Handel. G02CX01

Atosiban Panpharma 37,5 mg/5 ml - Konzentrat zur Herstellung einer Infusionslösung 29D02
(Z.Nr. 1-36944) NR. P. E. nicht im Handel. G02CX01

Atosiban SUN 6,75 mg/0,9 ml - Injektionslösung 29D02
(Z.Nr. EU/1/13/852/*) NR. P. E. nicht im Handel. G02CX01

Atosiban SUN 37,5 mg/5 ml - Konzentrat zur Herstellung einer Infusionslösung 29D02
(Z.Nr. EU/1/13/852/*) NR. P. E. nicht im Handel. G02CX01

Atovaquon/Proguanilhydrochlorid Stada 250 mg/100 mg - Filmtabletten 35C06
(Z.Nr. 1-31514) NR. P. P01BB51
ZI: Stada Arzneimittel, Wien
Z: 1 Filmtablette enthält: Atovaquon 250 mg, Proguanil hydrochlorid 100 mg, Tablettenkern: Poloxamer 188, Cellulose, mikrokristalline, Hydroxypropylcellulose niedrig substituiert, Povidon K30, Carboxymethylstärke, Natrium Typ A, Siliciumdioxid, hochdisperses, Magnesium stearat; Filmüberzug: (entspr. Hypromellose) (entspr. Titandioxid) (entspr. Eisenoxid rot) (entspr. Macrogol 400) (entspr. Macrogol 8000).
EW: Antimalariamittel (Kombination).
AG: Therapie und Prophylaxe der Malaria tropica (Plasmadium falciparum- Malaria).
AA: Oral mit einer Mahlzeit oder einem Milchprodukt.
DO: Therapie: 1mal tgl. 4 FT über 3 Tage.
Kinder ab 11 kg KG: 1mal tgl. 1 FT pro 10 kg KG über 3 Tage.
Prophylaxe (nur für Personen über 40 kg KG): 1mal tgl. 1 FT von 24-48 Std. vor der Einreise in ein Malaria- Endemiegebiet bis 7 Tage nach der Rückkehr.
GA: Zur Prophylaxe bei schweren Nierenschäden.
SST: Nutzen/Risiko-Abwägung, nicht stillen.
NW: Magen/Darm, Kopfschmerzen, Leber, Allergien, Fieber, Psyche, Herz, Husten.
WW: Gegenanzeige: Efavirenz, geboosterte Proteasehemmer. Nicht empfohlen: Rifampicin, Rifabutin, Metoclopramid. Vorsicht: Antikoagulantien, Tetrazykline, Etoposid.
WH: Nicht zur Behandlung anderer Malariaformen. Bei Malaria tertiana Rezidive. Bei allergischen Reaktionen sofort absetzen.
PG: 12 ST * (EKO: N) [€ 55,50]

Atozet 10 mg/10 mg - Filmtabletten 41B02
(Z.Nr. 1-35866) NR. P. C10BA05
ZI: Merck Sharp & Dohme, Haarlem, Niederlande
Z: 1 Filmtablette enthält: Ezetimib 10 mg, Atorvastatin 10 mg (entspr. Atorvastatin-Calcium-Trihydrat), Tablettenkern: Ezetimib Schicht: Croscarmellose natrium, Lactose 153 mg (entspr. Lactose monohydrat), Magnesium stearat, Cellulose, mikrokristalline, Povidon, Natrium laurylsulfat; Atorvastatin Schicht: Cellulose, mikrokristalline, Lactose monohydrat, Hydroxypropylcellulose, Croscarmellose natrium, Polysorbat 80, Calciumcarbonat, Magnesium stearat, Siliciumdioxid, kolloidal, wasserfrei; Filmüberzug: Hypromellose, Macrogol 8000, Titandioxid, Talkum.
EW: Lipidsenkende Kombination.
AG: Prävention kardiovaskulärer Ereignisse, primäre Hypercholestinämie oder gemischte Hyperlipidämie, homozygote familiäre Hypercholesterinämie.
AA: Oral.
DO: 1mal tgl. 10/10 mg bis 10/80 mg. Dosisanpassungen in Abständen von mindestens 4 Wochen. Keine Daten an Kindern und Jugendlichen.
GA: Akute Leberschäden.
SST: Gegenanzeige.
NW: Nervensystem, Arthralgie, Myalgie, Asthenie, Magen/Darm, Depression, Schwindel, Haut, Myopathien (sehr selten immunvermittelte nekrotisierende Myopathie), Transaminasen- bzw. CPK-Anstiege, Leberversagen, Diabetes, Dyspnoe, Seh- und Hörstörungen.
WW: Gegenanzeige: Fusidinsäure (7 Tage Abstand). Glecaprevir/Pibrentasvir. Nicht empfohlen: Fibrate, starke CYP3A4-Induktoren und Hemmer, Grapefruitsaft, Inhibitoren von Transportproteinen. Vorsicht: Proteasehemmer, Rifampicin, Daptomycin, Ciclosporin, Antikoagulantien, Digoxin. Boceprevir, Elbasvir/Grazoprevir: MTD 20 mg Atorvastatin.
WH: Myopathie/Rhabdomyolyse- Risiko beachten (CPK-Werte bestimmen). Leberfunktionstests empfohlen. Verkehrshinweis.
PG: 30 ST * (EKO: N) [€ 67,05]

Atozet 10 mg/20 mg - Filmtabletten 41B02
(Z.Nr. 1-35867) NR. P. C10BA05
ZI: Merck Sharp & Dohme, Haarlem, Niederlande
Z: 1 Filmtablette enthält: Ezetimib 10 mg, Atorvastatin 20 mg (entspr. Atorvastatin-Calcium-Trihydrat), Tablettenkern: Ezetimib Schicht: Croscarmellose natrium, Lactose 179 mg (entspr. Lactose monohydrat), Magnesium stearat, Cellulose, mikrokristalline, Povidon, Natrium laurylsulfat; Atorvastatin Schicht: Cellulose, mikrokristalline, Lactose monohydrat, Hydroxypropylcellulose, Croscarmellose natrium, Polysorbat 80, Calciumcarbonat, Magnesium stearat, Siliciumdioxid, kolloidal, wasserfrei; Filmüberzug: Hypromellose, Macrogol 8000, Titandioxid, Talkum.
Kurzinformation: siehe Atozet 10 mg/10 mg - Filmtabletten, → S. 154
PG: 30 ST * (EKO: N) [€ 67,05]

Atozet 10 mg/40 mg - Filmtabletten 41B02
(Z.Nr. 1-35868) NR. P. C10BA05
ZI: Merck Sharp & Dohme, Haarlem, Niederlande
Z: 1 Filmtablette enthält: Ezetimib 10 mg, Atorvastatin 40 mg (entspr. Atorvastatin-Calcium-Trihydrat), Tablettenkern: Ezetimib Schicht: Croscarmellose natrium, Lactose 230 mg (entspr. Lactose monohydrat), Magnesium stearat, Cellulose, mikrokristalline, Povidon, Natrium laurylsulfat; Atorvastatin Schicht: Cellulose, mikrokristalline, Lactose monohydrat, Hydroxypropylcellulose, Croscarmellose natrium, Polysorbat 80, Calciumcarbonat, Magnesium stearat, Siliciumdioxid, kolloidal, wasserfrei; Filmüberzug: Hypromellose, Macrogol 8000, Titandioxid, Talkum.
Kurzinformation: siehe Atozet 10 mg/10 mg - Filmtabletten, → S. 154
PG: 30 ST * (EKO: N) [€ 67,05]

Atozet 10 mg/80 mg - Filmtabletten 41B02
(Z.Nr. 1-35869) NR. P. C10BA05
ZI: Merck Sharp & Dohme, Haarlem, Niederlande
Z: 1 Filmtablette enthält: Ezetimib 10 mg, Atorvastatin 80 mg (entspr. Atorvastatin-Calcium-Trihydrat), Tablettenkern: Ezetimib Schicht: Croscarmellose natrium, Lactose 334 mg (entspr. Lactose monohydrat), Magnesium stearat, Cellulose, mikrokristalline, Povidon, Natrium laurylsulfat; Atorvastatin Schicht: Cellulose, mikrokristalline, Lactose monohydrat, Hydroxypropylcellulose, Croscarmellose natrium, Polysorbat 80, Calciumcarbonat, Magnesium stearat, Siliciumdioxid, kolloidal, wasserfrei; Filmüberzug: Hypromellose, Macrogol 8000, Titandioxid, Talkum.
Kurzinformation: siehe Atozet 10 mg/10 mg - Filmtabletten, → S. 154
PG: 30 ST * (EKO: N) [€ 67,05]

▼ Atriance 5 mg/ml - Infusionslösung 55C
(Z.Nr. EU/1/07/403/*) NR. P. L01BB07
ZI: Novartis Europharm, Dublin, Irland
Z: 1 ml enthält: Nelarabin 5 mg, Natriumchlorid (entspr. Natrium 1,725 mg) (entspr. → 75 µmol), Salzsäure zur pH-Wert-Einstellung, Natriumhydroxid zur pH-Wert-Einstellung, Wasser für Injektionszwecke.
EW: Antineoplastisch.
AG: Akute lymphoblastische T-Zell-Leukämie (T-ALL) und lymphoblastisches T-Zell-Lymphom (T-LBL): Rezidiv oder Nichtansprechen auf 2 Chemotherapieschemata.
AA: Unverdünnt i.v. infundieren. Entsprechende Dosis in Infusionsbeutel aus PVC oder EVA oder in Glasbehälter überführen.
DO: Personen ab 16 Jahren: 1500 mg/m² KOF über 2 Std. an den Tagen 1,3 und 5 alle 21 Tage.
Kinder und Jugendliche (21 Jahre und jünger): 650 mg/m² KOF über 1 Std. an 5 aufeinanderfolgenden Tagen alle 21 Tage.
SST: Reproduktionstoxisch. Zwingende Indikationsstellung; Verhütung für Frauen und Männer bis 3 Monate nach Behandlungsende erforderlich. Nicht stillen.
NW: Infektionen, Blutbild, Neurotoxizität (dosislimitierend), Hypotonie, Müdigkeit, Atemwege, Fieber, Magen/Darm, Leber, Ödeme, Rhabdomyolyse.
WW: Nicht empfohlen: Pentostatin, Lebendimpfstoffe.
WH: Auf schwere neurologische Ereignisse (Neurotoxizität) achten. Blutbild kontrollieren. Strenger Verkehrshinweis.
PG: 6 ST * (EKO: N) [€ 2.869,75]

Atripla 600 mg/200 mg/245 mg - Filmtabletten 35E02
(Z.Nr. EU/1/07/430/*) NR. P. J05AR06
ZI: Gilead Sciences Ireland, Carrigtohill County Cork, Irland
Z: 1 Filmtablette enthält: Efavirenz 600 mg, Emtricitabin 200 mg, Tenofovir disoproxil 245 mg (entspr. Tenofovir disoproxil fumarat),

Tablettenkern: Croscarmellose natrium, Hyprolose, Magnesium stearat, Cellulose, mikrokristalline, Natriumdodecylsulfat (entspr. Natrium 23,6 mg); Tablettenfilm: Eisen(II,III)-oxid, Eisen(III)-oxid, Macrogol 3350, Poly(vinylalkohol), Talkum, Titandioxid.
EW: Antivirale Kombination.
AG: HIV-1-Infektionen bei Patienten mit stabiler Virussuppression.
AA: Nüchtern bevorzugt vor dem Schlafengehen unzerkaut mit Wasser einnehmen.
DO: 1mal tgl. 1 Tablette. Wirkstoffe stehen auch als Einzelpräparate zur Verfügung. Keine Untersuchungen an Kindern und Jugendlichen.
GA: Schwere Leberschäden.
SST: Zwingende Indikationsstellung, nicht stillen. Kontrazeption (Barrieremethode) bis 12 Wochen nach Therapieende empfohlen. Vor Therapiebeginn Schwangerschaftstest für Frauen im gebärfähigen Alter empfohlen.
NW: ZNS, Magen/Darm, Haut, Herz (QT-Verlängerung), Müdigkeit, Psyche, Labor, Blutbild, Leber, Gewichtszunahme, Anstieg von Blutfetten und Blutglukose, Anorexie, Hitzewallungen, Niere, Autoimmunerkrankungen, mitochondriale Dysfunktion, selten Laktatazidose.
WW: Kontraindiziert: QT-verlängernde Substanzen, wie Terfenadin, Astemizol, Cisaprid, Midazolam, Triazolam, Pimozid, Bepridil, Neuroleptika, Antidepressiva, Azol-Antimykotika, Flecainid, Malariamittel, Methadon; Mutterkornalkaloide, Johanniskraut, Elbasvir/ Grazoprevir. Nicht empfohlen: Azatanavir/Ritonavir, Lopinavir/Ritonavir, Sofosbuvir/Velpatasvir/(Voxilaprevir), Didanosin, nephrotoxische Arzneimittel, Carbamazepin, Amprenavir, Ritonavir, Saquinavir, Lamivudin, Ginkgo biloba-Extrakte, weitere NNRTIs. Vorsicht: Indinavir, Lopinavir, Telaprevir, Darunavir/Ritonavir, Rifabutin (-Dosis erhöhen), Rifampicin, Itraconazol, Posaconazol, Phenytoin, Phenobarbital, Sertralin, Paroxetin, Bupropion (Dosis anpassen), Kalziumkanalblocker, Statine, orale Kontrazeptiva (zusätzlich Barrieremethode empfohlen), NSAIDs (Niere kontrollieren), orale Antikoagulantien, Immunsuppressiva.
WH: Atripla nicht mit anderen Arzneimittel anwenden, die einen seiner Wirkstoffe enthalten. Auf opportunistische Infektionen, Leberschäden, Krampfanfälle, Nierenschäden, Hautreaktionen, Lipodystrophie, Immun-Reaktivierungs-Syndrom, Osteonekrose achten. Verkehrshinweis.
PG: 30 ST * (EKO: N) [€ 1.153,50]

Atripla 600 mg/200 mg/245 mg - Filmtabletten 35E02
(Z.Nr. EU/1/07/430/*) NR. P. Parallelimport. J05AR06
V: Abacus Medicine, Copenhagen, Dänemark
Z: 1 Filmtablette enthält: Efavirenz 600 mg, Emtricitabin 200 mg, Tenofovir disoproxil 245 mg (entspr. Tenofovir disoproxil fumarat), Tablettenkern: Croscarmellose natrium, Hyprolose, Magnesium stearat, Cellulose, mikrokristalline, Natriumdodecylsulfat (entspr. Natrium 23,6 mg); Tablettenfilm: Eisen(II,III)-oxid, Eisen(III)-oxid, Macrogol 3350, Poly(vinylalkohol), Talkum, Titandioxid.
PG: 30 ST * (EKO: N) [€ 1.152,05]

Atripla 600 mg/200 mg/245 mg - Filmtabletten 35E02
(Z.Nr. EU/1/07/430/*) NR. P. Parallelimport. J05AR06
nicht im Handel.

Atripla 600 mg/200 mg/245 mg - Filmtabletten 35E02
(Z.Nr. EU/1/07/430/*) NR. P. Parallelimport. J05AR06
nicht im Handel.

Atripla 600 mg/200 mg/245 mg - Filmtabletten 35E02
(Z.Nr. EU/1/07/430/*) NR. P. Parallelimport. J05AR06
V: Orifarm, Leverkusen, Deutschland
Z: 1 Filmtablette enthält: Efavirenz 600 mg, Emtricitabin 200 mg, Tenofovir disoproxil 245 mg (entspr. Tenofovir disoproxil fumarat), Tablettenkern: Croscarmellose natrium, Hyprolose, Magnesium stearat, Cellulose, mikrokristalline, Natriumdodecylsulfat (entspr. Natrium 23,6 mg); Tablettenfilm: Eisen(II,III)-oxid, Eisen(III)-oxid, Macrogol 3350, Poly(vinylalkohol), Talkum, Titandioxid.
PG: 30 ST * (EKO: N) [€ 1.153,50]

Atriscal 200 mg - Filmtabletten 02B04, 13B02
(Z.Nr. 1-31858) RP. P. nicht im Handel. M01AE14

Atriscal 300 mg - Filmtabletten 02B04, 13B02
(Z.Nr. 1-31859) RP. P. nicht im Handel. M01AE14

Atriscal 400 mg - Filmtabletten 02B04, 13B02
(Z.Nr. 1-31860) RP. P. M01AE14
ZI: Gebro Pharma, Fieberbrunn
Z: 1 Filmtablette enthält: Dexibuprofen 400 mg, Tablettenkern: Hypromellose, Cellulose, mikrokristalline, Croscarmellose natrium, Siliciumdioxid, hochdisperses, Talkum; Filmüberzug: (entspr. Poly(vinylalkohol)) (entspr. Poloxamer) (entspr. Talkum) (entspr. Titandioxid) (entspr. Macrogol 6000).
EW: Analgetisch, antiphlogistisch, antipyretisch.
AG: Symptomatisch bei Arthritis, Arthrosen, primärer Dysmenorrhoe, Schmerzen.
AA: Unzerkaut mit Flüssigkeit zu den Mahlzeiten.
DO: Möglichst niedrig und kurzzeitig dosieren: TD 600 mg (bei Arthritis, Arthrosen, primärer Dysmenorrhoe bis 900 mg) in bis zu 3 ED; MTD 1200 mg.
Jugendliche: 1 bis 3mal tgl. 200 mg.
Kinder ab 8 Jahren: 1 bis 3mal tgl. 100 mg.
GA: Magen/Darm-Ulcera oder -Blutungen, Analgetika-Asthma, aktive Blutungen, schwere Herzinsuffizienz, schwere Nieren-, Leberschäden, aktiver M. Crohn oder Colitis ulcerosa.
SST: Gegenanzeige ab dem 6. Monat, sonst strenge Indikationsstellung.
NW: Magen/Darm (Ulzera, Perforationen, Blutungen), ZNS, Haut (sehr selten schwere Reaktionen), Ödeme, Hypertonie, Herzinsuffizienz, Blutbild, Allergien, Niere, Überempfindlichkeit, aseptische Meningitis, Leber, Gerinnung.
WW: Nicht empfohlen: Antikoagulantien, Methotrexat über 15 mg/ Woche, Lithium, andere NSARs und Salizylate, ASS.
Vorsicht: Thrombozytenaggregationshemmer, Antihypertensiva, Immunsuppresssiva, Aminoglykoside, Kortikosteroide, Digoxin, Phenytoin, SSRIs, Kalium-erhöhende Arzneimittel, orale Antidiabetika, Zidovudin, Pemetrexed. Cave Alkohol.
WH: Vorsicht bei Asthma, Hypertonie (Risiko für) kardiovaskuläre Erkrankungen, Autoimmunerkrankungen. Kontrollen: Leber, Niere, Blutbild, Gerinnung, Kalium, Lithium. Auf schwere Hautreaktionen achten.
PG: 10 ST * (EKO: N) [€ 10,35]

Atropin Accord 0,1 mg/ml - Injektionslösung in einer Fertigspritze 07A, 51A01
(Z.Nr. 1-40371) RP. P. nicht im Handel. A03BA01

Atropinsulfat Aguettant 0,1 mg/ml - Injektionslösung in Fertigspritze 07A, 51A01
(Z.Nr. 1-36431) RP. P. A03BA01
ZI: Laboratoire Aguettant, Lyon, Frankreich
Z: 1 ml Injektionslösung enthält: Atropin sulfat-1-Wasser 0,1 mg (entspr. Atropin 0,085 mg), Natriumchlorid (entspr. Natrium 3,5 mg) (entspr. → 0,154 mmol), Salzsäure, konzentriert zur pH-Wert-Einstellung, Wasser für Injektionszwecke.
EW: Anticholinergikum (Antimuskarinikum).
AG: Narkoseprämedikation; Einschränkung der muskarinischen Effekte von Neostigmin; Notfallbehandlung von Bradykardie oder AV-Block durch übermäßigen Vagotonus; kardiopulmonale Reanimation; Antidot bei Vergiftungen mit Cholinesterasehemmern oder muskarinischen Pilzen.
AA: I.v. oder i.m.
DO: Narkoseprämedikation: 0,3-0,6 mg i.v.; Kinder: 0,01-0,02 mg/ kg KG (max. 0,6 mg) In Kombination mit Neostigmin: 0,6-1,2 mg i.v.; Kinder: 0,02 mg/kg KG i.v.
Bradykardie, AV-Block, Reanimation: 0,5 mg i.v. bei Sinusbradykardie alle 2-5 min, bei AV-Block alle 3-5 min (max. 3 mg). Kinder: 0,02 mg/kg KG i.v. (MD 0,6 mg).
Antidot bei Vergiftungen: 0,5-2 mg, nach 5 min und dann alle 10-15 min wiederholen, bis die Symptome verschwinden. Kinder: ED 0,02 mg/kg KG, ev.
mehrmals wiederholen.
GA: Neugeborene unter 3 kg KG, Engwinkelglaukom, Risiko einer Harnretention wegen Prostata- oder Harnröhrenerkrankung, Achalasie der Speiseröhre, paralytischer Ileus, toxisches Megakolon.
Keine GA bei lebensbedrohlichen Notfällen.
SST: Zwingende Indikationsstellung; Nutzen/Risiko-Abwägung in der Stillzeit.
NW: Entsprechend der Pharmakologie von Atropin: Sehstörungen, vermindertes Bronchialsekret, Mundtrockenheit, Obstipation, Reflux, Flush, Miktionsschwierigkeiten, Hauttrockenheit, Psychosen; passagere Bradykardie, gefolgt von Tachykardie mit Herzrhythmusstörungen.
WW: Andere Anticholinergika potenzieren atropinerge NW.
WH: Vorsicht bei Prostatavergrößerung, Herz-, Nieren- oder Leberinsuffizienz, koronarer Herzkrankheit, Hyperthyreose, chronisch obstruktiver Lungenerkrankung, Darmatonie, Pylorusstenose, Fieber, Kindern und älteren Patienten, Refluxösophagitis, Myasthenie. Verkehrshinweis.
PG: 10 ST * (EKO: N) [€ 217,15]

Atropinsulfat Aguettant 0,2 mg/ml - Injektionslösung in Fertigspritze 07A, 51A01
(Z.Nr. 1-37060) RP. P. A03BA01
ZI: Laboratoire Aguettant, Lyon, Frankreich
Z: 1 ml Injektionslösung enthält: Atropin sulfat-1-Wasser 0,2 mg (entspr. Atropin 0,17 mg), Natriumchlorid (entspr. Natrium 3,5 mg) (entspr. → 0,154 mmol), Salzsäure, konzentriert zur pH-Wert-Einstellung, Wasser für Injektionszwecke.
Kurzinformation: siehe Atropinsulfat Aguettant 0,1 mg/ml - Injektionslösung in Fertigspritze, → S. 155
PG: 10 ST * (EKO: N) [€ 233,85]

Atropinum sulfuricum "Nycomed" 0,5 mg - Ampullen 07A, 51A01
(Z.Nr. 0-03087) RP. P. A03BA01
ZI: Takeda Austria, Linz
Z: 1 Ampulle zu 1 ml enthält: Atropin sulfat 0,5 mg, Wasser für Injektionszwecke, Salzsäure zur pH-Wert-Einstellung.
EW: Parasympatholytikum.
AG: Bradykarde Herzrhythmusstörungen, Operationsvorbereitung (mindert Speichel- und Bronchialsekretion), Spasmen des Magen-Darm-Traktes, Vergiftungen mit Insektiziden bzw. Cholinesterasehemmstoffen (Phosphorsäurealkylester, Carbamate).
AA: S.c., i.m., sehr langsam i.v.
DO: **Kardiale Indikationen:** 0,5 mg alle 3-5 min i.v., MD 3 mg.
Kinder: 0,02 mg/kg KG i.v. und intraossär sowie 0,03 mg endotracheal. MED für Kinder 0,5 mg, für Jugendliche 1 mg.
Vergiftungen: 2-4 mg i.m. oder i.v.), laufend wiederholen (2 mg i.v. alle 5 bis 10 min, MD 200 mg in 24 Std unter Kontrolle der Pupillenweite).
Carbamat-Vergiftung: 0,5-1 mg s.c., i.m., i.v..
Kinder und Jugendliche: 0,05 mg/kg KG i.m. oder i.v., bei Bedarf Wiederholung alle 10-30 min.
Operationsvorbereitung: 0,3-0,6 mg s.c. oder i.m. 30-60 min oder i.v. 1-3 min vor Narkosebeginn.
Kinder bis 3 kg KG 0,1 mg, 7-9 kg KG 0,2 mg, 12-16 kg KG 0,3 mg, darüber Erwachsenendosis. Bei intraoperativer Bradykardie 0,3-0,6 mg i.v.
Ausschaltung muskarinartiger Wirkungen von Cholinesterasehemmern zur Antagonisierung von nicht depolarisierenden Muskelrelaxantien: 0,6-1,2 mg, Neugeborene, Kleinkinder und Kinder 0,02 mg/kg KG, MD 0,6 mg.
Magen/Darm-Spasmen: 0,4-0,6 mg, MTD 3 mg s.c. oder i.v.
GA: Prostatahypertophie mit Restharnbildung, mechanische Stenosen im Bereich des Magen-Darm-Kanals, paralytischer Ileus, Megakolon, Engwinkelglaukom, tachykarde Rhythmusstörungen, AV- Block 2. und 3. Grades, Zerebralsklerose, Myasthenia gravis, obstruktive Uropathie, Schwangerschaftstoxikose, instabiler Kreislauf bei akuten Blutungen oder Thyreotoxikose.
SST: Strenge Nutzen/Risiko-Abwägung in der Schwangerschaft, nicht stillen. Während der Geburt und bei Sectio kontraindiziert.
NW: ZNS, Sehstörungen, Arrhythmien, verminderte Bronchialsekretion, Mundtrockenheit, Magen/Darm, Hautrötung, trockene Haut, Hyperthermie, Miktionsbeschwerden, Fieber, Durst.
WW: Kontraindiziert: Phenylephrin bei kardiovaskulären Erkrankungen.
Nicht empfohlen: Pramlitinid. Verstärkung anticholinerger Effekte anderer Pharmaka, z.B. Amantadin, trizyklische Antidepressiva, Neuroleptika, Antihistaminika, Antiemetika, Antiparkinsonmittel, Procain, Chinidin.
WH: Vorsicht bei Kindern, Jugendlichen, Risiko einer Harnretention,, Down-Syndrom, Herztransplantation, Hyperthyreose, Fieber, autonomer Neuropathie, Herz-, Leber-, Nierenschäden, Harnretention, Refluxösophagitis, Ileostomie, Kolostomie, COPD.
Antidot bei Vergiftungen: Physostigmin 1-2 mg langsam i.v., bei Krämpfen 10-20 mg Diazepam i.v.. Kinder: 0,5 mg Physostigmin langsam i.v., bei Krämpfen initial 1-2 mg Diazepam i.v.. Verkehrshinweis.
PG: 5 ST (EKO: G) [€ 6,45]

Atrosan Arnika Gel 13Z04
(Z.Nr. HERB-00082) RPF. P. M02AX
ZI: guterrat Gesundheitsprodukte, Innsbruck
Z: 100 g Gel enthalten: Arnikablüten, frische-Flüssigextrakt (1:20); Ethanol 50% (m/m) (Auszugsmittel) 50 g, Ethanol 94%, Wasser, gereinigtes, Glycerol 85%, Ammonium acryloyldimethyltaurate/VP Copolymer.
AG: Traditionell pflanzlich bei stumpfen Traumen, schmerzhaften Muskel- oder Gelenkbeschwerden.
AA: Auf der Haut.
DO: 2mal tgl. 4 cm Gelstrang auf die betroffenen Stellen auftragen und leicht einreiben. Für Kinder und Jugendliche nicht empfohlen.
GA: Korbblütlerallergie, vorgeschädigte Haut, offene Wunden, Schleimhäute.
SST: Nicht empfohlen.
NW: Hautrötung, Kontaktallergie.
WH: Kontakt mit Augen vermeiden.
PG: 100 ML * (EKO: N) [€ 17,95]

Atrovent - Dosier - Aerosol 50A01
(Z.Nr. 0-15563) RP. P. R03BB01
ZI: Boehringer Ingelheim RCV, Wien
Z: 1 Sprühstoß enthält: Ipratropium bromid 0,02 mg, Norfluran, Ethanol 8,415 mg, Zitronensäure, Wasser, gereinigtes.
EW: Parasympatholytikum, bronchospasmolytisch.
AG: Dauertherapie von Bronchospasmen durch COPD (chronisch obstruktive Lungenerkrankungen).
AA: Zur Inhalation.
DO: TD 3mal 2 Sprühstöße, MTD 12 Sprühstöße.
Dosisreduktion bei Langzeitbehandlung möglich.
Für Kinder unter 6 Jahren nicht empfohlen.
SST: Strenge Nutzen/Risiko-Abwägung, besonders im 1. Trimenon.
NW: ZNS, Magen/Darm, Herzklopfen, Mundtrockenheit, Hustenreiz, Überempfind- lichkeit, paradoxer Bronchospasmus, Akkommodationsstörungen, Augendruckerhöhung.
WW: Nicht empfohlen: Andere Anticholinergika. Vorsicht: Verstärkung durch Beta-Adrenergika und Xanthinpräparate.
WH: Nicht beim akuten Asthmaanfall anwenden. Kontakt mit den Augen meiden.
Vorsicht bei chronischen Lungenerkrankungen mit zähem Schleim, Prostatahyperplasie, Engwinkelglaukom, zystischer Fibrose. Verkehrshinweis.
PG: 1 ST (2) (EKO: G) [€ 11,80]

Atustro spag. Peka - Globuli 50X02
(Z.Nr. 3-00425) RPF. P. V03AX
ZI: Pekana Naturheilmittel, Kißlegg, Deutschland
Z: 10 g Streukügelchen werden hergestellt unter Verwendung von: Arum maculatum (Homöopathie) D4 12,5 mg, Bryonia cretica-spag. Peka D4 11,5 mg, Dactylopius coccus-spag. Peka D2 11 mg, Cuprum aceticum (Homöopathie) D4 13 mg, Gelsemium sempervirens (Homöopathie) D4 11 mg, Hedera helix spag. Peka D6 13 mg, Lactuca virosa (Homöopathie) D4 14 mg, Armoracia rusticana (Homöopathie) D4 14 mg, Saccharose 10 g.
EW: Homöopathikum (spagyrisch).
AG: Unterstützend bei Erkältungs-, Keuch- und Krupphusten und entzündlichen Reizungen der Atemwege.
AA: Im Mund zergehen lassen.
DO: 4-5mal tgl. 10 Globuli.
Kinder 6-11 Jahre: 3-4mal tgl. 8 Globuli.
Kinder 1-5 Jahre: 3-4mal tgl. 5 Globuli.
GA: Korbblütlerüberempfindlichkeit.
SST: Vorsicht.
PG: 10 G * (EKO: N) [€ 10,75]

Atustro spag. Peka - Tropfen zum Einnehmen 50X02
(Z.Nr. 3-00375) RPF. P. V03AX
ZI: Pekana Naturheilmittel, Kißlegg, Deutschland
Z: 1 g (= 1,02 ml = 28 Tropfen) enthält: Arum maculatum (Homöopathie) D4 125 mg, Bryonia cretica-spag. Peka D4 115 mg, Dactylopius coccus-spag. Peka D2 110 mg, Cuprum aceticum (Homöopathie) D4 130 mg, Gelsemium sempervirens (Homöopathie) D4 110 mg, Hedera helix spag. Peka D6 130 mg, Lactuca virosa (Homöopathie) D4 140 mg, Armoracia rusticana (Homöopathie) D4 140 mg, Ethanol 96% (entspr. Gesamtethanolgehalt ca. 20 % (V/V)), Wasser, gereinigtes.
EW: Homöopathikum (spagyrisch).
AG: Unterstützend bei Husten, entzündlichen Reizungen der Atemwege.
AA: Oral in etwas Wasser außerhalb der Mahlzeiten einnehmen.
DO: 3-4mal tgl. 20 Tropfen.
Kinder 2-11 Jahre: 3mal tgl. 10-15 Tropfen.
Kleinkinder 1 Jahr bis 23 Monate: 3mal tgl. 5-10 Tropfen.
SST: Vorsicht.
PG: 50 ML * (EKO: N) [€ 14,05]

Aubagio 14 mg - Filmtabletten 56C01
(Z.Nr. EU/1/13/838/*) NR. P. L04AA31
ZI: Sanofi-Aventis Groupe, Paris, Frankreich
Z: 1 Filmtablette enthält: Teriflunomid 14 mg, Tablettenkern: Lactose 72 mg (entspr. Lactose monohydrat), Maisstärke, Cellulose, mikrokristalline, Carboxymethylstärke, Natrium Typ A, Hyprolose, Magnesium stearat; Tablettenüberzug: (entspr. Hypromellose) (entspr. Titandioxid) (entspr. Talkum) (entspr. Macrogol 8000) (entspr. Indigocarmin-Aluminiumsalz).
EW: Hauptmetabolit von Leflunomid, Immunsuppressivum.
AG: Schubförmig-remittierende Multiple Sklerose.
AA: Unzerkaut mit etwas Wasser einnehmen.
DO: 1mal tgl. 1 FT. Kein relevanter Nutzen bei Kindern unter 10

Jahren.
GA: Schwere Leber-, Nieren-, Knochenmarkschäden, schwer beeinträchtigter Immunstatus (AIDS), schwere akute Infektionen, schwere Hypoproteinämie.
SST: Gegenanzeige.
NW: Infektionen, Nervensystem (Kopfschmerzen, Parästhesie), Magen/Darm, Haut (auch schwere Reaktionen), Blutbild, Psyche (Angst), Alopezie, interstitielle Lungenerkrankungen, Palpitationen, Hypertonie, Leber (Transaminasenanstieg).
WW: Attenuierte Lebendimpfstoffe vermeiden. Vorsicht: Cholestyramin, Aktivkohle (nur zur Beschleunigung der Elimination anwenden). Natalizumab, Fingolimod (1-2 Monate Abstand). Repaglinid, Paclitaxel, Glitazone, orale Kontrazeptiva, Warfarin, Cefaclor, Rosuvastatin.
WW mit vielen Arzneimitteln möglich.
WH: Vorsicht bei Alkoholismus. Kontrollen: Blutdruck, Transaminasen, Blutbild. Verkehrshinweis.
PG: 14 ST RE1 (EKO: Y) [€ 557,30], 28 ST RE1 (EKO: Y) [€ 1.080,80]

Aubagio 14 mg - Filmtabletten 56C01
(Z.Nr. EU/1/13/838/*) NR. P. Parallelimport. L04AA31
nicht im Handel.

Aubagio 14 mg - Filmtabletten 56C01
(Z.Nr. EU/1/13/838/*) NR. P. Parallelimport. L04AA31
nicht im Handel.

Aubagio 14 mg - Filmtabletten 56C01
(Z.Nr. EU/1/13/838/*) NR. P. Parallelimport. L04AA31
n.l.
V: Orifarm, Leverkusen, Deutschland
Z: 1 Filmtablette enthält: Teriflunomid 14 mg, Tablettenkern: Lactose 72 mg (entspr. Lactose monohydrat), Maisstärke, Cellulose, mikrokristalline, Carboxymethylstärke, Natrium Typ A, Hyprolose, Magnesium stearat; Tablettenüberzug: (entspr. Hypromellose) (entspr. Titandioxid) (entspr. Talkum) (entspr. Macrogol 8000) (entspr. Indigocarmin-Aluminiumsalz).
PG: 28 ST * (EKO: N) [€ 1.082,30 n.l.]

audalis 10 mg - Filmtabletten 49F02
(Z.Nr. 1-39201) NR. P. nicht im Handel. N06BA09

audalis 18 mg - Filmtabletten 49F02
(Z.Nr. 1-39202) NR. P. nicht im Handel. N06BA09

audalis 25 mg - Filmtabletten 49F02
(Z.Nr. 1-39203) NR. P. nicht im Handel. N06BA09

audalis 40 mg - Filmtabletten 49F02
(Z.Nr. 1-39204) NR. P. nicht im Handel. N06BA09

audalis 60 mg - Filmtabletten 49F02
(Z.Nr. 1-39205) NR. P. nicht im Handel. N06BA09

audalis 80 mg - Filmtabletten 49F02
(Z.Nr. 1-39206) NR. P. nicht im Handel. N06BA09

audalis 100 mg - Filmtabletten 49F02
(Z.Nr. 1-39207) NR. P. nicht im Handel. N06BA09

Aufbaukalk 1 Pulver Weleda 16W
(Z.Nr. 3-37758) RPF. P. V03AX
ZI: Weleda, Wien
Z: 10 g enthalten: Apatit (Homöopathie) D5 1 g, Cucurbita pepo e floribus D2 1 g, Lactose monohydrat.
EW: Homöopathikum (anthroposophisch).
AG: Anregung des Kalkprozesses.
AA: Mit etwas Wasser einnehmen. Zum Abmessen der ED (ca. 0,2 g) dient die Dosiermulde auf der Oberseite des Schraubdeckels.
DO: Personen ab 4 Wochen: Morgens 1 ED Aufbaukalk 1, abends 1 ED Aufbaukalk 2.
SST: Kein besonderes Risiko bekannt.
PG: 45 G * (EKO: N) [€ 16,50]

Aufbaukalk 2 Pulver Weleda 16W
(Z.Nr. 3-37759) RPF. P. V03AX
ZI: Weleda, Wien
Z: 10 g enthalten: Calcium carbonicum Hahnemanni D1 5 g, Quercus, ethanol. Decoctum D3 1 g, Lactose monohydrat.
Kurzinformation: siehe Aufbaukalk 1 Pulver Weleda, → S. 157
PG: 45 G * (EKO: N) [€ 16,50]

Augmentin 500 mg/125 mg - Filmtabletten 34A06
(Z.Nr. 1-17839) NR. P. J01CR02
ZI: GlaxoSmithKline Pharma, Wien
Z: 1 Filmtablette enthält: Amoxicillin 500 mg (entspr. Amoxicillin trihydrat), Clavulansäure 125 mg (entspr. Kalium clavulanat), Tablettenkern: Magnesium stearat, Carboxymethylstärke, Natrium Typ A, Siliciumdioxid, kolloidal, wasserfrei, Cellulose, mikrokristalline; Filmüberzug: Titandioxid, Hypromellose, Macrogol 4000, Macrogol 6000, Dimeticon.
EW: Kombination Penicillin + Beta-Laktamasehemmer, wirkt bakterizid.
AG: Bakterielle Infektionen: Akute Sinusitis, akute Otitis media, Bronchitis, Pneumonie, Zystitis, Pyelonephritis, Haut und Weichteile, Knochen und Gelenke (Osteomyelitis).
AA: Mit einer Mahlzeit einnehmen.
DO: Personen ab 40 kg KG: 3mal tgl. 500 mg/125 mg.
Kinder (25-40 kg KG): TD 20 mg/5 mg bis 60 mg/15 mg pro kg KG in 3 ED. Für Kinder unter 25 kg KG andere Darreichungsformen (Suspension) verwenden.
Dosisreduktion bei Nierenschäden.
GA: Anaphylaxie gegen Beta-Laktam-Antibiotika, Leberschäden bei früherer Anwendung.
SST: Strenge Nutzen/Risiko-Abwägung.
NW: Magen-Darm (Durchfall, Übelkeit, Erbrechen), Haut, Überempfindlichkeitsreaktionen, Blutbild, Leber, ZNS (Krämpfe), Candidose, Untersuchungen (falsch positiver Coombs-Test).
WW: Nicht empfohlen: Probenecid.
Vorsicht: Antikoagulantien, Methotrexat, Mycophenolat-Mofetil.
WH: Vorsicht bei Leberschäden. Bei infektiöser Mononukleose vermeiden. Bei akutem pustulösem Exanthem sofort absetzen. Bei Durchfällen an Antibiotika-assoziierte Kolitis denken. Kontrollen (bei längerer Anwendung): Niere, Leber, Blutbild, Gerinnung.
PG: 12 ST (2) (EKO: G) [€ 12,15]

Augmentin 875 mg/125 mg - Filmtabletten 34A06
(Z.Nr. 1-21396) NR. P. J01CR02
ZI: GlaxoSmithKline Pharma, Wien
Z: 1 Filmtablette enthält: Amoxicillin 875 mg (entspr. Amoxicillin trihydrat), Clavulansäure 125 mg (entspr. Kalium clavulanat), Tablettenkern: Magnesium stearat, Carboxymethylstärke, Natriumsalz, Siliciumdioxid, kolloidal, wasserfrei, Cellulose, mikrokristalline; Filmüberzug: Titandioxid, Hypromellose, Macrogol 4000, Macrogol 6000, Dimeticon.
EW: Kombination Penicillin + Beta-Laktamasehemmer, wirkt bakterizid.
AG: Bakterielle Infektionen: Akute Sinusitis, akute Otitis media, Bronchitis, Pneumonie, Zystitis, Pyelonephritis, Haut und Weichteile, Knochen und Gelenke (Osteomyelitis).
AA: Mit einer Mahlzeit einnehmen.
DO: Personen über 40 kg KG: 2 (-3) mal tgl. 875 mg/125 mg.
Kinder ab 2 Monaten und unter 40 kg KG: TD 25 mg/3,6 mg bis 45 mg/6,4 mg (bis max. 70 mg/10 mg) pro kg KG in 2 ED. Kinder unter 6 Jahren bevorzugt mit Suspension behandeln.
Keine Dosisempfehlung bei schweren Nierenschäden (Kreatinin Clearance < 30ml/min.).
GA: Anaphylaxie gegen Beta-Laktam-Antibiotika, Leberschäden bei früherer Anwendung.
SST: Strenge Nutzen/Risiko-Abwägung.
NW: Magen-Darm (Durchfall, Übelkeit, Erbrechen), Haut, Überempfindlichkeitsreaktionen, Blutbild, Leber, ZNS (Krämpfe), Candidose, Untersuchungen (falsch positiver Coombs-Test).
WW: Nicht empfohlen: Probenecid.
Vorsicht: Antikoagulantien, Methotrexat, Mycophenolat-Mofetil.
WH: Vorsicht bei Leberschäden. Bei infektiöser Mononukleose vermeiden. Bei akutem pustulösem Exanthem sofort absetzen. Bei Durchfällen an Antibiotika-assoziierte Kolitis denken. Kontrollen (bei längerer Anwendung): Niere, Leber, Blutbild, Gerinnung.
PG: 10 ST (2) (EKO: G) [€ 11,85], 14 ST (EKO: G) [€ 15,55]

Augmentin 2000 mg/200 mg - Pulver zur Herstellung einer Infusionslösung 34A06
(Z.Nr. 1-18136) NR. P. nicht im Handel. J01CR02

Augmentin 500 mg/50 mg - Pulver zur Herstellung einer Injektions-/Infusionslösung 34A06
(Z.Nr. 1-18137) NR. P. nicht im Handel. J01CR02

Augmentin 1000 mg/100 mg - Pulver zur Herstellung einer Injektions-/Infusionslösung 34A06
(Z.Nr. 1-18135) NR. P. nicht im Handel. J01CR02

Augmentin 400 mg/57 mg/5 ml - Pulver zur Herstellung einer Suspension zum Einnehmen 34A06
(Z.Nr. 1-22152) NR. P. L. nicht im Handel. J01CR02

Augmentin 400 mg/57 mg/5 ml - Pulver zur Herstellung einer Suspension zum Einnehmen Multifruchtgeschmack 34A06
(Z.Nr. 1-38128) NR. P. L. J01CR02
ZI: GlaxoSmithKline Pharma, Wien
Z: Nach Rekonstitution enthält 1 ml Suspension: Amoxicillin 80 mg (entspr. Amoxicillin trihydrat), Clavulansäure 11,4 mg (entspr.

Kalium clavulanat), Aspartam 2,5 mg, Siliciumdioxid, kolloidal, wasserfrei, Hypromellose, Siliciumdioxid, Succinatsäure, Xanthan gummi, Golden-Sirup Aroma (entspr. Maltodextrin), Orangen-Aroma 1 (entspr. Maltodextrin), Orangen-Aroma 2 (entspr. Maltodextrin), Himbeer-Aroma (entspr. Maltodextrin).
EW: Kombination Penicillin + Beta-Laktamasehemmer, wirkt bakterizid.
AG: Bakterielle Infektionen: Akute Sinusitis, akute Otitis media, Bronchitis, Pneumonie, Zystitis, Pyelonephritis, Haut und Weichteile, Knochen und Gelenke (Osteomyelitis).
AA: Mit einer Mahlzeit einnehmen. Flasche vor jeder Entnahme schütteln.
DO: Kinder ab 2 Monaten und unter 40 kg KG: TD 25 mg/3,6 mg bis 45 mg/6,4 mg (bis max. 70 mg/10 mg) pro kg KG in 2 ED. Kinder unter 6 Jahren bevorzugt mit Suspension behandeln. Personen über 40 kg KG: 2 (-3) mal tgl. 875 mg/125 mg. Darreichungsform für Erwachsene verwenden.
Keine Dosisempfehlung bei schweren Nierenschäden (Kreatinin Clearance < 30ml/min.).
GA: Anaphylaxie gegen Beta-Laktam-Antibiotika, Leberschäden bei früherer Anwendung.
SST: Strenge Nutzen/Risiko-Abwägung.
NW: Magen-Darm (Durchfall, Übelkeit, Erbrechen), Haut, Überempfindlichkeitsreaktionen, Blutbild, Leber, ZNS (Krämpfe), Candidose, Untersuchungen (falsch positiver Coombs-Test).
WW: Nicht empfohlen: Probenecid.
Vorsicht: Antikoagulantien, Methotrexat, Mycophenolat-Mofetil.
WH: Vorsicht bei Leberschäden. Bei infektiöser Mononukleose vermeiden. Bei akutem pustulösem Exanthem sofort absetzen. Bei Durchfällen an Antibiotika-assoziierte Kolitis denken. Kontrollen (bei längerer Anwendung): Niere, Leber, Blutbild, Gerinnung.
PG: 70 ML F14 (L) (EKO: G) [€ 6,15], 140 ML F14 (L) (EKO: G) [€ 10,50]

Aureocort 1 mg/g + 30 mg/g - Salbe — 22E02

(Z.Nr. 0-13273) NR. P. — D07CB01
ZI: Dermapharm, Wien
Z: 1 g enthält: Triamcinolon acetonid 1 mg, Chlortetracyclin hydrochlorid 30 mg, Wollwachs 100 mg, Vaselin, weisses.
EW: Kombination Glukokortikoid + Breitbandantibiotikum.
AG: Allergische infizierte Dermatosen.
DO: 1-2mal tgl. sparsam lokal auftragen. Keine Daten an Kindern und Jugendlichen.
GA: Tuberkulose, Lues, Virosen, Pilzinfektionen der Haut, Impfreaktionen.
SST: In der Schwangerschaft Gegenanzeige; in der Stillzeit nicht anwenden.
NW: Lokale Reizung, Überwuchern resistenter Keime, Hautveränderungen, Sehstörungen.
WH: Nicht als Therapie der ersten Wahl empfohlen. Bei großflächiger Anwendung unter Okklusion systemische Wirkungen möglich. Nicht am Auge anwenden.
PG: 15 G (EKO: G) [€ 3,80], 30 G (EKO: G) [€ 7,35]

🐾 *Auriotic - Ohrentropfen und Suspension zur Anwendung auf der Haut für Hunde und Katzen* — 830, 805BB, 813BZ
(Z.Nr. 8-40267) NR. P. nicht im Handel. — QS02CA01

🐾 Aurizon - Ohrentropfen, Suspension für Hunde — 830

(Z.Nr. 8-00504) NR. P. — QS02CA06
ZI: Vetoquinol, Magny-Vernois, Lure, Frankreich
Z: 1 ml enthält: Marbofloxacin 3 mg, Clotrimazol 10 mg, Dexamethason acetat (entspr. Dexamethason 0,9 mg), Propylgallat 1 mg, Hilfstoff 1 ml.
EW: Kombination Antibiotikum + Antimykotikum + Glukokortikoid.
AG: Entzündungen des äußeren Ohres bei Hunden.
DO: 10 Tropfen pro Ohr 1mal/Tag über 7-14 Tage.
GA: Perforiertes Trommelfell.
SST: Gegenanzeige.
NW: Kortikoideffekte möglich.
WH: Äußeren Gehörgang vor der Behandlung sorgfältig reinigen und trocknen.
PG: 10 ML VT [€ 18,75], 20 ML VT [€ 29,10]

Aurorix 150 mg - Filmtabletten — 49A06

(Z.Nr. 1-18878) NR. P. — N06AG02
ZI: Meda Pharma, Wien
Z: 1 Filmtablette enthält: Moclobemid 150 mg, Ethylcellulose, Lactose 148 mg, Maisstärke, Magnesium stearat, Methylhydroxypropylcellulose, Natrium carboxymethylstärke, Polyethylenglycol, Polyvidon, Talk, Titandioxid, Eisenoxid gelb.
EW: Antidepressivum (Hemmstoff der Monoaminoxidase A).
AG: Depressive Episoden, Sozialphobie.
AA: Mit Flüssigkeit am Ende einer Mahlzeit.
DO: TD initial 300 mg in 2-3 ED, ab der 2. Woche MTD bis 600 mg. Dosisreduktion bei Leberschäden auf die Hälfte oder ein Drittel.
Sozialphobie: TD 300 mg, ab 4. Tag 600 mg in 2 ED.
Nicht für Kinder und Jugendliche.
GA: Akute Verwirrungszustände, Phäochromozytom, Patienten unter 18 Jahren.
SST: Nutzen/Risiko-Abwägung.
NW: Herz/Kreislauf, ZNS (Schwindel, Kopfschmerzen, Erregung), Psyche (Schlafstörungen), Magen/Darm, Haut, Vegetativum, Hypotonie.
WW: Kontraindiziert: Selegilin, Pethidin, Tramadol, Triptane, Linezolid, SSRIs, Sibutramin, andere Antidepressiva, Bupropion, Dextromethorphan.
Nicht empfohlen: Sympathomimetika, Johanniskraut.
Vorsicht: Opioide, Blutdruck wirksame Arzneimittel, Buspiron, Cimetidin, Tyramin., Omeprazol, Dextropropoxyphen, QT-verlängernde Substanzen.
WH: Vorsicht bei Hypertonie, Leberschäden, Thyreotoxikose, schizophrenen Psychosen, erhöhtem Suizidrisiko.
Dosis frühestens nach 1 Woche steigern. Suizidrisiko beachten. Bei Erregtheit oder Agitiertheit nicht oder nur mit Sedativum geben.
Exazerbation schizophrener Symptome möglich. Auswaschphase bei Umstellung von anderem Antidepressivum auf Moclobemid erforderlich. Wirksamkeit nach 4-6 Wochen überprüfen. Verkehrshinweis.
PG: 30 ST (2) (EKO: G) [€ 16,15], 100 ST (EKO: G) [€ 43,65]

Aurorix 300 mg - Filmtabletten — 49A06

(Z.Nr. 1-21026) NR. P. — N06AG02
ZI: Meda Pharma, Wien
Z: 1 Filmtablette enthält: Moclobemid 300 mg, Ethylcellulose, Lactose 26,5 mg, Maisstärke, Magnesium stearat, Methylhydroxypropylcellulose, Natrium carboxymethylcellulose, Polyethylenglycol, Polyvidon, Talk, Titandioxid.
Kurzinformation: siehe Aurorix 150 mg - Filmtabletten, → S. 158
PG: 30 ST (EKO: G) [€ 26,95], 60 ST (EKO: G) [€ 44,35]

🐾 Aurum RemaVet - Globuli für Tiere — 890A

(Z.Nr. 8-38892) RPF. P. — QV03AX
ZI: Remedia Homöopathie, Eisenstadt
Z: 1 g Globuli (ca. 120 Globuli) enthält: Aurum metallicum (Homöopathie) C200 10 mg, Saccharose.
EW: Homöopathikum.
AG: Rind, Pferd, Schaf, Ziege, Schwein, Kaninchen, Kleinnager, Hund, Katze: Zänkische Hunde und bösartige Kühe, Bluthochdruck, Gefäßverkalkungen, Hypersexualität bei Hunden, Hodenatrophie, unterstützend bei vergrößerter Gebärmutter oder Gebärmuttervorfall.
AA: Zum Eingeben (direkt ins Maul oder als Tränke: 20 Globuli in 1 Liter Wasser auflösen).
DO: ED 5-10 Globuli (unabhängig von der Tiergröße).
SST: Nur nach Rücksprache mit dem Tierarzt anwenden.
PG: 10 G VN [€ 12,80]

Aurumheel - Tropfen — 30X

(Z.Nr. 3-00103) RPF. P. — V03AX
ZI: Biologische Heilmittel Heel, Baden-Baden, Deutschland
Z: 100 g (= 104 ml, 1 ml = 19 Tropfen) enthalten: Natrium tetrachloroauratum (Homöopathie) D6 10 g, Valeriana officinalis (Homöopathie) D2 5 g, Cytisus scoparius (Homöopathie) D1 2 g, Convallaria majalis (Homöopathie) D2 1 g, Arnica montana (Homöopathie) D3 10 g, Crataegus (Homöopathie) D1 71 g, Ethanol 0,28 g (entspr. Gesamtethanolgehalt 35 % (V/V)), Wasser, gereinigtes.
EW: Homöopathikum.
AG: Leichte Herz- und Kreislaufstörungen.
AA: Mit oder ohne Wasser vor den Mahlzeiten.
DO: Akut alle 15 min. (max. 8mal tgl.), sonst 3mal tgl. 10 Tropfen. Nicht für Kinder und Jugendliche.
GA: Überempfindlichkeit gegen Korbblütler.
SST: Vorsicht.
WH: Nicht für Alkoholkranke.
PG: 50 ML * (EKO: N) [€ 15,75]

Auxilen 50 mg/2 ml - Injektions-/Infusionslösung — 13B02
(Z.Nr. 1-38344) RP. P. nicht im Handel. — M01AE17

🐾 Avalun Fell - Globuli für Tiere — 890B

(Z.Nr. 8-38559) RPF. P. — QV03AX
ZI: HWS-OTC Service, Mauterndorf
Z: 1 g Globuli (45 Globuli) enthält: Berberis vulgaris (Homöopathie) D4 3,33 mg, Natrium chloratum (Homöopathie) D6 3,33 mg, Sulfur (Homöopathie) D12 3,33 mg, Saccharose.
EW: Homöopathikum.
AG: Fellwechselstörungen, leichte Ekzeme, Juckreiz bei Katze, Hund, Kaninchen, Kleinnager, Pferd, Rind, Schaf und Ziege.

AA: In etwas Wasser aufgelöst oder mit dem Futter bzw. Tränke eingeben.
DO: ED Katzen, Hunde: 5 Globuli
Schafe, Ziegen: 10 Globuli
Pferde, Rinder: 15 Globuli
Kaninchen, Kleinnager: 3-5 Globuli (je nach Größe des Tieres)
SST: Nur nach Rücksprache mit dem Tierarzt anwenden.
PG: 20 G VN [€ 24,85]

🐾 Avalun Immun - Globuli für Tiere 890B

(Z.Nr. 8-38558) RPF. P. QV03AX
ZI: HWS-OTC Service, Mauterndorf
Z: 1 g Globuli (45 Globuli) enthält: Calcium phosphoricum (Homöopathie) D10 3,33 mg, Lycopodium clavatum (Homöopathie) D6 3,33 mg, Okoubaka aubrevillei (Homöopathie) D4 3,33 mg, Saccharose, Spuren von Lactose monohydrat.
EW: Homöopathikum.
AG: Unterstützung der Immunabwehr bei Katze, Hund, Kleinnager, Ziervogel, Pferd, Rind, Schaf, Ziege, Kaninchen, Geflügel.
AA: In etwas Wasser aufgelöst oder mit dem Futter bzw. Tränke eingeben.
DO: ED Katzen, Hunde: 5 Globuli
Schafe, Ziegen: 10 Globuli
Pferde, Rinder: 15 Globuli
Kaninchen, Kleinnager, Ziervögel, Geflügel: 3-5 Globuli (je nach Größe des Tieres)
SST: Nur nach Rücksprache mit dem Tierarzt anwenden.
PG: 20 G VN [€ 24,85]

Avamys 27,5 Mikrogramm/Sprühstoß - Nasenspray, Suspension 50H05

(Z.Nr. EU/1/07/434/*) NR. P. R01AD12
ZI: GlaxoSmithKline (Ireland), Dublin, Irland
Z: 1 Sprühstoß enthält: Fluticason furoat 27,5 µg, Glucose wasserfrei, Cellulose, mikrokristalline, Carmellose natrium, Polysorbat 80, Benzalkonium chlorid, Natrium edetat, Wasser, gereinigtes.
EW: Topisches Kortikosteroid.
AG: Allergische Rhinitis.
AA: Nur intranasal.
DO: 1mal tgl. 2 Sprühstöße, Kinder (6-11 Jahre) 1mal tgl. 1 Sprühstoß in jedes Nasenloch. Nach angemessener Symptomkontrolle Dosis auf niedrigst mögliche Dosis reduzieren.
SST: Nutzen/Risiko-Abwägung.
NW: Nasenbluten, nasale Ulcera, Kopfschmerzen, Überempfindlichkeit, Verlang- samung des Wachstums, Sehstörungen.
WW: Ritonavir nicht empfohlen. Vorsicht: Starke CYP3A4- Hemmer einschl. Cobicistat.
WH: Vorsicht bei Glaukom, Katarakt. Bei Langzeitanwendung hoher Dosen Systemeffekte möglich. Längenwachstum von Kindern kontrollieren.
PG: 120 HB IND (EKO: G) [€ 19,15]

Avamys 27,5 Mikrogramm/Sprühstoß - Nasenspray, Suspension 50H05

(Z.Nr. EU/1/07/434/*) NR. P. Parallelimport. R01AD12
V: EMRAmed Arzneimittel, Trittau, Deutschland
Z: 1 Sprühstoß enthält: Fluticason furoat 27,5 µg, Glucose wasserfrei, Cellulose, mikrokristalline, Carmellose natrium, Polysorbat 80, Benzalkonium chlorid, Natrium edetat, Wasser, gereinigtes.
PG: 120 HB IND (EKO: G) [€ 18,45]

Avastin 25 mg/ml - Konzentrat zur Herstellung einer Infusionslösung 55J02

(Z.Nr. EU/1/04/300/*) NR. P. E. L01XC07
ZI: Roche Registration, Grenzach-Wyhlen, Deutschland
Z: 1 ml Konzentrat enthält: Bevacizumab 25 mg Wirtssystem: CHO-Zellen, alpha, alpha-Trehalosedihydrat, Natrium phosphat, Polysorbat 20, Wasser für Injektionszwecke.
EW: Monoklonaler Antikörper, VEGF-Inhibitor: antineoplastisch.
AG: Metastasiertes Kolon- oder Rektumkarzinom (in Kombination mit Chemotherapie auf Fluoro-Pyrimidinbasis).
-Metastasierendes Mammakarzinom (in Kombination mit Paclitaxel oder Capecitabin).
-Inoperables nicht-kleinzelliges Bronchialkarzinom (zusätzlich zu Platin-Chemotherapie).
-Inoperables Nicht-Plattenepithel-Bronchialkarzinom mit EGFR-aktivierenden Mutationen (in Kombination mit Erlotinib).
-Nierenzellkarzinom (in Kombination mit Interferon alfa-2a).
- Fortgeschrittenes epitheliales Ovarialkarzinom, Eileiterkarzinom oder primäres Peritonealkarzinom einschließlich platinsensitive Rezidive (in Kombination mit Carboplatin, Paclitaxel, Gemcitabin, Topotecan oder pegyliertem liposomalem Doxorubicin).
-Zervixkarzinom (in Kombination mit Paclitaxel und Cisplatin oder Topotecan).
AA: I.v. Infusion (zunächst über 90 min, bei guter Verträglichkeit über 60 bzw. 30 min).
DO: Kolorektalkarzinom: Alle 2 Wochen 5 oder 10 mg/kg KG bzw. alle 3 Wochen 7,5 oder 15 mg/kg KG.
Mammakarzinom: Alle 2 Wochen 10 mg/kg KG oder alle 3 Wochen 15 mg/kg KG.
Nicht-kleinzelliges Bronchialkarzinom: Alle 3 Wochen 7,5 oder 15 mg/kg KG.
Nicht-Plattenepithel-Bronchialkarzinom: Alle 3 Wochen 15 mg/kg KG.
Nierenzellkarzinom: Alle 2 Wochen 10 mg/kg KG.
Ovarial-, Eileiter-, Peritoneal-, Zervixkarzinom: Alle 3 Wochen 15 mg/kg KG oder alle 2 Wochen 10mg/kg KG (in Kombination mit Doxorubicin).
Keine Dosisempfehlung für Kinder und Jugendliche.
SST: Gegenanzeige; bis 6 Monate nach der letzten Bevacizumab-Dosis Kontrazeption erforderlich. Bis mindestens 6 Monate nach Therapieende nicht stillen. Beeinträchtigung der Fertilität bei Frauen möglich.
NW: Magen/Darm-Perforationen, Gallenblasenperforation, Blutungen, Leukopenie, arterielle und venöse Thromboembolie, Hypertonie, Aneurysmen, Arteriendissektionen, Komplikation bei der Wundheilung, (GI-vaginale) Fisteln, Proteinurie, kongestive Herzinsuffizienz, Dyspnoe, Bluthusten, Neuropathien, Asthenie, Müdigkeit, Enzephalopathie, Ovarialinsuffizienz, Kiefernekrosen, nekrotisierende Fasziitis, Überempfindlichkeits- oder Infusionsreaktionen, Auge (nach nicht zugelassener intravitrealer Anwendung).
WW: Sutinimib (mikroangiopathische hämolytische Anämie). Platine, Taxane (Neutropenie-Risiko erhöht). Monoklonale EGFR-Antikörper nicht gleichzeitig anwenden.
WH: Auf Magen/Darm-Perforationen, GI-vaginale Fisteln, posteriores reversibles Enzephalopathie-Syndrom, Tumor-assoziierte Blutungen, Neutropenie, Kiefernekrosen, Überempfindlichkeits- oder Infusionsreaktionen achten. Vorsicht bei unbehandelten ZNS-Metastasen (Blutungsgefahr). Nicht intravitreal applizieren (Augenschäden!). Nicht mit Glucoselösungen mischen. Verkehrshinweis.
PG: 4 ML * (EKO: N) [€ 567,15], 16 ML * (EKO: N) [€ 1.947,60]

Avastin 25 mg/ml - Konzentrat zur Herstellung einer Infusionslösung 55J02

(Z.Nr. EU/1/04/300/*) NR. P. E. L01XC07
Parallelimport.
V: Abacus Medicine, Copenhagen, Dänemark
Z: 1 ml Konzentrat enthält: Bevacizumab 25 mg Wirtssystem: CHO-Zellen, alpha, alpha-Trehalosedihydrat, Natrium phosphat, Polysorbat 20, Wasser für Injektionszwecke.
PG: 16 ML * (EKO: N) [€ 1.909,50]

Avastin 25 mg/ml - Konzentrat zur Herstellung einer Infusionslösung 55J02
(Z.Nr. EU/1/04/300/*) NR. P. E. L01XC07
Parallelimport. nicht im Handel.

Avastin 25 mg/ml - Konzentrat zur Herstellung einer Infusionslösung 55J02
(Z.Nr. EU/1/04/300/*) NR. P. E. L01XC07
Parallelimport. nicht im Handel.

Avastin 25 mg/ml - Konzentrat zur Herstellung einer Infusionslösung 55J02

(Z.Nr. EU/1/04/300/*) NR. P. E. L01XC07
Parallelimport.
V: Haemato Pharm, Schönefeld, Deutschland
Z: 1 ml Konzentrat enthält: Bevacizumab 25 mg Wirtssystem: Ovarialzellen des chinesischen Hamsters, gentechnisch, modifiziert, alpha, alpha-Trehalosedihydrat, Natrium phosphat, Polysorbat 20, Wasser für Injektionszwecke.
PG: 4 ML * (EKO: N) [€ 556,50], 16 ML * (EKO: N) [€ 1.909,35]

Avastin 25 mg/ml - Konzentrat zur Herstellung einer Infusionslösung 55J02

(Z.Nr. EU/1/04/300/*) NR. P. E. L01XC07
Parallelimport.
V: Inopha, Ludwigsfelde, Deutschland
Z: 1 ml Konzentrat enthält: Bevacizumab 25 mg Wirtssystem: Ovarialzellen des chinesischen Hamsters, gentechnisch, modifiziert, alpha, alpha-Trehalosedihydrat, Natrium phosphat, Polysorbat 20, Wasser für Injektionszwecke.
PG: 4 ML * (EKO: N) [€ 567,15], 16 ML * (EKO: N) [€ 1.947,60]

Avastin 25 mg/ml - Konzentrat zur Herstellung einer Infusionslösung 55J02

(Z.Nr. EU/1/04/300/*) NR. P. E. L01XC07
Parallelimport. n.l.

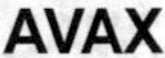

A

V: Orifarm, Leverkusen, Deutschland
Z: 1 ml Konzentrat enthält: Bevacizumab 25 mg Wirtssystem: CHO-Zellen, alpha, alpha-Trehalosedihydrat, Natrium phosphat, Polysorbat 20, Wasser für Injektionszwecke.
PG: 4 ML * (EKO: N) [€ 556,50 n.l.], 16 ML * (EKO: N) [€ 1.909,35 n.l.]

Avaxim - Injektionssuspension in einer Fertigspritze 36A18
(Z.Nr. 2-00186) NR. P. E. nicht im Handel. J07BC02

Avelox 400 mg - Filmtabletten 35F01

(Z.Nr. 1-23494) NR. P. J01MA14
ZI: Bayer Austria, Wien
Z: 1 Filmtablette enthält: Moxifloxacin 400 mg (entspr. Moxifloxacin hydrochlorid), Tablettenkern: Croscarmellose natrium, Lactose monohydrat 68 mg (entspr. Lactose 66,56 mg), Magnesium stearat, Cellulose, mikrokristalline; Filmüberzug: (entspr. Hypromellose) (entspr. Macrogol 4000) (entspr. Eisenoxid rot) (entspr. Titandioxid).
EW: Fluorochinolon-Antibiotikum, Gyrasehemmer.
AG: Bakterielle Infektionen durch empfindliche Erreger, wenn andere Antibiotika ungeeignet sind: Akute bakterielle Sinusitis, akute Exazerbation der chronischen Bronchitis, ambulant erworbene Pneumonie, Beckenentzündungen (in Kombination mit anderem Antibiotikum). Fortsetzung einer i.v. Moxifloxacin-Therapie bei ambulant erworbener Pneumonie bzw. komplizierten Haut- und Weichteilinfektionen.
AA: Unzerkaut und unabhängig von den Mahlzeiten mit Flüssigkeit schlucken.
DO: 1mal tgl. 400 mg über 5-10 Tage, bei Beckenentzündungen bis 14 Tage.
Bei sequentieller Therapie 4-6 Tage i.v., dann oral. Bei Kindern und Jugendlichen kontraindiziert.
GA: Sehnenschäden durch Chinolone, QT-Intervall-Verlängerung, Bradykardie, Hypokaliämie, Herzinsuffizienz, Herzrhythmusstörungen, Leber, Nierenschäden.
SST: Nicht anwenden.
NW: Allgemein, Nervensystem, periphere Neuropathie, Blut, Magen/Darm, Herz (QT-Verlängerung), schwere Hautreaktionen, Überempfindlichkeit (bis Schock), Geschmacks-, Sehstörungen, Leber, Dysglykämie, Psychosen (bis Suizidversuche), Tendinitis und Sehnenruptur, Aortenaneurysma, Aortendissektion. Sehr selten anhaltende schwere NW unter Beteiligung mehrerer Körpersysteme.
WW: Mehrwertige Kationen (6 Std. Abstand). Gegenanzeige: QT-verlängernde Arzneimittel (Antiarrhythmika Ia und III, Neuroleptika, Antimalariamittel, Azol-Antimykotika, Makrolide, Terfenadin, Astemizol, Cisaprid). Vorsicht mit Kalium vermindernden oder Bradykardie auslösenden Substanzen.
WH: Nutzen/Risiko-Abwägung bei leichten Infektionen. Vorsicht bei Krämpfen. Bei Sehstörungen Augenarzt konsultieren. Auf Sehnenscheidenerkrankungen bzw. Polyneuropathien achten.
Vorsicht bei Leberschäden. Auf QT-Verlängerung achten, bei Arrhythmien Behandlung unterbrechen.
Vorsicht bei Glukose 6 Phosphat-Dehydrogenasemangel. Auf pseudomembranöse Colitis achten. Verkehrshinweis.
PG: 7 ST (EKO: G) [€ 16,80]

Avelox 400 mg/250 ml - Infusionslösung 35F01

(Z.Nr. 1-24732) NR. P. J01MA14
ZI: Bayer Austria, Wien
Z: 1 Flasche oder 1 Beutel zu 250 ml enthält: Moxifloxacin 400 mg (entspr. Moxifloxacin hydrochlorid), Natriumchlorid, (entspr. Natrium 787 mg) (entspr. → 34 mmol), Salzsäure 1N (zur pH-Einstellung), Natriumhydroxid-Lösung 2N zur pH-Wert-Einstellung, Wasser für Injektionszwecke.
EW: Fluorochinolon-Antibiotikum, Gyrasehemmer.
AG: Mittel 2. Wahl bei ambulant erworbener Pneumonie (CAP) sowie kompli- zierten Haut- und Weichgewebeinfektionen durch empfindliche Bakterien.
AA: I.v. Infusion über 60 min.
DO: 1mal tgl. 400 mg über 4 Tage (Pneumonie) bzw. 6 Tage (Haut- und Weich- teilinfektionen), Fortsetzung oral (gesamt bis 21 Tage).
GA: Sehnenschäden durch Chinolone, QT-Intervall-Verlängerung, Bradykardie, Hypokaliämie, Herzinsuffizienz, Herzrhythmusstörungen, Leber, Nierenschäden.
SST: Nicht anwenden.
NW: Allgemein, Nervensystem, periphere Neuropathie, Blut, Magen/Darm, Herz (QT-Verlängerung), schwere Hautreaktionen, Überempfindlichkeit (bis Schock), Geschmacks-, Sehstörungen, Leber, Dysglykämie, Psychosen (bis Suizidversuche), Tendinitis und Sehnenruptur, Aortenaneurysma, Aortendissektion. Sehr selten anhaltende schwere NW unter Beteiligung mehrerer Körpersysteme.
WW: Mehrwertige Kationen (6 Std. Abstand). Gegenanzeige: QT-verlängernde Arzneimittel (Antiarrhythmika Ia und III, Neuroleptika, Antimalariamittel, Azol-Antimykotika, Makrolide, Terfenadin, Astemizol, Cisaprid). Vorsicht mit Kalium vermindernden oder Bradykardie auslösenden Substanzen.
WH: Nutzen/Risiko-Abwägung beileichten Infektionen. Vorsicht bei Krämpfen. Bei Sehstörungen Augenarzt konsultieren. Auf Sehnenscheidenerkrankungen bzw. Polyneuropathien achten.
Vorsicht bei Leberschäden. Auf QT-Verlängerung achten, bei Arrhythmien Behandlung unterbrechen.
Vorsicht bei Glukose 6 Phosphat-Dehydrogenasemangel. Auf pseudomembranöse Colitis achten. Verkehrshinweis.
PG: 1 ST * (EKO: N) [€ 88,20]

Avena/Phosphor "Wala" - Injektionslösung für Tiere 809Z, 829

(Z.Nr. 8-30009) RP. P. QV03AX
ZI: SaluVet, Bad Waldsee, Deutschland
Z: 1 ml Lösung enthält: Avena sativa ferm 33c D2 0,1 g, Phosphorus (Homöopathie) D14 0,1 g, Natriumchlorid, Natriumhydrogencarbonat, Wasser für Injektionszwecke.
EW: Homöopathikum.
AG: Nervöse Erregungszustände.
DO: **Meerschweinchen, Hamster, Ratte:** 0,5 ml s.c. oder i.m. 1mal tgl. über 5 Tage.
Hund, Katze, Kleintiere: 1 ml s.c. oder i.m. 1mal täglich über 5 Tage.
Schwein, Schaf, Ziege: 5 ml s.c. oder i.m. jeden 2. Tag bis zur Besserung.
Pferd, Rind: 10 ml s.c. oder i.m. jeden 2. Tag bis zur Besserung.
Die Wirkung tritt etwa ½-1 Stunde nach Applikation ein und hält etwa 2-4 Stunden an.
Anwendung bei Transporten: Avena/Phosphor am Tag vor dem Transport und ½-1 Stunde vor dem Transport verabreichen.
Die Behandlung ist bis zur Besserung jeden 2. Tag zu wiederholen.
SST: Anwendung nur nach Rücksprache mit dem Tierarzt.
PG: 5 ST VN [€ 47,80]

Aviffa - Lösliches Pulver für Puten zur Verabreichung über das Trinkwasser 823BG

(Z.Nr. 8-20153) NR. P. E. QI01CD01
ZI: Boehringer Ingelheim Animal Health France SCS, Lyon, Frankreich
Z: 1 Dosis enthält: TRT/SHS-Virus modif., lebender, VCO 3 Stamm 10^2,3 GKID50, Wirtssystem: Vero-Zellen, Polypeptide, Mannitol, Polyvidon, Saccharose, Monokalium phosphat, Dikalium phosphat, Kalium glutamat, Natriumhydroxid.
EW: Lebendimpfstoff.
AG: Zur Schutzimpfung von Puten gegen die Infektiöse Rhinotracheitis (IRT).
AA: Über das Trinkwasser.
DO: Für 1000 Puten den Inhalt einer Trockenstechampulle in 1 ml Wasser auf- lösen, danach den Inhalt in einer genügenden Menge Trinkwasser auflösen.
1. Impfung mit 1-7 Tagen, 2. Impfung mit 3 Wochen, 3. Impfung mit 8 Wochen.
GA: Kranke Tiere, Tiere in Inkubation, Parasitenbefall.
WW: 7 Tage Abstand zu anderen Impfungen.
WH: 14 Tage Kontakt mit ungeimpften Tieren meiden.
PG: 1 ST VN [€ 40,95]

Avinew - Lyophilisat zur Herstellung einer Suspension zur Verabreichung oral und intraokulär sowie als Spray 823AG
(Z.Nr. 8-20240) NR. P. E. nicht im Handel. QI01AD06

Avinew NEO - Brausetablette für Hühner und Puten 823AG

(Z.Nr. 8-36610) NR. P. E. QI01AD06
ZI: Boehringer Ingelheim Animal Health France SCS, Lyon, Frankreich
Z: 1 Dosis des gelösten Impfstoffes enthält: Newcastle-Krankheit-Virus, Stamm VG/GA-Avinew, lebend 5,-7,0 log10 EID50, Wirtssystem: embryonierte SPF Hühnereier, Brillantblau FCF, Casein-Hydrolysat, Mannitol, Povidon, Saccharose, Kaliumdihydrogenphosphat, Kaliummonohydrogenphosphat, Kalium glutamat, Albumin, bovines, Fraktion V, Citronensäure anhydrid, Natriumhydrogencarbonat, Citronensäure anhydrid, Magnesium stearat, Wasser, destilliertes.
EW: Viraler Lebendimpfstoff.
AG: Aktive Immunisierung gegen die Newcastle-Krankheit bei Masthühnerküken, Legehennen und Puten.
AA: Intraokulär, oculonasal oder oral über das Trinkwasser nach Resuspendieren des Impfstoffes. 1 Tablette für 1000 Tiere.
DO: Masthühnerküken: Erstimpfung intraokulär oder oculonasal ab 1. Lebenstag, Wiederholungsimpfung mit 2-3 Wochen.

Junghühner von Legehennen und Elterntiere: 2malig intraokulär, oculo- nasal oder oral im Alter von 4 und 8 Wochen.
Details siehe Austria-Codex - Fachinformation.
Puten: Impfung oculonasal ab 1.Lebenstag.
SST: Bei Legetieren nicht anwenden.
WH: Anwenderschutz (Atem-, Augenschutz) notwendig.
PG: 10 ST VN [€ 119,15]

AviPro AE - Suspension zur Anwendung über das Trinkwasser für Hühner 823AG
(Z.Nr. 8-20014) NR. P. E. nicht im Handel. QI01AD02

AviPro Gumboro vac - Lyophilisat zur Herstellung einer Suspension zur oralen Applikation für Hühner 823AG
(Z.Nr. 8-20213) NR. P. E. nicht im Handel. QI01AD09

AviPro IB H120 - Lyophilisat zur Herstellung einer Suspension für Hühner 823AG
(Z.Nr. 8-20028) NR. P. E. nicht im Handel. QI01AD07

AviPro ILT - Lyophilisat und Lösungsmittel zur Herstellung einer Suspension für Hühner 823AG
(Z.Nr. 8-20207) NR. P. E. nicht im Handel. QI01AD08

AviPro ND C131 - Lyophilisat zur Herstellung einer Suspension für Hühner und Puten 823AG
(Z.Nr. 8-20306) NR. P. E. nicht im Handel. QI01AD06

AviPro ND HB1 - Lyophilisat zur Herstellung einer Suspension für Hühner 823AG
(Z.Nr. 8-20032) NR. P. E. nicht im Handel. QI01AD06

AviPro ND LASOTA - Lyophilisat zur Herstellung einer Suspension für Hühner und Puten 823AG
(Z.Nr. 8-20222) NR. P. E. nicht im Handel. QI01AD06

AviPro Precise - Lyophilisat zur Herstellung einer Suspension 823AG
(Z.Nr. 8-20251) NR. P. E. nicht im Handel. QI01AD09

AviPro Salmonella Duo - Lyophilisat zur Anwendung über das Trinkwasser für Hühner, Puten und Enten 823AG
(Z.Nr. 8-20324) NR. P. E. VNW. nicht im Handel. QI01AE01, QI01BE, QI01CE

AviPro Salmonella vac E 823AG
(Z.Nr. 8-20239) NR. P. E. VNW. nicht im Handel. QI01AE01

AviPro Salmonella vac T - Lyophilisat zur Anwendung im Trinkwasser 823AG
(Z.Nr. 8-20148) NR. P. E. VNW. nicht im Handel. QI01AE01

AviPro THYMOVAC - Lyophilisat zur Anwendung im Trinkwasser für Hühner 823AG
(Z.Nr. 8-20318) NR. P. E. nicht im Handel. QI01AD04

Avishield IB GI-13 - Lyophilisat zur Herstellung einer Suspension zur oculo-nasalen Instillation/zur Verabreichung über das Trinkwasser für Hühner 823AG
(Z.Nr. 8-40198) NR. P. E. nicht im Handel. QI01AD07

Avishield IB H120 - Lyophilisat zur Herstellung einer Suspension für Hühner 823AG

(Z.Nr. 8-38226) NR. P. E. QI01AD07
ZI: Genera, Rakov Potok, Kroatien
Z: Jede Dosis enthält: Bronchitis-Virus, aviär, infektiös, lebend, attenuiert, Stamm H-120, Serotyp Massachusetts 10^3,5-10^4,5 EID50, Povidon K25, Bactopepton, Mononatriumglutamat, Kaliumdihydrogenphosphat, Kaliumhydroxid, Dextran 40000, Saccharose.
EW: Impfstoff.
AG: Aktive Immunisierung von Hühnern (Broiler und zukünftige Legehennen/Zuchttiere) gegen Infektionen durch das Virus der aviären infektiösen Bronchitis Serotyp Massachusetts.
AA: Durch Versprühen oder durch oculo-nasale Instillation ab dem 1. Tag; über das Trinkwasser ab dem 7.Tag.
Details siehe Austria Codex - Fachinformation.
DO: 1 Dosis pro Huhn.
SST: Bei Legetieren, Zuchttieren und innerhalb von 4 Wochen vor Beginn der Legeperiode nicht anwenden.
NW: Vorübergehende Atembeschwerden.
WH: Alle Hühner eines Bestandes gleichzeitig impfen.
PG: **2500** 10 ST VN [€ 89,25], **5000** 10 ST VN [€ 158,80]

Avishield IBD INT - Lyophilisat zur Herstellung einer Suspension für Hühner 823AG
(Z.Nr. 8-38682) NR. P. E. nicht im Handel. QI01AD09

Avishield IBD Plus - Lyophilisat zur Verabreichung über das Trinkwasser, für Hühner 823AG
(Z.Nr. 8-40128) NR. P. E. nicht im Handel. QI01AD09

Avishield ND B1 - Lyophilisat zur Herstellung einer Suspension zur oculo-nasalen Anwendung/Verabreichung über das Trinkwasser für Hühner 823AG

(Z.Nr. 8-38234) NR. P. E. QI01AD06
ZI: Genera, Rakov Potok, Kroatien
Z: 1 Dosis enthält: Newcastle Disease-Virus, lebendes, lentogenes, Stamm Hitchner B1 1 Mio.-;10 Mio. GKID50, Povidon K25, Bactopepton, Mononatriumglutamat, Kaliumdihydrogenphosphat, Kaliumhydroxid, Dextran 40000.
EW: Lebendimpfstoff.
AG: Aktive Immunisierung von Hühnern (Broilern und zukünftigen Legehennen/Zuchttieren) gegen Infektion mit dem Newcastle-Virus.
AA: Oculo-nasale Instillation oder Grobspray (ab dem 1. Lebenstag) oder über das Trinkwasser (ab dem 7. Lebenstag).
DO: Oculo-nasale Instillation: 1000 Impfstoffdosen in 100 ml dest. Wasser suspendieren. Jedes Tier erhält 1 Tropfen in das Auge und 1 Tropfen ins Nasenloch. Bei kleineren Hühnerrassen 4 Tropfen applizieren (je 1 Tropfen pro Auge und pro Nasenloch).
Grobspray: 1000 Impfstoffdosen in 150-300 ml dest. Wasser resuspendieren und als grobes Spray in einem Abstand von 30-40 cm auf die Hühner verteilen.
Über das Trinkwasser: 1000 Impfdosen in 1 Liter Wasser pro Lebenstag für 1000 Hühner lösen.
SST: Nicht bei Legetieren und innerhalb von 4 Wochen vor Beginn der Legeperiode anwenden.
NW: Atembeschwerden (tracheales Rasseln) nach oculo-nasaler Verabreichung.
WH: Nur gesunde Tiere impfen. Alle Tiere eines Bestandes impfen.
PG: **2500** 10 ST VN [€ 124,00], **5000** 10 ST VN [€ 199,55]

Avodart 0,5 mg - Weichkapseln 52D01

(Z.Nr. 1-24844) NR. P. G04CB02
ZI: GlaxoSmithKline Pharma, Wien
Z: 1 Kapsel enthält: Dutasterid 0,5 mg, Kapselinhalt: Mono-u. Diglyceride der Capryl/Caprinsäure, Butylhydroxytoluol; Kapselhülle: Gelatine, Glycerin, Titandioxid, Eisenoxid gelb, Triglyceride, mittelkettige, Lecithin, (entspr. Sojaöl).
EW: Testosteron-5-alpha-Reduktasehemmer.
AG: Mittelgradige bis schwere Formen der benignen Prostatahyperplasie.
AA: Oral unzerkaut einnehmen.
DO: 1mal tgl. 1 Kapsel.
GA: Frauen, Kinder, Jugendliche, schwere Leberschäden.
SST: Generelle Kontraindikationen; für männliche Patienten Kondom empfohlen.
NW: Impotenz, Ejakulationsstörungen, Gynäkomastie.
WW: Erhöhte Dutasterid-Konzentrationen durch CYP3A4-Hemmer (z.B. Proteasehemmer, Nefazodon, Azole, Verapamil, Diltiazem).
WH: Regelmäßige Untersuchungen (PSA) zum Ausschluss eines Prostatakarzinoms. Auf Veränderungen des Brustgewebes achten. Frauen, Kinder und Jugendliche müssen Kontakt mit undichten Kapseln meiden. Vorsicht bei Leberschäden. Dutasterid senkt PSA um 50%, was bei Prostatakarzinom-Diagnostik zu beachten ist.
PG: 30 ST * (EKO: N) [€ 44,25]

Avonex 30 Mikrogramm/0,5 ml - Injektionslösung 33C02, 56C01

(Z.Nr. EU/1/97/033/*) NR. P. E. L03AB07
ZI: Biogen Netherlands, Badhoevedorp, Niederlande
Z: 1 Fertigspritze zu 0,5 ml enthält: Interferon beta-1a 30 µg (entspr. → 6 Mio. IE), Natrium acetat-Trihydrat, Essigsäure 99%, Arginin hydrochlorid, Polysorbat 20, Wasser für Injektionszwecke.
EW: Zytokin: Antiviral, antiproliferativ, immunmodulierend.
AG: Multiple Sklerose.
AA: I.m.
DO: 1mal wöchentlich 30 µg. Bei Behandlungsbeginn Dositstitration möglich: Initial ¼ Dosis, wöchentlich um ¼ Dosis steigern, bis in der 4. Woche die volle Dosis erreicht ist. Alternativ: Beginn mit halber Dosis.
Keine Daten bei Kindern. Keine Dosisempfehlung für Jugendlichen bis 16 Jahre.
GA: Depressionen.
SST: Zwingende Indikationsstellung in der Schwangerschaft. Stillen

möglich.
NW: Gesamtorganismus, grippeartige Symptome (antipyretisches Analgetikum geben), Allergien, Haut, Magen/Darm, Appetitlosigkeit, Leber, Herz/Kreislauf, pulmonale Hypertonie, Thrombozytopenien, thrombotische Mikroangiopathie, nephrotisches Syndrom, Menorrhagie, ZNS, Muskulatur, Atemnot, lokale Reaktionen.
WW: Gleichzeitige Kortikoidgabe möglich.
WH: Vorsicht bei Leber-, Nieren-, Knochenmarkschäden, Herzerkrankungen, Krämpfen. Keine Langzeiterfahrungen über mehr als 2 Jahre Therapiedauer. Kontrollen: Blutbild, Labor; Bildung neutralisierender Antikörper möglich. Verkehrshinweis.
PG: 4 ST RE1 (EKO: Y) [€ 1.129,60]

Avonex 30 Mikrogramm/0,5 ml - Injektionslösung 33C02, 56C01
(Z.Nr. EU/1/97/033/*) NR. P. E.
Parallelimport. L03AB07
V: Abacus Medicine, Copenhagen, Dänemark
Z: 1 Fertigspritze zu 0,5 ml enthält: Interferon beta-1a 30 µg (entspr. → 6 Mio. IE), Natrium acetat-Trihydrat, Essigsäure 99%, Arginin hydrochlorid, Polysorbat 20, Wasser für Injektionszwecke.
PG: 4 ST RE1 (EKO: Y) [€ 1.124,10]

Avonex 30 Mikrogramm/0,5 ml - Injektionslösung 33C02, 56C01
(Z.Nr. EU/1/97/033/*) NR. P. E.
Parallelimport. nicht im Handel. L03AB07

Avonex 30 Mikrogramm/0,5 ml - Injektionslösung im Fertigpen 33C02, 56C01
(Z.Nr. EU/1/97/033/*) NR. P. E. L03AB07
ZI: Biogen Netherlands, Badhoevedorp, Niederlande
Z: 1 Pen zu 0,5 ml enthält: Interferon beta-1a 30 µg (entspr. → 6 Mio. IE), Natrium acetat-Trihydrat, Essigsäure 99%, Arginin hydrochlorid, Polysorbat 20, Wasser für Injektionszwecke.
Kurzinformation: siehe Avonex 30 Mikrogramm/0,5 ml - Injektionslösung, → S. 161
PG: 4 ST RE1 (EKO: Y) [€ 1.129,60]

Avonex 30 Mikrogramm 0,5 ml - Injektionslösung im Fertigpen 33C02, 56C01
(Z.Nr. EU/1/97/033/*) NR. P. E.
Parallelimport. L03AB07
V: Abacus Medicine, Copenhagen, Dänemark
Z: 1 Pen zu 0,5 ml enthält: Interferon beta-1a 30 µg (entspr. → 6 Mio. IE), Natrium acetat-Trihydrat, Essigsäure 99%, Arginin hydrochlorid, Polysorbat 20, Wasser für Injektionszwecke.
PG: 4 ST RE1 (EKO: Y) [€ 1.124,10]

Avonex 30 Mikrogramm 0,5 ml - Injektionslösung im Fertigpen 33C02, 56C01
(Z.Nr. EU/1/97/033/*) NR. P. E.
Parallelimport. nicht im Handel. L03AB07

🐾 Axentyl 200 mg/ml - Injektionslösung für Rinder, Schafe, Ziegen und Schweine 801AF
(Z.Nr. 8-01158) NR. P. VNW. QJ01FA90
ZI: Biovet JSC, Peshtera, Bulgarien
Z: 1 ml Injektionslösung enthält: Tylosin 200000 IE, Propylenglycol, Benzylalkohol 40 mg, Wasser für Injektionszwecke.
EW: Makrolidantibiotikum.
AG: Rinder: Atemwegsinfektionen, Metritis durch Gram-positive Erreger, Mastitis, interdigitale Nekrobazillose.
Kälber: Atemwegsinfektionenl, Nekrobazillose.
Schweine: Enzootische Pneumonie, hämorrhagische Enteritis, Rotlauf, Metritis, Arthritis.
Schafe, Ziegen: Atemwegsinfektionen, Metritis durch Gram-positive Erreger, Mastitis.
AA: I.m., nur bei Rindern auch langsam i.v.
DO: Rinder, Schweine: TD 5-10 mg Tylosin/kg KG über 3 Tage.
Schafe, Ziegen: 10 mg Tylosin/kg KG über 3 Tage.
Max. Volumen/ Injektionsstelle: 2,5 ml (Schaf, Ziege), 5 ml (Schwein) bzw. 15 ml (Rind).
GA: Pferde; i.m. Injektion bei Hühnern und Puten tödlich.
SST: Nutzen/Risiko-Abwägung.
NW: Lokale Reaktionen, partieller Analprolaps bei Schweinen, anaphylaktischer Schock.
WH: Empfindlichkeitsprüfung empfohlen.
VNW: Essbare Gewebe: Rind 28 Tage. Schaf, Ziege 42 Tage. Schwein 16 Tage.
Milch (Rind, Schaf, Ziege): 4,5 Tage.
PG: 100 ML VNW [€ 28,10]

Axumin 1.600 MBq/ml - Injektionslösung 24F01
(Z.Nr. EU/1/17/1186/*) NR. P. nicht im Handel. V09IX12

Axumin 3.200 MBq/ml - Injektionslösung 24F01
(Z.Nr. EU/1/17/1186/*) NR. P. nicht im Handel. V09IX12

Axura 10 mg - Filmtabletten 49E02
(Z.Nr. EU/1/02/218/*) RP. P. n.l. N06DX01
ZI: Merz Pharmaceuticals, Frankfurt/Main, Deutschland
Z: 1 Filmtablette enthält: Memantin hydrochlorid 10 mg (entspr. Memantin 8,31 mg), Tablettenkern: Cellulose, mikrokristalline, Siliciumdioxid, hochdisperses, Croscarmellose natrium, Magnesium stearat; Tablettenfilm: Hypromellose, Macrogol 400, Titandioxid, Eisenoxid gelb.
PG: 28 ST * (EKO: N) [€ 36,35 n.l.]

Axura 20 mg - Filmtabletten 49E02
(Z.Nr. EU/1/02/218/*) RP. P. N06DX01
ZI: Merz Pharmaceuticals, Frankfurt/Main, Deutschland
Z: 1 Filmtablette enthält: Memantin hydrochlorid 20 mg (entspr. Memantin 16,62 mg), Tablettenkern: Cellulose, mikrokristalline, Croscarmellose natrium, Siliciumdioxid, hochdisperses, Magnesium stearat; Tablettenfilm: Hypromellose, Macrogol 400, Titandioxid, Eisenoxid gelb, Eisenoxid rot.
EW: Antidementivum; NMDA-Rezeptorantagonist.
AG: Mittelschwere bis schwere Alzheimer-Demenz.
AA: 1mal tgl. zur gleichen Tageszeit einnehmen.
DO: TD 5 mg (1. Woche), 10 mg (2. Woche), 15 mg (3. Woche); Erhaltungsdosis 20 mg tgl.
Dosisreduktion bei schweren Nierenschäden. Nutzen und Verträglichkeit der Behandlung regelmäßig überprüfen. Keine Daten an Kindern und Jugendlichen.
SST: Strenge Indikationsstellung, nicht stillen.
NW: Überempfindlichkeit, ZNS (Halluzinationen, Verwirrtheit, Schwindel), Magen/Darm (Obstipation), Leber, erhöhter Blutdruck, Kopfschmerzen, Schläfrigkeit, Dyspnoe.
WW: L-Dopa, Dopamin-Agonisten, Anticholinergika verstärkt; Barbiturate, Neuroleptika abgeschwächt; Spasmolytika (Dosisanpassung); Amantadin, Ketamin, Dextrometorphan oder Phenytoin nicht mit Memantin kombinieren. Orale Antikoagulanzien (Gerinnung überwachen).
WH: Bei schweren Leberschäden nicht empfohlen. Vorsicht bei Epilepsie.
Patienten mit schweren Herzerkrankungen engmaschig überwachen.
Verkehrshinweis. Alkalisierung des Urins reduziert die renale Eliminationsrate von Memantin.
PG: 28 ST * (EKO: N) [€ 58,65]

Axura 5 mg, 10 mg, 15 mg, 20 mg - Filmtabletten 49E02
(Z.Nr. EU/1/02/218/*) RP. P. N06DX01
ZI: Merz Pharmaceuticals, Frankfurt/Main, Deutschland
Z: 1 Packung enthält: Filmtablette, weiss 7 Stk: Memantin hydrochlorid 5 mg (entspr. Memantin 4,15 mg); Filmtablette, blass gelb 7 Stk: Memantin hydrochlorid 10 mg (entspr. Memantin 8,31 mg); Filmtabletten, orange 7 Stk: Memantin hydrochlorid 15 mg (entspr. Memantin 12,46 mg); Filmtablette, rot 7 Stk: Memantin hydrochlorid 20 mg (entspr. Memantin 16,62 mg); Tablettenkern: Cellulose, mikrokristalline, Croscarmellose natrium, Siliciumdioxid, hochdisperses, Magnesium stearat; Tablettenfilm: 5 mg Tablette: Hypromellose, Macrogol 400, Titandioxid; Tablettenfilm: 10 mg Tablette: Hypromellose, Macrogol 400, Titandioxid, Eisenoxid gelb; Tablettenfilm: 15 mg Tablette: Hypromellose, Macrogol 400, Titandioxid, Eisenoxid gelb, Eisenoxid rot; Tablettenfilm: 20 mg Tablette: Hypromellose, Macrogol 400, Titandioxid, Eisenoxid gelb, Eisenoxid rot.
Kurzinformation: siehe Axura 20 mg - Filmtabletten, → S. 162
PG: 28 ST * (EKO: N) [€ 39,00]

Axura 5 mg/Pumpenhub, Lösung zum Einnehmen 49E02
(Z.Nr. EU/1/02/218/*) RP. P. N06DX01
ZI: Merz Pharmaceuticals, Frankfurt/Main, Deutschland
Z: 1 Pumpenhub (= 0,5ml) enthält: Memantin hydrochlorid 5 mg (entspr. Memantin 4,16 mg), Kalium sorbat, (entspr. Kalium 0,5 mg/ml), Sorbitol 100 mg/ml, Wasser, gereinigtes.
EW: Antidementivum; NMDA-Rezeptorantagonist.
AG: Mittelschwere bis schwere Alzheimer-Demenz.
AA: 1mal tgl. zur gleichen Tageszeit einnehmen.
1 Pumpenhub entspricht 5 mg Memantinhydrochlorid. Lösung mit der Pumpe auf einen Löffel oder in ein Glas Wasser dosieren.

DO: TD 5 mg (1. Woche), 10 mg (2. Woche), 15 mg (3. Woche); Erhaltungsdosis 20 mg tgl.
Dosisreduktion bei schweren Nierenschäden. Nutzen und Verträglichkeit der Behandlung regelmäßig überprüfen. Keine Daten an Kindern und Jugendlichen.
SST: Strenge Indikationsstellung, nicht stillen.
NW: Überempfindlichkeit, ZNS (Halluzinationen, Verwirrtheit, Schwindel), Magen/Darm (Obstipation), Leber, erhöhter Blutdruck, Kopfschmerzen, Schläfrigkeit, Dyspnoe.
WW: L-Dopa, Dopamin-Agonisten, Anticholinergika verstärkt; Barbiturate, Neuroleptika abgeschwächt; Spasmolytika (Dosisanpassung); Amantadin, Ketamin, Dextrometorphan oder Phenytoin nicht mit Memantin kombinieren. Orale Antikoagulanzien (Gerinnung überwachen).
WH: Bei schweren Leberschäden nicht empfohlen. Vorsicht bei Epilepsie.
Patienten mit schweren Herzerkrankungen engmaschig überwachen.
Verkehrshinweis. Alkalisierung des Urins reduziert die renale Eliminationsrate von Memantin.
PG: 50 ML RE2 (2) (EKO: Y) [€ 36,85]

▼ Aybintio 25 mg/ml - Konzentrat zur Herstellung einer Infusionslösung 55J02

(Z.Nr. EU/1/20/1454/*) NR. P. E. L01XC07
ZI: Samsung Bioepis NL, Delft, Niederlande
Z: 1 ml Konzentrat enthält: Bevacizumab 25 mg mittlels rekombinanter DNA-Technik in Ovarialzellen des chinesichen Hamsters hergestellt, alpha, alpha-Trehalosedihydrat, Natrium acetat-Trihydrat, Essigsäure, Polysorbat 20, Wasser für Injektionszwecke.
EW: Monoklonaler Antikörper, VEGF-Inhibitor: antineoplastisch.
AG: Metastasiertes Kolon- oder Rektumkarzinom (in Kombination mit Chemotherapie auf Fluoropyrimidin-Basis).
-Metastasierendes Mammakarzinom (in Kombination mit Paclitaxel).
-Inoperables nicht-kleinzelliges Bronchialkarzinom (zusätzlich zu Platin-Chemotherapie).
-Nierenzellkarzinom (in Kombination mit Interferon alfa-2a).
- Fortgeschrittenes epitheliales Ovarialkarzinom, Eileiterkarzinom oder primäres Peritonealkarzinom einschließlich platinsensitive Rezidive (in Kombination mit Carboplatin, Paclitaxel, Gemcitabin, Topotecan oder pegyliertem liposomalem Doxorubicin).
-Zervixkarzinom (in Kombination mit Paclitaxel und Cisplatin oder Topotecan).
AA: I.v. Infusion (zunächst über 90 min, bei guter Verträglichkeit über 60 bzw. 30 min).
DO: **Kolorektalkarzinom:** Alle 2 Wochen 5 oder 10 mg/kg KG bzw. alle 3 Wochen 7,5 oder 15 mg/kg KG.
Mammakarzinom: Alle 2 Wochen 10 mg/kg KG oder alle 3 Wochen 15 mg/kg KG.
Nicht-kleinzelliges Bronchialkarzinom: Alle 3 Wochen 7,5 oder 15 mg/kg KG.
Nierenzellkarzinom: Alle 2 Wochen 10 mg/kg KG.
Ovarial-, Eileiter-, Peritoneal-, Zervixkarzinom: Alle 3 Wochen 15 mg/kg KG oder alle 2 Wochen 10mg/kg KG (in Kombination mit Doxorubicin).
Keine Dosisempfehlung für Kinder und Jugendliche.
SST: Gegenanzeige; bis 6 Monate nach der letzten Bevacizumab-Dosis Kontrazeption erforderlich. Bis mindestens 6 Monate nach Therapieende nicht stillen. Beeinträchtigung der Fertilität bei Frauen möglich.
NW: Magen/Darm-Perforationen, Gallenblasenperforation, Blutungen, Leukopenie, arterielle und venöse Thromboembolie, Hypertonie, Aneurysmen, Arteriendissektionen, Komplikation bei der Wundheilung, (GI-vaginale) Fisteln, Proteinurie, kongestive Herzinsuffizienz, Dyspnoe, Bluthusten, Neuropathien, Asthenie, Müdigkeit, Enzephalopathie, Ovarialinsuffizienz, Kiefernekrosen, nekrotisierende Fasziitis, Überempfindlichkeits- oder Infusionsreaktionen, Auge (nach nicht zugelassener intravitrealer Anwendung).
WW: Sutinimib (mikroangiopathische hämolytische Anämie).
Platine, Taxane (Neutropenie-Risiko erhöht). Monoklonale EGFR-Antikörper nicht gleichzeitig anwenden.
WH: Auf Magen/Darm-Perforationen, GI-vaginale Fisteln, posteriores reversibles Enzephalopathie-Syndrom, Tumor-assoziierte Blutungen, Neutropenie, Kiefernekrosen, Überempfindlichkeits- oder Infusionsreaktionen achten. Vorsicht bei unbehandelten ZNS-Metastasen (Blutungsgefahr). Nicht intravitreal applizieren (Augenschäden!). Nicht mit Glucoselösungen mischen. Verkehrshinweis.
PG: 4 ML * (EKO: N) [€ 567,15], 16 ML * (EKO: N) [€ 1.947,60]

▼ *Ayvakyt 100 mg - Filmtabletten* 55L
(Z.Nr. EU/1/20/1473/*) NR. P. nicht im Handel. L01EX18

▼ *Ayvakyt 200 mg - Filmtabletten* 55L
(Z.Nr. EU/1/20/1473/*) NR. P. nicht im Handel. L01EX18

▼ *Ayvakyt 300 mg - Filmtabletten* 55L
(Z.Nr. EU/1/20/1473/*) NR. P. nicht im Handel. L01EX18

Azacitidin betapharm 25 mg/ml - Pulver zur Herstellung einer Injektionssuspension 55C

(Z.Nr. EU/1/19/1416/*) NR. P. L01BC07
ZI: betapharm Arzneimittel, Augsburg, Deutschland
Z: Nach der Rekonstitution enthält 1 ml Suspension: Azacitidin 25 mg, Mannitol.
EW: Antineoplastisch (Pyrimidin-Analogon).
AG: Myelodysplastisches Syndrom, chronische myelomonozytäre Leukämie, akute myeloische Leukämie mit 20-30% Blasten und Mehrlinien-Dysplasie; akute myeloische Leukämie mit mehr als 30% Blasten.
Details siehe Austria-Codex - Fachinformation.
AA: S.c. nach Rekonstituierung. Injektionsstelle wechseln, mind. 2,5 cm Abstand.
DO: Initial 75 mg/m² KOF tgl. über 7 Tage, dann 21 Tage Pause (28 Tage Zyklus). Mindestens 6 Zyklen empfohlen.
Dosisanpassung auf der Basis der Hämatotoxizität.
Keine Daten an Kindern und Jugendlichen.
GA: Fortgeschrittene maligne Lebertumore.
SST: Strenge Indikationsstellung in der Schwangerschaft, nicht stillen. Kontrazeption für Frauen und Männer bis 3 Monate nach der Behandlung erforderlich.
NW: Myelosuppression (Hämatotoxizität), Magen/Darm, lokale Reaktionen, neutropenisches Fieber, Anämie, Sepsis, Pneumonie, Blutungen, ZNS, Kreislauf, Hypokaliämie, Psyche, Asthenie, Dyspnoe, Haut, Arthralgie, Myalgie, Hämaturie, Nieren- oder Leberversagen, nekrotisierende Fasziitis, Tumorlysesyndrom.
WW: Keine Studien; Beeinflussung von CYP-Enzymen unwahrscheinlich.
WH: Kontrollen: Leber, Serumkreatinin, Serumbikarbonat. Vor jedem Behandlungszyklus großes Blutbild erstellen. Vorsicht bei Nierenschäden, schweren Herz- und Lungenerkrankungen. Hohes Risiko für Tumorlysesyndrom beachten. Verkehrshinweis.
PG: 1 ST * (EKO: N) [€ 555,75]

Azacitidin Celgene 25 mg/ml - Pulver zur Herstellung einer Injektionssuspension 55C
(Z.Nr. EU/1/19/1382/*) NR. P. nicht im Handel. L01BC07

Azacitidin Mylan 25 mg/ml - Pulver zur Herstellung einer Injektionssuspension 55C

(Z.Nr. EU/1/20/1426/*) NR. P. L01BC07
ZI: Mylan IRE Healthcare, Dublin, Irland
Z: Nach der Rekonstitution enthält 1 ml Suspension: Azacitidin 25 mg, Mannitol.
Kurzinformation: siehe Azacitidin betapharm 25 mg/ml - Pulver zur Herstellung einer Injektionssuspension, → S. 163
PG: 1 ST * (EKO: N) [€ 531,45]

Azacitidin Sandoz 25 mg/ml - Pulver zur Herstellung einer Injektionssuspension 55C

(Z.Nr. 1-40153) NR. P. L01BC07
ZI: Sandoz, Kundl
Z: Nach der Rekonstitution enthält 1 ml Suspension: Azacitidin 25 mg, Mannitol.
Kurzinformation: siehe Azacitidin betapharm 25 mg/ml - Pulver zur Herstellung einer Injektionssuspension, → S. 163
PG: 1 ST * (EKO: N) [€ 531,45]

Azacitidin Stada 25 mg/ml - Pulver zur Herstellung einer Injektionssuspension 55C
(Z.Nr. 1-39466) NR. P. nicht im Handel. L01BC07

Azacitidin Zentiva 25 mg/ml - Pulver zur Herstellung einer Injektionssuspension 55C
(Z.Nr. 1-40122) NR. P. nicht im Handel. L01BC07

Azacitidine Accord 25 mg/ml - Pulver zur Herstellung einer Injektionssuspension 55C

(Z.Nr. EU/1/19/1413/*) NR. P. L01BC07
ZI: Accord Healthcare, Barcelona, Spanien
Z: Nach der Rekonstitution enthält 1 ml Suspension: Azacitidin 25 mg, Mannitol.
Kurzinformation: siehe Azacitidin betapharm 25 mg/ml - Pulver zur Herstellung einer Injektionssuspension, → S. 163
PG: 1 ST * (EKO: N) [€ 531,45]

A

Azactam 1 g - Trockenstechampulle 34C02
(Z.Nr. 1-18328) NR. P. J01DF01
ZI: Bristol-Myers Squibb, Wien
Z: 1 Durchstechflasche enthält: Aztreonam 1000 mg, Arginin.
EW: Monobaktam (Beta-Laktam-Antibiotikum), bakterizid gegen gramnegative Keime.
AG: Nach Antibiogramm gegen empfindliche Keime bei Infektionen: Niere und Harnwege, untere Atemwege, zystische Fibrose, Meningitis, Knochen und Gelenke, Haut und Weichteile, Peritonitis, Sepsis, Gonorrhoe, Gynäkologie, Chirurgie.
AA: I.m., i.v. Injektion oder Infusion.
DO: Je nach Zustand des Patienten 0,5 bis 2 g alle 6-12 Std.; MTD 8 g; Einzeldosen von mehr als 1 g i.v. geben; bei unkomplizierter Gonorrhoe oder Cystitis 1mal 1 g i.m.
Kinder (1 Woche bis 2 Jahre): 30 mg/kg KG alle 6-8 Std.
Kinder ab 2 Jahren und Jugendliche: 50 mg/kg KG alle 6-8 Std.
Kompatibel mit Clindamycin-, Gentamicin-, Cefazolin-Infusionslösungen; mit Nafcillin-Na, Cefradin und Metronidazol nicht kompatibel.
Dosisanpassung bei schweren Nierenschäden.
Anwendungsdauer 5-14 Tage.
SST: Nutzen-Risiko-Abwägung; nicht stillen.
NW: Blutbild, selten Blutungen, Verlängerung der Prothrombinzeit; Haut, Leber (Enzymanstieg, selten Gelbsucht), Magen/Darm, Brennen am Injektionsort, Enzephalopathien, Krämpfe, EKG-Veränderungen, Anstieg Serumkreatinin.
WW: Synergismus mit Aminoglykosiden (Nierenfunktion überwachen); Antikoagulantien überwachen. Labor (falsch positiver Coombs-Test).
WH: Vorsicht bei Penicillinallergie, Allergieneigung. Kontrollen: Blutbild, Niere, Leber, Säure/Basen-Haushalt; Zunahme resistenter Keime möglich. Bei schweren Durchfällen an Clostridium difficile-assoziierten Durchfall denken. Verkehrshinweis.
PG: 1 ST * (EKO: N) [€ 29,15]

Azactam 2 g - Trockenstechampulle 34C02
(Z.Nr. 1-18329) NR. P. J01DF01
ZI: Bristol-Myers Squibb, Wien
Z: 1 Durchstechflasche enthält: Aztreonam 2000 mg, Arginin.
Kurzinformation: siehe Azactam 1 g - Trockenstechampulle, → S. 164
PG: 1 ST * (EKO: N) [€ 51,80]

Azafalk 50 mg - Filmtabletten 33B
(Z.Nr. 1-35590) NR. P. L04AX01
ZI: Falk-Pharma, Freiburg, Deutschland
Z: 1 Filmtablette enthält: Azathioprin 50 mg, Tablettenkern: Croscarmellose natrium, Siliciumdioxid, hochdisperses, Lactose monohydrat 58 mg, Cellulose, mikrokristalline, Natriumstearylfumarat, Povidon K25, Stärke, vorverkleistert; Tablettenfilm: Macrogol 3350, Polysorbat 80, Poly(vinylalkohol), Talkum.
EW: Immunsuppressivum.
AG: In Kombination mit anderen Immunsuppressiva zur Vorbeugung der Abstoßungsreaktion bei Nieren-, Leber-, Herz-, Lungen oder Pankreastransplantation.
Schwere Erkrankungen, wenn Steroide nicht vertragen werden bzw. nicht ausreichend wirksam sind: Rheumatoide Arthritis, entzündliche Darmerkrankungen, Lupus erythematodes, Dermatomyositis, Polymyositis, Autoimmunhepatitis, Polyarteriitis nodosa, Autoimmunanämie, thrombozytopenische Purpura.
AA: Mit einer Mahlzeit mit reichlich Flüssigkeit einnehmen.
DO: Transplantation: TD initial bis 5 mg/kg KG, Erhaltungsdosis 1-4 mg/kg KG.
Andere Erkrankungen: TD initial 1-3 mg/kg KG, Dosisanpassung nach Bedarf.
GA: Schwere Infektionen, Leber-, Knochenmarkschäden, Pankreatitis, Impfung mit Lebendvakzinen, Lesch-Nyhan-Syndrom.
SST: Strenge Nutzen/Risiko-Abwägung in der Schwangerschaft, nicht stillen.
NW: Knochenmarkdepression (Leukopenie bei 50% der Transplantationspatienten), Magen/Darm (Pankreatitis, schwere Diarrhoe, Ulcera), Leber, Überempfindlichkeit, Infektionen, Neoplasmen, reversible Pneumonie, Alopezie, Makrophagenaktivierungssyndrom.
Erhöhte Toxizität von Azathioprin bei angeborenem, mutiertem NUDT15-Gen.
WW: Nicht empfohlen: Febuxostat.
Vorsicht: Allopurinol, Oxipurinol, Thiopurinol, nicht-depolarisierende Muskelrelaxantien (abgeschwächt), depolarisierende Muskelrelaxantien (verstärkt), neuromuskuläre Blocker, andere Immunsuppressiva, Aminosalizylsäurederivate, Warfarin, ACE-Hemmer, Trimethoprim/Sulfamethoxazol, Cimetidin, Indomethacin, andere myelosuppressive Substanzen, Lebendvakzinen.
WH: Kontrollen: Blutbild (initial mindestens wöchentlich), Leber. Ausschleichend absetzen. Übermäßige Sonnen- oder UV-Strahlen meiden. Vorsicht im Umgang mit dem Arzneimittel durch das Pflegepersonal (z.B. beim Halbieren der Filmtablette).
PG: 50 ST (2) (EKO: G) [€ 31,80]

Azafalk 75 mg - Filmtabletten 33B
(Z.Nr. 1-31700) NR. P. nicht im Handel. L04AX01

Azafalk 100 mg - Filmtabletten 33B
(Z.Nr. 1-31701) NR. P. nicht im Handel. L04AX01

🐾 *Azaporc 40 mg/ml - Injektionslösung für Schweine* 809Z, 829
(Z.Nr. 8-40240) RP. P. VNW. nicht im Handel.
QN05AD90

Azarga 10 mg/ml+5 mg/ml - Augentropfensuspension 47H02
(Z.Nr. EU/1/08/482/*) RP. P. S01ED51
ZI: Novartis Europharm, Dublin, Irland
Z: 1 ml enthält: Brinzolamid 10 mg, Timolol 5 mg, (entspr. Timolol maleat) Benzalkonium chlorid 0,1 mg, Mannitol, Carbomer 974P, Tyloxapol, Natrium edetat, Natriumchlorid, Salzsäure zur pH-Wert-Einstellung, Natriumhydroxid zur pH-Wert-Einstellung, Wasser, gereinigtes.
EW: Carboanhydrasehemmer + Beta-Blocker.
AG: Senkung des Augeninnendrucks bei Offenwinkelglaukom oder okulärer Hypertension bei nicht ausreichender Monotherapie.
AA: Am Auge. Verschließen des Tränenkanals oder Schließen der Augenlider erhöht lokale Wirksamkeit.
DO: 2mal tgl. 1 Tropfen in den Bindehautsack des/der betroffenen Auges/Augen. Keine Daten an Kindern und Jugendlichen.
GA: Asthma, Sinusbradykardie, AV-Block 2. oder 3. Grades, Herzversagen, schwere Nierenschäden, hyperchlorämische Azidose.
SST: Strenge Indikationsstellung, Nutzen/Risiko-Abwägung in der Stillzeit.
NW: Auge (verschwommenes Sehen, lokale Reaktionen), Überempfindlichkeit, systemisch (Dysgeusie, Hypotonie, Schlaflosigkeit, Atemwege, Muskel- schwäche).
WW: Nicht empfohlen: Orale Carboanhydrasehemmer. Keine Studien zur Kombi- nation. Typische Beta-Blocker-Wechselwirkungen (z.B. Hypotension, Bradykardie) möglich. Vorsicht: Clonidin. Adrenalin durch Beta-Blocker abgeschwächt. 5 min Abstand zu anderen topischen Ophthalmika.
WH: Vorsicht bei schweren Durchblutungsstörungen, schweren Nieren- oder Leberschäden, Diabetes. Mögliche systemische Aufnahme beachten.
Sulfonamideffekte durch Brinzolamid möglich. Bei Engwinkelglaukom nicht empfohlen. Kontakt mit weichen Kontaktlinsen vermeiden. Verkehrshinweis.
PG: 1 ST AU (2) (EKO: G) [€ 19,70]

Azedil 0,5 mg/ml - Augentropfen 47B03
(Z.Nr. 1-37797) RP. P. S01GX07
ZI: Dermapharm, Wien
Z: 1 ml Lösung enthält: Azelastin hydrochlorid 0,5 mg (entspr. → 0,015 mg/Tr), Benzalkonium chlorid 0,125 mg, Natrium edetat, Hypromellose 4000, Sorbitol-Lösung 70% (kristallisierend), Natriumhydroxid zur pH-Wert-Einstellung, Wasser für Injektionszwecke.
EW: Antiallergisch.
AG: Saisonale allergische Konjunktivitis (ab 4 Jahren), nicht-saisonale allergische Konjunktivitis (ab 12 Jahren).
DO: 2mal tgl. je 1 Tropfen in jedes Auge einträufeln. Nicht für Kinder unter 4 Jahren bei saisonaler Konjunktivitis; nicht für Kinder unter 12 Jahren bei nicht saisonaler Konjunktivitis.
SST: Vorsicht, in der Stillzeit nicht empfohlen.
NW: Augenreizung, bitterer Geschmack.
WH: Nicht zur Behandlung von Infektionen des Auges. Während der Behandlung keine Kontaktlinsen tragen. Verkehrshinweis.
PG: 6 ML * (EKO: N) [€ 10,15]

Azedil 1 mg/ml - Nasenspray 50H07
(Z.Nr. 1-37796) RPF. P. R01AC03
ZI: Dermapharm, Wien
Z: 1 Sprühstoß (0,14 ml) enthält: Azelastin hydrochlorid 0,14 mg (entspr. → 1 mg/ml), Natrium edetat, Hypromellose 4000, Natriummonohydrogenphosphat Dodecahydrat, Citronensäure, wasserfreie, Natriumchlorid, Wasser, gereinigtes.
EW: Antiallergisch.
AG: Saisonale allergische Rhinitis.
AA: Nasal.
DO: 2mal tgl. 1 Sprühstoß pro Nasenloch. Nicht für Kinder unter 6 Jahren.
SST: Im 1. Trimenon nicht empfohlen, in der Stillzeit nicht anwenden.
NW: Bitterer Geschmack, Nasenreizung, sehr selten Überempfind-

lichkeit.
WH: Nicht zur Behandlung von Erkältungen und Grippe. Verkehrshinweis.
PG: 10 ML * (EKO: N) [€ 11,75]

Azelastin COMOD 0,5 mg/ml - Augentropfen, Lösung 47B03
(Z.Nr. 1-31587) RPF. P. S01GX07
ZI: Ursapharm, Klosterneuburg
Z: 1 ml enthält: Azelastin hydrochlorid 0,5 mg (entspr. → 0,015 mg/Tr), Natrium edetat, Hypromellose, Sorbitol, Natriumhydroxid zur pH-Wert-Einstellung, Wasser für Injektionszwecke.
EW: Antiallergisch.
AG: Saisonale allergische Konjunktivitis (ab 4 Jahren), nicht-saisonale allergische Konjunktivitis (ab 12 Jahren).
DO: 2mal tgl. je 1 Tropfen in jedes Auge einträufeln. Nicht für Kinder unter 4 Jahren bei saisonaler Konjunktivitis; nicht für Kinder unter 12 Jahren bei nicht saisonaler Konjunktivitis.
SST: Vorsicht, in der Stillzeit nicht empfohlen.
NW: Augenreizung, bitterer Geschmack.
WH: Nicht zur Behandlung von Infektionen des Auges. Während der Behandlung keine Kontaktlinsen tragen. Anwendung über mehr als 6 Wochen nur unter ärztlicher Aufsicht. Verkehrshinweis.
PG: 10 ML * (EKO: N) [€ 14,30]

Azelastin Micro Labs 0,5 mg/ml - Augentropfen, Lösung 47B03
(Z.Nr. 1-40196) RP. P. nicht im Handel. S01GX07

Azelastin POS 1 mg/ml - Nasenspray, Lösung 50H07
(Z.Nr. 1-35924) RP. P. nicht im Handel. R01AC03

Azela-Vision MD sine 0,5 mg/ml - Augentropfen, Lösung 47B03
(Z.Nr. 1-35328) RPF. P. S01GX07
ZI: OmniVision, Puchheim, Deutschland
Z: 1 ml (ca. 33 Tropfen) enthält: Azelastin hydrochlorid 0,5 mg (entspr. → 0,015 mg/Tr), Sorbitol-Lösung, Hypromellose, Natrium edetat, Natriumhydroxid zur pH-Wert-Einstellung, Wasser für Injektionszwecke.
EW: H_1-Antihistaminikum.
AG: Saisonale allergische Konjunktivitis (Personen ab 4 Jahren), nicht-saisonale allergische Konjunktivitis (ab 12 Jahren).
AA: Am Auge.
DO: 2(-4)mal tgl. 1 Tropfen in jedes Auge eintropfen. Maximal 6 Wochen anwenden.
SST: Vorsicht in der Schwangerschaft. Stillen nicht empfohlen.
NW: Reizung am Auge, bitterer Geschmack.
WH: Verkehrshinweis. Nicht zur Behandlung von Augeninfektionen.
PG: 6 ML * (EKO: N) [€ 10,35]

Azela-Vision sine 0,5 mg/ml Augentropfen, Lösung im Einzeldosisbehältnis 47B03
(Z.Nr. 1-31702) RPF. P. S01GX07
ZI: OmniVision, Puchheim, Deutschland
Z: 1 ml enthält: Azelastin hydrochlorid 0,5 mg (entspr. → 0,015 mg/Tr), Sorbitol, flüssig, Hypromellose, Dinatrium edetat, Natriumhydroxid, Wasser für Injektionszwecke oder Wasser, gereinigtes.
Kurzinformation: siehe Azela-Vision MD sine 0,5 mg/ml - Augentropfen, Lösung, → S. 165
PG: 20 ST * (EKO: N) [€ 10,35]

Azilect 1 mg - Tabletten 12B05
(Z.Nr. EU/1/04/304/*) NR. P. nicht im Handel. N04BD02

Azilect 1 mg - Tabletten 12B05
(Z.Nr. EU/1/04/304/*) NR. P. Parallelimport. nicht im Handel. N04BD02

Azilect 1 mg - Tabletten 12B05
(Z.Nr. EU/1/04/304/*) NR. P. Parallelimport. N04BD02
V: Orifarm, Leverkusen, Deutschland
Z: 1 Tablette enthält: Rasagilin 1 mg (entspr. Rasagilin mesilat), Mannitol, Maisstärke, Maisstärke, vorverkleistert, Siliciumdioxid, hochdisperses, Stearinsäure, Talkum.
PG: 30 ST * (EKO: N) [€ 110,95]

Azistro 500 mg - Pulver zur Herstellung einer Infusionslösung 34F
(Z.Nr. 1-24636-P2) NR. P. Parallelimport. J01FA10
V: Astro-Pharma, Wien
Z: 1 Durchstechflasche enthält: Azithromycin 500 mg (entspr. Azithromycin dihydrat), Zitronensäure, Natriumhydroxid 198,3 mg.
PG: 1 ST * (EKO: N) [€ 44,45]

Azithromycin 1A Pharma 500 mg - Filmtabletten 34F
(Z.Nr. 1-26558) NR. P. J01FA10
ZI: 1A Pharma, Wien
Z: 1 Filmtablette enthält: Azithromycin 500 mg (entspr. Azithromycin monohydrat), Tablettenkern: Cellulose, mikrokristalline, Maisstärke, vorverkleistert, Carboxymethylstärke, Natrium Typ A, Siliciumdioxid, hochdispers, wasserfrei, Natriumdodecylsulfat, Magnesium stearat; Filmüberzug: Poly(vinylalkohol), Titandioxid, Talkum, Soja-Lecithin 0,36 mg, Xanthan gummi.
EW: Makrolid-Antibiotikum.
AG: Infektionen durch empfindliche Erreger: Atemwege, HNO, Haut und Weichteile, unkomplizierte Genitalinfektionen durch Chlamydia trachomatis oder Neisseria gonorrhoeae.
AA: Im Ganzen mit Flüssigkeit einnehmen.
DO: 1mal tgl. 500 mg über 3 Tage oder 500 mg am 1. Tag und je 250 mg an den Tagen 2 - 5.
Chlamydia trachomatis-Infektion: Einmalig 1000 mg.
Neisseria gonorrhoeae: 1000 oder 2000 mg Azithromycin mit 250 oder 500 mg Ceftriaxon. Nicht für Personen unter 45 kg KG.
GA: Überempfindlichkeit gegen Makrolide, Ketolide, Erdnuss, Soja.
SST: Nutzen/Risiko-Abwägung, in der Stillzeit nicht anwenden.
NW: ZNS, Magen/Darm pseudomembranöse Kolitis, infantile hypertrophische Pylorusstenose), Leber (bis Leberversagen), Haut (DRESS), Blutbild, Vaginitis, Allergie/Anaphylaxie (bis Schock), Psyche, Gehörschäden , (reversibler Hörverlust), Herz (QT-Verlängerung, Arrhythmien), Niere, Arthralgie, Verschlechterung einer Myasthenie, Untersuchungen.
WW: Nicht empfohlen: Andere Makrolide, Mutterkornalkaloide, QT-verlängernde Arzneimittel.
Vorsicht: Antazida (2 - 3 Std. Abstand), Ciclosporin, Digoxin, Colchicin, Terfenadin, Cumarine.
WH: Vorsicht bei älteren Patienten und bei QT-Verlängerung (Arrhythmiegefahr). Auf Allergien, angioneuretische Ödeme, Anaphylaxie, Superinfektionen achten. Keine Erfahrungen zur Langzeitanwendung. Bei schweren Leberschäden Therapie beenden. Verkehrshinweis.
PG: 3 ST (EKO: G) [€ 8,75]

Azithromycin Arcana 500 mg - Filmtabletten 34F
(Z.Nr. 1-28936) NR. P. nicht im Handel. J01FA10

Azithromycin Arcana 200 mg/5 ml - Pulver zur Herstellung einer Suspension zum Einnehmen 34F
(Z.Nr. 1-28934) NR. P. L. J01FA10
ZI: Arcana Arzneimittel, Wien
Z: 5 ml Suspension enthält: Azithromycin 200 mg (entspr. Azithromycin monohydrat 204,8 mg), Saccharose 3,7 g, Xanthan gummi, Hydroxypropylcellulose, Natriumphosphat, wasserfrei (entspr. Natrium 7,742 mg), Siliciumdioxid, hochdispers, wasserfrei, Aspartam 30 mg, Creme-Karamell-Aroma, Titandioxid.
EW: Makrolid-Antibiotikum.
AG: Infektionen durch empfindliche Erreger: Atemwege, HNO, Haut und Weichteile, unkomplizierte Genitalinfektionen durch Chlamydia trachomatis.
AA: Mit Dosierspritze zum Einnehmen nach Zubereitung einer Suspension.
DO: Erwachsene: 1mal tgl. 500 mg über 3 Tage.
Chlamydia trachomatis-Infektion: Einmalig 1000 mg.
Kinder ab 1 Jahr: 1mal tgl. 10 mg/kg KG über 3 Tage oder 10 mg/kg KG am ersten Tag und 5 mg/kg KG tgl. über weitere 4 Tage.
Pharyngitis durch Streptococcus pyogenes: 10-20 mg/kg KG tgl.
über 3 Tage.
SST: Nutzen/Risiko-Abwägung, in der Stillzeit nicht anwenden.
NW: ZNS, Magen/Darm, Leber (bis Leberversagen), Haut, Vaginitis, Allergie/Anaphylaxie (DRESS), Psyche, Gehörschäden, Herz (QT-Verlängerung, Arrhythmien), Niere, Arthralgie, Verschlechterung einer Myasthenie, Untersuchungen.
WW: Nicht empfohlen: Mutterkornalkaloide.
Vorsicht: Antazida (1-2 Std. Abstand), Ciclosporin, Digoxin, Colchicin, Terfenadin, Cumarine.
WH: Vorsicht bei älteren Patienten und bei QT-Verlängerung (Arrhythmiegefahr). Auf Allergien, angioneuretische Ödeme, Anaphylaxie, Superinfektionen achten. Bei schweren Leberschäden Therapie beenden.
PG: 15 ML F14 (L) (EKO: G) [€ 7,55], 30 ML F14 (L) (EKO: G) [€ 12,50]

Azithromycin Dr. Friedrich Eberth 500 mg - Pulver für ein Konzentrat zur Herstellung einer Infusionslösung 34F
(Z.Nr. 1-38515) NR. P. nicht im Handel. J01FA10

Azithromycin Genericon 500 mg - Filmtabletten 34F
(Z.Nr. 1-28407) NR. P. J01FA10
ZI: Genericon Pharma, Graz
Z: 1 Filmtablette enthält: Azithromycin 500 mg (entspr. Azithromycin

dihydrat), Tablettenkern: Calcium hydrogenphosphat, wasserfreies, Stärke, vorverkleistert, Crospovidon, Magnesium stearat, Natrium laurylsulfat; Tablettenfilm: Hydroxypropylmethylcellulose, Titandioxid, Triacetin, Lactose monohydrat 3 mg.
EW: Makrolid-Antibiotikum.
AG: Infektionen durch empfindliche Erreger: Atemwege, HNO, Haut und Weichteile, unkomplizierte Genitalinfektionen durch Chlamydia trachomatis.
AA: Unzerkaut einnehmen.
DO: 1mal tgl. 500 mg über 3 Tage.
Chlamydia trachomatis-Infektion: Einmalig 1000 mg. Nicht für Personen unter 45 kg KG.
SST: Im 1. Trimenon nicht anwenden, dann Nutzen/Risiko-Abwägung.
Nicht stillen.
NW: ZNS, Magen/Darm, Leber (bis Leberversagen), Haut, Vaginitis, Allergie/Anaphylaxie (DRESS), Psyche, Gehörschäden, Herz (QT-Verlängerung, Arrhythmien), Niere, Arthralgie, Verschlechterung einer Myasthenie, Untersuchungen.
WW: Nicht empfohlen: Mutterkornalkaloide.
Vorsicht: Antazida (1-2 Std. Abstand), Ciclosporin, Digoxin, Colchicin, Terfenadin, Cumarine.
WH: Vorsicht bei älteren Patienten und bei QT-Verlängerung (Arrhythmiegefahr). Auf Allergien, angioneuretische Ödeme, Anaphylaxie, Superinfektionen achten. Bei schweren Leberschäden Therapie beenden.
PG: 3 ST (EKO: G) [€ 10,25]

Azithromycin Hexal 250 mg - Filmtabletten 34F
(Z.Nr. 1-25583) NR. P. nicht im Handel. J01FA10

Azithromycin Krka 500 mg - Filmtabletten 34F
(Z.Nr. 1-35695) NR. P. nicht im Handel. J01FA10

Azithromycin +pharma 500 mg - Filmtabletten 34F

(Z.Nr. 1-28408) NR. P. J01FA10
ZI: +pharma Arzneimittel, Graz
Z: 1 Filmtablette enthält: Azithromycin 500 mg (entspr. Azithromycin dihydrat), Tablettenkern: Calcium hydrogenphosphat, wasserfreies, Stärke, vorverkleistert, Crospovidon, Magnesium stearat, Natrium laurylsulfat; Tablettenfilm: Hydroxypropylmethylcellulose, Titandioxid, Triacetin, Lactose monohydrat 3 mg (entspr. Lactose).
EW: Makrolid-Antibiotikum.
AG: Infektionen durch empfindliche Erreger: Atemwege, HNO, Haut und Weichteile, unkomplizierte Genitalinfektionen durch Chlamydia trachomatis.
AA: Unzerkaut einnehmen.
DO: 1mal tgl. 500 mg über 3 Tage.
Chlamydia trachomatis-Infektion: Einmalig 1000 mg. Nicht für Personen unter 45 kg KG.
SST: Nutzen/Risiko-Abwägung.
NW: ZNS, Magen/Darm, Leber (bis Leberversagen), Haut (auch schwere Reaktionen), Vaginitis, Allergie/Anaphylaxie, Psyche, Gehörschäden, Herz (QT-Verlängerung, Arrhythmien), Niere, Arthralgie, Verschlechterung einer Myasthenie, Untersuchungen.
WW: Nicht empfohlen: Mutterkornalkaloide.
Vorsicht: Antazida (1-2 Std. Abstand), Ciclosporin, Digoxin, Colchicin, Terfenadin, Cumarine.
WH: Vorsicht bei älteren Patienten, Leberschäden und bei QT-Verlängerung (Arrhythmiegefahr). Auf Allergien, angioneuretische Ödeme, Anaphylaxie, Superinfektionen achten. Bei schweren Leberschäden Therapie beenden.
PG: 3 ST (EKO: G) [€ 8,75]

Azithromycin-ratiopharm 500 mg - Filmtabletten 34F

(Z.Nr. 1-26178) NR. P. J01FA10
ZI: Teva, Haarlem, Niederlande
Z: 1 Filmtablette enthält: Azithromycin 500 mg (entspr. Azithromycin dihydrat), Tablettenkern: Calcium hydrogenphosphat, wasserfreies, Cellulose, mikrokristalline, Hypromellose, Natrium laurylsulfat, Maisstärke, Maisstärke, vorverkleistert, Magnesium stearat; Filmüberzug: Hypromellose, Polysorbat 80, Talkum, Indigotin-Lack, Titandioxid.
EW: Makrolid-Antibiotikum.
AG: Infektionen durch empfindliche Erreger: Atemwege, HNO, Haut und Weichteile, unkomplizierte Genitalinfektionen durch Chlamydia trachomatis.
AA: Zum Einnehmen.
DO: 1mal tgl. 500 mg über 3 Tage.
Chlamydia trachomatis-Infektion: Einmalig 1000 mg. Nicht für Personen unter 45 kg KG.
SST: Nutzen/Risiko-Abwägung.
NW: ZNS, Magen/Darm, Leber (bis Leberversagen), Haut, Vaginitis, Allergie/Anaphylaxie (DRESS), Psyche, Gehörschäden, Herz (QT-Verlängerung, Arrhythmien), Niere, Arthralgie, Verschlechterung einer Myasthenie, Untersuchungen.
WW: Nicht empfohlen: Mutterkornalkaloide.
Vorsicht: Antazida (1-2 Std. Abstand), Ciclosporin, Digoxin, Colchicin, Terfenadin, Cumarine.
WH: Vorsicht bei älteren Patienten und bei QT-Verlängerung (Arrhythmiegefahr). Auf Allergien, angioneuretische Ödeme, Anaphylaxie, Superinfektionen achten. Bei schweren Leberschäden Therapie beenden.
PG: 3 ST (EKO: G) [€ 10,20]

Azithromycin Sandoz 500 mg - Filmtabletten 34F

(Z.Nr. 1-26352) NR. P. J01FA10
ZI: Sandoz, Kundl
Z: 1 Filmtablette enthält: Azithromycin 500 mg (entspr. Azithromycin monohydrat), Tablettenkern: Cellulose, mikrokristalline, Maisstärke, vorverkleistert, Carboxymethylstärke, Natrium Typ A, Siliciumdioxid, hochdispers, wasserfrei, Natriumdodecylsulfat, Magnesium stearat; Filmüberzug: Poly(vinylalkohol), Titandioxid, Talkum, Soja-Lecithin 0,36 mg, Xanthan gummi.
EW: Makrolid-Antibiotikum.
AG: Infektionen durch empfindliche Erreger: Atemwege, HNO, Haut und Weichteile, unkomplizierte Genitalinfektionen durch Chlamydia trachomatis.
AA: Zum Einnehmen.
DO: 1mal tgl. 500 mg über 3 Tage.
Chlamydia trachomatis-Infektion: Einmalig 1000 mg. Nicht für Personen unter 45 kg KG.
SST: Nutzen/Risiko-Abwägung.
NW: ZNS, Magen/Darm, Leber (bis Leberversagen), Haut, Vaginitis, Allergie/Anaphylaxie (DRESS), Psyche, Sehstörungen, Gehörschäden, Herz (QT-Verlängerung, Arrhythmien), Niere, Arthralgie, Verschlechterung einer Myasthenie, Untersuchungen, infantile hypertrophe Pylorusstenose bei Neugeborenen, pseudomembranöse Kolitis.
WW: Nicht empfohlen: QT- verlängernde Substanzen, Mutterkornalkaloide. Kreuzresistenz mit anderen Makroliden, Lincosamiden und Streptogramin B.
Vorsicht: Antazida (1-2 Std. Abstand), Ciclosporin, Digoxin, Colchicin, Terfenadin, Cumarine.
WH: Vorsicht bei älteren Patienten und bei QT-Verlängerung (Arrhythmiegefahr). Auf Allergien, angioneuretische Ödeme, Anaphylaxie, Superinfektionen achten. Bei schweren Leberschäden Therapie beenden. Verkehrshinweis (Sehstörungen).
PG: 3 ST (EKO: G) [€ 10,25]

Azithromycin Sandoz 200 mg/5 ml - Pulver zur Herstellung einer Suspension zum Einnehmen 34F

(Z.Nr. 1-27052) NR. P. L. J01FA10
ZI: Sandoz, Kundl
Z: 5 ml Suspension enthalten: Azithromycin 200 mg (entspr. Azithromycin monohydrat 204,8 mg), Saccharose 3,7 g (entspr. Sucrose), Xanthan gummi, Hydroxypropylcellulose, Natriumphosphat, wasserfrei, Siliciumdioxid, hochdisperses, Aspartam 0,03 g (entspr. E 951), Creme-Karamell-Aroma (entspr. Sulfite <= 130 ng), Titandioxid.
EW: Makrolid-Antibiotikum.
AG: Infektionen durch empfindliche Erreger: Atemwege, HNO, Haut und Weichteile, unkomplizierte Genitalinfektionen durch Chlamydia trachomatis.
AA: Mit Dosierspritze zum Einnehmen nach Zubereitung einer Suspension.
DO: Erwachsene: 1mal tgl. 500 mg über 3 Tage.
Chlamydia trachomatis-Infektion: Einmalig 1000 mg.
Kinder ab 1 Jahr: 1mal tgl. 10 mg/kg KG über 3 Tage oder 10 mg/kg KG am ersten Tag und 5 mg/kg KG tgl. über weitere 4 Tage.
Pharyngitis durch Streptococcus pyogenes: 10-20 mg/kg KG tgl.
über 3 Tage.
SST: Nutzen/Risiko-Abwägung.
NW: ZNS, Magen/Darm, Leber (bis Leberversagen), Haut, Vaginitis, Allergie/Anaphylaxie (DRESS), Psyche, Sehstörungen, Gehörschäden, Herz (QT-Verlängerung, Arrhythmien), Niere, Arthralgie, Verschlechterung einer Myasthenie, Untersuchungen, infantile hypertrophe Pylorusstenose bei Neugeborenen, pseudomembranöse Kolitis.
WW: Nicht empfohlen: QT- verlängernde Substanzen, Mutterkornalkaloide. Kreuzresistenz mit anderen Makroliden, Lincosamiden und Streptogramin B.
Vorsicht: Antazida (1-2 Std. Abstand), Ciclosporin, Digoxin, Colchicin, Terfenadin, Cumarine.
WH: Vorsicht bei älteren Patienten und bei QT-Verlängerung (Arrhythmiegefahr). Auf Allergien, angioneuretische Ödeme, Anaphylaxie, Superinfektionen achten. Bei schweren Leberschäden Therapie beenden. Verkehrshinweis (Sehstörungen).
PG: 15 ML F14 (L) (EKO: G) [€ 7,55], 30 ML F14 (L) (EKO: G) [€ 12,50]

Azithromycin Stada 500 mg - Filmtabletten 34F
(Z.Nr. 1-26366) NR. P. J01FA10
ZI: Stada Arzneimittel, Wien
Z: 1 Filmtablette enthält: Azithromycin 500 mg (entspr. Azithromycin monohydrat), Tablettenkern: Cellulose, mikrokristalline, Maisstärke, vorverkleistert, Carboxymethylstärke, Natrium, Siliciumdioxid, hochdispers, wasserfrei, Natrium laurylsulfat, Magnesium stearat; Filmüberzug: Poly(vinylalkohol), Titandioxid, Talkum, Soja-Lecithin 0,04 mg Xanthan gummi.
EW: Makrolid-Antibiotikum.
AG: Infektionen durch empfindliche Erreger: Atemwege, HNO, Haut und Weichteile, unkomplizierte Genitalinfektionen durch Chlamydia trachomatis.
AA: Zum Einnehmen.
DO: 1mal tgl. 500 mg über 3 Tage.
Chlamydia trachomatis-Infektion: Einmalig 1000 mg. Nicht für Personen unter 45 kg KG.
SST: Nutzen/Risiko-Abwägung, in der Stillzeit nicht anwenden.
NW: ZNS, Magen/Darm, Leber (bis Leberversagen), Haut, Vaginitis, Allergie/Anaphylaxie (DRESS), Psyche, Gehörschäden, Herz (QT-Verlängerung, Arrhythmien), Niere, Arthralgie, Verschlechterung einer Myasthenie, Untersuchungen.
WW: Nicht empfohlen: Mutterkornalkaloide.
Vorsicht: Antazida (1-2 Std. Abstand), Ciclosporin, Digoxin, Colchicin, Terfenadin, Cumarine.
WH: Vorsicht bei älteren Patienten und bei QT-Verlängerung (Arrhythmiegefahr). Auf Allergien, angioneuretische Ödeme, Anaphylaxie, Superinfektionen achten. Bei schweren Leberschäden Therapie beenden.
PG: 3 ST (EKO: G) [€ 8,75]

Azithromycin Stada 200 mg/5 ml - Pulver zur Herstellung einer Suspension zum Einnehmen 34F
(Z.Nr. 1-29490) NR. P. L. J01FA10
ZI: Stada Arzneimittel, Wien
Z: 5 ml Suspension enthält: Azithromycin 200 mg (entspr. Azithromycin monohydrat 204,8 mg), Saccharose 761,44 mg/ml, Xanthan gummi, Hydroxypropylcellulose, Natriumphosphat, tertiär, wasserfrei, Siliciumdioxid, hochdispers, wasserfrei, Aspartam 6 mg/ml (entspr. E 951), Creme-Karamell-Aroma (entspr. Sulfite 130 ng), Titandioxid.
Kurzinformation: siehe Azithromycin Arcana 200 mg/5 ml - Pulver zur Herstellung einer Suspension zum Einnehmen, →S. 165
PG: 15 ML F14 (L) (EKO: G) [€ 7,55], 30 ML F14 (L) (EKO: G) [€ 12,50]

Azomyr 5 mg - Filmtabletten 05A01
(Z.Nr. EU/1/00/157/*) RP. P. nicht im Handel. R06AX27

Azomyr 0,5 mg/ml - Lösung zum Einnehmen 05A01
(Z.Nr. EU/1/00/157/*) RP. P. nicht im Handel. R06AX27

Azomyr 2,5 mg - Schmelztabletten 05A01
(Z.Nr. EU/1/00/157/*) RP. P. nicht im Handel. R06AX27

Azomyr 5 mg - Schmelztabletten 05A01
(Z.Nr. EU/1/00/157/*) RP. P. nicht im Handel. R06AX27

Azopt 10 mg/ml - Augentropfensuspension 47F01
(Z.Nr. EU/1/00/129/*) RP. P. S01EC04
ZI: Novartis Europharm, Dublin, Irland
Z: 1 ml Lösung enthält: Brinzolamid 10 mg, Benzalkonium chlorid 0,15 mg, Mannitol, Carbomer 974P, Tyloxapol, Natrium edetat, Natriumchlorid, Salzsäure zur pH-Wert-Einstellung, Natriumhydroxid zur pH-Wert-Einstellung, Wasser, gereinigtes.
EW: Carboanhydrasehemmer.
AG: Okuläre Hypertension, Offenwinkelglaukom.
DO: 2(-3)mal tgl. 1 Tropfen in den Bindehautsack des betroffenen Auges eintropfen. Bei Patienten unter 18 Jahren nicht empfohlen.
GA: Sulfonamidüberempfindlichkeit, schwere Nierenschäden, hyperchlorämische Azidose.
SST: Nicht empfohlen; Nutzen/Risiko-Abwägung in der Stillzeit.
NW: Auge (Verschwommensehen), bitterer Geschmack, Herz, Magen/Darm, ZNS, Überempfindlichkeit, Dyspnoe. Systemische NW von Carboanhydrasehemmern möglich.
WW: 5 min Abstand zu anderen topischen ophthalmischen Arzneimitteln.
Augensalben zuletzt anwenden.
WH: Bei Engwinkelglaukom nicht empfohlen. Vorsicht bei Kontaktlinsenträgern (Kontaktlinsen erst 15 min. nach dem Eintropfen einsetzen). Verkehrshinweis.
PG: 5 ML (2) (EKO: G) [€ 11,20]

Azopt 10 mg/ml - Augentropfensuspension 47F01
(Z.Nr. EU/1/00/129/*) RP. P. Parallelimport. nicht im Handel. S01EC04

Azopt 10 mg/ml - Augentropfensuspension 47F01
(Z.Nr. EU/1/00/129/*) RP. P. Parallelimport. nicht im Handel. S01EC04

Azyter 15 mg/g - Augentropfen im Einzeldosisbehältnis 47C01
(Z.Nr. 1-27282) NR. P. S01AA26
ZI: Laboratoires Thea, Clermont-Ferrand, Frankreich
Z: 1 Einzeldosis zu 250 mg Lösung enthält: Azithromycin-2-Wasser 3,75 mg (entspr. Azithromycin), Triglyceride, mittelkettige.
EW: Makrolid-Antibiotikum.
AG: Eitrige bakterielle oder trachomatöse Konjunktivitis.
DO: Alle Lebensalter: 2mal tgl. über 3 Tage 1 Tropfen in den Bindehautsack einbringen.
SST: Anwendung möglich.
NW: Augenbeschwerden, Angioödem, Überempfindlichkeit (auch schwere Reaktionen).
WW: 15 min. Abstand zu anderen Augentropfen.
WH: Nicht zur Prophylaxe der Neugeborenen-Konjunktivitis. Keine Kontaktlinsen tragen.
PG: 6 ST * (EKO: N) [€ 11,90]

Azzalure 125 Speywood-Einheiten - Pulver zur Herstellung einer Injektionslösung 22P04, 46A04
(Z.Nr. 2-00357) NR. P. E. M03AX01
ZI: Ipsen Pharma, Boulogne, Frankreich
Z: 1 Durchstechflasche enthält: Clostridium botulinum Toxin Typ A 125 Speywood-E (entspr. Clostridium botulinum Typ A-Hämagglutinin-Komplex), Albumin vom Menschen 20% (200 g/l), Lactose monohydrat.
EW: Peripheres Muskelrelaxans.
AG: Mittelstarke bis starke Glabellafalten bei maximalem Stirnrunzeln und/oder laterale Augenfalten (Krähenfüße) bei maximalem Lächeln bei Patienten unter 65 Jahren mit erheblicher psychologischer Belastung durch die Falten.
AA: Intramuskulär nach Rekonstitution.
DO: Glabellafalten: 50 Speywood-Einheiten, aufgeteilt auf 5 Injektionsstellen.
Laterale Augenfalten: 30 Speywood- Einheiten pro Seite, aufgeteilt auf 3 Injektionsstellen.
Anwendung nur durch entsprechend qualifizierte Ärzte. Für Kinder und Jugendliche nicht empfohlen.
GA: Lokale Infektionen, Myasthenie, Eaton-Lambert-Syndrom, amyotrophe Lateralsklerose.
SST: Strenge Indikationsstellung, in der Stillzeit nicht empfohlen.
NW: Kopfschmerzen, Fazialisparese, lokale Reaktionen, Augenlidödeme, trockenes Auge, Haut. Sehr selten Systemtoxizität (Muskelschwäche, Dysphagie, Aspirationspneumonie).
WW: Vorsicht: Aminoglykoside, Curare.
WH: Vorsicht bei gestörter neuromuskulärer Reizleitung, Atrophie des zu injizierenden Muskels. Bei anamnestischer Dysphagie und Aspiration sowie bei verlängerter Gerinnungszeit nicht empfohlen. Verkehrshinweis.
PG: 0,05ML DFL 2 ST * (EKO: N) [€ 500,45], **IJLSG 125U** 2 ST * (EKO: N) [€ 500,45]

Azzalure 125 Speywood-Einheiten - Pulver zur Herstellung einer Injektionslösung 22P04, 46A04
(Z.Nr. 2-00357-P2) NR. P. E. Parallelimport. M03AX01
V: Haemato Pharm, Schönefeld, Deutschland
Z: 1 Durchstechflasche enthält: Clostridium botulinum Toxin Typ A 125 Speywood-E (entspr. Clostridium botulinum Typ A-Hämagglutinin-Komplex), Albumin vom Menschen 20% (200 g/l), Lactose monohydrat.
PG: 2 ST * (EKO: N) [€ 490,45]

Azzavix 500 mg - magensaftresistente Tabletten 42F
(Z.Nr. 1-39270) RP. P. nicht im Handel. A07EC02

Azzavix 500 mg - Zäpfchen 42F
(Z.Nr. 1-40244) RP. P. nicht im Handel. A07EC02

Azzavix 1000 mg - Zäpfchen 42F
(Z.Nr. 1-40243) RP. P. nicht im Handel. A07EC02

Baby Luuf ätherische Öle - Balsam 50Z04

(Z.Nr. HERB-00013) RPF. P. R05X
ZI: Apomedica Pharmazeutische Produkte, Graz
Z: 1 g enthält: Eucalyptusöl 15 mg, Terpentinöl 40 mg, Thymianöl vom Thymol-Typ 10 mg, Zypressenöl, Majoranöl, Muskatnussöl, Vaselin, weisses, Hartparaffin.
AG: Traditionelles pflanzliches Arzneimittel zur äußerlichen Anwendung bei Erkältungskrankheiten von Kindern von 6 Monaten bis 2 Jahren.
AA: Balsam auf der Haut von Brust und Rücken auftragen und sanft verreiben.
DO: 2mal tgl. ½ - 1 Teelöffel.
GA: Fieberkrämpfe, Epilepsie.
NW: Überempfindlichkeit.
WH: Nicht zum Inhalieren, nicht im Gesicht, auf Schleimhäute oder geschädigten Hautpartien auftragen.
PG: 30 G * (EKO: N) [€ 6,80]

Baclofen Sintetica 0,05 mg/ml - Intrathekal Injektionslösung 46B01, 56C01

(Z.Nr. 1-29979) RP. P. M03BX01
ZI: Sintetica, Münster, Deutschland
Z: 1 Ampulle zu 1 ml Injektionslösung enthält: Baclofen 0,05 mg, Natriumchlorid (entspr. Natrium 3,5 mg), Wasser für Injektionszwecke.
EW: Zentrales Muskelrelaxans (GABA-Derivat).
AG: Schwere chronische Spastizität spinaler oder zerebraler Genese bei nicht ausreichender oraler Therapie.
AA: Nur intrathekal als Bolus-Testinjektion mittels Lumbalpunktion oder über Katheter subarachnoidal; chronisch über implantierbare Pumpen.
DO: Testphase: ╖Erwachsene:
Testdosis 25-50 mcg, in mindestens 24 stündigen Abständen um 25 mcg erhöhen. Max. Testdosis 100 mcg. Bei Nichtansprechen auf 100 mcg Dosis nicht weiter erhöhen.
Erhaltungsdosis: 10 bis 1400 mcg pro Tag.
-Kinder ab 4 Jahren und Jugendliche: Testdosis initial 25-50 mcg/Tag, in mindestens 24 stündigen Abständen um 25 mcg erhöhen; max. Testdosis 100 mcg.
Erhaltungsdosis 25-200 mcg/Tag.
Nicht für Kinder < 4 Jahren.
Details siehe Austria-Codex - Fachinformation.
GA: Therapieresistente Epilepsie.
SST: Nutzen/Risiko-Abwägung in der Schwangerschaft; keine Empfehlung zur Stillzeit (geringe Datenlage).
NW: ZNS (Somnolenz, Konvulsionen), Psyche, Herz/Kreislauf (Hypotonie oder Hypertonie), Sehstörungen, Magen/Darm, Dyspnoe, Harnretention, Haut, Muskelhypotonie, Skoliose, sexuelle Dysfunktion, Entzugssymptome (bei abruptem Absetzen), entzündliche Masse an der Spitze des implantierten Katheters.
WW: Vorsicht: Morphin (Hypotonie), ZNS-Dämpfer (verstärkt), Blutdrucksenker (verstärkt), trizyklische Antidepressiva (Muskelhypotonie), Levodopa (Nebenwirkungen verstärkt), Allgemeinanästhetika.
WH: Nur von Ärzten mit entsprechendem Wissen und Erfahrung anzuwenden. Vor Implantation müssen Patienten infektionsfrei sein. Auf Entzündungen an der Spitze des implantierten Katheters achten.
Besondere Vorsicht bei Psychosen, Parkinson, Epilepsie, Dysreflexie im autonomen Nervensystem, zerebrovaskulärer oder respiratorischer Insuffizienz. Verkehrshinweis.
Therapie nicht abrupt absetzen.
Bei Überdosierung Atemdepression, Koma. In schweren Fällen Antidot Physostigmin.
PG: 10 ST * (EKO: N) [€ 21,60]

Baclofen Sintetica 0,5 mg/ml - Intrathekal Infusionslösung 46B01

(Z.Nr. 1-29980) RP. P. M03BX01
ZI: Sintetica, Münster, Deutschland
Z: 1 ml Infusionslösung enthält: Baclofen 0,5 mg, Natriumchlorid (entspr. Natrium 3,5 mg), Wasser für Injektionszwecke.
EW: Zentrales Muskelrelaxans (GABA-Derivat).
AG: Schwere chronische Spastizität spinaler oder zerebraler Genese bei nicht ausreichender oraler Therapie.
AA: Nur intrathekal als Bolus-Testinjektion mittels Lumbalpunktion oder über Katheter subarachnoidal; chronisch über implantierbare Pumpen.
DO: Testphase: ╖Erwachsene:
Testdosis 25-50 mcg, in mindestens 24 stündigen Abständen um 25 mcg erhöhen. Max. Testdosis 100 mcg. Bei Nichtansprechen auf 100 mcg Dosis nicht weiter erhöhen.
Erhaltungsdosis: 10 bis 1400 mcg pro Tag.
-Kinder ab 4 Jahren und Jugendliche: Testdosis initial 25-50 mcg/Tag, in mindestens 24 stündigen Abständen um 25 mcg erhöhen; max. Testdosis 100 mcg.
Erhaltungsdosis 25-200 mcg/Tag.
Nicht für Kinder < 4 Jahren.
Details siehe Austria-Codex - Fachinformation.
GA: Therapieresistente Epilepsie.
SST: Nutzen/Risiko-Abwägung in der Schwangerschaft; keine Empfehlung zur Stillzeit (geringe Datenlage).
NW: ZNS (Somnolenz, Konvulsionen), Psyche, Herz/Kreislauf (Hypotonie oder Hypertonie), Sehstörungen, Magen/Darm, Dyspnoe, Harnretention, Haut, Muskelhypotonie, Skoliose, sexuelle Dysfunktion, Entzugssymptome (bei abruptem Absetzen), entzündliche Masse an der Spitze des implantierten Katheters.
WW: Vorsicht: Morphin (Hypotonie), ZNS-Dämpfer (verstärkt), Blutdrucksenker (verstärkt), trizyklische Antidepressiva (Muskelhypotonie), Levodopa (Nebenwirkungen verstärkt), Allgemeinanästhetika.
WH: Nur von Ärzten mit entsprechendem Wissen und Erfahrung anzuwenden. Vor Implantation müssen Patienten infektionsfrei sein. Auf Entzündungen an der Spitze des implantierten Katheters achten.
Besondere Vorsicht bei Psychosen, Parkinson, Epilepsie, Dysreflexie im autonomen Nervensystem, zerebrovaskulärer oder respiratorischer Insuffizienz. Verkehrshinweis.
Therapie nicht abrupt absetzen.
Bei Überdosierung Atemdepression, Koma. In schweren Fällen Antidot Physostigmin.
PG: 1 ST * (EKO: N) [€ 123,65]

Baclofen Sintetica 2 mg/ml - Intrathekal Infusionslösung 46B01

(Z.Nr. 1-29981) RP. P. M03BX01
ZI: Sintetica, Münster, Deutschland
Z: 1 ml Infusionslösung enthält: Baclofen 2 mg, Natriumchlorid (entspr. Natrium 3,5 mg), Wasser für Injektionszwecke.
Kurzinformation: siehe Baclofen Sintetica 0,5 mg/ml - Intrathekal Infusionslösung, → S. 168
PG: MED 5ML 10 ST * (EKO: N) [€ 940,00], **MED 20ML** 1 ST * (EKO: N) [€ 396,45], **SIN 5ML** 10 ST * (EKO: N) [€ 940,00], **SIN 20ML** 1 ST * (EKO: N) [€ 396,45]

Bactroban - Nasensalbe 50H01

(Z.Nr. 1-20226) NR. P. D06AX09
ZI: GlaxoSmithKline Pharma, Wien
Z: 1 g enthält: Mupirocin 20 mg (entspr. Mupirocin calcium 21,5 mg), Vaselin, weisses, Softisan 649.
EW: Antibiotische Salbe.
AG: Elimination von Staphylokokken aus der Nasenschleimhaut.
AA: Topisch, ev. mit Watteträger.
DO: 2-3mal tgl. streichholzkopfgroße Menge in den vorderen Nasenbereich einbringen. Anwendung über 5-7, max. 10 Tage. Für Kinder unter 1 Jahr nicht empfohlen.
SST: Nutzen/Risiko - Abwägung.
NW: Selten lokale Unverträglichkeit.
WW: Nicht mit anderen Nasensalben mischen.
WH: Nicht als Augensalbe verwenden. Bei starker Diarrhoe an pseudomembranöse Kolitis denken.
PG: 3 G * (EKO: N) [€ 17,05]

Bactroban 2 % - Creme 22A01
(Z.Nr. 1-23206) NR. P. nicht im Handel. D06AX09

▼ Balanca 0,03 mg/2 mg - Filmtabletten 31I01

(Z.Nr. 1-26296) RP. P. G03AA15
ZI: Gedeon Richter, Budapest, Ungarn
Z: 1 Filmtablette enthält: Ethinylestradiol 0,03 mg, Chlormadinon acetat 2 mg, Tablettenkern: Lactose monohydrat 69,5 mg, Maisstärke, Povidon K30, Magnesium stearat; Tablettenhülle: Hypromellose, Lactose monohydrat, Macrogol 6000, Propylenglycol, Talkum, Titandioxid, Eisenoxid rot.
EW: Hormonales Kontrazeptivum (fixe Kombination Estrogen + Gestagen).
AG: Orale Kontrazeption (unter Berücksichtigung der individuellen Risikofaktoren, besonders auf venöse Thromboembolien).
AA: Zum Einnehmen.
DO: Jeden Tag zur gleichen Zeit 1 Tablette an 21 aufeinander folgenden Tagen, dann 7 Tage einnahmefreies Intervall. Entzugsblutung beginnt 2-3 Tage nach der letzten Tablette.
Beginn der Einnahme am 1. Tag der Monatsblutung, bei Wechsel von Minipille oder Intrauterinpessar oder nach Abort im 1. Trimenon sofort, nach einer Geburt oder einem Abort im 2. Trimenon nach 21-28 Tagen.
Details bei überschrittenem Einnahmezeitpunkt siehe Austria Codex-Fachinformation.
Bei Erbrechen oder Durchfall innerhalb von 3-4 Std. nach der Einnahme Ersatztablette einnehmen.

Zum Verschieben der Entzugsblutung ohne Einnahmepause mit der Tabletteneinnahme fortfahren.
GA: Vorliegen oder Risiko für venöse Thromboembolie (auch Prädisposition, größere Operationen mit längerer Immobilisierung). Vorliegen oder Risiko für arterielle Thromboembolie (auch Prädisposition, Myokardinfarkt, Angina pectoris, Schlaganfall oder Vorstufen), hohes Risiko für arterielle Thromboembolie (Diabetes mit Gefäßveränderungen, schwere Hypertonie, schwere Fettstoffwechselstörungen, Prädisposition für Thrombosen), schwere Leberschäden, Lebertumore, sexualhormonabhängige maligne Tumore, nicht abgeklärte vaginale Blutungen, Migräne.
SST: In der Schwangerschaft nicht anwenden, in der Stillzeit nicht empfohlen.
Bei Eintritt einer Schwangerschaft sofort absetzen.
NW: Häufig: Kopfschmerzen, Abdominalschmerzen, Brustschmerzen.
Gelegentlich: Vaginale Candidiasis oder andere Pilzinfektionen, erhöhter Appetit, Depression, Migräne, Schläfrigkeit, Beinkrämpfe, Nervosität, Augenbeschwerden, Herz/Kreislauf (Hypertonie, Hypotonie, selten Thrombose/Embolie), Magen/Darm, Haut, Harnwegsinfektionen, Zwischenblutungen, Ausbleiben der Abbruchblutung, Veränderungen an der Geschlechtsorganen, Hitzewallungen, Gewichtsänderungen, Ödeme.
WW: Gegenanzeige: Ombitasvir/Paritaprevir/Ritonavir, Dasabuvir mit oder ohne Ribavirin (Transaminasenanstieg; 2 Wochen Abstand).
Vorsicht: Leberenzyminduktoren können zur Wirkungsminderung oraler Kontrazeptiva führen: Barbiturate, Bosentan, Carbamazepin, Phenytoin, Primidon, Rifampicin, Arzneimittel gegen HIV oder HCV (Ritonavir, Nevirapin, Efavirenz und andere), Felbamat, Griseofulvin, Oxcarbazepin, Topiramat, Johanniskraut.
Bei Kurzzeitbehandlung Barrieremethode bis 28 Tage nach dem Absetzen anwenden. Bei Langzeitbehandlung wird andere, nichthormonale Verhütungsmethode empfohlen.
Enzyminhibitoren (z.B. Etoricoxib) können die Plasmakonzentrationen von Estrogenen und/oder Progestagenen erhöhen. Ethinylestradiol kann die Plasmakonzentration von Theophyllin oder Tizanidin erhöhen.
WH: Erhöhtes Risiko für arterielle und venöse Thromboembolien beachten. Auf Symptome von apoplektischem Insult oder Myokardinfarkt achten. Blutdruck messen. Leicht erhöhtes Brustkrebsrisiko beachten. Bei Leberfunktionsstörungen orales Kontrazeptivum bis zur Normalisierung der Leberfunktion absetzen. Kein Schutz vor AIDS oder anderen sexuell übertragbaren Krankheiten. Anhaltende Blutungsunregelmäßigkeiten diagnostisch abklären. Durchbruchblutungen und/oder Verhütungsversagen als Folge von Wechselwirkungen mit anderen Arzneimitteln möglich.
PG: 21 ST * (EKO: N) [€ 11,95], **3X21** 63 ST * (EKO: N) [€ 29,90]

balance 1,5% Glucose, 1,25 mmol/l Calcium - Peritonealdialyselösung 20I01
(Z.Nr. 1-25095) RP. P. nicht im Handel. B05DB

balance 1,5% Glucose, 1,75 mmol/l Calcium - Peritonealdialyselösung 20I01
(Z.Nr. 1-25093) RP. P. nicht im Handel. B05DB

balance 2,3% Glucose, 1,25 mmol/l Calcium - Peritonealdialyselösung 20I01
(Z.Nr. 1-25098) RP. P. nicht im Handel. B05DB

balance 2,3% Glucose, 1,75 mmol/l Calcium - Peritonealdialyselösung 20I01
(Z.Nr. 1-25096) RP. P. nicht im Handel. B05DB

balance 4,25% Glucose, 1,25 mmol/l Calcium - Peritonealdialyselösung 20I01
(Z.Nr. 1-25094) RP. P. nicht im Handel. B05DB

balance 4,25% Glucose, 1,75 mmol/l Calcium - Peritonealdialyselösung 20I01
(Z.Nr. 1-25092) RP. P. nicht im Handel. B05DB

Balancette 0,02 mg/3 mg - Filmtabletten 31I01
(Z.Nr. 1-31473) RP. P. nicht im Handel. G03AA12

Baldrian Sandoz forte 450 mg - Dragees 32Z01
(Z.Nr. 1-24489) RPF. P. n.l. N05CM09
ZI: Sandoz, Kundl
Z: 1 Dragee enthält: Baldrianwurzel-Trockenextrakt (3-6:1); Auszugsmittel: Ethanol 70% (V/V) 450 mg, Carnaubawachs, Arabisches Gummi, Calciumcarbonat, Wachs, gebleichtes, Carmellose natrium, Cellulosepulver, Glucose-Sirup, sprühgetrockneter, Sucrose, Schellack, Siliciumdioxid, hochdisperses, Stearinsäure, Talkum, Tragant, Titandioxid.
PG: 30 ST * (EKO: N) [€ 9,25 n.l.], 60 ST * (EKO: N) [€ 14,30 n.l.]

Baldrian "Sanova" Nachtruhe - Dragees 32Z01
(Z.Nr. 1-29115) RPF. P. N05CM09
ZI: Sanova Pharma, Wien
Z: 1 Dragee enthält: Baldrianwurzel-Trockenextrakt (3-6:1); Auszugsmittel: Ethanol 70% (V/V) 300 mg, Lactose monohydrat 39 mg, Saccharose 122,8 mg, Glucose-Sirup, sprühgetrockneter (entspr. Glucose 63,8 mg), Siliciumdioxid, Cellulose, Natriumstärkeglykolat, Talk, Stearinsäure, Gummi arabicum, Butylmethacrylat-Copolymer, basisch (entspr. Eudragit E 12,5), Methylcellulose, Calciumcarbonat, Povidon, Glycerol 85%, Eisenoxide und -hydroxide, braun, Eisenoxide und -hydroxide, rot, Montanglycolwachs.
EW: Pflanzliches Sedativum.
AG: Ein- und Durchschlafstörungen.
AA: Unzerkaut mit Flüssigkeit.
DO: 1-2 Dragees ½ bis 1 Std. vor dem Schlafengehen, bei Bedarf 1-2 Dragees zusätzlich am früheren Abend. MTD 4 Dragees. Für Kinder nicht empfohlen.
SST: Nicht empfohlen.
NW: Magen/Darm.
WH: Verkehrshinweis.
PG: 40 ST * (EKO: N) [€ 13,50]

Baldrian "Sanova" Nervenplus - Dragees 32Z02
(Z.Nr. HERB-00028) RPF. P. N05CM
ZI: Sanova Pharma, Wien
Z: 1 Dragee enthält: Baldrianwurzel-Trockenextrakt (3-6:1); Auszugsmittel: Ethanol 70% (V/V) 100 mg, Melissenblätter-Trockenextrakt (4-6:1); Methanol 30% (V/V) (Auszugsmittel) 90 mg, Lactose monohydrat 37,5 mg, Saccharose 110,59 mg, Glucose-Sirup, sprühgetrockneter (entspr. Glucose 28,25 mg), Siliciumdioxid, Cellulose Maisstärke, Talk, Stearinsäure, Gummi arabicum, Eudragit E 12,5, Methylcellulose, Calciumcarbonat, Povidon, Glycerol 85%, Natrium Kupfer chlorophyllin, Montanglycolwachs.
EW: Pflanzliches Sedativum.
AG: Traditionell pflanzlich bei milden nervösen Anspannungen.
AA: Unzerkaut mit Flüssigkeit.
DO: Bei Bedarf 1 Dragee; MTD 4 Dragees. Für Kinder nicht empfohlen.
SST: Nicht empfohlen.
NW: Magen/Darm, Überempfindlichkeit.
WH: Verkehrshinweis.
PG: 50 ST * (EKO: N) [€ 12,50]

Baldrian-Dispert Calm - überzogene Tabletten 32Z01
(Z.Nr. 1-31849) RPF. P. nicht im Handel. N05CM09

Baldrian-Johanniskraut Diapharm - überzogene Tabletten 32Z02, 49Z
(Z.Nr. HERB-00117) RPF. P. nicht im Handel. N07XX

Baldriparan für die Nacht - überzogene Tabletten 32Z01
(Z.Nr. 1-36713) RPF. P. N05CM09
ZI: Pfizer Corporation Austria, Wien
Z: 1 überzogene Tablette enthält: Baldrianwurzel-Trockenextrakt (6,0-7,4:1); Ethanol 70% (V/V) (Auszugsmittel) 441,35 mg; Tablettenkern: Cellulose, mikrokristalline, Magnesium stearat, Maltodextrin, Siliciumdioxid, kolloidal, wasserfrei; Tablettenüberzug: Arabisches Gummi, Bienenwachs, gebleichtes, Calciumcarbonat, Carnaubawachs, Rizinusöl, raffiniertes, Indigokarmin, Macrogol 6000, Kaliumdihydrogenphosphat, Povidon K25, Schellack, Saccharose 145,8 mg, Talkum, Titandioxid.
EW: Pflanzliches Sedativum.
AG: Linderung von Schlafstörungen.
AA: Unzerkaut mit Flüssigkeit einnehmen.
DO: 1 Tablette ½ bis 1 Stunde vor dem Schlafengehen und bei Bedarf zu einem früheren Zeitpunkt am Abend. Für Kinder nicht empfohlen.
SST: Nicht empfohlen.
NW: Magen/Darm.
WH: Verkehrshinweis.
PG: 30 ST * (EKO: N) [€ 13,75], 60 ST * (EKO: N) [€ 23,40]

Balneum Hermal - Badezusatz 17A
(Z.Nr. 0-13643) RPF. P. D11AX
ZI: Almirall Hermal, Reinbek, Deutschland
Z: 100 g enthalten: Sojaöl, raffiniert 84,75 g, Butylhydroxytoluol 0,01 g, Palmitoylascorbinsäure 0,005 g, Macrogol laurylether 400, Citronensäure monohydrat, Propylenglycol, Ölsäurediethanolamid, Parfumöl (entspr. Benzyl benzoat).
EW: Pflanzliches Arzneimittel, bildet vorübergehende Schutzschicht auf der Haut.

AG: Symptomatisch bei Dermatosen mit trockener und leicht juckender Haut.
AA: Mit dem eingelassenen Badewasser mischen oder unverdünnt als Duschbad.
DO: 2 Messbecher für ein Vollbad, ¼ Teelöffel für ein Teilbad, 1/3 Messbecher für ein Kinderbad. Badtemperatur max. 36° C, bei Juckreiz 32° C. Dauer des Bades max. 15-20 min, bei Kleinkindern wenige Minuten.
GA: Frische Psoriasis pustulosa.
SST: Anwendung möglich.
NW: Lokale Reizung.
WW: Seifen (heben Wirkung auf).
WH: Bei größeren Hautverletzungen, unklaren akuten Dermatosen, schwerem Fieber, schweren Infektionen, Herzinsuffizienz nicht anwenden. Vorsicht bei Hypertonie. Unverdünnt nicht mit den Augen in Berührung bringen.
Erhöhte Rutschgefahr beachten. Nicht stark abtrocknen und abrubbeln.
PG: 100 ML (2) (EKO: G) [€ 2,90], 200 ML * (EKO: N) [€ 6,30], **BP** 400 ML (EKO: G) [€ 8,85], **BP** 1000 ML * (EKO: N) [€ 19,00]

Balneum Hermal F - Badezusatz 17A
(Z.Nr. 0-16838) RPF. P. D11AX
ZI: Almirall Hermal, Reinbek, Deutschland
Z: 100 g enthalten: Erdnussöl, raffiniert 46,45 g, Paraffin, dünnflüssiges 47 g, Butylhydroxytoluol 0,01 g, Palmitoylascorbinsäure 0,005 g, Macrogol laurylether 400, Isopropyl palmitat, Ölsäurediethanolamid, Citronensäure monohydrat, Propylenglycol 0,0325 g, Parfumöl.
EW: Bildet vorübergehende Schutzschicht auf der Haut.
AG: Unterstützend bei Dermatosen mit sehr trockener Haut.
AA: Mit dem eingelassenen Badewasser mischen oder unverdünnt als Duschbad.
DO: 2 Messbecher für ein Vollbad, ¼ Teelöffel für ein Teilbad, 1/3 Messbecher für ein Kinderbad. Badtemperatur max. 36° C, bei Juckreiz 32° C. Dauer des Bades max. 15-20 min, bei Kleinkindern wenige Minuten.
GA: Frische Psoriasis pustulosa.
SST: Anwendung möglich.
NW: Lokale Reizung.
WW: Seifen (heben Wirkung auf).
WH: Bei größeren Hautverletzungen, unklaren akuten Dermatosen, schwerem Fieber, schweren Infektionen, Herzinsuffizienz nicht anwenden. Vorsicht bei Hypertonie. Unverdünnt nicht mit den Augen in Berührung bringen.
Erhöhte Rutschgefahr beachten. Nicht stark abtrocknen und abrubbeln.
PG: 200 ML * (EKO: N) [€ 7,10], **BP** 1000 ML * (EKO: N) [€ 23,45]

Balneum Hermal Plus Polidocanol - Badezusatz 17A
(Z.Nr. 1-19739) RPF. P. D11AX
ZI: Almirall Hermal, Reinbek, Deutschland
Z: 100 g flüssiger Badezusatz enthalten: Sojabohnenöl, raffiniert 82,95 g, Polidocanol 15 g, Palmitoylascorbinsäure 0,6 g, Propylenglycol 0,85 g, Parfumöl (entspr. Benzyl benzoat 5-25 mg), Glycerylstearatcitrat.
EW: Rückfettung der Haut, juckreizstillend.
AG: Unterstützend bei Dermatosen mit Austrocknung und Juckreiz.
AA: Mit dem eingelassenen Badewasser mischen oder unverdünnt als Duschbad.
DO: 2 Messbecher für ein Vollbad, ¼ Teelöffel für ein Teilbad, 1/3 Messbecher für ein Kinderbad. Badtemperatur max. 36° C, bei Juckreiz 32° C. Dauer des Bades max. 15-20 min, bei Kleinkindern wenige Minuten.
GA: Frische Psoriasis pustulosa.
SST: Anwendung möglich.
NW: Lokale Reizung.
WW: Seifen (heben Wirkung auf).
WH: Bei größeren Hautverletzungen, unklaren akuten Dermatosen, schwerem Fieber, schweren Infektionen, Herzinsuffizienz nicht anwenden. Vorsicht bei Hypertonie. Unverdünnt nicht mit den Augen in Berührung bringen.
Erhöhte Rutschgefahr beachten. Nicht stark abtrocknen und abrubbeln.
Anwendung bei Kindern unter 1 Jahr nur auf ärztliche Empfehlung.
PG: 100 ML (2) (EKO: G) [€ 3,65], 200 ML * (EKO: N) [€ 8,05], **BP** 400 ML (EKO: G) [€ 12,25], **BP** 1000 ML * (EKO: N) [€ 28,30]

Balsamka - Schmerzbalsam, Salbe 13Z04
(Z.Nr. 7-35056) RPF. D. nicht im Handel. M02AX

Bambec 10 mg - Tabletten 50A02
(Z.Nr. 1-19970) RP. P. R03CC12
ZI: AstraZeneca Österreich, Wien
Z: 1 Tablette enthält: Bambuterol hydrochlorid 10 mg, Lactose monohydrat 63 mg, Maisstärke, Povidon K25, Cellulose, Magnesium stearat.
EW: Beta-2-Adrenorezeptor-Agonist (Pro-Drug von Terbutalin).
AG: Obstruktive Atemwegserkrankungen bei Erwachsenen und Jugendlichen, Bronchospasmus bei Asthma bronchiale bei Kindern.
AA: Mit etwas Flüssigkeit kurz vor dem Schlafengehen einnehmen.
DO: Personen ab 6 Jahren: Initial (5-) 10 mg, nach 1-2 Wochen ev. 20 mg.
Kinder (2-6 Jahre): Initial 5 mg, nach 1-2 Wochen ev. 10 mg.
GA: Schwere Leberschäden, Hyperthyreose, Tachykardie, Aortenstenose.
SST: Nutzen/Risiko-Abwägung (Wehenhemmung).
NW: Tremor, Kopfschmerzen, Tachykardie, Myokardischämie, Unruhe, Kopfschmerz, Arrhythmien, Magen/Darm, Hypokaliämie, Allergien.
WW: Wirkung von Muskelrelaxantien verlängert; Beta-Blocker oder Mutterkornal- kaloide verstärken Bronchialobstruktion. Antidiabetika abgeschwächt.
Verstärkung einer Hypokaliämie durch Xanthine, Steroide, Diuretika.
WH: Bei Anwendung als Erhaltungstherapie zusätzlich antiinflammatorische Therapie mit Kortikoiden oder Leukotrien-Rezeptor-Antagonisten durchführen. Vorsicht bei Hypertonie, Myokardiopathien, frischem Myokardinfarkt, Diabetes, Hyperthyreose, Winkelblockglaukom. Nicht zur Behandlung des akuten Bronchospasmus. Bei Arrhythmien Beta 1-Rezeptoren-Blocker, bei Krämpfen Diazepam.
PG: 30 ST (2) (EKO: G) [€ 20,10]

Baneocin - Puder 22A01
(Z.Nr. 0-09451) NR. P. D06AX
ZI: Sandoz, Kundl
Z: 1 g Puder enthält: Bacitracin-Zink 250 IE, Neomycin 5000 IE (entspr. Neomycin sulfat), Pudergrundlage, entkeimt (entspr. Amylum Maydis) (entspr. Magnesiumoxid).
EW: Lokale antibiotische Kombination.
AG: Haut- und Nabelinfektionen durch empfindliche Erreger, nach chirurgischen (dermatologischen) Eingriffen.
AA: Auf der Haut.
DO: 2-4mal tgl. über max. 7 Tage dünn auf die zu behandelnde Stelle (maximal über die Größe einer Handfläche) aufstreuen.
GA: Großflächige Verletzungen. Nicht am Auge oder (bei Trommelfell- perforation) im äußeren Gehörgang verwenden. Nicht bei Nieren-, Vestibularis- oder Cochlearisschäden anwenden.
SST: Nutzen/Risiko-Abwägung.
NW: Sensibilisierung, Kreuzallergie gegen andere Aminoglykoside, bei großflächiger Anwendung systemische Effekte (oto-, nephrotoxisch, neuromuskuläre Blockade).
WW: Nur bei systemischer Resorption (Cephalosporine, Diuretika verstärkt nephrotoxisch, verstärkte neuromuskuläre Blockade durch Narkotika oder Muskelrelaxantien).
WH: Darf nicht in den Mund kommen. Auf Überwuchern resistenter Keime achten.
Kontrollen: Harn, Blut, Audiometrie. Auf neuromuskuläre Erkrankungen achten.
PG: 10 G (EKO: G) [€ 1,95]

Baneocin - Salbe 22A01
(Z.Nr. 0-09452) NR. P. D06AX
ZI: Sandoz, Kundl
Z: 1 g enthält: Bacitracin-Zink 250 IE, Neomycin sulfat 5000 IE, Wollfett, Paraffin weich, weiss.
EW: Lokale antibiotische Kombination.
AG: Lokalbehandlung von Infektionen der Haut und Schleimhaut. Fokale und kleinflächige bakterielle Hautinfektionen, lokaler antibiotischer Schutz bei Verbrennungen und Verbrühungen, nach chirurgischen Eingriffen.
AA: Auf der Haut.
DO: 2-3mal tgl. über max. 7 Tage dünn auf die zu behandelnde Stelle (maximal über die Grösse einer Handfläche) dünn auftragen, ev. Verband.
GA: Großflächige Verletzungen. Nicht am Auge oder (bei Trommelfell- perforation) im äußeren Gehörgang verwenden. Nicht bei Nieren-, Vestibularis- oder Cochlearisschäden anwenden.
SST: Nutzen/Risiko-Abwägung.
NW: Sensibilisierung, Kreuzallergie gegen andere Aminoglykoside, bei großflächiger Anwendung systemische Effekte (oto-, nephrotoxisch, neuromuskuläre Blockade).
WW: Nur bei systemischer Resorption (Cephalosporine, Diuretika verstärkt nephrotoxisch, verstärkte neuromuskuläre Blockade durch Narkotika oder Muskelrelaxantien).
WH: Darf nicht in den Mund kommen. Auf Überwuchern resistenter Keime achten.
Kontrollen: Harn, Blut, Audiometrie. Auf neuromuskuläre Erkrankungen achten.
PG: 5 G (2) (EKO: G) [€ 2,55], 20 G (EKO: G) [€ 5,20], 200 G * (EKO: N) [€ 22,65]

🐾 Banminth - Paste zum Eingeben für Katzen 803A

(Z.Nr. 8-16837) RP. P. QP52AF02
ZI: Zoetis Österreich, Wien
Z: 1 g enthält: Pyrantel embonat 115,3 mg (entspr. Pyrantel 40 mg), Methyl-4-hydroxybenzoat 1,8 mg, Propyl-4-hydroxybenzoat 0,2 mg, Siliciumdioxid, Sorbitlösung 70%, Natrium alginat, Aqua purificata.
EW: Nematoden-wirksames Anthelminthikum.
AG: Spul- und Hakenwürmer bei Katzen.
AA: Oral.
DO: 0,5 g Paste/kg KG. Entwurmungsplan: Katzenwelpen bis 12 Wochen: Erstbehandlung mit 14 Tagen, anschließend Entwurmung im Abstand von 2 Wochen.
Katzen ab 13. Lebenswoche: alle 3 Monate empfohlen.
Kätzinnen: ab der 2.-10. Woche nach Geburt sind säugende Kätzinnen in ca. 2-wöchigen Abständen zu entwurmen, um möglichen Befall der Katzenwelpen einzuschränken. Wurmbefall: sofortige Entwurmung mit Wiederholung nach 2-3 Wochen.
SST: Anwendung möglich.
WW: Andere Cholinergika (Levamisol), Cholinesterasehemmer, Piperazon.
WH: Hände waschen, nicht in die Augen bringen.
Nicht bei Tieren anwenden, die der Gewinnung von Lebens- oder Arznei- mitteln dienen.
PG: 1 ST VT [€ 8,15]

🐾 Banminth - Paste zum Eingeben für Pferde 803A

(Z.Nr. 8-16989) RP. P. QP52AF02
ZI: Zoetis Österreich, Wien
Z: 1 g Paste enthält: Pyrantel embonat 439 mg (entspr. Pyrantel 152,3 mg), Methyl-4-hydroxybenzoat 1,05 mg, Propyl-4-hydroxybenzoat 0,3 mg, Sorbitlösung 70%, Natrium alginat, Polysorbat 80, Aqua purificata.
EW: Breitband-Anthelminthikum.
AG: Infektionen durch Strongyliden, Oxyuren, Parascariden und Anoplocephala perfoliata bei Pferden.
AA: Oral mit Injektor.
DO: 1 g Paste je 23 kg KG. Doppelte Dosis bei Befall mit Anoplocephala perfoliata.
SST: Anwendung möglich.
WW: Andere Cholinergika (Levamisol), Cholinesterasehemmer, Piperazin.
PG: 1 ST VN [€ 14,30]

Baqsimi 3 mg - Nasenpulver in einem Einzeldosisbehältnis 56A

(Z.Nr. EU/1/19/1406/*) RP. P. H04AA01
ZI: Lilly, Eli Nederland, Utrecht, Niederlande
Z: 1 Einzeldosisbehältnis enthält: Glucagon 3 mg, Betadex, O-Dodecylphosphocholin.
EW: Pankreashormon, erhöht Blutglukose.
AG: Schwere Hypoglykämie bei Diabetes mellitus.
AA: Nur nasal. Gebrauchsanweisung beachten.
DO: Personen ab 4 Jahren: ED 3 mg.
GA: Phäochromozytom.
SST: Anwendung möglich.
NW: Überempfindlichkeit, erhöhter Tränenfluss, Atemwegreizung, Magen/Darm (Erbrechen), Kopfschmerz, Juckreiz, Anstieg von Blutdruck und Herzfrequenz.
WW: Insulin (antagonistisch), Indometacin (schwächt Glukagon-Wirkung ab), Beta-Blocker (Blutdruckanstieg), Warfarin (verstärkt wirksam).
WH: Vorsicht bei Insulinom. Bei unzureichendem Leberglykogen (Hunger, Nebenniereninsuffizienz, chronischem Alkoholismus) Hypoglykämie mit Glukose behandeln. Verkehrshinweis.
PG: 1 ST * (EKO: N) [€ 153,80]

Baraclude 0,5 mg - Filmtabletten 35E02

(Z.Nr. EU/1/06/343/*) NR. P. J05AF10
ZI: Bristol-Myers Squibb Pharma, Dublin, Irland
Z: 1 Filmtablette enthält: Entecavir 0,5 mg (entspr. Entecavir monohydrat), Tablettenkern: Crospovidon, Lactose monohydrat 120,5 mg, Magnesium stearat, Cellulose, mikrokristalline, Povidon; Tablettenüberzug: Titandioxid, Hypromellose, Macrogol 400, Polysorbat 80.
EW: Antiviral (Hemmstoff der Reversen Transkriptase).
AG: Chronische Hepatitis B Virus-Infektion bei kompensierter oder dekompensierter Lebererkrankung, auch bei Nukleosid-naiven Kindern ab 2 Jahren und Jugendlichen.
AA: 1mal tgl. oral.
DO: Kompensierte Lebererkrankung:
Nukleosid-naive Patienten (einschließlich Kinder und Jugendliche ab 32,6 kg KG): TD 0,5 mg zum Essen oder unabhängig von den Mahlzeiten.
Lamivudin-refraktäre Patienten: TD 1 mg nüchtern.
Dekompensierte Lebererkrankung: TD 1 mg nüchtern.
Dosisreduktion bei Nierenschäden.
Kinder unter 32,6 kg KG mit Lösung behandeln.
SST: Strenge Indikationsstellung, nicht stillen.
NW: ZNS (Schlaflosigkeit, Kopfschmerzen, Schwindel), Magen/Darm, Erschöpfung, Enzymanstiege (ALT), Allergien.
WW: Arzneimittel mit Wirkungen auf die Niere (Vorsicht).
WH: Vorsicht bei dekompensierter Leberzirrhose. Auf spontane Exazerbationen der chronischen Hepatitis B achten. Laktatazidose bzw. Resistenzbildung möglich, ev. mit einem anderen antiviralen Medikament kombinieren. Verkehrshinweis.
Bei HIV-Patienten nur unter gleichzeitiger antiretroviraler Therapie anwenden.
PG: 30 ST RE2 (EKO: Y) [€ 221,75]

Baraclude 0,5 mg - Filmtabletten 35E02
(Z.Nr. EU/1/06/343/*) NR. P. Parallelimport. J05AF10
nicht im Handel.

Baraclude 0,5 mg - Filmtabletten 35E02

(Z.Nr. EU/1/06/343/*) NR. P. Parallelimport. J05AF10
V: Haemato Pharm, Schönefeld, Deutschland
Z: 1 Filmtablette enthält: Entecavir 0,5 mg (entspr. Entecavir monohydrat), Tablettenkern: Crospovidon, Lactose monohydrat 120,5 mg, Magnesium stearat, Cellulose, mikrokristalline, Povidon; Tablettenüberzug: Titandioxid, Hypromellose, Macrogol 400, Polysorbat 80.
PG: 30 ST RE2 (EKO: Y) [€ 221,45]

Baraclude 0,5 mg - Filmtabletten 35E02
(Z.Nr. EU/1/06/343/*) NR. P. Parallelimport. J05AF10
nicht im Handel.

Baraclude 1 mg - Filmtabletten 35E02

(Z.Nr. EU/1/06/343/*) NR. P. J05AF10
ZI: Bristol-Myers Squibb Pharma, Dublin, Irland
Z: 1 Filmtablette enthält: Entecavir 1 mg (entspr. Entecavir monohydrat), Tablettenkern: Crospovidon, Lactose monohydrat 241 mg, Magnesium stearat, Cellulose, mikrokristalline, Povidon; Tablettenüberzug: Titandioxid, Hypromellose, Macrogol 400, Eisen(III)-oxid.
Kurzinformation: siehe Baraclude 0,5 mg - Filmtabletten, → S. 171
PG: 30 ST RE2 (EKO: Y) [€ 221,75]

Baraclude 1 mg - Filmtabletten 35E02
(Z.Nr. EU/1/06/343/*) NR. P. Parallelimport. J05AF10
nicht im Handel.

Baraclude 1 mg - Filmtabletten 35E02
(Z.Nr. EU/1/06/373/*) NR. P. Parallelimport. J05AF10
nicht im Handel.

Baraclude 0,05 mg/ml - Lösung zum Einnehmen 35E02

(Z.Nr. EU/1/06/343/*) NR. P. J05AF10
ZI: Bristol-Myers Squibb Pharma, Dublin, Irland
Z: 1 ml Lösung enthält: Entecavir 0,05 mg (entspr. Entecavir monohydrat), Maltitol 380 mg, Natrium citrat (entspr. Natrium 0,3 mg), Citronensäure, Methyl-4-hydroxybenzoat 1,5 mg, Propyl-4-hydroxybenzoat 0,18 mg, Orangengeschmack (Acacia und natürliche Geschmacksstoffe), Natriumhydroxid zur pH-Wert-Einstellung, Salzsäure zur pH-Wert-Einstellung, Wasser, gereinigtes.
EW: Antiviral (Hemmstoff der Reversen Transkriptase).
AG: Chronische Hepatitis B Virus-Infektion bei kompensierter oder dekompensierter Lebererkrankung, auch bei Nukleosid-naiven Kindern ab 2 Jahren und Jugendlichen.
AA: 1mal tgl. oral.
DO: Kompensierte Lebererkrankung:
Nukleosid-naive Patienten (einschließlich Kinder und Jugendliche ab 32,6 kg KG): TD 10 ml (= 0,5 mg) zum Essen oder unabhängig von den Mahlzeiten.
Lamivudin-refraktäre Patienten: TD 20 ml (= 1 mg) nüchtern.
Dekompensierte Lebererkrankung: TD 20 ml nüchtern.
Dosisreduktion bei Nierenschäden.
Kinder ab 2 Jahren mit mind. 10 kg KG: TD 4 ml; 20 kg KG: 6 ml; 30 kg KG: 9 ml; ab 32,6 kg KG: 10 ml. Details siehe Austria Codex-Fachinformation.
SST: Strenge Indikationsstellung, nicht stillen.
NW: ZNS (Schlaflosigkeit, Kopfschmerzen, Schwindel), Magen/Darm, Erschöpfung, Enzymanstiege (ALT), Allergien.
WW: Arzneimittel mit Wirkungen auf die Niere (Vorsicht).
WH: Vorsicht bei dekompensierter Leberzirrhose. Auf spontane Exazerbationen der chronischen Hepatitis B achten. Laktatazidose bzw. Resistenzbildung möglich, ev. mit einem anderen antiviralen Medikament kombinieren. Verkehrshinweis.
Bei HIV-Patienten nur unter gleichzeitiger antiretroviraler Therapie anwenden.
PG: 210 ML * (EKO: N) [€ 921,20]

Barijodeel - Tabletten 39X02
(Z.Nr. 3-00573) RPF. P. nicht im Handel. V03AX

Baroprine 10 mg/20 mg - Tabletten 10B08
(Z.Nr. 1-24792) RP. P. nicht im Handel. C09BB06

Batrafen - antimykotischer Nagellack 11A03
(Z.Nr. 1-21113) RPF. P. D01AE14
ZI: sanofi-aventis, Wien
Z: 1 ml wirkstoffhaltiger Nagellack enthält: Ciclopirox 80 mg, Poly(butylhydrogenmaleat, methoxyethylen), Ethylacetat, 2-Propanol.
EW: Antimykotisch.
AG: Pilzerkrankungen der Nägel.
DO: Im ersten Monat jeden 2. Tag dünn auf den erkrankten Nagel auftragen, im 2. Monat 2mal wöchentlich, ab dem 3. Monat 1mal wöchentlich.
Max. 6 Monate anwenden. Keine Studien an Kindern und Jugendlichen.
SST: Keine Erfahrungen.
NW: Lokale Hautreizung.
WH: Während der Behandlung auf den Gebrauch künstlicher Nägel verzichten.
PG: 1,5 G * (EKO: N) [€ 22,90], 3 G * (EKO: N) [€ 36,90]

▼ Bavencio 20 mg/ml - Konzentrat zur Herstellung einer Infusionslösung 55I01
(Z.Nr. EU/1/17/1214/*) NR. P. E. L01XC31
ZI: Merck Europe, Amsterdam, Niederlande
Z: 1 ml Konzentrat enthält: Avelumab 20 mg, hergestellt durch rekombinante DNA-Technologie in CHO, Mannitol, Essigsäure 99%, Polysorbat 20, Natrium hydroxyd, Wasser für Injektionszwecke.
EW: Monoklonaler Antikörper, antineoplastisch.
AG: Metastasiertes Merkelzellkarzinom (Monotherapie).
-Fortgeschrittenes Nierenzellkarzinom (in Kombination mit Axitinib).
AA: I.v. Infusion über 60 min.
DO: 800 mg Avelumab alle 2 Wochen. In Kombination zusätzlich Axitinib 2mal tgl. 5 mg oral. Bei schweren Nebenwirkungen Dosis verzögern oder absetzen. Keine Untersuchungen an Kindern und Jugendlichen.
SST: Zwingende Indikationsstellung. Bis 1 Monat nach der letzten Anwendung zuverlässige Kontrazeption durchführen und nicht stillen.
NW: Magen/Darm, infusionsbedingte Reaktionen, immunvermittelte Nebenwirkungen (Pneumonitis, Hepatitis, Pankreatitis, Myokarditis, Kolitis, Nephritis, Endokrinopathien), Diabetes, Anämie, Dyspnoe, Haut, Ermüdung, Fieber, Gewichtsverlust. Lebertoxizität (in Kombination mit Axitinib).
WH: Verkehrshinweis.
PG: 1 ST * (EKO: N) [€ 1.335,65]

🐾 Baycox Direct 25 mg/ml - Lösung zum Eingeben über das Trinkwasser für Hühner und Puten 812AE
(Z.Nr. 8-35735) RP. P. VNW. QP51AJ01
ZI: Bayer Animal Health, Leverkusen, Deutschland
Z: 1 ml Lösung enthält: Toltrazuril 25 mg, Macrogol P200, Trolamin.
EW: Antiprotozoenmittel.
AG: Kokzidiosen bei Huhn oder Pute.
AA: Im Trinkwasser gelöst eingeben.
AH: Die gebrauchsfertige Lösung ist 48 Stunden haltbar.
DO: TD 7 mg Totrazuril pro kg KG. Kontinuierliche Behandlung über 24 Std.
oder jeweils über 8 Std. an 2 aufeinander folgenden Tagen.
Details siehe Austria-Codex - Fachinformation.
GA: Junghennen nach der 15. Lebenswoche.
WW: Nicht mit Kokzidiostatika oder Histomonostatika anwenden. Antibiotika (Wasseraufnahme verringert). Andere Zusätze zum Trinkwasser vermeiden.
WH: Hygienemaßnahmen. Alle Tiere eines Stalles behandeln. Stark alkalisch, nicht unverdünnt anwenden. Bei Hautkontakt mit Wasser abwaschen.
VNW: Essbare Gewebe Huhn 16 Tage, Pute 16 Tage. Nicht bei Legetieren anwenden, deren Eier für menschlichen Verzehr vorgesehen sind. Nicht innerhalb von 4 Wochen nach Beginn der Legeperiode anwenden.
PG: 1000 ML VNW [€ 153,25]

🐾 Baycox Iron 36 mg/ml + 182 mg/ml - Injektionssuspension für Ferkel 812BZ
(Z.Nr. EU/2/19/239/*) RP. P. VNW. QP51AJ51
ZI: Bayer Animal Health, Leverkusen, Deutschland
Z: 1 ml enthält: Toltrazuril 36,4 mg, Eisen(III)-Ion 182 mg (entspr. Gleptoferron 484,7 mg), Phenol 5 mg, Polysorbat 80, Polysorbat 20, Natriumchlorid, Wasser für Injektionszwecke.
EW: Antiprotozoenmittel.
AG: Vorbeugung von Kokzidiose bei neugeborenen Ferkeln.
AA: I.m. (Nackenbereich).
DO: Einmalig 20 mg Toltrazuril + 100 mg Eisen pro kg KG (= 0,55 ml/kg KG) am 3. Lebenstag.
GA: Verdacht auf Vitamin E- oder Selenmangel.
NW: Lokale Reaktionen, selten Todesfälle durch parenterales Eisen.
WH: Alle Ferkel eines Wurfs behandeln. Nur einmalig anwenden. Nicht bei Ferkeln unter 0,9 kg KG anwenden.
VNW: Essbare Gewebe: 53 Tage.
PG: 100 ML VNW [€ 49,55]

🐾 Baycox Multi 50 mg/ml - Suspension zum Eingeben für Rinder, Schweine und Schafe 812AE
(Z.Nr. 8-37293) RP. P. VNW. QP51AJ01
ZI: Bayer Animal Health, Leverkusen, Deutschland
Z: 1 ml enthält: Toltrazuril 50 mg, Natriumbenzoat 2,1 mg, Natriumpropionat 2,1 mg, Natrium docusat, Simeticon-Emulsion, Bentonit, Citronensäure, Xanthan gummi, Propylenglycol, Wasser, gereinigtes.
EW: Antiinfektivum.
AG: Vorbeugung klinischer Symptome von Kokzidiose bei Kälbern, Ferkeln und Schaflämmern in Betrieben, in denen in der Vergangenheit Kokzidiose nachgewiesen wurde.
AA: Zum Eingeben. Vor Gebrauch 20 sec schütteln.
DO: Kälber: Einmalig 15 mg/kg KG (=3 ml Suspension je 10 kg KG).
Ferkel (3.-5. Lebenstag), Schaf: Einmalig 20 mg/kg KG (=0,4 ml Suspension/kg KG).
GA: Milchmastkälber, Milchviehkälber über 80 kg KG, Mutterkuhkälber über 150 kg KG, Bullenmastkälber unter 3 Monaten oder über 150 kg KG.
WH: Alle Tiere einer Herde behandeln. Resistenzentwicklung möglich. Hygienemaßnahmen beachten.
VNW: Essbare Gewebe: Kalb 63 Tage, Ferkel 77 Tage, Schaf 42 Tage.
Nicht für Tiere, deren Milch für den menschlichen Verzehr vorgesehen ist.
PG: 250 ML VNW [€ 110,95]

Baypress 10 mg - Tabletten 21A02
(Z.Nr. 1-18429) RP. P. C08CA08
ZI: Bayer Austria, Wien
Z: 1 Tablette enthält: Nitrendipin 10 mg, Maisstärke, Cellulose, mikrokristalline, Lactose monohydrat 15,93 mg, Povidon K25, Natriumdodecylsulfat, Magnesium stearat, Eisenoxid rot.
EW: Kalziumantagonist (Dihydropyridin).
AG: Essentielle Hypertonie.
AA: Nach den Mahlzeiten unzerkaut mit Flüssigkeit (nicht mit Grapefruitsaft) einnehmen.
DO: 2mal tgl. 10 mg. MTD 40 mg. Für Kinder und Jugendliche nicht empfohlen.
GA: Herz-Kreislauf-Schock, instabile Angina pectoris, akuter Herzinfarkt, Klappenstenosen.
SST: Kontraindikation.
NW: Angstreaktionen, Schlafstörungen, Kopfschmerzen, Flush, Ödeme, Palpitationen, Magen / Darm. Vertigo, Müdigkeit, Pruritus, Polyurie, starke Hypotonie, initial pektanginöse Anfälle, Gingivahyperplasien, Enzymanstiege.
WW: Gegenanzeige: Rifampicin.
Vorsicht: Verstärkung durch andere Antihypertensiva. CYP3A4-Hemmer (Makrolidantibiotika, Proteasehemmer, Azol-Antimykotika, Nefazodon), Fluoxetin, Quinupristin/Dalfopristin, Valproinsäure, Cimetidin, Pheny- toin, Carbamazepin, Phenobarbital, PDE5-Hemmer (verstärkt), Digoxin, Muskelrelaxantien.
WH: Vorsicht bei Leberschäden. Verkehrshinweis.
Bei Überdosierung Norepinephrin, Dopamin; bei Bradykardie Atropin oder Orciprenalin; Kalziumglukonat 10 % i.v.
PG: 28 ST (2) (EKO: G) [€ 16,70]

Baypress 20 mg - Tabletten 21A02
(Z.Nr. 1-18430) RP. P. C08CA08
ZI: Bayer Austria, Wien
Z: 1 Tablette enthält: Nitrendipin 20 mg, Maisstärke, Cellulose, mikrokristalline, Povidon K25, Natriumdodecylsulfat, Magnesium stearat.
Kurzinformation: siehe Baypress 10 mg - Tabletten, → S. 172
PG: 28 ST (2) (EKO: G) [€ 26,05]

🐾 Baytril 25 mg/ml - Injektionslösung für Tiere 812AD
(Z.Nr. 8-00166) NR. P. VNW. QJ01MA90
ZI: Bayer Animal Health, Leverkusen, Deutschland
Z: 1 ml enthält: Enrofloxacin 25 mg, N-Butylalkohol 30 mg,

Kaliumhydroxid, Wasser für Injektionszwecke.
EW: Chemotherapeutikum (Chinoloncarbonsäurederivat).
AG: Hund, Katze: Infektionen des Verdauungs-, Respirations- und Urogenitaltrakts.
Schwein (Ferkel): Infektionen des Respirationstraktes, Infektionen des Verdauungstraktes und Septikämie durch Escherichia coli.
Kaninchen: Infektionen des Verdauungs- und Respirationstrakts, Haut- und Wundinfektionen durch Staphylococcus aureus.
Nager, Reptilien, Ziervögel: Infektionen des Verdauungs- und Respirationstrakts.
AA: S.c. oder i.m.
DO: Schwein (Ferkel): 2,5 mg/kg KG i.m. tgl. an bis zu 3 Tagen. Bei Infektionen des Verdauungstraktes und Septikämie 5 mg/kg KG tgl. an bis zu 5 Tagen.
Hund, Katze: 5 mg/kg KG s.c. tgl. an bis zu 5 Tagen.
Kaninchen, Nager: 10 mg/kg KG s.c. tgl. an 5-10 Tagen.
Ziervögel: 20 mg/kg KG i.m. tgl. an 5-10 Tagen.
Reptilien: 5-10 mg/kg KG i.m. tgl. an 5-10 Tagen.
GA: Hunde unter 8-18 Monaten (Gelenkknorpelschäden), Katzen unter 8 Wochen, Anfallsleiden.
SST: Nutzen/Risiko-Abwägung.
NW: Magen/Darm, lokale Reaktionen. Bei Überdosierung bei Katzen Augenschäden.
WW: Nicht mit Theophyllin oder mit antagonistischen Antibiotika (Makrolide, Tetrazykline, Phenicole) anwenden. Vorsicht mit Flunixin bei Hunden.
VNW: Essbare Gewebe: Schwein 13 Tage; Kaninchen 6 Tage. Nicht bei Vögeln anwenden, die zum menschlichen Verzehr bestimmt sind.
PG: 50 ML VNW [€ 28,05]

🐾 Baytril 50 mg/ml - Injektionslösung für Tiere 812AD

(Z.Nr. 8-00058) NR. P. VNW. QJ01MA90
ZI: Bayer Animal Health, Leverkusen, Deutschland
Z: 1 ml enthält: Enrofloxacin 50 mg, N-Butylalkohol 30 mg, Kaliumhydroxid, Wasser für Injektionszwecke.
EW: Chemotherapeuticum (Chinoloncarbonsäurederivat).
AG: Kalb:
- Atemweginfektionen durch Pasteurella multocida, Mannheimia haemolytica, Mycoplasma spp.
- Infektionen des Verdauungstraktes und Septikämie durch Escherichia coli,
- Akute Arthritis durch Mycoplasma bovis

Schaf:
- Infektionen des Verdauungstraktes und Sepsis durch Escherichia coli,
- Mastitis durch Staphylococcus aureus und Escherichia coli

Ziege:
- Atemweginfektionen durch Pasteurella multocida und Mannheimia haemolytica,
- Infektionen des Verdauungstraktes und Sepsis durch Escherichia coli,
- Mastitis durch Staphylococcus aureus und Escherichia coli

Schwein:
- Atemweginfektionen durch Pasteurella multocida, Mannheimia haemolytica, Mycoplasma spp.
- Infektionen des Verdauungstraktes und Sepsis durch Escherichia coli,

Hund: Infektionen des Digestions-, Respirations- und Urogenitaltrakts (einschließlich Prostatitis, begleitende Antibiotikabehandlung bei Pyometra), Haut- und Wundinfektionen, Otitis (externa/media) durch Staphylococcus spp., Escherichia coli, Pasteurella spp., Klebsiella spp., Bordetella spp., Pseudomonas spp. und Proteus spp.
Katze: Infektionen des Digestions-, Respirations- und Urogenitaltrakts (als begleitende Antibiotikabehandlung bei Pyometra), Haut- und Wundinfektionen durch Staphylococcus spp., Escherichia coli, Pasteurella spp., Klebsiella spp., Bordetella spp., Pseudomonas spp. und Proteus spp.
AA: I.v., s.c., i.m.
DO: Kalb: 5 mg/kg KG 1mal tgl. über 3-5 Tage i.v. oder s.c.
Schaf, Ziege: 5 mg/kg KG 1mal tgl. über 3 Tage s.c.
Schwein: 2,5 mg/kg KG (bei Coli-Infektionen oder Septikämie 5 mg/kg KG) 1mal tgl. an 3 Tagen i.m. (im Nackenbereich)
Hund, Katze: 5 mg/kg KG 1mal tgl. an 5 Tagen s.c.
GA: Epilepsie, Hunde unter 8-18 Monaten (je nach Größe), Katzen unter 8 Wochen, Pferde in der Wachstumsphase.
SST: Nutzen/Risiko-Abwägung.
NW: Lokale Reaktionen, Magen/Darm, Schockreaktionen bei Rindern, Knorpelschäden in der Wachstumsphase.
WW: Nicht anwenden: Makrolide, Tetrazykline, Phenicole (antagonistisch). Theophyllin (Elimination verzögert). Vorsicht: Flunixin.
WH: Vorsicht bei Nierenschäden.
VNW: Kalb: Essbare Gewebe i.v. 5 Tage, s.c. 12 Tage. Nicht für Tiere, deren Milch für menschlichen Verzehr vorgesehen ist.
Schaf: Essbare Gewebe 4 Tage, Milch 3 Tage.
Ziege: Essbare Gewebe 6 Tage, Milch 4 Tage.
Schwein: Essbare Gewebe 13 Tage.
PG: 100 ML VNW [€ 67,70]

🐾 Baytril 100 mg/ml - Injektionslösung für Tiere 812AD

(Z.Nr. 8-00059) NR. P. VNW. QJ01MA90
ZI: Bayer Animal Health, Leverkusen, Deutschland
Z: 1 ml Injektionslösung enthält: Enrofloxacin 100 mg, N-Butylalkohol 30 mg, Kaliumhydroxid, Wasser für Injektionszwecke.
EW: Chemotherapeutikum (Chinoloncarbonsäurederivat).
AG: Rind:
- Atemweginfektionen durch Pasteurella multocida, Mannheimia haemolytica, Mycoplasma spp.
- Infektionen des Verdauungstraktes und Septikämie durch Escherichia coli,
- Akute Arthritis durch Mycoplasma bovis

Schaf:
- Infektionen des Verdauungstraktes und Sepsis durch Escherichia coli,
- Mastitis durch Staphylococcus aureus und Escherichia coli

Ziege:
- Atemweginfektionen durch Pasteurella multocida und Mannheimia haemolytica,
- Infektionen des Verdauungstraktes und Sepsis durch Escherichia coli,
- Mastitis durch Staphylococcus aureus und Escherichia coli

Schwein:
- Atemweginfektionen durch Pasteurella multocida, Mannheimia haemolytica, Mycoplasma spp.
- Infektionen des Harntrakts durch E. coli
- MMA-Syndrom der Sauen durch Escherichia coli und Klebsiella spp.
- Infektionen des Verdauungstraktes und Sepsis durch Escherichia coli.

AA: I.v., s.c., i.m.
DO: Rind: 5 mg/kg KG 1mal tgl. über 3-5 Tage (bei Mastitis über 2 Tage) langsam i.v. oder s.c.
Schaf, Ziege: 5 mg/kg KG 1mal tgl. über 3 Tage s.c.
Schwein: 2,5 mg/kg KG (bei Coli-Infektionen oder Septikämie 5 mg/kg KG) 1mal tgl. an 3 Tagen i.m. (im Nackenbereich)
GA: Epilepsie.
SST: Nutzen/Risiko-Abwägung. Im 1. Quartal und während der Laktation bei Kühen Anwendung möglich.
NW: Lokale Reaktionen, Schockreaktionen bei Rindern, Knorpelschäden in der Wachstumsphase.
WW: Nicht anwenden: Makrolide, Tetrazykline, Phenicole (antagonistisch). Theophyllin (Elimination verzögert).
VNW: Rind: Essbare Gewebe i.v. 5 Tage, s.c. 12 Tage. Milch i.v. 3 Tage, s.c. 4 Tage.
Schaf: Essbare Gewebe 4 Tage, Milch 3 Tage.
Ziege: Essbare Gewebe 6 Tage, Milch 4 Tage.
Schwein: Essbare Gewebe 13 Tage.
PG: 100 ML VNW [€ 126,70]

🐾 Baytril 100 mg/ml - Lösung zum Eingeben für Hühner, Puten und Kaninchen 812AD

(Z.Nr. 8-00062) NR. P. VNW. QJ01MA90
ZI: Bayer Animal Health, Leverkusen, Deutschland
Z: 1 ml enthält: Enrofloxacin 100 mg, Benzylalkohol 14 mg, Kaliumhydroxid, Wasser, gereinigtes.
EW: Chemotherapeuticum (Chinoloncarbonsäurederivat).
AG: Infektionskrankheiten durch E.coli, Mykoplasmen, Pasteurella multocida, Avibacterium paragallinarum.
AA: Im Trinkwasser.
DO: TD 10 mg/kg KG an 3-5 Tagen (Hühner und Puten) bzw. 5 Tagen (Kaninchen).
GA: Chinolonresistenz.
WW: Makrolide, Tetrazykline, Phenicole antagonistisch.
WH: Auf Resistenzen (E. coli) achten.
VNW: Essbare Gewebe: Huhn 7 Tage, Pute 3 Tage, Kaninchen 3 Tage. Nicht für Geflügel, dessen Eier für menschlichen Verzehr vorgesehen sind. Nicht bei Junghennen anwenden, die weniger als 14 Tage vor der Eiablage stehen.
PG: 100 ML VNW [€ 64,30], 1000 ML VNW [€ 307,55]

🐾 Baytril 25 mg/ml - Lösung zum Eingeben für Kälber und Lämmer 812AD

(Z.Nr. 8-00061) NR. P. VNW. QJ01MA90
ZI: Bayer Animal Health, Leverkusen, Deutschland
Z: 1 ml enthält: Enrofloxacin 25 mg, Benzylalkohol 14 mg, Hypromellose, Kaliumhydroxid, Wasser, entmineralisiertes.
EW: Chemotherapeuticum (Chinoloncarbonsäurederivat).
AG: Kalb: Therapie der Colidiarrhoe und Colisepsis, bakterielle Bronchopneumonien, Salmonellose. Pasteurellose, Mykoplas-

mose, bakterielle Sekundärinfektionen.
Lamm: Therapie der Coliseptikämie und Colibacillose.
AA: Mit Flüssigkeit oder direkt eingeben.
DO: **Kalb:** TD 2,5 (-5) mg/kg KG.
Lamm: TD 5 mg/kg KG. Behandlung über 5 Tage.
GA: Zentrale Anfallsleiden, Knorpelwachstumsstörungen, ruminierende Tiere.
WW: Makrolide, Tetrazykline antagonistisch. Elimination von Theophyllin verzögert. Magnesium- oder Aluminium- haltige Substanzen vermindern Resorption von Enrofloxacin.
VNW: Essbare Gewebe 7 Tage.
PG: 100 ML VNW [€ 34,25]

🐾 Baytril 5 mg/ml - Lösung zum Eingeben für Schweine — 812AD

(Z.Nr. 8-00060) NR. P. VNW. QJ01MA90
ZI: Bayer Animal Health, Leverkusen, Deutschland
Z: 1 ml enthält: Enrofloxacin 5 mg, Benzylalkohol 14 mg, Kaliumhydroxid, Hypromellose, Wasser, entmineralisiertes.
EW: Chemotherapeuticum (Chinoloncarbonsäurederivat).
AG: -Infektionen des Verdauungstraktes durch E.coli und Salmonella spp. (Colidiarrhoe, Coliseptikämie, Salmonellose)
-Infektionen des Atmungstrakts durch Actinobacillus pleuropneumoniae (Pleuropneumonie) und Mycoplasma hyopneumoniae (enzootische Pneumonie).
AA: Eingabe mit Applikationsgerät.
DO: 1 Pumphub pro 2 kg Ferkel alle 24 Stunden über 2-3 Tage. Bei Salmonellose und schweren respiratorischen Erkrankungen 1 Pumphub pro 1 kg KG über 5 Tage (Salmonellosen) bis 10 Tage (chronische Erkrankungen).
NW: Magen/Darm.
VNW: Essbare Gewebe 5 Tage.
PG: 100 ML VNW [€ 35,50]

🐾 *Baytril Direct 100 mg/ml - Injektionslösung für Rinder und Schweine* — 812AD
(Z.Nr. 8-01123) NR. P. VNW. nicht im Handel. QJ01MA90

🐾 *Baytril Direct 100 mg/ml - Injektionslösung für Schweine* — 812AD
(Z.Nr. 8-00988) NR. P. VNW. nicht im Handel. QJ01MA90

🐾 Baytril flavour 25 mg/ml - Suspension zum Eingeben für Katzen — 812AD

(Z.Nr. 8-00955) NR. P. QJ01MA90
ZI: Bayer Animal Health, Leverkusen, Deutschland
Z: 1 ml Suspension enthält: Enrofloxacin 25 mg, Sorbinsäure 2 mg, Ascorbinsäure 0,2 mg, Polacrilin, Cellulosepulver, (entspr. Cellulose, mikrokristalline), (entspr. Carmellose natrium), Propylenglycol, Vanille-Aroma, Wasser, gereinigtes.
EW: Chemotherapeuticum (Chinoloncarbonsäurederivat).
AG: Einzel- oder Mischinfektionen durch empfindliche Erreger.
AA: Zum Eingeben.
DO: 1mal tgl. 5 mg Enrofloxacin (= 0,2 ml) /kg KG.
GA: Hunde unter 8-18 Monaten (Gelenkknorpelschäden), Katzen unter 8 Wochen, Anfallsleiden.
SST: Nutzen/Risiko-Abwägung.
NW: Magen/Darm, lokale Reaktionen. Bei Überdosierung bei Katzen Augenschäden.
WW: Nicht mit Theophyllin oder mit antagonistischen Antibiotika (Makrolide, Tetrazykline, Phenicole) anwenden. Vorsicht mit Flunixin bei Hunden.
VNW: Essbare Gewebe: Schwein 13 Tage; Kaninchen 6 Tage. Nicht bei Vögeln anwenden, die zum menschlichen Verzehr bestimmt sind.
PG: 8,5 ML VT [€ 15,60]

🐾 Baytril flavour 15 mg - Tabletten für Katzen und kleine Hunde — 812AD

(Z.Nr. 8-00163) NR. P. QJ01MA90
ZI: Bayer Animal Health, Leverkusen, Deutschland
Z: 1 Tablette enthält: Enrofloxacin 15 mg, Lactose monohydrat, Maisstärke, Cellulose, mikrokristalline, Povidon K25, Magnesium stearat, Siliciumdioxid, hochdisperses, Rindfleisch-Aroma.
EW: Chemotherapeuticum (Chinoloncarbonsäurederivat).
AG: Einzel- oder Mischinfektionen (Atemwege, Verdauungsorgane, Harnwege, Haut, Wunden) durch empfindliche Erreger (E. coli, Pasteurella spp., Salmonella spp., Staphylococcus spp.).
AA: Zum Eingeben (direkt oder mit dem Futter).
DO: 1mal tgl. 1 Tablette/3 kg KG über 5-10 Tage.
GA: Hunde unter 8-18 Monaten (Gelenkknorpelschäden), Katzen unter 8 Wochen, Anfallsleiden.
SST: Nutzen/Risiko-Abwägung.
NW: Magen/Darm, lokale Reaktionen. Bei Überdosierung bei Katzen Augenschäden.
WW: Nicht mit Theophyllin oder mit antagonistischen Antibiotika (Makrolide, Tetrazykline, Phenicole) anwenden. Vorsicht mit Flunixin bei Hunden.
VNW: Essbare Gewebe: Schwein 13 Tage; Kaninchen 6 Tage. Nicht bei Vögeln anwenden, die zum menschlichen Verzehr bestimmt sind.
PG: 50 ST VT [€ 44,05]

🐾 Baytril flavour 50 mg - Tabletten für Katzen und Hunde — 812AD

(Z.Nr. 8-00164) NR. P. QJ01MA90
ZI: Bayer Animal Health, Leverkusen, Deutschland
Z: 1 Tablette enthält: Enrofloxacin 50 mg, Lactose monohydrat, Maisstärke, Cellulose, mikrokristalline, Povidon K25, Magnesium stearat, Siliciumdioxid, hochdisperses, Rindfleisch-Aroma.
EW: Chemotherapeuticum (Chinoloncarbonsäurederivat).
AG: Einzel- oder Mischinfektionen (Atemwege, Verdauungsorgane, Harnwege, Haut, Wunden) durch empfindliche Erreger (E. coli, Pasteurella spp., Salmonella spp., Staphylococcus spp.).
AA: Zum Eingeben (direkt oder mit dem Futter).
DO: 1mal tgl. 1 Tablette/10 kg KG über 5-10 Tage
GA: Hunde unter 8-18 Monaten (Gelenkknorpelschäden), Katzen unter 8 Wochen, Anfallsleiden.
SST: Nutzen/Risiko-Abwägung.
NW: Magen/Darm, lokale Reaktionen. Bei Überdosierung bei Katzen Augenschäden.
WW: Nicht mit Theophyllin oder mit antagonistischen Antibiotika (Makrolide, Tetrazykline, Phenicole) anwenden. Vorsicht mit Flunixin bei Hunden.
VNW: Essbare Gewebe: Schwein 13 Tage; Kaninchen 6 Tage. Nicht bei Vögeln anwenden, die zum menschlichen Verzehr bestimmt sind.
PG: 100 ST VT [€ 151,25]

🐾 Baytril flavour 150 mg - Tabletten für große Hunde — 812AD

(Z.Nr. 8-00165) NR. P. QJ01MA90
ZI: Bayer Animal Health, Leverkusen, Deutschland
Z: 1 Tablette enthält: Enrofloxacin 150 mg, Lactose monohydrat, Maisstärke, Cellulose, mikrokristalline, Povidon K25, Magnesium stearat, Siliciumdioxid, hochdisperses, Rindfleisch-Aroma.
EW: Chemotherapeuticum (Chinoloncarbonsäurederivat).
AG: Einzel- oder Mischinfektionen (Atemwege, Verdauungsorgane, Harnwege, Haut, Wunden) durch empfindliche Erreger (E. coli, Pasteurella spp., Salmonella spp., Staphylococcus spp.).
AA: Zum Eingeben (direkt oder eingehüllt in Fleisch oder Wurst).
DO: 1mal tgl. 1 Tablette/30 kg KG über 5-10 Tage.
GA: Hunde unter 12 Monaten, Hunde großer Rassen unter 18 Monaten, Knorpelwachstumsstörungen, Epilepsie.
SST: Nicht anwenden.
NW: Sehr selten Magen/Darm.
WW: Gegenanzeige: Makrolide, Tetrazykline, Phenicole (antagonisieren Chinolone), Theophyllin (Elimination verzögert). Nicht empfohlen: Digoxin. Vorsicht: Flunixin, Magnesium, Aluminium (Resorption von Enrofloxacin vermindert); Kreuzresistenz zwischen Fluorochinolonen.
WH: Nicht zur Prophylaxe. Vorsicht bei Nierenschäden.
PG: 100 ST VT [€ 322,70]

🐾 Baytril flavour 250 mg - Tabletten für große Hunde — 812AD

(Z.Nr. 8-00857) NR. P. QJ01MA90
ZI: Bayer Animal Health, Leverkusen, Deutschland
Z: 1 Tablette enthält: Enrofloxacin 250 mg, Lactose monohydrat, Maisstärke, Cellulose, mikrokristalline, Povidon K25, Magnesium stearat, Siliciumdioxid, hochdisperses, Rindfleisch-Aroma.
EW: Chemotherapeuticum (Chinoloncarbonsäurederivat).
AG: Einzel- oder Mischinfektionen (Atemwege, Verdauungsorgane, Harnwege, Haut, Wunden) durch empfindliche Erreger (E. coli, Pasteurella spp., Salmonella spp., Staphylococcus spp.).
AA: Zum Eingeben (direkt oder eingehüllt in Fleisch oder Wurst).
DO: 1mal tgl. 5 mg Enrofloxacin/kg KG (= 1 Tablette pro 50 kg KG) über 5-10 Tage.
GA: Hunde unter 12 Monaten, Hunde großer Rassen unter 18 Monaten, Knorpelwachstumsstörungen, Epilepsie.
SST: Nicht anwenden.
NW: Sehr selten Magen/Darm.
WW: Gegenanzeige: Makrolide, Tetrazykline, Phenicole (antagonisieren Chinolone), Theophyllin (Elimination verzögert). Nicht empfohlen: Digoxin. Vorsicht: Flunixin, Magnesium, Aluminium (Resorption von Enrofloxacin vermindert); Kreuzresistenz zwischen Fluorochinolonen.
WH: Nicht zur Prophylaxe. Vorsicht bei Nierenschäden.

PG: 96 ST VT [€ 451,75]

Baytril One - 100 mg/ml - Injektionslösung für Rinder und Schweine 812AD
(Z.Nr. 8-00755) NR. P. VNW. nicht im Handel. QJ01MA90

Baytril RSI 100 mg/ml - Injektionslösung für Rinder und Schweine 812AD
(Z.Nr. 8-00424) NR. P. VNW. QJ01MA90
ZI: Bayer Animal Health, Leverkusen, Deutschland
Z: 1 ml Injektionslösung enthält: Enrofloxacin 100 mg, Arginin, n-Butanol 30 mg, Benzylalkohol 20 mg, Wasser für Injektionszwecke.
EW: Chemotherapeutikum (Chinoloncarbonsäurederivat).
AG: Atemwegeserkrankungen beim Rind durch Mannheimia haemolytica, Pasteurella multocida, Haemophilus somnus und Mykoplasma spp; Colimastitis; bakterielle Bronchopneumonien durch Actinobacillus pleuropneumoniae, Haemophilus suis und Pasteurella multocida beim Schwein.
AA: Rind: S.c. (Atemwege), i.v. (Mastitis), Schwein: i.m.
DO: Einmalig 7,5 mg/kg KG, bei schweren Erkrankungen ev. 2. Injektion nach 48 Std.
Colimastitis: 5 mg/kg KG i.v. über 2-3 Tage.
GA: Schäden des Bewegungsapparates, zentrale Anfallsleiden.
SST: Anwendung möglich.
NW: Lokale Reaktionen, Magen/Darm, Schock nach i.v. Gabe.
WW: Makrolide, Tetrazykline antagonistisch. Elimination von Theophyllin verzögert.
VNW: Rind: Essbare Gewebe: s.c. 14 Tage; i.v. 7 Tage Milch: S.c. 5 Tage, i.v. 3 Tage.
Schwein: Essbare Gewebe: i.m. 12 Tage.
PG: 100 ML VNW [€ 126,70]

BCG-medac - Pulver und Lösungsmittel zur Herstellung einer Suspension zur intravesikalen Anwendung 55L
(Z.Nr. 1-24620) NR. P. E. n.l. L03AX03
ZI: medac Gesellschaft für klinische Spezialpräparate, Wedel, Deutschland
Z: 1 Durchstechflasche enthält nach Rekonstitution: BCG-Bakterien, von Mycobacterium bovis stammend, Stamm RIVM, abgeleitet von Stamm 1173-P2 200 Mio.-;3 Mrd. LFE, Polygelin, Glucose wasserfrei, Polysorbat 80; Lösungsmittel: Natriumchlorid, Wasser für Injektionszwecke.
PG: 1 ST RE2 (EKO: Y) [€ 177,85 n.l.]

Bekunis - Dragees 42J04
(Z.Nr. 1-18940) RPF. P. A06AB06
ZI: Roha Arzneimittel, Bremen, Deutschland
Z: 1 überzogene Tablette enthält: Tinnevelly-Sennesfrüchte-Trockenextrakt (4,5-5,5:1); Wasser (Auszugsmittel) 150-220 mg (entspr. Sennae fructus angustifoliae), (entspr. Hydroxyanthracen-Derivate 20 mg) (entspr. Sennosid B), Siliciumdioxid, methyliert, Gelatine, Polysorbat 80, Talkum, Magnesium stearat, Cellulose, mikrokristalline, Lactose, wasserfrei 57 mg, Methacrylsäure-Ethylacrylat-Copolymer (1:1), Macrogol 6000, Titandioxid, Carboxymethyl cellulose natrium, Saccharose 64 mg, Arabisches Gummi, sprühgetrocknet, Calciumcarbonat, Stearinsäure, Glucose-Sirup, sprühgetrockneter 4 mg, Montanglycolwachs.
EW: Laxans.
AG: Obstipation.
AA: Vor dem Schlafengehen einnehmen.
DO: 1mal tgl. (bzw. 2-3mal wöchentlich) 1 Dragee. Nicht für Kinder.
GA: Unklare abdominelle Beschwerden, Ileus, Darmstenose, akute Darmentzündungen, schwere Dehydratation.
SST: Gegenanzeige.
NW: Bauchschmerzen, Durchfall, Haut, Niere, bei Überdosierung und Langzeitgabe Elektrolytverluste.
WW: Kaliumverlust verstärkt Glykosidwirkung, Carbenoxolon, Corticosteroide, Chinidin, QT-verlängernde Substanzen. Diuretika, Süßholzwurzel verstärken Hypokaliämie.
GE: Bei Langzeitanwendung Wirkungsminderung.
WH: Anwendung ohne ärztliche Anordnung max. 1-2 Wochen. Ausreichend Flüssigkeit zuführen. Diarrhoe ist ein Zeichen von Überdosierung.
Als Abmagerungsmittel ungeeignet. Vorsicht bei Nierenerkrankungen.
PG: 45 ST * (EKO: N) [€ 4,90], 100 ST * (EKO: N) [€ 9,55]

Bekunis - Kräutertee 42J04
(Z.Nr. 0-13426) RPF. P. A06AB06
ZI: Roha Arzneimittel, Bremen, Deutschland
Z: 10 g enthalten: Sennesblätter 2,5 g (entspr. Sennae folium), Tinnevelly-Sennesfrüchte 5-7,5 g (entspr. Sennae fructus angustifoliae), Alexandriner-Sennesfrüchte (entspr. Fructus Sennae acutifoliae), eingestellt auf Hydroxyanthracen-Derivate 230-300 mg (entspr. Sennosid B).
EW: Laxans.
AG: Obstipation.
DO: Abends 1 Teelöffel mit siedendem Wasser übergießen, nach 20 Minuten abseihen.
GA: Unklare abdominelle Beschwerden, Ileus, Darmstenose, akute Darmentzündungen, schwere Dehydratation.
SST: Gegenanzeige.
NW: Bauchschmerzen, Durchfall, Haut, Niere, bei Überdosierung und Langzeitgabe Elektrolytverluste.
WW: Kaliumverlust verstärkt Glykosidwirkung, Carbenoxolon, Corticosteroide, Chinidin, QT-verlängernde Substanzen. Diuretika, Süßholzwurzel verstärken Hypokaliämie.
GE: Bei Langzeitanwendung Wirkungsminderung.
WH: Anwendung ohne ärztliche Anordnung max. 1-2 Wochen. Ausreichend Flüssigkeit zuführen. Diarrhoe ist ein Zeichen von Überdosierung.
Als Abmagerungsmittel ungeeignet. Vorsicht bei Nierenerkrankungen.
PG: 80 G * (EKO: N) [€ 5,15], 175 G * (EKO: N) [€ 9,90]

Bekunis - tassenfertiger Tee 42J04
(Z.Nr. 0-11787) RPF. P. A06AB06
ZI: Roha Arzneimittel, Bremen, Deutschland
Z: 750 mg Tee-Aufgusspulver (= 2 Dosierlöffel) enthalten: Mischung aus: 150-352,5 mg Tinnevelly-Sennesfrüchte-Trockenextrakt (4,5-5,5:1); Wasser (Auszugsmittel) (entspr. Sennae fructus angustifoliae), Sennesblätter-Trockenextrakt (4,5-5,5:1); Wasser (Auszugsmittel) (entspr. Hydroxyanthracen-Derivate 19,5 mg) (entspr. Sennosid B) Gelatine, Glucose-Sirup, sprühgetrockneter 383-585 mg.
EW: Laxans.
AG: Obstipation.
DO: 1mal tgl. 2 Dosierlöffel Tee in eine Tasse geben, mit Wasser übergießen und trinken.
GA: Unklare abdominelle Beschwerden, Ileus, Darmstenose, akute Darmentzündungen, schwere Dehydratation.
SST: Gegenanzeige.
NW: Bauchschmerzen, Durchfall, Haut, Niere, bei Überdosierung und Langzeitgabe Elektrolytverluste.
WW: Kaliumverlust verstärkt Glykosidwirkung, Carbenoxolon, Corticosteroide, Chinidin, QT-verlängernde Substanzen. Diuretika, Süßholzwurzel verstärken Hypokaliämie.
GE: Bei Langzeitanwendung Wirkungsminderung.
WH: Anwendung ohne ärztliche Anordnung max. 1-2 Wochen. Ausreichend Flüssigkeit zuführen. Diarrhoe ist ein Zeichen von Überdosierung.
Als Abmagerungsmittel ungeeignet. Vorsicht bei Nierenerkrankungen.
PG: 150 ML * (EKO: N) [€ 5,70]

▼ Belara 0,03 mg/2 mg - Filmtabletten 31I01
(Z.Nr. 1-26297) RP. P. G03AA15
ZI: Gedeon Richter, Budapest, Ungarn
Z: 1 Filmtablette enthält: Ethinylestradiol 0,03 mg, Chlormadinon acetat 2 mg, Tablettenkern: Lactose monohydrat 69,5 mg, Maisstärke, Povidon K30, Magnesium stearat; Tablettenhülle: Hypromellose, Lactose monohydrat, Macrogol 6000, Propylenglycol, Talkum, Titandioxid, Eisenoxid rot.
Kurzinformation: siehe Balanca 0,03 mg/2 mg - Filmtabletten, → S. 168
PG: 21 ST * (EKO: N) [€ 17,90], **3X21** 63 ST * (EKO: N) [€ 45,90]

Belatamin 100 mg/ml - Injektionslösung für Hund, Katze, Rind, Schaf, Ziege, Pferd, Schwein, Meerschweinchen, Hamster, Kaninchen, Ratte und Maus 809Z, 811AZ
(Z.Nr. 8-40169) NR. P. VNW. nicht im Handel. QN01AX03

BelaZin 20 mg/ml - Injektionslösung für Rinder, Pferde, Hunde und Katzen 809Z, 811AA, 824AF
(Z.Nr. 8-39476) RP. P. VNW. nicht im Handel. QN05CM92

Belfer 100 mg/ml - Injektionslösung für Pferde, Rinder, Schweine, Schafe, Ziegen und Hunde 810B, 816A
(Z.Nr. 8-38090) RP. P. QB03AC90
ZI: Bela-Pharm, Vechta, Deutschland
Z: 1 ml Injektionslösung enthält: Eisen(III)-Ion 100 mg (entspr. Eisen(III)-hydroxid-Dextran-Komplex), Natrium

methyl-4-hydroxybenzoat 1,05 mg, Natrium propyl-4-hydroxybenzoat 0,16 mg, Natrium edetat, Natriumhydroxid zur pH-Wert-Einstellung, Salzsäure zur pH-Wert-Einstellung, Wasser für Injektionszwecke.
EW: Parenterales Eisen.
AG: Therapie von Eisenmangelzuständen und Eisenmangelanämie.
-Prophylaxe von Eisenmangelanämien bei Saugferkeln.
AA: Ferkel, Schwein, Kalb: i.m. oder s.c..
Fohlen, Schaf, Ziege, Rind, Hund: i.m.
Nicht mehr als 10 ml pro Injektionsstelle verabreichen.
DO: Therapie: Einmalig anwenden, ev. nach 8 - 10 Tagen wiederholen. Ferkel: 100 mg Fe^{3+} / kg KG (= 1 ml/ kg KG).
Zur Prophylaxe einmalig zwischen 1. und 3. Lebenstag. Eine weitere Injektion in der 3. Lebenswoche empfohlen.
-Kälber, Fohlen: 10-30 mg Fe^{3+} / kg KG (= 0,1 - 0,3 ml/ kg KG).
-Schweine: 2 mg Fe^{3+} / kg KG (= 0,2 ml/ 10 kg KG).
-Schafe, Ziegen: 2 mg Fe^{3+} / kg KG (= 0,2 ml/ 10 kg KG).
-Rinder: 1 mg Fe^{3+} / kg KG (= 1 ml/ 100 kg KG).
-Hunde: 1-2 mg Fe^{3+} / kg KG (= 0,1 - 0,2 ml/ 10 kg KG), Fortsetzung oral.
GA: Infektionen (Durchfallerkrankungen), Ferkel mit Vitamin E- und/ oder Selenmangel.
SST: Keine Angaben.
NW: Sehr selten Überempfindlichkeit (Anaphylaxie). Bei Überdosierung GI-Störungen, Herz-, Kreislaufversagen.
WW: Resorption von gleichzeitig verabreichtem oralem Eisen kann reduziert sein.
PG: 1 ST VN [€ 14,30]

Belivair Hedera helix - Sirup 50Z02
(Z.Nr. 1-37253) RPF. P. nicht im Handel. R05CA12

Belivair Plantago - Sirup 50Z02
(Z.Nr. 7-38091) RPF. P. nicht im Handel. R05DB

Belkyra 10 mg/ml - Injektionslösung 56F
(Z.Nr. 1-37169) RP. P. nicht im Handel. D11AX24

🐾 Belladonna RemaVet - Globuli für Tiere 890A
(Z.Nr. 8-38780) RPF. P. QV03AX
ZI: Remedia Homöopathie, Eisenstadt
Z: 1 g (ca. 120 Globuli) enthält: Atropa belladonna (Homöopathie) C200 10 mg, Saccharose.
EW: Homöopathikum.
AG: Rind, Pferd, Schaf, Ziege, Schwein, Kaninchen, Geflügel, Kleinnager, Hund, Katze: Akute Entzündungen und Infektionen, akute Mastitis bei Rindern, Gelenk-, Huf-, Klauen-, Krallenentzündung, Bindehautentzündung, Nabelabszess, Sonnenstich, Ängstlichkeit, Unruhe, Angriffslust.
AA: Zum Eingeben ins Maul oder über die Tränke (20 Globuli in 1 Liter Wasser auflösen).
DO: ED 5 - 10 Globuli.
SST: Nur nach Rücksprache mit dem Tierarzt anwenden.
PG: 10 G VN [€ 12,80]

Bellgyn "ratiopharm" 2 mg/0,035 mg - überzogene Tabletten 22G02, 31I01
(Z.Nr. 1-25318) RP. P. G03HB01
ZI: Teva, Haarlem, Niederlande
Z: 1 Tablette enthält: Cyproteron acetat 2 mg, Ethinylestradiol 0,035 mg, Tablettenkern: Lactose monohydrat 41,2 mg, Cellulose, mikrokristalline, Povidon, Croscarmellose natrium, Magnesium stearat; Tablettenüberzug: (entspr. Hypromellose) (entspr. Polyethylenglycol) (entspr. Titandioxid) (entspr. Indigocarmin Aluminiumlack) (entspr. Eisenoxid gelb) (entspr. Eisenoxid rot) (entspr. Eisenoxid schwarz) (entspr. Chinolingelb) (entspr. Aluminiumlack) (entspr. Macrogol 400) (entspr. Aluminiumhydroxid) (entspr. Schellack) (entspr. Carnaubawachs) (entspr. Wachs, gebleichtes), Saccharose 10,4 mg.
EW: Antiandrogen + Estrogen.
AG: Mäßig schwere bis schwere Akne aufgrund von Androgenempfindlichkeit und/oder Hirsutismus bei Frauen im gebärfähigen Alter nach Versagen anderer Aknetherapien.
AA: Unzerkaut mit Flüssigkeit zur gleichen Tageszeit.
DO: Tgl. 1 Dragee ab 1. Zyklustag über 21 Tage, dann 7 Tage Pause. Behandlungsdauer mindestens 3 Monate.
GA: Vorliegen oder Risiko für venöse Thromboembolie (auch Prädisposition, größere Operationen mit längerer Immobilisierung). Vorliegen oder Risiko für arterielle Thromboembolie (auch Prädisposition, Myokardinfarkt, Angina pectoris, Schlaganfall oder Vorstufen), hohes Risiko für arterielle Thromboembolie (Diabetes mit Gefäßveränderungen, schwere Hypertonie, schwere Fettstoffwechselstörungen, Prädisposition für Thrombosen), schwere Leberschäden, Lebertumore, Meningeome, sexualhormonabhängige maligne Tumore, nicht abgeklärte vaginale Blutungen, Migräne.
SST: In der Schwangerschaft nicht anwenden, in der Stillzeit nicht empfohlen.
Bei Eintritt einer Schwangerschaft sofort absetzen.
NW: ZNS, Psyche (depressive Verstimmungen), Magen/Darm (Cholestase, Verschlechterung von M. Crohn und Colitis ulzerosa, sehr selten Lebertumore), Brustschmerzen, Zwischenblutungen, Hypertonie, erhöhtes Thromboembolierisiko, Chloasma, Augen (Kontaktlinsenunverträglichkeit), Ödeme, Haut, (multiple) Meningeome. Bei Überdosierung Entzugsblutungen.
WW: Nicht in Kombination mit anderen hormonalen Kontrazeptiva anwenden. Gegenanzeige: Andere hormonale Kontrazeptiva, Ombitasvir/Paritaprevir/Ritonavir, Dasabuvir. Vorsicht: Wirkungsabschwächung durch andere Wirkstoffe: Rifampicin, Barbiturate, Phenytoin, Mephenytoin, Bosentan, Ritonavir, Primidon, Carbamazepin, Ampicillin, Tetrazykline, Griseofulvin, Phenylbutazon, Johanniskraut.
Beeinflussung der Wirksamkeit anderer Arzneimittel: Antikoagulantien, Antidiabetika, Lipidsenker, Antihypertensiva, Antidepressiva, Glukokortikoide, Theophyllin, Diazepam, Chlordiazepoxid.
WH: Erhöhtes Risiko für arterielle und venöse Thromboembolien beachten. Auf Symptome von apoplektischem Insult oder Myokardinfarkt achten. Blutdruck messen. Leicht erhöhtes Brustkrebsrisiko beachten. Bei Leberfunktionsstörungen orales Kontrazeptivum bis zur Normalisierung der Leberfunktion absetzen. Kein Schutz vor AIDS oder anderen sexuell übertragbaren Krankheiten. Anhaltende Blutungsunregelmäßigkeiten diagnostisch abklären. Durchbruchblutungen und/oder Verhütungsversagen als Folge von Wechselwirkungen mit anderen Arzneimitteln möglich
PG: 21 ST * (EKO: N) [€ 6,90], **3X21** 63 ST * (EKO: N) [€ 17,80]

🐾 Bellis RemaVet - Globuli für Tiere 890A
(Z.Nr. 8-38779) RPF. P. QV03AX
ZI: Remedia Homöopathie, Eisenstadt
Z: 1 g (ca. 120 Globuli) enthält: Bellis perennis (Homöopathie) C200 10 mg, Saccharose.
EW: Homöopathikum.
AG: Rind, Pferd, Schaf, Ziege, Schwein, Kaninchen, Geflügel, Kleinnager, Hund, Katze: Förderung der Gewebsheilung, Prellungen oder Verstauchungen mit Bluterguss, Zitzenverletzungen.
AA: Zum Eingeben ins Maul oder über die Tränke (20 Globuli in 1 Liter Wasser auflösen).
DO: ED 5 - 10 Globuli.
SST: Nur nach Rücksprache mit dem Tierarzt anwenden.
PG: 10 G VN [€ 12,80]

Belmacina 5 mg - Filmtabletten 52C
(Z.Nr. 1-38832) RP. P. G04BD08
ZI: Exeltis Germany, Ismaning, Deutschland
Z: 1 Filmtablette enthält: Solifenacin succinat 5 mg (entspr. Solifenacin 3,8 mg), Tablettenkern: Maisstärke, Lactose monohydrat 109 mg, Hypromellose, Magnesium stearat; Filmüberzug: Hypromellose, Macrogol 8000, Talkum, Titandioxid, Eisen(III)-hydroxid-oxid x H2O.
EW: Cholinerger Rezeptorantagonist, urologisches Spasmolytikum.
AG: Dranginkontinenz, Pollakisurie, imperativer Harndrang (Syndrom der überaktiven Blase).
AA: Im Ganzen mit Flüssigkeit schlucken.
DO: 1mal tgl. 5(-10) mg. Nicht für Kinder und Jugendliche.
GA: Harnverhalten, schwere Magen/Darm-Erkrankungen (z.B. toxisches Megakolon), Myasthenie, Engwinkelglaukom, Hämodialyse, schwere Nieren- oder Leberschäden.
SST: Vorsicht in der Schwangerschaft; in der Stillzeit nicht anwenden.
NW: Anticholinerg: Mundtrockenheit, Magen/Darm (Obstipation, Dyspepsie), verschwommenes Sehen, Müdigkeit, trockene Haut und Nasenschleimhäute, Anaphylaxie, Angioödeme, QT-Verlängerung.
WW: Vorsicht: Anticholinergika verstärkt (1 Woche Abstand zu anderen Anticholinergika); Abschwächung durch cholinerge Agonisten. Bei gleichzeitiger Gabe von Ketoconazol oder anderen CYP3A4-Inhibitoren Solifenacin- Dosis auf 5 mg begrenzen. Vorsicht mit Arzneimitteln (Bisphosphonate), die Ösophagitis hervorrufen können.
WH: Vor Behandlungsbeginn sonstige Ursachen der erhöhten Miktionsfrequenz (Herzinsuffizienz oder Nierenerkrankung) ausschließen. Vorsicht bei obstruktiver Blasenentleerungsstörung, obstruktiver Magen/ Darm-Erkrankung, Hiatushernie, vegetativer Neuropathie, QT-Verlängerung. Verkehrshinweis.
Bei Überdosierung Antidote Physostigmin oder Carbachol, bei Erregung Benzodiazepine, bei Tachykardie Betablocker, bei Mydriasis Pilocarpin.
PG: 10 ST (EKO: G) [€ 5,00], 30 ST (3) (EKO: G) [€ 14,40]

Belmacina 10 mg - Filmtabletten 52C
(Z.Nr. 1-38833) RP. P. G04BD08
ZI: Exeltis Germany, Ismaning, Deutschland

Z: 1 Filmtablette enthält: Solifenacin succinat 10 mg (entspr. Solifenacin 7,5 mg), Tablettenkern: Maisstärke, Lactose monohydrat 104 mg, Hypromellose, Magnesium stearat; Filmüberzug: Hypromellose, Macrogol 8000, Talkum, Titandioxid, Eisen(III)-oxid.
Kurzinformation: siehe Belmacina 5 mg - Filmtabletten, → S. 176
PG: 30 ST (3) (EKO: G) [€ 14,40]

Beloc 5 mg - Ampullen

19B

(Z.Nr. 0-17371) RP. P. C07AB02
ZI: Recordati Ireland, Ringaskiddy Co.Cork, Irland
Z: 1 Ampulle mit 5 ml enthält: Metoprolol tartrat 5 mg, Natriumchlorid, Wasser für Injektionszwecke.
EW: Beta 1-Rezeptoren-Blocker ohne ISA.
AG: Tachykarde Arrhythmien, Akutbehandlung des Herzinfarkts.
AA: Langsam i.v..
DO: Notfälle und Klinik: Herzrhythmusstörungen: Initial bis 5 mg (1-2 mg/min), alle 5-10 Minuten nach Bedarf wiederholen (Gesamtdosis 10-15 mg). Fortsetzung oral.
Myokardinfarkt: 5 mg als Bolus, nach 2 Minuten wiederholen, Gesamtdosis 15 mg. Fortsetzung oral (50 mg alle 6 Stunden).
GA: AV-Block 2. und 3. Grades, instabile Herzinsuffizienz, Sinusbradykardie, Sick-Sinus-Syndrom, Hypotension, kardiogener Schock, schweres Asthma, unbehandeltes Phäochromozytom, metabolische Azidose, schwere arterielle Durchblutungsstörungen; Verdacht auf akuten Herzinfarkt mit Bradykardie unter 45/min, PQ-Intervall über 0,24 sec oder systolischem Blutdruck unter 100 mmHg.
SST: Nutzen/Risiko-Abwägung, 48-72 Std. vor dem Geburtstermin absetzen, fetale Herzfrequenz überwachen. Vorsicht in der Stillzeit.
NW: ZNS (lebhafte Träume), Magen/Darm, Depressionen, Haut (Psoriasis), Herz, Bronchospasmen, kalte Extremitäten, vereinzelt Alopezie, Thrombozytopenie.
WW: Gegenanzeige: MAO-Hemmer (ausgenommen MAO B-Hemmer), i.v. Kalziumantagonisten vom Verapamil- und Diltiazem-Typ, Disopyramid (Ausnahme: Intensivmedizin). Vorsicht: Ganglienblocker, andere Betablocker, Blutdrucksenker verstärkt, ZNS-Dämpfer (Hypotonie), Narkotika (Kardiodepression), Alpha-Sympathomimetika (Hypertonie, Herzstillstand), Clonidin (Hypertension beim Absetzen; Betablocker vor Clonidin absetzen), Ergotamin (Gefäßverengung), Xanthine (abgeschwächt), Blutzuckersenker (Maskierung der Hypoglykämie), Curare (verstärkte neuromuskuläre Blockade), Prostaglandinsynthesehemmer, Cimetidin (erhöhte Metoprolol-Spiegel), Lidocain verstärkt.
CYP2D6-Hemmer (SSRIs, Neuroleptika) erhöhen Metoprolol-Plasmakonzentration.
WH: Vorsicht bei AV-Block 1. Grades, Diabetes, Psoriasis, Prinzmetal-Angina, schwerer Überempfindlichkeit. Keine Untersuchungen bei Kindern. Kardiale Kontrolle, i.v. Anwendung unter Reanimationsbereitschaft. Therapie ausschleichend beenden. Narkose mit möglichst wenig negativer Inotropie verwenden. Genetischer Polymorphismus möglich. Verkehrshinweis.
Bei Überdosierung Atropin, Sympathomimetika (Dobutamin), Glukagon, bei Bronchospasmen Beta2-Sympathomimetika, bei Krämpfen Diazepam langsam i.v..
PG: 5 ST * (EKO: N) [€ 17,90]

Beloc 50 mg - Tabletten

19B

(Z.Nr. 0-16170) RP. P. C07AB02
ZI: Recordati Ireland, Ringaskiddy Co.Cork, Irland
Z: 1 Tablette enthält: Metoprolol tartrat 50 mg, Lactose monohydrat 17,5 mg, Cellulose, mikrokristalline, Siliciumdioxid, Carboxymethylstärke, Natriumsalz, Polyvinylpyrrolidon, Magnesium stearat.
EW: Beta 1-Rezeptoren-Blocker ohne ISA.
AG: Hypertonie, chronisch stabile Angina pectoris, Akutbehandlung und Sekundärprävention nach Herzinfarkt, Migräneprophylaxe, tachykarde Herzrhythmusstörungen.
AA: Nüchtern unzerkaut mit Flüssigkeit einnehmen.
DO: TD 100-200 mg.
Details siehe Austria-Codex - Fachinformation.
GA: AV-Block 2. und 3. Grades, instabile Herzinsuffizienz, Sinusbradykardie, Sick-Sinus-Syndrom, Hypotension, kardiogener Schock, schweres Asthma, unbehandeltes Phäochromozytom, metabolische Azidose, schwere arterielle Durchblutungsstörungen; Verdacht auf akuten Herzinfarkt mit Bradykardie unter 45/min, PQ-Intervall über 0,24 sec oder systolischem Blutdruck unter 100 mmHg.
SST: Nutzen/Risiko-Abwägung, 48-72 Std. vor dem Geburtstermin absetzen, fetale Herzfrequenz überwachen. Vorsicht in der Stillzeit.
NW: ZNS (lebhafte Träume), Magen/Darm, Depressionen, Haut (Psoriasis), Herz, Bronchospasmen, kalte Extremitäten, vereinzelt Alopezie, Thrombozytopenie.
WW: Gegenanzeige: MAO-Hemmer (ausgenommen MAO B-Hemmer), i.v. Kalziumantagonisten vom Verapamil- und Diltiazem-Typ, Disopyramid (Ausnahme: Intensivmedizin). Vorsicht: Ganglienblocker, andere Betablocker, Blutdrucksenker verstärkt, ZNS-Dämpfer (Hypotonie), Narkotika (Kardiodepression), Alpha-Sympathomimetika (Hypertonie, Herzstillstand), Clonidin (Hypertension beim Absetzen; Betablocker vor Clonidin absetzen), Ergotamin (Gefäßverengung), Xanthine (abgeschwächt), Blutzuckersenker (Maskierung der Hypoglykämie), Curare (verstärkte neuromuskuläre Blockade), Prostaglandinsynthesehemmer, Cimetidin (erhöhte Metoprolol-Spiegel), Lidocain verstärkt.
CYP2D6-Hemmer (SSRIs, Neuroleptika) erhöhen Metoprolol-Plasmakonzentration.
WH: Vorsicht bei AV-Block 1. Grades, Diabetes, Psoriasis, Prinzmetal-Angina, schwerer Überempfindlichkeit. Keine Untersuchungen bei Kindern. Kardiale Kontrolle, i.v. Anwendung unter Reanimationsbereitschaft. Therapie ausschleichend beenden. Narkose mit möglichst wenig negativer Inotropie verwenden. Genetischer Polymorphismus möglich. Verkehrshinweis.
Bei Überdosierung Atropin, Sympathomimetika (Dobutamin), Glukagon, bei Bronchospasmen Beta2-Sympathomimetika, bei Krämpfen Diazepam langsam i.v..
PG: 20 ST (2) (EKO: G) [€ 3,30], 50 ST (EKO: G) [€ 7,40]

Beloc 100 mg - Tabletten

19B

(Z.Nr. 0-16171) RP. P. C07AB02
ZI: Recordati Ireland, Ringaskiddy Co.Cork, Irland
Z: 1 Tablette enthält: Metoprolol tartrat 100 mg, Lactose monohydrat 35 mg, Cellulose, mikrokristalline, Siliciumdioxid, Carboxymethylstärke, Natriumsalz, Polyvinylpyrrolidon, Magnesium stearat.
Kurzinformation: siehe Beloc 50 mg - Tabletten, → S. 177
PG: 20 ST (2) (EKO: G) [€ 5,70], 50 ST (EKO: G) [€ 13,45]

▼ Bemfola 75 I.E./0,125 ml - Injektionslösung in einem Fertigpen

29C01, 31B01

(Z.Nr. EU/1/13/909/*) NR. P. E. G03GA05
ZI: Gedeon Richter, Budapest, Ungarn
Z: 1 Fertigpen enthält in 0,125 ml Lösung: Follitropin alfa 75 IE (entspr. → 5,5 µg) (entspr. Follikelstimulierendes Hormon, human, rekombinant), hergestellt durch rekombinante DNA-Technologie in CHO, Poloxamer 188, Sucrose, Methionin, Natriummonohydrogenphosphat-dihydrat, Natriumdihydrogenphosphat-dihydrat, Phosphorsäure, Wasser für Injektionszwecke.
EW: Stimuliert Follikelreifung und Spermatogenese.
AG: Frauen: Anovulation bei Nichtansprechen auf Clomifencitrat; Superovulation zur Vorbereitung auf assistierte Konzeption (IVF, GIFT, ZIFT); mit LH bei schwerem LH- und FSH-Mangel.
Männer: Mit hCG zur Stimulation der Spermatogenese bei hypogonadotropem Hypo- gonadismus.
AA: S.c.
DO: Frauen: Niedrigere Gesamtdosis als bei urinärem FSH geben.
Anovulation: Tägliche Gabe, beginnend mit 75-150 IE, MTD 225 IE.
24-48 Std. nach erfolgter Stimulation einmalig 250 µg r-HCG oder 5000-10.000 IE hCG.
Superovulation: TD 150-225 IE ab 2. oder 3. Zyklustag, bis Follikel- entwicklung ausreicht (nach 5-20 Tagen). MTD 450 IE. 24-48 Std. nach der letzten Bemfola-Gabe einmalig 250 µg r-HCG oder 5000-10.000 IE hCG.
Schwerer LH- und FSH-Mangel: TD initial 75 I.E. Lutropin alfa und 75-150 IE FSH. Dosisanpassung nach Bedarf. 24-48 Std. nach der letzten Injektion einmalig 250 µg r-HCG oder 5000-10.000 IE hCG.
Männer mit Hypogonadismus: 3mal wöchentlich 150 IE Bemfola mit hCG über mindestens 4 Monate.
Kein Nutzen bei Kindern und Jugendlichen.
GA: Tumoren des Hypothalamus und der Hypophyse, Ovarvergrößerung, gynäkolo- gische Blutungen unbekannter Ursache, Ovarial-, Uterus-, Mammakarzinom, primäre Ovarial- oder Hodeninsuffizienz, Missbildungen der Sexualorgane oder fibröse Tumore der Gebärmutter, die eine Schwangerschaft unmöglich machen.
SST: Keine Indikation.
NW: Frauen: Ovarialzysten, lokale Reaktionen, Kopfschmerzen, ovarielles Hyperstimulationssyndrom, Magen/Darm, Unterleibsschmerzen, Thrombo- embolien, Allergien, Asthma.
Männer: Lokale Reaktionen, Gynäkomastie, Akne, Gewichtszunahme.
WW: Andere Arzneimittel zur Ovulationsstimulierung (z.B. hCG, Clomifencitrat) verstärkt. GnRH-Agonisten oder -Antagonisten (höhere Bemfola-Dosis erforderlich).
WH: Nur von Ärzten anzuwenden, die mit Fertilitätsproblemen und ihrer Behandlung umfassend vertraut sind. Vorsicht bei Porphyrie. Kontrollen: Ultraschall, Serumöstradiol; erste Injektion unter direkter ärztlicher Aufsicht. Auf ovarielles Hyperstimulationssyndrom achten. Erhöhtes Risiko von Mehrlingsschwangerschaften, Fehlgeburten, ektopischen Schwangerschaften, kongenitalen Missbil-

dungen, thromboembolischen Ereignissen.
Männer: Kein Ansprechen auf Therapie bei erhöhten endogenen FSH- Spiegeln.
Spermauntersuchung 4-6 Monate nach Behandlungsbeginn empfohlen.
PG: 1 ST * (EKO: N) [€ 58,40]

▼ Bemfola 150 I.E./0,25 ml - Injektionslösung in einem Fertigpen 29C01, 31B01
(Z.Nr. EU/1/13/909/*) NR. P. E. G03GA05
ZI: Gedeon Richter, Budapest, Ungarn
Z: 1 Fertigpen enthält in 0,25 ml Lösung: Follitropin alfa 150 IE (entspr. → 11 µg) (entspr. Follikelstimulierendes Hormon, human, rekombinant), hergestellt durch rekombinante DNA-Technologie in CHO, Poloxamer 188, Sucrose, Methionin, Natriummonohydrogenphosphat-dihydrat, Natriumdihydrogenphosphat-dihydrat, Phosphorsäure, Wasser für Injektionszwecke.
Kurzinformation: siehe Bemfola 75 I.E./0,125 ml - Injektionslösung in einem Fertigpen, → S. 177
PG: 1 ST * (EKO: N) [€ 121,85], 5 ST * (EKO: N) [€ 505,05]

▼ *Bemfola 150 I.E./0,25 ml - Injektionslösung in einem Fertigpen* 29C01, 31B01
(Z.Nr. EU/1/13/909/*) NR. P. E.
Parallelimport. nicht im Handel. G03GA05

▼ Bemfola 225 I.E./0,375 ml - Injektionslösung in einem Fertigpen 29C01, 31B01
(Z.Nr. EU/1/13/909/*) NR. P. E. G03GA05
ZI: Gedeon Richter, Budapest, Ungarn
Z: 1 Fertigpen enthält in 0,375 ml Lösung: Follitropin alfa 225 IE (entspr. → 16,5 µg) (entspr. Follikelstimulierendes Hormon, human, rekombinant), hergestellt durch rekombinante DNA-Technologie in CHO, Poloxamer 188, Sucrose, Methionin, Natriummonohydrogenphosphat-dihydrat, Natriumdihydrogenphosphat-dihydrat, Phosphorsäure, Wasser für Injektionszwecke.
Kurzinformation: siehe Bemfola 75 I.E./0,125 ml - Injektionslösung in einem Fertigpen, → S. 177
PG: 1 ST * (EKO: N) [€ 176,80], 5 ST * (EKO: N) [€ 727,20]

▼ *Bemfola 225 I.E./0,375 ml - Injektionslösung in einem Fertigpen* 29C01, 31B01
(Z.Nr. EU/1/13/909/*) NR. P. E.
Parallelimport. nicht im Handel. G03GA05

▼ Bemfola 300 I.E./0,50 ml - Injektionslösung in einem Fertigpen 29C01, 31B01
(Z.Nr. EU/1/13/909/*) NR. P. E. G03GA05
ZI: Gedeon Richter, Budapest, Ungarn
Z: 1 Fertigpen enthält in 0,50 ml Lösung: Follitropin alfa 300 IE (entspr. → 22 µg) (entspr. Follikelstimulierendes Hormon, human, rekombinant), hergestellt durch rekombinante DNA-Technologie in CHO, Poloxamer 188, Sucrose, Methionin, Natriummonohydrogenphosphat-dihydrat, Natriumdihydrogenphosphat-dihydrat, Phosphorsäure, Wasser für Injektionszwecke.
Kurzinformation: siehe Bemfola 75 I.E./0,125 ml - Injektionslösung in einem Fertigpen, → S. 177
PG: 1 ST * (EKO: N) [€ 207,15], 5 ST * (EKO: N) [€ 908,20]

▼ *Bemfola 300 I.E./0,50 ml - Injektionslösung in einem Fertigpen* 29C01, 31B01
(Z.Nr. EU/1/13/909/*) NR. P. E.
Parallelimport. nicht im Handel. G03GA05

▼ Bemfola 450 I.E./0,75 ml - Injektionslösung in einem Fertigpen 29C01, 31B01
(Z.Nr. EU/1/13/909/*) NR. P. E. G03GA05
ZI: Gedeon Richter, Budapest, Ungarn
Z: 1 Fertigpen enthält in 0,75 ml Lösung: Follitropin alfa 450 IE (entspr. → 33 µg) (entspr. Follikelstimulierendes Hormon, human, rekombinant), hergestellt durch rekombinante DNA-Technologie in CHO, Poloxamer 188, Sucrose, Methionin, Natriummonohydrogenphosphat-dihydrat, Natriumdihydrogenphosphat-dihydrat, Phosphorsäure, Wasser für Injektionszwecke.
Kurzinformation: siehe Bemfola 75 I.E./0,125 ml - Injektionslösung in einem Fertigpen, → S. 177
PG: 1 ST * (EKO: N) [€ 313,90]

Bemrist Breezhaler 125 Mikrogramm/62,5 Mikrogramm - Hartkapseln mit Pulver zur Inhalation 50B04
(Z.Nr. EU/1/20/1441/*) NR. P. nicht im Handel. R03AK14

Bemrist Breezhaler 125 Mikrogramm/127,5 Mikrogramm - Hartkapseln mit Pulver zur Inhalation 50B04
(Z.Nr. EU/1/20/1441/*) NR. P. nicht im Handel. R03AK14

Bemrist Breezhaler 125 Mikrogramm/260 Mikrogramm - Hartkapseln mit Pulver zur Inhalation 50B04
(Z.Nr. EU/1/20/1441/*) NR. P. nicht im Handel. R03AK14

🐾 *Benakor 2,5 mg - Filmtabletten für Katzen* 821E
(Z.Nr. 8-01109) RP. P. nicht im Handel. QC09AA07

🐾 Benakor 5 mg - Tabletten für Hunde 821E
(Z.Nr. 8-00746) RP. P. QC09AA07
ZI: Le Vet, Oudewater, Niederlande
Z: 1 Tablette enthält: Benazepril hydrochlorid 5 mg, Siliciumdioxid, Cellulose, mikrokristalline, Lactose monohydrat, Colorcon Pigment Blend 22870 gelb (entspr. Eisenoxyde 0,5 mg), Natrium cyclamat, Carboxymethylstärke, Natrium Typ A, Magnesium stearat.
EW: ACE-Hemmer.
AG: Kongestive Herzinsuffizienz bei Hunden.
AA: Zum Eingeben.
DO: 1mal tgl. 0,25-0,5(-1) mg/kg KG.
GA: Hämodynamisch relevante Aorten-, Mitral-, Lungenstenose, Hypotension, Hypovolämie, Hyponatriämie, akutes Nierenversagen.
SST: Nicht anwenden.
NW: Erbrechen, Müdigkeit, Ataxie.
WW: Andere Blutdrucksenker oder Sedativa verstärkt. Kalium sparende Diuretika (Kalium kontrollieren).
WH: Nierenfunktion, Erythrozyten kontrollieren.
PG: 28 ST VT [€ 29,05]

🐾 Benakor 20 mg - Tabletten für Hunde 821E
(Z.Nr. 8-00747) RP. P. QC09AA07
ZI: Le Vet, Oudewater, Niederlande
Z: 1 Tablette enthält: Benazepril hydrochlorid 20 mg, Siliciumdioxid, Cellulose, mikrokristalline, Lactose monohydrat, Colorcon Pigment Blend 23069 orange (entspr. Eisenoxyde 8 mg), Natrium cyclamat, Carboxymethylstärke, Natrium Typ A, Magnesium stearat.
Kurzinformation: siehe Benakor 5 mg - Tabletten für Hunde, → S. 178
PG: 28 ST VT [€ 52,40]

🐾 Benazecare Flavour 5 mg - Tabletten für Hunde und Katzen 821E
(Z.Nr. 8-00725) RP. P. QC09AA07
ZI: Ecuphar, Oostkamp, Belgien
Z: 1 Tablette enthält: Benazepril hydrochlorid 5 mg, Lactose monohydrat, Stärke, vorverkleistert, Croscarmellose natrium, Rizinusöl, hydriertes, Rindfleisch-Aroma, trocken, 201627, Symrise.
EW: ACE-Hemmer.
AG: Herzinsuffizienz bei Hunden, chronische Niereninsuffizienz bei Katzen.
AA: 1mal tgl. oral mit oder ohne Futter.
DO: Hunde: TD 0,25-0,5 mg/kg KG.
Katzen: TD 0,5-1 mg/kg KG.
GA: Aorten- oder Pulmonalstenose, Hypotonie, Hypovolämie, Hyponatriämie, akutes Nierenversagen.
SST: Nicht anwenden.
NW: Initial Hypotonie, Lethargie. Kreatininanstieg und Anstieg des Körpergewichts bei Katzen.
WW: Vorsicht: Andere Blutdrucksenker, Diuretika, NSAIDs.
WH: Nicht für Hunde und Katzen unter 2,5 kg KG. Kontrollen: Kreatinin, Harnstoff, Erythrozyten.
PG: 28 ST VT [€ 31,00], 140 ST VT [€ 108,65]

🐾 Benazecare Flavour 20 mg - Tabletten für Hunde 821E
(Z.Nr. 8-00726) RP. P. QC09AA07
ZI: Ecuphar, Oostkamp, Belgien
Z: 1 Tablette enthält: Benazepril hydrochlorid 20 mg, Lactose monohydrat, Stärke, vorverkleistert, Croscarmellose natrium, Rizinusöl, hydriertes, Rindfleisch-Aroma, trocken, 201627, Symrise.

EW: ACE-Hemmer.
AG: Herzinsuffizienz.
AA: 1mal tgl. oral mit oder ohne Futter.
DO: TD 0,25-0,5 mg/kg KG.
GA: Aorten- oder Pulmonalstenose, Hypotonie, Hypovolämie, Hyponatriämie, akutes Nierenversagen.
SST: Nicht anwenden.
NW: Initial Hypotonie, Lethargie.
WW: Vorsicht: Andere Blutdrucksenker, Diuretika, NSAIDs.
WH: Nicht für Hunde unter 2,5 kg KG. Kontrollen: Kreatinin, Harnstoff, Erythrozyten.
PG: 28 ST VT [€ 57,95], 140 ST VT [€ 192,25]

Bendamustin Accord 2,5 mg/ml - Pulver für ein Konzentrat zur Herstellung einer Infusionslösung — 55A

(Z.Nr. 1-35740) NR. P. L01AA09
ZI: Accord Healthcare, Utrecht, Niederlande
Z: 1 ml des Konzentrats enthält: Bendamustin hydrochlorid 2,5 mg (entspr. Bendamustin hydrochlorid Monohydrat), Mannitol.
EW: Alkylierendes Mittel gegen Neoplasien.
AG: - First-line-Therapie der chronisch-lymphatischen Leukämie (Binet-Stadium B oder C) bei Nichteignung von Fludarabin.
- Monotherapie bei indolentem Non-Hodgkin-Lymphom, refraktär gegen Rituximab.
- Multiples Myelom in Kombination mit Prednison bei Patienten über 65 Jahren mit klinischer Neuropathie (Ausschluss einer Thalidomid- oder Bortezomib-Therapie) und Ausschluss einer autologen Stammzelltransplantation.
AA: I. v. Infusion über 30-60 min. Cave paravasal!
DO: Chronisch lymphatische Leukämie: 100 mg/m² KOF an den Tagen 1 und 2; alle 4 Wochen bis max. 6 Zyklen.
Non-Hodgkin-Lymphom: 120 mg/m² KOF an den Tagen 1 und 2; alle 3 Wochen für mindestens 6 Zyklen.
Multiples Myelom: 120-150 mg/m² KOF an den Tagen 1 und 2; 60 mg/m² KOF Prednison i.v. oder per os an den Tagen 1 bis 4; alle 4 Wochen für mindestens 3 Zyklen.
Dosisreduktion bei schweren NW.
Keine Dosisempfehlung bei Kindern und Jugendlichen.
GA: Schwere Leberschäden, Ikterus, schwere Blutbildschäden, größere Operationen binnen 30 Tagen vor Behandlungsbeginn, Infektionen mit Leukopenie, Gelbfieberimpfung.
SST: Teratogen! Wirksame Kontrazeption erforderlich. Zwingende Indikationsstellung in der Schwangerschaft. Nicht stillen. Männliche Patienten dürfen bis 6 Monate nach Therapieende kein Kind zeugen.
NW: Für alkylierende Zytostatika typisch (Blutbild, opportunistische Infektionen, Haut (auch schwere Reaktionen), Nervensystem, Fieber, Schmerzen, Schüttelfrost, Untersuchungen, Herz (Myokardinfarkt, Herzinsuffizienz), Magen/Darm), Hepatitis B-Reaktivierung, Tumorlyse-Syndrom, sekundäre Malignität (myelodysplastisches Syndrom, Leukämie).
WW: Myelosuppressive Arzneimittel verstärkt; Cyclosporin, Tacrolimus (Lymphoproliferation); Lebendimpfungen. CYP1A2-Hemmer (Ciprofloxacin, Aciclovir).
WH: Kontrollen: Blutbild, Serumkalium, EKG. Auf Infektionen, Hautreaktionen, Tumorlysesyndrom, Anaphylaxie achten. Verkehrshinweis.
PG: **25MG** 5 ST * (EKO: N) [€ 555,75], **100MG** 5 ST * (EKO: N) [€ 2.035,80]

Bendamustin Actavis 2,5 mg/ml - Pulver für ein Konzentrat zur Herstellung einer Infusionslösung — 55A

(Z.Nr. 1-36103) NR. P. L01AA09
ZI: Actavis Group PTC, Hafnarfjördur, Island
Z: 1 ml des Konzentrats enthält nach Zubereitung: Bendamustin hydrochlorid 2,5 mg, Mannitol.
EW: Alkylierendes Mittel gegen Neoplasien.
AG: - First-line-Therapie der chronisch-lymphatischen Leukämie (Binet-Stadium B oder C) bei Nichteignung von Fludarabin.
- Monotherapie bei indolentem Non-Hodgkin-Lymphom, refraktär gegen Rituximab.
- Multiples Myelom in Kombination mit Prednison bei Patienten über 65 Jahren mit klinischer Neuropathie (Ausschluss einer Thalidomid- oder Bortezomib-Therapie) und Ausschluss einer autologen Stammzelltransplantation.
AA: I. v. Infusion über 30-60 min. Cave paravasal!
DO: Chronisch lymphatische Leukämie: 100 mg/m² KOF an den Tagen 1 und 2; alle 4 Wochen.
Non-Hodgkin-Lymphom: 120 mg/m² KOF an den Tagen 1 und 2; alle 3 Wochen.
Multiples Myelom: 120-150 mg/m² KOF an den Tagen 1 und 2; 60 mg/m² KOF Prednison i.v. oder per os an den Tagen 1 bis 4; alle 4 Wochen.
Keine Erfahrungen bei Kindern und Jugendlichen.
GA: Schwere Leberschäden, Ikterus, schwere Blutbildschäden, größere Operationen binnen 30 Tagen vor Behandlungsbeginn, Infektionen mit Leukopenie, Gelbfieberimpfung.
SST: Teratogen! Wirksame Kontrazeption erforderlich. Nicht stillen. Männliche Patienten dürfen bis 6 Monate nach Therapieende kein Kind zeugen.
NW: Für alkylierende Zytostatika typisch (Blutbild, opportunistische Infektionen, Haut (auch schwere Reaktionen), Nervensystem, Fieber, Schmerzen, Schüttelfrost, Untersuchungen, Herz (Myokardinfarkt, Herzinsuffizienz), Magen/Darm), Hepatitis B-Reaktivierung, Tumorlyse-Syndrom, sekundäre Malignität (myelodysplastisches Syndrom, Leukämie).
WW: Myelosuppressive Arzneimittel verstärkt; Cyclosporin, Tacrolimus (Lymphoproliferation); Lebendimpfungen. CYP1A2-Hemmer (Ciprofloxacin, Aciclovir).
WH: Kontrollen: Blutbild, Serumkalium, EKG. Auf Infektionen, Hautreaktionen, Tumorlysesyndrom, Anaphylaxie achten. Verkehrshinweis.
PG: **25MG** 5 ST * (EKO: N) [€ 555,75], **100MG** 5 ST * (EKO: N) [€ 2.035,80]

Bendamustin Azad 2,5 mg/ml - Pulver für ein Konzentrat zur Herstellung einer Infusionslösung — 55A
(Z.Nr. 1-36828) NR. P. nicht im Handel. L01AA09

Bendamustin Hikma 2,5 mg/ml - Pulver für ein Konzentrat zur Herstellung einer Infusionslösung — 55A

(Z.Nr. 1-39438) NR. P. L01AA09
ZI: Hikma Farmaceutica, Terrugem, Portugal
Z: 1 ml Konzentrat enthält: Bendamustin hydrochlorid 2,5 mg (entspr. Bendamustin hydrochlorid Monohydrat), Mannitol.
Kurzinformation: siehe Bendamustin Accord 2,5 mg/ml - Pulver für ein Konzentrat zur Herstellung einer Infusionslösung, → S. 179
PG: **25MG** 1 ST * (EKO: N) [€ 115,65], **100MG** 1 ST * (EKO: N) [€ 389,20]

Bendamustin Kabi 2,5 mg/ml - Pulver für ein Konzentrat zur Herstellung einer Infusionslösung — 55A

(Z.Nr. 1-37086) NR. P. L01AA09
ZI: Fresenius Kabi Oncology, Bordon Hampshire, Großbritannien
Z: 1 ml Konzentrat enthält nach Rekonstitution: Bendamustin hydrochlorid 2,5 mg, Mannitol.
Kurzinformation: siehe Bendamustin Actavis 2,5 mg/ml - Pulver für ein Konzentrat zur Herstellung einer Infusionslösung, → S. 179
PG: **25MG** 1 ST * (EKO: N) [€ 129,25], **100MG** 1 ST * (EKO: N) [€ 420,20]

Bendamustin Koanaa 2,5 mg/ml - Pulver für ein Konzentrat zur Herstellung einer Infusionslösung — 55A
(Z.Nr. 1-38855) NR. P. nicht im Handel. L01AA09

BeneFIX 250 I.E. - Pulver und Lösungsmittel zur Herstellung einer Injektionslösung — 20D01

(Z.Nr. EU/1/97/047/*) NR. P. B02BD04
ZI: Pfizer Europe, Brüssel, Belgien
Z: 1 Packung enthält: Nonacog alfa 250 IE (entspr. Blutgerinnungsfaktor IX, rekombinant), hergestellt durch rekombinante DNA-Technologie in CHO, Sucrose, Glycin, L-Histidin, Polysorbat 80, Lösungsmittel: Natriumchlorid Lösung.
EW: Rekombinanter Blutgerinnungsfaktor IX.
AG: Hämophilie B (angeborener Faktor IX-Mangel).
AA: Langsame (4 ml/min) i.v. Injektion nach Auflösen; nicht als kontinuier- liche Infusion; nicht mischen.
DO: Nach Bedarf.
Frühe Blutungen: 20-40 IE/dl
Mittelschwere Blutungen: 30-60 IE/dl
Lebensbedrohliche Blutungen: 60-100 IE/dl
Kleine Chirurgie (einschl. Zahnextraktion): 30-60 IE/dl
Große Chirurgie: 80-100 IE/dl
Kinder: Mittlere Prophylaxedosis 63,7 ± 19,1 IE/kg KG.
Details siehe Austria-Codex - Fachinformation.
GA: Überempfindlichkeit gegen Hamsterproteine.
SST: Strenge Indikationsstellung.
NW: Lokale und systemische Reaktionen, Allergien, Anaphylaxie, unzureichendes Ansprechen, neutralisierende Antikörper, thromboembolische Ereignisse.
Agglutination von roten Blutkörperchen im Schlauchsystem oder in der Spritze.
WH: Während der Behandlung Faktor IX- Spiegel bestimmen. Patienten auf Bildung von Faktor-IX-Inhibitoren überwachen. Thromboserisiko beachten (bei Leberschäden, frisch operierter Patienten, Neugeborenen, Verbrauchskoagulopathie). Vorsicht bei

kardiovaskulären Ereignissen. Auf Allergien achten. Chargennummer dokumentieren.
PG: 1 ST RE1 (EKO: Y) [€ 323,75]

BeneFIX 500 I.E. - Pulver und Lösungsmittel zur Herstellung einer Injektionslösung 20D01
(Z.Nr. EU/1/97/047/*) NR. P. B02BD04
ZI: Pfizer Europe, Brüssel, Belgien
Z: 1 Packung enthält: Nonacog alfa 500 IE (entspr. Blutgerinnungsfaktor IX, rekombinant), hergestellt durch rekombinante DNA-Technologie in CHO, Sucrose, Glycin, L-Histidin, Polysorbat 80, Lösungsmittel: Natriumchlorid Lösung.
Kurzinformation: siehe BeneFIX 250 I.E. - Pulver und Lösungsmittel zur Herstellung einer Injektionslösung, → S. 179
PG: 1 ST RE1 (EKO: Y) [€ 610,35]

BeneFIX 1000 I.E. - Pulver und Lösungsmittel zur Herstellung einer Injektionslösung 20D01
(Z.Nr. EU/1/97/047/*) NR. P. B02BD04
ZI: Pfizer Europe, Brüssel, Belgien
Z: 1 Packung enthält: Nonacog alfa 1000 IE (entspr. Blutgerinnungsfaktor IX, rekombinant), hergestellt durch rekombinante DNA-Technologie in CHO, Sucrose, Glycin, L-Histidin, Polysorbat 80, Lösungsmittel: Natriumchlorid Lösung.
Kurzinformation: siehe BeneFIX 250 I.E. - Pulver und Lösungsmittel zur Herstellung einer Injektionslösung, → S. 179
PG: 1 ST RE1 (EKO: Y) [€ 1.171,40]

BeneFIX 1500 I.E. - Pulver und Lösungsmittel zur Herstellung einer Injektionslösung 20D01
(Z.Nr. EU/1/97/047/*) NR. P. nicht im Handel. B02BD04

BeneFIX 2000 I.E. - Pulver und Lösungsmittel zur Herstellung einer Injektionslösung 20D01
(Z.Nr. EU/1/97/047/*) NR. P. B02BD04
ZI: Pfizer Europe, Brüssel, Belgien
Z: 1 Packung enthält: Nonacog alfa 2000 IE (entspr. Blutgerinnungsfaktor IX, rekombinant), hergestellt durch rekombinante DNA-Technologie in CHO, Sucrose, Glycin, L-Histidin, Polysorbat 80, Lösungsmittel: Natriumchlorid Lösung.
Kurzinformation: siehe BeneFIX 250 I.E. - Pulver und Lösungsmittel zur Herstellung einer Injektionslösung, → S. 179
PG: 1 ST RE1 (EKO: Y) [€ 2.309,10]

BeneFIX 3000 I.E. - Pulver und Lösungsmittel zur Herstellung einer Injektionslösung 20D01
(Z.Nr. EU/1/97/047/*) NR. P. B02BD04
ZI: Pfizer Europe, Brüssel, Belgien
Z: 1 Packung enthält: Nonacog alfa 3000 IE (entspr. Blutgerinnungsfaktor IX, rekombinant), hergestellt durch rekombinante DNA-Technologie in CHO, Sucrose, Glycin, L-Histidin, Polysorbat 80, Lösungsmittel: Natriumchlorid Lösung.
Kurzinformation: siehe BeneFIX 250 I.E. - Pulver und Lösungsmittel zur Herstellung einer Injektionslösung, → S. 179
PG: 1 ST * (EKO: N) [€ 3.454,65]

🐾 Benefortin Flavour 2,5 mg - Tabletten für Katzen und Hunde 821E
(Z.Nr. 8-01031) RP. P. QC09AA07
ZI: Lavet Pharmaceuticals, Budapest, Ungarn
Z: 1 Tablette enthält: Benazepril hydrochlorid 2,5 mg (entspr. Benazepril 2,3 mg), Lactose monohydrat, Cellulose, mikrokristalline, Weizenstärke, Carboxymethylstärke, Natrium Typ A, Glyceroldistearat, Trockenhefe aus Saccharomyces cerevisiae, Schweineleberaroma, Talkum.
Kurzinformation: siehe Benazecare Flavour 5 mg - Tabletten für Hunde und Katzen, → S. 178
PG: 140 ST VT [€ 75,80]

🐾 Benefortin Flavour 5 mg - Tabletten für Katzen und Hunde 821E
(Z.Nr. 8-01032) RP. P. QC09AA07
ZI: Lavet Pharmaceuticals, Budapest, Ungarn
Z: 1 Tablette enthält: Benazepril hydrochlorid 5 mg (entspr. Benazepril 4,6 mg), Lactose monohydrat, Cellulose, mikrokristalline, Weizenstärke, Carboxymethylstärke, Natrium Typ A, Glyceroldistearat, Trockenhefe aus Saccharomyces cerevisiae, Schweineleberaroma, Talkum.
EW: ACE-Hemmer.
AG: Herzinsuffizienz bei Hunden, chronische Niereninsuffizienz bei Katzen.
AA: 1mal tgl. oral mit oder ohne Futter.
DO: **Hunde:** TD 0,25-0,5 mg/kg KG.
Katzen: TD 0,5-1 mg/kg KG.
GA: Aorten- oder Pulmonalstenose, Hypotonie, Hypovolämie, Hyponatriämie, akutes Nierenversagen.
SST: Nicht anwenden.
NW: Initial Hypotonie, Lethargie. Kreatininanstieg und Anstieg des Körpergewichts bei Katzen.
WW: Vorsicht: Andere Blutdrucksenker, Diuretika, NSAIDs.
PG: 140 ST VT [€ 92,65]

🐾 Benefortin Flavour 20 mg - Tabletten für Hunde 821E
(Z.Nr. 8-01033) RP. P. QC09AA07
ZI: Lavet Pharmaceuticals, Budapest, Ungarn
Z: 1 Tablette enthält: Benazepril hydrochlorid 20 mg (entspr. Benazepril 18,4 mg), Lactose monohydrat, Cellulose, mikrokristalline, Weizenstärke, Carboxymethylstärke, Natrium Typ A, Glyceroldistearat, Trockenhefe aus Saccharomyces cerevisiae, Schweineleberaroma, Talkum.
EW: ACE-Hemmer.
AG: Kongestive Herzinsuffizienz.
AA: 1mal tgl. mit oder ohne Futter eingeben.
DO: TD 0,25-0,5 (-1,0) mg Benazeprilhydrochlorid/kg KG.
GA: Aortenstenose, Hypotonie, Hypovolämie, Hyponatriämie, akutes Nierenversagen.
SST: Unbedenklichkeit nicht geprüft.
NW: Müdigkeit, Benommenheit, Blutdruckabfall, Kreatininanstieg.
WW: Vorsicht: Nichtsteroidale Antirheumatika, andere Blutdrucksenker, kaliumsparende Diuretika.
PG: 70 ST VT [€ 127,75]

▼ *Benepali 25 mg - Injektionslösung in einer Fertigspritze* 13A02, 22F01
(Z.Nr. EU/1/15/1074/*) NR. P. E. nicht im Handel.
L04AB01

▼ *Benepali 25 mg - Injektionslösung in einer Fertigspritze* 13A02, 22F01
(Z.Nr. EU/1/15/1074/*) NR. P. E. Parallelimport. nicht im Handel.
L04AB01

▼ Benepali 50 mg - Injektionslösung in einer Fertigspritze 13A02, 22F01
(Z.Nr. EU/1/15/1074/*) NR. P. E.
L04AB01
ZI: Samsung Bioepis NL, Delft, Niederlande
Z: 1 Fertigspritze mit 1 ml enthält: Etanercept 50 mg, Sucrose, Natriumchlorid, Natriumdihydrogenphosphat-1-Wasser, Dinatriumhydrogenphosphat-7-Wasser, Wasser für Injektionszwecke.
EW: Tumornekrosefaktor, immunsuppressiv.
AG: Therapieresistente mittelschwere bis schwere aktive rheumatoide Arthritis (allein oder in Kombination mit Methotrexat), juvenile idiopathische Arthritis, aktive und jugendliche Arthritis psoriatica, Enthesitis- assoziierte Arthritis bei Jugendlichen, axiale Spondyloarthritis, schwerer aktiver Morbus Bechterew, nicht-röntgenologische axiale Spondyloarthritis bei Erwachsenen. Plaque-Psoriasis (auch bei Kindern und Jugendlichen).
AA: S.c.
DO: 50 mg 1mal wöchentlich.
Juvenile idiopathische Arthritis: 2mal wöchentlich 0,4 mg/kg KG (max. 25 mg) oder einmal wöchentlich 0,8 mg/kg KG (max. 50 mg).
Plaque-Psoriasis bei Kindern ab 6 Jahren und Jugendlichen: 1mal wöchentlich 0,8 mg/kg KG (max. 50 mg) bis zu 24 Wochen.
GA: Sepsis, Infektionen.
SST: Nicht empfohlen. Kontrazeption für Frauen bis 3 Wochen nach Therapieende empfohlen.
Lebendimpfstoffe für Säuglinge bis 16 Wochen nach der letzten Benepali-Dosis der Mutter nicht empfohlen. Nutzen/Risiko-Abwägung in der Stillzeit.
NW: Lokale Reaktionen, Infektionen (auch schwerwiegend), unspezifische Symptome, Lupus, Allergien, Blutbild, Hypoglykämie bei Diabetikern unter antidiabetischer Therapie, kongestive Herzinsuffizienz, Neoplasmen (Hautkrebs), chronisch entzündliche Darmerkrankungen, Uveitis, sehr selten ZNS-entmyelinisierende Ereignisse.
WW: Nicht empfohlen: Anakinra, Abatacept. Vorsicht: Sulfasalazin.
WH: Behandlung beim Auftreten schwerwiegender Infektionen abbrechen. Lebendimpfstoffe nicht gleichzeitig verabreichen. Auf Tuberkulose und andere schwere Infektionen, Hepatitis B Reaktivierung bzw. Malignome (nichtmelanozytärer Hautkrebs) achten. Vorsicht bei Malignomen in der Anamnese. Nicht zur Behandlung der Wegener'schen Granulomatose oder der Alkohol-Hepatitis.

PG: 4 ST IND (EKO: G) [€ 837,85]

▼ Benepali 50 mg - Injektionslösung im Fertigpen 13A02, 22F01
(Z.Nr. EU/1/15/1074/*) NR. P. E. L04AB01
ZI: Samsung Bioepis NL, Delft, Niederlande
Z: 1 Fertigpen mit 1 ml enthält: Etanercept 50 mg, Sucrose, Natriumchlorid, Natriumdihydrogenphosphat-1-Wasser, Dinatriumhydrogenphosphat-7-Wasser, Wasser für Injektionszwecke.
Kurzinformation: siehe Benepali 50 mg - Injektionslösung in einer Fertigspritze, → S. 180
PG: 4 ST IND (EKO: G) [€ 837,85]

🐾 Benestermycin - Suspension zur intramammären Anwendung für Rinder 801BA, 826, 834B
(Z.Nr. 8-16761) NR. P. VNW. QJ51RC22
ZI: Boehringer Ingelheim-Vetmedica, Ingelheim, Deutschland
Z: 1 Injektor mit 5 ml Suspension enthält: Framycetin sulfat 100 mg, Benethamin-Penicillin 280 mg, Penethamat hydroiodid 100 mg, Paraffin, dickflüssiges, Aluminium monostearat, Rizinusöl, hydriertes.
EW: Kombination von 3 Antibiotika (2 Penicilline + 1 Aminoglykosid).
AG: Subklinische Euterentzündungen bei trockenstehenden Milchkühen.
AA: Intrammmär.
DO: Einmalig 1 Injektor pro Euterviertel. Einmalige Behandlung aller Euterviertel nach dem letzten Melken vor dem Trockenstehen.
GA: Nieren-, Leberschäden, Störungen des Gehör- und Gleichgewichtssinnes.
SST: Bei laktierenden Milchkühen nicht anwenden.
NW: Allergien.
WW: Nicht mit bakteriostatischen Stoffen kombinieren (potentieller Antagonismus). Antiphlogistika verzögern Nierenausscheidung des Penicillins.
VNW: Essbares Gewebe 9 Tage, Milch: Anwendung früher als 35 Tage vor dem Abkalben: 36 Std. ab Laktationsbeginn. Anwendung innerhalb von 35 Tagen vor dem Abkalben: 37 Tage ab Verabreichung.
PG: 20 ST VNW [€ 80,90]

▼ Benlysta 200 mg - Injektionslösung im Fertigpen 33B
(Z.Nr. EU/1/11/700/*) NR. P. E. L04AA26
ZI: GlaxoSmithKline (Ireland), Dublin, Irland
Z: 1 Fertigpen mit 1 ml enthält: Belimumab 200 mg, Arginin hydrochlorid, Histidin, Histidin monohydrochlorid, Polysorbat 80, Natriumchlorid, Wasser für Injektionszwecke.
EW: Immunsuppressivum.
AG: Zusatztherapie beim aktiven Autoantikörper - positiven systemischen Lupus erythematodes (SLE).
AA: S.c., auch durch den Patienten nach Schulung durch Fachpersonal.
DO: 1mal wöchentlich 200 mg. Keine Daten an Kindern und Jugendlichen.
SST: Nutzen/Risiko-Abwägung. Kontrazeption bis 4 Monate nach Behandlungsende erforderlich.
NW: Infektionen, Magen/Darm, Fieber, Leukopenie, Überempfindlichkeit (am Tag der Infusion oder am Tag danach), Psyche(Depression, Suizidalität), Migräne, progressive multifokale Leukenzephalopathie (PML).
WW: Vorsicht: Andere auf B-Zellen gerichtete Therapien, Cyclophosphamid, Warfarin. 30 Tage vor sowie während der Therapie mit Belimumab keine Lebendimpfstoffe verabreichen.
WH: Auf schwere Überempfindlichkeitsreaktionen achten. Patienten sollen nach den ersten beiden Infusionen für einige Stunden unter klinischer Aufsicht bleiben. Nicht empfohlen bei schwerem Lupus des ZNS, schwerer Lupus nephritis, HIV, Hepatitis B oder C, Hypogammaglobulinämie, größeren Transplantationen in der Anamnese. Vorsicht bei chronischen oder rezidivierenden Infektionen. Erhöhtes Malignomrisiko beachten. Umstellung auf s.c. Gabe 1-4 Wochen nach der letzten i.v. Dosis.
PG: 1 ST RE1 (EKO: Y) [€ 313,40], 4 ST RE1 (EKO: Y) [€ 1.179,95]

▼ *Benlysta 200 mg - Injektionslösung in einer Fertigspritze* 33B
(Z.Nr. EU/1/11/700/*) NR. P. E. nicht im Handel. L04AA26

▼ Benlysta 120 mg - Pulver zur Herstellung eines Infusionslösungskonzentrats 33B
(Z.Nr. EU/1/11/700/*) NR. P. E. L04AA26
ZI: GlaxoSmithKline (Ireland), Dublin, Irland
Z: 1 Durchstechflasche enthält: Belimumab 120 mg, nach Rekonstitution 80 mg/ml, Citronensäure monohydrat, Natrium citrat, Sucrose, Polysorbat 80.
EW: Immunsuppressivum.
AG: Zusatztherapie beim aktiven Autoantikörper - positiven systemischen Lupus erythematodes (SLE).
AA: I.v. Infusion nach Rekonstituierung.
DO: 10 mg/kg KG an den Tagen 0, 14, 28 und dann alle 4 Wochen. Keine Daten an Kindern und Jugendlichen.
SST: Nutzen/Risiko-Abwägung. Kontrazeption bis 4 Monate nach Behandlungsende erforderlich.
NW: Infektionen, Magen/Darm, Fieber, Leukopenie, Überempfindlichkeit (am Tag der Infusion oder am Tag danach), Psyche(Depression, Suizidalität), Migräne, progressive multifokale Leukenzephalopathie (PML).
WW: Vorsicht: Andere auf B-Zellen gerichtete Therapien, Cyclophosphamid, Warfarin. 30 Tage vor sowie während der Therapie mit Belimumab keine Lebendimpfstoffe verabreichen.
WH: Auf schwere Überempfindlichkeitsreaktionen achten. Patienten sollen nach den ersten beiden Infusionen für einige Stunden unter klinischer Aufsicht bleiben. Nicht empfohlen bei schwerem Lupus des ZNS, schwerer Lupus nephritis, HIV, Hepatitis B oder C, Hypogammaglobulinämie, größeren Transplantationen in der Anamnese. Vorsicht bei chronischen oder rezidivierenden Infektionen. Erhöhtes Malignomrisiko beachten. Umstellung auf s.c. Gabe 1-4 Wochen nach der letzten i.v. Dosis.
PG: 1 ST RE1 (EKO: Y) [€ 225,00]

▼ Benlysta 400 mg - Pulver zur Herstellung eines Infusionslösungskonzentrats 33B
(Z.Nr. EU/1/11/700/*) NR. P. E. L04AA26
ZI: GlaxoSmithKline (Ireland), Dublin, Irland
Z: 1 Durchstechflasche enthält: Belimumab 400 mg, nach Rekonstitution 80 mg/ml, Citronensäure monohydrat, Natrium citrat, Sucrose, Polysorbat 80.
Kurzinformation: siehe Benlysta 120 mg - Pulver zur Herstellung eines Infusionslösungskonzentrats, → S. 181
PG: 1 ST RE1 (EKO: Y) [€ 684,60]

▼ *Benlysta 400 mg - Pulver zur Herstellung eines Infusionslösungskonzentrats* 33B
(Z.Nr. EU/1/11/700/*) NR. P. E. L04AA26
Parallelimport. nicht im Handel.

Benoxinat 1% - Lösung zur Anästhesie in der Oto-Rhino-Laryngologie 01A05
(Z.Nr. 0-08074) NR. P. N01BA, S01HA02
ZI: Agepha Pharma, Senec, Slowakei
Z: 1 ml enthält: Oxybuprocain hydrochlorid 10 mg, Natriumchlorid, Cochenillerot A, Methyl-4-hydroxybenzoat 0,1 mg, Natriumhydroxid zur pH-Wert-Einstellung, Wasser, gereinigtes.
EW: Oberflächenanästhetikum.
AG: Eingriffe in Mund, Oropharynx, Atemwegen.
AA: Äußerlich durch den Arzt: Mit Tupfer oder Wattebausch, als Spray oder zur Instillation.
AH: Bei Erstgebrauch aufbrauchen.
DO: Mund und Nase: 2-3 ml, Kontaktzeit 5-15 min; Larynx, Oropharynx, Trachea, Intubation: 2-5 ml. MED 1,5 mg/kg KG.
Kinder ab 2 Jahren: 1,5 mg/kg KG. MED 30 mg. Keine Dosisempfehlung für Kinder unter 2 Jahren.
SST: Nicht anwenden.
NW: Magen/Darm, lokales Brennen, Überempfindlichkeit.
WW: Mit Silbernitrat, Quecksilbersalzen, alkalischen Substanzen unverträg- lich. Nicht mit Sulfonamiden verabreichen. Physostigmin, Muskelrelaxan- tien verstärkt. Wirkung von Anticholinesterasen verlängert.
WH: Vorsicht bei Epilepsie, Hypotension, Hypovolämie. Nicht zur Langzeitgabe.
Verkehrshinweis.
PG: 10 ML * (EKO: N) [€ 18,35]

ben-u-ron - Saft 02B01
(Z.Nr. 1-21875) RPF. W2. P. N02BE01
ZI: Sigmapharm, Wien
Z: 1 Dosierspritze (= 5 ml) enthält: Paracetamol 200 mg, Saccharose 2500 mg, Methyl-4-hydroxybenzoat 3,4 mg, Propyl-4-hydroxybenzoat 0,6 mg, Natrium citrat (entspr. Natrium 8,1 mg), Tragant, Zitronensäure monohydrat, Sahne-Aroma, Gelborange S 0,5 mg, Wasser, gereinigtes.
EW: Analgetisch, antipyretisch.
AG: Schmerz- und Fieberzustände.

AA: Oral mit Dosierspritze (1 Dosierspritze zu 5 ml enthält 200 mg Paracetamol).
DO: Alle Lebensalter (ab 3 kg KG): ED 10-15 mg/kg KG, MTD 60 mg/kg KG.
Details siehe Austria Codex-Fachinformation. ED über 650 mg und TD über 2 g nur auf ärztliche Verschreibung.
GA: Schwere Leberschäden, hämolytische Anämie, Alkoholismus.
SST: Möglichst niedrig dosierte und kurzzeitige Anwendung möglich.
NW: Selten Leber, sehr selten Blutbild, Überempfindlichkeit. Bei Überdosierung schwere Leber- und/oder Nierenschäden, Myokardanomalien, Pankreatitis.
WW: Vorsicht: Alkohol (erhöhte Lebertoxizität), Leberenzyminduktoren, Antikoagulantien, Chloramphenicol verstärkt, Zidovudin (Neutropenie), Nizatidin, Cisaprid, Lamotrigin, Propanthelin, Metoclopramid, Cholestyramin.
WH: Vorsicht bei Gilbert- Syndrom, schweren Nierenschäden, Oxalurie, chronischer Fehl- oder Unterernährung. 1 Dosierspritze Saft (= 5 ml) enthält 2,5 g Saccharose (=0,2 BE).
Bei akuter Überdosierung Antidot N-Acetylcystein i.v. binnen 10 Std.
PG: 100 ML * (EKO: N) [€ 3,70]

ben-u-ron 1000 mg - Tabletten 02B01
(Z.Nr. 1-29017) RP. P. nicht im Handel. N02BE01

ben-u-ron 75 mg - Zäpfchen 02B01
(Z.Nr. 1-31596) RP. P. N02BE01
ZI: Sigmapharm, Wien
Z: 1 Zäpfchen enthält: Paracetamol 75 mg, Hartfett.
EW: Analgetisch, antipyretisch.
AG: Schmerz- und Fieberzustände.
AA: Rektal.
DO: ED 10-15 mg/kg KG, MTD 60 mg/kg KG.
Säuglinge (0-3 Monate): ED 1 Zäpfchen, MTD 2 Zäpfchen (3-4 kg KG) bzw. 3 Zäpfchen (4-5 kg KG).
Säuglinge (3-6 Monate): ED 1 Zäpfchen, MTD 3 Zäpfchen (4 kg KG) bzw. 4 Zäpfchen (5-6 kg KG).
GA: Schwere Leberschäden, hämolytische Anämie, Alkoholismus.
SST: Möglichst niedrig dosierte und kurzzeitige Anwendung möglich.
NW: Selten Leber, sehr selten Blutbild, Überempfindlichkeit. Bei Überdosierung schwere Leber- und/oder Nierenschäden, Myokardanomalien, Pankreatitis.
WW: Vorsicht: Leberenzyminduktoren, Antikoagulantien, Chloramphenicol verstärkt, Zidovudin (Neutropenie), Nizatidin, Cisaprid, Lamotrigin, Propanthelin, Metoclopramid, Cholestyramin.
WH: Vorsicht bei Gilbert-Syndrom, schweren Nierenschäden, Oxalurie, chronischer Fehl- oder Unterernährung.
Bei akuter Überdosierung Antidot N-Acetylcystein i.v. binnen 10 Std.
PG: 5 ST * (EKO: N) [€ 1,95]

ben-u-ron 125 mg - Zäpfchen 02B01
(Z.Nr. 1-21876) RP. P. N02BE01
ZI: Sigmapharm, Wien
Z: 1 Zäpfchen enthält: Paracetamol 125 mg, Hartfett.
EW: Analgetisch, antipyretisch.
AG: Schmerz- und Fieberzustände.
AA: Rektal.
DO: ED 10-15 mg/kg KG, MTD 60 mg/kg KG.
Kinder (6-9 Monate): ED 1 Zäpfchen, MTD 3 Zäpfchen.
Kinder (9 Monate-2 Jahre): ED 1 Zäpfchen, MTD 4 Zäpfchen.
GA: Schwere Leberschäden, hämolytische Anämie, Alkoholismus.
SST: Möglichst niedrig dosierte und kurzzeitige Anwendung möglich.
NW: Selten Leber, sehr selten Blutbild, Überempfindlichkeit. Bei Überdosierung schwere Leber- und/oder Nierenschäden, Myokardanomalien, Pankreatitis.
WW: Vorsicht: Leberenzyminduktoren, Antikoagulantien, Chloramphenicol verstärkt, Zidovudin (Neutropenie), Nizatidin, Cisaprid, Lamotrigin, Propanthelin, Metoclopramid, Cholestyramin.
WH: Vorsicht bei Gilbert-Syndrom, schweren Nierenschäden, Oxalurie, chronischer Fehl- oder Unterernährung.
Bei akuter Überdosierung Antidot N-Acetylcystein i.v. binnen 10 Std.
PG: 5 ST * (EKO: N) [€ 2,00]

ben-u-ron 250 mg - Zäpfchen 02B01
(Z.Nr. 1-21877) RPF. W2. P. N02BE01
ZI: Sigmapharm, Wien
Z: 1 Zäpfchen enthält: Paracetamol 250 mg, Hartfett.
EW: Analgetisch, antipyretisch.
AG: Schmerz- und Fieberzustände.
AA: Rektal.
DO: ED 10-15 mg/kg KG, MTD 60 mg/kg KG.
Kinder (2-4 Jahre): ED 1 Zäpfchen, MTD 3 Zäpfchen.
Kinder (4-8 Jahre): ED 1 Zäpfchen, MTD 4 Zäpfchen.
Für Kinder unter 3 Jahren nur auf ärztliche Anordnung.
GA: Schwere Leberschäden, hämolytische Anämie, Alkoholismus.
SST: Möglichst niedrig dosierte und kurzzeitige Anwendung möglich.
NW: Selten Leber, sehr selten Blutbild, Überempfindlichkeit. Bei Überdosierung schwere Leber- und/oder Nierenschäden, Myokardanomalien, Pankreatitis.
WW: Vorsicht: Alkohol (erhöhte Lebertoxizität), Leberenzyminduktoren, Antikoagulantien, Chloramphenicol verstärkt, Zidovudin (Neutropenie), Nizatidin, Cisaprid, Lamotrigin, Propanthelin, Metoclopramid, Cholestyramin.
WH: Vorsicht bei Gilbert-Syndrom, schweren Nierenschäden, Oxalurie, chronischer Fehl- oder Unterernährung.
Bei akuter Überdosierung Antidot N-Acetylcystein i.v. binnen 10 Std.
PG: 5 ST * (EKO: N) [€ 2,05]

Benzaknen 5% - Gel 22H02
(Z.Nr. 1-20509) RP. P. D10AE01
ZI: Galderma International, La Defense, Frankreich
Z: 1 g Gel enthält: Benzoylperoxid 50 mg, Carbomer, Natrium edetat, Poloxamer, Docusat natrium, Siliciumdioxid, Propylenglykol 40 mg, Glycerolum, Methacrylat-Copolymere, Natriumhydroxid-Lösung, Aqua purificata.
EW: Antimikrobiell, komedolytisch.
AG: Akne vulgaris.
AA: Dünn auf die getrocknete Haut auftragen, sanft einmassieren und trocknen lassen.
DO: 1-2mal tgl. über 4-12 Wochen. Keine Untersuchungen an Kindern.
SST: Strenge Indikationsstellung. In der Stillzeit Nutzen/Risiko-Abwägung, nicht im Brustbereich anwenden.
NW: Hautreizung, Pruritus, allergische Kontaktdermatitis.
WW: Nicht mit Salizylsäure, Schwefel oder Resorcin anwenden.
WH: Nicht mit Augen und Schleimhäuten in Berührung bringen, nicht mit Haaren oder farbigen Textilien in Berührung bringen. Wiederholte Sonnen- oder UV-Strahlung meiden. Nicht auf wunder, irritierter oder geschädigter Haut auftragen.
PG: 30 G (2) (EKO: G) [€ 4,60]

Benzaknen 10% - Gel 22H02
(Z.Nr. 1-20609) RP. P. D10AE01
ZI: Galderma International, La Defense, Frankreich
Z: 1 g Gel enthält: Benzoylperoxid 100 mg, Carbomer, Natrium edetat, Poloxamer, Docusat natrium, Siliciumdioxid, Propylenglykol, Glycerolum, Methacrylat-Copolymere, Natriumhydroxid-Lösung, Aqua purificata.
Kurzinformation: siehe Benzaknen 5% - Gel, → S. 182
PG: 30 G (2) (EKO: G) [€ 6,15]

Benzaknen 5% - Suspension zum Auftragen der Haut 22H02
(Z.Nr. 1-20508) RP. P. D10AE01
ZI: Galderma International, La Defense, Frankreich
Z: 1 g Suspension enthält: Benzoylperoxid 50 mg, Carbomer, Natrium-alpha-olefinsulfonat, Methacrylat-Copolymere, Glycerolum, Natriumhydroxid-Lösung, Aqua purificata.
Kurzinformation: siehe Benzaknen 5% - Gel, → S. 182
PG: 50 ML (EKO: G) [€ 8,10]

▼ *Beovu 120 mg/ml - Injektionslösung* 47L02
(Z.Nr. EU/1/19/1417/*) NR. P. E. nicht im Handel. S01LA06

▼ Beovu 120 mg/ml - Injektionslösung in einer Fertigspritze 47L02
(Z.Nr. EU/1/19/1417/*) NR. P. E. S01LA06
ZI: Novartis Europharm, Dublin, Irland
Z: 1 ml Injektionslösung enthält: Brolucizumab 120 mg, hergestellt durch rekombinante DNA-Technologie in Escherichia coli, Natrium citrat, Saccharose, Polysorbat 80, Wasser für Injektionszwecke.
EW: Monoklonaler Antikörper. VEGF-Inhibitor; antineovaskulär.
AG: Neovaskuläre (feuchte) altersabhängige Makuladegeneration (AMD).
AA: Nur intravitreal (unter aseptischen Bedingungen). Nur zum einmaligen Gebrauch. Teil des Volumens über 0,05 ml (Dosierungsmarkierung) verwerfen.
DO: 6 mg Brolucizumab (0,05 ml Lösung) alle 4 Wochen für die ersten 3 Dosen, dann alle 8 Wochen (mit Krankheitsaktivität) bzw. alle 12 Wochen (ohne Krankheitsaktivität).
Keine Daten an Kindern und Jugendlichen.
GA: (Peri)okulare Infektionen, intraokulare Entzündungen.
SST: Strenge Nutzen/Risiko- Abwägung in der Schwangerschaft. Kontrazeption bis 1 Monat nach der letzten Behandlung erforderlich. Bis 1 Monat nach der letzten Behandlung nicht stillen.

NW: Okulär (u.a. Endophthalmitis, traumatischer Katarakt, Netzhautablösung, verminderte Sehschärfe bis Erblindung), Immunreaktionen, arterielle thromboembolische Ereignisse.
WW: Nicht gleichzeitig mit anderen anti-VEGF-Arzneimitteln anwenden.
WH: Vorsicht bei Glaukom, retinalem Pigmentepitheleinriss. Bei rhegmatogener Netzhautablösung oder Makulaforamen Grad 3 oder 4 Behandlung abbrechen. Intraokularen Druck kontrollieren (vorübergehende Zunahme möglich). Verkehrshinweis.
PG: 1 ST * (EKO: N) [€ 1.248,80]

Bepanthen - Creme 22A04
(Z.Nr. 0-17233) RPF. P. D03AX03
ZI: Bayer Austria, Wien
Z: 1 g enthält: Dexpanthenol 50 mg, 2-Hydroxy-3,3-dimethylbutyrolacton, Phenoxyethanol, Amphisol K, Cetylalkohol 24 mg, Cetylstearylalkohol 16 mg, Adeps lanae 13 mg (entspr. Lanolin) (entspr. Wollwachs), Isopropyl myristat, Propylenglycol 15 mg, Wasser, gereinigtes.
EW: Wundheilung.
AG: Leichte Verletzungen, Hautirritationen, trockene, rissige Haut.
AA: Auf der Haut.
DO: 1-3mal tgl. lokal auftragen.
SST: Anwendung möglich.
NW: Sehr selten allergische Hautreaktionen.
PG: 30 G * (EKO: N) [€ 7,40]

Bepanthen - Wund- und Heilsalbe 22A04
(Z.Nr. 0-07158) RPF. P. D03AX03
ZI: Bayer Austria, Wien
Z: 1 g Salbe enthält: Dexpanthenol 50 mg (entspr. → 5 %), Protegin X, Adeps lanae (entspr. Lanolin) (entspr. Wollwachs 250 mg), Cetylalkohol 18 mg, Stearylalkohol 12 mg, Wachs, gebleichtes, Vaselin, weisses, Mandelöl, Paraffinöl, Wasser, gereinigtes.
EW: Fördert Wundheilung.
AG: Leichte Verletzungen, Hautirritationen, Säuglingspflege, wunde Brustwarzen; trockene, rissige oder spröde Haut.
AA: Topisch.
DO: Nach Aler: Ein- bis mehrmals tgl. bzw. nach jedem Stillen oder Trockenlegen auf der gereinigten Wunde, geschädigten Haut oder Schleimhaut auftragen.
SST: Anwendung möglich. Salbenreste auf wunden Brustwarzen vor dem nächsten Stillen abwaschen.
NW: Allergie, Kontaktdermatitis.
PG: 30 G * (EKO: N) [€ 7,40], 100 G * (EKO: N) [€ 16,70]

Bepanthen 50 mg/g - Augen- und Nasensalbe 47K, 50H10
(Z.Nr. 1-40242) RPF. W1. P. D03AX03, S01XA12
ZI: Bayer Austria, Wien
Z: 1 g Salbe enthält: Dexpanthenol 50 mg (entspr. → 5 %), rac-(3R)-3-Hydroxy-4,4-dimethyloxolan-2-on, Adeps lanae (entspr. Lanolin) (entspr. Wollwachs 100 mg), Paraffin, dickflüssiges 18 mg, Vaselin, weisses, Wasser, gereinigtes.
EW: Fördert Wundheilung.
AG: Oberflächliche Schädigungen der Bindehaut und Hornhaut der Augen oder der Nasenschleimhaut.
AA: Zur Anwendung am Auge oder zur nasalen Anwendung.
DO: Ein- bis mehrmals täglich mit Hilfe der Kanüle einen ca. 1 cm langen Salbenstrang in den Bindehautsack des betroffenen Auges oder auf die Nasenschleimhaut geben. Bei Kindern unter 6 Jahren nur über ärztliche Anordnung geben.
SST: Anwendung möglich.
NW: Allergische Hautreaktionen.
WH: Nicht während des Tragens von Kontaktlinsen anwenden. Haltbarkeit nach Öffnen 1 Woche (Auge) bzw. 4 Wochen (Nase). Verkehrshinweis.
PG: 5 G * (EKO: N) [€ 4,90], 10 G * (EKO: N) [€ 7,90]

Bepanthen Plus - Creme 22A04
(Z.Nr. 1-19149) RPF. P. D03AX03
ZI: Bayer Austria, Wien
Z: 1 g Creme enthält: Dexpanthenol 50 mg (entspr. → 5 %), Chlorhexidin dihydrochlorid 5 mg (entspr. → 0,5 %), Vaselin, weisses, Paraffin, flüssiges, Wollwachs 30 mg, Macrogol stearat 1800, Cetylalkohol 36 mg, Stearylalkohol 24 mg, DL-Pantolacton, Wasser, gereinigtes.
EW: Dexpanthenol + Antiseptikum.
AG: Wunden mit Infektionsgefahr.
AA: Auf das betroffene Hautareal auftragen.
DO: Ein bis mehrmals tgl. auftragen.
SST: Nicht großflächig und im Brustbereich anwenden.
NW: Allergie, Brennen, Überempfindlichkeit.
WW: Nicht mit anderen Antiseptika anwenden.
WH: Nicht großflächig anwenden. Nicht auf Augen oder Schleimhäute oder perforiertes Trommelfell bringen.
PG: 30 G * (EKO: N) [€ 8,40]

Bepanthen Plus - Spray 22A04
(Z.Nr. 1-28057) RPF. P. D03AX03
ZI: Bayer Austria, Wien
Z: 1 ml enthält: Dexpanthenol 50 mg (entspr. → 5 %), Chlorhexidinglukonat-Lösung 20% (entspr. Chlorhexidin digluconat 5 mg) (entspr. → 0,5 %), DL-Pantolacton, Macrogollaurylether, Ethanol 57 mg, Wasser, gereinigtes.
EW: Dexpanthenol + Antiseptikum.
AG: Wunden mit Infektionsgefahr.
AA: Auf das betroffene Hautareal sprühen.
DO: 1-2mal tgl. auf gereingte Wunden oder entzündete Hautareale auftragen.
Nicht für Säuglinge.
SST: Nicht großflächig und im Brustbereich anwenden.
NW: Allergie, Brennen.
WW: Nicht mit anderen Antiseptika anwenden.
WH: Nicht großflächig anwenden. Nicht auf Augen oder Schleimhäute oder perforiertes Trommelfell bringen.
PG: 30 ML * (EKO: N) [€ 8,40]

Berberis-Homaccord - Tropfen 52X04
(Z.Nr. 3-00445) RPF. P. nicht im Handel. V03AX

🐾 **Berberis RemaVet - Globuli für Tiere** 890A
(Z.Nr. 8-38946) RPF. P. QV03AX
ZI: Remedia Homöopathie, Eisenstadt
Z: 1 g Globuli (ca. 120 Globuli) enthält: Berberis vulgaris (Homöopathie) C30 10 mg, Saccharose.
EW: Homöopathikum.
AG: Rind, Pferd, Schaf, Ziege, Schwein, Kaninchen, Kleinnager, Hund, Katze: Entzündungen der Harnwege, Nieren-, Gallenkolik, Blut im Urin, Durchfall, trockene Haut.
AA: Zum Eingeben.
DO: 1 ED = 5-10 Globuli. Für Gruppenbehandlung 20 Globuli in 1 Liter Wasser lösen und in die Tränke geben.
SST: Nur nach Rücksprache mit dem Tierarzt anwenden.
PG: 10 G VN [€ 12,80]

Berberis/Quarz Wala - Globuli velati 50W
(Z.Nr. 3-36098) RPF. P. V03AX
ZI: Wala Heilmittel, Bad Boll/Eckwälden, Deutschland
Z: 10 g enthalten: Berberis vulgaris e fructibus ferm 33c D2 0,1 g, Quarz aquosum (Homöopathie) D19 0,1 g, Sucrose, Spuren von: Laktose.
EW: Homöopathikum (anthroposophisch).
AG: Heuschnupfen, vergrößerte Rachenmandeln.
AA: Unter der Zunge zergehen lassen, bei Kleinkindern Globuli velati in einer kleinen Menge Wasser oder ungesüßtem Tee auflösen.
DO: Personen ab 6 Jahren: 1- bis 3mal tgl. 5-10 Globuli velati.
Kinder (1-5 Jahre): 1- bis 3mal tgl. 3-7 Globuli velati.
SST: Vorsicht.
PG: 20 G * (EKO: N) [€ 11,50]

Berggeist - Rheumafluid 13F02
(Z.Nr. 0-10910) RPF. P. nicht im Handel. M02AX10

Beriate 100 I.E./ml - Pulver und Lösungsmittel zur Herstellung einer Injektions- oder Infusionslösung 20D01
(Z.Nr. 2-00213) NR. P. E. B02BD02
ZI: CSL Behring, Marburg, Deutschland
Z: 1 ml rekonstituierte Lösung enthält: Blutgerinnungsfaktor VIII (human) 100 IE, Glycin, Calciumchlorid, Natriumhydroxid zur pH-Wert-Einstellung (entspr. Natrium 100 mmol/l) (entspr. → 2,3 mg), Saccharose, Natriumchlorid, Lösungsmittel: Wasser für Injektionszwecke.
EW: Blutstillend.
AG: Prophylaxe und Therapie von Blutungen bei: Hämophilie A (angeborenem Faktor-VIII-Mangel), erworbenem Faktor-VIII-Mangel.
AA: I.v. Injektion oder Infusion nach Herstellen einer Lösung; Details siehe Austria-Codex - Fachinformation.
DO: Nach Bedarf: 1 IE/kg KG erhöht Faktor VIII-Aktivität um ca. 2% der Norm.
Benötigter Faktor VIII-Spiegel je nach Schweregrad der Blutung/Art des chirurgischen Eingriffs: 20-100 I.E./dl.
Langzeitprophylaxe: 20-40 I.E./kg KG alle 2-3 Tage.
SST: Keine Erfahrungen.
NW: Überempfindlichkeit bis Schock, Fieber, Bildung neutralisierender Antikörper.
WH: Faktor VIII-Aktivität im Plasma genau überwachen. Vorsicht bei kardiovaskulären Risikofaktoren. Auf Überempfindlichkeit bzw. Bildung von neutralisierenden Antikörpern achten.

PG: 1000IE 1 ST RE1 (EKO: Y) [€ 792,50], **ML 250IE** 1 ST RE1 (EKO: Y) [€ 234,40], **ML 500IE** 1 ST RE1 (EKO: Y) [€ 415,60]

Beriate 200 I.E./ml - Pulver und Lösungsmittel zur Herstellung einer Injektions- oder Infusionslösung
20D01

(Z.Nr. 2-00403) NR. P. E. B02BD02
ZI: CSL Behring, Marburg, Deutschland
Z: 1 ml rekonstituierte Lösung enthält: Blutgerinnungsfaktor VIII (human) 200 IE, Glycin, Calciumchlorid, Natriumhydroxid zur pH-Wert-Einstellung (entspr. Natrium 100 mmol/l) (entspr. → 2,3 mg), Saccharose, Natriumchlorid, Lösungsmittel: Wasser für Injektionszwecke.
Kurzinformation: siehe Beriate 100 I.E./ml - Pulver und Lösungsmittel zur Herstellung einer Injektions- oder Infusionslösung, → S. 183
PG: 1 ST RE1 (EKO: Y) [€ 1.551,20]

Bericard - Tropfen zum Einnehmen
30Z02

(Z.Nr. HERB-00142) RPF. P. C01EB
ZI: Sigmapharm, Wien
Z: 100 g (= 101 ml, 1 ml = 20 Tropfen) Lösung enthalten: Weissdorn-Blätter, -Blüten-Flüssigextrakt (1:1); Ethanol 45% (V/V) (Auszugsmittel) 24 g, Ethanol 26,9 g, Propyl-4-hydroxybenzoat 3 mg, Methyl-4-hydroxybenzoat 7 mg, Saccharose 7,18 g, Wasser, gereinigtes.
AG: Traditionell pflanzlich bei beginnender Leistungsminderung des Herzens.
AA: Unverdünnt auf Zucker oder mit etwas Wasser einnehmen.
DO: 2 - 3mal tgl. 15 - 20 Tropfen. Für Kinder und Jugendliche nicht empfohlen.
SST: Nicht empfoheln.
NW: Übelkeit, Tachykardie.
WW: Betablocker, Kalziumantagonisten, Herzglykoside.
WH: Nicht für Alkoholkranke.
PG: 50 ML * (EKO: N) [€ 5,95]

Beriglobin P Fertigspritze - Injektionslösung zur subkutanen oder intramuskulären Anwendung
36C01

(Z.Nr. 2-00181) NR. P. E. J06BA01
ZI: CSL Behring, Marburg, Deutschland
Z: 1 ml enthält: Hepatitis-A-Virus Antikörper mind. 100 IE (entspr. Immunglobulin vom Menschen, normales 160 mg) (entspr. IgG mind. 95 %) (entspr. IgG1 ca. 61 %) (entspr. IgG2 ca. 28 %) (entspr. IgG3 ca. 5 %) (entspr. IgG4 ca. 6 %) (entspr. IgA max. 1700 µg), Aminoessigsäure (entspr. Glycin), Natriumchlorid (entspr. Natrium 0,8-1,6 mg), Salzsäure zur pH-Wert-Einstellung, Natronlauge zur pH-Wert-Einstellung, Wasser für Injektionszwecke.
EW: Neutralisiert Viren und Bakterienentoxine.
AG: Subkutan: Substitutionstherapie bei
- Primärem Antikörpermangelsyndrom
- Hypogammaglobulinämie und bakteriellen Infektionen bei chronischer lymphatischer Leukämie oder beim multiplen Myelom
- Hypogammaglobulinämie vor und nach allogener Stammzellentransplantation

Intramuskulär:
- Hepatitis A-Prophylaxe (bis 2 Wochen vor oder nach Exposition)
- Radiogene Mukositis.

AA: I.m., s.c.
DO: Substitutionstherapie (s.c.): Alle Alter: IgG-Talspiegel sollte mindestens 5-6 g/l betragen.
Initial mindestens 0,2-0,5 g/kg KG, dann Erhaltungsdosen etwa 1mal wöchentlich; kumulative monatliche Dosis ca. 0,4-0,8 g/kg KG.
Hepatitis A-Prophylaxe (i.m.): 0,17 ml/kg KG.
Radiogene Mukositis (i.m.): Initial 1600 mg, nach 2 und nach 4 Tagen je 800 mg.
GA: I.m. Gabe bei Gerinnungsstörungen.
SST: In der Schwangerschaft Nutzen/Risiko-Abwägung. In der Stillzeit Anwendung möglich.
NW: Lokale und allgemeine Reaktionen; Allergien bis Schock; thromboembolische Ereignisse, aseptisches Meningitis-Syndrom. Übertragung von Infektionen nicht auszuschließen.
WW: Virus-Lebendimpfstoffe (3 Monate Abstand). Masernimpfung (bis 1 Jahr Abstand; Antikörperstatus überprüfen).
WH: Auf Überempfindlichkeit bzw. thromboembolische Ereignisse achten. Alle Anwendungen mit anhängender Etikette dokumentieren. Verkehrshinweis.
PG: 2ML 1 ST * (EKO: N) [€ 36,30], **5ML** 1 ST * (EKO: N) [€ 87,65]

Berinert 500 IE - Pulver und Lösungsmittel zur Herstellung einer Injektions- oder Infusionslösung
27B02

(Z.Nr. 2-00354) NR. P. B06AC01
ZI: CSL Behring, Marburg, Deutschland
Z: 1 Durchstechflasche enthält: C1-Esterase-Inhibitor, human 500 IE Glycin, Natriumchlorid, Natrium citrat; Lösungsmittel: Wasser für Injektionszwecke.
EW: Enzyminhibitor (aus menschlichem Plasma).
AG: Therapie und perioperative Prophylaxe des akuten Schubes des hereditären Angioödems Typ I und II bei C1-Esterase-Inhibitor-Mangel.
AA: Langsame i.v. Injektion oder Infusion nach Rekonstitution.
DO: Therapie (alle Alter): 20 IE/kg KG.
Perioperative Prophylaxe: Erwachsene 1000 IE, Kinder und Jugendliche 15-30 IE/kg KG innerhalb von 6 Stunden vor einem Eingriff.
SST: Zwingende Indikationsstellung in der Schwangerschaft. Abstillen.
NW: Anaphylaktische Reaktionen, Temperaturanstieg, lokale Reaktionen.
WW: Keine Studien.
WH: Bei allergischer Diathese Antihistaminika und Kortikosteroide prophylaktisch geben. Nutzen-Risiko-Abwägung des behandelten Arztes über Selbstverabreichung durch Patienten. Nicht für Therapie des Capillary Leak Syndrome zugelassen (Thrombosegefahr).
PG: 1 ST RE1 (EKO: Y) [€ 830,75]

Berinert 1500 IE - Pulver und Lösungsmittel zur Herstellung einer Injektionslösung
27B02

(Z.Nr. 2-36184) NR. P. B06AC01
ZI: CSL Behring, Marburg, Deutschland
Z: 1 Durchstechflasche enthält: C1-Esterase-Inhibitor, human 1500 IE Glycin, Natriumchlorid, Natrium citrat; Lösungsmittel: Wasser für Injektionszwecke.
Kurzinformation: siehe Berinert 500 IE - Pulver und Lösungsmittel zur Herstellung einer Injektions- oder Infusionslösung, → S. 184
PG: 1 ST * (EKO: N) [€ 2.434,30]

Berinert 2000 IE - Pulver und Lösungsmittel zur Herstellung einer Injektionslösung
27B02

(Z.Nr. 2-38295) NR. P. B06AC01
ZI: CSL Behring, Marburg, Deutschland
Z: 1 Durchstechflasche enthält: C1-Esterase-Inhibitor, human 2000 IE Glycin, Natriumchlorid, Natrium citrat; Lösungsmittel: Wasser für Injektionszwecke.
EW: Enzyminhibitor (aus menschlichem Plasma).
AG: Prävention rezidivierender hereditärer Angioödemattacken bei C1-Esterase-Inhibitor-Mangel.
AA: S.c. (Selbstinjektion im Bauchbereich).
DO: Personen ab 12 Jahren: 2mal wöchentlich 60 IE/kg KG.
SST: Zwingende Indikationsstellung.
NW: Lokale Reaktionen, Nasopharyngitis, Überempfindlichkeit, Schwindel.
WW: Keine Studien.
PG: 1 ST * (EKO: N) [€ 3.231,25]

Berinert 3000 IE - Pulver und Lösungsmittel zur Herstellung einer Injektionslösung 27B02
(Z.Nr. 2-38296) NR. P. nicht im Handel. B06AC01

Beriplex P/N 250 I.E. - Pulver und Lösungsmittel zur Herstellung einer Injektionslösung 20D01
(Z.Nr. 2-00337) NR. P. nicht im Handel. B02BD01

Beriplex P/N 500 I.E. - Pulver und Lösungsmittel zur Herstellung einer Injektionslösung
20D01

(Z.Nr. 2-00338) NR. P. B02BD01
ZI: CSL Behring, Marburg, Deutschland
Z: 1 Packung enthält: Blutgerinnungsfaktor II (human) 400-960 IE, Blutgerinnungsfaktor VII (human) 200-500 IE, Blutgerinnungsfaktor IX (human) 400-620 IE, Blutgerinnungsfaktor X (human) 440-1200 IE, Protein C 300-900 IE, Protein S 240-760 IE (entspr. Proteine 6-14 mg/ml), Heparin, Humanalbumin, Antithrombin III (human), Natriumchlorid, Natrium citrat (entspr. Natrium 3,43 mg/ml) (entspr. → 0,15 mmol/ml), HCl zur pH-Wert Einstellung, NaOH zur pH Wert Einstellung; Lösungsmittel: Wasser für Injektionszwecke.
EW: Blutgerinnungsfaktoren in Kombination.
AG: Behandlung und perioperative Prophylaxe von Blutungen bei angeborenem Mangel eines Vitamin K-abhängigen Gerinnungsfaktors oder bei einem erworbenen Mangel an Prothrombinkomplex-Faktoren.
AA: I.v. (max. 8 ml/min) nach Lösen.

DO: Basierend auf der regelmäßigen Bestimmung der Gerinnungsfaktoren.
╗ Blutungen während der Behandlung mit Vitamin K-Antagonisten:
╗ INR 2,0-3,9: 25 I.E./kg KG.
╗ INR 4-6: 35 I.E. /kg KG.
╗ INR >6: 50 I.E./kg KG.
╗ Angeborener Gerinnungsfaktormangel: ╗ 1 IE Faktor X/kg KG erhöht Plasma-Faktor X-Aktivität um 1,9%.
╗ Details siehe Austria-Codex - Fachinformation.
╗ Keine kontrollierten Studien an Kindern und Jugendlichen.
GA: Heparin-induzierte Thrombozytopenie in der Anamnese.
SST: Strenge Indikationsstellung.
NW: Nephrotisches Syndrom, Thromboembolien, Überempfindlichkeit, Heparin- induzierte Thrombozytopenie Typ II, Körpertemperaturanstieg.
WW: Vitamin K-Antagonisten.
WH: Auf Thrombosen bzw. Verbrauchskoagulopathien achten. Vorsicht bei koronarer Herzerkrankung, Lebererkrankungen, nach Operationen, bei Neugeborenen oder Thromboembolie- bzw. Verbrauchskoagulapathierisiko.
PG: 1 ST * (EKO: N) [€ 364,70]

Beriplex P/N 1000 I.E.- Pulver und Lösungsmittel zur Herstellung einer Injektionslösung — 20D01

(Z.Nr. 2-00404) NR. P. B02BD01
ZI: CSL Behring, Marburg, Deutschland
Z: 1 Packung enthält: Blutgerinnungsfaktor II (human) 800-1920 IE, Blutgerinnungsfaktor VII (human) 400-1000 IE, Blutgerinnungsfaktor IX (human) 800-1240 IE, Blutgerinnungsfaktor X (human) 880-2400 IE, Protein C 600-1800 IE, Protein S 480-1520 IE (entspr. Proteine 6-14 mg/ml), Heparin, Humanalbumin, Antithrombin III (human), Natriumchlorid, Natrium citrat (entspr. Natrium 3,43 mg/ml), (entspr. → 0,15 mmol/ml), HCl zur pH-Wert Einstellung, NaOH zur pH Wert Einstellung; Lösungsmittel: Wasser für Injektionszwecke.
Kurzinformation: siehe Beriplex P/N 500 I.E. - Pulver und Lösungsmittel zur Herstellung einer Injektionslösung, → S. 184
PG: 1 ST * (EKO: N) [€ 698,10]

Berirab P - Fertigspritze — 36C15

(Z.Nr. 2-00158) NR. P. E. J06BB05
ZI: CSL Behring, Marburg, Deutschland
Z: 1 ml enthält: Tollwut-Immunglobulin vom Menschen (entspr. Tollwut-Virus Antikörper mind. 150 IE) (entspr. Protein vom Menschen 100-170 mg) (entspr. Immunglobuline mind. 95 %), Aminoessigsäure (entspr. Glycin), Natriumchlorid, HCl zur pH-Wert Einstellung, NaOH zur pH Wert Einstellung, Wasser für Injektionszwecke.
EW: Immunglobulin.
AG: Tollwutprophylaxe nach Exposition (immer in Kombination mit einem Tollwutimpfstoff).
AA: Streng i.m., bei Gerinnungsstörungen ev. s.c.; cave intravasal. Tollwutimpfstoff kontralateral injizieren.
DO: Einmalig 20 IE/kg KG zusammen mit der ersten Dosis des Tollwutimpf- stoffes so rasch wie möglich nach der Ansteckung.
SST: Anwendung möglich.
NW: Lokale Reaktionen, Kreislauf, Allergie bis Schock.
WW: 3 Monate Abstand zu Impfungen mit parenteralen Virus-Lebend-Impfstoffen; 4 Monate Abstand zu Masernimpfung.
PG: 2ML 1 ST * (EKO: N) [€ 306,65], **5ML** 1 ST * (EKO: N) [€ 705,60]

Berocca plus Zink - Brausetabletten — 44F

(Z.Nr. 1-24975) RPF. P. A11EB
ZI: Bayer Austria, Wien
Z: 1 Brausetablette enthält: Ascorbinsäure 500 mg, Thiamin-Monophosphorsäure esterchlorid 18,54 mg (entspr. Thiamin chlorid hydrochlorid 15 mg), Riboflavin natrium phosphat 15 mg, (entspr. Riboflavin) Nicotinamid 50 mg, Pantothensäure 23 mg (entspr. Calcium pantothenat 25 mg), Pyridoxin hydrochlorid 10 mg, Cyanocobalamin 0,01 mg Folsäure 0,4 mg, Biotin 0,15 mg, Calciumcarbonat 244 mg (entspr. Calcium 100 mg), Magnesium carbonat, schwer, basisch 195 mg, Magnesium sulfat dihydrat 328 mg (entspr. Magnesium 100 mg), Zink citrat-3-hydrat 32 mg (entspr. Zink 10 mg), Citronensäure, Natriumhydrogencarbonat, Natriumchlorid (entspr. Natrium 272 mg), Acesulfam K, Aspartam 25 mg, Betacarotin 1% SD (entspr. Betacarotin) (entspr. Natrium ascorbat) (entspr. DL-alpha-Tocopherol) (entspr. Akaziengummi) (entspr. Kokosnussöl) (entspr. Saccharose 6 mg) (entspr. Maltodextrin), Rote Beete, Orangenaroma Permaseal PHS-131987 (entspr. Aromazubereitungen) (entspr. Aromastoffe, naturident) (entspr. Maltodextrin) (entspr. Arabisches Gummi), Polysorbat 60, Natriumcarbonat, wasserfrei, Mannitol, Natrium citrat, Maltodextrin.
EW: Vitamin B-Komplex + Vitamin C + Mineralien.
AG: Mangel und erhöhter Bedarf an Vitamin B, C und Zink.
AA: Oral nach Auflösen in einem Glas Wasser.
DO: Personen ab 11 Jahren: TD 1 Brausetablette.
GA: Hyperkalzämie, Hypercalciurie, Hyperoxalurie, Hypermagnesiämie, Nephrolithiasis, schwere Niereninsuffizienz.
SST: Anwendung möglich. Dosis nicht überschreiten.
NW: Magen/Darm, Allergien, ZNS.
WW: 4 Std. Abstand zu anderen Arzneimitteln (Polyvalente Kationen).
Beeinträchtigung von Labortests.
Nicht empfohlen: Desferoxamin.
Vorsicht: Cyclosporin, Disulfiram, Warfarin, Diuretika.
WH: Bei Phenylketonurie nicht empfohlen. Überhöhte Vitamin B6-Dosen können zu Neuropathiesymptomen führen.
PG: 30 ST * (EKO: N) [€ 22,90]

Berocca plus Zink - Filmtabletten — 44F

(Z.Nr. 1-24976) RPF. P. A11EB
ZI: Bayer Austria, Wien
Z: 1 Filmtablette enthält: Ascorbinsäure 500 mg, Thiamin nitrat 14,57 mg (entspr. Thiamin chlorid hydrochlorid 15 mg), Riboflavin 15 mg, Nicotinamid 50 mg, Pantothensäure 23 mg (entspr. Calcium pantothenat 25 mg), Pyridoxin hydrochlorid 10 mg, Cyanocobalamin 0,01 mg, Folsäure 0,4 mg, Biotin 0,15 mg, Calciumcarbonat 244 mg (entspr. Calcium 100 mg), Magnesium carbonat, schwer, basisch 122 mg, Magnesiumoxid, leichtes 115 mg (entspr. Magnesium 100 mg), Zink citrat-3-hydrat 32 mg (entspr. Zink 10 mg), Tablettenkern: Lactose 94 mg (entspr. Lactose monohydrat), Povidon K90, Croscarmellose natrium, Mannitol, Talk, Magnesium stearat, Natrium citrat, Citronensäure, Maltodextrin; Filmüberzug: Hypromellose, Kokosnuss Öl, fraktioniert, Polydextrose, Titandioxid, Eisenoxid rot, Eisenoxid gelb, Eisenoxid schwarz.
EW: Vitamin B-Komplex + Vitamin C + Mineralien.
AG: Mangel und erhöhter Bedarf an Vitamin B, C und Zink.
DO: Personen ab 11 Jahren: TD 1 FT.
GA: Hyperkalzämie, Hypercalciurie, Hyperoxalurie, Hypermagnesiämie, Nephrolithiasis, schwere Niereninsuffizienz.
SST: Anwendung möglich. Dosis nicht überschreiten.
NW: Magen/Darm, Allergien, ZNS.
WW: 4 Std. Abstand zu anderen Arzneimitteln (Polyvalente Kationen). Beeinträchtigung von Labortests.
Nicht empfohlen: Desferoxamin.
Vorsicht: Cyclosporin, Disulfiram, Warfarin, Diuretika.
WH: Bei Phenylketonurie nicht empfohlen. Überhöhte Vitamin B6-Dosen können zu Neuropathiesymptomen führen.
PG: 30 ST * (EKO: N) [€ 17,30]

Berodual - Dosieraerosol — 50A09

(Z.Nr. 1-16995) RP. P. R03AL01
ZI: Boehringer Ingelheim RCV, Wien
Z: 1 Sprühstoß enthält: Fenoterol hydrobromid 0,05 mg, Ipratropium bromid 0,02 mg, Tetrafluorethan, Ethanol 13,313 mg, Zitronensäure, Wasser, gereinigtes.
EW: Bronchospasmolytische Kombination (Parasympatholytikum + Beta$_2$- Sympathomimetikum).
AG: Behandlung und Prophylaxe von Atemnot bei Asthma bronchiale, chronisch obstruktiver Bronchitis.
AA: Zur Inhalation.
DO: Tgl. 3mal 1-2 Sprühstöße. In akutem Anfall 2 Sprühstöße, bei Bedarf nach 5-10 min nochmals 1-2 Sprühstöße. MTD 8 Sprühstöße.
Für Kinder unter 6 Jahren nicht empfohlen.
Gleichzeitig antiinflammatorische Behandlung empfohlen.
GA: Hypertrophe obstruktive Kardiomyopathie, Tachyarrhythmien.
SST: Strenge Nutzen/Risiko-Abwägung, nicht stillen.
NW: Tremor, Herz (Tachykardie, Myokardischämie), Schwindel, Kopfschmerz, Mundtrockenheit, schlechter Geschmack, leichter Hustenreiz, Akkommodationsstörungen, paradoxer Bronchospasmus, Hypokaliämie, Überempfindlichkeit.
WW: Nicht empfohlen: Dauertherapie mit anderen Anticholinergika. Vorsicht: Verstärkung durch andere Beta-Adrenergika, Xanthine, MAO-Hemmer, trizyklische Antidepressiva, Anticholinergika (additiver kardiovaskulärer Effekt möglich). Beta-Blocker (Wirkungsaufhebung, verstärkte Bronchialobstruktion). Xanthine, Kortikosteroide, Kalium-ausscheidende Diuretika (Hypokaliämie).
WH: Vorsicht bei Hyperthyreose, schweren Herz-Kreislauf-Erkrankungen (auf myokardiale Ischämie bzw. Hypokaliämie achten), frischem Herzinfarkt, Diabetes, Prostatahyperplasie, Prädisposition zu Engwinkelglaukom. Nicht mit Augen in Kontakt bringen. Positive Dopingtests möglich.
Verkehrshinweis.
Bei Überdosierung Tachykardie, Antidot für Fenoterol: kardioselektive Beta-Rezeptoren-Blocker.
PG: 1 ST (2) (EKO: G) [€ 14,50]

B

Berodualin - Inhalationslösung 50A09
(Z.Nr. 0-17452) RP. P. R03AL01
ZI: Boehringer Ingelheim RCV, Wien
Z: 1 ml Lösung (= 20 Tropfen) enthält: Fenoterol hydrobromid 0,5 mg, Ipratropium bromid 0,261 mg (entspr. Ipratropium bromid monohydrat), Benzalkonium chlorid 0,1 mg, Natrium edetat 0,5 mg, Natriumchlorid, Salzsäure zur pH-Wert-Einstellung, Wasser, gereinigtes.
EW: Bronchospasmolytische Kombination (Parasympatholytikum + Beta$_2$- Sympathomimetikum).
AG: Behandlung und Prophylaxe von Atemnot bei Asthma bronchiale, chronisch obstruktiver Bronchitis.
AA: Beatmungsinhalation mit Respirator oder Inhalation mit Elektro- oder Handvernebler.
DO: Akuter Bronchospasmus: 20-50(-80) Tropfen; Prophylaxe von Belastungs- Asthma: 20-40 Tropfen.
Kinder ab 6 Jahren: Akuter Bronchospasmus: 10-40 Tropfen; Prophylaxe von Belastungs-Asthma: 10-20 Tropfen.
Kinder unter 6 Jahren: 2 Tropfen/kg KG, max. 10 Tropfen.
GA: Hypertrophe obstruktive Kardiomyopathie, Tachyarrhythmien.
SST: Strenge Nutzen/Risiko-Abwägung, nicht stillen.
NW: Tremor, Herz (Tachykardie, Myokardischämie), Schwindel, Kopfschmerz, Mundtrockenheit, schlechter Geschmack, leichter Hustenreiz, Akkommodationsstörungen, paradoxer Bronchospasmus, Hypokaliämie, Überempfindlichkeit.
WW: Nicht empfohlen: Dauertherapie mit anderen Anticholinergika. Vorsicht: Verstärkung durch andere Beta-Adrenergika, Xanthine, MAO-Hemmer, trizyklische Antidepressiva, Anticholinergika (additiver kardiovaskulärer Effekt möglich). Beta-Blocker (Wirkungsaufhebung, verstärkte Bronchialobstruktion). Xanthine, Kortikosteroide, Kalium-ausscheidende Diuretika (Hypokaliämie).
WH: Vorsicht bei Hyperthyreose, schweren Herz-Kreislauf-Erkrankungen (auf myokardiale Ischämie bzw. Hypokaliämie achten), frischem Herzinfarkt, Diabetes, Prostatahyperplasie, Prädisposition zu Engwinkelglaukom. Nicht mit Augen in Kontakt bringen. Positive Dopingtests möglich.
Verkehrshinweis.
Bei Überdosierung Tachykardie, Antidot für Fenoterol: kardioselektive Beta-Rezeptoren-Blocker.
PG: 20 ML (2) (EKO: G) [€ 9,05]

Beromun 1 mg - Pulver zur Herstellung einer Infusionslösung 33C03
(Z.Nr. EU/1/99/097/*) NR. P. E. nicht im Handel. L03AX11

Berotec 100 µg - Dosieraerosol 50A02
(Z.Nr. 1-20014) RP. P. R03AC04
ZI: Boehringer Ingelheim RCV, Wien
Z: 1 Sprühstoß enthält: Fenoterol hydrobromid 0,1 mg, Norfluran, Ethanol absolut 15,597 mg, Zitronensäure, Wasser, gereinigtes.
EW: ß$_2$-Sympathomimetikum, bronchospasmolytisch.
AG: Symptomatische Behandlung von akuten Asthmaanfällen; Prophylaxe von belastungsinduziertem Asthma; Symptomatische Behandlung von anderen Zuständen, die mit einer rever- siblen Verengung der Atemwege einhergehen, z.B. chronisch-obstruktive Bronchitis.
Eine gleichzeitige antiinflammatorische Behandlung wird für Patienten mit Asthma bronchiale und steroid-empfindlicher, chronisch-obstruktiver Lungenerkrankung (COPD) empfohlen.
AA: Inhalation.
DO: 1-2 Sprühstöße pro Applikation; Wiederholung frühestens nach 3 Stunden.
MTD 8 Sprühstöße. Nicht für Kinder unter 6 Jahren.
GA: Hypertrophe obstruktive Kardiomyopathie, Tachyarrhythmien.
SST: Strenge Indikationsstellung im ersten Trimenon und kurz vor der Entbindung. Nicht stillen.
NW: Tremor, Tachykardie, Schwindel, Schwitzen, Kopfschmerzen, Husten, (schwere) Hypokaliämie, paradoxer Bronchospasmus, lokale Reizung, Überempfindlichkeitsreaktionen.
WW: Vorsicht: Verstärkung durch andere Beta-Adrenergika, Xanthine, MAO-Hemmer, Inhalationsnarkotika, Anticholinergika, Kortikosteroide (additiver kardiovaskulärer Effekt möglich). Beta-Blocker (Wirkungsaufhebung, verstärkte Bronchialobstruktion).
WH: Vorsicht bei Hyperthyreose, schwerer koronarer Herzkrankheit, frischem Herzinfarkt, Diabetes, Phäochromozytom. Bei akut fortschreitender Dyspnoe Behandlungsplan überprüfen.
Serumkalium kontrollieren. Bei Kindern nur unter Aufsicht von Erwachsenen anwenden. Verkehrshinweis. Positive Dopingtests möglich.
Bei Überdosierung Tachykardie, Extrasystolen, metabolische Azidose.
Antidot: Kardioselektive Beta-Blocker.
PG: 14 G (2) (EKO: G) [€ 8,90]

Beruhigungstropfen "Mag. Doskar" für Tiere 890B
(Z.Nr. 8-30067) RPF. P. QV03AX
ZI: Mag. Martin Doskar pharm. Produkte, Wien
Z: 100 g (= 108 ml, 1 ml = 27 Tropfen) Lösung enthalten: Zincum valerianicum (Homöopathie) D3 2 g, Phosphorus (Homöopathie) D3 45 g, Avena sativa (Homöopathie) D4 7 g, Passiflora incarnata (Homöopathie) D3 1 g, Arsenicum album (Homöopathie) D3 45 g, Ethanol (entspr. Gesamtethanolgehalt 50,6 % (V/V)), Wasser.
EW: Homöopathikum.
AG: Nervöse Erschöpfung, Unruhe, Angst bei Pferd, Rind, Hund, Katze.
AA: Unverdünnt auf 1 Stück Zucker oder mit Einmalspritze (ohne Nadel) direkt in das Maul geben.
DO: Pferd, Rind: Zuerst stündlich, dann 2-3mal tgl. 30-40 Tropfen.
Hund: Erst stündlich, dann 2-3mal tgl. 15-20 Tropfen.
Katze: Erst stündlich, dann 2-3mal tgl. 10-13 Tropfen.
SST: Anwendung nur nach Rücksprache mit dem Tierarzt.
PG: 50 ML VT [€ 14,50]

▼ Besponsa 1 mg - Pulver für ein Konzentrat zur Herstellung einer Infusionslösung 55G
(Z.Nr. EU/1/17/1200/*) NR. P. E. L01XC26
ZI: Pfizer Europe, Brüssel, Belgien
Z: 1 Durchstechflasche enthält: Inotuzumab ozogamicin 1 mg, mittels DNA-Technologie rekombinant aus Ovarialzellen des Chinesischen Hamsters hergestellt, Sucrose, Polysorbat 80, Natriumchlorid, Trometamin.
EW: Monoklonaler Antikörper, antineoplastisch.
AG: Rezidivierte oder refraktäre CD22-positive B-Vorläufer-ALL (akute lymphatische Leukämie).
AA: I.v. Infusion über 1 Stunde, nicht als Bolus oder Druck-Injektion.
DO: Verabreichung in Zyklen von 3-4 Wochen: 1. Zyklus: 0,8 mg/m^2 am Tag 1, je 0,5 mg/m^2 an den Tagen 8 und 15. Dosisanpassung nach Bedarf siehe Austria Codex - Fachinformation. Keine Daten an Kindern und Jugendlichen.
GA: Schwere oder bestehende venookklusive Lebererkrankungen, sinusoidales Obstruktionssyndrom (VOD/SOS).
SST: In der Schwangerschaft strenge Nutzen/Risiko-Abwägung. Kontrazeption für Frauen bis 8 Monate nach Therapieende erforderlich. Bis mindestens 2 Monate nach Therapieende nicht stillen.
NW: Leber (einschl. venookklusive Lebererkrankung), Infektionen, Myelosuppression, infusionsbedingte Reaktionen, Tumorlysesyndrom, Blutungen, Magen/Darm, QT-Verlängerung, Untersuchungen (Alkalische Phosphatase, Amylase und Lipase erhöht).
WW: Nicht empfohlen: Lebendimpfstoffe (2 Wochen Abstand). Vorsicht: QT-verlängernde Substanzen.
WH: Auf Lebertoxizität achten. Verkehrshinweis.
PG: 1 ST * (EKO: N) [€ 14.232,00]

▼ Besremi 250 Mikrogramm/0,5 ml - Injektionslösung im Fertigpen 33C02
(Z.Nr. EU/1/18/1352/*) NR. P. E. L03AB15
ZI: AOP Orphan Pharmaceuticals, Wien
Z: 1 Fertigpen mit 0,5 ml Lösung enthält: Ropeginterferon alfa-2b 250 µg, hergestellt durch rekombinante DNA-Technologie in Escherichia coli, Natriumchlorid, Natriumacetat, Essigsäure 99%, Benzylalkohol, Polysorbat 80, Wasser für Injektionszwecke.
EW: Immunstimulans.
AG: Polycythaemia vera ohne symptomatische Splenomegalie.
AA: S.c.; Selbstinjektion nach Einschulung möglich.
DO: Initial (50-)100 µg; alle 2 Wochen um 50 µg steigern bis zur hämatologischen Stabilisierung (Hämatokrit <45%, Thrombozyten <400 x 10^9/l und Leukozyten <10 x 10^9/l). MED 500 µg alle 2 Wochen. Erhaltungsphase mindestens 1,5 Jahre. Keine Daten an Kindern und Jugendlichen.
GA: Schilddrüsenerkrankungen, schwere psychische Störungen, schwere kardiovaskuläre Erkrankungen, Autoimmunerkrankungen, Transplantatempfänger, dekompensierte Leberzirrhose, Niereninsuffizienz.
SST: In der Schwangerschaft nicht empfohlen; Nutzen/Risiko-Abwägung in der Stillzeit. Zuverlässige Kontrazeption empfohlen.
NW: Blutbild, Infektionen, ZNS, Psyche (Depression) , Schilddrüse, Diabetes mellitus, Lunge (Pneumonie), Augen (Retinopathie), Ohren, Haut, Überempfindlichkeit, Leber, Niere, Zahnverlust, Untersuchungen, Magen/Darm, Fatigue, lokale Reaktionen, Herz (Vorhofflimmern).
WW: Gegenanzeige: Telbivudin (Neuropathien). Vorsicht: Theophyllin, Methadon, Risperidon, Myelosuppressiva, Narkotika, Hypnotika.
WH: Kontrollen: Blutbild, Schilddrüse (TSH), Leber, Niere. Verkehrshinweis.
PG: 1 ST * (EKO: N) [€ 2.884,00]

▼ Besremi 250 Mikrogramm/0,5 ml - Injektionslösung im Fertigpen 33C02
(Z.Nr. EU/1/18/1352/*) NR. P. E. L03AB15
Parallelimport.
V: Abacus Medicine, Copenhagen, Dänemark
Z: 1 Fertigpen mit 0,5 ml Lösung enthält: Ropeginterferon alfa-2b 250 µg, hergestellt durch rekombinante DNA-Technologie in Escherichia coli, Natriumchlorid, Natriumacetat, Essigsäure 99%, Benzylalkohol, Polysorbat 80, Wasser für Injektionszwecke.
PG: 1 ST * (EKO: N) [€ 2.827,20]

▼ Besremi 250 Mikrogramm/0,5 ml - Injektionslösung im Fertigpen 33C02
(Z.Nr. EU/1/18/1352/*) NR. P. E. L03AB15
Parallelimport.
V: Orifarm, Leverkusen, Deutschland
Z: 1 Fertigpen mit 0,5 ml Lösung enthält: Ropeginterferon alfa-2b 250 µg, hergestellt durch rekombinante DNA-Technologie in Escherichia coli, Natriumchlorid, Natriumacetat, Essigsäure 99%, Benzylalkohol, Polysorbat 80, Wasser für Injektionszwecke.
PG: 1 ST * (EKO: N) [€ 2.827,10]

▼ *Besremi 500 Mikrogramm/0,5 ml - Injektionslösung im Fertigpen* 33C02
(Z.Nr. EU/1/18/1352/*) NR. P. E. nicht im Handel. L03AB15

Bestin 8 mg - Pumpstoß Lösung zum Einnehmen 08B
(Z.Nr. 1-27938) RP. P. nicht im Handel. N07CA01

Beta-Adalat - Kapseln 10B07
(Z.Nr. 1-18627) RP. P. nicht im Handel. C07FB03

Betadona - Flüssigseife 14B02
(Z.Nr. 0-16615) RPF. P. D08AG02
ZI: Mundipharma, Wien
Z: 100 ml Flüssigseife enthalten: Povidon-Iod-Komplex 7,5 g (entspr. Iod, verfügbares 0,75 %), Ammonium nonoxinol-4-sulfat, Ethanol, Cholesterin-poly(oxyethylen)-24, Hydroxyethylcellulose, Lauromacrogol, Citronensäure, wasserfreie, Natriummonohydrogenphosphat, wasserfrei, Natriumhydroxid, Kalium jodat, Wasser, gereinigtes.
EW: Antimikrobiell.
AG: Chirurgische und hygienische Händedesinfektion sowie präoperative Hautdesinfektion.
Antiseptische Waschung.
AA: Äußerlich. Nicht zur Anwendung auf Wunden.
DO: Chirurgische Händedesinfektion: 5 ml Flüssigseife 2½ Minuten gut verreiben.
Hygienische Händedesinfektion: 5 ml 1 Minute verreiben.
Antiseptische Waschung: 1 ml für 20 cm^2 Fläche.
Kinder unter 6 Monate: nur nach strenger Nutzen-Risiko-Abwägung.
GA: Hyperthyreose (bei Langzeitgabe), Dermatitis herpetiformis Duhring, vor und nach Radiojod-Szintigrafie oder Radiojodtherapie bei Schilddrüsenkrebs.
SST: Strenge Indikationsstellung. Nicht zur Langzeitgabe. Schilddrüsenfunktion bei Mutter und Säugling kontrollieren. Kontakt mit der behandelten Körperstelle vermeiden.
NW: Überempfindlichkeit, Hyper-, Hypothyreose; bei großflächiger Anwendung Nierenschäden möglich.
WW: Enzymatische Wundsalben, silberhaltige Wundsalben (Wirkungsabschwächung); Nicht mit quecksilberhaltigen Präparaten anwenden. Taurolidin, Octenidin meiden.
WH: Vorsicht bei Jodüberempfindlichkeit, Schilddrüsenerkrankungen, Neugeborenen, Säuglingen unter 6 Monaten. Bei Radiojodtherapie Verfälschung der Jodwerte über 2-6 Wochen.
Aus Textilien mit warmem Wasser und Seife, Ammoniak oder Fixiersalz entfernbar.
PG: BETADONA 120 ML * (EKO: N) [€ 10,15], **BETADONA** 500 ML * (EKO: N) [€ 20,40], **BETADONA** 1000 ML * (EKO: N) [€ 35,85], **BETAISODONA** 120 ML * (EKO: N) [€ 9,90 n.l.], **BETAISODONA** 500 ML * (EKO: N) [€ 19,90 n.l.]

Betadona - Mund-Antiseptikum 45A04
(Z.Nr. 0-17220) RPF. P. R02AA15
ZI: Mundipharma, Wien
Z: 100 ml enthalten: Povidon-Iod-Komplex 7,5 g (entspr. Iod, verfügbares 0,75 %), Ethanol 96% (V/V), Menthol, Methyl salicylat, Glycerol, Citronensäure, wasserfreie, Natriummonohydrogenphosphat, wasserfrei, Natriumhydroxid, Wasser, gereinigtes, Saccharin natrium-2-Wasser.
EW: Antimikrobiell.
AG: Infektionen und Verletzungen im Mund- und Rachenraum, antiseptische Behandlung der Mundschleimhaut, Prophylaxe von strahlenbedingter Mukositis.
AA: Zum Gurgeln und Spülen des Mund- und Rachenraumes. Nicht in heißes Wasser gießen.
DO: 2-4 Verschlusskappen auf ½ Glas warmes Wasser verdünnen, nach den Mahlzeiten mindestens 30 Sekunden gurgeln und spülen. Vor operativen Eingriffen mindestens 30 sec im Eingriffsbereich unverdünnt einwirken lassen.
GA: Hyperthyreose, Dermatitis Duhring, Radiojodtherapie.
SST: Strenge Indikationsstellung. Nicht zur Langzeitgabe. Schilddrüsendrüsen- funktion bei Mutter und Säugling kontrollieren.
NW: Überempfindlichkeit, sehr selten Hyperthyreose.
WW: Schilddrüsendiagnostik (1-2 Wochen Abstand). Enzymatische Wundsalben werden unwirksam; nicht mit quecksilberhaltigen Präparaten anwenden.
Taurolidin, Octenidin meiden. Längerfristige Anwendung bei Lithiumtherapie meiden.
WH: Vorsicht bei Jodüberempfindlichkeit, Schilddrüsenerkrankungen, Neugeborenen, Säuglingen unter 6 Monaten. Aspiration von Jod vermeiden.
Metalle (Zahnspangen, Prothesen) können korrodieren. Aus Textilien mit warmem Wasser und Seife, Ammoniak oder Fixiersalz entfernbar.
PG: 120 ML * (EKO: N) [€ 8,30]

Betadona Wund-Gel 14B02, 22A02
(Z.Nr. 0-15974) RPF. P. D08AG02
ZI: Mundipharma, Wien
Z: 1 g enthält: Povidon-Iod-Komplex 100 mg (entspr. Iod, verfügbares 1 %), Macrogol, Wasser, gereinigtes, Natriumhydrogencarbonat.
EW: Antimikrobiell.
AG: Verbrennungen, Schnitt- und Schürfwunden, Dekubitus, variköse Ulcera.
i
AA: Äußerlich.
DO: Das Wund-Gel wird mehrmals täglich auf die erkrankte Stelle gleichmäßig aufgetragen.
GA: Hyperthyreose (bei Langzeitgabe), Dermatitis Duhring, vor und nach Radiojod-Szintigrafie oder Radiojodtherapie bei Schilddrüsenkrebs.
SST: Strenge Indikationsstellung. Nicht zur Langzeitgabe. Schilddrüsen- funktion bei Mutter und Säugling kontrollieren. Kontakt mit der behandelten Körperstelle vermeiden.
NW: Überempfindlichkeit, Hyper-, Hypothyreose; bei großflächiger Anwendung Nierenschäden möglich.
WW: Enzymatische Wundsalben werden unwirksam; nicht mit quecksilberhaltigen Präparaten anwenden. Taurolidin, Octenidin meiden.
WH: Vorsicht bei Jodüberempfindlichkeit, Schilddrüsenerkrankungen, Neugebo- renen, Säuglingen unter 6 Monaten. Bei Radiojodtherapie Verfälschung der Jodwerte über 2-6 Wochen. Aus Textilien mit warmem Wasser und Seife, Ammoniak oder Fixiersalz entfernbar.
PG: 30 G * (EKO: N) [€ 6,10], 90 G * (EKO: N) [€ 15,50], **TG** 250 G * (EKO: N) [€ 26,30]

Betadona Wund - Spray 14B02
(Z.Nr. 1-23743) RPF. P. D08AG02
ZI: Mundipharma, Wien
Z: 1 g Spray enthält: Povidon-Iod-Komplex 25 mg (entspr. Iod, verfügbares 0,25 %), Isopropyl myristat, n-Pentan, Propan-Butan/Isobutan 25:75.
EW: Antimikrobiell.
AG: Vorbeugung und Behandlung von Wundinfektionen.
DO: Ein- bis mehrmals tgl. auf die behandelnde Stelle sprühen. Strenge Nutzen/Risiko-Abwägung bei Säuglingen unter 6 Monaten.
GA: Hyperthyreose, Dermatitis Duhring, vor und nach Radio-Jod-Therapie, vor Radio-Jod-Szintigraphie, vor Radio- Jod- Behandlung bei Schilddrüsen- krebs.
SST: Strenge Indikationsstellung. Nicht zur Langzeitgabe. Schilddrüsendrüsen- funktion bei Mutter und Säugling kontrollieren.
NW: Überempfindlichkeit, sehr selten Hyperthyreose; Elektrolytstörungen, Niere.
WW: Enzymatische Wundsalben werden unwirksam; nicht mit Taurolidin, Octeni- din, quecksilberhaltigen Präparaten anwenden. Vorsicht: Lithium. 1-2 Wo- chen Abstand zu Schilddrüsenuntersuchungen.
WH: Vorsicht bei Jodüberempfindlichkeit, Schilddrüsenerkrankungen (ggf.
Schilddrüse kontrollieren). Aus Textilien mit warmem Wasser und Seife, Ammoniak oder Fixiersalz entfernbar.
PG: 30 G * (EKO: N) [€ 7,80], 80 G * (EKO: N) [€ 17,15]

Betafact 50 I.E./ml - Pulver und Lösungsmittel zur Herstellung einer Injektionslösung 20D01
(Z.Nr. 2-00256) NR. P. E. nicht im Handel. B02BD04

Betaferon 250 Mikrogramm/ml - Pulver und Lösungsmittel zur Herstellung einer Injektionslösung (Lösungsmittelfertigspritze: 2,25 ml) 33C02, 56C01
(Z.Nr. EU/1/95/003/*) NR. P. L03AB08
ZI: Bayer, Leverkusen, Deutschland
Z: 1 ml der rekonstituierten Lösung enthält: Interferon beta-1b 250 µg (entspr. → 8 Mio. IE), Albuminlösung vom Menschen, Mannitol; Lösungsmittel, Natriumchlorid Lösung 0,54 % (m/V) (entspr. Natriumchlorid) (entspr. Wasser für Injektionszwecke).
EW: Rekombinantes Interferon, immunregulatorisch.
AG: Schubweise oder sekundär progrediente Multiple Sklerose, schweres erstmaliges demyelimisierendes Ereignis mit aktivem entzündlichen Prozess.
AA: S.c.
DO: 0,25 ml jeden zweiten Tag, dann Dosis langsam auf 1 ml jeden 2. Tag steigern. Aufdosierungspackung für die ersten 12 Injektionen ist erhältlich.
GA: Depression, Leberschäden, Kinder.
SST: Gegenanzeige.
NW: Lokale Reaktionen (Nekrosen), grippeartige Symptome, Überempfindlichkeit, Menstruationsstörungen, ZNS, Psyche (bis Suizidversuch), Hepatitis, Blutbild, Alopezie, Kardiomyopathie, Schilddrüsenstörungen, Atemnot, Lymphadenopathie, Thrombozytopenie, thrombotische Mikroangiopathie, pulmonale Hypertonie, nephrotisches Syndrom, Antikörperbildung.
WH: Vorsicht bei Myelosuppression, Anämie, Thrombozytopenie, Epilepsie, Herz-, Nierenschäden. Auf Leberschäden achten. Kontrollen: Blutbild, Transaminasen, Niere. Verkehrshinweis.
PG: 15 ST RE1 (EKO: Y) [€ 1.280,20], **START** 12 ST RE1 (EKO: Y) [€ 1.030,90]

Betaferon 250 Mikrogramm/ml - Pulver und Lösungsmittel zur Herstellung einer Injektionslösung (Lösungsmittelfertigspritze: 2,25 ml) 33C02, 56C01
(Z.Nr. EU/1/95/003/*) NR. P. Parallelimport. L03AB08
V: EMRAmed Arzneimittel, Trittau, Deutschland
Z: 1 ml der rekonstituierten Lösung enthält: Interferon beta-1b 250 µg (entspr. → 8 Mio. IE), Albuminlösung vom Menschen, Mannitol; Lösungsmittel, Natriumchlorid Lösung 0,54 % (m/V) (entspr. Natriumchlorid) (entspr. Wasser für Injektionszwecke).
PG: 15 ST RE1 (EKO: Y) [€ 1.255,25]

Betaferon 250 Mikrogramm/ml - Pulver und Lösungsmittel zur Herstellung einer Injektionslösung (Lösungsmittelfertigspritze: 2,25 ml) 33C02, 56C01
(Z.Nr. EU/1/95/003/*) NR. P. Parallelimport. L03AB08
V: Abacus Medicine, Copenhagen, Dänemark
Z: 1 ml der rekonstituierten Lösung enthält: Interferon beta-1b 250 µg (entspr. → 8 Mio. IE), Albuminlösung vom Menschen, Mannitol; Lösungsmittel, Natriumchlorid Lösung 0,54 % (m/V) (entspr. Natriumchlorid) (entspr. Wasser für Injektionszwecke).
PG: 15 ST RE1 (EKO: Y) [€ 1.255,15]

Betaferon 250 Mikrogramm/ml - Pulver und Lösungsmittel zur Herstellung einer Injektionslösung (Lösungsmittelfertigspritze: 2,25 ml) 33C02, 56C01
(Z.Nr. EU/1/95/003/*) NR. P. Parallelimport.
nicht im Handel. L03AB08

Betaferon 250 Mikrogramm/ml - Pulver und Lösungsmittel zur Herstellung einer Injektionslösung (Lösungsmittelfertigspritze: 2,25 ml) 33C02, 56C01
(Z.Nr. EU/1/95/003/*) NR. P. Parallelimport. L03AB08
V: Haemato Pharm, Schönefeld, Deutschland
Z: 1 ml der rekonstituierten Lösung enthält: Interferon beta-1b 250 µg (entspr. → 8 Mio. IE), Albuminlösung vom Menschen, Mannitol; Lösungsmittel, Natriumchlorid Lösung 0,54 % (m/V) (entspr. Natriumchlorid) (entspr. Wasser für Injektionszwecke).
PG: 15 ST RE1 (EKO: Y) [€ 1.255,15]

Betaferon 250 Mikrogramm/ml - Pulver und Lösungsmittel zur Herstellung einer Injektionslösung (Lösungsmittelfertigspritze: 2,25 ml) 33C02, 56C01
(Z.Nr. EU/1/95/003/*) NR. P. Parallelimport. L03AB08
V: Orifarm, Leverkusen, Deutschland
Z: 1 ml der rekonstituierten Lösung enthält: Interferon beta-1b 250 µg (entspr. → 8 Mio. IE), Albuminlösung vom Menschen, Mannitol; Lösungsmittel, Natriumchlorid Lösung 0,54 % (m/V) (entspr. Natriumchlorid) (entspr. Wasser für Injektionszwecke).
PG: 15 ST RE1 (EKO: Y) [€ 1.255,15]

Betaferon 250 Mikrogramm/ml - Pulver und Lösungsmittel zur Herstellung einer Injektionslösung (Lösungsmittelfertigspritze: 2,25 ml) 33C02, 56C01
(Z.Nr. EU/1/95/003/*) NR. P. Parallelimport.
nicht im Handel. L03AB08

Betafuse 1 mg/g + 5 mg/g - Gel für Hunde 801BK, 813BA
(Z.Nr. 8-37131) NR. P. QD07CC01
ZI: Norbrook Laboratories (Ireland), Monaghan, Irland
Z: 1 g enthält: Betamethason 1 mg (entspr. Betamethason valerat), Fusidinsäure 5 mg (entspr. Fusidinsäure, Hemihydrat), Natrium methyl-para-hydroxybenzoat 3,1 mg, Natrium propyl-para-hydroxybenzoat 0,337 mg, Carbomer, Polysorbat 80, Dimethicone, Salzsäure zur pH-Wert-Einstellung, Natriumhydroxid-Lösung zur pH-Wert Einstellung, Wasser, gereinigtes.
EW: Kortikoid + Antibiotikum.
AG: Oberflächliche Pyodermien bei Hunden.
AA: Auf der Haut.
DO: 0,5 cm Gelstrang pro 8 cm^2 betroffenes Hautareal 2mal tgl. für mindestens 5 Tage (max. 7 Tage).
GA: Tiefe Pyodermien, pyotraumatische Furunkulose und Follikulitis, Pilz- oder Virusinfektionen, Demodikose, Impetigo, Akne, Cushing-Syndrom, Diabetes, Pankreatitis, Magen/Darm-Ulzera.
SST: Nicht empfohlen.
NW: Haut. Bei Langzeitgabe systemische Kortikoideffekte.
WW: NSAIDs (erhöhtes Risiko von Magen/Darm-Ulzera).
WH: Augenkontakt vermeiden.
PG: 15 G VT [€ 16,95]

Betahistin Accord 24 mg - Tabletten 08B
(Z.Nr. 1-38635) RP. P. nicht im Handel. N07CA01

Betahistin Actavis 8 mg - Tabletten 08B
(Z.Nr. 1-28106) RP. P. N07CA01
ZI: Actavis Group PTC, Hafnarfjördur, Island
Z: 1 Tablette enthält: Betahistin dihydrochlorid 8 mg, Povidon K90, Cellulose, mikrokristalline, Lactose monohydrat 70 mg, Siliciumdioxid, hochdisperses, Crospovidon, Stearinsäure.
EW: Histamin-Analogon.
AG: Menierescher Symptomenkomplex (Schwindel, Tinnitus, Hörverlust).
AA: Mit Flüssigkeit nach den Mahlzeiten.
DO: Initial TD 24 mg, MTD 48 mg in 2-3 ED. Für Kinder und Jugendliche nicht empfohlen.
GA: Phäochromozytom.
SST: Nicht anwenden.
NW: Magen/Darm, Haut, Kopfschmerzen, Verschlechterung von Asthma bronchiale oder Ulcus pepticum, Überempfindlichkeit.
WW: Vorsicht: MAO-Hemmer.
WH: Vorsicht bei peptischem Ulkus, Asthma, Urtikaria, Exanthem, allergischer Rhinitis, Hypotonie. Verkehrshinweis.
PG: 30 ST (2) (EKO: G) [€ 4,80], 100 ST (EKO: G) [€ 12,35]

Betahistin Actavis 16 mg - Tabletten 08B
(Z.Nr. 1-28107) RP. P. N07CA01
ZI: Actavis Group PTC, Hafnarfjördur, Island
Z: 1 Tablette enthält: Betahistin dihydrochlorid 16 mg, Povidon K90, Cellulose, mikrokristalline, Lactose monohydrat 140 mg, Siliciumdioxid, hochdisperses, Crospovidon, Stearinsäure.
Kurzinformation: siehe Betahistin Actavis 8 mg - Tabletten, → S. 188
PG: 30 ST (EKO: G) [€ 8,15], 60 ST (EKO: G) [€ 13,55]

Betahistin Actavis 24 mg - Tabletten 08B
(Z.Nr. 1-27353) RP. P. N07CA01
ZI: Actavis Group PTC, Hafnarfjördur, Island
Z: 1 Tablette enthält: Betahistin dihydrochlorid 24 mg, Povidon K90, Cellulose, mikrokristalline, Lactose monohydrat 210 mg, Siliciumdioxid, kolloidales, Crospovidon, Stearinsäure.
Kurzinformation: siehe Betahistin Actavis 8 mg - Tablet-

ten, → S. 188
PG: 20 ST (2) (EKO: G) [€ 5,40], 60 ST (EKO: G) [€ 13,55]

Betahistin Arcana 16 mg - Tabletten 08B
(Z.Nr. 1-28007) RP. P. N07CA01
ZI: Arcana Arzneimittel, Wien
Z: 1 Tablette enthält: Betahistin dihydrochlorid 16 mg, Povidon K90, Cellulose, mikrokristalline, Lactose monohydrat 140 mg, Siliciumdioxid, hochdispers, wasserfrei, Crospovidon, Stearinsäure.
EW: Histamin-Analogon.
AG: Menierescher Symptomenkomplex (Schwindel, Tinnitus, Hörverlust).
AA: Mit dem Essen einnehmen.
DO: Initial TD 24 mg, MTD 48 mg in 2-3 ED. Für Kinder und Jugendliche nicht empfohlen.
GA: Phäochromozytom.
SST: In der Schwangerschaft nicht anwenden. Nutzen/Risiko - Abwägung in der Stillzeit.
NW: Magen/Darm, Haut, Kopfschmerzen, Verschlechterung von Asthma bronchiale oder Ulcus pepticum, Überempfindlichkeit.
WW: Vorsicht: MAO-Hemmer.
WH: Vorsicht bei peptischem Ulkus, Asthma, Urtikaria, Exanthem, allergischer Rhinitis, Hypotonie. Verkehrshinweis.
PG: 30 ST (EKO: G) [€ 8,10], 60 ST (EKO: G) [€ 13,55]

Betahistin Arcana 24 mg - Tabletten 08B
(Z.Nr. 1-27995) RP. P. N07CA01
ZI: Arcana Arzneimittel, Wien
Z: 1 Tablette enthält: Betahistin dihydrochlorid 24 mg, Povidon K90, Cellulose, mikrokristalline, Lactose monohydrat 210 mg, Siliciumdioxid, hochdispers, wasserfrei, Crospovidon, Stearinsäure.
Kurzinformation: siehe Betahistin Arcana 16 mg - Tabletten, → S. 189
PG: 20 ST (2) (EKO: G) [€ 5,40], 60 ST (EKO: G) [€ 13,50]

Betahistin Hennig 8 mg - Tabletten 08B
(Z.Nr. 1-28485) RP. P. nicht im Handel. N07CA01

Betahistin Hennig 16 mg - Tabletten 08B
(Z.Nr. 1-28486) RP. P. nicht im Handel. N07CA01

Betahistin Hennig 24 mg - Tabletten 08B
(Z.Nr. 1-30345) RP. P. nicht im Handel. N07CA01

Betahistin ratiopharm 8 mg - Tabletten 08B
(Z.Nr. 1-24493) RP. P. N07CA01
ZI: Teva, Haarlem, Niederlande
Z: 1 Tablette enthält: Betahistin dihydrochlorid 8 mg, Povidon K90, Cellulose, mikrokristalline, Lactose monohydrat 70 mg, Siliciumdioxid, hochdisperses, Crospovidon, Stearinsäure.
Kurzinformation: siehe Betahistin Actavis 8 mg - Tabletten, → S. 188
PG: 30 ST (2) (EKO: G) [€ 4,80], 100 ST (EKO: G) [€ 12,35]

Betahistin ratiopharm 16 mg - Tabletten 08B
(Z.Nr. 1-24494) RP. P. N07CA01
ZI: Teva, Haarlem, Niederlande
Z: 1 Tablette enthält: Betahistin dihydrochlorid 16 mg, Povidon K90, Cellulose, mikrokristalline, Lactose monohydrat 140 mg, Siliciumdioxid, hochdisperses, Crospovidon, Stearinsäure.
Kurzinformation: siehe Betahistin Actavis 8 mg - Tabletten, → S. 188
PG: 30 ST (EKO: G) [€ 8,15], 60 ST (EKO: G) [€ 13,55]

Betahistin ratiopharm 24 mg - Tabletten 08B
(Z.Nr. 1-26600) RP. P. N07CA01
ZI: Teva, Haarlem, Niederlande
Z: 1 Tablette enthält: Betahistin dihydrochlorid 24 mg, Povidon K90, Cellulose, mikrokristalline, Lactose monohydrat 210 mg, Siliciumdioxid, hochdisperses, Crospovidon, Stearinsäure.
Kurzinformation: siehe Betahistin Actavis 8 mg - Tabletten, → S. 188
PG: 20 ST (2) (EKO: G) [€ 5,40], 60 ST (EKO: G) [€ 13,55]

Betaisodona - Lösung standardisiert 14B02
(Z.Nr. 0-15973) RPF. P. D08AG02
ZI: Mundipharma, Wien
Z: 100 ml enthalten: Povidon-Iod-Komplex 10 g (entspr. Iod, verfügbares 11 %), Glycerol, Nonoxinol-9, Natrium monohydrogenphosphat, Citronensäure, wasserfreie, Natriumhydroxid, Kaliumiodid, Wasser, gereinigtes.
EW: Antimikrobiell.
AG: Haut- und Schleimhautdesinfektion, antiseptische Wundbehandlung, Hände- desinfektion, Eingriffe am Auge.
AA: Unverdünnt oder verdünnt lokal anwenden. Nicht in heißes Wasser gießen.
DO: Händedesinfektion: 2mal 3-5 ml unverdünnt.
Andere Indikationen: 1:2 bis 1:1000 verdünnt.
Strenge Nutzen/Risiko-Abwägung in den ersten 6 Lebensmonaten.
Siehe Austria-Codex - Fachinformation.
GA: Hyperthyreose (bei Langzeitgabe), Dermatitis Duhring, vor und nach Radiojod-Szintigrafie oder Radiojodtherapie bei Schilddrüsenkrebs.
SST: Strenge Indikationsstellung. Nicht zur Langzeitgabe. Schilddrüsen- funktion bei Mutter und Säugling kontrollieren. Kontakt mit der behandelten Körperstelle vermeiden.
NW: Überempfindlichkeit, Hyper-, Hypothyreose; bei großflächiger Anwendung Nierenschäden möglich.
WW: Enzymatische Wundsalben werden unwirksam; nicht mit quecksilberhaltigen Präparaten anwenden. Taurolidin, Octenidin meiden.
WH: Vorsicht bei Jodüberempfindlichkeit, Schilddrüsenerkrankungen, Neugebo- renen, Säuglingen unter 6 Monaten. Bei Radiojodtherapie Verfälschung der Jodwerte über 2-6 Wochen. Aus Textilien mit warmem Wasser und Seife, Ammoniak oder Fixiersalz entfernbar.
PG: 15 ML (2) (EKO: G) [€ 2,65], 100 ML (EKO: G) [€ 6,20], 500 ML (EKO: G) [€ 16,65], 1000 ML * (EKO: N) [€ 26,75], **BP** 5000 ML * (EKO: N) [€ 106,40]

Betaisodona - Vaginal-Gel 29G02
(Z.Nr. 0-16473) RPF. P. G01AX11
ZI: Mundipharma, Wien
Z: 100 g enthalten: Povidon-Iod-Komplex 10 g (entspr. Iod, verfügbares 1 g), Macrogol 4000, Macrogol 1500, Macrogol 1000, Macrogol 400, Wasser, gereinigtes, Natriumhydrogencarbonat.
EW: Mikrobizid.
AG: Kolpitis, Vulvo-Vaginitis, Mischinfektionen, unspezifische Infektionen, Candida albicans, Trichomonaden, vor und nach vaginalen Operationen und geburtshilflichen Eingriffen.
AA: Vaginal; Details siehe Austria-Codex - Fachinformation oder Gebrauchsinformation.
DO: 1 Applikatorfüllung tgl. vor dem Schlafengehen tief in die Scheide ein- führen; zusätzlich 2-3mal tgl. am äußeren Genitale auftragen. Auch während der Regel behandeln. Auch Partner behandeln. Anwendung vor der Menarche nicht empfohlen.
GA: Hyperthyreose, Dermatitis Duhring, Radiojodtherapie oder -diagnostik.
SST: Strenge Indikationsstellung. Nicht zur Langzeitgabe. Schilddrüsendrüsen- funktion bei Mutter und Säugling kontrollieren.
NW: Überempfindlichkeit, Hyper-, Hypothyreose.
WW: Schilddrüsendiagnostik (1-2 Wochen Abstand). Enzymatische Wundsalben werden unwirksam; nicht mit quecksilberhaltigen Präparaten anwenden.
Taurolidin, Octenidin meiden. Unter Lithiumtherapie längere Anwendung meiden. Reißfestigkeit von Kondomen oder Scheidendiaphragmen kann beeinträchtigt sein.
WH: Nicht einnehmen! Vorsicht bei Jodüberempfindlichkeit, Schilddrüsener- krankungen, Neugeborenen, Säuglingen unter 6 Monaten. Keine Anwendung vor oder nach einer Radio-Jod-Szintigrafie oder einer Radiojodtherapie bei Schilddrüsenkrebs.
PG: 50 G (EKO: G) [€ 7,40]

Betaisodona - Vaginal-Suppositorien 29G02
(Z.Nr. 0-16474) RPF. P. G01AX11
ZI: Mundipharma, Wien
Z: 1 Vaginal-Suppositorium enthält: Povidon-Iod-Komplex 200 mg (entspr. Iod, verfügbares 20 mg), Macrogol 1500, Macrogol 4000.
EW: Antimikrobiell.
AG: Vaginitis (Unspezifische Infektionen, Candida albicans, Trichomonaden).
AA: Unverdünnt oder verdünnt im Vaginalbereich.
DO: 1 Vaginal-Suppositorium vor dem Schlafengehen in die Scheide einführen.
Behandlung täglich (auch während der Regel) über max. 5 - 10 Tage. In hartnäckigen Fällen 2mal tgl. Applikation möglich. Anwendung vor der Menarche nicht empfohlen.
GA: Hyperthyreose, Dermatitis Duhring, Radiojodtherapie oder -diagnostik.
SST: Strenge Indikationsstellung. Nicht zur Langzeitgabe. Schilddrüsendrüsen- funktion bei Mutter und Säugling kontrollieren.
NW: Überempfindlichkeit, Hyper-, Hypothyreose.
WW: Schilddrüsendiagnostik (1-2 Wochen Abstand). Enzymatische Wundsalben werden unwirksam; nicht mit quecksilberhaltigen Präparaten anwenden.
Taurolidin, Octenidin meiden. Unter Lithiumtherapie längere Anwendung meiden. Reißfestigkeit von Kondomen oder Scheidendiaphragmen kann beeinträchtigt sein.
WH: Nicht einnehmen! Vorsicht bei Jodüberempfindlichkeit, Schilddrüsener- krankungen, Neugeborenen, Säuglingen unter 6 Mona-

ten. Keine Anwendung vor oder nach einer Radio-Jod-Szintigrafie oder einer Radiojodtherapie bei Schilddrüsenkrebs.
PG: 7 ST (2) (EKO: G) [€ 7,40]

B

Betaisodona - Wundgaze 22A07
(Z.Nr. 1-22615) RPF. P. D09AA09
ZI: Mundipharma, Wien
Z: 1 Wundverband enthält: Povidon-Iod-Komplex 300 mg (entspr. Iod, verfügbares 1 %), Macrogol, Wasser, gereinigtes, Baumwolltüll aus gebleichtem Musselin 100 %.
EW: Antimikrobiell.
AG: Antiseptischer Verband zur Vorbeugung von Hautinfektionen bei Verletzungen, Verbrennungen, Hautgeschwüren.
AA: Auf der Haut.
DO: Wundgaze direkt auf erkrankte Hautstelle auflegen.
GA: Hyperthyreose (bei Langzeitgabe), Dermatitis Duhring, vor und nach Radiojod-Szintigrafie oder Radiojodtherapie bei Schilddrüsenkrebs.
SST: Strenge Indikationsstellung. Nicht zur Langzeitgabe. Schilddrüsenfunktion bei Mutter und Säugling kontrollieren. Kontakt mit der behandelten Körperstelle vermeiden.
NW: Überempfindlichkeit, Hyper-, Hypothyreose; bei großflächiger Anwendung Nierenschäden möglich.
WW: Enzymatische Wundsalben werden unwirksam; nicht mit quecksilberhaltigen Präparaten anwenden. Taurolidin, Octenidin meiden.
WH: Besondere Vorsicht bei Jodüberempfindlichkeit, Schilddrüsenerkrankungen, Neugebo- renen, Säuglingen unter 6 Monaten. Bei Radiojodtherapie Verfälschung der Jodwerte über 2-6 Wochen. Aus Textilien mit warmem Wasser und Seife, Ammoniak oder Fixiersalz entfernbar.
PG: 10 ST RE1 (EKO: Y) [€ 18,65]

Betamox - Injektionssuspension für Tiere 801AA
(Z.Nr. 8-00477) NR. P. VNW. QJ01CA04
ZI: Norbrook Laboratories (Ireland), Monaghan, Irland
Z: 1 ml Suspension enthält: Amoxicillin 150 mg (entspr. Amoxicillin trihydrat 172 mg), Butylhydroxyanisol 0,08 mg, Butylhydroxytoluol 0,08 mg, Aluminium monostearat, Propylenglycol dicaprylocaprat.
EW: Bakterizides Antibiotikum.
AG: Infektionen durch Amoxicillinempfindliche Erreger bei Hunden, Katzen, Rindern, Schafen und Schweinen.
AA: I.m., s.c. (Hund, Katze), nicht i.v. oder intrathekal.
DO: ED 7 mg/kg KG (ca. 0,5 ml/10 kg KG). Bis zu 4 weitere Injektionen im Abstand von je 24 Std. möglich.
GA: Schwere Nierenschäden, Schafe zur Milchgewinnung, andere Tierarten (Kaninchen, Hamster, Meerschweinchen).
SST: Anwendung möglich.
NW: Allergie/Anaphylaxie, lokale Reizungen.
WW: Nicht mit bakteriostatischen Substanzen verwenden (potentieller Antagonismus). Antiphlogistika verlängern Ausscheidung von Amoxicillin.
Antikoagulantien (Gerinnungsstörungen).
VNW: Essbare Gewebe 18 Tage, Milch (Kuh) 4 Tage.
PG: 100 ML VNW [€ 32,55]

Betamox long acting - Injektionssuspension für Tiere 801AA
(Z.Nr. 8-00476) NR. P. VNW. QJ01CA04
ZI: Norbrook Laboratories (Ireland), Monaghan, Irland
Z: 1 ml Suspension enthält: Amoxicillin 150 mg (entspr. Amoxicillin trihydrat 172,2 mg), Butylhydroxyanisol 0,08 mg, Butylhydroxytoluol 0,08 mg, Aluminium monostearat, Propylenglycol dicaprylocaprat.
EW: Bakterizides Antibiotikum.
AG: Infektionen durch Amoxicillinempfindliche Erreger bei Hunden, Katzen, Rindern, Schafen und Schweinen.
AA: I.m., s.c.
DO: 15 mg/kg KG (=1 ml/10 kg KG).
GA: Schwere Nierenschäden, Schafe zur Milchgewinnung, andere Tierarten (Kaninchen, Hamster, Meerschweinchen).
SST: Anwendung möglich.
NW: Allergie/Anaphylaxie, lokale Reizungen.
WW: Nicht mit bakteriostatischen Substanzen verwenden (potentieller Antagonismus). Antiphlogistika verlängern Ausscheidung von Amoxicillin.
Antikoagulantien (Gerinnungsstörungen).
VNW: Essbare Gewebe: Rind: 25 Tage , Schwein: 19 Tage, Schaf: 16 Tage Milch (Kuh): 4 Tage Nicht bei Schafen anwenden, deren Milch für den menschlichen Verzehr bestimmt ist.
PG: 100 ML VNW [€ 37,90], 250 ML VNW [€ 75,80], **50** 6 ST VNW [€ 110,95]

Betaseptic - Lösung zur Hautdesinfektion 14B02
(Z.Nr. 1-20042) RPF. P. D08AG02
ZI: Mundipharma, Wien
Z: 100 ml enthalten: Povidon-Iod-Komplex 3,24 g (entspr. Iod, verfügbares 0,324 g), Isopropanol 38,9 g, Ethanol 38,9 g.
EW: Antimikrobiell.
AG: Hautdesinfektion vor medizinischen Eingriffen.
AA: Unverdünnt auf die zu behandelnde Stelle auftragen.
DO: Personen ab 6 Monaten: Einwirkungszeit vor einfachen Injektionen und Punktionen 15 sec, vor größeren Punktionen mindestens 1 min. Zur Desinfektion von talgdrüsenreicher Haut mehrfach auftragen und Haut mindestens 10 min feucht halten. Bei der präoperativen Desinfektion Operationsfeld 3 min feucht halten.
GA: Hyperthyreose, Dermatitis herpetiformis Duhring, vor und nach einer Radiojod-Therapie.
SST: Strenge Indikationsstellung, Schilddrüsenfunktion überwachen.
NW: Hautreizung, Austrocknung der Haut, Überempfindlichkeit, Allergien, sehr selten Hyperthyreose, Tachykardie, Unruhezustände, bei großflächiger Anwendung Elektrolytstörungen, Niere.
WW: Abschwächung mit Wasserstoffperoxid, enzymatischen, Silber oder Taurolidin hältigen Antiseptika. Nicht mit Quecksilber, Taurolidin, Octenidin oder Lithiumtherapie anwenden. Jod-Aufnahme der Schilddrüse kann herabgesetzt sein.
WH: Nicht auf Schleimhäuten oder offenen Wunden anwenden. Vorsicht bei Schilddrüsenerkrankungen. Keine Anwendung vor oder nach einer Radiojod-Szintigrafie oder einer Radiojodbehandlung bei Schilddrüsenkrebs. Strenge Nutzen/Risiko-Abwägung durch den Arzt bei Neugeborenen und Säuglingen unter 6 Monaten. Schilddrüsendiagnostik 1-2 Wochen beeinflusst. Brennbar, Vorsicht mit offenen Flammen. Thermokauter erst nach vollständigem Abtrocknen anwenden. Ansammlungen von der Lösung unter dem Patienten vermeiden.
PG: 5000 ML * (EKO: N) [€ 98,00]

Betaserc 8 mg - Tabletten 08B
(Z.Nr. 0-14785) RP. P. N07CA01
ZI: Mylan Österreich, Wien
Z: 1 Tablette enthält: Betahistin dihydrochlorid 8 mg (entspr. Betahistin 5,21 mg), Cellulose, mikrokristalline, Mannitol, Citronensäure monohydrat, Siliciumdioxid, hochdisperses, Talkum.
Kurzinformation: siehe Betahistin Actavis 8 mg - Tabletten, → S. 188
PG: 30 ST (2) (EKO: G) [€ 4,80], 100 ST (EKO: G) [€ 12,45]

Betaserc 16 mg - Tabletten 08B
(Z.Nr. 1-19125) RP. P. N07CA01
ZI: Mylan Österreich, Wien
Z: 1 Tablette enthält: Betahistin dihydrochlorid 16 mg (entspr. Betahistin 10,42 mg), Cellulose, mikrokristalline, Mannitol, Citronensäure monohydrat, Siliciumdioxid, hochdisperses, Talkum.
Kurzinformation: siehe Betahistin Actavis 8 mg - Tabletten, → S. 188
PG: 30 ST (EKO: G) [€ 8,15], 60 ST (EKO: G) [€ 13,70]

Betaserc 24 mg - Tabletten 08B
(Z.Nr. 1-24043) RP. P. N07CA01
ZI: Mylan Österreich, Wien
Z: 1 Tablette enthält: Betahistin dihydrochlorid 24 mg (entspr. Betahistin 15,63 mg), Cellulose, mikrokristalline, Mannitol, Citronensäure monohydrat, Siliciumdioxid, hochdisperses, Talkum.
Kurzinformation: siehe Betahistin Actavis 8 mg - Tabletten, → S. 188
PG: 20 ST * (EKO: N) [€ 10,80], 60 ST * (EKO: N) [€ 25,45]

Betmiga 25 mg - Retardtabletten 52C
(Z.Nr. EU/1/12/809/*) RP. P. G04BD12
ZI: Astellas Pharma Europe, Leiden, Niederlande
Z: 1 Tablette enthält: Mirabegron 25 mg, Tablettenkern: Macrogol 8000, Macrogol 2000000, Hyprolose, Butylhydroxytoluol, Magnesium stearat; Filmüberzug: Hypromellose 2910 (6 mPa*s), Macrogol 8000, Eisen(III)-hydroxid-oxid x H2O, Eisen(III)-oxid.
EW: Urologisches Spasmolytikum.
AG: Imperativer Harndrang, erhöhte Miktionsfrequenz, Dranginkontinenz bei überaktiver Blase.
AA: Mit Flüssigkeit im Ganzen einnehmen.
DO: 1mal tgl. 50 mg. Bei schweren Leber- oder Nierenschäden nicht empfohlen.
Keine Daten an Kindern und Jugendlichen.
GA: Schwere Hypertonie.
SST: Nicht empfohlen. Für Frauen im gebärfähigen Alter ohne Kontrazeption nicht empfohlen.
NW: Kopfschmerz, Schwindel, Tachykardie, Hypertonie, Harnwegsinfektionen, Magen/Darm, Haut, Enzymanstiege.
WW: Vorsicht: Thioridazin, Flecainid, Propafenon, trizyklische Antidepressiva, Digoxin.
WH: Blutdruck regelmäßig kontrollieren. Vorsicht bei QT-Verlängerung. Vorsicht bei signifikanter Blasenausgangsobstruktion.
PG: 10 ST IND (2) (EKO: G) [€ 20,35], 30 ST IND (EKO: G) [€

55,95]

Betmiga 50 mg - Retardtabletten 52C

(Z.Nr. EU/1/12/809/*) RP. P. G04BD12
ZI: Astellas Pharma Europe, Leiden, Niederlande
Z: 1 Tablette enthält: Mirabegron 50 mg, Tablettenkern: Macrogol 8000, Macrogol 2000000, Hyprolose, Butylhydroxytoluol, Magnesium stearat; Filmüberzug: Hypromellose 2910 (6 mPa*s), Macrogol 8000, Eisen(III)-hydroxid-oxid x H2O.
Kurzinformation: siehe Betmiga 25 mg - Retardtabletten, → S. 190
PG: 10 ST IND (2) (EKO: G) [€ 20,35], 30 ST IND (EKO: G) [€ 55,95]

Betnesol - Augen-, Ohren- und Nasentropfen 47D01, 48B01, 50H05

(Z.Nr. 0-13501) NR. P. S03BA03
ZI: Alfasigma, Bologna, Italien
Z: 1 ml Lösung enthält: Betamethason 1 mg (entspr. Betamethason dinatriumphosphat), Benzalkonium chlorid 0,2 mg, Natriummonohydrogenphosphat, wasserfrei, Natriumchlorid, Natrium edetat, Natriumhydroxid, Phosphorsäure 85%, Wasser für Injektionszwecke.
EW: Glukokortikoid.
AG: Nicht-infizierte Entzündungen des vorderen Augenabschnittes, des äußeren Gehörgangs und der Nase.
AA: In den Bindehautsack bzw. von oben herab frei fallend in das äußere Ohr oder die Nase eintropfen, Ausflusskanüle nicht verunreinigen.
AH: Nach Öffnen des Originalverschlusses nicht länger als 1 Monat verwenden.
DO: Augen: 1 oder 2 Tropfen alle 1-2 Std.,
Ohren: 2 oder 3 Tropfen alle 2-3 Std.,
Nase: 2 oder 3 Tropfen in jedes Nasenloch 2-3mal tgl.
GA: Glaukom, Hornhautverletzungen, unbehandelte Infektionen, Konjunctivitis sicca, Trommelfellperforation.
SST: Im 1. Trimenon nicht anwenden, sonst strenge Indikationsstellung.
NW: Bei Langzeitgabe Augendruckerhöhung, Gesichtsfeldausfall, Optikusschädigung, Katarakt, Glaukom. Systemische Effekte nasaler Kortikoide möglich.
WW: 15 min Abstand zu anderen Augentropfen oder -salben. WW systemischer Kortikoide beachten.
WH: Exazerbation von Infektionen und Maskierung unbehandelter Infektionen möglich. Nicht bei "roten Augen" vor Diagnosestellung anwenden. Vorsicht bei Diabetes. Vorsichtsmaßnahmen für systemische Kortikoide beachten. Positive Dopingkontrollen möglich. Kontrollen: Spaltlampe, Augeninnendruck. Verkehrshinweis.
PG: 5 ML (EKO: G) [€ 3,95]

Betnesol - Brausetabletten 31F01

(Z.Nr. 0-12867) NR. P. H02AB01
ZI: Alfasigma, Bologna, Italien
Z: 1 Brausetablette enthält: Betamethason 0,5 mg (entspr. Betamethason dinatriumphosphat), Saccharin natrium 0,5 mg, Natriumbicarbonat, Natrium citrat (entspr. Natrium 22 mg), Povidon 30, Erythrosin, Natriumbenzoat 6 mg.
EW: Glukokortikoid (8-10mal so aktiv wie Prednisolon).
AG: Systemische Glukokortikoidtherapie: Rheumatische Erkrankungen, Allergien, Haut, nephrotisches Syndrom, Vaskulitiden (Arteriitis), Lunge, Auge, Bluterkrankungen.
Notfalltherapie: Ödeme, Status asthmaticus, Schock.
AA: Oral unerzkaut mit etwas Wasser oder in Wasser auflösen und trinken.
DO: Kurzzeitbehandlung: 2 Tage morgens 6 Tabletten, dann 2 Tage morgens 1 Tablette, dann 2 Tage morgens ½ Tablette.
Rheumatoide Arthritis: Tgl. morgens 1-4 Tabletten über 1-2 Wochen, dann Dosisreduktion bis zur minimalen wirksamen Dosis.
Nephrose: Tgl. morgens 1-8 Tabletten über 1-3 Wochen oder länger.
Kinder ab 6 Jahren: Initiale TD bis 8 Tabletten. Intermittierend applizieren (3 Tage Behandlung, 4 Tage behandlungsfreies Intervall).
Details siehe Austria-Codex - Fachinformation oder Gebrauchsinformation.
GA: Keine GA für Notfalltherapie. Bei Langzeitgabe GA einer Kortikoidtherapie beachten.
SST: Im 1. Trimenon nicht anwenden, dann Nutzen/Risiko-Abwägung; nicht stillen.
NW: Kortikoid-spezifisch: Ulcera aktiviert, erhöhtes Infektionsrisiko, Cushing-Syndrom, Nebennierenrindenatrophie, Diabetes, Ödeme, Wachstumsverzögerung, Haut, Hypertonie, Sehstörungen (Glaukom, Katarakt), Psyche, Vaskulitis, Pankreatitis, Perforationsgefahr bei Colitis ulcerosa, Sulfitüberempfindlichkeit.
WW: Gegenanzeige: 8 Wochen vor bis 2 Wochen nach Schutzimpfungen; 1 Jahr nach BCG-Impfung. Vorsicht: Glykoside, Saluretika verstärkt (Kaliummangel), Antidiabetika, Cumarine abgeschwächt, Antirheumatika (verstärkte Magen/Darm-Blutungen). CYP3A4 Hemmer einschl. Cobicistat (erhöhtes Risiko systemischer NW). Nicht mit anderen Arzneimitteln mischen. Östrogene (Dosisanpassung).
WH: Vorsicht bei Diabetes, Magen-, Darmulcera, Tuberkulose, bakteriellen Infektionen, Epilepsie, Hypertonie, Thromboembolie, Herz-, Nierenschäden, Psychosen. Blutdruck kontrollieren. Bei Kindern nach 3 Tagen Behandlung 4 Tage Pause. Positive Dopingkontrollen möglich.
Nicht abrupt absetzen. Kontakt mit Personen meiden, die an Herpes zoster/Varizellen erkrankt sind. Verkehrshinweis.
PG: 10 ST (2) (EKO: G) [€ 2,70], 30 ST (EKO: G) [€ 6,90]

B

Betnesol N - Augen-, Ohren- und Nasentropfen 47C03, 48A03, 50H10

(Z.Nr. 0-13503) NR. P. S03CA06
ZI: Alfasigma, Bologna, Italien
Z: 1 ml enthält: Betamethason 1 mg (entspr. Betamethason dinatriumphosphat), Neomycin sulfat 5 mg, Benzalkonium chlorid 0,1 mg, Natrium edetat, Macrogol, Natrium formiat, Natriumsulfat, wasserfreies, Natriumhydrogenphosphat, wasserfrei, Natriumdihydrogenphosphat, Phosphorsäure 85%, Natriumhydroxid, Wasser für Injektionszwecke.
EW: Glukokortikoid + Antibiotikum.
AG: Entzündungen an Auge, Ohr oder Nase, die einer Kortikoidbehandlung bedürfen und bei denen eine bakterielle Infektion vorhanden oder zu erwarten ist.
AA: Lokal.
AH: Nach Öffnen des Originalverschlusses nicht länger als 1 Monat verwenden.
DO: Möglichst kurzzeitig und niedrig dosiert anwenden. Auge: Alle 1 oder 2 Stunden 1 oder 2 Tropfen. Ohren: Alle 2 oder 3 Stunden 2 oder 3 Tropfen. Nase: 2 oder 3mal tgl. 2 oder 3 Tropfen. Strenge Indikationsstellung bei Kindern und Jugendlichen (Dosisreduktion bei Kindern unter 2 Jahren).
GA: Glaukom, Hornhautverletzungen, unbehandelte Infektionen, Konjunctivitis sicca, Trommelfellperforation.
SST: Im 1. Trimenon nicht anwenden, sonst strenge Indikationsstellung.
NW: Bei Langzeitgabe Augendruckerhöhung, Gesichtsfeldausfall, Optikusschädigung, Katarakt, Glaukom. Systemische Effekte nasaler Kortikoide möglich.
WW: 15 min Abstand zu anderen Augentropfen oder -salben. WW systemischer Kortikoide beachten.
WH: Exazerbation von Infektionen und Maskierung unbehandelter Infektionen möglich. Nicht bei "roten Augen" vor Diagnosestellung anwenden. Vorsicht bei Diabetes. Vorsichtsmaßnahmen für systemische Kortikoide beachten. Positive Dopingkontrollen möglich. Kontrollen: Spaltlampe, Augeninnendruck. Verkehrshinweis.
PG: 5 ML (EKO: G) [€ 4,10]

Betnovate - Creme 22E01

(Z.Nr. 0-13310) NR. P. n.l. D07AC01
ZI: GlaxoSmithKline Pharma, Wien
Z: 1 g enthält: Betamethason 1 mg (entspr. Betamethason 17-valerat), Chlorocresol 1 mg, Macrogol-cetylstearylether, Cetylstearylalkohol 72 mg, Paraffin weich, weiss (entspr. Vaselin, weisses), Paraffin, flüssiges, Natriumdihydrogenphosphat-dihydrat, Phosphorsäure-Wassergemisch, Natriumhydroxid-Lösung, Wasser, gereinigtes.
PG: 30 G (EKO: G) [€ 5,60 n.l.]

Betnovate Crinale - Lösung 22E01, 22O02

(Z.Nr. 0-14435) NR. P. D07AC01
ZI: GlaxoSmithKline Pharma, Wien
Z: 1 g enthält: Betamethason 1 mg (entspr. Betamethason 17-valerat), Carbomer, Isopropanol, Natriumhydroxid, Wasser, gereinigtes.
EW: Kortikosteroid in alkoholischer Lösung, feuergefährlich.
AG: Kortikoidtherapie an der behaarten Kopfhaut.
DO: Morgens und abends kleinere Mengen auf erkrankte Hautstellen auftragen.
GA: Unbehandelte Hautinfektionen, periorale Dermatitis, Rosacea, Akne vul- garis, nicht entzündeter Pruritus, Pruritus perianalis und genitalis, 1. Lebensjahr, Impfreaktionen im Behandlungsbereich.
SST: Nutzen/Risiko-Abwägung.
NW: Hautveränderungen, bei langdauernder, großflächiger Anwendung Systemeffekte.
WW: Bei großflächiger Anwendung systemische Effekte möglich.
WH: Nicht am Auge anwenden. Bei Kleinkindern nur kurzfristig und kleinflächig anwenden. Infektionen primär antimikrobiell behandeln. Erhöhte Gefahr sekundärer Hautinfektionen. Vorsicht bei Psoriasis. Im Gesicht nicht langdauernd anwenden.

Crinale Lösung ist feuergefährlich (Während der Behandlung nicht rauchen!).
PG: 30 ML (EKO: G) [€ 7,30], **BP10X30** 300 ML * (EKO: N) [€ 74,45]

B

Betnovate - Salbe 22E01
(Z.Nr. 0-13311) NR. P. D07AC01
ZI: GlaxoSmithKline Pharma, Wien
Z: 1 g enthält: Betamethason 1 mg (entspr. Betamethason 17-valerat), Paraffin, flüssiges, Paraffin weich, weiss (entspr. Vaselin, weisses).
EW: Kortikosteroid.
AG: Lokale Kortikoidtherapie, bevorzugt bei trockenen, lichenoiden oder schuppigen Dermatosen.
DO: 1-2mal tgl. dünn auf erkrankte Hautstellen auftragen, nach Besserung seltener anwenden (max. über 2-4 Wochen). Bei Kindern ab 1 Jahr 1mal tgl. anwenden.
GA: Unbehandelte Hautinfektionen, periorale Dermatitis, Rosacea, Akne vul- garis, nicht entzündeter Pruritus, Pruritus perianalis und genitalis, 1. Lebensjahr, Impfreaktionen im Behandlungsbereich.
SST: Nutzen/Risiko-Abwägung.
NW: Hautveränderungen, bei langdauernder, großflächiger Anwendung Systemeffekte.
WW: Bei großflächiger Anwendung systemische Effekte möglich.
WH: Nicht am Auge anwenden. Bei Kleinkindern nur kurzfristig und kleinflächig anwenden. Infektionen primär antimikrobiell behandeln. Erhöhte Gefahr sekundärer Hautinfektionen. Vorsicht bei Psoriasis. Im Gesicht nicht langdauernd anwenden.
PG: 30 G (EKO: G) [€ 7,00]

Betoptic S - Augensuspension 47F02
(Z.Nr. 1-20898) RP. P. S01ED02
ZI: Novartis Pharma, Wien
Z: 1 ml Suspension enthält: Betaxolol 2,5 mg (entspr. Betaxolol hydrochlorid 2,8 mg), Amberlite 2,5 mg, Benzalkonium chlorid 0,1 mg, Amberlite, Dinatrium edetat, N-Lauroylsarkosin, Borsäure, Polyacrylsäure, Mannitol, Wasser, gereinigtes.
EW: Kardioselektiver Beta-Blocker ohne ISA.
AG: Chronisches Weitwinkelglaukom, okuläre Hypertension.
AA: Am Auge. Nach erstmaligem Öffnen 4 Wochen verwendbar. Zur Reduktion einer systemischen Exposition 2 Minuten Tränenkanal verschließen oder Augenlider schließen.
DO: 2mal tgl. 1 Tropfen in den Bindehautsack des erkrankten Auges eintropfen. Begrenzte Daten bei Kindern vorhanden (1-2mal tgl. 1 Tropfen).
GA: Reaktive Atemwegserkrankungen, Sinusbradykardie, AV-Block 2. und 3. Grades, Herzinsuffizienz, kardiogener Schock, Sick-Sinus Syndrom ohne Schrittmacher.
SST: Zwingende Indikationsstellung.
NW: Augenbeschwerden, selten systemische Beta-Blocker-Effekte (ZNS, Psyche, Herz, Asthma, Allergien) möglich. Anaphylaktische Reaktionen.
WW: Nicht empfohlen: 2 topische Beta-Blocker. Vorsicht: Blutdrucksenker (orale Beta-Blocker oder Calciumkanal-Blocker) verstärkt, Antiarrhythmika additiv, topische Miotika verstärkt, Adrenalin (Mydriasis), Antidiabetika (Hypoglykämie).
WH: Vorsicht bei Keratoconjunctivitis sicca, chronischer Augenentzündung, Lungenerkrankungen, Diabetes, Hyperthyreose, kardiovaskulären Erkrankungen, peripheren Durchblutungsstörungen, zerebrovaskulärer Insuffizienz. Verkehrshinweis. Kontaktlinsen vor dem Eintropfen heraus nehmen und frühestens 15 min später wieder einsetzen.
PG: 5 ML (2) (EKO: G) [€ 7,30]

Bevespi Aerosphere 7,2 Mikrogramm/5 Mikrogramm - Druckgasinhalation, Suspension 50A09
(Z.Nr. EU/1/18/1339/*) RP. P. nicht im Handel. R03AL07

🐾 *Bexepril 2,5 mg - Filmtabletten für Hunde* 821E
(Z.Nr. 8-00899) RP. P. nicht im Handel. QC09AA07

🐾 *Bexepril 5 mg - Filmtabletten für Hunde* 821E
(Z.Nr. 8-00900) RP. P. nicht im Handel. QC09AA07

🐾 *Bexepril 20 mg - Filmtabletten für Hunde* 821E
(Z.Nr. 8-00901) RP. P. nicht im Handel. QC09AA07

Bexsero - Injektionssuspension in einer Fertigspritze 36A25
(Z.Nr. EU/1/12/812/*) NR. P. E. J07AH09
ZI: GSK Vaccines, Siena, Italien
Z: 1 Dosis (0,5 ml) enthält: Meningokokken-B-Impfstoff, rekombiniert, tetravalent (entspr. Neisseria meningitidis, Gruppe B, NHBA-Fusionsprotein, rekombinant 50 µg) (entspr. Neisseria meningitidis, Gruppe B, NadA-Protein, rekombinant 50 µg) (entspr. Neisseria meningitidis, Gruppe B, fHbp-Fusionsprotein, rekombinant 50 µg) (entspr. Neisseria meningitidis, Gruppe B, OMV, Stamm NZ98/254, als PorA P1,4 25 µg), adsorbiert an Aluminiumhydroxid (entspr. Al 3+ 0,5 mg), Natriumchlorid, Histidin, Saccharose, Wasser für Injektionszwecke.
EW: Impfstoff.
AG: Aktive Immunisierung gegen Infektionen durch Neisseria meningitidis Gruppe B.
AA: I.m., cave intravaskulär.
DO: Grundimmunisierung:
Säuglinge (2-5 Monate): 3 Dosen im Mindestabstand von 1 Monat; Erste Dosis mit 2 Monaten.
Oder: Säuglinge (3-5 Monate): 2 Dosen im Mindestabstand von 2 Monaten.
Kleinkinder ab 6 Monaten bis 23 Monate: 2 Dosen im Abstand von mindestens 2 Monaten.
Kinder ab 2 Jahren, Jugendliche und Erwachsene: 2 Dosen im Mindestabstand von 1 Monat.
Auffrischungsimpfungen: Bei Säuglingen 1 Dosis im 2. Lebensjahr, bei Erstimpfung im 2. Lebensjahr 1 Dosis 12-23 Monate nach abgeschlossener Grundimmunisierung.
SST: Nutzen/Risiko-Abwägung.
NW: Essstörungen, Schläfrigkeit, ungewöhnliches Schreien, Krämpfe, Diarrhö, Erbrechen, Hautausschläge, Fieber, lokale Schmerzen, Myalgie, Arthralgie, psychogene Reaktionen, Nackensteifheit, Photophobie.
WH: Bei akutem schwerem Fieber Impfung verschieben. Erhöhtes Krankheitsrisiko bei Personen mit angeborener Komplementdefizienz. Vorsicht bei Latexallergie. Verkehrshinweis.
PG: 1 ST * (EKO: N) [€ 140,50]

Bezafibrat Genericon retard 400 mg - Filmtabletten 41A02
(Z.Nr. 1-20190) RP. P. C10AB02
ZI: Genericon Pharma, Graz
Z: 1 Filmtablette enthält: Bezafibrat 400 mg, Tablettenkern: Maisstärke, Carboxymethylstärke, Natrium Typ A (entspr. Natrium < 1 mmol), Lactose monohydrat 40 mg, Polyacrylat-Dispersion 30%, Magnesium stearat, Polysorbat 80, Hypromellose 2910; Tablettenüberzug: Hypromellose 2910, Macrogol 6000, Talk, Titandioxid.
EW: Lipidsenker.
AG: Unterstützend bei isolierter schwerer Hypertriglyzeridämie, gemischter Hyperlipidämie bei Statin-Unverträglichkeit.
DO: TD 1 Filmtablette morgens oder abends. Bei Kreatinin-Clearance unter 60 ml/min nicht anwenden.
Keine Erfahrungen bei Kindern und Jugendlichen.
GA: Leberschäden (ausgenommen Fettleber), Gallenblasenerkrankungen, Cholelithiasis, Nierenschäden.
SST: Gegenanzeige. Kontrazeption empfohlen.
NW: Magen/Darm, Allergie, Blutbild, Haarausfall, Muskelschwäche, Beeinflussung von Laborparametern (Leber), ZNS, Depression, bei Niereninsuffizienz Rhabdomyolyse, erhöhte Gallensteininzidenz möglich, Untersuchungen.
WW: Nicht empfohlen: HMG-CoA-Reduktasehemmer, Perhexilinmaleat, MAO- Hemmer mit potenziell hepatotoxischer Wirkung. Vorsicht: Antikoagulantien, Sulfonylharnstoffe, Insulin (verstärkt), Colestyramin (2 Stunden Einnahmeabstand), Östrogene (erhöhen Lipidwerte), Anionenaustauscher (2 Std. Abstand).
WH: Therapiegrundlage sind Diät und Gewichtskontrolle. Bei Erfolglosigkeit nach 3-4 Monaten abbrechen. Nierenkontrolle. Verkehrshinweis.
PG: 30 ST (2) (EKO: G) [€ 12,20]

Bezafibrat "ratiopharm" retard 400 mg - Filmtabletten 41A02
(Z.Nr. 1-23528) RP. P. n.I. C10AB02
ZI: Teva, Haarlem, Niederlande
Z: 1 Filmtablette enthält: Bezafibrat 400 mg, Kern: Maisstärke, Carboxymethylstärke, Natrium Typ A, Lactose monohydrat 40 mg, Polyacrylat-Dispersion 30%, Magnesium stearat, Polysorbat 80, Hypromellose; Filmüberzug: Hypromellose, Macrogol 6000, Talkum, Titandioxid.
PG: 30 ST (2) (EKO: G) [€ 12,40 n.l.]

Bezalip retard 400 mg - Filmtabletten 41A02
(Z.Nr. 0-17805) RP. P. C10AB02
ZI: Actavis Group PTC, Hafnarfjördur, Island
Z: 1 Filmtablette enthält: Bezafibrat 400 mg, Tablettenkern: Lactose monohydrat, Povidon K25, Natriumdodecylsulfat, Hypromellose, Siliciumdioxid, hochdisperses, Magnesium stearat; Überzug: (entspr. Polyacrylat-Dispersion 30%) (entspr. Hypromellose) (entspr. Macrogol 10000) (entspr. Lactose monohydrat) (entspr. Talkum) (entspr. Titandioxid) (entspr. Polysorbat 80) (entspr. Natrium citrat).
Kurzinformation: siehe Bezafibrat Genericon retard 400 mg - Film-

tabletten, → S. 192
PG: 30 ST (2) (EKO: G) [€ 11,75]

Bezastad 200 mg - Filmtabletten 41A02
(Z.Nr. 1-23513) RP. P. C10AB02
ZI: Stada Arzneimittel, Wien
Z: 1 Filmtablette enthält: Bezafibrat 200 mg, Lactose monohydrat 90 mg (entspr. Lactose), Hydroxypropylmethylcellulose, Macrogol 20000, Magnesium stearat, Natrium carboxymethylstärke (entspr. Natrium 0,63 mg), Polysorbat 80, Polyvidon, Siliciumdioxid, Talkum, Titandioxid.
EW: Lipidsenker.
AG: Unterstützend bei isolierter schwerer Hypertriglyceridämie bzw. bei gemischter Hyperlipidämie.
DO: TD 2(-3)mal 1 Filmtablette.
Dosisreduktion bei eingeschränkter Nierenfunktion.
GA: Leberschäden (ausgenommen Fettleber), Gallenblasenerkrankungen, Cholelithiasis, Nierenschäden.
SST: Gegenanzeige. Kontrazeption empfohlen.
NW: Magen/Darm, Allergie, Blutbild, Haarausfall, Muskelschwäche, Beeinflussung von Laborparametern (Leber), ZNS, Depression, bei Niereninsuffizienz Rhabdomyolyse, erhöhte Gallensteininzidenz möglich, Untersuchungen.
WW: Nicht empfohlen: HMG-CoA-Reduktasehemmer, Perhexilinmaleat, MAO- Hemmer mit potenziell hepatotoxischer Wirkung.
Vorsicht: Antikoagulantien, Sulfonylharnstoffe, Insulin (verstärkt), Colestyramin (2 Stunden Einnahmeabstand), Östrogene (erhöhen Lipidwerte), Anionenaustauscher (2 Std. Abstand).
WH: Therapiegrundlage sind Diät und Gewichtskontrolle. Bei Erfolglosigkeit nach 3-4 Monaten abbrechen. Nierenkontrolle. Verkehrshinweis.
PG: 30 ST (2) (EKO: G) [€ 6,80]

Bezastad retard 400 mg - Filmtabletten 41A02
(Z.Nr. 1-23527) RP. P. C10AB02
ZI: Stada Arzneimittel, Wien
Z: 1 Filmtablette enthält: Bezafibrat 400 mg, Kern: Maisstärke, Carboxymethylstärke, Natrium Typ A (entspr. Natrium 0,42 mg), Lactose monohydrat 40 mg, Polyacrylat-Dispersion 30%, Magnesium stearat, Polysorbat 80, Hypromellose; Film: Hypromellose, Macrogol 6000, Talkum, Titandioxid.
Kurzinformation: siehe Bezafibrat Genericon retard 400 mg - Filmtabletten, → S. 192
PG: 30 ST (2) (EKO: G) [€ 11,70]

Bicalutamid 1A Pharma 150 mg - Filmtabletten 55D06
(Z.Nr. 1-28570) NR. P. n.l. L02BB03
ZI: 1A Pharma, Wien
Z: 1 Filmtablette enthält: Bicalutamid 150 mg, Tablettenkern: Lactose 190,63 mg (entspr. Lactose monohydrat), Carboxymethylstärke, Natrium Typ A, Povidon K30, Maisstärke, Magnesium stearat; Tablettenüberzug: Hypromellose, Titandioxid, Macrogol, Polysorbat 80.
PG: 30 ST (EKO: G) [€ 80,45 n.l.]

Bicalutamid Accord 150 mg - Filmtabletten 55D06
(Z.Nr. 1-39446) NR. P. nicht im Handel. L02BB03

Bicalutamid Actavis 50 mg - Filmtabletten 55D06
(Z.Nr. 1-26980) NR. P. L02BB03
ZI: Actavis Group PTC, Hafnarfjördur, Island
Z: 1 Filmtablette enthält: Bicalutamid 50 mg, Tablettenkern: Lactose monohydrat 60,44 mg, Crospovidon, Povidon K29-32, Magnesium stearat, Natriumdodecylsulfat; Tablettenfilm: (entspr. Lactose monohydrat) (entspr. Hypromellose) (entspr. Macrogol 4000) (entspr. Titandioxid).
EW: Nichtsteroidales Antiandrogen.
AG: Prostatakarzinom in Kombination mit LHRH-Analogon oder nach chirur- gischer Kastration.
DO: 1mal tgl. 1 Tablette. Gleichzeitige Behandlung mit LHRH-Agonisten oder chirurgische Kastration erforderlich.
GA: Frauen, Kinder und Jugendliche.
SST: Gegenanzeige.
NW: Gynäkomastie, Spannungsgefühl in der Brust, Hitzewallungen, Psyche, Blut (Anämie), ZNS (Schwindel, Somnolenz), Stoffwechsel, Juckreiz, Magen/Darm, Haut, Leber, Herz (QT-Verlängerung, Herzinsuffizienz, Herzinfarkt), Ödeme, interstitielle Lungenkrankheit, Hämaturie, Schmerzen, Gewichtszunahme.
WW: Gegenanzeige: Terfanadin, Astemizol, Cisaprid. Vorsicht: QT-verlängernde Substanzen, Cimetidin, Ketoconazol.
WH: Vorsicht bei Leberschäden, QT-Verlängerung. Kontrollen: Herzfunktion, Blutzucker.
PG: 30 ST (EKO: G) [€ 73,35]

Bicalutamid Actavis 150 mg - Filmtabletten 55D06
(Z.Nr. 1-26981) NR. P. L02BB03
ZI: Actavis Group PTC, Hafnarfjördur, Island
Z: 1 Filmtablette enthält: Bicalutamid 150 mg, Tablettenkern: Lactose monohydrat 181 mg, Crospovidon, Povidon K29-32, Magnesium stearat, Natriumdodecylsulfat; Tablettenfilm: (entspr. Lactose monohydrat) (entspr. Hypromellose) (entspr. Macrogol 4000) (entspr. Titandioxid).
EW: Nichtsteroidales Antiandrogen.
AG: Allein oder adjuvant zu Prostatektomie oder Strahlentherapie bei lokal fortgeschrittenem Prostatakarzinom und hohem Progressionsrisiko.
DO: 1mal tgl. 1 Tablette über mindestens 2 Jahre bzw. bis zur Progression der Erkrankung.
GA: Frauen, Kinder und Jugendliche.
SST: Gegenanzeige.
NW: Gynäkomastie, Spannungsgefühl in der Brust, Hitzewallungen, Psyche, Blut (Anämie), ZNS (Schwindel, Somnolenz), Stoffwechsel, Juckreiz, Magen/Darm, Haut, Leber, Herz (QT-Verlängerung, Herzinsuffizienz, Herzinfarkt), Ödeme, interstitielle Lungenkrankheit, Hämaturie, Schmerzen, Gewichtszunahme.
WW: Gegenanzeige: Terfanadin, Astemizol, Cisaprid. Vorsicht: QT-verlängernde Substanzen, Cimetidin, Ketoconazol.
WH: Vorsicht bei Leberschäden, QT-Verlängerung. Kontrollen: Herzfunktion, Blutzucker.
PG: 30 ST (EKO: G) [€ 159,80]

Bicalutamid Bluefish 50 mg - Filmtabletten 55D06
(Z.Nr. 1-28303) NR. P. L02BB03
ZI: Bluefish Pharmaceuticals, Gävlegatan, Stockholm, Schweden
Z: 1 Filmtablette enthält: Bicalutamid 50 mg, Tablettenkern: Lactose monohydrat 62,7 mg, Povidon K25, Carboxymethylstärke, Natrium Typ A, Magnesium stearat; Filmüberzug: Opadry OY-S-9622: (entspr. Hypromellose 5cP) (entspr. Titandioxid) (entspr. Propylenglycol).
EW: Nichtsteroidales Antiandrogen.
AG: Prostatakarzinom in Kombination mit LHRH-Analogon oder nach chirur- gischer Kastration.
DO: 1mal tgl. 50 mg. Gleichzeitige Behandlung mit LHRH-Agonisten oder chirurgische Kastration erforderlich.
GA: Frauen und Kinder.
SST: Gegenanzeige.
NW: Gynäkomastie, Spannungsgefühl in der Brust, Hitzewallungen, Psyche, Blut (Anämie), ZNS (Schwindel, Somnolenz), Stoffwechsel, Juckreiz, Magen/Darm, Haut (Photosensitivität), Leber, Herz (QT-Verlängerung, Herzinsuffizienz, Herzinfarkt), Ödeme, interstitielle Lungenkrankheit, Hämaturie, Schmerzen, Gewichtszunahme.
WW: Gegenanzeige: Terfanadin, Astemizol, Cisaprid. Vorsicht: QT-verlängernde Substanzen, Cimetidin, Ketoconazol, Antikoagulanzien.
WH: Vorsicht bei Leberschäden, QT-Verlängerung. Kontrollen: Herzfunktion, Blutzucker.
PG: 30 ST (EKO: G) [€ 70,65]

Bicalutamid Bluefish 150 mg - Filmtabletten 55D06
(Z.Nr. 1-28304) NR. P. L02BB03
ZI: Bluefish Pharmaceuticals, Gävlegatan, Stockholm, Schweden
Z: 1 Filmtablette enthält: Bicalutamid 150 mg, Tablettenkern: Lactose monohydrat 188 mg, Povidon K25, Carboxymethylstärke, Natrium Typ A, Magnesium stearat; Filmüberzug: Opadry OY-S-9622: (entspr. Hypromellose 5cP) (entspr. Titandioxid) (entspr. Propylenglycol).
EW: Nichtsteroidales Antiandrogen.
AG: Lokal fortgeschrittenes Prostatakarzinom (allein oder als Adjuvans zur Prostatektomie oder Strahlentherapie) mit hohem Progressionsrisiko.
Lokal fortgeschrittenes, nicht-metastasierendes Prostatakarzinom, wenn chirurgische Kastration oder andere medizinische Eingriffe nicht geeignet oder akzeptabel sind.
DO: 1mal tgl. 150 mg über mindestens 2 Jahre bzw. bis zur Progression der Erkrankung.
GA: Frauen und Kinder.
SST: Gegenanzeige.
NW: Gynäkomastie, Spannungsgefühl in der Brust, Hitzewallungen, Psyche, Blut (Anämie), ZNS (Schwindel, Somnolenz), Stoffwechsel, Juckreiz, Magen/Darm, Haut (Photosensitivität), Leber, Herz (QT-Verlängerung, Herzinsuffizienz, Herzinfarkt), Ödeme, interstitielle Lungenkrankheit, Hämaturie, Schmerzen, Gewichtszunahme.
WW: Gegenanzeige: Terfanadin, Astemizol, Cisaprid. Vorsicht: QT-verlängernde Substanzen, Cimetidin, Ketoconazol, Antikoagulanzien.
WH: Vorsicht bei Leberschäden, QT-Verlängerung. Kontrollen: Herzfunktion, Blutzucker.
PG: 30 ST (EKO: G) [€ 152,25]

Bicalutamid G.L. 50 mg - Filmtabletten 55D06
(Z.Nr. 1-27136) NR. P. L02BB03
ZI: G.L. Pharma, Lannach
Z: 1 Filmtablette enthält: Bicalutamid 50 mg, Tablettenkern: Lactose

monohydrat 60,44 mg, Povidon, Crospovidon, Natriumdodecylsulfat, Magnesium stearat; Tablettenüberzug: (entspr. Lactose monohydrat) (entspr. Hypromellose) (entspr. Titandioxid) (entspr. Macrogol 4000).
Kurzinformation: siehe Bicalutamid Actavis 50 mg - Filmtabletten, → S. 193
PG: 30 ST (EKO: G) [€ 72,30]

Bicalutamid G.L. 150 mg - Filmtabletten 55D06

(Z.Nr. 1-27137) NR. P. L02BB03
ZI: G.L. Pharma, Lannach
Z: 1 Filmtablette enthält: Bicalutamid 150 mg, Tablettenkern: Lactose monohydrat 181,32 mg, Povidon, Crospovidon, Natriumdodecylsulfat, Magnesium stearat; Tablettenüberzug: (entspr. Lactose monohydrat) (entspr. Hypromellose) (entspr. Titandioxid) (entspr. Macrogol 4000).
Kurzinformation: siehe Bicalutamid Actavis 150 mg - Filmtabletten, → S. 193
PG: 30 ST (EKO: G) [€ 157,45]

Bicalutamid Genericon 50 mg - Filmtabletten 55D06

(Z.Nr. 1-26788) NR. P. L02BB03
ZI: Genericon Pharma, Graz
Z: 1 Filmtablette enthält: Bicalutamid 50 mg, Tablettenkern: Lactose monohydrat 60,44 mg, Povidon, Crospovidon, Magnesium stearat, Natriumdodecylsulfat; Tablettenüberzug: (entspr. Lactose monohydrat) (entspr. Hypromellose) (entspr. Titandioxid) (entspr. Macrogol 4000).
Kurzinformation: siehe Bicalutamid Actavis 50 mg - Filmtabletten, → S. 193
PG: 30 ST (EKO: G) [€ 84,80], 90 ST * (EKO: N) [€ 225,30 n.l.]

Bicalutamid Genericon 150 mg - Filmtabletten 55D06

(Z.Nr. 1-26789) NR. P. L02BB03
ZI: Genericon Pharma, Graz
Z: 1 Filmtablette enthält: Bicalutamid 150 mg, Tablettenkern: Lactose monohydrat 181,32 mg, Povidon, Crospovidon, Magnesium stearat, Natriumdodecylsulfat; Tablettenüberzug: (entspr. Lactose monohydrat) (entspr. Hypromellose) (entspr. Titandioxid) (entspr. Macrogol 4000).
Kurzinformation: siehe Bicalutamid Actavis 150 mg - Filmtabletten, → S. 193
PG: 30 ST (EKO: G) [€ 174,15]

Bicalutamid Hexal 150 mg - Filmtabletten 55D06
(Z.Nr. 1-28569) NR. P. nicht im Handel. L02BB03

Bicalutamid "Interpharm" 50 mg - Filmtabletten 55D06
(Z.Nr. 1-27177) NR. P. nicht im Handel. L02BB03

Bicalutamid "Interpharm" 150 mg - Filmtabletten 55D06
(Z.Nr. 1-27174) NR. P. nicht im Handel. L02BB03

Bicalutamid Kabi 50 mg - Filmtabletten 55D06
(Z.Nr. 1-30834) NR. P. nicht im Handel. L02BB03

Bicalutamid Kabi 150 mg - Filmtabletten 55D06
(Z.Nr. 1-31117) NR. P. nicht im Handel. L02BB03

Bicalutamid +pharma 50 mg - Filmtabletten 55D06

(Z.Nr. 1-26790) NR. P. L02BB03
ZI: +pharma Arzneimittel, Graz
Z: 1 Filmtablette enthält: Bicalutamid 50 mg, Tablettenkern: Lactose monohydrat 60,44 mg, Povidon, Crospovidon, Magnesium stearat, Natriumdodecylsulfat; Tablettenüberzug: (entspr. Lactose monohydrat) (entspr. Hypromellose) (entspr. Titandioxid) (entspr. Macrogol 4000).
Kurzinformation: siehe Bicalutamid Actavis 50 mg - Filmtabletten, → S. 193
PG: 30 ST (EKO: G) [€ 70,90]

Bicalutamid +pharma 150 mg - Filmtabletten 55D06

(Z.Nr. 1-26791) NR. P. L02BB03
ZI: +pharma Arzneimittel, Graz
Z: 1 Filmtablette enthält: Bicalutamid 150 mg, Tablettenkern: Lactose monohydrat 181,32 mg, Povidon, Crospovidon, Magnesium stearat, Natriumdodecylsulfat; Tablettenüberzug: (entspr. Lactose monohydrat) (entspr. Hypromellose) (entspr. Titandioxid) (entspr. Macrogol 4000).
Kurzinformation: siehe Bicalutamid Actavis 150 mg - Filmtabletten, → S. 193
PG: 30 ST (EKO: G) [€ 152,30]

Bicalutamid-ratiopharm 50 mg - Filmtabletten 55D06

(Z.Nr. 1-26786) NR. P. L02BB03
ZI: Teva, Haarlem, Niederlande
Z: 1 Filmtablette enthält: Bicalutamid 50 mg, Tablettenkern: Cellulose, mikrokristalline, Povidon, Croscarmellose natrium, Natrium laurylsulfat, Lactose monohydrat 35 mg, Siliciumdioxid, hochdisperses, Magnesium stearat; Tablettenüberzug: Hypromellose, Polydextrose, Titandioxid, Macrogol 4000.
Kurzinformation: siehe Bicalutamid Actavis 50 mg - Filmtabletten, → S. 193
PG: 30 ST (EKO: G) [€ 72,15]

Bicalutamid-ratiopharm 150 mg - Filmtabletten 55D06

(Z.Nr. 1-26787) NR. P. L02BB03
ZI: Teva, Haarlem, Niederlande
Z: 1 Filmtablette enthält: Bicalutamid 150 mg, Tablettenkern: Cellulose, mikrokristalline, Povidon, Croscarmellose natrium, Natrium laurylsulfat, Lactose monohydrat 105 mg, Siliciumdioxid, hochdisperses, Magnesium stearat; Tablettenüberzug: Hypromellose, Polydextrose, Titandioxid, Macrogol 4000.
Kurzinformation: siehe Bicalutamid Actavis 150 mg - Filmtabletten, → S. 193
PG: 30 ST (EKO: G) [€ 157,30], 90 ST * (EKO: N) [€ 480,35]

Bicalutamid Sandoz 50 mg - Filmtabletten 55D06

(Z.Nr. 1-26954) NR. P. L02BB03
ZI: Sandoz, Kundl
Z: 1 Filmtablette enthält: Bicalutamid 50 mg, Tablettenkern: Lactose 57 mg (entspr. Lactose monohydrat), Carboxymethylstärke, Natrium Typ A (entspr. Natrium 0,0154 mmol) (entspr. → 0,3528 mg), Povidon K30, Maisstärke, Magnesium stearat; Filmüberzug: Methylcellulose, Titandioxid, Triacetin.
EW: Nichtsteroidales Antiandrogen.
AG: Prostatakarzinom in Kombination mit LHRH-Analogon oder nach chirurgischer Kastration.
AA: Oral einnehmen.
DO: 1mal tgl. 1 Tablette. Gleichzeitige Behandlung mit LHRH-Agonisten oder chirurgische Kastration erforderlich.
GA: Frauen, Kinder und Jugendliche.
SST: Gegenanzeige. Kontrazeption für Patienten und/oder deren Partner bis 130 Tage nach Behandlung empfohlen.
NW: Gynäkomastie, Spannungsgefühl in der Brust, Hitzewallungen, Psyche, Blut (Anämie), ZNS (Schwindel, Somnolenz), Stoffwechsel, Juckreiz, Magen/Darm, Haut, Leber, Herz (QT-Verlängerung, Herzinsuffizienz, Herzinfarkt), Ödeme, interstitielle Lungenkrankheit, Hämaturie, Schmerzen, Gewichtszunahme.
WW: Gegenanzeige: Terfanadin, Astemizol, Cisaprid. Vorsicht: QT-verlängernde Substanzen, Cimetidin, Ketoconazol. Vitamin-K-Antagonisten (engmaschig kontrollieren).
WH: Vorsicht bei Leberschäden, QT-Verlängerung. Kontrollen: Herzfunktion, Blutzucker.
PG: 30 ST (EKO: G) [€ 71,85]

Bicalutamid Sandoz 150 mg - Filmtabletten 55D06

(Z.Nr. 1-28568) NR. P. n.l. L02BB03
ZI: Sandoz, Kundl
Z: 1 Filmtablette enthält: Bicalutamid 150 mg, Tablettenkern: Lactose 190,63 mg (entspr. Lactose monohydrat), Carboxymethylstärke, Natrium Typ A, Povidon K30, Maisstärke, Magnesium stearat; Tablettenüberzug: Hypromellose, Titandioxid, Macrogol, Polysorbat 80.
PG: 30 ST (EKO: G) [€ 153,35 n.l.]

Bicalutamid Stada 50 mg - Filmtabletten 55D06

(Z.Nr. 1-27501) NR. P. L02BB03
ZI: Stada Arzneimittel, Wien
Z: 1 Filmtablette enthält: Bicalutamid 50 mg, Tablettenkern: Lactose monohydrat 60 mg, Carboxymethylstärke, Natrium Typ A, Povidon K30, Magnesium stearat; Filmüberzug: Titandioxid, Hypromellose, Macrogol 400.
EW: Nichtsteroidales Antiandrogen.
AG: - Fortgeschrittenes Prostatakarzinom in Kombination mit LHRH-Analogon oder nach chirurgischer Kastration.
- Allein oder adjuvant zu Prostatektomie oder Strahlentherapie bei lokal fortgeschrittenem Prostatakarzinom und hohem Progressionsrisiko.
AA: Unzerkaut mit Flüssigkeit.
DO: Fortgeschrittenes Prostatakarzinom: 1mal tgl. 1 FT (= 50 mg). Lokal fortgeschrittenes Prostatakarzinom: 1mal tgl. 3 FT (= 150 mg) über mindestens 2 Jahre bzw. bis zur Progression der Erkrankung.
GA: Frauen, Kinder und Jugendliche.
SST: Gegenanzeige.
NW: Gynäkomastie, Spannungsgefühl in der Brust, Hitzewallungen, Psyche, Blut (Anämie), ZNS (Schwindel, Somnolenz), Stoffwechsel, Juckreiz, Magen/Darm, Haut, Leber, Herz (QT-Verlängerung, Herzinsuffizienz, Herzinfarkt), Ödeme, interstitielle Lungenkrankheit, Hämaturie, Schmerzen, Gewichtszunahme.
WW: Gegenanzeige: Terfanadin, Astemizol, Cisaprid. Vorsicht: QT-verlängernde Substanzen, Cimetidin, Ketoconazol.

WH: Vorsicht bei Leberschäden, QT-Verlängerung. Kontrollen: Herzfunktion, Blutzucker.
PG: 30 ST (EKO: G) [€ 70,85]

Bicalutamid Stada 150 mg - Filmtabletten 55D06
(Z.Nr. 1-27728) NR. P. L02BB03
ZI: Stada Arzneimittel, Wien
Z: 1 Filmtablette enthält: Bicalutamid 150 mg, Tablettenkern: Lactose monohydrat 181,32 mg, Povidon K29-32, Crospovidon, Natriumdodecylsulfat, Magnesium stearat; Filmüberzug: Lactose monohydrat, Hypromellose, Titandioxid, Macrogol 4000.
Kurzinformation: siehe Bicalutamid Actavis 150 mg - Filmtabletten, → S. 193
PG: 30 ST (EKO: G) [€ 152,40]

bicaVera 1,5% Glucose, 1,25 mmol/l Calcium - Peritonealdialyselösung 20I01
(Z.Nr. 1-37370) RP. P. nicht im Handel. B05DB

bicaVera 1,5% Glucose, 1,75 mmol/l Calcium - Peritonealdialyselösung 20I01
(Z.Nr. 1-25196) RP. P. nicht im Handel. B05DB

bicaVera 2,3% Glucose, 1,25 mmol/l Calcium - Peritonealdialyselösung 20I01
(Z.Nr. 1-37371) RP. P. nicht im Handel. B05DB

bicaVera 2,3% Glucose, 1,75 mmol/l Calcium - Peritonealdialyselösung 20I01
(Z.Nr. 1-25197) RP. P. nicht im Handel. B05DB

bicaVera 4,25% Glucose, 1,25 mmol/l Calcium - Peritonealdialyselösung 20I01
(Z.Nr. 1-37372) RP. P. nicht im Handel. B05DB

bicaVera 4,25% Glucose, 1,75 mmol/l Calcium - Peritonealdialyselösung 20I01
(Z.Nr. 1-25198) RP. P. nicht im Handel. B05DB

Biklin 250 mg - Stechampullen 34H02
(Z.Nr. 0-16299) NR. P. nicht im Handel. J01GB06

▼ Biktarvy 50 mg/200 mg/25 mg - Filmtabletten 35E04
(Z.Nr. EU/1/18/1289/*) NR. P. J05AR20
ZI: Gilead Sciences Ireland, Carrigtohill County Cork, Irland
Z: 1 Filmtablette enthält: Bictegravir 50 mg (entspr. Bictegravir natrium), Emtricitabin 200 mg, Tenofovir alafenamid 25 mg (entspr. Tenofovir alafenamid fumarat), Tablettenkern: Cellulose, mikrokristalline, Croscarmellose natrium, Magnesium stearat; Filmüberzug: Poly(vinylalkohol), Titandioxid, Macrogol, Talkum, Eisen(III)-oxid, Eisen(II,III)-oxid.
EW: Antivirale Kombination.
AG: HIV-1-Infektionen ohne Resistenzen gegen einen der Wirkstoffe.
AA: Unzerkaut einnehmen.
DO: 1mal tgl. 1 Tablette. Keine Daten an Kindern und Jugendlichen.
SST: Nutzen/Risiko-Abwägung in der Schwangerschaft. Nicht stillen.
NW: ZNS (Kopfschmerzen, Schwindel), Psyche (Depression), Magen/Darm, Leber, Gewichtszunahme, Anstieg von Blutfetten und Blutglukose, Immun-Reaktivierungssyndrom, opportunistische Infektionen, Osteonekrose, Niere. Erhöhtes Nebenwirkungsrisiko bei Hepatitis B- oder C-Koinfektion.
WW: Gegenanzeige: Rifampicin, Johanniskraut. Nicht gleichzeitig mit anderen antiretroviralen Arzneimitteln anwenden. Nicht gleichzeitig mit Tenofovir, Lamivudin oder Adefovir gegen HBV- Infektion anwenden, Nicht empfohlen: Phenytoin, Rifabutin, Rifapentin, Sucralfat, Phenobarbital: Atazanavir, Boceprevir, Carbamazepin, Oxcarbazepin, Ciclosporin, Vorsicht: 2 Std. Abstand zu Antazida oder Eisen. WW mit vielen Arzneimtteln möglich.
WH: Nutzen-Risiko-Abwägung bei terminaler Niereninsuffizienz. Verkehrshinweis.
PG: 30 ST RE1 (EKO: Y) [€ 1.001,50]

▼ Biktarvy 50 mg/200 mg/25 mg - Filmtabletten 35E04
(Z.Nr. EU/1/18/1289/*) NR. P. J05AR20
Parallelimport.
V: Abacus Medicine, Copenhagen, Dänemark
Z: 1 Filmtablette enthält: Bictegravir 50 mg (entspr. Bictegravir natrium), Emtricitabin 200 mg, Tenofovir alafenamid 25 mg (entspr. Tenofovir alafenamid fumarat), Tablettenkern: Cellulose, mikrokristalline, Croscarmellose natrium, Magnesium stearat; Filmüberzug: Poly(vinylalkohol), Titandioxid, Macrogol, Talkum, Eisen(III)-oxid, Eisen(II,III)-oxid.
PG: 30 ST RE1 (EKO: Y) [€ 1.001,50]

▼ Biktarvy 50 mg/200 mg/25 mg - Filmtabletten 35E04
(Z.Nr. EU/1/18/1289/*) NR. P. J05AR20
Parallelimport.
V: EMRAmed Arzneimittel, Trittau, Deutschland
Z: 1 Filmtablette enthält: Bictegravir 50 mg (entspr. Bictegravir natrium), Emtricitabin 200 mg, Tenofovir alafenamid 25 mg (entspr. Tenofovir alafenamid fumarat), Tablettenkern: Cellulose, mikrokristalline, Croscarmellose natrium, Magnesium stearat; Filmüberzug: Poly(vinylalkohol), Titandioxid, Macrogol, Talkum, Eisen(III)-oxid, Eisen(II,III)-oxid.
PG: 30 ST RE1 (EKO: Y) [€ 1.001,50]

▼ Biktarvy 50 mg/200 mg/25 mg - Filmtabletten 35E04
(Z.Nr. EU/1/18/1289/*) NR. P. J05AR20
Parallelimport.
V: Eurim-Pharm, Salzburg
Z: 1 Filmtablette enthält: Bictegravir 50 mg (entspr. Bictegravir natrium), Emtricitabin 200 mg, Tenofovir alafenamid 25 mg (entspr. Tenofovir alafenamid fumarat), Tablettenkern: Cellulose, mikrokristalline, Croscarmellose natrium, Magnesium stearat; Filmüberzug: Poly(vinylalkohol), Titandioxid, Macrogol, Talkum, Eisen(III)-oxid, Eisen(II,III)-oxid.
PG: 30 ST RE1 (EKO: Y) [€ 1.000,10]

▼ Biktarvy 50 mg/200 mg/25 mg - Filmtabletten 35E04
(Z.Nr. EU/1/18/1289/*) NR. P. J05AR20
Parallelimport.
V: Haemato Pharm, Schönefeld, Deutschland
Z: 1 Filmtablette enthält: Bictegravir 50 mg (entspr. Bictegravir natrium), Emtricitabin 200 mg, Tenofovir alafenamid 25 mg (entspr. Tenofovir alafenamid fumarat), Tablettenkern: Cellulose, mikrokristalline, Croscarmellose natrium, Magnesium stearat; Filmüberzug: Poly(vinylalkohol), Titandioxid, Macrogol, Talkum, Eisen(III)-oxid, Eisen(II,III)-oxid.
PG: 30 ST RE1 (EKO: Y) [€ 1.000,10]

▼ Biktarvy 50 mg/200 mg/25 mg - Filmtabletten 35E04
(Z.Nr. EU/1/18/1289/*) NR. P. J05AR20
Parallelimport.
V: Orifarm, Leverkusen, Deutschland
Z: 1 Filmtablette enthält: Bictegravir 50 mg (entspr. Bictegravir natrium), Emtricitabin 200 mg, Tenofovir alafenamid 25 mg (entspr. Tenofovir alafenamid fumarat), Tablettenkern: Cellulose, mikrokristalline, Croscarmellose natrium, Magnesium stearat; Filmüberzug: Poly(vinylalkohol), Titandioxid, Macrogol, Talkum, Eisen(III)-oxid, Eisen(II,III)-oxid.
PG: 30 ST RE1 (EKO: Y) [€ 1.001,50]

▼ Bilinda 0,03 mg/2 mg - Filmtabletten 31I01
(Z.Nr. 1-30167) RP. P. G03AA15
ZI: Gynial, Wien
Z: 1 Filmtablette enthält: Ethinylestradiol 0,03 mg, Chlormadinon acetat 2 mg, Lactose monohydrat 65,37 mg, Maisstärke, Povidon K30, Magnesium stearat, Hypromellose, Hydroxypropylcellulose, Talkum, Baumwollsamenöl, hydriert, Titandioxid, Eisenoxid rot.
Kurzinformation: siehe Balanca 0,03 mg/2 mg - Filmtabletten, → S. 168
PG: 21 ST * (EKO: N) [€ 9,90], 63 ST * (EKO: N) [€ 24,95], 126 ST * (EKO: N) [€ 45,20]

▼ Bilinda Gynial 0,03 mg/2 mg - Filmtabletten 31I01
(Z.Nr. 1-38538) RP. P. G03AA15
ZI: Gynial, Wien
Z: 1 Filmtablette enthält: Ethinylestradiol 0,03 mg, Chlormadinon acetat 2 mg, Tablettenkern: Lactose monohydrat 47,17 mg, Maisstärke, Maltodextrin, Magnesium stearat; Tablettenhülle: Hypromellose, Titandioxid, Macrogol 400, Eisenoxid rot, Eisenoxid gelb.
EW: Hormonales Kontrazeptivum (fixe Kombination Estrogen + Gestagen).
AG: Orale Kontrazeption (unter Berücksichtigung der individuellen Risikofaktoren, besonders auf venöse Thromboembolien).
AA: Oral unzerkaut einnehmen.
DO: Jeden Tag zur gleichen Zeit 1 Tablette an 21 aufeinander folgenden Tagen, dann 7 Tage einnahmefreies Intervall. Entzugsblutung beginnt 2-3 Tage nach der letzten Tablette.
Beginn der Einnahme am 1. Tag der Monatsblutung, bei Wechsel von Minipille oder Intrauterinpessar oder nach Abort im 1. Trimenon sofort, nach einer Geburt oder einem Abort im 2. Trimenon nach 21-28 Tagen beginnen. Details bei überschrittenem Einnahmezeitpunkt siehe Austria Codex-Fachinformation.
Bei Erbrechen oder Durchfall innerhalb von 3-4 Std. nach der Einnahme Ersatztablette einnehmen. Zum Verschieben der Entzugsblutung ohne Einnahmepause mit der Tabletteneinnahme fortfahren.

B

GA: Vorliegen oder Risiko für venöse Thromboembolie (auch Prädisposition, größere Operationen mit längerer Immobilisierung). Vorliegen oder Risiko für arterielle Thromboembolie (auch Prädisposition, Myokardinfarkt, Angina pectoris, Schlaganfall oder Vorstufen), hohes Risiko für arterielle Thromboembolie (Diabetes mit Gefäßveränderungen, schwere Hypertonie, schwere Fettstoffwechselstörungen, Prädisposition für Thrombosen), schwere Leberschäden, Leber-, Gallenfunktionsstörungen, Lebertumore, Pankreatitis, Porphyrie, sexualhormonabhängige maligne Tumore, nicht abgeklärte vaginale Blutungen, Endometriumhyperplasie, schwere Depressionen, Otosklerose, akute und motorische Störungen, Migräne.
SST: In der Schwangerschaft und Stillzeit nicht anwenden. Bei Eintritt einer Schwangerschaft sofort absetzen.
NW: Kopfschmerzen, Abdominalschmerzen, Brustschmerzen, Vaginale Candidiasis oder andere Pilzinfektionen, erhöhter Appetit, Depression, verminderte Libido, Migräne, Schläfrigkeit, Beinkrämpfe, Nervosität, Augenbeschwerden, Herz/Kreislauf (Hypertonie, Hypotonie, selten Thrombose/Embolie), Magen/Darm, Haut, Harnwegsinfektionen, Zwischenblutungen, Ausbleiben der Abbruchblutung, Veränderungen an der Geschlechtsorganen, Hitzewallungen, Chloasma, Gewichtsänderungen, Ödeme.
WW: Gegenanzeige: Ombitasvir/Paritaprevir/Ritonavir, Dasabuvir mit oder ohne Ribavirin (Transaminasenanstieg; 2 Wochen Abstand). Vorsicht: Leberenzyminduktoren können zur Wirkungsminderung oraler Kontrazeptiva führen: Barbiturate, Bosentan, Carbamazepin, Phenytoin, Primidon, Rifampicin, Arzneimittel gegen HIV oder HCV (Ritonavir, Nevirapin, Efavirenz und andere), Felbamat, Griseofulvin, Oxcarbazepin, Topiramat, Johanniskraut. Verminderte Resorption durch Metoclopramid, Aktivkohle. Bei Kurzzeitbehandlung Barrieremethode bis 28 Tage nach dem Absetzen anwenden. Bei Langzeitbehandlung wird andere, nichthormonale Verhütungsmethode empfohlen.
WH: Erhöhtes Risiko für arterielle und venöse Thromboembolien beachten. Auf Symptome von apoplektischem Insult oder Myokardinfarkt achten. Blutdruck messen. Leicht erhöhtes Brustkrebsrisiko beachten. Bei Leberfunktionsstörungen orales Kontrazeptivum bis zur Normalisierung der Leberfunktion absetzen. Kein Schutz vor AIDS oder anderen sexuell übertragbaren Krankheiten. Anhaltende Blutungsunregelmäßigkeiten diagnostisch abklären. Durchbruchblutungen und/oder Verhütungsversagen als Folge von Wechselwirkungen mit anderen Arzneimitteln möglich.
PG: 21 ST * (EKO: N) [€ 9,90], 63 ST * (EKO: N) [€ 24,95], 126 ST * (EKO: N) [€ 45,20]

BimaTim-Vision sine 0,3 mg/ml + 5 mg/ml - Augentropfen, Lösung im Einzeldosisbehältnis 47H04
(Z.Nr. 1-38389) RP. P. nicht im Handel. S01ED51

BimaTim-Vision 0,3 mg/ml + 5 mg/ml - Augentropfen, Lösung 47H04
(Z.Nr. 1-37798) RP. P. nicht im Handel. S01ED51

Bimatoprost Sandoz 100 Mikrogramm/ml - Augentropfen 47G02

(Z.Nr. 1-36788) RP. P. n.l. S01EE03
ZI: Sandoz, Kundl
Z: 1 ml enthält: Bimatoprost 100 µg (entspr. → ca. 2,5 µg/Tr), Benzalkonium chlorid 0,2 mg, Citronensäure monohydrat, Dinatriumhydrogenphosphat-7-Wasser (entspr. Phosphate 0,95 mg), Natriumchlorid, Natriumhydroxid zur pH-Wert-Einstellung, Salzsäure zur pH-Wert-Einstellung, Wasser, gereinigtes.
PG: 3 ML * (EKO: N) [€ 13,95 n.l.]

Bimatoprost Sandoz 300 Mikrogramm/ml - Augentropfen 47G02

(Z.Nr. 1-35548) RP. P. n.l. S01EE03
ZI: Sandoz, Kundl
Z: 1 ml Lösung enthält: Bimatoprost 0,3 mg (entspr. → ca. 7,5 µg/Tr), Benzalkonium chlorid 0,05 mg, Citronensäure monohydrat, Natriummonohydrogenphosphat heptahydrat (entspr. Phosphate 0,95 mg), Natriumchlorid, Natriumhydroxid zur pH-Wert-Einstellung, Salzsäure zur pH-Wert-Einstellung, Wasser, gereinigtes.
PG: 3 ML * (EKO: N) [€ 13,95 n.l.]

Bimatoprost Stada 100 Mikrogramm/ml - Augentropfen 47G02

(Z.Nr. 1-36225) RP. P. S01EE03
ZI: Stada Arzneimittel, Wien
Z: 1 ml Lösung enthält: Bimatoprost 100 µg (entspr. → ca. 2,5 µg/Tr), Benzalkonium chlorid 200 µg, Citronensäure monohydrat, Dinatriumhydrogenphosphat-7-Wasser (entspr. Phosphate 0,95 mg), Natriumchlorid, Natriumhydroxid zur pH-Wert-Einstellung, Salzsäure zur pH-Wert-Einstellung, Wasser, gereinigtes.
EW: Synthetisches Prostaglandin-Analogon.
AG: Chronisches Offenwinkelglaukom, okuläre Hypertension (Monotherapie oder Zusatz zu Beta-Blocker).
DO: 1mal tgl. (abends) 1 Tropfen in das betroffene Auge eintropfen. Für Kinder und Jugendliche nicht empfohlen.
SST: Strenge Indikationsstellung, Nutzen/Risiko-Abwägung in der Stillzeit.
NW: Lokale Reaktionen (Wachstum der Augenwimpern, Dunkelfärbung des Augenlids, verstärkte Irispigmentierung, Hyperämie der Bindehaut, Augenjucken), systemisch (Kopfschmerzen, Leber, Hypertension, Ödeme), zystoides Makulaödem, Lunge (Asthma, COPD, Dyspnoe).
WW: Andere Prostaglandinanaloga (Augeninnendruck kontrollieren).
WH: Vorsicht bei eingeschränkter Atemfunktion, Herzinsuffizienz, Bradykardie, Hypotonie, Risikofaktoren für Makulaödem, schweren Virusinfektionen des Auges in der Anamnese. Verkehrshinweis (vorübergehend verschwommenes Sehen). Kontaktlinsen vor der Anwendung heraus nehmen und 15 min nach der Anwendung wieder einsetzen. Benzalkoniumchlorid kann Keratitis auslösen.
PG: 3 ML AU (2) (EKO: G) [€ 13,75]

Bimatoprost/Timolol Stada 0,3 mg/ml + 5 mg/ml - Augentropfen, Lösung 47H04
(Z.Nr. 1-37811) RP. P. nicht im Handel. S01ED51

Bimato-Vision 100 Mikrogramm/ml - Augentropfen, Lösung 47G02

(Z.Nr. 1-36251) RP. P. S01EE03
ZI: OmniVision, Puchheim, Deutschland
Z: 1 ml Lösung enthält: Bimatoprost 100 µg (entspr. → ca. 2,5 µg/Tr), Benzalkonium chlorid 0,2 mg, Citronensäure monohydrat, Dinatriumhydrogenphosphat-7-Wasser (entspr. Phosphate 0,95 mg), Natriumchlorid, Natriumhydroxid zur pH-Wert-Einstellung, Salzsäure zur pH-Wert-Einstellung, Wasser, gereinigtes.
Kurzinformation: siehe Bimatoprost Stada 100 Mikrogramm/ml - Augentropfen, → S. 196
PG: 3 ML AU (2) (EKO: G) [€ 11,35]

Bimato-Vision 300 Mikrogramm/ml - Augentropfen, Lösung 47G02

(Z.Nr. 1-35547) RP. P. S01EE03
ZI: OmniVision, Puchheim, Deutschland
Z: 1 ml Lösung enthält: Bimatoprost 0,3 mg (entspr. → ca. 7,5 µg/Tr), Benzalkonium chlorid 0,05 mg, Citronensäure monohydrat, Natriummonohydrogenphosphat heptahydrat (entspr. Phosphate 0,95 mg), Natriumchlorid, Salzsäure zur pH-Wert-Einstellung, Natriumhydroxid zur pH-Wert-Einstellung, Wasser, gereinigtes.
EW: Synthetisches Prostaglandin-Analogon.
AG: Chronisches Offenwinkelglaukom, okuläre Hypertension (Monotherapie oder Zusatz zu Beta-Blocker).
DO: 1mal tgl. (abends) 1 Tropfen in das betroffene Auge eintropfen. Für Kinder und Jugendliche nicht empfohlen.
SST: Strenge Indikationsstellung, Nutzen/Risiko-Abwägung in der Stillzeit.
NW: Lokale Reaktionen (Wachstum der Augenwimpern, Dunkelfärbung des Augenlids, verstärkte Irispigmentierung, Hyperämie der Bindehaut, Augenjucken), systemisch (Kopfschmerzen, Leber, Hypertension, Ödeme), zystoides Makulaödem, Lunge (Verschlechterung von Asthma, COPD, Dyspnoe).
WW: Andere Prostaglandinanaloga (Augeninnendruck kontrollieren).
WH: Vorsicht bei eingeschränkter Atemfunktion, Asthma, COPD, Herzinsuffizienz, Bradykardie, Hypotonie, Risikofaktoren für Makulaödem, schweren Virusinfektionen des Auges in der Anamnese. Verkehrshinweis (vorübergehend verschwommenes Sehen). Kontaktlinsen vor der Anwendung heraus nehmen und 15 min nach der Anwendung wieder einsetzen. Benzalkoniumchlorid kann Keratitis auslösen.
PG: 3 ML AU (2) (EKO: G) [€ 11,35]

Bima-Vision sine 300 Mikrogramm/ml - Augentropfen, Lösung im Einzeldosisbehältnis 47G02

(Z.Nr. 1-38291) RP. P. S01EE03
ZI: OmniVision, Puchheim, Deutschland
Z: 1 ml Lösung enthält: Bimatoprost 300 µg (entspr. → 8,4 µg/Tr), Natriumchlorid, Dinatriumhydrogenphosphat-7-Wasser (entspr. Phosphate 0,95 mg) (entspr. → 26,6 ng/Tr), Citronensäure monohydrat, Salzsäure zur pH-Wert-Einstellung, Natriumhydroxid zur pH-Wert-Einstellung, Wasser für Injektionszwecke.
EW: Synthetisches Prostaglandin-Analogon.
AG: Chronisches Offenwinkelglaukom, okuläre Hypertension (Monotherapie oder Zusatz zu Beta-Blocker).

DO: 1mal tgl. (abends) 1 Tropfen in das betroffene Auge eintropfen. Für Kinder und Jugendliche nicht empfohlen.
SST: Strenge Indikationsstellung, Nutzen/Risiko-Abwägung in der Stillzeit.
NW: Lokale Reaktionen (Wachstum der Augenwimpern, Dunkelfärbung des Augenlids, verstärkte Irispigmentierung, Hyperämie der Bindehaut, Augenjucken), systemisch (Kopfschmerzen, Leber, Hypertension, Ödeme), zystoides Makulaödem, Lunge (Asthma, COPD, Dyspnoe).
WW: Andere Prostaglandinanaloga (Augeninnendruck kontrollieren).
WH: Vorsicht bei eingeschränkter Atemfunktion, Herzinsuffizienz, Bradykardie, Hypotonie, Risikofaktoren für Makulaödem, schweren Virusinfektionen des Auges in der Anamnese. Verkehrshinweis (vorübergehend verschwommenes Sehen). Kontaktlinsen vor der Anwendung herausnehmen und 15 min nach der Anwendung wieder einsetzen.
Bimato-Vision sine Augentropfen enthalten kein Benzalkoniumchlorid.
PG: 30 ST RE2 (3) (EKO: Y) [€ 16,95]

🐾 Bimectin 10 mg/ml - Injektionslösung für Rinder, Schafe und Schweine
803A, 804A, 804B

(Z.Nr. 8-00474) NR. P. VNW. QP54AA01
ZI: Bimeda Animal Health, Dublin, Irland
Z: 1 ml enthält: Ivermectin 10 mg, Glycerol, Glycerinformal.
EW: Endektozid.
AG: Rundwürmer, Lungenwürmer, Augenwürmer, Dasselfliegen, Räudemilben, Läuse bei Rindern, Schafen und Schweinen.
AA: S.c., nicht i.v. oder i.m.
DO: Rinder, Schafe: 200 mcg/kg KG (=1 ml/50 kg KG).
Schweine: 300 mcg/kg KG (=1 ml/33 kg KG).
SST: Anwendung möglich.
NW: Vorübergehend Allgemeinreaktionen, leichte Schmerzreaktionen.
WH: Nicht bei anderen Tierarten einsetzen (Todesfälle bei Hunden möglich).
VNW: Rinder: Essbares Gewebe: 49 Tage. Milch: Nicht bei Kühen oder Schafen anwenden, deren Milch für menschlichen Verzehr vorgesehen ist, und nicht innerhalb von 60 Tagen vor dem Kalben oder Ablammen anwenden.
Schweine: Essbares Gewebe: 28 Tage.
Schafe: Essbares Gewebe: 42 Tage.
PG: 250 ML VNW [€ 121,35]

🐾 Bimectin 18,7 mg/g - Paste zum Eingeben für Pferde
803A

(Z.Nr. 8-00581) NR. P. VNW. QP54AA01
ZI: Bimeda Animal Health, Dublin, Irland
Z: 1 g Paste enthält: Ivermectin 18,7 mg, Maisöl, Polysorbat 80, Apfel-Aroma, Siliciumdioxid, hochdisperses.
EW: Endektozid.
AG: Wurmbefall bei Pferden.
AA: Einmalig oral.
DO: 0,2 mg Ivermectin pro kg KG (=1 Applikationsspritze für 600 kg KG).
SST: Nutzen/Risiko-Abwägung.
NW: Ödeme und Juckreiz bei hochgradigem Befall mit Onchocerca microfilariae.
WW: GABA-Agonisten verstärkt.
WH: Auf Resistenzentwicklung achten. Unverträglichkeiten bei Katzen, Hunden und Schildkröten bekannt. Gefährlich für Wasserlebewesen (Fische).
VNW: Essbare Gewebe: 34 Tage.
Nicht bei Stuten anwenden, deren Milch zur Lebensmittelgewinnung dient.
PG: 6,42 G VNW [€ 16,35]

🐾 *Bimoxyl LA 150 mg/ml - Injektionssuspension für Rinder, Schafe und Schweine* 801AA
(Z.Nr. 8-37697) NR. P. VNW. nicht im Handel. QJ01CA04

Binocrit 1000 I.E./0,5 ml - Injektionslösung in einer Fertigspritze
20F06

(Z.Nr. EU/1/07/410/*) NR. P. E. B03XA01
ZI: Sandoz, Kundl
Z: 1 Fertigspritze mit 0,5 ml enthält: Epoetin alfa 1000 IE (entspr. → 8,4 µg), hergestellt durch rekombinante DNA-Technologie in CHO, Natriumdihydrogenphosphat-dihydrat, Natriummonohydrogenphosphat-dihydrat, Natriumchlorid, Glycin, Polysorbat 80, Salzsäure zur pH-Wert-Einstellung, Natriumhydroxid zur pH-Wert-Einstellung, Wasser für Injektionszwecke.
EW: Antianämikum (Erythropoetin).
AG: Anämie bei chronischer Niereninsuffizienz (mit und ohne Dialyse); Anämie durch Chemotherapie bei soliden Tumoren, malignen Lymphomen oder multiplem Myelom; zur Steigerung der autologen Blutgewinnung in einem Eigenblutspendeprogramm (Nutzen/Risiko-Abwägung!); zur Reduktion von Fremdbluttransfusionen vor einem großen elektiven orthopädischen Eingriff.
Symptomatische Anämie bei primären Niedrigrisiko Myelodysplastischen Syndromen (MDS) und Erythropoetin-Serumspiegeln < 200 mU/ml.
AA: I.v. (bevorzugt bei Niereninsuffizienz), s.c. (Chemotherapie, Orthopädie).
DO: Hämoglobin-Zielkonzentration 10 max. 12 g/dl (Erwachsene), 9,5-11 g/dl (Kinder).
Erwachsene Hämodialysepatienten:
Korrekturphase: 50 IE/kg KG 3mal wöchentlich i.v.. Dosisanpassung nach Bedarf: Steigerung oder Reduktion um 3mal wöchentlich 25 IE/kg KG.
Erhaltungsphase: Wöchentlich 75-300 IE/kg KG i.v.
Pädiatrische Hämodialysepatienten:
Korrekturphase: 50 IE/kg KG 3mal wöchentlich i.v.
Erhaltungsphase: Entsprechend einer Hämoglobin-Zielkonzentration von 9,5 bis 11 g/dl.
Peritonealdialyse (Erwachsene):
Korrekturphase: 50 IE/kg KG 2mal wöchentlich i.v.
Erhaltungsphase: 25-50 IE/kg KG 2mal wöchentlich.
Noch nicht dialysepflichtige Niereninsuffizienz (Erwachsene):
Korrekturphase: Initial 50 IE/kg KG 3mal wöchentlich; ev. Dosissteigerung um 25 IE/kg KG 3mal wöchentlich.
Erhaltungsphase: nach Bedarf. MD 150 IE/kg KG 3mal wöchentlich oder 240 IE/kg KG 1mal wöchentlich s.c. oder 480 IE/kg KG alle 2 Wochen s.c.
Anämie bei Chemotherapie: Initial 150 IE/kg KG s.c. 3mal wöchentlich oder 450 IE/kg KG s.c. 1mal wöchentlich. Dosisanpassung nach Bedarf.
Autologes Blutspendeprogramm: 600 IE/kg KG 2mal wöchentlich i.v. über 3 Wochen vor dem operativen Eingriff.
Vor orthopädischem Eingriff: 600 IE/kg KG am Tag 21/14/7 vor dem Eingriff und am Tag des Eingriffs s.c. oder 300 IE/kg KG an 10 aufeinander folgenden Tagen vor, am Tag des Eingriffs und 4 Tage unmittelbar danach.
MDS: Initial 450 IE/kg KG (max. 40.000 IE) 1mal wöchentlich s.c.. Dosisanpassung nach Bedarf. MD 1.050 IE/kg KG (max. 80.000 IE) wöchentlich.
GA: Erythroblastopenie (PRCA, Pure Red Cell Aplasia) durch ein Erythropoetin, unkontrollierte Hypertonie, chirurgische Eingriffe ohne adäquate Thromboseprophylaxe; schwere Herz/Kreislauferkrankungen vor einem elektiven Eingriff.
SST: Nutzen/Risiko-Abwägung in der Schwangerschaft, Vorsicht in der Stillzeit. Anwendung bei Schwangeren und Stillenden in einem autologen Blutspendeprogramm nicht empfohlen.
NW: Magen/Darm, Hypertonie, Haut (auch schwere Reaktionen), Fieber, grippeähnliche Symptome, Thrombozytose, thrombotische vaskuläre Ereignisse (tiefe Venenthrombosen, Shunt-Thrombosen), Schlaganfall, Herzinfarkt, Lungenembolie, Überempfindlichkeit, Erythroblastopenie (PRCA), Porphyrie, Arthralgie, Myalgie, Kopfschmerzen, Krämpfe, Kongestion der Nasenwege.
WW: Ciclosporin (Blutspiegel kontrollieren). Wirkungsminderung durch Erythropoese-hemmende Arzneimittel.
WH: Vorsicht bei schlecht eingestelltem Bluthochdruck, Porphyrie, Epilepsie, Leberschäden. Auf PRCA bzw. erhöhtes Tumorwachstumspotential achten. Erhöhtes kardiovaskuläres Risiko bei Niereninsuffizienz. Erhöhtes Thromboserisiko bei Tumorpatienten. Kontrollen: Blutdruck, Thrombozyten, Hämoglobin. Andere Ursachen einer Anämie vor Behandlungsbeginn abklären und behandeln. Ausreichende Eisenspeicher gewährleisten. Hämoglobin-Obergrenze von 12 g/dl (Kinder: 11 g/dl) nicht überschreiten. Bei paradoxer Abnahme des Hämoglobins und Entwicklung einer schweren Anämie Behandlung absetzen. Markennamen in der Patientenakte eindeutig dokumentieren.
PG: 6 ST RE1 (EKO: Y) [€ 66,15]

Binocrit 2000 I.E./1 ml - Injektionslösung in einer Fertigspritze
20F06

(Z.Nr. EU/1/07/410/*) NR. P. E. B03XA01
ZI: Sandoz, Kundl
Z: 1 Fertigspritze mit 1 ml enthält: Epoetin alfa 2000 IE (entspr. → 16,8 µg), hergestellt durch rekombinante DNA-Technologie in CHO, Natriumdihydrogenphosphat-dihydrat, Natriummonohydrogenphosphat-dihydrat, Natriumchlorid, Glycin, Polysorbat 80, Salzsäure zur pH-Wert-Einstellung, Natriumhydroxid zur pH-Wert-Einstellung, Wasser für Injektionszwecke.
Kurzinformation: siehe Binocrit 1000 I.E./0,5 ml - Injektionslösung in einer Fertigspritze, → S. 197
PG: 6 ST RE1 (EKO: Y) [€ 125,25]

B

Binocrit 3000 I.E./0,3 ml - Injektionslösung in einer Fertigspritze 20F06
(Z.Nr. EU/1/07/410/*) NR. P. E. nicht im Handel. B03XA01

Binocrit 4000 I.E./0,4 ml - Injektionslösung in einer Fertigspritze 20F06
(Z.Nr. EU/1/07/410/*) NR. P. E. B03XA01
ZI: Sandoz, Kundl
Z: 1 Fertigspritze mit 0,4 ml enthält: Epoetin alfa 4000 IE (entspr. → 33,6 µg), hergestellt durch rekombinante DNA-Technologie in CHO, Natriumdihydrogenphosphat-dihydrat, Natriummonohydrogenphosphat-dihydrat, Natriumchlorid, Glycin, Polysorbat 80, Salzsäure zur pH-Wert-Einstellung, Natriumhydroxid zur pH-Wert-Einstellung, Wasser für Injektionszwecke.
Kurzinformation: siehe Binocrit 1000 I.E./0,5 ml - Injektionslösung in einer Fertigspritze, → S. 197
PG: 6 ST RE1 (EKO: Y) [€ 223,35]

Binocrit 4000 I.E./0,4 ml - Injektionslösung in einer Fertigspritze 20F06
(Z.Nr. EU/1/07/410/*) NR. P. E. B03XA01
Parallelimport.
V: Haemato Pharm, Schönefeld, Deutschland
Z: 1 Fertigspritze mit 0,4 ml Lösung enthält: Epoetin alfa 4000 IE (entspr. → 33,6 µg), hergestellt durch rekombinante DNA-Technologie in CHO, Natriumdihydrogenphosphat-dihydrat, Natriummonohydrogenphosphat-dihydrat, Natriumchlorid, Glycin, Polysorbat 80, Salzsäure zur pH-Wert-Einstellung, Natriumhydroxid zur pH-Wert-Einstellung, Wasser für Injektionszwecke.
PG: 6 ST RE1 (EKO: Y) [€ 218,90]

Binocrit 5000 I.E./0,5 ml - Injektionslösung in einer Fertigspritze 20F06
(Z.Nr. EU/1/07/410/*) NR. P. E. B03XA01
ZI: Sandoz, Kundl
Z: 1 Fertigspritze mit 0,5 ml enthält: Epoetin alfa 5000 IE (entspr. → 42 µg), hergestellt durch rekombinante DNA-Technologie in CHO, Natriumdihydrogenphosphat-dihydrat, Natriummonohydrogenphosphat-dihydrat, Natriumchlorid, Glycin, Polysorbat 80, Salzsäure zur pH-Wert-Einstellung, Natriumhydroxid zur pH-Wert-Einstellung, Wasser für Injektionszwecke.
Kurzinformation: siehe Binocrit 1000 I.E./0,5 ml - Injektionslösung in einer Fertigspritze, → S. 197
PG: 6 ST RE1 (EKO: Y) [€ 279,20]

Binocrit 6000 I.E./0,6 ml - Injektionslösung in einer Fertigspritze 20F06
(Z.Nr. EU/1/07/410/*) NR. P. E. nicht im Handel. B03XA01

Binocrit 7000 IE/0,7 ml - Injektionslösung in einer Fertigspritze 20F06
(Z.Nr. EU/1/07/410/*) NR. P. E. nicht im Handel. B03XA01

Binocrit 8000 I.E./0,8 ml - Injektionslösung in einer Fertigspritze 20F06
(Z.Nr. EU/1/07/410/*) NR. P. E. nicht im Handel. B03XA01

Binocrit 9000 IE/0,9 ml - Injektionslösung in einer Fertigspritze 20F06
(Z.Nr. EU/1/07/410/*) NR. P. E. nicht im Handel. B03XA01

Binocrit 10.000 I.E./1 ml - Injektionslösung in einer Fertigspritze 20F06
(Z.Nr. EU/1/07/410/*) NR. P. E. B03XA01
ZI: Sandoz, Kundl
Z: 1 Fertigspritze mit 1 ml enthält: Epoetin alfa 10000 IE (entspr. → 84 µg), hergestellt durch rekombinante DNA-Technologie in CHO, Natriumdihydrogenphosphat-dihydrat, Natriummonohydrogenphosphat-dihydrat, Natriumchlorid, Glycin, Polysorbat 80, Salzsäure zur pH-Wert-Einstellung, Natriumhydroxid zur pH-Wert-Einstellung, Wasser für Injektionszwecke.
Kurzinformation: siehe Binocrit 1000 I.E./0,5 ml - Injektionslösung in einer Fertigspritze, → S. 197
PG: 6 ST IND (2) (EKO: G) [€ 472,35]

Binocrit 10.000 I.E./1 ml - Injektionslösung in einer Fertigspritze 20F06
(Z.Nr. EU/1/07/410/*) NR. P. E. B03XA01
Parallelimport.
V: Orifarm, Leverkusen, Deutschland
Z: 1 Fertigspritze mit 1 ml enthält: Epoetin alfa 10000 IE (entspr. → 84 µg), hergestellt durch rekombinante DNA-Technologie in CHO, Natriumdihydrogenphosphat-dihydrat, Natriummonohydrogenphosphat-dihydrat, Natriumchlorid, Glycin, Polysorbat 80, Salzsäure zur pH-Wert-Einstellung, Natriumhydroxid zur pH-Wert-Einstellung, Wasser für Injektionszwecke.
PG: 6 ST IND (2) (EKO: G) [€ 468,55]

Binocrit 20.000 I.E./0,5 ml - Injektionslösung in einer Fertigspritze 20F06
(Z.Nr. EU/1/07/410/*) NR. P. E. B03XA01
ZI: Sandoz, Kundl
Z: 1 Fertigspritze mit 0,5 ml Lösung enthält: Epoetin alfa 20000 IE (entspr. → 168 µg), hergestellt durch rekombinante DNA-Technologie in CHO, Natriumdihydrogenphosphat-dihydrat, Natriummonohydrogenphosphat-dihydrat, Natriumchlorid, Glycin, Polysorbat 80, Salzsäure zur pH-Wert-Einstellung, Natriumhydroxid zur pH-Wert-Einstellung, Wasser für Injektionszwecke.
Kurzinformation: siehe Binocrit 1000 I.E./0,5 ml - Injektionslösung in einer Fertigspritze, → S. 197
PG: 6 ST IND (EKO: G) [€ 890,20]

Binocrit 30.000 I.E./0,75 ml - Injektionslösung in einer Fertigspritze 20F06
(Z.Nr. EU/1/07/410/*) NR. P. E. B03XA01
ZI: Sandoz, Kundl
Z: 1 Fertigspritze mit 0,75 ml Lösung enthält: Epoetin alfa 30000 IE (entspr. → 252 µg), hergestellt durch rekombinante DNA-Technologie in CHO, Natriumdihydrogenphosphat-dihydrat, Natriummonohydrogenphosphat-dihydrat, Natriumchlorid, Glycin, Polysorbat 80, Salzsäure zur pH-Wert-Einstellung, Natriumhydroxid zur pH-Wert-Einstellung, Wasser für Injektionszwecke.
Kurzinformation: siehe Binocrit 1000 I.E./0,5 ml - Injektionslösung in einer Fertigspritze, → S. 197
PG: 4 ST IND (EKO: G) [€ 890,20]

Binocrit 30.000 I.E./0,75 ml - Injektionslösung in einer Fertigspritze 20F06
(Z.Nr. EU/1/07/410/*) NR. P. E. B03XA01
Parallelimport.
V: Abacus Medicine, Copenhagen, Dänemark
Z: 1 Fertigspritze mit 0,75 ml Lösung enthält: Epoetin alfa 30000 IE (entspr. → 252 µg), hergestellt durch rekombinante DNA-Technologie in CHO, Natriumdihydrogenphosphat-dihydrat, Natriummonohydrogenphosphat-dihydrat, Natriumchlorid, Glycin, Polysorbat 80, Salzsäure zur pH-Wert-Einstellung, Natriumhydroxid zur pH-Wert-Einstellung, Wasser für Injektionszwecke.
PG: 4 ST IND (EKO: G) [€ 873,10]

Binocrit 30.000 I.E./0,75 ml - Injektionslösung in einer Fertigspritze 20F06
(Z.Nr. EU/1/07/410/*) NR. P. E. B03XA01
Parallelimport.
V: Orifarm, Leverkusen, Deutschland
Z: 1 Fertigspritze mit 0,75 ml Lösung enthält: Epoetin alfa 30000 IE (entspr. → 252 µg), hergestellt durch rekombinante DNA-Technologie in CHO, Natriumdihydrogenphosphat-dihydrat, Natriummonohydrogenphosphat-dihydrat, Natriumchlorid, Glycin, Polysorbat 80, Salzsäure zur pH-Wert-Einstellung, Natriumhydroxid zur pH-Wert-Einstellung, Wasser für Injektionszwecke.
PG: 4 ST IND (EKO: G) [€ 872,00]

Binocrit 40.000 I.E./1 ml - Injektionslösung in einer Fertigspritze 20F06
(Z.Nr. EU/1/07/410/*) NR. P. E. B03XA01
ZI: Sandoz, Kundl
Z: 1 Fertigspritze mit 1 ml Lösung enthält: Epoetin alfa 40000 IE (entspr. → 336 µg), hergestellt durch rekombinante DNA-Technologie in CHO, Natriumdihydrogenphosphat-dihydrat, Natriummonohydrogenphosphat-dihydrat, Natriumchlorid, Glycin, Polysorbat 80, Salzsäure zur pH-Wert-Einstellung, Natriumhydroxid zur pH-Wert-Einstellung, Wasser für Injektionszwecke.

Kurzinformation: siehe Binocrit 1000 I.E./0,5 ml - Injektionslösung in einer Fertigspritze, → S. 197
PG: 4 ST IND (EKO: G) [€ 1.146,65]

Binocrit 40.000 I.E./1 ml - Injektionslösung in einer Fertigspritze 20F06

(Z.Nr. EU/1/07/410/*) NR. P. E. B03XA01
Parallelimport.
V: Orifarm, Leverkusen, Deutschland
Z: 1 Fertigspritze mit 1 ml Lösung enthält: Epoetin alfa 40000 IE (entspr. → 336 µg), hergestellt durch rekombinante DNA-Technologie in CHO, Natriumdihydrogenphosphat-dihydrat, Natriummonohydrogenphosphat-dihydrat, Natriumchlorid, Glycin, Polysorbat 80, Salzsäure zur pH-Wert-Einstellung, Natriumhydroxid zur pH-Wert-Einstellung, Wasser für Injektionszwecke.
PG: 4 ST IND (EKO: G) [€ 1.136,70]

🐾 Bioamoxi 500 mg/g - Pulver zur Herstellung einer Lösung zum Eingeben für Hühner 801AA

(Z.Nr. 8-00568) NR. P. VNW. QJ01CA04
ZI: V.M.D. Pharm L. Aerden, Arendonk, Belgien
Z: 1 g Pulver enthält: Amoxicillin 500 mg (entspr. Amoxicillin trihydrat), Natrium carbonat-Monohydrat, Borax, Glycin, Siliciumdioxid, hochdispers, wasserfrei, Natrium laurylsulfat, Natrium edetat, Lactose monohydrat.
EW: Halbsynthetisches Penicillin, antibiotisch.
AG: Metaphylaxe einer Colibazillose im Bestand bei Hühnern (Broilern).
AA: Zum Eingeben über das Trinkwasser.
DO: Tgl. 40 mg Pulver/kg KG über 5 Tage. Lösung alle 12 Std. frisch zubereiten.
GA: Hasenartige Tiere, Wiederkäuer, Pferde.
SST: Nicht bei Legehennen anwenden, deren Eier für menschlichen Verzehr vorgesehen sind. Nicht bei Junghennen nach der 16. Wochen anwenden.
NW: Allergien.
WW: Neomycin (hemmt Resorption von Penicillin), bakteriostatische Antibio- tika.
WH: Auf Resistenzen achten (Antibiogramm).
VNW: Essbares Gewebe: 6 Tage.
Nicht innerhalb von 4 Wochen vor Legebeginn anwenden. Nicht für Legetiere, deren Eier zum menschlichen Verzehr bestimmt sind.
PG: 1 KG VNW [€ 124,90]

Biocarbon - Tabletten 42G01

(Z.Nr. 1-31207) RPF. P. A07BA01
ZI: Trenka, Wien
Z: 1 Tablette enthält: Carbo activatus 250 mg (entspr. Aktiv Kohle), Maltodextrin, Hydroxypropylcellulose, Povidon K25, Eisenoxid schwarz, Magnesium stearat.
EW: edizinische Kohle.
AG: Akuter unspezifischer Durchfall.
AA: Tabletten mit Flüssigkeit zerkaut oder unzerkaut einnehmen. Für Kleinkinder in zähflüssiger oder breiiger Nahrung möglichst ohne Milch und Zucker verabreichen.
DO: Personen ab 2 Jahren: 3mal tgl. 3-4 Tabletten.
GA: Gastrointestinale Obstruktion, Ileusverdacht.
SST: Anwendung möglich.
NW: Magen/Darm.
WW: Andere Medikamente mindestens 1 Stunde voher einnehmen. Chlorpropamid, Herzglykoside (2 Std. Abstand). Nicht mit tanninhältigen Arzneimitteln einnehmen. Methionin bzw. Emetika werden wirkungslos. Zuverlässigkeit oraler Kontrazeptiva reduziert.
WH: Schwarzfärbung des Stuhles ist unbedenklich. Bei fieberhaftem Durchfall oder Schmerzen im Bauchbereich Arzt aufsuchen.
PG: 50 ST * (EKO: N) [€ 9,90]

Biocef 100 mg - Filmtabletten 34B01
(Z.Nr. 1-26597) NR. P. nicht im Handel. J01DD13

Biocef 200 mg - Filmtabletten 34B01

(Z.Nr. 1-26598) NR. P. J01DD13
ZI: Sandoz, Kundl
Z: 1 Filmtablette enthält: Cefpodoxim 200 mg (entspr. Cefpodoxim proxetil), Tablettenkern: Carmellose calcium, Lactose 45,2 mg (entspr. Lactose monohydrat), Crospovidon, Hydroxypropylcellulose, Magnesium stearat, Natriumdodecylsulfat; Überzug: Hypromellose, Talkum, Titandioxid.
EW: Cephalosporin der 3. Generation, bakterizid.
AG: Infektionen mit empfindlichen Erregern: Sinusitis, Tonsillitis, Pharyngitis, Bronchitis, bakterielle Pneumonie (nicht bei atypischer Pneumonie).
AA: Zu einer Mahlzeit einnehmen.
DO: Sinusitis: 2mal tgl. 200 mg.
Tonsillitis, Pharyngitis: 2mal tgl. 100 mg.
Bronchitis, Pneumonie: 2mal tgl. 100 bis 200 mg.
Nicht für Kinder. Dosisanpassung bei Nierenschäden.
GA: Cephalosporin- oder Penicillin-Überempfindlichkeit.
SST: Vorsicht, nicht stillen.
NW: Magen/Darm, Appetitlosigkeit, Überempfindlichkeit, Niere, Leber, Blut, ZNS, Tinnitus, Schwäche.
WW: Antacida, H_2-Blocker (2-3 Std. Abstand).
WH: Vorsicht bei Nierenschäden. An pseudomembranöse Colitis denken. Kontrollen: Blutbild, Niere.
PG: 6 ST (2) (EKO: G) [€ 15,95], 14 ST (EKO: G) [€ 29,60]

Biocef 100 mg/5 ml - Granulat für orale Suspension 34B01
(Z.Nr. 1-20160) NR. P. L. nicht im Handel. J01DD13

Biocef 40 mg/5 ml - Pulver zur Herstellung einer Suspension zum Einnehmen 34B01

(Z.Nr. 1-26599) NR. P. L. J01DD13
ZI: Sandoz, Kundl
Z: 5 ml der rekonstituierten Suspension enthalten: Cefpodoxim 40 mg (entspr. Cefpodoxim proxetil), Sucrose 1,8 g, Guar galactomannan, Aspartam 25 mg, Orangen-Aroma, Natriumbenzoat, Natriumchlorid, Citronensäure, wasserfreie, Zitronen-Aroma, Sorbitan trioleat, Talkum, Eisenoxid gelb, Siliciumdioxid.
EW: Cephalosporin, bakterizid.
AG: Infektionen der oberen und unteren Atemwege.
AA: Oral.
DO: Kinder (15 Tage bis 11 Jahre): TD 8 mg/kg KG in 2 ED. 1 ml der Suspension entspricht 8 mg Cefpodoxim.
GA: Kreuzallergie mit Penicillin.
SST: Vorsicht, nicht stillen.
NW: Magen/Darm, Allergien, Haut (sehr selten schwer) Niere, Leberenzymanstiege, Blutbild.
WW: Nicht empfohlen: Clofibrat, Acetylcholin, Enalapril. Vorsicht: Antazida, H2-Blocker (2-3 Std. Abstand), Antikoagulantien (Gerinnungskontrollen), falsch positive Labortests.
WH: Vorsicht bei Allergien, Nierenschäden. Verkehrshinweis. Kontrollen: Leber, Niere, Blutbild. Bei schweren Durchfällen an pseudomembranöse Colitis denken, Therapie z.B. Vancomycin oral 4mal tgl. 250 mg.
PG: 100 ML F2J (L) (EKO: G) [€ 13,00], 200 ML F6J (L) (EKO: G) [€ 21,25]

Biochemie nach Dr. Schüssler Zell Allergie Komplex - Tabletten 05X

(Z.Nr. 3-37992) RPF. P. V03AX
ZI: Adler Pharma, Zell am See
Z: 1 Tablette enthält: Calcium phosphoricum (Homöopathie) D6 20 mg, Ferrum phosphoricum (Homöopathie) D12 35 mg, Kalium chloratum (Homöopathie) D6 35 mg, Natrium chloratum (Homöopathie) D6 70 mg, Natrium sulfuricum (Homöopathie) D6 40 mg, Zincum chloratum (Homöopathie) D12 20 mg, Arsenum iodatum (Homöopathie) D12 30 mg, Lactose monohydrat 250 mg, Calcium behenat, Kartoffelstärke.
EW: Homöopathikum.
AG: Linderung von Heuschnupfen, akuten und chronischen Allergiebeschwerden.
AA: Tabletten im Mund zergehen lassen, bei Kindern ev. mit ein paar Tropfen Wasser zu einem Brei verrühren.
DO: Akut alle 10 min 1 Tablette, max. 60 (Kinder ab 3 Jahren: max. 30) Tabletten pro Tag über 1 Woche.
Chronisch alle 20 min 1 Tablette, max. 30 (Kinder ab 3 Jahren: max. 15) Tabletten pro Tag über bis zu 4 Wochen.
SST: Vorsicht.
PG: 100 G * (EKO: N) [€ 13,50]

Biochemie nach Dr. Schüssler Zell Calmin - Tabletten 32X, 49X

(Z.Nr. 3-00545) RPF. P. V03AX
ZI: Adler Pharma, Zell am See
Z: 1 Tablette enthält: Calcium phosphoricum (Homöopathie) D6 55 mg, Magnesium phosphoricum (Homöopathie) D6 55 mg, Calcium sulfuricum (Homöopathie) D6 50 mg, Cuprum arsenicosum (Homöopathie) D12 30 mg, Zincum chloratum (Homöopathie) D12 30 mg, Aurum chloratum natronatum (Homöopathie) D12 30 mg (entspr. Natrium tetrachloroauratum (Homöopathie)), Lactose monohydrat 250 mg, Calcium behenat, Kartoffelstärke.
EW: Homöopathikum.
AG: Leichte Schlafstörungen, Unruhe.
AA: Tabletten im Mund zergehen lassen oder bei Kindern mit ein paar Tropfen Wasser zu einem Brei verrühren.
DO: Schlafstörungen: Ab 3 Stunden vor dem Schlafengehen alle

5 min 1 Tablette.
Kinder ab 7 Jahren: Ab 2 Stunden vor dem Schlafengehen alle 10 min 1 Tablette.
Kinder (3-7 Jahre): Ab 1 Stunde vor dem Schlafengehen alle 10 min 1 Tablette.
Unruhe: Halbstündlich (Kinder von 3-7 Jahren stündlich) 1 Tablette.
SST: Vorsicht.
PG: 100 G * (EKO: N) [€ 13,50]

Biochemie nach Dr. Schüssler Zell Euclim - Tabletten 29X02
(Z.Nr. 3-35820) RPF. P. V03AX
ZI: Adler Pharma, Zell am See
Z: 1 Tablette enthält: Calcium phosphoricum (Homöopathie) D6 63 mg, Magnesium phosphoricum (Homöopathie) D6 50 mg, Kalium arsenicosum (Homöopathie) D12 37 mg, Kalium bromatum (Homöopathie) D12 25 mg, Cuprum arsenicosum (Homöopathie) D12 25 mg, Natrium tetrachloroauratum (Homöopathie) D12 50 mg, Lactose monohydrat 250 mg, Calcium behenat, Kartoffelstärke.
EW: Homöopathikum.
AG: Zyklusunregelmäßigkeiten, Wechselbeschwerden.
AA: Tabletten hintereinander im Mund zergehen lassen.
DO: Zyklusunregelmäßigkeiten: Weibliche Jugendliche ab 12 Jahren und weibliche Erwachsene ab 18 Jahren: Zweistündlich 4 Tabletten
Periodenkrämpfe: Zu Beginn der Menstruation alle 5 Minuten 1 Tablette.
╗Nervosität, Schlafstörungen oder Stimmungsschwankungen, vorbeugend bei Neigung zu Periodenkrämpfen
: Weibliche Jugendliche ab 12 Jahren und weibliche Erwachsene ab 18 Jahren: Stündlich 2 Tabletten
Akute Hitzewallungen: Weibliche Erwachsene ab 18 Jahren: Alle 20 Minuten 1 Tablette
SST: Nicht anwenden. Bei Eintritt einer Schwangerschaft Einnahme beenden.
PG: 100 G * (EKO: N) [€ 13,50]

Biochemie nach Dr. Schüssler Zell Immuferin - Tabletten 50X03
(Z.Nr. 3-00544) RPF. P. V03AX
ZI: Adler Pharma, Zell am See
Z: 1 Tablette enthält: Ferrum phosphoricum (Homöopathie) D12 70 mg, Kalium chloratum (Homöopathie) D6 40 mg, Natrium chloratum (Homöopathie) D6 40 mg, Natrium phosphoricum (Homöopathie) D6 50 mg, Zincum chloratum (Homöopathie) D12 25 mg, Selenium (Homöopathie) D12 25 mg, Lactose monohydrat 250 mg, Calcium behenat, Kartoffelstärke.
EW: Homöopathikum.
AG: Unterstützung der natürlichen Abwehrkräfte, z.B. bei grippalen Infekten.
AA: Tabletten im Mund zergehen lassen oder bei Kindern mit ein paar Tropfen Wasser zu einem Brei verrühren.
DO: Akutphase: Anfangs alle 5 min, dann alle 15 min 1 Tablette.
Kinder ab 3 Jahren: Anfangs alle 10 min, dann alle 20 min 1 Tablette.
Vorbeugung: Alle 20 min 1 Tablette.
Kinder ab 3 Jahren: Alle 30 min 1 Tablette.
SST: Vorsicht.
PG: 100 G * (EKO: N) [€ 13,50]

Biochemie nach Dr. Schüssler Zell Juvebene - Tabletten 70X
(Z.Nr. 3-35818) RPF. P. V03AX
ZI: Adler Pharma, Zell am See
Z: 1 Tablette enthält: Calcium phosphoricum (Homöopathie) D6 50 mg, Kalium chloratum (Homöopathie) D6 50 mg, Kalium phosphoricum (Homöopathie) D6 50 mg, Kalium arsenicosum (Homöopathie) D12 26 mg, Zincum chloratum (Homöopathie) D12 37 mg, Calcium carbonicum (Homöopathie) D12 37 mg, Lactose monohydrat 250 mg, Calcium behenat, Kartoffelstärke.
EW: Homöopathikum.
AG: Wachstumsstörungen, verzögertes Wachstum.
AA: Tabletten im Mund zergehen lassen oder bei Kleinkindern mit ein paar Tropfen Wasser zu einem Brei verrühren.
DO: Bei verzögertem Wachstum im Kindes- und Jugendalter: Kinder von 1 bis 3 Jahren (nur auf ärztliche Empfehlung): 5 mal täglich 1 Tablette Kinder von 3 bis 6 Jahren: Stündlich 1 Tablette Kinder von 6 bis 12 Jahren: Alle 20 Minuten 2 Tabletten.
Jugendliche: Stündlich 3 Tabletten.
Wachstumsstörungen mit Glieder- und Knochenschmerzen: Kinder von 6 bis 12 Jahren: Alle 10 Minuten 1 Tablette Jugendliche von 12 bis 18 Jahren: Alle 10 Minuten 2 Tabletten Bei Besserung der Beschwerden ist die Häufigkeit der Anwendung zu reduzieren.
SST: Nicht zur Anwendung vorgesehen.
PG: 100 G * (EKO: N) [€ 13,50]

Biochemie nach Dr. Schüssler Zell Nubliron - Tabletten 49X
(Z.Nr. 3-35819) RPF. P. V03AX
ZI: Adler Pharma, Zell am See
Z: 1 Tablette enthält: Ferrum phosphoricum (Homöopathie) D12 50 mg, Natrium chloratum (Homöopathie) D6 50 mg, Manganum sulfuricum (Homöopathie) D12 50 mg, Kalium phosphoricum (Homöopathie) D6 38 mg, Calcium sulfuricum (Homöopathie) D6 38 mg, Aluminium-kalium-sulfuricum (Homöopathie) D12 24 mg, Lactose monohydrat 250 mg, Calcium behenat, Kartoffelstärke.
EW: Homöopathikum.
AG: Konzentrationsschwäche, zunehmende Vergesslichkeit.
AA: Tabletten im Mund zergehen lassen.
DO: Kinder ab 6 Jahren: Alle 30 min 1 Tablette.
Personen ab 12 Jahren: Alle 15 min 1 Tablette.
SST: Vorsicht.
PG: 100 G * (EKO: N) [€ 13,50]

Biochemie nach Dr. Schüssler Zell Vita - Tabletten 70X
(Z.Nr. 3-00546) RPF. P. V03AX
ZI: Adler Pharma, Zell am See
Z: 1 Tablette enthält: Kalium phosphoricum (Homöopathie) D6 70 mg, Ferrum phosphoricum (Homöopathie) D12 40 mg, Kalium chloratum (Homöopathie) D6 40 mg, Magnesium phosphoricum (Homöopathie) D6 40 mg, Natrium chloratum (Homöopathie) D6 40 mg, Manganum sulfuricum (Homöopathie) D12 20 mg, Lactose monohydrat 250 mg, Calcium behenat, Kartoffelstärke.
EW: Homöopathikum.
AG: Leichte Formen von Kraftlosigkeit und Erschöpfung (auch zur Vorbeugung).
AA: Tabletten im Mund zergehen lassen oder bei Kindern mit ein paar Tropfen Wasser zu einem Brei verrühren.
DO: Akutphase: Anfangs alle 5 min, dann alle 15 min 1 Tablette.
Kinder ab 6 Jahren: Anfangs alle 10 min, dann alle 20 min 1 Tablette.
Vorbeugung: Alle 20 min 1 Tablette.
Kinder ab 6 Jahren: Alle 30 min 1 Tablette.
SST: Vorsicht.
PG: 100 G * (EKO: N) [€ 13,50]

Biodroxil 1000 mg - Filmtabletten 34B01
(Z.Nr. 1-20808) NR. P. nicht im Handel. J01DB05

Biodroxil 500 mg - Kapseln 34B01
(Z.Nr. 1-20810) NR. P. nicht im Handel. J01DB05

Biodroxil 125 mg/5 ml - Pulver zur Herstellung einer Suspension zum Einnehmen 34B01
(Z.Nr. 1-20818) NR. P. L. nicht im Handel. J01DB05

Biodroxil 250 mg/5 ml - Pulver zur Herstellung einer Suspension zum Einnehmen 34B01
(Z.Nr. 1-20819) NR. P. L. nicht im Handel. J01DB05

Biodroxil 500 mg/5 ml - Pulver zur Herstellung einer Suspension zum Einnehmen 34B01
(Z.Nr. 1-20821) NR. P. L. nicht im Handel. J01DB05

🐾 **Bioestrovet 0,250 mg/ml - Injektionslösung für Rinder** 822AI
(Z.Nr. 8-37449) RP. P. VNW. QG02AD90
ZI: Vetoquinol Österreich, Wien
Z: 1 ml Injektionslösung enthält: Cloprostenol 0,25 mg (entspr. Cloprostenol natrium 0,263 mg), Chlorocresol 1 mg, Citronensäure, Natrium citrat, Natriumchlorid, Wasser für Injektionszwecke.
EW: Prostaglandin, luteolytisch.
AG: Induktion der Luteolyse zur Brunst- und Ovulationsinduktion bei zyklischen Tieren während des Diöstrus, Brunstsynchronisation (innerhalb von 2-5 Tagen) bei simultan behandelten Tieren im Zyklus, Behandlung von Brunstlosigkeit und Uteruserkrankungen bei persistierendem Corpus luteum (Endometritis, Pyometra), Behandlung von Corpus-luteum-Zysten, Aborteinleitung bis Tag 150 der Trächtigkeit, Austreibung mumifizierter Früchte, Geburtseinleitung.
AA: Nur i.m.
DO: 0,5 mg pro Tier (= 2ml).
-Zur Brunstsynchronisation zweimalig im Abstand von 11 Tagen anwenden.
-Abbruch einer normalen Trächtigkeit zwischen Tag 5 und 150 nach der Besamung.
-Geburtseinleitung: Innerhalb von 10 Tagen vor dem erwarteten

Geburtstemin.
GA: Erkrankungen von Herz/Kreislauf, Atemwegen bzw. Magen/Darm-Trakt, Geburtseinleitung bei Rindern mit Verdacht auf Dystokie durch Lagenanomalien des Fetus.
SST: Nicht anwenden bei tragenden Tieren, außer die Einleitung eines Abortus oder einer Geburt ist beabsichtigt. Anwendung während der Laktation möglich.
NW: Nachgeburtsverhaltung. Sehr selten anaphylaktische Reaktionen.
WW: Andere oxytokische Arzneimittel verstärkten Cloprostenol-Wirkung auf dem Uterus. Nicht bei mit nichtsteroidalen Entzündungshemmern behandelten Tieren anwenden.
WH: Injektionsstelle vor der Verabreichung gründlich reinigen und desinfizieren.
VNW: Essbare Gewebe 1 Tag, Milch 0 Tage.
PG: 20 ML VNW [€ 61,35], 50 ML VNW [€ 126,95]

Bioflorin - Kapseln 42Y01
(Z.Nr. 2-00143) RPF. P. A07FA
ZI: Sanova Pharma, Wien
Z: 1 Kapsel enthält: Enterococcus faecium; Stamm Cernelle 68 (SF68) 75 Mio. Keime, Lactose monohydrat 254,7 mg, Magnesium stearat, Siliciumdioxid, hochdisperses, Kapselhülle: Gelatine, Drucktinte: (entspr. Eisenoxid schwarz).
AG: Adjuvans bei Enteritis, Dyspepsien.
AA: Mit etwas Flüssigkeit einnehmen.
DO: Erwachsene 3mal tgl. 1 Kapsel, Kinder von 2-12 Jahren 2mal tgl. 1 Kapsel zu den Mahlzeiten mit etwas Flüssigkeit (keine heißen Getränke).
GA: Immunsuppression.
SST: Strenge Indikationsstellung.
WW: Antibiotika vermindern Wirkung. Nicht mit oralen Impfstoffen anwenden.
WH: Vorsicht bei Autoimmunerkrankungen, M.Crohn, Darmtumoren oder -ulcera.
Keine Erfahrungen an Kindern unter 2 Jahren.
Nicht zur Behandlung ernster Durchfallerkrankungen.
PG: 20 ST (2) (EKO: G) [€ 6,85], 50 ST * (EKO: N) [€ 14,95]

Biogelat Biotin 5 mg - Tabletten 22N01
(Z.Nr. 1-27445) RPF. P. A11HA05
ZI: Kwizda Pharma, Wien
Z: 1 Tablette enthält: Biotin 5 mg, Cellulose, mikrokristalline, Polyvinylpyrrolidon, Crospovidon, Magnesium stearat, Lactose monohydrat 80,29 mg.
EW: Vitamin.
AG: Biotin-Mangelzustände.
AA: Unzerkaut mit ausreichend Flüssigkeit einnehmen.
DO: Tgl. ½-1 Tablette, zur Therapie des multiplen Carboxylasemangels tgl.
1-2 Tabletten. Zur Prophylaxe sind weniger als 0,2 g pro Tag ausreichend.
Keine Daten an Kindern und Jugendlichen.
SST: Anwendung möglich.
NW: Sehr selten Magen/Darm, Haut.
WW: Antiepileptika, rohes Eiklar. Beeinflussung von Laboruntersuchungen.
PG: 40 ST * (EKO: N) [€ 17,40], 100 ST * (EKO: N) [€ 37,90]

Biogelat Knoblauch-Mistel-Weißdorn Kapseln 30Z02
(Z.Nr. HERB-00135) RPF. P. C01EX
ZI: Kwizda Pharma, Wien
Z: 1 Kapsel enthält: Knoblauch-Flüssigextrakt (2-3:1); Rapsöl (Auszugsmittel) 115 mg (entspr. Allii sativi bulbus), Mistelkraut-Trockenextrakt (4-6:1); Wasser (Auszugsmittel) 27 mg (entspr. Visci herba), Weissdornblätter mit Blüten-Trockenextrakt (3,5-5:1); Ethanol 90% (V/V) (Auszugsmittel) 67,5 mg (entspr. Folium Crataegi cum flore), Lactose monohydrat 8,1 mg, Siliciumdioxid, hochdispers, wasserfrei, Siliciumdioxid, gefällt, Rapsöl, Sojaöl, raffiniert 20 mg, Lecithin, Erdnussöl, hydriert 13 mg, Wachs, gelbes, Gelatine, Glycerin, Sorbitol 16,8 mg, Titandioxid, Eisenoxid gelb, Eisenoxid schwarz, Chinolingelb, Patentblau V, Wasser, gereinigtes.
AG: Traditionell pflanzlich bei leichten Herz- und Kreislaufbeschwerden.
AA: Unzerkaut mit Flüssigkeit zu einer Mahlzeit einnehmen.
DO: 1mal tgl. 1 Kapsel. Für Kinder und Jugendliche nicht empfohlen.
SST: Nicht empfohlen.
NW: Übelkeit, Allergien. Bei Überdosierung Herzrhythmusstörungen und Blutdruckabfall.
WW: Gerinnungshemmer verstärkt.
PG: 30 ST * (EKO: N) [€ 9,90], 90 ST * (EKO: N) [€ 20,90]

Bio-H-Tin Vitamin H 2,5 mg - Tabletten 22N01
(Z.Nr. 1-21703) RPF. P. A11HA05
ZI: BIO-H-TIN Pharma, Hallstadt, Deutschland
Z: 1 Tablette enthält: Vitamin H 2,5 mg (entspr. Biotin), Cellulose, mikrokristalline, Maisstärke, vorverkleistert, Carboxymethylstärke, Natrium Typ A, Magnesium stearat (pflanzlich).
EW: Vitamin H.
AG: Biotinmangel, auch beim Biotin-abhängigen multiplen Carboxylasemangel.
AA: Mit Flüssigkeit einnehmen.
DO: 1mal tgl. 2,5 mg. Zur Prophylaxe sind weniger als 0,2 mg Biotin pro Tag ausreichend.
Carboxylasemangel: TD 5-10 mg.
Bei Kindern und Jugendlichen nur nach ärztlicher Verordnung anwenden.
SST: Anwendung möglich.
NW: Sehr selten Allergien, Haut.
WW: Rohes Eiklar (Resorption von Biotin eingeschränkt). Beeinflussung von Laboruntersuchungen durch Biotin möglich. Antikonvulsiva senken Plasmaspiegel von Biotin.
PG: 28 ST * (EKO: N) [€ 14,90], 84 ST * (EKO: N) [€ 33,90], 168 ST * (EKO: N) [€ 55,90]

Bio-H-Tin Vitamin H 5 mg - Tabletten 22N01
(Z.Nr. 1-23369) RPF. P. A11HA05
ZI: BIO-H-TIN Pharma, Hallstadt, Deutschland
Z: 1 Tablette enthält: Vitamin H 5 mg (entspr. Biotin), Cellulose, mikrokristalline, Maisstärke, vorverkleistert, Carboxymethylstärke, Natrium Typ A, Magnesium stearat (pflanzlich).
Kurzinformation: siehe Bio-H-Tin Vitamin H 2,5 mg - Tabletten, → S. 201
PG: 30 ST * (EKO: N) [€ 24,90], 60 ST * (EKO: N) [€ 40,90], 120 ST * (EKO: N) [€ 69,90]

🐾 **Bioplex Colistin 25 mg/g - Pulver zum Eingeben für Rinder, Schweine und Hühner** 812AZ, 825Z
(Z.Nr. 8-01164) NR. P. VNW. QA07AA10
ZI: V.M.D. Pharm L. Aerden, Arendonk, Belgien
Z: 1 g enthält: Colistin sulfat 25 mg, Siliciumdioxid, hochdisperses, Lactose.
EW: Polypeptid-Antibiotikum.
AG: Behandlung und Metaphylaxe von Infektionen des Darmtraktes bei Rind (Kalb), Schwein und Huhn durch nicht-invasive E. coli.
AA: Schwein: Zum Eingeben über das Futter.
Rind (Kalb): Zum Eingeben über Futter oder Milch/Milchaustauscher.
Huhn: Zum Eingeben über das Trinkwasser.
DO: Kalb, Schwein: 5 mg Colistinsulfat/kg KG/Tag.
Huhn: 6 mg Colistinsulfat/kg KG/Tag. Behandlung über 5-7 Tage.
GA: Früh- und Neugeborene, schwere Nierenschäden, ruminierende Kälber, Pferde.
SST: Nutzen/Risiko-Abwägung.
NW: Neuro- und Nephrotoxizität nur bei neugeborenen oder stark vorgeschädigten Tieren.
WW: Nicht mit bakteriostatischen Substanzen kombinieren. Aminoglykoside, Levaminsol vermeiden. Vorsicht: Anästhetika, Muskelrelaxantien.
Zweiwertige Kationen heben Colistinwirkung auf. Ungesättigte Fettsäuren, Polyphosphate vermindern Colistinwirkung.
WH: Behandlungsdauer auf die zur Behandlung notwendige Mindestdauer beschränken.
VNW: Essbares Gewebe: Kalb, Schwein, Huhn 2 Tage, Eier 1 Tag. Nicht für Tiere, deren Milch zum menschlichen Verzehr vorgesehen ist.
PG: 1 KG VNW [€ 37,15], 10 KG VNW [€ 229,80], **10X1** 10 KG VNW [€ 249,45]

Biopoin 1.000 I.E./0,5 ml - Injektionslösung in Fertigspritze 20F06
(Z.Nr. EU/1/09/565/*) NR. P. E. nicht im Handel. B03XA01

Biopoin 2.000 I.E./0,5 ml - Injektionslösung in Fertigspritze 20F06
(Z.Nr. EU/1/09/565/*) NR. P. E. nicht im Handel. B03XA01

Biopoin 3.000 I.E./0,5 ml - Injektionslösung in Fertigspritze 20F06
(Z.Nr. EU/1/09/565/*) NR. P. E. nicht im Handel. B03XA01

Biopoin 4.000 I.E./0,5 ml - Injektionslösung in Fertigspritze 20F06
(Z.Nr. EU/1/09/565/*) NR. P. E. nicht im Handel. B03XA01

Biopoin 5.000 I.E./0,5 ml - Injektionslösung in Fertigspritze 20F06
(Z.Nr. EU/1/09/565/*) NR. P. E. nicht im Handel. B03XA01

Biopoin 10.000 I.E./1 ml - Injektionslösung in Fertigspritze 20F06
(Z.Nr. EU/1/09/565/*) NR. P. E. nicht im Handel. B03XA01

Biopoin 20.000 I.E./1 ml - Injektionslösung in Fertigspritze 20F06
(Z.Nr. EU/1/09/565/*) NR. P. E. nicht im Handel. B03XA01

Biopoin 30.000 I.E./1 ml - Injektionslösung in Fertigspritze 20F06
(Z.Nr. EU/1/09/565/*) NR. P. E. nicht im Handel. B03XA01

Biorphen 0,1 mg/ml - Injektions-/Infusionslösung 39A02
(Z.Nr. 1-37539) RP. P. C01CA06
ZI: Sintetica, Münster, Deutschland
Z: 1 ml Injektions-/Infusionslösung enthält: Phenylephrin hydrochlorid 0,1 mg (entspr. Phenylephrin 0,08 mg), Natriumchlorid (entspr. Natrium), Salzsäure zur pH-Wert-Einstellung, Wasser für Injektionszwecke; Osmolarität: 270-300 mosmol/l.
EW: Alpha-Sympathomimetikum.
AG: Hypotonie während einer Spinal-, Epidural- oder Allgemeinanästhesie.
AA: Langsame i.v. Injektion oder Infusion.
DO: Bolusinjektion: ED 50 µg, bei Bedarf wiederholen. MED 100 µg.
Dauerinfusion: Initial 25 - 50 µg/min, dann 25 - 100 µg/min.
Dosisreduktion bei Nierenschäden. Bei Zirrhose ev. höhere Dosen erforderlich.
Keine Daten an Kindern und Jugendlichen.
GA: Schwere Hypertonie, periphere Gefäßerkrankung, schwere Hyperthyreose.
SST: Zwingende Indikationsstellung.
NW: Hypertonie, Bradykardie, Magen/Darm, Überempfindlichkeit, Psyche, ZNS, Auge (Mydriasis), Arrhythmien, Myokardischämie, Hirnblutung, Dyspnoe, Haut, Harnretention, lokale Reaktionen.
WW: Gegenanzeige: Nichtselektive MAO-Hemmer (2 Wochen Abstand), indirekte Sympathomimetika, nasale oder orale Alpha-Sympathomimetika.
Nicht empfohlen: Mutterkornalkaloide, Linezolid, Antidepressiva, MAO-Hemmer Typ A, Guanethidin, Herzglykoside, Chinidin, halogenierte Anästhetika.
Vorsicht: Oxycotin.
WH: Vorsicht bei Diabetes, Hypertonie, Aneurysma, Atherosklerose, koronarer Herzkrankheit, Arrhythmien, kardiogenem Schock, Winkelblockglaukom. Blutdruck kontrollieren. Bei Überdosierung Antidot Phentolamin (5-60 mg i.v., ggf. wiederholen).
PG: 10 ST * (EKO: N) [€ 110,95]

Biorphen 10 mg/ml - Injektionslösung 39A02
(Z.Nr. 1-37540) RP. P. C01CA06
ZI: Sintetica, Münster, Deutschland
Z: 1 ml Injektionslösung (= 1 Ampulle) enthält: Phenylephrin hydrochlorid 10 mg (entspr. Phenylephrin 8,2 mg), Natriumchlorid (entspr. Natrium 0,103 mmol) (entspr. → 2,36 mg), Salzsäure zur pH-Wert-Einstellung, Wasser für Injektionszwecke; Osmolarität: 270-300 mosmol/l.
EW: Alpha-Sympathomimetikum.
AG: Hypotonie während einer Spinal-, Epidural- oder Allgemeinanästhesie.
AA: S.c. oder i.m., ev. als i.v. Infusion (10 mg Phenylephrin in 500 ml 5%ige Glukose- oder 0,9%ige Kochsalzlösung).
DO: S.c. oder i.m.: 2-5 mg , ev. wiederholen (1-10 mg).
I.v. Infusion (nach Verdünnung): Initial 25-50 µg/min, dann 25-100 µg/min.
Dosisreduktion bei Nierenschäden. Bei Zirrhose ev. höhere Dosen erforderlich.
Keine Daten an Kindern und Jugendlichen.
GA: Schwere Hypertonie, periphere Gefäßerkrankung, schwere Hyperthyreose.
SST: Zwingende Indikationsstellung.
NW: Hypertonie, Bradykardie, Magen/Darm, Überempfindlichkeit, Psyche, ZNS, Auge (Mydriasis), Arrhythmien, Myokardischämie, Hirnblutung, Dyspnoe, Haut, Harnretention, lokale Reaktionen.
WW: Gegenanzeige: Nichtselektive MAO-Hemmer (2 Wochen Abstand), indirekte Sympathomimetika, nasale oder orale Alpha-Sympathomimetika.
Nicht empfohlen: Mutterkornalkaloide, Linezolid, Antidepressiva, MAO-Hemmer Typ A, Guanethidin, Herzglykoside, Chinidin, halogenierte Anästhetika.
Vorsicht: Oxycotin.
WH: Vorsicht bei Diabetes, Hypertonie, Aneurysma, Atherosklerose, koronarer Herzkrankheit, Arrhythmien, kardiogenem Schock, Winkelblockglaukom. Blutdruck kontrollieren. Bei Überdosierung Antidot Phentolamin (5-60 mg i.v., ggf. wiederholen).
PG: 10 ST * (EKO: N) [€ 153,80]

🐾 *Biosuis Salm - Emulsion zur Injektion für Schweine* 823AD
(Z.Nr. 8-39337) NR. P. E. nicht im Handel. QI09AB14

Biphozyl - Hämodialyse-/Hämofiltrationslösung 20I01, 20I02
(Z.Nr. 1-36187) RP. P. nicht im Handel. B05ZB

Bi Preterax-Arginin 5 mg/1,25 mg - Filmtabletten 10B05
(Z.Nr. 1-26836) RP. P. C09BA04
ZI: Servier Austria, Wien
Z: 1 Filmtablette enthält: Perindopril arginin 5 mg (entspr. Perindopril 3,395 mg), Indapamid 1,25 mg, Kern: Lactose monohydrat 71,33 mg, Magnesium stearat, Maltodextrin, Siliciumdioxid, hochdisperses, Carboxymethylstärke, Natrium Typ A; Filmüberzug: Glycerol, Hypromellose, Macrogol 6000, Magnesium stearat, Titandioxid.
EW: ACE-Hemmer + Diuretikum.
AG: Essentielle Hypertonie.
AA: Morgens und vor einer Mahlzeit einnehmen.
DO: TD 1 Filmtablette. Nicht für Kinder und Jugendliche.
GA: Angioneurotisches Ödem, schwere Nierenschäden, Nierenarterienstenose, Leberinsuffizienz, hepatische Enzephalopathie, dekompensierte Herzinsuffizienz, Dialyse.
SST: Gegenanzeige im 2. und 3. Trimenon und in der Stillzeit; im 1. Trimenon nicht empfohlen.
NW: Hypokaliämie, ZNS, Kreislauf, Haut, Magen/Darm, trockener Husten, Quincke-Ödem, Fotosensibilisierung, Lebernekrose, Herz (QT-Verlängerung), Pankreatitis, Labor (Hyperkalzämie, Hyperkaliämie, Hyponatriämie), Blutbild, Auge (akute Myopie, akutes Winkelblockglaukom). Bei Überdosierung Hypotonie.
WW: Gegenanzeige: Sacubitril/Valsartan (Angioödem), extrakorporale Behandlungen wie Hämofiltration mit High-Flux-Membranen oder Lipoprotein-Apherese. Aliskiren (Kontraindiziert bei Diabetes oder Nierenschäden, sonst nicht empfohlen).
Nicht empfohlen: Duale Blockade des Renin-Angiotensin-Aldosteron-Systems, Lithium. Vorsicht: Anästhetika, Kalium sparende Diuretika, Co-Trimoxazol (Hyperkaliämie), Immunsuppressiva (Leukopenie), Blutdrucksenker (verstärkt), QT-verlängernde Arzneimittel, Herzglykoside, Antidiabetika (Gliptine: Angioödem), Baclofen, trizyklische Antidepressiva, Neuroleptika, jodhaltige Kontrastmittel, Kalzium, Ciclosporin, Kortikosteroide, Tetracosactid, Gold. NSARs (Blutdrucksenkung abgeschwächt, Verschlechterung der Nierenfunktion), (Tem)sirolimus, Everolimus (Angioödeme), Allopurinol.
WH: Bei primärem Hyperaldosteronismus nicht anwenden. Bei angioneurotischem Ödem sofort absetzen. Kontrollen: Kalium, Natrium, Kreatinin, Blut (Hämoglobin), Kalzium. Blutzucker. Verkehrshinweis. Positive Ergebnisse bei Dopingkontrollen. Auf anaphylaktische Reaktionen bei Desensibilisierung achten. Vorsicht bei Kollagenosen.
PG: 30 ST * (EKO: N) [€ 38,15]

BiResp Spiromax 160 Mikrogramm/4,5 Mikrogramm - Pulver zur Inhalation 50B03
(Z.Nr. EU/1/14/921/*) NR. P. nicht im Handel. R03AK07

BiResp Spiromax 320 Mikrogramm/9 Mikrogramm - Pulver zur Inhalation 50B03
(Z.Nr. EU/1/14/921/*) NR. P. nicht im Handel. R03AK07

Birkenkohle comp. Weleda - Kapseln 42W
(Z.Nr. 3-00233) RPF. P. V03AX
ZI: Weleda, Wien
Z: 1 Kapsel enthält: Antimonit (Homöopathie) D2 27 mg, Carbo Betulae (Homöopathie) 232 mg, Chamomilla recutita, radix, ethanol. Decoctum Urt. D1 11 mg, Lactose monohydrat 37,5 mg, Sorbitol-Lösung 70%, Gelatine.
EW: Anthroposophikum.
AG: Akute Verdauungsstörungen.
AA: Unzerkaut mit reichlich Flüssigkeit einnehmen.
DO: Personen ab 12 Jahren: 3-5mal tgl. 1 Kapsel. Max. 2 Wochen anwenden.
SST: Nicht anwenden.
PG: 20 ST * (EKO: N) [€ 14,90]

Bisocor 5 mg - Tabletten 19B
(Z.Nr. 1-24095) RP. P. C07AB07
ZI: Kwizda Pharma, Wien

Z: 1 Tablette enthält: Bisoprolol hemifumarat 5 mg, Lactose monohydrat 136 mg, Cellulose, mikrokristalline, Magnesium stearat, Crospovidon, Gelb PB 22812 (entspr. Lactose monohydrat) (entspr. Eisenoxid gelb).
EW: Beta-1-Rezeptorenblocker ohne sympathomimetische Aktivität (ISA), ohne nennenswerte Membranstabilisierung.
AG: Hypertonie, stabile chronische Angina pectoris.
AA: Unzerkaut morgens mit Flüssigkeit einnehmen.
DO: 1mal tgl. (morgens) initial 5 mg, dann 10 mg.
MTD 20 mg, bei schweren Leber- und Nierenschäden 10 mg. Für Kinder und Jugendliche nicht empfohlen.
GA: Nicht kompensierte Herzinsuffizienz, kardiogener Schock, AV-Block 2. und 3. Grades, Sinusknotensyndrom, SA-Block, symptomatische Bradykardie, symptomatische Hypotonie, schweres Asthma bronchiale, schwere Durchblutungsstörungen, Phäochromozytom, metabolische Acidose.
SST: Strenge Nutzen/Risiko-Abwägung, in der Stillzeit nicht empfohlen.
NW: ZNS (Kopfschmerz, Müdigkeit, Schwindel, sehr selten Gemütsstörungen), gastrointestinal, verstärkte Claudicatio- und M.-Raynaud-Beschwerden, verstärkte Herzinsuffizienz, Zunahme des Bronchialwiderstandes, Kältegefühl, Muskelschwäche, Hautreaktionen, Psoriasis, verminderter Tränenfluss, Sehstörungen, Potenzstörungen, Hypotonie, Bradykardie, AV-Überleitungsstörungen, Angina pectoris, Haarausfall, Magen/Darm, Stoffwechsel (Triglyceridanstieg, Leberenzymanstiege), Psyche.
WW: Nicht empfohlen: Kalziumantagonisten (Verapamil, Diltiazem); zentrale Blutdrucksenker (z.B. Clonidin).
Vorsicht: Klasse I- oder III-Antiarrhythmika, Dihydropyridine, topische Betablocker, Parasympathomimetika, Antidiabetika, Narkosemittel, Digitalis, nichtsteroidale Antirheumatika, Mefloquin, andere Antihypertensiva, Sympathomimetika, MAO-Hemmer, Rifampicin, Ergotamin- Derivate.
WH: Vorsicht bei Herzinsuffizienz, chronisch obstruktiven Atemwegserkrankungen, Bronchospasmen, Diabetes, Fasten, Desensibilisierung, Prinzmetal-Angina, Vollnarkose, peripherer Verschlusskrankheit, Psoriasis. Bei Phäochromozytom erst nach Alpha-Rezeptoren-Blockade geben. Verkehrshinweis. Positiver Dopingtest möglich.
PG: 20 ST (2) (EKO: G) [€ 3,60], 50 ST (EKO: G) [€ 9,00]

Bisocor 10 mg - Tabletten 19B

(Z.Nr. 1-24096) RP. P. C07AB07
ZI: Kwizda Pharma, Wien
Z: 1 Tablette enthält: Bisoprolol hemifumarat 10 mg, Lactose monohydrat 131 mg, Cellulose, mikrokristalline, Magnesium stearat, Crospovidon, Beige PB 27215 (entspr. Lactose monohydrat) (entspr. Eisenoxid rot) (entspr. Eisenoxid gelb).
Kurzinformation: siehe Bisocor 5 mg - Tabletten, → S. 202
PG: 20 ST (2) (EKO: G) [€ 6,00], 50 ST (EKO: G) [€ 14,30]

Bisolvon - Hustenlöser Saft 50E06
(Z.Nr. 1-14179) RPF. P. nicht im Handel. R05CB02

🐾 Bisolvon 3 mg/ml - Injektionslösung für Rinder, Schweine, Hunde und Katzen 807AB, 807AC

(Z.Nr. 8-14143) RP. P. VNW. QR05CB02
ZI: Boehringer Ingelheim-Vetmedica, Ingelheim, Deutschland
Z: 1 ml Injektionslösung enthält: Bromhexin hydrochlorid 3 mg, Methyl-4-hydroxybenzoat 0,7 mg, Propyl-4-hydroxybenzoat 0,3 mg, Weinsäure, Wasser für Injektionszwecke.
EW: Sekretolytikum.
AG: Erkrankungen der oberen und unteren Atemwege mit vermehrter Schleimbildung.
AA: I.m., bei Hund und Katze auch s.c.
DO: 0,17 ml Injektionslösung/kg KG.
GA: Lungenödem.
SST: Anwendung möglich.
WW: Antitussiva nicht gleichzeitig anwenden (Sekretstau).
VNW: Essbare Gewebe: Rind 3 Tage, Schwein 2 Tage. Nicht für Tiere, von denen Milch für den menschlichen Verzehr gewonnen wird.
PG: 100 ML VNW [€ 32,95]

Bisolvon - Lösung 50E03

(Z.Nr. 1-13241) RPF. P. R05CB02
ZI: sanofi-aventis, Wien
Z: 4 ml Lösung (= 60 Tropfen) enthalten: Bromhexin hydrochlorid 8 mg, Methyl-4-hydroxybenzoat 4 mg, Weinsäure, Wasser, gereinigtes.
EW: Mukolytikum.
AG: Atemwegserkrankungen mit gestörter Sekretbildung und erschwertem Sekrettransport.
AA: Mit Messbecher (Einteilungen für 1-6 ml) zu den Mahlzeiten.
DO: Erwachsene 3mal täglich 4-8 ml, Kinder ab 6 Jahren 3mal täglich 2 ml, Kinder von 2 bis 6 Jahren 3mal täglich 20 Tropfen, Kleinkinder bis 2 Jahre: 3mal täglich 10 Tropfen. Für Kinder unter 6 Jahren nur auf ärztliche Anordnung.
SST: Nicht einnehmen.
NW: Magen/Darm, Haut (auch schwere Reaktionen), Überempfindlichkeit, Fieber, Bronchospasmen.
WW: Antitussiva (Sekretstau).
WH: Vorsicht bei gestörter Bronchomotorik, schweren Leber- oder Nieren- schäden. Bei Kleinkindern darf Saft nicht in Kontakt mit den Nasen- löchern kommen oder in die Nähe der Nase gelangen. Reichlich Flüssigkeit zuführen.
PG: 100 ML * (EKO: N) [€ 12,60]

🐾 Bisolvon 10 mg/g - Pulver zum Eingeben für Rinder, Schweine, Hunde und Katzen 807AB

(Z.Nr. 8-14144) RP. P. VNW. QR05CB02
ZI: Boehringer Ingelheim-Vetmedica, Ingelheim, Deutschland
Z: 1 g enthält: Bromhexin hydrochlorid 10 mg, Glucose monohydrat.
EW: Sekretolytikum.
AG: Atemwegserkrankungen mit vermehrter Schleimbildung.
AA: Zum Eingeben über das Futter.
DO: TD: Rind: 5 g Pulver/100 kg KG Schwein: 2-5 g Pulver/100 kg KG.
Hund, Katze: 1 g Pulver/10 kg KG.
GA: Lungenödem.
SST: Anwendung möglich.
WW: Nicht mit Antitussiva verwenden (Sekretstau).
WH: Bei schwerem Lungenwurmbefall erst 3 Tage nach Beginn der anthelminthischen Behandlung anwenden.
VNW: Rind, Kalb: Essbare Gewebe: 2 Tage.
Schwein: Essbare Gewebe: Keine.
Nicht für Tiere, denen Milch für den menschlichen Verzehr gewonnen wird.
PG: 1000 G VN [€ 66,30]

Bisoprolol 1A Pharma 5 mg - Filmtabletten 19B

(Z.Nr. 1-27970) RP. P. C07AB07
ZI: 1A Pharma, Wien
Z: 1 Filmtablette enthält: Bisoprolol fumarat 5 mg, Calcium hydrogenphosphat, wasserfreies, Cellulose, mikrokristalline, Maisstärke, vorverkleistert, Croscarmellose natrium, Siliciumdioxid, hochdisperses, Magnesium stearat, Lactose 1,2 mg (entspr. Lactose monohydrat), Hypromellose, Macrogol 4000, Titandioxid, Eisenoxid gelb.
EW: Beta-1-Rezeptorenblocker.
AG: Hypertonie, Angina pectoris, Zusatztherapie der stabilen chronischen Herzinsuffizienz mit eingeschränkter systolischen linksventrikulärer Funktion.
AA: Morgens zur Mahlzeit mit Flüssigkeit einnehmen.
DO: Hypertonie, Angina pectoris: TD initial 5 mg, übliche TD 10 mg, MTD 20 mg (bei schweren Nierenschäden MTD 10 mg).
Herzinsuffizienz Titrationsphase: TD 1,25 mg für 1 Woche, 2,5 mg für 1 Woche, 3,75 mg für 1 Woche, 5 mg für 4 Wochen, 7,5 mg für 4 Wochen, 10 mg als Erhaltungsdosis. MTD 10 mg. Für Kinder nicht empfohlen.
GA: Nicht kompensierte Herzinsuffizienz, kardiogener Schock, AV-Block 2. und 3. Grades, Sinusknotensyndrom, SA-Block, symptomatische Bradykardie, symptomatische Hypotonie, schweres Asthma bronchiale, schwere Durchblutungsstörungen, Phäochromozytom, metabolische Acidose.
SST: Strenge Nutzen/Risiko-Abwägung, in der Stillzeit nicht empfohlen.
NW: ZNS (Kopfschmerz, Müdigkeit, Schwindel, sehr selten Gemütsstörungen), gastrointestinal, verstärkte Claudicatio- und M.-Raynaud-Beschwerden, verstärkte Herzinsuffizienz, Zunahme des Bronchialwiderstandes, Kältegefühl, Muskelschwäche, Hautreaktionen, Psoriasis, verminderter Tränenfluss, Sehstörungen, Potenzstörungen, Hypotonie, Bradykardie, AV-Überleitungsstörungen, Angina pectoris, Haarausfall, Magen/Darm, Stoffwechsel (Triglyceridanstieg, Leberenzymanstiege), Psyche.
WW: Nicht empfohlen: Kalziumantagonisten (Verapamil, Diltiazem); zentrale Blutdrucksenker (z.B. Clonidin).
Vorsicht: Klasse I- oder III-Antiarrhythmika, Dihydropyridine, topische Betablocker, Parasympathomimetika, Antidiabetika, Narkosemittel, Digitalis, nichtsteroidale Antirheumatika, Mefloquin, andere Antihypertensiva, Sympathomimetika, MAO-Hemmer, Rifampicin, Ergotamin- Derivate.
WH: Vorsicht bei Herzinsuffizienz, chronisch obstruktiven Atemwegserkrankungen, Bronchospasmen, Diabetes, Fasten, Desensibilisierung, Prinzmetal-Angina, Vollnarkose, peripherer Verschlusskrankheit, Psoriasis. Bei Phäochromozytom erst nach Alpha-Rezeptoren-Blockade geben. Verkehrshinweis. Positiver Dopingtest möglich.
PG: 20 ST (2) (EKO: G) [€ 3,55], 30 ST (EKO: G) [€ 5,40]

B

Bisoprolol 1A Pharma 10 mg - Filmtabletten 19B
(Z.Nr. 1-27972) RP. P. C07AB07
ZI: 1A Pharma, Wien
Z: 1 Filmtablette enthält: Bisoprolol fumarat 10 mg, Calcium hydrogenphosphat, wasserfreies, Cellulose, mikrokristalline, Maisstärke, vorverkleistert, Croscarmellose natrium, Siliciumdioxid, hochdisperses, Magnesium stearat, Lactose 2,4 mg (entspr. Lactose monohydrat), Hypromellose, Macrogol 4000, Titandioxid, Eisenoxid gelb, Eisenoxid rot.
Kurzinformation: siehe Bisoprolol 1A Pharma 5 mg - Filmtabletten, → S. 203
PG: 20 ST (2) (EKO: G) [€ 6,00], 30 ST (EKO: G) [€ 8,95]

Bisoprolol Accord 2,5 mg - Filmtabletten 19B
(Z.Nr. 1-31179) RP. P. C07AB07
ZI: Accord Healthcare, Utrecht, Niederlande
Z: 1 Filmtablette enthält: Bisoprolol fumarat 2,5 mg, Tablettenkern: Cellulose, mikrokristalline, Carboxymethylstärke, Natrium Typ A, Povidon K30, Siliciumdioxid, hochdisperses, Magnesium stearat; Filmüberzug: (entspr. Hypromellose) (entspr. Macrogol 400) (entspr. Titandioxid) (entspr. Talkum).
Kurzinformation: siehe Bisoprolol 1A Pharma 5 mg - Filmtabletten, → S. 203
PG: 20 ST (EKO: G) [€ 1,65], 30 ST (2) (EKO: G) [€ 2,50]

Bisoprolol Accord 5 mg - Filmtabletten 19B
(Z.Nr. 1-31180) RP. P. C07AB07
ZI: Accord Healthcare, Utrecht, Niederlande
Z: 1 Filmtablette enthält: Bisoprolol fumarat 5 mg, Tablettenkern: Cellulose, mikrokristalline, Carboxymethylstärke, Natrium Typ A, Povidon K30, Siliciumdioxid, hochdisperses, Magnesium stearat; Filmüberzug: (entspr. Hypromellose) (entspr. Macrogol 400) (entspr. Titandioxid) (entspr. Talkum).
Kurzinformation: siehe Bisoprolol 1A Pharma 5 mg - Filmtabletten, → S. 203
PG: 20 ST (2) (EKO: G) [€ 2,75], 30 ST (EKO: G) [€ 4,15]

Bisoprolol Accord 10 mg - Filmtabletten 19B
(Z.Nr. 1-31181) RP. P. C07AB07
ZI: Accord Healthcare, Utrecht, Niederlande
Z: 1 Filmtablette enthält: Bisoprolol fumarat 10 mg, Tablettenkern: Cellulose, mikrokristalline, Carboxymethylstärke, Natrium Typ A, Povidon K30, Siliciumdioxid, hochdisperses, Magnesium stearat; Filmüberzug: (entspr. Hypromellose) (entspr. Macrogol 400) (entspr. Titandioxid) (entspr. Talkum).
Kurzinformation: siehe Bisoprolol 1A Pharma 5 mg - Filmtabletten, → S. 203
PG: 20 ST (2) (EKO: G) [€ 4,65], 30 ST (EKO: G) [€ 6,90]

Bisoprolol Arcana 5 mg - Filmtabletten 19B
(Z.Nr. 1-22024) RP. P. C07AB07
ZI: Arcana Arzneimittel, Wien
Z: 1 Filmtablette enthält: Bisoprolol fumarat 5 mg, Siliciumdioxid, Magnesium stearat, Crospovidon, Cellulose, Maisstärke, Calcium hydrogenphosphat, wasserfreies, Hypromellose, Titandioxid, Macrogol 400, Dimeticon, Eisenoxid gelb.
Kurzinformation: siehe Bisocor 5 mg - Tabletten, → S. 202
PG: 20 ST (2) (EKO: G) [€ 3,60], 50 ST (EKO: G) [€ 9,00]

Bisoprolol Arcana 10 mg - Filmtabletten 19B
(Z.Nr. 1-22023) RP. P. C07AB07
ZI: Arcana Arzneimittel, Wien
Z: 1 Filmtablette enthält: Bisoprolol fumarat 10 mg, Siliciumdioxid, Magnesium stearat, Crospovidon, Cellulose, Maisstärke, Calcium hydrogenphosphat, wasserfreies, Hypromellose, Titandioxid, Macrogol 400, Dimeticon, Eisenoxid gelb, Eisenoxid rot.
Kurzinformation: siehe Bisocor 5 mg - Tabletten, → S. 202
PG: 20 ST (2) (EKO: G) [€ 6,00], 50 ST (EKO: G) [€ 14,30]

Bisoprolol Krka 2,5 mg - Filmtabletten 19B
(Z.Nr. 1-35454) RP. P. nicht im Handel. C07AB07

Bisoprolol Krka 5 mg - Filmtabletten 19B
(Z.Nr. 1-35455) RP. P. nicht im Handel. C07AB07

Bisoprolol Krka 10 mg - Filmtabletten 19B
(Z.Nr. 1-35456) RP. P. nicht im Handel. C07AB07

Bisoprolol "ratiopharm" 5 mg - Tabletten 19B
(Z.Nr. 1-23934) RP. P. C07AB07
ZI: Teva, Haarlem, Niederlande
Z: 1 Tablette enthält: Bisoprolol fumarat 5 mg, Lactose monohydrat, Cellulose, mikrokristalline, Magnesium stearat, Crospovidon, Gelb PB 22812 (entspr. Lactose monohydrat) (entspr. Eisenoxid gelb).
Kurzinformation: siehe Bisocor 5 mg - Tabletten, → S. 202
PG: 20 ST (2) (EKO: G) [€ 3,60], 30 ST (EKO: G) [€ 5,40]

Bisoprolol "ratiopharm" 10 mg - Tabletten 19B
(Z.Nr. 1-23935) RP. P. C07AB07
ZI: Teva, Haarlem, Niederlande
Z: 1 Tablette enthält: Bisoprolol fumarat 10 mg, Lactose monohydrat, Cellulose, mikrokristalline, Magnesium stearat, Crospovidon, Gelb PB 27215 (entspr. Lactose monohydrat) (entspr. Eisenoxid rot) (entspr. Eisenoxid gelb).
Kurzinformation: siehe Bisocor 5 mg - Tabletten, → S. 202
PG: 20 ST (2) (EKO: G) [€ 6,00], 30 ST (EKO: G) [€ 9,00]

Bisoprolol Sandoz 1,25 mg - Filmtabletten 19B
(Z.Nr. 1-27961) RP. P. C07AB07
ZI: Sandoz, Kundl
Z: 1 Filmtablette enthält: Bisoprolol fumarat 1,25 mg, Calcium hydrogenphosphat, wasserfreies, Cellulose, mikrokristalline, Maisstärke, vorverkleistert, Croscarmellose natrium, Siliciumdioxid, hochdispers, wasserfrei, Magnesium stearat, Lactose 1,2 mg (entspr. Lactose monohydrat), Hypromellose, Macrogol 4000, Titandioxid.
EW: Beta-1-Rezeptorenblocker ohne sympathomimetische Aktivität (ISA), ohne nennenswerte Membranstabilisierung.
AG: Stabile chronische Herzinsuffizienz bei eingeschränkter systolischer Linksventrikelfunktion (zusätzlich zu ACE-Hemmern und Diuretika, ev. Herzglykosiden).
AA: Morgens zur Mahlzeit mit Flüssigkeit einnehmen.
DO: Titrationsphase: TD 1,25 mg für 1 Woche, 2,5 mg für 1 Woche, 3,75 mg für 1 Woche, 5 mg für 4 Wochen, 7,5 mg für 4 Wochen, 10 mg als Erhaltungsdosis. MTD 10 mg. Für Kinder nicht empfohlen Dosisanpassung: Nie abrupt absetzen (Rebound!), langsam ausschleichen.
GA: Nicht kompensierte Herzinsuffizienz, kardiogener Schock, AV-Block 2. und 3. Grades, Sinusknotensyndrom, SA-Block, symptomatische Bradykardie, symptomatische Hypotonie, schweres Asthma bronchiale und COPD, schwere Durchblutungsstörungen, unbehandeltes Phäochromozytom, metabolische Acidose.
SST: Strenge Nutzen/Risiko-Abwägung, in der Stillzeit nicht empfohlen.
NW: ZNS (Müdigkeit, Schwindel, Psyche), Magen/Darm, verstärkte Claudicatio- und M.-Raynaud-Beschwerden, Verschlechterung Herzinsuffizienz, Zunahme des Bronchialwiderstandes, Kältegefühl in den Extremitäten, Muskelschwäche, Hautreaktionen, Psoriasis, verminderter Tränenfluss, Potenzstörungen, Hypotonie, Bradykardie, AV-Überleitungsstörungen, Haarausfall, Asthenie, Untersuchungen (Triglyceridanstieg, Leberenzymanstieg).
WW: Nicht empfohlen: Kalziumantagonisten (Verapamil, Diltiazem); zentrale Blutdrucksenker (z.B. Clonidin), Klasse I-Antiarrhythmika. Vorsicht: Klasse III-Antiarrhythmika, Dihydropyridine, topische Betablocker, Parasympathomimetika, Antidiabetika, Narkosemittel, Digitalis, nichtsteroidale Antirheumatika, Mefloquin, andere Antihypertensiva, Sympathomimetika, MAO-Hemmer, Rifampicin, Ergotamin-Derivate.
WH: Vorsicht bei Herzinsuffizienz, chronisch obstruktiven Atemwegserkrankungen, Bronchospasmen, Diabetes, Fasten, Desensibilisierung, Prinzmetal-Angina, Vollnarkose, peripherer Verschlusskrankheit, Psoriasis. Bei Phäochromozytom erst nach Alpha-Rezeptoren-Blockade geben. Verkehrshinweis. Positiver Dopingtest möglich.
PG: 20 ST (EKO: G) [€ 1,30]

Bisoprolol Sandoz 2,5 mg - Filmtabletten 19B
(Z.Nr. 1-27963) RP. P. C07AB07
ZI: Sandoz, Kundl
Z: 1 Filmtablette enthält: Bisoprolol fumarat 2,5 mg, Calcium hydrogenphosphat, wasserfreies, Cellulose, mikrokristalline, Maisstärke, vorverkleistert, Croscarmellose natrium, Siliciumdioxid, hochdispers, wasserfrei, Magnesium stearat, Lactose 1,2 mg (entspr. Lactose monohydrat), Hypromellose, Macrogol 4000, Titandioxid.
Kurzinformation: siehe Bisoprolol Sandoz 1,25 mg - Filmtabletten, → S. 204
PG: 10 ST (EKO: G) [€ 0,85], 30 ST (2) (EKO: G) [€ 2,50]

Bisoprolol Sandoz 5 mg - Filmtabletten 19B
(Z.Nr. 1-27969) RP. P. C07AB07
ZI: Sandoz, Kundl
Z: 1 Filmtablette enthält: Bisoprolol fumarat 5 mg, Calcium hydrogenphosphat, wasserfreies, Cellulose, mikrokristalline, Maisstärke, vorverkleistert, Croscarmellose natrium, Siliciumdioxid, hochdispers, wasserfrei, Magnesium stearat, Lactose 1,2 mg (entspr. Lactose monohydrat), Hypromellose, Macrogol 4000, Titandioxid, Eisenoxid gelb.
EW: Beta-1-Rezeptorenblocker ohne sympathomimetische Aktivität (ISA), ohne nennenswerte Membranstabilisierung.
AG: Hypertonie, Angina pectoris, stabile chronische Herzinsuffizienz bei eingeschränkter systolischer Linksventrikelfunktion (zusätzlich zu ACE-Hemmern und Diuretika, ev. Herzglykosiden).

AA: Morgens zur Mahlzeit mit Flüssigkeit einnehmen.
DO: Hypertonie, Angina pectoris: TD initial 5 mg, übliche TD 10 mg, MTD 20 mg (bei schweren Nierenschäden MTD 10 mg).
Herzinsuffizienz Titrationsphase: TD 1,25 mg für 1 Woche, 2,5 mg für 1 Woche, 3,75 mg für 1 Woche, 5 mg für 4 Wochen, 7,5 mg für 4 Wochen,10 mg als Erhaltungsdosis. MTD 10 mg. Für Kinder nicht empfohlen.
GA: Nicht kompensierte Herzinsuffizienz, kardiogener Schock, AV-Block 2. und 3. Grades, Sinusknotensyndrom, SA-Block, symptomatische Bradykardie, symptomatische Hypotonie, schweres Asthma bronchiale und COPD, schwere Durchblutungsstörungen, unbehandeltes Phäochromozytom, metabolische Acidose.
SST: Strenge Nutzen/Risiko-Abwägung, in der Stillzeit nicht empfohlen.
NW: ZNS (Müdigkeit, Schwindel, Psyche), Magen/Darm, verstärkte Claudicatio- und M.-Raynaud-Beschwerden, Verschlechterung Herzinsuffizienz, Zunahme des Bronchialwiderstandes, Kältegefühl in den Extremitäten, Muskelschwäche, Hautreaktionen, Psoriasis, verminderter Tränenfluss, Potenzstörungen, Hypotonie, Bradykardie, AV-Überleitungsstörungen, Haarausfall, Asthenie, Untersuchungen (Triglyceridanstieg, Leberenzymanstieg).
WW: Nicht empfohlen: Kalziumantagonisten (Verapamil, Diltiazem); zentrale Blutdrucksenker (z.B. Clonidin), Klasse I-Antiarrhythmika. Vorsicht: Klasse III-Antiarrhythmika, Dihydropyridine, topische Betablocker, Parasympathomimetika, Antidiabetika, Narkosemittel, Digitalis, nichtsteroidale Antirheumatika, Mefloquin, andere Antihypertensiva, Sympathomimetika, MAO-Hemmer, Rifampicin, Ergotamin-Derivate.
WH: Vorsicht bei Herzinsuffizienz, chronisch obstruktiven Atemwegserkrankungen, Bronchospasmen, Diabetes, Fasten, Desensibilisierung, Prinzmetal-Angina, Vollnarkose, peripherer Verschlusskrankheit, Psoriasis. Bei Phäochromozytom erst nach Alpha-Rezeptoren-Blockade geben. Verkehrshinweis. Positiver Dopingtest möglich.
PG: 20 ST (2) (EKO: G) [€ 2,75], 30 ST (EKO: G) [€ 4,15], 60 ST (EKO: G) [€ 8,30]

Bisoprolol Sandoz 10 mg - Filmtabletten 19B

(Z.Nr. 1-27966) RP. P. C07AB07
ZI: Sandoz, Kundl
Z: 1 Filmtablette enthält: Bisoprolol fumarat 10 mg, Calcium hydrogenphosphat, wasserfreies, Cellulose, mikrokristalline, Maisstärke, vorverkleistert, Croscarmellose natrium, Siliciumdioxid, hochdispers, wasserfrei, Magnesium stearat, Lactose 2,4 mg (entspr. Lactose monohydrat), Hypromellose, Macrogol 4000, Titandioxid, Eisenoxid gelb, Eisenoxid rot.
Kurzinformation: siehe Bisoprolol Sandoz 5 mg - Filmtabletten, → S. 204
PG: 20 ST (2) (EKO: G) [€ 4,65], 30 ST (EKO: G) [€ 6,90], 60 ST (EKO: G) [€ 13,75]

Bisoprolol-HCT Arcana 5 mg/12,5 mg - Filmtabletten 10B01

(Z.Nr. 1-23188) RP. P. C07BB07
ZI: Arcana Arzneimittel, Wien
Z: 1 Filmtablette enthält: Bisoprolol fumarat 5 mg, Hydrochlorothiazid 12,5 mg, Siliciumdioxid, Magnesium stearat, Zellulose, Maisstärke, Calciumhydrogenphosphat, Hypromellose, Titandioxid, Macrogol, Dimeticon, Eisenoxid rot, Eisenoxid schwarz.
EW: Beta-Blocker + Diuretikum.
AG: Essentielle Hypertonie bei nicht ausreichender Monotherapie.
AA: Unzerkaut zum Frühstück oder nüchtern mit Flüssigkeit einnehmen.
DO: 1mal tgl. 5 mg/12,5 mg, bei nicht ausreichender Wirkung 1mal tgl. 10 mg/25 mg.
Dosisreduktion bei Leber- oder Nierenschäden. Für Kinder und Jugendliche nicht empfohlen.
GA: Sulfonamidüberempfindlichkeit, Herzinsuffizienz, kardiogener Schock, Erregungsleitungsstörungen, schweres Asthma bronchiale, Phäochromozytom, Kaliummangel, Hyponatriämie, Hyperkalzämie, schwere Leber-, Nierenschäden, Gicht, metabolische Azidose.
SST: Strenge Indikationsstellung, in der Stillzeit nicht anwenden.
NW: Stoffwechsel (Diabetes), Elektrolyte, Überempfindlichkeit (Photosensitivität), Blutbild, Niere, ZNS (Kopfschmerz, Schwindel, Müdigkeit), Psyche, kalte Extremitäten, Bronchospasmen, Magen/Darm, Lunge, Leberenzymanstiege, Muskelschwäche, Augen (Aderhauterguss, akute Myopie, sekundäres Winkelverschlussglaukom), erhöhtes Risiko für nicht-melanozytären Hautkrebs.
WW: Kontraindiziert: Floctafenin, Sultoprid.
Nicht empfohlen: Lithium, Verapamil, Diltiazem, Clonidin.
Vorsicht: Felodipin, Amlodipin, andere Blutdrucksenker, ACE-Hemmer, Klasse I- oder Klasse III-Antiarrhythmika, Parasympathomimetika, QT-verlängernde Substanzen, topische Betablocker, Antidiabetika, Narkosemittel, Digitalis, NSARs, Sympathomimetika, Kalium ausscheidende Arzneimittel, Methyldopa, Allopurinol (Überempfindlichkeit), Colestyramin, Antikoagulantien, Mefloquin, MAO-Hemmer, Kortikosteroide, Ergotamine, photosensibilisierende Arzneimittel, Zytostatika.
WH: Vorsicht bei Herzinsuffizienz, Diabetes, Bronchospasmen, obstruktiven Atemwegserkrankungen, strengem Fasten, Desensibilisierungstherapie, Prinzmetal-Angina, schwerer Koronar- oder Zerebralsklerose, schwerer Gefäßsklerose, peripherer arterieller Verschlusskrankheit, Leberschäden, Allgemeinnarkose, Psoriasis. Kontrollen: Niere, Harnsäure, Elektrolyte, Triglyzeride, Blutbild, Leber, Blutzucker. Ausreichend Flüssigkeit und kaliumreiche Nahrung zuführen. Verkehrshinweis. Positive Dopingtests möglich. Sonnenbestrahlung meiden. Therapie nicht abrupt beenden.
PG: 20 ST (2) (EKO: G) [€ 4,70], 50 ST (EKO: G) [€ 11,70]

Bisoprolol-HCT Sandoz 5 mg/12,5 mg - Filmtabletten 10B01

(Z.Nr. 1-29140) RP. P. n.l. C07BB07
ZI: Sandoz, Kundl
Z: 1 Filmtablette enthält: Bisoprolol fumarat 5 mg, Hydrochlorothiazid 12,5 mg, Calcium hydrogenphosphat, wasserfreies, Cellulose, mikrokristalline, Crospovidon, Hypromellose, Lactose 1,7 mg (entspr. Lactose monohydrat), Macrogol 4000, Magnesium stearat, Siliciumdioxid, hochdispers, wasserfrei, Stärke, vorverkleistert, Titandioxid.
PG: 20 ST (2) (EKO: G) [€ 3,60 n.l.], 30 ST (EKO: G) [€ 5,40 n.l.]

Bisoprolol-HCT Sandoz 10 mg/25 mg - Filmtabletten 10B01

(Z.Nr. 1-29141) RP. P. n.l. C07BB07
ZI: Sandoz, Kundl
Z: 1 Filmtablette enthält: Bisoprolol fumarat 10 mg, Hydrochlorothiazid 25 mg, Calcium hydrogenphosphat, wasserfreies, Cellulose, mikrokristalline, Crospovidon, Hypromellose, Lactose 3,4 mg (entspr. Lactose monohydrat), Macrogol 4000, Magnesium stearat, Siliciumdioxid, hochdispers, wasserfrei, Stärke, vorverkleistert, Titandioxid.
PG: 20 ST (2) (EKO: G) [€ 6,50 n.l.], 30 ST (EKO: G) [€ 8,50 n.l.]

Bisostad 5 mg - Filmtabletten 19B

(Z.Nr. 1-24131) RP. P. C07AB07
ZI: Stada Arzneimittel, Wien
Z: 1 Filmtablette enthält: Bisoprolol hemifumarat 5 mg, Tablettenkern: Cellulose, mikrokristalline, Calciumhydrogenphosphat, Maisstärke, vorverkleistert, Crospovidon, Siliciumdioxid, hochdisperses, Magnesium stearat; Filmüberzug: Hypromellose, Macrogol 400, Titandioxid, Eisenoxid gelb, Eisenoxid rot.
Kurzinformation: siehe Bisocor 5 mg - Tabletten, → S. 202
PG: 20 ST (2) (EKO: G) [€ 3,60], 50 ST (EKO: G) [€ 9,00]

Bisostad 10 mg - Filmtabletten 19B

(Z.Nr. 1-24130) RP. P. C07AB07
ZI: Stada Arzneimittel, Wien
Z: 1 Filmtablette enthält: Bisoprolol hemifumarat 10 mg, Tablettenkern: Cellulose, mikrokristalline, Calciumhydrogenphosphat, Maisstärke, vorverkleistert, Crospovidon, Siliciumdioxid, hochdisperses, Magnesium stearat; Filmüberzug: Hypromellose, Macrogol 400, Titandioxid, Eisenoxid gelb, Eisenoxid rot.
Kurzinformation: siehe Bisocor 5 mg - Tabletten, → S. 202
PG: 20 ST (2) (EKO: G) [€ 6,00], 50 ST (EKO: G) [€ 14,30]

Bisostad plus 5 mg/12,5 mg - Filmtabletten 10B01

(Z.Nr. 1-24796) RP. P. C07BB07
ZI: Stada Arzneimittel, Wien
Z: 1 Filmtablette enthält: Bisoprolol fumarat 5 mg (entspr. Bisoprolol 4,24 mg), Hydrochlorothiazid 12,5 mg, Tablettenkern: Calciumhydrogenphosphat, Cellulose, mikrokristalline, Magnesium stearat, Siliciumdioxid, hochdisperses, Maisstärke, vorverkleistert; Tablettenüberzug: Dimeticon 350, Hypromellose, Macrogol 400, Titandioxid, Eisen(III)-oxid.
Kurzinformation: siehe Bisoprolol-HCT Arcana 5 mg/12,5 mg - Filmtabletten, → S. 205
PG: 20 ST (2) (EKO: G) [€ 4,70], 50 ST (EKO: G) [€ 11,70 n.l.]

Bivalirudin Accord 250 mg - Pulver für ein Konzentrat zur Herstellung einer Injektions- oder Infusionslösung 20A03

(Z.Nr. 1-36968) RP. P. B01AE06
ZI: Accord Healthcare, Utrecht, Niederlande
Z: 1 Durchstechflasche enthält: Bivalirudin 250 mg, Mannitol, Natriumhydroxid zur pH-Wert-Einstellung (entspr. Natrium < 1 mmol) (entspr. → < 23 mg).

EW: Antithrombotisch; direkter Thrombininhibitor.
AG: Antikoagulans bei perkutaner Koronarintervention (PCI), einschließlich primärer PCI bei Patienten mit ST- Hebungsinfarkt (STEMI).
-Instabile Angina pectoris/Nicht-ST-Hebungsinfarkt (NSTEMI) bei Notfalleingriff.
Anwendung mit Acetylsalicylsäure und Clopidogrel.
AA: I.v. nach Rekonstitution und Verdünnun. Nicht i.m.!
DO: PCI: Bolus 0,75 mg/kg KG, unmittelbar anschließend Infusion von 1,75 mg/kg KG/h mindestens für die Dauer des Eingriffs. Bei STEMI-Patienten Infusion bis zu 4 Std. nach der PCI fortsetzen, anschließend 0,25 mg/kg KG/h für weitere 4-12 Std.
Kontrolle mit aktivierter Gerinnungszeit (ACT). Bei mittelschwerer Niereninsuffizienz Infusionsrate auf 1,4 mg/kg/h reduzieren.
Instabile Angina pectoris/NSTEMI: Initial Bolus 0,1 mg/kg KG, dann 0,25 mg/kg KG/h.
Bei folgender PCI: Bolus 0,5 mg/kg KG, dann 1,75 mg/kg KG/h für die Dauer des Eingriffs.
Bei folgender Bypass-OP ohne Herz-Lungen-Maschine: Infusion bis zum Eingriff fortsetzen, kurz vor Eingriff Bolus 0,5 mg/kg KG, dann 1,75 mg/kg KG/h für die Dauer des Eingriffs.
Bei folgender Bypass-OP mit Herz-Lungen-Maschine: Infusion bis 1 Std. vor Eingriff fortsetzen, dann Wechsel auf unfraktioniertes Heparin.
Nicht indiziert bei Personen unter 18 Jahren.
GA: Aktive Blutungen, erhöhtes Blutungsrisiko, schwere Hypertonie, subakute bakterielle Endokarditis, schwere Nierenschäden (GFR < 30ml/min.), Dialyse.
SST: Keine entsprechenden Daten vorliegend. Strenge Indikationsstellung in der Schwangerschaft. Vorsicht in der Stillzeit.
NW: Leichte und schwere Blutungen, Thrombozytopenie, Anämie, Kopfschmerzen, Herzrhythmusstörungen, akute Stentthrombosen, Dyspnoe, Urtikaria, lokale Reaktionen, Anaphylaxie, Schock, Thrombus (bei Anwendungsfehler).
WW: Antikoagulanzien erhöhen Blutungsgefahr (INR kontollieren).
WH: Patienten auf Überempfindlichkeit, Blutungen, akute Stentthrombosen überwachen. Vorsicht bei Brachytherapie mit Betastrahlern. Kein Antidot bekannt.
PG: 5 ST * (EKO: N) [€ 2.818,55]

🐾 Blasen- und Nierentropfen "Mag. Doskar" für Tiere — 890B

(Z.Nr. 8-30069) RPF. P. QV03AX
ZI: Mag. Martin Doskar pharm. Produkte, Wien
Z: 100 g (= 107 ml, 1 ml = 25 Tropfen) Lösung enthalten: Dulcamara (Homöopathie) D3 2 g, Cantharis (Homöopathie) D6 47,5 g, Petroselinum (Homöopathie) D6 47,5 g, Berberis (Homöopathie) D3 1 g, Solidago (Homöopathie) D3 2 g, Ethanol (entspr. Gesamtethanolgehalt 50,6 % (V/V)), Wasser.
EW: Homöopathikum.
AG: Blasenkatarrh, Reizblase, Unterstützung der Nierenfunktion bei Pferd, Rind, Hund, Katze.
AA: Unverdünnt auf 1 Stück Zucker oder mit Einmalspritze (ohne Nadel) direkt ins Maul geben.
DO: Pferd, Rind: 2-3mal tgl. 30-40 Tropfen.
Hund: 2-3mal tgl. 15-20 Tropfen.
Katze: 2-3mal tgl. 10-13 Tropfen.
SST: Nur nach Rücksprache mit dem Tierarzt anwenden.
PG: 50 ML VT [€ 14,50]

Blasentee St. Severin — 52Z05

(Z.Nr. 0-09938) RPF. P. G04BX
ZI: Gall-Reidlinger, St. Lambrecht
Z: 100 g enthalten: Folium Betulae 25 g, Herba Herniariae 25 g, Herba Equiseti 37,5 g, Herba Callunae 10 g, Natriumcarbonat 2,5 g.
EW: Diuretisch, antiphlogistisch, spasmolytisch.
AG: Adjuvans bei Cystitis, Pyelitis, Durchspülung.
AA: Für 1 Schale Tee 1 gehäuften Eßlöffel (= ca. 4 g) mit kochendem Wasser übergießen, 20 Minuten ziehen lassen, abseihen, nach Geschmack süßen.
DO: 3mal tgl. je eine Schale Tee zwischen den Mahlzeiten.
SST: Gegenanzeige im 1. Trimenon.
PG: 70 G * (EKO: N) [€ 3,90]

▼ *Blenrep 100 mg - Pulver für ein Konzentrat zur Herstellung einer Infusionslösung* 55L
(Z.Nr. EU/1/20/1474/*) NR. P. E. nicht im Handel. L01XC39

Bleomycin Accord 15.000 IE - Pulver zur Herstellung einer Injektions-/Infusionslösung 55B
(Z.Nr. 1-37070) NR. P. E. nicht im Handel. L01DC01

Bleomycin "Baxter" 15000 I.E. - Durchstechflasche — 55B

(Z.Nr. 0-14829) NR. P. E. L01DC01
ZI: Baxter Healthcare, Wien
Z: 1 Durchstechflasche enthält: Bleomycin 15000 IE (entspr. Bleomycin sulfat).
EW: Zytotoxisch.
AG: 1) Plattenepithelcarcinome Kopf- und Halsbereich, des Larynx, des Ösophagus, der Cervix uteri und Vulva, des Penis, der Haut.
2) Mobus Hodgkin und andere maligne Lymphome, einschließliche Mycosis fungoides.
3) Hodenumore (Seminome und Nicht-Seminome).
4) Maligne Pleuraergüsse.
Bleomycin kann als Monotherapeutikum eingesetzt werden, wird aber in der Regel mit anderen Zytostatika und/oder Strahlentherapie kombiniert.
AA: I.m., i.v., intraarteriell, s.c., intratumoral, intrakavitär.
Gesamten Inhalt einer Stechampulle in Lösungsmittel lösen; Details siehe Austria-Codex - Fachinformation.
DO: Erwachsene:
Plattenepithelkarzinom: I.m. oder i.v. Injektion 10-15 E/m² KOF.
I.v. Infusion 10-15 E/m²/Tag über 6-24 Std. an 4-7 Tagen im Abstand von 3-4 Wochen.
M. Hodgkin, Non-Hodgkin-Lymphome: I.m. oder i.v. Injektion 5-10 E/m² KOF 1-2mal/Woche (erste beide Anwendungen: 1-2 E).
Hodentumore: I.m. oder i.v. Injektion 10-15 E/m² KOF 1-2mal/ Woche.
I.v. Infusion 15-20 E/m² KOF/Tag über 6-24 Std. an 5-6 Tagen im Abstand von 3-4 Wochen.
Maligne Pleuraergüsse: ED 60 E in 100 ml NaCl-Lösung intrapleural ev. nach 2-4 Wochen wiederholen.
Kumulative Gesamtdosis 400 Einheiten, bei älteren Patienten niedriger (ab 80 Jahre: 100 Einheiten).
Bei Kindern und Jugendlichen keine Studien (wenn indiziert, Dosierung auf KOF beziehen).
Dosisreduktion bei Nierenschäden.
GA: Schwere Lungenerkrankungen.
SST: Nicht anwenden. Kontrazeption für männliche und weibliche Patienten bis 6 Monate nach Therapieende.
NW: Frühreaktionen (Fieber, lokale Schmerzen), pulmonale Reaktionen (10%, Dyspnoe, interstitielle Pneumonitis bis Lungenfibrose), Haut und Schleimhäute, idiosynkratische Reaktionen, Magen/Darm, Thrombopenie, vaskuläre Toxizität, lokale Reaktionen.
WW: Andere lungentoxische Arzneimittel (BCNU, Cisplatin, Mitomycin, Cyclophosphamid, Methotrexat) verstärkt, Vinca-Alkaloide (Raynaud-ähnliche Phänomene); Granulozyten-Kolonie-stimulierender Faktor (Lunge); Digoxin, Phenytoin (verminderte Resorption); Gentamycin, Amikacin, Ticarcillin (verminderte bakteriostatische Wirksamkeit).
WH: Auf Lungenschäden besonders achten, speziell bei älteren Patienten. Vorsicht bei Nierenschäden, vorbestehender Lungenerkrankung, Strahlentherapie des Thorax und Sauerstoffzufuhr. Bei Atemnot oder Lungeninfiltraten Therapie unterbrechen und mit Kortikosteroid und Breitbandantibiotika behandeln. Verkehrshinweis.
PG: 1 ST * (EKO: N) [€ 92,45], 10 ST * (EKO: N) [€ 674,40]

▼ Blincyto 38,5 Mikrogramm - Pulver für ein Konzentrat und Lösung zur Herstellung einer Infusionslösung — 55I01

(Z.Nr. EU/1/15/1047/*) NR. P. E. L01XC19
ZI: Amgen Europe, Zg Breda, Niederlande
Z: 1 Durchstechflasche enthält: Blinatumomab 38,5 µg, mittels DNA-Technologie rekombinant aus Ovarialzellen des Chinesischen Hamsters hergestellt, Citronensäure monohydrat, Trehalose-2-Wasser, Lysin hydrochlorid, Polysorbat 80, Natriumhydroxid zur pH-Wert-Einstellung; Lösung (Stabilisator): Citronensäure monohydrat, Lysin hydrochlorid, Polysorbat 80, Natriumhydroxid zur pH-Wert-Einstellung, Wasser für Injektionszwecke.
EW: Antineoplastisch.
AG: - Philadelphia-Chromosom negative, CD 19-positive, rezidivierte oder refraktäre B-Vorläufer der akuten lymphatischen Leukämie (ALL), auch bei Kindern ab 1 Jahr.
- Philadelphia-Chromosom-negative CD19-positive B-Vorläufer-ALL in erster oder zweiter kompletter Remission mit einer minimalen Resterkrankung (MRD) von mindestens 0,1%.
AA: I.v. Dauerinfusion mit Infusionspumpe über bis zu 96 Std. Infusionsschlauch oder i.v. Katheter nicht durchspülen.
DO: Philadelphia-Chromosom-negative, rezidivierte oder refraktäre B-Vorläufer-ALL: Patienten über 45 kg KG: Zyklus 1: Tage 1-7: 9 µg/d; Tage 8-28: 28 µg/d.
Dann 2wöchiges behandlungsfreies Intervall, dann Zyklus 2 (und bis zu 3 weitere Zyklen) mit 28 µg/d an den Tagen 1-28.

Patienten unter 45 kg KG: Zyklus 1: Tage 1-7: 5 µg/m² KOF/d; Tage 8-28: 15 µg/m² KOF/d.
Dann 2wöchiges behandlungsfreies Intervall, dann Zyklus 2 (und bis zu 3 weitere Zyklen) mit 15 µg/m² KOF/d an den Tagen 1-28.
MRD-positive B-Vorläufer-ALL bei Erwachsenen: Induktionszyklus und bis zu 3 Konsolidierungszyklen: 28 µg/Tag über 28 Tage, dann 14 Tage behandlungsfrei.
Dosisanpassung bei schweren NW.
SST: Nutzen/Risiko-Abwägung, bis 48 Std. nach der Anwendung nicht stillen. Kontrazeption bis 48 Std. nach der Behandlung.
NW: Infektionen, ZNS (Leukenzephalopathie, Kopfschmerzen, Tremor), Blutbild (Neutropenie, Anämie), Zytokin-Freisetzungssyndrom, Infusionsreaktionen, Tachykardie, Hypotonie, Tumorlyse-Syndrom, Stoffwechsel, Psyche, Magen/Darm, Leber, Pankreatitis, Lunge (Husten, Dyspnoe), Haut, Fieber, Ödeme, Untersuchungen.
WW: 2 Wochen Abstand zu Impfungen mit viralen Lebendimpfstoffen.
WH: Vorsicht bei ZNS-Erkrankungen. Kontrollen: Nervensystem (z.B. Schreibtest), Leberenzyme. Strenger Verkehrshinweis.
PG: 1 ST * (EKO: N) [€ 4.065,30]

▼ Blincyto 38,5 Mikrogramm - Pulver für ein Konzentrat und Lösung zur Herstellung einer Infusionslösung 55I01

(Z.Nr. EU/1/15/1047/*) NR. P. E. L01XC19
Parallelimport.
V: Orifarm, Leverkusen, Deutschland
Z: 1 Durchstechflasche enthält: Blinatumomab 38,5 µg, mittels DNA-Technologie rekombinant aus Ovarialzellen des Chinesischen Hamsters hergestellt, Citronensäure monohydrat, Trehalose-2-Wasser, Lysin hydrochlorid, Polysorbat 80, Natriumhydroxid zur pH-Wert-Einstellung; Lösung (Stabilisator): Citronensäure monohydrat, Lysin hydrochlorid, Polysorbat 80, Natriumhydroxid zur pH-Wert-Einstellung, Wasser für Injektionszwecke.
PG: 1 ST * (EKO: N) [€ 3.984,85]

▼ *Blitzima 100 mg - Konzentrat zur Herstellung einer Infusionslösung* 55I01
(Z.Nr. EU/1/17/1205/*) NR. P. E. nicht im Handel. L01XC02

▼ *Blitzima 500 mg - Konzentrat zur Herstellung einer Infusionslösung* 55I01
(Z.Nr. EU/1/17/1205/*) NR. P. E. nicht im Handel. L01XC02

🐾 *Blockade 0,25% w/w Iod - Zitzentauchmittel, Lösung* 814
(Z.Nr. 8-00542) RPF. P. nicht im Handel. QD08AG03

Blopress 4 mg - Tabletten 10A08

(Z.Nr. 1-22235) RP. P. C09CA06
ZI: Takeda Pharma, Wien
Z: 1 Tablette enthält: Candesartan cilexetil 4 mg, Carmellose calcium, Hydroxypropylcellulose, Lactose monohydrat 93,4 mg, Magnesium stearat, Maisstärke, Macrogol.
EW: Angiotensin-II-Antagonist.
AG: Essentielle Hypertonie, Herzinsuffizienz zusätzlich zu ACE-Hemmern oder bei Unverträglichkeit von ACE-Hemmern bzw. Mineralokortikoid-Rezeptor-Antagonisten.
AA: 1mal tgl. oral.
DO: Hypertonie: TD initial 8 mg, bei intravasalem Volumenmangel oder Nieren- oder Leberschäden 4 mg Erhaltungsdosis 8-16-32 mg, MTD 32 mg.
Kinder ab 6 Jahren und Jugendliche: TD initial 4 mg, Erhaltungsdosis 8 mg (bis 50 kg KG) bzw. 16 mg (ab 50 kg KG). Keine Dosisempfehlung für Kinder von 1 bis 6 Jahren.
Herzinsuffizienz: TD initial 4 mg, nach Bedarf alle 2 Wochen verdoppeln. MTD 32 mg.
Keine Untersuchungen an Kindern oder Jugendlichen.
GA: Schwere Leberschäden, Cholestase, 1. Lebensjahr.
SST: Gegenanzeige im 2. und 3. Trimenon; im 1. Trimenon und in der Stillzeit nicht empfohlen. Kontrazeption empfohlen.
NW: Atemwegsinfektionen, Schwindel, Kopfschmerzen, Stoffwechsel, Magen/Darm, Leber.
Höhere Häufigkeit von NW bei Kindern und Jugendlichen.
WW: Aliskiren (Gegenanzeige bei Diabetes oder Nierenschäden, sonst nicht empfohlen). Nicht empfohlen: Lithium, duale Blockade des Renin-Angiotensin-Aldosteron-Systems. Vorsicht: Andere Blutdrucksenker verstärkt. Erhöhung des Serumkaliums durch andere Arzneimittel. Wirkungsabschwächung durch nichtsteroidale Entzündungshemmer.
WH: Vorsicht bei Nierenschäden, Nierenarterienstenose, Klappenstenose, Hyperkaliämie, Dialysepatienten.
Keine Erfahrungen nach Nierentransplantation.
Vor Therapiebeginn Volumenmangel ausgleichen. Bei Nierenschäden Serum-Kalium und Kreatinin kontrollieren. Bei Anästhesie auf Hypotonie achten. Bei primärem Hyperaldosteronismus nicht empfohlen. Verkehrshinweis.
PG: 28 ST (2) (EKO: G) [€ 11,30]

Blopress 8 mg - Tabletten 10A08

(Z.Nr. 1-22233) RP. P. C09CA06
ZI: Takeda Pharma, Wien
Z: 1 Tablette enthält: Candesartan cilexetil 8 mg, Carmellose calcium, Hydroxypropylcellulose, Lactose monohydrat 89,4 mg, Magnesium stearat, Maisstärke, Macrogol, Eisenoxid rot.
Kurzinformation: siehe Blopress 4 mg - Tabletten, → S. 207
PG: 28 ST (2) (EKO: G) [€ 10,25]

Blopress 16 mg - Tabletten 10A08

(Z.Nr. 1-22236) RP. P. C09CA06
ZI: Takeda Pharma, Wien
Z: 1 Tablette enthält: Candesartan cilexetil 16 mg, Carmellose calcium, Hydroxypropylcellulose, Eisenoxid rot, Lactose monohydrat 81,3 mg, Magnesium stearat, Maisstärke, Macrogol.
Kurzinformation: siehe Blopress 4 mg - Tabletten, → S. 207
PG: 28 ST (2) (EKO: G) [€ 10,25]

Blopress 32 mg - Tabletten 10A08

(Z.Nr. 1-25719) RP. P. C09CA06
ZI: Takeda Pharma, Wien
Z: 1 Tablette enthält: Candesartan cilexetil 32 mg, Carmellose calcium, Hydroxypropylcellulose, Eisenoxid rot, Lactose monohydrat 162,7 mg, Magnesium stearat, Maisstärke, Macrogol.
Kurzinformation: siehe Blopress 4 mg - Tabletten, → S. 207
PG: 28 ST (2) (EKO: G) [€ 10,25]

Blopress Plus 8 mg/12,5 mg - Tabletten 10B06

(Z.Nr. 1-22844) RP. P. C09DA06
ZI: Takeda Pharma, Wien
Z: 1 Tablette enthält: Candesartan cilexetil 8 mg, Hydrochlorothiazid 12,5 mg, Carmellose calcium, Hydroxypropylcellulose, Lactose monohydrat 76,9 mg, Magnesium stearat, Maisstärke, Macrogol.
EW: Angiotensin-II-Antagonist.
AG: Essentielle Hypertonie bei nicht ausreichender Monotherapie.
AA: Mit oder ohne Mahlzeit einnehmen.
DO: 1mal tgl.1 Tablette. Wahl der Dosisstärke nach Bedarf. Dosisreduktion bei Leber- oder Nierenschäden. Keine Untersuchungen an Kindern und Jugendlichen.
GA: Schwere Leberschäden, Cholestase, primärer Hyperaldosteronismus, Hypokaliämie, Hyperkalzämie, Gicht.
SST: Gegenanzeige im 2. und 3. Trimenon. Im 1. Trimenon und in der Stillzeit nicht empfohlen.
NW: Benommenheit, Schwindel, Atemwegsinfekte, Auge (akute Myopie, akutes Engwinkelglaukom). Mögliche Nebenwirkungen von Hydrochlorthiazid (Stoffwechsel, erhöhtes Risiko für nicht-melanozytären Hautkrebs) beachten.
WW: Aliskiren (Kontraindiziert bei Diabetes oder Nierenschäden, sonst nicht empfohlen). Nicht empfohlen: Duale Blockade des Renin / Angiotensin / Aldosteron-Systems, Lithium. Vorsicht: Andere Blutdrucksenker verstärkt.
Erhöhung des Serumkaliums durch andere Arzneimittel. Nichtsteroidale Entzündungshemmer.
WH: Vorsicht bei Nierenarterienstenose, Klappenstenose, Hyperkaliämie.
Keine Erfahrungen nach Nierentransplantation. Vor Therapiebeginn Volumenmangel ausgleichen. Bei Nierenschäden Serum-Kalium und Kreatinin kontrollieren.
PG: 28 ST (2) (EKO: G) [€ 10,25]

Blopress Plus 16 mg/12,5 mg - Tabletten 10B06

(Z.Nr. 1-23584) RP. P. C09DA06
ZI: Takeda Pharma, Wien
Z: 1 Tablette enthält: Candesartan cilexetil 16 mg, Hydrochlorothiazid 12,5 mg, Carmellose calcium, Hydroxypropylcellulose, Eisenoxid rot, Lactose monohydrat 68,8 mg, Magnesium stearat, Maisstärke, Macrogol.
Kurzinformation: siehe Blopress Plus 8 mg/12,5 mg - Tabletten, → S. 207
PG: 28 ST (2) (EKO: G) [€ 10,25]

Blopress Plus 32 mg/12,5 mg - Tabletten 10B06

(Z.Nr. 1-28291) RP. P. C09DA06
ZI: Takeda Pharma, Wien
Z: 1 Tablette enthält: Candesartan cilexetil 32 mg, Hydrochlorothiazid 12,5 mg, Carmellose calcium, Hydroxypropylcellulose, Eisenoxid gelb, Lactose monohydrat 148,5 mg, Magnesium stearat, Maisstärke, Macrogol.
Kurzinformation: siehe Blopress Plus 8 mg/12,5 mg - Tabletten, → S. 207
PG: 28 ST (2) (EKO: G) [€ 11,40]

Blopress Plus 32 mg/25 mg - Tabletten 10B06
(Z.Nr. 1-28292) RP. P. C09DA06
ZI: Takeda Pharma, Wien
Z: 1 Tablette enthält: Candesartan cilexetil 32 mg, Hydrochlorothiazid 25 mg, Carmellose calcium, Hydroxypropylcellulose, Eisenoxid rot, Lactose monohydrat 137,7 mg, Magnesium stearat, Maisstärke, Macrogol.
Kurzinformation: siehe Blopress Plus 8 mg/12,5 mg - Tabletten, → S. 207
PG: 28 ST (2) (EKO: G) [€ 11,40]

Bluevac BTV8 - Injektionssuspension für Rinder und Schafe 823AB, 823AC
(Z.Nr. EU/2/11/122/*) NR. P. E. nicht im Handel.
QI04AA02, QI02AA08

Bob Martin Clear Spot on 50 mg - Lösung zum Auftropfen für Katzen 804B, 804D
(Z.Nr. 8-35082) RPF. P. nicht im Handel.
QP53AX15

Bob Martin Clear Spot on 67 mg - Lösung zum Auftropfen für kleine Hunde 804B, 804D
(Z.Nr. 8-35084) RPF. P. nicht im Handel.
QP53AX15

Bob Martin Clear Spot on 134 mg - Lösung zum Auftropfen für mittelgroße Hunde 804B, 804D
(Z.Nr. 8-35085) RPF. P. nicht im Handel.
QP53AX15

Bob Martin Clear Spot on 268 mg - Lösung zum Auftropfen für große Hunde 804B, 804D
(Z.Nr. 8-35086) RPF. P. nicht im Handel.
QP53AX15

Bob Martin Clear Spot on 402 mg - Lösung zum Auftropfen für sehr große Hunde 804B, 804D
(Z.Nr. 8-35087) RPF. P. nicht im Handel.
QP53AX15

Bocouture 50 Einheiten - Pulver zur Herstellung einer Injektionslösung 22P04, 46A04
(Z.Nr. 2-00372) NR. P.
M03AX01
ZI: Merz Pharmaceuticals, Frankfurt/Main, Deutschland
Z: 1 Durchstechflasche enthält: Botulinumtoxin Typ A zur Injektion (150 kD), frei von Komplexproteinen 50 E (entspr. Botulinumtoxin Typ A, gereinigt aus Clostridium Botulinum Kulturen (Hall Stamm)), Albumin vom Menschen, Sucrose.
EW: Peripheres Muskelrelaxans.
AG: Vorübergehende Verbesserung des Aussehens von Falten der oberen Gesichtshälfte bei Erwachsenen unter 65 Jahren mit entsprechender psychologischer Belastung.
AA: I.m. nach Rekonstitution. Cave intravasal.
DO: Glabellafalten: 4 Einheiten in jede der 5 Injektionsstellen (= Gesamtdosis von 20 Einheiten). MD 30 Einheiten.
Krähenfüße: 4 Einheiten in jede der 3 Injektionsstellen (= Gesamtdosis von 12 Einheiten).
Abstand von mindestens 3 Monaten einhalten. Für Personen unter 18 Jahren und über 65 Jahren nicht empfohlen.
GA: Neuromuskuläre Dysfunktionen (Myasthenie), lokale Infektionen an der vorgesehenen Injektionsstelle.
SST: Strenge Nutzen/Risiko-Abwägung, nicht stillen.
NW: Lokale Muskelschwäche, lokale (allergische) Reaktionen, lokaler Bluterguss, Überempfindlichkeit (auch schwere Reaktionen), vasovagale Reaktionen, entfernte Ausbreitung der Toxinwirkung (Dysphagie, Aspirationspneumonie), Kopfschmerzen, Müdigkeit, Übelkeit, Fazialisparese, Antikörperbildung.
WW: Vorsicht: Antikoagulantien, Aminoglykoside, Spectinomycin, periphere Muskelrelaxantien, 4-Aminochinoline.
WH: Nur zur Behandlung eines einzelnen Patienten in einer Sitzung. Nicht in ein Blutgefäß injizieren. Bei Dysphagie oder Aspiration in der Anamnese nicht empfohlen. Vorsicht bei Gerinnungsstörungen, amyotropher Lateralsklerose, peripherer neuromuskulärer Dysfunktion, Schwäche oder Atrophie des zu injizierenden Muskels. Verkehrshinweis.
Bei Überdosierung generalisierte neuromuskuläre Lähmungen.
PG: 1 ST * (EKO: N) [€ 205,20]

Bocouture 50 Einheiten - Pulver zur Herstellung einer Injektionslösung 22P04, 46A04
(Z.Nr. 2-00372-P1) NR. P. Parallelimport.
M03AX01
V: Haemato Pharm, Schönefeld, Deutschland
Z: 1 ml Durchstechflasche enthält: Botulinumtoxin Typ A zur Injektion (150 kD), frei von Komplexproteinen 50 E (entspr. Botulinumtoxin Typ A, gereinigt aus Clostridium Botulinum Kulturen (Hall Stamm)), Albumin vom Menschen, Sucrose.
PG: 1 ST * (EKO: N) [€ 202,60]

Bocouture 100 Einheiten - Pulver zur Herstellung einer Injektionslösung 22P04, 46A04
(Z.Nr. 2-37246) NR. P.
M03AX01
ZI: Merz Pharmaceuticals, Frankfurt/Main, Deutschland
Z: 1 Durchstechflasche enthält: Botulinumtoxin Typ A zur Injektion (150 kD), frei von Komplexproteinen 100 E (entspr. Botulinumtoxin Typ A, gereinigt aus Clostridium Botulinum Kulturen (Hall Stamm)), Albumin vom Menschen, Sucrose.
Kurzinformation: siehe Bocouture 50 Einheiten - Pulver zur Herstellung einer Injektionslösung, → S. 208
PG: 1 ST * (EKO: N) [€ 378,25]

Boflox flavour 20 mg - Tabletten für Hunde und Katzen 812AD
(Z.Nr. 8-37383) NR. P. QJ01MA93
ZI: Livisto Int'l, Cerdanyola del Valles, Spanien
Z: 1 Tablette enthält: Marbofloxacin 20 mg, Lactose monohydrat, Cellulosepulver, Povidon, Crospovidon, Siliciumdioxid, hochdisperses, Calcium behenat, Hefe, Rindfleischgeschmack.
EW: Fluorchinolon-Antibiotikum.
AG: Bakterielle Infektionen durch empfindliche Erreger: Hund: Haut und Weichteile, Harnwege, Atemwege.
Katze: Haut und Weichteile, obere Atemwege.
AA: Zum Eingeben.
DO: 1mal tgl. 2 mg/kg KG über mindestens 5-10 (bis 40) Tage (Hund) bzw. 3-5 Tage (Katze).
GA: Hunde unter 12 Monaten (bei großen Rassen unter 18 Monaten), Katzen unter 16 Wochen.
SST: Nutzen/Risiko-Abwägung.
NW: Selten Gelenkschmerzen, ZNS, Allergien, Erbrechen, weiche Stühle.
WW: Nicht mit Tetrazyklinen oder Makroliden kombinieren. Vorsicht: Orale Kationen, Theophyllin.
WH: Vorsicht bei Epilepsie.
PG: 100 ST VT [€ 109,90]

Boflox flavour 80 mg - Tabletten für Hunde 812AD
(Z.Nr. 8-37835) NR. P. QJ01MA93
ZI: Livisto Int'l, Cerdanyola del Valles, Spanien
Z: 1 Tablette enthält: Marbofloxacin 80 mg, Lactose monohydrat, Cellulosepulver, Povidon, Crospovidon, Siliciumdioxid, hochdisperses, Calcium behenat, Hefe, Rindfleischgeschmack.
EW: Fluorchinolon-Antibiotikum.
AG: Bakterielle Infektionen durch empfindliche Erreger: Haut und Weichteile, Harnwege, Atemwege.
AA: Zum Eingeben.
DO: 1mal tgl. 2 mg/kg KG über mindestens 5-10 (bis 40) Tage.
GA: Hunde unter 12 Monaten (bei großen Rassen unter 18 Monaten).
SST: Nutzen/Risiko-Abwägung.
NW: Selten Gelenkschmerzen, ZNS, Allergien, Erbrechen, weiche Stühle.
WW: Nicht mit Tetrazyklinen oder Makroliden kombinieren. Vorsicht: Orale Kationen, Theophyllin.
WH: Vorsicht bei Epilepsie.
PG: 72 ST VT [€ 235,05]

Bolfo Flohschutz-Shampoo 1,1 mg/ml - Shampoo für Hunde 804B
(Z.Nr. 8-01045) RPF. D. QP53AE02
ZI: Bayer Animal Health, Leverkusen, Deutschland
Z: 100 ml enthalten: Propoxur 0,11 g (2-Isopropoxyphenyl)(methylcarbamat) Marlopon AT 50 (entspr. Decylbenzolsulfonsäure, 2,2',2''-Nitrilotriethanol-Salz) (entspr. Undecylbenzolsulfonsäure, 2,2',2''-Nitrilotriethanol-Salz) (entspr. Dodecylbenzolsulfonsäure, 2,2',2''-Nitrilotriethanol-Salz) (entspr. Tridecylbenzolsulfonsäure, 2,2',2''-Nitrilotriethanol-Salz (1:1)) (entspr. Wasser), Marlon A 350 (entspr. Decylbenzolsulfonsäure, Natriumsalz) (entspr. Undecylbenzolsulfonsäure, Natriumsalz) (entspr. Dodecylbenzolsulfonsäure, Natriumsalz) (entspr. Tridecylbenzolsulfonsäure, Natriumsalz) (entspr. Wasser), N,N-Bis(2-hydroxyethyl)oleamid, Citronensäure, wasserfreie, Macrogol.
EW: Topisches Ektoparasitikum.
AG: Bekämpfung von Flöhen bei Hunden.
AA: Nasses Fell vorsichtig mit dem Shampoo einreiben, Schaum 5 min einwirken lassen, dann mit lauwarmem Wasser ausspülen und Fell trocken reiben.

DO: Einmalig anwenden, ev. Nachbehandlung nach 3-7 Tagen.
GA: Kranke oder rekonvaleszente Tiere, Welpen unter 3 Monaten, großflächige Hautläsionen.
SST: Nutzen/Risiko-Abwägung.
WW: Tier nicht gleichzeitig andere Insektizide oder Akarizide verabreichen.
WH: Kontakt mit Augen vermeiden. Hunde sollen 3 Tage nach der Anwendung nicht in offenen Gewässern schwimmen. Bei Überdosierung Antidot Atropinsulfat.
VNW: Nicht für Tiere zur Gewinnung von Lebensmitteln.
PG: 250 ML VT [€ 17,00]

Bolfo Zecken- und Flohschutzband braun für Katzen und kleine Hunde 1,234 g/ Halsband — 804B, 804D

(Z.Nr. 8-01003) RPF. D.
QP53AE02

ZI: Bayer Animal Health, Leverkusen, Deutschland
Z: 1 Halsband zu 12,5 g enthält: Propoxur 1,234 g (entspr. (2-Isopropoxyphenyl)(methylcarbamat)), Dibutyl adipat, Propylenglycoloctanoatdecanoat, Sojabohnenöl epoxidiert, Stearinsäure, Titandioxid, Eisenoxidhydrat, Eisen(III)-oxid, Eisen(II,III)-oxid, Polyvinylchlorid.
EW: Topisches Ektoparasitikum (Cholinesterasehemmer). Wirkungsdauer gegen Flöhe bis 4 Monate, gegen Zecken bis 10 Wochen.
AG: Bekämpfung von Flöhen und Zecken.
AA: Auf der Haut um den Hals anlegen.
DO: 1 Halsband pro Tier.
GA: Großflächige Hautläsionen, Jungtiere unter 3 Monaten, kranke oder rekonvaleszente Tiere.
SST: Nutzen/Risiko-Abwägung.
NW: Sehr selten lokale Reaktionen. Nach versehentlicher oraler Aufnahme Erbrechen, Durchfall, Speichelfluss.
WW: Nicht gleichzeitig andere Insektizide oder Akarizide verabreichen.
WH: Halsband ständig tragen. Beim Anbringen des Halsbandes Schutzhandschuhe tragen. Tiere mit Halsband von Kleinkindern fernhalten. Tiere mit Halsband dürfen nicht in Gewässern schwimmen. Lager der Tiere und direkte Umgebung mit Insektizid oder Insektenentwicklungshemmer behandeln. Bei Vergiftung Antidot Atropin.
VNW: Nicht für Tiere zur Gewinnung von Lebensmitteln.
PG: 1 ST VT [€ 11,80]

Bolfo Zecken- und Flohschutzband braun für große Hunde 4,442 g/Halsband — 804B, 804D

(Z.Nr. 8-01004) RPF. D.
QP53AE02

ZI: Bayer Animal Health, Leverkusen, Deutschland
Z: 1 Halsband zu 45,0 g enthält: Propoxur 4,442 g (entspr. (2-Isopropoxyphenyl)(methylcarbamat)), Dibutyl adipat, Propylenglycoloctanoatdecanoat, Sojabohnenöl epoxidiert, Stearinsäure, Titandioxid, Eisenoxidhydrat, Eisen(III)-oxid, Eisen(II,III)-oxid, Polyvinylchlorid.
EW: Topisches Ektoparasitikum (Cholinesterasehemmer). Wirkungsdauer gegen Flöhe bis 4 Monate, gegen Zecken bis 10 Wochen.
AG: Bekämpfung von Flöhen und Zecken.
AA: Auf der Haut um den Hals anlegen.
DO: 1 Halsband pro Tier.
GA: Großflächige Hautläsionen, Jungtiere unter 3 Monaten, kranke oder rekonvaleszente Tiere.
SST: Nutzen/Risiko-Abwägung.
NW: Sehr selten lokale Reaktionen. Nach versehentlicher oraler Aufnahme Erbrechen, Durchfall, Speichelfluss.
WW: Nicht gleichzeitig andere Insektizide oder Akarizide verabreichen.
WH: Halsband ständig tragen. Beim Anbringen des Halsbandes Schutzhandschuhe tragen. Tiere mit Halsband von Kleinkindern fernhalten. Tiere mit Halsband dürfen nicht in Gewässern schwimmen. Lager der Tiere und direkte Umgebung mit Insektizid oder Insektenentwicklungshemmer behandeln. Bei Vergiftung Antidot Atropin.
PG: 1 ST VT [€ 12,95]

Bolfo Zecken- und Flohschutz-Spray 2,5 mg/ g für Hunde und Katzen — 804B, 804D

(Z.Nr. 8-01046) RPF. D.
QP53AE02

ZI: Bayer Animal Health, Leverkusen, Deutschland
Z: 100 g enthalten: Propoxur 0,25 g (entspr. (2-Isopropoxyphenyl)(methylcarbamat)), 2-Propanol, Citronensäure, wasserfreie, Propan, Butan.
EW: Topisches Ektoparasitikum.
AG: Bekämpfung von Flöhen und Zecken bei Hunden und Katzen.
AA: Fell gegen den Haarstrich einsprühen, bis das ganze Fell befeuchtet ist.
DO: Einmalige Anwendung. Ev. nach 1 bis 4 Wochen nachbehandeln.
GA: Kranke oder rekonvaleszente Tiere, Welpen unter 3 Monaten, großflächige Hautläsionen.
SST: Nutzen/Risiko-Abwägung.
NW: Sehr selten Hautreaktionen. Bei versehentlichem Verschlucken Erbrechen, Durchfall, Speichelfluss.
WW: Tier nicht gleichzeitig andere Insektizide oder Akarizide verabreichen.
WH: Nicht in Augen, Nase oder auf andere Schleimhäute sprühen. Hunde sollten 3 Tage nach der Anwendung nicht in offenen Gewässern schwimmen. Bei Überdosierung Antidot Atropinsulfat.
VNW: Nicht für Tiere zur Gewinnung von Lebensmitteln.
PG: 250 ML VT [€ 13,95]

Bondronat 50 mg - Filmtabletten — 38C01

(Z.Nr. EU/1/96/012/*) NR. P. M05BA06
ZI: Atnahs Pharma Netherlands, Amsterdam, Niederlande
Z: 1 Filmtablette enthält: Ibandronsäure 50 mg (entspr. Ibandronsäure, Mononatriumsalz, Monohydrat), Tablettenkern: Lactose 88,1 mg (entspr. Lactose monohydrat), Povidon, Cellulose, mikrokristalline, Crospovidon, Stearinsäure, Siliciumdioxid, hochdisperses; Tablettenüberzug: Hypromellose, Titandioxid, Talkum, Macrogol 6000.
EW: Bisphosphonat, hemmt Osteoklasten.
AG: Prävention skelettbezogener Ereignisse bei Patienten mit Brustkrebs und Knochenmetastasen.
AA: Tabletten unzerkaut mit einem vollen Glas Wasser (nicht mit einer hohen Kalziumkonzentration) aufrecht sitzend oder stehend schlucken (nicht kauen oder lutschen), nach der Einnahme 60 min nicht hinlegen.
Tabletten nach nächtlicher Nüchternperiode einnehmen und noch 30 min nüchtern bleiben.
DO: 1mal tgl. 1 FT. Verlängerung des Dosisintervalls bei Nierenschäden. Keine Untersuchungen an Kindern und Jugendlichen.
GA: Hypokalzämie; Missbildungen der Speiseröhre; Unvermögen, 60 min. zu stehen oder aufrecht zu sitzen.
SST: Nicht anwenden.
NW: Hypokalzämie, Magen/Darm (Ösophagus-, Magen-, Darmulzera), Asthenie, Geschmacksverfälschung, Pruritus, sehr selten Kieferknochennekrosen, Knochennekrosen des äußeren Gehörgangs, grippeähnliche Symptome, entzündliche Augenerkrankungen, atypische Femurfrakturen.
WW: Resorptionshemmung durch Kalzium und andere mehrwertige Kationen ent- haltende Produkte.
Aminoglykoside (Vorsicht).
WH: Ausreichend Calcium und Vitamin D zuführen. Auf ösophageale Reaktionen achten. Vorsicht bei Magen/Darm-Reizungen. Kontrollen: Niere, Kalzium-, Phosphat-, Magnesiumspiegel.
PG: 28 ST IND (2) (EKO: G) [€ 284,75]

Bondronat 2 mg - Konzentrat zur Herstellung einer Infusionslösung — 38C01

(Z.Nr. EU/1/96/012/*) NR. P. M05BA06
ZI: Atnahs Pharma Netherlands, Amsterdam, Niederlande
Z: 1 Durchstechflasche mit 2 ml Konzentrat enthält: Ibandronsäure 2 mg (entspr. Ibandronsäure, Mononatriumsalz, Monohydrat), Natriumchlorid, Essigsäure 99%, Natriumacetat, Wasser für Injektionszwecke.
EW: Bisphosphonat, hemmt Osteoklasten.
AG: Prävention skelettbezogener Ereignisse bei Patienten mit Brustkrebs und Knochenmetastasen, Tumor-induzierte Hyperkalzämie.
AA: I.v. Infusion. Cave i.a. oder paravenös.
DO: Prävention skelettbezogener Ereignisse: 6 mg alle 3-4 Wochen. Infusion in mindestens 100 ml NaCl- oder Glukoselösung über mindestens 15 min.
Tumor-induzierte Hyperkalzämie: Einmalig 2-4(-6) mg. Infusion in 500 ml NaCl- oder Glukoselösung über 2 Std.
Dosisreduktion bei Nierenschäden. Keine Untersuchungen an Kindern und Jugendlichen.
GA: Hypokalzämie.
SST: Nicht anwenden.
NW: Anstieg der Körpertemperatur, grippeähnliche Symptome, Magen/Darm.
Hypokalzämie, Knochenschmerzen, sehr selten Kieferknochennekrosen, Knochennekrosen des äußeren Gehörgangs, atypische Femurfrakturen, Augenentzündungen, Katarakt, Herz (Schenkelblock, Ischämie), Haut, anaphylaktische Reaktion/Schock, Untersuchungen.
WW: Aminoglykoside (senken Serumkalzium).
WH: Nieren- und Elektrolytkontrolle. Keine Erfahrungen bei Leberinsuffizienz.
Vor Behandlungsbeginn Hypokalzämie therapieren.

PG: 1 ST * (EKO: N) [€ 256,75]

Bondronat 2 mg - Konzentrat zur Herstellung einer Infusionslösung 38C01
(Z.Nr. EU/1/96/012/*) NR. P. Parallelimport. M05BA06
nicht im Handel.

Bondronat 6 mg - Konzentrat zur Herstellung einer Infusionslösung 38C01
(Z.Nr. EU/1/96/012/*) NR. P. M05BA06
ZI: Atnahs Pharma Netherlands, Amsterdam, Niederlande
Z: 1 Durchstechflasche mit 6 ml Konzentrat enthält: Ibandronsäure 6 mg (entspr. Ibandronsäure, Mononatriumsalz, Monohydrat), Natriumchlorid, Essigsäure 99%, Natriumacetat, Wasser für Injektionszwecke.
Kurzinformation: siehe Bondronat 2 mg - Konzentrat zur Herstellung einer Infusionslösung, → S. 209
PG: 1 ST IND (2) (EKO: G) [€ 169,40]

Bondronat 6 mg - Konzentrat zur Herstellung einer Infusionslösung 38C01
(Z.Nr. EU/1/96/012/*) NR. P. Parallelimport. M05BA06
nicht im Handel.

Bondronat 6 mg - Konzentrat zur Herstellung einer Infusionslösung 38C01
(Z.Nr. EU/1/96/012/*) NR. P. Parallelimport. M05BA06
V: Haemato Pharm, Schönefeld, Deutschland
Z: 1 Durchstechflasche mit 6 ml Konzentrat enthält: Ibandronsäure 6 mg (entspr. Ibandronsäure, Mononatriumsalz, Monohydrat), Natriumchlorid, Essigsäure 99%, Natriumacetat, Wasser für Injektionszwecke.
PG: 1 ST IND (2) (EKO: G) [€ 166,05]

🐾 Bonharen IVN 10 mg/ml - Injektionslösung für Pferde und Hunde 806AZ
(Z.Nr. 8-39335) RP. P. QM09AX01
ZI: Contipro, Dolni Dobrouc, Tschechische Republik
Z: 1 ml enthält: Natriumhyaluronat 10 mg, Natriumchlorid, Wasser für Injektionszwecke.
EW: Reduziert Gefäßpermeabilität.
AG: Nicht infizierte Gelenksentzündungen bei Pferd und Hund.
AA: I.v.
DO: ED: Pferd: 60 mg, Hund 30-50 mg Natriumhyaluronat. 5 ED im Abstand von je 7 Tagen.
SST: Nutzen/Risiko-Abwägung durch den Tierarzt.
WW: Fällt bei Kontakt mit katonischen antibakteriellen Substanzen (Erythromycin, Amoxicillin, Cefquinom) aus.
WH: Bei Störungen des Hyaluronsäurestoffwechsels bei Hunden (z.B. kutane Muzinose bei Shar-Peis) nicht anwenden.
VNW: Pferd: Keine.
PG: 5 ST VN [€ 210,15]

Bonviva 150 mg - Filmtabletten 38C01
(Z.Nr. EU/1/03/265/*) NR. P. nicht im Handel. M05BA06

Bonviva 3 mg - Injektionslösung 38C01
(Z.Nr. EU/1/03/265/*) NR. P. M05BA06
ZI: Atnahs Pharma Netherlands, Amsterdam, Niederlande
Z: 1 Fertigspritze mit 3 ml Lösung enthält: Ibandronsäure 3 mg (entspr. Ibandronsäure, Mononatriumsalz, Monohydrat), Natriumchlorid, Eisessig, Natrium acetat-3-Wasser, Wasser für Injektionszwecke.
EW: Bisphosphonat, hemmt Osteoklastenaktivität.
AG: Therapie der Osteoporose bei postmenopausalen Frauen zur Reduktion des Risikos vertebraler Frakturen.
AA: I.v. Injektion.
DO: 3 mg alle 3 Monate. Keine Untersuchungen an Kindern.
GA: Hypokalzämie.
SST: Nicht anwenden.
NW: Gelenkschmerzen, Magen/Darm, Myalgie, Kopfschmerzen, Haut, grippe- ähnliche Symptome, anaphylaktische Reaktionen, entzündliche Augen- erkrankungen, sehr selten Kieferknochennekrosen, Knochennekrosen des äußeren Gehörgangs, atypische Femurfrakturen.
WH: Ergänzend Kalzium und Vitamin D geben. Hypokalzämie vor Behandlungs- beginn beheben. Bei schweren Nierenschäden nicht empfohlen.
PG: 1 ST IND (EKO: G) [€ 50,50]

Bonviva 3 mg - Injektionslösung 38C01
(Z.Nr. EU/1/03/265/*) NR. P. Parallelimport. M05BA06
nicht im Handel.

Bonviva 3 mg - Injektionslösung 38C01
(Z.Nr. EU/1/03/265/*) NR. P. Parallelimport. M05BA06
nicht im Handel.

Boostrix - Injektionssuspension in einer Fertigspritze 36A06
(Z.Nr. 2-00258) NR. P. E. J07AJ52
ZI: GlaxoSmithKline Pharma, Wien
Z: 1 Dosis zu 0,5 ml enthält: Diphtherie-Tetanus-Pertussis (azellulär, aus Komponenten)-Adsorbat-Impfstoff (reduzierter Antigengehalt): Diphtherie-Toxoid, adsorbiert >= 2 IE, Tetanus-Toxoid, adsorbiert >= 20 IE, Bordetella pertussis Antigene (entspr. Pertussis-Toxoid, adsorbiert 8 µg) (entspr. Hämagglutinin, filamentöses 8 µg) (entspr. Pertactin 2,5 µg), Aluminiumhydroxid (entspr. Al 3+ 0,3 mg), Aluminiumphosphat (entspr. Al 3+ 0,2 mg), Natriumchlorid, Wasser für Injektionszwecke.
EW: Impfstoff.
AG: Auffrischungsimpfung gegen Diphtherie, Tetanus und Pertussis bei Personen ab 4 Jahren.
AA: I.m., cave intravasal.
DO: Einzeldosis 0,5 ml, im Allgemeinen alle 10 Jahre.
-Erwachsene und Jugendliche mit unbekanntem Impfstatus: 1 Dosis Boostrix, nach 1 und 6 Monate je 1 Dosis eines Diphtherie/ Tetanus-Impfstoffes geben.
GA: Enzephalopathie nach früherer Pertussis-Impfung, Komplikationen nach früherer Diphtherie- und/oder Tetanus-Impfung, akutes schweres Fieber.
SST: Nutzen/Risiko-Abwägung im 1. und 2. Trimenon und in der Stillzeit. Im 3. Trimenon Anwendung möglich.
NW: Lokale Reaktionen, Magen/Darm (Erbrechen, Diarrhoe), Hautausschlag, Schläfrigkeit, Kopfschmerzen, Fieber, Infektionen der Atemege, Anorexie, Reizbarkeit, Synkope als psychogene Reaktion auf Nadelinjektion, Anaphylaxie.
WW: Immunsuppressiva. Gleichzeitige HPV-Impfung oder Impfung mit Meningokokken- Konjugatimpfstoffen ist möglich.
WH: Nutzen/Risiko-Abwägung bei Komplikationen bei früheren Pertussis-Impfungen.
Auf anaphylaktische Reaktion achten. Vorsicht bei Thrombozytopenie, Blutungsneigung.
PG: 1 ST * (EKO: N) [€ 27,50]

Boostrix Polio - Injektionssuspension in einer Fertigspritze 36A10
(Z.Nr. 2-00302) NR. P. E. J07CA02
ZI: GlaxoSmithKline Pharma, Wien
Z: 1 Dosis zu 0,5 ml enthält: Diphtherie-Tetanus-Pertussis (azellulär, aus Komponenten)-Poliomyelitis (inaktiviert)-Adsorbat-Impfstoff (reduzierter Antigengehalt): Diphtherie-Toxoid, adsorbiert < 2 IE, Tetanus-Toxoid, adsorbiert < 20 IE, Bordetella pertussis Antigene: (entspr. Pertussis-Toxoid, adsorbiert 8 µg) (entspr. Hämagglutinin, filamentöses 8 µg) (entspr. Pertactin 2,5 µg), Poliomyelitis Viren, inaktiviert: (entspr. Poliovirus Typ 1 (Mahoney), inaktiviert (VERO) 40 D-Antigen-E) (entspr. Poliovirus Typ 2 (MEF-1), inaktiviert (VERO) 8 D-Antigen-E) (entspr. Poliovirus Typ 3 (Saukett), inaktiviert (VERO) 32 D-Antigen-E), adsorbiert an: Aluminium hydroxid, wasserhaltig (entspr. Al 3+ 0,3 mg), Aluminiumphosphat (entspr. Al 3+ 0,2 mg), Medium 199, Natriumchlorid, Wasser für Injektionszwecke.
EW: Impfstoff.
AG: Auffrischungsimpfung gegen Diphtherie, Tetanus, Pertussis und Poliomyelitis bei Personen ab 3 Jahren.
AA: I.m., cave intravasal.
DO: Einzeldosis 0,5 ml. Bei Erwachsenen mit unbekanntem Impfstatus 1 Dosis Boostrix Polio sowie zwei Dosen eines Diphtherie/ Tetanus-Impfstoffes 1 und 6 Monate später geben.
GA: Enzephalopathie nach früherer Pertussis-Impfung, Komplikationen nach früherer Diphtherie- und/oder Tetanus-Impfung, akutes schweres Fieber.
SST: Nutzen/Risiko-Abwägung im 1. und 2. Trimenon und in der Stillzeit. Im 3. Trimenon Anwendung möglich.
NW: Lokale Reaktionen, Fieber, Anorexie, Konvulsionen, Somnolenz, Kopfschmerzen, Magen/Darm, Allergie/Anaphylaxie, Juckreiz, Infektionen der oberen Atemwege, Reizbarkeit, psychogene Reaktion auf Nadelinjektion.
WW: Immunsuppressiva. Gleichzeitige HPV-Impfung oder MMR/V-Impfung möglich.
WH: Nutzen/Risiko-Abwägung bei Komplikationen bei früheren Pertussis-Impfungen.
Auf anaphylaktische Reaktion achten. Vorsicht bei Thrombozytopenie, Blutungsneigung.
PG: 0,5ML 1 ST * (EKO: N) [€ 44,90]

🐾 Borgal 200 mg/40 mg/ml - Injektionslösung für Tiere 812BA
(Z.Nr. 8-15705) RP. P. VNW. QJ01EW13

ZI: Virbac, Carros, Frankreich
Z: 1 ml enthält: Sulfadoxin 200 mg, Trimethoprim 40 mg, Glycerinformal 766,5 mg, Natriumhydroxid, Wasser für Injektionszwecke.
EW: Trimethoprim/Sulfonamid-Kombination.
AG: Rind, Pferd, Schwein: Bakterielle Infektionen durch empfindliche Erreger: Atemwege, Magen/Darm-Trakt, Urogenitale, Haut und Gelenke.
AA: I.m., langsam i.v. (bei Pferden nur bei vitaler Indikation), s.c..
DO: 1mal tgl. 15 mg/kg KG (= 1 ml/16 kg KG), in schweren Fällen 1mal tgl. 25 mg/kg KG (= 1 ml/10 kg KG) über 3-5 Tage.
GA: Resistenz gegen Sulfonamide oder Trimethoprim. Schwere Leber-, Nieren-, Blutbildschäden, Azidurie, Erkrankungen mit verminderter Flüssigkeitsaufnahme bzw. Flüssigkeitsverlusten, neugeborene Tiere.
SST: Nicht bei trächtigen Tieren anwenden (enthält Glycerinformal).
NW: Allergie, Blutbild, Kristallurie, Nieren-, Leberschäden, Vitamin K-Synthese herabgesetzt (Gerinnungsstörungen). Bei Hunden Magen-Darm, Augen, Haut.
Bei Rindern nach i.v. Gabe Dyspnoe, Exzitation.
Bei Pferden nach i.v. Gabe schwere Kreislaufstörungen (Schockreaktionen mit Todesfolge) möglich.
Bei jungen Schweinen hämorrhagisches Syndrom mit Todesfällen möglich.
WW: Nicht mit bakteriziden Antibiotika (Penicillin, Aminoglykoside) kombinieren. Phenylbutazon, Salizylate (Sulfonamidausscheidung verzögert); Lokalanästhetika (beeinträchtigen antibakterielle Wirkung); Antikoagulantien, Phenytoin meiden; Methenamin (Kristallurie). Detomidin (kardiale Arrhythmien bei Pferden).
WH: Ausreichend Trinkwasser zuführen. Kristalle in der Lösung können durch Erwärmen in heißem Wasser aufgelöst werden. Resistenzen beachten. Nicht für Tiere zur Gewinnung von Lebens- oder Arzneimitteln.
VNW: Essbare Gewebe 8 Tage, Milch (Rind) 4 Tage. Nicht für Stuten, deren Milch für menschlichen Verzehr vorgesehen ist.
PG: 100 ML VNW [€ 44,80]

Bortezomib Abanta 3,5 mg - Pulver zur Herstellung einer Injektionslösung 55L
(Z.Nr. 1-39357) NR. P. nicht im Handel. L01XG01

Bortezomib Accord 1 mg - Pulver zur Herstellung einer Injektionslösung 55L
(Z.Nr. EU/1/15/1019/*) NR. P. nicht im Handel. L01XG01

Bortezomib Accord 3,5 mg - Pulver zur Herstellung einer Injektionslösung 55L
(Z.Nr. EU/1/15/1019/*) NR. P. nicht im Handel. L01XG01

Bortezomib Fresenius Kabi 3,5 mg - Pulver zur Herstellung einer Injektionslösung 55L
(Z.Nr. EU/1/19/1397/*) NR. P. nicht im Handel. L01XG01

Bortezomib HCS 1 mg - Pulver zur Herstellung einer Injektionslösung 55L
(Z.Nr. 1-38655) NR. P. nicht im Handel. L01XG01

Bortezomib HCS 3,5 mg - Pulver zur Herstellung einer Injektionslösung 55L
(Z.Nr. 1-38656) NR. P. nicht im Handel. L01XG01

Bortezomib Hospira 1 mg - Pulver zur Herstellung einer Injektionslösung 55L
(Z.Nr. EU/1/16/1114/*) NR. P. nicht im Handel. L01XG01

Bortezomib Hospira 2,5 mg - Pulver zur Herstellung einer Injektionslösung 55L
(Z.Nr. EU/1/16/1114/*) NR. P. nicht im Handel. L01XG01

Bortezomib Hospira 3 mg - Pulver zur Herstellung einer Injektionslösung 55L
(Z.Nr. EU/1/16/1114/*) NR. P. nicht im Handel. L01XG01

Bortezomib Hospira 3,5 mg - Pulver zur Herstellung einer Injektionslösung 55L
(Z.Nr. EU/1/16/1114/*) NR. P. nicht im Handel. L01XG01

Bortezomib ratiopharm 2,5 mg - Pulver zur Herstellung einer Injektionslösung 55L
(Z.Nr. 1-37754) NR. P. nicht im Handel. L01XG01

Bortezomib ratiopharm 3,5 mg - Pulver zur Herstellung einer Injektionslösung 55L
(Z.Nr. 1-37004) NR. P. nicht im Handel. L01XG01

Bortezomib Ribosepharm 3,5 mg - Pulver zur Herstellung einer Injektionslösung 55L
(Z.Nr. 1-39356) NR. P. nicht im Handel. L01XG01

Bortezomib Sandoz 2,5 mg - Pulver zur Herstellung einer Injektionslösung 55L
(Z.Nr. 1-39426) NR. P. nicht im Handel. L01XG01

Bortezomib Sandoz 3,5 mg - Pulver zur Herstellung einer Injektionslösung 55L
(Z.Nr. 1-38237) NR. P. nicht im Handel. L01XG01

Bortezomib Stada 2,5 mg/ml - Injektionslösung 55L
(Z.Nr. 1-38187) NR. P. E. L01XG01
ZI: Stada Arzneimittel, Wien
Z: 1 Durchstechflasche mit 1,4 ml Injektionslösung enthält: Bortezomib 3,5 mg (entspr. Bortezomib-Mannitol-Boronsäureester), Mannitol, Natriumchlorid, Wasser für Injektionszwecke.
EW: Zytostatikum.
AG: Monotherapie oder in Kombination mit Doxorubicin oder Dexamethason als Mittel 2. Wahl beim progressiven multiplen Myelom bei Nichteignung für hämatopoetische Stammzelltransplantation.
In Kombination mit Melphalan und Prednison bei bisher unbehandeltem multiplem Myelom bei Nichteignung für Hochdosis-Chemotherapie mit hämatopoetischer Stammzelltransplantation.
In Kombination mit Dexamethason (mit oder ohne Thalidomid) bei bisher unbehandeltem multiplem Myelom bei Eignung für Hochdosis-Chemotherapie mit hämatopoetischer Stammzelltransplantation.
In Kombination mit Rituximab, Cyclophosphamid, Doxorubicin und Prednison bei bisher unbehandeltem Mantelzell-Lymphom bei fehlender Eignung für eine hämatopoetische Stammzelltransplantation.
AA: I.v. oder s.c., cave intrathekal.
DO: Monotherapie: Initial 2mal wöchentlich 1,3 mg/m^2 KOF über 2 Wochen, dann 10 Tage Therapiepause.
Initial 2 Zyklen, bei Ansprechen ohne vollständige Remission bis 8 Behandlungszyklen. Dosisanpassung oder Abbruch bei schwerer Toxizität.
Schemata zur Kombinationstherapie siehe Austria-Codex - Fachinformation.
Nicht für Personen unter 18 Jahren.
GA: Akute diffus infiltrative pulmonale und perikardiale Erkrankung.
SST: Strenge Indikationsstellung: Kontrazeption für Männer und Frauen bis 3 Monate nach Therapieende. Nicht stillen. Bei Kombination mit Thalidomid Schwangerschafts-Präventionsprogramm beachten.
NW: Infektionen (Pneumonie), Tumor-Lyse-Syndrom, Blutbild, Stoffwechsel, ADH-Sekretion, Psyche, ZNS, Augen, Ohr (Tinnitus), Herz, Hypotonie, Atemwege, Magen/Darm (Ileus), Haut, Gliederschmerzen, Niere, allgemeine Störungen, Labor, periphere Neuropathie, progressive multifokale Leukoenzephalopathie, Herzinsuffizienz, Leber.
WW: Nicht empfohlen: Starke CYP3A4-Induktoren (z.B. Rifampicin). Vorsicht: Orale Antidiabetika (Blutzucker kontrollieren).
WH: Kontrollen: Blutdruck, Niere, Leber, Blutbild.
Auf Neuropathien, Krämpfe, reversibles posteriores Leukoenzephalopathiesyndrom achten. Verkehrshinweis.
PG: 1,4 ML * (EKO: N) [€ 1.702,80]

Bortezomib Sun 3,5 mg - Pulver zur Herstellung einer Injektionslösung 55L
(Z.Nr. EU/1/16/1102/*) NR. P. nicht im Handel. L01XG01

Bosentan Accord 62,5 mg - Filmtabletten 10C
(Z.Nr. 1-35970) NR. P. nicht im Handel. C02KX01

Bosentan Accord 125 mg - Filmtabletten 10C
(Z.Nr. 1-35971) NR. P. nicht im Handel. C02KX01

Bosentan Sandoz 125 mg - Filmtabletten 10C
(Z.Nr. 1-36845) NR. P. nicht im Handel. C02KX01

▼ Bosulif 100 mg - Filmtabletten 55G
(Z.Nr. EU/1/13/818/*) NR. P. L01EA04
ZI: Pfizer Europe, Brüssel, Belgien
Z: 1 Filmtablette enthält: Bosutinib 100 mg (entspr. Bosutinib monohydrat), Tablettenkern: Cellulose, mikrokristalline, Croscarmellose natrium, Poloxamer 188, Povidon, Magnesium stearat; Filmbeschichtung: (entspr. Poly(vinylalkohol)) (entspr. Titandioxid) (entspr. Macrogol 3350) (entspr. Talkum) (entspr. Eisen(III)-hydroxid-oxid x H_2O).

B

EW: Proteinkinasehemmer, antineoplastisch.
AG: Neu diagnostizierte Philadelphia-Chromosom-positive chronische myeloische Leukämie in der chronischen Phase.
Philadelphia-Chromosom-positive chronische myeloische Leukämie nach Vorbehandlung mit mindestens einem Tyrosinkinasehemmer.
AA: Mit einer Mahlzeit einnehmen.
DO: Neu diagnostiziert: 1mal tgl. 400 mg.
Nach Vorbehandlung: 1mal tgl. 500 mg. MTD 600 mg. Dosisanpassung bei hämatologischen NW (Mindestdosis 300 mg). Nach Therapieunterbrechung wegen nicht-hämatologischen Nebenwirkungen Therapie mit 1mal tgl. um 100 mg reduzierter Dosis fortführen. Dosisreduktion auf 1mal tgl. 200-300 mg bei schweren Nierenschäden. Keine Daten an Kindern und Jugendlichen.
GA: Leberinsuffizienz.
SST: In der Schwangerschaft nicht empfohlen, nicht stillen. Zuverlässige Kontrazeption bis mindestens 1 Monat nach Therapieende erforderlich.
NW: Magen/Darm, Blutbild, Haut (auch schwere Reaktionen), Fieber, Enzymanstiege, Infektionen, ZNS, Herz, Husten, Leber, Niere, Arthralgie, Tumorlysesyndrom, Hepatitis B-Reaktivierung.
WW: CYP3A4-Hemmer oder -Induktoren meiden. Vorsicht: Protonenpumpenhemmer, QT-verlängernde Substanzen.
WH: Vorsicht bei Magen/Darm-Erkrankungen, Pankreatitis, QT-Verlängerung. Kontrollen: Leber, Blutbild. Verkehrshinweis.
PG: 28 ST * (EKO: N) [€ 1.523,50], 112 ST * (EKO: N) [€ 5.963,65]

▼ Bosulif 100 mg - Filmtabletten 55G
(Z.Nr. EU/1/13/818/*) NR. P. Parallelimport. L01EA04
V: Abacus Medicine, Copenhagen, Dänemark
Z: 1 Filmtablette enthält: Bosutinib 100 mg (entspr. Bosutinib monohydrat), Tablettenkern: Cellulose, mikrokristalline, Croscarmellose natrium, Poloxamer 188, Povidon, Magnesium stearat; Filmbeschichtung: (entspr. Poly(vinylalkohol)) (entspr. Titandioxid) (entspr. Macrogol 3350) (entspr. Talkum) (entspr. Eisen(III)-hydroxid-oxid x H2O).
PG: 112 ST * (EKO: N) [€ 5.904,45]

▼ *Bosulif 100 mg - Filmtabletten* 55G
(Z.Nr. EU/1/13/818/*) NR. P. Parallelimport. L01EA04
nicht im Handel.

▼ Bosulif 100 mg - Filmtabletten 55G
(Z.Nr. EU/1/13/818/*) NR. P. Parallelimport. L01EA04
V: Haemato Pharm, Schönefeld, Deutschland
Z: 1 Filmtablette enthält: Bosutinib 100 mg (entspr. Bosutinib monohydrat), Tablettenkern: Cellulose, mikrokristalline, Croscarmellose natrium, Poloxamer 188, Povidon, Magnesium stearat; Filmbeschichtung: (entspr. Poly(vinylalkohol)) (entspr. Titandioxid) (entspr. Macrogol 3350) (entspr. Talkum) (entspr. Eisen(III)-hydroxid-oxid x H2O).
PG: 28 ST * (EKO: N) [€ 1.466,55], 112 ST * (EKO: N) [€ 5.904,30]

▼ Bosulif 100 mg - Filmtabletten 55G
(Z.Nr. EU/1/13/818/*) NR. P. Parallelimport. L01EA04
V: Orifarm, Leverkusen, Deutschland
Z: 1 Filmtablette enthält: Bosutinib 100 mg (entspr. Bosutinib monohydrat), Tablettenkern: Cellulose, mikrokristalline, Croscarmellose natrium, Poloxamer 188, Povidon, Magnesium stearat; Filmbeschichtung: (entspr. Poly(vinylalkohol)) (entspr. Titandioxid) (entspr. Macrogol 3350) (entspr. Talkum) (entspr. Eisen(III)-hydroxid-oxid x H2O).
PG: 112 ST * (EKO: N) [€ 5.904,30]

▼ Bosulif 400 mg - Filmtabletten 55G
(Z.Nr. EU/1/13/818/*) NR. P. L01EA04
ZI: Pfizer Europe, Brüssel, Belgien
Z: 1 Filmtablette enthält: Bosutinib 400 mg (entspr. Bosutinib monohydrat), Tablettenkern: Cellulose, mikrokristalline, Croscarmellose natrium, Poloxamer 188, Povidon, Magnesium stearat; Filmbeschichtung: Poly(vinylalkohol), Titandioxid, Macrogol 3350, Talkum, Eisen(III)-hydroxid-oxid x H2O, Eisen(III)-oxid.
Kurzinformation: siehe Bosulif 100 mg - Filmtabletten, → S. 211
PG: 28 ST * (EKO: N) [€ 5.963,65]

▼ Bosulif 400 mg - Filmtabletten 55G
(Z.Nr. EU/1/13/818/*) NR. P. Parallelimport. L01EA04
V: Orifarm, Leverkusen, Deutschland
Z: 1 Filmtablette enthält: Bosutinib 400 mg (entspr. Bosutinib monohydrat), Tablettenkern: Cellulose, mikrokristalline, Croscarmellose natrium, Poloxamer 188, Povidon, Magnesium stearat; Filmbeschichtung: Poly(vinylalkohol), Titandioxid, Macrogol 3350, Talkum, Eisen(III)-hydroxid-oxid x H2O, Eisen(III)-oxid.
PG: 28 ST * (EKO: N) [€ 5.904,30]

▼ Bosulif 500 mg - Filmtabletten 55G
(Z.Nr. EU/1/13/818/*) NR. P. L01EA04
ZI: Pfizer Europe, Brüssel, Belgien
Z: 1 Filmtablette enthält: Bosutinib 500 mg (entspr. Bosutinib monohydrat), Tablettenkern: Cellulose, mikrokristalline, Croscarmellose natrium, Poloxamer 188, Povidon, Magnesium stearat; Filmbeschichtung: (entspr. Poly(vinylalkohol)) (entspr. Titandioxid) (entspr. Macrogol 3350) (entspr. Talkum) (entspr. Eisen(III)-oxid).
Kurzinformation: siehe Bosulif 100 mg - Filmtabletten, → S. 211
PG: 28 ST * (EKO: N) [€ 5.963,65]

▼ *Bosulif 500 mg - Filmtabletten* 55G
(Z.Nr. EU/1/13/818/*) NR. P. Parallelimport. L01EA04
nicht im Handel.

▼ Bosulif 500 mg - Filmtabletten 55G
(Z.Nr. EU/1/13/818/*) NR. P. Parallelimport. L01EA04
V: Haemato Pharm, Schönefeld, Deutschland
Z: 1 Filmtablette enthält: Bosutinib 500 mg (entspr. Bosutinib monohydrat), Tablettenkern: Cellulose, mikrokristalline, Croscarmellose natrium, Poloxamer 188, Povidon, Magnesium stearat; Filmbeschichtung: (entspr. Poly(vinylalkohol)) (entspr. Titandioxid) (entspr. Macrogol 3350) (entspr. Talkum) (entspr. Eisen(III)-oxid).
PG: 28 ST * (EKO: N) [€ 5.904,30]

▼ Bosulif 500 mg - Filmtabletten 55G
(Z.Nr. EU/1/13/818/*) NR. P. Parallelimport. L01EA04
V: Orifarm, Leverkusen, Deutschland
Z: 1 Filmtablette enthält: Bosutinib 500 mg (entspr. Bosutinib monohydrat), Tablettenkern: Cellulose, mikrokristalline, Croscarmellose natrium, Poloxamer 188, Povidon, Magnesium stearat; Filmbeschichtung: (entspr. Poly(vinylalkohol)) (entspr. Titandioxid) (entspr. Macrogol 3350) (entspr. Talkum) (entspr. Eisen(III)-oxid).
PG: 28 ST * (EKO: N) [€ 5.904,30]

Botox 50 Allergan-Einheiten - Pulver zur Herstellung einer Injektionslösung 46A04
(Z.Nr. 2-00358) NR. P. E. M03AX01
ZI: Allergan Pharmaceuticals, Westport, Irland
Z: 1 Durchstechflasche enthält: Botulinum toxin Typ A 50 E Allergan (entspr. Clostridium botulinum), Albumin vom Menschen, Natriumchlorid.
EW: Neurotoxin mit Wirkung auf die cholinerge Übertragung.
AG: Neurologische Erkrankungen: Fokale Spastizität bei infantiler Zerebralparese und bei Schlaganfallpatienten (Hand- und Fußgelenk), Blepharospasmus, hemifazialer Spasmus, zervikale Dystonie; chronische Migräne (Diagnose und Behandlung nur durch spezialisierte Neurologen).
Blasenfunktionsstörungen: Idiopathische überaktive Blase, neurogene Detrusorhyperaktivität.
Hyperhidrosis axillaris.
AA: Bei Blepharospasmus s.c., bei Torticollis und fokaler Spastizität i.m., bei Hyperhidrosis intradermal, bei Harninkontinenz am M. detrusor vesicae. Korrekte Menge an Lösungsmittel bei Anwendung verschiedener Größen während einer Behandlungssitzung beachten.
Details (Verdünnungstabelle) siehe Austria-Codex - Fachinformation.
DO: Infantile Zerebralparese: Hemiplegie: 4 E/kg KG, Diplegie: 6 E/kg KG in die betroffene Extremität. MD 200 E.
Schlaganfall: Obere Extremität: 10-60 E. MD 200-240 E. Fußgelenk: 300 E, aufgeteilt auf 3 Injektionsstellen.
Blepharospasmus/hemifazialer Spasmus: Initial 1,25-2,5 E. MD initial 25 E pro Auge, 100 E alle 12 Wochen.
Zervikale Dystonie: Initial max. 200 E. MD 300 E pro Behandlung.
Chronische Migräne: 155-195 E. i.m. in 31 bis 39 Stellen.
Überaktive Blase: 100 E in Injektionen zu 5 E an 20 Stellen des M. detrusor vesicae.
Neurogene Detrusorhyperaktivität: 200 E in Injektionen zu ca. 6,7 E an 30 Stellen des M. detrusor vesicae.
Hyperhidrosis axillaris: 50 E pro Achselhöhle intradermal.
Keine Daten an Kindern unter 2 Jahren bei Zerebralparese.
Keine Daten an Kindern bei Blepharospasmus, zervikaler Dystonie und Hyperhidrosis axillaris; keine Daten an Kindern und Jugendlichen bei den anderen Indikationen.
Details siehe Austria-Codex - Fachinformation.
GA: Infektionen an den vorgesehenen Injektionsstellen.
Bei Blasenfunktionsstörungen: Akute Harnwegsinfekte, akuter Harnverhalt ohne routinemäßigen Katheter.
SST: Zwingende Indikationsstellung, in der Stillzeit nicht empfohlen.
NW: Lokale Reaktionen, Infektionen, Doppelsehen, Glaukom, Korneadefekte, Ptosis, Kribbeln, Muskelschwäche, erhöhter Muskeltonus, vegetative Symptome, Dysphagie, Haut, Sturzverlet-

zungen, Antikörperbildung, Anaphylaxie, plötzliche Todesfälle mit Aspirationspneumonie. Bei Blasenfunktionsstörungen: Harnweginfekte, Harnverhalt, Dysurie, Hämaturie, Blasendivertikel.
WH: Injektionen in leicht verletzliche Strukturen vermeiden. Vorkehrungen für Schock treffen. Vorsicht bei Atrophie des zu injizierenden Muskels, Engwinkelglaukom, peripheren motorisch-neuropathischen Erkrankungen.
Nicht bei Männern mit überaktiver Blase oder bei Harnabflussstörungen anwenden. Botulinumtoxin-Einheiten sind nicht von einem Arzneimittel auf andere Arzneimittel übertragbar. Auf Überempfindlichkeit bzw. systemische Effekte (Muskelschwäche) achten. Verkehrshinweis.
PG: 1 ST * (EKO: N) [€ 245,55]

Botox 50 Allergan-Einheiten - Pulver zur Herstellung einer Injektionslösung 46A04
(Z.Nr. 2-00358-P2) NR. P. E. Parallelimport. M03AX01
V: Orifarm, Leverkusen, Deutschland
Z: 1 Durchstechflasche enthält: Botulinum toxin Typ A 50 E Allergan (entspr. Clostridium botulinum), Albumin vom Menschen, Natriumchlorid.
PG: 1 ST * (EKO: N) [€ 240,70]

Botox 100 Allergan-Einheiten - Pulver zur Herstellung einer Injektionslösung 46A04
(Z.Nr. 1-23699) NR. P. E. M03AX01
ZI: Allergan Pharmaceuticals, Westport, Irland
Z: 1 Durchstichflasche enthält: Botulinum toxin Typ A 100 E Allergan (entspr. Clostridium botulinum), Albumin vom Menschen, Natriumchlorid.
Kurzinformation: siehe Botox 50 Allergan-Einheiten - Pulver zur Herstellung einer Injektionslösung, → S. 212
PG: 1 ST * (EKO: N) [€ 414,85]

Botox 100 Allergan-Einheiten - Pulver zur Herstellung einer Injektionslösung 46A04
(Z.Nr. 1-23699-P2) NR. P. E. Parallelimport. M03AX01
V: Eurim-Pharm, Salzburg
Z: 1 Durchstechflasche enthält: Botulinum toxin Typ A 100 E Allergan (entspr. Clostridium botulinum), Albumin vom Menschen, Natriumchlorid.
PG: 1 ST * (EKO: N) [€ 406,40]

Botox 100 Allergan-Einheiten - Pulver zur Herstellung einer Injektionslösung 46A04
(Z.Nr. 1-23699-P3/P4/P5/P6/P7/P8) NR. P. E. Parallelimport. M03AX01
V: Haemato Pharm, Schönefeld, Deutschland
Z: 1 Durchstechflasche enthält: Botulinum toxin Typ A 100 E Allergan (entspr. Clostridium botulinum), Albumin vom Menschen, Natriumchlorid.
PG: 1 ST * (EKO: N) [€ 406,40]

Botox 100 Allergan-Einheiten - Pulver zur Herstellung einer Injektionslösung 46A04
(Z.Nr. 1-23699-P10) NR. P. E. Parallelimport. nicht im Handel. M03AX01

Botox 100 Allergan-Einheiten - Pulver zur Herstellung einer Injektionslösung 46A04
(Z.Nr. 1-23699-P11) NR. P. E. Parallelimport. M03AX01
V: Orifarm, Leverkusen, Deutschland
Z: 1 Durchstichflasche enthält: Botulinum toxin Typ A 100 E Allergan (entspr. Clostridium botulinum), Albumin vom Menschen, Natriumchlorid.
PG: 1 ST * (EKO: N) [€ 406,40]

Botox 100 Allergan-Einheiten - Pulver zur Herstellung einer Injektionslösung 46A04
(Z.Nr. 1-23699-P12) NR. P. E. Parallelimport. nicht im Handel. M03AX01

Botox 200 Allergan-Einheiten - Pulver zur Herstellung einer Injektionslösung 46A04
(Z.Nr. 2-00381) NR. P. E. M03AX01
ZI: Allergan Pharmaceuticals, Westport, Irland
Z: 1 Durchstechflasche enthält: Botulinum toxin Typ A 200 E Allergan (entspr. Clostridium botulinum), Albumin vom Menschen, Natriumchlorid.
Kurzinformation: siehe Botox 50 Allergan-Einheiten - Pulver zur Herstellung einer Injektionslösung, → S. 212
PG: 1 ST * (EKO: N) [€ 788,05]

Botox 200 Allergan-Einheiten - Pulver zur Herstellung einer Injektionslösung 46A04
(Z.Nr. 2-00381-P1) NR. P. E. Parallelimport. nicht im Handel. M03AX01

B

Bovalto Respi 3 - Injektionssuspension für Rinder 823BB
(Z.Nr. 8-36688) NR. P. E. QI02AL04
ZI: Boehringer Ingelheim Animal Health France SCS, Lyon, Frankreich
Z: 1 Impfdosis (2 ml) enthält: Respiratorisches Synzytialvirus, bovines, inaktiviert, Stamm BIO-24, >= 1 RP, Parainfluenza 3-Virus, bovines, inaktiviert, Stamm BIO-23 >= 1 RP, Mannheimia haemolytica, inaktiviert, Serotyp A1, Stamm DSM 5283 >= 1 RP, Adjuvanzien: Aluminiumhydroxid 8 mg, Quillaja saponaria 0,4 mg (entspr. Quil-A); Thiomersal 0,2 mg, Formaldehyd max. 1 mg, Natriumchlorid, Wasser für Injektionszwecke.
EW: Impfstoff.
AG: Aktive Immunisierung von Rindern gegen Erkrankungen durch bovines Parainfluenza 3-Virus, bovines Respiratorisches Synzitialvirus, Mannheimia haemolytica Serotyp A1.
AA: S.c.
DO: 1 Impfdosis = 2 ml. Kälber ab 2 Wochen von nicht-immunen Kühen: 2 Impfungen im Abstand von 3 Wochen. Wiederholungsimpfung: 1 Impfung 6 Monate nach abgeschlossener Grundimmunisierung.
SST: Anwendung möglich.
NW: Lokale schmerzhafte Schwellung, leichte Erhöhung der Körpertemperatur, sehr selten anaphylaktoide Reaktionen.
WW: Keine Daten.
WH: Nur gesunde Tiere impfen.
PG: 10 ML VN [€ 40,90], 50 ML VN [€ 169,70]

Bovalto Respi 4 - Injektionssuspension für Rinder 823BB
(Z.Nr. 8-36692) NR. P. E. nicht im Handel. QI02AL

Bovalto Respi intranasal - Nasenspray, Lyophilisat und Lösungsmittel zur Herstellung einer Suspension für Rinder 823BB
(Z.Nr. 8-38159) NR. P. E. QI02AD07
ZI: Boehringer Ingelheim Animal Health France SCS, Lyon, Frankreich
Z: 1 Dosis (2 ml) enthält: Parainfluenza-3-Virus (PI3V), bovines, lebend, modifiziert, Stamm Bio-23/A 10^5,0-10^7,5 GKID, Bovines Respiratorisches Synzytialvirus, lebend, modifiziert, Stamm Bio-24/A 10000-1 Mio. , Lyophilisat: Trometamol, Ethylendiamintetraessigsäure, Saccharose, Dextran 70; Lösungsmittel: Natriumchlorid, Kaliumchlorid, Dinatriumhydrogenphosphat-12-Wasser, Kaliumdihydrogenphosphat, Wasser für Injektionszwecke.
EW: Impfstoff.
AG: Aktive Immunisierung von Kälbern gegen Infektionen mit dem Bovinen Respiratorischen Synzytialvirus (BRSV) und dem Bovinen Parainfluenza-3-Virus (PI3V).
AA: Mit intranasalem Applikator nach Rekonstituierung mit dem beiliegenden Lösungsmittel.
DO: Kälber ab 10 Tage: 1 Impfdosis = 2 ml (1 ml des rekonstituierten Impfstoffs pro Nasenloch).
SST: Nicht anwenden.
NW: Ausscheidung von Nasensekret in den ersten 3 Tagen nach der Impfung.
WH: Nur gesunde Tiere impfen.
PG: 10 ML VN [€ 48,45]

Bovela - Lyophilisat und Lösungsmittel zur Herstellung einer Injektionssuspension für Rinder 823AB
(Z.Nr. EU/2/14/176/*) NR. P. E. nicht im Handel. QI02AD02

Bovigen Scour - Emulsion zur Injektion für Rinder 823BB
(Z.Nr. 8-36627) NR. P. E. QI02AL01
ZI: Forte Healthcare, Dublin, Irland
Z: 1 Dosis (3 ml) enthält: Rotavirus, bovin, Stamm TM-91, Serotyp G6P1, inaktiviert >= 6,0 log2 VNT, Coronavirus, bovines, Stamm C-197, inaktiviert >= 5,0 log2 HAH, Escherichia coli, Stamm EC/17, inaktiviert, der F5 (K99) Adhäsine exprimiert >= 44,8 %, Adjuvans: Montanide ISA 206 VG; Formaldehyd 1,5 mg, Thiomersal 0,36 mg, Eagle"s Minimum Essential Medium, Dinatriumphosphat dodecahydrat, Natriumchlorid, Kaliumchlorid, Kaliumdihydrogenphosphat, Wasser für Injektionszwecke.
EW: Impfstoff.
AG: Aktive Immunisierung von trächtigen Kühen und Färsen zur Erzeugung einer passiven Immunität bei Kälbern über das Kolos-

trum/die Milch gegen Infektionen mit bovinen Rota- und Coronaviren sowie enteropathogenen E. coli F5 (K99).
AA: I.m.
DO: 1 Dosis = 3 ml.
Einmalig bei jeder Trächtigkeit 12-3 Wochen vor dem erwarteten Abkalben.
Kälber müssen ausreichend Kolostrum (am ersten Lebenstag mindestens 3 Liter) erhalten, besonders innerhalb der ersten 6 Stunden nach dem Kalben.
SST: Für Anwendung im letzten Trimester vorgesehen.
NW: Lokale Schwellung, leichter Temperaturanstieg.
WH: Nur gesunde Tiere impfen.
PG: 15 ML VN [€ 86,00]

Bovigrip RSP plus - Injektionssuspension für Rinder 823BB

(Z.Nr. 8-20220) NR. P. E. QI02AD07
ZI: Intervet, Wien
Z: 1 Impfdosis zu 5 ml enthält: Parainfluenza 3-Virus, inaktiviert mind. 10^7,3 GKID50, BRS-Virus, inaktiviert mind. 10^5,5 GKID50, Mannheimia haemolytica Serotyp A1, inaktiviert mind. 9 Mrd. Zellen, Wirtssystem: MDBK - Zellkulturen, Adjuvanzien: Aluminiumhydroxid 37,5 mg, Quil-A 0,625 mg; Thiomersal 0,05 mg, Formaldehyd, Spuren von: Neomycin.
EW: Impfstoff.
AG: Aktive Immunisierung von Rindern zur Reduktion von Mortalität, klinischen Symptomen, Lungenläsionen und zur Reduktion der Bakterienbesiedlung der Lunge infolge Mannheimia haemolytica Serotyp A1- und A6-Infektionen sowie zur Reduktion von klinischen Symptomen und Virusausscheidung infolge BRS-Virus und PI-3-Virusinfektionen.
AA: S.c. am Hals.
DO: ED 5 ml.
Grundimmunisierung: Tiere ab der 2. Lebenswoche 2mal im Abstand von ca.
4 Wochen.
Wiederholungsimpfungen ca. 2 Wochen vor jeder Risikoperiode.
GA: Kranke Tiere, Tiere in der Inkubation, schlechter Allgemeinzustand, starker Parasitenbefall.
SST: Anwendung möglich.
NW: Lokale Schwellungen, Temperaturanstieg.
WW: Immunsuppressiva. Nicht mit anderen Impfstoffen mischen.
WH: Alle impffähigen Tiere eines Bestandes impfen. 14 Tage Abstand zu anderen Impfungen.
PG: 50 ML VN [€ 78,95]

Bovilis Blue-8 - Injektionssuspension für Rinder und Schafe 823AB, 823AC
(Z.Nr. EU/2/17/218/*) NR. P. E. nicht im Handel.
QI02AA08, QI04AA02

Bovilis BTV8 - Injektionssuspension für Rinder und Schafe 823AB, 823AC
(Z.Nr. EU/2/10/106/*) NR. P. E. nicht im Handel.
QI02AA08, QI04AA02

Bovilis BVD-MD - Injektionssuspension für Rinder 823AB

(Z.Nr. 8-20202) NR. P. E. QI02AA01
ZI: Intervet, Wien
Z: 1 Dosis (2 ml) enthält: Bovine Virusdiarrhoe, inaktiviert, cytopathogen, Typ 1, Stamm C-86 50 ELISA-E (entspr. → mind. 4,6 log2 VN-E), Adjuvans: Al 3+ 6-9 mg (entspr. Aluminiumphosphat) (entspr. Aluminiumhydroxid), Methyl-4-hydroxybenzoat 3 mg, Propylenglykol, Tromethamin, Gewebekulturmedien, Salzsäurelösung oder Tromethamin Lösung, Wasser für Injektionszwecke.
EW: Impfstoff.
AG: Aktive Immunisierung von Kühen und Färsen ab 8 Monaten gegen transplazentare Infektion mit dem Virus der Bovinen Virusdiarrhoe.
AA: I.m.
DO: 2mal pro Rind. Alle Rinder ab 8 Monaten Lebensalter können geimpft werden.
Einzeltierimpfung: Grundimmunisierung 2mal im Abstand von 4 Wochen, Wiederholung 4 Wochen vor Beginn der nächsten Trächtigkeit.
Bestandsimpfung: Grundimmunisierung 2mal im Abstand von 4 Wochen, Wiederholungsimpfungen (1 Impfung) 6 Monate nach Ende der Grundimmunisierung und in der Folge in einem Intervall von max. 12 Monaten, ab 15 Monaten ev. gemischt mit Bovilis IBR Marker live.
SST: Anwendung möglich.
NW: Lokale Schwellung, leichte Temperaturerhöhung, Allergie/Anaphylaxie.
WW: 14 Tage vor und nach der Impfung keine anderen Impfstoffe anwenden.
PG: 50 ML VN [€ 199,55]

Bovilis IBR Marker live - Lyophilisat und Lösungsmittel zur Herstellung einer Injektionssuspension für Rinder 823AB
(Z.Nr. 8-20241) NR. P. E. nicht im Handel. QI02AD01

Bovilis IntraNasal RSP Live - Lyophilisat und Lösungsmittel zur Herstellung einer Suspension zur intranasalen Verabreichung, für Rinder 823BB

(Z.Nr. 8-38957) NR. P. E. QI02AD07
ZI: Intervet, Wien
Z: 1 Dosis (2 ml) enthält: Bovines Respiratorisches Syncytialvirus (BRSV), lebendes, Stamm Jencine-2013 5,0-7,0 log10 GKID50, Bovines Parainfluenzavirus Typ 3 (PI3V), lebendes, Stamm INT2-2013 4,8-6,5 log10 GKID50, Basales B8 Medium, Gelatine, hydrolisiert, enzymatisch (Pankreas) verdautes Kasein, Sorbitol, Dinatriumhydrogenphosphat dihydrat; Lösungsmittel: Dinatriumhydrogenphosphat dihydrat, Kaliumdihydrogenphosphat, Natriumchlorid, Saccharose, Wasser für Injektionszwecke.
EW: Viraler Lebendimpfstoff.
AG: Aktive Immunisierung von Kälbern ab 1 Woche gegen Infektionen mit BRSV (Bovines Respiratorisches Syncitialvirus) und PI3V (Bovines Parainfluenzavirus Typ 3).
AA: Intranasal nach Rekonstitution.
DO: Impfdosis: 2 ml. Einmalig 1 ml des rekonstituierten Impfstoffes in jedes Nasenloch.
SST: Nicht anwenden.
NW: Nasenausfluss, Anstieg der Körpertemperatur, milder Husten, Augenausfluss. Erhöhung der Atemfrequenz.
WH: Alle Kälber einer Herde impfen, bevorzugt mind. 5-7 Tage vor einer Stressperiode.
PG: 5 ST VN [€ 46,45]

Bovilis Ringvac - Lyophilisat und Lösungsmittel zur Herstellung einer Injektionssuspension für Rinder 823A, 823AB

(Z.Nr. 8-20085) NR. P. E. VNW.
QI02AP01
ZI: Intervet, Wien
Z: 1 ml des rekonstituierten Impfstoffes enthält: Trichophyton verrucosum, vegetative Keime, attenuiert, Stamm LTF-130 9 Mio.-;21 Mio. Keime, Lyophilisat: Gelatine, Saccharose, Wasser, gereinigtes; Lösungsmittel: Natriumchlorid, Dinatriumphosphat dihydrat, Kaliumdihydrogenphosphat, Wasser für Injektionszwecke.
EW: Lebendimpfstoff.
AG: Aktive Immunisierung zur Prophylaxe und Therapie von Kälbern und Rindern gegen Dermatophytie durch Trichophyton verrucosum.
AA: I.m. (seitlich am Hals). Bei 2. Verabreichung Körperseite wechseln.
DO: Propyhlaxe: Kälber (bis 4 Monate) 2 ml, Rinder 4 ml. 2 Injektionen im Abstand von 10-14 Tagen.
-Therapie: Kälber (bis 4 Monate) 5 ml, Rinder 10 ml.
Beginn der Immunität: 2 Wochen nach Verabreichung der 2. Impfung.
GA: Fieber, Tiere unter Kortikoid-Behandlung.
SST: Anwendung möglich.
NW: Lokale Reaktionen, Fieber, Anaphylaxie.
WW: Gegenanzeige: Antimykotika (mind. 3 Wochen Abstand zur Impfung). Tiere unter Kortikoidbehandlung nicht impfen.
WH: Nach Bestandsbehandlung zugekaufte Tiere und neugeborene Tiere separat immunisieren.
PG: 10 ML VNW [€ 39,80], 40 ML VNW [€ 140,45]

BoxaGrippal 200 mg/30 mg - Filmtabletten 02B10, 50J01

(Z.Nr. 1-31668) RPF. W12. P.
M01AE51, R01BA52, R05X
ZI: ACRAF, Rom, Italien
Z: 1 Filmtablette enthält: Ibuprofen 200 mg, Pseudoephedrin hydrochlorid 30 mg, Tablettenkern: Lactose monohydrat 84 mg, Cellulose, mikrokristalline, Carboxymethylstärke, Natrium Typ A, Siliciumdioxid, hochdispers, wasserfrei, Magnesium stearat; Tablettenüberzug: Poly(vinylalkohol), Titandioxid, Macrogol 3350, Talkum.
EW: Kombination Antiphlogistikum + Sympathomimetikum.
AG: Symptomatisch bei verstopfter Nase und Nebenhöhlen (Rhinosinusitis) mit Erkältungsbeschwerden.
AA: Unzerkaut zu den Mahlzeiten mit viel Wasser einnehmen.

DO: Möglichst kurzzeitig und niedrig dosiert anwenden.
Personen ab 15 Jahren: ED 1 Tablette, bei starken Symptomen ED 2 Tabletten, ev. alle 6 Std. wiederholen. MTD 6 Tabletten. Maximale Anwendungsdauer 5 Tage, bei Jugendlichen 3 Tage.
GA: Analgetika-Überempfindlichkeit, peptische Ulzera oder Blutungen, Blutbildungsstörungen, schwere Herz-, Leber-, Nieren-, Blutschäden, schwere Hypertonie, Koronarinsuffizienz, Schlaganfall und Risikofaktoren, Engwinkelglaukom, Harnretention, Myokardinfarkt, Krampfanfälle, Lupus erythematodes.
SST: Gegenanzeige.
NW: Magen/Darm (ischämische Kolitis), Überempfindlichkeit (Asthma, Dermatosen), schwere Hautreaktionen. NW der Einzelsubstanzen beachten. Bei Überdosierung ZNS-Stimulation oder -Depression.
WW: Kontraindiziert. MAO-Hemmer (2 Wochen Abstand), andere Vasokonstriktoren (z.B. Phenylpropanolamin, Phenylephrin, Ephedrin), Methylphenidat.
Vorsicht: Andere Sympathomimetika, halogenierte Anästhetika, Herzglykoside (Arrhythmien), Kortikosteroide, Thrombozytenaggregationshemmer, niedrig dosierte ASS, andere NSAIDs, Phenytoin, SSRIs, Lithium, Diuretika, ACE-Hemmer, Betablocker, AT II-Antagonisten, Methotrexat, Zidovudin, Antidiabetika, Chinolone, Heparine, Ginkgo biloba.
WH: Vorsicht bei Mischkollagenosen, schweren Herzerkrankungen (hohe Dosen vermeiden). Positive Dopingtests möglich. Auf schwere Hautreaktionen, Sehstörungen achten. Maximaldosis nicht überschreiten.
PG: 20 ST * (EKO: N) [€ 11,95]

BoxaGrippal forte 400 mg/60 mg - Filmtabletten 50J01
(Z.Nr. 1-38002) RPF. P. nicht im Handel. M01AE51, R01BA52, R05X

▼ Braftovi 50 mg - Hartkapseln 55G
(Z.Nr. EU/1/18/1314/*) NR. P. L01EC03
ZI: Pierre Fabre Medicament, Production, Boulogne, Frankreich
Z: 1 Hartkapsel enthält: Encorafenib 50 mg, Kapselinhalt: Copovidon, Poloxamer 188, Cellulose, mikrokristalline, Bernsteinsäure, Crospovidon, Siliciumdioxid, hochdisperses, Magnesium stearat; Kapselhülle: Gelatine, Titandioxid, Eisen(III)-oxid, Eisen(III)-hydroxid-oxid x H2O, Eisen(II,III)-oxid; Drucktinte: Schellack, Eisen(II,III)-oxid, Propylenglycol.
EW: Proteinkinasehemmer, antineoplastisch.
AG: Nicht-resezierbares oder metastasiertes Melanom mit BRAF-V600-Mutation.
-Metastasiertes Kolorektalkarzinom (CRC) mit einer BRAF-V600E-Mutation.
AA: Kapseln als Ganzes mit Wasser (nicht mit Grapefruitsaft) schlucken.
DO: Melanom: 1mal tgl. 450 mg in Kombination mit Binimetinib.
Kolorektalkarzinom: 1mal tgl. 300 mg in Kombination mit Cetuximab.
Dosisreduktion bei NW siehe Austria Codex - Fachinformation.
Keine Daten an Kindern und Jugendlichen.
SST: In der Schwangerschaft nicht empfohlen; zuverlässige Kontrazeption bis 1 Monat nach Therapieende erforderlich. Wirksamkeit hormoneller Kontrazeptiva kann abgeschwächt sein. Nutzen/Risiko-Abwägung in der Stillzeit.
NW: Magen/Darm, Herz (linksventrikuläre Dysfunktion, QT-Verlängerung), Blutungen, Anämie, Auge (Netzhautablösung), neue Neoplasien, Leber, Niere, Arthralgie, Myalgie, Rhabdomyolyse, ZNS, Haut, Müdigkeit, Fieber, Untersuchungen.
WW: Nicht empfohlen: Starke CYP3A4- Hemmer. Vorsicht: Moderate CYP3A4-Hemmer, CYP3A4-Induktoren, CYP3A4-Substrate, Transporter-Substrate.
WH: Vor Therapiebeginn BRAF-V600-Mutation beim Patienten nachweisen. Kontrollen: Herz, Augen, Leber, Niere. Verkehrshinweis.
PG: 28 ST RE1 (EKO: Y) [€ 683,55], 112 ST RE1 (EKO: Y) [€ 2.632,80]

▼ Braftovi 75 mg - Hartkapseln 55G
(Z.Nr. EU/1/18/1314/*) NR. P. L01EC03
ZI: Pierre Fabre Medicament, Production, Boulogne, Frankreich
Z: 1 Hartkapsel enthält: Encorafenib 75 mg, Kapselinhalt: Copovidon, Poloxamer 188, Cellulose, mikrokristalline, Bernsteinsäure, Crospovidon, Siliciumdioxid, hochdisperses, Magnesium stearat; Kapselhülle: Gelatine, Titandioxid, Eisen(III)-oxid, Eisen(III)-hydroxid-oxid x H2O, Eisen(II,III)-oxid; Drucktinte: Schellack, Eisen(II,III)-oxid, Propylenglycol.
Kurzinformation: siehe Braftovi 50 mg - Hartkapseln, →S. 215
PG: 42 ST RE1 (EKO: Y) [€ 1.495,75], 168 ST RE1 (EKO: Y) [€ 5.881,60]

Braltus 10 Mikrogramm pro abgegebener Dosis - Pulver zur Inhalation, Hartkapseln 50A01
(Z.Nr. 1-37089) RP. P. nicht im Handel. R03BB04

Bramitob 300 mg/4 ml - Lösung für einen Vernebler 34H02
(Z.Nr. 1-26797) NR. P. E. J01GB01
ZI: Chiesi Pharma, Wien
Z: Jedes 4 ml Einzeldosisbehältnis enthält: Tobramycin 300 mg, Natriumchlorid, Schwefelsäure, Natriumhydroxid, Wasser für Injektionszwecke.
EW: Aminoglykosid-Antibiotikum.
AG: Chronische Infektion der Lunge durch Pseudomonas aeruginosa bei cystischer Fibrose ab 6 Jahren.
AA: Zur Inhalation mit Vernebler, nicht zur parenteralen Anwendung.
DO: 2mal tgl. 1 Einzeldosisbehältnis über 28 Tage, dann 28 Tage Therapie- pause. Zyklisch wiederholen.
SST: Nutzen/Risiko-Abwägung.
NW: Orale Candidiasis, Pilzinfektionen, Kopfschmerzen, Ohr, Atemwege (Husten), Magen/Darm, Haut, Transaminaseanstieg.
WW: Gegenanzeige: Etacrynsäure, Furosemid, Harnstoff, i.v. und orales Mannitol.
Nicht empfohlen: Andere oto- und nephrotoxische Substanzen, Platin, Cholinesterasehemmer, Botulinustoxin.
Vorsicht: Diuretika.
WH: Vorsicht bei renaler, auditorischer, vestibulärer oder neuromuskulärer Dysfunktion, Haemoptysis.
Auf Bronchospasmen achten.
Kontrollen: Niere, Gehör. Verkehrshinweis.
PG: 56 ST * (EKO: N) [€ 2.747,40]

Bramitob 300 mg/4 ml - Lösung für einen Vernebler 34H02
(Z.Nr. 1-26797-P2) NR. P. E. Parallelimport. J01GB01
nicht im Handel.

Braunoderm gefärbt - Lösung zur Hautdesinfektion 14B02
(Z.Nr. 1-19731) RP. P. nicht im Handel. D08AG02

Braunol 7,5% - Lösung zur Anwendung auf der Haut 14B02
(Z.Nr. 0-17468) RP. P. D08AG02
ZI: B. Braun, Melsungen, Deutschland
Z: 100 g enthalten: Polyvidon-Iod-Komplex 7,5 g (entspr. Iod, verfügbares 0,75 g), Natriumdihydrogenphosphat-2-Wasser, Natrium jodatum, Macrogollaurylether, Natriumhydroxid, Wasser, gereinigtes.
EW: Jodophores Desinfektionsmittel.
AG: Desinfektion der intakten äußeren Haut; Antiseptik von Schleimhäuten, speziell in der Gynäkologie, Urologie, Dermatologie, HNO, Ophthal- mologie etc., Antiseptik von geschädigter Haut. Verdünnt für Vaginal- duschen und zur antiseptischen Blasenspülung. Hygienische und chirurgische Händedesinfektion.
AA: Unverdünnt oder verdünnt zur äußerlichen Anwendung.
DO: Haut- und Schleimhautdesinfektion: Auf intakter Haut oder Schleimhaut, im Urogenitalbereich, bei oberflächlichen Wunden und Verbrennungen unverdünnt anwenden.
Bindehaut: Verdünnung 1:6-2:3.
Waschungen und Spülungen: Vaginalduschen, antiseptische Blasen- spülungen 1:10 verdünnt; Spülungen bei Wundbehandlung 1:2 bis 1:20 verdünnt; antiseptische Waschungen 1:2 bis 1:25, antiseptische Teilbäder 1:25, antiseptische Vollbäder 1:100 verdünnt.
Hygienische Händedesinfektion: 3 ml unverdünnt einreiben, nach 1 min Hände waschen.
Chirurgische Händedesinfektion: Hände und Unterarme mindestens zweimal mit 5 ml behandeln, 5 min einwirken lassen.
GA: Hyperthyreose, vor und nach Radiojodtherapie, Dermatitis herpetiformis.
SST: Strenge Indikationsstellung.
NW: lokale Reaktionen, Kontaktallergien, sehr selten Hyperthyreose, nach schweren Verbrennungen Elektrolytstörungen, metabolische Azidose, Niereninsuffizienz.
WW: Quecksilber (ätzend), enzymatische Wundpflegemittel, Taurolidin, Wasser- stoffperoxid, Lithium, Octenidin-Antiseptika, Schilddrüsendiagnostik.
WH: Vorsicht bei Schilddrüsenerkrankungen, blanden Knotenstrumen, autonomen Adenomen, Neugeborenen und Säuglingen bis 6 Monate. Vorsicht bei Nieren- insuffizienz.
PG: **100ML** 1 ST * (EKO: N) [€ 4,60], **500ML** 1 ST * (EKO: N) [€ 13,40], **1000ML** 1 ST * (EKO: N) [€ 22,45]

🐾 Bravecto 112,5 mg - Kautabletten für sehr kleine Hunde (2-4,5 kg) 804B, 804D
(Z.Nr. EU/2/13/158/*) RP. P. QP53BE02
ZI: Intervet International, Boxmeer, Niederlande
Z: 1 Kautablette enthält: Fluralaner 112,5 mg, Schweineleberaroma, Sucrose, Maisstärke, Natriumdodecylsulfat, Dinatrium

B

embonat-1-Wasser, Magnesium stearat, Aspartam, Glycerol, Sojabohnenöl, Macrogol 3350.
EW: Ektoparasitikum.
AG: Zecken- und Flohbefall, allergische Flohdermatitis, Demodikose, Sarcoptes- Räude bei Hunden.
AA: Zum Eingeben, Gabe auch gemeinsam mit dem Futter möglich.
DO: ED 1 Tablette entsprechend dem Körpergewicht alle 12 Wochen. Für Hunde über 56 kg KG 2 Tabletten entsprechend KG kombinieren. Nicht in Abständen unter 8 Wochen anwenden. Bei Demodikose oder Sarcoptes- Räude nur einmalig anwenden.
GA: Welpen unter 8 Wochen, Hunde unter 2 kg KG.
SST: Anwendung möglich.
NW: Magen/Darm, sehr selten Krämpfe, Lethargie.
WH: Vorsicht bei Epilepsie.
PG: 1 ST VT [€ 29,80], 2 ST VT [€ 55,90]

🐾 Bravecto 250 mg - Kautabletten für kleine Hunde (>4,5-10 kg) 804B, 804D

(Z.Nr. EU/2/13/158/*) RP. P.

QP53BE02

ZI: Intervet International, Boxmeer, Niederlande
Z: 1 Kautablette enthält: Fluralaner 250 mg, Schweineleberaroma, Sucrose, Maisstärke, Natriumdodecylsulfat, Dinatrium embonat-1-Wasser, Magnesium stearat, Aspartam, Glycerol, Sojabohnenöl, Macrogol 3350.
Kurzinformation: siehe Bravecto 112,5 mg - Kautabletten für sehr kleine Hunde (2-4,5 kg), → S. 215
PG: 1 ST VT [€ 32,25], 2 ST VT [€ 60,40]

🐾 Bravecto 500 mg - Kautabletten für mittelgroße Hunde (>10-20 kg) 804B, 804D

(Z.Nr. EU/2/13/158/*) RP. P.

QP53BE02

ZI: Intervet International, Boxmeer, Niederlande
Z: 1 Kautablette enthält: Fluralaner 500 mg, Schweineleberaroma, Sucrose, Maisstärke, Natriumdodecylsulfat, Dinatrium embonat-1-Wasser, Magnesium stearat, Aspartam, Glycerol, Sojabohnenöl, Macrogol 3350.
Kurzinformation: siehe Bravecto 112,5 mg - Kautabletten für sehr kleine Hunde (2-4,5 kg), → S. 215
PG: 1 ST VT [€ 35,70], 2 ST VT [€ 66,90]

🐾 Bravecto 1000 mg - Kautabletten für große Hunde (>20-40 kg) 804B, 804D

(Z.Nr. EU/2/13/158/*) RP. P.

QP53BE02

ZI: Intervet International, Boxmeer, Niederlande
Z: 1 Kautablette enthält: Fluralaner 1000 mg, Schweineleberaroma, Sucrose, Maisstärke, Natriumdodecylsulfat, Dinatrium embonat-1-Wasser, Magnesium stearat, Aspartam, Glycerol, Sojabohnenöl, Macrogol 3350.
Kurzinformation: siehe Bravecto 112,5 mg - Kautabletten für sehr kleine Hunde (2-4,5 kg), → S. 215
PG: 1 ST VT [€ 43,20], 2 ST VT [€ 79,75]

🐾 Bravecto 1400 mg - Kautabletten für sehr große Hunde (>40-56 kg) 804B, 804D

(Z.Nr. EU/2/13/158/*) RP. P.

QP53BE02

ZI: Intervet International, Boxmeer, Niederlande
Z: 1 Kautablette enthält: Fluralaner 1400 mg, Schweineleberaroma, Sucrose, Maisstärke, Natriumdodecylsulfat, Dinatrium embonat-1-Wasser, Magnesium stearat, Aspartam, Glycerol, Sojabohnenöl, Macrogol 3350.
Kurzinformation: siehe Bravecto 112,5 mg - Kautabletten für sehr kleine Hunde (2-4,5 kg), → S. 215
PG: 1 ST VT [€ 48,35], 2 ST VT [€ 93,35]

🐾 Bravecto 112,5 mg - Lösung zum Auftropfen auf die Haut für sehr kleine Hunde (2-4,5 kg) 804B, 804D

(Z.Nr. EU/2/13/158/*) RP. P.

QP53BE02

ZI: Intervet International, Boxmeer, Niederlande
Z: 1 Pipette 0,4 ml enthält: Fluralaner 112,5 mg, Dimethylacetamid, Tetraglycol, Diethyltoluamid, Aceton.
EW: Ektoparasitikum.
AG: Zecken- und Flohbefall, allergische Flohdermatitis, Demodikose, Sarcoptes- Räude bei Hunden.
AA: Lokal zum Auftropfen auf die Haut . An einer Stelle (wenn das Volumen klein ist) oder gleichmäßig auf mehreren, unterschiedlichen Stellen entlang der Rückenlinie von der Schulter bis zur Schwanzwurzel auftragen.
DO: 1 Pipette entsprechend dem Körpergewicht des Hundes. Alle 12 Wochen anwenden.
Für Hunde über 56 kg KG 2 Pipetten entsprechend KG kombinieren. Bei Demodikose oder Sarcoptes- Räude nur einmalig anwenden.
GA: Nicht für Tiere unter 8 Wochen bzw. unter 2 kg KG.
SST: Anwendung möglich.
NW: Leichte Hautreaktionen.
WH: Nicht direkt auf Hautverletzungen auftragen. Hunde 3 Tage nicht waschen oder in Gewässern schwimmen lassen. Nicht in Abständen von unter 8 Wochen anwenden.
PG: 1 ST VT [€ 29,60]

🐾 Bravecto 250 mg - Lösung zum Auftropfen auf die Haut für kleine Hunde (>4,5-10 kg) 804B, 804D

(Z.Nr. EU/2/13/158/*) RP. P.

QP53BE02

ZI: Intervet International, Boxmeer, Niederlande
Z: 1 Pipette mit 0,89 ml enthält: Fluralaner 250 mg, Dimethylacetamid, Tetraglycol, Diethyltoluamid, Aceton.
Kurzinformation: siehe Bravecto 112,5 mg - Lösung zum Auftropfen auf die Haut für sehr kleine Hunde (2-4,5 kg), → S. 216
PG: 1 ST VT [€ 32,25]

🐾 Bravecto 500 mg - Lösung zum Auftropfen auf die Haut für mittelgroße Hunde (>10-20 kg) 804B, 804D

(Z.Nr. EU/2/13/158/*) RP. P.

QP53BE02

ZI: Intervet International, Boxmeer, Niederlande
Z: 1 Pipette mit 1,79 ml enthält: Fluralaner 500 mg, Dimethylacetamid, Tetraglycol, Diethyltoluamid, Aceton.
Kurzinformation: siehe Bravecto 112,5 mg - Lösung zum Auftropfen auf die Haut für sehr kleine Hunde (2-4,5 kg), → S. 216
PG: 1 ST VT [€ 35,70]

🐾 Bravecto 1000 mg - Lösung zum Auftropfen auf die Haut für große Hunde (20-40 kg) 804B, 804D

(Z.Nr. EU/2/13/158/*) RP. P.

QP53BE02

ZI: Intervet International, Boxmeer, Niederlande
Z: 1 Pipette mit 3,57 ml enthält: Fluralaner 1000 mg, Dimethylacetamid, Tetraglycol, Diethyltoluamid, Aceton.
Kurzinformation: siehe Bravecto 112,5 mg - Lösung zum Auftropfen auf die Haut für sehr kleine Hunde (2-4,5 kg), → S. 216
PG: 1 ST VT [€ 43,20]

🐾 Bravecto 1400 mg - Lösung zum Auftropfen auf die Haut für sehr große Hunde (>40-56 kg) 804B, 804D

(Z.Nr. EU/2/13/158/*) RP. P.

QP53BE02

ZI: Intervet International, Boxmeer, Niederlande
Z: 1 Pipette mit 5 ml enthält: Fluralaner 1400 mg, Dimethylacetamid, Tetraglycol, Diethyltoluamid, Aceton.
Kurzinformation: siehe Bravecto 112,5 mg - Lösung zum Auftropfen auf die Haut für sehr kleine Hunde (2-4,5 kg), → S. 216
PG: 1 ST VT [€ 48,95]

🐾 Bravecto 112,5 mg - Lösung zum Auftropfen auf die Haut für kleine Katzen (1,2-2,8 kg) 804B, 804D

(Z.Nr. EU/2/13/158/*) RP. P.

QP53BE02

ZI: Intervet International, Boxmeer, Niederlande
Z: 1 Pipette mit 0,4 ml enthält: Fluralaner 112,5 mg, Dimethylacetamid, Tetraglycol, Diethyltoluamid, Aceton.
EW: Ektoparasitikum.
AG: Zecken-, Ohrmilben- und Flohbefall bei Katzen, allergische Flohdermatitis.
AA: Lokal zum Auftropfen auf die Haut.
DO: 1 Pipette entsprechend dem Körpergewicht der Katze. Alle 12 Wochen anwenden. Bei Ohrmilbenbefall nur einmalig anwenden.
GA: Nicht für Katzen unter 11 Wochen bzw. unter 1,2 kg KG.
SST: Nutzen/Risiko-Abwägung.
NW: Leichte Hautreaktionen, Teilnahmslosigkeit, Tremor, Erbrechen, Speicheln.
WH: Nicht direkt auf Hautverletzungen auftragen. Nicht in Abständen von unter 8 Wochen anwenden.
PG: 1 ST VT [€ 29,60]

🐾 Bravecto 250 mg - Lösung zum Auftropfen für mittelgroße Katzen (>2,8-6,25 kg) 804B, 804D

(Z.Nr. EU/2/13/158/*) RP. P.

QP53BE02

ZI: Intervet International, Boxmeer, Niederlande
Z: 1 Pipette mit 0,89 ml enthält: Fluralaner 250 mg,

Dimethylacetamid, Tetraglycol, Diethyltoluamid, Aceton.
Kurzinformation: siehe Bravecto 112,5 mg - Lösung zum Auftropfen auf die Haut für kleine Katzen (1,2-2,8 kg), → S. 216
PG: 1 ST VT [€ 32,00], 2 ST VT [€ 59,80]

Bravecto 500 mg - Lösung zum Auftropfen auf die Haut für große Katzen 804B, 804D
(Z.Nr. EU/2/13/158/*) RP. P. QP53BE02
ZI: Intervet International, Boxmeer, Niederlande
Z: 1 Pipette mit 1,79 ml enthält: Fluralaner 500 mg, Dimethylacetamid, Tetraglycol, Diethyltoluamid, Aceton.
Kurzinformation: siehe Bravecto 112,5 mg - Lösung zum Auftropfen auf die Haut für kleine Katzen (1,2-2,8 kg), → S. 216
PG: 1 ST VT [€ 35,50]

Bravecto Plus 112,5 mg/5,6 mg - Lösung zum Auftropfen auf die Haut für kleine Katzen (1,2-2,8 kg) 804D, 804B, 803A
(Z.Nr. EU/2/18/224/*) NR. P. QP54AB52
ZI: Intervet International, Boxmeer, Niederlande
Z: 1 Pipettezu 0,4 ml enthält: Fluralaner 112,5 mg (entspr. → 280 mg/ml), Moxidectin 5,6 mg (entspr. → 14 mg/ml), Butylhydroxytoluol 1,07 mg/ml, Dimethylacetamid, Tetraglycol, Diethyltoluamid, Aceton.
EW: Antiparasitikum-Kombination.
AG: Parasitäre Mischinfektion durch Zecken oder Flöhe und Ohrmilben, gastrointestinale Nematoden oder Herzwürmer. Zecken- und Flohbefall mit sofortiger Wirkung. Teil der Behandlungsstrategie gegen Flohdermatitis. Intestinale Spul- und Hakenwürmer.
AA: Zum Auftropfen auf die Haut, nicht oral.
DO: 1 Pipette (entspricht 40-94 mg Fluralaner und 2-4,7 mg Moxidectin pro kg KG) entsprechend dem Körpergewicht der Katze. Alle 12 Wochen anwenden.
SST: Nicht empfohlen. Auch für männliche Zuchttiere nicht empfohlen.
NW: Leichte Hautreaktionen, Teilnahmslosigkeit, Erbrechen, Speicheln, Anstieg der Körpertemperatur, Pupillenerweiterung.
WW: Vorsicht: P-Glykoprotein- Hemmer (z.B. Ciclosporin, Ketoconazol, Spinosad, Verapamil).
WH: Nicht direkt auf Hautverletzungen auftragen. Nicht für Katzen unter 9 Wochen bzw. unter 1,2 kg KG. Nicht in Abständen von unter 8 Wochen anwenden.
PG: 1 ST VT [€ 34,75]

Bravecto Plus 250 mg/12,5 mg - Lösung zum Auftropfen auf die Haut für mittelgroße Katzen (>2,8-6,25 kg) 804D, 804B, 803A
(Z.Nr. EU/2/18/224/*) NR. P. QP54AB52
ZI: Intervet International, Boxmeer, Niederlande
Z: 1 Pipettezu 0,89 ml enthält: Fluralaner 250 mg (entspr. → 280 mg/ml), Moxidectin 12,5 mg (entspr. → 14 mg/ml), Butylhydroxytoluol 1,07 mg/ml, Dimethylacetamid, Tetraglycol, Diethyltoluamid, Aceton.
Kurzinformation: siehe Bravecto Plus 112,5 mg/5,6 mg - Lösung zum Auftropfen auf die Haut für kleine Katzen (1,2-2,8 kg), → S. 217
PG: 1 ST VT [€ 37,50], 2 ST VT [€ 68,85]

Bravecto Plus 500 mg/25 mg - Lösung zum Auftropfen auf die Haut für große Katzen (>6,25-12,5 kg) 804D, 804B, 803A
(Z.Nr. EU/2/18/224/*) NR. P. QP54AB52
ZI: Intervet International, Boxmeer, Niederlande
Z: 1 Pipettezu 1,79 ml enthält: Fluralaner 500 mg (entspr. → 280 mg/ml), Moxidectin 25 mg (entspr. → 14 mg/ml), Butylhydroxytoluol 1,07 mg/ml, Dimethylacetamid, Tetraglycol, Diethyltoluamid, Aceton.
Kurzinformation: siehe Bravecto Plus 112,5 mg/5,6 mg - Lösung zum Auftropfen auf die Haut für kleine Katzen (1,2-2,8 kg), → S. 217
PG: 1 ST VT [€ 41,90]

Breakyl 200 Mikrogramm - Buccalfilm 02A04
(Z.Nr. 1-30229) NR. SG. P. nicht im Handel. N02AB03

Breakyl 400 Mikrogramm - Buccalfilm 02A04
(Z.Nr. 1-30231) NR. SG. P. nicht im Handel. N02AB03

Breakyl 600 Mikrogramm - Buccalfilm 02A04
(Z.Nr. 1-30232) NR. SG. P. nicht im Handel. N02AB03

Breakyl 800 Mikrogramm - Buccalfilm 02A04
(Z.Nr. 1-30233) NR. SG. P. nicht im Handel. N02AB03

Breakyl 1200 Mikrogramm - Buccalfilm 02A04
(Z.Nr. 1-30234) NR. SG. P. nicht im Handel. N02AB03

▼ Bretaris Genuair 322 Mikrogramm - Pulver zur Inhalation 50A01
(Z.Nr. EU/1/12/781/*) RP. P. R03BB05
ZI: AstraZeneca, Södertälje, Schweden
Z: Jede abgegebene Dosis enthält: Aclidinium 322 µg (entspr. Aclidiniumbromid 375 µg), Lactose ca. 12 mg (entspr. Lactose monohydrat).
EW: Anticholinergikum, bronchodilatorisch.
AG: Dauertherapie der chronisch-obstruktiven Lungenerkrankung.
AA: Zur Inhalation.
DO: 2mal tgl. 1 Inhalation. Nicht für Kinder und Jugendliche.
SST: Nutzen/Risiko-Abwägung.
NW: Kopfschmerzen, Nasopharyngitis, Sinusitis, Husten, paradoxer Bronchospasmus, Magen/Darm, Mundtrockenheit (Karies), Tachykardie, Harnverhalt, verschwommenes Sehen.
WW: Nicht empfohlen: Andere Anticholinergika.
WH: Nicht zur Notfalltherapie anwenden. Vorsicht bei Herzerkrankungen. Verkehrshinweis.
PG: 60 HB IND (2) (EKO: G) [€ 60,30]

Brevibloc 10 mg/ml - Infusionslösung im Beutel 19B
(Z.Nr. 1-26675) RP. P. nicht im Handel. C07AB09

Brevibloc 100 mg/10 ml - Infusionslösung 19B
(Z.Nr. 1-21403) RP. P. C07AB09
ZI: Baxter Healthcare, Wien
Z: 1 Durchstechflasche (10 ml Infusionslösung) enthält: Esmolol hydrochlorid 100 mg, Natriumchlorid, Natrium acetat-Trihydrat (entspr. Natrium 1,22 mmol) (entspr. → 28 mg), Essigsäure 99%, Natriumhydroxid zur pH-Wert-Einstellung, Salzsäure zur pH-Wert-Einstellung, Wasser für Injektionszwecke.
EW: Beta 1-Adrenozeptoren-Blocker mit kurzer Wirkdauer.
AG: Supraventrikuläre Tachykardie (außer bei Präexzitationssyndromen) oder nicht kompensatorische Sinustachykardie; schnelle Kontrolle einer erhöhten Kammerfrequenz bei Vorhofflimmern oder Vorhofflattern; Tachykardie und Hypertonie in der perioperativen Phase. Nicht zur Behandlung chronischer Erkrankungen.
AA: I.v.. Die Infusionslösung ist gebrauchsfertig und muss nicht weiter verdünnt werden. Nicht mit anderen Arzneimitteln oder Natriumbikarbonat mischen.
DO: Supraventrikuläre Tachyarrhythmien: Initial 500 µg/kg/min, Erhaltungsdosen 50-200 µg/kg/min.
Perioperative Tachykardie und Hypertonie: Intraoperativ: Bolus 80 mg, dann 150 - 300 µg/kg/min.
Nach dem Erwachen aus der Narkose: 500 µg/kg/min über 4 min, dann 300 µg/kg/min.
Postoperativ: Initial 500 µg/kg/min über 1 min, dann 50 - 300 µg/kg/min. Zur Blutdruckkontrolle MD 300 µg/kg/min.
Details siehe Austria-Codex Fachinformation.
Keine Dosisempfehlung für Kinder und Jugendliche.
GA: Sinusbradykardie, AV-Block 2. und 3. Grades, Sinusknoten-Syndrom, schwere Überleitungsstörungen, kardiogener Schock, schwere Hypotonie, dekompensierte Herzinsuffizienz, pulmonale Hypertonie, akuter Asthmaanfall, metabolische Azidose, unbehandeltes Phäochromotytom.
SST: Nutzen/Risiko-Abschätzung, in der Stillzeit nicht anwenden.
NW: Unerwünschter Blutdruckabfall, Herz-Kreislauf (Herzblock, Herzinsuffizienz), Magen/Darm, ZNS, Atmung, lokale Phlebitis, Haut, Psoriasis.
WW: Kontraindiziert: Verapamil (48 Std. Abstand). Vorsicht: Blutdrucksenker, Kardiodepressiva verstärkt, Succinylcholin (Blockade verlängert), Insulin/Sulfonylharnstoffe (Hypoglykämie maskiert), Floctafenin, Amisulprid, Clonidin, Reserpin, Ergotalkaloide.
WH: Vorsicht bei Bronchospasmen, Diabetes, Hypoglykämie, Prinzmetal-Angina, peripheren Durchblutungsstörungen, Psoriasis. Therapie vorsichtig beenden. Nur bei laufender Kreislaufkontrolle anwenden. Herzinsuffizienz vor Therapiebeginn kompensieren. Positive Dopingkontrollen möglich.
Bei Überdosierung sofort absetzen (Halbwertszeit 9 Minuten). Bei Bradykardie Atropin i.v., bei Bronchospasmen ß2-Agonisten vernebelt oder i.v. oder Aminophyllin i.v., bei Herzinsuffizienz oder kardiogenem Schock Diuretika oder Sympathomimetika.
PG: 5 ST * (EKO: N) [€ 73,80]

Bricanyl 0,5 mg - Ampullen 29D02, 50A02
(Z.Nr. 0-16126) RP. P. R03CC03

ZI: AstraZeneca Österreich, Wien
Z: 1 Ampulle (= 1 ml) enthält: Terbutalin sulfat 0,5 mg, Natriumchlorid, (entspr. Natrium 8,9 mg), Salzsäurelösung, Wasser für Injektionszwecke.
EW: Beta 2-Sympathomimetikum.
AG: - Akutbehandlung von Atemnotzuständen (Status asthmaticus, schwere bronchospastische Anfälle), wenn kurz wirksame Beta 2-Sympathomimetika zur Inhalation nicht gegeben werden können.
- Kurzzeitbehandlung von unkomplizierter vorzeitiger Wehentätigkeit (Tokolyse) zwischen 22. und 37. Schwangerschaftswoche.
AA: S.c. oder als Infusionszusatz, zur Akuttokolyse auch i.v.
DO: Bronchospasmen:
S.c.: ED 0,25(-0,5) mg, ev. nach 15-20 min. wiederholen (bis zu 4mal tgl.).
I.v.: 1-2 mg alle 24 Std. infundieren. Nicht für Kinder.
Tokolyse (nur in entsprechenden Einrichtungen und über max. 48 Std.):
I.v. Infusion: Initial 0,005 mg/min über 20 Minuten, dann steigern bis 0,01 (- max. 0,02) mg/min. Nach 1 Std. schrittweise bis zur geringst möglichen Erhaltungsdosis reduzieren. Bei Kindern nicht anwenden.
GA: Tachykardie, Aortenstenose, Phäochromozytom, pulmonale Hypertonie, Schwangere mit Gestose, Placenta praevia oder Vorgeburtsblutungen, intrauteriner Fruchttod. Nicht zur Tokolyse bei vorbestehenden Herzerkrankungen sowie vor der 22. Schwangerschaftswoche oder bei drohendem Abort im 1. oder 2. Trimenon.
SST: Nutzen/Risiko-Abwägung, keine Erfahrungen im 1. Trimenon. Kurz vor der Geburt nicht mehr anwenden.
NW: Herz (Tachykardie, Rhythmusstörungen, Myokardischämie), ZNS (Tremor), Magen/Darm, Lungenödem, Haut, Muskelkrämpfe, ZNS (Unruhe), Stoffwechsel (Hypokaliämie, Laktatazidose), bei Tokolyse erhöhtes Blutungsrisiko bei Kaiserschnitten, Hypoglykämie bei Neugeborenen.
WW: Halothannarkosen vermeiden. Vorsicht: Andere Beta-Adrenergika, Xanthine, Anticholinergika verstärkt; Beta-Blocker antagonistisch; Antidiabetika abgeschwächt; andere halogenierte Narkotika, Digitalis, Chinidin (Herzrhythmusstörungen); Methylxanthine, Kortikoide, Diuretika, Digitalis, Kalium senkende Substanzen (Hypokaliämie); MAO-Hemmer, trizyklische Antidepressiva (Blutdruckkrisen).
WH: Vorsicht bei schweren Herz- und Gefäßerkrankungen, Hypokaliämie, Hyperthyreose, Diabetes. Kontrollen: Kalium, Blutzucker, Säure/Basen.
Bei Tokolyse Hydration, Blutdruck und Puls (max. 120 Schläge/min) der Mutter und fetale Herzfrequenz überwachen. Auf Ödeme achten. Verkehrshinweis.
Bei Überdosierung Arrhythmien, Antidot Beta 1-Blocker, bei Krämpfen Tranquilizer (Diazepam bis 10 mg i.v.), bei Tokolyse bei Lungenödem Schleifendiuretikum i.v., bei erhöhter Blutungsneigung bei Sectio caesarea 1-2 mg Propranolol i.v.
PG: 5 ST (2) (EKO: G) [€ 6,45]

Bricanyl Turbohaler 0,5 mg pro Dosis - Pulver zur Inhalation — 50A02

(Z.Nr. 1-19028) RP. P. R03AC03
ZI: AstraZeneca Österreich, Wien
Z: 1 abgemessene Dosis enthält: Terbutalin sulfat 0,5 mg (entspr. → 0,4 mg abgegebene Dosis), Lactose monohydrat ca. 0,4 mg (entspr. Milchproteine).
EW: Beta 2-Rezeptoren-Stimulator.
AG: Symptomatische Behandlung des akuten Asthmaanfalls; Prophylaxe des belastungsinduzierten Asthma bronchiale; Symptomatische Behandlung von Asthma bronchiale und anderen Zuständen mit reversibler Verengung der Atemwege, z.B. chronisch-obstruktive Bronchitis, gegebenenfalls unter gleichzeitiger entzündungshemmender Therapie; Emphysembronchitis.
AA: Zur Inhalation.
AH: Siehe Austria-Codex - Fachinformation oder Gebrauchsinformation.
DO: 1 Inhalation bei Bedarf. MTD 8 Inhalationen. Nicht für Kinder.
GA: Tachykardie, Aortenstenose, Phäochromozytom.
SST: Zwingende Indikationsstellung, kurz vor der Geburt nicht anwenden.
NW: Unruhe, Schlaflosigkeit, Tremor, Schwindel, Kopfschmerzen, Haut, Muskelkrämpfe, Tachykardien, Myokardischämie, Übelkeit, Schwitzen, Arrhythmien, Überempfindlichkeit, Stoffwechsel, Angina-pectoris-ähnliche Beschwerden, Hypokaliämie, Psyche.
WW: Halothannarkosen vermeiden. Vorsicht: Andere halogenierte Anästhetika, Katecholamine, Theophyllin (Verstärkung der Wirkung und Nebenwirkungen), Kaliumsenker (Hypokaliämie), Antidiabetika, Betablocker, Antiarrhyth- mika, Digitalis.
WH: Vorsicht bei kürzlich aufgetretenem Herzinfarkt, Mitralvitium, schlecht eingestelltem Diabetes, Arteriosklerose, Hypertonie, Hypokaliämie, Narkose. Bei Verschlechterung der Symptome ärztliche Beratung erforderlich. Nicht injizieren oder oral einnehmen.
Nach jeder Inhalation Mund mit Wasser ausspülen und ausspucken.
Bei Überdosierung Krämpfe, Arrhythmien, Hypokaliämie, Hyperglykämie, Laktatazidose; bei Arrhythmien Beta-1-Rezeptoren-Blocker vorsichtig anwenden, bei Krämpfen Diazepam (bis 10 mg i.v.).
PG: 120 HB (2) (EKO: G) [€ 7,60]

Bridion 100 mg/ml - Injektionslösung — 07L03

(Z.Nr. EU/1/08/466/*) NR. P. V03AB35
ZI: Merck Sharp & Dohme, Haarlem, Niederlande
Z: 1 ml Lösung enthält: Sugammadex 100 mg (entspr. Sugammadex octanatrium) (entspr. Natrium 9,7 mg), Salzsäure 3,7% (zur pH-Wert-Einstellung) und/oder Natriumhydroxid zur pH-Wert-Einstellung, Wasser für Injektionszwecke.
EW: Komplexbildner.
AG: Aufhebung der durch Rocuronium oder Vecuronium induzierten neuro- muskulären Blockade.
AA: I.v. als einmaliger Bolus.
DO: Erwachsene: 2-4 mg/kg KG, MD 16 mg/kg KG (für sofortige Aufhebung einer Rocuronium-Blockade).
Bei postoperativem Wiederauftreten einer Blockade erneut 4 mg/kg KG geben.
Kinder: 2 mg/kg KG zur routinemäßigen Aufhebung einer Rocuronium- Blockade.
SST: Vorsicht in der Schwangerschaft, Stillen unterbrechen.
NW: Narkosekomplikationen, Dysgeusie, Allergien, Anaphylaxie, Husten, Luftwegkomplikationen der Anästhesie, Hypotonie, Bradykardie (bis Herzstillstand), Wiederauftreten einer neuromuskulären Blockade.
WW: Vorsicht: Toremifen, Flucloxacillin oder Fusidinsäure i.v., hormonelle Kontrazeptiva.
WH: Erhöhtes Blutungsrisiko bei angeborenem Mangel an Vitamin K-abhängigen Gerinnungsfaktoren, anamnestischer Koagulopathie, Antikoagulantienthera- pie. Vorsicht bei Leberschäden. Atmung während der Erholung überwachen.
Bis zu einer erneuten Verabreichung von Rocuronium oder Vecuronium 24 Std. warten. Bradykardie mit Anticholinergika behandeln.
PG: 2ML 10 ST * (EKO: N) [€ 1.153,50], **5ML** 10 ST * (EKO: N) [€ 2.818,55]

Bridion 100 mg/ml - Injektionslösung — 07L03

(Z.Nr. EU/1/08/466/*) NR. P. Parallelimport. V03AB35
V: Orifarm, Leverkusen, Deutschland
Z: 1 ml Lösung enthält: Sugammadex 100 mg (entspr. Sugammadex octanatrium) (entspr. Natrium 9,7 mg), Salzsäure 3,7% (zur pH-Wert-Einstellung) und/oder Natriumhydroxid zur pH-Wert-Einstellung, Wasser für Injektionszwecke.
PG: 10 ST * (EKO: N) [€ 1.125,00]

Brietal 500 mg - Trockenstechampulle — 01C

(Z.Nr. 0-15983) NR. P. N01AF01, N05CA15
ZI: Hikma Farmaceutica, Terrugem, Portugal
Z: 1 Trockenstechampulle enthält: Methohexital natrium 500 mg, Natriumcarbonat, wasserfrei.
EW: Kurznarkotikum.
AG: Narkoseeinleitung, Ergänzung einer Inhalationsnarkose, Kurznarkose, Einleitung eines hypnotischen Zustandes.
AA: I.v.
DO: Intermittierend: ED 1-1,5 mg/kg KG. Dauertropfinfusion: 1 Tropfen pro Sekunde.
Bei Kindern und Jugendlichen nicht anwenden.
Details siehe Austria-Codex - Fachinformation.
GA: Porphyrie, Status asthmaticus, akute Vergiftungen mit ZNS-Dämpfern.
SST: Gegenanzeige.
NW: Muskelzuckungen, Laryngospasmus, Schluckauf, Husten, Hypotonie, Thrombophlebitis, lokale Schmerzen, Atemdepression, Bronchospasmus, ZNS, Magen, Darm, Haut, Labor (Leber).
WW: ZNS-Dämpfer verstärkt. Valproinsäure verstärkend. Griseofulvin, orale Kontrazeptiva abgeschwächt. Methotrexat verstärkt toxisch.
Inkompatibilitäten beachten.
GE: Anhängigkeit möglich.
WH: Cave paravenöse oder intraarterielle Injektion. Vorsicht bei extremer Fettsucht oder bei zerebralen Schäden. Verkehrshinweis.
PG: 1 ST * (EKO: N) [€ 15,80]

Brilique 60 mg - Filmtabletten — 20B

(Z.Nr. EU/1/10/655/*) RP. P. B01AC24
ZI: AstraZeneca, Södertälje, Schweden
Z: 1 Filmtablette enthält: Ticagrelor 60 mg, Tablettenkern: Mannitol, Calcium hydrogenphosphat dihydrat, Magnesium stearat (pflanzlich), Carboxymethylstärke, Natrium Typ A (entspr. Natrium

< 1 mmol) (entspr. → < 23 mg), Hyprolose; Filmüberzug: Titandioxid, Eisen(II,III)-oxid, Eisen(III)-oxid, Macrogol 400, Hypromellose.
EW: Thrombozytenaggregationshemmer.
AG: Mit ASS zur Prävention atherothrombotischer Ereignisse bei akutem Koronarsyndrom oder Myokardinfarkt in der Anamnese und hohem Risiko für ein atherothrombotisches Ereignis.
AA: Oral. Ev. auch zu feinem Pulver zerstoßen und mit Wasser umgehend trinken bzw. über transnasale Magensonde.
DO: Koronarsyndrom: Initial einmalig 180 mg, dann 2mal tgl. 90 mg.
Myokardinfarkt: 2mal tgl. 60 mg.
ASS-Erhaltungsdosis 75-150 mg. Keine Daten an Kindern und Jugendlichen.
GA: Aktive Blutung, intrakranielle Blutungen in der Anamnese, schwere Leberschäden.
SST: In der Schwangerschaft nicht empfohlen. Kontrazeption empfohlen. Nutzen/Risiko-Abwägung in der Stillzeit.
NW: Dyspnoe, Epistaxis, Blutungsstörungen, Blutungen, Niere, Hyperurikämie, Untersuchungen (falsch negativer Plättchen- Aktivierungstest). Sehr selten thrombotisch- thrombozytopenische Purpura.
WW: Kontraindiziert: Starke CYP3A4-Hemmer (Clarithromycin, Nefazodon, Ritonavir, Azatanavir).
Nicht empfohlen: Cisaprid, Mutterkornalkaloide.
Vorsicht: CYP3A4-Induktoren, Verapamil, Chinidin, Arzneimittel mit Wirkungen auf die Hämostase (SSRIs), Simvastatin, Digoxin, Ciclosporin, Morphin.
WH: Bei Harnsäure-Nephropathie nicht empfohlen. Vorsicht bei erhöhtem Blutungsrisiko, Asthma/COPD, Hyperurikämie oder bei bradykarden Ereignissen. Niere kontrollieren. Vor geplanten Operationen Arzt oder Zahnarzt über die Einnahme informieren. Therapie nicht vorzeitig beenden. Verkehrshinweis.
PG: 56 ST * (EKO: N) [€ 110,55]

Brilique 90 mg - Filmtabletten 20B

(Z.Nr. EU/1/10/655/*) RP. P. B01AC24
ZI: AstraZeneca, Södertälje, Schweden
Z: 1 Filmtablette enthält: Ticagrelor 90 mg, Tablettenkern: Mannitol, Calcium hydrogenphosphat dihydrat, Magnesium stearat (pflanzlich), Carboxymethylstärke, Natrium Typ A (entspr. Natrium < 1 mmol) (entspr. → < 23 mg), Hyprolose; Filmüberzug: Talkum, Titandioxid, Eisen(III)-hydroxid-oxid x H2O, Macrogol 400, Hypromellose.
Kurzinformation: siehe Brilique 60 mg - Filmtabletten, → S. 218
PG: 14 ST RE1 (EKO: Y) [€ 31,00], 56 ST RE1 (2) (EKO: Y) [€ 113,30], 168 ST * (EKO: N) [€ 304,50]

Brilique 90 mg - Schmelztabletten 20B

(Z.Nr. EU/1/10/655/*) RP. P. B01AC24
ZI: AstraZeneca, Södertälje, Schweden
Z: 1 Schmelztablette enthält: Ticagrelor 90 mg, Mannitol, Cellulose, mikrokristalline, Crospovidon, Xylitol, Calciumhydrogenphosphat; Natriumstearylfumarat (entspr. Natrium < 1 mmol) (entspr. → < 23 mg), Hyprolose, Siliciumdioxid, hochdisperses.
EW: Thrombozytenaggregationshemmer.
AG: Mit ASS zur Prävention atherothrombotischer Ereignisse bei akutem Koronarsyndrom oder Myokardinfarkt in der Anamnese und hohem Risiko für ein atherothrombotisches Ereignis.
AA: Tablette auf die Zunge legen oder in Wasser auflösen oder mit transnasaler Nasensonde (CH8 oder größer) applizieren.
DO: Koronarsyndrom: Initial einmalig 180 mg, dann 2mal tgl. 90 mg.
Myokardinfarkt: 2mal tgl. 60 mg.
ASS-Erhaltungsdosis 75-150 mg. Keine Daten an Kindern und Jugendlichen.
GA: Aktive Blutung, intrakranielle Blutungen in der Anamnese, schwere Leberschäden.
SST: In der Schwangerschaft nicht empfohlen. Kontrazeption empfohlen. Nutzen/Risiko-Abwägung in der Stillzeit.
NW: Dyspnoe, Epistaxis, Blutungsstörungen, Blutungen, Niere, Hyperurikämie, Untersuchungen (falsch negativer Plättchen- Aktivierungstest). Sehr selten thrombotisch- thrombozytopenische Purpura.
WW: Kontraindiziert: Starke CYP3A4-Hemmer (Clarithromycin, Nefazodon, Ritonavir, Azatanavir).
Nicht empfohlen: Cisaprid, Mutterkornalkaloide.
Vorsicht: CYP3A4-Induktoren, Verapamil, Chinidin, Arzneimittel mit Wirkungen auf die Hämostase (SSRIs), Simvastatin, Digoxin, Ciclosporin, Morphin.
WH: Bei Harnsäure-Nephropathie nicht empfohlen. Vorsicht bei erhöhtem Blutungsrisiko, Asthma/COPD, Hyperurikämie oder bei bradykarden Ereignissen. Niere kontrollieren. Vor geplanten Operationen Arzt oder Zahnarzt über die Einnahme informieren. Therapie nicht vorzeitig beenden. Verkehrshinweis.
PG: 10 ST * (EKO: N) [€ 23,75]

▼ Brimica Genuair 340 Mikrogramm/12 Mikrogramm - Pulver zur Inhalation 50A09

(Z.Nr. EU/1/14/963/*) RP. P. R03AL05
ZI: AstraZeneca, Södertälje, Schweden
Z: 1 abgegebene Dosis enthält: Aclidinium 340 µg (entspr. Aclidiniumbromid 396 µg), Formoterol fumarat-Dihydrat 11,8 µg, Lactose 11 mg (entspr. Lactose monohydrat).
EW: Sympathomimetikum + Anticholinergikum.
AG: Erhaltungstherapie zur Linderung von Symptomen bei COPD.
AA: Zur Inhalation.
DO: 2mal tgl. 1 Inhalation. Kein relevanter Nutzen bei Kindern und Jugendlichen.
GA: Asthma.
SST: Nutzen/Risiko-Abwägung.
NW: Nasopharyngitis, Kopfschmerzen, Schlafstörungen, Angstzustände, Husten, Tachykardie, QT-Verlängerung, Magen/Darm. Haut, Myalgie, periphere Ödeme, CPK-Anstieg.
WW: Nicht empfohlen: Andere Anticholinergika oder andere lang wirksame Beta2-Sympathomimetika. Vorsicht: Arzneimittel mit Neigung zu Hypokaliämie (Methylxanthine, Steroide, nicht- kaliumsparende Diuretika), QT-verlängernde Arzneimittel. Beta-Blocker antagonistisch.
WH: Nicht zur Behandlung von akuten Bronchospasmen. Vorsicht bei schweren Herzerkrankungen, Krampfleiden, Thyreotoxikose, Phäochromozytom, Prostatahypertrophie, Engwinkelglaukom. Verkehrshinweis.
PG: 60 HB IND (2) (EKO: G) [€ 71,30]

▼ *Brimica Genuair 340 Mikrogramm/12 Mikrogramm - Pulver zur Inhalation* 50A09
(Z.Nr. EU/1/14/963/*) RP. P. Parallelimport. R03AL05
nicht im Handel.

Brimogen 2 mg/ml - Augentropfen, Lösung 47F03

(Z.Nr. 1-30106) RP. P. S01EA05
ZI: Pharmaselect, Wien
Z: 1 ml Lösung enthält: Brimonidin tartrat 2 mg, (entspr. Brimonidin 1,3 mg), Benzalkonium chlorid 0,05 mg, Poly(vinylalkohol), Natriumchlorid, Natrium citrat, Citronensäure monohydrat, Salzsäure zur pH-Wert-Einstellung, Natriumhydroxid zur pH-Wert-Einstellung, Wasser für Injektionszwecke.
EW: Alpha 2-Agonist, senkt Augeninnendruck.
AG: Senkung des Augeninnendrucks bei Offenwinkelglaukom oder okularer Hypertension als Monotherapie bei nicht indizierter Beta-Blocker-Therapie oder als Zusatztherapie zu anderen Augendrucksenkern. Für Kinder nicht empfohlen.
AA: Am Auge.
AH: Nach Öffnen der Flasche nicht länger als 4 Wochen verwenden.
DO: 2mal tgl. 1 Tropfen in das betroffene Auge eintropfen. Keine Studien an Jugendlichen. Nicht für Kinder.
GA: Neugeborene und Kleinkinder.
SST: Nutzen/Risiko-Abschätzung, nicht stillen.
NW: Lokale Reizung, verzögerte okulare Überempfindlichkeit, systemisch (Mundtrockenheit, Kopfschmerzen, Müdigkeit, Schläfrigkeit, Allergien), Herz/Kreislauf.
WW: Kontraindiziert: MAO-Hemmer, trizyklische Antidepressiva, Mianserin.
Vorsicht: Andere ZNS-Dämpfer verstärkt. Blutdrucksenker, Herzglykoside.
WH: Vorsicht bei schweren Herz/Kreislauf-, Leber-, Nierenschäden, Depressi- onen, Zerebral/Koronarinsuffizienz, Raynaud-Syndrom, Orthostasesyndrom, Thrombangitis obliterans. Bis zum Einsetzen weicher Kontaktlinsen mindestens 15 Minuten nach der Anwendung warten. 5-15 min Abstand zu anderen Augenarzneimitteln. Verkehrshinweis.
PG: 5 ML (2) (EKO: G) [€ 9,60]

Brimonidin Arcana 2 mg/ml - Augentropfen 47F03

(Z.Nr. 1-28055) RP. P. S01EA05
ZI: Arcana Arzneimittel, Wien
Z: 1 ml Lösung enthält: Brimonidin tartrat 2 mg (entspr. Brimonidin 1,3 mg), Benzalkonium chlorid 0,05 mg, Poly(vinylalkohol), Natriumchlorid, Natriumcitrat-2-Wasser, Citronensäure monohydrat, Wasser, gereinigtes, Salzsäure zur pH-Wert-Einstellung, Natriumhydroxid zur pH-Wert-Einstellung.
Kurzinformation: siehe Brimogen 2 mg/ml - Augentropfen, Lösung, → S. 219
PG: 1 ST (2) (EKO: G) [€ 11,30]

Brimonidin sine Omni Vision 2 mg/ml - Augentropfen, Lösung im Einzeldosisbehältnis 47F03
(Z.Nr. 1-38366) RP. P. nicht im Handel. S01EA05

Brimonidin Stulln sine 2 mg/ml - Augentropfen, Lösung im Einzeldosisbehältnis 47F03

(Z.Nr. 1-38402) RP. P. S01EA05
ZI: Pharma Stulln, Stulln, Deutschland
Z: 1 ml Lösung enthält: Brimonidin tartrat 2 mg (entspr. Brimonidin 1,3 mg), Poly(vinylalkohol), Natriumchlorid, Natrium citrat, Citronensäure monohydrat, Salzsäure zur pH-Wert-Einstellung, Natriumhydroxid zur pH-Wert-Einstellung, Wasser für Injektionszwecke.
EW: Alpha 2-Agonist, senkt Augeninnendruck.
AG: Senkung des Augeninnendrucks bei Offenwinkelglaukom oder okularer Hypertension als Monotherapie bei nicht indizierter Beta-Blocker-Therapie oder als Zusatztherapie zu anderen Augendrucksenkern. Für Kinder nicht empfohlen.
AA: Am Auge.
DO: 2mal tgl. 1 Tropfen in das betroffene Auge eintropfen. Keine Studien an Jugendlichen. Nicht für Kinder.
GA: Neugeborene und Kleinkinder.
SST: Nutzen/Risiko-Abschätzung, nicht stillen.
NW: Lokale Reizung, verzögerte okulare Überempfindlichkeit, systemisch (Mundtrockenheit, Kopfschmerzen, Müdigkeit, Schläfrigkeit, Allergien), Herz/Kreislauf.
WW: Kontraindiziert: MAO-Hemmer, trizyklische Antidepressiva, Mianserin. Vorsicht: Andere ZNS-Dämpfer verstärkt. Blutdrucksenker, Herzglykoside. 5-15 min Abstand zu anderen Augenarzneimitteln.
WH: Vorsicht bei schweren Herz/Kreislauf-, Leber-, Nierenschäden, Depressionen, Zerebral/Koronarinsuffizienz, Raynaud-Syndrom, Orthostasesyndrom, Thrombangiitis obliterans. Verkehrshinweis.
PG: 30 ST * (EKO: N) [€ 25,60], 60 ST * (EKO: N) [€ 33,50]

Brinavess 20 mg/ml - Konzentrat zur Herstellung einer Infusionslösung 30C04

(Z.Nr. EU/1/10/645/*) RP. P. C01BG11
ZI: Correvio, Puteaux, Frankreich
Z: 1 ml Konzentrat enthält: Vernakalant hydrochlorid 20 mg (entspr. Vernakalant 18,1 mg), Citronensäure, Natriumchlorid, Natriumhydroxid zur pH-Wert-Einstellung, Wasser für Injektionszwecke.
EW: Antiarrhythmikum.
AG: Rasche Konversion eines kürzlich aufgetretenen Vorhofflimmerns in den Sinusrhythmus
- Bei Patienten ohne vorherigen chirurgischen Eingriff am Herzen: Dauer des Vorhofflimmerns <7 Tage
- Bei Patienten nach einem chirurgischen Eingriff am Herzen: Dauer des Vorhofflimmerns <3 Tage

AA: I.v., nicht als Bolus.
DO: Initial 3 mg/kg KG über 10 min, max. 339 mg. Bei Bedarf 15 min nach der ersten Infusion weitere 2 mg/kg KG (max. 226 mg) über 10 min. Bei Vorhofflattern nach der ersten Infusion kann eine zweite Infusion angewendet werden.
Nicht für Kinder und Jugendliche.
GA: Schwere Aortenstenose, Hypotonie, schwere Herzinsuffizienz; QT-Verlängerung, schwere Bradykardie, schwerer AV-Block, i.v. Antiarrhytmikagabe Klasse I und III innerhalb der letzten 4 Stunden, akutes Koronarsyndrom bzw. Myokardinfarkt innerhalb der letzten 30 Tage.
SST: Keine Untersuchungen am Menschen. Anwendung in der Schwangerschaft vermeiden. Vorsicht in der Stillzeit.
NW: ZNS (Dysgeusie, Parästhesie), Herz (Bradykardie, Vorhofflattern, AV-Block), (schwere) Hypotonie, Niesen, Husten, Magen/Darm, Haut, lokale Reaktionen.
WW: Intravenöse Antiarrhythmika Klasse I oder III (4 Std. Abstand).
WH: Kontinuierliches Herzmonitoring. Initial engmaschige Blutdruck- und Herzfrequenzkontrolle bis 15 min nach Infusionsende. Bei schwerer Brady- kardie oder Hypotonie Anwendung unterbrechen. Vorsicht bei leichter Herzinsuffizienz, Herzklappenerkrankungen. Keine Wirksamkeit bei Vorhofflattern. Bei schweren Leberschäden nicht empfohlen. Verkehrshinweis.
PG: 25 ML * (EKO: N) [€ 655,40]

Brineura 150 mg - Infusionslösung 27A03

(Z.Nr. EU/1/17/1192/*) NR. P. T. A16AB17
ZI: BioMarin International, Dublin, Irland
Z: 1 Durchstechflasche enthält in 5 ml Lösung: Cerliponase alfa 150 mg, hergestellt in Ovarialzellen des chinesischen Hamsters (CHO), Dinatriumhydrogenphosphat-7-Wasser, Natriumdihydrogenphosphat Monohydrat, Natriumchlorid (entspr. Natrium 44 mg), Kaliumchlorid, Magnesiumchlorid-Hexahydrat, Calciumchlorid dihydrat, Wasser für Injektionszwecke.
EW: Proteolytisches inaktives Proenzym; rekombinante humane Tripeptidyl-Peptidase-1.
AG: Neuronale Ceroid-Lipofuszinose (NCL) Typ 2 (Tripeptidyl-Peptidase 1 (TPP1)-Mangel).
AA: Intrazerebroventrikuläre Infusion; Verabreichung alle 2 Wochen. Auf Intaktheit der intrazerebroventrikulären Zugangsvorrichtung achten. Details siehe Austria Codex - Fachinformation.
DO: Personen ab 2 Jahren: ED 300 mg. Erste 6 Lebensmonate: ED 100 mg; 6 Monate bis 1 Jahr: ED 150 mg. 1-2 Jahre: ED 200 mg (die ersten 4 Dosen), dann 300 mg.
GA: Lebensbedrohliche anaphylaktische Reaktionen, NCL2-Patienten mit ventrikulo-peritonealen Shunts, Defekte an der Zugangsvorrichtung.
SST: Keine Erfahrungen; zwingende Indikationsstellung, nicht stillen.
NW: Fieber, Infektionen (Meningitis), erhöhtes oder verringertes CSF-Protein, EKG-Veränderungen, Magen/Darm (Erbrechen), Atemweginfektionen, Haut, Überempfindlichkeit, Anaphylaxie, Reizbarkeit, Krämpfe, Probleme mit der Vorrichtung.
WH: Aseptische Technik beachten. Vitalzeichen und Labor überwachen.
PG: 1 PK * (EKO: N) [€ 35.356,70]

Brintellix 5 mg - Filmtabletten 49A07

(Z.Nr. EU/1/13/891/*) NR. P. N06AX26
ZI: Lundbeck, Valby, Dänemark
Z: 1 Filmtablette enthält: Vortioxetin 5 mg (entspr. Vortioxetin hydrobromid), Tablettenkern: Mannitol, Cellulose, mikrokristalline, Hydroxypropylcellulose, Carboxymethylstärke, Natrium Typ A, Magnesium stearat; Filmüberzug: Hypromellose, Macrogol 400, Titandioxid, Eisen(III)-oxid.
EW: Antidepressivum (moduliert serotonerge Rezeptoren).
AG: Major Depression.
AA: Oral einnehmen.
DO: 1mal tgl. 10 mg (5-20 mg) über mindestens 6 Monate.
Ältere Patienten: Initial 1mal tgl. 5 mg. Keine Daten an Kindern und Jugendlichen.
SST: Zwingende Indikationsstellung; erhöhtes Risiko einer persistierenden pulmonalen Hypertonie bei Neugeborenen beachten. Stillen unterbrechen.
NW: Magen/Darm (Übelkeit), abnorme Träume, aggressives Verhalten, Schwindel, Mydriasis, Pruritus, Hämorrhagie, Anaphylaxie.
WW: Kontraindiziert: Irreversible nicht-selektive MAO-Hemmer (14 Tage Abstand), reversible selektive MAO A-Hemmer (Moclobemid), reversible nichtselektive MAO-Hemmer (Linezolid).
Vorsicht: Irreversible selektive MAO B-Hemmer (Selegilin, Rasagilin), serotonerge Arzneimittel, Johanniskraut (Serotonin-Syndrom). Arzneimittel, die die Krampfschwelle senken; Elektrokrampftherapie, starke CYP2D6-Hemmer (Bupropion, Chinidin, Fluoxetin, Paroxetin), CYP450-Induktoren (Rifampicin, Carbamazepin, Phenytoin: Ev. Dosis anpassen), Antikoagulantien, Lithium, Tryptophan. Cave Alkohol. Beeinflussung von Drogenscreenings möglich.
WH: Auf suizidales Verhalten, Krampfanfälle, Serotonin-Syndrom, malignes neuroleptisches Syndrom achten. Vorsicht bei Manie, Blutungsneigung, Hyponatriämie, Leber- oder Nierenschäden, erhöhtem Augeninnendruck (Gefahr eines akuten Engwinkelglaukoms!). Verkehrshinweis.
PG: 28 ST * (EKO: N) [€ 48,20]

Brintellix 10 mg - Filmtabletten 49A07

(Z.Nr. EU/1/13/891/*) NR. P. N06AX26
ZI: Lundbeck, Valby, Dänemark
Z: 1 Filmtablette enthält: Vortioxetin 10 mg (entspr. Vortioxetin hydrobromid), Tablettenkern: Mannitol, Cellulose, mikrokristalline, Hydroxypropylcellulose, Carboxymethylstärke, Natrium Typ A, Magnesium stearat; Filmüberzug: Hypromellose, Macrogol 400, Titandioxid, Eisen(III)-hydroxid-oxid x H2O.
Kurzinformation: siehe Brintellix 5 mg - Filmtabletten, → S. 220
PG: 14 ST * (EKO: N) [€ 37,30], 28 ST * (EKO: N) [€ 72,00], 98 ST * (EKO: N) [€ 195,35]

Brintellix 15 mg - Filmtabletten 49A07
(Z.Nr. EU/1/13/891/*) NR. P. nicht im Handel. N06AX26

Brintellix 20 mg - Filmtabletten 49A07

(Z.Nr. EU/1/13/891/*) NR. P. N06AX26
ZI: Lundbeck, Valby, Dänemark
Z: 1 Filmtablette enthält: Vortioxetin 20 mg (entspr. Vortioxetin hydrobromid), Tablettenkern: Mannitol, Cellulose, mikrokristalline, Hydroxypropylcellulose, Carboxymethylstärke, Natrium Typ A, Magnesium stearat; Filmüberzug: Hypromellose, Macrogol 400, Titandioxid, Eisen(III)-oxid.
Kurzinformation: siehe Brintellix 5 mg - Filmtabletten, → S. 220
PG: 28 ST * (EKO: N) [€ 106,35], 98 ST * (EKO: N) [€ 307,55]

Brintellix 20 mg/ml - Tropfen zum Einnehmen, Lösung 49A07
(Z.Nr. EU/1/13/891/*) NR. P. nicht im Handel. N06AX26

Brinzolamid Azad 10 mg/ml - Augentropfensuspension 47F01
(Z.Nr. 1-38311) RP. P. nicht im Handel. S01EC04

Brinzolamid Sandoz 10 mg/ml - Augentropfensuspension 47F01
(Z.Nr. 1-35702) RP. P. nicht im Handel. S01EC04

Brinzolamid Stada 10 mg/ml - Augentropfensuspension 47F01
(Z.Nr. 1-36102) RP. P. S01EC04
ZI: Stada Arzneimittel, Wien
Z: 1 ml Suspension enthält: Brinzolamid 10 mg (entspr. → ca. 309 µg/Tr), Benzalkonium chlorid 0,1 mg (entspr. Benzalkonium chlorid Lösung 50 %), Mannitol, Poloxamer 407, Carbomer 974P, Natrium edetat, Natriumchlorid, Natriumhydroxid zur pH-Wert-Einstellung, Wasser für Injektionszwecke.
EW: Carboanhydrasehemmer.
AG: Okuläre Hypertension, Offenwinkelglaukom.
DO: 2(-3)mal tgl. 1 Tropfen in den Bindehautsack des betroffenen Auges eintropfen. Bei Patienten unter 18 Jahren nicht empfohlen.
GA: Sulfonamidüberempfindlichkeit, schwere Nierenschäden, hyperchlorämische Azidose.
SST: Nicht empfohlen; Nutzen/Risiko-Abwägung in der Stillzeit.
NW: Auge (Verschwommensehen), bitterer Geschmack, Herz, Magen/Darm, ZNS, Überempfindlichkeit, Dyspnoe. Systemische NW von Carboanhydrasehemmern möglich.
WH: Bei Engwinkelglaukom nicht empfohlen. Vorsicht bei Kontaktlinsenträgern (Kontaktlinsen erst 15 min. nach dem Eintropfen einsetzen). Verkehrshinweis.
PG: 5 ML (2) (EKO: G) [€ 8,60]

Brinzo-Vision 10 mg/ml - Augentropfensuspension 47F01
(Z.Nr. 1-36092) RP. P. S01EC04
ZI: OmniVision, Puchheim, Deutschland
Z: 1 ml Suspension enthält: Brinzolamid 10 mg (entspr. → ca. 309 µg/Tr), Benzalkonium chlorid ca. 0,1 mg (entspr. Benzalkoniumchloridlösung 50%), Mannitol, Poloxamer 407, Carbomer 974P, Dinatrium edetat, Natriumchlorid, Natriumhydroxid zur pH-Wert-Einstellung, Wasser für Injektionszwecke.
Kurzinformation: siehe Brinzolamid Stada 10 mg/ml - Augentropfensuspension, → S. 221
PG: 5 ML (2) (EKO: G) [€ 8,60]

▼ Briviact 10 mg - Filmtabletten 09A06
(Z.Nr. EU/1/15/1073/*) NR. P. N03AX23
ZI: UCB Pharma, Brüssel, Belgien
Z: 1 Filmtablette enthält: Brivaracetam 10 mg, Kern: Croscarmellose natrium, Lactose 88 mg (entspr. Lactose monohydrat), Magnesium stearat, Betadex; Filmüberzug: Poly(vinylalkohol), Titandioxid, Macrogol 3350, Talkum.
EW: Antiepileptikum.
AG: Epilepsie: Zusatzbehandlung fokaler Anfälle mit oder ohne sekundäre Generalisierung.
AA: Unzerkaut mit Flüssigkeit einnehmen. TD in 2 ED einnehmen.
DO: TD initial 50 oder 100 mg, dann zwischen 50 und 200 mg. MTD 150 mg bei Leberinsuffizienz.
Kinder ab 4 Jahren und Jugendliche: Initiale TD 1(-2) mg/kg KG (= 50-100 mg).
Erhaltungsdosis 2 mg/kg KG (= 100 mg) pro Tag. Therapeutischer Dosisbereich 1-4 mg/kg KG (= 50-200 mg) pro Tag.
SST: Strenge Nutzen/Risiko-Abwägung.
NW: ZNS (Somnolenz, Schwindel), Psyche (Depression, Suizidgedanken, Psychosen), Husten, Magen/Darm, Allergien vom Soforttyp.
WW: Nicht empfohlen: Alkohol. Vorsicht: Rifampicin, Johanniskraut.
WH: Auf suizidales Verhalten achten. Verkehrshinweis.
PG: 14 ST * (EKO: N) [€ 82,80]

▼ Briviact 25 mg - Filmtabletten 09A06
(Z.Nr. EU/1/15/1073/*) NR. P. N03AX23
ZI: UCB Pharma, Brüssel, Belgien
Z: 1 Filmtablette enthält: Brivaracetam 25 mg, Kern: Croscarmellose natrium, Lactose 94 mg (entspr. Lactose monohydrat), Magnesium stearat, Betadex; Filmüberzug: Poly(vinylalkohol), Titandioxid, Macrogol 3350, Talkum, Eisen(III)-hydroxid-oxid x H2O, Eisen(II,III)-oxid.
Kurzinformation: siehe Briviact 10 mg - Filmtabletten, → S. 221
PG: 14 ST * (EKO: N) [€ 82,80], 56 ST * (EKO: N) [€ 279,70]

▼ Briviact 50 mg - Filmtabletten 09A06
(Z.Nr. EU/1/15/1073/*) NR. P. N03AX23
ZI: UCB Pharma, Brüssel, Belgien
Z: 1 Filmtablette enthält: Brivaracetam 50 mg, Kern: Croscarmellose natrium, Lactose 189 mg (entspr. Lactose monohydrat), Magnesium stearat, Betadex; Filmüberzug: Poly(vinylalkohol), Titandioxid, Macrogol 3350, Talkum, Eisen(III)-hydroxid-oxid x H2O, Eisen(III)-oxid.
Kurzinformation: siehe Briviact 10 mg - Filmtabletten, → S. 221
PG: 14 ST * (EKO: N) [€ 82,80], 56 ST * (EKO: N) [€ 279,70]

▼ *Briviact 50 mg - Filmtabletten* 09A06
(Z.Nr. EU/1/15/1073/*) NR. P. N03AX23
Parallelimport. nicht im Handel.

▼ Briviact 75 mg - Filmtabletten 09A06
(Z.Nr. EU/1/15/1073/*) NR. P. N03AX23
ZI: UCB Pharma, Brüssel, Belgien
Z: 1 Filmtablette enthält: Brivaracetam 75 mg, Kern: Croscarmellose natrium, Lactose 283 mg (entspr. Lactose monohydrat), Magnesium stearat, Betadex; Filmüberzug: Poly(vinylalkohol), Titandioxid, Macrogol 3350, Talkum, Eisen(III)-hydroxid-oxid x H2O, Eisen(III)-oxid, Eisen(II,III)-oxid.
Kurzinformation: siehe Briviact 10 mg - Filmtabletten, → S. 221
PG: 14 ST * (EKO: N) [€ 82,80], 56 ST * (EKO: N) [€ 279,70]

▼ Briviact 100 mg - Filmtabletten 09A06
(Z.Nr. EU/1/15/1073/*) NR. P. N03AX23
ZI: UCB Pharma, Brüssel, Belgien
Z: 1 Filmtablette enthält: Brivaracetam 100 mg, Kern: Croscarmellose natrium, Lactose 377 mg (entspr. Lactose monohydrat), Magnesium stearat, Betadex; Filmüberzug: Poly(vinylalkohol), Titandioxid, Macrogol 3350, Talkum, Eisen(III)-hydroxid-oxid x H2O, Eisen(II,III)-oxid.
Kurzinformation: siehe Briviact 10 mg - Filmtabletten, → S. 221
PG: 14 ST * (EKO: N) [€ 82,80], 56 ST * (EKO: N) [€ 279,70]

▼ *Briviact 100 mg - Filmtabletten* 09A06
(Z.Nr. EU/1/15/1073/*) NR. P. N03AX23
Parallelimport. nicht im Handel.

▼ Briviact 10 mg/ml - Injektions-/Infusionslösung 09A06
(Z.Nr. EU/1/15/1073/*) NR. P. N03AX23
ZI: UCB Pharma, Brüssel, Belgien
Z: 1 ml enthält: Brivaracetam 10 mg, Natrium acetat-Trihydrat, Essigsäure 99% (zur pH-Wert Einstellung), Natriumchlorid (entspr. Natrium 3,8 mg), Wasser für Injektionszwecke.
EW: Antiepileptikum.
AG: Epilepsie: Zusatzbehandlung fokaler Anfälle mit oder ohne sekundäre Generalisierung.
AA: I.v. (Bolus oder Infusion über 15 min).
DO: TD initial 50 oder 100 mg pro Tag, dann zwischen 50 und 200 mg aufgeteilt auf 2 ED. MTD 150 mg bei Leberinsuffizienz.
Kinder ab 4 Jahren und Jugendliche: Initiale TD 1(-2) mg/kg KG (= 50-100 mg).
Erhaltungsdosis 2 mg/kg KG (= 100 mg) pro Tag. Therapeutischer Dosisbereich 1-4 mg/kg KG (= 50-200 mg) pro Tag.
SST: Strenge Nutzen/Risiko-Abwägung.
NW: ZNS (Somnolenz, Schwindel), Psyche (Depression, Suizidgedanken, Psychosen), Husten, Magen/Darm, Allergien vom Soforttyp.
WW: Nicht empfohlen: Alkohol. Vorsicht: Rifampicin, Johanniskraut.
WH: Auf suizidales Verhalten achten. Verkehrshinweis.
PG: 10 ST * (EKO: N) [€ 528,50]

▼ Briviact 10 mg/ml - Lösung zum Einnehmen 09A06
(Z.Nr. EU/1/15/1073/*) NR. P. N03AX23
ZI: UCB Pharma, Brüssel, Belgien
Z: 1 ml enthält: Brivaracetam 10 mg, Natrium citrat (entspr. Natrium 1,16 mg), Citronensäure zur pH-Wert Einstellung, Methyl-4-hydroxybenzoat 1 mg, Carmellose natrium, Sucralose, Sorbitol 239,8 mg (entspr. Sorbitol-Lösung), Glycerol, Himbeer-Aroma (entspr. Propylenglycol 90-98 %), Wasser, gereinigtes.
EW: Antiepileptikum.
AG: Epilepsie: Zusatzbehandlung fokaler Anfälle mit oder ohne sekundäre Generalisierung.
AA: Kurz vor der Einnahme in Wasser oder Saft verdünnen und einnehmen; auch mit nasogastraler Sonde oder PEG-Sonde zu verabreichen.
DO: TD initial 50 oder 100 mg, dann zwischen 50 und 200 mg. MTD 150 mg bei Leberinsuffizienz.
Kinder ab 4 Jahren und Jugendliche: Initiale TD 1(-2) mg/kg KG (= 50-100 mg).
Erhaltungsdosis 2 mg/kg KG (= 100 mg) pro Tag. Therapeutischer Dosisbereich 1-4 mg/kg KG (= 50-200 mg) pro Tag.
SST: Strenge Nutzen/Risiko-Abwägung.
NW: ZNS (Somnolenz, Schwindel), Psyche (Depression, Suizidgedanken, Psychosen), Husten, Magen/Darm, Allergien vom Soforttyp.
WW: Nicht empfohlen: Alkohol. Vorsicht: Rifampicin, Johanniskraut.

WH: Auf suizidales Verhalten achten. Verkehrshinweis.
PG: 300 ML * (EKO: N) [€ 384,85]

Brivudin Aristo 125 mg - Tabletten 35E02
(Z.Nr. 1-38446) NR. P. J05AB15
ZI: Aristo Pharma, Berlin, Deutschland
Z: 1 Tablette enthält: Brivudin 125 mg, Cellulose, mikrokristalline, Lactose monohydrat 33 mg, Crospovidon, Povidon K30, Magnesium stearat.
EW: Virustatikum.
AG: Akuter Herpes zoster bei immunkompetenten Erwachsenen.
AA: Oral.
DO: 1mal tgl. 1 Tablette über 7 Tage. Behandlung möglichst früh beginnen.
Nicht für Kinder und Jugendliche.
GA: Immunsupprimierte Patienten, Patienten unter Chemotherapie (vor allem unter 5-FU).
SST: Gegenanzeige.
NW: Hepatitis, Magen/Darm, ZNS, Psyche, Haut.
WW: Strenge Gegenanzeige: 5-Fluorouracil, Tegafur, Floxuridin, Capecitabin, Flucytosin (4 Wochen Abstand!). Vorsicht: Dopaminerge Arzneimittel (Chorea).
WH: Vor Beginn einer Therapie mit 5-Fluoropyrimidin-haltigen Arzneimitteln DPD (Dihydropyrimidindehydrogenase)-Aktivität bestimmen. Bei voll ausgeprägten Hauterscheinungen nicht mehr anwenden. Vorsicht bei Hepatitis. Verkehrshinweis.
PG: 7 ST IND (EKO: G) [€ 70,35]

Broadline Spot on Lösung für Katzen <2,5 kg 803A, 803B2, 804B, 804D
(Z.Nr. EU/2/13/157/*) NR. P. QP54AA54
ZI: Boehringer Ingelheim-Vetmedica, Ingelheim, Deutschland
Z: 1 Einzeldosis (Applikator mit 0,3 ml) enthält: Fipronil 24,9 mg, (S)-Methopren 30 mg, Eprinomectin 1,2 mg, Praziquantel 24,9 mg, Glycerinformal, Natrium edetat, Propylgallat, Thiodipropionsäure, Dimethyl isosorbid, Butylhydroxytoluol 1 mg/ml.
EW: Antiparasitische Kombination.
AG: Parasitäre Mischinfektionen durch Zestoden, Nematoden und Ektoparasiten bei Katzen. Kopfräude.
AA: Auf die Haut auftropfen. Nicht injizieren, nicht oral verabreichen.
DO: Minimal 10 mg/kg KG Fipronil, 12 mg/kg KG (S)-Methoprem, 10 mg/kg KG Praziquantel. ED 0,3 ml für Katzen unter 2,5 kg KG, 0,9 ml für Katzen von 2,5 bis 7,5 kg KG.
GA: Katzenwelpen unter 0,6 kg KG oder weniger als 7 Wochen alt, kranke oder rekonvaleszente Tiere, Hunde, Kaninchen.
SST: Nutzen/Risiko-Abwägung.
NW: Lokale Reaktionen, Verkleben der Haare, Juckreiz, Haarverlust, starkes Speicheln oder Erbrechen nach dem Ablecken der Applikationsstelle, sehr selten vermindertes Sehvermögen.
WH: Alle Katzen im Haushalt behandeln. Tiere 2 Tage nach der Anwendung nicht baden. Gegen Dirofilaria immitis bzw. Joyeuxiella spp. nicht wirksam.
PG: 3 ST VT [€ 34,25]

Broadline Spot on Lösung für Katzen 2,5-7,5 kg 803A, 803B2, 804B, 804D
(Z.Nr. EU/2/13/157/*) NR. P. QP54AA54
ZI: Boehringer Ingelheim-Vetmedica, Ingelheim, Deutschland
Z: 1 Einzeldosis (Applikator mit 0,9 ml) enthält: Fipronil 74,7 mg, (S)-Methopren 90 mg, Eprinomectin 3,6 mg, Praziquantel 74,7 mg, Glycerinformal, Natrium edetat, Propylgallat, Thiodipropionsäure, Dimethyl isosorbid, Butylhydroxytoluol 1 mg/ml.
Kurzinformation: siehe Broadline Spot on Lösung für Katzen <2,5 kg, → S. 222
PG: 3 ST VT [€ 38,10]

Bromazepam G.L. 3 mg - Filmtabletten 18C
(Z.Nr. 1-19859) NR. P1. P. nicht im Handel. N05BA08

Bromazepam G.L. 6 mg - Filmtabletten 18C
(Z.Nr. 1-19856) NR. P1. P. nicht im Handel. N05BA08

Bromazepam Genericon 3 mg - Filmtabletten 18C
(Z.Nr. 1-19858) NR. P1. P. N05BA08
ZI: Genericon Pharma, Graz
Z: 1 Filmtablette enthält: Bromazepam 3 mg, Tablettenkern: Lactose monohydrat 107 mg, Cellulose, mikrokristalline, Carboxymethylstärke, Natrium (entspr. Natrium < 1 mmol) (entspr. → < 23 mg), Magnesium stearat; Tablettenhülle: Poly(vinylalkohol), Talkum, Titandioxid, Macrogol 3350, Azorubin Aluminiumlack 0,0345 mg.
EW: Tranquilizer (Benzodiazepin).
AG: Angst- und Spannungszustände, Adjuvans bei Psychoneurosen, funktionelle Störungen durch Angst und Spannungen, Angst und Spannung bei chronischen Organerkrankungen.
AA: Oral mit Flüssigkeit vor oder während der Mahlzeiten.
DO: Individuell! Ambulant: 3 mg (bei Bedarf bis 6 mg) 1 Std. vor dem Schlafengehen, ev. 1,5-3 mg bis 3mal tgl.
Stationär: TD 6-12 mg in mehreren ED.
Möglichst kurzzeitig (max. 8-12 Wochen) und niedrig dosiert anwenden. Niedrigere Dosen bei älteren oder geschwächten Patienten.
Kinder ab 6 Jahren und Jugendliche: TD 0,15 mg/kg KG. Keine Indikation bei Kindern unter 6 Jahren.
GA: Arzneimittelvergiftungen- oder Abhängigkeit, Schock, Neugeborene, schwere Leberinsuffizienz, schwere respiratorische Insuffizienz, Schlafapnoe-Syndrom, Abhängigkeitsanamnese, Drogenintoxikation, Myasthenie.
SST: Zwingende Indikationsstellung (Entzugserscheinungen des Neugeborenen möglich); in der Stillzeit nicht empfohlen.
NW: ZNS-Dämpfung, Tagessedierung, Psyche (Verwirrung, Stimmungsveränderungen), Hypotonie, Müdigkeit, Muskelschwäche, Haut, Magen/Darm, Harninkontinenz, paradoxe Reaktionen, anterograde Amnesie, Risiko für Stürze und Knochenbrüche.
WW: Cave Alkohol. Besondere Vorsicht: Opioide, andere ZNS-Dämpfer (Atemdepression). Vorsicht: Starke CYP3A4-Hemmer (Azole, Proteasehemmer); Cimetidin. Propranolol, Fluvoxamin verstärken Bromazepam-Wirkungen. Omeprazol.
GE: Toleranz, physische und psychische Abhängigkeit, Entzugserscheinungen, Rebound-Effekte möglich.
WH: Vorsicht bei älteren Patienten, kardiorespiratorischen Erkrankungen, Hypotonie, Leber-, Nierenschäden, alten Patienten, anamnestischem Drogenmissbrauch, Ataxien, depressivem Syndrom, suizidalen Tendenzen.
Nicht als Monotherapie der Depression. Kontrollen: Herz, Leber, Blutbild.
Nicht plötzlich absetzen. Verkehrshinweis.
Bei Überdosierung Antidot Flumazenil (nicht bei Epilepsiepatienten anwenden).
PG: 20 ST (2) (EKO: G) [€ 3,40], 50 ST (EKO: G) [€ 7,35]

Bromazepam Genericon 6 mg - Filmtabletten 18C
(Z.Nr. 1-19857) NR. P1. P. N05BA08
ZI: Genericon Pharma, Graz
Z: 1 Filmtablette enthält: Bromazepam 6 mg, Tablettenkern: Lactose monohydrat 107 mg, Cellulose, mikrokristalline, Carboxymethylstärke, Natrium (entspr. Natrium < 1 mmol) (entspr. → < 23 mg), Magnesium stearat; Tablettenhülle: Eudragit NE, Hypromellose, Talkum, Titandioxid, Macrogol, Grünlack Dragoco, Chinolingelb, Indigotin, Patentblau V.
Kurzinformation: siehe Bromazepam Genericon 3 mg - Filmtabletten, → S. 222
PG: 20 ST (2) (EKO: G) [€ 5,10]

Bronchalis - Heel - Tabletten 50X01
(Z.Nr. 3-00140) RPF. P. V03AX
ZI: Biologische Heilmittel Heel, Baden-Baden, Deutschland
Z: 1 Tablette enthält: Atropa belladonna (Homöopathie) D4 30 mg, Lobaria pulmonaria (Homöopathie) D4 30 mg, Kalium stibyltartaricum (Homöopathie) D4 30 mg, Kreosotum (Homöopathie) D5 30 mg, Psychotria ipecacuanha (Homöopathie) D4 30 mg, Lobelia inflata (Homöopathie) D4 30 mg, Hyoscyamus niger (Homöopathie) D4 60 mg, Bryonia (Homöopathie) D4 60 mg, Lactose monohydrat 300 mg, Magnesium stearat.
EW: Homöopathikum.
AG: Bronchialkatarrh, Raucherhusten.
AA: Vor den Mahlzeiten langsam unter der Zunge zergehen lassen.
DO: Akut alle 1-2 Std. (max. 8mal tgl.), sonst 3mal tgl. (Kinder ab 6 Jahren: 2mal tgl.) 1 Tablette. Nicht für Kinder unter 6 Jahren.
SST: Vorsicht.
PG: 100 ST * (EKO: N) [€ 16,80]

Bronchi comp. "Wala" - Injektionslösung für Tiere 807BZ
(Z.Nr. 8-30007) RP. P. QV03AX
ZI: SaluVet, Bad Waldsee, Deutschland
Z: 1 ml Lösung enthält: Bronchi bovis Gl D16 0,1 g, Bryonia cretica ferm 33b D7 0,1 g, Eupatorium cannabinum ex herba ferm 33c D7 0,1 g, Larynx bovis-Gl D16 0,1 g, Plantago lanceolata e foliis fermatum D5 0,1 g, Pyrit aquosum (Homöopathie) D14 0,1 g, Tunica mucosa nasi bovis Gl (Homöopathie) D13 0,1 g, Natriumchlorid, Natriumhydrogencarbonat, Wasser für Injektionszwecke.
EW: Homöopathikum.
AG: Bronchitis, Laryngitis.
AA: S.c. oder i.m.
DO: Meerschweinchen, Hamster, Ratte: 0,5 ml 1mal tgl. über 5

Tage.
Hund, Katze, Kaninchen: 1 ml 1mal tgl. über 5 Tage.
Schwein, Schaf, Ziege: 5 ml jeden 2. Tag bis zur Besserung.
Pferd, Rind: 10 ml jeden 2. Tag bis zur Besserung.
Bei chronischer Verlaufsform Wiederholung der Injektion in 2-4tägigen Abständen.
SST: Anwendung nur nach Rücksprache mit dem Tierarzt.
PG: 5 ST VN [€ 47,80]

Bronchial-Gastreu R9 - Tropfen zum Einnehmen 50X02
(Z.Nr. 3-38917) RPF. P. nicht im Handel. V03AX

Bronchipret Thymian Efeu - Lösung zum Einnehmen 50Z02
(Z.Nr. 1-23760) RPF. P. R05CA10
ZI: Bionorica SE, Neumarkt, Deutschland
Z: 1 ml (= 1 g) enthält: Thymian-Fluidextrakt (1:2-2,5); Ammoniak 10% (m/m) : Glycerol 85% (m/m) : Ethanol 90% (V/V) : Wasser (1:20:70:109) (Auszugsmittel) 0,5 ml, Efeublätter-Fluidextrakt (1:1); Ethanol 70% (V/V) (Auszugsmittel) 0,03 ml, Ammoniaklösung, konzentriert, Citronensäure monohydrat, Ethanol 96% (V/V) (entspr. Gesamtethanolgehalt ca. 24 % (V/V)), Glycerol 85%, Hydroxypropylbetadex, Saccharin natrium 0,2 g, Wasser, gereinigtes.
EW: Pflanzliches Expectorans.
AG: Akute Bronchitis mit produktivem Husten bei einer Erkältung.
AA: Mit beiliegendem Messbecher und ev. etwas Flüssigkeit einnehmen.
DO: 3mal tgl. 2,6 ml.
Kinder ab 6 Jahren: 3mal tgl. 1,3 ml.
SST: Nicht empfohlen.
NW: Magen/Darm, sehr selten Überempfindlichkeit.
WH: Nicht für Alkoholkranke.
PG: 50 ML * (EKO: N) [€ 12,40], 100 ML * (EKO: N) [€ 18,60]

Bronchipret Thymian Efeu - Saft 50Z02
(Z.Nr. 1-27884) RPF. P. R05CA10
ZI: Bionorica SE, Neumarkt, Deutschland
Z: 10 g (=8,85 ml) enthalten: Thymian-Flüssigextrakt (1:2-2,5); Ammoniak 10% (m/m), Glycerol 85% (m/m), Ethanol 90% (V/V), Wasser (1:20:70:109) (Auszugsmittel) 1,5 g, Efeublätter-Flüssigextrakt (1:1); Ethanol 70% (V/V) (Auszugsmittel) 0,15 g, Citronensäure monohydrat, Kalium sorbat, Maltitol-Lösung 37,8 g, Ethanol (entspr. Gesamtethanolgehalt 7 % (V/V)), Hydroxypropylbetadex, Wasser, gereinigtes.
EW: Sekretolytisch, bronchospasmolytisch.
AG: Verschleimung und Husten bei akuter Bronchitis mit produktivem Husten.
AA: Mit kalibriertem Messbecher unverdünnt einnehmen, dann Flüssigkeit nachtrinken.
DO: **Kinder (1-5 Jahre):** 3mal tgl. 3,2 ml.
Kinder (6-11 Jahre): 3mal tgl. 4,3 ml.
Personen ab 12 Jahren: 3mal tgl. 5,4 ml.
Für Kinder unter 1 Jahr nicht empfohlen.
SST: Nicht empfohlen.
NW: Überempfindlichkeit, Magen/Darm.
WH: Vorsicht bei Gastritis oder Magengeschwüren. Nicht für Alkoholkranke.
1 ED (5,4 ml) enthält 0,18 BE.
PG: 100 ML * (EKO: N) [€ 11,70]

Bronchipret Thymian Primel - Filmtabletten 50Z02
(Z.Nr. 1-23761) RPF. P. R05CA10
ZI: Bionorica SE, Neumarkt, Deutschland
Z: 1 Filmtablette enthält: Thymiankraut-Trockenextrakt (6-10:1); Ethanol 70% (V/V) (Auszugsmittel) 160 mg, Primelwurzel-Trockenextrakt (6-7:1); Ethanol 47,4% (V/V) (Auszugsmittel) 60 mg, Tablettenkern: Glucose-Sirup 34 mg, Siliciumdioxid, hochdisperses, Lactose monohydrat 50 mg, Cellulose, mikrokristalline, Crospovidon, Povidon K25, Magnesium stearat, Talkum; Tablettenüberzug: Hypromellose, Propylenglycol, Polyacrylate, Dimeticon, Nonoxinol 100, Talkum, Pfefferminz-Aroma, Riboflavin, Chlorophyllin-Kupfer-Komplex, Glucose, Titandioxid, Saccharin natrium 0,1 mg.
EW: Sekretolytisch, bronchospasmolytisch.
AG: Akute Bronchitis mit produktivem Husten.
AA: Unzerkaut mit Flüssigkeit vor den Mahlzeiten.
DO: 3mal tgl. 1 FT. Für Kinder nicht empfohlen.
SST: Nicht empfohlen.
NW: Magen/Darm, Überempfindlichkeit.
WH: Vorsicht bei Gastritis oder Magengeschwür.
PG: 20 ST * (EKO: N) [€ 11,70]

Bronchithym - Filmtabletten 50Z02
(Z.Nr. 1-38253) RPF. P. nicht im Handel. R05CA10

Bronchitol 40 mg - Hartkapseln mit Pulver zur Inhalation 50D03
(Z.Nr. EU/1/12/760/*) RP. P. R05CB16
ZI: Pharmaxis Europe, Dublin, Irland
Z: 1 Hartkapsel enthält: Mannitol 40 mg (entspr. → 32,2 mg abgegebene Dosis).
EW: Mukolytikum; hyperosmotisch.
AG: Zystische Fibrose (Zusatztherapie) bei Erwachsenen.
AA: Inhalation mit dem in der Packung enthaltenen Inhalator. Nach 1 Woche neuen Inhalator verwenden.
DO: Zunächst Initialdosis-Test (Details siehe Austria Codex - Fachinformation), dann 2mal tgl. 400 mg (= 10 Kapseln). Keine Dosisempfehlung für Kinder und Jugendliche.
SST: Vorsicht; Nutzen/Risiko-Abwägung in der Stillzeit.
NW: Husten, Brustbeschwerden, Bronchospasmus, Hämoptyse, Magen/Darm, Kopfschmerzen.
WW: Keine Studien durchgeführt.
WH: Auf Hyperreaktivität gegen inhalatives Mannitol mittels Initialdosis-Test untersuchen. Auf Bronchospasmen, Hämoptyse, Husten achten. Vorsicht bei Asthma. Bei schwer eingeschränkter Lungenfunktion (FEV_1 unter 30%) nicht empfohlen.
PG: 10 ST * (EKO: N) [€ 31,50], 280 ST * (EKO: N) [€ 593,40]

🐾 Broncho-Akut ReVet RV 3A - Globuli für Tiere 890B
(Z.Nr. 8-30097) RPF. P. QV03AX
ZI: Dr. Reckeweg Pharmazeutische Fabrik, Bensheim, Deutschland
Z: 1 g (= 120 Globuli) enthält: Aconitum napellus (Homöopathie) C9 3,33 mg, Ferrum phosphoricum (Homöopathie) C9 3,33 mg, Hepar sulfuris (Homöopathie) C9 3,33 mg, Saccharose.
EW: Homöopathikum.
AG: Akute Atemwegserkrankungen bei Säugetieren, Vögeln und Reptilien.
AA: In Wasser aufgelöst oder mit Nahrung oder Tränke.
DO: ED abhängig vom KG: ca. 1-3 Globuli (Heimtiere, Vögel) bis ca.
30-60 Globuli (Rinder, Pferde). 3-4mal tgl. 1 ED über einige Tage.
Bestandsbehandlung siehe Austria Codex - Fachinformation.
SST: Anwendung möglich.
PG: 42 G VN [€ 26,05]

🐾 Broncho-Chron ReVet RV 3C - Globuli für Tiere 890B
(Z.Nr. 8-30098) RPF. P. QV03AX
ZI: Dr. Reckeweg Pharmazeutische Fabrik, Bensheim, Deutschland
Z: 1 g (= 120 Globuli) enthält: Antimonium sulfuratum aurantiacum (Homöopathie) C9 2,5 mg, Ipecacuanhae (Homöopathie) C6 2,5 mg, Silicea (Homöopathie) C9 2,5 mg, Spongia (Homöopathie) C6 2,5 mg, Saccharose.
EW: Homöopathikum.
AG: Chronische Atemwegserkrankungen bei Säugetieren, Vögeln und Reptilien.
AA: In Wasser aufgelöst oder mit Nahrung oder Tränke.
DO: ED abhängig vom KG: ca. 1-3 Globuli (Heimtiere, Vögel) bis ca.
30-50 Globuli (Rinder, Pferde). 1-2mal tgl. 1 ED über einige Wochen.
Bestandsbehandlung siehe Austria Codex - Fachinformation.
SST: Keine Angaben.
PG: 42 G VN [€ 26,05]

Bronchostop - Erkältungs- und Hustensaft 50Z02
(Z.Nr. 7-39030) RPF. P. nicht im Handel. R05DB

Bronchostop - Erkältungssaft 50Z02
(Z.Nr. 7-39029) RPF. P. R05DB
ZI: Kwizda Pharma, Wien
Z: 15 ml (= 16,3 g) enthalten: Eibischwurzel-Trockenextrakt (7-9:1); Wasser (Auszugsmittel) 187,5 mg, Lindenblüten-Trockenextrakt (3-8:1); Wasser (Auszugsmittel) 136,4 mg, Spitzwegerichblätter-Trockenextrakt (4-6:1); Wasser (Auszugsmittel) 150 mg, Maltodextrin, Siliciumdioxid, hochdisperses, Glycerol, Xylitol 2,76 g, Methyl-4-hydroxybenzoat 11,3 mg, Propyl-4-hydroxybenzoat 6,6 mg, Citronensäure monohydrat, Xanthan gummi, Erdbeer-Aroma (entspr. Benzylalkohol 0,002 mg) (entspr. Propylenglycol 13,6 mg), Wasser, gereinigtes.
EW: Husten- und Erkältungsmittel.
AG: Traditionell pflanzlich zur Linderung von Erkältungssymptomen im Frühstadium.
AA: Unverdünnt mit beiliegendem Messbecher einnehmen. ½ bis 1 Std. nach der Einnahme nichts trinken.
DO: 15 ml bis 4mal tgl.
Kinder ab 4 Jahren: 7,5 ml 3-4mal tgl.
SST: Nicht empfohlen.
WW: ½ -1 Std. Abstand zu anderen Arzneimitteln einhalten.

PG: 120 ML * (EKO: N) [€ 10,95], 200 ML * (EKO: N) [€ 15,95]

Bronchostop direkt - Hals- und Rachenspray 45Z
(Z.Nr. HERB-00119) RPF. P. A01AD11
ZI: Kwizda Pharma, Wien
Z: 1 g enthält: Thymian-Flüssigextrakt (1:4-6); Ethanol 70% (V/V) (Auszugsmittel) 0,32 g Salbeiblätter-Flüssigextrakt (1:4-6); Ethanol 70% (V/V) (Auszugsmittel) 0,32 g Pfefferminzblätter-Flüssigextrakt (1:4-6); Ethanol 70 % (V/V) (Auszugsmittel), Levomenthol, Saccharin natrium, Hydroxypropylcellulose, Ethanol (entspr. Gesamtethanolgehalt 60 % (V/V)), Wasser, gereinigtes.
AG: Traditionell pflanzlich bei Mund- und Rachenentzündungen bei Erkältungskrankheiten.
AA: In den Mund- und Rachenraum sprühen.
DO: 2-4mal tgl. 1-2 Sprühstöße. Für Kinder und Jugendliche nicht empfohlen.
SST: Nicht empfohlen.
NW: Magen/Darm, Überempfindlichkeit.
PG: 15 ML * (EKO: N) [€ 8,35]

Bronchostop - Hustenpastillen 50Z02
(Z.Nr. HERB-00087) RPF. P. R05CA
ZI: Kwizda Pharma, Wien
Z: 1 Lutschpastille enthält: Thymiantrockenextrakt (7-13:1); Wasser (Auszugsmittel) 59,5 mg (entspr. Thymi herba), Arabisches Gummi, Fructose 300 mg, Sorbitol 523 mg (entspr. E 420), Maltodextrin, Zitronensäure, wasserfrei, Saccharin natrium, Aronia-Aroma, Waldbeeren-Aroma, Paraffin, dickflüssiges, Wachs, gebleichtes, Wasser, gereinigtes.
AG: Traditionell pflanzlich zur Förderung des Abhustens von zähem Schleim bei Husten mit Erkältung.
AA: Im Mund zergehen lassen.
DO: 1-2 Lutschpastillen alle 3-4 Std (4 bis 6mal tgl.) Kinder (6-12 Jahre): 1 Lutschpastille 3mal tgl.
Zur Selbstbehandlung max. 5 Tage anwenden.
Für Kinder unter 6 Jahren nicht empfohlen.
SST: Nicht empfohlen.
NW: Überempfindlichkeit, Magen/Darm.
PG: 20 ST * (EKO: N) [€ 9,20], 40 ST * (EKO: N) [€ 15,75]

Bronchostop duo - Hustenpastillen 50Z02
(Z.Nr. 7-37030) RPF. P. R05CA10
ZI: Kwizda Pharma, Wien
Z: 1 Lutschpastille enthält: Thymiantrockenextrakt (7-13:1); Wasser (Auszugsmittel) 51,1 mg, Eibischwurzel-Trockenextrakt (7-9:1); Wasser (Auszugsmittel) 4,5 mg, Arabisches Gummi, Maltitol 615 mg, Sorbitol 210 mg, Maltodextrin, Zitronensäure, wasserfrei, Saccharin natrium, Aronia-Aroma, Waldbeeren-Aroma, Paraffin, dünnflüssiges, Wachs, gebleichtes, Wasser, gereinigtes.
AG: Traditionell pflanzlich zur Linderung des Hustenreizes und zur Förderung des Abhustens von zähem Schleim.
AA: Durch Lutschen im Mund zergehen lassen.
DO: 4-6mal tgl. 2 Lutschpastillen. Kinder ab 4 Jahren: 4-6mal tgl. 1 Lutsch- pastille.
GA: Lippenblütlerallergie.
SST: Nicht empfohlen.
NW: Überempfindlichkeit, Magen/Darm.
WH: 1 Lutschtablette enthält 0,1 BE.
PG: 20 ST * (EKO: N) [€ 9,95], 40 ST * (EKO: N) [€ 17,85]

Bronchostop - Hustensaft 50Z02
(Z.Nr. HERB-00086) RPF. P. R05CA10
ZI: Kwizda Pharma, Wien
Z: 5 ml (= 5,7 g) enthalten: Thymian-Flüssigextrakt (1:2-2,5); Ethanol 90% (V/V), Ammoniaklösung 10%, Glycerol 85%, Wasser für Extraktionszwecke 35:0,5:10:54,5 (Auszugsmittel) 0,77 g, Eibischwurzel-Flüssigextrakt (1:20); Wasser (Auszugsmittel) 0,66 g, Himbeersaft Konzentrat (entspr. Saccharose) (entspr. Glucose) (entspr. Fructose) (entspr. Gesamtzucker 30,07 mg), Ascorbinsäure, Ethanol 285 mg, Saccharose 1,75 g, Methyl-4-hydroxybenzoat 4,22 mg, Propyl-4-hydroxybenzoat 2,28 mg, Wasser, gereinigtes.
AG: Traditionell pflanzlich zur Linderung des Hustenreizes und zur Förderung des Abhustens von zähem Schleim.
AA: Unverdünnt oder in Wasser oder Tee verdünnt einnehmen.
DO: 10 ml alle 3 Std. bis 6mal tgl. Kinder ab 4 Jahren: 5 ml alle 3 Std. bis 6mal tgl. Für Kinder unter 4 Jahren nicht empfohlen.
SST: Nicht empfohlen.
NW: Überempfindlichkeit, Magen/Darm.
PG: 150 ML * (EKO: N) [€ 10,20]

Bronchostop sine - Hustensaft 50Z02
(Z.Nr. HERB-00085) RPF. P. R05CA10
ZI: Kwizda Pharma, Wien
Z: 15 ml (= 16,7 g) Hustensaft enthalten: Thymiantrockenextrakt (7-13:1); Wasser (Auszugsmittel) 0,12 g, Eibischwurzel-Flüssigextrakt (1:13); Wasser (Auszugsmittel) 0,83 g, Xylitol 4,6 g, Methyl-4-hydroxybenzoat 12 mg, Propyl-4-hydroxybenzoat 6,7 mg, Himbeersaft Konzentrat (entspr. Sucrose) (entspr. Glucose) (entspr. Fructose) (entspr. Gesamtzucker 131 mg), Himbeer-Aroma (entspr. Propylenglycol 33,3 mg), Xanthan gummi, Zitronensäure monohydrat, Maltodextrin, Gummi arabicum, Wasser, gereinigtes.
AG: Traditionell pflanzlich zur Linderung des Hustenreizes und zur Förderung des Abhustens von zähem Schleim.
AA: Unverdünnt oder in Wasser oder Tee verdünnt einnehmen.
DO: 4-6mal tgl. 15 ml (Kinder 2-12 Jahre: 7,5 ml). Bei Kindern von 2-4 Jahren nur nach Rücksprache mit dem Arzt anwenden. Für Kinder unter 2 Jahren nicht empfohlen.
SST: Nicht empfohlen.
NW: Überempfindlichkeit, Magen/Darm.
WH: Enthält Aspartam.
PG: 120 ML * (EKO: N) [€ 9,50], 200 ML * (EKO: N) [€ 14,75]

Bronchostop Bronchitis akut - Tropfen zum Einnehmen, Lösung 50Z02
(Z.Nr. 1-39032) RPF. P. nicht im Handel. R05CA10

Bronchostop Guaifenesin 10% akut - Hustentropfen 50E03
(Z.Nr. 1-31560) RPF. P. R05CA03
ZI: Kwizda Pharma, Wien
Z: 1 ml (entspricht ca. 35 Tropfen) enthält: Guaifenesin 100 mg, Thymianöl (entspr. Aetheroleum Thymi), Pfefferminzöl (entspr. Aetheroleum Menthae piperitae), Neohesperidin dihydrochalcon, Wasser, gereinigtes, Ethanol 440 mg.
EW: Schleimlösend.
AG: Husten.
AA: Oral; zusätzlich reichlich Flüssigkeit empfohlen.
DO: Bis 4mal tgl. 35-70 Tropfen.
Kinder ab 6 Jahren: Bis 4mal tgl. bis 35 Tropfen.
GA: Schwere Magen/Darm-Erkrankungen.
SST: Nicht einnehmen.
NW: Magen/Darm, Überempfindlichkeit (sehr selten mit Bradykardie).
WW: Sedativa, Muskelrelaxantien verstärkt. Kombination mit Antitussiva vermeiden.
WH: Vorsicht bei Myasthenie, Nierenschäden. Nicht für Alkoholkranke. Verkehrshinweis.
PG: 50 ML * (EKO: N) [€ 9,90], 100 ML * (EKO: N) [€ 15,30]

Broncho-Vaxom 3,5 mg - Kapseln für Kinder 33Y01, 50Y
(Z.Nr. 2-00002) RP. P. L03AX
ZI: OM Pharma, Amadora-Lisboa, Portugal
Z: 1 Kapsel enthält: Bakterienlysat, gefriergetrocknet, normiert 3,5 mg: Haemophilus influenzae-Lysat, Streptococcus pneumoniae-Lysat, Klebsiella pneumoniae ssp. pneumoniae-Lysat, Klebsiella pneumoniae ssp. ozaenae-Lysat, Staphylococcus aureus-Lysat, Streptococcus pyogenes-Lysat, Streptococcus sanguinis-Lysat, Moraxella catarrhalis-Lysat, Propyl 3,4,5-trihydroxybenzoat, Simeticon-Emulsion: (entspr. Dimeticon) (entspr. Siliciumdioxid), Natriumchlorid, Natrium glutamat, Stärke, vorverkleistert, Magnesium stearat, Mannitol; Kapselhülle: Indigotin, Titandioxid, Gelatine;.
EW: Stimuliert die natürlichen Abwehrmechanismen des Organismus.
AG: Prophylaxe bei rezidivierenden Atemwegsinfektionen.
AA: Morgens auf nüchternen Magen mit etwas Flüssigkeit einnehmen; ev. Kapsel öffnen und Inhalt mit etwas Flüssigkeit einnehmen.
DO: Über 3 Monate in jedem Monat an 10 aufeinanderfolgenden Tagen je 1 Kapsel, dazwischen je 20 Tage Pause.
Nicht für Kinder unter 1 Jahr.
GA: Autoimmunerkrankungen, akute Darminfektionen.
SST: In der Schwangerschaft nicht anwenden. Vorsicht in der Stillzeit.
NW: Müdigkeit, Kopfschmerzen, Husten, Magen/Darm, Haut, Überempfindlichkeit, Ödeme, leichte Verstärkung von Atemwegsinfektionen zu Behandlungsbeginn.
WW: Immunsuppressiva. 4 Wochen Abstand mit oral verabreichten Lebendimpfstoffen einhalten.
WH: Zur Vorbeugung einer Pneumonie nicht empfohlen. Bei höherem Fieber Behandlung unterbrechen.
PG: 10 ST F14 (2) (EKO: G) [€ 8,15], 30 ST F14 (EKO: G) [€ 18,30]

Broncho-Vaxom 7 mg - Kapseln für Erwachsene 33Y01, 50Y
(Z.Nr. 2-00001) RP. P. L03AX
ZI: OM Pharma, Amadora-Lisboa, Portugal
Z: 1 Kapsel enthält: Bakterienlysat, gefriergetrocknet, normiert 7 mg: Haemophilus influenzae-Lysat, Streptococcus pneumoniae-

Lysat, Klebsiella pneumoniae ssp. pneumoniae-Lysat, Klebsiella pneumoniae ssp. ozaenae-Lysat, Staphylococcus aureus-Lysat, Streptococcus pyogenes-Lysat, Streptococcus sanguinis-Lysat, Moraxella catarrhalis-Lysat, Simeticon-Emulsion: (entspr. Dimeticon) (entspr. Siliciumdioxid), Natriumchlorid, Natrium glutamat, Stärke, vorverkleistert, Magnesium stearat, Mannitol, Propyl 3,4,5-trihydroxybenzoat; Kapselhülle: Indigotin, Titandioxid, Gelatine;.
Kurzinformation: siehe Broncho-Vaxom 3,5 mg - Kapseln für Kinder, → S. 224
PG: 10 ST (2) (EKO: G) [€ 11,65], 30 ST (EKO: G) [€ 25,65]

Bronchoverde Hustenlöser 50 mg - Brausetabletten 50Z02
(Z.Nr. 1-35226) RPF. P. R05CA12
ZI: Klinge Pharma, Holzkirchen, Deutschland
Z: 1 Brausetablette enthält: Efeublätter-Trockenextrakt (4-8:1); Ethanol 30 % (m/m) (Auszugsmittel) 50 mg (entspr. Hedera helicis L. folium), Saccharin natrium, Sorbitol 13,5 mg, Simeticon, Natrium cyclamat, Natriumhydrogencarbonat, Natriumcarbonat, Natrium dihydrogencitrat (entspr. Natrium 594 mg) (entspr. → 26 mmol), Citronensäure, Schwarze Johannisbeere-Aroma, Maltodextrin, Macrogol 6000.
EW: Pflanzliches Expektorans.
AG: Schleimlösung bei Husten mit Auswurf.
AA: Tablette teilen, in heißem oder kaltem Wasser auflösen und trinken.
DO: Personen ab 12 Jahren: 1mal tgl. 1 Brausetablette.
Kinder (6-11 Jahre): 2mal tgl. ½ Brausetablette.
GA: Kinder unter 2 Jahren.
SST: Nicht empfohlen.
NW: Magen/Darm, Allergien.
WW: Hustendämpfer (Codein, Dextrometorphan) nicht ohne ärztlichen Rat einnehmen.
WH: Vorsicht bei Magengeschwüren.
PG: 10 ST * (EKO: N) [€ 6,15], 20 ST * (EKO: N) [€ 10,40]

Bronchoverde Hustenlöser 100 mg - Brausetabletten 50Z02
(Z.Nr. 1-31811) RPF. P. nicht im Handel. R05CA12

Bronchoverde Hustenlöser 25 mg - Granulat 50Z02
(Z.Nr. 1-35225) RPF. P. nicht im Handel. R05CA12

Bronchoverde Hustenlöser 50 mg - Granulat 50Z02
(Z.Nr. 1-35224) RPF. P. R05CA12
ZI: Klinge Pharma, Holzkirchen, Deutschland
Z: 1 Beutel enthält: Efeublätter-Trockenextrakt (4-8:1); Ethanol 30 % (m/m) (Auszugsmittel) 50 mg (entspr. Hedera helicis L. folium), Citronensäure, Natrium dihydrogencitrat, Grapefruit-Aroma, Macrogol 6000, Saccharin natrium, Sorbitol 1313 mg.
EW: Pflanzliches Expektorans.
AG: Schleimlösung bei Husten mit Auswurf.
AA: Beutelinhalt in einem Glas Wasser auflösen und trinken.
DO: Personen ab 12 Jahren: 1-2mal tgl. 1 Beutel.
GA: Kinder unter 2 Jahren.
SST: Nicht empfohlen.
NW: Magen/Darm, Allergien.
WW: Hustendämpfer (Codein, Dextrometorphan) nicht ohne ärztlichen Rat einnehmen.
WH: Vorsicht bei Magengeschwüren.
PG: 10 ST * (EKO: N) [€ 6,15], 20 ST * (EKO: N) [€ 10,40]

Bropert spag. Peka - Tropfen zum Einnehmen 50X01
(Z.Nr. 3-00471) RPF. P. V03AX
ZI: Pekana Naturheilmittel, Kißlegg, Deutschland
Z: 1 g (= 0,99 ml = 25 Tropfen) enthält: Bryonia cretica-spag. Peka D3 45 mg, Guajacum (Homöopathie) D3 40 mg, Dactylopius coccus-spag. Peka D2 35 mg (entspr. Coccus cacti (Homöopathie)), Oenanthe aquatica (Homöopathie) D4 35 mg (entspr. Phellandrium (Homöopathie)), Phosphorus (Homöopathie) D6 45 mg, Kalium stibyltartaricum (Homöopathie) D4 40 mg (entspr. Tartarus stibiatus (Homöopathie)), Grindelia robusta-spag. Peka D8 50 mg, Usnea barbata e thalli sicc D12 35 mg (entspr. Usnea barbata (Homöopathie)), Ethanol 96% (entspr. Gesamtethanolgehalt ca. 23 % (V/V)), Likörwein (entspr. Saccharose ca. 100 mg), Wasser, gereinigtes.
EW: Homöopathikum (spagyrisch).
AG: Unterstützend zur Linderung von Hustenreiz und zur Schleimförderung.
AA: In einem Glas Wasser verdünnt einnehmen.
DO: 3-4mal tgl. 20 Tropfen.
Kinder (2-11 Jahre): 3-4mal tgl. 10 Tropfen.
Kleinkinder (1 Jahr bis 23 Monate): 2-3mal tgl. 5 Tropfen.
SST: Vorsicht.
PG: 125 ML * (EKO: N) [€ 9,90]

Brufen 400 mg - Filmtabletten 02B04, 13B02
(Z.Nr. 0-16233) RP. P. M01AE01
ZI: Mylan Österreich, Wien
Z: 1 Filmtablette enthält: Ibuprofen 400 mg, Tablettenkern: Croscarmellose natrium, Cellulose, mikrokristalline, Lactose monohydrat 26,67 mg, Siliciumdioxid, Magnesium stearat, Natriumdodecylsulfat; Filmüberzug: Hypromellose, Talkum, Titandioxid.
EW: Analgetisch, antipyretisch, antiphlogistisch.
AG: Arthritis, Arthrosen, extraartikulärer Rheumatismus, nichtrheumatische Schmerz- und Schwellungszustände.
AA: Unzerkaut mit Flüssigkeit zu oder nach den Mahlzeiten.
DO: Möglichst niedrig dosiert und kurzzeitig anwenden. ED 400-800 mg, TD 1200-2400 mg. Für Kinder nicht geeignet.
GA: Überempfindlichkeit (z.B. Analgetika-Asthma), schwere Blutungen, hämorrhagische Diathese, Magen-Darm-Ulcera, Blutbildschäden, schwere Leber-, Nieren-, Herzinsuffizienz.
SST: Kontraindiziert im letzten Trimenon, sonst strenge Indikationsstellung.
In der Stillzeit kurzzeitige Anwendung möglich, aber nicht empfohlen.
NW: Gastrointestinal (selten Blutungen), Haut, ZNS (Cephalea, Schwindel), sehr selten aseptische Meningitis, Ödeme, selten Anämie, schwere Allergien (Stevens-Johnson, Lyell-Syndrom), akute generalisierte exanthematische Pustulose (AGEP), angioneurotisches Ödem, Nierenschäden, Alopezie, Beeinflussung von Laborwerten, Seh- und Hörstörungen, Leber-, Blutbildschäden, Maskierung von Infektionen, Verschlechterung infektionsbedingter Entzündungen.
WW: Nicht empfohlen: ASS, andere nichtsteroidale Antirheumatika, Ticlopidin, Alkohol.
Vorsicht: **Verstärkung:** Gerinnungshemmer, Kortikosteroide (Blutungen), Sulfonylharnstoffe, andere Antirheumatika, Methotrexat, Phenytoin, Digoxin, Lithium, kaliumsparende Diuretika, Voriconazol, Fluconazol, Serotonin- Wiederaufnahmehemmer, Ginkgo biloba (erhöhtes Blutungsrisiko).
Verminderung: Spironolacton, Furosemid, Urikosurika, Captopril, Mifepriston. Beeinflussung von Laborwerten. Probenecid oder Sulfinparozon können Ibuprofen-Ausscheidung vermindern. Chinolone (erhöhtes Krampfrisiko), Zidovudin (erhöhte Hämotoxizität).
WH: Vorsicht bei Autoimmunerkrankungen, Porphyrie, Asthma, Allergien, Hypertonie, Gerinnungsstörungen, starker Dehydration. Kontrolle: Blutbild, Leber, Nieren, Gerinnung, Kalium, ggf. Lithium. Verkehrshinweis. Besonderes Risiko für Magen/Darm-Blutungen, Ulzera und Perforationen beachten. Bei Seh- oder Hörstörungen sofort absetzen.
PG: 20 ST * (EKO: N) [€ 3,40], 50 ST * (EKO: N) [€ 8,55]

Brufen 600 mg - Filmtabletten 02B04, 13B02
(Z.Nr. 1-18151) RP. P. M01AE01
ZI: Mylan Österreich, Wien
Z: 1 Filmtablette enthält: Ibuprofen 600 mg, Tablettenkern: Croscarmellose natrium, Cellulose, mikrokristalline, Lactose monohydrat 40 mg, Siliciumdioxid, Magnesium stearat, Natriumdodecylsulfat; Filmüberzug: Hypromellose, Talkum, Titandioxid.
Kurzinformation: siehe Brufen 400 mg - Filmtabletten, → S. 225
PG: 30 ST (2) (EKO: G) [€ 6,00], 50 ST (2) (EKO: G) [€ 8,75]

Brust- und Hustentee St. Severin 50Z06
(Z.Nr. 0-12097) RPF. P. R05
ZI: Gall-Reidlinger, St. Lambrecht
Z: 100 g enthalten: Folium Castaneae vescae 25 g, Folium Plantaginis 20 g, Folium Verbasci 17,5 g, Herba Thymi 17,5 g, Radix Enulae 20 g.
EW: Broncholytisch, expektorierend, antimikrobiell, hustenreizmildernd.
AG: Symptomatisch bei Erkältungskrankheiten.
AA: Für 1 Schale Tee einen schwach gehäuften Esslöffel (=ca. 4 g) Teegemisch mit kochendem Wasser übergießen, 20 Minuten ziehen lassen, abseihen, süßen.
DO: 2-3 Schalen über den Tag schluckweise möglichst warm trinken.
SST: Im 1. Trimenon nicht einnehmen.
NW: In sehr hohen Dosen bei Dauergebrauch Schilddrüsenüberfunktion.
PG: 70 G (EKO: G) [€ 2,40]

🐾 **Bryonia RemaVet - Globuli für Tiere** 890A
(Z.Nr. 8-38028) RPF. P. QV03AX
ZI: Remedia Homöopathie, Eisenstadt
Z: 1 g Globuli (ca. 120 Globuli) enthält: Bryonia (Homöopathie) C30 10 mg, Saccharose.
EW: Homöopathikum.

AG: Rind, Pferd, Schaf, Ziege, Schwein, Kaninchen, Geflügel, Kleinnager, Hund, Katze: Arthritis; Sehnenscheidenentzündung; trockene Bronchitis; Pleuritis; schmerzhafter, trockener Husten
AA: Zum Eingeben, bei Einzeltierbehandlung direkt ins Maul.
DO: ED 5-10 Globuli. Bei Behandlung einer Gruppe von Tieren 20 Globuli in 1 Liter Wasser auflösen und in die Tränke geben.
SST: Nur nach Rücksprache mit dem Tierarzt anwenden.
PG: 10 G VN [€ 12,80]

Bryonia/Stannum "Wala" - Ampullen für Tiere 840B
(Z.Nr. 8-30005) RP. P. nicht im Handel. QV03AX

Bryophyllum comp. "Wala" - Ampullen für Tiere 890B
(Z.Nr. 8-30025) RP. P. nicht im Handel. QV03AX

BTVPUR - Injektionssuspension für Schafe und Rinder 823BB, 823BC
(Z.Nr. EU/2/10/113/*) NR. P. E. nicht im Handel.
QI04AA02, QI02AA08

Bucain 0,25% - Injektionslösung 01A01
(Z.Nr. 1-22775) RP. P. N01BB01
ZI: Actavis Group PTC, Hafnarfjördur, Island
Z: 1 ml Injektionslösung enthält: Bupivacain hydrochlorid 1-Wasser 2,5 mg, Natriumchlorid, Natriumhydroxid (entspr. Natrium < 1 mmol) (entspr. → < 23 mg), Wasser für Injektionszwecke.
EW: Lokalanästhetikum vom Säureamid-Typ.
AG: - Lokal- und Regionalanästhesie in der Chirurgie bei Personen ab 12 Jahren
- Akute Schmerzen bei Personen ab 1 Jahr
AA: Intrakutan, intramuskulär, subkutan, epidural, intraartikulär, intrathekal, periartikulär, perineural, periostal, perivasal.
DO: Nach Bedarf.
Anästhesie in der Chirurgie: Je nach Anwendung 10-150 mg.
Akute Schmerzzustände: Initial 15-37,5 mg, kontinuierliche Infusion 6,25-18,8 mg/h.
MED 150 mg, MTD 400 mg.
Kinder: ED 0,5-2 mg/kg KG.
Details siehe Austria-Codex - Fachinformation
GA: Schwere Reizleitungsstörungen, schwere Herzinsuffizienz, intravasale Injektion, Parazervikalanästhesie in der Geburtshilfe, Schock, intravenöse Regionalanästhesie.
Bei Spinal- und Epiduralanästhesie: Hypovolämie. Gerinnungsstörungen, erhöhter Hirndruck.
Bei epiduraler Anwendung: Anästhesie während der Geburt.
Bei intrathekaler Anwendung: Akute ZNS- Störungen, aktive Erkrankungen oder frische Verletzungen an der Wirbelsäule, perniziöse Anämie, Septikämie, eitrige Infektionen an der Punktionsstelle, Gerinnungsstörungen.
SST: In der Frühschwangerschaft strenge Nutzen/Risiko-Abschätzung.
Periduralanästhesie in der Geburtshilfe bei massiven Blutungen kontraindiziert. Nicht zur Parazervikalanästhesie. Keine Erkenntnisse zur Stillzeit.
NW: ZNS (Intoxikationen bis Atemstillstand), Herz/Kreislauf (Intoxikationen bis Herzversagen), Übelkeit/Erbrechen, Miktionsstörungen, Hypotonie, Hypertonie, Überempfindlichkeit, Chondrolyse bei postoperativer intraartikulärer Infusion.
WW: Andere Antiarrhythmika, Beta-Blocker, Kalziumantagonisten (additiv hemmend); Vasokonstriktoren verlängern Wirkdauer; Aprindin (Summation der Nebenwirkungen), nicht depolarisierende Muskelrelaxantien verlängert.
WH: Vorsicht bei Nieren-, Lebererkrankungen, Gefäßverschlüssen, Diabetes, Injektion in infiziertes Gebiet, älteren Patienten, AV-Block.
Spinalanästhesie bei Personen bis 30 Jahren nicht empfohlen (postspinaler Kopfschmerz). Gegebenenfalls Gerinnungsparameter kontrollieren.
Notfallmedikation verfügbar halten. Verkehrshinweis.
Bei Überdosierung Sauerstoff, Vasopressoren, bei Bradykardie Atropin (0,5-1 mg i.v.), bei Krämpfen Thiopental-Natrium 25-50 mg oder Diazepam (5-10 mg i.v.), ev. Suxamethonium (1 mg/kg), cave zentrale Analeptika.
PG: 5 ST * (EKO: N) [€ 8,50]

Bucain 0,5% - Injektionslösung 01A01
(Z.Nr. 1-22776) RP. P. N01BB01
ZI: Actavis Group PTC, Hafnarfjördur, Island
Z: 1 ml Injektionslösung enthält: Bupivacain hydrochlorid 1-Wasser 5 mg, Natriumchlorid, Natriumhydroxid (entspr. Natrium < 1 mmol) (entspr. → < 23 mg), Wasser für Injektionszwecke.
Kurzinformation: siehe Bucain 0,25% - Injektionslösung, → S. 226
PG: 5 ST * (EKO: N) [€ 8,95]

Buccalin - Filmtabletten 33Y01
(Z.Nr. 1-23470) RP. P. L03AX
ZI: Laboratorio Farmaceutico, Mede, Italien
Z: 1 Filmtablette enthält: Haemophilus influenzae 1500 Mio. Keime, Streptococcus pneumoniae 1 Mrd. Keime, Streptococcus species 1 Mrd. Keime, Staphylococcus aureus (Micrococcaceae) 1 Mrd. Keime, Lactose monohydrat 173 mg, Fel bovis siccatum, Talkum, Schellack, Eisenoxyde, Povidon K30, Magnesium stearat.
EW: Bakterienpräparat.
AG: Prophylaxe rezidivierender Atemwegsinfektionen.
AA: Mit Flüssigkeit 1 Std. vor dem Frühstück oder Mittagessen unzerkaut einnehmen.
DO: Erwachsene und Kinder über 7 Jahren: Am 1. Tag 1 FT, am 2. Tag 2 FT, am 3. Tag 4 FT.
Kinder (2 - 7 Jahre): Am 1. und 2. Tag je 1 FT, am 3. Tag 2 FT.
Zu Beginn und in der Mitte der kalten Jahreszeit einnehmen.
Ev.3-4 mal alle 4 Wochen wiederholen.
SST: Nicht anwenden.
NW: Magen/Darm, Haut, Überempfindlichkeit.
WW: Wirkungsabschwächung durch Immunsuppressiva oder Kortikosteroide.
WH: Nicht zur Behandlung einer bereits bestehenden Erkältungskrankheit. Zur Vorbeugung einer Pneumonie nicht empfohlen.
PG: 7 ST * (EKO: N) [€ 7,30]

Buccolam 2,5 mg - Lösung zur Anwendung in der Mundhöhle 18A
(Z.Nr. EU/1/11/709/*) NR. P1. P. N03AE, N05CD08
ZI: Shire Services, Brüssel, Belgien
Z: 1 Fertigspritze mit 0,5 ml enthält: Midazolam 2,5 mg (entspr. Midazolam hydrochlorid), Natriumchlorid, Wasser für Injektionszwecke, Salzsäure zur pH-Wert-Einstellung, Natriumhydroxid zur pH-Wert-Einstellung.
EW: Benzodiazepin.
AG: Akute Krampfanfälle im Alter von 3 Monaten bis zu 18 Jahren.
AA: Lösung mit Applikationsspritze (ohne Nadel) zwischen Wange und Zahn- fleisch einbringen. Vor der Anwendung Kappe der Applikationsspritze entfernen.
DO: ED: 3 Monate bis 1 Jahr: 2,5 mg.
1-4 Jahre: 5 mg.
5-9 Jahre: 7,5 mg.
10-18 Jahre: 10 mg.
Bei Unwirksamkeit innerhalb von 10 min Rettung anrufen. Bei Kindern unter 6 Monaten nur in der Klinik anwenden. Keine Daten bei Kindern unter 3 Monaten.
GA: Myasthenie, schwere Ateminsuffizienz, Schlafapnoe-Syndrom, schwere Leber- schäden.
SST: Zwingende Indikationsstellung.
NW: Atemdepression, Sedation, Magen/Darm, Pruritus, Urtikaria, Psyche, anterograde Amnesie, paradoxe Reaktionen, Herz, erhöhtes Sturz- und Frakturrisiko bei älteren Patienten.
WW: Wechselwirkungen mit CYP3A4-Induktoren oder -Hemmern bei Anwendung in der Mundhöhle weniger ausgeprägt als nach oraler Gabe. Andere ZNS-Dämpfer, Alkohol verstärkt.
WH: Vorsicht bei Nierenschäden, geschwächten Patienten. Verkehrshinweis. Bei Überdosierung Antidot Flumazenil.
PG: 4 ST * (EKO: N) [€ 156,15]

Buccolam 5 mg - Lösung zur Anwendung in der Mundhöhle 18A
(Z.Nr. EU/1/11/709/*) NR. P1. P. N03AE, N05CD08
ZI: Shire Services, Brüssel, Belgien
Z: 1 Fertigspritze mit 1 ml enthält: Midazolam 5 mg (entspr. Midazolam hydrochlorid), Natriumchlorid, Wasser für Injektionszwecke, Salzsäure zur pH-Wert-Einstellung, Natriumhydroxid zur pH-Wert-Einstellung.
Kurzinformation: siehe Buccolam 2,5 mg - Lösung zur Anwendung in der Mundhöhle, → S. 226
PG: 4 ST * (EKO: N) [€ 156,15]

Buccolam 7,5 mg - Lösung zur Anwendung in der Mundhöhle 18A
(Z.Nr. EU/1/11/709/*) NR. P1. P. N03AE, N05CD08
ZI: Shire Services, Brüssel, Belgien
Z: 1 Fertigspritze mit 1,5 ml enthält: Midazolam 7,5 mg (entspr. Midazolam hydrochlorid), Natriumchlorid, Wasser für Injektionszwecke, Salzsäure zur pH-Wert-Einstellung, Natriumhydroxid zur pH-Wert-Einstellung.
Kurzinformation: siehe Buccolam 2,5 mg - Lösung zur Anwendung in der Mundhöhle, → S. 226
PG: 4 ST * (EKO: N) [€ 156,15]

Buccolam 10 mg - Lösung zur Anwendung in der Mundhöhle 18A
(Z.Nr. EU/1/11/709/*) NR. P1. P. N03AE, N05CD08
ZI: Shire Services, Brüssel, Belgien
Z: 1 Fertigspritze mit 2 ml enthält: Midazolam 10 mg (entspr. Midazolam hydrochlorid), Natriumchlorid, Wasser für Injektionszwecke, Salzsäure zur pH-Wert-Einstellung, Natriumhydroxid zur pH-Wert-Einstellung.
Kurzinformation: siehe Buccolam 2,5 mg - Lösung zur Anwendung in der Mundhöhle, → S. 226
PG: 4 ST * (EKO: N) [€ 156,15]

Buconif 5 mg - Sublingualspray 21A02
(Z.Nr. 1-18854) RP. P. nicht im Handel. C08CA05

Budesonid/Formoterol Teva Pharma B.V. 160 Mikrogramm/4,5 Mikrogramm - Pulver zur Inhalation 50B03
(Z.Nr. EU/1/19/1403/*) NR. P. nicht im Handel. R03AK07

Budesonid/Formoterol Teva Pharma B.V. 320 Mikrogramm/9 Mikrogramm - Pulver zur Inhalation 50B03
(Z.Nr. EU/1/19/1403/*) NR. P. nicht im Handel. R03AK07

Budiair 0,2 mg - Dosieraerosol 50B01
(Z.Nr. 1-25785) NR. P. nicht im Handel. R03BA02

Budiair Jet 0,2 mg - Dosieraerosol 50B01
(Z.Nr. 1-25786) NR. P. R03BA02
ZI: Chiesi Pharma, Wien
Z: 1 Sprühstoß enthält: Budesonid 0,2 mg, Glycerol, Ethanol, wasserfrei, Tetrafluorethan.
EW: Glukokortikoid zur Inhalation.
AG: Asthma bronchiale, chronisch obstruktive Bronchitis, wenn Glukokortikoid indiziert ist.
AA: Zur Inhalation. Details siehe Austria-Codex - Fachinformation und Gebrauchsinformation.
DO: Erwachsene 2mal tgl. 1-2 Sprühstöße, MTD 8 Sprühstöße. Kinder unter 12 Jahren 2mal tgl. 1 Sprühstoß, MTD 4 Sprühstöße (unter Aufsicht eines Erwachsenen).
GA: Unbehandelte Lungenmykosen und Lungentuberkulose, bakterielle und virale Atemwegsinfektionen; unwirksam im Status asthmaticus.
SST: Nutzen/Risiko-Abwägung in der Schwangerschaft; Asthma-Behandlung soll in der Schwangerschaft beibehalten werden. In der Stillzeit Anwendung möglich.
NW: Schleimhautreizung, Soorbefall, Schluckbeschwerden, Husten, Psyche (Schlafstörungen), paradoxer Bronchospasmus, Sehstörungen (Katarakt, Glaukom). Erhöhtes Pneumonierisiko bei COPD-Patienten.
WW: Kombination mit Ketoconazol oder Itraconazol vermeiden. Besondere Vorsicht: Kombinationen mit CYP3A4-Inhibitoren einschl. Cobicistat.
WH: Vorsicht bei Umstellung (schrittweise!) von systemischer auf inhalatorische Glukokortikoidtherapie (Todesfälle durch Nebennieren- rindeninsuffizienz wurden beobachtet). Patienten mit Magen/ Darm-Ulzera streng überwachen. Auf orale Candidose achten. Vorsicht bei immunsuppressiver Therapie, Windpocken, Masern, Tuberkulose und anderen Infektionen der Atemwege. Bei Kindern Wachstum kontrollieren.
Bei Überdosierung systemische Wirkungen möglich.
PG: 1 ST (EKO: G) [€ 40,65]

Budo-San 2 mg/Sprühstoß - Rektalschaum 31F01, 42F
(Z.Nr. 1-28553) NR. P. A07EA06
ZI: Falk-Pharma, Freiburg, Deutschland
Z: 1 Sprühstoß enthält: Budesonid 2 mg, Cetylalkohol, Emulgierendes Wachs, Wasser, gereinigtes, Natrium edetat, Macrogolstearylether (100), Propylenglycol, Citronensäure monohydrat, Treibgas: n-Butan, Isobutan, Propan.
EW: Kortikosteroid; lokal entzündungshemmend.
AG: Akutbehandlung der auf Rektum und Sigmoid beschränkten Colitis ulzerosa.
AA: Rektal mittels Applikator;
Details siehe Austria-Codex - Fachinformation.
DO: 1mal tgl. (morgens oder abends) 1 Sprühstoß; max. Behandlungsdauer 8 Wochen. Nicht für Kinder und Jugendliche.
GA: Leberzirrhose.
SST: Zwingende Indikationsstellung in der Schwangerschaft, in der Stillzeit Nutzen/Risiko-Abwägung.
NW: Lokales Brennen und Schmerzen, Cushing-Syndrom, Magen/ Darm, Leber, Haut, Sehstörungen (Glaukom, Katarakt), systemische Glukokortikoideffekte.
WW: Lebendimpfostffe während Therapie vermeiden.
Nicht empfohlen: CYP3A4-Inhibitoren (z.B. Ketoconazol, Cobicistat, Grapefruitsaft).
Vorsicht: CYP3A4-Induktoren und -Substrate. Glykoside (durch Kaliummangel verstärkt), Saluretika (Kaliumausscheidung verstärkt).
WH: Vorsicht bei Tuberkulose, Hypertonie, Diabetes, Osteoporose, Magen/Darm-Ulzera, Glaukom, Katarakt.
Auf erhöhtes Infektionsrisiko (besonders Windpocken oder Masern) achten.
PG: 1 ST * (EKO: N) [€ 127,35]

Budo-san 3 mg - Kapseln 31F01, 42F
(Z.Nr. 1-22449) NR. P. A07EA06
ZI: Falk-Pharma, Freiburg, Deutschland
Z: 1 Kapsel enthält: Budesonid 3 mg, Saccharose 240 mg, Maisstärke, Lactose monohydrat 12 mg, Povidon, Methacrylsäure-methylmethacrylat-copolymer, Ammonium methacrylat Copolymer, Triethylcitrat, Talk, Gelatine, Erythrosin, Titandioxid, Eisenoxid rot, Eisenoxid schwarz, Natriumdodecylsulfat, Wasser, gereinigtes.
EW: Kortikosteroid; lokal entzündungshemmend.
AG: Leichte bis mittelschwere Schübe des Morbus Crohn mit Befall des terminalen Ileum und/oder des Colon ascendens, mikroskopische Colitis, Autoimmunhepatitis.
AA: Oral ca. ½ Std. vor den Mahlzeiten unzerkaut mit Flüssigkeit einnehmen.
DO: M.Crohn: Zur Induktion der Remission: 1 mal tgl. (morgens) 3 Kapseln oder 3mal tgl. 1 Kapsel. Empfohlene Behandlungsdauer 8 Wochen.
Mikroskopische Colitis: Zur Induktion der Remission: 1mal tgl. (morgens) 3 Kapseln.
Erhaltung der Remission: 1mal tgl. (morgens) 2 Kapseln oder tgl. alternierend 1 Kapsel oder 2 Kapseln pro Tag(durchschnittliche TD 4,5 mg Budesonid). Max. Behandlungsdauer 12 Monate.
Autoimmunhepatitis: Zur Induktion der Remission: 3mal tgl. 1 Kapsel.
Erhaltungstherapie 2mal tgl. 1 Kapsel für mindestens 24 Monate.
Nicht für Kinder. Keine Dosisempfehlungen für Jugendliche.
Therapie nicht abrupt absetzen.
GA: Leberzirrhose.
SST: Zwingende Indikationsstellung in der Schwangerschaft, in der Stillzeit Nutzen/Risiko-Abwägung.
NW: Glukokortikoidartig: Cushing-Syndrom, Magen/Darm, Leber, Haut, Muskelschwäche, Osteoporose, Sehstörungen (Glaukom, Katarakt),Psyche, weitere systemische Glukokortikoideffekte.
WW: Lebendimpfostffe während Therapie vermeiden.
Nicht empfohlen: CYP3A4-Inhibitoren (z.B. Ketoconazol, Cobicistat, Grapefruitsaft).
Vorsicht: CYP3A4-Induktoren und -Substrate. Glykoside (durch Kaliummangel verstärkt), Saluretika (Kaliumausscheidung verstärkt). Colestyramin, Antazida (2 Std. Abstand).
WH: Vorsicht bei Tuberkulose, Hypertonie, Diabetes, Osteoporose, Magen/Darm-Ulzera, Glaukom, Katarakt. Bei M. Crohn des oberen Gastrointestinaltraktes Anwendung nicht zweckmäßig.
Auf erhöhtes Infektionsrisiko (besonders Windpocken oder Masern) achten.
PG: 60 ST (EKO: G) [€ 96,85]

Budo-San Uno 9 mg - magensaftresistentes Granulat 31F01, 42F
(Z.Nr. 1-30410) NR. P. A07EA06
ZI: Falk-Pharma, Freiburg, Deutschland
Z: 1 Beutel enthält: Budesonid 9 mg, Ammoniummethacrylat-Copolymer (Typ A), Ammoniummethacrylat-Copolymer (Typ B), Zitronensäure wasserfrei zur pH-Wert-Einstellung, Lactose monohydrat 36 mg, Zitronen-Aroma, Magnesium stearat, Methacrylsäure-methylmethacrylat-copolymer (1:1), Methacrylsäure-methylmethacrylat-copolymer (1:2), Povidon K25, Sucralose, Zuckerpellets (entspr. Sucrose 828 mg) (entspr. Maisstärke), Sorbitol 900 mg, Talkum, Triethylcitrat, Xanthan gummi.
EW: Kortikosteroid; lokal entzündungshemmend.
AG: Leichte bis mittelschwere Schübe des Morbus Crohn mit Beteiligung des Ileums und/ oder des Colon ascendens.
-Akute kollagene Colitis.
AA: Granulat auf die Zunge geben und unzerkaut mit reichlich Flüssigkeit schlucken. Nicht zerkleinern oder zekauen!
DO: Erwachsene: 1mal tgl. 1 Beutel morgens ½ Std. vor dem Frühstück, max. Behandlungsdauer 8 Wochen. Nicht für Kinder und Jugendliche.
GA: Leberzirrhose.
SST: Zwingende Indikationsstellung in der Schwangerschaft, in der Stillzeit Nutzen/Risiko-Abwägung.
NW: Glukokortikoidartig: Cushing-Syndrom, Magen/Darm, Leber, Haut, Muskelschwäche, Osteoporose, Sehstörungen (Glaukom, Katarakt),Psyche, weitere systemische Glukokortikoideffekte.

WW: Lebendimpfostffe während Therapie vermeiden.
Nicht empfohlen: CYP3A4-Inhibitoren (z.B. Ketoconazol, Cobicistat, Grapefruitsaft).
Vorsicht: CYP3A4-Induktoren und -Substrate. Glykoside (durch Kaliummangel verstärkt), Saluretika (Kaliumausscheidung verstärkt). Colestyramin, Antazida (2 Std. Abstand).
WH: Vorsicht bei Tuberkulose, Hypertonie, Diabetes, Osteoporose, Magen/Darm-Ulzera, Glaukom, Katarakt. Bei M. Crohn des oberen Gastrointestinaltraktes Anwendung nicht zweckmäßig.
Auf erhöhtes Infektionsrisiko (besonders Windpocken oder Masern) achten.
PG: 30 ST (EKO: G) [€ 127,70]

Buerlecithin - flüssig 16B01

(Z.Nr. HERB-00042) RPF. P. A13A
ZI: Takeda Pharma, Wien
Z: 1 ml Tonikum enthält: Lecithin 90 mg, (entspr. Phospholipide aus Sojabohnen), Ethanol 96% (V/V) 137,66 mg, Saccharose 81,1 mg, Natriumcitrat-2-Wasser, Kalium sorbat 1 mg, Kaffeebohnen-Extrakt, Kaffee-Aroma, Farbstoffe: Ponceau 4R (E 124), Gelborange S, Wasser, gereinigtes.
EW: Tonikum.
AG: Traditionell pflanzlich zur Unterstützung der Leistungsfähigkeit und bei erhöhtem Cholesterin.
AA: Oral.
DO: 3mal tgl. 15(-22,5) ml über mindestens 4 Wochen. Für Kinder und Jugendliche nicht empfohlen.
SST: Anwendung wegen des Alkoholgehaltes nicht empfohlen.
NW: Sehr selten Magen/Darm, Überempfindlichkeit.
WH: 15 ml enthalten 1,22 g Saccharose. 1 TD (45 ml) enthält 0,3 BE. Nicht für Alkoholkranke. Verkehrshinweis.
PG: 250 ML * (EKO: N) [€ 13,25], 500 ML * (EKO: N) [€ 20,50], 1000 ML * (EKO: N) [€ 34,00]

🐾 Bupaq 0,3 mg/ml - Injektionslösung für Hunde und Katzen 802AA, 809Z

(Z.Nr. 8-37766) NR. SG. P. QN02AE01
ZI: Richter Pharma, Feldgasse, Wels
Z: 1 ml Lösung enthält: Buprenorphin 0,3 mg (entspr. Buprenorphin hydrochlorid), Glucose monohydrat, Salzsäure, konzentriert zur pH-Wert-Einstellung, Natriumhydroxid zur pH-Wert-Einstellung, Wasser für Injektionszwecke.
EW: Opioid-Analgetikum.
AG: Postoperative Analgesie bei Hund und Katze. Verstärkung zentraler Sedativa beim Hund.
AA: I.m. oder i.v., nicht intrathekal oder peridural.
DO: ED 10-20 µg/kg KG, Wiederholung bei Bedarf beim Hund nach 3-4 Std. mit 10 µg/kg KG oder nach 5-6 Std. mit 20 µg/kg KG, bei der Katze einmalig nach 1-2 Std. mit 10-20 µg/kg KG.
GA: Präoperativ bei Kaiserschnitt.
SST: Nutzen/Risiko-Abwägung. Nicht vor einem Kaiserschnitt anwenden. Während der Laktation nicht empfohlen.
NW: Sehr selten lokale Reaktionen.
Hund: Salivation, Bradykardie, Hypothermie, Unruhe, Dehydratation, Miosis, selten Hypertension, Tachykardie.
Katze: Mydriasis, Euphorie, Atemdepression.
WW: Andere ZNS-Dämpfer verstärkt. Nicht mit Morphin oder anderen Opioidanalgetika anwenden.
WH: Auf Atemdepression achten. Vorsicht bei Leberschäden. Bei Überdosierung Antidot Naloxon.
PG: 6 ST VT [€ 48,40]

🐾 Bupaq Multidose 0,3 mg/ml - Injektionslösung für Hunde und Katzen 802AA, 809Z

(Z.Nr. 8-01011) NR. SG. P. QN02AE01
ZI: Richter Pharma, Feldgasse, Wels
Z: 1 ml Lösung enthält: Buprenorphin 0,3 mg (entspr. Buprenorphin hydrochlorid), Chlorocresol 1,35 mg, Glucose monohydrat, Salzsäure zur pH-Wert-Einstellung, Wasser für Injektionszwecke.
Kurzinformation: siehe Bupaq 0,3 mg/ml - Injektionslösung für Hunde und Katzen, → S. 228
PG: 10 ML VT [€ 48,40]

Bupensan 2 mg - Sublingualtabletten 26C

(Z.Nr. 1-29844) NR. SG. P. N07BC01
ZI: G.L. Pharma, Lannach
Z: 1 Tablette enthält: Buprenorphin 2 mg (entspr. Buprenorphin hydrochlorid 2,16 mg), Lactose monohydrat 47,94 mg, Mannitol, Maisstärke, Povidon, Citronensäure monohydrat, Natrium citrat, Magnesium stearat.
EW: Partieller Opioid-Agonist/Antagonist.
AG: Behandlung von Opioidabhängigkeit bei Patienten ab 15 Jahren gemäß Suchtgiftverordnung.
AA: Sublingual (Tablette 5-10 min unter der Zunge belassen). Kontrollierte Anwendung gemäß Suchtgiftverordnung (z.B. in der Apotheke).Tabletten nicht auflösen und injizieren (tödliche NW möglich).
DO: Induktionstherapie: Initial bis 4 mg als ED. Erhaltungsdosis 12-16 mg/d, MTD 24 mg. Bei Abbruch der Behandlung Dosis schrittweise reduzieren.
Details zur Umstellung von anderen Opiaten siehe Austria Codex - Fachinformation.
GA: Kinder oder Jugendliche unter 15 Jahren, schwere Ateminsuffizienz, Leberschäden, akuter Alkoholismus.
SST: Substitutionsbehandlung von Schwangeren in Spezialeinrichtungen. Nutzen/Risiko-Abwägung, Entzugssyndrom beim Neugeborenen möglich. Nicht stillen.
NW: Infektionen, ZNS, Schmerzen, Magen/Darm, Orthostase, Palpitationen, Vegetativum, Atemdepression, Lebernekrosen, Haut, Psyche, Schock, Husten, Bronchospasmus, Harnverhalt, Dysmenorrhoe.
WW: Nicht empfohlen: MAO-Hemmer (14 Tage Abstand).
Alkohol verstärkt; Besondere Vorsicht: Benzodiazepine (Atemdepression), Vorsicht: Andere ZNS-Dämpfer verstärkt. Methadon, Naltrexon (Opioidentzugssymptome), CYP3A4 Inhibitoren (Buprenorphindosis reduzieren), CYP3A4-Induktoren (Buprenorphindosis ggf. anpassen), Phenprocoumaron (Purpura).
GE: Abhängigkeit und Entzugssyndrom möglich. Missbrauchrisiko beachten und reduzieren.
WH: Patienten über Opioidtoleranz und Gefahren eines Rückfalls aufklären.
Vorsicht bei orthostatischer Hypotonie, Kopfverletzungen, erhöhtem Hirndruck, Myxödem, Krämpfen, Prostatahypertrophie, Gallenwegstörungen, Verstopfung, älteren und geschwächten Patienten. Auf Atemdepression bzw. Leberschäden achten.
Kontrollen: Leber, Virushepatitis-Status. Positive Dopingkontrollen möglich. Verkehrshinweis.
Bei Überdosierung Atemdepression. Antidot: Opioidantagonist (Naloxon, initial bis 2 mg, ev. alle 2-3 min wiederholen).
PG: 7 ST RE1 (EKO: Y) [€ 6,70], 28 ST RE1 (EKO: Y) [€ 23,30]

Bupensan 4 mg - Sublingualtabletten 26C

(Z.Nr. 1-29845) NR. SG. P. N07BC01
ZI: G.L. Pharma, Lannach
Z: 1 Tablette enthält: Buprenorphin 4 mg (entspr. Buprenorphin hydrochlorid 4,32 mg), Lactose monohydrat 95,88 mg, Mannitol, Maisstärke, Povidon, Citronensäure monohydrat, Natrium citrat, Magnesium stearat.
Kurzinformation: siehe Bupensan 2 mg - Sublingualtabletten, → S. 228
PG: 7 ST RE1 (EKO: Y) [€ 10,75], 28 ST RE1 (EKO: Y) [€ 36,65]

Bupensan 8 mg - Sublingualtabletten 26C

(Z.Nr. 1-29846) NR. SG. P. N07BC01
ZI: G.L. Pharma, Lannach
Z: 1 Tablette enthält: Buprenorphin 8 mg (entspr. Buprenorphin hydrochlorid 8,64 mg), Lactose monohydrat 191,76 mg, Mannitol, Maisstärke, Povidon, Citronensäure monohydrat, Natrium citrat, Magnesium stearat.
Kurzinformation: siehe Bupensan 2 mg - Sublingualtabletten, → S. 228
PG: 7 ST RE1 (EKO: Y) [€ 17,55], 28 ST RE1 (EKO: Y) [€ 62,60]

Bupensan Duo 2 mg/0,5 mg - Sublingualtabletten 26C

(Z.Nr. 1-38355) NR. SG. P. N07BC51
ZI: G.L. Pharma, Lannach
Z: 1 Sublingualtablette enthält: Buprenorphin 2 mg (entspr. Buprenorphin hydrochlorid), Naloxon 0,5 mg (entspr. Naloxon hydrochlorid dihydrat), Lactose 39,9 mg (entspr. Lactose monohydrat), Mannitol, Maisstärke, Povidon K29,7, Citronensäure monohydrat, Natrium citrat (entspr. Natrium 0,18 mg), Magnesium stearat, Acesulfam kalium, Zitronengeschmack, Limetten-Aroma (entspr. Aromastoffe), (entspr. Maltodextrin), (entspr. Akazie).
EW: Partieller Opioid-Agonist/Antagonist + Opioidantagonist. Naloxon verhindert Missbrauch bei nicht bestimmungsgemäßer i.v. Anwendung.
AG: Substitutionstherapie bei Opioidabhängigkeit bei Patienten ab 15 Jahren.
AA: Sublingual (Tablette bis zur vollständigen Auflösung unter der Zunge belassen). Tabletten nicht auflösen und injizieren (tödliche NW möglich).
DO: Initialtherapie; 1-2 Tabletten zu 2 mg/0,5 mg. Dosititration in Schritten von 2-8 mg Buprenorphin. TD von 8 mg Buprenorphin kann auch als Dosis von 16 mg jeden 2. Tag eingenommen werden. MTD 24 mg Buprenorphin. Bei Abbruch der Behandlung Dosis schrittweise reduzieren.
Details zur Umstellung von anderen Opiaten siehe Austria Codex - Fachinformation.

GA: Kinder oder Jugendliche unter 15 Jahren, schwere Ateminsuffizienz, schwere Leberschäden, akuter Alkoholismus, Delirium tremens.
SST: Nutzen/Risiko-Abwägung, Entzugssyndrom beim Neugeborenen möglich. Nicht stillen.
NW: ZNS (Schlaflosigkeit, Kopfschmerzen), Psyche, Schmerzen, Magen/Darm (Obstipation), Infektionen, Hypertonie oder Hypotonie, Palpitationen, Vegetativum, Atemdepression, Lebernekrosen, Haut, Husten, Bronchospasmus, Harnverhalt, Hyperhidrosis.
Bei i.v. Missbrauch septische Reaktionen, akute Hepatitis, Pneumonie, Endokarditis.
WW: Gegenanzeige: Opioid-Antagonisten zur Behandlung von Alkohol- oder Opioidabhängigkeit. Nicht empfohlen: Alkohol verstärkt; Vorsicht: Benzodiazepine (Atemdepression!), andere ZNS-Dämpfer verstärkt. MAO-Hemmer. CYP3A4 Inhibitoren (Buprenorphindosis reduzieren), CYP3A4-Induktoren (Buprenorphindosis ggf. anpassen).
GE: Abhängigkeit und Entzugssymptome möglich. Missbrauchrisiko beachten.
WH: Patienten über Opioidtoleranz und Gefahren eines Rückfalls aufklären.
Vorsicht bei orthostatischer Hypotonie, Kopfverletzungen, erhöhtem Hirndruck, Myxödem, Krämpfen, Prostatahypertrophie, Gallenwegstörungen, Verstopfung, älteren und geschwächten Patienten. Auf Atemdepression bzw. Leberschäden achten.
Kontrollen: Leber, Virushepatitis-Status. Positive Dopingkontrollen möglich. Verkehrshinweis.
Bei Überdosierung Atemdepression. Antidot: Opioidantagonist (Naloxon i.v., initial bis 2 mg, ev. alle 2-3 min wiederholen).
PG: 7 ST RE1 (EKO: Y) [€ 8,30], 28 ST RE1 (EKO: Y) [€ 28,95]

Bupensan Duo 4 mg/1 mg - Sublingualtabletten 26C
(Z.Nr. 1-38356) NR. SG. P. N07BC51
ZI: G.L. Pharma, Lannach
Z: 1 Sublingualtablette enthält: Buprenorphin 4 mg (entspr. Buprenorphin hydrochlorid), Naloxon 1 mg (entspr. Naloxon hydrochlorid dihydrat), Lactose 79,8 mg (entspr. Lactose monohydrat), Mannitol, Maisstärke, Povidon K29,7, Citronensäure monohydrat, Natrium citrat (entspr. Natrium 0,36 mg), Magnesium stearat, Acesulfam kalium, Zitronengeschmack, Limetten-Aroma (entspr. Aromastoffe), (entspr. Maltodextrin), (entspr. Akazie).
Kurzinformation: siehe Bupensan Duo 2 mg/0,5 mg - Sublingualtabletten, → S. 228
PG: 7 ST RE1 (EKO: Y) [€ 13,50], 28 ST RE1 (EKO: Y) [€ 46,30]

Bupensan Duo 8 mg/2 mg - Sublingualtabletten 26C
(Z.Nr. 1-38357) NR. SG. P. N07BC51
ZI: G.L. Pharma, Lannach
Z: 1 Sublingualtablette enthält: Buprenorphin 8 mg (entspr. Buprenorphin hydrochlorid), Naloxon 2 mg (entspr. Naloxon hydrochlorid dihydrat), Lactose 159,6 mg (entspr. Lactose monohydrat), Mannitol, Maisstärke, Povidon K29,7, Citronensäure monohydrat, Natrium citrat (entspr. Natrium 0,72 mg), Magnesium stearat, Acesulfam kalium, Zitronengeschmack, Limetten-Aroma (entspr. Aromastoffe), (entspr. Maltodextrin), (entspr. Akazie).
Kurzinformation: siehe Bupensan Duo 2 mg/0,5 mg - Sublingualtabletten, → S. 228
PG: 7 ST RE1 (EKO: Y) [€ 20,70], 28 ST RE1 (EKO: Y) [€ 74,30]

Bupivacain Accord 2,5 mg/ml - Injektionslösung 01A01
(Z.Nr. 1-36941) RP. P. N01BB01
ZI: Accord Healthcare, Utrecht, Niederlande
Z: 1 ml Lösung enthält: Bupivacain hydrochlorid 2,5 mg (entspr. Bupivacain hydrochlorid 1-Wasser), Natriumchlorid, Natriumhydroxid zur pH-Wert-Einstellung (entspr. Natrium 0,15 mmol) (entspr. → 3,4 mg), Wasser für Injektionszwecke.
EW: Lokalanästhetikum vom Säureamid-Typ.
AG: - Anästhesie in der Chirurgie bei Personen ab 12 Jahren
- Akute Schmerzen bei Personen ab 1 Jahr; auch zur Schmerzlinderung während der Entbindung.
AA: Perkutan, intraartikulär (nicht zur Dauerinfusion), periphere und zentrale (kaudale oder epidurale) Nervenblockade.
DO: Nach Bedarf. ED bis 150 mg, dann alle 2 Std. bis 50 mg.
Kinder: ED bis 2 mg/kg KG.
Details siehe Austria-Codex - Fachinformation.
GA: Intravenöse Regionalanästhesie, Parazervikalblockade bei der Geburt, Injektion in entzündete oder infizierte Bereiche.
Allgemeine GA der Epiduralanästhesie beachten.
SST: In der Schwangerschaft Nutzen/Risiko-Abwägung. Stillen nach Regionalanästhesie möglich.
NW: ZNS (Parästhesie, Schwindel, Intoxikationen bis Atemstillstand), Herz/Kreislauf (Bradykardie bis Herzstillstand), Übelkeit/ Erbrechen, Harnverhaltung, Hypotonie oder Hypertonie, Allergien bis Schock, Leber.
WW: Vorsicht: Andere Lokalanästhetika, Antiarrhythmika Klasse III (z.B. Amiodaron),
WH: Vorsicht bei Nieren-, Herz/Kreislauf-, Lebererkrankungen, älteren Patienten, Herzblock, Epilepsie. Gegebenenfalls Gerinnungsparameter kontrollieren. Notfallmedikation verfügbar halten. Verkehrshinweis.
Bei Überdosierung Sauerstoff, bei Hypotonie Vasopressoren (z.B. Ephedrin i.v.), bei Krämpfen i.v. Antikonvulsivum und Muskelrelaxans.
PG: 12,5MG 5ML 5 ST * (EKO: N) [€ 8,05], **50MG 20ML** 1 ST * (EKO: N) [€ 6,70]

Bupivacain Accord 5 mg/ml - Injektionslösung 01A01
(Z.Nr. 1-37682) RP. P. N01BB01
ZI: Accord Healthcare, Utrecht, Niederlande
Z: 1 ml Lösung enthält: Bupivacain hydrochlorid 5 mg (entspr. Bupivacain hydrochlorid 1-Wasser), Natriumchlorid, Natriumhydroxid zur pH-Wert-Einstellung (entspr. Natrium 0,14 mmol) (entspr. → 3,2 mg), Wasser für Injektionszwecke.
EW: Lokalanästhetikum vom Säureamid-Typ.
AG: - Anästhesie in der Chirurgie bei Personen ab 12 Jahren
- Akute Schmerzen bei Personen ab 1 Jahr; auch zur Schmerzlinderung während der Entbindung.
AA: Perkutan, intraartikulär (nicht zur Dauerinfusion), periphere und zentrale (kaudale oder epidurale) Nervenblockade.
DO: Nach Bedarf. ED bis 150 mg, dann alle 2 Std. bis 50 mg.
Kinder: ED bis 2 mg/kg KG.
Details siehe Austria-Codex - Fachinformation.
GA: Intravenöse Regionalanästhesie, Parazervikalblockade bei der Geburt, Injektion in entzündete oder infizierte Bereiche.
Allgemeine GA der Epiduralanästhesie beachten.
SST: In der Schwangerschaft Nutzen/Risiko-Abwägung. Stillen nach Regionalanästhesie möglich.
NW: ZNS (Parästhesie, Schwindel, Intoxikationen bis Atemstillstand), Herz/Kreislauf (Bradykardie bis Herzstillstand), Übelkeit/ Erbrechen, Harnverhaltung, Hypotonie oder Hypertonie, Allergien bis Schock, Leber.
WW: Vorsicht: Andere Lokalanästhetika, Antiarrhythmika Klasse III (z.B. Amiodaron),
WH: Vorsicht bei Nieren-, Herz/Kreislauf-, Lebererkrankungen, älteren Patienten, Herzblock, Epilepsie. Gegebenenfalls Gerinnungsparameter kontrollieren. Notfallmedikation verfügbar halten. Verkehrshinweis.
Bei Überdosierung Sauerstoff, bei Hypotonie Vasopressoren (z.B. Ephedrin i.v.), bei Krämpfen i.v. Antikonvulsivum und Muskelrelaxans.
HK: Glas-Amp + Dstfl: 48M, Luer-System: 5 ml Amp: 24M, 10 ml Amp: 36M.
PG: 25MG 5ML 5 ST * (EKO: N) [€ 8,55], **100MG 20ML** 1 ST * (EKO: N) [€ 6,90]

Bupivacain Grindeks 5 mg/ml - Injektionslösung 01A01
(Z.Nr. 1-40318) RP. P. nicht im Handel. N01BB01

Bupivacain Grindeks Spinal 5 mg/ml - Injektionslösung 01A01
(Z.Nr. 1-40319) RP. P. nicht im Handel. N01BB01

🐾 *Buprecare 0,3 mg/ml - Injektionslösung für Hunde und Katzen* 802AA, 809Z
(Z.Nr. 8-00749) NR. SG. P. nicht im Handel.
QN02AE01

🐾 *Buprecare Multidose 0,3 mg/ml - Injektionslösung für Hunde und Katzen* 802AA, 809Z
(Z.Nr. 8-01019) NR. SG. P. nicht im Handel.
QN02AE01

🐾 *Bupredine Multidose 0,3 mg/ml - Injektionslösung für Hunde, Katzen und Pferde* 802AA, 809Z
(Z.Nr. 8-36699) NR. SG. P. nicht im Handel.
QN02AE01

Buprenocan 35 Mikrogramm/h - transdermales Pflaster 02A01
(Z.Nr. 1-37017) NR. SG. P. n.l. N02AE01
ZI: Hexal Pharma, Wien
Z: 1 transdermales Pflaster enthält: Buprenorphin 35 µg/h (entspr. → 20 mg), Schutzfolie: Poly(ethylenterephtalat)-Folie, silikonisiert; Matrixschicht, selbstklebend, wirkstoffhaltig: 4-Oxopentansäure, Oleyloleat, Povidon K90, Poly[butylacrylat-co-(2-ethylhexyl)acrylat-co-methylmethacrylat-co-N-tert- octylacrylamid] (32:32:15:20), Poly[acrylsäure-co-butylacrylat-co-(2-ethylhexyl)-acrylat-co-vinylacetat (5:15:75:5); Trennfolie: Poly(ethylenterephtalat); Matrixschicht, selbstklebend: Acrylatklebstoff; Trägerschicht: Polyurethan-Trägerfolie, Drucktinte.
PG: 4 ST * (EKO: N) [€ 23,55 n.l.], 8 ST IND (EKO: G) [€ 43,80 n.l.]

B

Buprenocan 52,5 Mikrogramm/h - transdermales Pflaster 02A01
(Z.Nr. 1-37018) NR. SG. P. n.l. N02AE01
ZI: Hexal Pharma, Wien
Z: 1 transdermales Pflaster enthält: Buprenorphin 52,5 µg/h (entspr. → 30 mg), Schutzfolie: Poly(ethylenterephtalat)-Folie, silikonisiert; Matrixschicht, selbstklebend, wirkstoffhaltig: 4-Oxopentansäure, Oleyloleat, Povidon K90, Poly[butylacrylat-co-(2-ethylhexyl)acrylat-co-methylmethacrylat-co-N-tert- octylacrylamid] (32:32:15:20), Poly[acrylsäure-co-butylacrylat-co-(2-ethylhexyl)-acrylat-co-vinylacetat (5:15:75:5); Trennfolie: Poly(ethylenterephtalat); Matrixschicht, selbstklebend: Acrylatklebstoff; Trägerschicht: Polyurethan-Trägerfolie, Drucktinte.
PG: 4 ST * (EKO: N) [€ 30,25 n.l.], 8 ST * (EKO: N) [€ 58,00 n.l.]

Buprenocan 70 Mikrogramm/h - transdermales Pflaster 02A01
(Z.Nr. 1-37019) NR. SG. P. n.l. N02AE01
ZI: Hexal Pharma, Wien
Z: 1 transdermales Pflaster enthält: Buprenorphin 70 µg/h (entspr. → 40 mg), Schutzfolie: Poly(ethylenterephtalat)-Folie, silikonisiert; Matrixschicht, selbstklebend, wirkstoffhaltig: 4-Oxopentansäure, Oleyloleat, Povidon K90, Poly[butylacrylat-co-(2-ethylhexyl)acrylat-co-methylmethacrylat-co-N-tert- octylacrylamid] (32:32:15:20), Poly[acrylsäure-co-butylacrylat-co-(2-ethylhexyl)-acrylat-co-vinylacetat (5:15:75:5); Trennfolie: Poly(ethylenterephtalat); Matrixschicht, selbstklebend: Acrylatklebstoff; Trägerschicht: Polyurethan-Trägerfolie, Drucktinte.
PG: 4 ST * (EKO: N) [€ 37,30 n.l.]

🐾 Buprenodale Multidose 0,3 mg/ml - Injektionslösung für Hunde, Katzen und Pferde 802AA, 809Z
(Z.Nr. 8-35092) NR. SG. P. QN02AE01
ZI: Dechra Regulatory, Bladel, Niederlande
Z: 1 ml enthält: Buprenorphin 0,3 mg (entspr. Buprenorphin hydrochlorid 0,324 mg), Chlorocresol 1,35 mg, Glucose monohydrat, Natriumhydroxid zur pH-Wert-Einstellung, Salzsäure zur pH-Wert-Einstellung, Wasser für Injektionszwecke.
EW: Opioidanalgetikum.
AG: Postoperative Analgesie bei Katze und Hund. Postoperative Analgesie in Kombination mit einer Sedation bei Pferden. Verstärkung der sedativen Effekte von zentral wirkenden Arzneimitteln bei Hunden und Pferden.
AA: I.m. oder i.v., nicht intrathekal oder peridural.
DO: Hund (i.m. oder i.v.):
Postoperative Analgesie: 10-20 µg/kg KG, bei Bedarf nach 3-4 Std. mit 10 µg-Dosen oder nach 5-6 Std. mit 20 µg-Dosen wiederholen.
Sedierung: 10-20 µg/kg KG.
Katze (i.m. oder i.v.):
Postoperative Analgesie: 10-20 µg/kg KG, bei Bedarf einmal nach 1-2 Std. wiederholen.
Pferd (i.v.):
Postoperative Analgesie: 10 µg/kg KG 5 min nach i.v. Sedativum. Bei Bedarf einmal frühestens nach 1-2 Std. wiederholen.
Sedierung: 5 µg/kg KG 5 min nach i.v. Sedativum, bei Bedarf nach 10 min wiederholen.
SST: Nutzen/Risiko-Abwägung, bei Kaiserschnitt nicht vor der Operation anwenden.
NW: Hund: Salivation, Bradykardie, Hypothermie, Agitation, Dehydratation, Miosis, Hypertension, Tachykardie.
Katze: Mydriasis, Euphorie.
Pferd: Ataxie, selten Kolik.
WW: ZNS-Dämpfer verstärkt. Nicht mit anderen Opioidanalgetika anwenden.
WH: Vorsicht bei Atemdepression, Leberschäden, Schock, Nieren-, Herzschäden, Tieren unter 7 Wochen, Kopfverletzungen.
Bei Überdosierung ggf. Naloxon anwenden.
VNW: Nicht bei Pferden zur Gewinnung von Lebensmitteln anwenden.
PG: 10 ML VT [€ 74,75]

Buprenorphin 1A Pharma 5 Mikrogramm/h - transdermales Pflaster 02A01
(Z.Nr. 1-36895) NR. SG. P. nicht im Handel. N02AE01

Buprenorphin 1A Pharma 10 Mikrogramm/h - transdermales Pflaster 02A01
(Z.Nr. 1-36896) NR. SG. P. nicht im Handel. N02AE01

Buprenorphin 1A Pharma 15 Mikrogramm/h - transdermales Pflaster 02A01
(Z.Nr. 1-36897) NR. SG. P. nicht im Handel. N02AE01

Buprenorphin 1A Pharma 20 Mikrogramm/h - transdermales Pflaster 02A01
(Z.Nr. 1-36898) NR. SG. P. nicht im Handel. N02AE01

Buprenorphin 1A Pharma 35 Mikrogramm/h - transdermales Pflaster 02A01
(Z.Nr. 1-37020) NR. SG. P. n.l. N02AE01
ZI: 1A Pharma, Wien
Z: 1 transdermales Pflaster enthält: Buprenorphin 35 µg/h (entspr. → 20 mg), Schutzfolie: Poly(ethylenterephtalat)-Folie, silikonisiert; Matrixschicht, selbstklebend, wirkstoffhaltig: 4-Oxopentansäure, Oleyloleat, Povidon K90, Poly[butylacrylat-co-(2-ethylhexyl)acrylat-co-methylmethacrylat-co-N-tert- octylacrylamid] (32:32:15:20), Poly[acrylsäure-co-butylacrylat-co-(2-ethylhexyl)-acrylat-co-vinylacetat (5:15:75:5); Trennfolie: Poly(ethylenterephtalat); Matrixschicht, selbstklebend: Acrylatklebstoff; Trägerschicht: Polyurethan-Trägerfolie, Drucktinte.
PG: 4 ST IND (EKO: G) [€ 17,40 n.l.], 8 ST IND (EKO: G) [€ 32,45 n.l.]

Buprenorphin 1A Pharma 52,5 Mikrogramm/h - transdermales Pflaster 02A01
(Z.Nr. 1-37021) NR. SG. P. n.l. N02AE01
ZI: 1A Pharma, Wien
Z: 1 transdermales Pflaster enthält: Buprenorphin 52,5 µg/h (entspr. → 30 mg), Schutzfolie: Poly(ethylenterephtalat)-Folie, silikonisiert; Matrixschicht, selbstklebend, wirkstoffhaltig: 4-Oxopentansäure, Oleyloleat, Povidon K90, Poly[butylacrylat-co-(2-ethylhexyl)acrylat-co-methylmethacrylat-co-N-tert- octylacrylamid] (32:32:15:20), Poly[acrylsäure-co-butylacrylat-co-(2-ethylhexyl)-acrylat-co-vinylacetat (5:15:75:5); Trennfolie: Poly(ethylenterephtalat); Matrixschicht, selbstklebend: Acrylatklebstoff; Trägerschicht: Polyurethan-Trägerfolie, Drucktinte.
PG: 4 ST IND (EKO: G) [€ 23,30 n.l.], 8 ST IND (EKO: G) [€ 44,20 n.l.]

Buprenorphin 1A Pharma 70 Mikrogramm/h - transdermales Pflaster 02A01
(Z.Nr. 1-37022) NR. SG. P. n.l. N02AE01
ZI: 1A Pharma, Wien
Z: 1 transdermales Pflaster enthält: Buprenorphin 70 µg/h (entspr. → 40 mg), Schutzfolie: Poly(ethylenterephtalat)-Folie, silikonisiert; Matrixschicht, selbstklebend, wirkstoffhaltig: 4-Oxopentansäure, Oleyloleat, Povidon K90, Poly[butylacrylat-co-(2-ethylhexyl)acrylat-co-methylmethacrylat-co-N-tert- octylacrylamid] (32:32:15:20), Poly[acrylsäure-co-butylacrylat-co-(2-ethylhexyl)-acrylat-co-vinylacetat (5:15:75:5); Trennfolie: Poly(ethylenterephtalat); Matrixschicht, selbstklebend: Acrylatklebstoff; Trägerschicht: Polyurethan-Trägerfolie, Drucktinte.
PG: 4 ST * (EKO: N) [€ 29,35 n.l.], 8 ST IND (EKO: G) [€ 51,70 n.l.]

Buprenorphin Hexal 2 mg - Sublingualtabletten 26C
(Z.Nr. 1-30986) NR. SG. P. N07BC01
ZI: Hexal Pharma, Wien
Z: 1 Sublingualtablette enthält: Buprenorphin 2 mg (entspr. Buprenorphin hydrochlorid), Citronensäure, wasserfreie, Lactose 69,5 mg (entspr. Lactose monohydrat), Mannitol, Natrium citrat, Natriumstearylfumarat, Maisstärke, vorverkleistert.
EW: Partieller Opioid-Agonist/Antagonist.
AG: Behandlung einer Opioidabhängigkeit bei Personen ab 15 Jahren.
AA: Sublingual (Tablette 5-10 min unter der Zunge belassen).
DO: Induktionstherapie: Initial tgl. 0,8-4 mg als ED. Erhaltungsdosis nach Bedarf, MTD 24 mg. Alternativ doppelte TD jeden 2. Tag. Bei Abbruch der Behandlung Dosis schrittweise reduzieren. Keine Daten bei Kindern unter 15 Jahren. Jugendliche (15 - 18 Jahre) engmaschig überwachen.
GA: Schwere Atem- oder Leberinsuffizienz, akuter Alkoholismus, Delirium tremens.
SST: Nutzen/Risiko-Abwägung in der Schwangerschaft, nicht stillen. Atemdepression des Neugeborenen möglich.
NW: ZNS (Kopfschmerzen, Krampfanfälle), Psyche, Magen/Darm, Orthostase, Vegetativum, Atemdepression, Lebernekrosen, Enzymanstiege, Schock, Bronchospasmus, Hyperhidrosis.
WW: Besondere Vorsicht: Benzodiazepine (Atemdepression). Vorsicht: Alkohol verstärkt; andere ZNS-Dämpfer verstärkt, CYP3A4-Inhibitoren (Buprenorphin-Dosis reduzieren), Naltrexon, Nalmefen. MAO- Hemmer.
GE: Missbrauch, Abhängigkeit vom Opioidtyp und Entzugssyndrome möglich.
WH: Vor Therapiebeginn Art und Grad der Opioidabhängigkeit berücksichtigen. Vorsicht bei Leberschäden. Vor Therapiebeginn Leberfunktion und Virushepatitisstatus bestimmen; Leber regelmäßig kontrollieren. Vorsicht bei Asthma, Nierenschäden, erhöhtem intrakraniellen Druck, Hypotonie, Prostatahypertrophie, Urethrals-

tenose, Hypothyreose, M. Addison, Dysfunktion der Gallenwege. Auf Atemdepression achten. Positive Dopingkontrollen möglich. Verkehrshinweis.
Bei Überdosierung Atemdepression, Vorsicht bei Applikation eines Opioidantagonisten (Naloxon).
PG: 7 ST RE1 (EKO: Y) [€ 6,70], 30 ST RE1 (EKO: Y) [€ 25,00]

Buprenorphin Hexal 8 mg - Sublingualtabletten 26C

(Z.Nr. 1-30987) NR. SG. P. N07BC01
ZI: Hexal Pharma, Wien
Z: 1 Sublingualtablette enthält: Buprenorphin 8 mg (entspr. Buprenorphin hydrochlorid), Citronensäure, wasserfreie, Lactose 278,1 mg (entspr. Lactose monohydrat), Mannitol, Natrium citrat, Natriumstearylfumarat, Maisstärke, vorverkleistert.
Kurzinformation: siehe Buprenorphin Hexal 2 mg - Sublingualtabletten, → S. 230
PG: 7 ST RE1 (EKO: Y) [€ 17,55], 30 ST RE1 (EKO: Y) [€ 67,10]

Buprenorphin ratiopharm 5 Mikrogramm/h - Transdermales Pflaster 02A01

(Z.Nr. 1-37261) NR. SG. P. N02AE01
ZI: Teva, Haarlem, Niederlande
Z: 1 transdermales Pflaster enthält: Buprenorphin 5 µg/h (entspr. → 5 mg), Klebeschicht (Matrix) mit Wirkstoff: Povidon K90, Lävulinsäure, Oleyloleat, Poly[acrylsäure-co-butylacrylat-co-(2-ethylhexyl)-acrylat-co-vinylacetat (5:15:75:5); Klebeschicht (Matrix) ohne Wirkstoff: Poly[(2-ethylhexyl)acrylat-co-glycidylmethacrylat-co-(2-hydroxyethyl)acrylat- co-vinylacetat] (68:0,15:5:27), Trennfolie: Poly(ethylenterephtalat); Trägerfolie: Polyester; Trennpapier: Polyethylenterephthalat, silikonisiert, Drucktinte, blau.
EW: Opioid-Analgetikum.
AG: Mittelstarke nicht-maligne Schmerzen, wenn Opioid erforderlich. Nicht bei akuten Schmerzen anwenden.
AA: Auf intakte Haut jeden 7. Tag applizieren.
DO: Behandlungsbeginn mit niedrigster Pflasterstärke (5 µg/h), dann Dosistitration bis zur wirksamen Analgesie. Max. Gesamtdosis 40 µg/h.
Für Kinder und Jugendliche nicht empfohlen.
GA: Opioidabhängigkeit, schwere Störung der Atemfunktion, Myasthenie, Delirium tremens.
SST: Nicht anwenden (Entzugssyndrom des Neugeborenen möglich).
NW: ZNS (Kopfschmerzen), Schwindel, Magen/Darm, Haut, lokale Reaktionen, Psyche, Kreislauf, Dyspnoe, Atemdepression.
WW: Gegenanzeige: MAO-Hemmer (2 Wochen Abstand). Besondere Vorsicht: Benzodiazepine (Atemdepression). Vorsicht: Andere ZNS-Dämpfer.
GE: Körperliche Abhängigkeit und Entzugserscheinungen möglich.
WH: Vorsicht bei Alkoholintoxikation, Anfallsleiden, Kopfverletzungen, Schock, Bewusstseinsstörungen, erhöhtem intrakraniellen Druck, schweren Leberschäden. Nicht unmittelbar postoperativ anwenden. Applikationsstelle keinen externen Wärmequellen aussetzen. Positive Dopingkontrollen möglich. Verkehrshinweis.
PG: 2 ST IND (EKO: G) [€ 5,95], 4 ST IND (EKO: G) [€ 11,30]

Buprenorphin ratiopharm 10 Mikrogramm/h - Transdermales Pflaster 02A01

(Z.Nr. 1-37262) NR. SG. P. N02AE01
ZI: Teva, Haarlem, Niederlande
Z: 1 transdermales Pflaster enthält: Buprenorphin 10 µg/h (entspr. → 10 mg), Klebeschicht (Matrix) mit Wirkstoff: Povidon K90, Lävulinsäure, Oleyloleat, Poly[acrylsäure-co-butylacrylat-co-(2-ethylhexyl)-acrylat-co-vinylacetat (5:15:75:5); Klebeschicht (Matrix) ohne Wirkstoff: Poly[(2-ethylhexyl)acrylat-co-glycidylmethacrylat-co-(2-hydroxyethyl)acrylat- co-vinylacetat] (68:0,15:5:27), Trennfolie: Poly(ethylenterephtalat); Trägerfolie: Polyester; Trennpapier: Polyethylenterephthalat, silikonisiert, Drucktinte, blau.
Kurzinformation: siehe Buprenorphin ratiopharm 5 Mikrogramm/h - Transdermales Pflaster, → S. 231
PG: 2 ST IND (EKO: G) [€ 9,55], 4 ST IND (EKO: G) [€ 17,35]

Buprenorphin ratiopharm 20 Mikrogramm/h - Transdermales Pflaster 02A01

(Z.Nr. 1-37263) NR. SG. P. N02AE01
ZI: Teva, Haarlem, Niederlande
Z: 1 transdermales Pflaster enthält: Buprenorphin 20 µg/h (entspr. → 20 mg), Klebeschicht (Matrix) mit Wirkstoff: Povidon K90, Lävulinsäure, Oleyloleat, Poly[acrylsäure-co-butylacrylat-co-(2-ethylhexyl)-acrylat-co-vinylacetat (5:15:75:5); Klebeschicht (Matrix) ohne Wirkstoff: Poly[(2-ethylhexyl)acrylat-co-glycidylmethacrylat-co-(2-hydroxyethyl)acrylat- co-vinylacetat] (68:0,15:5:27), Trennfolie: Poly(ethylenterephtalat); Trägerfolie: Polyester; Trennpapier: Polyethylenterephthalat, silikonisiert, Drucktinte, blau.
Kurzinformation: siehe Buprenorphin ratiopharm 5 Mikrogramm/h - Transdermales Pflaster, → S. 231
PG: 2 ST IND (EKO: G) [€ 14,90], 4 ST IND (EKO: G) [€ 28,05]

Buprenorphin ratiopharm 35 Mikrogramm/h - Transdermales Pflaster 02A01

(Z.Nr. 1-36754) NR. SG. P. N02AE01
ZI: Teva, Haarlem, Niederlande
Z: 1 Pflaster enthält: Buprenorphin 35 µg/h (entspr. → 20 mg), Klebematrix, wirkstoffhaltig: Povidon K90, Lävulinsäure, Oleyloleat, Poly[acrylsäure-co-butylacrylat-co-(2-ethylhexyl)-acrylat-co-vinylacetat (5:15:75:5); Klebeschicht (Matrix): Poly[(2-ethylhexyl)acrylat-co-glycidylmethacrylat-co-(2-hydroxyethyl)acrylat- co-vinylacetat] (68:0,15:5:27), Trennfolie: PET-Film; Trägerfolie: Polyesternetz; Trennpapier: PET-Film, silikonisiert, Drucktinte, blau.
EW: Opioid-Analgetikum.
AG: Mäßig starke bis starke Tumorschmerzen, starke Schmerzen bei ungenügender Wirksamkeit nicht-opioider Analgetika. Nicht bei akuten Schmerzen anwenden.
AA: Auf der Haut des Oberkörpers über bis zu 4 Tage tragen.
DO: Behandlungsbeginn mit niedrigster Pflasterstärke (35 µg/h). Vorsicht bei Umstellung von anderen Opioid-Analgetika. Pflaster spätestens nach 4 Tagen ersetzen, dabei ev. Dosistitration.
GA: Opioidabhängigkeit, Atemstörung, Myasthenie, Delirium tremens.
SST: Gegenanzeige.
NW: ZNS (Übelkeit, Schwindel), Magen/Darm, Schwitzen, Dyspnoe, Pruritus, Erythem, Miktionsstörungen, lokale Effekte, Entzugssymptome unwahrscheinlich.
WW: Gegenanzeige: MAO-Hemmer (2 Wochen Abstand), Besondere Vorsicht: Benzodiazepine (Atemdepression). Vorsicht: ZNS-Dämpfer verstärkt.
WH: Vorsicht bei Anfallsleiden, Kopfverletzungen, Schock, Bewusstseinsstörungen, erhöhtem Hirndruck, Arzneimittel/Drogenmissbrauch. Bei Kindern und Jugendlichen nicht anwenden. Verkehrshinweis.
Bei Überdosierung ev. Naloxon als Antidot; ausreichend beatmen.
PG: 4 ST IND (2) (EKO: G) [€ 23,00]

Buprenorphin ratiopharm 52,5 Mikrogramm/h - Transdermales Pflaster 02A01

(Z.Nr. 1-36755) NR. SG. P. N02AE01
ZI: Teva, Haarlem, Niederlande
Z: 1 Pflaster enthält: Buprenorphin 52,5 µg/h (entspr. → 30 mg), Klebematrix, wirkstoffhaltig: Povidon K90, Lävulinsäure, Oleyloleat, Poly[acrylsäure-co-butylacrylat-co-(2-ethylhexyl)-acrylat-co-vinylacetat (5:15:75:5); Klebeschicht (Matrix): Poly[(2-ethylhexyl)acrylat-co-glycidylmethacrylat-co-(2-hydroxyethyl)acrylat- co-vinylacetat] (68:0,15:5:27), Trennfolie: PET-Film; Trägerfolie: Polyesternetz; Trennpapier: PET-Film, silikonisiert, Drucktinte, blau.
Kurzinformation: siehe Buprenorphin ratiopharm 35 Mikrogramm/h - Transdermales Pflaster, → S. 231
PG: 4 ST IND (2) (EKO: G) [€ 30,20]

Buprenorphin ratiopharm 70 Mikrogramm/h - Transdermales Pflaster 02A01

(Z.Nr. 1-36756) NR. SG. P. N02AE01
ZI: Teva, Haarlem, Niederlande
Z: 1 Pflaster enthält: Buprenorphin 70 µg/h (entspr. → 40 mg), Klebematrix, wirkstoffhaltig: Povidon K90, Lävulinsäure, Oleyloleat, Poly[acrylsäure-co-butylacrylat-co-(2-ethylhexyl)-acrylat-co-vinylacetat (5:15:75:5); Klebeschicht (Matrix): Poly[(2-ethylhexyl)acrylat-co-glycidylmethacrylat-co-(2-hydroxyethyl)acrylat- co-vinylacetat] (68:0,15:5:27), Trennfolie: PET-Film; Trägerfolie: Polyesternetz; Trennpapier: PET-Film, silikonisiert, Drucktinte, blau.
Kurzinformation: siehe Buprenorphin ratiopharm 35 Mikrogramm/h - Transdermales Pflaster, → S. 231
PG: 4 ST IND (2) (EKO: G) [€ 36,10]

Buprenorphin Stada 35 Mikrogramm/h - Transdermales Pflaster 02A01

(Z.Nr. 1-36736) NR. SG. P. N02AE01
ZI: Stada Arzneimittel, Wien
Z: 1 Pflaster enthält: Buprenorphin 35 µg/h (entspr. → 20 mg), Klebematrix, wirkstoffhaltig: Povidon K90, Lävulinsäure, Oleyloleat, Poly[acrylsäure-co-butylacrylat-co-(2-ethylhexyl)-acrylat-co-vinylacetat (5:15:75:5); Klebeschicht (Matrix): Poly[(2-ethylhexyl)acrylat-co-glycidylmethacrylat-co-(2-hydroxyethyl)acrylat- co-vinylacetat] (68:0,15:5:27), Trennfolie: Poly(ethylenterephthalat)-Film; Abdeckfolie: Polyester; Schutzfolie:

Poly(ethylenterephthalat)-Film, silikonisiert, Drucktinte, blau.
EW: Partieller Opioid-Agonist/Antagonist.
AG: Mäßig starke bis starke Tumorschmerzen, starke Schmerzen bei ungenügender Wirksamkeit nicht-opioider Analgetika.
Nicht bei akuten Schmerzen anwenden.
AA: Auf gereinigte, trockene, unbehaarte, flache Hautstelle des Oberkörpers über 96 Stunden tragen. Hautstelle nur mit Wasser reinigen. Bei Pflasterwechsel anderes Hautareal wählen.
DO: Personen ab 18 Jahren: Behandlungsbeginn mit niedrigster Pflasterstärke (35 µg/h). Vorsicht bei Umstellung von anderen Opioid-Analgetikum. Pflaster spätestens alle 4 Tage ersetzen, dabei ev. Dosistitration. Details siehe Austria Codex-Fachinformation.
Nicht für Kinder und Jugendliche.
GA: Opioidabhängigkeit, manifeste Atemfunktionsstörungen, Myasthenie, Delirium tremens.
SST: Gegenanzeige.
NW: ZNS (Übelkeit, Schwindel), Magen/Darm, Schwitzen, Dyspnoe, Pruritus, Erythem, Miktionsstörungen, lokale Reaktionen.
WW: Gegenanzeige: MAO-Hemmer (2 Wochen Abstand). Besondere Vorsicht: Benzodiazepine (Atemdepression). Vorsicht: ZNS-Dämpfer verstärkt.
GE: Geringes Abhängigkeitsrisiko; Entzugssymptome unwahrscheinlich.
WH: Vorsicht bei Anfallsleiden, Kopfverletzungen, Schock, Bewusstseinsstörungen, erhöhtem Hirndruck, Arzneimittel/Drogenmissbrauch. Bei Kindern und Jugendlichen nicht anwenden. Verkehrshinweis. Positive Dopingtests möglich.
Bei Überdosierung ev. Naloxon als Antidot; ausreichend beatmen.
PG: 4 ST IND (EKO: G) [€ 17,40], 8 ST IND (EKO: G) [€ 32,45]

Buprenorphin Stada 52,5 Mikrogramm/h - Transdermales Pflaster — 02A01

(Z.Nr. 1-36737) NR. SG. P. — N02AE01
ZI: Stada Arzneimittel, Wien
Z: 1 Pflaster enthält: Buprenorphin 52,5 µg/h (entspr. → 30 mg), Klebematrix, wirkstoffhaltig: Povidon K90, Lävulinsäure, Oleyloleat, Poly[acrylsäure-co-butylacrylat-co-(2-ethylhexyl)-acrylat-co-vinylacetat (5:15:75:5); Klebeschicht (Matrix): Poly[(2-ethylhexyl)acrylat-co-glycidylmethacrylat-co-(2-hydroxyethyl)acrylat- co-vinylacetat] (68:0,15:5:27), Trennfolie: Poly(ethylenterephthalat)-Film; Abdeckfolie: Polyester; Schutzfolie: Poly(ethylenterephthalat)-Film, silikonisiert, Drucktinte, blau.
Kurzinformation: siehe Buprenorphin Stada 35 Mikrogramm/h - Transdermales Pflaster, → S. 231
PG: 4 ST IND (EKO: G) [€ 23,25], 8 ST IND (EKO: G) [€ 43,60]

Buprenorphin Stada 70 Mikrogramm/h - Transdermales Pflaster — 02A01

(Z.Nr. 1-36738) NR. SG. P. — N02AE01
ZI: Stada Arzneimittel, Wien
Z: 1 Pflaster enthält: Buprenorphin 70 µg/h (entspr. → 40 mg), Klebematrix, wirkstoffhaltig: Povidon K90, Lävulinsäure, Oleyloleat, Poly[acrylsäure-co-butylacrylat-co-(2-ethylhexyl)-acrylat-co-vinylacetat (5:15:75:5); Klebeschicht (Matrix): Poly[(2-ethylhexyl)acrylat-co-glycidylmethacrylat-co-(2-hydroxyethyl)acrylat- co-vinylacetat] (68:0,15:5:27), Trennfolie: Poly(ethylenterephthalat)-Film; Abdeckfolie: Polyester; Schutzfolie: Poly(ethylenterephthalat)-Film, silikonisiert, Drucktinte, blau.
Kurzinformation: siehe Buprenorphin Stada 35 Mikrogramm/h - Transdermales Pflaster, → S. 231
PG: 4 ST IND (EKO: G) [€ 28,00], 8 ST IND (EKO: G) [€ 51,70]

Bupretec 35 Mikrogramm/h - transdermales Matrixpflaster — 02A01

(Z.Nr. 1-37464) NR. SG. P. — N02AE01
ZI: G.L. Pharma, Lannach
Z: 1 transdermales Pflaster enthält: Buprenorphin 35 µg/h (entspr. → 20 mg), Adhäsivmatrix mit Wirkstoff: Povidon K90, Lävulinsäure, Oleyloleat, Poly[acrylsäure-co-butylacrylat-co-(2-ethylhexyl)-acrylat-co-vinylacetat (5:15:75:5); Adhäsivmatrix ohne Wirkstoff: Poly[(2-ethylhexyl)acrylat-co-glycidylmethacrylat-co-(2-hydroxyethyl)acrylat- co-vinylacetat] (68:0,15:5:27); Trennfolie: Poly(ethylenterephthalat)-Folie; Abdeckgewebe: Polyester; Abdeckfolie: Poly(ethylenterephtalat)-Folie, silikonisiert; Drucktinte, blau.
Kurzinformation: siehe Buprenorphin ratiopharm 35 Mikrogramm/h - Transdermales Pflaster, → S. 231
PG: 4 ST IND (EKO: G) [€ 23,00], 8 ST IND (EKO: G) [€ 43,75]

Bupretec 52,5 Mikrogramm/h - transdermales Matrixpflaster — 02A01

(Z.Nr. 1-37465) NR. SG. P. — N02AE01
ZI: G.L. Pharma, Lannach
Z: 1 transdermales Pflaster enthält: Buprenorphin 52,5 µg/h (entspr. → 30 mg), Adhäsivmatrix mit Wirkstoff: Povidon K90, Lävulinsäure, Oleyloleat, Poly[acrylsäure-co-butylacrylat-co-(2-ethylhexyl)-acrylat-co-vinylacetat (5:15:75:5); Adhäsivmatrix ohne Wirkstoff: Poly[(2-ethylhexyl)acrylat-co-glycidylmethacrylat-co-(2-hydroxyethyl)acrylat- co-vinylacetat] (68:0,15:5:27); Trennfolie: Poly(ethylenterephthalat)-Folie; Abdeckgewebe: Polyester; Abdeckfolie: Poly(ethylenterephtalat)-Folie, silikonisiert; Drucktinte, blau.
Kurzinformation: siehe Buprenorphin ratiopharm 35 Mikrogramm/h - Transdermales Pflaster, → S. 231
PG: 4 ST IND (EKO: G) [€ 30,20], 8 ST IND (EKO: G) [€ 56,90]

Bupretec 70 Mikrogramm/h - transdermales Matrixpflaster — 02A01

(Z.Nr. 1-37466) NR. SG. P. — N02AE01
ZI: G.L. Pharma, Lannach
Z: 1 transdermales Pflaster enthält: Buprenorphin 70 µg/h (entspr. → 40 mg), Adhäsivmatrix mit Wirkstoff: Povidon K90, Lävulinsäure, Oleyloleat, Poly[acrylsäure-co-butylacrylat-co-(2-ethylhexyl)-acrylat-co-vinylacetat (5:15:75:5); Adhäsivmatrix ohne Wirkstoff: Poly[(2-ethylhexyl)acrylat-co-glycidylmethacrylat-co-(2-hydroxyethyl)acrylat- co-vinylacetat] (68:0,15:5:27); Trennfolie: Poly(ethylenterephthalat)-Folie; Abdeckgewebe: Polyester; Abdeckfolie: Poly(ethylenterephtalat)-Folie, silikonisiert; Drucktinte, blau.
Kurzinformation: siehe Buprenorphin ratiopharm 35 Mikrogramm/h - Transdermales Pflaster, → S. 231
PG: 4 ST IND (EKO: G) [€ 36,10], 8 ST IND (EKO: G) [€ 70,25]

🐾 *Buprevet 0,3 mg/ml - Injektionslösung für Hunde und Katzen* — 802AA, 809Z
(Z.Nr. 8-37305) NR. SG. P. nicht im Handel. — QN02AE01

🐾 *Buprevet Multidose 0,3 mg/ml - Injektionslösung für Hunde und Katzen* — 802AA, 809Z
(Z.Nr. 8-35318) NR. SG. P. nicht im Handel. — QN02AE01

Bupropion 1A Pharma 150 mg - Tablette mit veränderter Wirkstofffreisetzung — 49A07
(Z.Nr. 1-36153) NR. P. nicht im Handel. — N06AX12

Bupropion Accord 300 mg - Tabletten mit veränderter Wirkstofffreisetzung — 49A07
(Z.Nr. 1-38540) NR. P. nicht im Handel. — N06AX12

Bupropion Genericon 150 mg - Tabletten mit veränderter Wirkstofffreisetzung — 49A07

(Z.Nr. 1-39247) NR. P. — N06AX12
ZI: Genericon Pharma, Graz
Z: 1 Tablette enthält: Bupropion hydrochlorid 150 mg, Tablettenkern: Hydroxypropylcellulose, Cellulose, mikrokristalline, verkieselte, Stearinsäure, Magnesium stearat; Erster Filmüberzug: Ethylcellulose, Hydroxypropylcellulose, Titandioxid, Triethylcitrat; Zweiter Filmüberzug: Methacrylsäure-Ethylacrylat-Copolymer, Talk.
EW: Antidepressivum.
AG: Major Depression.
AA: Ausschließlich oral unzerkaut einnehmen.
DO: TD initial 1mal 150 mg, bei Bedarf Dosissteigerung auf 1mal 300 mg.
Bei Leber- oder Nierenschäden TD 1mal 150 mg.
Bei Kindern und Jugendlichen nicht anwenden.
Mindestens 6 Monate behandeln.
GA: Krampfneigung, Bulimie, ZNS-Tumor, Anorexia nervosa, schwere Leberzirrhose, Alkoholentzug.
SST: Strenge Indikationsstellung in der Schwangerschaft, nicht stillen.
NW: Magen/Darm, ZNS (Krämpfe), Haut, Herz/Kreislauf (Blutdruckanstieg), Geschmacks-, Sehstörungen, Schlaflosigkeit, Depression (am Behandlungsbeginn), Aggressionen, suizidales Verhalten, Vegetativum, Fieber, selten schwere Überempfindlichkeit.
WW: Kontraindiziert: irreversible MAO-Hemmer (14 Tage Abstand), reversible MAO-Hemmer (24 Std. Abstand). Nicht empfohlen: Tamoxifen. Vorsicht: Carbamazepin, Valproat, Levodopa, Digoxin; Arzneimittel, die über CYP2D6 metabolisiert werden (vor allem andere ZNS-aktive Substanzen). Nikotinersatztherapie (Bluthochdruck).
WH: Auf Krampfanfälle achten (Risiko dosisabhängig). Bei Krämp-

fen absetzen und Behandlung nicht wieder aufnehmen. Auf Überempfindlichkeitsreaktionen (bis zur Anaphylaxie) bzw. Blutdruckanstieg achten.
Erhöhtes Suizidrisiko beachten. Verkehrshinweis. Falsch positive Urin-Tests für Amphetamine möglich.
PG: 7 ST * (EKO: N) [€ 13,10], 30 ST * (EKO: N) [€ 34,25]

Bupropion +pharma 150 mg - Tabletten mit veränderter Wirkstofffreisetzung 49A07
(Z.Nr. 1-39246) NR. P. N06AX12
ZI: +pharma Arzneimittel, Graz
Z: 1 Tablette enthält: Bupropion hydrochlorid 150 mg, Tablettenkern: Hydroxypropylcellulose, Cellulose, mikrokristalline, verkieselte, Stearinsäure, Magnesium stearat; Erster Filmüberzug: Ethylcellulose, Hydroxypropylcellulose, Titandioxid, Triethylcitrat; Zweiter Filmüberzug: Methacrylsäure-Ethylacrylat-Copolymer, Talk.
Kurzinformation: siehe Bupropion Genericon 150 mg - Tabletten mit veränderter Wirkstofffreisetzung, → S. 232
PG: 7 ST * (EKO: N) [€ 13,10], 30 ST * (EKO: N) [€ 34,25]

Bupropion neuraxpharm 150 mg - Tabletten mit veränderter Wirkstofffreisetzung 49A07
(Z.Nr. 1-40416) NR. P. nicht im Handel. N06AX12

Bupropion neuraxpharm 300 mg - Tabletten mit veränderter Wirkstofffreisetzung 49A07
(Z.Nr. 1-40370) NR. P. nicht im Handel. N06AX12

Bupropion ratiopharm 150 mg - Tabletten mit veränderter Wirkstofffreisetzung 49A07
(Z.Nr. 1-39213) NR. P. N06AX12
ZI: Teva, Haarlem, Niederlande
Z: 1 Tablette enthält: Bupropion hydrochlorid 150 mg, Tablettenkern: Hydroxypropylcellulose (353-658 mPa) (entspr. Silikon dioxid), Cellulose, mikrokristalline, verkieselte, Stearinsäure Typ 50, Magnesium stearat, Wasser, gereinigtes; Erster Überzug: Ethylcellulose, Hydroxypropylcellulose, Titandioxid, Triethylcitrat; Überzug mit veränderter Wirkstofffreisetzung: Methacrylsäure-Ethylacrylat-Copolymer Talk.
EW: Antidepressivum.
AG: Major Depression.
AA: Ausschließlich oral unzerkaut einnehmen.
DO: TD initial 1mal 150 mg, bei Bedarf Dosissteigerung auf 1mal 300 mg.
Bei Leber- oder Nierenschäden TD 1mal 150 mg.
Bei Kindern und Jugendlichen nicht anwenden.
Mindestens 6 Monate behandeln.
GA: Krampfneigung, Bulimie, ZNS-Tumor, Anorexia nervosa, schwere Leberzirrhose, Alkoholentzug.
SST: Strenge Indikationsstellung in der Schwangerschaft, nicht stillen.
NW: Magen/Darm, ZNS (Krämpfe), Haut, Herz/Kreislauf (Blutdruckanstieg), Geschmacks-, Sehstörungen, Schlaflosigkeit, Depression (am Behandlungsbeginn), neuropsychiatrische Symptome, Vegetativum, Fieber, schwere Überempfindlichkeit.
WW: Kontraindiziert: irreversible MAO-Hemmer (14 Tage Abstand), reversible MAO-Hemmer (24 Std. Abstand). Nicht empfohlen: Tamoxifen, Alkohol. Vorsicht: Carbamazepin, Valproat, Levodopa, Digoxin; Arzneimittel, die über CYP2D6 metabolisiert werden (vor allem andere ZNS-aktive Substanzen). Transdermale Nikotinersatztherapie (Bluthochdruck).
WH: Auf Krampfanfälle achten (Risiko dosisabhängig). Bei Krämpfen absetzen und Behandlung nicht wieder aufnehmen. Auf Überempfindlichkeitsreaktionen (bis zur Anaphylaxie) bzw. Blutdruckanstieg achten.
Erhöhtes Suizidrisiko beachten. Verkehrshinweis. Falsch positive Urin-Tests für Amphetamine möglich.
PG: 7 ST * (EKO: N) [€ 13,10], 30 ST * (EKO: N) [€ 34,25]

Bupropion ratiopharm 300 mg - Tabletten mit veränderter Wirkstofffreisetzung 49A07
(Z.Nr. 1-38539) NR. P. N06AX12
ZI: Teva, Haarlem, Niederlande
Z: 1 Tablette enthält: Bupropion hydrochlorid 300 mg, Tablettenkern: Povidon, Cysteinhydrochlorid-monohydrat, Siliciumdioxid, kolloidal, wasserfrei, Glycerol dibehenat, Magnesium stearat; Filmüberzug: Erster Überzug: Ethylcellulose 100 mPas, Povidon, Macrogol, Zweiter Überzug: Methacrylsäure-Ethylacrylat-Copolymer (1:1) (entspr. Natrium laurylsulfat) (entspr. Polysorbat 80), Siliciumdioxid, hochdisperses, Macrogol, Triethylcitrat; Drucktinte, schwarz: Schellack, Eisenoxid schwarz, Propylenglycol.
Kurzinformation: siehe Bupropion ratiopharm 150 mg - Tabletten mit veränderter Wirkstofffreisetzung, → S. 233
PG: 10 ST * (EKO: N) [€ 29,35], 30 ST * (EKO: N) [€ 56,20]

Bupropion Sandoz 150 mg - Tablette mit veränderter Wirkstofffreisetzung 49A07
(Z.Nr. 1-36171) NR. P. nicht im Handel. N06AX12

Burinex 2 mg - Ampullen 25A02
(Z.Nr. 1-18702) RP. P. C03CA02
ZI: Karo Pharma, Stockholm, Schweden
Z: 1 Ampulle zu 4 ml enthält: Bumetanid 2 mg, Natriumdihydrogenphosphat-dihydrat, Dinatrium monohydrogenphosphat-dihydrat Natrium 23 mg (entspr. → 1 mmol), Xylitol, Wasser für Injektionszwecke.
EW: Schleifendiuretikum.
AG: Ödeme (kardial, Lunge, Aszites, renal).
AA: Langsame i.v. Injektion.
DO: Initial 0,5-1 mg, bei Bedarf alle 2-3 Stunden wiederholen. MTD 10 mg.
Sobald wie möglich auf orale Gabe umstellen.
Lungenödem: 1-2 mg, bei Bedarf 2-3 mal alle 20 Minuten wiederholen.
Niereninsuffizienz: 5-10 mg infundieren, bei Bedarf nach 6-8 Stunden wiederholen. Einzelfälle bis 16 mg.
Bei Kindern und Jugendlichen nicht empfohlen.
GA: Sulfonamidüberempfindlichkeit, Elektrolytmangel, Anurie, hepatische Enzephalopathie einschließlich Koma.
SST: Strenge Indikationsstellung, nicht stillen.
NW: Hypokaliämie und andere Stoffwechselveränderungen, Blutbild, Kopf- schmerzen, Muskelschmerzen, Hypotonie, Hämokonzentration, Sehstörungen, Haut, Magen/Darm, Hörstörungen, Encephalopathie bei Lebererkrankung, Niere.
WW: Vorsicht: Blutdrucksenker (verstärkt), Lithium (verminderte Elimination), Psychopharmaka (Blutdruckabfall), nichtsteroidale Antirheumatika (Diurese abgeschwächt), Mineralokortikoide (Kaliumverlust), Digitalis (Hypokali- ämie), Amiodaron, Aminoglykoside, neuromuskuläre Blocker, Probenecid.
Protonenpumpenhemmer (Hypomagnesiämie verstärkt).
WH: Vorsicht bei Diabetes, Gicht, Leberschäden, Hypotonie, Porphyrie, akutem Myokardinfarkt, Gefäßsklerose, Miktionsstörungen, Hörstörungen, Pan- kreatitis, älteren Patienten.
Kontrollen: Elektrolyte, Harnsäure, Blutzucker, Niere, Leber, Gewicht, Blutbild, Gehör. Kaliumreiche Kost oder kaliumsparende Diuretika werden empfohlen. Verkehrshinweis. Positive Dopingkontrollen möglich.
Bei Überdosierung Volumenmangel, Neigung zu Thrombosen und Embolien.
PG: 5 ST * (EKO: N) [€ 15,75]

Burinex 1 mg - Tabletten 25A02
(Z.Nr. 0-16540) RP. P. C03CA02
ZI: Karo Pharma, Stockholm, Schweden
Z: 1 Tablette enthält: Bumetanid 1 mg, Agar, Lactose monohydrat 52,3 mg, Maisstärke, Siliciumdioxid, hochdisperses, Povidon, Polysorbat 80, Magnesium stearat, Talkum.
EW: Schleifendiuretikum.
AG: Kardiale, hepatische, renale Ödeme, Aszites, akutes Lungenödem.
AA: Unzerkaut mit der Mahlzeit mit genügend Flüssigkeit.
DO: TD 0,5-1 mg; ev. 2-3mal tgl. bis 2 mg. Für Kinder und Jugendliche nicht empfohlen.
GA: Sulfonamidüberempfindlichkeit, Elektrolytmangel, Anurie, hepatische Enzephalopathie einschließlich Koma.
SST: Strenge Indikationsstellung, nicht stillen.
NW: Hypokaliämie und andere Stoffwechselveränderungen, Blutbild, Kopf- schmerzen, Muskelschmerzen, Hypotonie, Hämokonzentration, Sehstörungen, Haut, Magen/Darm, Hörstörungen, Encephalopathie bei Lebererkrankung, Niere.
WW: Vorsicht: Blutdrucksenker (verstärkt), Lithium (verminderte Elimination), Psychopharmaka (Blutdruckabfall), nichtsteroidale Antirheumatika (Diurese abgeschwächt), Mineralokortikoide (Kaliumverlust), Digitalis (Hypokali- ämie), Amiodaron, Aminoglykoside, neuromuskuläre Blocker, Probenecid.
Protonenpumpenhemmer (Hypomagnesiämie verstärkt).
WH: Vorsicht bei Diabetes, Gicht, Leberschäden, Hypotonie, Porphyrie, akutem Myokardinfarkt, Gefäßsklerose, Miktionsstörungen, Hörstörungen, Pan- kreatitis, älteren Patienten.
Kontrollen: Elektrolyte, Harnsäure, Blutzucker, Niere, Leber, Gewicht, Blutbild, Gehör. Kaliumreiche Kost oder kaliumsparende Diuretika werden empfohlen. Verkehrshinweis. Positive Dopingkontrollen möglich.
Bei Überdosierung Volumenmangel, Neigung zu Thrombosen und Embolien.
PG: 50 ST (EKO: G) [€ 10,25]

Buronil 25 mg - Filmtabletten 49B01
(Z.Nr. 0-14476) NR. P. N05AD03
ZI: MediLink, Lyngby, Dänemark
Z: 1 Filmtablette enthält: Melperon hydrochlorid 25 mg,

Tablettenkern: Lactose monohydrat 98,26 mg, Cellulose, mikrokristalline, Stearinsäure, Talkum, Siliciumdioxid, hochdisperses (entspr. Kieselerde wasserfrei, colloidal), Magnesium stearat; Povidon; Tablettenbeschichtung: Hypromellose, Macrogol 6000, Talkum; Farbstoffe: Titandioxid, Eisendioxid gelb.
EW: Neuroleptikum (Butyrophenon).
AG: Verwirrungszustände, Angst, gesteigerte Erregbarkeit, Unruhe, besonders bei älteren Menschen, organische Demenz, Entzugssyndrom bei Alkoho- likern, Psychosen.
AA: Nach den Mahlzeiten mit Flüssigkeit (nicht mit Kaffee, Tee oder Milch) einnehmen.
DO: TD initial 25-100 mg, dann 200 (-300) mg. Entzugssyndrom beim Alkoholismus: TD 150-400 mg in 3-4 ED. Für Jugendliche nicht empfohlen.
GA: Leber, Nierenschäden, Intoxikation mit ZNS-Dämpfern, Kollaps, Koma, malignes neuroleptisches Syndrom, Blutbildschäden, Kinder unter 12 Jahren.
SST: Im 1. Trimenon nicht anwenden, sonst Nutzen/Risiko-Abschätzung. Risiko von extrapyramidalen und/oder Entzugssymptomen des Neugeborenen bei Exposition im 3. Trimenon beachten.
NW: Müdigkeit, Schläfrigkeit, Herz, Blutdrucksenkung, anticholinerg (Sehstörungen, Obstipation), Tremor, Rigidität, frühe Dyskinesien und Spätdyskinesien, Hyperkinesien und andere Bewegungsstörungen, Verwirrtheit, Kopfschmerz, venöse Thromboembolien.
WW: ZNS-Dämpfer, Alkohol, Blutdrucksenker, Anticholinergika (verstärkt), Dopaminagonisten (Wirkung vermindert). Vorsicht: Lithium, trizyklische Antidepressiva, QT-verlängernde Arzneimittel, Thiaziddiuretika.
WH: Vorsicht bei Parkinson, Hypertonie, Hypotonie, Prostataadenom, Herzschäden, Schlaganfallrisiko, Brusttumoren, QT-Verlängerung, Krampfneigung, Myasthenie, Demenz- bedingten Psychosen. Kontrollen: Blutbild, Leber, Niere. Verkehrshinweis. Auf malignes neuroleptisches Syndrom achten.
PG: 50 ST (EKO: G) [€ 8,75], 100 ST (EKO: G) [€ 14,25]

Buronil 50 mg - Filmtabletten — 49B01

(Z.Nr. 0-17209) NR. P. — N05AD03
ZI: MediLink, Lyngby, Dänemark
Z: 1 Filmtablette enthält: Melperon hydrochlorid 50 mg, Tablettenkern: Lactose monohydrat 102,23 mg, Cellulose, mikrokristalline, Povidon, Stearinsäure, Talkum, Siliciumdioxid, hochdisperses (entspr. Kieselerde wasserfrei, colloidal); Tablettenbeschichtung: Hypromellose, Macrogol 6000, Talkum; Farbstoffe: Titandioxid.
Kurzinformation: siehe Buronil 25 mg - Filmtabletten, →S. 233
PG: 50 ST (EKO: G) [€ 13,75], 100 ST (EKO: G) [€ 22,05]

Buscapina 20 mg/1 ml - Ampullen — 51A02

(Z.Nr. 0-07646) RP. P. — A03BB01
ZI: sanofi-aventis, Wien
Z: 1 Ampulle zu 1 ml enthält: Hyoscin-N-butylbromid 20 mg, Natriumchlorid 6 mg, Wasser für Injektionszwecke.
EW: Spasmolytikum.
AG: Krämpfe und Motilitätsstörungen des Magen-Darm-Kanals, Krämpfe und Dyskinesien der Gallen- und Harnwege, Spasmen der muskulären Weichteile während der Entbindung, dysmenorrhoische Beschwerden. Als Hilfsmittel bei diagnostischen und therapeutischen Verfahren, bei denen Spasmen ein Problem darstellen können; z.B. Gastroduodenalendoskopie und Röntgenuntersuchungen.
AA: I.m., s.c. oder langsam i.v.
DO: 1-2 Ampullen mehrmals tgl.; MTD 100 mg.
Kinder ab 6 Jahren: Mehrmals tgl. 0,3-0,6 mg/kg KG; MTD 1,5 mg/kg KG.
GA: Engwinkelglaukom, Prostatahyperplasie, Magen/Darm-Stenosen, Ileus, Tachykardie, Megacolon, Myasthenie.
SST: Nicht anwenden.
NW: Akkommodationsstörungen, Tachykardie, Schwindel, Überempfindlichkeit, Schock, Harnverhaltung.
WW: Verstärkung der anticholinergen Wirkung durch Amantadin, Chinidin, Antidepressiva, Neuroleptika, Antihistaminika. Wirkungsabschwächung durch Dopaminantagonisten (z.B. Metoclopramid). Beta-Sympathomimetika verstärkt tachykard. Bei Antikoagulantiengabe nicht i.m. geben.
WH: Vorsicht bei kardiovaskulären Risikofaktoren. Bei unerklärbaren Bauchschmerzen Ursache diagnostisch untersuchen. Verkehrshinweis. Auf Glaukom achten.
Bei Überdosierung Antidot: Parasympathomimetika (z.B. Neostigmin 0,5-2,5 mg i.m. oder i.v.).
PG: 5 ST (EKO: G) [€ 6,45]

Buscomint 0,2 ml - Reizdarmkapseln — 42Z03, 42Z01

(Z.Nr. 1-38562) RPF. P. — A03AX15
ZI: sanofi-aventis, Wien
Z: 1 magensaftresistente Weichkapsel enthält: Pfefferminzöl 0,2 ml (entspr. → 181,6 mg) (entspr. Mentha x piperita L., aetheroleum), Kapselhülle: Gelatine, Glycerol, Wasser, gereinigtes, Eisenoxid gelb, Brillantblau FCF, Triglyceride, mittelkettige, Lecithin (Sonnenblume); Überzug: Methacrylsäure-Ethylacrylat-Copolymer (1:1), 30%ige Dispersion, Triethylcitrat, Glycerolmonostearat 40-55, Polysorbat 80, Natriumdodecylsulfat (entspr. Natrium < 1 mmol) (entspr. → < 23 mg).
EW: Pflanzliches Arzneimittel.
AG: Symptomatisch bei Bauchschmerzen, leichten Magen/Darm-Krämpfen, Flatulenz, Reizdarmsyndrom.
AA: Kapseln im Ganzen 30 min. vor einer Mahlzeit mit Flüssigkeit einnehmen.
DO: Personen ab 12 Jahren (ab 40 kg KG): 3mal tgl. 1 Kapsel.
GA: Lebererkrankung, Cholangitis, Achlorhydrie, Gallensteine und andere Gallenerkrankungen, Personen unter 40 kg KG.
SST: Nicht empfohlen.
NW: Magen/Darm (Sodbrennen), verschwommenes Sehen, Mentholgeruch im Urin und Stuhl, Dysurie, Entzündungen der Eichel, Überempfindlichkeit.
WW: Nicht empfohlen: Antazida, H_2-Blocker, Protonenpumpenhemmer (können zu vorzeitiger Freisetzung des Kapselinhaltes führen).
WH: Bei Sodbrennen oder Hiatushernie nicht anwenden (Verstärkung der Symptome möglich).
PG: 24 ST * (EKO: N) [€ 16,90], 48 ST * (EKO: N) [€ 26,90]

Buscopan 10 mg - Dragees — 51A02

(Z.Nr. 0-07470) RPF. P. — A03BB01
ZI: sanofi-aventis, Wien
Z: 1 Dragee enthält: Hyoscin-N-butylbromid 10 mg, Calcium hydrogenphosphat dihydrat, Maisstärke, Stärke, löslich, Siliciumdioxid, hochdisperses, Weinsäure, Stearinsäure, Povidon, Saccharose 41,19 mg, Talkum, Gummi arabicum, Macrogol 6000, Carnaubawachs, Wachs weiß, Titandioxid.
EW: Belladonna-Alkaloid, spasmolytisch.
AG: Leichte bis mäßige Magen/Darm-Krämpfe.
AA: Unzerkaut mit Flüssigkeit einnehmen.
DO: Mehrmals tgl. 1 Dragee; MTD 6 Dragees. Ohne ärztliche Beratung max. 3 Tage anwenden. Bei Kindern und Jugendlichen nur nach ärztlicher Beratung anwenden. Für Kinder unter 6 Jahren nicht empfohlen.
GA: Myasthenie, Magen/Darm-Stenosen, Ileus, Megacolon.
SST: Nicht anwenden.
NW: Anticholinerg (Mundtrockenheit, Tachykardie, Harnverhaltung), Haut, Anaphylaxie.
WW: Anticholinerge Wirkung duch andere Anticholinergika (atropinartige Substanzen), Antipsychotika, Antidepressiva, Antihistaminika, Amantadin, Chinidin, Disopyramid verstärkt. Metoclopramid (Abschwächung der Wirkung). Beta-Sympathomimetika (verstärkt tachykard).
WH: Vorsicht bei Glaukom, Tachyarrhythmien, Anfälligkeit gegen Magen/Darm-Obstruktionen.
PG: 20 ST * (EKO: N) [€ 9,60]

Buscopan 10 mg - Zäpfchen — 51A02

(Z.Nr. 0-07647) RPF. P. — A03BB01
ZI: sanofi-aventis, Wien
Z: 1 Zäpfchen enthält: Hyoscin-N-butylbromid 10 mg, Hartfett, Wasser, gereinigtes.
EW: Belladonna-Alkaloid, spasmolytisch.
AG: Leichte bis mäßige Magen/Darm-Krämpfe.
AA: Rektal.
DO: Mehrmals tgl. 1 Zäpfchen; MTD 6 Zäpfchen. Ohne ärztliche Beratung max. 3 Tage anwenden. Bei Kindern und Jugendlichen nur nach ärztlicher Beratung anwenden. Für Kinder unter 6 Jahren nicht empfohlen.
GA: Myasthenie, Magen/Darm-Stenosen, Ileus, Megacolon.
SST: Nicht anwenden.
NW: Anticholinerg (Mundtrockenheit, Tachykardie, Harnverhaltung), Haut, Anaphylaxie.
WW: Anticholinerge Wirkung duch andere Anticholinergika (atropinartige Substanzen), Antipsychotika, Antidepressiva, Antihistaminika, Amantadin, Chinidin, Disopyramid verstärkt. Metoclopramid (Abschwächung der Wirkung). Beta-Sympathomimetika (verstärkt tachykard).
WH: Vorsicht bei Glaukom, Tachyarrhythmien, Anfälligkeit gegen Magen/Darm-Obstruktionen.
PG: 6 ST * (EKO: N) [€ 9,20]

Buscopan plus Paracetamol 10 mg/500 mg - Filmtabletten — 02B10, 51A03

(Z.Nr. 1-19251) RPF. P. — A03DB04
ZI: sanofi-aventis, Wien
Z: 1 Filmtablette enthält: Hyoscin-N-butylbromid 10 mg,

Paracetamol 500 mg, Tablettenkern: Ethylcellulose, Kieselsäure, hochdisperse, Magnesium stearat, Maisstärke, Cellulose, mikrokristalline, Carmellose natrium (entspr. Natrium 4,32 mg); Tablettenüberzug: Dimeticon, Hypromellose, Macrogol 6000, Methacrylsäure-methylmethacrylat-copolymer, Talkum, Titandioxid.
EW: Kombination Spasmolytikum + Analgetikum.
AG: Krampfartige Schmerzen im Magen/Darm, Gallenwegen, ableitenden Harnwegen, weiblichen Geschlechtsorganen (Dysmenorrhoe).
AA: Oral unzerkaut mit Flüssigkeit.
DO: 3mal tgl. 1 Filmtablette; MED 2 Filmtabletten, MTD 4 Filmtabletten. (Mindestabstand 8 Stunden). Ohne ärztliche Beratung max. 3 Tage anwenden. Für Kinder nicht empfohlen.
GA: Schwere Leber-, Nierenschäden, Alkoholismus, Stenosen im Gastrointestinaltrakt, Ileus, Megakolon, Myasthenie.
SST: In der Schwangerschaft nicht empfohlen. Strenge Indikationsstellung in der Stillzeit.
NW: Anticholinerg, Haut (auch schwere Reaktionen), Drug Fever, selten Blut, Asthma, Heuschnupfen, bei chronischem Gebrauch Nieren-, schwere Leberschäden. Vereinzelt Überempfindlichkeit bis Schock.
WW: Keine anderen Arzneimittel mit dem Wirkstoff Paracetamol einnehmen. Vorsicht: Leberenzyminduktoren, Alkohol (erhöhte Toxizität), Chloramphenicol (Elimination verlangsamt), Salizylamid (Kumulation von Paracetamol), Probenecid (Paracetamol-Dosis reduzieren), orale Antikoagulantien (erhöhtes Blutungsrisiko), Metoclopramid (erhöhte Paracetamol-Resorption), Anticholinergika oder Beta-Sympathomimetika verstärkt, Zidovudin (Neutropenie), Flucloxacillin (metabolische Azidose).
WH: Vorsicht bei Analgetika- Überempfindlichkeit, Engwinkelglaukom, Harnwegs- oder Magen/Darm-Stenosen, Tachyarrhythmien, Glukose-6-phosphat-Dehydrogenasemangel, Gilbert-Syndrom. Nicht abrupt absetzen.
Bei Überdosierung Paracetamol-Antidot N-Acetylzystein. Hyoscin N-butyl-bromid: Antidot Parasympathomimetika (z.B. Neostigmin 0,5-2,5 mg i.m. oder i.v.), bei Harnverhalten katheterisieren.
PG: 20 ST * (EKO: N) [€ 10,20]

🐾 Buscopan compositum - Injektionslösung für Tiere
802B, 828A, 832B

(Z.Nr. 8-14155) RP. P. VNW. QA03DB04
ZI: Boehringer Ingelheim-Vetmedica, Ingelheim, Deutschland
Z: 1 ml enthält: Metamizol natrium 500 mg, Butylscopolaminiumbromid 4 mg, Weinsäure, Phenol 5 mg, Wasser für Injektionszwecke.
EW: Spasmolytikum + Analgetikum.
AG: Schmerzhafte Spasmen, spastische Kolik beim Pferd, Begleittherapie der akuten Diarrhoe bei Rind, Kalb, Schwein, Hund.
AA: Schwein i.m., Pferd, Rind i.v., Hund i.v., i.m., s.c.
DO: Pferd 2,5 ml/50 kg KG Rind 4 ml /50 kg KG Kalb, Schwein, Hund: 1 ml/10 kg KG
GA: Magen/Darm-Ulzera, Blutbild-, Gerinnungs-, Nierenschäden, mechanische Magen/Darm-Stenosen, Tachyarrhythmie, Glaukom, Prostataadenom, paralytischer Ileus bei Pferden.
SST: Strenge Indikationsstellung.
NW: Schmerzreaktionen bei Hunden, Herzfrequenzanstieg, sehr selten Anaphylaxie, Schock.
WW: Leberenzyminduktoren verkürzen Wirkdauer von Metamizol. Neuroleptika (Hypothermie). Glukokortikoide (Magen/Darm-Blutungen). Antikoagulantien, Anticholinergika verstärkt.
VNW: Essbares Gewebe Rind, Pferd, Schwein: 12 Tage, keine Anwendung bei Milchtieren.
PG: 100 ML VNW [€ 30,60]

🐾 Buserelin aniMedica 0,004 mg/ml - Injektionslösung für Rinder, Pferde und Kaninchen
822AC, 833AC

(Z.Nr. 8-00658) NR. P. E. QH01CA90
ZI: aniMedica, Senden-Bösensell, Deutschland
Z: 1 ml Injektionslösung enthält: Buserelin 0,004 mg (entspr. Buserelin acetat 0,0042 mg), Benzylalkohol 20 mg, Natriumchlorid, Natriumdihydrogenphosphat-2-Wasser, Natrium hydroxyd, Wasser für Injektionszwecke.
EW: Stimuliert Gonadotropin-Freisetzung in der Hypophyse.
AG: Rind: Frühe Zyklusinduktion post partum; Behandlung von Follikelzysten; Verbesserung der Konzeptionsrate im Rahmen der künstlichen Besamung auch nach Brunstsynchronisation mit einem PGF-2a Analogon. Die Wirk- samkeit kann in Abhängigkeit der Zuchtkondition variieren.
Pferd: Ovulationsinduktion zur Synchronisation von Ovulation und Deckzeitpunkt; Verbesserung der Konzeptionsrate.
Kaninchen: Verbesserung der Konzeptionsrate; Ovulationsinduktion bei Post-partum-Insemination.
AA: I.m., ev. auch i.v. oder s.c.
DO: Einmalig: Rind 10-20 mcg, Stute 20-40 mcg, Kaninchen 0,8 mcg Buserelin.
SST: Sicherheit für mittlere und späte Stadien der Trächtigkeit nicht belegt.
WH: Therapie ist rein symptomatisch. Schwangere Frauen sollten das Produkt nicht verabreichen. Sterile Injektionskautelen beachten.
VNW: Keine.
PG: 5 ST VN [€ 86,75]

Busilvex 6 mg/ml - Konzentrat zur Herstellung einer Infusionslösung
55A

(Z.Nr. EU/1/03/254/*) NR. P. E. n.l. L01AB01
ZI: Pierre Fabre Medicament, Production, Boulogne, Frankreich
Z: 1 ml Konzentrat enthält: Busulfan 6 mg, Dimethylacetamid, Macrogol 400.
PG: 8 ST * (EKO: N) [€ 4.164,40 n.l.]

Busulfan Accord 6 mg/ml - Konzentrat zur Herstellung einer Infusionslösung
55A

(Z.Nr. 1-36928) NR. P. E. L01AB01
ZI: Accord Healthcare, Utrecht, Niederlande
Z: 1 ml Konzentrat enthält: Busulfan 6 mg, Dimethylacetamid, Macrogol 400.
EW: Alkylierendes Zytostatikum.
AG: - Busulfan, gefolgt von Cyclophosphamid, zur Konditionierung vor konventioneller hämatopoetischer Stammzelltransplantation.
- Fludarabin, gefolgt von Busulfan, zur Konditionierung vor hämatopoetischer Stammzelltransplantation, wenn die Patienten für ein intensitätsreduziertes Konditionierungsregime (RIC) in Frage kommen.
AA: Zentralvenöse Infusion nach Verdünnen.
DO: Busulfan in Kombination mit Cyclophosphamid oder Melphalan:
Erwachsene: 0,8 mg/kg KG Busulfan als zweistündige Infusion alle 6 Std. über 4 Tage, vor der Gabe von Cyclophosphamid (60 mg/kg KG) und der konventionellen hämatopoetischen Stammzelltransplantation (HSCT). Bei übergewichtigen Patienten nach adjustiertem Idealgewicht dosieren.
Kinder: 0,8-1,2 mg/kg KG Busulfan als zweistündige Infusion alle 6 Std. über 4 Tage, gefolgt von 4 Zyklen mit 50 mg/kg KG Cyclophosphamid oder einer Gabe von 140 mg/m² Melphalan.
Busulfan in Kombination mit Fludarabin (nur für Erwachsene):
- Fludarabin als tägliche einstündige Einzelinfusion mit 30 mg/m² über einen Zeitraum von 5 aufeinanderfolgenden Tagen oder 40 mg/m² über einen Zeitraum von 4 aufeinanderfolgenden Tagen.
- Busulfan 3,2 mg/kg als tägliche dreistündige Einzelinfusion unmittelbar nach Fludarabin an insgesamt 2 oder 3 aufeinanderfolgenden Tagen.
Details siehe Austria-Codex - Fachinformation.
SST: Gegenanzeige; Kontrazeption bei Frauen im gebärfähigen Alter bis 6 Monate nach der Behandlung erforderlich. Männer sollen bis 6 Monate nach der Therapie kein Kind zeugen.
NW: Schwere Zytopenie, thrombotische Mikroangiopathie, GVHD-Reaktionen, Infektionen, Leber, Lunge, Kreislauf, Magen/Darm, Haut, Niere, allgemeine Störungen, Infertilität.
WW: Vorsicht: Itraconazol, Metronidazol, Ketobemidon.
WH: Schwere Myelosuppression ist Folge der Behandlung. Kontrollen: Blutbild, Leber, Herz, Lunge, Niere.
Vorsicht bei Krampfanamnese. Patienten mit Antikonvulsiva (Phenytoin oder Benzodiazepine) vorbehandeln.
Auf sekundäre Malignome achten.
PG: 1 ST * (EKO: N) [€ 528,50]

Busulfan Fresenius Kabi 6 mg/ml - Konzentrat zur Herstellung einer Infusionslösung
55A

(Z.Nr. EU/1/14/951/*) NR. P. E. L01AB01
ZI: Fresenius Kabi Deutschland, Bad Homburg, Deutschland
Z: 1 ml Konzentrat enthält: Busulfan 6 mg, Dimethylacetamid, Macrogol 400.
Kurzinformation: siehe Busulfan Accord 6 mg/ml - Konzentrat zur Herstellung einer Infusionslösung, → S. 235
PG: 8 ST * (EKO: N) [€ 4.028,20]

🐾 Butagran Equi 200 mg/g - Pulver zum Eingeben für Pferde
802AD

(Z.Nr. 8-01153) NR. P. QM01AA01
ZI: Dopharma Research, Raamsdonksveer, Niederlande
Z: 1 g enthält: Phenylbutazon 200 mg, Glucose monohydrat, Hypromellose, Butter Vanille Aroma.
EW: Nichtsteroidales Antiphlogistikum.
AG: Zur Schmerzlinderung und Entzündungshemmung bei Erkrankungen des Bewegungsapparates (z.B. Lahmheit), postoperative Entzündungen. Myositis, Weichteilentzündungen.

B

Als Antipyretikum bei viralen Atemwegserkrankungen.
AA: Zum Eingeben.
DO: Tag 1: 2mal tgl. 2 Beutel pro 450 kg KG.
Tag 2-4: 2mal tgl.1 Beutel pro 450 kg KG.
Nach Tag 4: 1mal tgl. oder jeden 2. Tag 1 Beutel pro 450 kg KG.
GA: Herz-, Leber-, Nierenschäden, Magen/Darm-Ulzera und Blutungen.
SST: Vorsicht, nicht um den Zeitraum der Geburt anwenden. Nutzen/Risiko-Abwägung in der Stillzeit.
NW: Magen/Darm-Ulzera (besondes bei Ponys), Niere, Blutbild.
WW: Potenziell nephrotoxische Arzneimittel meiden. Penicillin, Gentamicin ev. abgeschwächt. Nicht gleichzeitig mit anderen NSAIDs anwenden.
WH: Nicht bei dehydrierten, hypotonischen oder hypovolämischen Tieren anwenden. Vorsicht bei unter 6 Wochen alten Tieren und bei älteren Tieren. Infektionen antibakteriell behandeln.
VNW: Nicht zur Anwendung bei Pferden, deren essbare Gewebe oder Milch zum menschlichen Verzehr bestimmt sind.
PG: 100 ST VN [€ 152,00]

🐾 *Butazocare flavour 1 g - Granulat im Beutel für Pferde und Ponys* 802AD
(Z.Nr. 8-38820) NR. P. VNW. nicht im Handel. QM01AA01

🐾 Butomidor 10 mg/ml - Injektionslösung für Pferde, Hunde und Katzen 802AA

(Z.Nr. 8-00912) NR. P. QN02AF01
ZI: Richter Pharma, Feldgasse, Wels
Z: 1 ml Lösung enthält: Butorphanol 10 mg (entspr. Butorphanol tartrat 14,58 mg), Benzethonium chlorid 0,1 mg, Natriumchlorid, Wasser für Injektionszwecke.
EW: Opioid-Analgetikum.
AG: Analgesie, Sedierung, Präanästhesie.
AA: I.v., s.c., i.m.
DO: Hund (i.m., i.v., s.c.):
Analgesie: 0,1-0,4 mg/kg KG
Sedierung: 0,1 mg/kg KG, gefolgt von 10 µg Medetomidin/kg KG i.v., i.m.
Präanästhesie: 0,1 mg/kg KG, gefolgt von 25 µg Medetomidin/kg KG i.m., nach 15 min 5 mg Ketamin/kg KG i.m.
Katze (i.v., s.c.):
Analgesie: 0,4 mg/kg KG s.c. oder 0,1 mg/kg KG i.v.
Sedierung: 0,4 mg/kg KG s.c. und 50 µg Medetomidin/kg KG s.c.
Präanästhesie: 0,1 mg/kg KG i.v. und 40 µg Medetamidin/kg KG i.v. und 1,5 mg Ketamin/kg KG i.v.
Pferd (i.v.):
Analgesie: Butorphanol 0,1 mg/kg KG i.v.
Sedierung/Präanästhesie: 12 µg Detomidin/kg KG, gefolgt von 0,025 mg Butorphanol/kg KG i.v., oder: 0,05 mg Romifidin/kg KG, gefolgt von 0,02 mg Butorphanol/kg KG i.v., oder: 0,5 mg Xylazine/kg KG, gefolgt von 0,05-0,1 mg Butorphanol/kg KG i.v.
GA: Obstruktive Atemwegserkrankungen, Herzbeschwerden, Schädeltrauma, organische Hirnläsionen, Leber- und Nierenfunktionsstörungen, Krampf- leiden, Obstipation.
SST: Nicht empfohlen.
NW: Atemdepression, Blutdrucksenkung, lokale Schmerzen.
Katzen: Mydriasis, Desorientierung, Agitation oder Sedierung.
Pferd: Senkung der Darmmotilität, Ataxie.
WW: Leberenzyminduktoren verstärkt toxisch; andere ZNS-Dämpfer verstärkt.
Reine Opioid-Analgetika aufgehoben.
WH: Vorsicht bei kardiovaskulären oder respiratorischen Erkrankungen. Bei Ateminsuffizienz Antidot Naloxon.
PG: 1 ST VN [€ 91,60], 5 ST VN [€ 335,35]

🐾 *Butorphanol "Richter" 10 mg/ml - Injektionslösung für Pferde, Hunde und Katzen* 802AA
(Z.Nr. 8-00427) NR. P. nicht im Handel. QN02AF01

🐾 Butox Protect 7,5 mg/ml pour on - Suspension zum Übergießen für Rinder und Schafe 804B

(Z.Nr. 8-00865) RP. P. VNW. QP53AC11
ZI: Intervet, Wien
Z: 1 ml Suspension enthält: Deltamethrin 7,5 mg, Formaldehyd-Lösung 35% 0,18 mg, Natriumdodecylsulfat, Siliciumdioxid, Xanthan gummi, Citronensäure monohydrat, Propylenglycol, Rhodorsil 416, Rhodorsil 426R, Dispergiermittel SI, Wasser, gereinigtes.
EW: Ektoprasitikum.
AG: Ektoparasiten bei Rindern (Läuse, Haarlinge, stechende und nicht-stechende Weidefliegen) und Schafen (Läuse, Haarlinge, Schaf- lausfliegen).
AA: Zum Aufgießen entlang der Rückenlinie vom Hals bis zur Schwanzwurzel.
DO: Weidefliegen: Rinder bis 100 kg KG 10 ml, 100-300 kg KG 20 ml, über 300 kg KG 30 ml.
Andere Ektoparasiten: Rinder und Schafe 10 ml pro Tier. Zur einmaligen Anwendung, Wiederholung ev. alle 6-10 Wochen.
SST: Anwendung möglich.
NW: Augen- und Schleimhautreizung, sehr selten Hautreizung.
WW: Potenzierung organischer Phosphorverbindungen.
WH: Nicht während starker Hitzeperioden behandeln. Nicht auf vorgeschädigte Haut, Augen oder Schleimhäute aufbringen. Auf Resistenzentwicklung achten. Toxisch für Dunginsekten, Bienen oder Fische.
VNW: Essbare Gewebe: Rind 18 Tage, Schaf 1 Tag.
Milch: Rind 0 Tage, Schaf 12 Stunden.
PG: 1000 ML VNW [€ 87,05]

Buvidal 8 mg - Depot-Injektionslösung 26C

(Z.Nr. EU/1/18/1336/*) NR. SG. P. N07BC01
ZI: Camurus, Lund, Schweden
Z: 1 Fertigspritze mit 0,16 ml enthält: Buprenorphin 8 mg, (3-sn-Phosphatidyl)cholin aus Sojabohnen, Glycerol dioleat, Ethanol, wasserfrei (entspr. Ethanol < 100 mg/Dosis).
EW: Partieller Opioid-Agonist/Antagonist.
AG: Patienten ab 16 Jahren mit Opioidabhängigkeit im Rahmen weiterer Maßnahmen.
AA: Nur s.c. durch medizinisches Fachpersonal.
Nicht i.v., i.m. oder intradermal!
DO: Buprenorphin-naive Patienten: Initial 4 mg Buprenorphin sublingual (Verträglichkeitstest). Nach 1 Std. 16 mg s.c., dann 1 oder 2mal 8 mg s.c. im Abstand von mindestens 1 Tag.
Wöchentliche Zieldosis 24-32 mg s.c. im Wochenabstand wiederholen. Nach Stabilisierung Umstellung auf monatliche Dosis (= 4fache wöchentliche Dosis) möglich.
Max. zusätzliche Dosis 8 mg. Monatliche Höchstdosis 128 mg (+ zusätzliche 8 mg).
Umstellung von Buprenorphin tgl. sublingual auf wöchentlich s.c.: 2-6 mg tgl. sublingual entsprechen 8 mg wöchentlich s.c..
Details siehe Austria Codex - Fachinformation.
Keine Daten bei Personen unter 16 Jahren.
GA: Schwere Ateminsuffizienz, schwere Leberschäden, akuter Alkoholismus, Delirium tremens.
SST: Nutzen/Risiko-Abwägung in der Schwangerschaft, Atemdepression und Entzugssyndrom beim Neugeborenen möglich. Vorsicht in der Stillzeit.
NW: Infektionen, Kopfschmerzen, Magen/Darm (Übelkeit), Hyperhidrosis, Schlaflosigkeit, Psyche, Schmerzen, Hypotonie, Arzneimittelentzugssyndrom, Haut, Leberenzymanstieg, Überempfindlichkeit, lokale Reaktionen.
WW: Besondere Vorsicht: Benzodiazepine (Atemdepression).
Vorsicht: Gabapentin, Alkohol, andere ZNS-Dämpfer, Opioid-Analgetika, Naltrexon, Nalmefen, QT-verlängernde Substanzen, CYP3A4-Hemmer oder -Induktoren, MAO-Hemmer.
GE: Dauertherapie kann zur Opioidabhängigkeit führen. Beim Absetzen Entzugssyndrom möglich.
WH: Nur von medizinischen Fachpersonal applizieren - Keine Selbstinjektion durch Patienten zulässig! Vor Therapiebeginn Art und Grad der Opioidabhängigkeit so wie Depoteigenschaften von Buvidal berücksichtigen.
Vorsicht bei Hypotonie, Prostatahypertrophie, Myxödem, Urethralstenose, Kopfverletzungen, Hypothyreose, NNR-Insuffizienz, Dysfunktion der Gallenwege, Nierenschäden.
Kontrollen: Leber (Virushepatitis-Status). Strenger Verkehrshinweis.
Bei Überdosierung
Gefahr der Atemdepression. Antidot: Opioidantagonist (Naloxon, initial bis 2 mg, ev. alle 2-3 min. wiederholen).
PG: 1 ST * (EKO: N) [€ 154,45]

Buvidal 16 mg - Depot-Injektionslösung 26C

(Z.Nr. EU/1/18/1336/*) NR. SG. P. N07BC01
ZI: Camurus, Lund, Schweden
Z: 1 Fertigspritze mit 0,32 ml enthält: Buprenorphin 16 mg, (3-sn-Phosphatidyl)cholin aus Sojabohnen, Glycerol dioleat, Ethanol, wasserfrei (entspr. Ethanol < 100 mg/Dosis).
Kurzinformation: siehe Buvidal 8 mg - Depot-Injektionslösung, → S. 236
PG: 1 ST * (EKO: N) [€ 154,45]

Buvidal 24 mg - Depot-Injektionslösung 26C

(Z.Nr. EU/1/18/1336/*) NR. SG. P. N07BC01
ZI: Camurus, Lund, Schweden
Z: 1 Fertigspritze mit 0,48 ml enthält: Buprenorphin 24 mg, (3-sn-Phosphatidyl)cholin aus Sojabohnen, Glycerol dioleat, Ethanol, wasserfrei (entspr. Ethanol 100 mg/Dosis).
Kurzinformation: siehe Buvidal 8 mg - Depot-Injektionslösung, → S. 236
PG: 1 ST * (EKO: N) [€ 154,45]

Buvidal 32 mg - Depot-Injektionslösung 26C

(Z.Nr. EU/1/18/1336/*) NR. SG. P. N07BC01
ZI: Camurus, Lund, Schweden
Z: 1 Fertigspritze mit 0,64 ml enthält: Buprenorphin 32 mg, (3-sn-Phosphatidyl)cholin aus Sojabohnen, Glycerol dioleat, Ethanol, wasserfrei (entspr. Ethanol < 100 mg/Dosis).
Kurzinformation: siehe Buvidal 8 mg - Depot-Injektionslösung, → S. 236
PG: 1 ST * (EKO: N) [€ 154,45]

Buvidal 64 mg - Depot-Injektionslösung 26C

(Z.Nr. EU/1/18/1336/*) NR. SG. P. N07BC01
ZI: Camurus, Lund, Schweden
Z: 1 Fertigspritze mit 0,18 ml enthält: Buprenorphin 64 mg, (3-sn-Phosphatidyl)cholin aus Sojabohnen, Glycerol dioleat, N-Methylpyrrolidon.
Kurzinformation: siehe Buvidal 8 mg - Depot-Injektionslösung, → S. 236
PG: 1 ST * (EKO: N) [€ 556,35]

Buvidal 96 mg - Depot-Injektionslösung 26C

(Z.Nr. EU/1/18/1336/*) NR. SG. P. N07BC01
ZI: Camurus, Lund, Schweden
Z: 1 Fertigspritze mit 0,27 ml enthält: Buprenorphin 96 mg, (3-sn-Phosphatidyl)cholin aus Sojabohnen, Glycerol dioleat, N-Methylpyrrolidon.
Kurzinformation: siehe Buvidal 8 mg - Depot-Injektionslösung, → S. 236
PG: 1 ST * (EKO: N) [€ 556,35]

Buvidal 128 mg - Depot-Injektionslösung 26C

(Z.Nr. EU/1/18/1336/*) NR. SG. P. N07BC01
ZI: Camurus, Lund, Schweden
Z: 1 Fertigspritze mit 0,36 ml enthält: Buprenorphin 128 mg, (3-sn-Phosphatidyl)cholin aus Sojabohnen, Glycerol dioleat, N-Methylpyrrolidon.
Kurzinformation: siehe Buvidal 8 mg - Depot-Injektionslösung, → S. 236
PG: 1 ST * (EKO: N) [€ 556,35]

Bydureon 2 mg - Depot-Injektionssuspension in einem Fertigpen 06C
(Z.Nr. EU/1/11/696/*) NR. P. E. nicht im Handel. A10BJ01

Bydureon 2 mg - Pulver und Lösungsmittel zur Herstellung einer Depot-Injektionssuspension 06C
(Z.Nr. EU/1/11/696/*) NR. P. E. nicht im Handel. A10BJ01

Bydureon 2 mg - Pulver und Lösungsmittel zur Herstellung einer Depot-Injektionssuspension in einem Fertigpen 06C

(Z.Nr. EU/1/11/696/*) NR. P. E. A10BJ01
ZI: AstraZeneca, Södertälje, Schweden
Z: 1 Fertigpen enthält: Exenatid 2 mg, Poly(glycolsäure-co-milchsäure) (48:52), Sucrose; Lösungsmittel: Carmellose natrium, Natriumchlorid, Polysorbat 20, Natriumdihydrogenphosphat-1-Wasser, Dinatriumhydrogenphosphat-7-Wasser, Wasser für Injektionszwecke, Natriumhydroxid zur pH-Wert-Einstellung.
EW: Antidiabetikum (Glukagon-like Peptide-1 Rezeptoragonist).
AG: Diabetes mellitus Typ 2 in Kombination mit anderen Antidiabetika einschl. Insulin.
AA: S.c. Selbstapplikation nach Suspendierung. Cave i.v. oder i.m.
DO: 1mal wöchentlich 2 mg. Keine Dosisempfehlung für Kinder und Jugendliche.
SST: Nicht anwenden. Präparat mindestens 3 Monate vor einer geplanten Schwangerschaft absetzen.
NW: Magen/Darm (Übelkeit, Durchfall), akute Pankreatitis, lokale Reizung, Hypoglykämie (mit Sulfonylharnstoffen), Kopfschmerz, rascher Gewichtsverlust, Antikörper gegen Exenatid (vermehrte lokale Reaktionen).
WW: Vorsicht: Sulfonylharnstoffe, Gerinnungshemmer (Dosis anpassen).
WH: Nicht bei Typ 1-Diabetes oder bei diabetischer Ketoazidose anwenden. Kein Ersatz für Insulin. Bei schweren Nierenschäden oder schweren gastrointestinalen Erkrankungen nicht empfohlen. Auf akute Pankreatitis achten. Verkehrshinweis.
PG: 4 ST RE1 (EKO: Y) [€ 144,20]

🐾 ByeMite 500 mg/ml - Konzentrat zur Herstellung einer Sprühemulsion für Legehennen 804Z

(Z.Nr. 8-00786) RP. P. VNW. QP53AF01
ZI: Bayer Animal Health, Leverkusen, Deutschland
Z: 1 ml Konzentrat enthält: Phoxim 500 mg, n-Butanol, Calcium dodecylbenzolsulfonat, p-Methylphenylethyl(2,7)-phenoxy-polyglycol (27)ether, p-Methylphenylethyl(2,7)-phenoxy-polyglycol (17)ether, Xylol, Methyl isobutyl keton.
EW: Ektoparasitikum (Organophosphorverbindung).
AG: Bekämpfung des Befalls von Jung- und Legehennenställen durch Organo- phosphatsensitive Rote Vogelmilben (Dermanyssus gallinae).
AA: Sprühlösung in Gegenwart der Tiere auf die Käfige sprühen.
DO: 100 ml Tierarzneimittel in 25 l Wasser gründlich verrühren. Lösung (25 l pro 1000 Hennenplätze) auf die Oberflächen im Umfeld der Hennen sowie auf die Verstecke der Parasiten sprühen.
Behandlung nach 7 Tagen wiederholen.
Max. 2 Stallbehandlungen (=4 Anwendungen) pro Jahr.
GA: Mastbetriebe.
NW: Geringfügiger Rückgang der Eierproduktion am Folgetag.
WH: Resistenzentwicklung verzögern (strenge Indikationsstellung). Hochtoxisch für Fische und Wasserorganismen: Max. 2 Stallbehandlungen pro Jahr durchführen. Geflügel nicht direkt besprühen. Vor Sprühbehandlung Futter und Eier entfernen. Lose Einstreu entfernen. Am Behandlungstag gelegte Eier entsorgen. Sprühdichte Schutzkleidung für Personal erforderlich. Hautkontakt vermeiden. Bei Vergiftung beim Geflügel Antidot Atropin (0,5-1 mg/kg KG i.m.).
VNW: Eier 12 Stunden, essbare Gewebe 25 Tage nach der 2. Behandlung.
PG: 1000 ML VNW [€ 152,35]

Byetta 5 Mikrogramm - Injektionslösung, Fertigpen 06C

(Z.Nr. EU/1/06/362/*) NR. P. E. A10BJ01
ZI: AstraZeneca, Södertälje, Schweden
Z: 1 Dosis zu 20 µl enthält: Exenatid 5 µg, (entspr. Exenatid 0,25 mg/ml), Metacresol 44 µg, Mannitol, Essigsäure 99%, Natrium acetat-Trihydrat, Wasser für Injektionszwecke.
EW: Blutzuckersenker, Inkretin-Mimetikum.
AG: Typ 2-Diabets mellitus in Kombination mit Metformin, Sulfonylharnstoffen, i Thiazolidindionen, Metformin + Sulfonylharnstoff, Metformin + Thiazolidindion, Basalinsulin mit oder ohne Metformin und/oder Pioglitazon.
AA: S.c. innerhalb von 60 min. vor einer Hauptmahlzeit.
DO: Initial 2mal tgl. 5 µg, nach 1 Monat ev. auf 2mal tgl. 10 µg erhöhen.
Keine Dosisempfehlung für Patienten unter 18 Jahren.
SST: Nicht anwenden; Insulin empfohlen.
NW: Hypoglykämie, Magen/Darm (Übelkeit, Durchfall), akute Pankreatitis, ZNS, Gewichtsverlust, Vegetativum, lokale Reaktionen, Immunogenität, selten akute Pankreatitis, akutes Nierenversagen.
WW: Nicht empfohlen: D-Phenylalanin-Derivate (Meglitinide), alpha- Glucosidasehemmer, Dipeptidylpeptidase-4-Inhibitoren oder andere GLP-1-Rezeptoragonisten.
Vorsicht: Cumarine; Arzneimittel, die die Magenentleerung verlangsamen.
WH: Nicht bei Diabetes I anwenden. Kein Ersatz für Insulin. Basalinsulin getrennt applizieren und Dosierung überprüfen. Bei schweren Magen/Darm-Erkrankungen nicht empfohlen. Bei Verdacht auf Pankreatitis absetzen. Auf Hypoglykämie achten. Verkehrshinweis.
PG: 1 ST * (EKO: N) [€ 162,30]

Byetta 10 Mikrogramm - Injektionslösung, Fertigpen 06C

(Z.Nr. EU/1/06/362/*) NR. P. E. A10BJ01
ZI: AstraZeneca, Södertälje, Schweden
Z: 1 Dosis zu 40 µl enthält: Exenatid 10 µg, (entspr. Exenatid 0,25 mg/ml), Metacresol 88 µg, Mannitol, Essigsäure 99%, Natrium acetat-Trihydrat, Wasser für Injektionszwecke.
Kurzinformation: siehe Byetta 5 Mikrogramm - Injektionslösung, Fertigpen, → S. 237
PG: 1 ST * (EKO: N) [€ 162,30]

C

Cabaseril 1 mg - Tabletten 12B03
(Z.Nr. 1-23067) RP. P. N04BC06
ZI: Pfizer Corporation Austria, Wien
Z: 1 Tablette enthält: Cabergolin 1 mg, Lactose 75,4 mg, Leucin.
EW: Dopamin (D_2)-Agonist.
AG: M.Parkinson (Monotherapie 2. Wahl oder Adjuvans zu L-Dopa und Dopa- Decarboxylasehemmern).
AA: Zu einer Mahlzeit einnehmen.
DO: Nach Erstdiagnose: TD initial 0,5 mg, dann langsam steigern; empfohlene TD 2-3 mg als Einmaldosis.
Kombinationsbehandlung: TD initial 1 mg, dann langsam steigern; emp- fohlene TD 2-3 mg als Einmalgabe. MTD 3 mg. Dosisanpassung bei schweren Leberschäden. Für Kinder und Jugendliche nicht empfohlen.
GA: Frühere fibrotische Erkrankungen, Klappenerkrankungen.
SST: Zwingende Indikationsstellung, Schwangerschaft bis 1 Monat nach der Behandlung ausschließen.
NW: ZNS (Schlafstörungen, Dyskinesien), Magen/Darm, Herz, Kreislauf (Hypotonie, Ödeme), Blut, Psyche (Verwirrtheit, Impulskontrollstörungen, Spielsucht, Libidosteigerung, Hypersexualität), Somnolenz, Fibrosen, seröse Entzündungen, Valvulopathien, Dyspnoe.
WW: Nicht mit anderen Mutterkornalkaloiden oder Makrolidantibiotika geben.
Dopaminantagonisten (Neuroleptika) setzen Wirksamkeit herab. Blutdruck- senker verstärkt.
WH: Vorsicht bei schweren Herzerkrankungen, Raynaud-Syndrom, Magenblutungen, Leberinsuffizienz, Psychosen, anamnestischen Atemstörungen mit Fibrosen.
Auf Fibrosen bzw. Valvulopathien vor und während Langzeittherapie achten: Vor Behandlungsbeginn Echokardiographie durchführen.
Bei schwerer Überdosierung (z.B. Halluzinationen) Dopamin-Antagonisten geben. Verkehrshinweis (Somnolenz und plötzliches Einschlafen möglich).
PG: 30 ST (EKO: G) [€ 47,80]

Cabaseril 2 mg - Tabletten 12B03
(Z.Nr. 1-23068) RP. P. N04BC06
ZI: Pfizer Corporation Austria, Wien
Z: 1 Tablette enthält: Cabergolin 2 mg, Lactose 150,8 mg, Leucin.
Kurzinformation: siehe Cabaseril 1 mg - Tabletten, → S. 238
PG: 15 ST (EKO: G) [€ 44,65], 30 ST (EKO: G) [€ 86,20]

Cabazitaxel Accord 20 mg/ml - Konzentrat zur Herstellung einer Infusionslösung 55F
(Z.Nr. EU/1/20/1448/*) NR. P. nicht im Handel. L01CD04

Cabazitaxel EVER Pharma 10 mg/ml - Konzentrat zur Herstellung einer Infusionslösung 55F
(Z.Nr. 1-40294) NR. P. nicht im Handel. L01CD04

Cabazitaxel Sandoz 10 mg/ml - Konzentrat zur Herstellung einer Infusionslösung 55F
(Z.Nr. 1-40347) NR. P. nicht im Handel. L01CD04

▼ Cablivi 10 mg - Pulver und Lösungsmittel zur Herstellung einer Injektionslösung 20A03
(Z.Nr. EU/1/18/1305/*) NR. P. E. B01AX07
ZI: Ablynx , Zwijnaarde, Belgien
Z: 1 Packung enthält: Caplacizumab 10 mg (entspr. Anti-von-Willebrand-Nanobody, bivalent, humanisiert), hergestellt durch rekombinante DNA-Technologie in Escherichia coli, Sucrose, Citronensäure, Natrium citrat, Polysorbat 80; Lösungsmittel: Wasser für Injektionszwecke.
EW: Antithrombotisch.
AG: Erworbene thrombotisch-thrombozytopenische Purpura (aTTP).
AA: Erstdosis i.v., alle Folgedosen s.c. in das Abdomen.
DO: Personen ab 12 Jahren (mind. 40 kg KG): Initial 10 mg i.v. vor der Plasmapherese. Dann tgl. 10 mg s.c. nach Abschluss einer jeden Plasmapherese, dann tgl. 10 mg s.c. über 30 Tage nach Beendigung der täglichen Plasmapherese. Keine Dosisempfehlung für Kinder und Jugendliche unter 40 kg KG.
SST: In der Schwangerschaft Anwendung vermeiden. Nutzen/Risiko-Abwägung in der Stillzeit.
NW: Epistaxis, Kopfschmerzen, Zahnfleischbluten, Urtikaria, Fieber, andere Blutungen.
WW: Vorsicht: Heparin, orale Antikoagulanzien.
WH: Bei Blutungen Behandlung unterbrechen, ev. von-Willebrand-Faktor-Konzentrat geben. Mindestens 7 Tage vor geplanten operativen Eingriffen absetzen. Vorsicht bei Leberschäden.
PG: **BP7X1** 7 ST * (EKO: N) [€ 45.967,00], **DFL** 1 ST * (EKO: N) [€ 6.603,95]

▼ Cabometyx 20 mg - Filmtabletten 55G
(Z.Nr. EU/1/16/1136/*) NR. P. L01EX07
ZI: Ipsen Pharma, Boulogne, Frankreich
Z: 1 Filmtablette enthält: Cabozantinib 20 mg (entspr. Cabozantinib L-malat), Tabletteninhalt: Cellulose, mikrokristalline, Lactose 15,54 mg, Hyprolose, Croscarmellose natrium, Siliciumdioxid, hochdisperses, Magnesium stearat; Filmüberzug: Hypromellose 2910, Titandioxid, Triacetin, Eisen(III)-hydroxid-oxid x H2O.
EW: Proteinkinasehemmer, antineoplastisch.
AG: - Fortgeschrittenes Nierenzellkarzinom bei nicht vorbehandelten Personen sowie nach Vorbehandlung mit Therapie gegen VEGF (vaskulärer endothelialer Wachstumsfaktor).
- Leberzellkarzinom nach Vorbehandlung mit Sorafenib.
AA: Tabletten nüchtern im Ganzen schlucken.
DO: 1mal tgl. 60 mg. Bei Nebenwirkungen TD auf 40 bzw. 20 mg reduzieren. Nicht bioäquivalent mit Cometriq-Kapseln!
Keine Daten an Kindern und Jugendlichen.
SST: Zwingende Indikationsstellung in der Schwangerschaft. Zuverlässige Kontrazeption (Barrieremethode) für Frauen und Männer (und deren Partner) bis mindestens 4 Monate nach Therapieende erforderlich; orale Kontrazeptiva Wirkung herabgesetzt. Bis mindestens 4 Monate nach Therapieende nicht stillen.
NW: Magen/Darm (Schmerzen, Stomatitis, Diarrhoe, Erbrechen, Perforationen, Fisteln), Asthenie, thromboembolische Ereignisse, Blutungen, Wundheilungsstörungen, Herz/Kreislauf (QT-Verlängerung, Hypertonie), palmar-plantares Erythrodysästhesie-Syndrom, Niere (Proteinurie), reversibles posteriores Leukoenzephalopathie-Syndrom, Anämie, Hypothyreose, Leber (hepatische Enzephalopathie), Elektrolytstörungen, Husten, Dyspnoe, Untersuchungen.
WW: Nicht empfohlen: Starke CYP3A4-Induktoren (Phenytoin Rifampicin, Johanniskraut). Vorsicht: Starke CYP3A4-Hemmer (Ritonavir, Azole, Erythromycin, Grapefruitsaft), MRP2-Inhibitoren (Cyclosporin, Efavirenz, Emtricitabin), P-gp-Substrate (z.B. Fexofenadin, Aliskiren, Digoxin), Cholestyramin, Cholestagel, Warfarin. Orale Kontrazeptiva.
WH: Zu Therapiebeginn Patienten engmaschig überwachen. Bei schweren Leber- oder Nierenschäden nicht empfohlen. Kontrolle: Leber, Elektrolyte, Urin (Proteinurie). Verkehrshinweis.
PG: 30 ST * (EKO: N) [€ 8.551,95]

▼ Cabometyx 20 mg - Filmtabletten 55G
(Z.Nr. EU/1/16/1136/*) NR. P. Parallelimport. L01EX07
V: Abacus Medicine, Copenhagen, Dänemark
Z: 1 Filmtablette enthält: Cabozantinib 20 mg (entspr. Cabozantinib L-malat), Tabletteninhalt: Cellulose, mikrokristalline, Lactose 15,54 mg, Hyprolose, Croscarmellose natrium, Siliciumdioxid, hochdisperses, Magnesium stearat; Filmüberzug: Hypromellose 2910, Titandioxid, Triacetin, Eisen(III)-hydroxid-oxid x H2O.
PG: 30 ST * (EKO: N) [€ 8.509,35]

▼ Cabometyx 20 mg - Filmtabletten 55G
(Z.Nr. EU/1/16/1136/*) NR. P. Parallelimport. L01EX07
V: Haemato Pharm, Schönefeld, Deutschland
Z: 1 Filmtablette enthält: Cabozantinib 20 mg (entspr. Cabozantinib L-malat), Tabletteninhalt: Cellulose, mikrokristalline, Lactose 15,54 mg, Hyprolose, Croscarmellose natrium, Siliciumdioxid, hochdisperses, Magnesium stearat; Filmüberzug: Hypromellose 2910, Titandioxid, Triacetin, Eisen(III)-hydroxid-oxid x H2O.
PG: 30 ST * (EKO: N) [€ 8.509,35]

▼ Cabometyx 20 mg - Filmtabletten 55G
(Z.Nr. EU/1/16/1136/*) NR. P. Parallelimport. L01EX07
V: Orifarm, Leverkusen, Deutschland
Z: 1 Filmtablette enthält: Cabozantinib 20 mg (entspr. Cabozantinib L-malat), Tabletteninhalt: Cellulose, mikrokristalline, Lactose 15,54 mg, Hyprolose, Croscarmellose natrium, Siliciumdioxid, hochdisperses, Magnesium stearat; Filmüberzug: Hypromellose 2910, Titandioxid, Triacetin, Eisen(III)-hydroxid-oxid x H2O.
PG: 30 ST * (EKO: N) [€ 8.509,35]

▼ Cabometyx 40 mg - Filmtabletten 55G
(Z.Nr. EU/1/16/1136/*) NR. P. L01EX07
ZI: Ipsen Pharma, Boulogne, Frankreich
Z: 1 Filmtablette enthält: Cabozantinib 40 mg (entspr. Cabozantinib L-malat), Tabletteninhalt: Cellulose, mikrokristalline, Lactose 31,07 mg, Hyprolose, Croscarmellose natrium, Siliciumdioxid, hochdisperses, Magnesium stearat; Filmüberzug: Hypromellose 2910, Titandioxid, Triacetin, Eisen(III)-hydroxid-oxid x H2O.
Kurzinformation: siehe Cabometyx 20 mg - Filmtabletten, → S. 238
PG: 30 ST * (EKO: N) [€ 8.551,95]

▼ Cabometyx 40 mg - Filmtabletten 55G
(Z.Nr. EU/1/16/1136/*) NR. P. Parallelimport. L01EX07
V: Abacus Medicine, Copenhagen, Dänemark
Z: 1 Filmtablette enthält: Cabozantinib 40 mg (entspr. Cabozantinib

L-malat), Tabletteninhalt: Cellulose, mikrokristalline, Lactose 31,07 mg, Hyprolose, Croscarmellose natrium, Siliciumdioxid, hochdisperses, Magnesium stearat; Filmüberzug: Hypromellose 2910, Titandioxid, Triacetin, Eisen(III)-hydroxid-oxid x H2O.
PG: 30 ST * (EKO: N) [€ 8.509,40]

▼ Cabometyx 40 mg - Filmtabletten 55G
(Z.Nr. EU/1/16/1136/*) NR. P. Parallelimport. L01EX07
V: Haemato Pharm, Schönefeld, Deutschland
Z: 1 Filmtablette enthält: Cabozantinib 40 mg (entspr. Cabozantinib L-malat), Tabletteninhalt: Cellulose, mikrokristalline, Lactose 31,07 mg, Hyprolose, Croscarmellose natrium, Siliciumdioxid, hochdisperses, Magnesium stearat; Filmüberzug: Hypromellose 2910, Titandioxid, Triacetin, Eisen(III)-hydroxid-oxid x H2O.
PG: 30 ST * (EKO: N) [€ 8.509,35]

▼ Cabometyx 40 mg - Filmtabletten 55G
(Z.Nr. EU/1/16/1136/*) NR. P. Parallelimport. L01EX07
V: Orifarm, Leverkusen, Deutschland
Z: 1 Filmtablette enthält: Cabozantinib 40 mg (entspr. Cabozantinib L-malat), Tabletteninhalt: Cellulose, mikrokristalline, Lactose 31,07 mg, Hyprolose, Croscarmellose natrium, Siliciumdioxid, hochdisperses, Magnesium stearat; Filmüberzug: Hypromellose 2910, Titandioxid, Triacetin, Eisen(III)-hydroxid-oxid x H2O.
PG: 30 ST * (EKO: N) [€ 8.509,35]

▼ Cabometyx 60 mg - Filmtabletten 55G
(Z.Nr. EU/1/16/1136/*) NR. P. L01EX07
ZI: Ipsen Pharma, Boulogne, Frankreich
Z: 1 Filmtablette enthält: Cabozantinib 60 mg (entspr. Cabozantinib L-malat), Tabletteninhalt: Cellulose, mikrokristalline, Lactose 46,61 mg, Hyprolose, Croscarmellose natrium, Siliciumdioxid, hochdisperses, Magnesium stearat; Filmüberzug: Hypromellose 2910, Titandioxid, Triacetin, Eisen(III)-hydroxid-oxid x H2O.
Kurzinformation: siehe Cabometyx 20 mg - Filmtabletten, → S. 238
PG: 30 ST * (EKO: N) [€ 8.551,95]

▼ Cabometyx 60 mg - Filmtabletten 55G
(Z.Nr. EU/1/16/1136/*) NR. P. Parallelimport. L01EX07
V: Abacus Medicine, Copenhagen, Dänemark
Z: 1 Filmtablette enthält: Cabozantinib 60 mg (entspr. Cabozantinib L-malat), Tabletteninhalt: Cellulose, mikrokristalline, Lactose 46,61 mg, Hyprolose, Croscarmellose natrium, Siliciumdioxid, hochdisperses, Magnesium stearat; Filmüberzug: Hypromellose 2910, Titandioxid, Triacetin, Eisen(III)-hydroxid-oxid x H2O.
PG: 30 ST * (EKO: N) [€ 8.509,40]

▼ Cabometyx 60 mg - Filmtabletten 55G
(Z.Nr. EU/1/16/1136/*) NR. P. Parallelimport. L01EX07
V: Haemato Pharm, Schönefeld, Deutschland
Z: 1 Filmtablette enthält: Cabozantinib 60 mg (entspr. Cabozantinib L-malat), Tabletteninhalt: Cellulose, mikrokristalline, Lactose 46,61 mg, Hyprolose, Croscarmellose natrium, Siliciumdioxid, hochdisperses, Magnesium stearat; Filmüberzug: Hypromellose 2910, Titandioxid, Triacetin, Eisen(III)-hydroxid-oxid x H2O.
PG: 30 ST * (EKO: N) [€ 8.509,35]

▼ Cabometyx 60 mg - Filmtabletten 55G
(Z.Nr. EU/1/16/1136/*) NR. P. Parallelimport. L01EX07
V: Orifarm, Leverkusen, Deutschland
Z: 1 Filmtablette enthält: Cabozantinib 60 mg (entspr. Cabozantinib L-malat), Tabletteninhalt: Cellulose, mikrokristalline, Lactose 46,61 mg, Hyprolose, Croscarmellose natrium, Siliciumdioxid, hochdisperses, Magnesium stearat; Filmüberzug: Hypromellose 2910, Titandioxid, Triacetin, Eisen(III)-hydroxid-oxid x H2O.
PG: 30 ST * (EKO: N) [€ 8.509,35]

🐾 Cadorex 300 mg/ml - Injektionslösung für Rinder, Schafe und Schweine 801AZ
(Z.Nr. 8-37636) NR. P. VNW. QJ01BA90
ZI: Livisto Int'l, Cerdanyola del Valles, Spanien
Z: 1 ml Injektionslösung enthält: Florfenicol 300 mg, N-Methylpyrrolidon, Propylenglykol, Macrogol 300.
EW: Breitbandantibiotikum.
AG: Rind: Atemwegserkrankungen durch Mannheimia haemolytica, Pasteurella multocida und Histophilus somni.
Schaf: Atemwegsinfektionen durch Mannheimia haemolytica und Pasteurella multocida.
Schwein: Akute Atemwegserkrankungen durch Actinobacillus pleuropneumoniae und Pasteurella multocida.
AA: I.m., beim Rind auch s.c.
DO: Rind: I.m.: 20 mg Florfenicol/kg KG 2mal im Abstand von 48 Std.. S.c.: Einmalig 40 mg Florfenicol/kg KG.
Schaf: 1mal tgl. 20 mg Florfenicol/kg KG i.m. über 3 Tage.
Schwein: 15 mg Florfenicol/kg KG zweimal im Abstand von 48 Std. in den Nackenmuskel.
GA: Zuchttiere.
SST: Bei Schweinen nicht empfohlen. Bei Rindern und Schafen Nutzen/Risiko-Abwägung.
NW: Rind, Schaf: Verminderte Futteraufnahme, lokale Reaktionen.
Schwein: Diarrhoe, perianales und rektales Erythem/Ödem, Fieber, lokale Reaktionen.
WH: Nicht bei Ferkeln unter 2 kg KG anwenden.
VNW: Rind: Essbare Gewebe i.m. 30 Tage, s.c. 44 Tage.
Schaf: Essbare Gewebe 39 Tage.
Nicht bei Tieren anwenden, deren Milch für menschlichen Verzehr vorgesehen ist.
Schwein: Essbare Gewebe 18 Tage.
PG: 100 ML VNW [€ 88,80]

Caduet 5 mg/10 mg - Filmtabletten 10B11, 41B02
(Z.Nr. 1-26271) RP. P. C10BX03
ZI: Pfizer Corporation Austria, Wien
Z: 1 Filmtablette enthält: Amlodipin 5 mg (entspr. Amlodipin besilat), Atorvastatin 10 mg (entspr. Atorvastatin-Calcium-Trihydrat), Tablettenkern: Calciumcarbonat, Croscarmellose natrium, Cellulose, mikrokristalline, Maisstärke, vorverkleistert, Polysorbat 80, Hyprolose, Siliciumdioxid, kolloidal, wasserfrei, Magnesium stearat; Filmüberzug: Opadry II weiss 85-F-28751 (entspr. Poly(vinylalkohol)) (entspr. Titandioxid) (entspr. Macrogol 3000) (entspr. Talkum).
EW: Kalziumantagonist + Cholesterinsenker.
AG: Hypertonie mit weiteren kardiovaskulären Risikofaktoren.
AA: Oral, unabhängig von der Nahrungsaufnahme.
DO: Initial 5 mg/10 mg, bei unzureichender Blutdrucksenkung 10 mg/10 mg 1mal tgl.. Für Kinder und Jugendliche nicht empfohlen.
GA: Leberschäden, schwere Hypertonie, Schock, Aortenstenose, instabile Herzinsuffizienz nach akutem Herzinfarkt.
SST: Gegenanzeige.
NW: ZNS, Psyche, Herz, Magen/Darm, Leber, Haut, Arthralgie, Myalgie, Ödeme, Allgemeinsymptome, interstitielle Lungenerkrankungen, Blutzuckeranstieg, sehr selten immunvermittelte nekrotisierende Myopathie.
WW: Kontraindiziert: Itraconazol, Ketoconazol, Telithromycin. Fusidinsäure (7 Tage Abstand), Glecaprevir/Pibrentasvir.
Nicht empfohlen: Dantrolen i.v..
Vorsicht: CYP3A4-Induktoren oder -Hemmer, Baclofen, Alpha 1-Blocker, Amifostin, Imipramin, Betablocker, Kortikoide, andere Blutdrucksenker, Sildenafil, Proteasehemmer, Warfarin, Niacin, Antacida, orale Kontrazeptiva, Ciclosporin, Ezetimib, Colestipol, Tacrolimus, mTOR-Inhibitoren (z.B. Sirolimus), Colchicin, Letermovir / Ciclosporin. MTD 10 mg Atorvastatin mit Ciclosporin, Telaprevir, Tipranavir/Ritonavir. MTD 20 mg Atorvastatin mit Elbasvir/ Grazoprevir oder Letermovir.
WH: Vorsicht bei Herzinsuffizienz. Kontrollen: Leber, CK (Myopathierisiko), Blutzucker. Verkehrshinweis.
PG: 30 ST (2) (EKO: G) [€ 17,65]

Caduet 10 mg/10 mg - Filmtabletten 10B11, 41B02
(Z.Nr. 1-26273) RP. P. C10BX03
ZI: Pfizer Corporation Austria, Wien
Z: 1 Filmtablette enthält: Amlodipin 10 mg (entspr. Amlodipin besilat), Atorvastatin 10 mg (entspr. Atorvastatin-Calcium-Trihydrat), Tablettenkern: Calciumcarbonat, Croscarmellose natrium, Cellulose, mikrokristalline, Maisstärke, vorverkleistert, Polysorbat 80, Hyprolose, Siliciumdioxid, kolloidal, wasserfrei, Magnesium stearat; Filmüberzug: Opadry II Blau 85F10919 (entspr. Poly(vinylalkohol)) (entspr. Titandioxid) (entspr. Macrogol 3000) (entspr. Indigotin) (entspr. Talkum).
Kurzinformation: siehe Caduet 5 mg/10 mg - Filmtabletten, → S. 239
PG: 30 ST (2) (EKO: G) [€ 17,65]

Caelyx pegylated liposomal 2 mg/ml - Konzentrat zur Herstellung einer Infusionslösung 55B
(Z.Nr. EU/1/96/011/*) NR. P. E. L01DB01
ZI: Janssen-Cilag International, Beerse, Belgien
Z: 1 ml Konzentrat enthält: Doxorubicin-Hydrochlorid in einer polyethylenglykolisierten, liposomalen Formulierung 2 mg, Alpha-(2-[1,2-Distearoyl-sn-glycero(3)phosphooxy] ethylcarbamoyl)-omega- methoxypoly(oxyethylen)-40, Natriumsalz, Phosphatidylcholin aus Sojabohnen, vollhydriert, Cholesterol, Ammoniumsulfat, Saccharose, Histidin, Salzsäure zur pH-Wert-Einstellung, Natriumhydroxid zur pH-Wert-Einstellung, Wasser für Injektionszwecke.
EW: Zytotoxisches Anthrazyklin - Antibiotikum.
AG: AIDS-assoziiertes Kaposi-Sarkom bei niedrigen CD4-Werten (<200 CD4 Lymphozyten/mm^3), fortgeschrittenes Ovarialkarzinom,

C

metastasierendes Mammakarzinom, progressives multiples Myelom (in Kombination mit Bortezomid).
AA: I.v. Infusion in 250 ml 5% Glukoselösung über 30 Minuten. Nicht als Bolus oder unverdünnt verabreichen.
DO: Ovarialkarzinom, Mammakarzinom: 50 mg/m² alle 4 Wochen.
Kaposi-Sarkom: 20 mg/m² alle 2-3 Wochen.
Multiples Myelom: Caelyx 30 mg/m² KOF am Tag 4 und Bortezomib 1,3 mg/m² an den Tagen 1/4/8/11 eines dreiwöchigen Schemas.
Dosisreduktion bei Leberschäden.
GA: Erdnuss- oder Soja- Überempfindlichkeit; AIDS-Kaposi Sarkom-Patienten, die erfolgreich mit lokaler Therapie oder systemischer α-Interferon-Therapie behandelt werden können.
SST: Gegenanzeige.
NW: Myelosuppression, Labor, Magen/Darm, Fieber, Alopezie, akute Reaktionen mit der Infusion, Stomatitis, Atemwege, Haut, Herzversagen, sekundäre Leukämie, Thromboembolie.
WW: Andere Zytostatika vermehrt toxisch.
WH: Vorsicht bei Störungen der Herzfunktion. Routinemäßige EKG-Kontrollen, Blutbildkontrollen. Verkehrshinweis.
PG: 10ML 1 ST * (EKO: N) [€ 698,10], **25ML** 1 ST * (EKO: N) [€ 1.623,10]

Caelyx pegylated liposomal 2 mg/ml - Konzentrat zur Herstellung einer Infusionslösung 55B

(Z.Nr. EU/1/96/011/*) NR. P. E. L01DB01
Parallelimport.
V: Haemato Pharm, Schönefeld, Deutschland
Z: 1 ml Konzentrat enthält: Doxorubicin-Hydrochlorid in einer polyethylenglykolisierten, liposomalen Formulierung 2 mg, Alpha-(2-[1,2-Distearoyl-sn-glycero(3)phosphooxy] ethylcarbamoyl)-omega- methoxypoly(oxyethylen)-40, Natriumsalz, Phosphatidylcholin aus Sojabohnen, vollhydriert, Cholesterol, Ammoniumsulfat, Saccharose, Histidin, Salzsäure zur pH-Wert-Einstellung, Natriumhydroxid zur pH-Wert-Einstellung, Wasser für Injektionszwecke.
PG: 10ML 1 ST * (EKO: N) [€ 684,95], **25ML** 1 ST * (EKO: N) [€ 1.591,50]

Caelyx pegylated liposomal 2 mg/ml - Konzentrat zur Herstellung einer Infusionslösung 55B

(Z.Nr. EU/1/96/011/*) NR. P. E. L01DB01
Parallelimport.
V: Inopha, Ludwigsfelde, Deutschland
Z: 1 ml Konzentrat enthält: Doxorubicin-Hydrochlorid in einer polyethylenglykolisierten, liposomalen Formulierung 2 mg, Alpha-(2-[1,2-Distearoyl-sn-glycero(3)phosphooxy] ethylcarbamoyl)-omega- methoxypoly(oxyethylen)-40, Natriumsalz, Phosphatidylcholin aus Sojabohnen, vollhydriert, Cholesterol, Ammoniumsulfat, Saccharose, Histidin, Salzsäure zur pH-Wert-Einstellung, Natriumhydroxid zur pH-Wert-Einstellung, Wasser für Injektionszwecke.
PG: 10ML 1 ST * (EKO: N) [€ 684,95], **25ML** 1 ST * (EKO: N) [€ 1.623,10]

Caelyx pegylated liposomal 2 mg/ml - Konzentrat zur Herstellung einer Infusionslösung 55B

(Z.Nr. EU/1/96/011/*) NR. P. E. L01DB01
Parallelimport.
V: Orifarm, Leverkusen, Deutschland
Z: 1 ml Konzentrat enthält: Doxorubicin-Hydrochlorid in einer polyethylenglykolisierten, liposomalen Formulierung 2 mg, Alpha-(2-[1,2-Distearoyl-sn-glycero(3)phosphooxy] ethylcarbamoyl)-omega- methoxypoly(oxyethylen)-40, Natriumsalz, Phosphatidylcholin aus Sojabohnen, vollhydriert, Cholesterol, Ammoniumsulfat, Saccharose, Histidin, Salzsäure zur pH-Wert-Einstellung, Natriumhydroxid zur pH-Wert-Einstellung, Wasser für Injektionszwecke.
PG: 1 ST * (EKO: N) [€ 684,95]

🐾 Calcamyl forte - Injektionslösung für Rinder 831C

(Z.Nr. 8-00124) RP. P. QA12AX
ZI: aniMedica, Senden-Bösensell, Deutschland
Z: 100 ml enthalten: Calcium gluconat monohydrat 16,9 g, Calciumborogluconat 19,5 g (entspr. Ca-Ion 3,13 g) (entspr. → 78,09 mmol), Magnesium hypophosphit 6-Wasser 6 g (entspr. Mg-Ion 0,5 g) (entspr. → 20,83 mmol), Methyl-4-hydroxybenzoat 90 mg, Propyl-4-hydroxybenzoat 10 mg, Aqua ad injectabilia.
EW: Mineralstoffsupplement.
AG: Akute Hypokalzämie mit Hypomagnesiämie und deren Folgen, wie Gebärparese, Festliegen, Stall- und Weidetetanie.
AA: I.v. und s.c.
DO: I.v.: 50 ml pro 100 kg KGW, langsam infundieren.
S.c.: 50 ml-100 ml, verteilt auf 2 Stellen.
Ev. Nachbehandlungen frühestens nach 6 bzw. nach 24 Stunden.
GA: Hyperkalzämie, Hypermagnesiämie, Kalzinose, chronische Niereninsuffi- zienz, Azidose, Glykosidintoxikation.
SST: Anwendung möglich.
NW: Hyperkalzämie. Bei zu rascher Infusion Herzrhythmusstörungen (bis Herzstillstand).
WW: Herzglykoside, Beta-Adrenergika, Methylxanthine (synergistisch). Gluko- kortikoide erhöhen renale Kalziumausscheidung.
WH: Vorsicht bei Herzschäden. Atmung, Kreislauf, Herzfrequenz kontrollieren.
PG: 10 ST VN [€ 169,70]

🐾 Calcibel 240/60/60 mg/ml - Infusionslösung für Pferde, Rinder, Schafe, Ziegen und Schweine 831C

(Z.Nr. 8-36855) RP. P. QA12AX
ZI: Bela-Pharm, Vechta, Deutschland
Z: 1 ml Infusionslösung enthält: Calcium gluconat 240 mg (entspr. Calcium 21,5 mg), Magnesiumchlorid-Hexahydrat 60 mg (entspr. Magnesium 7,2 mg), Borsäure 60 mg, Wasser für Injektionszwecke.
EW: Infusionslösung mit Kalzium und Magnesium.
AG: Akute hypokalzämische Zustände bei Pferden, Rinder, Schafen, Ziegen und Schweinen.
AA: Körperwarme Lösung **langsam** i.v. infundieren.
Bei Pferden: Verdünnung 1:4 mit NaCl- oder Dextroselösung. Infusionsdauer mind. 2 Std.
DO: Adultes Rind: 40-50 ml/50 kg KG.
Kalb, Schaf, Ziege, Schwein, Pferd: 30 ml/50 kg KG.
GA: Hyperkalzämie, Hypermagnesiämie, idiopathische Hypokalzämie bei Fohlen, Kalzinose bei Rind und kleinen Wiederkäuern, septische Prozesse bei akuter Mastitis des Rindes, nach hochdosierten Vitamin D3-Präparaten, Niereninsuffizienz.
SST: Anwendung möglich.
NW: Transiente Hyperkalzämie (initiale Bradykardie, dann Anstieg der Herzfrequenz). Bei Überdosierung Herzrhythmusstörungen. Bei zu rascher Infusion Überempfindlichkeit.
WW: Nicht gleichzeitig mit i.v. anorganischen Phosphatlösungen applizieren.
Vorsicht: Herzglykoside, Beta-Adrenergika, Methylxanthine verstärkt. Glucocorticoide (erhöhen Kalziumausscheidung).
WH: Während der Infusion Herz und Kreislauf kontrollieren. Erste Nachbehandlung frühestens nach 6 Std.
Bei **Überdosierung:** Herzrhythmusstörungen, Muskelzittern, Unruhe, Salivation. Therapie sofort abbrechen.
VNW: Keine.
PG: 1 ST VN [€ 10,60]

Calcichew-D3 - Kautabletten 44A02
(Z.Nr. 1-25487) RPF. P. nicht im Handel. A12AX

Calcidermetha 50 Mikrogramm/g + 0,5 mg/g - Gel 22F02
(Z.Nr. 1-40188) NR. P. nicht im Handel. D05AX52

Calcidermetha 50 Mikrogramm/g + 0,5 mg/g - Salbe 22F02
(Z.Nr. 1-39018) NR. P. nicht im Handel. D05AX52

Calciduran Vit. D3 500 mg/800 I.E. - Filmtabletten 44A02

(Z.Nr. 1-31161) RP. P. A12AX
ZI: Meda Pharma, Wien
Z: 1 Filmtablette enthält: Calcium 500 mg (entspr. Calciumcarbonat), Colecalciferol 800 IE (entspr. Vitamin D3 20 µg), Tablettenkern: Maltodextrin, Croscarmellose natrium, Siliciumdioxid, hochdispers, wasserfrei, Magnesium stearat, Colecalciferol Konzentrat: all-rac-alpha-Tocopherol, Saccharose 1,8 mg, Triglyceride, mittelkettige, Stärkenatriumoctenylsuccinat; Siliciumdioxid, Natrium ascorbat, Film: (entspr. Hypromellose) (entspr. Macrogol) (entspr. Paraffin).
AG: Vorbeugung und Behandlung von Vitamin D- und Calcium-Mangelzuständen bei älteren Menschen.
Ergänzende Vitamin D- und Calcium-Behandlung bei Osteoporosepatienten, für die ein Risiko von Vitamin D- und Calcium-Mangelzuständen besteht.
AA: Als Ganzes, zerdrückt oder geteilt mit Wasser einnehmen.
DO: 1mal tgl. 1 Filmtablette. Keine Indikation für Kinder und Jugendliche.
GA: Hyperkalzämie, Hyperkalzurie, Nephrolithiasis, Nephrokalzinose, Hypervitaminose D, schwere Nierenschäden.
SST: In der Schwangerschaft bei hohem Hypokalzämie- Risiko Anwendung möglich; in der Stillzeit Anwendung möglich.
NW: Hyperkalzämie, Hyperkalzurie, Magen/Darm, Haut; Hyper-

phosphatämie, Nephrokalzinose bei Nierenschäden. Bei Aufnahme basischer Substanzen Milch-Alkali-Syndrom möglich.
WW: Vorsicht: Herzglykoside verstärkt toxisch; Thiazid-Diuretika (Serumkalzium kontrollieren); Bisphosphonat (mindestens 1 Std. vor Calciduran Vit. D3 einnehmen); Eisen, Zink, Strontiumranelat (mindestens 2 Std. Abstand); Natriumfluorid (3 Std. Abstand); Levothyroxin (4 Std.
Abstand); Tetrazykline, Chinolone (2 Std. vor bzw. (4-)6 Std. nach Kalzium geben); Ionenaustauscher, Kortikosteroide; Oxalsäure, Phytinsäure (2 Std. Abstand); Phenytoin, Barbiturate, Orlistat.
WH: Bei Langzeitanwendung Kontrollen: Kalzium in Blut und Harn, Niere.
Vorsicht bei Sarkoidose, Immobilisationsosteoporose.
PG: 30 ST (2) (EKO: G) [€ 7,60]

Calciduran Vit. D3 500 mg/800 I.E. - Kautabletten 44A02

(Z.Nr. 1-29318) RP. P. A12AX
ZI: Meda Pharma, Wien
Z: 1 Kautablette enthält: Calcium 500 mg (entspr. Calciumcarbonat), Colecalciferol 800 IE (entspr. Vitamin D3 20 µg), Glucose 200 mg (entspr. Glucose, sprühgetrocknet), Magnesium stearat, Natrium citrat, Xylitol, all-rac-alpha-Tocopherol, Gummi arabicum, Natriumdodecylsulfat, Saccharose 1,8 mg, Triglyceride, mittelkettige, Stärkenatriumoctenylsuccinat, Siliciumdioxid, Natrium ascorbat.
AG: Vorbeugung und Behandlung von Vitamin D- und Calcium-Mangelzuständen bei älteren Menschen.
Ergänzende Vitamin D- und Calcium-Behandlung bei Osteoporosepatienten, für die ein Risiko von Vitamin D- und Calcium-Mangelzuständen besteht.
AA: Tabletten kauen oder langsam im Mund zergehen lassen.
DO: 1mal tgl. 1 Kautablette. Keine Indikation für Kinder und Jugendliche.
GA: Hyperkalzämie, Hyperkalzurie, Nephrolithiasis, Nephrokalzinose, Hypervitaminose D, schwere Nierenschäden.
SST: In der Schwangerschaft bei hohem Hypokalzämie- Risiko Anwendung möglich; in der Stillzeit Anwendung möglich.
NW: Hyperkalzämie, Hyperkalzurie, Magen/Darm, Haut; Hyperphosphatämie, Nephrokalzinose bei Nierenschäden. Bei Aufnahme basischer Substanzen Milch-Alkali-Syndrom möglich.
WW: Vorsicht: Herzglykoside verstärkt toxisch; Thiazid-Diuretika (Serumkalzium kontrollieren); Bisphosphonat (mindestens 1 Std. vor Calciduran Vit. D3 einnehmen); Eisen, Zink, Strontiumranelat (mindestens 2 Std. Abstand); Natriumfluorid (3 Std. Abstand); Levothyroxin (4 Std.
Abstand); Tetrazykline, Chinolone (2 Std. vor bzw. (4-)6 Std. nach Kalzium geben); Ionenaustauscher, Kortikosteroide; Oxalsäure, Phytinsäure (2 Std. Abstand); Phenytoin, Barbiturate, Orlistat.
WH: Bei Langzeitanwendung Kontrollen: Kalzium in Blut und Harn, Niere.
Vorsicht bei Sarkoidose, Immobilisationsosteoporose.
PG: 30 ST (2) (EKO: G) [€ 7,60]

Calcilac 500 mg/400 I.E. - Kautabletten 44A02
(Z.Nr. 1-30433) RPF. P. nicht im Handel. A12AX

Calcimagon-D3 - Kautabletten 44A02
(Z.Nr. 1-25486) RPF. P. nicht im Handel. A12AX

Calcimed D3 1000 mg/880 I.E. - Kautabletten 44A02

(Z.Nr. 1-31002) RP. P. A12AX
ZI: Hermes Arzneimittel, Großhesselohe/München, Deutschland
Z: 1 Kautablette enthält: Calciumcarbonat 2500 mg (entspr. Calcium 1000 mg), Vitamin D3 880 IE (entspr. Colecalciferol 22 µg) (entspr. Colecalciferol-Trockenkonzentrat 8,8 mg), Isomalt, Xylitol, Sorbitol 119,32 mg, Citronensäure, Natrium dihydrogencitrat, Magnesium stearat, Carmellose natrium, Orangen-Aroma CPB (entspr. Sorbitol), Orangen-Aroma CVT (entspr. Sorbitol), Aspartam 1 mg, Acesulfam kalium, Natrium ascorbat, all-rac-alpha-Tocopherol, Maisstärke, modifiziert, Sucrose, Triglyceride, mittelkettige, Siliciumdioxid, hochdisperses.
EW: Calcium-Kombination.
AG: Vitamin D- und Kalziummangel bei älteren Menschen, Zusatz zu einer Osteo- porosebehandlung.
AA: Tablette kauen oder schlucken.
DO: 1 Kautablette tgl. Nicht für Kinder und Jugendliche.
GA: Hyperkalzurie, Hyperkalzämie, Nephrolithiasis, Nephrokalzinose, Vitamin D-Überdosierung, schwere Niereninsuffizienz.
SST: Anwendung möglich, MTD ½ Tablette.
NW: Hyperkalzämie, Hyperkalzurie, Magen/Darm, Haut.
WW: Nicht empfohlen: Tetrazykline, Chinolone (2 Std. vor oder (4-) 6 Std.
nach Kalzium einnehmen).
Vorsicht: Systemische Kortikosteroide, Phenytoin, Barbiturate, Herzgly- koside; Ionenaustauscher, Oxalsäure, Phytinsäure, Bisphosphonate, Natri- umfluorid, Levothyroxin (zeitlicher Abstand erforderlich).
WH: Kontrollen: Serumkalzium, Serumkreatinin. Vorsicht bei Sarkoidose, immo- bilisierten Patienten mit Osteoporose. Kalziumaufnahme aus anderen Quellen beachten.
PG: 30 ST * (EKO: N) [€ 11,10]

Calcipotriol/Bethamethason Dermapharm 50 Mikrogramm/g + 0,5 mg/g - Salbe 22F02
(Z.Nr. 1-39314) NR. P. nicht im Handel. D05AX52

Calcitat - Injektionslösung für Tiere 831C

(Z.Nr. 8-00020) RP. P. QA12AX
ZI: Ogris-Pharma, Wels
Z: 100 ml enthalten: Calciumgluconat 1-Wasser 1,55 g, Calciumborogluconat 21,45 g, Calciumhydroxid 0,66 g (entspr. Calcium 2,28 g) (entspr. → 57 mmol), Magnesiumchlorid 3,25 g (entspr. Magnesium 0,39 g) (entspr. → 16 mmol), 2-Aminoethyldihydrogenphosphat 0,3 g, Methyl-4-hydroxybenzoat 0,1 g, Macrogol 200, Wasser für Injektionszwecke.
EW: Kalzium in Kombination mit Magnesium.
AG: Behandlung der Hypokalzämie.
Rind, Schaf, Ziege: Hypokalzämische Gebärparese (Milchfieber).
Mutterschwein: Geburtstetanie (Eklampsie).
Rind, Schaf, Ziege, Schwein, Hund, Katze: Begleittherapie bei Allergien.
AA: Langsame i.v. Infusion, s.c. oder i.m. Injektion.
DO: Rind: 400-440 ml/500 kg KGW, bei Allergien 200 - 300 ml/500 kg KG;
Kalb, Schaf, Ziege, Schwein: 30 ml/50 kg KGW;
Ferkel: 3 ml/5 kg KGW;
Hund: 4 ml/10 kg KGW;
Katze: 1 ml/2,5 kg KGW;
Eine Behandlung ist in der Regel ausreichend; nur in Sonderfällen ist eine 2. Infusion (frühestens nach 6 Std.) erforderlich.
GA: Schwere Niereninsuffizienz, Hypermagnesiämie, Hyperparathyreoidismus, Azidose, Kalzinose, Herzglykosidintoxikation.
SST: Anwendung möglich.
NW: Transiente Hyperkalzämie (Initiale Bradykardie, gefolgt von Tachykardie; Unruhe, Muskelzittern, Erhöhung der Atemfrequenz), lokale Reizung. Bei Überdosierung Hyperkalzämie und Hypermagnesiämie mit Kardiotoxizität.
WW: Herzglykoside, Beta- Adrenergika, Methylxanthine: Wirksamkeit verstärkt. Glukokortikoide erhöhen renale Ausscheidung von Kalzium.
WH: Bei Hyperkalzämie Schleifendiuretikum (z.B. Furosemid) applizieren und isotonische Kochsalzlösung infundieren.
PG: 20 ST VN [€ 205,55]

Calcitat forte - Injektionslösung für Tiere 831C

(Z.Nr. 8-00021) RP. P. QA12AX
ZI: Ogris-Pharma, Wels
Z: 100 ml enthalten: Calciumgluconat 1-Wasser 3,1 g, Calciumborogluconat 42,9 g, Calciumhydroxid 1,32 g (entspr. Calcium 4,56 g) (entspr. → 114 mmol), Magnesiumchlorid 6,5 g (entspr. Magnesium 0,78 g) (entspr. → 32 mmol), 2-Aminoethyldihydrogenphosphat 0,6 g, Methyl-4-hydroxybenzoat 0,1 g, Macrogol 200, Wasser für Injektionszwecke.
EW: Kalzium in Kombination mit Magnesium.
AG: Behandlung der Hypokalzämie.
Rind, Schaf, Ziege: Hypokalzämische Gebärparese (Milchfieber).
Mutterschwein: Geburtstetanie (Eklampsie).
Rind, Schaf, Ziege, Schwein, Hund, Katze: Begleittherapie bei Allergien.
AA: Langsame i.v. Infusion, s.c. oder i.m. Injektion.
DO: Rind: 200 - 220 ml/500 kg KGW, bei Allergien 100 - 150 ml/500 kg KG;
Kalb, Schaf, Ziege, Schwein: 15 ml/50 kg KGW;
Ferkel: 1,5 ml/5 kg KGW;
Hund: 2 ml/10 kg KGW;
Katze: 0,5 ml/2,5 kg KGW;
Eine Behandlung ist in der Regel ausreichend; nur in Sonderfällen ist eine 2. Infusion (frühestens nach 6 Std.) erforderlich.
GA: Schwere Niereninsuffizienz, Hypermagnesiämie, Hyperparathyreoidismus, Azidose, Kalzinose, Herzglykosidintoxikation.
SST: Anwendung möglich.
NW: Transiente Hyperkalzämie (Initiale Bradykardie, gefolgt von Tachykardie; Unruhe, Muskelzittern, Erhöhung der Atemfrequenz), lokale Reizung. Bei Überdosierung Hyperkalzämie und Hypermagnesiämie mit Kardiotoxizität.
WW: Herzglykoside, Beta- Adrenergika, Methylxanthine: Wirksamkeit verstärkt. Glukokortikoide erhöhen renale Ausscheidung von Kalzium.
WH: Bei Hyperkalzämie Schleifendiuretikum (z.B. Furosemid) applizieren und isotonische Kochsalzlösung infundieren.
PG: 20 ST VN [€ 246,40]

Calcitonin Essential Pharma 50 I.E./ml - Lösung zur Injektion und Infusion 31E02, 38C02, 44G02
(Z.Nr. 1-18623) RP. P. E. nicht im Handel. H05BA01

Calcitonin Essential Pharma 100 I.E./ml - Lösung zur Injektion und Infusion 31E02, 38C02, 44G02
(Z.Nr. 0-16880) RP. P. E. H05BA01
ZI: Essential Pharma (M), Birkirkara, Malta
Z: 1 Ampulle zu 1 ml enthält: Calcitonin vom Lachs, synthetisch 100 IE, Eisessig, Natrium acetat-Trihydrat, Natriumchlorid, Wasser für Injektionszwecke.
EW: Antiparathormon.
AG: Prävention eines akuten Verlustes an Knochenmasse nach plötzlicher Immobilisation; Morbus Paget (bei Nichtansprechen auf andere Behandlungen); Hyperkalzämie in Folge von malignen Erkrankungen.
AA: S.c., i.m., i.v. Infusion.
DO: Möglichst kurzzeitig und niedrig dosiert anwenden:
Prävention eines akuten Verlustes an Knochenmasse: 1mal tgl. 100 IE oder 2mal tgl. 50 IE s.c. oder i.m. über 2-4 Wochen.
M. Paget: 1mal tgl. 100 mg oder 3mal wöchentlich 50 mg über 3(-6) Monate.
Hyperkalzämie durch Malignität: 100 IE alle 6-8 Std. s.c., i.m. oder i.v.; MD 400 IE alle 6-8 Std., in Notfällen bis 10 IE/kg KG in 500 ml NaCl-Lösung als i.v. Infusion über mindestens 6 Std.
Bei Kindern und Jugendlichen nicht empfohlen.
GA: Hypokalzämie.
SST: Strenge Indikationsstellung, nicht stillen.
NW: Magen/Darm (sehr häufig Übelkeit, Erbrechen), Flush, Hautausschlag, lokale Reaktionen, metallischer Geschmack, verstärkte Diurese, Allergien, Schwindel, Hypokalzämie, neutralisierende Antikörper, bei Langzeitgabe bösartige Tumore.
WW: Vorsicht: Herzglykoside, Kalziumkanalblocker; Bisphosphonate (additiv kalziumsenkend). Lithium (Dosisanpassung).
WH: Erhöhtes Krebsrisiko bei Langzeitanwendung beachten. Bei Patienten mit Verdacht auf Überempfindlichkeit gegen Calcitonin vor Behandlungsbeginn Hauttest durchführen. Verkehrshinweis.
PG: 5 ST * (EKO: N) [€ 436,05]

Calcitonin medicamentum 100 I.E./ml - Lösung zur Injektion und Infusion 31E02, 38C02, 44G02
(Z.Nr. 16.880-P1) RP. P. E. Parallelimport. H05BA01
V: medicamentum pharma, Allerheiligen im Mürztal
Z: 1 Ampulle zu 1 ml enthält: Calcitonin vom Lachs, synthetisch 100 IE, Eisessig, Natrium acetat-Trihydrat, Natriumchlorid, Wasser für Injektionszwecke.
PG: 5 ST * (EKO: N) [€ 177,85]

Calciumacetat Medice 500 mg - Filmtabletten 44G01
(Z.Nr. 1-26291) RP. P. V03AE07
ZI: Medice Arzneimittel Pütter, Iserlohn, Deutschland
Z: 1 Filmtablette enthält: Calcium acetat 500 mg (entspr. Calcium 126,7 mg), Cellulose, mikrokristalline, Povidon K30, Crospovidon Typ A, Magnesium stearat (pflanzlich), Sucrose, Hypromellose, Macrogol 6000, Talkum.
EW: Phosphatbinder.
AG: Hyperphosphatämie durch chronische Niereninsuffizienz bei Dialysepatienten.
AA: Unzerkaut mit Flüssigkeit über den Tag verteilt zu den Mahlzeiten.
DO: Initial 3mal tgl. 2 FT, dann 3mal tgl. 3-4 FT zu 500 mg oder 4mal tgl. 2 FT zu 700 mg oder 3mal tgl. 3 FT zu 700 mg. MTD 12 FT zu 500 mg oder 9 FT zu 700 mg. Für Personen unter 18 Jahren nicht empfohlen.
GA: Hyperkalzämie.
SST: Anwendung möglich.
NW: Magen/Darm, bei Langzeitgabe Hyperkalzämie und extraossäre Kalzifikationen.
WW: Thiazide, Vitamin D (Hyperkalcämie). Beeinflussung der Kalziumresorption durch viele Arzneimittel.
Vorsicht: Digitalis, Verapamil.
WH: Ernährungsberatung erforderlich. Bei Hyperkalzämie Dosis verringern. Calcium x Phosphat-Produkt max. 65 mg^2/dl^2.
PG: 100 ST IND (EKO: G) [€ 10,05], 200 ST IND (2) (EKO: G) [€ 15,75]

Calciumacetat Medice 700 mg - Filmtabletten 44G01
(Z.Nr. 1-26294) RP. P. V03AE07
ZI: Medice Arzneimittel Pütter, Iserlohn, Deutschland
Z: 1 Filmtablette enthält: Calcium acetat 700 mg (entspr. Calcium 177,4 mg), Cellulose, mikrokristalline, Povidon K30, Crospovidon Typ A, Magnesium stearat (pflanzlich), Sucrose, Hypromellose, Macrogol 6000, Talkum.
Kurzinformation: siehe Calciumacetat Medice 500 mg - Filmtabletten, → S. 242
PG: 100 ST IND (EKO: G) [€ 12,90], 200 ST IND (2) (EKO: G) [€ 21,05]

Calcium carbonicum RemaVet - Globuli für Tiere 890A
(Z.Nr. 8-38947) RPF. P. QV03AX
ZI: Remedia Homöopathie, Eisenstadt
Z: 1 g Globuli (ca. 120 Globuli) enthält: Calcium carbonicum Hahnemanni C200 10 mg, Saccharose.
EW: Homöopathikum.
AG: Rind, Pferd, Schaf, Ziege, Schwein, Kaninchen, Geflügel, Kleinnager, Hund, Katze: Infektanfälligkeit bei Jungtieren, Durchfall bei Neugeborenen bei Milchunverträglichkeit, Schwitzen, Entwicklungsstörungen des Skelettsystems.
AA: Zum Eingeben direkt ins Maul oder über Tränke.
DO: 1 ED = 5-10 Globuli. Für Gruppenbehandlung 20 Globuli in 1 Liter Wasser lösen und in die Tränke geben.
SST: Nur nach Rücksprache mit dem Tierarzt anwenden.
PG: 10 G VN [€ 12,80]

Calcium-D-Sandoz - Brausetabletten 44A02
(Z.Nr. 1-23803) RPF. W16. P. A12AX
ZI: Sandoz, Kundl
Z: 1 Brausetablette enthält: Calcium 600 mg (entspr. Calciumcarbonat), Cholecalciferol 10 µg (entspr. Vitamin D3 400 IE), Citronensäure, wasserfreie, Äpfelsäure, Natriumhydrogencarbonat, Natrium cyclamat, Zitronen-Aroma 50 mg (entspr. Zitronenöl) (entspr. Mannitol) (entspr. Sorbitol <= 50 mg) (entspr. Dextrin) (entspr. D-Glucono-1,5-lacton) (entspr. Arabisches Gummi), Natriumcarbonat, Maltodextrin, Saccharin natrium (entspr. Natrium 2,26 mmol) (entspr. → 52 mg), Natrium ascorbat, Sucrose 0,77 mg, Stärke, modifiziert, alpha-Tocopherol, Triglyceride, mittelkettige, Silica, kolloidales, wasserfreies.
AG: Gleichzeitiger Calcium- und Vitamin D_3-Mangel bzw. zusätzlich zu spezifischer Osteoporose-Therapie bei diagnostizierten Calcium- und Vitamin D_3-Mangel.
DO: TD 1-2 Brausetabletten. In 1 Glas Wasser auflösen und sofort trinken.
GA: Hypercalcämie, Hypercalcurie, schwere Nierenschäden, Nierenkalkstein, Nephrocalcinose, primärer Hyperparathyroidismus, Vitamin-D_3 Überdosierung, Myelom, Knochenmetastasen.
SST: Anwendung möglich; MTD 1 Tablette.
NW: Magen/Darm, Hypercalcurie, Hypercalcämie, Milchalkalisyndrom, Haut, Überempfindlichkeit.
WW: Digitalis verstärkt toxisch; Biphosphonate, Naturiumfluorid, Colestyramin, orales Tetrazyklin, Thiaziddiuretika (Serumcalcium überwachen), Glukokortikoide verringern Vitamin D■3-Wirkung. 2 Std. Abstand zu Eisen, Zink, Strontiumranelat, Estramustin, Schilddrüsenhormonen. Phenytoin steigert Metabolismus von Vitamin D■3. Oxalsäure und Phytinsäurehältige Nahungsmittel.
WH: Kontrolle: Kalzium in Serum und Urin, Niere. Behandlung bei Calcium im Urin über 300 mg/24 h absetzen. Vorsicht bei Nierenschäden, Sarkoidose.
Vorsicht bei Langzeitimmobilisation in Kombination mit Hypercalcurie und/oder Hypercalcämie.
PG: 20 ST * (EKO: N) [€ 9,20]

Calciumfolinat Ebewe 15 mg - Kapseln 07F01
(Z.Nr. 0-17442) RP. P. V03AF03
ZI: Ebewe Pharma, Unterach
Z: 1 Kapsel enthält: Folinsäure 15 mg (entspr. Calcium folinat-5-Wasser 19,06 mg), Kapselinhalt: Lactose monohydrat 23 mg, Siliciumdioxid, Croscarmellose natrium, Magnesium stearat; Kapselhülle: Gelatine, Wasser, gereinigtes, Titandioxid, Indigotin I, Eisenoxid gelb.
EW: Aktive Form der Folsäure.
AG: Aufhebung der folsäureantagonistischen Wirkung von Methotrexat ("Calcium- folinat-Rescue"). In Kombination mit 5-Fluorouracil in der zytotoxischen Therapie.
Antidot gegen Trimetrexat, Trimethoprim und Pyrimethamin.
AA: Mit reichlich Flüssigkeit einnehmen.
DO: Calciumfolinat-Rescue: 15 mg Calciumfolinat 12-24 Std. nach dem Beginn von Methotrexat. Gleiche Dosis alle 6 Std. über 72 Std.
Kombinationstherapie mit 5 Fluorouracil: TD 200-500 mg/m^2 KOF.
Details siehe Austria-Codex - Fachinformation.
Antidot gegen Trimetrexat: TD 80 mg/m^2 KOF.
Antidot gegen Trimethoprim: TD 3-10 mg bis zur Normalisierung des Blutbildes.
Antidot gegen Pyrimethamin: TD 5-50 mg.
Unzureichende Daten bei Kindern und Jugendlichen.
GA: Perniziöse Anämie, Anämien durch Vitamin B_{12}-Mangel.

Unzureichende Daten bei Kindern und Jugendlichen.
SST: Strenge Indikationsstellung. Kontraindikation für 5-Fluorouracil.
NW: NW durch Calciumfolinat selten (Psyche, Krämpfe, Magen/Darm, Blutbild, Fieber, Haut). Schwere NW von 5-Fluorouracil (Magen/Darm, Blutbild, Mucositis, Blutbild) beachten.
WW: Folsäureantagonisten (z.B. Cotrimoxazol) abgeschwächt oder aufgehoben.
Antiepileptika abgeschwächt. Zusammen mit 5-Flourouracil Toxizität von 5-Fluorouracil, Tegafur und Capecitabin verstärkt.
WH: Nur durch Spezialisten mit einschlägigen Kenntnissen anzuwenden. In Kombination mit 5-Fluorouracil auf gastrointestinale Toxizität achten.
PG: 20 ST IND (EKO: G) [€ 77,25]

Calciumfolinat Ebewe 10 mg/ml in 0,9% NaCl-Lösung zur parenteralen Anwendung 07F01
(Z.Nr. 1-20992) RP. P. E. nicht im Handel. V03AF03

Calciumfolinat Kabi 10 mg/ml - Injektions-/Infusionslösung 07F01

(Z.Nr. 1-36935) RP. P. E. V03AF03
ZI: Fresenius Kabi Deutschland, Bad Homburg, Deutschland
Z: 1 ml enthält: Folinsäure 10 mg (entspr. Calciumfolinat x H20), Natriumchlorid, Natriumhydroxid 3,8% (zur pH-Wert Einstellung) (entspr. Natrium 3,14-3,2 mg) (entspr. → 0,14 mmol), Salzsäure 36% (zur pH-Wert-Einstellung), Wasser für Injektionszwecke.
EW: Entgiftungsmittel zur antineoplastischen Behandlung.
AG: "Calciumfolinat-Rescue" (Antidot gegen Folsäureantagonisten wie Methotrexat bei zytotoxischer Therapie); Fortgeschrittener kolorektaler Krebs in Kombination mit 5-FU.
AA: I.m. Injektion, i.v. Injektion oder Infusion, nie intrathekal.
DO: Calciumfolinat-Rescue: 6-12 mg/m² in 6-stündigem Abstand über 72 Stunden.
Kolorektaler Krebs: Wöchentlich 20 oder 200 mg/m² Calciumfolinat als i.v. Infusion +500 mg/m² 5-FU als i.v. Bolusinjektion; oder Monatlich: Einmal pro Monat an 5 aufeinanderfolgenden Tagen 20 oder 200 mg/m² Calciumfolinat-Bolus und unmittelbar danach 425 oder 370 mg/m² 5-FU als i.v. Bolus.
GA: Perniziöse Anämie, Vitamin B_{12}-Mangel.
SST: Methotrexat-Therapie kontraindiziert. Keine Einschränkung gegen Calciumfolinat-Rescue, wenn trotzdem Methotrexat-Therapie erfolgt. Keine Erfahrungen in Kombination mit 5-FU.
NW: Allergie/Anaphylaxie, Psyche, Magen/Darm, erhöhte Anfallshäufigkeit bei Epileptikern, Fieber; Kombination mit 5-FU: Magen/Darm (Durchfälle), Schleimhauttoxizität.
WW: Folsäureantagonisten (Wirkung herabgesetzt oder aufgehoben); Antiepileptika abgeschwächt; 5-FU-Toxizität erhöht.
WH: Keine Wirkung auf Nephrotoxizität von Methotrexat. 5-FU kann Verkehrssicherheit beeinträchtigen. Übermäßige Calciumfolinat-Dosen vermeiden ("Over-Rescue" möglich).
PG: **10ML** 10 ST * (EKO: N) [€ 175,80], **20ML** 10 ST * (EKO: N) [€ 287,30], **100ML** 10 ST * (EKO: N) [€ 1.253,10]

Calciumfolinat Sandoz 10 mg/ml - Injektions-/Infusionslösung 07F01

(Z.Nr. 1-37307) RP. P. E. V03AF03
ZI: Sandoz, Kundl
Z: 1 ml enthält: Folinsäure 10 mg (entspr. Calciumfolinat Hydrat), Natriumchlorid, Natriumhydroxid zur pH-Wert-Einstellung (entspr. Natrium 3,3 mg), Salzsäure verdünnt zur pH-Einstellung, Wasser für Injektionszwecke.
EW: Entgiftungsmittel für die Behandlung mit Zytostatika.
AG: - Antidot gegen Folsäureantagonisten wie Methotrexat bei zytotoxischer Therapie („Calciumfolinat-Rescue").
- Zytotoxische Therapie in Kombination mit 5-FU.
AA: I.m. Injektion, i.v. Injektion oder Infusion, nicht intrathekal.
DO: Calciumfolinat-Rescue: Erste Dosis 15 mg (6-12 mg/m² KOF) in 6-stündigem Abstand über 72 Stunden, beginnend 12-24 Std. nach Methotrexat. Fortsetzung oral.
Zytotoxische Therapie (z.B. beim kolorektalen Karzinom): Wöchentlich 20 mg/m² KOF als Bolus oder 200-500 mg/m² Calciumfolinat als i.v. Infusion +500 mg/m² 5-FU als i.v. Bolusinjektion; oder Monatlich: Einmal pro Monat an 5 aufeinandorfolgonden Tagen 20 mg/m² KOF als Bolus oder 200-500 mg/m² Calciumfolinatals i.v. Infusion und unmittelbar danach 425 oder 370 mg/m² 5-FU als i.v. Bolus; oder Zweimonatig: 200 mg Calciumfolinat/m² KOF als i.v. Infusion über 2 Stunden, gefolgt von 5-FU als Bolus mit 400 mg/m² und 22 Stunden Infusion von 5-FU (600 mg/m²) an 2 aufeinanderfolgenden Tagen, alle 2 Wochen an den Tagen 1 und 2.
GA: Perniziöse Anämie, Vitamin B_{12}-Mangel.
SST: Methotrexat-Therapie kontraindiziert. Keine Einschränkung gegen Calciumfolinat-Rescue, wenn trotzdem Methotrexat-Therapie erfolgt. Keine Erfahrungen in Kombination mit 5-FU.
NW: Allergie/Anaphylaxie, Psyche, Magen/Darm, erhöhte Anfallshäufigkeit bei Epileptikern, Fieber; Kombination mit 5-FU: Magen/Darm (Durchfälle), Schleimhauttoxizität.
WW: Folsäureantagonisten (Wirkung herabgesetzt oder aufgehoben); Antiepileptika abgeschwächt; 5-FU-Toxizität erhöht.
WH: Keine Wirkung auf Nephrotoxizität von Methotrexat. 5-FU kann Verkehrssicherheit beeinträchtigen. Übermäßige Calciumfolinat-Dosen vermeiden ("Over-Rescue" möglich).
PG: **5ML** 5 ST * (EKO: N) [€ 64,70], **10ML** 1 ST * (EKO: N) [€ 23,55 n.l.], **20ML** 1 ST * (EKO: N) [€ 38,70], **100ML** 1 ST * (EKO: N) [€ 157,25]

Calcium "Fresenius" - Ampullen 44A01

(Z.Nr. 1-18323) RP. P. A12AA20
ZI: Fresenius Kabi Austria, Graz
Z: 1 Ampulle zu 10 ml enthält: Calcium gluconat monohydrat 0,95 g, Calciumsaccharat 0,036 g (entspr. Calcium 2,23 mmol), Salzsäure, Wasser für Injektionszwecke.
EW: Tagesbedarf 12,5 mmol (500 mg) Calcium, Serumspiegel 2,3 - 2,6 mmol/l.
AG: Hypocalcämie, die oral nicht behandelt werden kann: bei Hypopara- thyreoidismus, Vitamin-D-Mangel, akuter Pankreatitis. Bluttransfusion mit citrathältigem Blut. Hyperkaliämie, Hypermagnesiämie, Blei- und Fluorid-Vergiftungen.
AA: Langsam i.v., nicht i.m. Bei schwerer Hypokalzämie Dauertropfinfusion.
Nicht mit Ceftriaxon mischen!
DO: 1 Ampulle dem liegenden Patienten langsam (mindestens 3 min. für 10 ml) i.v. injizieren. Wiederholung bei Bedarf unter EKG-Kontrolle.
GA: Hyperkalzämie, Vitamin-D-Überdosierung, kalkentziehende Tumore (Plasmo- zytom, Knochenmetastasen), Niereninsuffizienz, digitalisierter Patient.
SST: Nutzen/Risiko-Abwägung.
NW: Erbrechen, Schwitzen, Hypotonie, Hautausschläge, bei Überdosierung Herz- rhythmusstörungen bis Herzstillstand.
WW: Gegenanzeige: Ceftriaxon bei Neugeborenen. Vorsicht: Herzglykoside (verstärkte Toxizität), Tetrazykline, Chinolone, Bisphosphonate, Fluoride (verminderte Resorption), Calcitonin (senkt Kalziumspiegel); inkompatibel mit phosphat- und karbonathältigen Lösungen.
WH: Cave i.m. (lokale Nekrosen!).
Vorsicht bei Niereninsuffizienz, Nephrokalzinose, Sarkoidose. Regelmäßig Serumkalzium kontrollieren.
Bei Überdosierung Calciumspiegel bei intakter Nierenfunktion mit 3-6 l 0,9% NaCl-Lösung pro 24 h senken; bei Niereninsuffizienz i.v.
Phosphatinfusion.
PG: 5 ST (2) (EKO: G) [€ 7,10]

Calciumgluconat B.Braun 10% - Injektionslösung 44A01

(Z.Nr. 1-26230) RP. P. B05BB01, A12AA03
ZI: B. Braun, Melsungen, Deutschland
Z: 1 ml Injektionslösung enthält: Calcium gluconat 94 mg (entspr. Calcium 0,21 mmol), Calcium-D-saccharat-Tetrahydrat (entspr. Calcium 0,02 mmol), Wasser für Injektionszwecke; Osmolarität: 660 mosmol/l; Calcium 0,23 mmol.
EW: Elektrolyt.
AG: Akute symptomatische Hypocalciämie.
AA: Erwachsene: Langsam i.v. oder i.m.
Kinder und Jugendliche: Nur i.v. (Injektion oder Infusion) nach Verdünnung.
DO: Normales Plasmacalcium 2,25-2,75 mmol/l.
Erwachsene: Initial 10 ml (entspricht 2,25 mmol Calcium); Wiederholung nach Bedarf.
Kinder bis 3 Jahre: 0,2-0,9 ml/kg KG.
Kinder (7,5-12 Jahre): 0,1-0,4 ml/kg KG.
Ev. Fortsetzung mit oralem Calcium.
GA: Hypercalciämie, Hypercalciurie, Herzglykosidtherapie (außer in Notfällen) oder -vergiftung.
SST: Strenge Indikationsstellung. Nutzen/Risiko-Abwägung in der Stillzeit.
NW: Bei Überdosierung kardiovaskuläre Reaktionen (Herzrhythmusstörungen, Kollaps), Magen/Darm, Hitzegefühl, lokale Reaktionen nach I.m.-Gabe.
WW: Herzglykoside verstärkt (Herzfunktion überwachen), Epinephrin (Herzrhythmusstörungen), Magnesium (antagonistisch), Kalziumkanalblocker abgeschwächt. Thiazide (Hypercalciämie). Ceftriaxon nicht mit kalziumhältigen Injektionslösungen mischen.
WH: Vorsicht bei Nephrokalzinose, Herzerkrankungen, Sarkoidose, Nieren- schäden.
Langsam applizieren, EKG kontrollieren. Kontrollen: Calcium in Plasma und Urin.
Bei Überdosierung Hypercalciämie. Behandlung: Rehydratation, Calcitonin, Furosemid.
PG: 20 ST * (EKO: N) [€ 20,70]

C

Calcium gluconicum "Jacoby" - Injektionslösung für Tiere 831C
(Z.Nr. 8-15252) RP. P. VNW. QA12AA03
ZI: Jacoby GM Pharma, Hallein
Z: 100 ml enthalten: Calcium gluconat 38 g, Magnesiumchlorid 6 g, Borsäure 5 g, Methyl-4-hydroxybenzoat, Propyl-4-hydroxybenzoat, Aqua ad injectabilia.
EW: Kalziumpräparat.
AG: Kalzium- und Magnesiummangel bei Pferden, Rindern, Schweinen, Schafen und Ziegen.
AA: Langsam i.v.
DO: Pferde: 0,12 ml/kg KG Rinder: 0,3 ml/kg KG Schweine: 0,05 bis 0,24 ml/kg KG Schafe: 0,11 bis 0,4 ml/kg KG Ziegen: 0,11 bis 0,4 ml/kg KG
GA: Herz/Kreislauf-, Leber-, Nierenschäden, Hyperkalzämie, Hypermagnesiämie.
SST: Anwendung während der Trächtigkeit möglich. Unbedenklichkeit während der Laktation nicht belegt.
NW: Hyperkalzämie, Anstieg der Herzfrequenz.
WW: Herzglykoside, Adrenergika, Methylxanthine verstärkt. Inkompatibilitäten beachten.
WH: Vorsicht bei Verdacht auf Herzschäden. Herztätigkeit beachten, langsam infundieren.
VNW: Essbare Gewebe 3 Tage, Milch 1 Tag.
PG: 10 ST VNW [€ 147,90]

Calcium "Norbrook" - Injektionslösung für Rinder 831C
(Z.Nr. 8-00244) RP. P. QA12AX
ZI: Norbrook Laboratories (Ireland), Monaghan, Irland
Z: 1 ml Lösung enthält: Calcium gluconat 333 mg, (entspr. Ca-Ion 29,68 mg), Magnesium hypophosphit-hexahydrat 50 mg, (entspr. Mg-Ion 2,8 mg), Borsäure 68,4 mg, Natriumbicarbonat 10 %, Wasser für Injektionszwecke.
AG: Hypocalcämien (kompliziert durch Magnesiummangel) und deren Folgen wie: Gebärparese (Milchfieber), Festliegen, Stall- und Weidetetanie.
AA: S.c. oder langsam i.v.
DO: 0,5 ml/kg KG.
GA: Hyperkalzämie, Hypermagnesiämie.
SST: Anwendung möglich.
NW: Herz, Unruhe, Kollaps, Muskelzittern, lokale Reaktionen.
WW: Herzglykoside, Beta-Adrenergika, Methylxanthine verstärkt. Inkompatibilitäten von Kalzium beachten (vor allem mit verschiedenen Antibiotika).
WH: Vorsicht bei Hyperparathyreoidismus, Azidose, Niereninsuffizienz, Glykosidvergiftung, Verdacht auf Herzschäden. Während der Infusion Herzfrequenz kontrollieren.
PG: 12 ST VN [€ 135,60]

Calcium phosphoricum RemaVet - Globuli für Tiere 890A
(Z.Nr. 8-39008) RPF. P. QV03AX
ZI: Remedia Homöopathie, Eisenstadt
Z: 1 g Globuli (ca. 120 Globuli) enthält: Calcium phosphoricum (Homöopathie) C200 10 mg, Saccharose.
EW: Homöopathikum.
AG: Rind, Pferd, Schaf, Ziege, Schwein, Kaninchen, Geflügel, Kleinnager, Hund, Katze: Unterstützung des Knochenstoffwechsels, Wachstumsschmerzen, Erschöpfung, erstickender Husten, verschärftes Atemgeräusch, Milchunverträglichkeit, blähender Durchfall, Schmerzen im Kreuzdarmbeingelenk.
AA: Zum Eingeben, entweder direkt ins Maul oder zur Gruppenbehandlung 20 Globuli in 1 Liter Wasser lösen und in die Tränke geben.
DO: ED 5-10 Globuli.
SST: Nur nach Rücksprache mit dem Tierarzt anwenden.
PG: 10 G VN [€ 12,80]

Calcium "Pro Zoon" - Injektionslösung für Rinder 831C
(Z.Nr. 8-00589) RP. P. QA12AA03
ZI: Norbrook Laboratories (Ireland), Monaghan, Irland
Z: 1 ml enthält: Calcium gluconat 333 mg, Magnesium hypophosphit-hexahydrat 50 mg, Borsäure 68,4 mg, Natriumbicarbonat, Wasser für Injektionszwecke.
AG: Hypokalzämien (kompliziert durch Magnesiummangel) und deren Folgen wie: Gebärpause (Milchfieber), Festliegen, Stall- und Weidetetanie.
AA: I.v. oder s.c.
DO: 0,5 ml/kg KG.
GA: Hyperkalzämie, Hypermagnesiämie.
SST: Anwendung möglich.
NW: Initial Bradykardie, dann Tachykardie, Rhythmusstörungen bis Herzstill- stand; Tremor, Schweißausbruch, Kollaps, lokale Reaktionen.
WW: Verstärkt: Herzglykoside, Beta-Adrenergika, Methylxanthine. Inkompati- bilitäten mit Kalzium beachten (nicht mischen!).
WH: Vorsicht bei Verdacht auf Herzschäden, Hyperparthyroidismus, Azidose, Niereninsuffizienz.
VNW: Keine.
PG: 12 ST VN [€ 135,45]

Calcium Quercus Wala - Globuli velati 70W
(Z.Nr. 3-36097) RPF. P. V03AX
ZI: Wala Heilmittel, Bad Boll/Eckwälden, Deutschland
Z: 10 g enthalten: Quercus robur/petraea e cortice cum Calcio carbonico D6 1 g, Sucrose.
EW: Homöopathikum (anthroposophisch).
AG: Störungen des Aufbaustoffwechsels. z.B. Allergien, Ekzeme, Nesselsucht, übermäßige Regelblutungen.
AA: Unter der Zunge zergehen lassen, bei Kleinkindern Globuli in einer kleinen Menge Wasser oder ungesüßtem Tee auflösen.
DO: Personen ab 6 Jahren: 1- bis 3mal tgl.5-10 Globuli velati. Kinder (1-5 Jahre): 1- bis 3mal tgl. 3-5 Globuli velati.
SST: Vorsicht.
PG: 20 G * (EKO: N) [€ 11,50]

Calcium Sandoz 500 mg - Brausetabletten 44A01
(Z.Nr. 0-13061) RPF. P. A12AA20
ZI: Sandoz, Kundl
Z: 1 Brausetablette enthält: Calcium 500 mg (entspr. → 12,5 mmol) (entspr. Calcium lactogluconat 1132 mg) (entspr. Calciumcarbonat 875 mg), Citronensäure (Feingranulat), Orangen-Aroma Pulver 30 mg (entspr. Benzylalkohol 180 ng) (entspr. Sorbitol 630 µg) (entspr. Glucose 13,08 mg) (entspr. Schwefeldioxid 210 ng), Aspartam 30 mg, Macrogol 6000, Natriumhydrogencarbonat (entspr. Natrium 68,45 mg) (entspr. → 2,98 mmol).
EW: Orales Kalzium.
AG: Unterstützend bei Osteoporose, Rachitis, Osteomalacie, Calciummangel.
AA: In Wasser auflösen.
DO: TD 500-1500 mg.
GA: Hyperkalzämie, Nierenschäden, Hyperkalziurie, kalziumhaltige Nierenkonkremente.
SST: Anwendung möglich, MTD 1500 mg.
NW: Magen/Darm, Überempfindlichkeit.
WW: Tetrazykline, Fluoride, Oxalsäure, Phosphat, Phytinsäure, Kortikosteroide, Digitalis (verstärkt), Kalziumantagonisten (abgeschwächt), Vitamin D erhöht Kalziumresorption.
WH: Kontrolle: Kalzium im Urin; hohe Vitamin D-Dosen vermeiden; Natriumgehalt der Brausetabletten beachten.
PG: 20 ST * (EKO: N) [€ 7,20]

Calcium Vitamin D3 Hermes 500 mg/2000 I.E. - Kautabletten 44A02
(Z.Nr. 1-36700) RP. P. nicht im Handel. A12AX

Calcium Vit. D3 "Meda" 500 mg/400 I.E. - Kautabletten 44A02
(Z.Nr. 1-25573) RPF. P. nicht im Handel. A12AX

Calcium 600 mg Vitamin D3 400 IE "ratiopharm" - Brausetabletten 44A02
(Z.Nr. 1-23952) RPF. P. nicht im Handel. A12AX

Calcium 600 mg Vitamin D3 400 I.E. "ratiopharm" - Kautabletten 44A02
(Z.Nr. 1-28571) RPF. P. nicht im Handel. A12AX

Cal-D-or 500 mg/400 I.E. - Filmtabletten 44A02
(Z.Nr. 1-29826) RP. P. nicht im Handel. A12AX

Cal-D-or 500 mg/400 I.E. - Kautabletten 44A02
(Z.Nr. 1-22817) RP. P. nicht im Handel. A12AX

Cal-D-or Lemon 500 mg/800 I.E. - Kautabletten 44A02
(Z.Nr. 1-29720) RP. P. nicht im Handel. A12AX

Cal-D-or Orange 500 mg/800 I.E. - Kautabletten 44A02
(Z.Nr. 1-29721) RP. P. nicht im Handel. A12AX

Cal-D-or 1000 mg/800 I.E. - Kautabletten 44A02
(Z.Nr. 1-29825) RP. P. nicht im Handel. A12AX

Cal-D-Vita - Kautabletten 44A02
(Z.Nr. 1-22440) RP. P. n.l. A12AX
ZI: Bayer Austria, Wien
Z: 1 Kautablette enthält: Calcium 600 mg (entspr. Calciumcarbonat 1500 mg), Colecalciferol 400 IE (entspr. Vitamin D3 10 µg), Mannitol, Povidon, Talkum, Magnesium stearat, Aspartam 6 mg, Citronensäure, wasserfreie, Orangen-Aroma, alpha-Tocopherol, Sojabohnenöl 0,33 mg, Gelatine, Maisstärke, Saccharose 1,7 mg.

PG: 60 ST (2) (EKO: G) [€ 8,90 n.l.]

Calendula-Essenz Weleda 22X
(Z.Nr. 3-00500) RPF. P. V03AX
ZI: Weleda, Wien
Z: 10 g (= 10,7 ml) enthalten: Calendula officinalis 2a Urt. 4 g, Ethanol 96% (entspr. Gesamtethanolgehalt ca. 43 % (m/m)), Wasser, gereinigtes.
EW: Homöopathikum (anthroposophisch).
AG: Lokalbehandlung von Wunden und oberflächlichen Entzündungen. Spülungen von Wundhöhlen. Entzündungen der Mundschleimhaut.
AA: Auf der Haut und in der Mundhöhle.
DO: Personen ab 4 Wochen:
Wundverbände und Spülungen von Wundhöhlen: 5-10 ml Essenz auf ¼ l abgekochtes Wasser geben.
Für Wundverbände eine Kompressse oder ein geeignetes Tuch mit der zubereiteten Lösung tränken und auf die verletzte Stelle auflegen. Umschlag anfangs viertel- bis halbstündlich, später seltener erneuern.
Wundhöhlen 2-3mal tgl. mit der zubereiteten Lösung spülen.
Mundspülungen: 2-3 ml Essenz auf 100 ml warmes Wasser geben. Die Mundhöhle 2-3mal tgl. mit der zubereiteten Lösung spülen. Mund nicht mit Wasser nachspülen!
GA: Korbblütlerüberempfindlichkeit.
SST: Vorsicht.
NW: Selten allergische Hautreaktionen.
PG: 50 ML * (EKO: N) [€ 14,30]

Calendula Wundsalbe Weleda 22X
(Z.Nr. 3-00501) RPF. P. V03AX
ZI: Weleda, Wien
Z: 10 g enthalten: Calendula officinalis 2a Urt. 2 g, Sesamöl, raffiniertes 3,48 g, Wollwachs 1,62 g, Wollwachsalkohole (entspr. Butylhydroxytoluol), Wachs, gelbes, Ethanol 96% (entspr. Gesamtethanolgehalt ca. 8,6 % (m/m)), Wasser, gereinigtes.
EW: Homöopathikum (anthroposophisch).
AG: Lokalbehandlung von Wunden und oberflächlichen Entzündungen, verzögerte Wundheilung.
DO: Alle Alter: 3 - 5mal tgl. Salbe auf betroffene Stellen auftragen.
GA: Offene Wunden.
SST: Vorsicht.
NW: Selten allergische Hautreaktionen auf Wollwachsalkohole oder Sesamöl.
WH: Bei Säuglingen nur kleinflächig anwenden.
PG: 25 G * (EKO: N) [€ 7,90]

Calendula D4 - Augentropfen Weleda 47X
(Z.Nr. 3-38578) RPF. P. V03AX
ZI: Weleda, Wien
Z: 10 ml (= 10,2 g) enthalten: Calendula officinalis 2a D4 10 g, Borsäure, Natrium tetraborat, Kaliumnitrat, Ethanol < 0,1 %, Wasser für Injektionszwecke.
EW: Homöopathikum (anthroposophisch).
AG: Zur Unterstützung der Abheilung unkomplizierter Augenbindehautentzündungen.
AA: In den Bindehautsack eintropfen.
DO: 2-5mal tgl. 1 Tropfen. Bei Kindern unter 6 Jahren nur nach ärztlicher Rücksprache anwenden. Für Säuglinge unter 4 Wochen nicht empfohlen.
SST: Vorsicht.
NW: Vorübergehendes Brennen der Augen.
WH: Verkehrshinweis.
PG: 10 ML * (EKO: N) [€ 14,90]

Calendula ReVet RV 27 - Lösung zur Anwendung auf der Haut für Tiere 890A
(Z.Nr. 8-30103) RPF. P. QV03AX
ZI: Dr. Reckeweg Pharmazeutische Fabrik, Bensheim, Deutschland
Z: 100 g enthalten: Calendula officinalis Urt. 60 g, Glycerol, Ethanol (entspr. Gesamtethanolgehalt 64 % (V/V)).
EW: Homöopathikum.
AG: Wundheilung, Hauterkrankungen, Otitis externa.
AA: Lokal.
DO: 1-2x tgl. mit Kochsalz - oder Ringerlösung 1:10 bis 1:100 verdünnt anwenden.
SST: Anwendung möglich.
WH: Nicht unverdünnt bei geschädigter Haut anwenden.
PG: 1000 ML VN [€ 130,80]

Caliercortin 4 mg/ml - Injektionslösung für Rinder, Schweine, Pferde, Hunde und Katzen 813AC
(Z.Nr. 8-38746) NR. P. VNW. nicht im Handel. QH02AB02

Calmaben - Dragees 32A01
(Z.Nr. 1-23847) RPF. P. N05CM
ZI: Montavit, Absam
Z: 1 Dragee enthält: Diphenhydramin hydrochlorid 50 mg, Crospovidon, Siliciumdioxid, hochdisperses, Maltodextrin, Copovidon, Cellulose, mikrokristalline, Magnesium stearat, Gummi arabicum, Sucrose 53,9 mg, Methylcellulose, Calciumcarbonat, Povidon, Talk, Titandioxid, Glycerol 85%, Montanglycolwachs.
EW: Hypnotikum, Antihistaminikum.
AG: Kurzzeitbehandlung von Schlafstörungen.
DO: 1 Dragee 30 min vor dem Schlafengehen mit Flüssigkeit einnehmen. Nicht für Kinder unter 12 Jahren. Nach 2 Wochen Präparat absetzen.
GA: Asthmaanfall, Phäochromozytom, Prostatahypertrophie, Engwinkelglaukom, QT-Verlängerung, Herzrhythmusstörungen.
SST: Nicht anwenden.
NW: ZNS, Mundtrockenheit, Magen/Darm, Überempfindlichkeit, sehr selten Augeninnendrucksteigerung, paradoxe Reaktionen, Leber, Abhängigkeit.
WW: Cave Alkohol oder MAO-Hemmer (Blutdruckabfall); ZNS-Dämpfer verstärkt, Anticholinergika verstärkt; QT-verlängernde Substanzen meiden. Calmaben 72 Stunden vor Allergietests absetzen.
WH: Vorsicht bei Asthma, Pylorusstenose, Leberschäden. Nicht nach Mitternacht verabreichen. Verkehrshinweis.
Bei Überdosierung ZNS-Dämpfung oder Erregung, atropinartig. Bei Blutdruckabfall Vasopressoren, cave Adrenalin; bei Krämpfen Diazepam, keine Stimulantien. Antidot Physostigmin (0,02-0,06 mg/kg KG i.v.).
PG: 10 ST * (EKO: N) [€ 5,80], 30 ST * (EKO: N) [€ 15,35]

Calmafusion - Infusionslösung für Rinder, Schafe und Schweine 831C
(Z.Nr. 8-39317) RP. P. nicht im Handel. QA12AX

Calmedoron - Globuli 32X
(Z.Nr. 3-00483) RPF. P. V03AX
ZI: Weleda, Wien
Z: 10 g Streukügelchen enthalten: Avena sativa 2b Urt. 0,5 g, Humulus lupulus Urt. 0,024 g, Passiflora incarnata Urt. 0,15 g, Valeriana officinalis, ethanol. Decoctum Urt. 0,3 g, Coffea tosta-ethanol. Decoctum D60 0,1 g, Saccharose.
EW: Homöopathikum.
AG: Einschlafstörungen, Nervosität.
AA: Im Mund zergehen lassen. Für Kinder die Globuli in etwas Wasser auflösen.
DO: Einschlafstörungen: 15 Globuli vor dem Schlafengehen.
Kinder (2-5 Jahre): 10 Globuli vor dem Schlafengehen.
Nervosität: 15 Globuli bis 3mal tgl.
Kinder (2-5 Jahre): 10 Globuli bis 3mal tgl.
Für Kinder unter 2 Jahren nur auf ärztliche Anordnung.
SST: Vorsicht.
NW: Überempfindlichkeit.
WH: Kann schädlich für die Zähne sein. Verkehrshinweis.
PG: 10 G * (EKO: N) [€ 11,90]

Calmedoron - Tropfen 32X
(Z.Nr. 3-00515) RPF. P. V03AX
ZI: Weleda, Wien
Z: 10 g (= 10,7 ml, 1 ml = 28 Tropfen) enthalten: Avena sativa 2b Urt. 2,5 g, Coffea tosta-ethanol. Decoctum D60 1,5 g, Humulus lupulus Urt. 0,12 g, Passiflora incarnata Urt. 0,75 g, Valeriana officinalis, ethanol. Decoctum Urt. 3 g, Ethanol (entspr. Gesamtethanolgehalt 42 % (m/m)), Wasser, gereinigtes.
EW: Homöopathikum (anthroposophisch).
AG: Einschlafstörungen, Nervosität.
AA: Mit Wasser verdünnt einnehmen.
DO: Einschlafstörungen: 20-40 Tropfen (Kinder 6-11 Jahre: 10-15 Tropfen) vor dem Schlafengehen.
Nervosität: 1mal tgl. 15-20 Tropfen (Kinder 6-11 Jahre: 5-10 Tropfen).
SST: Vorsicht.
NW: Überempfindlichkeit.
WH: Nicht für Alkoholkranke. Verkehrshinweis.
PG: 50 ML * (EKO: N) [€ 21,90]

Calmolan 0,088 mg - Tabletten 12B03, 12D01
(Z.Nr. 1-30126) NR. P. n.l. N04BC05
ZI: G.L. Pharma, Lannach
Z: 1 Tablette enthält: Pramipexol 0,088 mg (entspr. Pramipexoldihydrochlorid-Monohydrat 0,125 mg), Mannitol, Maisstärke, Siliciumdioxid, hochdisperses, Stärke, vorverkleistert, Povidon K30, Magnesium stearat.
PG: 30 ST * (EKO: N) [€ 5,40 n.l.]

Calmolan 0,18 mg - Tabletten 12B03, 12D01
(Z.Nr. 1-30127) NR. P. n.l. N04BC05
ZI: G.L. Pharma, Lannach
Z: 1 Tablette enthält: Pramipexol 0,18 mg (entspr. Pramipexoldihydrochlorid-Monohydrat 0,25 mg), Mannitol, Maisstärke, Siliciumdioxid, hochdisperses, Stärke, vorverkleistert, Povidon K30, Magnesium stearat.
PG: 30 ST * (EKO: N) [€ 10,80 n.l.], 100 ST * (EKO: N) [€ 32,80 n.l.]

Calmolan 0,35 mg - Tabletten 12B03, 12D01
(Z.Nr. 1-30128) NR. P. n.l. N04BC05
ZI: G.L. Pharma, Lannach
Z: 1 Tablette enthält: Pramipexol 0,35 mg (entspr. Pramipexoldihydrochlorid-Monohydrat 0,5 mg), Mannitol, Maisstärke, Siliciumdioxid, hochdisperses, Stärke, vorverkleistert, Povidon K30, Magnesium stearat.
PG: 30 ST * (EKO: N) [€ 16,95 n.l.], 100 ST * (EKO: N) [€ 52,65 n.l.]

Calmolan 0,54 mg - Tabletten 12B03, 12D01
(Z.Nr. 1-30129) NR. P. nicht im Handel. N04BC05

Calmolan 0,7 mg - Tabletten 12B03, 12D01
(Z.Nr. 1-30130) NR. P. n.l. N04BC05
ZI: G.L. Pharma, Lannach
Z: 1 Tablette enthält: Pramipexol 0,7 mg (entspr. Pramipexoldihydrochlorid-Monohydrat 1 mg), Mannitol, Maisstärke, Siliciumdioxid, hochdisperses, Stärke, vorverkleistert, Povidon K30, Magnesium stearat.
PG: 30 ST * (EKO: N) [€ 28,45 n.l.], 100 ST * (EKO: N) [€ 88,95 n.l.]

Calmolan 1,1 mg - Tabletten 12B03, 12D01
(Z.Nr. 1-30131) NR. P. nicht im Handel. N04BC05

Calmolan retard 0,26 mg - Tabletten 12B03
(Z.Nr. 1-35016) NR. P. N04BC05
ZI: G.L. Pharma, Lannach
Z: 1 Retardtablette enthält: Pramipexol 0,26 mg (entspr. Pramipexoldihydrochlorid-Monohydrat 0,375 mg), Hypromellose 2208, Calcium phosphat, dibasisch (wasserfrei), Magnesium stearat, Siliciumdioxid, hochdisperses.
EW: Dopaminagonist.
AG: M. Parkinson (allein oder in Kombination mit Levodopa).
AA: 1mal tgl. oral mit Wasser unzerkaut einnehmen. Tabletten nicht teilen.
DO: TD initial 0,26 mg Base; Dosis alle 5-7 Tage erhöhen.
Dauerbehandlung: TD bis 3,15 mg Base. Nicht abrupt absetzen.
Umstellung von nicht retardierten Pramipexol-Tabletten mit der gleichen Dosis möglich.
Dosisreduktion bei Nierenschäden.
Kein Nutzen bei Kindern und Jugendlichen.
SST: Nutzen/Risiko-Abwägung, nicht stillen.
NW: Magen/Darm, Somnolenz (plötzliches Einschlafen), malignes neuroleptisches Syndrom, Augmentation, Halluzinationen, Dyskinesien, axiale Dystonie, Manie, initial Hypotonie, Impulskontrollstörungen, Störung der Libido, pathologisches Spielen, Hypersexualität, dopaminerges Dysregulationssyndrom, beim Absetzen Dopaminagonistenentzugssyndrom.
WW: Dosisreduktion von Pramipexol bei gleichzeitiger Gabe von Arzneimitteln, die die aktive renale Tubulussekretion hemmen (Cimetidin, Amantadin, Mexiletin, Zidovudin, Cisplatin, Chinin, Procainamid). Antipsychotika meiden.
WH: Vorsicht bei Nierenschäden, Psychosen, schweren Herz/Kreislauf-Erkrankungen. Augenärztliche Untersuchungen empfohlen. Keine Kraftfahrzeuge lenken oder Maschinen bedienen. Dosis langsam reduzieren. Auf plötzliches Einschlafen, Verhaltensänderungen, Impulskontrollstörungen, Halluzinationen, Dyskinesien, Manie, Delir achten.
PG: 10 ST (2) (EKO: G) [€ 8,35]

Calmolan retard 0,52 mg - Tabletten 12B03
(Z.Nr. 1-35017) NR. P. N04BC05
ZI: G.L. Pharma, Lannach
Z: 1 Retardtablette enthält: Pramipexol 0,52 mg (entspr. Pramipexoldihydrochlorid-Monohydrat 0,75 mg), Hypromellose 2208, Calcium phosphat, dibasisch (wasserfrei), Magnesium stearat, Siliciumdioxid, hochdisperses.
Kurzinformation: siehe Calmolan retard 0,26 mg - Tabletten, → S. 246
PG: 10 ST (2) (EKO: G) [€ 13,65], 30 ST (EKO: G) [€ 37,40]

Calmolan retard 1,05 mg - Tabletten 12B03
(Z.Nr. 1-35018) NR. P. N04BC05
ZI: G.L. Pharma, Lannach
Z: 1 Retardtablette enthält: Pramipexol 1,05 mg (entspr. Pramipexoldihydrochlorid-Monohydrat 1,5 mg), Hypromellose 2208, Calcium phosphat, dibasisch (wasserfrei), Magnesium stearat, Siliciumdioxid, hochdisperses.
Kurzinformation: siehe Calmolan retard 0,26 mg - Tabletten, → S. 246
PG: 10 ST (2) (EKO: G) [€ 22,10], 30 ST (EKO: G) [€ 60,85]

Calmolan retard 1,57 mg - Tabletten 12B03
(Z.Nr. 1-35019) NR. P. nicht im Handel. N04BC05

Calmolan retard 2,1 mg - Tabletten 12B03
(Z.Nr. 1-35020) NR. P. N04BC05
ZI: G.L. Pharma, Lannach
Z: 1 Retardtablette enthält: Pramipexol 2,1 mg (entspr. Pramipexoldihydrochlorid-Monohydrat 3 mg), Hypromellose 2208, Calcium phosphat, dibasisch (wasserfrei), Magnesium stearat, Siliciumdioxid, hochdisperses.
Kurzinformation: siehe Calmolan retard 0,26 mg - Tabletten, → S. 246
PG: 10 ST (2) (EKO: G) [€ 34,50], 30 ST (EKO: G) [€ 99,90]

Calmolan retard 2,62 mg - Tabletten 12B03
(Z.Nr. 1-35021) NR. P. nicht im Handel. N04BC05

Calmolan retard 3,15 mg - Tabletten 12B03
(Z.Nr. 1-35022) NR. P. N04BC05
ZI: G.L. Pharma, Lannach
Z: 1 Retardtablette enthält: Pramipexol 3,15 mg (entspr. Pramipexoldihydrochlorid-Monohydrat 4,5 mg), Hypromellose 2208, Calcium phosphat, dibasisch (wasserfrei), Magnesium stearat, Siliciumdioxid, hochdisperses.
Kurzinformation: siehe Calmolan retard 0,26 mg - Tabletten, → S. 246
PG: 30 ST (EKO: G) [€ 123,25]

Calmvalera Hevert - Tropfen zum Einnehmen 32X
(Z.Nr. 3-35182) RPF. P. V03AX
ZI: Hevert-Arzneimittel, Nussbaum, Deutschland
Z: 10 g (= 10,7 ml, 1 g = 35 Tropfen) enthalten: Cimicifuga racemosa (Homöopathie) D2 0,48 g (entspr. Cimicifuga (Homöopathie)), Anamirta cocculus (Homöopathie) D4 0,95 g (entspr. Cocculus (Homöopathie)), Cypripedium parviflorum var. pubescens (Homöopathie) D3 0,48 g (entspr. Cypripedium pubescens (Homöopathie)), Strychnos ignatii (Homöopathie) D6 1,01 g (entspr. Ignatia (Homöopathie)), Lilium lancifolium (Homöopathie) D4 1,01 g (entspr. Lilium tigrinum (Homöopathie)), Passiflora incarnata (Homöopathie) D3 1,92 g, Platinum metallicum (Homöopathie) D8 0,52 g, Valeriana officinalis (Homöopathie) D2 0,48 g (entspr. Valeriana (Homöopathie)), Zincum isovalerianicum (Homöopathie) D3 0,43 g (entspr. Zincum valerianicum (Homöopathie)), Ethanol 96% (entspr. Gesamtethanolgehalt ca. 48 % (V/V)), Wasser, gereinigtes, Spuren von: Lactose monohydrat.
EW: Homöopathikum.
AG: Nervöse Störungen.
AA: Mit etwas Wasser verdünnen, ½ bis 1 min. im Mund lassen und dann schlucken.
DO: Erwachsene: Akut bis 6mal tgl, dann 3mal tgl. 20 Tropfen.
Jugendliche: Akut bis 6mal tgl 15 Tropfen, dann 3mal tgl. 15 Tropfen. Für Kinder nicht empfohlen.
SST: Nicht empfohlen.
NW: Hautreaktionen, Magen/Darm.
WH: Bei starken Beschwerden, Traurigkeit und Angst Arzt aufsuchen.
PG: 50 ML * (EKO: N) [€ 12,95]

▼ Calquence 100 mg - Hartkapseln 55G
(Z.Nr. EU/1/20/1479/*) NR. P. L01EL02
ZI: AstraZeneca, Södertälje, Schweden
Z: 1 Hartkapsel enthält: Acalabrutinib 100 mg, Kapselinhalt: Cellulose, mikrokristalline, Siliciumdioxid, hochdisperses, Maisstärke, vorverkleistert, Magnesium stearat, Poly(O-carboxymethyl)stärke-Natrium; Kapselhülle: Gelatine, Titandioxid, Eisen(III)-oxid-hydroxid-oxid x H2O, Indigocarmin; Drucktinte: Schellack, Eisen(II,III)-oxid, Propylenglycol, Ammoniaklösung.
EW: Selektiver Bruton-Tyrosinkinase(BTK)-Inhibitor, antineoplastisch.
AG: Chronische lymphatische Leukämie (CLL): Monotherapie oder in Kombination mit Obinutuzumab.
AA: Oral im Ganzen mit Wasser einnehmen.
DO: 2mal tgl. 100 mg. Bei schweren NW nur 1mal tgl. 100 mg oder Behandlung unterbrechen. Keine Daten an Kindern und Jugendli-

chen.
SST: Zwingende Indikationsstellung in der Schwangerschaft. Kontrazeption erforderlich. Bis 2 Tage nach der letzten Dosis nicht stillen.
NW: Schwere Blutungen, Hämatome, schwere Infektionen (Pneumonie), Hepatitis B- Reaktivierung, Blutbild, sekundär auftretende Primärtumore, Herz (Vorhofflimmern), ZNS (Kopfschmerzen, Schwindel), Magen/Darm, muskuloskelettale Schmerzen, Hautausschlag, Fatigue.
WW: Starke CYP3A4/P-gp- Hemmer oder -Induktoren, Protonenpumpenhemmer, Vitamin-K-Antagonisten (Blutungsgefahr) vermeiden.
Vorsicht: CYP3A4- Substrate mit geringer therapeutischer Breite (Ciclosporin, Ergotamin, Pimozid), Methotrexat (6 Std. Abstand), Metformin, Antazida (2 Std. Abstand), H_2- Blocker (2 bzw. 10 Std. Abstand zu Calquence).
WH: Keine Daten bei schweren Herz- oder Nierenschäden. Bei schweren Leberschäden nicht empfohlen. Verkehrshinweis.
PG: 60 ST * (EKO: R) [€ 10.184,65]

Calrecia 100 mmol/l - Infusionslösung 37E05
(Z.Nr. 1-38998) RP. P. nicht im Handel. B05XA07

Campral - Filmtabletten 26A
(Z.Nr. 1-21427) RP. P. N07BB03
ZI: Merck, Wien
Z: 1 Filmtablette enthält: Acamprosat calcium 333 mg, Crospovidon, Cellulose, mikrokristalline, Magnesiumsilicat, Natriumstärkeglykolat, Siliciumdioxid, Magnesium stearat, Eudragit L, Talkum, Propylenglycol.
EW: Stimuliert GABAerge Transmission.
AG: Alkoholabhängigkeit (im Rahmen eines therapeutischen Gesamtkonzepts).
AA: Oral unzerkaut mit Flüssigkeit zu den Mahlzeiten.
DO: KG über 60 kg: 3mal tgl. 2 Filmtabletten.
KG unter 60 kg: TD 4 Filmtabletten in 3 ED.
Behandlungsdauer: 1 Jahr. Keine Untersuchungen an Kindern und Jugend- lichen sowie an Personen über 65 Jahren.
GA: Niereninsuffizienz.
SST: Strenge Nutzen/Risiko-Abwägung in der Schwangerschaft; in der Stillzeit nicht anwenden.
NW: Magen/Darm, Haut, Frigidität, Impotenz. Bei Überdosierung Durchfall.
WH: Vorsicht nach Nierensteinleiden sowie bei schweren Leberschäden. Patien- ten engmaschig überwachen.
Bei Überdosierung Hyperkalzämie behandeln.
PG: 84 ST P (EKO: G) [€ 49,30], 168 ST P (EKO: G) [€ 87,70]

🐾 **Canaural - Ohrentropfen, Suspension für Hunde und Katzen** 830
(Z.Nr. 8-16740) NR. P. QS02CA
ZI: Dechra Veterinary Products, Uldum, Dänemark
Z: 1 g enthält: Fusidinsäure, Diethanolaminsalz 5 mg, Framycetin sulfat 5 mg, Prednisolon 2,5 mg, Nystatin 100000 IE, Oleum Sesami.
EW: 3 Antibiotika + Glukokortikoid.
AG: Otitis externa und Ohrmilbenbefall beim Hund und bei der Katze.
DO: 2mal tgl. 5-10 Tropfen in den Ohrkanal instillieren; Ohr halten und Ohrkanal leicht massieren.
GA: Perforiertes Trommelfell.
SST: Bei trächtigen Tieren nicht empfohlen.
NW: Verzögerte Wundheilung, Gehörverlust, Überempfindlichkeit.
PG: 15 ML VT [€ 11,65], 25 ML VT [€ 16,85]

Cancidas 50 mg - Pulver für ein Konzentrat zur Herstellung einer Infusionslösung 11B02
(Z.Nr. EU/1/01/196/*) NR. P. E. J02AX04
ZI: Merck Sharp & Dohme, Haarlem, Niederlande
Z: 1 Durchstechflasche enthält: Caspofungin 50 mg (entspr. Caspofungin acetat), Sucrose 35,7 mg, Mannitol, Essigsäure 99%, Natriumhydroxid zur pH-Wert-Einstellung.
EW: Systemisches Antimykotikum.
AG: Therapieresistente invasive Aspergillosen, invasive Candidiasis, empirisch bei Verdacht auf Pilzinfektionen bei Patienten mit Fieber und Neutropenie.
AA: Langsam i.v. Infusion über 1 Stunde nach Rekonstitution und Verdünnung.
DO: TD am 1. Tag 70 mg, dann 50 mg pro Tag (bei Patienten über 80 kg KG: 70 mg pro Tag). Bei mäßiger Leberinsuffizienz TD am 1. Tag 70 mg, dann auf 35 mg pro Tag reduzieren.
Kinder ab 1 Jahr und Jugendliche: TD am 1. Tag 70 mg/m², dann 50(-70) mg/m²; MTD 70 mg.
SST: Zwingende Indikationsstellung in der Schwangerschaft, nicht stillen.
NW: Lokale Reaktionen, histaminerge Reaktionen, Anaphylaxie, Fieber, Schmerzen, Magen/Darm, Dyspnoe, Leber (erhöhte Leberwerte), Anämie, Phlebitis, Haut (auch schwere Reaktionen), Tachykardie, Labor (Hypokaliämie).
WW: Cyclosporin (Leberenzyme überwachen), Tacrolimus (Spiegelbestimmungen), Enzyminduktoren, z.B. Rifampicin (ev. Caspofungin-Dosis erhöhen).
WH: Vorsicht bei schweren Leberschäden; Kontrolle: Leberfunktion
PG: 1 ST * (EKO: N) [€ 723,70]

Cancidas 50 mg - Pulver für ein Konzentrat zur Herstellung einer Infusionslösung 11B02
(Z.Nr. EU/1/01/196/*) NR. P. E. J02AX04
Parallelimport. nicht im Handel.

Cancidas 50 mg - Pulver für ein Konzentrat zur Herstellung einer Infusionslösung 11B02
(Z.Nr. EU/1/01/196/*) NR. P. E. J02AX04
Parallelimport. nicht im Handel.

Cancidas 70 mg - Pulver für ein Konzentrat zur Herstellung einer Infusionslösung 11B02
(Z.Nr. EU/1/01/196/*) NR. P. E. J02AX04
ZI: Merck Sharp & Dohme, Haarlem, Niederlande
Z: 1 Durchstechflasche enthält: Caspofungin 70 mg (entspr. Caspofungin acetat), Sucrose 50 mg, Mannitol, Essigsäure 99%, Natriumhydroxid zur pH-Wert-Einstellung.
Kurzinformation: siehe Cancidas 50 mg - Pulver für ein Konzentrat zur Herstellung einer Infusionslösung, → S. 247
PG: 1 ST * (EKO: N) [€ 908,70]

Cancidas 70 mg - Pulver für ein Konzentrat zur Herstellung einer Infusionslösung 11B02
(Z.Nr. EU/1/01/196/*) NR. P. E. J02AX04
Parallelimport. nicht im Handel.

Cancidas 70 mg - Pulver für ein Konzentrat zur Herstellung einer Infusionslösung 11B02
(Z.Nr. EU/1/01/196/*) NR. P. E. J02AX04
Parallelimport. nicht im Handel.

CandAm 8 mg/5 mg - Hartkapseln 10B09
(Z.Nr. 1-37187) RP. P. C09DB07
ZI: Genericon Pharma, Graz
Z: 1 Hartkapsel enthält: Candesartan cilexetil 8 mg, Amlodipin 5 mg (entspr. Amlodipin besilat 6,935 mg), Kapselinhalt: Lactose monohydrat 101,95 mg, Maisstärke, Carmellose calcium, Macrogol 8000, Hydroxypropylcellulose, Magnesium stearat; Kapselhülle: Chinolingelb, Eisenoxid gelb, Titandioxid, Gelatine.
EW: Angiotensin II- Antagonist plus Kalziumkanalblocker.
AG: Essentielle Hypertonie bei adäquater Einstellung mit den Einzelsubstanzen in gleicher Dosierung.
AA: Mit etwas Flüssigkeit einnehmen.
DO: 1mal tgl. 1 Hartkapsel. MTD 10 mg Amlodipin bzw. 32 mg Candesartancilexetil. Keine Daten an Kindern und Jugendlichen.
GA: Schwere Leberschäden, Gallengangobstruktion, Schock, schwere Hypotonie.
SST: Gegenanzeige im 2. und 3.Trimenon; im 1. Trimenon und in der Stillzeit nicht empfohlen.
NW: Schwindel, Kopfschmerzen, Hypotonie, Hyperkaliämie, Niere, Sehstörungen, Palpitationen, Haut, Magen/Darm, Ödeme, Müdigkeit.
WW: Kombination mit Aliskiren nicht empfohlen, bei Patienten mit Nierenschäden oder Diabetes kontraindiziert. Nicht empfohlen: Duale Blockade des Renin-Angiotensin-Aldosteron-Systems. Lithium (Serumspiegel kontrollieren), Grapefruitsaft.
Vorsicht: Andere Blutdrucksenker verstärkt. Kortikoide verringern die antihypertensive Wirkung. Kaliumpräparate, Heparin, Cotrimoxazol (Kaliumspiegel kontrollieren). NSARs (Niere kontrollieren). CYP3A4-Induktoren und -Hemmer. Dantrolen. Tacrolimus, mTOR-Inhibitoren, Ciclosporin (Spiegel kontrollieren). Simvastatin (MTD 20 mg).
WH: Nicht zur Therapieeinleitung. Bei primärem Hyperaldosteronismus nicht empfohlen. Vorsicht bei älteren Patienten, Herzinsuffizienz, Klappenstenosen, obstruktiver Kardiomyopathie, Hyperkaliämie, Nierenschäden, Hämodialyse. Bei Behandlungsbeginn auf Hypotonie achten.
Verkehrshinweis.
PG: 30 ST (2) (EKO: G) [€ 12,45]

CandAm 8 mg/10 mg - Hartkapseln 10B09
(Z.Nr. 1-37186) RP. P. nicht im Handel. C09DB07

CandAm 16 mg/5 mg - Hartkapseln 10B09
(Z.Nr. 1-37185) RP. P. C09DB07
ZI: Genericon Pharma, Graz
Z: 1 Hartkapsel enthält: Candesartan cilexetil 16 mg, Amlodipin 5 mg (entspr. Amlodipin besilat 6,935 mg), Kapselinhalt: Lactose

monohydrat 203,9 mg, Maisstärke, Carmellose calcium, Macrogol 8000, Hydroxypropylcellulose, Magnesium stearat; Kapselhülle: Chinolingelb, Titandioxid, Gelatine; Drucktinte, schwarz: Schellack, Eisenoxid schwarz, Propylenglycol, Ammoniaklösung, konzentriert, Kaliumhydroxid.
Kurzinformation: siehe CandAm 8 mg/5 mg - Hartkapseln, → S. 247
PG: 30 ST (2) (EKO: G) [€ 12,45]

C

CandAm 16 mg/10 mg - Hartkapseln 10B09
(Z.Nr. 1-37184) RP. P. C09DB07
ZI: Genericon Pharma, Graz
Z: 1 Hartkapsel enthält: Candesartan cilexetil 16 mg, Amlodipin 10 mg (entspr. Amlodipin besilat 13,87 mg), Kapselinhalt: Lactose monohydrat 203,9 mg, Maisstärke, Carmellose calcium, Macrogol 8000, Hydroxypropylcellulose, Magnesium stearat; Kapselhülle: Titandioxid, Gelatine.
Kurzinformation: siehe CandAm 8 mg/5 mg - Hartkapseln, → S. 247
PG: 30 ST (2) (EKO: G) [€ 12,45]

Candeblo 2 mg - Tabletten 10A08
(Z.Nr. 1-31569) RP. P. nicht im Handel. C09CA06

Candeblo 4 mg - Tabletten 10A08
(Z.Nr. 1-31571) RP. P. nicht im Handel. C09CA06

Candeblo 8 mg - Tabletten 10A08
(Z.Nr. 1-31572) RP. P. C09CA06
ZI: G.L. Pharma, Lannach
Z: 1 Tablette enthält: Candesartan cilexetil 8 mg, Mannitol, Maisstärke, Eisenoxid rot, Copovidon, Glycerol, Magnesium stearat.
EW: Angiotensin-II-Antagonist.
AG: Essentielle Hypertonie, Herzinsuffizienz (bei Unverträglichkeit von ACE-Hemmern oder als Add-on-Therapie zu ACE-Hemmern).
AA: 1mal tgl. oral.
DO: Hypertonie: TD initial 8 mg, bei Leber- oder Nierenschäden 4 mg.
Erhaltungsdosis 8-32 mg.
Kinder ab 6 Jahren und Jugendliche: TD initial 4 mg, MTD 8 mg (bis 50 kg KG) bzw. 16 mg (über 50 kg KG). Keine Dosisempfehlung für Kinder unter 6 Jahren.
Herzinsuffizienz: TD initial 4 mg, nach Bedarf alle 2 Wochen verdoppeln. MTD 32 mg.
GA: Schwere Leberschäden, Cholestase, Kinder unter 1 Jahr.
SST: Gegenanzeige im 2. und 3. Trimenon; im 1. Trimenon und in der Stillzeit nicht empfohlen.
NW: Placebo vergleichbar. Hypotonie, Niere, Labor, Atemwege, Schwindel, Kopfschmerzen.
WW: Aliskiren (Kontraindiziert bei Diabetes oder Nierenschäden, sonst nicht empfohlen). Duale Blockade des Renin-Angiotensin-Aldosteron-Systems nicht empfohlen.
Vorsicht: Andere Blutdrucksenker verstärkt. Erhöhung des Serumkaliums durch andere Arzneimittel (Heparin, Co-Trimoxazol). Lithium (Spiegelkontrolle).
Wirkungsabschwächung durch nichtsteroidale Entzündungshemmer.
WH: Vorsicht bei Nierenarterienstenose, Klappenstenose, Hyperkaliämie, Dialysepatienten.
Keine Erfahrungen nach Nierentransplantation.
Vor Therapiebeginn Volumenmangel ausgleichen. Bei Nierenschäden Serum-Kalium und Kreatinin kontrollieren. Bei Anästhesie auf Hypotonie achten. Bei Hyperaldosteronismus nicht empfohlen.
PG: 30 ST (2) (EKO: G) [€ 11,00]

Candeblo 16 mg - Tabletten 10A08
(Z.Nr. 1-31574) RP. P. C09CA06
ZI: G.L. Pharma, Lannach
Z: 1 Tablette enthält: Candesartan cilexetil 16 mg, Mannitol, Maisstärke, Eisenoxid rot, Cellulose, mikrokristalline, Copovidon, Glycerol, Magnesium stearat.
Kurzinformation: siehe Candeblo 8 mg - Tabletten, → S. 248
PG: 30 ST (2) (EKO: G) [€ 11,00]

Candeblo 32 mg - Tabletten 10A08
(Z.Nr. 1-31576) RP. P. C09CA06
ZI: G.L. Pharma, Lannach
Z: 1 Tablette enthält: Candesartan cilexetil 32 mg, Mannitol, Maisstärke, Eisenoxid rot, Cellulose, mikrokristalline, Copovidon, Glycerol, Magnesium stearat.
Kurzinformation: siehe Candeblo 8 mg - Tabletten, → S. 248
PG: 30 ST (2) (EKO: G) [€ 11,00]

Candeblo plus 8 mg/12,5 mg - Tabletten 10B06
(Z.Nr. 1-31624) RP. P. C09DA06
ZI: G.L. Pharma, Lannach
Z: 1 Tablette enthält: Candesartan cilexetil 8 mg, Hydrochlorothiazid 12,5 mg, Mannitol, Maisstärke, Copovidon, Glycerol, Magnesium stearat.
EW: Angiotensin-II-Antagonist + Diuretikum.
AG: Primäre Hypertonie bei nicht ausreichender Kontrolle durch Monotherapie.
AA: Oral.
DO: 1mal tgl. 1 Tablette. Keine Daten an Kindern und Jugendlichen.
GA: Schwere Leberschäden, Cholestase, schwere Nierenschäden, Hypokaliämie, Hyperkalzämie, Gicht.
SST: Im 1. Trimenon und in der Stillzeit nicht empfohlen; im 2. und 3. Trimenon kontraindiziert.
NW: Schwindel, Kopfschmerzen, Atemwegsinfektionen. Mögliche NW der Einzelsubstanzen beachten.
-HCT: Erhöhtes Risiko von nicht-melanozytärem Hautkrebs, Augen (Aderhauterguss, akute Myopie, sekundäres Engwinkelglaukom).
WW: Aliskiren (Kontraindiziert bei Diabetes oder Nierenschäden, sonst nicht empfohlen). Nicht empfohlen: Duale Blockade des Renin-Angiotensin-Aldosteron-Systems, Lithium. Vorsicht: Andere Blutdrucksenker verstärkt.
Beeinflussung des Serumkaliums durch andere Arzneimittel (Aliskiren, Kaliumpräparate, Diuretika, Heparin, Cotrimoxazol).
Wirkungsabschwächung durch nichtsteroidale Entzündungshemmer. Verstärkung hyperglykämischer Substanzen.
WH: Vorsicht bei Nierenarterienstenose, Klappenstenose, Hyperkaliämie, Dialysepatienten.
Keine Erfahrungen nach Nierentransplantation.
Vor Therapiebeginn Volumenmangel ausgleichen. Bei Nierenschäden Serum-Kalium und Kreatinin kontrollieren. Bei Anästhesie auf Hypotonie achten. Bei Hyperaldosteronismus nicht empfohlen.
Positive Dopingkontrollen möglich. Verkehrshinweis.
PG: 30 ST (2) (EKO: G) [€ 11,00]

Candeblo plus 16 mg/12,5 mg - Tabletten 10B06
(Z.Nr. 1-31625) RP. P. C09DA06
ZI: G.L. Pharma, Lannach
Z: 1 Tablette enthält: Candesartan cilexetil 16 mg, Hydrochlorothiazid 12,5 mg, Mannitol, Maisstärke, Copovidon, Eisenoxid gelb, Eisenoxid rot, Glycerol, Magnesium stearat.
Kurzinformation: siehe Candeblo plus 8 mg/12,5 mg - Tabletten, → S. 248
PG: 30 ST (2) (EKO: G) [€ 11,00]

Candeblo plus 32 mg/12,5 mg - Tabletten 10B06
(Z.Nr. 1-31626) RP. P. C09DA06
ZI: G.L. Pharma, Lannach
Z: 1 Tablette enthält: Candesartan cilexetil 32 mg, Hydrochlorothiazid 12,5 mg, Mannitol, Maisstärke, Copovidon, Eisenoxid gelb, Glycerol, Magnesium stearat.
Kurzinformation: siehe Candeblo plus 8 mg/12,5 mg - Tabletten, → S. 248
PG: 30 ST (2) (EKO: G) [€ 11,45]

Candeblo plus 32 mg/25 mg - Tabletten 10B06
(Z.Nr. 1-31627) RP. P. C09DA06
ZI: G.L. Pharma, Lannach
Z: 1 Tablette enthält: Candesartan cilexetil 32 mg, Hydrochlorothiazid 25 mg, Mannitol, Maisstärke, Copovidon, Eisenoxid gelb, Eisenoxid rot, Glycerol, Magnesium stearat.
Kurzinformation: siehe Candeblo plus 8 mg/12,5 mg - Tabletten, → S. 248
PG: 30 ST (2) (EKO: G) [€ 11,45]

Candecam 8 mg/5 mg - Tabletten 10B09
(Z.Nr. 1-38112) RP. P. C09DB07
ZI: HCS, Edegem, Belgien
Z: 1 Tablette enthält: Candesartan cilexetil 8 mg, Amlodipin 5 mg (entspr. Amlodipin besilat), Cellulose, mikrokristalline Typ 102, Maisstärke, vorverkleistert, Natrium stärkeglykolat Typ A (entspr. Natrium 0,32 mg), Magnesium stearat, Siliciumdioxid, hochdispers, wasserfrei, Lactose monohydrat (entspr. Lactose 84,9 mg), Maisstärke, Hydroxypropylcellulose Typ EF, Macrogol 8000, Carmellose calcium, Eisenoxid gelb.
EW: Kombination Angiotensin II- Rezeptor-Antagonist und Kalziumkanalblocker.
AG: Essentielle Hypertonie bei adäquater Einstellung mit den Einzelsubstanzen in gleicher Dosierung.
AA: Oral einnehmen.
DO: 1mal tgl. 1 Tablette. Nicht zur Einleitung der Therapie. Keine Daten an Kindern und Jugendlichen.
GA: Schwere Leberschäden, Cholestase, Schock, schwere Hypotonie, Obstruktion des linksventrikulären Ausflusstrakts, instabile Herzinsuffizienz nach akutem Myokardinfarkt.
SST: Gegenanzeige im 2. und 3.Trimenon; im 1. Trimenon und in der Stillzeit nicht empfohlen.

NW: Schwindel, Kopfschmerzen, Hypotonie, Dyspnoe, Niere, Sehstörungen, Palpitationen, Flush, Magen/Darm, Ödeme, Müdigkeit.
WW: **Amlodipin:** Nicht empfohlen: Grapefruit(saft).
Vorsicht mit CYP3A4-Inhibitoren oder -Induktoren. Dantrolen. Simvastatin (MTD 20 mg). Clarithomycin (Hypotonie). Tacrolimus, Ciclosporin (Spiegel kontrollieren).
Candesartan: Kombination mit Aliskiren nicht empfohlen, bei Patienten mit Nierenschäden oder Diabetes kontraindiziert.
Nicht empfohlen: Duale Blockade des Renin/Angiotensin/Aldosteron-Systems, Lithium.
Vorsicht: Den Kaliumspiegel beeinflussende Arzneimittel, NSARs.
Generell: Andere Blutdrucksenker verstärkt.
WH: Nicht zur Therapieeinleitung. Bei primärem Hyperaldosteronismus nicht empfohlen. Vorsicht bei älteren Patienten, Herzinsuffizienz, Klappenstenosen, obstruktiver Kardiomyopathie, Hyperkaliämie, Nierenschäden, Hämodialyse. Bei Behandlungsbeginn auf Hypotonie achten. Verkehrshinweis.
PG: 28 ST (3) (EKO: G) [€ 9,40]

Candecam 16 mg/5 mg - Tabletten 10B09
(Z.Nr. 1-38113) RP. P. C09DB07
ZI: HCS, Edegem, Belgien
Z: 1 Tablette enthält: Candesartan cilexetil 16 mg, Amlodipin 5 mg (entspr. Amlodipin besilat), Cellulose, mikrokristalline Typ 102, Maisstärke, vorverkleistert, Natrium stärkeglykolat Typ A (entspr. Natrium 0,44 mg), Magnesium stearat, Siliciumdioxid, hochdispers, wasserfrei, Lactose monohydrat (entspr. Lactose 76,89 mg), Maisstärke, Hydroxypropylcellulose Typ EF, Macrogol 8000, Carmellose calcium, Eisenoxid rot.
Kurzinformation: siehe Candecam 8 mg/5 mg - Tabletten, → S. 248
PG: 28 ST (3) (EKO: G) [€ 9,40]

Candecam 16 mg/10 mg - Tabletten 10B09
(Z.Nr. 1-39309) RP. P. C09DB07
ZI: HCS, Edegem, Belgien
Z: 1 Tablette enthält: Candesartan cilexetil 16 mg, Amlodipin 10 mg (entspr. Amlodipin besilat), Cellulose, mikrokristalline Typ 102, Maisstärke, vorverkleistert, Natrium stärkeglykolat Typ A (entspr. Natrium 0,32 mg), Magnesium stearat, Siliciumdioxid, hochdispers, wasserfrei, Lactose monohydrat (entspr. Lactose 77,3 mg), Maisstärke, Hydroxypropylcellulose Typ EF, Macrogol 8000, Carmellose calcium, Eisenoxid gelb, Eisenoxid rot.
Kurzinformation: siehe Candecam 8 mg/5 mg - Tabletten, → S. 248
PG: 28 ST (3) (EKO: G) [€ 9,40]

Candecombi 8 mg/12,5 mg - Tabletten 10B06
(Z.Nr. 1-30801) RP. P. nicht im Handel. C09DA06

Candecombi 16 mg/12,5 mg - Tabletten 10B06
(Z.Nr. 1-30802) RP. P. nicht im Handel. C09DA06

Candecombi 32 mg/12,5 mg - Tabletten 10B06
(Z.Nr. 1-30803) RP. P. nicht im Handel. C09DA06

Candecombi 32 mg/25 mg - Tabletten 10B06
(Z.Nr. 1-30804) RP. P. nicht im Handel. C09DA06

Candesarcomp 8 mg/12,5 mg - Tabletten 10B06
(Z.Nr. 1-30256) RP. P. C09DA06
ZI: Genericon Pharma, Graz
Z: 1 Tablette enthält: Candesartan cilexetil 8 mg, Hydrochlorothiazid 12,5 mg, Lactose monohydrat 117,3 mg, Maisstärke, Triethylcitrat, Hydroxypropylcellulose, Croscarmellose natrium, Magnesium stearat.
EW: Angiotensin-II-Antagonist + Diuretikum.
AG: Primäre Hypertonie bei nicht ausreichender Kontrolle durch Monotherapie.
AA: Oral.
DO: 1mal tgl. 1 Tablette. Keine Daten an Kindern und Jugendlichen.
GA: Schwere Leberschäden, Cholestase, schwere Nierenschäden, Hypokaliämie, Hyperkalzämie, Gicht.
SST: Im 1. Trimenon und in der Stillzeit nicht empfohlen; im 2. und 3. Trimenon kontraindiziert.
NW: Schwindel, Kopfschmerzen, Atemwegsinfektionen. Mögliche NW der Einzelsubstanzen beachten: HCT: Erhöhtes Risiko von nicht-melanozytärem Hautkrebs, Augen (Aderhauterguss, akute Myopie, sekundäres Winkelverschlussglaukom).
WW: Aliskiren (Kontraindiziert bei Diabetes oder Nierenschäden, sonst nicht empfohlen). Nicht empfohlen: Duale Blockade des Renin-Angiotensin-Aldosteron-Systems, Lithium. Vorsicht: Andere Blutdrucksenker verstärkt.
Beeinflussung des Serumkaliums durch andere Arzneimittel (Aliskiren, Kaliumpräparate, Diuretika, Heparin, Cotrimoxazol).
Wirkungsabschwächung durch nichtsteroidale Entzündungshemmer. Verstärkung hyperglykämischer Substanzen.
WH: Vorsicht bei Nierenarterienstenose, Klappenstenose, Hyperkaliämie, Dialysepatienten.
Keine Erfahrungen nach Nierentransplantation.
Vor Therapiebeginn Volumenmangel ausgleichen. Bei Nierenschäden Serum-Kalium und Kreatinin kontrollieren. Bei Anästhesie auf Hypotonie achten. Bei Hyperaldosteronismus nicht empfohlen.
Positive Dopingkontrollen möglich. Verkehrshinweis.
PG: 30 ST (2) (EKO: G) [€ 11,00]

Candesarcomp 16 mg/12,5 mg - Tabletten 10B06
(Z.Nr. 1-30257) RP. P. C09DA06
ZI: Genericon Pharma, Graz
Z: 1 Tablette enthält: Candesartan cilexetil 16 mg, Hydrochlorothiazid 12,5 mg, Lactose monohydrat 109,3 mg, Maisstärke, Triethylcitrat, Hydroxypropylcellulose, Croscarmellose natrium, Magnesium stearat.
Kurzinformation: siehe Candesarcomp 8 mg/12,5 mg - Tabletten, → S. 249
PG: 30 ST (2) (EKO: G) [€ 11,00]

Candesartan 1A Pharma 4 mg - Tabletten 10A08
(Z.Nr. 1-28442) RP. P. C09CA06
ZI: 1A Pharma, Wien
Z: 1 Tablette enthält: Candesartan cilexetil 4 mg, Lactose 70,24 mg (entspr. Lactose monohydrat), Maisstärke, Povidon K30, Carrageen, Croscarmellose natrium (entspr. Natrium <= 0,003 mg) (entspr. → <= 0,0001 mmol), Magnesium stearat.
Kurzinformation: siehe Candeblo 8 mg - Tabletten, → S. 248
PG: 30 ST (2) (EKO: G) [€ 9,25]

Candesartan 1A Pharma 8 mg - Tabletten 10A08
(Z.Nr. 1-28443) RP. P. C09CA06
ZI: 1A Pharma, Wien
Z: 1 Tablette enthält: Candesartan cilexetil 8 mg, Lactose 66,09 mg (entspr. Lactose monohydrat), Maisstärke, Povidon K30, Carrageen, Croscarmellose natrium (entspr. Natrium <= 0,003 mg) (entspr. → <= 0,0001 mmol), Magnesium stearat, Eisenoxid rot, Titandioxid.
Kurzinformation: siehe Candeblo 8 mg - Tabletten, → S. 248
PG: 30 ST (2) (EKO: G) [€ 8,35]

Candesartan 1A Pharma 16 mg - Tabletten 10A08
(Z.Nr. 1-28444) RP. P. C09CA06
ZI: 1A Pharma, Wien
Z: 1 Tablette enthält: Candesartan cilexetil 16 mg, Lactose 132,18 mg (entspr. Lactose monohydrat), Maisstärke, Povidon K30, Carrageen, Croscarmellose natrium (entspr. Natrium <= 0,006 mg) (entspr. → <= 0,0003 mmol), Magnesium stearat, Eisenoxid rot, Titandioxid.
Kurzinformation: siehe Candeblo 8 mg - Tabletten, → S. 248
PG: 30 ST (2) (EKO: G) [€ 8,35]

Candesartan 1A Pharma 32 mg - Tabletten 10A08
(Z.Nr. 1-28445) RP. P. C09CA06
ZI: 1A Pharma, Wien
Z: 1 Tablette enthält: Candesartan cilexetil 32 mg, Lactose 264,35 mg (entspr. Lactose monohydrat), Maisstärke, Povidon K30, Carrageen, Croscarmellose natrium (entspr. Natrium <= 0,012 mg) (entspr. → <= 0,0005 mmol), Magnesium stearat, Eisenoxid rot, Titandioxid.
Kurzinformation: siehe Candeblo 8 mg - Tabletten, → S. 248
PG: 30 ST (2) (EKO: G) [€ 8,35]

Candesartan Actavis 4 mg - Tabletten 10A08
(Z.Nr. 1-30577) RP. P. C09CA06
ZI: Actavis Group PTC, Hafnarfjördur, Island
Z: 1 Tablette enthält: Candesartan cilexetil 4 mg, Lactose monohydrat 133,8 mg, Maisstärke, Hydroxypropylcellulose, Croscarmellose natrium, Magnesium stearat, Triethylcitrat.
EW: Angiotensin-II-Antagonist.
AG: Primäre Hypertonie, Herzinsuffizienz (bei Unverträglichkeit von ACE-Hemmern oder als Add-on-Therapie zu ACE-Hemmern).
AA: 1mal tgl. oral einnehmen.
DO: **Hypertonie:** TD initial 8 mg, bei Leber- oder Nierenschäden 4 mg. Erhaltungsdosis 8-32 mg.
Kinder ab 6 Jahren und Jugendliche: TD initial 4 mg, MTD 8 mg (bis 50 kg KG) bzw. 16 mg (ab 50 kg KG). Keine Dosisempfehlung für Kinder unter 6 Jahren.
Herzinsuffizienz: TD initial 4 mg, nach Bedarf alle 2 Wochen verdoppeln. MTD 32 mg. Keine Daten bei Kindern und Jugendlichen.
GA: Schwere Leberschäden, Cholestase, Kinder unter 1 Jahr.
SST: Gegenanzeige im 2. und 3. Trimenon; im 1. Trimenon und in der Stillzeit nicht empfohlen.
NW: Hypotonie, Niere, Atemwegsinfektionen, Schwindel, Kopfschmerzen, Labor.
WW: Kombination mit Aliskiren nicht empfohlen, bei Patienten mit

Nierenschäden oder Diabetes kontraindiziert. Duale Blockade des Renin-Angiotensin-Aldosteron-Systems nicht empfohlen.
Vorsicht: Andere Blutdrucksenker verstärkt. Serumkalium-erhöhende Arzneimittel (Heparin, Co-Trimoxazol). Lithium (Spiegelkontrolle). NSAR (Wirkungsabschwächung).
WH: Vorsicht bei Nierenarterienstenose, Klappenstenose, Hyperkaliämie, Dialysepatienten.
Keine Erfahrungen nach Nierentransplantation.
Vor Therapiebeginn Volumenmangel ausgleichen. Bei Nierenschäden Serum-Kalium und Kreatinin kontrollieren. Besondere Vorsicht bei Kindern mit eingeschränkter Nierenfunktion (ev. geringere Anfangsdosis). Bei Anästhesie auf Hypotonie achten. Bei Hyperaldosteronismus nicht empfohlen.
PG: 30 ST (2) (EKO: G) [€ 9,50]

Candesartan Actavis 8 mg - Tabletten 10A08
(Z.Nr. 1-30578) RP. P. C09CA06
ZI: Actavis Group PTC, Hafnarfjördur, Island
Z: 1 Tablette enthält: Candesartan cilexetil 8 mg, Lactose monohydrat 129,8 mg, Maisstärke, Hydroxypropylcellulose, Croscarmellose natrium, Magnesium stearat, Triethylcitrat.
Kurzinformation: siehe Candesartan Actavis 4 mg - Tabletten, → S. 249
PG: 30 ST (2) (EKO: G) [€ 9,50]

Candesartan Actavis 16 mg - Tabletten 10A08
(Z.Nr. 1-30579) RP. P. C09CA06
ZI: Actavis Group PTC, Hafnarfjördur, Island
Z: 1 Tablette enthält: Candesartan cilexetil 16 mg, Lactose monohydrat 121,8 mg, Maisstärke, Hydroxypropylcellulose, Croscarmellose natrium, Magnesium stearat, Triethylcitrat.
Kurzinformation: siehe Candesartan Actavis 4 mg - Tabletten, → S. 249
PG: 30 ST (2) (EKO: G) [€ 9,50]

Candesartan Actavis 32 mg - Tabletten 10A08
(Z.Nr. 1-30580) RP. P. C09CA06
ZI: Actavis Group PTC, Hafnarfjördur, Island
Z: 1 Tablette enthält: Candesartan cilexetil 32 mg, Lactose monohydrat 243,6 mg, Maisstärke, Hydroxypropylcellulose, Croscarmellose natrium, Magnesium stearat, Triethylcitrat.
Kurzinformation: siehe Candesartan Actavis 4 mg - Tabletten, → S. 249
PG: 30 ST (2) (EKO: G) [€ 9,50]

Candesartan A-med 8 mg - Tabletten 10A08
(Z.Nr. 1-31834) RP. P. C09CA06
ZI: A-Med, Salzburg
Z: 1 Tablette enthält: Candesartan cilexetil 8 mg, Hydroxypropylcellulose, Lactose monohydrat 54,8 mg, Maisstärke, Diethylenglycolmonoethylether, Magnesium stearat, Eisenoxid rot.
Kurzinformation: siehe Candeblo 8 mg - Tabletten, → S. 248
PG: 30 ST (2) (EKO: G) [€ 8,35]

Candesartan A-med 16 mg - Tabletten 10A08
(Z.Nr. 1-31835) RP. P. C09CA06
ZI: A-Med, Salzburg
Z: 1 Tablette enthält: Candesartan cilexetil 16 mg, Hydroxypropylcellulose, Lactose monohydrat 109,6 mg, Maisstärke, Diethylenglycolmonoethylether, Magnesium stearat, Eisenoxid rot.
Kurzinformation: siehe Candeblo 8 mg - Tabletten, → S. 248
PG: 30 ST (2) (EKO: G) [€ 8,35]

Candesartan A-med 32 mg - Tabletten 10A08
(Z.Nr. 1-31836) RP. P. C09CA06
ZI: A-Med, Salzburg
Z: 1 Tablette enthält: Candesartan cilexetil 32 mg, Hydroxypropylcellulose, Lactose monohydrat 219,2 mg, Maisstärke, Diethylenglycolmonoethylether, Magnesium stearat, Eisenoxid rot.
Kurzinformation: siehe Candeblo 8 mg - Tabletten, → S. 248
PG: 30 ST (2) (EKO: G) [€ 8,35]

Candesartan G.L. 2 mg - Tabletten 10A08
(Z.Nr. 1-31783) RP. P. nicht im Handel. C09CA06

Candesartan G.L. 4 mg - Tabletten 10A08
(Z.Nr. 1-31784) RP. P. nicht im Handel. C09CA06

Candesartan G.L. 8 mg - Tabletten 10A08
(Z.Nr. 1-31785) RP. P. C09CA06
ZI: G.L. Pharma, Lannach
Z: 1 Tablette enthält: Candesartan cilexetil 8 mg, Mannitol, Maisstärke, Eisenoxid rot, Copovidon, Glycerol, Magnesium stearat.
Kurzinformation: siehe Candeblo 8 mg - Tabletten, → S. 248
PG: 30 ST (2) (EKO: G) [€ 9,35]

Candesartan G.L. 16 mg - Tabletten 10A08
(Z.Nr. 1-31786) RP. P. C09CA06
ZI: G.L. Pharma, Lannach
Z: 1 Tablette enthält: Candesartan cilexetil 16 mg, Mannitol, Maisstärke, Eisenoxid rot, Cellulose, mikrokristalline, Copovidon, Glycerol, Magnesium stearat.
Kurzinformation: siehe Candeblo 8 mg - Tabletten, → S. 248
PG: 30 ST (2) (EKO: G) [€ 9,35]

Candesartan G.L. 32 mg - Tabletten 10A08
(Z.Nr. 1-31787) RP. P. C09CA06
ZI: G.L. Pharma, Lannach
Z: 1 Tablette enthält: Candesartan cilexetil 32 mg, Mannitol, Maisstärke, Eisenoxid rot, Cellulose, mikrokristalline, Copovidon, Glycerol, Magnesium stearat.
Kurzinformation: siehe Candeblo 8 mg - Tabletten, → S. 248
PG: 30 ST (2) (EKO: G) [€ 9,35]

Candesartan Genericon 4 mg - Tabletten 10A08
(Z.Nr. 1-29736) RP. P. nicht im Handel. C09CA06

Candesartan Genericon 8 mg - Tabletten 10A08
(Z.Nr. 1-29737) RP. P. C09CA06
ZI: Genericon Pharma, Graz
Z: 1 Tablette enthält: Candesartan cilexetil 8 mg, Maisstärke, Lactose monohydrat 129,8 mg, Triethylcitrat, Hydroxypropylcellulose, Croscarmellose natrium, Magnesium stearat.
Kurzinformation: siehe Candeblo 8 mg - Tabletten, → S. 248
PG: 30 ST (2) (EKO: G) [€ 11,00]

Candesartan Genericon 16 mg - Tabletten 10A08
(Z.Nr. 1-29738) RP. P. C09CA06
ZI: Genericon Pharma, Graz
Z: 1 Tablette enthält: Candesartan cilexetil 16 mg, Maisstärke, Lactose monohydrat 121,8 mg, Triethylcitrat, Hydroxypropylcellulose, Croscarmellose natrium, Magnesium stearat.
Kurzinformation: siehe Candeblo 8 mg - Tabletten, → S. 248
PG: 30 ST (2) (EKO: G) [€ 11,00]

Candesartan Genericon 32 mg - Tabletten 10A08
(Z.Nr. 1-29739) RP. P. C09CA06
ZI: Genericon Pharma, Graz
Z: 1 Tablette enthält: Candesartan cilexetil 32 mg, Maisstärke, Lactose monohydrat 243,6 mg, Triethylcitrat, Hydroxypropylcellulose, Croscarmellose natrium, Magnesium stearat.
Kurzinformation: siehe Candeblo 8 mg - Tabletten, → S. 248
PG: 30 ST (2) (EKO: G) [€ 11,00]

Candesartan Krka 4 mg - Tabletten 10A08
(Z.Nr. 1-31203) RP. P. C09CA06
ZI: Krka, Novo Mesto, Slowenien
Z: 1 Tablette enthält: Candesartan cilexetil 4 mg, Lactose monohydrat 94,05 mg, Maisstärke, Sebacinsäuredibutylester, Natriumdodecylsulfat, Hydroxypropylcellulose, Carmellose calcium, Magnesium stearat.
Kurzinformation: siehe Candeblo 8 mg - Tabletten, → S. 248
PG: 30 ST (2) (EKO: G) [€ 9,40]

Candesartan Krka 8 mg - Tabletten 10A08
(Z.Nr. 1-31204) RP. P. C09CA06
ZI: Krka, Novo Mesto, Slowenien
Z: 1 Tablette enthält: Candesartan cilexetil 8 mg, Lactose monohydrat 90,035 mg, Maisstärke, Sebacinsäuredibutylester, Natriumdodecylsulfat, Hydroxypropylcellulose, Carmellose calcium, Magnesium stearat, Eisenoxid rot.
Kurzinformation: siehe Candeblo 8 mg - Tabletten, → S. 248
PG: 30 ST (2) (EKO: G) [€ 9,40]

Candesartan Krka 16 mg - Tabletten 10A08
(Z.Nr. 1-31205) RP. P. C09CA06
ZI: Krka, Novo Mesto, Slowenien
Z: 1 Tablette enthält: Candesartan cilexetil 16 mg, Lactose monohydrat 82,02 mg, Maisstärke, Sebacinsäuredibutylester, Natriumdodecylsulfat, Hydroxypropylcellulose, Carmellose calcium, Magnesium stearat, Eisenoxid rot.
Kurzinformation: siehe Candeblo 8 mg - Tabletten, → S. 248
PG: 30 ST (2) (EKO: G) [€ 9,40]

Candesartan Krka 32 mg - Tabletten 10A08
(Z.Nr. 1-31206) RP. P. C09CA06
ZI: Krka, Novo Mesto, Slowenien
Z: 1 Tablette enthält: Candesartan cilexetil 32 mg, Lactose monohydrat 164,04 mg, Maisstärke, Sebacinsäuredibutylester, Natriumdodecylsulfat, Hydroxypropylcellulose, Carmellose calcium, Magnesium stearat, Eisenoxid rot.
Kurzinformation: siehe Candeblo 8 mg - Tabletten, → S. 248
PG: 30 ST (2) (EKO: G) [€ 11,00]

Candesartan +pharma 4 mg - Tabletten 10A08
(Z.Nr. 1-29732) RP. P. nicht im Handel. C09CA06

Candesartan +pharma 8 mg - Tabletten 10A08
(Z.Nr. 1-29733) RP. P. C09CA06
ZI: +pharma Arzneimittel, Graz
Z: 1 Tablette enthält: Candesartan cilexetil 8 mg, Maisstärke, Lactose monohydrat 129,8 mg, Triethylcitrat, Hydroxypropylcellulose, Croscarmellose natrium, Magnesium stearat.
Kurzinformation: siehe Candeblo 8 mg - Tabletten, → S. 248
PG: 30 ST (2) (EKO: G) [€ 8,35]

Candesartan +pharma 16 mg - Tabletten 10A08
(Z.Nr. 1-29734) RP. P. C09CA06
ZI: +pharma Arzneimittel, Graz
Z: 1 Tablette enthält: Candesartan cilexetil 16 mg, Maisstärke, Lactose monohydrat 121,8 mg, Triethylcitrat, Hydroxypropylcellulose, Croscarmellose natrium, Magnesium stearat.
Kurzinformation: siehe Candeblo 8 mg - Tabletten, → S. 248
PG: 30 ST (2) (EKO: G) [€ 8,35]

Candesartan +pharma 32 mg - Tabletten 10A08
(Z.Nr. 1-29735) RP. P. C09CA06
ZI: +pharma Arzneimittel, Graz
Z: 1 Tablette enthält: Candesartan cilexetil 32 mg, Maisstärke, Lactose monohydrat 243,6 mg, Triethylcitrat, Hydroxypropylcellulose, Croscarmellose natrium, Magnesium stearat.
Kurzinformation: siehe Candeblo 8 mg - Tabletten, → S. 248
PG: 30 ST (2) (EKO: G) [€ 8,35]

Candesartan ratiopharm 4 mg - Tabletten 10A08
(Z.Nr. 1-29776) RP. P. C09CA06
ZI: Teva, Haarlem, Niederlande
Z: 1 Tablette enthält: Candesartan cilexetil 4 mg, Maisstärke, Lactose monohydrat 133,8 mg, Triethylcitrat, Hydroxypropylcellulose, Croscarmellose natrium, Magnesium stearat.
Kurzinformation: siehe Candeblo 8 mg - Tabletten, → S. 248
PG: 30 ST (2) (EKO: G) [€ 10,00]

Candesartan ratiopharm 8 mg - Tabletten 10A08
(Z.Nr. 1-29777) RP. P. C09CA06
ZI: Teva, Haarlem, Niederlande
Z: 1 Tablette enthält: Candesartan cilexetil 8 mg, Maisstärke, Lactose monohydrat 129,8 mg, Triethylcitrat, Hydroxypropylcellulose, Croscarmellose natrium, Magnesium stearat.
Kurzinformation: siehe Candeblo 8 mg - Tabletten, → S. 248
PG: 30 ST (2) (EKO: G) [€ 10,00]

Candesartan ratiopharm 16 mg - Tabletten 10A08
(Z.Nr. 1-29778) RP. P. C09CA06
ZI: Teva, Haarlem, Niederlande
Z: 1 Tablette enthält: Candesartan cilexetil 16 mg, Maisstärke, Lactose monohydrat 121,8 mg, Triethylcitrat, Hydroxypropylcellulose, Croscarmellose natrium, Magnesium stearat.
Kurzinformation: siehe Candeblo 8 mg - Tabletten, → S. 248
PG: 30 ST (2) (EKO: G) [€ 10,00]

Candesartan ratiopharm 32 mg - Tabletten 10A08
(Z.Nr. 1-29779) RP. P. C09CA06
ZI: Teva, Haarlem, Niederlande
Z: 1 Tablette enthält: Candesartan cilexetil 32 mg, Maisstärke, Lactose monohydrat 243,6 mg, Triethylcitrat, Hydroxypropylcellulose, Croscarmellose natrium, Magnesium stearat.
Kurzinformation: siehe Candeblo 8 mg - Tabletten, → S. 248
PG: 30 ST (2) (EKO: G) [€ 10,00]

Candesartan Sandoz 4 mg - Tabletten 10A08
(Z.Nr. 1-28448) RP. P. C09CA06
ZI: Sandoz, Kundl
Z: 1 Tablette enthält: Candesartan cilexetil 4 mg, Lactose 70,24 mg (entspr. Lactose monohydrat), Maisstärke, Povidon K30, Carrageen, Croscarmellose natrium (entspr. Natrium <= 0,003 mg) (entspr. → <= 0,0001 mmol), Magnesium stearat.
Kurzinformation: siehe Candeblo 8 mg - Tabletten, → S. 248
PG: 30 ST (2) (EKO: G) [€ 9,95]

Candesartan Sandoz 8 mg - Tabletten 10A08
(Z.Nr. 1-28449) RP. P. C09CA06
ZI: Sandoz, Kundl
Z: 1 Tablette enthält: Candesartan cilexetil 8 mg, Lactose 66,09 mg (entspr. Lactose monohydrat), Maisstärke, Povidon K30, Carrageen, Croscarmellose natrium (entspr. Natrium <= 0,003 mg) (entspr. → <= 0,0001 mmol), Magnesium stearat, Eisenoxid rot, Titandioxid.
Kurzinformation: siehe Candeblo 8 mg - Tabletten, → S. 248
PG: 30 ST (2) (EKO: G) [€ 9,95]

Candesartan Sandoz 16 mg - Tabletten 10A08
(Z.Nr. 1-28450) RP. P. C09CA06
ZI: Sandoz, Kundl
Z: 1 Tablette enthält: Candesartan cilexetil 16 mg, Lactose 132,18 mg (entspr. Lactose monohydrat), Maisstärke, Povidon K30, Carrageen, Croscarmellose natrium (entspr. Natrium <= 0,006 mg) (entspr. → <= 0,0003 mmol), Magnesium stearat, Eisenoxid rot, Titandioxid.
Kurzinformation: siehe Candeblo 8 mg - Tabletten, → S. 248
PG: 30 ST (2) (EKO: G) [€ 9,95]

Candesartan Sandoz 32 mg - Tabletten 10A08
(Z.Nr. 1-28451) RP. P. C09CA06
ZI: Sandoz, Kundl
Z: 1 Tablette enthält: Candesartan cilexetil 32 mg, Lactose 264,35 mg (entspr. Lactose monohydrat), Maisstärke, Povidon K30, Carrageen, Croscarmellose natrium (entspr. Natrium <= 0,012 mg) (entspr. → <= 0,0005 mmol), Magnesium stearat, Eisenoxid rot, Titandioxid.
Kurzinformation: siehe Candeblo 8 mg - Tabletten, → S. 248
PG: 30 ST (2) (EKO: G) [€ 9,95]

Candesartan Stada 4 mg - Tabletten 10A08
(Z.Nr. 1-30762) RP. P. C09CA06
ZI: Stada Arzneimittel, Wien
Z: 1 Tablette enthält: Candesartan cilexetil 4 mg, Lactose monohydrat 133,8 mg, Maisstärke, Hydroxypropylcellulose, Croscarmellose natrium (entspr. Natrium <= 0,36 mg), Magnesium stearat, Triethylcitrat.
Kurzinformation: siehe Candeblo 8 mg - Tabletten, → S. 248
PG: 30 ST (2) (EKO: G) [€ 9,25]

Candesartan Stada 8 mg - Tabletten 10A08
(Z.Nr. 1-30763) RP. P. C09CA06
ZI: Stada Arzneimittel, Wien
Z: 1 Tablette enthält: Candesartan cilexetil 8 mg, Lactose monohydrat 129,8 mg, Maisstärke, Hydroxypropylcellulose, Croscarmellose natrium (entspr. Natrium <= 0,36 mg), Magnesium stearat, Triethylcitrat.
Kurzinformation: siehe Candeblo 8 mg - Tabletten, → S. 248
PG: 30 ST (2) (EKO: G) [€ 8,35]

Candesartan Stada 16 mg - Tabletten 10A08
(Z.Nr. 1-30764) RP. P. C09CA06
ZI: Stada Arzneimittel, Wien
Z: 1 Tablette enthält: Candesartan cilexetil 16 mg, Lactose monohydrat 121,8 mg, Maisstärke, Hydroxypropylcellulose, Croscarmellose natrium (entspr. Natrium <= 0,36 mg), Magnesium stearat, Triethylcitrat.
Kurzinformation: siehe Candeblo 8 mg - Tabletten, → S. 248
PG: 30 ST (2) (EKO: G) [€ 8,35]

Candesartan Stada 32 mg - Tabletten 10A08
(Z.Nr. 1-30765) RP. P. C09CA06
ZI: Stada Arzneimittel, Wien
Z: 1 Tablette enthält: Candesartan cilexetil 32 mg, Lactose monohydrat 243,6 mg, Maisstärke, Hydroxypropylcellulose, Croscarmellose natrium (entspr. Natrium <= 0,73 mg), Magnesium stearat, Triethylcitrat.
Kurzinformation: siehe Candeblo 8 mg - Tabletten, → S. 248
PG: 30 ST (2) (EKO: G) [€ 8,35]

Candesartan/Amlodipin Sandoz 8 mg/5 mg - Hartkapseln 10B09
(Z.Nr. 1-37212) RP. P. C09DB07
ZI: Sandoz, Kundl

Z: 1 Kapsel enthält: Candesartan cilexetil 8 mg, Amlodipin 5 mg (entspr. Amlodipin besilat 6,935 mg), Kapselinhalt: Lactose monohydrat 101,95 mg, Maisstärke, Carmellose calcium, Macrogol 8000, Hydroxypropylcellulose, Magnesium stearat; Kapselhülle: Chinolingelb (entspr. Natrium), Eisenoxid gelb, Titandioxid, Gelatine.
EW: Angiotensin II- Antagonist plus Kalziumkanalblocker.
AG: Essentielle Hypertonie bei adäquater Einstellung mit den Einzelsubstanzen in gleicher Dosierung.
AA: Mit etwas Flüssigkeit einnehmen.
DO: 1mal tgl. 1 Hartkapsel. MTD 10 mg Amlodipin bzw. 32 mg Candesartancilexetil. Keine Daten an Kindern und Jugendlichen.
GA: Schwere Leberschäden, Gallengangobstruktion, Schock, schwere Hypotonie.
SST: Gegenanzeige im 2. und 3.Trimenon; im 1. Trimenon und in der Stillzeit nicht empfohlen.
NW: Schwindel, Kopfschmerzen, Hypotonie, Hyperkaliämie, Niere, Sehstörungen, Palpitationen, Haut, Magen/Darm, Ödeme, Müdigkeit.
WW: Aliskiren (Gegenanzeige bei Diabetes oder Nierenschäden, sonst nicht empfohlen).
Nicht empfohlen: Duale Blockade des Renin-Angiotensin-Aldosteron- Systems. Lithium (Serumspiegel kontrollieren), Grapefruitsaft. Vorsicht: Andere Blutdrucksenker verstärkt. Kortikoide verringern die antihypertensive Wirkung. Kaliumpräparate (Kaliumspiegel kontrollieren).
NSARs (Niere kontrollieren). CYP3A4-Induktoren und -Hemmer. Dantrolen.
Tacrolimus, Ciclosporin (Spiegel kontrollieren). Simvastatin (MTD 20 mg).
WH: Nicht zur Therapieeinleitung. Bei primärem Hyperaldosteronismus nicht empfohlen. Vorsicht bei älteren Patienten, Herzinsuffizienz, Klappenstenosen, obstruktiver Kardiomyopathie, Hyperkaliämie, Nierenschäden, Hämodialyse. Bei Behandlungsbeginn auf Hypotonie achten.
Verkehrshinweis.
PG: 28 ST (2) (EKO: G) [€ 10,45]

Candesartan/Amlodipin Sandoz 8 mg/10 mg - Hartkapseln 10B09
(Z.Nr. 1-37213) RP. P. C09DB07
ZI: Sandoz, Kundl
Z: 1 Hartkapsel enthält: Candesartan cilexetil 8 mg, Amlodipin 10 mg (entspr. Amlodipin besilat 13,87 mg), Kapselinhalt: Lactose monohydrat 211,9 mg, Maisstärke, Carmellose calcium, Macrogol 8000, Hydroxypropylcellulose, Magnesium stearat; Kapselhülle: Chinolingelb (entspr. Natrium), Eisenoxid gelb, Titandioxid, Gelatine; Druckfarbe, schwarz: Schellack, Eisenoxid schwarz, Propylenglycol, Ammoniaklösung, konzentriert, Kaliumhydroxid.
Kurzinformation: siehe Candesartan/Amlodipin Sandoz 8 mg/5 mg - Hartkapseln, → S. 251
PG: 28 ST (2) (EKO: G) [€ 10,45]

Candesartan/Amlodipin Sandoz 16 mg/5 mg - Hartkapseln 10B09
(Z.Nr. 1-37214) RP. P. C09DB07
ZI: Sandoz, Kundl
Z: 1 Hartkapsel enthält: Candesartan cilexetil 16 mg, Amlodipin 5 mg (entspr. Amlodipin besilat 6,935 mg), Kapselinhalt: Lactose monohydrat 203,9 mg, Maisstärke, Carmellose calcium, Macrogol 8000, Hydroxypropylcellulose, Magnesium stearat; Kapselhülle: Chinolingelb (entspr. Natrium), Titandioxid, Gelatine; Druckfarbe, schwarz: Schellack, Eisenoxid schwarz, Propylenglycol, Ammoniaklösung, konzentriert, Kaliumhydroxid.
Kurzinformation: siehe Candesartan/Amlodipin Sandoz 8 mg/5 mg - Hartkapseln, → S. 251
PG: 28 ST (2) (EKO: G) [€ 10,45]

Candesartan/Amlodipin Sandoz 16 mg/10 mg - Hartkapseln 10B09
(Z.Nr. 1-37215) RP. P. C09DB07
ZI: Sandoz, Kundl
Z: 1 Hartkapsel enthält: Candesartan cilexetil 16 mg, Amlodipin 10 mg (entspr. Amlodipin besilat 13,87 mg), Kapselinhalt: Lactose monohydrat 203,9 mg, Maisstärke, Carmellose calcium, Macrogol 8000, Hydroxypropylcellulose, Magnesium stearat; Kapselhülle: Titandioxid, Gelatine.
Kurzinformation: siehe Candesartan/Amlodipin Sandoz 8 mg/5 mg - Hartkapseln, → S. 251
PG: 28 ST (2) (EKO: G) [€ 10,45]

Candesartan/HCT 1A Pharma 8 mg/12,5 mg - Tabletten 10B06
(Z.Nr. 1-29438) RP. P. C09DA06
ZI: 1A Pharma, Wien
Z: 1 Tablette enthält: Candesartan cilexetil 8 mg, Hydrochlorothiazid 12,5 mg, Lactose 79,9 mg (entspr. Lactose monohydrat), Maisstärke, Povidon K30, Carrageen, Croscarmellose natrium (entspr. Natrium 0,003 mg) (entspr. → 0,0001 mmol), Magnesium stearat (pflanzlich).
EW: Angiotensin-II-Antagonist + Diuretikum.
AG: Primäre Hypertonie bei nicht ausreichender Kontrolle durch Monotherapie.
AA: Oral.
DO: 1mal tgl. 1 Tablette. Keine Daten an Kindern und Jugendlichen.
GA: Schwere Leberschäden, Cholestase, schwere Nierenschäden, Hypokaliämie, Hyperkalzämie, Gicht.
SST: Im 1. Trimenon und in der Stillzeit nicht empfohlen; im 2. und 3. Trimenon kontraindiziert.
NW: Schwindel, Kopfschmerzen, Atemwegsinfektionen. Mögliche NW der Einzelsubstanzen beachten (HCT: Erhöhtes Risiko von nicht-melanozytärem Hautkrebs).
WW: Aliskiren (Kontraindiziert bei Diabetes oder Nierenschäden, sonst nicht empfohlen). Nicht empfohlen: Duale Blockade des Renin-Angiotensin-Aldosteron-Systems, Lithium. Vorsicht: Andere Blutdrucksenker verstärkt.
Beeinflussung des Serumkaliums durch andere Arzneimittel (Aliskiren, Kaliumpräparate, Diuretika, Heparin, Cotrimoxazol). Wirkungsabschwächung durch nichtsteroidale Entzündungshemmer. Verstärkung hyperglykämischer Substanzen.
WH: Vorsicht bei Nierenarterienstenose, Klappenstenose, Hyperkaliämie, Dialysepatienten.
Keine Erfahrungen nach Nierentransplantation.
Vor Therapiebeginn Volumenmangel ausgleichen. Bei Nierenschäden Serum-Kalium und Kreatinin kontrollieren. Bei Anästhesie auf Hypotonie achten. Bei Hyperaldosteronismus nicht empfohlen. Positive Dopingkontrollen möglich. Verkehrshinweis.
PG: 30 ST (2) (EKO: G) [€ 8,35]

Candesartan/HCT 1A Pharma 16 mg/12,5 mg - Tabletten 10B06
(Z.Nr. 1-29439) RP. P. C09DA06
ZI: 1A Pharma, Wien
Z: 1 Tablette enthält: Candesartan cilexetil 16 mg, Hydrochlorothiazid 12,5 mg, Lactose 72,1 mg (entspr. Lactose monohydrat), Maisstärke, Povidon K30, Carrageen, Croscarmellose natrium (entspr. Natrium 0,003 mg) (entspr. → 0,0001 mmol), Magnesium stearat (pflanzlich), Eisenoxid rot, Eisenoxid gelb.
Kurzinformation: siehe Candesartan/HCT 1A Pharma 8 mg/12,5 mg - Tabletten, → S. 252
PG: 30 ST (2) (EKO: G) [€ 8,35]

Candesartan/HCT 1A Pharma 32 mg/12,5 mg - Tabletten 10B06
(Z.Nr. 1-31805) RP. P. C09DA06
ZI: 1A Pharma, Wien
Z: 1 Tablette enthält: Candesartan cilexetil 32 mg, Hydrochlorothiazid 12,5 mg, Lactose 156 mg (entspr. Lactose monohydrat), Eisenoxid gelb, Eisenoxid rot, Eisenoxid schwarz, Maisstärke, Povidon K30, Carrageen, Croscarmellose natrium (entspr. Natrium 0,005 mg) (entspr. → 0,0002 mmol), Magnesium stearat.
Kurzinformation: siehe Candesartan/HCT 1A Pharma 8 mg/12,5 mg - Tabletten, → S. 252
PG: 30 ST (2) (EKO: G) [€ 9,35]

Candesartan/HCT 1A Pharma 32 mg/25 mg - Tabletten 10B06
(Z.Nr. 1-31806) RP. P. C09DA06
ZI: 1A Pharma, Wien
Z: 1 Tablette enthält: Candesartan cilexetil 32 mg, Hydrochlorothiazid 25 mg, Lactose 143,8 mg (entspr. Lactose monohydrat), Eisenoxid rot, Eisenoxid schwarz, Titandioxid, Maisstärke, Povidon K30, Carrageen, Croscarmellose natrium (entspr. Natrium 0,005 mg) (entspr. → 0,0002 mmol), Magnesium stearat.
Kurzinformation: siehe Candesartan/HCT 1A Pharma 8 mg/12,5 mg - Tabletten, → S. 252
PG: 30 ST (2) (EKO: G) [€ 9,35]

Candesartan/HCT Actavis 8 mg/12,5 mg - Tabletten 10B06
(Z.Nr. 1-31300) RP. P. C09DA06
ZI: Actavis Group PTC, Hafnarfjördur, Island
Z: 1 Tablette enthält: Candesartan cilexetil 8 mg, Hydrochlorothiazid 12,5 mg, Lactose monohydrat 117,3 mg, Maisstärke, Hyprolose, Croscarmellose natrium, Magnesium stearat, Triethylcitrat.
Kurzinformation: siehe Candesartan/HCT 1A Pharma 8 mg/12,5 mg - Tabletten, → S. 252

PG: 30 ST (2) (EKO: G) [€ 9,50]

Candesartan/HCT Actavis 16 mg/12,5 mg - Tabletten 10B06
(Z.Nr. 1-31301) RP. P. C09DA06
ZI: Actavis Group PTC, Hafnarfjördur, Island
Z: 1 Tablette enthält: Candesartan cilexetil 16 mg, Hydrochlorothiazid 12,5 mg, Lactose monohydrat 109,3 mg, Maisstärke, Hyprolose, Croscarmellose natrium, Magnesium stearat, Triethylcitrat.
Kurzinformation: siehe Candesartan/HCT 1A Pharma 8 mg/12,5 mg - Tabletten, → S. 252
PG: 30 ST (2) (EKO: G) [€ 9,50]

Candesartan/HCT Actavis 32 mg/12,5 mg - Tabletten 10B06
(Z.Nr. 1-35370) RP. P. C09DA06
ZI: Actavis Group PTC, Hafnarfjördur, Island
Z: 1 Tablette enthält: Candesartan cilexetil 32 mg, Hydrochlorothiazid 12,5 mg, Lactose monohydrat 231,1 mg, Maisstärke, Hyprolose, Croscarmellose natrium, Magnesium stearat, Triethylcitrat.
Kurzinformation: siehe Candesartan/HCT 1A Pharma 8 mg/12,5 mg - Tabletten, → S. 252
PG: 30 ST (2) (EKO: G) [€ 9,50]

Candesartan/HCT Actavis 32 mg/25 mg - Tabletten 10B06
(Z.Nr. 1-35371) RP. P. C09DA06
ZI: Actavis Group PTC, Hafnarfjördur, Island
Z: 1 Tablette enthält: Candesartan cilexetil 32 mg, Hydrochlorothiazid 25 mg, Lactose monohydrat 218,6 mg, Maisstärke, Hyprolose, Croscarmellose natrium, Magnesium stearat, Triethylcitrat.
Kurzinformation: siehe Candesartan/HCT 1A Pharma 8 mg/12,5 mg - Tabletten, → S. 252
PG: 30 ST (2) (EKO: G) [€ 9,50]

Candesartan-HCT G.L. 8 mg/12,5 mg - Tabletten 10B06
(Z.Nr. 1-31693) RP. P. C09DA06
ZI: G.L. Pharma, Lannach
Z: 1 Tablette enthält: Candesartan cilexetil 8 mg, Hydrochlorothiazid 12,5 mg, Mannitol, Maisstärke, Copovidon, Glycerol, Magnesium stearat.
Kurzinformation: siehe Candeblo plus 8 mg/12,5 mg - Tabletten, → S. 248
PG: 30 ST (2) (EKO: G) [€ 9,75]

Candesartan-HCT G.L. 16 mg/12,5 mg - Tabletten 10B06
(Z.Nr. 1-31694) RP. P. C09DA06
ZI: G.L. Pharma, Lannach
Z: 1 Tablette enthält: Candesartan cilexetil 16 mg, Hydrochlorothiazid 12,5 mg, Mannitol, Maisstärke, Copovidon, Eisenoxid gelb, Eisenoxid rot, Glycerol, Magnesium stearat.
Kurzinformation: siehe Candeblo plus 8 mg/12,5 mg - Tabletten, → S. 248
PG: 30 ST (2) (EKO: G) [€ 9,75]

Candesartan-HCT G.L. 32 mg/12,5 mg - Tabletten 10B06
(Z.Nr. 1-31695) RP. P. C09DA06
ZI: G.L. Pharma, Lannach
Z: 1 Tablette enthält: Candesartan cilexetil 32 mg, Hydrochlorothiazid 12,5 mg, Mannitol, Maisstärke, Copovidon, Eisenoxid gelb, Glycerol, Magnesium stearat.
Kurzinformation: siehe Candeblo plus 8 mg/12,5 mg - Tabletten, → S. 248
PG: 30 ST (2) (EKO: G) [€ 9,75]

Candesartan-HCT G.L. 32 mg/25 mg - Tabletten 10B06
(Z.Nr. 1-31696) RP. P. C09DA06
ZI: G.L. Pharma, Lannach
Z: 1 Tablette enthält: Candesartan cilexetil 32 mg, Hydrochlorothiazid 25 mg, Mannitol, Maisstärke, Copovidon, Eisenoxid gelb, Eisenoxid rot, Glycerol, Magnesium stearat.
Kurzinformation: siehe Candeblo plus 8 mg/12,5 mg - Tabletten, → S. 248
PG: 30 ST (2) (EKO: G) [€ 9,75]

Candesartan/HCT Krka 8 mg/12,5 mg - Tabletten 10B06
(Z.Nr. 1-30797) RP. P. C09DA06
ZI: Krka, Novo Mesto, Slowenien
Z: 1 Tablette enthält: Candesartan cilexetil 8 mg, Hydrochlorothiazid 12,5 mg, Lactose monohydrat, (entspr. Lactose 73,06 mg), Maisstärke, Hydroxypropylcellulose, Magnesium stearat, Carmellose calcium, Macrogol 8000.
Kurzinformation: siehe Candesartan/HCT 1A Pharma 8 mg/12,5 mg - Tabletten, → S. 252
PG: 30 ST (2) (EKO: G) [€ 9,40]

Candesartan/HCT Krka 16 mg/12,5 mg - Tabletten 10B06
(Z.Nr. 1-30798) RP. P. C09DA06
ZI: Krka, Novo Mesto, Slowenien
Z: 1 Tablette enthält: Candesartan cilexetil 16 mg, Hydrochlorothiazid 12,5 mg, Lactose monohydrat, (entspr. Lactose 65,46 mg), Maisstärke, Hydroxypropylcellulose, Magnesium stearat, Carmellose calcium, Macrogol 8000, Eisenoxid rot.
Kurzinformation: siehe Candesartan/HCT 1A Pharma 8 mg/12,5 mg - Tabletten, → S. 252
PG: 30 ST (2) (EKO: G) [€ 9,40]

Candesartan/HCT Krka 32 mg/12,5 mg - Tabletten 10B06
(Z.Nr. 1-30799) RP. P. C09DA06
ZI: Krka, Novo Mesto, Slowenien
Z: 1 Tablette enthält: Candesartan cilexetil 32 mg, Hydrochlorothiazid 12,5 mg, Lactose monohydrat, (entspr. Lactose 142,79 mg), Maisstärke, Hydroxypropylcellulose, Magnesium stearat, Carmellose calcium, Macrogol 8000, Eisenoxid gelb.
Kurzinformation: siehe Candesartan/HCT 1A Pharma 8 mg/12,5 mg - Tabletten, → S. 252
PG: 30 ST (2) (EKO: G) [€ 12,20]

Candesartan/HCT Krka 32 mg/25 mg - Tabletten 10B06
(Z.Nr. 1-30800) RP. P. C09DA06
ZI: Krka, Novo Mesto, Slowenien
Z: 1 Tablette enthält: Candesartan cilexetil 32 mg, Hydrochlorothiazid 25 mg, Lactose monohydrat, (entspr. Lactose 130,91 mg), Maisstärke, Hydroxypropylcellulose, Magnesium stearat, Carmellose calcium, Macrogol 8000, Eisenoxid rot.
Kurzinformation: siehe Candesartan/HCT 1A Pharma 8 mg/12,5 mg - Tabletten, → S. 252
PG: 30 ST (2) (EKO: G) [€ 12,20]

Candesartan/HCT +pharma 8 mg/12,5 mg - Tabletten 10B06
(Z.Nr. 1-30258) RP. P. C09DA06
ZI: +pharma Arzneimittel, Graz
Z: 1 Tablette enthält: Candesartan cilexetil 8 mg, Hydrochlorothiazid 12,5 mg, Lactose monohydrat 117,3 mg, Maisstärke, Triethylcitrat, Hydroxypropylcellulose, Croscarmellose natrium, Magnesium stearat.
Kurzinformation: siehe Candesarcomp 8 mg/12,5 mg - Tabletten, → S. 249
PG: 30 ST (2) (EKO: G) [€ 8,35]

Candesartan/HCT +pharma 16 mg/12,5 mg - Tabletten 10B06
(Z.Nr. 1-30259) RP. P. C09DA06
ZI: +pharma Arzneimittel, Graz
Z: 1 Tablette enthält: Candesartan cilexetil 16 mg, Hydrochlorothiazid 12,5 mg, Lactose monohydrat 109,3 mg, Maisstärke, Triethylcitrat, Hydroxypropylcellulose, Croscarmellose natrium, Magnesium stearat.
Kurzinformation: siehe Candesarcomp 8 mg/12,5 mg - Tabletten, → S. 249
PG: 30 ST (2) (EKO: G) [€ 8,35]

Candesartan/HCT ratiopharm 8 mg/12,5 mg - Tabletten 10B06
(Z.Nr. 1-29907) RP. P. C09DA06
ZI: Teva, Haarlem, Niederlande
Z: 1 Tablette enthält: Candesartan cilexetil 8 mg, Hydrochlorothiazid 12,5 mg, Lactose monohydrat 117,3 mg, Maisstärke, Hydroxypropylcellulose, Croscarmellose natrium, Magnesium stearat, Triethylcitrat.
Kurzinformation: siehe Candesartan/HCT 1A Pharma 8 mg/12,5 mg - Tabletten, → S. 252
PG: 30 ST (2) (EKO: G) [€ 10,00]

Candesartan/HCT ratiopharm 16 mg/12,5 mg - Tabletten 10B06
(Z.Nr. 1-29908) RP. P. C09DA06
ZI: Teva, Haarlem, Niederlande

Z: 1 Tablette enthält: Candesartan cilexetil 16 mg, Hydrochlorothiazid 12,5 mg, Lactose monohydrat 109,3 mg, Maisstärke, Hydroxypropylcellulose, Croscarmellose natrium, Magnesium stearat, Triethylcitrat.
Kurzinformation: siehe Candesartan/HCT 1A Pharma 8 mg/12,5 mg - Tabletten, → S. 252
PG: 30 ST (2) (EKO: G) [€ 10,00]

Candesartan/HCT ratiopharm 32 mg/12,5 mg - Tabletten 10B06

(Z.Nr. 1-31281) RP. P. C09DA06
ZI: Teva, Haarlem, Niederlande
Z: 1 Tablette enthält: Candesartan cilexetil 32 mg, Hydrochlorothiazid 12,5 mg, Lactose monohydrat 231,1 mg, Maisstärke, Hydroxypropylcellulose, Croscarmellose natrium, Magnesium stearat, Triethylcitrat.
Kurzinformation: siehe Candesartan/HCT 1A Pharma 8 mg/12,5 mg - Tabletten, → S. 252
PG: 30 ST (2) (EKO: G) [€ 10,00]

Candesartan/HCT ratiopharm 32 mg/25 mg - Tabletten 10B06

(Z.Nr. 1-31282) RP. P. C09DA06
ZI: Teva, Haarlem, Niederlande
Z: 1 Tablette enthält: Candesartan cilexetil 32 mg, Hydrochlorothiazid 25 mg, Lactose monohydrat 218,6 mg, Maisstärke, Hydroxypropylcellulose, Croscarmellose natrium, Magnesium stearat, Triethylcitrat.
Kurzinformation: siehe Candesartan/HCT 1A Pharma 8 mg/12,5 mg - Tabletten, → S. 252
PG: 30 ST (2) (EKO: G) [€ 10,00]

Candesartan/HCT Sandoz 8 mg/12,5 mg - Tabletten 10B06

(Z.Nr. 1-29440) RP. P. C09DA06
ZI: Sandoz, Kundl
Z: 1 Tablette enthält: Candesartan cilexetil 8 mg, Hydrochlorothiazid 12,5 mg, Lactose 79,9 mg (entspr. Lactose monohydrat), Maisstärke, Povidon K30, Carrageen, Croscarmellose natrium (entspr. Natrium 0,003 mg) (entspr. → 0,0001 mmol), Magnesium stearat (pflanzlich).
Kurzinformation: siehe Candesartan/HCT 1A Pharma 8 mg/12,5 mg - Tabletten, → S. 252
PG: 30 ST (2) (EKO: G) [€ 9,95]

Candesartan/HCT Sandoz 16 mg/12,5 mg - Tabletten 10B06

(Z.Nr. 1-29441) RP. P. C09DA06
ZI: Sandoz, Kundl
Z: 1 Tablette enthält: Candesartan cilexetil 16 mg, Hydrochlorothiazid 12,5 mg, Lactose 72,1 mg (entspr. Lactose monohydrat), Maisstärke, Povidon K30, Carrageen, Croscarmellose natrium (entspr. Natrium 0,003 mg) (entspr. → 0,0001 mmol), Magnesium stearat (pflanzlich), Eisenoxid rot, Eisenoxid gelb.
Kurzinformation: siehe Candesartan/HCT 1A Pharma 8 mg/12,5 mg - Tabletten, → S. 252
PG: 30 ST (2) (EKO: G) [€ 9,95]

Candesartan/HCT Sandoz 32 mg/12,5 mg - Tabletten 10B06

(Z.Nr. 1-31807) RP. P. C09DA06
ZI: Sandoz, Kundl
Z: 1 Tablette enthält: Candesartan cilexetil 32 mg, Hydrochlorothiazid 12,5 mg, Lactose 156 mg (entspr. Lactose monohydrat), Eisenoxid gelb, Eisenoxid rot, Eisenoxid schwarz, Maisstärke, Povidon K30, Carrageen, Croscarmellose natrium (entspr. Natrium 0,005 mg), (entspr. → 0,0002 mmol), Magnesium stearat.
Kurzinformation: siehe Candesartan/HCT 1A Pharma 8 mg/12,5 mg - Tabletten, → S. 252
PG: 30 ST (2) (EKO: G) [€ 9,95]

Candesartan/HCT Sandoz 32 mg/25 mg - Tabletten 10B06

(Z.Nr. 1-31808) RP. P. C09DA06
ZI: Sandoz, Kundl
Z: 1 Tablette enthält: Candesartan cilexetil 32 mg, Hydrochlorothiazid 25 mg, Lactose 143,8 mg (entspr. Lactose monohydrat), Eisenoxid rot, Eisenoxid schwarz, Titandioxid, Maisstärke, Povidon K30, Carrageen, Croscarmellose natrium (entspr. Natrium 0,005 mg) (entspr. → 0,0002 mmol), Magnesium stearat.
Kurzinformation: siehe Candesartan/HCT 1A Pharma 8 mg/12,5 mg - Tabletten, → S. 252
PG: 30 ST (2) (EKO: G) [€ 9,95]

Candesartan/HCT Stada 8 mg/12,5 mg - Tabletten 10B06

(Z.Nr. 1-30766) RP. P. C09DA06
ZI: Stada Arzneimittel, Wien
Z: 1 Tablette enthält: Candesartan cilexetil 8 mg, Hydrochlorothiazid 12,5 mg, Lactose monohydrat 117,3 mg, Maisstärke, Hydroxypropylcellulose, Croscarmellose natrium (entspr. Natrium <= 0,36 mg), Magnesium stearat, Triethylcitrat.
Kurzinformation: siehe Candesartan/HCT 1A Pharma 8 mg/12,5 mg - Tabletten, → S. 252
PG: 30 ST (2) (EKO: G) [€ 8,35]

Candesartan/HCT Stada 16 mg/12,5 mg - Tabletten 10B06

(Z.Nr. 1-30767) RP. P. C09DA06
ZI: Stada Arzneimittel, Wien
Z: 1 Tablette enthält: Candesartan cilexetil 16 mg, Hydrochlorothiazid 12,5 mg, Lactose monohydrat 109,3 mg, Maisstärke, Hydroxypropylcellulose, Croscarmellose natrium (entspr. Natrium <= 0,36 mg), Magnesium stearat, Triethylcitrat.
Kurzinformation: siehe Candesartan/HCT 1A Pharma 8 mg/12,5 mg - Tabletten, → S. 252
PG: 30 ST (2) (EKO: G) [€ 8,35]

Candesartan/HCT Stada GmbH 8 mg/12,5 mg - Tabletten 10B06
(Z.Nr. 1-31737) RP. P. nicht im Handel. C09DA06

Candesartan/HCT Stada GmbH 16 mg/12,5 mg - Tabletten 10B06
(Z.Nr. 1-31738) RP. P. nicht im Handel. C09DA06

Candesartan/HCT Stada GmbH 32 mg/12,5 mg - Tabletten 10B06

(Z.Nr. 1-31739) RP. P. C09DA06
ZI: Stada Arzneimittel, Wien
Z: 1 Tablette enthält: Candesartan cilexetil 32 mg, Hydrochlorothiazid 12,5 mg, Mannitol, Maisstärke, Copovidon, Eisenoxid gelb, Glycerol, Magnesium stearat.
Kurzinformation: siehe Candesartan/HCT 1A Pharma 8 mg/12,5 mg - Tabletten, → S. 252
PG: 30 ST (2) (EKO: G) [€ 9,35]

Candesartan/HCT Stada GmbH 32 mg/25 mg - Tabletten 10B06

(Z.Nr. 1-31740) RP. P. C09DA06
ZI: Stada Arzneimittel, Wien
Z: 1 Tablette enthält: Candesartan cilexetil 32 mg, Hydrochlorothiazid 25 mg, Mannitol, Maisstärke, Copovidon, Eisenoxid gelb, Eisenoxid rot, Glycerol, Magnesium stearat.
Kurzinformation: siehe Candesartan/HCT 1A Pharma 8 mg/12,5 mg - Tabletten, → S. 252
PG: 30 ST (2) (EKO: G) [€ 9,35]

Candibene 1% - Creme 11A02

(Z.Nr. 1-19997) RP. P. D01AC01
ZI: Teva, Haarlem, Niederlande
Z: 1 g enthält: Clotrimazol 0,01 g, Cetylstearylalkohol, Benzylalkohol, Sorbitan monostearat, Polysorbat 60, Cetylpalmitat, Eutanol G, Wasser, gereinigtes.
EW: Antimykotikum.
AG: Dermatomykosen, Onychomykosen, Candida-Vulvitis und Balanitis.
DO: 2-3mal tgl. auf die erkrankten Hautstellen dünn auftragen und einreiben, bei Vulvitis und Balanitis 1-3mal tgl. lokal auftragen.
SST: Strenge Indikationsstellung, nicht im Brustbereich anwenden.
NW: Hautreizungen.
WW: Amphotericin, Nystatin, Natamycin abgeschwächt.
WH: Nicht am Auge oder an offenen Hautstellen anwenden.
PG: 30 G (EKO: G) [€ 5,15]

Candibene 100 mg - Vaginaltabletten 29G01

(Z.Nr. 1-19999) RP. P. n.l. G01AF02
ZI: Teva, Haarlem, Niederlande
Z: 1 Vaginaltablette enthält: Clotrimazol 100 mg, Lactose monohydrat, Maisstärke, Adipinsäure, Natriumhydrogencarbonat, Copolyvidon, Magnesium stearat, Siliciumdioxid, hochdisperses, Polysorbat 80.
PG: 6 ST (2) (EKO: G) [€ 4,70 n.l.]

Candibene 200 mg - Vaginaltabletten 29G01
(Z.Nr. 1-20000) RP. P. n.l. G01AF02
ZI: Teva, Haarlem, Niederlande
Z: 1 Vaginaltablette enthält: Clotrimazol 200 mg, Lactose monohydrat, Maisstärke, Adipinsäure, Natriumhydrogencarbonat, Copolyvidon, Magnesium stearat, Siliciumdioxid, hochdisperses, Polysorbat 80.
PG: 3 ST (2) (EKO: G) [€ 4,70 n.l.]

Candio-Hermal Soft - Paste 11A01
(Z.Nr. 0-16579) NR. P. D01AA01
ZI: Almirall Hermal, Reinbek, Deutschland
Z: 100 g Paste enthalten: Nystatin 10 Mio. IE, Natriumchlorid, Macrogol-200-dioleat, Sorbitan sesquioleat, Sorbitan monostearat, Reisstärke, modifiziert, Titandioxid, Siliciumdioxid, hochdisperses, Polyethylen, Paraffinum liquidum.
EW: Antimykotikum.
AG: Nässende Hefepilzinfektionen der Haut. Windeldermatitis.
DO: 3-5mal tgl. dünn auf erkrankte Hautpartien auftragen; Behandlungsdauer 2-3 Wochen. Bei Säuglingen vor dem Wickeln dünn auftragen.
SST: Anwendung möglich.
NW: Überempfindlichkeit.
WW: Beeinflussung der Sicherheit von Latexprodukten bei Anwendung im Anogenitalbereich.
GE: Resistenzentwicklung möglich.
PG: 20 G (EKO: G) [€ 4,90], 50 G * (EKO: N) [€ 13,00]

Canemes 1 mg - Kapseln 08C
(Z.Nr. 1-31358) NR. P. A04AD11
ZI: AOP Orphan Pharmaceuticals, Wien
Z: 1 Kapsel enthält: Nabilon 1 mg, Kapselinhalt: Povidon, Stärke, vorverkleistert; Kapselhülle: Eisenoxid gelb, Titandioxid, Gelatine.
EW: Synthetisches Cannabinoid, antiemetisch.
AG: Chemotherapie-bedingte Emesis und Nausea bei Nichtansprechen auf andere antiemetische Behandlungen.
AA: Oral.
DO: 2mal tgl. 1-2 mg. Erste Gabe am Abend vor Beginn der Chemotherapie, zweite Gabe 1-3 Std. vor der ersten Chemotherapie-Dosis. MTD 6 mg in 3 ED. Für Kinder und Jugendliche nicht empfohlen.
SST: Zwingende Indikationsstellung, nicht stillen.
NW: ZNS (Somnolenz, Ataxie, Kopfschmerzen, Tremor), Psyche (Schlafstörungen, Euphorie, Dysphorie, Desorientierung), Sehstörungen, Vertigo, Appetitverlust, Hypotonie, Mundtrockenheit, Abdominalschmerzen; bei Überdosierung psychotische Reaktionen.
WW: Additiv mit ZNS-Dämpfern. WW mit vielen ZNS-wirksamen Substanzen möglich.
GE: Suchtmittel; Reversible Toleranz hinsichtlich ZNS-Wirkungen.
WH: Bei Leberschäden oder psychischen Erkrankungen nicht empfohlen. Vorsicht bei Nierenschäden, Alkohol- oder Drogenabhängigkeit, Hypertonie, Herzerkrankungen, älteren Patienten. Verkehrshinweis (Beeinflussung für 48 bis 72 Std. möglich).
PG: 28 ST * (EKO: N) [€ 376,40]

Canephron Dragees 52Z04
(Z.Nr. HERB-00021) RPF. P. n.l. G04BX
ZI: Bionorica SE, Neumarkt, Deutschland
Z: 1 Dragee enthält: Liebstöckelwurzel 18 mg, Rosmarinblätter 18 mg, Tausendgüldenkraut 18 mg, Calciumcarbonat, Glucose-Sirup, sprühgetrockneter 1,09 mg, Lactose monohydrat 45 mg, Magnesium stearat, Maisstärke, Dextrin, Montanglycolwachs, Povidon K25, Povidon K30, Rizinusöl, natives, Saccharose 60,43 mg, Schellack, Siliciumdioxid, hochdispers, wasserfrei, Talkum; Farbstoffe: Eisenoxid rot, Riboflavin, Titandioxid.
PG: 60 ST * (EKO: N) [€ 21,20 n.l.]

Canephron Tropfen 52Z04
(Z.Nr. HERB-00020) RPF. P. nicht im Handel. G04BX

Canephron forte - Dragees 52Z04
(Z.Nr. 7-38186) RPF. P. G04BX
ZI: Bionorica SE, Neumarkt, Deutschland
Z: 1 überzogene Tablette enthält: Tausendgüldenkraut 36 mg, Liebstöckelwurzel 36 mg, Rosmarinblätter 36 mg, Tablettenkern: Lactose monohydrat 90 mg, Magnesium stearat, Maisstärke, Povidon K25, Siliciumdioxid, hochdisperses; Überzug: Calciumcarbonat, Rizinusöl, natives, Eisenoxid (E 172), Dextrin, Glucose-Sirup, sprühgetrockneter 2,17 mg, Montanglycolwachs, Povidon K30, Sucrose 120,86 mg, Schellack, wachsfrei, Talkum, Riboflavin, Titandioxid.
EW: Pflanzliches Urologikum.
AG: Traditionell pflanzlich bei leichten Entzündungen der ableitenden Harnwege, zur Durchspülung der Harnwege, zur Verminderung der Ablagerung von Nierengrieß.
AA: Unzerkaut mit Flüssigkeit.
DO: Personen ab 12 Jahren: 3mal tgl. 1 Dragee. Nicht für Kinder.
GA: Magengeschwüre, kardiale oder renale Ödeme.
SST: Wenn eindeutig indiziert, Anwendung in der Schwangerschaft möglich. In der Stillzeit nicht anwenden.
NW: Magen/Darm, Allergien.
WH: Bei Blut im Urin, Beschwerden beim Wasserlassen und akuter Harnverhaltung Arzt aufsuchen. Auf reichlich Flüssigkeitszufuhr achten.
PG: 30 ST * (EKO: N) [€ 23,90]

C

🐾 **Canergy 100 mg - Tabletten für Hunde** 831E
(Z.Nr. 8-36186) RP. P. QC04AD90
ZI: Le Vet Beheer, Oudewater, Niederlande
Z: 1 Tablette enthält: Propentofyllin 100 mg, Lactose monohydrat, Maisstärke, Crospovidon, Talkum, Siliciumdioxid, hochdispers, wasserfrei, Calcium behenat, Hefe, inaktiviert, Fleisch-Aroma, künstliches.
EW: Peripherer Vasodilatator.
AG: Verbesserung der peripheren und zerebralen Durchblutung.
AA: Mindestens 30 min vor der Fütterung Tabletten direkt ins Maul geben, hinten auf die Zunge legen oder in einem Futterbällchen geben.
DO: TD 6-10 mg/kg KG in 2 ED.
GA: Hunde unter 5 kg KG.
SST: Nicht empfohlen.
NW: Selten Allergien, Erbrechen, Herzrhythmusstörungen.
PG: 60 ST VT [€ 36,25]

Canesten Bifonazol - Creme 11A02
(Z.Nr. 1-18239) RPF. P. D01AC10
ZI: Bayer Austria, Wien
Z: 1 g enthält: Bifonazol 0,01 g, Benzylalkohol, Cetylstearylalkohol 0,1 g, Cetylpalmitat, Wasser, gereinigtes, Octyldodecanol, Polysorbat 60, Sorbitan stearat.
EW: Synthetisches Breitspektrum-Antimykoticum (Hemmstoff der Ergosterolsynthese).
AG: Mykosen der Haut, Erythrasma, Tinea, Pityriasis versicolor, oberflächliche Candidosen.
AA: Zum Auftragen und Einreiben.
DO: Einmal täglich (spät abends) dünn auf die infizierten Hautpartien auftragen (1 cm Stranglänge für eine handtellergroße Fläche). Behandlungszeit 2-4 Wochen.
SST: Im 1. Trimenon nicht anwenden, dann Nutzen/Risiko-Abwägung. Nicht stillen.
NW: Lokale Reaktionen (Rötung, Brennen, Schuppen).
WW: Vorsicht: Warfarin.
WH: Nicht mit den Augen in Kontakt bringen. Hygieneaufklärung. Bei Säuglingen und Kleinkindern nur unter ärztlicher Überwachung anwenden. Haut des Nagelbettes nur nach keratolytischer Entfernung der pilzinfizierten Nagelsubstanz antimykotisch behandeln.
PG: 20 G * (EKO: N) [€ 10,70], **APPLIK .** 15 G * (EKO: N) [€ 12,45]

Canesten Bifonazol comp. - Salbe + Nagelset 11A04
(Z.Nr. 1-22255) RPF. P. D01AC60
ZI: Bayer Austria, Wien
Z: 1 g Salbe enthält: Bifonazol 0,01 g, Harnstoff 0,4 g, Wollwachs, Wachs, gebleichtes, Vaselin, weisses.
EW: Antimykotikum + Keratolytikum.
AG: Pilzinfektionen der Nägel an Händen und Füßen.
AA: Lokal auf den Nägeln.
DO: Nach Bedarf lokal unter Pflasterverband (1mal täglich).
SST: Im 1. Trimenon nicht anwenden, dann Nutzen/Risiko-Abwägung.
Stillen unterbrechen.
NW: Lokale Reaktionen, Kontaktallergien.
WW: Vorsicht: Warfarin (Kontrollen).
WH: Nicht mit Augen oder Schleimhäuten in Kontakt bringen. Nicht schlucken.
PG: 10 G * (EKO: N) [€ 41,20]

Canesten Clotrimazol - Creme 11A02
(Z.Nr. 0-15397) RPF. P. D01AC01
ZI: Bayer Austria, Wien
Z: 1 g enthält: Clotrimazol 0,01 g, Cetylstearylalkohol 0,1 g, Benzylalkohol, Cetylpalmitat, Wasser, gereinigtes, Polysorbat 60, Sorbitan monostearat, Octyldodecanol.
EW: Breitbandantimykotikum, auch gegen grampositive Keime wirksam.
AG: Pilzinfektionen der Haut und Schleimhaut, Infektionen der Füße und Nägel, Candida-Vulvitis und Balanitis.
DO: 2-3 mal täglich dünn auftragen, mindestens 4 Wochen behandeln, Hygiene beachten.
Candida-Vulvitis/Balanitis: 1-3mal tgl. über 1-2 Wochen; auch Partner behandeln. Keine Dosisempfehlung für Kinder und Jugendli-

che.
SST: Im 1. Trimenon nicht anwenden, nicht stillen.
NW: Lokale Hautreaktionen, generalisierte allergische Reaktionen.
WW: Wirksamkeit anderer Antimykotika reduziert. Sicherheit von Latex-Produkten bei Anwendung im Genitalbereich beeinträchtigt.
WH: Kontakt mit den Augen vermeiden. Nicht schlucken. Bei Überempfindlichkeit Behandlung abbrechen.
PG: 30 G * (EKO: N) [€ 9,70]

Canesten Clotrimazol Gyn 3 Tage Kombi 29G01
(Z.Nr. 1-24785) RPF. P. G01AF02
ZI: Bayer Austria, Wien
Z: 1 Packung enthält: Vaginaltablette 3 Stk: Clotrimazol 0,2 g /Vaginaltablette, Calcium lactat-pentahydrat, Cellulose, mikrokristalline, Crospovidon, Hypromellose, Lactose monohydrat, Magnesium stearat, Maisstärke, Siliciumdioxid, hochdisperses, Milchsäure; Creme 20 g: Clotrimazol 0,01 g/g Creme, Cetylstearylalkohol 0,1 g/g Creme, Benzylalkohol, Cetylpalmitat, Wasser, gereinigtes, Polysorbat 60, Sorbitan monostearat, Octyldodecanol.
EW: Breitbandantimykotikum, auch gegen Mikroorganismen.
AG: Entzündungen der Scheide und Vulva durch Pilze, Superinfektion mit Clotrimazol-empfindlichen Bakterien, Candida- Balanitis des Partners.
DO: Vaginaltabletten 1mal tgl. (abends) an 3 aufeinanderfolgenden Tagen tief in die Scheide einführen.
Creme bei Candida-Vulvitis/Balanitis 1-3mal tgl. über 1-2 Wochen lokal anwenden. Bei Jugendlichen nur auf ärztliche Anordnung anwenden. Keine Daten an Kindern.
SST: Im 1. Trimenon nicht anwenden, nicht stillen.
NW: Lokale und generalisierte allergische Reaktionen. Bauchschmerzen.
WW: Tacrolimus, Sirolimus (Vorsicht). Wirksamkeit anderer Antimykotika reduziert. Sicherheit von Latex- Produkten beeinträchtigt.
WH: Bei erstmaligem Auftreten der Erkrankung oder häufigen Rezidiven (mehr als 4mal in 12 Monaten) nur unter ärztlicher Kontrolle anwenden. Vaginalverkehr während der Behandlung vermeiden. Creme nicht am Auge anwenden.
PG: 1 ST * (EKO: N) [€ 11,70]

Canesten Clotrimazol Gyn Once - Kombi 11A02, 29G01
(Z.Nr. 1-30898) RPF. P. G01AF02
ZI: Bayer Austria, Wien
Z: 1 Packung enthält: Vaginaltablette 1 Stk: Clotrimazol 0,5 g, Calcium lactat-pentahydrat, Cellulose, mikrokristalline, Crospovidon, Hypromellose, Lactose monohydrat, Magnesium stearat, Maisstärke, Siliciumdioxid, hochdisperses, Milchsäure; Creme 20 g: Clotrimazol 0,01 g/g Creme, Cetylstearylalkohol 0,1 g/g Creme, Benzylalkohol, Cetylpalmitat, Wasser, gereinigtes, Polysorbat 60, Sorbitan monostearat, Octyldodecanol.
EW: Breitbandantimykotikum, auch gegen Mikroorganismen.
AG: Entzündungen der Scheide und Vulva durch Pilze, Superinfektion mit Clotrimazol-empfindlichen Bakterien, Candida- Balanitis des Partners.
DO: Vaginaltablette abends vor dem Schlafengehen tief in die Scheide einführen. Creme bei Candida-Vulvitis/Balanitis 1-3mal tgl. über 1-2 Wochen lokal anwenden. Bei Kindern und Jugendlichen nur nach ärztlicher Anordnung anwenden.
SST: Im 1. Trimenon nicht anwenden, nicht stillen.
NW: Lokale und generalisierte allergische Reaktionen. Bauchschmerzen.
WW: Tacrolimus, Sirolimus (Vorsicht). Wirksamkeit anderer Antimykotika reduziert. Sicherheit von Latex- Produkten beeinträchtigt.
WH: Bei erstmaligem Auftreten der Erkrankung oder häufigen Rezidiven (mehr als 4mal in 12 Monaten) nur unter ärztlicher Kontrolle anwenden. Vaginalverkehr während der Behandlung vermeiden. Creme nicht am Auge anwenden.
PG: 1 ST * (EKO: N) [€ 15,20]

Canesten Clotrimazol - Lösung zur äußerlichen Anwendung 11A02
(Z.Nr. 0-15396) RPF. P. D01AC01
ZI: Bayer Austria, Wien
Z: 1 ml enthält: Clotrimazol 0,01 g, Isopropanol, Polyethylenglykol 400, Propylenglykol.
Kurzinformation: siehe Canesten Clotrimazol - Creme, → S. 255
PG: 20 ML * (EKO: N) [€ 6,90]

Canesten Clotrimazol 0,1 g - Vaginaltabletten 29G01
(Z.Nr. 0-15395) RPF. P. n.l. G01AF02
ZI: Bayer Austria, Wien
Z: 1 Vaginaltablette enthält: Clotrimazol 0,1 g, Calcium lactat-pentahydrat, Maisstärke, Crospovidon, Siliciumdioxid, hochdisperses, Milchsäure, Lactose monohydrat, Magnesium stearat, Methylhydroxypropylcellulose, Cellulose, mikrokristalline.
PG: 6 ST * (EKO: N) [€ 9,30 n.l.]

Canesten Clotrimazol 0,5 g - 1 Vaginaltablette 29G01
(Z.Nr. 0-17070) RPF. P. nicht im Handel. G01AF02

Canesten Clotrimazol 0,5 g - Weichkapsel zur vaginalen Anwendung 29G01
(Z.Nr. 1-37314) RPF. P. G01AF02
ZI: Bayer Austria, Wien
Z: 1 Weichkapsel enthält: Clotrimazol 0,5 g, Füllung: Vaselin, weisses, Paraffin, dickflüssiges; Kapselhülle: Gelatine, Glycerol, Wasser, gereinigtes, Titandioxid, Chinolingelb, Gelborange S, Lecithin, Triglyceride, mittelkettige.
EW: Breitbandantimykotikum.
AG: Entzündungen der Scheide und Vulva durch Pilze (Candida).
AA: Abends tief in die Scheide einführen.
DO: 1mal tgl. 1 Weichkapsel. Bei Jugendlichen unter 16 Jahren nur auf ärztliche Anordnung. Keine Erfahrungen bei Kindern.
SST: Im 1. Trimenon nicht anwenden, nicht stillen.
NW: Lokale und generalisierte allergische Reaktionen.
WW: Tacrolimus, Sirolimus oral (erhöhte Spiegel). Sicherheit von Latex-Produkten beeinträchtigt.
WH: Bei erstmaligem Auftreten der Erkrankung oder häufigen Rezidiven (mehr als 4mal in 12 Monaten) nur unter ärztlicher Kontrolle anwenden. Nicht während der Menstruation behandeln. Bei Bedarf Partnerbehandlung. Während der Behandlung Vaginalverkehr vermeiden und keine anderen Vaginalprodukte verwenden. Kontakt mit den Augen vermeiden, nicht verschlucken.
PG: 1 ST * (EKO: N) [€ 13,80]

Canidryl 20 mg - Tabletten für Hunde 806AZ
(Z.Nr. 8-00681) RP. P. QM01AE91
ZI: Chanelle Pharmaceuticals Manufacturing, Galway, Irland
Z: 1 Tablette enthält: Carprofen 20 mg, Lactose monohydrat, Cellulose, mikrokristalline, Siliciumdioxid, hochdisperses, Magnesium stearat, Grillfleischaroma.
EW: Nichtsteroidales Antiphlogistikum.
AG: Entzündungen und Schmerzen durch muskuloskeletale Erkrankungen, degenera- tive Gelenkserkrankungen, postoperatives Schmerzmanagement nach parenteraler Analgesie.
AA: Oral.
DO: TD 4 mg/kg KG in 1 oder 2 ED.
GA: Katzen, Welpen unter 4 Monaten, Herz-, Leber-, Nierenschäden, Magen/Darm- Ulcera, Blutungen, Dyskrasien.
SST: Gegenanzeige.
NW: Magen/Darm, Lethargie, selten Niere, Leber.
WW: Glukokortikoide, nephrotoxische Arzneimittel.
WH: Vorsicht bei alten Hunden, hypovolämischen oder hypotensiven Tieren.
PG: 100 ST VT [€ 37,30]

Canidryl 50 mg - Tabletten für Hunde 806AZ
(Z.Nr. 8-00682) RP. P. QM01AE91
ZI: Chanelle Pharmaceuticals Manufacturing, Galway, Irland
Z: 1 Tablette enthält: Carprofen 50 mg, Lactose monohydrat, Cellulose, mikrokristalline, Siliciumdioxid, hochdisperses, Magnesium stearat, Grillfleischaroma.
Kurzinformation: siehe Canidryl 20 mg - Tabletten für Hunde, → S. 256
PG: 100 ST VT [€ 52,85]

Canidryl 100 mg - Tabletten für Hunde 806AZ
(Z.Nr. 8-00683) RP. P. QM01AE91
ZI: Chanelle Pharmaceuticals Manufacturing, Galway, Irland
Z: 1 Tablette enthält: Carprofen 100 mg, Lactose monohydrat, Cellulose, mikrokristalline, Siliciumdioxid, hochdisperses, Magnesium stearat, Grillfleischaroma.
Kurzinformation: siehe Canidryl 20 mg - Tabletten für Hunde, → S. 256
PG: 100 ST VT [€ 108,25]

Canifelmin 56,8 mg/ml - Injektionslösung für Hunde und Katzen 803B2
(Z.Nr. 8-00390) RP. P. QP52AA01
ZI: Richter Pharma, Feldgasse, Wels
Z: 1 ml enthält: Praziquantel 56,8 mg, Chlorobutanol hemihydrat 5 mg, Benzylalkohol 75 mg, Propylenglycol.
EW: Wurmmittel.
AG: Bandwürmer bei Hund und Katze.
AA: I.m. oder s.c.
DO: Einmalig 0,1 ml/kg KG. Bei Befall mit Joyeuxiella pasqualei 0,35-0,44 ml/ kg KG.
SST: Anwendung möglich.
NW: Lokale Reizung, Fibrosarkome an der Injektionsstelle bei Katzen möglich (nicht zwischen den Schulterblättern injizieren).

WW: Dexamethason, Barbiturate, Antiepileptika reduzieren Serumspiegel von Praziquantel.
WH: Resistenzentwicklung beachten. Nicht zur Anwendung bei Tieren zur Gewinnung von Lebensmitteln. Zwischen den Schulterblättern keine Injektion vornehmen.
PG: 10 ML VT [€ 58,60]

Canifelmin plus 50 mg/500 mg - Tabletten für Hunde und Katzen
803A, 803B2, 803CB

(Z.Nr. 8-00409) RP. P. QP52AA51

ZI: Richter Pharma, Feldgasse, Wels
Z: 1 Tablette enthält: Praziquantel 50 mg, Fenbendazol 500 mg, Povidon, Magnesium stearat, Fleischaroma, Natriumdodecylsulfat, Croscarmellose.
EW: Anthelmintische Kombination.
AG: Wurminfestationen bei Hunden und Katzen.
AA: Oral.
DO: 3mal 1 Tablette pro 10 kg KG (an 3 aufeinanderfolgenden Tagen).
Katzen: ED 1/2 Tablette.
SST: Gegenanzeige in der Trächtigkeit.
NW: Dexamethason setzt Serumkonzentration von Praziquantel herab.
WH: Junge Hunde erst nach der 3. Lebenswoche behandeln.
PG: 48 ST VT [€ 81,15], 120 ST VT [€ 173,20]

Canifelmin Plus XL 100 mg/1000 mg - Tabletten für Hunde
803B2

(Z.Nr. 8-00948) RP. P. QP52AA51

ZI: Richter Pharma, Feldgasse, Wels
Z: 1 Tablette enthält: Praziquantel 100 mg, Fenbendazol 1000 mg, Povidon, Croscarmellose, Magnesium stearat, Fleischaroma, Natriumdodecylsulfat, Eisenoxyde.
EW: Anthelmintische Kombination.
AG: Rund- und Bandwürmer (Spul-, Haken-, Peitschen-, Bandwürmer).
AA: Direkt oder in Fleisch/Wurst eingeben.
DO: TD ½ Tablette bis 10 kg KG, 1 Tablette von 10-20 kg KG, 1 ½ Tabletten von 20-30 kg KG.
SST: Während der Trächtigkeit bis Tag 39 nicht anwenden, dann strenge Indikationsstellung. Während der Laktation Anwendung möglich.
NW: Erbrechen, Durchfall.
WW: Dexamethason reduziert Serumspiegel von Praziquantel.
WH: Junge Hunde erst nach der 3. Lebenswoche behandeln. Resistenzentwicklung beachten. Bei Echinokokkose Ansteckungsgefahr für den Menschen beachten.
PG: 60 ST VT [€ 157,05]

Canigen DHPPi/L - Lyophilisat und Lösungsmittel zur Herstellung einer Injektionssuspension für Hunde
823BE

(Z.Nr. 8-20147) NR. P. E. QI07AJ

ZI: Virbac, Carros, Frankreich
Z: 1 Impfdosis (1 ml) enthält: Staupe-Virus, attenuiert, lyophilisiert 1000-100000 GKID50, Adenovirus Typ 2, attenuiert, lyophilisiert, MDCK; Stamm Man 10000-1 Mio. GKID50, Parvovirus, attenuiert, lyophilisiert 100000-10 Mio. GKID50, Parainfluenzavirus, lebend, canin, attenuiert, VERO; Stamm Manhattan 100000-10 Mio. GKID50, Leptospira interrogans Serogruppe Canicola, Leptospira interrogans Serogruppe icterohaemorrhagiae, Lyophilisat: Puffer stabilisierend, Gelatine, Spuren von: Gentamicin; Lösungsmittel: Puffer stabilisierend, Trypton.
EW: Impfstoff.
AG: Aktive Immunisierung von Hunden ab 8 Wochen gegen Staupe, canine Parvovirose, Hepatitis durch Adenovirus Typ 1, Läsionen durch L. canicola und L. icterohaemorrhagiae, respiratorische Erkrankungen durch Adenovirus Typ 2 und canines Parainfluenzavirus.
AA: S.c.
DO: 1. Injektion ab 8 Wochen, 2. Injektion 3-4 Wochen später (und ev. 3. Injektion nach weiteren 3-4 Wochen).
Wiederholungsimpfungen jährlich.
SST: Nicht empfohlen.
NW: Lokale Schwellung, Apathie, Überempfindlichkeit.
PG: 10 ST VT [€ 135,45]

Canigen L4 - Injektionssuspension für Hunde 823BE
(Z.Nr. EU/2/15/183/*) NR. P. E. nicht im Handel. QI07AB01

Canigolin 50 µg/ml - Lösung zum Eingeben für Hunde und Katzen
833AZ

(Z.Nr. 8-37930) RP. P. QG02CB03

ZI: PRO ZOON Pharma, Wels
Z: 1 ml enthält: Cabergolin 50 µg, Triglyceride, mittelkettige.
EW: Prolaktinhemmer.
AG: Scheinträchtigkeit der Hündin; Unterdrückung der Laktation bei Hündinnen und Katzen.
AA: Direkt in die Maulhöhle eingeben oder mit dem Futter applizieren.
DO: Hündinnen: 1mal tgl. 0,1 ml (= 5 mcg Cabergolin)/kg KG über 4-6 Tage.
Katzen: 1mal tgl. 0,5-1 ml pro Tier über 4-6 Tage.
Wiederholung möglich.
GA: Direkt nach Operationen, gastrointestinale Störungen, schwere Leber- oder Nierenschäden.
SST: Nicht bei trächtigen Tieren anwenden (wirkt abortiv). Bei laktierenden Tieren nur zur Unterdrückung der Laktation anwenden.
NW: Anorexie, Erbrechen, sehr selten Allergien, ZNS.
WW: Abschwächung durch Dopaminantagonisten (Phenothiazine, Butyrophenone, Metoclopramid kontraindiziert). Nicht gleichzeitig mit Blutdrucksenkern anwenden.
WH: Vor Anwendung sicherstellen, dass keine Trächtigkeit besteht. Nicht für Tiere zur Gewinnung von Lebensmitteln.
PG: 7 ML VT [€ 23,90], 15 ML VT [€ 41,90]

CaniLeish - Lyophilisat und Lösungsmittel zur Herstellung einer Injektionssuspension für Hunde
823AE

(Z.Nr. EU/2/11/121/*) NR. P. E. QI07AO01

ZI: Virbac, Carros, Frankreich
Z: 1 Impfdosis zu 1 ml enthält: Leishmania infantum, exkretierte sezernierte Proteine (ESP) 100 µg, Adjuvans: Quillaja saponaria, gereinigter Extrakt (QA-21) 60 µg; Trometamol, Saccharose, Mannitol; Lösungsmittel: Natriumchlorid, Wasser für Injektionszwecke, (entspr. Natriumchloridlösung 0,9% 1 ml).
EW: Inaktivierte Parasitenvakzine.
AG: Aktive Immunisierung von Hunden ab 6 Monaten gegen Infektionen mit Leishmania infantum.
AA: S.c.
DO: Grundimmunisierung: Je 1 Dosis ab 6 Monaten sowie 3 und 6 Wochen später.
Jährliche Wiederholungsimpfung.
SST: Nicht empfohlen.
NW: Lokale Reaktionen (selten schwere Nekrosen), Verdauungsstörungen, Überempfindlichkeit (auch schwerwiegend).
WH: Nutzen/Risiko-Abwägung in Gebieten mit geringem oder keinem Infektions- druck. Vor der Impfung ggf. entwurmen.
PG: 3 ST VT [€ 189,80]

Caninsulin 40 I.E./ml - Injektionssuspension für Hunde und Katzen
850AB

(Z.Nr. 8-00443) RP. P. E. QA10AC03

ZI: Intervet, Wien
Z: 1 ml Injektionssuspension enthält: Insulin 40 IE (entspr. → 1,38 mg), (entspr. Insulin-Zink, kristallin (Schwein) 65 %), (entspr. Insulin-Zink, amorph (Schwein) 35 %) Zinkchlorid 0,166 mg, Methyl-4-hydroxybenzoat 1 mg, Natrium acetat-Trihydrat, Natriumchlorid, Salzsäure verdünnt zur pH-Einstellung, Natriumhydroxid zur pH-Wert-Einstellung, Wasser für Injektionszwecke.
EW: Schweineinsulin (mit Hunde- und Katzeninsulin chemisch identisch), blutzuckersenkend.
AG: Diabetes mellitus bei Hunden und Katzen.
AA: S.c. Vor der Anwendung kräftig schütteln.
DO: **Hund:** Initiale TD 0,5 IE/kg KG. Erhaltungsdosis individuell. TD in 1 oder 2 ED.
Katze: 2mal tgl. 1 oder 2 I.E.
GA: Initialbehandlung eines schweren akuten Diabetes mit Ketoazidose. Tiere zur Gewinnung von Lebensmitteln.
SST: Anwendung möglich (Dosisanpassung). Ev. Ovar(iohyster)ektomie.
NW: Hypoglykämie, lokale Reaktionen.
WW: Kortikosteroide, Gestagene, Alpha-2-Agonisten beeinflussen Glukosetoleranz.
WH: Regelmäßige Prüfung des Glukosespiegels. Fütterungskonzept erstellen.
Bei Hunden können hohe Progesteronspiegel zu Hyperglykämie führen.
PG: **DFL 2,5ML** 10 ST VT [€ 87,10], **DFL 10ML** 1 ST VT [€ 31,90], **PATR 2,7ML** 10 ST VT [€ 98,20]

C

Caniphedrin 20 mg - Tabletten für Hunde 880
(Z.Nr. 8-38115) RP. P. QG04BX90
ZI: Richter Pharma, Feldgasse, Wels
Z: 1 Tablette enthält: Ephedrin hydrochlorid 20 mg (entspr. Ephedrin 16,4 mg), Gelatine, Kartoffelstärke, Lactose monohydrat, Talkum, Cellulose, mikrokristalline, Glycerol 85%.
EW: Indirektes Sympathomimetikum.
AG: Harninkontinenz bei kastrierten Hündinnen.
AA: Zum Eingeben.
DO: Initial 2 mg/kg KG (= 1 Tablette pro 10 kg KG) über 10 Tage. Dann Dosis reduzieren.
GA: Kardiovaskuläre Erkrankungen (z.B. Kardiomyopathie, tachykarde Herzrhythmusstörungen), Hyperthyreose, Diabetes, Nierenschäden, Glaukom.
SST: Nicht zutreffend.
NW: Selten Tachykardie, ventrikuläre Rhythmusstörungen, zentrale Erregung. Bei Überdosierung Tachyarrhythmie, Erbrechen, Schweißausbrch, Hyperventilation, Tremor, Schlaflosigkeit.
WW: Kontraindiziert: halogenierte Narkotika (Herzrhythmusstörungen).
Vorsicht: Methylxanthine, Sympathomimetika, Harn alkalisierende Arzneimittel können Wirkung und NW-Risiko verstärken. Herzglykoside, Sympatholytika (antagonistisch), Mutterkornalkaloide, Oxytocin (Vasokonstriktion).
WH: Nicht zur Behandlung von unerwünschtem Harnabsatz bei Verhaltensstörungen. Möglichst Grunderkrankung identifizieren. Kardiovaskulären Status prüfen.
PG: 100 ST VT [€ 31,70]

Caniphedrin 50 mg - Tabletten für Hunde 880
(Z.Nr. 8-38116) RP. P. QG04BX90
ZI: Richter Pharma, Feldgasse, Wels
Z: 1 Tablette enthält: Ephedrin hydrochlorid 50 mg (entspr. Ephedrin 41 mg), Gelatine, Kartoffelstärke, Lactose monohydrat, Talkum, Cellulose, mikrokristalline, Glycerol 85%.
EW: Indirektes Sympathomimetikum.
AG: Harninkontinenz bei kastrierten Hündinnen.
AA: Zum Eingeben.
DO: Initial 2 mg/kg KG (= 1 Tablette pro 25 kg KG) über 10 Tage. Dann Dosis reduzieren.
GA: Kardiovaskuläre Erkrankungen (z.B. Kardiomyopathie, tachykarde Herzrhythmusstörungen), Hyperthyreose, Diabetes, Nierenschäden, Glaukom.
SST: Nicht zutreffend.
NW: Selten Tachykardie, ventrikuläre Rhythmusstörungen, zentrale Erregung. Bei Überdosierung Tachyarrhythmie, Erbrechen, Schweißausbrch, Hyperventilation, Tremor, Schlaflosigkeit.
WW: Kontraindiziert: halogenierte Narkotika (Herzrhythmusstörungen).
Vorsicht: Methylxanthine, Sympathomimetika, Harn alkalisierende Arzneimittel können Wirkung und NW-Risiko verstärken. Herzglykoside, Sympatholytika (antagonistisch), Mutterkornalkaloide, Oxytocin (Vasokonstriktion).
WH: Nicht zur Behandlung von unerwünschtem Harnabsatz bei Verhaltensstörungen. Möglichst Grunderkrankung identifizieren. Kardiovaskulären Status prüfen.
PG: 100 ST VT [€ 46,55]

Capecel 150 mg - Filmtabletten 55C
(Z.Nr. 1-35014) NR. P. L01BC06
ZI: G.L. Pharma, Lannach
Z: 1 Filmtablette enthält: Capecitabin 150 mg, Tablettenkern: Croscarmellose natrium, Cellulose, mikrokristalline, Hypromellose, Siliciumdioxid, hochdisperses, Magnesium stearat; Tablettenfilm: (entspr. Hypromellose) (entspr. Titandioxid) (entspr. Talkum) (entspr. Macrogol 400) (entspr. Eisenoxid rot) (entspr. Eisenoxid gelb).
EW: Zytostatikum (Antimetabolit).
AG: - Adjuvant nach Operation eines Kolonkarzinoms Stadium III (Dukes C)
- Metastasiertes Kolorektalkarzinom
- First line Therapie des fortgeschrittenen Magenkarzinoms in Kombi- nation mit Platin
- Fortgeschrittenes oder metastasiertes Mammakarzinom in Kombination mit Docetaxel
AA: Bis 30 min nach einer Mahlzeit mit Wasser einnehmen.
DO: 2mal tgl. 1250 mg/m² KOF über 14 Tage, dann 7 Tage Pause.
In Kombination mit Irinotecan: 2mal tgl. 800 mg Capecitabin/m² KOF über 14 Tage, dann 7 Tage Pause; dazu 200 mg Irinotecan/ m² KOF am Tag 1.
Dosisreduktion beim Auftreten von Nebenwirkungen bzw bei Nierenschäden.
Details siehe Austria-Codex - Fachinformation
GA: Schwere Blutbild-, Leber-, Nierenschäden, fehlende Dihydropyrimidin-De- hydrogenase-Aktivität (DPD).
SST: Gegenanzeige (im Tierversuch teratogen).
NW: Magen/Darm (Diarrhoe, Übelkeit/Erbrechen). Haut (Hand-Fuß-Syndrom, auch schwere Reaktionen), Abgeschlagenheit, ZNS, Ödeme, Blutbild, Bilirubin- anstieg, Anorexie, Herz, Hypo/Hyperkalzämie, allgemeine Schwäche.
WW: Gegenanzeige: Brivudin (erhöhte Toxizität, potentiell tödlich; 4 Wochen Abstand). Vorsicht: Kumarine (Blutungen), CYP2C9-Substrate wie Phenytoin (erhöhte Spiegel); Interferon alfa, Folinsäure (Verträglichkeit von Capecitabin herabgesetzt), Allopurinol, Strahlentherapie.
WH: Vorsicht bei Diabetes oder Elektrolytstörungen. Dehydrierung vermeiden.
Auf Diarrhoe, Kardiotoxizität, Leber, Augen achten. Verkehrshinweis.
PG: 60 ST (EKO: G) [€ 34,25]

Capecel 500 mg - Filmtabletten 55C
(Z.Nr. 1-35024) NR. P. L01BC06
ZI: G.L. Pharma, Lannach
Z: 1 Filmtablette enthält: Capecitabin 500 mg, Tablettenkern: Croscarmellose natrium, Cellulose, mikrokristalline, Hypromellose, Siliciumdioxid, hochdisperses, Magnesium stearat; Tablettenfilm: (entspr. Hypromellose) (entspr. Titandioxid) (entspr. Talkum) (entspr. Macrogol 400) (entspr. Eisenoxid rot) (entspr. Eisenoxid gelb).
Kurzinformation: siehe Capecel 150 mg - Filmtabletten, → S. 258
PG: 120 ST (EKO: G) [€ 187,25]

Capecitabin Accord 150 mg - Filmtabletten 55C
(Z.Nr. EU/1/12/762/*) NR. P. L01BC06
ZI: Accord Healthcare, Barcelona, Spanien
Z: 1 Filmtablette enthält: Capecitabin 150 mg, Tablettenkern: Lactose 7 mg, Cellulose, mikrokristalline, Croscarmellose natrium, Hypromellose, Magnesium stearat; Filmüberzug: Hypromellose 6 cps, Talkum, Titandioxid, Eisen(III)-oxid, Eisen(III)-hydroxid-oxid x H2O.
EW: Zytostatikum (Antimetabolit).
AG: Adjuvant nach Operation eines Kolonkarzinoms Stadium III (Dukes C);
- Metastasiertes Kolorektalkarzinom;
- First line Therapie des fortgeschrittenen Magenkarzinoms in Kombination mit Platin;
- Fortgeschrittenes oder metastasiertes Mammakarzinom in Kombination,mit Docetaxel.
AA: Bis 30 min nach einer Mahlzeit im Ganzen mit Wasser einnehmen. Tabletten nicht zerdrücken oder zerschneiden.
DO: 2mal tgl. 1250 mg/m² KOF über 14 Tage, dann 7 Tage Pause.
In Kombination mit Irinotecan: 2mal tgl. 800 mg Capecitabin/m² KOF über 14 Tage, dann 7 Tage Pause; dazu 200 mg Irinotecan/ m² KOF am Tag 1.
Dosisreduktion beim Auftreten von Nebenwirkungen bzw bei Nierenschäden.
Details siehe Austria-Codex - Fachinformation
GA: Schwere Blutbild-, Leber-, Nierenschäden, vollständiger Dihydropyrimidin-Dehydrogenase-Mangel (DPD).
SST: Gegenanzeige (im Tierversuch teratogen). Wirksame Verhütungsmethode bis 6 Monate (Frauen) bzw. 3 Monate (Männer) nach Therapieende. Bis 2 Wochen nach Therapieende nicht stillen.
NW: Magen/Darm (Anorexie, Diarrhoe, Übelkeit/Erbrechen). Haut (Hand-Fuß-Syndrom, auch schwere Reaktionen), Abgeschlagenheit, ZNS, Ödeme, Blutbild, Bilirubinanstieg, Herz (Angina, Myokardischämie), Hypo-, Hyperkalzämie, allgemeine Schwäche.
WW: Gegenanzeige: Brivudin (erhöhte Toxizität, potentiell tödlich; 4 Wochen Abstand bis zur ersten Gabe von Capecitabin). Vorsicht: Kumarine (Blutungen), CYP2C9-Substrate, z.B. Phenytoin (erhöhte Spiegel); Interferon alfa, Folinsäure (Verträglichkeit von Capecitabin herabgesetzt), Allopurinol, Strahlentherapie.
WH: Vor Behandlungsbeginn Phänotyp- und/oder Genotyp- Untersuchung auf DPD-Mangel empfohlen. Vorsicht bei ZNS-Erkrankungen, Diabetes oder Elektrolytstörungen. Bei Dehydrierung Behandlung unterbrechen und Dehydrierung ausgleichen. Auf Diarrhoe, Kardiotoxizität, Augen, Leber achten. Verkehrshinweis.
PG: 60 ST (EKO: G) [€ 32,15]

Capecitabin Accord 300 mg - Filmtabletten 55C
(Z.Nr. EU/1/12/762/*) NR. P. nicht im Handel. L01BC06

Capecitabin Accord 500 mg - Filmtabletten 55C
(Z.Nr. EU/1/12/762/*) NR. P. L01BC06
ZI: Accord Healthcare, Barcelona, Spanien
Z: 1 Filmtablette enthält: Capecitabin 500 mg, Tablettenkern: Lactose 25 mg, Cellulose, mikrokristalline, Croscarmellose natrium, Hypromellose, Magnesium stearat; Filmüberzug: Hypromellose 6 cps, Talkum, Titandioxid, Eisen(III)-oxid, Eisen(III)-hydroxid-oxid x H2O.
Kurzinformation: siehe Capecitabin Accord 150 mg - Filmtablet-

ten, → S. 258
PG: 120 ST (EKO: G) [€ 130,45]

Capecitabin Accord 500 mg - Filmtabletten 55C
(Z.Nr. EU/1/12/762/*) NR. P. Parallelimport. L01BC06
V: Abacus Medicine, Copenhagen, Dänemark
Z: 1 Filmtablette enthält: Capecitabin 500 mg, Tablettenkern: Lactose 25 mg, Cellulose, mikrokristalline, Croscarmellose natrium, Hypromellose, Magnesium stearat; Filmüberzug: Hypromellose 6 cps, Talkum, Titandioxid, Eisen(III)-oxid, Eisen(III)-hydroxid-oxid x H2O.
PG: 120 ST (EKO: G) [€ 127,85]

Capecitabin medac 150 mg - Filmtabletten 55C
(Z.Nr. EU/1/12/802/*) NR. P. nicht im Handel. L01BC06

Capecitabin medac 300 mg - Filmtabletten 55C
(Z.Nr. EU/1/12/802/*) NR. P. nicht im Handel. L01BC06

Capecitabin medac 500 mg - Filmtabletten 55C
(Z.Nr. EU/1/12/802/*) NR. P. nicht im Handel. L01BC06

Capecitabin Sandoz 150 mg - Filmtabletten 55C
(Z.Nr. 1-31873) NR. P. L01BC06
ZI: Sandoz, Kundl
Z: 1 Filmtablette enthält: Capecitabin 150 mg, Tablettenkern: Lactose 13,1 mg (entspr. Lactose monohydrat), Cellulose, mikrokristalline, Croscarmellose natrium, Hypromellose, Magnesium stearat; Filmüberzug: Hypromellose, Talkum, Titandioxid, Eisenoxid rot.
EW: Zytostatikum (Antimetabolit).
AG: - Adjuvant nach Operation eines Kolonkarzinoms Stadium III (Dukes C)
- Metastasiertes Kolorektalkarzinom
- First line Therapie des fortgeschrittenen Magenkarzinoms in Kombi- nation mit Platin
- Fortgeschrittenes oder metastasiertes Mammakarzinom in Kombination mit Docetaxel
AA: Bis 30 min nach einer Mahlzeit im Ganzen mit Wasser einnehmen. Tabletten nicht zerdrücken oder durchschneiden.
DO: 2mal tgl. 1250 mg/m^2 KOF über 14 Tage, dann 7 Tage Pause.
In Kombination mit Irinotecan: 2mal tgl. 800 mg Capecitabin/m^2 KOF über 14 Tage, dann 7 Tage Pause; dazu 200 mg Irinotecan/m^2 KOF am Tag 1.
Dosisreduktion beim Auftreten von Nebenwirkungen bzw bei Nierenschäden.
Details siehe Austria-Codex - Fachinformation
GA: Schwere Blutbild-, Leber-, Nierenschäden, fehlende Dihydropyrimidin-De- hydrogenase-Aktivität (DPD).
SST: Gegenanzeige (im Tierversuch teratogen). Kontrazeption für Frauen bis 6 Monate und für Männer mit Partnerinnen im gebärfähigen Alter bis 3 Monate nach Therapieende erforderlich. Bis 2 Wochen nach der letzten Dosis nicht stillen.
NW: Magen/Darm (Diarrhoe, Übelkeit/Erbrechen). Haut (Hand-Fuß-Syndrom, auch schwere Reaktionen), Abgeschlagenheit, ZNS, Ödeme, Blutbild, Bilirubin- anstieg, Anorexie, Herz, Hypo/Hyperkalzämie, allgemeine Schwäche.
WW: Gegenanzeige: Brivudin (erhöhte Toxizität, potentiell tödlich; 4 Wochen Abstand). Vorsicht: Kumarine (Blutungen), CYP2C9-Substrate wie Phenytoin (erhöhte Spiegel); Interferon alfa, Folinsäure (Verträglichkeit von Capecitabin herabgesetzt), Allopurinol, Strahlentherapie.
WH: Vorsicht bei Diabetes oder Elektrolytstörungen. Dehydrierung vermeiden.
Auf Diarrhoe, Kardiotoxizität, Leber, Augen achten. Verkehrshinweis.
PG: 60 ST (EKO: G) [€ 43,70]

Capecitabin Sandoz 500 mg - Filmtabletten 55C
(Z.Nr. 1-31874) NR. P. L01BC06
ZI: Sandoz, Kundl
Z: 1 Filmtablette enthält: Capecitabin 500 mg, Tablettenkern: Lactose 43,7 mg (entspr. Lactose monohydrat), Cellulose, mikrokristalline, Croscarmellose natrium, Hypromellose, Magnesium stearat; Filmüberzug: Hypromellose, Talkum, Titandioxid, Eisenoxid rot.
Kurzinformation: siehe Capecitabin Sandoz 150 mg - Filmtabletten, → S. 259
PG: 120 ST (EKO: G) [€ 205,65]

Capecitabin Stada 150 mg - Filmtabletten 55C
(Z.Nr. 1-31171) NR. P. nicht im Handel. L01BC06

Capecitabin Stada 500 mg - Filmtabletten 55C
(Z.Nr. 1-31172) NR. P. nicht im Handel. L01BC06

Capecitabin Teva 150 mg - Filmtabletten 55C
(Z.Nr. EU/1/12/761/*) NR. P. nicht im Handel. L01BC06

Capecitabin Teva 500 mg - Filmtabletten 55C
(Z.Nr. EU/1/12/761/*) NR. P. nicht im Handel. L01BC06

▼ Caprelsa 100 mg - Filmtabletten 55G
(Z.Nr. EU/1/11/749/*) NR. P. L01EX04
ZI: Genzyme Europe, Amsterdam, Niederlande
Z: 1 Filmtablette enthält: Vandetanib 100 mg, Tablettenkern: Calcium hydrogenphosphat dihydrat, Cellulose, mikrokristalline, Crospovidon Typ A, Povidon K29-32, Magnesium stearat; Filmüberzug: (entspr. Hypromellose) (entspr. Macrogol 300) (entspr. Titandioxid).
EW: Proteinkinasehemmer, antineoplastisch.
AG: Aggressives medulläres Schilddrüsenkarzinom.
AA: Oral, Tabletten ev. in kohlensäurefreiem Wasser dispergieren (ca.10 min); kann auch über Sonden gegeben werden.
DO: 1mal tgl. 300 mg. Dosisanpassung bei QT-Verlängerung oder bei mittelschweren Nierenschäden.
Kinder ab 5 Jahren und Jugendliche: Dosierung nach KOF; Anfangsdosis von 100 mg jeden 2. Tag bis 200 mg tgl., Dosisanpassung nach Verträglichkeit. MTD 300 mg. Details siehe Austria Codex - Fachinformation.
GA: QT-Verlängerung.
SST: Reproduktionstoxisch! Strenge Nutzen/Risiko-Abwägung, nicht stillen.
Kontrazeption bis 4 Monate nach Therapieende.
NW: Magen/Darm, Haut (auch schwere Reaktionen), Herz/Kreislauf (QT-Verlängerung, Hypertonie), Aneurysmen, Arteriendissektionen, Kopfschmerzen, Infektionen, Elektrolyte, Psyche, Augen, Niere, Allgemeinerkrankungen, Enzymanstiege.
WW: Kontraindiziert: QT-verlängernde Substanzen, Cisaprid, Erythromycin i.v., Toremifen, Mizolastin, Moxifloxacin, arsenhaltige Arzneistoffe, Antiarrhythmika Ia und III.
Nicht empfohlen: Protonenpumpenhemmer, Methadon, Haloperidol, (Ami)sulpirid, Chlorpromazin, Zuclopenthixol, Halofantrin, Pentamidin, Lumefantrin, Ondansetron.
Vorsicht: Dabigatran, Digoxin, Metformin, CYP3A4-Hemmer, Antikoagulantien.
WH: Nur von entsprechend erfahrenen Ärzten und mit Patientenpass anzuwenden. Regelmäßige Kontrollen: EKG (QTc), Elektrolyte, Niere, Alaninaminotransferase, TSH. Bei QTc-Verlängerung auf >500 msec Einnahme beenden. Auf reversibles posteriores Enzephalophathiesyndrom achten. Rearranged during transfection (RET) - Status überprüfen. Vorsicht bei Gehirnmetastasen, Hypertonie, Nieren-, Leberschäden. Patientenpass aushändigen. Verkehrshinweis.
PG: 30 ST * (EKO: N) [€ 3.601,25]

▼ *Caprelsa 100 mg - Filmtabletten* 55G
(Z.Nr. EU/1/11/749/*) NR. P. Parallelimport. nicht im Handel. L01EX04

▼ Caprelsa 300 mg - Filmtabletten 55G
(Z.Nr. EU/1/11/749/*) NR. P. L01EX04
ZI: Genzyme Europe, Amsterdam, Niederlande
Z: 1 Filmtablette enthält: Vandetanib 300 mg, Tablettenkern: Calcium hydrogenphosphat dihydrat, Cellulose, mikrokristalline, Crospovidon Typ A, Povidon K29-32, Magnesium stearat; Filmüberzug: (entspr. Hypromellose) (entspr. Macrogol 300) (entspr. Titandioxid).
Kurzinformation: siehe Caprelsa 100 mg - Filmtabletten, → S. 259
PG: 30 ST * (EKO: N) [€ 7.159,05]

▼ *Caprelsa 300 mg - Filmtabletten* 55G
(Z.Nr. EU/1/11/749/*) NR. P. Parallelimport. nicht im Handel. L01EX04

Capsella Kwizda - überzogene Tabletten 29Z03
(Z.Nr. 7 38318) RPF. P. nicht im Handel. G02CX

🐾 Capstar 11,4 mg - Tabletten für Katzen und kleine Hunde 804B
(Z.Nr. 8-00538) RP. P. QP53BX02
ZI: Elanco, Cuxhaven, Deutschland
Z: 1 Tablette enthält: Nitenpyram 11,4 mg, Cellulose, mikrokristalline, Maisstärke, Lactose monohydrat, Kieselsäure, wasserfrei, Magnesium stearat.
EW: Ektoparasitikum, blockiert nikotinerge Rezeptoren.
AG: Flohbefall bei Katzen und Hunden.
AA: Zum Eingeben mit oder ohne Futter.

DO: Katzen und kleine Hunde (1-11 kg KG): 1 Tablette ev. jeden Tag oder jeden zweiten Tag, bis Flohbefall unter Kontrolle ist.
SST: Anwendung möglich.
NW: Initial verstärkter Juckreiz. Sehr selten neurologische Symptome.
WH: Nicht bei Tieren unter 4 Wochen oder unter 1 kg KG anwenden.
PG: 6 ST VT [€ 24,80]

🐾 Capstar 57 mg - Tabletten für große Hunde 804B
(Z.Nr. 8-00539) RP. P. QP53BX02
ZI: Elanco, Cuxhaven, Deutschland
Z: 1 Tablette enthält: Nitenpyram 57 mg, Cellulose, mikrokristalline, Maisstärke, Lactose monohydrat, Kieselsäure, wasserfrei, Magnesium stearat.
EW: Ektoparasitikum, blockiert nikotinerge Rezeptoren.
AG: Flohbefall bei Hunden.
AA: Zum Eingeben mit oder ohne Futter.
DO: Hunde (11-57 kg): ED 1 Tablette.
Hunde über 57 kg: ED 2 Tabletten. Anwendung ev. jeden Tag oder jeden zweiten Tag, bis Flohbefall unter Kontrolle ist.
SST: Anwendung möglich.
NW: Initial verstärkter Juckreiz. Sehr selten neurologische Symptome.
WH: Nicht bei Hunden unter 11 kg KG anwenden.
PG: 6 ST VT [€ 29,60]

Carbaglu 200 mg - Tabletten zur Herstellung einer Suspension zum Einnehmen 27C01
(Z.Nr. EU/1/02/246/*) NR. P. E. A16AA05
ZI: Recordati Rare Diseases, Puteaux, Frankreich
Z: 1 Tablette enthält: Carglumsäure 200 mg, Cellulose, mikrokristalline, Natriumdodecylsulfat, Hypromellose, Croscarmellose natrium, Siliciumdioxid, hochdisperses, Natriumstearylfumarat.
EW: Analogon von N-Acetylglutamat.
AG: Hyperammonämie aufgrund von:
- Primärem N Acetylglutamatsynthase-Mangels.
- Isovalerianazidämie
- Methylmalonazidämie
- Propionazidämie.

AA: Ausschließlich oral! In mindestens 5-10 ml Wasser auflösen und sofort schlucken oder mit einem schnellen Stoß über eine Nasensonde geben.
DO: TD initial (bereits am 1. Lebenstag) 100-250 mg/kg KG; Dosisanpassung nach Bedarf; Dauertherapie 10-100 mg/kg KG tgl.; TD in 2-4 ED vor den Mahlzeiten.
SST: Keine Erfahrungen, eindeutige Indikationsstellung erforderlich.
Nicht stillen.
NW: Vermehrtes Schwitzen, Bradykardie, Magen/Darm, Pyrexie, erhöhte Transami- nasen.
WH: Kontrollen: Ammoniak und Aminosäuren im Plasma, Leber, Niere, Herz, Blut.
PG: 5 ST * (EKO: N) [€ 833,25], 15 ST * (EKO: N) [€ 2.412,95], 60 ST * (EKO: N) [€ 9.293,75]

Carbetocin Aguettant 100 Mikrogramm/ml - Injektionslösung in einer Fertigspritze 29D05
(Z.Nr. 1-35894) NR. P. E. H01BB03
ZI: Laboratoire Aguettant, Lyon, Frankreich
Z: 1 Fertigspritze mit 1 ml enthält: Carbetocin 100 µg (entspr. Oxytocin Aktivität ca. 50 IE), Natriumchlorid, Essigsäure zur pH-Wert-Einstellung, Wasser für Injektionszwecke.
EW: Oxytocin, stimuliert Uterus.
AG: Prävention von Uterusatonie nach Kaiserschnittgeburt unter epiduraler oder spinaler Anästhesie.
AA: Langsam i.v.
DO: Einmalig 100 µg unmittelbar nach der Geburt und vorzugsweise vor der Entfernung der Placenta.
GA: Nieren-, Leberschäden, (Prä)-Eklampsie, schwere Herz/Kreislauf-Erkran- kungen, Epilepsie.
SST: Kontraindiziert; nicht zur Einleitung der Wehentätigkeit anwenden.
NW: Magen/Darm, Kopfschmerzen, Wärmegefühl, Pruritus, Tachykardie, Hypotonie, Schweißausbrüche.
WW: Vasokonstriktoren mit Kaudalanästhesie (Hypertonie), Mutterkornalkaloide, Prostaglandine; Inhalationsanästhetika (Abschwächung der Uteruswirkung, Arrhythmien).
WH: Nur in Geburtskliniken mit erfahrenem Personal anwenden. Nicht vor der Geburt des Kindes anwenden. Kein zweites Mal anwenden. Vorsicht bei Migräne, Asthma.
PG: 5 ST * (EKO: N) [€ 217,15]

Carbo Medicinalis "Sanova" - Tabletten 42G01
(Z.Nr. 0-08426) RPF. P. A07BA01
ZI: Sanova Pharma, Wien
Z: 1 Tablette enthält: Carbo adsorbens 250 mg, Maltodextrin, Hydroxypropylcellulose, Povidon K25, Eisenoxid schwarz, Magnesium stearat.
EW: Aktivkohle.
AG: Adsorptionstherapie bei unspezifischem Durchfall.
AA: Zerkaut oder unzerkaut mit Flüssigkeit einnehmen.
DO: Personen ab 2 Jahren: 3mal tgl. 4 Tabletten.
GA: Magen/Darm-Obstruktion, Verdacht auf Ileus.
SST: Anwendung möglich.
NW: Selten Obstipation, Erbrechen.
WW: Resorptionshemmung: Emetika, Tannin und andere Arzneimittel (z.B. orale Kontrazeptiva). Chlorpropamid, Herzglykoside (2 Std. Abstand).
WH: Schwarzfärbung des Stuhls unbedenklich. Differentialdiagnose Teerstühle!
PG: 30 ST * (EKO: N) [€ 7,50], 50 ST * (EKO: N) [€ 11,50]

🐾 Carbo vegetabilis RemaVet - Globuli für Tiere 890A
(Z.Nr. 8-38945) RPF. P. QV03AX
ZI: Remedia Homöopathie, Eisenstadt
Z: 1 g Globuli (ca. 120 Globuli) enthält: Carbo vegetabilis (Homöopathie) C30 10 mg, Saccharose.
EW: Homöopathikum.
AG: Rind, Pferd, Schaf, Ziege, Schwein, Kaninchen, Geflügel, Kleinnager, Hund, Katze: Kreislaufschwäche, Nasenbluten, Blähungen, wässriger Kot.
AA: Zum Eingeben.
DO: 1 ED = 5-10 Globuli. Für Gruppenbehandlung 20 Globuli in 1 Liter Wasser lösen und in die Tränke geben.
SST: Nur nach Rücksprache mit dem Tierarzt anwenden.
PG: 10 G VN [€ 12,80]

Carbomer Agepha 0,2 % - Augengel 47M01
(Z.Nr. 1-38214) RPF. P. nicht im Handel. S01XA20

Carboplatin Accord 10 mg/ml - Konzentrat zur Herstellung einer Infusionslösung 55A
(Z.Nr. 1-29688) NR. P. L01XA02
ZI: Accord Healthcare, Utrecht, Niederlande
Z: 1 ml enthält: Carboplatin 10 mg, Wasser für Injektionszwecke.
EW: Antineoplastisch.
AG: Fortgeschrittenes oder metastasierendes epitheliales Ovarialkarzinom oder keinzelliges Bronchialkarzinom.
AA: Nur i.v. Infusion über 15-60 min nach Verdünnen. Kanülen oder Infusionssets mit aluminiumhaltigen Teilen dürfen nicht verwendet werden.
DO: ED 400 mg/m² KOF. Wiederholung frühestens nach 4 Wochen. Dosisreduktion bei Nierenschäden. Keine Dosisempfehlung für Kinder und Jugendliche.
Details siehe Austria-Codex - Fachinformation.
GA: Schwere Nierenschäden, schwere Knochenmarkschäden, blutende Tumore.
SST: Teratogen. Zwingende Indikationsstellung, nicht stillen, zuverlässige Kontrazeption erforderlich.
Empfängnisverhütung für Männer bis 6 Monate nach der Behandlung.
NW: Infektionen, Sekundärmalignome, Knochenmarksuppression, Niere, hämolytisch-urämisches Syndrom, hämolytische Anämie, akute (pro)myeloische Leukämie, Myelodysplasiesyndrom, hämolytisch-urämisches Syndrom, Herz/Kreislauf, Atemwege, Haut (Alopezie), Elektrolyte, Magen/Darm, Seh- und Hörstörungen, Neuropathien, Lebervenenverschluss, lokale und Allgemeinreaktionen, Überempfindlichkeit, Untersuchungen, posteriores reversibles Leukoenzephalopathie-Syndrom, Tumorlysesyndrom.
WW: Kontraindiziert: Gelbfieberimpfung; Aluminium (Ausfällungen). Nicht empfohlen: Abgeschwächte Lebendimpfstoffe, Phenytoin, Fosphenytoin, Komplexbildner. Vorsicht: Andere Myelosuppressiva verstärkt. Nephro- und ototoxische Stoffe verstärkt. Antikoagulanzien, Ciclosporin, Aminoglykoside, Schleifendiuretika.
WH: Kontrollen: Blutbild, Leber, Niere, Elektrolyte, Gerinnung. Verkehrshinweis. Neurologische Kontrollen empfohlen.
PG: **50MG** 1 ST * (EKO: N) [€ 38,95], **150MG** 1 ST * (EKO: N) [€ 93,00], **450MG** 1 ST * (EKO: N) [€ 205,20], **600MG** 1 ST * (EKO: N) [€ 282,30]

Carboplatin Ebewe 10 mg/ml - Konzentrat zur Infusionsbereitung 55A
(Z.Nr. 1-22395) NR. P. L01XA02
ZI: Ebewe Pharma, Unterach
Z: 1 ml enthält: Carboplatin 10 mg, Wasser für Injektionszwecke.
Kurzinformation: siehe Carboplatin Accord 10 mg/ml - Konzentrat

zur Herstellung einer Infusionslösung, → S. 260
PG: **15ML** 1 ST * (EKO: N) [€ 106,40], **45ML** 1 ST * (EKO: N) [€ 218,50], **60ML** 1 ST * (EKO: N) [€ 290,65]

Carboplatin Pfizer CS 450 mg - Konzentrat zur Infusionsbereitung 55A
(Z.Nr. 1-21069) NR. P. L01XA02
ZI: Pfizer Corporation Austria, Wien
Z: 1 ml enthält: Carboplatin 10 mg, Wasser für Injektionszwecke.
EW: Antineoplastisch.
AG: Fortgeschrittenes oder metastasierendes epitheliales Ovarialkarzinom oder keinzelliges Bronchialkarzinom.
AA: Nur i.v. Infusion über 15-60 min nach Verdünnen. Kanülen oder Infusionssets mit aluminiumhaltigen Teilen dürfen nicht verwendet werden.
DO: ED 400 mg/m² KOF. Wiederholung frühestens nach 4 Wochen. Dosisreduktion bei Nierenschäden. Keine Dosisempfehlung für Kinder und Jugendliche.
Details siehe Austria-Codex - Fachinformation.
GA: Schwere Nierenschäden, schwere Knochenmarkschäden, blutende Tumore.
SST: Teratogen. Zwingende Indikationsstellung, nicht stillen. Zuverlässige Kontrazeption für Frauen bis 6 Monate und für Männer bis 3 Monate nach der Behandlung erforderlich.
NW: Infektionen, Sekundärmalignome, Knochenmarksuppression, Niere, hämolytisch-urämisches Syndrom, hämolytische Anämie, akute (pro)myeloische Leukämie, Myelodysplasiesyndrom, hämolytisch-urämisches Syndrom, Herz/Kreislauf, Atemwege, Haut (Alopezie), Elektrolyte, Magen/Darm, Seh- und Hörstörungen, Neuropathien, Lebervenenverschluss, lokale und Allgemeinreaktionen, Überempfindlichkeit, Untersuchungen, posteriores reversibles Leukoenzephalopathie-Syndrom, Tumorlysesyndrom.
WW: Kontraindiziert: Gelbfieberimpfung; Aluminium (Ausfällungen). Nicht empfohlen: Abgeschwächte Lebendimpfstoffe, Phenytoin, Fosphenytoin, Komplexbildner. Vorsicht: Andere Myelosuppressiva verstärkt. Nephro- und ototoxische Stoffe verstärkt. Antikoagulanzien, Ciclosporin, Aminoglykoside, Schleifendiuretika.
WH: Kontrollen: Blutbild, Leber, Niere, Elektrolyte, Gerinnung. Verkehrshinweis. Neurologische Kontrollen und Audiogramme empfohlen.
PG: 1 ST * (EKO: N) [€ 206,35]

Carboplatin-ratiopharm 10 mg/ml - Konzentrat zur Herstellung einer Infusionslösung 55A
(Z.Nr. 1-26444) NR. P. nicht im Handel. L01XA02

Carbo-Pulbit 0,40 g/g - Granulat für Tiere 825G
(Z.Nr. 8-04222) RPF. P. QA07BA01
ZI: Bayer Animal Health, Leverkusen, Deutschland
Z: 100 g enthalten: Carbo adsorbens 38 g, Bismuthylum subnitricum, Bolus alba, Maisstärke, Gummi arabicum, Wasser, gereinigtes.
EW: Adstringens.
AG: Adsorptionstherapie bei unspezifischem Durchfall, Magen/Darm-Katarrh, Durchfällen mit fauliger Gärung, Vergiftungen durch oral aufgenommene Gifte bei Rindern, Pferden, Schweinen, Schafen, Ziegen, Hunden, Katzen und Hühnern.
AA: Oral oder rektal (bei Proktitis in gleicher Dosierung wie oral), Details siehe Austria-Codex - Fachinformation.
DO: Rinder, Pferde: 3mal tgl. 70-100 g (3½-5 gestrichene Esslöffel) Kälber, Fohlen, Schweine, Schafe, Ziegen: 3mal tgl. 30-60 g (1½-3 gestrichene Esslöffel) Hunde, Ferkel, Lämmer: 3mal tgl. 15-30 g (3/4-1½ gestrichene Esslöffel) Kleine Hunde, Katzen, Hühner: 3mal tgl. 3-10 g (½-1½ gestrichene Teelöffel).
GA: Verwendung spezifischer oraler Antidote, Darmverschluss, schwere Wasser/ Elektrolytstörungen.
SST: Anwendung möglich.
NW: Magen/Darm, in hohen Dosen Elektrolytverluste. Bei Überdosierung Erbrechen, Verstopfung, Ileus.
WW: Adsorption anderer Arzneimittel an Tierkohle möglich. Nicht mit Emetika oder tanninhaltigen Präparaten anwenden. Immer zeitlich getrennt von anderen oralen oder rektalen Arzneimitteln anwenden. Herzglykoside (2 Std. Abstand).
WH: Möglichst rasch nach Einnahme toxischer Stoffe anwenden.
PG: 250 G VN [€ 17,90]

Carbosorb 250 mg - Tabletten 42G01
(Z.Nr. 1-29900) RPF. P. nicht im Handel. A07BA01

Carbostesin 0,5% - Lösung zur parenteralen Anwendung 01A01
(Z.Nr. 0-14209) RP. P. N01BB01
ZI: Aspen Pharma, Dublin, Irland
Z: 1 Ampulle mit 5 ml enthält: Bupivacain hydrochlorid 25 mg, Natriumchlorid (entspr. Natrium 16 mg), Natriumhydroxid zur pH-Wert-Einstellung, Salzsäure zur pH-Wert-Einstellung, Wasser für Injektionszwecke.
EW: Lokalanästhetikum vom Säureamid-Typ.
AG: Lokal- und Regionalanästhesie bei chirurgischen Eingriffen; Schmerztherapie bei akuten Schmerzen.
AA: In das zu anästhesierende Gewebe injizieren, cave intravasal.
DO: Möglichst niedrig.
Chirurgie (nicht für Kinder): Je nach Anwendung 10-150 mg.
Schmerztherapie: Erwachsene und Kinder ab 1 Jahr: Bis 2 mg/kg KG.
Details siehe Austria-Codex - Fachinformation.
GA: Bradykardie, Überleitungsstörungen, Herzinsuffizienz, Hypotonie, Parazervikalblockade in der Geburtshilfe, i.v. Regionalanästhesie; Epiduralanästhesie bei Gerinnungsstörungen, erhöhtem Hirndruck oder Hypovolämie.
SST: In der Frühschwangerschaft strenge Nutzen/Rsiko-Abwägung.
NW: Kollaps, ZNS, Herz, Krämpfe, Atemlähmung, Herzstillstand, Allergien (bis Schock), Schmerzen bei Lumbalanästhesie.
WW: Antiarrhythmika, Beta-Blocker, Kalziumantagonisten (hemmen Überleitung), Alkohol.
WH: Vorsicht bei Leber-, Nieren-, Gerinnungsstörungen, Antiarrhythmika- therapie. Verkehrshinweis. Für Notfälle vorsorgen. (Instrumentarium zur Reanimation).
PG: 5 ST * (EKO: N) [€ 11,05]

Cardalis 2,5 mg/20 mg - Kautabletten für Hunde 821E, 821Z
(Z.Nr. EU/2/12/142/*) NR. P. QC09BA07
ZI: Ceva Sante Animale, Libourne, Frankreich
Z: 1 Tablette enthält: Benazepril hydrochlorid 2,5 mg, Spironolacton 20 mg, Lactose monohydrat, Cellulose, mikrokristalline, Povidon K30, Rindfleisch-Aroma, künstliches, Sucrose, Crospovidon, Magnesium stearat.
EW: ACE-Hemmer + Aldosteronantagonist.
AG: Kongestive Herzerkrankungen durch chronisch degenerative Herzklappen- erkrankungen.
AA: Zum Eingeben mit dem Futter.
DO: 1mal tgl. 0,25 mg/kg KG Benazepril + 2 mg/kg KG Spironolacton.
GA: Hunde zur Zucht, Hypoadrenokortizismus, Hyperkaliämie, Hyponatriämie, Aorten- oder Pulmonalstenose.
SST: Nicht anwenden.
NW: Reversible Prostataatrophie bei unkastrierten Rüden.
WW: Andere Blutdrucksenker, Anästhetika, Sedativa verstärkt blutdrucksenkend.
Kaliumsparende Arzneimittel (Hyperkaliämie). Vorsicht: Digoxin, NSAIDs (bei Niereninsuffizienz kontraindiziert).
WH: Vorsicht bei Leberschäden. Kontrollen: Niere, Serumkalium. Bei heran- wachsenden Tieren nicht empfohlen.
PG: 30 ST VT [€ 27,90], 90 ST VT [€ 70,50]

Cardalis 5 mg/40 mg - Kautabletten für Hunde 821E, 821Z
(Z.Nr. EU/2/12/142/*) NR. P. QC09BA07
ZI: Ceva Sante Animale, Libourne, Frankreich
Z: 1 Tablette enthält: Benazepril hydrochlorid 5 mg, Spironolacton 40 mg, Lactose monohydrat, Cellulose, mikrokristalline, Povidon K30, Rindfleisch-Aroma, künstliches, Sucrose, Crospovidon, Magnesium stearat.
Kurzinformation: siehe Cardalis 2,5 mg/20 mg - Kautabletten für Hunde, → S. 261
PG: 30 ST VT [€ 37,80], 90 ST VT [€ 101,20]

Cardalis 10 mg/80 mg - Kautabletten für Hunde 821E, 821Z
(Z.Nr. EU/2/12/142/*) NR. P. QC09BA07
ZI: Ceva Sante Animale, Libourne, Frankreich
Z: 1 Tablette enthält: Benazepril hydrochlorid 10 mg, Spironolacton 80 mg, Lactose monohydrat, Cellulose, mikrokristalline, Povidon K30, Rindfleisch-Aroma, künstliches, Sucrose, Crospovidon, Magnesium stearat.
Kurzinformation: siehe Cardalis 2,5 mg/20 mg - Kautabletten für Hunde, → S. 261
PG: 30 ST VT [€ 59,15], 90 ST VT [€ 153,80]

Cardio ReVet RV 4 - Globuli für Tiere 890B
(Z.Nr. 8-30100) RP. P. QV03AX
ZI: Dr. Reckeweg Pharmazeutische Fabrik, Bensheim, Deutschland
Z: 1 g (= 120 Globuli) enthält: Apis mellifica (Homöopathie) C4 1,67 mg, Apocynum cannabinum (Homöopathie) C1 1,67 mg, Digitalis purpurea (Homöopathie) C6 1,67 mg, Prunus laurocerasus (Homöopathie) C3 1,67 mg, Strychnos nux-vomica

C

(Homöopathie) C6 1,67 mg, Urginea maritima sicc. Spag. C1 1,67 mg, Saccharose.
EW: Homöopathikum.
AG: Herzerkrankungen bei Säugetieren, Vögeln und Reptilien.
AA: In Wasser aufgelöst oder mit Nahrung oder Tränke.
DO: ED abhängig vom KG: ca. 1-3 Globuli (Heimtiere, Vögel) bis ca.
30-50 Globuli (Rinder, Pferde).
Akut: 3-4mal tgl. 1 ED über 2-3 Tage.
Chronisch: 1-2mal tgl. 1 ED über 1-2 Wochen.
Bestandsbehandlung siehe Austria Codex - Fachinformation.
SST: Anwendung möglich.
PG: 42 G VN [€ 26,05]

🐾 *Cardio ReVet RV 4 - Injektionslösung für Tiere* 890B
(Z.Nr. 8-30101) RP. P. nicht im Handel. QV03AX

Cardiodoron - Tropfen 30W, 39W
(Z.Nr. 7-35097) RPF. P. C01EX
ZI: Weleda, Wien
Z: 100 g (= 103 ml, 1 ml = 23 Tropfen) enthalten: Mischung (99:1) aus: 10 g: Eselsdistelblüten, frisch-Flüssigextrakt (1:3,1); Ethanol 26% (m/m) (Auszugsmittel) (entspr. Onopordum acanthium, flos recens), Bilsenkraut, frisch-Flüssigextrakt (1:2); Ethanol 86% (m/m) (Auszugsmittel) (entspr. Hyoscyamus niger, herba recens Fluidextrakt); Mischung (99:1) aus: 10 g: Primelblüten, frisch-Flüssigextrakt (1:3,1); Ethanol 26% (m/m) (Auszugsmittel) (entspr. Primula veris, flos recens), Bilsenkraut, frisch-Flüssigextrakt (1:2); Ethanol 86% (m/m) (Auszugsmittel) (entspr. Hyoscyamus niger, herba recens Fluidextrakt), Ethanol 20 % (m/m), Wasser, gereinigtes.
EW: Anthroposophikum.
AG: Traditionell pflanzlich bei nervösen kardialen Beschwerden, Kreislauf- schwäche, gestörtem Tag-Nacht-Rhythmus.
DO: 1-3mal tgl. 15-20 Tropfen. Für Kinder nicht empfohlen.
SST: Nicht empfohlen.
WH: Nicht für Alkoholkranke.
PG: 50 ML * (EKO: N) [€ 24,90]

CardioTOP 1 mg - Kit für ein radioaktives Arzneimittel 24F02
(Z.Nr. 4-00038) NR. N. E. nicht im Handel. V09GA01

🐾 *Cardisure 3,5 mg/ml - Lösung zum Eingeben für Hunde* 821A, 821C
(Z.Nr. 8-39151) RP. P. nicht im Handel. QC01CE90

🐾 **Cardisure Flavour 1,25 mg - Tabletten für Hunde** 821A, 821C
(Z.Nr. 8-00960) RP. P. QC01CE90
ZI: Eurovet Animal Health, Bladel, Niederlande
Z: 1 Tablette enthält: Pimobendan 1,25 mg, Cellulose, mikrokristalline, Croscarmellose natrium, Magnesium stearat, Fleischaroma.
EW: Herz/Kreislauf-Mittel (Phosphodiesterasehemmer).
AG: Herzinsuffizienz beim Hund durch dilatative Kardiomyopathie oder durch Klappeninsuffizienz.
AA: Oral, mindestens 1 Std. vor der Fütterung.
DO: TD 0,2-0,6 mg/kg KG in 2 ED.
SST: Nutzen/Risiko-Abwägung.
NW: Positiv chronotrop, Erbrechen, sehr selten Schleimhautpetechien und subkutane Blutungen.
WW: Verapamil, Propranolol antagonistisch.
WH: Herzfunktion überprüfen.
PG: 100 ST VT [€ 38,60]

🐾 **Cardisure Flavour 2,5 mg - Tabletten für Hunde** 821C
(Z.Nr. 8-00961) RP. P. QC01CE90
ZI: Eurovet Animal Health, Bladel, Niederlande
Z: 1 Tablette enthält: Pimobendan 2,5 mg, Cellulose, mikrokristalline, Croscarmellose natrium, Magnesium stearat, Fleischaroma.
EW: Herz/Kreislauf-Mittel (Phosphodiesterasehemmer).
AG: Herzinsuffizienz beim Hund durch dilatative Kardiomyopathie oder durch Klappeninsuffizienz.
AA: Oral, mindestens 1 Std. vor der Fütterung.
DO: TD 0,2-0,6 mg/kg KG in 2 ED.
SST: Nutzen/Risiko-Abwägung.
NW: Positiv chronotrop, Erbrechen, sehr selten Schleimhautpetechien und subkutane Blutungen.
WW: Verapamil, Propranolol antagonistisch.
WH: Herzfunktion überprüfen.
PG: 100 ST VT [€ 50,30]

🐾 **Cardisure Flavour 5 mg - Tabletten für Hunde** 821A, 821C
(Z.Nr. 8-00962) RP. P. QC01CE90
ZI: Eurovet Animal Health, Bladel, Niederlande
Z: 1 Tablette enthält: Pimobendan 5 mg, Cellulose, mikrokristalline, Croscarmellose natrium, Magnesium stearat, Fleischaroma.
Kurzinformation: siehe Cardisure Flavour 1,25 mg - Tabletten für Hunde, → S. 262
PG: 100 ST VT [€ 65,25]

🐾 **Cardisure Flavour 10 mg - Tabletten für Hunde** 821A, 821C
(Z.Nr. 8-00963) RP. P. QC01CE90
ZI: Eurovet Animal Health, Bladel, Niederlande
Z: 1 Tablette enthält: Pimobendan 10 mg, Cellulose, mikrokristalline, Croscarmellose natrium, Magnesium stearat, Fleischaroma.
Kurzinformation: siehe Cardisure Flavour 1,25 mg - Tabletten für Hunde, → S. 262
PG: 100 ST VT [€ 100,85]

Carmubris - Trockenstechampulle mit Lösungsmittel 55A
(Z.Nr. 1-21762) NR. P. E. L01AD01
ZI: Tillomed Pharma, Ahrensburg, Deutschland
Z: 1 Durchstechflasche enthält: Carmustin 100 mg; Ethanol, wasserfrei 2,37 g (entspr. Ethanol absolut 3 ml).
EW: Zytostatikum (Nitrosoharnstoff).
AG: Mono- oder Kombinationstherapie von Hirntumoren, Hirnmetastasen; gastrointestinale Tumore, multiples Myelom, malignes Melanom, Sekundärtherapie bei Non-Hodgkin-Lymphom und M. Hodkin.
AA: I.v. Infusion über 1-2 Std. nach Verdünnung. Infusionsdauer mindestens 1 Std.
DO: 200 mg/m² KOF (als ED oder geteilte Dosen an 2 aufeinander folgenden Tagen), Wiederholung frühestens alle 6 Wochen (abhängig vom Blutstatus). Dosisreduktion bei starker Myelosuppression. Bei Kindern und Jugendlichen nicht anwenden.
GA: Schwere Knochenmark-, Nierenschäden.
SST: Gegenanzeige. Kontrazeption bei Frauen und Männern bis 6 Monate nach Therapieende.
NW: Blut und Knochenmark, Infektionen, sekundäre Malignome, Magen/Darm, Leber, Lunge (auch Spättoxizität: Fibrosen, Infiltrate, Pneumonitis), Niere, ZNS (Krämpfe), Augen, Haut, lokale Reaktionen.
WW: Andere Myelosuppressiva verstärkt. Cimetidin (verstärkt Myelotoxizität).
WH: Kontrollen: Blutbild, Leber, Niere, Lunge. Ethanolgehalt beachten.
Verkehrshinweis.
PG: 1 ST * (EKO: N) [€ 1.392,55]

Carmustin Obvius 100 mg - Pulver und Lösungsmittel zur Herstellung eines Konzentrats für eine Infusionslösung 55A
(Z.Nr. EU/1/18/1278/*) NR. P. E. L01AD01
ZI: Obvius Investment, Amsterdam, Niederlande
Z: 1 Durchstechflasche enthält: Carmustin 100 mg, Lösungsmittel: Ethanol 3 ml (entspr. → 2,37 g).
EW: Zytostatikum (Nitrosoharnstoff).
AG: Mono- oder Kombinationstherapie von Hirntumoren, Hirnmetastasen.
Zweittherapie und Konditionierungsbehandlung vor einer Transplantation autologer hämatopoetischer Stammzellen (SZT) bei Non-Hodgkin-Lymphom und M. Hodgkin.
AA: I.v. Infusion über 1-2 Std. nach Rekonstitution und Verdünnung. Infusionsdauer mindestens 1 Std.
DO: Als Monotherapie initial 150-200 mg/m² KOF (als ED oder geteilte Dosen an 2 aufeinander folgenden Tagen) alle 6 Wochen. Niedrigere Dosen in Kombinationstherapie. Dosisanpassung nach Blutbild.
Konditionierungsbehandlung vor SZT: 300 - 600 mg/m² KOF (in Kombinationsstherapie).
Nicht für Kinder und Jugendliche.
GA: Schwere Knochenmarksdepression, schwere Nierenschäden.
SST: In der Schwangerschaft strenge Nutzen/Risiko-Abwägung (Wirkstoff ist teratogen und karzinogen). Kontrazeption für Frauen und Männer bis 6 Monate nach Therapieende erforderlich. In der Stillzeit bis 7 Tage nach der Behandlung kontraindiziert.
NW: Knochenmark (Myelosuppression, akute Leukämie, Anämie), ZNS (Enzephalopathie), Augen, Hypotonie, Venenentzündung, Lunge (interstitielle Fibrose: Bis 30%), Magen/Darm (schweres

Erbrechen), Haut, neutropenische Enterkolitis, Infertilität, Elektrolytstörungen.
WW: Vorsicht: Phenytoin, Dexamethason, Digoxin; Melphalan (Lungentoxizität).
WH: Kontrollen: Knochenmark, Lunge, Leber, Niere. Nicht für Alkoholkranke. Erhöhtes Risiko für pulmonale Toxizität bei Hochdosistherapie beachten. Verkehrshinweis.
PG: 1 ST * (EKO: N) [€ 1.392,55]

Carofertin 10 mg/ml - Injektionslösung für Rinder, Schweine und Pferde 833AG
(Z.Nr. 8-00290) RP. P. nicht im Handel. QA11HA90

Carotaben 25 mg - Kapseln 54A01
(Z.Nr. 1-19438) RP. P. D02BB01
ZI: Almirall Hermal, Reinbek, Deutschland
Z: 1 Kapsel enthält: Betacaroten 25 mg, Kapselinhalt: Saccharose 85 mg, Maisstärke, Gelatine, Palmitoylascorbinsäure, Maiskeimöl, alpha-Tocopherol, Kapselhülle: (entspr. Gelatine) (entspr. Titandioxid) (entspr. Eisenoxid gelb) (entspr. Eisenoxid rot).
EW: Provitamin A.
AG: Erythyropoetische Protoporphyrie, polymorphe Lichtdermatosen und Pigmentstörungen (Vitiligo oder Hyperpigmentierungen).
AA: Oral mit reichlich Flüssigkeit.
DO: Protoporphyrie, Lichtdermatosen: TD 2-8 Kapseln, Schulkinder bis 5 Kapseln, Kleinkinder bis 3 Kapseln.
Pigmentstörungen: TD initial 3 Kapseln, nach 3-5 Wochen TD 1-2 Kapseln, im Winter TD 1 Kapsel.
Maximale Wirkstoffspiegel in der Epidermis werden nach 2-6 Wochen erreicht.
GA: Starke Raucher.
SST: Nicht anwenden.
NW: Stuhlunregelmäßigkeiten, bräunlich-gelbe Hautverfärbung an Händen und Füßen.
WW: Nicht mit Vitamin A-Präparaten einnehmen.
WH: Vorsicht bei Nierenschäden. Bei Leberschäden nicht anwenden. Erst nach Auftreten der Hauttönung vorsichtige Lichtexposition. Als Sonnenschutz- mittel nicht geeignet.
PG: 100 ST * (EKO: N) [€ 46,00]

Carporal 40 mg - Tabletten für Hunde 806AZ
(Z.Nr. 8-36331) RP. P. QM01AE91
ZI: Le Vet Beheer, Oudewater, Niederlande
Z: 1 Tablette enthält: Carprofen 40 mg, Lactose monohydrat, Carboxymethylstärke, Natrium Typ A, Maisstärke, Talkum, Cellulose, Stärke, vorverkleistert, Siliciumdioxid, hochdisperses, Calcium behenat, Hefe, Rindfleisch-Aroma.
EW: Nichtsteroidales Antiphlogistikum.
AG: Entzündungen und Schmerzen durch muskuloskeletale Erkrankungen, degenerative Gelenkserkrankungen, postoperatives Schmerzmanagement nach parenteraler Analgesie.
AA: Oral.
DO: TD 2-4 mg/kg KG in 1 oder 2 ED. Initialdosis 4 mg/kg KG tgl.
GA: Katzen, Hunde unter 4 Monaten, Herz-, Leber-, Nierenschäden, Magen/Darm-Ulcera, -Blutungen, Blutbild- oder Gerinnungsstörungen.
SST: Gegenanzeige.
NW: Magen/Darm, Lethargie, selten Niere, Leber.
WW: Andere NSAIDs, Glukokortikoide (24 Std. Abstand); nephrotoxische Arzneimittel vermeiden.
WH: Vorsicht bei älteren Hunden, dehydrierten, hypovolämischen oder hypotensiven Tieren.
PG: 100 ST VT [€ 41,90]

Carporal 160 mg - Tabletten für Hunde 806AZ
(Z.Nr. 8-36332) RP. P. QM01AE91
ZI: Le Vet Beheer, Oudewater, Niederlande
Z: 1 Tablette enthält: Carprofen 160 mg, Lactose monohydrat, Carboxymethylstärke, Natrium Typ A, Maisstärke, Talkum, Cellulose, Stärke, vorverkleistert, Siliciumdioxid, hochdisperses, Calcium behenat, Hefe, Rindfleisch-Aroma.
Kurzinformation: siehe Carporal 40 mg - Tabletten für Hunde, → S. 263
PG: 100 ST VT [€ 124,25]

Carprodolor 50 mg/ml - Injektionslösung für Rinder 806AZ, 807AZ
(Z.Nr. 8-01166) RP. P. VNW. QM01AE91
ZI: Le Vet Beheer, Oudewater, Niederlande
Z: 1 ml enthält: Carprofen 50 mg, Ethanol 96% 0,1 ml, Macrogol 400, Poloxamer 188, Ethanolamin zur pH-Wert-Einstellung, Wasser für Injektionszwecke.
EW: Nichtsteroidales Antiphlogistikum.
AG: Zusatz zu antimikrobieller Therapie bei Rindern zur Reduktion der Symptome bei akuten infektiösen Atemwegserkrankungen und akuter Mastitis.
AA: S.c. oder i.v.
DO: Einmalig 1,4 mg/kg KG (=1 ml je 35 kg KG) in Kombination mit geeigneter Antibiotikatherapie.
GA: Herz-, Leber-, Nierenschäden, Magen/Darm-Ulzera oder Blutungen, Blutdyskrasie.
SST: Nutzen/Risiko-Abwägung.
NW: Sehr selten lokale Reaktionen.
WW: Nicht gleichzeitig oder innerhalb von 24 Std. mit anderen nichtsteroidalen Antiphlogistika oder Kortikosteroiden anwenden. Antikoagulantien (Gerinnung überwachen).
WH: Nicht bei dehydrierten, hypovolämischen oder hypotonen Tieren anwenden.
VNW: Essbare Gewebe: 21 Tage. Milch: Keine.
PG: 50 ML VNW [€ 60,85]

Carprodyl F 20 mg - Tabletten für Hunde 806AZ
(Z.Nr. 8-00728) NR. P. nicht im Handel. QM01AE91

Carprodyl F 50 mg - Tabletten für Hunde 806AZ
(Z.Nr. 8-00730) NR. P. nicht im Handel. QM01AE91

Carprodyl F 100 mg - Tabletten für Hunde 806AZ
(Z.Nr. 8-00729) NR. P. nicht im Handel. QM01AE91

Carprodyl Quadri 120 mg - Kautabletten für Hunde 806AZ
(Z.Nr. 8-00838) RP. P. QM01AE91
ZI: Ceva Sante Animale, Libourne, Frankreich
Z: 1 Tablette enthält: Carprofen 120 mg, Schweineleberaroma, Hefe, Croscarmellose natrium, Copovidon, Magnesium stearat, Siliciumdioxid, hochdisperses, Cellulose, mikrokristalline, Lactose monohydrat.
EW: Nichtsteroidales Antiphlogistikum.
AG: Entzündungen und Schmerzen durch muskuloskeletale Erkrankungen und degenerative Gelenkserkrankungen, Weiterbehandlung postoperativer Schmerzen nach parenteraler Analgesie.
AA: Oral.
DO: TD 4 mg/kg KG in 1 oder 2 ED.
GA: Katzen, Welpen unter 4 Monaten, Herz-, Leber-, Nieren-, Blutbildschäden, Magen/Darm-Ulcera, Blutungen.
SST: Gegenanzeige.
NW: Magen/Darm, Lethargie, selten Niere, Leber.
WW: Glukokortikoide, nephrotoxische Arzneimittel.
WH: Vorsicht bei Hunden unter 6 Wochen und bei alten Hunden, hypovolämischen oder hypotensiven Tieren.
PG: 120 ST VT [€ 133,85]

Carprodyl Quadri 50 mg - Tabletten für Hunde 806AZ
(Z.Nr. 8-00733) RP. P. QM01AE91
ZI: Ceva Sante Animale, Libourne, Frankreich
Z: 1 Tablette enthält: Carprofen 50 mg, Schweineleberaroma, Hefe, Croscarmellose natrium, Copovidon, Magnesium stearat, Siliciumdioxid, hochdisperses, Cellulose, mikrokristalline, Lactose monohydrat.
Kurzinformation: siehe Carprodyl Quadri 120 mg - Kautabletten für Hunde, → S. 263
PG: 100 ST VT [€ 57,95]

Carprofelican 50 mg/ml - Injektionslösung für Hunde und Katzen 806AZ
(Z.Nr. 8-01188) RP. P. E. QM01AE91
ZI: Le Vet Beheer, Oudewater, Niederlande
Z: 1 ml Injektionslösung enthält: Carprofen 50 mg, Benzylalkohol 15 mg, Arginin, Glycocholsäure, Lecithin, Natriumhydroxid zur pH-Wert-Einstellung, Hydrochlorsäure 10% zur pH-Einstellung, Wasser für Injektionszwecke.
EW: Nichtsteroidales Antiphlogistikum.
AG: Hund: Postoperative Schmerzen und Entzündungen nach orthopädischen oder Weichteiloperationen (einschließlich Augenoperationen).
Katze: Postoperative Schmerzen.
AA: S.c. oder i.v., cave i.m.
DO: Einmalig 4 mg/kg KG (=1 ml je 12,5 kg KG). Beim Hund (aber nicht bei der Katze) ev. mit Carprofen oral fortsetzen.
GA: Herz-, Leber-, Nierenschäden, Magen/Darm-Ulzera, Operationen mit großem Blutverlust, Katzen unter 5 Monaten, wiederholte Anwendung bei Katzen, Hunde unter 10 Monaten.
SST: Nicht anwenden.
NW: Magen/Darm, Appetitlosigkeit, Lethargie, Niere, Leber, lokale Reaktionen.
WW: Nicht gleichzeitig mit anderen nichtsteroidalen Antiphlogistika oder Kortikosteroiden anwenden. Nephrotoxische Arzneimittel meiden.

WH: Nicht bei dehydrierten, hypovolämischen oder hypotonischen Tieren anwenden.
PG: 1 ST VT [€ 54,35]

🐾 *Carprox vet 50 mg/ml- Injektionslösung für Hunde und Katzen* 806AZ
(Z.Nr. 8-35350) RP. P. E. nicht im Handel. QM01AE91

🐾 *Carprox vet. 20 mg - Tabletten für Hunde* 806AZ
(Z.Nr. 8-35266) RP. P. nicht im Handel. QM01AE91

🐾 *Carprox vet. 50 mg - Tabletten für Hunde* 806AZ
(Z.Nr. 8-35268) RP. P. nicht im Handel. QM01AE91

🐾 *Carprox vet. 100 mg - Tabletten für Hunde* 806AZ
(Z.Nr. 8-35269) RP. P. nicht im Handel. QM01AE91

Cartexan 400 mg - Hartkapseln 13D
(Z.Nr. 1-35946) RP. P. M01AX25
ZI: Laboratorio Reig Jofrè, Sant Joan Despi, Spanien
Z: 1 Hartkapsel enthält: Natrium chondroitinsulfat 400 mg, Magnesium stearat, Kapselhülle: Gelatine, Titandioxid, Eisenoxid gelb, Erythrosin, Eisenoxid rot.
EW: Knorpelbestandteil, antiinflammatorisch.
AG: Osteoarthritis des Knie- oder Hüftgelenks.
AA: Unzerkaut mit Flüssigkeit einnehmen.
DO: 1mal tgl. 2 Kapseln über mindestens 3 Monate, dann 2 Monate Pause. MTD 3 Kapseln (in den ersten 4-6 Behandlungswochen). Für Kinder nicht empfohlen.
SST: Nicht einnehmen (keine Erfahrungen).
NW: Magen/Darm, Haut, sehr selten Ödeme.
WW: Vorsicht: Warfarin (INR kontrollieren).
WH: Vorsicht bei Leberschäden. Nicht zur Behandlung akuter Schmerzen.
Dosierung von Analgetika regelmäßig überprüfen.
PG: 180 ST * (EKO: N) [€ 69,90]

Cartifit 200 mg/250 mg - Hartkapseln 13A02
(Z.Nr. 1-37924) RP. P. nicht im Handel. M01CX

🐾 **Cartilago comp. "Wala" - Injektionslösung für Tiere** 806BZ, 840B
(Z.Nr. 8-30014) RP. P. QV03AX
ZI: SaluVet, Bad Waldsee, Deutschland
Z: 1 ml Lösung enthält: Articulatio interphalangea bovis (Homöopathie) D16 0,1 g, Echinacea pallida e planta tota ferm 33c D2 0,1 g, Quarz aquosum (Homöopathie) D29 0,1 g, Natriumchlorid, Natriumhydrogencarbonat, Wasser für Injektionszwecke.
EW: Homöopathikum.
AG: Akute und chronische Arthritis, Hufrollenentzündung beim Pferd.
AA: S.c. oder i.m.
DO: Meerschweinchen, Hamster, Ratte: 0,5 ml 1mal tgl. über 5 Tage.
Hund, Katze, Kaninchen: 1 ml 1mal tgl. über 5 Tage.
Schwein, Schaf, Ziege: 5 ml jeden 2. Tag bis zur Besserung.
Pferd, Rind: 10 ml jeden 2. Tag bis zur Besserung.
Bei chronischer Verlaufsform Wiederholung der Injektion in 2-4tägigen Abständen.
GA: Diabetes, Leukose, progrediente Entzündungen, Autoimmunerkrankungen.
SST: Anwendung nach Rücksprache mit dem Tierarzt.
PG: 5 ST VN [€ 47,80]

Carvedilol 1A Pharma 6,25 mg - Tabletten 19A
(Z.Nr. 1-24933) RP. P. C07AG02
ZI: 1A Pharma, Wien
Z: 1 Tablette enthält: Carvedilol 6,25 mg, Lactose 58,71 mg (entspr. Lactose monohydrat), Cellulose, mikrokristalline, Crospovidon, Povidon K30, Siliciumdioxid, hochdisperses, Magnesium stearat, Eisenoxid gelb.
EW: Vasodilatierender nicht-selektiver Beta-Blocker.
AG: Essentielle Hypertonie, chronisch stabile Angina pectoris, Zusatz bei Herzinsuffizienz nach stabiler Einstellung mit konventioneller Basistherapie.
AA: Oral mit den Mahlzeiten.
DO: **Hypertonie:** TD initial 12,5 mg, dann 25 mg. MTD 50 mg.
Angina pectoris: Initial 2mal tgl. 12,5 mg, dann 2mal tgl. 25 mg. MTD 100 mg, bei älteren Patienten 2mal 25 mg.
Herzinsuffizienz: Initial 2mal tgl. 3,125 mg für 2 Wochen, Dosissteigerung alle 2 Wochen, MD 2mal tgl. 25(-50) mg. Bei Therapieunterbrechung über mehr als 2 Wochen wieder mit 2mal tgl. 3,125 mg beginnen.
Für Kinder und Jugendliche nicht empfohlen.
GA: Dekompensierte Herzinsuffizienz, Leberschäden, Asthma bronchiale oder COPD, akute Lungenembolie, Prinzmetal Angina, AV-Block II. oder III. Grades (außer mit Schrittmacher), schwere Bradykardie (unter 50 Schläge/min), kardiogener Schock, Sick-Sinus-Syndrom, schwere Hypotonie., Cor pulmonale, unbehandeltes Phäochromozytom, metabolische Azidose.
SST: Strenge Indikationsstellung in der Schwangerschaft, 2-3 Tage vor dem erwarteten Geburtstermin absetzen. Gegenanzeige in der Stillzeit.
NW: Hypotonie, Bradykardie, Ödeme, Verschlechterung einer Stauungsinsuffizienz, ZNS, Schmerzen, Psyche, Sehstörungen, Magen/Darm, Niere, Miktionsstörungen, Haut (auch schwere Reaktionen), Diabetes verschlechtert.
WW: Gegenanzeige: MAO-Hemmer (ausgenommen MAO B-Hemmer), Verapamil oder Diltiazem i.v.. Vorsicht: Kalziumantagonisten, Amiodaron, andere Blutdrucksenker, Herzglykoside, Rifampicin, Ciclosporin, Insulin, orale Antidiabetika, Clonidin (Carvedilol vor Clonidin absetzen), Anästhetika, NSARs, Sympathomimetika (Bronchodilatatoren), Cimetidin, Hydralazin, Alkohol.
WH: Kontrollen: Niere, Blutzucker, Puls, EKG.
Vorsicht bei Hyposensibilisierungstherapie, Diabetes, peripheren Durchblutungsstörungen, Thyreotoxikose, Psoriasis, Narkose. Nicht abrupt absetzen. Positive Dopingkontrollen möglich. Verkehrshinweis.
Bei Überdosierung bei Bradykardie Atropin, zur Unterstützung der Ventrikelfunktion Glucagon oder Sympathomimetika, bei Bronchospasmus Beta-Sympathomimetika oder Aminophyllin i.v., bei Krampfanfällen Diazepam oder Clonazepam i.v.
PG: 30 ST (EKO: G) [€ 4,70]

Carvedilol 1A Pharma 12,5 mg - Tabletten 19A
(Z.Nr. 1-24934) RP. P. C07AG02
ZI: 1A Pharma, Wien
Z: 1 Tablette enthält: Carvedilol 12,5 mg, Lactose 52,73 mg (entspr. Lactose monohydrat), Cellulose, mikrokristalline, Crospovidon, Povidon K30, Siliciumdioxid, hochdisperses, Magnesium stearat, Eisenoxid rot, Eisenoxid gelb.
Kurzinformation: siehe Carvedilol 1A Pharma 6,25 mg - Tabletten, → S. 264
PG: 30 ST (EKO: G) [€ 8,95]

Carvedilol 1A Pharma 25 mg - Tabletten 19A
(Z.Nr. 1-24935) RP. P. C07AG02
ZI: 1A Pharma, Wien
Z: 1 Tablette enthält: Carvedilol 25 mg, Lactose 105,93 mg (entspr. Lactose monohydrat), Cellulose, mikrokristalline, Crospovidon, Povidon K30, Siliciumdioxid, hochdisperses, Magnesium stearat.
Kurzinformation: siehe Carvedilol 1A Pharma 6,25 mg - Tabletten, → S. 264
PG: 30 ST (2) (EKO: G) [€ 14,30]

Carvedilol Alternova 6,25 mg - Tabletten 19A
(Z.Nr. 1-25078) RP. P. C07AG02
ZI: Krka, Novo Mesto, Slowenien
Z: 1 Tablette enthält: Carvedilol 6,25 mg, Saccharose 5 mg, Lactose 68,64 mg (entspr. Lactose monohydrat), Povidon K25, Siliciumdioxid, hochdispers, wasserfrei, Crospovidon, Magnesium stearat.
EW: Vasodilatierender nicht-selektiver Beta-Blocker.
AG: Chronische Herzinsuffizienz, linksventrikuläre Dysfunktion nach akutem Myokardinfarkt.
AA: Unzerkaut mit Flüssigkeit, bei Herzinsuffizienz zu den Mahlzeiten einnehmen.
DO: Herzinsuffizienz: Initial 2mal tgl. 3,125 mg für 2 Wochen, Dosissteigerung alle 2 Wochen, MD 2mal tgl. 25(-50) mg.
Nach akutem Myokardinfarkt: Initial 6,25 mg, dann 2mal tgl. 6,25 mg über 3-10 Tage. Dosiserhöhung alle 3-10 Tage, MD 2mal tgl. 25 mg.
Für Kinder und Jugendliche nicht empfohlen.
GA: Dekompensierte Herzinsuffizienz, Leberschäden, Asthma bronchiale oder COPD, akute Lungenembolie, Prinzmetal Angina, AV-Block II. oder III. Grades (außer mit Schrittmacher), schwere Bradykardie (unter 50 Schläge/min), kardiogener Schock, Sick-Sinus-Syndrom, schwere Hypotonie., Cor pulmonale, unbehandeltes Phäochromozytom, metabolische Azidose.
SST: Strenge Indikationsstellung in der Schwangerschaft, 2-3 Tage vor dem erwarteten Geburtstermin absetzen. Gegenanzeige in der Stillzeit.
NW: Hypotonie, Bradykardie, Ödeme, Verschlechterung einer Stauungsinsuffizienz, ZNS, Schmerzen, Psyche, Sehstörungen, Magen/Darm, Niere, Miktionsstörungen, Haut (auch schwere Reaktionen), Diabetes verschlechtert.
WW: Gegenanzeige: MAO-Hemmer (ausgenommen MAO B-Hemmer), Verapamil oder Diltiazem i.v.. Vorsicht: Kalziumantagonisten, Amiodaron, andere Blutdrucksenker, Herzglykoside, Rifampicin, Ciclosporin, Insulin, orale Antidiabetika, Clonidin (Carvedilol vor Clonidin absetzen), Anästhetika, NSARs, Sympathomimetika

(Bronchodilatatoren), Cimetidin, Hydralazin, Alkohol.
WH: Kontrollen: Niere, Blutzucker, Puls, EKG.
Vorsicht bei Hyposensibilisierungstherapie, Diabetes, peripheren Durchblutungsstörungen, Thyreotoxikose, Psoriasis, Narkose. Nicht abrupt absetzen. Positive Dopingkontrollen möglich. Verkehrshinweis.
Bei Überdosierung bei Bradykardie Atropin, zur Unterstützung der Ventrikelfunktion Glucagon oder Sympathomimetika, bei Bronchospasmus Beta-Sympathomimetika oder Aminophyllin i.v., bei Krampfanfällen Diazepam oder Clonazepam i.v.
PG: 10 ST (2) (EKO: G) [€ 2,05], 30 ST (EKO: G) [€ 6,10]

Carvedilol Alternova 12,5 mg - Tabletten 19A
(Z.Nr. 1-25079) RP. P. C07AG02
ZI: Krka, Novo Mesto, Slowenien
Z: 1 Tablette enthält: Carvedilol 12,5 mg, Saccharose 10 mg, Lactose 137,28 mg (entspr. Lactose monohydrat), Povidon K25, Siliciumdioxid, hochdispers, wasserfrei, Crospovidon, Magnesium stearat.
Kurzinformation: siehe Carvedilol Alternova 6,25 mg - Tabletten, → S. 264
PG: 10 ST (2) (EKO: G) [€ 3,95], 30 ST (EKO: G) [€ 11,10]

Carvedilol Alternova 25 mg - Tabletten 19A
(Z.Nr. 1-25081) RP. P. C07AG02
ZI: Krka, Novo Mesto, Slowenien
Z: 1 Tablette enthält: Carvedilol 25 mg, Saccharose 60 mg, Lactose 80,75 mg (entspr. Lactose monohydrat), Povidon K25, Siliciumdioxid, hochdispers, wasserfrei, Crospovidon, Magnesium stearat.
EW: Vasodilatierender nicht-selektiver Beta-Blocker.
AG: Chronische Herzinsuffizienz, linksventrikuläre Dysfunktion nach akutem Myokardinfarkt, Hypertonie, chronisch-stabile Angina pectoris.
AA: Unzerkaut mit Flüssigkeit, bei Herzinsuffizienz zu den Mahlzeiten einnehmen.
DO: Herzinsuffizienz: Initial 2mal tgl. 3,125 mg für 2 Wochen, Dosissteigerung alle 2 Wochen, MD 2mal tgl. 25(-50) mg.
Nach akutem Myokardinfarkt: Initial 6,25 mg, dann 2mal tgl. 6,25 mg über 3-10 Tage. Dosiserhöhung alle 3-10 Tage, MD 2mal tgl. 25 mg.
Hypertonie: TD initial 12,5 mg, ab dem 3. Tag 25 mg. MED 25 mg, MTD 50 mg.
Angina pectoris: Initial 2mal tgl. 12,5 mg, ab dem 3. Tag 2mal tgl. 25 mg, nach frühestens 2 Wochen 2mal tgl. max. 50 mg. MTD 100 mg.
Für Kinder und Jugendliche nicht empfohlen.
GA: Dekompensierte Herzinsuffizienz, Leberschäden, Asthma bronchiale oder COPD, akute Lungenembolie, Prinzmetal Angina, AV-Block II. oder III. Grades (außer mit Schrittmacher), schwere Bradykardie (unter 50 Schläge/min), kardiogener Schock, Sick-Sinus-Syndrom, schwere Hypotonie., Cor pulmonale, unbehandeltes Phäochromozytom, metabolische Azidose.
SST: Strenge Indikationsstellung in der Schwangerschaft, 2-3 Tage vor dem erwarteten Geburtstermin absetzen. Gegenanzeige in der Stillzeit.
NW: Hypotonie, Bradykardie, Ödeme, Verschlechterung einer Stauungsinsuffizienz, ZNS, Schmerzen, Psyche, Sehstörungen, Magen/Darm, Niere, Miktionsstörungen, Haut (auch schwere Reaktionen), Diabetes verschlechtert.
WW: Gegenanzeige: MAO-Hemmer (ausgenommen MAO B-Hemmer), Verapamil oder Diltiazem i.v.. Vorsicht: Kalziumantagonisten, Amiodaron, andere Blutdrucksenker, Herzglykoside, Rifampicin, Ciclosporin, Insulin, orale Antidiabetika, Clonidin (Carvedilol vor Clonidin absetzen), Anästhetika, NSARs, Sympathomimetika (Bronchodilatatoren), Cimetidin, Hydralazin, Alkohol.
WH: Kontrollen: Niere, Blutzucker, Puls, EKG.
Vorsicht bei Hyposensibilisierungstherapie, Diabetes, peripheren Durchblutungsstörungen, Thyreotoxikose, Psoriasis, Narkose. Nicht abrupt absetzen. Positive Dopingkontrollen möglich. Verkehrshinweis.
Bei Überdosierung bei Bradykardie Atropin, zur Unterstützung der Ventrikelfunktion Glucagon oder Sympathomimetika, bei Bronchospasmus Beta-Sympathomimetika oder Aminophyllin i.v., bei Krampfanfällen Diazepam oder Clonazepam i.v.
PG: 10 ST (2) (EKO: G) [€ 5,85], 30 ST (2) (EKO: G) [€ 16,15]

Carvedilol Genericon 6,25 mg - Filmtabletten 19A
(Z.Nr. 1-26203) RP. P. C07AG02
ZI: Genericon Pharma, Graz
Z: 1 F-Tablette enthält: Carvedilol 6,25 mg, Tablettenkern: Cellulose, mikrokristalline, Lactose monohydrat 25 mg, Crospovidon, Povidon, Siliciumdioxid, hochdisperses, Magnesium stearat; Tablettenhülle: (entspr. Hydroxypropylmethylcellulose) (entspr. Titandioxid) (entspr. Triethylcitrat) (entspr. Macrogol) (entspr. Polydextrose).
Kurzinformation: siehe Carvedilol 1A Pharma 6,25 mg - Tabletten, → S. 264
PG: 10 ST (2) (EKO: G) [€ 1,90], 30 ST (EKO: G) [€ 5,50]

Carvedilol Genericon 12,5 mg - Filmtabletten 19A
(Z.Nr. 1-26202) RP. P. C07AG02
ZI: Genericon Pharma, Graz
Z: 1 Tablette enthält: Carvedilol 12,5 mg, Tablettenkern: Cellulose, mikrokristalline, Lactose monohydrat 50 mg, Crospovidon, Povidon, Siliciumdioxid, hochdisperses, Magnesium stearat; Tablettenhülle: (entspr. Hydroxypropylmethylcellulose) (entspr. Titandioxid) (entspr. Triethylcitrat) (entspr. Macrogol) (entspr. Polydextrose).
Kurzinformation: siehe Carvedilol 1A Pharma 6,25 mg - Tabletten, → S. 264
PG: 10 ST (2) (EKO: G) [€ 3,95], 30 ST (EKO: G) [€ 10,65]

Carvedilol Genericon 25 mg - Filmtabletten 19A
(Z.Nr. 1-26201) RP. P. C07AG02
ZI: Genericon Pharma, Graz
Z: 1 Tablette enthält: Carvedilol 25 mg, Tablettenkern: Cellulose, mikrokristalline, Lactose monohydrat 100 mg, Crospovidon, Povidon, Siliciumdioxid, hochdisperses, Magnesium stearat; Tablettenhülle: (entspr. Hydroxypropylmethylcellulose) (entspr. Titandioxid) (entspr. Triethylcitrat) (entspr. Macrogol) (entspr. Polydextrose).
Kurzinformation: siehe Carvedilol 1A Pharma 6,25 mg - Tabletten, → S. 264
PG: 10 ST (2) (EKO: G) [€ 5,55], 30 ST (2) (EKO: G) [€ 15,75]

Carvedilol Hexal 6,25 mg - Tabletten 19A
(Z.Nr. 1-24917) RP. P. C07AG02
ZI: Hexal Pharma, Wien
Z: 1 Tablette enthält: Carvedilol 6,25 mg, Lactose monohydrat, Cellulose, mikrokristalline, Crospovidon, Povidon K30, Siliciumdioxid, hochdisperses, Magnesium stearat, Farbstoffe (entspr. Eisenoxid gelb).
Kurzinformation: siehe Carvedilol 1A Pharma 6,25 mg - Tabletten, → S. 264
PG: 30 ST (EKO: G) [€ 5,45]

Carvedilol Hexal 12,5 mg - Tabletten 19A
(Z.Nr. 1-24918) RP. P. C07AG02
ZI: Hexal Pharma, Wien
Z: 1 Tablette enthält: Carvedilol 12,5 mg, Lactose monohydrat, Cellulose, mikrokristalline, Crospovidon, Povidon K30, Siliciumdioxid, hochdisperses, Magnesium stearat, Farbstoffe (entspr. Eisenoxid rot) (entspr. Eisenoxid gelb).
Kurzinformation: siehe Carvedilol 1A Pharma 6,25 mg - Tabletten, → S. 264
PG: 30 ST (EKO: G) [€ 11,00]

Carvedilol Hexal 25 mg - Tabletten 19A
(Z.Nr. 1-24919) RP. P. C07AG02
ZI: Hexal Pharma, Wien
Z: 1 Tablette enthält: Carvedilol 25 mg, Lactose monohydrat, Cellulose, mikrokristalline, Crospovidon, Povidon K30, Siliciumdioxid, hochdisperses, Magnesium stearat.
Kurzinformation: siehe Carvedilol 1A Pharma 6,25 mg - Tabletten, → S. 264
PG: 30 ST (2) (EKO: G) [€ 16,05]

Carvedilol Hexal 50 mg - Tabletten 19A
(Z.Nr. 1-24920) RP. P. C07AG02
ZI: Hexal Pharma, Wien
Z: 1 Tablette enthält: Carvedilol 50 mg, Lactose monohydrat, Cellulose, mikrokristalline, Crospovidon, Povidon K30, Siliciumdioxid, hochdisperses, Magnesium stearat.
Kurzinformation: siehe Carvedilol 1A Pharma 6,25 mg - Tabletten, → S. 264
PG: 30 ST (2) (EKO: G) [€ 31,15]

Carvedilol +pharma 6,25 mg - Filmtabletten 19A
(Z.Nr. 1-25695) RP. P. C07AG02
ZI: +pharma Arzneimittel, Graz
Z: 1 Filmtablette enthält: Carvedilol 6,25 mg, Tablettenkern: Cellulose, mikrokristalline, Lactose monohydrat 25 mg, Crospovidon, Povidon, Siliciumdioxid, hochdisperses, Magnesium stearat; Filmüberzug: Hypromellose, Titandioxid, Triethylcitrat, Macrogol, Polydextrose.
Kurzinformation: siehe Carvedilol 1A Pharma 6,25 mg - Tabletten, → S. 264
PG: 30 ST * (EKO: N) [€ 4,60]

Carvedilol +pharma 12,5 mg - Filmtabletten 19A
(Z.Nr. 1-25696) RP. P. C07AG02

ZI: +pharma Arzneimittel, Graz
Z: 1 Filmtablette enthält: Carvedilol 12,25 mg, Tablettenkern: Cellulose, mikrokristalline, Lactose monohydrat 50 mg, Crospovidon, Povidon, Siliciumdioxid, hochdisperses, Magnesium stearat; Filmüberzug: Hypromellose, Titandioxid, Triethylcitrat, Macrogol, Polydextrose.
Kurzinformation: siehe Carvedilol 1A Pharma 6,25 mg - Tabletten, → S. 264
PG: 10 ST (2) (EKO: G) [€ 3,05], 30 ST (EKO: G) [€ 8,75]

Carvedilol +pharma 25 mg - Filmtabletten 19A
(Z.Nr. 1-25697) RP. P. C07AG02
ZI: +pharma Arzneimittel, Graz
Z: 1 Filmtablette enthält: Carvedilol 25 mg, Tablettenkern: Cellulose, mikrokristalline, Lactose monohydrat 100 mg, Crospovidon, Povidon, Siliciumdioxid, hochdisperses, Magnesium stearat; Filmüberzug: Hypromellose, Titandioxid, Triethylcitrat, Macrogol, Polydextrose.
Kurzinformation: siehe Carvedilol 1A Pharma 6,25 mg - Tabletten, → S. 264
PG: 10 ST (2) (EKO: G) [€ 5,05], 30 ST (2) (EKO: G) [€ 14,30]

Carvedilol ratiopharm 6,25 mg - Tabletten 19A
(Z.Nr. 1-28045) RP. P. C07AG02
ZI: Teva, Haarlem, Niederlande
Z: 1 Tablette enthält: Carvedilol 6,25 mg, Cellulose, mikrokristalline, Lactose monohydrat 89 mg, Crospovidon, Povidon, Siliciumdioxid, hochdispers, wasserfrei, Magnesium stearat.
Kurzinformation: siehe Carvedilol 1A Pharma 6,25 mg - Tabletten, → S. 264
PG: 10 ST (2) (EKO: G) [€ 1,55], 30 ST (EKO: G) [€ 4,70]

Carvedilol ratiopharm 12,5 mg - Tabletten 19A
(Z.Nr. 1-28046) RP. P. C07AG02
ZI: Teva, Haarlem, Niederlande
Z: 1 Tablette enthält: Carvedilol 12,5 mg, Cellulose, mikrokristalline, Lactose monohydrat 86 mg, Crospovidon, Povidon, Siliciumdioxid, hochdispers, wasserfrei, Magnesium stearat.
Kurzinformation: siehe Carvedilol 1A Pharma 6,25 mg - Tabletten, → S. 264
PG: 10 ST (2) (EKO: G) [€ 3,95], 30 ST (EKO: G) [€ 9,90]

Carvedilol-ratiopharm 25 mg - Tabletten 19A
(Z.Nr. 1-28047) RP. P. C07AG02
ZI: Teva, Haarlem, Niederlande
Z: 1 Tablette enthält: Carvedilol 25 mg, Cellulose, mikrokristalline, Lactose monohydrat 171 mg, Crospovidon, Povidon, Siliciumdioxid, hochdispers, wasserfrei, Magnesium stearat.
Kurzinformation: siehe Carvedilol 1A Pharma 6,25 mg - Tabletten, → S. 264
PG: 10 ST (2) (EKO: G) [€ 5,30], 30 ST (2) (EKO: G) [€ 15,05]

Carvedilol Sandoz 6,25 mg - Tabletten 19A
(Z.Nr. 1-26683) RP. P. C07AG02
ZI: Sandoz, Kundl
Z: 1 Tablette enthält: Carvedilol 6,25 mg, Lactose monohydrat, (entspr. Laktose 61,8 mg), Cellulose, mikrokristalline, Crospovidon, Povidon K30, Siliciumdioxid, hochdisperses, Magnesium stearat, Eisenoxid gelb.
EW: Vasodilatierender nicht-selektiver Beta-Blocker.
AG: Zusatz bei Herzinsuffizienz NYHA II-IV.
AA: Oral.
DO: Initial 2mal tgl. 3,125 mg für 2 Wochen. Dosissteigerung alle 2 Wochen, MTD 2mal tgl. 25(-50) mg. Nicht für Kinder und Jugendliche.
GA: Dekompensierte Herzinsuffizienz, Leberschäden, Asthma bronchiale oder COPD, akute Lungenembolie, Prinzmetal Angina, AV-Block II. oder III. Grades (außer mit Schrittmacher), schwere Bradykardie (unter 50 Schläge/min), kardiogener Schock, Sick-Sinus-Syndrom, schwere Hypotonie., Cor pulmonale, unbehandeltes Phäochromozytom, metabolische Azidose.
SST: Strenge Indikationsstellung in der Schwangerschaft, 2-3 Tage vor dem erwarteten Geburtstermin absetzen. Gegenanzeige in der Stillzeit.
NW: Hypotonie, Bradykardie, Ödeme, Verschlechterung einer Stauungsinsuffizienz, ZNS, Schmerzen, Psyche, Sehstörungen, Magen/Darm, Niere, Miktionsstörungen, Haut (auch schwere Reaktionen), Diabetes verschlechtert.
WW: Gegenanzeige: MAO-Hemmer (ausgenommen MAO B-Hemmer), Verapamil oder Diltiazem i.v.. Vorsicht: Kalziumantagonisten, Amiodaron, andere Blutdrucksenker, Herzglykoside, Rifampicin, Ciclosporin, Insulin, orale Antidiabetika, Clonidin (Carvedilol vor Clonidin absetzen), Anästhetika, NSARs, Sympathomimetika (Bronchodilatatoren), Cimetidin, Hydralazin, Alkohol.
WH: Kontrollen: Niere, Blutzucker, Puls, EKG. Vorsicht bei Hyposensibilisierungstherapie, Diabetes, peripheren Durchblutungsstörungen, Thyreotoxikose, Psoriasis, Narkose. Nicht abrupt absetzen. Positive Dopingkontrollen möglich. Verkehrshinweis.
Bei Überdosierung bei Bradykardie Atropin, zur Unterstützung der Ventrikelfunktion Glucagon oder Sympathomimetika, bei Bronchospasmus Beta-Sympathomimetika oder Aminophyllin i.v., bei Krampfanfällen Diazepam oder Clonazepam i.v.
PG: 10 ST (2) (EKO: G) [€ 1,80], 30 ST (EKO: G) [€ 4,95]

Carvedilol Sandoz 12,5 mg - Tabletten 19A
(Z.Nr. 1-26684) RP. P. C07AG02
ZI: Sandoz, Kundl
Z: 1 Tablette enthält: Carvedilol 12,5 mg, Lactose monohydrat, (entspr. Laktose 55,5 mg), Cellulose, mikrokristalline, Crospovidon, Povidon K30, Siliciumdioxid, hochdisperses, Magnesium stearat, Eisenoxid gelb, Eisenoxid rot.
Kurzinformation: siehe Carvedilol Sandoz 6,25 mg - Tabletten, → S. 266
PG: 10 ST (2) (EKO: G) [€ 3,90], 30 ST (EKO: G) [€ 10,10]

Carvedilol Sandoz 25 mg - Tabletten 19A
(Z.Nr. 1-26685) RP. P. C07AG02
ZI: Sandoz, Kundl
Z: 1 Tablette enthält: Carvedilol 25 mg, Lactose monohydrat, (entspr. Laktose 111,5 mg), Cellulose, mikrokristalline, Crospovidon, Povidon K30, Siliciumdioxid, hochdisperses, Magnesium stearat.
Kurzinformation: siehe Carvedilol 1A Pharma 6,25 mg - Tabletten, → S. 264
PG: 10 ST (2) (EKO: G) [€ 5,40], 30 ST (2) (EKO: G) [€ 15,25]

Carvedilol Stada 6,25 mg - Tabletten 19A
(Z.Nr. 1-25395) RP. P. C07AG02
ZI: Stada Arzneimittel, Wien
Z: 1 Tablette enthält: Carvedilol 6,25 mg, Sucrose 5 mg, Lactose monohydrat 72,25 mg, Crospovidon, Magnesium stearat, Povidon K25, Siliciumdioxid, hochdisperses.
Kurzinformation: siehe Carvedilol 1A Pharma 6,25 mg - Tabletten, → S. 264
PG: 30 ST (EKO: G) [€ 4,55]

Carvedilol Stada 12,5 mg - Tabletten 19A
(Z.Nr. 1-25396) RP. P. C07AG02
ZI: Stada Arzneimittel, Wien
Z: 1 Tablette enthält: Carvedilol 12,5 mg, Sucrose 10 mg, Lactose monohydrat 144,5 mg, Crospovidon, Magnesium stearat, Povidon K25, Siliciumdioxid, hochdisperses.
Kurzinformation: siehe Carvedilol 1A Pharma 6,25 mg - Tabletten, → S. 264
PG: 30 ST (EKO: G) [€ 8,75]

Carvedilol Stada 25 mg - Tabletten 19A
(Z.Nr. 1-25398) RP. P. C07AG02
ZI: Stada Arzneimittel, Wien
Z: 1 Tablette enthält: Carvedilol 25 mg, Sucrose 60 mg, Lactose monohydrat 85 mg, Crospovidon, Magnesium stearat, Povidon K25, Siliciumdioxid, hochdisperses.
Kurzinformation: siehe Carvedilol 1A Pharma 6,25 mg - Tabletten, → S. 264
PG: 30 ST (2) (EKO: G) [€ 14,30]

Carvomin - Verdauungstropfen 42Z01
(Z.Nr. HERB-00136) RPF. P. A03AX
ZI: Aristo Pharma, Berlin, Deutschland
Z: 10 g (= 10,8 ml, 1 ml = 23 Tropfen) enthalten: Angelikawurzel-Flüssigextrakt (1:4,7-5,3); Ethanol 60% (V/V) (Auszugsmittel) (entspr. Radix Angelicae), Benediktenkraut-Flüssigextrakt (1:4,7-5,3); Ethanol 60% (V/V) (Auszugsmittel) (entspr. Cnici benedicti herba), Pfefferminzblätter-Flüssigextrakt (1:4,7-5,3); Ethanol 60% (V/V) (Auszugsmittel) (entspr. Folium Menthae piperitae), Ethanol, Wasser, gereinigtes.
AG: Traditionell pflanzlich bei Völlegefühl oder Blähungen.
AA: Mit etwas Flüssigkeit vor oder nach den Mahlzeiten einnehmen.
DO: 1-4mal tgl. 45-50 Tropfen. Für Kinder nicht empfohlen.
GA: Korbblütlerüberempfindlichkeit, Reizmagen mit überschießender Magensaftproduktion, Gastritis, Magen/Darm-Ulzera.
SST: Nicht empfohlen.
NW: Allergien, Haut, verstärktes Sodbrennen.
WH: Vorsicht bei Gallenerkrankungen. Bei Refluxkrankheit nicht anwenden. Auf Sonnenbäder oder intensive UV-Bestrahlung verzichten. Nicht für Alkoholkranke.
PG: 20 ML * (EKO: N) [€ 6,55], 50 ML * (EKO: N) [€ 12,40]

Casodex 50 mg - Filmtabletten
55D06

(Z.Nr. 1-21748) NR. P. L02BB03

ZI: AstraZeneca Österreich, Wien
Z: 1 Filmtablette enthält: Bicalutamid 50 mg, Tablettenkern: Lactose monohydrat 61 mg, Magnesium stearat, Povidon, (entspr. Carboxymethylstärke, Natriumsalz); Filmüberzug: (entspr. Hypromellose) (entspr. Macrogol 300) (entspr. Titandioxid).
EW: Nichtsteroidales Antiandrogen.
AG: Prostatakarzinom in Kombination mit LHRH-Analogon oder nach chirurgischer Kastration.
AA: Ungeteilt mit Flüssigkeit einnehmen.
DO: 1mal tgl. 1 Tablette. Gleichzeitige Behandlung mit LHRH-Agonisten oder chirurgische Kastration erforderlich.
GA: Frauen, Kinder.
SST: Gegenanzeige. Kontrazeption für Patienten und deren Partner bis 130 Tage nach der Behandlung empfohlen.
NW: Gynäkomastie, Spannungsgefühl in der Brust, Hitzewallungen, Juckreiz, Magen/Darm, ZNS, Asthenie, Psyche, Herz (QT-Verlängerung), Haut, Photosensitivität, Leber, Lunge, Niere.
WW: Gegenanzeige: Terfanadin, Astemizol, Cisaprid. Vorsicht: Ciclosporin, Kalziumblocker, Cimetidin, Ketoconazol, Antiarrhythmika Klassen Ia und III (QT-Verlängerung), Cumarine (Gerinnung kontrollieren).
WH: Vorsicht bei Leberschäden, QT-Verlängerung.
PG: 30 ST (EKO: G) [€ 92,95]

Casodex 150 mg - Filmtabletten
55D06

(Z.Nr. 1-23884) NR. P. L02BB03

ZI: AstraZeneca Österreich, Wien
Z: 1 Filmtablette enthält: Bicalutamid 150 mg; Tablettenkern: Lactose monohydrat, Magnesium stearat, Povidon, Carboxymethylstärke, Natriumsalz; Filmüberzug: (entspr. Hypromellose) (entspr. Macrogol 300) (entspr. Titandioxid).
EW: Nichtsteroidales Antiandrogen.
AG: Lokal fortgeschrittenes Prostatakarzinom (allein oder als Adjuvans zur Prostatektomie oder Strahlentherapie). Lokal fortgeschrittenes, nicht metastasierendes Prostatakarzinom, wenn chirurgische Kastration oder andere medizinische Eingriffe nicht geeignet oder akzeptabel.
DO: 1mal tgl. 1 Tablette über mindestens 2 Jahre bzw. bis zur Progression der Erkrankung.
GA: Frauen, Kinder.
SST: Gegenanzeige. Kontrazeption für Patienten und deren Partner bis 130 Tage nach der Behandlung empfohlen.
NW: Gynäkomastie, Spannungsgefühl in der Brust, Hitzewallungen, Juckreiz, Magen/Darm, ZNS, Asthenie, Psyche, Herz (QT-Verlängerung), Haut, Photosensitivität, Leber, Lunge, Niere.
WW: Gegenanzeige: Terfanadin, Astemizol, Cisaprid. Vorsicht: Ciclosporin, Kalziumblocker, Cimetidin, Ketoconazol, Antiarrhythmika Klassen Ia und III (QT-Verlängerung), Cumarine (Gerinnung kontrollieren).
WH: Vorsicht bei Leberschäden, QT-Verlängerung.
PG: 30 ST (EKO: G) [€ 184,15]

Casodex 150 mg - Filmtabletten 55D06
(Z.Nr. 1-23884-P1) NR. P. Parallelimport. L02BB03
nicht im Handel.

Casodex 150 mg - Filmtabletten 55D06
(Z.Nr. 1-23884-P2) NR. P. Parallelimport. L02BB03
nicht im Handel.

Caspofungin Accord 50 mg - Pulver für ein Konzentrat zur Herstellung einer Infusionslösung 11B02
(Z.Nr. EU/1/15/1081/*) NR. P. E. nicht im Handel. J02AX04

Caspofungin Accord 70 mg - Pulver für ein Konzentrat zur Herstellung einer Infusionslösung 11B02
(Z.Nr. EU/1/15/1081/*) NR. P. E. nicht im Handel. J02AX04

Caspofungin Anfarm 50 mg - Pulver für ein Konzentrat zur Herstellung einer Infusionslösung 11B02
(Z.Nr. 1-40104) NR. P. E. nicht im Handel. J02AX04

Caspofungin Anfarm 70 mg - Pulver für ein Konzentrat zur Herstellung einer Infusionslösung 11B02
(Z.Nr. 1-40105) NR. P. E. nicht im Handel. J02AX04

Caspofungin Fresenius Kabi 50 mg - Pulver für ein Konzentrat zur Herstellung einer Infusionslösung 11B02
(Z.Nr. 1-37188) NR. P. E. nicht im Handel. J02AX04

Caspofungin Fresenius Kabi 70 mg - Pulver für ein Konzentrat zur Herstellung einer Infusionslösung 11B02
(Z.Nr. 1-37189) NR. P. E. nicht im Handel. J02AX04

Caspofungin Hikma 50 mg - Pulver für ein Konzentrat zur Herstellung einer Infusionslösung
11B02

(Z.Nr. 1-37377) NR. P. E. J02AX04

ZI: Hikma Farmaceutica, Terrugem, Portugal
Z: 1 Durchstechflasche enthält: Caspofungin 50 mg (entspr. Caspofungin acetat), Sucrose, Mannitol, Salzsäure zur pH-Wert-Einstellung, Natriumhydroxid zur pH-Wert-Einstellung, Kohlendioxid (zur pH-Wert Einstellung).
EW: Systemisches Antimykotikum.
AG: Therapieresistente invasive Aspergillosen, invasive Candidiasis, empirisch bei Verdacht auf Pilzinfektionen bei Patienten mit Fieber und Neutropenie.
AA: Langsam i.v. Infusion über 1 Stunde nach Rekonstitution und Verdünnung.
DO: TD am 1. Tag 70 mg, dann 50 mg pro Tag (bei Patienten über 80 kg KG: 70 mg pro Tag). Bei mäßiger Leberinsuffizienz TD am 1. Tag 70 mg, dann auf 35 mg pro Tag reduzieren.
Kinder ab 1 Jahr und Jugendliche: TD am 1. Tag 70 mg/m², dann 50(-70) mg/m²; MTD 70 mg.
SST: Strenge Nutzen/Risiko-Abwägung, nicht stillen.
NW: Lokale Reaktionen, histaminerge Reaktionen, Anaphylaxie, Fieber, Schmerzen, Magen/Darm, Dyspnoe, Leber (erhöhte Leberwerte), Anämie, Phlebitis, Haut (auch schwere Reaktionen), Tachykardie, Labor (Hypokaliämie).
WW: Cyclosporin (Leberenzyme überwachen), Tacrolimus (Spiegelbestimmungen), Enzyminduktoren, z.B. Rifampicin (ev. Caspofungin-Dosis erhöhen).
WH: Vorsicht bei schweren Leberschäden; Kontrolle: Leberfunktion
PG: 1 ST * (EKO: N) [€ 534,40]

Caspofungin Hikma 70 mg - Pulver für ein Konzentrat zur Herstellung einer Infusionslösung
11B02

(Z.Nr. 1-37378) NR. P. E. J02AX04

ZI: Hikma Farmaceutica, Terrugem, Portugal
Z: 1 Durchstechflasche enthält: Caspofungin 70 mg (entspr. Caspofungin acetat), Sucrose, Mannitol, Bernsteinsäure, Salzsäure zur pH-Wert-Einstellung, Natriumhydroxid zur pH-Wert-Einstellung, Kohlendioxid (zur pH-Wert Einstellung).
Kurzinformation: siehe Caspofungin Hikma 50 mg - Pulver für ein Konzentrat zur Herstellung einer Infusionslösung, → S. 267
PG: 1 ST * (EKO: N) [€ 676,70]

Caspofungin Mylan 50 mg - Pulver für ein Konzentrat zur Herstellung einer Infusionslösung
11B02

(Z.Nr. 1-37496) NR. P. E. J02AX04

ZI: Arcana Arzneimittel, Wien
Z: 1 Durchstechflasche enthält: Caspofungin 50 mg (entspr. Caspofungin acetat), Sucrose, Mannitol, Salzsäure 36% (zur pH-Wert-Einstellung), Natriumhydroxid zur pH-Wert-Einstellung, Kohlendioxid (zur pH-Wert Einstellung).
Kurzinformation: siehe Cancidas 50 mg - Pulver für ein Konzentrat zur Herstellung einer Infusionslösung, → S. 247
PG: 1 ST * (EKO: N) [€ 710,10]

Caspofungin Mylan 70 mg - Pulver für ein Konzentrat zur Herstellung einer Infusionslösung
11B02

(Z.Nr. 1-37497) NR. P. E. J02AX04

ZI: Arcana Arzneimittel, Wien
Z: 1 Durchstechflasche enthält: Caspofungin 70 mg (entspr. Caspofungin acetat), Sucrose, Mannitol, Salzsäure 36% (zur pH-Wert-Einstellung), Natriumhydroxid zur pH-Wert-Einstellung, Kohlendioxid (zur pH-Wert Einstellung).
Kurzinformation: siehe Cancidas 50 mg - Pulver für ein Konzentrat zur Herstellung einer Infusionslösung, → S. 247
PG: 1 ST * (EKO: N) [€ 891,40]

Caspofungin Noridem 50 mg - Pulver für ein Konzentrat zur Herstellung einer Infusionslösung 11B02
(Z.Nr. 1-38534) NR. P. E. nicht im Handel. J02AX04

Caspofungin Noridem 70 mg - Pulver für ein Konzentrat zur Herstellung einer Infusionslösung 11B02
(Z.Nr. 1-38535) NR. P. E. nicht im Handel. J02AX04

C

Caspofungin ratiopharm GmbH 50 mg - Pulver für ein Konzentrat zur Herstellung einer Infusionslösung 11B02
(Z.Nr. 1-39257) NR. P. E. J02AX04
ZI: Teva, Haarlem, Niederlande
Z: 1 Durchstechflasche enthält: Caspofungin 50 mg (entspr. Caspofungin acetat), Sucrose, Mannitol, Essigsäure, Natriumhydroxid zur pH-Wert-Einstellung.
Kurzinformation: siehe Cancidas 50 mg - Pulver für ein Konzentrat zur Herstellung einer Infusionslösung, → S. 247
PG: 1 ST * (EKO: N) [€ 710,10]

Caspofungin ratiopharm GmbH 70 mg - Pulver für ein Konzentrat zur Herstellung einer Infusionslösung 11B02
(Z.Nr. 1-39258) NR. P. E. J02AX04
ZI: Teva, Haarlem, Niederlande
Z: 1 Durchstechflasche enthält: Caspofungin 70 mg (entspr. Caspofungin acetat), Sucrose, Mannitol, Essigsäure, Natriumhydroxid zur pH-Wert-Einstellung.
Kurzinformation: siehe Cancidas 50 mg - Pulver für ein Konzentrat zur Herstellung einer Infusionslösung, → S. 247
PG: 1 ST * (EKO: N) [€ 891,40]

Catapresan 0,15 mg/ml - Ampullen 10A02
(Z.Nr. 0-13873) RP. P. C02AC01
ZI: Boehringer Ingelheim RCV, Wien
Z: 1 Ampulle mit 1 ml enthält: Clonidin hydrochlorid 0,15 mg, Natriumchlorid, Salzsäure zur pH-Wert-Einstellung, Wasser für Injektionszwecke.
EW: Blutdrucksenker (zentraler Alpha 2-Adrenozeptor-Agonist).
AG: Hochdruckkrisen (bei nicht möglicher oraler Therapie), sofern nicht durch Phäochromozytom bedingt.
AA: S.c., i.m. oder Kurzinfusion i.v. (1 Ampulle auf mindestens 10 ml NaCl- Lösung verdünnt), nur am liegenden Patienten.
DO: 1 Ampulle bis 4mal tgl. Dosisanpassung bei Nierenschäden. Für Kinder und Jugendliche nicht empfohlen.
GA: Sick-Sinus-Syndrom. AV-Block 2. und 3. Grades ohne Herzschrittmacher, schwere Bradykardie, Depressionen.
SST: Strenge Indikationsstellung (nur oral anwenden), nicht stillen.
NW: Sehr häufig: Sedierung, Schwindel, Mundtrockenheit, orthostatische Hypotension.
Häufig: Kopfschmerzen, Müdigkeit, erektile Dysfunktion, Magen/ Darm, Depressionen, Schlafstörungen.
WW: Nicht empfohlen: Methylphenidat (schwere NW möglich).
Vorsicht: Andere Blutdrucksenker (gesteigerte Wirkung), ZNS-Dämpfer (verstärkte Sedierung), Neuroleptika, trizyklische Antidepressiva, NSARs (Clonidin abgeschwächt), Beta-Blocker, Herzglykoside (Bradykardie, AV-Block): Zuerst Beta-Blocker, dann Clonidin absetzen; Alpha-Blocker (z.B. Phentolamin) heben Clonidin-Wirkung auf, Haloperidol (arrhythmogenes Potential verstärkt).
WH: Vorsicht bei langsamem Sinusrhythmus, Durchblutungsstörungen, Polyneuropathie, Obstipation. Bei Phäochromozytom kein Effekt zu erwarten. Therapie schrittweise beginnen und beenden. Beim plötzlichen Absetzen Blutzuckeranstieg, Zittern, Kopfschmerzen, Übelkeit (Wiederaufnahme der Therapie kann Symptome beheben). Augenärztliche Kontrollen. Verkehrshinweis. Bei Vergiftung, bei Hypertonie oder bei überschießendem Blutdruckanstieg nach Absetzen Phentolamin, bei Bradykardie Atropin, bei Hypotonie Dopamin als Infusion.
PG: 5 ST (2) (EKO: G) [€ 5,40]

Catapresan 0,15 mg - Tabletten 10A02
(Z.Nr. 0-13874) RP. P. C02AC01
ZI: Glenwood, München, Deutschland
Z: 1 Tablette enthält: Clonidin hydrochlorid 0,15 mg, Lactose monohydrat 36,05 mg, Calcium hydrogenphosphat, wasserfreies, Maisstärke, Siliciumdioxid, hochdisperses, Povidon, Maisstärke, modifiziert (oxidiert), Stearinsäure.
EW: Blutdrucksenker (zentraler Alpha 2-Adrenozeptor-Agonist)
AG: Hypertonie (Mono- oder Kombinationstherapie), sofern nicht durch Phäochromozytom bedingt.
AA: Zu den Mahlzeiten unzerkaut mit Flüssigkeit.
DO: Initial 2mal tgl. ½ (-1)Tablette; langsam steigern, MTD 2mal 2-3 Tabletten. Dosisanpassung bei Nierenschäden. Für Kinder und Jugendliche nicht empfohlen.
GA: Sick-Sinus-Syndrom. AV-Block 2. und 3. Grades ohne Herzschrittmacher, schwere Bradykardie, Depressionen.
SST: Strenge Indikationsstellung (nur oral anwenden), nicht stillen.
NW: Sehr häufig: Sedierung, Schwindel, Mundtrockenheit, orthostatische Hypotension.
Häufig: Kopfschmerzen, Müdigkeit, erektile Dysfunktion, Magen/ Darm, Depressionen, Schlafstörungen.
WW: Nicht empfohlen: Methylphenidat (schwere NW möglich).
Vorsicht: Andere Blutdrucksenker (gesteigerte Wirkung), ZNS-Dämpfer (verstärkte Sedierung), Neuroleptika, trizyklische Antidepressiva, NSARs (Clonidin abgeschwächt), Beta-Blocker, Herzglykoside (Bradykardie, AV-Block): Zuerst Beta-Blocker, dann Clonidin absetzen; Alpha-Blocker (z.B. Phentolamin) heben Clonidin-Wirkung auf, Haloperidol (arrhythmogenes Potential verstärkt).
WH: Vorsicht bei langsamem Sinusrhythmus, Durchblutungsstörungen, Polyneuropathie, Obstipation. Bei Phäochromozytom kein Effekt zu erwarten. Therapie schrittweise beginnen und beenden. Beim plötzlichen Absetzen Blutzuckeranstieg, Zittern, Kopfschmerzen, Übelkeit (Wiederaufnahme der Therapie kann Symptome beheben). Augenärztliche Kontrollen. Verkehrshinweis. Bei Vergiftung, bei Hypertonie oder bei überschießendem Blutdruckanstieg nach Absetzen Phentolamin, bei Bradykardie Atropin, bei Hypotonie Dopamin als Infusion.
PG: 30 ST (2) (EKO: G) [€ 6,30], 100 ST (EKO: G) [€ 16,60]

Cathejell Diphenhydramin 1%/Chlorhexidin 0,05% - Gel (in Tuben) 57B01
(Z.Nr. 0-16076) RP. P. N01BX
ZI: Montavit, Absam
Z: 1 g Gel enthält: Diphenhydramin hydrochlorid 10 mg, Chlorhexidin dihydrochlorid 0,5 mg, Hydroxyethylcellulose, Glycerol, Natrium lactat-Lösung, Wasser für Injektionszwecke, Natriumhydroxid zur pH-Wert-Einstellung, Salzsäure zur pH-Wert-Einstellung.
EW: Lokalanästhetisch und desinfizierend.
AG: Vor Katheterisierungen, Endoskopien, Cystoskopien.
AA: Zur langsamen Instillation in die Harnröhre vor dem Einführen von Instrumenten (durch den Arzt oder geschultes Pflegepersonal).
Details siehe Austria-Codex - Fachinformation bzw. Gebrauchsinformation.
DO: Inhalt einer 12,5 g-Spritze. Keine Dosisempfehlung für Frauen, Kinder und Jugendliche.
GA: Kinder unter 2 Jahren.
SST: Im. 1. Trimenon und in der Stillzeit nicht anwenden, sonst Nutzen/ Risiko-Abwägung.
NW: Lokale Reaktionen, Überempfindlichkeit.
WW: H1-Antihistaminika, QT-verlängernde Arzneimittel.
WH: Vorsicht bei Leber, Nieren, Herzschäden, Atemstörungen. Bei verletzter Urethralschleimhaut nicht anwenden. Bei Überdosierung Blutdruckabfall und Krämpfe (mit Diazepam i.v. behandeln).
PG: 20 G * (EKO: N) [€ 3,10 n.l.], 100 G RE2 (EKO: Y) [€ 7,50]

Cathejell Diphenhydramin 1%/Chlorhexidin 0,05% - Gel (sterile Einmalabgabeform) 57B01
(Z.Nr. 1-09414) RP. P. N01BX
ZI: Montavit, Absam
Z: 1 g Gel enthält: Diphenhydramin hydrochlorid 10 mg, Chlorhexidin dihydrochlorid 0,5 mg, Hydroxyethylcellulose, Glycerol, Natrium lactat-Lösung, Wasser für Injektionszwecke, Natriumhydroxid zur pH-Wert-Einstellung, Salzsäure zur pH-Wert-Einstellung.
Kurzinformation: siehe Cathejell Diphenhydramin 1%/Chlorhexidin 0,05% - Gel (in Tuben), → S. 268
PG: **8,5G** 25 ST RE2 (EKO: Y) [€ 38,05], **12,5G** 5 ST (EKO: G) [€ 13,00], **12,5G** 25 ST RE2 (EKO: Y) [€ 47,80]

Cathejell Lidocain 2% - Gel 57B01
(Z.Nr. 1-37884) RP. P. N01BB02
ZI: Montavit, Absam
Z: 1 g Gel enthält: Lidocain hydrochlorid 20 mg, Hydroxyethylcellulose, Glycerol, Wasser für Injektionszwecke, Natriumhydroxid zur pH-Wert-Einstellung, Salzsäure zur pH-Wert-Einstellung.
EW: Lokalanästhetisches Kathetergleitmittel.
AG: Zur Schleimhautanästhesie und als Gleitmittel für Katheterisierungen, Sondierungen und Endoskopien; Trachealintubationen.
AA: Zur Anwendung in der Harnröhre.
Zum Auftragen auf Sonden, Endoskope und Trachealtuben.
DO: Harnröhre: Erwachsene Männer: 1 Spritze (12,5 g). Kinder (2-11 Jahre): MD 2,9 mg Lidocainhydrochlorid/kg KG.
Anästhesie, Trachealintubation: 5 ml über das untere Drittel des Tubus verteilen. MD 16 g. Kinder (2-11 Jahre): MD 2,9 mg Lidocainhydrochlorid/kg KG.
GA: Kinder unter 2 Jahren, bulbokavernöser Reflux, schwere Herzschäden.
SST: Nutzen/Risiko-Abwägung.
NW: Überempfindlichkeit, lokale Reaktionen, Heiserkeit nach Trachealintubation. Systemische NW (Herz/Kreislauf, ZNS) möglich.
WW: Nicht gleichzeitig mit Lokalanästhetika vom Amidtyp anwenden. Vorsicht: Antiarrhythmika, Beta-Blocker, Kalziumantagonisten, Cimetidin.
WH: In Narkose Gleitmittel ohne Lidocain verwenden. Vorsicht bei

Leber-, Nierenschäden, kardialer oder respiratorischer Dysfunktion, hoher Dosierung, Wunden an der Anwendungsstelle, oropharyngealer Anwendung, Porphyrie.
PG: 5 ST (EKO: G) [€ 12,40], 25 ST * (EKO: N) [€ 48,05]

Cathejell Lidocain 2%/Chlorhexidin 0,05% - Gel 57B01

(Z.Nr. 1-19198) RP. P. N01BB52
ZI: Montavit, Absam
Z: 1 g Gel enthält: Lidocain hydrochlorid 20 mg, Chlorhexidin dihydrochlorid 0,5 mg, Hydroxyethylcellulose, Glycerol, Natrium lactat-Lösung, Wasser für Injektionszwecke, Natriumhydroxid zur pH-Wert-Einstellung, Salzsäure zur pH-Wert-Einstellung.
EW: Kathetergleitmittel, lokalanästhetisch, desinfizierend.
AG: Zur Schleimhautanästhesie und als Gleitmittel für Katheterisierungen, Sondierungen und Endoskopien; Trachealintubationen.
AA: Zur Anwendung in der Harnröhre.
Zum Auftragen auf Sonden, Endoskope und Trachealtuben.
DO: Harnröhre: Erwachsene Männer: 1 Spritze (12,5 g). Kinder (2-11 Jahre): MD 2,9 mg Lidocainhydrochlorid/kg KG.
Anästhesie, Trachealintubation: 5 ml über das untere Drittel des Tubus verteilen. MD 16 g. Kinder (2-11 Jahre): MD 2,9 mg Lidocainhydrochlorid/kg KG.
GA: Kinder unter 2 Jahren, bulbokavernöser Reflux, schwere Herzschäden.
SST: Nutzen/Risiko-Abwägung.
NW: Überempfindlichkeit, lokale Reaktionen, Heiserkeit nach Trachealintubation. Systemische NW (Herz/Kreislauf, ZNS) möglich.
WW: Nicht gleichzeitig mit Lokalanästhetika vom Amidtyp anwenden. Vorsicht: Antiarrhythmika, Beta-Blocker, Kalziumantagonisten, Cimetidin.
WH: In Narkose Gleitmittel ohne Lidocain verwenden. Vorsicht bei Leber-, Nierenschäden, kardialer oder respiratorischer Dysfunktion, hoher Dosierung, Wunden an der Anwendungsstelle, oropharyngealer Anwendung, Porphyrie.
PG: 8,5G 25 ST RE2 (EKO: Y) [€ 38,05], **SPR12,5G** 5 ST (EKO: G) [€ 13,00], **SPR12,5G** 25 ST RE2 (EKO: Y) [€ 47,80]

Catosal 100/0,05 mg/ml - Injektionslösung für Tiere 831C, 831G, 835B

(Z.Nr. 8-11721) RP. P. QA12CX91
ZI: Bayer Animal Health, Leverkusen, Deutschland
Z: 1 ml Injektionslösung enthält: Butafosfan 100 mg, Cyanocobalamin 0,05 mg, n-Butanol 30 mg, Natriumhydroxid, Wasser für Injektionszwecke.
EW: Organische Phosphorverbindung mit Vitamin B_{12}.
AG: Rind, Hund, Katze: Durch Fütterung oder Erkrankungen bedingte Stoffwechsel- und Ernährungsstörungen, unterstützend bei Rekonvaleszenz, Fertilitätsstörungen, Tetanien und Paresen. Beim Rind auch unterstützend bei sekundären Ketosen.
AA: I.v., i.m., s.c.
DO: Rind: 5 ml Catosal/100 kg KG i.v. oder i.m., ev. alle 24 Std. wiederholen.
Hund: 0,1 ml Catosal/kg KG.
Katze: 0,5 ml Catosal/kg KG, ev. alle 24 Std. wiederholen.
SST: Anwendung möglich.
PG: 100 ML VN [€ 26,05]

Caulophyllum RemaVet - Globuli für Tiere 890A

(Z.Nr. 8-38788) RPF. P. QV03AX
ZI: Remedia Homöopathie, Eisenstadt
Z: 1 g (ca. 120 Globuli) enthält: Caulophyllum thalictroides (Homöopathie) C200 10 mg, Saccharose.
EW: Homöopathikum.
AG: Rind, Pferd, Schaf, Ziege, Schwein, Kaninchen, Geflügel, Kleinnager, Hund, Katze: Schwache oder unregelmäßige Wehentätigkeit bei der Geburt, Erweiterung der Geburtswege, Förderung des Abgangs der Nachgeburt, Vorbeugung von Metritis.
AA: Zum Eingeben ins Maul oder über die Tränke (20 Globuli in 1 Liter Wasser auflösen).
DO: ED 5 - 10 Globuli.
SST: Nur nach Rücksprache mit dem Tierarzt anwenden.
WH: Nicht früher als 2 - 3 Wochen vor der Geburt anwenden.
PG: 10 G VN [€ 12,80]

Caverject 10 µg - Trockenstechampulle mit Lösungsmittelspritze 24A03, 52F01

(Z.Nr. 1-21076) NR. P. G04BE01
ZI: Pfizer Corporation Austria, Wien
Z: 1 Packung enthält: Alprostadil 10 µg, Lactose monohydrat 173 mg, Natriumcitrat-2-Wasser 47,3 µg, Alfadex, Salzsäure zur pH-Wert-Einstellung, Natriumhydroxid zur pH-Wert-Einstellung; Lösungsmittelspritze: Benzylalkohol, Wasser für Injektionszwecke.
EW: Erweitert Blutgefäße im erektilen Gewebe der Schwellkörper; relaxiert glatte Schwellkörpermuskulatur.
AG: Erektile Dysfunktion.
Als Hilfsmittel für diagnostische Abklärung einer erektilen Dysfunktion.
AA: Streng intrakavernös, auch zur Selbstinjektion.
DO: Titration: Initialdosis 1,25-2,5 µg .
Empfohlene Dosierung: 2,5-10 µg . Diagnositk: 10-20 µg .
Erektionsdauer soll 1 Std. nicht überschreiten. Selbstinjektion mit der vom Arzt ermittelten niedrigsten effektiven Dosis. Nicht öfter als 1mal tgl. bzw. 3mal wöchentlich anwenden. Nicht für Kinder.
GA: Erhöhtes Priapismus-Risiko (Sichelzellenanämie, multiples Myelom, Leukämie), organische Peniserkrankungen, Penisprothese.
SST: Nicht zutreffend.
NW: Penile Schmerzen, lokale Reaktionen, Hodenschmerzen, Priapismus, Peyronie-Krankheit, penile Fibrose, prolongierte Erektion, Haut, Hypotonie.
WW: Nicht mit anderen Arzneimitteln zur Behandlung der erektilen Dysfunktion kombinieren. Antikoagulantien (Blutung).
WH: Vorsicht bei kardiovaskulären und zerebrovaskulären Risikofaktoren. Bei prolongierter Erektion (über 4 Stunden und mehr) medizinische Hilfe erforderlich. Keine verbogenen Nadeln verwenden.
PG: 1 ST * (EKO: N) [€ 17,15]

Caverject 20 µg - Trockenstechampulle mit Lösungsmittelspritze 24A03, 52F01

(Z.Nr. 1-21075) NR. P. G04BE01
ZI: Pfizer Corporation Austria, Wien
Z: 1 Packung enthält: Alprostadil 20 µg, Lactose monohydrat 173 mg, Natriumcitrat-2-Wasser 47,3 µg, Alfadex, Salzsäure zur pH-Wert-Einstellung, Natriumhydroxid zur pH-Wert-Einstellung; Lösungsmittelspritze: Benzylalkohol, Wasser für Injektionszwecke.
Kurzinformation: siehe Caverject 10 µg - Trockenstechampulle mit Lösungsmittelspritze, → S. 269
PG: 1 ST * (EKO: N) [€ 25,20]

Caverject Dual 10 µg - Zweikammerzylinderampullen 24A03, 52F01

(Z.Nr. 1-24273) NR. P. G04BE01
ZI: Pfizer Corporation Austria, Wien
Z: 1 Zylinderampulle zu 0,5 ml enthält: Alprostadil 10 µg, Lactose monohydrat, Natrium citrat, Alfadex, Salzsäure zur pH-Wert-Einstellung, Natriumhydroxid zur pH-Wert-Einstellung (entspr. Natrium 0,034 mg/ml); Lösungsmittel: Benzylalkohol 8,9 mg/ml, Wasser für Injektionszwecke.
Kurzinformation: siehe Caverject 10 µg - Trockenstechampulle mit Lösungsmittelspritze, → S. 269
PG: 2 ST * (EKO: N) [€ 51,30]

Caverject Dual 20 µg - Zweikammerzylinderampullen 24A03, 52F01

(Z.Nr. 1-24274) NR. P. G04BE01
ZI: Pfizer Corporation Austria, Wien
Z: 1 Zylinderampulle zu 0,5 ml enthält: Alprostadil 20 µg, Lactose monohydrat, Natrium citrat, Alfadex, Salzsäure zur pH-Wert-Einstellung, Natriumhydroxid zur pH-Wert-Einstellung (entspr. Natrium 0,034 mg/ml); Lösungsmittel: Benzylalkohol 8,9 mg/ml, Wasser für Injektionszwecke.
Kurzinformation: siehe Caverject 10 µg - Trockenstechampulle mit Lösungsmittelspritze, → S. 269
PG: 2 ST * (EKO: N) [€ 64,40]

Cayston 75 mg - Pulver und Lösungsmittel zur Herstellung einer Lösung für einen Vernebler 34C02

(Z.Nr. EU/1/09/543/*) NR. P. E. J01DF01
ZI: Gilead Sciences Ireland, Carrigtohill County Cork, Irland
Z: 1 Packung enthält: Aztreonam 75 mg (entspr. Aztreonam lysin), L-Lysin, Lösungsmittel: Natriumchlorid, Wasser für Injektionszwecke.
EW: Betalaktam-Antibiotikum.
AG: Chronische Lungeninfektionen durch Pseudomonas aeruginosa bei Erwachsenen mit Mukoviszidose.
AA: Zur Inhalation (mit Altera-Vernebler und Altera-Aerosolerzeuger).
DO: Vor jeder Cayston-Dosis einen Bronchodilatator anwenden.
Personen ab 6 Jahren: 3mal 75 mg innerhalb von 24 Std. über 28 Tage.
Mehrfachzyklen möglich (28 Tage Behandlungspause zwischen den Zyklen).
Keine Dosisempfehlung für Kinder unter 6 Jahren.

SST: Strenge Indikationsstellung, in der Stillzeit Anwendung möglich.
NW: Atemgeräusche, Hustenreflex, Hämoptyse, Rachenschmerzen, verstopfte Nase, Bronchospasmen, Haut, Fieber, Arthralgie.
WH: Mögliche Kreuzreaktivität mit anderen Betalaktam-Antibiotika beachten.
Auf Bronchospasmen achten.
PG: 84 ST * (EKO: N) [€ 4.241,65]

🐾 Cazitel 230/20 mg - aromatisierte Filmtabletten für Katzen 803A, 803B2, 803CB
(Z.Nr. 8-35498) RP. P. QP52AA51
ZI: Chanelle Pharmaceuticals Manufacturing, Galway, Irland
Z: 1 Filmtablette enthält: Pyrantel embonat 230 mg, Praziquantel 20 mg, Tablettenkern: Maisstärke, Cellulose, mikrokristalline, Crospovidon, Magnesium stearat, Siliciumdioxid, hochdisperses; Tablettenüberzug: Grillfleischaroma, Opadry II weiss (entspr. Poly(vinylalkohol)) (entspr. Titandioxid) (entspr. Macrogol 3350) (entspr. Talkum).
EW: Anthelminthikum.
AG: Mischinfektionen der Katze mit Rund- oder Bandwürmern.
AA: Direkt oder mit dem Futter eingeben.
DO: Einmalig 1 Tablette pro 4 kg KG.
GA: Welpen unter 6 Wochen.
SST: Während der Trächtigkeit nicht anwenden. Während der Laktation Anwendung möglich.
NW: Sehr selten Magen/Darm, Ataxie, Muskelzittern.
WW: Nicht mit Piperazinderivaten anwenden.
WH: Vorsicht bei Tieren in schlechtem Allgemeinzusatnd oder bei hohem Infektionsgrad. Auch Zwischenwirte (Flöhe, Mäuse) bekämpfen. Bei Echinokokkose behördliche Maßnahmen einhalten
PG: 24 ST VT [€ 63,40]

🐾 Cazitel - Tabletten für Hunde 803A, 803B2, 803CB
(Z.Nr. 8-01034) RP. P. QP52AA51
ZI: Chanelle Pharmaceuticals Manufacturing, Galway, Irland
Z: 1 Tablette enthält: Praziquantel 50 mg, Pyrantel 50 mg (entspr. Pyrantel embonat 144 mg), Febantel 150 mg, Cellulose, mikrokristalline, Lactose monohydrat, Natriumdodecylsulfat, Croscarmellose natrium, Magnesium stearat, Siliciumdioxid, hochdisperses, Schweinefleischaroma.
EW: Anthelminthikum.
AG: Mischinfektionen des Hundes mit Spul-, Haken-, Peitschen-, Bandwürmern.
AA: Direkt oder mit dem Futter eingeben.
DO: Einmalig 1 Tablette pro 10 kg KG.
SST: In den ersten 4 Trächtigkeitswochen nicht anwenden, dann Nutzen/Risiko-Abwägung.
NW: Sehr selten Magen/Darm.
WW: Nicht mit Piperazinderivaten anwenden. Andere Cholinergika verstärkt (Vergiftungserscheinungen).
WH: Auch Zwischenwirte (Flöhe, Mäuse) bekämpfen.
PG: 104 ST VT [€ 344,00]

🐾 Cazitel XL - Tabletten für Hunde 803A, 803B2, 803CB
(Z.Nr. 8-01115) RP. P. QP52AA51
ZI: Chanelle Pharmaceuticals Manufacturing, Galway, Irland
Z: 1 Tablette enthält: Praziquantel 175 mg, Pyrantel 175 mg (entspr. Pyrantel embonat 504 mg), Febantel 525 mg, Lactose monohydrat, Cellulose, mikrokristalline, Magnesium stearat, Siliciumdioxid, hochdisperses, Croscarmellose natrium, Natriumdodecylsulfat, Schweinefleischaroma.
EW: Anthelminthikum.
AG: Mischinfektionen des Hundes mit Spul-, Haken-, Peitschen-, Bandwürmern.
AA: Direkt oder mit dem Futter eingeben.
DO: Einmalig 1 Tablette pro 35 kg KG.
SST: In den ersten 4 Trächtigkeitswochen nicht anwenden, dann Nutzen/Risiko-Abwägung.
NW: Sehr selten Magen/Darm.
WW: Nicht mit Piperazinderivaten anwenden. Andere Cholinergika verstärkt (Vergiftungserscheinungen).
WH: Auch Zwischenwirte (Flöhe, Mäuse) bekämpfen.
PG: 50 ST VT [€ 492,90]

Cec Sandoz 500 mg - Filmtabletten 34B01
(Z.Nr. 1-22300) NR. P. nicht im Handel. J01DC04

Cec Sandoz 125 mg/5 ml - Trockensaft 34B01
(Z.Nr. 1-22465) NR. P. L. nicht im Handel. J01DC04

Cec Sandoz forte 250 mg/5 ml - Trockensaft 34B01
(Z.Nr. 1-22466) NR. P. L. nicht im Handel. J01DC04

Ceclor 500 mg - Filmtabletten 34B01
(Z.Nr. 1-20493) NR. P. J01DC04
ZI: Arcana Arzneimittel, Wien
Z: 1 Filmtablette enthält: Cefaclor 500 mg (entspr. Cefaclor monohydrat 524,47 mg), Mannitol, Hypromellose, Hydroxypropylcellulose, Eudragit L, Stearinsäure, Magnesium stearat, Titandioxid, Macrogol 8000, Propylenglycol, Indigocarmin Aluminiumlack.
EW: Halbsynthetisches Cephalosphorin-Antibiotikum, bakterizid.
AG: Infektionen durch empfindliche Erreger: Atemwege, HNO, Haut und Weichteile, Niere und Harnwege, Gonorrhoe.
AA: Mit Flüssigkeit einnehmen.
DO: Personen ab 10 Jahren: 3mal tgl. 500 mg.
Gonorrhoische Urethritis: 3 g Cefaclor + 1 g Probenecid.
Vorsicht bei schweren Nierenschäden. Vor Dialyse initial 250 mg-1 g geben.
SST: Strenge Indikationsstellung vor allem im 1. Trimenon; eventuell abstillen.
NW: Magen/Darm, Blutbild, Überempfindlichkeit, interstitielle Nephritis, Allergie, Anaphylaxie, ZNS, Leberenzymanstiege.
WW: Nicht mit bakteriostatischen Substanzen (Tetrazykline, Sulfonamide, Chloramphenicol) kombinieren. Vorsicht: Antikoagulantien, Probenecid, Antazida.
WH: Bei schweren Durchfällen an pseudomembranöse Colitis denken (Therapie z.B. Vancomycin oral, 4mal tgl. 250 mg). Auf Superinfektion achten.
PG: 10 ST (2) (EKO: G) [€ 16,65]

Ceclor 750 mg - Filmtabletten 34B01
(Z.Nr. 1-20492) NR. P. J01DC04
ZI: Arcana Arzneimittel, Wien
Z: 1 Filmtablette enthält: Cefaclor 750 mg (entspr. Cefaclor monohydrat 786,7 mg), Mannitol, Hypromellose, Hydroxypropylcellulose, Eudragit L, Stearinsäure, Magnesium stearat, Titandioxid, Macrogol 8000, Propylenglycol, Indigocarmin Aluminiumlack.
EW: Halbsynthetisches Cephalosphorin-Antibiotikum, bakterizid.
AG: Infektionen durch empfindliche Erreger: Sinusitis, Pneumonie.
AA: Mit Flüssigkeit einnehmen.
DO: Personen ab 10 Jahren: 3mal tgl. 750 mg.
Vorsicht bei schweren Nierenschäden. Vor Dialyse initial 250 mg-1 g geben.
SST: Strenge Indikationsstellung vor allem im 1. Trimenon; eventuell abstillen.
NW: Magen/Darm, Blutbild, Überempfindlichkeit, interstitielle Nephritis, Allergie, Anaphylaxie, ZNS, Leberenzymanstiege.
WW: Nicht mit bakteriostatischen Substanzen (Tetrazykline, Sulfonamide, Chloramphenicol) kombinieren. Vorsicht: Antikoagulantien, Probenecid, Antazida.
WH: Bei schweren Durchfällen an pseudomembranöse Colitis denken (Therapie z.B. Vancomycin oral, 4mal tgl. 250 mg). Auf Superinfektion achten.
PG: 10 ST (2) (EKO: G) [€ 22,30]

Ceclor 125 mg/5 ml - Granulat für orale Suspension 34B01
(Z.Nr. 0-16963) NR. P. L. J01DC04
ZI: Arcana Arzneimittel, Wien
Z: 5 ml enthalten: Cefaclor 125 mg (entspr. Cefaclor monohydrat 131,12 mg), Saccharose 3,01 g (entspr. → 0,25 BE), Erythrosin Aluminiumlack, Methylcellulose, Natriumdodecylsulfat, Dimethicone, Xanthan gummi, Maisstärke, Erdbeer-Aroma.
EW: Halbsynthetisches Cephalosphorin-Antibiotikum, bakterizid.
AG: Infektionen durch empfindliche Erreger: Atemwege, HNO, Haut und Weichteile, Niere und Harnwege, Gonorrhoe.
AA: Oral. Zubereitung durch Apotheker oder Arzt. Anleitung siehe Falt- schachtel.
AH: Die zubereitete Suspension bei Kühlschranktemperatur (2-8° C) lagern.
Unverbrauchte Mengen nach 14 Tagen vernichten.
DO: 3mal tgl. 500 mg, MTD 4 g.
Kinder (1 Monat bis 6 Jahre): TD 30 mg/kg KG in 3 ED, MTD 1 g.
Kinder (6-10 Jahre): 3mal tgl. 250 mg.
Vorsicht bei schweren Nierenschäden. Vor Dialyse initial 250-1000 mg geben.
SST: Strenge Indikationsstellung vor allem im 1. Trimenon. Nicht stillen.
NW: Magen/Darm, Blutbild, Überempfindlichkeit, interstitielle Nephritis, Allergie, Anaphylaxie, ZNS, Enzymanstiege.
WW: Nicht mit bakteriostatischen Substanzen (Tetrazykline, Sulfonamide, Chloramphenicol) kombinieren. Vorsicht: Antikoagulantien, Probenecid, Antazida.
WH: Bei schweren Durchfällen an pseudomembranöse Colitis

denken (Therapie z.B. Vancomycin oral, 4mal tgl. 250 mg). Auf Superinfektion achten.
PG: 60 ML F14 (2L) (EKO: G) [€ 6,70]

Ceclor 250 mg/5 ml - Granulat für orale Suspension 34B01
(Z.Nr. 0-16884) NR. P. L. J01DC04
ZI: Arcana Arzneimittel, Wien
Z: 5 ml enthalten: Cefaclor 250 mg (entspr. Cefaclor monohydrat 262,23 mg), Saccharose 2,87 g (entspr. → 0,24 BE), Erythrosin Aluminiumlack, Methylcellulose, Natriumdodecylsulfat, Dimethicone, Xanthan gummi, Maisstärke, Erdbeer-Aroma.
Kurzinformation: siehe Ceclor 125 mg/5 ml - Granulat für orale Suspension, → S. 270
PG: 60 ML F14 (2L) (EKO: G) [€ 11,30]

Ceclor forte 375 mg/5 ml - Granulat für orale Suspension 34B01
(Z.Nr. 1-20494) NR. P. L. J01DC04
ZI: Arcana Arzneimittel, Wien
Z: 5 ml enthalten: Cefaclor 375 mg (entspr. Cefaclor monohydrat 393,36 mg), Saccharose 2,74 g (entspr. → 0,23 BE), Erythrosin Aluminiumlack, Methylcellulose, Natriumdodecylsulfat, Dimethicone, Xanthan gummi, Maisstärke, Erdbeer-Aroma.
Kurzinformation: siehe Ceclor 125 mg/5 ml - Granulat für orale Suspension, → S. 270
PG: 50 ML F14 (2L) (EKO: G) [€ 13,75]

Cefabactin 50 mg - Tabletten für Hunde und Katzen 801AC
(Z.Nr. 8-37047) NR. P. QJ01DB01
ZI: Le Vet Beheer, Oudewater, Niederlande
Z: 1 Tablette enthält: Cefalexin 50 mg (entspr. Cefalexin monohydrat), Lactose monohydrat, Kartoffelstärke, Siliciumdioxid, Hefe, getrocknet, Hühnerfleisch-Aroma, Magnesium stearat.
EW: Cephalosporin-Antibiotikum, bakterizid.
AG: Infektionen (Atemwege, Harnwege, Haut) bei Hunden und Katzen durch empfindliche Erreger.
AA: Zum Eingeben.
DO: 2mal tgl. 15-30 mg/kg KG an mindestens 5 Tagen.
GA: Kaninchen, Meerschweinchen, Hamster, Wüstenrennmäuse.
SST: Nutzen/Risiko-Abwägung.
NW: Magen/Darm (Erbrechen, Durchfall), selten Überempfindlichkeit.
WW: Nicht mit bakteriostatischen Antibiotika kombinieren. Vorsicht: Aminoglykoside, Furosemid (Nephrotoxizität).
PG: 100 ST VT [€ 43,70]

Cefabactin 250 mg - Tabletten für Hunde und Katzen 801AC
(Z.Nr. 8-37067) NR. P. QJ01DB01
ZI: Le Vet Beheer, Oudewater, Niederlande
Z: 1 Tablette enthält: Cefalexin 250 mg (entspr. Cefalexin monohydrat), Lactose monohydrat, Kartoffelstärke, Siliciumdioxid, Hefe, getrocknet, Hühnerfleisch-Aroma, Magnesium stearat.
Kurzinformation: siehe Cefabactin 50 mg - Tabletten für Hunde und Katzen, → S. 271
PG: 100 ST VT [€ 52,75]

Cefabactin 500 mg - Tabletten für Hunde 801AC
(Z.Nr. 8-37068) NR. P. QJ01DB01
ZI: Le Vet Beheer, Oudewater, Niederlande
Z: 1 Tablette enthält: Cefalexin 500 mg (entspr. Cefalexin monohydrat), Lactose monohydrat, Kartoffelstärke, Siliciumdioxid, Hefe, getrocknet, Hühnerfleisch-Aroma, Magnesium stearat.
EW: Cephalosporin-Antibiotikum, bakterizid.
AG: Infektionen (Atemwege, Harnwege, Haut) bei Hunden durch empfindliche Erreger.
AA: Zum Eingeben.
DO: 2mal tgl. 15-30 mg/kg KG an mindestens 5 Tagen.
GA: Kaninchen, Meerschweinchen, Hamster, Wüstenrennmäuse.
SST: Nutzen/Risiko-Abwägung.
NW: Magen/Darm (Erbrechen, Durchfall), selten Überempfindlichkeit.
WW: Nicht mit bakteriostatischen Antibiotika kombinieren. Vorsicht: Aminoglykoside, Furosemid (Nephrotoxizität).
PG: 100 ST VT [€ 105,50]

Cefabactin 1000 mg - Tabletten für Hunde 801AC
(Z.Nr. 8-37069) NR. P. QJ01DB01
ZI: Le Vet Beheer, Oudewater, Niederlande
Z: 1 Tablette enthält: Cefalexin 1000 mg (entspr. Cefalexin monohydrat), Lactose monohydrat, Kartoffelstärke, Siliciumdioxid, Hefe, getrocknet, Hühnerfleisch-Aroma, Magnesium stearat.
Kurzinformation: siehe Cefabactin 500 mg - Tabletten für Hunde, → S. 271
PG: 100 ST VT [€ 153,80]

Cefabronchin - Tropfen zum Einnehmen 50Z02
(Z.Nr. 7-35657) RPF. P. R05CA10
ZI: Cefak, Kempten, Deutschland
Z: 100 g (= 101 ml, 1 g = 36 Tropfen) enthalten: Thymiankraut-Fluidextrakt (1:2-3); Ammoniak-Lösung 10% (m/m), Glycerol 85% (V/V), Ethanol 90% (V/V), Wasser gereinigt (1/20/70/109) (Auszugsmittel) 50 g, Isländische Flechte-, Rote Seifenwurzel-, Bibernellwurzel-, Eucalyptusblätter- , Bittere Fenchel-, Sternanis (Hilfsstoff)-Flüssigextrakt-Mischung (1:3-4); Ethanol 30% (V/V) (Auszugsmittel) 21 g, Ethanol 30% (entspr. Gesamtethanolgehalt 25-30,5 % (V/V)), Likörwein (entspr. Zucker < 1,7 g) (entspr. Glucose) (entspr. Fructose) (entspr. Kaliumhydrogensulfit) (entspr. Sulfite < 1,4 mg).
AG: Traditionell pflanzlich bei Husten mit Erkältung.
AA: Unverdünnt oder mit etwas Flüssigkeit einnehmen.
DO: 3 - 4mal tgl. 20 Tropfen.
Kinder ab 4 Jahren (bei Kindern von 4 - 6 Jahren nur nach Rücksprache mit dem Arzt): 3mal tgl. 10 Tropfen.
GA: Überempfindlichkeit gegen Doldenblütler, Magen/Darm- oder Gallenwegsentzündungen, schwere Leberschäden.
SST: Nicht empfohlen.
NW: Überempfindlichkeit, Magen/Darm.
WH: Nicht für Alkoholkranke.
PG: 50 ML * (EKO: N) [€ 9,90]

Cefagil - Tabletten 52X05
(Z.Nr. 3-00189) RPF. P. V03AX
ZI: Cefak, Kempten, Deutschland
Z: 1 Tablette enthält: Turnera diffusa Urt. 25 mg, Lactose monohydrat 259 mg, Magnesium stearat.
EW: Homöopathikum.
AG: Sexuelle Schwäche.
AA: Kauen oder mit Flüssigkeit schlucken.
DO: Akut jede halbe bis ganze Stunde (max. 12mal tgl.), chronisch 1-3mal tgl.
1 Tablette. Nicht für Kinder.
SST: Kein besonderes Risiko bekannt.
PG: 100 ST * (EKO: N) [€ 27,95]

Cefagrippin - Tabletten 50X03
(Z.Nr. 3-00572) RPF. P. nicht im Handel. V03AX

Cefamadar - Tabletten 04X
(Z.Nr. 3-00191) RPF. P. nicht im Handel. V03AX

Cefaneuro - Tabletten 49X
(Z.Nr. 3-35639) RPF. P. V03AX
ZI: Cefak, Kempten, Deutschland
Z: 1 Tablette enthält: Avena sativa Urt. 30 mg, Gelsemium sempervirens (Homöopathie) D4 30 mg, Strychnos ignatii (Homöopathie) D4 30 mg, Passiflora incarnata Urt. 30 mg, Lactose monohydrat 259 mg, Magnesium stearat.
EW: Homöopathikum.
AG: Nervöse Unruhezustände mit Schlafstörungen.
AA: Tabletten kauen oder mit etwas Flüssigkeit schlucken.
DO: Bei akuten Zuständen jede halbe bis ganze Stunde, höchstens 6mal täglich 1 Tablette. Bei chronischen Verlaufsformen 1-3mal täglich 1 Tablette einnehmen.
Kinder von 6 bis 12 Jahren: Bei akuten Zuständen jede Stunde 1 Tablette, höchstens 4mal täglich 1 Tablette. Bei chronischen Verlaufsformen: 1 bis 2-mal täglich 1 Tablette.
Kinder von 1 bis 6 Jahren: Bei akuten Zuständen alle 2 Stunden 1 Tablette, höchstens 3mal täglich.
Bei chronischen Verlaufsformen: 1 Tablette täglich.
SST: Nicht empfohlen.
PG: 20 ST * (EKO: N) [€ 9,95]

Cefasel 100 µg - Tabletten 44E
(Z.Nr. 1-35277) RP. P. nicht im Handel. A12CE02

Cefasel 300 µg - Tabletten 44E
(Z.Nr. 1-35276) RP. P. nicht im Handel. A12CE02

Cefaseptin 75 mg - Tabletten für Hunde und Katzen 801AC
(Z.Nr. 8-36730) NR. P. QJ01DB01
ZI: Vetoquinol Österreich, Wien
Z: 1 Tablette enthält: Cefalexin 75 mg (entspr. Cefalexin monohydrat), Lactose monohydrat, Povidon K30, Croscarmellose natrium, Cellulose, mikrokristalline, Schweineleberpulver, Trockenhefe aus Saccharomyces cerevisiae, Crospovidon, Natriumstearylfumarat.
EW: Cephalosporin-Antibiotikum, bakterizid.

AG: Bakterielle Infektionen beim Hund (Haut, Harntrakt) und bei der Katze (kutane und subkutane Infektionen).
AA: Zum Eingeben.
DO: 2mal tgl. 15 (bei schweren Erkrankungen bis 30) mg/kg KG über 14 Tage (Harnwege) bis 28 Tage (tiefe Hautinfektionen). Dosisreduktion bei Nierenschäden.
GA: Penicillinallergie, Welpen unter 1 kg KG, Katzenwelpen unter 10 Wochen, Kaninchen, Meerschweinchen, Hamster, Gerbils.
SST: Nutzen/Risiko-Abwägung.
NW: Magen/Darm (Erbrechen, Durchfall), Überempfindlichkeit.
WW: Nicht mit bakteriostatischen Substanzen kombinieren. Vorsicht: Aminoglykoside, Furosemid (Nephrotoxizität).
WH: Nicht für Tiere zur Gewinnung von Lebensmitteln.
PG: 100 ST VT [€ 70,40]

🐾 Cefaseptin 300 mg - Tabletten für Hunde — 801AC

(Z.Nr. 8-36731) NR. P. QJ01DB01
ZI: Vetoquinol Österreich, Wien
Z: 1 Tablette enthält: Cefalexin 300 mg (entspr. Cefalexin monohydrat), Lactose monohydrat, Povidon K30, Croscarmellose natrium, Cellulose, mikrokristalline, Schweineleberpulver, Trockenhefe aus Saccharomyces cerevisiae, Crospovidon, Natriumstearylfumarat.
EW: Cephalosporin-Antibiotikum, bakterizid.
AG: Bakterielle Infektionen beim Hund (Haut, Harntrakt).
AA: Oral.
DO: 2mal tgl. 15 (bei schweren Erkrankungen bis 30) mg/kg KG über 14 Tage (Harnwege) bis 28 Tage (tiefe Hautinfektionen). Dosisreduktion bei Nierenschäden.
GA: Penicillinallergie, Welpen unter 1 kg KG, Kaninchen, Meerschweinchen, Hamster, Gerbils.
SST: Nutzen/Risiko-Abwägung.
NW: Magen/Darm, Überempfindlichkeit.
WW: Nicht mit bakteriostatischen Substanzen kombinieren. Vorsicht: Aminoglykoside, Furosemid (Nephrotoxizität).
WH: Nicht für Tiere zur Gewinnung von Lebensmitteln.
PG: 100 ST VT [€ 101,70]

🐾 Cefaseptin 750 mg - Tabletten für Hunde — 801AC

(Z.Nr. 8-36732) NR. P. QJ01DB01
ZI: Vetoquinol Österreich, Wien
Z: 1 Tablette enthält: Cefalexin 750 mg (entspr. Cefalexin monohydrat), Lactose monohydrat, Povidon K30, Croscarmellose natrium, Cellulose, mikrokristalline, Schweineleberpulver, Trockenhefe aus Saccharomyces cerevisiae, Crospovidon, Natriumstearylfumarat.
Kurzinformation: siehe Cefaseptin 300 mg - Tabletten für Hunde, → S. 272
PG: 72 ST VT [€ 116,95]

Cefastad 500 mg - Kapseln — 34B01

(Z.Nr. 1-23407) NR. P. J01DC04
ZI: Stada Arzneimittel, Wien
Z: 1 Kapsel enthält: Cefaclor 500 mg (entspr. Cefaclor monohydrat 524,48 mg), Kapselinhalt: Magnesium stearat, Dimeticon, Maisstärke; Kapseloberteil: Gelatine, Titandioxid, Indigotin, Wasser, gereinigtes; Kapselunterteil: Gelatine, Titandioxid, Wasser, gereinigtes.
EW: Cephalosphorin-Antibiotikum der 2. Generation.
AG: Infektionen durch empfindliche Erreger: Atemwege, HNO, Haut und Weichteile, Harnwege, Gonorrhö.
AA: Mit Flüssigkeit einnehmen.
DO: Personen ab 10 Jahren: 3mal tgl. (250-)500 mg, bei schweren Infektionen Dosis verdoppeln. MTD 4 g.
Gonorrhoische Urethritis: 3 g Cefaclor + 1 g Probenecid.
Vorsicht bei schweren Nierenschäden. Vor Dialyse initial 250-1000 mg geben.
GA: Penicillinallergie, Allergie- oder Asthmaanamnese.
SST: Strenge Indikationsstellung vor allem im 1. Trimenon; eventuell abstillen.
NW: Magen/Darm, Leber, Blutbild, Überempfindlichkeit, interstitielle Nephritis, Haut (auch schwere Reaktionen) Anaphylaxie, ZNS, Leberenzymanstiege.
WW: Nicht mit bakteriostatischen Substanzen (Tetrazykline, Sulfonamide, Chloramphenicol) kombinieren. Vorsicht: Gerinnungshemmer, Probenecid, Antazida. Harnzucker enzymatisch bestimmen.
WH: Auf allergische Reaktionen achten. Bei schweren Durchfällen an pseudomembranöse Colitis denken (Therapie z.B. Vancomycin oral, 4mal tgl. 250 mg). Bei Langzeitgabe Kontrollen: Blutbild, Leber, Niere. Verkehrshinweis.
PG: 12 ST (2) (EKO: G) [€ 16,15]

Cefastad 250 mg/5 ml - Trockensaft — 34B01

(Z.Nr. 1-23422) NR. P. J01DC04
ZI: Stada Arzneimittel, Wien
Z: 5 ml (= 1 Messlöffel) enthalten: Cefaclor 250 mg (entspr. Cefaclor monohydrat 262,24 mg), Dimeticon, Xanthan gummi, Maisstärke, Erdbeer-Aroma, Natrium laurylsulfat (entspr. Natrium 0,06 mg), Methylcellulose, Saccharose ca. 2,9 g.
EW: Cephalosphorin-Antibiotikum der 2. Generation.
AG: Infektionen durch empfindliche Erreger: Atemwege, HNO, Haut und Weichteile, Harnwege, Gonorrhö.
AA: Oral.
DO: Säuglinge und Kinder von 1 Monat bis 6 Jahren: 3mal tgl. 10 mg/kg KG, bei leichten Infektionen TD 20 mg/kg KG in 2-3 ED, bei schweren Infektionen TD bis 40 (-50) mg/kg KG. MTD 1 g.
Kinder (6-10 Jahre): Je nach Schwere der Infektion 2-4mal tgl. 250 mg.
Personen ab 10 Jahren: 3mal tgl. (250-)500 mg, bei schweren Infektionen Dosis verdoppeln. MTD 4 g.
Gonorrhoische Urethritis: 3 g Cefaclor + 1 g Probenecid.
Vorsicht bei schweren Nierenschäden. Vor Dialyse initial 250-1000 mg geben.
GA: Penicillinallergie, Allergie- oder Asthmaanamnese.
SST: Strenge Indikationsstellung vor allem im 1. Trimenon; eventuell abstillen.
NW: Magen/Darm, Leber, Blutbild, Überempfindlichkeit, interstitielle Nephritis, Haut (auch schwere Reaktionen) Anaphylaxie, ZNS, Leberenzymanstiege.
WW: Nicht mit bakteriostatischen Substanzen (Tetrazykline, Sulfonamide, Chloramphenicol) kombinieren. Vorsicht: Gerinnungshemmer, Probenecid, Antazida. Harnzucker enzymatisch bestimmen.
WH: Auf allergische Reaktionen achten. Bei schweren Durchfällen an pseudomembranöse Colitis denken (Therapie z.B. Vancomycin oral, 4mal tgl. 250 mg). Bei Langzeitgabe Kontrollen: Blutbild, Leber, Niere. Verkehrshinweis.
PG: 60 ML F14 (2L) (EKO: G) [€ 10,10]

Cefavertigo - Tabletten — 08X

(Z.Nr. 3-00574) RPF. P. V03AX
ZI: Cefak, Kempten, Deutschland
Z: 1 Tablette enthält: Anamirta cocculus (Homöopathie) D4 40 mg, Conium maculatum (Homöopathie) D4 40 mg, Petroleum rectificatum (Homöopathie) D8 40 mg, Strychnos nux-vomica (Homöopathie) D4 40 mg, Lactose monohydrat 259 mg, Magnesium stearat.
EW: Homöopathikum.
AG: Schwindelgefühl.
AA: Im Mund zergehen lassen oder mit etwas Flüssigkeit einnehmen.
DO: Personen ab 12 Jahren: Akut alle halbe bis ganze Stunde (max. 6mal tgl.), chronisch 1-3mal tgl. 1 Tablette. Für Kinder nicht empfohlen.
SST: Nicht empfohlen.
PG: 60 ST * (EKO: N) [€ 10,80]

Cefavora - Tabletten — 39X02

(Z.Nr. 1-35977) RPF. P. V03AX
ZI: Cefak, Kempten, Deutschland
Z: 1 Tablette enthält: Crataegus (Homöopathie) D4 12,94 mg, Ginkgo biloba (Homöopathie) D4 2,24 mg, Viscum album (Homöopathie) D4 4,66 mg, Lactose monohydrat 259 mg, Magnesium stearat.
EW: Homöopathikum.
AG: Herz- und Kreislaufstörungen.
AA: Tabletten im Mund zergehen lassen.
DO: Personen ab 12 Jahren; Akut alle halbe bis ganze Stunde, max. 6mal tgl. 1 Tablette. Chronisch 1-3mal tgl. 1 Tablette. Für Kinder nicht empfohlen.
SST: Nicht empfohlen.
PG: 100 ST * (EKO: N) [€ 14,95]

Cefavora - Tropfen 39X02
(Z.Nr. 3-00200) RPF. P. nicht im Handel. V03AX

🐾 Cefaxxess LC 75 mg - Salbe zur intramammären Anwendung bei laktierenden Kühen — 801AC

(Z.Nr. 8-35553) NR. P. VNW. QJ51DE90
ZI: Emdoka bvba, Hoogstraten, Belgien
Z: 1 vorgefüllte Injektor enthält: Cefquinom 75 mg (entspr. Cefquinom sulfat 88,92 mg), Vaselin, weisses, Paraffin, dickflüssiges.
EW: Cephalosporin, bakterizid.
AG: Klinische Mastitiden der laktierenden Kuh.
DO: Inhalt eines Injektors alle 12 Std. nach jeweils 3 aufeinanderfolgenden Melkzeiten in die Zitze des infizierten Viertels injizieren.
SST: Keine Erkenntnisse bei der trächtigen Kuh. Anwendung während der Laktation vorgesehen.
NW: Sehr selten Anaphylaxie.

WW: Kreuzallergie zwischen Penicillinen und Cephalosporinen.
VNW: Essbare Gewebe 4 Tage. Milch 5 Tage.
PG: 24 ST VNW [€ 121,55]

Cefazid 120 mg - Filmtabletten für Hunde — 801AC
(Z.Nr. 8-00398) NR. P. QJ01DB01
ZI: Aristavet Vet.-Spez. GmbH & CO, Weingarten, Deutschland
Z: 1 Filmtablette enthält: Cefalexin 120 mg (entspr. Cefalexin monohydrat 127 mg), Lactose monohydrat, Cellulose, Croscarmellose natrium, Partialglyceride, höherkettige, Siliciumdioxid, Magnesium stearat, Natriumdodecylsulfat, Hypromellose, Talkum, Titandioxid, Macrogol 400.
EW: Bakterizides Antibiotikum.
AG: Bakterielle Hautinfektionen (oberflächliche und tiefe Pyodermie) bei Hunden.
AA: Oral vor der Futteraufnahme.
DO: 2mal tgl. 25 mg/kg KG über 7-28 Tage.
GA: Niereninsuffizienz; Kaninchen, Hamster, Meerschweinchen, Rennmäuse.
SST: Nutzen/Risiko-Abwägung.
NW: Erbrechen, Durchfall, Allergien.
WW: Bakteriostatische Antibiotika antagonistisch. Nierentoxische Arznei- mittel (Aminoglykoside, Furosemid) verstärkt.
PG: 60 ST VT [€ 45,75], 600 ST VT [€ 310,60]

Cefazid 600 mg - Filmtabletten für Hunde — 801AC
(Z.Nr. 8-00397) NR. P. QJ01DB01
ZI: Aristavet Vet.-Spez. GmbH & CO, Weingarten, Deutschland
Z: 1 Filmtablette enthält: Cefalexin 600 mg (entspr. Cefalexin monohydrat 634,9 mg), Lactose monohydrat, Cellulose, Croscarmellose natrium, Partialglyceride, höherkettige, Siliciumdioxid, Magnesium stearat, Natriumdodecylsulfat, Hypromellose, Talkum, Titandioxid, Macrogol 400.
Kurzinformation: siehe Cefazid 120 mg - Filmtabletten für Hunde, → S. 273
PG: 60 ST VT [€ 80,50], 600 ST VT [€ 537,50]

Cefazolin-MIP 2 g - Pulver zur Herstellung einer Injektions- oder Infusionslösung — 34B02
(Z.Nr. 1-31409) NR. P. J01DB04
ZI: MIP Pharma Austria, Innsbruck
Z: 1 Durchstechflasche enthält: Cefazolin 2 g (entspr. Cefazolin natrium 2,096 g) (entspr. Natrium 96 mg).
EW: Cephalosporin.
AG: Infektionen durch empfindliche Erreger: Atemwege, Harnwege, Haut und Weichteile, Endokarditis, Bakteriämie, perioperative Prophylaxe.
AA: I.m. oder i.v, nicht intrathekal.
Details siehe Austria-Codex - Fachinformation.
DO: TD 1,5-6 g in 2-4 ED. MTD 12 g. Dosisreduktion bei Nierenschäden.
Kinder: TD 25-50(-100) mg/kg KG in 3-4 ED.
GA: Kreuzallergie gegen andere Beta-Lactam-Antibiotika; bei Kindern unter 1 Jahr keine Lidocainlösung als Lösungsmittel verwenden.
SST: Nutzen/Risiko-Abwägung, nicht stillen.
NW: Überempfindlichkeit, Blutbild, Gerinnung, Leber, Magen/Darm, Niere, Nervensystem, lokale Reaktionen.
WW: Bakteriostatische Antibiotika (Gegenanzeige), Probenecid (nicht empfoh- len). Vorsicht: Antikoagulantien (Vitamin K-Substitution ev.
erforderlich) nephrotoxische Substanzen. Falsch positive Labortests.
WH: Vorsicht bei Allergieneigung, Asthma bronchiale, Heuschnupfen. Auf Gerinnungsstörungen achten. Verkehrshinweis. Bei schweren Durchfällen an pseudomembranöse Colitis denken. Im 1. Lebensmonat nicht anwenden.
PG: 10 ST * (EKO: N) [€ 110,85]

Cefazolin Sandoz 0,5 g - Pulver zur Herstellung einer Injektionslösung — 34B02
(Z.Nr. 1-20221) NR. P. nicht im Handel. J01DB04

Cefazolin Sandoz 1 g - Pulver zur Herstellung einer Injektionslösung — 34B02
(Z.Nr. 1-20223) NR. P. J01DB04
ZI: Sandoz, Kundl
Z: 1 Durchstechflasche enthält: Cefazolin 1 g (entspr. Cefazolin natrium 1,048 g) (entspr. Natrium 2,2 mmol) (entspr. → 50,6 mg).
Kurzinformation: siehe Cefazolin-MIP 2 g - Pulver zur Herstellung einer Injektions- oder Infusionslösung, → S. 273
PG: 1 ST * (EKO: N) [€ 8,30], 10 ST * (EKO: N) [€ 71,25]

Cefazolin Sandoz 2 g - Pulver zur Herstellung einer Infusionslösung — 34B02
(Z.Nr. 1-20225) NR. P. nicht im Handel. J01DB04

Cefazolin "Sandoz" 2 g - Pulver zur Herstellung einer Injektionslösung — 34B02
(Z.Nr. 1-20224) NR. P. J01DB04
ZI: Sandoz, Kundl
Z: 1 Durchstechflasche enthält: Cefazolin 2 g (entspr. Cefazolin natrium 2,096 g) (entspr. Natrium 4,4 mmol) (entspr. → 101,2 mg).
Kurzinformation: siehe Cefazolin-MIP 2 g - Pulver zur Herstellung einer Injektions- oder Infusionslösung, → S. 273
PG: 1 ST * (EKO: N) [€ 14,50 n.l.], 10 ST * (EKO: N) [€ 125,70]

Cefenil 50 mg/ml - Pulver und Lösungsmittel zur Herstellung einer Injektionslösung für Rinder und Schweine — 801AC
(Z.Nr. 8-00835) NR. P. E. VNW. nicht im Handel. QJ01DD90

Cefenil RTU 50 mg/ml - Injektionssuspension für Schweine und Rinder — 801AC
(Z.Nr. 8-01097) NR. P. VNW. QJ01DD90
ZI: Norbrook Laboratories (Ireland), Monaghan, Irland
Z: 1 ml Injektionssuspension enthält: Ceftiofur 50 mg (entspr. Ceftiofur hydrochlorid), Sorbitan monooleat, Aluminium monostearat, Triglyceride, mittelkettige.
EW: Cephalosporin-Antibiotikum der 3. Generation.
AG: Zur Behandlung von Rindern mit akuten bakteriellen Atemwegserkrankungen, verursacht durch Mannheimia haemolytica, Pasteurella multocida oder Histophilus somni, oder mit akuter interdigitaler Nekrobazillose (Panaritium), verursacht durch Fusobacterium necrophorum und Porphyromonas asaccharolytica. Behandlung der akuten postpartalen (puerperalen) Metritis, verursacht durch Trueperella pyogenes und Fusobacterium necrophorum innerhalb von 10 Tagen nach dem Abkalben.
Zur Behandlung von Schweinen mit bakteriellen Atemwegserkrankungen, verursacht durch Actinobacillus pleuropneumoniae, Pasteurella multocida und/oder Streptococcus suis.
Nicht als Mittel der 1. Wahl (Selektion resistenter Stämme!).
AA: Nur i.m.
DO: Rinder: 1 mg/kg KG tgl. über 3-5 Tage.
Schweine: 3 mg/kg KG tgl. über 3 Tage.
GA: Betalaktam-Resistenzen, Geflügel (Verbreitung von Antibiotikaresistenzen).
SST: Nutzen/Risiko-Abwägung.
NW: Lokale Reaktionen, Überempfindlichkeit, Selektion resistenter Stämme (gefährlich in Lebensmitteln).
WW: Bakteriostatische Antibiotika (Makrolide, Sulfonamide, Tetrazykline) neutralisieren bakteriziden Effekt der Betalaktame.
WH: Vor der Anwendung Antibiogramm empfohlen.
VNW: Essbare Gewebe 5 Tage. Milch: Keine.
PG: 100 ML VNW [€ 87,90]

Cefepim Accord 1 g - Pulver zur Herstellung einer Injektions-/Infusionslösung — 34B02
(Z.Nr. 1-40292) NR. P. nicht im Handel. J01DE01

Cefepim Accord 2 g - Pulver zur Herstellung einer Injektions-/Infusionslösung — 34B02
(Z.Nr. 1-40293) NR. P. nicht im Handel. J01DE01

Cefepim-MIP 1 g - Pulver zur Herstellung einer Injektions-/Infusionslösung — 34B02
(Z.Nr. 1-35975) NR. P. J01DE01
ZI: MIP-Pharma, Blieskastel, Deutschland
Z: 1 Durchstechflasche enthält: Cefepim 1 g (entspr. Cefepim dihydrochlorid 1-Wasser), L-Arginin.
EW: Cephalosporin-Antibiotikum.
AG: Infektionen durch empfindliche Erreger: Pneumonie, komplizierte Harnwegsinfektionen, Peritonitis (auch bei CAPD), Gallenwege, Meningitis bei Kindern, febrile Neutropenie bei bakterieller Infektion.
AA: I.v. Injektion oder Kurzinfusion.
DO: ED 2 g alle 8 oder 12 Std. über 7-14 Tage.
Kinder ab 2 Monate: ED 50 mg/kg KG alle 8 oder 12 Std. über (7-)10 Tage.
Säuglinge bis 2 Monate: ED 30 mg/kg KG alle 8 oder 12 Std. über (7-)10 Tage.
Dosisreduktion bei Nierenschäden.
GA: Kreuzallergie gegen Penicilline oder andere Betalaktame, Argininüber- empfindlichkeit, Azidosen.
SST: Nutzen/Risiko-Abwägung, nicht stillen.
NW: Überempfindlichkeit, Magen/Darm, lokale Reaktionen, Herz/Kreislauf, Atemwege, ZNS, Labor.
WW: Bakteriostatische Antibiotika. Vorsicht: Schleifendiuretika, Aminoglykoside (Nierenfunktion überwachen). Beeinflussung von Laborparametern (Coombs- Test, Glukose im Urin).
WH: Vorsicht bei Hyperkaliämie, Asthma. Bei schweren Durchfällen

an pseudomembranöse Colitis denken, Therapie z.B. Vancomycin oral 4mal tgl. 250 mg. Säure/Basen-Kontrolle.
Bei Überdosierung Hämodialyse, keine Peritonealdialyse.
PG: 10 ST * (EKO: N) [€ 205,40]

Cefepim-MIP 2 g - Pulver zur Herstellung einer Injektions-/Infusionslösung 34B02
(Z.Nr. 1-35976) NR. P. J01DE01
ZI: MIP-Pharma, Blieskastel, Deutschland
Z: 1 Durchstechflasche enthält: Cefepim 2 g (entspr. Cefepim dihydrochlorid 1-Wasser), L-Arginin.
Kurzinformation: siehe Cefepim-MIP 1 g - Pulver zur Herstellung einer Injektions-/Infusionslösung, → S. 273
PG: 10 ST * (EKO: N) [€ 389,95]

Cefepim Sandoz 0,5 g - Pulver zur Herstellung einer Injektions-/ Infusionslösung 34B02
(Z.Nr. 1-29785) NR. P. nicht im Handel. J01DE01

Cefepim Sandoz 1 g - Pulver zur Herstellung einer Injektions-/ Infusionslösung 34B02
(Z.Nr. 1-29786) NR. P. nicht im Handel. J01DE01

Cefepim Sandoz 2 g - Pulver zur Herstellung einer Injektions-/ Infusionslösung 34B02
(Z.Nr. 1-29787) NR. P. nicht im Handel. J01DE01

Ceffect 25 mg/ml Injektionssuspension für Rinder und Schweine 801AC
(Z.Nr. 8-01136) NR. P. VNW. QJ01DE90
ZI: Emdoka bvba, Hoogstraten, Belgien
Z: 1 ml enthält: Cefquinom 25 mg (entspr. Cefquinom sulfat), Ethyl oleat.
EW: Cephalosporin-Antibiotikum.
AG: Bakterielle Infektionen:
Rind: Atemwege, Haut, Ballen, Panaritium, E.coli-Mastitis, Septikämie des Kalbes.
Schwein: Atemwege, Metritis-Mastitis-Agalaktie-Syndrom.
Ferkel: Meningitis, bakterielle Arthritis, Pyodermie.
AA: I.m.
DO: Rind: 1 mg/kg KG tgl. an 2-5 Tagen
Kalb: 2 mg/kg KG tgl. an 3-5 Tagen
Schwein: 2 mg/kg KG tgl. an 2-3 Tagen.
Ferkel: 2 mg/kg KG tgl. an 5 Tagen.
GA: Tiere unter 1,25 kg KG, Geflügel.
SST: Anwendung möglich.
NW: Lokale Reaktionen.
WW: Kreuzsensitivität mit anderen Cephalosporinen.
WH: Nicht zur Prophylaxe.
VNW: Rind: Essbare Gewebe 5 Tage, Milch 1 Tag.
Schwein: Essbare Gewebe 3 Tage
PG: 100 ML VNW [€ 60,25]

Cefimam DC 150 mg - Salbe zur intramammären Anwendung bei trockenstehenden Milchkühen 801AC
(Z.Nr. 8-35809) NR. P. VNW. QJ51DE90
ZI: Norbrook Laboratories (Ireland), Monaghan, Irland
Z: 1 vorgefüllter Injektor zu 3 g enthält: Cefquinom 150 mg (entspr. Cefquinom sulfat), Siliciumdioxid, hochdispers, hydrophob, Paraffin, dickflüssiges.
EW: Cephalosporin-Antibiotikum.
AG: Zur Behandlung von subklinischen Mastitiden zum Zeitpunkt des Trockenstellens und zur Verhinderung bakterieller Neuinfektionen des Euters, hervorgerufen durch Staphylococcus aureus, Streptococcus uberis, Streptococcus dysgalactiae, Streptococcus agalactiae, Koagulase-negative Staphylokokken.
AA: Intramammär (Injektor nur einmal verwenden).
DO: Einmalig den Inhalt eines Injektors in jedes Euterviertel instillieren.
GA: Klinische Mastitis.
SST: Anwendung während der Trächtigkeit möglich; nicht während der Laktation anwenden.
NW: Sehr selten Anaphylaxie.
VNW: Essbare Gewebe 2 Tage, Milch: 1 Tag nach dem Abkalben bei Trockenstehzeit von mehr als 5 Wochen; 36 Tage nach der Behandlung bei Trockenstehzeit von weniger als 5 Wochen.
PG: 24 ST VNW [€ 142,70]

Cefimam LC, 75 mg - Salbe zur intramammären Anwendung bei laktierenden Kühen 801AC
(Z.Nr. 8-35755) NR. P. VNW. QJ51DE90
ZI: Norbrook Laboratories (Ireland), Monaghan, Irland
Z: 1 vorgefüllter Injektor zu 8 g enthält: Cefquinom 75 mg (entspr. Cefquinom sulfat), Vaselin, weisses, Paraffin, dickflüssiges.
EW: Cephalosporin-Antibiotikum.
AG: Zur Behandlung von klinischen Mastitiden bei laktierenden Milchkühen, hervorgerufen durch Staphylococcus aureus, Streptococcus uberis, Streptococcus dysgalactiae, Escherichia coli.
AA: Intramammär (Injektor nur einmal verwenden).
DO: Inhalt eines Injektors in jedes betroffene Viertel instillieren.
SST: Zur Anwendung während der Laktation vorgesehen.
NW: Sehr selten Anaphylaxie.
WW: Kreuzsensitivität gegen andere Cephalosporine möglich.
VNW: Essbare Gewebe 4 Tage, Milch 5 Tage.
PG: 24 ST VNW [€ 118,90]

Cefixim InnFarm 400 mg - Filmtabletten 34B01
(Z.Nr. 1-35158) NR. P. nicht im Handel. J01DD08

Cefixim InnFarm 100 mg/5 ml - Granulat zur Herstellung einer Suspension zum Einnehmen 34B01
(Z.Nr. 1-36611) NR. P. nicht im Handel. J01DD08

Cefixim Nectar 200 mg - Filmtabletten 34B01
(Z.Nr. 1-38576) NR. P. nicht im Handel. J01DD08

Cefixim Nectar 400 mg - Filmtabletten 34B01
(Z.Nr. 1-38577) NR. P. nicht im Handel. J01DD08

Cefobid 2 g - Trockenstechampullen 34B02
(Z.Nr. 0-17173) NR. P. J01DD12
ZI: Pfizer Corporation Austria, Wien
Z: 1 Durchstechflasche enthält: Cefoperazon 2 g (entspr. Cefoperazon natrium) (entspr. Natrium 68 mg).
EW: Halbsynthetisches Breitspektrum-Cephalosporin, bakterizid.
AG: Schwere Infektionen durch empfindliche Keime (Atemwege, Niere, Abdomen, Meningitis, Haut und Weichteile, Bewegungsapparat, kleines Becken), Vorbeugung von postoperativen Infektionen bei chirurgischen Eingriffen.
AA: I.v. Kurzinfusion, i.v. Injektion, i.m. Injektion.
AH: **I.v. Kurzinfusion:** 1 g in 20-100 ml kompatibler Injektionsflüssigkeit lösen und während 15-60 min infundieren.
I.v. Injektion: 1 g in 10 ml kompatibler Injektionsflüssigkeit lösen und während 3-5 min injizieren; MD 2 g, Kinder 50 mg/kg KG.
I.m. Injektion: 1 g in 4 ml Aqua ad inj. gelöst, ev. mit 0,9 ml 2% Lidocain gemischt.
DO: TD 2-4 g in 2 ED, MTD 8-16 g.
Gonokokken-Urethritis: 1mal 500 mg i.m.
Perioperative Prophylaxe: 1-2 g 0,5-1,5 h vor Operationsbeginn i.v., ev. alle 12 Stunden (über max. 72 Std.).
Kinder ab 1 Monat und Jugendliche: TD 50-200 mg/kg KG in 2(-3) ED; MTD 12 g.
MTD bei schweren Nierenschäden 4 g, bei schweren Leber- und Nierenschäden 2 g. Therapie mindestens 3 Tage über die Entfieberung. Kombination mit Aminoglykosiden möglich.
GA: Blutungsneigung (wenn Vitamin K-Gabe nicht möglich ist), Überempfindlichkeit gegen Betalaktame.
SST: Vitale Indikationsstellung, in der Stillzeit nicht empfohlen.
NW: Allergien (bis Schock), Haut (auch schwere Reaktionen), Blutbild, (schwere) Blutungen, Leber, Niere, Magen/Darm, lokale Schmerzen, Venenwandreizung.
WW: Gerinnungshemmer (Kontrollen); Aminoglykoside nicht gleichzeitig injizieren; Alkohol (Antabus-ähnliche Reaktionen, 5 Tage Abstand), Saluretika (Niere), Labortests.
WH: Vorsicht bei Enterocolitis, Allergieneigung. Kontrollen: Quickwert, Niere, Leber, Blutbild. Eventuell Vitamin K zuführen. Auf Überempfindlichkeitsreaktionen achten. An Clostridium difficile-assoziierte Durchfälle denken. Therapie z.B. Vancomycin 4mal 250 mg oral.
PG: 5 ST * (EKO: N) [€ 159,90]

Cefotaxim AptaPharma 1 g - Pulver zur Herstellung einer Injektions-/Infusionslösung 34B02
(Z.Nr. 1-40297) NR. P. J01DD01
ZI: Apta Medica Internacional, Ljubljana, Slowenien
Z: 1 Durchstechflasche enthält: Cefotaxim 1 g (entspr. Cefotaxim natrium 1,048 g) (entspr. Natrium 48 mg).
EW: Cephalosporin-Antibiotikum; bakterizid.
AG: Schwere Infektionen durch empfindliche Erreger: Untere Atemwege (Pneumonie), Urogenitale, Bakteriämie, Sepsis, Haut und Weichteile, Peritonitis, Knochen und Gelenke, ZNS (Meningitis, Ventrikulitis), perioperative Prophylaxe.
AA: Langsame i.v. Injektion (über 3 - 5 min) oder Infusion (über 20 - 60 min), i.m. (Gesäßmuskel). Bei i.m.-Anwendung in 1% Lidocainhydrochlorid lösen.
DO: **Erwachsene:** (2 -) 3mal tgl. 1 g.
Lebensbedrohliche Infektionen: 3mal tgl. 2 g. MTD 12 g.
Unkomplizierte Gonorrhoe: Einmalig 1 g i.m.
Perioperative Prophylaxe: 1 g 30-60 min. vor Operationsbeginn.

Kaiserschnitt: 1 g i.v. unmittelbar nach Abnabelung und je 1 g nach 6 und 12 Std.
Hämo- bzw. Peritonealdialyse: 1 - 2 g nach Ende der Dialyse.
Säuglinge, Kinder (bis 50 kg KG): TD 50-100(-200) mg/kg in 3-4 ED.
Neugeborene: 0 - 1 Woche: TD 50 - 100 mg/kg KG i.v. in 2 ED. 2 - 4 Wochen: TD 75 - 150 mg/kg KG i.v. in 3 ED.
Bei schweren Nierenschäden Erhaltungsdosis reduzieren.
Präoperative Prophylaxe: 1 - 2 g i.v. möglichst kurz vor der Operation.
GA: Kreuzallergie mit Penicillinen.
In Verdünnung mit Lidocain kontraindiziert: I.v. Gabe, Kleinkinder unter 30 Monaten, Überempfindlichkeit gegen Lokalanästhetika vom Amid- Typ, Herzblock ohne Schrittmacher, schwere Herzinsuffizienz.
SST: Strenge Nutzen/Risiko-Abwägung in der Schwangerschaft, nicht stillen. Wirksamkeit oraler Kontrazeptiva herabgesetzt.
NW: Überempfindlichkeit (vereinzelt schwer), Blutbild, Magen/ Darm, pseudomembranöse Enterocolitis, Niere, Leber, lokale Reaktionen, Haut, Gelenksbeschwerden, Fieber, Enzephalopathien.
WW: Nicht mit bakteriostatischen Mitteln kombinieren. Probenecid (hemmt renale Cefotaxim-Ausscheidung). Potentiell nephrotoxische Arzneimittel (Aminoglykoside, stark wirksame Diuretika) verstärkt. Nicht mit Aminoglykosiden in derselben Spritze mischen. Labortests beeinflusst. Orale Kontrazeptiva (Wirkungsabschwächung).
WH: Vorsicht bei Allergien bzw. Asthmaanamnese. Bei längerer Gabe Blutbildkontrolle. Bei zu rascher i. v. bzw. zentralvenöser Applikation schwere Herzrhythmusstörungen möglich. Auf schwere Hautreaktionen bzw. Überempfindlichkeit achten. Bei schweren Durchfällen an pseudomembranöse Kolitis denken.
Bei Überdosierung: Cefotaxim ist hämodialysierbar.
PG: 10 ST * (EKO: N) [€ 124,40]

Cefotaxim AptaPharma 2 g - Pulver zur Herstellung einer Injektions-/Infusionslösung — 34B02

(Z.Nr. 1-40298) NR. P. — J01DD01
ZI: Apta Medica Internacional, Ljubljana, Slowenien
Z: 1 Durchstechflasche enthält: Cefotaxim 2 g (entspr. Cefotaxim natrium 2,096 g) (entspr. Natrium 96 mg).
Kurzinformation: siehe Cefotaxim AptaPharma 1 g - Pulver zur Herstellung einer Injektions-/Infusionslösung, → S. 274
PG: 10 ST * (EKO: N) [€ 205,20]

Cefotaxim Eberth 0,5 g - Pulver zur Herstellung einer Injektionslösung — 34B02
(Z.Nr. 1-29589) NR. P. nicht im Handel. — J01DD01

Cefotaxim Eberth 1 g - Pulver zur Herstellung einer Injektions- oder Infusionslösung — 34B02

(Z.Nr. 1-29590) NR. P. — J01DD01
ZI: Dr. Eberth Friedrich Arzneimittel, Ursensollen, Deutschland
Z: 1 Durchstechflasche enthält: Cefotaxim 1 g (entspr. Cefotaxim natrium 1,048 g) (entspr. Natrium 48 mg).
EW: Cephalosporin-Antibiotikum, bakterizid.
AG: Schwere Infektionen durch empfindliche Erreger: Atemwege (Pneumonie), Niere und obere Harnwege, Haut und Weichteile, Gonorrhoe, intraabdominal (Peritonitits), akute Meningitis, septische Infektionen (ausgehend aus Lunge, Harnwege oder Darm).
AA: Langsame i.v. Injektion oder Infusion. In Ausnahmefällen i.m. Injektion.
DO: Erwachsene und Jugendliche: TD 2-6 g in 2 ED alle 12 Std.; MTD bis 12 g in 3-4 ED.
Gonorrhoe: Einmalig 0,5 g Cefotaxim i.m.
Kinder (ab 28 Tagen bis 11 Jahren) unter 50 kg KG: TD 50-100 mg/kg KG in 2-4 ED, MTD 200 mg/kg KG. Kinder > 50 kg KG Erwachsenendosis.
Neugeborene: TD 50-150 mg/kg KG in 2-3 ED.
Frühgeborene: MTD 50 mg/kg KG in 2-4 ED.
Bei schweren Nierenschäden Erhaltungsdosis reduzieren.
Dialysepatienten: 0,5 - 2 g i.v. am Ende jeder Dialyse, danach Gabe alle 24 Std.
Kombinationstherapie mit Aminoglykosiden möglich.
GA: Schwere Überempfindlichkeit auf Cephalosporine oder Kreuzallergie mit anderen Beta-Laktame.
Nur bei lidocainhältige Arzneiformen: Herzblock ohne Schrittmacher, schwere Herzinsuffizienz, i.v. Gabe, Kinder < 30 Monate.
SST: Zwingende Indikationsstellung in der Schwangerschaft, nicht stillen.
NW: Überempfindlichkeit (vereinzelt schwer), Blutbild, Magen/ Darm, pseudomembranöse Enterocolitis, Niere, Leber, lokale Reaktionen, Haut, Gelenksbeschwerden, Fieber, Enzephalopathien.
WW: Nicht mit bakteriostatischen Mitteln kombinieren. Probenecid (hemmt renale Cefotaxim-Ausscheidung). Potentiell nephrotoxische Arzneimittel (Aminoglykoside, stark wirksame Diuretika) verstärkt. Nicht mit Aminoglykosiden in derselben Spritze mischen. Labortests beeinflusst.
WH: Vorsicht bei Allergien bzw. Asthmaanamnese. Bei längerer Gabe Blutbildkontrolle. Bei zu rascher i. v. bzw. zentralvenöser Applikation schwere Herzrhythmusstörungen möglich. Auf schwere Hautreaktionen bzw. Überempfindlichkeit achten. Bei schweren Durchfällen an pseudomembranöse Kolitis denken.
Bei Überdosierung: Cefotaxim ist hämodialysierbar.
PG: 10 ST * (EKO: N) [€ 137,75]

Cefotaxim Eberth 2 g - Pulver zur Herstellung einer Injektions- oder Infusionslösung — 34B02

(Z.Nr. 1-29591) NR. P. — J01DD01
ZI: Dr. Eberth Friedrich Arzneimittel, Ursensollen, Deutschland
Z: 1 Durchstechflasche enthält: Cefotaxim 2 g (entspr. Cefotaxim natrium 2,096 g) (entspr. Natrium 96 mg).
Kurzinformation: siehe Cefotaxim Eberth 1 g - Pulver zur Herstellung einer Injektions- oder Infusionslösung, → S. 275
PG: 10 ST * (EKO: N) [€ 247,65]

Cefotaxim-MIP 1 g - Pulver zur Herstellung einer Injektions- oder Infusionslösung — 34B02

(Z.Nr. 1-31395) NR. P. — J01DD01
ZI: MIP Pharma Austria, Innsbruck
Z: 1 Durchstechflasche enthält: Cefotaxim 1 g (entspr. Cefotaxim natrium 1,048 g) (entspr. Natrium 48 mg).
EW: Cephalosporin-Antibiotikum; bakterizid.
AG: Infektionen durch empfindliche Erreger: Atemwege (Pneumonie), Haut und Weichteile, Knochen und Gelenke, komplizierte Harnwegsinfektionen einschließlich Pyelonephritis, Geschlechtsorgane (einschließlich Gonorrhö), intraabdominal (Peritonitis), Endokarditis, bakterielle Meningitis, perioperative Prophylaxe, Bakteriämie in Zusammenhang mit o.g. Infektionen.
AA: Langsame i.v. Injektion oder Infusion, i.m..
DO: Personen über 12 Jahre: ED 1-3 g Cefotaxim alle 12 Std. MTD bis 12 g.
Perioperative Prophylaxe: 1-2 g 30-60 min. vor Operationsbeginn.
Gonorrhoe: Einmalig 0,5-1 g i.m.
Kinder unter 12 Jahren (< 50 kg KG): TD 50-100(-200) mg/kg in 2-4 ED.
Kinder > 50 kg KG Erwachsenendosis.
Frühgeborene: MTD 50 mg/kg KG.
Bei schweren Nierenschäden Erhaltungsdosis reduzieren.
Dialysepatienten: 0,5 - 2 g i.v. am Ende jeder Dialyse, danach Gabe alle 24 Std.
Kombinationstherapie mit Aminoglykosiden möglich.
GA: Schwere Überempfindlichkeit auf Cephalosporine oder Kreuzallergie mit anderen Beta-Laktame.
Nur bei Arzneiformen mit Lidocain-Beimischung: i.v. Gabe, Kinder im 1. Lebensjahr.
SST: Strenge Nutzen/Risiko-Abwägung in der Schwangerschaft, nicht stillen.
NW: Überempfindlichkeit (vereinzelt schwer), Blutbild, Magen/ Darm, pseudomembranöse Enterocolitis, Niere, Leber, lokale Reaktionen, Haut, Gelenksbeschwerden, Fieber, Enzephalopathien.
WW: Nicht mit bakteriostatischen Mitteln kombinieren. Probenecid (hemmt renale Cefotaxim-Ausscheidung). Potentiell nephrotoxische Arzneimittel (Aminoglykoside, stark wirksame Diuretika) verstärkt. Nicht mit Aminoglykosiden in derselben Spritze mischen. Labortests beeinflusst.
WH: Vorsicht bei Allergien bzw. Asthmaanamnese. Bei längerer Gabe Blutbildkontrolle. Bei zu rascher i. v. bzw. zentralvenöser Applikation schwere Herzrhythmusstörungen möglich. Auf schwere Hautreaktionen bzw. Überempfindlichkeit achten. Bei schweren Durchfällen an pseudomembranöse Kolitis denken.
Bei Überdosierung: Cefotaxim ist hämodialysierbar.
PG: 10 ST * (EKO: N) [€ 127,75]

Cefotaxim-MIP 2 g - Pulver zur Herstellung einer Injektions- oder Infusionslösung — 34B02

(Z.Nr. 1-31396) NR. P. — J01DD01
ZI: MIP Pharma Austria, Innsbruck
Z: 1 Durchstechflasche enthält: Cefotaxim 2 g (entspr. Cefotaxim natrium 2,096 g) (entspr. Natrium 96 mg).
EW: Cephalosporin-Antibiotikum; bakterizid.
AG: Infektionen durch empfindliche Erreger: Atemwege (Pneumonie), Haut und Weichteile, Knochen und Gelenke, komplizierte Harnwegsinfektionen einschließlich Pyelonephritis, Geschlechtsorgane (einschließlich Gonorrhö), intraabdominal (Peritonitis), Endokarditis, bakterielle Meningitis, perioperative Prophylaxe, Bakteriämie in Zusammenhang mit o.g. Infektionen.
AA: Langsame i.v. Injektion oder Infusion.
DO: Personen über 12 Jahre: ED 1-3 g Cefotaxim alle 12 Std. MTD

bis 12 g.
Perioperative Prophylaxe: 1-2 g 30-60 min. vor Operationsbeginn.
Gonorrhoe: Einmalig 0,5-1 g i.m.
Kinder unter 12 Jahren (< 50 kg KG): TD 50-100(-200) mg/kg in 2-4 ED.
Kinder > 50 kg KG Erwachsenendosis.
Frühgeborene: MTD 50 mg/kg KG.
Bei schweren Nierenschäden Erhaltungsdosis reduzieren.
Dialysepatienten: 0,5 - 2 g i.v. am Ende jeder Dialyse, danach Gabe alle 24 Std.
Kombinationstherapie mit Aminoglykosiden möglich.
GA: Schwere Überempfindlichkeit auf Cephalosporine oder Kreuzallergie mit anderen Beta-Laktame.
Nur bei Arzneiformen mit Lidocain-Beimischung: i.v. Gabe, Kinder im 1. Lebensjahr.
SST: Strenge Nutzen/Risiko-Abwägung in der Schwangerschaft, nicht stillen.
NW: Überempfindlichkeit (vereinzelt schwer), Blutbild, Magen/Darm, pseudomembranöse Enterocolitis, Niere, Leber, lokale Reaktionen, Haut, Gelenksbeschwerden, Fieber, Enzephalopathien.
WW: Nicht mit bakteriostatischen Mitteln kombinieren. Probenecid (hemmt renale Cefotaxim-Ausscheidung). Potentiell nephrotoxische Arzneimittel (Aminoglykoside, stark wirksame Diuretika) verstärkt. Nicht mit Aminoglykosiden in derselben Spritze mischen. Labortests beeinflusst.
WH: Vorsicht bei Allergien bzw. Asthmaanamnese. Bei längerer Gabe Blutbildkontrolle. Bei zu rascher i. v. bzw. zentralvenöser Applikation schwere Herzrhythmusstörungen möglich. Auf schwere Hautreaktionen bzw. Überempfindlichkeit achten. Bei schweren Durchfällen an pseudomembranöse Kolitis denken. Bei Überdosierung: Cefotaxim ist hämodialysierbar.
PG: 10 ST * (EKO: N) [€ 205,20]

Cefotaxim Sandoz 0,5 g - Pulver zur Herstellung einer Injektionslösung 34B02
(Z.Nr. 1-24763) NR. P. nicht im Handel. J01DD01

Cefotaxim Sandoz 1 g - Pulver zur Herstellung einer Injektions-/ Infusionslösung 34B02
(Z.Nr. 1-24764) NR. P. nicht im Handel. J01DD01

Cefotaxim Sandoz 2 g - Pulver zur Herstellung einer Injektions-/ Infusionslösung 34B02
(Z.Nr. 1-24765) NR. P. nicht im Handel. J01DD01

Cefotrix 0,5 g - Pulver zur Herstellung einer Injektionslösung 34B02
(Z.Nr. 1-25123) NR. P. nicht im Handel. J01DD04

Cefotrix 1,0 g - Pulver zur Herstellung einer Injektionslösung 34B02
(Z.Nr. 1-25126) NR. P. nicht im Handel. J01DD04

Cefotrix 2,0 g - Pulver zur Herstellung einer Infusionslösung 34B02

(Z.Nr. 1-25127) NR. P. J01DD04
ZI: Dr. Eberth Friedrich Arzneimittel, Ursensollen, Deutschland
Z: 1 Durchstechflasche enthält: Ceftriaxon 2 g (entspr. Ceftriaxon dinatrium hydrat).
EW: Cephalosporin der 3. Generation, bakterizid.
AG: Schwere Infektionen durch empfindlichke Erreger: Atemwege (einschließlich HNO), Nieren und Harnwege, Haut und Weichteile (einschließlich Wundinfektionen), Genitalien (Gonorrhoe), Bauchhöhle, Knochen und Gelenke, Sepsis, Meningitis, Lyme-Borreliose (Stadium II und III) , perioperative Infektionsprophylaxe.
AA: I.v. Infusion (über mindestens 30 min, bei Neugeborenen über 60 min) oder als langsame intravenöse Injektion über mind. 2-4 min. Keine Calcium-hältigen Lösungsmittel verwenden.
DO: Personen ab 12 Jahren (mind. 50 kg KG): Normaldosis: TD 1-2 g. Bei schweren Infektionen bis MTD 4 g.
Perioperative Prophylaxe: 2 g einmalig 30-90 min vor dem Eingriff.
Gonorrhoe: Einmalig 250 mg i.m.
Borreliose: TD 2 g für mind. 14 Tage.
Neugeborene (0-14 Tage; kontraindiziert bei Frühgeborenen): TD 20-50 mg/kg KG i.v.; MD 50 mg/kg KG.
Säuglinge (ab 15 Tagen), Kinder: TD 20-80 mg/kg KG i.v.
GA: Betalaktam-Überempfindlichkeit, Frühgeborene bis postmenstruellem Alter von 41 Wochen, Neugeborene mit Hyperbilirubinämie, Gelbsucht, Hypoalbuminämie oder Azidose (Störungen der Bilirubinbindung), Calcium-haltige intravenöse Lösungen (Ceftriaxon-Calcium Ausfällung).
SST: Nutzen/Risiko-Abwägung in der Schwangerschaft, in Kombination mit Lidocain kontraindiziert. Nicht stillen.
NW: Blutbild, Magen/Darm, Anaphylaxie, Haut (auch schwere Reaktionen), immunvermittelte hämolytische Anämie, Kopfschmerz, Benommenheit, Gallenblase (Präzipitate, Cholesthase), Pankreatitis, Leberenzymanstiege, Niere (Nephrolithiasis), pseudomembranöse Colitis, lokale Reaktionen, Labor, Ceftriaxon-Calcium-Salz-Ausfällung (bei Neugeborenen), Jarisch-Herxheimer-Reaktion bei Spirochäteninfektionen.
WW: Gegenanzeige: **gleichzeitige i.v.-Gabe** mit Calcium-hältigen Lösungen (Calcium-Ceftriaxon-Ausfällungen bei Früh- und Neugeborenen!) Vorsicht: Vit-K-Antagonisten (INR-Überwachung), Aminoglykoside (Nephrotoxizität). Beeinflussung serologischer Tests bzw. Harnzuckertests.
WH: Auf schwere Überempfindlichkeit achten. Bei Langzeitgabe Blutbild kontrollieren. Präzipitate in der Gallenblase konservativ behandeln. Bei schweren Durchfällen an Antibiotika-assoziierte Diarrhoe denken. Verkehrshinweis.
PG: 5 ST * (EKO: N) [€ 162,25]

🐾 *Cefovet L300 mg - Suspension zur intramammären Anwendung für Rinder* 801AC
(Z.Nr. 8-00292) NR. P. VNW. nicht im Handel. QJ51DB04

🐾 *Cefovet TS250 mg - Suspension zur intramammären Anwendung für Rinder* 801AC
(Z.Nr. 8-00293) NR. P. VNW. nicht im Handel. QJ51DB04

🐾 Cefquinor DC 150 mg - Salbe zur intramammären Anwendung bei Rindern (trockenstehende Milchkühe) 801AC

(Z.Nr. 8-35810) NR. P. VNW. QJ51DE90
ZI: Norbrook Laboratories (Ireland), Monaghan, Irland
Z: 1 vorgefüllter Injektor zu 3 g enthält: Cefquinom 150 mg (entspr. Cefquinom sulfat), Siliciumdioxid, kolloidal, hydrophob, Paraffin, flüssiges.
EW: Cephalosporin-Antibiotikum.
AG: Zur Behandlung von subklinischen Mastitiden zum Zeitpunkt des Trockenstellens und zur Verhinderung bakterieller Neuinfektionen des Euters, hervorgerufen durch Staphylococcus aureus, Streptococcus uberis, Streptococcus dysgalactiae, Streptococcus agalactiae, koagulase-negative Staphylokokken.
AA: Intramammär (Injektor nur einmal verwenden).
DO: Inhalt eines Injektors in jedes betroffene Viertel instillieren.
GA: Klinische Mastitis.
SST: Anwendung während der Trächtigkeit möglich; nicht während der Laktation anwenden.
NW: Sehr selten Anaphylaxie.
WW: Bakteriostatische Arzneimittel (keine Untersuchungen).
VNW: Essbare Gewebe 2 Tage, Milch: 1 Tag nach dem Abkalben bei Trockenstehzeit von mehr als 5 Wochen; 36 Tage nach der Behandlung bei Trockenstehzeit von weniger als 5 Wochen.
PG: 24 ST VNW [€ 127,75]

🐾 Cefquinor LC, 75 mg - Salbe zur intramammären Anwendung bei laktierenden Kühen 801AC

(Z.Nr. 8-35754) NR. P. VNW. QJ51DE90
ZI: Norbrook Laboratories (Ireland), Monaghan, Irland
Z: 1 vorgefüllter Injektor zu 8 g enthält: Cefquinom 75 mg (entspr. Cefquinom sulfat), Vaselin, weisses, Paraffin, dickflüssiges.
EW: Cephalosporin-Antibiotikum.
AG: Zur Behandlung von klinischen Mastitiden bei laktierenden Milchkühen, hervorgerufen durch Staphylococcus aureus, Streptococcus uberis, Streptococcus dysgalactiae, Escherichia coli.
AA: Intramammär (Injektor nur einmal verwenden).
DO: Inhalt eines Injektors alle 12 Std. an 3 aufeinander folgenden Melkzeiten in die Zitze des infizierten Viertels instillieren.
SST: Zur Anwendung während der Laktation vorgesehen.
NW: Sehr selten Anaphylaxie.
VNW: Essbare Gewebe 4 Tage, Milch 5 Tage.
PG: 24 ST VNW [€ 110,95]

Ceftazidim AptaPharma 1 g - Pulver zur Herstellung einer Injektions-/ Infusionslösung 34B02

(Z.Nr. 1-39403) NR. P. J01DD02
ZI: Apta Medica Internacional, Ljubljana, Slowenien
Z: 1 Durchstechflasche enthält: Ceftazidim 1 g (entspr. Ceftazidim pentahydrat), Natriumcarbonat 121 mg (entspr. Natriumcarbonat, wasserfrei) (entspr. Natrium 52,44 mg) (entspr. → 2,28 mmol).
EW: Cephalosporin-Antibiotikum.
AG: Infektionen durch empfindliche Erreger: Untere Atemwege (einschl. zystische Fibrose), Meningitis, Otitis, Harnwege (einschl. Prophylaxe bei Prostataresektion), Haut und Weichteile, intraabdominal, Knochen und Gelenke, Peritonitis mit Dialyse bei CAPD, Bakteriämie, Neutropenie mit Fieber.
AA: I.v. Injektion oder Infusion, i.m. Injektion.
DO: Erwachsene und Personen ab 40 kg KG: TD 3-6 g in 2-3 ED.

Bei zystischer Fibrose MTD 9 g in 3 ED.
Kinder bis 40 kg KG: TD 100-150 mg/kg KG in 3 ED.
MTD 6 g.
Neugeborene, Kinder <2 Monate: TD 25-60 mg/kg KG in 2 ED.
Dosisreduktion bei Nierenschäden.
GA: Schwere Cephalosporin- oder Penicillinallergie.
SST: In der Schwangerschaft Nutzen/Risiko-Abwägung. In der Stillzeit Anwendung möglich.
NW: Candidiasis, Blutbild, ZNS, Magen/Darm, Haut, Leber, Niere, Überempfindlichkeit, lokale Reaktionen (Phlebitis).
WW: Vorsicht: Nephrotoxische Arzneimittel. Beeinflussung von Labortests (z. B. Coombs- Test positiv).
WH: Antibiotika-assoziierte Colitis möglich. Kontrollen: Blutbild, Niere, Leber. Verkehrshinweis.
PG: 10 ST * (EKO: N) [€ 153,80]

Ceftazidim Astro 500 mg - Pulver zur Herstellung einer Injektionslösung 34B02
(Z.Nr. 1-18436-P1) NR. P. Parallelimport. J01DD02
nicht im Handel.

Ceftazidim Astro 1 g - Pulver zur Herstellung einer Injektions-/Infusionslösung 34B02
(Z.Nr. 1-18437-P1) NR. P. Parallelimport. J01DD02
V: Astro-Pharma, Wien
Z: 1 Durchstechflasche enthält: Ceftazidim 1 g (entspr. Ceftazidim pentahydrat), Natriumcarbonat.
PG: 10 ST * (EKO: N) [€ 177,10]

Ceftazidim Astro 2 g - Pulver zur Herstellung einer Injektions-/Infusionslösung 34B02
(Z.Nr. 1-18435-P1) NR. P. Parallelimport. J01DD02
V: Astro-Pharma, Wien
Z: 1 Durchstechflasche enthält: Ceftazidim 2 g (entspr. Ceftazidim pentahydrat), Natriumcarbonat.
PG: 10 ST * (EKO: N) [€ 295,35]

Ceftazidim Hikma 500 mg - Pulver zur Herstellung einer Injektionslösung 34B02
(Z.Nr. 1-35865) NR. P. nicht im Handel. J01DD02

Ceftazidim Hikma 1 g - Pulver zur Herstellung einer Injektions- oder Infusionslösung 34B02
(Z.Nr. 1-35863) NR. P. nicht im Handel. J01DD02

Ceftazidim Hikma 2 g - Pulver zur Herstellung einer Injektions- oder Infusionslösung 34B02
(Z.Nr. 1-35864) NR. P. nicht im Handel. J01DD02

Ceftazidim Kabi 0,5 g - Pulver zur Herstellung einer Injektionslösung 34B02
(Z.Nr. 1-28373) NR. P. nicht im Handel. J01DD02

Ceftazidim Kabi 1 g - Pulver zur Herstellung einer Injektionslösung 34B02
(Z.Nr. 1-28374) NR. P. J01DD02
ZI: Fresenius Kabi Austria, Graz
Z: 1 Durchstechflasche enthält: Ceftazidim 1 g (entspr. Ceftazidim-5-Wasser), Natriumcarbonat, wasserfrei (entspr. Natrium 52 mg) (entspr. → 2,3 mmol).
EW: Cephalosporin-Antibiotikum (3. Generation); bakterizid.
AG: Infektionen durch empfindliche (aerobe Gram-negative) Erreger: Atemwege (Nosokomiale Pneumonien, Infektionen bei zystischer Fibrose), Meningitis, HNO (chronische Otitis media, maligne Otits externa), komplizierte abdominale Infektionen, komplizierte Infektionen der Harnwege, der Haut und Weichteile, Knochen und Gelenke, Peritonitis mit Dialyse bei CAPD, Bakteriämie, Neutropenie mit Fieber, perioperative Prophylaxe bei transurethraler Prostataresektion (TURP).
AA: I.v. Injektion oder Infusion nach Rekonstitution; ev. tief i.m.
DO: Erwachsene und Kinder ab 40 kg KG: TD 3-6 g in 2-3 ED.
Zystische Fibrose MTD 9 g in 3 ED.
Dauerinfusion: initial 2 g, dann 4-6 g alle 24 h
-Kinder > 2 Monate (< 40 kg KG): TD 100 - 150 mg/kg KG in 3 ED. MTD 6 g.
Dauerinfusion: initial 60 - 100 mg/kg KG, dann 100 - 200 mg/kg KG/Tag.
-Neugeborene, Säuglinge < 2 Monate: TD 25 - 60 mg/kg KG in 2 ED.
Dosisreduktion bei Nierenschäden.
GA: Überempfindlichkeit gegen Betalaktam-Antibiotika.
SST: Nutzen/Risiko-Abwägung in der Schwangerschaft. In der Stillzeit Anwendung möglich.
NW: Candidiasis, Blutbild (Eosinophilie, Thrombozytose), ZNS, Magen/Darm (Diarrhoe), Hautauschlag (DRESS), Allergie (Anaphylaxie), Leber (Enzymanstiege), Niere, lokale Reaktionen.
WW: Nephrotoxische Arzneimittel. Laborparameter (Harnzuckertests, Coombs-Test).
WH: Auf allergische Reaktionen achten. Bei schweren Durchfällen an Antibiotika-assoziierte Kolitis denken. Vorsicht bei Nierenschäden, bei Langzeitgabe Superinfektionen möglich. Verkehrshinweis.
PG: 10 ST * (EKO: N) [€ 174,90]

Ceftazidim Kabi 2 g - Pulver zur Herstellung einer Injektions-/Infusionslösung 34B02
(Z.Nr. 1-28375) NR. P. J01DD02
ZI: Fresenius Kabi Austria, Graz
Z: 1 Durchstechflasche enthält: Ceftazidim 2 g (entspr. Ceftazidim-5-Wasser), Natriumcarbonat, wasserfrei (entspr. Natrium 104 mg) (entspr. → 4,6 mmol).
Kurzinformation: siehe Ceftazidim Kabi 1 g - Pulver zur Herstellung einer Injektionslösung, → S. 277
PG: 10 ST * (EKO: N) [€ 292,35]

Ceftazidim-MIP 1 g - Pulver zur Herstellung einer Injektions-/Infusionslösung 34B02
(Z.Nr. 1-36166) NR. P. J01DD02
ZI: MIP-Pharma, Blieskastel, Deutschland
Z: 1 Durchstechflasche enthält: Ceftazidim 1 g (entspr. Ceftazidim pentahydrat), Natriumcarbonat, wasserfrei 52 mg.
Kurzinformation: siehe Ceftazidim Kabi 1 g - Pulver zur Herstellung einer Injektionslösung, → S. 277
PG: 10 ST * (EKO: N) [€ 153,80]

Ceftazidim-MIP 2 g - Pulver zur Herstellung einer Injektions-/Infusionslösung 34B02
(Z.Nr. 1-36167) NR. P. J01DD02
ZI: MIP-Pharma, Blieskastel, Deutschland
Z: 1 Durchstechflasche enthält: Ceftazidim 2 g (entspr. Ceftazidim pentahydrat), Natriumcarbonat, wasserfrei 104 mg.
Kurzinformation: siehe Ceftazidim Kabi 1 g - Pulver zur Herstellung einer Injektionslösung, → S. 277
PG: 10 ST * (EKO: N) [€ 280,65]

Ceftazidim Sandoz 250 mg - Pulver zur Herstellung einer Injektionslösung 34B02
(Z.Nr. 1-25962) NR. P. nicht im Handel. J01DD02

Ceftazidim Sandoz 500 mg - Pulver zur Herstellung einer Injektionslösung 34B02
(Z.Nr. 1-25963) NR. P. nicht im Handel. J01DD02

Ceftazidim Sandoz 1 g - Pulver zur Herstellung einer Injektions-/ Infusionslösung 34B02
(Z.Nr. 1-25964) NR. P. nicht im Handel. J01DD02

Ceftazidim Sandoz 2 g - Pulver zur Herstellung einer Injektions-/ Infusionslösung 34B02
(Z.Nr. 1-25965) NR. P. nicht im Handel. J01DD02

🐾 Ceftiocyl 50 mg/ml - Injektionssuspension für Rinder und Schweine 801AC
(Z.Nr. 8-00879) NR. P. VNW. QJ01DD90
ZI: Vetoquinol Österreich, Wien
Z: 1 ml enthält: Ceftiofur 50 mg (entspr. Ceftiofur hydrochlorid), Phospholipide hydriert, aus Sojabohnen, Sorbitan oleat, Baumwollsamenöl.
EW: Cephalosporin-Antibiotikum.
AG: Atemweginfektionen bei Rind und Schwein, Panaritium und akute postpartale Metritis bei Rindern.
AA: I.m. (Schwein) oder s.c. (Rind).
DO: Schwein: 3 mg Ceftiofur /kg KG über 3 Tage.
Rind: 1 mg Ceftiofur / kg KG über 3 - 5 Tage.
SST: Nutzen/Risiko-Abwägung.
NW: Allergien, lokale Reaktionen.
WW: Erythromycine, Tetrazykline antagonistisch, Aminoglykoside potenzierend.
WH: Nicht bei Geflügel anwenden.
VNW: Essbare Gewebe: Schwein 6 Tage, Rind 8 Tage. Milch 0 Tage.
PG: 100 ML VNW [€ 113,15]

🐾 *Ceftiocyl Flow 50 mg/ml - Injektionssuspension für Schweine und Rinder* 801AC
(Z.Nr. 8-37993) NR. P. VNW. nicht im Handel. QJ01DD90

🐾 Ceftiomax 50 mg/ml - Injektionssuspension für Schweine und Rinder 801AC
(Z.Nr. 8-00859) NR. P. VNW. QJ01DD90

C

ZI: Laboratorios Calier, Les Franqueses del Vallès, Spanien
Z: 1 ml enthält: Ceftiofur 50 mg (entspr. Ceftiofur hydrochlorid), Phospholipide hydriert, aus Sojabohnen, Sorbitan oleat, Baumwollsamenöl.
EW: Cephalosporin-Antibiotikum.
AG: Bakterielle Atemwegserkrankungen bei Schweinen und Rindern, akute postpartale Metritis, Panaritium bei Rindern.
AA: Schwein i.m., Rind s.c.
DO: **Atemwegserkrankungen:**
Schwein: 3 mg/kg KG an 3 Tagen.
Rind: 1 mg/kg KG an 3-5 Tagen (Metritis: An 5 Tagen).
Panaritium:
Rind: 1 mg/kg KG an 3 Tagen.
GA: Nicht bei Geflügel anwenden.
SST: Nutzen/Risiko-Bewertung.
NW: Lokale Verfärbungen an der Injektionsstelle.
WW: Bakteriostatische Antibiotika antagonistisch.
WH: Nur bei Nichtansprechen auf andere Antibiotika anwenden (Resistenz- gefahr!). Penicillin- und Cephalosporin-überempfindliche Personen sollten Umgang mit dem Präparat meiden.
VNW: Rind: Essbare Gewebe 8 Tage, Milch 0 Tage.
Schwein: Essbare Gewebe 5 Tage.
PG: 100 ML VNW [€ 92,25]

🐾 *Ceftiosan 50 mg/ml - Injektionssuspension für Schweine und Rinder* 801AC
(Z.Nr. 8-00946) NR. P. VNW. nicht im Handel. QJ01DD90

Ceftriaxon Bradex 1 g - Pulver zur Herstellung einer Injektions-/Infusionslösung 34B02
(Z.Nr. 1-37105) NR. P. nicht im Handel. J01DD04

Ceftriaxon Eberth 1 g - Pulver zur Herstellung einer Injektionslösung 34B02
(Z.Nr. 1-35312) NR. P. nicht im Handel. J01DD04

Ceftriaxon Eberth 2 g - Pulver zur Herstellung einer Infusionslösung 34B02
(Z.Nr. 1-35313) NR. P. nicht im Handel. J01DD04

Ceftriaxon Eberth 2 g - Pulver und Lösungsmittel zur Herstellung einer Infusionslösung 34B02
(Z.Nr. 1-35314) NR. P. nicht im Handel. J01DD04

Ceftriaxon Kabi 1 g - Pulver zur Herstellung einer Injektions-/Infusionslösung 34B02

(Z.Nr. 1-27378) NR. P. J01DD04
ZI: Fresenius Kabi Austria, Graz
Z: 1 Durchstechflasche enthält: Ceftriaxon 1 g (entspr. Ceftriaxon dinatrium) (entspr. Natrium 83 mg) (entspr. → 3,6 mmol).
EW: Cephalosporin der 3. Generation, bakterizid.
AG: Schwere Infektionen durch empfindliche Erreger: Bakterielle Meningitis, Pneumonie, akute Otitis media, Infektionen im Bauchraum, komplizierte Harnwegsinfektionen (einschließlich Pyelonephritis), Knochen und Gelenke, komplizierte Infektionen der Haut und der Weichteile, Gonorrhoe, Syphilis, bakterielle Endokarditis. Exazerbationen einer chronisch obstruktiven Lungenerkrankung, Lyme-Borreliose (Früh- und Spätstadium II + III), präoperativen Infektionsprophylaxe, febrile Neutropenie, Bakteriämie.
AA: I.v. Infusion (über mindestens 30 min, bei Neugeborenen über 60 min) oder als langsame intravenöse Injektion über 5 min; Dosen über 2 g (ab 50 mg/kg KG bei Kindern) nur als i.v.-Infusion. Keine Calcium-hältigen Lösungsmittel verwenden.
Eventuell tief i.m. (bis max. 1 g pro Injektionsstelle).
DO: **Personen ab 12 Jahren (mind. 50 kg KG):** Normaldosis: TD 1-2 g.
Febrile Neutropenie, Meningitis, Endokarditis: TD 2-4 g.
Otitis media: TD 1-2 g i.m.
Perioperative Prophylaxe: 2 g einmalig 30-90 min vor dem Eingriff.
Gonorrhoe: Einmalig 500 mg i.m.
Syphilis: TD 500 mg-1 g, bei Neurosyphilis TD 2 g für 10-14 Tage.
Borreliose: TD 2 g für 14-21 Tage.
Neugeborene (0-14 Tage; kontraindiziert bei Frühgeborenen): TD 20-50 mg/kg KG i.v.; MD 50 mg/kg KG.
Säuglinge (ab 15 Tagen), Kinder: TD 50-100 mg/kg KG i.v.; MTD 4 g.
Otitis media: TD 50 mg/kg KG i.m.
GA: Betalaktam-Überempfindlichkeit, Frühgeborene bis postmenstruellem Alter von 41 Wochen, Neugeborene mit Hyperbilirubinämie, Gelbsucht, Hypoalbuminämie oder Azidose (Störungen der Bilirubinbindung), Calcium-haltige intravenöse Lösungen (Ceftriaxon-Calcium Ausfällung).
I.v.- Gabe von Lidocain-hältigen Ceftriaxon-Lösungen.
SST: Nutzen/Risiko-Abwägung in der Schwangerschaft. Nicht stillen.
NW: Blutbild, Magen/Darm, Anaphylaxie, Haut (auch schwere Reaktionen), immunvermittelte hämolytische Anämie, Kopfschmerz, Benommenheit, Gallenblase (Präzipitate, Cholesthase), Pankreatitis, Leberenzymanstiege, Niere (Nephrolithiasis), pseudomembranöse Colitis, lokale Reaktionen, Labor, Ceftriaxon-Calcium-Salz-Ausfällung (bei Neugeborenen), Jarisch-Herxheimer-Reaktion bei Spirochäteninfektionen.
WW: Gegenanzeige: **gleichzeitige i.v.-Gabe** mit Calcium-hältigen Lösungen (Calcium-Ceftriaxon-Ausfällungen bei Früh- und Neugeborenen!) Vorsicht: Vit-K-Antagonisten (INR-Überwachung), Aminoglykoside (Nephrotoxizität). Beeinflussung serologischer Tests bzw. Harnzuckertests.
WH: Auf schwere Überempfindlichkeit achten. Bei Langzeitgabe Blutbild kontrollieren. Präzipitate in der Gallenblase konservativ behandeln. Bei schweren Durchfällen an Antibiotika-assoziierte Diarrhoe denken. Bei i.m.-Gabe Lidocain als Lösungmittel verwenden. Verkehrshinweis.
PG: 10 ST * (EKO: N) [€ 225,50]

Ceftriaxon Kabi 2 g - Pulver zur Herstellung einer Infusionslösung 34B02

(Z.Nr. 1-27379) NR. P. J01DD04
ZI: Fresenius Kabi Austria, Graz
Z: 1 Durchstechflasche enthält: Ceftriaxon 2 g (entspr. Ceftriaxon dinatrium) (entspr. Natrium 166 mg) (entspr. → 7,2 mmol).
Kurzinformation: siehe Ceftriaxon Kabi 1 g - Pulver zur Herstellung einer Injektions-/Infusionslösung, → S. 278
PG: 10 ST * (EKO: N) [€ 407,50]

Ceftriaxon-MIP 1 g - Pulver zur Herstellung einer Injektions- oder Infusionslösung 34B02

(Z.Nr. 1-31402) NR. P. J01DD04
ZI: MIP Pharma Austria, Innsbruck
Z: 1 Durchstechflasche enthält: Ceftriaxon 1 g (entspr. Ceftriaxon dinatrium-3,5-Wasser) (entspr. Natrium 3,6 mmol).
Kurzinformation: siehe Ceftriaxon Kabi 1 g - Pulver zur Herstellung einer Injektions-/Infusionslösung, → S. 278
PG: 10 ST * (EKO: N) [€ 231,70]

Ceftriaxon-MIP 2 g - Pulver zur Herstellung einer Injektions- oder Infusionslösung 34B02

(Z.Nr. 1-31404) NR. P. J01DD04
ZI: MIP Pharma Austria, Innsbruck
Z: 1 Durchstechflasche enthält: Ceftriaxon 2 g (entspr. Ceftriaxon dinatrium-3,5-Wasser) (entspr. Natrium 7,2 mmol).
Kurzinformation: siehe Ceftriaxon Kabi 1 g - Pulver zur Herstellung einer Injektions-/Infusionslösung, → S. 278
PG: 10 ST * (EKO: N) [€ 412,10]

Ceftriaxon Sandoz 250 mg - Pulver zur Herstellung einer Injektionslösung 34B02
(Z.Nr. 1-25205) NR. P. nicht im Handel. J01DD04

Cefuroxim 1A Pharma 250 mg - Filmtabletten 34B01

(Z.Nr. 1-26618) NR. P. J01DC02
ZI: 1A Pharma, Wien
Z: 1 Filmtablette enthält: Cefuroxim 250 mg (entspr. Cefuroxim axetil 300,72 mg), Natriumdodecylsulfat, Copovidon, Croscarmellose natrium, Magnesium stearat, Siliciumdioxid, kolloidal, wasserfrei, Mannitolgranulat, Cellulose, mikrokristalline, Crospovidon, Talkum; Mannitol, Kartoffelstärke, löslich, Titandioxid, Aspartam 0,3 mg.
EW: Cephalosporin, bakterizid.
AG: Infektionen durch empfindliche Erreger (Atemwege, HNO, Niere und Harn- wege, Haut, Weichteile), Lyme-Borreliose.
AA: Kurz nach einer Mahlzeit unzerkaut mit Flüssigkeit einnehmen. Einnahme- abstand 12 Stunden.
DO: Unkomplizierte Harnwegsinfekte 2mal tgl. 125-250 mg, andere Infektionen 2mal tgl. 250-500 mg, Kinder: 2mal tgl. 125-250 mg. Therapiedauer 5-10 Tage, bei Lyme-Borreliose 10-21 Tage. Bei schweren Nierenschäden Dosis- intervall verlängern. Keine Erfahrungen bei Kindern unter 3 Monaten.
GA: Kreuzallergie mit Pencillinen möglich.
SST: Zwingende Indikationstellung im 1. Trimenon, nicht stillen.
NW: Magen/Darm, Überempfindlichkeit (bis Anaphylaxie), Blut, Antikörper- bildung, Leber, ZNS, Superinfektionen, Serumkrankheit. Arzneimittelfieber (bei Lyme-Borreliose), bei Überdosierung Krämpfe.
WW: Antazida (Resorptionshemmung), Probenecid (nicht empfohlen), orale Kontrazeptiva, Antikoagulantien, Laborparameter.
WH: Bei schwerem Durchfällen an Antibiotika-assoziierte Colitis denken, Verkehrshinweis.
PG: 14 ST (EKO: G) [€ 8,05]

Cefuroxim 1A Pharma 500 mg - Filmtabletten 34B01

(Z.Nr. 1-26619) NR. P. J01DC02

ZI: 1A Pharma, Wien
Z: 1 Filmtablette enthält: Cefuroxim 500 mg (entspr. Cefuroxim axetil 601,44 mg), Natriumdodecylsulfat, Copovidon, Croscarmellose natrium, Magnesium stearat, Siliciumdioxid, kolloidal, wasserfrei, Mannitolgranulat, Cellulose, mikrokristalline, Crospovidon, Talkum; Mannitol, Kartoffelstärke, löslich, Titandioxid, Aspartam 0,4 mg.
Kurzinformation: siehe Cefuroxim 1A Pharma 250 mg - Filmtabletten, → S. 278
PG: 14 ST (EKO: G) [€ 13,35]

Cefuroxim AptaPharm 750 mg - Pulver zur Herstellung einer Injektions-/Infusionslösung — 34B02

(Z.Nr. 1-38684) NR. P. J01DC02
ZI: Apta Medica Internacional, Ljubljana, Slowenien
Z: 1 Durchstechflasche enthält: Cefuroxim 750 mg (entspr. Cefuroxim natrium 789 mg) (entspr. Natrium ca. 42 mg) (entspr. → ca. 1,8 mmol).
EW: Cephalosporin, bakterizid.
AG: Infektionen durch empfindliche Erreger: Atemwege, Harnwege, Weichteile, intraabdominell, prophylaktisch vor Eingriffen mit erhöhtem Infektionsrisiko.
AA: I.m. oder i.v.; nicht intrakameral.
DO: 3mal tgl. 750 mg i.m. oder i.v., bei schweren Infektionen 1,5 g i.v. 3mal tgl. oder 750 mg i.v. 4mal tgl.
Kinder: TD 60 (30-100) mg/kg KG in 3-4 ED (Säuglinge: In 2-3 ED).
Prophylaxe: 1,5 g bei der Narkoseeinleitung (+ ev. 750 mg i.m. alle 8 Std. über 16-24 Std.). Dosisreduktion bei Nierenschäden.
SST: Nutzen/Risiko-Abwägung.
NW: Überempfindlichkeit (Anaphylaxie), Magen/Darm, Blutbild, Leber, Niere, Haut, lokale Reaktionen.
WW: Probenecid verlängert Ausscheidung (nicht empfohlen); nephrotoxische Arzneimittel (Furosemid, Aminoglykoside) verstärkt; Wirksamkeit oraler Kontrazeptiva vermindert; Antikoagulantien (INR-Anstieg).
WH: Bei schweren Durchfällen an Antibiotika-assoziierte Colitis denken.
PG: 10 ST * (EKO: N) [€ 65,45]

Cefuroxim AptaPharm 1500 mg - Pulver zur Herstellung einer Injektions-/Infusionslösung — 34B02

(Z.Nr. 1-38685) NR. P. J01DC02
ZI: Apta Medica Internacional, Ljubljana, Slowenien
Z: 1 Durchstechflasche enthält: Cefuroxim 1500 mg (entspr. Cefuroxim natrium 1578 mg) (entspr. Natrium ca. 83 mg) (entspr. → ca. 3,6 mmol).
Kurzinformation: siehe Cefuroxim AptaPharm 750 mg - Pulver zur Herstellung einer Injektions-/Infusionslösung, → S. 279
PG: 10 ST * (EKO: N) [€ 120,60]

Cefuroxim Astro - Pulver zur Herstellung einer Injektions-/Infusionslösung — 34B02

(Z.Nr. 1-22175-P1) NR. P. Parallelimport. J01DC02
V: Astro-Pharma, Wien
Z: 1 Durchstechflasche enthält: Cefuroxim 750 mg (entspr. Cefuroxim natrium 788,8 mg) (entspr. Natrium 40,7 mg) (entspr. → 1,8 mmol) oder Cefuroxim 1500 mg (entspr. Cefuroxim natrium 1577,7 mg) (entspr. Natrium 81,4 mg) (entspr. → 3,6 mmol).
PG: 10 ST * (EKO: N) [€ 78,35]

Cefuroxim "Astro" - Trockenstechampulle — 34B02

(Z.Nr. 1-22175) NR. P. J01DC02
ZI: Astro-Pharma, Wien
Z: 1 Durchstechflasche enthält: Cefuroxim 250 mg (entspr. Cefuroxim natrium 262,9 mg) (entspr. Natrium 23 mg) (entspr. → 1 mmol) oder Cefuroxim 750 mg (entspr. Cefuroxim natrium 788,8 mg) (entspr. Natrium 39 mg) (entspr. → 1,7 mmol) oder Cefuroxim 1500 mg (entspr. Cefuroxim natrium 1577,7 mg) (entspr. Natrium 78 mg) (entspr. → 3,39 mmol).
Kurzinformation: siehe Cefuroxim AptaPharm 750 mg - Pulver zur Herstellung einer Injektions-/Infusionslösung, → S. 279
PG: **1,5G** 10 ST * (EKO: N) [€ 147,75], **250MG** 10 ST * (EKO: N) [€ 31,55], **750MG** 10 ST * (EKO: N) [€ 78,35 n.l.]

Cefuroxim "Astro" - 1,5 g Trockensubstanz zur Infusionsbereitung — 34B02

(Z.Nr. 1-22177) NR. P. J01DC02
ZI: Astro-Pharma, Wien
Z: 1 Durchstechflasche enthält: Cefuroxim 1500 mg (entspr. Cefuroxim natrium 1577,7 mg) (entspr. Natrium 78 mg) (entspr. → 3,39 mmol).
Kurzinformation: siehe Cefuroxim AptaPharm 750 mg - Pulver zur Herstellung einer Injektions-/Infusionslösung, → S. 279
PG: 10 ST * (EKO: N) [€ 147,75]

Cefuroxim Dr. Eberth 750 mg - Pulver zur Herstellung einer Injektions-/Infusionslösung 34B02
(Z.Nr. 1-37032) NR. P. nicht im Handel. J01DC02

Cefuroxim Dr. Eberth 1500 mg - Pulver zur Herstellung einer Injektions-/Infusionslösung 34B02
(Z.Nr. 1-37033) NR. P. nicht im Handel. J01DC02

Cefuroxim "Fresenius" 750 mg - Trockenstechampullen — 34B02

(Z.Nr. 1-25305) NR. P. J01DC02
ZI: Fresenius Kabi Austria, Graz
Z: 1 Trockenstechampulle enthält Cefuroxim 750 mg (entspr. Cefuroxim natrium 788,8 mg).
Kurzinformation: siehe Cefuroxim AptaPharm 750 mg - Pulver zur Herstellung einer Injektions-/Infusionslösung, → S. 279
PG: 10 ST * (EKO: N) [€ 68,25]

Cefuroxim "Fresenius" 1500 mg - Trockenstechampullen — 34B02

(Z.Nr. 1-25306) NR. P. J01DC02
ZI: Fresenius Kabi Austria, Graz
Z: 1 Durchstechflasche enthält: Cefuroxim 1500 mg (entspr. Cefuroxim natrium 1577,7 mg).
Kurzinformation: siehe Cefuroxim AptaPharm 750 mg - Pulver zur Herstellung einer Injektions-/Infusionslösung, → S. 279
PG: **20** 10 ST * (EKO: N) [€ 124,00], **50** 10 ST * (EKO: N) [€ 124,00]

Cefuroxim Hikma 750 mg - Pulver zur Herstellung einer Injektionslösung — 34B02

(Z.Nr. 1-30064) NR. P. J01DC02
ZI: Hikma Farmaceutica, Terrugem, Portugal
Z: 1 Durchstechflasche enthält: Cefuroxim 750 mg (entspr. Cefuroxim natrium 789 mg).
Kurzinformation: siehe Cefuroxim AptaPharm 750 mg - Pulver zur Herstellung einer Injektions-/Infusionslösung, → S. 279
PG: 10 ST * (EKO: N) [€ 80,10]

Cefuroxim Hikma 1500 mg - Pulver zur Herstellung einer Injektions- bzw. Infusionslösung — 34B02

(Z.Nr. 1-30065) NR. P. J01DC02
ZI: Hikma Farmaceutica, Terrugem, Portugal
Z: 1 Durchstechflasche enthält: Cefuroxim 1500 mg (entspr. Cefuroxim natrium 1578 mg).
Kurzinformation: siehe Cefuroxim AptaPharm 750 mg - Pulver zur Herstellung einer Injektions-/Infusionslösung, → S. 279
PG: 10 ST * (EKO: N) [€ 151,70]

Cefuroxim Krka 250 mg - Filmtabletten 34B01
(Z.Nr. 1-36294) NR. P. nicht im Handel. J01DC02

Cefuroxim Krka 500 mg - Filmtabletten 34B01
(Z.Nr. 1-36293) NR. P. nicht im Handel. J01DC02

Cefuroxim-MIP 750 mg - Pulver zur Herstellung einer Injektions- oder Infusionslösung — 34B02

(Z.Nr. 1-31397) NR. P. J01DC02
ZI: MIP Pharma Austria, Innsbruck
Z: 1 Durchstechflasche enthält: Cefuroxim 750 mg (entspr. Cefuroxim natrium 789 mg) (entspr. Natrium 40,65 mg).
Kurzinformation: siehe Cefuroxim AptaPharm 750 mg - Pulver zur Herstellung einer Injektions-/Infusionslösung, → S. 279
PG: 10 ST * (EKO: N) [€ 68,45]

Cefuroxim-MIP 1500 mg - Pulver zur Herstellung einer Injektions- oder Infusionslösung — 34B02

(Z.Nr. 1-31401) NR. P. J01DC02
ZI: MIP Pharma Austria, Innsbruck
Z: 1 Durchstechflasche enthält: Cefuroxim 1500 mg (entspr. Cefuroxim natrium 1578 mg) (entspr. Natrium 81,3 mg).
Kurzinformation: siehe Cefuroxim AptaPharm 750 mg - Pulver zur Herstellung einer Injektions-/Infusionslösung, → S. 279
PG: **50** 10 ST * (EKO: N) [€ 124,20], **100** 10 ST * (EKO: N) [€ 129,05]

Cefuroxim Sandoz 250 mg - Filmtabletten — 34B01

(Z.Nr. 1-26002) NR. P. J01DC02
ZI: Sandoz, Kundl

Z: 1 Filmtablette enthält: Cefuroxim 250 mg (entspr. Cefuroxim axetil 300,72 mg), Tablettenkern: Natriumdodecylsulfat, Copovidon, Croscarmellose natrium, Magnesium stearat, Siliciumdioxid, kolloidal, wasserfrei, Mannitol, Cellulose, mikrokristalline, Crospovidon, Talkum; Tablettenüberzug: Mannitol, Kartoffelstärke, löslich, Talkum, Titandioxid, Aspartam 0,3 mg.
Kurzinformation: siehe Cefuroxim 1A Pharma 250 mg - Filmtabletten, → S. 278
PG: 14 ST (EKO: G) [€ 8,05]

C

Cefuroxim Sandoz 500 mg - Filmtabletten 34B01
(Z.Nr. 1-26003) NR. P. J01DC02
ZI: Sandoz, Kundl
Z: 1 Filmtablette enthält: Cefuroxim 500 mg (entspr. Cefuroxim axetil 601,44 mg), Tablettenkern: Natriumdodecylsulfat, Copovidon, Croscarmellose natrium, Magnesium stearat, Siliciumdioxid, kolloidal, wasserfrei, Mannitol, Cellulose, mikrokristalline, Crospovidon, Talkum; Tablettenüberzug: Mannitol, Kartoffelstärke, löslich, Talkum, Titandioxid, Aspartam 0,4 mg.
Kurzinformation: siehe Cefuroxim 1A Pharma 250 mg - Filmtabletten, → S. 278
PG: 14 ST (EKO: G) [€ 13,35]

Cefuroxim Sandoz 250 mg - Pulver zur Herstellung einer Injektionslösung 34B02
(Z.Nr. 1-25800) NR. P. nicht im Handel. J01DC02

Cefuroxim Sandoz 750 mg - Pulver zur Herstellung einer Injektionslösung 34B02
(Z.Nr. 1-25801) NR. P. nicht im Handel. J01DC02

Cefuroxim Stravencon 250 mg - Pulver zur Herstellung einer Injektionslösung 34B02
(Z.Nr. 1-36693) NR. P. nicht im Handel. J01DC02

Cefuroxim Stravencon 750 mg - Pulver zur Herstellung einer Injektionslösung 34B02
(Z.Nr. 1-36694) NR. P. nicht im Handel. J01DC02

Cefuroxim Stravencon 1500 mg - Pulver zur Herstellung einer Injektions-/Infusionslösung 34B02
(Z.Nr. 1-36695) NR. P. nicht im Handel. J01DC02

▼ *Cegfila 6 mg - Injektionslösung in einer Fertigspritze* 33C04
(Z.Nr. EU/1/19/1409/*) NR. P. E. nicht im Handel. L03AA13

Celebrex 100 mg - Hartkapseln 13B04
(Z.Nr. 1-23601) NR. P. M01AH01
ZI: Pfizer Corporation Austria, Wien
Z: 1 Kapsel enthält: Celecoxib 100 mg; Kapselinhalt: Lactose monohydrat 149,7 mg, Natriumdodecylsulfat, Povidon, Croscarmellose natrium, Magnesium stearat; Kapselhülle: Gelatine, Titandioxid, Natriumdodecylsulfat, Sorbitan monolaurat, Drucktinte: Indigotin, Schellack, Propylenglycol.
EW: Nichtsteroidaler Entzündungshemmer, selektiver COX-2-Hemmer.
AG: Symptomatisch bei Osteoarthritis, rheumatoider Arthritis, Spondylitis ankylosans.
AA: Oral, unabhängig von den Mahlzeiten. Bei Schluckbeschwerden kann Kapselinhalt auf Reisbrei, Joghurt oder zerdrückter Banane gegeben werden, TD in 1-2 ED.
DO: TD 200-400 mg; MED 200 mg, MTD 400 mg. Halbe Dosis bei mäßigen Leberschäden. Nicht für Kinder.
GA: Sulfonamid-, Analgetikaüberempfindlichkeit, Magen/Darm-Ulcera, Darmentzündungen, schwere Herz-, Leber-, Nierenschäden, Kinder, ischämische Herzkrankheit, periphere Verschlusskrankheit, zerebrovaskuläre Erkrankungen.
SST: Gegenanzeige (im Tierversuch teratogen; Nierenfunktionsstörungen beim Fetus möglich).
NW: Ödeme, Magen/Darm, ZNS, Haut (auch schwerwiegend), Atmung, Herz/Kreislauf, Leber, Niere, Blutbild.
WW: Vorsicht: Warfarin (Gerinnungskontrolle); Hemmung von CYP2D6; Fluconazol (Dosis halbieren), Ciclosporin, Tacrolimus.
WH: Vorsicht bei Ulcus-Anamnese, Herzinsuffizienz, ischämischen Herzerkrankungen, Ödemen. Keine Erfahrung mit oralen Kontrazeptiva. Verkehrshinweis. Möglichst kurzzeitig und unter Berücksichtigung des kardiovaskulären Risikos anwenden. Auf schwere Leberreaktionen achten.
PG: 10 ST RE2 (2) (EKO: Y) [€ 5,50], 30 ST RE2 (EKO: Y) [€ 15,40]

Celebrex 200 mg - Hartkapseln 13B04
(Z.Nr. 1-23602) NR. P. M01AH01
ZI: Pfizer Corporation Austria, Wien
Z: 1 Kapsel enthält: Celecoxib 200 mg; Kapselinhalt: Lactose monohydrat 49,8 mg, Natriumdodecylsulfat, Povidon, Croscarmellose natrium, Magnesium stearat; Kapselhülle: Gelatine, Titandioxid, Natriumdodecylsulfat, Sorbitan monolaurat, Drucktinte: Eisenoxyde, Schellack, Propylenglycol.
Kurzinformation: siehe Celebrex 100 mg - Hartkapseln, → S. 280
PG: 10 ST RE2 (2) (EKO: Y) [€ 10,95], 30 ST RE2 (EKO: Y) [€ 29,60]

Celecoxib Pfizer 100 mg - Hartkapseln 13B04
(Z.Nr. 1-31306) NR. P. M01AH01
ZI: Pfizer Corporation Austria, Wien
Z: 1 Hartkapsel enthält: Celecoxib 100 mg, Kapselinhalt: Lactose monohydrat 149,7 mg, Natriumdodecylsulfat, Povidon, Croscarmellose natrium, Magnesium stearat; Kapselhülle: Gelatine, Titandioxid, Natriumdodecylsulfat, Sorbitan monolaurat, Drucktinte: Indigotin, Schellack, Propylenglycol.
Kurzinformation: siehe Celebrex 100 mg - Hartkapseln, → S. 280
PG: 10 ST (2) (EKO: G) [€ 2,90], 30 ST (EKO: G) [€ 8,65]

Celecoxib Pfizer 200 mg - Hartkapseln 13B04
(Z.Nr. 1-31307) NR. P. M01AH01
ZI: Pfizer Corporation Austria, Wien
Z: 1 Hartkapsel enthält: Celecoxib 200 mg, Kapselinhalt: Lactose monohydrat 49,8 mg, Natriumdodecylsulfat, Povidon, Croscarmellose natrium, Magnesium stearat, Kapselhülle: Gelatine, Titandioxid, Natriumdodecylsulfat, Sorbitan monolaurat, Drucktinte: Eisenoxyde, Schellack, Propylenglycol.
Kurzinformation: siehe Celebrex 100 mg - Hartkapseln, → S. 280
PG: 10 ST (2) (EKO: G) [€ 3,25], 30 ST (EKO: G) [€ 9,70]

Celecoxib ratiopharm 100 mg - Hartkapseln 13B04
(Z.Nr. 1-31615) NR. P. M01AH01
ZI: Teva, Haarlem, Niederlande
Z: 1 Hartkapsel enthält: Celecoxib 100 mg, Kapselinhalt: Calcium hydrogenphosphat dihydrat, Natriumdodecylsulfat, Crospovidon Typ B, Povidon K30, Povidon K90, Magnesium stearat; Kapselhülle: Gelatine, Wasser, gereinigtes, Titandioxid; Drucktinte: (entspr. Schellack) (entspr. Propylenglykol) (entspr. Indigocarmin Aluminiumlack).
Kurzinformation: siehe Celebrex 100 mg - Hartkapseln, → S. 280
PG: 10 ST (2) (EKO: G) [€ 3,40], 30 ST (EKO: G) [€ 8,60]

Celecoxib ratiopharm 200 mg - Hartkapseln 13B04
(Z.Nr. 1-31616) NR. P. M01AH01
ZI: Teva, Haarlem, Niederlande
Z: 1 Hartkapseln enthält: Celecoxib 200 mg, Kapselinhalt: Calcium hydrogenphosphat dihydrat, Natriumdodecylsulfat, Crospovidon Typ B, Povidon K30, Povidon K90, Magnesium stearat; Kapselhülle: Gelatine, Wasser, gereinigtes, Titandioxid; Drucktinte: (entspr. Schellack) (entspr. Propylenglykol) (entspr. Eisenoxid gelb).
Kurzinformation: siehe Celebrex 100 mg - Hartkapseln, → S. 280
PG: 10 ST (2) (EKO: G) [€ 3,80], 30 ST (EKO: G) [€ 9,60]

Celestan biphase 5,7 mg/ml - Injektionssuspension 31F01
(Z.Nr. 0-14257) NR. P. H02AB01
ZI: Merck Sharp & Dohme, Wien
Z: 1 ml enthält: Betamethason 3 mg (entspr. Betamethason dinatriumphosphat), Betamethason 2,7 mg (entspr. Betamethason acetat), Benzalkonium chlorid 0,2 mg, Dinatriumhydrogenphosphat dihydrat, Natriumdihydrogenphosphat-dihydrat, Dinatrium edetat (entspr. Natrium 3,23 mg), Stickstoff, Wasser für Injektionszwecke.
EW: Kombination eines leicht und eines schwer löslichen Esters eines Glukokortikoids. Cushing-Schwellendosis 1 mg/die.
AG: Systemische Glukokortikoidtherapie (Rheumatischer Formenkreis, Allergien, Haut-, Magen/Darm-, Nieren-, Gefäß-, Augen-, Atemwegserkrankungen, endokrine Störungen, Blut- und maligne Systemerkrankungen, Respiratory Distress Syndrome = RDS).
AA: I.m., intraartikulär, intraläsional, intradermal, lokale Infiltration (intrabursal, intratendinal, periartikulär) Cave i.v.!
DO: Personen ab 14 Jahren: ED 0,25-2 ml.
Kinder und Jugendliche (6-14 Jahre, vitale Indikationsstellung): TD 0,02-0,125 mg Betamethason/kg KG oder alle 12-24 Std. 0,6-3,75 mg/m² KOF. Nach 3 Behandlungstagen 4 Tage therapiefreies Intervall.
Details siehe Austria-Codex - Fachinformation.
GA: Systemmykosen, Magen/Darm-Ulcera, Osteoporose, Myopathien, Virosen, Lymphome nach BCG-Impfung, 8 Wochen vor bis 2 Wochen nach Schutzimpfung, Infektionen im Applikationsbereich, Glaukom, thrombopenische Purpura (cave i.m.), Kinder unter 6 Jahren, Prävention von RDS bei ungeborenen Kindern von Müttern mit Problemschwangerschaften, RDS bei Neugeborenen.
SST: Vitale Indikationsstellung, nicht stillen.
NW: Magen/Darm-Ulcera, erhöhtes Infektionsrisiko, abgeschwächte Immunvorgänge, verzögerte Wundheilung, bei längerer Gabe Nebennierenrindenatrophie, Steroiddiabetes, Ödeme, Haut, Endokrinium, Hypertonie, Sehstörungen, Psyche, Wachstumsstörun-

gen, negative Stickstoffbilanz, Pankreatitis, Ulcusperforation, Anaphylaxie.
WW: Vorsicht: CYP3A-Hemmer einschl. Cobicistat (erhöhtes NW-Risiko), Herzglykoside verstärkt, Saluretika (zusätzliche Kaliumausscheidung), Antidiabetika, Cumarine abgeschwächt, verminderte Corticoidwirkung durch Barbiturate, Hydantonie, Rifampicin, Ephedrin, Verstärkung durch Östrogene, Makrolide, erhöhte Blutungsgefahr bei Antirheumatikagabe und Alkohol; aktive Immunisierung 2 Wochen abgeschwächt.
WH: Vorsicht bei Hypothyreoidismus, Zirrhose, Diabetes, Tuberkulose, Infektionen, Hypertonie, Thromboembolie, Herz/Niereninsuffizienz, Psychosen, hyalinem Membransyndrom. Vor Therapie genaue Untersuchung (Ulcera), nicht abrupt absetzen. Nicht in infiziertes Gewebe, Sehnen oder Wirbelzwischenräume injizieren, max. 3-4 Injektionen pro Gelenk, Kristallsuspensionen nicht im Gesicht oder im s.c. Fettgewebe anwenden.
PG: 1 ST (2) (EKO: G) [€ 9,35], 5 ST (EKO: G) [€ 37,40]

Ce-Limo Orange - Brausetabletten 54C01
(Z.Nr. 0-14876) RPF. P. A11GA01
ZI: Meda Pharma, Wien
Z: 1 Brausetablette enthält: Ascorbinsäure 1000 mg (entspr. Vitamin C), Citronensäure, Natriumhydrogencarbonat, Natriumcarbonat, Natrium citrat, Saccharin natrium, Natrium cyclamat (entspr. Natrium 266,9 mg) (entspr. → 11,6 mmol), Reisstärke, Natriumriboflavinphosphat, Orangen-Aroma (entspr. Sorbitol), Rote Rüben-Extrakt, Mannitol.
EW: Ascorbinsäure (Vitamin C).
AG: Prophylaxe und Behandlung von Vitamin C-Mangel.
AA: Zum Einnehmen nach Auflösen in einem Glas Wasser.
DO: 1mal tgl. 1 Brausetablette; MTD 2g.
GA: Oxalasteine, Eisenspeicherkrankheiten.
SST: Nicht anwenden.
NW: Sehr selten Überempfindlichkeit, bei Überdosierung Diarrhoe, Nierensteine.
WW: Falsch positive Urintests. Erhöhte Resorption von Eisen- und Aluminium-Ionen.
WH: Nicht zur Langzeitanwendung empfohlen. Maximaldosis nicht überschreiten. Vorsicht bei Glukose-6-Phosphat-Dehydrogenasemangel.
PG: 10 ST * (EKO: N) [€ 4,20], **3X10** 30 ST * (EKO: N) [€ 10,90]

Ce-Limo Zitrone - Brausetabletten 54C01
(Z.Nr. 0-10253) RPF. P. A11GA01
ZI: Meda Pharma, Wien
Z: 1 Brausetablette enthält: Ascorbinsäure 1000 mg (entspr. Vitamin C), Citronensäure, Natriumhydrogencarbonat, Natriumcarbonat, Natrium citrat, Saccharin natrium, Natrium cyclamat (entspr. Natrium 275 mg) (entspr. → 12 mmol), Reisstärke, Natriumriboflavinphosphat, Zitronen-Aroma (entspr. Sorbitol), Rote Rüben-Extrakt.
Kurzinformation: siehe Ce-Limo Orange - Brausetabletten, → S. 281
PG: 30 ST * (EKO: N) [€ 10,90]

CellCept 500 mg - Filmtabletten 33B
(Z.Nr. EU/1/96/005/*) NR. P. L04AA06
ZI: Roche Pharma, Grenzach-Wyhlen, Deutschland
Z: 1 Tablette enthält: Mycophenolat mofetil 500 mg, Cellulose, mikrokristalline, Polyvidon K 90, Croscarmellose natrium, Magnesium stearat; Überzug: (entspr. Hypromellose) (entspr. Hyprolose) (entspr. Titandioxid) (entspr. Macrogol 400) (entspr. Indigocarmin-Aluminiumsalz) (entspr. Eisen(III)-oxid).
EW: Immunsuppressiv, hemmt Prolieferation von B- und T-Lymphozyten.
AG: Zur Prophylaxe von Abstoßungsreaktionen bei allogener Nieren-, Herz- oder Lebertransplantation.
AA: Im Ganzen oral einnehmen.
DO: Nierentransplantation: 2mal tgl. 1 g.
Kinder ab 2 Jahren: 2mal tgl. 600 mg/m² KOF.
Leber-, Herztransplantation: 2mal tgl. 1,5 g. Bei Lebertransplantation i.v. Gabe für die ersten 4 Tage. Keine Daten bei Kindern und Jugendlichen.
SST: Teratogen (kongenitale Missbildungen) und mutagen; strenge Gegenanzeige, auch für Frauen im gebärfähigen Alter ohne ausreichende Kontrazeption. Negativer Schwangerschaftstest vor Behandlungsbeginn. Kontrazeption für Frauen bis 6 Wochen und für Männer bis mindestens 90 Tage nach Behandlungsende erforderlich.
NW: Blutbild, schwere Infektionen, Neutropenie, Fieber, Ödeme, Schüttelfrost, Niereinsuffizienz, Herz/Kreislauf, Psyche, Stoffwechsel, Elektrolytstörungen, Magen/Darm (Diarrhoe, Ulzera, Perforationen), Atemwege (Dyspnoe, Bronchiektasien), erhöhtes Malignomrisiko, Haut, Gelenkschmerzen, Überempfindlichkeit, PRCA (Pure Red Cell Aplasia), progressive multifokale Leukoenzephalopathie, Hypogammaglobulinämie, Untersuchungen.
WW: Attenuierte Lebendimpfstoffe vermeiden. Nicht empfohlen: Azathioprin. Vorsicht: Aciclovir (erhöhte Plasmaspiegel), Antacida (Absorption gehemmt), Sevelamer (3 Std. Abstand), Rifampicin. Vorsicht bei Arzneimittel mit Einfluss auf enterohepatischen Kreislauf von Mycopenolsäure: Ciclosporin, Colestyramin, Antibiotika. Vorsicht bei Umstellung der Kombinationstherapie Ciclosporin und Mycophenolsäure auf Tacrolimus/Myophenolsäure (Veränderungen der Exposition gegen Mycophenolsäure).
WH: Erhöhtes Risiko für Malignome und opportunistische Infektionen beachten. UV-Exposition meiden. Bei Lesch-Nyhan-Syndrom oder Kelley-Seegmiller-Syndrom nicht anwenden. Vorsicht bei schweren Magen/Darm-Erkrankungen. Blutbildkontrollen (initial wöchentlich).
PG: 150 ST (EKO: G) [€ 196,60]

CellCept 500 mg - Filmtabletten 33B
(Z.Nr. EU/1/96/005/*) NR. P. Parallelimport. L04AA06
n.I.
V: Abacus Medicine, Copenhagen, Dänemark
Z: 1 Tablette enthält: Mycophenolat mofetil 500 mg, Cellulose, mikrokristalline, Polyvidon K 90, Croscarmellose natrium, Magnesium stearat; Überzug: (entspr. Hypromellose) (entspr. Hyprolose) (entspr. Titandioxid) (entspr. Macrogol 400) (entspr. Indigocarmin-Aluminiumsalz) (entspr. Eisen(III)-oxid).
PG: 150 ST * (EKO: N) [€ 196,25 n.I.]

CellCept 500 mg - Filmtabletten 33B
(Z.Nr. EU/1/96/005/*) NR. P. Parallelimport. L04AA06
nicht im Handel.

CellCept 500 mg - Filmtabletten 33B
(Z.Nr. EU/1/96/005/*) NR. P. Parallelimport. L04AA06
nicht im Handel.

CellCept 250 mg - Kapseln 33B
(Z.Nr. EU/1/96/005/*) NR. P. nicht im Handel. L04AA06

CellCept 250 mg - Kapseln 33B
(Z.Nr. EU/1/96/005/*) NR. P. Parallelimport. L04AA06
nicht im Handel.

CellCept 500 mg - Pulver zur Herstellung eines Infusionslösungskonzentrats 33B
(Z.Nr. EU/1/96/005/*) NR. P. L04AA06
ZI: Roche Pharma, Grenzach-Wyhlen, Deutschland
Z: 1 Durchstechflasche enthält: Mycophenolat mofetil 500 mg (entspr. Mycophenolat mofetil hydrochlorid), Polysorbat 80, Citronensäure, Salzsäure, Natriumchlorid.
EW: Immunsuppressiv, hemmt Prolieferation von B- und T-Lymphozyten.
AG: Prophylaxe von Abstoßungsreaktionen bei allogener Leber- oder Nierentransplantation (in Kombination mit Ciclosporin und Corticosteroiden).
AA: Nach Rekonstitution langsame zentral- oder periphervenöse Infusion über 2 Std. (alternativ zur oralen Gabe).
DO: 2mal tgl. 1 g. Erste Dosis innerhalb von 24 Stunden nach Transplantation verabreichen. Keine Daten zur i.v.Gabe bei Kindern und Jugendlichen.
SST: Teratogen (kongenitale Missbildungen) und mutagen; strenge Gegenanzeige, auch für Frauen im gebärfähigen Alter ohne ausreichende Kontrazeption. Negativer Schwangerschaftstest vor Behandlungsbeginn. Kontrazeption für Frauen bis 6 Wochen und für Männer bis mindestens 90 Tage nach Behandlungsende erforderlich.
NW: Blutbild, schwere Infektionen, Neutropenie, Fieber, Ödeme, Schüttelfrost, Niereinsuffizienz, Herz/Kreislauf, Psyche, Stoffwechsel, Elektrolytstörungen, Magen/Darm (Diarrhoe, Ulzera, Perforationen), Atemwege (Dyspnoe, Bronchiektasien), erhöhtes Malignomrisiko, Haut, Gelenkschmerzen, Überempfindlichkeit, PRCA (Pure Red Cell Aplasia), progressive multifokale Leukoenzephalopathie, Hypogammaglobulinämie, Untersuchungen.
WW: Attenuierte Lebendimpfstoffe vermeiden. Nicht empfohlen: Azathioprin. Vorsicht: Aciclovir (erhöhte Plasmaspiegel), Rifampicin.
Vorsicht bei Arzneimittel mit Einfluss auf enterohepatischen Kreislauf von Mycopenolsäure: Ciclosporin, Colestyramin, Antibiotika. Vorsicht bei Umstellung der Kombinationstherapie Ciclosporin und Mycophenolsäure auf Tacrolimus/Myophenolsäure (Veränderungen der Exposition gegen Mycophenolsäure).
WH: Erhöhtes Risiko für Malignome und opportunistische Infektionen beachten. UV-Exposition meiden. Bei Lesch-Nyhan-Syndrom oder Kelley-Seegmiller-Syndrom nicht anwenden. Vorsicht bei schweren Magen/Darm-Erkrankungen. Blutbildkontrollen (initial wöchentlich).
PG: 4 ST * (EKO: N) [€ 119,65]

C

CellCept 1 g/5 ml - Pulver zur Herstellung einer Suspension zum Einnehmen 33B
(Z.Nr. EU/1/96/005/*) NR. P. L. L04AA06
ZI: Roche Pharma, Grenzach-Wyhlen, Deutschland
Z: 5 ml der Suspension enthalten: Mycophenolat mofetil 1 g Sorbitol, Siliciumdioxid, hochdisperses, Natrium citrat, Phospholipide aus Sojabohnen, entölt, Fruchtaroma, Xanthan gummi, Aspartam (entspr. Phenylalanin 2,78 mg), Methyl-4-hydroxybenzoat, Citronensäure.
EW: Immunsuppressiv, hemmt Prolieferation von B- und T-Lymphozyten.
AG: Zur Prophylaxe von Abstoßungsreaktionen bei allogener Nieren-, Herz- oder Lebertransplantation.
AA: Oral, eventuell über Nasen/Magen-Sonde (Durchmesser von mindestens 8 French).
DO: Nierentransplantation: 2mal tgl. 1 g.
Kinder ab 2 Jahren: 2mal tgl. 600 mg/m² KOF.
Leber-, Herztransplantation: 2mal tgl. 1,5 g. Bei Lebertransplantation i.v. Gabe für die ersten 4 Tage. Keine Daten bei Kindern und Jugendlichen.
SST: Teratogen (kongenitale Missbildungen) und mutagen; strenge Gegenanzeige, auch für Frauen im gebärfähigen Alter ohne ausreichende Kontrazeption. Negativer Schwangerschaftstest vor Behandlungsbeginn. Kontrazeption für Frauen bis 6 Wochen und für Männer bis mindestens 90 Tage nach Behandlungsende erforderlich.
NW: Blutbild, schwere Infektionen, Neutropenie, Fieber, Ödeme, Schüttelfrost, Niereinsuffizienz, Herz/Kreislauf, Psyche, Stoffwechsel, Elektrolytstörungen, Magen/Darm (Diarrhoe, Ulzera, Perforationen), Atemwege (Dyspnoe, Bronchiektasien), erhöhtes Malignomrisiko, Haut, Gelenkschmerzen, Überempfindlichkeit, PRCA (Pure Red Cell Aplasia), progressive multifokale Leukoenzephalopathie, Hypogammaglobulinämie, Untersuchungen.
WW: Attenuierte Lebendimpfstoffe vermeiden. Nicht empfohlen: Azathioprin. Vorsicht: Aciclovir (erhöhte Plasmaspiegel), Antacida (Absorption gehemmt), Sevelamer (3 Std. Abstand), Rifampicin. Vorsicht bei Arzneimittel mit Einfluss auf enterohepatischen Kreislauf von Mycopenolsäure: Ciclosporin, Colestyramin, Antibiotika. Vorsicht bei Umstellung der Kombinationstherapie Ciclosporin und Mycophenolsäure auf Tacrolimus/Myophenolsäure (Veränderungen der Exposition gegen Mycophenolsäure).
WH: Erhöhtes Risiko für Malignome und opportunistische Infektionen beachten. UV-Exposition meiden. Bei Lesch-Nyhan-Syndrom oder Kelley-Seegmiller-Syndrom nicht anwenden. Vorsicht bei schweren Magen/Darm-Erkrankungen. Blutbildkontrollen (initial wöchentlich).
PG: 1 ST RE2 (L) (EKO: Y) [€ 306,25]

CellCept 1 g/5 ml - Pulver zur Herstellung einer Suspension zum Einnehmen 33B
(Z.Nr. EU/1/96/005/*) NR. P. L. L04AA06
Parallelimport. nicht im Handel.

CellCept 1 g/5 ml - Pulver zur Herstellung einer Suspension zum Einnehmen 33B
(Z.Nr. EU/1/96/005/*) NR. P. L. L04AA06
Parallelimport.
V: Orifarm, Leverkusen, Deutschland
Z: 5 ml der Suspension enthalten: Mycophenolat mofetil 1 g Sorbitol, Siliciumdioxid, hochdisperses, Natrium citrat, Phospholipide aus Sojabohnen, entölt, Fruchtaroma, Xanthan gummi, Aspartam (entspr. Phenylalanin 2,78 mg), Methyl-4-hydroxybenzoat, Citronensäure.
PG: 1 ST RE2 (L) (EKO: Y) [€ 300,10]

Celsentri 20 mg/ml - Lösung zum Einnehmen 35E04
(Z.Nr. EU/1/07/418/*) NR. P. nicht im Handel. J05AX09

Celsentri 25 mg - Filmtabletten 35E04
(Z.Nr. EU/1/07/418/*) NR. P. nicht im Handel. J05AX09

Celsentri 75 mg - Filmtabletten 35E04
(Z.Nr. EU/1/07/418/*) NR. P. nicht im Handel. J05AX09

Celsentri 150 mg - Filmtabletten 35E04
(Z.Nr. EU/1/07/418/*) NR. P. J05AX09
ZI: ViiV Healthcare, Zeist, Niederlande
Z: 1 Filmtablette enthält: Maraviroc 150 mg, Tablettenkern: Cellulose, mikrokristalline, Calcium hydrogenphosphat, wasserfreies, Carboxymethylstärke, Natriumsalz, Magnesium stearat; Filmüberzug: Poly(vinylalkohol), Titandioxid, Macrogol 3350, Talkum, Phospholipide aus Sojabohnen, entölt 0,84 mg (entspr. Soja-Lecithin) Indigocarmin-Aluminium-Salz (E 132).
EW: Antiviral.
AG: In Kombination mit anderen antiretroviralen Arzneimitteln zur Therapie vorbehandelter Erwachsener, Jugendlicher und Kinder ab einem Alter von 2 Jahren (mindestens 10 kg KG), bei denen ausschließlich CCR5-trope HI-Viren Typ-1 (HIV-1) nachgewiesen wurden.
AA: Oral.
DO: Nur nach Vortestung des Virustyps:
2mal tgl. 150-600 mg in Abhängigkeit von Interaktionen mit anderen Arzneimitteln.
Bei Nierenschäden und Gabe von starken CYP3A4-Hemmern 1mal tgl. 150 mg.
Kinder: 2mal tgl. 50-300 mg; Details siehe Austria Codex - Fachinformation.
SST: Nutzen/Risiko-Abwägung, nicht stillen.
NW: Magen/Darm, Labor, ZNS, Husten, Haut, Hypotonie, Psyche, Vegetativum, Blutbild, Leber, Lunge, Osteonekrose, Autoimmunerkrankungen (z.B. M. Basedow) im Rahmen einer Immun-Reaktivierung.
WW: Maraviroc ist ein Substrat des CYP3A4: Dosisempfehlungen mit anderen antiretroviralen Arzneimitteln siehe Austria-Codex - Fachinformation.
WH: Vorsicht bei schweren Herz/Kreislauf-Erkrankungen, Leberschäden, Nierenschäden. Nicht bei bisher unbehandelten Patienten anwenden.
Auf kardiovaskuläre Ereignisse, Immunrekonstitutionssyndrom bzw. Osteonekrosen achten. Verkehrshinweis.
PG: 60 ST RE1 (EKO: Y) [€ 1.205,60]

Celsentri 150 mg - Filmtabletten 35E04
(Z.Nr. EU/1/07/418/*) NR. P. Parallelimport. J05AX09
nicht im Handel.

Celsentri 150 mg - Filmtabletten 35E04
(Z.Nr. EU/1/07/418/*) NR. P. Parallelimport. J05AX09
nicht im Handel.

Celsentri 150 mg - Filmtabletten 35E04
(Z.Nr. EU/1/07/418/*) NR. P. Parallelimport. J05AX09
nicht im Handel.

Celsentri 300 mg - Filmtabletten 35E04
(Z.Nr. EU/1/07/418/*) NR. P. J05AX09
ZI: ViiV Healthcare, Zeist, Niederlande
Z: 1 Filmtablette enthält: Maraviroc 300 mg, Tablettenkern: Cellulose, mikrokristalline, Calcium hydrogenphosphat, wasserfreies, Carboxymethylstärke, Natriumsalz, Magnesium stearat; Filmüberzug: Poly(vinylalkohol), Titandioxid, Macrogol 3350, Talkum, Phospholipide aus Sojabohnen, entölt 1,68 mg (entspr. Soja-Lecithin) Indigocarmin-Aluminium-Salz (E 132).
Kurzinformation: siehe Celsentri 150 mg - Filmtabletten, → S. 282
PG: 60 ST RE1 (EKO: Y) [€ 1.205,60]

Celsentri 300 mg - Filmtabletten 35E04
(Z.Nr. EU/1/07/418/*) NR. P. Parallelimport. J05AX09
nicht im Handel.

Celsentri 300 mg - Filmtabletten 35E04
(Z.Nr. EU/1/07/418/*) NR. P. Parallelimport. J05AX09
nicht im Handel.

Celsentri 300 mg - Filmtabletten 35E04
(Z.Nr. EU/1/07/418/*) NR. P. Parallelimport. J05AX09
nicht im Handel.

Celsior - Organkonservierungslösung 37I
(Z.Nr. 1-31077) RP. P. E. nicht im Handel. V07AB

Cenipres 10 mg/20 mg - Tabletten 10B08
(Z.Nr. 1-24793) RP. P. C09BB06
ZI: Ferrer International, Barcelona, Spanien
Z: 1 Tablette enthält: Enalapril maleat 10 mg, Nitrendipin 20 mg, Natriumhydrogencarbonat, Lactose monohydrat 63,58 mg, Cellulose, mikrokristalline, Maisstärke, Povidon, Natriumdodecylsulfat, Magnesium stearat.
EW: ACE-Hemmer + Kalziumkanalblocker.
AG: Essentielle Hypertonie bei nicht ausreichender Monotherapie.
AA: Mit ausreichend Wasser im Ganzen schlucken.
DO: 1mal tgl. 1 Tablette.
GA: Angioneurotisches Ödem, hämodynamische Instabilität, Nierenarterien stenose, Aorten-, Mitralklappenstenose, hypertrophe Kardiomyopathie, schwere Leber- oder Nierenschäden, Dialyse.
SST: Gegenanzeige im 2. und 3. Trimenon; im 1. Trimenon und in der Stillzeit nicht empfohlen.
NW: Häufig: Haut, Ödem, Kopfschmerz, Husten.
Gelegentlich: Schwindel, Tachykardie, Übelkeit, NW der Einzelstoffe beachten (Niere, Leber, Sinnesorgane, Blutbild).

WW: Gegenanzeige: Sacubitril / Valsartan (Angioödeme; 36 Std. Abstand). Kombination mit Aliskiren nicht empfohlen, bei Patienten mit Nierenschäden oder Diabetes kontraindiziert. Nicht empfohlen: Lithium, duale Blockade des Renin-Angio- tensin-Aldosteron-Systems. Vorsicht: Andere Blutdrucksenker verstärkt. Kaliumsparende Diuretika, Kalium, Cotrimoxazol, Ciclosporin, Heparin (Hyperkaliämie). Orale Antidiabetika, ZNS-aktive Substanzen (Hypotonie). Racecadotril, mTOR- Inhibitoren (z.B. Sirolimus), Vildagliptin (Angioödeme).
WH: Auf Angioödem, Blutbild, Niere, Leber, Hypotonie achten. Anaphylaktoide Reaktionen während LDL-Apherese/Desensibilisierung möglich. Verkehrshinweis.
PG: 30 ST (2) (EKO: G) [€ 33,20]

🐾 Centidox 1000 mg/g Pulver zum Eingeben über das Trinkwasser oder Milch(-austauscher) für Rinder und Schweine — 801AE

(Z.Nr. 8-00896) NR. P. VNW. QJ01AA02
ZI: Eurovet Animal Health, Bladel, Niederlande
Z: 1 g Pulver enthält: Doxycyclin hyclat 1000 mg (entspr. Doxycyclin 867 mg).
EW: Antibiotikum (Tetrazyklin).
AG: Metaphylaxe und Behandlung von Atemwegserkrankungen durch Pasteurella multocida und Mycoplasma spp. bei Kälbern und Schweinen.
AA: Kälber: Oral mit Milch / Milchaustauscher (binnen 6 Std. trinken).
Schweine: Oral über das Trinkwasser (binnen 4 Std. trinken).
DO: 10 mg Doxycyclinhyclat /kg KG tgl. über 5 Tage.
GA: Ruminierende Tiere, Leber-, Nierenschäden.
SST: Nicht empfohlen.
NW: Photosensibilität, Allergien, bei Kälbern bei Überdosierung akute Herzmuskeldegeneration.
WW: Nicht mit bakteriziden Antibiotika kombinieren. Resorptionshemmung durch Antazida, Kaolin, Eisenpräparate. Polyvalente Kationen (1 - 2 Std.
Abstand). Antikoagulantien verstärkt. Alkalische Lösungen (Ausfällung des Wirkstoffes). Trinkwasser nicht in Metallbehältern lagern.
WH: Schwer kranke Tiere parenteral behandeln. Kälber individuell mit medikierter Milch tränken.
VNW: Essbare Gewebe: Kälber 16 Tage, Schweine 8 Tage.
PG: 1 KG VNW [€ 182,20]

Ceolat 1 mg/ml - Lösung zum Einnehmen — 08A, 08C, 42I02

(Z.Nr. 1-35599) RP. P. A03FA01
ZI: G.L. Pharma, Lannach
Z: 1 ml enthält: Metoclopramid hydrochlorid 1 mg (entspr. Metoclopramid hydrochlorid-monohydrat), Methyl-parahydroxybenzoat 1,8 mg, Propyl-parahydroxybenzoat 0,2 mg, Sucralose, Orangen-Aroma, Wasser, gereinigtes.
EW: Prokinetikum, Antiemetikum.
AG: Vorbeugung von verzögert auftretender Übelkeit oder Erbrechen durch Chemo- oder Strahlentherapie (CINV).
-Symptomatisch bei Übelkeit und Erbrechen (auch wenn durch akute Migräne hervorgerufen).
AA: Oral zum Einnehmen; mindestens 6 Std. Abstand zwischen 2 Einnahmen; max. 5 Tage einnehmen.
DO: Erwachsene: ED 10 mg (= 10 ml) bis 3mal tgl.; MTD 30 mg (= 30 ml)oder 0,5 mg/kg KG.
Kinder ab 1 Jahr und Jugendliche (nur als Mittel 2. Wahl bei CINV): Bis zu 3mal tgl. 1 ml (10-14 kg); 2 ml (15 - 19 kg); 2,5 ml (20 - 29 kg); 5 ml (30 - 60 kg). MTD 0,5 ml/kg KG.
Dosisreduktion bei Nieren- oder schweren Leberschäden.
GA: Magen/Darm-Blutungen, mechanische GI-Obstruktionen oder Perforationen, Phäochromozytom, Spätdyskinesien durch Metoclopramid, Epilepsie, M. Parkinson, extrapyramidale Bewegungsstörungen, Methämoglobinämie in Anamnese, Prolaktin-abhängige Tumore, Kinder < 1 Jahr.
SST: Strenge Indikationsstellung, am Ende der Schwangerschaft nicht anwenden. In der Stillzeit nicht empfohlen.
NW: Methämoglobinämie, Psycho (Depression), Somnolenz, Asthenie, extrapyramidale Erkrankungen (Spätdyskinesie, Parkinsonismus), Herz (Bradykardie, Hypotonie), Diarrhoe.
WW: Kontraindiziert: Levodopa, dopaminerge Agonisten.
Nicht empfohlen: Alkohol.
Vorsicht: Resorption anderer Arzneimittel (z.B. Cimetidin, Paracetamol, Antibiotika, Lithium) kann sich verändern. Anticholinergika, Morphinderivate antagonistisch auf die gastrointestinale Motilität. ZNS-Dämpfer verstärkt. Neuroleptika (extrapyramidale NW). Serotonerge Arzneimittel (Serotoninsyndrom). Digoxin, Ciclosporin, Mivacurium, Suxamethonium.
WH: Bei extrapyramidalen Symptomen sofort absetzen. Vorsicht bei QT-Verlängerung. Verkehrshinweis.
PG: 50 ML * (EKO: N) [€ 4,95], 150 ML (EKO: G) [€ 6,40]

Ceolat 10 mg - Injektions-/Infusionslösung — 08A, 08C, 42I02
(Z.Nr. 1-38044) RP. P. nicht im Handel. A03FA01

🐾 *Cepedex 0,1 mg/ml - Injektionslösung für Hunde und Katzen* — 809Z
(Z.Nr. EU/2/16/200/*) NR. P. nicht im Handel. QN05CM18

🐾 *Cepedex 0,5 mg/ml - Injektionslösung für Hunde und Katzen* — 809Z
(Z.Nr. EU/2/16/200/*) NR. P. nicht im Handel. QN05CM18

🐾 Cephacare Flavour 50 mg - Tabletten für Katzen und Hunde — 801AC

(Z.Nr. 8-00788) NR. P. QJ01DB01
ZI: Ecuphar, Oostkamp, Belgien
Z: 1 Tablette enthält: Cefalexin 50 mg (entspr. Cefalexin monohydrat), Lactose monohydrat, Kartoffelstärke, Magnesium stearat, Rindfleisch-Aroma.
EW: Cephalosporin-Antibiotikum.
AG: Hunde, Katzen: Bakterielle Infektionen der Atemwege, Harn- und Geschlechtsorgane, Haut und lokalisierte Infektionen des Weichteilgewebes durch empfindliche Erreger.
Hund: Zusätzliche Infektionen des Magen-Darm-Trakts.
AA: Zum Eingeben.
DO: 2mal tgl. 15 mg/kg KG für 5 Tage. Beim Hund bei Bedarf doppelte Dosis Hund möglich.
GA: Nagetiere.
SST: Nutzen/Risiko-Abwägung.
NW: Erbrechen. Bei Katzen auch Durchfall.
WW: Bakteriostatische Verbindungen (schwächen bakterizide Cephalosporin-Wirkung ab). Nephrotoxische Stoffe vermeiden.
WH: Antibiogramm erstellen. Dosisreduktion bei Nierenschäden.
PG: 100 ST VT [€ 50,00]

🐾 Cephacare Flavour 250 mg - Tabletten für Hunde — 801AC

(Z.Nr. 8-00789) NR. P. QJ01DB01
ZI: Ecuphar, Oostkamp, Belgien
Z: 1 Tablette enthält: Cefalexin 250 mg (entspr. Cefalexin monohydrat), Lactose monohydrat, Kartoffelstärke, Magnesium stearat, Rindfleisch-Aroma.
EW: Cephalosporin-Antibiotikum.
AG: Hunde: Bakterielle Infektionen der Atemwege, Magen-Darm-Trakt, Harn- und Geschlechtsorgane, Haut und lokalisierte Infektionen des Weichteilgewebes durch empfindliche Erreger.
AA: Zum Eingeben.
DO: 2mal tgl. 15 mg/kg KG für 5 Tage. Bei Bedarf doppelte Dosisgabe möglich.
GA: Nagetiere.
SST: Nutzen/Risiko-Abwägung.
NW: Erbrechen.
WW: Bakteriostatische Verbindungen (schwächen bakterizide Cephalosporin-Wirkung ab). Nephrotoxische Stoffe vermeiden.
WH: Antibiogramm erstellen. Dosisreduktion bei Nierenschäden.
PG: 100 ST VT [€ 75,00]

🐾 Cephacare Flavour 500 mg - Tabletten für Hunde — 801AC

(Z.Nr. 8-00790) NR. P. QJ01DB01
ZI: Ecuphar, Oostkamp, Belgien
Z: 1 Tablette enthält: Cefalexin 500 mg (entspr. Cefalexin monohydrat), Lactose monohydrat, Kartoffelstärke, Magnesium stearat, Rindfleisch-Aroma.
Kurzinformation: siehe Cephacare Flavour 250 mg - Tabletten für Hunde, → S. 283
PG: 100 ST VT [€ 100,00]

🐾 Cephacare Flavour 1000 mg - Tabletten für Hunde — 801AC

(Z.Nr. 8-37448) NR. P. QJ01DD01
ZI: Ecuphar, Oostkamp, Belgien
Z: 1 Tablette enthält: Cefalexin 1000 mg (entspr. Cefalexin monohydrat), Lactose monohydrat, Kartoffelstärke, Magnesium stearat, Rindfleisch-Aroma.
Kurzinformation: siehe Cephacare Flavour 250 mg - Tabletten für Hunde, → S. 283
PG: 100 ST VT [€ 150,00]

Cephalobene 500 mg - Filmtabletten — 34B01

(Z.Nr. 1-20280) NR. P. J01DB01

ZI: Teva, Haarlem, Niederlande
Z: 1 Filmtablette enthält: Cefalexin 500 mg (entspr. Cefalexin monohydrat), Tablettenkern: Macrogol 6000, Magnesium stearat, Carboxymethylstärke, Natrium Typ A, Povidon, Lactose monohydrat 135 mg; Filmüberzug: Saccharin natrium (entspr. Natrium < 1 mmol), Pfefferminzöl, Titandioxid, Talkum, Hypromellose.
EW: Cephalosporin.
AG: Infektionen durch empfindliche Erreger: Atemwege, HNO (Sinusitis, Otitis media), Haut und Weichteile, Knochen und Gelenke, Urogenitale, Zahnheilkunde.
AA: Oral unzerkaut vor dem Essen.
DO: TD 1-4 g in zumindest 2 ED.
Kinder: TD 25-50 (-100) mg/kg KG in mindestens 2 ED.
Bei Nierenschäden Dosisintervall verlängern.
SST: Nutzen/Risiko-Abwägung.
NW: Magen/Darm, ZNS, Blutbild, sehr selten cholestatische Hepatitis, Allergie (bis Stevens-Johnson-Syndrom), Haut (akute generalisierte exanthematische Pustulose), Anaphylaxie, sehr selten interstitielle Nephritis, Arthralgie.
WW: Bakteriostatische Antibiotika; Vorsicht: Probenecid hemmt renale Elimination; Furosemid, Etacrynsäure, nephrotoxische Antibiotika (erhöhte Nephrotoxizität), orale Antikoagulantien, Metformin. Beeinflussung von Labortests.
WH: Nicht zur Behandlung bakterieller Erkrankungen des Gehirns oder des Rückgrats. Nierenkontrolle bei vorgeschädigter Niere. Bei Langzeitgabe Blutbild, Leber kontrollieren. Auf Überwuchern resistenter Keime achten. Vorsicht bei Allergieneigung.
Bei schweren Durchfällen an pseudomembranöse Entercolitis denken (Therapie z.B. Vancomycin oral 4mal 250 mg).
PG: 12 ST (2) (EKO: G) [€ 12,10]

Cephalobene 1000 mg - Filmtabletten 34B01
(Z.Nr. 1-20281) NR. P. J01DB01
ZI: Teva, Haarlem, Niederlande
Z: 1 Filmtablette enthält: Cefalexin 1000 mg (entspr. Cefalexin monohydrat), Tablettenkern: Macrogol 6000, Magnesium stearat, Carboxymethylstärke, Natrium Typ A, Povidon, Lactose monohydrat 120 mg; Filmüberzug: Saccharin natrium (entspr. Natrium < 1 mmol), Pfefferminzöl, Titandioxid, Talkum, Hypromellose.
Kurzinformation: siehe Cephalobene 500 mg - Filmtabletten, → S. 283
PG: 12 ST (2) (EKO: G) [€ 18,80]

▼ Ceplene 0,5 mg/0,5 ml - Injektionslösung 55H
(Z.Nr. EU/1/08/477/*) NR. P. n.l. L03AX14
ZI: Noventia Pharma, Forli, Italien
Z: 1 Durchstechflasche mit 0,5 ml enthält: Histamin dihydrochlorid 0,5 mg, Natriumchlorid, Natriumhydroxid zur pH-Wert-Einstellung, Salzsäure zur pH-Wert-Einstellung, Wasser für Injektionszwecke.
PG: 14 ST * (EKO: N) [€ 1.537,70 n.l.]

🐾 Cepravin Dry Cow 250 mg - Suspension zur intramammären Anwendung 801AC
(Z.Nr. 8-01113) NR. P. VNW. QJ51DB90
ZI: Intervet, Wien
Z: 1 Euterinjektor mit 3 g Suspension enthält: Cefalonium 250 mg (entspr. Cefaloniumdihydrat), Aluminium-hydroxid-distearat, Paraffin, dickflüssiges.
EW: Cephalosporin-Antibiotikum.
AG: Subklinische Mastitiden zum Zeitpunkt des Trockenstellens und Infektions- prophylaxe während der Trockenstehzeit bei Milchkühen.
AA: Intramammär.
DO: Inhalt eines Injektors unmittelbar nach dem letzten Ausmelken in den Zitzenkanal jedes Euterviertels injizieren.
SST: Nicht während der Laktation anwenden.
VNW: Essbare Gewebe: 21 Tage.
Milch: 96 Std. nach dem Abkalben bei 54 und mehr Tagen zwischen Behandlung und Abkalbung. 54 Tage + 96 Std. bei weniger als 54 Tagen zwischen Behandlung und Abkalbung.
PG: 20 ST VNW [€ 110,95]

🐾 *Cepritect 250 mg - Suspension zur intramammären Anwendung für Rinder (trockenstehende Milchkühe)* 801AC
(Z.Nr. 8-38007) NR. P. VNW. nicht im Handel. QJ51DB90

Ceprotin 500 I.E. - Pulver und Lösungsmittel zur Herstellung einer Injektionslösung 20A03
(Z.Nr. EU/1/01/190/*) NR. P. E. B01AD12
ZI: Takeda Manufacturing Austria, Wien
Z: 1 Durchstechflasche enthält: Protein C 500 IE, Humanalbumin, Natriumchlorid 44 mg, Natriumcitrat-2-Wasser 22 mg; Lösungsmittel: Wasser für Injektionszwecke.
EW: Antithrombotisch.
AG: Purpura fulminans und Cumarin-induzierte Hautnekrose bei schwerem kongenitalem Protein C-Mangel. Kurzzeitprophylaxe bei schwerem ange- borenem Protein C-Mangel bei bevorstehender Operation bzw. nicht aus- reichender Cumarintherapie.
AA: I.v. nach Auflösen. Ausnahmsweise auch s.c. Infusion.
DO: **Erwachsene, Kinder und Neugeborene:** Initial 60-80 IE/kg KG. Anfänglich Protein C-Aktivität von 100% anstreben und für die Dauer der Behandlung bei über 25% beibehalten.
S.c.: 250-350 IE/kg KG.
SST: Strenge Indikationsstellung.
NW: Überempfindlichkeit, Allergien, lokale Reaktionen, Hyperhidrose, Antikörper gegen Protein C.
WH: Heparinüberempfindlichkeit möglich.
PG: 1 ST * (EKO: N) [€ 1.299,00]

Ceprotin 1000 I.E. - Pulver und Lösungsmittel zur Herstellung einer Injektionslösung 20A03
(Z.Nr. EU/1/01/190/*) NR. P. E. B01AD12
ZI: Takeda Manufacturing Austria, Wien
Z: 1 Durchstechflasche enthält: Protein C 1000 IE, Humanalbumin, Natriumchlorid 88 mg, Natriumcitrat-2-Wasser 44 mg; Lösungsmittel: Wasser für Injektionszwecke.
Kurzinformation: siehe Ceprotin 500 I.E. - Pulver und Lösungsmittel zur Herstellung einer Injektionslösung, → S. 284
PG: 1 ST * (EKO: N) [€ 2.554,55]

Cerazette 75 Mikrogramm - Filmtabletten 31I03
(Z.Nr. 1-24660) RP. P. G03AC09
ZI: Merck Sharp & Dohme, Wien
Z: 1 Filmtablette enthält: Desogestrel 75 µg, Tablettenkern: Siliciumdioxid, hochdisperses, all-rac-alpha-Tocopherol, Lactose monohydrat ca. 55 mg, Maisstärke, Povidon, Stearinsäure; Filmüberzug: Hypromellose, Macrogol 400, Talkum, Titandioxid.
EW: Gestagenhältige Minipille.
AG: Kontrazeption.
AA: Oral, immer zur gleichen Tageszeit (Intervall zwischen 2 Tabletten immer 24 Std.).
DO: Ab dem 1. Tag der Regelblutung tgl. 1 FT; keine Einnahmepause.
GA: Aktive venöse thromboembolische Erkrankungen, schwere Leberschäden, Gestagen-abhängige Tumore, nicht abgeklärte vaginale Blutungen.
SST: In der Schwangerschaft nicht indiziert. In der Stillzeit Anwendung möglich.
NW: Unregelmäßige Blutungen, Akne, Stimmungsschwankungen, Depression, Brustschmerzen, Übelkeit, Gewichtszunahme, Kopfschmerzen, Absonderungen aus den Brüsten, ektopische Schwangerschaften, Angioödem.
WW: Vorsicht: Enzyminduktoren (z.B. Hydantoine, Barbiturate, Primidon, Carbamazepin, Rifampicin, Hypericum) mindern Gestagenspiegel: Duchbruchblutungen und Versagen der oralen Kontrazeption möglich.
Enzymhemmer (z.B. Azole) erhöhen Gestagenspiegel. Weitere WW: Proteasehemmer, Arzneimittel gegen Hepatitis C, Ciclosporin, Lamotrigin.
WH: Geringfügig erhöhtes Brustkrebsrisiko. Nutzen/Risiko-Abwägung bei Leberkrebs. Bei Thrombosen absetzen. Bei Chloasmaneigung direkte Sonnen- und UV-Strahlung meiden.
PG: 28 ST * (EKO: N) [€ 14,30], **3X28** 84 ST * (EKO: N) [€ 34,65]

Cerazette 75 Mikrogramm - Filmtabletten 31I03
(Z.Nr. 1-24660-P1) RP. P. Parallelimport. G03AC09
V: Eurim-Pharm, Salzburg
Z: 1 Filmtablette enthält: Desogestrel 75 µg, Tablettenkern: Siliciumdioxid, hochdisperses, all-rac-alpha-Tocopherol, Lactose monohydrat ca. 55 mg, Maisstärke, Povidon, Stearinsäure; Filmüberzug: Hypromellose, Macrogol 400, Talkum, Titandioxid.
PG: 84 ST * (EKO: N) [€ 31,50]

Cerazette 75 Mikrogramm - Filmtabletten 31I03
(Z.Nr. 1-24660-P2) RP. P. Parallelimport. G03AC09
nicht im Handel.

Cerazette 75 Mikrogramm - Filmtabletten 31I03
(Z.Nr. 1-24660-P3) RP. P. Parallelimport. G03AC09
V: Orifarm, Leverkusen, Deutschland
Z: 1 Filmtablette enthält: Desogestrel 75 µg, Tablettenkern: Siliciumdioxid, hochdisperses, all-rac-alpha-Tocopherol, Lactose monohydrat ca. 55 mg, Maisstärke, Povidon, Stearinsäure; Filmüberzug: Hypromellose, Macrogol 400, Talkum, Titandioxid.
PG: 84 ST * (EKO: N) [€ 31,50]

Cerazette 75 Mikrogramm - Filmtabletten 31I03
(Z.Nr. 1-24660-P4) RP. P. Parallelimport. G03AC09

V: Abacus Medicine, Copenhagen, Dänemark
Z: 1 Filmtablette enthält: Desogestrel 75 µg, Tablettenkern: Siliciumdioxid, hochdisperses, all-rac-alpha-Tocopherol, Lactose monohydrat ca. 55 mg, Maisstärke, Povidon, Stearinsäure; Filmüberzug: Hypromellose, Macrogol 400, Talkum, Titandioxid.
PG: 84 ST * (EKO: N) [€ 31,50]

▼ Cerdelga 84 mg - Hartkapseln
27B01

(Z.Nr. EU/1/14/974/*) NR. P. A16AX10
ZI: Genzyme Europe, Amsterdam, Niederlande
Z: 1 Kapsel enthält: Eliglustat 84,4 mg (entspr. Eliglustat tartrat), Kapselinhalt: Cellulose, mikrokristalline, Lactose 106 mg (entspr. Lactose monohydrat), Hypromellose, Glycerol dibehenat; Kapselhülle: Gelatine, Muscovit, Titandioxid, Eisen(III)-hydroxid-oxid x H2O, Indigocarmin; Drucktinte: Schellack, Eisen(II,III)-oxid, Propylenglycol, Ammoniaklösung, konzentriert.
EW: Inhibitor der Glukozerebrosid-Synthase.
AG: Morbus Gaucher Typ 1.
AA: Unzerkaut mit Wasser schlucken; nicht mit Grapefruit(saft) einnehmen.
DO: 2mal tgl. 1 Hartkapsel; für langsame CYP2D6- Metabolisierer 1mal tgl. 1 Hartkapsel.
Keine Daten an Kindern und Jugendlichen.
GA: CYP2D6 schnelle Metabolisierer mit schweren Leberschäden (Child-Pugh C).
SST: Nicht anwenden. Nutzen/Risiko-Abwägung in der Stillzeit.
NW: Magen/Darm (Dyspepsie, Durchfall), Synkope, Kopfschmerzen, Arthralgie, Rachenreizung, Haut, Ermüdung.
WW: Gegenanzeige:
CYP2D6 schnelle Metabolisierer mit leichten oder mittelschweren Leberschäden und Einnahme eines starken (z.B. Paroxetin, Fluoxetin, Chinidin, Bupropion) oder mäßig starken (z.B. Duloxetin, Terbinafin, Moclobemid, Mirabegron, Cinacalcet, Dronedaron) CYP2D6-Hemmers.
Nicht empfohlen: Starke CYP3A4-Induktoren (Rifampicin, Carbamazepin, Phenobarbital, Phenytoin, Rifabutin, Johanniskraut).
Vorsicht: P-gp-Substrate (Digoxin, Colchicin, Dabigatran, Pravastatin), CYP2D6-Substrate (Metoprolol, trizyklische Antidepressiva, Phenothiazin, Dextromethorphan, Atomoxetin).
WH: Nicht empfohlen für CYP2D6 schnelle Metabolisierer mit mittelschweren Leberschäden (Child-Pugh B) oder terminaler Niereninsuffizienz sowie für CYP2D6 intermediäre oder langsame Metabolisierer mit Nierenschäden jeden Schweregrades.
Vor Behandlungsbeginn CYP2D6-Genotypisierung durchführen.
Vorsicht bei Herzerkrankungen, QT-Verlängerung.
PG: 14 ST RE1 (2) (EKO: Y) [€ 7.581,00], 56 ST RE1 (EKO: Y) [€ 30.222,65]

Cerebokan 80 mg - Filmtabletten
39Z02, 49Z

(Z.Nr. 1-23768) RP. P. N06DX02
ZI: Dr. Willmar Schwabe, Karlsruhe, Deutschland
Z: 1 Filmtablette enthält: Ginkgoblätter-Trockenextrakt (35-67:1); Aceton 60% (m/m) (Auszugsmittel) 80 mg (entspr. EGb 761) (entspr. Ginkgo-Flavonglycoside 17,6-21,6 mg) (entspr. Terpenlactone 4,32-5,28 mg) (entspr. Ginkgolide A, B, C 2,24-2,72 mg) (entspr. Bilobalid 2,08-2,56 mg), Lactose monohydrat 45,5 mg, Siliciumdioxid, hochdispers, wasserfrei, Cellulose, mikrokristalline, Maisstärke, Croscarmellose natrium, Magnesium stearat (pflanzlich), Hypromellose, Macrogol 1500, Maisstärke, Dimeticon, alpha-Octadecyl-omega-hydroxypoly(oxyethylen)-5, Sorbinsäure, Eisenoxid rot, Eisenoxid braun, Talkum.
EW: Verbessert Fließeigenschaften.
AG: Hirnorganisch bedingte Leistungsstörungen, periphere arterielle Verschlusskrankheit Stadium II, Vertigo.
AA: Unzerkaut mit Flüssigkeit.
DO: 2(-3)mal tgl. 1 FT über mindestens 6-8 Wochen. Für Kinder und Jugendliche nicht empfohlen.
SST: Nicht einnehmen.
NW: Magen/Darm, Kopfschmerzen, Schwindel, Allergien, Blutungen.
WW: Gerinnungshemmer (Kontrollen).
WH: Verkehrshinweis.
PG: 30 ST (EKO: G) [€ 11,45], 60 ST (2) (EKO: G) [€ 20,35]

Cerebokan 120 mg - Filmtabletten
39Z02, 49Z

(Z.Nr. 1-28021) RP. P. N06DX02
ZI: Dr. Willmar Schwabe, Karlsruhe, Deutschland
Z: 1 Filmtablette enthält: Ginkgoblätter-Trockenextrakt (35-67:1); Aceton 60% (m/m) (Auszugsmittel) 120 mg (entspr. EGb 761) (entspr. Ginkgo-Flavonglycoside 26,4-32,4 mg) (entspr. Terpenlactone 6,48-7,92 mg) (entspr. Ginkgolide A, B, C 3,36-4,08 mg) (entspr. Bilobalid 3,12-3,84 mg), Lactose monohydrat 68,25 mg, Siliciumdioxid, hochdispers, wasserfrei, Cellulose, mikrokristalline, Maisstärke, Croscarmellose natrium, Magnesium stearat (pflanzlich), Hypromellose, Macrogol 1500, Dimeticon, alpha-Octadecyl-omega-hydroxypoly(oxyethylen)-5, Sorbinsäure, Titandioxid, Eisenoxid rot.
EW: Verbessert Fließeigenschaften.
AG: Hirnorganisch bedingte Leistungsstörungen, periphere arterielle Verschlusskrankheit Stadium II, Vertigo.
AA: Unzerkaut mit Flüssigkeit.
DO: 1-2mal tgl. 1 FT über mindestens 6-8 Wochen. Für Kinder und Jugendliche nicht empfohlen.
SST: Nicht einnehmen.
NW: Magen/Darm, Kopfschmerzen, Schwindel, Allergien, Blutungen.
WW: Gerinnungshemmer (Kontrollen).
WH: Verkehrshinweis.
PG: 30 ST * (EKO: N) [€ 28,25]

Cerebrolysin - parenterale Lösung
49Y

(Z.Nr. 1-21380) RP. P. N07XA
ZI: Ever Neuro Pharma, Unterach
Z: 1 ml enthält: Proteolytische Peptidfraktion aus Schweinehirn Protein 215,2 mg, Natriumhydroxid, Wasser für Injektionszwecke.
EW: Verbessert Gehirnfunktion.
AG: Unterstützend bei Störungen des Hirnstoffwechsels, insbesondere senile Demenz vom Alzheimertyp und vaskuläre Demenz, postapoplektisch, Schädel-Hirntraumata.
AA: Bis 5 ml i.m., bis 10 ml i.v., ab 10 ml Infusion (10-50 ml mit Standardinfusionslösungen verdünnt langsam über 60 Minuten geben).
DO: TD bei seniler Demenz 10-30 ml über 4 Wochen (Wiederholung nach 2 Monaten möglich), bei Schlaganfall 20-50 ml über 10-21 Tage, bei Schädel-Hirn- traumata 20-50 ml über 7-30 Tage. Für Kinder und Jugendliche nicht empfohlen.
GA: Status epilepticus, schwere Nierenschäden.
SST: Nutzen/Risiko-Abwägung.
NW: Hitzegefühl, Überempfindlichkeit (bis Schock, Dyspnoe), lokale Reaktionen, Agitiertheit, Schwindel, Anfälle, Herzklopfen, Magen/Darm.
WW: Antidepressiva, MAO-Hemmer (additiv); nicht mit bilanzierten Aminosäurelösungen in einer Infusion verabreichen.
WH: Vorsicht bei allergischer Diathese, Grand mal-Anfällen. Verkehrshinweis.
PG: **1ML** 10 ST * (EKO: N) [€ 19,60], **5ML** 5 ST * (EKO: N) [€ 39,65], **10ML** 5 ST * (EKO: N) [€ 64,60]

Cerebrotonin - parenterale Lösung 49Y
(Z.Nr. 1-21377) RP. P. nicht im Handel. N07XX

Cerebrum compositum-Heel - Ampullen
70X

(Z.Nr. 3-36466) RP. P. V03AX
ZI: Biologische Heilmittel Heel, Baden-Baden, Deutschland
Z: 1 Ampulle zu 2,2 ml (= 2,2 g) enthält: Cerebrum suis (Homöopathie) D8 22 mg, Embryo totalis suis (Homöopathie) D10 22 mg, Hepar suis (Homöopathie) D10 22 mg, Placenta totalis suis (Homöopathie) D10 22 mg, Kalium phosphoricum (Homöopathie) D6 22 mg, Selenium (Homöopathie) D10 22 mg, Thuja occidentalis (Homöopathie) D6 22 mg, Strychnos ignatii (Homöopathie) D8 22 mg, Acidum phosphoricum (Homöopathie) D10 22 mg, Cinchona pubescens (Homöopathie) D4 22 mg, Sulfur (Homöopathie) D10 22 mg, Kalium bichromicum (Homöopathie) D8 22 mg, Gelsemium sempervirens (Homöopathie) D4 22 mg, Ruta graveolens (Homöopathie) D4 22 mg, Arnica montana (Homöopathie) D28 22 mg, Aesculus hippocastanum (Homöopathie) D4 22 mg, Magnesium phosphoricum (Homöopathie) D10 22 mg, Manganum phosphoricum (Homöopathie) D8 22 mg, Semecarpus anacardium (Homöopathie) D6 22 mg, Conium maculatum (Homöopathie) D4 22 mg, Hyoscyamus niger (Homöopathie) D6 22 mg, Aconitum napellus (Homöopathie) D6 22 mg, Anamirta cocculus (Homöopathie) D4 22 mg, Ambra grisea (Homöopathie) D10 22 mg, Natriumchlorid, Wasser für Injektionszwecke, Spuren von Ethanol, Lactose monohydrat.
EW: Homöopathikum.
AG: Funktionelle und degenerative Störungen des ZNS.
AA: I.v. (nicht bei Kindern), i.m., s.c., intradermal.
DO: 1-3mal wöchentlich 1 Ampulle.
Kinder (6-11 Jahre): 1-3mal wöchentlich 2/3 Ampulle.
Kinder (2-5 Jahre): 1-3mal wöchentlich ¼ Ampulle.
Für Kinder unter 2 Jahren nicht empfohlen.
SST: Vorsicht.
NW: Haut, Überempfindlichkeit gegen Korbblütler.
PG: 10 ST * (EKO: N) [€ 44,05], 50 ST * (EKO: N) [€ 170,00], 100 ST * (EKO: N) [€ 291,30]

Cerebryl 1200 mg - Tabletten 49E05
(Z.Nr. 1-20450) RP. P. nicht im Handel. N06BX03

C

C

Ceremin 40 mg - Filmtabletten 39Z02, 49Z
(Z.Nr. 1-20124) RPF. P. N06DX02
ZI: Dr. Willmar Schwabe, Karlsruhe, Deutschland
Z: 1 Filmtablette enthält: Ginkgoblätter-Trockenextrakt (35-67:1); Aceton 60% (m/m) (Auszugsmittel) 40 mg (entspr. EGb 761), (entspr. Ginkgo-Flavonglycoside 8,8-10,8 mg) (entspr. Terpenlactone 2,16-2,64 mg) (entspr. Ginkgolide A, B, C 1,12-1,36 mg) (entspr. Bilobalid 1,04-1,28 mg), Lactose monohydrat 115 mg, Siliciumdioxid, hochdispers, wasserfrei, Cellulose, mikrokristalline, Maisstärke, Croscarmellose natrium, Magnesium stearat (pflanzlich), Hypromellose, Macrogol 1500, Dimeticon, alpha-Octadecyl-omega-hydroxypoly(oxyethylen)-5, Sorbinsäure, Titandioxid, Eisenoxid gelb, Talkum.
EW: Pflanzliches Arzneimittel, durchblutungsfördernd.
AG: Bei Nachlassen der Leistungsfähigkeit des Gehirns mit Konzentrations- und Gedächtnisschwäche; Bei kalten Händen und Füßen mit Taubheitsgefühl, Kribbeln, Beschwerden beim Gehen.
AA: Unzerkaut mit Flüssigkeit.
DO: Nachlassende Leistungsfähigkeit des Gehirns: 3mal tgl. 1-2 FT über mindestens 8 Wochen.
Periphere Durchblutungsstörungen: 3mal tgl. 1 FT.
Für Kinder und Jugendliche nicht empfohlen.
SST: Nicht anwenden.
NW: Magen/Darm, Überempfindlichkeit, Kopfschmerzen, Schwindel, Blutungen.
WW: Vorsicht: Gerinnungshemmer.
WH: Vorsicht bei Blutungsneigung, Epilepsie. Vor einer Operation absetzen. Verkehrshinweis.
PG: 50 ST * (EKO: N) [€ 18,20]

Ceremin 80 mg - Filmtabletten 39Z02, 49Z
(Z.Nr. 1-40235) RPF. P. nicht im Handel. N06DX02

Ceremin 120 mg - Filmtabletten 39Z02, 49Z
(Z.Nr. 1-28020) RPF. P. nicht im Handel. N06DX02

Ceremin 240 mg - Filmtabletten 39Z02, 49Z
(Z.Nr. 1-38482) RPF. P. nicht im Handel. N06DX02

🐾 Cerenia 10 mg/ml - Injektionslösung für Hunde und Katzen 825A
(Z.Nr. EU/2/06/062/*) RP. P. QA04AD90
ZI: Zoetis Belgium, Louvain-la-Neuve, Belgien
Z: 1 ml Injektionslösung enthält: Maropitant 10 mg (entspr. Maropitant citrat-monohydrat), Heptakis-O-(4-sulfobutyl)cyclomaltoheptaose, Heptanatrium-Salz, Metacresol 3,3 mg, Wasser für Injektionszwecke.
EW: Antiemetisch (Neurokinin-1-Rezeptorantagonist).
AG: Hunde: Behandlung und Vorbeugung von Übelkeit durch Chemotherapie; Vor- beugung von Erbrechen (ausgenommen bei Reisekrankheit); Behandlung von Erbrechen zusammen mit anderen unterstützenden Maßnahmen. Vorbeugung von perioperativer Übelkeit und Erbrechen, Verbesserung von der Erholung von der Vollnarkose nach Morphin.
Katzen: Vorbeugung von Erbrechen und Linderung von Übelkeit (ausgenom- men bei Reisekrankheit); Behandlung von Erbrechen zusammen mit anderen unterstützenden Maßnahmen.
AA: S.c.
DO: 1mal tgl. 1 ml/10 kg KG (an 5 aufeinander folgenden Tagen).
SST: Nutzen/Risiko-Abwägung.
NW: Lokale Reaktionen, Schmerzen bei Injektion im gekühlten Zustand, sehr selten Anaphylaxie.
WW: Kalziumkanalblocker; Stoffe mit hoher Plasmaproteinbindung.
WH: Ursachen des Erbrechens berücksichtigen, Diagnostik erforderlich. Bei Langzeitgabe Leber kontrollieren.
PG: 20 ML VT [€ 117,35]

🐾 Cerenia 16 mg - Tabletten für Hunde 825A
(Z.Nr. EU/2/06/062/*) RP. P. QA04AD90
ZI: Zoetis Belgium, Louvain-la-Neuve, Belgien
Z: 1 Tablette enthält: Maropitant 16 mg (entspr. Maropitant citrat-monohydrat), Croscarmellose natrium, Lactose monohydrat, Magnesium stearat, Cellulose, mikrokristalline, Farbstoff, Gelborange S 0,75 mg.
EW: Antiemetisch (Neurokinin-1-Rezeptorantagonist).
AG: Vorbeugung von Erbrechen (auch durch Chemotherapie oder bei Reise- krankheit); Vorbeugung und Behandlung von Erbrechen in Verbindung mit Cerenia Injektionslösung und zusammen mit unterstützenden Maßnahmen.
AA: Zum Eingeben (nicht im Futter).
DO: Hunde ab 8 Wochen: 1mal tgl. 2 mg/kg KG; bei Reisekrankheit bei Hunden ab 16 Wochen 1mal tgl. 8 mg/kg KG
SST: Nutzen/Risiko-Abwägung.
NW: Erbrechen vor Antritt der Reise.
WW: Kalziumkanalblocker; Stoffe mit hoher Plasmaproteinbindung.
WH: Ursachen des Erbrechens berücksichtigen, Diagnostik erforderlich.
Vorsicht bei Anwendung über mehr als 5 Tage. Bei Langzeitgabe Leber kontrollieren.
PG: 4 ST VT [€ 16,40]

🐾 Cerenia 24 mg - Tabletten für Hunde 825A
(Z.Nr. EU/2/06/062/*) RP. P. QA04AD90
ZI: Zoetis Belgium, Louvain-la-Neuve, Belgien
Z: 1 Tablette enthält: Maropitant 24 mg (entspr. Maropitant citrat-monohydrat), Croscarmellose natrium, Lactose monohydrat, Magnesium stearat, Cellulose, mikrokristalline, Farbstoff, Gelborange S 0,75 mg.
Kurzinformation: siehe Cerenia 16 mg - Tabletten für Hunde, → S. 286
PG: 4 ST VT [€ 22,70]

🐾 Cerenia 60 mg - Tabletten für Hunde 825A
(Z.Nr. EU/2/06/062/*) RP. P. QA04AD90
ZI: Zoetis Belgium, Louvain-la-Neuve, Belgien
Z: 1 Tablette enthält: Maropitant 60 mg (entspr. Maropitant citrat-monohydrat), Croscarmellose natrium, Lactose monohydrat, Magnesium stearat, Cellulose, mikrokristalline, Farbstoff, Gelborange S 0,75 mg.
Kurzinformation: siehe Cerenia 16 mg - Tabletten für Hunde, → S. 286
PG: 4 ST VT [€ 44,45]

🐾 Cerenia 160 mg - Tabletten für Hunde 825A
(Z.Nr. EU/2/06/062/*) RP. P. QA04AD90
ZI: Zoetis Belgium, Louvain-la-Neuve, Belgien
Z: 1 Tablette enthält: Maropitant 160 mg (entspr. Maropitant citrat-monohydrat), Croscarmellose natrium, Lactose monohydrat, Magnesium stearat, Cellulose, mikrokristalline, Farbstoff, Gelborange S 0,75 mg.
Kurzinformation: siehe Cerenia 16 mg - Tabletten für Hunde, → S. 286
PG: 4 ST VT [€ 59,95]

Ceretec 0,5 mg - Pulver zur Herstellung einer Injektionslösung 24F01
(Z.Nr. 4-00012) RP. N. nicht im Handel. V09AA01

Cerezyme 200 U - Pulver für ein Konzentrat zur Herstellung einer Infusionslösung 27A03
(Z.Nr. EU/1/97/053/*) NR. P. E. nicht im Handel. A16AB02

Cerezyme 400 U - Pulver für ein Konzentrat zur Herstellung einer Infusionslösung 27A03
(Z.Nr. EU/1/97/053/*) NR. P. E. A16AB02
ZI: Genzyme Europe, Amsterdam, Niederlande
Z: 1 Durchstechflasche enthält: Imiglucerase 400 E, Mannitol, Natriumcitrat zur pH-Wert Einstellung, Citronensäure-Monohydrat zur pH-Wert Einstellung, Polysorbat 80.
AG: Enzymsubstitution bei gesicherter Typ 1 oder Typ 3 Gaucher-Krankheit mit nicht-neurologischen Manifestationen (Anämie, Thrombozytopenie, Knochenerkrankung, Hepato-, Splenomegalie).
AA: I.v. Infusion über 1-2 Std. nach Auslösen und Verdünnen; bei guter Verträglichkeit können Infusionen zu Hause verabreicht werden.
Details siehe Austria-Codex - Fachinformation.
DO: Individuell; Initial 60 E/kg KG alle 2 Wochen. Für Kinder und Jugendliche keine Dosisanpassung erforderlich.
SST: Nutzen/Risiko-Abwägung.
NW: Lokale Reaktionen, Atemwegsbeschwerden, Überempfindlichkeit, Magen/Darm, Herz/Kreislauf, Bildung von IgG-Antikörpern gegen Cerezyme.
WH: Bei Atemwegsbeschwerden auf pulmonale Hypertonie untersuchen. Bei Patienten mit Verdacht auf vermindertes Ansprechen Ig G-Antikörper untersuchen. Gaucher-Patienten im „ICGG-Gaucher-Register“ registrieren.
PG: 1 ST RE1 (EKO: Y) [€ 2.019,15], 5 ST RE1 (EKO: Y) [€ 9.960,50]

Cernevit - Pulver zur Herstellung einer Infusionslösung 37F05, 54H01
(Z.Nr. 1-22764) RP. P. B05XC
ZI: Baxter Healthcare, Wien
Z: 1 Durchstechflasche enthält: Retinol palmitat 3500 IE Cholecalciferol 220 IE alpha-Tocopherol 10,2 mg (entspr. Vitamin

E 11,2 IE), Ascorbinsäure 125 mg, Cocarboxylase-4-Wasser 5,8 mg (entspr. Vitamin B1 3,51 mg), Riboflavin-5'-phosphat, Mononatriumsalz-2-Wasser 5,67 mg (entspr. Vitamin B2 4,14 mg), Pyridoxin hydrochlorid 5,5 mg (entspr. Vitamin B6 4,53 mg), Cyanocobalamin 0,006 mg, Folsäure 0,414 mg, Dexpanthenol 16,15 mg (entspr. Vitamin B5 17,25 mg), Biotin 0,069 mg, Nicotinamid 46 mg, Glycin, Glycocholsäure, Phospholipide aus Sojabohnen, Natriumhydroxid zur pH-Wert-Einstellung, (entspr. Natrium 24 mg) (entspr. → 1 mmol), Salzsäure zur pH-Wert-Einstellung.
EW: Vitamine.
AG: Vitaminsubstitution bei parenteraler Ernährung.
AA: I.v. Infusion nach Rekonstitution, auch als Zusatz zu Infusionslösungen.
DO: Erwachsene und Kinder über 11 Jahre: 1 Durchstichflasche pro Tag.
GA: Hypervitaminose, Hyperkalzämie, Hyperkalziurie, Überempfindlichkeit gegen Soja und/oder Erdnüsse..
SST: In der Schwangerschaft sachgemäße Anwendung möglich. In der Stillzeit nicht empfohlen (Risiko einer Vitamin A-Überdosierung beim Neugeborenen).
NW: Überempfindlichkeit (vor allem gegen Vitamin B1), Leberenzymanstiege.
WW: WW einzelner enthaltener Vitamine mit anderen Arzneimitteln möglich. Beeinflussung von Labortests durch Biotin oder Ascorbinsäure.
WH: Bei Langzeitgabe Leberfunktion kontrollieren. Vitamin K bei Bedarf separat zuführen.
PG: 10 ST * (EKO: N) [€ 133,75]

Certican 0,25 mg - Tabletten 33B
(Z.Nr. 1-25271) NR. P. nicht im Handel. L04AA18

Certican 0,5 mg - Tabletten 33B

(Z.Nr. 1-25272) NR. P. L04AA18
ZI: Novartis Pharma, Wien
Z: 1 Tablette enthält: Everolimus 0,5 mg, Butylhydroxytoluol, Magnesium stearat, Lactose monohydrat 4 mg, Hypromellose 2910, Crospovidon Typ A, Lactose, wasserfrei 74 mg.
EW: Immunsuppressivum (mTOR-Inhibitor).
AG: Prophylaxe der Transplantatabstoßung nach allogener Nieren- oder Herz- transplantation (in Kombination mit Ciclosporin-Mikroemulsion und Kortikosteroiden) bzw. nach Lebertransplantation (in Kombination mit Tacrolimus und Kortikosteroiden).
AA: Oral unzerteilt mit einem Glas Wasser; TD in 2 ED.
DO: Initial 2mal tgl. 0,75 mg (bei gleichzeitiger Gabe von Ciclosporin), nach Lebertransplantation 2mal tgl. 1 mg (bei gleichzeitiger Gabe von Tacrolimus, beginnend ca. 4 Wochen nach der Transplantation).
Dosisanpassung alle 4-5 Tage. Talblutspiegel von 3 ng/ml und therapeutische Obergrenze von 8 ng/ml empfohlen.
In Kombination mit Everolimus Ciclosporindosis reduzieren.
Keine Dosisempfehlung für Kinder und Jugendliche nach Nierentransplantation. Bei lebertransplantierten Kindern nicht anwenden.
SST: Nutzen/Risiko-Abwägung; Verhütung bis 8 Wochen nach Behandlung empfohlen.
NW: Blutbild, Infektionen, Hypogonadismus, Fettstoffwechsel, Diabetes, Hypertonie, Thromboembolie, Magen/Darm, Leber, Haut, Myalgie, Niere (Proteinurie), Ödeme, Malignome, Pleuraerguss, interstitielle Lungenerkrankung, Wund- heilungsstörungen.
WW: Starke CYP3A4-Induktoren, CYP3A4- und P-gp-Hemmer meiden. Lebendimpfstoffe meiden.
Ciclosporin erhöht Bioverfügbarkeit von Everolimus. Rifampicin senkt Everolimus-Spiegel. Grapefruitsaft, Johanniskraut meiden. Vorsicht mit Thymoglobulin-Induktionstherapie bzw. mit Calcineurin-Inhibitoren.
WH: Keine ausreichenden Prüfungen an Patienten mit hohem immunologischem Risiko. Geringe therapeutische Breite von Everolimus beachten. Vollblut-Talspiegel vor allem bei Leberschäden engmaschig überwachen. Auf Hautneoplasmen achten; UV- und Sonnenlicht minimieren. Erhöhtes Risiko für opportunistische Infektionen beachten. Prophylaxe gegen Pneumocystis carinii-Pneumonie oder Cytomegalieviren nach der Transplantation empfohlen. Blutfette und Niere kontrollieren.
PG: 60 ST RE2 (EKO: Y) [€ 393,50]

Certican 0,75 mg - Tabletten 33B

(Z.Nr. 1-25273) NR. P. L04AA18
ZI: Novartis Pharma, Wien
Z: 1 Tablette enthält: Everolimus 0,75 mg, Butylhydroxytoluol, Magnesium stearat, Lactose monohydrat 7 mg, Hypromellose 2910, Crospovidon Typ A, Lactose, wasserfrei 112 mg.
Kurzinformation: siehe Certican 0,5 mg - Tabletten, → S. 287
PG: 60 ST RE2 (EKO: Y) [€ 573,45]

Certican 1 mg - Tabletten 33B
(Z.Nr. 1-25274) NR. P. nicht im Handel. L04AA18

Certican 0,1 mg - Tabletten zur Herstellung einer Suspension zum Einnehmen 33B
(Z.Nr. 1-25275) NR. P. nicht im Handel. L04AA18

Certican 0,25 mg - Tabletten zur Herstellung einer Suspension zum Einnehmen 33B

(Z.Nr. 1-25276) NR. P. L04AA18
ZI: Novartis Pharma, Wien
Z: 1 Tablette enthält: Everolimus 0,25 mg, Butylhydroxytoluol, Magnesium stearat, Lactose monohydrat 2 mg, Hypromellose 2910, Crospovidon Typ A, Lactose, wasserfrei 179 mg, Siliciumdioxid, hochdisperses.
EW: Immunsuppressivum (mTOR-Inhibitor).
AG: Prophylaxe der Transplantatabstoßung nach allogener Nieren- oder Herz- transplantation (in Kombination mit Ciclosporin-Mikroemulsion und Kortikosteroiden) bzw. nach Lebertransplantation (in Kombination mit Tacrolimus und Kortikosteroiden).
AA: Oral. Verabreichung mit Oral-Spritze oder aus einem Plastikbecher oder durch eine Nasen-Magen-Sonde.
DO: Initial 2mal tgl. 0,75 mg (bei gleichzeitiger Gabe von Ciclosporin), nach Lebertransplantation 2mal tgl. 1 mg (bei gleichzeitiger Gabe von Tacrolimus, beginnend ca. 4 Wochen nach der Transplantation).
Dosisanpassung alle 4-5 Tage. Talblutspiegel von 3 ng/ml und therapeutische Obergrenze von 8 ng/ml empfohlen.
In Kombination mit Everolimus Ciclosporindosis reduzieren.
Keine Dosisempfehlung für Kinder und Jugendliche nach Nierentransplantation. Bei lebertransplantierten Kindern nicht anwenden.
SST: Nutzen/Risiko-Abwägung; Verhütung bis 8 Wochen nach Behandlung empfohlen.
NW: Blutbild, Infektionen, Hypogonadismus, Fettstoffwechsel, Diabetes, Hypertonie, Thromboembolie, Magen/Darm, Leber, Haut, Myalgie, Niere (Proteinurie), Ödeme, Malignome, Pleuraerguss, interstitielle Lungenerkrankung, Wund- heilungsstörungen.
WW: Starke CYP3A4-Induktoren, CYP3A4- und P-gp-Hemmer meiden. Lebendimpfstoffe meiden.
Ciclosporin erhöht Bioverfügbarkeit von Everolimus. Rifampicin senkt Everolimus-Spiegel. Grapefruitsaft, Johanniskraut meiden. Vorsicht mit Thymoglobulin-Induktionstherapie bzw. mit Calcineurin-Inhibitoren.
WH: Keine ausreichenden Prüfungen an Patienten mit hohem immunologischem Risiko. Geringe therapeutische Breite von Everolimus beachten. Vollblut-Talspiegel vor allem bei Leberschäden engmaschig überwachen. Auf Hautneoplasmen achten; UV- und Sonnenlicht minimieren. Erhöhtes Risiko für opportunistische Infektionen beachten. Prophylaxe gegen Pneumocystis carinii-Pneumonie oder Cytomegalieviren nach der Transplantation empfohlen. Blutfette und Niere kontrollieren.
PG: 60 ST RE2 (EKO: Y) [€ 207,30]

Cervarix - Injektionssuspension in einer Durchstechflasche 36A26
(Z.Nr. EU/1/07/419/*) NR. P. E. nicht im Handel. J07BM02

Cervarix - Injektionssuspension in einer Fertigspritze 36A26
(Z.Nr. EU/1/07/419/*) NR. P. E. nicht im Handel. J07BM02

Cervarix - Injektionssuspension, Mehrdosen 36A26
(Z.Nr. EU/1/07/419/*) NR. P. E. nicht im Handel. J07BM02

Cestem - Tabletten mit Geschmack für große Hunde 803A

(Z.Nr. 8-00881) RP. P. QP52AA51
ZI: Ceva Sante Animale, Libourne, Frankreich
Z: 1 Tablette enthält: Febantel 525 mg, Pyrantel 175 mg (entspr. Pyrantel embonat), Praziquantel 175 mg, Natriumdodecylsulfat, Croscarmellose natrium, Povidon K30, Schweineleberaroma, Hefe, Siliciumdioxid, hochdisperses, Cellulose, mikrokristalline, Magnesium stearat, Maisstärke.
EW: Anthelminthikum.
AG: Mischinfektionen mit Rundwürmern und adulten Bandwürmern.
AA: Zum Eingeben (direkt oder mit dem Futter).
DO: Für Hunde ab 17,5 kg KG: 1 Tablette pro 35 kg KG (= 1 Tablette zwischen 17,5 und 35 kg KG, 1 ½ Tabletten zwischen 35 und 52,5 kg KG usw.).
Welpen zwischen 2. und 12. Lebenswoche alle 2 Wochen, anschließend (auch erwachsene Tiere) alle 3 Monate behandeln.
SST: In den ersten 4 Wochen der Trächtigkeit nicht anwenden; während der Laktation Anwendung möglich.
NW: Sehr selten Erbrechen.
WW: Piperazin (antagonistisch); Cholinergika (erhöhte Toxizität).
WH: Bei wiederholter Anwendung Resistenzentwicklung möglich. Zwischenwirte (Flöhe, Mäuse) bekämpfen. Bei Behandlung der

Echinokokkose (meldepflichtige Krankheit) gesetzliche Bestimmungen einhalten.
PG: 48 ST VT [€ 443,70]

Cestem - Tabletten mit Geschmack für mittelgroße und kleine Hunde 803A
(Z.Nr. 8-00882) RP. P. QP52AA51
ZI: Ceva Sante Animale, Libourne, Frankreich
Z: 1 Tablette enthält: Febantel 150 mg, Pyrantel 50 mg (entspr. Pyrantel embonat), Praziquantel 50 mg, Natriumdodecylsulfat, Croscarmellose natrium, Povidon K30, Schweineleberaroma, Hefe, Siliciumdioxid, hochdisperses, Cellulose, mikrokristalline, Magnesium stearat, Maisstärke.
EW: Anthelminthikum.
AG: Mischinfektionen mit Rundwürmern und adulten Bandwürmern.
AA: Zum Eingeben (direkt oder mit dem Futter).
DO: 1 Tablette pro 10 kg KG (= 1 Tablette zwischen 5 und 10 kg KG, 1 ½ Tabletten zwischen 10 und 15 kg KG usw.).
Welpen zwischen 2. und 12. Lebenswoche alle 2 Wochen, anschließend (auch erwachsene Tiere) alle 3 Monate behandeln.
SST: In den ersten 4 Wochen der Trächtigkeit nicht anwenden; während der Laktation Anwendung möglich.
NW: Sehr selten Erbrechen.
WW: Piperazin (antagonistisch); Cholinergika (erhöhte Toxizität).
WH: Bei wiederholter Anwendung Resistenzentwicklung möglich. Zwischenwirte (Flöhe, Mäuse) bekämpfen. Bei Behandlung der Echinokokkose (meldepflichtige Krankheit) gesetzliche Bestimmungen einhalten.
PG: 104 ST VT [€ 281,40]

Cetebe Vitamin C Retard 500 mg - Kapseln 54C01
(Z.Nr. 1-22706) RPF. P. A11GA01
ZI: GSK-Gebro Consumer Healthcare, Fieberbrunn
Z: 1 Retardkapsel enthält: Ascorbinsäure 500 mg (entspr. Vitamin C), Kapselinhalt: Saccharose 40,6 mg, Maisstärke, Stearinsäure, Schellack, Talkum, Weinsäure; Kapselhülle: Riboflavin, Natriumdodecylsulfat (entspr. Natrium < 1 mmol) (entspr. → < 23 mg), Gelatine, Wasser, gereinigtes.
AG: Vitamin C-Mangel.
AA: Unzerkaut mit Flüssigkeit einnehmen.
DO: 1mal tgl. 1-2 Kapseln .Für Kinder nicht empfohlen. Bei schweren Nierenschäden (Dialyse) MTD 50-100 mg Vitamin C. Bei Nierensteinen MTD 100-200 mg Vitamin C.
GA: Oxalat-Urolithiasis, Eisenspeicherkrankheit (einschließlich Prädisposition).
SST: Anwendung möglich.
NW: Sehr selten Überempfindlichkeit, Kopfschmerzen, Schwindel, Magen/Darm.
Bei Überdosierung osmotische Diarrhoen.
WW: Vorsicht: Resorption von Eisen und Aluminium erhöht; Beeinflussung klinisch-chemischer Bestimmungen (Farbreaktionen). Deferoxamin (Herzinsuffizienz).
WH: Vorsicht bei Glukose-6 Phosphat-Dehydrogenasemangel.
PG: 30 ST * (EKO: N) [€ 10,90], 60 ST * (EKO: N) [€ 19,10], 120 ST * (EKO: N) [€ 32,30]

CetirHexal 10 mg - Filmtabletten 05A01
(Z.Nr. 1-24818) RP. P. n.l. R06AE07
ZI: Hexal Pharma, Wien
Z: 1 Filmtablette enthält: Cetirizin dihydrochlorid 10 mg, Tablettenkern: Cellulose, mikrokristalline, Lactose 77,71 mg (entspr. Lactose monohydrat), Magnesium stearat, Siliciumdioxid, kolloidal, wasserfrei; Tablettenüberzug: Hypromellose, Lactose monohydrat, Macrogol 4000, Titandioxid.
PG: 10 ST * (EKO: N) [€ 3,45 n.l.], 30 ST * (EKO: N) [€ 10,30 n.l.]

Cetiristad 10 mg - Filmtabletten 05A01
(Z.Nr. 1-24526) RP. P. R06AE07
ZI: Stada Arzneimittel, Wien
Z: 1 Filmtablette enthält: Cetirizin dihydrochlorid 10 mg, Tablettenkern: Lactose monohydrat 66,4 mg, Cellulose, mikrokristalline, Siliciumdioxid, kolloidal, wasserfrei, Magnesium stearat; Tablettenhülle: Opadry-Y-1-7000: (entspr. Titandioxid) (entspr. Hypromellose) (entspr. Macrogol 400).
EW: Antiallergikum.
AG: Allergische Rhinitis, chronische idiopathische Urtikaria.
AA: Unzerkaut mit einem Glas Flüssigkeit einnehmen.
DO: TD 1 FT; Kinder (6-12 Jahre): TD 2mal ½ FT. Dosisreduktion bei Nierenschäden. Für Kinder unter 6 Jahren nicht empfohlen.
GA: Schwere Nierenschäden.
SST: Vorsicht.
NW: ZNS, Magen/Darm, allergische Reaktionen, Leber.
WW: Allergietests (3 Tage Auswaschphase).
WH: Vorsicht bei Epilepsie, Risiko für Harnverhaltung. Verkehrshinweis (Cave Alkohol oder ZNS- Dämpfer!).
PG: 10 ST (2) (EKO: G) [€ 3,40], 30 ST (EKO: G) [€ 8,65]

Cetirizin Actavis 10 mg - Filmtabletten 05A01
(Z.Nr. 1-24608) RPF. P. R06AE07
ZI: Actavis Group PTC, Hafnarfjördur, Island
Z: 1 Filmtablette enthält: Cetirizin dihydrochlorid 10 mg, Tablettenkern: Cellulose, mikrokristalline, Lactose monohydrat 117 mg, Crospovidon, Siliciumdioxid, hochdisperses, Magnesium stearat; Filmüberzug: (entspr. Hypromellose) (entspr. Macrogol stearate) (entspr. Cellulose, mikrokristalline) (entspr. Propylenglycol) (entspr. Titandioxid).
EW: Antiallergikum.
AG: Allergische Rhinitis, chronische idiopathische Urtikaria.
AA: Mit einem Glas Flüssigkeit einnehmen.
DO: 1 mal tgl. 10 mg; Kinder (6-12 Jahre): 2mal tgl. 5mg. Dosisreduktion bei Nierenschäden. Für Kinder unter 6 Jahren nicht empfohlen.
GA: Schwere Nierenschäden.
SST: Vorsicht.
NW: Schläfrigkeit, Mundtrockenheit, Leber, Pruritus beim Absetzen.
WW: Allergietests (3 Tage Auswaschphase).
WH: Vorsicht bei Epilepsie, Risiko für Harnverhaltung. Verkehrshinweis (Cave Alkohol!).
PG: 10 ST (2) (EKO: G) [€ 3,40], 30 ST (EKO: G) [€ 8,80]

Cetirizin Genericon 10 mg - Filmtabletten 05A01
(Z.Nr. 1-24733) RPF. P. R06AE07
ZI: Genericon Pharma, Graz
Z: 1 Filmtablette enthält: Cetirizin dihydrochlorid 10 mg, Tablettenkern: Lactose monohydrat 101,8 mg, Cellulose, mikrokristalline, Siliciumdioxid, kolloidales, Magnesium stearat, Talk, Maisstärke; Tablettenüberzug: Opadry weiss (entspr. Hypromellose) (entspr. Lactose monohydrat) (entspr. Titandioxid) (entspr. Macrogol 4000) (entspr. Natrium citrat) (entspr. Natrium 0,05 mg).
Kurzinformation: siehe Cetirizin Actavis 10 mg - Filmtabletten, → S. 288
PG: 10 ST (2) (EKO: G) [€ 3,65], 30 ST (EKO: G) [€ 8,80]

Cetirizin ratiopharm 10 mg - Filmtabletten 05A01
(Z.Nr. 1-24289) RP. P. R06AE07
ZI: Teva, Haarlem, Niederlande
Z: 1 Filmtablette enthält: Cetirizin dihydrochlorid 10 mg, Tablettenkern: Lactose monohydrat 64 mg, Cellulose, mikrokristalline, Croscarmellose natrium, Siliciumdioxid, hochdispers, wasserfrei, Magnesium stearat; Filmüberzug: Titandioxid, Hypromellose 5cP, Macrogol 400.
Kurzinformation: siehe Cetirizin Actavis 10 mg - Filmtabletten, → S. 288
PG: 10 ST (2) (EKO: G) [€ 3,75], 30 ST (EKO: G) [€ 11,30]

Cetirizin Sandoz 10 mg - Filmtabletten 05A01
(Z.Nr. 1-25415) RP. P. R06AE07
ZI: Sandoz, Kundl
Z: 1 Filmtablette enthält: Cetirizin dihydrochlorid 10 mg, Tablettenkern: Cellulose, mikrokristalline, Lactose 77,71 mg (entspr. Lactose monohydrat), Magnesium stearat, Siliciumdioxid, kolloidal, wasserfrei; Tablettenüberzug: Hypromellose, Lactose monohydrat, Titandioxid, Macrogol 4000.
Kurzinformation: siehe Cetirizin Actavis 10 mg - Filmtabletten, → S. 288
PG: 10 ST (2) (EKO: G) [€ 3,40], 30 ST (EKO: G) [€ 10,10]

Cetrotide 0,25 mg - Pulver und Lösungsmittel zur Herstellung einer Injektionslösung 29C03
(Z.Nr. EU/1/99/100/*) NR. P. E. H01CC02
ZI: Merck Europe, Amsterdam, Niederlande
Z: 1 Durchstechflasche enthält: Cetrorelix 0,25 mg (entspr. Cetrorelix acetat), Mannitol, Lösungsmittel: Wasser für Injektionszwecke.
EW: LHRH-Antagonist.
AG: Verhinderung eines vorzeitigen Eisprungs bei Patientinnen mit kontrollierten ovariellen Stimulation, gefolgt von einer Eizellenentnahme und assistierten Reproduktion.
AA: S.c., ev. auch zur Selbstapplikation.
DO: 1mal tgl. (morgens oder abends) in 24-stündigen Abstand. Beginn am Tag 5 oder 6 der Ovarienstimulation bis zum Tag, an dem die Ovulation ausgelöst wird. Nicht für ältere Patienten. Kein relevanter Nutzen bei Kindern und Jugendlichen.
GA: Schwere Nierenschäden.
SST: Nicht zur Anwendung vorgesehen.
NW: Lokale Reaktionen, Übelkeit, Kopfschmerz, Pruritus, Überempfindlichkeit (auch schwere Reaktionen), ovarielle Hyperstimulation (OHSS).
WH: Anwendung nur durch Spezialisten. Vorsicht bei Leberschäden. Auf ovarielles Hyperstimulationssyndrom (OHSS) achten. Nur begrenzte Erfahrungen bei wiederholter Anwendung.

Vorsicht bei Allergieneigung.
PG: 1 ST * (EKO: N) [€ 81,20], 7 ST * (EKO: N) [€ 374,55]

Cetrotide 0,25 mg - Pulver und Lösungsmittel zur Herstellung einer Injektionslösung 29C03
(Z.Nr. EU/1/99/100/*) NR. P. E. H01CC02
Parallelimport. nicht im Handel.

Cetrotide 0,25 mg - Pulver und Lösungsmittel zur Herstellung einer Injektionslösung 29C03
(Z.Nr. EU/1/99/100/*) NR. P. E. H01CC02
Parallelimport. nicht im Handel.

Cevac IBird - Lyophilisat zur Herstellung einer Suspension für Hühner 823AG
(Z.Nr. 8-20337) NR. P. E. QI01AD07
ZI: Ceva Sante Animale, Libourne, Frankreich
Z: 1 Dosis enthält: Bronchitis-Virus (IB), lebend, attenuiert, infektiös, Stamm 1/96 2,8-4,3 log10 EID50, Gelatine, Lactose, Sorbitol, Saccharose, Kaliumdihydrogenphosphat, Dinatriumhydrogenphosphat, Wasser, gereinigtes.
EW: Impfstoff.
AG: Aktive Immunisierung von Broilern und zukünftigen Legehühnern gegen Infektionen mit dem aviären infektiösen Bronchitisvirus (793/B-Gruppe).
AA: Sprayverfahren oder über das Trinkwasser.
Details siehe Austria Codex-Fachinformation.
DO: Broiler und zukünftige Legehühner: 1 Impfstoffdosis als Grobspray ab dem 1. Lebenstag.
Zukünftige Legehühner: 1 Impfstoffdosis über das Trinkwasser ab dem 10. Lebenstag; Nachimpfung alle 3 Wochen.
SST: Anwendung möglich.
NW: Leichte Rasselgeräusche der Luftröhre.
WH: Alle Tiere eines Bestandes impfen. Übertragung des Impfvirus auf Fasane und Truthühner vermeiden.
VNW: 0 Tage.
PG: 1000DS 20 ST VN [€ 453,25], **5000DS** 20 ST VN [€ 1.739,70]

Cevac Mass L - Lyophilisat zur Herstellung einer Suspension zur oculonasalen Anwendung für Hühner 823AG
(Z.Nr. 8-36856) NR. P. E. QI01AD07
ZI: Ceva Sante Animale, Libourne, Frankreich
Z: 1 Dosis (0,2 ml) enthält: Bronchitis-Virus (IBV), Stamm Massachusetts B-48, lebend, attenuiert, infektiös 10^2,8-10^4,3 EID50, Saccharose, Lactose, Sorbitol, Gelatine, Kaliumdihydrogenphosphat, Dikalium phosphat.
EW: Impfstoff.
AG: Aktive Immunisierung von Hühnern gegen Infektiöse Bronchits (Serotyp Massachusetts).
AA: Als Grobspray (Tröpfchengröße 100-200 µm).
Details siehe Austria Codex - Fachinformation.
DO: 1 Impfstoffdosis ab dem 1. Lebenstag.
SST: Nicht bei Legehühnern und innerhalb von 4 Wochen vor Beginn der Legeperiode anwenden.
NW: Tracheale Rasselgeräusche, Konjunktivitis.
WH: Nur gesunde Tiere impfen. Alle Tiere eines Bestandes impfen. Übertragung des Impfstammes auf ungeimpfte Hühner und andere Vogelarten vermeiden.
PG: 20 ST VN [€ 1.399,95]

Cevac MD Rispens - Konzentrat und Lösungsmittel zur Herstellung einer Injektionssuspension für Hühner 823AG
(Z.Nr. 8-40222) NR. P. T. nicht im Handel. QI01AD03

Cevac Meta L - Lyophilisat zur Herstellung einer Suspension für Hühner 823AG
(Z.Nr. 8-37196) NR. P. E. nicht im Handel. QI01AD01

Cevaxel 50 mg/ml - Pulver und Lösungsmittel zur Herstellung einer Injektionslösung für Rinder und Schweine 801AC
(Z.Nr. 8-00763) NR. P. E. VNW. nicht im Handel. QJ01DD90

Cevaxel-RTU 50 mg/ml - Injektionssuspension für Rinder und Schweine 801AC
(Z.Nr. 8-00938) NR. P. VNW. QJ01DD90
ZI: Ceva Sante Animale, Libourne, Frankreich
Z: 1 ml Injektionssuspension enthält: Ceftiofur 50 mg (entspr. Ceftiofur hydrochlorid), Siliciumdioxid, hochdisperses, Sorbitan oleat, Propylenglycol dicaprylocaprat.
EW: Cephalosporin-Antibiotikum.
AG: Rinder:
- Infektionen der Atemwege mit Pasteurella multocida, Mannheimia haemolytica und Histophilus somni.
- Akute interdigitale Nekrobazillose mit Fusobacterium necrophorum und Bacteroides melaninogenicus
- Akute postpartale Metritis durch Escherichia coli, Arcanobacterium pyogenes und Fusobacterium necrophorum.
Schweine (nur als Antibiotikum 2. Wahl):
- Infektionen der Atemwege mit Pasteurella multocida, Actinobacillus pleuropneumonia und Streptococcus suis.
AA: I.m. nach Lösen mit 20 ml Wasser pro g Pulver. Nicht i.v.!
DO: Rind: TD 1 mg Ceftiofur/kg KG über 3 bis 5 Tage.
Schwein: TD 3 mg Ceftiofur/kg KG über 3 Tage.
GA: Geflügel (Eier).
SST: Nutzen/Risiko-Abwägung.
NW: Lokale Schwellung, Überempfindlichkeit.
WH: Möglichst nur nach Empfindlichkeitsprüfung anwenden. Nicht zur Prophylaxe bei Plazentaretention.
VNW: Rind: Essbare Gewebe 8 Tage, Milch 0 Tage.
Schwein: Essbare Gewebe 5 Tage.
PG: 100 ML VNW [€ 107,70]

Cevazuril 50 mg/ml - Suspension zum Eingeben für Ferkel und Kälber 812AE
(Z.Nr. 8-00875) RP. P. VNW. QP51AJ01
ZI: Ceva Sante Animale, Libourne, Frankreich
Z: 1 ml Injektionssuspension enthält: Toltrazuril 50 mg, Natriumpropionat 2,1 mg, Natriumbenzoat 2,1 mg, Docusat natrium, Aluminium-Magnesium-silicat, Xanthan gummi, Propylenglycol, Citronensäure monohydrat, Simeticon-Emulsion (entspr. Sorbinsäure), Wasser, gereinigtes.
EW: Antiparasitikum.
AG: Vorbeugung von Kokzidiose bei neugeborenen Ferkeln (3-5 Tage) in Betrieben mit früher nachgewiesener Kokzidiose durch Isospora suis.
Vorbeugung von Kokzidiose bei Kälbern im Stall mit Kokzidioseproblem durch Eimeria bovis oder Eimeria zuernii.
AA: Zum Eingeben (Einzeltierbehandlung).
DO: Ferkel: Einmalig 20 mg/kg KG (= 0,4 ml Suspension/kg KG) zwischen 3. und 5. Lebenstag.
Kälber. Einmalig 15 mg/kg KG (= 0,3 ml Suspension/kg KG).
GA: Kälber über 80 kg KG, Kälber zur Fleischproduktion in Mastställen.
WH: Alle Ferkel eines Wurfs und alle Kälber eines Laufstalles behandeln.
Dung behandelter Kälber mit mindestens dem Dreifachen des Gewichts des Dungs unbehandelter Rinder vor dem Ausbringen vermischen.
VNW: Essbare Gewebe: Schwein 77 Tage, Kalb 63 Tage. Nicht für Tiere, deren Milch für menschlichen Verzehr vorgesehen ist.
PG: 250 ML VNW [€ 113,50]

Cevitol 500 mg - Ampullen 54C01
(Z.Nr. 0-14308) RP. P. A11GA01
ZI: G.L. Pharma, Lannach
Z: 1 Ampulle zu 2 ml enthält: Ascorbinsäure 500 mg, Natriumhydroxid 122,33 mg, Natriumhydrogencarbonat 2,8 mg, Natrium metabisulfit 2 mg, Natrium methyl-4-hydroxybenzoat 2,06 mg, Natrium propyl-4-hydroxybenzoat 0,22 mg, Wasser für Injektionszwecke.
EW: Vitamin C.
AG: Vitamin C-Mangel, Methämoglobinämie.
AA: I.m. oder langsam i.v..
DO: TD 1-2 Ampullen; bei Methämoglobinämie 2-6 Ampullen pro Tag.
Kinder: MTD 5-7 mg/kg KG, bei Methämoglobinämie einmalig 1-2 Ampullen (ev. wiederholen), MTD 100 mg/kg KG.
GA: Oxalatsteine, Eisenspeicherkrankheiten, Sulfitüberempfindlichkeit.
SST: Erhöhter Bedarf, empfohlene Dosen trotzdem nicht überschreiten.
NW: Durchfall, Diurese, Überempfindlichkeit, bei Sulfitüberempfindlichkeit Asthmaanfälle.
WW: Eisen und Aluminium verstärkt resorbiert. Antikoagulantien (Cumarine) verringert. ASS-Ausscheidung reduziert. Klinisch-chemische Reaktionen beeinflusst. Nicht mischen.
WH: Vorsicht bei schweren Nierenschäden.
Bei Überdosierung osmotische Diarrhoen.
PG: 5 ST * (EKO: N) [€ 6,75]

Cevitol 1000 mg - Ampullen 54C01
(Z.Nr. 0-06528) RP. P. A11GA01
ZI: G.L. Pharma, Lannach
Z: 1 Ampulle zu 5 ml enthält: Ascorbinsäure 1000 mg, Natriumhydroxid 246,75 mg, Natrium metabisulfit 2,5 mg, Natrium edetat 0,25 mg, Natrium methyl-4-hydroxybenzoat 5,15 mg, Natrium propyl-4-hydroxybenzoat 0,56 mg, Wasser für Injektionszwecke.

EW: Vitamin C.
AG: Vitamin C-Mangel, Methämoglobinämie.
AA: I.m. oder langsam i.v..
DO: TD 1-2 Ampullen; bei Methämoglobinämie 2-6 Ampullen pro Tag.
Kinder: MTD 5-7 mg/kg KG, bei Methämoglobinämie einmalig 1-2 Ampullen (ev. wiederholen), MTD 100 mg/kg KG.
GA: Oxalatsteine, Eisenspeicherkrankheiten, Sulfitüberempfindlichkeit.
SST: Erhöhter Bedarf, empfohlene Dosen trotzdem nicht überschreiten.
NW: Durchfall, Diurese, Überempfindlichkeit, bei Sulfitüberempfindlichkeit Asthmaanfälle.
WW: Eisen und Aluminium verstärkt resorbiert. Antikoagulantien (Cumarine) verringert. ASS-Ausscheidung reduziert. Klinisch-chemische Reaktionen beeinflusst. Nicht mischen.
WH: Vorsicht bei schweren Nierenschäden.
Bei Überdosierung osmotische Diarrhoen.
(Halbe Ampullenzahl anwenden).
PG: 5 ST * (EKO: N) [€ 8,70]

Cevitol 500 mg - Kautabletten 54C01
(Z.Nr. 0-15155) RPF. P. A11GA01
ZI: G.L. Pharma, Lannach
Z: 1 Kautablette enthält: Ascorbinsäure 500 mg (entspr. Vitamin C), Ethylcellulose, Saccharose 340 mg, Glucose monohydrat 220 mg, Maisstärke, Macrogol 6000, Natrium cyclamat, Povidon, Orangen-Aroma, Siliciumdioxid, Glycerolmonostearat.
EW: Vitamin C.
AG: Prophylaxe und Therapie von VItamin C-Mangel.
AA: Tabletten zerkauen.
DO: 1-2mal tgl. 1 Kautablette. Keine Datan an Kindern und Jugendlichen.
GA: Gastritis, Oxalat-Harnsteine, Eisenspeicherkrankheiten.
SST: Empfohlene Tagesdosis 110-150 mg.
NW: Hohe Dosen Diarrhoe, Diurese. Überempfindlichkeit.
WW: Vermehrte Resorption von Eisen und Aluminium. Antikoagulantien abgeschwächt. In hohen Dosen Laborparameter beeinflusst.
WH: Vorsicht bei Nierensteinneigung, Niereninsuffizienz.
PG: 30 ST * (EKO: N) [€ 7,25]

Champix 0,5 mg - Filmtabletten 26B
(Z.Nr. EU/1/06/360/*) NR. P. nicht im Handel. N07BA03

Champix 0,5 mg, 1 mg - Filmtabletten 26B
(Z.Nr. EU/1/06/360/*) NR. P. N07BA03
ZI: Pfizer Europe, Brüssel, Belgien
Z: 1 Packung enthält: Tablette, weiss: Vareniclin 0,5 mg (entspr. Vareniclin tartrat), Tablette, hellblau: Vareniclin 1 mg (entspr. Vareniclin tartrat), Tablettenkern: Cellulose, mikrokristalline, Calciumhydrogenphosphat, Croscarmellose natrium, Siliciumdioxid, hochdisperses, Magnesium stearat; Filmüberzug, 0,5-mg-Tablette: Hypromellose, Titandioxid, Macrogol 400, Triacetin; Filmüberzug, 1-mg-Tablette: Hypromellose, Titandioxid, Macrogol 400, Indigocarmin-Aluminiumsalz, Triacetin.
EW: Partieller Agonist an den neuronalen nikotinergen Acetylcholinrezeptoren.
AG: Raucherentwöhnung bei Erwachsenen.
AA: Oral, unzerkaut mit Wasser schlucken.
DO: Tag 1-3: 1mal tgl. 0,5 mg.
Tag 4-7: 2mal tgl. 0,5 mg.
Tag 8 bis Behandlungsende: 2mal tgl. 1 mg (bei Unverträglichkeit 2mal tgl. 0,5 mg).
Behandlungsdauer 12(-24) Wochen.
Für Kinder und Jugendliche nicht empfohlen.
SST: In der Schwangerschaft nicht empfohlen. In der Stillzeit Nutzen/Risiko-Abwägung.
NW: Nasopharyngitis, Übelkeit, Psyche (abnorme Träume), ZNS (Krampfanfälle), Magen/Darm, Müdigkeit, generelle Symptome der Raucherentwöhnung, Herz/Kreislauf (Myokardinfarkt), Depressionen, Suizidgedanken, Überempfindlichkeit (Angioödeme, schwere Hautreaktionen), Untersuchungen, Absetzreaktionen.
WW: Dosisanpassungen für bestimmte Arzneimittel (z.B. Theophyllin, Warfarin, Insulin) können im Zuge der Raucherentwöhnung erforderlich sein.
WH: Vorsicht bei psychiatrischen Erkrankungen (Depressionen, suizidales Verhalten) oder bei Krampfanfällen. Bei schweren psychischen Störungen sofort absetzen. Auf kardiovaskuläre Symptome achten. Verkehrshinweis.
PG: 53 ST * (EKO: N) [€ 124,10]

Champix 1 mg - Filmtabletten 26B
(Z.Nr. EU/1/06/360/*) NR. P. N07BA03
ZI: Pfizer Europe, Brüssel, Belgien
Z: 1 Filmtablette enthält: Vareniclin 1 mg (entspr. Vareniclin tartrat), Tablettenkern: Cellulose, mikrokristalline, Calciumhydrogenphosphat, Croscarmellose natrium, Siliciumdioxid, hochdisperses, Magnesium stearat; Filmüberzug: Hypromellose, Titandioxid, Macrogol 400, Indigocarmin-Aluminium-Salz (E 132), Triacetin.
Kurzinformation: siehe Champix 0,5 mg, 1 mg - Filmtabletten, → S. 290
PG: 56 ST * (EKO: N) [€ 131,10], 112 ST * (EKO: N) [€ 233,85]

Chanazine 20 mg/ml - Injektionslösung für Tiere 809Z, 811AA, 824AF
(Z.Nr. 8-00448) RP. P. VNW. QN05CM92
ZI: Chanelle Pharmaceuticals Manufacturing, Galway, Irland
Z: 1 ml Injektionslösung enthält: Xylazin 20 mg, p-Hydroxybenzoesäuremethylester 1,8 mg, p-Hydroxybenzoesäurepropylester 0,2 mg, Salzsäure, konzentriert, Natrium citrat, Citronensäure monohydrat, Natriumchlorid, Wasser für Injektionszwecke.
EW: Erzeugt schlafähnlichen Zustand.
AG: Sedation, Prämedikation in Kombination mit einem Anästhetikum.
AA: Rind, Hund: I.m., i.v.; Pferd: i.v.; Katze: i.m.
DO: Rind: 0,05-0,3 mg/kg KG i.m. oder 0,016-0,1 mg/kg KG i.v.
Pferd: 0,6-1 mg/kg KG nur i.v.
Hund: 1-3 mg/kg KG i.m. oder i.v.
Katze: 2-4 mg/kg KG nur i.m.
GA: Gastrointestinale Obstruktionen, schwere Nieren-, Leber-, Herzschäden, Atemwegserkrankungen, Hypotension, Schock, Diabetes, Krampfanfälle, Kälber unter 1 Woche, Fohlen unter 2 Wochen, Katzen- und Hundewelpen unter 6 Wochen.
SST: Nutzen/Risiko-Abwägung im 1. und 2. Trimester; in den späteren Stadien der Trächtigkeit vor allem bei Rindern und Katzen nicht anwenden (Uteruskontraktionen möglich). Vorzeitige Geburt bei Rindern möglich.
NW: Initiale Blutdrucksteigerung, dann Senkung; Bradykardie, reversible Arrhythmien, Hypotension, Atemstörungen, Erbrechen (bei Hund und Katze), Hyperglykämie, Salivation oder Sekretionshemmung, Schwitzen (bei Pferden), Magen/Darm, Uteruskontraktionen (bei Katzen), Beeinflussung der Körpertemperatur, paradoxe Erregung, reversibler Penisvorfall, reversible lokale Gewebsirritation.
WW: Nicht empfohlen: Sympathomimetika, Trimethoprim/Sulfonamide. Vorsicht: Andere ZNS-Dämpfer verstärkt. Neuroleptika, Tranquilizer.
WH: Vorsicht bei dehydrierten Tieren und bei an Hufrehe erkrankten Pferden.
Bei Hund und Katze nicht bei Untersuchungen des oberen Verdauungstraktes anwenden. Bei Rindern auf Aufgasung achten.
VNW: Essbare Gewebe: Pferd, Rind 1 Tag. Milch (Rind): Keine.
PG: 25 ML VNW [€ 32,65]

Chanbute 1 g - Pulver zum Eingeben für Pferde 802AD
(Z.Nr. 8-36959) NR. P. VNW. QM01AA01
ZI: Chanelle Pharmaceuticals Manufacturing, Galway, Irland
Z: 1 Beutel mit 5 g enthält: Phenylbutazon 1 g, Glucose monohydrat, Povidon, Apfel-Aroma, Xanthan gummi, Crospovidon.
EW: Nichtsteroidales Antiphlogistikum.
AG: Erkrankungen des Bewegungsapparates beim Pferd mit Schmerzen und Entzündungen.
AA: Zum Eingeben.
DO: 1. Tag: TD 8,8 mg Phenylbutazon/kg KG in 2 ED.
2.-4. Tag: TD 4,4 mg Phenylbutazon/kg KG in 2 ED.
GA: Herz-, Leber-, Nierenschäden, Magen/Darm-Ulzera, Blutbildungsstörungen, Schilddrüsenerkrankungen, schwere Hypertonie, Darmläsionen durch Endoparasitenbefall.
SST: Nutzen/Risiko-Abwägung, um den Zeitraum der Geburt nicht anwenden.
NW: Magen/Darm (besonders bei Ponys), Niere, Blutbild.
WW: Andere nichtsteroidale Antiphlogistika (24 Std. Abstand). Nephrotoxische Arzneimittel vermeiden. Vorsicht: Aminoglykoside, Glukokortikoide, Antikoagulantien; Diuretika abgeschwächt. Starke Plasmaproteinbindung von Phenylbutazon beachten.
WH: Bei dehydrierten, hypovolämischen oder hypotonen Tieren nicht anwenden.
Gleichzeitige bakterielle Infektionen spezifisch behandeln.
VNW: Nicht für Tiere, die für den Verzehr durch Menschen bestimmt sind.
PG: 100 ST VNW [€ 165,15]

Chanhold 15 mg - Lösung zum Auftropfen für Katzen und Hunde <2,5 kg 804B, 803A, 804A
(Z.Nr. EU/2/19/236/*) NR. P. nicht im Handel. QP54AA05

Chanhold 30 mg - Lösung zum Auftropfen für Hunde 2,6-5,0 kg 804B, 803A, 804A
(Z.Nr. EU/2/19/236/*) NR. P. nicht im Handel.
QP54AA05

Chanhold 45 mg - Lösung zum Auftropfen für Katzen 2,6-7,5 kg 804B, 803A, 804A
(Z.Nr. EU/2/19/236/*) NR. P. nicht im Handel.
QP54AA05

Chanhold 60 mg - Lösung zum Auftropfen für Hunde 5,1-10,0 kg 804B, 803A, 804A
(Z.Nr. EU/2/19/236/*) NR. P. nicht im Handel.
QP54AA05

Chanhold 60 mg - Lösung zum Auftropfen für Katzen 7,6-10,0 kg 804B, 803A, 804A
(Z.Nr. EU/2/19/236/*) NR. P. nicht im Handel.
QP54AA05

Chanhold 120 mg - Lösung zum Auftropfen für Hunde 10,1-20,0 kg 804B, 803A, 804A
(Z.Nr. EU/2/19/236/*) NR. P. nicht im Handel.
QP54AA05

Chanhold 240 mg - Lösung zum Auftropfen für Hunde 20,1-40,0 kg 804B, 803A, 804A
(Z.Nr. EU/2/19/236/*) NR. P. nicht im Handel.
QP54AA05

Chanhold 360 mg - Lösung zum Auftropfen für Hunde 40,1-60,0 kg 804B, 803A, 804A
(Z.Nr. EU/2/19/236/*) NR. P. nicht im Handel.
QP54AA05

Chelidonium-Homaccord - Tropfen 40X
(Z.Nr. 3-36947) RPF. P. nicht im Handel. V03AX

Chelidonium comp. - Einzeldosis Augentropfen Wala 47X
(Z.Nr. 3-39069) RPF. P. nicht im Handel. V03AX

▼ *Chenodesoxycholsäure Leadiant 250 mg - Hartkapseln* 40B02
(Z.Nr. EU/1/16/1110/*) NR. P. nicht im Handel. A05AA01

Chevicet 200 mg/g - Arzneimittel-Vormischung zur Herstellung von Fütterungsarzneimittel für Tiere 801AE
(Z.Nr. 8-70054) NR. P. VNW. QJ01AA03
ZI: Chevita Tierarzneimittel, Wels
Z: 10 g Pulver enthält: Chlortetracyclin hydrochlorid 200 mg, Glucose monohydrat.
EW: Bakteriostatisches Antibiotikum.
AG: Bakteriell bedingte Erkrankungen des Atmungstraktes bei Kälbern und Schweinen und Hühnern.
AA: Über Futter.
DO: Richtdosis: 60 mg Chlortetrazyklin/kg KG tgl.
GA: Schwere Leber- und Nierenschäden, ruminierende Rinder.
SST: Kalzifizierungsstörungen beachten. Nicht bei laktierenden Milchkühen anwenden.
NW: Allergie, Anaphylaxie, Niere, Leber, Kalzifizierung, Photodermatitis.
WW: Nicht mit Calcium, Magnesium, Eisen, Tetrazyklinen mischen. Antikoagulantien werden antagonisiert.
WH: Bei Allergie und Anaphylaxie sofort absetzen. Gegenmaßnahmen: Antihistaminika, kreislaufstützende Mittel.
VNW: Essbare Gewebe 14 Tage, Eier: 14 Tage.
PG: 5000 G VNW [€ 139,05]

Chevicet 200 mg/g - Pulver zum Eingeben für Tiere 801AE
(Z.Nr. 8-00010) NR. P. VNW. QJ01AA03
ZI: Chevita Tierarzneimittel, Wels
Z: 10 g Pulver enthalten: Chlortetracyclin hydrochlorid 2 g, Glucose monohydrat.
Kurzinformation: siehe Chevicet 200 mg/g - Arzneimittel-Vormischung zur Herstellung von Fütterungsarzneimittel für Tiere, → S. 291
PG: 1000 G VNW [€ 45,35], 5000 G VNW [€ 139,05]

Chevi-Trim 120/600 mg/g Pulver zum Eingeben für Schweine und Kälber 812BA
(Z.Nr. 8-00915) NR. P. VNW. QJ01EW10
ZI: Chevita Tierarzneimittel, Wels
Z: 1 g Pulver enthalten: Trimethoprim 120 mg, Sulfadiazin 600 mg, Glucose monohydrat.
EW: Antibakterielle Kombination.
AG: Bakterielle Infektionen des Respirations oder des Verdauungstraktes bei Kälbern und Schweinen durch empfindliche Erreger.
AA: Zum Eingeben über das Futter bzw. Milch/Milchaustauscher. 1 Messbecher = 18.5 g.
DO: TD 30 mg Wirkstoff/kg KG (= 1 g Pulver/25 kg KG) in 2 ED über 3-5 Tage.
GA: Blutbild, Leber, Nieren, Schilddrüsenstörungen, starker Flüssigkeits- verlust, ruminierende Tiere, Neugeborene.
SST: Nutzen/Risiko-Abwägung.
NW: Magen/Darm, Allergien, Blutbild, Leber, Niere (Kristallurie).
WW: Procain, Tetracain beeinträchtigen Sulfonamidwirkung.
WH: Ausreichend Trinkwasser zuführen.
VNW: Essbare Gewebe: Kalb 17 Tage, Schwein 14 Tage.
PG: 1000 G VNW [€ 121,35]

Chevi-Tyl 200 mg/g - Arzneimittel-Vormischung zur Herstellung von Fütterungsarzneimitteln für Schweine, Hühner und Puten 801AF
(Z.Nr. 8-70017) NR. P. VNW. nicht im Handel. QJ01FA90

Chevi-Tyl - Pulver zum Eingeben für Schweine, Hühner und Puten 801AF
(Z.Nr. 8-00657) NR. P. VNW. QJ01FA90
ZI: Chevita Tierarzneimittel, Wels
Z: 100 g Pulver enthalten: Tylosin 20 g (entspr. Tylosin tartrat), Dextrose Monohydrat.
EW: Bakteriostatisches Makrolid-Antibiotikum.
AG: Infektionen durch empfindliche Erreger (Schwein: Ileitis durch Lawsonia intracellularis; Geflügel: Chronische Erkrankungen der Luftwege durch Mykoplasma gallisepticum oder Luftsackentzündung durch Mykoplasma synoviae; Puten: Infektiöse Sinusitis durch Mycoplasma gallisepticum).
AA: Über Futter, Milch/Milchaustauscher-Tränke, Trinkwasser.
DO: Schweine: 5-10 mg Tylosin/kg KG/Tag über 21 Tage. Hühner, Puten: 75-100 mg Tylosin/kg KG/Tag über 3-5 Tage. Details siehe Austria-Codex - Fachinformation.
GA: Kreuzresistenz mit anderen Makroliden, Leberschäden, Pferde.
SST: Nutzen/Risiko-Abwägung.
NW: Allergien, bei Schweinen Durchfall, Rektalvorfall.
WW: Lincosamide antagonisieren Tylosin. Nicht mit bakteriziden Antibiotika kombinieren. 1 Woche Abstand zu Tylosin-empfindlichen Impfstoffen.
WH: Anwendung nur nach Empfindlichkeitsprüfung.
VNW: Essbare Gewebe: Schwein, Huhn 1 Tag, Pute 2 Tage. Nicht bei Legetieren anwenden.
PG: 1000 G VNW [€ 73,70]

China-Öl - Tropfen 13Z04, 50Z03, 50Z05
(Z.Nr. 7-35159) RPF. P. R05X
ZI: Bio-Diät-Berlin, Berlin, Deutschland
Z: 10 ml enthalten: Pfefferminzöl 10 ml (entspr. Aetheroleum Menthae piperitae).
AG: Traditionell pflanzlich zur Linderung von Husten und Erkältung, -Spannungskopfschmerzen, lokalen Muskelschmerzen.
AA: Zur Inhalation oder auf der Haut.
DO: Husten und Erkältung: Personen ab 12 Jahren: 2 - 3mal tgl. 3-4 Tropfen in heißes Wasser geben und inhalieren. -Spannungskopfschmerzen: 2-3 Tropfen bis 3mal tgl. auf Schläfen und Stirn auftragen und leicht einmassieren. Für Kinder nicht empfohlen.
GA: Kinder unter 2 Jahren (Gefahr des Laryngospasmus), Asthma bronchiale.
SST: Nicht empfohlen.
NW: Überempfindlichkeit, Bronchokonstriktion.
WH: Nicht auf offene oder gereizte Haut bringen, nicht in die Augen bringen.
PG: 25 ML * (EKO: N) [€ 12,25]

Chloramphenicol "Agepha" 1% - Augensalbe 47C01
(Z.Nr. 0-11592) NR. P. S01AA01
ZI: Agepha Pharma, Senec, Slowakei

Z: 1 g Salbe enthält: Chloramphenicol 10 mg, Vaselin, weisses, Paraffin, dickflüssiges, Wollwachs 69,3 mg.
EW: Antimikrobiell.
AG: Schwere Binde- und Hornhautinfektionen mit empfindlichen Erregern.
AA: Am Auge.
DO: 0,5-1 cm Salbenstrang alle 2 Std. (akut stündlich) in den unteren Bindehautsack applizieren. Nicht bei Kindern unter 3 Jahren anwenden.
GA: Leber-, Knochenmark-, Blutschäden.
SST: Gegenanzeige.
NW: Allergien, sehr selten Neuritis nervi optici, Magen/Darm, Blutbild.
WW: Verstärkte myelotoxische Wirkung anderer Substanzen. Wirkungsverstärkung von Sulfonylharnstoff, Phenytoin, oralen Antikoagulantien.
WH: Max. 2 Wochen anwenden. Blutbildkontrollen. Keine Kontaktlinsen tragen.
Verkehrshinweis.
PG: 5 G * (EKO: N) [€ 7,85]

ChloraPrep 20 mg/ml + 0,7 ml/ml - Lösung zur Anwendung auf der Haut 22A02
(Z.Nr. 1-31844) RPF. P. nicht im Handel. D08AC52

ChloraPrep gefärbt 20 mg/ml + 0,7 ml/ml - Lösung zur Anwendung auf der Haut 22A02
(Z.Nr. 1-29167) RPF. P. nicht im Handel. D08AC52

Chlorhexamed 1% - Gel zur Anwendung in der Mundhöhle 45A05

(Z.Nr. 1-26692) RPF. P. A01AB03
ZI: GSK-Gebro Consumer Healthcare, Fieberbrunn
Z: 1 g enthält: Chlorhexidin digluconat 10 mg, 2-Propanol, Hydroxypropylcellulose, Natrium acetat-Trihydrat (entspr. Natrium < 1 mmol), Macrogol glycerolhydroxystearat 0,01 g, Wasser, gereinigtes, Menthol, Pfefferminzöl.
EW: Lokales Antiseptikum.
AG: Im Bereich der Mundhöhle bei Gingivitis, nach parodontalchirurgischen Eingriffen, bei eingeschränkter Mundhygienefähigkeit, z.B. als Folge orthodontischer Behandlungen, als Zusatz zu Fluorid zur Kariesprophylaxe bei Risikopatienten.
AA: Mindestens 5 min vor der Anwendung Zähne putzen und Mundhöhle gründlich mit Wasser ausspülen. Dann Gel mit Wattestäbchen oder Applikator direkt im Mundraum auftragen und 1 min einwirken lassen oder als Zahnpasta (ca. 2 cm Gel) Zähne mind. 1 min. bürsten, dann ausspucken und nicht mit Wasser nachspülen.
DO: 2-3mal tgl. ca. 1-2,5 cm Gel. Bei Kindern ab 6 Jahren nur auf ärztliche Anordnung anwenden.
GA: Ulzera der Mundschleimhaut, Kinder unter 6 Jahren, Asthma bronchiale.
SST: Vorsicht.
NW: Allergien, belegte Zunge, Verfärbungen an Zähnen und Füllungen, Geschmacksstörungen, Laryngospasmus bei Säuglingen und Kleinkindern.
WW: Anionische Substanzen (in üblichen Zahnpasten). Unmittelbar nach der Anwendung keine zuckerhaltigen Speisen und Getränke zuführen.
WH: Nicht schlucken. Ersetzt nicht das Zähneputzen. Nicht am Auge oder im Gehörgang oder bei Wunden und Geschwüren anwenden.
PG: 9 G * (EKO: N) [€ 7,10], 50 G * (EKO: N) [€ 12,60]

Chlorhexamed Direkt 1% - Gel zur Anwendung in der Mundhöhle 45A05
(Z.Nr. 1-31112) RPF. P. nicht im Handel. A01AB03

Chlorhexamed fluid 0,1% 45A04

(Z.Nr. 0-16916) RPF. P. A01AB03
ZI: GSK-Gebro Consumer Healthcare, Fieberbrunn
Z: 1 ml enthält: Chlorhexidin digluconat 1 mg, Ethanol 7 Vol-%, Glycerol, Macrogol glycerolhydroxystearat 4 mg, Aromastoff, (entspr. Anethol) (entspr. Nelkenöl ätherisch) (entspr. Levomenthol) (entspr. Zimtöl), Farbstoff: Ponceau 4R (E 124) 0,02 mg; Wasser, gereinigtes.
EW: Desinfizierend.
AG: Bakterielle Entzündungen bzw. Mykosen im Mund- und Rachenraum, vor operativen zahnärztlichen Eingriffen.
AA: Lösung nicht verdünnen. 1 Minute im Mund spülen oder im Rachen gurgeln. Ausspucken, nicht schlucken oder nachspülen.
DO: 2mal tgl. nach den Mahlzeiten 1 Dosierungskappe bis zur Markierung füllen (15 ml).
GA: Ulzera der Mundschleimhaut, Asthma bronchiale, Kinder unter 6 Jahren.
SST: Vorsicht.
NW: Belegte Zunge, trockener Mund, Ageusie/Dysgeusie, orale Parästhesie/Hypästhesie, selten Überempfindlichkeit.
WW: Kein Ersatz für Zähneputzen. Zahnpasten mindestens 5 min vor der Mundspülung anwenden und dazwischen Mund gründlich mit Wasser spülen.
PG: 200 ML * (EKO: N) [€ 11,50]

Chlorhexamed forte 0,2% - orale Spüllösung 45A04
(Z.Nr. 0-17866) RPF. P. nicht im Handel. A01AB03

Chlorhexamed Forte 2 mg/ml - Dentallösung zur Anwendung in der Zahnarztpraxis 45A04

(Z.Nr. 1-28751) RPF. P. A01AB03
ZI: GSK-Gebro Consumer Healthcare, Fieberbrunn
Z: 1 ml enthält: Chlorhexidin digluconat 2 mg, Macrogol glycerolhydroxystearat 8 mg, Pfefferminz-Aroma, Glycerol, Sorbitol 110 mg, Wasser, gereinigtes.
EW: Oberflächenaktives Antiseptikum.
AG: Vorbeugung und Behandlung bakterieller Infekte im Mund- und Rachenraum: Entzündungen, Zahnplaque, nach Verletzungen oder Operationen im Mund- und Rachenraum, Foetor ex ore, Mundhygiene.
AA: Zur Anwendung in der Mundhöhle: Unverdünnt verwenden, nach Spülen vollständig ausspucken.
Nicht schlucken oder mit Wasser nachspülen.
DO: In der Praxis als Mundspüllösung vor jeder Behandlung und nach operativen Eingriffen 10 ml unverdünnte Lösung (Dosierungskappe bis zur Markierungslinie) in einen Becher füllen und 1 min im Mund spülen oder im Rachen gurgeln, dann ausspucken und nicht schlucken oder nachspülen; bei Intensivpflegepatienten Plaques pinseln.
Häusliche Weiterbehandlung mit alkoholfreier Lösung: Morgens und abends mit 10 ml 1 Minute spülen, dann ausspucken und nicht schlucken oder nachspülen. Bei Entzündungen durch Zahnprothesen Gebiss mindestens 2mal tgl. 15-20 min in Chlorhexamed forte alkoholfrei einlegen.
GA: Ulzera der Mundschleimhaut, Asthma bronchiale, Kinder unter 6 Jahren.
SST: Vorsicht.
NW: Belegte Zunge, trockener Mund, Ageusie/Dysgeusie, orale Parästhesie/Hypästhesie, selten Überempfindlichkeit.
WW: Kein Ersatz für Zähneputzen. Zahnpasten mindestens 5 min vor der Mundspülung anwenden und dazwischen Mund gründlich mit Wasser spülen.
PG: 600 ML * (EKO: N) [€ 23,50]

Chlorhexamed Forte alkoholfrei 2 mg/ml - Lösung zur Anwendung in der Mundhöhle 45A04

(Z.Nr. 1-28752) RPF. P. A01AB03
ZI: GSK-Gebro Consumer Healthcare, Fieberbrunn
Z: 1 ml enthält: Chlorhexidin digluconat 2 mg, Macrogol glycerolhydroxystearat 8 mg, Pfefferminz-Aroma, Glycerol, Sorbitol 110 mg, Wasser, gereinigtes.
Kurzinformation: siehe Chlorhexamed Forte 2 mg/ml - Dentallösung zur Anwendung in der Zahnarztpraxis, → S. 292
PG: 300 ML * (EKO: N) [€ 15,30]

Chlorhexidindigluconat Sage 20 mg/ml - imprägniertes Tuch 22A02
(Z.Nr. 1-31762) RPF. P. nicht im Handel. D08AC02

Choleodoron - Tropfen 40W

(Z.Nr. 0-02064) RP. P. V03AX
ZI: Weleda, Wien
Z: 100 g (= 111 ml, 1 ml = 28 Tropfen) enthalten: Chelidonium majus Urt. 6,75 g, Curcuma xanthorrhiza, ethanol. Decoctum Urt. D1 25 g, Ethanol (entspr. Gesamtethanolgehalt 56 % (m/m)), Wasser, gereinigtes.
EW: Anthroposophikum.
AG: Anregung der Cholerese.
AA: In etwas warmem Wasser nach dem Essen einnehmen.
DO: 2-4mal tgl. 5-15 Tropfen. Für Kinder nicht empfohlen.
GA: Leberschäden, Verschluss der Gallenwege, Darmverschluss.
SST: Nicht empfohlen.
NW: Vorübergehend Schmerzen im Oberbauch. Leberschäden.
WW: Leber schädigende Arzneimittel meiden.
WH: Nicht für Alkoholkranke. Bei Leberschäden Behandlung sofort beenden.
PG: 50 ML * (EKO: N) [€ 24,50]

Cholestagel 625 mg - Filmtabletten 41A04

(Z.Nr. EU/1/03/268/*) RP. P. C10AC04
ZI: Genzyme Europe, Amsterdam, Niederlande
Z: 1 Tablette enthält: Colesevelam 625 mg (entspr. Colesevelam hydrochlorid), Tablettenkern: Cellulose, mikrokristalline, Siliciumdioxid, hochdisperses, Magnesium stearat, Wasser, gereinigtes; Filmüberzug: Hypromellose, Glycerol(mono/di)acetatmonoalkanoat (C16-C18); Druckfarbe: Eisen(II,III)-oxid,

Hypromellose, Propylenglykol.
EW: Gallensäuren-Komplexbildner.
AG: Primäre Hypercholesterinämie, wenn Statin allein nicht ausreicht oder nicht gut vertragen wird. Auch in Kombination mit Ezetimib anwendbar.
AA: Im Ganzen mit einer Mahlzeit mit Flüssigkeit schlucken.
DO: TD 4-6 Tabletten in 1 oder 2 ED; MTD 7 Tabletten bei Monotherapie. Keine Dosisempfehlung für Kinder und Jugendliche.
GA: Darmverschluss, Gallengangverlegung.
SST: Vorsicht.
NW: Magen/Darm (bis Darmverschluss), Kopfschmerzen, Untersuchungen (Anstieg der Serumtriglyzeride).
WW: Vorsicht: Bioverfügbarkeit anderer Arzneimittel kann beeinflusst werden (Gerinnungshemmer, Schilddrüsenhormone, orale Kontrazeptiva, Olmesartan, Glimepirid, Glipizid: 4 Std. Abstand). Ciclosporin (Spiegel überwachen), Metformin ER.
WH: Vor Therapiebeginn sekundäre Ursachen einer Hypercholesterolämie ausschließen. Produktinformation für Statine berücksichtigen. Vorsicht bei Triglyzeridspiegeln über 3,4 mmol/l, Schluckbeschwerden, schweren Magen/Darm-Mobilitätsstörungen, Darmentzündungen, Leberschäden, größeren Magen/Darm-Operationen.
PG: 180 ST RE1 (EKO: Y) [€ 195,05]

Cholestagel 625 mg - Filmtabletten 41A04
(Z.Nr. EU/1/03/268/*) RP. P. Parallelimport. C10AC04
nicht im Handel.

Cholib 145 mg/20 mg - Filmtabletten 41B01
(Z.Nr. EU/1/13/866/*) RP. P. C10BA04
ZI: Mylan IRE Healthcare, Dublin, Irland
Z: 1 Filmtablette enthält: Fenofibrat 145 mg, Simvastatin 20 mg, Tablettenkern: Butylhydroxyanisol, Lactose monohydrat (entspr. Lactose 160,1 mg), Natriumdodecylsulfat, Maisstärke, Docusat natrium, Sucrose 145 mg, Citronensäure monohydrat, Hypromellose, Crospovidon, Magnesium stearat, Cellulose, mikrokristalline, Siliciumdioxid-beschichtet (entspr. Cellulose, mikrokristalline) (entspr. Siliciumdioxid, hochdisperses), Ascorbinsäure; Filmüberzug: (entspr. Poly(vinylalkohol)) (entspr. Titandioxid) (entspr. Talkum) (entspr. Phospholipide aus Sojabohnen, entölt 0,7 mg) (entspr. Xanthan gummi) (entspr. Eisen(III)-oxid) (entspr. Eisen(III)-hydroxid-oxid x H2O) (entspr. Gelborange S 0,17 mg).
EW: Kombination zur Beeinflussung des Fettstoffwechsels.
AG: Begleittherapie zur Senkung von Triglyzeriden und zu Erhöhung von HDL-C bei hohem kardiovaskulären Risiko und gemischter Dyslipidämie.
AA: Im Ganzen mit Wasser schlucken.
DO: Tgl. 1 Tablette. Nicht für Kinder und Jugendliche.
GA: Photoallergie, aktive Leberschäden, Gallenblasenerkrankungen, Pankreatitis (ausgenommen wegen schwerer Hypertriglyzeridämie), Nierenschäden, Myopathie oder Rhabdomyolyse unter vorheriger Statin-Therapie.
SST: Gegenanzeige.
NW: Infektionen, Thrombozytose, Transaminasenanstieg, Cholelithiasis, Haut, Niere, Magen/Darm, erhöhtes Homozystein im Blut, sehr selten (immunvermittelte nekrotisierende) Myopathie.
WW: Kontraindiziert: Starke CYP3A4-Hemmer (Azole, Erythromycin, Proteasehemmer, Nefazodon), Danazol, Ciclosporin, Gemfibrozil, andere Fibrate oder Statine, Glecaprevir/Pibrentasvir. Vorsicht: Fluconazol, Verapamil, Diltiazem, Amiodaron, Amlodipin, Elbasvir/Grazoprevir (MTD 20 mg Simvastatin). Niacin, Fusidinsäure, Colchicin (Myopathie). Grapefruitsaft vermeiden. Gerinnungshemmer kontrollieren. Glitazone.
WH: Myopathierisiko beachten. Erhöhtes Myopathierisiko bei Trägern des Genallels SLCO1B1 (c.521T>C). Vorsicht bei anamnestischer Lungenembolie.
Kontrollen: Transaminasen (alle 3 Monate), Niere, Blutzucker. Verkehrshinweis.
PG: 30 ST (2) (EKO: G) [€ 19,30]

Cholib 145 mg/40 mg - Filmtabletten 41B01
(Z.Nr. EU/1/13/866/*) RP. P. C10BA04
ZI: Mylan IRE Healthcare, Dublin, Irland
Z: 1 Filmtablette enthält: Fenofibrat 145 mg, Simvastatin 40 mg, Tablettenkern: Butylhydroxyanisol, Lactose monohydrat (entspr. Lactose 194,7 mg), Natriumdodecylsulfat, Maisstärke, Docusat natrium, Sucrose 145 mg, Citronensäure monohydrat, Hypromellose, Crospovidon, Magnesium stearat, Cellulose, mikrokristalline, Siliciumdioxid-beschichtet (entspr. Cellulose, mikrokristalline) (entspr. Siliciumdioxid, hochdisperses), Ascorbinsäure; Filmüberzug: (entspr. Poly(vinylalkohol)) (entspr. Titandioxid) (entspr. Talkum) (entspr. Phospholipide aus Sojabohnen, entölt 0,8 mg) (entspr. Xanthan gummi) (entspr. Eisen(III)-oxid).
Kurzinformation: siehe Cholib 145 mg/20 mg - Filmtabletten, → S. 293
PG: 30 ST (2) (EKO: G) [€ 19,70]

Choliren ReVet RV5 - Globuli für Tiere 890B
(Z.Nr. 8-30049) RPF. P. nicht im Handel. QV03AX

Choliren ReVet RV5 - Injektionslösung für Tiere 890B
(Z.Nr. 8-30034) RP. P. nicht im Handel. QV03AX

Chorulon 1500 I.E. - Lyophilisat und Lösungsmittel zur Herstellung einer Injektionslösung für Tiere 822AC
(Z.Nr. 8-14623) NR. P. E. QG03GA01
ZI: Intervet, Wien
Z: 1 Durchstechflasche enthält: Choriongonadotropin 1500 IE, Dinatriumhydrogenphosphat dihydrat, Natriumdihydrogenphosphat-dihydrat, Mannitol, Wasser für Injektionszwecke.
EW: Hypophysenvorderlappenhormon mit Wirkung des luteinisierenden Hormons.
AG: **Kuh, Kalbin:** Ovarialzysten, verzögerte Ovulation.
Stute: Anöstrus, Auslösung der Ovulation.
Hündin: Anöstrus, Auslösung der Ovulation, prolongierter Proöstrus.
Rüde: Inguinaler Kryptorchismus.
Schwein: Auslösung der Ovulation.
AA: I.v., s.c., i.m., intraovariell.
DO: **Kuh, Kalbin:** 500-1500 I.E. intrazystal oder 3000 I.E. i.v., zur Ovulationsauslösung 1500-3000 I.E. i.v.,
Stute: 1500-3000 I.E. i.m.,
Hündin: 100-500 I.E. i.m., bei Anöstrus 500 I.E. i.m.
Rüde: Bei Kryptorchismus 100-500 I.E. i.m. 2mal wöchentlich bis zu 6 Wochen.
Schwein: 500 I.E. i.m.
SST: Nutzen/Risiko-Abwägung. Bei Stuten vor dem 35. Trächtigkeitstag Abort möglich.
NW: Anaphylaxie, bei Stuten Vielfachovulationen mit Hämorrhagie.
WH: Behandelte Rüden nicht zur Zucht verwenden. Nicht von schwangeren Frauen anzuwenden. Bei Anaphylaxie 2-3 ml Adrenalin 1:1000 injizieren.
PG: 5 ST VN [€ 48,90]

Chronomintic Retard Bolus 22,05 g - intraruminales System für Rinder 803CA
(Z.Nr. 8-00291) RP. P. VNW. QP52AE01
ZI: Virbac, Carros, Frankreich
Z: 1 Bolus enthält: Levamisol hydrochlorid 22,05 g, Eisen, Ethylen-Vinylacetat-Copolymer; Überzug: Polyurethan, Titandioxid.
EW: Anthelminthikum.
AG: Magen-Darm-Nematoden und Lungenwürmer bei Weiderindern.
AA: Oral mit Spezialapplikator.
DO: 1 Bolus pro Tier und Weideperiode.
GA: Rinder unter 100 kg KG, Tiere mit nicht voll ausgebildeten Vormägen.
WW: Gegen Lungenwurmbefall vakzinierte Rinder frühestens 14 Tage nach der 2. Schluckimpfung und kurz vor dem Austrieb behandeln. Pyrantel erhöht Toxizität von Levamisol.
VNW: Essbares Gewebe: 112 Tage. Nicht bei laktierenden Tieren anwenden.
PG: 6 ST VNW [€ 171,20]

Cialis 2,5 mg - Filmtabletten 52F01
(Z.Nr. EU/1/02/237/*) NR. P. nicht im Handel. G04BE08

Cialis 5 mg - Filmtabletten 52F01, 52D03
(Z.Nr. EU/1/02/237/*) NR. P. G04BE08, G04CX
ZI: Lilly, Eli Nederland, Utrecht, Niederlande
Z: 1 Filmtablette enthält: Tadalafil 5 mg, Tablettenkern: Lactose 121 mg (entspr. Lactose monohydrat), Croscarmellose natrium, Hyprolose, Cellulose, mikrokristalline, Natriumdodecylsulfat, Magnesium stearat; Filmüberzug: Lactose monohydrat, Hypromellose, Triacetin, Titandioxid, Eisen(III)-hydroxid-oxid x H2O, Talkum.
EW: Hemmstoff der cGMP-spezifischen PDE5.
AG: Erektile Dysfunktion bei erwachsenen Männern.
Benignes Prostatasyndrom bei erwachsenen Männern.
AA: Oral.
DO: Erektile Dysfunktion:10(-20) mg, mindestens 30 min vor einer sexuellen Aktivität. Maximal 1mal tgl. anwenden. Nicht regelmäßig täglich einnehmen. Bei sehr häufiger Anwendung TD 2,5 oder 5 mg. Kein Nutzen bei Kindern und Jugendlichen.
Benignes Prostatasyndrom: 1mal tgl. 5 mg.
GA: Einnahme organischer Nitrate, schwere kardiale Erkrankungen, nicht arteriitische anteriore ischämische Optikusneuropathie (NAION) in Anamnese.

SST: Nicht zur Anwendung bei Frauen indiziert.
NW: Kopfschmerzen, Dyspepsie, Hautrötung, Priapismus, Rücken/ Muskelschmerzen, Augenschmerzen, Sehstörungen (NAION), verstopfte Nase. Überempfindlichkeit, schwere kardiovaskuläre Ereignisse, Schlaganfall, Tinnitus, plötzlicher Hörverlust.
WW: Kontraindiziert: Riociguat, Nitrate.
Nicht empfohlen: Alpha-Blocker (Doxazosin). Vorsicht: Plasmaspiegel von Tadalafil durch CYP3A4-Inhibitoren erhöht, durch CYP3A4-Induktoren gesenkt.
WH: Vor Therapiebeginn Anamnese und körperliche Untersuchung. Schwerwiegende kardiovaskuläre Ereignisse möglich. Vorsicht bei schwerer Nieren- oder Leberinsuffizienz. Auf Priapismus achten. Vorsicht bei anatomischer Deformation des Penis oder bei Priapismus prädisponierenden Erkrankungen. Verkehrshinweis.
PG: 14 ST * (EKO: N) [€ 99,90], 28 ST * (EKO: N) [€ 169,90], 84 ST * (EKO: N) [€ 399,90]

Cialis 5 mg - Filmtabletten 52F01, 52D03
(Z.Nr. EU/1/02/237/*) NR. P. Parallelimport. G04BE08
nicht im Handel.

Cialis 5 mg - Filmtabletten 52F01, 52D03
(Z.Nr. EU/1/02/237/*) NR. P. Parallelimport. G04BE08
V: Orifarm, Leverkusen, Deutschland
Z: 1 Filmtablette enthält: Tadalafil 5 mg, Tablettenkern: Lactose 121 mg (entspr. Lactose monohydrat), Croscarmellose natrium, Hyprolose, Cellulose, mikrokristalline, Natriumdodecylsulfat, Magnesium stearat; Filmüberzug: Lactose monohydrat, Hypromellose, Triacetin, Titandioxid, Eisen(III)-hydroxid-oxid x H2O, Talkum.
PG: 28 ST * (EKO: N) [€ 166,50]

Cialis 10 mg - Filmtabletten 52F01
(Z.Nr. EU/1/02/237/*) NR. P. G04BE08
ZI: Lilly, Eli Nederland, Utrecht, Niederlande
Z: 1 Filmtablette enthält: Tadalafil 10 mg; Tablettenkern: Lactose 170 mg (entspr. Lactose monohydrat), Croscarmellose natrium, Hyprolose, Cellulose, mikrokristalline, Natriumdodecylsulfat, Magnesium stearat; Filmüberzug: Lactose monohydrat, Hypromellose, Triacetin, Titandioxid, Eisen(III)-hydroxid-oxid x H2O, Talkum.
EW: Hemmstoff der cGMP-spezifischen PDE5.
AG: Erektile Dysfunktion bei erwachsenen Männern.
AA: Oral.
DO: 10(-20) mg, mindestens 30 min vor einer sexuellen Aktivität. Maximal 1mal tgl. anwenden. Nicht regelmäßig täglich einnehmen. Bei sehr häufiger Anwendung TD 2,5 oder 5 mg. Kein Nutzen bei Kindern und Jugendlichen.
GA: Einnahme organischer Nitrate, schwere kardiale Erkrankungen, nicht arteriitische anteriore ischämische Optikusneuropathie (NAION) in Anamnese.
SST: Nicht zur Anwendung bei Frauen indiziert.
NW: Kopfschmerzen, Dyspepsie, Hautrötung, Priapismus, Rücken/ Muskelschmerzen, Augenschmerzen, Sehstörungen (NAION), verstopfte Nase. Überempfindlichkeit, schwere kardiovaskuläre Ereignisse, Schlaganfall, Tinnitus, plötzlicher Hörverlust.
WW: Kontraindiziert: Riociguat, Nitrate.
Nicht empfohlen: Alpha-Blocker (Doxazosin). Vorsicht: Plasmaspiegel von Tadalafil durch CYP3A4-Inhibitoren erhöht, durch CYP3A4-Induktoren gesenkt.
WH: Vor Therapiebeginn Anamnese und körperliche Untersuchung. Schwerwiegende kardiovaskuläre Ereignisse möglich. Vorsicht bei schwerer Nieren- oder Leberinsuffizienz. Auf Priapismus achten. Vorsicht bei anatomischer Deformation des Penis oder bei Priapismus prädisponierenden Erkrankungen. Verkehrshinweis.
PG: 4 ST * (EKO: N) [€ 106,90]

Cialis 10 mg - Filmtabletten 52F01
(Z.Nr. EU/1/02/237/*) NR. P. Parallelimport. G04BE08
nicht im Handel.

Cialis 20 mg - Filmtabletten 52F01
(Z.Nr. EU/1/02/237/*) NR. P. G04BE08
ZI: Lilly, Eli Nederland, Utrecht, Niederlande
Z: 1 Filmtablette enthält: Tadalafil 20 mg; Tablettenkern: Lactose 233 mg (entspr. Lactose monohydrat), Croscarmellose natrium, Hyprolose, Cellulose, mikrokristalline, Natriumdodecylsulfat, Magnesium stearat; Filmüberzug: Lactose monohydrat, Hypromellose, Triacetin, Titandioxid, Eisen(III)-hydroxid-oxid x H2O, Talkum.
Kurzinformation: siehe Cialis 10 mg - Filmtabletten, → S. 294
PG: 4 ST * (EKO: N) [€ 106,90], 8 ST * (EKO: N) [€ 209,90], 12 ST * (EKO: N) [€ 299,90]

Cialis 20 mg - Filmtabletten 52F01
(Z.Nr. EU/1/02/237/*) NR. P. Parallelimport. G04BE08
V: Abacus Medicine, Copenhagen, Dänemark
Z: 1 Filmtablette enthält: Tadalafil 20 mg; Tablettenkern: Lactose 233 mg (entspr. Lactose monohydrat), Croscarmellose natrium, Hyprolose, Cellulose, mikrokristalline, Natriumdodecylsulfat, Magnesium stearat; Filmüberzug: Lactose monohydrat, Hypromellose, Triacetin, Titandioxid, Eisen(III)-hydroxid-oxid x H2O, Talkum.
PG: 12 ST * (EKO: N) [€ 250,55]

Cialis 20 mg - Filmtabletten 52F01
(Z.Nr. EU/1/02/237/*) NR. P. Parallelimport. G04BE08
V: Eurim-Pharm, Salzburg
Z: 1 Filmtablette enthält: Tadalafil 20 mg; Tablettenkern: Lactose 233 mg (entspr. Lactose monohydrat), Croscarmellose natrium, Hyprolose, Cellulose, mikrokristalline, Natriumdodecylsulfat, Magnesium stearat; Filmüberzug: Lactose monohydrat, Hypromellose, Triacetin, Titandioxid, Eisen(III)-hydroxid-oxid x H2O, Talkum.
PG: 4 ST * (EKO: N) [€ 89,00], 8 ST * (EKO: N) [€ 183,75], 12 ST * (EKO: N) [€ 249,05]

Cialis 20 mg - Filmtabletten 52F01
(Z.Nr. EU/1/02/237/*) NR. P. Parallelimport. G04BE08
V: Haemato Pharm, Schönefeld, Deutschland
Z: 1 Filmtablette enthält: Tadalafil 20 mg; Tablettenkern: Lactose 233 mg (entspr. Lactose monohydrat), Croscarmellose natrium, Hyprolose, Cellulose, mikrokristalline, Natriumdodecylsulfat, Magnesium stearat; Filmüberzug: Lactose monohydrat, Hypromellose, Triacetin, Titandioxid, Eisen(III)-hydroxid-oxid x H2O, Talkum.
PG: 4 ST * (EKO: N) [€ 89,00], 8 ST * (EKO: N) [€ 183,75], 12 ST * (EKO: N) [€ 249,05]

Cialis 20 mg - Filmtabletten 52F01
(Z.Nr. EU/1/02/237/*) NR. P. Parallelimport. G04BE08
nicht im Handel.

Cialis 20 mg - Filmtabletten 52F01
(Z.Nr. EU/1/02/237/*) NR. P. Parallelimport. G04BE08
V: Orifarm, Leverkusen, Deutschland
Z: 1 Filmtablette enthält: Tadalafil 20 mg; Tablettenkern: Lactose 233 mg (entspr. Lactose monohydrat), Croscarmellose natrium, Hyprolose, Cellulose, mikrokristalline, Natriumdodecylsulfat, Magnesium stearat; Filmüberzug: Lactose monohydrat, Hypromellose, Triacetin, Titandioxid, Eisen(III)-hydroxid-oxid x H2O, Talkum.
PG: 4 ST * (EKO: N) [€ 91,00], 12 ST * (EKO: N) [€ 250,55]

Ciambra 100 mg - Pulver für ein Konzentrat zur Herstellung einer Infusionslösung 55C
(Z.Nr. EU/1/15/1055/*) NR. P. nicht im Handel. L01BA04

Ciambra 500 mg - Pulver für ein Konzentrat zur Herstellung einer Infusionslösung 55C
(Z.Nr. EU/1/15/1055/*) NR. P. nicht im Handel. L01BA04

Ciclocutan 80 mg/g - wirkstoffhaltiger Nagellack 11A03
(Z.Nr. 1-31394) RPF. P. D01AE14
ZI: Dermapharm, Wien
Z: 1 g Nagellack enthält: Ciclopirox 80 mg, Poly(butylhydrogenmaleat-co-methoxyethylen) (1:1), Ethylacetat, 2-Propanol.
EW: Topisches Antimykotikum.
AG: Nagelpilzinfektionen.
AA: Auf die Nägel.
DO: Im 1. Monat jeden 2. Tag eine dünne Schicht auftragen, im 2. Monat mindestens 2mal wöchentlich, im 3. Monat 1mal wöchentlich. Max. 6 Monate anwenden. Nicht für Kinder unter 6 Jahren.
SST: Nicht anwenden.
NW: Sehr selten Hautrötung, Ablösen der Haut um den Nagel, Kontaktdermatitis.
PG: 3 G * (EKO: N) [€ 24,35]

🐾 **Cidr 1,38 g - vaginales Wirkstofffreisetzungssystem für Rinder** 822A
(Z.Nr. 8-00727) RP. P. QG03DA04
ZI: Zoetis Österreich, Wien
Z: 1 vaginales Wirkstofffreisetzungssystem enthält: Progesteron 1,38 g, Silikon-Elastomer, Nylon-Kern, Band aus Polyester.
EW: Geschlechtshormon.
AG: Kontrolle des Brunstzyklus bei zyklischen Kühen und Färsen, einschließlich Synchronisation der Brunst bei terminorientierten

künstlichen Besamungsprotokollen.
Synchronisation von Spender- und Empfängertieren für den Embryotransfer.
Anwendung in Kombination mit Prostaglandin F2alpha oder einem Analogon.
AA: Spange mit Applikator in die Vagina einlegen.
DO: 1 Spange je Tier über 7-9 Tage (abhängig vom Anwendungsgebiet).
Details siehe Austria Codex - Fachinformation.
GA: Abnormer oder unreifer Genitaltrakt, Genitalinfektionen.
SST: Nicht bei trächtigen Rindern oder innerhalb der ersten 35 Tage nach der Kalbung anwenden. Anwendung während der Laktation möglich.
NW: Vaginaler Ausfluss, lokale Reizungen.
PG: 10 ST VN [€ 287,60]

Ciflox 250 mg - Filmtabletten 35F01
(Z.Nr. 1-24760) NR. P. J01MA02
ZI: G.L. Pharma, Lannach
Z: 1 Filmtablette enthält: Ciprofloxacin 250 mg (entspr. Ciprofloxacin hydrochlorid-1-Wasser 291 mg), Povidon K25, Carboxymethylstärke, Natrium, Cellulose, mikrokristalline, Siliciumdioxid, hochdisperses, Croscarmellose natrium (entspr. Natrium 1,29 mg), Magnesium stearat, Hypromellose, Talkum, Titandioxid, Propylenglycol.
EW: Chemotherapeutikum (Chinolon).
AG: ‖Erwachsene:
Untere Atemwegsinfektionen verursacht durch Gram-negative Bakterien: Exazerbationen COPD (Mittel 2. Wahl), zystische Fibrose, Pneumonie.
chronische eitrige Otitis media, maligne externe Otitis.
akute Exazerbation der chronischen Sinusitis.
Urogenitaltrakt: unkomplizierte akute Zystitis (Mittel 2. Wahl), akute Pyelonephritis, komplizierte Harnwegsinfekte, bakterielle Prostatitis, Gonorrhoe.
Reisediarrhoe.
intraabdominale Infektionen.
Haut- und Weichteilinfektionen.
Infektionen der Knochen und Gelenke.
Meningitis - Prophylaxe.
Neutropenisches Fieber.
Milzbrand.
Kinder und Jugendliche (5-17 Jahre):
Akute pulmonale Exazerbation der zystischen Fibrose durch Pseudomonas aeruginosa, komplizierte Harnwegsinfektionen, akute Pyelonephritis, Milzbrand.
AA: Oral unzerkaut mit Flüssigkeit einnehmen; nicht mit Milchprodukten oder mit Getränken einnehmen, die mit Mineralstoffen (z.B. Kalzium) angereichert sind.
DO: Atemwege, Haut und Weichteile, Knochen und Gelenke, Neutropenie mit Fieber: 2mal tgl. 500-750 mg.
Harnwege: Unkompliziert 2mal tgl. 250-500 mg, kompliziert 2mal tgl. 500-750 mg.
Akute Gonorrhoe: Einmalig 500 mg.
Magen/Darm: 2mal tgl. 500 mg.
Neisseria menigitidis-Prophylaxe: Einmalig 500 mg.
Milzbrand: 2mal tgl. 500 mg über 60 Tage.
Kinder:
Zystische Fibrose, andere schwere Infektionen: 2mal tgl. 20 mg/kg KG, MED 750 mg.
Harnwegsinfektionen: 2mal tgl. 10-20 mg/kg KG, MED 750 mg.
Milzbrand: 2mal tgl. 10-15 mg/kg KG über 0 Tage. MED 500 mg.
Dosisreduktion bei Nierenschäden.
GA: Schwere Nebenwirkungen auf (Fluor)chinolone in der Anamnese.
SST: Nicht anwenden.
NW: Magen/Darm, Leber, Haut, allgemein, Allergie/Anaphylaxie, Kreislauf, Leber, Blutbild, Niere, Fieber, ZNS, periphere Neuropathie, QT-Verlängerung, Anorexie, Dysglykämie, Psyche, Seh- oder Hörstörungen Tendinitis (Sehnenruptur), Untersuchungen, mykotische Superinfektionen. Sehr selten anhaltende schwere NW, auch an mehreren Körpersystemen.
WW: Kontraindiziert: Tizanidin. Nicht empfohlen: Methotrexat, Zolpidem, Kortikosteroide. Vorsicht: Antazida, Chelatbildner (4 Std. Abstand), Milchprodukte, Theophyllin (Spiegel kontrollieren), Ciclosporin (Kreatinin kontrollieren), Glibenclamid (Hypoglykämie), Probenecid, Metoclopramid, Mexiletin, Phenytoin, Ropinirol, Clozapin, Sildenafil, Olanzapin, Antikoagulantien, QT-verlängernde Substanzen.
WH: Für Streptokokkeninfektionen nicht empfohlen. Vorsicht bei Sehnenerkrankungen, Myasthenie, Krampfneigung, QT-Verlängerung, Risiko für Aortenaneurysma und Aortendissektion. Bei Diabetikern Blutzucker sorgfältig kontrollieren. Bei schweren Durchfällen an Antibiotika-assoziierte Colitis denken. UV-Licht, Höhensonne, Solarium vermeiden. Bei Sehstörungen Augenarzt aufsuchen. Verkehrshinweis.
PG: 10 ST (EKO: G) [€ 11,20], 20 ST (EKO: G) [€ 20,25]

Ciflox 500 mg - Filmtabletten 35F01
(Z.Nr. 1-24761) NR. P. J01MA02
ZI: G.L. Pharma, Lannach
Z: 1 Filmtablette enthält: Ciprofloxacin 500 mg (entspr. Ciprofloxacin hydrochlorid-1-Wasser 582 mg), Povidon K25, Carboxymethylstärke, Natrium, Cellulose, mikrokristalline, Siliciumdioxid, hochdisperses, Croscarmellose natrium (entspr. Natrium 2,58 mg), Magnesium stearat, Hypromellose, Talkum, Titandioxid, Propylenglycol.
Kurzinformation: siehe Ciflox 250 mg - Filmtabletten, → S. 295
PG: 10 ST (EKO: G) [€ 19,85], 20 ST (EKO: G) [€ 35,30]

Ciflox 750 mg - Filmtabletten 35F01
(Z.Nr. 1-24762) NR. P. nicht im Handel. J01MA02

Cilafil 25 mg - Filmtabletten 52F01
(Z.Nr. 1-31469) RP. P. nicht im Handel. G04BE03

Cilafil 50 mg - Filmtabletten 52F01
(Z.Nr. 1-31470) RP. P. G04BE03
ZI: Dermapharm, Wien
Z: 1 Filmtablette enthält: Sildenafil 50 mg (entspr. Sildenafil citrat), Tablettenkern: Cellulose, mikrokristalline, Calciumhydrogenphosphat, Croscarmellose natrium (entspr. Natrium < 1 mmol) (entspr. → < 23 mg), Magnesium stearat (pflanzlich), Povidon K25; Filmüberzug: Hypromellose, Cellulose, mikrokristalline, Titandioxid, Brillantblau FCF, Aluminiumsalz, Macrogolstearat 2000, Macrogol 6000.
EW: Hemmstoff der cGMP-spezifischen Phosphodiesterase im Corpus cavernosum.
AG: Erektile Dysfunktion.
AA: Oral.
DO: ED 50 mg (25-100 mg) 1 Std. vor dem Geschlechtsverkehr. Maximal 1mal tgl. einnehmen. Ältere Patienten oder Therapie mit CYP3A4-Hemmer: ED initial 25 mg. Dosisreduktion bei Nieren- oder Leberschäden. Nicht für Kinder und Jugendliche.
GA: Schwere Herz-Kreislauf-Erkrankungen; schwere Leberschäden, Hypotonie, frischer Schlaganfall oder Herzinfarkt, Retinitis pigmentosa, Therapie mit Ritonavir. Bei nicht-arteriitischer Arterioser Ischämischer Optikusneuropathie (NAION) in der Anamnese nicht empfohlen.
SST: Für Frauen nicht indiziert.
NW: Herz/Kreislauf (auch schwere Ereignisse), Dyspepsie, Erbrechen, verstopfte Nase, Sehstörungen (NAION = Nicht-arteriitische anteriore ischämische Optikusatrophie), Kopfschmerzen, Taubheit, Flush, Herz (Tachykardie, Infarkt, Arrhythmien), Muskelschmerzen, Überempfindlich- keit, Stevens-Johnson-Syndrom, toxisch epidermale Nekrolyse, verlängerte Erektionen, Priapismus, Nebenwirkungen sind dosisabhängig.
WW: Gegenanzeige: Nitrate (Blutdrucksenkung verstärkt), NO-Donatoren (Amylnitrit), Riociguat. Nicht empfohlen: Andere PDE5-Hemmer oder andere Sildenafil-hältige Arzneimittel.
Vorsicht: Reduzierte Sildenafil- Clearance durch CYP 3A4 Inhibitoren (Ketoconazol, Erythromycin, Cimetidin, Ritonavir, Saquinavir): Anfangsdosis von 25 mg empfohlen; Alpha-Blocker (Hypotonie), Nicorandil (nitratartig). Starke CYP3A4- Induktoren (Rifampicin) reduzieren Plasmaspiegel von Sildenafil.
WH: Medikation erst nach Diagnosestellung einer erektilen Dysfunktion.
Herz/Kreislauf-Status berücksichtigen. Auf schwerwiegende kardiovaskuläre Ereignisse achten. Vorsicht bei Blutungsstörungen oder aktiven peptischen Ulzera. Auf Sehstörungen (nicht arteriitische anteriore ischämische Optikusneuropathie) achten.
PG: 4 ST * (EKO: N) [€ 5,00], 12 ST * (EKO: N) [€ 23,50]

Cilafil 100 mg - Filmtabletten 52F01
(Z.Nr. 1-31471) RP. P. G04BE03
ZI: Dermapharm, Wien
Z: 1 Filmtablette enthält: Sildenafil 100 mg (entspr. Sildenafil citrat), Tablettenkern: Cellulose, mikrokristalline, Calciumhydrogenphosphat, Croscarmellose natrium (entspr. Natrium < 1 mmol) (entspr. → < 23 mg), Magnesium stearat (pflanzlich), Povidon K25; Filmüberzug: Hypromellose, Cellulose, mikrokristalline, Titandioxid, Brillantblau FCF, Aluminiumsalz, Macrogolstearat 2000, Macrogol 6000.
Kurzinformation: siehe Cilafil 50 mg - Filmtabletten, → S. 295
PG: 4 ST * (EKO: N) [€ 17,45], 12 ST * (EKO: N) [€ 46,60]

Ciloxan - Augensalbe 47C01
(Z.Nr. 1-24284) NR. P. S01AE03
ZI: Alcon Ophthalmika, Wien
Z: 1 g Salbe enthält: Ciprofloxacin 3 mg (entspr. Ciprofloxacin hydrochlorid 3,5 mg), Paraffin, dickflüssiges, Vaselin, weisses.
EW: Antibiotikum (Gyrasehemmer).
AG: Hornhautulcera, Konjunktivitis, Blepharitis.
AA: Zur Applikation in den unteren Bindehautsack.

DO: Konjunktivitis und Blepharitis: 1. und 2. Tag 3mal tgl., danach 2mal tgl.
1,25 cm Salbenstrang. Therapiedauer 7 Tage.
Hornhautulcera: Am 1. und 2. Tag alle 1-2 Std., vom 3. bis zum 14.Tag alle 4 Std. 1,25 cm Salbenstrang.
SST: Nutzen/Risiko-Abwägung.
NW: Lokale Reaktionen, Augenveränderungen, Geschmacksstörungen, Übelkeit, Überempfindlichkeit.
WW: 15 min. Abstand zu anderen Augenpräparaten. Augensalbe zuletzt anwenden.
WH: Verkehrshinweis. Auf Superinfektionen achten. Exzessives Sonnenlicht vermeiden. Keine Kontaktlinsen tragen. Nicht zur Behandlung der Ophthalmia neonatorum durch Gonokokken oder Chlamydien.
PG: 3,5 G * (EKO: N) [€ 9,85]

Ciloxan - Augentropfen — 47C01

(Z.Nr. 1-20853) NR. P. S01AE03
ZI: Alcon Ophthalmika, Wien
Z: 1 ml enthält: Ciprofloxacin 3 mg (entspr. Ciprofloxacin hydrochlorid 3,5 mg), Benzalkonium chlorid 0,06 mg, Natriumacetat, Essigsäure, Mannit, Dinatrium edetat, Natriumhydroxid, Salzsäurelösung, Wasser, gereinigtes.
EW: Antibiotikum (Gyrasehemmer).
AG: Hornhautulcera, Konjunktivitis, Blepharitis.
AA: Zum Eintropfen in den unteren Bindehautsack.
DO: Konjunktivitis und Blepharitis: 1. und 2. Tag tagsüber alle 2 Std., danach tagsüber alle 4 Std. 1 (-2) Tropfen in das erkrankte Auge.
Therapiedauer 7 Tage.
Hornhautulcera: Am 1. Tag über 6 Std. viertelstündlich, dann halbstündlich, am 2. Tag stündlich, vom 3. bis zum 14.Tag alle 4 Std. 2 Tropfen in das erkrankte Auge eintropfen.
1. Lebensmonat: Bei bakterieller Konjunktivitis und Blepharitis 3mal tgl. über 4 Tage 1 Tropfen in das erkrankte Auge eintropfen. Nicht zur Behandlung der Ophthalmia neonatorum durch Gonokokken oder Chlamydien.
SST: Nutzen/Risiko-Abwägung.
NW: Lokale Reaktionen, Augenveränderungen, Geschmacksstörungen, Übelkeit, Überempfindlichkeit. Lokale Medikationsrückstände lösen sich auf.
WW: 15 min. Abstand zu anderen Augenpräparaten.
WH: Nicht zur Injektion. Verkehrshinweis. Auf Superinfektionen achten.
Exzessives Sonnenlicht vermeiden. Keine Kontaktlinsen tragen.
PG: 5 ML (EKO: G) [€ 5,15]

🐾 Cimalgex 8 mg - Kautabletten für Hunde — 802A

(Z.Nr. EU/2/10/119/*) RP. P. QM01AH93
ZI: Vetoquinol, Magny-Vernois, Lure, Frankreich
Z: 1 Tablette enthält: Cimicoxib 8 mg, Lactose monohydrat, Povidon K25, Crospovidon, Natrium laurylsulfat, Macrogol 400, Natriumstearylfumarat, Schweineleberpulver.
EW: Nichtsteroidales Antiphlogistikum (COX2-Hemmer).
AG: Zur Behandlung von Schmerzen und Entzündungen bei Osteoarthritis und zum perioperativen Schmerzmanagement bei orthopädischer und Weichteil- chirurgie bei Hunden.
AA: Oral, mit oder ohne Futter.
DO: 1mal tgl. 2 mg/kg KG:
GA: Hunde unter 10 Wochen, Magen/Darm-, Blutschäden.
SST: Bei Zuchttieren, trächtigen oder laktierenden Hündinnen nicht anwenden.
NW: Magen/Darm (selten schwer), Niere.
WW: Nicht mit anderen NSAIDs oder Glukokortikoiden anwenden.
WH: Vorsicht bei Tieren unter 6 Monaten, Herz-, Leberschäden. Bei dehydrier- ten oder hypotensiven Tieren nicht anwenden.
PG: 32 ST VT [€ 24,95]

🐾 Cimalgex 30 mg - Kautabletten für Hunde — 802A

(Z.Nr. EU/2/10/119/*) RP. P. QM01AH93
ZI: Vetoquinol, Magny-Vernois, Lure, Frankreich
Z: 1 Tablette enthält: Cimicoxib 30 mg, Lactose monohydrat, Povidon K25, Crospovidon, Natrium laurylsulfat, Macrogol 400, Natriumstearylfumarat, Schweineleberpulver.
Kurzinformation: siehe Cimalgex 8 mg - Kautabletten für Hunde, → S. 296
PG: 32 ST VT [€ 41,05], 144 ST VT [€ 153,80]

🐾 Cimalgex 80 mg - Kautabletten für Hunde — 802A

(Z.Nr. EU/2/10/119/*) RP. P. QM01AH93
ZI: Vetoquinol, Magny-Vernois, Lure, Frankreich
Z: 1 Tablette enthält: Cimicoxib 80 mg, Lactose monohydrat, Povidon K25, Crospovidon, Natrium laurylsulfat, Macrogol 400, Natriumstearylfumarat, Schweineleberpulver.
Kurzinformation: siehe Cimalgex 8 mg - Kautabletten für Hunde, → S. 296
PG: 32 ST VT [€ 86,95], 144 ST VT [€ 296,95]

Cimetidin Genericon 400 mg - Filmtabletten — 42E02

(Z.Nr. 0-17360) RP. P. A02BA01
ZI: Genericon Pharma, Graz
Z: 1 Filmtablette enthält: Cimetidin 400 mg, Tablettenkern: Cellulose, mikrokristalline, Povidon, Carboxymethylstärke, Natriumsalz, Siliciumdioxid, hochdisperses, Magnesium stearat; Tablettenüberzug: Eudragit NE, Hypromellose, Talkum, Titandioxid, Macrogol 6000.
EW: Histamin-H_2-Rezeptor-Antagonist.
AG: Bei allen Erkrankungen, bei denen eine Verringerung der Säuresekretion angezeigt ist: – Ulcus duodeni, benignes Ulcus ventriculi.
– Therapie und Prophylaxe von Rezidivulcera nach Operationen wie Ulcus pepticum jejuni, Anastomosenulcera.
– Therapie medikamentenbedingter Läsionen (Ulcera, Erosionen) im oberen Magen-Darm-Trakt.
– Peptische Refluxerkrankungen.
– Zollinger-Ellison-Syndrom.
– Fortsetzung der mit Cimetidin i.v. eingeleiteten Vorbeugung von streßbedingten Schleimhautläsionen im oberen Magen-Darm-Trakt.
– Unterstützende Behandlung bei Blutungen aus Erosionen oder Ulzera- tionen im Magen und Zwölffingerdarm.
AA: Unzerkaut mit Flüssigkeit einnehmen: Tablette kann geteilt werden.
DO: Ulcera: TD 800 mg (in 1-2 ED) bis 1000 mg: 3mal täglich 200 mg zu den Mahlzeiten und 400 mg vor dem Schlafengehen. Erhöhung auf 2mal tgl.
800 mg möglich. Behandlung über max. 12 Wochen.
Rezidivprophylaxe: Tgl. 400 mg abends.
Refluxerkrankungen: TD 800 mg (in 1-2 ED) bis 1600 mg: 3mal tgl.
400 mg zu den Mahlzeiten und 400 mg vor dem Schlafengehen über 6-12 (und ev. weitere 12) Wochen.
Zollinger-Ellison-Syndrom: TD 1000-2000 mg: 3mal tgl. 200-400 mg zu den Mahlzeiten und 400-800 mg vor dem Schlafengehen oder 2mal tgl.
800 mg.
Dosisreduktion bei Nierenschäden.
Keine Indikation für Kinder und Jugendliche.
SST: Nutzen/Risiko-Abwägung, nicht stillen.
NW: Gelegentlich Herz, selten Überempfindlichkeit, Depressionen, Polyneuropathien.
WW: Vorsicht: Antazida (Cimetidin 2 Std. vor Antazida einnehmen), Prokinetika, orale Antikoagulantien, Benzodiazepine (keine WW mit Oxazepam und Lorazepam), Beta-Blocker (keine WW mit Atenolol und Pindolol), Antiepileptika, trizyklische Antidepressiva, Xanthine, Antiarrhythmika, Kalziumantagonisten, Phenazon, Carmustin, Opioide, Zolmitriptan, Zalcitabine, Sildenafil, Moclobemid, Ketoconazol (2 Std.
vor Cimetidin einnehmen), Glipizid. Alkohol verstärkt.
WH: Malignität von Magenulcera vor Behandlungsbeginn ausschließen.
Kontrollen: Blutbild, Leber.
PG: 20 ST (2) (EKO: G) [€ 13,40], 50 ST (EKO: G) [€ 26,80]

Cimetidin Genericon 800 mg - Filmtabletten — 42E02

(Z.Nr. 1-19497) RP. P. A02BA01
ZI: Genericon Pharma, Graz
Z: 1 Filmtablette enthält: Cimetidin 800 mg, Tablettenkern: Cellulose, mikrokristalline, Povidon, Carboxymethylstärke, Natriumsalz, Siliciumdioxid, hochdisperses, Magnesium stearat; Tablettenüberzug: Eudragit NE Hypromellose, Talkum, Titandioxid, Macrogol 6000.
Kurzinformation: siehe Cimetidin Genericon 400 mg - Filmtabletten, → S. 296
PG: 10 ST (2) (EKO: G) [€ 12,15], 30 ST (EKO: G) [€ 27,05]

Cimzia 200 mg - Injektionslösung in einem Fertigpen — 13A02, 22F01
(Z.Nr. EU/1/09/544/*) NR. P. E. nicht im Handel.
L04AB05

Cimzia 200 mg - Injektionslösung in einem Fertigpen — 13A02, 22F01
(Z.Nr. EU/1/09/544/*) NR. P. E. Parallelimport. nicht im Handel.
L04AB05

Cimzia 200 mg - Injektionslösung in einer Fertigspritze — 13A02, 22F01

(Z.Nr. EU/1/09/544/*) NR. P. E.
L04AB05
ZI: UCB Pharma, Brüssel, Belgien
Z: 1 Fertigspritze zu 1 ml Lösung enthält: Certolizumab pegol

200 mg, Natriumacetat, Natriumchlorid, Wasser für Injektionszwecke.
EW: Tumornekrosefaktor alpha-Inhibitor.
AG: - In Kombination mit Methotrexat bei mittelschwerer bis schwerer aktiver rheumatoider Arthritis (auch nicht vorbehandelte Formen) sowie bei Psoriasis-Arthritis bei ungenügendem Ansprechen auf lang wirksame Antirheumatika.
- Plaque-Psoriasis.
- Axiale Spondyloarthritis (einschließlich ankylosierende Spondylitis).
AA: S.c. (auch zur Selbstinjektion nach Einweisung).
DO: 400 mg (2 Injektionen zu 200 mg an einem Tag) in Woche 0, 2 und 4, dann 200 mg alle 2 Wochen (bei Psoriasis-Arthritis oder axialer Spondyloarthritis ev. auch 400 mg alle 4 Wochen). Keine Studien bei Personen unter 18 Jahren.
GA: Aktive Tuberkulose und andere schwere Infektionen, Herzinsuffizienz.
SST: In der Schwangerschaft zwingende Indikationsstellung, Kontrazeption bis 5 Monate nach Therapieende erforderlich. In der Stillzeit Anwendung möglich. Lebendimpfstoffe bei Säuglingen bis 5 Monate nach der letzten Cimzia-Behandlung der Mutter nicht anwenden.
NW: Infektionen (bis Sepsis, Tuberkulose), Malignome (Hautkrebs, hepatosplenale T-Zell-Lymphome), Blutbild, Immunsystem (Autoimmunität), Psyche, ZNS, Sehstörungen, Hypertonie, Blutungen, Atemwege, Magen/Darm, Hepatitis, Haut, Urogenitale, allgemeine Beschwerden, Untersuchungen, lokale Reaktionen, Reaktivierung einer Hepatitis B.
WW: Nicht empfohlen: Anakinra, Abataept. Lebendimpfstoffe nicht gleichzeitig verabreichen.
WH: Auf Infektionen, Überempfindlichkeit, Immunsuppression, antinukleäre Antikörper achten. Vor Behandlungsbeginn auf Tuberkulose bzw. Hepatitis B untersuchen. Vorsicht bei COPD, demyelinisierenden Erkrankungen. Erhöhtes Malignomrisiko bei Kindern, Jugendlichen und jungen Erwachsenen beachten.
PG: 2 ST RE1 (EKO: Y) [€ 1.121,05]

Cimzia 200 mg - Injektionslösung in einer Fertigspritze 13A02, 22F01
(Z.Nr. EU/1/09/544/*) NR. P. E.
Parallelimport. nicht im Handel.
L04AB05

Cimzia 200 mg - Injektionslösung in einer Patrone für ein Dosiergerät 13A02, 22F01
(Z.Nr. EU/1/09/544/*) NR. P. E. nicht im Handel.
L04AB05

Cinacalcet Accord 30 mg - Filmtabletten 31E03, 44G02
(Z.Nr. 1-37407) RP. P.
H05BX01

ZI: Accord Healthcare, Utrecht, Niederlande
Z: 1 Filmtablette enthält: Cinacalcet 30 mg (entspr. Cinacalcet hydrochlorid), Tablettenkern: Lactose monohydrat 67,2 mg, Cellulose, mikrokristalline Typ 102, Maisstärke, vorverkleistert, Crospovidon Typ A, Magnesium stearat, Talkum; Filmüberzug (Sheff Coat green L1171G23): Hypromellose (entspr. Hypromellose 3cP) (entspr. Hypromellose 6cP), Titandioxid, Lactose monohydrat, Triacetin (entspr. Glyceroltriacetat), Eisenoxid gelb, FD&C Blau Nr. 2/Indigotin-Aluminium-Farblack.
EW: Antagonist des Nebenschilddrüsenhormons.
AG: Sekundärer Hyperparathyreoidismus bei dialysepflichtigen Patienten ab 3 Jahren mit terminaler Niereninsuffizienz.
Verminderung von Hyperkalzämie bei Erwachsenen mit Nebenschilddrüsenkarzinom oder bei primärem Hyperparathyreoidismus, wenn Parathyreoidektomie nicht angebracht ist.
AA: Oral. Tabletten mit oder kurz nach einer Mahlzeit im Ganzen einnehmen.
DO: Sekundärer Hyperparathyreoidismus: Initial 1mal tgl. 30 mg.
Kinder ab 3 Jahren und Jugendliche: Initial je nach KG 1 mal tgl.: 10 bis < 12,5 kg KG: 1 mg; 12,5 bis <25 kg KG: 2,5 mg; 25 bis <50 kg KG: 5 mg; 50-75 kg KG: 10 mg; über 75 kg KG: 15 mg.
Zielwert: PTH 150-300 pg/ml.
Dosistitration alle 2-4 Wochen, MTD 180 mg, bei Kindern und Jugendlichen 2,5 mg/kg KG.
Nebenschilddrüsenkarzinom und primärer Hyperparathyreoidismus: Initial 2mal tgl. 30 mg; Dosissteigerung alle 2-4 Wochen bis 4mal tgl. 90 mg. Nicht für Kinder und Jugendliche (keine Daten).
GA: Hypokalzämie.
SST: Nutzen/Risiko-Abwägung in der Schwangerschaft. Abstillen.
NW: Hypokalzämie und ihre Folgen (Parästhesien, Myalgien, Tetanie, Krampfanfälle, QT-Verlängerung, Arrhythmien), Übelkeit, Erbrechen, Anorexie, Rash, Asthenie, Schwindel, Hypotonie, Allergien, Labor (verminderte Testosteronwerte).
WW: Nicht empfohlen: Etelcalcetid (besondere Vorsicht bei Wechsel zu Cinacalcet), andere den Serumkalziumspiegel senkende Arzneimittel.
CYP3A4-Induktoren oder Hemmer, CYP1A2-Hemmer, CYP2D6-metabolisierte Arzneimittel. Erniedrigte Spiegel bei Rauchern.
WH: Bei nicht dialysepflichtiger chronischer Niereninsuffizienz nicht anwenden. Vorsicht bei Leberschäden. Serumkalzium initial wöchentlich, nach Erreichen der Erhaltungsdosis alle 2-3 Monate kontrollieren. Verkehrshinweis (Schwindel und Krampfanfälle möglich).
Bei Überdosierung Hypokalzämie.
PG: 28 ST * (EKO: N) [€ 285,65]

Cinacalcet Accord 60 mg - Filmtabletten 31E03, 44G02
(Z.Nr. 1-37408) RP. P.
H05BX01

ZI: Accord Healthcare, Utrecht, Niederlande
Z: 1 Filmtablette enthält: Cinacalcet 60 mg (entspr. Cinacalcet hydrochlorid), Tablettenkern: Lactose monohydrat 134,3 mg, Cellulose, mikrokristalline Typ 102, Maisstärke, vorverkleistert, Crospovidon Typ A, Magnesium stearat, Talkum; Filmüberzug (Sheff Coat green L1171G23): Hypromellose (entspr. Hypromellose 3cP) (entspr. Hypromellose 6cP), Titandioxid, Lactose monohydrat, Triacetin (entspr. Glyceroltriacetat), Eisenoxid gelb, FD&C Blau Nr. 2/Indigotin-Aluminium-Farblack.
Kurzinformation: siehe Cinacalcet Accord 30 mg - Filmtabletten, → S. 297
PG: 28 ST * (EKO: N) [€ 505,85]

Cinacalcet Accord 90 mg - Filmtabletten 31E03, 44G02
(Z.Nr. 1-37409) RP. P.
H05BX01

ZI: Accord Healthcare, Utrecht, Niederlande
Z: 1 Filmtablette enthält: Cinacalcet 90 mg (entspr. Cinacalcet hydrochlorid), Tablettenkern: Lactose monohydrat 202 mg, Cellulose, mikrokristalline Typ 102, Maisstärke, vorverkleistert, Crospovidon Typ A, Magnesium stearat, Talkum; Filmüberzug (Sheff Coat green L1171G23): Hypromellose (entspr. Hypromellose 3cP) (entspr. Hypromellose 6cP), Titandioxid, Lactose monohydrat, Triacetin (entspr. Glyceroltriacetat), Eisenoxid gelb, FD&C Blau Nr. 2/Indigotin-Aluminium-Farblack.
Kurzinformation: siehe Cinacalcet Accord 30 mg - Filmtabletten, → S. 297
PG: 28 ST * (EKO: N) [€ 649,55]

Cinacalcet Accordpharma 30 mg - Filmtabletten 31E03, 44G02
(Z.Nr. EU/1/20/1429/*) NR. P. nicht im Handel.
H05BX01

Cinacalcet Accordpharma 60 mg - Filmtabletten 31E03, 44G02
(Z.Nr. EU/1/20/1429/*) NR. P. nicht im Handel.
H05BX01

Cinacalcet Accordpharma 90 mg - Filmtabletten 31E03, 44G02
(Z.Nr. EU/1/20/1429/*) NR. P. nicht im Handel.
H05BX01

Cinacalcet Aristo 30 mg - Filmtabletten 31E03, 44G02
(Z.Nr. 1-39023) NR. P.
H05BX01

ZI: Aristo Pharma, Berlin, Deutschland
Z: 1 Filmtablette enthält: Cinacalcet 30 mg (entspr. Cinacalcet hydrochlorid), Tablettenkern: Maisstärke, vorverkleistert, Crospovidon, Cellulose, mikrokristalline, Siliciumdioxid, hochdisperses, Natriumstearylfumarat (entspr. Natrium ca. 0,05 mg); Filmüberzug: Hypromellose, Lactose monohydrat (entspr. Lactose ca. 2 mg), Titandioxid, Triacetin, Macrogol.
EW: Antagonist des Nebenschilddrüsenhormons.
AG: Sekundärer Hyperparathyreoidismus bei dialysepflichtigen Erwachsenen mit terminaler Niereninsuffizienz.
Verminderung von Hyperkalzämie bei Erwachsenen mit Nebenschilddrüsenkarzinom oder bei primärem Hyperparathyreoidismus, wenn Parathyreoidektomie nicht angebracht ist.
AA: Oral. Tabletten mit oder kurz nach einer Mahlzeit im Ganzen einnehmen.
DO: Sekundärer Hyperparathyreoidismus: Initial 1mal tgl. 30 mg.
Zielwert: PTH 150-300 pg/ml.
Dosistitration alle 2-4 Wochen, MTD 180 mg.
Nebenschilddrüsenkarzinom und primärer Hyperparathyreoidismus: Initial 2mal tgl. 30 mg; Dosissteigerung alle 2-4 Wochen bis zu 4mal tgl. 90 mg.
Nicht für Kinder und Jugendliche.
GA: Hypokalzämie.
SST: Nutzen/Risiko-Abwägung in der Schwangerschaft. Stillen unterbrechen.
NW: Hypokalzämie und ihre Folgen (Parästhesien, Myalgien, Tetanie, Krampfanfälle, QT-Verlängerung, Arrhythmien), Übelkeit,

Erbrechen, Anorexie, Rash, Asthenie, Schwindel, Hypotonie, Allergien, Labor (verminderte Testosteronwerte).
WW: Nicht empfohlen: Etelcalcetid (besondere Vorsicht bei Wechsel zu Cinacalcet), andere den Serumkalziumspiegel senkende Arzneimittel.
CYP3A4-Induktoren oder Hemmer, CYP1A2-Hemmer, CYP2D6-metabolisierte Arzneimittel. Erniedrigte Spiegel bei Rauchern.
WH: Bei nicht dialysepflichtiger chronischer Niereninsuffizienz nicht anwenden. Vorsicht bei Leberschäden. Serumkalzium initial wöchentlich, nach Erreichen der Erhaltungsdosis alle 2-3 Monate kontrollieren. Verkehrshinweis (Schwindel und Krampfanfälle möglich).
Bei Überdosierung Hypokalzämie.
PG: 30 ST IND (2) (EKO: G) [€ 66,45]

Cinacalcet Aristo 60 mg - Filmtabletten
31E03, 44G02
(Z.Nr. 1-39021) NR. P.
H05BX01

ZI: Aristo Pharma, Berlin, Deutschland
Z: 1 Filmtablette enthält: Cinacalcet 60 mg (entspr. Cinacalcet hydrochlorid), Tablettenkern: Maisstärke, vorverkleistert, Crospovidon, Cellulose, mikrokristalline, Siliciumdioxid, hochdisperses, Natriumstearylfumarat (entspr. Natrium ca. 0,1 mg); Filmüberzug: Hypromellose, Lactose monohydrat (entspr. Lactose ca. 5 mg), Titandioxid, Triacetin, Macrogol.
Kurzinformation: siehe Cinacalcet Aristo 30 mg - Filmtabletten, → S. 297
PG: 30 ST IND (2) (EKO: G) [€ 108,90]

Cinacalcet Aristo 90 mg - Filmtabletten
31E03, 44G02
(Z.Nr. 1-39022) NR. P.
H05BX01

ZI: Aristo Pharma, Berlin, Deutschland
Z: 1 Filmtablette enthält: Cinacalcet 90 mg (entspr. Cinacalcet hydrochlorid), Tablettenkern: Maisstärke, vorverkleistert, Crospovidon, Cellulose, mikrokristalline, Siliciumdioxid, hochdisperses, Natriumstearylfumarat (entspr. Natrium ca. 0,2 mg); Filmüberzug: Hypromellose, Lactose monohydrat (entspr. Lactose ca. 7 mg), Titandioxid, Triacetin, Macrogol.
Kurzinformation: siehe Cinacalcet Aristo 30 mg - Filmtabletten, → S. 297
PG: 30 ST IND (2) (EKO: G) [€ 141,75]

Cinacalcet Medice 30 mg - Filmtabletten
(Z.Nr. 1-37013) NR. P. nicht im Handel.
31E03, 44G02
H05BX01

Cinacalcet Medice 60 mg - Filmtabletten
(Z.Nr. 1-37014) NR. P. nicht im Handel.
31E03, 44G02
H05BX01

Cinacalcet Medice 90 mg - Filmtabletten
(Z.Nr. 1-37015) NR. P. nicht im Handel.
31E03, 44G02
H05BX01

Cinacalcet Mylan 30 mg - Filmtabletten
(Z.Nr. EU/1/15/1054/*) NR. P. nicht im Handel.
31E03, 44G02
H05BX01

Cinacalcet Mylan 60 mg - Filmtabletten
(Z.Nr. EU/1/15/1054/*) NR. P. nicht im Handel.
31E03, 44G02
H05BX01

Cinacalcet Mylan 90 mg - Filmtabletten
(Z.Nr. EU/1/15/1054/*) NR. P. nicht im Handel.
31E03, 44G02
H05BX01

Cinacalcet ratiopharm 30 mg - Filmtabletten
31E03, 44G02
(Z.Nr. 1-37027) NR. P.
H05BX01

ZI: Teva, Haarlem, Niederlande
Z: 1 Filmtablette enthält: Cinacalcet 30 mg (entspr. Cinacalcet hydrochlorid), Tablettenkern: Maisstärke, vorverkleistert, Cellulose, mikrokristalline, Crospovidon Typ B, Magnesium stearat, Siliciumdioxid, hochdisperses; Tablettenfilm: Poly(vinylalkohol), Titandioxid, Macrogol 3350, Talkum, Eisenoxid gelb, Indigocarmin Aluminiumlack.
EW: Antagonist des Nebenschilddrüsenhormons.
AG: Sekundärer Hyperparathyreoidismus bei dialysepflichtigen Patienten ab 3 Jahren mit terminaler Niereninsuffizienz.
-Verminderung von Hyperkalzämie bei Erwachsenen mit Nebenschilddrüsenkarzinom oder bei primärem Hyperparathyreoidismus, wenn Parathyreoidektomie nicht angebracht/ kontraindiziert ist.
AA: Tabletten mit oder kurz nach einer Mahlzeit im Ganzen einnehmen. Bei Kleinkindern bzw. Dosen unter 30 mg Cinacalcet als Granulat verabreichen.
DO: Sekundärer Hyperparathyreoidismus: Erwachsene: Initial 1mal tgl. 30 mg.
Zielwert: PTH 150-300 pg/ml.
Dosistitration alle 2-4 Wochen, MTD 180 mg.
Kinder ab 3 Jahren und Jugendliche: Initial 1mal tgl. 0,2 mg/kg KG. MTD 2,5 mg/kg KG oder 180 mg.
Nebenschilddrüsenkarzinom und primärer Hyperparathyreoidismus bei Erwachsenen: Initial 2mal tgl. 30 mg; Dosissteigerung alle 2-4 Wochen bis 3-4mal tgl. 90 mg.
GA: Hypokalzämie.
SST: Nutzen/Risiko-Abwägung in der Schwangerschaft. Abstillen.
NW: Hypokalzämie und ihre Folgen (Parästhesien, Myalgien, Tetanie, Krampfanfälle, QT-Verlängerung, Arrhythmien), Übelkeit, Erbrechen, Anorexie, Rash, Asthenie, Hypotonie, Verschlechterung einer Herzinsuffizienz, Allergien
WW: Nicht empfohlen: Etelcalcetid (Hypokalzämie), andere den Serumkalziumspiegel senkende Arzneimittel. Vorsicht: CYP3A4-Induktoren oder Hemmer, CYP1A2-Hemmer, CYP2D6-metabolisierte Arzneimittel. Erniedrigte Spiegel bei Rauchern.
WH: Bei nicht dialysepflichtiger chronischer Niereninsuffizienz nicht anwenden. Vorsicht bei Leberschäden. Auf Hypokalzämie bzw. QT-Verlängerung achten. Serumkalzium initial wöchentlich, nach Erreichen der Erhaltungsdosis alle 2-3 Monate kontrollieren. Verkehrshinweis (Schwindel und Krampfanfälle möglich).
Bei Überdosierung Hypokalzämie.
PG: 30 ST * (EKO: R) [€ 223,10]

Cinacalcet ratiopharm 60 mg - Filmtabletten
31E03, 44G02
(Z.Nr. 1-37028) NR. P.
H05BX01

ZI: Teva, Haarlem, Niederlande
Z: 1 Filmtablette enthält: Cinacalcet 60 mg (entspr. Cinacalcet hydrochlorid), Tablettenkern: Maisstärke, vorverkleistert, Cellulose, mikrokristalline, Crospovidon Typ B, Magnesium stearat, Siliciumdioxid, hochdisperses; Tablettenfilm: Poly(vinylalkohol), Titandioxid, Macrogol 3350, Talkum, Eisenoxid gelb, Indigocarmin Aluminiumlack.
Kurzinformation: siehe Cinacalcet ratiopharm 30 mg - Filmtabletten, → S. 298
PG: 30 ST * (EKO: R) [€ 395,05]

Cinacalcet ratiopharm 90 mg - Filmtabletten
31E03, 44G02
(Z.Nr. 1-37029) NR. P.
H05BX01

ZI: Teva, Haarlem, Niederlande
Z: 1 Filmtablette enthält: Cinacalcet 90 mg (entspr. Cinacalcet hydrochlorid), Tablettenkern: Maisstärke, vorverkleistert, Cellulose, mikrokristalline, Crospovidon Typ B, Magnesium stearat, Siliciumdioxid, hochdisperses; Tablettenfilm: Poly(vinylalkohol), Titandioxid, Macrogol 3350, Talkum, Eisenoxid gelb, Indigocarmin Aluminiumlack.
Kurzinformation: siehe Cinacalcet ratiopharm 30 mg - Filmtabletten, → S. 298
PG: 30 ST * (EKO: R) [€ 525,25]

Cinacalcet Stada 30 mg - Filmtabletten
31E03, 44G02
(Z.Nr. 1-38686) NR. P.
H05BX01

ZI: Stada Arzneimittel, Wien
Z: 1 Filmtablette enthält: Cinacalcet 30 mg (entspr. Cinacalcet hydrochlorid 33,067 mg), Tablettenkern: Cellulose, mikrokristalline, Maltodextrin, Crospovidon, Siliciumdioxid, hochdisperses, Natriumstärkeglykolat (entspr. Natrium <= 1,16 mg), Magnesium stearat; Filmüberzug: Hypromellose, Titandioxid, Triacetin, Eisenoxid gelb, Indigocarmin-Aluminiumsalz.
EW: Antagonist des Nebenschilddrüsenhormons.
AG: Sekundärer Hyperparathyreoidismus bei dialysepflichtigen Patienten ab 3 Jahren mit terminaler Niereninsuffizienz.
-Verminderung von Hyperkalzämie bei Erwachsenen mit Nebenschilddrüsenkarzinom oder bei primärem Hyperparathyreoidismus, wenn Parathyreoidektomie nicht angebracht/ kontraindiziert ist.
AA: Tabletten mit oder kurz nach einer Mahlzeit im Ganzen einnehmen. Bei Kleinkindern bzw. Dosen unter 30 mg Cinacalcet als Granulat verabreichen.
DO: Sekundärer Hyperparathyreoidismus: Erwachsene: Initial 1mal tgl. 30 mg.
Zielwert: PTH 150-300 pg/ml.
Dosistitration alle 2-4 Wochen, MTD 180 mg.
Kinder ab 3 Jahren und Jugendliche: Initial 1mal tgl. 0,2 mg/kg KG. MTD 2,5 mg/kg KG oder 180 mg.
Nebenschilddrüsenkarzinom und primärer Hyperparathyreoidismus bei Erwachsenen: Initial 2mal tgl. 30 mg; Dosissteigerung alle 2-4 Wochen bis 3-4mal tgl. 90 mg.
GA: Hypokalzämie.

SST: Nutzen/Risiko-Abwägung in der Schwangerschaft. Stillen unterbrechen.
NW: Hypokalzämie und ihre Folgen (Parästhesien, Myalgien, Tetanie, Krampfanfälle, QT-Verlängerung, Arrhythmien), Übelkeit, Erbrechen, Anorexie, Rash, Asthenie, Hypotonie, Verschlechterung einer Herzinsuffizienz, Allergien
WW: Nicht empfohlen: Etelcalcetid (Hypokalzämie), andere den Serumkalziumspiegel senkende Arzneimittel. Vorsicht: CYP3A4-Induktoren oder Hemmer, CYP1A2-Hemmer, CYP2D6-metabolisierte Arzneimittel. Erniedrigte Spiegel bei Rauchern.
WH: Bei nicht dialysepflichtiger chronischer Niereninsuffizienz nicht anwenden. Vorsicht bei Leberschäden. Auf Hypokalzämie bzw. QT-Verlängerung achten. Serumkalzium initial wöchentlich, nach Erreichen der Erhaltungsdosis alle 2-3 Monate kontrollieren. Verkehrshinweis (Schwindel und Krampfanfälle möglich).
Bei Überdosierung Hypokalzämie.
PG: 28 ST IND (2) (EKO: G) [€ 75,60]

Cinacalcet Stada 60 mg - Filmtabletten
31E03, 44G02
(Z.Nr. 1-38687) NR. P. H05BX01

ZI: Stada Arzneimittel, Wien
Z: 1 Filmtablette enthält: Cinacalcet 60 mg (entspr. Cinacalcet hydrochlorid 66,133 mg), Tablettenkern: Cellulose, mikrokristalline, Maltodextrin, Crospovidon, Siliciumdioxid, hochdisperses, Natriumstärkeglykolat (entspr. Natrium <= 2,31 mg), Magnesium stearat; Filmüberzug: Hypromellose, Titandioxid, Triacetin, Eisenoxid gelb, Indigocarmin-Aluminiumsalz.
Kurzinformation: siehe Cinacalcet Stada 30 mg - Filmtabletten, → S. 298
PG: 28 ST IND (2) (EKO: G) [€ 119,75]

Cinacalcet Stada 90 mg - Filmtabletten
31E03, 44G02
(Z.Nr. 1-38688) NR. P. H05BX01

ZI: Stada Arzneimittel, Wien
Z: 1 Filmtablette enthält: Cinacalcet 90 mg (entspr. Cinacalcet hydrochlorid 99,2 mg), Tablettenkern: Cellulose, mikrokristalline, Maltodextrin, Crospovidon, Siliciumdioxid, hochdisperses, Natriumstärkeglykolat (entspr. Natrium <= 3,47 mg), Filmüberzug: Hypromellose, Titandioxid, Triacetin, Eisenoxid gelb, Indigocarmin-Aluminiumsalz.
Kurzinformation: siehe Cinacalcet Stada 30 mg - Filmtabletten, → S. 298
PG: 28 ST IND (2) (EKO: G) [€ 155,75]

Cineraria maritima D3 Augentropfen Weleda
47X
(Z.Nr. 3-00415) RPF. P. V03AX
ZI: Weleda, Wien
Z: 10 ml (= 10,2 g) Tropfen enthalten: Senecio cineraria 3c D3 10 g, Borsäure, Natrium tetraborat, Kaliumnitrat, Wasser für Injektionszwecke, Spuren von: Ethanol 96%.
EW: Homöopathikum (anthroposophisch).
AG: Augenerkrankungen (Konjunktivits, Katarakt).
AA: In den Bindehautsack eintropfen.
DO: 1-3 x tgl. 1 Tropfen. Bei Kindern nur nach Rücksprache mit dem Arzt anwenden.
SST: Anwendung möglich.
WH: Ohne Rücksprache mit dem Arzt max. 1 Woche anwenden.
PG: 10 ML * (EKO: N) [€ 25,90]

Cinglan 30 mg - Filmtabletten
31E03, 44G02
(Z.Nr. 1-38241) NR. P. H05BX01

ZI: G.L. Pharma, Lannach
Z: 1 Filmtablette enthält: Cinacalcet 30 mg (entspr. Cinacalcet hydrochlorid), Tablettenkern: Maisstärke, vorverkleistert, Cellulose, mikrokristalline, Povidon K29/32, Crospovidon Typ A, Crospovidon Typ B, Magnesium stearat, Siliciumdioxid, hochdisperses; Tablettenfilm: Poly(vinylalkohol), teilweise hydrolysiert, Titandioxid, Macrogol, Talkum, Indigocarmin Aluminiumlack, Eisenoxid gelb.
EW: Antagonist des Nebenschilddrüsenhormons.
AG: Sekundärer Hyperparathyreoidismus bei dialysepflichtigen Patienten ab 3 Jahren mit terminaler Niereninsuffizienz.
-Verminderung von Hyperkalzämie bei Erwachsenen mit Nebenschilddrüsenkarzinom oder bei primärem Hyperparathyreoidismus, wenn Parathyreoidektomie nicht angebracht/ kontraindiziert ist.
AA: Tabletten mit oder kurz nach einer Mahlzeit im Ganzen einnehmen. Bei Kleinkindern bzw. Dosen unter 30 mg Cinacalcet als Granulat verabreichen.
DO: **Sekundärer Hyperparathyreoidismus:** Erwachsene: Initial 1mal tgl. 30 mg.
Zielwert: PTH 150-300 pg/ml.
Dosistitration alle 2-4 Wochen, MTD 180 mg.
Kinder ab 3 Jahren und Jugendliche: Initial 1mal tgl. 0,2 mg/kg KG. MTD 2,5 mg/kg KG oder 180 mg.
Nebenschilddrüsenkarzinom und primärer Hyperparathyreoidismus bei Erwachsenen: Initial 2mal tgl. 30 mg; Dosissteigerung alle 2-4 Wochen bis 3-4mal tgl. 90 mg.
GA: Hypokalzämie.
SST: Nutzen/Risiko-Abwägung.
NW: Hypokalzämie und ihre Folgen (Parästhesien, Myalgien, Tetanie, Krampfanfälle, QT-Verlängerung, Arrhythmien), Übelkeit, Erbrechen, Anorexie, Rash, Asthenie, Hypotonie, Verschlechterung einer Herzinsuffizienz, Allergien
WW: Nicht empfohlen: Etelcalcetid (Hypokalzämie), andere den Serumkalziumspiegel senkende Arzneimittel. Vorsicht: CYP3A4-Induktoren oder Hemmer, CYP1A2-Hemmer, CYP2D6-metabolisierte Arzneimittel. Erniedrigte Spiegel bei Rauchern.
WH: Bei nicht dialysepflichtiger chronischer Niereninsuffizienz nicht anwenden. Vorsicht bei Leberschäden. Auf Hypokalzämie bzw. QT-Verlängerung achten. Serumkalzium initial wöchentlich, nach Erreichen der Erhaltungsdosis alle 2-3 Monate kontrollieren. Verkehrshinweis (Schwindel und Krampfanfälle möglich).
Bei Überdosierung Hypokalzämie.
PG: 30 ST IND (2) (EKO: G) [€ 66,35]

Cinglan 60 mg - Filmtabletten
31E03, 44G02
(Z.Nr. 1-38242) NR. P. H05BX01

ZI: G.L. Pharma, Lannach
Z: 1 Filmtablette enthält: Cinacalcet 60 mg (entspr. Cinacalcet hydrochlorid), Tablettenkern: Maisstärke, vorverkleistert, Cellulose, mikrokristalline, Povidon K29/32, Crospovidon Typ A, Crospovidon Typ B, Magnesium stearat, Siliciumdioxid, hochdisperses; Tablettenfilm: Poly(vinylalkohol), teilweise hydrolysiert, Titandioxid, Macrogol, Talkum, Indigocarmin Aluminiumlack, Eisenoxid gelb.
Kurzinformation: siehe Cinglan 30 mg - Filmtabletten, → S. 299
PG: 30 ST IND (2) (EKO: G) [€ 105,45]

Cinglan 90 mg - Filmtabletten
31E03, 44G02
(Z.Nr. 1-38243) NR. P. H05BX01

ZI: G.L. Pharma, Lannach
Z: 1 Filmtablette enthält: Cinacalcet 90 mg (entspr. Cinacalcet hydrochlorid), Tablettenkern: Maisstärke, vorverkleistert, Cellulose, mikrokristalline, Povidon K29/32, Crospovidon Typ A, Crospovidon Typ B, Magnesium stearat, Siliciumdioxid, hochdisperses; Tablettenfilm: Poly(vinylalkohol), teilweise hydrolysiert, Titandioxid, Macrogol, Talkum, Indigocarmin Aluminiumlack, Eisenoxid gelb.
Kurzinformation: siehe Cinglan 30 mg - Filmtabletten, → S. 299
PG: 30 ST IND (2) (EKO: G) [€ 141,70]

Cinolpro 100 mg - magensaftresistente Weichkapseln 50E03
(Z.Nr. 1-38297) RPF. P. nicht im Handel. R05CA13

Cinolpro forte 200 mg - magensaftresistente Weichkapseln 50E03
(Z.Nr. 1-38298) RPF. P. nicht im Handel. R05CA13

▼ Cinqaero 10 mg/ml - Konzentrat zur Herstellung einer Infusionslösung
50A07
(Z.Nr. EU/1/16/1125/*) NR. P. E. R03DX08
ZI: Teva, Haarlem, Niederlande
Z: 1 ml Konzentrat enthält: Reslizumab 10 mg, hergestellt durch rekombinante DNA-Technologie in Maus-Myelom-Zellen, Natrium acetat-Trihydrat, Essigsäure 99%, Sucrose, Wasser für Injektionszwecke.
EW: Monoklonaler Antikörper.
AG: Zusatztherapie bei schwerem eosinophilen Asthma.
AA: I.v. Infusion in 50 ml 0,9% NaCl-Lösung.
DO: Alle 4 Wochen ca. 3 mg/kg KG (Details siehe Austria Codex - Fachinformation). Nicht für Kinder, keine Dosisempfehlung für Jugendliche.
SST: In der Schwangerschaft Anwendung vermeiden; in der Stillzeit Anwendung möglich.
NW: CK-Anstieg, Myalgie, Anaphylaxie.
WH: Nicht zur Behandlung von akuten Asthma-Exazerbationen. Auf anaphylaktische Reaktionen achten. Bestehende Wurminfektionen vor Therapiebeginn behandeln.
PG: 2,5 ML RE1 (EKO: Y) [€ 200,50], 10 ML RE1 (EKO: Y) [€ 704,40]

▼ Cinryze 500 I.E. - Pulver und Lösungsmittel zur Herstellung einer Injektionslösung
27B02
(Z.Nr. EU/1/11/688/*) NR. P. B06AC01
ZI: Shire Services, Brüssel, Belgien
Z: Nach Rekonstitution enthält 1 Durchstechflasche mit 5 ml: C1-Inhibitor, vom Menschen 500 E, Natriumchlorid (entspr. Natrium 11,5 mg), Sucrose, Natrium citrat, L-Valin, L-Alanin, L-

Threonin, Wasser für Injektionszwecke.
EW: C1-Inhibitor (Proteinasehemmer).
AG: Therapie und Prophylaxe von Attacken von hereditärem Angioödem.
AA: I.v. nach Rekonstitution.
DO: Therapie: 1000 Einheiten beim ersten Anzeichen einer akuten Attacke; ev. nach 60 min (oder früher) wiederholen.
Kinder ab 2 Jahren: 500 Einheiten (10-25 kg KG) bzw. 1000 Einheiten (ab 25 kg KG) beim ersten Anzeichen einer akuten Attacke; ev. nach 60 min wiederholen.
Prophylaxe: 1000 Einheiten alle 3 oder 4 Tage bzw. innerhalb von 24 Std. vor einem medizinischen, zahnärztlichen oder chirurgischen Eingriff.
Prophylaxe bei Kindern ab 6 Jahren: 500 Einheiten innerhalb von 24 Std. vor einem medizinischen, zahnärztlichen oder chirurgischen Eingriff.
Routineprophylaxe bei Kindern ab 2 Jahren: 500 Einheiten (10-25 kg KG) bzw. 1000 Einheiten (ab 25 kg KG) alle 3 oder 4 Tage.
SST: Strenge Indikationsstellung. Nutzen/Risiko-Abwägung in der Stillzeit.
NW: Kopfschmerzen, Magen/Darm, Hautausschlag, lokale Reaktionen, Fieber, Überempfindlichkeit.
WH: Vorsicht bei erhöhtem Thromboserisiko. Auf Überempfindlichkeit achten.
PG: 2 ST RE1 (EKO: Y) [€ 1.627,70]

Cipralex 5 mg - Filmtabletten — 49A02

(Z.Nr. 1-24549) NR. P. — N06AB10
ZI: Lundbeck, Valby, Dänemark
Z: 1 Filmtablette enthält: Escitalopram 5 mg (entspr. Escitalopram oxalat); Tablettenkern: Cellulose, mikrokristalline, Siliciumdioxid, hochdisperses, Talkum, Croscarmellose natrium, Magnesium stearat; Tablettenhülle: (entspr. Hypromellose) (entspr. Macrogol 400) (entspr. Titandioxid).
EW: Antidepressivum (Serotonin-Wiederaufnahmehemmer).
AG: Major Depression, Panikstörungen, Sozialphobie, generalisierte Angst- störung, Zwangsstörung.
AA: 1mal tgl. unabhängig von den Mahlzeiten.
DO: **Depression, Angststörung, Zwangsstörung:** TD 10(-20) mg.
Panikstörungen: TD initial 5, dann 10 mg. MTD 20 mg.
Sozialphobie: TD 10 (5-20) mg.
Ältere Patienten: TD initial 5 mg, dann bis 10 mg.
GA: QT-Verlängerung.
SST: Nutzen/Risiko-Abwägung, nicht stillen. Erhöhtes Risiko einer persistierenden pulmonalen Hypertonie.
NW: Appetitlosigkeit, Libidoabnahme, ZNS, Magen/Darm, Kreislauf, verstärktes Schwitzen, Impotenz, Absetzsymptome, Fieber, QT-Verlängerung, erhöhtes Knochenbruchrisiko, Engwinkelglaukom, sexuelle Funktionsstörungen.
WW: Kontraindiziert: Nicht selektive MAO-Hemmer (2 Wochen Abstand), selektive MAO-Hemmer, Linezolid, QT-verlängernde Substanzen.
Vorsicht: Selegilin, serotonerge Arzneimittel, Lithium, Tryptophan, Johanniskraut, Gerinnungshemmer, Cimetidin, Alkohol, Arzneimittel mit Neigung zu Hypokaliämie/Hypomagnesiämie.
WH: Auf paradoxe Angstsymptome, Krampfanfälle achten. Vorsicht bei Manie, Diabetes. Auf Suizidgefahr achten. Auf Serotonin-Syndrom achten. Aus- schleichend absetzen. Verkehrshinweis. Vorsicht bei koronarer Herz- erkrankung, Bradykardie, frischem Herzinfarkt, unbehandeltem Herzfehler, Glaukom. Bei Kindern und Jugendlichen nicht anwenden.
PG: 14 ST (EKO: G) [€ 3,40], 28 ST (EKO: G) [€ 6,80]

Cipralex 10 mg - Filmtabletten — 49A02

(Z.Nr. 1-24550) NR. P. — N06AB10
ZI: Lundbeck, Valby, Dänemark
Z: 1 Filmtablette enthält: Escitalopram 10 mg (entspr. Escitalopram oxalat); Tablettenkern: Cellulose, mikrokristalline, Siliciumdioxid, hochdisperses, Talkum, Croscarmellose natrium, Magnesium stearat; Tablettenhülle: (entspr. Hypromellose) (entspr. Macrogol 400) (entspr. Titandioxid).
Kurzinformation: siehe Cipralex 5 mg - Filmtabletten, → S. 300
PG: 14 ST (EKO: G) [€ 5,60], 28 ST (EKO: G) [€ 11,20], 100 ST * (EKO: N) [€ 45,30]

Cipralex 15 mg - Filmtabletten — 49A02
(Z.Nr. 1-24551) NR. P. nicht im Handel. — N06AB10

Cipralex 20 mg - Filmtabletten — 49A02

(Z.Nr. 1-24552) NR. P. — N06AB10
ZI: Lundbeck, Valby, Dänemark
Z: 1 Filmtablette enthält: Escitalopram 20 mg (entspr. Escitalopram oxalat); Tablettenkern: Cellulose, mikrokristalline, Siliciumdioxid, hochdisperses, Talkum, Croscarmellose natrium, Magnesium stearat; Tablettenhülle: (entspr. Hypromellose) (entspr. Macrogol 400) (entspr. Titandioxid).
Kurzinformation: siehe Cipralex 5 mg - Filmtabletten, → S. 300
PG: 28 ST * (EKO: N) [€ 44,95]

Ciprofloxacin 1A Pharma 250 mg - Filmtabletten — 35F01

(Z.Nr. 1-24657) NR. P. — J01MA02
ZI: 1A Pharma, Wien
Z: 1 Filmtablette enthält: Ciprofloxacin 250 mg (entspr. Ciprofloxacin hydrochlorid-1-Wasser); Tablettenkern: Cellulose, mikrokristalline, Carboxymethylstärke, Natrium Typ A, Povidon, Siliciumdioxid, hochdispers, wasserfrei, Stearinsäure, Magnesium stearat, Croscarmellose natrium; Tablettenüberzug: Hypromellose, Macrogol 6000, Talkum, Titandioxid.
EW: Fluorochinolon-Antibiotikum, Gyrasehemmer.
AG: ‖Erwachsene:
Untere Atemwegsinfektionen verursacht durch Gram-negative Bakterien: Exazerbationen der COPD (Mittel 2. Wahl), zystische Fibrose, Pneumonie.
chronische eitrige Otitis media, maligne externe Otitis.
akute Exazerbation der chronischen Sinusitis.
Urogenitaltrakt: unkomplizierte akute Zystitis (Mittel 2. Wahl), akute Pyelonephritis, komplizierte Harnwegsinfekte, bakterielle Prostatitis, Gonorrhoe.
Reisediarrhoe.
intraabdominale Infektionen.
Haut- und Weichteilinfektionen.
Infektionen der Knochen und Gelenke.
Meningitis - Prophylaxe.
Neutropenisches Fieber.
Milzbrand.
Kinder und Jugendliche (5-17 Jahre):
Akute pulmonale Exazerbation der zystischen Fibrose durch Pseudomonas aeruginosa, komplizierte Harnwegsinfektionen, akute Pyelonephritis, Milzbrand.
AA: Oral unzerkaut mit Flüssigkeit einnehmen; nicht mit Milchprodukten oder mit Getränken einnehmen, die mit Mineralstoffen (z.B. Kalzium) angereichert sind.
DO: Atemwege, Haut und Weichteile, Knochen und Gelenke, Neutropenie mit Fieber: 2mal tgl. 500-750 mg.
-Harnwege: Unkompliziert 2mal tgl. 250-500 mg, kompliziert 2mal tgl. 500-750 mg.
-Akute Gonorrhoe: Einmalig 500 mg.
-Intraabdominelle Infektionen: 2mal tgl. 500-750 mg.
-Magen/Darm: 2mal tgl. 500 mg.
-Neisseria menigitidis-Prophylaxe: Einmalig 500 mg.
-Milzbrand: 2mal tgl. 500 mg über 60 Tage.
-Kinder: -Zystische Fibrose, andere schwere Infektionen: 2mal tgl. 20 mg/kg KG, MED 750 mg.
-Harnwegsinfektionen: 2mal tgl. 10-20 mg/kg KG, MED 750 mg.
-Milzbrand: 2mal tgl. 10-15 mg/kg KG über 0 Tage. MED 500 mg.
Dosisreduktion bei Nierenschäden.
SST: Nicht anwenden.
NW: Magen/Darm, ZNS (Krämpfe, psychotische Reaktionen), periphere Neuropathie, Sehstörungen, Tinnitus, Überempfindlichkeit (sehr selten schwer), Herz/Kreislauf (QT- Verlängerung), Arthralgien, Tendinitis, Sehnenruptur, Blut, Labor, Niere, Dysglykämie bei Diabetikern. Erhöhtes Risiko für Aortenaneurysma und Aortendissektion. Sehr selten anhaltende schwere NW unter Beteiligung mehrerer Körpersysteme.
WW: Gegenanzeige: Tizanidin. Nicht empfohlen: Zolpidem, Methotrexat. Vorsicht: QT-verlängernde Substanzen. Absorptionshemmung durch Antazida, Eisen-, Zink-, Kalziumpräparate, Sucralfat, Didanosin, orale Nährlösungen, Molkereiprodukte. Theophyllinspiegel erhöht. Ciclosporin (Kreatinin kontrollieren), Phenytoin (Serumspiegel kontrollieren), Vit-K-Antagonisten, Probenecid, Lidocain, Metoclopramid, Ropinirol, Sildenafil, Agomelatin.
WH: Vorsicht bei Epilepsie, Glucose-6-Phosphat-Dehydrogenasemangel, QT-Verlängerung. Ausreichend Flüssigkeit zuführen. Auf pseudomembranöse Colitis achten. Längere Bestrahlung mit Sonnen- oder UV-Licht meiden. Auf Sehstörungen, Sehnenentzündungen bzw. -rupturen achten.
PG: 10 ST (EKO: G) [€ 9,55], 20 ST (EKO: G) [€ 17,95]

Ciprofloxacin 1A Pharma 500 mg - Filmtabletten — 35F01

(Z.Nr. 1-24658) NR. P. — J01MA02
ZI: 1A Pharma, Wien
Z: 1 Filmtablette enthält: Ciprofloxacin 500 mg (entspr. Ciprofloxacin hydrochlorid-1-Wasser); Tablettenkern: Cellulose, mikrokristalline, Carboxymethylstärke, Natrium Typ A, Povidon, Siliciumdioxid, hochdispers, wasserfrei, Stearinsäure, Magnesium stearat, Croscarmellose natrium; Tablettenüberzug: Hypromellose, Macrogol 6000, Talkum, Titandioxid.
Kurzinformation: siehe Ciprofloxacin 1A Pharma 250 mg - Filmtabletten, → S. 300
PG: 10 ST (EKO: G) [€ 17,95], 20 ST (EKO: G) [€ 33,65]

Ciprofloxacin Genericon 250 mg - Filmtabletten 35F01
(Z.Nr. 1-24544) NR. P. J01MA02
ZI: Genericon Pharma, Graz
Z: 1 Filmtblette enthält: Ciprofloxacin 250 mg (entspr. Ciprofloxacin hydrochlorid 1 H2O 291 mg), Tablettenkern: Carboxymethylstärke, Natrium (entspr. Natrium < 1 mmol) (entspr. → < 23 mg), Hyprolose niedrig substituiert, Magnesium stearat; Filmüberzug: Methylhydroxypropylcellulose, Macrogol 400, Titandioxid.
EW: Fluorochinolon-Antibiotikum, Gyrasehemmer.
AG: ‖Erwachsene:
Untere Atemwegsinfektionen verursacht durch Gram-negative Bakterien: Exazerbationen der COPD (Mittel 2. Wahl), zystische Fibrose, Pneumonie.
chronische eitrige Otitis media, maligne externe Otitis.
akute Exazerbation der chronischen Sinusitis.
Urogenitaltrakt: unkomplizierte akute Zystitis (Mittel 2. Wahl), akute Pyelonephritis, komplizierte Harnwegsinfekte, bakterielle Prostatitis, Gonorrhoe.
Reisediarrhoe.
intraabdominale Infektionen.
Haut- und Weichteilinfektionen.
Infektionen der Knochen und Gelenke.
Meningitis - Prophylaxe.
Neutropenisches Fieber.
Milzbrand.
Kinder und Jugendliche (5-17 Jahre):
Akute pulmonale Exazerbation der zystischen Fibrose durch Pseudomonas aeruginosa, komplizierte Harnwegsinfektionen, akute Pyelonephritis, Milzbrand.
AA: Oral unzerkaut mit Flüssigkeit einnehmen; nicht mit Milchprodukten oder mit Getränken einnehmen, die mit Mineralstoffen (z.B. Kalzium) angereichert sind.
DO: Atemwege, Haut und Weichteile, Knochen und Gelenke, Neutropenie mit Fieber: 2mal tgl. 500-750 mg.
-Harnwege: Unkompliziert 2mal tgl. 250-500 mg, kompliziert 2mal tgl. 500-750 mg.
-Akute Gonorrhoe: Einmalig 500 mg.
-Intraabdominelle Infektionen: 2mal tgl. 500-750 mg.
-Magen/Darm: 2mal tgl. 500 mg.
-Neisseria menigitidis-Prophylaxe: Einmalig 500 mg.
-Milzbrand: 2mal tgl. 500 mg über 60 Tage.
-Kinder: -Zystische Fibrose, andere schwere Infektionen: 2mal tgl. 20 mg/kg KG, MED 750 mg.
-Harnwegsinfektionen: 2mal tgl. 10-20 mg/kg KG, MED 750 mg.
-Milzbrand: 2mal tgl. 10-15 mg/kg KG über 0 Tage. MED 500 mg.
Dosisreduktion bei Nierenschäden.
SST: Nicht anwenden.
NW: Magen/Darm, ZNS (Krämpfe, psychotische Reaktionen), periphere Neuropathie, Sehstörungen, Tinnitus, Überempfindlichkeit (sehr selten schwer), Photosensibilisierung, Herz/Kreislauf (QT-Verlängerung), Arthralgien, Tendinitis, Sehnenruptur, Blut, Labor, Niere, Dysglykämie bei Diabetikern. Erhöhtes Risiko für Aortenaneurysma und Aortendissektion. Sehr selten anhaltende schwere NW unter Beteiligung mehrerer Körpersysteme.
WW: Gegenanzeige: Tizanidin. Nicht empfohlen: Zolpidem, Methotrexat. Vorsicht: QT-verlängernde Substanzen. Absorptionshemmung durch Antazida, Eisen-, Zink-, Kalziumpräparate, Sucralfat, Didanosin, orale Nährlösungen, Molkereiprodukte. Theophyllinspiegel erhöht. Ciclosporin (Kreatinin kontrollieren), Phenytoin (Serumspiegel kontrollieren), Vit-K-Antagonisten, Probenecid, Lidocain, Metoclopramid, Ropinirol, Sildenafil, Agomelatin.
WH: Vorsicht bei Epilepsie, Glucose-6-Phosphat-Dehydrogenasemangel, QT-Verlängerung. Ausreichend Flüssigkeit zuführen. Auf pseudomembranöse Colitis achten. Längere Bestrahlung mit Sonnen- oder UV-Licht meiden. Auf Sehstörungen, Sehnenentzündungen bzw. -rupturen achten.
PG: 10 ST (EKO: G) [€ 9,55], 20 ST (EKO: G) [€ 17,95]

Ciprofloxacin Genericon 500 mg - Filmtabletten 35F01
(Z.Nr. 1-24545) NR. P. J01MA02
ZI: Genericon Pharma, Graz
Z: 1 Filmtablette enthält: Ciprofloxacin 500 mg (entspr. Ciprofloxacin hydrochlorid 1 H2O 582 mg), Tablettenkern: Carboxymethylstärke, Natrium (entspr. Natrium < 1 mmol) (entspr. → < 23 mg), Hyprolose niedrig substituiert, Magnesium stearat; Filmüberzug: Methylhydroxypropylcellulose, Macrogol 400, Titandioxid.
Kurzinformation: siehe Ciprofloxacin Genericon 250 mg - Filmtabletten, → S. 301
PG: 10 ST (EKO: G) [€ 17,95], 20 ST (EKO: G) [€ 33,65]

Ciprofloxacin Hexal 250 mg - Filmtabletten 35F01
(Z.Nr. 1-24121) NR. P. J01MA02
ZI: Hexal Pharma, Wien
Z: 1 Filmtablette enthält: Ciprofloxacin 250 mg (entspr. Ciprofloxacin hydrochlorid monohydrat), Tablettenkern: Cellulose, mikrokristalline, Carboxymethylstärke, Natrium Typ A, Povidon 25000, Siliciumdioxid, hochdispers, wasserfrei, Stearinsäure, Magnesium stearat, Croscarmellose natrium (entspr. Natrium); Tablettenüberzug: Hypromellose, Macrogol 6000, Talkum, Titandioxid.
EW: Fluorochinolon-Antibiotikum, Gyrasehemmer.
AG: ‖Erwachsene:
Untere Atemwegsinfektionen verursacht durch Gram-negative Bakterien: Exazerbationen COPD (Mittel 2. Wahl), zystische Fibrose, Pneumonie.
chronische eitrige Otitis media, maligne externe Otitis.
akute Exazerbation der chronischen Sinusitis.
Urogenitaltrakt: unkomplizierte akute Zystitis (Mittel 2. Wahl), akute Pyelonephritis, komplizierte Harnwegsinfekte, bakterielle Prostatitis, Gonorrhoe.
schwere Gastroenteritis.
intraabdominale Infektionen.
Haut- und Weichteilinfektionen.
Infektionen der Knochen und Gelenke.
Meningitis - Prophylaxe.
Neutropenisches Fieber.
Milzbrand.
Kinder und Jugendliche (5-17 Jahre):
Akute pulmonale Exazerbation der zystischen Fibrose durch Pseudomonas aeruginosa, Pyelonephritis, Milzbrand.
AA: Oral unzerkaut mit Flüssigkeit einnehmen; nicht mit Milchprodukten oder mit Getränken einnehmen, die mit Mineralstoffen (z.B. Kalzium) angereichert sind.
DO: Erwachsene: 2mal tgl. 250-750 mg.
Kinder und Jugendliche: TD 20-40 mg/kg KG in 2 ED über 10-21 Tage, bei Milzbrand 60 Tage, MTD 1500 mg. Dosisreduktion bei Nierenschäden.
SST: Nicht anwenden.
NW: Magen/Darm, ZNS (Krämpfe, psychotische Reaktionen), periphere Neuropathie, Sehstörungen, Tinnitus, Überempfindlichkeit (sehr selten schwer), Herz/Kreislauf (QT- Verlängerung), Arthralgien, Tendinitis, Sehnenruptur, Blut, Labor, Niere, Hypoglykämie bei Diabetikern. Erhöhtes Risiko für Aortenaneurysma und Aortendissektion.
WW: Gegenanzeige: Tizanidin. Nicht empfohlen: Zolpidem, Methotrexat. Vorsicht: QT-verlängernde Substanzen. Absorptionshemmung durch Antazida, Eisen-, Zink-, Kalziumpräparate, Sucralfat, Didanosin, orale Nährlösungen, Molkereiprodukte. Theophyllinspiegel erhöht. Ciclosporin (Kreatinin kontrollieren), Phenytoin (Serumspiegel kontrollieren), Vit-K-Antagonisten, Probenecid, Lidocain, Metoclopramid, Ropinirol, Sildenafil, Agomelatin.
WH: Vorsicht bei Epilepsie, Glucose-6-Phosphat-Dehydrogenasemangel, QT-Verlängerung. Ausreichend Flüssigkeit zuführen. Auf pseudomembranöse Colitis achten. Längere Bestrahlung mit Sonnen- oder UV-Licht meiden. Auf Sehstörungen, Sehnenentzündungen bzw. -rupturen achten.
PG: 10 ST (EKO: G) [€ 8,85], 20 ST (EKO: G) [€ 17,35]

Ciprofloxacin Hexal 500 mg - Filmtabletten 35F01
(Z.Nr. 1-24124) NR. P. J01MA02
ZI: Hexal Pharma, Wien
Z: 1 Filmtablette enthält: Ciprofloxacin 500 mg (entspr. Ciprofloxacin hydrochlorid monohydrat), Tablettenkern: Cellulose, mikrokristalline, Carboxymethylstärke, Natrium Typ A, Povidon 25000, Siliciumdioxid, hochdispers, wasserfrei, Stearinsäure, Magnesium stearat, Croscarmellose natrium (entspr. Natrium); Tablettenüberzug: Hypromellose, Macrogol 6000, Talkum, Titandioxid.
Kurzinformation: siehe Ciprofloxacin Hexal 250 mg - Filmtabletten, → S. 301
PG: 10 ST (EKO: G) [€ 17,35], 20 ST * (EKO: N) [€ 33,75 n.l.]

Ciprofloxacin Hikma 2 mg/ml - Infusionlösung 35F01
(Z.Nr. 1-26645) NR. P. J01MA02
ZI: Hikma Farmaceutica, Terrugem, Portugal
Z: 1 ml Infusionslösung enthält: Ciprofloxacin 2 mg (entspr. Ciprofloxacin lactat), Milchsäure, Natriumchlorid, Salzsäure zur pH-Wert-Einstellung, Wasser für Injektionszwecke.
EW: Fluorochinolon-Antibiotikum, Gyrasehemmer.
AG: Infektionen durch empfindliche Erreger: Urogenitale (Pyelonephritis, bakterielle Prostatitis, Gonorrhoe), Atemwege (Mittel 2. Wahl bei Exazerbation der COPD), Otitis media, maligne Otitis externa, Sinusitis, Magen/Darm, Knochen und Gelenke, Haut und Weichteile, Sepsis, intraabdominale Infektionen, Infektionsprophylaxe bei geschwächter körpereigener Abwehr, Milzbrand.
Kinder und Jugendliche: bronchopulmonale Infektionen bei zystischer Fibrose, Milzbrand, komplizierte Harnwegsinfekte, akute Pyelonephritis.
AA: I.v. Infusion über 60 min.
DO: Erwachsene: 2-3mal tgl. bis 400 mg.
Kinder: MED 400 mg.

Cystische Fibrose: 3mal tgl. 10 mg/kg KG.
Harnwegsinfektionen: 3mal tgl. 6-10 mg/kg KG.
Milzbrand: 2mal tgl. 10-15 mg/kg KG.
Dosisreduktion bei Nierenschäden. Behandlungsdauer mindestens 3 Tage über das Verschwinden klinischer Symptome, bei Milzbrand 60 Tage.
GA: Schwere Nebenwirkungen auf (Fluor)chinolone in der Anamnese.
SST: Nicht anwenden.
NW: Magen/Darm, Haut, Asthenie, Phlebitis, lokale Reaktionen, Niere, Arthralgie, ZNS, periphere Neuropathie, Geschmacksstörungen, Leber, Blutbild, Überempfindlichkeit, Sehstörungen, Tinnitus, Herzerkrankungen (QT-Verlängerung, Arrhythmien), Psyche (Depressionen, Suizidalität), Dysglykämie, Tendinitis, Sehnenruptur, erhöhtes Risiko für Aortenaneurysma oder Aortendissektion. Sehr selten anhaltende schwere NW unter Beteiligung mehrerer Körpersysteme.
WW: Gegenanzeige: Tizanidin. Nicht empfohlen: Methotrexat. Vorsicht Theophyllin, Ciclosporin, Probenecid, Mexiletin, Phenytoin, Clozapin, Olanzapin, Duloxetin, Agomelatin, Antikoagulantien, Ropinirol, QT-verlängernde Arzneimittel, Sildenafil, Glibenclamid (Hypoglykämie).
WH: Auf Arthropathien, Achillessehnenentzündung, Sehstörungen, Krämpfe, Überempfindlichkeit achten. Bei schweren Durchfällen an pseudomembranöse Kolitis denken. Vorsicht bei Epilepsie, QT-Verlängerung. Lichteinwirkung vermeiden. Verkehrshinweis. Bei Streptokokken-Infektionen nicht anwenden.
PG: GLFL 100ML 1 ST * (EKO: N) [€ 31,55], **PLBT 200ML** 1 ST * (EKO: N) [€ 54,40]

Ciprofloxacin Kabi 100 mg/50 ml - Infusionslösung
35F01

(Z.Nr. 1-26637) NR. P. J01MA02
ZI: Fresenius Kabi Austria, Graz
Z: 1 ml Infusionslösung enthält: Ciprofloxacin 2 mg (entspr. Ciprofloxacin hydrogensulfat), Natriumchlorid, Schwefelsäure, Natriumhydroxid zur pH-Wert-Einstellung, Wasser für Injektionszwecke.
EW: Fluorochinolon-Antibiotikum, Gyrasehemmer.
AG: Infektionen durch empfindliche Erreger: Urogenitale (Pyelonephritis, Prostatitis, Epididymoorchitis einschl. Gonorrhoe), Atemwege, Mittelohr, Sinusitis, Magen/Darm, Gallenwege, Knochen und Gelenke, Haut und Weichteile, Sepsis, Peritonitis, Augen, Infektionsprophylaxe bei geschwächter körpereigener Abwehr, Neutropenie mit Fieber, Milzbrand, maligne Otitis externa.
-Kinder: Akute pulmonale Verschlechterung der cystischen Fibrose, Milzbrand, komplizierte Harnwegsinfekte.
AA: I.v. Infusion über 60 min.
DO: Erwachsene: 2-3mal tgl. bis 400 mg.
Kinder: Cystische Fibrose: 3mal tgl. 10 mg/kg KG.
Harnwegsinfektionen: 3mal tgl. 6-10 mg/kg KG.
Milzbrand: 2mal tgl. 10-15 mg/kg KG.
Dosisreduktion bei Nierenschäden. Behandlungsdauer mindestens 3 Tage über das Verschwinden klinischer Symptome, bei Milzbrand 60 Tage.
SST: Nicht anwenden.
NW: Magen/Darm, Haut, Asthenie, lokale Reaktionen, Niere, Arthralgie, ZNS, periphere Neuropathie, Geschmacksstörungen, Leber, Blutbild, Überempfindlichkeit, Herz (QT-Verlängerungen), Psyche (Depressionen, Suizidalität), Dysglykämie, Tendinitis, Sehnenruptur, erhöhtes Risiko für Aortenaneurysma oder Aortendissektion. Sehr selten anhaltende schwere NW unter Beteiligung mehrerer Körpersysteme.
WW: Gegenanzeige: Tizanidin. Nicht empfohlen: Methotrexat. Vorsicht Theophyllin, Ciclosporin, Probenecid, Mexiletin, Phenytoin, Clozapin, Olanzapin, Duloxetin, Agomelatin, Antikoagulantien, Ropinirol, QT-verlängernde Arzneimittel, Sildenafil, Glibenclamid (Hypoglykämie).
WH: Auf Arthropathien, Achillessehnenentzündung, Sehstörungen, Krämpfe, Überempfindlichkeit achten. Bei schweren Durchfällen an pseudomembranöse Kolitis denken. Vorsicht bei Epilepsie, QT-Verlängerung. Lichteinwirkung vermeiden. Verkehrshinweis. Bei Streptokokken-Infektionen nicht anwenden.
PG: 10 ST * (EKO: N) [€ 235,55]

Ciprofloxacin Kabi 200 mg/100 ml - Infusionslösung
35F01

(Z.Nr. 1-26638) NR. P. J01MA02
ZI: Fresenius Kabi Austria, Graz
Z: 1 ml Infusionslösung enthält: Ciprofloxacin 2 mg (entspr. Ciprofloxacin hydrogensulfat), Natriumchlorid, Schwefelsäure, Natriumhydroxid zur pH-Wert-Einstellung, Wasser für Injektionszwecke.
Kurzinformation: siehe Ciprofloxacin Kabi 100 mg/50 ml - Infusionslösung, → S. 302
PG: 10 ST * (EKO: N) [€ 418,60]

Ciprofloxacin Kabi 400 mg/200 ml - Infusionslösung
35F01

(Z.Nr. 1-26639) NR. P. J01MA02
ZI: Fresenius Kabi Austria, Graz
Z: 1 ml Infusionslösung enthält: Ciprofloxacin 2 mg (entspr. Ciprofloxacin hydrogensulfat), Natriumchlorid, Schwefelsäure, Natriumhydroxid zur pH-Wert-Einstellung, Wasser für Injektionszwecke.
Kurzinformation: siehe Ciprofloxacin Kabi 100 mg/50 ml - Infusionslösung, → S. 302
PG: 10 ST * (EKO: N) [€ 619,80]

Ciprofloxacin Krka 250 mg - Filmtabletten
35F01

(Z.Nr. 1-26844) NR. P. J01MA02
ZI: Krka, Novo Mesto, Slowenien
Z: 1 Filmtablette enthält: Ciprofloxacin 250 mg (entspr. Ciprofloxacin hydrochlorid-1-Wasser 291 mg), Tablettenkern: Carboxymethylstärke, Natrium Typ A, Croscarmellose natrium, Siliciumdioxid, hochdisperses, Magnesium stearat (pflanzlich), Cellulose, mikrokristalline, Povidon K25; Filmüberzug: (entspr. Hypromellose) (entspr. Propylenglycol) (entspr. Talkum) (entspr. Titandioxid).
EW: Fluorochinolon-Antibiotikum, Gyrasehemmer.
AG: Infektionen durch empfindliche Erreger. Pneumonie durch gramnegative Erreger, Urogenitale (Gonokokkeninfektionen), schwere Gastroenteritis, Haut und Weichteile, Knochen und Gelenke, schwere Allgemeininfektionen, Milzbrand.
Kinder und Jugendliche (5-17 Jahre): Akute pulmonale Exazerbation der zystischen Fibrose durch Pseudomonas aeruginosa, Pyelonephritis, Milzbrand.
AA: Unzerkaut mit Flüssigkeit einnehmen; nicht mit Milchprodukten oder mit Getränken einnehmen, die mit Mineralstoffen (z.B. Kalzium) angereichert sind.
DO: Erwachsene: 2mal tgl. 250-750 mg
Kinder und Jugendliche: TD 20-40 mg/kg KG in 2 ED über 10-21 Tage, bei Milzbrand 60 Tage, MTD 1500 mg. Dosisreduktion bei Nierenschäden.
SST: Nicht anwenden.
NW: Magen/Darm, ZNS (Krämpfe, psychotische Reaktionen), Sehstörungen, Tinnitus, Überempfindlichkeit (sehr selten schwer), Herz/Kreislauf, Aortenaneurysma, Aortendissektion, Arthralgien, Sehnenruptur, Blut, Labor, Niere, Hypoglykämie bei Diabetikern.
WW: Gegenanzeige: Tizanidin. Nicht empfohlen: Zolpidem. Vorsicht: QT-verlängernde Substanzen. Absorptionshemmung durch Antazida, Eisen-, Zink-, Kalziumpräparate, Sucralfat, Didanosin, orale Nährlösungen, Molkereiprodukte. Theophyllinspiegel erhöht. Nichtsteroidale Antirheumatika (Krämpfe), Cyclosporin (Kreatinin kontrollieren), Glibenclamid verstärkt, Phenytoin (Serumspiegel kontrollieren), Prämedikation, Warfarin, Probenecid, Metoclopramid, Mexilitin, Ropinirol, Sildenafil.
WH: Vorsicht bei Epilepsie, Glucose-6-Phosphat-Dehydrogenasemangel, QT-Verlängerung. Ausreichend Flüssigkeit zuführen. Auf pseudomembranöse Colitis achten. Längere Bestrahlung mit Sonnen- oder UV-Licht meiden. Auf Sehstörungen, Sehnenentzündungen bzw. -rupturen achten.
PG: 10 ST (EKO: G) [€ 9,90], 20 ST (EKO: G) [€ 18,30]

Ciprofloxacin Krka 500 mg - Filmtabletten
35F01

(Z.Nr. 1-26845) NR. P. J01MA02
ZI: Krka, Novo Mesto, Slowenien
Z: 1 Filmtablette enthält: Ciprofloxacin 500 mg (entspr. Ciprofloxacin hydrochlorid-1-Wasser 582 mg), Tablettenkern: Carboxymethylstärke, Natrium Typ A, Croscarmellose natrium, Siliciumdioxid, hochdisperses, Magnesium stearat (pflanzlich), Cellulose, mikrokristalline, Povidon K25; Filmüberzug: (entspr. Hypromellose) (entspr. Propylenglycol) (entspr. Talkum) (entspr. Titandioxid).
Kurzinformation: siehe Ciprofloxacin Krka 250 mg - Filmtabletten, → S. 302
PG: 10 ST (EKO: G) [€ 18,30], 20 ST (EKO: G) [€ 33,95]

Ciprofloxacin Krka 750 mg - Filmtabletten 35F01
(Z.Nr. 1-26846) NR. P. nicht im Handel. J01MA02

Ciprofloxacin Noridem 2 mg/ml - Infusionslösung 35F01
(Z.Nr. 1-30042) NR. P. nicht im Handel. J01MA02

Ciprofloxacin-ratiopharm 250 mg - Filmtabletten
35F01

(Z.Nr. 1-24417) NR. P. J01MA02
ZI: Teva, Haarlem, Niederlande
Z: 1 Filmtablette enthält: Ciprofloxacin 250 mg (entspr. Ciprofloxacin hydrochlorid-1-Wasser 291,5 mg), Cellulose, mikrokristalline, Crospovidon, Siliciumdioxid, hochdispers, kolloidal, wasserfrei, Magnesium stearat, Hypromellose, Macrogol 400, Titandioxid.
EW: Fluorochinolon-Antibiotikum, Gyrasehemmer.
AG: ‖Erwachsene:

Untere Atemwegsinfektionen verursacht durch Gram-negative Bakterien: Exazerbationen COPD (Mittel 2. Wahl), zystische Fibrose, Pneumonie.
chronische eitrige Otitis media, maligne externe Otitis.
akute Exazerbation der chronischen Sinusitis.
Urogenitaltrakt: unkomplizierte akute Zystitis (Mittel 2. Wahl), akute Pyelonephritis, komplizierte Harnwegsinfekte, bakterielle Prostatitis, Gonorrhoe.
schwere Gastroenteritis.
intraabdominale Infektionen.
Haut- und Weichteilinfektionen.
Infektionen der Knochen und Gelenke.
Meningitis - Prophylaxe.
Neutropenisches Fieber.
Milzbrand.
Kinder und Jugendliche (5-17 Jahre):
Akute pulmonale Exazerbation der zystischen Fibrose durch Pseudomonas aeruginosa, Pyelonephritis, Milzbrand.
AA: Unzerkaut mit Flüssigkeit einnehmen; nicht mit Milchprodukten oder mit Getränken einnehmen, die mit Mineralstoffen (z.B. Kalzium) angereichert sind.
DO: **Erwachsene:** 2mal tgl. 250-750 mg
Kinder und Jugendliche: TD 20-40 mg/kg KG in 2 ED über 10-21 Tage, bei Milzbrand 60 Tage, MTD 1500 mg. Dosisreduktion bei Nierenschäden.
SST: Nicht anwenden.
NW: Magen/Darm, ZNS (Krämpfe), periphere Neuropathie, psychotische Reaktionen, Sehstörungen, Tinnitus, Überempfindlichkeit (sehr selten schwer), Herz/Kreislauf, Arthralgien, Tendinitis, Sehnenruptur, erhöhtes Risiko für Aortenaneurysma oder Aortendissektion, Blut, Labor, Niere, Dysglykämie bei Diabetikern. Sehr selten anhaltende schwerwiegende NW an verschiedenen Körpersystemen.
WW: Gegenanzeige: Tizanidin. Nicht empfohlen: Zolpidem. Vorsicht: QT-verlängernde Substanzen. Absorptionshemmung durch Antazida, Eisen-, Zink-, Kalziumpräparate, Sucralfat, Didanosin, orale Nährlösungen, Molkereiprodukte. Theophyllinspiegel erhöht. Nichtsteroidale Antirheumatika (Krämpfe), Cyclosporin (Kreatinin kontrollieren), Glibenclamid verstärkt, Phenytoin (Serumspiegel kontrollieren), Prämedikation, Warfarin, Probenecid, Metoclopramid, Mexilitin, Ropinirol, Sildenafil.
WH: Besondere Vorsicht bei schweren Nebenwirkungen einer früheren (Fluor)chinolontherapie. Vorsicht bei Epilepsie, Glucose-6-Phosphat-Dehydrogenasemangel, QT-Verlängerung. Ausreichend Flüssigkeit zuführen. Auf pseudomembranöse Colitis achten. Längere Bestrahlung mit Sonnen- oder UV-Licht meiden. Auf Sehstörungen, Sehnenentzündungen bzw. -rupturen achten.
PG: 10 ST (EKO: G) [€ 10,75], 20 ST (EKO: G) [€ 19,70]

Ciprofloxacin-ratiopharm 500 mg - Filmtabletten 35F01

(Z.Nr. 1-24418) NR. P. J01MA02
ZI: Teva, Haarlem, Niederlande
Z: 1 Filmtablette enthält: Ciprofloxacin 500 mg (entspr. Ciprofloxacin hydrochlorid-1-Wasser 583 mg), Cellulose, mikrokristalline, Crospovidon, Siliciumdioxid, hochdispers, kolloidal, wasserfrei, Magnesium stearat, Hypromellose, Macrogol 400, Titandioxid.
Kurzinformation: siehe Ciprofloxacin-ratiopharm 250 mg - Filmtabletten, → S. 302
PG: 10 ST (EKO: G) [€ 19,45], 20 ST (EKO: G) [€ 34,75]

Ciprofloxacin Sandoz 250 mg - Filmtabletten 35F01

(Z.Nr. 1-24073) NR. P. J01MA02
ZI: Sandoz, Kundl
Z: 1 Filmtablette enthält: Ciprofloxacin 250 mg (entspr. Ciprofloxacin hydrochlorid-1-Wasser), Cellulose, mikrokristalline, Crospovidon, Siliciumdioxid, kolloidal, wasserfrei, Magnesium stearat, Hypromellose, Macrogol 400, Titandioxid.
EW: Fluorochinolon-Antibiotikum, Gyrasehemmer.
AG: ‖Erwachsene:
Untere Atemwegsinfektionen verursacht durch Gram-negative Bakterien: Exazerbationen der COPD (Mittel 2. Wahl), zystische Fibrose, Pneumonie.
chronische eitrige Otitis media, maligne externe Otitis.
akute Exazerbation der chronischen Sinusitis.
Urogenitaltrakt: unkomplizierte akute Zystitis (Mittel 2. Wahl), akute Pyelonephritis, komplizierte Harnwegsinfekte, bakterielle Prostatitis, Gonorrhoe.
schwere Gastroenteritis.
intraabdominale Infektionen.
Haut- und Weichteilinfektionen.
Infektionen der Knochen und Gelenke.
Meningitis - Prophylaxe.
Neutropenisches Fieber.
Milzbrand.
Kinder und Jugendliche:
Infektionen durch Pseudomonas aeruginosa bei zystischer Fibrose, akute Pyelonephritis, komplizierte Harnwegsinfektionen, Milzbrand.
AA: Oral unzerkaut mit Flüssigkeit einnehmen; nicht mit Milchprodukten oder mit Getränken einnehmen, die mit Mineralstoffen (z.B. Kalzium) angereichert sind.
DO: **Erwachsene:** 2mal tgl. 250-750 mg.
Kinder und Jugendliche: TD 20-40 mg/kg KG in 2 ED über 10-21 Tage, bei Milzbrand 60 Tage, MTD 1500 mg. Dosisreduktion bei Nierenschäden.
SST: Nicht anwenden.
NW: Magen/Darm, ZNS (Krämpfe, psychotische Reaktionen), periphere Neuropathie, Sehstörungen, Tinnitus, Überempfindlichkeit (sehr selten schwer), Herz/Kreislauf (QT- Verlängerung), Arthralgien, Tendinitis, Sehnenruptur, Blut, Labor, Niere, Dysglykämie bei Diabetikern. Erhöhtes Risiko für Aortenaneurysma und Aortendissektion. Sehr selten anhaltende schwerwiegende NW an mehreren Körpersystemen.
WW: Gegenanzeige: Tizanidin. Nicht empfohlen: Zolpidem, Methotrexat. Vorsicht: QT-verlängernde Substanzen. Absorptionshemmung durch Antazida, Eisen-, Zink-, Kalziumpräparate, Sucralfat, Didanosin, orale Nährlösungen, Molkereiprodukte. Theophyllinspiegel erhöht. Ciclosporin (Kreatinin kontrollieren), Phenytoin (Serumspiegel kontrollieren), Vit-K-Antagonisten, Probenecid, Lidocain, Metoclopramid, Ropinirol, Sildenafil, Agomelatin.
WH: Besondere Vorsicht bei früheren schweren NW auf (Fluor)chinolone. Vorsicht bei Epilepsie, Glucose-6-Phosphat-Dehydrogenasemangel, QT-Verlängerung. Ausreichend Flüssigkeit zuführen. Auf pseudomembranöse Colitis achten. Längere Bestrahlung mit Sonnen- oder UV-Licht meiden. Auf Sehstörungen, Sehnenentzündungen bzw. -rupturen achten.
PG: 10 ST (EKO: G) [€ 10,35], 20 ST (EKO: G) [€ 19,30]

Ciprofloxacin Sandoz 500 mg - Filmtabletten 35F01

(Z.Nr. 1-24074) NR. P. J01MA02
ZI: Sandoz, Kundl
Z: 1 Filmtablette enthält: Ciprofloxacin 500 mg (entspr. Ciprofloxacin hydrochlorid-1-Wasser), Cellulose, mikrokristalline, Crospovidon, Siliciumdioxid, kolloidal, wasserfrei, Magnesium stearat, Hypromellose, Macrogol 400, Titandioxid.
Kurzinformation: siehe Ciprofloxacin Sandoz 250 mg - Filmtabletten, → S. 303
PG: 10 ST (EKO: G) [€ 18,70], 20 ST (EKO: G) [€ 34,40]

CiproMed 250 mg - Filmtabletten 35F01

(Z.Nr. 1-24371) NR. P. J01MA02
ZI: S. Med, Wien
Z: 1 Filmtablette enthält: Ciprofloxacin 250 mg (entspr. Ciprofloxacin hydrochlorid), Maisstärke, Cellulose, mikrokristalline, Carboxymethylstärke, Natrium (entspr. Natrium < 1 mmol) (entspr. → < 23 mg), Magnesium stearat, Siliciumdioxid, kolloidales, Hypromellose, Macrogol 4000, Titandioxid, Talkum.
EW: Fluorochinolon-Antibiotikum, Gyrasehemmer.
AG: ‖Erwachsene:
Untere Atemwegsinfektionen verursacht durch Gram-negative Bakterien: Exazerbationen der COPD (Mittel 2. Wahl), zystische Fibrose, Pneumonie.
chronische eitrige Otitis media, maligne externe Otitis.
akute Exazerbation der chronischen Sinusitis.
Urogenitaltrakt: unkomplizierte akute Zystitis (Mittel 2. Wahl), akute Pyelonephritis, komplizierte Harnwegsinfekte, bakterielle Prostatitis, Gonorrhoe.
Reisediarrhoe.
intraabdominale Infektionen.
Haut- und Weichteilinfektionen.
Infektionen der Knochen und Gelenke.
Meningitis - Prophylaxe.
Neutropenisches Fieber.
Milzbrand.
Kinder und Jugendliche (5-17 Jahre):
Akute pulmonale Exazerbation der zystischen Fibrose durch Pseudomonas aeruginosa, komplizierte Harnwegsinfektionen, akute Pyelonephritis, Milzbrand.
AA: Oral unzerkaut mit Flüssigkeit einnehmen; nicht mit Milchprodukten oder mit Getränken einnehmen, die mit Mineralstoffen (z.B. Kalzium) angereichert sind.
DO: Atemwege, Haut und Weichteile, Knochen und Gelenke, Neutropenie mit Fieber: 2mal tgl. 500-750 mg.
-Harnwege: Unkompliziert 2mal tgl. 250-500 mg, kompliziert 2mal tgl. 500-750 mg.
-Akute Gonorrhoe: Einmalig 500 mg.
-Intraabdominelle Infektionen: 2mal tgl. 500-750 mg.
-Magen/Darm: 2mal tgl. 500 mg.
-Neisseria menigitidis-Prophylaxe: Einmalig 500 mg.
-Milzbrand: 2mal tgl. 500 mg über 60 Tage.
-Kinder: -Zystische Fibrose, andere schwere Infektionen: 2mal tgl. 20 mg/kg KG, MED 750 mg.
-Harnwegsinfektionen: 2mal tgl. 10-20 mg/kg KG, MED 750 mg.

-Milzbrand: 2mal tgl. 10-15 mg/kg KG über 0 Tage. MED 500 mg. Dosisreduktion bei Nierenschäden.
GA: Anamnestische schwere NW durch Fluorchinolone.
SST: Nicht anwenden.
NW: Magen/Darm, ZNS (Krämpfe, psychotische Reaktionen), periphere Neuropathie, Sehstörungen, Tinnitus, Überempfindlichkeit (sehr selten schwer), Herz/Kreislauf (QT- Verlängerung), Arthralgien, Tendinitis, Sehnenruptur, Blut, Labor, Niere, Dysglykämie bei Diabetikern. Erhöhtes Risiko für Aortenaneurysma und Aortendissektion. Sehr selten anhaltende schwere NW unter Beteiligung mehrerer Körpersysteme.
WW: Gegenanzeige: Tizanidin. Nicht empfohlen: Zolpidem, Methotrexat. Vorsicht: QT-verlängernde Substanzen. Absorptionshemmung durch Antazida, Eisen-, Zink-, Kalziumpräparate, Sucralfat, Didanosin, orale Nährlösungen, Molkereiprodukte. Theophyllinspiegel erhöht. Ciclosporin (Kreatinin kontrollieren), Phenytoin (Serumspiegel kontrollieren), Vit-K-Antagonisten, Probenecid, Lidocain, Metoclopramid, Ropinirol, Sildenafil, Agomelatin.
WH: Vorsicht bei Epilepsie, Glucose-6-Phosphat-Dehydrogenasemangel, QT-Verlängerung. Ausreichend Flüssigkeit zuführen. Auf pseudomembranöse Colitis achten. Längere Bestrahlung mit Sonnen- oder UV-Licht meiden. Auf Sehstörungen, Sehnenentzündungen bzw. -rupturen achten.
PG: 10 ST (EKO: G) [€ 8,75], 20 ST (EKO: G) [€ 17,25]

CiproMed 500 mg - Filmtabletten

35F01

(Z.Nr. 1-24372) NR. P. J01MA02
ZI: S. Med, Wien
Z: 1 Filmtablette enthält: Ciprofloxacin 500 mg (entspr. Ciprofloxacin hydrochlorid), Maisstärke, Cellulose, mikrokristalline, Carboxymethylstärke, Natrium (entspr. Natrium < 1 mmol) (entspr. → < 23 mg), Magnesium stearat, Siliciumdioxid, kolloidales, Hypromellose, Macrogol 4000, Titandioxid, Talkum.
Kurzinformation: siehe CiproMed 250 mg - Filmtabletten, → S. 303
PG: 10 ST (EKO: G) [€ 17,30], 20 ST (EKO: G) [€ 33,10]

Ciprostad 250 mg - Filmtabletten

35F01

(Z.Nr. 1-24573) NR. P. J01MA02
ZI: Stada Arzneimittel, Wien
Z: 1 Filmtablette enthält: Ciprofloxacin 250 mg (entspr. Ciprofloxacin hydrochlorid-1-Wasser), Cellulose, mikrokristalline, Crospovidon, Siliciumdioxid, hochdisperses, Magnesium stearat, Hypromellose, Macrogol 400, Titandioxid.
EW: Fluorochinolon-Antibiotikum, Gyrasehemmer.
AG: ‖Erwachsene:
Untere Atemwegsinfektionen verursacht durch Gram-negative Bakterien: Exazerbationen der COPD (Mittel 2. Wahl), zystische Fibrose, Pneumonie.
chronische eitrige Otitis media, maligne externe Otitis.
akute Exazerbation der chronischen Sinusitis.
Urogenitaltrakt: unkomplizierte akute Zystitis (Mittel 2. Wahl), akute Pyelonephritis, komplizierte Harnwegsinfekte, bakterielle Prostatitis, Gonorrhoe.
Reisediarrhoe.
intraabdominale Infektionen.
Haut- und Weichteilinfektionen.
Infektionen der Knochen und Gelenke.
Meningitis - Prophylaxe.
Neutropenisches Fieber.
Milzbrand.
Kinder und Jugendliche (5-17 Jahre):
Akute pulmonale Exazerbation der zystischen Fibrose durch Pseudomonas aeruginosa, komplizierte Harnwegsinfektionen, akute Pyelonephritis, Milzbrand.
AA: Unzerkaut mit Flüssigkeit einnehmen; nicht mit Milchprodukten oder mit Getränken einnehmen, die mit Mineralstoffen (z.B. Kalzium) angereichert sind.
DO: Atemwege, Haut und Weichteile, Knochen und Gelenke, Neutropenie mit Fieber: 2mal tgl. 500-750 mg.
-Harnwege: Unkompliziert 2mal tgl. 250-500 mg, kompliziert 2mal tgl. 500-750 mg.
-Akute Gonorrhoe: Einmalig 500 mg.
-Intraabdominelle Infektionen: 2mal tgl. 500-750 mg.
-Magen/Darm: 2mal tgl. 500 mg.
-Neisseria menigitidis-Prophylaxe: Einmalig 500 mg.
-Milzbrand: 2mal tgl. 500 mg über 60 Tage.
-Kinder: -Zystische Fibrose, andere schwere Infektionen: 2mal tgl. 20 mg/kg KG, MED 750 mg.
-Harnwegsinfektionen: 2mal tgl. 10-20 mg/kg KG, MED 750 mg.
-Milzbrand: 2mal tgl. 10-15 mg/kg KG über 0 Tage. MED 500 mg. Dosisreduktion bei Nierenschäden.
SST: Nicht anwenden.
NW: Magen/Darm, ZNS (Krämpfe, psychotische Reaktionen), periphere Neuropathie, Sehstörungen, Tinnitus, Überempfindlichkeit (sehr selten schwer), Herz/Kreislauf (QT- Verlängerung), Arthralgien, Tendinitis, Sehnenruptur, Blut, Labor, Niere, Dysglykämie bei Diabetikern. Erhöhtes Risiko für Aortenaneurysma und Aortendissektion. Sehr selten anhaltende schwere NW unter Beteiligung mehrerer Körpersysteme.
WW: Gegenanzeige: Tizanidin. Nicht empfohlen: Zolpidem, Methotrexat. Vorsicht: QT-verlängernde Substanzen. Absorptionshemmung durch Antazida, Eisen-, Zink-, Kalziumpräparate, Sucralfat, Didanosin, orale Nährlösungen, Molkereiprodukte. Theophyllinspiegel erhöht. Ciclosporin (Kreatinin kontrollieren), Phenytoin (Serumspiegel kontrollieren), Vit-K-Antagonisten, Probenecid, Lidocain, Metoclopramid, Ropinirol, Sildenafil, Agomelatin.
WH: Vorsicht bei Epilepsie, Glucose-6-Phosphat-Dehydrogenasemangel, QT-Verlängerung. Ausreichend Flüssigkeit zuführen. Auf pseudomembranöse Colitis achten. Längere Bestrahlung mit Sonnen- oder UV-Licht meiden. Auf Sehstörungen, Sehnenentzündungen bzw. -rupturen achten.
PG: 10 ST (EKO: G) [€ 8,75], 20 ST (EKO: G) [€ 17,30]

Ciprostad 500 mg - Filmtabletten

35F01

(Z.Nr. 1-24574) NR. P. J01MA02
ZI: Stada Arzneimittel, Wien
Z: 1 Filmtablette enthält: Ciprofloxacin 500 mg (entspr. Ciprofloxacin hydrochlorid-1-Wasser), Cellulose, mikrokristalline, Crospovidon, Siliciumdioxid, hochdisperses, Magnesium stearat, Hypromellose, Macrogol 400, Titandioxid.
Kurzinformation: siehe Ciprostad 250 mg - Filmtabletten, → S. 304
PG: 10 ST (EKO: G) [€ 17,30], 20 ST (EKO: G) [€ 33,10]

Ciproxin 250 mg - Filmtabletten

35F01

(Z.Nr. 1-18295) NR. P. J01MA02
ZI: Bayer Austria, Wien
Z: 1 Filmtablette enthält: Ciprofloxacin 250 mg, (entspr. Ciprofloxacin hydrochlorid), Tablettenkern: Cellulose, mikrokristalline, Crospovidon, Maisstärke, Magnesium stearat, Siliciumdioxid, hochdispers, wasserfrei; Filmüberzug: Hypromellose, Macrogol 4000, Titandioxid.
EW: Fluorochinolon-Antibiotikum, Gyrasehemmer.
AG: Infektionen durch empfindliche Erreger. Pneumonie durch gramnegative Erreger; Mittel 2. Wahl bei Exazerbationen der COPD; Urogenitale (u.a. Gonokokkeninfektionen; bei unkomplizierter akuter Zystitis nur als Mittel 2. Wahl), schwere Gastroenteritis, Haut und Weichteile, Knochen und Gelenke, schwere Allgemeininfektionen, Milzbrand.
Kinder und Jugendliche (5-17 Jahre): Akute pulmonale Exazerbation der zystischen Fibrose durch Pseudomonas aeruginosa, akute Pyelonephritis, Milzbrand.
AA: Unzerkaut mit Flüssigkeit einnehmen; nicht mit Milchprodukten oder mit Getränken einnehmen, die mit Mineralstoffen (z.B. Kalzium) angereichert sind.
DO: Erwachsene: 2mal tgl. 250-750 mg
Kinder und Jugendliche: TD 20-40 mg/kg KG in 2 ED über 10-21 Tage, bei Milzbrand 60 Tage, MTD 1500 mg. Dosisreduktion bei Nierenschäden.
SST: Nicht anwenden.
NW: Magen/Darm, ZNS (Krämpfe, psychotische Reaktionen), periphere Neuropathie, Psyche, Sinnesorgane, Überempfindlichkeit, Herz/Kreislauf, Arthralgien, Tendinitis, Sehnenruptur, Blut, Labor, Niere, Dysglykämie bei Diabetikern. Sehr selten anhaltende schwere NW unter Einbeziehung mehrerer Körpersysteme.
WW: Gegenanzeige: Tizanidin. Nicht empfohlen: Kortikosteroide, Zolpidem. Vorsicht: QT-verlängernde Substanzen. Absorptionshemmung durch Antazida, Eisen-, Zink-, Kalziumpräparate, Sucralfat, Didanosin, orale Nährlösungen, Molkereiprodukte. Theophyllinspiegel erhöht. Nichtsteroidale Antirheumatika (Krämpfe), Cyclosporin (Kreatinin kontrollieren), Glibenclamid verstärkt, Phenytoin (Serumspiegel kontrollieren), Prämedikation, Warfarin, Probenecid, Metoclopramid, Mexilitin, Ropinirol, Sildenafil.
WH: Besondere Vorsicht bei bekannter Unverträglichkeit von (Fluor)chinolonen. Vorsicht bei Epilepsie, Glucose-6-Phosphat-Dehydrogenasemangel, QT-Verlängerung. Ausreichend Flüssigkeit zuführen. Auf pseudomembranöse Colitis achten. Längere Bestrahlung mit Sonnen- oder UV-Licht meiden. Auf Sehstörungen, Sehnenentzündungen bzw. -rupturen achten. Bei Diabetikern Blutzucker kontrollieren.
PG: 10 ST (EKO: G) [€ 11,40], 20 ST (EKO: G) [€ 21,35]

Ciproxin 500 mg - Filmtabletten

35F01

(Z.Nr. 1-18296) NR. P. J01MA02
ZI: Bayer Austria, Wien
Z: 1 Filmtablette enthält: Ciprofloxacin 500 mg, (entspr. Ciprofloxacin hydrochlorid), Tablettenkern: Cellulose, mikrokristalline, Crospovidon, Maisstärke, Magnesium stearat, Siliciumdioxid, hochdispers, wasserfrei; Filmüberzug: Hypromellose, Macrogol 4000, Titandioxid.
Kurzinformation: siehe Ciproxin 250 mg - Filmtabletten, → S. 304
PG: 10 ST (EKO: G) [€ 22,45], 20 ST (EKO: G) [€ 39,65]

Ciproxin 5% - orale Suspension 35F01

(Z.Nr. 1-22880) NR. P. J01MA02
ZI: Bayer Austria, Wien
Z: 5 ml Suspension enthält: Ciprofloxacin 250 mg, Granulat: Hypromellose, Magnesium stearat, Polyacrylat-Dispersion 30%, Polysorbat 20, Povidon, Lösungsmittel: Soja-Lecithin, Triglyceride, mittelkettige, Erdbeer-Aroma, Saccharose 1,4 g, Wasser, gereinigtes.
EW: Fluorochinolon-Antibiotikum, Gyrasehemmer.
AG: Infektionen durch empfindliche Erreger. Pneumonie durch gramnegative Erreger; Mittel 2. Wahl bei Exazerbationen der COPD; Urogenitale (u.a. Gonokokkeninfektionen; bei unkomplizierter akuter Zystitis nur als Mittel 2. Wahl), schwere Gastroenteritis, Haut und Weichteile, Knochen und Gelenke, schwere Allgemeininfektionen, Milzbrand.
Kinder und Jugendliche (5-17 Jahre): Akute pulmonale Exazerbation der zystischen Fibrose durch Pseudomonas aeruginosa, akute Pyelonephritis, Milzbrand.
AA: Unabhängig von den Mahlzeiten einnehmen, nicht mit Milchprodukten oder mit Mineralstoffen angereicherten Getränken.
DO: Erwachsene: 2mal tgl. 250-750 mg
Kinder und Jugendliche: TD 20-40 mg/kg KG in 2 ED über 10-21 Tage, bei Milzbrand 60 Tage, MTD 1500 mg. Dosisreduktion bei Nierenschäden.
SST: Nicht anwenden.
NW: Magen/Darm, ZNS (Krämpfe, psychotische Reaktionen), periphere Neuropathie, Psyche, Sinnesorgane, Überempfindlichkeit, Herz/Kreislauf, Arthralgien, Tendinitis, Sehnenruptur, Blut, Labor, Niere, Dysglykämie bei Diabetikern. Sehr selten anhaltende schwere NW unter Einbeziehung mehrerer Körpersysteme.
WW: Gegenanzeige: Tizanidin. Nicht empfohlen: Kortikosteroide, Zolpidem. Vorsicht: QT-verlängernde Substanzen. Absorptionshemmung durch Antazida, Eisen-, Zink-, Kalziumpräparate, Sucralfat, Didanosin, orale Nährlösungen, Molkereiprodukte. Theophyllinspiegel erhöht. Nichtsteroidale Antirheumatika (Krämpfe), Cyclosporin (Kreatinin kontrollieren), Glibenclamid verstärkt, Phenytoin (Serumspiegel kontrollieren), Prämedikation, Warfarin, Probenecid, Metoclopramid, Mexilitin, Ropinirol, Sildenafil.
WH: Besondere Vorsicht bei bekannter Unverträglichkeit von (Fluor)chinolonen. Vorsicht bei Epilepsie, Glucose-6-Phosphat-Dehydrogenasemangel, QT-Verlängerung. Ausreichend Flüssigkeit zuführen. Auf pseudomembranöse Colitis achten. Längere Bestrahlung mit Sonnen- oder UV-Licht meiden. Auf Sehstörungen, Sehnenentzündungen bzw. -rupturen achten. Bei Diabetikern Blutzucker kontrollieren.
PG: 1 ST * (EKO: N) [€ 97,75]

🐾 *Cirbloc - Emulsion zur Injektion für Schweine* 823AD
(Z.Nr. 8-37400) NR. P. E. nicht im Handel. QI09AA07

Circadin 2 mg - Retardtabletten 32A04

(Z.Nr. EU/1/07/392/*) RP. P. N05CH01
ZI: Rad Neurim Pharmaceuticals, Paris, Frankreich
Z: 1 Retardtablette enthält: Melatonin 2 mg, Ammoniummethacrylat-Copolymer (Typ B), Calcium hydrogenphosphat-2-Wasser, Lactose monohydrat 80 mg, Siliciumdioxid, hochdisperses, Talkum, Magnesium stearat.
EW: Zirbeldrüsenhormon.
AG: Kurzzeitbehandlung der Insomnie bei Patienten ab 55 Jahren.
AA: Unzerkaut schlucken.
DO: 1mal tgl. 2 mg 1-2 Std. vor dem Zubettgehen (nach der letzten Mahlzeit).
Anwendung bis zu 13 Wochen möglich.
Keine Dosisempfehlungen für Kinder und Jugendliche.
SST: Nicht empfohlen.
NW: ZNS, Psyche, Magen/Darm, Leber, Haut, Hyperhidrose, Asthenie, Gewichts- zunahme.
WW: Vorsicht: Fluvoxamin, Methoxypsoralene, Cimetidin, Zigarettenrauchen, Östrogene, Quinolone, Carbamazepin, Rifampicin, andere Sedativa, Thioridazin, Imipramin. Cave Alkohol.
WH: Verkehrshinweis. Bei Autoimmunerkrankungen nicht empfohlen.
PG: 30 ST * (EKO: N) [€ 39,90]

🐾 Circovac - Emulsion und Suspension zur Herstellung einer Injektionsemulsion für Schweine 823AD

(Z.Nr. EU/2/07/075/*) NR. P. E. QI09AA07
ZI: Ceva-Phylaxia Veterinary Biologicals, Budapest, Ungarn
Z: 1 ml des fertig aufbereiteten Impfstoffs enthält: Porcines Circovirus, inaktiviert Typ 2 (PCV2) >= 1,8 log10 Elisa-E, Adjuvans: Paraffin, dünnflüssiges 247-250,5 mg; Emulsion: Thiomersal 0,1 mg, Sorbitan monooleat, Polysorbat 80, Polysorbat 85, Natriumchlorid, Kaliumdihydrogenphosphat, Natriummonohydrogenphosphat-dihydrat, Wasser für Injektionszwecke, Antigensuspension: Thiomersal, Natriumchlorid, Kaliumdihydrogenphosphat, Natriummonohydrogenphosphat-dihydrat, Wasser für Injektionszwecke.
EW: Inaktivierter viraler Impfstoff.
AG: - Passive Immunisierung von Ferkeln durch Aufnahme von Kolostrum nach aktiver Immunisierung von Sauen und Jungsauen, zur Reduktion von Schädigungen des lymphatischen Gewebes infolge der Infektion mit dem porcinen Circovirus Typ 2.
- Aktive Immunisierung von Ferkeln gegen Infektionen mit dem porcinen Circovirus Typ 2.
AA: I.m.
DO: 1 Impfdosis für Sauen und Jungsauen =2 ml.
Grundimmunisierung:
Jungsauen: 1 Injektion, nach 3-4 Wochen eine zweite Injektion min- destens 2 Wochen vor dem Belegen. Eine weitere Injektion mindestens 2 Wochen vor dem Abferkeln.
Sauen: 1 Injektion, gefolgt von einer zweiten Injektion 3-4 Wochen später, mindestens 2 Wochen vor dem Abferkeln.
Wiederholungsimpfung: 1 Injektion während jeder Trächtigkeit, mindestens 2-4 Wochen vor dem Abferkeln.
Ferkel ab 3 Wochen: 0,5 ml i.m.
SST: Anwendung möglich.
NW: Lokale Reaktionen, Temperaturanstieg, selten Apathie, Überempfindlich- keit, Abort.
WH: Enthält Mineralöl, versehentliche (Selbst)injektion meiden, Wunde unver- züglich sachkundig versorgen lassen.
PG: 10 ML VN [€ 57,65], 50 ML VN [€ 214,20]

Circuvin - Kreislauftropfen 39X01

(Z.Nr. 3-35165) RPF. P. V03AX
ZI: Herbamed, Großebersdorf
Z: 100 g (= 107,5 ml, 1 ml = 24 Tropfen) enthalten: Aconitum napellus (Homöopathie) D12 25 g, Arnica montana (Homöopathie) D4 25 g, Gelsemium sempervirens (Homöopathie) D6 25 g, Vipera berus (Homöopathie) D12 25 g, Alkohol 50 % (V/V), Wasser, gereinigtes.
EW: Homöopathikum.
AG: Kreislaufbeschwerden.
AA: In Wasser verdünnt einnehmen.
DO: 1mal tgl. 10 Tropfen. Für Kinder und Jugendliche nicht empfohlen.
SST: Nicht empfohlen.
WH: Nicht für Alkoholkranke.
PG: 50 ML * (EKO: N) [€ 15,85]

Cisatracurium Accord 2 mg/ml - Injektions- /Infusionslösung 46A01

(Z.Nr. 1-36125) NR. P. E. M03AC11
ZI: Accord Healthcare, Utrecht, Niederlande
Z: 1 ml enthält: Cisatracurium 2 mg (entspr. Cisatracurium besilat 2,68 mg), Benzolsulfonsäure 1% zur pH-Wert-Einstellung, Wasser für Injektionszwecke.
EW: Peripheres nicht-depolarisierendes Muskelrelaxans; mittellang wirksam.
AG: Begleitmedikation zur Allgemeinanästhesie, Sedierung in der Intensivmedizin, Unterstützung einer trachealen Intubation und einer mechanischen Beatmung.
AA: I.v. Bolus oder Infusion.
DO: I.v. Bolusinjektion: Endotracheale Intubation: initial 0,15 (0,1-0,4) mg/kg KG; Erhaltungsdosis 0,03 mg/kg KG.
Kinder ab 1 Monat: initial 0,15 mg/kg KG; Erhaltungsdosis für Kinder ab 2 Jahren: 0,02 mg/kg KG. Keine Dosisempfehlung bei Erhaltungsdosis für Kinder unter 2 Jahren.
I.v. Infusion: Aufrechterhaltung einer neuromuskulären Blockade: Erwachsene und Kinder ab 2 Jahren: Initial 3 µg/kg KG/min, dann 1-2 µg/kg KG/min.
Erwachsene Intensivpatienten: Initial 3 µg/kg KG/min, Dosisanpassung nach Bedarf.
SST: Nicht anwenden, Stillen mindestens 12 Std. unterbrechen.
NW: Bradykardie, Hypotonie, Haut, Bronchospasmus. Bei Überdosierung verlängerte Muskellähmung.
WW: Wirkungsverstärkung durch Anästhetika (Flurane, Ketamin), andere neuromuskuläre Blocker, Antibiotika, Antiarrhythmika, Diuretika, Magnesium, Lithium, Ganglienblocker. Wirkungsminderung durch Phenytoin oder Carbamazepin, Cholinesterasehemmer.
WH: Nur von entsprechend vertrauten Ärzten und mit Vorrichtungen für tracheale Intubation und künstliche Beatmung anzuwenden. Vorsicht bei Überempfindlichkeit auf andere neuromuskuläre Blocker, Myasthenie. Nicht in die Infusionsleitung einer Bluttransfusion einbringen.
PG: 5ML 5 ST * (EKO: N) [€ 47,80], **10ML** 5 ST * (EKO: N) [€ 89,50]

Cisatracurium Accord 5 mg/ml - Injektions-/Infusionslösung 46A01
(Z.Nr. 1-36126) NR. P. E. nicht im Handel. M03AC11

Cisatracurium Accordpharma 2 mg/ml - Injektions-/Infusionslösung 46A01
(Z.Nr. 1-39878) NR. P. E. nicht im Handel. M03AC11

Cisatracurium Accordpharma 5 mg/ml - Injektions-/Infusionslösung 46A01
(Z.Nr. 1-39879) NR. P. E. nicht im Handel. M03AC11

Cisatracurium Hikma 2 mg/ml - Injektions-/Infusionslösung 46A01

(Z.Nr. 1-38063) NR. P. E. M03AC11
ZI: Hikma Farmaceutica, Terrugem, Portugal
Z: 1 ml enthält: Cisatracurium 2 mg (entspr. Cisatracurium besilat 2,68 mg), Benzolsulfonsäure-Lösung 32 % (w/V), Wasser für Injektionszwecke.
Kurzinformation: siehe Cisatracurium Accord 2 mg/ml - Injektions-/Infusionslösung, → S. 305
PG: 2,5ML 10 ST * (EKO: N) [€ 60,90], **5ML** 10 ST * (EKO: N) [€ 96,55], **10ML** 5 ST * (EKO: N) [€ 89,50]

Cisatracurium Kalceks 2 mg/ml - Injektions-/Infusionslösung 46A01

(Z.Nr. 1-39136) NR. P. E. M03AC11
ZI: AS Kalceks, Riga, Lettland
Z: 1 ml enthält: Cisatracurium 2 mg (entspr. Cisatracurium besilat), Benzolsulfonsäure-Lösung (zur pH-Einstellung), Wasser für Injektionszwecke.
EW: Peripheres nicht-depolarisierendes Muskelrelaxans; mittellang wirksam.
AG: Begleitmedikation zur Allgemeinanästhesie, Sedierung in der Intensivmedizin, Unterstützung einer trachealen Intubation und einer mechanischen Beatmung.
AA: I.v. Bolus oder Infusion.
DO: I.v. Bolusinjektion: Endotracheale Intubation: initial 0,15 (0,1-0,4) mg/kg KG; Erhaltungsdosis 0,03 mg/kg KG.
Kinder ab 1 Monat: initial 0,15 mg/kg KG; Erhaltungsdosis für Kinder ab 2 Jahren: 0,02 mg/kg KG. Keine Dosisempfehlung bei Erhaltungsdosis für Kinder unter 2 Jahren.
I.v. Infusion: Aufrechterhaltung einer neuromuskulären Blockade: Erwachsene und Kinder ab 2 Jahren: Initial 3 µg/kg KG/min, dann 1-2 µg/kg KG/min.
Erwachsene Intensivpatienten: Initial 3 µg/kg KG/min, Dosisanpassung nach Bedarf.
SST: Nicht anwenden in der Schwangerschaft. Keine klare Aussage zur Stillzeit.
NW: Bradykardie, Hypotonie, Haut, Bronchospasmus. Bei Überdosierung verlängerte Muskellähmung.
WW: Wirkungsverstärkung durch Anästhetika (Flurane, Ketamin), andere neuromuskuläre Blocker, Antibiotika, Antiarrhythmika, Diuretika, Magnesium, Lithium, Ganglienblocker. Wirkungsminderung durch Phenytoin oder Carbamazepin, Cholinesterasehemmer.
WH: Nur von entsprechend vertrauten Ärzten und mit Vorrichtungen für tracheale Intubation und künstliche Beatmung anzuwenden. Vorsicht bei Überempfindlichkeit auf andere neuromuskuläre Blocker, Myasthenie. Nicht in die Infusionsleitung einer Bluttransfusion einbringen.
PG: 5ML 5 ST * (EKO: N) [€ 47,80], **10ML** 5 ST * (EKO: N) [€ 89,05]

Cisatracurium Noridem 2 mg/ml - Injektionslösung/Infusionslösung 46A01
(Z.Nr. 1-35320) NR. P. E. nicht im Handel. M03AC11

▼ Ciscutan 5 mg - Kapseln 22G02

(Z.Nr. 1-29997) NR. P. D10BA01
ZI: Pelpharma, Tulbing
Z: 1 Weichkapsel enthält: Isotretinoin 5 mg, Kapselfüllung: Sojaöl, raffiniert 66,4 mg, all-rac-alpha-Tocopherol, Natrium edetat (entspr. Natrium < 1 mmol) (entspr. → < 23 mg), Butylhydroxyanisol (entspr. E 320), Sojaöl, partiell hydriert 3,85 mg, Pflanzenöl, hydriert, Wachs, gelbes; Kapselhülle: Gelatine, Glycerol, Sorbitol 3,31 mg (entspr. E 420), Titandioxid, Wasser, gereinigtes.
EW: Reduziert Talgdrüsenaktivität, verändert Hautlipide.
AG: Schwere Akne (Acne conglobata, Acne nodularis), die auf Standard-Behandlungsmethoden resistent ist.
AA: Oral mit Nahrung.
DO: Erwachsene und Jugendliche: Initial TD 0,5 mg/kg KG in 1 oder 2 ED, dann TD 0,5-1 mg/kg KG.
Kumulativ 120-150 mg/kg KG pro Behandlungszyklus.
Behandlungsdauer 16-24 Wochen.
Vor eventuellem 2. Behandlungszyklus mindestens 8 Wochen Pause.
Dosisreduktion bei schweren Nierenschäden.
Für Kinder nicht empfohlen, nicht zur Behandlung der präpubertären Akne.
GA: Gebärfähige Frauen (stark teratogen!) Leber-, Niereninsuffizienz, Hyperlipoproteinämie, Hypervitaminose A.
SST: Absolute Gegenanzeige (sehr hohes Missbildungsrisiko). Kontrazeption bis 1 Monat nach Behandlungsende erforderlich. Schwangerschaftsverhütungsprogramm strikt befolgen.
NW: Trockene Schleimhaut und Haut, schwere Hautreaktionen, Blutbild, Epistaxis, Augen (Blepharitis, Konjunktivitis, trockenes Auge), Haarausfall, Hirsutismus, Photosensibilität, Myalgie, Arthralgie, Kalzifizierung, ZNS (Kopfschmerzen, Krämpfe), Psyche (Depressionen, suizidale Neigung), Magen/Darm, Allergien, Pankreatitis, Leber, Bronchospasmen, Labor (erhöhte Blutfette), Teratogenität.
WW: Gegenanzeige: Tetrazykline, Vitamin A, Minipillen. Vorsicht: Carbamazepin, topische Aknetherapeutika.
WH: Bei Anwendung bei gebärfähigen Frauen strengste Sicherheitsmaßnahmen zum Ausschluss einer Schwangerschaft beachten. Kontrollen alle 28 Tage.
Siehe Austria-Codex - Fachinformation.
Rezepte für Frauen im gebärfähigen Alter auf 30 Tage limitieren. Kontrollen: Leber, Niere, Serumlipide. Vorsicht bei Depressionen oder psychotischen Symptomen. Keine Kontaktlinsen tragen. Dermabrasion oder Wachsdepilation bis 6 Monate nach der Behandlung vermeiden. Bis 1 Monat nach Behandlungsende kein Blut spenden. Auf schwere Hautreaktionen achten. Verkehrshinweis.
Bei Überdosierung Hypervitaminose A (ZNS, Erbrechen, Pruritus); Symptome sind nach Absetzen oder Dosisreduktion reversibel.
PG: 30 ST D (2) (EKO: G) [€ 15,10]

▼ Ciscutan 10 mg - Kapseln 22G02

(Z.Nr. 1-24652) NR. P. D10BA01
ZI: Pelpharma, Tulbing
Z: 1 Weichkapsel enthält: Isotretinoin 10 mg, Kapselinhalt: Sojaöl, raffiniert 132,8 mg, all-rac-alpha-Tocopherol, Natrium edetat (entspr. Natrium < 1 mmol) (entspr. → < 23 mg), Butylhydroxyanisol, Pflanzenöl, hydriert, Sojaöl, partiell hydriert 7,7 mg, Wachs, gelbes; Kapselhülle: Gelatine, Glycerol, Sorbitol 5,31 mg, Wasser, gereinigtes, Ponceau 4R (E 124) 0,0026 mg, Eisenoxid schwarz, Titandioxid.
Kurzinformation: siehe Ciscutan 5 mg - Kapseln, → S. 306
PG: 30 ST D (2) (EKO: G) [€ 26,95]

▼ Ciscutan 20 mg - Kapseln 22G02

(Z.Nr. 1-24653) NR. P. D10BA01
ZI: Pelpharma, Tulbing
Z: 1 Weichkapsel enthält: Isotretinoin 20 mg, Kapselinhalt: Sojaöl, raffiniert 265,6 mg, all-rac-alpha-Tocopherol, Natrium edetat (entspr. Natrium < 1 mmol) (entspr. → < 23 mg), Butylhydroxyanisol, Pflanzenöl, hydriert, Sojaöl, partiell hydriert 15,4 mg, Wachs, gelbes; Kapselhülle: Gelatine, Glycerol, Sorbitol 16,985 mg, Wasser, gereinigtes, Ponceau 4R (E 124) 0,336 mg, Indigocarmin, Titandioxid.
Kurzinformation: siehe Ciscutan 5 mg - Kapseln, → S. 306
PG: 30 ST D (2) (EKO: G) [€ 47,20]

▼ Ciscutan 30 mg - Kapseln 22G02

(Z.Nr. 1-35651) NR. P. D10BA01
ZI: Pelpharma, Tulbing
Z: 1 Weichkapsel enthält: Isotretinoin 30 mg, Kapselfüllung: Sojaöl, raffiniert 149,04 mg, all-rac-alpha-Tocopherol, Natrium edetat (entspr. Natrium < 1 mmol) (entspr. → < 23 mg), Butylhydroxyanisol (entspr. E 320), Sojaöl, partiell hydriert 34,24 mg, Sojaöl, hydriert 15,75 mg, Wachs, gelbes; Kapselhülle: Gelatine, Glycerol, Sorbitol 14,24 mg (entspr. E 420), Titandioxid, Eisenoxid rot (entspr. E 172), Wasser, gereinigtes.
Kurzinformation: siehe Ciscutan 5 mg - Kapseln, → S. 306
PG: 30 ST D (2) (EKO: G) [€ 61,50]

▼ Ciscutan 40 mg - Kapseln 22G02

(Z.Nr. 1-27652) NR. P. D10BA01
ZI: Pelpharma, Tulbing
Z: 1 Weichkapsel enthält: Isotretinoin 40 mg, Kapselfüllung: Sojaöl, raffiniert 198,72 mg, all-rac-alpha-Tocopherol, Natrium edetat (entspr. Natrium < 1 mmol) (entspr. → < 23 mg), Butylhydroxyanisol (entspr. E 320), Sojaöl, partiell hydriert 45,65 mg, Sojaöl, hydriert 21 mg, Wachs, gelbes; Kapselhülle: Gelatine, Sorbitol 15,73 mg (entspr. E 420), Titandioxid, Gelborange S 0,065 mg, Glycerol, Wasser, gereinigtes.
Kurzinformation: siehe Ciscutan 5 mg - Kapseln, → S. 306
PG: 30 ST D (2) (EKO: G) [€ 76,10]

Cisordinol 2 mg - Filmtabletten 49B03

(Z.Nr. 0-17532) RP. P. N05AF05

ZI: Lundbeck Austria, Wien

Z: 1 Filmtablette enthält: Zuclopenthixol 2 mg (entspr. Zuclopenthixol dihydrochlorid 2,364 mg), Tablettenkern: Kartoffelstärke, Lactose monohydrat 17 mg, Cellulose, mikrokristalline, Copovidon, Glycerol 85%, Talk, Rizinusöl, hydriertes 0,5 mg, Magnesium stearat; Tablettenfilm: (entspr. Hypromellose 5) (entspr. Macrogol 6000), Farbstoffe: (entspr. Titandioxid) (entspr. Eisenoxid rot).

EW: Antipsychotikum (Thioxanthen).

AG: Akute und chronische Schizophrenie und andere Psychosen; Agitiertheit bei geistiger Behinderung.

AA: Zum Einnehmen mit Flüssigkeit.

DO: - Akute Psychosen, Manien: Initial TD 10-30 mg, dann alle 2-3 Tage um 10-20 mg ansteigend; TD 40(-150) mg.
- Chronische Psychosen: TD 20-40 mg.
- Agitiertheit: TD 6-20 mg, bei Bedarf bis 25-40 mg.

GA: Vergiftungen mit zentral dämpfenden Pharmaka, Schock, Koma.

SST: Nutzen/Risiko-Abwägung. Risiko von Neugeborenen für extrapyramidale und/oder Entzugssymptome bei Exposition im 3. Trimenon beachten.

NW: Müdigkeit, Kopfschmerzen, Depressionen, Magen-Darm, vegetatives Nervensystem, Endokrinium, Niere, Thromboembolien, Stoffwechsel, Myalgie, Extrapyramidale Symptome lassen sich mit Antiparkinsonmitteln beherrschen. Schmerzen an der Injektionsstelle, Reizleitungsstörungen, Cholestase (Ikterus), Leukopenie, epileptische Anfälle, Hautreaktionen.

WW: ZNS-dämpfende Pharmaka und Alkohol (Verstärkung), Lithium (verstärkt toxisch), Blutdrucksenker (Verstärkung oder Abschwächung), Dopamin-Agonisten (Abschwächung), Anticholinergika (antipsychotischer Effekt abgeschwächt), Metoclopramid oder Piperazin (verstärkt extrapyramidale Nebenwirkungen), Pentetrazol (erhöhte Krampfneigung), Enzyminduktoren oder Hemmer (CYP2D6), QT-verlängernde Substanzen.

WH: Vorsicht bei Herz-, Kreislauf-, Leber-, Nieren-, organischen Hirnschäden, Parkinson, Mammatumoren. Kontrolle: Herz, Blutbild, Leber, Niere. Verkehrshinweis (Schläfrigkeit!). Auf malignes neuroleptisches Syndrom achten. Nicht abrupt absetzen. Erhöhte Mortalität bei Demenz. Auf venöse Thromboembolien achten.

PG: 50 ST (2) (EKO: G) [€ 5,40]

Cisordinol 10 mg - Filmtabletten 49B03

(Z.Nr. 0-17533) RP. P. N05AF05

ZI: Lundbeck Austria, Wien

Z: 1 Filmtablette enthält: Zuclopenthixol 10 mg (entspr. Zuclopenthixol dihydrochlorid 11,82 mg), Tablettenkern: Kartoffelstärke, Lactose monohydrat 22 mg, Cellulose, mikrokristalline, Copovidon, Glycerol 85%, Talk, Rizinusöl, hydriertes 1 mg, Magnesium stearat; Tablettenfilm: (entspr. Hypromellose 5) (entspr. Macrogol 6000), Farbstoffe: (entspr. Titandioxid) (entspr. Eisenoxid rot).

Kurzinformation: siehe Cisordinol 2 mg - Filmtabletten, → S. 307

PG: 100 ST (EKO: G) [€ 24,75]

Cisordinol 25 mg - Filmtabletten 49B03

(Z.Nr. 0-17534) RP. P. N05AF05

ZI: Lundbeck Austria, Wien

Z: 1 Filmtablette enthält: Zuclopenthixol 25 mg (entspr. Zuclopenthixol dihydrochlorid 29,55 mg), Tablettenkern: Kartoffelstärke, Lactose monohydrat 22 mg, Cellulose, mikrokristalline, Copovidon, Glycerol 85%, Talk, Rizinusöl, hydriertes 1 mg, Magnesium stearat; Tablettenfilm: (entspr. Hypromellose 5) (entspr. Macrogol 6000), Farbstoffe: (entspr. Titandioxid) (entspr. Eisenoxid rot).

Kurzinformation: siehe Cisordinol 2 mg - Filmtabletten, → S. 307

PG: 100 ST (EKO: G) [€ 45,55]

Cisordinol Acutard 50 mg - Ampullen 49B03

(Z.Nr. 1-18331) RP. P. N05AF05

ZI: Lundbeck Austria, Wien

Z: 1 Ampulle mit 1 ml enthält: Zuclopenthixol acetat 50 mg, Triglyceride, mittelkettige.

EW: Antipsychotikum (Thioxanthen).

AG: Initialbehandlung akuter Psychosen einschließlich Manien; Exazerbationen chronischer Psychosen.

AA: Nur i.m.

DO: Einmalige Gabe von 50-150 mg i.m.; Wiederholung nach 1-3 Tagen möglich. Dann Übergang auf orale oder Depot-i.m.-Präparate
(Details siehe Austria-Codex - Fachinformation).

GA: Vergiftungen mit zentral dämpfenden Pharmaka, Schock, Koma.

SST: Nutzen/Risiko-Abwägung. Risiko von Neugeborenen für extrapyramidale und/oder Entzugssymptome bei Exposition im 3. Trimenon beachten.

NW: Müdigkeit, Kopfschmerzen, Depressionen, Magen-Darm, vegetatives Nervensystem, Endokrinium, Niere, Thromboembolien, Stoffwechsel, Myalgie, Extrapyramidale Symptome lassen sich mit Antiparkinsonmitteln beherrschen. Schmerzen an der Injektionsstelle, Reizleitungsstörungen, Cholestase (Ikterus), Leukopenie, epileptische Anfälle, Hautreaktionen.

WW: ZNS-dämpfende Pharmaka und Alkohol (Verstärkung), Lithium (verstärkt toxisch), Blutdrucksenker (Verstärkung oder Abschwächung), Dopamin-Agonisten (Abschwächung), Anticholinergika (antipsychotischer Effekt abgeschwächt), Metoclopramid oder Piperazin (verstärkt extrapyramidale Nebenwirkungen), Pentetrazol (erhöhte Krampfneigung), Enzyminduktoren oder Hemmer (CYP2D6), QT-verlängernde Substanzen.

WH: Vorsicht bei Herz-, Kreislauf-, Leber-, Nieren-, organischen Hirnschäden, Parkinson, Mammatumoren. Kontrolle: Herz, Blutbild, Leber, Niere. Verkehrshinweis (Schläfrigkeit!). Auf malignes neuroleptisches Syndrom achten. Nicht abrupt absetzen. Erhöhte Mortalität bei Demenz. Auf venöse Thromboembolien achten.

PG: 10 ST * (EKO: N) [€ 110,95]

Cisordinol Depot 200 mg - Ampullen 49B03

(Z.Nr. 0-15952) RP. P. N05AF05

ZI: Lundbeck Austria, Wien

Z: 1 Ampulle mit 1 ml enthält: Zuclopenthixol decanoat 200 mg, Triglyceride, mittelkettige.

EW: Antipsychotikum (Thioxanthen).

AG: Erhaltungstherapie von Schizophrenie und anderen Psychosen.

AA: I.m.

DO: 100-750 mg alle 1-4 Wochen.

GA: Vergiftungen mit zentral dämpfenden Pharmaka, Schock, Koma.

SST: Nutzen/Risiko-Abwägung. Risiko von Neugeborenen für extrapyramidale und/oder Entzugssymptome bei Exposition im 3. Trimenon beachten.

NW: Müdigkeit, Kopfschmerzen, Depressionen, Magen-Darm, vegetatives Nervensystem, Endokrinium, Niere, Thromboembolien, Stoffwechsel, Myalgie, Extrapyramidale Symptome lassen sich mit Antiparkinsonmitteln beherrschen. Schmerzen an der Injektionsstelle, Reizleitungsstörungen, Cholestase (Ikterus), Leukopenie, epileptische Anfälle, Hautreaktionen.

WW: ZNS-dämpfende Pharmaka und Alkohol (Verstärkung), Lithium (verstärkt toxisch), Blutdrucksenker (Verstärkung oder Abschwächung), Dopamin-Agonisten (Abschwächung), Anticholinergika (antipsychotischer Effekt abgeschwächt), Metoclopramid oder Piperazin (verstärkt extrapyramidale Nebenwirkungen), Pentetrazol (erhöhte Krampfneigung), Enzyminduktoren oder Hemmer (CYP2D6), QT-verlängernde Substanzen.

WH: Vorsicht bei Herz-, Kreislauf-, Leber-, Nieren-, organischen Hirnschäden, Parkinson, Mammatumoren. Kontrolle: Herz, Blutbild, Leber, Niere. Verkehrshinweis (Schläfrigkeit!). Auf malignes neuroleptisches Syndrom achten. Nicht abrupt absetzen. Erhöhte Mortalität bei Demenz. Auf venöse Thromboembolien achten.

PG: 1 ST (2) (EKO: G) [€ 14,90], 10 ST * (EKO: N) [€ 115,80]

Cisordinol Depot 500 mg - Ampullen 49B03

(Z.Nr. 1-19866) RP. P. N05AF05

ZI: Lundbeck Austria, Wien

Z: 1 Ampulle mit 1 ml enthält: Zuclopenthixol decanoat 500 mg, Triglyceride, mittelkettige.

Kurzinformation: siehe Cisordinol Depot 200 mg - Ampullen, → S. 307

PG: 1 ST (2) (EKO: G) [€ 28,55]

Cisplatin Accord 1 mg/ml - Konzentrat zur Herstellung einer Infusionslösung 55A

(Z.Nr. 1-29959) NR. P. L01XA01

ZI: Accord Healthcare, Utrecht, Niederlande

Z: 1 ml Infusionslösung enthält: Cisplatin 1 mg, Natriumchlorid, (entspr. Natrium 3,5 mg), Natriumhydroxid zur pH-Wert-Einstellung, Salzsäure zur pH-Wert-Einstellung, Wasser für Injektionszwecke.

EW: Schwermetall-Komplexverbindung zur Tumorbehandlung, wirkt den alkylierenden Substanzen ähnlich.

AG: Mono- und Kombinationstherapie von fortgeschrittenen oder metastasierenden Karzinomen: Hoden, Ovar, Harnblase, Plattenepithel- karzinom von Kopf und Halsbereich, nicht-kleinzelliges und kleinzelliges Bronchialkarzinom, Zervixkarzinom (zusammen mit Strahlentherapie).

AA: I.v. Infusion nach Verdünnung.

DO: Monotherapie: Alle 3-4 Wochen: 50-120 mg/m^2 KOF; oder an 5 folgenden Tagen: 15-20 mg/m^2 KOF alle 3-4 Wochen. In Kombination ab 20 mg Cisplatin/m^2 KOF alle 3-4 Wochen.
Zervixkarzinom: 40 mg/m^2 KOF 1mal wöchentlich für 6 Wochen.

GA: Knochenmark-, Nierenschäden, Dehydrierung, Cisplatin-

Neuropathie.
SST: Kontraindikation (vitale Indikationsstellung), nicht stillen. Mindestens 6 Monate Konzeptionsschutz für männliche und weibliche Patienten, nach Therapie genetische Beratung.
NW: Dosisabhängig: Niere und Harnwege (Nierenversagen), Knochenmark (nach 2-3 Wochen), Gastrointestinaltrakt, Hörstörungen, Nervensystem (periphere Neuropathien, Kribbeln, Krampfanfälle, Vertigo), Augen, Hyperurikämie, Kalzium- und Magnesiumabfall, Anaphylaxie, Leberschäden, Herzschäden (bis Herzstillstand), Immunsuppression, Zahnfleischveränderungen; lokale Schmerzen, Haarausfall, Spermatogenese- und Ovulationsstörungen, Fieber, sekundäre Leukämie, vaskuläre Ereignisse.
WW: Kontraindiziert: Phenytoin, Gelbfieberimpfung. Nicht empfohlen: Lebendimpfstoffe. Vorsicht: Myelosuppressiva, Strahlentherapie (verstärkt), nephro- und ototoxische Mittel (verstärkte Toxizität), Antihistaminika und Neuroleptika (verschleierte Ototoxizität), Ifosfamid (Gehörstörungen, Nephrotoxizität), Paclitaxel, Lithium, Phenytoin.
WH: Nur von speziell erfahrenen Ärzten zu verwenden! Schwere Toxizität des Arzneimittels beachten. Kontakt mit Aluminium (Spritzen, Nadeln) vermeiden. Ausreichende Flüssigkeitszufuhr beachten. Kontrollen: Niere, Blutbild, Leber, Elektrolyte, Audiogramm. Lebendimpfstoffe erst 3 Monate nach Therapieende anwenden. Neurotoxizität beachten. Verkehrshinweis.
PG: 10MG 1 ST * (EKO: N) [€ 15,10], **50MG** 1 ST * (EKO: N) [€ 47,15], **100MG** 1 ST * (EKO: N) [€ 81,10]

Cisplatin Ebewe 0,5 mg/ml - Stechampulle 55A
(Z.Nr. 1-18347) NR. P. nicht im Handel. L01XA01

Cisplatin Ebewe 1 mg/ml - Konzentrat zur Herstellung einer Infusionslösung 55A

(Z.Nr. 1-20563) NR. P. L01XA01
ZI: Ebewe Pharma, Unterach
Z: 1 ml enthält: Cisplatin 1 mg, Natriumchlorid 9 mg, Wasser für Injektionszwecke, Salzsäurelösung.
EW: Schwermetall-Komplexverbindung zur Tumorbehandlung, wirkt den alkylierenden Substanzen ähnlich.
AG: Mono- und Kombinationstherapie von fortgeschrittenen oder metastasierenden Karzinomen: Hoden, Ovar, Harnblase, Plattenepithel- karzinom von Kopf und Halsbereich, nicht-kleinzelliges und kleinzelliges Bronchialkarzinom, Zervixkarzinom (zusammen mit Strahlentherapie).
AA: I.v. nach Verdünnung.
DO: Monotherapie: Alle 3-4 Wochen: 50-120 mg/m² KOF; oder an 5 folgenden Tagen: 15-20 mg/m² KOF alle 3-4 Wochen. In Kombination ab 20 mg Cisplatin/m² KOF alle 3-4 Wochen.
Zervixkarzinom: 40 mg/m² KOF 1mal wöchentlich für 6 Wochen.
GA: Knochenmark-, Nierenschäden, Dehydrierung, Cisplatin-Neuropathie.
SST: Kontraindikation (vitale Indikationsstellung), nicht stillen. Mindestens 6 Monate Konzeptionsschutz für männliche und weibliche Patienten, nach Therapie genetische Beratung.
NW: Dosisabhängig: Niere und Harnwege (Nierenversagen), Knochenmark (nach 2-3 Wochen), Gastrointestinaltrakt, Hörstörungen, Nervensystem (periphere Neuropathien, Kribbeln, Krampfanfälle, Vertigo), Augen, Hyperurikämie, Kalzium- und Magnesiumabfall, Anaphylaxie, Leberschäden, Herzschäden (bis Herzstillstand), Immunsuppression, Zahnfleischveränderungen; lokale Schmerzen, Haarausfall, Spermatogenese- und Ovulationsstörungen, Fieber, sekundäre Leukämie, vaskuläre Ereignisse.
WW: Kontraindiziert: Phenytoin, Gelbfieberimpfung. Nicht empfohlen: Lebendimpfstoffe. Vorsicht: Myelosuppressiva, Strahlentherapie (verstärkt), nephro- und ototoxische Mittel (verstärkte Toxizität), Penicillamin und Chelatbildner (Wirkungsverminderung), Schleifendiuretika (Tubulus- und Ohrschäden), Antihistaminika und Neuroleptika (verschleierte Ototoxizität), Ifosfamid (Gehörstörungen), Harnsäuresenker (Dosisanpassung); Paclitaxel, Lithium.
WH: Nur von speziell erfahrenen Ärzten zu verwenden! Schwere Toxizität des Arzneimittels beachten. Kontakt mit Aluminium (Spritzen, Nadeln) vermeiden. Ausreichende Flüssigkeitszufuhr beachten. Kontrollen: Niere, Blutbild, Leber, Elektrolyte, Audiogramm. Lebendimpfstoffe erst 3 Monate nach Therapieende anwenden. Neurotoxizität beachten. Verkehrshinweis.
PG: 50ML 1 ST * (EKO: N) [€ 52,30], **100ML** 1 ST * (EKO: N) [€ 89,40]

Cisplatin Kabi 1 mg/ml - Konzentrat zur Herstellung einer Infusionslösung 55A
(Z.Nr. 1-36101) NR. P. nicht im Handel. L01XA01

Citalopram 1A Pharma 20 mg - Filmtabletten 49A02

(Z.Nr. 1-24735) NR. P. N06AB04
ZI: 1A Pharma, Wien
Z: 1 Filmtablette enthält: Citalopram 20 mg (entspr. Citalopram hydrobromid 24,99 mg), Maisstärke, Tablettenkern: Lactose monohydrat 23 mg, Copovidon, Glycerol 85%, Cellulose, mikrokristalline, Magnesium stearat, Carboxymethylstärke, Natriumsalz 6 mg; Tablettenüberzug: Hypromellose, Macrogol 6000, Titandioxid, Talk.
EW: Serotonin-Wiederaufnahmehemmer.
AG: Major Depression (Behandlung und Erhaltungstherapie), Panikstörung mit oder ohne Agoraphobie.
AA: Oral mit Flüssigkeit.
DO: Depression: TD 20 mg, MTD 40 mg.
Panikstörung: TD 10 mg über 1 Woche, dann ev. 20 mg. MTD 40 mg.
Halbe Dosis bei älteren Patienten oder bei Leberschäden.
Behandlung nicht plötzlich abbrechen. Für Kinder und Jugendliche nicht empfohlen.
GA: QT-Verlängerung.
SST: Strenge Indikationsstellung. Erhöhtes Risiko einer persistierenden pulmonalen Hypertonie beim Neugeborenen beachten.
NW: Psyche, ZNS, Herz/Kreislauf (QT-Verlängerung), Magen/Darm, Niere, Leber, Atemwege, Geschlechtsorgane, Haut, Sinnesorgane, Blutungen, Engwinkel- glaukom, selten Serotonin-Syndrom, Absetzsymptome, Störungen der Sexualfunktion.
WW: Kontraindiziert: MAO-Hemmer, QT-verlängernde Substanzen; Pimozid, Linezolid.
Nicht empfohlen: Alkohol, serotonerge Arzneimittel.
Vorsicht: Selegilin, Gerinnungshemmer, Johanniskraut, Cimetidin, Lithium, Tryptophan, Metoprolol, Desipramin, Hypokaliämie-induzierende Arzneimittel, konvulsive Arzneimittel.
WH: Während der ersten Wochen Patienten engmaschig überwachen (erhöhtes Suizidrisiko). Auf suizidale Ereignisse achten. Vorsicht bei Bradykardie, frischem Herzinfarkt, dekompensierter Herzinsuffizienz, Elektrolytstörungen, Krampfanfällen, Manien, Nierenschäden. Auf Serotonin-Syndrom achten. Verkehrshinweis.
PG: 14 ST (2) (EKO: G) [€ 7,35], 30 ST (EKO: G) [€ 12,90]

Citalopram Arcana 10 mg - Filmtabletten 49A02

(Z.Nr. 1-24781) NR. P. n.l. N06AB04
ZI: Arcana Arzneimittel, Wien
Z: 1 Filmtablette enthält: Citalopram 10 mg (entspr. Citalopram hydrobromid); Tablettenkern: Lactose monohydrat 26,64 mg, Maisstärke, Cellulose, mikrokristalline, Povidon, Crospovidon, Magnesium stearat; Tablettenüberzug: (entspr. Titandioxid) (entspr. Lactose monohydrat) (entspr. Macrogol 4000) (entspr. Hypromellose).
PG: 14 ST (EKO: G) [€ 5,25 n.l.], 28 ST (EKO: G) [€ 9,60 n.l.]

Citalopram Arcana 20 mg - Filmtabletten 49A02

(Z.Nr. 1-24782) NR. P. n.l. N06AB04
ZI: Arcana Arzneimittel, Wien
Z: 1 Filmtablette enthält: Citalopram 20 mg (entspr. Citalopram hydrobromid); Tablettenkern: Lactose monohydrat 53,28 mg, Maisstärke, Cellulose, mikrokristalline, Povidon, Crospovidon, Magnesium stearat; Tablettenüberzug: (entspr. Titandioxid) (entspr. Lactose monohydrat) (entspr. Macrogol 4000) (entspr. Hypromellose).
PG: 14 ST (EKO: G) [€ 7,60 n.l.], 28 ST (EKO: G) [€ 14,05 n.l.]

Citalopram Arcana 40 mg - Filmtabletten 49A02

(Z.Nr. 1-26183) NR. P. n.l. N06AB04
ZI: Arcana Arzneimittel, Wien
Z: 1 Filmtablette enthält: Citalopram 40 mg (entspr. Citalopram hydrobromid), Tablettenkern: Lactose monohydrat 106,56 mg, Maisstärke, Cellulose, mikrokristalline, Povidon, Crospovidon, Magnesium stearat; Tablettenüberzug: (entspr. Titandioxid) (entspr. Lactose monohydrat) (entspr. Macrogol 4000) (entspr. Hypromellose).
PG: 14 ST (EKO: G) [€ 7,85 n.l.], 28 ST (EKO: G) [€ 14,05 n.l.]

Citalopram G.L. 10 mg - Filmtabletten 49A02

(Z.Nr. 1-24775) NR. P. N06AB04
ZI: G.L. Pharma, Lannach
Z: 1 Filmtablette enthält: Citalopram 10 mg (entspr. Citalopram hydrobromid 12,495 mg), Tablettenkern: Mannitol, Zellulose, mikrokristallin, Siliciumdioxid, hochdisperses, Magnesium stearat; Filmüberzug: (entspr. Hypromellose) (entspr. Titandioxid) (entspr. Macrogol 6000).
EW: Antidepressivum (Hemmer der Serotonin-Aufnahme).
AG: Depressive Störungen. Depressive Verstimmungen bei dementiellen Störungen. Angst- und Panikstörungen, Phobien, Panikattacken mit und ohne Agoraphobie, Zwangsstörungen.
AA: 1mal tgl. oral unzerkaut mit Flüssigkeit.
DO: TD 20 mg, ev. erhöhen auf MTD bis 40 mg.
<u>Panikstörungen:</u> TD initial 10 mg, dann 20mg; MTD 40 mg.
Bei älteren Patienten TD 10 20 mg. Nicht für Kinder und Jugendliche.
GA: QT-Verlängerung.
SST: Strenge Indikationsstellung. Erhöhtes Risiko einer persistierenden pulmonalen Hypertonie beim Neugeborenen beachten.

NW: Psyche, ZNS, Herz/Kreislauf (QT-Verlängerung), Magen/Darm, Niere, Leber, Atemwege, Geschlechtsorgane, Haut, Sinnesorgane, Blutungen, Engwinkel- glaukom, selten Serotonin-Syndrom, Absetzsymptome, Störungen der Sexualfunktion.
WW: Kontraindiziert: MAO-Hemmer, QT-verlängernde Substanzen; Pimozid, Linezolid.
Nicht empfohlen: Alkohol, serotonerge Arzneimittel.
Vorsicht: Selegilin, Gerinnungshemmer, Johanniskraut, Cimetidin, Lithium, Tryptophan, Metoprolol, Desipramin, Hypokaliämie-induzierende Arzneimittel, konvulsive Arzneimittel.
WH: Während der ersten Wochen Patienten engmaschig überwachen (erhöhtes Suizidrisiko). Auf suizidale Ereignisse achten. Vorsicht bei Bradykardie, frischem Herzinfarkt, dekompensierter Herzinsuffizienz, Elektrolytstörungen, Krampfanfällen, Manien, Nierenschäden. Auf Serotonin-Syndrom achten. Verkehrshinweis.
PG: 14 ST (2) (EKO: G) [€ 4,45], 30 ST (EKO: G) [€ 8,75]

Citalopram G.L. 20 mg - Filmtabletten 49A02

(Z.Nr. 1-24774) NR. P. N06AB04
ZI: G.L. Pharma, Lannach
Z: 1 Filmtablette enthält: Citalopram 20 mg (entspr. Citalopram hydrobromid 24,99 mg), Tablettenkern: Mannitol, Zellulose, mikrokristallin, Siliciumdioxid, hochdisperses, Magnesium stearat; Filmüberzug: (entspr. Hypromellose) (entspr. Titandioxid) (entspr. Macrogol 6000).
Kurzinformation: siehe Citalopram G.L. 10 mg - Filmtabletten, → S. 308
PG: 14 ST (2) (EKO: G) [€ 7,50], 30 ST (EKO: G) [€ 13,50]

Citalopram G.L. 40 mg - Filmtabletten 49A02

(Z.Nr. 1-24776) NR. P. N06AB04
ZI: G.L. Pharma, Lannach
Z: 1 Filmtablette enthält: Citalopram 40 mg (entspr. Citalopram hydrobromid 49,98 mg); Tablettenkern: Mannitol, Zellulose, mikrokristallin, Siliciumdioxid, hochdisperses, Magnesium stearat; Filmüberzug: (entspr. Hypromellose) (entspr. Titandioxid) (entspr. Macrogol 6000).
Kurzinformation: siehe Citalopram G.L. 10 mg - Filmtabletten, → S. 308
PG: 14 ST (2) (EKO: G) [€ 7,50], 30 ST (EKO: G) [€ 13,50]

Citalopram Genericon 10 mg - Filmtabletten 49A02

(Z.Nr. 1-24570) NR. P. N06AB04
ZI: Genericon Pharma, Graz
Z: 1 Filmtablette enthält: Citalopram 10 mg (entspr. Citalopram hydrobromid 12,495 mg); Tablettenkern: Mannitol, Cellulose, mikrokristalline, Siliciumdioxid, hochdispers, wasserfrei, Magnesium stearat; Filmüberzug: (entspr. Hypromellose) (entspr. Macrogol 6000) (entspr. Titandioxid).
EW: Antidepressivum (Serotonin-Wiederaufnahmehemmer).
AG: Major Depression.
AA: Unzerkaut mit Flüssigkeit einnehmen.
DO: TD initial 20 mg, bei älteren Patienten 10-20 mg. Dosissteigerung bis 40 mg/Tag möglich.
Leberinsuffizienz: TD initial 10 mg, MTD 20 mg. Bei Kindern und Jugendlichen nicht anwenden.
GA: QT-Verlängerung.
SST: Strenge Nutzen/Risiko- Abwägung. Nicht abrupt absetzen. Erhöhtes Risiko einer persistierenden pulmonalen Hypertonie beim Neugeborenen beachten.
NW: Psyche, ZNS (Akathisie), Herz/Kreislauf (QT-Verlängerung), Magen/Darm, Niere, Leber, Atemwege, Geschlechtsorgane, Haut, Sinnesorgane, Blutungen, Engwinkel- glaukom, Hyponatriämie, selten Serotonin-Syndrom, erhöhtes Knochenbruchrisiko, Absetzsymptome, Störungen der Sexualfunktion.
WW: Kontraindiziert: MAO-Hemmer, QT-verlängernde Substanzen; Pimozid, Linezolid.
Nicht empfohlen: Alkohol, serotonerge Arzneimittel (Moclobemid, Buspiron: Serotoninsyndrom), Serotonin- Agonisten (Tramadol, Tryptophan, Triptane).
Vorsicht: Selegilin, Gerinnungshemmer, Johanniskraut, Cimetidin, Lithium, Tryptophan, Metoprolol, Desipramin, Neuroleptika, Hypokaliämie oder Hypomagnesiämie induzierende Arzneimittel, konvulsive Arzneimittel, Johanniskraut, Arzneimittel mit Beinflussung der Blutgerinnung.
WH: EKG kontrollieren. Während der ersten Wochen Patienten engmaschig überwachen (erhöhtes Suizidrisiko). Auf suizidale Ereignisse achten. Nicht plötzlich absetzen, Dosis über 1 - 2 Wochen verringern.
Vorsicht bei Bradykardie, frischem Herzinfarkt, dekompensierter Herzinsuffizienz, QT- Verlängerung, Elektrolytstörungen, Diabetes, Krampfanfällen, Manien, Nierenschäden. Auf Serotonin-Syndrom achten. Verkehrshinweis.
PG: 14 ST (2) (EKO: G) [€ 5,25], 30 ST (EKO: G) [€ 11,20]

Citalopram Genericon 20 mg - Filmtabletten 49A02

(Z.Nr. 1-24571) NR. P. N06AB04
ZI: Genericon Pharma, Graz
Z: 1 Filmtablette enthält: Citalopram 20 mg (entspr. Citalopram hydrobromid 24,99 mg); Tablettenkern: Mannitol, Cellulose, mikrokristalline, Siliciumdioxid, hochdispers, wasserfrei, Magnesium stearat; Filmüberzug: (entspr. Hypromellose) (entspr. Macrogol 6000) (entspr. Titandioxid).
Kurzinformation: siehe Citalopram Genericon 10 mg - Filmtabletten, → S. 309
PG: 14 ST (2) (EKO: G) [€ 7,60], 30 ST (EKO: G) [€ 15,30]

Citalopram Genericon 40 mg - Filmtabletten 49A02

(Z.Nr. 1-24726) NR. P. N06AB04
ZI: Genericon Pharma, Graz
Z: 1 Filmtablette enthält: Citalopram 40 mg (entspr. Citalopram hydrobromid 49,98 mg), Tablettenkern: Mannitol, Cellulose, mikrokristalline, Siliciumdioxid, kolloidal, wasserfrei, Magnesium stearat; Tablettenfilm: Hypromellose, Titandioxid, Macrogol 6000.
EW: Antidepressivum (Serotonin-Wiederaufnahmehemmer).
AG: Major Depression (Behandlung und Erhaltungstherapie), Panikstörung mit oder ohne Agoraphobie.
AA: Unzerkaut mit Flüssigkeit einnehmen.
DO: **Depression:** TD 20 mg, MTD 40 mg.
Panikstörung: TD 10 mg über 1 Woche, dann ev. 20 mg. MTD 40 mg.
Halbe Dosis bei älteren Patienten oder bei Leberschäden. Wirkungseintritt nach 2 - 4 Wochen, maximale Wirksamkeit nach 3 Monaten. Behandlung nicht plötzlich abbrechen. Für Kinder und Jugendliche nicht empfohlen.
GA: QT-Verlängerung.
SST: Strenge Nutzen/Risiko- Abwägung. Nicht abrupt absetzen. Erhöhtes Risiko einer persistierenden pulmonalen Hypertonie beim Neugeborenen beachten.
NW: Psyche, ZNS (Akathisie), Herz/Kreislauf (QT-Verlängerung), Magen/Darm, Niere, Leber, Atemwege, Geschlechtsorgane, Haut, Sinnesorgane, Blutungen, Engwinkel- glaukom, Hyponatriämie, selten Serotonin-Syndrom, erhöhtes Knochenbruchrisiko, Absetzsymptome, Störungen der Sexualfunktion.
WW: Kontraindiziert: MAO-Hemmer, QT-verlängernde Substanzen; Pimozid, Linezolid.
Nicht empfohlen: Alkohol, serotonerge Arzneimittel (Moclobemid, Buspiron: Serotoninsyndrom), Serotonin- Agonisten (Tramadol, Tryptophan, Triptane).
Vorsicht: Selegilin, Gerinnungshemmer, Johanniskraut, Cimetidin, Lithium, Tryptophan, Metoprolol, Desipramin, Neuroleptika, Hypokaliämie oder Hypomagnesiämie induzierende Arzneimittel, konvulsive Arzneimittel, Johanniskraut, Arzneimittel mit Beinflussung der Blutgerinnung.
WH: EKG kontrollieren. Während der ersten Wochen Patienten engmaschig überwachen (erhöhtes Suizidrisiko). Auf suizidale Ereignisse achten. Nicht plötzlich absetzen, Dosis über 1 - 2 Wochen verringern.
Vorsicht bei Bradykardie, frischem Herzinfarkt, dekompensierter Herzinsuffizienz, QT- Verlängerung, Elektrolytstörungen, Diabetes, Krampfanfällen, Manien, Nierenschäden. Auf Serotonin-Syndrom achten. Verkehrshinweis.
PG: 14 ST (2) (EKO: G) [€ 7,85], 30 ST (EKO: G) [€ 15,70]

Citalopram Hexal 20 mg - Filmtabletten 49A02

(Z.Nr. 1-24899) NR. P. N06AB04
ZI: Hexal Pharma, Wien
Z: 1 Filmtablette enthält: Citalopram 20 mg (entspr. Citalopram hydrobromid), Kern: Cellulose, mikrokristalline, Glycerol 85%, Magnesium stearat, Maisstärke, Lactose monohydrat 21,85 mg, Copovidon, Carboxymethylstärke, Natrium Typ A; Filmüberzug: Macrogol 6000, Hypromellose, Talkum, Titandioxid.
EW: Antidepressivum (Serotonin-Wiederaufnahmehemmer).
AG: Major Depression.
AA: Oral mit Flüssigkeit.
DO: TD initial 20 mg, bei älteren Patienten 10-20 mg. Dosissteigerung bis 40 mg/Tag möglich.
Leberinsuffizienz: TD initial 10 mg, MTD 20 mg. Bei Kindern und Jugendlichen nicht anwenden.
GA: QT-Verlängerung.
SST: Strenge Indikationsstellung. Erhöhtes Risiko einer persistierenden pulmonalen Hypertonie beim Neugeborenen beachten.
NW: Psyche, ZNS, Herz/Kreislauf (QT-Verlängerung), Magen/Darm, Niere, Leber, Atemwege, Geschlechtsorgane, Haut, Sinnesorgane, Blutungen, Engwinkel- glaukom, selten Serotonin-Syndrom, Absetzsymptome, Störungen der Sexualfunktion.
WW: Kontraindiziert: MAO-Hemmer, QT-verlängernde Substanzen; Pimozid, Linezolid.
Nicht empfohlen: Alkohol, serotonerge Arzneimittel.
Vorsicht: Selegilin, Gerinnungshemmer, Johanniskraut, Cimetidin, Lithium, Tryptophan, Metoprolol, Desipramin, Hypokaliämie-indu-

zierende Arzneimittel, konvulsive Arzneimittel.
WH: Während der ersten Wochen Patienten engmaschig überwachen (erhöhtes Suizidrisiko). Auf suizidale Ereignisse achten. Vorsicht bei Bradykardie, frischem Herzinfarkt, dekompensierter Herzinsuffizienz, Elektrolytstörungen, Krampfanfällen, Manien, Nierenschäden. Auf Serotonin-Syndrom achten. Verkehrshinweis.
PG: 14 ST (2) (EKO: G) [€ 7,60], 30 ST (EKO: G) [€ 15,30]

C

Citalopram Hexal 30 mg - Filmtabletten 49A02

(Z.Nr. 1-24900) NR. P. N06AB04
ZI: Hexal Pharma, Wien
Z: 1 Filmtablette enthält: Citalopram 30 mg (entspr. Citalopram hydrobromid), Kern: Cellulose, mikrokristalline, Glycerol 85%, Magnesium stearat, Maisstärke, Lactose monohydrat 32,78 mg, Copovidon, Carboxymethylstärke, Natrium Typ A; Filmüberzug: Macrogol 6000, Hypromellose, Talkum, Titandioxid.
Kurzinformation: siehe Citalopram Hexal 20 mg - Filmtabletten, → S. 309
PG: 14 ST (2) (EKO: G) [€ 11,45], 30 ST (EKO: G) [€ 18,45]

Citalopram Hexal 40 mg - Filmtabletten 49A02

(Z.Nr. 1-24901) NR. P. N06AB04
ZI: Hexal Pharma, Wien
Z: 1 Filmtablette enthält: Citalopram 40 mg (entspr. Citalopram hydrobromid), Kern: Cellulose, mikrokristalline, Glycerol 85%, Magnesium stearat, Maisstärke, Lactose monohydrat 43,7 mg, Copovidon, Carboxymethylstärke, Natrium Typ A; Filmüberzug: Macrogol 6000, Hypromellose, Talkum, Titandioxid.
Kurzinformation: siehe Citalopram Hexal 20 mg - Filmtabletten, → S. 309
PG: 14 ST (2) (EKO: G) [€ 7,80], 30 ST (EKO: G) [€ 15,70]

Citalopram +pharma 20 mg - Filmtabletten 49A02

(Z.Nr. 1-26447) NR. P. N06AB04
ZI: +pharma Arzneimittel, Graz
Z: 1 Filmtablette enthält: Citalopram 20 mg (entspr. Citalopram hydrobromid), Kern: Mannitol, Cellulose, mikrokristalline, Siliciumdioxid, kolloidal, wasserfrei, Magnesium stearat; Hülle: Hypromellose, Macrogol 6000, Titandioxid.
EW: Serotonin-Wiederaufnahmehemmer.
AG: Major Depression (Behandlung und Erhaltungstherapie), Panikstörung mit oder ohne Agoraphobie.
AA: Unzerkaut mit Flüssigkeit einnehmen.
DO: Depression: TD 20 mg, MTD 40 mg.
Panikstörung: TD 10 mg über 1 Woche, dann ev. 20 mg. MTD 40 mg.
Halbe Dosis bei älteren Patienten oder bei Leberschäden.
Wirkungseintritt nach 2 - 4 Wochen, maximale Wirksamkeit nach 3 Monaten. Behandlung nicht plötzlich abbrechen. Für Kinder und Jugendliche nicht empfohlen.
GA: QT-Verlängerung.
SST: Strenge Indikationsstellung. Erhöhtes Risiko einer persistierenden pulmonalen Hypertonie beim Neugeborenen beachten.
NW: Psyche, ZNS, Herz/Kreislauf (QT-Verlängerung), Magen/Darm, Niere, Leber, Atemwege, Geschlechtsorgane, Haut, Sinnesorgane, Blutungen, Engwinkel- glaukom, selten Serotonin-Syndrom, Absetzsymptome, Störungen der Sexualfunktion.
WW: Kontraindiziert: MAO-Hemmer, QT-verlängernde Substanzen; Pimozid, Linezolid.
Nicht empfohlen: Alkohol, serotonerge Arzneimittel.
Vorsicht: Selegilin, Gerinnungshemmer, Johanniskraut, Cimetidin, Lithium, Tryptophan, Metoprolol, Desipramin, Neuroleptika, Hypokaliämie oder Hypomagnesiämie induzierende Arzneimittel, konvulsive Arzneimittel
WH: EKG kontrollieren. Während der ersten Wochen Patienten engmaschig überwachen (erhöhtes Suizidrisiko). Auf suizidale Ereignisse achten. Nicht plötzlich absetzen, Dosis über 1 - 2 Wochen verringern.
Vorsicht bei Bradykardie, frischem Herzinfarkt, dekompensierter Herzinsuffizienz, QT- Verlängerung, Elektrolytstörungen, Krampfanfällen, Manien, Nierenschäden. Auf Serotonin-Syndrom achten. Verkehrshinweis.
PG: 14 ST (2) (EKO: G) [€ 7,40], 30 ST (EKO: G) [€ 12,45]

Citalopram +pharma 40 mg - Filmtabletten 49A02

(Z.Nr. 1-26448) NR. P. N06AB04
ZI: +pharma Arzneimittel, Graz
Z: 1 Filmtablette enthält: Citalopram 40 mg (entspr. Citalopram hydrobromid), Kern: Mannitol, Cellulose, mikrokristalline, Siliciumdioxid, kolloidal, wasserfrei, Magnesium stearat; Hülle: Hypromellose, Macrogol 6000, Titandioxid.
Kurzinformation: siehe Citalopram +pharma 20 mg - Filmtabletten, → S. 310
PG: 14 ST (2) (EKO: G) [€ 7,50], 30 ST (EKO: G) [€ 12,75]

Citalopram-ratiopharm 10 mg - Filmtabletten 49A02

(Z.Nr. 1-24577) NR. P. N06AB04
ZI: Teva, Haarlem, Niederlande
Z: 1 Filmtablette enthält: Citalopram 10 mg (entspr. Citalopram hydrobromid); Tablettenkern: Mannitol, Cellulose, mikrokristalline, Siliciumdioxid, hochdisperses, Magnesium stearat; Tablettenüberzug: (entspr. Hypromellose) (entspr. Macrogol 6000) (entspr. Titandioxid).
EW: Antidepressivum (Serotonin-Wiederaufnahmehemmer).
AG: Major Depression.
AA: Oral mit Flüssigkeit.
DO: TD initial 20 mg, bei älteren Patienten 10-20 mg. Dosissteigerung bis 40 mg/Tag möglich.
Leberinsuffizienz: TD initial 10 mg, MTD 20 mg. Bei Kindern und Jugendlichen nicht anwenden.
GA: QT-Verlängerung.
SST: Strenge Indikationsstellung. Erhöhtes Risiko einer persistierenden pulmonalen Hypertonie beim Neugeborenen beachten.
NW: Psyche, ZNS, Herz/Kreislauf (QT-Verlängerung), Magen/Darm, Niere, Leber, Atemwege, Geschlechtsorgane, Haut, Sinnesorgane, Blutungen, Engwinkel- glaukom, selten Serotonin-Syndrom, Absetzsymptome, sexuelle Funktionsstörungen.
WW: Kontraindiziert: MAO-Hemmer, QT-verlängernde Substanzen; Pimozid, Linezolid.
Nicht empfohlen: Alkohol, serotonerge Arzneimittel.
Vorsicht: Selegilin, Gerinnungshemmer, Johanniskraut, Cimetidin, Lithium, Tryptophan, Metoprolol, Desipramin, Hypokaliämie-induzierende Arzneimittel, konvulsive Arzneimittel.
WH: Während der ersten Wochen Patienten engmaschig überwachen (erhöhtes Suizidrisiko). Auf suizidale Ereignisse achten. Vorsicht bei Bradykardie, frischem Herzinfarkt, dekompensierter Herzinsuffizienz, Elektrolytstörungen, Krampfanfällen, Manien, Nierenschäden. Auf Serotonin-Syndrom achten. Verkehrshinweis.
PG: 10 ST (2) (EKO: G) [€ 3,75], 30 ST (EKO: G) [€ 11,20]

Citalopram-ratiopharm 20 mg - Filmtabletten 49A02

(Z.Nr. 1-24578) NR. P. N06AB04
ZI: Teva, Haarlem, Niederlande
Z: 1 Filmtablette enthält: Citalopram 20 mg (entspr. Citalopram hydrobromid); Tablettenkern: Mannitol, Cellulose, mikrokristalline, Siliciumdioxid, hochdisperses, Magnesium stearat; Tablettenüberzug: (entspr. Hypromellose) (entspr. Macrogol 6000) (entspr. Titandioxid).
Kurzinformation: siehe Citalopram-ratiopharm 10 mg - Filmtabletten, → S. 310
PG: 10 ST (2) (EKO: G) [€ 5,45], 30 ST (EKO: G) [€ 15,30]

Citalopram-ratiopharm 40 mg - Filmtabletten 49A02

(Z.Nr. 1-26033) NR. P. N06AB04
ZI: Teva, Haarlem, Niederlande
Z: 1 Filmtablette enthält: Citalopram 40 mg (entspr. Citalopram hydrobromid); Tablettenkern: Mannitol, Cellulose, mikrokristalline, Siliciumdioxid, hochdisperses, Magnesium stearat; Filmüberzug: (entspr. Hypromellose) (entspr. Macrogol 6000) (entspr. Titandioxid).
EW: Serotonin-Wiederaufnahmehemmer.
AG: Major Depression (Behandlung und Erhaltungstherapie), Panikstörung mit oder ohne Agoraphobie.
AA: Oral mit Flüssigkeit.
DO: Depression: TD 20 mg, MTD 40 mg.
Panikstörung: TD 10 mg über 1 Woche, dann ev. 20 mg. MTD 40 mg.
Halbe Dosis bei älteren Patienten oder bei Leberschäden.
Behandlung nicht plötzlich abbrechen. Für Kinder und Jugendliche nicht empfohlen.
GA: QT-Verlängerung.
SST: Strenge Indikationsstellung. Erhöhtes Risiko einer persistierenden pulmonalen Hypertonie beim Neugeborenen beachten.
NW: Psyche, ZNS, Herz/Kreislauf (QT-Verlängerung), Magen/Darm, Niere, Leber, Atemwege, Geschlechtsorgane, Haut, Sinnesorgane, Blutungen, Engwinkel- glaukom, selten Serotonin-Syndrom, Absetzsymptome, sexuelle Funktionsstörungen.
WW: Kontraindiziert: MAO-Hemmer, QT-verlängernde Substanzen; Pimozid, Linezolid.
Nicht empfohlen: Alkohol, serotonerge Arzneimittel.
Vorsicht: Selegilin, Gerinnungshemmer, Johanniskraut, Cimetidin, Lithium, Tryptophan, Metoprolol, Desipramin, Hypokaliämie-induzierende Arzneimittel, konvulsive Arzneimittel.
WH: Während der ersten Wochen Patienten engmaschig überwachen (erhöhtes Suizidrisiko). Auf suizidale Ereignisse achten. Vorsicht bei Bradykardie, frischem Herzinfarkt, dekompensierter Herzinsuffizienz, Elektrolytstörungen, Krampfanfällen, Manien, Nierenschäden. Auf Serotonin-Syndrom achten. Verkehrshinweis.
PG: 10 ST (2) (EKO: G) [€ 5,60], 30 ST (EKO: G) [€ 15,70]

Citalopram Sandoz 10 mg - Filmtabletten 49A02
(Z.Nr. 1-24561) NR. P. nicht im Handel. N06AB04

Citalopram Sandoz 20 mg - Filmtabletten 49A02
(Z.Nr. 1-24563) NR. P. nicht im Handel. N06AB04

Citalopram Sandoz 40 mg - Filmtabletten 49A02
(Z.Nr. 1-25730) NR. P. n.l. N06AB04
ZI: Sandoz, Kundl
Z: 1 Filmtablette enthält: Citalopram 40 mg (entspr. Citalopram hydrobromid), Tablettenkern: Mannitol, Cellulose, mikrokristalline, Siliciumdioxid, hochdispers, wasserfrei, Magnesium stearat; Filmüberzug: Hypromellose, Macrogol 6000, Titandioxid.
PG: 14 ST * (EKO: N) [€ 7,95 n.l.]

Citalostad 10 mg - Filmtabletten 49A02
(Z.Nr. 1-25315) NR. P. N06AB04
ZI: Stada Arzneimittel, Wien
Z: 1 Filmtablette enthält: Citalopram 10 mg (entspr. Citalopram hydrobromid); Tablettenkern: Mannitol, Cellulose, mikrokristalline, Siliciumdioxid, hochdisperses, Magnesium stearat; Filmüberzug: (entspr. Hypromellose) (entspr. Titandioxid) (entspr. Macrogol 6000).
EW: Antidepressivum (Hemmer der Serotonin-Aufnahme).
AG: Major Depression (Therapie und Rezidivprophylaxe). Panikstörungen mit und ohne Agoraphobie, Zwangsstörungen.
AA: 1mal tgl. oral unzerkaut mit Flüssigkeit.
DO: TD 20 mg, ev. erhöhen auf MTD bis 40 mg.
<u>Panikstörungen:</u> TD initial 10 mg, dann 20mg; MTD 40 mg.
Bei älteren Patienten TD 10 20 mg. Nicht für Kinder und Jugendliche.
GA: QT-Verlängerung.
SST: Strenge Nutzen/Risiko- Abwägung in der Schwangerschaft. Erhöhtes Risiko von Entzugserscheinungen und einer persistierenden pulmonalen Hypertonie beim Neugeborenen beachten. Vorsicht in der Stillzeit.
NW: Psyche (Agitiertheit), ZNS (Somnolenz), Herz/Kreislauf (QT-Verlängerung), Magen/Darm, Niere, Leber, Atemwege, Geschlechtsorgane, Haut (vermehrtes Schwitzen), Allergien, Sinnesorgane, Blutungen, Sehstörungen, Engwinkelglaukom, selten Serotonin-Syndrom, sexuelle Funktionsstörungen, Knochenbrüche, Absetzsymptome.
WW: Kontraindiziert: MAO-Hemmer einschließlich Selegilin (14 Tage Abstand nach Absetzen des MAO- Hemmers), QT-verlängernde Substanzen; Pimozid, Linezolid.
Nicht empfohlen: Alkohol, serotonerge Arzneimittel.
Vorsicht: Selegilin, Gerinnungshemmer, Johanniskraut, Cimetidin, Lithium, Tryptophan, Metoprolol, Desipramin, Hypokaliämie-induzierende Arzneimittel, konvulsive Arzneimittel.
WH: Während der ersten Wochen Patienten engmaschig überwachen (erhöhtes Suizidrisiko). Auf suizidale Ereignisse achten. Bei schweren Nierenschäden nicht empfohlen.
Vorsicht bei Bradykardie, frischem Herzinfarkt, dekompensierter Herzinsuffizienz, Elektrolytstörungen, Krampfanfällen, Manien, Leberschäden.. Auf Serotonin-Syndrom achten. Verkehrshinweis.
PG: 10 ST (2) (EKO: G) [€ 3,75], 30 ST (EKO: G) [€ 8,55]

Citalostad 20 mg - Filmtabletten 49A02
(Z.Nr. 1-25317) NR. P. N06AB04
ZI: Stada Arzneimittel, Wien
Z: 1 Filmtablette enthält: Citalopram 20 mg (entspr. Citalopram hydrobromid); Tablettenkern: Mannitol, Cellulose, mikrokristalline, Siliciumdioxid, hochdisperses, Magnesium stearat; Filmüberzug: (entspr. Hypromellose) (entspr. Titandioxid) (entspr. Macrogol 6000).
Kurzinformation: siehe Citalostad 10 mg - Filmtabletten, → S. 311
PG: 10 ST (2) (EKO: G) [€ 5,45], 30 ST (EKO: G) [€ 12,45]

Citalostad 40 mg - Filmtabletten 49A02
(Z.Nr. 1-25316) NR. P. N06AB04
ZI: Stada Arzneimittel, Wien
Z: 1 Filmtablette enthält: Citalopram 40 mg (entspr. Citalopram hydrobromid); Tablettenkern: Mannitol, Cellulose, mikrokristalline, Siliciumdioxid, hochdisperses, Magnesium stearat; Filmüberzug: (entspr. Hypromellose) (entspr. Titandioxid) (entspr. Macrogol 6000).
Kurzinformation: siehe Citalostad 10 mg - Filmtabletten, → S. 311
PG: 10 ST (2) (EKO: G) [€ 5,60], 30 ST (EKO: G) [€ 12,75]

Citoneurin - Dragees 54B05
(Z.Nr. 1-23477) RP. P. n.l. A11DB
ZI: P&G Health Germany, Schwalbach am Taunus, Deutschland
Z: 1 überzogene Tablette enthält: Thiamin disulfid 100 mg (entspr. Vitamin B1), Pyridoxin hydrochlorid 200 mg (entspr. Vitamin B6), Cyanocobalamin 200 µg (entspr. Vitamin B12), Tablettenkern: Magnesium stearat, Methylcellulose, Natriumstärkeglykolat (entspr. Natrium < 1 mmol), Gelatine, Mannitol, Talkum, Glycerol, Siliciumdioxid, hochdisperses, Wasser, gereinigtes; Tablettenüberzug: Montanglycolwachs, Gelatine, Methylcellulose, Gummi arabisch, Glycerol, Povidon, Calciumcarbonat, Siliciumdioxid, hochdisperses, Kaolin, Titandioxid, Talkum, Saccharose 133,22 mg.
PG: 20 ST * (EKO: N) [€ 8,30 n.l.], 100 ST * (EKO: N) [€ 39,00 n.l.]

Citoneurin - Injektionslösung 54B05
(Z.Nr. 1-24244) RP. P. E. n.l. A11DB
ZI: P&G Health Germany, Schwalbach am Taunus, Deutschland
Z: 1 Ampulle zu 3 ml enthält: Thiamin hydrochlorid 100 mg (entspr. Vit B1), Pyridoxin hydrochlorid 100 mg (entspr. Vit B6), Cyanocobalamin 1 mg (entspr. Vit B12), Natriumhydroxid zur pH-Wert-Einstellung (entspr. Natrium 1,68 mg), Kaliumcyanid (entspr. Kalium 0,06 mg), Wasser für Injektionszwecke.
PG: 3 ST * (EKO: N) [€ 9,30 n.l.]

CitraFleet - Pulver zur Herstellung einer Lösung zum Einnehmen 42J06
(Z.Nr. 1-31903) RP. P. A06AB58
ZI: Casen Recordati, Utebo, Zaragoza, Spanien
Z: 1 Beutel (15,08 g) enthält: Natrium picosulfat 10 mg, Magnesiumoxid, leichtes 3,5 g, Citronensäure 10,97 g, Kaliumhydrogencarbonat (entspr. Kalium 5 mmol) (entspr. → 195 mg), Saccharin natrium (entspr. Natrium < 1 mmol) (entspr. → < 23 mg), Zitronen-Aroma (entspr. Zitronen-Aroma) (entspr. Maltodextrin) (entspr. Tocopherol).
EW: Laxans zur Darmreinigung.
AG: Darmreinigung vor diagnostischen Untersuchungen bei erwachsenen Patienten.
AA: Zum Einnehmen nach Auflösen in einem Glas Wasser.
DO: Je 1 Beutel am Abend vor der Untersuchung und am Morgen des Untersuchungstages.
Oder: Je 1 Beutel am Nachmittag und am Abend vor der Untersuchung. Mindestabstand 5 Std. zwischen beiden Beuteln.
Oder: Beide Beutel am Morgen des Untersuchungstages.
Ab 10 min nach der Einnahme 1,5-2 Liter klare Flüssigkeit (250-400 ml/Std.) zuführen. Mindestens 2 Std. vor der Untersuchung nüchtern sein.
GA: Herzinsuffizienz, schwere Dehydratation, Hypermagnesiämie, Magen/Darm-Ulzera, akute Darmentzündungen, Übelkeit und Erbrechen, Aszites, akutes Abdomen, Verdacht auf Magen/Darm-Obstruktion oder Perforation. Rhabdomyolyse, schwere Nierenschäden.
SST: In der Schwangerschaft möglichst nicht anwenden; in der Stillzeit Anwendung möglich.
NW: Magen/Darm, Dehydratation, Flüssigkeits- und Elektrolytverluste, Schlafstörungen, ZNS (Kopfschmerzen), Orthostase, Haut, Durst, Müdigkeit, Niere, Hyponatriämie (mit Krämpfen).
WW: Magen-Darm-Passage wird beschleunigt. Tetrazykline, Penicillamin oder Fluorchinolone mindestens 2 Std. vor oder 6 Std. nach CitraFleet einnehmen. Quellmittel setzen Wirksamkeit herab. Vorsicht mit Arzneimitteln mit Neigung zu Hypokaliämie (Diuretika, Kortikosteroide, Herzglykoside), Antiphlogistika, Neuroleptika und Antidepressiva.
WH: Am Tag vor der Untersuchung ballaststoffarme Nahrungsmittel und nur klare Flüssigkeiten einnehmen. Nicht als "normales" Abführmittel anwenden. Vorsicht bei älteren oder geschwächten Patienten, Elektrolytstörungen, nach frischen Magen/Darm-Operationen. Kaliumgehalt berücksichtigen.
PG: 2 ST * (EKO: N) [€ 19,75], 100 ST * (EKO: N) [€ 694,50]

🐾 Citramox 500 mg/g - Pulver zum Eingeben über das Trinkwasser für Hühner, Puten, Enten und Schweine 801AA
(Z.Nr. 8-35701) NR. P. VNW. QJ01CA04
ZI: Laboratorios Karizoo, Caldes de Montbui, Barcelona, Spanien
Z: 1 g Pulver enthält: Amoxicillin trihydrat 500 mg (entspr. Amoxicillin 436 mg), Zitronensäure, wasserfrei.
EW: Penicillin.
AG: Infektionen durch Amoxicillin-empfindliche Keime. Pasteurellose bei i Schweinen.
AA: Zum Eingeben über das Trinkwasser
DO: Hühner: TD 15 mg Amoxicillintrihydrat/kg KG über 3(-5) Tage.
Enten: TD 20 mg Amoxicillintrihydrat/kg KG über 3 Tage.
Puten: TD 15-20 mg Amoxicillintrihydrat/kg KG über 3(-5) Tage.
Schweine: TD 20 mg Amoxicillintrihydrat/kg KG über bis zu 5 Tage.
GA: Kaninchen, Meerschweinchen, Hamster, Gerbil, andere Kleinnager, schwere Nierenschäden.
SST: Nutzen/Risiko-Abwägung. Bei Legetieren und innerhalb von 3 Wochen vor Beginn der Legeperiode nicht anwenden.
NW: Überempfindlichkeit (auch schwer).
WW: Bakteriostatische Antibiotika antagonistisch.

VNW: Essbare Gewebe Huhn 1 Tag, Ente 9 Tage, Pute 5 Tage, Schwein 2 Tage.
PG: 1000 G VNW [€ 125,00]

Clarelux 500 Mikrogramm/g - Schaum zur Anwendung auf der Haut 22E01

(Z.Nr. 1-26157) NR. P. D07AD01
ZI: Pierre Fabre Dermatologie, Boulogne, Frankreich
Z: 1 g Schaum enthält: Clobetasol propionat 500 µg (entspr. Clobetasol 440 µg), Ethanol, wasserfrei, Wasser, gereinigtes, Propylenglycol 20,9 mg, Cetylalkohol 11,5 mg, Stearylalkohol 5,2 mg, Polysorbat 60, Zitronensäure, wasserfrei, Kaliumcitrat, Treibgas (entspr. Propan) (entspr. n-Butan) (entspr. Isobutan).
EW: Stark wirksames Glukokortikoid.
AG: Steroidempfindliche Dermatosen der Kopfhaut (Schuppenflechte).
AA: Auf der Haut.
DO: 2mal tgl. auf den betroffenen Bereich auftragen. Max. 50 g/ Woche, max. 2 aufeinanderfolgende Wochen anwenden. Für Kinder nicht empfohlen.
GA: Ulzerierende Läsionen, Verbrennungen, Rosazea, Akne, periorale Dermatitis, Hautinfektionen, Anwendung im Gesicht oder auf den Augenlidern (Glaukom-, Kataraktgefahr), Kinder unter 2 Jahren.
SST: Strenge Indikationsstellung.
NW: Lokale Reaktionen, bei Langzeitgabe systemische Kortikoideffekte (z.B. Sehstörungen); Rebound-Phänomene der Haut bei plötzlichem Absetzen.
WH: Nicht mit Augen, Nase und Mund in Berührung bringen. Nicht zur Langzeitbehandlung. Auf Sekundärinfektionen achten. Vorsicht bei Leberschäden. Unter Okklusivverbänden nur unter ärztlicher Überwachung anwenden.
PG: 50 G * (EKO: N) [€ 14,30]

Clarinase 5 mg/120 mg - Retardtabletten 50I02

(Z.Nr. 1-19913) RP. P. R01BA52, R06AX13
ZI: Bayer Austria, Wien
Z: 1 Retardtablette enthält: Loratadin 5 mg, Pseudoephedrin sulfat 120 mg, Kern: Lactose monohydrat 156,8 mg, Maisstärke, Povidon, Magnesium stearat; Tablettenhülle: Gummi arabisch, Calcium sulfat, wasserfrei, Calciumsulfat-2-Wasser, Carnaubawachs, Cellulose, mikrokristalline, Ölsäure, Kolophonium, Seife, Saccharose 173,23 mg, Talkum, Titandioxid, Wachs, gebleichtes, Zein.
EW: Kombination H_1-Antihistaminikum + Sympathomimetikum.
AG: Symptomatisch bei saisonaler allergischer Rhinitis.
AA: Oral im Ganzen mit Flüssigkeit einnehmen.
DO: Personen ab 12 Jahren: 2mal tgl. 1 Retardtablette. Behandlungsdauer auf 10 Tage beschränken. Nicht für Kinder oder für Patienten über 60 Jahre (höhere NWsrate)!
GA: Engwinkelglaukom, schwere Hypertonie, kardiovaskuläre Erkrankungen, Schlaganfall, Hyperthyreose, Harnverhalten.
SST: Nicht anwenden.
NW: Kopfschmerzen, Schlaflosigkeit, Benommenheit, Durst, Mundtrockenheit, Magen/Darm (ischämische Kolitis), Unruhe, Krämpfe, Tachykardie, Kopfschmerzen, Haut (akute generalisierte exanthematische Pustulose, AGEP), Überempfindlichkeit, Augen (ischämische Optikusneuropathie).
WW: Kontraindiziert: MAO-Hemmer (2 Wochen Abstand).
Vorsicht: Digitalis, Ergotamine, andere Sympathomimetika, trizyklische Antidepressiva, halogenierte Narkotika, Blutdrucksenker (abgeschwächt).
GE: Bei regelmäßiger Anwendung Toleranzentwicklung möglich.
WH: Bei älteren Patienten, Leber- und Nierenschäden nicht empfohlen. Vorsicht bei Ulcus pepticum, Magen/Darm- oder Blasenhalsobstruktion, Diabetes, Bronchospasmen. 48 Std. vor der Durchführung eines Hauttests absetzen. Verkehrshinweis.
PG: 10 ST * (EKO: N) [€ 9,70]

Clariscan 0,5 mmol/ml - Injektionslösung 24D01

(Z.Nr. 1-37430) NR. P. V08CA02
ZI: GE Healthcare, Wien
Z: 1 ml Injektionslösung enthält: Gadotersäure 279,3 mg (entspr. → 0,5 mmol) (entspr. Gadoterat meglumin) (entspr. Gadoliniumoxid 90,62 mg), Meglumin, Tetraxetan 202,46 mg, Wasser für Injektionszwecke.
EW: Diagnostikum.
AG: Zur Kontrastverstärkung bei MRT: Alle Alter: Läsionen des Gehirns, Rückenmarks und des umgebenden Gewebes; Ganzkörper-MRT.
Erwachsene: Läsionen oder Stenosen der nicht-koronaren Arterien (MR-Angiografie).
Nur anwenden, wenn diagnostische Information mit MRT ohne Kontrastmittelverstärkung nicht erhoben werden kann.
AA: Nur i.v.; Infusionsgeschwindigkeit 3-5 ml/min, bei Angiografie bis 120 ml/min. Nicht subarachnoidal oder epidural.
DO: Möglichst niedrig dosieren. 0,2 ml/kg KG; bei zerebralen Tumoren ev. zusätzlich 0,4 ml/kg KG.
SST: Zwingende Indikationsstellung in der Schwangerschaft; Nutzen/Risiko-Abwägung in der Stillzeit.
NW: Wärme-/Kältegefühl, lokale Schmerzen, ZNS (Kopfschmerzen, Parästhesien), Haut, Magen/Darm, Überempfindlichkeit.
WW: Vorsicht: Blutdrucksenker, Betablocker (erhöhte Überempfindlichkeitsrate).
WH: Auf Überempfindlichkeit achten. Vor Anwendung Nierenfunktionsstörung abklären. Vorsicht bei Krampfneigung, schweren Herz/ Kreislauf-Erkrankungen. Verkehrshinweis.
PG: DFL 15ML 1 ST * (EKO: N) [€ 85,40], **DFL 15ML** 10 ST * (EKO: N) [€ 657,80], **DFL 20ML** 1 ST * (EKO: N) [€ 105,15], **DFL 20ML** 10 ST * (EKO: N) [€ 800,05], **FL 50ML** 1 ST * (EKO: N) [€ 226,60], **FL 50ML** 10 ST * (EKO: N) [€ 1.974,15], **FL 100ML** 1 ST * (EKO: N) [€ 428,15], **FL 100ML** 10 ST * (EKO: N) [€ 3.885,90]

Clariscan 0,5 mmol/ml - Injektionslösung in einer Fertigspritze 24D01

(Z.Nr. 1-37431) NR. P. V08CA02
ZI: GE Healthcare, Wien
Z: 1 ml Injektionslösung enthält: Gadotersäure 279,3 mg (entspr. → 0,5 mmol) (entspr. Gadoterat meglumin) (entspr. Gadoliniumoxid 90,62 mg), Meglumin, Tetraxetan 202,46 mg, Wasser für Injektionszwecke.
Kurzinformation: siehe Clariscan 0,5 mmol/ml - Injektionslösung, → S. 312
PG: 10ML 1 ST * (EKO: N) [€ 73,70], **10ML** 10 ST * (EKO: N) [€ 573,55], **15ML** 1 ST * (EKO: N) [€ 100,65], **15ML** 10 ST * (EKO: N) [€ 767,40]

Clarithromycin 1A Pharma 250 mg - Filmtabletten 34F

(Z.Nr. 1-26246) NR. P. J01FA09
ZI: 1A Pharma, Wien
Z: 1 Filmtablette enthält: Clarithromycin 250 mg, Tablettenkern: Cellulose, mikrokristalline, Magnesium stearat, Croscarmellose natrium (entspr. Natrium 1,08 mg), Cellulosepulver, Siliciumdioxid, hochdisperses; Tablettenüberzug: Opadry OY-L-28900 weiss (entspr. Lactose monohydrat 7,2 mg) (entspr. Titandioxid) (entspr. Hypromellose) (entspr. Macrogol 4000).
EW: Makrolid-Antibiotikum.
AG: Infektionen durch empfindliche Erreger, wenn Beta-Lactam-Antibiotika nicht geeignet sind: Atemwege (Bronchitis, Pneumonie), HNO, (Pharyngitis, Sinusitis), Haut und Weichteile. Helicobacter pylori- Eradikation in Kombination.
AA: Unabhängig von den Mahlzeiten unzerkaut mit Flüssigkeit einnehmen.
DO: 2mal tgl. 250(-500) mg. Behandlungsdauer 6-14 Tage, bei Streptokokken-Infektionen mindestens 10 Tage.
Helicobacter pylori-Eradikation: 2mal tgl. 500 mg Clarithromycin in Kombination mit Amoxicillin + Omeprazol.
Vorsichtige Dosierung bei Niereninsuffizienz oder älteren Menschen.
Bei Kindern Suspension anwenden.
GA: Hypokaliämie, QT-Verlängerung, schwere Leberschäden mit Nierenschäden.
SST: Nutzen/Risiko-Abwägung, insbesondere im 1. Trimenon.
NW: Magen/Darm, Geschmackveränderungen, Überempfindlichkeit, Infektionen, Haut (auch schwere Reaktionen), ZNS, Psyche, Hörstörungen, Herzrhythmusstörungen (QT-Verlängerung), Leber, Niere, Rhabdomyolyse, Hypoglykämie, Untersuchungen.
WW: Kontraindiziert: Gleichzeitige Gabe von Astemizol, Cisaprid, Pimozid, Terfenadin, Domperidon, Ergot-Derivaten, Lovastatin, Simvastatin, Colchicin, oralem Midazolam, Ticagrelor, Ranolazin. Nicht empfohlen: Etravirin. Vorsicht: Clarithromycin hemmt CYP3A4 und P-Glykoprotein. QT-verlängernde Substanzen, Carbamazepin, Theophyllin (erhöhte Serumspiegel), Midazolam i.v. oder oromucosal, Triazolam (erhöhte Plasmaspiegel), Zidovudin (4 Std. Abstand), Antidiabetika (Blutzucker überwachen), andere ototoxische Arzneimittel (Aminoglykoside), Atazanavir, Digoxin, Kalziumkanalblocker, orale Antikoagulanzien, Disopyramid, Chinidin, Phenytoin, Cyclosporin, Rifabutin, Ritonavir (Dosisreduktion siehe Austria Codex - Fachinformation), andere Statine.
WH: Vorsicht bei Herzerkrankungen, Elektrolytstörungen. Kontrolle der Leberfunktion; Überhandnehmen nicht empfindlicher Keime möglich, bei schweren Durchfällen an pseudomembranöse Colitis denken. Kreuzallergie mit Lincomycin oder Clindamycin möglich. Verkehrshinweis.
PG: 14 ST (EKO: G) [€ 6,90]

Clarithromycin 1A Pharma 500 mg - Filmtabletten 34F

(Z.Nr. 1-26245) NR. P. J01FA09

ZI: 1A Pharma, Wien
Z: 1 Filmtablette enthält: Clarithromycin 500 mg, Tablettenkern: Cellulose, mikrokristalline, Magnesium stearat, Croscarmellose natrium (entspr. Natrium 2,16 mg), Cellulosepulver, Siliciumdioxid, hochdisperses; Tablettenüberzug: Opadry OY-L-28900 weiss (entspr. Lactose monohydrat 10,8 mg) (entspr. Titandioxid) (entspr. Hypromellose) (entspr. Macrogol 4000).
Kurzinformation: siehe Clarithromycin 1A Pharma 250 mg - Filmtabletten, → S. 312
PG: 7 ST (EKO: G) [€ 5,80], 14 ST (EKO: G) [€ 11,55]

Clarithromycin Accord 250 mg - Filmtabletten 34F
(Z.Nr. 1-37527) NR. P. J01FA09
ZI: Accord Healthcare, Utrecht, Niederlande
Z: 1 Filmtablette enthält: Clarithromycin 250 mg, Filmtablettenkern: Cellulose, mikrokristalline, Carmellose natrium, Povidon K30, Talkum, Siliciumdioxid, hochdispers, wasserfrei, Magnesium stearat, Stearinsäure Typ 50; Filmüberzug: Opadry gelb (entspr. Hypromellose) (entspr. Propylenglycol) (entspr. Titandioxid) (entspr. Vanillin) (entspr. Hydroxypropylcellulose) (entspr. Talkum) (entspr. Chinolingelb).
EW: Makrolid-Antibiotikum.
AG: Infektionen durch empfindliche Erreger: Atemwege, HNO (keine Erfahrungen bei Otitis), Haut. Helicobacter pylori-Eradikation in Kombination.
AA: Unabhängig von den Mahlzeiten unzerkaut mit Flüssigkeit einnehmen.
DO: 2mal tgl. 250(-500) mg. Behandlungsdauer 6-14 Tage, bei Streptokokken-Infektionen mindestens 10 Tage.
Helicobacter pylori-Eradikation: 2mal tgl. 500 mg Clarithromycin in Kombination mit Amoxicillin + Omeprazol.
Vorsichtige Dosierung bei Niereninsuffizienz oder älteren Menschen.
Bei Kindern Suspension anwenden.
GA: Hypokaliämie, QT-Verlängerung, schwere Leberschäden mit Nierenschäden.
SST: Nutzen/Risiko-Abwägung.
NW: Magen/Darm, Geschmackveränderungen, Überempfindlichkeit, Haut (auch schwere Reaktionen), ZNS, Psyche, Hörstörungen, Herzrhythmusstörungen (QT-Verlängerung), Leberenzymanstiege, Niere, Rhabdomyolyse, Hypoglykämie.
WW: Kontraindiziert: Gleichzeitige Gabe von Astemizol, Cisaprid, Pimozid, Terfenadin, Ergot-Derivaten, Lovastatin, Simvastatin, Colchicin, oralem Midazolam. Nicht empfohlen: Etravirin. Vorsicht: Clarithromycin hemmt CYP3A4 und P-Glykoprotein. QT-verlängernde Substanzen, Carbamazepin, Theophyllin (erhöhte Serumspiegel), Midazolam i.v. oder oromucosal, Triazolam (erhöhte Plasmaspiegel), Zidovudin (4 Std. Abstand), Antidiabetika (Blutzucker überwachen), andere ototoxische Arzneimittel (Aminoglykoside), Atazanavir, Digoxin, Kalziumkanalblocker, orale Antikoagulanzien, Disopyramid, Chinidin, Phenytoin, Cyclosporin, Rifabutin, Ritonavir (Dosisreduktion siehe Austria Codex - Fachinformation), andere Statine.
WH: Vorsicht bei Herzerkrankungen, Elektrolytstörungen. Kontrolle der Leberfunktion; Überhandnehmen nicht empfindlicher Keime möglich, bei schweren Durchfällen an pseudomembranöse Colitis denken. Kreuzallergie mit Lincomycin oder Clindamycin möglich. Verkehrshinweis.
PG: 14 ST (EKO: G) [€ 5,35]

Clarithromycin Accord 500 mg - Filmtabletten 34F
(Z.Nr. 1-37528) NR. P. J01FA09
ZI: Accord Healthcare, Utrecht, Niederlande
Z: 1 Filmtablette enthält: Clarithromycin 500 mg, Filmtablettenkern: Cellulose, mikrokristalline, Carmellose natrium, Povidon K30, Talkum, Siliciumdioxid, hochdispers, wasserfrei, Magnesium stearat, Stearinsäure Typ 50; Filmüberzug: Opadry gelb (entspr. Hypromellose) (entspr. Propylenglycol) (entspr. Titandioxid) (entspr. Vanillin) (entspr. Hydroxypropylcellulose) (entspr. Talkum) (entspr. Chinolingelb).
Kurzinformation: siehe Clarithromycin Accord 250 mg - Filmtabletten, → S. 313
PG: 7 ST (EKO: G) [€ 5,35], 14 ST (EKO: G) [€ 8,90]

Clarithromycin Arcana 250 mg - Filmtabletten 34F
(Z.Nr. 1-25851) NR. P. nicht im Handel. J01FA09

Clarithromycin Arcana 500 mg - Filmtabletten 34F
(Z.Nr. 1-25852) NR. P. nicht im Handel. J01FA09

Clarithromycin-hameln 500 mg - Pulver für ein Konzentrat zur Herstellung einer Infusionslösung 34F
(Z.Nr. 1-38483) NR. P. J01FA09
ZI: hameln pharma, Hameln, Deutschland
Z: 1 Durchstechflasche enthält: Clarithromycin 500 mg (entspr. Clarithromycin lactobionat 739,5 mg), Natriumhydroxid zur pH-Wert-Einstellung (entspr. Natrium < 1 mmol) (entspr. → < 23 mg).
EW: Makrolid-Antibiotikum.
AG: Infektionen durch empfindliche Erreger (Atemwege, Haut und Weichteile).
AA: I.v. Infusion über 60 min.
DO: 2mal tgl. 500 mg. Dosisreduktion bei schweren Nierenschäden. Keine Indikation für Kinder.
GA: Hypokaliämie, QT-Verlängerung, schwere Leberschäden mit Nierenschäden.
SST: Nutzen/Risiko-Abwägung.
NW: Magen/Darm, Geschmackveränderungen, Überempfindlichkeit, Haut (auch schwere Reaktionen), ZNS, Psyche, Hörstörungen, Herzrhythmusstörungen (QT-Verlängerung), Leberenzymanstiege, Hepatitis, Niere, Rhabdomyolyse, Hypoglykämie.
WW: Kontraindiziert: Gleichzeitige Gabe von Astemizol, Cisaprid, Pimozid, Terfenadin, Ergot-Derivaten, Lovastatin, Simvastatin, Colchicin, oralem Midazolam. Nicht empfohlen: Etravirin. Vorsicht: Clarithromycin hemmt CYP3A4 und P-Glykoprotein. QT-verlängernde Substanzen, Carbamazepin, Theophyllin (erhöhte Serumspiegel), Midazolam i.v. oder oromucosal, Triazolam (erhöhte Plasmaspiegel), Zidovudin (4 Std. Abstand), Antidiabetika (Blutzucker überwachen), andere ototoxische Arzneimittel (Aminoglykoside), Atazanavir, Digoxin, Kalziumkanalblocker, orale Antikoagulanzien, Disopyramid, Chinidin, Phenytoin, Cyclosporin, Rifabutin, Ritonavir (Dosisreduktion siehe Austria Codex - Fachinformation), andere Statine.
WH: Vorsicht bei Herzerkrankungen, Elektrolytstörungen. Kontrolle der Leberfunktion; Überhandnehmen nicht empfindlicher Keime möglich, bei schweren Durchfällen an pseudomembranöse Colitis denken. Kreuzallergie mit Lincomycin oder Clindamycin möglich. Verkehrshinweis.
PG: 10 ST * (EKO: N) [€ 236,35]

Clarithromycin HEC Pharm 250 mg - Filmtabletten 34F
(Z.Nr. 1-37289) NR. P. nicht im Handel. J01FA09

Clarithromycin HEC Pharm 500 mg - Filmtabletten 34F
(Z.Nr. 1-37290) NR. P. nicht im Handel. J01FA09

Clarithromycin Hexal 250 mg - Filmtabletten 34F
(Z.Nr. 1-26247) NR. P. J01FA09
ZI: Hexal Pharma, Wien
Z: 1 Filmtablette enthält: Clarithromycin 250 mg, Tablettenkern: Cellulose, mikrokristalline, Magnesium stearat, Croscarmellose natrium (entspr. Natrium 1,08 mg), Cellulosepulver, Siliciumdioxid, hochdisperses; Tablettenüberzug: Opadry OY-L-28900 weiss (entspr. Lactose monohydrat 7,2 mg) (entspr. Titandioxid) (entspr. Hypromellose) (entspr. Macrogol 4000).
Kurzinformation: siehe Clarithromycin 1A Pharma 250 mg - Filmtabletten, → S. 312
PG: 14 ST (EKO: G) [€ 6,90]

Clarithromycin Hexal 500 mg - Filmtabletten 34F
(Z.Nr. 1-26248) NR. P. J01FA09
ZI: Hexal Pharma, Wien
Z: 1 Filmtablette enthält: Clarithromycin 500 mg, Tablettenkern: Cellulose, mikrokristalline, Magnesium stearat, Croscarmellose natrium (entspr. Natrium 2,16 mg), Cellulosepulver, Siliciumdioxid, hochdisperses; Tablettenüberzug: Opadry OY-L-28900 weiss (entspr. Lactose monohydrat 10,8 mg) (entspr. Titandioxid) (entspr. Hypromellose) (entspr. Macrogol 4000).
Kurzinformation: siehe Clarithromycin 1A Pharma 250 mg - Filmtabletten, → S. 312
PG: 7 ST (EKO: G) [€ 5,70], 14 ST * (EKO: N) [€ 11,65 n.l.]

Clarithromycin Hikma 500 mg - Pulver zur Herstellung einer Infusionslösung 34F
(Z.Nr. 1-31772) NR. P. J01FA09
ZI: Hikma Farmaceutica, Terrugem, Portugal
Z: 1 Durchstechflasche enthält: Clarithromycin 500 mg.
EW: Makrolid-Antibiotikum.
AG: Infektionen durch empfindliche Erreger (Atemwege, Haut und Weichteile).
AA: I.v. Infusion über 60 min.
DO: 2mal tgl. 500 mg. Dosisreduktion bei schweren Nierenschäden. Keine Indikation für Kinder.
GA: Hypokaliämie, QT-Verlängerung, schwere Leberschäden mit Nierenschäden.
SST: Nutzen/Risiko-Abwägung.
NW: Magen/Darm, Geschmackveränderungen, Überempfindlichkeit, Haut (auch schwere Reaktionen), ZNS, Psyche, Hörstörungen, Herzrhythmusstörungen (QT-Verlängerung), Leberenzymanstiege, Niere, Rhabdomyolyse, Hypoglykämie.
WW: Kontraindiziert: Gleichzeitige Gabe von Astemizol, Cisaprid, Pimozid, Terfenadin, Ergot-Derivaten, Lovastatin, Simvastatin, Colchicin, oralem Midazolam. Nicht empfohlen: Etravirin. Vorsicht:

Clarithromycin hemmt CYP3A4 und P-Glykoprotein. QT-verlängernde Substanzen, Carbamazepin, Theophyllin (erhöhte Serumspiegel), Midazolam i.v. oder oromucosal, Triazolam (erhöhte Plasmaspiegel), Zidovudin (4 Std. Abstand), Antidiabetika (Blutzucker überwachen), andere ototoxische Arzneimittel (Aminoglykoside), Atazanavir, Digoxin, Kalziumkanalblocker, orale Antikoagulanzien, Disopyramid, Chinidin, Phenytoin, Cyclosporin, Rifabutin, Ritonavir (Dosisreduktion siehe Austria Codex - Fachinformation), andere Statine.
WH: Vorsicht bei Herzerkrankungen, Elektrolytstörungen. Kontrolle der Leberfunktion; Überhandnehmen nicht empfindlicher Keime möglich, bei schweren Durchfällen an pseudomembranöse Colitis denken. Kreuzallergie mit Lincomycin oder Clindamycin möglich. Verkehrshinweis.
PG: 1 ST * (EKO: N) [€ 26,30]

Clarithromycin Krka 250 mg - Filmtabletten 34F
(Z.Nr. 1-37451) NR. P. nicht im Handel. J01FA09

Clarithromycin Krka 500 mg - Filmtabletten 34F
(Z.Nr. 1-37452) NR. P. nicht im Handel. J01FA09

Clarithromycin ratiopharm GmbH 250 mg - Filmtabletten 34F
(Z.Nr. 1-27342) NR. P. J01FA09
ZI: Teva, Haarlem, Niederlande
Z: 1 Filmtablette enthält: Clarithromycin 250 mg, Tablettenkern: Carboxymethylstärke, Natriumsalz, Cellulose, mikrokristalline, Povidon K30, Magnesiumhydroxid, Croscarmellose natrium, Siliciumdioxid, hochdisperses, Stearinsäure, Magnesium stearat; Filmüberzug: Hypromellose, Titandioxid, Macrogol 400, Tartrazin 0,297 mg, Allurarot 0,003 mg, Indigocarmin, Vanillin.
EW: Makrolid-Antibiotikum.
AG: Infektionen durch empfindliche Erreger (Akute bakterielle Sinusitis oder Exazerbation einer chronischen Bronchitis, atypische Pneumonie, Haut und Weichteile).
AA: Oral.
DO: 2mal tgl. 250 (-500) mg.
Behandlungsdauer 6-14 Tage. Für Kinder nicht empfohlen.
GA: Hypokaliämie, QT-Verlängerung, schwere Leberschäden mit Nierenschäden.
SST: Nutzen/Risiko-Abwägung.
NW: Magen/Darm, Geschmackveränderungen, Überempfindlichkeit, Haut (auch schwere Reaktionen), ZNS, Psyche, Hörstörungen, Herzrhythmusstörungen (QT-Verlängerung), Leberenzymanstiege, Niere, Rhabdomyolyse, Hypoglykämie.
WW: Kontraindiziert: Gleichzeitige Gabe von Astemizol, Cisaprid, Pimozid, Terfenadin, Ergot-Derivaten, Lovastatin, Simvastatin, Colchicin, oralem Midazolam. Nicht empfohlen: Etravirin. Vorsicht: Clarithromycin hemmt CYP3A4 und P-Glykoprotein. QT-verlängernde Substanzen, Carbamazepin, Theophyllin (erhöhte Serumspiegel), Midazolam i.v. oder oromucosal, Triazolam (erhöhte Plasmaspiegel), Zidovudin (4 Std. Abstand), Antidiabetika (Blutzucker überwachen), andere ototoxische Arzneimittel (Aminoglykoside), Atazanavir, Digoxin, Kalziumkanalblocker, orale Antikoagulanzien, Disopyramid, Chinidin, Phenytoin, Cyclosporin, Rifabutin, Ritonavir (Dosisreduktion siehe Austria Codex - Fachinformation), andere Statine.
WH: Vorsicht bei Herzerkrankungen, Elektrolytstörungen. Kontrolle der Leberfunktion; Überhandnehmen nicht empfindlicher Keime möglich, bei schweren Durchfällen an pseudomembranöse Colitis denken. Kreuzallergie mit Lincomycin oder Clindamycin möglich. Verkehrshinweis.
PG: 14 ST (EKO: G) [€ 6,95]

Clarithromycin ratiopharm GmbH 500 mg - Filmtabletten 34F
(Z.Nr. 1-27343) NR. P. J01FA09
ZI: Teva, Haarlem, Niederlande
Z: 1 Filmtablette enthält: Clarithromycin 500 mg, Tablettenkern: Carboxymethylstärke, Natriumsalz, Cellulose, mikrokristalline, Povidon K30, Magnesiumhydroxid, Croscarmellose natrium, Siliciumdioxid, hochdisperses, Stearinsäure, Magnesium stearat; Filmüberzug: Hypromellose, Titandioxid, Macrogol 400, Tartrazin 0,135 mg, Allurarot 0,009 mg, Indigocarmin, Vanillin.
Kurzinformation: siehe Clarithromycin ratiopharm GmbH 250 mg - Filmtabletten, → S. 314
PG: 7 ST (EKO: G) [€ 5,80], 14 ST (EKO: G) [€ 9,15]

Clarithromycin Sandoz 250 mg - Filmtabletten 34F
(Z.Nr. 1-26243) NR. P. J01FA09
ZI: Sandoz, Kundl
Z: 1 Filmtablette enthält: Clarithromycin 250 mg, Tablettenkern: Cellulose, mikrokristalline, Magnesium stearat, Croscarmellose natrium (entspr. Natrium 1,08 mg), Cellulosepulver, Siliciumdioxid, hochdisperses; Tablettenüberzug: Opadry OY-L-28900 weiss (entspr. Lactose monohydrat 7,2 mg) (entspr. Titandioxid) (entspr. Hypromellose) (entspr. Macrogol 4000).
Kurzinformation: siehe Clarithromycin 1A Pharma 250 mg - Filmtabletten, → S. 312
PG: 14 ST (EKO: G) [€ 6,90]

Clarithromycin Sandoz 500 mg - Filmtabletten 34F
(Z.Nr. 1-26244) NR. P. J01FA09
ZI: Sandoz, Kundl
Z: 1 Filmtablette enthält: Clarithromycin 500 mg, Tablettenkern: Cellulose, mikrokristalline, Magnesium stearat, Croscarmellose natrium (entspr. Natrium 2,16 mg), Cellulosepulver, Siliciumdioxid, hochdisperses; Tablettenüberzug: Opadry OY-L-28900 weiss (entspr. Lactose monohydrat 10,8 mg) (entspr. Titandioxid) (entspr. Hypromellose) (entspr. Macrogol 4000).
Kurzinformation: siehe Clarithromycin 1A Pharma 250 mg - Filmtabletten, → S. 312
PG: 7 ST (EKO: G) [€ 5,70], 14 ST (EKO: G) [€ 11,45]

Clarithromycin Sandoz 125 mg/5 ml - Granulat für orale Suspension 34F
(Z.Nr. 1-25595) NR. P. L. J01FA09
ZI: Sandoz, Kundl
Z: 5 ml enthalten: Clarithromycin 125 mg, Poloxamer 188, Povidon K30, Hypromellose, Macrogol 6000, Titandioxid, Methacrylsäure-Ethylacrylat-Copolymer (1:1), Triethylcitrat, Glycerolmonostearat, Polysorbat 80, Saccharose 2,4 g, Maltodextrin, Kalium sorbat, Siliciumdioxid, hochdispers, wasserfrei, Xanthan gummi, Fruchtaroma (entspr. Aromastoffe, natürlich) (entspr. Aromastoffe, künstlich) (entspr. Maltodextrin) (entspr. Stärke, modifiziert) (entspr. Maltol).
EW: Makrolid-Antibiotikum.
AG: Infektionen durch empfindliche Erreger (Atemwege, Otitis media, Sinusitis, Haut und Weichteile), Eradikation von Helicobacter pylori.
AA: Mit oraler Dosierspritze oder Messlöffel nach Zubereitung des Granulats mit Wasser.
DO: 2mal tgl. 250 mg, bei schweren Infektionen 2mal tgl. 500 mg. Dosisreduktion bei schweren Nierenschäden.
Kinder ab 6 Monaten: 2mal tgl. 7,5 mg/kg KG.
Behandlungsdauer: 6-14 Tage, bei Kindern 5-10 Tage.
GA: Hypokaliämie, QT-Verlängerung, schwere Leberschäden mit Nierenschäden.
SST: Nutzen/Risiko-Abwägung.
NW: Magen/Darm, Geschmackveränderungen, Überempfindlichkeit, Haut (auch schwere Reaktionen), ZNS, Psyche, Seh- oder Hörstörungen, Herzrhythmusstörungen (QT-Verlängerung), Leberenzymanstiege, Niere, Rhabdomyolyse, Hypoglykämie.
WW: Kontraindiziert: Gleichzeitige Gabe von Astemizol, Cisaprid, Pimozid, Terfenadin, Ergot-Derivaten, Lovastatin, Simvastatin, Colchicin, oralem Midazolam. Nicht empfohlen: Etravirin. Vorsicht: Clarithromycin hemmt CYP3A4 und P-Glykoprotein. QT-verlängernde Substanzen, Carbamazepin, Theophyllin (erhöhte Serumspiegel), Midazolam i.v. oder oromucosal, Triazolam (erhöhte Plasmaspiegel), Zidovudin (4 Std. Abstand), Antidiabetika (Blutzucker überwachen), andere ototoxische Arzneimittel (Aminoglykoside), Atazanavir, Digoxin, Kalziumkanalblocker, orale Antikoagulanzien, Disopyramid, Chinidin, Phenytoin, Cyclosporin, Rifabutin, Ritonavir (Dosisreduktion siehe Austria Codex - Fachinformation), andere Statine.
WH: Vorsicht bei Herzerkrankungen, Elektrolytstörungen. Kontrolle der Leberfunktion; Überhandnehmen nicht empfindlicher Keime möglich, bei schweren Durchfällen an pseudomembranöse Colitis denken. Kreuzallergie mit Lincomycin oder Clindamycin möglich. Verkehrshinweis.
PG: 70 ML F14 (2L) (EKO: G) [€ 7,60]

Clarithromycin Sandoz 250 mg/5 ml - Granulat für orale Suspension 34F
(Z.Nr. 1-25596) NR. P. L. J01FA09
ZI: Sandoz, Kundl
Z: 5 ml enthalten: Clarithromycin 250 mg, Poloxamer 188, Povidon K30, Hypromellose, Macrogol 6000, Titandioxid, Methacrylsäure-Ethylacrylat-Copolymer (1:1), Triethylcitrat, Glycerolmonostearat, Polysorbat 80, Saccharose 2,4 g, Maltodextrin, Kalium sorbat, Siliciumdioxid, hochdispers, wasserfrei, Xanthan gummi, Fruchtaroma (entspr. Aromastoffe, natürlich) (entspr. Aromastoffe, künstlich) (entspr. Maltodextrin) (entspr. Stärke, modifiziert) (entspr. Maltol).
Kurzinformation: siehe Clarithromycin Sandoz 125 mg/5 ml - Granulat für orale Suspension, → S. 314
PG: 70 ML F14 (2L) (EKO: G) [€ 12,75]

Clarithromycin Stada 250 mg - Filmtabletten 34F
(Z.Nr. 1-25858) NR. P. J01FA09

ZI: Stada Arzneimittel, Wien
Z: 1 Filmtablette enthält: Clarithromycin 250 mg, Kern: Croscarmellose natrium (entspr. Natrium 0,215 mg), Cellulose, mikrokristalline, Siliciumdioxid, kolloidal, wasserfrei, Povidon K30, Stearinsäure, Magnesium stearat, Talk; Überzug: Opadry 20 H-52875 (entspr. Hypromellose) (entspr. Propylenglycol 12,315 mg) (entspr. Hydroxypropylcellulose) (entspr. Talk) (entspr. Titandioxid) (entspr. Chinolingelb) (entspr. Vanillin).
Kurzinformation: siehe Clarithromycin ratiopharm GmbH 250 mg - Filmtabletten, → S. 314
PG: 14 ST (EKO: G) [€ 6,80]

Clarithromycin Stada 500 mg - Filmtabletten 34F
(Z.Nr. 1-25859) NR. P. J01FA09
ZI: Stada Arzneimittel, Wien
Z: 1 Filmtablette enthält: Clarithromycin 500 mg, Kern: Croscarmellose natrium (entspr. Natrium 0,43 mg), Cellulose, mikrokristalline, Siliciumdioxid, kolloidal, wasserfrei, Povidon K30, Stearinsäure, Magnesium stearat, Talk; Überzug: Opadry 20 H-52875 (entspr. Hypromellose) (entspr. Propylenglycol 12,315 mg) (entspr. Hydroxypropylcellulose) (entspr. Talk) (entspr. Titandioxid) (entspr. Chinolingelb) (entspr. Vanillin).
Kurzinformation: siehe Clarithromycin ratiopharm GmbH 250 mg - Filmtabletten, → S. 314
PG: 7 ST (EKO: G) [€ 5,60], 14 ST (EKO: G) [€ 9,10]

Clarithromycin Tillomed 500 mg - Pulver für ein Konzentrat zur Herstellung einer Infusionslösung 34F
(Z.Nr. 1-40197) NR. P. nicht im Handel. J01FA09

Clarithromycin Uno Stada 500 mg - Retard-Filmtabletten 34F
(Z.Nr. 1-30787) NR. P. n.l. J01FA09
ZI: Stada Arzneimittel, Wien
Z: 1 Filmtablette enthält: Clarithromycin 500 mg (entspr. Clarithromycin citrat 638,8 mg), Tablettenkern: Lactose 293,2 mg (entspr. Lactose monohydrat), Hydroxypropylmethylcellulose, Hydroxypropylmethylcellulosephthalat, Magnesium stearat, Talkum; Filmüberzug: (entspr. Hypromellose 15 cp) (entspr. Lactose monohydrat) (entspr. Chinolingelb, Aluminiumsalz) (entspr. Titandioxid) (entspr. Macrogol 4000) (entspr. Macrogol 400) (entspr. Talkum).
PG: 7 ST (EKO: G) [€ 5,80 n.l.], 14 ST (EKO: G) [€ 9,45 n.l.]

Clarityn 10 mg - Tabletten 05A01
(Z.Nr. 1-19490) RPF. W10. P. R06AX13
ZI: Bayer Austria, Wien
Z: 1 Tablette enthält: Loratadin 10 mg, Lactose monohydrat 71,3 mg, Maisstärke, Magnesium stearat.
Kurzinformation: siehe Allernon 10 mg - Tabletten, → S. 66
PG: 10 ST * (EKO: N) [€ 7,40], 30 ST * (EKO: N) [€ 15,15]

Clauparest spag. Peka - Tropfen zum Einnehmen 39X02
(Z.Nr. 3-00377) RPF. P. V03AX
ZI: Pekana Naturheilmittel, Kißlegg, Deutschland
Z: 1 g (= 1,02 ml = 40 Tropfen) enthält: Araneus diadematus (Homöopathie) D9 130 mg, Arnica montana-spag. Peka D4 130 mg, Cuprum aceticum (Homöopathie) D4 130 mg, Mandragora e radice-spag. Peka D6 130 mg, Plumbum aceticum (Homöopathie) D6 130 mg, Nicotiana tabacum (Homöopathie) D6 130 mg, Ruta graveolens-spag. Peka D4 60 mg, Melilotus officinalis-spag. Peka D4 160 mg, Ethanol 96% (entspr. Gesamtethanolgehalt ca. 19 % (V/V)), Wasser, gereinigtes.
EW: Homöopathikum.
AG: Durchblutungsstörungen, Verletzungen.
AA: In einem Glas mit etwas Wasser vor den Mahlzeiten einnehmen.
DO: 3mal tgl. 20 Tropfen.
Kinder 2-11 Jahre: 3mal tgl. 10 Tropfen.
Kleinkinder 1 Jahr -23 Monate: 1 bis 2mal tgl. 5 Tropfen.
SST: Vorsicht.
PG: 100 ML * (EKO: N) [€ 21,75]

Clavamox 625 mg - Filmtabletten 34A06
(Z.Nr. 1-21175) NR. P. nicht im Handel. J01CR02

Clavamox 875 mg/125 mg - Filmtabletten 34A06
(Z.Nr. 1-36906) NR. P. J01CR02
ZI: Sandoz, Kundl
Z: 1 Filmtablette enthält: Amoxicillin 875 mg (entspr. Amoxicillin trihydrat), Clavulansäure 125 mg (entspr. Kalium clavulanat), Tablettenkern: Siliciumdioxid, kolloidal, wasserfrei, Magnesium stearat, Talkum, Povidon K25, Cellulose, mikrokristalline, Crospovidon; Filmüberzug: Triethylcitrat, Hypromellose, Talkum, Titandioxid, Ethylcellulose, Cetylalkohol, Natriumdodecylsulfat (entspr. Natrium < 23 mg).
EW: Bakterizides Breitbandantibiotikum (Beta-Laktamasehemmer).
AG: Infektionen mit empfindlichen Bakterien: Akute bakterielle Sinusitis, akute Otitis media, akute Exazerbationen der chronischen Bronchitis, ambulant erworbene Pneumonie, Cystitis, Pyelonephritis, Haut- und Weichteile, Knochen und Gelenke.
AA: Mit einer Mahlzeit einnehmen.
DO: 2 (bis max. 3)mal tgl. 1 FT. Tablette ist teilbar.
Kinder (25 - 40 kg KG): TD 25 mg/3,6 mg/kg KG bis 45 mg/6,4 mg/kg KG (bis 70 mg Amoxicillin + 10 mg Clavulansäure pro kg KG) in 2 ED.
Für Kinder unter 25 kg KG andere Darreichungsformen verwenden.
Dosisreduktion bei Nierenschäden.
GA: Penicillin- oder Cephalosporin-Überempfindlichkeit, Gelbsucht durch Amoxicillin/Clavulansäure in der Anamnese.
SST: Anwendung nicht empfohlen.
NW: Magen-Darm, Candidose, Überempfindlichkeitsreaktionen (DRESS-Syndrom), Blutbild, Leber, ZNS.
WW: Probenecid (höhere Amoxicillin-Serumspiegel). Vorsicht: Orale Antikoagulantien, Methotrexat, Mycophenolat-Mofetil.
WH: Vorsicht bei Leberschäden, Mononukleose. An Antibiotika-assoziierte Kolitis denken. Kontrollen: Leber, Niere, Blutbild. Verkehrshinweis.
PG: 10 ST (2) (EKO: G) [€ 11,10], 14 ST (EKO: G) [€ 12,85]

Clavamox 1 g - Filmtabletten 34A06
(Z.Nr. 1-21397) NR. P. nicht im Handel. J01CR02

Clavamox 1 g - Granulat zur Herstellung einer Suspension zum Einnehmen 34A06
(Z.Nr. 1-29870) NR. P. J01CR02
ZI: Sandoz, Kundl
Z: 1 Beutel enthält: Amoxicillin 875 mg (entspr. Amoxicillin trihydrat 1004,5 mg), Clavulansäure 125 mg (entspr. Kalium clavulanat 148,9 mg), Magnesium stearat, Aspartam 30 mg, Zitronen-Pfirsich-Erdbeer-Aroma, Siliciumdioxid, gefällt, Croscarmellose natrium (entspr. Natrium 0,55 mmol) (entspr. → 12,68 mg), Cellulose, mikrokristalline.
EW: Bakterizides Breitbandantibiotikum (Beta-Laktamasehemmer).
AG: Infektionen mit empfindlichen Bakterien: Akute bakterielle Sinusitis, akute Otitis media, akute Exazerbationen der chronischen Bronchitis, ambulant erworbene Pneumonie, Cystitis, Pyelonephritis, Haut- und Weichteile, Knochen und Gelenke.
AA: Beutelinhalt in einem halben Glas Wasser auflösen und mit einer Mahlzeit einnehmen.
DO: 2 (bis max. 3)mal tgl. 875 mg/125 mg.
Kinder ab 2 Monaten bis 40 kg KG: TD 25 mg/3,6 mg/kg KG bis 45 mg/6,4 mg/kg KG (bis 70 mg Amoxicillin + 10 mg Clavulansäure pro kg KG) in 2 ED.
Dosisreduktion bei Nierenschäden.
GA: Penicillin- oder Cephalosporin-Überempfindlichkeit, Gelbsucht durch Amoxicillin/Clavulansäure in der Anamnese.
SST: Anwendung nicht empfohlen.
NW: Magen-Darm, Candidose, Überempfindlichkeitsreaktionen (DRESS-Syndrom), Blutbild, Leber, ZNS.
WW: Probenecid (höhere Amoxicillin-Serumspiegel). Vorsicht: Orale Antikoagulantien, Methotrexat, Mycophenolat-Mofetil.
WH: Vorsicht bei Leberschäden, Mononukleose. An Antibiotika-assoziierte Kolitis denken. Kontrollen: Leber, Niere, Blutbild. Verkehrshinweis.
PG: 10 ST (2) (EKO: G) [€ 11,85], 14 ST (EKO: G) [€ 14,30]

Clavamox Duo - Trockensaft 34A06
(Z.Nr. 1-22155) NR. P. L. J01CR02
ZI: Sandoz, Kundl
Z: Nach Rekonstitution enthalten 5 ml orale Suspension: Amoxicillin 400 mg, Clavulansäure 57 mg, Citronensäure, wasserfreie, Natriumcitrat, wasserfrei, Cellulose, mikrokristalline, Croscarmellose natrium, Xanthan gummi, Siliciumdioxid, hochdispers, wasserfrei, Silicium oxid, Karamell-Aroma (entspr. Ethanol) (entspr. Natrium), Orangen-Aroma (entspr. Natrium) (entspr. Sulfite), Himbeer-Aroma (entspr. Benzylalkohol) (entspr. Ethanol) (entspr. Natrium), Saccharin natrium.
EW: Bakterizides Breitbandantibiotikum (Beta-Laktamasehemmer).
AG: Infektionen mit empfindlichen Bakterien: Akute bakterielle Sinusitis, akute Otitis media, akute Exazerbationen der chronischen Bronchitis, ambulant erworbene Pneumonie, Cystitis, Pyelonephritis, Haut- und Weichteile, Knochen und Gelenke.
AA: Oral mit einer Mahlzeit.
DO: Standarddosis: 2mal tgl. 875 mg/125 mg.
Erhöhte Dosis: 3mal tgl. 875 mg/125 mg.
Kinder: TD 25 mg/3,6 mg/kg KG bis 45 mg/6,4 mg/kg KG (bis max. 70 mg/10 mg/kg KG) in 2 ED.
Dosisreduktion bei Nierenschäden.
GA: Penicillin- oder Cephalosporin-Überempfindlichkeit, Gelbsucht durch Amoxicillin/Clavulansäure in der Anamnese.

C

SST: Anwendung nicht empfohlen.
NW: Magen-Darm, Candidose, Überempfindlichkeitsreaktionen (DRESS-Syndrom), Blutbild, Leber, ZNS.
WW: Probenecid (höhere Amoxicillin-Serumspiegel). Vorsicht: Orale Antikoagulantien, Methotrexat, Mycophenolat-Mofetil.
WH: Vorsicht bei Leberschäden, Mononukleose. An Antibiotika-assoziierte Kolitis denken. Kontrollen: Leber, Niere, Blutbild. Verkehrshinweis.
PG: 70 ML F14 (L) (EKO: G) [€ 6,85], 140 ML F14 (L) (EKO: G) [€ 11,65]

🐾 Clavaseptin 50 mg - Tabletten für Hunde und Katzen 801BA

(Z.Nr. 8-00654) NR. P. QJ01CR02
ZI: Vetoquinol Österreich, Wien
Z: 1 Tablette enthält: Amoxicillin 40 mg (entspr. Amoxicillin trihydrat), Clavulansäure 10 mg (entspr. Kalium clavulanat), Eisenoxide und -hydroxide 0,095 mg, Crospovidon Typ A, Povidon K25, Siliciumdioxid, gefällt, Cellulose, mikrokristalline, Leber vom Schwein, Trockenhefe aus Saccharomyces cerevisiae, Magnesium stearat, Hypromellose.
EW: Penicillin-Kombination.
AG: Periodontale Infektionen bei Hunden, Hautinfektionen bei Katzen.
AA: Oral.
DO: 1 Tablette pro 4 kg KG alle 12 Std. über 7(-14) Tage.
GA: Rennmäuse, Meerschweinchen, Hamster, Kaninchen, Chinchillas, Pferde, Wiederkäuer, schwere Nierenschäden.
SST: Nutzen/Risiko-Abschätzung.
NW: Erbrechen, Durchfall, Überempfindlichkeit.
WW: Bakteriostatische Substanzen reduzieren bakterizide Wirkung der Penicillin-Kombination.
WH: Vorsicht bei Leber- oder Nierenschäden.
PG: 100 ST VT [€ 64,35]

🐾 Clavaseptin 62,5 mg - Tabletten für Hunde und Katzen 801BA

(Z.Nr. 8-01160) NR. P. QJ01CR02
ZI: Vetoquinol Österreich, Wien
Z: 1 Tablette enthält: Amoxicillin 50 mg (entspr. Amoxicillin trihydrat), Clavulansäure 12,5 mg (entspr. Kalium clavulanat), Eisenoxide und -hydroxide 0,12 mg, Crospovidon Typ A, Povidon K25, Siliciumdioxid, gefällt, Cellulose, mikrokristalline, Leber vom Schwein, Trockenhefe aus Saccharomyces cerevisiae, Magnesium stearat, Hypromellose.
EW: Penicillin-Kombination.
AG: Periodontale Infektionen bei Hunden, Hautinfektionen bei Katzen.
AA: Oral.
DO: 1 Tablette pro 5 kg KG alle 12 Std. über 7 (- 14) Tage.
GA: Rennmäuse, Meerschweinchen, Hamster, Kaninchen, Chinchillas, Pferde, Wiederkäuer, schwere Nierenschäden.
SST: Nutzen/Risiko-Abschätzung.
NW: Erbrechen, Durchfall, Überempfindlichkeit.
WW: Bakteriostatische Substanzen reduzieren bakterizide Wirkung der Penicillin-Kombination.
WH: Vorsicht bei Leber- oder Nierenschäden.
PG: 100 ST VT [€ 68,30]

🐾 Clavaseptin 250 mg - Tabletten für Hunde 801BA

(Z.Nr. 8-00655) NR. P. QJ01CR02
ZI: Vetoquinol Österreich, Wien
Z: 1 Tablette enthält: Amoxicillin 200 mg (entspr. Amoxicillin trihydrat), Clavulansäure 50 mg (entspr. Kalium clavulanat), Eisenoxide und -hydroxide 0,475 mg, Crospovidon Typ A, Povidon K25, Siliciumdioxid, gefällt, Cellulose, mikrokristalline, Leber vom Schwein, Trockenhefe aus Saccharomyces cerevisiae, Magnesium stearat, Hypromellose.
EW: Penicillin-Kombination.
AG: Periodontale Infektionen bei Hunden.
AA: Oral.
DO: 1 Tablette pro 20 kg KG alle 12 Std. über 7 Tage.
GA: Rennmäuse, Meerschweinchen, Hamster, Kaninchen, Chinchillas, Pferde, Wiederkäuer, schwere Nierenschäden.
SST: Nutzen/Risiko-Abschätzung.
NW: Erbrechen, Durchfall, Überempfindlichkeit.
WW: Bakteriostatische Substanzen reduzieren bakterizide Wirkung der Penicillin-Kombination.
WH: Vorsicht bei Leber- oder Nierenschäden.
PG: 100 ST VT [€ 138,60]

🐾 Clavaseptin 500 mg - Tabletten für Hunde 801BA

(Z.Nr. 8-00656) NR. P. QJ01CR02
ZI: Vetoquinol Österreich, Wien
Z: 1 Tablette enthält: Amoxicillin 400 mg (entspr. Amoxicillin trihydrat), Clavulansäure 100 mg (entspr. Kalium clavulanat), Eisenoxide und -hydroxide 0,95 mg, Crospovidon Typ A, Povidon K25, Siliciumdioxid, gefällt, Cellulose, mikrokristalline, Leber vom Schwein, Trockenhefe aus Saccharomyces cerevisiae, Magnesium stearat, Hypromellose.
EW: Penicillin-Kombination.
AG: Periodontale Infektionen bei Hunden.
AA: Oral.
DO: 1 Tablette pro 40 kg KG alle 12 Std. über 7 Tage.
GA: Rennmäuse, Meerschweinchen, Hamster, Kaninchen, Chinchillas, Pferde, Wiederkäuer, schwere Nierenschäden.
SST: Nutzen/Risiko-Abschätzung.
NW: Erbrechen, Durchfall, Überempfindlichkeit.
WW: Bakteriostatische Substanzen reduzieren bakterizide Wirkung der Penicillin-Kombination.
WH: Vorsicht bei Leber- oder Nierenschäden.
PG: 100 ST VT [€ 222,30]

Claversal 500 mg - Filmtabletten 42F

(Z.Nr. 1-18369) RP. P. A07EC02
ZI: Merck, Wien
Z: 1 Filmtablette enthält: Mesalazin 500 mg (entspr. 5-Aminosalicylsäure), Natrium karbonat (entspr. Natrium 47,7 mg), Glycin, Polyvinylpyrrolidon, Cellulose, mikrokristalline, Carboxymethyl cellulose, Siliciumdioxid, Calcium stearat, Triethylcitrat, Eudragit L, Eudragit S, Talk, Polyethylenglykol 6000, Titandioxid, Eisenoxid gelb, Eisenoxid rot.
EW: Antiinflammatonisch.
AG: Akutbehandlung und Rezidivprophylaxe der Colitis ulcerosa, Akutbehandlung des Morbus Crohn.
AA: Oral, 1 Std. vor den Mahlzeiten unzerkaut mit Flüssigkeit.
DO: Colitis ulcerosa: Akuter Schub: 3mal tgl. 0,5 - 1 g, Rezidivprophylaxe: 3mal tgl. 0,5 g.
M.Crohn: Akuter Schub: 3mal tgl. 0,5 - 1,5 g.
Kinder ab 6 Jahren und Jugendliche:
Akuter Schub: TD 30-50 mg/kg KG in getrennten Dosen. MTD 75 mg/kg KG oder 4 g.
Rezidivprophylaxe: TD 15-30 mg/kg KG in getrennten Dosen. MTD 2 g.
Generell: Halbe Erwachsenendosis bei Kindern bis 40 kg KG. Keine Erfahrungen bei Kindern unter 6 Jahren.
GA: Salizylatüberempfindlichkeit, schwere Leber-, Nierenschäden.
SST: Nutzen/Risiko-Abwägung.
NW: Magen/Darm, ZNS, Herz, Lichtempfindlichkeit, sehr selten Überempfindlichkeit, Lunge (Fibrosen), Niere (Nephrolithiasis), Myalgien/Arthralgien, Blutbild, Leber.
WW: Azathioprin, 6 Mercaptopurin, Tioguanin verstärkt myelotoxisch.
WH: Kontrollen: Blutbild, Leber, Niere (Urin). Auf Lungenfunktionsstörungen achten. Konsequente Therapie erforderlich.
PG: 40 ST (2) (EKO: G) [€ 27,15], 100 ST (2) (EKO: G) [€ 57,05]

Claversal 250 mg - Zäpfchen 42F

(Z.Nr. 1-18370) RP. P. A07EC02
ZI: Merck, Wien
Z: 1 Zäpfchen enthält: Mesalazin 250 mg (entspr. 5-Aminosalicylsäure), Hartfett.
EW: Antiinflammatorisch.
AG: Akuttherapie und Rezidivprophylaxe chronischer Entzündungen des Dickdarms und Enddarms (Proctosigmoiditis, hämorrhagische Proktitis).
AA: Tief rektal.
DO: 3mal tgl. 500 mg, zur Rezidivprophylaxe 3mal tgl. 250 mg. Wenig Erfahrung bei Kindern und Jugendlichen.
GA: Salizylatüberempfindlichkeit, schwere Leber-, Nierenschäden.
SST: Nutzen/Risiko-Abwägung.
NW: Magen/Darm, ZNS, Herz, Lichtempfindlichkeit, sehr selten Überempfindlichkeit, Lunge (Fibrosen), Niere (Nephrolithiasis), Myalgien/Arthralgien, Blutbild, Leber.
WW: Azathioprin, 6 Mercaptopurin, Tioguanin verstärkt myelotoxisch.
WH: Kontrollen: Blutbild, Leber, Niere (Urin). Auf Lungenfunktionsstörungen achten. Konsequente Therapie erforderlich.
PG: 15 ST (2) (EKO: G) [€ 15,65]

Claversal 500 mg - Zäpfchen 42F

(Z.Nr. 1-18371) RP. P. A07EC02
ZI: Merck, Wien
Z: 1 Zäpfchen enthält: Mesalazin 500 mg (entspr. 5-Aminosalicylsäure), Witepsol.
Kurzinformation: siehe Claversal 250 mg - Zäpfchen, → S. 316
PG: 15 ST (2) (EKO: G) [€ 25,65]

Clavex 1 g - Filmtabletten 34A06
(Z.Nr. 1-25016) NR. P. nicht im Handel. J01CR02

🐾 Clavubactin 50/12,5 mg - Tabletten für Katzen und Hunde 801BA
(Z.Nr. 8-00578) NR. P. QJ01CR02
ZI: Le Vet, Oudewater, Niederlande
Z: 1 Tablette enthält: Amoxicillin 50 mg (entspr. Amoxicillin trihydrat), Clavulansäure 12,5 mg (entspr. Kalium clavulanat), Cellulose, mikrokristalline, Hypromellose, Crospovidon, Povidon, Macrogol 6000, Stearinsäure, Saccharin natrium 0,7 mg, Vanille-Aroma, Chinolingelb, Titandioxid, Siliciumdioxid, kolloidal, wasserfrei, Magnesium stearat.
EW: Antibiotische Kombination (Betalaktam + Betalaktamase-Inhibitor).
AG: Infektionen durch empfindliche Erreger bei Hunden und Katzen: Haut, Harnwege, Atemwege, Coli-Enteritis, Mundhöhle.
AA: Oral.
DO: 2mal tgl. 12,5 mg kombinierter Wirkstoff pro kg KG; Behandlungsdauer meist 5-10 Tage, bei chronischen Hautinfektionen 10-30 Tage (bis 6-8 Wochen), bei chronischer Zystitis 10-28 Tage.
GA: Schwere Nierenschäden; Behandlung von Kaninchen, Meerschweinchen, Hamster, Wüstenrennmaus.
SST: Nutzen/Risiko-Abwägung.
NW: Magen/Darm, Allergien.
WW: Chloramphenicol, Makrolide, Sulfonamide, Tetrazykline können antibakterielle Wirkung von Penicillin hemmen.
PG: 100 ST VT [€ 46,90]

🐾 Clavubactin 250/62,5 mg - Tabletten für Hunde 801BA
(Z.Nr. 8-00579) NR. P. QJ01CR02
ZI: Le Vet, Oudewater, Niederlande
Z: 1 Tablette enthält: Amoxicillin 250 mg (entspr. Amoxicillin trihydrat), Clavulansäure 62,5 mg (entspr. Kalium clavulanat), Cellulose, mikrokristalline, Hypromellose, Crospovidon, Povidon, Macrogol 6000, Stearinsäure, Saccharin natrium 3,5 mg, Vanille-Aroma, Chinolingelb, Titandioxid, Siliciumdioxid, kolloidal, wasserfrei, Magnesium stearat.
EW: Antibiotische Kombination (Betalaktam + Betalaktamase-Inhibitor).
AG: Infektionen durch empfindliche Erreger bei Hunden: Haut, Harnwege, Atemwege, Coli-Enteritis, Mundhöhle.
AA: Oral.
DO: 2mal tgl. 12,5 mg kombinierter Wirkstoff pro kg KG; Behandlungsdauer meist 5-10 Tage, bei chronischen Hautinfektionen 10-30 Tage (bis 6-8 Wochen), bei chronischer Zystitis 10-28 Tage.
GA: Schwere Nierenschäden; Behandlung von Kaninchen, Meerschweinchen, Hamster, Wüstenrennmaus.
SST: Nutzen/Risiko-Abwägung.
NW: Magen/Darm, Allergien.
WW: Chloramphenicol, Makrolide, Sulfonamide, Tetrazykline können antibakterielle Wirkung von Penicillin hemmen.
PG: 100 ST VT [€ 122,20]

🐾 Clavubactin 500/125 mg - Tabletten für Hunde 801BA
(Z.Nr. 8-00580) NR. P. QJ01CR02
ZI: Le Vet, Oudewater, Niederlande
Z: 1 Tablette enthält: Amoxicillin 500 mg (entspr. Amoxicillin trihydrat), Clavulansäure 125 mg (entspr. Kalium clavulanat), Cellulose, mikrokristalline, Hypromellose, Crospovidon, Povidon, Macrogol 6000, Stearinsäure, Saccharin natrium 7 mg, Vanille-Aroma, Chinolingelb, Titandioxid, Siliciumdioxid, kolloidal, wasserfrei, Magnesium stearat.
Kurzinformation: siehe Clavubactin 250/62,5 mg - Tabletten für Hunde, → S. 317
PG: 100 ST VT [€ 195,05]

🐾 Clavudale 40 mg/10 mg - Tabletten für Katzen und Hunde 801BA
(Z.Nr. 8-01010) NR. P. QJ01CR02
ZI: Dechra Regulatory, Bladel, Niederlande
Z: 1 Tablette enthält: Amoxicillin 40 mg (entspr. Amoxicillin trihydrat), Clavulansäure 10 mg (entspr. Kalium clavulanat), Erythrosin 0,75 mg, Siliciumdioxid, hochdisperses, Magnesium stearat, Carboxymethylstärke, Natrium Typ A, Cellulose, mikrokristalline, Luctarom 31600z (Fleischaroma).
EW: Beta-Laktam-Antibiotika.
AG: Bakterielle Infektionen durch empfindliche Erreger bei Katzen und Hunden.
AA: Zum Eingeben.
DO: 2mal tgl. 10 mg Amoxicillin/2,5 mg Clavulansäure/kg KG, in schweren Fällen doppelte Dosis. Behandlungsdauer meist 5-7 Tage.
GA: Kaninchen, Hamster, Meerschweinchen, Wüstenrennmäuse, Nierenschäden.
SST: Nutzen/Risiko-Abwägung.
NW: Magen/Darm, Allergien.
WW: Bakteriostatische Antibiotika hemmend, Aminoglykoside verstärkt.
WH: Vorsicht bei anderen kleinen Pflanzenfressern.
PG: 24 ST VT [€ 12,85]

🐾 Clavudale 200 mg/50 mg - Tabletten für Hunde 801BA
(Z.Nr. 8-00956) NR. P. QJ01CR02
ZI: Dechra Regulatory, Bladel, Niederlande
Z: 1 Tablette enthält: Amoxicillin 200 mg (entspr. Amoxicillin trihydrat), Clavulansäure 50 mg (entspr. Kalium clavulanat), Erythrosin 3,75 mg, Siliciumdioxid, hochdisperses, Magnesium stearat, Carboxymethylstärke, Natrium Typ A, Cellulose, mikrokristalline, Luctarom 31600z (Fleischaroma).
EW: Beta-Laktam-Antibiotika.
AG: Bakterielle Infektionen durch empfindliche Erreger bei Hunden: Haut, Harnwege, Magen/Darm-Trakt.
AA: Zum Eingeben.
DO: 2mal tgl. 10 mg Amoxicillin/2,5 mg Clavulansäure/kg KG, in schweren Fällen doppelte Dosis. Behandlungsdauer meist 5-7 Tage.
GA: Kaninchen, Hamster, Meerschweinchen, Wüstenrennmäuse, Nierenschäden.
SST: Nutzen/Risiko-Abwägung.
NW: Magen/Darm, Allergien.
WW: Bakteriostatische Antibiotika hemmend, Aminoglykoside verstärkt.
WH: Vorsicht bei anderen kleinen Pflanzenfressern.
PG: 24 ST VT [€ 31,70]

🐾 Clavudale 400 mg/100 mg - Tabletten für Hunde 801BA
(Z.Nr. 8-00957) NR. P. QJ01CR02
ZI: Dechra Regulatory, Bladel, Niederlande
Z: 1 Tablette enthält: Amoxicillin 400 mg (entspr. Amoxicillin trihydrat), Clavulansäure 100 mg (entspr. Kalium clavulanat), Erythrosin 7,5 mg, Siliciumdioxid, hochdisperses, Magnesium stearat, Carboxymethylstärke, Natrium Typ A, Cellulose, mikrokristalline, Luctarom 31600z (Fleischaroma).
Kurzinformation: siehe Clavudale 200 mg/50 mg - Tabletten für Hunde, → S. 317
PG: 24 ST VT [€ 43,45]

🐾 *Clearium 31,2 mg/ml - Shampoo für Hunde* 814
(Z.Nr. 8-38696) RPF. P. nicht im Handel. QD08AC02

Cleviprex 0,5 mg/ml - Emulsion zur Injektion 21A02
(Z.Nr. 1-31403) RP. P. E. C08CA16
ZI: Chiesi Pharma, Wien
Z: 1 ml Emulsion zur Injektion enthält: Clevidipin 0,5 mg, Sojabohnenöl, raffiniert, Glycerol, Phospholipide aus Ei, Natrium edetat, Ölsäure, Natriumhydroxid zur pH-Wert-Einstellung, Wasser für Injektionszwecke.
EW: Kalziumkanalblocker (Dihydropyridin).
AG: Perioperative rasche Blutdruckreduktion.
AA: I.v. Infusion.
DO: Initial 2 mg/h, Erhaltungsdosis meist 4-6 mg/h. MD 32 mg/h. Keine Daten an Kindern und Jugendlichen.
GA: Fettstoffwechselstörungen.
SST: Strenge Indikationsstellung; Nutzen/Risiko-Abwägung in der Stillzeit.
NW: Vorhofflimmern, Sinustachykardie, Hypotonie, Hypoxie, Ödeme, Kopf- schmerzen, Überempfindlichkeit, Magen/Darm, Polyurie, Beschwerden im Brustraum.
WW: Vorsicht: Andere Antihypertonika.
WH: Auf streng aseptische Technik achten. Nicht bei unbehandelter Aortenstenose anwenden. Vorsicht bei Linksschenkelblock. Begrenzte Daten bei akutem Myokardinfarkt oder akutem Koronarsyndrom. Verkehrshinweis.
Bei Überdosierung absetzen (Wirkung klingt innerhalb von 5-15 min ab).
PG: 10 ST * (EKO: N) [€ 2.320,45]

🐾 *Clevor 30 mg/ml - Augentropfen, Lösung im Einzeldosisbehältnis für Hunde* 825D
(Z.Nr. EU/2/17/222/*) RP. P. nicht im Handel. QN04BC04

Climara 50 Mikrogramm/24 h - transdermales Pflaster 29E02, 31H03, 38C04
(Z.Nr. 1-21511) RP. P. nicht im Handel. G03CA03

Climen - Dragees 31H08, 38D04
(Z.Nr. 1-19753) RP. P. nicht im Handel. G03HB01

Climen 28-Tage Dragees 31H08, 38D04
(Z.Nr. 1-22955) RP. P. nicht im Handel. G03HB01

Clinacin 25 mg - Tabletten für Hunde 801AZ
(Z.Nr. 8-00510) NR. P. QJ01FF01
ZI: Chanelle Pharmaceuticals Manufacturing, Galway, Irland
Z: 1 Tablette enthält: Clindamycin 25 mg (entspr. Clindamycin hydrochlorid), Lactose monohydrat, Povidon, Crospovidon, Cellulose, mikrokristalline, Natrium laurylsulfat, Siliciumdioxid, hochdisperses, Magnesium stearat.
EW: Bakteriostatisches Antibiotikum.
AG: Infizierte Wunden, Abszesse, Maulhöhlen/Zahninfektionen, Osteomyelitis.
AA: Zum Eingeben.
DO: 5,5 mg/kg KG alle 12 Std. über 7-10 Tage.
Osteomyelitis: 11 mg/kg KG alle 12 Std. über mindestens 4 Wochen.
GA: Andere Tierspezies (schwere Magen/Darm-Störungen).
SST: Nutzen/Risiko-Abwägung.
NW: Erbrechen, Durchfall.
WW: Andere neuromuskuläre Blocker verstärkt. Nicht gleichzeitig mit Chlor- amphenicol oder Makroliden geben.
WH: Kontrollen: Leber, Niere, Blutbild.
PG: 100 ST VT [€ 48,00]

Clinacin 150 mg - Tabletten für Hunde 801AZ
(Z.Nr. 8-00508) NR. P. QJ01FF01
ZI: Chanelle Pharmaceuticals Manufacturing, Galway, Irland
Z: 1 Tablette enthält: Clindamycin 150 mg (entspr. Clindamycin hydrochlorid), Lactose monohydrat, Povidon, Crospovidon, Cellulose, mikrokristalline, Natrium laurylsulfat, Siliciumdioxid, hochdisperses, Magnesium stearat.
Kurzinformation: siehe Clinacin 25 mg - Tabletten für Hunde, → S. 318
PG: 100 ST VT [€ 125,00]

Clinacin 300 mg - Tabletten für Hunde 801AZ
(Z.Nr. 8-00812) NR. P. QJ01FF01
ZI: Chanelle Pharmaceuticals Manufacturing, Galway, Irland
Z: 1 Tablette enthält: Clindamycin 300 mg (entspr. Clindamycin hydrochlorid), Ludipress (entspr. Lactose monohydrat) (entspr. Povidon) (entspr. Crospovidon), Cellulose, mikrokristalline, Natrium laurylsulfat, Siliciumdioxid, hochdisperses, Magnesium stearat.
Kurzinformation: siehe Clinacin 25 mg - Tabletten für Hunde, → S. 318
PG: 84 ST VT [€ 168,00]

Clindabactin 55 mg - Kautabletten für Hunde und Katzen 801AZ
(Z.Nr. 8-38848) NR. P. nicht im Handel. QJ01FF01

Clindabactin 220 mg - Kautabletten für Hunde 801AZ
(Z.Nr. 8-38849) NR. P. nicht im Handel. QJ01FF01

Clindabactin 440 mg - Kautabletten für Hunde 801AZ
(Z.Nr. 8-38850) NR. P. nicht im Handel. QJ01FF01

Clindac Sandoz 450 mg - Filmtabletten 34K
(Z.Nr. 1-25479) NR. P. J01FF01
ZI: Sandoz, Kundl
Z: 1 Filmtablette enthält: Clindamycin 450 mg (entspr. Clindamycin hydrochlorid 488,7 mg), Kern: Lactose 57 mg (entspr. Lactose monohydrat), Cellulose, mikrokristalline, Crospovidon, Povidon K28-32, Siliciumdioxid, hochdispers, wasserfrei, Magnesium stearat; Überzug: Hypromellose, Lactose monohydrat, Macrogol 4000, Titandioxid.
EW: Antibiotikum (Proteinsynthesehemmer), bakteriostatisch bis bakterizid.
AG: Infektionen mit empfindlichen Bakterien, insbesondere bei Penicillin- und Cephalosporinüberempfindlichkeit: Obere und untere Luftwege, weibliche Geschlechtsorgane, Haut und Weichteile (Erysipel und Paronychie), Knochen und Gelenke, intraabdominale Infektionen (Peritonitis, abdominale Abszesse), Scharlach, Septikämie, Endokarditis, Zahninfektionen, toxoplasmatische Enzephalitis bei AIDS.
AA: Oral mit Flüssigkeit.
DO: TD 600-1800 mg in 2-4 ED.
Kinder: TD 8-25 mg/kg KG in 3-4 ED.
Details siehe Austria-Codex - Fachinformation.
SST: Strenge Indikationsstellung, in der Stillzeit nicht anwenden.
NW: Magen/Darm, Leber, Überempfindlichkeit (auch schwere Reaktionen), Angioödeme, Blutbild.
WW: Kreuzresistenz mit Lincomycin. Vorsicht: Neuromuskuläre Hemmer verstärkt. Vitamin K-Antagonisten (Gerinnung kontrollieren).
WH: Vorsicht bei Asthma, Allergien, Myasthenie, Parkinson, Atopikern, Leberschäden.
Bei schweren Durchfällen an pseudomembranöse Kolitis denken. Nicht liquorgängig (nicht bei Meningitis verwenden). Leber-, Nierenkontrolle. Verkehrshinweis.
PG: 12 ST (2) (EKO: G) [€ 11,50], 30 ST (EKO: G) [€ 22,50]

Clindac Sandoz 600 mg - Filmtabletten 34K
(Z.Nr. 1-25480) NR. P. J01FF01
ZI: Sandoz, Kundl
Z: 1 Filmtablette enthält: Clindamycin 600 mg (entspr. Clindamycin hydrochlorid 651,5 mg), Kern: Lactose 76 mg (entspr. Lactose monohydrat), Cellulose, mikrokristalline, Crospovidon, Povidon K28-32, Siliciumdioxid, hochdispers, wasserfrei, Magnesium stearat; Überzug: Hypromellose, Lactose monohydrat, Macrogol 4000, Titandioxid.
Kurzinformation: siehe Clindac Sandoz 450 mg - Filmtabletten, → S. 318
PG: 12 ST (2) (EKO: G) [€ 11,50], 30 ST (EKO: G) [€ 22,50]

Clindac Sandoz 150 mg - Kapseln 34K
(Z.Nr. 1-22809) NR. P. J01FF01
ZI: Sandoz, Kundl
Z: 1 Kapsel enthält: Clindamycin 150 mg (entspr. Clindamycin hydrochlorid 169,235 mg), Kapselinhalt: Maisstärke, Talkum, Magnesium stearat, Lactose monohydrat 79 mg; Kapselhülle: Gelatine, Titandioxid, Eisenoxid gelb, Eisenoxid rot, Eisenoxid schwarz.
Kurzinformation: siehe Clindac Sandoz 450 mg - Filmtabletten, → S. 318
PG: 16 ST (EKO: G) [€ 9,15]

Clindac Sandoz 300 mg - Kapseln 34K
(Z.Nr. 1-22808) NR. P. J01FF01
ZI: Sandoz, Kundl
Z: 1 Kapsel enthält: Clindamycin 300 mg (entspr. Clindamycin hydrochlorid 338,47 mg), Kapselinhalt: Maisstärke, Talkum, Magnesium stearat, Lactose monohydrat 148 mg; Kapselhülle: Gelatine, Titandioxid, Eisenoxid gelb, Eisenoxid rot, Eisenoxid schwarz.
Kurzinformation: siehe Clindac Sandoz 450 mg - Filmtabletten, → S. 318
PG: 16 ST (EKO: G) [€ 14,35]

Clindamycin 1A Pharma 450 mg - Filmtabletten 34K
(Z.Nr. 1-25483) NR. P. J01FF01
ZI: 1A Pharma, Wien
Z: 1 Filmtablette enthält: Clindamycin 450 mg (entspr. Clindamycin hydrochlorid 488,7 mg), Kern: Lactose 57 mg (entspr. Lactose monohydrat), Cellulose, mikrokristalline, Crospovidon, Povidon K28-32, Siliciumdioxid, hochdispers, wasserfrei, Magnesium stearat; Überzug: Hypromellose, Lactose monohydrat, Macrogol 4000, Titandioxid.
Kurzinformation: siehe Clindac Sandoz 450 mg - Filmtabletten, → S. 318
PG: 12 ST (2) (EKO: G) [€ 11,50], 30 ST (EKO: G) [€ 22,50]

Clindamycin 1A Pharma 600 mg - Filmtabletten 34K
(Z.Nr. 1-25484) NR. P. J01FF01
ZI: 1A Pharma, Wien
Z: 1 Filmtablette enthält: Clindamycin 600 mg (entspr. Clindamycin hydrochlorid 651,5 mg), Kern: Lactose 76 mg (entspr. Lactose monohydrat), Cellulose, mikrokristalline, Crospovidon, Povidon K28-32, Siliciumdioxid, hochdispers, wasserfrei, Magnesium stearat; Überzug: Hypromellose, Lactose monohydrat, Macrogol 4000, Titandioxid.
Kurzinformation: siehe Clindac Sandoz 450 mg - Filmtabletten, → S. 318
PG: 12 ST (2) (EKO: G) [€ 11,50], 30 ST (EKO: G) [€ 22,50]

Clindamycin 1A Pharma 300 mg - Kapseln 34K
(Z.Nr. 1-22894) NR. P. J01FF01
ZI: 1A Pharma, Wien
Z: 1 Kapsel enthält: Clindamycin 300 mg (entspr. Clindamycin hydrochlorid 338,47 mg), Kapselinhalt: Maisstärke, Talkum, Magnesium stearat, Lactose monohydrat 148 mg; Kapselhülle: Gelatine, Titandioxid, Eisenoxid gelb, Eisenoxid rot, Eisenoxid schwarz.
Kurzinformation: siehe Clindac Sandoz 450 mg - Filmtabletten, → S. 318
PG: 16 ST (EKO: G) [€ 14,35]

Clindamycin MIP 150 mg - Filmtabletten
34K

(Z.Nr. 1-24970) NR. P. J01FF01
ZI: MIP Pharma Austria, Innsbruck
Z: 1 Filmtablette enthält: Clindamycin 150 mg (entspr. Clindamycin hydrochlorid 172 mg), Cellulose, mikrokristalline, Mannitol, Talkum, Magnesium stearat, Crospovidon, Siliciumdioxid, hochdispers, wasserfrei, Titandioxid, Macrogol, Butylmethacrylat-Copolymer, basisch.
Kurzinformation: siehe Clindac Sandoz 450 mg - Filmtabletten, → S. 318
PG: 12 ST * (EKO: N) [€ 9,90]

Clindamycin MIP 300 mg - Filmtabletten
34K

(Z.Nr. 1-24971) NR. P. J01FF01
ZI: MIP Pharma Austria, Innsbruck
Z: 1 Filmtablette enthält: Clindamycin hydrochlorid 300 mg (entspr. Clindamycin hydrochlorid 344 mg), Cellulose, mikrokristalline, Mannitol, Talkum, Magnesium stearat, Crospovidon, Siliciumdioxid, hochdispers, wasserfrei, Titandioxid, Macrogol, Butylmethacrylat-Copolymer, basisch.
Kurzinformation: siehe Clindac Sandoz 450 mg - Filmtabletten, → S. 318
PG: 16 ST (EKO: G) [€ 14,35]

Clindamycin MIP 600 mg - Filmtabletten
34K

(Z.Nr. 1-24972) NR. P. J01FF01
ZI: MIP Pharma Austria, Innsbruck
Z: 1 Filmtablette enthält: Clindamycin 600 mg (entspr. Clindamycin hydrochlorid 688 mg), Cellulose, mikrokristalline, Mannitol, Talkum, Magnesium stearat, Crospovidon, Siliciumdioxid, hochdispers, wasserfrei, Titandioxid, Macrogol, Butylmethacrylat-Copolymer, basisch.
Kurzinformation: siehe Clindac Sandoz 450 mg - Filmtabletten, → S. 318
PG: 16 ST (EKO: G) [€ 14,35], 32 ST (EKO: G) [€ 23,95]

Clindamycin-MIP 150 mg/ml - Injektionslösung
34K

(Z.Nr. 1-24973) NR. P. J01FF01
ZI: MIP Pharma Austria, Innsbruck
Z: 1 ml Injektionslösung enthält: Clindamycin 150 mg (entspr. Clindamycin phosphat), Benzylalkohol 9 mg, Natrium edetat, Natriumhydroxid, Wasser für Injektionszwecke.
EW: Antibiotikum (Proteinsynthesehemmer), bakteriostatisch bis bakterizid.
AG: Infektionen mit empfindlichen Bakterien, insbesondere bei Penicillin- und/oder Cephalosporin-Überempfindlichkeit: Obere und untere Luftwege, Haut und Weichteile, Knochen und Gelenke, intraabdominale Infektionen, Septikämie, Endokarditis, Zahninfektionen, Gynäkologie, toxoplasmatische Enzephalitis bei AIDS.
AA: I.m. Injektion oder i.v. Infusion in 5% Glukose oder 0,9% NaCl-Lösung, (nicht unverdünnt, max. 30 mg/min).
DO: TD 1200-4800 mg in 2-4 ED; MED bei i.m. Gabe 600 mg; Kinder (ab 3 Jahren): TD 20-40 mg/kg KG in 3-4 ED.
GA: Leber-, Nierenschäden, akute Virusinfektionen der oberen Atemwege.
SST: Zwingende Indikationsstellung, bei stillenden Müttern nicht anwenden.
NW: Magen/Darm, Allergien, Leber, Haut und Schleimhäute, Blutbild, Poly- arthritis, Herzstillstand (bei zu rascher i.v. Gabe), ZNS, lokale Reaktionen.
WW: Vorsicht: Muskelrelaxantien verstärkt, Erythromycin (Kreuzresistenz), Lincomycin (Kreuzreaktion), Vitamin K-Antagonisten (Gerinnung kontrollieren), Sicherheit oraler Kontrazeptiva vermindert.
WH: Vorsicht bei Asthma, Colitis, Myasthenie, Parkinson. Bei Langzeitgabe Blutbild-, Leber-, Nierenkontrollen. Bei schweren Durchfällen an Clostridium difficile-assoziierte Diarrhoe denken. Nicht bei Meningitis anwenden.
Plasmaspiegelkontrollen bei hohen Dosierungen.
PG: AMP 600MG 4 5 ST * (EKO: N) [€ 106,55], **AMP 900MG 6** 5 ST * (EKO: N) [€ 153,80], **DFL 600MG 4** 5 ST * (EKO: N) [€ 106,55], **DFL 900MG 6** 5 ST * (EKO: N) [€ 153,80]

Clindamycin "ratiopharm" 300 mg - Ampullen
34K

(Z.Nr. 1-22813) NR. P. J01FF01
ZI: Teva, Haarlem, Niederlande
Z: 1 Ampulle zu 2 ml enthält: Clindamycin 300 mg (entspr. Clindamycin-2-dihydrogenphosphat 356,5 mg), Dinatrium edetat 1 mg, Natriumhydroxid, Wasser für Injektionszwecke.
Kurzinformation: siehe Clindamycin-MIP 150 mg/ml - Injektionslösung, → S. 319
PG: 5 ST * (EKO: N) [€ 52,20]

Clindamycin "ratiopharm" 600 mg - Ampullen
34K

(Z.Nr. 1-22814) NR. P. J01FF01
ZI: Teva, Haarlem, Niederlande
Z: 1 Ampulle zu 4 ml enthält: Clindamycin 600 mg (entspr. Clindamycin-2-dihydrogenphosphat 713 mg), Dinatrium edetat 2 mg, Natriumhydroxid, Wasser für Injektionszwecke.
Kurzinformation: siehe Clindamycin-MIP 150 mg/ml - Injektionslösung, → S. 319
PG: 5 ST * (EKO: N) [€ 104,65]

Clindamycin "ratiopharm" 300 mg - Kapseln
34K

(Z.Nr. 1-24014) NR. P. J01FF01
ZI: Teva, Haarlem, Niederlande
Z: 1 Kapsel enthält: Clindamycin 300 mg (entspr. Clindamycin hydrochlorid 348,4 mg), Maisstärke, Magnesium stearat, Siliciumdioxid, hochdisperses, Gelatine, Eisenoxid rot, Eisenoxid gelb, Titandioxid, Wasser, gereinigtes.
Kurzinformation: siehe Clindac Sandoz 450 mg - Filmtabletten, → S. 318
PG: 16 ST (EKO: G) [€ 14,35]

Clindaseptin 25 mg - Kapseln für Hunde 801AZ
(Z.Nr. 8-36150) NR. P. nicht im Handel. QJ01FF01

Clindaseptin 75 mg - Kapseln für Hunde 801AZ
(Z.Nr. 8-35571) NR. P. nicht im Handel. QJ01FF01

Clindaseptin 150 mg - Kapseln für Hunde 801AZ
(Z.Nr. 8-35572) NR. P. nicht im Handel. QJ01FF01

Clindaseptin 300 mg - Kapseln für Hunde 801AZ
(Z.Nr. 8-35573) NR. P. nicht im Handel. QJ01FF01

Clindaseptin 25 mg/ml - Lösung zum Eingeben für Hunde und Katzen
801AZ

(Z.Nr. 8-01069) NR. P. QJ01FF01
ZI: Chanelle Pharmaceuticals Manufacturing, Galway, Irland
Z: 1 ml Lösung enthält: Clindamycin 25 mg (entspr. Clindamycin hydrochlorid 27,15 mg), Ethanol 96% 90,56 mg, Sorbitol, flüssig (nicht kristallisierend), Dinatrium edetat, Propylenglycol, Saccharin natrium, Citronensäure monohydrat, Wasser, gereinigtes.
EW: Lincosamid-Antibiotikum.
AG: Katzen: Infizierte Wunden und Abszesse durch Staphylococcus spp. und Streptococcus spp.
Hunde: Infizierte Wunden, Abszesse, Maulhöhlen/Zahninfektionen, Begleit- therapie bei Infektionen des Zahnfleisches und des periodontalen Gewebes, Osteomyelitis durch Staphylococcus aureus.
AA: Zum Eingeben.
DO: Katze: 11 mg/kg KG alle 24 Std. oder 5,5 mg/kg KG alle 12 Std. über 7-10 Tage.
Hund: 11 mg/kg KG alle 24 Std. oder 5,5 mg/kg KG alle 12 Std. über 7-10 Tage.
Osteomyelitis: 11 mg/kg KG alle 12 Std. über mindestens 28 Tage.
GA: Kaninchen, Hamster, Meerschweinchen, Chinchillas, Pferde, Wiederkäuer.
SST: Nutzen/Risiko-Abwägung.
NW: Erbrechen, Durchfall, Superinfektionen.
WW: Nicht anwenden: Chloramphenicol, Makrolide.
Gleichzeitige Anwendung vermeiden: Ciclosporin. Vorsicht: Neuromuskuläre Blocker, Aminoglykoside.
WH: Bei Langzeitgabe Leber, Niere, Blutbild kontrollieren.
PG: 22 ML VT [€ 15,55]

Clinimix 3% G-E - Infusionsbeutel
37F03, 37F04

(Z.Nr. 1-21473) RP. P. B05BA10
ZI: Baxter Healthcare, Wien
Z: Je Kammer enthalten 1000 ml: Aminosäurelösung mit Elektrolyten 5,5%: L-Leucin 4,02 g, L-Phenylalanin 3,08 g, L-Methionin 2,2 g, L-Lysin 3,19 g (entspr. L-Lysin hydrochlorid 3,99 g), L-Isoleucin 3,3 g, L-Valin 3,19 g, L-Histidin 2,64 g, L-Threonin 2,31 g, L-Tryptophan 0,99 g, L-Alanin 11,39 g, L-Arginin 6,33 g, Glycin 5,67 g, L-Prolin 3,74 g, L-Serin 2,75 g, L-Tyrosin 0,22 g, Natrium acetat-3-Wasser 4,31 g, Kaliummonohydrogenphosphat 5,22 g, Natriumchlorid 2,24 g, Magnesiumchlorid-6-Wasser 1,02 g; Essigsäure zur pH-Wert-Einstellung, Wasser für Injektionszwecke, Glucoselösung mit Calcium 15%: Glucose 150 g (entspr. Glucose monohydrat 165 g), Calcium chlorid-2-Wasser 0,66 g, Salzsäure zur pH-Wert-Einstellung, Wasser für Injektionszwecke.
EW: Aminosäurelösung mit Elektrolyten; Glukoselösung mit Kalzium (Zwei-Kammer-Beutel).
AG: Parenterale Ernährung.
AA: Zentralvenöse Infusion. Bei Kindern unter 2 Jahren Lösung bis zum Abschluss der Verabreichung vor Lichtexposition schützen.
DO: Tagesbedarf 2 g Aminosäuren/kg KG, bei Kindern (keine Studien) 3 g Aminosäuren/kg KG; max. Infusionsgeschwindigkeit 3 ml/kg KG/Std.

GA: Schwere Hyperglykämie, Aminosäurestoffwechselstörungen, metabolische Azidose, Hyperlaktatämie, Hyperkaliämie, Hypernatriämie.
SST: Keine Untersuchungen. Nutzen/Risiko-Abwägung.
NW: Überempfindlichkeit, Übelkeit, Erbrechen, Schüttelfrost, Glukose- intoleranz. Präzipitate in Lungengefäßen. Refeeding-Syndrom bei schwer mangelernährten Patienten. Bei Überdosierung Elektrolytstörungen, Hyperglykämie.
WW: Kontraindiziert: Ceftriaxon bei Neugeborenen. Vorsicht mit Kalium steigernden Substanzen. Bei Patienten älter als 28 Tage nicht mit calciumhaltigen Infusionslösungen im selben Infusionsbesteck verabreichen.
WH: Vorsicht bei Herz-, Nieren-, Nebenniereninsuffizienz, Allergie auf Getreide(produkte). Nicht mehrere Beutel in Serie miteinander verbinden.
Kontrollen: Blutzucker, Ionogramm, Nieren, Leber.
PG: 4 ST * (EKO: N) [€ 200,55]

Clinimix 5% G-E - Infusionsbeutel 37F03, 37F04
(Z.Nr. 1-21474) RP. P. B05BA10
ZI: Baxter Healthcare, Wien
Z: Je Kammer enthalten 1000 ml: Aminosäurelösung mit Elektrolyten 10%: L-Leucin 7,3 g, L-Phenylalanin 5,6 g, L-Methionin 4 g, L-Lysin 5,8 g (entspr. L-Lysin hydrochlorid 7,25 g), L-Isoleucin 6 g, L-Valin 5,8 g, L-Histidin 4,8 g, L-Threonin 4,2 g, L-Tryptophan 1,8 g, L-Alanin 20,7 g, L-Arginin 11,5 g, Glycin 10,3 g, L-Prolin 6,8 g, L-Serin 5 g, L-Tyrosin 0,4 g, Natrium acetat-3-Wasser 6,8 g, Kaliummonohydrogenphosphat 5,22 g, Natriumchlorid 1,18 g, Magnesiumchlorid-6-Wasser 1,02 g Essigsäure zur pH-Wert-Einstellung, Wasser für Injektionszwecke; Glucoselösung mit Calcium 35%: Glucose 350 g (entspr. Glucose monohydrat 385 g), Calcium chlorid-2-Wasser 0,66 g, Salzsäure zur pH-Wert-Einstellung, Wasser für Injektionszwecke.
EW: Aminosäurenlösung mit Elektrolyten ; Glukoselösung mit Kalzium (Zwei-Kammer-Beutel).
AG: Parenterale Ernährung.
AA: Zentralvenöse Infusion. Bei Kindern unter 2 Jahren Lösung bis zum Abschluss der Verabreichung vor Lichtexposition schützen.
DO: Tagesbedarf 2 g Aminosäuren/kg KG, bei Kindern (keine Studien) 3 g Aminosäuren/kg KG; max. Infusionsgeschwindigkeit 3 ml/kg KG/Std.
GA: Schwere Hyperglykämie, Aminosäurestoffwechselstörungen, metabolische Azidose, Hyperlaktatämie, Hyperkaliämie, Hypernatriämie.
SST: Keine Untersuchungen. Nutzen/Risiko-Abwägung.
NW: Überempfindlichkeit, Übelkeit, Erbrechen, Schüttelfrost, Glukose- intoleranz. Präzipitate in Lungengefäßen. Refeeding-Syndrom bei schwer mangelernährten Patienten. Bei Überdosierung Elektrolytstörungen, Hyperglykämie.
WW: Kontraindiziert: Ceftriaxon bei Neugeborenen. Vorsicht mit Kalium steigernden Substanzen. Bei Patienten älter als 28 Tage nicht mit calciumhaltigen Infusionslösungen im selben Infusionsbesteck verabreichen.
WH: Vorsicht bei Herz-, Nieren-, Nebenniereninsuffizienz, Allergie auf Getreide(produkte). Nicht mehrere Beutel in Serie miteinander verbinden.
Kontrollen: Blutzucker, Ionogramm, Nieren, Leber.
PG: 8 ST * (EKO: N) [€ 237,85]

Clinoleic 20% - Emulsion zur Infusion 37F02
(Z.Nr. 1-22360) RP. P. B05BA02
ZI: Baxter Healthcare, Wien
Z: 100 ml enthalten: Olivenöl, gereinigtes, zur parenteralen Anwendung ca. 16 g, Sojaöl, gereinigtes, zur parenteralen Anwendung ca. 4 g (entspr. Fettsäuren, essentiell 4 g), Phospholipide aus Ei (entspr. Phospholipide 47 mg) (entspr. Phosphor 1,5 mmol), Glycerol, Natrium oleat, Natriumhydroxid, Wasser für Injektionszwecke; Osmolarität: 270 mosmol/l.
EW: Fettemulsion zur parenteralen Ernährung.
AA: I.v. Infusion (allein oder in Mischlösungen mit Glukose und Aminosäuren). Bei Kindern unter 2 Jahren Lösung bis zum Abschluss der Verabreichung vor Lichtexposition schützen.
DO: Individuell: TD 1- max. 2 g Fett/kg KG. Max. Infusionsgeschwindigkeit 0,15 g Fett/kg KG/Std.
Kinder: MTD 3 g Fett/kg KG, max. 0,15 g/kg KG h.
Frühgeborene: TD anfangs 0,5-1 g Fett/kg KG, später 2 g Fett/kg KG.
GA: Schwere Fett- und Kohlenhydratstoffwechselstörungen.
SST: Nutzen/Risiko-Abwägung.
NW: Infektionen, Übelkeit, Erbrechen, Hyperglykämie, Blutdruckabfall, Enzymanstiege, Thrombozytopenie, Fat-Overload-Syndrom, Thrombophlebitis.
WH: Vorsicht bei Leberinsuffizienz, Gerinnungsstörungen, Anämie, neonataler Hyperbilirubinämie, sehr geringem Geburtsgewicht. Bei anaphylaktischen Reaktionen sofort abbrechen. Kontrollen: Plasmatriglyzeridspiegel und -clearance (täglich, unter Infusion max. 3 mmol/l), alkalische Phosphatasen, Gesamt-Bilirubin, Blutzucker, Säure/Basen, Elektrolyte, Blutbild, Gerinnung. Vorsicht bei Früh- und Neugeborenen.
PG: 10 ST * (EKO: N) [€ 157,25]

Clobex 500 Mikrogramm/g - Shampoo 22E01, 22O02
(Z.Nr. 1-26814) NR. P. D07AD01
ZI: Galderma International, La Defense, Frankreich
Z: 1 g enthält: Clobetasol propionat 500 µg, Ethanol, Cocoalkyldimethylbetain, Natriumdodecylsulfat, Polyquaternium-10, Natrium citrat, Citronensäure monohydrat, Wasser, gereinigtes.
EW: Glukokortikoid.
AG: Topische Behandlung der mittelschweren Kopfhaut-Psoriasis.
AA: Nur auf der Kopfhaut.
DO: 1mal tgl. direkt auf die trockene Kopfhaut auftragen (etwa 7,5 ml pro Anwendung für die gesamte Kopfhaut). Nach 15 min. mit Wasser ausspülen. Für Kinder und Jugendliche nicht empfohlen (Wachstumsverzögerung möglich).
GA: Bakterielle, virale oder spezifische Hauterkrankungen, Kinder unter 2 Jahren.
SST: Strenge Indikationsstellung.
NW: Lokale Reizung, Kortikoid-induzierte Hautveränderungen, Tachyphylaxie, Brennen in den Augen, Katarakt bei Applikation auf die Augenlider, Sehstörungen, Überempfindlichkeit.
WH: Möglichst kurzzeitig anwenden. Bei Akne vulgaris, Rosazea oder perioraler Dermatitis nicht empfohlen. Nicht für die Behandlung anderer Körperstellen anwenden. Nicht in auf die Augen und Augenlider bringen. Max. 4 Wochen anwenden. Vorsicht bei schwerem Diabetes.
PG: 125 ML (EKO: G) [€ 30,70]

Clobex 500 Mikrogramm/g - Shampoo 22E01, 22O02
(Z.Nr. 1-26814-P1) NR. P. Parallelimport. D07AD01
V: Orifarm, Leverkusen, Deutschland
Z: 1 g enthält: Clobetasol propionat 500 µg, Ethanol, Cocoalkyldimethylbetain, Natriumdodecylsulfat, Polyquaternium-10, Natrium citrat, Citronensäure monohydrat, Wasser, gereinigtes.
PG: 125 ML (EKO: G) [€ 30,10]

Clobex 500 Mikrogramm/g - Shampoo 22E01, 22O02
(Z.Nr. 1-26814-P2) NR. P. Parallelimport. D07AD01
V: Eurim-Pharm, Salzburg
Z: 1 g enthält: Clobetasol propionat 500 µg, Ethanol, Cocoalkyldimethylbetain, Natriumdodecylsulfat, Polyquaternium-10, Natrium citrat, Citronensäure monohydrat, Wasser, gereinigtes.
PG: 125 ML (EKO: G) [€ 30,10]

Clofarabin Accord 1 mg/ml - Konzentrat zur Herstellung einer Infusionslösung 55C
(Z.Nr. 1-39170) NR. P. nicht im Handel. L01BB06

Clofarabin Genthon 1 mg/ml - Konzentrat zur Herstellung einer Infusionslösung 55C
(Z.Nr. 1-38435) NR. P. nicht im Handel. L01BB06

Clofarabin Koanaa 1 mg/ml - Konzentrat zur Herstellung einer Infusionslösung 55C
(Z.Nr. 1-39173) NR. P. nicht im Handel. L01BB06

🐾 Clomicalm 5 mg - Tabletten für Hunde 827Z
(Z.Nr. EU/2/98/007/*) NR. P. QN06AA04
ZI: Elanco, Cuxhaven, Deutschland
Z: 1 Tablette enthält: Clomipramin hydrochlorid 5 mg (entspr. Clomipramin 4,5 mg), Lactose monohydrat, Cellulose, mikrokristalline, Fleischaroma, Crospovidon, Povidon, Siliciumdioxid, hochdisperses, Magnesium stearat.
EW: Nicht selektiver Monoamin-Wiederaufnahmehemmer.
AG: Trennungsbedingte Verhaltensauffälligkeiten bei Hunden.
AA: Oral mit oder ohne Futter.
DO: 2mal tgl. 1-2 mg/kg KG.
GA: Männliche Zuchthunde.
SST: Keine Untersuchungen.
NW: Magen/Darm, Leber.
WW: MAO-Hemmer (2 Wochen Abstand).
WH: Vorsicht bei Herz/Kreislauf-Störungen, Epilepsie, Engwinkelglaukom, Harnverhalten.
PG: 30 ST VT [€ 27,05]

🐾 Clomicalm 20 mg - Tabletten für Hunde 827Z
(Z.Nr. EU/2/98/007/*) NR. P. QN06AA04
ZI: Elanco, Cuxhaven, Deutschland

Z: 1 Tablette enthält: Clomipramin hydrochlorid 20 mg (entspr. Clomipramin 17,9 mg), Lactose monohydrat, Cellulose, mikrokristalline, Fleischaroma, Crospovidon, Povidon, Siliciumdioxid, hochdisperses, Magnesium stearat.
Kurzinformation: siehe Clomicalm 5 mg - Tabletten für Hunde, → S. 320
PG: 30 ST VT [€ 34,15]

Clomicalm 80 mg - Tabletten für Hunde 827Z
(Z.Nr. EU/2/98/007/*) NR. P. QN06AA04
ZI: Elanco, Cuxhaven, Deutschland
Z: 1 Tablette enthält: Clomipramin hydrochlorid 80 mg (entspr. Clomipramin 71,7 mg), Lactose monohydrat, Cellulose, mikrokristalline, Fleischaroma, Crospovidon, Povidon, Siliciumdioxid, hochdisperses, Magnesium stearat.
Kurzinformation: siehe Clomicalm 5 mg - Tabletten für Hunde, → S. 320
PG: 30 ST VT [€ 63,90]

Clomiphen Arcana - Tabletten 29C02
(Z.Nr. 0-14669) NR. P. G03GB02
ZI: Arcana Arzneimittel, Wien
Z: 1 Tablette enthält: Clomifen citrat 50 mg, Cellulosepulver, Natriumstärkeglykolat, Lactose monohydrat 138 mg, Maisstärke, Siliciumdioxid, Magnesium stearat.
EW: Östrogen-Agonist und -Antagonist.
AG: Ovulationsauslösung bei funktionierendem Hypothalamus-Hypophysen-Ovar-System und gesicherter Fertilität des Partners.
AA: Nach einer Mahlzeit unzerkaut mit Flüssigkeit.
DO: 1mal tgl. 1(-2) Tablette(n) vom 5. bis 9. Tag des Zyklus. Bei fehlender Menstruation Therapiebeginn jederzeit möglich. Im 2. Zyklus tgl. 2 Tabletten über 5 Tage. MTD 2 Tabletten über 5 Tage, maximal 3(-6) Zyklen.
Nicht für Kinder und Jugendliche.
GA: Ovarialzysten, Tumore oder Funktionsstörungen von Hypophyse oder Ovar, aktive Thrombophlebitis, Leberschäden, Endometriumkarzinom, Tumore der Brustdrüse, ungeklärte Uterusblutung, Sehstörungen bei vorangegangener Clomiphen-Behandlung.
SST: Gegenanzeige; vor jedem Behandlungszyklus Schwangerschaftstest durchführen.
NW: Vergrößerte Ovarien, Ovarialzysten, ovarielles Hyperstimulationssyndrom, Flush, Unterleibsbeschwerden, Sehstörungen, Haut, Ikterus, Thromboembolien, ZNS, Psyche (Depressionen).
WH: Vorsicht bei Uterusmyomen, Depressionen, polyzystischem Ovar, Endometriose. Vor Therapiebeginn gynäkologische Untersuchung. Kombination mit HCG nur unter sonographischer Kontrolle. Erhöhte Inzidenz von Fehl- und Mehrlingsschwangerschaften, erhöhtes Schwangerschaftsrisiko. Erhöhtes Ovarialkarzinomrisiko bei mehr als 12 Monaten Behandlungsdauer. Verkehrshinweis (Sehstörungen). Positive Dopingtests möglich.
PG: 10 ST F (2) (EKO: G) [€ 17,50]

Clomipramin HCl medicamentum - Ampullen 49A01
(Z.Nr. 14.191-P1) NR. P. Parallelimport. N06AA04
V: medicamentum pharma, Allerheiligen im Mürztal
Z: 1 Ampulle mit 2 ml enthält: Clomipramin hydrochlorid 25 mg, Glyzerin, Wasser für Injektionszwecke.
PG: 10 ST * (EKO: N) [€ 177,85]

Clopidogrel 1A Pharma 75 mg - Filmtabletten 20B
(Z.Nr. 1-28799) RP. P. B01AC04
ZI: 1A Pharma, Wien
Z: 1 Filmtablette enthält: Clopidogrel 75 mg (entspr. Clopidogrel hydrochlorid), Tablettenkern: Cellulose, mikrokristalline, Hydroxypropylcellulose niedrig substituiert, Rizinusöl, hydriertes; Filmüberzug: Hypromellose, Titandioxid, Macrogol 400, Eisenoxid rot.
EW: Thrombozytenaggregationshemmer; ADP-Rezeptorantagonist.
AG: - Sekundärprävention atherothrombotischer Ereignisse bei Herzinfarkt (wenige Tage bis weniger als 35 Tage zurückliegend), ischämischem Schlaganfall (7 Tage bis weniger als 6 Monate zurückliegend) oder peripherer arterieller Verschlusskrankheit.
- Akutes Koronarsyndrom ohne ST-Strecken-Hebung, einschließlich Stentimplantation, in Kombination mit ASS.
- Akuter Myokardinfarkt mit ST-Strecken-Hebung, in Kombination mit ASS.
- Prävention atherothrombotischer und thromboembolischer Ereignisse bei Vorhofflimmern (in Kombination mit tgl. 75 bis 100 mg ASS).
AA: Oral unabhängig von den Mahlzeiten einnehmen.
DO: 1mal tgl. 75 mg.
Akutes Koronarsyndrom oder Myokardinfarkt: einmalig 300 mg, dann 1mal tgl. 75 mg (in Kombination mit tgl. 75 bis 325 mg ASS).
Bei Kindern und Jugendlichen nicht anwenden.
GA: Schwere Leberschäden, akute Blutungen.
SST: Nicht anwenden.
NW: Blutungen, erworbene Hämophilie, Blutbild (Neutropenie, Thrombopenie), Magen/Darm (Diarrhoe, Ulcera), Haut (auch schwere Reaktionen), ZNS, allergische Kreuzreaktionen gegen Ticlopidin oder Prasugrel, sehr selten allergische vasospastische Angina/allergischer Myokardinfarkt, thrombotisch-thrombozytopenische Purpura.
WW: Nicht empfohlen: Orale Antikoagulanzien, (Es)omeprazol, mit Ritonavir oder Cobicistat geboosterte antiretrovirale Therapie.
Vorsicht: Arzneimittel mit Blutungsrisiko: Acetylsalizylsäure, Fibrinolytika, Heparin, NSAR, SSRIs. CYP2C19 Hemmer (z.B. Protonenpumpenhemmer) vermindern Wirksamkeit von Clopidogrel. CYP2C8-Substrate (Repaglinid, Palitaxel).
Vorsicht: Opioidagonisten (vermindern Clopidogrel- Resorption).
Kreuzreaktion mit Thienopyridinen (Ticlopidin, Prasugrel) möglich.
WH: Keine Daten bei akutem ischämischen Schlaganfall. 7 Tage vor Operationen absetzen. Vorsicht bei Blutungsneigung, Leberschäden, Nierenschäden, gleichzeitiger Anwendung von Arzneimitteln mit erhöhtem Blutungsrisiko (ASS, Heparin, Fibrinolytika, nichtsteroidalen Antiphlogistika). Kreuzreaktionen gegen Thienopyridine (Ticlopidin, Prasugrel) beachten.
PG: 10 ST IND (EKO: G) [€ 6,25], 30 ST IND (3) (EKO: G) [€ 14,60], 90 ST * (EKO: N) [€ 42,35]

Clopidogrel Accord 75 mg - Filmtabletten 20B
(Z.Nr. 1-31895) RP. P. B01AC04
ZI: Accord Healthcare, Utrecht, Niederlande
Z: 1 Filmtablette enthält: Clopidogrel 75 mg (entspr. Clopidogrel hydrogensulfat), Kern: Lactose, wasserfrei 67,6 mg, Hydroxypropylcellulose, Cellulose, mikrokristalline, Rizinusöl, hydriertes 7,5 mg, Siliciumdioxid, hochdispers, wasserfrei; Überzug: Triacetin, Eisen(III)-oxid, rotes, Hypromellose, Titandioxid, Lactose monohydrat.
EW: Thrombozytenaggregationshemmer; ADP-Rezeptorantagonist.
AG: - Sekundärprävention atherothrombotischer Ereignisse bei Herzinfarkt (wenige Tage bis weniger als 35 Tage zurückliegend), ischämischem Schlaganfall (7 Tage bis weniger als 6 Monate zurückliegend) oder peripherer arterieller Verschlusskrankheit.
- Akutes Koronarsyndrom ohne ST-Strecken-Hebung, einschließlich Stentimplantation, in Kombination mit ASS.
- Akuter Myokardinfarkt mit ST-Strecken-Hebung, in Kombination mit ASS.
- Prävention atherothrombotischer und thromboembolischer Ereignisse bei Vorhofflimmern (in Kombination mit tgl. 75 bis 100 mg ASS).
AA: Oral unabhängig von den Mahlzeiten einnehmen.
DO: 1mal tgl. 75 mg.
Akutes Koronarsyndrom oder Myokardinfarkt: einmalig 300 mg, dann 1mal tgl. 75 mg (in Kombination mit tgl. 75 bis 325 mg ASS).
Bei Kindern und Jugendlichen nicht anwenden.
GA: Schwere Leberschäden, akute Blutungen.
SST: Nicht anwenden.
NW: Blutungen, erworbene Hämophilie, Blutbild (Neutropenie, Thrombopenie), Magen/Darm (Diarrhoe, Ulcera), Haut (auch schwere Reaktionen), ZNS, allergische Kreuzreaktionen gegen Ticlopidin oder Prasugrel, sehr selten allergische vasospastische Angina/allergischer Myokardinfarkt, thrombotisch-thrombozytopenische Purpura.
WW: Nicht empfohlen: Orale Antikoagulanzien, mit Ritonavir oder Cobicistat geboosterten antiretrovirale Therapie.
Vorsicht: Arzneimittel mit Blutungsrisiko: Acetylsalizylsäure, Fibrinolytika, Heparin, NSAR, SSRIs. CYP2C19 Hemmer (z.B. Protonenpumpenhemmer) vermindern Wirksamkeit von Clopidogrel. (Es)omeprazol nicht empfohlen. CYP2C8-Substrate (Repaglinid, Palitaxel).
Vorsicht: Opioidagonisten (vermindern Clopidogrel- Resorption).
Kreuzreaktion mit Thienopyridinen (Ticlopidin, Prasugrel) möglich.
WH: Keine Daten bei akutem ischämischen Schlaganfall. 7 Tage vor Operationen absetzen. Vorsicht bei Blutungsneigung, Leberschäden, Nierenschäden, gleichzeitiger Anwendung von Arzneimitteln mit erhöhtem Blutungsrisiko (ASS, Heparin, Fibrinolytika, nichtsteroidalen Antiphlogistika). Kreuzreaktionen gegen Thienopyridine (Ticlopidin, Prasugrel) beachten.
PG: 10 ST * (EKO: N) [€ 6,90], 30 ST * (EKO: N) [€ 14,75], 100 ST * (EKO: N) [€ 47,05]

Clopidogrel Actavis 75 mg - Filmtabletten 20B
(Z.Nr. 1-28800) RP. P. B01AC04
ZI: Actavis Group PTC, Hafnarfjördur, Island
Z: 1 Filmtablette enthält: Clopidogrel 75 mg (entspr. Clopidogrel besilat 111,86 mg), Tablettenkern: Lactose 73,61 mg, Cellulose, mikrokristalline, Crospovidon Typ A, Glycerol dibehenat, Talkum; Überzug: Poly(vinylalkohol), Talkum, Macrogol 3350, Lecithin 0,29 mg (entspr. Sojaöl), Titandioxid, Eisenoxid rot.
EW: Thrombozytenaggregationshemmer; ADP-Rezeptorantagonist.
AG: - Sekundärprävention atherothrombotischer Ereignisse bei Herzinfarkt (wenige Tage bis weniger als 35 Tage zurückliegend), ischämischem Schlaganfall (7 Tage bis weniger als 6 Monate

zurückliegend) oder peripherer arterieller Verschlusskrankheit.
- Akutes Koronarsyndrom ohne ST-Strecken-Hebung, einschließlich Stentimplantation, in Kombination mit ASS.
- Akuter Myokardinfarkt mit ST-Strecken-Hebung, in Kombination mit ASS.
- Prävention atherothrombotischer und thromboembolischer Ereignisse bei Vorhofflimmern (in Kombination mit tgl. 75 bis 100 mg ASS).
AA: Oral unabhängig von den Mahlzeiten einnehmen.
DO: 1mal tgl. 75 mg.
Akutes Koronarsyndrom oder Myokardinfarkt: einmalig 300 mg, dann 1mal tgl. 75 mg (in Kombination mit tgl. 75 bis 325 mg ASS). Bei Kindern und Jugendlichen nicht anwenden.
GA: Schwere Leberschäden, akute Blutungen.
SST: Nicht anwenden.
NW: Blutungen, erworbene Hämophilie, Blutbild (Neutropenie, Thrombopenie), Magen/Darm (Diarrhoe, Ulcera), Haut (auch schwere Reaktionen), ZNS, allergische Kreuzreaktionen gegen Ticlopidin oder Prasugrel, sehr selten allergische vasospastische Angina/allergischer Myokardinfarkt, thrombotisch-thrombozytopenische Purpura.
WW: Nicht empfohlen: Orale Antikoagulanzien, mit Ritonavir oder Cobicistat geboosterten antiretrovirale Therapie.
Vorsicht: Arzneimittel mit Blutungsrisiko: Acetylsalizylsäure, Fibrinolytika, Heparin, NSAR, SSRIs. CYP2C19 Hemmer (z.B. Protonenpumpenhemmer) vermindern Wirksamkeit von Clopidogrel. (Es)omeprazol nicht empfohlen. CYP2C8-Substrate (Repaglinid, Palitaxel).
Kreuzreaktion mit Thienopyridinen (Ticlopidin, Prasugrel) möglich.
WH: Keine Daten bei akutem ischämischen Schlaganfall. 7 Tage vor Operationen absetzen. Vorsicht bei Blutungsneigung, Leberschäden, Nierenschäden, gleichzeitiger Anwendung von Arzneimitteln mit erhöhtem Blutungsrisiko (ASS, Heparin, Fibrinolytika, nichtsteroidalen Antiphlogistika). Kreuzreaktionen gegen Thienopyridine (Ticlopidin, Prasugrel) beachten.
PG: 10 ST IND (EKO: G) [€ 6,80], 30 ST IND (2) (EKO: G) [€ 19,10], 100 ST * (EKO: N) [€ 59,35]

Clopidogrel Apotex 75 mg - Filmtabletten 20B
(Z.Nr. EU/1/09/568/*) RP. P. nicht im Handel. B01AC04

Clopidogrel BGR 75 mg - Filmtabletten 20B
(Z.Nr. EU/1/09/558/*) RP. P. nicht im Handel. B01AC04

Clopidogrel G.L. 75 mg - Filmtabletten 20B

(Z.Nr. 1-29061) RP. P. B01AC04
ZI: G.L. Pharma, Lannach
Z: 1 Filmtablette enthält: Clopidogrel 75 mg, Tablettenkern: Mannitol, Lactose, wasserfrei 177,36 mg, Cellulose, mikrokristalline, Siliciumdioxid, hochdispers, wasserfrei, Butylhydroxyanisol, Maisstärke, vorverkleistert 1500, Hypromellose, Ascorbinsäure, Rizinusöl, hydriertes 5 mg; Tablettenüberzug: Hydroxypropylcellulose, Hypromellose, Macrogol 8000, Titandioxid, Eisenoxid rot.
EW: Thrombozytenaggregationshemmer; ADP-Rezeptorantagonist.
AG: - Sekundärprävention atherothrombotischer Ereignisse bei Herzinfarkt (wenige Tage bis weniger als 35 Tage zurückliegend), ischämischem Schlaganfall (7 Tage bis weniger als 6 Monate zurückliegend) oder peripherer arterieller Verschlusskrankheit.
- Akutes Koronarsyndrom ohne ST-Strecken-Hebung, einschließlich Stentimplantation, in Kombination mit ASS.
- Akuter Myokardinfarkt mit ST-Strecken-Hebung, in Kombination mit ASS.
- Prävention atherothrombotischer und thromboembolischer Ereignisse bei Vorhofflimmern (in Kombination mit tgl. 75 bis 100 mg ASS).
AA: Oral unabhängig von den Mahlzeiten einnehmen.
DO: 1mal tgl. 75 mg.
Akutes Koronarsyndrom oder Myokardinfarkt: einmalig 300 mg, dann 1mal tgl. 75 mg (in Kombination mit tgl. 75 bis 325 mg ASS). Bei Kindern und Jugendlichen nicht anwenden.
GA: Schwere Leberschäden, akute Blutungen.
SST: Nicht anwenden.
NW: Blutungen, erworbene Hämophilie, Blutbild (Neutropenie, Thrombopenie), Magen/Darm (Diarrhoe, Ulcera), Haut (auch schwere Reaktionen), ZNS, allergische Kreuzreaktionen gegen Ticlopidin oder Prasugrel, sehr selten allergische vasospastische Angina/allergischer Myokardinfarkt, thrombotisch-thrombozytopenische Purpura.
WW: Nicht empfohlen: Orale Antikoagulanzien, mit Ritonavir oder Cobicistat geboosterten antiretrovirale Therapie.
Vorsicht: Arzneimittel mit Blutungsrisiko: Acetylsalizylsäure, Fibrinolytika, Heparin, NSAR, SSRIs. CYP2C19 Hemmer (z.B. Protonenpumpenhemmer) vermindern Wirksamkeit von Clopidogrel. (Es)omeprazol nicht empfohlen. CYP2C8-Substrate (Repaglinid, Palitaxel).
Kreuzreaktion mit Thienopyridinen (Ticlopidin, Prasugrel) möglich.
WH: Keine Daten bei akutem ischämischen Schlaganfall. 7 Tage vor Operationen absetzen. Vorsicht bei Blutungsneigung, Leberschäden, Nierenschäden, gleichzeitiger Anwendung von Arzneimitteln mit erhöhtem Blutungsrisiko (ASS, Heparin, Fibrinolytika, nichtsteroidalen Antiphlogistika). Kreuzreaktionen gegen Thienopyridine (Ticlopidin, Prasugrel) beachten.
PG: 10 ST IND (EKO: G) [€ 6,80], 30 ST IND (2) (EKO: G) [€ 19,10], 90 ST * (EKO: N) [€ 53,40]

Clopidogrel Genericon 75 mg - Filmtabletten 20B

(Z.Nr. 1-28715) RP. P. B01AC04
ZI: Genericon Pharma, Graz
Z: 1 Filmtablette enthält: Clopidogrel 75 mg (entspr. Clopidogrel besilat), Kern: Maisstärke, vorverkleistert, Cellulose, mikrokristalline, Crospovidon Typ A, Siliciumdioxid, hochdisperses, Stearinsäure Typ 50; Überzug: Lactose monohydrat 2,8 mg, (entspr. Hypromellose) (entspr. Titandioxid) (entspr. Triacetin) (entspr. Eisenoxid rot); Poliermittel: (entspr. Carnaubawachs).
EW: Thrombozytenaggregationshemmer; ADP-Rezeptorantagonist.
AG: - Sekundärprävention atherothrombotischer Ereignisse bei Herzinfarkt (wenige Tage bis weniger als 35 Tage zurückliegend), ischämischem Schlaganfall (7 Tage bis weniger als 6 Monate zurückliegend) oder peripherer arterieller Verschlusskrankheit.
- Akutes Koronarsyndrom ohne ST-Strecken-Hebung, einschließlich Stentimplantation, in Kombination mit ASS.
- Akuter Myokardinfarkt mit ST-Strecken-Hebung, in Kombination mit ASS.
- Prävention atherothrombotischer und thromboembolischer Ereignisse bei Vorhofflimmern (in Kombination mit tgl. 75 bis 100 mg ASS).
AA: Oral unabhängig von den Mahlzeiten einnehmen.
DO: 1mal tgl. 75 mg.
Akutes Koronarsyndrom oder Myokardinfarkt: einmalig 300 mg, dann 1mal tgl. 75 mg (in Kombination mit tgl. 75 bis 325 mg ASS). Bei Kindern und Jugendlichen nicht anwenden.
GA: Schwere Leberschäden, akute Blutungen.
SST: Nicht anwenden.
NW: Blutungen, erworbene Hämophilie, Blutbild (Neutropenie, Thrombopenie), Magen/Darm (Diarrhoe, Ulcera), Haut (auch schwere Reaktionen), ZNS, allergische Kreuzreaktionen gegen Ticlopidin oder Prasugrel, sehr selten allergische vasospastische Angina/allergischer Myokardinfarkt, thrombotisch-thrombozytopenische Purpura, Immunsystem (Insulinautoimmunsyndrom).
WW: Nicht empfohlen: Orale Antikoagulanzien, mit Ritonavir oder Cobicistat geboosterten antiretrovirale Therapie.
Vorsicht: Arzneimittel mit Blutungsrisiko: Acetylsalizylsäure, Fibrinolytika, Heparin, NSAR, SSRIs. CYP2C19 Hemmer (z.B. Protonenpumpenhemmer) vermindern Wirksamkeit von Clopidogrel. (Es)omeprazol nicht empfohlen. CYP2C8-Substrate (Repaglinid, Palitaxel).
Vorsicht: Opioidagonisten (vermindern Clopidogrel- Resorption).
Kreuzreaktion mit Thienopyridinen (Ticlopidin, Prasugrel) möglich.
WH: Keine Daten bei akutem ischämischen Schlaganfall. 7 Tage vor Operationen absetzen. Vorsicht bei Blutungsneigung, Leberschäden, Nierenschäden, gleichzeitiger Anwendung von Arzneimitteln mit erhöhtem Blutungsrisiko (ASS, Heparin, Fibrinolytika, nichtsteroidalen Antiphlogistika). Kreuzreaktionen gegen Thienopyridine (Ticlopidin, Prasugrel) beachten.
PG: 20 ST IND (EKO: G) [€ 13,60], 30 ST IND (2) (EKO: G) [€ 19,10], 90 ST * (EKO: N) [€ 53,40]

Clopidogrel Krka 75 mg - Filmtabletten 20B
(Z.Nr. EU/1/09/556/*) RP. P. nicht im Handel. B01AC04

Clopidogrel Krka d.d. 75 mg - Filmtabletten 20B

(Z.Nr. EU/1/09/562/*) RP. P. B01AC04
ZI: Krka, Novo Mesto, Slowenien
Z: 1 Filmtablette enthält: Clopidogrel 75 mg (entspr. Clopidogrel hydrochlorid), Kern: Cellulose, mikrokristalline, Siliciumdioxid, hochdisperses, Crospovidon Typ A, Macrogol 6000, Rizinusöl, hydriertes 13 mg; Film: Poly(vinylalkohol), Titandioxid, Eisen(III)-oxid, Eisen(III)-hydroxid-oxid x H2O, Talkum, Macrogol 3000.
Kurzinformation: siehe Clopidogrel Genericon 75 mg - Filmtabletten, → S. 322
PG: 14 ST IND (EKO: G) [€ 9,50], 30 ST IND (2) (EKO: G) [€ 19,10], 90 ST * (EKO: N) [€ 61,60]

Clopidogrel Mylan 75 mg - Filmtabletten 20B
(Z.Nr. EU/1/09/559/*) RP. P. nicht im Handel. B01AC04

Clopidogrel +pharma 75 mg - Filmtabletten 20B

(Z.Nr. 1-29036) RP. P. B01AC04
ZI: +pharma Arzneimittel, Graz
Z: 1 Filmtablette enthält: Clopidogrel 75 mg (entspr. Clopidogrel

besilat 111,86 mg), Kern: Lactose, wasserfrei 73,61 mg, Cellulose, mikrokristalline, Crospovidon Typ A, Glycerol dibehenat, Talkum; Überzug: (entspr. Poly(vinylalkohol)) (entspr. Talkum) (entspr. Macrogol 3350) (entspr. Lecithin 0,29 mg) Sojaöl (entspr. Titandioxid) (entspr. Eisenoxid rot).
Kurzinformation: siehe Clopidogrel Genericon 75 mg - Filmtabletten, → S. 322
PG: 20 ST IND (EKO: G) [€ 12,45], 30 ST IND (2) (EKO: G) [€ 14,50], 90 ST * (EKO: N) [€ 42,40]

Clopidogrel ratiopharm 75 mg - Filmtabletten 20B
(Z.Nr. EU/1/14/975/*) RP. P. B01AC04
ZI: Teva, Haarlem, Niederlande
Z: 1 Filmtablette enthält: Clopidogrel 75 mg (entspr. Clopidogrel hydrogensulfat), Tablettenkern: Lactose 59,05 mg (entspr. Lactose monohydrat), Cellulose, mikrokristalline, Hyprolose, Crospovidon Typ A, Pflanzenöl, hydriert, Natriumdodecylsulfat; Filmüberzug: Lactose monohydrat, Hypromellose, Titandioxid, Macrogol 4000, Eisen(III)-oxid, Eisen(III)-hydroxid-oxid x H2O, Indigocarmin-Aluminiumsalz.
EW: Thrombozytenaggregationshemmer; ADP-Rezeptorantagonist.
AG: - Sekundärprävention atherothrombotischer Ereignisse bei Herzinfarkt (wenige Tage bis weniger als 35 Tage zurückliegend), ischämischem Schlaganfall (7 Tage bis weniger als 6 Monate zurückliegend) oder peripherer arterieller Verschlusskrankheit.
- Akutes Koronarsyndrom ohne ST-Strecken-Hebung, einschließlich Stentimplantation, in Kombination mit ASS.
- Akuter Myokardinfarkt mit ST-Strecken-Hebung, in Kombination mit ASS.
- Prävention atherothrombotischer und thromboembolischer Ereignisse bei Vorhofflimmern (in Kombination mit tgl. 75 bis 100 mg ASS).
AA: Oral unabhängig von den Mahlzeiten einnehmen.
DO: 1mal tgl. 75 mg.
Akutes Koronarsyndrom oder Myokardinfarkt: einmalig 300 mg, dann 1mal tgl. 75 mg (in Kombination mit tgl. 75 bis 325 mg ASS).
Bei Kindern und Jugendlichen nicht anwenden.
GA: Schwere Leberschäden, akute Blutungen.
SST: Nicht anwenden.
NW: Blutungen, erworbene Hämophilie, Blutbild (Neutropenie, Thrombopenie), Magen/Darm (Diarrhoe, Ulcera), Haut (auch schwere Reaktionen), ZNS, allergische Kreuzreaktionen gegen Ticlopidin oder Prasugrel, sehr selten allergische vasospastische Angina/allergischer Myokardinfarkt, thrombotisch-thrombozytopenische Purpura, Insulinautoimmunsyndrom.
WW: Nicht empfohlen: Orale Antikoagulanzien, mit Ritonavir oder Cobicistat geboosterten antiretrovirale Therapie.
Vorsicht: Arzneimittel mit Blutungsrisiko: Acetylsalizylsäure, Fibrinolytika, Heparin, NSAR, SSRIs. CYP2C19 Hemmer (z.B. Protonenpumpenhemmer) vermindern Wirksamkeit von Clopidogrel. (Es)omeprazol nicht empfohlen. CYP2C8-Substrate (Repaglinid, Palitaxel).
Kreuzreaktion mit Thienopyridinen (Ticlopidin, Prasugrel) möglich.
WH: Keine Daten bei akutem ischämischen Schlaganfall. 7 Tage vor Operationen absetzen. Vorsicht bei Blutungsneigung, Leberschäden, Nierenschäden, gleichzeitiger Anwendung von Arzneimitteln mit erhöhtem Blutungsrisiko (ASS, Heparin, Fibrinolytika, nichtsteroidalen Antiphlogistika). Kreuzreaktionen gegen Thienopyridine (Ticlopidin, Prasugrel) beachten.
PG: 14 ST IND (EKO: G) [€ 7,20], 30 ST IND (3) (EKO: G) [€ 14,50], 90 ST * (EKO: N) [€ 42,40]

Clopidogrel Sandoz 75 mg - Filmtabletten 20B
(Z.Nr. 1-28792) RP. P. B01AC04
ZI: Sandoz, Kundl
Z: 1 Filmtablette enthält: Clopidogrel 75 mg (entspr. Clopidogrel hydrochlorid), Tablettenkern: Cellulose, mikrokristalline, Hydroxypropylcellulose niedrig substituiert, Rizinusöl, hydriertes; Filmüberzug: Hypromellose, Titandioxid, Macrogol 400, Eisenoxid rot.
Kurzinformation: siehe Clopidogrel 1A Pharma 75 mg - Filmtabletten, → S. 321
PG: 10 ST IND (EKO: G) [€ 6,75], 30 ST IND (2) (EKO: G) [€ 19,05], 90 ST * (EKO: N) [€ 73,95]

Clopidogrel Stada 75 mg - Filmtabletten 20B
(Z.Nr. 1-37485) RP. P. B01AC04
ZI: Stada Arzneimittel, Wien
Z: 1 Filmtablette enthält: Clopidogrel 75 mg (entspr. Clopidogrel hydrogensulfat), Tablettenkern: Mannitol, Cellulose, mikrokristalline, Hyprolose, Macrogol 6000, Crospovidon, Rizinusöl, hydriertes 5,2 mg, Tablettenüberzug: Lactose monohydrat 2,8 mg, Hypromellose, Titandioxid, Triacetin, Eisenoxid rot.
Kurzinformation: siehe Clopidogrel Accord 75 mg - Filmtabletten, → S. 321
PG: 10 ST IND (EKO: G) [€ 6,75], 30 ST IND (2) (EKO: G) [€ 14,50], 90 ST * (EKO: N) [€ 54,85]

Clopidogrel TAD 75 mg - Filmtabletten 20B
(Z.Nr. EU/1/09/555/*) RP. P. nicht im Handel. B01AC04

Clopidogrel Teva 75 mg - Filmtabletten 20B
(Z.Nr. EU/1/09/540/*) RP. P. nicht im Handel. B01AC04

Clopidogrel Zentiva 75 mg - Filmtabletten 20B
(Z.Nr. EU/1/08/465/*) NR. P. nicht im Handel. B01AC04

Clopidogrel Zentiva 300 mg - Filmtabletten 20B
(Z.Nr. EU/1/08/465/*) NR. P. nicht im Handel. B01AC04

Clopidogrel/Acetylsalicylsäure Mylan 75 mg/75 mg - Filmtabletten 20B
(Z.Nr. EU/1/19/1395/*) RP. P. nicht im Handel. B01AC30

Clopidogrel/Acetylsalicylsäure Mylan 75 mg/100 mg - Filmtabletten 20B
(Z.Nr. EU/1/19/1395/*) RP. P. nicht im Handel. B01AC30

Clopidogrel/Acetylsalicylsäure Zentiva 75 mg/75 mg - Filmtabletten 20B
(Z.Nr. EU/1/10/623/*) RP. P. nicht im Handel. B01AC30

Clopidogrel/Acetylsalicylsäure Zentiva 75 mg/100 mg - Filmtabletten 20B
(Z.Nr. EU/1/10/623/*) RP. P. nicht im Handel. B01AC30

Closamectin 5 mg/ml + 200 mg/ml Pour-on - Lösung zum Übergießen für Rinder 803CB, 804A, 804B
(Z.Nr. 8-00958) NR. P. VNW. QP54AA51
ZI: Norbrook Laboratories (Ireland), Monaghan, Irland
Z: 1 ml Lösung enthält: Ivermectin 5 mg, Closantel 200 mg (entspr. Closantel-Natrium-Dihydrat), Brillantblau FCF 0,1 mg, Ethanol, wasserfrei, Macrogol 200, Cetearyl ethylhexanoat, Isopropyl myristat, Povidon K30, Denatonium benzoat, Trolamin, 2-Propanol.
EW: Anthelminthische Kombination.
AG: Mischinfestation mit Trematoden (Leberegel) und Nematoden (Rundwürmer, Lungenwürmer, Augenwürmer) bzw. Arthropoden (Dasselfliegen, Milben und Läuse) bei Rindern.
AA: Lokal (Mittellinie des Rückens).
DO: 1 ml/10 kg KG. Nicht wiederholt (innerhalb von 7 Wochen) anwenden.
GA: Hautareale mit Räude oder Krätze oder Verschmutzung, andere Tierarten (bestimmte Hunderassen, Schildkröten), Länder mit Hyoderma spp. von Dezember bis März.
SST: Anwendung möglich, ausgenommen bei Tieren, deren Milch für menschlichen Verzehr vorgesehen ist.
NW: Sehr selten neurologische Symptome. Bei Auftreten von NW in einer Herde alle behandelten Tiere überwachen.
WW: Impfung gegen Lungenwürmer (28 Tage Abstand).
WH: Tiere 48 Std. im Stall oder an überdachten Plätzen halten, auf Resistenzen achten. Von Zündquellen fern halten (brennbar). Sehr toxisch für Wasserorganismen oder Dunginsekten.
VNW: Essbare Gewebe: 58 Tage. Nicht bei Kühen anwenden, deren Milch für menschlichen Verzehr vorgesehen ist (einschließlich Trockenstehperiode und 2. Hälfte der Trächtigkeit bei Färsen, deren Milch für menschlichen Verzehr vorgesehen ist).
PG: 250 ML VNW [€ 59,90], 1000 ML VNW [€ 189,90]

Cloxavan TS 1000 mg - Suspension zur intramammären Anwendung für Rinder 801AA
(Z.Nr. 8-00389) NR. P. VNW. QJ51CF02
ZI: Vana, Wien
Z: 1 Injektor zu 9 g enthält: Cloxacillin Benzathin 1000 mg, Butylhydroxytoluol 10 mg, Aluminium monostearat, Paraffin, dünnflüssiges.
EW: Penicillin.
AG: Therapie und Metaphylaxe von Euterentzündungen durch Staphylokokken, Streptokokken oder Arcanobacterium pyogenes bei Rindern.
AA: Intramammär.
DO: 1 Injektor pro Euterviertel; alle 4 Viertel behandeln.
SST: Während der Trächtigkeit Anwendung möglich. Nicht bei laktierenden Kühen anwenden.

NW: Selten Allergie/Anaphylaxie.
WW: Nicht mit bakteriostatischen Stoffen kombinieren. Antiphlogistika verzögern renale Ausscheidung der Wirksubstanz.
VNW: Essbare Gewebe: 21 Tage.
Milch: Bei Behandlung früher als 35 Tage vor der Geburt: 5 Tage ab Laktationsbeginn; bei Behandlung innerhalb von 35 Tagen vor der Geburt: 40 Tage ab Verabreichung.
PG: 4 ST VNW [€ 11,95], 24 ST VNW [€ 53,70]

Clozapin Accord 25 mg - Tabletten 49B05
(Z.Nr. 1-37532) NR. P. N05AH02
ZI: Accord Healthcare, Utrecht, Niederlande
Z: 1 Tablette enthält: Clozapin 25 mg, Lactose 46 mg (entspr. Lactose monohydrat), Maisstärke, Povidon K30, Siliciumdioxid, hochdispers, wasserfrei, Magnesium stearat, Talkum.
EW: Neuroleptikum.
AG: Therapieresistente Schizophrenie; Psychosen bei M. Parkinson nach Versagen der Standardtherapie.
AA: Oral.
DO: Therapiebeginn nur bei Leukozyten >3500/mm³ und neutrophilen Granulozyten >2000/mm³.
Schizophrenie: Initial: 1-2mal tgl. 12,5 mg, langsame Dosissteigerung bis 300 mg/Tag binnen 2-3 Wochen. Therapeutischer Dosisbereich 200-450 mg/die. MTD 900 mg. Therapie schrittweise reduzieren, ev. Wiederbeginn mit 12,5 mg 1-2mal tgl.
Psychosen bei M. Parkinson: Initial abends 12,5 mg, nach 2 Wochen abends 50 mg. MTD 100 mg in 1-2 ED.
Für Personen unter 16 Jahren nicht empfohlen.
GA: Blutbild- und Knochenmarkschäden, unkontrollierte Epilepsie, Psychosen durch Vergiftungen, Kollaps, ZNS-Depression, Leberschäden, Nieren-, Herzschäden, paralytischer Ileus.
SST: Vorsicht, nicht stillen. Erhöhtes Risiko des Neugeborenen für extrapyramidale Symptome und/oder Entzugssymptome bei Exposition im 3. Trimenon beachten.
NW: Agranulozytose (kumulative Inzidenz 0,78%), Hyperglykämie, Sedierung, Schwindel, Herz (Hypotonie, EKG-Veränderungen, Herzrhythmusstörungen, venöse Thromboembolien, Myokarditis, Myokardinfarkt), zerebrovaskuläre Ereignisse, Magen/Darm (bis Ileus), Angioödem, Leber (bis Leberversagen), Pankreatitis, malignes neuroleptisches Syndrom, metabolische Veränderungen, Gewichtszunahme.
WW: Kontraindiziert: Myelodepressive Arzneimittel (Carbamazepin, Chloramphenicol, Sulfonamide, Pyrazolone, Phenylbutazon, Penicillamin), lang wirkende Depot-Neuroleptika.
Vorsicht: QT-verlängernde Substanzen, ZNS-Dämpfer, Adrenalin, CYP450-Induktoren und -Hemmer (Clozapindosis ev. reduzieren), Valproinsäure (schwere epileptische Anfälle), Anticholinergika, Blutdrucksenker verstärkt, Lithium (malignes neuroleptisches Syndrom), Omeprazol. Hormonelle Kontrazeptiva (Clozapin-Dosis ev. anpassen).
WH: Vorsicht bei Risikofaktoren für einen Schlaganfall, QT-Verlängerung.
Strenge Vorsichtsmaßnahmen zur Linderung des Agranulozytoserisikos erforderlich: Blutbildkontrollen wöchentlich über 18 Wochen, dann mindestens alle 4 Wochen. Bei Leukopenie/Agranulozytose Therapie sofort abbrechen. Auf Kardiomyopathien, erhöhtes Myokarditis-Risiko, venöse Thromboembolien, Fieber, malignes neuroleptisches Syndrom achten.
Leberkontrollen. Verkehrshinweis. Ausschleichend absetzen (akute Entzugserscheinungen möglich). Nicht zur Behandlung von Verhaltensstörungen durch Demenz.
Bei Überdosierung Herzversagen oder Aspirationspneumonie möglich.
PG: 14 ST (EKO: G) [€ 2,50], 30 ST (2) (EKO: G) [€ 5,35]

Clozapin Accord 50 mg - Tabletten 49B05
(Z.Nr. 1-37533) NR. P. nicht im Handel. N05AH02

Clozapin Accord 100 mg - Tabletten 49B05
(Z.Nr. 1-37534) NR. P. N05AH02
ZI: Accord Healthcare, Utrecht, Niederlande
Z: 1 Tablette enthält: Clozapin 100 mg, Lactose 182 mg (entspr. Lactose monohydrat), Maisstärke, Povidon K30, Siliciumdioxid, hochdispers, wasserfrei, Magnesium stearat, Talkum.
Kurzinformation: siehe Clozapin Accord 25 mg - Tabletten, → S. 324
PG: 30 ST (EKO: G) [€ 17,90], 60 ST (2) (EKO: G) [€ 33,95]

Clozapin Accord 200 mg - Tabletten 49B05
(Z.Nr. 1-37536) NR. P. nicht im Handel. N05AH02

🐾 *Clynav - Injektionslösung für Atlantischen Lachs* 819, 823AZ
(Z.Nr. EU/2/16/197/*) NR. P. E. nicht im Handel. QI10AX

Co-Acetan - mite Tabletten 10B05
(Z.Nr. 1-19512) RP. P. C09BA03
ZI: Kwizda Pharma, Wien
Z: 1 Tablette enthält: Lisinopril 20 mg, Hydrochlorothiazid 12,5 mg, Calciumhydrogenphosphat, Mannitol 40 mg, Maisstärke, Stärke, verkleistert, Magnesium stearat, Eisenoxid gelb.
EW: Kombination ACE-Hemmer + Diuretikum.
AG: Hypertonie bei nicht ausreichender alleiniger ACE-Hemmer-Therapie.
AA: Oral mit Flüssigkeit.
DO: 1mal tgl. 1 Tablette; bei Nierenschäden Dosistitration mit Monosubstanz.
Nicht zur Initialtherpie oder Dosiseinstellung, sondern zur Erhaltungstherapie geeignet. Diuretika 2-3 Tage vor Therapiebeginn absetzen.
Für Kinder und Jugendliche nicht empfohlen.
GA: Sulfonamidüberempfindlichkeit, angioneurotisches Ödem, Anurie, Kinder, schwere Leberschäden, Klappenstenosen.
SST: Gegenanzeige im 2. und 3. Trimenon und in der Stillzeit; im 1. Trimenon nicht empfohlen. Während einer Schwangerschaft keine ACE-Hemmer-Therapie beginnen.
NW: Schwindel, Kopfschmerz, Orthostase, Magen/Darm, Haut, Vegetativum, Nieren, SIADH, angioneurotisches Ödem. NW der Einzelsubstanzen beachten. Erhöhtes Risiko für nicht- melanozytären Hautkrebs, Augen (Aderhauterguss, akute Myopie, sekundäres Winkelverschlussglaukom).
WW: Gegenanzeige: Sacubitril / Valsartan (36 Std. Abstand). Aliskiren (Kontraindiziert bei Diabetes oder Nierenschäden, sonst nicht empfohlen). Nicht empfohlen: Duale Blockade des Renin-Angiotensin-Aldosteron-Systems, Lithium. Vorsicht: Blutdrucksenker additiv; kaliumsparende Diuretika, Cotrimoxazol, Heparin, Ciclosporin (Hyperkaliämie), Narkotika (Hypotension), zytotoxische Substanzen. Bei Dialyse Polyacrylnitril-methalylsulfonat-high-flux-Membranen (Schockgefahr), Narkotika (Hypotension), Desensibilisierung gegen tierische Gifte (Schockgefahr), Blutzuckersenker verstärkt. Racecadotril, mTOR- Inhibitoren (z.B. Sirolimus), Vildagliptin (Angioödeme).
WH: Vorsicht bei Herzinsuffizienz, zerebrovaskulären Schäden. Psoriasis. Kontrollen: Wasser, Elektrolyte, Glukose, Husten beachten (angioneurotisches Ödem). Verkehrshinweis.
PG: 28 ST (2) (EKO: G) [€ 16,15]

Co-Acetan - Tabletten 10B05
(Z.Nr. 1-19513) RP. P. C09BA03
ZI: Kwizda Pharma, Wien
Z: 1 Tablette enthält: Lisinopril 20 mg, Hydrochlorothiazid 25 mg, Calciumhydrogenphosphat, Mannitol 35,4 mg, Maisstärke, Stärke, verkleistert, Magnesium stearat, Eisenoxid gelb, Eisenoxid rot.
Kurzinformation: siehe Co-Acetan - mite Tabletten, → S. 324
PG: 28 ST (2) (EKO: G) [€ 16,15]

▼ *Coagadex 250 I.E. - Pulver und Lösungsmittel zur Herstellung einer Injektionslösung* 20D01
(Z.Nr. EU/1/16/1087/*) NR. P. nicht im Handel. B02BD13

▼ *Coagadex 500 I.E. - Pulver und Lösungsmittel zur Herstellung einer Injektionslösung* 20D01
(Z.Nr. EU/1/16/1087/*) NR. P. nicht im Handel. B02BD13

Co-Amoxiclav "ZAK" 1 g - Filmtabletten 34A06
(Z.Nr. 1-25014) NR. P. nicht im Handel. J01CR02

CoAprovel 150 mg/12,5 mg - Filmtabletten 10B06
(Z.Nr. EU/1/98/086/*) RP. P. nicht im Handel. C09DA04

CoAprovel 300 mg/12,5 mg - Filmtabletten 10B06
(Z.Nr. EU/1/98/086/*) RP. P. nicht im Handel. C09DA04

CoAprovel 300 mg/25 mg - Filmtabletten 10B06
(Z.Nr. EU/1/98/086/*) RP. P. nicht im Handel. C09DA04

CoAprovel 150 mg/12,5 mg - Tabletten 10B06
(Z.Nr. EU/1/98/086/*) RP. P. nicht im Handel. C09DA04

CoAprovel 300 mg/12,5 mg - Tabletten 10B06
(Z.Nr. EU/1/98/086/*) RP. P. nicht im Handel. C09DA04

🐾 Cobactan 2,5% w/v - Injektionssuspension für Rinder und Schweine 801AC
(Z.Nr. 8-00425) NR. P. VNW. QJ01DE90

ZI: Intervet, Wien
Z: 1 ml Suspension enthält: Cefquinom 25 mg (entspr. Cefquinom sulfat), Ethyl oleat.
EW: Cephalosporin-Antibiotikum.
AG: Bakterielle Infektionen:
Rind: Atemwege, Haut, Ballen, Panaritium, E.coli-Mastitis, -Septikä- mie des Kalbes.
Schwein: Atemwege, Metritis-Mastitis-Agalaktie-Syndrom.
Ferkel: Meningitis, bakterielle Arthritis, Pyodermie.
AA: I.m.
DO: Rind: 1 mg/kg KG tgl. an 2-5 Tagen Kalb: 2 mg/kg KG tgl. an 3-5 Tagen Schwein: 2 mg/kg KG tgl. an 2-3 Tagen.
Ferkel: 2 mg/kg KG tgl. an 5 Tagen.
GA: Tiere unter 1,25 kg KG, Geflügel.
SST: Anwendung möglich.
NW: Lokale Reaktionen.
WW: Kreuzsensitivität mit anderen Cephalosporinen.
WH: Nicht zur Prophylaxe.
VNW: Rind: Essbares Gewebe 5 Tage, Milch 1 Tag.
Schwein: Essbares Gewebe 3 Tage.
PG: 1 ST VNW [€ 71,40]

Cobactan 2,5% - ölige Suspension-Durchstichflasche für Rinder 801AC
(Z.Nr. 8-00245) NR. P. VNW. nicht im Handel. QJ01DE90

Cobactan LA 7,5% w/v Injektionssuspension für Rinder 801AC

(Z.Nr. 8-00673) NR. P. VNW. QJ01DE90
ZI: Intervet, Wien
Z: 1 ml Injektionssuspension enthält: Cefquinom 75 mg (entspr. Cefquinom sulfat), Aluminium stearat, Triglyceride, mittelkettige.
EW: Cephalosporin-Antibiotikum.
AG: Atemwegserkrankungen des Rindes durch Mannheimia haemolytica, Pasteurella multocida und Histophilus somni.
AA: S.c.
DO: 2 Injektionen zu 2,5 mg Cefquinom/kg KG im Abstand von 48 Std.
GA: Geflügel.
SST: Nutzen/Risiko-Abwägung.
NW: Lokale Reaktionen, Überempfindlichkeit.
WH: Möglichkeit der Resistenzbildung beachten. Nicht zur Prophylaxe anwenden.
VNW: Essbare Gewebe 13 Tage. Nicht bei laktierenden Kühen anwenden, deren Milch für menschlichen Verzehr vorgesehen ist.
PG: 100 ML VNW [€ 201,40]

Cobactan LC 75 mg - Salbe zur intramammären Anwendung für Rinder (laktierende Kühe) 801AC

(Z.Nr. 8-00357) NR. P. VNW. QJ51DE90
ZI: Intervet, Wien
Z: 1 Injektor zu 8 g enthält: Cefquinom 75 mg (entspr. Cefquinom sulfat), Vaselin, weisses, Paraffin, dünnflüssiges.
Kurzinformation: siehe Cefaxxess LC 75 mg - Salbe zur intramammären Anwendung bei laktierenden Kühen, → S. 272
PG: 15 ST VNW [€ 83,95]

Codidol retard 60 mg - Filmtabletten 02A01

(Z.Nr. 1-19119) NR. S1. P. N02AA08
ZI: Mundipharma, Wien
Z: 1 Filmtablette enthält: Dihydrocodein hydrogentartrat 60 mg (entspr. Dihydrocodein 40 mg), Tablettenkern: Lactose, wasserfrei 58,4 mg, Hydroxyethylcellulose, Cetylstearylalkohol, Magnesium stearat, Talkum; Wasser, gereinigtes; Filmüberzug: Opadry OY-GM-29000 Clear: (entspr. Hypromellose) (entspr. Polydextrose) (entspr. Macrogol), Talkum.
EW: Stark wirksames Analgetikum, antitussiv.
AG: Mäßig starke bis starke Schmerzen.
AA: Alle 12 Stunden unzerkaut mit Flüssigkeit schlucken. Filmtabletten ev. an der Bruchrille halbieren, aber nicht zerkauen oder zerstoßen. Intravenösen Missbrauch vermeiden.
DO: Möglichst kurzzeitig und niedrig dosiert anwenden. Personen ab 12 Jahren: Initial 2mal tgl. 60 mg, bei Bedarf steigern bis max. 2mal tgl. 120 mg.
Dosisreduktion bei älteren Patienten, Hypothyreose, schweren Leber- und Nierenschäden. Keine Dosisangaben für Kinder.
GA: Atemwegserkrankungen, Bronchialasthma, Abhängigkeitsanamnese, erhöhter Hirndruck, Cor pulmonale, Hypothyreose, obstruktive Darmerkrankungen, Pankreatitis, Leber-, Nierenschäden, Gallenwegserkrankungen, Prostatahypertrophie, Anfallsleiden, produktiver Husten.
SST: Nicht empfohlen (Entzugserscheinungen des Neugeborenen möglich), nicht unmittelbar vor und während der Geburt anwenden (Atemdepression des Neugeborenen). In der Stillzeit nicht anwenden.
NW: Magen/Darm (Übelkeit, Obstipation), Sedierung, Harnverhalten, Leber, Gallenkoliken, Atemdepression, Haut, Allergien, Psyche, Hypotonie.
WW: Gegenanzeige: MAO-Hemmer (14 Tage Abstand). Besondere Vorsicht: Benzodiazepine (Atemdepression). Vorsicht: ZNS-Dämpfer, Psychopharmaka, Alkohol (Kombination vermeiden), Antitussiva verstärkt, Expektorantien oder Sekretolytika (Sekretstau). Antitussiva (Wirkungsverstärkung).
GE: Abhängigkeitsentwicklung und Entzugserscheinungen möglich.
WH: Vorsicht bei älteren Patienten, Darmobstruktion, erhöhtem Hirndruck, Kopfverletzungen, Hypothyreose, Pankreatitis, Prostatahypertrophie, schweren Leber-, Nieren-, Gallenwegerkrankungen, Anfallsleiden, produktivem Husten. Verkehrshinweis. Bei Atemdepression reine Opiatantagonisten, z.B. Naloxon, anwenden.
(Details siehe Austria-Codex - Fachinformation).
PG: 10 ST (EKO: G) [€ 5,25], 20 ST (2) (EKO: G) [€ 10,50]

Codidol retard 90 mg - Filmtabletten 02A01

(Z.Nr. 1-19121) NR. S1. P. N02AA08
ZI: Mundipharma, Wien
Z: 1 Filmtablette enthält: Dihydrocodein hydrogentartrat 90 mg (entspr. Dihydrocodein 60 mg), Tablettenkern: Lactose, wasserfrei 40,5 mg, Hydroxyethylcellulose, Cetylstearylalkohol, Magnesium stearat, Talkum; Wasser, gereinigtes; Filmüberzug: Opadry OY-GM-29000 Clear: (entspr. Hypromellose) (entspr. Polydextrose) (entspr. Macrogol), Talkum.
Kurzinformation: siehe Codidol retard 60 mg - Filmtabletten, → S. 325
PG: 10 ST (EKO: G) [€ 7,45], 20 ST (2) (EKO: G) [€ 14,30]

Codidol retard 120 mg - Filmtabletten 02A01

(Z.Nr. 1-19120) NR. S1. P. N02AA08
ZI: Mundipharma, Wien
Z: 1 Filmtablette enthält: Dihydrocodein hydrogentartrat 120 mg (entspr. Dihydrocodein 80 mg), Tablettenkern: Lactose, wasserfrei 54 mg, Hydroxyethylcellulose, Cetylstearylalkohol, Magnesium stearat, Talkum; Wasser, gereinigtes; Filmüberzug: Opadry OY-GM-29000 Clear: (entspr. Hypromellose) (entspr. Polydextrose) (entspr. Macrogol), Talkum.
Kurzinformation: siehe Codidol retard 60 mg - Filmtabletten, → S. 325
PG: 10 ST (EKO: G) [€ 9,40], 20 ST (2) (EKO: G) [€ 17,60]

Co-Dilatrend 25 mg/12,5 mg - Filmtabletten 10B01

(Z.Nr. 1-22588) RP. P. C07BG
ZI: Cheplapharm Arzneimittel, Greifswald, Deutschland
Z: 1 Filmtablette enthält: Carvedilol 25 mg, Hydrochlorothiazid 12,5 mg, Tablettenkern: Saccharose 25 mg, Lactose monohydrat 28,16 mg, Povidon K25, Crospovidon, Cellulose, mikrokristalline, Siliciumdioxid, hochdispers, wasserfrei, Magnesium stearat, Tablettenüberzug: Eudragit, Natrium citrat, Methylhydroxypropylcellulose, Macrogol, Talkum, Titandioxid, Indigocarmin, Polysorbat 80.
EW: Kombination Beta-Blocker + Diuretikum.
AG: Essentielle Hypertonie bei nicht ausreichender Monotherapie.
AA: Unabhängig von den Mahlzeiten unzerkaut mit Flüssigkeit schlucken.
DO: An den ersten beiden Tagen 1mal tgl. ½ FT morgens, dann 1mal tgl. 1 FT morgens. Nicht für Kinder und Jugendliche.
GA: Erregungsstörungen des Herzens, Bradykardie, instabile Herzinsuffizienz, kardiogener Schock, pulmonale Hypertonie, metabolische Azidose, Asthma, Glottisödem, Leberschäden, Phäochromozytom, Prinzmetal-Angina, schwere Nierenschäden, akute Glomerulonephritis, Hypokaliämie, Hyponatriämie, Hypovolämie, Hyperkalzämie, Gicht.
SST: Nicht anwenden, nicht stillen.
NW: Schwindel, Kopfschmerzen, Orthostase (Synkope), Magen/Darm, Dyspnoe, Bradykardie, Hypotension, Angina pectoris-Anfälle, Verschlechterung einer Herzinsuffizienz oder von Asthma, Psoriasis, Allergie, Blutbild, ZNS, Auge (verminderter Tränenfluss, Aderhauterguss, akute Myopie, akutes Winkelverschlussglaukom), Lunge, Niere, Haut (Lichtempfindlichkeit), Stoffwechsel, Vaskulitis, Impotenz, Ikterus, Untersuchungen, erhöhtes Risiko für nicht-melanozytären Hautkrebs.
WW: Gegenanzeige: MAO-Hemmer; Verapamil oder Diltiazem i.v.
Vorsicht:
Carvedilol: Blutdrucksenker, ZNS-Dämpfer, Digitalis, Alkohol verstärkt, Antiarrhythmika (bis Asystolie), orales Verapamil oder Diltiazem, Narkotika (Kardiodepression), Clonidin (zuerst Carvedilol absetzen, sonst hypertensive Krise beim Absetzen von Clonidin), Sympathomimetika (alphamimetische Wirkung verstärkt, beta-mimetische Wirkung antagonisiert), Xanthine (Wirkungseinschränkung), Muskelrelaxantien (verstärkt neuromuskulär blockierend), Insulin, Antidiabetika (Hypoglykämie, Tachykardie maskiert),

C

Ciclosporin.
Hydrochlorothiazid: ACE-Hemmer, Antidiabetika, (Nor)adrenalin, Herzglykoside, kaliuretische Diuretika, Zytostatika, Lithium, Curare. Verstärkung durch andere Blutdrucksenker, Barbiturate, Phenothiazine, trizyklische Antidepressiva, Alkohol. Abschwächung der Wirkung durch nichtsteroidale Antiphlogistika, Cholestyramin, Colestipol, Beta-Blocker (Hyperglykämie), Methyldopa (Hämolysen).
WH: Vorsicht bei schweren Durchblutungsstörungen, Diabetes, Hyperthyreose, COPD, Psoriasis.
Therapie ausschleichend absetzen. Herzinsuffizienz kompensieren. Bei Phäochromozytom zuerst Alpha-Blockade. Verkehrshinweis.
Kontrollen: Serumelektrolyte, Niere, Serumlipide, Harnsäure, Blutzucker. Ausreichend Flüssigkeit und kaliumreiche Nahrung zuführen. Positive Dopingtests möglich. Verkehrshinweis.
Bei Intoxikationen Glukagon (1-10 mg i.v. dann 2-5 mg/h), bei Bradykardie Atropin 0,5-2 mg i.v., bei Bronchospasmen Beta-Sympathomimetika oder Aminophyllin i.v., bei Blutdruckabfall Norfenefrin oder Noradrenalin, bei Krämpfen Diazepam oder Clonazepam i.v.
PG: 28 ST (2) (EKO: G) [€ 24,65]

Co-Diovan 80 mg/12,5 mg - Filmtabletten 10B06

(Z.Nr. 1-22463) RP. P. C09DA03
ZI: Novartis Pharma, Wien
Z: 1 Filmtablette enthält: Valsartan 80 mg, Hydrochlorothiazid 12,5 mg, Tablettenkern: Cellulose, mikrokristalline, Siliciumdioxid, hochdisperses, Crospovidon, Magnesium stearat; Filmüberzug: (entspr. Hypromellose) (entspr. Macrogol 8000) (entspr. Talkum) (entspr. Eisenoxid rot) (entspr. Eisenoxid gelb) (entspr. Titandioxid).
EW: Kombination Angiotensin II-Rezeptor-Antagonist + Diuretikum.
AG: Essentielle Hypertonie bei nicht ausreichender Monotherapie.
AA: Oral mit Flüssigkeit.
DO: Tgl. 1 Filmtablette. Für Kinder und Jugendliche nicht empfohlen.
GA: Schwere Leber-, Nierenschäden, Hypokaliämie, Hyponatriämie, Hyper- kalzämie, Hyperurikämie.
SST: Gegenanzeige im 2. und 3. Trimenon; im 1. Trimenon und in der Stillzeit nicht empfohlen.
NW: Haut, Magen/Darm, Blut, Elektrolyte (Hypokaliämie), Leber, Idiosynkrasie, Stoffwechsel (Diabetes, Anstieg von Harnsäure und Blutfetten), Orthostase, Auge (akutes Engwinkelglaukom), Herzrhythmusstörungen. NW der Einzelsubstanzen beachten (HCT: Erhöhtes Risiko von nicht- melanozytärem Hautkrebs).
WW: Aliskiren (Kontraindiziert bei Nierenschäden oder Diabetes, sonst nicht empfohlen). Nicht empfohlen: Duale Blockade des Renin-Angiotensin- Aldosteron-Systems, Lithium. Vorsicht: Andere Blutdrucksenker, Sympathomimetika, NSAIDs, WW der Einzelsubstanzen beachten.
WH: Vorsicht bei schwerer Herzinsuffizienz, Natrium- oder Volumenmangel, Klappenstenosen. Kontrollen: Elektrolyte (Kalium), Glukose, Lipide.
Verkehrshinweis.
PG: 28 ST (2) (EKO: G) [€ 13,15]

Co-Diovan forte 160 mg/12,5 mg - Filmtabletten 10B06

(Z.Nr. 1-25101) RP. P. C09DA03
ZI: Novartis Pharma, Wien
Z: 1 Filmtablette enthält: Valsartan 160 mg, Hydrochlorothiazid 12,5 mg, Tablettenkern: Cellulose, mikrokristalline, Siliciumdioxid, hochdisperses, Crospovidon, Magnesium stearat; Filmüberzug: (entspr. Hypromellose) (entspr. Macrogol 8000) (entspr. Talkum) (entspr. Titandioxid) (entspr. Eisenoxid rot).
Kurzinformation: siehe Co-Diovan 80 mg/12,5 mg - Filmtabletten, → S. 326
PG: 28 ST (2) (EKO: G) [€ 13,15]

Co-Diovan fortissimum 160 mg/25 mg - Filmtabletten 10B06

(Z.Nr. 1-25735) RP. P. C09DA03
ZI: Novartis Pharma, Wien
Z: 1 Filmtablette enthält: Valsartan 160 mg, Hydrochlorothiazid 25 mg, Tablettenkern: Cellulose, mikrokristalline, Siliciumdioxid, hochdisperses, Crospovidon, Magnesium stearat; Filmüberzug: (entspr. Hypromellose) (entspr. Macrogol 4000) (entspr. Talkum) (entspr. Titandioxid) (entspr. Eisenoxid rot) (entspr. Eisenoxid gelb) (entspr. Eisenoxid schwarz).
Kurzinformation: siehe Co-Diovan 80 mg/12,5 mg - Filmtabletten, → S. 326
PG: 28 ST (2) (EKO: G) [€ 22,80]

Co-Diovan 320 mg/12,5 mg - Filmtabletten 10B06
(Z.Nr. 1-27297) RP. P. nicht im Handel. C09DA03

Co-Diovan 320 mg/25 mg - Filmtabletten 10B06
(Z.Nr. 1-27298) RP. P. nicht im Handel. C09DA03

Co-Enac Hexal - Tabletten 10B05

(Z.Nr. 1-22685) RP. P. C09BA02
ZI: Hexal Pharma, Wien
Z: 1 Tablette enthält: Enalapril maleat 20 mg, Hydrochlorothiazid 12,5 mg, Natriumhydrogencarbonat (entspr. Natrium), Maisstärke, Lactose monohydrat 89,6 mg, Calciumdihydrogenphosphat-2-Wasser, Talk, Magnesium stearat.
EW: ACE-Hemmer + Diuretikum.
AG: Essentielle Hypertonie bei nicht ausreichender ACE-Hemmer-Monotherapie.
DO: 1mal tgl. 1 Tablette, bei eingeschränkter Nierenfunktion initial 1mal tgl. ½ Tablette.
GA: Anurie, angioneurotisches Ödem, schwere Leberschäden, primärer Hyperaldosteronismus.
SST: Gegenanzeige im 2. und 3. Trimenon und in der Stillzeit, im 1. Trimenon nicht empfohlen.
NW: Kopfschmerzen, Schwindel, Herz/Kreislauf, Magen/Darm, Leber, ZNS, Atemwege (Husten), Haut, Sinnesorgane, Urogenitale, Angioödem, Labor (Hyperkaliämie), Blutbild, Augen (Aderhautverschluss, transiente Myopie und akutes Winkelverschlussglaukom), erhöhtes Risiko für nicht-melanozytären Hautkrebs.
WW: Gegenanzeige: Sacubitril / Valsartan (36 Std. Abstand). Kombination mit Aliskiren nicht empfohlen, bei Patienten mit Nierenschäden oder Diabetes kontraindiziert. Duale Blockade des Renin-Angiotensin-Aldosteron-Systems nicht empfohlen. Lithium nicht empfohlen.
Vorsicht: Blutdrucksenker verstärkt, Sympathominetika schwächen blutdrucksenkende Wirkung ab, Kalium, Co-Trimoxazol, Ciclosporin, Heparin (Hyperkaliämie), Tubocurarin (Ansprechen erhöht), Gold (nitroide Reaktionen); mTOR- Inhibitoren, z.B. (Tem)sirolims, Everolimus, Racecadotril, Vildagliptin (Angioödeme); Prostaglandinsynthesehemmer (NSAIDs) mindern Diuretika-Wirkung; jodhaltige Röntgenkontrastmittel (erhöhtes Risiko für Nierenversagen).
WH: Vorsicht bei ischämischen oder zerebrovaskulären Erkrankungen, linksventrikulärer Ausflussbehinderung, Diabetes.
Kontrollen: Serumelektrolyte (Kalium). Bei Hypotonie ev. 0,9% NaCl i.v. infundieren. Nicht zur Initialtherapie bei Herzinsuffizienz. Anaphylaktoide Reaktionen während einer Desensibilisierung gegen tierische Gifte, einer Dialyse mit High-Flux-Membranen oder einer LDL-Apherese möglich. Verkehrshinweis. Positive Dopingkontrollen möglich.
PG: 30 ST (2) (EKO: G) [€ 15,20]

Co-Enalapril 1A Pharma - Tabletten 10B05

(Z.Nr. 1-24868) RP. P. C09BA02
ZI: 1A Pharma, Wien
Z: 1 Tablette enthält: Enalapril maleat 20 mg, Hydrochlorothiazid 12,5 mg, Natriumhydrogencarbonat (entspr. Natrium), Maisstärke, Lactose monohydrat 89,6 mg, Calcium hydrogenphosphat dihydrat, Talk, Magnesium stearat.
EW: ACE-Hemmer + Diuretikum.
AG: Essentielle Hypertonie bei nicht ausreichender ACE-Hemmer-Monotherapie.
DO: 1mal tgl. 1 Tablette, bei eingeschränkter Nierenfunktion initial 1mal tgl. ½ Tablette.
GA: Anurie, angioneurotisches Ödem, schwere Leberschäden, primärer Hyperaldosteronismus.
SST: Gegenanzeige im 2. und 3. Trimenon und in der Stillzeit, im 1. Trimenon nicht empfohlen.
NW: Kopfschmerzen, Schwindel, Herz/Kreislauf, Magen/Darm, Leber, ZNS, Atemwege (Husten), Haut, Sinnesorgane, Urogenitale, Angioödem, Labor (Hyperkaliämie), Blutbild, Augen (Aderhauterguss, akute Myopie, akutes Engwinkelglaukom), erhöhtes Risiko für nicht-melanozytären Hautkrebs.
WW: Gegenanzeige: Sacubitril / Valsartan (36 Std. Abstand). Kombination mit Aliskiren nicht empfohlen, bei Patienten mit Nierenschäden oder Diabetes kontraindiziert. Duale Blockade des Renin-Angiotensin-Aldosteron-Systems nicht empfohlen. Lithium nicht empfohlen.
Vorsicht: Blutdrucksenker verstärkt, Sympathomimetika schwächen blutdrucksenkende Wirkung ab, Kalium, Co-Trimoxazol, Ciclosporin, Heparin (Hyperkaliämie), Tubocurarin (Ansprechen erhöht), Gold (nitroide Reaktionen); (Tem)sirolims, Everolimus, Vildagliptin, Racecadotril (Angioödeme); Prostaglandinsynthesehemmer (NSAIDs) mindern Diuretika-Wirkung; jodhaltige Röntgenkontrastmittel (erhöhtes Risiko für Nierenversagen).
WH: Vorsicht bei ischämischen oder zerebrovaskulären Erkrankungen, linksventrikulärer Ausflussbehinderung, Diabetes.
Kontrollen: Serumelektrolyte (Kalium). Bei Hypotonie ev. 0,9% NaCl i.v. infundieren. Nicht zur Initialtherapie bei Herzinsuffizienz. Anaphylaktoide Reaktionen während einer Desensibilisierung gegen tierische Gifte, einer Dialyse mit High-Flux-Membranen oder einer LDL-Apherese möglich. Verkehrshinweis. Positive Dopingkontrollen möglich.

PG: 30 ST (2) (EKO: G) [€ 15,15]

🐾 *Coenzyme compositum - Injektionslösung für Tiere* 890B
(Z.Nr. 8-39137) RP. P. nicht im Handel. QV03AX

Coenzyme compositum-Heel - Ampullen 70X

(Z.Nr. 3-00556) RP. P. V03AX
ZI: Biologische Heilmittel Heel, Baden-Baden, Deutschland
Z: 1 Ampulle zu 2,2 ml enthält: Acidum ascorbicum (Homöopathie) D6 22 mg, Thiamini hydrochloridum (Homöopathie) D6 22 mg, Riboflavin-5"-phosphat natrium (Homöopathie) D6 22 mg, Pyridoxinum hydrochloridum (Homöopathie) D6 22 mg, Nicotinamidum (Homöopathie) D6 22 mg, Acidum cis-aconiticum (Homöopathie) D8 22 mg, Acidum citricum (Homöopathie) D8 22 mg, Acidum fumaricum (Homöopathie) D8 22 mg, Acidum alpha-ketoglutaricum (Homöopathie) D8 22 mg, Acidum malicum (Homöopathie) D8 22 mg, Acidum succinicum (Homöopathie) D8 22 mg, Barium oxalicum succinicum (Homöopathie) D10 22 mg, Natrium pyruvicum (Homöopathie) D8 22 mg, L-Cystein (Homöopathie) D6 22 mg, Pulsatilla pratensis (Homöopathie) D6 22 mg, Hepar sulfuris (Homöopathie) D10 22 mg, Sulfur (Homöopathie) D10 22 mg, Adenosinum triphosphoricum (Homöopathie) D10 22 mg, Nicotinamid-adenin-dinucleotid (Homöopathie) D8 22 mg, Coenzym A (Homöopathie) D8 22 mg, Beta vulgaris conditiva (Homöopathie) D4 22 mg, Natrium oxalaceticum (Homöopathie) D6 22 mg, Manganum phosphoricum (Homöopathie) D6 22 mg, Magnesium oroticum (Homöopathie) D6 22 mg, Cerium oxalicum (Homöopathie) D8 22 mg, alpha-Liponsäure (Homöopathie) D6 22 mg, Natriumchlorid, Wasser für Injektionszwecke, Spuren von: Ethanol, Lactose monohydrat.
EW: Homöopathikum.
AG: Chronische Erkrankungen mit Störung der körpereigenen Enzymsysteme.
AA: I.m., s.c oder intradermal
DO: Akut tgl. 1 Ampulle über 3 Tage, sonst 1-3mal wöchentlich 1 Ampulle. Für Kinder nicht empfohlen.
SST: Vorsicht.
NW: Allergien, lokale Reaktionen.
PG: 10 ST * (EKO: N) [€ 30,35], 50 ST * (EKO: N) [€ 114,45], 100 ST * (EKO: N) [€ 205,20]

Cofact 250 I.E. 20D01
(Z.Nr. 2-00325) NR. P. E. nicht im Handel. B02BD01

Cofact 500 I.E. 20D01

(Z.Nr. 2-00326) NR. P. E. B02BD01
ZI: Sanquin Plasma Products, CX Amsterdam, Niederlande
Z: 1 Packung enthält: Blutgerinnungsfaktor II (human) 280-700 IE, Blutgerinnungsfaktor VII (human) 140-400 IE, Blutgerinnungsfaktor IX (human) 500 IE, Blutgerinnungsfaktor X (human) 280-700 IE, Protein C 222-780 IE, Protein S 20-160 IE (entspr. Proteine 260-700 mg) (entspr. Aktivität von Faktor IX >= 0,6 IE/mg), Natriumcitrat-2-Wasser, Natriumchlorid (entspr. Natrium 125-195 mmol/l), Antithrombin <= 0,6 IE/ml; Lösungsmittel: (entspr. Wasser für Injektionszwecke).
EW: Konzentrat mit 4 Gerinnungsfaktoren.
AG: Blutungen bei Mangel an Gerinnungsfaktoren des Prothombin-Komplexes bzw. an Vitamin K-abhängigen Gerinnungsfaktoren.
AA: I.v. (2 ml/min) nach Auflösen.
DO: Individuell, richtet sich nach dem INR-Zielwert. Erforderliche Einheiten = Körpergewicht (kg) x gewünschter Anstieg von Faktor X (IE/ml) x 60.
SST: Strenge Indikationsstellung.
NW: Antikörperbildung, Allergie/Anaphylaxie, Thromboembolien.
WH: Nur verwenden, wenn schnelle Korrektur des Prothrombin-komplex-Spiegels angezeigt ist (z.B. starke Blutungen oder Notoperationen).
PG: 1 ST * (EKO: N) [€ 356,80]

🐾 Coffea Praeparata - Lösung zum Eingeben für Tiere 821A, 831G

(Z.Nr. 8-00280) RPF. P. QN06BC01
ZI: SaluVet, Bad Waldsee, Deutschland
Z: 1 ml Lösung enthält: Coffea tosta (1:3), Decoctum 1 g.
EW: Anthroposophisch.
AG: Vorbeugung und Behandlung von Durchfall und Atemwegserkrankungen von Jungtieren. Begleittherapie von allgemeinen Störungen.
AA: Zum Eingeben.
DO: TD je nach Tierart 0,1 ml (Welpen) bis 100 ml (Pferde). TD in 1-3 ED.
GA: Septikämie, Magen/Darm-Ulcera.
SST: Nur nach Rücksprache mit dem Tierarzt anwenden.
NW: Magen/Darm.
WW: Digitalis, Beta-Sympathomimetika verstärkt.
WH: Bei verminderter Aufnahme lebensnotwendiger Nährstoffe oder bei Darm- verschluss nur unterstützend anwenden.
PG: 100 ML VT [€ 36,60]

Coffekapton 100 mg - Tabletten 49H01

(Z.Nr. 0-08743) RPF. P. N06BC01
ZI: Strallhofer Pharma, Siegendorf
Z: 1 Tablette enthält: Coffein 100 mg, Magnesium stearat, Lactose 31,25 mg, Cellulose, Crospovidon.
EW: Analeptikum.
AG: Ermüdung, vasomotorische Kopfschmerzen.
AA: Oral mit Flüssigkeit.
DO: Bei Bedarf 1 Tablette, MTD 5 Tabletten.
GA: Kinder.
SST: Vorsicht; Coffein tritt in die Muttermilch über.
NW: Schlafstörungen, Tachykardie, Diurese, bei Überdosierung Tremor, Rhythmusstörungen, Hör-, Sehstörungen.
WW: Dipyridamol (1-2 Std. Abstand), Analgetika verstärkt; coffeinhaltige Nahrungs- und Genussmittel.
GE: Möglich.
WH: Vorsicht bei peptischen Ulcera, Herzrhythmusstörungen.
PG: 40 ST * (EKO: N) [€ 6,35]

Coffo-Selt - Brausetabletten 02B08
(Z.Nr. 0-09315) RP. P. nicht im Handel. N02BB71

🐾 Coglapix - Injektionssuspension für Schweine 823AD

(Z.Nr. 8-36550) NR. P. E. QI09AB07
ZI: Ceva Sante Animale, Libourne, Frankreich
Z: 1 Impfdosis (2 ml) enthält: Actinobacillus pleuropneumoniae Serotyp 1 inaktiviert (Stamm NT3), Actinobacillus pleuropneumoniae Serotyp 2 inaktiviert (Stämme PO, U3, B4, SZ II) (entspr. ApxI-Toxoid mind. 28,9 ELISA-E/ml), (entspr. ApxII-Toxoid mind. 16,7 ELISA-E/ml), (entspr. ApxIII-Toxoid mind. 6,8 ELISA-E/ml), Adjuvans: Aluminium hydroxid Gel 4,85 mg (entspr. Al 3+); Thiomersal max. 0,22 mg, Natriumhydroxid, Natriumchlorid, Wasser für Injektionszwecke.
EW: Impfstoff.
AG: Aktive Immunisierung von Schweinen gegen Pleuropneumonie, verursacht durch Actinobacillus pleuropneumoniae.
AA: I.m.
DO: Tiere ab 7 Wochen: 2 Dosen im Abstand von 3 Wochen.
SST: Nicht anwenden.
NW: Lokale Schwellung, Anstieg der Körpertemperatur, Erschöpfung.
PG: 5 ST VN [€ 401,45]

co-HYPERT spag. Peka - Tropfen zum Einnehmen 10X

(Z.Nr. 3-00393) RPF. P. V03AX
ZI: Pekana Naturheilmittel, Kißlegg, Deutschland
Z: 1 g (= 1,02 ml = 38 Tropfen) enthält: Natrium tetrachloroauratum (Homöopathie) D6 125 mg (entspr. Aurum chloratum natronatum (Homöopathie)), Barium carbonicum (Homöopathie) D8 130 mg, Anamirta cocculus (Homöopathie) D4 135 mg (entspr. Cocculus (Homöopathie)), Iberis amara (Homöopathie) D4 115 mg, Magnesium chloratum (Homöopathie) D6 125 mg, Ferula moschata (Homöopathie) D6 135 mg (entspr. Sumbulus moschatus (Homöopathie)), Melilotus officinalis-spag. Peka 35 mg, Viscum album-spag. Peka 200 mg, Ethanol 96% (entspr. Gesamtethanolgehalt ca. 18 % (V/V)), Wasser, gereinigtes, Spuren von Lactose monohydrat.
EW: Homöopathikum (spagyrisch).
AG: Unterstützend bei Blutdruckschwankungen ohne organische Ursache.
AA: In einem Glas mit etwas Wasser vor den Mahlzeiten einnehmen.
DO: Personen ab 12 Jahren: 2mal tgl. 20 Tropfen. Für Kinder nicht empfohlen.
SST: Vorsicht.
PG: 100 ML * (EKO: N) [€ 21,75]

Colchicin "Agepha" 0,372 mg - Tabletten 28A04

(Z.Nr. 0-06526) NR. P. M04AC01
ZI: Agepha Pharma, Senec, Slowakei
Z: 1 Tablette enthält: Colchicin 0,372 mg, Kartoffelstärke, Lactose 89 mg, Talkum, Stearinsäure, Gelatine.
EW: Gichtmittel.
AG: Akuter Gichtanfall, Kurzzeitprophylaxe zu Beginn einer Gichttherapie.
AA: Oral unzerkaut mit Wasser einnehmen.
DO: Akuter Gichtanfall: So früh wie möglich (innerhalb von 12 Std. nach Anfallsbeginn) 3 Tabletten, gefolgt von 2 Tabletten nach 1 Stunde. Nach 12 Std. Pause bis 3 Tabletten tgl.; MTD 8 Tabletten über die ersten 24 Std. bzw. 14 Tabletten über die ersten 3 Tage

C

nach Eintritt des Gichtanfalls.
Kurzzeitprophylaxe: 1 Tablette bis 3mal tgl. für max. 6 Monate.
Für Kinder und Jugendliche nicht empfohlen.
GA: Magen/Darm-, Nieren-, Leberschäden, Gallenwegverschluss, Anämien.
SST: Gegenanzeige.
NW: Magen/Darm, Blutbild, Knochenmark, Haut, Leber, Niere, Myoneuropathie.
WW: Gegenanzeige: P-Glykoprotein- oder starke CYP3A4-Hemmer bei Leber- oder Nierenschäden.
Vorsicht: Ciclosporin, Cholesterol-Synthese-Hemmer, NSARs, antineoplastische Substanzen, Diuretika, Antihypertensiva, Diazoxid, Tuberkulostatika, Gerinnungshemmer, myelosuppressive Substanzen, Alkohol. Grapefruitsaft.
WH: Vorsicht bei Herzerkrankungen oder älteren Patienten. Für Jugendliche mit eingeschränkter Atemfunktion nicht empfohlen. Blutbildkontrollen.
PG: 10 ST (2) (EKO: G) [€ 10,10]

Colchicin Tiofarma 0,5 mg - Tabletten 28A04

(Z.Nr. 1-38313) NR. P. M04AC01
ZI: Tiofarma, Oud-Beijerland, Niederlande
Z: 1 Tablette enthält: Colchicin 0,5 mg, Cellulose, mikrokristalline, Lactose monohydrat 83 mg (entspr. Lactose, wasserfrei 78,6 mg), Carboxymethylstärke, Natriumsalz, Magnesium stearat.
EW: Gichtmittel.
AG: Akute Gicht, Gichtanfallsprophylaxe zu Beginn einer Gichttherapie. Prophylaxe von Fieberschüben und Prävention einer Amyloidose bei familiärem Mittelmeerfieber.
AA: Mit Wasser einnehmen.
DO: Gicht: Akuter Gichtanfall: 2-3mal tgl. 0,5 mg, ev. eine Anfangsdosis von 1 mg. Max. 6 mg pro Behandlungszyklus. Dann mindestens 3 Tage lang keinen neuen Zyklus beginnen.
Prophylaxe: 1mal tgl. (abends) 0,5-1 mg.
Bei Kindern und Jugendlichen nicht anwenden.
Familiäres Mittelmeerfieber: TD 1-3 mg in 1 oder 2 ED. Anfangsdosis bei Kindern: Unter 5 Jahre: Tgl. 0,5 mg; 5-10 Jahre: Tgl. 1 mg. Über 10 Jahre: Tgl. 1,5 mg. Bei amyloider Nephropathie TD bis 2 mg.
GA: Blutdyskrasie, schwere Leber- oder Nierenschäden.
SST: Nutzen/Risiko-Abwägung. Kontrazeption für Frauen bis 3 Monate nach Therapieende und für Männer bis 6 Monate nach Therapieende erforderlich.
NW: Knochenmark, Neuropathien, Magen/Darm, Leber, Alopezie, Ausschlag, Myopathie, Amenorrhoe, Oligospermie, Vitamin B12-Mangel.
WW: Vorsicht: Hämato-, hepato-, nephrotoxische Substanzen. Cimetidin, Tolbutamid, CYP3A4-Hemmer, P-gp-Hemmer (z.B. Ciclosporin, Verapamil, Chinidin), Vitamin B12; Statine, Fibrate, Ciclosporin, Digoxin (Myopathie), Azithromycin (erhöhte Colchicin-Spiegel).
WH: Enge therapeutische Breite berücksichtigen. Blutbild kontrollieren. Verkehrshinweis.
PG: 30 ST * (EKO: N) [€ 20,20]

Colchicin Tiofarma 1 mg - Tabletten 28A04
(Z.Nr. 1-38314) NR. P. nicht im Handel. M04AC01

Colctab 1 mg - Tabletten 28A04

(Z.Nr. 1-36766) NR. P. M04AC01
ZI: Kwizda Pharma, Wien
Z: 1 Tablette enthält: Colchicin 1 mg, Lactose 49 mg, Saccharose 20 mg, Gummi arabicum, Magnesium stearat.
EW: Mitosehemmstoff; antiinflammatorisch, hemmt Ablagerung von Harnsäurekristallen. Kein Einfluss auf Harnsäureblutspiegel.
AG: Akute Gichtanfälle, -Prophylaxe eines Gichtanfalls am Beginn einer antihyperurikämischen Therapie.
-Akute oder rezidivierende Perikarditis als Ergänzung zu NSARs.
-Familiäres Mittelmeerfieber (FMF): Zur Anfallsprophylaxe und Vorbeugung von Amyloidose bei Erwachsenen und Kindern.
AA: Unzerkaut mit Wasser zu den Mahlzeiten einnehmen.
DO: Akute Gichtanfälle: So früh wie möglich (innerhalb von 12 Std. nach Anfallsbeginn) 1 Tablette, gefolgt von ½ Tablette nach 1 Stunde. Bei Bedarf nach 12 Std. Pause Fortsetzung mit max. ½ Tablette alle 8 Std.; **MD 6 mg pro Behandlungszyklus.**
-Prophylaxe: Mind. 72 Std. Abstand zu vorangegangener Akuttherapie. Tgl. ½ bis 1 Tablette für max. 6 Monate.
-Perikarditis: ½ Tablette 2mal tgl. (Patienten bis 70 kg KG: 1mal tgl.) für mindestens 3 Monate (akute Perikarditis) bzw. mindestens 6 Monate (rezidivierende Perikarditis).
Nicht für Kinder und Jugendliche.
-Familiäres Mittelmeerfieber (FMF): Erwachsene: Tgl. 1 - 3 mg. MTD 3 mg.
-Kinder unter 5 Jahre: TD 0,5 mg.
-Kinder (5 - 10 Jahre): TD 1 mg.
-Kinder über 10 Jahren und Jugendliche: TD 1,5 mg.
-Kinder mit Amyloidnephropathie: TD bis max. 2 mg.
Dosisanpassung bei Nieren-, Leberschäden und älteren Patienten. MD nicht überschreiten!
GA: Schwere Leber- oder Nierenschäden, Blutbildungsstörungen.
SST: Gegenanzeige, ausgenommen bei FMF (Nutzen/Risiko-Abwägung). Kontrazeption bei Frauen bis 3 Monate nach Therapieende und bei Männern bis mindestens 6 Monate nach Therapieende erforderlich. Nicht stillen.
NW: Magen/Darm (bis Blutungen), Leber-, Nierenschäden, Hautausschläge, Alopezie, Myopathie, Knochenmarksuppression.
WW: P-Glykoprotein- und starke CYP3A4-Hemmer (Makrolide, Proteasehemmer, Ciclosporin, Azole, Verapamil, Chinidin, Amiodaron): **Gegenanzeige bei Leber- oder Nierenschäden**, sonst Vorsicht (erhöhte Toxizität von Colchicin).
Vorsicht: Statine (Myopathien), Grapefruitsaft, mittelstarke CYP3A4- Hemmer (erhöhte Toxizität von Colchicin).
WH: Geringe therapeutische Breite beachten! Bei Durchfall oder Erbrechen Therapie sofort abbrechen (Intoxikationsanzeichen). Blutbild kontrollieren. Bei Langzeitgabe Vit-B12-Mangel möglich.
PG: 10 ST (EKO: G) [€ 21,85], 30 ST (EKO: G) [€ 60,10]

Coldan - Augentropfen 47E01

(Z.Nr. 0-17355) RPF. P. S01GA01
ZI: Sigmapharm, Wien
Z: 1 ml Lösung enthält: Naphazolin hydrochlorid 1 mg, Benzalkonium chlorid 0,05 mg, Natrium edetat, Natriumchlorid, Natriumdihydrogenphosphat, Natrium monohydrogenphosphat (entspr. Phosphatpuffer 6,12 mg), Wasser, gereinigtes.
EW: Vasokonstriktor.
AG: Nicht-infektiöse Konjunktivitis.
AA: In den Bindehautsack eintropfen.
AH: Nach Anbruch 4 Wochen verwendbar.
DO: Personen ab 6 Jahren: 1-2mal tgl. 1-2 Tropfen.
Keine Dosisempfehlung für Kinder unter 6 Jahren.
Ohne ärztliche Anweisung max. 7 Tage (Kinder: max. 5 Tage) anwenden.
GA: Keratokonjunktivits sicca, Engwinkelglaukom, Kinder unter 2 Jahren, nach transnasalen oder transoralen Eingriffen mit Freilegung der Dura mater, Cornea-Schaden, akute Iritis, schwere Augenerkrankungen.
SST: Nicht anwenden.
NW: Schlaflosigkeit, Unruhe, Tachykardie, Blutdruckanstieg, Nausea, Kopfschmerzen, lokale Reaktionen.
WW: Kontraindiziert: MAO-Hemmer (2 Wochen Abstand).
Nicht empfohlen: Tri- und tetrazyklische Antidepressiva. Vor Cyclopropan- oder Halothan- Anästhesie absetzen.
Vorsicht: ZNS-Dämpfer (verstärkt), Theophyllin, Reserpin, Guanethidin (Blutdruckanstieg), andere Sympathomimetika, Alpha- und Beta-Blocker. WW mit vielen Arzneimitteln möglich.
GE: Bei missbräuchlicher Anwendung reaktive Schleimhautschwellung möglich.
WH: Vorsicht bei Sympathomimetika-Überempfindlichkeit, Herz- und Gefäßkrankheiten, Hyperthyreose, Prostatahypertrophie, Phäochromozytomen.
Bei Langzeitgabe Gefahr einer Augeninnendruckerhöhung, einer Pupillenerweiterung und einer reaktiven Hyperämie. Kontaktlinsen frühestens 15 min nach der Anwendung wieder einsetzen. Verkehrshinweis.
PG: 10 ML * (EKO: N) [€ 6,90]

Coldan - Nasenspray 50H02

(Z.Nr. 1-24786) RPF. P. R01AA08
ZI: Sigmapharm, Wien
Z: 1 ml enthält: Naphazolin hydrochlorid 1 mg, Benzalkonium chlorid 0,05 mg, Natrium edetat, Natriumchlorid, Natriumdihydrogenphosphat, Natrium monohydrogenphosphat, Wasser, gereinigtes.
EW: Topisches Sympathomimetikum; lokal abschwellend.
AG: Rhinitis, Heuschnupfen, Pharyngitis, unterstützend bei Stirn- und Kieferhöhlenentzündung; zur Erleichterung der Rhinoskopie.
AA: In die Nase einsprühen. Mind. 4 Std. Abstand zwischen Anwendungen.
DO: Personen ab 12 Jahren: 2 - max. 4mal täglich 1 Sprühstoß in jedes Nasenloch.
Kinder von 6 bis 12 Jahren: 1 - max. 3mal täglich 1 Sprühstoß in jedes Nasenloch.
Keine Dosisempfehlung für Kinder unter 6 Jahren; bei Kindern zwischen 2 und 6 Jahren nur über ärztliche Anordnung geben. Anwendungsdauer: max. 7 Tage, dann mind. 10 Tage Pause.
GA: Rhinitis sicca, Engwinkelglaukom, Kinder unter 2 Jahren, nach transnasalen oder transoralen Eingriffen mit Freilegung der Dura mater.
SST: Nicht anwenden.
NW: Schlaflosigkeit, Unruhe, Tachykardie, Blutdruckanstieg, Nausea, Kopfschmerzen, lokale Reaktionen. Bei Überdosierung (v.a. Kleinkinder) Systemeffekte (ZNS- Dämpfung, Herzrhythmusstörungen, Hypertonie, gefolgt von Hypotonie und Schock).
WW: Kontraindiziert: MAO-Hemmer (2 Wochen Abstand).

Nicht empfohlen: Tri- und tetrazyklische Antidepressiva. Vor Cyclopropan- oder Halothan- Anästhesie absetzen.
Vorsicht: ZNS-Dämpfer (verstärkt), Theophyllin, Reserpin, Guanethidin (Blutdruckanstieg), andere Sympathomimetika, Alpha- und Beta-Blocker. WW mit vielen Arzneimitteln möglich.
GE: Bei missbräuchlicher Anwendung reaktive Schleimhautschwellung und Nekrosen möglich.
WH: Vorsicht bei verstärkter Reaktion auf Sympathomimetika, kardiovaskulären Erkrankungen, Hyperthyreose, Prostatahypertrophie, Phäochromozytom. Verkehrshinweis.
PG: 10 ML * (EKO: N) [€ 9,90]

Coldan - Nasentropfen 50H02
(Z.Nr. 0-06460) RPF. P. R01AA08
ZI: Sigmapharm, Wien
Z: 1 ml Lösung (= 24 Tropfen) enthält: Naphazolin hydrochlorid 1 mg, Benzalkonium chlorid 0,05 mg, Natrium edetat, Natriumchlorid, Natriumdihydrogenphosphat, Natrium monohydrogenphosphat, Wasser, gereinigtes.
EW: Topisches Sympathomimetikum; lokal abschwellend.
AG: Rhinitis, Heuschnupfen, Pharyngitis, unterstützend bei Stirn- und Kieferhöhlenentzündung; zur Erleichterung der Rhinoskopie.
AA: In die Nase eintropfen. Mind. 4 Std. Abstand zwischen Anwendungen.
DO: Personen ab 12 Jahren: 2 - max. 4mal täglich 1-3 Tropfen in jedes Nasenloch.
Kinder von 6 bis 12 Jahren: 1 - max. 3mal täglich 1-2 Tropfen in jedes Nasenloch.
Keine Dosisempfehlung für Kinder unter 6 Jahren; bei Kindern zwischen 2 und 6 Jahren nur über ärztliche Anordnung geben.
Anwendungsdauer: max. 7 Tage, dann mind. 10 Tage Pause.
GA: Rhinitis sicca, Engwinkelglaukom, Kinder unter 2 Jahren, nach transnasalen oder transoralen Eingriffen mit Freilegung der Dura mater.
SST: Nicht anwenden.
NW: Schlaflosigkeit, Unruhe, Tachykardie, Blutdruckanstieg, Nausea, Kopfschmerzen, lokale Reaktionen. Bei Überdosierung (v.a. Kleinkinder) Systemeffekte (ZNS- Dämpfung, Herzrhythmusstörungen, Hypertonie, gefolgt von Hypotonie und Schock).
WW: Kontraindiziert: MAO-Hemmer (2 Wochen Abstand).
Nicht empfohlen: Tri- und tetrazyklische Antidepressiva. Vor Cyclopropan- oder Halothan- Anästhesie absetzen.
Vorsicht: ZNS-Dämpfer (verstärkt), Theophyllin, Reserpin, Guanethidin (Blutdruckanstieg), andere Sympathomimetika, Alpha- und Beta-Blocker. WW mit vielen Arzneimitteln möglich.
GE: Bei missbräuchlicher Anwendung reaktive Schleimhautschwellung und Nekrosen möglich.
WH: Vorsicht bei verstärkter Reaktion auf Sympathomimetika, kardiovaskulären Erkrankungen, Hyperthyreose, Prostatahypertrophie, Phäochromozytom. Verkehrshinweis.
PG: 10 ML * (EKO: N) [€ 6,50]

Coldangin - Lutschpastillen 45A02
(Z.Nr. 0-16860) RPF. P. R02AA20
ZI: Sigmapharm, Wien
Z: 1 Lutschtablette enthält: 2,4-Dichlorbenzylalkohol 1,5 mg, 6-n-Amyl-m-cresol 0,8 mg, Aspartam 1,5 mg (entspr. E 951), Isomalt 2,05 g (entspr. E 953), Menthol, Aromastoffe, natürlich, Zitronensäure.
EW: Antiseptisch.
AG: Mund- und Rachenkatarrhe.
DO: Akut alle 2-3 Std. 1 Lutschpastille (bis 8 Stück pro Tag) langsam im Mund zergehen lassen. Nicht für Kinder unter 6 Jahren.
GA: Asthma.
SST: Nutzen/Risiko-Abwägung.
NW: In Einzelfällen Allergien möglich.
WW: Nicht gleichzeitig mit oralen Antibiotika geben.
WH: Vorsicht bei Phenylketonurie. Für Diabetiker geeignet.
PG: 24 ST * (EKO: N) [€ 6,70]

Coldargan - Lösung 50H02
(Z.Nr. 0-11378) RP. P. R01AB05
ZI: Sigmapharm, Wien
Z: 10 ml enthalten: Silberproteinat 250 mg, Ephedrin laevulinat 200 mg, Natrium laevulinat, Calcium laevulinat, Wasser, gereinigtes.
EW: Desinfizierend, vasokonstriktorisch.
AG: Nasen/Rachen-Katarrhe, Gingivitis, verdünnt (0,5%) in Urologie und Gastro-Enterologie.
AA: In die Nase eintropfen; auf die Mund- und Rachenschleimhaut durch Spülen, Betupfen, Pinseln oder mit Zerstäuber aufbringen.
DO: 2-4mal tgl. 4-5 Tropfen bzw. 1 Sprühstoß; 3 Std. Pause zwischen den einzelnen Verabreichungen. Max. 10 Tage behandeln, dann mindestens 10 Tage Pause. Halbe Erwachsenendosis bei Kindern von 6-12 Jahren. Nicht für Kinder unter 6 Jahren.
GA: Rhinitis sicca, nach Eingriffen mit Dura mater-Freilegung.
SST: Nicht anwenden.
NW: Schlaflosigkeit, Unruhe, Tachykardie, Blutdruckanstieg, Nausea, Kopf- schmerzen, lokale Reaktionen.
WW: Kontraindiziert: Tri- und tetrazyklische Antidepressiva, MAO-Hemmer (2 Wochen Abstand).
Vorsicht: ZNS-Dämpfer verstärkt, Theophyllin, Reserpin, Guanethidin, Sympathomimetika und -lytika.
GE: Möglich.
WH: Vorsicht bei Sympathomimetika-Überempfindlichkeit, Herz- und Gefäß- krankheiten, Hyperthyreose, Prostatahypertrophie, Phäochromozytomen.
Bei Langzeitgabe trockene Schleimhaut, gefolgt von Schleimhautschwellung, Rhinitis und Nekrosen möglich; **bei Überdosierung** Systemwirkungen möglich.
PG: 10 ML (2) (EKO: G) [€ 6,35], **+NEBULISATOR** 10 ML * (EKO: N) [€ 9,20]

Coldistan - Augentropfen 47B03, 47E02
(Z.Nr. 0-17356) RP. P. S01GA51
ZI: Sigmapharm, Wien
Z: 1 ml enthält: Diphenhydramin hydrochlorid 1 mg, Naphazolin hydrochlorid 0,5 mg, Benzalkonium chlorid 0,05 mg, Natriumdihydrogenphosphat-dihydrat, Natriummonohydrogenphosphat Dodecahydrat (entspr. Phosphatpuffer 6,12 mg), Natriumchlorid, Natrium edetat, Wasser, gereinigtes.
EW: Antihistaminikum + Vasokonstriktor.
AG: Symptomatisch bei Augenkatarrhen.
AH: Nach dem ersten Öffnen der Flasche nicht länger als 4 Wochen verwenden.
DO: Personen ab 6 Jahren: 3-6mal tgl. 1-2 Tropfen in den Bindehautsack eintropfen. Maximal 7 Tage (Kinder: Maximal 5 Tage) anwenden. Keine Dosisempfehlung für Kinder unter 6 Jahren.
GA: Engwinkelglaukom, Korneaschäden, Keratokonjunktivitis sicca, Epilepsie, akutes Asthma, nach Eingriffen zur Freilegung der Dura mater, Kinder unter 2 Jahren.
SST: Nicht anwenden.
NW: Lokales Brennen, Nausea, Kopfschmerz, Tachykardie, Herzrhythmusstörungen, bei Kindern ZNS-Dämpfung.
WW: MAO-Hemmer (2 Wochen Abstand), trizyklische Antidepressiva (nicht gleichzeitig anwenden), Wirkungsverstärkung von Adrenalin, Noradrenalin, Trihexyphenidyl, Tranylcypromin. ZNS-Dämpfer verstärkt. Cyclopropan, Halothan (Anwendung von Coldistan unterbrechen).
GE: Möglich.
WH: Vorsicht bei Hypertonie, Herzkrankheiten, Hyperglykämie, Hyperthyreose, Durchblutungsstörungen, Prostatahypertrophie, Phäochromozytom.
Nach Langzeitgabe oder Überdosierung trockene Schleimhaut, gefolgt von Schwellung (Rebound-Effekt). Verkehrshinweis.
PG: 10 ML (2) (EKO: G) [€ 3,15]

Coldistan - Nasentropfen 50H10
(Z.Nr. 0-07506) RP. P. R01AB02
ZI: Sigmapharm, Wien
Z: 1 ml enthält: Diphenhydramin hydrochlorid 1 mg, Naphazolin hydrochlorid 0,5 mg, Benzalkonium chlorid 0,05 mg, Natriumdihydrogenphosphat-dihydrat, Natriummonohydrogenphosphat Dodecahydrat, Natriumchlorid, Natrium edetat, Wasser, gereinigtes.
EW: Antihistaminikum + Vasokonstriktor.
AG: Schleimhautschwellungen von Nase und Rachen, Sinusitis, Adjuvans bei Mittelohrentzündung.
AA: Mit Tropfpipette in die Nase eintropfen oder mit Nebulisator.
DO: 3-4mal tgl. 3-4 Tropfen in jedes Nasenloch. Mit Nebulisator 3-4mal tgl.
1-2 Sprühstöße (nur für Personen ab 12 Jahren).
Kinder ab 6 Jahren: Bis 4mal tgl. 1 Tropfen in jedes Nasenloch.
Bei Kindern zwischen 2 und 6 Jahren Anwendung mit Tropfpipette nicht empfohlen. Bei Kleinkindern unter 2 Jahren nicht anwenden.
Behandlungsdauer max. 7 Tage, bei Kindern max, 5 Tage; dann mindestens 10 Tage Pause.
GA: Engwinkelglaukom, Rhinitis sicca, nach Eingriffen mit Freilegung der Dura mater, akutes Asthma, Epilepsie, Kleinkinder unter 2 Jahren (Tropfpipette), Kinder unter 12 Jahren (Nebulisator).
SST: Nicht anwenden.
NW: Lokales Brennen, Nausea, Kopfschmerz, Tachykardie, Herzrhythmusstörungen, bei Kindern ZNS-Dämpfung.
WW: MAO-Hemmer (2 Wochen Abstand), trizyklische Antidepressiva (nicht gleichzeitig anwenden), Wirkungsverstärkung von Adrenalin, Noradrenalin, Trihexyphenidyl, Tranylcypromin. ZNS-Dämpfer verstärkt. Cyclopropan, Halothan (Anwendung von Coldistan unterbrechen).
GE: Möglich.
WH: Vorsicht bei Hypertonie, Herzkrankheiten, Hyperglykämie, Hyperthyreose, Durchblutungsstörungen, Prostatahypertrophie, Phäochromozytom.

Nach Langzeitgabe oder Überdosierung trockene Schleimhaut, gefolgt von Schwellung (Rebound-Effekt). Verkehrshinweis.
PG: 10 ML (2) (EKO: G) [€ 2,80], **+NEBULIS** . 10 ML * (EKO: N) [€ 8,05]

Coldistop - Nasenöl 50H10
(Z.Nr. 0-14956) RPF. P. R01AX30
ZI: Sigmapharm, Wien
Z: 1 ml (= 33 Tropfen) enthält: Vitamin A palmitat 8,25 mg (entspr. Retinol palmitat 15000 IE), Vitamin E acetat 20 mg, Erdnussöl 0,81 ml, Isopropyl myristat, Purcellinöl, Süssorangenschalenöl, Terpineol, Citronenöl.
EW: Vitamin A- und E-Präparat.
AG: Adjuvans bei Nasen/Rachen-Entzündungen, Ozaena.
AA: In die Nase eintropfen, ev. mit Wattestäbchen in der Nase verteilen oder mit dem gereinigten Finger leicht einmassieren.
DO: 2-3mal täglich 1-2 Tropfen in jedes Nasenloch. MTD 6 Tropfen pro Nasen- loch.
Kinder ab 6 Jahren: 2mal täglich 1 Tropfen in jedes Nasenloch. MTD 2 Tropfen pro Nasenloch.
Für Kinder unter 6 Jahren nicht empfohlen.
GA: Hypervitaminose A, Hirndrucksteigerung.
SST: Sparsam und kurzfristig verwenden (MTD 5 Tropfen pro Nasenloch).
NW: Lokale Reizung.
WW: Nicht gleichzeitig mit Retinsäure und -Derivaten anwenden.
PG: 10 ML * (EKO: N) [€ 8,30]

Coldophthal - Augentropfen 47E01
(Z.Nr. 0-16003) RP. P. S01GA01
ZI: Sigmapharm, Wien
Z: 1 ml enthält: Naphazolin hydrochlorid 0,2 mg, Benzalkonium chlorid 0,03 mg, Borsäure 20 mg, Wasser, gereinigtes.
EW: Vasokonstriktor.
AG: Konjunktivale nicht infektiöse Reizungen.
AA: Am Auge.
DO: Personen ab 6 Jahren. 3mal tgl. 1-2 Tropfen in den Bindehautsack eintropfen; max. 7 Tage (Kinder ab 6 Jahren: 5 Tage) anwenden, dann mindestens 10 Tage Pause. Keine Dosisempfehlung für Kinder von 2 bis 6 Jahren.
GA: Engwinkelglaukom, nach Eingriffen mit Freilegung der Dura mater, Keratokonjunktivitis sicca, Corneaschäden, akute Iritis, Kinder unter 2 Jahren.
SST: Nicht verwenden.
NW: Lokale Reizung, reaktive Hyperämie, Nausea, Kopfschmerz, Allergien, Psyche, Tachykardie, bei Kindern ZNS-Dämpfung.
WW: Kontraindiziert: MAO-Hemmer (2 Wochen Abstand), tri- und tetrazyklische Antidepressiva. Vorsicht: Anästhetika, Atropin, Alpha- oder Betablocker, Insulin, (Nor)adrenalin, ZNS-Dämpfer, Theophyllin.
GE: Möglich.
WH: Vorsicht bei Herz- und Gefäßkrankheiten. Bei Daueranwendung Trockenheit der Schleimhaut und Schleimhautschwellung ("Rebound-Effekt") möglich.
Kontakt mit weichen Kontaktlinsen vermeiden. Linsen frühestens 15 min nach dem Eintropfen wieder einsetzen. Verkehrshinweis.
PG: 10 ML (2) (EKO: G) [€ 3,15]

Colecalciferol Dermapharm 20.000 I.E. - Weichkapseln 54D01
(Z.Nr. 1-37571) RP. P. nicht im Handel. A11CC05

Colecalciferol Fresenius 14.400 I.E./ml - Tropfen zum Einnehmen, Lösung 54D01
(Z.Nr. 1-37369) RP. P. nicht im Handel. A11CC05

Colecalciferol Invos 25.000 I.E. - Weichkapseln 54D01
(Z.Nr. 1-40356) RP. P. nicht im Handel. A11CC05

🐾 **Colfive 5.000.000 I.E./ml - Konzentrat zur Herstellung einer Lösung zum Eingeben für Kälber, Schweine, Lämmer, Hühner und Puten** 801AZ
(Z.Nr. 8-36185) NR. P. VNW. QA07AA10
ZI: Livisto Int'l, Cerdanyola del Valles, Spanien
Z: 1 ml Lösung enthält: Colistin 5 Mio. IE (entspr. Colistin sulfat), Benzylalkohol 10 mg, Natriumacetat, Essigsäure 99%, Wasser, gereinigtes.
EW: Antiinfektiv.
AG: Kälber, Schweine, Lämmer, Hühner, Puten: Darminfektionen durch nicht invasive Colistin-empfindliche E. coli.
AA: Zum Eingeben über Trinkwasser/Milchaustauscher.
DO: Kälber, Lämmer, Schweine: 100.000 I.E./kg KG tgl. über 3-5 Tage über Trinkwasser oder Milchaustauscher.
Hühner, Puten: 75.000 I.E./kg KG tgl. über 3-5 Tage über das Trinkwasser.
GA: Pferde.
SST: Nutzen/Risiko-Abwägung.
WW: Aminoglykoside, Levamisol vermeiden. Antagonismus durch zweiwertige Kationen, ungesättigte Fettsäuren, Polyphosphate. Kreuzresistenz mit Polymyxin B. Vorsicht: Anästhetika, Muskelrelaxantien.
WH: Nicht zur Prophylaxe.
VNW: Essbare Gewebe 1 Tag. Eier 0 Tage.
PG: 1000 ML VNW [€ 133,45]

Colidimin 200 mg - Filmtabletten 34K
(Z.Nr. 1-26073) NR. P. A07AA11
ZI: Gebro Pharma, Fieberbrunn
Z: 1 Filmtablette enthält: Rifaximin 200 mg, Carboxymethylstärke, Natriumsalz, Glyceroldistearat, Siliciumdioxid, hochdisperses, Talkum, Cellulose, mikrokristalline, Hypromellose, Titandioxid, Natrium edetat, Propylenglycol, Eisenoxid rot.
EW: Intestinales Antibiotikum.
AG: Erkrankungen durch Rifaximin-sensitive Bakterien im Gastrointestinaltrakt, z.B. unkomplizierte Divertikel, hepatische Enzephalopathie, pseudomembranöse Kolitis durch Clostridium difficile, bakterielles Überwucherungssyndrom, Divertikelerkrankungen, Reisediarrhoe, präoperative Darmdekontamination.
AA: Oral mit ausreichend Flüssigkeit.
DO: Reisediarrhoe: TD bis 800 mg in 2-3 ED.
Pseudomembranöse Kolitis, hepatische Enzephalopathie: 3mal tgl. 400 mg.
Divertikel, Darmdekontamination: 2mal tgl. 400 mg.
Bakterielles Überwucherungs-Syndrom: 2-3mal tgl. 400 mg.
Keine Dosisempfehlung für Kinder.
GA: Intestinale Obstruktion.
SST: In der Schwangerschaft nicht anwenden. Nutzen/Risiko-Abwägung in der Stillzeit.
NW: Kopfschmerzen, Schwindel, Magen/Darm, Infektionen (Candidiasis, obere Atemwege, Clostridium difficile-assoziierte Diarrhö), Haut, ZNS, Vegetativum, Leberenzymanstiege.
WW: Vorsicht: Aktivkohle (2 Std. Abstand). Cyclosporin. Warfarin (INR kontrollieren).
WH: Nicht zur Behandlung von systemischen Infektionen oder invasiven Schleimhautinfektionen des Darms.
PG: 12 ST (2) (EKO: G) [€ 38,60], 36 ST (EKO: G) [€ 84,05]

Colidimin 400 mg - Filmtabletten 34K
(Z.Nr. 1-36210) NR. P. A07AA11
ZI: Gebro Pharma, Fieberbrunn
Z: 1 Filmtablette enthält: Rifaximin 400 mg, Carboxymethylstärke, Natriumsalz, Glyceroldistearat, Siliciumdioxid, hochdisperses, Talkum, Cellulose, mikrokristalline, Hypromellose, Titandioxid, Natrium edetat, Propylenglycol, Eisenoxid rot.
Kurzinformation: siehe Colidimin 200 mg - Filmtabletten, →S. 330
PG: 18 ST (2) (EKO: G) [€ 84,05]

Colidimin 200 mg/10 ml - Granulat für orale Suspension 34K
(Z.Nr. 1-26074) NR. P. L. nicht im Handel. A07AA11

ColiFin 1 Mio. I.E. - Pulver zur Herstellung einer Lösung für einen Vernebler 34K
(Z.Nr. 1-31532) NR. P. J01XB01
ZI: Pari Pharma, Starnberg, Deutschland
Z: Eine 10 ml Durchstechflasche enthält: Colistimethat natrium 1 Mio. IE (entspr. → 80 mg).
EW: Polypeptid-Antibiotikum.
AG: Chronische Lungeninfekte durch Pseudomonas aeruginosa bei zystischer Fibrose.
AA: Zur Inhalation mit Vernebler nach Lösen des Flascheninhalts in 3 ml 0,9% NaCl Inhalationslösung.
Details siehe Austria Codex - Fachinformation.
DO: 2-3mal tgl. 1-2 Mio I.E..
Kinder unter 2 Jahren: 2mal tgl. 0,5-1 Mio I.E.
SST: Nutzen/Risiko-Abwägung.
NW: Husten, Bronchospasmen, Psychosen, Parästhesien, Nierenversagen, bei schweren Nierenschäden Systemtoxizität.
WW: Potentiell nephro- und neurotoxische Arzneimittel meiden. Vorsicht: Inhalationsnarkotika, Muskelrelaxantien, Aminoglykoside, Makrolide oder Fluorochinolone bei Myasthenie.
WH: Erste Dosis unter medizinischer Aufsicht. Vorsicht bei Früh- oder Neugeborenen, Myasthenie, Porphyrie oder Nierenschäden. FEV1, Niere regelmäßig kontrollieren. Auf Neurotoxizität achten. Verkehrshinweis.
PG: 1 PK * (EKO: N) [€ 2.454,20]

ColiFin 2 Mio. I.E. - Pulver zur Herstellung einer Lösung für einen Vernebler 34K
(Z.Nr. 1-31533) NR. P. J01XB01
ZI: Pari Pharma, Starnberg, Deutschland
Z: Eine 10 ml Durchstechflasche enthält: Colistimethat natrium 2 Mio. IE (entspr. → 160 mg).
Kurzinformation: siehe ColiFin 1 Mio. I.E. - Pulver zur Herstellung

einer Lösung für einen Vernebler, → S. 330
PG: 1 PK * (EKO: N) [€ 3.316,65]

Colifoam - Rektalschaum 31F01
(Z.Nr. 1-18460) NR. P. A07EA02
ZI: Meda Pharma, Wien
Z: 1 Applikatorfüllung (etwa 1 g) enthält: Hydrocortison acetat 90-110 mg, Propylenglykol 200 mg, Ethoxystearylalkohol, Polyoxyethylen (10) stearylether, Cetylalkohol, Cetylstearylalkohol 10 mg, p-Hydroxybenzoesäuremethylester 1 mg, p-Hydroxybenzoesäurepropylester 0,1 mg, Triethanolamin, Wasser, gereinigtes, Treibmittel: Propan, 2-Methylpropan.
EW: Glukokortikoid.
AG: Entzündliche Erkrankungen im unteren Dickdarmbereich, wie Colitis ulcerosa, Morbus Crohn und Proktosigmoiditis.
AA: Mit Applikator in das Rektum einführen.
Details siehe Austria-Codex - Fachinformation oder Gebrauchsinformation.
DO: Während der ersten 2 Wochen 1-2mal täglich (morgens und eventuell abends) 1 Applikatorfüllung. Behandlung ausschleichend beenden, dann jeden 2. Tag 1 Dosis morgens. Behandlung beenden, wenn nach 2-3 Wochen keine Besserung eingetreten ist.
GA: Mykosen, Darmverschluss, Dickdarmabszesse, Peritonitis, Fisteln, kürzliche Darm-Anastomosen. Allgemeine Gegenanzeigen für Glukokortikoide beachten, besonders bei Psychosen oder bei Kindern.
SST: In der Schwangerschaft Nutzen/Risiko-Abwägung. Nicht stillen.
NW: Allgemeine Nebenwirkungen von Glukokortikoiden beachten (Ulcera, erhöhtes Infektionsrisiko, Sehstörungen, Haut, Psyche u.a.).
WW: Vorsicht: Herzglykoside, Saluretika, Antidiabetika, Cumarine, Makrolide, Ketoconazol, antiretrovirale Mittel, Barbiturate, Hydantoine, Rifampicin, Antirheumatika; Abschwächung einer aktiven Immunisierung (1 Woche vorher bis 2 Wochen nachher). Keine Allergietests durchführen.
WH: Vorsicht bei schwerer Herz- oder Niereninsuffizienz. Vor Therapiebeginn Magen-Darm-Ulcera ausschließen. Auch während der Therapie auf Ulcera achten (eventuell Säurehemmer geben). Positive Dopingkontrollen möglich. Gefäß nicht gewaltsam öffnen.
PG: 20 G * (EKO: N) [€ 38,60]

Coliporc - Injektionssuspension für Schweine 823AD
(Z.Nr. 8-20165) NR. P. E. nicht im Handel. QI09AB02

Coliprotec F4 - Lyophilisat zur Herstellung einer Suspension zur oralen Verabreichung für Schweine 823AD
(Z.Nr. EU/2/14/180/*) NR. P. E. nicht im Handel. QI09AE03

Coliprotec F4/F18 - Lyophilisat zur Herstellung einer Suspension zur oralen Verabreichung für Schweine 823AD
(Z.Nr. EU/2/16/202/*) NR. P. E. QI09AE03
ZI: Prevtec Microbia GmbH, München, Deutschland
Z: 1 Impfdosis enthält: Escherichia coli O8:K87 (F4ac), lebend, nicht pathogen, nicht attenuiert 130 Mio.-;900 Mio. KBE, Escherichia coli O141:K94 (F18ac), lebend, nicht pathogen, nicht attenuiert 280 Mio.-;3 Mrd. KBE, Dextran 40000, Sucrose, Mononatriumglutamat, Wasser, gereinigtes.
EW: Bakterieller Lebendimpfstoff.
AG: Aktive Immunisierung von Schweinen gegen enterotoxische F4-positive und F18-positive Escherichia coli.
AA: Oral (per Drench oder über das Trinkwasser). Details siehe Austria Codex - Fachinformation.
DO: Eine ED ab dem Alter von 18 Tagen.
SST: Nicht empfohlen.
NW: Bei Überdosierung Temperaturanstieg.
WH: Nur gesunde Tiere impfen. Kontakt zwischen immungeschwächten Schweinen und geimpften Schweinen vermeiden.
PG: 1 ST VN [€ 87,05]

Co-Lisinostad 10 mg/12,5 mg - Tabletten 10B05
(Z.Nr. 1-25381) RP. P. C09BA03
ZI: Stada Arzneimittel, Wien
Z: 1 Tablette enthält: Lisinopril 10 mg (entspr. Lisinopril dihydrat), Hydrochlorothiazid 12,5 mg, Calcium hydrogenphosphat dihydrat, Magnesium stearat, Maisstärke, Mannitol, Siliciumdioxid, hochdisperses.
EW: Kombination ACE-Hemmer + Diuretikum.
AG: Hypertonie bei nicht ausreichender alleiniger ACE-Hemmer-Therapie.
AA: Oral mit Flüssigkeit.
DO: 1mal tgl. 1 Tablette; bei Nierenschäden Dosistitration mit Monosubstanz.
Nicht zur Initialtherapie oder Dosiseinstellung, sondern zur Erhaltungstherapie geeignet. Keine Untersuchungen bei Kindern.
GA: Sulfonamidüberempfindlichkeit, Angioödem, schwere Nieren- oder Leberschäden.
SST: Gegenanzeige im 2. und 3. Trimenon; im 1. Trimenon und in der Stillzeit nicht empfohlen. Während einer Schwangerschaft keine ACE-Hemmer-Therapie beginnen.
NW: Überempfindlichkeit, Schwindel, Kopfschmerz, Orthostase, Magen/Darm, Haut (sehr selten schwere Reaktionen; erhöhtes Risiko für nicht-melanozytären Hautkrebs), Vegetativum, Augen (Aderhauterguss, akute Myopie, akutes Engwinkelglaukom), Leber, Niere, Hypokaliämie / Hyperkaliämie, Blutbild, angioneurotisches Ödem. NW der Einzelsubstanzen beachten.
WW: Gegenanzeige: Sacubitril / Valsartan (36 Std. Abstand). Kombination mit Aliskiren nicht empfohlen, bei Patienten mit Nierenschäden oder Diabetes kontraindiziert. Nicht empfohlen: Lithium, duale Blockade des Renin-Angiotensin-Aldosteron-Systems.
Vorsicht: Andere Blutdrucksenker additiv, Kalium-Ergänzungsmittel, Diuretika, Ciclosporin, Heparin, Trimethoprim, Co-Trimoxazol (Hyperkaliämie), Narkotika (Hypotension), Vildagliptin, Racecadotril, mTOR-Inhibitoren, z.B. Sirolimus (Angioödeme). Bei Dialyse Polyacrylnitril-methalylsulfonat-high-flux-Membranen (Schockgefahr), Narkotika (Hypotension), Desensibilisierung gegen tierische Gifte (Schockgefahr), Gold (nitroide Reaktionen), Blutzuckersenker verstärkt.
WH: Vorsicht bei Herz-, zerebrovaskulären-, Nieren-, Leberschäden, Diabetes, Psoriasis. Kontrollen: Wasser, Elektrolyte (Kalium), Glukose, Blutbild. Bei der ersten Dosis auf symptomatische Hypotonie achten. Husten beachten (angioneurotisches Ödem). Vor LDL-Apherese mit Dextransulfat Therapie unterbrechen. Bei dialysepflichtigen Patienten nicht anwenden. Verkehrshinweis. Positive Dopingtests möglich.
PG: 30 ST (2) (EKO: G) [€ 9,05]

Co-Lisinostad 20 mg/12,5 mg - Tabletten 10B05
(Z.Nr. 1-25382) RP. P. C09BA03
ZI: Stada Arzneimittel, Wien
Z: 1 Tablette enthält: Lisinopril 20 mg (entspr. Lisinopril dihydrat), Hydrochlorothiazid 12,5 mg, Calcium hydrogenphosphat dihydrat, Magnesium stearat, Maisstärke, Mannitol, Siliciumdioxid, hochdisperses.
Kurzinformation: siehe Co-Lisinostad 10 mg/12,5 mg - Tabletten, → S. 331
PG: 30 ST (2) (EKO: G) [€ 13,85]

Co-Lisinostad 20 mg/25 mg - Tabletten 10B05
(Z.Nr. 1-29035) RP. P. C09BA03
ZI: Stada Arzneimittel, Wien
Z: 1 Tablette enthält: Lisinopril 20 mg (entspr. Lisinopril dihydrat), Hydrochlorothiazid 25 mg, Calciumhydrogenphosphat, Croscarmellose natrium (entspr. Natrium < 1 mmol), Eisenoxid rot, Eisenoxid gelb, Magnesium stearat, Maisstärke, vorverkleistert, Mannitol.
EW: Kombination ACE-Hemmer + Diuretikum.
AG: Hypertonie bei nicht ausreichender alleiniger ACE-Hemmer-Therapie.
AA: Oral mit Flüssigkeit.
DO: 1mal tgl. 1 Tablette (= MTD); bei Nierenschäden Dosistitration mit Monosubstanz.
Nicht zur Initialtherapie oder Dosiseinstellung, sondern zur Erhaltungstherapie geeignet. Keine Untersuchungen bei Kindern.
GA: Sulfonamidüberempfindlichkeit, Angioödem, schwere Nieren- oder Leberschäden.
SST: Gegenanzeige im 2. und 3. Trimenon; im 1. Trimenon und in der Stillzeit nicht empfohlen. Während einer Schwangerschaft keine ACE-Hemmer-Therapie beginnen.
NW: Überempfindlichkeit, Schwindel, Kopfschmerz, Orthostase, Magen/Darm, Haut (sehr selten schwere Reaktionen; erhöhtes Risiko für nicht-melanozytären Hautkrebs), Vegetativum, Augen (Aderhauterguss, akute Myopie, akutes Engwinkelglaukom), Leber, Niere, Hypokaliämie / Hyperkaliämie, Blutbild, angioneurotisches Ödem. NW der Einzelsubstanzen beachten.
WW: Gegenanzeige: Sacubitril / Valsartan (36 Std. Abstand). Kombination mit Aliskiren nicht empfohlen, bei Patienten mit Nierenschäden oder Diabetes kontraindiziert. Nicht empfohlen: Lithium, duale Blockade des Renin-Angiotensin-Aldosteron-Systems.
Vorsicht: Andere Blutdrucksenker additiv, Kalium-Ergänzungsmittel, Diuretika, Ciclosporin, Heparin, Trimethoprim, Co-Trimoxazol (Hyperkaliämie), Narkotika (Hypotension), Vildagliptin, Racecadotril, mTOR-Inhibitoren, z.B. Sirolimus (Angioödeme). Bei Dialyse Polyacrylnitril-methalylsulfonat-high-flux-Membranen (Schockgefahr), Narkotika (Hypotension), Desensibilisierung gegen tierische Gifte (Schockgefahr), Gold (nitroide Reaktionen), Blutzuckersenker verstärkt.
WH: Vorsicht bei Herz-, zerebrovaskulären-, Nieren-, Leberschäden, Diabetes, Psoriasis. Kontrollen: Wasser, Elektrolyte (Kalium),

Glukose, Blutbild. Bei der ersten Dosis auf symptomatische Hypotonie achten. Husten beachten (angioneurotisches Ödem). Vor LDL-Apherese mit Dextransulfat Therapie unterbrechen. Bei dialysepflichtigen Patienten nicht anwenden. Verkehrshinweis. Positive Dopingtests möglich.
PG: 30 ST (2) (EKO: G) [€ 13,85]

C

Colistin Astro 1 Million I.E. - Pulver zur Herstellung einer Injektions-/Infusionslösung und Lösung für einen Vernebler 34K
(Z.Nr. 12.038-P1) NR. P. Parallelimport. J01XB01
V: Astro-Pharma, Wien
Z: 1 Durchstechflasche enthält: Colistimethat natrium 80 mg (entspr. → 1 Mio. IE), Polyvinylpyrrolidon.
PG: 20 ST * (EKO: N) [€ 474,10]

Colistin-Enteromix 25 mg/g - Pulver zum Eingeben für Tiere 812AZ, 825Z
(Z.Nr. 8-00588) NR. P. VNW. QA07AA10
ZI: AniMed Service, Graz
Z: 1 g Pulver enthält: Colistin sulfat 25 mg, Glucose monohydrat, Siliciumdioxid.
EW: Polypeptidantibiotikum, bakterizid.
AG: Behandlung und Metaphylaxe von Darminfektionen bei Kälbern, Schweinen und Hühnern durch Colistin-empfindliche, nicht-invasive E.coli.
AA: Zum Eingeben über das Futter, Trinkwasser oder in der Milch/ Milchaustauschertränke. 1 Messbecher umfasst 10 g Pulver.
DO: Kalb, Schwein: TD 5 mg Colistinsulfat/kg KG (= 20 g Colistin Enteromix/100 kg KG/Tag).
Huhn: TD 6 mg Colistinsulfat/kg KG (= 24 g Colistin Enteromix/100 kg KG/Tag).
Anwendungsdauer bis zur Ausheilung: Kalb, Schwein 5-7 Tage, Geflügel 4-6 Tage.
GA: Neugeborene Kälber und Ferkel, schwere Nierenschäden. Pferde und Fohlen.
SST: Nutzen/Risiko-Abwägung durch Tierarzt..
NW: Bei Neugeborenen oder bei schweren Darm- bzw. Nierenstörungen Neuro-, Nephrotoxizität.
WW: Kombination vermeiden: Bakteriostatisch wirksame Substanzen, Aminoglykoside, Levamisol. Anästhetika, Muskelrelaxantien, zweiwertige Kationen, ungesättigte Fettsäuren, Polyphosphate, quarternäre Ammoniumverbindungen (Wirkungsaufhebung).
WH: Bei stark gestörtem Allgemeinbefinden und/oder Inappetenz parenterale Therapie vorziehen. Erregersensibilität prüfen (Reserve-Antibiotikum!).
Ausreichend Trinkwasser zur Verfügung stellen.
VNW: Essbare Gewebe 2 Tage, Eier 0 Tage.
PG: 1 KG VN [€ 28,60], 5 KG VN [€ 122,90], **5X1** 5 KG VN [€ 122,90]

Colistin-Mix - Fütterungsarzneimittelvormischung zur Herstellung von Fütterungsarzneimitteln für Tiere 812AZ, 825Z
(Z.Nr. 8-70045) NR. P. VNW. nicht im Handel. QJ01XB01

Colistin ratiopharm - Trockenstechampullen mit Lösungsmittel 34K
(Z.Nr. 0-12038) NR. P. J01XB01
ZI: Teva, Haarlem, Niederlande
Z: 1 Packung enthält: Colistimethat natrium 78,74 mg (entspr. → 1 Mio. IE) (entspr. Colistin 33,3 mg), Lösungsmittelampulle: Natriumchlorid 27 mg (entspr. Natrium 0,46 mmol), Wasser für Injektionszwecke ad 3 ml.
EW: Bakterizides Antibiotikum.
AG: Schwere Infektionen durch aerobe gramnegative Bakterien.
Aerosol bei Pseudomonas-Infektionen z.B. bei zystischer Fibrose.
AA: I.v. Infusion über 30-60 min nach Verdünnen, intrathekal, intraventrikulär, Inhalation.
DO: Erhaltungsdosis 9(-12) Mio. I.E./Tag in 2-3 ED.
Hämodialyse (HD): TD an Tagen ohne HD 2,25 Mio. I.E., an Tagen mit HD 3 Mio. I.E. nach der HD.
Kinder < 40 kg KG: TD 75000-150000 I.E./kg KG in 3 ED.
Intrathekal, intraventrikulär: TD 125000 I.E.
Inhalation: 2-3mal tgl. 1-2 Mio I.E., MTD 6 Mio. I.E.. Kinder unter 2 Jahren: 2mal tgl. 0,5-1 Mio. I.E., MTD 2 Mio. I.E.
Dosisreduktion bei Nierenschäden.
GA: Frühgeborene; bei systemischer Gabe: Schwere kardiogene Ödeme.
SST: Zwingende Indikationsstellung, nicht stillen.
NW: Niere (sehr häufig), ZNS (Parästhesie; Krämpfe nach intrathekaler Gabe), Magen/Darm (pseudomembranöse Colitis), neuromuskuläre Blockade, Haut, Kreislauf, Blutbild, Überempfindlichkeit, Atemwege (bei Aerosol), lokale Reaktionen, aseptische Meningitis bzw. Cauda equina-Syndrom bei Anwendung im ZNS.
WW: Vorsicht: Nephrotoxische oder neuromuskulär blockierende Substanzen verstärkt. Bei Infusionslösungen Kompatibilitäten beachten, nicht mit anderen Chemotherapeutika mischen. Aerosol zeitversetzt zu Dornase alfa anwenden.
WH: Anwendung nur bei Unwirksamkeit anderer Antibiotika. Nicht zur i.v.
Injektion. Vorsicht bei Porphyrie, Myasthenie, Hämoptysis. Auf Resistenzen achten. Bei Aerosoltherapie erste Dosis unter Aufsicht geben (Bronchokonstriktion). Verkehrshinweis.
PG: 60 ST * (EKO: N) [€ 1.320,00]

Colistinsulfat 120 mg/g Ogris - Pulver zum Eingeben für Tiere 812AZ
(Z.Nr. 8-00717) NR. P. VNW. QA07AA10
ZI: Ogris-Pharma, Wels
Z: 1 g enthält: Colistin sulfat 120 mg, Glucose monohydrat.
EW: Polymyxin-Antibiotikum.
AG: Therapie und Metaphylaxe von Darminfektionen der Rinder, Kälber, Schweine und Hühner durch empfindliche E. coli.
AA: Oral. TD in 2 ED.
DO: Rinder: TD 4 mg Colistinsulfat/kg KG über das Futter oder Trinkwasser.
Kälber, Schweine: TD 5 mg Colistinsulfat/kg KG über die Tränke (Kälber) bzw. über das Futter oder Trinkwasser (Schweine).
Hühner: TD 6 mg Colistinsulfat/kg KG über das Trinkwasser.
GA: Neugeborene Kälber und Ferkel, schwere Nierenschäden.
SST: Nutzen/Risiko- Abwägung.
NW: Bei Neugeborenen oder bei schweren Darm- bzw. Nierenstörungen Neuro-, Nephrotoxizität; Anaphylaxie, bei Überdosierung Zittern, Krämpfe, Salivation.
WW: Nicht mit bakteriostatischen Substanzen kombinieren. Kombinationen mit Aminoglykosiden und Levamisol vermeiden. Zweiwertige Kationen, ungesättigte Fettsäuren, Polyphosphate, quarternäre Ammoniumverbindungen antagonisieren Colistinsulfat. Neuro- und nephrotoxische Arzneimittel verstärkt.
WH: Ausreichend Wasser zuführen. Bei Septikämie, chronisch kranken Tieren oder Inappetenz parenteral behandeln. Antibiogramm empfohlen.
VNW: Essbare Gewebe, Milch: 2 Tage, Eier: 0 Tage.
PG: 1 KG VNW [€ 53,55]

Colistinsulfat 1000 mg/g AniMedica - Pulver zum Eingeben für Rinder, Schweine und Hühner 812AZ
(Z.Nr. 8-00507) NR. P. VNW. QA07AA10
ZI: aniMedica, Senden-Bösensell, Deutschland
Z: 1 g Pulver enthält: Colistin sulfat 1000 mg.
EW: Polymyxin-Antibiotikum.
AG: Therapie und Metaphylaxe von Darminfektionen der Rinder, Kälber, Schweine und Hühner durch empfindliche E. coli.
AA: Oral. TD in 2 ED.
DO: Rinder: TD 4 mg Colistinsulfat/kg KG über das Futter oder Trinkwasser.
Kälber, Schweine: TD 5 mg Colistinsulfat/kg KG über die Tränke (Kälber) bzw. über das Futter oder Trinkwasser (Schweine).
Hühner: TD 6 mg Colistinsulfat/kg KG über das Trinkwasser.
GA: Neugeborene Kälber und Ferkel, schwere Nierenschäden.
SST: Unbedenklichkeit nicht belegt.
NW: Bei Neugeborenen oder bei schweren Darm- bzw. Nierenstörungen Neuro-, Nephrotoxizität; Anaphylaxie, bei Überdosierung Zittern, Krämpfe, Salivation.
WW: Nicht mit bakteriostatischen Substanzen kombinieren. Kombinationen mit Aminoglykosiden und Levamisol vermeiden. Zweiwertige Kationen, ungesättigte Fettsäuren, Polyphosphate, quarternäre Ammoniumverbindungen antagonisieren Colistinsulfat. Neuro- und nephrotoxische Arzneimittel verstärkt.
WH: Ausreichend Wasser zuführen. Bei Septikämie, chronisch kranken Tieren oder Inappetenz parenteral behandeln. Antibiogramm empfohlen.
VNW: Essbare Gewebe, Milch: 2 Tage, Eier: 0 Tage.
PG: 1000 G VNW [€ 307,55]

Colistinsulfat PUR "AniMed Service" 1 g/g - Pulver zum Eingeben für Tiere 812AZ
(Z.Nr. 8-01195) NR. P. VNW. QA07AA10
ZI: AniMed Service, Graz
Z: 1 g Pulver enthält: Colistin sulfat 1 g.
EW: Polypeptidantibiotikum, bakterizid.
AG: Behandlung und Metaphylaxe von Darminfektionen bei Rindern (Kälbern), Schweinen und Hühnern durch Colistin-empfindliche, nicht-invasive E.coli.
AA: Über das Trinkwasser. TD in 2 ED verabreichen.
DO: Rinder: TD 4 mg Colistinsulfat/kg KG.

Schweine: TD 5 mg Colistinsulfat/kg KG.
Hühner: TD 6 mg Colistinsulfat/kg KG.
Behandlungsdauer 5-7 Tage.
GA: Neugeborene Kälber und Ferkel, schwere Nierenschäden. Pferde und Fohlen.
SST: Unbedenklichkeit nicht belegt. Nutzen/Risiko-Abwägung durch Tierarzt..
NW: Bei Neugeborenen oder bei schweren Darm- bzw. Nierenstörungen Neuro-, Nephrotoxizität.
WW: Kombination vermeiden: Bakteriostatisch wirksame Substanzen, Aminoglykoside, Levamisol. Anästhetika, Muskelrelaxantien, zweiwertige Kationen, ungesättigte Fettsäuren, Polyphosphate, quarternäre Ammoniumverbindungen (Wirkungsaufhebung).
WH: Bei stark gestörtem Allgemeinbefinden und/oder Inappetenz parenterale Therapie vorziehen. Erregersensibilität prüfen (Reserve-Antibiotikum!).
Ausreichend Trinkwasser zur Verfügung stellen.
VNW: Essbare Gewebe, Milch: 2 Tage, Eier: 0 Tage.
PG: 1 KG VNW [€ 241,85]

🐾 Colivet 2 000 000 IU/ml - Konzentrat für eine orale Lösung für Schweine und Geflügel — 812AZ

(Z.Nr. 8-00710) NR. P. VNW. QA07AA10
ZI: Ceva Sante Animale, Libourne, Frankreich
Z: 1 ml Konzentrat enthält: Colistin 2 Mio. IU (entspr. Colistin sulfat), Benzylalkohol 10 mg, Wasser, gereinigtes.
EW: Polypeptid-Antibiotikum.
AG: Behandlung und Metaphylaxe von Infektionen des Verdauungstraktes durch nicht-invasive E.coli bei Schwein und Geflügel.
AA: Oral (über das Trinkwasser).
DO: Schweine: 100000 IU Colistin pro kg KG tgl. über 3-5 Tage.
Geflügel: 75000 IU Colistin pro kg KG tgl. über 3-5 Tage.
GA: Pferde.
SST: Anwendung möglich.
WH: Mindestdauer der Behandlung nicht überschreiten.
VNW: Essbare Gewebe: Schwein, Geflügel 1 Tag, Eier: 0 Tage.
PG: 1 L VNW [€ 105,15]

🐾 Colixid 25 mg/g - Pulver zum Eingeben für Schweine — 812AZ

(Z.Nr. 8-01192) NR. P. VNW. QA07AA10
ZI: AniMed Service, Graz
Z: 1 g Pulver enthält: Colistin sulfat 1 g.
EW: Polypeptidantibiotikum, bakterizid.
AG: Behandlung und Metaphylaxe von Darminfektionen bei Schweinen (Ferkel und Läufer bis 40 kg) durch Colistin-empfindliche, nicht-invasive E.coli.
AA: Über das Futter. TD in 2 ED verabreichen.
DO: TD 5 mg Colistinsulfat/kg KG.
Behandlungsdauer von 5-7 Tagen nicht überschreiten.
GA: Neugeborene Ferkel, Pferde, Fohlen, schwere Nierenschäden.
SST: Unbedenklichkeit nicht belegt.
NW: Bei Neugeborenen oder bei schweren Darm- bzw. Nierenstörungen Neuro-, Nephrotoxizität.
WW: Nicht mit bakteriostatischen Substanzen kombinieren. Kombinationen mit Aminoglykosiden und Levamisol vermeiden. Zweiwertige Kationen, ungesättigte Fettsäuren, Polyphosphate (Wirkungsaufhebung).
Zink vermindert Resorption von Tetrazyklinen und Fluorochinolonen.
WH: Bei stark gestörtem Allgemeinbefinden und/oder Inappetenz parenterale Therapie vorziehen. Erregersensibilität prüfen (Reserve-Antibiotikum!).
Ausreichend Trinkwasser zur Verfügung stellen.
VNW: Essbare Gewebe 2 Tage.
PG: 1 KG VNW [€ 28,25], 5 KG VNW [€ 110,95], **5X1** 5 KG VNW [€ 118,65]

Colobreathe 1.662.500 IE - Hartkapsel mit Pulver zur Inhalation — 34K

(Z.Nr. EU/1/11/747/*) NR. P. J01XB01
ZI: Teva, Haarlem, Niederlande
Z: 1 Kapsel enthält: Colistimethat natrium 125 mg (entspr. → 1662500 IE), Hartkapsel: Gelatine, Polyethylenglycol, Wasser, gereinigtes, Natrium laurylsulfat.
EW: Poplypeptid-Antibiotikum.
AG: Chronische Lungeninfekte durch Pseudomonas aeruginosa bei zystischer Fibrose.
AA: Nur zur Inhalation mit Turbospin-Pulverinhalator. Nach jeder Anwendung Mund mit Wasser spülen. Kapseln nicht schlucken.
DO: Personen ab 6 Jahren: 2mal tgl. (= alle 12 Stunden) 1 Kapsel.
SST: In der Schwangerschaft nicht empfohlen. Stillen unterbrechen.
NW: Atemwege (Husten, Dyspnoe), Magen/Darm (Dysgeusie), Tinnitus, Kopfschmerzen, Gleichgewichtsstörungen, Fieber, Müdigkeit, Überempfindlichkeit.
WW: Vorsicht: Gleichzeitige Anwendung mit anderen Colistimethat-Zubereitungen (inhalativ oder systemisch), neuromuskulären Blockern, anderen neuro- oder nephrotoxischen Arzneimitteln. Vorsicht bei Myasthenie: Makrolide, Fluorchinolone.
WH: Vorsicht bei Hämoptyse, Myasthenie, Porphyrie. Auf orale fungale Superinfektion achten. Verkehrshinweis.
PG: 56 ST * (EKO: N) [€ 2.673,35]

C

Colobreathe 1.662.500 IE - Hartkapsel mit Pulver zur Inhalation — 34K

(Z.Nr. EU/1/11/747/*) NR. P. Parallelimport. J01XB01
V: Orifarm, Leverkusen, Deutschland
Z: 1 Kapsel enthält: Colistimethat natrium 125 mg (entspr. → 1662500 IE), Hartkapsel: Gelatine, Polyethylenglycol, Wasser, gereinigtes, Natrium laurylsulfat.
PG: 56 ST * (EKO: N) [€ 2.647,75]

Colocynthis-Homaccord - Tropfen — 02X
(Z.Nr. 3-00557) RPF. P. nicht im Handel. V03AX

Colofac 135 mg - Dragees — 51C01

(Z.Nr. 0-17445) RP. P. A03AA04
ZI: Mylan Österreich, Wien
Z: 1 Dragee enthält: Mebeverin hydrochlorid 135 mg, Tablettenkern: Lactose monohydrat 97 mg, Kartoffelstärke, Povidon, Talkum, Magnesium stearat; Tablettenüberzug: (entspr. Talkum), Saccharose 79 mg, (entspr. Gelatine) (entspr. Gummi arabisch) (entspr. Carnaubawachs).
EW: Neurotrop-muskulotropes Spasmolytikum.
AG: Colon irritabile (Reizkolon) ohne organische Ursachen.
DO: Personen ab 10 Jahren: 3mal tgl. 1 Dragee. Nicht für Kinder unter 10 Jahren.
GA: Paralytischer Ileus.
SST: Nicht einnehmen.
NW: Haut, Überempfindlichkeit.
WW: Keine Daten.
WH: Vorsicht bei Leber- oder Nierenschäden.
PG: 30 ST (2) (EKO: G) [€ 8,70]

Colofac retard 200 mg - Kapseln — 51C01

(Z.Nr. 1-23472) RP. P. A03AA04
ZI: Mylan Österreich, Wien
Z: 1 Kapsel enthält: Mebeverin hydrochlorid 200 mg, Kapselinhalt: Magnesium stearat, Polyacrylat-Dispersion 30%, Talkum, Hypromellose, Methacrylsäure-Ethylacrylat-Copolymer (1:1), Glyceroltriacetat; Kapselhülle: Gelatine, Titandioxid, Drucktinte (entspr. Schellack) (entspr. Eisenoxid schwarz) (entspr. Ammoniaklösung) (entspr. Kaliumhydroxid) (entspr. Propylenglycol).
EW: Neurotrop-muskulotropes Spasmolytikum.
AG: Colon irritabile (Reizkolon) ohne organische Ursachen.
AA: Oral im Ganzen mit ausreichend Flüssigkeit im Abstand von 12 Std. einnehmen. Kapseln nicht öffnen oder zerkauen.
DO: 2mal tgl. 1 Kapsel. Nicht für Kinder und Jugendliche.
GA: Paralytischer Ileus.
SST: Nicht einnehmen.
NW: Haut, Überempfindlichkeit.
WW: Keine Daten.
WH: Vorsicht bei Leber- oder Nierenschäden.
PG: 30 ST (EKO: G) [€ 13,40], 60 ST (EKO: G) [€ 21,20]

Colonorm - Filmtabletten — 42J04
(Z.Nr. 0-14178) RPF. P. nicht im Handel. A06AB06

🐾 Colosan - Lösung zum Eingeben für Tiere — 825K

(Z.Nr. 8-00287) RPF. P. QA03AX
ZI: SaluVet, Bad Waldsee, Deutschland
Z: 100 g Lösung enthalten: Sternanisöl 1 g, Bitterfenchelöl 1 g, Kümmelöl 1 g, Kassiaöl 1,7 g, Schwefel 2,5 g, Leinsamenöl ad 100 g.
EW: Pflanzliches Arzneimittel.
AG: Unterstützend bei Magen/Darm-Störungen bei Rindern, Pferden, Schweinen, Schafen, Ziegen, Kaninchen und Hunden.
AA: Unverdünnt oral.
DO: Bis 10 kg KG: 3 ml/10 kg KG.
10-100 kg KG: 1 ml/10 kg KG.
100-600 kg KG: 0,3 ml/10 kg KG.
NW: Allergien möglich.
PG: 100 ML VN [€ 30,80], 250 ML VN [€ 63,15]

Combactam 1 g - Trockenstechampullen — 34C03

(Z.Nr. 1-19449) NR. P. J01CG01
ZI: Pfizer Corporation Austria, Wien
Z: 1 Durchstechflasche enthält: Sulbactam 1 g (entspr. Sulbactam-natrium) (entspr. Natrium ca. 4,3 mmol).

EW: Penicillin-Sulfon-Derivat, hemmt bakterielle Beta-Laktamasen.
AG: Mittelschwere bis schwere bakterielle Infektionen in Kombination mit einem Beta-Laktamantibiotikum (z.B. Penicillin G, Ampicillin, Mezocillin, Piperacillin, Cefotaxin, Cefoperazon).
AA: I.m. (in 2 ml Aqua ad inj. oder NaCl-Lösung gelöst, ev. mit 0,5% Lido- cainhydrochloridlösung; separat direkt vor dem ß-Laktamantibiotikum applizieren).
I.v. Injektion (in mindestens 2 ml Aqua ad inj.).
I.v. Infusion (in 50-100 ml Aqua ad inj. Kochsalz-, Glukose- oder Ringer/Laktat-Lösung über 15-30 min zusammen mit Antibiotikum; Inkompatibilitäten siehe Austria-Codex - Fachinformation).
Zur i.m. bzw i.v. Injektion 1 g in (mindestens) 4 ml Aqua ad inj. lösen.
DO: 0,5-1 g pro Gabe eines ß-Laktamantibiotikums. MTD 4 g.
Kinder: TD 50 mg/kg KG, MTD 80 mg/kg KG.
Dosisreduktion bei Nierenschäden. Vorsicht im 1. Lebensjahr.
GA: Kreuzallergie zwischen Penicillinen und Cephalosporinen möglich.
SST: Nutzen/Risiko-Abwägung, nicht stillen.
NW: Blutbild, Nervensystem, Magen/Darm, Leber/Galle, lokale Reaktionen. NW der Antibiotikakomponente beachten.
WW: Probenecid verzögert Ausscheidung von Sulbactam. WW der Antibiotika- komponente beachten.
WH: Vorsicht bei Asthma, Heuschnupfen. Anaphylaktischer Schock möglich.
Überwucherung resistenter Keime möglich. Bei schweren Durchfällen an Clostridium difficile-assoziierte Durchfälle denken, Therapie z.B.
Vancomycin oral 4mal tgl. 250 mg. Kontrollen: Niere, Leber, Blutbild.
PG: 5 ST * (EKO: N) [€ 65,40]

Combantrin 250 mg - Kautabletten 03B

(Z.Nr. 0-14824) RP. P. P02CC01
ZI: Infectopharm Arzneimittel und Consilium, Heppenheim, Deutschland
Z: 1 Kautablette enthält: Pyrantel 250 mg (entspr. Pyrantel pamoat 720 mg), Ethylcellulose, Weinsäure, Fructose 330 mg, Povidon K30, Sorbitol 346 mg, Magnesium stearat (pflanzlich), Orangen-Aroma, Zitronen-Aroma (entspr. Benzylalkohol 0,003 mg).
EW: Anthelminthikum (neuromuskulärer Blocker).
AG: Infektionen mit Enterobius vermicularis/Oxyuren (Madenwurm), Ascaris lumbricoides (Spulwurm), Ancylostoma duodenale (Hakenwurm), Necator americanus (Amerikanischer Hakenwurm), Trichostrongylus colubriformis und orientalis (Fadenwurm).
AA: Oral. Vor dem Schlucken zerkauen. Keine Abführmittel oder Einläufe notwendig.
DO: Personen ab 2 Jahren bzw. ab 12 kg KG: 10 mg/kg KG als Einzeldosis.
Bei Infektionen mit Oxyuren Behandlung nach 2 - 4 Wochen wiederholen.
Schwere Infektionen mit Necator americanus: 20 mg/kg KG 1mal tgl. an 2 aufeinanderfolgenden Tagen oder 10 mg/kg KG 1mal tgl. an 3 aufeinanderfolgenden Tagen.
Gesicherte Infektionen nur mit Spulwürmern: ED ev. 5 mg/kg KG.
Nicht für Kinder unter 2 Jahren.
GA: Leberschäden.
SST: Nutzen/Risiko-Abwägung, nicht stillen.
NW: Magen/Darm, ZNS, Haut, Leber.
WW: Antagonistisch zu Piperazin-Anthelminthika.
WH: Auch Kontaktpersonen behandeln. Hygiene beachten. Verkehrshinweis.
PG: 4 ST (EKO: G) [€ 9,70]

Combantrin 250 mg/5 ml - Suspension zum Einnehmen 03B

(Z.Nr. 0-14823) RP. P. P02CC01
ZI: Infectopharm Arzneimittel und Consilium, Heppenheim, Deutschland
Z: 5 ml Suspension enthalten: Pyrantel 250 mg (entspr. Pyrantel embonat 720 mg), Citronensäure, Glycerol 85%, Sorbitol-Lösung 70% (nicht kristallisierend) (entspr. Sorbitol 2523 mg), Povidon K25, Aluminium-Magnesium-silicat (2:1:2), Polysorbat 80, Benzoesäure 15 mg (entspr. Natriumbenzoat), Simeticon-Emulsion, Lecithin (Sojabohne) (entspr. (3-sn-Phosphatidyl)cholin aus Sojabohnen), Karamel-Aroma, Johannisbeer-Aroma, Wasser, gereinigtes.
EW: Anthelminthikum (neuromuskulärer Blocker).
AG: Infektionen mit Enterobius vermicularis/Oxyuren (Madenwurm), Ascaris lumbricoides (Spulwurm), Ancylostoma duodenale (Hakenwurm), Necator americanus (Amerikanischer Hakenwurm), Trichostrongylus colubriformis und orientalis (Fadenwurm).
AA: Oral. Vor Gebrauch schütteln. Keine Abführmittel oder Einläufe notwendig.
DO: Personen über 6 Monate: 10 mg/kg KG als Einzeldosis.
Bei Infektionen mit Oxyuren Behandlung nach 2 - 4 Wochen wiederholen.
Schwere Infektionen mit Necator americanus: 20 mg/kg KG 1mal tgl. an 2 aufeinanderfolgenden Tagen oder 10 mg/kg KG 1mal tgl. an 3 aufeinanderfolgenden Tagen.
Gesicherte Infektionen nur mit Spulwürmern: ED ev. nur 5 mg/kg KG.
Nicht für Säuglinge unter 6 Monate.
GA: Leberschäden.
SST: Nutzen/Risiko-Abwägung, nicht stillen.
NW: Magen/Darm, ZNS, Haut, Leber.
WW: Antagonistisch zu Piperazin-Anthelminthika. Vorsicht: Theophyllin
WH: Auch Kontaktpersonen behandeln. Hygiene beachten. Verkehrshinweis.
PG: 10 ML (EKO: G) [€ 5,80]

Combigan 2 mg/ml + 5 mg/ml - Augentropfen 47H03

(Z.Nr. 1-26629) RP. P. S01ED51
ZI: Allergan Pharmaceuticals, Westport, Irland
Z: 1 ml enthält: Brimonidin tartrat 2 mg (entspr. Brimonidin 1,3 mg), Timolol 5 mg (entspr. Timolol maleat 6,8 mg), Benzalkonium chlorid 0,05 mg, Natriumdihydrogenphosphat-1-Wasser, Natriummonohydrogenphosphat heptahydrat, Salzsäure zur pH-Wert-Einstellung, Wasser, gereinigtes.
EW: Alpha 2-Agonist + Beta-Blocker.
AG: Senkung des Augeninnendrucks bei chronischem Weitwinkelglaukom oder unzureichendem Ansprechen auf Betablocker.
AA: Am Auge. Tränensack unter dem inneren Augenwinkel 2 min komprimieren oder Augenlider 2 min schließen (reduziert systemische Nebenwirkungen).
DO: 2mal tgl. 1 Tropfen in das betroffene Auge einträufeln. Bei Kindern und Jugendlichen nicht empfohlen.
GA: Asthma bronchiale, bradykarde Rhythmusstörungen, kardiogener Schock, Neugeborene und Kinder unter 2 Jahren.
SST: Strenge Indikationsstellung, nicht stillen. Neugeborene überwachen.
NW: Lokale Reaktionen (verzögerte Überempfindlichkeit, sehr selten Hornhautkalzifizierung), ZNS, Herz (Herzinsuffiienz), Blutdruckanstieg, Rhinitis, Mundtrockenheit, Haut, Schwäche, Leber, Allergien.
WW: ZNS-Dämpfer verstärkt; andere Blutdrucksenker verstärkt; Adrenalin (Mydriasis); Antidiabetika, Chinidin, Anästhetika, jodhaltige Kontrast- mittel, Lidocain.
Gegenanzeige: MAO-Hemmer (2 Wochen Abstand), trizyklische Anti- depressiva, Mianserin.
WH: Vorsicht bei schweren Herz/Kreislauf-Erkrankungen, Hypotonie, COPD, metabolischer Azidose, Phäochromozytom, Diabetes, Depression, Koronar- insuffizienz, Gefäßerkrankungen. Ausschleichend absetzen. Kontaktlinsen frühestens 15 min. nach der Anwendung wieder einsetzen. Verkehrshinweis.
Überdosierung besonders bei Kleinkindern möglich.
PG: 1 ST (2) (EKO: G) [€ 21,50]

🐾 Combiotic Suspension 200/333,3 mg/ml - Injektionssuspension für Tiere 801BA

(Z.Nr. 8-13117) NR. P. K. VNW. QJ01RA01
ZI: Huvepharma, Antwerpen, Belgien
Z: 1 ml Injektionssuspension enthält: Benzylpenicillin-Procain 200 mg (entspr. Benzylpenicillin 200000 IE) Dihydrostreptomycin sulfat 333,3 mg (entspr. Dihydrostreptomycin 250 mg), Procain hydrochlorid 20 mg, Butyl-4-hydroxybenzoat 0,15 mg, Lecithin, Povidon, Natriumcitrat dihydrat, Natrium formaldehydsulfoxylat 3,702 mg, Natrium phosphit pentahydrat, Urea, Wasser für Injektionszwecke.
EW: Penicillin/Streptomycin-Kombination, bakterizid.
AG: Infektionen durch empfindliche Erreger; Details siehe Austria-Codex - Fachinformation.
AA: I.m.; vor Anwendung auf Zimmertemperatur bringen und gut schütteln.
Cave i.v. und s.c.!
DO: 1mal tgl. 0,1-2 ml (Kleintiere) bis 8-10 ml (Rind, Pferd).
Behandlung bis 1-2 Tage nach Abklingen der Symptome, max. 5 Tage.
GA: Nierenschäden. Strenge Indikationsstellung bei trächtigen Tieren.
NW: Allergien, Streptomycin neuro-, nephro-, ototoxisch, bei Schweinen Krämpfe, Kollaps, ev. Todesfälle.
WW: Antirheumatika (verzögern renale Penicillinausscheidung); nicht mit bak- teriostatischen Stoffen kombinieren. Narkotika, Muskelrelaxantien, Magnesium (verstärkt neuromuskulär blockierend).
VNW: Essbares Gewebe 21 Tage, Milch 6 Tage.
PG: 6 ST VNW [€ 165,95]

Combistig 0,5 mg/ml + 2,5 mg/ml - Injektionslösung 07L03
(Z.Nr. 1-40315) RP. P. nicht im Handel. N07AA51

Combivent - Lösung für einen Vernebler in Einzeldosisbehältnissen
50A09

(Z.Nr. 1-21541) RP. P. R03AL02
ZI: Boehringer Ingelheim RCV, Wien
Z: 1 Einzeldosisbehälter (= 2,5 ml) enthält: Salbutamol 2,5 mg (entspr. Salbutamol sulfat 3,013 mg), Ipratropium bromid 0,5 mg (entspr. Ipratropium bromid monohydrat 0,522 mg), Natriumchlorid, Salzsäure 1N (zur pH-Einstellung), Wasser, gereinigtes.
EW: Bronchialerweiternde Kombination.
AG: Symptomatisch bei Bronchospasmus bei Asthma bronchiale und chronisch obstruktiver Lungenkrankheit (COPD) bei nicht ausreichender Monotherapie.
AA: Zur Inhalation mit Düsen- oder Ultraschallvernebler oder Respirator.
DO: ED: Inhalt eines Behälters; Wiederholung frühestens nach 6 Stunden; MTD 4 Behälter. Nicht für Kinder und Jugendliche.
GA: Hypertrophe obstruktive Kardiomyopathie, Tachyarrhythmien.
SST: Im 1. Trimenon, kurz vor oder während der Geburt strenge Nutzen/Risiko- Abwägung. In der Stillperiode nicht empfohlen.
NW: Kopfschmerz, Schwindel, Tremor, Unruhe, Tachykardie, myokardiale Ischämie, lokale Reaktionen, Überempfindlichkeit, Hustenreiz, paradoxe Bronchospasmen, Mundtrockenheit, Magen/Darm, Hypokaliämie, Laktatazidose, Auge (bei versehentlicher Applikation).
WW: Nicht empfohlen: Andere Anticholinergika. Vorsicht: Andere Beta 2-Mimetika, Xanthine, trizyklische Antidepressiva, MAO-Hemmer, halogenierte Inhalationsnarkotika verstärkt. Kortikosteroide, Kalium-ausscheidende Diuretika (Hypokaliämie). Beta-Blocker (Bronchialobstruktion).
WH: Vorsicht bei schweren Herz/Gefäßerkrankungen (Gefahr der myokardialen Ischämie), frischem Herzinfakt, Diabetes, Hypokaliämie, Hyperthyreose, Phäochromozytom, Prostatahypertrophie, zystischer Fibrose. Bei rasch verschlimmernder Atemnot sofort Arzt aufsuchen. Nicht in die Augen bringen. Verkehrshinweis. Positive Dopingtests möglich.
Bei Überdosierung Antidot kardioselektive Beta-Blocker (Vorsicht wegen Verstärkung der Bronchialobstruktion).
PG: 10 ST RE2 (EKO: Y) [€ 12,00], 60 ST RE2 (EKO: Y) [€ 58,55]

Combivir 150 mg/300 mg - Filmtabletten
35E02

(Z.Nr. EU/1/98/058/*) NR. P. J05AR01
ZI: ViiV Healthcare, Zeist, Niederlande
Z: 1 Filmtablette enthält: Lamivudin 150 mg, Zidovudin 300 mg, Tablettenkern: Cellulose, mikrokristalline, Poly(O-carboxymethyl)stärke-Natrium Salz, Siliciumdioxid, kolloidales, Magnesium stearat; Filmüberzug: (entspr. Hypromellose) (entspr. Titandioxid) (entspr. Macrogol 400) (entspr. Polysorbat 80).
EW: Hemmstoffe der HIV-Replikation.
AG: Kombinationstherapie von HIV-Infektionen.
AA: Unzerkaut schlucken. Bei Schluckbeschwerden Tabletten zerkleinern, mit etwas halbfester Nahrung oder Flüssigkeit vermischen und sofort ein- nehmen.
DO: 2mal tgl. 1 Tablette.
Kinder (14-21 kg KG): 2mal tgl. ½ Tablette.
Kinder (21-30 kg KG): ½ Tablette am Morgen und 1 Tablette am Abend.
GA: Kinder unter 14 kg KG, abnorm niedrige neutrophile Granulozyten bzw.
Hämoglobinspiegel.
SST: Nutzen/Risiko-Abwägung, nicht stillen.
NW: Lamivudin: Blutbild, Nervensystem, Husten, Magen/Darm, Leber, Haut, Muskelbeschwerden, Immun-Reaktivierungs-Syndrom (Autoimmunerkrankungen).
Zidovudin: Anämie, Neutropenie, Leukopenie, Panzytopenie, Laktatazi- dose, Angst, Depression, ZNS, Kardiomyopathie, Dyspnoe, Magen/Darm, Leber, Haut, Myopathie, Unwohlsein, Verlust von subkutanem Fettgewebe.
WW: Lamivudin: Trimethoprim erhöht Lamivudinspiegel; i.v. Ganciclovir oder Foscarnet nicht empfohlen. Zalcitabin oder Cladribin nicht empfohlen.
Zidovudin: Phenytoinspiegel überwachen.
Nicht empfohlen: Ribavirin, Stavudin. Nicht mit anderen Arzneimitteln einnehmen, die Lamivudin oder Emtricitabin enthalten.
Vorsicht mit nephrotoxischen Arzneimitteln.
WH: Vorsicht bei Leberschäden. Auf hämatologische Nebenwirkungen, Pankreatitis, Immun-Reaktivierungs-Syndrom (Autoimmunerkrankungen), Gewichtszunahme, Anstieg von Blutfetten und Blutglukose, Laktatazidose, Osteonekrose, zusätzliche Hepatitis B oder C-Infektion achten (erhöhte Lebertoxizität). In utero-exponierte Kinder auf mitochondriale Schädigungen beobachten.
PG: 60 ST RE2 (EKO: Y) [€ 570,15]

Combivir 150 mg/300 mg - Filmtabletten 35E02
(Z.Nr. EU/1/98/058/*) NR. P. Parallelimport. J05AR01
nicht im Handel.

Combivir 150 mg/300 mg - Filmtabletten 35E02
(Z.Nr. EU/1/98/058/*) NR. P. Parallelimport. J05AR01
nicht im Handel.

Combogesic 500 mg/150 mg - Filmtabletten 02B09
(Z.Nr. 1-38082) RP. P. nicht im Handel. N02BE51

Combudoron - Gel
22X

(Z.Nr. 3-00495) RPF. P. V03AX
ZI: Weleda, Wien
Z: 10 g enthalten: Arnica montana ex planta tota Urt. 0,05 g, Urtica urens Urt. 0,95 g, Xanthan gummi, Glycerol 85%, Ethanol 96% (entspr. Gesamtethanolgehalt ca. 16 % (m/m)), Wasser, gereinigtes.
EW: Homöopathikum (anthroposophisch).
AG: Hautschäden (Verbrennungen und Verbrühungen, Sonnenbrand, nach Bestrahlung, Insektenstiche).
DO: Personen ab 1 Jahr: Mehrmals tgl. auf die betroffenen Hautstellen dünn auftragen und antrocknen lassen.
GA: Offene Wunden, Korbblütlerüberempfindlichkeit.
SST: Vorsicht.
NW: Sehr selten Allergien.
PG: 25 G * (EKO: N) [€ 9,90]

Combudoron - Salbe
22X

(Z.Nr. 3-00510) RPF. P. V03AX
ZI: Weleda, Wien
Z: 10 g enthalten: Arnica montana ex planta tota Urt. 0,05 g, Urtica urens Urt. 0,95 g, Sesamöl, raffiniertes 3,48 g, Wollwachs 1,62 g, Wollwachsalkohole 0,34 g (entspr. Butylhydroxytoluol), Wachs, gelbes, Ethanol 96%, (entspr. Gesamtethanolgehalt ca. 4 % (m/m)), Wasser, gereinigtes.
EW: Homöopathikum (anthroposophisch).
AG: Nachbehandlung von Verbrennungen.
AA: Salbenstrang auf die sich neu bildende Haut dick auftragen.
DO: Personen ab 1 Jahr: 3mal tgl. anwenden. Im 1. Lebensjahr nur nach ärztlicher Rücksprache.
GA: Offene, nässende oder eiternde Wunden, Korbblütlerüberempfindlichkeit.
SST: Vorsicht.
NW: Allergien.
WH: Nicht in der Akutphase von Verbrennungen oder Verbrühungen anwenden.
PG: 25 G * (EKO: N) [€ 14,30]

Co-Mepril - Tabletten
10B05

(Z.Nr. 1-22507) RP. P. C09BA02
ZI: Kwizda Pharma, Wien
Z: 1 Tablette enthält: Enalapril maleat 20 mg, Hydrochlorothiazid 12,5 mg, Natriumhydrogencarbonat, Lactose monohydrat 141 mg, Maisstärke, vorverkleistert, Magnesium stearat, Eisenoxid gelb.
EW: ACE-Hemmer + Diuretikum.
AG: Essentielle Hypertonie bei nicht ausreichender ACE-Hemmer-Monotherapie.
AA: Vorzugsweise morgens mit reichlich Flüssigkeit einnehmen.
DO: 1mal tgl. 1 Tablette. Für Kinder und Jugendliche nicht empfohlen.
GA: Anurie, Dialyse, Angioödem, Klappenstenosen, hypertrophe Kardiomyopathie, Sulfonamidallergie, schwere Leberschäden.
SST: Gegenanzeige im 2. und 3. Trimenon; im 1. Trimenon und in der Stillzeit nicht empfohlen. Während einer Schwangerschaft keine ACE-Hemmer-Therapie beginnen.
NW: Kopfschmerzen, Schwindel, Herz/Kreislauf, Magen/Darm, Leber, Atemwege (Husten), Haut, Sinnesorgane, Urogenitale, Angioödem, Labor, Blutbild.
HCT: erhöhtes Risiko für nicht-melanozytären Hautkrebs, Augen (Aderhauterguss, akute Myopie, sekundäres Winkelverschlussglaukom).
WW: Gegenanzeige: Sacubitril / Valsartan (36 Std. Abstand). Kombination mit Aliskiren nicht empfohlen, bei Patienten mit Nierenschäden oder Diabetes kontraindiziert. Nicht empfohlen: Duale Blockade des Renin-Angiotensin-Aldosteron-Systems. Vorsicht: Andere Blutdrucksenker verstärkt, Kalium, Co-Trimoxazol, Ciclosporin, Heparin (Hyperkaliämie), Lithium (Intoxikation), Tubocurarin (Ansprechen erhöht), Gold (nitritoide Reaktionen). mTOR-Inhibitoren (z.B. Sirolimus), Racecadotril, Vildagliptin (Angioödeme). Prostaglandinsynthesehemmer mindern Diuretika-Wirkung. WW der Einzelsubstanzen beachten.
WH: Vorsicht bei ischämischen oder zerebrovaskulären Erkrankungen.
Kontrollen: Serumelektrolyte (Kalium). Bei Hypotonie ev. 0,9% NaCl i.v. infundieren. Anaphylaktoide Reaktionen während einer Desensibilisierung gegen tierische Gifte, Dialyse mit High-Flux-Membranen oder LDL-Apherese möglich. Positive Dopingtests möglich. Verkehrshinweis.
PG: 28 ST (2) (EKO: G) [€ 14,30]

C

▼ Cometriq 20 mg - Hartkapseln 55G
(Z.Nr. EU/1/13/890/*) NR. P. L01EX07
ZI: Ipsen Pharma, Boulogne, Frankreich
Z: 1 Hartkapsel enthält: Cabozantinib 20 mg (entspr. Cabozantinib[(2S)-2-hydroxybutandioat]), Kapselinhalt: Cellulose, mikrokristalline, Croscarmellose natrium, Poly(O-carboxymethyl)stärke-Natrium Salz, Siliciumdioxid, hochdisperses, Stearinsäure; Kapselhülle: Gelatine, Eisen(II,III)-oxid, Titandioxid; Drucktinte: Schellack, Eisen(II,III)-oxid, Propylenglycol.
EW: Antineoplastisch (Proteinkinasehemmer).
AG: Fortschreitendes medulläres Schilddrüsenkarzinom.
AA: Kapseln im Ganzen schlucken, nicht öffnen. Mindestens 2 Stunden vor der Einnahme und bis 1 Std., nach der Einnahme nichts essen.
DO: 1mal tgl. 140 mg (1 orangefarbene 80 mg-Kapsel und 3 graue 20 mg- Kapseln). Dosisanpassung nach Bedarf. Bei Leberschäden 1mal tgl. 60 mg.
Keine Daten an Kindern und Jugendlichen.
SST: Nutzen/Risiko-Abwägung, bis 4 Monate nach Therapieende nicht stillen.
Effektive Kontrazeption für weibliche und männliche Patienten und deren Partner bis 4 Monate nach Therapieende erforderlich.
NW: Lungenentzündung, Schleimhautentzündung, Hypokalzämie, Dysphageie, Dehydratation, Lungenembolie, Hypertonie, Magen/Darm, Asthenie, Untersuchungen, palmar-plantares Erythrodysästhesie-Syndrom, reversibles posteriores Leukoenzephalopathie-Syndrom, Aneurysmen, Arteriendissektion.
WW: Vorsicht: Starke CYP3A4-Hemmer oder -Induktoren, P-gp-Substrate, Gallensalze bindende Substanzen, Warfarin.
Sicherheit oraler Kontrazeptiva nicht gewährleistet.
WH: Engmaschige Überwachung in den ersten 8 Behandlungswochen. Bei schweren Leber- oder Nierenschäden nicht empfohlen. Auf Magen/Darm-Perforationen, thromboembolische Ereignisse, Blutungen, Wundheilungsstörungen, Hypertonie, Osteonekrosen des Kiefers, Proteinurie, QT-Verlängerung achten. Verkehrshinweis.
PG: 84 ST * (EKO: N) [€ 8.012,95]

▼ Cometriq 20 mg + 80 mg - Hartkapseln 55G
(Z.Nr. EU/1/13/890/*) NR. P. L01EX07
ZI: Ipsen Pharma, Boulogne, Frankreich
Z: 1 Packung enthält: Hartkapsel, grau: Cabozantinib 20 mg (entspr. Cabozantinib[(2S)-2-hydroxybutandioat]), Kapselinhalt: Cellulose, mikrokristalline, Croscarmellose natrium, Poly(O-carboxymethyl)stärke-Natrium Salz, Siliciumdioxid, hochdisperses, Stearinsäure; Kapselhülle: Gelatine, Eisen(II,III)-oxid, Titandioxid; Drucktinte: Schellack, Eisen(II,III)-oxid, Propylenglycol; Hartkapsel, orange 7 Stk: Cabozantinib 80 mg (entspr. Cabozantinib[(2S)-2-hydroxybutandioat]), Kapselinhalt: Cellulose, mikrokristalline, Croscarmellose natrium, Poly(O-carboxymethyl)stärke-Natrium Salz, Siliciumdioxid, hochdisperses, Stearinsäure; Kapselhülle: Gelatine, Eisen(III)-oxid, Titandioxid; Drucktinte: Schellack, Eisen(II,III)-oxid, Propylenglycol.
Kurzinformation: siehe Cometriq 20 mg - Hartkapseln, → S. 336
PG: 56 ST * (EKO: N) [€ 8.012,95], 112 ST * (EKO: N) [€ 8.012,95]

🐾 Comfortan 10 mg/ml - Injektionslösung für Hunde und Katzen 802AA
(Z.Nr. 8-00945) NR. SG. P. QN02AC90
ZI: Eurovet Animal Health, Bladel, Niederlande
Z: 1 ml Lösung enthält: Methadon hydrochlorid 10 mg (entspr. Methadon 8,9 mg), Methyl-4-hydroxybenzoat 1 mg, Propyl-4-hydroxybenzoat 0,2 mg, Natriumchlorid, Natriumhydroxid zur pH-Wert-Einstellung, Salzsäure zur pH-Wert-Einstellung, Wasser für Injektionszwecke.
EW: Starkes Opiod-Analgetikum.
AG: Analgesie, Narkoseprämedikation (auch zur Neuroleptanalgesie) bei Hunden und Katzen.
AA: S.c., i.m. oder i.v.
DO: Analgesie: Hunde: 0,5-1 mg /kg KG s.c., i.m. oder i.v.
Katzen: 0,3-0,6 mg/kg KG i.m.
Kombinationen bei Prämedikation und/oder Neuroleptanalgesie siehe Austria Codex- Fachinformation.
GA: Schwere Atem-, Leber-, Nierenstörungen, Hunde unter 8 Wochen, Katzen unter 5 Monaten.
SST: Nicht empfohlen.
NW: Atemdepression, Vegetativum, Harn- und Kotabsatz, bei Katzen Erregbarkeit, anhaltende Pupillenerweiterung (kein Parameter zur Beurteilung der Wirksamkeit der verabreichten Dosis).
WW: Andere ZNS-Dämpfer verstärkt. Buprenorphin reduziert Wirksamkeit von Comfortan.
WH: Auf Atemdepression achten. Antidot Naloxon.
PG: 10 ML VT [€ 56,80]

🐾 *Comfortis 90 mg - Kautabletten für Hunde und Katzen* 804B
(Z.Nr. EU/2/10/115/*) RP. P. nicht im Handel. QP53BX03

🐾 Comfortis 140 mg - Kautabletten für Hunde und Katzen 804B
(Z.Nr. EU/2/10/115/*) RP. P. QP53BX03
ZI: Elanco, Cuxhaven, Deutschland
Z: 1 Kautablette enthält: Spinosad 140 mg, Cellulose, mikrokristalline, Rindfleisch-Aroma, künstliches, Hydroxypropylcellulose, Siliciumdioxid, hochdispers, wasserfrei, Croscarmellose natrium, Magnesium stearat.
EW: Insektizid.
AG: Behandlung und Vorbeugung von Flohbefall bei Hunden und Katzen. Teil der Behandlung der allergischen Flohdermatitis.
AA: Mit dem Futter oder unmittelbar nach der Fütterung eingeben.
DO: ED bei Hunden 45-70 mg/kg KG, bei Katzen 50-75 mg/kg KG. Monatlich anwenden.
GA: Hunde und Katzen unter 14 Wochen.
SST: Nutzen/Risiko-Abwägung.
NW: Magen/Darm (Erbrechen), ZNS (Lethargie, Ataxie, Krämpfe), Sehstörungen.
WW: Hohe Dosen von Ivermectin (ZNS-Effekte).
WH: Alle Hunde und Katzen im Haushalt behandeln. Vorsicht bei Epilepsie. Bei Hunden unter 1,3 kg KG und Katzen unter 1,2 kg KG nicht empfohlen.
PG: 6 ST VT [€ 47,20]

🐾 Comfortis 180 mg - Kautabletten für Hunde und Katzen 804B
(Z.Nr. EU/2/10/115/*) RP. P. QP53BX03
ZI: Elanco, Cuxhaven, Deutschland
Z: 1 Kautablette enthält: Spinosad 180 mg, Cellulose, mikrokristalline, Rindfleisch-Aroma, künstliches, Hydroxypropylcellulose, Siliciumdioxid, hochdispers, wasserfrei, Croscarmellose natrium, Magnesium stearat.
Kurzinformation: siehe Comfortis 140 mg - Kautabletten für Hunde und Katzen, → S. 336
PG: 6 ST VT [€ 49,25]

🐾 Comfortis 270 mg - Kautabletten für Hunde und Katzen 804B
(Z.Nr. EU/2/10/115/*) RP. P. QP53BX03
ZI: Elanco, Cuxhaven, Deutschland
Z: 1 Tablette enthält: Spinosad 270 mg, Cellulose, mikrokristalline, Rindfleisch-Aroma, künstliches, Hydroxypropylcellulose, Siliciumdioxid, hochdispers, wasserfrei, Croscarmellose natrium, Magnesium stearat.
Kurzinformation: siehe Comfortis 140 mg - Kautabletten für Hunde und Katzen, → S. 336
PG: 6 ST VT [€ 52,30]

🐾 Comfortis 425 mg - Kautabletten für Hunde und Katzen 804B
(Z.Nr. EU/2/10/115/*) RP. P. QP53BX03
ZI: Elanco, Cuxhaven, Deutschland
Z: 1 Tablette enthält: Spinosad 425 mg, Cellulose, mikrokristalline, Rindfleisch-Aroma, künstliches, Hydroxypropylcellulose, Siliciumdioxid, hochdispers, wasserfrei, Croscarmellose natrium, Magnesium stearat.
Kurzinformation: siehe Comfortis 140 mg - Kautabletten für Hunde und Katzen, → S. 336
PG: 6 ST VT [€ 54,80]

🐾 Comfortis 665 mg - Kautabletten für Hunde 804B
(Z.Nr. EU/2/10/115/*) RP. P. QP53BX03
ZI: Elanco, Cuxhaven, Deutschland
Z: 1 Tablette enthält: Spinosad 665 mg, Cellulose, mikrokristalline, Rindfleisch-Aroma, künstliches, Hydroxypropylcellulose, Siliciumdioxid, hochdispers, wasserfrei, Croscarmellose natrium, Magnesium stearat.
EW: Insektizid.
AG: Behandlung und Vorbeugung von Flohbefall bei Hunden. Teil der Behandlung der allergischen Flohdermatitis.
AA: Mit dem Futter oder unmittelbar nach der Fütterung eingeben.
DO: ED 45-70 mg/kg KG. Monatlich anwenden.
GA: Hunde unter 14 Wochen.
SST: Nutzen/Risiko-Abwägung.
NW: Magen/Darm (Erbrechen), ZNS (Lethargie, Ataxie, Krämpfe).
WW: Hohe Dosen von Ivermectin (ZNS-Effekte).
WH: Alle Hunde im Haushalt behandeln. Vorsicht bei Epilepsie. Bei Hunden unter 1,3 kg KG nicht empfohlen.
PG: 6 ST VT [€ 59,50]

🐾 Comfortis 1040 mg - Kautabletten für Hunde 804B

(Z.Nr. EU/2/10/115/*) RP. P. QP53BX03
ZI: Elanco, Cuxhaven, Deutschland
Z: 1 Tablette enthält: Spinosad 1040 mg, Cellulose, mikrokristalline, Rindfleisch-Aroma, künstliches, Hydroxypropylcellulose, Siliciumdioxid, hochdispers, wasserfrei, Croscarmellose natrium, Magnesium stearat.
Kurzinformation: siehe Comfortis 665 mg - Kautabletten für Hunde, → S. 336
PG: 6 ST VT [€ 62,15]

🐾 Comfortis 1620 mg - Kautabletten für Hunde 804B

(Z.Nr. EU/2/10/115/*) RP. P. QP53BX03
ZI: Elanco, Cuxhaven, Deutschland
Z: 1 Tablette enthält: Spinosad 1620 mg, Cellulose, mikrokristalline, Rindfleisch-Aroma, künstliches, Hydroxypropylcellulose, Siliciumdioxid, hochdispers, wasserfrei, Croscarmellose natrium, Magnesium stearat.
Kurzinformation: siehe Comfortis 665 mg - Kautabletten für Hunde, → S. 336
PG: 6 ST VT [€ 75,20]

Compensan retard 100 mg - Filmtabletten 26C

(Z.Nr. 1-25187) NR. SG. P. N07BC
ZI: G.L. Pharma, Lannach
Z: 1 Filmtablette enthält: Morphin hydrochlorid trihydrat 100 mg (entspr. Morphin 75,95 mg), Tablettenkern: Lactose monohydrat 80 mg, Polyacrylat-Dispersion 30%, Eudragit L, Ammoniummethacrylat-Copolymer (Typ B), Hypromellose 4000, Magnesium stearat; Filmüberzug: Macrogol 6000, Hypromellose 5, Titandioxid, Polyacrylat-Dispersion 30%, Gelblack, Gelborange S 0,0332 mg.
EW: Opiat.
AG: Substitutionsbehandlung bei Opiatabhängigkeit.
AA: Ganze Tagesdosis auf einmal oral unzerkaut mit Flüssigkeit einnehmen.
DO: Erhaltungsdosis 300-600(-800) mg tgl. MTD 1200 mg. Umstellung von Methadon: 50 mg Methadon entsprechen 250 bis 400 mg Morphin. Vor dem Absetzen Dosis schrittweise reduzieren.
GA: Atemdepression, Kopfverletzungen, paralytischer Ileus, akutes Abdomen, verzögerte Magenentleerung, Atemwegsobstruktion, akute Lebererkrankung, Alkoholismus, akutes Thoraxsyndrom bei Sichelzellkrankheit, Kinder und Jugendliche unter 18 Jahren, präoperativ oder binnen 24 Std. postoperativ.
SST: Nutzen/Risiko-Abwägung (Gewöhnung und Entzugserscheinungen beim Neugeborenen möglich); Schwangerenbetreuung in Spezialeinrichtungen.
NW: Magen/Darm (Obstipation, Erbrechen), Vegetativum, ZNS, Hyperalgesie, Sehstörungen, Stimmungsveränderungen, Bronchospasmen, Herz/Kreislauf, Koliken, Urtikaria, Überempfindlichkeit.
WW: Gegenanzeige: Alkohol, MAO-Hemmer (2 Wochen Abstand). Nicht empfohlen: Gemischte Agonisten/Antagonisten (z.B. Nalbuphin, Buprenorphin, Pentazocin).
Besondere Vorsicht: Benzodiazepine (Atemdepression).
Vorsicht: ZNS-Dämpfer verstärkt (Atemstillstand), Anticholinergika, Cimetidin, Rifampicin.
GE: Missbrauchspotential beachten. Abhängigkeit, Toleranzentwickung, beim Entzug Abstinenzsyndrom möglich.
WH: Suchtgiftverordnung beachten. Regelmäßige Harnkontrollen. Vorsicht bei Störungen des Atemzentrums, erhöhtem Hirndruck, Konvulsionen, Hypotonie, Gallenwegerkrankungen, Pankreatitis, entzündlichen Darmerkrankungen, Prostatahypertrophie, Nebennierenrindeninsuffizienz, nach Bauchchirurgie. 24 Std. vor einer Chordotomie absetzen. Bei chirurgischen Eingriffen oder starken Schmerzzuständen Substitutionstherapie fortführen. Verkehrshinweis. Tabletten nicht auflösen und parenteral verabreichen (Gefahr von lokalen Nekrosen und Lungengranulomen, Tod durch Atemstillstand). Positive Dopingtests möglich.
Bei Überdosierung Miosis, Atemdepression, Koma. Antidot Naloxon i.v. Magenspülung ev. indiziert.
PG: 10 ST RE1 (EKO: Y) [€ 18,95], 30 ST RE1 (EKO: Y) [€ 47,65]

Compensan retard 200 mg - Filmtabletten 26C

(Z.Nr. 1-23419) NR. SG. P. N07BC
ZI: G.L. Pharma, Lannach
Z: 1 Filmtablette enthält: Morphin hydrochlorid trihydrat 200 mg (entspr. Morphin 151,9 mg), Tablettenkern: Lactose monohydrat 160 mg, Polyacrylat-Dispersion 30%, Eudragit L, Ammoniummethacrylat-Copolymer (Typ B), Hypromellose 4000, Magnesium stearat; Filmüberzug: Macrogol 6000, Hypromellose 5, Polyacrylat-Dispersion 30%, Titandioxid, Eisenoxid rot.
Kurzinformation: siehe Compensan retard 100 mg - Filmtabletten, → S. 337
PG: 10 ST RE1 (EKO: Y) [€ 39,35], 30 ST RE1 (EKO: Y) [€ 101,55]

Compensan retard 300 mg - Filmtabletten 26C

(Z.Nr. 1-25188) NR. SG. P. N07BC
ZI: G.L. Pharma, Lannach
Z: 1 Filmtablette enthält: Morphin hydrochlorid trihydrat 300 mg (entspr. Morphin 227,85 mg), Tablettenkern: Lactose monohydrat 240 mg, Polyacrylat-Dispersion 30%, Eudragit L, Ammoniummethacrylat-Copolymer (Typ B), Hypromellose 4000, Magnesium stearat; Filmüberzug: Macrogol 6000, Hypromellose 5, Titandioxid, Polyacrylat-Dispersion 30%, Eisenoxid rot.
Kurzinformation: siehe Compensan retard 100 mg - Filmtabletten, → S. 337
PG: 10 ST RE1 (EKO: Y) [€ 51,05], 30 ST RE1 (EKO: Y) [€ 129,60]

Competact 15 mg/850 mg - Filmtabletten 06B06

(Z.Nr. EU/1/06/354/*) NR. P. A10BD05
ZI: Takeda Pharma, Taastrup, Dänemark
Z: 1 Filmtablette enthält: Pioglitazon hydrochlorid 15 mg (entspr. Pioglitazon), Metformin hydrochlorid 850 mg, Tablettenkern: Cellulose, mikrokristalline, Povidon K30, Croscarmellose natrium, Magnesium stearat; Filmüberzug: (entspr. Hypromellose) (entspr. Macrogol 8000) (entspr. Talkum) (entspr. Titandioxid).
EW: Antidiabetische Kombination.
AG: Typ 2-Diabetes bei nicht ausreichender Blutzuckerkontrolle mit Metformin-Monotherapie.
AA: Mit oder unmittelbar nach einer Mahlzeit.
DO: 2mal tgl. 1 FT. Bei Nierenschäden Metformin- Dosis reduzieren, Details siehe Austria Codex- Fachinformation. Keine Daten an Kindern und Jugendlichen.
GA: Herzinsuffizienz, Erkrankungen mit Risiko für Gewebehypoxie, Leberschäden, Alkoholismus, akute metabolische Azidose (Laktatazidose, diabetische Ketoazidose), diabetisches Präkoma, schwere Nierenschäden (GFR <30 ml/min), Blasenkrebs.
SST: Nicht anwenden. Kontrazeption für Frauen im gebärfähigen Alter empfohlen.
NW: Anämie, Magen/Darm, Leber, Gewichtszunahme, Überempfindlichkeit, ZNS, Niere, Blasenkrebs, erektile Dysfunktion, Ödeme, Haut (auch schwere Reaktionen), Alopezie, Verminderung der Sehschärfe, erhöhte Inzidenz von Knochenbrüchen, sehr selten Laktatazidose.
WW: Nicht empfohlen: Alkohol, jodhaltige Kontrastmittel (Nierenschäden! 48 Std. Abstand). Vorsicht: Antidiabetika, Glukokortikoide, NSARs, Beta 2-Mimetika, Diuretika, ACE-Hemmer, AT-II-Antagonisten, Gemfibrozil.
WH: Auf Laktatazidose, Herzinsuffizienz, Ödeme, Gewichtszunahme, Sehstörungen, Risikofaktoren für Blasenkarzinome achten. 48 Std. vor Operationen absetzen und frühestens nach 48 Std. Therapie wieder fortsetzen. Kontrollen: Niere (GFR), Leber, Körpergewicht. Verkehrshinweis.
PG: 56 ST RE1 (EKO: Y) [€ 29,60]

Competact 15 mg/850 mg - Filmtabletten 06B06
(Z.Nr. EU/1/06/354/*) NR. P. Parallelimport. A10BD05
nicht im Handel.

Comtan 200 mg - Filmtabletten 12B04

(Z.Nr. EU/1/98/081/*) RP. P. N04BX02
ZI: Orion Corporation, Espoo, Finnland
Z: 1 Filmtablette enthält: Entacapon 200 mg, Tablettenkern: Cellulose, mikrokristalline, D-Mannitol, Croscarmellose natrium, Pflanzenöl, hydriert, Magnesium stearat; Filmüberzug: Hypromellose, Polysorbat 80, Glycerol 85%, Sucrose 1,82 mg, Eisenoxidhydrat, Eisen(III)-oxid, Titandioxid, Magnesium stearat.
EW: Catechol-O-methyltransferase-Hemmer, verstärkt Levodopa-Wirkung.
AG: M. Parkinson mit "end-of-dose"- Fluktuationen (in Kombination mit Levodopa/Benserazid oder Levodopa/Carbidopa).
AA: Oral
DO: 1 Tablette mit jeder Levodopa-Dosis. MTD 10 Tabletten. Keine Daten an Kindern und Jugendlichen.
GA: Phäochromozytom, Leberschäden, malignes neuroleptisches Syndrom oder atraumatische Rhabdomyolyse in der Anamnese.
SST: Gegenanzeige.
NW: Magen/Darm, Leber, Dyskinesien, Psyche, plötzliche Schlafanfälle, Müdigkeit, Schwitzen, Impulskontrollstörungen, Verfärbung des Urins, koronare Herzkrankheit, Herzinfarkt, vereinzelt malignes neuroleptisches Syndrom, Rhabdomyolyse.
WW: Eisen (2 Std. Abstand); Nichtselektive MAO-Hemmer bzw. gleichzeitige Gabe i von MAO-A- und MAO-B-Hemmern sind kontraindiziert. Selegilin (MTD 10mg)- Gabe ist möglich. Warfarin (INR-Kontrolle).
WH: Vorsichtsmaßnahmen für Levodopa einhalten (Schlafanfälle). Vorsicht bei koronarer Herzkrankheit. Verkehrshinweis. Auf Spielsucht, Libido- steigerung, Hypersexualität, Anorexie, Diarrhoe, Gewichtsverlust achten.
PG: 30 ST * (EKO: N) [€ 65,50], 100 ST (EKO: G) [€ 168,25]

Comtan 200 mg - Filmtabletten 12B04
(Z.Nr. EU/1/98/081/*) RP. P. Parallelimport. N04BX02
nicht im Handel.

Comtess 200 mg - Filmtabletten 12B04
(Z.Nr. EU/1/98/082/*) RP. P. nicht im N04BX02
Handel.

Conbriza 20 mg - Filmtabletten 31H04, 38C04, G03XC02
(Z.Nr. EU/1/09/511/*) NR. P. nicht im
Handel.

Concerta 18 mg - Retardtabletten 49F01

(Z.Nr. 1-24812) NR. SG. P. N06BA04
ZI: Janssen-Cilag Pharma, Wien
Z: 1 Retardtablette enthält: Methylphenidat hydrochlorid 18 mg, Butylhydroxytoluol, Celluloseacetat, Hypromellose, Phosphorsäure, konzentrierte, Poloxamer 188, Polyethylenoxid 200 K, Polyethylenoxid 7000 K, Povidon K29-32, Natriumchlorid, Stearinsäure, Bernsteinsäure, Eisenoxid schwarz, Eisenoxid gelb; Filmüberzug: Eisenoxid gelb, Hypromellose, Lactose 6,5 mg (entspr. Lactose monohydrat), Stearinsäure, Titandioxid, Triacetin; Klar-Überzug: Carnaubawachs, Hypromellose, Macrogol 400; Drucktinte: Eisenoxid schwarz, Hypromellose, Propylenglycol.
EW: Psychoanaleptikum.
AG: Bestandteil eines Behandlungsprogrammes einer Aufmerksamkeitsdefizit/Hyperaktivitätsstörung (ADHD) bei Kindern über 6 Jahre und Jugendliche.
AA: 1mal tgl. (morgens) unzerkaut schlucken, Tabletten nicht kauen, teilen oder zerkleinern.
DO: TD initial 18 mg, dann um jeweils 18 mg anpassen. MTD 54 mg.
GA: Angst, Glaukom, Tourette-Syndrom, Hyperthyreose, schwere Angina pectoris, Herzrhythmusstörungen, schwere Hypertonie, schwere Depressionen, Anorexia nervosa, Abhängigkeit, Magen/Darm-Stenosen.
SST: Nutzen/Risiko-Abwägung.
NW: ZNS (Kopfschmerzen), Appetitlosigkeit, Psyche (Agitiertheit, Angst- und Spannungszustände, Manie), Magenschmerzen, Herz/Kreislauf (Hypertonie), Gewichtsverlust, Haut, Diplopie, Urogenitale.
WW: Cave irreversible MAO-Hemmer (2 Wochen Abstand).
Vorsicht mit Vasopressoren. Bei geplanten Operationen mit halogenierten Narkosegasen Methylphenidat am Tag vor der Operation absetzen. Cave Alkohol. Clonidin (Langzeitsicherheit nicht untersucht). Serotonerge Arzneimittel (Serotonin-Syndrom).
WH: Nicht bei normalen Erschöpfungszuständen anwenden. Auf Missbrauch achten.
Kontrollen alle 6 Monate: Herz/Kreislauf, Psyche, Wachstum.
Weiterbehandlung ins Erwachsenenalter möglich, aber kein Behandlungsbeginn bei Erwachsenen.
Vorsicht bei Krampfanfällen, Hypertonie, Herzfehlern. Blutbildkontrolle. Im Dopingtest positiv. Verkehrshinweis.
PG: 30 ST RE1 (EKO: Y) [€ 80,30]

Concerta 27 mg - Retardtabletten 49F01

(Z.Nr. 1-27727) NR. SG. P. N06BA04
ZI: Janssen-Cilag Pharma, Wien
Z: 1 Retardtablette enthält: Methylphenidat hydrochlorid 27 mg, Butylhydroxytoluol, Celluloseacetat, Hypromellose, Phosphorsäure, konzentrierte, Poloxamer 188, Polyethylenoxid 200 K, Polyethylenoxid 7000 K, Povidon K29-32, Natriumchlorid, Stearinsäure, Bernsteinsäure, Eisenoxid schwarz, Eisenoxid rot, Eisenoxid gelb; Filmüberzug: Eisenoxid schwarz, Hypromellose, Lactose 4,9 mg (entspr. Lactose monohydrat), Titandioxid, Triacetin; Klar-Überzug: Carnaubawachs, Hypromellose, Macrogol 400; Drucktinte: Eisenoxid schwarz, Hypromellose, Propylenglycol.
Kurzinformation: siehe Concerta 18 mg - Retardtabletten, → S. 338
PG: 30 ST * (EKO: N) [€ 94,30]

Concerta 36 mg - Retardtabletten 49F01

(Z.Nr. 1-24813) NR. SG. P. N06BA04
ZI: Janssen-Cilag Pharma, Wien
Z: 1 Retardtablette enthält: Methylphenidat hydrochlorid 36 mg, Butylhydroxytoluol, Celluloseacetat, Hypromellose, Phosphorsäure, konzentrierte, Poloxamer 188, Polyethylenoxid 200 K, Polyethylenoxid 7000 K, Povidon K29-32, Natriumchlorid, Stearinsäure, Bernsteinsäure, Eisenoxid schwarz, Eisenoxid gelb; Filmüberzug: Hypromellose, Lactose 16,7 mg (entspr. Lactose monohydrat), Titandioxid, Triacetin; Klar-Überzug: Carnaubawachs, Hypromellose, Macrogol 400; Drucktinte: Eisenoxid schwarz, Hypromellose, Propylenglycol.
Kurzinformation: siehe Concerta 18 mg - Retardtabletten, → S. 338
PG: 30 ST RE1 (EKO: Y) [€ 104,90]

Concerta 54 mg - Retardtabletten 49F01

(Z.Nr. 1-24814) NR. SG. P. N06BA04
ZI: Janssen-Cilag Pharma, Wien
Z: 1 Retardtablette enthält: Methylphenidat hydrochlorid 54 mg, Butylhydroxytoluol, Celluloseacetat, Hypromellose, Phosphorsäure, konzentrierte, Poloxamer 188, Polyethylenoxid 200 K, Polyethylenoxid 7000 K, Povidon K29-32, Natriumchlorid, Stearinsäure, Bernsteinsäure, Eisenoxid schwarz, Eisenoxid rot, Eisenoxid gelb; Filmüberzug: Eisenoxid gelb, Eisenoxid rot, Hypromellose, Lactose 7,6 mg (entspr. Lactose monohydrat), Titandioxid, Triacetin; Klar-Überzug: Carnaubawachs, Hypromellose, Macrogol 400; Drucktinte: Eisenoxid schwarz, Hypromellose, Propylenglycol.
Kurzinformation: siehe Concerta 18 mg - Retardtabletten, → S. 338
PG: 30 ST RE1 (EKO: Y) [€ 111,55]

Concor 1,25 mg - Filmtabletten 19B
(Z.Nr. 1-38509) RP. P. nicht im Handel. C07AB07

Concor 2,5 mg - Filmtabletten 19B
(Z.Nr. 1-38510) RP. P. nicht im Handel. C07AB07

Concor 5 mg - Filmtabletten 19B

(Z.Nr. 1-18587) RP. P. C07AB07
ZI: Merck, Wien
Z: 1 Filmtablette enthält: Bisoprolol fumarat 5 mg, Tablettenkern: Siliciumdioxid, Magnesium stearat, Crospovidon, Cellulose, Maisstärke, Calcium hydrogenphosphat, wasserfreies; Tablettenüberzug: Methylhydroxypropylcellulose, Titandioxid, Polyethylenglykol 400, Dimeticon, Eisenoxid gelb.
EW: Beta-1-Rezeptorenblocker ohne sympathomimetische Aktivität (ISA), ohne nennenswerte Membranstabilisierung.
AG: Stabile chronische Herzinsuffizienz bei eingeschränkter Linksventrikelfunktion (zusätzlich zu ACE-Hemmern und Diuretika, ev. Herzglykosiden).
Hypertonie, stabile chronische Angina pectoris.
AA: Morgens unzerkaut mit Flüssigkeit einnehmen.
DO: Herzinsuffizienz: Titrationsphase: Initial 1mal tgl. 1,25 mg; bei guter Verträglichkeit in wöchentlichen Abständen auf 1mal tgl. 2,5 mg/3,75 mg/5 mg und in der Folge in 4wöchentlichen Abständen auf 1mal tgl. 7,5 bzw. 10 mg steigern. MTD 10 mg.
Hypertonie, Angina pectoris: Initial 1mal tgl. 5 mg, übliche Dosis 1mal tgl. 10 mg, MTD 20 mg, bei schweren Leber- und Nierenschäden MTD 10 mg.
Für Kinder und Jugendliche nicht empfohlen.
GA: Nicht kompensierte Herzinsuffizienz, kardiogener Schock, AV-Block 2. und 3. Grades, Sinusknotensyndrom, SA-Block, symptomatische Bradykardie, symptomatische Hypotonie, schweres Asthma bronchiale, schwere periphere arterielle Verschlusskrankheit, Phäochromozytom (zuerst Alpha-Blocker geben), metabolische Azidose.
SST: Strenge Nutzen/Risiko-Abwägung in der Schwangerschaft, in der Stillzeit nicht empfohlen.
NW: ZNS (Müdigkeit, Schwindel, Psyche), Magen/Darm, verstärkte Claudicatio- und M.-Raynaud-Beschwerden, verstärkte Verschlechterung Herzinsuffizienz, Zunahme des Bronchialwiderstandes, Kältegefühl in den Extremitäten, Muskelschwäche, Hautreaktionen, Psoriasis, verminderter Tränenfluss, Potenzstörungen, Hypotonie, Bradykardie, AV-Überleitungsstörungen, Haarausfall, Asthenie, Untersuchungen (Triglyceridanstieg, Leberenzymanstieg).
WW: Nicht empfohlen: Kalziumantagonisten (Verapamil, Diltiazem), Clonidin; Klasse I-Antiarrhythmika bei Herzinsuffizienz.
Vorsicht: Antiarrhythmika, Dihydropyridine, topische Beta-Blocker, Parasympathomimetika, Antidiabetika, Narkosemittel, Digitalis, NSAR, Sympathomimetika, Mefloquin, MAO-Hemmer.
WH: Vorsicht bei Bronchospasmen, Diabetes, Fasten, Hyposensibilisierungstherapie, Psoriasis (-Anamnese), Vollnarkose, Prinzmetal-Angina. Langsam absetzen (Reboundeffekt), zuerst Beta-Blocker, dann Clonidin absetzen. Herzinsuffizienz kompensieren. Kontrolle: Blutzucker, Triglyzeride. Positive Dopingkontrollen möglich. Verkehrshinweis. Antidot: Bei AV-Block Beta 1-Sympathomimetikum oder temporärer Schrittmacher, bei Herzinsuffizienz i.v. Diuretika, positiv inotrope Substanzen, Vasodilatatoren, bei Bronchospasmus Beta 2-Mimetika, bei Hypogkykämie Glukose (i.v.).
PG: 20 ST (2) (EKO: G) [€ 3,60], 50 ST (EKO: G) [€ 9,00]

Concor 10 mg - Filmtabletten 19B

(Z.Nr. 1-18586) RP. P. C07AB07
ZI: Merck, Wien
Z: 1 Filmtablette enthält: Bisoprolol fumarat 10 mg, Tablettenkern: Siliciumdioxid, Magnesium stearat, Crospovidon, Cellulose, Maisstärke, Calcium hydrogenphosphat, wasserfreies; Tablettenüberzug: Methylhydroxypropylcellulose, Titandioxid, Polyethylenglykol 400, Dimeticon, Eisenoxid gelb, Eisenoxid rot.
Kurzinformation: siehe Concor 5 mg - Filmtabletten, → S. 338

PG: 20 ST (2) (EKO: G) [€ 6,00], 50 ST (EKO: G) [€ 14,30]

Concor AMLO 5 mg/5 mg - Tabletten 10B07
(Z.Nr. 1-37749) RP. P. C07FB07
ZI: Merck, Wien
Z: 1 Tablette enthält: Bisoprolol fumarat 5 mg, Amlodipin 5 mg (entspr. Amlodipin besilat), Siliciumdioxid, hochdispers, wasserfrei, Magnesium stearat, Carboxymethylstärke, Natrium Typ A, Cellulose, mikrokristalline.
EW: Kombination Beta $_1$-Blocker + Kalziumkanalblocker.
AG: Hypertonie bei konstanter Einstellung mit den Einzelsubstanzen.
AA: Morgens unzerkaut schlucken.
DO: 1mal tgl. 1 Tablette der angemessenen Stärke. Keine Daten an Kindern und Jugendlichen.
GA: Schwere Hypotonie, Schock, instabile Herzinsuffizienz, Aortenstenosen, bradykarde Überleitungsstörungen, schweres Asthma bronchiale, schwere periphere Verschlusskrankheit, Phäochromozytom, metabolische Azidose.
SST: Nicht empfohlen.
NW: ZNS, Palpitationen, Hautrötung, Magen/Darm, Ödeme, Müdigkeit. NW der Einzelsubstanzen beachten.
WW: Nicht empfohlen: Dantrolen, Kalziumantagonisten vom Verapamil- und Diltiazem-Typ, zentrale Antihypertensiva (z.B. Clonidin). Vorsicht: CYP3A4-Induktoren und Hemmer, Tacrolimus, Ciclosporin, Simvastatin (MTD 20 mg); Antiarrhythmika Klassen I und III, Parasympathomimetika, topische Betablocker, Insulin, orale Antidiabetika, Anästhetika, Herzglykoside, NSARs, Sympathomimetika, Mefloqiun, MAO-Hemmer.
WH: Vorsicht bei Psoriasis(-Anamnese), Diabetes, Prinzmetal-Angina, peripherer Verschlusskrankheit. Verkehrshinweis.
PG: 30 ST * (EKO: N) [€ 15,10]

Concor AMLO 5 mg/10 mg - Tabletten 10B07
(Z.Nr. 1-37748) RP. P. nicht im Handel. C07FB07

Concor AMLO 10 mg/5 mg - Tabletten 10B07
(Z.Nr. 1-37750) RP. P. nicht im Handel. C07FB07

Concor AMLO 10 mg/10 mg - Tabletten 10B07
(Z.Nr. 1-37751) RP. P. nicht im Handel. C07FB07

Concor Cor 1,25 mg - Filmtabletten 19B
(Z.Nr. 1-23302) RP. P. C07AB07
ZI: Merck, Wien
Z: 1 Filmtablette enthält: Bisoprolol fumarat 1,25 mg, Tablettenkern: Siliciumdioxid, hochdisperses, Magnesium stearat, Crospovidon, Maisstärke, vorverkleistert, Maisstärke, Cellulose, mikrokristalline, Calcium hydrogenphosphat, wasserfreies; Tablettenüberzug: (entspr. Dimeticon) (entspr. Talkum) (entspr. Macrogol 400) (entspr. Titandioxid) (entspr. Hypromellose).
EW: Beta-1-Rezeptorenblocker ohne sympathomimetische Aktivität (ISA), ohne nennenswerte Membranstabilisierung.
AG: Stabile chronische Herzinsuffizienz bei eingeschränkter systolischer Linksventrikelfunktion (zusätzlich zu ACE-Hemmern und Diuretika, ev. Herzglykosiden).
AA: Morgens unzerkaut mit Flüssigkeit.
DO: Initial 1mal tgl. 1,25 mg; bei guter Verträglichkeit in wöchentlichen Abständen auf 1mal tgl. 2,5 mg/3,75 mg/5 mg und in der Folge in 4wöchentlichen Abständen auf 1mal tgl. 7,5 bzw. 10 mg steigern. MTD 10 mg.
Für Kinder und Jugendliche nicht empfohlen.
GA: Nicht kompensierte Herzinsuffizienz, kardiogener Schock, AV-Block 2. und 3. Grades, Sinusknotensyndrom, SA-Block, symptomatische Bradykardie, symptomatische Hypotonie, schweres Asthma bronchiale, schwere periphere arterielle Verschlusskrankheit, Phäochromozytom (zuerst Alpha-Blocker geben), metabolische Azidose.
SST: Strenge Nutzen/Risiko-Abwägung in der Schwangerschaft, in der Stillzeit nicht empfohlen.
NW: ZNS (Müdigkeit, Schwindel, Psyche), Magen/Darm, verstärkte Claudicatio- und M.-Raynaud-Beschwerden, Verschlechterung Herzinsuffizienz, Zunahme des Bronchialwiderstandes, Kältegefühl in den Extremitäten, Muskelschwäche, Hautreaktionen, Psoriasis, verminderter Tränenfluss, Potenzstörungen, Hypotonie, Bradykardie, AV-Überleitungsstörungen, Haarausfall, Asthenie, Untersuchungen (Triglyceridanstieg, Leberenzymanstieg).
WW: Nicht empfohlen: Kalziumantagonisten (Verapamil, Diltiazem), Clonidin; Klasse I-Antiarrhythmika bei Herzinsuffizienz.
Vorsicht: Antiarrhythmika, Dihydropyridine, topische Beta-Blocker, Parasympathomimetika, Antidiabetika, Narkosemittel, Digitalis, NSAR, Sympathomimetika, Mefloquin, MAO-Hemmer.
WH: Vorsicht bei Bronchospasmen, Diabetes, Fasten, Hyposensibilisierungstherapie, Psoriasis (-Anamnese), Vollnarkose, Prinzmetal-Angina. Langsam absetzen (Reboundeffekt), zuerst Beta-Blocker, dann Clonidin absetzen. Herzinsuffizienz kompensieren. Kontrolle: Blutzucker, Triglyzeride. Positive Dopingkontrollen möglich. Verkehrshinweis. Antidot: Bei AV-Block Beta 1-Sympathomimetikum oder temporärer Schrittmacher, bei Herzinsuffizienz i.v. Diuretika, positiv inotrope Substanzen, Vasodilatatoren, bei Bronchospasmus Beta 2-Mimetika, bei Hypoglykämie Glukose (i.v.).
PG: 20 ST (EKO: G) [€ 1,65]

Concor Cor 2,5 mg - Filmtabletten 19B
(Z.Nr. 1-23303) RP. P. C07AB07
ZI: Merck, Wien
Z: 1 Filmtablette enthält: Bisoprolol fumarat 2,5 mg, Tablettenkern: Siliciumdioxid, hochdisperses, Magnesium stearat, Crospovidon, Cellulose, mikrokristalline, Maisstärke, Calcium hydrogenphosphat, wasserfreies; Tablettenüberzug: (entspr. Dimeticon) (entspr. Macrogol 400) (entspr. Titandioxid) (entspr. Hypromellose).
Kurzinformation: siehe Concor Cor 1,25 mg - Filmtabletten, → S. 339
PG: 30 ST * (EKO: N) [€ 6,10]

Concor Cor 3,75 mg - Filmtabletten 19B
(Z.Nr. 1-23304) RP. P. C07AB07
ZI: Merck, Wien
Z: 1 Filmtablette enthält: Bisoprolol fumarat 3,75 mg, Tablettenkern: Siliciumdioxid, hochdisperses, Magnesium stearat, Crospovidon, Cellulose, mikrokristalline, Maisstärke, Calcium hydrogenphosphat, wasserfreies; Tablettenüberzug: (entspr. Eisenoxid gelb) (entspr. Dimeticon) (entspr. Macrogol 400) (entspr. Titandioxid) (entspr. Hypromellose).
Kurzinformation: siehe Concor Cor 1,25 mg - Filmtabletten, → S. 339
PG: 30 ST (EKO: G) [€ 7,05]

Concor Cor 5 mg - Filmtabletten 19B
(Z.Nr. 1-23305) RP. P. C07AB07
ZI: Merck, Wien
Z: 1 Filmtablette enthält: Bisoprolol fumarat 5 mg, Tablettenkern: Siliciumdioxid, hochdisperses, Magnesium stearat, Crospovidon, Cellulose, mikrokristalline, Maisstärke, Calcium hydrogenphosphat, wasserfreies; Tablettenüberzug: (entspr. Eisenoxid gelb) (entspr. Dimeticon) (entspr. Macrogol 400) (entspr. Titandioxid) (entspr. Hypromellose).
Kurzinformation: siehe Concor Cor 1,25 mg - Filmtabletten, → S. 339
PG: 30 ST (EKO: G) [€ 5,40]

Concor Cor 7,5 mg - Filmtabletten 19B
(Z.Nr. 1-23306) RP. P. C07AB07
ZI: Merck, Wien
Z: 1 Filmtablette enthält: Bisoprolol fumarat 7,5 mg, Tablettenkern: Siliciumdioxid, hochdisperses, Magnesium stearat, Crospovidon, Cellulose, mikrokristalline, Maisstärke, Calcium hydrogenphosphat, wasserfreies; Tablettenüberzug: (entspr. Eisenoxid gelb) (entspr. Dimeticon) (entspr. Macrogol 400) (entspr. Titandioxid) (entspr. Hypromellose).
Kurzinformation: siehe Concor Cor 1,25 mg - Filmtabletten, → S. 339
PG: 30 ST (EKO: G) [€ 11,10]

Concor Cor 10 mg - Filmtabletten 19B
(Z.Nr. 1-23307) RP. P. C07AB07
ZI: Merck, Wien
Z: 1 Filmtablette enthält: Bisoprolol fumarat 10 mg, Tablettenkern: Siliciumdioxid, hochdisperses, Magnesium stearat, Crospovidon, Cellulose, mikrokristalline, Maisstärke, Calcium hydrogenphosphat, wasserfreies; Tablettenüberzug: (entspr. Eisenoxid rot) (entspr. Eisenoxid gelb) (entspr. Dimeticon) (entspr. Macrogol 400) (entspr. Titandioxid) (entspr. Hypromellose).
Kurzinformation: siehe Concor Cor 1,25 mg - Filmtabletten, → S. 339
PG: 30 ST (EKO: G) [€ 9,00]

Concor plus 5 mg/12,5 mg - Filmtabletten 10B01
(Z.Nr. 1-20079) RP. P. C07BB07
ZI: Merck, Wien
Z: 1 Filmtablette enthält: Bisoprolol fumarat 5 mg, Hydrochlorothiazid 12,5 mg, Siliciumdioxid, Magnesium stearat, Zellulose, Maisstärke, Calciumhydrogenphosphat, Methylhydroxypropylcellulose, Titandioxid, Macrogol, Dimeticon, Eisenoxid rot, Eisenoxid schwarz.
EW: Kombination Beta $_1$-Blocker + Diuretikum.
AG: Essentielle Hypertonie bei nicht ausreichender Monotherapie.
AA: Morgens unzerkaut mit Flüssigkeit, nüchtern oder mit dem Frühstück.
DO: TD 1 (bis 2) FT. Nicht für Kinder und Jugendliche.
GA: Sulfonamidüberempfindlichkeit, Kaliummangel, Hyponatriämie, Hyperkalzämie, schwere Leber-, Herz-, Nierenschäden, akute

Glomerulonephritis, Gicht, nicht kompensierte Herzinsuffizienz, kardiogener Schock, AV-Block 2. und 3. Grades, Sinusknotensyndrom, SA-Block, symptomatische Bradykardie, symptomatische Hypotonie, schweres Asthma bronchiale, schwere periphere arterielle Verschlusskrankheit, Phäochromozytom (zuerst Alpha-Blocker geben), metabolische Azidose.
SST: In der Schwangerschaft nicht empfohlen, in der Stillzeit nicht anwenden.
NW: Stoffwechsel (Diabetes), Elektrolyte, Hyperurikämie, Überempfindlichkeit, ZNS (Müdigkeit, Schwindel, Psyche), taube Extremitäten, Blutbild, Niere, Magen/Darm, Cholecystitis, Muskelschwäche, Idiosynkrasie durch Hydrochlorothiazid (Aderhauterguss, akute transiente Myopie, akutes Winkelverschlussglaukom), erhöhtes Risiko für nicht-melanozytären Hautkrebs, Untersuchungen.
WW: Nicht empfohlen: Lithium, Verapamil, Diltiazem, zentrale Blutdrucksenker (Clonidin).
Vorsicht: Dihydropyridine, ACE-Hemmer, Antiarrhythmika, Antidiabetika, Narkosemittel, Digitalis, NSAR, Methyldopa, Antikoagulantien. Glukokortikoide, Laxantien (Kaliummangel), photosensibilisierende Substanzen.
WH: Nicht abrupt absetzen. Vorsicht bei Diabetes, Psoriasis (-Anamnese), Prinzmetal-Angina, peripherer Verschlusskrankheit, schwerer Gefäßsklerose.
Kontrollen: Niere, Harnsäure, Elektrolyte, Triglyzeride, Blutbild, Leber, Blutzucker. Verkehrshinweis. Sonnenbestrahlung meiden.
PG: 20 ST (2) (EKO: G) [€ 4,70], 50 ST (EKO: G) [€ 11,70]

Condrosulf 400 mg - Kapseln 13D

(Z.Nr. 1-20388) RP. P. M01AX25
ZI: Sanova Pharma, Wien
Z: 1 Kapsel enthält: Natrium chondroitinsulfat 400 mg, Magnesium stearat, Chinolingelb, Indigotin, Titandioxid, Gelatine.
EW: Knorpelschutzstoff.
AG: Unterstützend bei Arthrosen.
AA: Oral.
DO: 2mal tgl. 1 Kapsel über mindestens 3 Monate. Für Kinder und Jugendliche nicht empfohlen.
SST: Risiko nicht bekannt.
NW: Magen/Darm, Allergien, sehr selten Ödeme.
WH: Analgetika-Dosierung regelmäßig überprüfen, Bedarf kann abnehmen.
PG: 50 ST * (EKO: N) [€ 27,50], 180 ST * (EKO: N) [€ 79,60]

Condrosulf 800 mg - Tabletten 13D

(Z.Nr. 1-24720) RP. P. M01AX25
ZI: Sanova Pharma, Wien
Z: 1 Tablette enthält: Natrium chondroitinsulfat 800 mg, Magnesium stearat.
EW: Knorpelschutzstoff.
AG: Unterstützend bei Arthrosen.
AA: Oral.
DO: TD 1 Tablette über mindestens 3 Monate. Für Kinder und Jugendliche nicht empfohlen.
SST: Risiko nicht bekannt.
NW: Magen/Darm, Allergien, sehr selten Ödeme.
WH: Analgetika-Dosierung regelmäßig überprüfen, Bedarf kann abnehmen.
PG: 30 ST * (EKO: N) [€ 31,90], 90 ST * (EKO: N) [€ 79,60]

Condylox 0,5% - Lösung zur Anwendung auf der Haut 22D

(Z.Nr. 1-18963) NR. P. D06BB04
ZI: Takeda Austria, Linz
Z: 1 ml enthält: Podophyllotoxin 5 mg, Lösung ethanolisch, gepuffert: Milchsäure, Natrium lactat-Lösung, Ethanol 96%.
EW: Antimitotisch, tumorzerstörend.
AG: Äußere Condylomata acuminata bei Frauen und Männern.
AA: Lokal. Nach Reinigung der zu behandelnden Körperstellen Lösung mit Wattestäbchen auf die Kondylome auftragen, nicht auf umgebende gesunde Haut oder Schleimhaut. Wattestäbchen nur einmal verwenden.
DO: 2mal tgl. an 3 aufeinanderfolgenden Tagen auftragen, dann 4 Tage Pause. Maximale Anwendungsdauer 4 Wochen. Keine Studien an Jugendlichen.
GA: Kinder unter 12 Jahren, entzündete oder blutende Feigwarzen.
SST: Gegenanzeige.
NW: Lokale Reizung, Phimosen, Balanoposthitis, Erosionen oder Ulcera der Schleimhaut.
WW: Andere Podophyllin-hältige Präparate nicht gleichzeitig anwenden.
WH: Nicht auf andere Warzen oder Muttermale auftragen. Nicht mit Augen in Berührung bringen. Alkohol meiden. Männliche Partner sollen Kondome tragen. Ärztliche Untersuchung der Partner erforderlich.
PG: 3,5 ML (EKO: G) [€ 26,65]

Conium RemaVet - Globuli für Tiere 890A

(Z.Nr. 8-38786) RPF. P. QV03AX
ZI: Remedia Homöopathie, Eisenstadt
Z: 1 g (ca. 120 Globuli) enthält: Conium maculatum (Homöopathie) C200 10 mg, Saccharose.
EW: Homöopathikum.
AG: Rind, Pferd, Schaf, Ziege, Schwein, Kaninchen, Geflügel, Kleinnager, Hund, Katze: Verhärtungen im Euter/Gesäuge, Lähmungen, Muskelschwäche, Kräftigung nach Allgemeininfektionen und bei allgemeiner Schwäche.
AA: Zum Eingeben ins Maul oder über die Tränke (20 Globuli in 1 Liter Wasser auflösen).
DO: ED 5 - 10 Globuli.
SST: Nur nach Rücksprache mit dem Tierarzt anwenden.
PG: 10 G VN [€ 12,80]

Conoxia - medizinisches Gas 56B

(Z.Nr. 1-26092) RPF. P. V03AN01
ZI: Linde Gas, Stadl-Paura
Z: 1 Druckbehältnis enthält: Sauerstoff 100 %.
AG: Akute oder chronische Hypoxie, unabhängig von der Genese bei Herz-Kreislauf-Erkrankungen; Schockzuständen, Gasaustauschstörungen der Lunge; Atemwegserkrankungen; Störungen der Atemmechanik; zentralnervösen oder neuromuskulären Störungen der Atmung; Vergiftungen (z.B. Kohlenmonoxid, Cyanid); akuter Anämie.
Zusätzliche Indikationen: Extrakorporale Oxygenierung; Erste Hilfe bei Dekompressions-Unfällen, Hyperbare Sauerstofftherapie (Luft/Gasembolie, CO-Vergiftung), unterstützend bei Anaerobier-Infektionen (Gasbrand); Akutbehandlung von Cluster-Kopfschmerz; Trägergas für gasförmige und volatile Anästhetika zur Vermeidung hypoxämischer Blutgaswerte (Sauerstoffanteil mindestens 30 Vol.-%). Treibgas zur Verneblertherapie.
AA: Niedrig- oder Hochfluss-Systeme: Mit Nasen- oder Nasopharyngeal-Katheter, Larynxmaske, endotrachealem Tubus, Atemmaske, Gesichts- oder Sauerstoffzelt, transportablem Atemgerät mit Maske, atemgesteuerte Dosiereinrichtungen.
DO: Notfall- und Intensivmedizin: 25-100 Vol %: O_2-Partialdruck soll 85±10 mm Hg betragen.
GA: Für hyperbare Sauerstofftherapie: Unbehandelter Pneumothorax.
SST: Anwendung möglich. Vorsicht mit hyperbarer Sauerstofftherapie.
NW: 100 Vol % Sauerstoff über 24h: Lungenschäden, Hyperbarer Sauerstoff: ZNS-Symptome, Azidose, Lungenödem. Bei Früh- und Neugeborenen können hohe Konzentrationen zu retrolentaler Fibroplasie (Erblindung) führen.
WH: Vorsicht bei Früh- und Neugeborenen (Gefahr der retrolentalen Fibroplasie). Feuergefahr beachten!
Bei Überdosierung bei Krämpfen Diazepam i.v.
PG: 1 L * (EKO: N) [€ 69,25], 2 L * (EKO: N) [€ 69,25], 2,5 L * (EKO: N) [€ 69,25], 3 L * (EKO: N) [€ 69,25], 5 L * (EKO: N) [€ 69,25], 10 L * (EKO: N) [€ 110,95], 20 L * (EKO: N) [€ 69,25], 50 L * (EKO: N) [€ 94,95]

Constella 290 Mikrogramm - Hartkapseln 42J06

(Z.Nr. EU/1/12/801/*) NR. P. A06AX04
ZI: Allergan Pharmaceuticals International, Dublin, Irland
Z: 1 Kapsel enthält: Linaclotid 290 µg, Kapselinhalt: Cellulose, mikrokristalline, Hypromellose 2910 (4-6 mPa s), Calciumchlorid dihydrat, Leucin; Kapselhülle: Titandioxid, Gelatine, Eisen(III)-oxid, Eisen(III)-hydroxid-oxid x H2O; Drucktinte: Schellack, Propylenglycol, Ammoniaklösung, konzentriert, Kaliumhydroxid, Titandioxid, Eisen(II,III)-oxid.
EW: Guanylatcyclase-C-Agonist; viszeral analgetisch, prokinetisch.
AG: Reizdarmsyndrom mit Obstipation.
AA: Mindestens 30 min vor einer Mahlzeit einnehmen.
DO: 1mal tgl. 1 Kapsel. Keine Untersuchungen an Kindern und Jugendlichen.
GA: Mechanische Magen/Darm-Obstruktion.
SST: In der Schwangerschaft nicht empfohlen. Nutzen/Risiko-Abwägung in der Stillzeit.
NW: Durchfall (in schweren Fällen mit Dehydratation und Orthostasesyndrom), Bauchschmerzen, Blähungen.
WW: Erhöhtes Durchfallrisiko mit Protonenpumpenhemmern, Laxantien, NSAIDs. Schwerer Durchfall kann die Resorption anderer Arzneimittel (z.B. oraler Kontrazeptiva, Levothyroxin) beeinflussen.
WH: Vor Anwendung organische Erkrankungen ausschließen. Bei M.Crohn oder Colitis ulcerosa nicht empfohlen. Vorsicht bei Elektrolytstörungen.
PG: 28 ST RE1 (EKO: Y) [€ 97,55]

🐾 *Contacera 15 mg/ml - Suspension zum Eingeben für Pferde* 802AD
(Z.Nr. EU/2/12/144/*) RP. P. VNW. nicht im Handel. QM01AC06

🐾 *Contacera 20 mg/ml - Injektionslösung für Rinder, Schweine und Pferde* 807AZ, 802AD
(Z.Nr. EU/2/12/144/*) RP. P. VNW. nicht im Handel. QM01AC06

Contractubex - Gel 22A05
(Z.Nr. 0-13883) RPF. P. D03AX
ZI: Merz Pharma Austria, Wien
Z: 100 g enthalten: Extractum Cepae 10 g, Heparin natrium 5000 IE, Allantoin 1 g, Sorbinsäure 0,1 g, Methyl-4-hydroxybenzoat 0,15 g, Macrogol 200, Xanthan gummi, Wasser, gereinigtes, Parfumöl.
EW: Antithrombotisch.
AG: Narben, Kontrakturen, Narbenschrumpfungen.
DO: Mehrmals tgl. in die Haut bzw. das Narbengewebe leicht einmassieren.
Kinder ab 1 Jahr (im 2. Lebensjahr nur auf ärztliche Anordnung): 1-2mal tgl. auf das Narbengewebe auftragen. Keine Daten an Kindern im 1. Lebensjahr.
SST: Anwendung möglich.
NW: Lokale Reaktionen, Überempfindlichkeit.
WH: Nicht auf offene Hautstellen bringen. Extreme Kälte oder UV-Licht vermeiden.
PG: 20 G * (EKO: N) [€ 16,10], 50 G * (EKO: N) [€ 30,75]

Contramutan - Saft 50X03
(Z.Nr. 3-00342) RPF. P. V03AX
ZI: Cassella-med, Köln, Deutschland
Z: 100 g (= 91,491 ml) enthalten: Echinacea Urt. 4,5 g, Aconitum napellus (Homöopathie) D4 0,009 g, Atropa belladonna (Homöopathie) D4 0,009 g, Eupatorium perfoliatum Urt. 0,0045 g, Xanthan gummi, Sorbit 25 g, Saccharin natrium, Ethanol 2,6 g (entspr. Gesamtethanolgehalt ca. 3,6 % (V/V)), Kalium sorbat, Citronensäure monohydrat, Citronenöl, Orangenessenz, Wasser, gereinigtes.
EW: Homöopathikum.
AG: Fieberhafte und grippale Infekte, Nasen/Rachen-Katarrhe.
AA: Unverdünnt einnehmen, vor dem Herunterschlucken einige Zeit im Mund belassen. Messbecher liegt bei.
DO: Akut alle halbe bis ganze Stunde (max. 12mal tgl.), subakut 1-3x tgl. 10 ml (Erwachsene), 5 ml (Kinder 6 bis 12 Jahre), 3,5 ml (Kinder 1 bis 6 Jahre), 2 ml (Säuglinge 6 bis 11 Monate). Zur Vorbeugung ohne ärztlichen Rat max. 4 Wochen anwenden.
GA: Fortschreitende Systemerkrankungen.
SST: Nicht anwenden.
NW: Überempfindlichkeit.
WH: Nicht für Alkoholkranke.
PG: 150 ML * (EKO: N) [€ 20,75]

Controloc Control 20 mg - magensaftresistente Tabletten 42E03
(Z.Nr. EU/1/09/515/*) RPF. P. nicht im Handel. A02BC02

🐾 **Convenia 80 mg/ml - Pulver und Lösungsmittel zur Herstellung einer Injektionslösung für Hunde und Katzen** 801AC
(Z.Nr. EU/2/06/059/*) NR. P. E. QJ01DD91
ZI: Zoetis Belgium, Louvain-la-Neuve, Belgien
Z: 1 ml rekonstituierte Injektionslösung enthält: Cefovecin 80 mg (entspr. Cefovecin natrium), Methyl-p-Hydroxybenzoat 1,8 mg, Propyl-p-Hydroxybenzoat 0,2 mg, Benzylalkohol 12,3 mg, Natrium citrat, Citronensäure, Natriumhydroxid zur pH-Wert-Einstellung, Salzsäure zur pH-Wert-Einstellung, Wasser für Injektionszwecke.
EW: Cephalosporin-Antibiotikum.
AG: Haut-, Weichteil- und Harnwegsinfektionen bei Hunden und Katzen.
Schwere Zahnfleischinfektionen beim Hund.
AA: S.c.
DO: Einmalig 8 mg/kg KG. Bei Hautinfektionen eine weitere Dosis nach 14 Tagen (einmalig bei Katzen, bis zu 3mal bei Hunden).
GA: Kleine Pflanzenfresser (Meerschweinchen, Kaninchen).
SST: Behandelte Tiere frühestens 12 Wochen nach der letzten Gabe für Zuchtzwecke verwenden.
NW: Sehr selten Erbrechen oder Durchfall, neurologische Symptome, lokale Reaktionen.
WW: Stark proteinbindende Stoffe (Furosemid, Ketoconazol, nicht-steroidale Antiphlogistika) verdrängen Cefovecin.
WH: Keine Untersuchungen bei schweren Nierenschäden. Auf Überempfindlich- keit achten.
PG: **4ML** 1 ST VT [€ 159,15], **10ML** 1 ST VT [€ 279,00]

▼ Convulex 100 mg/ml - Injektionslösung 09A05, 49C02
(Z.Nr. 1-25002) RP. P. N03AG01
ZI: G.L. Pharma, Lannach
Z: 1 Ampulle mit 5 ml Injektionslösung enthält: Natrium valproat 500 mg (entspr. Valproinsäure 433,9 mg), Dinatriumhydrogenphosphat-12-Wasser (entspr. Natrium ca. 81,5 mg), Natriumhydroxid, Wasser für Injektionszwecke.
EW: Antiepileptikum.
AG: Parenterale Therapie epileptischer Anfälle:
- Generalisierte Anfälle (Absencen, myoklinische Anfälle, tonisch-klonische Anfälle, atonische Anfälle, gemischte Anfallstypen).
- Fokale Anfälle (Einfache und komplexe Anfälle, sekundär generalisierte Anfälle, West-Syndrom, Lennox-Gastaut-Syndrom).
- Manische Episoden bei bipolaren Störungen bei Lithium-Kontraindikation.
AA: Langsame i.v. Injektion oder Infusion (in NaCl-, Glukose- oder Ringer/Laktat-Lösung).
DO: Epilepsie: Injektion: 5-10 mg/kg KG Infusion: 0,5-1 mg/kg KG/h Umstellung von peroral auf intravenös 1:1.
Schnelle Aufsättigung: 15 mg/kg KG i.v. injizieren, nach 30 Minuten Infusion mit 1 mg/kg KG/h, bis Plasmakonzentration von ca. 75 µg/ml erreicht wird.
Kinder: ca. 0,8-1,35 mg/kg KG/h. Bei Kindern unter 3 Jahren Monotherapie mit Valproat empfohlen.
Mittlere TD: Erwachsene 20 mg/kg KG, Jugendliche 25 mg/kg KG, Kinder 30 mg/kg KG.
Manische Episoden: TD initial 750 mg in mehreren ED, dann 1000-2000 mg.
Keine Untersuchungen an Kindern und Jugendlichen.
GA: Schwerwiegende Lebererkrankungen (auch in der Anamnese), akute oder chronische Hepatitis, schwere Pankreasstörung, hepatische Porphyrie, Gerinnungsstörungen, Nierenschäden, mitochondriale Erkrankungen durch Mutationen von Polymerase Gamma (POLG), insulinabhängiger Diabetes mellitus.
SST: Teratogen! Gegenanzeige bei Anwendung bei bipolaren Störungen. Strenge Nutzen/Risiko-Abwägung bei Epilepsie (Anwendung nur, wenn keine Alternativen möglich; Serumkonzentrationen kontrollieren). Zuverlässige Kontrazeption erforderlich. Schwangerschaftsverhütungsprogramm bei Frauen im gebärfähigen Alter einhalten!
NW: Verlängerung der Blutungszeit, Thrombozytopenie, Vaskulitis, Allergien, Dysmenorrhoe, Stoffwechsel (Appetitsteigerung), Psyche, Pankreatitis, ZNS (Tremor, Verschlimmerung der Krämpfe), Magen/Darm, Leber (selten schwerwiegend, besonders bei Kindern unter 3 Jahren), Gehörverlust, Haarausfall, Haut, Nagel(bett)erkrankungen, Niere, Gewichtszunahme, Dysmenorrhö, Überempfindlichkeit, Untersuchungen, angeborene Missbildungen und Entwicklungsstörungen. Bei Langzeitgabe Enzephalopathie.
WW: Andere psychotrope Substanzen oder Antiepileptika verstärkt; Zidovudin, Gerinnungshemmer verstärkt; Enzyminduktoren senken Valproinsäurespiegel. Mefloquin, Chloroquin senkt Krampfschwelle. Valproinsäurespiegel werden durch Cimetidin oder Erythromycin erhöht, durch Carbapenem-Antibiotika gesenkt (Carbapeneme nicht empfohlen). ASS bei Kindern meiden. Cave Alkohol.
Vorsicht: Fluoxetin, Rifampicin, Topiramat, Acetazolamid, Lamotrigin, Felbamat, Olanzapin, Rufinamid, Propofol, Phenytoin, Phenobarbital, Colestyramin, Proteasehemmer, Quetiapin.
WH: Vorsicht bei Kleinkindern, mehrfach behinderten Kindern, Knochenmarkschäden, Carnitin-Palmitoyl-Transferase II- Mangel (Gefahr der Rhabdomyolyse), Hypoproteinämie, Lupus erythematodes. Bei Verdacht auf POLG-Mutationen untersuchen. Auf Leber- und Pankreasschäden achten, besonders bei Kindern. Erhöhtes Suizidrisiko beachten.
Kontrollen: Serumspiegel von Ammoniak, Gerinnung. Verkehrshinweis.
Bei **massiver Überdosierung:** ZNS-Dämpfung oder Anfälle, Atemdepression, zerebrale Ödeme, intrakranielle Hypertonie. Therapie: Hämodialyse, Hämoperfusion, Naloxon i.v. zusammen mit oraler Aktivkohle.
PG: 5 ST * (EKO: N) [€ 72,60]

▼ Convulex 150 mg - Kapseln 09A05, 49C02, 43F
(Z.Nr. 0-16058) RP. P. N03AG01
ZI: G.L. Pharma, Lannach
Z: 1 Kapsel enthält: Valproinsäure 150 mg, Kapselhülle: Karion 83, Glycerin 85%, Gelatine, Titandioxid, Eisenoxid rot, Salzsäure; Überzug: Methacrylsäure-Ethylacrylat-Copolymer (1:1), 30%ige Dispersion, Triethylcitrat, Macrogol 6000, Glycerolmonostearat 45-55%.

C

EW: Antiepileptikum.
AG: Epilepsien: Zur Behandlung primär generalisierter, sekundär generalisierter und partieller epileptischer Anfallsformen.
Bipolare Störungen: Zur Behandlung von akuten manischen Episoden im Rahmen bipolarer Störungen bei Kontraindikation gegen Lithium.
Migräne: Zur Prophylaxe von Migräneanfällen, wenn andere Arzneimittel gegen Migräne nicht ausreichend wirksam sind.
AA: Während oder nach den Mahlzeiten unzerkaut mit Flüssigkeit einnehmen.
DO: Epilepsien:
Monotherapie:
Erwachsene: TD initial 600 mg; langsam steigern, Erhaltungsdosis 1000-2000(-2500) mg.
Kinder: TD initial 10-20 mg/kg KG, Erhaltungsdosis 20-30(-40) mg/kg KG tgl.; Bei Kleinkindern unter 3 Jahren Valproat- Monotherapie empfohlen
Kinder ab 20 kg KG: initiale TD 300 mg.
Kombinationstherapie: Einschleichende Dosierung.
Bipolare Störungen (nur für Erwachsene): TD initial 750 mg, dann 1000 bis 2000 mg.
Migräne (nur für Erwachsene): TD initial 300 mg, dann meist 600-900 mg.
GA: Schwerwiegende Lebererkrankungen (auch in der Familienanamnese), hepatische Porphyrie, schwere Pankreasstörung, Harnstoffzyklusstörungen, mitochondriale Erkrankungen durch Mutationen von Polymerase Gamma (POLG).
SST: Teratogen! Gegenanzeige bei Anwendung bei bipolaren Störungen. Strenge Nutzen/Risiko-Abwägung bei Epilepsie (Anwendung nur, wenn keine Alternativen möglich; Serumkonzentrationen kontrollieren). Zuverlässige Kontrazeption erforderlich. Schwangerschaftsverhütungsprogramm bei Frauen im gebärfähigen Alter einhalten!
NW: Verlängerung der Blutungszeit, Thrombozytopenie, Vaskulitis, Allergien, Dysmenorrhoe, Stoffwechsel (Appetitsteigerung), Psyche, Pankreatitis, ZNS (Tremor, Verschlimmerung der Krämpfe), Magen/Darm, Leber (selten schwerwiegend, besonders bei Kindern unter 3 Jahren), Gehörverlust, Haarausfall, Haut, Nagel(bett)erkrankungen, Niere, Gewichtszunahme, Dysmenorrhö, Überempfindlichkeit, Untersuchungen, angeborene Missbildungen und Entwicklungsstörungen. Bei Langzeitgabe Enzephalopathie.
WW: Andere psychotrope Substanzen oder Antiepileptika verstärkt; Zidovudin, Gerinnungshemmer verstärkt; Enzyminduktoren senken Valproinsäurespiegel. Mefloquin, Chloroquin senkt Krampfschwelle. Valproinsäurespiegel werden durch Cimetidin oder Erythromycin erhöht, durch Carbapenem-Antibiotika gesenkt (Carbapeneme nicht empfohlen). ASS bei Kindern meiden. Cave Alkohol.
Vorsicht: Fluoxetin, Rifampicin, Topiramat, Acetazolamid, Lamotrigin, Felbamat, Olanzapin, Rufinamid, Propofol, Phenytoin, Phenobarbital, Colestyramin, Proteasehemmer, Quetiapin.
WH: Kontrollen: Leber (regelmäßig), Blut (Gerinnung), Pankreas. Erhöhtes Suizidrisiko beachten. Vorsicht bei Knochenmarkschäden, Niereninsuffizienz, Carnitin-Palmitoyl-Transferase II- Mangel (Gefahr der Rhabdomyolyse). Verkehrshinweis.
Bei **massiver Überdosierung**: ZNS-Dämpfung oder Anfälle, Atemdepression, zerebrale Ödeme, intrakranielle Hypertonie. Therapie: Hämodialyse, Hämoperfusion, Naloxon i.v. zusammen mit oraler Aktivkohle.
PG: 100 ST (2) (EKO: G) [€ 14,30]

▼ Convulex 300 mg - Kapseln 09A05, 49C02, 43F
(Z.Nr. 0-16057) RP. P. N03AG01
ZI: G.L. Pharma, Lannach
Z: 1 Kapsel enthält: Valproinsäure 300 mg, Kapselhülle: Karion 83, Glycerin 85%, Gelatine, Titandioxid, Eisenoxid rot, Salzsäure; Überzug: Methacrylsäure-Ethylacrylat-Copolymer (1:1), 30%ige Dispersion, Triethylcitrat, Macrogol 6000, Glycerolmonostearat 45-55%.
Kurzinformation: siehe Convulex 150 mg - Kapseln, →S. 341
PG: 100 ST (2) (EKO: G) [€ 26,40]

▼ Convulex 500 mg - Kapseln 09A05, 49C02, 43F
(Z.Nr. 0-17044) RP. P. N03AG01
ZI: G.L. Pharma, Lannach
Z: 1 Kapsel enthält: Valproinsäure 500 mg, Kapselhülle: Karion 83, Glycerin 85%, Gelatine, Titandioxid, Eisenoxid rot, Salzsäure; Überzug: Methacrylsäure-Ethylacrylat-Copolymer (1:1), 30%ige Dispersion, Triethylcitrat, Macrogol 6000, Glycerolmonostearat 45-55%.
Kurzinformation: siehe Convulex 150 mg - Kapseln, →S. 341
PG: 100 ST (2) (EKO: G) [€ 38,15]

▼ *Convulex 500 mg - Kapseln* 09A05, 49C02, 43F
(Z.Nr. 0-17044-P1) RP. P. Parallelimport. nicht im Handel. N03AG01

▼ Convulex 300 mg/ml - Lösung zum Einnehmen 09A05, 49C02, 43F
(Z.Nr. 0-15864) RP. P. N03AG01
ZI: G.L. Pharma, Lannach
Z: 1 ml Lösung enthält: Natrium valproat 300 mg (entspr. Natrium ca. 42,9 mg), Saccharin natrium, Orangen-Aroma, Salzsäure zur pH-Wert-Einstellung, Wasser, gereinigtes.
EW: Antiepileptikum.
AG: Epilepsien: Zur Behandlung primär generalisierter, sekundär generalisierter und partieller epileptischer Anfallsformen.
Bipolare Störungen: Zur Behandlung von akuten manischen Episoden im Rahmen bipolarer Störungen bei Kontraindikation gegen Lithium.
Migräne: Zur Prophylaxe von Migräneanfällen, wenn andere Arzneimittel gegen Migräne nicht ausreichend wirksam sind.
AA: Während oder nach den Mahlzeiten mit einem halben Glas Wasser verdünnt einnehmen. Graduierte Dosierspritze liegt bei.
DO: Epilepsien:
Monotherapie:
Erwachsene: TD initial 600 mg; langsam steigern, Erhaltungsdosis 1000-2000(-2500) mg.
Kinder: TD initial 10-20 mg/kg KG, Erhaltungsdosis 20-30(-40) mg/kg KG tgl.; Bei Kleinkindern unter 3 Jahren Valproat- Monotherapie empfohlen
Kinder ab 20 kg KG: initiale TD 300 mg.
Kombinationstherapie: Einschleichende Dosierung.
Bipolare Störungen (nur für Erwachsene): TD initial 750 mg, dann 1000 bis 2000 mg.
Migräne (nur für Erwachsene): TD initial 300 mg, dann meist 600-900 mg.
GA: Schwerwiegende Lebererkrankungen (auch in der Familienanamnese), hepatische Porphyrie, schwere Pankreasstörung, Harnstoffzyklusstörungen, mitochondriale Erkrankungen durch Mutationen von Polymerase Gamma (POLG).
SST: Teratogen! Gegenanzeige bei Anwendung bei bipolaren Störungen. Strenge Nutzen/Risiko-Abwägung bei Epilepsie (Anwendung nur, wenn keine Alternativen möglich; Serumkonzentrationen kontrollieren). Zuverlässige Kontrazeption erforderlich. Schwangerschaftsverhütungsprogramm bei Frauen im gebärfähigen Alter einhalten!
NW: Verlängerung der Blutungszeit, Thrombozytopenie, Vaskulitis, Allergien, Dysmenorrhoe, Stoffwechsel (Appetitsteigerung), Psyche, Pankreatitis, ZNS (Tremor, Verschlimmerung der Krämpfe), Magen/Darm, Leber (selten schwerwiegend, besonders bei Kindern unter 3 Jahren), Gehörverlust, Haarausfall, Haut, Nagel(bett)erkrankungen, Niere, Gewichtszunahme, Dysmenorrhö, Überempfindlichkeit, Untersuchungen, angeborene Missbildungen und Entwicklungsstörungen. Bei Langzeitgabe Enzephalopathie.
WW: Andere psychotrope Substanzen oder Antiepileptika verstärkt; Zidovudin, Gerinnungshemmer verstärkt; Enzyminduktoren senken Valproinsäurespiegel. Mefloquin, Chloroquin senkt Krampfschwelle. Valproinsäurespiegel werden durch Cimetidin oder Erythromycin erhöht, durch Carbapenem-Antibiotika gesenkt (Carbapeneme nicht empfohlen). ASS bei Kindern meiden. Cave Alkohol.
Vorsicht: Fluoxetin, Rifampicin, Topiramat, Acetazolamid, Lamotrigin, Felbamat, Olanzapin, Rufinamid, Propofol, Phenytoin, Phenobarbital, Colestyramin, Proteasehemmer, Quetiapin.
WH: Kontrollen: Leber (regelmäßig), Blut (Gerinnung), Pankreas. Erhöhtes Suizidrisiko beachten. Vorsicht bei Knochenmarkschäden, Niereninsuffizienz, Carnitin-Palmitoyl-Transferase II- Mangel (Gefahr der Rhabdomyolyse). Verkehrshinweis.
Bei **massiver Überdosierung**: ZNS-Dämpfung oder Anfälle, Atemdepression, zerebrale Ödeme, intrakranielle Hypertonie. Therapie: Hämodialyse, Hämoperfusion, Naloxon i.v. zusammen mit oraler Aktivkohle.
PG: 100 ML F14 (2) (EKO: G) [€ 26,20]

▼ Convulex 300 mg - Retardtabletten 09A05, 49C02
(Z.Nr. 1-24546) RP. P. N03AG01
ZI: G.L. Pharma, Lannach
Z: 1 Retardtablette enthält: Natrium valproat 300 mg, Tablettenkern: Citronensäure monohydrat, Ethylcellulose, Ammoniummethacrylat-Copolymer (Typ B) (entspr. Sorbinsäure), Talkum (gereinigt), Siliciumdioxid hydrat, Magnesium stearat; Filmüberzug: Ammoniummethacrylat-Copolymer (Typ A), Ammoniummethacrylat-Copolymer (Typ B) (entspr. Sorbinsäure),

Talkum (gereinigt), Carmellose natrium, Titandioxid, Triethylcitrat, Vanillin.
EW: Antiepileptikum.
AG: Primär und sekundär generalisierte und partielle epileptische Anfallsformen. Manische Episoden einer bipolaren Störung bei Kontraindikation gegen Lithium.
AA: 1-2mal tgl. unzerkaut mit Flüssigkeit einnehmen.
DO: Epilepsie: Monotherapie: TD initial 5-10 mg/kg KG, Dosiserhöhung bei Anfallsfreiheit (20-30 mg/kg KG). MTD 2500 mg.
Kinder: TD initial 10-20 mg/kg KG, Erhaltungsdosis 20-30(-40) mg/kg KG.
Kombinationstherapie: Einschleichend, Zieldosis soll nach 2 Wochen erreicht werden.
Manie (nur bei Erwachsenen): TD initial 750 mg, dann 1000-2000 mg.
GA: Schwerwiegende Lebererkrankungen (auch in der Familienanamnese), hepatische Porphyrie, schwere Pankreasstörung, Harnstoffzyklusstörungen, mitochondriale Erkrankungen durch Mutationen von Polymerase Gamma (POLG).
SST: Teratogen! Gegenanzeige bei Anwendung bei bipolaren Störungen. Strenge Nutzen/Risiko-Abwägung bei Epilepsie (Anwendung nur, wenn keine Alternativen möglich; Serumkonzentrationen kontrollieren). Zuverlässige Kontrazeption erforderlich. Schwangerschaftsverhütungsprogramm bei Frauen im gebärfähigen Alter einhalten!
NW: Verlängerung der Blutungszeit, Thrombozytopenie, Vaskulitis, Allergien, Dysmenorrhoe, Stoffwechsel (Appetitsteigerung), Psyche, Pankreatitis, ZNS (Tremor, Verschlimmerung der Krämpfe), Magen/Darm, Leber (selten schwerwiegend, besonders bei Kindern unter 3 Jahren), Gehörverlust, Haarausfall, Haut, Nagel(bett)erkrankungen, Niere, Gewichtszunahme, Dysmenorrhö, Überempfindlichkeit, Untersuchungen, angeborene Missbildungen und Entwicklungsstörungen. Bei Langzeitgabe Enzephalopathie.
WW: Andere psychotrope Substanzen oder Antiepileptika verstärkt; Zidovudin, Gerinnungshemmer verstärkt; Enzyminduktoren senken Valproinsäurespiegel. Mefloquin, Chloroquin senkt Krampfschwelle. Valproinsäurespiegel werden durch Cimetidin oder Erythromycin erhöht, durch Carbapenem-Antibiotika gesenkt (Carbapeneme nicht empfohlen). ASS bei Kindern meiden. Cave Alkohol.
Vorsicht: Fluoxetin, Rifampicin, Topiramat, Acetazolamid, Lamotrigin, Felbamat, Olanzapin, Rufinamid, Propofol, Phenytoin, Phenobarbital, Colestyramin, Proteasehemmer, Quetiapin.
WH: Kontrollen: Leber (regelmäßig), Blut (Gerinnung), Pankreas. Erhöhtes Suizidrisiko beachten. Vorsicht bei Knochenmarkschäden, Niereninsuffizienz, Carnitin-Palmitoyl-Transferase II- Mangel (Gefahr der Rhabdomyolyse). Verkehrshinweis.
Bei **massiver Überdosierung**: ZNS-Dämpfung oder Anfälle, Atemdepression, zerebrale Ödeme, intrakranielle Hypertonie. Therapie: Hämodialyse, Hämoperfusion, Naloxon i.v. zusammen mit oraler Aktivkohle.
PG: 50 ST (2) (EKO: G) [€ 6,20]

▼ Convulex 500 mg - Retardtabletten — 09A05, 49C02

(Z.Nr. 1-24547) RP. P. — N03AG01

ZI: G.L. Pharma, Lannach
Z: 1 Retardtablette enthält: Natrium valproat 500 mg, Tablettenkern: Citronensäure monohydrat, Ethylcellulose, Ammoniummethacrylat-Copolymer (Typ B) (entspr. Sorbinsäure), Talkum (gereinigt), Siliciumdioxid hydrat, Magnesium stearat; Filmüberzug: Ammoniummethacrylat-Copolymer (Typ A), Ammoniummethacrylat-Copolymer (Typ B) (entspr. Sorbinsäure), Talkum (gereinigt), Carmellose natrium, Titandioxid, Triethylcitrat, Vanillin.
Kurzinformation: siehe Convulex 300 mg - Retardtabletten, → S. 342
PG: 50 ST (2) (EKO: G) [€ 9,25]

▼ Convulex 50 mg/ml - Sirup für Kinder — 09A05

(Z.Nr. 0-17127) RP. P. — N03AG01
ZI: G.L. Pharma, Lannach
Z: 1 ml enthält: Natrium valproat 50 mg, Natriumhydroxid, Maltitol-Lösung 800 mg, Methyl-4-hydroxybenzoat 1 mg, Propyl-4-hydroxybenzoat 0,4 mg, Saccharin natrium, Natrium cyclamat, Natriumchlorid (entspr. Natrium 7,7 mg), Himbeer-Aroma, Pfirsich-Aroma, Wasser, gereinigtes.
EW: Antiepileptikum.
AG: Primär und sekundär generalisierte und partielle epileptische Anfallformen.
AA: Oral während oder nach den Mahlzeiten.
DO: Monotherapie: Initial 10-20 mg/kg KG tgl., (Kinder ab 20 kg KG: 300 mg tgl.), dann schrittweise alle 3-7 Tage Dosis erhöhen. Erhaltungsdosis meist 20-30(-40) mg/kg KG tgl.; Bei Kleinkindern unter 3 Jahren Valproat- Monotherapie empfohlen.
Bei Kombinationstherapie einschleichend dosieren und Dosierung der bestehenden Medikamente langsam verringern.
GA: Schwerwiegende Lebererkrankungen (auch in der Familienanamnese), hepatische Porphyrie, schwere Pankreasstörung, Harnstoffzyklusstörungen, mitochondriale Erkrankungen durch Mutationen von Polymerase Gamma (POLG).
SST: Teratogen! Gegenanzeige bei Anwendung bei bipolaren Störungen. Strenge Nutzen/Risiko-Abwägung bei Epilepsie (Anwendung nur, wenn keine Alternativen möglich; Serumkonzentrationen kontrollieren). Zuverlässige Kontrazeption erforderlich. Schwangerschaftsverhütungsprogramm bei Frauen im gebärfähigen Alter einhalten!
NW: Verlängerung der Blutungszeit, Thrombozytopenie, Vaskulitis, Allergien, Dysmenorrhoe, Stoffwechsel (Appetitsteigerung), Psyche, Pankreatitis, ZNS (Tremor, Verschlimmerung der Krämpfe), Magen/Darm, Leber (selten schwerwiegend, besonders bei Kindern unter 3 Jahren), Gehörverlust, Haarausfall, Haut, Nagel(bett)erkrankungen, Niere, Gewichtszunahme, Dysmenorrhö, Überempfindlichkeit, Untersuchungen, angeborene Missbildungen und Entwicklungsstörungen. Bei Langzeitgabe Enzephalopathie.
WW: Andere psychotrope Substanzen oder Antiepileptika verstärkt; Zidovudin, Gerinnungshemmer verstärkt; Enzyminduktoren senken Valproinsäurespiegel. Mefloquin, Chloroquin senkt Krampfschwelle. Valproinsäurespiegel werden durch Cimetidin oder Erythromycin erhöht, durch Carbapenem-Antibiotika gesenkt (Carbapeneme nicht empfohlen). ASS bei Kindern meiden. Cave Alkohol.
Vorsicht: Fluoxetin, Rifampicin, Topiramat, Acetazolamid, Lamotrigin, Felbamat, Olanzapin, Rufinamid, Propofol, Phenytoin, Phenobarbital, Colestyramin, Proteasehemmer, Quetiapin.
WH: Kontrollen: Leber (regelmäßig), Blut (Gerinnung), Pankreas. Erhöhtes Suizidrisiko beachten. Vorsicht bei Knochenmarkschäden, Niereninsuffizienz, Carnitin-Palmitoyl-Transferase II- Mangel (Gefahr der Rhabdomyolyse). Verkehrshinweis.
Bei **massiver Überdosierung**: ZNS-Dämpfung oder Anfälle, Atemdepression, zerebrale Ödeme, intrakranielle Hypertonie. Therapie: Hämodialyse, Hämoperfusion, Naloxon i.v. zusammen mit oraler Aktivkohle.
PG: 100 ML F14 (2) (EKO: G) [€ 7,90]

Copalia 5 mg/80 mg - Filmtabletten — 10B09
(Z.Nr. EU/1/06/372/*) RP. P. nicht im Handel. — C09DB01

Copalia 5 mg/160 mg - Filmtabletten — 10B09
(Z.Nr. EU/1/06/372/*) RP. P. nicht im Handel. — C09DB01

Copalia 10 mg/160 mg - Filmtabletten — 10B09
(Z.Nr. EU/1/06/372/*) RP. P. nicht im Handel. — C09DB01

Copalia HCT 5 mg/160 mg/12,5 mg - Filmtabletten — 10B10
(Z.Nr. EU/1/09/575/*) RP. P. nicht im Handel. — C09DX01

Copalia HCT 5 mg/160 mg/25 mg - Filmtabletten — 10B10
(Z.Nr. EU/1/09/575/*) RP. P. nicht im Handel. — C09DX01

Copalia HCT 10 mg/160 mg/12,5 mg - Filmtabletten — 10B10
(Z.Nr. EU/1/09/575/*) RP. P. nicht im Handel. — C09DX01

Copalia HCT 10 mg/160 mg/25 mg - Filmtabletten — 10B10
(Z.Nr. EU/1/09/575/*) RP. P. nicht im Handel. — C09DX01

Copalia HCT 10 mg/320 mg/25 mg - Filmtabletten — 10B10
(Z.Nr. EU/1/09/575/*) RP. P. nicht im Handel. — C09DX01

Copaxobene 20 mg/ml - Injektionslösung in einer Fertigspritze — 56C01
(Z.Nr. 1-38636) NR. P. E. nicht im Handel. — L03AX13

Copaxobene 40 mg/ml - Injektionslösung in einer Fertigspritze — 56C01
(Z.Nr. 1-38637) NR. P. E. nicht im Handel. — L03AX13

Copaxone 20 mg/ml - Injektionslösung in einer Fertigspritze — 56C01

(Z.Nr. 1-25380) RP. P. E. — L03AX13
ZI: Teva, Ulm, Deutschland
Z: 1 ml Injektionslösung (1 Fertigspritze) enthält: Glatiramer acetat 20 mg (entspr. Glatiramer 18 mg), Mannitol, Wasser für Injektionszwecke.
EW: Immunmodulierend.
AG: Zur Behandlung der schubförmigen Multiplen Sklerose (MS),

nicht bei primär oder sekundär progredienter MS.
AA: S.c. (zur Selbstinjektion; Einspritzvorrichtung steht zur Verfügung), nicht i.v. oder i.m.
DO: 1mal tgl. 1 Fertigspritze. Nicht für Kinder.
SST: Nutzen/Risiko-Abwägung.
NW: Lokale Reaktionen, systemische Effekte an verschiedenen Organen, Überempfindlichkeit, Krämpfe, Akutreaktionen kurz nach einer Injektion.
WH: Bei primär oder sekundär progredienter MS nicht indiziert.
PG: 28 ST RE1 (EKO: Y) [€ 761,00]

Copaxone 20 mg/ml - Injektionslösung in einer Fertigspritze 56C01
(Z.Nr. 1-25380-P4) RP. P. E. Parallelimport. L03AX13
nicht im Handel.

Copaxone 40 mg/ml - Injektionslösung in einer Fertigspritze 56C01
(Z.Nr. 1-35998) NR. P. E. L03AX13
ZI: Teva, Ulm, Deutschland
Z: 1 ml Injektionslösung (1 Fertigspritze) enthält: Glatiramer acetat 40 mg (entspr. Glatiramer 36 mg), Mannitol, Wasser für Injektionszwecke.
EW: Immunmodulierend.
AG: Zur Behandlung der schubförmigen Multiplen Sklerose (MS), nicht bei primär oder sekundär progredienter MS.
AA: S.c. (zur Selbstinjektion; Einspritzvorrichtung steht zur Verfügung), nicht i.v. oder i.m.
DO: 3mal wöchentlich 1 Fertigspritze. Nicht für Kinder und Jugendliche.
SST: Nutzen/Risiko-Abwägung.
NW: Lokale Reaktionen, systemische Effekte an verschiedenen Organen, Überempfindlichkeit, Krämpfe, Akutreaktionen kurz nach einer Injektion.
WH: Bei primär oder sekundär progredienter MS nicht indiziert.
PG: 12 ST RE2 (EKO: Y) [€ 828,75]

Copaxone 40 mg/ml - Injektionslösung in einer Fertigspritze 56C01
(Z.Nr. 1-35998-P1) NR. P. E. Parallelimport. L03AX13
nicht im Handel.

Cor compositum-Heel - Ampullen 30X
(Z.Nr. 3-35880) RP. P. V03AX
ZI: Biologische Heilmittel Heel, Baden-Baden, Deutschland
Z: 1 Ampulle zu 2,2 ml enthält: Cor suis (Homöopathie) D8 22 mg, Hepar suis (Homöopathie) D8 22 mg, Crataegus (Homöopathie) D6 22 mg, Arnica montana (Homöopathie) D4 22 mg, Strychnos ignatii (Homöopathie) D6 22 mg, Acidum arsenicosum (Homöopathie) D8 22 mg, Ouabainum (Homöopathie) D8 22 mg, Naja naja (Homöopathie) D10 22 mg, Ranunculus bulbosus (Homöopathie) D6 22 mg, Selenicereus grandiflorus (Homöopathie) D3 22 mg, Nitroglycerinum (Homöopathie) D4 22 mg, Kalium carbonicum (Homöopathie) D4 22 mg, Kalmia latifolia (Homöopathie) D4 22 mg, Spigelia anthelmia (Homöopathie) D10 22 mg, Carbo vegetabilis (Homöopathie) D18 22 mg, Natrium diethyloxalaceticum (Homöopathie) D8 22 mg, Acidum alpha-ketoglutaricum (Homöopathie) D8 22 mg, Acidum fumaricum (Homöopathie) D8 22 mg, Acidum malicum (Homöopathie) D8 22 mg, Acidum L(+)-lacticum (Homöopathie) D6 22 mg, Natriumchlorid 19,5 mg, Wasser für Injektionszwecke, Spuren von: Ethanol, Lactose monohydrat.
EW: Homöopathikum.
AG: Chronische kardiovaskuläre Erkrankungen.
AA: S.c., intradermal, i.v. oder i.m.
DO: Akut tgl. 1 Ampulle über 3 Tage, dann 1-3mal wöchentlich 1 Ampulle. Für Kinder nicht empfohlen.
SST: Vorsicht.
NW: Überempfindlichkeit gegen Korbblütler.
PG: 10 ST * (EKO: N) [€ 44,05], 50 ST * (EKO: N) [€ 170,00 n.l.]

Cora Herz- und Kreislauftropfen 30X
(Z.Nr. 3-00082) RPF. P. V03AX
ZI: Steierl Pharma, Herrsching, Deutschland
Z: 100 g (= 107 ml, 1 ml = 30 Tropfen) enthalten: Crataegus Urt. 25 g, Digitalis purpurea (Homöopathie) D2 0,25 g, Spigelia anthelmia (Homöopathie) D4 25 g, Strophantus gratus (Homöopathie) D4 25 g, Ethanol 0,45 g/ml (entspr. Gesamtethanolgehalt 47 % (V/V)), Wasser, gereinigtes.
EW: Homöopathikum.
AG: Beginnende Leistungsminderung des Herzens.
AA: Vor den Mahlzeiten mit Flüssigkeit einnehmen.
DO: Akut alle halbe bis ganze Stunde 10-20 Tropfen (max. 60 Tropfen pro Tag), chronisch 3mal tgl. 20 Tropfen. Für Kinder und Jugendliche nicht empfohlen.
SST: Vorsicht.
WH: Nicht für Alkoholkranke.
PG: 50 ML * (EKO: N) [€ 9,15], 100 ML * (EKO: N) [€ 15,20]

Corasan - Tropfen 30X
(Z.Nr. 3-00010) RPF. P. V03AX
ZI: HWS-OTC Service, Mauterndorf
Z: 10 g (= 11 ml, 1 ml = 40 Tropfen) enthalten: Crataegus (Homöopathie) D1 1 g, Selenicereus grandiflorus (Homöopathie) D2 1 g, Digitalis purpurea (Homöopathie) D6 1 g, Strophantus gratus (Homöopathie) D6 1 g, Ethanol (entspr. Gesamtethanolgehalt 53,5 % (V/V)), Wasser.
EW: Homöopathikum.
AG: Leichte Herz- und Kreislaufbeschwerden.
AA: Direkt auf die Zunge tropfen oder in etwas Wasser vor den Mahlzeiten einnehmen.
DO: Bei akuten Beschwerden 1-2stündlich, bei längerer Anwendung 3mal tgl.
5 Tropfen. Für Kinder und Jugendliche nicht empfohlen.
SST: Vorsicht.
WH: Nicht für Alkoholkranke.
PG: 50 ML * (EKO: N) [€ 12,50], 100 ML * (EKO: N) [€ 21,95]

Corbilta 50 mg/12,5 mg/200 mg - Filmtabletten 12B02
(Z.Nr. EU/1/13/859/*) NR. P. N04BA03
ZI: Orion Corporation, Espoo, Finnland
Z: 1 Filmtablette enthält: Levodopa 50 mg, Carbidopa 12,5 mg, Entacapon 200 mg, Tablettenkern: Croscarmellose natrium, Magnesium stearat, Maisstärke, Mannitol, Povidon K30; Filmüberzug: Glycerol 85%, Hypromellose, Magnesium stearat, Polysorbat 80, Eisen(III)-oxid, Sucrose 1,2 mg, Titandioxid, Eisen(III)-hydroxid-oxid x H2O.
EW: Kombination von Antiparkinsonmitteln.
AG: Morbus Parkinson mit "end-of-dose"-Fluktuationen, die mit Levodopa + Dopadecarboxylasehemmer nicht ausreichend stabilisiert sind.
AA: Oral im Ganzen einnehmen.
DO: TD mit den vorhandenen 7 Wirkungsstärken optimieren. MTD 2000 mg Entacapon (= 10 FT).
Details zur Ein- und Umstellung siehe Austria-Codex - Fachinformation.
Keine Daten an Kindern und Jugendlichen.
GA: Schwere Leberschäden, Engwinkelglaukom, Phäochromozytom, malignes neuroleptisches Syndrom oder atraumatische Rhabdomyolyse in der Anamnese.
SST: Nutzen/Risiko-Abwägung, nicht stillen.
NW: Dyskinesien, Magen/Darm (bis Blutungen), Myalgie, Chromaturie (unbedenklich), Herz, orthostatische Hypotonie, Dyspnoe, Leber, Haut, Angioödem, Rhabdomyolyse, malignes neuroleptisches Syndrom, Impulskontrollstörungen, Dopamin- Dysregulations- Syndrom.
WW: Gegenanzeige: Nichtselektive MAO-Hemmer, selektive MAO-A + MAO-B-Hemmer gleichzeitig. Vorsicht: Antihypertonika, Antidepressiva, Dopamin-Antagonisten, Phenytoin, Papaverin; Eisenpräparate (2-3 Std.
Abstand).
WH: Kontrollen: Leber, Niere, Blutbild, Herz/Kreislauf, Gewicht. Strenger Verkehrshinweis (plötzliche Schlafanfälle möglich).
PG: 100 ST (EKO: G) [€ 69,70]

Corbilta 75 mg/18,75 mg/200 mg - Filmtabletten 12B02
(Z.Nr. EU/1/13/859/*) NR. P. nicht im Handel. N04BA03

Corbilta 100 mg/25 mg/200 mg - Filmtabletten 12B02
(Z.Nr. EU/1/13/859/*) NR. P. N04BA03
ZI: Orion Corporation, Espoo, Finnland
Z: 1 Filmtablette enthält: Levodopa 100 mg, Carbidopa 25 mg, Entacapon 200 mg, Tablettenkern: Croscarmellose natrium, Magnesium stearat, Maisstärke, Mannitol, Povidon K30; Filmüberzug: Glycerol 85%, Hypromellose, Magnesium stearat, Polysorbat 80, Eisen(III)-oxid, Sucrose 1,6 mg, Titandioxid, Eisen(III)-hydroxid-oxid x H2O.
Kurzinformation: siehe Corbilta 50 mg/12,5 mg/200 mg - Filmtabletten, → S. 344
PG: 100 ST (EKO: G) [€ 69,70]

Corbilta 125 mg/31,25 mg/200 mg - Filmtabletten 12B02
(Z.Nr. EU/1/13/859/*) NR. P. nicht im Handel. N04BA03

Corbilta 150 mg/37,5 mg/200 mg - Filmtabletten 12B02
(Z.Nr. EU/1/13/859/*) NR. P. N04BA03
ZI: Orion Corporation, Espoo, Finnland
Z: 1 Filmtablette enthält: Levodopa 150 mg, Carbidopa 37,5 mg, Entacapon 200 mg, Tablettenkern: Croscarmellose natrium, Magnesium stearat, Maisstärke, Mannitol, Povidon K30; Filmüberzug: Glycerol 85%, Hypromellose, Magnesium stearat, Polysorbat 80, Eisen(III)-oxid, Sucrose 1,9 mg, Titandioxid,

Eisen(III)-hydroxid-oxid x H2O.
Kurzinformation: siehe Corbilta 50 mg/12,5 mg/200 mg - Filmtabletten, → S. 344
PG: 100 ST (EKO: G) [€ 69,70]

Corbilta 175 mg/43,75 mg/200 mg - Filmtabletten 12B02
(Z.Nr. EU/1/13/859/*) NR. P. nicht im Handel. N04BA03

Corbilta 200 mg/50 mg/200 mg - Filmtabletten 12B02
(Z.Nr. EU/1/13/859/*) NR. P. nicht im Handel. N04BA03

Cordenova 2,5 mg/ml - Konzentrat zur Herstellung einer Infusionslösung 30E04
(Z.Nr. 1-35229) NR. P. E. nicht im Handel. C01CX08

Co-Renistad 20 mg/12,5 mg - Tabletten 10B05
(Z.Nr. 1-24798) RP. P. C09BA02
ZI: Stada Arzneimittel, Wien
Z: 1 Tablette enthält: Enalapril maleat 20 mg, Hydrochlorothiazid 12,5 mg, Lactose monohydrat 122,16 mg, Maisstärke, Stärke, vorverkleistert, Talk, Natriumhydrogencarbonat (entspr. Natrium 2,792 mg), Magnesium stearat.
EW: ACE-Hemmer + Diuretikum.
AG: Essentielle Hypertonie bei nicht ausreichender Monotherapie.
DO: 1mal tgl. 1 Tablette. Diuretika 2-3 Tage vor Behandlungsbeginn absetzen.
Keine Untersuchungen an Kindern.
GA: Anurie, Dialyse, angioneurotisches Ödem, schwere Nieren- oder Leberschäden.
SST: Gegenanzeige im 2. und 3. Trimenon; im 1. Trimenon und in der Stillzeit nicht empfohlen.
NW: Kopfschmerzen, Schwindel, Herz/Kreislauf, Magen/Darm, Leber, ZNS, Atemwege (Husten), Haut, Sinnesorgane, Urogenitale, Angioödem, Labor (Hyperkaliämie), Blutbild.
HCT: Erhöhtes Risiko für nicht- melanozytären Hautkrebs.
WW: Gegenanzeige: Sacubitril / Valsartan (36 Std. Abstand). Kombination mit Aliskiren nicht empfohlen, bei Patienten mit Nierenschäden oder Diabetes kontraindiziert. Nicht empfohlen: Duale Blockade des Renin-Angiotensin-Aldosteron-Systems, Lithium (Intoxikation). Vorsicht: Andere Blutdrucksenker verstärkt, Kalium, Co-Trimoxazol, Heparin, Ciclosporin (Hyperkaliämie), Tubocurarin (Ansprechen erhöht), mTOR-Inhibitoren, z.B. Sirolimus, Racecadotril, Vildagliptin (Angioödeme), Prostaglandinsynthesehemmer mindern Diuretika-Wirkung. Nichtsteroidale Entzündungshemmer vermindern ACE-Hemmer-Wirkung. WW der Einzelsubstanzen beachten
WH: Kontrollen: Serumelektrolyte (Kalium). Bei Hypotonie ev. 0,9% NaCl i.v. infundieren. Anaphylaktoide Reaktionen während einer Desensibilisierung gegen tierische Gifte oder LDL-Apherese möglich. Positive Dopingtests möglich.
PG: 30 ST (2) (EKO: G) [€ 15,20]

Co-Renitec 20 mg/12,5 mg - Tabletten 10B05
(Z.Nr. 1-19220) RP. P. C09BA02
ZI: Merck Sharp & Dohme, Wien
Z: 1 Tablette enthält: Enalapril maleat 20 mg, Hydrochlorothiazid 12,5 mg, Natriumhydrogencarbonat, Lactose monohydrat 141 mg, Maisstärke, Stärke, vorverkleistert, Eisenoxid gelb, Magnesium stearat.
EW: ACE-Hemmer + Diuretikum.
AG: Essentielle Hypertonie bei nicht ausreichender Monotherapie.
DO: 1mal tgl. 1 Tablette. Diuretika 2-3 Tage vor Behandlungsbeginn absetzen.
Keine Untersuchungen an Kindern.
GA: Anurie, Dialyse, angioneurotisches Ödem, schwere Nieren- oder Leberschäden.
SST: Gegenanzeige im 2. und 3. Trimenon; im 1. Trimenon und in der Stillzeit nicht empfohlen.
NW: Kopfschmerzen, Schwindel, Herz/Kreislauf, Magen/Darm, Leber, ZNS, Atemwege (Husten), Haut, Sinnesorgane, Urogenitale, Angioödem, Labor (Hyperkaliämie), Blutbild, erhöhtes Risiko für nicht- melanozytären Hautkrebs.
WW: Gegenanzeige: Sacubitril / Valsartan (36 Std. Abstand). Kombination mit Aliskiren nicht empfohlen, bei Patienten mit Nierenschäden oder Diabetes kontraindiziert. Duale Blockade des Renin-Angiotensin-Aldosteron-Systems nicht empfohlen. Lithium nicht empfohlen. Vorsicht: Andere Blutdrucksenker, Alkohol verstärkt, Sympathomimetika abgeschwächt, Kalium, Ciclosporin, Heparin, Kalium sparende Diuretika, , Cotrimoxazol (Hyperkaliämie), Narkotika (Hypotension). Bei Dialyse Polyacrylnitril-methalylsulfonat-high-flux-Membranen, LDL- Apherese mit Dextransulfat meiden (Schockgefahr), NSAIDs wirken abschwächend. Narkotika (Hypotension), Desensibilisierung gegen tierische Gifte (Schockgefahr), Blutzuckersenker verstärkt, Gold (nitritoide Reaktionen), Racecadotril, Vildagliptin, mTOR- Inhibitoren, z.B. Sirolimus (Angioödeme).
WH: Kontrollen: Serumelektrolyte (Kalium). Bei Hypotonie ev. 0,9% NaCl i.v. infundieren. Anaphylaktoide Reaktionen während einer Desensibilisierung gegen tierische Gifte oder LDL-Apherese möglich.
PG: 28 ST (2) (EKO: G) [€ 14,30]

Coreyra 5 mg/5 mg - Hartkapseln 10B08
(Z.Nr. 1-37604) RP. P. C09BB07
ZI: Swyssi, Frankfurt Am Main, Deutschland
Z: 1 Hartkapsel enthält: Ramipril 5 mg, Amlodipin 5 mg (entspr. Amlodipin besilat), Kapselinhalt: Cellulose, mikrokristalline, Calcium hydrogenphosphat, wasserfreies, Maisstärke, prägelatiniert, Natrium stärkeglykolat Typ A, Natriumstearylfumarat; Kapselhülle: Eisenoxid rot, Titandioxid, Gelatine.
EW: ACE-Hemmer + Kalziumkanalblocker.
AG: Hypertonie bei ausreichender Einstellung mit den Einzelsubstanzen in gleicher Dosisstärke.
AA: Oral mit Flüssigkeit.
DO: 1mal tgl. 1 Hartkapsel. Vorsicht bei Leber- oder Nierenschäden. Für Kinder und Jugendliche nicht empfohlen.
GA: Angioödeme, Nierenarterienstenose, Schock, schwere Aortenstenose, instabile Herzinsuffizienz nach akutem Myokardinfarkt.
SST: Kontraindiziert im 2. und 3. Trimenon; im 1. Trimenon und in der Stillzeit nicht empfohlen.
NW: ZNS, Hypotonie, Husten, Magen/Darm, Haut, Myalgien, Niere, Palpitationen, Ödeme, Leber, Blutbild, Hyperkaliämie, Psyche, Seh- oder Hörstörungen,
WW: Aliskiren (Kontraindiziert bei Diabetes oder Nierenschäden, sonst nicht empfohlen). Kontraindiziert: Extrakorporale Behandlungen mit Kontakt mit negativ geladenenen Oberflächen (High flux-Membrane, LDL-Apherese).
Nicht empfohlen: Duale Blockade des Renin-Angiotensin-Systems.
Vorsicht: Kalium, andere Blutdrucksenker, vasopressorische Sympathomimetika, hämatotoxische Substanzen, Lithium, Antidiabetika, NSARs, CYP3A4-Induktoren oder Hemmer.
WH: Vorsicht bei Patienten mit hohem Hypotonierisiko. Kontrollen: Niere, Serumkalium, Blutbild. Verkehrshinweis.
PG: 28 ST (3) (EKO: G) [€ 9,20]

Coreyra 10 mg/5 mg - Hartkapseln 10B08
(Z.Nr. 1-37603) RP. P. C09BB07
ZI: Swyssi, Frankfurt Am Main, Deutschland
Z: 1 Hartkapsel enthält: Ramipril 10 mg, Amlodipin 5 mg (entspr. Amlodipin besilat), Kapselinhalt: Cellulose, mikrokristalline, Calcium hydrogenphosphat, wasserfreies, Maisstärke, prägelatiniert, Natrium stärkeglykolat Typ A, Natriumstearylfumarat; Kapselhülle: Eisenoxid rot, Titandioxid, Gelatine.
Kurzinformation: siehe Coreyra 5 mg/5 mg - Hartkapseln, → S. 345
PG: 28 ST (3) (EKO: G) [€ 9,20]

Corlentor 5 mg - Filmtabletten 30E04
(Z.Nr. EU/1/05/317/*) NR. P. nicht im Handel. C01EB17

Corlentor 7,5 mg - Filmtabletten 30E04
(Z.Nr. EU/1/05/317/*) NR. P. nicht im Handel. C01EB17

Cormagnesin 200 mg - Ampullen 44D01
(Z.Nr. 1-20803) RP. P. nicht im Handel. A12CC02

Cormagnesin 400 mg - Ampullen 44D01
(Z.Nr. 1-20802) RP. P. A12CC02
ZI: Meda Pharma, Wien
Z: 1 Ampulle zu 10 ml enthält: Magnesium 403,8 mg (entspr. Magnesiumsulfat-7-Wasser 4,095 g) (entspr. Magnesium sulfat 2000 mg) (entspr. Magnesium 16,6 mmol) (entspr. → 33,2 mval), Wasser für Injektionszwecke, Schwefelsäure 96%ig zur pH-Wert Einstellung.
AG: Magnesiummangel, Präeklampsie und Eklampsie, Torsade-de-Pointes-Tachykardie.
AA: I.v. Infusion nach Verdünnung mit Glukose- oder Kochsalzlösung.
DO: Magnesiummangel: 20 mmol Mg in 1 l Infusionslösung über 3 Std. oder 35-50 mmol Mg in 1 l Infusionslösung über 12-24 Std.. Gesamtdosis bis 160 mmol Mg über 5 Tage.
Eklampsie: 16 mmol Mg über 10-15 min, dann 4 mmol Mg/Std. bis zumindest 24 Std. nach dem letzten Anfall.
Torsade-de-Pointes: 8 mmol Mg über 10-15 min, ggf. einmal wiederholen.
Dosisreduktion bei Nierenschäden.
Keine Daten an Kindern und Jugendlichen.
GA: AV-Block, Niereninsuffizienz (Kreatininclearance <30 ml/min),

schwerer Myokardschaden, Myasthenia gravis, Kalzium-Magnesium-Ammonium-Phosphat-Stein-Diathese.
SST: Anwendung in der Schwangerschaft unter fetaler Überwachung. Bei Anwendung kurz vor der Geburt Neugeborene auf Toxizitätszeichen überwachen. In der Stillzeit Anwendung möglich.
NW: In hohen Dosen Bradykardie, Blutdrucksenkung, Überleitungsstörungen, Gefäßerweiterungen. Bei zu schneller Injektion Erbrechen, Kopfschmerzen, Schwindel, Unruhe.
WW: Die gleichzeitige Gabe von Barbituraten, Narkotika oder Hypnotika ist zu vermeiden. Kalzium i.v. mindert Magnesiumwirkung. Muskelrelaxantien vom Curaretyp verstärken Magnesiumwirkung an der motorischen Endplatte. Inkompatibel mit Kalzium- oder Phosphat- hältigen Lösungen.
WH: Klinische und labormedizinische Überwachung.
Vorsicht bei Hypotonie, respiratorischen Erkrankungen, Antidot Kalzium i.v. (100-200 mg Kalzium über 5-10 min).
PG: 10 ST * (EKO: N) [€ 19,95]

Corneregel 50 mg Dexpanthenol pro 1 g Augengel 47M05

(Z.Nr. 1-24211) RP. P. S01XA12
ZI: Mann Pharma, Berlin, Deutschland
Z: 1 g enthält: Dexpanthenol 50 mg, Cetrimid, Natrium edetat, Carbomer 980, Natriumhydroxid, Wasser für Injektionszwecke.
AG: Nichtentzündliche Keratopathien, zur Unterstützung des Heilungsverlaufes bei Augenverletzungen.
AA: Am Auge.
DO: 3-5mal tgl. (oder häufiger) und vor dem Schlafen 1 Tropfen in den Bindehautsack des erkrankten Auges eintropfen. Nicht für Kinder und Jugendliche.
SST: Nutzen/Risiko-Abwägung.
NW: Sehr selten Überempfindlichkeit, Augenirritationen.
WW: Mindestens 15 min Abstand zu anderen Ophthalmika. Augengel als Letztes verabreichen.
WH: 15 Minuten Abstand zur Anwendung anderer Augenpräparate; nicht während des Tragens von Kontaktlinsen benutzen. Verkehrshinweis (kurzzeitige Visusbeeinträchtigung).
PG: 10 G * (EKO: N) [€ 9,50]

Corotrop 10 mg - Ampullen 30B03

(Z.Nr. 1-20100) RP. P. C01CE02
ZI: sanofi-aventis, Wien
Z: 1 Ampulle mit 10 ml enthält: Milrinon lactat 10 mg, Glucose wasserfrei, Milchsäure zur pH-Wert Einstellung, Natriumhydroxydlösung 0,1 M zur pH-Wert-Einstellung, Wasser für Injektionszwecke, Spuren von: Natrium.
EW: Phosphodiesterasehemmer, positiv inotrop und vasodilatierend.
AG: Kurzzeittherapie (bis 48 h) der schweren chronischen therapierefraktären Herzinsuffizienz.
Kinder: Kurzzeitbehandlung (bis 35 h) der schweren Stauungsinsuffizienz oder von akutem Herzversagen (auch nach Herzchirurgie).
AA: I.v. Injektion oder Infusion (in NaCl- oder Glukoselösung). Nicht mit Natriumbikarbonat verdünnen.
DO: Initial 50 µg/kg über 10 min, dann Dauerinfusion 0,375-0,75 µg/kg KG/min.
Kinder: I.v. Bolus: 50-75 µg/kg KG über 30-60 min; i.v. Dauerinfusion: 0,25-0,75 µg/kg KG/min bis 35 Stunden.
Niedriger dosieren bei schweren Nierenschäden.
GA: Schwere Aorten- oder Pulmonalstenose, obstruktive Kardiomyopathie, supra- ventrikuläre Arrhythmien, ventrikuläre Aneurysmen, Hypovolämie, akute Myokarditis, akuter Myokardinfarkt.
SST: Nutzen/Risiko-Abwägung, nicht stillen.
NW: Arrhythmien (supraventrikulär und ventrikulär), Hypotension, Kopfschmerzen, Angina pectoris.
Kinder: Intraventrikuläre Blutung, offener Ductus arterious.
WW: Furosemid oder Bumetanid nicht über gleichen i.v. Zugang verabreichen.
Dobutamin, Diuretika additiv.
WH: Nur an klinischen Fachabteilungen unter ausreichender apparativer und klinischer Überwachung des Patienten einsetzen.
Vorsicht bei Hypotonie.
Vorsicht bei Neugeborenen mit Risikofaktoren für intraventrikuläre Blutung sowie bei offenem Ductus arteriosus. Kontrollen: Niere, Flüssigkeit, Elektrolyte. Positive Dopingkontrollen möglich.
PG: 10 ST * (EKO: N) [€ 414,60]

🐾 *Cortacare 0,584 mg/ml - Spray (Lösung) zur Anwendung auf der Haut für Hunde* 813AA
(Z.Nr. EU/2/18/230/*) NR. P. nicht im Handel. QD07AC16

🐾 Cortavance 0,584 mg/ml - Spray (Lösung) zur Anwendung auf der Haut für Hunde 813AA

(Z.Nr. EU/2/06/069/*) NR. P. QD07AC16
ZI: Virbac, Carros, Frankreich
Z: 1 ml enthält: Hydrocortison aceponat 0,584 mg, Propylenglycolmethylether.
EW: Topisches-Glukokortikoid.
AG: Entzündliche und juckende Dermatosen bei Hunden.
AA: Aus ca. 10 cm Entfernung auf die zu behandelnde Flächen sprühen.
DO: 1,52 µg/cm² Hautoberfläche pro Tag über 7 Tage (=2 Pumpstöße pro 10x10 cm² pro Tag).
GA: Hautgeschwüre.
SST: Nutzen/Risiko-Abwägung.
NW: Sehr selten lokale Reaktionen.
WW: Keine anderen äußerlichen Arzneimittel auf dieselben Hautbezirke auftragen.
WH: Infektionen spezifisch behandeln. Nutzen/Risiko bei Cushing Syndrom und bei jungen Tieren (unter 7 Monaten).
PG: 31 ML VT [€ 25,25], 76 ML VT [€ 33,55]

🐾 *Cortexona Vet 2 mg/ml - Injektionslösung für Rinder, Pferde, Schweine, Hunde und Katzen* 813AC
(Z.Nr. 8-38289) NR. P. VNW. nicht im Handel. QH02AB02

Cortiment MMX 9 mg - Retardtabletten 31F01, 42F

(Z.Nr. 1-35913) NR. P. A07EA06
ZI: Ferring Arzneimittel, Wien
Z: 1 Retardtablette enthält: Budesonid 9 mg, Tablettenkern: Stearinsäure, Soja-Lecithin, Cellulose, mikrokristalline, Hydroxypropylcellulose, Lactose monohydrat 50 mg, Siliciumdioxid, hochdisperses, Magnesium stearat; Tablettenüberzug: Methacrylsäure-methylmethacrylat-copolymer (1:1), Methacrylsäure-methylmethacrylat-copolymer (1:2), Talkum, Titandioxid, Triethylcitrat.
EW: Kortikosteroid.
AG: Einleitung der Remission bei leichter bis mäßig schwerer Colitis ulcerosa, wenn die Behandlung mit 5-ASA nicht ausreicht.
AA: Unzerkaut mit Wasser schlucken.
DO: 1mal tgl. (morgens) 1 Tablette über bis zu 8 Wochen. Keine Erfahrungen bei Kindern und Jugendlichen.
GA: Soja- oder Erdnussallergie.
SST: Nutzen/Risiko-Abwägung.
NW: Magen/Darm, ZNS, Psyche, Atemwegsinfektionen.
WW: Nicht empfohlen: CYP3A4-Hemmer (Azole, Proteasehemmer, Grapefruitsaft).
Vorsicht: CYP3A4-Induktoren (Carbamazepin), Herzglykoside, Diuretika.
Colestyramin, Antazida (2 Std. Abstand).
WH: Vorsicht bei Infektionen, Bluthochdruck, Diabetes mellitus, Osteoporose, peptischem Ulkus, Glaukom, Katarakt. Vorsicht bei Umstellung von anderen Steroiden. Positive Dopingkontrollen möglich. Verkehrshinweis.
PG: 10 ST (2) (EKO: G) [€ 49,95], 30 ST (EKO: G) [€ 141,65]

Corvert 87 Mikrogramm/ml - Infusionslösung 30C04

(Z.Nr. 1-22031) RP. P. C01BD05
ZI: Pfizer Corporation Austria, Wien
Z: 1 ml enthält: Ibutilid 87 µg (entspr. Ibutilid fumarat 0,1 g), Natrium acetat-3-Wasser, Natriumchlorid, Natriumhydroxid-Lösung, Salzsäure 10%, Wasser für Injektionszwecke.
EW: Antiarrhythmikum Klasse III.
AG: Akute Konversion von Vorhofflimmern oder Vorhofflattern in einen Sinus- rhythmus.
AA: I.v. Infusion von mindestens 10 min Dauer.
DO: ED 1 mg.
Patienten unter 60 kg KG: 0,01 mg/kg KG.
Patienten nach Herzoperationen: KG >60 kg: 0,5 mg KG <60 kg: 0,005 mg/kg KG
GA: Polymorphe ventrikuläre Tachykardie, Herzinsuffizienz, QT-Verlängerung, AV-Block II. und III. Grades, Sinusknotensyndrom, frischer Myokardin- farkt, Hypokaliämie, Hypomagnesiämie, Leberschäden.
SST: Nicht anwenden (an Ratten teratogen).
NW: Proarrhythmisch (promorphe ventrikuläre Tachykardien und andere Rhythmus- störungen).
WW: Nicht mit anderen Antiarrhythmika der Klassen Ia oder III kombinieren.
Vorsicht bei Arzneimitteln, die die QT-Dauer verlängern. Digoxin (Vor- sicht).
WH: Auf proarrhythmogene Wirkung achten. Kontrollen: Serum-Kalium und Magnesium. Herzrhythmus laufend überwachen. Ausrüstung zur akuten Defibrillation bereithalten.
PG: 1 ST * (EKO: N) [€ 223,05]

Cosaar plus 50 mg/12,5 mg - Filmtabletten 10B06
(Z.Nr. 1-21713) RP. P. C09DA01
ZI: Merck Sharp & Dohme, Wien
Z: 1 Filmtablette enthält: Losartan kalium 50 mg, Hydrochlorothiazid 12,5 mg, Cellulose, mikrokristalline, Lactose monohydrat 63,13 mg, Maisstärke, vorverkleistert, Magnesium stearat, Hydroxypropylcellulose, Hypromellose, Kalium 4,24 mg, Titandioxid, Chinolingelb, Aluminiumsalz, Carnaubawachs.
EW: Kombination Angiotensin II-Blocker + Diuretikum.
AG: Essentielle Hypertonie bei nicht ausreichender Monotherapie.
AA: Im Ganzen mit einem Glas Wasser einnehmen.
DO: 1mal tgl. 1 Tablette; Dosissteigerung bei Bedarf bis 100 mg Losartan/25 mg Hydrochlorothiazid tgl.
GA: Schwere Nierenschäden, Leberschäden, Anurie, Gicht, Hypokaliämie, Hyperkalzämie.
SST: Gegenanzeige im 2. und 3. Trimenon; im 1. Trimenon und in der Stillzeit nicht empfohlen.
NW: Schwindel, Hypotonie, Magen/Darm, Stoffwechsel, Labor, Überempfindlichkeit, Leber, erhöhtes Risiko für nicht-melanozytären Hautkrebs.
WW: Aliskiren (Kontraindiziert bei Diabetes oder Nierenschäden, sonst nicht empfohlen). Duale Blockade des Renin-Angiotensin-Aldosteronsystems nicht empfohlen. Lithium nicht empfohlen. Vorsicht: Andere Blutdrucksenker verstärkt. Antidiabetika (Dosisanspassung), Kortikosteroide (Hypokaliämie); Arzneimittel mit Einfluss auf Serumkalium.
WH: Keine Erfahrungen bei Personen unter 18 Jahren. Kontrollen: Niere, Elektrolyte, Blutzucker, Harnsäure; Verkehrshinweis. Vorsicht bei Herzinsuffizienz, Klappenstenosen, Kardiomyopathie.
PG: 28 ST * (EKO: N) [€ 11,55]

🐾 Cosacthen 0,25 mg/ml - Injektionslösung für Hunde 822AA, 838
(Z.Nr. 8-39354) RP. P. E. QH01AA02
ZI: Dechra Regulatory, Bladel, Niederlande
Z: 1 ml Injektionslösung enthält: Tetracosactid 0,25 mg (entspr. Tetracosactid hexaacetat 0,28 mg), Essigsäure 99%, Natrium acetat-Trihydrat, Natriumchlorid, Wasser für Injektionszwecke.
EW: Synthetisches Analogon von ACTH.
AG: Zur Beurteilung der Nebennierenrindenfunktion bei Hunden.
AA: I.v. oder i.m.
DO: 5 µg/kg KG (= 0,02 ml/kg KG). Blutproben unmittelbar vor sowie 60-90 min nach der Verabreichung nehmen.
SST: Während der Trächtigkeit nicht anwenden. Während der Laktation nicht empfohlen.
NW: Erbrechen, lokale Hämatome, Depression, Durchfall, Lahmheit, Nervosität.
WW: Ausreichenden Abstand zu Tierarzneimitteln halten, die entweder mit dem Cortisol-Assay kreuzreagieren oder die Hypothalamus-Hypophysen-Nebennieren-Achse (HHN-Achse) beeinflussen.
WH: Keine Untersuchungen bei Hunden unter 5 Monaten oder unter 4,5 kg KG, Diabetes oder Hypothyreose.
PG: 1 ST VT [€ 19,05]

Cosentyx 150 mg - Injektionslösung in einem Fertigpen 22F01
(Z.Nr. EU/1/14/980/*) NR. P. E. L04AC10
ZI: Novartis Europharm, Dublin, Irland
Z: 1 Fertigpen mit 1 ml enthält: Secukinumab 150 mg, hergestellt in Ovarialzellen des chinesischen Hamsters (CHO), Trehalose-Dihydrat, Histidin, Histidin hydrochlorid monohydrat, Methionin, Polysorbat 80, Wasser für Injektionszwecke.
EW: Interleukin-17A-Inhibitor; immunsuppressiv.
AG: Mittelschwere bis schwere Plaque-Psoriasis, Psoriasis-Arthritis, ankylosierende Spondylitis (Morbus Bechterew), röntgenologische und nicht-röntgenologische axiale Spondyloarthritis.
AA: S.c.. Selbstinjektion in nicht von Psoriasis betroffenen Hautstellen durch Patienten nach Unterweisung möglich. Fertigpen/-spritze nicht für 75 mg-Dosis geeignet.
DO: Plaque-Psoriasis: ED 300 mg (=2 Injektionen zu 150 mg) mit Startdosen in den Wochen 0/1/2/3/4, dann in monatlichen Abständen.
-Kinder und Jugendliche ab 6 Jahren: ED 75 mg (< 50 kg KG) bzw. 150 mg (ab 50 kg KG) mit Startdosen in den Wochen 0/1/2/3/4, dann in monatlichen Abständen.
Psoriasis-Arthritis: ED 150 mg (bei gleichzeitiger Plaque-Psoriasis ED 300 mg) mit Startdosen in den Wochen 0/1/2/3/4, dann in monatlichen Abständen.
Ankylosierende Spondylitis, röntgenologische axiale Spondyloarthritis: ED 150 mg mit Startdosen in den Wochen 0/1/2/3/4, dann in monatlichen Abständen. Dosiserhöhung bis 300 mg möglich.
Nicht- röntgenologische axiale Spondyloarthritis: ED 150 mg mit Startdosen in den Wochen 0/1/2/3/4, gefolgt von monatlichen Erhaltungsdosen.
Keine Daten an Kindern mit Plaque-Psoriasis unter 6 Jahren so wie Kindern und Jugendlichen unter 18 Jahren in den anderen Indikationen.
GA: Schwere aktive Infektionen (z.B. aktive Tuberkulose).
SST: Nicht anwenden. Kontrazeption bis 20 Wochen nach Therapieende; bis 20 Wochen nach Therapieende nicht stillen.
NW: Infektionen (Rhinitis, Nasopharyngitis, orale Candidose), Diarrhoe, Übelkeit, Ermüdung, M. Crohn, Colitis ulcerosa, Urtikaria, Neutropenie, Überempfindlichkeit.
WW: Lebendimpfstoffe nicht gleichzeitig anwenden. Vorsicht: Andere Immunsuppressiva.
WH: Erhöhtes Infektionsrisiko beachten. Vorsicht bei chronisch entzündlichen Darmerkrankungen. Vor Therapiebeginn bei Kindern Impfstatus prüfen.
PG: 1 ST RE1 (EKO: Y) [€ 758,15], 2 ST RE1 (EKO: Y) [€ 1.482,55]

Cosentyx 150 mg - Injektionslösung in einem Fertigpen 22F01
(Z.Nr. EU/1/14/980/*) NR. P. E. L04AC10
Parallelimport. nicht im Handel.

Cosentyx 150 mg - Injektionslösung in einer Fertigspritze 22F01
(Z.Nr. EU/1/14/980/*) NR. P. E. L04AC10
ZI: Novartis Europharm, Dublin, Irland
Z: 1 Fertigspritze mit 1 ml enthält: Secukinumab 150 mg, hergestellt in Ovarialzellen des chinesischen Hamsters (CHO), Trehalose-Dihydrat, Histidin, Histidin hydrochlorid monohydrat, Methionin, Polysorbat 80, Wasser für Injektionszwecke.
Kurzinformation: siehe Cosentyx 150 mg - Injektionslösung in einem Fertigpen, → S. 347
PG: 1 ST RE1 (EKO: Y) [€ 758,15], 2 ST RE1 (EKO: Y) [€ 1.482,55]

Cosentyx 150 mg - Injektionslösung in einer Fertigspritze 22F01
(Z.Nr. EU/1/14/980/*) NR. P. E. L04AC10
Parallelimport. nicht im Handel.

Cosentyx 150 mg - Injektionslösung in einer Fertigspritze 22F01
(Z.Nr. EU/1/14/980/*) NR. P. E. L04AC10
Parallelimport. nicht im Handel.

Cosentyx 150 mg - Pulver zur Herstellung einer Injektionslösung 22F01
(Z.Nr. EU/1/14/980/*) NR. P. E. L04AC10
ZI: Novartis Europharm, Dublin, Irland
Z: 1 Durchstechflasche mit Pulver enthält: Secukinumab 150 mg, hergestellt in Ovarialzellen des chinesischen Hamsters (CHO), Sucrose, Histidin, Histidin hydrochlorid monohydrat, Polysorbat 80.
EW: Interleukin-17A-Inhibitor; immunsuppressiv.
AG: Mittelschwere bis schwere Plaque-Psoriasis, Psoriasis-Arthritis, ankylosierende Spondylitis (Morbus Bechterew), röntgenologische und nicht-röntgenologische axiale Spondyloarthritis.
AA: S.c. nach Rekonstitution. Verabreichung in nicht von Psoriasis betroffenen Hautstellen durch med. Fachpersonal.
DO: Plaque-Psoriasis: ED 300 mg (=2 Injektionen zu 150 mg) mit Startdosen in den Wochen 0/1/2/3/4, dann in monatlichen Abständen.
-Kinder und Jugendliche ab 6 Jahren: ED 75 mg (< 50 kg KG) bzw. 150 mg (ab 50 kg KG) mit Startdosen in den Wochen 0/1/2/3/4, dann in monatlichen Abständen.
Psoriasis-Arthritis: ED 150 mg (bei gleichzeitiger Plaque-Psoriasis ED 300 mg) mit Startdosen in den Wochen 0/1/2/3/4, dann in monatlichen Abständen.
Ankylosierende Spondylitis, röntgenologische axiale Spondyloarthritis: ED 150 mg mit Startdosen in den Wochen 0/1/2/3/4, dann in monatlichen Abständen. Dosiserhöhung bis 300 mg möglich.
Nicht- röntgenologische axiale Spondyloarthritis: ED 150 mg mit Startdosen in den Wochen 0/1/2/3/4, gefolgt von monatlichen Erhaltungsdosen.
Keine Daten an Kindern mit Plaque-Psoriasis unter 6 Jahren so wie Kindern und Jugendlichen unter 18 Jahren in den anderen Indikationen.
GA: Schwere aktive Infektionen (z.B. aktive Tuberkulose).
SST: Nicht anwenden. Kontrazeption bis 20 Wochen nach Therapieende; bis 20 Wochen nach Therapieende nicht stillen.
NW: Infektionen (Rhinitis, Nasopharyngitis, orale Candidose), Diarrhoe, Übelkeit, Ermüdung, M. Crohn, Colitis ulcerosa, Urtikaria, Neutropenie, Überempfindlichkeit.
WW: Lebendimpfstoffe nicht gleichzeitig anwenden. Vorsicht: Andere Immunsuppressiva.
WH: Erhöhtes Infektionsrisiko beachten. Vorsicht bei chronisch entzündlichen Darmerkrankungen. Vor Therapiebeginn bei Kindern Impfstatus prüfen.
PG: 1 ST * (EKO: N) [€ 767,80]

Cosentyx 300 mg - Injektionslösung in einem Fertigpen 22F01
(Z.Nr. EU/1/14/980/*) NR. P. E. nicht im Handel. L04AC10

Cosentyx 300 mg - Injektionslösung in einer Fertigspritze 22F01
(Z.Nr. EU/1/14/980/*) NR. P. E. nicht im Handel. L04AC10

C

Cosopt 20 mg/ml + 5 mg/ml - Augentropfen, Lösung 47H02
(Z.Nr. 1-22701) RP. P. S01ED51
ZI: Santen Oy, Tampere, Finnland
Z: 1 ml enthält: Dorzolamid 20 mg (entspr. Dorzolamid hydrochlorid 22,26 mg), Timolol 5 mg (entspr. Timolol maleat 6,83 mg), Benzalkonium chlorid 0,075 mg, Hydroxyethylcellulose, Mannitol, Natrium citrat, Natriumhydroxid zur pH-Wert-Einstellung, Wasser für Injektionszwecke.
EW: Kombination Carboanhydrasehemmer + Beta-Blocker.
AG: Erhöhter Augeninnendruck bei Weitwinkel- oder Pseudoexfoliationsglaukom bei nicht ausreichender Monotherapie mit Betablocker.
AA: Am Auge. Patienten über die korrekte Handhabung der Flasche informieren. Händehygiene beachten.
DO: 2mal tgl. 1 Tropfen in den Bindehautsack des erkrankten Auges. Für Kinder nicht empfohlen.
GA: Asthma bronchiale, schwere COPD, Sinusbradykardie, AV-Block 2. und 3.Grades, Herzinsuffizienz, kardiogener Schock, schwere Nierenschäden, hyperchlorämische Azidose.
SST: Nicht anwenden.
NW: Lokale Reizung, Augenentzündungen, selten sytemische Überempfindlichkeit (Haut, Atemwege), Geschmacksreizungen, Urolithiasis.
WW: Hypotonie und Bradykardie mit anderen Kreislaufmitteln. Potenzierung systemischer Betablocker.
Nicht empfohlen: Andere Carboanhydrasehemmer und topische Betablocker.
WH: Vorsicht bei Herzerkrankungen, peripheren Durchblutungsstörungen, Leberschäden. Vor Operationen schrittweise absetzen. Kontaktlinsen vor der Anwendung herausnehmen und erst nach 15 min wieder einsetzen. Verkehrshinweis.
PG: 5 ML * (EKO: N) [€ 24,10]

Cosopt 20 mg/ml + 5 mg/ml - Augentropfen, Lösung 47H02
(Z.Nr. 1-22701-P2) RP. P. Parallelimport. S01ED51
V: EMRAmed Arzneimittel, Trittau, Deutschland
Z: 1 ml enthält: Dorzolamid 20 mg (entspr. Dorzolamid hydrochlorid 22,26 mg), Timolol 5 mg (entspr. Timolol maleat 6,83 mg), Benzalkonium chlorid 0,075 mg, Hydroxyethylcellulose, Mannitol, Natrium citrat, Natriumhydroxid zur pH-Wert-Einstellung, Wasser für Injektionszwecke.
PG: 5 ML * (EKO: N) [€ 23,55]

Cosopt sine 20 mg/ml + 5 mg/ml - Augentropfen, Lösung im Einzeldosisbehältnis 47H02
(Z.Nr. 1-26570) RP. P. S01ED51
ZI: Santen Oy, Tampere, Finnland
Z: 1 ml enthält: Dorzolamid 20 mg (entspr. Dorzolamid hydrochlorid 22,26 mg), Timolol 5 mg (entspr. Timolol maleat 6,83 mg), Hydroxyethylcellulose, Mannitol, Natrium citrat, Natriumhydroxid zur pH-Wert-Einstellung, Wasser für Injektionszwecke.
EW: Kombination Carboanhydrasehemmer + Beta-Blocker.
AG: Erhöhter Augeninnendruck bei Weitwinkel- oder Pseudoexfoliationsglaukom bei nicht ausreichender Monotherapie mit Betablocker.
AA: Am Auge. Patienten über die korrekte Handhabung informieren. Händehygiene beachten.
DO: 2mal tgl. 1 Tropfen in den Bindehautsack des erkrankten Auges. Für Kinder nicht empfohlen.
GA: Asthma bronchiale, schwere COPD, Sinusbradykardie, AV-Block 2. und 3.Grades, Herzinsuffizienz, kardiogener Schock, schwere Nierenschäden, hyperchlorämische Azidose.
SST: Nicht anwenden.
NW: Lokale Reizung, Augenentzündungen, selten sytemische Überempfindlichkeit (Haut, Atemwege), Geschmacksreizungen, Urolithiasis.
WW: Hypotonie und Bradykardie mit anderen Kreislaufmitteln. Potenzierung systemischer Betablocker.
Nicht empfohlen: Andere Carboanhydrasehemmer und topische Betablocker.
WH: Vorsicht bei Herzerkrankungen, peripheren Durchblutungsstörungen, Leberschäden. Vor Operationen schrittweise absetzen. Verkehrshinweis.
PG: 60 ST RE2 (2) (EKO: Y) [€ 29,25]

Cosopt sine multidose 20 mg/ml + 5 mg/ml - Augentropfen, Lösung 47H02
(Z.Nr. 1-38436) RP. P. nicht im Handel. S01ED51

Cotellic 20 mg - Filmtabletten 55G
(Z.Nr. EU/1/15/1048/*) NR. P. L01EE02
ZI: Roche Registration, Grenzach-Wyhlen, Deutschland
Z: 1 Filmtablette enthält: Cobimetinib 20 mg (entspr. Cobimetinib hemifumarat), Tablettenkern: Lactose monohydrat 36 mg, Cellulose, mikrokristalline, Croscarmellose natrium, Magnesium stearat; Filmüberzug: Poly(vinylalkohol), Titandioxid, Macrogol 3350, Talkum.
EW: Antineoplastisch; Proteinkinase-Hemmer.
AG: Nicht resezierbares oder metastasiertes Melanom mit einer BRAF-V600-Mutation.
AA: Im Ganzen mit Wasser schlucken.
DO: 1mal tgl. 60 mg über 21 Tage, dann 7 Tage Pause. Mit Vemurafenib kombinieren.
Dosisreduktion bei schweren NW. Keine Daten an Kindern und Jugendlichen.
SST: Strenge Nutzen/Risiko-Abwägung. Strenge Kontrazeption bis 3 Monate nach Behandlungsende.
NW: Anämie, Auge (Seröse Retinopathie), Herz (LVEF reduziert), Bluthochdruck, Leber, Magen/Darm (Diarrhö), Haut (Lichtempfindlichkeit), Fieber, Rhabdomyolyse, Untersuchungen (CPK-Erhöhungen).
WW: Nicht empfohlen: Starke CYP3A4-Hemmer. Vorsicht: Moderate CYP3A4-Hemmer.
WH: Vor Therapiebeginn BRAF-V600-Mutation-positiven Tumorstatus bestätigen. Vorsicht bei zusätzlichen Risikofaktoren für Blutungen, QT-Verlängerung. Kontrollen: Herz (LVEF), Leber, Serum-CPK, Serum-Kreatinin. Verkehrshinweis.
PG: 63 ST RE1 (EKO: Y) [€ 7.849,60]

🐾 Cotrimoxazol-Mix 20/100 mg/g - Pulver zum Eingeben für Schweine 812BA
(Z.Nr. 8-00624) NR. P. QJ01EW11
ZI: AniMed Service, Graz
Z: 1 g Pulver enthält: Sulfamethoxazol 100 mg, Trimethoprim 20 mg, Glucose monohydrat, Siliciumdioxid.
EW: Antibiotische Kombination.
AG: Atemwegsinfekte durch empfindliche Erreger bei Schweinen.
AA: Zum Eingeben über Futter oder Trinkwasser. TD in 2 ED verabreichen.
DO: TD 25 mg Gesamtwirkstoff aus Sulfamethoxazol und Trimethoprim (5:1) pro kg KG, entspricht ca. 21 g Pulver/100 kg KG über 3-5 Tage.
GA: Trimethoprim- oder Sulfonamid-Resistenz, Leber-, Nieren-, Blutbildschäden, verminderte Flüssigkeitsaufnahme.
SST: Unbedenklichkeit nicht belegt.
NW: Allergie/Anaphylaxie, hämorrhagisches Syndrom, Verdauungsstörungen, Leber, Niere (Kristallurie).
WW: Nicht mit bakteriziden Verbindungen kombinieren. Vorsicht: Antirheumatika, Lokalanästhetika, Nitrite.
WH: Gleichzeitig prophylaktisch Vitamin K geben. Zur Prophylaxe einer Kristallurie ausreichend Wasser zur Verfügung stellen.
VNW: Essbare Gewebe 10 Tage.
PG: 1 KG VN [€ 24,50], 5 KG VN [€ 96,70], 10 KG VN [€ 161,55], **5X1** 5 KG VN [€ 103,80]

CO-Valsax 80 mg/12,5 mg - Filmtabletten 10B06
(Z.Nr. 1-30663) RP. P. C09DA03
ZI: G.L. Pharma, Lannach
Z: 1 Filmtablette enthält: Valsartan 80 mg, Hydrochlorothiazid 12,5 mg, Tablettenkern: Cellulose, mikrokristalline, Crospovidon, Natriumstärkeglykolat (entspr. Natrium 1,73 mg), Magnesium stearat, Siliciumdioxid, hochdisperses; Tablettenfilm: Poly(vinylalkohol), teilweise hydrolysiert, Titandioxid, Talkum, Macrogol 3350, Soja-Lecithin 0,135 mg, Eisenoxid rot, Eisenoxid schwarz, Eisenoxid gelb.
EW: Kombination Angiotensin II-Rezeptor-Antagonist + Diuretikum.
AG: Essentielle Hypertonie bei nicht ausreichender Monotherapie.
AA: Oral mit Flüssigkeit.
DO: Tgl. 1 Filmtablette. Für Kinder und Jugendliche nicht empfohlen.
GA: Schwere Leber- oder Nierenschäden, Hypokaliämie, Hyponatriämie, Hyperkalzämie, Hyperurikämie.
SST: Gegenanzeige im 2. und 3. Trimenon; im 1. Trimenon nicht empfohlen. Nicht stillen.
NW: Haut, Magen/Darm, Blut, Elektrolyte, Leber, Idiosynkrasie, Stoffwechsel (Diabetes, Anstieg von Harnsäure und Blutfetten), Orthostase, Angioödeme, Herzrhythmusstörungen, Engwinkelglaukom, erhöhtes Risiko für nicht-melanozytären Hautkrebs, Augen (Aderhauterguss, transiente Myopie, akutes Engwinkelglaukom).
WW: Kombination mit Aliskiren nicht empfohlen, bei Patienten mit

Nierenschäden oder Diabetes kontraindiziert.
Nicht empfohlen: Lithium, duale Blockade des Renin-Angiotensin-Aldosteron-Systems.
Vorsicht: Kalium (Hyperkaliämie), andere Blutdrucksenker verstärkt, Curare verstärkt; Barbiturate und Narkotika (verstärkt blutdrucksenkend), kaliuretische Diuretika, Kortikosteroide, Laxanzien, ACTH, Amphotericin, Carbenoxolon, Penicillin G, Salicylsäure, Salicylate verstärken Hypokaliämie, Antidiabetika (Dosisanpassung), Digitalis, QT-verlängernde Substanzen (Rhythmusstörungen), Arzneimittel mit Wirkung auf Serumnatrium. Ionenaustauscher (4 Std. Abstand).
Rifampicin, Ciclosporin, Ritonavir.
WH: Vorsicht bei schwerer Herzinsuffizienz, Natrium- oder Volumenmangel, Klappenstenosen. Bei Angioödemen sofort absetzen. Kontrollen: Elektrolyte (Kalium), Glukose, Lipide. Verkehrshinweis. Positive Dopingtests möglich.
PG: 30 ST (2) (EKO: G) [€ 13,75]

CO-Valsax 160 mg/12,5 mg - Filmtabletten 10B06

(Z.Nr. 1-30664) RP. P. C09DA03
ZI: G.L. Pharma, Lannach
Z: 1 Filmtablette enthält: Valsartan 160 mg, Hydrochlorothiazid 12,5 mg, Tablettenkern: Cellulose, mikrokristalline, Crospovidon, Natriumstärkeglykolat (entspr. Natrium 3,45 mg), Magnesium stearat, Siliciumdioxid, hochdisperses; Tablettenfilm: Poly(vinylalkohol), teilweise hydrolysiert, Titandioxid, Talkum, Macrogol 3350, Soja-Lecithin 0,27 mg, Eisenoxid rot, Eisenoxid schwarz, Eisenoxid gelb.
Kurzinformation: siehe CO-Valsax 80 mg/12,5 mg - Filmtabletten, → S. 348
PG: 30 ST (2) (EKO: G) [€ 13,75]

CO-Valsax 160 mg/25 mg - Filmtabletten 10B06

(Z.Nr. 1-30665) RP. P. C09DA03
ZI: G.L. Pharma, Lannach
Z: 1 Filmtablette enthält: Valsartan 160 mg, Hydrochlorothiazid 25 mg, Tablettenkern: Cellulose, mikrokristalline, Crospovidon, Natriumstärkeglykolat (entspr. Natrium 3,45 mg), Magnesium stearat, Siliciumdioxid, hochdisperses; Tablettenfilm: Poly(vinylalkohol), teilweise hydrolysiert, Titandioxid, Talkum, Macrogol 3350, Soja-Lecithin 0,27 mg, Eisenoxid rot, Eisenoxid gelb.
Kurzinformation: siehe CO-Valsax 80 mg/12,5 mg - Filmtabletten, → S. 348
PG: 30 ST (2) (EKO: G) [€ 16,45]

CO-Valsax 320 mg/12,5 mg - Filmtabletten 10B06
(Z.Nr. 1-30666) RP. P. nicht im Handel. C09DA03

CO-Valsax 320 mg/25 mg - Filmtabletten 10B06
(Z.Nr. 1-30667) RP. P. nicht im Handel. C09DA03

Coversum Arginin 2,5 mg - Filmtabletten 10A01
(Z.Nr. 1-26715) RP. P. nicht im Handel. C09AA04

Coversum Arginin 5 mg - Filmtabletten 10A01

(Z.Nr. 1-26716) RP. P. C09AA04
ZI: Servier Austria, Wien
Z: 1 Filmtablette enthält: Perindopril arginin 5 mg (entspr. Perindopril 3,395 mg), Tablettenkern: Lactose monohydrat 72,58 mg, Magnesium stearat, Maltodextrin, Siliciumdioxid, kolloidales, Carboxymethylstärke, Natrium Typ A; Tablettenfilm: Glycerol, Hypromellose, Chlorophyllin-Kupfer-Komplex, Macrogol 6000, Magnesium stearat, Titandioxid.
EW: ACE-Hemmer.
AG: Hypertonie, symptomatische Herzinsuffizienz, stabile koronare Herzkrankheit.
AA: Einmal tgl. morgens vor einer Mahlzeit.
DO: Hypertonie: TD initial (2,5-)5 mg, nach 1 Monat 10 mg.
Herzinsuffizienz: TD initial 2,5 mg, nach 2 Wochen 5 mg. Dosisanpassung bei Nierenschäden.
Koronare Herzkrankheit: TD initial 2,5 oder 5 mg, dann 10 mg.
Für Kinder und Jugendliche nicht empfohlen.
GA: Angioneurotisches Ödem, Nierenarterienstenose.
SST: Gegenanzeige im 2. und 3. Trimenon. Im 1. Trimenon und in der Stillzeit nicht empfohlen. Behandlung nicht in der Schwangerschaft beginnen.
NW: Kopfschmerzen, ZNS, Herz/Kreislauf, Magen/Darm, Lunge (Husten, Dyspnoe), Haut, Schmerzen, Vegetativum, Niere, Labor (Blutbild), angioneurotisches Ödem, Hyperkaliämie, Leber.
WW: Kontraindiziert: Sacubutril/Valsartan (Risiko für Angioödem). extrakorporale Behandlungen wie High-flux-Membranen oder Lipoprotein-Apherese (Anaphylaxiegefahr). Aliskiren (Kontraindiziert bei Diabetes oder Nierenschäden, sonst nicht empfohlen). Duale Blockade des Renin-Angiotensin-Aldosteron-Systems nicht empfohlen. Vorsicht: Blutdrucksenker verstärkt; Co-Trimoxazol (Hyperkaliämie), Entzündungshemmer vermindern Blutdrucksenkung und erhöhen Nierentoxizität; Lithium (Serumkontrolle), Antidiabetika (Hypoglykämie), (Tem)sirolimus, Everolimus, Racecadotril (Angioödeme), Gold (nitroide Reaktion).
WH: Bei primärem Hyperaldosteronismus nicht empfohlen. Vorsicht bei Nierenschäden, ischämischen Herzerkrankungen, zerebrovaskulären Erkrankungen, linksventrikulären Ausflussstörungen, Einnahme kaliumsparender Diuretika, gestörter Immunreaktion, Psoriasis.
Strenge medizinische Überwachung bei Herzinsuffizienz. Auf Hypotonie achten. Kontrollen: Blutdruck, Niere, Salz- und Flüssigkeitshaushalt, Leber, Blutbild, Blutzucker. Verkehrshinweis. Bei Desensibilisierungstherapie auf angioneurotisches Ödem achten.
PG: 30 ST * (EKO: N) [€ 38,40]

Coversum Arginin 10 mg - Filmtabletten 10A01

(Z.Nr. 1-26717) RP. P. C09AA04
ZI: Servier Austria, Wien
Z: 1 Filmtablette enthält: Perindopril arginin 10 mg (entspr. Perindopril 6,79 mg), Tablettenkern: Lactose monohydrat 145,16 mg, Magnesium stearat, Maltodextrin, Siliciumdioxid, kolloidales, Carboxymethylstärke, Natrium Typ A; Tablettenfilm: Glycerol, Hypromellose, Chlorophyllin-Kupfer-Komplex, Macrogol 6000, Magnesium stearat, Titandioxid.
Kurzinformation: siehe Coversum Arginin 5 mg - Filmtabletten, → S. 349
PG: 30 ST * (EKO: N) [€ 74,20]

🐾 Coxevac - Injektionssuspension für Rinder und Ziegen 823AB, 823AC

(Z.Nr. EU/2/10/110/*) RP. P. E. QI02AB, QI03AB
ZI: Ceva Sante Animale, Libourne, Frankreich
Z: 1 ml enthält: Coxiella burnetii; Stamm Nine Mile, inaktiviert 72 QF-E, Thiomersal 120 µg, Natriumchlorid, Dinatriumhydrogenphosphat, Kaliumdihydrogenphosphat, Wasser für Injektionszwecke.
EW: Inaktivierte bakterielle Vakzine.
AG: Aktive Immunisierung von weiblichen Rindern und Ziegen gegen Infektionen durch Coxiella burnetti.
AA: S.c. (seitlich am Hals).
DO: ED Rind 4 ml, Ziege 2 ml.
Impfschema: Rinder oder Ziegen ab 3 Monaten: 2 Impfdosen im Abstand von 3 Wochen (abgeschlossen 3 Wochen vor der künstlichen Besamung oder Belegung).
Wiederholungsimpfung bei Rindern alle 9 Monate wie für Grundimmunisierung, bei Ziegen 1 Impfung jährlich.
SST: Anwendung auch während der Laktation möglich.
NW: Sehr häufig Schwellung an der Injektionsstelle, bei Ziegen Anstieg der Körpertemperatur. Selten Anorexie, Diarrhoe, Lethargie.
WH: Alle Tiere einer Herde gleichzeitig impfen. Stress bei den Tieren vermeiden.
PG: 40 ML VN [€ 111,05]

Cralonin - Tropfen 30X

(Z.Nr. 3-00139) RPF. P. V03AX
ZI: Biologische Heilmittel Heel, Baden-Baden, Deutschland
Z: 100 g (= 104 ml, 1 ml = 19 Tropfen) Tropfen enthalten: Crataegus (Homöopathie) D1 98 g, Spigelia anthelmia (Homöopathie) D2 1 g, Kalium carbonicum (Homöopathie) D3 1 g, Ethanol (entspr. Gesamtethanolgehalt 35 % (V/V)), Wasser, gereinigtes.
EW: Homöopathikum.
AG: Leichte Einschränkung der Herzleistung, nervöse Herzstörungen.
DO: Akut alle 15 min. (max. 8mal tgl.) 10 Tropfen, sonst 3mal tgl. 20 Tropfen vor den Mahlzeiten einnehmen. Nicht für Kinder und Jugendliche.
SST: Keine schädlichen Wirkungen bekannt.
WH: Nicht für Alkoholkranke.
PG: 50 ML * (EKO: N) [€ 15,75], 100 ML * (EKO: N) [€ 28,10]

Cranagil Föhn- und Wettertropfen 70X

(Z.Nr. 3-00117) RPF. P. V03AX
ZI: Marien Apotheke, Dr.H.Reuther/Inh.C.Reither, Prien, Deutschland
Z: 100 ml (1 ml = 42 Tropfen) enthalten: Ammonium carbonicum (Homöopathie) D4 25 ml, Cephaelis ipecacuanha (Homöopathie) D4 25 ml, Gelsemium sempervirens (Homöopathie) D12 25 ml, Rhododendron (Homöopathie) D12 25 ml, Ethanol, Wasser.
EW: Homöopathikum.
AG: Wetterfühligkeit.
AA: Unverdünnt oder mit Flüssigkeit verdünnt vor den Mahlzeiten einnehmen.
DO: Akut stündlich 10 Tropfen, sonst 3mal tgl. 20 Tropfen. Halbe Dosis bei Kindern von 6-12 Jahren.

SST: Nur nach Rücksprache mit dem Arzt anwenden.
WH: Nicht für Alkoholkranke.
PG: 50 ML * (EKO: N) [€ 10,05], 100 ML * (EKO: N) [€ 18,30]

Crataegan - Tropfen zum Einnehmen 30Z02
(Z.Nr. 7-35747) RPF. P. C01EB04
ZI: Schwabe Austria, Wien
Z: 100 g (= 105 ml, 1 ml = 25 Tropfen) enthalten: Weissdornfrüchte-, Weissdornblätter mit Blüten-Flüssigextrakt (1:1) (1:1,5-1,7); Ethanol 49 % (m/m) (Auszugsmittel) 70 g, Ethanol 43 % (m/m), Wasser, gereinigtes.
AG: Traditionell pflanzlich bei beginnender Leistungsminderung des Herzens.
AA: Unverdünnt oder mit etwas Wasser verdünnt einnehmen.
DO: 3mal tgl. 20 Tropfen. Keine Indikation für Kinder und Jugendliche.
SST: Nicht empfohlen.
NW: Übelkeit.
WH: Nicht für Alkoholkranke.
PG: 50 ML * (EKO: N) [€ 5,20]

Crataegutt 450 mg - Filmtabletten 30Z02
(Z.Nr. 7-36205) RPF. P. C01EB04
ZI: Schwabe Austria, Wien
Z: 1 Filmtablette enthält: Weissdornblätter mit Blüten-Trockenextrakt (4-7:1); Ethanol 45% (V/V) (Auszugsmittel) 450 mg, Maltodextrin, Siliciumdioxid, hochdisperses, Cellulose, mikrokristalline, Rizinusöl, hydriertes, Carboxymethylstärke, Natrium Typ A, Stearinsäure Typ 50, Hypromellose, Talkum, Macrogol 6000, Titandioxid, Eisen(III)-oxid, Wasser, gereinigtes.
EW: Herzmittel.
AG: Traditionell pflanzlich bei beginnender altersbedingter Leistungs- minderung des Herzens.
AA: Unzerkaut mit Flüssigkeit einnehmen.
DO: 2mal tgl. 1 FT. Nicht für Kinder und Jugendliche.
SST: Nicht empfohlen.
NW: Übelkeit.
PG: 60 ST * (EKO: N) [€ 22,50]

Crataegutt - Flüssigkeit zum Einnehmen 30Z02
(Z.Nr. 7-35746) RPF. P. C01EB04
ZI: Schwabe Austria, Wien
Z: 100 g (= 104 ml, 1 ml = 25 Tropfen) enthalten: Weissdornfrüchte-, Weissdornblätter mit Blüten-Flüssigextrakt (30:1) (1:1,4-1,7); Ethanol 45 % (m/m) (Auszugsmittel) 75 g, Ethanol 37 % (m/m), Wasser, gereinigtes.
Kurzinformation: siehe Crataegan - Tropfen zum Einnehmen, → S. 350
PG: 50 ML * (EKO: N) [€ 6,30], 100 ML * (EKO: N) [€ 9,90], 250 ML * (EKO: N) [€ 18,50]

Credelio 12 mg - Kautabletten für Katzen (0,5-2,0 kg) 804B, 804D
(Z.Nr. EU/2/17/206/*) RP. P. QP53BE04
ZI: Elanco, Cuxhaven, Deutschland
Z: 1 Kautablette enthält: Lotilaner 12 mg, Hefe-Pulver, Cellulose, mikrokristalline, Siliciumdioxid-beschichtet, Cellulosepulver, Lactose monohydrat, Povidon K30, Crospovidon, Natrium laurylsulfat, Vanillin, Siliciumdioxid, hochdispers, wasserfrei, Magnesium stearat.
EW: Ektoparasitikum (Isoxazolin).
AG: Floh- und Zeckenbefall bei Katzen.
Teil der Behandlungsstrategie der allergischen Flohdermatitis.
AA: Mit dem Futter oder innerhalb von 30 min nach der Fütterung eingeben.
DO: Einmalig 6-24 mg Lotilaner/kg KG.
Katzen 0,5-2 kg KG: 1 Tablette zu 12 mg.
Katzen 2-8 kg KG: 1 Tablette zu 48 mg.
Katzen über 8 kg KG: Tabletten kombinieren.
SST: Nutzen/Risiko-Abwägung.
WH: Für Katzen unter 5 Monaten nicht empfohlen. Nutzen/Risiko-Abwägung bei Katzen unter 8 Wochen und unter 0,5 kg KG.
PG: 3 ST VT [€ 28,75]

Credelio 48 mg - Kautabletten für Katzen (>2,0-8,0 kg) 804B, 804D
(Z.Nr. EU/2/17/206/*) RP. P. QP53BE04
ZI: Elanco, Cuxhaven, Deutschland
Z: 1 Kautablette enthält: Lotilaner 48 mg, Hefe-Pulver, Cellulose, mikrokristalline, Siliciumdioxid-beschichtet, Cellulosepulver, Lactose monohydrat, Povidon K30, Crospovidon, Natrium laurylsulfat, Vanillin, Siliciumdioxid, hochdispers, wasserfrei, Magnesium stearat.
Kurzinformation: siehe Credelio 12 mg - Kautabletten für Katzen (0,5-2,0 kg), → S. 350
PG: 3 ST VT [€ 29,90]

Credelio 56 mg - Kautabletten für Hunde (1,3-2,5 kg) 804B, 804D
(Z.Nr. EU/2/17/206/*) RP. P. QP53BE04
ZI: Elanco, Cuxhaven, Deutschland
Z: 1 Kautablette enthält: Lotilaner 56,25 mg, Cellulosepulver, Lactose monohydrat, Cellulose, mikrokristalline, Siliciumdioxid-beschichtet, Trockenfleisch-Aroma, Crospovidon, Povidon K30, Natrium laurylsulfat, Siliciumdioxid, hochdisperses, Magnesium stearat.
EW: Ektoparasitikum (Isoxazolin).
AG: Floh- und Zeckenbefall bei Hunden.
Teil der Behandlungsstrategie zur Kontrolle der allergischen Flohdermatitis.
AA: Zum Eingeben mit oder nach der Fütterung.
DO: ED 20-43 mg Lotinaler/kg KG. Monatlich 1 Kautablette in der dem Körpergewicht entsprechenden Stärke.
SST: Nutzen/Risiko-Abwägung.
WH: Nutzen/Risiko-Abwägung bei Welpen unter 8 Wochen und unter 1,3 kg KG.
PG: 3 ST VT [€ 25,80]

Credelio 112 mg - Kautabletten für Hunde (>2,5-5,5 kg) 804B, 804D
(Z.Nr. EU/2/17/206/*) RP. P. QP53BE04
ZI: Elanco, Cuxhaven, Deutschland
Z: 1 Kautablette enthält: Lotilaner 112,5 mg, Cellulosepulver, Lactose monohydrat, Cellulose, mikrokristalline, Siliciumdioxid-beschichtet, Trockenfleisch-Aroma, Crospovidon, Povidon K30, Natrium laurylsulfat, Siliciumdioxid, hochdisperses, Magnesium stearat.
Kurzinformation: siehe Credelio 56 mg - Kautabletten für Hunde (1,3-2,5 kg), → S. 350
PG: 3 ST VT [€ 27,90]

Credelio 225 mg - Kautabletten für Hunde (>5,5-11 kg) 804B, 804D
(Z.Nr. EU/2/17/206/*) RP. P. QP53BE04
ZI: Elanco, Cuxhaven, Deutschland
Z: 1 Kautablette enthält: Lotilaner 225 mg, Cellulosepulver, Lactose monohydrat, Cellulose, mikrokristalline, Siliciumdioxid-beschichtet, Trockenfleisch-Aroma, Crospovidon, Povidon K30, Natrium laurylsulfat, Siliciumdioxid, hochdisperses, Magnesium stearat.
Kurzinformation: siehe Credelio 56 mg - Kautabletten für Hunde (1,3-2,5 kg), → S. 350
PG: 3 ST VT [€ 29,60]

Credelio 450 mg - Kautabletten für Hunde (>11-22 kg) 804B, 804D
(Z.Nr. EU/2/17/206/*) RP. P. QP53BE04
ZI: Elanco, Cuxhaven, Deutschland
Z: 1 Kautablette enthält: Lotilaner 450 mg, Cellulosepulver, Lactose monohydrat, Cellulose, mikrokristalline, Siliciumdioxid-beschichtet, Trockenfleisch-Aroma, Crospovidon, Povidon K30, Natrium laurylsulfat, Siliciumdioxid, hochdisperses, Magnesium stearat.
Kurzinformation: siehe Credelio 56 mg - Kautabletten für Hunde (1,3-2,5 kg), → S. 350
PG: 3 ST VT [€ 33,90]

Credelio 900 mg - Kautabletten für Hunde (>22-45 kg) 804B, 804D
(Z.Nr. EU/2/17/206/*) RP. P. QP53BE04
ZI: Elanco, Cuxhaven, Deutschland
Z: 1 Kautablette enthält: Lotilaner 900 mg, Cellulosepulver, Lactose monohydrat, Cellulose, mikrokristalline, Siliciumdioxid-beschichtet, Trockenfleisch-Aroma, Crospovidon, Povidon K30, Natrium laurylsulfat, Siliciumdioxid, hochdisperses, Magnesium stearat.
Kurzinformation: siehe Credelio 56 mg - Kautabletten für Hunde (1,3-2,5 kg), → S. 350
PG: 3 ST VT [€ 39,80]

Cresemba 100 mg - Hartkapseln 11B02
(Z.Nr. EU/1/15/1036/*) NR. P. J02AC05
ZI: Basilea Pharmaceutica Deutschland, Lörrach, Deutschland
Z: 1 Kapsel enthält: Isavuconazol 100 mg (entspr.

Isavuconazoniumsulfat 186,3 mg), Kapselinhalt: Magnesiumcitrat, Cellulose, mikrokristalline, Talkum, Siliciumdioxid, hochdisperses, Stearinsäure; Kapselhülle: Hypromellose, Wasser, gereinigtes, Eisen(III)-oxid, Titandioxid, Gellan Gummi, Kaliumacetat, Natrium edetat, Natriumdodecylsulfat; Drucktinte: Schellack, Propylenglycol, Kaliumhydroxid, Eisen(II,III)-oxid.
EW: Systemisches Antimykotikum.
AG: Invasive Aspergillose; Mukormykose, wenn Amphotericin B nicht angemessen ist.
AA: Oral unzerkaut einnehmen.
DO: Initial 200 mg alle 8 Std. über 48 Std. (= 6 Anwendungen), dann 1mal tgl. 200 mg.
Umstellung zwischen i.v. und oral möglich. Keine Daten an Kindern und Jugendlichen.
GA: Familiäres Short-QT-Syndrom.
SST: Zwingende Indikationsstellung in der Schwangerschaft. Stillen unterbrechen.
NW: Hypokaliämie, Leber (Enzymanstieg, Hepatitis), Magen/Darm, Dyspnoe, ZNS (Kopfschmerzen), Psyche, Thrombophlebitis, Haut, Niere.
WW: Kontraindiziert: Ketoconazol, CYP3A4/5-Induktoren (Rifampicin, Rifabutin, Carbamazepin, Phenobarbital, Phenytoin, Johanniskraut, Efavirenz, Nafcillin, Etravirin, hoch dosiertes Ritonavir).
Nicht empfohlen: Schwache CYP3A4/5-Induktoren (Aprepitant, Prednison, Pioglitazon).
Vorsicht: Starke CYP3A4-Inhibitoren (Clarithromycin), Lopinavir/Ritonavir und andere Proteasehemmer. Midazolam, Colchicin.
WH: Vorsicht bei Überempfindlichkeit gegen andere Azol-Antimykotika, schweren Leberschäden. Verkehrshinweis.
PG: 14 ST * (EKO: N) [€ 1.158,60]

Cresemba 200 mg - Pulver für ein Konzentrat zur Herstellung einer Infusionslösung 11B02
(Z.Nr. EU/1/15/1036/*) NR. P. E. J02AC05
ZI: Basilea Pharmaceutica Deutschland, Lörrach, Deutschland
Z: 1 Durchstechflasche enthält: Isavuconazol 200 mg, (entspr. Isavuconazoniumsulfat 372,6 mg), Mannitol, Schwefelsäure zur pH-Wert Einstellung.
EW: Systemisches Antimykotikum.
AG: Invasive Aspergillose; Mukormykose, wenn Amphotericin B nicht angemessen ist.
AA: Langsam I.v. nach Rekonstituierung und Verdünnung.
DO: Initial 200 mg alle 8 Std. über 48 Std. (= 6 Anwendungen), dann 1mal tgl. 200 mg.
Umstellung zwischen i.v. und oral möglich. Keine Daten an Kindern und Jugendlichen.
GA: Familiäres Short-QT-Syndrom.
SST: Zwingende Indikationsstellung in der Schwangerschaft. Stillen unterbrechen.
NW: Hypokaliämie, Leber (Enzymanstieg, Hepatitis), Magen/Darm, Dyspnoe, lokale Reaktionen, ZNS (Kopfschmerzen), Psyche, Herz, Thrombophlebitis, Haut, Niere, Infusionsreaktionen.
WW: Kontraindiziert: Ketoconazol, CYP3A4/5-Induktoren (Rifampicin, Rifabutin, Carbamazepin, Phenobarbital, Phenytoin, Johanniskraut, Efavirenz, Nafcillin, Etravirin, hoch dosiertes Ritonavir).
Nicht empfohlen: Schwache CYP3A4/5-Induktoren (Aprepitant, Prednison, Pioglitazon).
Vorsicht: Starke CYP3A4-Inhibitoren (Clarithromycin), Lopinavir/Ritonavir und andere Proteasehemmer. Midazolam, Colchicin.
WH: Vorsicht bei Überempfindlichkeit gegen andere Azol-Antimykotika, schweren Leberschäden. Verkehrshinweis.
PG: 1 ST * (EKO: N) [€ 806,25]

Crestor 5 mg - Filmtabletten 41A01
(Z.Nr. 1-26023) RP. P. C10AA07
ZI: AstraZeneca Österreich, Wien
Z: 1 Filmtablette enthält: Rosuvastatin 5 mg (entspr. Rosuvastatin calcium), Tablettenkern: Lactose monohydrat 94,88 mg, Cellulose, mikrokristalline, Tricalciumphosphat, Crospovidon, Magnesium stearat; Tablettenhülle: Lactose monohydrat, Hypromellose, Triacetin, Titandioxid, Eisenoxid gelb.
EW: HMG-CoA-Reduktase-Hemmer.
AG: Primäre Hypercholesterinämie (Typ IIa), gemischte Dyslipidämie (Typ IIb), homozygote familiäre Hypercholesterinämie als Zusatz zur Diät, Vorbeugung schwerer kardiovaskulärer Ereignisse.
AA: Oral einnehmen.
DO: TD initial 1mal 5 oder 10 mg, bei Bedarf Dosisanpassung auf TD 20(-40) mg.
Ältere Patienten, Myopathieneigung, asiatische Patienten: TD initial 5 mg. TD von 40 mg kontraindiziert bei asiatischen Patienten.
Vorbeugung kardiovaskulärer Ereignisse: TD 20 mg.
Kinder und Jugendliche (6-17 Jahre) mit homozygoter oder heterozygoter familiärer Hypercholesterinämie: TD initial 5 mg, dann 5-20 mg. MTD 20 mg. Für Kinder unter 6 Jahren nicht empfohlen.
GA: Aktive Lebererkrankungen, schwere Nierenschäden, Myopathie.
40 mg-Dosis: bei Patienten mit erhöhten Myopathie-Risiko.
SST: Gegenanzeige.
NW: Erhöhtes Diabetesrisiko, Schwindel, Kopfschmerzen, Neuropathien, Magen/Darm, Myalgie, immunvermittelte nekrotisierende Myopathie, Rhabdomyolyse, Asthenie, Niere (Proteinurie), Haut, Husten, Transaminaseanstieg, interstitielle Lungenerkrankung.
WW: Kontraindiziert: Fusidinsäure (Gefahr der Rhabdomyolyse, 7 Tage Abstand), Ciclosporin.
Nicht empfohlen: Gemfibrozil.
Vorsicht: Vitamin-K-Antagonisten (Dosisanpassung und Überwachung der Gerinnung), Fibrate, Niacin (erhöhtes Myopathierisiko), Proteasehemmer (Atorvastatindosis anpassen).
WH: Vorsicht bei prädisponierenden Faktoren für Rhabdomyolyse: Kreatinkinase (CK) kontrollieren. Vorsicht bei Alkoholismus, Lebererkrankungen. Risikopatienten auf Diabetes überwachen. Verkehrshinweis. Besondere Vorsicht mit der 40 mg-Dosis (ist bei erhöhtem Myopathierisiko kontraindiziert).
PG: 30 ST * (EKO: N) [€ 42,75]

Crestor 5 mg - Filmtabletten 41A01
(Z.Nr. 1-26023-P1) RP. P. Parallelimport. C10AA07
nicht im Handel.

Crestor 10 mg - Filmtabletten 41A01
(Z.Nr. 1-24882) RP. P. C10AA07
ZI: AstraZeneca Österreich, Wien
Z: 1 Filmtablette enthält: Rosuvastatin 10 mg (entspr. Rosuvastatin calcium), Tablettenkern: Lactose monohydrat 91,3 mg, Cellulose, mikrokristalline, Kalziumphosphat, Crospovidon, Magnesium stearat; Tablettenhülle: Lactose monohydrat, Hypromellose, Glycerintriacetat, Titandioxid, Eisenoxid rot.
Kurzinformation: siehe Crestor 5 mg - Filmtabletten, → S. 351
PG: 30 ST RE2 (2) (EKO: Y) [€ 11,35]

Crestor 10 mg - Filmtabletten 41A01
(Z.Nr. 1-24882-P2) RP. P. Parallelimport. C10AA07
nicht im Handel.

Crestor 20 mg - Filmtabletten 41A01
(Z.Nr. 1-24883) RP. P. C10AA07
ZI: AstraZeneca Österreich, Wien
Z: 1 Filmtablette enthält: Rosuvastatin 20 mg (entspr. Rosuvastatin calcium), Tablettenkern: Lactose monohydrat 182,6 mg, Cellulose, mikrokristalline, Kalziumphosphat, Crospovidon, Magnesium stearat; Tablettenhülle: Lactose monohydrat, Hypromellose, Glycerintriacetat, Titandioxid, Eisenoxid rot.
Kurzinformation: siehe Crestor 5 mg - Filmtabletten, → S. 351
PG: 30 ST RE2 (EKO: Y) [€ 11,35]

Crestor 20 mg - Filmtabletten 41A01
(Z.Nr. 1-24883-P1) RP. P. Parallelimport. C10AA07
nicht im Handel.

Crestor 20 mg - Filmtabletten 41A01
(Z.Nr. 1-24883-P2) RP. P. Parallelimport. C10AA07
nicht im Handel.

Crestor 20 mg - Filmtabletten 41A01
(Z.Nr. 1-24883-P3) RP. P. Parallelimport. C10AA07
nicht im Handel.

Crestor 40 mg - Filmtabletten 41A01
(Z.Nr. 1-24884) RP. P. C10AA07
ZI: AstraZeneca Österreich, Wien
Z: 1 Filmtablette enthält: Rosuvastatin 40 mg (entspr. Rosuvastatin calcium), Tablettenkern: Lactose monohydrat 168,32 mg, Cellulose, mikrokristalline, Kalziumphosphat, Crospovidon, Magnesium stearat; Tablettenhülle: Lactose monohydrat, Hypromellose, Glycerintriacetat, Titandioxid, Eisenoxid rot.
Kurzinformation: siehe Crestor 5 mg - Filmtabletten, → S. 351
PG: 30 ST RE1 (EKO: Y) [€ 54,95]

Crestor 40 mg - Filmtabletten 41A01
(Z.Nr. 1-24884-P2) RP. P. Parallelimport. C10AA07
nicht im Handel.

Crestor 40 mg - Filmtabletten 41A01
(Z.Nr. 1-24884-P3) RP. P. Parallelimport. C10AA07
nicht im Handel.

CRH "Ferring" - Pulver und Lösungsmittel zur Herstellung einer Injektionslösung 31A
(Z.Nr. 1-21093) NR. P. V04CD04
ZI: Ferring Arzneimittel, Wien
Z: 1 Packung enthält: Corticorelin 100 µg (entspr. Corticorelin

trifluoracetat (human) 110-121 µg), Lösungsmittel: Natriumchlorid Lösung wässrig, 0,9%ig, Salzsäure zur pH-Wert-Einstellung, Wasser für Injektionszwecke.
EW: Synthetisches Corticotropin-Releasing-Hormon.
AG: Überprüfung der corticotropen Partialfunktion des Hypophysenvorder- lappens.
AA: I.v. Bolus nach Auflösen in 1 ml Lösungsmittel.
DO: 1 Ampulle als einmaliger Test. Venenblutabnahme zur Bestimmung der basalen ACTH- und Cortisolspiegel vor und 30 min nach CRH-Gabe. Bei Kindern nicht empfohlen.
SST: Nicht empfohlen.
NW: Geruch- und Geschmacksstörung, Wärme- oder Kältegefühl, Überempfindlich- keit, Tachykardie, Flush, Dyspnoe, selten starker Blutdruckabfall, Hypophysenblutung.
WW: Nicht gleichzeitig mit Kortikoiden, Antihistaminika, Serotoninantagonisten, Oxytocin, Vasopressin und Analoga anwenden; nicht mischen.
WH: Bei Patienten mit Hypophysentumor bei der Durchführung des Tests auf Hypophysenapoplex achten. Positive Dopingkontrollen möglich.
PG: 5 ST * (EKO: N) [€ 775,50]

Crimax - Haarvitaltropfen — 22X

(Z.Nr. 3-00077) RPF. P. — V03AX
ZI: Marien Apotheke, Dr.H.Reuther/Inh.C.Reither, Prien, Deutschland
Z: 100 ml (1 ml = 40 Tropfen) enthalten: Acidum hydrofluoricum (Homöopathie) D12 30 ml, Graphites (Homöopathie) D8 20 ml, Pel talpae D8 20 ml, Selenium amorphum (Homöopathie) D12 30 ml, Ethanol, Wasser.
EW: Homöopathikum.
AG: Haarausfall, Kräftigung des Haares.
AA: Unverdünnt oder verdünnt vor den Mahlzeiten einnehmen.
DO: 2-3mal tgl. 20 Tropfen. Nicht für Kinder.
GA: Alkoholkranke.
SST: Nur nach Rücksprache mit dem Arzt anwenden.
WH: Bei Lebererkrankungen nur nach Rücksprache mit dem Arzt anwenden.
PG: 100 ML * (EKO: N) [€ 21,95]

Crixivan 200 mg - Hartkapseln — 35E04
(Z.Nr. EU/1/96/024/*) NR. P. nicht im Handel. — J05AE02

Crixivan 400 mg - Hartkapseln — 35E04
(Z.Nr. EU/1/96/024/*) NR. P. nicht im Handel. — J05AE02

🐾 Cronyxin 50 mg/g - Paste zum Eingeben für Pferde — 802AB

(Z.Nr. 8-38630) RP. P. VNW. — QM01AG90
ZI: Bimeda Animal Health, Dublin, Irland
Z: 1 g Paste enthält: Flunixin 50 mg (entspr. Flunixin meglumin 83 mg), Siliciumdioxid, hochdisperses, Propylenglycol, Titandioxid, Xanthan gummi, Aluminium-Magnesium-silicat, Sorbitol-Lösung 70% (kristallisierend), Apfel-Aroma, Wasser, gereinigtes.
EW: Nichtsteroidales Antiphlogistikum.
AG: Akute entzündliche muskuloskelettale Erkrankungen bei Pferden.
AA: Zum Eingeben mit Applikationsspritze (enthält 1650 mg Flunixin).
DO: 1mal tgl. 1,1 mg Flunixin/kg KG über max. 5 Tage.
GA: Herz, Leber-, Nierenerkrankungen, Verdacht auf Magen/Darm-Ulzera oder Blutungen, dehydrierte oder hypovolämische Tiere, chronische muskuloskelettale Erkrankungen.
SST: Nicht anwenden.
NW: Magen/Darm, Niere, allergische Reaktionen.
WW: Potenziell nephrotoxische Arzneimittel (z.B. Aminoglykoside, Methoxyfluran) vermeiden. Andere Entzündungshemmer nicht empfohlen. Blutdrucksenker (abgeschwächt).
WH: Tiere mit ausreichend Trinkwasser versorgen.
VNW: Essbare Gewebe 15 Tage. Nicht für Tiere, deren Milch für menschlichen Verzehr vorgesehen ist.
PG: 1 ST VNW [€ 47,80]

🐾 *Cryptisel 0,5 mg/ml - Lösung zum Eingeben für Kälber* — 825Z, 804Z
(Z.Nr. 8-40411) RP. P. VNW. nicht im Handel. — QP51AX08

▼ Crysvita 10 mg - Injektionslösung — 38E

(Z.Nr. EU/1/17/1262/*) NR. P. E. — M05BX05
ZI: Kyowa Kirin Holdings, Hoofddorp, Niederlande
Z: 1 Durchstechflasche enthält in 1 ml Lösung: Burosumab 10 mg, L-Histidin, D-Sorbitol 45,91 mg, Polysorbat 80, L-Methionin, Salzsäure 10% (zur pH-Wert-Einstellung), Wasser für Injektionszwecke.
EW: Monoklonaler Antikörper, hemmt Fibroblasten-Wachstumsfaktor 23.
AG: Kinder ab 1 Jahr und Jugendliche in der Skelettwachstumsphase mit X-chromosomaler Hypophosphatämie (XLH) und röntgenologischem Nachweis einer Knochenerkrankung.
AA: S.c.
DO: Initial 0,8 mg/kg KG alle 2 Wochen. Dosiserhöhung bei Bedarf. MD 2 mg/kg KG (max. 90 mg).
GA: Schwere Nierenschäden, erhöhtes Nüchtern-Serumphosphat.
SST: In der Schwangerschaft nicht empfohlen. Nutzen/Risiko-Abwägung in der Stillzeit.
NW: Zahnabszess, Kopfschmerz, Schwindel, Myalgie, Husten, Fieber, Magen/Darm, Extremitätenschmerzen, lokale Reaktionen, erniedrigtes Vitamin D, Haut, Überempfindlichkeit.
WW: Gegenanzeige: Orale Phosphatpräparate, aktive Vitamin D-Derivate (mindestens 1 Woche vor Burosumab absetzen). Vorsicht: Kalzimimetische Arzneimittel.
WH: Nüchternserumphosphat, alkalische Phosphatase, Kalzium, Parathormon, Kreatinin regelmäßig kontrollieren. Auf Nephrokalzinose überwachen (Nieren-Ultrasonographie). Verkehrshinweis.
PG: 1 ST * (EKO: N) [€ 4.439,65]

▼ *Crysvita 10 mg - Injektionslösung* — 38E
(Z.Nr. EU/1/17/1262/*) NR. P. E. — M05BX05
Parallelimport. nicht im Handel.

▼ Crysvita 20 mg - Injektionslösung — 38E

(Z.Nr. EU/1/17/1262/*) NR. P. E. — M05BX05
ZI: Kyowa Kirin Holdings, Hoofddorp, Niederlande
Z: 1 Durchstechflasche enthält in 1 ml Lösung: Burosumab 20 mg, L-Histidin, D-Sorbitol 45,91 mg, Polysorbat 80, L-Methionin, Salzsäure 10% (zur pH-Wert-Einstellung), Wasser für Injektionszwecke.
Kurzinformation: siehe Crysvita 10 mg - Injektionslösung, → S. 352
PG: 1 ST * (EKO: N) [€ 8.843,10]

▼ Crysvita 30 mg - Injektionslösung — 38E

(Z.Nr. EU/1/17/1262/*) NR. P. E. — M05BX05
ZI: Kyowa Kirin Holdings, Hoofddorp, Niederlande
Z: 1 Durchstechflasche enthält in 1 ml Lösung: Burosumab 30 mg, L-Histidin, D-Sorbitol 45,91 mg, Polysorbat 80, L-Methionin, Salzsäure 10% (zur pH-Wert-Einstellung), Wasser für Injektionszwecke.
Kurzinformation: siehe Crysvita 10 mg - Injektionslösung, → S. 352
PG: 1 ST * (EKO: N) [€ 13.242,80]

Cubicin 350 mg - Pulver zur Herstellung einer Injektions- bzw. Infusionslösung — 34K

(Z.Nr. EU/1/05/328/*) NR. P. E. — J01XX09
ZI: Merck Sharp & Dohme, Haarlem, Niederlande
Z: 1 Durchstechflasche enthält: Daptomycin 350 mg, Natriumhydroxid.
EW: Bakterizides Antibiotikum (zyklisches Lipopeptid) gegen grampositive Bakterien.
AG: Komplizierte Haut- und Weichteilinfektionen. Rechtsseitige infektiöse Endokarditis durch Staphylococcus aureus. Staphylococcus aureus-Bakteriämie.
AA: I.v. Infusion über 30 min (bei Kindern bis 6 Jahren über 60 min) oder Injektion über 2 min.
DO: **Haut- und Weichteilinfektionen:** 4 mg/kg KG 1mal tgl. über 7-14 Tage.
Kinder und Jugendliche: 12-17 Jahre: 5 mg/kg KG 1mal tgl.
7-11 Jahre: 7 mg/kg KG 1mal tgl.
2-6 Jahre: 9 mg/kg KG 1mal tgl.
1-2 Jahre: 10 mg/kg KG 1mal tgl.
Endokarditis, Bakterieämie: 1mal tgl. 6 mg/kg KG.
Kinder und Jugendliche mit Bakteriämie: 12-17 Jahre: 7 mg/kg KG 1mal tgl.
7-11 Jahre: 9 mg/kg KG 1mal tgl.
2-6 Jahre: 12 mg/kg KG 1mal tgl.
1-2 Jahre: 12 mg/kg KG 1mal tgl.
Dosisreduktion bei Nierenschäden.
SST: Strenge Nutzen/Risiko-Abwägung, nicht stillen.
NW: Pilzinfektionen, Harnweginfektionen, ZNS, Magen/Darm, Haut, lokale Reaktionen, Enzymanstiege, Überempfindlichkeit, gelegentlich Blut, Psyche, Niere, Herz/Kreislauf, Ikterus, Myositis, eosinophile Pneumonie.
WW: Labor (PT/INR).
WH: Im 1. Lebensjahr nicht anwenden. Bei Pneumonie nicht wirksam. Auf Myopathien achten (CPK-Kontrolle). Auf periphere Neuropathie, Nierenschäden achten. Bei Enterokokken-Infektionen Daten unzureichend. Auf Clostridium difficile-assoziierte Diarrhoe achten.
PG: 1 ST * (EKO: N) [€ 146,10]

Cubicin 500 mg - Pulver zur Herstellung einer Injektions- bzw. Infusionslösung 34K
(Z.Nr. EU/1/05/328/*) NR. P. E. J01XX09
ZI: Merck Sharp & Dohme, Haarlem, Niederlande
Z: 1 Durchstechflasche enthält: Daptomycin 500 mg, Natriumhydroxid.
Kurzinformation: siehe Cubicin 350 mg - Pulver zur Herstellung einer Injektions- bzw. Infusionslösung, → S. 352
PG: 1 ST * (EKO: N) [€ 187,20]

Cufence 200 mg - Hartkapseln 27D03
(Z.Nr. EU/1/19/1365/*) NR. P. E. L. nicht im Handel. A16AX12

Cufence 200 mg - Hartkapseln 27D03
(Z.Nr. EU/1/19/1365/*) NR. P. E. L. A16AX12
Parallelimport.
V: Abacus Medicine, Copenhagen, Dänemark
Z: 1 Hartkapsel enthält: Trientin 200 mg (entspr. Trientin dihydrochlorid 300 mg), Kapselinhalt: Magnesium stearat, Siliciumdioxid, hochdisperses; Kapselhülle: Gelatine, Titandioxid; Druckfarbe: Schellack, Propylenglykol, Titandioxid, Eisen(II,III)-oxid, Eisen(III)-hydroxid-oxid x H2O.
PG: 100 ST * (EKO: N) [€ 6.262,50]

Cuprior 150 mg - Filmtabletten 27D03
(Z.Nr. EU/1/17/1199/*) NR. P. A16AX12
ZI: gmp-orphan, Paris, Frankreich
Z: 1 Filmtablette enthält: Trientin 150 mg (entspr. Trientin tetrahydrochlorid), Tablettenkern: Mannitol, Siliciumdioxid, hochdisperses, Glycerol dibehenat; Filmüberzug: Poly(vinylalkohol), Talkum, Titandioxid, Glycerolmonocaprylocaprat, Eisen(III)-hydroxid-oxid x H2O, Natriumdodecylsulfat.
EW: Kupferchelatbildner.
AG: Morbus Wilson mit Unverträglichkeit gegen D-Penicillamin.
AA: Nüchtern mindestens 1 Std. vor oder 2 Std. nach den Mahlzeiten mit Wasser einnehmen.
DO: Erwachsene: Individuelle TD 450-975 mg (3 bis 6½ FT) in 2-4 ED.
-Kinder ab 5 Jahren und Jugendliche: TD 225-600 mg (1½-4 FT) in 2-4 ED.
SST: Nutzen/Risiko-Abwägung, während einer Schwangerschaft Kupferwert sorgfältig überwachen (erhöhter Bedarf). Stillen unterbrechen.
NW: Übelkeit, (schwere) Kolitis, Eisenmangelanämie, Haut.
WW: Mindestens 1 Std. Abstand zu anderen Arzneimitteln, Nahrungsmitteln oder Milch. Serumeisen (wird gesenkt).
WH: Kupferkonzentration regelmäßig überprüfen (freies Kupfer im Serum 100-150 µg/l).
Vorsicht bei Umstellung auf andere Darreichungsformen (Bioäquivalenz Trientin-Base und Salz beachten). Vorsicht bei Nierenschäden. Trientin senkt das Serumeisen, ggf. Eisenpräparate geben.
PG: 96 ST * (EKO: N) [€ 6.605,05]

Cuprum metallicum praeparatum D1 (0,4%) - Salbe Weleda 70W
(Z.Nr. 0-02501) RPF. P. V03AX
ZI: Weleda, Wien
Z: 10 g Salbe enthalten: Cuprum metallicum praeparatum (Homöopathie) D1 0,4 g, Paraffin, dickflüssiges, Vaselin, gelbes.
EW: Anthroposophikum.
AG: Venöse Durchblutungsstörungen, Krämpfe (Spasmen) der glatten Muskulatur.
AA: Auf der Haut.
DO: 1-2mal tgl. auf die betroffene Stelle dünn auftragen. Max. 2 Wochen anwenden. Nicht für Kinder unter 1 Jahr.
SST: Anwendung möglich.
PG: 23 G * (EKO: N) [€ 14,90]

Cuprymina 925 MBq/ml - Markerzubereitung, Lösung 24F01
(Z.Nr. EU/1/12/784/*) NR. P. nicht im Handel. V09XX

🐾 **Curacef duo 50 mg/ml/150 mg/ml - Injektionssuspension für Rinder** 801BI
(Z.Nr. 8-35821) NR. P. VNW. QJ01DD99
ZI: Virbac, Carros, Frankreich
Z: 1 ml enthält: Ceftiofur 50 mg (entspr. Ceftiofur hydrochlorid), Ketoprofen 150 mg, Sorbitan oleat, (3-sn-Phosphatidyl)cholin, hydriert, Baumwollsamenöl.
EW: Antibiotikum + Entzündungshemmer.
AG: Atemwegserkrankungen bei Rind durch Mannheimia haemolytica- und Pasteurella multocida.
AA: I.m.
DO: Tgl. 1 ml/50 kg KG über 3-5 Tage.
GA: Geflügel, Herz-, Leber-, Nierenschäden, Magen/Darm-Ulzera, Blutdyskrasie.
SST: Nutzen/Risiko-Bewertung.
NW: Überempfindlichkeit, lokale Reaktionen, Magen-, Nierenunverträglichkeit.
WW: Bakteriostatische Antibiotika antagonistisch; Diuretika, nephrotoxische Arzneimittel meiden. 24 Std. Abstand zu anderen NSAIDs und Kortikosteroiden.
WH: Bei dehydrierten, hypovolämischen oder hypotensiven Tieren nicht anwenden.
VNW: Essbare Gewebe 8 Tage, Milch: keine.
PG: 100 ML VNW [€ 135,45]

Curam 625 mg - Filmtabletten 34A06
(Z.Nr. 1-22190) NR. P. nicht im Handel. J01CR02

Curam - Trockensaft 34A06
(Z.Nr. 1-22191) NR. P. nicht im Handel. J01CR02

Curam forte - Trockensaft 34A06
(Z.Nr. 1-22192) NR. P. nicht im Handel. J01CR02

Curam intravenös 500 mg/50 mg - Pulver zur Herstellung einer Injektions-/Infusionslösung 34A06
(Z.Nr. 1-26283) NR. P. J01CR02
ZI: Sandoz, Kundl
Z: 1 Durchstechflasche enthält: Amoxicillin 500 mg (entspr. Amoxicillin natrium) (entspr. Natrium 1,4 mmol), Clavulansäure 50 mg (entspr. Clavulansäure, Kaliumsalz) (entspr. Kalium 0,3 mmol).
EW: Bakterizides Breitbandantibiotikum (Beta-Laktamasehemmer).
AG: Bakterielle Infektionen durch empfindliche Erreger, wenn orale Therapie nicht angezeigt ist: HNO, Atemwege, abdominal, Urogenitale, Haut und Weichteile, Knochen und Gelenke, Infektionsprophylaxe bei größeren Eingriffen.
AA: I.v.
DO: Personen ab 40 kg KG: 1000/100 mg alle 8-12 Std. oder 2000 mg/200 mg alle 12 Std.
Perioperative Prophylaxe: 1000 mg/100 mg bis 2000 mg/200 mg bei Narkoseeinleitung, bei Eingriffen von mehr als 1 Stunde Dauer 1000 mg/100 mg bis 2000 mg/200 mg bei Narkoseeinleitung sowie bis zu 3mal 1000 mg/100 mg in 24 Std.
Kinder (3 Monate - 40 kg KG): 50/5 mg/kg KG alle 8 Std.
Kinder (unter 3 Monaten bzw. unter 4 kg KG): 50/5 mg/kg KG alle 12 Std.
Dosisreduktion bei Nierenschäden.
GA: Leberschäden durch Amoxicillin/Clavulansäure in der Anamnese.
SST: Nutzen/Risiko-Abwägung.
NW: Magen/Darm, Haut (DRESS), lokale Thrombophlebitis, Blutbild, Allergien, ZNS (aseptische Meningitis), Leber, Niere, Labor, Herz (allergisches akutes Koronarsyndrom).
WW: Nicht empfohlen: Probenecid. Vorsicht: Methotrexat, orale Antikoagulantien, Mycophenolat-Mofetil.
WH: Vorsicht bei Nieren- oder Leberschäden, älteren Patienten, Allergien, Asthma. Kontrollen: Leber, Niere, Blutbild. An Antibiotika-assoziierte Kolitis denken. Verkehrshinweis.
PG: 10 ST * (EKO: N) [€ 45,35]

Curam intravenös 500 mg/100 mg - Pulver zur Herstellung einer Injektions-/Infusionslösung 34A06
(Z.Nr. 1-26284) NR. P. nicht im Handel. J01CR02

Curam intravenös 1000 mg/200 mg - Pulver zur Herstellung einer Injektions-/Infusionslösung 34A06
(Z.Nr. 1-26281) NR. P. J01CR02
ZI: Sandoz, Kundl
Z: 1 Durchstechflasche enthält: Amoxicillin 1000 mg (entspr. Amoxicillin natrium) (entspr. Natrium 2,7 mmol), Clavulansäure 200 mg (entspr. Clavulansäure, Kaliumsalz) (entspr. Kalium 1 mmol).
EW: Bakterizides Breitbandantibiotikum (Beta-Laktamasehemmer).
AG: Bakterielle Infektionen durch empfindliche Erreger, wenn orale Therapie nicht angezeigt ist: HNO, Atemwege, abdominal, Urogenitale, Haut und Weichteile, Knochen und Gelenke, Infektionsprophylaxe bei größeren Eingriffen.
AA: I.v.
DO: Personen ab 40 kg KG: 1000/200 mg alle 8 Std.
Perioperative Prophylaxe: 1000 mg/200 mg bis 2000 mg/200 mg bei Narkoseeinleitung, bei Eingriffen von mehr als 1 Stunde Dauer 1000 mg/200 mg bis 2000 mg/200 mg bei Narkoseeinleitung sowie bis zu 3mal 1000 mg/200 mg in 24 Std.
Kinder (3 Monate - 40 kg KG): 25/5 mg/kg KG alle 8 Std.
Kinder (unter 3 Monaten bzw. unter 4 kg KG): 25/5 mg/kg KG alle 12 Std.
Dosisreduktion bei Nierenschäden.

C

GA: Leberschäden durch Amoxicillin/Clavulansäure in der Anamnese.
SST: Nutzen/Risiko-Abwägung.
NW: Magen/Darm, Haut (DRESS), lokale Thrombophlebitis, Blutbild, Allergien, ZNS (aseptische Meningitis), Leber, Niere, Labor, Herz (allergisches akutes Koronarsyndrom).
WW: Nicht empfohlen: Probenecid. Vorsicht: Methotrexat, orale Antikoagulantien, Mycophenolat-Mofetil.
WH: Vorsicht bei Nieren- oder Leberschäden, älteren Patienten, Allergien, Asthma. Kontrollen: Leber, Niere, Blutbild. An Antibiotika-assoziierte Kolitis denken. Verkehrshinweis.
PG: 10 ST * (EKO: N) [€ 103,05]

Curam intravenös 2000 mg/200 mg - Pulver zur Herstellung einer Infusionslösung 34A06

(Z.Nr. 1-26282) NR. P. J01CR02
ZI: Sandoz, Kundl
Z: 1 Durchstechflasche enthält: Amoxicillin 2000 mg (entspr. Amoxicillin natrium) (entspr. Natrium 5,5 mmol), Clavulansäure 200 mg (entspr. Clavulansäure, Kaliumsalz) (entspr. Kalium 1 mmol).
EW: Bakterizides Breitbandantibiotikum (Beta-Laktamasehemmer).
AG: Bakterielle Infektionen durch empfindliche Erreger, wenn orale Therapie nicht angezeigt ist: HNO, Atemwege, abdominal, Urogenitale, Haut und Weichteile, Knochen und Gelenke, Infektionsprophylaxe bei größeren Eingriffen.
AA: I.v.
DO: Personen ab 40 kg KG: 1000/100 mg alle 8 - 12 Std. oder 2000 mg/200 mg alle 12 Std.
Perioperative Prophylaxe: 1000 mg/100 mg bis 2000 mg/200 mg bei Narkoseeinleitung, bei Eingriffen von mehr als 1 Stunde Dauer 1000 mg/100 mg bis 2000 mg/200 mg bei Narkoseeinleitung sowie bis zu 3mal 1000 mg/100 mg in 24 Std.
Kinder (3 Monate - 40 kg KG): 50/5 mg/kg KG alle 8 Std.
Kinder (unter 3 Monaten bzw. unter 4 kg KG): 50/5 mg/kg KG alle 12 Std.
Dosisreduktion bei Nierenschäden.
GA: Leberschäden durch Amoxicillin/Clavulansäure in der Anamnese.
SST: Nutzen/Risiko-Abwägung.
NW: Magen/Darm, Haut (DRESS), lokale Thrombophlebitis, Blutbild, Allergien, ZNS (aseptische Meningitis), Leber, Niere, Labor, Herz (allergisches akutes Koronarsyndrom).
WW: Nicht empfohlen: Probenecid. Vorsicht: Methotrexat, orale Antikoagulantien, Mycophenolat-Mofetil.
WH: Vorsicht bei Nieren- oder Leberschäden, älteren Patienten, Allergien, Asthma. Kontrollen: Leber, Niere, Blutbild. An Antibiotika-assoziierte Kolitis denken. Verkehrshinweis.
PG: 10 ST * (EKO: N) [€ 131,55]

Curatin 2,5 mg - Tabletten 22N01

(Z.Nr. 1-21695) RPF. P. A11HA05
ZI: Sanova Pharma, Wien
Z: 1 Tablette enthält: Biotin 2,5 mg (entspr. Vitamin H), Cellulose, mikrokristalline, Maisstärke, vorverkleistert, Carboxymethylstärke, Natrium Typ A, Magnesium stearat.
EW: Vitamin H.
AG: Prophylaxe und Therapie des Biotinmangels, Biotinmangel bei Biotin- abhängigem multiplem Carboxylasemangel.
AA: Oral mit Flüssigkeit.
DO: TD 2,5 mg, bei multiplem Carboxylasemangel 5-10 mg.
Prophylaxe: Unter 0,2 mg. Bei Kindern nur nach ärztlicher Verordnung anwenden.
SST: Anwendung möglich.
NW: Allergien, Haut.
WW: Antiepileptika, rohes Eiklar (Resorption von Biotin eingeschränkt). Biotin beeinflusst Laboruntersuchungen.
PG: 40 ST * (EKO: N) [€ 20,30]

Curatin 5 mg - Tabletten 22N01

(Z.Nr. 1-23370) RPF. P. A11HA05
ZI: Sanova Pharma, Wien
Z: 1 Tablette enthält: Biotin 5 mg (entspr. Vitamin H), Cellulose, mikrokristalline, Maisstärke, vorverkleistert, Carboxymethylstärke, Natrium Typ A, Magnesium stearat.
Kurzinformation: siehe Curatin 2,5 mg - Tabletten, → S. 354
PG: 40 ST * (EKO: N) [€ 33,65], 100 ST * (EKO: N) [€ 77,15]

Curatoderm 4 Mikrogramm/g - Emulsion zur Anwendung auf der Haut 22F02

(Z.Nr. 1-26198) RP. P. D05AX04
ZI: Almirall Hermal, Reinbek, Deutschland
Z: 1 g (= 0,97 ml) Emulsion enthält: Tacalcitol 4 µg (entspr. Tacalcitol monohydrat 4,17 µg), Paraffin, dünnflüssiges, Triglyceride, mittelkettige, Propylenglycol 100 mg, Octyldodecanol, Polyoxyethylenstearylether-21, Diisopropyladipat, Phenoxyethanol, Natriummonohydrogenphosphat Dodecahydrat, Xanthan gummi, Kaliumdihydrogenphosphat, Dinatrium edetat, Dodecyl gallat 0,2 mg, Wasser, gereinigtes.
EW: Vitamin D3-Analogon.
AG: Leichte bis mittelschwere Psoriasis der Kopfhaut.
AA: Äußerlich.
DO: Patienten ab 12 Jahren: 1mal tgl. (abends) auf die befallene Hautpartie auftragen und einreiben. Pro Tag max. 10 ml, pro Woche max. 70 ml auftragen. Anwendungszeit bis 8 Wochen auf der Kopfhaut, bis 12 Wochen am restlichen Körper. Für Kinder nicht empfohlen.
GA: Psoriasis punctata oder pustulosa, schwere Herz-, Nieren- oder Lebererkrankungen, Hyperkalzämie.
SST: Nicht anwenden.
NW: Überempfindlichkeit, Hautreizungen, Juckreiz, selten Kontaktdermatitis, Verschlechterung der Psoriasis, Hyperkalzämie.
WW: Nicht mit Salicylsäure anwenden. Vorsicht: Calcium, Vitamin D (Serumspiegel kontrollieren); erst nach UV-Bestrahlung anwenden.
WH: Kontakt mit den Augen vermeiden. Eiweiß im Harn kontrollieren.
PG: 30 ML D (2) (EKO: G) [€ 32,95], 50 ML D (EKO: G) [€ 49,95]

Curatoderm - Salbe 22F02

(Z.Nr. 1-21906) RP. P. D05AX04
ZI: Almirall Hermal, Reinbek, Deutschland
Z: 1 g enthält: Tacalcitol 4 µg (entspr. Tacalcitol monohydrat 4,17 µg), Adipinsäurediisopropylester, Paraffin, dickflüssiges, Vaselin, weisses (entspr. Butylhydroxytoluol).
EW: Vitamin D3-Analogon.
AG: Plaque-Psoriasis.
DO: 1mal tgl. (abend) max. 10 g dünn auf befallene Hautpartien auftragen; maximal 8 Wochen anwenden. Bei Anwendung über mehr als 8 Wochen (bis 18 Monate) MTD 5 g.
Für Kinder nicht empfohlen.
GA: Psoriasis punctata oder pustulosa, mehr als 20% der Gesamthautfläche, schwere Leber-, Nieren-, Herzerkrankungen, Kinder, Veränderungen des Kalziumstoffwechsels, intertriginöse Bereiche.
SST: Nicht anwenden (keine Erfahrungen).
NW: Lokale Hautreaktionen, Ausschlag, Überempfindlichkeit, Hyperkalzämie.
WW: Salizylsäure (wird rasch inaktiviert); Kalzium, Vitamin D (Serumkalzium bestimmen).
WH: UV-Licht meiden. Serumkalzium kontrollieren. Beeinträchtigung der Sicherheit von Latex-Produkten im Genital- oder Analbereich möglich.
PG: 20 G D (2) (EKO: G) [€ 23,15], 60 G D (EKO: G) [€ 59,95]

Curocef 1500 mg - Pulver zur Herstellung einer Infusionslösung in einer Einzelampulle 34B02
(Z.Nr. 0-16570) NR. P. nicht im Handel. J01DC02

Curocef 1500 mg - Pulver zur Herstellung einer Injektions- oder Infusionslösung 34B02

(Z.Nr. 0-16569) NR. P. J01DC02
ZI: GlaxoSmithKline Pharma, Wien
Z: 1 Trockenstechampulle enthält: Cefuroxim 1500 mg (entspr. Cefuroxim natrium) (entspr. Natrium 83 mg).
EW: Antibiotikum (Cephalosporin, bakterizid).
AG: Infektionen durch empfindliche Erreger (Atemwege, Harnwege, Weichteile, intraabdominell).
Infektionsprophylaxe bei Operationen.
Behandlung und Prävention von Infektionen durch anaerobe Organismen.
AA: I.v. (Langsame Injektion oder Infusion) oder tief i.m., cave intracameral!
DO: ED 750-1500 mg alle (6-)8 Stunden.
<u>Kinder:</u> 30-100 mg/kg KG tgl. in 3-4 ED.
Dosisreduktion bei Nierenschäden siehe Austria-Codex-Fachinformation.
GA: Betalaktam-Überempfindlichkeit.
SST: Nutzen/Risiko-Abwägung.
NW: Lokale Reaktionen, Allergien (bis Stevens-Johnson-Syndrom), Durchfälle, Niere, Leber (Enzymanstiege), Blutbild, Superinfektionen.
WW: Nicht empfohlen: Probenecid. Vorsicht: Nephrotoxische Substanzen, Schleifendiuretika, orale Antikoagulantien. Verminderte Wirksamkeit oraler Kontrazeptiva. Beeinflussung der Labordiagnostik.
WH: Auf Überempfindlichkeit achten.
Kontrollen: Blutbild, Leber, Niere. Bei schweren Durchfällen an Antibiotika-assoziierte Colitis denken, Therapie z.B. Vancomycin oral 4mal 250 mg.
PG: 5 ST * (EKO: N) [€ 102,30]

Curosurf 120 mg - Suspension zur endotracheopulmonalen Instillation 50D02
(Z.Nr. 1-20914) RP. P. E. R07AA02
ZI: Chiesi Pharma, Wien
Z: 1 Durchstechflasche mit 1,5 ml Suspension enthält: Phospholipidfraktion aus der Schweinelunge 120 mg, Natriumchlorid, Natrium hydrogencarbonat zur Einstellung des pH-Wertes, Wasser für Injektionszwecke.
EW: Natürliches Surfactant.
AG: Respiratory Distress Syndrom (RDS) bei Frühgeborenen. Prophylaxe des RDS bei Frühgeborenen (Gestationsalter 24-31 Wochen).
AA: Endotracheopulmonale Instillation. Details siehe Austria-Codex - Fachinformation.
DO: Therapie: Initial 100-200 mg/kg KG, bei Bedarf 2 Folgedosen zu 100 mg/kg KG im Abstand von ca. 12 Std..
Prophylaxe: Initial 100-200 mg/kg KG möglichst innerhalb von 15 min nach der Geburt. 100 mg/kg KG nach 6-12 Std. und dann alle 12 Std. Max. Gesamt- dosis 300-400 mg/kg KG.
NW: Sepsis, intrakranielle Blutungen, Herz, Lunge (Pneumothorax).
WH: Nur von Ärzten mit Erfahrung in der Intensivtherapie Frühgeborener anzuwenden. Kontrolle der Blutgase. Bei Reflux, Bradykardie, Hypotonie Therapie abbrechen. Auf Infektionen achten.
PG: 1 ST * (EKO: N) [€ 698,35]

Curosurf 240 mg - Suspension zur endotracheopulmonalen Instillation 50D02
(Z.Nr. 1-20927) RP. P. E. R07AA02
ZI: Chiesi Pharma, Wien
Z: 1 Durchstechflasche mit 3 ml Suspension enthält: Phospholipidfraktion aus der Schweinelunge 240 mg, Natriumchlorid, Natrium hydrogencarbonat zur Einstellung des pH-Wertes, Wasser für Injektionszwecke.
Kurzinformation: siehe Curosurf 120 mg - Suspension zur endotracheopulmonalen Instillation, → S. 355
PG: 1 ST * (EKO: N) [€ 1.353,20]

Custodiol - Perfusionslösung 37I
(Z.Nr. 1-20642) RP. P. E. B05XA16
ZI: Dr. Franz Köhler Chemie, Bensheim, Deutschland
Z: 1000 ml enthalten: Natriumchlorid 0,8766 g (entspr. → 15 mmol), Kaliumchlorid 0,671 g (entspr. → 9 mmol), Magnesiumchlorid-6-Wasser 0,8132 g (entspr. → 4 mmol), Histidin hydrochlorid-1-Wasser 3,7733 g (entspr. → 18 mmol), L-Histidin 27,9289 g L-Histidin 27,9289 g (entspr. → 180 mmol), Tryptophan 0,4085 g (entspr. → 2 mmol), Mannitol 5,4651 g (entspr. → 30 mmol), 2-Oxoglutarsäure 0,146 g (entspr. → 1 mmol), Calcium chlorid-2-Wasser 0,0022 g (entspr. → 0,015 mmol), Kaliumhydroxid zur pH-Wert-Einstellung, Wasser für Injektionszwecke; Osmolalität: 275-305 mosmol/kg.
EW: Kardioplegische Lösung.
AG: Kardioplegie, Organprotektion und Oberflächenkühlung des Herzens, der Niere und der Leber in situ und beim Transport des Transplantates, Protektion von Venentransplantaten, ev. Pankreas- oder Lungenprotektion.
AA: Organperfusion und Transport von Spenderorganen.
AH: Siehe Austria-Codex - Fachinformation.
DO: Herz: 1 ml Lösung pro Minute und Gramm Herzgewicht. Niere: 1,5 ml pro Minute und Gramm Nierengewicht. Leber: 10 l/kg Lebergewicht. Keine Studien an Kindern und Jugendlichen.
SST: Nutzen/Risiko-Abwägung.
WH: Nicht zur intravenösen oder intraarteriellen Anwendung, nicht zur syste- mischen Infusion. Laborkontrollen.
PG: **1000ML** 6 ST * (EKO: N) [€ 637,65], **2000ML** 4 ST * (EKO: N) [€ 797,70], **5000ML** 2 ST * (EKO: N) [€ 957,75]

▼ *Cutaquig 165 mg/ml - Injektionslösung* 36C01
(Z.Nr. 2-38889) NR. P. E. nicht im Handel. J06BA01

Cutasept - Desinfektionslösung farblos 14F
(Z.Nr. 1-31780) RPF. P. D08AX53
ZI: Bode Chemie, Hamburg, Deutschland
Z: 100 g Lösung enthalten: Propan-2-ol 63 g, Benzalkonium chlorid 0,025 g, Wasser, gereinigtes.
AG: Hautdesinfektion, präoperative Haut- und Wundbehandlung, hygienische und chirurgische Händedesinfektion.
AA: Unverdünnt auf die zu desinfizierende Stelle auftragen.
DO: Hautdesinfektion vor Injektionen und Blutentnahmen 15 sec, vor Punktionen mindestens 1 Minute, prä- und postoperativ 1-2 Minuten einwirken lassen. Hygienische Händedesinfektion: 3 ml 30 sec einreiben. Chirurgische Händedesinfektion: 2mal 5 ml 5 min einreiben. Bei Kindern nur nach ärztlicher Rücksprache anwenden.
SST: Anwendung möglich; im Bereich der Brust nur nach ärztlicher Rücksprache anwenden.
NW: Überempfindlichkeit, lokale Schmerzen.
WH: Nicht in Augennähe anwenden. Nicht zur Schleimhautdesinfektion. Nicht zur Händedesinfektion bei Früh- oder Neugeborenen.
PG: 250 ML * (EKO: N) [€ 13,45], 1 L * (EKO: N) [€ 23,15]

Cutasept - Desinfektionslösung gefärbt 14F
(Z.Nr. 1-31781) RPF. P. D08AX53
ZI: Bode Chemie, Hamburg, Deutschland
Z: 100 g Lösung enthalten: Propan-2-ol 63 g, Benzalkonium chlorid 0,025 g, Chinolingelb, Gelborange 0,154 g, Brillantschwarz 0,002 g, Wasser, gereinigtes.
EW: Antiseptisch.
AG: Hautdesinfektion, präoperative Haut- und Wundbehandlung.
AA: Zur Anwendung auf der trockenen Haut.
DO: Zur Hautdesinfektion vor Injektionen und Blutentnahmen 15 sec, vor Punktionen, prä- und postoperativ mindestens 1 Minute, bei talgdrüsenreicher Haut mindestens 2 Minuten einwirken lassen. Nicht zur Hautdesinfektion bei Früh- oder Neugeborenen. Strenge Indikationsstellung bei Kindern und Jugendlichen.
SST: Anwendung möglich; im Bereich der Brust nur nach ärztlicher Rücksprache anwenden.
NW: Überempfindlichkeit, lokale Reaktionen.
WH: Nicht in Augennähe anwenden. Nicht zur Schleimhautdesinfektion.
PG: 1 L * (EKO: N) [€ 23,15]

Cution spag. Peka - Lotion 22X
(Z.Nr. 3-00426) RPF. P. V03AX
ZI: Pekana Naturheilmittel, Kißlegg, Deutschland
Z: 1 g enthält: Helianthemum canadense (Homöopathie) D3 15 mg, Centella asiatica (Homöopathie) D3 20 mg, Ranunculus bulbosus (Homöopathie) D4 15 mg, Delphinium staphisagria-spag. Peka D4 35 mg, Calendula officinalis (Homöopathie) D8 20 mg, Echinacea-spag. Peka D8 25 mg, Ledum palustre (Homöopathie) D4 20 mg, Viola tricolor-spag. Peka D4 30 mg, Triglyceride, mittelkettige, Cetylstearylalkohol, emulgierender (Typ A) (entspr. Cetylstearylalkohol ca. 25 mg), (entspr. Natriumcetylstearylsulfat), Glycerol 85%, Wasser, gereinigtes.
EW: Homöopathikum (spagyrisch).
AG: Unterstützend bei juckendem Ausschlag, Sonnenbrand, Nesselsucht, Akne.
AA: Auf der Haut.
DO: 1-2mal tgl. auf betroffene Hautstelle auftragen. Für Kinder unter 1 Jahr nicht empfohlen.
GA: Korbblütlerüberempfindlichkeit.
SST: Vorsicht.
PG: 60 G * (EKO: N) [€ 9,70]

Cutis compositum-Heel - Ampullen 70X
(Z.Nr. 3-36461) RP. P. V03AX
ZI: Biologische Heilmittel Heel, Baden-Baden, Deutschland
Z: 1 Ampulle zu 2,2 ml enthält: Cutis suis (Homöopathie) D8 22 mg, Hepar suis (Homöopathie) D10 22 mg, Splen suis (Homöopathie) D10 22 mg, Placenta suis (Homöopathie) D10 22 mg, Glandula suprarenalis suis (Homöopathie) D10 22 mg, Funiculus umbilicalis suis (Homöopathie) D10 22 mg, Thuja occidentalis (Homöopathie) D8 22 mg, Galium aparine (Homöopathie) D6 22 mg, Selenium (Homöopathie) D10 22 mg, Thallium sulfuricum (Homöopathie) D13 22 mg, Strychnos ignatii (Homöopathie) D6 22 mg, Sulfur (Homöopathie) D10 22 mg, Cortisonum aceticum (Homöopathie) D28 22 mg, Urtica urens (Homöopathie) D4 22 mg, Acidum phosphoricum (Homöopathie) D6 22 mg, Calcium fluoratum (Homöopathie) D13 22 mg, Mercurius solubilis Hahnemanni (Homöopathie) D13 22 mg, Aesculus hippocastanum (Homöopathie) D6 22 mg, Ammoniumbituminosulfonat (Homöopathie) D28 22 mg, Sanguinarium nitricum (Homöopathie) D6 22 mg, Ledum palustre (Homöopathie) D4 22 mg, Arctium lappa (Homöopathie) D6 22 mg, Pyrogenium-Nosode (Homöopathie) D198 22 mg, Acidum formicicum (Homöopathie) D198 22 mg, Acidum alpha-ketoglutaricum (Homöopathie) D10 22 mg, Acidum fumaricum (Homöopathie) D10 22 mg, Natrium oxalaceticum (Homöopathie) D10 22 mg, Natriumchlorid, Wasser für Injektionszwecke, Spuren von Ethanol, Lactose monohydrat.
EW: Homöopathikum.
AG: Anregung der Hautabwehrmechanismen bei akuten und chronischen Hautleiden.
AA: I.v. (nicht bei Kindern), i.m., s.c., intradermal.
DO: 1-3mal wöchentlich 1 Ampulle.
Kinder (6-11 Jahre): 1-3mal wöchentlich 2/3 Ampulle.
Kinder (2-5 Jahre): 1-3mal wöchentlich ¼ Ampulle.
Für Kinder unter 2 Jahren nicht empfohlen.
SST: Vorsicht.
NW: Speichelfluss.
PG: 10 ST * (EKO: N) [€ 44,05], 50 ST * (EKO: N) [€ 170,00]

C

Cutral spag. Peka - Salbe 22X
(Z.Nr. 3-00422) RPF. P. V03AX
ZI: Pekana Naturheilmittel, Kißlegg, Deutschland
Z: 1 g Salbe enthält: Euphorbium (Homöopathie) D4 14 mg, Hydrastis canadensis (Homöopathie) D3 12,5 mg, Kreosotum (Homöopathie) D6 11,5 mg, Toxicodendrum quercifolium (Homöopathie) D8 9 mg, Sempervivum tectorum-spag. Peka D3 10 mg, Bellis perennis-spag. Peka D8 23 mg, Vinca minor-spag. Peka D3 27 mg, Viola tricolor-spag. Peka D2 33 mg, Triglyceride, mittelkettige, Cetylstearylalkohol, emulgierender (Typ A) (entspr. Cetylstearylalkohol ca. 50 mg) (entspr. Natriumcetylstearylsulfat), Cetylalkohol 60 mg, Cetylpalmitat, Glycerol 85%, Ethanol 96% (entspr. Gesamtethanolgehalt ca. 4 % (V/V)), Wasser, gereinigtes.
EW: Homöopathikum (spagyrisch).
AG: Unterstützend bei Akne, Juckreiz, Insektenstichen, Fieberblasen, Flechten.
DO: 1-2x tgl. auf betroffene Hautstelle auftragen. Für Kinder unter 1 Jahr nicht empfohlen.
SST: Vorsicht.
PG: 35 G * (EKO: N) [€ 9,50], 100 G * (EKO: N) [€ 15,90]

Cutro spag. Peka - Globuli 22X
(Z.Nr. 3-00439) RPF. P. V03AX
ZI: Pekana Naturheilmittel, Kißlegg, Deutschland
Z: 10 g Streukügelchen enthalten: Helianthemum canadense (Homöopathie) D3 12,5 mg (entspr. Cistus canadensis (Homöopathie)), Centella asiatica (Homöopathie) D4 14 mg (entspr. Hydrocotyle asiatica (Homöopathie)), Daphne mezereum-spag. Peka D12 14,5 mg (entspr. Mezereum (Homöopathie)), Ranunculus bulbosus (Homöopathie) D4 15 mg, Smilax (Homöopathie) D12 14 mg (entspr. Sarsaparilla (Homöopathie)), Ledum palustre (Homöopathie) D6 2 mg, Fumaria officinalis-spag. Peka D6 14 mg, Viola tricolor-spag. Peka D4 14 mg, Saccharose 10 g.
EW: Homöopathikum (spagyrisch).
AG: Unterstützend bei Juckreiz und Hautentzündungen.
AA: Im Mund zergehen lassen.
DO: 4-5mal tgl. 10 Streukügelchen.
Kinder (6-11 Jahre): 3-4mal tgl. 8 Streukügelchen.
Kinder (1 - 5 Jahre): 3-4mal tgl. 5 Streukügelchen.
SST: Vorsicht.
PG: 10 G * (EKO: N) [€ 10,75]

Cutro spag. Peka - Tropfen zum Einnehmen 22X
(Z.Nr. 3-00379) RPF. P. V03AX
ZI: Pekana Naturheilmittel, Kißlegg, Deutschland
Z: 1 g (= 1,04 ml = 35 Tropfen) enthält: Helianthemum canadense (Homöopathie) D3 125 mg (entspr. Cistus canadensis (Homöopathie)), Centella asiatica (Homöopathie) D4 140 mg (entspr. Hydrocotyle (Homöopathie)), Daphne mezereum-spag. Peka D12 145 mg (entspr. Mezereum (Homöopathie)), Ranunculus bulbosus (Homöopathie) D4 150 mg, Smilax (Homöopathie) D12 140 mg (entspr. Sarsaparilla (Homöopathie)), Ledum palustre (Homöopathie) D6 20 mg, Fumaria officinalis-spag. Peka D6 140 mg, Viola tricolor-spag. Peka D4 140 mg, Ethanol 96% (entspr. Gesamtethanolgehalt ca. 27 % (V/V)), Wasser, gereinigtes.
EW: Homöopathikum (spagyrisch).
AG: Unterstützend bei Juckreiz und Hautentzündungen.
AA: Abgezählte Tropfen mit etwas Wasser verdünnt nach den Mahlzeiten einnehmen.
DO: 3-4mal tgl. 20 Tropfen.
Kinder 2-11 Jahre: 3-4mal tgl. 10 Tropfen.
Kleinkinder (1 Jahr bis 23 Monate): 2-3mal tgl. 5 Tropfen.
SST: Vorsicht.
PG: 50 ML * (EKO: N) [€ 14,05]

▼ Cuvitru 200 mg/ml - Injektionslösung zur subkutanen Anwendung 36C01
(Z.Nr. 2-37025) NR. P. J06BA01
ZI: Baxalta Innovations, Wien
Z: 1 ml enthält: Immunglobulin vom Menschen, normales 200 mg (entspr. IgG mind. 98 %), (entspr. IgG1 >= 56,9 %) (entspr. IgG2 >= 26,6 %) (entspr. IgG3 >= 3,4 %) (entspr. IgG4 >= 1,7 %) (entspr. IgA max. 280 µg), hergestellt aus dem Plasma menschlicher Spender, Glycin, Wasser für Injektionszwecke.
EW: Immunglobulin (IgG).
AG: Substitutionstherapie bei primären Immundefektsyndromen, -Hypogammaglobulinämie und rezidivierenden bakteriellen Infekten bei chronischer lymphatischer Leukämie oder multiplem Myelom, -Hypogammaglobulinämie vor und nach allogener hämatopoetischer Stammzelltransplantation (HSCT).
AA: Nur s.c., nicht verdünnen. Die Verabreichung darf max. 2 Std. dauern. Cave i.v., i.m.!
DO: Alle Alter: Initial mindestens 0,2-0,5 g/kg KG aufgeteilt auf mehrere Tage, MTD 0,1-0,15 g/kg KG. Monatliche Erhaltungsdosen 0,3-1,0 g/kg KG.
IgG-Talspiegel soll mindestens 5-6 g/l erreichen.
GA: Überempfindlichkeit gegen Immunglobuline vom Menschen, schwerer IgA-Mangel.
SST: Vorsichtige Verabreichung möglich, keine schädlichen Wirkungen zu erwarten.
NW: Schüttelfrost, Kopfschmerzen, Fieber, Übelkeit, Diarrhoe, Allergien, lokale Reaktionen, aseptische Meningitis, hämolytische Anämie, selten plötzlicher Blutdruckabfall, Schock.
WW: Abgeschwächte Lebendimpfstoffe (Abstand 3 Monate) Vor Masernimpfung (Beeinträchtigung bis 1 Jahr) Antikörperspiegel überprüfen. Beeinflussung serologischer Untersuchungen.
WH: Bei der ersten Injektion langsam verabreichen. Schockgefahr bei versehentlicher intravasaler Applikation. Auf Überempfindlichkeit bzw. thromboembolische Ereignisse achten. Ausreichend Flüssigkeit zuführen.
Verkehrshinweis.
PG: 1G 5ML 1 ST * (EKO: N) [€ 105,90], **1G 5ML** 10 ST * (EKO: N) [€ 805,25], **2G 10ML** 1 ST * (EKO: N) [€ 185,55], **2G 10ML** 10 ST * (EKO: N) [€ 1.567,05], **2G 10ML** 30 ST * (EKO: N) [€ 4.614,25], **4G 20ML** 1 ST * (EKO: N) [€ 339,55], **4G 20ML** 10 ST * (EKO: N) [€ 3.090,65], **8G 40ML** 1 ST * (EKO: N) [€ 652,90], **8G 40ML** 5 ST * (EKO: N) [€ 3.090,65]

🐾 Cuxacyclin 200 mg/ml - Injektionslösung für Rinder, Schafe und Schweine 801AE
(Z.Nr. 8-00475) NR. P. VNW. QJ01AA06
ZI: aniMedica, Senden-Bösensell, Deutschland
Z: 1 ml Injektionslösung enthält: Oxytetracyclin 200 mg (entspr. Oxytetracyclin dihydrat), Natrium formaldehydsulfoxylat 3 mg, Dimethylacetamid, Magnesiumoxid, Ethanolamin, Wasser für Injektionszwecke.
EW: Bakteriostatisches Chemotherapeutikum.
AG: Infektionen durch empfindliche Erreger bei Rind (Anaplasmose), Schwein (Pneumoniendurch Pasteurella multocida und Mannheimia haemolytica, akute Eperythrozoonoseanfälle), Schaf (Chlamydienabort).
AA: I.m.
DO: 20 mg Oxytetracyclin-Dihydrat pro kg KG (=1 ml Lösung pro 10 kg KG).
Wiederholung bei Bedarf frühestens nach 4 Tagen, beim Schwein nach 2-3 Tagen.
GA: Leber-, Nierenschäden.
SST: Anwendung möglich, aber im letzten Drittel der Trächtigkeit nicht empfohlen (Zahnverfärbungen möglich). Unbedenklichkeit während der Laktation nicht belegt
NW: Lokale Entzündungen, Verdauung, Niere, Leber, Photodermatitis, Überemp- findlichkeit.
WW: Nicht mit bakteriziden Antibiotika kombinieren. Muskelrelaxantien, Narkotika (neuromuskuläre Blockade verstärkt), heparinartige Antikoagulantien antagonisiert.
WH: Auf Prävalenz Oxytetrazyklin-resistenter Erreger achten.
VNW: Essbare Gewebe: Rind, Schwein, Schaf: 28 Tage; Kalb: 14 Tage.
Milch: Rind 8 Tage.
Nicht bei Schafen anwenden, deren Milch für menschlichen Verzehr vorge- sehen ist.
PG: 12 ST VNW [€ 146,20]

🐾 *Cuxavet TS "Ogris" 625 mg - Suspension zur intramammären Anwendung für Rinder* 801AA
(Z.Nr. 8-00117) NR. P. VNW. nicht im Handel. QJ51CF02

Cyanokit 2,5 g - Pulver zur Herstellung einer Infusionslösung 07N
(Z.Nr. EU/1/07/420/*) RP. P. nicht im Handel. V03AB33

Cyanokit 5 g - Pulver zur Herstellung einer Infusionslösung 07N
(Z.Nr. EU/1/07/420/*) RP. P. V03AB33
ZI: Serb, Brüssel, Belgien
Z: 1 Durchstechflasche enthält: Hydroxocobalamin 5 g (entspr. nach Rekonstitution 25 mg/ml), Salzsäure zur pH-Wert-Einstellung.
EW: Antidot.
AG: Bekannte oder vermutete Zyanidvergiftung.
AA: I.v. Infusion über 15 min.
DO: Initial 5 g, Kinder und Jugendliche 70 mg/kg KG. Folgedosis wie Initialdosis.
Höchstdosis 10 g, Kinder und Jugendliche 140 mg/kg KG.
SST: Anwendung möglich.
NW: Rote Verfärbung von Haut, Schleimhäuten und Urin, Herz/Kreislauf (ventrikuläre Extrasystolen), Niere, ZNS, Auge, Atemwege, Magen/Darm, Allergien.

WW: Interferenz mit Labortests.
WH: Kein Ersatz für Sauerstofftherapie und andere intensivmedizinische Maßnahmen. Niere kontrollieren.
PG: 1 ST * (EKO: N) [€ 897,30]

Cyclavance 100 mg/ml - Lösung zum Eingeben für Hunde und Katzen 880

(Z.Nr. 8-35559) NR. P. QL04AD01
ZI: Virbac, Carros, Frankreich
Z: 1 ml Lösung enthält: Ciclosporin 100 mg, all-rac-alpha-Tocopherol 1 mg, Glycerolmonolinoleat, Ethanol, Macrogol glycerolhydroxystearat, Propylenglycol.
EW: Immunsuppressiv.
AG: Chronische Manifestationen der atopischen Dermatitis bei Hunden.
Chronische allergische Dermatitis bei Katzen.
AA: Zum Eingeben.
DO: ED für Hunde 5 mg/kg KG (0,05 ml Lösung/kg KG), für Katzen 7 mg/kg KG (0,07 ml Lösung/kg KG), initial täglich, dann abhängig von der Reaktion seltener.
GA: Hunde unter 6 Monaten oder unter 2 kg KG, Katzen mit FeLV- oder FIV-Infektionen, maligne Erkrankungen.
SST: Nicht empfohlen. Nutzen/Risiko-Abwägung bei Zuchttieren.
NW: Hunde: Magen/Darm, ZNS, Haut, Muskelkrämpfe, sehr selten Diabetes. Katzen: Magen/Darm, Gewichtsverlust, gesteigerter Appetit oder Anorexie, Lethargie, Hyperaktivität, Lymphopenie, Gingivahyperplasie.
WW: Keine Lebendimpfstoffe vor, während und bis 2 Wochen nach der Behandlung. Nicht empfohlen: Andere Immunsuppressiva, Aminoglykoside, Trimethoprim (nephrotoxisch). Vorsicht: Substrate für CYP3A4 (z.B. Ketoconazol, Makrolide) oder P-Glykoprotein-Transporter (z.B. Ivermectin, Milbemycin).
WH: Vollständige klinische Untersuchung vor der Behandlung. Bei diabetischen Hunden nicht empfohlen. Vorsicht bei Katzen unter 2,3 kg KG.
PG: 5 ML VT [€ 29,40], 15 ML VT [€ 63,15], 30 ML VT [€ 110,95], 50 ML VT [€ 167,90]

Cycle ratiopharm 75 Mikrogramm - Filmtabletten 31I03

(Z.Nr. 1-30139) RP. P. G03AC09
ZI: Teva, Haarlem, Niederlande
Z: 1 Filmtablette enthält: Desogestrel 75 µg, Tablettenkern: Lactose monohydrat 54,35 mg, Maisstärke, Povidon, Stearinsäure, all-rac-alpha-Tocopherol, Siliciumdioxid, hochdispers, wasserfrei; Filmüberzug: (entspr. Hypromellose) (entspr. Macrogol 400) (entspr. Talkum) (entspr. Titandioxid).
EW: Gestagenhältige Minipille.
AG: Kontrazeption.
AA: Oral, immer zur gleichen Tageszeit (Intervall zwischen 2 Tabletten immer 24 Std.).
DO: Ab dem 1. Tag der Regelblutung oder sofort nach einem Abort im 1. Trimenon tgl. 1 FT; keine Einnahmepause. Zwischen Tag 21-28 nach einer Geburt oder nach einem Abort im 2. Trimenon mit der täglichen Einnahme von 1 FT beginnen. Keine Daten an Kindern und Jugendlichen unter 18 Jahren.
GA: Aktive venöse thromboembolische Erkrankungen, schwere Leberschäden, Gestagen-abhängige Tumore, nicht abgeklärte vaginale Blutungen.
SST: Gegenanzeige in der Schwangerschaft. In der Stillzeit Anwendung möglich.
NW: Unregelmäßige Blutungen, Akne, Stimmungsschwankungen (depressive Verstimmungen), Brustschmerzen, Übelkeit, Gewichtszunahme, Kopfschmerzen, Absonderungen aus den Brüsten, ektopische Schwangerschaften.
WW: Vorsicht: Enzyminduktoren können die Wirksamkeit von Gestagenen vermindern (Durchbruchblutungen und/oder Versagen der Kontrazeption möglich). Starke CYP3A4-Hemmer können die Wirksamkeit von Gestagenen verstärken. Anti(retro)virale Arzneimittel, Lamotrigin.
WH: Geringfügig erhöhtes Brustkrebsrisiko. Nutzen/Risiko-Abwägung bei Leberkrebs. Bei Thrombosen absetzen. Bei Chloasmaneigung direkte Sonnen- und UV-Strahlung meiden.
PG: 28 ST * (EKO: N) [€ 7,10], 84 ST * (EKO: N) [€ 19,40], 168 ST * (EKO: N) [€ 35,85]

Cyclio 12 mg - Lösung zum Auftropfen für kleine Hunde 804B
(Z.Nr. 8-00467) RP. P. nicht im Handel. QP53AX23

Cyclio 30 mg - Lösung zum Auftropfen für mittelgroße Hunde 804B
(Z.Nr. 8-00466) RP. P. nicht im Handel. QP53AX23

Cyclio 60 mg - Lösung zum Auftropfen für große Hunde 804B
(Z.Nr. 8-00468) RP. P. nicht im Handel. QP53AX23

Cyclio 60 mg - Lösung zum Auftropfen für Katzen 804B
(Z.Nr. 8-00469) RP. P. nicht im Handel. QP53AX23

Cyclix 250 µg/ml - Injektionslösung für Rinder (Kühe) 822AI

(Z.Nr. 8-00668) NR. P. VNW. QG02AD90
ZI: Virbac, Carros, Frankreich
Z: 1 ml Injektionslösung enthält: Cloprostenol 250 µg (entspr. Cloprostenol natrium 263 µg), Benzylalkohol 20 mg, Citronensäure-Monohydrat zur pH-Wert Einstellung, Natriumcitrat-2-Wasser, Natriumchlorid, Natriumhydroxid zur pH-Wert-Einstellung, Wasser für Injektionszwecke.
EW: Prostaglandin, luteolytisch.
AG: Induktion der Luteolyse zur Brunst- und Ovulationsinduktion bei zyklischen Tieren während des Diöstrus, Brunstsynchronisation (innerhalb von 2-5 Tagen) bei simultan behandelten Tieren im Zyklus, Behandlung von Brunstlosigkeit und Uteruserkrankungen bei persistierendem Corpus luteum (Endometritis, Pyometra), Behandlung von Corpus-luteum-Zysten, Aborteinleitung bis Tag 150 der Trächtigkeit, Abtreibung mumifizierter Früchte, Geburtseinleitung.
AA: I.m.
DO: 2 ml; zur Brunstsynchronisation zweimalig im Abstand von 11 Tagen anwenden.
GA: Spastische Erkrankungen von Atemwegen bzw. Magen/Darm-Trakt.
SST: Nicht anwenden bei tragenden Tieren, bei denen die Einleitung eines Abortus oder einer Geburt nicht beabsichtigt ist. Anwendung während der Laktation möglich.
NW: Anaerobier-Infektionen (bei Einbringen der Keime mit der Injektion); Nachgeburtsverhaltung. Sehr selten anaphylaktische Reaktionen.
WW: Oxytocin verstärkt Cloprostenol-Wirkung auf dem Uterus. Wehenauslöser verstärkt. Nicht bei mit nichtsteroidalen Entzündungshemmern behandelten Tieren anwenden.
WH: Injektionsstelle vor der Verabreichung gründlich reinigen und desinfizieren.
VNW: Rind: Essbare Gewebe 2 Tage, Milch 0 Tage.
PG: 20 ML VNW [€ 57,85]

Cyclix Porcine 87,5 µg/ml - Injektionslösung für Schweine (Sauen) 822AI
(Z.Nr. 8-01051) RP. P. VNW. nicht im Handel. QG02AD90

Cyclo-Spray 2,45% w/w, Spray zur Anwendung auf der Haut, Suspension für Rinder, Schafe, Schweine 801AE

(Z.Nr. 8-00492) NR. P. QD06AA02
ZI: Eurovet Animal Health, Bladel, Niederlande
Z: 1 Spraydose mit 270 ml enthält: Chlortetracyclin hydrochlorid 3,21 g (entspr. → 2,45 % (m/m)), Patentblau V 0,196 g (entspr. → 0,15 % (m/m)), Butan 89,92 g → 68,77 % (m/m), Siliciumdioxid, hochdisperses, 2-Propanol, Sorbitan trioleat.
EW: Antibiotikum.
AG: Prävention von Infektionen oberflächlicher Wunden bei Rindern, Schafen und Schweinen.
AA: Auf die Haut aufsprühen (3 sec. aus 15-20 cm Entfernung).
DO: Bei Dermatitis digitalis oder anderen Klaueninfektionen zweimalig im Abstand von 30 sec. 1-2mal tgl. besprühen. Anwendungsdauer 1-3 Tage.
Bei Oberflächenwunden einmalig anwenden.
GA: Nicht am Euter melkender Tiere anwenden, wenn Milch für den menschlichen Verzehr vorgesehen ist.
SST: Anwendung möglich.
NW: Selten Überempfindlichkeit.
WH: Hautkontakt für den Anwender vermeiden. Bei Anwendung in Kopfnähe Augen schützen.
PG: 270 ML VN [€ 18,10], 520 ML VN [€ 33,25]

cyclogest 400 mg - Vaginalzäpfchen 29C03

(Z.Nr. 1-37515) RP. P. G03DA04
ZI: Gedeon Richter, Budapest, Ungarn
Z: 1 Vaginalzäpfchen enthält: Progesteron 400 mg, Hartfett.
EW: Gestagen.
AG: Frauen im Rahmen einer assistierten Reproduktionstherapie (ART) zur Unterstützung der Lutealphase.
AA: Vaginal.
DO: Beginnend am Tag der Eizellentnahme 2mal täglich 1 Vaginalzäpfchen. Nach Feststellung der Schwangerschaft ist die Anwendung für 38 Tage fortzusetzen. Kein relevanter Gebrauch bei

Kindern und Jugendlichen.
GA: Vaginale Blutungen, progesteronempfindliche Malignome, Porphyrie, verhaltener Abort, ektope Schwangerschaft, arterielle oder venöse Thromboembolie oder schwere Thrombophlebitis, schwere Leberschäden.
SST: Nur im 1. Trimenon indiziert. In der Stillzeit nicht anwenden.
NW: ZNS, Stimmungsveränderungen, Hitzewallung, Magen/Darm, Brust- oder Beckenschmerzen, Erschöpfung, rektale Neoplasmen, Hämorrhagie, Haut, Inkontinenz, Vaginalblutungen, Metrorrhagie.
WW: Nicht mit anderen Vaginaltherapeutika anwenden.
WH: Bei Myokardinfarkt, zerebrovaskuläre Störungen, arterieller oder venöser Thromboembolie, Thrombophlebitis oder Retinathrombose Behandlung abbrechen. Vorsicht bei Depression, Ödemen, Diabetes. Verkehrshinweis.
PG: 15 ST * (EKO: N) [€ 25,90], 45 ST * (EKO: N) [€ 71,25]

Cyclolux 0,5 mmol/ml - Injektionslösung 24D01

(Z.Nr. 1-36612) NR. P. V08CA02
ZI: Sanochemia Pharmazeutika, Wien
Z: 1 ml Injektionslösung enthält: Gadotersäure 279,32 mg (entspr. → 0,5 mmol) (entspr. Gadotersäure meglumin), Meglumin, DOTA, Wasser für Injektionszwecke.
EW: Röntgenkontrastmittel.
AG: Alle Alter:
Magnetresonanzuntersuchungen (MRI) bei Gehirn- und Rückenmarkserkrankungen; Ganzkörper-MRI inklusive Untersuchungen bei gastrointestinalen, renalen, urogenitalen, kardialen und osteoartikulären Erkrankungen, sowie Erkrankungen der Brustdrüse; Erwachsene: Angiographie.
Nur anwenden, wenn diagnostische Information mit MRT ohne Kontrastmittelverstärkung nicht erhoben werden kann.
AA: I.v.
DO: Möglichst niedrig! 0,1 mmol/kg KG (= 0,2 ml/kg KG), bei neurologischen Untersuchungen 0,1-0,3 mmol/kg KG (= 0,2-0,6 ml/kg KG).
Kinder und Jugendliche (0-18 Jahre): Max. 0,1 mmol/kg KG vorsichtig anwenden.
GA: Herzschrittmacher, arterielle Gefäßklemmen.
SST: Zwingende Indikationsstellung, ev. 24 Std. nicht stillen.
NW: Übelkeit, Haut, lokale Schmerzen, selten Anaphylaxie.
WW: Vorsicht: Blutdrucksenker (setzen kardiovaskuläre Kompensation von Blutdruckstörungen herab).
WH: Nicht zur Angiographie bei Kindern und Jugendlichen. Vorsicht bei schweren Nierenschäden, erniedrigter Anfallsschwelle. Vor Anwendung Nierenfunktion durch Labortests abklären. Cave extravasale oder subarachnoidale Applikation. Auf Überempfindlichkeit achten.
PG: **60ML** 1 ST * (EKO: N) [€ 253,80], **60ML** 10 ST * (EKO: N) [€ 2.205,85], **100ML** 1 ST * (EKO: N) [€ 399,60], **100ML** 10 ST * (EKO: N) [€ 3.629,70]

Cyclolux 0,5 mmol/ml - Injektionslösung im Einzeldosisbehältnis 24D01

(Z.Nr. 1-36613) NR. P. V08CA02
ZI: Sanochemia Pharmazeutika, Wien
Z: 1 ml Injektionslösung enthält: Gadotersäure 279,32 mg (entspr. → 0,5 mmol) (entspr. Gadotersäure meglumin), Meglumin, DOTA, Wasser für Injektionszwecke.
Kurzinformation: siehe Cyclolux 0,5 mmol/ml - Injektionslösung, → S. 358
PG: **10ML** 1 ST * (EKO: N) [€ 61,90], **10ML** 10 ST * (EKO: N) [€ 496,00], **15ML** 1 ST * (EKO: N) [€ 83,05], **15ML** 10 ST * (EKO: N) [€ 640,75], **20ML** 1 ST * (EKO: N) [€ 102,25], **20ML** 10 ST * (EKO: N) [€ 779,05]

CycloPel 300 mg - Kapseln 34D

(Z.Nr. 1-36100) NR. P. J01AA04
ZI: Pelpharma, Tulbing
Z: 1 Kapsel enthält: Tetracyclin 300 mg (entspr. Lymecyclin 408 mg), Kapselinhalt: Siliciumdioxid hydrat, Magnesium stearat; Kapselunterteil: Titandioxid, Gelatine; Oberteil: Indigocarmin, Eisenoxid schwarz, Titandioxid, Eisenoxid gelb, Gelatine.
EW: Bakteriostatisches Antibiotikum.
AG: Infektionen durch Tetrazyklin-empfindliche Erreger: Akne, akute Sinusitis, akute Exazerbation einer chronischen Bronchitis, Helicobacter pylori, Urogenitale (Chlamydia trachomatis), Trachom, Rickettsiosen, Weichteile.
AA: Mit Wasser einnehmen.
DO: Personen ab 12 Jahren: ED 1 Kapsel, bei Akne 1mal tgl., bei Infektionen 2mal tgl.. Nicht für Kinder.
GA: Schwere Nierenschäden.
SST: Gegenanzeige.
NW: Magen-Darm, ZNS, Überempfindlichkeit (Anaphylaxie), angioneurotisches Ödem, intrakranielle Hypertonie, Zahnverfärbungen bei Kindern.
WW: Gegenanzeige: Retinoide (systemisch).
Nicht empfohlen: Diuretika, Methoxyfluran (Nierenversagen).
Vorsicht: Antikoagulantien, Methotrexat, Sulfonylharnstoffe, Digoxin, Theophyllin. Resorptionshemmung durch viele Arzneimittel (2-3 Std. Abstand halten). Verkehrshinweis.
WH: Vorsicht bei Leberschäden, Myasthenie. Auf Clostridium difficile-assoziierte Durchfälle achten. Kontrollen: Blutbild, Leber, Niere.
PG: 28 ST D (EKO: G) [€ 12,55]

Cyclopentolat 1% "Thilo" - Augentropfen 47I

(Z.Nr. 0-17352) RP. P. S01FA04
ZI: Alcon Ophthalmika, Wien
Z: 1 ml (= ca. 30 Tropfen) enthält: Cyclopentolat hydrochlorid 10 mg, Benzalkonium chlorid 0,1 mg, Borsäure, Kaliumchlorid, Salzsäure zur pH-Wert-Einstellung, Natrium carbonat-Monohydrat, Dinatrium edetat, Wasser, gereinigtes.
EW: Anticholinergikum.
AG: Diagnostisch und therapeutisch zur Pupillenerweiterung.
AA: Zum Eintropfen in den Bindehautsack.
DO: Diagnostik: 1 Tropfen, Wiederholung alle 5-10 Minuten möglich.
Therapie: 1-2 Tropfen alle 6-8 Std.
Bei Kindern unter 6 Jahren, sowie bei Personen über 65 Jahren nicht anwenden.
GA: Engwinkelglaukom, Frühgeburten, Down-Syndrom, zerebrale Schädigung, spastische Lähmung.
SST: Strenge Indikationsstellung.
NW: Anticholinerg: Anstieg des Augeninnenducks, Augenbrennen, Akkomodationsstörungen, ZNS (psychotische Reaktionen, besonders bei Kindern). Überempfindlichkeit.
WW: Pilocarpin, Carbachol antagonistisch. Andere Anticholinergika verstärkt. 5 Minuten Abstand zu anderen topischen Augenarzneimitteln.
WH: Nicht injizieren. Kontakt mit weichen Kontaktlinsen vermeiden. Vorsicht bei Herzerkrankungen, Magen/Darm-Stenosen, Ileus, Myasthenie, Hyperthyreose, Lungenödem, Gestose, Harnverhalten, Fieber.
Bei Überdosierung atropinartige systemische Reaktionen. Strenger Verkehrshinweis.
PG: 10 ML * (EKO: N) [€ 11,55]

Cyclophosphamid Cadiasun 500 mg - Pulver zur Herstellung einer Injektionslösung 55A
(Z.Nr. 1-35921) NR. P. nicht im Handel. L01AA01

Cyclophosphamid Cadiasun 1 g - Pulver zur Herstellung einer Injektionslösung 55A
(Z.Nr. 1-35922) NR. P. nicht im Handel. L01AA01

Cyclophosphamid Cadiasun 2 g - Pulver zur Herstellung einer Injektionslösung 55A
(Z.Nr. 1-35923) NR. P. nicht im Handel. L01AA01

Cyclophosphamid Sandoz 1000 mg - Pulver zur Herstellung einer Injektions-/Infusionslösung 55A

(Z.Nr. 1-35767) NR. P. L01AA01
ZI: Sandoz, Kundl
Z: 1 Durchstechflasche enthält: Cyclophosphamid 1000 mg (entspr. Cyclophosphamid 1-Wasser 1069 mg).
EW: Alkylierendes antineoplastisches Mittel.
AG: Allein oder in Kombination bei chronischer lymphatischer Leukämie (CLL) Akuter lymphatischer Leukämie (ALL) Als Konditionierung vor einer Knochenmarktransplantation zur Behandlung akuter lymphoblastischer Leukämie, chronischer myeloischer Leukämie und akuter myeloischer Leukämie in Kombination mit Ganzkörperbestrahlung oder Busulfan.
Hodgkin-Lymphom, Non-Hodgkin-Lymphom und multiplem Myelom Metastasiertem Ovarial- und Mammakarzinom Adjuvante Behandlung des Mammakarzinoms Ewing-Sarkom Kleinzelligem Bronchialkarzinom Fortgeschrittenem oder metastasiertem Neuroblastom Lebensbedrohlich verlaufenden Autoimmunerkrankungen: Schwere, progrediente Formen von Lupus-Nephritis und Wegener-Granulomatose.
AA: I.v. Infusion oder direkte Injektion nach Rekonstituierung.
DO: **Hämatologische und solide Tumoren** a.Tägliche Behandlung: 3-6 mg/kg KG (= 120-240 mg/m² Körperoberfläche) i.v.
b.Intermittierende Behandlung: 10-15 mg/kg KG (= 400-600 mg/m² Körperoberfläche) i.v. mit Behandlungspausen von 2-5 Tagen.
c.Intermittierende Hochdosisbehandlung: 20-40 mg/kg KG (= 800-1.600 mg/m² KOF) i.v. mit Behandlungspausen von 21-28 Tagen.
Vorbereitung für eine Knochenmarktransplantation 2 Tage 60 mg/kg oder 4 Tage 50 mg/kg KG i.v.
Bei Anwendung eines Busulfan-Cyclophosphamid (Bu/Cy)-Schemas ist die erste Dosis Cyclophosphamid frühestens 24 Stunden nach der letzten Dosis Busulfan zu verabreichen.
Autoimmunkrankheiten Monatlich 500-1.000 mg/m² KOF Dosis-

reduktion bei Leber- oder Nierenschäden und bei Myelosuppression.
Anwendung bei Kindern möglich.
GA: Akute Infektionen, Knochenmarkaplasie oder Knochenmarkdepression vor der Behandlung, Infektion der Harnwege, akute urotheliale Toxizität infolge zytotoxischer Chemotherapie oder Strahlentherapie, Harnabflussstörung.
SST: Vitale Indikationsstellung, nicht stillen. Kontrazeption für Frauen bis 12 Monate und für Männer bis 6 Monate nach Behandlungsende.
NW: Infektionen, Myelosuppression, Immunsuppression, Alopezie, Leber, Niere, Zystitis, Fieber, Untersuchungen, Herz, Lunge.
WW: Mit vielen Substanzen möglich.
Details siehe Austria Codex - Fachinformation.
WH: Auf anaphylaktische Reaktionen, Myelosuppression, Infektionen, Nieren-, Harnwegs-, Herz-, Lungentoxizität, sekundäre Malignome, venookklusive Lebererkrankung achten. Verkehrshinweis.
PG: 10 ST * (EKO: N) [€ 205,20]

Cyclophosphamid Sandoz 2000 mg - Pulver zur Herstellung einer Injektions-/Infusionslösung 55A

(Z.Nr. 1-35764) NR. P. L01AA01
ZI: Sandoz, Kundl
Z: 1 Durchstechflasche enthält: Cyclophosphamid 2000 mg (entspr. Cyclophosphamid 1-Wasser 2138 mg).
Kurzinformation: siehe Cyclophosphamid Sandoz 1000 mg - Pulver zur Herstellung einer Injektions-/Infusionslösung, → S. 358
PG: 10 ST * (EKO: N) [€ 380,55]

Cyclosol L.A. 200 mg/ml - Injektionslösung für Rinder und Schweine 801AE
(Z.Nr. 8-00577) NR. P. VNW. nicht im Handel. QJ01AA06

Cydectin 1 mg/ml - Lösung zum Eingeben für Schafe 803A

(Z.Nr. 8-00333) NR. P. VNW. QP54AB02
ZI: Zoetis Österreich, Wien
Z: 1 ml Lösung enthält: Moxidectin 1 mg, Benzylalkohol 40 mg, Butylhydroxytoluol 2,5 mg, Polysorbat 80, Propylenglykol, Natrium edetat 0,27 mg, Natrium monohydrogenphosphat, Natriumdihydrogenphosphat, Wasser, gereinigtes.
EW: Parasitizid.
AG: Behandlung und Vorbeugung von Befall mit Magen/Darm-Rundwürmern und Lungenwürmern beim Schaf.
AA: Einmalige orale Gabe mit Standardapplikator.
DO: 0,2 mg Moxidectin pro kg KG (= 1 ml Lösung pro 5 kg KG). KG exakt bestimmen.
SST: Anwendung möglich.
WW: GABA-Antagonisten verstärkt.
WH: Auf Resistenzen achten. Exposition der Umwelt gegenüber Moxidectin möglichst gering halten.
VNW: Essbare Gewebe 14 Tage, Milch 5 Tage.
PG: 1000 ML VNW [€ 147,05]

Cydectin 5 mg/ml Pour-on - Lösung zum Übergießen für Rinder 803A, 804A, 804B, 804C

(Z.Nr. 8-00312) NR. P. VNW. QP54AB02
ZI: Zoetis Österreich, Wien
Z: 1 ml enthält: Moxidectin 5 mg, Butylhydroxyanisol 0,1 mg, Butylhydrochinon 0,03 mg, Lösungsmittel, aromatisiert, Polyoxypropylene, Polyisobutylen, Propylenglycol, Zitronensäure monohydrat, Kokosnuss Öl, fraktioniert.
EW: Parasitizid.
AG: Infestationen bei Rindern durch empfindliche Stämme: Magendarmwürmer, Lungenwürmer, Dassellarven, Läuse, Räude-Milben, Hornfliegen.
AA: Äußerlich entlang der Rückenmitte auftragen.
DO: Einmalig 1 ml/10 kg KG.
SST: Anwendung möglich.
NW: Sehr selten lokale Reaktionen.
WH: Exposition der Umwelt gegenüber Moxidectin möglichst gering halten.
VNW: Essbare Gewebe: 14 Tage.
Milch: 6 Tage.
PG: 1000 ML VNW [€ 185,45]

Cydectin TriclaMox 1 mg/ml + 50 mg/ml - Lösung zum Eingeben für Schafe 803A, 803B1, 803CB

(Z.Nr. 8-00858) NR. P. VNW. QP54AB52
ZI: Zoetis Österreich, Wien
Z: 1 ml Lösung enthält: Moxidectin 1 mg, Triclabendazol 50 mg, Benzylalkohol 40 mg, Butylhydroxytoluol 1 mg, Polysorbat 80, Sorbitan oleat, (Propan-1,2-diyl)di(octanoat/decanoat/alkanoat).
EW: Parasitizid.
AG: Mischinfektionen mit Nematoden und Leberegeln.
AA: Zum Eingeben.
DO: 1 ml/5 kg KG.
SST: Bei trächtigen Tieren innerhalb von 2 Monaten vor dem Lammen nicht anwenden. Anwendung bei Zuchttieren möglich.
WH: Nicht zur Behandlung von Monoinfektionen. Auf Resistenzen achten. Alle Tiere einer Herde behandeln. Exposition der Umwelt gegenüber Moxidectin möglichst gering halten.
VNW: Essbare Gewebe 31 Tage.
Nicht für Mutterschafe (einschließlich 1 Jahr vor dem ersten Lammen und in der Trockenstehzeit), deren Milch für menschlichen Verzehr vorgesehen ist.
PG: 1000 ML VNW [€ 184,05]

Cydectin TriclaMox 5 mg/ml + 200 mg/ml - Lösung zum Aufgießen für Rinder 803A, 803B1, 803CB
(Z.Nr. 8-01044) NR. P. VNW. nicht im Handel. QP54AB52

Cyklokapron 500 mg - Filmtabletten 20E

(Z.Nr. 0-13086) RP. P. B02AA02
ZI: Meda Pharma, Wien
Z: 1 Filmtablette enthält: Tranexamsäure 0,5 g, Tablettenkern: Zellulose, mikrokristallin, Hydroxypropylcellulose, Talk, Magnesium stearat, Siliciumdioxid, hochdisperses, Povidon; Filmmantel: (entspr. Eudragit E 100) (entspr. Titandioxid) (entspr. Talk) (entspr. Magnesium stearat) (entspr. Polyethylenglykol 8000) (entspr. Vanillin).
EW: Antifibrinolytikum.
AG: Blutungen bei erhöhter Fibrinolyse oder Fibrinogenolyse, Verhinderung einer Rezidivblutung bei traumatischem Hyphaema, Zahnextraktion bei Hämophilie, hereditäres angioneurotisches Ödem (HANO).
AA: Unzerkaut mit Flüssigkeit.
DO: 2-3mal tgl. 2-3 Tabletten, bei Kindern 15-25 mg/kg KG 2-3mal tgl.
Dosisreduktion bei Nierenschäden.
Details siehe Austria-Codex - Fachinformation.
GA: Akute Thrombosen, thromboembolische Erkrankungen in der Anamnese, schwere Nierenschäden, Verbrauchskoagulopathie, Krampfanfälle in der Anamnese.
SST: Strenge Indikationsstellung.
NW: Magen/Darm, Allergien, selten Thromboembolien, Sehstörungen, Schwindel, Krampfanfälle.
WW: Antikoagulantien (antagonistisch). Orale Kontrazeptiva (erhöhtes Thromboserisiko).
WH: Bei unregelmäßigen Regelblutungen erst nach Abklärung der Blutungsursachen anwenden. Bei Fibrinolyse aufgrund disseminierter intravasaler Gerinnung nicht empfohlen. Augen untersuchen.
Überdosierung symptomatisch behandeln, ev. Antikoagulanzien geben.
PG: 20 ST (2) (EKO: G) [€ 18,60], 100 ST (EKO: G) [€ 73,15]

Cyklokapron 100 mg/ml - Injektionslösung/Infusionslösung 20E

(Z.Nr. 0-13085) RP. P. B02AA02
ZI: Pfizer Corporation Austria, Wien
Z: 1 ml enthält: Tranexamsäure 100 mg, Wasser für Injektionszwecke.
EW: Antifibrinolytikum.
AG: Blutungen bei lokaler oder generalisierter Hyperfibrinolyse oder unter fibrinolytischer Therapie, Operationen.
AA: Langsame i.v. Injektion oder Infusion, max. 1 ml/min.
AH: Mit Standardlösungen oder Heparin mischbar; nicht mit Transfusionsblut, penicillinhaltigen oder tetrazyklinhaltigen Lösungen mischen.
DO: Standarddosis bei lokaler Fibrinolyse 2-3mal tgl. 5-10 ml, bei generalisierter Fibrinolyse 10 ml alle 6-8 Std. Dosisreduktion bei Nierenschäden.
Kinder ab 1 Jahr (Begrenzte Daten): TD 20 mg/kg KG.
GA: Akute Thrombosen, Verbrauchskoagulopathie, schwere Nierenschäden, Krämpfe in der Anamnese.
SST: Strenge Indikationsstellung.
NW: Magen/Darm, Allergien, selten Thromboembolien, Sehstörungen, Schwindel, Krampfanfälle.
WW: Antikoagulantien (antagonistisch). Orale Kontrazeptiva (erhöhtes Thromboserisiko).
WH: Bei Fibrinolyse aufgrund disseminierter intravasaler Gerinnung nicht empfohlen. Augen untersuchen.
Überdosierung symptomatisch behandeln, ev. Antikoagulanzien

geben.
PG: 5 ST (EKO: G) [€ 30,50]

🐾 Cylabel 1000 mg/g - Pulver zum Eingeben über das Trinkwasser, die Milch oder den Milchaustauscher für Rinder und Schweine

802AC, 807AZ

(Z.Nr. 8-37995) RP. P.

QN02BA04

ZI: Bela-Pharm, Vechta, Deutschland
Z: 1 g Pulver enthält: Natrium salicylat 1000 mg.
EW: Nichtsteroidales Antiphlogistikum.
AG: **Kalb:** Unterstützend bei Fieber bei akuten Erkrankungen der Atemwege (ev. in Kombination mit antiinfektiver Therapie).
-Schwein: Entzündungen in Kombination mit antibiotischer Therapie.
AA: Zum Eingeben über Milch/Milchaustauscher oder über das Trinkwasser.
DO: Kalb: 40 mg/kg KG 1mal tgl. über 1-3 Tage.
Schwein: 35 mg/kg KG 1mal tgl. über 3-5 Tage.
GA: Hypoproteinämie, Leber-, Nierenschäden, Magen/Darm-Ulzera oder Erkrankungen, Blutschäden, Gerinnungsstörungen, Kälber unter 2 Wochen, Ferkel unter 4 Wochen, Salicylat-Überempfindlichkeit.
SST: Nicht anwenden.
NW: Magen/Darm-Reizungen, reversible Gerinnungshemmung.
WW: Kombination vermeiden: potentiell nephrotoxische Arzneimittel, andere NSAIDs, Arzneimittel mit Einfluss auf die Blutgerinnung.
WH: Auf optionale Operationen innerhalb von 7 Tagen nach der Behandlung verzichten.
VNW: Keine.
PG: 1000 G VN [€ 72,15]

Cymbalta 30 mg - magensaftresistente Hartkapseln

49A04, 02D02

(Z.Nr. EU/1/04/296/*) NR. P.

N06AX21

ZI: Lilly, Eli Nederland, Utrecht, Niederlande
Z: 1 Kapsel enthält: Duloxetin 30 mg (entspr. Duloxetin hydrochlorid), Kapselinhalt: Hypromellose, Hypromellose acetatsuccinat, Sucrose 56 mg, Zucker-Stärke-Pellets, Talkum, Titandioxid, Triethylcitrat Kapselhülle: Gelatine, Natriumdodecylsulfat, Titandioxid, Indigocarmin, Drucktinte, essbar, grün (entspr. Eisen(II,III)-oxid) (entspr. Eisen(III)-hydroxid-oxid x H2O) (entspr. Propylenglycol) (entspr. Schellack).
EW: Serotonin- und Noradrenalin-Wiederaufnahmehemmer.
AG: Major Depression, Schmerzen bei diabetischer Polyneuropathie, generalisierte Angststörung.
AA: Oral.
DO: TD initial 1mal 60 mg; MTD 2mal 60 mg.
Generalisierte Angststörung: TD initial 30 mg, Erhaltungsdosis meist 60 mg. Bei komorbiden depressiven Patienten Startdosis 60 mg, ev. steigern auf 90 bis 120 mg. Nicht abrupt absetzen.
Keine ausreichenden Daten bei Kindern und Jugendlichen.
GA: Leberschäden, schwere Nierenschäden, unkontrollierte Hypertonie.
SST: Nutzen/Risiko-Abwägung, nicht stillen. Entzugssymptome beim Neugeborenen möglich. Erhöhtes Risiko einer primären pulmonalen Hypertonie beim Neugeborenen beachten.
NW: Magen/Darm, ZNS, Serotoninsyndrom, verminderter Appetit, unscharfes Sehen, vermehrtes Schwitzen, Hautausschlag, Erektions-/Ejakulationsstörungen, Harnverhalten, suizidales Verhalten, sexuelle Funktionsstörungen, Hyponatriämie, Akathisie, hypertensive Krisen.
WW: Kontraindiziert: Nichtselektive irreversible MAO-Hemmer, CYP1A2-Hemmer (Fluvoxamin, Ciprofloxacin, Enoxacin).
Nicht empfohlen: Moclobemid, Linezolid.
Vorsicht: SSRIs (Serotonin-Syndrom), andere Antidepressiva, Gerinnungshemmer.
WH: Vorsicht bei Manie, Epilepsie, Glaukom, Hypertonie. Auf suizidales Risiko achten. Verkehrshinweis. Auf Absetzphänomene achten.
Bei Kindern und Jugendlichen nicht anwenden.
PG: 28 ST * (EKO: N) [€ 26,15]

Cymbalta 30 mg - magensaftresistente Hartkapseln 49A04, 02D02
(Z.Nr. EU/1/04/296/*) NR. P. Parallelimport.
nicht im Handel.

N06AX21

Cymbalta 30 mg - magensaftresistente Hartkapseln

49A04, 02D02

(Z.Nr. EU/1/04/296/*) NR. P. Parallelimport.

N06AX21

V: Haemato Pharm, Schönefeld, Deutschland
Z: 1 Kapsel enthält: Duloxetin 30 mg (entspr. Duloxetin hydrochlorid), Kapselinhalt: Hypromellose, Hypromellose acetatsuccinat, Sucrose 56 mg, Zucker-Stärke-Pellets, Talkum, Titandioxid, Triethylcitrat Kapselhülle: Gelatine, Natriumdodecylsulfat, Titandioxid, Indigocarmin, Drucktinte, essbar, grün (entspr. Eisen(II,III)-oxid) (entspr. Eisen(III)-hydroxid-oxid x H2O) (entspr. Propylenglycol) (entspr. Schellack).
PG: 28 ST * (EKO: N) [€ 25,70]

Cymbalta 60 mg - magensaftresistente Hartkapseln

49A04, 02D02

(Z.Nr. EU/1/04/296/*) NR. P.

N06AX21

ZI: Lilly, Eli Nederland, Utrecht, Niederlande
Z: 1 Kapsel enthält: Duloxetin 60 mg (entspr. Duloxetin hydrochlorid), Kapselinhalt: Hypromellose, Hypromellose acetatsuccinat, Sucrose 111 mg, Zucker-Stärke-Pellets, Talkum, Titandioxid, Triethylcitrat; Kapselhülle: Gelatine, Natriumdodecylsulfat, Titandioxid, Indigocarmin, Eisen(III)-hydroxid-oxid x H2O, Drucktinte, weiss, essbar: (entspr. Titandioxid) (entspr. Propylenglycol) (entspr. Schellack) (entspr. Povidon).
Kurzinformation: siehe Cymbalta 30 mg - magensaftresistente Hartkapseln, → S. 360
PG: 28 ST * (EKO: N) [€ 36,15]

Cymbalta 60 mg - magensaftresistente Hartkapseln 49A04, 02D02
(Z.Nr. EU/1/04/296/*) NR. P. Parallelimport.
nicht im Handel.

N06AX21

Cymbalta 60 mg - magensaftresistente Hartkapseln

49A04, 02D02

(Z.Nr. EU/1/04/296/*) NR. P. Parallelimport.

N06AX21

V: Haemato Pharm, Schönefeld, Deutschland
Z: 1 Kapsel enthält: Duloxetin 60 mg (entspr. Duloxetin hydrochlorid), Kapselinhalt: Hypromellose, Hypromellose acetatsuccinat, Sucrose 111 mg, Zucker-Stärke-Pellets, Talkum, Titandioxid, Triethylcitrat; Kapselhülle: Gelatine, Natriumdodecylsulfat, Titandioxid, Indigocarmin, Eisen(III)-hydroxid-oxid x H2O, Drucktinte, weiss, essbar: (entspr. Titandioxid) (entspr. Propylenglycol) (entspr. Schellack) (entspr. Povidon).
PG: 28 ST * (EKO: N) [€ 35,45]

Cymevene 500 mg - Trockensubstanz zur Infusionsbereitung

35E02

(Z.Nr. 1-19235) NR. P.

J05AB06

ZI: Cheplapharm Arzneimittel, Greifswald, Deutschland
Z: 1 Durchstechflasche enthält: Ganciclovir 500 mg (entspr. Ganciclovir natrium), Natriumhydroxid zur pH-Wert-Einstellung (entspr. Natrium ca. 43 mg) (entspr. → ca. 2 mEq), Salzsäure zur pH-Wert-Einstellung.
EW: Virustatikum.
AG: Behandlung von Cytomegalievirus (CMV)-Erkrankungen bei immungeschwächten Patienten. Prävention einer CMV-Erkrankung durch präemptive Behandlung oder durch Allgemeinprophylaxe bei Arzneimittel-induzierter Immunsuppression.
AA: Langsame i.v. Infusion (max. 10 mg/ml) nach Auflösung und Verdünnung. Nicht i.m. oder s.c., nicht mischen.
DO: Behandlung: Initial 5 mg/kg KG alle 12 Stunden über 14-21 Tage.
Erhaltungsdosis sowie zur Vorbeugung: 6 mg/kg KG pro Tag an 5 Tagen der Woche oder 5 mg/kg KG pro Tag an 7 Tagen der Woche.
Präemptive Therapie: Initial 5 mg/kg KG alle 12 Stunden über 7-14 Tage, dann wie Erhaltungsdosis.
Keine Dosisempfehlung für Kinder und Jugendliche.
Prävention durch Allgemeinprophylaxe: 5 mg/kg KG 1mal tgl. an 7 Tagen der Woche oder 6 mg/kg KG 1mal tgl. an 5 Tagen der Woche. Kinder und Jugendliche (Geburt bis 16 Jahre): Siehe Austria Codex- Fachinformation.
Dosisreduktion bei Nierenschäden siehe Austria-Codex - Fachinformation.
GA: Überempfindlichkeit gegen Ganciclovir, Valganciclovir oder Aciclovir, Kinder und Jugendliche, Thrombopenie, Neutropenie.
SST: Gegenanzeige.
Empfängnisverhütung bei Frauen während der Behandlung und mindestens 1 Monat danach und bei Männern bis 3 Monate nach der Therapie erforderlich.
NW: Blutbild (schwere Neutro-, Thrombozytopenie), Fieber, Infektionen (Candida), Sepsis, Überempfindlichkeit, Ödeme, Husten, Dyspnoe, Kreislauf, ZNS (Kopfschmerzen, Krampfanfälle), Psyche (Depression), Magen/Darm, Appetitverlust, Leber, Haut, Niere,

lokale Reaktionen, Schwerhörigkeit, Sehstörungen, Netzhautablösung (bei AIDS-Patienten), männliche Infertilität, Untersuchungen.
WW: Vorsicht: Probenecid (verlängert HWZ von Ganciclovir); Imipenem-Cilastatin (Krampfanfälle), Didanosin, andere myelotoxische oder nephrotoxische Arzneimittel (z.B. Antiinfektiva, Immunsuppressiva, antineoplastische Substanzen, Nukleosid- und Nukleotid-Analoga).
WH: Verkehrshinweis. Regelmäßige Blutbild- und Nierenkontrolle.
PG: 1 ST * (EKO: N) [€ 108,80]

Cynarix - Dragees 40Z02
(Z.Nr. HERB-00108) RPF. P. A05AX
ZI: Montavit, Absam
Z: 1 Dragee enthält: Artischockenblätter-Trockenextrakt (4-6:1); Wasser (Auszugsmittel) 55 mg, Maltodextrin, Siliciumdioxid, Copovidon, Crospovidon, Talk, Magnesium stearat, Gummi arabicum, Methylcellulose, Calciumcarbonat, Povidon K30, Glycerol 85%, Titandioxid, Indigotin I, Chinolingelb, Eudragit E, Montanglycolwachs, Sucrose 106,6 mg, Cellactose: Cellulose, Lactose monohydrat 58,6 mg.
EW: Galletherapeutikum.
AG: Traditionell pflanzlich bei dyspeptischen Beschwerden.
AA: Zu den Mahlzeiten unzerkaut mit Flüssigkeit einnehmen.
DO: 3mal tgl. 1-2 Dragees. Für Kinder nicht empfohlen.
GA: Gallenwegsverschluss und andere Erkrankungen der Gallenwege, Hepatitis.
SST: Nicht empfohlen.
NW: Leichte Magen/Darm-Beschwerden, Allergien.
PG: 60 ST * (EKO: N) [€ 8,95]

Cynarix forte - Dragees 40Z02
(Z.Nr. HERB-00099) RPF. P. A05AX
ZI: Montavit, Absam
Z: 1 Dragee enthält: Artischockenblätter-Trockenextrakt (4-6:1); Wasser (Auszugsmittel) 600 mg (entspr. Folia Cynarae) (entspr. Cynara scolymus L.), Sucrose 204,54 mg, Siliciumdioxid, Maltodextrin, Talk, Hydroxypropylcellulose, Magnesium stearat, Gummi arabicum, Titandioxid, Eudragit E, Methylcellulose, Calciumcarbonat, Povidon K30, Glycerol 85%, Montanglycolwachs.
AG: Traditionell pflanzlich zur Linderung von Verdauungsbeschwerden und zur Unterstützung der Fettverdauung.
AA: Zu den Mahlzeiten mit ausreichend Flüssigkeit einnehmen.
DO: 2mal tgl. 1 Dragee. Für Kinder nicht empfohlen.
GA: Erkrankungen der Gallenwege, Hepatitis.
SST: Nicht empfohlen.
NW: Leichte Durchfälle, Oberbauchbeschwerden.
PG: 30 ST * (EKO: N) [€ 14,30], 90 ST * (EKO: N) [€ 32,20]

Cynarix liquid - Lösung zum Einnehmen 40Z02
(Z.Nr. HERB-00139) RPF. P. A05AX
ZI: Montavit, Absam
Z: 5 ml Lösung enthalten: Artischockenblätter-Dickextrakt (4-6:1); Wasser (Auszugsmittel) 70 mg Ethanol 96% (V/V) 1,16 g (entspr. Gesamtethanolgehalt ca. 30 % (V/V)), Sucrose 1,1 g, Glucose-Sirup 70 mg, Zuckercouleur, Orangen-Aroma, Kalium sorbat, Wasser, gereinigtes.
AG: Traditionell pflanzlich zur Linderung von Verdauungsbeschwerden, Unterstützung einer fettreduzierten Diät, Unterstützung der Fettverdauung nach schweren Mahlzeiten.
AA: Zum Einnehmen mit Messbecher.
DO: 3mal tgl. 5-10 ml. Für Kinder nicht empfohlen.
GA: Korbblütlerüberempfindlichkeit, Erkrankungen der Gallenwege, Hepatitis.
SST: Nicht empfohlen.
NW: Magen/Darm, Allergien.
WH: Nicht für Alkoholkranke.
PG: 125 ML * (EKO: N) [€ 8,55], 200 ML * (EKO: N) [€ 13,45]

Cyprostol - Tabletten 42E04
(Z.Nr. 1-19557) NR. P. A02BB01
ZI: Pfizer Corporation Austria, Wien
Z: 1 Tablette enthält: Misoprostol 200 µg, Hypromellose, Cellulose, mikrokristalline, Natriumstärkoglykolat, Rizinusöl, hydriertes.
EW: Synthetisches Prostaglandin E_1-Analogon, antisekretorisch.
AG: Durch nichtsteroidale Antirheumatika induzierte Magen- oder Duodenalulcera (Prophylaxe und Therapie).
AA: Unzerkaut mit Flüssigkeit während oder unmittelbar nach den Mahlzeiten.
DO: Prophylaxe: 2-4mal tgl. 1 Tablette.
Ulkustherapie: 4mal tgl. 1 Tablette über 4 Wochen.
Dosisreduktion bei Niereninsuffizienz. Keine Erfahrungen bei Kindern und Jugendlichen.
GA: Darmentzündungen, nicht eingestellte Epilepsie.
SST: Gegenanzeige (abortiv, fetale Fehlbildungen); Schwangerschaft vor Behandlungsbeginn ausschließen. Kontrazeption für Frauen im gebärfähigen Alter erforderlich.
NW: Diarrhoen, Bauchschmerzen, Kopfschmerzen, Fieber, Menstruationsstörungen, Gebärmutterriss, Vaginalblutungen, Haut.
WW: Auf Laxantien verzichten.
WH: Vorsicht bei zerebralen und koronaren Gefäßerkrankungen (Hypotension), Hypertonie, Dehydratation. Verkehrshinweis.
Bei Überdosierung Koliken, Uteruskontraktionen, Kreislauf, ZNS-Dämpfung, Krämpfe, Dyspnoe.
PG: 50 ST IND (EKO: G) [€ 28,80]

C

Cyramza 10 mg/ml - Konzentrat zur Herstellung einer Infusionslösung 55J02
(Z.Nr. EU/1/14/957/*) NR. P. E. L01XC21
ZI: Lilly, Eli Nederland, Utrecht, Niederlande
Z: 1 ml Konzentrat zur Herstellung einer Infusionslösung enthält: Ramucirumab 10 mg, Histidin, Histidin monohydrochlorid, Natriumchlorid, Glycin, Polysorbat 80, Wasser für Injektionszwecke.
EW: Monoklonaler Antikörper, antineoplastisch.
AG: Monotherapie oder in Kombination mit Paclitaxel bei fortgeschrittenem Adenokarzinom des Magens oder des gastroösophagealen Übergangs mit Tumorprogression nach Platin- und Fluoropyrimidin-Therapie.
-In Kombination mit FOLFIRI (Irinotecan, Folinsäure und 5-Fluorouracil) bei metastasiertem Kolorektalkarzinom.
-In Kombination mit Erlotinib bei metastasiertem nicht-kleinzelligem Lungenkarzinom (NSCLC) mit aktivierenden EFGR- Mutationen.
-In Kombination mit Docetaxel bei nicht-kleinzelligem Lungenkarzinom (NSCLC) mit Tumorprogression nach platinhaltiger Chemotherapie.
-Fortgeschrittenes hepatozelluläres Karzinom mit Serum-Alpha-Fetoprotein >400 ng/ml nach Vorbehandlung mit Sorafenib.
AA: I.v. Infusion über 60 min nach Verdünnung.
DO: Magenkarzinom: Monotherapie: 8 mg/kg KG alle 2 Wochen.
In Kombination mit Paclitaxel: 8 mg Ramucirumab/kg KG an den Tagen 1 und 15 eines 28-Tage-Zyklus, vor der Paclitaxel-Infusion (80 mg Paclitaxel/m² KOF an den Tagen 1/8/15).
Kolorektalkarzinom: 8 mg/kg KG alle 2 Wochen vor der Gabe von FOLFIRI.
Lungenkarzinom: In Kombination mit Erlotinib: 10 mg/kg KG alle 2 Wochen.
In Kombination mit Docetaxel: 10 mg/kg KG am Tag 1 eines 21-Tage-Zyklus vor der Infusion von Docetaxel (75 mg/m² KOF, bei ostasiatischen Patienten 60 mg/m² KOF).
Hepatozelluläres Karzinom: 8 mg/kg KG alle 2 Wochen.
Details siehe Austria Codex - Fachinformation.
Kein relevanter Nutzen bei Kindern und Jugendlichen.
GA: NSCLC mit Tumorkavitation oder Tumorbeteiligung an großen Gefäßen.
SST: Strenge Nutzen/Risiko-Abwägung; Kontrazeption bis 3 Monate nach Therapieende erforderlich. Bis 3 Monate nach Therapieende nicht stillen.
NW: Magen/Darm (Schwere Blutungen, Perforation), arterielle thromboembolische Ereignisse, Lungenblutungen, Stomatitis, Mukositis, Müdigkeit, Blutbild (Neutropenie, Thrombozytopenie), Hypertonie, Epistaxis, Elektrolyte, Proteinurie, periphere Ödeme, Asthenie, hepatische Enzephalopathie, infusionsbedingte Reaktionen, Aneurysmen und Arteriendissektionen. Bei Kombinationstherapie NW der Kombinationspartner berücksichtigen.
WH: Auf schwere arterielle thrombotische Ereignisse, gastrointestinale Perforationen, schwere Blutungen, infusionsbedingte Reaktionen (bei Grad 3 oder 4 sofort absetzen), schwere Hypertonie, beeinträchtigte Wundheilung, Fisteln achten. Vorsicht bei Leberzirrhose. Urin auf Proteinurie prüfen. Verkehrshinweis.
PG: 10ML 1 ST * (EKO: N) [€ 892,45], **50ML** 1 ST * (EKO: N) [€ 4.288,60]

Cyramza 10 mg/ml - Konzentrat zur Herstellung einer Infusionslösung 55J02
(Z.Nr. EU/1/14/957/*) NR. P. E. L01XC21
Parallelimport.
V: Abacus Medicine, Copenhagen, Dänemark
Z: 1 ml Konzentrat zur Herstellung einer Infusionslösung enthält: Ramucirumab 10 mg, Histidin, Histidin monohydrochlorid, Natriumchlorid, Glycin, Polysorbat 80, Wasser für Injektionszwecke.
PG: 10ML 1 ST * (EKO: N) [€ 875,35], **50ML** 1 ST * (EKO: N) [€ 4.203,70]

Cyramza 10 mg/ml - Konzentrat zur Herstellung einer Infusionslösung 55J02
(Z.Nr. EU/1/14/957/*) NR. P. E. L01XC21
Parallelimport. nicht im Handel.

C

Cyramza 10 mg/ml - Konzentrat zur Herstellung einer Infusionslösung 55J02
(Z.Nr. EU/1/14/957/*) NR. P. E. L01XC21
Parallelimport.
V: Orifarm, Leverkusen, Deutschland
Z: 1 ml Konzentrat zur Herstellung einer Infusionslösung enthält: Ramucirumab 10 mg, Histidin, Histidin monohydrochlorid, Natriumchlorid, Glycin, Polysorbat 80, Wasser für Injektionszwecke.
PG: **10ML** 1 ST * (EKO: N) [€ 875,35], **50ML** 1 ST * (EKO: N) [€ 4.203,70]

Cyrdanax 20 mg/ml - Pulver zur Herstellung einer Infusionslösung 07F04
(Z.Nr. 1-29331) NR. P. V03AF02
ZI: Pharmaselect International, Wien
Z: 1 ml der rekonstituierten Lösung enthält: Dexrazoxan 20 mg (entspr. Dexrazoxan hydrochlorid), Wasser für Injektionszwecke 12,5 ml.
EW: Antagonisiert Kardiotoxizität von Anthrazyklinen.
AG: Vorbeugung der Kardiotoxizität durch Doxorubicin (kumulierte Dosis 300 mg/m² KOF) oder Epirubicin (kumulierte Dosis 540 mg/m² KOF) bei fortgeschrittenem oder metastasiertem Brustkrebs bei Bedarf nach weiterer Anthrazyklin-Behandlung.
AA: I.v. Infusion (15 min.). Nicht mischen!
DO: 30 min. vor Anthrazyklin in einer Dosis, die dem 10 fachen der Doxorubicin-Äquivalenzdosis und dem 10 fachen der Epirubicin-Äquivalenzdosis entspricht. Halbe Dosis bei Nierenschäden (Kreatinin-Clearance <40 ml/min). Begrenzte Daten bei Kindern und Jugendlichen (siehe Austria Codex - Fachinformation).
SST: Zwingende Indikationsstellung, nicht stillen. Empfängnisverhütung bei Männern und Frauen bis mindestens 6 Monate nach Behandlungsende.
NW: Blutbild, Magen/Darm, Leber, Anaphylaxie, erhöhtes Risiko für weitere Neoplasien (akute myeloische Leukämie) oder für Thromboembolien. NW der Anthrazykline beachten.
WW: Gegenanzeige: Gelbfieberimpfstoff.
Nicht empfohlen: Andere abgeschwächte Lebendimpfstoffe, Phenytoin.
Vorsicht: Ciclosporin, Tacrolimus. Hämatotoxizität von Chemo- oder Radiotherapie verstärkt.
WH: Kontrollen: Herz, Blutbild, Leber. Erhöhtes Thromboembolie-Risiko beachten. Verkehrshinweis.
PG: 1 ST * (EKO: N) [€ 313,95]

Cystadane 1 g - Pulver zum Einnehmen 27D01
(Z.Nr. EU/1/06/379/*) RP. P. A16AA06
ZI: Recordati Rare Diseases, Puteaux, Frankreich
Z: 1 g Pulver enthält: Betain 1 g.
EW: Ernährungstherapeutikum.
AG: Adjuvante Therapie der Homocystinurie.
AA: In Wasser oder Nahrung vollständig lösen und sofort einnehmen.
DO: Alle Alter: TD 100 mg/kg KG in 2 ED. Bei einzelnen Patienten TD 200 mg/kg KG und mehr.
SST: Strenge Indikationsstellung.
NW: Hypermethioninämie, Hirnödem (Kopfschmerzen mit Erbrechen und Sehstörungen), Psyche, Magen/Darm, Haut, Harninkontinenz.
WH: Kontrolle des Methioninspiegels im Plasma (muss unter 1000 µM liegen).
Auf Hirnödem achten. 30 min Abstand bei der Einnahme von Vigabatrin oder GABA-Analoga.
PG: 180 G * (EKO: N) [€ 826,15]

Cystadrops 3,8 mg/ml - Augentropfen, Lösung 47M05
(Z.Nr. EU/1/15/1049/*) NR. P. E. S01XA21
ZI: Recordati Rare Diseases, Puteaux, Frankreich
Z: 1 ml enthält: Mercaptamin 3,8 mg (entspr. Cysteamin) (entspr. Mercaptamin hydrochlorid), Benzalkonium chlorid 0,1 mg, Natrium edetat, Croscarmellose natrium, Citronensäure monohydrat, Natriumhydroxid-Lösung zur pH-Wert Einstellung, Salzsäure zur pH-Wert-Einstellung, Wasser für Injektionszwecke.
EW: Verringert Ansammlung von Cystinkristallen in der Hornhaut.
AG: Cystinablagerungen in der Hornhaut bei Cystinose.
AA: Am Auge. Letzte Anwendung mindestens 30 min vor dem Zubettgehen.
DO: Personen ab 2 Jahren: 4mal tgl. 1 Tropfen pro Auge (= MTD).
SST: Cysteamin nicht oral anwenden.
NW: Augenbeschwerden.
WH: Kontaktlinsen vor der Anwendung entfernen und frühestens nach 15 min wieder einsetzen. Verkehrshinweis.
PG: 5 ML * (EKO: N) [€ 1.715,60]

Cystagon 50 mg - Hartkapseln 27D03
(Z.Nr. EU/1/97/039/*) NR. P. A16AA04
ZI: Recordati Rare Diseases, Puteaux, Frankreich
Z: 1 Kapsel enthält: Cysteamin 50 mg (entspr. Mercaptaminbitartrat), Kapselinhalt: Cellulose, mikrokristalline, Maisquellstärke, Magnesium stearat, Natriumdodecylsulfat, Siliciumdioxid, hochdisperses, Croscarmellose natrium; Kapselhülle: Gelatine, Titandioxid, Drucktinte, schwarz (entspr. E 172).
EW: Senkt Cystingehalt der Leukozyten.
AG: Nephropathische Cystinose.
AA: Oral, bei Kindern unter 6 Jahren Kapseln öffnen und Inhalt über die Nahrung streuen. Nicht mit säurehaltigen Getränken mischen.
DO: Initialdosis 1/4 bis 1/6 der Erhaltungsdosis, Dosis langsam steigern.
Erhaltungsdosis: -Personen ab 12 Jahren (über 50 kg KG): TD 2 g in 4 ED.
-Kinder: TD 1,3 g Cysteamin-Base/m² KOF in 4 ED.
GA: Penicillamin-Überempfindlichkeit.
SST: Strenge Indikationsstellung in der Schwangerschaft, nicht stillen.
NW: Magen/Darm, Kopfschmerzen, Enzephalopathie, Haut (Läsionen, Pseudotumore am Ellbogen bei Kindern), Knochen (Osteopenie, Schmerzen), Leukopenie, Leber, Anorexie, Fieber, Lethargie, Psyche (Nervosität).
WW: Keine Studien.
WH: Diagnose klinisch und klinisch-chemisch (Messung des Cystingehalts der Leukozyten) sichern. Kontrolle: Haut (Läsionen), Blutbild. Verkehrshinweis.
PG: 100 ST * (EKO: N) [€ 233,85]

Cystagon 50 mg - Hartkapseln 27D03
(Z.Nr. EU/1/97/039/*) NR. P. Parallelimport. A16AA04
nicht im Handel.

Cystagon 150 mg - Hartkapseln 27D03
(Z.Nr. EU/1/97/039/*) NR. P. A16AA04
ZI: Recordati Rare Diseases, Puteaux, Frankreich
Z: 1 Kapsel enthält: Cysteamin 150 mg (entspr. Mercaptaminbitartrat), Kapselinhalt: Cellulose, mikrokristalline, Maisquellstärke, Magnesium stearat, Natriumdodecylsulfat, Siliciumdioxid, hochdisperses, Croscarmellose natrium; Kapselhülle: Gelatine, Titandioxid, Drucktinte, schwarz: (entspr. E 172).
Kurzinformation: siehe Cystagon 50 mg - Hartkapseln, → S. 362
PG: 100 ST * (EKO: N) [€ 523,30]

Cystagon 150 mg - Hartkapseln 27D03
(Z.Nr. EU/1/97/039/*) NR. P. Parallelimport. A16AA04
nicht im Handel.

Cystagon 150 mg - Hartkapseln 27D03
(Z.Nr. EU/1/97/039/*) NR. P. Parallelimport. A16AA04
nicht im Handel.

Cystipret - überzogene Tabletten 52Z01
(Z.Nr. 1-40245) RPF. P. nicht im Handel. G04BX

Cystium 3 g - Pulver zur Herstellung einer Lösung zum Einnehmen 52A04
(Z.Nr. 1-31829) NR. P. J01XX01
ZI: Aristo Pharma, Berlin, Deutschland
Z: 1 Beutel zur Herstellung einer Lösung zum Einnehmen enthält: Fosfomycin 3000 mg (entspr. Fosfomycin-Trometamol 5631 mg), Sucrose 2,3 g, Saccharin natrium, Orangen-Aroma: (entspr. Orangenöle, ätherisch) (entspr. Ester) (entspr. Aldehyde) (entspr. Maltodextrin) (entspr. Gummi arabicum) (entspr. Ascorbinsäure) (entspr. Butylhydroxyanisol), Mandarinen-Aroma: (entspr. Aromazubereitungen) (entspr. Aromastoffe, natürlich) (entspr. Maltodextrin (Mais)) (entspr. Stärke, modifiziert).
EW: Bakterizides Antibiotikum.
AG: Akute unkomplizierte Harnwegsinfektionen bei Frauen ab dem 12. Lebensjahr.
AA: 2 Std. vor oder 2 Std. nach einer Mahlzeit Beutelinhalt in einem Glas Wasser oder einem anderen nicht alkoholischen Getränk auflösen und sofort trinken.
DO: Frauen ab 50 kg KG: Einmalig 1 Beutel. Nicht für Kinder.
GA: Schwere Nierenschäden.
SST: In der Schwangerschaft Anwendung vermeiden. Nutzen/Risiko-Abwägung in der Stillzeit.
NW: Asthenie, Allergie, Magen-Darm, Antibiotika-assoziierte Durchfälle, Kopfschmerzen, Schwindel, Blutbild, Enzymanstiege.
WW: Hemmstoffe der gastrointestinalen Motilität (z.B. Metoclopramid). Nahrung kann Aufnahme des Wirkstoffes verzögern. Antikoagulanzien verstärkt (INR kontrollieren).
WH: Verkehrshinweis.

PG: 1 ST (EKO: G) [€ 4,55]

Cysto-Gastreu R18 - Tropfen zum Einnehmen 52X02
(Z.Nr. 3-38919) RPF. P. nicht im Handel. V03AX

Cystrin retard 10 mg - Tabletten 52C
(Z.Nr. 1-23265) RP. P. nicht im Handel. G04BD04

Cytarabin Accord 20 mg/ml - Injektions-/Infusionslösung 55C
(Z.Nr. 1-38393) NR. P. nicht im Handel. L01BC01

Cytarabin Accord 100 mg/ml - Injektions-/Infusionslösung 55C

(Z.Nr. 1-31794) NR. P. L01BC01
ZI: Accord Healthcare, Utrecht, Niederlande
Z: 1 ml Lösung enthält: Cytarabin 100 mg, Macrogol 400, Trometamol, Wasser für Injektionszwecke.
EW: Nukleosid-Analogon, zytostatisch.
AG: Induktion der Remission bei akuter myeloischer Leukämie, Behandlung anderer akuter Leukämien.
AA: I.v., i.m., s.c., nicht intrathekal.
DO: Remissionsinduktion: Dauerbehandlung: Initial 2 mg/kg KG/d als Bolus oder 0,5 mg/kg KG/d als Infusion über 10 Tage, dann ev. Dosiserhöhung auf 4 mg/kg KG/d als Bolus oder 2 mg/kg KG/d als Infusion.
Intermittierende Behandlung: 3-5 mg/kg KG/d über 5 Tage i.v.; weitere Zyklen nach 2-9 Tagen Ruhepause.
Oder: 100-200 mg/m²/24 Std. als Dauerinfusion über 5-7 Tage (Mono- oder Kombinationstherapie).
Erhaltungstherapie: 1 mg/kg KG 1-2mal wöchentlich i.v. oder s.c.
Oder: 100-200 mg/m² über 5 Tage monatlich (Mono- oder Kombinationstherapie).
Hochdosierung: 2-3 g/m² KOF als i.v. Infusion über 1-3 Std. alle 12 Std. für 2-6 Tage.
GA: Nicht maligne Blutbildschäden (z. B. Knochenmarkaplasie), degenerative und toxische Enzephalopathien.
SST: Gegenanzeige (im Tierversuch teratogen und karzinogen); ausnahmsweise Anwendung nach besonders strenger Nutzen/Risiko-Abwägung. Kontrazeption bis 6 Monate nach der Therapie für Männer und Frauen.
NW: Fieber, Blutbild, Magen/Darm, Haut, Lunge, Leber, Herz, ZNS, Auge, lokale Reaktionen, Anaphylaxie, Immunsuppression, Sepsis, Pneumonie, Cytarabin-Syndrom (immunallergische Reaktion) 6-12 Std. nach Therapiebeginn. Bei Hochdosierung Panzytopenie, Sepsis, Leberabszess, ZNS-Toxizität und Kardiomyopathie. Nach intrathekaler Gabe Neurotoxizität.
WW: Nicht empfohlen: 5-Fluorcytisin (abgeschwächt). Vorsicht: Andere zytotoxische Substanzen verstärkt, Digoxin (Plasmaspiegel überwachen), Immunsuppressiva, Gentamicin. Lebendimpfstoffe meiden.
WH: Bei schweren Infektionen nicht verabreichen. Vorsicht bei Magen/Darm-Ulzera, frischen Operationen. Blutbild während der Induktionstherapie täglich kontrollieren. Kontrollen: Harnsäure, Leber, Niere. Auf Lungentoxizität achten. Verkehrshinweis.
Bei Überdosierung Therapie unterbrechen, Vollblut- oder Blutplättchentransfusion, ev. Antibiotika.
PG: 100MG 1ML 1 ST * (EKO: N) [€ 6,00], **1000MG 10ML** 1 ST * (EKO: N) [€ 51,45], **2000MG 20ML** 1 ST * (EKO: N) [€ 106,85], **5000MG 50ML** 1 ST * (EKO: N) [€ 208,80]

🐾 Cytopoint 10 mg - Injektionslösung für Hunde 880

(Z.Nr. EU/2/17/205/*) RP. P. E. QD11AH91
ZI: Zoetis Belgium, Louvain-la-Neuve, Belgien
Z: 1 Dosis zu 1 ml enthält: Lokivetmab 10 mg, hergestellt durch rekombinante DNA-Technologie in CHO, Histidin, Histidin hydrochlorid monohydrat, Trehalose-2-Wasser, Dinatrium edetat, Methionin, Polysorbat 80, Wasser für Injektionszwecke.
EW: Monoklonaler Antikörper.
AG: Atopische Dermatitis bei Hunden.
AA: S.c.
DO: 1mal monatlich 1 mg/kg KG.
GA: Hunde unter 3 kg KG.
SST: Nicht empfohlen.
NW: Überempfindlichkeit, Erbrechen, Durchfall, neurologische Symptome.
PG: 2 ST VT [€ 98,30]

🐾 Cytopoint 20 mg - Injektionslösung für Hunde 880

(Z.Nr. EU/2/17/205/*) RP. P. E. QD11AH91
ZI: Zoetis Belgium, Louvain-la-Neuve, Belgien
Z: 1 Dosis zu 1 ml enthält: Lokivetmab 20 mg, hergestellt durch rekombinante DNA-Technologie in CHO, Histidin, Histidin hydrochlorid monohydrat, Trehalose-2-Wasser, Dinatrium edetat, Methionin, Polysorbat 80, Wasser für Injektionszwecke.
Kurzinformation: siehe Cytopoint 10 mg - Injektionslösung für Hunde, → S. 363
PG: 2 ST VT [€ 135,35]

🐾 Cytopoint 30 mg - Injektionslösung für Hunde 880

(Z.Nr. EU/2/17/205/*) RP. P. E. QD11AH91
ZI: Zoetis Belgium, Louvain-la-Neuve, Belgien
Z: 1 Dosis zu 1 ml enthält: Lokivetmab 30 mg, hergestellt durch rekombinante DNA-Technologie in CHO, Histidin, Histidin hydrochlorid monohydrat, Trehalose-2-Wasser, Dinatrium edetat, Methionin, Polysorbat 80, Wasser für Injektionszwecke.
Kurzinformation: siehe Cytopoint 10 mg - Injektionslösung für Hunde, → S. 363
PG: 2 ST VT [€ 155,75]

🐾 Cytopoint 40 mg - Injektionslösung für Hunde 880

(Z.Nr. EU/2/17/205/*) RP. P. E. QD11AH91
ZI: Zoetis Belgium, Louvain-la-Neuve, Belgien
Z: 1 Dosis zu 1 ml enthält: Lokivetmab 40 mg, hergestellt durch rekombinante DNA-Technologie in CHO, Histidin, Histidin hydrochlorid monohydrat, Trehalose-2-Wasser, Dinatrium edetat, Methionin, Polysorbat 80, Wasser für Injektionszwecke.
Kurzinformation: siehe Cytopoint 10 mg - Injektionslösung für Hunde, → S. 363
PG: 2 ST VT [€ 179,30]

Cytotect CP Biotest 100 E/ml - Infusionslösung 36C04

(Z.Nr. 2-38524) NR. P. E. J06BB09
ZI: Biotest Pharma, Dreieich, Deutschland
Z: 1 ml enthält: Cytomegalie-Virus, Antikörper 100 E (entspr. Plasmaprotein (human) 50 mg) (entspr. Immunglobulin G vom Menschen mind. 96 %) (entspr. IgG1 ca. 65 %) (entspr. IgG2 ca. 30 %) (entspr. IgG3 ca. 3 %) (entspr. IgG4 ca. 2 %) (entspr. IgA max. 2000 µg), hergestellt aus dem Plasma menschlicher Spender, Glycin, Wasser für Injektionszwecke.
EW: Spezifisches Cytomegalie-Immunglobulin.
AG: Prophylaxe klinischer Manifestationen einer Cytomegalie-Virus-Infektion unter immunsuppressiver Therapie (insbesondere bei Transplantatempfängern).
AA: I.v. Infusion (Zunächst 0,08 ml/kg KG über 10 min, dann bis max. 0,8 ml/kg KG pro Stunde).
DO: Alle Alter: TD 1 ml/kg KG. Mindestens 6 TD im Abstand von 2-3 Wochen.
GA: Selektiver IgA- Mangel.
SST: Nutzen/Risiko-Abwägung in der Schwangerschaft, keine schädlichen Auswirkungen zu erwarten. In der Stillzeit Anwendung möglich.
NW: ZNS (reversible aseptische Meningitis), hämolytische Anämie, Neutropenie/Leukopenie, Magen/Darm, Haut, Hypotonie, Allergien, Niere (bis Nierenversagen), (unspezifische) Überempfindlichkeit, anaphylaktischer Schock, transfusionsassoziierte akute Lungeninsuffizienz (TRALI), sehr selten thromboembolische Komplikationen, Infusionsreaktionen.
WW: Abgeschwächte Lebendimpfstoffe (Abstand 3 Monate, bei Masernimpfung Antikörperstatus überprüfen). Beeinflussung serologischer Tests. Schleifendiuretika nicht empfohlen.
WH: Nicht bei selektivem IgA-Mangel einsetzen. Auf Überempfindlichkeit bzw. akutes Nierenversagen achten. Bei Thromboembolierisko möglichst langsam und niedrig dosiert verabreichen. Schleifendiuretika meiden. Patienten adäquat hydrieren. Kontrollen: Urinausscheidung, Serumkreatinin. Verkehrshinweis.
PG: 10ML 1 ST * (EKO: N) [€ 298,75], **50ML** 1 ST * (EKO: N) [€ 1 261,70]

C

D

Dacarbazin Lipomed 200 mg Pulver zur Herstellung einer Injektions- oder Infusionslösung 55A

(Z.Nr. 1-28968) NR. P. L01AX04
ZI: Lipomed, Weil/Rhein, Deutschland
Z: 1 Durchstechflasche enthält: Dacarbazin 200 mg, Citronensäure monohydrat, Mannitol.
EW: Zytostatikum.
AG: Metastasierendes malignes Melanom. In Kombination bei fortgeschrittenem M. Hodgkin, fortgeschrittenen Weichteilsarkomen im Erwachsenenalter (ausgenommen Mesotheliome, Kaposi-Sarkome).
AA: Langsame i.v. Injektion oder Infusion (mit isotoner NaCl- oder 5% Glukose-Lösung). Cave paravenös!
DO: Malignes Melanom: 200 - 250 mg/m² KOF über 5 Tage alle 3 Wochen, Oder 850 mg/m² KOF alle 3 Wochen.
-M. Hodgkin: 375 mg/m² KOF alle 25 Tage in Kombination (ABVD-Regime).
-Weichteilsarkom: 250 mg/m² KOF über 5 Tage alle 3 Wochen in Kombination mit Doxorubicin.
Keine Empfehlungen für Kinder und Jugendliche.
GA: Leukopenie, Thrombozytopenie, schwere Leber- und Nierenschäden.
SST: Gegenanzeige (teratogen, mutagen und karzinogen). Kontrazeption für Frauen während der Therapie und für Männer bis 6 Monate nach Therapieende erforderlich.
NW: Magen/Darm, Blutbild, grippeähnliche Symptome, Lebernekrosen, Venenreizungen, Niere, ZNS, Allergie/Anaphylaxie.
WW: Lebendimpfstoffe bis 3 Monate nach Therapieende vermeiden. Nicht empfohlen: Phenytoin (Resorption vermindert, Krampfanfälle). Fotemustin (Lungentoxizität). Lebertoxische Arzneimittel und Alkohol meiden. Vorsicht: Andere myelotoxische Therapien verstärkt toxisch; Methoxypsoralen (Photosensibilisierung verstärkt). Ciclosporin, Tacrolimus (Lymphoproliferation). Antikoagulanzien (INR-Kontrollen).
WH: Nur von onkologisch spezialisierten Ärzten anzuwenden. Kontrollen: Leber, Niere, Blutbild. Auf Lebernekrosen achten.
PG: 10 ST * (EKO: N) [€ 274,85]

Dacarbazin Lipomed 500 mg - Pulver zur Herstellung einer Infusionslösung 55A

(Z.Nr. 1-37557) NR. P. L01AX04
ZI: Lipomed, Weil/Rhein, Deutschland
Z: 1 Durchstechflasche enthält: Dacarbazin 500 mg, Citronensäure monohydrat, Mannitol.
Kurzinformation: siehe Dacarbazin Lipomed 200 mg Pulver zur Herstellung einer Injektions- oder Infusionslösung, → S. 364
PG: 1 ST * (EKO: N) [€ 105,55]

Dacarbazin Lipomed 1000 mg - Pulver zur Herstellung einer Infusionslösung 55A

(Z.Nr. 1-37558) NR. P. L01AX04
ZI: Lipomed, Weil/Rhein, Deutschland
Z: 1 Durchstechflasche enthält: Dacarbazin 1000 mg, Citronensäure monohydrat, Mannitol.
Kurzinformation: siehe Dacarbazin Lipomed 200 mg Pulver zur Herstellung einer Injektions- oder Infusionslösung, → S. 364
PG: 1 ST * (EKO: N) [€ 184,95]

Dacarbazine medac 100 mg - Pulver zur Herstellung einer Injektions- oder Infusionslösung 55A

(Z.Nr. 1-22364) NR. P. L01AX04
ZI: medac Gesellschaft für klinische Spezialpräparate, Wedel, Deutschland
Z: 1 Durchstechflasche enthält: Dacarbazin 100 mg, Citronensäure, wasserfreie, Mannitol.
EW: Zytostatikum.
AG: Metastasierendes malignes Melanom. In Kombination bei fortgeschrittenem M. Hodgkin, fortgeschrittenen Weichteilsarkomen im Erwachsenenalter (ausgenommen Mesotheliome, Kaposi-Sarkome).
AA: I.v. Injektion oder Infusion (mit isotoner NaCl- oder 5% Glukose-Lösung).
DO: ED 200-375 mg/m² KOF. Keine Empfehlungen für Kinder und Jugendliche.
Details siehe Austria-Codex - Fachinformation.
GA: Leukopenie, Thrombozytopenie, schwere Leber- und Nierenschäden.
SST: Gegenanzeige (teratogen, mutagen und karzinogen). Kontrazeption für Frauen während der Therapie und für Männer bis 6 Monate nach Therapieende erforderlich.
NW: Magen/Darm, Blutbild, grippeähnliche Symptome, Lebernekrosen, Venenreizungen, Niere, ZNS, Allergie/Anaphylaxie.
WW: Lebendimpfstoffe bis 3 Monate nach Therapieende vermeiden. Nicht empfohlen: Phenytoin (Resorption vermindert, Krampfanfälle). Fotemustin (Lungentoxizität). Lebertoxische Arzneimittel und Alkohol meiden. Vorsicht: Andere myelotoxische Therapien verstärkt toxisch; Methoxypsoralen (Photosensibilisierung verstärkt). Ciclosporin, Tacrolimus (Lymphoproliferation). Antikoagulanzien (INR-Kontrollen).
WH: Nur von onkologisch spezialisierten Ärzten anzuwenden. Kontrollen: Leber, Niere, Blutbild. Kontrazeption bei Männern bis 6 Monate nach der Therapie. Hepatotoxische Arzneimittel und Alkohol meiden. Auf Lebernekrosen achten.
PG: 10 ST * (EKO: N) [€ 209,00]

Dacarbazine medac 200 mg - Pulver zur Herstellung einer Injektions- oder Infusionslösung 55A

(Z.Nr. 1-22365) NR. P. L01AX04
ZI: medac Gesellschaft für klinische Spezialpräparate, Wedel, Deutschland
Z: 1 Durchstechflasche enthält: Dacarbazin 200 mg, Citronensäure, wasserfreie, Mannitol.
Kurzinformation: siehe Dacarbazine medac 100 mg - Pulver zur Herstellung einer Injektions- oder Infusionslösung, → S. 364
PG: 10 ST * (EKO: N) [€ 274,85]

Dacarbazine medac 500 mg - Pulver zur Herstellung einer Infusionslösung 55A

(Z.Nr. 1-22367) NR. P. L01AX04
ZI: medac Gesellschaft für klinische Spezialpräparate, Wedel, Deutschland
Z: 1 Durchstechflasche enthält: Dacarbazin 500 mg, Citronensäure, wasserfreie, Mannitol.
Kurzinformation: siehe Dacarbazine medac 100 mg - Pulver zur Herstellung einer Injektions- oder Infusionslösung, → S. 364
PG: 1 ST * (EKO: N) [€ 96,95]

Dacarbazine medac 1000 mg - Pulver zur Herstellung einer Infusionslösung 55A

(Z.Nr. 1-22368) NR. P. L01AX04
ZI: medac Gesellschaft für klinische Spezialpräparate, Wedel, Deutschland
Z: 1 Durchstechflasche enthält: Dacarbazin 1000 mg, Citronensäure, wasserfreie, Mannitol.
Kurzinformation: siehe Dacarbazine medac 100 mg - Pulver zur Herstellung einer Injektions- oder Infusionslösung, → S. 364
PG: 1 ST * (EKO: N) [€ 160,50]

Dacepton 5 mg/ml - Infusionslösung 12B03

(Z.Nr. 1-35446) RP. P. N04BC07
ZI: Ever Neuro Pharma, Unterach
Z: 1 ml enthält: Apomorphin hydrochlorid-hemihydrat 5 mg, Natrium metabisulfit 1 mg, Natriumchlorid 8 mg, Salzsäure zur pH-Wert-Einstellung, Wasser für Injektionszwecke.
EW: Dopamin-Agonist.
AG: Motorische Fluktuationen ("On-off"-Phänomen) bei nicht hinreichend eingestelltem M. Parkinson.
AA: S.c. (Unverdünnt und als Dauerinfusion mit Minipumpe und/oder Spritzenpumpe).
DO: Vor Therapiebeginn über mindestens 2 Tage mit Domperidon in möglichst niedriger Dosierung vorbehandeln.
Initial 1 mg Apomorphinhydrochlorid s.c., dann 30 min beobachten. Bei unzureichendem Ansprechen 2 mg s.c. und wieder 30 min beobachten. Dosis alle 40 min steigern, bis entsprechende motorische Reaktion erreicht wird. TD meist 3-30 mg in 1-10 (-12) Injektionen. MTD 100 mg (bzw. 10 mg/h).
Dauerinfusion: 1-4 mg /h mit einer behandlungsfreien Periode von mindestens 4 h während der Nacht; Infusionsstelle alle 12 Std. wechseln.
Nicht für Kinder und Jugendliche.
GA: Atemdepression, Demenz, Psychosen, Leberschäden.
SST: Strenge Indikationsstellung, nicht stillen.
NW: Lokale Reaktionen, ZNS (Somnolenz, Schlafattacken, Dyskinesien), Halluzinationen, Impulskontrollstörungen (Spielsucht, Libidosteigerung, Hypersexualität), Magen/Darm, orthostatische Hypotonie.
WW: Gegenanzeige: Ondansetron (Hypotonie, Bewusstseinsverlust). QT-verlängernde Substanzen meiden. Vorsicht: Neuroleptika, Clozapin. Blutdrucksenker verstärkt.
GE: Auf Dopamin-Dysregulations-Syndrom achten.
WH: Vorsicht bei Nieren-, Lungen-, Herz/Kreislauf-Erkrankungen, QT-Verlängerung, neuropsychiatrischen Patienten. Bei Kombination mit Domperidon Risikofaktoren sorgfältig beurteilen. Auf Somnolenz achten (Verkehrshinweis!).
PG: 5 ST * (EKO: N) [€ 387,35]

Dacepton 10 mg/ml - Injektions-/Infusionslösung 12B03
(Z.Nr. 1-30904) RP. P. nicht im Handel. N04BC07

Dacepton 10 mg/ml - Injektionslösung in einer Patrone 12B03
(Z.Nr. 1-36927) RP. P. N04BC07
ZI: Ever Neuro Pharma, Unterach
Z: 1 ml enthält: Apomorphin hydrochlorid-hemihydrat 10 mg, Natrium metabisulfit 1 mg (entspr. Natrium < 2,3 mg), Salzsäure zur pH-Wert-Einstellung, Natriumhydroxid zur pH-Wert-Einstellung, Wasser für Injektionszwecke.
EW: Dopamin-Agonist.
AG: Motorische Fluktuationen ("On-off"-Phänomen) bei nicht hinreichend eingestelltem M. Parkinson.
AA: Intermittierende s.c. Bolusinjektion unter Verwendung des zugehörigen D-mine-Pens.
DO: Vor Therapiebeginn über mindestens 2 Tage mit Domperidon in möglichst niedriger Dosierung vorbehandeln.
Initial 1 mg Apomorphinhydrochlorid s.c., dann 30 min beobachten. Bei unzureichendem Ansprechen 2 mg s.c. und wieder 30 min beobachten. Dosis alle 40 min steigern, bis entsprechende motorische Reaktion erreicht wird. TD meist 3-30 mg in 1-10 (-12) Injektionen. MTD 100 mg (bzw. 10 mg/h).
Dauerinfusion: 1-4 mg /h mit einer behandlungsfreien Periode von mindestens 4 h während der Nacht; Infusionsstelle alle 12 Std. wechseln.
Nicht für Kinder und Jugendliche.
GA: Atemdepression, Demenz, Psychosen, Leberschäden.
SST: Strenge Indikationsstellung, nicht stillen.
NW: Lokale Reaktionen, ZNS (Somnolenz, Schlafattacken, Dyskinesien), Halluzinationen, Impulskontrollstörungen (Spielsucht, Libidosteigerung, Hypersexualität), Magen/Darm, orthostatische Hypotonie.
WW: Gegenanzeige: Ondansetron (Hypotonie, Bewusstseinsverlust). QT-verlängernde Substanzen meiden. Vorsicht: Neuroleptika, Clozapin. Blutdrucksenker verstärkt.
GE: Auf Dopamin-Dysregulations-Syndrom achten.
WH: Vorsicht bei Nieren-, Lungen-, Herz/Kreislauf-Erkrankungen, QT-Verlängerung, neuropsychiatrischen Patienten. Bei Kombination mit Domperidon Risikofaktoren sorgfältig beurteilen. Auf Somnolenz achten (Verkehrshinweis!).
PG: 5 ST * (EKO: N) [€ 272,45]

Dacogen 50 mg - Pulver für ein Konzentrat zur Herstellung einer Infusionslösung 55C
(Z.Nr. EU/1/12/792/*) NR. P. L01BC08
ZI: Janssen-Cilag International, Beerse, Belgien
Z: 1 Durchstechflasche mit Pulver enthält: Decitabin 50 mg, Kaliumdihydrogenphosphat (entspr. Kalium 0,5 mmol), Natriumhydroxid (entspr. Natrium 0,29 mmol), Salzsäure zur pH-Wert-Einstellung.
EW: Antimetabolit, antineoplastisch.
AG: Akute myeloische Leukämie bei Patienten ab 65 Jahren, wenn Standard-Induktionstherapie nicht in Frage kommt.
AA: I.v. Infusion über 1 Std.
DO: Tgl. 20 mg/m² KOF über 5 Tage, alle 4 Wochen wiederholen (mindestens 4 Behandlungszyklen).
Bei Kindern und Jugendlichen nicht anwenden.
SST: Gegenanzeige. Kontrazeption für Frauen während der Behandlung und für Männer bis 3 Monate nach der Behandlung empfohlen.
NW: Pyrexie, Hyperglykämie, Blutbild, schwere Infektionen (Pneumonie, Harnwegsinfektionen, Sepsis), interstitielle Lungenerkrankungen, Kopfschmerzen, Epistaxis, Magen/Darm, Leber, akute febrile neutrophile Dermatose (Sweet-Syndrom), Kardiomyopathie.
WH: Auf Myelosuppression oder schwere Infektionen achten. Vorsicht bei Leber- oder Nierenschäden. Leber und Niere kontrollieren. Keine Untersuchungen an kardial dekompensierten Patienten. Kaliumgehalt (1-10 mmol pro Dosis) berücksichtigen. Verkehrshinweis.
PG: 1 ST * (EKO: N) [€ 1.956,10]

Dacogen 50 mg - Pulver für ein Konzentrat zur Herstellung einer Infusionslösung 55C
(Z.Nr. EU/1/12/792/*) NR. P. Parallelimport. L01BC08
V: Orifarm, Leverkusen, Deutschland
Z: 1 Durchstechflasche mit Pulver enthält: Decitabin 50 mg, Kaliumdihydrogenphosphat (entspr. Kalium 0,5 mmol), Natriumhydroxid (entspr. Natrium 0,29 mmol), Salzsäure zur pH-Wert-Einstellung.
PG: 1 ST * (EKO: N) [€ 1.921,95]

Dafiro 5 mg/80 mg - Filmtabletten 10B09
(Z.Nr. EU/1/06/371/*) RP. P. nicht im Handel. C09DB01

Dafiro 5 mg/160 mg - Filmtabletten 10B09
(Z.Nr. EU/1/06/371/*) RP. P. nicht im Handel. C09DB01

Dafiro 10 mg/160 mg - Filmtabletten 10B09
(Z.Nr. EU/1/06/371/*) RP. P. nicht im Handel. C09DB01

Dafiro HCT 5 mg/160 mg/12,5 mg - Filmtabletten 10B10
(Z.Nr. EU/1/09/574/*) RP. P. nicht im Handel. C09DX01

Dafiro HCT 5 mg/160 mg/25 mg - Filmtabletten 10B10
(Z.Nr. EU/1/09/574/*) RP. P. nicht im Handel. C09DX01

Dafiro HCT 10 mg/160 mg/12,5 mg - Filmtabletten 10B10
(Z.Nr. EU/1/09/574/*) RP. P. nicht im Handel. C09DX01

Dafiro HCT 10 mg/160 mg/25 mg - Filmtabletten 10B10
(Z.Nr. EU/1/09/574/*) RP. P. nicht im Handel. C09DX01

Dafiro HCT 10 mg/320 mg/25 mg - Filmtabletten 10B10
(Z.Nr. EU/1/09/574/*) RP. P. nicht im Handel. C09DX01

Daflon 500 mg - Filmtabletten 53A01
(Z.Nr. 1-20685) RPF. P. C05CA53
ZI: Servier Austria, Wien
Z: 1 Filmtablette enthält: Flavonoidfraktion, mikronisiert 500 mg (entspr. Diosmin 450 mg) (entspr. Hesperidin 50 mg), Natriumstärkeglykolat, Cellulose, mikrokristalline, Gelatine, Magnesium stearat, Talkum, Glycerin, Natrium laurylsulfat, Hydroxypropylmethylcellulose, Polyethylenglykol 6000, Titandioxid, Eisenoxid gelb, Eisenoxid rot.
EW: Venentherapeutikum, kapillarstabilisierend.
AG: Chronische Veneninsuffizienz, Hämorrhoiden.
AA: Zu den Mahlzeiten unzerkaut mit Flüssigkeit.
DO: 2mal tgl. 1 Filmtablette oder 1mal tgl. 2 Filmtabletten.
Bei akuten Hämorrhoidalbeschwerden vorübergehend 2mal tgl. 2-3 Filmtabletten. Keine Studien an Kindern und Jugendlichen.
SST: Anwendung vorsichtshalber vermeiden.
NW: Magen/Darm, Haut, (Quincke-) Ödem.
WH: Auf plötzlich auftretende starke Beschwerden vor allem an einem Bein wie Schwellung, Spannung- und Hitzegrfühl achten (Gefahr einer Beinvenenthrombose).
PG: 30 ST (2) (EKO: G) [€ 8,90]

Dailiport 0,5 mg - Hartkapseln, retardiert 33B
(Z.Nr. 1-39193) NR. P. L04AD02
ZI: Sandoz, Kundl
Z: 1 Hartkapsel enthält: Tacrolimus 0,5 mg (entspr. Tacrolimus monohydrat), Kapselinhalt: Ethylcellulose, Hypromellose, Lactose monohydrat 54 mg, Magnesium stearat; Kapselhülle: Brillantblau FCF, Allurarot AC 0,4 µg, Titandioxid, Gelborange S 5,4 µg, Gelatine, Tartrazin 3,4 µg; Drucktinte: Schellack, Allurarot AC Aluminium Lake, Brillantblau FCF Aluminium Lake, Gelborange S Aluminium Lake, Propylenglykol, Soja-Lecithin, Simeticon.
Kurzinformation: siehe Advagraf 0,5 mg - Hartkapseln, retardiert, → S. 40
PG: 30 ST IND (3) (EKO: G) [€ 25,55]

Dailiport 1 mg - Hartkapseln, retardiert 33B
(Z.Nr. 1-39194) NR. P. L04AD02
ZI: Sandoz, Kundl
Z: 1 Hartkapsel enthält: Tacrolimus 1 mg (entspr. Tacrolimus monohydrat), Kapselinhalt: Ethylcellulose, Hypromellose, Lactose monohydrat 107 mg, Magnesium stearat; Kapselhülle: Brillantblau FCF, Allurarot AC 0,6 µg, Titandioxid, Gelborange S 7,4 µg, Gelatine; Drucktinte: Schellack, Allurarot AC Aluminium Lake, Brillantblau FCF Aluminium Lake, Gelborange S Aluminium Lake, Propylenglykol, Soja-Lecithin, Simeticon.
Kurzinformation: siehe Advagraf 0,5 mg - Hartkapseln, retardiert, → S. 40
PG: 60 ST IND (3) (EKO: G) [€ 01,10]

Dailiport 2 mg - Hartkapseln, retardiert 33B
(Z.Nr. 1-39195) NR. P. nicht im Handel. L04AD02

Dailiport 3 mg - Hartkapseln, retardiert 33B
(Z.Nr. 1-39196) NR. P. nicht im Handel. L04AD02

Dailiport 5 mg - Hartkapseln, retardiert 33B
(Z.Nr. 1-39197) NR. P. L04AD02
ZI: Sandoz, Kundl
Z: 1 Hartkapsel enthält: Tacrolimus 5 mg (entspr. Tacrolimus

monohydrat), Kapselinhalt: Ethylcellulose, Hypromellose, Lactose monohydrat 537 mg, Magnesium stearat; Kapselhülle: Brillantblau FCF, Allurarot AC 1,5 µg, Titandioxid, Gelborange S 18,6 µg, Gelatine, Erythrosin; Drucktinte: Schellack, Allurarot AC Aluminium Lake, Brillantblau FCF Aluminium Lake, Gelborange S Aluminium Lake, Propylenglykol, Soja-Lecithin, Simeticon.
Kurzinformation: siehe Advagraf 0,5 mg - Hartkapseln, retardiert, → S. 40
PG: 30 ST IND (3) (EKO: G) [€ 121,80]

D

Daivobet 50 Mikrogramm/g + 0,5 mg/g - Gel 22F02

(Z.Nr. 1-31155) NR. P. D05AX52
ZI: Leo Pharma, Ballerup, Dänemark
Z: 1 g Gel enthält: Calcipotriol 50 µg (entspr. Calcipotriol monohydrat), Betamethason 0,5 mg (entspr. Betamethason dipropionat), Paraffin, dickflüssiges, Polyoxypropylen stearylether, Rizinusöl, hydriertes, Butylhydroxytoluol 160 µg, all-rac-alpha-Tocopherol.
EW: Topisches Antipsoriatikum.
AG: Psoriasis.
AA: Auf die betroffenen Bereiche mit Applikator auftragen.
DO: 1mal tgl. über max. 4 Wochen (Kopfhaut) bzw. 8 Wochen (übrige Hautbereiche) anwenden. MTD 15 g, auf der Kopfhaut 4 g. Keine Dosisempfehlung für Kinder und Jugendliche.
GA: Erythrodermische, exfoliative und pustulöse Psoriasis, Störungen des Kalziumstoffwechsels. GA für topische Kortikosteroide beachten.
SST: Nutzen/Risiko-Abwägung. In der Stillzeit nicht auf die Brust auftragen.
NW: Hautreaktionen (Pruritus), Augenreizung, topische und bei Langzeitgabe auch systemische Kortikoideffekte (z.B. Sehstörungen).
WW: Nicht gleichzeitig mit anderen Steroiden anwenden. Keine Erfahrungen mit der gleichzeitigen Anwendung mit anderen topischen Antipsoriatika.
WH: Sekundäre Hautinfektionen antibakteriell behandeln. Keine Erfahrungen bei Psoriasis guttata. Übermäßige Sonnenbestrahlung vermeiden.
PG: 30 G D (EKO: G) [€ 32,30], 60 G D (EKO: G) [€ 62,35]

▼ *Daklinza 30 mg - Filmtabletten* 35E04
(Z.Nr. EU/1/14/939/*) NR. P. nicht im Handel. J05AP07

▼ *Daklinza 60 mg - Filmtabletten* 35E04
(Z.Nr. EU/1/14/939/*) NR. P. nicht im Handel. J05AP07

▼ *Daklinza 60 mg - Filmtabletten* 35E04
(Z.Nr. EU/1/14/939/*) NR. P. Parallelimport. nicht im Handel. J05AP07

▼ *Daklinza 60 mg - Filmtabletten* 35E04
(Z.Nr. EU/1/14/939/*) NR. P. Parallelimport. nicht im Handel. J05AP07

Daktarin 2% - Creme 11A02

(Z.Nr. 0-15307) RPF. P. D01AC02
ZI: Johnson & Johnson, Hallein
Z: 1 g enthält: Miconazol nitrat 20 mg, Benzoesäure 2 mg, Butylhydroxyanisol 0,052 mg, Polyethylenglycole (peg 6, peg 32), Glycol stearat, Macrogolglycerololeat, Paraffinöl, Wasser, gereinigtes.
EW: Topisches Antimykotikum.
AG: Mykosen der Haut und Hautfalten, Interdigitalmykosen, oberflächliche Candidosen.
AA: Nur äußerlich (auf der Haut).
DO: Alle Alter: Morgens und abends dünn auf die erkrankten Hautpartien und die angrenzende Hautfläche (ca. 1-2 cm) auftragen. Behandlungsdauer 2-6 Wochen.
SST: Nutzen/Risiko-Abwägung. In der Stillzeit nicht im Brustbereich anwenden.
NW: Haut, lokale Reaktionen, (schwere) Überempfindlichkeit.
WW: Vorsicht: Warfarin, orale Antidiabetika, Phenytoin.
WH: Nicht in die Augen bringen.
PG: 30 G (EKO: G) [€ 6,70]

Daktarin 2% - dermatologische Lösung 11A02

(Z.Nr. 1-18057) RPF. P. D01AC02
ZI: Johnson & Johnson, Hallein
Z: 1 ml enthält: Miconazol 20 mg, Carboset 525, Carboset 515 (entspr. Acrylharz), Propylenglycol 0,2 ml, Ethanol 96%.
EW: Breitbandantimykotikum gegen Pilze und gewisse grampositive Bakterien.
AG: Onychomykosen.
AA: Lokal.
DO: Morgens und abends auf die erkrankten Nägel und die umgebende Fläche dick auftragen, Abtrocknen der Lösung abwarten. Keine Daten an Kindern und Jugendlichen.
SST: Nutzen/Risiko-Abwägung. In der Stillzeit nicht im Brustbereich anwenden.
NW: Haut, lokale Reaktionen, (schwere) Überempfindlichkeit.
WW: Vorsicht: Warfarin, orale Antidiabetika, Phenytoin.
WH: Nicht in die Augen bringen.
PG: 30 ML (EKO: G) [€ 6,30]

Daktarin 2% - orales Gel 45A01

(Z.Nr. 0-17956) RP. P. A01AB09
ZI: Janssen-Cilag Pharma, Wien
Z: 1 g Gel enthält: Miconazol 20 mg, Saccharin natrium, Glycerin, Kartoffelstärke, pregelatiniert, Ethanol 7,73 mg, Polysorbat 20, Kakao-Aroma, Orangen-Aroma, Wasser, gereinigtes.
EW: Breitbandantimykotikum gegen Pilze und grampositive Bakterien.
AG: Candidosis der Mundhöhle und des Rachenraumes.
AA: Oral mit Messlöffel nach den Mahlzeiten, vor dem Schlucken möglichst lange im Mund belassen; Zahnprothesen vor dem Schlafengehen entfernen und mit dem Gel einreiben.
DO: Personen ab 2 Jahre: 4mal tgl. ½ Messlöffel.
Kleinkinder (4-24 Monate): 4mal tgl. 1/4 Messlöffel.
Behandlungsdauer meist 1-2 Wochen.
GA: Leberschäden, Kinder unter 4 Monaten. Kinder unter 5-6 Monaten bei Frühgeborenen oder verzögerter neuromuskulärer Entwicklung.
SST: Sorgfältige Nutzen/Risiko-Abwägung.
NW: Magen/Darm, Dysgeusie, Haut (auch schwere Reaktionen), Hepatitis.
WW: Kontraindiziert. QT-verlängernde Substanzen; Ergotalkaloide, Simvastatin, Lovastatin, Triazoloam, orales Midazolam, Sulfonamide.
Vorsicht: Über CYP2C9 und CYP3A4 metabolisierte Substanzen, z.B. orale Antikoagulantien, Sulfonylharnstoffe, Phenytoin, HIV-Proteasehemmer, Vinca-Alkaloide, Busulfan, Docetaxel, Dihydropyridin, Verapamil, Immunsuppressiva, Carbamazepin, Sildenafil, andere Benzodiazepine.
WH: Vorsicht bei Kleinkindern. Kontrollen: Gerinnung, Phenytoin-Plasmaspiegel, Leber, Blutzucker bei Diabetikern.
PG: 40 G (2) (EKO: G) [€ 8,00]

Dalacin - Lotion 22H03

(Z.Nr. 1-20589) NR. P. D10AF01
ZI: Pfizer Corporation Austria, Wien
Z: 1 g Lotion enthält: Clindamycin 10 mg (entspr. Clindamycin phosphat), Glycerol, Na-lauroyl-sarcosinat, Stearinsäure, Lexemul T, Cetostearyl alcohol 25 mg, Isostearyl alcohol 25 mg, Wasser, gereinigtes, Methyl-parahydroxybenzoat 3 mg.
EW: Antibiotikum.
AG: Entzündliche und pustulöse Formen der Akne vulgaris.
AA: Auf der Haut.
DO: 2mal tgl. dünn auf befallene Stellen auftragen. Therapiedauer 6-8 Wochen (bis 6 Monate).
Keine Erfahrungen bei Kindern und älteren Patienten.
GA: Lincomycin-Überempfindlichkeit, Antibiotika-assoziierte Colitis in der Anamnese.
SST: Zwingende Indikationsstellung im 1. Trimenon, dann strenge Nutzen/Risiko- Abwägung.
NW: Haut, Magen/Darm.
WW: Kreuzresistenz mit Lincomycin, Antagonismus gegenüber Erythromycin. Vorsicht mit neuromuskulären Blockern.
WH: Vorsicht bei allergischer Diathese, Wunden, irritierter Haut. Pseudomembranöse Kolitis möglich (Therapie z.B. Vancomycin). Nicht an Augen, Schleimhaut, Mund (unangenehmer Geschmack) anwenden. Sonnen- bzw. UV-Bestrahlung vermeiden.
PG: 30 ML (EKO: G) [€ 9,45]

Dalacin - Vaginalcreme 29G03

(Z.Nr. 1-20417) NR. P. G01AA10
ZI: Pfizer Corporation Austria, Wien
Z: 1 g Vaginalcreme enthält: Clindamycin 20 mg (entspr. Clindamycin phosphat), Sorbitan monostearat, Polysorbat 60, Propylenglycol 50 mg, Stearinsäure, Cetylstearylalkohol 32,1 mg, Cetylpalmitat, Paraffinum liquidum, Benzylalkohol 10 mg, Wasser, gereinigtes.
EW: Antibiotikum.
AG: Bakterielle Vaginosen.
AA: Intravaginal mit Applikator.
DO: 1 Applikatorfüllung nach dem Zubettgehen über 3-7 Tage. Für Personen unter 16 Jahren nicht empfohlen.
GA: Antibiotika-assoziierte Colitis in der Anamnese.
SST: Im 1. Trimenon nicht empfohlen, dann strenge Nutzen/Risiko-Abwägung.
NW: Irritationen der Vulva, Candidose der Vulva und Vagina, Kopfschmerzen, Magen/Darm (sehr selten pseudomembranöse Colitis), Haut.

WW: Kreuzresistenz mit Lincomycin. Vorsicht mit neuromuskulären Blockern bzw. Vitamin K-Antagonisten.
WH: Nicht während der Menstruation behandeln. Vor Therapiebeginn Trichomonaden-, Chlamydien-, Gonokokken- oder Candida-Infektion ausschließen. Vorsicht bei Colitis ulcerosa oder M. Crohn. Während der Anwendung Geschlechtsverkehr sowie andere vaginale Produkte meiden. Reißfestigkeit von Latexprodukten kann bis zu 72 Std. beeinträchtigt werden. Verkehrshinweis.
PG: 20 G (2) (EKO: G) [€ 12,50]

Dalacin C 75 mg/5 ml - Granulat für orale Lösung 34K

(Z.Nr. 1-16190) NR. P. L. J01FF01
ZI: Pfizer Corporation Austria, Wien
Z: 1 Messlöffel 5 ml enthält: Clindamycin 75 mg (entspr. Clindamycin palmitat hydrochlorid), Ethyl-4-hydroxybenzoat 0,6 mg, Saccharose 1,9 g, Pluronik F 68, Kirsch-Aroma, Simeticon.
EW: Antibiotikum (Proteinsynthesehemmer), bakteriostatisch bis bakterizid.
AG: Infektionen mit empfindlichen Erregern, insbesondere bei Penicillin- und Cephalosporinüberempfindlichkeit: Obere und untere Luftwege, Haut und Weichteile, Erysipel und Paronychie, Knochen und Gelenke, intraabdominale Infektionen (Peritonitis, abdominale Abszesse), Septikämie, Endokarditis, Zahninfektionen.
AA: Oral.
AH: Durch Apotheker oder Arzt Flasche zuerst bis zur Hälfte, dann bis zur Markierung mit Aqua dest. füllen und schütteln.
DO: Kinder ab 1 Monat: 8-25 mg/kg/Tag in 3-4 gleichen Gaben. Mindestdosis bei Kindern bis 10 kg KG 3mal tgl. ½ Messlöffel. Bei Infektionen mit ß-hämolysierenden Streptokokken mindestens 10 Tage behandeln.
GA: Überempfindlichkeit gegen Lincomycin, virale Atemwegsinfekte.
SST: Strenge Indikationsstellung in der Schwangerschaft. In der Stillzeit Nutzen/Risiko- Abwägung.
NW: Haut (auch schwere Reaktionen), Leber, Diarrhoe, Bauchschmerzen, pseudomembranöse Kolitis, Blutbild.
WW: Curareartige Muskelrelaxantien verstärkt, Antagonismus und Kreuzresistenz mit Erythromycin.
Antikoagulantien.
WH: Vorsicht bei Asthma, Allergien, Penicillin-Allergie, Kolitis, Leber- und Nierenschäden, Myasthenie, M. Parkinson. Bei schweren Durchfällen an Kolitis durch Clostridium difficile denken (Therapie: Vancomycin oral). Nicht liquorgängig (nicht bei Meningitis verwenden). Plasmaspiegelkontrolle bei hoher Dosierung. Leber-, Nierenkontrolle. Bei Dalacin Granulat Zuckergehalt bei Diabetikern berücksichtigen. Verkehrshinweis.
PG: 80 ML F14 (2L) (EKO: G) [€ 15,65]

Dalacin C 150 mg - Kapseln 34K

(Z.Nr. 1-16138) NR. P. J01FF01
ZI: Pfizer Corporation Austria, Wien
Z: 1 Kapsel enthält: Clindamycin 150 mg (entspr. Clindamycin hydrochlorid), Kapselinhalt: Lactose monohydrat 209,5 mg, Maisstärke, Talkum, Magnesium stearat; Kapselhülle: Titandioxid, Gelatine; Drucktinte: (entspr. Schellack, modifiziert) (entspr. Eisenoxid schwarz) (entspr. Soja-Lecithin) (entspr. Antifoam).
EW: Antibiotikum (Proteinsynthesehemmer), bakteriostatisch bis bakterizid.
AG: Infektionen mit empfindlichen Erregern, insbesondere bei Penicillin- und Cephalosporinüberempfindlichkeit: Obere und untere Luftwege, Haut und Weichteile, Erysipel und Paronychie, Knochen und Gelenke, intraabdominale Infektionen (Peritonitis, abdominale Abszesse), Septikämie, Endokarditis, Zahninfektionen.
AA: Oral.
DO: Erwachsene: TD 600-1800 mg in geteilten Gaben. Kinder ab 1 Monat: Täglich 8-25 mg/kg KG in 3-4 gleichen Dosen. Nur für Kinder, die Kapseln schlucken können.
GA: Überempfindlichkeit gegen Lincomycin, virale Atemwegsinfekte.
SST: Strenge Indikationsstellung in der Schwangerschaft. In der Stillzeit Nutzen/Risiko- Abwägung.
NW: Haut (auch schwere Reaktionen), Leber, Diarrhoe, Bauchschmerzen, pseudomembranöse Kolitis, Blutbild.
WW: Curareartige Muskelrelaxantien verstärkt, Antagonismus und Kreuzresistenz mit Erythromycin.
Antikoagulantien.
WH: Vorsicht bei Asthma, Allergien, Penicillin-Allergie, Kolitis, Leber- und Nierenschäden, Myasthenie, M. Parkinson. Bei schweren Durchfällen an Kolitis durch Clostridium difficile denken (Therapie: Vancomycin oral). Nicht liquorgängig (nicht bei Meningitis verwenden). Plasmaspiegelkontrolle bei hoher Dosierung. Leber-, Nierenkontrolle. Bei Dalacin Granulat Zuckergehalt bei Diabetikern berücksichtigen. Verkehrshinweis.
PG: 16 ST (EKO: G) [€ 9,15]

Dalacin C 300 mg - Kapseln 34K

(Z.Nr. 1-18937) NR. P. J01FF01
ZI: Pfizer Corporation Austria, Wien
Z: 1 Kapsel enthält: Clindamycin 300 mg (entspr. Clindamycin hydrochlorid), Kapselinhalt: Lactose monohydrat 254 mg, Maisstärke, Talkum, Magnesium stearat; Kapselhülle: Erythrosin, Indigotin I, Titandioxid, Gelatine; Drucktinte: (entspr. Schellack, modifiziert) (entspr. Eisenoxid schwarz) (entspr. Soja-Lecithin) (entspr. Antifoam).
Kurzinformation: siehe Dalacin C 150 mg - Kapseln, → S. 367
PG: 16 ST (EKO: G) [€ 14,35]

D

Dalacin C Phosphat 300 mg/2 ml - Ampullen 34K

(Z.Nr. 1-16059) NR. P. J01FF01
ZI: Pfizer Corporation Austria, Wien
Z: 1 Ampulle mit 2 ml enthält: Clindamycin 300 mg (entspr. Clindamycin phosphat), Natrium edetat, Benzylalkohol 9,45 mg/ml, Wasser für Injektionszwecke, Natriumhydroxid zur pH-Wert-Einstellung (entspr. Natrium 0,75 mmol).
EW: Antibiotikum (Proteinsynthesehemmer), bakteriostatisch bis bakterizid.
AG: Infektionen mit empfindlichen Erregern. Obere und untere Luftwege, Haut und Weichteile, Erysipel und Poronychie, Knochen und Gelenke, Septikämie, Endokarditis, Zahninfektionen. Beckeninfektionen (Endometritis, Tubovarialabszesse). Bei gleichzeitiger Verabreichung mit Aminoglykosidantibiotika zur Prävention von Peritonitis und Intraabdominalabszessen nach Darmperforation und von einer Kontamination bei Traumen. Toxoplasmatische Enzephalitis bei AIDS.
AA: I.m. Injektion (unverdünnt) oder i.v. Infusion (nicht unverdünnt), max. 30 mg/min. (1200 mg/h), max. 18 mg Clindamycin/ml Lösungsmittel.
DO: Erwachsene je nach Schwere der Infektion 1200-2700 mg/die in 2-4 gleichen Dosen MTD 4800 mg, MED 600 mg i.m..
Kinder (über 1 Monat): 20-40 mg/kg KG pro Tag in 3-4 gleichen Dosen.
GA: Früh- und Neugeborene (enthält Benzylalkohol).
SST: Strenge Indikationsstellung in der Schwangerschaft. In der Stillzeit Nutzen/Risiko- Abwägung.
NW: Pseudomembranöse Kolitis, Thrombophlebitis, Magen/Darm, Leber, Haut (auch schwere Reaktionen), lokale Reizung.
WW: Vorsicht: Curareartige Muskelrelaxantien verstärkt, Antagonismus und Kreuzresistenz mit Erythromycin bzw. Lincomycin. Antikoagulantien.
WH: Vorsicht bei Asthma- oder Allergieanamnese, Penicillin-Allergie, Myasthenie, M. Parkinson, Colitis in der Anamnese. Nicht liquorgängig (nicht bei Meningitis verwenden). Leber-, Nierenkontrolle. An Clostridium difficile-assoziierte Durchfälle denken. Verkehrshinweis.
PG: 1 ST * (EKO: N) [€ 13,55]

Dalacin C Phosphat 600 mg/4 ml - Ampullen 34K

(Z.Nr. 1-16060) NR. P. J01FF01
ZI: Pfizer Corporation Austria, Wien
Z: 1 Ampulle mit 4 ml enthält: Clindamycin 600 mg (entspr. Clindamycin phosphat), Natrium edetat, Benzylalkohol 9,45 mg/ml, Wasser für Injektionszwecke, Natriumhydroxid zur pH-Wert-Einstellung (entspr. Natrium 1,47 mmol).
Kurzinformation: siehe Dalacin C Phosphat 300 mg/2 ml - Ampullen, → S. 367
PG: 1 ST * (EKO: N) [€ 25,35]

Dalacin C Phosphat 900 mg/6 ml - Ampullen 34K

(Z.Nr. 1-16061) NR. P. J01FF01
ZI: Pfizer Corporation Austria, Wien
Z: 1 Ampulle mit 6 ml enthält: Clindamycin 900 mg (entspr. Clindamycin phosphat), Natrium edetat, Benzylalkohol 9,45 mg/ml, Wasser für Injektionszwecke, Natriumhydroxid zur pH-Wert-Einstellung (entspr. Natrium 2,21 mmol).
Kurzinformation: siehe Dalacin C Phosphat 300 mg/2 ml - Ampullen, → S. 367
PG: 1 ST * (EKO: N) [€ 36,05]

Dalektro - Tropfen zum Einnehmen 70X

(Z.Nr. 3-00390) RPF. P. V03AX
ZI: Pekana Naturheilmittel, Kißlegg, Deutschland
Z: 1 g (= 1,02 ml = 29 Tropfen) enthält: Argentum nitricum (Homöopathie) D6 150 mg, Cobaltum nitricum (Homöopathie) D12 180 mg, Cuprum aceticum (Homöopathie) D4 170 mg, Ferrum metallicum (Homöopathie) D8 190 mg, Manganum sulfuricum (Homöopathie) D6 170 mg, Selenium amorphum (Homöopathie) D8 140 mg, Ethanol 96% (entspr. Gesamtethanolgehalt ca. 15 % (V/V)), Wasser, gereinigtes, Spuren von: Lactose monohydrat.
EW: Homöopathikum.
AG: Unterstützend zur Anregung des Stoffwechsels.
AA: Oral in einem Glas Wasser vor den Mahlzeiten einnehmen.

DO: 3-4mal tgl. 20 Tropfen.
Kinder 2-11 Jahre: 3-4mal tgl. 10-15 Tropfen.
SST: Vorsicht.
PG: 50 ML * (EKO: N) [€ 14,05]

Dalmaprost 0,075 mg/ml - Injektionslösung für Rinder, Schweine und Pferde 822AI, 833AE
(Z.Nr. 8-39082) RP. P. VNW. nicht im Handel. QG02AD90

D

Dalmarelin 25 µg/ml - Injektionslösung für Rinder und Kaninchen 822AC
(Z.Nr. 8-00606) NR. P. QH01CA92
ZI: Fatro, Ozzano dell´Emilia (Bologna), Italien
Z: 1 ml Injektionslösung enthält: Lecirelin 25 µg (entspr. Lecirelin-acetat), Benzylalkohol, Essigsäure 99%, Natrium monohydrogenphosphat 12-Wasser, Natriumchlorid, Wasser für Injektionszwecke.
EW: Gonadotropin-Releasing-Hormon.
AG: Rind: Behandlung von ovariellen Follikelzysten; frühe Zyklusinduktion ab Tag 14 nach Kalbung; Ovulationsinduktion zum Zeitpunkt der Besamung von kurzer, stiller oder verlängerter Brunst; Ovulationsinduktion in Verbindung mit künstlicher Besamung; Induktion und Synchronisation von Östrus und Ovulation im Rahmen eines terminorientierten künstlichen Besamungsprotokolls (Fixed Time Artificial Insemination).
Kaninchen: Ovulationsinduktion; Verbesserung der Konzeptionsrate.
AA: I.m.
DO: Rind: Follikelzysten: 4 ml Sonstige Indikationen: 2 ml Kaninchen: Ovulationsinduktion: 0,2 ml Verbesserung der Konzeptionsrate: 0,3 ml
SST: Während der Trächtigkeit nicht empfohlen, während der Laktation Anwendung möglich.
WH: Bei Kühen frühestens 14 Tage nach dem Abkalben, zur Ovulationsinduktion bei künstlicher Besamung frühestens 35 Tage nach dem Abkalben anwenden.
VNW: Keine.
PG: 50 ML VN [€ 111,40]

Dalmazin 75 µg/ml - Injektionslösung für Kühe und Sauen 822AI, 833AE
(Z.Nr. 8-00470) NR. P. VNW. QG02AD90
ZI: Fatro, Ozzano dell´Emilia (Bologna), Italien
Z: 1 ml enthält: D-Cloprostenol 75 µg, Chlorocresol 1 mg, Ethanol, Natriumhydroxid, Zitronensäure, wasserfrei, Wasser für Injektionszwecke.
EW: Verursacht Luteolyse.
AG: Kühe:
Steuerung der Fortpflanzung: Brunstsynchronisation oder Brunstinduktion. Geburtseinleitung.
Therapeutische Anwendung: Funktionsstörung der Eierstöcke (persistierender Gelbkörper, Lutein- zystein), Trächtigkeitsunterbrechung inkl., mumifizierte Frucht, Endometritis/Pyometra, verzögerte Uterusinvolution.
Sauen:
Steuerung der Fortpflanzung: Geburtseinleitung.
AA: I.m.
DO: Kühe: 2 ml; zur Brunstsynchronisation Anwendung nach 11 Tagen wieder- holen.
Sauen: 1 ml (nicht vor dem 112. Tag der Trächtigkeit), Injektion nach 6 Std. wiederholen.
Details siehe Austria-Codex - Fachinformation.
GA: Sauen, bei denen eine distocische Geburt erwartet wird; Herz-Kreislauf- Erkrankungen, respiratorische Erkrankungen, Spasmen der Atemwege oder des Magen/Darm-Trakts.
SST: Anwendung bei trächtigen Tieren kontraindiziert, soweit keine Geburts- einleitung oder Trächtigkeitsunterbrechung erwünscht ist.
NW: Infektionen an der Injektionsstelle.
WW: Nicht mit nichtsteroidalen Entzündungshemmern verabreichen. Aktivität anderer Wehenmittel gesteigert.
VNW: Essbare Gewebe: Rind 0 Tage; Schwein 1 Tag. Milch: 0 Tage.
PG: 10 ML VNW [€ 39,90], 20 ML VNW [€ 69,80]

Dancor 10 mg - Tabletten 30D03
(Z.Nr. 1-20773) RP. P. C01DX16
ZI: Merck, Wien
Z: 1 Tablette enthält: Nicorandil 10 mg, Maisstärke, Carboxymethyl cellulose natrium, Stearinsäure, Mannit.
EW: Gefäßerweiternd (Nitratwirkung und Aktivierung der Kaliumkanäle).
AG: Mittel 2. Wal bei stabiler Angina pectoris.
AA: Unzerkaut mit Flüssigkeit einnehmen. Tabletten bis zur Einnahme in den Blisterpackungen belassen, Trocknungstabletten nicht einnehmen.
DO: Initial 2mal tgl. 10 mg (bei starken Kopfschmerzen ED 5 mg). Zur Dauer- therapie 2mal tgl. 10-20 (-40) mg.
Für Kinder und Jugendliche nicht empfohlen.
GA: Schwere Hypotonie, (kardiogener) Schock, Linksherzinsuffizienz, Hypovolämie, akutes Lungenödem.
SST: In der Schwangerschaft Anwendung vermeiden, in der Stillzeit nicht empfohlen.
NW: Kopfschmerzen, Schwindel, Tachykardie, Hautrötung, Erbrechen, Ulzerationen mit Komplikationen (gastrointestinal, Haut, Schleimhaut, Binde- und Hornhaut), gastrointestinale Blutungen.
WW: Kontraindiziert: PDE-5-Hemmer (z.B. Sildenafil), Riociguat. Vorsicht: Andere Blutdrucksenker verstärkt, ASS und NSARs (Blutungsrisiko), Dapoxetin, Kortikosteroide, Kaliumspiegel erhöhende Substanzen.
WH: Bei Ulzerationen Therapie unterbrechen. Nicht beim akuten Angina pectoris Anfall geeignet. Verkehrshinweis.
PG: 30 ST (EKO: G) [€ 7,00], 60 ST (EKO: G) [€ 13,75]

Dancor 20 mg - Tabletten 30D03
(Z.Nr. 1-20770) RP. P. C01DX16
ZI: Merck, Wien
Z: 1 Tablette enthält: Nicorandil 20 mg, Maisstärke, Carboxymethyl cellulose natrium, Stearinsäure, Mannit.
Kurzinformation: siehe Dancor 10 mg - Tabletten, →S. 368
PG: 30 ST (EKO: G) [€ 11,65], 60 ST (EKO: G) [€ 21,85]

Danidol 150 mg/ml - Injektionslösung für Rinder, Schweine und Pferde 802A
(Z.Nr. 8-01005) RP. P. VNW. QM01AE03
ZI: Ecupar Veterinaria, Barcelona, Spanien
Z: 1 ml Injektionslösung enthält: Ketoprofen 150 mg, Benzylalkohol 10 mg, Arginin, Citronensäure zur pH-Wert Einstellung, Wasser für Injektionszwecke.
EW: Nichtsteroidales Antiphlogistikum.
AG: Rinder:
- Linderung von Entzündungen und Schmerzen bei postpartalen Erkrankungen des Stütz- und Bewegungsapparates und Lahmheit
- Senkung von Fieber bei Atemwegserkrankungen
- Linderung von Entzündungen, Fieber und Schmerzen bei akuter klinischer Mastitis
Schweine:
- Senkung von Fieber bei Atemwegserkrankungen und postpartalem Dysgalaktie Syndrom (PDS) bei Sauen
Pferde:
- Linderung von Entzündungen und Schmerzen bei Erkrankungen der Gelenke und des Bewegungsapparates (Lahmheiten, Hufrehe, Osteoarthritis, Synovitis, Tendinitis usw.)
- Linderung postoperativer Schmerzen und Entzündungen
- Linderung von viszeralen Schmerzen bei Koliken
AA: I.v. oder i.m., cave intraarteriell.
DO: Rinder: 3 mg Ketoprofen/kg KG tgl. über 1-3 Tage.
Schweine: Einmalig 3 mg Ketoprofen/kg KG i. m.
Pferde: 2,2 mg Ketoprofen/(kg KG i.v. tgl. über 1 - 5 Tage (bei Kolik nur einmalig anwenden).
GA: Magen/Darm-Ulzera, Herz-, Leber-, Nierenschäden, Blutbildschäden, Gerinnungsstörungen.
SST: Anwendung bei trächtigen Rindern möglich, bei trächtigen Sauen oder Stuten Nutzen/Risiko-Abwägung. Bei laktierenden Kühen und Sauen Anwendung möglich, bei laktierenden Stuten nicht empfohlen.
NW: Lokale Muskelläsionen nach i.m. Gabe, Magen/Darm-Ulzera.
WW: Diuretika, nephrotoxische Arzneimittel, andere NSARs, Glukokortikoide, Antikoagulantien meiden.
WH: Bei Fohlen unter 1 Monat nicht empfohlen. Anwendung bei hypovolämischen oder hypotonen Tieren vermeiden.
VNW: Rind: Essbare Gewebe: 2 Tage; Milch: Keine.
Pferd: Essbare Gewebe: 1 Tag. Nicht für laktierende Stuten, deren Milch für menschlichen Verzehr vorgesehen ist.
Schwein: Essbare Gewebe: 3 Tage.
PG: 1 ST VNW [€ 78,90]

Danidol 300 mg/ml - Lösung zum Eingeben für Rinder und Schweine 802A
(Z.Nr. 8-00841) RP. P. VNW. nicht im Handel. QM01AE03

Danilon Equidos 1,5 g - Granulat für Pferde und Ponys 802AD, 806A
(Z.Nr. 8-00978) NR. P. QM01AA90
ZI: Laboratorios Dr. Esteve, Barcelona, Spanien
Z: 1 Beutel mit 10 g Granulat enthält: Suxibuzon 1,5 g, Mannitol, Sucrose, Povidon K30, Saccharin natrium, Chinolingelb 2,5 mg, Ethylcellulose.

EW: Nichtsteroidales Antiphlogistikum.
AG: Schmerzen und Entzündungen bei Erkrankungen des Bewegungsapparates.
AA: Zum Eingeben über das Futter.
DO: Pferde: TD 2mal 2 Beutel (= TD 12,5 mg/kg KG) über 2 Tage, dann 2mal 1 Beutel über 3 Tage, dann 1 Beutel tgl. oder jeden 2. Tag.
Ponys: Halbe Pferdedosis! 1 Beutel tgl. (6,25 mg/kg KG) über 2 Tage, dann ½ Beutel tgl. über 3 Tage, dann Dosis weiter reduzieren.
GA: Nieren-, Leber-, Herzerkrankungen, Magen/Darm- Ulzera, Blutbildschäden.
SST: Nicht empfohlen.
NW: Magen/Darm, Blutbild, Niere.
WW: Hohe Plasmaproteinbindung beachten. Nephrotoxische Arzneimittel meiden.
WH: Nicht für Pferde kurz vor einem Wettkampf. Vorsicht bei sehr jungen Tieren. Zugang zu Trinkwasser gewährleisten. Entzündungen infolge bakterieller Infektionen antimikrobiell behandeln.
VNW: Nicht für Tiere zur Lebensmittelgewinnung. Behandelte Tiere dürfen nicht für den menschlichen Verzehr geschlachtet werden.
PG: 60 ST VN [€ 126,00]

🐾 *Danilon Equidos NF 1,5 g/Beutel - Granulat im Beutel für Pferde und Ponys* 802AD, 806A
(Z.Nr. 8-40410) NR. P. nicht im Handel. QM01AA90

Danselle 0,02 mg/3 mg 21 - Filmtabletten 31I01
(Z.Nr. 1-29356) RP. P. G03AA12
ZI: Teva, Haarlem, Niederlande
Z: 1 Filmtablette enthält: Ethinylestradiol 0,02 mg, Drospirenon 3 mg, Tablettenkern: Lactose monohydrat 44 mg, Maisstärke, vorverkleistert, Povidon, Croscarmellose natrium, Polysorbat 80, Magnesium stearat; Filmüberzug: Poly(vinylalkohol), teilweise hydrolysiert, Titandioxid, Macrogol 3350, Talkum, Eisenoxid gelb, Eisenoxid rot, Eisenoxid schwarz.
Kurzinformation: siehe Aliane 0,02 mg/3 mg - Filmtabletten, → S. 62
PG: 21 ST * (EKO: N) [€ 10,25], 63 ST * (EKO: N) [€ 29,95], 126 ST * (EKO: N) [€ 58,00]

Danseo 0,03 mg/3 mg 21 - Filmtabletten 31I01
(Z.Nr. 1-29362) RP. P. G03AA12
ZI: Teva, Haarlem, Niederlande
Z: 1 Filmtablette enthält: Ethinylestradiol 0,03 mg, Drospirenon 3 mg, Tablettenkern: Lactose monohydrat 62 mg, Maisstärke, Maisstärke, vorverkleistert, Crospovidon, Povidon, Polysorbat 80, Magnesium stearat; Filmüberzug: Poly(vinylalkohol), teilweise hydrolysiert, Titandioxid, Macrogol 3350, Talkum, Eisenoxid gelb.
Kurzinformation: siehe Aliane 0,02 mg/3 mg - Filmtabletten, → S. 62
PG: 21 ST * (EKO: N) [€ 10,25], 63 ST * (EKO: N) [€ 29,95], 126 ST * (EKO: N) [€ 58,00]

Dantrolen i.v. 20 mg - Pulver zur Herstellung einer Injektions-/Infusionslösung 46A04
(Z.Nr. 0-17709) RP. P. M03CA01
ZI: Norgine, Amsterdam, Niederlande
Z: 1 Durchstechflasche enthält: Dantrolen natrium-3,5-Wasser 20 mg, Mannitol, Natriumhydroxid (entspr. Natrium < 1 mmol).
EW: Entkoppelt Kontraktion des Skelettmuskels.
AG: Maligne Hyperthermie.
AA: I.v. Injektion/Infusion nach Lösen in Wasser.
DO: 2,5 mg/kg KG, binnen 5 min wiederholen bis Gesamtmenge von 10 mg/kg KG oder mehr (bis über 40 mg/kg KG). Anschließend 10 mg/kg KG/24 h.
SST: Vitale Indikationsstellung, nicht stillen.
NW: Muskelschwäche, Magen/Darm, Herz, Haut, Leber, Niere, sehr selten Lungenödem, Ateminsuffizienz.
WW: Nicht mit Verapamil anwenden. Nicht depolarisierende Muskelrelaxantien verstärkt. ZNS-Dämpfer verstärkt.
WH: Nicht mit anderen Infusionslösungen mischen. Unterstützende Maßnahmen weiterführen. Cave extravasale Injektion. Vorsicht bei Hyperkaliämie.
Verkehrshinweis. Positive Dopingtests möglich.
PG: 12 ST * (EKO: N) [€ 1.153,50], 36 ST * (EKO: N) [€ 2.861,25]

🐾 *Dany`s Bienen Wohl - Pulver und Lösung zur Herstellung einer Dispersion (39,4 mg/ml) zur Anwendung im Bienenstock für Honigbienen* 804E
(Z.Nr. EU/2/18/225/*) RPF. P. nicht im Handel. QP53AG03

Daptomycin Accordpharma 350 mg - Pulver zur Herstellung einer Injektions-/Infusionslösung 34K
(Z.Nr. 1-39278) NR. P. E. J01XX09
ZI: Accord Healthcare, Utrecht, Niederlande
Z: 1 Durchstechflasche enthält: Daptomycin 350 mg, Natriumhydroxid zur pH-Wert-Einstellung.
EW: Bakterizides Antibiotikum (zyklisches Lipopeptid) gegen grampositive Bakterien.
AG: Komplizierte Haut- und Weichteilinfektionen. Rechtsseitige infektiöse Endokarditis durch Staphylococcus aureus. Staphylococcus aureus-Bakteriämie.
AA: I.v. Infusion über 30 min, bei Kindern von 1 bis 6 Jahren über 60 min.
DO: Haut- und Weichteilinfektionen ohne Bakteriämie: 4 mg/kg KG 1mal tgl. über 7-14 Tage.
Jugendliche: 5 mg/kg KG 1mal tgl.; Kinder 7-11 Jahre: 7 mg/kg KG 1mal tgl.; Kinder 2-6 Jahre: 9 mg/kg KG 1mal tgl.; Kinder im 2. Lebensjahr: 10 mg/kg KG 1mal tgl.; Therapiedauer bis zu 14 Tagen.
Infektiöse Endokarditis oder Haut- und Weichteilinfektionen mit Bakteriämie (nur für Erwachsene): 6 mg/kg KG 1mal tgl. über 14 oder mehr Tage.
Bei Kreatinin-Clearance unter 30 ml/min ED nur jeden 2. Tag geben.
SST: Strenge Nutzen/Risiko-Abwägung, nicht stillen.
NW: Pilzinfektionen, Harnweginfektionen, ZNS, Magen/Darm, Haut, lokale Reaktionen, Enzymanstiege, Überempfindlichkeit, gelegentlich Blut, Psyche, Niere, Herz/Kreislauf, Ikterus, Myositis, eosinophile Pneumonie.
WW: Labor (PT/INR).
WH: Im 1. Lebensjahr nicht anwenden. Bei Pneumonie nicht wirksam. Auf Myopathien achten (CPK-Kontrolle). Auf periphere Neuropathie, Nierenschäden achten. Bei Enterokokken-Infektionen Daten unzureichend. Auf Clostridium difficile-assoziierte Diarrhoe achten.
PG: 1 ST * (EKO: N) [€ 131,50]

Daptomycin Accordpharma 500 mg - Pulver zur Herstellung einer Injektions-/Infusionslösung 34K
(Z.Nr. 1-39279) NR. P. E. J01XX09
ZI: Accord Healthcare, Utrecht, Niederlande
Z: 1 Durchstechflasche enthält: Daptomycin 500 mg, Natriumhydroxid zur pH-Wert-Einstellung.
Kurzinformation: siehe Daptomycin Accordpharma 350 mg - Pulver zur Herstellung einer Injektions-/Infusionslösung, → S. 369
PG: 1 ST * (EKO: N) [€ 175,25]

Daptomycin Hospira 350 mg - Pulver zur Herstellung einer Injektions-/Infusionslösung 34K
(Z.Nr. EU/1/17/1175/*) NR. P. nicht im Handel. J01XX09

Daptomycin Hospira 700 mg - Pulver zur Herstellung einer Injektions-/Infusionslösung 34K
(Z.Nr. EU/1/17/1175/*) NR. P. nicht im Handel. J01XX09

Daptomycin Norameda 350 mg - Pulver zur Herstellung einer Injektions-/Infusionslösung 34K
(Z.Nr. 1-38293) NR. P. E. J01XX09
ZI: Uab Norameda, Vilnius, Litauen
Z: 1 Durchstechflasche enthält: Daptomycin 350 mg, Natriumhydroxid zur pH-Wert-Einstellung.
Kurzinformation: siehe Daptomycin Accordpharma 350 mg - Pulver zur Herstellung einer Injektions-/Infusionslösung, → S. 369
PG: 1 ST * (EKO: N) [€ 129,05]

Daptomycin Norameda 500 mg - Pulver zur Herstellung einer Injektions-/Infusionslösung 34K
(Z.Nr. 1-38294) NR. P. E. J01XX09
ZI: Uab Norameda, Vilnius, Litauen
Z: 1 Durchstechflasche enthält: Daptomycin 500 mg, Natriumhydroxid zur pH-Wert-Einstellung.
Kurzinformation: siehe Daptomycin Accordpharma 350 mg - Pulver zur Herstellung einer Injektions-/Infusionslösung, → S. 369
PG: 1 ST * (EKO: N) [€ 173,10]

Daptomycin Reddy 350 mg - Pulver zur Herstellung einer Injektions- oder Infusionslösung 34K
(Z.Nr. 1-37685) NR. P. E. nicht im Handel. J01XX09

Daptomycin Reddy 500 mg - Pulver zur Herstellung einer Injektions- oder Infusionslösung 34K
(Z.Nr. 1-37686) NR. P. E. nicht im Handel. J01XX09

Darmol 12 mg - Dragees 42J04
(Z.Nr. 1-35234) RPF. P. A06AB06
ZI: Schmidgall, Wien
Z: 1 überzogene Tablette enthält: Sennesblätter-Trockenextrakt; Methanol 75% (V/V) (Auszugsmittel) ca. 24 mg (entspr. Sennosid B 47,5-52,5 %) (entspr. Hydroxyanthracen-Derivate 12 mg), Lactose monohydrat ca. 26,3 mg, Cellulose, mikrokristalline, Macrogol 4000, Magnesium stearat, Saccharose 54,5 mg, Gummi arabicum, Talkum, Carmellose natrium (entspr. Natrium < 1 mmol) (entspr. → < 23 mg), Povidon, Siliciumdioxid, hochdisperses, Maisstärke, Calciumcarbonat, Titandioxid, Eisenoxid rot, Eisenoxid braun, Wachs, gelbes.
EW: Pflanzliches Laxans.
AG: Kurzfristig bei Obstipation.
AA: Vor dem Schlafengehen mit einem Glas Wasser einnehmen.
DO: Personen ab 12 Jahren: ED 1-2 Dragees, MTD 2 Dragees. Anwendung 2-3mal pro Woche. Nicht für Kinder.
GA: Akute Darmentzündungen, Ileus, Appendizitis, unklares Abdomen, schwere Wasser- und Elektrolytstörungen (Hypokaliämie).
SST: Nicht empfohlen.
NW: Bauchschmerzen, Durchfall, Übelkeit, Erbrechen. Überempfindlichkeit. Bei Missbrauch Hypokaliämie (Myopathien, Nierenstörungen, Darmschäden, Obstipation u.a.). Gelb- oder Rotfärbung des Harns ist unbedeutend.
WW: Verstärkung der Hypokaliämie durch Carbenoxolon, Corticosteroide, Thiazide. Verstärkung der Herzglykosidwirkungen. Vorsicht: Chinidin, QT-verlängernde Substanzen.
GE: Wirkungsverminderung bei regelmäßigem Gebrauch.
WH: Ausreichend Flüssigkeit zuführen. Nicht als Abmagerungsmittel geeignet.
Max. 1-2 Wochen ohne ärztliche Anordnung anwenden.
PG: 24 ST * (EKO: N) [€ 6,90]

Darmol - Täfelchen 42J04
(Z.Nr. 1-18007) RPF. P. A06AB06
ZI: Schmidgall, Wien
Z: 1 Täfelchen enthält: Sennesblätter-Trockenextrakt; Methanol 75% (V/V) (Auszugsmittel) (entspr. Hydroxyanthracen-Derivate 47,5-52,5 %) (entspr. → 48 mg), Kakaomasse, Kakao-Butter, Saccharose 0,38 g, Soja-Lecithin, Ethylvanilline.
EW: Laxans.
AG: Kurzfristig bei Obstipation.
AA: Vor dem Schlafengehen mit einem Glas Wasser einnehmen.
DO: ED ¼ bis ½ Täfelchen. MTD ½ Täfelchen. Nicht für Kinder.
GA: Akute Darmentzündungen, Ileus, Appendizitis, unklares Abdomen, schwere Wasser- und Elektrolytstörungen (Hypokaliämie).
SST: Gegenanzeige.
NW: Bauchschmerzen, Durchfall, Übelkeit, Erbrechen. Überempfindlichkeit. Bei Missbrauch Hypokaliämie (Myopathien, Nierenstörungen, Darmschäden, Obstipation u.a.). Gelb- oder Rotfärbung des Harns ist unbedeutend.
WW: Verstärkung der Hypokaliämie durch Carbenoxolon, Corticosteroide, Thiazide. Verstärkung der Herzglykosidwirkungen. Vorsicht: Chinidin, QT-verlängernde Substanzen.
GE: Wirkungsverminderung bei regelmäßigem Gebrauch.
WH: Ausreichend Flüssigkeit zuführen. Nicht als Abmagerungsmittel geeignet.
Max. 1-2 Wochen ohne ärztliche Anordnung anwenden.
PG: 8 ST * (EKO: N) [€ 8,50], 16 ST * (EKO: N) [€ 13,90]

Darunavir Accord 75 mg - Filmtabletten 35E04
(Z.Nr. 1-38699) NR. P. nicht im Handel. J05AE10

Darunavir Accord 150 mg - Filmtabletten 35E04
(Z.Nr. 1-38700) NR. P. nicht im Handel. J05AE10

Darunavir Accord 400 mg - Filmtabletten 35E04
(Z.Nr. 1-38701) NR. P. nicht im Handel. J05AE10

Darunavir Accord 600 mg - Filmtabletten 35E04
(Z.Nr. 1-38703) NR. P. J05AE10
ZI: Accord Healthcare, Utrecht, Niederlande
Z: 1 Filmtablette enthält: Darunavir 600 mg (entspr. Darunavir-Propylenglycolat) (entspr. Propylenglycol 83,33 mg), Innere Phase: Lactose monohydrat 113,9 mg, Cellulose, mikrokristalline, Povidon K30, Crospovidon, Siliciumdioxid, hochdispers, wasserfrei; Äussere Phase: Magnesium stearat; Filmüberzug, Orange-1: Poly(vinylalkohol), Macrogole, Titandioxid, Talkum; Gelborange S, Aluminiumlack 2,88 mg.
EW: Antiviral (Proteasehemmer).
AG: Kombinationstherapie von HIV-1 Infektionen bei antiretroviral (ART) vorbehandelten Erwachsenen und bei Kindern ab 3 Jahren (ab 15 kg KG).
AA: Innerhalb von 30 min nach Beendigung einer Mahlzeit einnehmen.
DO: **ART-vorbehandelte Patienten:** 2mal tgl. 600 mg Darunavir zusammen mit 2mal tgl. 100 mg Ritonavir, oder: 1mal tgl. 800 mg Darunavir zusammen mit 1mal tgl. 150 mg Cobicistat oder 100 mg Ritonavir.
ART-naive Kinder ab 3 Jahren: 15 bis <30 kg KG: 1mal tgl. 600 mg Darunavir + 100 mg Ritonavir 30 bis <40 kg KG: 1mal tgl. 675 mg Darunavir + 100 mg Ritonavir ab 40 kg KG: 1mal tgl. 800 mg Darunavir + 100 mg Ritonavir
ART-vorbehandelte Kinder ab 3 Jahren: 15 bis <30 kg KG: 2mal tgl. 375 mg Darunavir + 50 mg Ritonavir oder 1mal tgl. 600 mg Darunavir + 100 mg Ritonavir.
30 bis <40 kg KG: 2mal tgl. 450 mg Darunavir + 60 mg Ritonavir oder 1mal tgl. 675 mg Darunavir + 100 mg Ritonavir.
ab 40 kg KG: Erwachsenendosis.
Einmal tgl. Gabe mit dem Essen für ART-naive Kinder empfohlen.
GA: Schwere Leberschäden (Child-Pugh-Klasse C).
SST: Nutzen/Risiko-Abwägung, nicht stillen. Während der Schwangerschaft keine Behandlung mit Darunavir / Cobicistat beginnen.
NW: Magen/Darm (sehr häufig Diarrhoe, häufig Erbrechen, Übelkeit), Immunrekonstitutionssyndrom, Autoimmunerkrankungen (z.B. M. Basedow) bei Immun-Reaktivierung, Hepatitis, Pyrexie, Hautausschlag (auch schwer), Blut, ZNS, Herz/Kreislauf, Atemwege, Bewegungsapparat, Niere, Gewichtszunahme, Untersuchungen (Anstieg von Blutlipiden und Blutglukose), Hautausschlag (zusammen mit Raltegravir).
WW: Kontraindiziert: Rifampicin, Johanniskraut, Lopinavir/Ritonavir, CYP3A4-abhängige Substanzen wie Amiodaron, Bepridil, Dronedaron, systemisches Lidocain, Chinidin, Ranolazin, Astemizol, Alfuzosin, Terfenadin, Colchicin bei Nieren- oder Leberschäden, Ergotderivate, Elbasvir/Grazoprevir, Cisaprid, Dapoxetin, Domperidon, Naloxegol, Lurasidon, Pimozid, Sertindol, Quetiapin, Triazolam, orales Midazolam, Sildenafil (zur Behandlung der pulmonalen Hypertonie), Avanafil, Simvastatin, Lovastatin, Lomitapid, Dabigatran, Ticagrelor.
Nicht empfohlen: Everolimus und niedrig dosiertes Ritonavir.
WW mit vielen anderen Arzneimitteln möglich. Vorsicht mit parenteralem Midazolam, Colchicin, Efavirenz, Rosuvastatin, Paroxetin, Sertralin.
Details siehe Austria-Codex - Fachinformation.
WH: Immer in Kombination mit Ritonavir anwenden. Virologisches Ansprechen überprüfen. Vorsicht bei älteren Patienten, Sulfonamidallergie, Blutern, Diabetes. Leberwerte kontrollieren. Umverteilung von Körperfett, Osteonekrose, Immunrekonstitutionssyndrom möglich. Verkehrshinweis.
PG: 60 ST RE2 (EKO: Y) [€ 241,95]

Darunavir Accord 800 mg - Filmtabletten 35E04
(Z.Nr. 1-38702) NR. P. J05AE10
ZI: Accord Healthcare, Utrecht, Niederlande
Z: 1 Filmtablette enthält: Darunavir 800 mg (entspr. Darunavir-Propylenglycolat) (entspr. Propylenglycol 111,1 mg), Innere Phase: Lactose monohydrat 151,88 mg, Cellulose, mikrokristalline, Povidon K30, Crospovidon, Siliciumdioxid, hochdispers, wasserfrei; Äussere Phase: Magnesium stearat; Filmüberzug, rot: Poly(vinylalkohol), Macrogole, Eisen(III)-oxid, rotes, Talkum; Titandioxid.
EW: Antiviral (Proteasehemmer).
AG: Kombinationstherapie von HIV-1 Infektionen.
AA: Innerhalb von 30 min nach Beendigung einer Mahlzeit einnehmen.
DO: ART-naive oder ART-vorbehandelte Patienten ohne Virusmutationen:
1mal tgl. 800 mg Darunavir zusammen mit 1mal tgl. 150 mg Cobicistat oder 1mal tgl. 100 mg Ritonavir.
ART-vorbehandelte Patienten mit Virusmutationen oder ohne HIV1-Genotypisierung: 2mal tgl. 600 mg Darunavir zusammen mit 2mal tgl. 100 mg Ritonavir.
ART-naive und ART-vorbehandelte Kinder und Jugendliche ab 40 kg KG ohne Virusmutationen: 1mal tgl. 800 mg Darunavir zusammen mit 1mal tgl. 100 mg Ritonavir.
GA: Schwere Leberschäden (Child-Pugh-Klasse C).
SST: Nutzen/Risiko-Abwägung, nicht stillen. Während der Schwangerschaft keine Behandlung mit Darunavir / Cobicistat beginnen.
NW: Magen/Darm (sehr häufig Diarrhoe, häufig Erbrechen, Übelkeit), Immunrekonstitutionssyndrom, Autoimmunerkrankungen (z.B. M. Basedow) bei Immun-Reaktivierung, Hepatitis, Pyrexie, Hautausschlag (auch schwer), Blut, ZNS, Herz/Kreislauf, Atemwege, Bewegungsapparat, Niere, Gewichtszunahme, Untersuchungen (Anstieg von Blutlipiden und Blutglukose), Hautausschlag (zusammen mit Raltegravir).
WW: Kontraindiziert: Rifampicin, Johanniskraut, Lopinavir/Ritonavir, CYP3A4-abhängige Substanzen wie Amiodaron, Bepridil, Dronedaron, systemisches Lidocain, Chinidin, Ranolazin, Astemizol, Alfuzosin, Terfenadin, Colchicin bei Nieren- oder Leberschäden, Ergotderivate, Elbasvir/Grazoprevir, Cisaprid, Dapoxetin, Domperidon, Naloxegol, Lurasidon, Pimozid, Sertindol, Quetiapin, Triazolam, orales Midazolam, Sildenafil (zur Behandlung der pulmonalen Hypertonie), Avanafil, Simvastatin, Lovastatin, Lomitapid, Dabigatran, Ticagrelor.

Nicht empfohlen: Everolimus und niedrig dosiertes Ritonavir.
WW mit vielen anderen Arzneimitteln möglich. Vorsicht mit parenteralem Midazolam, Colchicin, Efavirenz, Rosuvastatin, Paroxetin, Sertralin.
Details siehe Austria-Codex - Fachinformation.
WH: Immer in Kombination mit Cobicistat oder niedrig dosiertem Ritonavir anwenden. Virologisches Ansprechen überprüfen. Vorsicht bei älteren Patienten, Sulfonamidallergie, Blutern, Diabetes. Leberwerte kontrollieren. Umverteilung von Körperfett, Osteonekrose, Immunrekonstitutionssyndrom möglich. Verkehrshinweis.
PG: 30 ST RE2 (EKO: Y) [€ 241,60]

Darunavir Krka 400 mg - Filmtabletten 35E04
(Z.Nr. EU/1/17/1249/*) NR. P. nicht im Handel. J05AE10

Darunavir Krka 600 mg - Filmtabletten 35E04
(Z.Nr. EU/1/17/1249/*) NR. P. J05AE10
ZI: Krka, Novo Mesto, Slowenien
Z: 1 Filmtablette enthält: Darunavir 600 mg, Tablettenkern: Cellulose, mikrokristalline, Crospovidon Typ A, Hyprolose, Siliciumdioxid, hochdisperses, Cellulose, mikrokristalline, Siliciumdioxid-beschichtet, Magnesium stearat (pflanzlich); Tablettenüberzug: Poly(vinylalkohol), Macrogol 3350, Titandioxid, Talkum, Eisen(III)-hydroxid-oxid x H2O, Eisen(III)-oxid.
EW: Antiviral (Proteasehemmer).
AG: Kombinationstherapie von HIV-1 Infektionen bei antiretroviral vorbehandelten Erwachsenen und bei Kindern ab 3 Jahren (ab 15 kg KG).
AA: Innerhalb von 30 min nach einer Mahlzeit einnehmen.
DO: ART-naive oder ART-vorbehandelte Patienten: 1mal tgl. 800 mg Darunavir zusammen mit 1mal tgl. 150 mg Cobicistat oder 1mal tgl. 100 mg Ritonavir.
ART-vorbehandelte Patienten mit Virusmutationen oder ohne HIV1-Genotypisierung: 2mal tgl. 600 mg Darunavir zusammen mit 2mal tgl. 100 mg Ritonavir.
ART-naive und ART-vorbehandelte Kinder und Jugendliche ab 40 kg KG: 1mal tgl. 800 mg Darunavir zusammen mit 1mal tgl. 100 mg Ritonavir.
Anwendung bei Kindern unter 3 Jahren (unter 15 kg KG) vermeiden.
GA: Schwere Leberschäden (Child-Pugh-Klasse C).
SST: Nutzen/Risiko-Abwägung, nicht stillen. Während der Schwangerschaft keine Behandlung mit Darunavir/Cobicistat 800 mg/150 mg beginnen.
NW: Magen/Darm (sehr häufig Diarrhoe, häufig Erbrechen, Übelkeit), Immunrekonstitutionssyndrom, Autoimmunerkrankungen (z.B. M. Basedow) bei Immun-Reaktivierung, Hepatitis, Pyrexie, Hautausschlag (auch schwer), Blut, ZNS, Herz/Kreislauf, Atemwege, Bewegungsapparat, Niere, Gewichtszunahme, Untersuchungen (Anstieg von Blutlipiden und Blutglukose), Hautausschlag (zusammen mit Raltegravir).
WW: Kontraindiziert: Rifampicin, Johanniskraut, Lopinavir/Ritonavir, CYP3A4-abhängige Substanzen wie Amiodaron, Bepridil, Dronedaron, Ivabradin, systemisches Lidocain, Chinidin, Ranolazin, Astemizol, Alfuzosin, Terfenadin, Colchicin bei Nieren- oder Leberschäden, Ergotderivate, Elbasvir/Grazoprevir, Cisaprid, Dapoxetin, Domperidon, Naloxegol, Lurasidon, Pimozid, Sertindol, Quetiapin, Triazolam, orales Midazolam, Sildenafil (zur Behandlung der pulmonalen Hypertonie), Avanafil, Simvastatin, Lovastatin, Lomitapid, Dabigatran, Ticagrelor.
Nicht empfohlen: Everolimus und niedrig dosiertes Ritonavir, schwache bis mäßige CYP3A4- Induktoren.
WW mit vielen anderen Arzneimitteln möglich. Vorsicht mit parenteralem Midazolam, Colchicin, Efavirenz, Rosuvastatin, Paroxetin, Sertralin.
Details siehe Austria-Codex - Fachinformation.
WH: Immer in Kombination mit Cobicistat oder niedrig dosiertem Ritonavir anwenden. Virologisches Ansprechen überprüfen. Vorsicht bei älteren Patienten, Sulfonamidallergie, Blutern, Diabetes. Leberwerte kontrollieren. Umverteilung von Körperfett, Osteonekrose, Immunrekonstitutionssyndrom möglich. Verkehrshinweis.
PG: 60 ST RE2 (EKO: Y) [€ 241,95]

Darunavir Krka 800 mg - Filmtabletten 35E04
(Z.Nr. EU/1/17/1249/*) NR. P. J05AE10
ZI: Krka, Novo Mesto, Slowenien
Z: 1 Filmtablette enthält: Darunavir 800 mg, Tablettenkern: Cellulose, mikrokristalline, Crospovidon Typ A, Hyprolose, Siliciumdioxid, hochdisperses, Cellulose, mikrokristalline, Siliciumdioxid-beschichtet, Magnesium stearat (pflanzlich); Tablettenüberzug: Poly(vinylalkohol), Macrogol 3350, Titandioxid, Talkum, Eisen(III)-oxid.
EW: Antiviral (Proteasehemmer).
AG: Kombinationstherapie von HIV-1 Infektionen.
AA: Innerhalb von 30 min nach einer Mahlzeit einnehmen.
DO: ART-naive oder ART-vorbehandelte Patienten: 1mal tgl. 800 mg Darunavir zusammen mit 1mal tgl. 150 mg Cobicistat oder 1mal tgl. 100 mg Ritonavir.
ART-vorbehandelte Patienten mit Virusmutationen oder ohne HIV1-Genotypisierung: 2mal tgl. 600 mg Darunavir zusammen mit 2mal tgl. 100 mg Ritonavir.
ART-naive und ART-vorbehandelte Kinder und Jugendliche ab 40 kg KG: 1mal tgl. 800 mg Darunavir zusammen mit 1mal tgl. 100 mg Ritonavir.
Anwendung bei Kindern unter 3 Jahren (unter 15 kg KG) vermeiden.
fsafasdf adfaf
GA: Schwere Leberschäden (Child-Pugh-Klasse C).
SST: Nutzen/Risiko-Abwägung, nicht stillen. Während der Schwangerschaft keine Behandlung mit Darunavir/Cobicistat 800 mg/150 mg beginnen.
NW: Magen/Darm (sehr häufig Diarrhoe, häufig Erbrechen, Übelkeit), Immunrekonstitutionssyndrom, Autoimmunerkrankungen (z.B. M. Basedow) bei Immun-Reaktivierung, Hepatitis, Pyrexie, Hautausschlag (auch schwer), Blut, ZNS, Herz/Kreislauf, Atemwege, Bewegungsapparat, Niere, Gewichtszunahme, Untersuchungen (Anstieg von Blutlipiden und Blutglukose), Hautausschlag (zusammen mit Raltegravir).
WW: Kontraindiziert: Rifampicin, Johanniskraut, Lopinavir/Ritonavir, CYP3A4-abhängige Substanzen wie Amiodaron, Bepridil, Dronedaron, Ivabradin, systemisches Lidocain, Chinidin, Ranolazin, Astemizol, Alfuzosin, Terfenadin, Colchicin bei Nieren- oder Leberschäden, Ergotderivate, Elbasvir/Grazoprevir, Cisaprid, Dapoxetin, Domperidon, Naloxegol, Lurasidon, Pimozid, Sertindol, Quetiapin, Triazolam, orales Midazolam, Sildenafil (zur Behandlung der pulmonalen Hypertonie), Avanafil, Simvastatin, Lovastatin, Lomitapid, Dabigatran, Ticagrelor.
Nicht empfohlen: Everolimus und niedrig dosiertes Ritonavir, schwache bis mäßige CYP3A4- Induktoren.
WW mit vielen anderen Arzneimitteln möglich. Vorsicht mit parenteralem Midazolam, Colchicin, Efavirenz, Rosuvastatin, Paroxetin, Sertralin.
Details siehe Austria-Codex - Fachinformation.
WH: Immer in Kombination mit Cobicistat oder niedrig dosiertem Ritonavir anwenden. Virologisches Ansprechen überprüfen. Vorsicht bei älteren Patienten, Sulfonamidallergie, Blutern, Diabetes. Leberwerte kontrollieren. Umverteilung von Körperfett, Osteonekrose, Immunrekonstitutionssyndrom möglich. Verkehrshinweis.
PG: 30 ST RE2 (EKO: Y) [€ 241,95]

Darunavir Krka d.d. 400 mg - Filmtabletten 35E04
(Z.Nr. EU/1/17/1248/*) NR. P. nicht im Handel. J05AE10

Darunavir Krka d.d. 600 mg - Filmtabletten 35E04
(Z.Nr. EU/1/17/1248/*) NR. P. nicht im Handel. J05AE10

Darunavir Krka d.d. 800 mg - Filmtabletten 35E04
(Z.Nr. EU/1/17/1248/*) NR. P. nicht im Handel. J05AE10

Darunavir Mylan 75 mg - Filmtabletten 35E04
(Z.Nr. EU/1/16/1140/*) NR. P. nicht im Handel. J05AE10

Darunavir Mylan 150 mg - Filmtabletten 35E04
(Z.Nr. EU/1/16/1140/*) NR. P. nicht im Handel. J05AE10

Darunavir Mylan 300 mg - Filmtabletten 35E04
(Z.Nr. EU/1/16/1140/*) NR. P. nicht im Handel. J05AE10

Darunavir Mylan 400 mg - Filmtabletten 35E04
(Z.Nr. EU/1/16/1140/*) NR. P. nicht im Handel. J05AE10

Darunavir Mylan 600 mg - Filmtabletten 35E04
(Z.Nr. EU/1/16/1140/*) NR. P. J05AE10
ZI: Mylan, Saint Priest, Frankreich
Z: 1 Filmtablette enthält: Darunavir 600 mg, Tablettenkern: Siliciumdioxid, hochdisperses, Cellulose, mikrokristalline, Crospovidon, Carboxymethylstärke, Natrium Typ A, Hypromellose, Magnesium stearat (pflanzlich); Tablettenüberzug: Poly(vinylalkohol), Titandioxid, Macrogol 3350, Talkum.
EW: Antiviral (Proteasehemmer).
AG: Kombinationstherapie von HIV-1 Infektionen bei antiretroviral vorbehandelten Erwachsenen und bei Kindern ab 3 Jahren (ab 15 kg KG).
AA: Innerhalb von 30 min nach Beendigung einer Mahlzeit einnehmen.
DO: 2mal tgl. 600 mg Darunavir zusammen mit 2mal tgl. 100 mg Ritonavir, oder: 1mal tgl. 800 mg Darunavir zusammen mit 1mal

tgl. 100 mg Ritonavir.
Kinder ab 3 Jahren:
15-30 kg KG: 2mal tgl. 375 mg Darunavir + 50 mg Ritonavir oder 1mal tgl. 600 mg Darunavir + 100 mg Ritonavir.
30-40 kg KG: 2mal tgl. 450 mg Darunavir + 60 mg Ritonavir oder 1mal tgl. 675 mg Darunavir + 100 mg Ritonavir.
Ab 40 kg KG: Erwachsenendosis.
Einmal tgl. Gabe mit dem Essen für ART-naive Kinder empfohlen.
GA: Schwere Leberschäden (Child-Pugh-Klasse C).
SST: Nutzen/Risiko-Abwägung, nicht stillen. Während der Schwangerschaft keine Behandlung mit Darunavir/Cobicistat 800 mg/150 mg beginnen.
NW: Magen/Darm (sehr häufig Diarrhoe, häufig Erbrechen, Übelkeit), Immunrekonstitutionssyndrom, Autoimmunerkrankungen (z.B. M. Basedow) bei Immun-Reaktivierung, Hepatitis, Pyrexie, Hautausschlag (auch schwer), Blut, ZNS, Herz/Kreislauf, Atemwege, Bewegungsapparat, Niere, Gewichtszunahme, Untersuchungen (Anstieg von Blutlipiden und Blutglukose), Hautausschlag (zusammen mit Raltegravir).
WW: Kontraindiziert: Rifampicin, Johanniskraut, Lopinavir/Ritonavir, CYP3A4-abhängige Substanzen wie Amiodaron, Bepridil, Dronedaron, Ivabradin, systemisches Lidocain, Chinidin, Ranolazin, Astemizol, Alfuzosin, Terfenadin, Colchicin bei Nieren- oder Leberschäden, Ergotderivate, Elbasvir/Grazoprevir, Cisaprid, Dapoxetin, Domperidon, Naloxegol, Lurasidon, Pimozid, Sertindol, Quetiapin, Triazolam, orales Midazolam, Sildenafil (zur Behandlung der pulmonalen Hypertonie), Avanafil, Simvastatin, Lovastatin, Dabigatran, Ticagrelor.
Nicht empfohlen: Everolimus und niedrig dosiertes Ritonavir, schwache bis mäßige CYP3A4- Induktoren.
WW mit vielen anderen Arzneimitteln möglich. Vorsicht mit parenteralem Midazolam, Colchicin, Efavirenz, Rosuvastatin, Paroxetin, Sertralin.
Details siehe Austria-Codex - Fachinformation.
WH: Immer in Kombination mit Cobicistat oder niedrig dosiertem Ritonavir anwenden. Virologisches Ansprechen überprüfen.
Vorsicht bei älteren Patienten, Sulfonamidallergie, Blutern, Diabetes. Leberwerte kontrollieren. Umverteilung von Körperfett, Osteonekrose, Immunrekonstitutionssyndrom möglich. Verkehrshinweis.
PG: 60 ST * (EKO: N) [€ 982,70]

Darunavir Mylan 800 mg - Filmtabletten 35E04

(Z.Nr. EU/1/16/1140/*) NR. P. J05AE10
ZI: Mylan, Saint Priest, Frankreich
Z: 1 Filmtablette enthält: Darunavir 800 mg, Tablettenkern: Siliciumdioxid, hochdisperses, Cellulose, mikrokristalline, Crospovidon, Carboxymethylstärke, Natrium Typ A, Hypromellose, Magnesium stearat (pflanzlich); Tablettenüberzug: Poly(vinylalkohol), Titandioxid, Macrogol 3350, Talkum.
EW: Antiviral (Proteasehemmer).
AG: Kombinationstherapie von HIV-1 Infektionen.
AA: Innerhalb von 30 min nach einer Mahlzeit einnehmen.
DO: ART-naive oder ART-vorbehandelte Patienten: 1mal tgl. 800 mg Darunavir zusammen mit 1mal tgl. 150 mg Cobicistat oder 1mal tgl. 100 mg Ritonavir.
ART-vorbehandelte Patienten mit Virusmutationen oder ohne HIV1-Genotypisierung: 2mal tgl. 600 mg Darunavir zusammen mit 2mal tgl. 100 mg Ritonavir.
ART-naive und ART-vorbehandelte Kinder und Jugendliche ab 40 kg KG: 1mal tgl. 800 mg Darunavir zusammen mit 1mal tgl. 100 mg Ritonavir.
Anwendung bei Kindern unter 3 Jahren (unter 15 kg KG) vermeiden.
GA: Schwere Leberschäden (Child-Pugh-Klasse C).
SST: Nutzen/Risiko-Abwägung, nicht stillen. Während der Schwangerschaft keine Behandlung mit Darunavir/Cobicistat 800 mg/150 mg beginnen.
NW: Magen/Darm (sehr häufig Diarrhoe, häufig Erbrechen, Übelkeit), Immunrekonstitutionssyndrom, Autoimmunerkrankungen (z.B. M. Basedow) bei Immun-Reaktivierung, Hepatitis, Pyrexie, Hautausschlag (auch schwer), Blut, ZNS, Herz/Kreislauf, Atemwege, Bewegungsapparat, Niere, Gewichtszunahme, Untersuchungen (Anstieg von Blutlipiden und Blutglukose), Hautausschlag (zusammen mit Raltegravir).
WW: Kontraindiziert: Rifampicin, Johanniskraut, Lopinavir/Ritonavir, CYP3A4-abhängige Substanzen wie Amiodaron, Bepridil, Dronedaron, Ivabradin, systemisches Lidocain, Chinidin, Ranolazin, Astemizol, Alfuzosin, Terfenadin, Colchicin bei Nieren- oder Leberschäden, Ergotderivate, Elbasvir/Grazoprevir, Cisaprid, Dapoxetin, Domperidon, Naloxegol, Lurasidon, Pimozid, Sertindol, Quetiapin, Triazolam, orales Midazolam, Sildenafil (zur Behandlung der pulmonalen Hypertonie), Avanafil, Simvastatin, Lovastatin, Lomitapid, Dabigatran, Ticagrelor.
Nicht empfohlen: Everolimus und niedrig dosiertes Ritonavir, schwache bis mäßige CYP3A4- Induktoren.
WW mit vielen anderen Arzneimitteln möglich. Vorsicht mit parenteralem Midazolam, Colchicin, Efavirenz, Rosuvastatin, Paroxetin, Sertralin.
Details siehe Austria-Codex - Fachinformation.
WH: Immer in Kombination mit Cobicistat oder niedrig dosiertem Ritonavir anwenden. Virologisches Ansprechen überprüfen.
Vorsicht bei älteren Patienten, Sulfonamidallergie, Blutern, Diabetes. Leberwerte kontrollieren. Umverteilung von Körperfett, Osteonekrose, Immunrekonstitutionssyndrom möglich. Verkehrshinweis.
PG: 30 ST RE2 (EKO: Y) [€ 241,95]

Darunavir ratiopharm 800 mg - Filmtabletten 35E04

(Z.Nr. 1-38008) NR. P. J05AE10
ZI: Teva, Haarlem, Niederlande
Z: 1 Filmtablette enthält: Darunavir 800 mg, Tablettenkern: Cellulose, mikrokristalline, Siliciumdioxid, hochdispers, wasserfrei, Copovidon, Crospovidon, Calcium hydrogenphosphat, wasserfreies, Magnesium stearat; Filmüberzug: Poly(vinylalkohol), partiell hydrolysiert, Macrogol, Talk, Eisenoxid rot.
EW: Antiviral (Proteasehemmer).
AG: Kombinationstherapie von HIV-1 Infektionen.
AA: Innerhalb von 30 min nach einer Mahlzeit einnehmen.
DO: ART-naive oder ART-vorbehandelte Patienten ohne Virusmutationen: 1mal tgl. 800 mg Darunavir zusammen mit 1mal tgl. 100 mg Ritonavir.
ART-vorbehandelte Patienten mit Virusmutationen oder ohne HIV1-Genotypisierung: 2mal tgl. 600 mg Darunavir zusammen mit 2mal tgl. 100 mg Ritonavir.
ART-naive und ART-vorbehandelte Kinder und Jugendliche ab 40 kg KG: 1mal tgl. 800 mg Darunavir zusammen mit 1mal tgl. 100 mg Ritonavir.
Anwendung bei Kindern unter 3 Jahren (unter 15 kg KG) vermeiden.
GA: Schwere Leberschäden (Child-Pugh-Klasse C).
SST: Nutzen/Risiko-Abwägung, nicht stillen. Während der Schwangerschaft keine Behandlung mit Darunavir/Cobicistat 800 mg/150 mg beginnen.
NW: Magen/Darm (sehr häufig Diarrhoe, häufig Erbrechen, Übelkeit), Immunrekonstitutionssyndrom, Autoimmunerkrankungen (z.B. M. Basedow) bei Immun-Reaktivierung, Hepatitis, Pyrexie, Hautausschlag (auch schwer), Blut, ZNS, Herz/Kreislauf, Atemwege, Bewegungsapparat, Niere, Gewichtszunahme, Untersuchungen (Anstieg von Blutlipiden und Blutglukose), Hautausschlag (zusammen mit Raltegravir).
WW: Kontraindiziert: Rifampicin, Johanniskraut, Lopinavir/Ritonavir, CYP3A4-abhängige Substanzen wie Amiodaron, Bepridil, Dronedaron, systemisches Lidocain, Chinidin, Ranolazin, Astemizol, Alfuzosin, Terfenadin, Colchicin bei Nieren- oder Leberschäden, Ergotderivate, Elbasvir/Grazoprevir, Cisaprid, Lurasidon, Pimozid, Sertindol, Quetiapin, Triazolam, orales Midazolam, Sildenafil (zur Behandlung der pulmonalen Hypertonie), Avanafil, Simvastatin, Lovastatin, Ticagrelor. Nicht empfohlen: Everolimus und niedrig dosiertes Ritonavir.
WW mit vielen anderen Arzneimitteln möglich. Vorsicht mit parenteralem Midazolam, Colchicin, Efavirenz, Rosuvastatin, Paroxetin, Sertralin.
Details siehe Austria-Codex - Fachinformation.
WH: Immer in Kombination mit Cobicistat oder niedrig dosiertem Ritonavir anwenden. Virologisches Ansprechen überprüfen.
Vorsicht bei älteren Patienten, Sulfonamidallergie, Blutern, Diabetes. Leberwerte kontrollieren. Umverteilung von Körperfett, Osteonekrose, Immunrekonstitutionssyndrom möglich. Verkehrshinweis.
PG: 30 ST RE2 (EKO: Y) [€ 241,95]

Darunavir Sandoz 800 mg - Filmtabletten 35E04

(Z.Nr. 1-37495) NR. P. J05AE10
ZI: Sandoz, Kundl
Z: 1 Filmtablette enthält: Darunavir 800 mg, Tablettenkern: Cellulose, mikrokristalline, Crospovidon Typ A, Siliciumdioxid, kolloidal, wasserfrei, Magnesium stearat; Tablettenüberzug: Poly(vinylalkohol), Titandioxid, Macrogol 3350, Talkum, Eisenoxid rot.
EW: Antiviral (Proteasehemmer).
AG: Kombinationstherapie von HIV-1 Infektionen.
AA: Innerhalb von 30 min nach Beendigung einer Mahlzeit einnehmen.
DO: ART-naive oder ART-vorbehandelte Patienten ohne Virusmutationen:
1mal tgl. 800 mg Darunavir zusammen mit 1mal tgl. 150 mg Cobicistat oder 1mal tgl. 100 mg Ritonavir.
ART-vorbehandelte Patienten mit Virusmutationen oder ohne HIV1-Genotypisierung: 2mal tgl. 600 mg Darunavir zusammen mit 2mal tgl. 100 mg Ritonavir.
ART-naive und ART-vorbehandelte Kinder und Jugendliche ab 40 kg KG ohne Virusmutationen: 1mal tgl. 800 mg Darunavir zusammen mit 1mal tgl. 100 mg Ritonavir.
GA: Schwere Leberschäden (Child-Pugh-Klasse C).
SST: Nutzen/Risiko-Abwägung, nicht stillen. Während der Schwangerschaft keine Behandlung mit Darunavir/Cobicistat 800 mg/150

mg beginnen.
NW: Magen/Darm (sehr häufig Diarrhoe, häufig Erbrechen, Übelkeit), Immunrekonstitutionssyndrom, Autoimmunerkrankungen (z.B. M. Basedow) bei Immun-Reaktivierung, Hepatitis, Pyrexie, Hautausschlag (auch schwer), Blut, ZNS, Herz/Kreislauf, Atemwege, Bewegungsapparat, Niere, Gewichtszunahme, Untersuchungen (Anstieg von Blutlipiden und Blutglukose), Hautausschlag (zusammen mit Raltegravir).
WW: Kontraindiziert: Rifampicin, Johanniskraut, Lopinavir/Ritonavir, CYP3A4-abhängige Substanzen wie Amiodaron, Bepridil, Dronedaron, systemisches Lidocain, Chinidin, Ranolazin, Astemizol, Alfuzosin, Terfenadin, Colchicin bei Nieren- oder Leberschäden, Ergotderivate, Elbasvir/Grazoprevir, Cisaprid, Lurasidon, Pimozid, Sertindol, Quetiapin, Triazolam, orales Midazolam, Sildenafil (zur Behandlung der pulmonalen Hypertonie), Avanafil, Simvastatin, Lovastatin, Ticagrelor. Nicht empfohlen: Everolimus und niedrig dosiertes Ritonavir.
WW mit vielen anderen Arzneimitteln möglich. Vorsicht mit parenteralem Midazolam, Colchicin, Efavirenz, Rosuvastatin, Paroxetin, Sertralin.
Details siehe Austria-Codex - Fachinformation.
WH: Immer in Kombination mit Cobicistat oder niedrig dosiertem Ritonavir anwenden. Virologisches Ansprechen überprüfen. Vorsicht bei älteren Patienten, Sulfonamidallergie, Blutern, Diabetes. Leberwerte kontrollieren. Umverteilung von Körperfett, Osteonekrose, Immunrekonstitutionssyndrom möglich. Verkehrshinweis.
PG: 30 ST RE2 (EKO: Y) [€ 241,95]

Darunavir Stada 800 mg - Filmtabletten 35E04
(Z.Nr. 1-37509) NR. P. J05AE10
ZI: Stada Arzneimittel, Wien
Z: 1 Filmtablette enthält: Darunavir 800 mg, Tablettenkern: Cellulose, mikrokristalline, Crospovidon Typ A, Siliciumdioxid, hochdisperses, Magnesium stearat; Tablettenüberzug: Poly(vinylalkohol), Titandioxid, Macrogol 3350, Talkum, Eisenoxid rot.
EW: Antiviral (Proteasehemmer).
AG: Kombinationstherapie von HIV-1 Infektionen.
AA: Innerhalb von 30 min nach Beendigung einer Mahlzeit einnehmen.
DO: ART-naive oder ART-vorbehandelte erwachsene Patienten (ohne Virusmutation): 1mal tgl. 800 mg Darunavir zusammen mit 1mal tgl. 100 mg Ritonavir.
ART-vorbehandelte Patienten mit Virusmutationen oder ohne HIV1-Genotypisierung: 2mal tgl. 600 mg Darunavir zusammen mit 2mal tgl. 100 mg Ritonavir.
ART-naive und ART-vorbehandelte Kinder und Jugendliche ab 40 kg KG: 1mal tgl. 800 mg Darunavir zusammen mit 1mal tgl. 100 mg Ritonavir.
Anwendung bei Kindern unter 3 Jahren (unter 15 kg KG) vermeiden.
GA: Schwere Leberschäden (Child-Pugh-Klasse C).
SST: Nutzen/Risiko-Abwägung in der Schwangerschaft, nicht stillen. Während der Schwangerschaft keine Behandlung mit Darunavir/Cobicistat 800 mg/150 mg beginnen.
NW: Magen/Darm (sehr häufig Diarrhoe, häufig Erbrechen, Übelkeit), Immunrekonstitutionssyndrom, Autoimmunerkrankungen (z.B. M. Basedow) bei Immun-Reaktivierung, Hepatitis, Pyrexie, Hautausschlag (auch schwer), Blut, ZNS, Herz/Kreislauf, Atemwege, Bewegungsapparat, Niere, Gewichtszunahme, Untersuchungen (Anstieg von Blutlipiden und Blutglukose), Hautausschlag (zusammen mit Raltegravir).
WW: Kontraindiziert: Rifampicin, Johanniskraut, Lopinavir/Ritonavir, CYP3A4-abhängige Substanzen wie Amiodaron, Bepridil, Dronedaron, systemisches Lidocain, Chinidin, Ranolazin, Astemizol, Alfuzosin, Terfenadin, Colchicin bei Nieren- oder Leberschäden, Ergotderivate, Elbasvir/Grazoprevir, Cisaprid, Lurasidon, Pimozid, Sertindol, Quetiapin, Triazolam, orales Midazolam, Sildenafil (zur Behandlung der pulmonalen Hypertonie), Avanafil, Simvastatin, Lovastatin, Ticagrelor. Nicht empfohlen: Everolimus und niedrig dosiertes Ritonavir.
WW mit vielen anderen Arzneimitteln möglich. Vorsicht mit parenteralem Midazolam, Colchicin, Efavirenz, Rosuvastatin, Paroxetin, Sertralin.
Details siehe Austria-Codex - Fachinformation.
WH: Immer in Kombination mit Cobicistat oder niedrig dosiertem Ritonavir anwenden. Virologisches Ansprechen überprüfen. Vorsicht bei älteren Patienten, Sulfonamidallergie, Blutern, Diabetes. Leberwerte kontrollieren. Umverteilung von Körperfett, Osteonekrose, Immunrekonstitutionssyndrom möglich. Verkehrshinweis.
PG: 30 ST RE2 (EKO: Y) [€ 241,60]

▼ Darzalex 1.800 mg - Injektionslösung 55I01
(Z.Nr. EU/1/16/1101/*) NR. P. E. L01XC24
ZI: Janssen-Cilag International, Beerse, Belgien
Z: 1 Durchstechflasche zu 15 ml enthält: Daratumumab 1800 mg, hergestellt durch rekombinante DNA-Technologie in CHO, Hyaluronidase, rekombinant, human, Histidin, Histidin hydrochlorid monohydrat, Methionin, Polysorbat 20, Sorbitol 735,1 mg, Wasser für Injektionszwecke.
EW: Monoklonaler Antikörper, antineoplastisch.
AG: Neu diagnostiziertes Multiples Myelom in Kombinationstherapie mit Lenalidomid und Dexamethason oder mit Bortezomib, Melphalan und Prednison bei fehlender Eignung für autologe Stammzelltransplantation.
-Neu diagnostiziertes multiples Myelom in Kombination mit Bortezomib, Thalidomid und Dexamethason bei Eignung für autologe Stammzelltransplantation.
-Vorbehandeltes Multiples Myelom (Mono- und Kombinationstherapie mit Lenalidomid und Dexamethason oder mit Bortezomib und Dexamethason).
AA: Nur s.c. über 3 - 5 min etwa 7,5 cm links und rechts neben dem Bauchnabel; Injektionsstelle wechseln. Nicht i.v. verabreichen!
DO: ED 1800 mg. Dosisschemata und Begleittherapien siehe Austria Codex - Fachinformation.
Keine Daten an Kindern und Jugendlichen.
SST: Strenge Nutzen/Risiko-Abwägung in Schwangerschaft; Stillen unterbrechen. Zuverlässige Kontrazeption bis 3 Monate nach Behandlungsende erforderlich.
NW: Schwere infusionsbedingte Reaktionen (IRR), Müdigkeit, Fieber, Husten, Kopf-, Rückenschmerzen, Neuropathien, schwere Atemwegsinfektionen, Magen/Darm, Blutbild (Neutropenie, Thrombozytopenie), Appetitmangel, Hypertonie, Vorhofflimmern, Hyperglykämie, Muskelspasmen, Hepatitis B- Reaktivierung.
WW: Beeinflussung von Labortests (Indirekter Coombs-Test, Serum-Protein-Elektrophorese, Immunfixations-Assays).
WH: Auf infusionsbedingte Reaktionen achten. Vor Therapiebeginn Blutgruppe und Hepatitis B-Status des Patienten bestimmen. Verminderte Wirksamkeit bei Patienten > 120 kg KG möglich. Verkehrshinweis.
PG: 1 ST * (EKO: N) [€ 8.992,05]

▼ Darzalex 20 mg/ml - Konzentrat zur Herstellung einer Infusionslösung 55I01
(Z.Nr. EU/1/16/1101/*) NR. P. E. L01XC24
ZI: Janssen-Cilag International, Beerse, Belgien
Z: 1 ml enthält: Daratumumab 20 mg, hergestellt durch rekombinante DNA-Technologie in CHO, Essigsäure 99%, Mannitol, Polysorbat 20, Natrium acetat-Trihydrat, Natriumchlorid, Wasser für Injektionszwecke.
EW: Monoklonaler Antikörper, antineoplastisch.
AG: Neu diagnostiziertes Multiples Myelom in Kombinationstherapie mit Lenalidomid und Dexamethason oder mit Bortezomib, Melphalan und Prednison bei fehlender Eignung für autologe Stammzelltransplantation.
-Neu diagnostiziertes multiples Myelom in Kombination mit Bortezomib, Thalidomid und Dexamethason bei Eignung für autologe Stammzelltransplantation.
-Vorbehandeltes Multiples Myelom (Mono- und Kombinationstherapie mit Lenalidomid und Dexamethason oder mit Bortezomib und Dexamethason).
AA: I.v. Infusion nach Verdünnen mit NaCl-Lösung. Infusionsgeschwindigkeit initial 50-100 ml/h, maximal 200 ml/h.
DO: ED 16 mg/kg KG. Dosisschemata siehe Austria Codex - Fachinformation.
Keine Daten an Kindern und Jugendlichen.
SST: Strenge Nutzen/Risiko-Abwägung in Schwangerschaft; Stillen unterbrechen. Zuverlässige Kontrazeption bis 3 Monate nach Behandlungsende erforderlich.
NW: Schwere infusionsbedingte Reaktionen (IRR), Müdigkeit, Fieber, Husten, Kopf-, Rückenschmerzen, Neuropathien, schwere Atemwegsinfektionen, Magen/Darm, Blutbild (Neutropenie, Thrombozytopenie), Appetitmangel, Hypertonie, Vorhofflimmern, Hyperglykämie, Muskelspasmen, Hepatitis B- Reaktivierung.
WW: Beeinflussung von Labortests (Indirekter Coombs-Test, Serum-Protein-Elektrophorese, Immunfixations-Assays).
WH: Auf infusionsbedingte Reaktionen achten. Vor Therapiebeginn Blutgruppe und Hepatitis B-Status des Patienten bestimmen. Verkehrshinweis.
PG: **100MG** 5 ML * (EKO: N) [€ 789,15], **400MG** 20 ML * (EKO: N) [€ 3.026,30]

▼ Darzalex 20 mg/ml - Konzentrat zur Herstellung einer Infusionslösung 55I01
(Z.Nr. EU/1/16/1101/*) NR. P. E. L01XC24
Parallelimport.
V: Abacus Medicine, Copenhagen, Dänemark
Z: 1 ml enthält: Daratumumab 20 mg, hergestellt durch rekombinante DNA-Technologie in CHO, Essigsäure 99%, Mannitol, Polysorbat 20, Natrium acetat-Trihydrat, Natriumchlorid, Wasser für Injektionszwecke.
PG: 20 ML * (EKO: N) [€ 2.966,65]

▼ Darzalex 20 mg/ml - Konzentrat zur Herstellung einer Infusionslösung 55I01
(Z.Nr. EU/1/16/1101/*) NR. P. E. L01XC24
Parallelimport.
V: Haemato Pharm, Schönefeld, Deutschland
Z: 1 ml enthält: Daratumumab 20 mg, hergestellt durch rekombinante DNA-Technologie in CHO, Essigsäure 99%, Mannitol, Polysorbat 20, Natrium acetat-Trihydrat, Natriumchlorid, Wasser für Injektionszwecke.
PG: 100MG 5 ML * (EKO: N) [€ 772,10], **400MG** 20 ML * (EKO: N) [€ 2.965,10]

▼ Darzalex 20 mg/ml - Konzentrat zur Herstellung einer Infusionslösung 55I01
(Z.Nr. EU/1/16/1101/*) NR. P. E. L01XC24
Parallelimport.
V: Orifarm, Leverkusen, Deutschland
Z: 1 ml enthält: Daratumumab 20 mg, hergestellt durch rekombinante DNA-Technologie in CHO, Essigsäure 99%, Mannitol, Polysorbat 20, Natrium acetat-Trihydrat, Natriumchlorid, Wasser für Injektionszwecke.
PG: 100MG 5 ML * (EKO: N) [€ 774,95], **400MG** 20 ML * (EKO: N) [€ 2.966,65]

Dasatinib G.L. 20 mg - Filmtabletten 55G
(Z.Nr. 1-39160) NR. P. L01EA02
ZI: G.L. Pharma, Lannach
Z: 1 Filmtablette enthält: Dasatinib 20 mg, Tablettenkern: Lactose 28 mg (entspr. Lactose monohydrat), Cellulose, mikrokristalline (entspr. Cellulose, mikrokristalline Typ 101) (entspr. Cellulose, mikrokristalline Typ 102), Croscarmellose natrium, Hydroxypropylcellulose, Magnesium stearat; Tablettenfilm: Lactose monohydrat, Hypromellose (15 mPa*s), Titandioxid, Triacetin.
EW: Proteinkinase-Inhibitor, antineoplastisch.
AG: Philadelphia-Chromosom-positiver (Ph+) akuter lymphatischer Leukämie (ALL).
Kinder und Jugendliche mit neu diagnostizierter Ph+ ALL in Kombination mit Chemotherapie.
AA: Morgens oder abends unzerkaut einnehmen. Tabletten nicht dispergieren. Nicht mit Grapefruit(saft) einnehmen.
DO: 1mal tgl. 140 mg.
Kinder (ab 1 Jahr) und Jugendliche: Initiale TD 40 mg (10 - <20 kg KG), 60 mg (20 - <30 kg KG), 70 mg (30 - <45 kg KG). 100 mg (ab 45 kg KG).
Kinder unter 10 kg: Dasatinib als Suspension verabreichen. Dasatinib Tbl. und Suspension sind nicht bioäquivalent! Dosisanpassung bei schweren NW und gleichzeitiger Gabe von starken CYP3A4-Hemmern.
SST: Zwingende Indikationsstellung in der Schwangerschaft, nicht stillen. Zuverlässige Kontrazeption für Frauen und Männer erforderlich.
NW: Myelosuppression, Flüssigkeitsretention, Pleuraerguss, Infektionen (Pneumonie), Reaktivierung einer Hepatitis B, Sepsis, Blutungen, Infektionen, Anorexie, ZNS (Kopfschmerz), Dyspnoe, pulmonale arterielle Hypertonie, Magen/Darm (Diarrhoe), (akute) Pankreatitis, Haut, Schmerzen, Fieber, Augen, Herz/Gefäße (QT-Verlängerung), Leber, Muskulatur, Niere, Labor, Störungen des Knochenwachstums bei Kindern.
WW: Nicht empfohlen: Starke CYP3A4-Hemmer erhöhen Dasatinib-Exposition. Starke CYP3A4-Induktoren (z.B. Rifampicin, Johanniskraut) verringern Dasatinib-Exposition. Grapefruitsaft vermeiden. H_2-Antagonisten, Protonenpumpenhemmer; Antazida (2 Std. Abstand).
Vorsicht: CYP-Substrate mit geringer therapeutischer Breite (z.B. Astemizol, Ergotalkaloide).
WH: Auf Myelosuppression, Blutungen, Flüssigkeitsretention, pulmonale arterielle Hypertonie, QT-Verlängerung, kardiale Nebenwirkungen achten. Blutbild regelmäßig kontrollieren. Verkehrshinweis.
PG: 10 ST IND (EKO: G) [€ 153,80], 60 ST IND (EKO: G) [€ 767,15]

Dasatinib G.L. 50 mg - Filmtabletten 55G
(Z.Nr. 1-39161) NR. P. L01EA02
ZI: G.L. Pharma, Lannach
Z: 1 Filmtablette enthält: Dasatinib 50 mg, Tablettenkern: Lactose 69 mg (entspr. Lactose monohydrat), Cellulose, mikrokristalline (entspr. Cellulose, mikrokristalline Typ 101) (entspr. Cellulose, mikrokristalline Typ 102), Croscarmellose natrium, Hydroxypropylcellulose, Magnesium stearat; Tablettenfilm: Lactose monohydrat, Hypromellose (15 mPa*s), Titandioxid, Triacetin.
Kurzinformation: siehe Dasatinib G.L. 20 mg - Filmtabletten, → S. 374
PG: 10 ST IND (EKO: G) [€ 153,80], 60 ST IND (EKO: G) [€ 767,15]

Dasatinib G.L. 70 mg - Filmtabletten 55G
(Z.Nr. 1-39162) NR. P. nicht im Handel. L01EA02

Dasatinib G.L. 80 mg - Filmtabletten 55G
(Z.Nr. 1-39163) NR. P. L01EA02
ZI: G.L. Pharma, Lannach
Z: 1 Filmtablette enthält: Dasatinib 80 mg, Tablettenkern: Lactose 111 mg (entspr. Lactose monohydrat), Cellulose, mikrokristalline (entspr. Cellulose, mikrokristalline Typ 101) (entspr. Cellulose, mikrokristalline Typ 102), Croscarmellose natrium, Hydroxypropylcellulose, Magnesium stearat; Tablettenfilm: Lactose monohydrat, Hypromellose (15 mPa*s), Titandioxid, Triacetin.
Kurzinformation: siehe Dasatinib G.L. 20 mg - Filmtabletten, → S. 374
PG: 10 ST IND (EKO: G) [€ 153,80], 30 ST IND (EKO: G) [€ 401,10]

Dasatinib G.L. 100 mg - Filmtabletten 55G
(Z.Nr. 1-39164) NR. P. L01EA02
ZI: G.L. Pharma, Lannach
Z: 1 Filmtablette enthält: Dasatinib 100 mg, Tablettenkern: Lactose 138 mg (entspr. Lactose monohydrat), Cellulose, mikrokristalline (entspr. Cellulose, mikrokristalline Typ 101) (entspr. Cellulose, mikrokristalline Typ 102), Croscarmellose natrium, Hydroxypropylcellulose, Magnesium stearat; Tablettenfilm: Lactose monohydrat, Hypromellose (15 mPa*s), Titandioxid, Triacetin.
Kurzinformation: siehe Dasatinib G.L. 20 mg - Filmtabletten, → S. 374
PG: 10 ST IND (EKO: G) [€ 153,80], 30 ST IND (EKO: G) [€ 401,10]

Dasatinib G.L. 140 mg - Filmtabletten 55G
(Z.Nr. 1-39165) NR. P. L01EA02
ZI: G.L. Pharma, Lannach
Z: 1 Filmtablette enthält: Dasatinib 140 mg, Tablettenkern: Lactose 194 mg (entspr. Lactose monohydrat), Cellulose, mikrokristalline (entspr. Cellulose, mikrokristalline Typ 101) (entspr. Cellulose, mikrokristalline Typ 102), Croscarmellose natrium, Hydroxypropylcellulose, Magnesium stearat; Tablettenfilm: Lactose monohydrat, Hypromellose (15 mPa*s), Titandioxid, Triacetin.
Kurzinformation: siehe Dasatinib G.L. 20 mg - Filmtabletten, → S. 374
PG: 10 ST IND (EKO: G) [€ 153,80], 30 ST IND (EKO: G) [€ 401,10]

Dasatinib G.L. Pharma 20 mg - Filmtabletten 55G
(Z.Nr. 1-40284) NR. P. nicht im Handel. L01EA02

Dasatinib G.L. Pharma 50 mg - Filmtabletten 55G
(Z.Nr. 1-40285) NR. P. nicht im Handel. L01EA02

Dasatinib G.L. Pharma 70 mg - Filmtabletten 55G
(Z.Nr. 1-40286) NR. P. nicht im Handel. L01EA02

Dasatinib G.L. Pharma 80 mg - Filmtabletten 55G
(Z.Nr. 1-40287) NR. P. nicht im Handel. L01EA02

Dasatinib G.L. Pharma 100 mg - Filmtabletten 55G
(Z.Nr. 1-40288) NR. P. nicht im Handel. L01EA02

Dasatinib G.L. Pharma 140 mg - Filmtabletten 55G
(Z.Nr. 1-40289) NR. P. nicht im Handel. L01EA02

Dasatinib HCS 20 mg - Filmtabletten 55G
(Z.Nr. 1-39232) NR. P. L01EA02
ZI: HCS, Edegem, Belgien
Z: 1 Filmtablette enthält: Dasatinib 20 mg, Tablettenkern: Lactose 28 mg (entspr. Lactose monohydrat), Cellulose, mikrokristalline (entspr. Cellulose, mikrokristalline Typ 101) (entspr. Cellulose, mikrokristalline Typ 102), Croscarmellose natrium, Hydroxypropylcellulose, Magnesium stearat; Filmüberzug: Lactose monohydrat, Hypromellose (15 mPa*s), Titandioxid, Triacetin.
EW: Proteinkinase-Inhibitor, antineoplastisch.
AG: Philadelphia-Chromosom-positiver (Ph+) akuter lymphatischer Leukämie (ALL).
Kinder und Jugendliche mit neu diagnostizierter Ph+ ALL in Kombination mit Chemotherapie.
AA: Morgens oder abends im Ganzen einnehmen. Tabletten nicht dispergieren. Nicht mit Grapefruit(saft) einnehmen.
DO: 1mal tgl. 140 mg.
Kinder (ab 1 Jahr) und Jugendliche: Initiale TD 40 mg (10 - <20 kg KG), 60 mg (20 - <30 kg KG), 70 mg (30 - <45 kg KG). 100 mg (ab 45 kg KG).
Kinder unter 10 kg: Dasatinib als Suspension verabreichen. Dasatinib Tbl. und Suspension sind nicht bioäquivalent! Dosisanpassung bei schweren NW und gleichzeitiger Gabe von starken CYP3A4-Hemmern.

SST: Zwingende Indikationsstellung in der Schwangerschaft, nicht stillen. Zuverlässige Kontrazeption für Frauen und Männer erforderlich.
NW: Myelosuppression, Flüssigkeitsretention, Pleuraerguss, Infektionen (Pneumonie), Reaktivierung einer Hepatitis B, Sepsis, Blutungen, Infektionen, Anorexie, ZNS (Kopfschmerz), Dyspnoe, pulmonale arterielle Hypertonie, Magen/Darm (Diarrhoe), (akute) Pankreatitis, Haut, Schmerzen, Fieber, Augen, Herz/Gefäße (QT-Verlängerung), Leber, Muskulatur, Niere, Labor, Störungen des Knochenwachstums bei Kindern.
WW: Nicht empfohlen: Starke CYP3A4-Hemmer erhöhen Dasatinib-Exposition. Starke CYP3A4-Induktoren (z.B. Rifampicin, Johanniskraut) verringern Dasatinib-Exposition. Grapefruitsaft vermeiden. H_2-Antagonisten, Protonenpumpenhemmer; Antazida (2 Std. Abstand).
Vorsicht: CYP-Substrate mit geringer therapeutischer Breite (z.B. Astemizol, Ergotalkaloide).
WH: Auf Myelosuppression, Blutungen, Flüssigkeitsretention, pulmonale arterielle Hypertonie, QT-Verlängerung, kardiale Nebenwirkungen achten. Blutbild regelmäßig kontrollieren. Verkehrshinweis.
PG: 60 ST * (EKO: N) [€ 703,45]

Dasatinib HCS 50 mg - Filmtabletten 55G
(Z.Nr. 1-39233) NR. P. L01EA02
ZI: HCS, Edegem, Belgien
Z: 1 Filmtablette enthält: Dasatinib 50 mg, Tablettenkern: Lactose 69 mg (entspr. Lactose monohydrat), Cellulose, mikrokristalline (entspr. Cellulose, mikrokristalline Typ 101) (entspr. Cellulose, mikrokristalline Typ 102), Croscarmellose natrium, Hydroxypropylcellulose, Magnesium stearat; Filmüberzug: Lactose monohydrat, Hypromellose (15 mPa*s), Titandioxid, Triacetin.
Kurzinformation: siehe Dasatinib HCS 20 mg - Filmtabletten, → S. 374
PG: 60 ST * (EKO: N) [€ 703,45]

Dasatinib HCS 70 mg - Filmtabletten 55G
(Z.Nr. 1-39234) NR. P. nicht im Handel. L01EA02

Dasatinib HCS 80 mg - Filmtabletten 55G
(Z.Nr. 1-39235) NR. P. L01EA02
ZI: HCS, Edegem, Belgien
Z: 1 Filmtablette enthält: Dasatinib 80 mg, Tablettenkern: Lactose 111 mg (entspr. Lactose monohydrat), Cellulose, mikrokristalline (entspr. Cellulose, mikrokristalline Typ 101) (entspr. Cellulose, mikrokristalline Typ 102), Croscarmellose natrium, Hydroxypropylcellulose, Magnesium stearat; Filmüberzug: Lactose monohydrat, Hypromellose (15 mPa*s), Titandioxid, Triacetin.
EW: Proteinkinase-Inhibitor, antineoplastisch.
AG: Philadelphia-Chromosom-positiver (Ph+) akuter lymphatischer Leukämie (ALL).
Kinder und Jugendliche mit neu diagnostizierter Ph+ ALL in Kombination mit Chemotherapie.
AA: Tabletten morgens oder abends im Ganzen schlucken, nicht mit Grapefruit(saft) einnehmen.
DO: 1mal tgl. 140 mg.
Kinder (ab 1 Jahr) und Jugendliche: Initiale TD 40 mg (10 - <20 kg KG), 60 mg (20 - <30 kg KG), 70 mg (30 - <45 kg KG). 100 mg (ab 45 kg KG).
Kinder unter 10 kg: Dasatinib als Suspension verabreichen.
Dasatinib Tbl. und Suspension sind nicht bioäquivalent! Dosisanpassung bei schweren NW und gleichzeitiger Gabe von starken CYP3A4-Hemmern.
SST: Zwingende Indikationsstellung in der Schwangerschaft, nicht stillen. Zuverlässige Kontrazeption für Frauen und Männer erforderlich.
NW: Myelosuppression, Flüssigkeitsretention, Pleuraerguss, Infektionen (Pneumonie), Reaktivierung einer Hepatitis B, Sepsis, Blutungen, Infektionen, Anorexie, ZNS (Kopfschmerz), Dyspnoe, pulmonale arterielle Hypertonie, Magen/Darm (Diarrhoe), (akute) Pankreatitis, Haut, Schmerzen, Fieber, Augen, Herz/Gefäße (QT-Verlängerung), Leber, Muskulatur, Niere, Labor, Störungen des Knochenwachstums bei Kindern.
WW: Nicht empfohlen: Starke CYP3A4-Hemmer erhöhen Dasatinib-Exposition. Starke CYP3A4-Induktoren (z.B. Rifampicin, Johanniskraut) verringern Dasatinib-Exposition. Grapefruitsaft vermeiden. H_2-Antagonisten, Protonenpumpenhemmer; Antazida (2 Std. Abstand).
Vorsicht: CYP-Substrate mit geringer therapeutischer Breite (z.B. Astemizol, Ergotalkaloide).
WH: Auf Myelosuppression, Blutungen, Flüssigkeitsretention, pulmonale arterielle Hypertonie, QT-Verlängerung, kardiale Nebenwirkungen achten. Blutbild regelmäßig kontrollieren. Verkehrshinweis.
PG: 30 ST * (EKO: N) [€ 367,70]

Dasatinib HCS 100 mg - Filmtabletten 55G
(Z.Nr. 1-39236) NR. P. L01EA02
ZI: HCS, Edegem, Belgien
Z: 1 Filmtablette enthält: Dasatinib 100 mg, Tablettenkern: Lactose 138 mg (entspr. Lactose monohydrat), Cellulose, mikrokristalline (entspr. Cellulose, mikrokristalline Typ 101) (entspr. Cellulose, mikrokristalline Typ 102), Croscarmellose natrium, Hydroxypropylcellulose, Magnesium stearat; Filmüberzug: Lactose monohydrat, Hypromellose (15 mPa*s), Titandioxid, Triacetin.
Kurzinformation: siehe Dasatinib HCS 80 mg - Filmtabletten, → S. 375
PG: 30 ST * (EKO: N) [€ 367,70]

Dasatinib HCS 140 mg - Filmtabletten 55G
(Z.Nr. 1-39237) NR. P. L01EA02
ZI: HCS, Edegem, Belgien
Z: 1 Filmtablette enthält: Dasatinib 140 mg, Tablettenkern: Lactose 194 mg (entspr. Lactose monohydrat), Cellulose, mikrokristalline (entspr. Cellulose, mikrokristalline Typ 101) (entspr. Cellulose, mikrokristalline Typ 102), Croscarmellose natrium, Hydroxypropylcellulose, Magnesium stearat; Filmüberzug: Lactose monohydrat, Hypromellose (15 mPa*s), Titandioxid, Triacetin.
Kurzinformation: siehe Dasatinib HCS 80 mg - Filmtabletten, → S. 375
PG: 30 ST * (EKO: N) [€ 367,70]

Dasatinib Sandoz 20 mg - Filmtabletten 55G
(Z.Nr. 1-39292) NR. P. nicht im Handel. L01EA02

Dasatinib Sandoz 50 mg - Filmtabletten 55G
(Z.Nr. 1-39293) NR. P. nicht im Handel. L01EA02

Dasatinib Sandoz 70 mg - Filmtabletten 55G
(Z.Nr. 1-39294) NR. P. nicht im Handel. L01EA02

Dasatinib Sandoz 80 mg - Filmtabletten 55G
(Z.Nr. 1-39295) NR. P. nicht im Handel. L01EA02

Dasatinib Sandoz 100 mg - Filmtabletten 55G
(Z.Nr. 1-39296) NR. P. nicht im Handel. L01EA02

Dasatinib Sandoz 140 mg - Filmtabletten 55G
(Z.Nr. 1-39297) NR. P. nicht im Handel. L01EA02

Dasselta 5 mg - Filmtabletten 05A01
(Z.Nr. EU/1/11/739/*) RP. P. R06AX27
ZI: Krka, Novo Mesto, Slowenien
Z: 1 Filmtablette enthält: Desloratadin 5 mg, Tablettenkern: Cellulose, mikrokristalline, Hypromellose, Salzsäure, Natriumhydroxid, Maisstärke, Lactose 16,15 mg (entspr. Lactose monohydrat), Talkum; Tablettenfilm: Hypromellose, Macrogol, Lactose monohydrat, Titandioxid, Indigocarmin.
EW: H1-Antagonist.
AG: Allergische Rhinitis, Urtikaria.
AA: 1mal tgl. 1 Tablette. Nicht für Kinder.
SST: In der Schwangerschaft nicht anwenden. Nutzen/Risiko-Abwägung in der Stillzeit.
NW: Müdigkeit, Mundtrockenheit, Gewichtszunahme, Kopfschmerzen, QT-Verlängerung.
WW: Vorsicht: Alkohol.
WH: Vorsicht bei Krampfanfällen oder bei schweren Nierenschäden. Verkehrshinweis.
PG: 10 ST (2) (EKO: G) [€ 2,20], 30 ST (EKO: G) [€ 6,50]

Datscan 74 MBq/ml - Injektionslösung 24F01
(Z.Nr. EU/1/00/135/*) NR. P. nicht im Handel. V09AB03

Daunoblastin 20 mg - Pulver zur Herstellung einer Infusions- oder Injektionslösung 55B
(Z.Nr. 0-15778) NR. P. L01DB02
ZI: Pfizer Corporation Austria, Wien
Z: 1 ml der rekonstituierten Lösung enthält: Daunorubicin hydrochlorid 2 mg, Mannitol.
EW: Anthrazyklin-Zytostatikum.
AG: Zur Remissionsinduktion einer akuten myeloischen Leukämie (AML), akuten lymphoblastischen bzw. lymphatischen Leukämie (ALL).
AA: Nur i.v.; cave paravasal! Details siehe Austria-Codex - Fachinformation.
Inkompatibilitäten beachten.
DO: ED 0,5-3 mg/kg KG (ca. 20 - 120 mg/m² KOF); maximale kumulative Dosis 550 mg/m².
Kinder und Jugendliche: TD 0,5-1,5 mg/kg KG (25 - 45 mg/m² KOF). Maximale kumulative Dosis für Kinder unter 2 Jahren 10 mg/kg KG, für Kinder über 2 Jahren 300 mg/m² KOF.
Dosisreduktion bei leichten Leber- oder Nierenschäden.

Details siehe Austria Codex - Fachinformation.
GA: Anhaltende Myelosuppression, schwere Infektionen, schwere Leber- oder Nierenschäden, Herzinsuffizienz, frischer Myokardinfarkt, schwere Arrhythmien. Vorbehandlung mit Anthrazyklinen in der maximalen kumulativen Dosis.
SST: Gegenanzeige (Vitale Indikationsstellung); Konzeptionsschutz für weibliche und männliche Patienten erforderlich (für Männer bis 6 Monate nach Therapieende), nachTherapie genetische Beratung. Nicht stillen.
NW: Sepsis, Infektionen, Myelosuppression, sekundäre Leukämie, Kardiotoxizität (akut oder verzögert), Allergien, Haut (Alopezie), lokale Nekrosen, Blutungen, Magen/Darm (Mukositis, Stomatitis), Niere, Immunsuppression, Leber, Fieber, Schmerzen, Rotfärbung des Harns, Spermatogenese- und Ovulationsstörungen, Enzymanstiege, Hyperurikämie, posteriores reversibles Enzephalopathie-Syndrom (PRES).
WW: Keine Gabe von Lebendimpfstoffen.
Vorsicht: Myelosuppressive, kardiotoxische Substanzen (verstärkte NWrate). Thrombozytenaggregationshemmer (erhöhte Blutungsneigung).
WH: Besondere Vorsicht bei Radiotherapie. Nur von onkologisch erfahrenen Ärzten anzuwenden. Schutzmaßnahmen für das Personal beachten. Bei Patienten mit kardialen Risikofaktoren kumulative Gesamtdosis von 400 mg/m² KOF.
Kontrollen: Knochenmark (Blutbild), Herz (erweiterte Diagnostik), Leber, Niere, Harnsäure. Verkehrshinweis.
PG: 1 ST * (EKO: N) [€ 32,50]

▼ Daurismo 25 mg - Filmtabletten — 55L

(Z.Nr. EU/1/20/1451/*) NR. P. L01XJ03
ZI: Pfizer Europe, Brüssel, Belgien
Z: 1 Filmtablette enthält: Glasdegib 25 mg (entspr. Glasdegib maleat), Tablettenkern: Poly(O-carboxymethyl)stärke-Natrium Salz, Cellulose, mikrokristalline, Calciumdihydrogenphosphat, Magnesium stearat; Filmüberzug: Lactose monohydrat 1,3 mg, Hypromellose, Titandioxid, Macrogol, Triacetin, Eisen(III)-hydroxid-oxid x H2O.
EW: Antineoplastisch; Hedgehog (Hh)- Signalweg-Inhibitor.
AG: Neu diagnostizierte oder sekundäre akute myeloische Leukämie (AML), wenn Standard-Induktionschemotherapie nicht geeignet ist.
AA: Oral immer zur gleichen Tageszeit einnehmen.
DO: 1mal tgl. 100 mg Glasdegib in Kombination mit niedrig dosiertem Cytarabin.
Dosisanpassung nach Bedarf bei QT- Verlängerung oder bei schweren Nebenwirkungen; Details siehe Fachinformation. Nicht für Kinder und Jugendliche.
SST: Fetotoxisch. In der Schwangerschaft nicht anwenden. Glasdegib kann ins Sperma übergehen. Zuverlässige Kontrazeption (inkl. Kondom) für Männer und Frauen bis 30 Tage nach Therapieende erforderlich. Stillen bis mindestens 1 Woche nach Therapieende nicht empfohlen.
NW: Blutbild, Blutungen, Magen/Darm (Dysgeusie), Herz (QT-Verlängerung), Muskelspasmen, Fatigue, Pneumonie, Dyspnoe, Haut, Alopezie.
WW: Nicht empfohlen: Starke CYP3A4- Induktoren (reduzieren Glasdegib-Konzentration). Vorsicht: Starke CYP3A4- Hemmer, QT- verlängernde Substanzen.
WH: Vorsicht bei Nierenschäden. Kontrollen: Blutbild, Elektrolyte, EKG (QT), Serum- CK. Auf Muskelschmerzen achten. Verkehrshinweis.
PG: 60 ST * (EKO: N) [€ 15.982,45]

▼ Daurismo 100 mg - Filmtabletten — 55L

(Z.Nr. EU/1/20/1451/*) NR. P. L01XJ03
ZI: Pfizer Europe, Brüssel, Belgien
Z: 1 Filmtablette enthält: Glasdegib 100 mg (entspr. Glasdegib maleat), Tablettenkern: Poly(O-carboxymethyl)stärke-Natrium Salz, Cellulose, mikrokristalline, Calciumdihydrogenphosphat, Magnesium stearat; Filmüberzug: Lactose monohydrat 5 mg, Hypromellose, Titandioxid, Macrogol, Triacetin, Eisen(III)-hydroxid-oxid x H2O, Eisen(III)-oxid.
Kurzinformation: siehe Daurismo 25 mg - Filmtabletten, → S. 376
PG: 30 ST * (EKO: N) [€ 15.982,45]

▼ Daxas 250 Mikrogramm - Tabletten — 50A06

(Z.Nr. EU/1/10/636/*) RP. P. R03DX07
ZI: AstraZeneca, Södertälje, Schweden
Z: 1 Tablette enthält: Roflumilast 250 µg, Lactose monohydrat 49,7 mg, Maisstärke, Povidon K90, Magnesium stearat.
EW: PDE 4-Hemmer, antiinflammatorisch.
AG: Dauertherapie der schweren COPD und der chronischen Bronchitis sowie häufigen Exazerbationen in der Vergangenheit, begleitend zu einer bronchodilatatorischen Therapie.
AA: Oral mit Wasser einnehmen.
DO: Initial 1mal tgl. 250 Mikrogramm für 28 Tage, dann 1mal tgl. 500 Mikrogramm. Kein relevanter Nutzen bei Kindern und Jugendlichen.
GA: (Mittel)schwere Leberschäden.
SST: Nicht anwenden. Zuverlässige Kontrazeption empfohlen.
NW: Magen/Darm, Gewichtsverlust, Kopfschmerzen, Psyche (suizidales Verhalten, Depressionen), Schlafstörungen (v.a. bei Patienten unter 60 kg KG), Überempfindlichkeit.
WW: Nicht empfohlen: Dauertherapie mit Theophyllin, starke CYP3A4-Induktoren.
Vorsicht: Enoxacin, Cimetidin, Fluvoxamin (erhöhte NW-rate).
WH: Nicht zur Notfalltherapie des akuten Bronchospasmus. Bei schweren immunologischen Erkrankungen, akuten Infektionen, Krebserkrankungen und Patienten unter Immunsuppressiva-Therapie nicht anwenden.
Auf Unverträglichkeit, Gewichtsverlust, psychische Störungen (suizidales Verhalten) achten.
PG: 28 ST RE1 (EKO: Y) [€ 61,70]

▼ Daxas 500 Mikrogramm - Filmtabletten — 50A06

(Z.Nr. EU/1/10/636/*) RP. P. R03DX07
ZI: AstraZeneca, Södertälje, Schweden
Z: 1 Filmtablette enthält: Roflumilast 500 µg, Kern: Lactose monohydrat 198,64 mg, Maisstärke, Povidon K90, Magnesium stearat; Überzug: Hypromellose, Macrogol 4000, Titandioxid, Eisen(III)-hydroxid-oxid x H2O.
Kurzinformation: siehe Daxas 250 Mikrogramm - Tabletten, → S. 376
PG: 30 ST RE1 (EKO: Y) [€ 73,45]

▼ *Daxas 500 Mikrogramm - Filmtabletten* 50A06
(Z.Nr. EU/1/10/636/*) RP. P. Parallelimport. R03DX07
nicht im Handel.

▼ *Daxas 500 Mikrogramm - Filmtabletten* 50A06
(Z.Nr. EU/1/10/636/*) RP. P. Parallelimport. R03DX07
nicht im Handel.

Daylina 0,02 mg/3 mg - Filmtabletten — 31I01

(Z.Nr. 1-31841) RP. P. G03AA12
ZI: Gedeon Richter, Budapest, Ungarn
Z: 1 Packung enthält: Filmtablette, weiss oder fast weiss 24 Stk: Ethinylestradiol 0,02 mg, Drospirenon 3 mg, Tablettenkern: Lactose monohydrat 48,53 mg, Maisstärke, Maisstärke, vorverkleistert, Macrogol-Poly(vinylalkohol)-Copolymer, Magnesium stearat; Filmüberzug: Poly(vinylalkohol), Titandioxid, Talkum, Macrogol 3350, Soja-Lecithin 0,07 mg; Filmtablette, weiss (Placebo) 4 Stk: Tablettenkern: Cellulose, mikrokristalline, Lactose, wasserfrei 37,26 mg, Maisstärke, vorverkleistert, Magnesium stearat, Siliciumdioxid, hochdispers, wasserfrei; Filmüberzug: Poly(vinylalkohol), Titandioxid, Macrogol 3350, Talkum, Indigocarmin Aluminiumlack, Chinolingelb, Aluminiumlack, Eisenoxid schwarz, Gelborange S 0,003 mg (entspr. Gelborange S, Aluminiumlack).
EW: Hormonales Kontrazeptivum (fixe Kombination Estrogen + Gestagen).
AG: Orale Kontrazeption (unter Berücksichtigung der individuellen Risikofaktoren, besonders auf venöse Thromboembolien).
AA: Zum Einnehmen.
DO: Kontinuierliche einmal tägliche Einnahme von 1 Wirkstofftablette (weiß) über 24 Tage und 1 Placebotablette (grün) über 4 Tage.
Beginn der Einnahme am 1. Tag der Monatsblutung, bei Wechsel von Minipille oder Intrauterinpessar oder nach Abort im 1. Trimenon sofort, nach einer Geburt oder einem Abort im 2. Trimenon nach 21-28 Tagen.
Details bei überschrittenem Einnahmezeitpunkt siehe Austria Codex-Fachinformation.
Bei Erbrechen oder Durchfall innerhalb von 3-4 Std. nach der Einnahme Ersatztablette einnehmen.
Zum Verschieben der Entzugsblutung ohne Einnahme der Placebotabletten mit der Einnahme der Wirkstofftabletten fortfahren.
GA: Vorliegen oder Risiko für venöse Thromboembolie (auch Prädisposition, größere Operationen mit längerer Immobilisierung).
Vorliegen oder Risiko für arterielle Thromboembolie (auch Prädisposition, Myokardinfarkt, Angina pectoris, Schlaganfall oder Vorstufen), hohes Risiko für arterielle Thromboembolie (Diabetes mit Gefäßveränderungen, schwere Hypertonie, schwere Fettstoffwechselstörungen, Prädisposition für Thrombosen), schwere Leberschäden, Lebertumore, sexualhormonabhängige maligne Tumore, nicht abgeklärte vaginale Blutungen, Migräne.
SST: In der Schwangerschaft nicht anwenden, in der Stillzeit nicht empfohlen.
Bei Eintritt einer Schwangerschaft sofort absetzen.
NW: Häufig: Kopfschmerzen, Abdominalschmerzen, Brustschmerzen.
Gelegentlich: Vaginale Candidiasis oder andere Pilzinfektionen, erhöhter Appetit, Depression, Migräne, Schläfrigkeit, Beinkrämpfe, Nervosität, Augenbeschwerden, Herz/Kreislauf (Hypertonie, Hypo-

tonie, selten Thrombose/Embolie), Magen/Darm, Haut, Harnwegsinfektionen, Zwischenblutungen, Ausbleiben der Abbruchblutung, Veränderungen an der Geschlechtsorganen, Hitzewallungen, Gewichtsänderungen, Ödeme.
WW: Gegenanzeige: Ombitasvir/Paritaprevir/Ritonavir, Dasabuvir mit oder ohne Ribavirin (Transaminasenanstieg; 2 Wochen Abstand).
Vorsicht: Leberenzyminduktoren können zur Wirkungsminderung oraler Kontrazeptiva führen: Barbiturate, Bosentan, Carbamazepin, Phenytoin, Primidon, Rifampicin, Arzneimittel gegen HIV oder HCV (Ritonavir, Nevirapin, Efavirenz und andere), Felbamat, Griseofulvin, Oxcarbazepin, Topiramat, Johanniskraut.
Bei Kurzzeitbehandlung Barrieremethode bis 28 Tage nach dem Absetzen anwenden. Bei Langzeitbehandlung wird andere, nichthormonale Verhütungsmethode empfohlen.
Enzyminhibitoren (z.B. Etoricoxib) können die Plasmakonzentrationen von Estrogenen und/oder Progestagenen erhöhen. Ethinylestradiol kann die Plasmakonzentration von Theophyllin oder Tizanidin erhöhen.
WH: Erhöhtes Risiko für arterielle und venöse Thromboembolien beachten. Auf Symptome von apoplektischem Insult oder Myokardinfarkt achten. Blutdruck messen. Leicht erhöhtes Brustkrebsrisiko beachten. Bei Leberfunktionsstörungen orales Kontrazeptivum bis zur Normalisierung der Leberfunktion absetzen. Kein Schutz vor AIDS oder anderen sexuell übertragbaren Krankheiten. Anhaltende Blutungsunregelmäßigkeiten diagnostisch abklären. Durchbruchblutungen und/oder Verhütungsversagen als Folge von Wechselwirkungen mit anderen Arzneimitteln möglich.
PG: 84 ST * (EKO: N) [€ 35,60]

Deanxit - Filmtabletten
49A01, 49B03

(Z.Nr. 0-14693) NR. P. N06CA02

ZI: Lundbeck Austria, Wien
Z: 1 Filmtablette enthält: Flupentixol 0,5 mg (entspr. Flupentixol dihydrochlorid), Melitracen 10 mg (entspr. Melitracen hydrochlorid), Kern: Betadex, Lactose monohydrat 22,05 mg, Maisstärke, Hydroxypropylcellulose, Cellulose, Croscarmellose natrium, Talk, Pflanzenöl, Magnesium stearat; Filmhülle: Poly(vinylalkohol), Macrogol 3350, Talk, Titandioxid, Erythrosin, Indigotin, Macrogol 6000.
EW: Kombination Antidepressivum + Neuroleptikum.
AG: Leichte bis mittelschwere Depressionen und Angstzustände (Mittel 2. Wahl).
AA: Unzerkaut mit Wasser einnehmen.
DO: 1-2mal tgl. 1 FT; MTD 4 FT, bei älteren Patienten 1-2 FT. Für Kinder und Jugendliche nicht empfohlen.
GA: Herabgesetzter Bewusstseinszustand, Koma, Bluterkrankungen, Phäochromo- zytom.
SST: Gegenanzeige im 1. Trimenon, Nutzen/Risiko- Abwägung im 2. und 3. Tri- menon und in der Stillzeit. Erhöhtes Risiko für extrapyramidale Symptome und/oder Entzugssymptome des Neugeborenen bei Exposition im 3. Trimenon beachten.
NW: Mundtrockenheit, Psyche, ZNS, Schlafstörungen, extrapyramidale Symptome, Herz (Tachyarrhythmien, QT-Verlängerung), Auge, Kreislauf, Vegetativum, Haut, Magen/Darm, Cholestase, suizidales Verhalten, erhöhtes Knochen- bruchrisiko.
WW: Gegenanzeige: MAO-Hemmer. Vorsicht: Andere ZNS-Dämpfer, Anästhetika, Tranquilizer (schrittweise absetzen), SSRIs, andere Antidepressiva, Blutdrucksenker, Dopamin-Agonisten und -Antagonisten, Anticholinergika, Antihistaminika, Sympathomimetika (cave Adrenalin), Phenytoin, Gonadore- lin, Lithium, QT-verlängernde Substanzen, Thiaziddiuretika, Disulfiram, Kumarine, Antimykotika, Cimetidin, Methylphenidat, Kalziumkanalblocker.
WH: Vorsicht bei organischen Hirnschäden, Epilepsie, Herzerkrankungen, Schilddrüsenüberfunktion, Engwinkelglaukom, Prostataadenom, Harnreten- tion, Leber-, Nierenschäden. Bei hyperaktiven Patienten nicht geeignet.
Erhöhtes Nebenwirkungsrisiko bei Demenz bzw. erhöhtes Suizidrisiko beachten.
Kontrollen: Blutbild, Herz, Blutzucker.
Verkehrshinweis.
PG: 50 ST (EKO: G) [€ 8,85], 100 ST (EKO: C) [€ 13,75]

Deas spag. Peka - Tropfen zum Einnehmen
50X01

(Z.Nr. 3-00381) RPF. P. V03AX

ZI: Pekana Naturheilmittel, Kißlegg, Deutschland
Z: 1 g (= 1,05 ml = 41 Tropfen) enthält: Aralia racemosa (Homöopathie) D8 130 mg, Cobaltum nitricum (Homöopathie) D4 155 mg, Dactylopius coccus-spag. Peka D2 125 mg (entspr. Coccus cacti), Lactuca virosa (Homöopathie) D12 150 mg, Phosphorus (Homöopathie) D6 125 mg, Eriodictyon californicum (Homöopathie) D3 155 mg (entspr. Yerba santa), Ammi visnaga-spag. Peka D6 65 mg, Grindelia robusta-spag. Peka D6 95 mg, Ethanol 96% (entspr. Gesamtethanolgehalt ca. 38 % (V/V)), Wasser, gereinigtes.
EW: Homöopathikum.
AG: Unterstützend bei akuter Bronchitis, Symptomlinderung bei Asthma.
AA: Oral in etwas Wasser nach den Mahlzeiten einnehmen.
DO: 3-4mal tgl. 20 Tropfen.
Kinder 2-11 Jahre: 2-3mal tgl. 10 Tropfen.
Kleinkinder 1 Jahr bis 23 Monate: 2-3mal tgl. 5 Tropfen.
SST: Vorsicht.
PG: 50 ML * (EKO: N) [€ 14,05]

Deca-Durabolin 25 mg/ml - Injektionslösung
31H01, 38C04

(Z.Nr. 0-11666) RP. P. A14AB01

ZI: Aspen Pharma, Dublin, Irland
Z: 1 ml Injektionslösung enthält: Nandrolon decanoat 25 mg, Erdnussöl, Benzylalkohol 100 mg.
EW: Injizierbares Anabolikum, Wirkdauer ca. 3 Wochen.
AG: Osteoporose, ergänzend bei krankheitsbedingtem Muskelabbau.
AA: Tief i.m.
DO: Osteoporose: 50 mg alle 3 Wochen.
Negative Stickstoffbilanz: 25-50 mg alle 3 Wochen.
Für Kinder und Jugendliche nicht empfohlen.
GA: Prostata- oder Mammakarzinom beim Mann, Früh- oder Neugeborene, Porphyrie, Überempfindlichkeit auf Erdnüsse oder Soja.
SST: Gegenanzeige (Virilisierung der Feten).
NW: Virilisierung, Tieferwerden der Stimme, Amenorrhoe, Spermiogenese- hemmung, Prostatakarzinom, Epiphysenfugenschluss, Polyzythämie, Wasserretention, Psyche. NW können auch irreversibel sein. Bei Missbrauch Herz/Kreislauf, Leber, Infertilität.
WW: Vorsicht: Enzyminduktoren oder -hemmer; Insulin, Antidiabetika (verminderter Bedarf). Orale Antikoagulantien verstärkt. ACTH, Kortikosteroide, Beeinflussung von Laboruntersuchungen.
GE: Missbrauch möglich.
WH: Regelmäßige Kontrollen: Prostata, Hämatokrit, Hämoglobin. Auf Zeichen von Virilisierung achten. Überwachung bei Leberschäden, Diabetes, Herzinsuffizienz, Nierenschäden, Hypertonie, Migräne, Epilepsie, nicht abgeschlossenem Wachstum, Tumoren (zuerst Hyperkalzämie behandeln).
Nicht zur Verbesserung der körperlichen Leistungsfähigkeit anwenden (schwere Schäden möglich). Positive Dopingtests möglich.
PG: 1 ST (2) (EKO: G) [€ 5,30]

Deca-Durabolin 50 mg/ml - Injektionslösung
31H01, 38C04

(Z.Nr. 0-11667) RP. P. A14AB01

ZI: Aspen Pharma, Dublin, Irland
Z: 1 ml Injektionslösung enthält: Nandrolon decanoat 50 mg, Erdnussöl, Benzylalkohol 100 mg.
Kurzinformation: siehe Deca-Durabolin 25 mg/ml - Injektionslösung, → S. 377
PG: 1 ST (2) (EKO: G) [€ 9,55]

Decapeptyl 0,1 mg - Fertigspritzen
29C03

(Z.Nr. 1-22758) NR. P. E. L02AE04
ZI: Ferring Arzneimittel, Wien
Z: 1 Fertigspritze mit 1 ml enthält: Triptorelin acetat 105 µg (entspr. Triptorelin 95,6 µg), Natriumchlorid 9 mg (entspr. Natrium 3,54 mg) (entspr. → 0,154 mmol), Wasser für Injektionszwecke, Essigsäure.
EW: Synthetisches Gonadorelin-Analogon.
AG: Downregulation in der Reproduktionsmedizin.
AA: S.c.
DO: Tgl. 0,1 mg an bestimmten Zyklustagen.
Details siehe Austria-Codex - Fachinformation
GA: Nicht abgeklärte vaginale Blutungen.
SST: Keine Indikation.
NW: Magen/Darm, Kopfschmerzen, Psyche (Depression), vaginale Blutungen, Reaktionen an der Injektionsstelle, Atemweginfektionen.
WW: Keine östrogenhaltigen Präparate einnehmen.
WH: Verkehrshinweis. Vorsicht bei Osteoporoserisiko, Depressionen, Bluthoch- druck, Antikoagulation.
Auf Hyperstimulation des Ovars achten (klinische und echographische Überwachung).
PG: 7 ST * (EKO: N) [€ 128,65]

Decapeptyl Depot - Retardmikrokapseln und Suspensionsmittel in Einmalspritzen 31A, 29D04, 55D01
(Z.Nr. 1-18914) NR. P. E. nicht im Handel. L02AE04

Decoderm - Creme
22E01

(Z.Nr. 0-14349) NR. P. D07AB07
ZI: Almirall Hermal, Reinbek, Deutschland
Z: 1 g Creme enthält: Flupredniden 21-acetat 1 mg, Vaselin,

weisses, Cetylstearylalkohol, Polysorbat 40, Propylenglycol, Paraffin, dickflüssiges, Glycerolmonostearat 40-55%, Triglyceride, mittelkettige, Siliciumdioxid, hochdisperses, Sorbinsäure, Natriumhydroxid, Wasser, gereinigtes.
EW: Mittelstark wirksames Glukokortikoid.
AG: Dermatosen zur lokalen Glukokortikoidtherapie.
AA: Auf der Haut.
DO: Meist 1mal tgl. auf erkrankte Hautstellen dünn auftragen. Alternativ Intervallbehandlung: 2mal tgl., dann 1-3 Tage wirkstofffreie Decoderm- Basis. Nicht für Säuglinge und Kleinkinder.
GA: Periorale Dermatitis, Rosacea, Hauttuberkulose, luetische oder bakte- rielle Hautaffektionen, Virosen, Mykosen, Vakzinationsreaktionen.
SST: Gegenanzeige im 1. Trimenon, dann möglichst kurzfristig und kleinflächig anwenden, nicht stillen.
NW: Überempfindlichkeitsreaktionen; bei Langzeitgabe und unter Okklusiv- verband atrophische Hautveränderungen.
WW: Bei großflächiger Anwendung wie nach systemischen Gaben. Keine anderen Externa oder Kosmetika gleichzeitig auf betroffene Hautstellen auftragen.
WH: Nicht am Auge oder auf Schleimhäuten, Wunden oder Ulzera anwenden.
Infektionen spezifisch behandeln. Reste der Creme nicht ohne ärztliche Anwendung bei anderen Hauterkrankungen anwenden.
PG: 15 G (EKO: G) [€ 4,20], 30 G (EKO: G) [€ 8,20], 150 G * (EKO: N) [€ 40,80]

Decoderm compositum - Creme 22E02
(Z.Nr. 0-14082) NR. P. D07CB02
ZI: Almirall Hermal, Reinbek, Deutschland
Z: 1 g Creme enthält: Flupredniden 21-acetat 1 mg, Gentamicin 1 mg (entspr. Gentamicin sulfat 1,67 mg), Vaselin, weisses (entspr. Butylhydroxytoluol), Cetylstearylalkohol, Polysorbat 40, Propylenglycol, Paraffin, dickflüssiges, Glycerolmonostearat 40-55%, Triglyceride, mittelkettige, Siliciumdioxid, hochdisperses, Wasser, gereinigtes.
EW: Mittelstarkes Glukokortikoid + Breitbandantibiotikum (Aminoglykosid).
AG: Hauterkrankungen zur lokalen Glukokortikoidtherapie mit bakteriellen Infektionen.
AA: Auf erkrankte Hautstellen dünn auftragen und leicht einreiben.
DO: Initial 2-3mal, dann 1mal tgl. Nicht bei Säuglingen und Kleinkindern anwenden. Bei Kindern und Jugendlichen nicht empfohlen.
GA: Periorale Dermatitis, Rosacea, Hauttuberkulose, luetische Haut- affektionen, Virosen, Mykosen, Vakzinationsreaktionen, Verbrennungen.
SST: Gegenanzeige in der Schwangerschaft. In der Stillzeit nicht großflächig oder langfristig anwenden.
NW: Überempfindlichkeitsreaktionen; lokale Reaktionen, bei großflächiger Anwendung oder unter Okklusion systemische Effekte.
WW: Bei großflächiger Anwendung wie nach systemischen Gaben. Vorsicht bei zusätzlicher Gabe oto-, nephrotoxischer oder neuromuskulär blockierender Arzneimittel. Keine anderen Externa oder Kosmetika gleichzeitig auf betroffene Hautstellen auftragen.
WH: Nicht am Auge, Ohr oder auf Schleimhäuten, Wunden oder Ulzera anwenden.
Mykosen spezifisch behandeln. Neuromuskulär blockierende Wirkung von Aminoglykosiden beachten. Reste der Creme nicht ohne ärztliche Anwendung bei anderen Hauterkrankungen anwenden.
PG: 15 G (EKO: G) [€ 4,20], 30 G (EKO: G) [€ 8,20], 150 G * (EKO: N) [€ 40,80]

Dectomax 5 mg/ml - Lösung zum Aufgießen für Rinder 803A, 804A, 804B, 804C
(Z.Nr. 8-01111) NR. P. VNW. QP54AA03
ZI: Zoetis Österreich, Wien
Z: 1 ml Lösung enthält: Doramectin 5 mg, Cetearyloctanoat, Trolamin 0,5 mg, Isopropylalkohol.
EW: Antiparasitikum.
AG: Rund-, Lungen-, Augenwürmer, Dasselfliegen, Läuse, Haarlinge, Räudemilben und Hornfliegen beim Rind.
AA: Lokal entlang der Mittellinie des Rückens.
DO: Einmalig 1 ml/10 kg KG.
SST: Nicht bei trockenstehenden Milchkühen oder trächtigen Färsen innerhalb von 2 Monaten vor dem Abkalben anwenden.
NW: Lokale Hautläsionen.
WH: Nicht bei anderen Tierarten (Hunde, Schildkröten) anwenden.
VNW: Essbare Gewebe: 35 Tage. Nicht für Tiere, deren Milch für menschlichen Verzehr vorgesehen ist.
PG: 1 L VNW [€ 205,20]

Dectomax 10 mg/ml - Injektionslösung für Rinder, Schafe und Schweine 803A, 804A, 804B, 804D
(Z.Nr. 8-01110) NR. P. VNW. QP54AA03
ZI: Zoetis Österreich, Wien
Z: 1 ml Injektionslösung enthält: Doramectin 10 mg, Ethyl oleat, Sesamöl, Butylhydroxyanisol 0,1 mg.
EW: Antiparasitär.
AG: Rundwürmer, Lungenwürmer, Augenwürmer, Nierenwürmer, Dasselfliegen, Nasen/Rachen-Dasseln, Läuse, Räudemilben, Zecken.
AA: Rind s.c., Schaf und Schwein i.m.
DO: Rind und Schaf: 0,2 mg/kg KG (1 ml/50 kg KG).
Schwein, Schafräude, Eliminierung lebender Milben: 0,3 mg/kg KG (1 ml/33 kg KG).
GA: Hunde, Schildkröten (schwere NW!).
SST: Nicht bei trockenstehenden Kühen oder trächtigen Färsen innerhalb von 60 Tagen vor dem Abkalben oder bei trockenstehenden oder trächtigen Schafen innerhalb von 70 Tagen vor dem Ablammen anwenden. Sonst Anwendung möglich.
WH: Auf Resistenzentwicklung achten.
VNW: Rind, Schaf: Essbares Gewebe 70 Tage, Schwein: Essbares Gewebe 77 Tage.
Nicht bei Tieren anwenden, deren Milch für menschlichen Verzehr vorgesehen ist.
PG: 50 ML VNW [€ 93,20], 200 ML VNW [€ 184,90]

Dectospot 10 mg/ml - Pour-on-Lösung zum Übergießen für Rinder und Schafe 804B, 804C, 804D
(Z.Nr. 8-36950) RP. P. VNW. nicht im Handel. QP53AC11

▼ *Dectova 10 mg/ml - Infusionslösung* 35E04
(Z.Nr. EU/1/18/1349/*) NR. P. nicht im Handel. J05AH01

Dedolor akut 75 mg - Kapseln 13B01
(Z.Nr. 1-26601) RP. P. M01AB05
ZI: Glenwood, München, Deutschland
Z: 1 Kapsel enthält: Diclofenac natrium 75 mg, Kapselinhalt: Talkum, Cellulose, mikrokristalline, Povidon K25, Siliciumdioxid, hochdisperses, Propylenglykol, Methacrylsäure-Ethylacrylat-Copolymer (1:1); Kapseloberteil: Gelatine, Erythrosin, Titandioxid, Eisenoxid gelb, Natriumdodecylsulfat; Kapselunterteil: Erythrosin, Titandioxid, Eisenoxid gelb, Gelatine, Natriumdodecylsulfat.
EW: Nichtsteroidale Wirksubstanz: Antirheumatisch, antiphlogistisch, analgetisch, antipyretisch.
AG: Schmerz und Entzündung bei
- arthritischen Erkrankungen
- muskuloskelettalen Erkrankungen
- posttraumatischen Schwellungen
AA: 1-2 Std. vor einer Mahlzeit unzerkaut mit reichlich Flüssigkeit einnehmen.
DO: Möglichst niedrig dosiert und kurzzeitig anwenden. TD 50-150 mg in 1-2 ED. MED 75 mg. Nicht für Kinder und Jugendliche.
GA: Aktives Ulcus ventriculi und duodeni, rezidivierende peptische Ulcera, Analgetika-Asthma, Blutungen, Hämatopoesestörungen; schwere Herzinsuffizienz, ischämische Herzkrankheit, periphere arterielle Verschlusskrankheit, zerebrovaskuläre Erkrankung, schwere Leber- oder Nierenschäden.
SST: Kontraindiziert in den letzten 3 Schwangerschaftsmonaten, nicht stillen. Im 1. und 2. Trimenon möglichst kurzzeitig und niedrig dosiert anwenden.
NW: Gastrointestinal (selten Ulcera mit Blutungen und Perforation, erhöhtes Risiko für Anastomosenleck), Kopfschmerzen, Schwindel, Erregung, Ödeme, Haut, Allergie und Anaphylaxie (vereinzelt Stevens-Johnson- und Lyell-Syndrom), Kounis- Syndrom, Störungen der Hämatopoese, Leber, Hypertonie, Herzinsuffizienz.
WW: Erhöhung: Plasmaspiegel von Lithium, Phenytoin, Methotrexat und Digoxin. Blutungsrisiko mit Glukokortikoiden und anderen Antirheumatika; Wirkung kaliumsparender Diuretika; Wirkung von Thrombozytenaggregationshemmern.
Verminderung: Diuretika, Antihypertensiva.
Vorsicht: Antidiabetika; Ciclosporin, Tacrolimus verstärkt nephrotoxisch, Chinolon-Antibiotika (Konvulsionen).
WH: Vorsicht bei schwerer Hypertonie, gastrointestinalen Ulcera in der Anamnese, M. Crohn und Colitis ulcerosa (Verschlechterung), Porphyrie, Mischkollagenosen, SLE, Risikofaktoren für kardiovaskuläre Ereignisse. Auf gastrointestinale Effekte, schwere Hautreaktionen, kardio- und zerebrovaskuläre Effekte achten.
Kontrollen: Leber, Niere, Blutbild, Gerinnung. Verkehrshinweis.
PG: 10 ST * (EKO: N) [€ 4,25]

Dedolor DRS 100 mg - Kapseln 13B01
(Z.Nr. 1-19764) RP. P. M01AB05
ZI: Glenwood, München, Deutschland
Z: 1 Kapsel enthält: Diclofenac natrium 100 mg (entspr. Diclofenac Natrium magensaftresistent 25 mg) (entspr. Diclofenac Natrium retardiert 75 mg), Kapselinhalt: Cellulose, mikrokristalline, Povidon K25, Siliciumdioxid, hochdisperses, Ammoniummethacrylat-Copolymer (Typ A), Ammoniummethacrylat-Copolymer (Typ B), Methacrylsäure-Ethylacrylat-Copolymer (1:1), Wasser, gereinigtes, Propylenglycol, Triethylcitrat, Talkum; Kapselhülle: Gelatine, Natriumdodecylsulfat, Indigotin, Erythrosin, Titandioxid.
EW: Nichtsteroidale Wirksubstanz: Antirheumatisch, antiphlogistisch, analgetisch, antipyretisch.
AG: Schmerzen bei
- entzündlichen und degenerativen rheumatischen Erkrankungen,
- akuten Gichtanfällen,
- posttraumatischen und postoperativen Schwellungen und Entzündungen.

Adjuvans bei schmerzhaften Entzündungen in der Gynäkologie (Adnexitis)oder HNO-Heilkunde.
AA: Vor einer Mahlzeit unzerkaut mit reichlich Flüssigkeit einnehmen.
DO: Möglichst niedrig dosiert und kurzzeitig anwenden. TD 100 (50-150) mg. MTD 150 mg. Nicht für Kinder und Jugendliche.
GA: Aktives Ulcus ventriculi und duodeni, rezidivierende peptische Ulcera, Analgetika-Asthma, Blutungen, Hämatopoesestörungen; schwere Herzinsuffizienz, ischämische Herzkrankheit, periphere arterielle Verschlusskrankheit, zerebrovaskuläre Erkrankung, schwere Leber- oder Nierenschäden.
SST: Kontraindiziert in den letzten 3 Schwangerschaftsmonaten, nicht stillen. Im 1. und 2. Trimenon möglichst kurzzeitig und niedrig dosiert anwenden.
NW: Gastrointestinal (selten Ulcera mit Blutungen und Perforation, erhöhtes Risiko für Anastomosenleck), Kopfschmerzen, Schwindel, Erregung, Ödeme, Haut, Allergie und Anaphylaxie (vereinzelt Stevens-Johnson- und Lyell-Syndrom), Kounis- Syndrom, Störungen der Hämatopoese, Leber, Hypertonie, Herzinsuffizienz.
WW: Erhöhung: Plasmaspiegel von Lithium, Phenytoin, Methotrexat und Digoxin. Blutungsrisiko mit Glukokortikoiden und anderen Antirheumatika; Wirkung kaliumsparender Diuretika; Wirkung von Thrombozytenaggregationshemmern.
Verminderung: Diuretika, Antihypertensiva.
Vorsicht: Antidiabetika; Ciclosporin, Tacrolimus verstärkt nephrotoxisch, Chinolon-Antibiotika (Konvulsionen).
WH: Vorsicht bei schwerer Hypertonie, gastrointestinalen Ulcera in der Anamnese, M. Crohn und Colitis ulcerosa (Verschlechterung), Porphyrie, Mischkollagenosen, SLE, Risikofaktoren für kardiovaskuläre Ereignisse. Auf gastrointestinale Effekte, schwere Hautreaktionen, kardio- und zerebrovaskuläre Effekte achten.
Kontrollen: Leber, Niere, Blutbild, Gerinnung. Verkehrshinweis.
PG: 10 ST (2) (EKO: G) [€ 3,75], 30 ST (2) (EKO: G) [€ 11,25]

Deferasirox Accord 90 mg - Filmtabletten 07D
(Z.Nr. EU/1/19/1412/*) NR. P. nicht im Handel. V03AC03

Deferasirox Accord 180 mg - Filmtabletten 07D
(Z.Nr. EU/1/19/1412/*) NR. P. nicht im Handel. V03AC03

Deferasirox Accord 360 mg - Filmtabletten 07D
(Z.Nr. EU/1/19/1412/*) NR. P. nicht im Handel. V03AC03

Deferasirox Mylan 90 mg - Filmtabletten 07D
(Z.Nr. EU/1/19/1386/*) NR. P. nicht im Handel. V03AC03

Deferasirox Mylan 180 mg - Filmtabletten 07D
(Z.Nr. EU/1/19/1386/*) NR. P. nicht im Handel. V03AC03

Deferasirox Mylan 360 mg - Filmtabletten 07D
(Z.Nr. EU/1/19/1386/*) NR. P. nicht im Handel. V03AC03

Deferasirox Stada 90 mg - Filmtabletten 07D
(Z.Nr. 1-39414) NR. P. nicht im Handel. V03AC03

Deferasirox Stada 180 mg - Filmtabletten 07D
(Z.Nr. 1-39411) NR. P. nicht im Handel. V03AC03

Deferasirox Stada 360 mg - Filmtabletten 07D
(Z.Nr. 1-39412) NR. P. nicht im Handel. V03AC03

Deferipron Lipomed 500 mg - Filmtabletten 07D
(Z.Nr. EU/1/18/1310/*) NR. P. nicht im Handel. V03AC02

▼ Defitelio 80 mg/ml - Konzentrat zur Herstellung einer Infusionslösung 20A03
(Z.Nr. EU/1/13/878/*) NR. P. B01AX01
ZI: Gentium, Villa Guardia, Italien
Z: 1 ml enthält: Defibrotid 80 mg, Natrium citrat, Salzsäure zur pH-Wert-Einstellung, Natriumhydroxid zur pH-Wert-Einstellung, Wasser für Injektionszwecke.
EW: Antithrombotisch.
AG: Schwere hepatische venookklusive Erkrankung bei hämatopoetischer Stammzelltransplantation.
AA: I.v. Infusion über 2 Std.
DO: Personen ab 1 Monat: 6,25 mg/kg KG alle 6 Std. über mindestens 21 Tage. Keine Daten bei Kindern unter 1 Monat.
SST: Zwingende Indikationsstellung in der Schwangerschaft. Kontrazeption für Patienten und Partner bis 1 Woche nach Absetzen erforderlich. In der Stillzeit Anwendung möglich.
NW: Blutungen, Koagulopathie, Hypotonie, Magen/Darm, Haut.
WW: Kontraindiziert: Fibrinolytische Therapie. Nicht empfohlen: Arzneimittel, die das Blutungsrisiko erhöhen (12-24 Std. Abstand). Vorsicht: Systemische Antikoagulantien, Thrombozytenaggregationshemmer.
WH: Bei akuten Blutungen Defitelio vorübergehend absetzen. Bei hämodynamischer Instabilität nicht empfohlen. Nicht dialysierbar. Verkehrshinweis.
PG: 10 ST * (EKO: N) [€ 6.105,95]

Deflamat 75 mg - Ampullen 13B01
(Z.Nr. 1-18303) RP. P. M01AB05
ZI: Glenwood, München, Deutschland
Z: 1 Ampulle zu 3 ml enthält: Diclofenac natrium 75 mg, Benzylalkohol 105 mg, Propylenglykol, Acetylcystein, Mannitol, Natriumhydroxid zur pH-Wert-Einstellung, Wasser für Injektionszwecke.
EW: Nichtsteroidale Wirksubstanz: Antirheumatisch, antiphlogistisch, analgetisch, antipyretisch.
AG: I.m. zur Initialtherapie: Schmerzhafte entzündliche Affektionen bei entzündlichem und degenerativem Rheumatismus wie: chronische Polyarthritis, Spondylarthritis ankylosans, Arthrosen, Spondylarthrosen, extraartikulärer Rheumatismus, akuter Gichtanfall, posttraumatische und postoperative Schmerzen und Entzündungen.
I.v. zur postoperativen Schmerzbehandlung (im Krankenhaus).
AA: I.m. Injektion oder i.v. Infusion (mit NaCl-Lösung, nicht als Bolus).
DO: Möglichst kurzzeitig und niedrig dosiert anwenden. ED 75 mg, MTD 150 mg. Parenteral 2 Tage anwenden, Fortsetzung oral oder rektal. Nicht für Kinder und Jugendliche.
GA: Aktives Ulcus ventriculi und duodeni, rezidivierende peptische Ulcera, Analgetika-Asthma, Blutungen, Hämatopoesestörungen; schwere Herzinsuffizienz, ischämische Herzkrankheit, periphere arterielle Verschlusskrankheit, zerebrovaskuläre Erkrankung, schwere Leber- oder Nierenschäden.
SST: Kontraindiziert in den letzten 3 Schwangerschaftsmonaten, im 1. und 2. Trimenon strenge Indikationsstellung. Nicht stillen.
NW: Gastrointestinal (Ulcera mit Blutungen und Perforation, ischämische Kolitis, erhöhtes Risiko für Anastomosenleck), Kopfschmerzen, Schwindel, Erregung, Haut, Ödeme, Hypertonie, Herzinsuffizienz, erhöhtes Risiko arterieller thrombotischer Ereignisse, Erregung, Allergie und Anaphylaxie (vereinzelt Stevens-Johnson- und Lyell-Syndrom), Kounis- Syndrom, Störungen der Hämatopoese, Leber, lokale Unverträglichkeit (i.m.), Niere, Infektionen.
WW: Erhöhung: Plasmaspiegel von Lithium, Phenytoin, Methotrexat und Digoxin. Blutungsrisiko mit Glukokortikoiden und anderen Antirheumatika; Wirkung kaliumsparender Diuretika; Wirkung von Thrombozytenaggregationshemmern.
Verminderung: Diuretika, Antihypertensiva.
Vorsicht: Antidiabetika; Ciclosporin, Tacrolimus verstärkt nephrotoxisch, Chinolon-Antibiotika(Konvulsionen).
WH: Vorsicht bei älteren Patienten, Hypertonie, gastrointestinalen Ulcera in der Anamnese, M. Crohn und Colitis ulcerosa (Verschlechterung), Porphyrie, Mischkollagenosen, SLE, Risikofaktoren für kardiovaskuläre Ereignisse. Auf gastrointestinale Effekte, schwere Hautreaktionen, kardio- und zerebrovaskuläre Effekte achten.
Kontrollen: Leber, Niere, Blutbild, Gerinnung, Blutzucker bei Diabetikern. Verkehrshinweis.
PG: 5 ST * (EKO: N) [€ 3,55]

Deflamat 2% - Gel 13F01
(Z.Nr. 1-21940) RP. P. M02AA15
ZI: Glenwood, München, Deutschland
Z: 1 g enthält: Diclofenac 20 mg (entspr. Diclofenac natrium), Propylenglykol 90 mg, Macrogol 400, 2-Propanol, Hypromellose, Wasser, gereinigtes.
EW: Nichtsteroidales Antirheumatikum.
AG: Lokalbehandlung von Schmerzen, Entzündungen und Schwel-

lungen.
AA: Äußerlich.
DO: 3-4mal tgl. 1-2 g Gel auf betroffene Körperstelle auftragen und leicht einreiben. 1 g entspricht ca. 4 cm Gel-Strang. Bei Kindern und Jugendlichen unter 14 Jahren nicht anwenden.
GA: Dermatosen, Blutbildungsstörungen, Analgetika-Asthma.
SST: Strenge Indikationsstellung im 1. und 2. Trimenon, Gegenanzeige im 3. Trimenon. In der Stillzeit Anwendung nach ärztlicher Verordnung möglich, aber nicht auf den Brüsten.
NW: Lokale Reaktionen, Überempfindlichkeit, bei Langzeitgabe ev. systemische Effekte (Magen/Darm).
WH: Nicht auf offene Wunden, Augen und Schleimhäute auftragen. Nicht mit Okklusivverbänden anwenden.
Vorsicht bei Heuschnupfen, Asthma, COPD.
PG: 40 G (2) (EKO: G) [€ 2,85], 100 G * (EKO: N) [€ 6,60]

Deflamat 50 mg - Kapseln 13B01

(Z.Nr. 1-18302) RP. P. M01AB05
ZI: Glenwood, München, Deutschland
Z: 1 Kapsel enthält: Diclofenac natrium 50 mg, Kapselinhalt: Cellulose, mikrokristalline, Povidon K25, Siliciumdioxid, hochdisperses, Methacrylsäure-Ethylacrylat-Copolymer (1:1), Propylenglykol, Talkum, Saccharose 67,68 mg, Maisstärke; Kapselhülle: Gelatine, Natriumdodecylsulfat, Indigotin, Erythrosin, Titandioxid; Drucktinte: Schellack, Propylenglycol, Titandioxid.
EW: Nichtsteroidale Wirksubstanz: Antirheumatisch, antiphlogistisch, analgetisch, antipyretisch.
AG: Schmerzen bei
- entzündlichen und degenerativen rheumatischen Erkrankungen,
- akuten Gichtanfällen,
- posttraumatischen und postoperativen Schwellungen und Entzündungen.

Adjuvans bei schmerzhaften Entzündungen in der Gynäkologie (Adnexitis)oder HNO-Heilkunde.
AA: Unzerkaut mit Flüssigkeit vor den Mahlzeiten.
DO: Möglichst kurzzeitig und niedrig dosiert anwenden. TD 100 (50-150) mg. MTD 150 mg. Nicht für Kinder und Jugendliche unter 16 Jahren.
GA: Aktives Ulcus ventriculi und duodeni, rezidivierende peptische Ulcera, Analgetika-Asthma, Blutungen, Hämatopoesestörungen; schwere Herzinsuffizienz, ischämische Herzkrankheit, periphere arterielle Verschlusskrankheit, zerebrovaskuläre Erkrankung, schwere Leber- oder Nierenschäden.
SST: Kontraindiziert in den letzten 3 Schwangerschaftsmonaten, nicht stillen. Im 1. und 2. Trimenon möglichst kurzzeitig und niedrig dosiert anwenden.
NW: Gastrointestinal (selten Ulcera mit Blutungen und Perforation, erhöhtes Risiko für Anastomosenleck), Kopfschmerzen, Schwindel, Erregung, Ödeme, Haut, Allergie und Anaphylaxie (vereinzelt Stevens-Johnson- und Lyell-Syndrom), Kounis- Syndrom, Störungen der Hämatopoese, Leber, Hypertonie, Herzinsuffizienz.
WW: Erhöhung: Plasmaspiegel von Lithium, Phenytoin, Methotrexat und Digoxin. Blutungsrisiko mit Glukokortikoiden und anderen Antirheumatika; Wirkung kaliumsparender Diuretika; Wirkung von Thrombozytenaggregationshemmern.
Verminderung: Diuretika, Antihypertensiva.
Vorsicht: Antidiabetika; Ciclosporin, Tacrolimus verstärkt nephrotoxisch, Chinolon-Antibiotika(Konvulsionen).
WH: Vorsicht bei schwerer Hypertonie, gastrointestinalen Ulcera in der Anamnese, M. Crohn und Colitis ulcerosa (Verschlechterung), Porphyrie, Mischkollagenosen, SLE, Risikofaktoren für kardiovaskuläre Ereignisse. Auf gastrointestinale Effekte, schwere Hautreaktionen, kardio- und zerebrovaskuläre Effekte achten.
Kontrollen: Leber, Niere, Blutbild, Gerinnung. Verkehrshinweis
PG: 30 ST (2) (EKO: G) [€ 7,05], 50 ST (2) (EKO: G) [€ 10,20]

Deflamat retard 100 mg - Kapseln 13B01

(Z.Nr. 1-18305) RP. P. M01AB05
ZI: Glenwood, München, Deutschland
Z: 1 Kapsel enthält: Diclofenac natrium 100 mg, Kapselinhalt: Cellulose, mikrokristalline, Povidon K25, Siliciumdioxid, hochdisperses, Ammoniummethacrylat-Copolymer (Typ A), Ammoniummethacrylat-Copolymer (Typ B), Triethylcitrat, Talkum; Kapselhülle: Gelatine, Wasser, gereinigtes, Indigotin, Erythrosin, Titandioxid; Drucktinte: Schellack, Propylenglycol, Titandioxid.
EW: Nichtsteroidale Wirksubstanz: Antirheumatisch, antiphlogistisch, analgetisch, antipyretisch.
AG: Schmerzen bei
- entzündlichen und degenerativen rheumatischen Erkrankungen,
- akuten Gichtanfällen,
- posttraumatischen und postoperativen Schwellungen und Entzündungen.

Adjuvans bei schmerzhaften Entzündungen in der Gynäkologie (Adnexitis)oder HNO-Heilkunde.
AA: Unzerkaut mit Flüssigkeit vor den Mahlzeiten.
DO: Möglichst kurzzeitig und niedrig dosiert anwenden. TD 100 (50-150) mg. Nicht für Personen unter 18 Jahren.
GA: Aktives Ulcus ventriculi und duodeni, rezidivierende peptische Ulcera, Analgetika-Asthma, Blutungen, Hämatopoesestörungen; schwere Herzinsuffizienz, ischämische Herzkrankheit, periphere arterielle Verschlusskrankheit, zerebrovaskuläre Erkrankung, schwere Leber- oder Nierenschäden.
SST: Kontraindiziert in den letzten 3 Schwangerschaftsmonaten, nicht stillen. Im 1. und 2. Trimenon möglichst kurzzeitig und niedrig dosiert anwenden.
NW: Gastrointestinal (selten Ulcera mit Blutungen und Perforation, erhöhtes Risiko für Anastomosenleck), Kopfschmerzen, Schwindel, Erregung, Ödeme, Haut, Allergie und Anaphylaxie (vereinzelt Stevens-Johnson- und Lyell-Syndrom), Kounis- Syndrom, Störungen der Hämatopoese, Leber, Hypertonie, Herzinsuffizienz.
WW: Erhöhung: Plasmaspiegel von Lithium, Phenytoin, Methotrexat und Digoxin. Blutungsrisiko mit Glukokortikoiden und anderen Antirheumatika; Wirkung kaliumsparender Diuretika; Wirkung von Thrombozytenaggregationshemmern.
Verminderung: Diuretika, Antihypertensiva.
Vorsicht: Antidiabetika; Ciclosporin, Tacrolimus verstärkt nephrotoxisch, Chinolon-Antibiotika (Konvulsionen).
WH: Vorsicht bei schwerer Hypertonie, gastrointestinalen Ulcera in der Anamnese, M. Crohn und Colitis ulcerosa (Verschlechterung), Porphyrie, Mischkollagenosen, SLE, Risikofaktoren für kardiovaskuläre Ereignisse. Auf gastrointestinale Effekte, schwere Hautreaktionen, kardio- und zerebrovaskuläre Effekte achten.
Kontrollen: Leber, Niere, Blutbild, Gerinnung. Verkehrshinweis
PG: 30 ST (2) (EKO: G) [€ 11,25], 50 ST (EKO: G) [€ 16,90]

Deflamat 100 mg - Suppositorien 13B01
(Z.Nr. 1-18306) RP. P. nicht im Handel. M01AB05

Deflamat DRS 75 mg - Kapseln 13B01

(Z.Nr. 1-18990) RP. P. M01AB05
ZI: Glenwood, München, Deutschland
Z: 1 Kapsel enthält: Diclofenac natrium 75 mg (entspr. Diclofenac Natrium magensaftresistent 25 mg) (entspr. Diclofenac Natrium retardiert 50 mg), Kapselinhalt: Cellulose, mikrokristalline, Povidon K25, Siliciumdioxid, hochdisperses, Ammoniummethacrylat-Copolymer (Typ A), Ammoniummethacrylat-Copolymer (Typ B), Methacrylsäure-Ethylacrylat-Copolymer (1:1), Propylenglycol, Triethylcitrat, Talkum; Kapselhülle: Gelatine, Natriumdodecylsulfat, Indigotin, Titandioxid; Drucktinte: Schellack, Propylenglycol, Titandioxid.
Kurzinformation: siehe Deflamat retard 100 mg - Kapseln, → S. 380
PG: 30 ST (2) (EKO: G) [€ 9,65], 50 ST (EKO: G) [€ 13,75]

Dehace retard 60 mg - Filmtabletten 02A01

(Z.Nr. 1-25340) NR. S1. P. N02AA08
ZI: G.L. Pharma, Lannach
Z: 1 Filmtablette enthält: Dihydrocodein hydrogentartrat 60 mg, Tablettenkern: Hypromellose, Cellulose, mikrokristalline, Siliciumdioxid, hochdisperses, Magnesium stearat; Tablettenfilm: Macrogol 6000, Hypromellose, Titandioxid, Talkum, Eudragit NE, Lebensmittelfarbstoff Lack grün: (entspr. Chinolingelb) (entspr. Indigotin) (entspr. Aluminiumhydroxid) (entspr. Wasser), Lebensmittelfarbstoff Indigotin Farblack: (entspr. Indigotin) (entspr. Aluminiumhydroxid) (entspr. Wasser).
EW: Zentral wirkendes Analgetikum.
AG: Mäßig starke bis starke Schmerzen.
AA: Oral unzerkaut mit Flüssigkeit. Nicht zerkauen oder zerstoßen!
DO: Möglichst kurz und niedrig dosiert anwenden. Initial 2mal tgl. 60 mg, bei Bedarf steigern auf 2mal tgl. 90 bis max. 120 mg. Keine Dosisempfehlung für Kinder.
GA: Dämpfung des Atemzentrums, akutes Asthma, Koma.
SST: Nutzen/Risiko-Abwägung, unter der Geburt nicht anwenden, nicht stillen.
NW: Obstipation, ZNS-Dämpfung, Übelkeit, Erbrechen, Kopfschmerzen, Harnretention, Allergien, Druckanstieg in den Gallengängen.
WW: Besondere Vorsicht: Benzosdiazepine (Atemdepressin). Vorsicht: ZNS-Dämpfer, Alkohol, Antitussiva verstärkt, Expektorantien abgeschwächt. MAO-Hemmer (2 Wochen Abstand).
WH: Vorsicht bei obstruktiven Darmerkrankungen, Phäochromozytom, älteren Patienten, schweren Leber- und Nierenschäden, Hypothyreose, chronischer Obstipation. Auf Abhängigkeit achten. Verkehrshinweis.
Bei Überdosierung Opioid-Symptomatik. Bei Atemdepression Antidot Naloxon 0,4 mg i.v. je nach Bedarf alle 2-3 min.
PG: 10 ST (2) (EKO: G) [€ 5,25], 30 ST (EKO: G) [€ 14,35], 60 ST (EKO: G) [€ 22,65]

Dehace retard 90 mg - Filmtabletten 02A01

(Z.Nr. 1-25341) NR. S1. P. N02AA08
ZI: G.L. Pharma, Lannach
Z: 1 Filmtablette enthält: Dihydrocodein hydrogentartrat 90 mg, Tablettenkern: Hypromellose, Cellulose, mikrokristalline,

Siliciumdioxid, hochdisperses, Magnesium stearat; Tablettenfilm: Macrogol 6000, Hypromellose, Titandioxid, Talkum, Eudragit NE, Lebensmittelfarbstoff Lack grün: (entspr. Chinolingelb) (entspr. Indigotin) (entspr. Aluminiumhydroxid) (entspr. Wasser), Lebensmittelfarbstoff Indigotin Farblack: (entspr. Indigotin) (entspr. Aluminiumhydroxid) (entspr. Wasser).
Kurzinformation: siehe Dehace retard 60 mg - Filmtabletten, → S. 380
PG: 10 ST (2) (EKO: G) [€ 7,45], 30 ST (EKO: G) [€ 19,30], 60 ST (EKO: G) [€ 30,55]

Dehace retard 120 mg - Filmtabletten 02A01
(Z.Nr. 1-25342) NR. S1. P. N02AA08
ZI: G.L. Pharma, Lannach
Z: 1 Filmtablette enthält: Dihydrocodein hydrogentartrat 120 mg, Tablettenkern: Hypromellose, Cellulose, mikrokristalline, Siliciumdioxid, hochdisperses, Magnesium stearat; Tablettenfilm: Macrogol 6000, Hypromellose, Titandioxid, Talkum, Eudragit NE.
Kurzinformation: siehe Dehace retard 60 mg - Filmtabletten, → S. 380
PG: 10 ST (2) (EKO: G) [€ 9,40], 30 ST (EKO: G) [€ 24,30], 60 ST (EKO: G) [€ 38,55]

Dekristolmin 20.000 I.E. - Weichkapseln 54D01
(Z.Nr. 1-37570) RP. P. A11CC05
ZI: Dermapharm, Wien
Z: 1 Weichkapsel enthält: Colecalciferol 20000 IE (entspr. → 0,5 mg) (entspr. Vitamin D3), Erdnussöl, Gelatine, Glycerol 85%, Triglyceride, mittelkettige, Wasser, gereinigtes, all-rac-alpha-Tocopherol.
EW: Fettlösliches Vitamin.
AG: Initialbehandlung von klinisch relevantem Vitamin D-Mangel.
AA: Im Ganzen zur Hauptmahlzeit mit Wasser einnehmen.
DO: 2mal wöchentlich 1 Weichkapsel für 7 Wochen. Nicht für Kinder. Für Jugendliche nicht empfohlen. Dosisreduktion bei Hyperkalzämie, Hyperkalzurie oder Nierenschäden.
GA: Hypercalcämie, Hypercalciurie, Hypervitaminose D, Nierensteine.
SST: Strenge Indikationsstellung, Überdosierung vermeiden. Stillen möglich.
NW: Überempfindlichkeit, Hypercalcämie, Hypercalciurie, Magen/Darm, Haut.
WW: Vorsicht: Phenytoin, Barbiturate, Glukokortikoide, Rifampicin, Isoniazid, Ionenaustauscher, Laxantien, Vitamin-D-Metabolite oder -Analoga, Thiazide, Digitalis.
WH: Vorsicht bei Niereninsuffizienz, immobilisierten Patienten, Sarkoidose, Pseudohypoparathyreoidismus. Bei Langzeitgabe Kontrollen: Calcium in Serum und Urin, Niere (Serumkreatinin).
PG: 14 ST * (EKO: N) [€ 14,30]

Dekristolmin 20.000 I.E./ml - Tropfen zum Einnehmen, Lösung 54D01
(Z.Nr. 1-40295) RP. P. nicht im Handel. A11CC05

▼ Delia 0,03 mg/2 mg - Filmtabletten 31I01
(Z.Nr. 1-29421) RP. P. G03AA15
ZI: Kwizda Pharma, Wien
Z: 1 Filmtablette enthält: Ethinylestradiol 0,03 mg, Chlormadinon acetat 2 mg, Tablettenkern: Lactose 75,27 mg (entspr. Lactose monohydrat), Maisstärke, Povidon K30, Magnesium stearat (pflanzlich); Überzug: Hypromellose, Macrogol 6000, Talkum, Titandioxid, Eisen(III)-oxid.
Kurzinformation: siehe Balanca 0,03 mg/2 mg - Filmtabletten, → S. 168
PG: 21 ST * (EKO: N) [€ 15,90], 63 ST * (EKO: N) [€ 38,90]

Delpral - Ampullen 12D02
(Z.Nr. 0-17801) RP. P. N05AL03
ZI: sanofi-aventis, Wien
Z: 1 Ampulle zu 2 ml enthält: Tiaprid 100 mg (entspr. Tiaprid hydrochlorid 111,1 mg), Natriumchlorid 5 mg, Wasser für Injektionszwecke.
EW: Antidopaminerg (DA_2-Antagonist).
AG: Dyskinesien und Bewegungsanomalien (Chorea Huntington, Früh- und Spät- dyskinesien), psychomotorische Störungen beim älteren Patienten, psycho- motorische Störungen bei chronischem Alkoholismus.
AA: I.m. Fortsetzung mit oralen Formen.
DO: Frühdyskinesien: TD 150-400 mg.
Spätdyskinesien: TD 300-800 mg.
Chorea Huntington: TD 300-1200 mg.
Psychosomatischen Störungen bei älteren Patienten: TD 200-400 mg.
Chronischer Alkoholismus: TD 300-400 mg.
Dosisreduktion bei Nierenschäden.
Bei Kindern nicht empfohlen.
GA: Prolaktin-abhängige Tumore, Phäochromozytom.
SST: In der Schwangerschaft Anwendung nicht empfohlen, aber unter Überwachung möglich. In der Stillzeit Nutzen/Risiko- Abwägung. Erhöhtes Risiko von extrapyramidalen und/oder Entzugssymptomen des Neugeborenen bei Einnahme im 3. Trimenon.
NW: ZNS (Akathisie, Dystonie, selten akute Dyskinesie, malignes neuroleptisches Syndrom), Psyche (Müdigkeit), Hyperprolaktinämie, Gewichtszunahme, orthostatische Hypotonie, Allergien, Herz (QT-Verlängerungen, Arrhythmien), Blutbild, venöse Thromboembolien.
WW: Kontraindiziert: Levodopa oder andere dopaminerge Arzneimittel (außer Levodopa beim Parkinson Syndrom).
Nicht empfohlen: Alkohol, Antiarrhythmika Ia und III, Neuroleptika, Methadon.
Vorsicht: Andere ZNS-Dämpfer, Antihypertensiva (Orthostase), Brady- kardie-induzierende Arzneimittel, Beta- Blocker bei Herzversagen, Nitrate, Hypokaliämie-induzierende Arzneimittel.
WH: Vorsicht bei älteren Patienten, schweren Herz/Kreislauf-Erkrankungen, Nierenschäden, M. Parkinson (strenge Indikationsstellung), QT-Verlängerung, Epilepsie in der Anamnese, Schlaganfall-Risiko.
Verkehrshinweis. Erhöhte Mortalität bei älteren Menschen mit Demenz.
Auf Thromboembolien achten.
Bei Überdosierung bei schweren extrapyramidalen Reaktionen Anticholinergika geben.
PG: 5 ST (2) (EKO: G) [€ 7,75]

Delpral 100 mg - Tabletten 12D02
(Z.Nr. 0-17800) RP. P. N05AL03
ZI: sanofi-aventis, Wien
Z: 1 Tablette enthält: Tiaprid 100 mg (entspr. Tiaprid hydrochlorid 111,1 mg), Mannitol, Cellulose, mikrokristalline, Povidon, Siliciumdioxid, hochdisperses, Magnesium stearat.
EW: Antidopaminerg (Dopamin-D_2-Antagonist).
AG: Dyskinesien und Bewegungsanomalien (Chorea Huntington, Früh- und Spätdyskinesien), psychomotorische Störungen beim älteren Patienten, psychomotorische Störungen bei chronischem Alkoholismus.
AA: Oral, unzerkaut mit Flüssigkeit.
DO: Frühdyskinesien: TD 150-400 mg.
Spätdyskinesien: TD 300-800 mg.
Chorea Huntington: TD 300-1200 mg.
Psychomotorische Störungen bei älteren Patienten: TD 200-400 mg.
Chronischer Alkoholismus: TD 300-400 mg.
Dosisreduktion bei Nierenschäden.
Bei Kindern nicht empfohlen.
GA: Prolaktin-abhängige Tumore, Phäochromozytom.
SST: In der Schwangerschaft Anwendung nicht empfohlen, aber unter Überwachung möglich. In der Stillzeit Nutzen/Risiko- Abwägung. Erhöhtes Risiko von extrapyramidalen und/oder Entzugssymptomen des Neugeborenen bei Einnahme im 3. Trimenon.
NW: ZNS (Akathisie, Dystonie, selten akute Dyskinesie, malignes neuroleptisches Syndrom), Psyche (Müdigkeit), Hyperprolaktinämie, Gewichtszunahme, orthostatische Hypotonie, Allergien, Herz (QT-Verlängerungen, Arrhythmien), Blutbild, venöse Thromboembolien.
WW: Kontraindiziert: Levodopa oder andere dopaminerge Arzneimittel (außer Levodopa beim Parkinson Syndrom).
Nicht empfohlen: Alkohol, Antiarrhythmika Ia und III, Neuroleptika, Methadon.
Vorsicht: Andere ZNS-Dämpfer, Antihypertensiva (Orthostase), Brady- kardie-induzierende Arzneimittel, Beta- Blocker bei Herzversagen, Nitrate, Hypokaliämie-induzierende Arzneimittel.
WH: Vorsicht bei älteren Patienten, schweren Herz/Kreislauf-Erkrankungen, Nierenschäden, M. Parkinson (strenge Indikationsstellung), QT-Verlängerung, Epilepsie in der Anamnese, Schlaganfall-Risiko.
Verkehrshinweis. Erhöhte Mortalität bei älteren Menschen mit Demenz.
Auf Thromboembolien achten.

Bei Überdosierung
bei schweren extrapyramidalen Reaktionen Anticholinergika geben.
PG: 50 ST (2) (EKO: G) [€ 11,30]

▼ Delstrigo 100 mg/300 mg/245 mg - Filmtabletten 35E04
(Z.Nr. EU/1/18/1333/*) NR. P. J05AR24
ZI: Merck Sharp & Dohme, Haarlem, Niederlande
Z: 1 Filmtablette enthält: Doravirin 100 mg, Lamivudin 300 mg, Tenofovir disoproxil 245 mg (entspr. Tenofovir disoproxil fumarat 300 mg), Tablettenkern: Croscarmellose natrium, Hypromellose acetatsuccinat, Magnesium stearat, Cellulose, mikrokristalline,

Siliciumdioxid, hochdisperses, Natriumstearylfumarat;
Filmüberzug: Carnaubawachs, Hypromellose, Eisen(III)-hydroxid-oxid x H2O, Lactose 8,6 mg (entspr. Lactose monohydrat), Titandioxid, Triacetin.
EW: Antiretrovirale Kombination.
AG: HIV-1-Infektionen ohne bekannte Resistenz gegen NNRTI, Lamivudin oder Tenofovir.
AA: Tabletten im Ganzen schlucken.
DO: 1mal tgl. 1 Tablette. Keine Daten an Kindern und Jugendlichen.
SST: Nicht empfohlen.
NW: Magen/Darm (Übelkeit), Kopfschmerzen, Psyche, Ermüdung, Fieber, Niere (Fanconi-Syndrom), Husten, Haut, Alopezie, Untersuchungen, Knochenanomalitäten, Mineralisierungsdefekte, Immun-Reaktivierungs-Syndrom.
WW: Kontraindiziert: Starke CYP3A4- Induktoren (z.B. Carbamazepin, Oxcarbazepin, Phenobarbital. Phenytoin, Rifampicin, Rifapentin, Johanniskraut, Mitotan, Enzalutamid, Lumacaftor).
Nicht empfohlen: Nephrotoxische Arzneimittel (z.B. NSAR), Nafcillin, Telotristat, Lesinurad, Thioridazin, Bosentan, Dabrafenib, Sorbitol, Modafinil. Nicht mit anderen antiretroviralen Arzneimitteln anwenden, die einen der Wirkstoffe dieser Kombination enthalten.
Vorsicht: Tacrolimus, Sirolimus. Moderate CYP3A-Induktoren (ev. Dosisanpassung).
WH: Vor Therapiebeginn auf Hepatitis B-Koinfektion untersuchen. Kontrollen: Leber, Niere. Verkehrshinweis.
PG: 30 ST RE2 (EKO: Y) [€ 615,30]

Delta-Hädensa - Salbe 53C03
(Z.Nr. 0-14326) NR. P. n.I. C05AA04
ZI: Merz Pharma Austria, Wien
Z: 100 g Salbe enthalten: Prednisolon 21-(3-sulfobenzoat), Natriumsalz 235,5 mg (entspr. Prednisolon 150 mg), Monochlorcarvacrol 10 mg, Ichthammol 200 mg, Menthol 2500 mg, Erdnussöl 190 mg, Sonnenblumenöl, Gallussäureoctylester, Octyldodecanol, Leinsamenöl, Lanolin 50 g, Wasser, gereinigtes.
PG: 10 G (EKO: G) [€ 3,45 n.I.], 20 G * (EKO: N) [€ 5,90 n.I.]

Delta-Hädensa - Zäpfchen 53C03
(Z.Nr. 0-14327) NR. P. C05AA04
ZI: Merz Pharma Austria, Wien
Z: 1 Zäpfchen enthält: Prednisolon-m-sulfonbenzoesäureester Natriumsalz 1,57 mg (entspr. Prednisolon 1 mg), Monochlorcarvacrol 1 mg, Ichthammol 4 mg, Menthol 50 mg, Erdnussöl 51 mg, Rizinusöl 3 mg, Kamillenöl, Gallussäurepropylester, Zitronensäure, Leinsamenöl, Neutralfett, Wasser, gereinigtes.
EW: Hämorrhoidalzäpfchen mit Kortikosteroid.
AG: Entzündete innere Hämorrhoiden, Analfissuren, Proktitis.
AA: Rektal.
DO: Am 1. Tag 3, dann 2mal tgl. 1 Zäpfchen. Möglichst kurzzeitig anwenden.
Keine Erfahrungen bei Kindern und Jugendlichen.
GA: Tuberkulose, Lues, Virosen;
SST: Im 1. Trimenon nicht anwenden, dann Nutzen/Risiko-Abwägung.
NW: Brennen, Allergien, Sehstörungen, bei Langzeitgabe in hohen Dosen Kortikoideffekte.
WH: Bakterielle oder mykotische Infektionen primär spezifisch behandeln. Nicht auf größere offene Wunden auftragen.
PG: 5 ST (2) (EKO: G) [€ 4,80]

🐾 **Deltanil 10 mg/ml - Pour-on Lösung zum Übergießen für Rinder und Schafe** 804B, 804C, 804D
(Z.Nr. 8-35334) RP. P. VNW. QP53AC11
ZI: Virbac, Carros, Frankreich
Z: 1 ml enthält: Deltamethrin 10 mg, Triglyceride, mittelkettige.
EW: Topisches Ektoparasitikum.
AG: Rind: Behandlung und Vorbeugung von Läusen und Weidefliegen.
Schaf: Behandlung und Vorbeugung von Zecken und Läusen (auch bei Lämmern), Schaflausfliegen, Schmeißfliegen.
AA: Äußerlich mit Applikator entlang der Rückenlinie auftragen.
DO: Rinder: 100 mg (= 10 ml) pro Tier.
Schafe: 50 mg (= 5 ml) pro Tier.
Lämmer: 25 mg (= 2,5 ml) pro Tier.
GA: Kranke oder rekonvaleszente Tiere, ausgedehnte Hautläsionen, Hunde und Katzen.
SST: Nutzen/Risiko-Abwägung durch den Tierarzt.
NW: Schuppenbildung, Juckreiz bei Rindern.
WW: Nicht mit anderen Insektiziden oder Akariziden anwenden.
WH: Nicht auf Augen und Schleimhäute verabreichen. Auf Resistenzentwicklung achten.
VNW: Essbare Gewebe Rind 17 Tage, Schaf 35 Tage. Milch: Keine.
PG: 500 ML VNW [€ 57,50], 1000 ML VNW [€ 97,95], 2500 ML VNW [€ 234,15]

🐾 *Deltatic 0,636 g - wirkstoffhaltiges Halsband für sehr kleine Hunde* 804D, 804C
(Z.Nr. 8-38807) RPF. P. nicht im Handel. QP53AC11

🐾 *Deltatic 1,056 g - wirkstoffhaltiges Halsband für kleine bis mittelgroße Hunde* 804D, 804C
(Z.Nr. 8-38818) RPF. P. nicht im Handel. QP53AC11

🐾 *Deltatic 1,304 g - wirkstoffhaltiges Halsband für große bis sehr große Hunde* 804D, 804C
(Z.Nr. 8-38819) RPF. P. nicht im Handel. QP53AC11

▼ **Deltyba 50 mg - Filmtabletten** 15A05
(Z.Nr. EU/1/13/875/*) NR. P. J04AK06
ZI: Otsuka Novel Products, München, Deutschland
Z: 1 Filmtablette enthält: Delamanid 50 mg, Tablettenkern: Hypromellose phthalat, Povidon, all-rac-alpha-Tocopherol, Cellulose, mikrokristalline, Carboxymethylstärke, Natrium Typ A, Carmellose calcium, Siliciumdioxid, hochdisperses, Magnesium stearat, Lactose 100 mg (entspr. Lactose monohydrat);
Filmüberzug: Hypromellose, Macrogol 8000, Titandioxid, Talkum, Eisen(III)-hydroxid-oxid x H2O.
EW: Antimykobakteriell.
AG: Kombinationsbehandlung für multiresistente Lungentuberkulose.
AA: Mit einer Mahlzeit einnehmen.
DO: 2mal tgl. 100 mg über 24 Wochen. Keine Daten an Kindern und Jugendlichen.
GA: Serumalbumin <2,8 g/dl.
SST: Nicht empfohlen. Zuverlässige Kontrazeption anwenden.
NW: Herz (QT-Verlängerung), Hypoalbuminämie, ZNS (Parästhesien, Tremor), Psyche (Schlaflosigkeit, Angstzustände), Magen/Darm, Schwindel.
WW: Kontraindiziert: Starke CYP3A-Induktoren (z.B. Carbamazepin). Vorsicht: CYP3A-Hemmer, QT-verlängernde Substanzen (Chinolone, bestimmte Antimalariamittel).
WH: Keine Daten zu extrapulmonaler Tuberkulose oder unter AIDS-Behandlung.
Kombinationstherapien gemäß WHO-Empfehlungen verwenden.
Auf QT-Verlängerung (kardiale Risikofaktoren) achten. Bei Leberschäden nicht empfohlen. Verkehrshinweis.
PG: 48 ST * (EKO: N) [€ 2.333,40]

🐾 **Delvosteron 100 mg/ml - Injektionssuspension für Hunde und Katzen** 822AB
(Z.Nr. 8-00011) RP. P. QG03DA90
ZI: Intervet, Wien
Z: 1 ml enthält: Proligeston 100 mg, Methyl-4-hydroxybenzoat 1,02 mg, Propyl-4-hydroxybenzoat 0,12 mg, Macrogol, Kaliumdihydrogenphosphat, Polysorbat 40, Sorbitanpalmitat, Natriumcitrat-2-Wasser, (3-sn-Phosphatidyl)cholin, Wasser für Injektionszwecke.
EW: Progestativum.
AG: **Hunde und Katzen:** Zur Verhütung und Unterdrückung der Läufigkeit bei Hunden bzw. Rolligkeit bei Katzen, Pseudogravidität der Hündin, Haut- erkrankungen, verursacht durch Störung des Hormonhaushaltes, u.a.
miliares Ekzem der Katze, Hypersexualität beim Rüden und Kater.
AA: S.c. (Achselfalte, Leistengegend).
DO: Wirkstoffmenge pro kg KG nimmt mit zunehmendem KG ab. Hund 30-10 mg/kg KG, Katze 30-23 mg/kg KG.
Behandlungszeitpunkt: 1. Injektion im Anoestrus/Prooestrus, weitere Injektionen 3/4/5, je 5 Monate nach der vorhergehenden Injektion.
Details siehe Austria-Codex - Fachinformation.
Miliares Ekzem der Katze: 2 Injektionen von 35-45 mg/kg KG im Abstand von 2 Wochen.
GA: Endometritis, Mammatumore, Diabetes, vor Geschlechtsreife.
SST: Nicht während der Trächtigkeit und 2 Monate nach dem Partus anwenden.
NW: Endometritis, lokale Reaktionen, Überempfindlichkeit. In hohen Dosen Diabetes, Nebennierenrindenatrophie, glukokortikoide Wirkung, mammäre Hyperplasie.
WW: Glukortikoide, Gestagene (Diabetes verschlimmert), Östrogene (Metro- pathie).
PG: 1 ST VT [€ 64,90]

Demelan 5 mg - Schmelztabletten 49E01
(Z.Nr. 1-31370) RP. P. nicht im Handel. N06DA02

Demelan 10 mg - Schmelztabletten 49E01
(Z.Nr. 1-31373) RP. P. nicht im Handel. N06DA02

🐾 *Denagard 20 mg/g - Arzneimittelvormischung zur Herstellung von Fütterungsarzneimitteln für Schweine, Geflügel und Kaninchen* 812AZ
(Z.Nr. 8-16850) NR. P. VNW. nicht im Handel. QJ01XQ01

🐾 *Denagard 100 mg/g - Arzneimittel-Vormischung zur Herstellung von Fütterungsarzneimitteln für Schweine, Geflügel und Kaninchen* 812AZ
(Z.Nr. 8-70035) NR. P. VNW. nicht im Handel. QJ01XQ01

🐾 *Denagard 450 mg/g - Granulat zum Eingeben über das Trinkwasser für Schweine, Hühner und Puten* 812AZ
(Z.Nr. 8-16508) NR. P. VNW. nicht im Handel. QJ01XQ01

🐾 *Denagard 100 mg/ml - Injektionslösung für Schweine* 812AZ
(Z.Nr. 8-00094) NR. P. VNW. nicht im Handel. QJ01XQ01

🐾 *Denagard 125 mg/ml - Lösung zum Eingeben über das Trinkwasser für Tiere* 812AZ
(Z.Nr. 8-16507) NR. P. VNW. nicht im Handel. QJ01XQ01

▼ *Dengvaxia - Pulver und Lösungsmittel zur Herstellung einer Injektionssuspension in einer Fertigspritze* 36B15
(Z.Nr. EU/1/18/1338/*) NR. P. E. nicht im Handel. J07BX

▼ *Dengvaxia - Pulver und Lösungsmittel zur Herstellung einer Injektionssuspension in Mehrfachdosisbehältnissen* 36B15
(Z.Nr. EU/1/18/1338/*) NR. P. E. nicht im Handel. J07BX

Dentinox - Gel Zahnungshilfe 45C

(Z.Nr. 1-22831) RPF. P. A01AD11
ZI: Takeda Pharma, Wien
Z: 1 g Gel enthält: Kamillen-Tinktur 150 mg, Lidocain hydrochlorid 1-Wasser 3,4 mg, Polidocanol 3,2 mg (entspr. Macrogollaurylether), Propylenglycol, Natrium edetat, Xylitol 90 mg, Sorbitlösung 70% (nicht kristallisierend) 100 mg, Saccharin natrium 2 mg, Carbomer 974P, Natriumhydroxid-Lösung 10%, Polysorbat 20, Menthol, Wasser, gereinigtes.
EW: Lokal schmerzstillend.
AG: Zahnungsschmerzen.
DO: 2-3mal tgl. ein erbsengroßes Stück auf betroffener Stelle des Zahn- fleisches auftragen und leicht einmassieren. Nicht einnehmen.
NW: Selten Allergien.
WH: Nicht einnehmen. Kontakt mit Augen vermeiden.
PG: 10 G * (EKO: N) [€ 11,55]

▼ Depakine - Trockenstechampulle mit Lösungsmittel 09A05

(Z.Nr. 1-24529) RP. P. N03AG01
ZI: sanofi-aventis, Wien
Z: 1 Ampulle enthält: Natrium valproat 400 mg (entspr. Natrium 55,3 mg), Wasser für Injektionszwecke.
EW: Antiepileptikum.
AG: Generalisierte und fokale Anfälle, wenn orale Valproinsäure-Gabe nicht möglich ist;
- Mittel 3. Wahl bei generalisierten konvulsiven Anfällen (Grand-Mal-Status);
- Generalisierte nonkonvulsive Anfälle (Absence-Status);
- Mittel 2. Wahl bei konvulsiven und nonkonvulsiven einfach- und komplex-fokalen Anfällen.

AA: I.v. Injektion oder Infusion (mit NaCl- oder Glukoselösung). Infusionslösung über einen gesonderten Zugang zu verabreichen.
DO: Status epilepticus: Ziel: Valproatserumkonzentration 40-100 mg/l.
Erwachsene: Initialbolus 10-20 mg/kg KG über 5-10 min, dann Infusion max. 6 mg/kg KG/h.
Kinder: Initialbolus 15-40 mg/kg KG, dann Infusion max. 3-6 mg/kg KG/h.
Generalisierte und fokale Anfälle: Einstellung anhand der klinischen Antwort. Richtdosis 5-10 mg/kg KG als Injektion; bei Dauerinfusion 0,5 - 1 mg/kg KG/h. Umstellung 1:1 von oraler Valproinsäure.
Kinder ab 2 Monaten: 0,8-1,35 mg/kg KG /h.
Schnelle Aufsättigung: 15 mg/kg KG i.v. über 5 min., nach 30 min. Infusion 1 mg/kg KG/h, bis Plasmakonzentration ca. 75 µg/ml. MTD 2500 mg.
Mittlere TD: Erwachsene 20 mg/kg KG, Jugendliche 25 mg/kg KG, Kinder 30 mg/kg KG.
Umstellung auf orale Therapie so schnell als möglich, meist 12h nach Ende der Infusion.
GA: Schwere Lebererkrankungen (auch familiär), hepatische Porphyrie, Harnstoffzyklus-Erkrankungen, mitochondriale Erkrankungen durch Mutationen von Polymerase Gamma (POLG). Kindern unter zwei Jahre bei Verdacht auf POLG-verwandte Erkrankung.
SST: Teratogen! Strenge Nutzen/Risiko-Abwägung bei Epilepsie (Anwendung nur, wenn keine Alternativen möglich). Zuverlässige Kontrazeption erforderlich. Schwangerschaftsverhütungsprogramm bei Frauen im gebärfähigen Alter einhalten! Nicht stillen.
NW: Magen/Darm, Gewichtszunahme, schwere Pankreatitis, Leber (auch tödlich, vor allem bei Kindern), ZNS (Tremor, extrapyramidale Störungen, verstärkte Krampfanfälle, kognitive Störungen), Psyche, Blutbild, Haut (auch schwere Reaktionen), Haarausfall, Lupus erythematodes, Labortests (Gerinnung), Dysmenorrhoe, hormonelle Störungen, Ödeme, Hyperammonämie, Knochen (Osteoporose, Frakturen).
WW: Nicht empfohlen: Carbapeneme (Krämpfe).
Vorsicht: Arzneimittel mit starker Plasmaproteinbindung (z.B. Vit.-K-Antagonisten, Phenytoin, ASS), andere Antiepileptika (Dosisanpassung), Mefloquin/Chloroquin (Krämpfe), Fluoxetin, Quetiapin (Neutropenie), Olanzapin (abgeschwächt), Schilddrüsenfunktionstest beeinflusst.
Verstärkung von: ZNS-Dämpfer, Zidovudin, Rufinamid, Propofol, Nimodipin, Alkohol, Primidon.
Erhöhen Valproinsäurespiegel: Cimetidin, Erythromycin, Phenytoin, Phenobarbital.
Senken Valproinsäurespiegel: Rifampicin, Östrogene, Proteasehemmer, enzyminduzierende Antiepileptika.
WH: Vor Therapiebeginn Leberfunktionstest, Blutbild machen. Besondere Vorsicht bei Blutungsneigung, Nierenschäden, Hirnschäden, Stoffwechselerkrankungen, Lupus erythematodes, schweren epileptischen Anfällen, Kleinkindern. Auf POLG-verwandte Erkrankungen achten. Bei Hepatitis absetzen. Kontrollen: Blutbild, Leber, Gerinnung. Verkehrshinweis. Erhöhtes Suizidrisiko beachten. Starke Gewichtszunahme möglich.
PG: 4 ST * (EKO: N) [€ 69,25]

▼ Depakine 300 mg/ml - Tropfen 09A05, 49C02

(Z.Nr. 0-15699) RP. P. N03AG01
ZI: sanofi-aventis, Wien
Z: 1 ml Lösung (= 36 Tropfen) enthält: Natrium valproat 300 mg, Saccharin natrium, Orangen-Aroma, Natriumhydroxid (entspr. Natrium 43,2 mg), Wasser, gereinigtes.
EW: Antiepileptikum.
AG: Generalisierte oder fokale Epilepsien; -Manische Episoden bei bipolaren Störungen bei Kontraindikation gegen Lithium.
AA: TD in 2-4 ED. Während oder nach den Mahlzeiten mit ½ Glas Zuckerwasser o.ä., nicht mit kohlensäurehältigen Getränken einnehmen.
Dosierspritze hat Skala von 50 bis 400 mg, Details siehe Austria Codex-Fachinformation.
DO: Epilepsien: Erwachsene: TD initial 10-15 mg/kg KG, Erhaltungsdosis meist 20-30 mg/kg KG. MTD 50 mg/kg KG.
Kinder ab 3 Monaten: TD 30 mg/kg KG.
Jugendliche: TD 25 mg/kg KG.
Manie: Erwachsene: TD initial 750 mg oder 20 mg/kg KG, Erhaltungsdosis 1000-2000 mg. Keine Untersuchungen an Kindern und Jugendlichen.
GA: Schwere Lebererkrankungen (auch familiär), hepatische Porphyrie, Harnstoffzyklus-Erkrankungen, mitochondriale Erkrankungen durch Mutationen von Polymerase Gamma (POLG). Kindern unter zwei Jahre bei Verdacht auf POLG-verwandte Erkrankung.
SST: Teratogen! Gegenanzeige bei Anwendung bei bipolaren Störungen. Strenge Nutzen/Risiko-Abwägung bei Epilepsie (Anwendung nur, wenn keine Alternativen möglich). Zuverlässige Kontrazeption erforderlich. Schwangerschaftsverhütungsprogramm bei Frauen im gebärfähigen Alter einhalten! Nicht stillen.
NW: Magen/Darm, Gewichtszunahme, schwere Pankreatitis, Leber (auch tödlich, vor allem bei Kindern), ZNS (Tremor, extrapyramidale Störungen, verstärkte Krampfanfälle, kognitive Störungen), Psyche, Blutbild, Haut (auch schwere Reaktionen), Haarausfall, Lupus erythematodes, Labortests (Gerinnung), Dysmenorrhoe, hormonelle Störungen, Ödeme, Hyperammonämie, Knochen (Osteoporose, Frakturen).
WW: Nicht empfohlen: Carbapeneme (Krämpfe).
Vorsicht: Arzneimittel mit starker Plasmaproteinbindung (z.B. Vit.-K-Antagonisten, Phenytoin, ASS), andere Antiepileptika (Dosisanpassung), Mefloquin/Chloroquin (Krämpfe), Fluoxetin, Quetiapin (Neutropenie), Olanzapin (abgeschwächt), Schilddrüsenfunktionstest beeinflusst.

Verstärkung von: ZNS-Dämpfer, Zidovudin, Rufinamid, Propofol, Nimodipin, Alkohol, Primidon.
Erhöhen Valproinsäurespiegel: Cimetidin, Erythromycin, Phenytoin, Phenobarbital.
Senken Valproinsäurespiegel: Rifampicin, Östrogene, Proteasehemmer, enzyminduzierende Antiepileptika.
WH: Vor Therapiebeginn Leberfunktionstest, Blutbild machen. Besondere Vorsicht bei Blutungsneigung, Nierenschäden, Hirnschäden, Stoffwechselerkrankungen, Lupus erythematodes, schweren epileptischen Anfällen, Kleinkindern. Auf POLG-verwandte Erkrankungen achten. Bei Hepatitis absetzen.
Kontrollen: Blutbild, Leber, Gerinnung. Verkehrshinweis. Erhöhtes Suizidrisiko beachten. Starke Gewichtszunahme möglich.
PG: 60 ML F14 (2) (EKO: G) [€ 18,45]

D

▼ Depakine chrono retard 300 mg - Filmtabletten

09A05, 49C02

(Z.Nr. 1-19787) RP. P.

N03AG01

ZI: sanofi-aventis, Wien
Z: 1 Filmtablette enthält: Natrium valproat 300 mg, (entspr. Natrium valproat 199,8 mg) (entspr. Valproinsäure 87 mg) (entspr. Natrium 28,3 mg), Hypromellose, Ethylcellulose, Saccharin natrium, Siliciumdioxid, Macrogol 6000, Eudragit, Talcum, Titandioxid.
EW: Antiepileptikum.
AG: Generalisierte oder fokale Epilepsien; -Manische Episoden bei bipolaren Störungen bei Kontraindikation gegen Lithium.
AA: TD in 1-2 ED aufteilen, 1 Std. vor dem Essen (morgens nüchtern) unzerkaut (ganz oder in 2 Hälften) mit reichlich Flüssigkeit schlucken. Bei gastrointestinale NW auch Einnahme mit oder nach Mahlzeit möglich.
DO: Epilepsien: Erwachsene: TD initial 10-15 mg/kg KG, Erhaltungsdosis meist 20-30 mg/kg KG. MTD 50 mg/kg KG.
Kinder ab 3 Monaten: TD 30 mg/kg KG.
Jugendliche: TD 25 mg/kg KG.
Manie: Erwachsene: TD initial 750 mg oder 20 mg/kg KG, Erhaltungsdosis 1000-2000 mg. Keine Untersuchungen an Kindern und Jugendlichen.
GA: Schwere Lebererkrankungen (auch familiär), hepatische Porphyrie, Harnstoffzyklus-Erkrankungen, mitochondriale Erkrankungen durch Mutationen von Polymerase Gamma (POLG). Kindern unter zwei Jahre bei Verdacht auf POLG-verwandte Erkrankung.
SST: Teratogen! Gegenanzeige bei Anwendung bei bipolaren Störungen. Strenge Nutzen/Risiko-Abwägung bei Epilepsie (Anwendung nur, wenn keine Alternativen möglich). Zuverlässige Kontrazeption erforderlich. Schwangerschaftsverhütungsprogramm bei Frauen im gebärfähigen Alter einhalten! Nicht stillen.
NW: Magen/Darm, Gewichtszunahme, schwere Pankreatitis, Leber (auch tödlich, vor allem bei Kindern), ZNS (Tremor, extrapyramidale Störungen, verstärkte Krampfanfälle, kognitive Störungen), Psyche, Blutbild, Haut (auch schwere Reaktionen), Haarausfall, Lupus erythematodes, Labortests (Gerinnung), Dysmenorrhoe, hormonelle Störungen, Ödeme, Hyperammonämie, Knochen (Osteoporose, Frakturen).
WW: Nicht empfohlen: Carbapeneme (Krämpfe).
Vorsicht: Arzneimittel mit starker Plasmaproteinbindung (z.B. Vit.-K-Antagonisten, Phenytoin, ASS), andere Antiepileptika (Dosisanpassung), Mefloquin/Chloroquin (Krämpfe), Fluoxetin, Quetiapin (Neutropenie), Olanzapin (abgeschwächt), Schilddrüsenfunktionstest beeinflusst.
Verstärkung von: ZNS-Dämpfer, Zidovudin, Rufinamid, Propofol, Nimodipin, Alkohol, Primidon.
Erhöhen Valproinsäurespiegel: Cimetidin, Erythromycin, Phenytoin, Phenobarbital.
Senken Valproinsäurespiegel: Rifampicin, Östrogene, Proteasehemmer, enzyminduzierende Antiepileptika.
WH: Vor Therapiebeginn Leberfunktionstest, Blutbild machen. Besondere Vorsicht bei Blutungsneigung, Nierenschäden, Hirnschäden, Stoffwechselerkrankungen, Lupus erythematodes, schweren epileptischen Anfällen, Kleinkindern. Auf POLG-verwandte Erkrankungen achten. Bei Hepatitis absetzen.
Kontrollen: Blutbild, Leber, Gerinnung. Verkehrshinweis. Erhöhtes Suizidrisiko beachten. Starke Gewichtszunahme möglich.
PG: 50 ST (2) (EKO: G) [€ 6,20]

▼ Depakine chrono retard 500 mg - Filmtabletten

09A05, 49C02

(Z.Nr. 1-19786) RP. P.

N03AG01

ZI: sanofi-aventis, Wien
Z: 1 Filmtablette enthält: Natrium valproat 500 mg (entspr. Natrium valproat 333 mg) (entspr. Valproinsäure 145 mg) (entspr. Natrium 47,2 mg), Hypromellose, Ethylcellulose, Saccharin natrium, Siliciumdioxid, Macrogol 6000, Eudragit, Talcum, Titandioxid.
Kurzinformation: siehe Depakine chrono retard 300 mg - Filmtabletten, → S. 384
PG: 50 ST (2) (EKO: G) [€ 9,25]

▼ Depakine Chronosphere 50 mg - Retardgranulat in Beuteln

09A05, 49C02

(Z.Nr. 1-25369) RP. P.

N03AG01

ZI: sanofi-aventis, Wien
Z: 1 Beutel zu 152 mg Retardgranulat enthält: Natrium valproat 50 mg (entspr. Natrium valproat 33,33 mg) (entspr. Valproinsäure 14,51 mg) (entspr. Natrium 4,6 mg), Hartparaffin, Glycerol dibehenat, Siliciumdioxid hydrat.
EW: Antiepileptikum.
AG: Generalisierte oder fokale Epilepsien; -Manische Episoden bei bipolaren Störungen bei Kontraindikation gegen Lithium.
AA: TD in 1-2 ED aufteilen. Auf kalte oder zimmertemperierte weiche Nahrungsmittel oder Getränke streuen und unverzüglich einnehmen. Nicht kauen, sondern sofort schlucken.
Details siehe Austria-Codex - Fachinformation.
DO: Epilepsien: Erwachsene: TD initial 10-15 mg/kg KG, Erhaltungsdosis meist 20-30 mg/kg KG. MTD 50 mg/kg KG.
Kinder ab 3 Monaten: TD 30 mg/kg KG.
Jugendliche: TD 25 mg/kg KG.
Manie: Erwachsene: TD initial 750 mg oder 20 mg/kg KG, Erhaltungsdosis 1000-2000 mg. Keine Untersuchungen an Kindern und Jugendlichen.
GA: Schwere Lebererkrankungen (auch familiär), hepatische Porphyrie, Harnstoffzyklus-Erkrankungen, mitochondriale Erkrankungen durch Mutationen von Polymerase Gamma (POLG). Kindern unter zwei Jahre bei Verdacht auf POLG-verwandte Erkrankung.
SST: Teratogen! Gegenanzeige bei Anwendung bei bipolaren Störungen. Strenge Nutzen/Risiko-Abwägung bei Epilepsie (Anwendung nur, wenn keine Alternativen möglich). Zuverlässige Kontrazeption erforderlich. Schwangerschaftsverhütungsprogramm bei Frauen im gebärfähigen Alter einhalten! Nicht stillen.
NW: Magen/Darm, Gewichtszunahme, schwere Pankreatitis, Leber (auch tödlich, vor allem bei Kindern), ZNS (Tremor, extrapyramidale Störungen, verstärkte Krampfanfälle, kognitive Störungen), Psyche, Blutbild, Haut (auch schwere Reaktionen), Haarausfall, Lupus erythematodes, Labortests (Gerinnung), Dysmenorrhoe, hormonelle Störungen, Ödeme, Hyperammonämie, Knochen (Osteoporose, Frakturen).
WW: Nicht empfohlen: Carbapeneme (Krämpfe).
Vorsicht: Arzneimittel mit starker Plasmaproteinbindung (z.B. Vit.-K-Antagonisten, Phenytoin, ASS), andere Antiepileptika (Dosisanpassung), Mefloquin/Chloroquin (Krämpfe), Fluoxetin, Quetiapin (Neutropenie), Olanzapin (abgeschwächt), Schilddrüsenfunktionstest beeinflusst.
Verstärkung von: ZNS-Dämpfer, Zidovudin, Rufinamid, Propofol, Nimodipin, Alkohol, Primidon.
Erhöhen Valproinsäurespiegel: Cimetidin, Erythromycin, Phenytoin, Phenobarbital.
Senken Valproinsäurespiegel: Rifampicin, Östrogene, Proteasehemmer, enzyminduzierende Antiepileptika.
WH: Vor Therapiebeginn Leberfunktionstest, Blutbild machen. Besondere Vorsicht bei Blutungsneigung, Nierenschäden, Hirnschäden, Stoffwechselerkrankungen, Lupus erythematodes, schweren epileptischen Anfällen, Kleinkindern. Auf POLG-verwandte Erkrankungen achten. Bei Hepatitis absetzen.
Kontrollen: Blutbild, Leber, Gerinnung. Verkehrshinweis. Erhöhtes Suizidrisiko beachten. Starke Gewichtszunahme möglich.
PG: 30 ST F14 (3) (EKO: G) [€ 7,50]

▼ Depakine Chronosphere 250 mg - Retardgranulat in Beuteln

09A05, 49C02

(Z.Nr. 1-25371) RP. P.

N03AG01

ZI: sanofi-aventis, Wien
Z: 1 Beutel zu 758 mg Retardgranulat enthält: Natrium valproat 250 mg (entspr. Natrium valproat 166,76 mg) (entspr. Valproinsäure 72,59 mg) (entspr. Natrium 23,1 mg), Hartparaffin, Glycerol dibehenat, Siliciumdioxid hydrat.
Kurzinformation: siehe Depakine Chronosphere 50 mg - Retardgranulat in Beuteln, → S. 384
PG: 30 ST F14 (3) (EKO: G) [€ 8,45]

▼ Depakine Chronosphere 500 mg - Retardgranulat in Beuteln

09A05, 49C02

(Z.Nr. 1-25372) RP. P.

N03AG01

ZI: sanofi-aventis, Wien
Z: 1 Beutel zu 1515 mg Retardgranulat enthält: Natrium valproat 500 mg (entspr. Natrium valproat 333,3 mg) (entspr. Valproinsäure 145,09 mg) (entspr. Natrium 46,1 mg), Hartparaffin, Glycerol

dibehenat, Siliciumdioxid hydrat.
Kurzinformation: siehe Depakine Chronosphere 50 mg - Retardgranulat in Beuteln, → S. 384
PG: 30 ST F14 (3) (EKO: G) [€ 13,60]

Dependex 50 mg - Filmtabletten 26A

(Z.Nr. 1-25702) NR. P. N07BB04
ZI: Amomed Pharma, Wien
Z: 1 Filmtablette enthält: Naltrexon hydrochlorid 50 mg, Tablettenkern: Lactose monohydrat 123,16 mg, Cellulosepulver, Crospovidon, Cellulose, mikrokristalline, Siliciumdioxid, kolloidal, wasserfrei, Magnesium stearat; Tablettenhülle: (entspr. Lactose monohydrat) (entspr. Hypromellose) (entspr. Titandioxid) (entspr. Macrogol 4000) (entspr. Eisenoxid schwarz) (entspr. Eisenoxid rot) (entspr. Eisenoxid gelb).
EW: Opiatantagonist.
AG: Unterstützung der chronischen Alkohol-Entwöhnungsbehandlung.
AA: Oral mit etwas Flüssigkeit.
DO: TD 1 FT. Behandlungsdauer mindestens 3 Monate. Für Kinder und Jugendliche nicht empfohlen.
GA: Opiatabhängige Patienten, akute Opiatentzugssymptome, positiver Opioidnachweis im Urin, Entzugssymptome auf Naloxon-Injektion, schwere Nieren- oder Leberschäden, akute Hepatitis.
SST: Strenge Indikationsstellung, akute Entzugssymptome bei Opiatabhängigkeit möglich. Nicht stillen.
NW: Vegetativum, ZNS, Psyche, Herz, Magen/Darm, Haut, Augen, Leber.
Entzugserscheinungen bei opiatabhängigen Patienten.
WW: Kontraindiziert: Opioid-hältige Arzneimittel (u.a. Hustenmittel, Drogenersatztherapie), Methadon bei Substitutionstherapie.
Nicht empfohlen: Zentrale Blutdrucksenker (Alpha-Methyl-Dopa).
Vorsicht: Barbiturate, Anxiolytika einschl. Benzodiazepine, sedative Antidepressiva, sedative H1-Antihistaminika, Neuroleptika (Droperidol).
Acamprosat (Plasmaspiegel erhöht).
WH: Die Therapie ist entsprechend den nationalen Richtlinien von einem entsprechend erfahrenen Arzt durchzuführen. Vor Therapiebeginn muss Patient opiatfrei sein (Urintest, Naloxontest). Heroin muss 5-7 Tage, Methadon mindestens 10 Tage abgesetzt sein. Transaminasen kontrollieren.
Strenger Verkehrshinweis.
PG: 7 ST * (EKO: N) [€ 32,60], 28 ST P (EKO: G) [€ 72,40]

Depocon 150 mg - Injektionssuspension 31I04

(Z.Nr. 1-20937) RP. P. G03AC06
ZI: Pfizer Corporation Austria, Wien
Z: 1 Fertigspritze mit 1 ml enthält: Medroxyprogesteron acetat 150 mg, Macrogol 3350, Methyl-4-hydroxybenzoat 1,35 mg, Propyl-4-hydroxybenzoat 0,15 mg, Natriumchlorid (entspr. Natrium 3,4 mg), Polysorbat 80, Salzsäure zur pH-Wert-Einstellung, Natriumhydroxid zur pH-Wert-Einstellung, Wasser für Injektionszwecke.
EW: Gestagenderivat.
AG: Langzeit-Kontrazeption.
AA: I.m.; cave i.v. oder s.c.
DO: 150 mg alle 3 Monate;
Details siehe Austria-Codex - Fachinformation.
GA: Neoplasmen von Brust oder Genitale, ungeklärte Vaginalblutungen, schwere Leberschäden, Knochenerkrankungen, aktive thromboembolische Erkrankungen, akute zerebrovaskuläre Erkrankungen, vor der Menarche, Porphyrie.
SST: In der Schwangerschaft kontraindiziert. In der Stillzeit frühestens 6 Wochen post partum anwenden.
NW: Gewichtszu- oder abnahme, Flüssigkeitsretention, Anaphylaxie, Thromboembolie, Brustempfindlichkeit, ZNS (Kopfschmerzen), Psyche, Hitzewallungen, Haut, lokale Reaktionen, Muskeln, Rückenschmerzen, Magen/Darm, Genitale (Regelstörungen), Leber, Osteoporose.
WW: Zusätzliche Barrieremethode bei gleichzeitiger Einnahme von Arzneimitteln empfohlen, die mikrosomale Enzyme induzieren. Beeinflussung von Labortests.
WH: Vorsicht bei Depressionen, Diabetes. Auf unregelmäßigen Zyklus achten. Bei Sehstörungen sorgfältige ophthalmologische Kontrolle. Vor Therapiebeginn Brust- und Beckenorgane untersuchen. Leberfunktion beachten. Abbau der Knochendichte berücksichtigen. Kein Schutz vor sexuell übertragbaren Infektionen.
PG: 1 ST * (EKO: N) [€ 26,15]

Depocon 150 mg - Injektionssuspension 31I04
(Z.Nr. 1-20937-P1/P2/P3) RP. P. G03AC06
Parallelimport. nicht im Handel.

🐾 Depomycin 200/278,9 mg/ml - Injektionssuspension für Rinder und Schweine 801BE

(Z.Nr. 8-00044) NR. P. E. VNW. QJ01RA01
ZI: Intervet, Wien
Z: 1 ml enthält: Benzylpenicillin-Procain 200 mg (entspr. Benzylpenicillin 200000 IE), Dihydrostreptomycin sulfat 278,9 mg (entspr. Dihydrostreptomycin 200 mg), Natrium citrat, p-Hydroxybenzoesäuremethylester 0,8 mg, Natrium formaldehydsulfoxylat, Lecithin, Wasser für Injektionszwecke.
EW: Antibiotika-Kombination gegen grampositive und gramnegative Bakterien.
AG: Bakterielle Atemwegsinfektionen bei Rind und Schwein.
AA: I.m.
DO: ED: Rind: 1 ml/25 kg KG; Schwein: 1 ml/20 kg KG. Anwendung 1mal tgl. über 3 Tage.
GA: Schwere Nierenschäden, Störungen des Gehör- und Gleichgewichtssinns.
SST: Nutzen/Risiko-Bewertung.
NW: Allergie, in hohen Dosen neuro-, nephro- und ototoxisch. Bei Schweinen Kollaps, ev. Todesfälle. Bei Überdosierung Atemnot, Kreislaufdepression.
WW: Antagonismus gegen bakteriostatische Substanzen. Diuretika, nephrotoxische Substanzen verstärkt toxisch; Narkotika und Muskelrelaxantien (neuromuskuläre Blockade).
WH: Dosisreduktion bei Leber- und Nierenschäden.
VNW: Essbare Gewebe 21 Tage, Milch 6 Tage.
PG: 100 ML VNW [€ 31,60]

Depot-Heparin Gilvasan 25.000 I.E./ml - Ampullen 20A02

(Z.Nr. 1-11858) RP. P. E. B01AB01
ZI: Gilvasan Pharma, Wien
Z: 1 ml Lösung enthält: Heparin natrium 25000 IE (entspr. → 8000-25000 Da), Natriumchlorid (entspr. Natrium 20,76 mg), Aqua ad injectionem.
EW: Hochgereinigtes Heparin.
AG: Prophylaxe des Herzinfarktes sowie Reinfarktprophylaxe bei Angina pectoris; Thromboseprophylaxe bei Operationen an Gefäßen; Prophylaxe und Erhaltungstherapie von Lungenembolie und tiefer Venenthrombose.
AA: Nur s.c. (Oberschenkel, Bauchwand, nicht in gefäß- und nervenführenden Bereichen).
Nicht i.m.!
DO: - Prophylaxe des Herzinfarktes und Reinfarktprophylaxe bei Angina petoris: 25.000 I.E. s.c. 2mal wöchentlich.
— Thromboseprophylaxe bei Gefäßoperationen: Nach Operation am 1. Tag 6000-10.000 I.E. s.c. 3-4 mal tgl., am 2. und 3. Tag. 8000-12.000 I.E. s.c. 3mal tgl., am 4.-6. Tag. 2mal 12.000-16.000 I.E. s.c.
— Lungenembolie und tiefe Venenthrombose: Bolus 5000 I.E. i.v., dann 10.000 I.E. alle 6-8 Std. oder 15.000 I.E. alle 12 Std. über ca. 10 Tage.
GA: - Heparinallergie
- hämorrhagische Diathesen (z.B. Haemophilie, Purpura, Thrombozytopenie);
- Blutungen im Gastrointestinaltrakt, in der Lunge oder der Niere;
- akute intracranielle Blutungen;
- proliferative Retinopathia diabetica;
- operative Eingriffe am ZNS sowie am Auge;
- Enzephalomalazie;
- Erkrankungen von Leber, Pankrease und Niere;
- floride ulzeröse Erkrankungen des Verdauungstraktes;
- viscerale Karzinome;
- Patienten mit erhöhter kapillarer Permeabilität;
- bakterielle Endokarditis;
- aktive Tuberkulose;
- unkontrollierte schwere Hypertonie;
- drohender Abortus.
SST: Sorgfältige Überwachung.
NW: Organblutungen, Haut- und Schleimhautblutungen, lokale Hämatome, Thrombopenie (White-Clot-Syndrom), reversible Osteoporose und Alopezie, selten Allergie (bis Schock), Veränderung von Laborparametern.
WW: Wirkungsverstärkung möglich durch: Phenylbutazon, Indometacin, Sulfinpyrazon, Probenecid, Etacrynsäure, Penicillin i.v., Zytostatika sowie durch andere die Gerinnung beeinflussende Mittel (Acetylsalicylsäure, Dicumarole, Dipyridamol, Dextrane). Diese Medikamente sollten ca. 5 Tage vor Beginn einer Heparintherapie abgesetzt werden. Ebenfalls führt Antithrombin III-Konzentrat zu einer Potenzierung der Heparinwirkung.
Aus der Plasma-Eiweißbildung werden gedrängt: Phenytoin, Chinidin, Propranolol. Benzodiazepine, Bilirubin, Basische Medikamente (z.B. Chinin) werden gehemmt.
Wirkungsabschwächung möglich durch Ascorbinsäure, Antihistaminika, Digitalis, Nicotin, Tetrazykline, Phenothiazine.
WH: Vorsicht bei Punktionen oder Eingriffen an der Prostata, Spinalpunktion, Spinalanästhesien und bei cerebralen Thrombosen sowie bei Diabetes mellitus und gleichzeitiger Einnahme von oralen Antikoagulantien oder anderen Pharmaka, die die blutungsgerinnungshemmende Wirkung von Heparin verstärken können.

Auf ausreichende Antithrombin III-Spiegel achten, eventuell Antithrombin III applizieren (Thrombhibin). Thrombozyten regelmäßig kontrollieren, bei Thrombozytopenie Typ II (White Clot-Syndrom) sofort absetzen.
Bei Überdosierung Protaminsulfat oder Protaminhydrochlorid (meist einmalige 50 mg i.v., selten mehr).
Erhöhte Blutungsinzidenz ab dem 60. Lebensjahr und in den ersten 36 Std. post partum. Blutdruckkontrolle bei Hypertonie. Bei Verdacht auf Überempfindlichkeit Probedosis 1000 IE langsam i.v. und einige Minuten warten. Ausschleichend absetzen (Heparin-Rebound-Phänomen möglich). Nicht mit Dihydroergotamin in einer Spritze mischen.
PG: 10 ST * (EKO: N) [€ 279,30]

🐾 *Depotocin 35 µg/ml - Injektionslösung für Rinder und Schweine* 822AD, 833AE
(Z.Nr. 8-35602) RP. P. E. nicht im Handel. QH01BB03

🐾 *Depotocin 70 µg/ml - Injektionslösung für Rinder und Schweine* 822AD, 833AE
(Z.Nr. 8-35603) RP. P. E. nicht im Handel. QH01BB03

Deprosan 425 mg - Kapseln 49Z
(Z.Nr. 1-29301) RPF. P. nicht im Handel. N06AX25

Dequonal - Lösung 45A04
(Z.Nr. 0-16932) RPF. P. A01AB11
ZI: Kreussler, Wiesbaden, Deutschland
Z: 100 g Lösung enthalten: Dequalinium chlorid 0,015 g, Benzalkonium chlorid 0,035 g, Aromaoel: (entspr. Minzöl) (entspr. Sternanisöl) (entspr. Bitterfenchelöl) (entspr. Levomenthol) (entspr. Pfefferminzöl); Ethanol 96% (V/V) 5 g, Glycerol, Macrogol glycerolhydroxystearat 0,05 g, Wasser, gereinigtes.
EW: Antimikrobiell.
AG: Infektionen im Mund und Rachenbereich, Mundgeruch.
DO: 2-4mal tgl. mit 1 Esslöffel Lösung gurgeln oder spülen oder alle 2 Std.
3-5mal in die Mundhöhle sprühen. Nicht für Kinder unter 2 Jahren.
SST: Strenge Indikationsstellung.
NW: Verfärbungen an Zähnen und Zunge, Allergie/Anaphylaxie.
WH: Nicht für Alkoholkranke.
PG: **GURGELN** 200 ML * (EKO: N) [€ 8,95], **SPRUEHEN** 50 ML * (EKO: N) [€ 9,95]

🐾 **Dermanolon 1,77 mg/ml + 17,7 mg/ml - Spray zur Anwendung auf der Haut, Lösung für Hunde und Katzen** 813BZ
(Z.Nr. 8-37412) NR. P. QD07XB02
ZI: Le Vet Beheer, Oudewater, Niederlande
Z: 1 ml enthält: Triamcinolon acetonid 1,77 mg, Salicylsäure 17,7 mg, Ethanol 96%, Benzalkonium chlorid, Wasser, gereinigtes.
EW: Kortikosteroid + Keratolytikum.
AG: Seborrhoische Dermatitis bei Hunden und Katzen.
AA: 2mal tgl auf der Haut auftragen.
DO: MED 1 Pumpstoß /3,5 kg KG, max. 14 Tage anwenden.
GA: Hautgeschwüre, Hunde mit Demodikose, Tiere unter 3,5 kg KG.
SST: Nicht anwenden.
NW: Bei Langzeitgabe lokale (Verdünnung der Epidermis, verzögerte Heilung) und systemische Kortikoideffekte (Nebennierensuppression).
WH: Vor Behandlungsbeginn Schuppen und exfoliative Ablagerungen entfernen. Überdosierung vermeiden. Nicht in die Augen bringen.
PG: 75 ML VT [€ 28,20]

🐾 *Dermastitis-Blocker 3 mg/ml - Zitzentauchmittel, Lösung für Rinder* 814
(Z.Nr. 8-38348) RPF. D. nicht im Handel. QD08AG03

🐾 *Dermipred 5 mg - Tabletten für Hunde* 813AB
(Z.Nr. 8-37149) NR. P. nicht im Handel. QH02AB06

🐾 *Dermipred 10 mg - Tabletten für Hunde* 813AB
(Z.Nr. 8-37153) NR. P. nicht im Handel. QH02AB06

🐾 *Dermipred 20 mg - Tabletten für Hunde* 813AB
(Z.Nr. 8-37154) NR. P. nicht im Handel. QH02AB06

Dermodrin - Salbe 05G01
(Z.Nr. 0-09199) RPF. P. D04AA32
ZI: Montavit, Absam
Z: 1 g Salbe enthält: Diphenhydramin hydrochlorid 20 mg, Methyl-4-hydroxybenzoat 0,15 % g/g, Erdnussöl 14,53 % g/g, Wachs, gebleichtes, Cetylalkohol 4,36 %, Paraffinum solidum, Vaselinum album, Glycerol, Hostacerin T-3, Polysorbat 80, Isobornyl acetat, Natriumhydroxid zur pH-Wert-Einstellung, Wasser, gereinigtes.
EW: H_1-Antihistaminikum, antiallergisch.
AG: Allergien, Ekzeme, Pruritus, Verbrennungen, Sonnenbrand, Frostbeulen.
AA: Auf die betroffenen Hautstellen auftragen.
DO: 3-4mal tgl. 5-15 cm Salbenstrang auf die Haut aufbringen. MTD 300 mg Diphenhydramin.
Kinder (6-12 Jahre): 3-4mal tgl. 8-10 cm Salbenstrang; MTD 150 mg Diphenhydramin.
Kinder (2-6 Jahre): 2-3mal tgl. 3 cm Salbenstrang; MTD 37 mg Diphenhydramin.
SST: Im 1. Trimenon und in der Stillzeit nicht anwenden, sonst Nutzen/ Risiko-Abwägung.
NW: Allergische Hautreaktionen, selten Mundtrockenheit.
WW: Nicht mit anderen Diphenhydramin-hältigen Arzneimitteln anwenden.
WH: Vorsicht bei Schlafapnoe. Direkte Sonnenbestrahlung vermeiden. Nicht langfristig und nicht am Auge anwenden.
PG: 20 G (2) (EKO: G) [€ 2,55], 50 G * (EKO: N) [€ 6,20], 100 G * (EKO: N) [€ 9,20]

Dermovate - Creme 22E01
(Z.Nr. 0-15911) NR. P. D07AD01
ZI: GlaxoSmithKline Pharma, Wien
Z: 1 g enthält: Clobetasol 17-propionat 0,5 mg, Glycerinmonostearat, Cetylstearylalkohol 84 mg, Chlorokresol 0,75 mg, Natrium citrat, Citronensäure, Polyaethylenglykol-Glycerinstearat (entspr. Arlacel 165), Bienenwachsersatz, Propylenglycol 0,475 g, Wasser, gereinigtes.
EW: Topisches Kortikoid.
AG: Dermatosen, bei denen Kortikoide indiziert sind (Kurzzeitbehandlung). Die Creme ist besonders für feuchte oder nässende Oberflächen geeignet.
DO: Möglichst niedrig dosiert 1-2mal tgl. dünn auf befallene Stellen auftragen. Möglichst kurzzeitig (max. 4 Wochen) anwenden. Nicht für Kinder.
GA: Periorale Dermatitis, Rosacea, Hauttuberkulose, Lues, Akne, Virosen, infizierte Hautläsionen.
SST: Nutzen/Risiko-Abwägung.
NW: Hautveränderungen, lokale Überempfindlichkeit, bei längerer Gabe Systemeffekte.
WW: Vorsicht: CYP3A4-Hemmer.
WH: Vorsicht bei älteren Patienten. Nicht am Auge und nicht zur Behandlung chronischer Beinulzera anwenden. Bei Diabetes nicht großflächig anwenden. Unter Okklusion Resorption und bakterielle Infektionen möglich. Bei Risikofaktoren für erhöhte Resorption oder bei großflächiger und langfristiger Anwendung systemische Kortikoideffekte möglich. Erhöhte Gefahr sekundärer Hautinfektionen. Im Gesicht nicht langdauernd anwenden. Nicht zur Dauertherapie.
PG: 30 G (EKO: G) [€ 6,25], 100 G IND (EKO: G) [€ 19,10]

Dermovate - Crinale Lösung 22E01, 22O02
(Z.Nr. 0-16784) NR. P. D07AD01
ZI: GlaxoSmithKline Pharma, Wien
Z: 1 g enthält: Clobetasol 17-propionat 0,5 mg, Carbomer, Isopropanolum, Natriumhydroxid, Wasser, gereinigtes.
EW: Topisches Kortikosteroid; Lösung feuergefährlich.
AG: Psoriasis und hartnäckige Ekzeme der Kopfhaut.
DO: Morgens und abends geringe Mengen auf die Kopfhaut auftragen.
GA: Periorale Dermatitis, Rosacea, Hauttuberkulose, Lues, Akne, Virosen, infizierte Hautläsionen.
SST: Nutzen/Risiko-Abwägung.
NW: Hautveränderungen, lokale Überempfindlichkeit, bei längerer Gabe Systemeffekte.
WW: Vorsicht: CYP3A4-Hemmer.
WH: Vorsicht bei älteren Patienten. Nicht am Auge und nicht zur Behandlung chronischer Beinulzera anwenden. Bei Diabetes nicht großflächig anwenden. Unter Okklusion Resorption und bakterielle Infektionen möglich. Bei Risikofaktoren für erhöhte Resorption oder bei großflächiger und langfristiger Anwendung systemische Kortikoideffekte möglich. Erhöhte Gefahr sekundärer Hautinfektionen. Im Gesicht nicht langdauernd anwenden. Nicht zur Dauertherapie.
PG: 30 ML (EKO: G) [€ 8,90]

Dermovate - Salbe 22E01
(Z.Nr. 0-15910) NR. P. D07AD01
ZI: GlaxoSmithKline Pharma, Wien
Z: 1 g enthält: Clobetasol 17-propionat 0,5 mg, Propylenglykol 50 mg, Vaselin, weisses, Sorbitan sesquioleat.

EW: Topisches Kortikoid.
AG: Dermatosen, bei denen Kortikoide indiziert sind (Kurzzeitbehandlung). Die Creme ist besonders für feuchte oder nässende Oberflächen geeignet.
DO: Möglichst niedrig dosiert 1-2mal tgl. dünn auf befallene Stellen auftragen. Möglichst kurzzeitig (max. 4 Wochen) anwenden. Nicht für Kinder.
GA: Periorale Dermatitis, Rosacea, Hauttuberkulose, Lues, Akne, Virosen, infizierte Hautläsionen.
SST: Nutzen/Risiko-Abwägung.
NW: Hautveränderungen, lokale Überempfindlichkeit, bei längerer Gabe Systemeffekte.
WW: Vorsicht: CYP3A4-Hemmer.
WH: Vorsicht bei älteren Patienten. Nicht am Auge und nicht zur Behandlung chronischer Beinulzera anwenden. Bei Diabetes nicht großflächig anwenden. Unter Okklusion Resorption und bakterielle Infektionen möglich. Bei Risikofaktoren für erhöhte Resorption oder bei großflächiger und langfristiger Anwendung systemische Kortikoideffekte möglich. Erhöhte Gefahr sekundärer Hautinfektionen. Im Gesicht nicht langdauernd anwenden. Nicht zur Dauertherapie.
Die Salbe ist besonders für trockene, lichenifizierte oder schuppige Läsionen geeignet.
PG: 30 G (EKO: G) [€ 6,25], 100 G IND (EKO: G) [€ 19,10]

▼ Descovy 200 mg/10 mg - Filmtabletten 35E02
(Z.Nr. EU/1/16/1099/*) NR. P. J05AR17
ZI: Gilead Sciences Ireland, Carrigtohill County Cork, Irland
Z: 1 Tablette enthält: Emtricitabin 200 mg, Tenofovir alafenamid 10 mg (entspr. Tenofovir alafenamid fumarat), Tablettenkern: Cellulose, mikrokristalline, Croscarmellose natrium, Magnesium stearat; Filmüberzug: Poly(vinylalkohol), Titandioxid, Macrogol 3350, Talkum, Eisen(II,III)-oxid.
EW: Antivirale Kombination.
AG: Kombinationsbehandlung von HIV-1-Infektionen.
AA: Unzerkaut einnehmen.
DO: 1mal täglich 1 Tablette. Dritter Wirkstoff: Atazanavir (oder Darunavir) mit Ritonavir oder Cobicistat; Lopinavir mit Ritonavir. Nicht für Kinder.
SST: Nutzen/Risiko-Abwägung, nicht stillen.
NW: Magen/Darm, Haut, Müdigkeit, abnorme Träume, Kopfschmerzen, Schwindel, Gewichtszunahme, Anstieg von Blutfetten und Blutglukose, mitochondriale Dysfunktion, Immun-Reaktivierungs-Syndrom, Osteonekrose, neurologische Spätstörungen.
WW: Gegenanzeige: Tenofovir, Emtricitabin, Lamivudin, Adefovir. Nicht empfohlen: Antikonvulsiva, Rifampicin und verwandte Substanzen, Boceprevir, Johanniskraut, andere Proteasehemmer als Atazanavir, Lopinavir und Darunavir.
WW mit vielen Arzneimitteln möglich.
WH: Vorsicht bei Leberschäden. Bei terminaler Niereninsuffizienz ohne Hämodialyse nicht anwenden, Verkehrshinweis.
PG: 30 ST RE1 (EKO: Y) [€ 781,60]

▼ *Descovy 200 mg/10 mg - Filmtabletten* 35E02
(Z.Nr. EU/1/16/1099/*) NR. P. J05AR17
Parallelimport. nicht im Handel.

▼ Descovy 200 mg/10 mg - Filmtabletten 35E02
(Z.Nr. EU/1/16/1099/*) NR. P. J05AR17
Parallelimport.
V: Haemato Pharm, Schönefeld, Deutschland
Z: 1 Tablette enthält: Emtricitabin 200 mg, Tenofovir alafenamid 10 mg (entspr. Tenofovir alafenamid fumarat), Tablettenkern: Cellulose, mikrokristalline, Croscarmellose natrium, Magnesium stearat; Filmüberzug: Poly(vinylalkohol), Titandioxid, Macrogol 3350, Talkum, Eisen(II,III)-oxid.
PG: 30 ST RE1 (EKO: Y) [€ 773,65]

▼ Descovy 200 mg/10 mg - Filmtabletten 35E02
(Z.Nr. EU/1/16/1099/*) NR. P. J05AR17
Parallelimport.
V: Orifarm, Leverkusen, Deutschland
Z: 1 Tablette enthält: Emtricitabin 200 mg, Tenofovir alafenamid 10 mg (entspr. Tenofovir alafenamid fumarat), Tablettenkern: Cellulose, mikrokristalline, Croscarmellose natrium, Magnesium stearat; Filmüberzug: Poly(vinylalkohol), Titandioxid, Macrogol 3350, Talkum, Eisen(II,III)-oxid.
PG: 30 ST RE1 (EKO: Y) [€ 773,65]

▼ Descovy 200 mg/25 mg - Filmtabletten 35E02
(Z.Nr. EU/1/16/1099/*) NR. P. J05AR17
ZI: Gilead Sciences Ireland, Carrigtohill County Cork, Irland
Z: 1 Tablette enthält: Emtricitabin 200 mg, Tenofovir alafenamid 25 mg (entspr. Tenofovir alafenamid fumarat), Tablettenkern: Cellulose, mikrokristalline, Croscarmellose natrium, Magnesium stearat; Filmüberzug: Poly(vinylalkohol), Titandioxid, Macrogol 3350, Talkum, Indigocarmin-Aluminiumsalz.
EW: Antivirale Kombination.
AG: Kombinationsbehandlung von HIV-1-Infektionen.
AA: Unzerkaut einnehmen.
DO: 1mal täglich 1 Tablette. Dritter Wirkstoff: Dolutegravir, Efavirenz, Maraviroc, Nevirapin, Rilpivirin, Raltegravir. Nicht für Kinder.
SST: Nutzen/Risiko-Abwägung, nicht stillen.
NW: Magen/Darm, Haut, Müdigkeit, abnorme Träume, Kopfschmerzen, Schwindel, Gewichtszunahme, Anstieg von Blutfetten und Blutglukose, mitochondriale Dysfunktion, Immun-Reaktivierungs-Syndrom, Osteonekrose, neurologische Spätstörungen.
WW: Gegenanzeige: Tenofovir, Emtricitabin, Lamivudin, Adefovir. Nicht empfohlen: Antikonvulsiva, Rifampicin und verwandte Substanzen, Boceprevir, Johanniskraut, andere Proteasehemmer als Atazanavir, Lopinavir und Darunavir.
WW mit vielen Arzneimitteln möglich.
WH: Vorsicht bei Leberschäden. Bei terminaler Niereninsuffizienz ohne Hämodialyse nicht anwenden, Verkehrshinweis.
PG: 30 ST RE1 (EKO: Y) [€ 781,60]

▼ Descovy 200 mg/25 mg - Filmtabletten 35E02
(Z.Nr. EU/1/16/1099/*) NR. P. J05AR17
Parallelimport.
V: Abacus Medicine, Copenhagen, Dänemark
Z: 1 Tablette enthält: Emtricitabin 200 mg, Tenofovir alafenamid 25 mg (entspr. Tenofovir alafenamid fumarat), Tablettenkern: Cellulose, mikrokristalline, Croscarmellose natrium, Magnesium stearat; Filmüberzug: Poly(vinylalkohol), Titandioxid, Macrogol 3350, Talkum, Indigocarmin-Aluminiumsalz.
PG: 30 ST RE1 (EKO: Y) [€ 773,80]

▼ Descovy 200 mg/25 mg - Filmtabletten 35E02
(Z.Nr. EU/1/16/1099/*) NR. P. J05AR17
Parallelimport.
V: Haemato Pharm, Schönefeld, Deutschland
Z: 1 Tablette enthält: Emtricitabin 200 mg, Tenofovir alafenamid 25 mg (entspr. Tenofovir alafenamid fumarat), Tablettenkern: Cellulose, mikrokristalline, Croscarmellose natrium, Magnesium stearat; Filmüberzug: Poly(vinylalkohol), Titandioxid, Macrogol 3350, Talkum, Indigocarmin-Aluminiumsalz.
PG: 30 ST RE1 (EKO: Y) [€ 773,80]

▼ Descovy 200 mg/25 mg - Filmtabletten 35E02
(Z.Nr. EU/1/16/1099/*) NR. P. J05AR17
Parallelimport.
V: Orifarm, Leverkusen, Deutschland
Z: 1 Tablette enthält: Emtricitabin 200 mg, Tenofovir alafenamid 25 mg (entspr. Tenofovir alafenamid fumarat), Tablettenkern: Cellulose, mikrokristalline, Croscarmellose natrium, Magnesium stearat; Filmüberzug: Poly(vinylalkohol), Titandioxid, Macrogol 3350, Talkum, Indigocarmin-Aluminiumsalz.
PG: 30 ST RE1 (EKO: Y) [€ 773,80]

Deseo - Tropfen 70X
(Z.Nr. 3-38284) RPF. P. nicht im Handel. V03AX

Desferal 500 mg - Trockenstechampullen 07D
(Z.Nr. 0-12656) RP. P. V03AC01
ZI: Novartis Pharma, Wien
Z: 1 Durchstechflasche enthält Deferoxamin mesilat 500 mg (entspr. Deferoxamin-Methansulfonat).
EW: Bindet Eisen unter Bildung eines Eisenkomplexes.
AG: Behandlung akuter Eisenvergiftungen und chronischer Eisenüberladungen; Diagnose der Eisenüberladung.
AA: Nach Rekonstitution i.v. (langsame Infusion), s.c. (langsame Infusion, nicht als Bolus), ev. i.m. (wenn s.c. nicht möglich).
DO: Chronische Eisenüberladung: TD meist 20-60 mg/kg KG. Adjuvant tgl. bis 200 mg Vitamin C.
Akute Eisenvergiftung: I.v. Infusion: 15 mg/kg/Std. über 4-6 Std., MTD 80 mg/kg KG.
Diagnose (Desferal-Test): 500 mg Desferal i.m., dann über 6 Std. Urin sammeln und Eisengehalt bestimmen (pathologisch über 1,5 mg).
Details siehe Austria-Codex - Fachinformation.
SST: Strenge Nutzen/Risiko-Abwägung.
NW: Allergie/Anaphylaxie, lokale Reizung, Herz/Kreislauf, ZNS (Krämpfe), erhöhte Infektanfälligkeit, Mukormykose, Magen/Darm, Leber, Niere, Blutbild, Wachstumsverzögerung, Asthma, akute respiratorische Insuffizienz, lokale Reaktionen, in hohen Dosen Seh- und Hörstörungen.
WW: Vorsicht: Gallium 67 Szintigraphie (48 Std. Abstand). Vitamin C über 500 mg tgl. (Herz beeinträchtigt), Prochlorperazin (Bewusstseinsstörungen). Tierische Nahrung und Alkoholika meiden.
WH: Bei Eisenüberladung erhöhte Infektanfälligkeit. Kontrollen: Seh- und Hörfunktion, bei Kindern Körpergewicht und Längenwachstum. Verkehrshinweis.
PG: 10 ST (EKO: G) [€ 71,35]

Desfluran Piramal 100 % (V/V) - Flüssigkeit zur Herstellung eines Dampfs zur Inhalation 01B
(Z.Nr. 1-36520) NR. P. nicht im Handel. N01AB07

Desirett 75 Mikrogramm - Filmtabletten 31I03
(Z.Nr. 1-31474) RP. P. G03AC09
ZI: Exeltis Germany, Ismaning, Deutschland
Z: 1 Filmtablette enthält: Desogestrel 75 µg, Tablettenkern: Lactose monohydrat 55 mg, Maisstärke, Povidon K30, D-alpha-Tocopherol, Sojaöl 0,026 mg, Siliciumdioxid, hochdispers, wasserfrei, Siliciumdioxid hydrat, Stearinsäure; Filmüberzug: (entspr. Hypromellose 2910) (entspr. Macrogol) (entspr. Titandioxid).
EW: Gestagenhältige Minipille.
AG: Kontrazeption.
AA: Oral, immer zur gleichen Tageszeit (Intervall zwischen 2 Tabletten immer 24 Std.).
DO: Ab dem 1. Tag der Regelblutung tgl. 1 FT; keine Einnahmepause. Keine Daten an Personen unter 18 Jahren.
GA: Aktive venöse thromboembolische Erkrankungen, schwere Leberschäden, Gestagen-abhängige Tumore, nicht abgeklärte vaginale Blutungen, Soja- oder Erdnussallergie.
SST: In der Schwangerschaft nicht indiziert. In der Stillzeit Anwendung möglich.
NW: Unregelmäßige Blutungen, Akne, Stimmungsschwankungen, Brustschmerzen, Übelkeit, Gewichtszunahme, Kopfschmerzen, Depression, Absonderungen aus den Brüsten, ektopische Schwangerschaften, Angioödem.
WW: Verminderte kontrazeptive Wirksamkeit durch Enzyminduktion: Hydantoine, Barbiturate, Primidon, Carbamazepin, Rifampicin, Efavirenz. Starke Enzymhemmer (z.B. Azole, Clarithromycin) erhöhen Serumkonzentration von Gestagenen. Vorsicht: Antiretrovirale Substanzen.
WH: Geringfügig erhöhtes Brustkrebsrisiko. Nutzen/Risiko-Abwägung bei Leberkrebs. Bei Thrombosen absetzen. Bei Chloasmaneigung direkte Sonnen- und UV-Strahlung meiden.
PG: 28 ST * (EKO: N) [€ 9,45], 84 ST * (EKO: N) [€ 24,80]

Desitin - Salbe 22A03
(Z.Nr. 0-02111) RPF. P. D03AA
ZI: Sigmapharm, Wien
Z: 100 g enthalten: Lebertran 13 g, Zinkoxid 30 g, Vaselin, weisses, Paraffinum solidum, Eucerinum anhydricum 4 g (entspr. Stearylalkohol) (entspr. Cetylalkohol) (entspr. Wollwachsalkohole), Wollwachs 5 g (entspr. Lanolin), Talcum, Methyl salicylat, Wasser, gereinigtes.
EW: Granulationsfördernd.
AG: Unterstützung der Wundheilung bei oberflächlichen entzündlichen Hauterkrankungen und Verbrennungen.
AA: Messerrückendick direkt auf die betroffenen Hautstellen oder auf den sauberen Verbandstoff auftragen. Wundränder fingerbreit überdecken.
DO: Mehrmals tgl. auftragen.
SST: Anwendung möglich, aber in der Stillzeit nicht auf der Brust auftragen.
NW: Lokale Reizungen, Hautpigmentstörungen, Allergien.
WW: Wirkung anderer Topika auf denselben Hautstellen kann beeinträchtigt werden.
PG: 20 G (2) (EKO: G) [€ 3,80], 50 G (EKO: G) [€ 6,15]

Desloraderm 5 mg - Filmtabletten 05A01
(Z.Nr. 1-31333) RP. P. nicht im Handel. R06AX27

Desloraderm 0,5 mg/ml - Lösung zum Einnehmen 05A01
(Z.Nr. 1-31334) RP. P. nicht im Handel. R06AX27

Desloratadin Actavis 5 mg - Filmtabletten 05A01
(Z.Nr. EU/1/11/745/*) RP. P. R06AX27
ZI: Actavis Group PTC, Hafnarfjördur, Island
Z: 1 Tablette enthält: Desloratadin 5 mg, Tablettenkern: Cellulose, mikrokristalline, Stärke, verkleistert, Mannitol, Talkum, Magnesium stearat; Filmüberzug: (entspr. Hypromellose 6cP) (entspr. Titandioxid) (entspr. Macrogol 6000) (entspr. Indigocarmin-Aluminiumsalz).
EW: H1-Antagonist.
AG: Allergische Rhinitis, Urtikaria.
DO: 1mal tgl. 1 Tablette. Nicht für Kinder.
SST: In der Schwangerschaft nicht anwenden. Nutzen/Risiko-Abwägung in der Stillzeit.
NW: Müdigkeit, Mundtrockenheit, Gewichtszunahme, Kopfschmerzen, QT-Verlängerung.
WW: Vorsicht: Alkohol.
WH: Vorsicht bei schweren Nierenschäden, Krampfanfällen.
PG: 10 ST (2) (EKO: G) [€ 2,20], 30 ST (EKO: G) [€ 6,25]

Desloratadin Aristo 5 mg - Filmtabletten 05A01
(Z.Nr. 1-31618) RP. P. R06AX27
ZI: Aristo Pharma, Berlin, Deutschland
Z: 1 Filmtablette enthält: Desloratadin 5 mg, Tablettenkern: Lactose, wasserfrei 12 mg, Cellulose, mikrokristalline, Maisstärke, vorverkleistert, 1500 LM, Magnesiumoxid, schwer, Granulat DC, Magnesium stearat; Tablettenüberzug: Opadry blau (entspr. Hypromellose 6cP) (entspr. Titandioxid) (entspr. Polyethylenglykol 400) (entspr. FD&C blau/Indigocarmin-Aluminiumsalz).
Kurzinformation: siehe Desloratadin Actavis 5 mg - Filmtabletten, → S. 388
PG: 10 ST (2) (EKO: G) [€ 1,90], 30 ST (EKO: G) [€ 5,00]

Desloratadin Aristo 0,5 mg/ml - Lösung zum Einnehmen 05A01
(Z.Nr. 1-31628) RP. P. R06AX27
ZI: Aristo Pharma, Berlin, Deutschland
Z: 1 ml Lösung enthält: Desloratadin 0,5 mg, Sorbitol-Lösung 70% (nicht kristallisierend) (entspr. Sorbitol 150 mg), Propylenglycol, Sucralose, Hypromellose 15 cp, Natriumcitrat zur pH-Wert Einstellung, Kaugummi Aroma (entspr. Propylenglykol) (entspr. Aromastoffe, naturident) (entspr. Aromastoffe, künstlich), Citronensäure, wasserfreie (zur pH-Einstellung), Natrium edetat, Wasser, gereinigtes.
EW: H1-Antagonist.
AG: Allergische Rhinitis, Urtikaria.
AA: Oral.
DO: 1mal tgl. 5 mg (10 ml).
Kinder (6-11 Jahre): 1mal tgl. 2,5 mg (5 ml).
Kinder (1-5 Jahre): 1mal tgl. 1,25 mg (2,5 ml).
SST: In der Schwangerschaft nicht anwenden. Nutzen/Risiko-Abwägung in der Stillzeit.
NW: Müdigkeit, Mundtrockenheit, Gewichtszunahme, Kopfschmerzen, QT-Verlängerung.
WW: Vorsicht: Alkohol.
WH: Vorsicht bei schweren Nierenschäden, Krampfanfällen.
PG: 50 ML * (EKO: N) [€ 8,75]

Desloratadin Genericon 5 mg - Filmtabletten 05A01
(Z.Nr. 1-31147) RPF. P. R06AX27
ZI: Genericon Pharma, Graz
Z: 1 Filmtablette enthält: Desloratadin 5 mg, Tablettenkern: Cellulose, mikrokristalline, Mannitol, Magnesium stearat; Tablettenüberzug: Opadry blau (entspr. Hypromellose) (entspr. Hydroxypropylcellulose) (entspr. Titandioxid) (entspr. Indigocarmin).
Kurzinformation: siehe Desloratadin Actavis 5 mg - Filmtabletten, → S. 388
PG: 10 ST (2) (EKO: G) [€ 2,20], 30 ST (EKO: G) [€ 6,30]

Desloratadin +pharma 5 mg - Filmtabletten 05A01
(Z.Nr. 1-31178) RPF. P. R06AX27
ZI: +pharma Arzneimittel, Graz
Z: 1 Filmtablette enthält: Desloratadin 5 mg, Tablettenkern: Cellulose, mikrokristalline, Mannitol, Magnesium stearat, Tablettenüberzug: Opadry blau: (entspr. Hypromellose) (entspr. Hydroxypropylcellulose) (entspr. Titandioxid) (entspr. Indigocarmin).
Kurzinformation: siehe Desloratadin Actavis 5 mg - Filmtabletten, → S. 388
PG: 10 ST (2) (EKO: G) [€ 2,20], 30 ST (EKO: G) [€ 6,15]

Desloratadin Sandoz 5 mg - Filmtabletten 05A01
(Z.Nr. 1-31302) RPF. P. R06AX27
ZI: Sandoz, Kundl
Z: 1 Filmtablette enthält: Desloratadin 5 mg, Tablettenkern: Maisstärke, Cellulose, mikrokristalline, Hypromellose, Siliciumdioxid, hochdisperses, Pflanzenöl, hydriert; Tablettenüberzug: Opadry blau 03B50689: (entspr. Hypromellose) (entspr. Titandioxid) (entspr. Macrogol 400) (entspr. Indigocarmin-Aluminium-Salz (E 132)).
Kurzinformation: siehe Desloratadin Actavis 5 mg - Filmtabletten, → S. 388
PG: 10 ST (2) (EKO: G) [€ 2,15], 30 ST (EKO: G) [€ 6,15]

Desloratadin Stada 5 mg - Filmtabletten 05A01
(Z.Nr. 1-31291) RP. P. R06AX27
ZI: Stada Arzneimittel, Wien
Z: 1 Filmtablette enthält: Desloratadin 5 mg, Tablettenkern: Isomalt 31,5 mg, Maisstärke, vorverkleistert, Cellulose, mikrokristalline, Magnesiumoxid, schweres, Hydroxypropylcellulose, Crospovidon Typ A, Magnesium stearat; Filmüberzug: (entspr. Poly(vinylalkohol)) (entspr. Titandioxid) (entspr. Macrogol 3350) (entspr. Talkum) (entspr. Indigocarmin Aluminiumlack).
Kurzinformation: siehe Desloratadin Actavis 5 mg - Filmtabletten, → S. 388
PG: 10 ST (2) (EKO: G) [€ 2,15], 30 ST (EKO: G) [€ 6,25]

Desloratadine ratiopharm 5 mg - Filmtabletten 05A01
(Z.Nr. EU/1/11/746/*) RP. P. nicht im Handel. R06AX27

Desloratadine Teva 5 mg - Filmtabletten 05A01
(Z.Nr. EU/1/11/732/*) RP. P. nicht im Handel. R06AX27

Desmopressin "Gebro" 0,1 mg/ml - Nasenspray 31C
(Z.Nr. 1-22854) RP. P. E. nicht im Handel. H01BA02

Desofemine 20 Mikrogramm/150 Mikrogramm - Filmtabletten 31I01
(Z.Nr. 1-31622) RP. P. G03AA09
ZI: Dermapharm, Wien
Z: 1 Filmtablette enthält: Ethinylestradiol 20 µg, Desogestrel 150 µg, Tablettenkern: Lactose monohydrat 47,24 mg, Maisstärke, Maltodextrin, Carboxymethylstärke, Natrium Typ A, Hypromellose, Stearinsäure, Cellulose, mikrokristalline, all-rac-alpha-Tocopherol; Filmüberzug: (entspr. Hypromellose) (entspr. Lactose monohydrat) (entspr. Titandioxid) (entspr. Stearinsäure) (entspr. Macrogol 4000) (entspr. Cellulose, mikrokristalline) (entspr. Natrium citrat).
EW: Hormonales Kontrazeptivum (fixe Kombination Estrogen + Gestagen).
AG: Orale Kontrazeption (unter Berücksichtigung der individuellen Risikofaktoren, besonders auf venöse Thromboembolien).
AA: Zum Einnehmen.
DO: Jeden Tag zur gleichen Zeit 1 Tablette an 21 aufeinander folgenden Tagen, dann 7 Tage einnahmefreies Intervall. Entzugsblutung beginnt 2-3 Tage nach der letzten Tablette.
Beginn der Einnahme am 1. Tag der Monatsblutung, bei Wechsel von Minipille oder Intrauterinpessar oder nach Abort im 1. Trimenon sofort, nach einer Geburt oder einem Abort im 2. Trimenon nach 21-28 Tagen.
Details bei überschrittenem Einnahmezeitpunkt siehe Austria Codex-Fachinformation.
Bei Erbrechen oder Durchfall innerhalb von 3-4 Std. nach der Einnahme Ersatztablette einnehmen.
Zum Verschieben der Entzugsblutung ohne Einnahmepause mit der Tabletteneinnahme fortfahren.
GA: Vorliegen oder Risiko für venöse Thromboembolie (auch Prädisposition, größere Operationen mit längerer Immobilisierung). Vorliegen oder Risiko für arterielle Thromboembolie (auch Prädisposition, Myokardinfarkt, Angina pectoris, Schlaganfall oder Vorstufen), hohes Risiko für arterielle Thromboembolie (Diabetes mit Gefäßveränderungen, schwere Hypertonie, schwere Fettstoffwechselstörungen, Prädisposition für Thrombosen), schwere Leberschäden, Lebertumore, sexualhormonabhängige maligne Tumore, nicht abgeklärte vaginale Blutungen, Migräne.
SST: In der Schwangerschaft nicht anwenden, in der Stillzeit nicht empfohlen.
Bei Eintritt einer Schwangerschaft sofort absetzen.
NW: Häufig: Kopfschmerzen, Abdominalschmerzen, Brustschmerzen.
Gelegentlich: Vaginale Candidiasis oder andere Pilzinfektionen, erhöhter Appetit, Depression, Migräne, Schläfrigkeit, Beinkrämpfe, Nervosität, Augenbeschwerden, Herz/Kreislauf (Hypertonie, Hypotonie, selten Thrombose/Embolie), Magen/Darm, Haut, Harnwegsinfektionen, Zwischenblutungen, Ausbleiben der Abbruchblutung, Veränderungen an der Geschlechtsorganen, Hitzewallungen, Gewichtsänderungen, Ödeme.
WW: Gegenanzeige: Ombitasvir/Paritaprevir/Ritonavir, Dasabuvir mit oder ohne Ribavirin (Transaminasenanstieg; 2 Wochen Abstand).
Vorsicht: Leberenzyminduktoren können zur Wirkungsminderung oraler Kontrazeptiva führen: Barbiturate, Bosentan, Carbamazepin, Phenytoin, Primidon, Rifampicin, Arzneimittel gegen HIV oder HCV (Ritonavir, Nevirapin, Efavirenz und andere), Felbamat, Griseofulvin, Oxcarbazepin, Topiramat, Johanniskraut.
Bei Kurzzeitbehandlung Barrieremethode bis 28 Tage nach dem Absetzen anwenden. Bei Langzeitbehandlung wird andere, nichthormonale Verhütungsmethode empfohlen.
Enzyminhibitoren (z.B. Etoricoxib) können die Plasmakonzentrationen von Estrogenen und/oder Progestagenen erhöhen. Ethinylestradiol kann die Plasmakonzentration von Theophyllin oder Tizanidin erhöhen
WH: Erhöhtes Risiko für arterielle und venöse Thromboembolien beachten. Auf Symptome von apoplektischem Insult oder Myokardinfarkt achten. Blutdruck messen. Leicht erhöhtes Brustkrebsrisiko beachten. Bei Leberfunktionsstörungen orales Kontrazeptivum bis zur Normalisierung der Leberfunktion absetzen. Kein Schutz vor AIDS oder anderen sexuell übertragbaren Krankheiten. Anhaltende Blutungsunregelmäßigkeiten diagnostisch abklären. Durchbruchblutungen und/oder Verhütungsversagen als Folge von Wechselwirkungen mit anderen Arzneimitteln möglich.
PG: 21 ST * (EKO: N) [€ 7,60], 63 ST * (EKO: N) [€ 20,90], 126 ST * (EKO: N) [€ 37,10]

Desofemine 30 Mikrogramm/150 Mikrogramm - Filmtabletten 31I01
(Z.Nr. 1-31623) RP. P. G03AA09
ZI: Dermapharm, Wien
Z: 1 Filmtablette enthält: Ethinylestradiol 30 µg, Desogestrel 150 µg, Tablettenkern: Lactose monohydrat 47,23 mg, Maisstärke, Maltodextrin, Carboxymethylstärke, Natrium Typ A, Hypromellose, Stearinsäure, Cellulose, mikrokristalline, all-rac-alpha-Tocopherol; Filmüberzug: Hypromellose, Lactose monohydrat, Titandioxid, Stearinsäure, Macrogol 4000, Cellulose, mikrokristalline, Natrium citrat.
Kurzinformation: siehe Desofemine 20 Mikrogramm/150 Mikrogramm - Filmtabletten, → S. 389
PG: 21 ST * (EKO: N) [€ 7,60], 63 ST * (EKO: N) [€ 20,90], 126 ST * (EKO: N) [€ 37,10]

Desofemono 75 Mikrogramm - Filmtabletten 31I03
(Z.Nr. 1-31638) RP. P. G03AC09
ZI: Dermapharm, Wien
Z: 1 Filmtablette enthält: Desogestrel 75 µg, Tablettenkern: Lactose monohydrat 47,37 mg, Maisstärke, Maltodextrin, Carboxymethylstärke, Natrium Typ A, Hypromellose, Stearinsäure, Cellulose, mikrokristalline, all-rac-alpha-Tocopherol; Filmüberzug: (entspr. Hypromellose) (entspr. Lactose monohydrat) (entspr. Titandioxid) (entspr. Stearinsäure) (entspr. Macrogol 4000) (entspr. Cellulose, mikrokristalline) (entspr. Natrium citrat).
EW: Gestagenhältige Minipille.
AG: Kontrazeption.
AA: Oral, immer zur gleichen Tageszeit (Intervall zwischen 2 Tabletten immer 24 Std.).
DO: Ab dem 1. Tag der Regelblutung tgl. 1 FT; keine Einnahmepause.
GA: Aktive venöse thromboembolische Erkrankungen, schwere Leberschäden, Gestagen-abhängige Tumore, nicht abgeklärte vaginale Blutungen.
SST: Gegenanzeige in der Schwangerschaft.
NW: Unregelmäßige Blutungen, Akne, Stimmungsschwankungen, Brustschmerzen, Übelkeit, Gewichtszunahme, Kopfschmerzen, Absonderungen aus den Brüsten, ektopische Schwangerschaften.
WW: Leberenzyminduktoren (Hydantoine, Barbiturate, Primidon, Carbamazepin, Rifampicin), medizinische Kohle: Kontrazeptive Wirksamkeit verringert, Durchbruchblutungen möglich. CYP3A4-Hemmer erhöhen Serumspiegel von Gestagenen. Fachinformationen von HIV/HCV-Arzneimitteln beachten.
WH: Geringfügig erhöhtes Brustkrebsrisiko. Nutzen/Risiko-Abwägung bei Leberkrebs. Bei Thrombosen absetzen. Bei Chloasmaneigung direkte Sonnen- und UV-Strahlung meiden.
PG: 28 ST * (EKO: N) [€ 7,15], 84 ST * (EKO: N) [€ 19,45], 168 ST * (EKO: N) [€ 35,85]

Desogestrel/Ethinylestradiol Effik 150 Mikrogramm/20 Mikrogramm - Tabletten 31I01
(Z.Nr. 1-36247) RP. P. nicht im Handel. G03AA09

Desogestrel/Ethinylestradiol Effik 150 Mikrogramm/30 Mikrogramm - Tabletten 31I01
(Z.Nr. 1-36248) RP. P. nicht im Handel. G03AA09

Desquaman - medizinisches Shampoo 22O01
(Z.Nr. 1-18267) RP. P. nicht im Handel. D11AX12

Detonervin 10 mg/ml - Injektionslösung für Pferde und Rinder 802AB, 811AZ
(Z.Nr. 8-00906) NR. P. VNW. QN05CM90
ZI: Le Vet, Oudewater, Niederlande
Z: 1 ml Injektionslösung enthält: Detomidin hydrochlorid 10 mg (entspr. Detomidin 8,36 mg), Methyl-4-hydroxybenzoat 1 mg, Natriumchlorid, Salzsäure zur pH-Wert-Einstellung, Natriumhydroxid zur pH-Wert-Einstellung, Wasser für Injektionszwecke.
EW: Alpha2-Agonist, sedativ und analgetisch.
AG: Sedation und schwache Analgesie bei Pferden und Rindern, Narkoseprä- medikation.
AA: I.v. oder i.m.
DO: Geringgradige Sedation: 0,1-0,2 ml/100 kg KG Mittelgradige Sedation: 0,2-0,4 ml/100 kg KG Verlängerte Sedation und Analgesie (bis 3 Stunden): 0,4-0,8 ml/100 kg KG Prämedikation: 0,1-0,3 ml/100 kg KG
GA: Herzanomalien, Erkrankungen des Atmungsapparates, Leber-, Nierenschäden, dehydrierte Tiere, Diabetes, Schock, Stress.
SST: Im letzten Drittel der Trächtigkeit nicht anwenden, sonst strenge Nutzen/Risiko-Abwägung.
NW: Bradykardie, Blutdrucksenkung oder -anstieg. Atemdepression, Blut- zuckeranstieg, paradoxe Reaktionen (Erregung), Ataxie, beim Pferd Herz- arrhythmien, AV-, SA-Block, beim Rind

Hemmung der Pansenmobilität, Tympanie, Zungenlähmung.
WW: Andere Sedativa, Sympathomimetika, Sulfonamide (nicht gleichzeitig anwenden), Butorphanol (bei Kolikpferden nicht gleichzeitig anwenden).
WH: Besondere Vorsicht bei Behandlung von Tieren im Schock. Kontakt mit dem Arzneimittel vermeiden. Bei Überdosierung Arrhythmien, Atemdepres- sion. Antidot Alpha2-Adrenozeptor-Antagonisten.
VNW: Pferd, Rind: Essbare Gewebe 2 Tage, Milch 12 Std.
PG: 20 ML VNW [€ 224,00]

D

🐾 Detosedan 10 mg/ml - Injektionslösung für Pferde und Rinder
802AB, 811AZ

(Z.Nr. 8-01030) NR. P. VNW. QN05CM90
ZI: Vetpharma Animal Health, Barcelona, Spanien
Z: 1 ml enthält: Detomidin hydrochlorid 10 mg (entspr. Detomidin 8,36 mg), Methyl-4-hydroxybenzoat 1 mg, Natriumchlorid, Wasser für Injektionszwecke.
EW: Alpha2-Agonist, sedativ und analgetisch.
AG: Sedation und schwache Analgesie bei Pferden und Rindern, Narkoseprä- medikation.
AA: I.v. oder i.m.
DO: Geringgradige Sedation: 0,1-0,2 ml/100 kg KG Mittelgradige Sedation: 0,2-0,4 ml/100 kg KG Verlängerte Sedation und Analgesie (bis 3 Stunden): 0,4-0,8 ml/100 kg KG Prämedikation: 0,1-0,3 ml/100 kg KG
GA: Herzerkrankungen, Erkrankungen der Atmungsorgane, Leber-, Nieren- insuffizienz, dehydrierte Tiere.
SST: Im letzten Drittel der Trächtigkeit nicht anwenden, sonst Nutzen/Risiko-Abwägung.
NW: Bradykardie, Blutdrucksenkung oder -anstieg. Atemdepression, Blut- zuckeranstieg, paradoxe Reaktionen (Erregung), Ataxie, beim Pferd Herz- arrhythmien, AV-, SA-Block, beim Rind Hemmung der Pansenmobilität, Tympanie, Zungenlähmung.
WW: Andere Sedativa, Sympathomimetika, Sulfonamide (nicht gleichzeitig anwenden), Butorphanol (bei Kolikpferden nicht gleichzeitig anwenden).
WH: Besondere Vorsicht bei Behandlung von Tieren im Schock. Vorsicht bei Pferden mit Kolik oder Obstipation. Kontakt mit dem Arzneimittel vermeiden. Bei Überdosierung Arrhythmien, Atemdepression. Antidot Alpha2-Adrenozeptor-Antagonisten.
VNW: Pferd, Rind: Essbare Gewebe 2 Tage, Milch 12 Std.
PG: 10 ML VNW [€ 96,00]

Detrusan 5 mg - Tabletten
52C

(Z.Nr. 1-23762) RP. P. G04BD04
ZI: Stada Arzneimittel, Wien
Z: 1 Tablette enthält: Oxybutynin hydrochlorid 5 mg, Cellulosepulver, Lactose monohydrat 106,5 mg, Magnesium stearat, Talkum.
EW: Anticholinergikum.
AG: Idiopathische und neurogene Detrusorhyperaktivität. Nächtliche Enuresis bei Detrusorüberaktivität bei Kindern ab 5 Jahren.
AA: Unzerkaut mit Flüssigkeit.
DO: Initial 2,5 mg 3mal tgl., dann 2-3mal tgl. 5 mg.
Ältere Patienten: Initial 2mal tgl. 2,5 mg, Erhaltungsdosis meist 2mal tgl. 5 mg.
Kinder ab 5 Jahren: Initial 2mal tgl. 2,5 mg, Erhaltungsdosis 3mal tgl. 2,5 mg (5-9 Jahre) bzw. 2mal tgl. 5 mg (9-12 Jahre).
GA: Engwinkelglaukom, Prostatahyperplasie, Harnröhrenstriktur, Magen/Darm-Stenosen, Darmatonie, toxisches Megacolon, Myasthenie.
SST: Gegenanzeige im 1. Trimenon und in der Stillzeit, sonst strenge Indikationsstellung.
NW: Anticholinerg: Glaukom, Magen/Darm, Psyche, ZNS, Mundtrockenheit, Haut.
WW: Vorsicht: Andere Anticholinergika, Antihistaminika, Neuroleptika, Chinidin, Digitalis, Dipyridamol verstärkt; Interaktion mit CYP3A4 Hemmern möglich.
Prokinetika, Cholinesterasehemmer abgeschwächt. Cave Alkohol.
WH: Bei Kindern und älteren Patienten vorsichtig dosieren. Vorsicht bei autonomer Neuropathie, Refluxkrankheit, Colitis ulcerosa, Leber-, Herz-, Nierenschäden, Fieber, Parkinson. Augeninnendruck kontrollieren. Nicht zur Behandlung von Stressinkontinenz. Verkehrshinweis.
PG: 20 ST (2) (EKO: G) [€ 8,90], 50 ST (EKO: G) [€ 19,55]

Detrusitol 1 mg - Filmtabletten
52C

(Z.Nr. 1-22389) RP. P. G04BD07
ZI: Pfizer Corporation Austria, Wien
Z: 1 Filmtablette enthält: Tolterodin-L-tartrat 1 mg (entspr. Tolterodin 0,68 mg), Tablettenkern: Cellulose, mikrokristalline, Calcium hydrogenphosphat-2-Wasser, Natrium stärkeglykolat Typ B, Magnesium stearat, Siliciumdioxid, hochdisperses; Filmüberzug: (entspr. Hypromellose) (entspr. Cellulose, mikrokristalline) (entspr. Stearinsäure) (entspr. Titandioxid).
EW: Cholinerger Antagonist.
AG: Symptomatische Behandlung von Dranginkontinenz und/oder Pollakisurie und imperativem Harndrang wie zum Beispiel bei Patienten mit Reizblase.
AA: Oral.
DO: 2mal tgl. (1-) 2 mg.
GA: Harnretention, Engwinkelglaukom, Myasthenie, Colitis ulcerosa, toxisches Megakolon, Kinder.
SST: Gegenanzeige; Konzeptionsschutz erforderlich.
NW: Anticholinerg (Mundtrockenheit, Dyspepsie), Kopfschmerzen, ZNS, trockene Haut, Auge, Brustschmerzen, Allergien, Arrhythmien, Verstärkung einer Demenz.
WW: Anticholinergika verstärkt, Muskarin-Agonisten abgeschwächt. CYP3A4- Inhibitoren, z.B. Makrolide, Azole, Proteasehemmer: Gleichzeitige Gabe nicht empfohlen. Metoclopramid-Wirkung vermindert.
WH: Vorsicht bei obstruktiven Harnabflussstörungen, Pylorusstenose, Nieren-, Leberschäden (Dosisreduktion!), autonomer Neutropathie, Hiatushermie; QT-Verlängerung; gleichzeitige Gabe von Makrolidantibiotika oder Azol-Antimykotika. Vor der Behandlung organische Ursachen der instabilen Blase abklären.
PG: 28 ST (EKO: G) [€ 7,30], 56 ST (EKO: G) [€ 14,20]

Detrusitol 2 mg - Filmtabletten
52C

(Z.Nr. 1-22390) RP. P. G04BD07
ZI: Pfizer Corporation Austria, Wien
Z: 1 Filmtablette enthält: Tolterodin-L-tartrat 2 mg (entspr. Tolterodin 1,37 mg), Tablettenkern: Cellulose, mikrokristalline, Calcium hydrogenphosphat-2-Wasser, Natrium stärkeglykolat Typ B, Magnesium stearat, Siliciumdioxid, hochdisperses; Filmüberzug: (entspr. Hypromellose) (entspr. Cellulose, mikrokristalline) (entspr. Stearinsäure) (entspr. Titandioxid).
Kurzinformation: siehe Detrusitol 1 mg - Filmtabletten, →S. 390
PG: 28 ST (EKO: G) [€ 7,30], 56 ST (EKO: G) [€ 14,20]

Detrusitol retard 2 mg - Kapseln 52C
(Z.Nr. 1-24214) RP. P. nicht im Handel. G04BD07

Detrusitol retard 4 mg - Kapseln 52C
(Z.Nr. 1-24215) RP. P. nicht im Handel. G04BD07

Deverol mit Thiazid - Filmtabletten 25B01
(Z.Nr. 0-17179) NR. P. nicht im Handel. C03DA01

🐾 Dexa "Vana" 2 mg/ml - Injektionslösung für Tiere
813AC

(Z.Nr. 8-00339) NR. P. VNW. QH02AB02
ZI: Vana, Wien
Z: 1 ml enthält: Dexamethason 2 mg (entspr. Dexamethason dinatriumphosphat 2,64 mg), Natrium methyl-4-hydroxybenzoat 1,14 mg, Natrium citrat, Dinatrium edetat, N-Methylpyrrolidon, Citronensäure, Wasser für Injektionszwecke.
EW: Glukokortikoid.
AG: Pferde, Rinder, Schweine, Hunde und Katzen: Akute nicht infektiöse Arthritis, Bursitis, Tendovaginitis, Allergien, allergisch bedingte Hauterkrankungen.
Rinder: Behandlung einer primären Ketose (Acetonämie).
Schweine: Ödemkrankheit, MMA (Mastitis-Metritis-Agalaktie)-Komplex.
AA: Pferd: I.m., s.c., i.v., periartikulär, intrabursal.
Rind, Schwein, Hund, Katze: S.c., i.m. oder i.v.
DO: Pferd, Rind, Schwein: 0,06 mg Dexamethason/kg KG (= 1,5 ml/50 kg KG).
Hund, Katze: 0,1 mg Dexamethason/kg KG (= 0,5 ml/10 kg KG).
Primäre Ketose beim Rind: 0,02-0,04 mg Dexamethason/kg KG (= 5-10 ml/ 500 kg KG).
Intrabursal oder periartikulär beim Pferd: 1-5 ml.
GA: Magen/Darm-Ulzera, Osteoporose, Virosen, Systemmykosen, Diabetes, Katarakt, Glaukom, aseptische Knochennekrose, septische Prozesse, allgemeine Immunschwäche, Hyperkortizismus, Hypertonie, Pankreatitis.
SST: Bei Rindern im letzten Trimenon nicht anwenden. Sonst strenge Indikationsstellung während der Trächtigkeit und Laktation.
NW: In hohen Dosen Kortikoideffekte möglich.
WW: Aktive Immunisierung abgeschwächt; nichtsteroidale Antiphlogistika (Magen/Darm-Ulzera verstärkt), Herzglykoside (Kaliummangel), Diuretika (Kaliumverluste), Insulin abgeschwächt, Anticholinergika (erhöhter Augeninnendruck), Antikoagulantien abgeschwächt.
WH: Vorsicht bei Tieren im Wachstum und bei alten Tieren, Equiden (Gefahr der Hufrehe), Herz- oder Niereninsuffizienz. Infektionen immer antibiotisch behandeln. Ausschleichend absetzen. 8 Wochen Abstand zu operativen Eingriffen am Gelenk.
VNW: Essbare Gewebe: Pferd, Rind: 16 Tage, Schwein 6 Tage. Milch: Rind 4 Tage. Nicht bei Stuten anwenden, deren Milch für

menschlichen Verzehr vorgesehen ist.
PG: 50 ML VNW [€ 11,20], 100 ML VNW [€ 16,80]

Dexabene 4 mg - Ampullen 31F01
(Z.Nr. 1-20848) NR. P. H02AB02
ZI: Teva, Haarlem, Niederlande
Z: 1 Ampulle zu 1 ml enthält: Dexamethason 4 mg (entspr. Dexamethasondihydrogenphosphat-Dinatrium 5,26 mg), Natrium edetat, Natriumchlorid, Propylenglykol 20 mg, Wasser, Natriumhydroxid.
EW: Fluoriertes Glukokortikoid.
AG: Systemisch: Hirnödem, Schock, Status asthmaticus, akute schwere Dermatosen, schwere Blutkrankheiten, Addison-Krise.
Lokal: Periartikuläre und infiltrative Therapie, intraartikuläre Injektion, subkonjunktivale Injektion.
AA: I.v., i.m., lokal-infiltrativ, intraartikulär, subkonjunktival.
DO: Systemisch:
Akutes Hirnödem: Initial 40-100 mg i.v., dann 4-8 mg i.v. oder i.m. alle 2-4 Std. über 8 Tage.
Chronisches Hirnödem: Initial 8-12 mg i.v., dann 4 mg i.v. oder i.m. alle 6 Std.
Schock: Initial 40-200 mg (Kinder 40 mg) i.v.; Wiederholung nach 4-12 Std. oder 20-40 mg alle 6 Std. über 2-3 Tage i.v.
Status asthmaticus: Initial 40-80 mg i.v., Wiederholung nach 3-6 Std., dann 4 mg i.v. pro Tag, ev. Fortsetzung oral.
Schwere Dermatosen und Blutkrankheiten: Initial 20-40 mg i.v., Weiterbehandlung nach Bedarf.
Lokal: 2-8 mg, max. 3-4mal im Abstand von mindestens 3-4 Wochen anwenden.
GA: Bei Notfall- oder Substitutionstherapie keine GA. bei längerdauerende Anwendung GA der systemischen Glukokortikoidtherapie (Magen-Darm-Ulcera, Osteoporose, Myopathien, Virosen, Systemmykosen, Glaukom, lokale Infektionen).
SST: Vitale Indikationsstellung, 2-3 Tage nicht stillen.
NW: Erhöhtes Infektionsrisiko, Abschwächung der Immunvorgänge, Endokrinium, Psyche, Epilepsie, Hypertonie, Sehstörungen (Katarakt, Glaukom), Magen/Darm-Ulzera, Haut, Osteoporose, Myopathie, Sexualorgane, verzögerte Wundheilung, lokale Reizung, Tumorlysesyndrom.
WW: Kortikoidwirkung vermindert durch Ephedrin, CYP3A4-Induktoren, verstärkt durch CYP3A4-Hemmer, östrogenhältige Kontrazeptiva. Vorsicht: Glykoside, Saluretika, Antidiabetika, Cumarine, nichtsteroidale Antiphlogistika (erhöhte Blutungsgefahr), Praziquantel, ACE-Hemmer (Blutbild), Chloroquin (Myopathien), Somatropin, Laxantien (Kaliumverlust), Anticholinergika (Augeninnendrucksteigerung), Muskelrelaxantien, Ciclosporin oder Bupropion (Krämpfe).
Lebendimpfstoffe nicht verabreichen. Totimpfstoffe von 8 Wochen vor bis 2 Wochen nach Kortikoidtherapie nicht empfohlen.
WH: Strenge Indikationsstellung im Alter, bei Diabetes, Tuberkulose, Amöben- und bakteriellen Infektionen, Hypertonie, Thromboembolie, Herz-, Nierenschäden, Psychosen. Bei Kindern Wachstum kontrollieren.
PG: 1 ST (2) (EKO: G) [€ 2,00], 5 ST (EKO: G) [€ 7,85], **BP5X5** 25 ST * (EKO: N) [€ 37,10]

🐾 **Dexacortone 0,5 mg - Kautabletten für Hunde und Katzen** 813AC
(Z.Nr. 8-38175) NR. P. QH02AB02
ZI: Le Vet Beheer, Oudewater, Niederlande
Z: 1 Tablette enthält: Dexamethason 0,5 mg, Lactose monohydrat, Kartoffelstärke, Povidon K30, Magnesium stearat, Hühnerfleisch-Aroma, Hefe, getrocknet.
EW: Systemisches Glukokortikoid.
AG: Entzündungen und Allergien bei Hunden und Katzen.
AA: Zum Eingeben.
DO: TD 0,05-0,2 mg/kg KG.
GA: Virale oder mykotische Infektionen, Diabetes, Osteoporose, Herz-, Nierenschäden, Hornhautulzera, Magen/Darm-Ulzera, Verbrennungen, Glaukom.
SST: Während der Trächtigkeit nicht anwenden. Nutzen/Risiko-Abwägung während der Laktation.
NW: Kortikoideffekte, besonders bei Langzeitgabe: Stoffwechsel, Osteoporose, Polyurie, Polydipsie, Hypokaliämie, Calcinosis cutis, verzögerte Wundheilung, Verschlimmerung von Magen/Darm-Ulzera, Wachstumshemmung, Euphorie, Pankreatitis.
WW: 2 Wochen Abstand zu Impfungen. Vorsicht: Wirkungsabschwächung durch Phenytoin, Barbiturate, Ephedrin, Rifampicin. Herzglykoside durch Hypokaliämie verstärkt toxisch.
WH: Gleichzeitige Infektionen spezifisch behandeln. Vorsicht bei alten und unterernährten Tieren, Hypertonie, Jungtieren (unter 7 Monaten). Langzeitbehandlung vermeiden (Prednisolon ist zur Langzeitgabe besser geeignet).
PG: 100 ST VT [€ 20,65]

🐾 **Dexacortone 2,0 mg - Kautabletten für Hunde und Katzen** 813AC
(Z.Nr. 8-38176) NR. P. QH02AB02
ZI: Le Vet Beheer, Oudewater, Niederlande
Z: 1 Tablette enthält: Dexamethason 2 mg, Lactose monohydrat, Kartoffelstärke, Povidon K30, Magnesium stearat, Hähnchen-Aroma, Hefe-Trockenextrakt.
Kurzinformation: siehe Dexacortone 0,5 mg - Kautabletten für Hunde und Katzen, → S. 391
PG: 100 ST VT [€ 45,35]

🐾 *Dexafast 2 mg/ml - Injektionslösung für Pferde, Rinder, Schweine, Hunde und Katzen* 813AC
(Z.Nr. 8-38634) NR. P. VNW. nicht im Handel. QH02AB02

Dexagel 0,985 mg/g - Augengel 47D01
(Z.Nr. 1-36816) NR. P. S01BA01
ZI: Mann Pharma, Berlin, Deutschland
Z: 1 g (= ca. 49 Tropfen) Augengel enthält: Dexamethason dinatriumphosphat 985 µg (entspr. → 20 µg/Tr), Benzododecinium chlorid, Carbomer, Sorbitol, Natrium edetat, Natriumhydroxid, Wasser für Injektionszwecke.
EW: Glukokortikoid; immunsuppressiv.
AG: Nicht infektionsbedingte Entzündungen von Horn- und Bindehaut, Entzündungen im Inneren des Auges bei intaktem Hornhautepithel.
AA: In den unteren Bindehautsack des betroffenen Auges eintropfen.
DO: 1 Tropfen initial alle 4 Std., dann 3-4mal tgl., max. Behandlungsdauer 2 Wochen.
Keine Daten an Kindern und Jugendlichen.
GA: Herpesinfektion des Hornhautepithels, virale oder bakterielle Augeninfektionen ohne gleichzeitige antiinfektiöse Therapie, Hornhautulzera, Augentuberkulose, Augenmykosen, Eng- und Weitwinkelglaukom, Glukokortikoid-induzierte Erhöhung des Augeninnendrucks.
SST: Strenge Indikationsstellung, möglichst kurzzeitig und niedrig dosiert anwenden. Bei Anwendung hoher Dosen abstillen.
NW: Glaukom, Katarakt, lokale Irritationen, Sehstörungen, opportunistische Infektionen.
Systemisch: Unterdrückung der Nebennierenrinde, Cushing-Syndrom; Überempfindlichkeit.
WW: Vorsicht: Atropin (Augeninnendruckanstieg). Andere phosphathaltige Augentropfen (Hornhautablagerungen und -trübungen). CYP3A4-Hemmer (einschl. Ritonavir und Cobicistat). 15 min Abstand zu anderen topischen Augenpräparaten.
WH: Auf opportunistische Augeninfektionen achten. Wöchentliche Kontrolluntersuchungen erforderlich. Nicht bei nicht diagnostizierten Augenrötungen anwenden. Bei allergischer Konjunktivitis nur in schweren Fällen und kurzzeitig anwenden. Verkehrshinweis.
PG: 5 G * (EKO: N) [€ 7,25]

Dexagenta - POS - Augensalbe 47C03
(Z.Nr. 1-21685) NR. P. S01CA01
ZI: Ursapharm, Klosterneuburg
Z: 1 g enthält: Dexamethason 0,3 mg, Gentamicin sulfat 5 mg (entspr. Gentamicin 3 mg), Weisses Vaselin, Paraffin, dickflüssiges, Wollwachs.
EW: Antibiotikum + Kortikoid.
AG: Infektionen des vorderen Augenabschnittes.
DO: 2-3mal tgl. 1 cm Salbenstrang in den Bindehautsack einbringen, max. 2 Wochen anwenden. Keine Erfahrungen bei Kindern und Jugendlichen.
GA: Herpes corneae superficialis, Hornhautulcera oder -verletzungen, Glaukom, Augentuberkulose, Augenmykose.
SST: Im 1. Trimenon nicht anwenden, sonst strenge Nutzen/Risiko-Abwägung.
NW: Lokale Reaktionen, Sehstörungen (Katarakt, Glaukom), sekundäre Infektionen., Wundheilungsstörungen nach Corneaverletzungen.
WW: 15 min Abstand zu anderen topischen Augenarzneimitteln.
WH: Auf Sekundärinfektionen achten. Verkehrshinweis. Keine Kontaktlinsen tragen.
PG: 2,5 G (2) (EKO: G) [€ 3,30]

Dexagenta - POS - Augentropfen 47C03
(Z.Nr. 1-21699) NR. P. S01CA01
ZI: Ursapharm, Klosterneuburg
Z: 1 ml Lösung enthält: Dexamethason 21-dihydrogenphosphat, Dinatriumsalz 1 mg, Gentamicin sulfat 5 mg (entspr. Gentamicin 3 mg), Benzalkonium chlorid 0,05 mg, Natriumchlorid, Kaliumdihydrogenphosphat, Kaliummonohydrogenphosphat, Wasser für Injektionszwecke.
EW: Antibiotikum + Kortikoid.

AG: Infektionen des vorderen Augenabschnittes.
DO: 4-6mal tgl. 1 Tropfen in den Bindehautsack eintropfen, max. 2 Wochen anwenden.
GA: Herpes corneae superficialis, Hornhautulcera oder -verletzungen, Glaukom, Augentuberkulose, Augenmykose.
SST: Im 1. Trimenon nicht anwenden, sonst strenge Nutzen/Risiko-Abwägung.
NW: Lokale Reaktionen, Sehstörungen (Katarakt, Glaukom), sekundäre Infektionen., Wundheilungsstörungen nach Corneaverletzungen.
WW: 15 min Abstand zu anderen topischen Augenarzneimitteln.
WH: Auf Sekundärinfektionen achten. Verkehrshinweis. Keine Kontaktlinsen tragen.
PG: 5 ML (EKO: G) [€ 4,40]

Dexa-ject 2 mg/ml - Injektionslösung für Rinder, Pferde, Schweine, Hunde und Katzen — 813AC

(Z.Nr. 8-38339) NR. P. VNW. QH02AB02
ZI: Dopharma Research, Raamsdonksveer, Niederlande
Z: 1 ml enthält: Dexamethason 2 mg (entspr. Dexamethasondihydrogenphosphat-Dinatrium 2,63 mg), Benzylalkohol 15 mg, Natriumchlorid, Natrium citrat, Citronensäure zur pH-Wert Einstellung, Natriumhydroxid zur pH-Wert-Einstellung, Wasser für Injektionszwecke.
EW: Kortikosteroid.
AG: Pferde, Rinder, Schweine, Hunde und Katzen: Entzündungen, Allergien.
Rinder: Geburtseinleitung, Primäre Ketose (Acetonämie).
Pferde: Arthritis, Bursitis oder Tendosynovitis.
AA: I.m., beim Pferd auch i.v. oder intraartikulär.
DO: **Entzündungen oder Allergien:** Pferde, Rinder, Schweine: 0,06 mg/kg KG. Bei Hunden und Katzen: 0,1 mg/kg KG.
Ketose bei Rindern: 0,02-0,04 mg/kg KG.
Geburtseinleitung: 0,04 mg/kg KG nach Tag 260 der Trächtigkeit.
Intraartikulär beim Pferd: 1-5 ml.
GA: Diabetes, Nieren-, Herzinsuffizenz, Überfunktion der Nebennierenrinde, Osteoporose, Virusinfektionen, Systemmykosen, Magen/Darm-Ulzera, Kornea-Ulzera, Demodikose. Bei Frakturen, bakteriellen Gelenkinfektionen und aseptischer Knochennekrose nicht intraartikulär anwenden. Keine GA im Notfall.
SST: Nicht empfohlen außer zur Geburtseinleitung bei Rindern.
NW: Kortikoideffekte: Cushing-Syndrom, Nebenniereninsuffizienz, verzögerte Wundheilung, Magen/Darm-Ulzera, Hepatomegalie, Hyperglykämie, Nachgeburtsverhalten bei Rindern, Laminitis bei Pferden.
WW: NSARs (Magen/Darm-Ulzera). Kaliuretische Substanzen (Hypokaliämie), Cholinesterasehemmer, Insulin (Wirkungsaufhebung). 2 Wochen Abstand zu Impfungen.
WH: Vorsicht bei geschwächtem Immunsystem.
VNW: Essbare Gewebe: Rinder und Pferde 8 Tage, Schweine 2 Tage. Milch: Rinder 72 Stunden. Nicht für Pferde, deren Milch für menschlichen Verzehr bestimmt ist.
PG: 100 ML VNW [€ 16,40]

dexalgin Dequadex - Halspastillen — 45A02

(Z.Nr. 1-31450) RPF. P. R02AA02
ZI: Kwizda Pharma, Wien
Z: 1 Halspastille enthält: Dequalinium chlorid 0,45 mg, Dexpanthenol 50 mg, Gummi arabicum, Maltitol-Lösung 799,8 mg, Sorbitlösung 70% 140 mg, Natriumchlorid, Menthol, Anisöl, Acesulfam kalium, Paraffin, flüssiges, Wachs, gebleichtes, Wasser, gereinigtes, Farbstoff: Erythrosin.
EW: Antiseptisch.
AG: Mund- und Rachenentzündungen.
DO: Mehrmals tgl. 1 Halspastille im Mund zergehen lassen (bis 5 Pastillen pro Tag). Nicht für Kinder unter 4 Jahren.
GA: Asthma.
SST: Nicht empfohlen.
NW: Überempfindlichkeit, Geschmacksreizungen.
WH: Bei Schleimhautschäden nicht anwenden. Schwere Infektionen mit systemischen Antibiotika behandeln.
PG: 20 ST * (EKO: N) [€ 7,90]

Dexamethason HCS 4 mg -Tabletten — 31F01

(Z.Nr. 1-38040) NR. P. H02AB02
ZI: HCS, Edegem, Belgien
Z: 1 Tablette enthält: Dexamethason 4 mg, Lactose 77,9 mg (entspr. Lactose monohydrat), Maisstärke, vorverkleistert, Siliciumdioxid, hochdisperses, Magnesium stearat.
EW: Hoch wirksames Glukokortikoid.
AG: Systemische Glukokortikoidtherapie: Neurologie (z.B. Hirnödem), Atemwege (Asthma- Verschlimmerung, Pseudokrupp), Haut (z.B. Erythrodermie, Pemphigus vulgaris), Autoimmunerkrankungen, Hämatologie (idiopathische thrombozytopenische Purpura), Infektionen (tuberkulöse Meningitis mit antiinfektiver Therapie), Onkologie.
AA: Mit oder nach einer Mahlzeit einnehmen.
DO: Hirnödem: TD 6-16 (-24) mg in 3-4 ED.
- Akutes Asthma: 16 mg/Tag für 2 Tage. Kinder: 0,6 mg/kg KG für 1 oder 2 Tage.
- Pseudokrupp: Kinder: 0,15-0,6 mg/kg KG als Einzeldosis.
- Akute Hautkrankheiten: TD 8-40 (-100) mg.
- Aktive Phase von rheumatischen Systemerkrankungen:
- Systemischer Lupus erythematodes: TD 6- 16 mg.
- Aktive rheumatoide Arthritis mit schwerer progressiver Verlaufsform: Bei schnell destruierend verlaufenden Formen TD 12-16 mg, bei extraartikulären Manifestationen 6-12 mg.
- Idiopathische thrombozytopenische Purpura: 40 mg für 4 Tage in Zyklen.
- Tuberkulöse Meningitis: Therapie i.v. beginnen und oral fortsetzen; Details siehe Austria Codex - Fachinformation.
- Palliativtherapie maligner Tumoren: Initiale TD 4-20 mg. Palliativ bis zu 96 mg tgl.
- Prophylaxe und Therapie von zytostatikainduziertem Erbrechen, emetogene Chemotherapie im Rahmen einer antiemetischen Behandlung: 8-20 mg Dexamethason vor Beginn der Chemotherapie, dann 4-16 mg/Tag an Tag 2 und 3.
- Vorbeugung und Behandlung von postoperativem Erbrechen, im Rahmen antiemetischer Behandlung: ED 8 mg vor der Operation.
- Behandlung des symptomatischen multiplen Myeloms, akuter lymphatischer Leukämie, Hodgkin-Lymphom und Non-Hodgkin-Lymphom in Kombination mit anderen Arzneimitteln: 1mal tgl. 20-40 mg.
- Dosis schrittweise reduzieren. Kinder: Strenge Indikationsstellung (besonders bei Frühgeborenen); nach Körpergewicht unter Berücksichtigung von Wachstum und Entwicklung dosieren.
GA: Systemische Infektionen ohne antiinfektiöse Therapie, peptische Ulzera, Kopfverletzungen.
SST: Nutzen/Risiko-Abwägung.
NW: Überempfindlichkeit, Nebennierenrindeninsuffizienz, Tendinitis, Haut, Verschlechterung einer Myasthenia gravis, Sehstörungen, Magen/Darm (Darmperforation), Psyche (Euphorie, Depression). Bei Langzeitgabe Fettleibigkeit, Hautsprödigkeit, Muskelschwund, Osteoporose, bei Kindern Wachstumshemmung.
WW: Gegenanzeige: Lebendimpfstoffe bei hohen Kortikoiddosen (3 Monate Abstand), Cholinesterasehemmer (24 Std. Abstand).
Vorsicht: Andere Arten von Immunisierung (verminderte Reaktion), NSARs, Antidiabetika, Kalium ausscheidende Substanzen (z.B. Schleifendiuretika), Blutdrucksenker, Thalidomid, Fluoroquinolone (Sehnenrisse), CYP3A4- Induktoren oder Hemmer einschließlich Cobicistat, Azole, Makrolide, Isoniazid, Ciclosporin, Praziquantel, Cumarine, Atropin, nicht depolarisierende Muskelrelaxantien, Protirelin; topische gastrointestinale Arzneimittel (2 Std. Abstand).
WH: Vorsicht bei Infektionen, schwerer Osteoporose, Bluthochdruck, Diabetes, psychischen Erkrankungen, Glaukom, Hornhautverletzungen, Herzinsuffizienz, Migräne, Phäochromozytom. Blutdruck, Serumkalium kontrollieren. Positive Dopingkontrollen möglich. Verkehrshinweis.
PG: 10 ST (EKO: G) [€ 8,65], 30 ST (EKO: G) [€ 24,30]

Dexamethason HCS 8 mg -Tabletten — 31F01

(Z.Nr. 1-38041) NR. P. H02AB02
ZI: HCS, Edegem, Belgien
Z: 1 Tablette enthält: Dexamethason 8 mg, Lactose 155,8 mg (entspr. Lactose monohydrat), Maisstärke, vorverkleistert, Siliciumdioxid, hochdisperses, Magnesium stearat.
Kurzinformation: siehe Dexamethason HCS 4 mg -Tabletten, → S. 392
PG: 10 ST (2) (EKO: G) [€ 14,05], 30 ST (EKO: G) [€ 38,50]

Dexamethason HCS 20 mg -Tabletten — 31F01

(Z.Nr. 1-38042) NR. P. H02AB02
ZI: HCS, Edegem, Belgien
Z: 1 Tablette enthält: Dexamethason 20 mg, Lactose 389,5 mg (entspr. Lactose monohydrat), Maisstärke, vorverkleistert, Siliciumdioxid, hochdisperses, Magnesium stearat.
EW: Hoch wirksames Glukokortikoid.
AG: Pemphigus vulgaris, Myositits, idiopathische thrombozytopenische Prupura, metastasierte Rückenmarkskompression, Prophylaxe und Therapie von durch Zytostatika induziertem Erbrechen, emetogene Chemotherapie im Rahmen einer antiemetischen Behandlung.
Multiples Myelom, akute lymphatischerLeukämie, Hodgkin-Lymphom und Non-Hodgkin-Lymphom in Kombination mit anderen Arzneimitteln.
AA: Mit oder nach einer Mahlzeit einnehmen.
DO: Pemphigus: Initial 300 mg für drei Tage, dann fallende Dosierung.
- Myositis: 40 mg für 4 Tage in Zyklen.
- Idiopathische thrombozytopenische Purpura: 40 mg für 4 Tage in Zyklen.
- Metastasierte Rückenmarkskompression: Initialdosis und Dauer der Behandlung in Abhängigkeit von Ursache und Schweregrad.

Palliativ bis zu 96 mg tgl.
- Prophylaxe und Therapie von zytostatikainduziertem Erbrechen, emetogene Chemotherapie im Rahmen einer antiemetischen Behandlung: 8-20 mg vor Beginn der Chemotherapie, dann 4-16 mg/Tag an Tag 2 und 3.
- Behandlung des symptomatischen multiplen Myeloms, akuter lymphatischer Leukämie, Hodgkin-Lymphom und Non-Hodgkin-Lymphom in Kombination mit anderen Arzneimitteln: 1mal tgl. 20-40 mg.
GA: Systemische Infektionen ohne antiinfektiöse Therapie, peptische Ulzera, Kopfverletzungen.
SST: Nutzen/Risiko-Abwägung.
NW: Überempfindlichkeit, Nebennierenrindeninsuffizienz, Tendinitis, Haut, Verschlechterung einer Myasthenia gravis, Sehstörungen, Magen/Darm (Darmperforation), Psyche (Euphorie, Depression). Bei Langzeitgabe Fettleibigkeit, Hautsprödigkeit, Muskelschwund, Osteoporose, bei Kindern Wachstumshemmung.
WW: Gegenanzeige: Lebendimpfstoffe bei hohen Kortikoiddosen (3 Monate Abstand), Cholinesterasehemmer (24 Std. Abstand). Vorsicht: Andere Arten von Immunisierung (verminderte Reaktion), NSARs, Antidiabetika, Kalium ausscheidende Substanzen (z.B. Schleifendiuretika), Blutdrucksenker, Thalidomid, Fluoroquinolone (Sehnenrisse), CYP3A4- Induktoren oder Hemmer einschließlich Cobicistat, Azole, Makrolide, Isoniazid, Ciclosporin, Praziquantel, Cumarine, Atropin, nicht depolarisierende Muskelrelaxantien, Protirelin; topische gastrointestinale Arzneimittel (2 Std. Abstand).
WH: Vorsicht bei Infektionen, schwerer Osteoporose, Bluthochdruck, Diabetes, psychischen Erkrankungen, Glaukom, Hornhautverletzungen, Herzinsuffizienz, Migräne, Phäochromozytom. Blutdruck, Serumkalium kontrollieren. Positive Dopingkontrollen möglich. Verkehrshinweis.
PG: 10 ST (EKO: G) [€ 16,35]

Dexamethason HCS 40 mg -Tabletten 31F01

(Z.Nr. 1-38043) NR. P. H02AB02
ZI: HCS, Edegem, Belgien
Z: 1 Tablette enthält: Dexamethason 40 mg, Lactose 779 mg (entspr. Lactose monohydrat), Maisstärke, vorverkleistert, Siliciumdioxid, hochdisperses, Magnesium stearat.
Kurzinformation: siehe Dexamethason HCS 20 mg -Tabletten, → S. 392
PG: 10 ST (EKO: G) [€ 26,80]

Dexamethason NewLine Pharma 1,5 mg/ml - Augentropfen, Lösung 47D01
(Z.Nr. 1-40380) NR. P. nicht im Handel. S01BA01

Dexamethason "Nycomed" 4 mg - Ampullen 31F01

(Z.Nr. 0-12755) NR. P. n.l. H02AB02
ZI: Takeda Austria, Linz
Z: 1 Ampulle zu 1 ml enthält: Dexamethason 4 mg, Natriumchlorid 3,1 mg (entspr. Natrium 1,22 mg), Glycerinformal (entspr. Natrium edetat), (entspr. Propylgallat), (entspr. Thiodipropionsäure), 1,3-Butylenglycol, Wasser für Injektionszwecke.
PG: 5 ST (EKO: G) [€ 7,80 n.l.]

🐾 Dexashot 2 mg/ml - Injektionslösung für Rinder, Pferde, Schweine, Hunde und Katzen 813AC

(Z.Nr. 8-36943) NR. P. VNW. QH02AB02
ZI: Vet-Agro Multi-Trade Company, Lublin, Polen
Z: 1 ml Injektionslösung enthält: Dexamethason 2 mg (entspr. Dexamethason dinatriumphosphat 2,63 mg), Benzylalkohol 15,6 mg, Natriumchlorid, Natrium citrat, Citronensäure-Monohydrat zur pH-Wert Einstellung, Natriumhydroxid zur pH-Wert-Einstellung, Wasser für Injektionszwecke.
EW: Kortikosteroid.
AG: Pferd, Rind, Schwein, Hund, Katze: Entzündliche oder allergisch bedingte Erkrankungen.
Arthritis, Bursitis oder Tendosynovitis beim Pferd. Primäre Ketose beim Rind.
AA: I.m., bei Pferden auch i.v. oder intraartikulär.
DO: Entzündliche und allergisch bedingten Erkrankungen:
Pferd, Rind, Schwein: 1,5 ml des Tierarzneimittels/50 kg KGW (0,06 mg Dexamethason/kg KGW)
Hund, Katze: 0,5 ml des Tierarzneimittels /10 kg KGW (0,1 mg Dexamethason/kg KGW) Primäre Ketose beim Rind: 0,02 bis 0,04 mg Dexamethason/kg Körpergewicht i.m.(= 5-10 ml des Tierarzneimittels je Kuh).
Zur Geburtseinleitung 10 ml des Tierarzneimittels pro Kuh als einzelne intramuskuläre Injektion nach dem 260. Trächtigkeitstag. Die Geburt erfolgt normalerweise innerhalb von 48-72 Stunden.
Arthritis, Bursitis oder Tendosynovitis beim Pferd: 1-5 ml des Tierarzneimittels intraartikulär pro Tier.
GA: Außer im Notfall nicht anwenden bei Diabetes mellitus, Nierenschäden, Herzinsuffizienz, Osteoporose, Magen/Darm- oder Kornealulzera, Demodikose, Cushing-Syndrom, Virus- oder Pilzinfektionen.
SST: Außer zur beabsichtigten Geburtseinleitung bei Rindern nicht anwenden. Verminderte Milchleistung bei laktierenden Kühen.
NW: Kortikoideffekte: Cushing- Syndrom, Polyurie, Polydipsie, Hyperglykämie, Calcinosis cutis, verzögerte Wundheilung, Magen/Darm-Ulzera, Hepatomegalie. Hufrehe bei Pferden, Depression bei Katzen und Hunden, Aggressivität bei Hunden. Nach Therapieende Nebennireninsuffizienz.
WW: Nicht mit Impfstoffen oder anderen Steroiden verwenden, 2 Wochen Abstand zu Impfungen. Vorsicht: Nichtsteroidale Entzündungshemmer (Magen/Darm- Ulzera), Herzglykoside, kaliumsenkende Diuretika, Amphotericin B (Hypokaliämie), Cholinesterasehemmer (Muskelschwäche), Insulin (durch Glukokortikoide antagonisiert); Ciclosporin, Cyclophosphamid, Diazepam, Ephedrin, Azole, Makrolide, Mitotan; Phenobarbital, Phenytoin, Rifampicin vermindern Dexamethason-Wirkung.
WH: Vorsicht bei Pferden mit Hufrehe. Bakterielle Infektionen mit Antibiotika behandeln.
VNW: Rinder: Essbare Gewebe:8 Tage;Milch: 72 Stunden Schweine: Essbare Gewebe: 2 Tage Pferde: Essbare Gewebe: 8 Tage Nicht bei Pferden anwenden, deren Milch für den menschlichen Verzehr vorgesehen ist.
PG: 1 ST VNW [€ 17,70]

🐾 Dexatat 2 mg/ml - Injektionslösung für Tiere 813AC

(Z.Nr. 8-17734) NR. P. VNW. QH02AB02
ZI: Ogris-Pharma, Wels
Z: 1 ml enthält: Dexamethason 2 mg (entspr. Dexamethasondihydrogenphosphat-Dinatrium 2,63 mg), Chlorocresol 1 mg, Natriumcitrat-2-Wasser, Natriumhydroxid, Citronensäure monohydrat, Wasser für Injektionszwecke.
EW: Systemisches Glukokortikoid.
AG: Rinder: Allergien, primäre Ketose, sekundäre Ketose bei linksseitiger Labmagenverlagerung, allergische Hauterkrankungen, akute nicht infektiöse Arthritis, Bursitis, Tendovaginitis. **-Pferde, Schweine, Hunde, Katzen:** Allergien, allergische Hauterkrankungen, akute nicht infektiöse Arthritis, Bursitis, Tendovaginitis.
AA: I.v., i.m. oder s.c.
DO: Pferd, Rind, Schwein: 1-3 ml/100 kg KG.
Hunde, Katzen: 0,05-0,125 ml/kg KG.
GA: Magen-Darm-Ulzera, schlecht heilenden Wunden und Geschwüren, Frakturen, viralen Infektionen, Systemmykosen, aseptischen Knochennekrosen, septischen Prozessen im Gelenksbereich, allgemeiner Immunschwäche, Glaukom, Katarakt, Ulcus corneae, Osteoporose, Hypokalzämie, Hyperkortizismus, Hypertonie, Diabetes mellitus, Cushing Syndrom, Pankreatitis.
SST: Nicht im letzten Drittel der Trächtigkeit beim Rind anwenden, sonst Nutzen/Risiko-Abwägung. Strenge Indikationsstellung während Laktation (Wachstumsverzögerung Jungtiere).
NW: Hyperglykämie, Osteoporose, Aktivierung von Magen- oder Darmulcera, erhöhtes Infektionsrisiko, verzögerte Wundheilung, Absinken der Milchleistung, Nachgeburtsverhaltung (Rind), Verhaltensveränderungen, Cushing-Syndrom, Pankreatitis, Ödeme, Hufrehe (Pferd).
WW: Aktive Immunisierung (2 Wochen Abstand). Herzglykoide, Diuretika, nichtsteroidale Antiphlogistika, Insulin, Barbiturate, Anticholinergika, Gerinnungshemmer, Allergietests.
WH: Vor Therapiebeginn Infektionen beseitigen. Vorsicht bei Epilepsie,Herzinsuffizienz,Tiere im Wachstum, Equiden (Hufrehe).
VNW: Essbares Gewebe (Rind, Pferd) 16 Tage, Schwein 4 Tage, Milch (Rind) 4 Tage. Nicht bei Stuten anwenden, deren Milch für den menschlichen Verzehr vorgesehen ist.
PG: 50ML 1 ST VNW [€ 10,20], **100ML** 1 ST VNW [€ 17,90], **100ML** 12 ST VNW [€ 173,00 n.l.]

🐾 *Dexdomitor 0,1 mg/ml - Injektionslösung* 809Z
(Z.Nr. EU/2/02/033/*) RP. P. nicht im Handel. QN05CM18

🐾 Dexdomitor 0,5 mg/ml - Injektionslösung 809Z

(Z.Nr. EU/2/02/033/*) RP. P. QN05CM18
ZI: Orion Corporation, Espoo, Finnland
Z: 1 ml Lösung enthält: Dexmedetomidin hydrochlorid 0,5 mg (entspr. Dexmedetomidin 0,42 mg), Methyl-parahydroxybenzoat 1,6 mg, Propyl-parahydroxybenzoat 0,2 mg.
EW: Sedierend, analgetisch.
AG: Nicht-invasive, leicht bei mäßig schmerzhafte Eingriffe und Unter- suchungen bei Hunden oder Katzen, die eine Ruhigstellung, Sedierung und Analgesie erfordern.
Tiefe Sedierung und Analgesie bei Hunden bei gleichzeitiger Gabe von Butorphanol für medizinische und kleinere chirurgische Eingriffe.
Prämedikation und Aufrechterhaltung einer Vollnarkose bei Hunden und Katzen.
AA: Hund: i.v. oder i.m., Katze: i.m.
DO: Hund: Bis 375 mcg/m² KOF i.v. oder bis 500 mcg/m² KOF i.m., mit Butorphanol 300 mcg/m² KOF i.m.

Prämedikation: 125-375 mcg/m²KOF.
Katze: 40 mcg/kg KG.
Einmalig anwenden.
GA: Herz/Kreislauf-Erkrankungen, schwere Systemerkrankungen, moribunde Tiere.
SST: Nicht empfohlen.
NW: Abfall der Atemfrequenz, initialer Blutdruckanstieg, blasse Schleimhäute, Erbrechen, Muskelzittern, Hornhauttrübungen, mit Butorphanol Atemstörungen, Arrhythmien, verlängerte Sedierung, bei Katzen nach Ketamin oder Propofol AV-Block, Extrasystolen, Hypoxämie.
WH: Keine Untersuchungen bei Hunden unter 16 Wochen und Katzen unter 12 Wochen und bei Zuchttieren. 12 Stunden vor der Anwendung kein Futter geben. Sedation kann mit Atipamezol aufgehoben werden.
PG: 1 ST VT [€ 93,25]

Dexdor 100 Mikrogramm/ml - Konzentrat zur Herstellung einer Infusionslösung 32A04
(Z.Nr. EU/1/11/718/*) NR. P. N05CM18
ZI: Orion Corporation, Espoo, Finnland
Z: 1 ml Konzentrat enthält: Dexmedetomidin 100 µg (entspr. Dexmedetomidin hydrochlorid), Natriumchlorid, Wasser für Injektionszwecke.
EW: Hypnotisch/sedativ.
AG: - Sedierung erwachsener intensivmedizinisch behandelter Patienten für eine Sedierungstiefe, die ein Erwecken durch verbale Stimulation noch erlaubt.
- Sedierung erwachsener nicht intubierter Patienten vor und/oder während diagnostischer oder chirurgischer Maßnahmen, die eine Sedierung erfordern, d.h. prozedurale Sedierung/Wachsedierung.
AA: I.v. Infusion mit kontrollierter Infusionspumpe nach Verdünnung.
DO:
Intensivmedizin: Initial 0,7 µg/kg KG/h, dann 0,2-1,4 µg/kg KG/h; MD 1,4 µg/kg KG/h.
Prozedurale Sedierung/Wachsedierung: Aufsättigungsinfusion (0,5-)1 µg/kg KG über 10 min..
Erhaltungsinfusion initial 0,6-0,7 µg/kg KG/h, dann Einstellung auf 0,2-1 µg/kg KG/h.
Keine Dosisempfehlung für Kinder und Jugendliche.
GA: Herzblock Grad 2 oder 3 ohne Schrittmacher, unkontrollierte Hypotonie, akute zerebrovaskuläre Ereignisse.
SST: In der Schwangerschaft zwingende Indikationsstellung. Stillen unterbrechen.
NW: Hypotonie, Hypertonie, Bradykardie, Herzstillstand, Atemdepression, Magen/Darm, Entzugssymptome, Hyperthermie.
WW: Andere ZNS-Dämpfer bzw. Blutdrucksenker (kardiovaskuläre Substanzen) verstärkt. Vorsicht zusammen mit Spinal- oder Epiduralanästhesie.
WH: Erholungszeit von ca. 1 Std. berücksichtigen. Herz/Kreislauf und Atmung überwachen. Nicht zur Intubation oder Sedierung von muskelrelaxierten Patienten. Nicht für die patientenkontrollierte Sedierung. Vorsicht bei älteren Patienten, Bradykardie, schweren Leberschäden, Kopfverletzungen. Wirkt nicht antikonvulsiv. Bei Prädisposition zu maligner Hyperthermie nicht empfohlen. Verkehrshinweis.
PG: **AMP 2ML** 5 ST * (EKO: N) [€ 186,35], **AMP 2ML** 25 ST * (EKO: N) [€ 808,35], **DFL 4ML** 4 ST * (EKO: N) [€ 287,30], **DFL 10ML** 4 ST * (EKO: N) [€ 655,40]

Dexibuprofen "Gebro" 300 mg - Filmtabletten 02B04, 13B02
(Z.Nr. 1-23571) RP. P. nicht im Handel. M01AE14

Dexibuprofen "Gebro" 400 mg - Filmtabletten 02B04, 13B02
(Z.Nr. 1-23572) RP. P. nicht im Handel. M01AE14

Dexibuprofen Strides 200 mg - Filmtabletten 02B04, 13B02
(Z.Nr. 1-39883) RP. P. nicht im Handel. M01AE14

Dexibuprofen Strides 300 mg - Filmtabletten 02B04, 13B02
(Z.Nr. 1-39884) RP. P. nicht im Handel. M01AE14

Dexibuprofen Strides 400 mg - Filmtabletten 02B04, 13B02
(Z.Nr. 1-39885) RP. P. nicht im Handel. M01AE14

Dexmedetomidin Accord 100 Mikrogramm/ml - Konzentrat zur Herstellung einer Infusionslösung 32A04
(Z.Nr. EU/1/19/1418/*) NR. P. nicht im Handel. N05CM18

Dexmedetomidin Altan 4 Mikrogramm/ml - Infusionslösung 32A04
(Z.Nr. 1-39175) NR. P. nicht im Handel. N05CM18

Dexmedetomidin Altan 100 Mikrogramm/ml - Konzentrat zur Herstellung einer Infusionslösung 32A04
(Z.Nr. 1-39048) NR. P. nicht im Handel. N05CM18

Dexmedetomidin B.Braun 100 Mikrogramm/ml - Konzentrat zur Herstellung einer Infusionslösung 32A04
(Z.Nr. 1-40351) NR. P. nicht im Handel. N05CM18

Dexmedetomidin EVER Pharma 100 Mikrogramm/ml - Konzentrat zur Herstellung einer Infusionslösung 32A04
(Z.Nr. 1-38005) NR. P. N05CM18
ZI: Ever Valinject, Unterach
Z: 1 ml Konzentrat enthält: Dexmedetomidin 100 µg (entspr. Dexmedetomidin hydrochlorid), Natriumchlorid (entspr. Natrium < 1 mmol) (entspr. → ca. 3,5 mg), Wasser für Injektionszwecke.
EW: Hypnotisch/sedativ. Selektiver Alpha-2-Rezeptoragonist.
AG: - Sedierung erwachsener, intensivmedizisch behandelter Patienten, die eine Sedierungstiefe benötigen, die ein Erwecken durch verbale Stimulation noch erlaubt.
- Prozedurale Sedierung/Wachsedierung.
AA: I.v. Infusion nach Verdünnung, nicht als Bolus.
DO: Initial 0,7 µg/kg KG/h, dann zwischen 0,2 und 1,4 µg/kg KG/h anpassen. MD 1,4 µg/kg KG/h.
Prozedurale Sedierung/Wachsedierung: Aufsättigungsinfusion: (0,5-)1 µg/kg KG über 10 min; Erhaltungsinfusion: Initial 0,6-0,7 µg/kg KG/h, dann Einstellung auf 0,2-1 µg/kg KG/h.
Fiberoptische Wachintubation: 0,7 µg/kg KG/h
Keine Dosisempfehlung für Kinder und Jugendliche.
GA: Herzblock Grad 2 oder 3 ohne Schrittmacher, unkontrollierte Hypotonie, akute zerebrovaskuläre Ereignisse.
SST: Nicht empfohlen.
NW: Hypotonie, Hypertonie, Bradykardie, myokardiale Ischämie, Dysglykämie, Atemdepression, Magen/Darm, Entzugssymptome, Hyperthermie.
WW: Andere ZNS-Dämpfer bzw. Blutdrucksenker (kardiovaskuläre Substanzen) verstärkt. Vorsicht zusammen mit Spinal- oder Epiduralanästhesie.
WH: Erholungszeit von ca. 1 Std. berücksichtigen. Herz/Kreislauf und Atmung überwachen. Nicht zur Intubation oder Sedierung von muskelrelaxierten Patienten. Nicht für die patientenkontrollierte Sedierung. Vorsicht bei älteren Patienten, Bradykardie, schweren Leberschäden, Kopfverletzungen. Wirkt nicht antikonvulsiv. Bei Prädisposition zu maligner Hyperthermie nicht empfohlen. Strenger Verkehrshinweis.
PG: **AMP 2ML** 5 ST * (EKO: N) [€ 186,35], **AMP 4ML** 5 ST * (EKO: N) [€ 340,90], **DFL 10ML** 5 ST * (EKO: N) [€ 808,35]

Dexmedetomidin Kalceks 100 Mikrogramm/ml - Konzentrat zur Herstellung einer Infusionslösung 32A04
(Z.Nr. 1-39166) NR. P. N05CM18
ZI: AS Kalceks, Riga, Lettland
Z: 1 ml Konzentrat enthält: Dexmedetomidin 100 µg (entspr. Dexmedetomidin hydrochlorid), Natriumchlorid, Wasser für Injektionszwecke.
EW: Hypnotisch/sedativ. Selektiver Alpha-2-Rezeptoragonist.
AG: - Sedierung erwachsener, intensivmedizisch behandelter Patienten, die eine Sedierungstiefe benötigen, die ein Erwecken durch verbale Stimulation noch erlaubt.
- Prozedurale Sedierung/Wachsedierung.
AA: I.v. Infusion mit kontrollierter Inufsionspumpe nach Verdünnung. Nicht als Bolus.
DO: Initial 0,7 µg/kg KG/h, dann zwischen 0,2 und 1,4 µg/kg KG/h anpassen. MD 1,4 µg/kg KG/h.
Prozedurale Sedierung/Wachsedierung: Aufsättigungsinfusion: (0,5-)1 µg/kg KG über 10 min; Erhaltungsinfusion: Initial 0,6-0,7 µg/kg KG/h, dann Einstellung auf 0,2-1 µg/kg KG/h.
Keine Dosisempfehlung für Kinder und Jugendliche.
GA: Herzblock Grad 2 oder 3 ohne Schrittmacher, unkontrollierte Hypotonie, akute zerebrovaskuläre Ereignisse.
SST: Nutzen/Risiko-Abwägung in der Schwangerschaft. Stillen unterbrechen.
NW: Hypotonie, Hypertonie, Herzstillstand, Bradykardie, myokardiale Ischämie, Dysglykämie, Atemdepression, Magen/Darm, Entzugssymptome, Hyperthermie.
WW: Andere ZNS-Dämpfer bzw. Blutdrucksenker (kardiovaskuläre Substanzen) verstärkt.
WH: Erholungszeit ca. 1 Std. berücksichtigen. Herz/Kreislauf und Atmung überwachen. Nicht zur Intubation oder Sedierung von muskelrelaxierten Patienten. Nicht für die patientenkontrollierte

Sedierung. Vorsicht bei älteren Patienten, Bradykardie, schweren Leberschäden, Kopfverletzungen, Spinal- oder Epiduralanästhesie. Wirkt nicht antikonvulsiv. Bei Prädisposition zu maligner Hyperthermie nicht empfohlen. Strenger Verkehrshinweis.
PG: 5 ST * (EKO: N) [€ 186,35], 25 ST * (EKO: N) [€ 808,35]

Dexmedetomidin Mylan 100 Mikrogramm/ml - Konzentrat zur Herstellung einer Infusionslösung 32A04
(Z.Nr. 1-38516) NR. P. N05CM18
ZI: Arcana Arzneimittel, Wien
Z: 1 ml Konzentrat enthält: Dexmedetomidin 100 µg (entspr. Dexmedetomidin hydrochlorid), Natriumchlorid (entspr. Natrium ca. 3,5 mg), Wasser für Injektionszwecke.
Kurzinformation: siehe Dexmedetomidin Kalceks 100 Mikrogramm/ml - Konzentrat zur Herstellung einer Infusionslösung, → S. 394
PG: 5 ST * (EKO: N) [€ 185,45], 25 ST * (EKO: N) [€ 808,35]

Dexmedetomidin ratiopharm 100 Mikrogramm/ml - Konzentrat zur Herstellung einer Infusionslösung 32A04
(Z.Nr. 1-38792) NR. P. N05CM18
ZI: Teva, Haarlem, Niederlande
Z: 1 ml Konzentrat enthält: Dexmedetomidin 100 µg (entspr. Dexmedetomidin hydrochlorid), Natriumchlorid, Wasser für Injektionszwecke.
EW: Hypnotisch/sedativ.
AG: Sedierung erwachsener intensivmedizinisch behandelter Patienten für eine Sedierungstiefe, die ein Erwecken durch verbale Stimulation noch erlaubt.
Sedierung erwachsener nicht intubierter Patienten vor und/oder während diagnostischer oder chirurgischer Maßnahmen, die eine Sedierung erfordern (prozedurale Sedierung / Wachsedierung).
AA: I.v. Infusion nach Verdünnung.
DO: Intensivmedizin: Initial 0,7 µg/kg KG/h, dann 0,2-1,4 µg/kg KG/h; MD 1,4 µg/kg KG/h.
Prozedurale Sedierung / Wachsedierung: Aufsättigung mit (0,5 -) 1 µg/kg KG über 10 min. Erhaltungsinfusion 0,6 - 0,7 µg/kg KG/h beginnen, dann auf 0,2 - 1 µg/kg KG / h einstellen.
Keine Dosisempfehlung für Kinder und Jugendliche.
GA: Herzblock Grad 2 oder 3 ohne Schrittmacher, unkontrollierte Hypotonie, akute zerebrovaskuläre Ereignisse.
SST: Zwingende Indikationsstellung in der Schwangerschaft, nicht stillen.
NW: Hypotonie, Hypertonie, Herzstillstand, Bradykardie, myokardiale Ischämie, Dysglykämie, Atemdepression, Magen/Darm, Entzugssymptome, Hyperthermie.
WW: Andere ZNS-Dämpfer bzw. Blutdrucksenker (kardiovaskuläre Substanzen) verstärkt.
WH: Erholungszeit 1 Stunde. Herz / Kreislauf und Atmung überwachen. Nicht zur Intubation oder Sedierung von muskelrelaxierten Patienten. Nicht für die patientenkontrollierte Sedierung. Vorsicht bei älteren Patienten, Bradykardie, schweren Leberschäden, Kopfverletzungen, Spinal- oder Epiduralanästhesie. Wirkt nicht antikonvulsiv. Bei Prädisposition zu maligner Hyperthermie nicht empfohlen. Strenger Verkehrshinweis.
PG: **2ML** 5 ST * (EKO: N) [€ 186,35], **2ML** 25 ST * (EKO: N) [€ 808,35], **4ML** 4 ST * (EKO: N) [€ 287,30], **10ML** 4 ST * (EKO: N) [€ 655,40]

Dexpanthenol Agepha 5% - Augengel 47M05
(Z.Nr. 1-37470) RP. P. nicht im Handel. S01XA12

Dexpanthenol "ratiopharm" 5% - Wundcreme 22A04
(Z.Nr. 1-24119) RPF. P. D03AX03
ZI: Teva, Haarlem, Niederlande
Z: 1 g Creme enthält: Dexpanthenol 0,05 g, Kalium sorbat 0,002 g, Wollwachsalkoholsalbe 0,2 g (entspr. Wollwachsalkohole) (entspr. Cetylalkohol) (entspr. Stearylalkohol) (entspr. Vaselin, weisses), Wollwachs 0,1 g, Vaselin, weisses, Polyglyceryl-3 polyricinoleat (entspr. Imwitor 600), Triglyceride, mittelkettige (entspr. Miglyol 812), Natriumcitrat dihydrat, Citronensäure monohydrat, Wasser, gereinigtes.
EW: Fördert Wundheilung.
AG: Zur Förderung der Heilung bei leichten Verletzungen, Hautirritationen; Vorbeugung und Behandlung von trockener, rissiger oder spröder Haut.
DO: Ein- bis mehrmals tgl. dünn auf betroffenen Stellen auftragen.
SST: Anwendung möglich.
NW: Selten Überempfindlichkeit.
WH: Bei gleichzeitiger Anwendung im Anogenitalbereich und Kondomen kann Reißfestigkeit von Kondomen verringert werden.
PG: 35 G * (EKO: N) [€ 6,40], 100 G * (EKO: N) [€ 13,90]

🐾 *Dexrapid 2 mg/ml - Injektionslösung* 813AC
(Z.Nr. 8-40391) NR. P. VNW. nicht im Handel. QH02AB02

🐾 *DFV Doxivet 200 mg/ml - Lösung zum Eingeben über das Trinkwasser für Schweine und Hühner* 801AE
(Z.Nr. 8-00983) NR. P. VNW. nicht im Handel. QJ01AA02

🐾 *DFV Doxivet 500 mg/g - Pulver zum Eingeben über das Trinkwasser für Schweine und Hühner* 801AE
(Z.Nr. 8-01086) NR. P. VNW. nicht im Handel. QJ01AA02

Diabact UBT 50 mg - Tabletten 24C05
(Z.Nr. 1-24757) NR. P. nicht im Handel. V04CX05

Diabetalan 15 mg - Tabletten 06B04
(Z.Nr. 1-31293) RP. P. n.l. A10BG03
ZI: G.L. Pharma, Lannach
Z: 1 Tablette enthält: Pioglitazon 15 mg (entspr. Pioglitazon hydrochlorid), Lactose monohydrat 36,866 mg, Carmellose calcium, Hydroxypropylcellulose, Magnesium stearat.
PG: 30 ST IND (EKO: G) [€ 13,75 n.l.]

Diabetalan 30 mg - Tabletten 06B04
(Z.Nr. 1-31294) RP. P. n.l. A10BG03
ZI: G.L. Pharma, Lannach
Z: 1 Tablette enthält: Pioglitazon 30 mg (entspr. Pioglitazon hydrochlorid), Lactose monohydrat 73,731 mg, Carmellose calcium, Hydroxypropylcellulose, Magnesium stearat.
PG: 30 ST IND (EKO: G) [€ 13,75 n.l.]

Diabetalan 45 mg - Tabletten 06B04
(Z.Nr. 1-31295) RP. P. n.l. A10BG03
ZI: G.L. Pharma, Lannach
Z: 1 Tablette enthält: Pioglitazon 45 mg (entspr. Pioglitazon hydrochlorid), Lactose monohydrat 110,596 mg, Carmellose calcium, Hydroxypropylcellulose, Magnesium stearat.
PG: 30 ST * (EKO: N) [€ 13,95 n.l.]

Diabetex 500 mg - Filmtabletten 06B02
(Z.Nr. 1-24851) RP. P. A10BA02
ZI: Germania Pharmazeutika, Wien
Z: 1 Filmtablette enthält: Metformin hydrochlorid 500 mg (entspr. Metformin 390 mg), Tablettenkern: Povidon, Magnesium stearat; Filmschicht: Talkum, Hypromellose, Povidon, Titandioxid, Stearinsäure.
EW: Biguamid, blutzuckersenkend.
AG: Diabetes mellitus Typ 2 bei Erwachsenen, insbesondere bei übergewichtigen Patienten: Monotherapie oder Kombination mit anderen oralen Antidiabetika oder Insulin.
AA: Oral während oder nach den Mahlzeiten.
DO: Initial 2-3mal tgl. 500-850 mg; Dosisanpassung nach Bedarf: MTD 3 g.
Kinder ab 10 Jahren und Jugendliche (Monotherapie und Kombination mit Insulin): Initial 1mal tgl. 500 oder 850 mg Metformin, Dosisanpassung nach Bedarf. MTD 2 g in 2-3 ED. Dosisanpassung bei Nierenschäden nach GFR-Bestimmung.
GA: Metabolische Azidose, diabetisches Präkoma, schwere Nierenschäden (Kreatinin-Clearance <30 ml/min), akute Zustände mit Beeinträchtigung der Nierenfunktion bzw. Gewebshypoxie, Leberinsuffizienz, Alkoholismus.
SST: Schwangere Diabetikerinnen nicht mit Metformin, sondern mit Insulin behandeln. Stillen nicht empfohlen.
NW: Magen/Darm, Appetitverlust, Geschmacksstörungen, sehr selten Leber, Haut, Laktatazidose.
WW: Gegenanzeige: Jodhaltige Kontrastmittel (48 Std. Abstand). Nicht empfohlen: Alkohol. Vorsicht: Glukokortikoide, Sympathomimetika, Diuretika, NSARs, ACE-Hemmer; AT II-Antagonisten.
WH: Auf Laktatazidose achten. Vorsicht bei Herzinsuffizienz. Niere kontrollieren. Therapie vor Operationen absetzen und frühestens 48 Std, nach der Operation wieder beginnen. Metformin allein führt nicht zu Hypoglykämie.
Bei Überdosierung Laktatazidose möglich.
PG: 40 ST (2) (EKO: G) [€ 3,90], 200 ST (EKO: G) [€ 16,65]

Diabetex 850 mg - Filmtabletten 06B02
(Z.Nr. 1-19855) RP. P. A10BA02
ZI: Germania Pharmazeutika, Wien
Z: 1 Filmtablette enthält: Metformin hydrochlorid 850 mg (entspr. Metformin 662,9 mg), Tablettenkern: Povidon, Magnesium stearat; Filmschicht: Talkum, Hypromellose, Povidon, Titandioxid, Stearinsäure.
Kurzinformation: siehe Diabetex 500 mg - Filmtabletten, → S. 395
PG: 20 ST (2) (EKO: G) [€ 1,70], 100 ST (EKO: G) [€ 8,45]

Diabetex 1000 mg - Filmtabletten 06B02
(Z.Nr. 1-24850) RP. P. A10BA02
ZI: Germania Pharmazeutika, Wien
Z: 1 Filmtablette enthält: Metformin hydrochlorid 1000 mg (entspr. Metformin 780 mg), Tablettenkern: Povidon, Magnesium stearat; Filmschicht: Talkum, Hypromellose, Povidon, Titandioxid, Stearinsäure.
Kurzinformation: siehe Diabetex 500 mg - Filmtabletten, → S. 395
PG: 20 ST (2) (EKO: G) [€ 1,40], 60 ST (EKO: G) [€ 4,20]

D

Diabetormin 850 mg - Filmtabletten 06B02
(Z.Nr. 1-28284) RP. P. A10BA02
ZI: G.L. Pharma, Lannach
Z: 1 Filmtablette enthält: Metformin hydrochlorid 850 mg (entspr. Metformin 663 mg), Tablettenkern: Povidon, Magnesium stearat; Tablettenfilm: (entspr. Hypromellose) (entspr. Macrogol).
Kurzinformation: siehe Diabetex 500 mg - Filmtabletten, → S. 395
PG: 30 ST (2) (EKO: G) [€ 1,95 n.l.], 100 ST (2) (EKO: G) [€ 6,55]

Diabetormin 1000 mg - Filmtabletten 06B02
(Z.Nr. 1-28285) RP. P. n.l. A10BA02
ZI: G.L. Pharma, Lannach
Z: 1 Filmtablette enthält: Metformin hydrochlorid 1000 mg (entspr. Metformin 780 mg), Tablettenkern: Povidon, Magnesium stearat; Tablettenfilm: (entspr. Hypromellose) (entspr. Macrogol).
PG: 20 ST (2) (EKO: G) [€ 1,05 n.l.], 60 ST (2) (EKO: G) [€ 3,25 n.l.]

DiaCalm - überzogene Tabletten 32Z02, 49Z
(Z.Nr. HERB-00116) RPF. P. nicht im Handel. N07XX

DiaCard - Dragees 30Z02
(Z.Nr. HERB-00053) RPF. P. nicht im Handel. C01EX

Diacomit 250 mg - Hartkapseln 09A06
(Z.Nr. EU/1/06/367/*) NR. P. nicht im Handel. N03AX17

Diacomit 250 mg - Hartkapseln 09A06
(Z.Nr. EU/1/06/367/*) NR. P. Parallelimport. nicht im Handel. N03AX17

Diacomit 500 mg - Hartkapseln 09A06
(Z.Nr. EU/1/06/367/*) NR. P. nicht im Handel. N03AX17

Diacomit 500 mg - Hartkapseln 09A06
(Z.Nr. EU/1/06/367/*) NR. P. Parallelimport. nicht im Handel. N03AX17

Diacomit 250 mg - Pulver zur Herstellung einer Suspension zum Einnehmen im Beutel 09A06
(Z.Nr. EU/1/06/367/*) NR. P. nicht im Handel. N03AX17

Diacomit 500 mg - Pulver zur Herstellung einer Suspension zum Einnehmen im Beutel 09A06
(Z.Nr. EU/1/06/367/*) NR. P. nicht im Handel. N03AX17

▼ *Diafer 50 mg/ml - Injektionslösung* 20F02
(Z.Nr. 1-35493) RP. P. nicht im Handel. B03AC

Diamicron MR 30 mg - Tabletten mit veränderter Wirkstofffreisetzung 06B01
(Z.Nr. 1-24000) RP. P. A10BB09
ZI: Servier Austria, Wien
Z: 1 Tablette enthält: Gliclazid 30 mg, Calcium hydrogenphosphat-2-Wasser, Maltodextrin, Hypromellose, Magnesium stearat, Siliciumdioxid, hochdispers, wasserfrei.
EW: Orales Antidiabetikum (Sulfonylharnstoff).
AG: Erwachsenendiabetes (Typ-II-Diabetes), wenn eine Diätbehandlung allein nicht ausreicht.
AA: Einmal tgl. oral (zum Frühstück).
DO: TD 30-120 mg, initiale TD 30 mg. Keine Daten an Kindern und Jugendlichen.
GA: Sulfonamidüberempfindlichkeit, insulinabhängiger Diabetes, diabetisches Präkoma oder Koma, diabetische Ketoazidose, schwere Nieren- oder Leber- schäden.
SST: Antidiabetische Therapie auf Insulin umstellen. In der Stillzeit kontraindiziert.
NW: Hypoglykämie, Magen/Darm, Haut, Blutbild, Leber/Galle, Sehstörungen.
WW: **Erhöhtes Hypoglykämierisiko:** Kontraindiziert: Miconazol. Nicht empfohlen: Phenylbutazon, Alkohol.
Vorsicht. Andere Antidiabetika, Betablocker, Fluconazol, ACE-Hemmer, H_2-Blocker, MAO-Hemmer, Sulfonamide, andere Entzündungshemmer.
Erhöhte Blutzuckerspiegel: Nicht empfohlen: Danazol.
Vorsicht: Chlorpromazin, Glukokortikoide, Beta 2-Agonisten.
Gerinnungshemmer verstärkt.
Dysglykämie: Vorsicht: Fluorochinolone.
Wirkungsabschwächung durch Johanniskraut.
WH: Auf Hypoglykämien achten, Patienten und Angehörige entsprechend infor- mieren. Verkehrshinweis (Hypoglykämie). Vorsicht bei Glucose-6-Phosphat- dehydrogenase-Mangel.
Bei hypoglykämischem Koma 50 ml konzentrierte Glukoselösung (20-30%) rasch i.v., dann kontinuierliche Infusion von 10% Glukoselösung, um Blutzucker über 1 g/l zu halten. Nicht dialysierbar.
PG: 30 ST (2) (EKO: G) [€ 2,90], 120 ST (EKO: G) [€ 11,65]

Diamicron MR 60 mg - Tabletten mit veränderter Wirkstofffreisetzung 06B01
(Z.Nr. 1-28884) RP. P. A10BB09
ZI: Servier Austria, Wien
Z: 1 Tablette enthält: Gliclazid 60 mg, Lactose monohydrat, Maltodextrin, Hypromellose, Magnesium stearat, Siliciumdioxid, hochdisperses.
Kurzinformation: siehe Diamicron MR 30 mg - Tabletten mit veränderter Wirkstofffreisetzung, → S. 396
PG: 10 ST * (EKO: N) [€ 9,45], 30 ST * (EKO: N) [€ 26,15]

Diamox 500 mg - Durchstechflaschen mit Pulver zur Herstellung einer Injektionslösung 25A06
(Z.Nr. 0-09684) RP. P. S01EC01
ZI: Amdipharm, Dublin, Irland
Z: 1 Durchstechflasche enthält: Acetazolamid 500 mg (entspr. Acetazolamid natrium 549,45 mg), Natriumhydroxid-Lösung zur pH-Wert Einstellung, Salzsäure-Lösung zur pH-Wert-Einstellung (entspr. Natrium < 1 mmol).
EW: Carboanhydrasehemmer.
AG: Glaukom, Ödeme. Epilepsie.
AA: Langsame i.v. Injektion oder Infusion, ev. i.m. Injektion (ist schmerzhaft).
AH: Inhalt einer Trockenstechampulle in mindestens 5 ml Aqua ad inj. lösen.
DO: Glaukom: Initial 500 mg i.v., Fortsetzung oral.
Ödeme: TD 250 mg i.v. über 2-3 Tage; Erhaltungsdosis 250-375 mg jeden 2. Tag bzw. über jeweils 2 Tage, danach 1 Tag Pause.
Epilepsie: Erwachsene: TD 250-1000 mg in geteilten Dosen.
Jugendliche: 2-4mal tgl. 250 mg.
Kinder: TD 8-30 mg/kg KG in mehreren ED, MTD 750 mg.
GA: Sulfonamidüberempfindlichkeit, akute generalisierte exanthematische Pustulose (AGEP) durch Acetazolamid in der Anamnese, Hyponatriämie, Hypokaliämie, hyperchlorämische Azidose, Nebenniereninsuffizienz, schwere Nieren- oder Leberschäden. Langzeitgabe bei chronischem nicht-kongestivem Glaukom mit Verschluss des Kammerwinkels.
SST: In der Schwangerschaft nicht anwenden. Vorsicht in der Stillzeit.
NW: Magen-Darm, Haut (auch AGEP und andere schwere Reaktionen), ZNS, Myopie, Azidose, Elektrolytstörungen, Niere, Leber, Blutbild (Sulfonamid!).
WW: Nicht empfohlen: Methenamin. Vorsicht: Durch Probenecid und Sulfinpyrazon verstärkt; Antidiabetika abgeschwächt, Lithium verstärkt toxisch, Herzglykoside und Kalium ausscheidende Substanzen (Hypokaliämie), Antikonvulsiva (Osteomalacie), Chinidin (Elimination verzögert), Aspirin (Koma), orale Antikoagulantien, Folsäureantagonisten verstärkt. Ciclosporin-Spiegel erhöht. Wirkungsverstärkung durch basische Arzneimittel. Antazida (Nierensteine).
WH: Vorzugsweise oral behandeln. Vorsicht bei Gicht, Diabetes, Hyperkalzämie, Emphysem (Azidosegefahr).
Kontrollen: Blutbild, Niere, Elektrolyte, Leber. Reichlich Kalium zuführen. Verkehrshinweis. Positive Dopingkontrollen möglich. Auf Anzeichen suizidaler Gedanken oder Handlungen achten.
PG: 1 ST * (EKO: N) [€ 12,90]

Diamox 250 mg - Tabletten 25A06
(Z.Nr. 0-08366) RP. P. S01EC01
ZI: Amdipharm, Dublin, Irland
Z: 1 Tablette enthält: Acetazolamid 250 mg, Calciumhydrogenphosphat, Natrium carboxymethylstärke (entspr. Natrium < 1 mmol), Maisstärke, Magnesium stearat, Povidon.
EW: Carboanhydrasehemmer.
AG: Glaukom, Ödeme, Epilepsie.
AA: Oral mit Flüssigkeit.
DO: **Glaukom:** Initial 2 Tabletten (akut auch 500 mg Acetazolamid i.v.), dann alle 4 Std. ½-1 Tablette.
Dauertherapie ½-3 Tabletten tgl. in 2 ED.

Ödeme: Initial 1mal tgl. 1 Tablette morgens über 2-3 Tage, dann jeden 2. Tag 1-1½ Tabl.
Epilepsie: Erwachsene: TD 1-4 Tabletten in mehreren ED.
Jugendliche: 2-4mal tgl. 1 Tablette.
Kinder: TD 8-30 mg/kg KG in mehreren ED, MTD 750 mg.
GA: Sulfonamidüberempfindlichkeit, akute generalisierte exanthematische Pustulose (AGEP) durch Acetazolamid in der Anamnese, Hyponatriämie, Hypokaliämie, hyperchlorämische Azidose, Nebenniereninsuffizienz, schwere Nieren- oder Leberschäden. Langzeitgabe bei chronischem nicht-kongestivem Glaukom mit Verschluss des Kammerwinkels.
SST: In der Schwangerschaft nicht anwenden. Vorsicht in der Stillzeit.
NW: Magen-Darm, Haut (auch AGEP und andere schwere Reaktionen), ZNS, Myopie, Azidose, Elektrolytstörungen, Niere, Leber, Blutbild (Sulfonamid!).
WW: Nicht empfohlen: Methenamin. Vorsicht: Durch Probenecid und Sulfinpyrazon verstärkt; Antidiabetika abgeschwächt, Lithium verstärkt toxisch, Herzglykoside und Kalium ausscheidende Substanzen (Hypokaliämie), Antikonvulsiva (Osteomalacie), Chinidin (Elimination verzögert), Aspirin (Koma), orale Antikoagulantien, Folsäureantagonisten verstärkt. Ciclosporin-Spiegel erhöht. Wirkungsverstärkung durch basische Arzneimittel. Antazida (Nierensteine).
WH: Vorzugsweise oral behandeln. Vorsicht bei Gicht, Diabetes, Hyperkalzämie, Emphysem (Azidosegefahr).
Kontrollen: Blutbild, Niere, Elektrolyte, Leber. Reichlich Kalium zuführen. Verkehrshinweis. Positive Dopingkontrollen möglich. Auf Anzeichen suizidaler Gedanken oder Handlungen achten.
PG: 20 ST (2) (EKO: G) [€ 4,60], 100 ST * (EKO: N) [€ 17,30]

Diane mite - Dragees 22G02, 31I01
(Z.Nr. 1-18338) RP. P. G03HB01
ZI: Bayer Austria, Wien
Z: 1 Dragee enthält: Cyproteron acetat 2 mg, Ethinylestradiol 35 µg, Lactose monohydrat 30,96 mg, Maisstärke, Povidon 25, Magnesium stearat, Saccharose 19,37 mg, Povidon 700000, Macrogol 6000, Calciumcarbonat, Talkum, Glycerol 85%, Titandioxid, Eisenoxid gelb, Montanglycolwachs.
EW: Antiandrogen.
AG: Androgenempfindliche Akne (mit oder ohne Seborrhö) und/ oder Hirsutismus bei Frauen im gebärfähigen Alter nach Versagen einer topischen oder Antibiotika-Therapie der Akne.
AA: Unzerkaut mit Flüssigkeit einnehmen.
DO: Täglich 1 Dragee vom 1. bis zum 21. Zyklustag, dann 7 Tage Pause. Zeit bis zur Linderung der Symptome mindestens 3 Monate. Behandlungsdauer 3 bis 4 Zyklen nach Abklingen der Symptome. Keine Daten an Jugendlichen.
GA: Thrombotische/thromboembolische Ereignisse (auch in der Anamnese und bei Prädisposition), Migräne, Diabetes mit Gefäßveränderungen, schwere Leberschäden, sexualabhängige Malignome, nicht abgeklärte Genitalblutungen. Nicht an Männer verabreichen.
SST: Gegenanzeige.
NW: Erhöhtes venöses und arterielles Thromboembolierisiko, Brustschmerzen, ZNS (Kopfschmerzen), Psyche, Magen/Darm, Haut, zerebrovaskuläre Insulte, Hypertonie, Hypertriglyzeridämie, Lebertumore, Angioödem.
WW: Nicht in Kombination mit anderen hormonalen Kontrazeptiva anwenden. Gegenanzeige: Ombitasvir/Paritaprevir/Ritonavir, Dasabuvir (Transaminasenanstieg).
WW mit vielen Arzneimitteln (Enzyminduktoren) möglich.
WH: Nach der Menopause nicht anwenden. Vorsicht bei kardiovaskulären Störungen. Erhöhtes Thromboserisiko beachten. Erhöhtes Risiko für Brustkrebs, Lebertumore, M. Crohn, Colitis ulcerosa beachten. Kontrollen: Blutdruck, somatische und gynäkologische Untersuchungen.
PG: 21 ST * (EKO: N) [€ 11,90], **3X21** 63 ST * (EKO: N) [€ 30,20]

Dianeal PD4 Glucose 1,36% w/v/13,6 mg/ml - Peritonealdialyselösung 20I01
(Z.Nr. 1-21583) RP. P. nicht im Handel. B05DB

Dianeal PD4 Glucose 2,27% w/v/22,7 mg/ml Peritonealdialyselösung 20I01
(Z.Nr. 1-21585) RP. P. nicht im Handel. B05DB

Dianeal PD4 Glucose 3,86% w/v/38,6 mg/ml - Peritonealdialyselösung 20I01
(Z.Nr. 1-21584) RP. P. nicht im Handel. B05DB

DiaProsta - Filmtabletten 52Z02
(Z.Nr. HERB-00049) RPF. P. nicht im Handel. G04BX

Diarrect ReVet RV6 - Globuli für Tiere 890B
(Z.Nr. 8-30046) RPF. P. QV03AX
ZI: Dr. Reckeweg Pharmazeutische Fabrik, Bensheim, Deutschland
Z: 1 g (= 120 Globuli) enthält: Arsenicum album (Homöopathie) C9 3,33 mg, Podophyllum peltatum (Homöopathie) C6 3,33 mg, Rheum (Homöopathie) C6 3,33 mg, Saccharose.
EW: Homöopathikum.
AG: Darmerkrankungen (Durchfälle) bei Kaninchen, Kleinnagern, Frettchen, Reptilien, Ziervögeln, Tauben, Geflügel, Hunden, Katzen, Schafen, Ziegen, Kälbern, Schweinen, Rindern, Pferden.
AA: In Wasser, Futter oder Tränke eingeben.
DO: ED je nach Körpergewicht: 3-15 Globuli.
Akut: 3-4mal tgl. 1 ED über 3-4 Tage.
Chronisch: Tgl. 1 ED über 2-3 Wochen.
Bestandbehandlung über Trinkwasser möglich.
SST: Anwendung nur nach Rücksprache mit dem Tierarzt.
PG: 10 G VN [€ 16,70]

Diarrect ReVet RV6 - Injektionslösung für große Tiere 890B
(Z.Nr. 8-30062) RP. P. nicht im Handel. QV03AX

Diarrect ReVet RV6 - Injektionslösung für kleine Tiere 890B
(Z.Nr. 8-30040) RP. P. nicht im Handel. QV03AX

Diarrheel - Tabletten 42X
(Z.Nr. 3-37410) RPF. P. nicht im Handel. V03AX

Diarrhoesan - Saft 42Z06
(Z.Nr. HERB-00159) RPF. P. A07BC30
ZI: Dr. Loges, Winsen (Luhe), Deutschland
Z: 100 g enthalten: Apfelpektin 3,2 g, Kamillenblüten-Fluidextrakt (1:1); Ethanol 55% (Auszugsmittel) 2,5 g (entspr. Matricariae flos), Natriumbenzoat, Saccharin natrium, Bananen-Aroma, Aspartam 0,06 g, Ethanol 1,5 % (V/V), Wasser, gereinigtes.
AG: Traditionell pflanzlich bei unspezifischen Durchfallerkrankungen.
AA: Zum Einnehmen, bei Kleinkindern mit Getränken, Suppe oder Brei.
DO: Personen ab 6 Jahren: Initial 30 ml, dann 1-6mal tgl. 15 ml, MTD 120 ml.
Kinder (4-6 Jahre): Initial 20 ml, dann 1-6mal tgl. 10 ml, MTD 80 ml.
Kinder (1-4 Jahre): Initial 15 ml, dann 1-6mal tgl. 7,5 ml, MTD 60 ml.
Kinder (6 Monate-1 Jahr): Initial 10 ml, dann 1-6mal tgl. 5 ml, MTD 40 ml.
SST: Vorsicht.
NW: Überempfindlichkeit.
WH: Ausreichend Flüssigkeit ersetzen. Bei Kindern unter 2 Jahren nur unter ärztlicher Aufsicht anwenden. Nicht für Alkoholkranke. Vorsicht bei Phenylketonurie (enthält Aspartam).
PG: 200 ML * (EKO: N) [€ 10,90]

Diatrim 200 mg/ml + 40 mg/ml - Injektionslösung 812BA
(Z.Nr. 8-38179) NR. P. VNW. QJ01EW10
ZI: Eurovet Animal Health, Bladel, Niederlande
Z: 1 ml Injektionslösung enthält: Sulfadiazin 200 mg, Trimethoprim 40 mg, Natriumhydroxid zur pH-Wert-Einstellung, Dinatrium edetat, Natrium formaldehydsulfoxylat, N-Methylpyrrolidon, Wasser für Injektionszwecke.
EW: Sulfonamid/Trimethoprim-Kombination, antiinfektiv.
AG: Infektionen durch empfindliche Erreger.
AA: I.m., i.v. (auf Körpertemperatur erwärmt) oder s.c.
DO: Rinder, Schweine: 1 ml/16 kg KG i.m. oder langsam i.v., 1mal tgl. bis 2 Tage nach Abklingen der Symptome, max. 5 Tage.
Hunde, Katzen: 1 ml/8 kg KG nur s.c., 1mal tgl. bis 2 Tage nach Abklingen der Symptome, max. 5 Tage.
GA: Schwere Leber-, Nieren-, Blutbildschäden, reduzierte Trinkwasseraufnahme, Körperflüssigkeitsverluste.
SST: Während der Trächtigkeit Anwendung vermeiden. Während der Laktation Anwendung möglich.
NW: Selten anaphylaktischer Schock.
WW: Lokalanästhetika (Procain, Tetracain) können lokal Sulfonamidwirkung hemmen.
VNW: Essbare Gewebe: Rind 12 Tage, Schwein 20 Tage. Milch (Rind): 4 Tage.
PG: 100 ML VNW [€ 17,35]

DiaTussal - Filmtabletten 50Z07
(Z.Nr. HERB-00047) RPF. D. nicht im Handel. R05

Diavene 360 mg - Filmtabletten 53Z02
(Z.Nr. 1-36296) RPF. P. nicht im Handel. C05CA

Diazedor 5 mg/ml - Injektionslösung für Hunde und Katzen 809C, 811AA
(Z.Nr. 8-38172) NR. P1. P. QN05BA01
ZI: Richter Pharma, Feldgasse, Wels
Z: 1 ml Injektionslösung enthält: Diazepam 5 mg, Ethanol 96%, Propylenglykol, Natriumhydroxid zur pH-Wert-Einstellung, Wasser für Injektionszwecke.
EW: Benzodiazepin; sedierend, muskelrelaxierend.
AG: Hunde und Katzen: Kurzzeitbehandlung von Krampfanfällen, Skelettmuskelspasmen, Narkoseprämedikation, Sedierung.
AA: Langsam i.v.
DO: Krämpfe: 0,5-1 mg/kg KG als Bolus, kann bis 3mal im Abstand von mindestens 10 min wiederholt werden.
Skelettmuskelspasmen: 0,5-2 mg/kg KG.
Sedierung: 0,2-0,6 mg/kg KG.
Narkoseprämedikation: 0,1-0,2 mg/kg KG.
GA: Schwere Leberschäden.
SST: Nutzen/Risiko-Abwägung.
NW: Hypotonie, Thrombophlebitis, paradoxe Reaktionen (bei potentiell aggressiven Tieren vermeiden), Kognitionsstörungen, Desorientierung, Leberinsuffizienz.
WW: Vorsicht: ZNS-Dämpfer verstärkt. Organophosphate verstärkt toxisch (bei Katzen mit chronischer Chlorpyrifos-Vergiftung nicht anwenden). Cimetidin, Erythromycin, Azole, Valproinsäure, Propanol können Metabolisierung von Diazepam verlangsamen. Dexamethason kann Diazepam-Wirkung verringern.
WH: Vorsicht bei Dienst- und Begleithunden, Nierenschäden, Dehydratation, Anämie, Übergewicht, alten Tieren, Schock, Koma, Atemdepression, Glaukom.
PG: 10 ST VT [€ 34,50]

Diazepam Accord 5 mg - Tabletten 18C
(Z.Nr. 1-38136) NR. P1. P. nicht im Handel. N05BA01

Diazepam Accord 10 mg - Tabletten 18C
(Z.Nr. 1-38137) NR. P1. P. nicht im Handel. N05BA01

Diazepam G.L. 5 mg - Rektaltuben 18A, 18C
(Z.Nr. 1-28704) NR. P1. P. nicht im Handel. N05BA01

Diazepam G.L. 10 mg - Rektaltuben 18A, 18C
(Z.Nr. 1-28705) NR. P1. P. nicht im Handel. N05BA01

Dibenzyran 10 mg - Kapseln 39D02, 52B
(Z.Nr. 0-14842) RP. P. C04AX02
ZI: Aristo Pharma, Berlin, Deutschland
Z: 1 Kapsel enthält: Phenoxybenzamin hydrochlorid 10 mg, Lactose monohydrat 203,93 mg, Magnesium stearat, Gelatine, Chinolingelb, Erythrosin, Indigocarmin.
EW: Irreversibler Alpha 1- und Alpha 2-Adrenozeptoren-Blocker.
AG: Urodynamisch gesicherte neurogene Blasenentleerungsstörungen (Mittel der 2. Wahl), Phäochromozytom.
AA: Kapseln unzerkaut schlucken.
DO: Neurogene Blasenstörungen: TD initial 10 mg, alle 4-7 Tage um 10 mg steigern, MTD 60 mg in 2-3 ED.
Phäochromozytom: TD initial 10 mg, MTD 100 mg.
Kinder TD 0,2-0,4 mg/kg KG; Dosierung unter Blutdruckkontrolle!
GA: Koronare Herzkrankheit, Myokardinfarkt, Herz-, Niere-, zerebrovaskuläre Insuffizienz, jüngere Patienten.
SST: Strenge Nutzen/Risiko-Abwägung, Neugeborene auf Hypotonie und Atemdepression überwachen; nicht stillen.
NW: Orthostase, Schwellung der Nasenschleimhaut, Miosis, ZNS, Magen/Darm, Haut, Ejakulationsverlust, Menstruationsstörungen.
WW: Andere Blutdrucksenker verstärkt, Alpha-Mimetika abgeschwächt.
WH: Bei Tachyarrhythmien zusätzlich Beta-Blocker. Verkehrshinweis. Bei Intoxikation Antidot Noradrenalin, nicht Adrenalin.
PG: 20 ST RE2 (EKO: Y) [€ 22,75], 100 ST RE2 (EKO: Y) [€ 101,35]

Dibondrin - Ampullen 05A01, 32A01
(Z.Nr. 0-07162) RP. P. R06AA02
ZI: Montavit, Absam
Z: 1 Ampulle zu 2 ml enthält: Diphenhydramin hydrochlorid 30 mg, Lösung wässrig, isoton, Natriumchlorid, Wasser für Injektionszwecke, Salzsäure zur pH-Wert-Einstellung.
EW: H_1-Antihistaminikum.
AG: Prophylaxe oder symptomatische Therapie bei anaphylaktischem Schock oder Histamin-Allergien vom Soforttyp, Ein- und Durchschlafstörungen.
AA: I.v. oder i.m..
DO: **Erwachsene:** Antihistaminikum: 3mal tgl. 1-2 Ampullen.
Schlafmittel: 1-2 Ampullen vor dem Schlafengehen.
Kinder ab 2 Jahren: Antihistaminikum: 3mal tgl. 1 Ampulle pro 18 kg KG Schlafmittel: ½ Ampulle pro 18 kg KG vor dem Schlafengehen.
MTD: Erwachsene 400 mg, Kinder 300 mg.
GA: Neugeborene und Kinder unter 2 Jahren, akuter Asthmaanfall, Phäochomozytom, Engwinkelglaukom, Epilepsie, Eklampsie.
SST: Im 1. Trimenon und in der Stillzeit nicht anwenden, sonst strenge Indikationsstellung.
NW: ZNS (Müdigkeit, paradoxe Reaktionen), Vegetativum, Magen/Darm, Allergien, Hang-over.
WW: Gegenanzeige: MAO-Hemmer, QT-verlängernde Substanzen. Vorsicht: ZNS-Dämpfer, Alkohol, Sympathomimetika, Anticholinergika verstärkt.
WH: Verkehrshinweis. Vorsicht bei Atembeschwerden Magen/Darm-Stenosen, Prostatahypertrophie, Tachykardie, Hyperthyreose, Leber-, Nierenschäden.
Bei Überdosierung Antidot Physostigmin geben, cave Stimulantien.
PG: 5 ST (EKO: G) [€ 6,80]

Dibondrin - Dragees 05A01, 32A01
(Z.Nr. 0-07163) RP. P. R06AA02
ZI: Montavit, Absam
Z: 1 Dragee enthält: Diphenhydramin hydrochlorid 50 mg, Sucrose 53,9 mg, Siliciumdioxid, Maltodextrin, Cellulose, mikrokristalline, Copovidon, Crospovidon, Magnesium stearat, Gummi arabicum, Talk, Methylcellulose, Calciumcarbonat, Povidon, Titandioxid, Glycerol 85%, Montanglycolwachs.
EW: H_1-Rezeptoren-Blocker.
AG: Unterstützend bei Allergien, kurzzeitig bei Schlafstörungen.
AA: Oral.
DO: Jugendliche und Erwachsene: als Antiallergikum 3mal tgl. 1-2 Dragees, als Hypnotikum 1-2 Dragees 15-30 min vor dem Schlafengehen mit Flüssigkeit. Nicht für Kinder.
GA: Neugeborene, akuter Asthmaanfall, Phäochomozytom, Engwinkelglaukom, Epilepsie, Eklampsie. Herzrhythmusstörungen (QT-Syndrom), Hypomagnesiämie, Hypokaliämie.
SST: Im 1. Trimenon und in der Stillzeit nicht anwenden, sonst strenge Indikationsstellung.
NW: ZNS (Müdigkeit, paradoxe Reaktionen), Vegetativum, Magen/Darm, Allergien, Hang-over.
WW: Gegenanzeige: MAO-Hemmer, QT-verlängernde Substanzen. Vorsicht: ZNS-Dämpfer, Alkohol, Sympathomimetika, Anticholinergika verstärkt.
WH: Verkehrshinweis. Vorsicht bei Atembeschwerden Magen/Darm-Stenosen, Prostatahypertrophie, Tachykardie, Hyperthyreose, Leber-, Nierenschäden.
Bei Überdosierung Antidot Physostigmin geben, cave Stimulantien.
PG: 20 ST (EKO: G) [€ 3,30]

Dibondrin - liquid 05A01
(Z.Nr. 0-11361) RP. P. R06AA02
ZI: Montavit, Absam
Z: 1 ml Lösung enthält: Diphenhydramin hydrochlorid 2 mg, Sorbitol 73,8 mg, Aspartam 0,42 mg, Hydroxyethylcellulose, Natrium cyclamat, Saccharin natrium, Kirsch-Aroma, Citronensäure monohydrat, Natrium methyl-4-hydroxybenzoat 1,1 mg, Wasser, gereinigtes.
EW: H_1-Rezeptoren-Blocker.
AG: Unterstützend bei Allergien, kurzzeitig bei Schlafstörungen.
AA: Oral.
DO: Als Antiallergikum: Personen ab 12 Jahren: 2-3mal tgl. 15-45 ml, Kinder bis 2 Jahre: 2mal tgl. 2,5 ml; Kinder 3-5 Jahre: 2-3mal tgl. 5 ml; Kinder 6-9 Jahre: 3-4mal tgl. 5 ml; Kinder ab 10 Jahren: 3mal tgl. 10 ml.
Als Hypnotikum: Personen ab 12 Jahren 15-30(-45) ml 15-30 min vor dem Schlafengehen.
Kinder bis 2 Jahre: Einmalig 2,5 ml.
Kinder 3-5 Jahre: Einmalig 5 ml.
Kinder 6-9 Jahre: Einmalig 7,5 ml.
Kinder ab 10 Jahren: Einmalig 10 ml.
GA: Akuter Asthmaanfall, Phäochomozytom, Engwinkelglaukom, Epilepsie, Eklampsie.
SST: Im 1. Trimenon und in der Stillzeit nicht anwenden, sonst strenge Indikationsstellung.
NW: ZNS (Müdigkeit, paradoxe Reaktionen), Vegetativum, Magen/Darm, Allergien, Hang-over.
WW: Gegenanzeige: MAO-Hemmer, QT-verlängernde Substanzen. Vorsicht: ZNS-Dämpfer, Alkohol, Sympathomimetika, Anticholinergika verstärkt.
WH: Verkehrshinweis. Vorsicht bei Atembeschwerden Magen/Darm-Stenosen, Prostatahypertrophie, Tachykardie, Hyperthyreose, Leber-, Nierenschäden.

Bei Überdosierung Antidot Physostigmin geben, cave Stimulantien.
PG: 100 ML F14 (2) (EKO: G) [€ 5,05]

DiclacHexal 50 mg - Filmtabletten 13B01
(Z.Nr. 1-22495) RP. P. M01AB05
ZI: Hexal Pharma, Wien
Z: 1 Filmtablette enthält: Diclofenac natrium 50 mg, Lactose monohydrat 30 mg, Calcium hydrogenphosphat dihydrat, Cellulose, mikrokristalline, Maisstärke, Carboxymethylstärke, Natrium (entspr. Natrium < 1 mmol), Magnesium stearat, Siliciumdioxid, Eudragit L, Triethylcitrat, Talkum, Titandioxid, Eisenoxid gelb.
EW: Nichtsteroidale Wirksubstanz: Antirheumatisch, antiphlogistisch, analgetisch, antipyretisch.
AG: Schmerzen bei entzündlichen und degenerativen rheumatischen Erkrankungen, akute Gichtanfälle, posttraumatische und postoperative Entzündungen, schmerzhafte Entzündungen in der Gynäkologie (Adnexitis) oder HNO-Heilkunde, primäre Dysmenorrhoe. Fieber allein ist keine Indikation.
AA: Unzerkaut mit Flüssigkeit vor den Mahlzeiten.
DO: Möglichst kurzzeitig und niedrig dosiert anwenden. TD 50-150 mg, initial bei Dysmenorrhoe sowie bei Jugendlichen ab 14 Jahren 50-100 mg in 2-3 ED. Nicht für Kinder und Jugendliche unter 14 Jahren.
GA: Aktives Ulcus ventriculi und duodeni, rezidivierende peptische Ulcera, Analgetika-Asthma, Blutungen, Hämatopoesestörungen; schwere Herzinsuffizienz, ischämische Herzkrankheit, periphere arterielle Verschlusskrankheit, zerebrovaskuläre Erkrankung, schwere Leber- oder Nierenschäden.
SST: Zwingende Indikationsstellung in den ersten 6 Monaten. Kontraindiziert im letzten Trimenon. In der Stillzeit nicht einnehmen.
NW: Gastrointestinal (Blutungen, Ulcera mit Perforationen, erhöhtes Risiko für Anastomosenleck), ZNS, Sehstörungen, Asthma, Haut (sehr selten Stevens-Johnson- oder Lyell-Syndrom), Überempfindlichkeit (Kounis- Syndrom), Niere, Leber, Blut, Ödeme, Anaphylaxie, Hypertonie, Herzinsuffizienz, erhöhtes Risiko für arterielle thrombotische Ereignisse.
WW: Verstärkung: Lithium, Digoxin, Glukokortikoide (Blutungsrisiko), andere Antirheumatika, kaliumsparende Diuretika, Gerinnungshemmer und Thrombozytenaggregationshemmer, Methotrexat. Cave Alkohol.
Abschwächung: Furosemid, Schleifendiuretika, Antihypertensiva, Rifampicin.
Colestipol, Cholestyramin (Abstand). Metformin (metabolische Azidose).
WH: Vorsicht bei Asthma, Hypertonie, M. Crohn, Colitis ulcerosa. Kontrollen: Blutbild, Gerinnung, Niere, Leber. Bei gastrointestinalen Blutungen absetzen. Im Alter vorsichtig dosieren. Verkehrshinweis. Auf Hypertonie, Herzinsuffizienz, arteriothrombotische Ereignisse achten. Erhöhtes Risiko für Herzinfarkt oder Schlaganfall beachten.
PG: 30 ST (2) (EKO: G) [€ 6,15], 50 ST (2) (EKO: G) [€ 9,25]

DiclacHexal rapid 50 mg - lösbare Tabletten 13B01
(Z.Nr. 1-22497) RP. P. M01AB05
ZI: Hexal Pharma, Wien
Z: 1 lösbare Tablette enthält: Diclofenac natrium 50 mg (entspr. Natrium < 1 mmol) (entspr. → < 23 mg), Zitronensäure, Lactose monohydrat 132 mg, Cellulose, mikrokristalline, Maisstärke, Crospovidon, Siliciumdioxid, Magnesium stearat, Zitronen-Aroma (entspr. Sucrose).
EW: Nichtsteroidale Wirksubstanz: Antirheumatisch, antiphlogistisch, analgetisch, antipyretisch.
AG: Schmerzen bei entzündlichen und degenerativen rheumatischen Erkrankungen, akute Gichtanfälle, posttraumatische und postoperative Entzündungen, schmerzhafte Entzündungen in der Gynäkologie (Adnexitis) oder HNO-Heilkunde, primäre Dysmenorrhoe. Fieber allein ist keine Indikation.
AA: In einem Glas Wasser lösen und vorzugsweise vor den Mahlzeiten trinken.
DO: Möglichst kurzzeitig und niedrig dosiert anwenden. TD 50-150 mg, initial bei Dysmenorrhoe sowie bei Jugendlichen ab 14 Jahren 50-100 mg in 2-3 ED. Nicht für Kinder und Jugendliche unter 14 Jahren.
GA: Aktives Ulcus ventriculi und duodeni, rezidivierende peptische Ulcera, Analgetika-Asthma, Blutungen, Hämatopoesestörungen; schwere Herzinsuffizienz, ischämische Herzkrankheit, periphere arterielle Verschlusskrankheit, zerebrovaskuläre Erkrankung, schwere Leber- oder Nierenschäden.
SST: Zwingende Indikationsstellung in den ersten 6 Monaten. Kontraindiziert im letzten Trimenon. In der Stillzeit nicht einnehmen.
NW: Gastrointestinal (Blutungen, Ulcera mit Perforationen, erhöhtes Risiko für Anastomosenleck), ZNS, Sehstörungen, Asthma, Haut (sehr selten Stevens-Johnson- oder Lyell-Syndrom), Überempfindlichkeit (Kounis- Syndrom), Niere, Leber, Blut, Ödeme, Anaphylaxie, Hypertonie, Herzinsuffizienz, erhöhtes Risiko für arterielle thrombotische Ereignisse.
WW: Verstärkung: Lithium, Digoxin, Glukokortikoide (Blutungsrisiko), andere Antirheumatika, kaliumsparende Diuretika, Gerinnungshemmer und Thrombozytenaggregationshemmer, Methotrexat. Cave Alkohol.
Abschwächung: Furosemid, Schleifendiuretika, Antihypertensiva, Rifampicin.
Colestipol, Cholestyramin (Abstand). Metformin (metabolische Azidose).
WH: Vorsicht bei Asthma, Hypertonie, M. Crohn, Colitis ulcerosa. Kontrollen: Blutbild, Gerinnung, Niere, Leber. Bei gastrointestinalen Blutungen absetzen. Im Alter vorsichtig dosieren. Verkehrshinweis. Auf Hypertonie, Herzinsuffizienz, arteriothrombotische Ereignisse achten. Erhöhtes Risiko für Herzinfarkt oder Schlaganfall beachten.
PG: 20 ST (2) (EKO: G) [€ 3,20]

DiclacHexal retard 75 mg - Tabletten 13B01
(Z.Nr. 1-26700) RP. P. M01AB05
ZI: Hexal Pharma, Wien
Z: 1 Retardtablette enthält: Diclofenac natrium 75 mg (entspr. Diclofenac-Natrium schnell freisetzend 12,5 mg) (entspr. Diclofenac-Natrium langsam freisetzend 62,5 mg), Lactose monohydrat 41,75 mg, Cellulose, mikrokristalline, Calcium hydrogenphosphat dihydrat, Maisstärke, Carboxymethylstärke, Natrium (entspr. Natrium < 1 mmol), Siliciumdioxid, kolloidal, wasserfrei, Magnesium stearat, Eisenoxid rot, Hypromellose, Wasser, gereinigtes.
EW: Nichtsteroidale Wirksubstanz: Antirheumatisch, antiphlogistisch, analgetisch, antipyretisch.
AG: Schmerzen bei
- akuten und chronischen entzündlichen und degenerativen rheumatischen Erkrankungen,
- akuten Gichtanfällen,
- posttraumatischen und postoperativen Schwellungen und Entzündungen.

AA: Unzerkaut mit reichlich Flüssigkeit (bei empfindlichem Magen während der Mahlzeiten) einnehmen. Max. 2 Wochen anwenden.
DO: Möglichst kurzzeitig und niedrig dosiert anwenden. TD 75-150 mg in 1 oder 2 ED. MTD 150 mg. Nicht für Kinder und Jugendliche unter 14 Jahren.
GA: Aktives Ulcus ventriculi und duodeni, rezidivierende peptische Ulcera, Analgetika-Asthma, Blutungen, Hämatopoesestörungen; schwere Herzinsuffizienz, ischämische Herzkrankheit, periphere arterielle Verschlusskrankheit, zerebrovaskuläre Erkrankung, schwere Leber- oder Nierenschäden.
SST: Zwingende Indikationsstellung in den ersten 6 Monaten. Kontraindiziert im letzten Trimenon. In der Stillzeit nicht einnehmen.
NW: Gastrointestinal (Blutungen, Ulcera mit Perforationen, erhöhtes Risiko für Anastomosenleck), ZNS, Sehstörungen, Asthma, Haut (sehr selten Stevens-Johnson- oder Lyell-Syndrom), Überempfindlichkeit (Kounis- Syndrom), Niere, Leber, Blut, Ödeme, Anaphylaxie, Hypertonie, Herzinsuffizienz, erhöhtes Risiko für arterielle thrombotische Ereignisse.
WW: Verstärkung: Lithium, Digoxin, Glukokortikoide (Blutungsrisiko), andere Antirheumatika, kaliumsparende Diuretika, Gerinnungshemmer und Thrombozytenaggregationshemmer, Methotrexat. Cave Alkohol.
Abschwächung: Furosemid, Schleifendiuretika, Antihypertensiva, Rifampicin.
Colestipol, Cholestyramin (Abstand). Metformin (metabolische Azidose).
WH: Vorsicht bei Asthma, Hypertonie, M. Crohn, Colitis ulcerosa. Kontrollen: Blutbild, Gerinnung, Niere, Leber. Bei gastrointestinalen Blutungen absetzen. Im Alter vorsichtig dosieren. Verkehrshinweis. Auf Hypertonie, Herzinsuffizienz, arteriothrombotische Ereignisse achten. Erhöhtes Risiko für Herzinfarkt oder Schlaganfall beachten.
PG: 14 ST (EKO: G) [€ 3,90], 28 ST (EKO: G) [€ 7,05]

DicloAkut 1% - Gel 13F01
(Z.Nr. 1-39333) RPF. P. M02AA15
ZI: Genericon Pharma, Graz
Z: 100 g Gel enthalten: Diclofenac natrium 1 g (entspr. Diclofenac diethylamin 1,16 g), Propylenglycol 5 g, Isopropylalkohol, Diethylamin, Paraffinöl, Macrogol-cetylstearylether, Carbomer 974P, Cocoylcaprylocaprat, Parfumcreme 45399, Wasser, gereinigtes.
EW: Nichtsteroidales Antiphlogistikum.
AG: Zur lokalen Behandlung von Schmerzen durch Muskelverspannungen, Lumbago, Schmerzen und Schwellungen nach stumpfen Verletzungen und Sportverletzungen (wie z.B. Verstauchungen, Zerrungen, Prellungen).
AA: Auf der Haut.

DO: Personen ab 14 Jahren: 2-4 g Gel (= kirsch- bis walnussgroß) 3-4mal tgl. auf betroffene Körperpartie auftragen und leicht einreiben. Nicht für Kinder und Jugendliche unter 14 Jahren.
GA: Analgetika-Asthma.
SST: Kontraindiziert im 3. Trimenon. Strenge Indikationsstellung im 1. und 2. Trimenon. In der Stillzeit nur nach ärztlicher Empfehlung anwenden und nicht auf den Brüsten anwenden..
NW: Lokale Reaktionen, Überempfindlichkeit, Bei längerer Anwendung auf großen Flächen systemische Nebenwirkungen möglich.
WH: Nur auf unverletzte Haut auftragen, nicht auf Schleimhäute oder Augen.Nicht mit Okklusivverbänden anwenden.
PG: 100 G * (EKO: N) [€ 9,20]

Diclo-B G.L. - Kapseln 02B07, 13B08
(Z.Nr. 1-22181) RP. P. nicht im Handel. M01AB55

Diclobene 75 mg - Ampullen 13B01
(Z.Nr. 1-19719) RP. P. M01AB05
ZI: Teva, Haarlem, Niederlande
Z: 1 Ampulle zu 2 ml enthält: Diclofenac natrium 75 mg, Natrium edetat 0,2 mg, N-Acetylcystein, Propylenglycol, Macrogol 400, Natriumhydroxid 0,48 mg (entspr. Natrium < 1 mmol) (entspr. → < 23 mg), Wasser für Injektionszwecke.
EW: Nicht steroidales Antiphlogistikum.
AG: **Intramuskulär:** Akute Schmerz- und Entzündungszustände, die eine rasche Schmerzlinderung erfordern.
-Intravenös: Postoperative Schmerzen (im Krankenhaus).
AA: Tief intramuskulär oder i.v. über 30-120 min. (1 Ampulle in 250 ml NaCl-Lösung). Nicht als i.v. Bolus verwenden!
DO: Möglichst niedrig dosiert und kurzfristig anwenden. TD 75 mg (= 1 Ampulle) pro Tag, bei schweren Fällen (z.B. Koliken) 2 Ampullen pro Tag im Abstand von einigen Stunden. MTD 150 mg.
I.v. max. 2 Tage anwenden, Fortsetzung oral oder rektal.
Nicht für Kinder und Jugendliche.
GA: Aktives Ulcus ventriculi und duodeni, rezidivierende peptische Ulcera, Analgetika-Asthma, Blutungen, Hämatopoesestörungen; schwere Herzinsuffizienz, ischämische Herzkrankheit, periphere arterielle Verschlusskrankheit, zerebrovaskuläre Erkrankung, schwere Leber- oder Nierenschäden.
SST: Zwingende Indikationsstellung im 1. und 2. Trimenon. Kontraindiziert im letzten Trimenon. Nicht stillen.
NW: Gastrointestinal (selten Blutungen, Ulcera mit Perforation, Anastomosenleck des Gastrointestinaltrakts), ZNS (Schwindel), Haut (vereinzelt Stevens-Johnson- oder Lyell-Syndrom), Überempfindlichkeit (Kounis- Syndrom), Niere, Leber, Blut (Anämie), Hypertonie, Herzinsuffizienz, Ödeme, Anaphylaxie. Bei Missbrauch Analgetikakopfschmerz und Analgetikanephropathie.
WW: Kombination vermeiden: Alkohol, Ciclosporin, Tacrolimus.
Nicht empfohlen: Andere NSARs, Acetylsalicylsäure, Zidovudin, Chinolon-Antibiotika (Konvulsionen).
Vorsicht: Orale Antidiabetika (Blutzucker kontrollieren).
Verstärkung: Lithium, Phenytoin, Digoxin, Glukokortikoide, Bisphosphonate, SSRIs (Blutungsrisiko), andere Antirheumatika, kaliumsparende Diuretika, Thrombozytenaggregationshemmer, Methotrexat, CYP2D6-Hemmer (Sulfinpyrazon, Voriconazol), Moclobemid, Triamteren.
Abschwächung: Furosemid, andere Schleifendiuretika, Antihypertensiva (ACE-Hemmer, Angiotensin II-Antagonisten).
WH: Vorsicht bei Hypertonie, M. Crohn und Colitis ulcerosa (Verschlechterung), hepatischer Porphyrie, Lupus erythematodes, Mischkollagenosen, Asthma, Gerinnungsstörungen, schweren ZNS-Erkrankungen. Kontrollen: Blutbild, Gerinnung, Niere, Leber. Bei gastrointestinalen Blutungen oder Überempfindlichkeit sofort absetzen. Im Alter vorsichtig dosieren. Erhöhtes Risiko für arterielle thrombotische Ereignisse beachten. Auf schwere Hautreaktionen achten. Verkehrshinweis.
PG: 5 ST (EKO: G) [€ 3,50], 25 ST * (EKO: N) [€ 20,10]

Diclobene 50 mg - Filmtabletten 13B01
(Z.Nr. 1-20588) RP. P. M01AB05
ZI: Teva, Haarlem, Niederlande
Z: 1 Filmtablette enthält: Diclofenac natrium 50 mg, Tablettenkern: Cellulose, mikrokristalline, Carboxymethylstärke, Natrium, Hypromellose, Talkum, Siliciumdioxid, hochdisperses, Natriumstearylfumarat (entspr. Natrium < 1 mmol) (entspr. → < 23 mg); Filmüberzug: Eudragit L 30D, Talkum, Hypromellose, Triethylcitrat, Macrogol 6000, Titandioxid, Eisenoxid gelb, Chinolingelb.
EW: Nichtsteroidales Antirheumatikum.
AG: Schmerzen bei entzündlichen und degenerativen rheumatischen Erkrankungen, Schmerzen bei akuten Gichtanfällen, posttraumatische und postoperative Entzündungen, schmerzhafte Entzündungen in der Gynäkologie (Adnexitis) oder HNO-Heilkunde, primäre Dysmenorrhoe. Fieber allein ist keine Indikation.
AA: Unzerkaut mit Flüssigkeit vor den Mahlzeiten.
DO: Möglichst niedrig dosiert und kurzzeitig anwenden. TD 100-150 mg, in leichten Fällen und bei Jugendlichen ab 14 Jahren 50-100 mg. Für Kinder und Jugendliche unter 14 Jahren nicht geeignet.
GA: Gastrointestinale Blutung oder Perforation durch NSAR-Therapie, aktive peptische Ulzera oder Blutungen, Analgetika-Überempfindlichkeit, Porphyrie, Blutbildungsstörungen, Blutungsneigung, schwere Leber-, Nieren-, Herzinsuffizienz, schwere Gefäßerkrankungen.
SST: Gegenanzeige im 3. Trimenon, sonst strenge Indikationsstellung, nicht stillen.
NW: Magen/Darm (Ulzera, Perforationen, Blutungen, erhöhtes Risiko für Anastomosenleck), ZNS (Analgetika-Kopfschmerz), Seh-, Hör-, Geschmacksstörungen, Haut, Niere (Analgetika-Nephropathie), Leber, Blut, Überempfindlichkeit (Kounis-Syndrom), Herz/Kreislauf (sehr selten Herzinsuffizienz, Hypertonie), Ödeme.
WW: Nicht empfohlen: Chinolone
Verstärkt: Kortikosteroide, Alkohol, andere NSARs, SSRIs, Bisphosphonate (erhöhtes gastrointestinales Blutungsrisiko), kaliumsparende Diuretika, Herzglykoside, Phenytoin, Thrombozytenaggregationshemmer, Methotrexat-Toxizität, Cyclosporin-Toxizität, Antikoagulantien, Chinolone (Konvulsionen). Lithium, Triamteren, Tacrolimus (Nierenversagen), ACE-Hemmer (Niere).
Abgeschwächt: Schleifendiuretika (Furosemid), Antihypertensiva, Kontrolle: Orale Antidiabetika.
WH: Vorsicht bei Asthma, Heuschnupfen, Hypertonie, Herzinsuffizienz, Magen/Darm-Erkrankungen. Auf Magen/Darm-Blutungen, Ulzera und Perforationen, seltene schwere Hautreaktionen bzw. Leberschäden achten. Vorsicht im hohen Alter. Erhöhtes Risiko arterieller thrombotischer Ereignisse beachten. Gerinnungsstörungen überwachen. Verkehrshinweis.
PG: 10 ST (2) (EKO: G) [€ 2,40], 30 ST (2) (EKO: G) [€ 6,75], 50 ST (2) (EKO: G) [€ 9,70]

Diclobene - Gel 13F01
(Z.Nr. 1-19551) RP. P. M02AA15
ZI: Teva, Haarlem, Niederlande
Z: 100 g enthalten: Diclofenac natrium 1 g, Natrium disulfit, Adipinsäurediisopropylester, Milchsäure, Isopropanol, Hydroxypropylcellulose, Wasser, gereinigtes.
EW: Entzündungshemmer.
AG: Lokale Behandlung von stumpfen Traumen, lokalisiertem Weichteilrheumatismus, Periarthropathien und Arthrosen.
Kurzzeitbehandlung von stumpfen Traumen bei Jugendlichen ab 14 Jahren.
AA: Äußerlich.
DO: 2-4 g Gel 3-4 mal tgl. leicht einreiben. (3 cm aus der Tube =1 g). Bei Jugendlichen nur kleinflächig und unter ärztlicher Aufsicht anwenden. Nicht für Kinder und Jugendliche unter 14 Jahren.
GA: Analgetika-Asthma, manifeste Dermatosen am Applikationsort.
SST: Strenge Indikationsstellung im 1. und 2. Trimenon, Gegenanzeige im 3. Trimenon. In der Stillzeit Anwendung nach ärztlicher Verordnung möglich, aber nicht auf den Brüsten.
NW: Lokale Reaktionen, Überempfindlichkeit, bei Langzeitgabe ev. systemische Effekte (Magen/Darm).
WH: Nicht auf offene Wunden, Augen und Schleimhäute auftragen. Nicht mit Okklusivverbänden anwenden.
Vorsicht bei Heuschnupfen.
PG: 40 G (2) (EKO: G) [€ 2,60], 100 G * (EKO: N) [€ 5,75]

Diclobene rapid 50 mg - Filmtabletten 13B01, 02B04
(Z.Nr. 1-24018) RP. P. M01AB05
ZI: Teva, Haarlem, Niederlande
Z: 1 Filmtablette enthält: Diclofenac kalium 50 mg, Cellulose, mikrokristalline, Lactose monohydrat, Maisstärke, Croscarmellose natrium, Magnesium stearat, Siliciumdioxid, hochdisperses, Hypromellose, Glycerol 85%, Talkum, Titandioxid, Eisenoxid rot, Eisenoxid gelb.
EW: Nichtsteroidales Antirheumatikum.
AG: Kurzzeitig bei extraartikulärem Rheumatismus, posttraumatischen und postoperativen Entzündungen und Schmerzen, primärer Dysmenorrhoe. Akutbehandlung der Migräne mit oder ohne Aura.
AA: Mit Flüssigkeit vor einer Mahlzeit.
DO: Möglichst kurzzeitig und niedrig dosiert einnehmen. TD 50-150 mg in 2-3 ED; nicht für Personen unter 16 Jahren.
Migräne: ED 50 mg, MTD 200 mg.
GA: Gastrointestinale Blutung oder Perforation durch NSAR-Therapie, aktive peptische Ulzera oder Blutungen, Analgetika-Überempfindlichkeit, Porphyrie, Blutbildungsstörungen, Blutungsneigung, schwere Leber-, Nieren-, Herzinsuffizienz, schwere Gefäßerkrankungen.
SST: Gegenanzeige im 3. Trimenon, sonst strenge Indikationsstellung, nicht stillen.
NW: Magen/Darm (Ulzera, Perforationen, Blutungen, erhöhtes Risiko für Anastomosenleck), ZNS (Analgetika-Kopfschmerz), Seh-, Hör-, Geschmacksstörungen, Haut, Niere (Analgetika-

Nephropathie), Leber, Blut, Überempfindlichkeit (Kounis-Syndrom), Herz/Kreislauf (sehr selten Herzinsuffizienz, Hypertonie), Ödeme.
WW: Nicht empfohlen: Chinolone
Verstärkt: Kortikosteroide, Alkohol, andere NSARs, SSRIs, Bisphosphonate (erhöhtes gastrointestinales Blutungsrisiko), kaliumsparende Diuretika, Herzglykoside, Phenytoin, Thrombozytenaggregationshemmer, Methotrexat-Toxizität, Cyclosporin-Toxizität, Antikoagulantien, Chinolone (Konvulsionen). Lithium, Triamteren, Tacrolimus (Nierenversagen), ACE-Hemmer (Niere).
Abgeschwächt: Schleifendiuretika (Furosemid), Antihypertensiva, Kontrolle: Orale Antidiabetika.
WH: Vorsicht bei Asthma, Heuschnupfen, Hypertonie, Herzinsuffizienz, Magen/Darm-Erkrankungen. Auf Magen/Darm-Blutungen, Ulzera und Perforationen, seltene schwere Hautreaktionen bzw. Leberschäden achten. Vorsicht im hohen Alter. Erhöhtes Risiko arterieller thrombotischer Ereignisse beachten. Gerinnungsstörungen überwachen. Verkehrshinweis.
PG: 10 ST (2) (EKO: G) [€ 2,40]

Diclobene retard 100 mg - Kapseln — 13B01

(Z.Nr. 1-19567) RP. P. — M01AB05
ZI: Teva, Haarlem, Niederlande
Z: 1 Kapsel enthält: Diclofenac natrium 100 mg, Kapselinhalt: Lactose monohydrat 50 mg, Cellulose, mikrokristalline, Carmellose natrium (entspr. Natrium < 1 mmol) (entspr. → < 23 mg), Glycerintrimyristat, Eudragit RS 30 D, Triethylcitrat, Titandioxid, Siliciumdioxid, hochdisperses; Kapseloberteil: Gelatine, Eisenoxid rot, Eisenoxid gelb, Titan oxid, Wasser, gereinigtes; Kapselunterteil: Gelatine, Wasser, gereinigtes; Bedruckung: Tinte 1 (10A1, schwarz) oder Tinte 2 (10A2, schwarz).
EW: Nichtsteroidales Antirheumatikum.
AG: Schmerzen bei entzündlichen und degenerativen rheumatischen Erkrankungen, Schmerzen bei akuten Gichtanfällen, posttraumatische und postoperative Entzündungen, schmerzhafte Entzündungen in der Gynäkologie (Adnexitis) oder HNO-Heilkunde, primäre Dysmenorrhoe. Fieber allein ist keine Indikation.
AA: Unzerkaut mit Flüssigkeit vor den Mahlzeiten.
DO: Personen ab 14 Jahren: 1 Retardkapsel täglich (bei nächtlichen oder morgendlichen Beschwerden am Abend einnehmen). MTD 150 mg. Für Kinder und Jugendliche unter 14 Jahren nicht geeignet.
GA: Gastrointestinale Blutung oder Perforation durch NSAR-Therapie, aktive peptische Ulzera oder Blutungen, Analgetika-Überempfindlichkeit, Porphyrie, Blutbildungsstörungen, Blutungsneigung, schwere Leber-, Nieren-, Herzinsuffizienz, schwere Gefäßerkrankungen.
SST: Gegenanzeige im 3. Trimenon, sonst strenge Indikationsstellung, nicht stillen.
NW: Magen/Darm (Ulzera, Perforationen, Blutungen, erhöhtes Risiko für Anastomosenleck), ZNS (Analgetika-Kopfschmerz), Seh-, Hör-, Geschmacksstörungen, Haut, Niere (Analgetika-Nephropathie), Leber, Blut, Überempfindlichkeit (Kounis-Syndrom), Herz/Kreislauf (sehr selten Herzinsuffizienz, Hypertonie), Ödeme.
WW: Nicht empfohlen: Chinolone
Verstärkt: Kortikosteroide, Alkohol, andere NSARs, SSRIs, Bisphosphonate (erhöhtes gastrointestinales Blutungsrisiko), kaliumsparende Diuretika, Herzglykoside, Phenytoin, Thrombozytenaggregationshemmer, Methotrexat-Toxizität, Cyclosporin-Toxizität, Antikoagulantien, Chinolone (Konvulsionen). Lithium, Triamteren, Tacrolimus (Nierenversagen), ACE-Hemmer (Niere).
Abgeschwächt: Schleifendiuretika (Furosemid), Antihypertensiva, Kontrolle: Orale Antidiabetika.
WH: Vorsicht bei Asthma, Heuschnupfen, Hypertonie, Herzinsuffizienz, Magen/Darm-Erkrankungen. Auf Magen/Darm-Blutungen, Ulzera und Perforationen, seltene schwere Hautreaktionen bzw. Leberschäden achten. Vorsicht im hohen Alter. Erhöhtes Risiko arterieller thrombotischer Ereignisse beachten. Gerinnungsstörungen überwachen. Verkehrshinweis.
PG: 30 ST (2) (EKO: G) [€ 11,20], 50 ST (EKO: G) [€ 16,05]

Diclobene uno 150 mg - Retardtabletten — 13B01

(Z.Nr. 1-24449) RP. P. — M01AB05
ZI: Teva, Haarlem, Niederlande
Z: 1 Retardtablette enthält: Diclofenac 150 mg (entspr. Diclofenac-Natrium mit rascher Freisetzung 25 mg) (entspr. Diclofenac-Natrium mit verzögerter Freisetzung 125 mg), Hypromellose, Mannitol, Povidon K30, Talkum, Cellulose, mikrokristalline, Siliciumdioxid, Magnesium stearat, Rizinusöl, hydriertes, Ethylcellulose, Carboxymethylstärke, Natrium (entspr. Natrium < 1 mmol) (entspr. → < 23 mg), Eisenoxid gelb.
EW: Nichtsteroidales Antirheumatikum.
AG: Schmerzhafte Entzündungen und Schwellungen bei rheumatischen Erkrankungen von Gelenken.
AA: Unzerkaut mit Flüssigkeit vor den Mahlzeiten.
DO: Möglichst niedrig dosiert und kurzzeitig anwenden. 1mal tgl. 1 Retardtablette; für Kinder und Jugendliche nicht geeignet.
GA: Gastrointestinale Blutung oder Perforation durch NSAR-Therapie, aktive peptische Ulzera oder Blutungen, Analgetika-Überempfindlichkeit, Porphyrie, Blutbildungsstörungen, Blutungsneigung, schwere Leber-, Nieren-, Herzinsuffizienz, schwere Gefäßerkrankungen.
SST: Gegenanzeige im 3. Trimenon, sonst strenge Indikationsstellung, nicht stillen.
NW: Magen/Darm (Ulzera, Perforationen, Blutungen, erhöhtes Risiko für Anastomosenleck), ZNS (Analgetika-Kopfschmerz), Seh-, Hör-, Geschmacksstörungen, Haut, Niere (Analgetika-Nephropathie), Leber, Blut, Überempfindlichkeit (Kounis-Syndrom), Herz/Kreislauf (sehr selten Herzinsuffizienz, Hypertonie), Ödeme.
WW: Nicht empfohlen: Chinolone
Verstärkt: Kortikosteroide, Alkohol, andere NSARs, SSRIs, Bisphosphonate (erhöhtes gastrointestinales Blutungsrisiko), kaliumsparende Diuretika, Herzglykoside, Phenytoin, Thrombozytenaggregationshemmer, Methotrexat-Toxizität, Cyclosporin-Toxizität, Antikoagulantien, Chinolone (Konvulsionen). Lithium, Triamteren, Tacrolimus (Nierenversagen), ACE-Hemmer (Niere).
Abgeschwächt: Schleifendiuretika (Furosemid), Antihypertensiva, Kontrolle: Orale Antidiabetika.
WH: Vorsicht bei Asthma, Heuschnupfen, Hypertonie, Herzinsuffizienz, Magen/Darm-Erkrankungen. Auf Magen/Darm-Blutungen, Ulzera und Perforationen, seltene schwere Hautreaktionen bzw. Leberschäden achten. Vorsicht im hohen Alter. Erhöhtes Risiko arterieller thrombotischer Ereignisse beachten. Gerinnungsstörungen überwachen. Verkehrshinweis.
PG: 10 ST (EKO: G) [€ 3,20], 20 ST (EKO: G) [€ 6,10]

Diclofenac akut 1A Pharma 50 mg - lösbare Tabletten — 13B01

(Z.Nr. 1-24778) RP. P. — M01AB05
ZI: 1A Pharma, Wien
Z: 1 lösbare Tablette enthält: Diclofenac natrium 50 mg (entspr. Natrium < 1 mmol) (entspr. → < 23 mg), Zitronensäure, Lactose monohydrat 132 mg, Cellulose, mikrokristalline, Maisstärke, Crospovidon, Siliciumdioxid, Magnesium stearat, Zitronen-Aroma (entspr. Sucrose).
EW: Nichtsteroidales Antirheumatikum.
AG: Zur Kurzzeitbehandlung folgender akuter Schmerzzustände:
-Postoperative Entzündungen und Schmerzen, z.B. nach zahnärztlichen und orthopädischen Eingriffen.
-Schmerzhafte posttraumatische entzündliche Zustände, z.B. infolge Distorsion -Aktivierte Arthrose -Gichtanfall -Extraartikulärer Rheumatismus -Schmerzhafte Wirbelsäulensyndrome -Primäre Dysmenorrhoe -Als Adjuvans bei schweren schmerzhaften, entzündlichen Erkrankungen von Hals, Nase oder Ohren, z.B. Pharyngotonsillitis, Otitis oder in der Gynäkologie z.B. Adnexitis. Fieber allein ist keine Indikation.
AA: In einem Glas Wasser vor den Mahlzeiten lösen.
DO: Möglichst kurzzeitig und niedrig dosiert anwenden. TD 50-150 mg, initial bei Dysmenoorhoe sowie bei Jugendlichen ab 14 Jahren 50-100 mg in 2-3 ED. Nicht für Kinder und Jugendliche unter 14 Jahren.
GA: Aktives Ulcus ventriculi und duodeni, rezidivierende peptische Ulcera, Analgetika-Asthma, Blutungen, Hämatopoesestörungen; schwere Herzinsuffizienz, ischämische Herzkrankheit, periphere arterielle Verschlusskrankheit, zerebrovaskuläre Erkrankung, schwere Leber- oder Nierenschäden.
SST: Zwingende Indikationsstellung in den ersten 6 Monaten. Kontraindiziert im letzten Trimenon. Nicht stillen.
NW: Gastrointestinal (selten Blutungen, Ulcera mit Perforation, Anastomosenleck), ZNS (Analgetika-Kopfschmerz), Haut (sehr selten Stevens-Johnson- oder Lyell-Syndrom), schwere Überempfindlichkeit, Kounis- Syndrom, Niere (Analgetika-Nephropathie), Leber, Blut (Anämie), Ödeme, Hypertonie, Herzinsuffizienz, Myokardinfarkt, Vertigo.
WW: Alkohol meiden. Vorsicht: CYP2C9-Hemmer (Sulfinpyrazon, Voriconazol: Erhöhung der Diclofenac-Exposition). Antidiabetika anpassen. Chinolon-Antibiotika (Konvulsionen).
Verstärkung von: Lithium (Spiegel kontrollieren), Digoxin, Glukokortikoide (Blutungsrisiko), andere Antirheumatika, kaliumsparende Diuretika, Thrombozytenaggregationshemmer, Methotrexat, Phenytoin (Spiegel kontrollieren), selektive Serotonin-Wiederaufnahmehemmer, Bisphosphonate (erhöhtes Risiko gastrointestinaler Blutungen), Ciclosporin (Nephrotoxizität),
Abschwächung von: Furosemid, Schleifendiuretika, Antihypertensiva.
WH: Vorsicht bei Hypertonie, M. Crohn und Colitis ulcerosa (Verschlechterung), Porphyrie, Lupus erythematodes, Mischkollagenosen, Asthma, Gerinnungsstörungen, schweren ZNS-Erkrankungen. Kontrollen: Blutbild, Gerinnung, Niere, Leber. Bei gastrointestinalen Blutungen oder Überempfindlichkeit sofort absetzen. Im Alter vorsichtig dosieren. Erhöhtes Risiko für arterielle thrombotische Ereignisse beachten. Auf schwere Hautreaktionen achten.

Verkehrshinweis.
PG: 20 ST (2) (EKO: G) [€ 3,10]

Diclofenac 1A Pharma retard 75 mg - Tabletten 13B01
(Z.Nr. 1-26696) RP. P. M01AB05
ZI: 1A Pharma, Wien
Z: 1 Retardtablette enthält: Diclofenac natrium 75 mg (entspr. Diclofenac-Natrium schnell freisetzend 12,5 mg) (entspr. Diclofenac-Natrium langsam freisetzend 62,5 mg), Lactose monohydrat 41,75 mg, Cellulose, mikrokristalline, Calcium hydrogenphosphat dihydrat, Maisstärke, Carboxymethylstärke, Natrium Typ A (entspr. Natrium < 1 mmol), Siliciumdioxid, Magnesium stearat, Eisenoxid rot, Hypromellose, Wasser, gereinigtes.
EW: Nichtsteroidale Wirksubstanz: Antirheumatisch, antiphlogistisch, analgetisch, antipyretisch.
AG: Schmerzen bei entzündlichen und degenerativen rheumatischen Erkrankungen, Schmerzen bei akuten Gichtanfällen, posttraumatische und postoperative Entzündungen, schmerzhafte Entzündungen in der Gynäkologie (Adnexitis) oder HNO-Heilkunde, primäre Dysmenorrhoe. Fieber allein ist keine Indikation.
AA: Unzerkaut mit reichlich Flüssigkeit (bei empfindlichem Magen während der Mahlzeiten) einnehmen. Max. 2 Wochen anwenden.
DO: Möglichst niedrig dosiert und kurzzeitig anwenden! Personen ab 14 Jahren: TD 100 (50 - 150) mg oder 0,5-2 mg/kg KG in 2-3 ED. MTD 200 mg bei Dysmenorrhoe.
GA: Aktives Ulcus ventriculi und duodeni, rezidivierende peptische Ulcera, Analgetika-Asthma, Blutungen, Hämatopoesestörungen; schwere Herzinsuffizienz, ischämische Herzkrankheit, periphere arterielle Verschlusskrankheit, zerebrovaskuläre Erkrankung, schwere Leber- oder Nierenschäden.
SST: Zwingende Indikationsstellung in den ersten 6 Monaten. Kontraindiziert im letzten Trimenon. Nicht stillen.
NW: Gastrointestinal (selten Blutungen, Ulcera mit Perforation, Anastomosenleck), ZNS (Analgetika-Kopfschmerz), Haut (sehr selten Stevens-Johnson- oder Lyell-Syndrom), schwere Überempfindlichkeit, Kounis- Syndrom, Niere (Analgetika-Nephropathie), Leber, Blut (Anämie), Ödeme, Hypertonie, Herzinsuffizienz, Myokardinfarkt, Vertigo.
WW: Alkohol meiden. Vorsicht: CYP2C9-Hemmer (Sulfinpyrazon, Voriconazol: Erhöhung der Diclofenac-Exposition). Antidiabetika anpassen. Chinolon-Antibiotika (Konvulsionen).
Verstärkung von: Lithium (Spiegel kontrollieren), Digoxin, Glukokortikoide (Blutungsrisiko), andere Antirheumatika, kaliumsparende Diuretika, Thrombozytenaggregationshemmer, Methotrexat, Phenytoin (Spiegel kontrollieren), selektive Serotonin-Wiederaufnahmehemmer, Bisphosphonate (erhöhtes Risiko gastrointestinaler Blutungen), Ciclosporin (Nephrotoxizität),
Abschwächung von: Furosemid, Schleifendiuretika, Antihypertensiva.
WH: Vorsicht bei Hypertonie, M. Crohn und Colitis ulcerosa (Verschlechterung), Porphyrie, Lupus erythematodes, Mischkollagenosen, Asthma, Gerinnungsstörungen, schweren ZNS-Erkrankungen. Kontrollen: Blutbild, Gerinnung, Niere, Leber. Bei gastrointestinalen Blutungen oder Überempfindlichkeit sofort absetzen. Im Alter vorsichtig dosieren. Erhöhtes Risiko für arterielle thrombotische Ereignisse beachten. Auf schwere Hautreaktionen achten. Verkehrshinweis.
PG: 14 ST (EKO: G) [€ 3,90], 28 ST (EKO: G) [€ 7,05]

Diclofenac Dermapharm 3% - Gel 22P01
(Z.Nr. 1-37450) RP. P. nicht im Handel. D11AX18

Diclofenac G.L. 50 mg - Filmtabletten 13B01
(Z.Nr. 1-18509) RP. P. M01AB05
ZI: G.L. Pharma, Lannach
Z: 1 Filmtablette enthält: Diclofenac natrium 50 mg, Tablettenkern: Lactose monohydrat 40 mg, Maisstärke, Povidon, Siliciumdioxid, Cellulose, Magnesium stearat; Tablettenüberzug: Eudragit L, Talkum, Triacetin, Titandioxid, Chinolingelb, Gelborange Lack E 110.
EW: Nichtsteroidale Wirksubstanz: Antirheumatisch, antiphlogistisch, analgetisch, antipyretisch.
AG: Schmerzen bei entzündlichen und degenerativen rheumatischen Erkrankungen, Schmerzen bei akuten Gichtanfällen, posttraumatische und postoperative Entzündungen, schmerzhafte Entzündungen in der Gynäkologie (Adnexitis) oder HNO-Heilkunde, primäre Dysmenorrhoe. Fieber allein ist keine Indikation.
AA: Unzerkaut mit Flüssigkeit vor den Mahlzeiten.
DO: Möglichst niedrig dosiert und kurzzeitig anwenden! Personen ab 14 Jahren: TD 100 (50 - 150) mg oder 0,5-2 mg/kg KG in 2-3 ED. MTD 200 mg bei Dysmenorrhoe.
GA: Aktives Ulcus ventriculi und duodeni, rezidivierende peptische Ulcera, Analgetika-Asthma, Blutungen, Hämatopoesestörungen; schwere Herzinsuffizienz, ischämische Herzkrankheit, periphere arterielle Verschlusskrankheit, zerebrovaskuläre Erkrankung, schwere Leber- oder Nierenschäden.
SST: Zwingende Indikationsstellung in den ersten 6 Monaten. Kontraindiziert im letzten Trimenon. Nicht stillen.
NW: Gastrointestinal (selten Blutungen, Ulcera mit Perforation, erhöhtes Risiko für Anastomosenleck), ZNS (Analgetika-Kopfschmerz), Haut (sehr selten Stevens-Johnson- oder Lyell-Syndrom), schwere Überempfindlichkeit (Kounis- Syndrom), Niere (Analgetika-Nephropathie), Leber, Blut (Anämie), Ödeme, Hypertonie, Herzinsuffizienz, Myokardinfarkt, Vertigo.
WW: Alkohol meiden. Vorsicht: CYP2C9-Hemmer (Sulfinpyrazon, Voriconazol: Erhöhung der Diclofenac-Exposition). Antidiabetika anpassen. Chinolon-Antibiotika (Konvulsionen).
Verstärkung von: Lithium (Spiegel kontrollieren), Digoxin, Glukokortikoide (Blutungsrisiko), andere Antirheumatika, kaliumsparende Diuretika, Thrombozytenaggregationshemmer, Methotrexat, Phenytoin (Spiegel kontrollieren), selektive Serotonin-Wiederaufnahmehemmer, Bisphosphonate (erhöhtes Risiko gastrointestinaler Blutungen), Ciclosporin (Nephrotoxizität),
Abschwächung von: Furosemid, Schleifendiuretika, Antihypertensiva.
WH: Vorsicht bei Hypertonie, M. Crohn und Colitis ulcerosa (Verschlechterung), Porphyrie, Lupus erythematodes, Mischkollagenosen, Asthma, Gerinnungsstörungen, schweren ZNS-Erkrankungen. Kontrollen: Blutbild, Gerinnung, Niere, Leber. Bei gastrointestinalen Blutungen oder Überempfindlichkeit sofort absetzen. Im Alter vorsichtig dosieren. Erhöhtes Risiko für arterielle thrombotische Ereignisse beachten. Auf schwere Hautreaktionen achten. Verkehrshinweis.
PG: 10 ST (2) (EKO: G) [€ 2,30], 30 ST (2) (EKO: G) [€ 6,15], 50 ST (2) (EKO: G) [€ 9,25]

Diclofenac G.L. retard 100 mg - Filmtabletten 13B01
(Z.Nr. 1-18510) RP. P. M01AB05
ZI: G.L. Pharma, Lannach
Z: 1 Retardtablette enthält: Diclofenac natrium 100 mg, Tablettenkern: Saccharose 106 mg, Cetylalkohol, Siliciumdioxid, hochdisperses, Magnesium stearat, Polyvinylpyrrolidon; Tablettenüberzug: (entspr. Polyhydroxypropylmethylcellulose) (entspr. Polysorbat 80) (entspr. Talkum) (entspr. Eisenoxid rot) (entspr. Titan oxid) (entspr. Polyethylenglykol 6000).
Kurzinformation: siehe Diclofenac G.L. 50 mg - Filmtabletten, → S. 402
PG: 30 ST (2) (EKO: G) [€ 8,70], 50 ST (EKO: G) [€ 14,20]

Diclofenac Genericon 50 mg - Filmtabletten 13B01
(Z.Nr. 1-18512) RP. P. M01AB05
ZI: Genericon Pharma, Graz
Z: 1 Filmtablette enthält: Diclofenac natrium 50 mg, Tablettenkern: Lactose monohydrat 40 mg, Maisstärke, Povidon, Siliciumdioxid, hochdisperses, Cellulose, mikrokristalline, Magnesium stearat; Tablettenüberzug: Eudragit L 30D, Talkum, Glyceroltriacetat, Titandioxid, Chinolingelb, Gelborange S 0,016 mg.
EW: Nichtsteroidale Wirksubstanz: Antirheumatisch, antiphlogistisch, analgetisch, antipyretisch.
AG: Schmerzen bei entzündlichen und degenerativen rheumatischen Erkrankungen, Schmerzen bei akuten Gichtanfällen, posttraumatische und postoperative Entzündungen, schmerzhafte Entzündungen in der Gynäkologie (Adnexitis) oder HNO-Heilkunde, primäre Dysmenorrhoe. Fieber allein ist keine Indikation.
AA: Unzerkaut mit Flüssigkeit vor den Mahlzeiten.
DO: Möglichst niedrig dosiert und kurzzeitig anwenden! TD in 2-3 ED aufteilen.
Personen ab 14 Jahren: TD initial 100-150 mg; Jugendliche oder Langzeitbehandlung: 50-100 mg.
Dysmenorrhoe: TD 50-150 mg.
GA: Aktives Ulcus ventriculi und duodeni, rezidivierende peptische Ulcera, Analgetika-Asthma, Blutungen, Hämatopoesestörungen; schwere Herzinsuffizienz, ischämische Herzkrankheit, periphere arterielle Verschlusskrankheit, zerebrovaskuläre Erkrankung, schwere Leber- oder Nierenschäden.
SST: Zwingende Indikationsstellung in den ersten 6 Monaten. Kontraindiziert im letzten Trimenon. Nicht stillen.
NW: Gastrointestinal (selten Blutungen, Ulcera mit Perforation), ZNS (Analgetika-Kopfschmerz), Haut (sehr selten Stevens-Johnson- oder Lyell-Syndrom), schwere Überempfindlichkeit (Kounis-Syndrom), Niere (Analgetika-Nephropathie), Leber, Blut (Anämie), Ödeme, Hypertonie, Herzinsuffizienz, Myokardinfarkt, Vertigo.
WW: Alkohol meiden. Vorsicht: CYP2C9-Hemmer (Sulfinpyrazon, Voriconazol: Erhöhung der Diclofenac-Exposition), CYP2C9-Induktoren (z.B. Rifampicin). Antidiabetika anpassen. Chinolon-Antibiotika (Konvulsionen).
Verstärkung von: Lithium, Digoxin, Phenytoin (Spiegel kontrollieren), Glukokortikoiden (Blutungsrisiko), anderen Antirheumatika, kaliumsparenden Diuretika, Thrombozytenaggregationshemmern, Methotrexat, selektiven Serotonin-Wiederaufnahmehemmern, Bisphosphonaten (erhöhtes Risiko gastrointestinaler Blutungen), Ciclosporin, Tacrolimus (Nephrotoxizität),
Abschwächung von: Furosemid, Schleifendiuretika, Antihyper-

tensiva.
WH: Vorsicht bei Hypertonie, M. Crohn und Colitis ulcerosa (Verschlechterung), hepatischer Porphyrie, Lupus erythematodes, Mischkollagenosen, Asthma, Gerinnungsstörungen, schweren ZNS-Erkrankungen. Kontrollen: Blutbild, Gerinnung, Niere, Leber. Bei gastrointestinalen Blutungen oder Überempfindlichkeit sofort absetzen. Im Alter vorsichtig dosieren. Erhöhtes Risiko für arterielle thrombotische Ereignisse beachten. Auf schwere Hautreaktionen achten. Verkehrshinweis.
PG: 10 ST (2) (EKO: G) [€ 2,40], 30 ST (2) (EKO: G) [€ 6,50], 50 ST (2) (EKO: G) [€ 9,40]

Diclofenac Genericon retard 100 mg - Filmtabletten
13B01

(Z.Nr. 1-18513) RP. P. M01AB05
ZI: Genericon Pharma, Graz
Z: 1 Filmtablette enthält: Diclofenac natrium 100 mg, Tablettenkern: Saccharose 106 mg, Cetylalkohol, Siliciumdioxid, hochdisperses, Magnesium stearat, Povidon; Tablettenüberzug: (entspr. Hypromellose) (entspr. Polysorbat 80) (entspr. Talkum) (entspr. Eisenoxid rot) (entspr. Titandioxid) (entspr. Macrogol 6000).
Kurzinformation: siehe Diclofenac Genericon 50 mg - Filmtabletten, → S. 402
PG: 30 ST (2) (EKO: G) [€ 11,00], 50 ST (EKO: G) [€ 16,00]

Diclofenac Kabi 75 mg - Infusionslösung
13B01

(Z.Nr. 1-26428) RP. P. M01AB05
ZI: Fresenius Kabi Austria, Graz
Z: 1 Durchstechflasche zu 250 ml enthält: Diclofenac natrium 75 mg (entspr. Diclofenac 69,6 mg) (entspr. Natrium 5,4 mg), Elektrolyte: (entspr. Na-Ion 38 mmol) (entspr. Cl-Ion 36 mmol), N-Acetyl-L-Cystein, Natrium edetat dihydrat, Natriumhydroxid, Natriumchlorid, Wasser für Injektionszwecke.
EW: Nicht steroidales Antiphlogistikum.
AG: Postoperative Schmerzen (im Krankenhaus).
AA: Periphervenöse Infusion über 30-120 min. Nicht als Bolus!
DO: Möglichst niedrig dosiert und kurzzeitig anwenden. TD 75 mg, MTD 150 mg. I.v. max. 2 Tage anwenden, Fortsetzung oral oder rektal.
Nicht für Kinder und Jugendliche.
GA: Aktives Ulcus ventriculi und duodeni, rezidivierende peptische Ulcera, Analgetika-Asthma, Blutungen, Hämatopoesestörungen; schwere Herzinsuffizienz, ischämische Herzkrankheit, periphere arterielle Verschlusskrankheit, zerebrovaskuläre Erkrankung, schwere Leber- oder Nierenschäden, Tacharrhythmien.
SST: Zwingende Indikationsstellung im 1. und 2. Trimenon. Kontraindiziert im letzten Trimenon. Nicht stillen.
NW: Gastrointestinal (selten Blutungen, Ulcera mit Perforation, Anastomosenleck des Gastrointestinaltrakts), ZNS (Schwindel), Haut (vereinzelt Stevens-Johnson- oder Lyell-Syndrom), Überempfindlichkeit (Kounis- Syndrom), Niere, Leber, Blut (Anämie), Hypertonie, Herzinsuffizienz, Ödeme, Anaphylaxie. Bei Missbrauch Analgetikakopfschmerz und Analgetikanephropathie.
WW: Kombination vermeiden: Pentoxifyllin, Alkohol, Ciclosporin, Tacrolimus.
Nicht empfohlen: Andere NSARs, Acetylsalicylsäure, Zidovudin, Chinolon-Antibiotika (Konvulsionen).
Vorsicht: Orale Antidiabetika (Blutzucker kontrollieren).
Verstärkung: Lithium, Phenytoin, Digoxin, Glukokortikoide, Bisphosphonate, SSRIs (Blutungsrisiko), andere Antirheumatika, kaliumsparende Diuretika, Thrombozytenaggregationshemmer, Methotrexat, CYP2D6-Hemmer (Sulfinpyrazon, Voriconazol), Moclobemid.
Abschwächung: Furosemid, andere Schleifendiuretika, Antihypertensiva (ACE-Hemmer, Angiotensin II-Antagonisten).
WH: Vorsicht bei Hypertonie, M. Crohn und Colitis ulcerosa (Verschlechterung), hepatischer Porphyrie, Lupus erythematodes, Mischkollagenosen, Asthma, Gerinnungsstörungen, schweren ZNS-Erkrankungen. Kontrollen: Blutbild, Gerinnung, Niere, Leber. Bei gastrointestinalen Blutungen oder Überempfindlichkeit sofort absetzen. Im Alter vorsichtig dosieren. Erhöhtes Risiko für arterielle thrombotische Ereignisse beachten. Auf schwere Hautreaktionen achten. Verkehrshinweis.
PG: DICLOFENAC KABI 10 ST * (EKO: N) [€ 110,95], **DOLPASSE ILSG** 10 ST * (EKO: N) [€ 110,95 n.l.]

Diclofenac "S.Med" 50 mg - Filmtabletten
13B01

(Z.Nr. 1-23784) RP. P. M01AB05
ZI: S. Med, Wien
Z: 1 Filmtablette enthält: Diclofenac natrium 50 mg, Lactose monohydrat 40 mg, Maisstärke, Povidon, Siliciumdioxid, hochdisperses, Cellulose, mikrokristalline, Magnesium stearat (pflanzlich), Eudragit, Triethylcitrat, Methylhydroxypropylcellulose, Macrogol, Talkum, Titan oxid, Eisenoxyde.
EW: Nichtsteroidale Wirksubstanz: Antirheumatisch, antiphlogistisch, analgetisch, antipyretisch.
AG: Schmerzen bei entzündlichen und degenerativen rheumatischen Erkrankungen, Schmerzen bei akuten Gichtanfällen, posttraumatische und postoperative Entzündungen, schmerzhafte Entzündungen in der Gynäkologie (Adnexitis) oder HNO-Heilkunde, primäre Dysmenorrhoe. Fieber allein ist keine Indikation.
AA: Unzerkaut mit Flüssigkeit vor den Mahlzeiten.
DO: Möglichst niedrig dosiert und kurzzeitig anwenden! Personen ab 14 Jahren: TD 100 (50 - 150) mg oder 0,5-2 mg/kg KG in 2-3 ED. MTD 200 mg bei Dysmenorrhoe.
GA: Aktives Ulcus ventriculi und duodeni, rezidivierende peptische Ulcera, Analgetika-Asthma, Blutungen, Hämatopoesestörungen; schwere Herzinsuffizienz, ischämische Herzkrankheit, periphere arterielle Verschlusskrankheit, zerebrovaskuläre Erkrankung, schwere Leber- oder Nierenschäden.
SST: Zwingende Indikationsstellung in den ersten 6 Monaten. Kontraindiziert im letzten Trimenon. Nicht stillen.
NW: Gastrointestinal (selten Blutungen, Ulcera mit Perforation, Anastomosenleck), ZNS (Analgetika-Kopfschmerz), Haut (sehr selten Stevens-Johnson- oder Lyell-Syndrom), schwere Überempfindlichkeit (Kounis- Syndrom), Niere (Analgetika-Nephropathie), Leber, Blut (Anämie), Ödeme, Hypertonie, Herzinsuffizienz, Myokardinfarkt, Vertigo.
WW: Alkohol meiden. Vorsicht: CYP2C9-Hemmer (Sulfinpyrazon, Voriconazol: Erhöhung der Diclofenac-Exposition). Antidiabetika anpassen. Chinolon-Antibiotika (Konvulsionen).
Verstärkung von: Lithium (Spiegel kontrollieren), Digoxin, Glukokortikoide (Blutungsrisiko), andere Antirheumatika, kaliumsparende Diuretika, Thrombozytenaggregationshemmer, Methotrexat, Phenytoin (Spiegel kontrollieren), selektive Serotonin-Wiederaufnahmehemmer, Bisphosphonate (erhöhtes Risiko gastrointestinaler Blutungen), Ciclosporin (Nephrotoxizität),
Abschwächung von: Furosemid, Schleifendiuretika, Antihypertensiva.
WH: Vorsicht bei Hypertonie, M. Crohn und Colitis ulcerosa (Verschlechterung), Porphyrie, Lupus erythematodes, Mischkollagenosen, Asthma, Gerinnungsstörungen, schweren ZNS-Erkrankungen. Kontrollen: Blutbild, Gerinnung, Niere, Leber. Bei gastrointestinalen Blutungen oder Überempfindlichkeit sofort absetzen. Im Alter vorsichtig dosieren. Erhöhtes Risiko für arterielle thrombotische Ereignisse beachten. Auf schwere Hautreaktionen achten. Verkehrshinweis.
PG: 10 ST (2) (EKO: G) [€ 2,25], 30 ST (2) (EKO: G) [€ 6,05], 50 ST (2) (EKO: G) [€ 9,15]

Diclofenac "S.Med" retard 75 mg - Tabletten
13B01

(Z.Nr. 1-23785) RP. P. M01AB05
ZI: S. Med, Wien
Z: 1 Tablette enthält: Diclofenac natrium 75 mg, Lactose monohydrat 62,6 mg, Hypromellose, Cellulose, mikrokristalline, Povidon, Magnesium stearat (pflanzlich), Talkum, Eisenoxid (E 172).
EW: Nichtsteroidales Antirheumatikum.
AG: Schmerzen bei entzündlichen und degenerativen Erkrankungen, primäre Dysmenorrhoe, Adnexitis.
AA: Unzerkaut mit Flüssigkeit vor den Mahlzeiten.
DO: TD 50-150 mg. Für Kinder und Jugendliche nicht geeignet.
GA: Aktives Ulcus ventriculi und duodeni, rezidivierende peptische Ulcera, Analgetika-Asthma, Blutungen, Hämatopoesestörungen; schwere Herzinsuffizienz, ischämische Herzkrankheit, periphere arterielle Verschlusskrankheit, zerebrovaskuläre Erkrankung, schwere Leber- oder Nierenschäden.
SST: Zwingende Indikationsstellung in den ersten 6 Monaten. Kontraindiziert im letzten Trimenon. Nicht stillen.
NW: Gastrointestinal (selten Blutungen, Ulcera mit Perforation, Anastomosenleck), ZNS (Analgetika-Kopfschmerz), Haut (sehr selten Stevens-Johnson- oder Lyell-Syndrom), schwere Überempfindlichkeit (Kounis- Syndrom), Niere (Analgetika-Nephropathie), Leber, Blut (Anämie), Ödeme, Hypertonie, Herzinsuffizienz, Myokardinfarkt, Vertigo.
WW: Alkohol meiden. Vorsicht: CYP2C9-Hemmer (Sulfinpyrazon, Voriconazol: Erhöhung der Diclofenac-Exposition). Antidiabetika anpassen. Chinolon-Antibiotika (Konvulsionen).
Verstärkung von: Lithium (Spiegel kontrollieren), Digoxin, Glukokortikoide (Blutungsrisiko), andere Antirheumatika, kaliumsparende Diuretika, Thrombozytenaggregationshemmer, Methotrexat, Phenytoin (Spiegel kontrollieren), selektive Serotonin-Wiederaufnahmehemmer, Bisphosphonate (erhöhtes Risiko gastrointestinaler Blutungen), Ciclosporin (Nephrotoxizität),
Abschwächung von: Furosemid, Schleifendiuretika, Antihypertensiva.
WH: Vorsicht bei Hypertonie, M. Crohn und Colitis ulcerosa (Verschlechterung), Porphyrie, Lupus erythematodes, Mischkollagenosen, Asthma, Gerinnungsstörungen, schweren ZNS-Erkrankungen. Kontrollen: Blutbild, Gerinnung, Niere, Leber. Bei gastrointestinalen Blutungen oder Überempfindlichkeit sofort absetzen. Im Alter vorsichtig dosieren. Erhöhtes Risiko für arterielle thrombotische Ereignisse beachten. Auf schwere Hautreaktionen achten.

Verkehrshinweis.
PG: 10 ST (2) (EKO: G) [€ 2,75], 30 ST (2) (EKO: G) [€ 7,60], 50 ST (EKO: G) [€ 12,55]

Diclofenac "S.Med" retard 100 mg - Tabletten 13B01

(Z.Nr. 1-23782) RP. P. M01AB05
ZI: S. Med, Wien
Z: 1 Tablette enthält: Diclofenac natrium 100 mg, Lactose monohydrat 293 mg, Povidon, Magnesium stearat (pflanzlich), Talkum, Pflanzenöl, hydriert.
Kurzinformation: siehe Diclofenac "S.Med" retard 75 mg - Tabletten, → S. 403
PG: 10 ST (2) (EKO: G) [€ 3,75], 30 ST (2) (EKO: G) [€ 8,65], 50 ST (EKO: G) [€ 14,20]

Diclofenac Sandoz 50 mg - Filmtabletten 13B01

(Z.Nr. 1-17996) RP. P. M01AB05
ZI: Sandoz, Kundl
Z: 1 Filmtablette enthält: Diclofenac natrium 50 mg, Lactose monohydrat 30 mg, Calcium hydrogenphosphat dihydrat, Cellulose, mikrokristalline, Maisstärke, Carboxymethylstärke, Natrium Typ A (entspr. Natrium < 1 mmol), Magnesium stearat, Siliciumdioxid, Methacrylsäure-Ethylacrylat-Copolymer (1:1), 30%ige Dispersion, Triethylcitrat, Talkum, Titandioxid, Eisenoxid gelb.
EW: Nichtsteroidale Wirksubstanz: Antirheumatisch, antiphlogistisch, analgetisch, antipyretisch.
AG: Schmerzen bei entzündlichen und degenerativen rheumatischen Erkrankungen, Schmerzen bei akuten Gichtanfällen, posttraumatische und postoperative Entzündungen, schmerzhafte Entzündungen in der Gynäkologie (Adnexitis) oder HNO-Heilkunde, primäre Dysmenorrhoe. Fieber allein ist keine Indikation.
AA: Unzerkaut mit Flüssigkeit vor den Mahlzeiten.
DO: Möglichst niedrig dosiert und kurzzeitig anwenden! Personen ab 14 Jahren: TD 100 (50 - 150) mg oder 0,5-2 mg/kg KG in 2-3 ED. MTD 150 mg.
GA: Aktives Ulcus ventriculi und duodeni, rezidivierende peptische Ulcera, Analgetika-Asthma, Blutungen, Hämatopoesestörungen; schwere Herzinsuffizienz, ischämische Herzkrankheit, periphere arterielle Verschlusskrankheit, zerebrovaskuläre Erkrankung, schwere Leber- oder Nierenschäden.
SST: Zwingende Indikationsstellung in den ersten 6 Monaten. Kontraindiziert im letzten Trimenon. Nicht stillen.
NW: Gastrointestinal (selten Blutungen, Ulcera mit Perforation, erhöhtes Risiko für Anastomosenleck), ZNS (Analgetika-Kopfschmerz), Haut (sehr selten Stevens-Johnson- oder Lyell-Syndrom), schwere Überempfindlichkeit (Kounis- Syndrom), Niere (Analgetika-Nephropathie), Leber, Blut (Anämie), Ödeme, Hypertonie, Herzinsuffizienz, Myokardinfarkt, Vertigo.
WW: Alkohol meiden. Vorsicht: CYP2C9-Hemmer (Sulfinpyrazon, Voriconazol: Erhöhung der Diclofenac-Exposition). Antidiabetika anpassen. Chinolon-Antibiotika (Konvulsionen).
Verstärkung von: Lithium (Spiegel kontrollieren), Digoxin, Glukokortikoide (Blutungsrisiko), andere Antirheumatika, kaliumsparende Diuretika, Thrombozytenaggregationshemmer, Methotrexat, Phenytoin (Spiegel kontrollieren), selektive Serotonin-Wiederaufnahmehemmer, Bisphosphonate (erhöhtes Risiko gastrointestinaler Blutungen), Ciclosporin (Nephrotoxizität),
Abschwächung von: Furosemid, Schleifendiuretika, Antihypertensiva.
WH: Vorsicht bei Hypertonie, M. Crohn und Colitis ulcerosa (Verschlechterung), Porphyrie, Lupus erythematodes, Mischkollagenosen, Asthma, Gerinnungsstörungen, schweren ZNS-Erkrankungen. Kontrollen: Blutbild, Gerinnung, Niere, Leber. Bei gastrointestinalen Blutungen oder Überempfindlichkeit sofort absetzen. Im Alter vorsichtig dosieren. Erhöhtes Risiko für arterielle thrombotische Ereignisse beachten. Auf schwere Hautreaktionen achten. Verkehrshinweis.
PG: 30 ST (2) (EKO: G) [€ 6,25], 50 ST (2) (EKO: G) [€ 9,40]

Diclofenac Sandoz retard 100 mg - Filmtabletten 13B01

(Z.Nr. 1-17997) RP. P. M01AB05
ZI: Sandoz, Kundl
Z: 1 Filmtablette enthält: Diclofenac natrium 100 mg (entspr. Natrium < 1 mmol), Siliciumdioxid, hochdisperses, Cetylalkohol, Magnesium stearat, Povidon K30, Saccharose 119,12 mg, Hypromellose, Eisenoxid rot, Polysorbat 80, Talkum, Titandioxid, Macrogol 8000.
EW: Nichtsteroidale Wirksubstanz: Antirheumatisch, antiphlogistisch, analgetisch, antipyretisch.
AG: Schmerzen bei
- akuten und chronischen entzündlichen und degenerativen rheumatischen Erkrankungen,
- akuten Gichtanfällen,
- posttraumatischen und postoperativen Schwellungen und Entzündungen.
- primäre Dysmenorrhoe.

AA: Unzerkaut mit reichlich Flüssigkeit (bei empfindlichem Magen während der Mahlzeiten) einnehmen. Max. 2 Wochen anwenden.
DO: Möglichst niedrig dosiert und kurzzeitig anwenden!
Personen ab 14 Jahren: TD 100 (50 - 150) mg. MTD 150 mg.
GA: Aktives Ulcus ventriculi und duodeni, rezidivierende peptische Ulcera, Analgetika-Asthma, Blutungen, Hämatopoesestörungen; schwere Herzinsuffizienz, ischämische Herzkrankheit, periphere arterielle Verschlusskrankheit, zerebrovaskuläre Erkrankung, schwere Leber- oder Nierenschäden.
SST: Zwingende Indikationsstellung in den ersten 6 Monaten. Kontraindiziert im letzten Trimenon. Nicht stillen.
NW: Gastrointestinal (selten Blutungen, Ulcera mit Perforation, erhöhtes Risiko für Anastomosenleck), ZNS (Analgetika-Kopfschmerz), Haut (sehr selten Stevens-Johnson- oder Lyell-Syndrom), schwere Überempfindlichkeit (Kounis- Syndrom), Niere (Analgetika-Nephropathie), Leber, Blut (Anämie), Ödeme, Hypertonie, Herzinsuffizienz, Myokardinfarkt, Vertigo.
WW: Alkohol meiden. Vorsicht: CYP2C9-Hemmer (Sulfinpyrazon, Voriconazol: Erhöhung der Diclofenac-Exposition). Antidiabetika anpassen. Chinolon-Antibiotika (Konvulsionen).
Verstärkung von: Lithium (Spiegel kontrollieren), Digoxin, Glukokortikoide (Blutungsrisiko), andere Antirheumatika, kaliumsparende Diuretika, Thrombozytenaggregationshemmer, Methotrexat, Phenytoin (Spiegel kontrollieren), selektive Serotonin-Wiederaufnahmehemmer, Bisphosphonate (erhöhtes Risiko gastrointestinaler Blutungen), Ciclosporin (Nephrotoxizität),
Abschwächung von: Furosemid, Schleifendiuretika, Antihypertensiva.
WH: Vorsicht bei Hypertonie, M. Crohn und Colitis ulcerosa (Verschlechterung), Porphyrie, Lupus erythematodes, Mischkollagenosen, Asthma, Gerinnungsstörungen, schweren ZNS-Erkrankungen. Kontrollen: Blutbild, Gerinnung, Niere, Leber. Bei gastrointestinalen Blutungen oder Überempfindlichkeit sofort absetzen. Im Alter vorsichtig dosieren. Erhöhtes Risiko für arterielle thrombotische Ereignisse beachten. Auf schwere Hautreaktionen achten. Verkehrshinweis.
PG: 30 ST (2) (EKO: G) [€ 8,75], 50 ST (EKO: G) [€ 14,25]

Diclofenac Sandoz 75 mg - Retardtabletten 13B01

(Z.Nr. 1-26694) RP. P. M01AB05
ZI: Sandoz, Kundl
Z: 1 Retardtablette enthält: Diclofenac natrium 75 mg (entspr. Diclofenac-Natrium schnell freisetzend 12,5 mg) (entspr. Diclofenac-Natrium langsam freisetzend 62,5 mg), Lactose monohydrat 41,75 mg, Cellulose, mikrokristalline, Calcium hydrogenphosphat dihydrat, Maisstärke, Carboxymethylstärke, Natrium Typ A (entspr. Natrium < 1 mmol), Siliciumdioxid, Magnesium stearat, Eisenoxid rot, Hypromellose, Wasser, gereinigtes.
EW: Nichtsteroidale Wirksubstanz: Antirheumatisch, antiphlogistisch, analgetisch, antipyretisch.
AG: Schmerzen bei
- akuten und chronischen entzündlichen und degenerativen rheumatischen Erkrankungen,
- akuten Gichtanfällen,
- posttraumatischen und postoperativen Schwellungen und Entzündungen.

AA: Unzerkaut mit reichlich Flüssigkeit (bei empfindlichem Magen während der Mahlzeiten) einnehmen. Max. 2 Wochen anwenden.
DO: Möglichst niedrig dosiert und kurzzeitig anwenden!
Personen ab 14 Jahren: TD 100 (50 - 150) mg. MTD 150 mg.
GA: Aktives Ulcus ventriculi und duodeni, rezidivierende peptische Ulcera, Analgetika-Asthma, Blutungen, Hämatopoesestörungen; schwere Herzinsuffizienz, ischämische Herzkrankheit, periphere arterielle Verschlusskrankheit, zerebrovaskuläre Erkrankung, schwere Leber- oder Nierenschäden.
SST: Zwingende Indikationsstellung in den ersten 6 Monaten. Kontraindiziert im letzten Trimenon. Nicht stillen.
NW: Gastrointestinal (selten Blutungen, Ulcera mit Perforation, erhöhtes Risiko für Anastomosenleck), ZNS (Analgetika-Kopfschmerz), Haut (sehr selten Stevens-Johnson- oder Lyell-Syndrom), schwere Überempfindlichkeit (Kounis- Syndrom), Niere (Analgetika-Nephropathie), Leber, Blut (Anämie), Ödeme, Hypertonie, Herzinsuffizienz, Myokardinfarkt, Vertigo.
WW: Alkohol meiden. Vorsicht: CYP2C9-Hemmer (Sulfinpyrazon, Voriconazol: Erhöhung der Diclofenac-Exposition). Antidiabetika anpassen. Chinolon-Antibiotika (Konvulsionen).
Verstärkung von: Lithium (Spiegel kontrollieren), Digoxin, Glukokortikoide (Blutungsrisiko), andere Antirheumatika, kaliumsparende Diuretika, Thrombozytenaggregationshemmer, Methotrexat, Phenytoin (Spiegel kontrollieren), selektive Serotonin-Wiederaufnahmehemmer, Bisphosphonate (erhöhtes Risiko gastrointestinaler Blutungen), Ciclosporin (Nephrotoxizität),
Abschwächung von: Furosemid, Schleifendiuretika, Antihypertensiva.

WH: Vorsicht bei Hypertonie, M. Crohn und Colitis ulcerosa (Verschlechterung), Porphyrie, Lupus erythematodes, Mischkollagenosen, Asthma, Gerinnungsstörungen, schweren ZNS-Erkrankungen. Kontrollen: Blutbild, Gerinnung, Niere, Leber. Bei gastrointestinalen Blutungen oder Überempfindlichkeit sofort absetzen. Im Alter vorsichtig dosieren. Erhöhtes Risiko für arterielle thrombotische Ereignisse beachten. Auf schwere Hautreaktionen achten. Verkehrshinweis.
PG: 14 ST (EKO: G) [€ 4,05], 28 ST (EKO: G) [€ 7,05]

Diclofenac Sandoz 150 mg - Retardtabletten 13B01
(Z.Nr. 1-26695) RP. P. nicht im Handel. M01AB05

Diclostad 50 mg - Filmtabletten 13B01

(Z.Nr. 1-21671) RP. P. M01AB05
ZI: Stada Arzneimittel, Wien
Z: 1 Filmtablette enthält: Diclofenac natrium 50 mg (entspr. Natrium 3,61 mg), Tablettenkern: Lactose 40 mg (entspr. Lactose monohydrat), Maisstärke, Povidon, Siliciumdioxid, hochdisperses, Cellulose, mikrokristalline, Magnesium stearat; Tablettenüberzug: Eudragit L 30D, Talkum, Acetyltriethylcitrat, Hypromellose, Polyethylenglykol 400, Polyethylenglykol 6000, Magnesium stearat, Titandioxid, Eisenoxid rot, Eisenoxid gelb.
EW: Nichtsteroidale Wirksubstanz: Antirheumatisch, antiphlogistisch, analgetisch, antipyretisch.
AG: Schmerzen bei entzündlichen und degenerativen rheumatischen Erkrankungen, -Schmerzen bei akuten Gichtanfällen, -posttraumatische und postoperative Entzündungen, -schmerzhafte Entzündungen in der Gynäkologie (Adnexitis) oder HNO-Heilkunde, -primäre Dysmenorrhoe. Fieber allein ist keine Indikation.
AA: Unzerkaut mit Flüssigkeit vor den Mahlzeiten einnehmen.
DO: Möglichst niedrig dosiert und kurzzeitig anwenden! Personen ab 14 Jahren: TD 100 - 150 mg, bei leichten Fällen und Jugendlichen TD 50-100 mg ausreichend.
GA: Aktives Ulcus ventriculi und duodeni, rezidivierende peptische Ulcera, Analgetika-Asthma, Blutungen, Hämatopoesestörungen; schwere Herzinsuffizienz, ischämische Herzkrankheit, periphere arterielle Verschlusskrankheit, zerebrovaskuläre Erkrankung, schwere Leber- oder Nierenschäden, Personen unter 14 Jahren.
SST: Zwingende Indikationsstellung in den ersten 6 Monaten. Kontraindiziert im letzten Trimenon. Nicht stillen.
NW: Gastrointestinal (selten Blutungen, Ulcera mit Perforation, erhöhtes Risiko für Anastomosenleck), ZNS (Analgetika-Kopfschmerz), Haut (sehr selten Stevens-Johnson- oder Lyell-Syndrom), schwere Überempfindlichkeit (Kounis- Syndrom), Niere (Analgetika-Nephropathie), Leber, Blut (Anämie), Ödeme, Hypertonie, Herzinsuffizienz, Myokardinfarkt, Vertigo.
WW: Alkohol meiden. Vorsicht: CYP2C9-Hemmer (Sulfinpyrazon, Voriconazol: Erhöhung der Diclofenac-Exposition). Antidiabetika anpassen. Chinolon-Antibiotika (Konvulsionen).
Verstärkung von: Lithium (Spiegel kontrollieren), Digoxin, Glukokortikoide (Blutungsrisiko), andere Antirheumatika, kaliumsparende Diuretika, Thrombozytenaggregationshemmer, Methotrexat, Phenytoin (Spiegel kontrollieren), selektive Serotonin-Wiederaufnahmehemmer, Bisphosphonate (erhöhtes Risiko gastrointestinaler Blutungen), Ciclosporin (Nephrotoxizität),
Abschwächung von: Furosemid, Schleifendiuretika, Antihypertensiva.
WH: Vorsicht bei Hypertonie, M. Crohn und Colitis ulcerosa (Verschlechterung), Porphyrie, Lupus erythematodes, Mischkollagenosen, Asthma, Gerinnungsstörungen, schweren ZNS-Erkrankungen.
Kontrollen: Blutbild, Gerinnung, Niere, Leber. Bei gastrointestinalen Blutungen oder Überempfindlichkeit sofort absetzen. Im Alter vorsichtig dosieren. Erhöhtes Risiko für arterielle thrombotische Ereignisse beachten. Auf schwere Hautreaktionen achten. Verkehrshinweis.
PG: 10 ST (2) (EKO: G) [€ 2,25], 30 ST (2) (EKO: G) [€ 6,05], 50 ST (2) (EKO: G) [€ 9,15]

Diclostad retard 100 mg - Filmtabletten 13B01

(Z.Nr. 1-21674) RP. P. M01AB05
ZI: Stada Arzneimittel, Wien
Z: 1 Filmtablette enthält: Diclofenac natrium 100 mg (entspr. Natrium 7,23 mg), Tablettenkern: Sucrose 106 mg (entspr. Saccharose), Cetylalkohol, Polyvidon, Magnesium stearat, Siliciumdioxid, hochdisperses; Tablettenüberzug: Methylhydroxypropylcellulose, Polysorbat 80, Macrogol, Talkum, Eisenoxid rot, Titandioxid.
EW: Nichtsteroidale Wirksubstanz: Antirheumatisch, antiphlogistisch, analgetisch, antipyretisch.
AG: - Schmerzen bei entzündlichen und degenerativen rheumatischen Erkrankungen,
- Schmerzen bei akuten Gichtanfällen,
- posttraumatische und postoperative Entzündungen.
Fieber allein ist keine Indikation.
AA: Unzerkaut mit Flüssigkeit vor den Mahlzeiten einnehmen.
DO: Möglichst niedrig dosiert und kurzzeitig anwenden! Erwachsene: TD 100 - 150 mg.
Retardform für Kinder und Jugendliche nicht geeignet.
GA: Aktives Ulcus ventriculi und duodeni, rezidivierende peptische Ulcera, Analgetika-Asthma, Blutungen, Hämatopoesestörungen; schwere Herzinsuffizienz, ischämische Herzkrankheit, periphere arterielle Verschlusskrankheit, zerebrovaskuläre Erkrankung, schwere Leber- oder Nierenschäden, Kinder und Jugendliche.
SST: Zwingende Indikationsstellung in den ersten 6 Monaten. Kontraindiziert im letzten Trimenon. Nicht stillen.
NW: Gastrointestinal (selten Blutungen, Ulcera mit Perforation, erhöhtes Risiko für Anastomosenleck), ZNS (Analgetika-Kopfschmerz), Haut (sehr selten Stevens-Johnson- oder Lyell-Syndrom), schwere Überempfindlichkeit (Kounis- Syndrom), Niere (Analgetika-Nephropathie), Leber, Blut (Anämie), Ödeme, Hypertonie, Herzinsuffizienz, Myokardinfarkt, Vertigo.
WW: Alkohol meiden. Vorsicht: CYP2C9-Hemmer (Sulfinpyrazon, Voriconazol: Erhöhung der Diclofenac-Exposition). Antidiabetika anpassen. Chinolon-Antibiotika (Konvulsionen).
Verstärkung von: Lithium (Spiegel kontrollieren), Digoxin, Glukokortikoide (Blutungsrisiko), andere Antirheumatika, kaliumsparende Diuretika, Thrombozytenaggregationshemmer, Methotrexat, Phenytoin (Spiegel kontrollieren), selektive Serotonin-Wiederaufnahmehemmer, Bisphosphonate (erhöhtes Risiko gastrointestinaler Blutungen), Ciclosporin (Nephrotoxizität),
Abschwächung von: Furosemid, Schleifendiuretika, Antihypertensiva.
WH: Vorsicht bei Hypertonie, M. Crohn und Colitis ulcerosa (Verschlechterung), Porphyrie, Lupus erythematodes, Mischkollagenosen, Asthma, Gerinnungsstörungen, schweren ZNS-Erkrankungen.
Kontrollen: Blutbild, Gerinnung, Niere, Leber. Bei gastrointestinalen Blutungen oder Überempfindlichkeit sofort absetzen. Im Alter vorsichtig dosieren. Erhöhtes Risiko für arterielle thrombotische Ereignisse beachten. Auf schwere Hautreaktionen achten. Verkehrshinweis.
PG: 10 ST (2) (EKO: G) [€ 3,75], 30 ST (2) (EKO: G) [€ 8,65], 50 ST (EKO: G) [€ 14,20]

Diclostad 1% - Gel 13F01

(Z.Nr. 1-22224) RP. P. M02AA15
ZI: Stada Arzneimittel, Wien
Z: 100 g Gel enthalten: Diclofenac natrium 1 g, Hypromellose 4000, Propylenglycol 25 g, Macrogolglycerolcocoat, Isopropylalkohol, Wasser, gereinigtes.
EW: Entzündungshemmer.
AG: Lokale Behandlung von stumpfen Traumen, lokalisiertem Weichteilrheumatismus, Periarthropathien und Arthrosen. Kurzzeitbehandlung von stumpfen Traumen bei Jugendlichen ab 14 Jahren.
AA: Äußerlich.
DO: 3-4 mal tgl. 2-4 g Gel auf betroffene Körperstelle auftragen und leicht einreiben (4 cm aus der Tube = 1 g). Bei Jugendlichen nur kleinflächig und unter ärztlicher Aufsicht anwenden. Nicht für Kinder und Jugendliche unter 14 Jahren.
GA: Analgetika-Asthma, manifeste Dermatosen am Applikationsort.
SST: Strenge Indikationsstellung im 1. und 2. Trimenon, Gegenanzeige im 3. Trimenon. In der Stillzeit Anwendung nach ärztlicher Verordnung möglich, aber nicht auf den Brüsten.
NW: Lokale Reaktionen, Überempfindlichkeit, bei Langzeitgabe ev. systemische Effekte (Magen/Darm).
WH: Nicht auf offene Wunden, Augen und Schleimhäute auftragen. Nicht mit Okklusivverbänden anwenden.
Vorsicht bei Asthma, Heuschnupfen.
PG: 40 G (2) (EKO: G) [€ 2,55], 100 G * (EKO: N) [€ 5,10]

Diclo-Vision sine 1 mg/ml - Augentropfen, Lösung im Einzeldosisbehältnis 47D02

(Z.Nr. 1-31525) RP. P. S01BC03
ZI: OmniVision, Puchheim, Deutschland
Z: 1 ml enthält: Diclofenac natrium 1 mg (entspr. → 30 µg/Tr), Macrogolglycerolricinoleat, Borsäure, Trometamol, Natriumhydroxid 20 % (zur pH-Wert Einstellung), Wasser für Injektionszwecke.
EW: Nichtsteroidaler Entzündungshemmer.
AG: Postoperative Entzündungen nach Kataraktoperation; Aufrechterhaltung der Mydriasis bei Kataraktoperationen; Augenschmerzen bei photorefraktiven Operationen bis 24 Std. nach der Operation.
AA: Am Auge.
DO: Kataraktoperationen: Präoperativ 3-5mal 1 Tropfen über 1-2 Std. in das zu operierende Auge; postoperativ zur Vorbeugung von Entzündungen 3-5mal tgl. 1 Tropfen in das betroffene Auge über max. 4 Wochen.
Photorefraktive Operationen: Präoperativ 2mal 1 Tropfen über 1 Std. in das zu operierende Auge; postoperativ 2mal 1 Tropfen über

1 Stunde und 4mal 1 Tropfen über 24 Std. nach der Operation. Nicht für Kinder.
GA: Analgetika-Asthma.
SST: Vorsicht.
NW: Augenschmerzen, Augenirritation, verschwommenes Sehen, Konjunktivitis, Keratitis punctata, selten Überempfindlichkeit, Dyspnoe, Asthma.
WH: Auf verzögerte Heilung, Keratitis, Maskierung akuter Infektionen achten.
Vorsicht bei Blutungsneigung. Keine Kontaktlinsen tragen. Verkehrshinweis.
PG: 20 ST (EKO: G) [€ 7,90]

Diclovit - Kapseln

02B07, 13B08 M01AB55
(Z.Nr. 1-22179) RP. P.

ZI: G.L. Pharma, Lannach
Z: 1 Kapsel enthält: Diclofenac natrium 50 mg (entspr. Natrium 3,6 mg), Thiamin hydrochlorid 50 mg (entspr. Vitamin B1), Pyridoxin hydrochlorid 50 mg (entspr. Vitamin B6), Cyanocobalamin 0,25 mg (entspr. Vitamin B12), Kapselinhalt: Povidon, Methacrylsäure-Ethylacrylat-Copolymer (1:1), Triethylcitrat, Talkum; Kapselhülle: Eisenoxid rot, Eisenoxid gelb, Titandioxid, Gelatine.
EW: Nichtsteroidales Antiphlogistikum + Vitamine.
AG: Entzündliche Schmerzen und entzündliche rheumatische Erkrankungen.
AA: Unzerkaut mit Flüssigkeit zu den Mahlzeiten.
DO: Möglichst niedrig dosieren! Initial 2-3mal tgl., dann 1-2mal tgl. 1 Kapsel. MTD 3 Kapseln. Für Kinder und Jugendliche nicht geeignet.
GA: Ulcus ventriculi et duodeni, Überempfindlichkeit auf andere Antiphlogistika (Acetylsalizylsäure), Blutschäden, starke Blutungen, schwere Herz-, Leber-, Niereninsuffizienz, arterielle Verschlusskrankheit, zerebrovaskuläre Erkrankungen.
SST: Zwingende Indikationsstellung im 1. und 2. Trimenon, kontraindiziert im letzten Trimenon. In der Stillzeit nicht anwenden.
NW: Gastrointestinal (Blutungen, Ulcera mit Perforation, Anastomosenleck), ZNS, Haut (sehr selten Stevens-Johnson- oder Lyell-Syndrom), Niere, Leber, Blut (Anämie), Ödeme, Überempfindlichkeit (Kounis- Syndrom), Anaphylaxie, Hypertonie, Herzinsuffizienz.
WW: Verstärkung: Lithium, Digoxin, Glukokortikoide (Blutungsrisiko), andere Antirheumatika, Chinolone (nicht empfohlen), Phenytoin, SSRIs (Blutungsgefahr), Moclobemid, kaliumsparende Diuretika, Ciclosporin, Tacrolimus, Trimethoprim (Hyperkaliämie), Gerinnungshemmer und Thrombozytenaggregationshemmer, Methotrexat, Zidovudine, Alkohol.
Abschwächung: Furosemid, Schleifendiuretika, Antihypertensiva.
WH: Vorsicht bei Asthma, Hypertonie, M. Crohn, Colitis ulcerosa. Kontrollen: Blutbild, Gerinnung, Niere, Leber. Bei gastrointestinalen Blutungen absetzen. Im Alter vorsichtig dosieren. Verkehrshinweis. Auf schwere Hautreaktionen, Hypertonie bzw. Herzinsuffizienz achten. Erhöhtes kardiovaskuläres Risiko beachten.
PG: 30 ST (2) (EKO: G) [€ 7,75], 50 ST (EKO: G) [€ 11,15]

Diemono 2 mg - Filmtabletten 29D04, 31H05 G03DB08
(Z.Nr. 1-38900) RP. P. nicht im Handel.

Dienogest/Ethinylestradiol Exeltis 2 mg/0,03 mg - Filmtabletten 31I01, 22G02 G03AA16
(Z.Nr. 1-37994) RP. P. nicht im Handel.

Dienorette 0,03 mg/2 mg - Filmtabletten

31I01, 22G02 G03AA16
(Z.Nr. 1-31679) RP. P.

ZI: Exeltis Germany, Ismaning, Deutschland
Z: 1 Filmtablette enthält: Ethinylestradiol 0,03 mg, Dienogest 2 mg, Tablettenkern: Lactose monohydrat 57,17 mg, Maisstärke, Povidon K30, Carboxymethylstärke, Natrium Typ A, Magnesium stearat; Tablettenfilm: (entspr. Hypromellose) (entspr. Hydroxypropylcellulose) (entspr. Talkum) (entspr. Baumwollsamenöl, hydriert) (entspr. Titandioxid).
EW: Hormonales Kontrazeptivum.
AG: Hormonale Kontrazeption; mittelschwere Akne nach Versagen anderer Therapien bei Frauen, die sich für ein orales Kontrazeptivum entscheiden.
AA: Oral.
DO: Täglich 1 Tablette über 21 Tage, dann 7 Tage Einnahmepause.
GA: Vorliegen oder Risiko für venöse Thromboembolie (auch Prädisposition, größere Operationen mit längerer Immobilisierung). Vorliegen oder Risiko für arterielle Thromboembolie (auch Prädisposition, Myokardinfarkt, Angina pectoris, Schlaganfall oder Vorstufen), hohes Risiko für arterielle Thromboembolie (Diabetes mit Gefäßveränderungen, schwere Hypertonie, schwere Fettstoffwechselstörungen, Prädisposition für Thrombosen), schwere Leberschäden, Lebertumore, sexualhormonabhängige maligne Tumore, nicht abgeklärte vaginale Blutungen, Migräne.
SST: In der Schwangerschaft nicht anwenden, in der Stillzeit nicht empfohlen.
Bei Eintritt einer Schwangerschaft sofort absetzen.
NW: Häufig: Kopfschmerzen, Abdominalschmerzen, Brustschmerzen.
Gelegentlich: Vaginale Candidiasis oder andere Pilzinfektionen, erhöhter Appetit, Depression, Migräne, Schläfrigkeit, Beinkrämpfe, Nervosität, Augenbeschwerden, Herz/Kreislauf (Hypertonie, Hypotonie, selten Thrombose/Embolie), Magen/Darm, Haut, Harnwegsinfektionen, Zwischenblutungen, Ausbleiben der Abbruchblutung, Veränderungen an der Geschlechtsorganen, Hitzewallungen, Gewichtsänderungen, Ödeme.
WW: Gegenanzeige: Ombitasvir/Paritaprevir/Ritonavir, Dasabuvir mit oder ohne Ribavirin (Transaminasenanstieg; 2 Wochen Abstand).
Vorsicht: Leberenzyminduktoren können zur Wirkungsminderung oraler Kontrazeptiva führen: Barbiturate, Bosentan, Carbamazepin, Phenytoin, Primidon, Rifampicin, Arzneimittel gegen HIV oder HCV (Ritonavir, Nevirapin, Efavirenz und andere), Felbamat, Griseofulvin, Oxcarbazepin, Topiramat, Johanniskraut.
Bei Kurzzeitbehandlung Barrieremethode bis 28 Tage nach dem Absetzen anwenden. Bei Langzeitbehandlung wird andere, nicht-hormonale Verhütungsmethode empfohlen.
Enzyminhibitoren (z.B. Etoricoxib) können die Plasmakonzentrationen von Estrogenen und/oder Progestagenen erhöhen. Ethinylestradiol kann die Plasmakonzentration von Theophyllin oder Tizanidin erhöhen.
WH: Erhöhtes Risiko für arterielle und venöse Thromboembolien beachten. Auf Symptome von apoplektischem Insult oder Myokardinfarkt achten. Blutdruck messen. Leicht erhöhtes Brustkrebsrisiko beachten. Bei Leberfunktionsstörungen orales Kontrazeptivum bis zur Normalisierung der Leberfunktion absetzen. Kein Schutz vor AIDS oder anderen sexuell übertragbaren Krankheiten. Anhaltende Blutungsunregelmäßigkeiten diagnostisch abklären. Durchbruchblutungen und/oder Verhütungsversagen als Folge von Wechselwirkungen mit anderen Arzneimitteln möglich.
PG: 21 ST * (EKO: N) [€ 8,30], 63 ST * (EKO: N) [€ 18,15], 126 ST * (EKO: N) [€ 29,70]

Dienorette 0,03 mg/2 mg 21+7 - Filmtabletten 31I01, 22G02 G03AA16
(Z.Nr. 1-36922) RP. P. nicht im Handel.

Dienovel 0,03 mg/2,0 mg - Filmtabletten

31I01, 22G02 G03AA16
(Z.Nr. 1-31468) RP. P.

ZI: Dermapharm, Wien
Z: 1 Filmtablette enthält: Ethinylestradiol 0,03 mg, Dienogest 2 mg, Tablettenkern: Lactose monohydrat 48,53 mg, Maisstärke, Maltodextrin, Magnesium stearat; Filmüberzug: Hypromellose 15 cp, Lactose monohydrat, Titandioxid, Macrogol 4000, Natrium citrat (entspr. Natrium < 1 mmol) (entspr. → < 23 mg).
EW: Hormonales Kontrazeptivum.
AG: Hormonale Kontrazeption; mittelschwere Akne bei Entscheidung für orale Kontrazeptiva.
AA: Zum Einnehmen.
DO: Jeden Tag zur gleichen Zeit 1 Tablette an 21 aufeinander folgenden Tagen, dann 7 Tage einnahmefreies Intervall. Entzugsblutung beginnt 2-3 Tage nach der letzten Tablette.
Beginn der Einnahme am 1. Tag der Monatsblutung, bei Wechsel von Minipille oder Intrauterinpessar oder nach Abort im 1. Trimenon sofort, nach einer Geburt oder einem Abort im 2. Trimenon nach 21-28 Tagen.
Details bei überschrittenem Einnahmezeitpunkt siehe Austria Codex-Fachinformation.
Bei Erbrechen oder Durchfall innerhalb von 3-4 Std. nach der Einnahme Ersatztablette einnehmen.
Zum Verschieben der Entzugsblutung ohne Einnahmepause mit der Tabletteneinnahme fortfahren.
GA: Vorliegen oder Risiko für venöse Thromboembolie (auch Prädisposition, größere Operationen mit längerer Immobilisierung). Vorliegen oder Risiko für arterielle Thromboembolie (auch Prädisposition, Myokardinfarkt, Angina pectoris, Schlaganfall oder Vorstufen), hohes Risiko für arterielle Thromboembolie (Diabetes mit Gefäßveränderungen, schwere Hypertonie, schwere Fettstoffwechselstörungen, Prädisposition für Thrombosen), schwere Leberschäden, Lebertumore, sexualhormonabhängige maligne Tumore, nicht abgeklärte vaginale Blutungen, Migräne.
SST: In der Schwangerschaft nicht anwenden, in der Stillzeit nicht empfohlen.
Bei Eintritt einer Schwangerschaft sofort absetzen.
NW: Häufig: Kopfschmerzen, Abdominalschmerzen, Brustschmerzen.
Gelegentlich: Vaginale Candidiasis oder andere Pilzinfektionen, erhöhter Appetit, Depression, Migräne, Schläfrigkeit, Beinkrämpfe,

Nervosität, Augenbeschwerden, Herz/Kreislauf (Hypertonie, Hypotonie, selten Thrombose/Embolie), Magen/Darm, Haut, Harnwegsinfektionen, Zwischenblutungen, Ausbleiben der Abbruchblutung, Veränderungen an der Geschlechtsorganen, Hitzewallungen, Gewichtsänderungen, Ödeme.
WW: Gegenanzeige: Ombitasvir/Paritaprevir/Ritonavir, Dasabuvir mit oder ohne Ribavirin (Transaminasenanstieg; 2 Wochen Abstand).
Vorsicht: Leberenzyminduktoren können zur Wirkungsminderung oraler Kontrazeptiva führen: Barbiturate, Bosentan, Carbamazepin, Phenytoin, Primidon, Rifampicin, Arzneimittel gegen HIV oder HCV (Ritonavir, Nevirapin, Efavirenz und andere), Felbamat, Griseofulvin, Oxcarbazepin, Topiramat, Johanniskraut.
Bei Kurzzeitbehandlung Barrieremethode bis 28 Tage nach dem Absetzen anwenden. Bei Langzeitbehandlung wird andere, nichthormonale Verhütungsmethode empfohlen.
Enzyminhibitoren (z.B. Etoricoxib) können die Plasmakonzentrationen von Estrogenen und/oder Progestagenen erhöhen. Ethinylestradiol kann die Plasmakonzentration von Theophyllin oder Tizanidin erhöhen.
WH: Erhöhtes Risiko für arterielle und venöse Thromboembolien beachten. Auf Symptome von apoplektischem Insult oder Myokardinfarkt achten. Blutdruck messen. Leicht erhöhtes Brustkrebsrisiko beachten. Bei Leberfunktionsstörungen orales Kontrazeptivum bis zur Normalisierung der Leberfunktion absetzen. Kein Schutz vor AIDS oder anderen sexuell übertragbaren Krankheiten. Anhaltende Blutungsunregelmäßigkeiten diagnostisch abklären. Durchbruchblutungen und/oder Verhütungsversagen als Folge von Wechselwirkungen mit anderen Arzneimitteln möglich.
PG: 21 ST * (EKO: N) [€ 7,10], 63 ST * (EKO: N) [€ 15,35], 126 ST * (EKO: N) [€ 26,60]

Differin - Gel 22H01
(Z.Nr. 1-21420) NR. P. D10AD03
ZI: Galderma International, La Defense, Frankreich
Z: 1 g enthält: Adapalen 1 mg, Methyl-4-hydroxybenzoat 1 mg, Phenoxyethanol 2,5 mg, Propylenglykol 40 mg, Dinatrium edetat, Carbomer 940, Poloxamer 182, Natriumhydroxid, Wasser, gereinigtes.
EW: Retinoidähnlich.
AG: Akne vulgaris.
AA: Auf der Haut.
DO: 1mal tgl. dünn auf betroffene Hautpartien auftragen. Keine Untersuchungen bei Kindern.
GA: Rissige, entzündete Haut, Ekzeme, schwere Akne, sekundäre Akne (Chlorakne).
SST: Gegenanzeige in der Schwangerschaft; Schwangerschaft vermeiden. Stillen möglich, Gel aber nicht im Brustbereich applizieren.
NW: Hautreizung, Allergien, Augenlidreizung, verbrennungsähnliche Reaktionen.
WH: Nicht mit Augen, Mund, Schleimhäuten, offenen Wunden in Kontakt bringen. UV-Licht meiden. Bei Überempfindlichkeit Therapie unterbrechen.
PG: 30 G (EKO: G) [€ 13,80]

Dificlir 200 mg - Filmtabletten 34F
(Z.Nr. EU/1/11/733/*) NR. P. A07AA12
ZI: Astellas Pharma Europe, Leiden, Niederlande
Z: 1 Filmtablette enthält: Fidaxomicin 200 mg, Tablettenkern: Cellulose, mikrokristalline, Maisstärke, vorverkleistert, Hyprolose, Butylhydroxytoluol, Carboxymethylstärke, Natriumsalz, Magnesium stearat; Umhüllung: Poly(vinylalkohol), Titandioxid, Talkum, Macrogol, Soja-Lecithin.
EW: Intestinales Antibiotikum (Makrozyklin).
AG: Clostridioides-difficile-assoziierte Diarrhö (CDAD).
AA: Oral im Ganzen mit Wasser einnehmen.
DO: Personen ab 12,5 kg KG: 2mal tgl. 200 mg über 10 Tage. Bei Personen < 12,5 kg andere Arzneiform (Suspension) anwenden.
SST: In der Schwangerschaft Anwendung vermeiden. Stillen unterbrechen.
NW: Magen/Darm (Erbrechen), Haut, Schwindel, Kopfschmerz, Überempfindlichkeit (Angioödeme).
WW: Nicht empfohlen: P-Glykoprotein-Inhibitoren (Ciclosporin, Ketoconazol, Erythromycin, Clarithromycin, Verapamil, Dronedaron, Amiodaron).
WH: Vorsicht bei anamnestischer Allergie gegen Makrolide, schweren Leber- oder Nierenschäden, pseudomembranöser Kolitis, fulminanten Clostridium difficile-Infektionen.
PG: 20 ST * (EKO: N) [€ 2.178,15]

Dificlir 200 mg - Filmtabletten 34F
(Z.Nr. EU/1/11/733/*) NR. P. Parallelimport. A07AA12
nicht im Handel.

Dificlir 200 mg - Filmtabletten 34F
(Z.Nr. EU/1/11/733/*) NR. P. Parallelimport. A07AA12
nicht im Handel.

Dificlir 200 mg - Filmtabletten 34F
(Z.Nr. EU/1/11/733/*) NR. P. Parallelimport. A07AA12
V: Orifarm, Leverkusen, Deutschland
Z: 1 Filmtablette enthält: Fidaxomicin 200 mg, Tablettenkern: Cellulose, mikrokristalline, Maisstärke, vorverkleistert, Hyprolose, Butylhydroxytoluol, Carboxymethylstärke, Natriumsalz, Magnesium stearat; Umhüllung: Poly(vinylalkohol), Titandioxid, Talkum, Macrogol, Soja-Lecithin.
PG: 20 ST * (EKO: N) [€ 2.135,45]

Dificlir 40 mg/ml - Granulat zur Herstellung einer Suspension zum Einnehmen 34F
(Z.Nr. EU/1/11/733/*) NR. P. nicht im Handel. A07AA12

Diflucan 2 mg/ml - Infusionslösung 11B02
(Z.Nr. 1-18900) RP. P. J02AC01
ZI: Pfizer Corporation Austria, Wien
Z: 1 ml enthält: Fluconazol 2 mg, Natriumchlorid 9 mg (entspr. Natrium 0,154 mmol), Wasser für Injektionszwecke, Natriumhydroxid zur pH-Wert-Einstellung.
EW: Breitspektrum-Antimykotikum.
AG: Kryptokokkenmeningitis, Kokzidiomykose, invasive Candidosen; Schleimhaut- candidosen, chronisch- atrophische orale Candidosen, Prophylaxe von rezidivierender Kryptokokkenmeningitis, Candidosen bei AIDS-Patienten oder bei anhaltender Neutropenie.
Kinder ab 0 Jahre und Jugendliche:
Schleimhautcandidosen, invasive Candidosen, Kryptokokkenmeningitis (auch zur Prävention), Candidosen bei Abwehrschwäche.
AA: I.v. Infusion (max. 10 ml/min); Kompatibilitäten: siehe Austria-Codex - Fachinformation).
DO: Kryptokokkose: TD 400 mg am Tag 1, dann 200-400 mg. Rezidivprophylaxe von Kryptokokkenmeningitis: TD 200 mg.
Kokzidiomykose, Candidurie, Candidaprophylaxe bei Neutropenie: TD 200-400 mg.
Invasive Candidosen: TD 800 mg am Tag 1, dann 400 mg.
Oropharyngeale oder ösophageale Candidose: TD 200-400 mg am Tag 1, dann 100-200 mg.
Candidurie: TD 200-400 mg.
Chronisch-atrophische Candidose: TD 50 mg.
Chronisch-mukokutane Candidose: TD 50-100 mg.
Rezidivprophylaxe von Schleimhaut- oder ösopophagealen Candidosen bei AIDS-Patienten: 100-200 mg tgl. oder 200 mg 3mal wöchentlich.
Genitalcandidosen: TD 150 mg.
Prophylaxe von Candida-Infektionen: TD 200-400 mg.
Dosisreduktion bei Nierenschäden.
Kinder: TD 3-12 mg/kg KG, MTD 400 mg. Bei Neugeborenen (0-14 Tage) TD alle 72 Std., bei Neugeborenen (15-27 Tage) TD alle 48 Std. applizieren.
Details siehe Austria-Codex - Fachinformation
SST: Strenge Indikationsstellung in der Schwangerschaft; Stillen bei einmaliger Anwendung möglich, bei wiederholter Anwendung nicht stillen.
NW: Magen-Darm, Haut, Anaphylaxie, ZNS, Leber (selten schwer), Blutbild, selten Herz (QT-Verlängerung), Nebenniereninsuffizienz.
WW: Gegenanzeige: QT-verlängernde Substanzen (Cisaprid, Terfenadin ab Fluconazol-TD von 400 mg, Astemizol, Pimozid, Chinidin, Erythromycin).
Nicht empfohlen: Halofantrin, Olaparib.
Vorsicht: Amiodaron, Rifampicin, Alfentanil, Amitriptylin, Nortriptylin, Antikoagulantien, Benzodiazepine, Carbamazepin, Kalziumkanallblocker, NSARs, Cyclophosphamid, Fentanyl, Statine, Immunsuppressiva, Losartan, Methadon, Phenytoin, Prednison, Rifabutin, Saquinavir, Sulfonylharnstoffe, Theophyllin, Tofacitinib, Vinca-Alkaloide, Vitamin A, Voriconazol, Zidovudin, Azithromycin, orale Kontrazeptiva. Ibrutinib- Dosis auf 1mal tgl. 280 mg reduzieren. Ivacaftor-Dosis auf 1mal tgl. 150 mg reduzieren.
WH: Vorsicht bei Leberschäden, Nierenschäden, QT-Verlängerung. Laborkontrollen. Verkehrshinweis.
PG: **100MG** 1 ST * (EKO: N) [€ 32,65], **200MG** 1 ST * (EKO: N) [€ 58,35], **400MG** 1 ST * (EKO: N) [€ 110,55]

Diflucan 50 mg - Kapseln 11B02
(Z.Nr. 1-18838) RP. P. J02AC01
ZI: Pfizer Corporation Austria, Wien
Z: 1 Kapsel enthält: Fluconazol 50 mg, Kapselinhalt: Lactose monohydrat 49,7 mg, Maisstärke, Siliciumdioxid, hochdisperses, Magnesium stearat, Natrium laurylsulfat (entspr. Natrium), Kapselhülle: Gelatine, Titandioxid, Patentblau V; Drucktinte: Schellackglasur, Eisenoxid schwarz, N-Butylalkohol, Alkohol dehydriert, Wasser, gereinigtes, Propylenglycol, Brennspiritus,

industrieller, Isopropylalkohol, Salmiakgeist, stark, Kaliumhydroxid.
EW: Breitspektrum-Antimykotikum.
AG: Kryptokokkenmeningitis, Kokzidioidomykose, invasive Candidosen; Schleimhautcandidosen, chronisch-atrophische orale Candidosen, Vaginalcandidosen, Candida-Balanitis, Dermatomykosen, Onychomykose.
Prophylaxe von rezidivierender Kryptokokkenmeningitis, Candidosen bei AIDS-Patienten oder bei anhaltender Neutropenie, rezidivierende Vaginalcandidosen.
Kinder ab 0 Jahre und Jugendliche: Schleimhautcandidosen, invasive Candidosen, Kryptokokkenmeningitis (auch zur Prävention), Candidosen bei Abwehrschwäche.
AA: Oral, unzerkaut schlucken.
DO: Kryptokokkose: TD 400 mg am Tag 1, dann 200-400 mg.
Kokzidiomykose, Candidurie, Candidaprophylaxe bei Neutropenie: TD 200-400 mg.
Invasive Candidosen: TD 800 mg am Tag 1, dann 400 mg.
Oropharyngeale oder ösophageale Candidose: TD 200-400 mg am Tag 1, dann 100-200 mg.
Chronisch-atrophische Candidose: TD 50 mg.
Chronisch-mukokutane Candidose: TD 50-100 mg.
Rezidivprophylaxe von Schleimhautcandidosen bei AIDS-Patienten: 100-200 mg tgl. oder 200 mg 3mal wöchentlich.
Genitalcandidosen: TD 150 mg, Rezidivprophylaxe 150 mg am Tag 1/4/7, dann 1mal wöchentlich.
Dermatomykosen: 150 mg 1mal wöchentlich oder 50 mg 1mal tgl.; Tinea versicolor: 1mal wöchentlich 300-400 mg oder 1mal tgl. 50 mg; Tinea ungium: 1mal wöchentlich 150 mg.
Dosisreduktion bei Nierenschäden.
Kinder: TD 3-12 mg/kg KG, MTD 400 mg. Bei Neugeborenen (0-14 Tage) TD alle 72 Std., bei Neugeborenen (15-27 Tage) TD alle 48 Std. applizieren.
Details siehe Austria-Codex - Fachinformation
Kapseln für Säuglinge und Kleinkinder nicht geeignet.
SST: Strenge Indikationsstellung in der Schwangerschaft; Stillen bei einmaliger Anwendung möglich, bei wiederholter Anwendung nicht stillen.
NW: Magen-Darm, Haut, Anaphylaxie, ZNS, Leber (selten schwer), Blutbild, selten Herz (QT-Verlängerung), Nebenniereninsuffizienz.
WW: Gegenanzeige: QT-verlängernde Substanzen (Cisaprid, Terfenadin ab Fluconazol-TD von 400 mg, Astemizol, Pimozid, Chinidin, Erythromycin).
Nicht empfohlen: Halofantrin, Olaparib.
Vorsicht: Amiodaron, Rifampicin, Alfentanil, Amitriptylin, Nortriptylin, Antikoagulantien, Benzodiazepine, Carbamazepin, Kalziumkanallblocker, NSARs, Cyclophosphamid, Fentanyl, Statine, Immunsuppressiva, Losartan, Methadon, Phenytoin, Prednison, Rifabutin, Saquinavir, Sulfonylharnstoffe, Theophyllin, Tofacitinib, Vinca-Alkaloide, Vitamin A, Voriconazol, Zidovudin, Azithromycin, orale Kontrazeptiva. Ibrutinib- Dosis auf 1mal tgl. 280 mg reduzieren. Ivacaftor-Dosis auf 1mal tgl. 150 mg reduzieren.
WH: Vorsicht bei Leberschäden, Nierenschäden, QT-Verlängerung. Laborkontrollen. Verkehrshinweis.
PG: 7 ST F D (EKO: G) [€ 19,15]

Diflucan 100 mg - Kapseln 11B02

(Z.Nr. 1-18836) RP. P. J02AC01
ZI: Pfizer Corporation Austria, Wien
Z: 1 Kapsel enthält: Fluconazol 100 mg, Kapselinhalt: Lactose monohydrat 99,41 mg, Maisstärke, Siliciumdioxid, hochdisperses, Magnesium stearat, Natrium laurylsulfat (entspr. Natrium), Kapselhülle: Gelatine, Titandioxid, Erythrosin, Patentblau V; Drucktinte: Schellackglasur, Eisenoxid schwarz, N-Butylalkohol, Alkohol dehydriert, Wasser, gereinigtes, Propylenglycol, Brennspiritus, industrieller, Isopropylalkohol, Salmiakgeist, stark, Kaliumhydroxid.
Kurzinformation: siehe Diflucan 50 mg - Kapseln, → S. 407
PG: 7 ST F D (EKO: G) [€ 33,80]

Diflucan 150 mg - Kapseln 11B02

(Z.Nr. 1-19976) RP. P. J02AC01
ZI: Pfizer Corporation Austria, Wien
Z: 1 Kapsel enthält: Fluconazol 150 mg, Kapselinhalt: Lactose monohydrat 149,12 mg, Maisstärke, Siliciumdioxid, hochdisperses, Magnesium stearat, Natrium laurylsulfat (entspr. Natrium), Kapselhülle: Gelatine, Titandioxid, Patentblau V; Drucktinte: Schellackglasur, Eisenoxid schwarz, N-Butylalkohol, Alkohol dehydriert, Wasser, gereinigtes, Propylenglycol, Brennspiritus, industrieller, Isopropylalkohol, Salmiakgeist, stark, Kaliumhydroxid.
Kurzinformation: siehe Diflucan 50 mg - Kapseln, → S. 407
PG: 2 ST F D (EKO: G) [€ 17,10], 4 ST D (EKO: G) [€ 30,10]

Diflucan 200 mg - Kapseln 11B02

(Z.Nr. 1-18835) RP. P. J02AC01
ZI: Pfizer Corporation Austria, Wien
Z: 1 Kapsel enthält: Fluconazol 200 mg, Kapselinhalt: Lactose monohydrat 198,82 mg, Maisstärke, Siliciumdioxid, hochdisperses, Magnesium stearat, Natrium laurylsulfat (entspr. Natrium), Kapselhülle: Gelatine, Titandioxid, Erythrosin, Indigocarmin; Drucktinte: Schellackglasur, Eisenoxid schwarz, N-Butylalkohol, Alkohol dehydriert, Wasser, gereinigtes, Propylenglycol, Brennspiritus, industrieller, Isopropylalkohol, Salmiakgeist, stark, Kaliumhydroxid.
Kurzinformation: siehe Diflucan 50 mg - Kapseln, → S. 407
PG: 7 ST F D (EKO: G) [€ 54,60]

Diflucan 10 mg/ml - Trockensaft 11B02

(Z.Nr. 1-19988) RP. P. L. J02AC01
ZI: Pfizer Corporation Austria, Wien
Z: 1 ml enthält: Fluconazol 10 mg, Saccharose 0,58 g, Siliciumdioxid, hochdisperses, Titandioxid, Xanthan gummi, Natrium citrat (entspr. Natrium 1,13 mg), Citronensäure, wasserfreie, Natriumbenzoat 2,38 mg, Orangenaroma, natürliches (entspr. Orangenöl) (entspr. Maltodextrin).
EW: Breitspektrum-Antimykotikum.
AG: Kryptokokkenmeningitis, Kokzidioidomykose, invasive Candidosen; Schleimhautcandidosen, chronisch-atrophische orale Candidosen, Vaginalcandidosen, Candida-Balanitis, Dermatomykosen, Onychomykose.
Prophylaxe von rezidivierender Kryptokokkenmeningitis, Candidosen bei AIDS-Patienten oder bei anhaltender Neutropenie, rezidivierende Vaginalcandidosen.
Kinder ab 0 Jahre und Jugendliche: Schleimhautcandidosen, invasive Candidosen, Kryptokokkenmeningitis (auch zur Prävention), Candidosen bei Abwehrschwäche.
AA: Oral nach Rekonstitution. Haltbarkeit des zubereiteten Safts 28 Tage.
DO: Kryptokokkose: TD 400 mg am Tag 1, dann 200-400 mg.
Kokzidiomykose, Candidurie, Candidaprophylaxe bei Neutropenie: TD 200-400 mg.
Invasive Candidosen: TD 800 mg am Tag 1, dann 400 mg.
Oropharyngeale oder ösophageale Candidose: TD 200-400 mg am Tag 1, dann 100-200 mg.
Chronisch-atrophische Candidose: TD 50 mg.
Chronisch-mukokutane Candidose: TD 50-100 mg.
Rezidivprophylaxe von Schleimhautcandidosen bei AIDS-Patienten: 100-200 mg tgl. oder 200 mg 3mal wöchentlich.
Genitalcandidosen: TD 150 mg, Rezidivprophylaxe 150 mg am Tag 1/4/7, dann 1mal wöchentlich.
Dermatomykosen: 150 mg 1mal wöchentlich oder 50 mg 1mal tgl.; Tinea versicolor: 1mal wöchentlich 300-400 mg oder 1mal tgl. 50 mg; Tinea ungium: 1mal wöchentlich 150 mg.
Dosisreduktion bei Nierenschäden.
Kinder: TD 3-12 mg/kg KG, MTD 400 mg. Bei Neugeborenen (0-14 Tage) TD alle 72 Std., bei Neugeborenen (15-27 Tage) TD alle 48 Std. applizieren.
Details siehe Austria-Codex - Fachinformation Kapseln für Säuglinge und Kleinkinder nicht geeignet.
SST: Strenge Indikationsstellung in der Schwangerschaft; Stillen bei einmaliger Anwendung möglich, bei wiederholter Anwendung nicht stillen.
NW: Magen-Darm, Haut, Anaphylaxie, ZNS, Leber (selten schwer), Blutbild, selten Herz (QT-Verlängerung), Nebenniereninsuffizienz.
WW: Gegenanzeige: QT-verlängernde Substanzen (Cisaprid, Terfenadin ab Fluconazol-TD von 400 mg, Astemizol, Pimozid, Chinidin, Erythromycin).
Nicht empfohlen: Halofantrin, Olaparib.
Vorsicht: Amiodaron, Rifampicin, Alfentanil, Amitriptylin, Nortriptylin, Antikoagulantien, Benzodiazepine, Carbamazepin, Kalziumkanallblocker, NSARs, Cyclophosphamid, Fentanyl, Statine, Immunsuppressiva, Losartan, Methadon, Phenytoin, Prednison, Rifabutin, Saquinavir, Sulfonylharnstoffe, Theophyllin, Tofacitinib, Vinca-Alkaloide, Vitamin A, Voriconazol, Zidovudin, Azithromycin, orale Kontrazeptiva. Ibrutinib- Dosis auf 1mal tgl. 280 mg reduzieren. Ivacaftor-Dosis auf 1mal tgl. 150 mg reduzieren.
WH: Vorsicht bei Leberschäden, Nierenschäden, QT-Verlängerung. Laborkontrollen. Verkehrshinweis.
PG: 35 ML RE2 (L) (EKO: Y) [€ 43,75]

Diflucan 40 mg/ml - Trockensaft 11B02

(Z.Nr. 1-19991) RP. P. L. J02AC01
ZI: Pfizer Corporation Austria, Wien
Z: 1 ml enthält: Fluconazol 40 mg, Saccharose 0,55 g, Siliciumdioxid, hochdisperses, Titandioxid, Xanthan gummi, Natrium citrat (entspr. Natrium 1,13 mg), Citronensäure, wasserfreie, Natriumbenzoat 2,38 mg, Orangenaroma, natürliches (entspr. Orangenöl) (entspr. Maltodextrin).
Kurzinformation: siehe Diflucan 10 mg/ml - Trockensaft, → S. 408
PG: 35 ML RE2 (L) (EKO: Y) [€ 144,20]

Difluzol 150 mg - Hartkapseln 11B02

(Z.Nr. 1-24952) RP. P. J02AC01
ZI: Stada Arzneimittel, Wien
Z: 1 Kapsel enthält: Fluconazol 150 mg, Kapselinhalt: Lactose

monohydrat 123 mg, Maisstärke, vorverkleistert, Siliciumdioxid, hochdisperses, Magnesium stearat; Kapselhülle: Gelatine, Titandioxid.
EW: Breitspektrum-Antimykotikum.
AG: Kryptokokkenmeningitis, Kokzidioidomykose, invasive Candidosen; Schleimhautcandidosen, chronisch-atrophische orale Candidosen, Vaginalcandidosen, Candida-Balanitis, Dermatomykosen, Onychomykose.
Prophylaxe von rezidivierender Kryptokokkenmeningitis, Candidosen bei AIDS-Patienten oder bei anhaltender Neutropenie, rezidivierende Vaginalcandidosen.
Kinder ab 0 Jahre und Jugendliche: Schleimhautcandidosen, invasive Candidosen, Kryptokokkenmeningitis (auch zur Prävention), Candidosen bei Abwehrschwäche.
AA: Oral, unzerkaut schlucken.
DO: Kryptokokkose: TD 400 mg am Tag 1, dann 200-400 mg.
Kokzidiomykose, Candidurie, Candidaprophylaxe bei Neutropenie: TD 200-400 mg.
Invasive Candidosen: TD 800 mg am Tag 1, dann 400 mg.
Oropharyngeale oder ösophageale Candidose: TD 200-400 mg am Tag 1, dann 100-200 mg.
Chronisch-atrophische Candidose: TD 50 mg.
Chronisch-mukokutane Candidose: TD 50-100 mg.
Rezidivprophylaxe von Schleimhautcandidosen bei AIDS-Patienten: 100-200 mg tgl. oder 200 mg 3mal wöchentlich.
Genitalcandidosen: TD 150 mg, Rezidivprophylaxe 150 mg am Tag 1/4/7, dann 1mal wöchentlich.
Dermatomykosen: 150 mg 1mal wöchentlich oder 50 mg 1mal tgl.; Tinea versicolor: 1mal wöchentlich 300-400 mg oder 1mal tgl. 50 mg; Tinea ungium: 1mal wöchentlich 150 mg.
Dosisreduktion bei Nierenschäden.
Kinder: TD 3-12 mg/kg KG, MTD 400 mg. Bei Neugeborenen (0-14 Tage) TD alle 72 Std., bei Neugeborenen (15-27 Tage) TD alle 48 Std. applizieren.
Details siehe Austria-Codex - Fachinformation Kapseln für Säuglinge und Kleinkinder nicht geeignet.
SST: Strenge Indikationsstellung in der Schwangerschaft; Stillen bei einmaliger Anwendung möglich, bei wiederholter Anwendung nicht stillen.
NW: Magen-Darm, Haut (auch schwere Reaktionen), Anaphylaxie, ZNS, Leber (selten schwer), Blutbild, selten Herz (QT-Verlängerung), Nebenniereninsuffizienz.
WW: Gegenanzeige: QT-verlängernde Substanzen (Cisaprid, Terfenadin ab Fluconazol-TD von 400 mg, Astemizol, Pimozid, Chinidin, Erythromycin).
Nicht empfohlen: Halofantrin, Olaparib.
Vorsicht: Amiodaron, Rifampicin, Alfentanil, Amitriptylin, Nortriptylin, Antikoagulantien, Benzodiazepine, Carbamazepin, Kalziumkanallblocker, NSARs, Cyclophosphamid, Fentanyl, Statine, Immunsuppressiva, Losartan, Methadon, Phenytoin, Prednison, Rifabutin, Saquinavir, Sulfonylharnstoffe, Theophyllin, Tofacitinib, Vinca-Alkaloide, Vitamin A, Voriconazol, Zidovudin, Azithromycin, orale Kontrazeptiva. Ivacaftor-Dosis auf 1mal tgl. 150 mg reduzieren.
WH: Vorsicht bei Leberschäden, Nierenschäden, QT-Verlängerung. Laborkontrollen. Verkehrshinweis.
PG: 1 ST F D (EKO: G) [€ 8,75], 2 ST F D (EKO: G) [€ 14,75], 4 ST D (EKO: G) [€ 27,45]

Difoss spag. Peka - Globuli

45X02

(Z.Nr. 3-00385) RPF. P. V03AX
ZI: Pekana Naturheilmittel, Kißlegg, Deutschland
Z: 10 g Streukügelchen werden hergestellt unter Verwendung von: Peumus boldus-spag. Peka D6 12 mg, Calcium carbonicum Hahnemanni D10 20 mg, Calcium fluoratum (Homöopathie) D10 13 mg, Cuprum aceticum (Homöopathie) D6 15 mg, Magnesium carbonicum (Homöopathie) D10 20 mg, Matricaria recutita (Homöopathie) D8 20 mg (entspr. Chamomilla recutita (Homöopathie)), Saccharose 10 g, Spuren von Lactose monohydrat.
EW: Homöopathikum (spagyrisch).
AG: Unterstützend bei Zahnungsbeschwerden bei Kindern.
AA: Langsam im Mund / auf der Zunge zergehen lassen.
DO: Kinder (3 Monate bis 6 Jahre): 4-5mal tgl. 5 Globuli.
SST: Keine Indikation.
PG: 10 G * (EKO: N) [€ 8,95]

Digestodoron - Tropfen

42W

(Z.Nr. 0-02041) RP. P. V03AX
ZI: Weleda, Wien
Z: 100 g (= 107 ml, 1 ml = 30 Tropfen) enthalten: Dryopteris filix-mas ex herba rec., ethanol. Digestio D1 35,5 g, Polypodium vulgare e foliis rec., ethanol. Digestio D1 8,5 g, Salix alba e foliis rec., ethanol. Digestio D1 11,5 g, Salix viminalis e foliis rec., ethanol. Digestio D1 23 g, Salix vitellina e foliis rec., ethanol. Digestio D1 11,5 g, Phyllitis scolopendrium e foliis rec., ethanol. Digestio D1 10 g, Ethanol (entspr. Gesamtethanolgehalt 30 % (m/m)), Wasser, gereinigtes.
EW: Homöopahtikum (anthroposophisch).
AG: Magen/Darm-Entzündungen und Motilitätsstörungen.
AA: 1/4 Std. vor einer Mahlzeit mit Wasser einnehmen.
DO: 1-3mal tgl. 10-15 Tropfen. Nicht für Kinder.
SST: Im 3. Trimenon der Schwangerschaft nicht anwenden, sonst nicht empfohlen.
NW: Allergien.
WH: Nicht für Alkoholkranke.
PG: 50 ML * (EKO: N) [€ 24,50]

Digimerck 0,1 mg/ml - Injektionslösung

30A03

(Z.Nr. 1-38304) RP. P. C01AA04
ZI: Merck, Wien
Z: 1 Ampulle zu 2,5 ml enthält: Digitoxin 0,25 mg, Ethanol 225 mg (entspr. Ethanol 96%), Propylenglykol 1037,5 mg, Natrium acetat-Trihydrat (entspr. Natrium 0,15 mg), Wasser für Injektionszwecke.
EW: Herzglykosid. Positiv inotrop, negativ dromotrop und chronotrop. Wirkungseintritt nach 2-3 Stunden, Abklingquote 7% pro Tag, Eliminationshalbwertszeit 7-8 Tage.
AG: Manifeste chronische Herzinsuffizienz aufgrund systolischer Dysfunktion, bestimmte supraventrikuläre tachykarde Arrhythmien (Vorhofflimmern).
AA: I.v. Injektion.
DO: 1. Tag: 1-2 Ampullen. 2. und 3. Tag: je 1 Ampulle. Ab 4. Tag oral.
Kinder: 0,02-0,04 mg/kg KG.
GA: Schwere Bradykardie, ventrikuläre Tachykardie/Fibrillation, AV-Block 2. und 3. Grades, vorgesehene Kardioversion, WPW-Syndrom, Karotis-Sinus-Syndrom, Hypokaliämie, Hyperkalzämie, Hypomagnesiämie, hypertrophe obstruktive Kardiomyopathie, thorakales Aortenaneurysma, Kalzium i.v.
SST: Sorgfältige Überwachung, nicht stillen.
NW: Herzrhythmusstörungen, Allergie, Gynäkomastie, Psyche, Sehstörungen, Magen/Darm, Muskelschwäche, Allgemeinerkrankungen.
WW: Wirkungssteigerung durch Kalzium, Hypokaliämie, Hypomagnesiämie; Kalziumantagonisten, Betablocker, arrhythmogene Substanzen, Lithium, CYP3A4-Hemmer, P-Glykoproteinhemmer. Abschwächung der Digitoxinwirkung durch den Kaliumspiegel erhöhende Substanzen, Resorptionshemmer, CYP3A4- oder P-Glykoproteininduktoren.
WH: Vorsicht bei Hyperkaliämie, älteren Patienten, Schilddrüsenerkrankungen, akutem Myokardinfarkt, Myokarditis, Cor pulmonale, Perikarditis, Mitralstenose mit Lungenödem, vorhergehender Glykosidtherapie.
Kontrollen: Elektrolyte (Kalium), Säure/Basen, Schilddrüse.
Bei Überdosierung kardiotoxische, gastrointestinale und zentralnervöse Reaktionen.
Bei Überdosierung sofort absetzen; bei Hypokaliämie 1-2 g Kalium 4mal tgl. oral oder max. 20 mval/h per Infusion, bei ventrikulären Arrhythmien Diphenylhydantoin (initial 125-250 mg i.v, dann oral) oder Lidocain (initial 50-100 mg i.v., dann 1-2 mg/min), bei bradykarden Rhythmusstörungen Parasympatholytika (z.B. Atropin 0,5-1 mg s.c ev. 2-3mal tgl., Ipratropiumbromid), ev. Schrittmacher. Magnesiumdefizit ausgleichen. Bei schwerer Digitalisvergiftung Digitalis-Antidot anwenden.
PG: 10 ST * (EKO: N) [€ 16,70]

Digimerck 0,07 mg - Tabletten

30A03

(Z.Nr. 0-17642) RP. P. C01AA04
ZI: Merck, Wien
Z: 1 Tablette enthält: Digitoxin 0,07 mg, Siliciumdioxid, hochdisperses, Magnesium stearat, Carboxymethylstärke, Natriumsalz, Hypromellose, Saccharose 2 mg, Talkum, Amylum Maydis, Lactose monohydrat 90 mg.
EW: Herzglykosid. Positiv inotrop, negativ dromotrop und chronotrop. Wirkungseintritt nach 2-3 Stunden, Abklingquote 7% pro Tag, Eliminationshalbwertszeit 7-8 Tage.
AG: Manifeste chronische Herzinsuffizienz aufgrund systolischer Dysfunktion, bestimmte supraventrikuläre tachykarde Arrhythmien (Vorhofflimmern).
AA: Nach dem Essen unzerkaut mit Flüssigkeit.
DO: Individuell.
Mittelschnelle Sättigung: 3 Tage 0,15-0,3 mg, ab 4. Tag 0,05-0,1 mg.
Bevorzugt in Kombination mit Diuretika, ACE-Hemmern oder Beta Blockern anwenden. Vorsicht beim Umstellen von Digoxin auf Digitoxin.
Kinder: Sättigungsdosis 0,02-0,04 mg/kg KG, Erhaltungsdosis 0,002-0,004 mg/kg KG.
Ältere Patienten: Initial 3mal tgl. 0,07 mg, ab 4. Tag 1mal tgl. 0,07 mg.
GA: Schwere Bradykardie, ventrikuläre Tachykardie/Fibrillation, AV-Block 2. und 3. Grades, vorgesehene Kardioversion, WPW-Syndrom, Karotis-Sinus-Syndrom, Hypokaliämie, Hyperkalzämie, Hypomagnesiämie, hypertrophe obstruktive Kardiomyopathie, thorakales Aortenaneurysma, Kalzium i.v.

SST: Sorgfältige Überwachung, nicht stillen.
NW: Herzrhythmusstörungen, Allergie, Gynäkomastie, Psyche, Sehstörungen, Magen/Darm, Muskelschwäche, Allgemeinerkrankungen.
WW: Wirkungssteigerung durch Kalzium, Hypokaliämie, Hypomagnesiämie; Kalziumantagonisten, Betablocker, arrhythmogene Substanzen, Lithium, CYP3A4-Hemmer, P-Glykoproteinhemmer. Abschwächung der Digitoxinwirkung durch den Kaliumspiegel erhöhende Substanzen, Resorptionshemmer, CYP3A4- oder P-Glykoproteininduktoren.
WH: Vorsicht bei Hyperkaliämie, älteren Patienten, Schilddrüsenerkrankungen, akutem Myokardinfarkt, Myokarditis, Cor pulmonale, Perikarditis, Mitralstenose mit Lungenödem, vorhergehender Glykosidtherapie.
Kontrollen: Elektrolyte (Kalium), Säure/Basen, Schilddrüse.
Bei Überdosierung kardiotoxische, gastrointestinale und zentralnervöse Reaktionen.
Bei Überdosierung sofort absetzen; bei Hypokaliämie 1-2 g Kalium 4mal tgl. oral oder max. 20 mval/h per Infusion, bei ventrikulären Arrhythmien Diphenylhydantoin (initial 125-250 mg i.v, dann oral) oder Lidocain (initial 50-100 mg i.v., dann 1-2 mg/min), bei bradykarden Rhythmusstörungen Parasympatholytika (z.B. Atropin 0,5-1 mg s.c ev. 2-3mal tgl., Ipratropiumbromid), ev. Schrittmacher. Magnesiumdefizit ausgleichen. Bei schwerer Digitalisvergiftung Digitalis-Antidot anwenden.
PG: 30 ST (2) (EKO: G) [€ 2,55], 84 ST (EKO: G) [€ 6,40]

Digimerck 0,1 mg - Tabletten 30A03
(Z.Nr. 1-18969) RP. P. C01AA04
ZI: Merck, Wien
Z: 1 Tablette enthält: Digitoxin 0,1 mg, Siliciumdioxid, hochdisperses, Magnesium stearat, Carboxymethylstärke, Natriumsalz, Hypromellose, Saccharose 2 mg, Talkum, Amylum Maydis, Lactose monohydrat 90 mg.
Kurzinformation: siehe Digimerck 0,07 mg - Tabletten, → S. 409
PG: 30 ST (2) (EKO: G) [€ 2,70], 100 ST (EKO: G) [€ 6,90]

Dihydergot 2,5 mg - Tabletten 39B01, 43A01
(Z.Nr. 1-16750) RP. P. N02CA01
ZI: Amdipharm, Dublin, Irland
Z: 1 Tablette enthält: Dihydroergotamin mesilat 2,5 mg, Lactose 117,55 mg, Weinsäure, Gelatine, Magnesium stearat, Stearinsäure, Talk, Maisstärke.
EW: Mutterkornalkaloid.
AG: Migränetherapie bei erfolgreich auf DHE eingestellten Patienten; bei neu diagnostizierter Migräne nur als Reservemedikation.
AA: Vor den Mahlzeiten unzerkaut mit Flüssigkeit.
DO: TD 1-2 Tabletten. MTD 4 Tabletten. Nicht für Langzeitbehandlung. Bei Kindern und Jugendlichen nicht anwenden.
GA: Zustände, die vasospastische Reaktionen begünstigen; Herzinsuffizienz, TIA, Schlaganfall, halbseitige oder basiläre Migräne, schwere Leber- oder Nierenschäden, anamnestische fibrotische Erkrankungen, Arzneimittel-induzierter Kopfschmerz.
SST: Gegenanzeige.
NW: Ergotismus (Herz, Gefäße, Augen, Magen/Darm, ZNS), erhöhtes Risiko vaskulärer Ereignisse (besonders bei älteren Patienten; Anwendung nicht empfohlen), Haut, Allergien, Psyche, ZNS, nach Langzeitgabe Fibrosen der Herzklappen, der Pleura und des Peritoneums.
WW: Gleichzeitige Anwendung vermeiden: Starke CYP3A4-Hemmer (Makrolide, HIV-Protease- oder Reverse Transkriptase-Hemmer, Azole), Vasokonstriktoren (andere Mutterkornalkaloide, Triptane, andere 5HT1-Agonisten). Nicht empfohlen: DHE parenteral, Heparine, Alkohol, Zigaretten.
Vorsicht: Dopamin, Quinupristin, Dalfopristin, Tetrazykline, organische Nitrate, Betablocker.
WH: Max. 10 Tage pro Monat und an max. 3 aufeinander folgenden Tagen anwenden. Vorsicht bei Psychosen. Auf Fibrosen bzw. Ergotismus achten.
Bei peripherer Ischämie sofort absetzen. Verkehrshinweis. Bei Durch- blutungsstörungen Vasodilatoren oder niedermolekulares Dextran anwenden.
PG: 20 ST (2) (EKO: G) [€ 5,55], 50 ST (2) (EKO: G) [€ 11,50]

🐾 Dilaterol 25 Mikrogramm/ml - Sirup für Pferde 807AC
(Z.Nr. 8-01131) RP. P. VNW. QR03CC13
ZI: Le Vet Beheer, Oudewater, Niederlande
Z: 1 ml enthält: Clenbuterol hydrochlorid 25 µg (entspr. Clenbuterol 22 µg), Methyl-4-hydroxybenzoat 2,02 mg, Propyl-4-hydroxybenzoat 0,26 mg, Carbomer 974P, Saccharose, Macrogol 400, Glycerol 85%, Ethanol 96%, Natriumhydroxid, Wasser, gereinigtes.
EW: Beta2-Adrenomimetikum.
AG: Atemwegserkrankungen bei Pferden mit Atemwegsobstruktion durch Bronchospasmus oder Verschleimung.
AA: Zum Eingeben.
DO: 2mal tgl. 4 ml (=1 Hub).
GA: Herzerkrankungen.
SST: Mindestens 4 Tage vor dem Geburtstermin absetzen.
NW: Schwitzen, Tremor, Tachykardie, leichte Hypotonie, Unruhe.
WW: Vorsicht: Anästhetika (Halothan). Prostaglandin F2-alpha, Oxytocin, Beta- Blocker antagonistisch.
WH: Vorsicht bei Glaukom.
VNW: Essbare Gewebe: 28 Tage. Nicht für Tiere, deren Milch für menschlichen Verzehr vorgesehen ist.
PG: 355 ML VNW [€ 66,45]

Dilatrend 6,25 mg - Tabletten 19A
(Z.Nr. 1-21706) RP. P. C07AG02
ZI: Cheplapharm Arzneimittel, Greifswald, Deutschland
Z: 1 Tablette enthält: Carvedilol 6,25 mg, Saccharose 21,25 mg, Lactose monohydrat 51,8 mg, Povidon K25, Crospovidon Typ A, Siliciumdioxid, hochdisperses, Magnesium stearat, Eisenoxid gelb.
EW: Vasodilatierender Beta-Blocker.
AG: Zusatztherapie der chronischen Herzinsuffizienz, linksventrikuläre Dysfunktion nach akutem Myokardinfarkt.
AA: Unzerkaut mit Flüssigkeit.
DO: Initial 2mal tgl. 3,125 mg über 14 Tage; Verdoppelung der Dosis alle 14 Tage möglich; MTD 2mal 50 mg. Für Kinder und Jugendliche nicht empfohlen. i
GA: Erregungsstörungen des Herzens, Bradykardie, unbehandelte Herzinsuffi- zienz, kardiogener Schock, pulmonale Hypertonie, Asthma, Glottisödem, Leberschäden, MAO-Hemmer-Therapie, Prinzmetal-Angina.
SST: Nutzen/Risiko-Abwägung, 2-3 Tage vor dem Geburtstermin Behandlung beenden. Nicht stillen.
NW: Schwindel, Kopfschmerzen, Orthostase (Synkope), Magen/ Darm, Dyspnoe, Bradykardie, Hypotension, Angina pectoris-Anfälle, Verschlechterung einer Herzinsuffizienz, Asthmaanfälle, Claudicatio, Psoriasis, Allergie (auch schwere Hautreaktionen), ZNS, Auge, Labor.
WW: Gegenanzeige: MAO-Hemmer (ausgenommen MAO-B-Hemmer), Verapamil und Diltiazem i.v. Vorsicht: Blutdrucksenker, ZNS-Dämpfer, Digitalis, Alkohol verstärkt, Antiarrhythmika (bis Asystolie), Narkotika (Kardiodepression), Clonidin (zuerst Carvedilol absetzen, sonst hypertensive Krise beim Absetzen von Clonidin), Sympathomimetika (alpha- mimetische Wirkung verstärkt, beta-mimetische Wirkung antagonisiert), Xanthine (Wirkungseinschränkung), Muskelrelaxantien (verstärkt neuro- muskulär blockierend), Insulin, Antidiabetika (Hypoglykämie, Tachykardie maskiert), Rifampicin (senkt Carvedilol-Spiegel), Ciclosporin (Dosisanpassung), Amiodaron, Dihydropyridine.
WH: Vorsicht bei AV-Block 1. Grades, Azidose, Diabetes, Phäochromozytom, Psoriasis. Bei Verdacht auf Prinzmetal-Angina nicht anwenden. Keine Erfahrungen bei orthostatischer Hypotonie, Herzentzündungen, Klappenstenosen, peripheren arteriellen Gefäßerkrankungen.
Therapie ausschleichend absetzen. Herzinsuffizienz kompensieren.
Blutzucker kontrollieren. Psoriasis kann verstärkt werden. Bei Phäochromozytom zuerst Alpha-Blockade. Verkehrshinweis.
Bei Intoxikationen 0,5-1 mg Orciprenalin i.v. oder 1-5(-10) mg Glukagon i.v., bei Bradykardie Atropin 0,5-2 mg i.v., bei Bronchospasmen Beta-Sympathomimetika, bei Blutdruckabfall Norfenefrin oder Noradrenalin, bei Krämpfen Diazepam oder Clonazepam i.v.
PG: 28 ST (EKO: G) [€ 5,70]

Dilatrend 12,5 mg - Tabletten 19A
(Z.Nr. 1-21705) RP. P. C07AG02
ZI: Cheplapharm Arzneimittel, Greifswald, Deutschland
Z: 1 Tablette enthält: Carvedilol 12,5 mg, Saccharose 12,5 mg, Lactose monohydrat 59,1 mg, Povidon K25, Crospovidon Typ A, Siliciumdioxid, hochdisperses, Magnesium stearat, Eisenoxid gelb, Eisenoxid rot.
Kurzinformation: siehe Dilatrend 6,25 mg - Tabletten, → S. 410
PG: 28 ST (EKO: G) [€ 10,95]

Dilatrend 25 mg - Tabletten 19A
(Z.Nr. 1-19553) RP. P. C07AG02
ZI: Cheplapharm Arzneimittel, Greifswald, Deutschland
Z: 1 Tablette enthält: Carvedilol 25 mg, Saccharose 25 mg, Lactose monohydrat 10 mg, Povidon K25, Crospovidon Typ A, Siliciumdioxid, hochdisperses, Magnesium stearat.
EW: Vasodilatierender Beta-Blocker.
AG: Zusatztherapie der chronischen Herzinsuffizienz, linksventrikuläre Dysfunktion nach akutem Myokardinfarkt, essentielle Hypertonie, chronisch-stabile Angina pectoris.
AA: Unzerkaut mit Flüssigkeit.
DO: Initial 2mal tgl. 3,125 mg über 14 Tage; Verdoppelung der Dosis alle 14 Tage möglich; MTD 2mal 50 mg. Für Kinder und Jugendliche nicht empfohlen. i

GA: Erregungsstörungen des Herzens, Bradykardie, unbehandelte Herzinsuffi- zienz, kardiogener Schock, pulmonale Hypertonie, Asthma, Glottisödem, Leberschäden, MAO-Hemmer-Therapie, Prinzmetal-Angina.
SST: Nutzen/Risiko-Abwägung, 2-3 Tage vor dem Geburtstermin Behandlung beenden. Nicht stillen.
NW: Schwindel, Kopfschmerzen, Orthostase (Synkope), Magen/Darm, Dyspnoe, Bradykardie, Hypotension, Angina pectoris-Anfälle, Verschlechterung einer Herzinsuffizienz, Asthmaanfälle, Claudicatio, Psoriasis, Allergie (auch schwere Hautreaktionen), ZNS, Auge, Labor.
WW: Gegenanzeige: MAO-Hemmer (ausgenommen MAO-B-Hemmer), Verapamil und Diltiazem i.v. Vorsicht: Blutdrucksenker, ZNS-Dämpfer, Digitalis, Alkohol verstärkt, Antiarrhythmika (bis Asystolie), Narkotika (Kardiodepression), Clonidin (zuerst Carvedilol absetzen, sonst hypertensive Krise beim Absetzen von Clonidin), Sympathomimetika (alpha- mimetische Wirkung verstärkt, beta-mimetische Wirkung antagonisiert), Xanthine (Wirkungseinschränkung), Muskelrelaxantien (verstärkt neuro- muskulär blockierend), Insulin, Antidiabetika (Hypoglykämie, Tachykardie maskiert), Rifampicin (senkt Carvedilol-Spiegel), Ciclosporin (Dosisanpassung), Amiodaron, Dihydropyridine.
WH: Vorsicht bei AV-Block 1. Grades, Azidose, Diabetes, Phäochromozytom, Psoriasis. Bei Verdacht auf Prinzmetal-Angina nicht anwenden. Keine Erfahrungen bei orthostatischer Hypotonie, Herzentzündungen, Klappenstenosen, peripheren arteriellen Gefäßerkrankungen.
Therapie ausschleichend absetzen. Herzinsuffizienz kompensieren.
Blutzucker kontrollieren. Psoriasis kann verstärkt werden. Bei Phäochromozytom zuerst Alpha-Blockade. Verkehrshinweis.
Bei Intoxikationen 0,5-1 mg Orciprenalin i.v. oder 1-5(-10) mg Glukagon i.v., bei Bradykardie Atropin 0,5-2 mg i.v., bei Bronchospasmen Beta-Sympathomimetika, bei Blutdruckabfall Norfenefrin oder Noradrenalin, bei Krämpfen Diazepam oder Clonazepam i.v.
PG: 28 ST (2) (EKO: G) [€ 17,25], 56 ST * (EKO: N) [€ 52,50]

Dilatrend 25 mg - Tabletten — 19A

(Z.Nr. 1-19553-P3) RP. P. Parallelimport. C07AG02
V: Abacus Medicine, Copenhagen, Dänemark
Z: 1 Tablette enthält: Carvedilol 25 mg, Saccharose 25 mg, Lactose monohydrat 10 mg, Povidon K25, Crospovidon Typ A, Siliciumdioxid, hochdisperses, Magnesium stearat.
PG: 28 ST (2) (EKO: G) [€ 16,90]

Diltiazem G.L. retard 90 mg - Filmtabletten 21C02
(Z.Nr. 1-21341) RP. P. nicht im Handel. C08DB01

Diltiazem G.L. retard 180 mg - Filmtabletten 21C02
(Z.Nr. 1-21342) RP. P. nicht im Handel. C08DB01

Diltiazem Genericon retard 90 mg - Filmtabletten — 21C02

(Z.Nr. 1-21339) RP. P. C08DB01
ZI: Genericon Pharma, Graz
Z: 1 Filmtablette enthält: Diltiazem hydrochlorid 90 mg, Lactose 60 mg, Polyacrylat-Dispersion 30%, Methacrylsäure-Ethylacrylat-Copolymer, Ammoniummethacrylat-Copolymer (Typ B), Hypromellose, Magnesium stearat, Macrogol 6000, Titandioxid, Talkum.
EW: Kalziumantagonist.
AG: Symptomatische koronare Herzkrankheit: Chronisch stabile Angina pectoris, instabile Angina pectoris, vasospastische Angina (Prinzmetal-Angina), Variant- Angina, Hypertonie.
AA: Unzerkaut mit Flüssigkeit zu einer Mahlzeit einnehmen.
DO: 2mal tgl. 90 mg, bei unzureichender Wirkung MTD 360 mg. Bei Langzeitbehandlung auf eventuelle Dosisreduktion prüfen. Nicht für Kinder und Jugendliche.
GA: Komplizierter akuter Herzinfarkt, manifeste Herzinsuffizienz, bradykarde Überleitungsstörungen, Bradykardie unter 50 Schläge/min, Vorhofflimmern und WPW- Syndrom (Risiko für Kammertachykardie).
SST: Kontraindikation (im Tierversuch embryotoxisch). Kontrazeption erforderlich.
NW: Periphere Ödeme, ZNS, Psyche (Depression), Magen/Darm, Haut, Leberenzymanstiege, Herz (Bradykardie, Überleitungsstörungen), Hypotonie.
WW: Kontraindiziert: Betablocker i.v., Ivabradin, Dantrolen i.v. Vorsicht: Orale Beta-Blocker, Antihypertonika, Alpha- Antagonisten (Verstärkung), kardiodepressive Substanzen, Nifedipin, Hemmer der AV-Überleitung (Antiarrhythmika, Herzglykoside); Inhalationsnarkotika, Lithium, Carbamazepin, Rifampicin, H2-Blocker, Ciclosporin. Gleichzeitige Nitrattherapie ist möglich (Dosis schrittweise erhöhen). Vorsicht mit über CYP3A4 metabolisierten Substanzen, (Benzodiazepine, Curare, Kortikosteroide, Statine, Kalziumsalze, Vitamin D), CYP3A4- Induktoren und - Hemmern, mTOR- Inhibitoren (z. B. Sirolimus), Ciclosporin A, Glukokortikoide.
WH: Vorsicht bei Leber- oder Nierenschäden, Darmverschlussrisiko.
Ausschleichend absetzen.
Kontrolle: Leber. Verkehrshinweis.
Bei Überdosierung 1-2 g Calciumgluconat i.v. oder Atropin oder Orciprenalin.
PG: 20 ST (2) (EKO: G) [€ 4,90], 50 ST (2) (EKO: G) [€ 10,20]

Diltiazem Genericon retard 180 mg - Filmtabletten — 21C02

(Z.Nr. 1-21340) RP. P. C08DB01
ZI: Genericon Pharma, Graz
Z: 1 Filmtablette enthält: Diltiazem hydrochlorid 180 mg, Lactose 120 mg, Polyacrylat-Dispersion 30%, Methacrylsäure-Ethylacrylat-Copolymer, Ammoniummethacrylat-Copolymer (Typ B), Hypromellose, Magnesium stearat, Macrogol 6000, Titandioxid, Talkum.
Kurzinformation: siehe Diltiazem Genericon retard 90 mg - Filmtabletten, → S. 411
PG: 30 ST (2) (EKO: G) [€ 13,85]

Diltiazem "ratiopharm" 60 mg - Tabletten — 21C02

(Z.Nr. 1-22000) RP. P. C08DB01
ZI: Teva, Haarlem, Niederlande
Z: 1 Tablette enthält: Diltiazem hydrochlorid 60 mg, Lactose monohydrat 132,75 mg, Cellulose, mikrokristalline, Methylhydroxypropylcellulose, Magnesium stearat, Siliciumdioxid, hochdisperses.
EW: Kalziumantagonist.
AG: Dauerbehandlung der koronaren Herzkrankheit einschließlich chronisch- stabile Angina pectoris, Prinzmetal Angina und Angina pectoris nach Herzinfarkt; Dauerbehandlung der arteriellen Hypertonie.
AA: Unzerkaut mit Flüssigkeit zu den Mahlzeiten.
DO: 3mal tgl. 1 Tablette, MTD 3mal 2 Tabletten. Keine Erfahrungen bei Kindern und Jugendlichen.
GA: Kardiogener Schock, komplizierter frischer Herzinfarkt, Herzinsuffizienz NYHA III und IV, Überleitungsstörungen, Bradykardie, Hypotonie, WPW- Syndrom (eventuell Kammertachykardie).
SST: Kontraindikation (im Tierversuch embryotoxisch). Kontrazeption erforderlich.
NW: Periphere Ödeme, ZNS, Magen/Darm, Haut, Leberenzymanstiege, Herz (Bradykardie, Überleitungsstörungen), Hypotonie.
WW: Kontraindiziert: Betablocker i.v., Ivabradin, Dantrolen (Infusion).
Vorsicht: Antihypertonika (Verstärkung), kardiodepressive Substanzen, Hemmer der AV-Überleitung (Antiarrhythmika, Herzglykoside); Lithium, Carbamazepin, Rifampicin, H2-Blocker, Ciclosporin. Gleichzeitige Nitrattherapie ist möglich (Dosis schrittweise erhöhen). Vorsicht mit über CYP3A4 metabolisierten Substanzen (Benzodiazepine, Curare, Kortikosteroide, Statine, Kalziumsalze, Vitamin D).
WH: Vorsicht bei Leber- oder Nierenschäden, Darmverschlussrisiko.
Ausschleichend absetzen.
Kontrolle: Leber. Verkehrshinweis.
Bei Überdosierung 1-2 g Calciumgluconat i.v. oder Atropin oder Orciprenalin.
PG: 20 ST (2) (EKO: G) [€ 4,05], 50 ST (2) (EKO: G) [€ 8,10]

Diltiazem "ratiopharm" retard 90 mg - Filmtabletten — 21C02

(Z.Nr. 1-21989) RP. P. C08DB01
ZI: Teva, Haarlem, Niederlande
Z: 1 Filmtablette enthält: Diltiazem hydrochlorid 90 mg, Lactose monohydrat 196,5 mg, Cellulose, mikrokristalline, Methylhydroxypropylcellulose, Magnesium stearat, Siliciumdioxid, hochdisperses, Macrogol 6000, Eudragit NE 30 D, Simeticon-Emulsion.
EW: Kalziumantagonist.
AG: Dauerbehandlung der koronaren Herzkrankheit: Anfallsprophylaxe bei chronischer Koronarinsuffizienz oder Angina pectoris, vasospastischer Angina (Prinzmetal-Angina), Angina pectoris bei Zustand nach Herzinfarkt.
Dauerbehandlung der arteriellen Hypertonie.
AA: Unzerkaut mit Flüssigkeit zu einer Mahlzeit.
DO: 3-mal tgl. 1(-2) Tabletten. Bei Langzeitbehandlung auf eventuelle Dosis- reduktion prüfen. Nicht für Kinder und Jugendliche.
GA: Kardiogener Schock, komplizierter frischer Herzinfarkt, Herzinsuffizienz NYHA III und IV, Überleitungsstörungen, Bradykardie, Hypotonie, WPW- Syndrom (eventuell Kammertachykardie).
SST: Kontraindikation (im Tierversuch embryotoxisch). Kontrazeption erforderlich.
NW: Periphere Ödeme, ZNS, Magen/Darm, Haut, Leberenzymanstiege, Herz (Bradykardie, Überleitungsstörungen), Hypotonie.
WW: Kontraindiziert: Betablocker i.v., Ivabradin, Dantrolen (Infu-

sion).
Vorsicht: Antihypertonika (Verstärkung), kardiodepressive Substanzen, Hemmer der AV-Überleitung (Antiarrhythmika, Herzglykoside); Lithium, Carbamazepin, Rifampicin, H2-Blocker, Ciclosporin. Gleichzeitige Nitrattherapie ist möglich (Dosis schrittweise erhöhen). Vorsicht mit über CYP3A4 metabolisierten Substanzen (Benzodiazepine, Curare, Kortikosteroide, Statine, Kalziumsalze, Vitamin D).
WH: Vorsicht bei Leber- oder Nierenschäden, Darmverschlussrisiko.
Ausschleichend absetzen.
Kontrolle: Leber. Verkehrshinweis.
Bei Überdosierung 1-2 g Calciumgluconat i.v. oder Atropin oder Orciprenalin.
PG: 20 ST (2) (EKO: G) [€ 4,95], 50 ST (2) (EKO: G) [€ 10,70]

Diluplex - Tropfen bei Nervenschmerzen 02X
(Z.Nr. 3-00199) RPF. P. V03AX
ZI: Steierl Pharma, Herrsching, Deutschland
Z: 10 g (= 11 ml, 1 ml = 27 Tropfen) enthalten: Citrullus colocynthis (Homöopathie) D4 3,5 g, Daphne mezereum (Homöopathie) D6 3,5 g, Ranunculus bulbosus (Homöopathie) D4 3 g, Ethanol, (entspr. → 58 % (V/V)), Wasser, gereinigtes.
EW: Homöopathikum.
AG: Nervenschmerzen, unterstützend bei Herpes zoster.
AA: Tropfen unverdünnt 1 Minute im Mund belassen.
DO: Akut alle halbe bis ganze Stunde 5-10 Tropfen (max. 12mal tgl.), chronisch 1-3mal tgl. 5-10 Tropfen. Für Kinder nicht empfohlen.
SST: Vorsicht.
WH: Nicht bei Alkoholkranken anwenden.
PG: 50 ML * (EKO: N) [€ 10,05]

🐾 Dimazon 50 mg/ml - Injektionslösung für Rinder, Pferde, Hunde und Katzen 815A
(Z.Nr. 8-15262) RP. P. VNW. QC03CA01
ZI: Intervet, Wien
Z: 1 ml enthält: Furosemid 50 mg, Benzylalkohol 15 mg, Natrium edetat 1 mg, Natrium sulfit 1,8 mg, Natriumchlorid, 2-Aminoethanol, Wasser für Injektionszwecke.
EW: Schleifendiuretikum.
AG: Ödeme, nicht entzündliche Flüssigkeitsansammlungen in Körperhöhlen.
Forcierte Diurese bei Vergiftungen. Belastungsinduzierte Lungenblutungen bei Rennpferden. Anregung der Diurese. Kurzfristige Gewinnung von Harnproben.
AA: I.v. oder i.m. (Hund, Katze), i.v. (Pferd, Rind).
DO: Rind, Pferd 0,5-1 mg/kg KG nur i.v..
Hund/Katze 2,5-5 mg/kg KG.
Dosiserhöhung bis zum Zweifachen möglich.
Bei Bedarf 1-2mal tgl. anwenden.
GA: Hypokaliämie, Hypokalzämie, Exsikkose, Niereninsuffizienz, schwere Leberschäden.
SST: Anwendung möglich.
NW: Hämokonzentration, Hypokaliämie, Hyponatriämie, Ototoxizität bei Hunden und Katzen.
WW: Herzglykoside (Intoxikation durch Kaliumverlust), ACE-Hemmer (starker Blutdruckabfall), Aminoglykoside (verstärkt ototoxisch), Cephalosporine (verstärkt nephrotoxisch). NSARs schwächen Diurese ab.
WH: Bei längerer Anwendung Kalium kontrollieren.
VNW: Essbare Gewebe, Milch 1 Tag.
PG: 1 ST VNW [€ 12,45]

🐾 Dinalgen 150 mg/ml - Injektionslösung für Rinder, Schweine und Pferde 802A
(Z.Nr. 8-00860) RP. P. VNW. QM01AE03
ZI: Laboratorios Dr. Esteve, Barcelona, Spanien
Z: 1 ml Injektionslösung enthält: Ketoprofen 150 mg, L-Arginin, Benzylalkohol 10 mg, Citronensäure zur pH-Wert Einstellung, Wasser für Injektionszwecke.
EW: Entzündungshemmer.
AG: Linderung von Fieber, Entzündungen und Schmerzen bei postpartalen Erkrankungen des Bewegungsapparates, Atemwegserkrankungen und akuter Mastitis, Mastitis-Metritis-Agalaktie-Syndrom bei Sauen, Gelenk- oder Kolikschmerzen bei Pferden.
AA: I.v. und i.m., nicht intraarteiell.
DO: Rind, Schwein: 3 mg Ketoprofen/kg KG und Tag über 1-3 Tage.
Pferd: 2,2 mg Ketoprofen/kg KG und Tag über 1-5 Tage.
GA: Magen/Darm-Ulzera, Herz-, Leber-, Nieren-, Blutschäden.
SST: Anwendung bei trächtigen Rindern, laktierenden Kühen und Sauen möglich.
Nutzen/Risiko-Abwägung bei trächtigen Sauen und Stuten. Bei laktierenden Stuten nicht empfohlen.
NW: Lokale Nekrosen, Läsionen des Magen/Darm-Trakts.
WW: Andere Entzündungshemmer (24 Std. Abstand). Antikoagulanzien, Diuretika, nephrotoxische Substanzen meiden.
WH: Besondere Vorsicht bei Tieren unter 6 Wochen. Bei Fohlen unter 1 Monat nicht empfohlen. Bei dehydrierten, hypovolämischen oder hypotonen Tieren nicht anwenden.
VNW: Essbare Gewebe: Rind 2 Tage, Schwein 3 Tage, Pferd 1 Tag. Nicht für laktierende Stuten, deren Milch für menschlichen Verzehr vorgesehen ist.
PG: 100 ML VNW [€ 74,90]

🐾 Dinolytic 5 mg/ml - Injektionslösung für Tiere 822AI, 833A
(Z.Nr. 8-00003) NR. P. VNW. QG02AD01
ZI: Zoetis Österreich, Wien
Z: 1 ml enthält: Dinoprost 5 mg (entspr. Dinoprost trometamol), Benzylalkohol 16,5 mg, Salzsäure zur pH-Wert-Einstellung, Natriumhydroxid zur pH-Wert-Einstellung, Wasser für Injektionszwecke.
EW: Kontrahiert glatte Muskulatur (oxytocinartig), luteolytisch.
AG: Rind: Verlegung des Brunst- und Ovulationszeitpunktes, Stillbrünstig- keit, Suböstrus, unterstützend bei chronischer Metritis oder Pyometra, Abort- und Geburtseinleitung, Brunstsynchronisation.
Details siehe Austria-Codex - Fachinformation.
Schwein: Geburtseinleitung 2-3 Tage vor Abferkeltermin. Verkürzung des Absetz/Rausche-Intervalls und des Absetz/Konzeptions-Intervalls.
Pferd: Brunstlosigkeit, Aborteinleitung innerhalb der ersten 35 Trächtigkeitstage.
AA: I.m. Injektion, bei Rindern und Stuten auch s.c.. Nicht i.v..
DO: Einzelinjektion: Rinder: 25 mg (5 ml), Schweine: 10 mg (2 ml), Stuten: 5 mg (1 ml).
Details siehe Austria-Codex - Fachinformation.
GA: Atmungs-, Kreislauf-, Magen/Darm-Erkrankungen.
SST: Einsatz gemäß Indikation. Anwendung während der Laktation möglich.
NW: Pferd: Tachykardie, Schwitzen, leichte abdominelle Beschwerden (Beginn 15 Minuten nach der Injektion, Dauer 1 Stunde).
Rind: Eventuell Erhöhung der Körpertemperatur, Verminderung des Speichelflusses.
Schwein: Erhöhte Körpertemperatur und Atemfrequenz, Speichelsekretion, verstärkter Kot- und Urinabsatz, Hautrötung, Unruhe (Beginn 15 Minuten nach der Injektion, Dauer 1 Stunde).
WW: Oxytocin (additiv), NSAIDs vermindern luteolytische Wirkung von Dinoprost.
WH: Pferd und Rind: Aborteinleitung bei Verabreichung während der Trächtig- keit. Kontamination der Haut vermeiden, betroffene Stelle gründlich mit Wasser und Seife reinigen. Vorsicht bei Patienten mit Atemwegs- erkrankungen (Asthma) und bei Schwangeren (Abortusgefahr!).
VNW: Schwein und Rind: Essbare Gewebe 1 Tag, Milch (Rind) 0 Tage.
Pferd: Nicht bei Tieren zur Gewinnung von Arznei- oder Lebensmitteln anwenden. Behandelte Equiden für immer von der Schlachtung ausschließen.
PG: 5 ST VN [€ 59,55]

Dioscomb 500 mg - Filmtabletten 53A01
(Z.Nr. 1-38989) RPF. P. C05CA53
ZI: ExtractumPharma, Budapest, Ungarn
Z: 1 Filmtablette enthält: Flavonoidfraktion, mikronisiert 500 mg (entspr. Diosmin 450 mg) (entspr. Hesperidin 50 mg), Tablettenkern: Magnesium stearat, Talkum, Maisstärke, Gelatine, Cellulose, mikrokristalline; Filmüberzug: Eisenoxid rot, Eisenoxid gelb, Macrogol 3350, Poly(vinylalkohol), partiell hydrolysiert, Titandioxid, Talkum.
EW: Stabilisiert die Kapillaren.
AG: Chronische Veneninsuffizienz, akute Hämorrhoiden.
AA: Zu den Mahlzeiten einnehmen.
DO: Veneninsuffizienz: 2mal tgl. (mittags und abends) 1 FT.
Hämorrhoiden: 2mal tgl. 3 FT über 4 Tage, dann 2mal tgl. 2 FT über 3 Tage; Erhaltungstherapie 2mal tgl. 1 FT.
Für Kinder und Jugendliche nicht empfohlen.
SST: Keine Daten, vorsichtshalber nicht einnehmen.
NW: Magen/Darm, Kopfschmerzen, Schwindel, Haut, Überempfindlichkeit (Gesichtsödeme).
WW: Keine Studien.
WH: Vorsicht bei Verschlechterung während der Behandlung. Nicht wirksam bei geschwollenen Beinen durch Herz-, Leber- oder Nierenerkrankungen.
PG: 30 ST * (EKO: R) [€ 6,30], 60 ST * (EKO: N) [€ 11,95]

Diovan 40 mg - Filmtabletten 10A08
(Z.Nr. 1-25945) RP. P. nicht im Handel. C09CA03

Diovan 80 mg - Filmtabletten 10A08
(Z.Nr. 1-24275) RP. P. C09CA03
ZI: Novartis Pharma, Wien
Z: 1 Filmtablette enthält: Valsartan 80 mg, Tablettenkern: Cellulose, mikrokristalline, Crospovidon Typ A, Siliciumdioxid, hochdisperses, Magnesium stearat; Tablettenfilm: Hypromellose, Titandioxid, Macrogol 8000, Eisenoxid rot, Eisenoxid gelb.
EW: Angiotensin II-Rezeptor-Antagonist.
AG: Hypertonie bei Kindern ab 6 Jahren und Jugendlichen (nur 40 mg), Hypertonie bei Erwachsenen, Kindern und Jugendlichen (80/160/320 mg), nach frischem Herzinfarkt (40/80/160 mg), Herzinsuffizienz (40/80/160 mg).
DO: Hypertonie: 1mal tgl. 80 mg, bei Bedarf auf 1mal tgl. 160-320 mg erhöhen.
Kinder ab 6 Jahren mit Hypertonie: Startdosis 1mal tgl. 40 mg bei Kindern unter 35 kg KG bzw. 1mal tgl. 80 mg bei Kindern über 35 kg KG. MTD 80 mg (bis 35 kg KG), 160 mg (35-80 kg KG), 320 mg (über 80 kg KG).
Nach Herzinfarkt: Initial (ab 12 Stunden nach Infarkt) 2mal tgl. 20 mg, dann Dosis schrittweise steigern. MTD 2mal tgl. 160 mg.
Herzinsuffizienz: Initial 2mal tgl. 40 mg; MTD 2mal 160 mg.
GA: Leber-, Nierenschäden, primärer Hyperaldosteronismus.
SST: Gegenanzeige im 2. und 3. Trimenon; im 1. Trimenon und in der Stillzeit nicht empfohlen.
NW: Vertigo, Husten, Magen/Darm, Angioödeme, Hyperkaliämie.
WW: Aliskiren (Kontraindiziert bei Nierenschäden oder Diabetes, sonst nicht empfohlen). Nicht empfohlen: Duale Blockade des Renin-Angiotensin-Aldosteron-Systems, Lithium. Vorsicht: Kalium (Hyperkaliämie), andere Blutdrucksenker verstärkt. Antiphlogistika (Niere).
WH: Vorsicht bei schwerer Herzinsuffizienz, Natrium- und/oder Volumenmangel, Nierenarterienstenose, Herzklappenstenose, keine Erfahrungen bei Nierentransplantation. Bei Angioödem sofort absetzen. Kontrollen: Niere, Kalium (besonders bei Kindern). Verkehrshinweis.
PG: 28 ST (2) (EKO: G) [€ 13,15]

Diovan 80 mg - Filmtabletten 10A08
(Z.Nr. 1-24275-P1) RP. P. Parallelimport. C09CA03
V: Orifarm, Leverkusen, Deutschland
Z: 1 Filmtablette enthält: Valsartan 80 mg, Tablettenkern: Cellulose, mikrokristalline, Crospovidon Typ A, Siliciumdioxid, hochdisperses, Magnesium stearat; Tablettenfilm: Hypromellose, Titandioxid, Macrogol 8000, Eisenoxid rot, Eisenoxid gelb.
PG: 28 ST (2) (EKO: G) [€ 13,00]

Diovan 160 mg - Filmtabletten 10A08
(Z.Nr. 1-24276) RP. P. C09CA03
ZI: Novartis Pharma, Wien
Z: 1 Filmtablette enthält: Valsartan 160 mg, Tablettenkern: Cellulose, mikrokristalline, Crospovidon Typ A, Siliciumdioxid, hochdisperses, Magnesium stearat; Tablettenfilm: Hypromellose, Titandioxid, Macrogol 8000, Eisenoxid rot, Eisenoxid gelb, Eisenoxid schwarz.
Kurzinformation: siehe Diovan 80 mg - Filmtabletten, → S. 413
PG: 28 ST (2) (EKO: G) [€ 13,15]

Diovan 160 mg - Filmtabletten 10A08
(Z.Nr. 1-24276-P1) RP. P. Parallelimport. C09CA03
V: Orifarm, Leverkusen, Deutschland
Z: 1 Filmtablette enthält: Valsartan 160 mg, Tablettenkern: Cellulose, mikrokristalline, Crospovidon Typ A, Siliciumdioxid, hochdisperses, Magnesium stearat; Tablettenfilm: Hypromellose, Titandioxid, Macrogol 8000, Eisenoxid rot, Eisenoxid gelb, Eisenoxid schwarz.
PG: 28 ST (2) (EKO: G) [€ 13,00]

Diovan 320 mg - Filmtabletten 10A08
(Z.Nr. 1-26881) RP. P. nicht im Handel. C09CA03

Diovan 3 mg/ml - Lösung zum Einnehmen 10A08
(Z.Nr. 1-29223) RP. P. C09CA03
ZI: Novartis Pharma, Wien
Z: 1 ml Lösung enthält: Valsartan 3 mg, Sucrose 0,3 g, Methyl-4-hydroxybenzoat 1,22 mg, Kalium sorbat, Poloxamer 188 5 mg, Citronensäure, Natrium citrat, Heidelbeeraroma künstliches (538926 C), Propylenglycol, Natriumhydroxid zur pH-Wert-Einstellung, Salzsäure zur pH-Wert-Einstellung, Wasser, gereinigtes.
EW: Angiotensin II-Rezeptor-Antagonist.
AG: Hypertonie bei Kindern und Jugendlichen von 1-18 Jahren.
AA: 1mal tgl. oral.
DO: TD initial 1 mg/kg KG (Kinder von 1 - 5 Jahren) bzw. 20 mg (ab 6 Jahren, bis 35 kg KG) bzw. 40 mg (ab 35 kg KG). Dosisanpassung nach Bedarf, MTD 40 mg (bis 35 kg KG) bzw. 80 mg (ab 35 kg KG).
GA: Leber-, Nierenschäden, primärer Hyperaldosteronismus.
SST: Gegenanzeige im 2. und 3. Trimenon; im 1. Trimenon und in der Stillzeit nicht empfohlen.
NW: Vertigo, Husten, Magen/Darm, Angioödeme, Hyperkaliämie.
WW: Aliskiren (Kontraindiziert bei Nierenschäden oder Diabetes, sonst nicht empfohlen). Nicht empfohlen: Duale Blockade des Renin-Angiotensin-Aldosteron-Systems, Lithium. Vorsicht: Kalium (Hyperkaliämie), andere Blutdrucksenker verstärkt. Antiphlogistika (Niere).
WH: Vorsicht bei schwerer Herzinsuffizienz, Natrium- und/oder Volumenmangel, Nierenarterienstenose, Herzklappenstenose, keine Erfahrungen bei Nierentransplantation. Bei Angioödem sofort absetzen. Kontrollen: Niere, Kalium (besonders bei Kindern). Verkehrshinweis.
PG: 160 ML * (EKO: N) [€ 15,25]

Dipeptiven 200 mg/ml - Konzentrat zur Herstellung einer Infusionslösung 37F05
(Z.Nr. 1-21428) RP. P. B05XB02
ZI: Fresenius Kabi Austria, Graz
Z: 1 ml enthält: N(2)-L-Alanyl-L-glutamin 200 mg (entspr. L-Alanin 82 mg) (entspr. L-Glutamin 134,6 mg), Wasser für Injektionszwecke.
EW: Dipeptid zur Glutaminzufuhr.
AG: Zusatz eines klinischen Ernährungsregimes bei hyperkatabolischen und/oder hypermetabolischen Patienten zusammen mit parenteraler und/oder enteraler Ernährung.
AA: I.v. Infusion nach Mischung mit einer kompatiblen Infusionslösung.
DO: TD 1,5-2,5 ml Dipeptiven/kg KG; max. 3 Wochen anwenden. MTD 2,5 ml Dipeptiven/kg KG.
Details siehe Austria-Codex - Fachinformation
GA: Schwere Nieren- oder Leberschäden, metabolische Azidose, Kinder.
SST: Keine Erfahrungen, nicht anwenden.
WH: Kontrollen: Leber, Elektrolyte, Wasser, Säure/Basen.
PG: 10 ST * (EKO: N) [€ 522,00]

Dipidolor - Ampullen 02A03
(Z.Nr. 0-15315) NR. SG. P. N02AC03
ZI: Piramal Critical Care, Voorschoten, Niederlande
Z: 1 ml Injektionslösung enthält: Piritramid 7,5 mg, Weinsäure, Wasser für Injektionszwecke.
EW: Narkotisches Analgetikum, Wirkungseintritt innerhalb 1-2 min bei i.v. Gabe.
AG: Schwere Schmerzzustände.
AA: I.m., i.v., s.c..
DO: ED 15 mg i.v. oder s.c., Wiederholung ev. nach 30 min. und 6-8 Std.
I.v.: 7,5-22,5 mg (10 mg pro min) unter Beatmungsmöglichkeit.
Kinder ab 2 Jahren und Jugendliche: ED 0,05-0,2 mg/kg KG i.m. oder i.v. bzw. 0,05-0,1 mg/kg KG i.v.
Dosis langsam steigern (Gefahr der Atemdepression).
GA: Säuglinge, Koma, Atemdämpfung, Porphyrie.
SST: Nicht empfohlen, nicht stillen.
NW: ZNS (Schläfrigkeit, Stupor), Magen/Darm, Kreislauf (Tachykardie, Hypotonie), Haut, Bronchospasmen, Miosis, in hohen Dosen Atemdepression.
WW: Erwünscht: Neuroleptika (Potenzierung des analgetischen Effekts). Gegenanzeige: MAO-Hemmer (14 Tage Abstand). Vorsicht: ZNS-Dämpfer, serotonerge Substanzen (Serotonin-Syndrom), CYP3A4-Hemmer.
GE: Abhängigkeit und Entzugssyndrom möglich.
WH: Vorsicht bei Hypothyreose, Nebenniereninsuffizienz, Prostatahypertrophie, Schock, Erkrankungen des Darmes oder der Gallenwege, Pankreatitis, Leber-, Nierenschäden, Phäochromozytom, Bradyarrhythmien. Positive Dopingtests möglich. Verkehrshinweis. Antidot Naloxon (0,4 mg alle 2-3 min).
PG: 5 ST (2) (EKO: G) [€ 8,05]

Diproderm - Creme 22E01
(Z.Nr. 0-15576) NR. P. D07AC01
ZI: Merck Sharp & Dohme, Wien
Z: 1 g enthält: Betamethason 0,5 mg (entspr. Betamethason dipropionat), Chlorocresol 1 mg, Natriumdihydrogenphosphat dihydrat, Paraffin, flüssiges, Vaselin, weisses, Macrogolcetylstearylether, Cetylstearylalkohol 72 mg, Phosphorsäure zur pH-Wert Einstellung, Natriumhydroxid zur pH-Wert-Einstellung, Wasser, gereinigtes.
EW: Lokales Glukokortikoid.
AG: Hauterkrankungen, die auf stark wirksame lokale Glukokortikoide ansprechen: Psoriasis vulgaris, Initialbehandlung des schweren atopischen Ekzems.
AA: Auf der Haut.
DO: 1-2mal tgl. dünn auftragen und leicht einmassieren. Nicht länger als 3 Wochen oder mehr als 20 % der KOF behandeln.

Auch Intervalltherapie möglich. Bei Kindern nur unter medizinischer Überwachung möglichst sparsam und über höchstens 1 Woche anwenden.
GA: Hauttuberkulose, Lues, Virosen, periorale Dermatitis, Rosacea, Impfreaktionen, Hautinfektionen durch Bakterien oder Pilze ohne geeignete antibiotische Begleittherapie.
SST: Gegenanzeige im 1. Trimenon, sonst möglichst kurzfristig und kleinflächig anwenden. Nicht stillen.
NW: Lokale Reaktionen, sekundäre Infektionen, systemische Effekte (z.B. Sehstörungen) möglich, besonders bei Kindern.
WW: Bei Anwendung im Anogenitalbereich Beeinträchtigung der Sicherheit von Latex-Kondomen möglich.
WH: Nicht am Auge anwenden. Bei Hauterkrankungen durch Bakterien oder Pilze antibiotisch behandeln. Erhöhte Gefahr lokaler Hautinfektionen.
PG: 15 G (EKO: G) [€ 4,55], 30 G (EKO: G) [€ 8,90], 100 G * (EKO: N) [€ 29,70]

Diproderm - dermatologische Lösung 22E01
(Z.Nr. 0-15753) NR. P. D07AC01
ZI: Merck Sharp & Dohme, Wien
Z: 1 g enthält: Betamethason 0,5 mg (entspr. Betamethason dipropionat), Carbomer 974P, Natriumhydroxid zur pH-Wert-Einstellung, Isopropylalkohol, Wasser, gereinigtes.
EW: Lokales Glukokortikoid.
AG: Kortikoidtherapie zur Anwendung an der Kopfhaut sowie an anderen behaarten Körperstellen, z. B. Psoriasis capitis.
AA: Auf der Haut.
DO: 1-2mal tgl. dünn auftragen und leicht einmassieren. Nicht länger als 3 Wochen oder mehr als 20 % der KOF behandeln. Auch Intervalltherapie möglich. Bei Kindern nur unter medizinischer Überwachung möglichst sparsam und über höchstens 1 Woche anwenden.
GA: Hauttuberkulose, Lues, Virosen, periorale Dermatitis, Rosacea, Impfreaktionen, Hautinfektionen durch Bakterien oder Pilze ohne geeignete antibiotische Begleittherapie.
SST: Gegenanzeige im 1. Trimenon, sonst möglichst kurzfristig und kleinflächig anwenden. Nicht stillen.
NW: Lokale Reaktionen, sekundäre Infektionen, systemische Effekte (z.B. Sehstörungen) möglich, besonders bei Kindern.
WW: Bei Anwendung im Anogenitalbereich Beeinträchtigung der Sicherheit von Latex-Kondomen möglich.
WH: Nicht am Auge anwenden. Bei Hauterkrankungen durch Bakterien oder Pilze antibiotisch behandeln. Erhöhte Gefahr lokaler Hautinfektionen.
PG: 15 ML (EKO: G) [€ 5,40], 30 ML (EKO: G) [€ 9,30]

Diproderm - Salbe 22E01
(Z.Nr. 0-15575) NR. P. D07AC01
ZI: Merck Sharp & Dohme, Wien
Z: 1 g enthält: Betamethason 0,5 mg (entspr. Betamethason dipropionat), Vaselin, weisses, Paraffin, flüssiges.
Kurzinformation: siehe Diproderm - Creme, → S. 413
PG: 15 G (EKO: G) [€ 4,55], 30 G (EKO: G) [€ 8,90], 100 G * (EKO: N) [€ 29,70]

Diproderm - Salbe 22E01
(Z.Nr. 15.575-P3) NR. P. Parallelimport. D07AC01
V: Eurim-Pharm, Salzburg
Z: 1 g enthält: Betamethason 0,5 mg (entspr. Betamethason dipropionat), Vaselin, weisses, Paraffin, flüssiges.
PG: 30 G (EKO: G) [€ 8,75]

Diproforte - Salbe 22E01
(Z.Nr. 0-17868) NR. P. D07AC01
ZI: Merck Sharp & Dohme, Wien
Z: 1 g enthält: Betamethason 0,5 mg (entspr. Betamethason dipropionat), Propylenglycol stearat 20 mg, Propylenglycol 100 mg, Wachs weiß, Vaselin, weisses.
EW: Lokales Glukokortikoid.
AG: Kurzzeitbehandlung therapieresistenter Dermatosen zur lokalen Glukokortikoidtherapie (z.B. schwere Ekzeme, Psoriasis vulgaris).
AA: Auf der Haut.
DO: 1(-2)mal tgl. dünn auftragen. Keine Okklusivverbände. Kontinuierlich max. 14 Tage anwenden.
Intervall- und Stufentherapie: 3 Verabreichungen im Abstand von 12 Std., 1mal pro Woche über max. 4 Wochen. Bei Kindern nur unter medizinischer Überwachung möglichst sparsam und über max. 1 Woche anwenden.
GA: Hauttuberkulose, Lues, Virosen, periorale Dermatitis, Rosacea, Anwendung am Auge oder auf offenen Wunden, Kinder unter 12 Jahren ohne medizinische Überwachung.
SST: Gegenanzeige im 1. Trimenon, dann nicht großflächig oder langfristig anwenden. Nicht stillen.
NW: Haut, lokale Reizung, sekundäre Infektionen, bei großflächiger und wiederholter Anwendung systemische Effekte (z.B. Sehstörungen) möglich, vor allem bei Kindern (intrakranielle Drucksteigerung).
WW: Bei großflächiger Anwendung systemische Kortikoideffekte möglich.
WH: Hautinfektionen primär spezifisch behandeln. Nicht am Auge oder auf offenen Wunden anwenden.
PG: 15 G (EKO: G) [€ 4,50], 30 G (EKO: G) [€ 8,95]

Diprogenta - Creme 22E02
(Z.Nr. 0-15937) NR. P. D07CC01
ZI: Merck Sharp & Dohme, Wien
Z: 1 g enthält: Betamethason 0,5 mg (entspr. Betamethason dipropionat), Gentamicin 1 mg (entspr. Gentamicin sulfat), Chlorocresol 1 mg, Natriumdihydrogenphosphat-dihydrat, Paraffin, flüssiges, Vaselin, weisses, Macrogol-cetylstearylether, Cetylstearylalkohol 72 mg, Phosphorsäure zur pH-Wert Einstellung, Natriumhydroxid zur pH-Wert-Einstellung, Wasser, gereinigtes.
EW: Lokale Kombination Glukokortikoid + Antibiotikum.
AG: Infizierte Dermatosen zur lokalen Kortikoidtherapie.
AA: Auf der Haut.
DO: 1(-2)mal tgl. dünn auftragen. Behandlungsdauer 7-10 Tage, bei Kindern 7 Tage. Bei Nichtansprechen Diagnose nach 3-4 Wochen überprüfen.
GA: Hauttuberkulose, Lues, Virosen, periorale Dermatitis, Rosacea, Impfreaktionen.
SST: Im 1. Trimenon nicht anwenden, dann möglichst kurzfristig und kleinflächig anwenden. Nicht stillen.
NW: Lokale Unverträglichkeit, Hautschäden (vor allem bei Langzeitgabe), Störungen der Wundheilung, Sehstörungen. Oto- und Nephrotoxizität durch Gentamicin. HPA-Achsen-Suppression, verzögerte Gewichtszunahme, vermindertes Längenwachstum, intrakranielle Hypertension und Cushing-Syndrom bei Kindern.
WW: Kontraindiziert: Systemische Aminoglykosidantibiotika. Nicht mit anderen topischen Dermatika auftragen. Inkompatibel mit Amphotericin B, Heparin, Sulfadiazin, Betalaktam-Antibiotika. Bei Anwendung im Anogenitalbereich Beeinträchtigung der Sicherheit von Latex-Kondomen möglich.
WH: Nicht am Auge, im Gehörgang und auf Schleimhäuten anwenden. Bei Langzeitgabe bzw. unter Okklusion systemische Effekte möglich. Bei Säuglingen und Kleinkindern möglichst kurzfristig und kleinflächig anwenden.
Mykosen zuerst spezifisch behandeln.
Überwachsung durch resistente Keime möglich.
PG: 15 G (EKO: G) [€ 4,55], 30 G (EKO: G) [€ 8,90]

Diprogenta - Salbe 22E02
(Z.Nr. 0-15936) NR. P. D07CC01
ZI: Merck Sharp & Dohme, Wien
Z: 1 g enthält: Betamethason 0,5 mg (entspr. Betamethason dipropionat), Gentamicin 1 mg (entspr. Gentamicin sulfat), Vaselin, weisses, Paraffin, flüssiges.
Kurzinformation: siehe Diprogenta - Creme, → S. 414
PG: 15 G (EKO: G) [€ 4,55], 30 G (EKO: G) [€ 8,90]

Diprophos 1 ml - Suspension zur Injektion 31F01
(Z.Nr. 0-16460) NR. P. H02AB01
ZI: Merck Sharp & Dohme, Wien
Z: 1 ml enthält: Betamethason 5 mg (entspr. Betamethason dipropionat), Betamethason 2 mg (entspr. Betamethason dinatriumphosphat), Benzylalkohol 9 mg, Methyl-4-hydroxybenzoat 1,3 mg, Propyl-4-hydroxybenzoat 0,2 mg, Dinatriumhydrogenphosphat dihydrat, Natriumchlorid, Dinatrium edetat (entspr. Natrium 3,29 mg), Polysorbat 80, Natrium carboxymethylcellulose, Polyethylenglycol, Salzsäure zur pH-Wert-Einstellung, Wasser für Injektionszwecke.
EW: Leicht löslicher und schwer löslicher Ester eines Glukokortikoids.
AG: Krankheiten, die auf systemische bzw. lokale Glukokortikoide ansprechen (Rheuma, Neoplasien: Leukosen, Allergien, Dermatosen, Kollagenosen, Colitis ulcerosa, regionale Enteritis, Lunge, Autoimmunanämie, Auge, bei Nebennierenrindeninsuffizienz gemeinsam Mineralokortikoid).
AA: I.m., intraartikulär, intraläsional, intradermal, lokale Infiltration. Mischen mit Procain oder Lidocain möglich, nicht mit Vasokonstriktoren oder Parabene. Cave i.v. oder epidurale Applikation!
DO: Möglichst kurz und niedrig. Systemisch: 1-2 ml i.m.
Lokal: 0,25-2 ml;
Kinder ab 6 Jahren (vitale Indikation): TD 0,02-0,125 mg/kg KG.
Details siehe Austria-Codex - Fachinformation.
GA: (In jedem Fall Nutzen/Risiko-Abschätzung). Magen/Darm-Ulcera, Osteoporose, Virosen, Systemmykosen, Lymphome nach BCG-Impfung, Glaukom; bei Thrombopenie (Purpura) nicht i.m. geben. Strenge Indikationsstellung bei gleichzeitiger Therapie der Grunderkrankung bei Diabetes, Tuberkulose, Amöbeninfektionen, Hypertonie, Thromboembolie, Herz-, Niereninsuffizienz, Hypothy-

reose, Psychosen, Zirrhose, Myopathien. Nicht bei Kindern unter 6 Jahren anwenden, darüber nur bei vitaler Indikation.
SST: Vitale Indikationsstellung, nicht stillen.
NW: Ulcera, Infektionen, Hemmung der Wundheilung, bei Langzeitgabe Pseudo-Cushing Ödeme, Sexualstörungen, Hypertonie, Sehstörungen, Wachstumsstörungen, Haut, Allergien, Psyche, ZNS, Osteoporose; Diabetes verschleiert.
WW: Vorsicht: CYP3A-Hemmer einschl. Cobicistat (erhöhtes NW-Risiko), Herzglykoside (verstärkt), Saluretika, Amphotericin B (zusätzliche Kaliumausscheidung), Cumarine, orale Antidiabetika (vermindert), Östrogene (Corticoid verstärkt), Barbiturate, Hydantoin, Rifampicin, Makrolide, Ephedrin (Corticoid vermindert), Antiphlogistika, Alkohol (Blutungen), Salizylate (gastrointestinale Blutungen), aktive Immunisierung (bis 2 Wochen Wirkung vermindert).
WH: Genaue Untersuchung (Ulcera!) vor Beginn der Therapie. Nicht abrupt absetzen. Nicht in infiziertes Gewebe, direkt in Sehnen oder Zwischenwirbelräume injizieren. Auch bei lokaler Gabe NW und GA einer systemischen Gabe beachten. Intraartikuläre Wiederholung nicht innerhalb von 4 Wochen, max. 3-4 Injektionen pro Gelenk. Infektionen primär antimikrobiell behandeln.
PG: 1 ST (2) (EKO: G) [€ 8,75], 5 ST (EKO: G) [€ 37,40]

Diprophos 2 ml - Suspension zur Injektion — 31F01

(Z.Nr. 0-16848) NR. P. H02AB01
ZI: Merck Sharp & Dohme, Wien
Z: 2 ml enthalten: Betamethason 10 mg (entspr. Betamethason dipropionat), Betamethason 4 mg (entspr. Betamethason dinatriumphosphat), Benzylalkohol 18 mg, Methyl-4-hydroxybenzoat 2,6 mg, Propyl-4-hydroxybenzoat 0,4 mg, Dinatriumhydrogenphosphat dihydrat, Natriumchlorid, Dinatrium edetat (entspr. Natrium 6,59 mg), Polysorbat 80, Natrium carboxymethylcellulose, Polyethylenglycol, Salzsäure zur pH-Wert-Einstellung, Wasser für Injektionszwecke.
Kurzinformation: siehe Diprophos 1 ml - Suspension zur Injektion, → S. 414
PG: 1 ST (2) (EKO: G) [€ 13,50]

Diprosalic - dermatologische Lösung — 22E03

(Z.Nr. 0-16500) NR. P. D07XC01
ZI: Merck Sharp & Dohme, Wien
Z: 1 g enthält: Betamethason 0,5 mg (entspr. Betamethason dipropionat), Salicylsäure 20 mg, Dinatrium EDTA, Hydroxypropylmethylcellulose, Natriumhydroxid zur pH-Wert-Einstellung, Isopropylalkohol, Wasser, gereinigtes.
EW: Glukokortikoid + Keratolytikum.
AG: Schuppenflechte.
DO: 1-2mal tgl. einige Tropfen auf die betroffenen Stellen auftragen und einmassieren. MTD 2 g Salizylsäure. Max. 3 Wochen anwenden. Bei Kindern MTD 0,2 g Salicylsäure, max. 10% der KOF behandeln.
GA: Hauttuberkulose, Lues, Virosen, periorale Dermatitis, Rosacea, Impfreaktionen, Hautinfektionen durch Bakterien oder Pilze ohne geeignete antibiotische Begleittherapie.
SST: Gegenanzeige im 1. Trimenon, sonst möglichst kurzfristig und kleinflächig anwenden. Nicht stillen.
NW: Lokale Reaktionen, sekundäre Infektionen, systemische Effekte (z.B. Sehstörungen) möglich, besonders bei Kindern.
WW: Bei Anwendung im Anogenitalbereich Beeinträchtigung der Sicherheit von Latex-Kondomen möglich.
WH: Nicht am Auge anwenden. Bei Hauterkrankungen durch Bakterien oder Pilze antibiotisch behandeln. Erhöhte Gefahr lokaler Hautinfektionen.
PG: 30 ML (EKO: G) [€ 6,25]

Diprosalic - Salbe — 22E03

(Z.Nr. 0-16443) NR. P. D07XC01
ZI: Merck Sharp & Dohme, Wien
Z: 1 g enthält: Betamethason 0,5 mg (entspr. Betamethason dipropionat), Salicylsäure 30 mg, Vaselin, weisses, Paraffin, flüssiges.
EW: Glukokortikoid + Keratolytikum.
AG: Psoriasis vulgaris, chronische Ekzeme, Lichen ruber planus, Ichthyosis.
DO: 1-2mal tgl. dünn auftragen und leicht einmassieren. Nicht länger als 3 Wochen oder mehr als 20 % der KOF behandeln. Auch Intervalltherapie möglich. Bei Kindern nur unter medizinischer Überwachung möglichst sparsam und über höchstens 1 Woche anwenden.
GA: Hauttuberkulose, Lues, Virosen, periorale Dermatitis, Rosacea, Impfreaktionen, Hautinfektionen durch Bakterien oder Pilze ohne geeignete antibiotische Begleittherapie.
SST: Gegenanzeige im 1. Trimenon, sonst möglichst kurzfristig und kleinflächig anwenden. Nicht stillen.
NW: Lokale Reaktionen, sekundäre Infektionen, systemische Effekte (z.B. Sehstörungen) möglich, besonders bei Kindern.
WW: Bei Anwendung im Anogenitalbereich Beeinträchtigung der Sicherheit von Latex-Kondomen möglich.
WH: Nicht am Auge anwenden. Bei Hauterkrankungen durch Bakterien oder Pilze antibiotisch behandeln. Erhöhte Gefahr lokaler Hautinfektionen.
PG: 15 G (EKO: G) [€ 4,55], 30 G (EKO: G) [€ 8,90]

Direktan 25 mg - Kautabletten — 52F01

(Z.Nr. 1-31272) RP. P. G04BE03
ZI: G.L. Pharma, Lannach
Z: 1 Kautablette enthält: Sildenafil 25 mg (entspr. Sildenafil citrat 35,12 mg), Polacrilin kalium, Magnesium stearat, Siliciumdioxid, hochdisperses, Aspartam 2,15 mg, Croscarmellose natrium, Pfefferminz-Aroma, Lactose monohydrat 70,4575 mg, Povidon K30.
EW: Hemmstoff der cGMP-spezifischen Phosphodiesterase im Corpus cavernosum.
AG: Erektile Dysfunktion.
AA: Oral. Tabletten bei der Einnahme zerkauen.
DO: ED 50 mg (25-100 mg) 1 Std. vor dem Geschlechtsverkehr. Maximal 1mal tgl. einnehmen. Ältere Patienten oder Therapie mit CYP3A4-Hemmer: ED initial 25 mg. Dosisreduktion bei Nieren- oder Leberschäden.
GA: Kinder und Jugendliche, gleichzeitige Gabe von NO-Donatoren (z.B. Amylnitrit) oder Nitraten, schwere Herz-Kreislauf-Erkrankungen; schwere Leberschäden, Hypotonie, frischer Schlaganfall oder Herzinfarkt, Retinitis pigmentosa, Therapie mit Ritonavir. Bei nicht-arteriitischer Arterioser Ischämischer Optikusneuropathie (NAION) in der Anamnese nicht empfohlen.
SST: Für Frauen nicht indiziert.
NW: Herz/Kreislauf (auch schwere Ereignisse), Dyspepsie, Erbrechen, verstopfte Nase, Sehstörungen (nichtarteriitische anteriore ischämische Optikusneuropathie), Kopfschmerzen, Schwindel, Taubheit, Flush, Herz (Tachykardie, Infarkt, Arrhythmien), Muskelschmerzen, Überempfindlichkeit, Stevens-Johnson-Syndrom, toxisch epidermale Nekrolyse, Priapismus, Nebenwirkungen sind dosisabhängig.
WW: Gegenanzeige: Riociguat (Hypotonie), Nitrate, Nicorandil (Blutdrucksenkung verstärkt). Nicht empfohlen: Andere PDE5-Hemmer, andere Sildenafil-haltige Arzneimittel zur Behandlung der pulmonalen Hypertonie, Ritonavir. Vorsicht: Reduzierte Sildenafil-Clearance durch CYP 3A4-Inhibitoren (Ketoconazol, Erythromycin, Cimetidin, Saquinavir): Anfangsdosis von 25 mg empfohlen; Alpha-Blocker (Hypotonie).
WH: Medikation erst nach Diagnosestellung einer erektilen Dysfunktion. Herz/Kreislauf-Status berücksichtigen. Auf schwerwiegende kardiovaskuläre Ereignisse bzw. Sehstörungen achten. Vorsicht bei Blutungsstörungen oder aktiven peptischen Ulzera.
PG: 4 ST * (EKO: N) [€ 8,90]

Direktan 50 mg - Kautabletten — 52F01

(Z.Nr. 1-31273) RP. P. G04BE03
ZI: G.L. Pharma, Lannach
Z: 1 Kautablette enthält: Sildenafil 50 mg (entspr. Sildenafil citrat 70,24 mg), Polacrilin kalium, Magnesium stearat, Siliciumdioxid, hochdisperses, Aspartam 4,3 mg, Croscarmellose natrium, Pfefferminz-Aroma, Lactose monohydrat 140,915 mg, Povidon K30.
Kurzinformation: siehe Direktan 25 mg - Kautabletten, → S. 415
PG: 4 ST * (EKO: N) [€ 15,90], 12 ST * (EKO: N) [€ 29,90], 40 ST * (EKO: N) [€ 78,00]

Direktan 100 mg - Kautabletten — 52F01

(Z.Nr. 1-31274) RP. P. G04BE03
ZI: G.L. Pharma, Lannach
Z: 1 Kautablette enthält: Sildenafil 100 mg (entspr. Sildenafil citrat 140,48 mg), Polacrilin kalium, Magnesium stearat, Siliciumdioxid, hochdisperses, Aspartam 8,6 mg, Croscarmellose natrium, Pfefferminz-Aroma, Lactose monohydrat 281,83 mg, Povidon K30.
Kurzinformation: siehe Direktan 25 mg - Kautabletten, → S. 415
PG: 2 ST * (EKO: N) [€ 15,90], 4 ST * (EKO: N) [€ 23,90], 12 ST * (EKO: N) [€ 58,00], 40 ST * (EKO: N) [€ 158,00]

🐾 Disci comp. "Wala" - Injektionslösung für Tiere — 840B

(Z.Nr. 8-30010) RP. P. QV03AX
ZI: SaluVet, Bad Waldsee, Deutschland
Z: 1 ml Lösung enthält: Disci intervertebrales cervicales, thoraici et lumbales bovis Gl D5 0,1 g Equisetum ex herba ferm 35b D14 0,1 g, Formica ex animale Gl D6 0,1 g, Phyllostachys e nodo ferm 35c D5 0,1 g, Stannum metallicum (Homöopathie) D5 0,1 g, Natriumchlorid, Natriumhydrogencarbonat, Wasser für Injektionszwecke.
EW: Homöopathikum.
AG: Wirbelsäulenschwäche mit degenerativen Erkrankungen.
AA: S.c. oder i.m.
DO: Meerschweinchen, Hamster, Ratte: 0,5 ml 1mal tgl. über 5

Tage.
Hund, Katze, Kaninchen: 1 ml 1mal tgl. über 5 Tage.
Schwein, Schaf, Ziege: 5 ml jeden 2. Tag bis zur Besserung.
Pferd, Rind: 10 ml jeden 2. Tag bis zur Besserung.
Bei chronischer Verlaufsform Wiederholung der Injektion in 2-4tägigen Abständen.
SST: Anwendung nur nach Rücksprache mit dem Tierarzt.
PG: 5 ST VN [€ 47,80]

Discus compositum - Injektionslösung für Tiere 802AD
(Z.Nr. 8-39289) RP. P. nicht im Handel. QV03AX

Discus compositum-Heel - Ampullen 13X
(Z.Nr. 3-37141) RP. P. V03AX
ZI: Biologische Heilmittel Heel, Baden-Baden, Deutschland
Z: 1 Ampulle zu 2,2 ml enthält: Acidum ascorbicum (Homöopathie) D6 22 mg, Natrium riboflavinum phosphoricum (Homöopathie) D6 22 mg, Thiamini hydrochloridum (Homöopathie) D6 22 mg, Pyridoxinum hydrochloridum (Homöopathie) D6 22 mg, Nicotinamidum (Homöopathie) D6 22 mg, Disci intervertebrales suis (Homöopathie) D8 22 mg, Funiculus umbilicalis suis (Homöopathie) D10 22 mg, Cartilago suis (Homöopathie) D8 22 mg, Medulla ossis suis (Homöopathie) D10 22 mg, Embryo totalis suis (Homöopathie) D10 22 mg, Glandula suprarenalis suis (Homöopathie) D10 22 mg, Pulsatilla pratensis (Homöopathie) D6 22 mg, Hydrargyrum oxydatum rubrum (Homöopathie) D10 22 mg, Sulfur (Homöopathie) D28 22 mg, Cimicifuga racemosa (Homöopathie) D4 22 mg, Ledum palustre (Homöopathie) D4 22 mg, Pseudognaphalium obtusifolium (Homöopathie) D3 22 mg, Citrullus colocynthis (Homöopathie) D4 22 mg, Secale cornutum (Homöopathie) D6 22 mg, Argentum metallicum (Homöopathie) D10 22 mg, Zincum metallicum (Homöopathie) D10 22 mg, Cuprum aceticum (Homöopathie) D6 22 mg, Aesculus hippocastanum (Homöopathie) D6 22 mg, Ranunculus bulbosus (Homöopathie) D4 22 mg, Ammonium chloratum (Homöopathie) D8 22 mg, Cinchona pubescens (Homöopathie) D4 22 mg, Kalium carbonicum (Homöopathie) D6 22 mg, Sepia officinalis (Homöopathie) D10 22 mg, Acidum picrinicum (Homöopathie) D6 22 mg, Berberis vulgaris (Homöopathie) D4 22 mg, Calcium phosphoricum (Homöopathie) D10 22 mg, Nadidum (Homöopathie) D6 22 mg, Coenzym A (Homöopathie) D10 22 mg, Natrium oxalaceticum (Homöopathie) D6 22 mg, Acidum silicicum (Homöopathie) D6 22 mg, alpha-Liponsäure (Homöopathie) D8 22 mg, Natriumchlorid, Wasser für Injektionszwecke, Spuren von: Ethanol, Lactose monohydrat.
EW: Homöopathikum.
AG: Bandscheibenleiden, insbesondere in der Lumbosakralregion.
AA: I.m., s.c. oder intradermal.
DO: 1-3mal wöchentlich 1 Ampulle, bei Besserung der Beschwerden seltener.
Für Kinder nicht empfohlen.
SST: Vorsicht.
NW: Speichelfluss.
PG: 10 ST * (EKO: N) [€ 44,05], 50 ST * (EKO: N) [€ 170,00], 100 ST * (EKO: N) [€ 291,30]

Dismenol Ibuprofen 200 mg - Filmtabletten 02B04, 13B02
(Z.Nr. 1-18927) RPF. W10. P. M01AE01
ZI: Merz Pharma Austria, Wien
Z: 1 Filmtablette enthält: Ibuprofen 200 mg, Tablettenkern: Carboxymethylstärke, Natrium Typ A, Maisstärke, Stärke, vorverkleistert, Magnesium stearat; Filmüberzug: Talkum, Opadry weiss-Y-1-7000: (entspr. Hypromellose) (entspr. Titandioxid) (entspr. Macrogol 400).
EW: Analgetisch, antiphlogistisch, antipyretisch.
AG: Leichte bis mäßig starke Schmerzen.
DO: Bei Bedarf 1 Filmtablette unzerkaut zu den Mahlzeiten mit Flüssigkeit.
MTD 4 Filmtabletten (Kinder 6-9 Jahre: MTD 3 FT; Kinder 10-12 Jahre: MTD 3-4 FT).
GA: Acetylsalicylsäure-Überempfindlichkeit, Magen-Darm-Ulcera, Porphyrie, Blutungsneigung, schwere Leber-, Nieren-, Herzinsuffizienz, Kinder unter 6 Jahren.
SST: Gegenanzeige im 3. Trimenon, sonst strenge Indikationsstellung.
Kurzzeitiges Stillen möglich.
NW: Magen/Darm (selten Ulcera), ZNS (Kopfschmerzen, selten Konfusion), Seh- und Hörstörungen, Ödeme, Hypertonie, Herzinsuffizienz, Haut (vereinzelt Lyell- und Stevens-Johnson-Syndrom), Blutbild, Nierenversagen, Bronchospasmus, Fieber, Blutdruckabfall oder -anstieg, angioneurotisches Ödem, Beeinflussung von Laborparametern.
WW: Nicht empfohlen: Azetylsalizylsäure. Vorsicht: Antikoagulantien, Kortikosteroide, Blutdrucksenker, Probenecid (erhöht Ibuprofen-Plasma- spiegel), Lithium (erhöhte Serumspiegel), Alkohol, Sulfonylharnstoffe (Hypoglykämie), Diuretika (verstärkt nephrotoxisch), Methotrexat (Toxizität), Antacida (verminderte Resorption), Digoxin, Phenytoin (erhöhte Serumspiegel), Zidovudin, Diuretika.
WH: Vorsicht bei Asthma bronchiale, Heuschnupfen, chronischen Atemwegsinfektionen, Hypertonie, Lupus erythematodes und anderen Autoimmunerkrankungen. Bei Varizellen-Infektion Anwendung vermeiden.
Bei schweren Herz/Kreislauf-Erkrankungen hohe Dosen (2400 mg Ibuprofen/Tag) vermeiden. Kontrollen: Blutbild, Gerinnung, Augen, Leber, Niere. Verkehrshinweis.
Larvierung von Infektionskrankheiten (Symptome) möglich. Alkohol meiden.
Bei Kindern unter 14 Jahren nur über ärztliche Verschreibung geben.
PG: 20 ST * (EKO: N) [€ 4,95]

Dismenol forte Ibuprofen 400 mg - Filmtabletten 02B04, 13B02
(Z.Nr. 1-28735) RPF. W10. P. M01AE01
ZI: Merz Pharma Austria, Wien
Z: 1 Filmtablette enthält: Ibuprofen 400 mg, Tablettenkern: Carboxymethylstärke, Natrium Typ A, Maisstärke, Stärke, vorverkleistert, Magnesium stearat; Filmüberzug: Talkum, Opadry weiss-Y-1-7000: (entspr. Hypromellose) (entspr. Titandioxid) (entspr. Macrogol 400).
EW: Analgetisch, antiphlogistisch, antipyretisch.
AG: Leichte bis mäßig starke Schmerzen.
DO: Bei Bedarf ½-1 Filmtablette unzerkaut zu den Mahlzeiten mit Flüssigkeit. MTD 3 Filmtabletten (Kinder 6-9 Jahre: MTD 3 mal ½ FT; Kinder 10-12 Jahre: MTD 3-4 mal ½ FT).
GA: Acetylsalicylsäure-Überempfindlichkeit, Magen-Darm-Ulcera, Porphyrie, Blutungsneigung, schwere Leber-, Nieren-, Herzinsuffizienz, Kinder unter 6 Jahren.
SST: Gegenanzeige im 3. Trimenon, sonst strenge Indikationsstellung.
Kurzzeitiges Stillen möglich.
NW: Magen/Darm (selten Ulcera), ZNS (Kopfschmerzen, selten Konfusion), Seh- und Hörstörungen, Ödeme, Hypertonie, Herzinsuffizienz, Haut (vereinzelt Lyell- und Stevens-Johnson-Syndrom), Blutbild, Nierenversagen, Bronchospasmus, Fieber, Blutdruckabfall oder -anstieg, angioneurotisches Ödem, Beeinflussung von Laborparametern.
WW: Nicht empfohlen: Azetylsalizylsäure. Vorsicht: Antikoagulantien, Kortikosteroide, Blutdrucksenker, Probenecid (erhöht Ibuprofen-Plasma- spiegel), Lithium (erhöhte Serumspiegel), Alkohol, Sulfonylharnstoffe (Hypoglykämie), Diuretika (verstärkt nephrotoxisch), Methotrexat (Toxizität), Antacida (verminderte Resorption), Digoxin, Phenytoin (erhöhte Serumspiegel), Zidovudin, Diuretika.
WH: Vorsicht bei Asthma bronchiale, Heuschnupfen, chronischen Atemwegsinfektionen, Hypertonie, Lupus erythematodes und anderen Autoimmunerkrankungen. Bei Varizellen-Infektion Anwendung vermeiden.
Bei schweren Herz/Kreislauf-Erkrankungen hohe Dosen (2400 mg Ibuprofen/Tag) vermeiden. Kontrollen: Blutbild, Gerinnung, Augen, Leber, Niere. Verkehrshinweis.
Larvierung von Infektionskrankheiten (Symptome) möglich. Alkohol meiden.
Bei Kindern unter 14 Jahren nur über ärztliche Verschreibung geben.
PG: 20 ST * (EKO: N) [€ 7,25]

Distickstoffmonoxid Westfalen 100 % - Gas zur medizinischen Anwendung, verflüssigt 01B
(Z.Nr. 1-39456) NR. P. nicht im Handel. N01AX13

Distocur 34 mg/ml - Suspension zum Eingeben für Rinder und Schafe 803B1, 803B2
(Z.Nr. 8-38094) RP. P. VNW. QP52AG06
ZI: Dopharma Research, Raamsdonksveer, Niederlande
Z: 1 ml Suspension enthält: Oxyclozanid 34 mg, Methyl-4-hydroxybenzoat 1,35 mg, Propyl-4-hydroxybenzoat 0,15 mg, Aluminium-Magnesium-silicat, Carmellose natrium, Natrium laurylsulfat, Citronensäure monohydrat, Natrium citrat, Wasser, gereinigtes.
EW: Anthelminthikum (Salicylanilide).
AG: Rind und Schaf: Befall mit adulten Fasciola hepatica, Elimination gravider Bandwurmsegmente (Moniezia spp.).
AA: Zum Eingeben. Suspension vor der Anwendung mindestens 5mal aufschütteln.
DO: Rinder: 10 mg Oxyclozanid/kg KG (= 3 ml Tierarzneimittel/10 kg KG). Tiere über 350 kg KG: 3,5 g Oxyclozanid/Tier (= 103 ml).
-Schafe:
15 mg Oxyclozanid/kg KG (= 4,4 ml Tierarzneimittel / 10 kg KG). Tiere über 45 kg KG: 0,68 g Oxyclozanid/Tier (= 20 ml).
SST: Vorsichtige Anwendung möglich.
NW: Weicher Kot, Inappetenz, bei Überdosierung Gewichtsverlust bei Rindern.

WH: Wirkstoff ist giftig für Dungfauna und Wasserorganismen. Behandelte Rinder 5 Tage von Gewässern fernhalten.
VNW: Rind: Essbare Gewebe 13 Tage, Milch 4 ½ Tage. Schaf: Essbare Gewebe 14 Tage, Milch 7 Tage.
PG: 1000 ML VNW [€ 80,90], 5000 ML VNW [€ 309,15]

diTeBooster - Injektionssuspension in einer Fertigspritze 36A04
(Z.Nr. 2-00320) NR. P. E. nicht im Handel. J07AM51

Ditropan - Tabletten 52C

(Z.Nr. 1-18728) RP. P. G04BD04
ZI: Cheplapharm Arzneimittel, Greifswald, Deutschland
Z: 1 Tablette enthält: Oxybutynin hydrochlorid 5 mg, Lactose, wasserfrei 153,1 mg, Cellulose, mikrokristalline, Calcium stearat.
EW: Anticholinergikum.
AG: Symptomatische Behandlung der Hyperaktivität und Hyperreflexie der Harnblase (Pollakisurie, Nykturie, Dranginkontinenz). Kinder ab 5 Jahren: Harninkontinenz, Überaktivität des Schließmuskels, nächtliches Bettnässen (in Verbindung mit nicht-medikamentöser Therapie).
AA: Unzerkaut mit Flüssigkeit einnehmen.
DO: Erwachsene: 3mal tgl. ½-1 Tablette, MTD 4 Tabletten. Kinder über 5 Jahre und Jugendliche: 2mal tgl. ½-1 Tablette, MTD 3 Tabletten.
GA: Engwinkelglaukom, Pollakisurie oder Nykturie durch Herz- oder Nieren- insuffizienz, Harnwegs- oder Magen-Darm-Obstruktion, Megakolon, paraly- tischer Ileus, Hiatushernie, schwere Colitis ulcerosa, Myasthenia gravis, Kinder unter 5 Jahren.
SST: Nutzen/Risiko-Abwägung, in der Stillzeit nicht empfohlen.
NW: Anticholinerg (Mundtrockenheit, Wärmestau, Akkommodationsstörung, Engwinkelglaukom, Obstipation, Tachyarrhythmie), Psyche (Verwirrung), ZNS (Schwindel), Magen/Darm (Obstipation, Erbrechen), Haut, Allergie, progressive Hydronephrose (nach Operationen am oberen harnableitenden System).
WW: Vorsicht: Verstärkung durch Anticholinergika, Amantadin, Chinidin, Antidepressiva, Neuroleptika, ZNS-Dämpfer (Sedation). Cave Alkohol.
Wirkungsabschwächung: Prokinetika, Azol-Antimykotika, Makrolidanti- biotika. Oxybutinin ist Substrat für CYP3A4.
WH: Vorsicht bei älteren Patienten, Herz-, Leber-, Nierenschäden, M. Parkinson, Kindern, autonomer Neuropathie, Fieber. Kontrolle: Augeninnendruck. Verkehrshinweis.
Bei Überdosierung Antidot 0,5-2 mg Physostigmin i.v., MTD 5 mg.
Kinder: 30 µg Physostigmin/kg KG, MTD 2 mg
PG: 20 ST (2) (EKO: G) [€ 10,85], 50 ST (EKO: G) [€ 23,35]

▼ Dobutamin "Erwo" 12,5 mg/ml - Konzentrat zur Infusionsbereitung 30B01

(Z.Nr. 1-21457) RP. P. n.l. C01CA07
ZI: Erwo Pharma, Brunn am Gebirge
Z: 1 Ampulle zu 20 ml enthält: Dobutamin 250 mg (entspr. Dobutamin hydrochlorid 280 mg), Natrium metabisulfit 4 mg (entspr. SO2 0,135 mg/ml), Salzsäure, konzentriert, Natriumhydroxid (entspr. Natrium 1 mg), Wasser für Injektionszwecke.
PG: 10 ST * (EKO: N) [€ 200,75 n.l.]

Dobutamin-hameln 5 mg/ml - Infusionslösung 30B01
(Z.Nr. 1-37834) RP. P. nicht im Handel. C01CA07

Dobutamin "Pharmaselect" 250 mg - Infusionslösung 30B01

(Z.Nr. 1-21998) RP. P. C01CA07
ZI: Pharmaselect International, Wien
Z: 1 Ampulle (= 50 ml) enthält: Dobutamin 250 mg (entspr. Dobutamin hydrochlorid 280 mg), Natriumchlorid, L-Cystein-hydrochlorid-monohydrat, Citronensäure monohydrat, Natriumhydroxid zur pH-Wert-Einstellung (entspr. Natrium 155 mg), Wasser für Injektionszwecke.
EW: Direktes Sympathomimetikum, positiv inotrop, chronotrop, dromotrop, reduziert Vorlast und Nachlast. Max. Effekt nach ca. 10 min, nach Absetzen hält Wirkung wenige Minuten an.
AG: Herzinsuffizienz bei kardiogenem und nicht kardialem Kreislaufversagen, Stresstestung bei Herzmuskeldiagnostik.
AA: Nur zur i.v. Infusion, nicht unverdünnt anwenden. Nicht als Bolus anwenden. Bezüglich Mischungen siehe Austria-Codex - Fachinformation.
DO: Initial 2,5 µg/kg/min, Ansprechen bei Dosen bis 10 µg/kg/min. Max.
Infusionsrate bis 40 µg/kg/min.
Stresstest: Stufenweise Dosissteigerung 5-20 µg/kg/min.
Dosierungsschemata siehe Austria-Codex - Fachinformation.
GA: Sulfitüberempfindlichkeit, mechanische Behinderung der Ventrikelfüllung und des Ausflusses, Tachyarrhythmien, Phäochromozytom, Stresstestung bei Kontraindikationen gegen Ergometerbelastung.
SST: Zwingende Indikationsstellung; abstillen.
NW: Tachykardie, starker Blutdruckanstieg (selten Hypokaliämie, Blutdruck- senkung), ventrikuläre Extrasystolen, Myokardischämie, Übelkeit, Brustschmerzen, Kopfschmerzen, Harndrang, Überempfindlichkeit (u.a.
Bronchospasmus: Sulfit!) bis zum anaphylaktischen Schock, Venenentzün- dungen, dermale Nekrosen nach Extravasation.
WW: Kontraindiziert: MAO-Hemmer. Vorsicht: Inhalationsnarkotika (Arrhythmien), Beta-Blocker, Alpha-Blocker (Tachykardie), Guanethidin, Rauwolfia-Alkaloide, Nitrate, Nitroprussid, ACE-Hemmer, Dopamin; Insulinbedarf ev. erhöht.
GE: Toleranzentwicklung bei Anwendung über 72 Stunden hinaus.
WH: Vorsicht bei Hypovolämie, Myokardinfarkt, Vorhofflattern, -flimmern, ventrikulären Extrasystolen, Hypertonie, Hyperthyreose. Nur von kardiologisch erfahrenen Ärzten unter entsprechender Kontrolle zu verwenden. Patienten mit Vorhofflimmern und schneller Überleitung vor Anwendung digitalisieren. Volumenmangel beheben. Serumkalium kontrollieren.
Bei Überdosierung Dosisreduktion oder absetzen.
PG: 5 ST * (EKO: N) [€ 42,80]

Dobutamin "Pharmaselect" 500 mg - Infusionslösung 30B01

(Z.Nr. 1-22007) RP. P. C01CA07
ZI: Pharmaselect International, Wien
Z: 1 Ampulle (= 50 ml) enthält: Dobutamin 500 mg (entspr. Dobutamin hydrochlorid 560 mg), Natriumchlorid, L-Cystein-hydrochlorid-monohydrat, Citronensäure monohydrat, Natriumhydroxid zur pH-Wert-Einstellung (entspr. Natrium 121 mg), Wasser für Injektionszwecke.
Kurzinformation: siehe Dobutamin "Pharmaselect" 250 mg - Infusionslösung, → S. 417
PG: 5 ST * (EKO: N) [€ 63,30]

doc Arnika Salbe 13Z04

(Z.Nr. HERB-00006) RPF. P. D11AX
ZI: Hermes Arzneimittel, Großhesselohe/München, Deutschland
Z: 100 g Salbe enthält: Arnikatinktur (1:10); Ethanol 70 % (V/V) Auszugsmittel 21,5 g, Cetylstearylalkohol, emulgierender (Typ A) 3 g, Cetylstearylalkohol 1 g, Triglyceride, mittelkettige, Octyldodecanol, Glycerolmonostearat 40-55% (entspr. Glycerolmonostearat 2 g), Dimeticon, Trometamol, Carbomer, Rosmarinöl, Zinkoxid, alpha-Tocopherol, Chlorophyll-Kupfer-Komplex, Chlorophyllin-Kupfer-Komplex, Wasser, gereinigtes.
EW: Pflanzliches Dermatikum.
AG: Traditionelles pflanzliches Arzneimittel zur äußerlichen Anwendung bei stumpfen Verletzungen, schmerzhaften Muskel- und Gelenkbeschwerden.
AA: Auf die betroffenen Hautstellen auftragen und leicht einmassieren.
DO: 2 - 3mal tgl. nach Bedarf. Für Kinder nicht empfohlen.
GA: Korbblütlerallergie, vorgeschädigte Haut, offenen Wunden oder Schleim- häute.
SST: Nicht empfohlen.
NW: Hautrötung, Kontaktallergien.
WH: Nicht in die Augen bringen.
PG: 100 G * (EKO: N) [€ 13,95]

doc Ibuprofen Schmerzgel, 5% Gel 13F01

(Z.Nr. 1-21735) RPF. P. M02AA13
ZI: Hermes Arzneimittel, Großhesselohe/München, Deutschland
Z: 1 g Gel enthält: Ibuprofen 50 mg, Dimethyl isosorbid, Isopropanol, Poloxamer, Triglyceride, mittelkettige, Lavendelöl, Bitterorangenblütenöl, Wasser, gereinigtes.
EW: Analgetisch, antiphlogistisch.
AG: Unterstützend bei Weichteilschwellungen und -entzündungen, stumpfen Traumen.
AA: Auf die Haut auftragen und leicht einreiben.
DO: 3mal tgl. 4-10 cm Gelstrang (= 2-5 g Gel). MTD 15 g Gel. Bei Kindern und Jugendlichen unter 14 Jahren nicht anwenden.
SST: Nutzen/Risiko-Abwägung im 1. und 2. Trimenon. Gegenanzeige im 3.
Trimenon. In der Stillzeit nur kurzfristig anwenden.
NW: Lokale Reaktionen, Überempfindlichkeit, sehr selten Bronchospasmen. Bei großflächiger Anwendung systemische NW möglich.
WH: Nicht auf offene Wunden oder Schleimhäute auftragen oder unter luftdichten Verbänden anwenden. Vorsicht bei Asthma.
PG: 50 G * (EKO: N) [€ 8,95], 100 G * (EKO: N) [€ 15,50]

Docetaxel Accord 20 mg/1 ml - Konzentrat zur Herstellung einer Infusionslösung 55F

(Z.Nr. EU/1/12/769/*) NR. P. L01CD02
ZI: Accord Healthcare, Barcelona, Spanien

Z: 1 Durchstechflasche mit 1 ml Konzentrat enthält: Docetaxel 20 mg, Polysorbat 80, Ethanol 0,5 ml (entspr. → 395 mg), Citronensäure.
EW: Antineoplastisch.
AG: Operabler, nodal positiver oder negativer oder fortgeschrittener Brustkrebs (Monotherapie oder in Kombination mit Doxorubicin bzw. Capecitabin oder Trastuzumab) oder Bronchial-Karzinom (Monotherapie oder in Kombination mit Cisplatin) bei Versagen einer vorausgegangenen Chemotherapie; -Adenokarzinom des Magens; -Prostatakarzinom (in Kombination mit Androgendeprivationstherapie und/oder Prednison oder Prednisolon); -Kopf-Hals-Karzinom.
AA: I.v. Infusion über 1 Std.
DO: Brustkrebs: 100 mg/m² KOF alle 3 Wochen (und wöchentlich Trastuzumab) oder 75 mg/m² Docetaxel +50 mg/m² Doxorubicin bzw. 2mal tgl. 1250 mg/m² Capecitabin. Bei Neutropenie oder Stomatitis 3. und 4. Grades Docetaxel-Dosis auf 60 mg/m² reduzieren.
Lungenkrebs, Magenkrebs, Prostatakarzinom, Kopf-Hals-Karzinom: 75 mg/m² KOF alle 3 Wochen, ev. gefolgt von 75 mg/m² Cisplatin. Ev. Begleitmedikation mit Kortikosteroid (z.B. Dexamethason 16 mg/die).
Keine Indikationen für Kinder und Jugendliche (ausgenommen wenig differenzierte Nasopharyngealkarzinome).
Details siehe Austria-Codex - Fachinformation.
GA: Neutrophile <1500/mm³, schwere Leberschäden.
SST: Gegenanzeige. Kontrazeption während der Behandlung und für Frauen bis 3 Monate nach Therapieende, für Männer bis 6 Monate nach Therapieende.
NW: Blut (Neutropenie, Thrombopenie, Anämie), Überempfindlichkeit, Haut (auch schwere Reaktionen), Flüssigkeitsretention, Niere, Herzinsuffizienz, ventrikuläre Arrhythmien, Magen/Darm, neurosensorische und neuromotorische Störungen (Neuropathie), Sehstörungen, Hypotonie, Leber, lokale Reaktionen, Alopezie, Mukositis, Myalgie, Augen (zystoides Makulaödem), schwere Atemwegserkrankungen (akutes Atemnotsyndrom, Lungenversagen), Schock, sekundäre Primärtumore.
WW: Nicht empfohlen (besondere Vorsicht bei unvermeidlicher Medikation): Starke CYP3A4 Inhibitoren: Ketoconazol und andere Azole, Clarithromycin, Ritonavir und andere Proteasehemmer, Nefazodon.
WH: Kontrollen: Blut, Leber. Bei der ersten und zweiten Infusion auf Überempfindlichkeit besonders achten. G-CSF-Prophylaxe bei Kombination mit Doxorubicin und Cyclophosphamid empfohlen. Verkehrshinweis.
PG: 1 ST * (EKO: N) [€ 225,50]

Docetaxel Accord 80 mg/4 ml - Konzentrat zur Herstellung einer Infusionslösung 55F

(Z.Nr. EU/1/12/769/*) NR. P. L01CD02
ZI: Accord Healthcare, Barcelona, Spanien
Z: 1 Durchstechflasche mit 4 ml Konzentrat enthält: Docetaxel 80 mg, Polysorbat 80, Ethanol 2 ml (entspr. → 1,58 g), Citronensäure.
Kurzinformation: siehe Docetaxel Accord 20 mg/1 ml - Konzentrat zur Herstellung einer Infusionslösung, →S. 417
PG: 1 ST * (EKO: N) [€ 804,80]

Docetaxel Accord 160 mg/8 ml - Konzentrat zur Herstellung einer Infusionslösung 55F

(Z.Nr. EU/1/12/769/*) NR. P. L01CD02
ZI: Accord Healthcare, Barcelona, Spanien
Z: 1 Durchstechflasche mit 8 ml Konzentrat enthält: Docetaxel 160 mg, Polysorbat 80, Ethanol 4 ml (entspr. → 3,16 g), Citronensäure.
Kurzinformation: siehe Docetaxel Accord 20 mg/1 ml - Konzentrat zur Herstellung einer Infusionslösung, →S. 417
PG: 1 ST * (EKO: N) [€ 1.537,70]

Docetaxel Ebewe 10 mg/ml - Konzentrat zur Herstellung einer Infusionslösung 55F

(Z.Nr. 1-29007) NR. P. L01CD02
ZI: Ebewe Pharma, Unterach
Z: 1 ml Konzentrat enthält: Docetaxel 10 mg, Citronensäure, wasserfreie, Macrogol 300, Polysorbat 80, Ethanol 96% (entspr. Gesamtethanolgehalt 34 % (m/m)).
EW: Antineoplastisch.
AG: Operabler, nodal positiver oder negativer oder fortgeschrittener Brustkrebs (Monotherapie oder in Kombination mit Doxorubicin bzw. Capecitabin oder Trastuzumab) oder Bronchial-Karzinom (Monotherapie oder in Kombination mit Cisplatin) bei Versagen einer vorausgegangenen Chemotherapie; Adenokarzinom des Magens, Prostatakarzinom, Kopf-Hals-Karzinom.
AA: I.v. Infusion über 1 Std.
DO: Brustkrebs: 100 mg/m² KOF alle 3 Wochen (und wöchentlich Trastuzumab) oder 75 mg/m² Docetaxel +50 mg/m² Doxorubicin bzw. 2mal tgl. 1250 mg/m² Capecitabin. Bei Neutropenie oder Stomatitis 3. und 4. Grades Docetaxel-Dosis auf 60 mg/m² reduzieren.
Lungenkrebs, Magenkrebs, Prostatakarzinom, Kopf-Hals-Karzinom: 75 mg/m² KOF alle 3 Wochen, ev. gefolgt von 75 mg/m² Cisplatin. Ev. Begleitmedikation mit Kortikosteroid (z.B. Dexamethason 16 mg/die).
Keine Indikationen für Kinder und Jugendliche (ausgenommen wenig differenzierte Nasopharyngealkarzinome).
Details siehe Austria-Codex - Fachinformation.
GA: Neutrophile <1500/mm³, schwere Leberschäden.
SST: Gegenanzeige. Kontrazeption während der Behandlung und für Frauen bis 3 Monate nach Therapieende, für Männer bis 6 Monate nach Therapieende.
NW: Blut (Neutropenie, Thrombopenie, Anämie), Überempfindlichkeit, Haut, Flüssigkeitsretention, Niere, Herzinsuffizienz, ventrikuläre Arrhythmien, Magen/Darm (Enterokolitis), neurosensorische und neuromotorische Störungen (Neuropathie), Sehstörungen, Hypotonie, Leber, lokale Reaktionen, Alopezie, Mukositis, Myalgie, Augen (zystoides Makulaödem), schwere Atemwegserkrankungen (akutes Atemnotsyndrom, Lungenversagen), Schock, , sekundäre Primärtumore.
WW: Nicht empfohlen (besondere Vorsicht bei unvermeidlicher Medikation): Starke CYP3A4 Inhibitoren: Ketoconazol und andere Azole, Clarithromycin, Ritonavir und andere Proteasehemmer, Nefazodon.
WH: Kontrollen: Blut, Leber. Bei der ersten und zweiten Infusion auf Überempfindlichkeit besonders achten. G-CSF-Prophylaxe bei Kombination mit Doxorubicin und Cyclophosphamid empfohlen. Verkehrshinweis.
PG: 5 ST * (EKO: N) [€ 4.232,05]

Docetaxel Kabi 20 mg/1 ml - Konzentrat zur Herstellung einer Infusionslösung 55F

(Z.Nr. EU/1/12/770/*) NR. P. L01CD02
ZI: Fresenius Kabi Deutschland, Bad Homburg, Deutschland
Z: 1 Durchstechflasche mit 1 ml Konzentrat enthält: Docetaxel 20 mg, Polysorbat 80, Ethanol 0,5 ml, (entspr. → 395 mg), Citronensäure zur pH-Wert Einstellung.
EW: Antineoplastisch.
AG: Operabler, nodal positiver oder negativer oder fortgeschrittener Brustkrebs (Monotherapie oder in Kombination mit Doxorubicin bzw. Capecitabin oder Trastuzumab) oder Bronchial-Karzinom (Monotherapie oder in Kombination mit Cisplatin) bei Versagen einer vorausgegangenen Chemotherapie; -Adenokarzinom des Magens; -Prostatakarzinom (in Kombination mit Androgendeprivationstherapie und/oder Prednison oder Prednisolon); -Kopf-Hals-Karzinom.
AA: I.v. Infusion über 1 Std.
DO: Brustkrebs: 100 mg/m² KOF alle 3 Wochen (und wöchentlich Trastuzumab) oder 75 mg/m² Docetaxel +50 mg/m² Doxorubicin bzw. 2mal tgl. 1250 mg/m² Capecitabin. Bei Neutropenie oder Stomatitis 3. und 4. Grades Docetaxel-Dosis auf 60 mg/m² reduzieren.
Lungenkrebs, Magenkrebs, Prostatakarzinom, Kopf-Hals-Karzinom: 75 mg/m² KOF alle 3 Wochen, ev. gefolgt von 75 mg/m² Cisplatin. Ev. Begleitmedikation mit Kortikosteroid (z.B. Dexamethason 16 mg/die).
Keine Indikationen für Kinder und Jugendliche (ausgenommen wenig differenzierte Nasopharyngealkarzinome).
Details siehe Austria-Codex - Fachinformation.
GA: Neutrophile <1500/mm³, schwere Leberschäden.
SST: Gegenanzeige. Kontrazeption während der Behandlung und für Frauen bis 3 Monate nach Therapieende, für Männer bis 6 Monate nach Therapieende.
NW: Blut (Neutropenie, Thrombopenie, Anämie), Überempfindlichkeit, Haut (auch schwere Reaktionen), Flüssigkeitsretention, Niere, Herzinsuffizienz, ventrikuläre Arrhythmien, Magen/Darm (selten schwere Kolitis), neurosensorische und neuromotorische Störungen (Neuropathie), Sehstörungen, Hypotonie, Leber, lokale Reaktionen, Alopezie, Mukositis, Myalgie, Augen (zystoides Makulaödem), schwere Atemwegserkrankungen (akutes Atemnotsyndrom, Lungenversagen), Schock, sekundäre Primärtumore.
WW: Nicht empfohlen (besondere Vorsicht bei unvermeidlicher Medikation): Starke CYP3A4 Inhibitoren: Ketoconazol und andere Azole, Clarithromycin, Ritonavir und andere Proteasehemmer, Nefazodon.
WH: Kontrollen: Blut, Leber. Auf gastrointestinale Komplikationen achten. Bei der ersten und zweiten Infusion auf Überempfindlichkeit besonders achten. G-CSF-Prophylaxe bei Kombination mit Doxorubicin und Cyclophosphamid empfohlen. Verkehrshinweis.
PG: 1 ST * (EKO: N) [€ 225,50]

Docetaxel Kabi 80 mg/4 ml - Konzentrat zur Herstellung einer Infusionslösung 55F
(Z.Nr. EU/1/12/770/*) NR. P. L01CD02
ZI: Fresenius Kabi Deutschland, Bad Homburg, Deutschland
Z: 1 Durchstechflasche mit 4 ml Konzentrat enthält: Docetaxel 80 mg, Polysorbat 80, Ethanol 2 ml (entspr. → 1,58 g), Citronensäure zur pH-Wert Einstellung.
Kurzinformation: siehe Docetaxel Kabi 20 mg/1 ml - Konzentrat zur Herstellung einer Infusionslösung, → S. 418
PG: 1 ST * (EKO: N) [€ 804,80]

Docetaxel Kabi 120 mg/6 ml - Konzentrat zur Herstellung einer Infusionslösung 55F
(Z.Nr. EU/1/12/770/*) NR. P. nicht im Handel. L01CD02

Docetaxel Kabi 160 mg/8 ml - Konzentrat zur Herstellung einer Infusionslösung 55F
(Z.Nr. EU/1/12/770/*) NR. P. L01CD02
ZI: Fresenius Kabi Deutschland, Bad Homburg, Deutschland
Z: 1 Durchstechflasche mit 8 ml Konzentrat enthält: Docetaxel 160 mg, Polysorbat 80, Ethanol 4 ml (entspr. → 3,16 g), Citronensäure zur pH-Wert Einstellung.
Kurzinformation: siehe Docetaxel Kabi 20 mg/1 ml - Konzentrat zur Herstellung einer Infusionslösung, → S. 418
PG: 1 ST * (EKO: N) [€ 1.537,70]

Docetaxel Kabi 180 mg/9 ml - Konzentrat zur Herstellung einer Infusionslösung 55F
(Z.Nr. EU/1/12/770/*) NR. P. nicht im Handel. L01CD02

Docetaxel Koanaa 20 mg/ml - Konzentrat zur Herstellung einer Infusionslösung 55F
(Z.Nr. 1-39882) NR. P. nicht im Handel. L01CD02

Docetaxel Teva 20 mg/0,72 ml - Konzentrat und Lösungsmittel zur Herstellung einer Infusionslösung 55F
(Z.Nr. EU/1/09/611/*) NR. P. nicht im Handel. L01CD02

Docetaxel Teva 80 mg/2,88 ml - Konzentrat und Lösungsmittel zur Herstellung einer Infusionslösung 55F
(Z.Nr. EU/1/09/611/*) NR. P. nicht im Handel. L01CD02

Docetaxel Zentiva 20 mg/1 ml - Konzentrat zur Herstellung einer Infusionslösung 55F
(Z.Nr. EU/1/07/384/*) NR. P. nicht im Handel. L01CD02

Docetaxel Zentiva 80 mg/4 ml - Konzentrat zur Herstellung einer Infusionslösung 55F
(Z.Nr. EU/1/07/384/*) NR. P. nicht im Handel. L01CD02

Docetaxel Zentiva 160 mg/8 ml - Konzentrat zur Herstellung einer Infusionslösung 55F
(Z.Nr. EU/1/07/384/*) NR. P. nicht im Handel. L01CD02

Döderlein Med - Vaginalkapseln 29Y02
(Z.Nr. 1-23623) RPF. P. E. G02CX
ZI: GSK-Gebro Consumer Healthcare, Fieberbrunn
Z: 1 Kapsel enthält: Lactobacillus gasseri, Lyophilisat 20 mg (entspr. → 200 Mio.-;2 Mrd. KBE), Palmitoylascorbinsäure, Gelatine, Lactose, Titandioxid.
EW: Bakterienpräparat.
AG: Störungen der physiologischen Vaginalflora, z.B. Fluor vaginalis.
DO: Tgl. 1 Vaginalkapsel tief in die Scheide führen. Für Kinder nicht geeignet. Für Jugendliche nur nach ärztlicher Beratung.
SST: Anwendung möglich.
NW: Sehr selten Brennen.
WW: Wirkungsabschwächung durch lokal applizierte Antibiotika/ Chemotherapeutika möglich.
WH: Jedes auffällige Vaginalsekret durch Arzt abklären.
PG: 6 ST (2) (EKO: G) [€ 7,35]

Dogmatil 50 mg - Kapseln 49B04, 49A05, 08B
(Z.Nr. 0-16835) RP. P. N05AL01
ZI: sanofi-aventis, Wien
Z: 1 Kapsel enthält Sulpirid 50 mg, Kapselinhalt: Lactose monohydrat 66,92 mg, Methylcellulose, Talkum, Magnesium stearat; Kapselhülle: Gelatine, Titandioxid.
EW: Antipsychotikum.
AG: - Akute und chronische Schizophrenien bei Erwachsenen und Kindern ab 6 Jahren.
- Psychotische Depressionen und schwere Depressionen, wenn anderes Antidepressivum erfolglos war
- Peripher-labyrinther Schwindelzustand, z.B. Morbus Menière
AA: Unzerkaut mit Flüssigkeit einnehmen, letzte Dosis vor 16 Uhr.
DO: **Schizophrenie:** TD initial 3mal 100 mg, dann 400-800 mg, MTD 1000 (-1600 mg).
Kinder ab 6 Jahren und Jugendliche: TD initial 1-2 mg/kg KG, dann 5 mg/kg KG.
Depression, Schwindel: TD (nur für Erwachsene) initial 50-150 mg, dann 150-300 mg.
Dosisreduktion bei Nierenschäden.
GA: Alkoholvergiftung. Vergiftung mit ZNS-Dämpfern, Epilepsie, organisches Psychosyndrom, maniforme Psychosen, Phäochromozytom, Mammatumore, prolaktinabhängige Tumore, Hyperprolaktinämie, M. Parkinson, Porphyrie, Kinder (ausgenommen Schizophrenie).
SST: Strenge Nutzen/Risiko- Abwägung. Erhöhtes Risiko von extrapyramidalen und/oder Entzugssymptomen des Neugeborenen bei Einnahme im 3. Trimenon.
NW: Hyperprolaktinämie (Amenorrhoe, Gynäkomastie, Impotenz, Frigidität), Gewichtszunahme, ZNS (Krämpfe, Frühdyskinesien, extrapyramidale Störungen, bei Langzeitgabe Spätdyskinesien, sehr selten malignes neuroleptisches Syndrom), Hypotonie, Hyperthermie, Hyperglykämie, QT-Verlängerung, Magen/Darm, Thromboembolien, Blutbild, Haut, Auge, Kreislauf.
WW: Kontraindiziert: Levodopa, Parkinsonmittel (einschl. Ropinirol). Nicht empfohlen: Bradykardie-induzierende Arzneimittel, Hypokaliämieinduzierende Arzneimittel, Antiarrhythmika Ia oder III, Alkohol, Pimozid, Sultoprid, Haloperidol, trizyklische Antidepressiva, Lithium, Bepridil, Cisaprid, Thioridazin, Methadon, i.v.-Gabe von Vincamin bzw. Erythromycin, Halofantrin, Pentamidin oder Sparfloxacin. Vorsicht: Blutdrucksenker, ZNS stimulierende oder dämpfende Arzneimittel, Lithium, Antacida oder Sucralfat (2 Std. Abstand).
WH: Nicht zur Behandlung von Verhaltensstörungen in Zusammenhang mit Demenz. Vorsicht bei erhöhtem Brustkrebsrisiko, Herz-Kreislauf-, Leber-, Nierenschäden, Bluthochdruckkrisen, Schlaganfallrisiko, Glaukom, Pylorusstenose, Harnverhalten. Verkehrshinweis. Auf QT-Verlängerung achten. Erhöhte Mortalität bei Demenzpatienten beachten. Auf venöse Thromboembolien bzw. irreversible Spätdyskinesien achten. Kontrollen: Blutbild, Niere, Kreislauf, Blutzucker. Bei extrapyramidalmotorischen Störungen Antidot Akineton i.v.
PG: 50 ST (EKO: G) [€ 14,60], 100 ST (EKO: G) [€ 24,40]

Dogmatil 200 mg - Tabletten 49B04, 49A05, 08B
(Z.Nr. 0-16374) RP. P. N05AL01
ZI: sanofi-aventis, Wien
Z: 1 Tablette enthält: Sulpirid 200 mg, Lactose monohydrat 23 mg, Kartoffelstärke, Methylcellulose, Siliciumdioxid, hochdisperses, Talkum, Magnesium stearat.
Kurzinformation: siehe Dogmatil 50 mg - Kapseln, → S. 419
PG: 20 ST (2) (EKO: G) [€ 17,10], 50 ST (2) (EKO: G) [€ 33,90]

Dolgit - Creme 13F01
(Z.Nr. 1-19151) RP. P. M02AA13
ZI: Dolorgiet, St.Augustin, Deutschland
Z: 100 g enthalten: Ibuprofen 5 g, Natrium methyl-4-hydroxybenzoat 150 mg, Triglyceride, mittelkettige, Glycerolmonostearat 40-55%, Macrogol 1500 stearat, Macrogol-5000-stearat, Propylenglycol 5 g, Xanthan gummi, Lavendelöl, Orangenblüten Öl, Wasser, gereinigtes.
EW: Analgetisch, antiphlogistisch.
AG: Äußerlich bei Arthrosen, Schmerzen der gelenknahen Weichteile, stumpfen Traumen.
DO: 3-4 mal tgl. 4-10 cm Cremestrang auf die Haut auftragen, großflächig einreiben. Iontophorese verbessert Penetration. Bei Kindern unter 6 Jahren nicht anwenden.
GA: Offene Wunden, erkrankte Hautareale.
SST: Gegenanzeige im letzten Trimenon, sonst strenge Nutzen/ Risiko-Abwägung.
NW: Hautreizung, Photoallergie, Bronchospasmen, Magen. Bei großflächiger Anwendung systemische Effekte möglich.
WW: Gleichzeitige Anwendung topischer Arzneimittel vermeiden.
WH: Vorsicht bei Analgetika-Überempfindlichkeit. Nicht auf Schleimhäute auftragen. 2 Stunden Sonne, Solarien meiden.
PG: 40 G (2) (EKO: G) [€ 3,15], 100 G * (EKO: N) [€ 8,75]

D

Dolgit 400 mg - Dragees 02B04, 13B02
(Z.Nr. 1-19153) RP. P. n.l. M01AE01
ZI: Dolorgiet, St.Augustin, Deutschland
Z: 1 Dragee enthält: Ibuprofen 400 mg, Tablettenkern: Maisstärke, Cellulose, Copovidon, Alginsäure, Siliciumdioxid, Magnesium stearat; Tablettenhülle: Saccharose 126,38 mg, Talkum, Maisstärke, Titandioxid, Carmellose natrium, Povidon K25, Carnaubawachs.
PG: 30 ST * (EKO: N) [€ 3,95 n.l.], 50 ST * (EKO: N) [€ 6,55 n.l.]

Dolgit 600 mg - Dragees 02B04, 13B02
(Z.Nr. 1-19152) RP. P. n.l. M01AE01
ZI: Dolorgiet, St.Augustin, Deutschland
Z: 1 Dragee enthält: Ibuprofen 600 mg, Tablettenkern: Maisstärke, Cellulose, Copovidon, Alginsäure, Siliciumdioxid, Magnesium stearat; Tablettenhülle: Saccharose 176,1 mg, Talkum, Maisstärke, Titandioxid, Carmellose natrium, Povidon K25, Carnaubawachs.
PG: 30 ST * (EKO: N) [€ 6,15 n.l.], 50 ST * (EKO: N) [€ 8,90 n.l.]

Dolgit 800 mg - Filmtabletten 13B02
(Z.Nr. 1-21142) RP. P. M01AE01
ZI: Dolorgiet, St.Augustin, Deutschland
Z: 1 Filmtablette enthält: Ibuprofen 800 mg, Tablettenkern: Cellulose, Carboxymethylstärke, Natriumsalz, Talkum, Hypromellose, Siliciumdioxid, Stearinsäure; Tablettenüberzug: (entspr. Hypromellose) (entspr. Titandioxid) (entspr. Macrogol 400).
EW: Nichtsteroidales Antirheumatikum.
AG: Arthritis, Arthrosen, rheumatische Entzündungen, symptomatisch bei Schmerzen und Entzündungen.
AA: Unzerkaut mit Flüssigkeit zu den Mahlzeiten.
DO: Möglichst niedrig dosiert und kurzzeitig einnehmen: ED 400-800 mg, TD 1200-2400 mg. Für Kinder und Jugendliche unter 15 Jahren und Personen unter 40 kg KG nicht empfohlen.
GA: Analgetika-Überempfindlichkeit, Blutbildungsstörungen, Magen/Darm-Ulcera oder Blutungen, aktive Blutungen, schwere Nieren-, Leber-, Herz- insuffizienz.
SST: Gegenanzeige im letzten Trimenon, sonst strenge Indikationsstellung.
NW: Magen/Darm, Kopfschmerzen, Schwindel, Haut (akute generalisierte exanthematische Pustulose), Ödeme, peptische Ulcera, ZNS, Anämie, Blutbild, Allergien, schwere Nierenschäden, Stevens-Johnson-, Lyell-, Lupus erythematodes-Syndrom, Alopezie, aseptische Meningitis, Leberschäden; Laborwerte beeinflusst.
WW: Kombination vermeiden: Andere NSARs (ASS), Alkohol, Methotrexat.
Vorsicht: **Verstärkung:** Gerinnungshemmer, Entzündungshemmer, Glukokortikoide (Magen/Darm-Blutungen), Blutzuckersenker, Phenytoin, Digoxin, Lithium, kaliumsparende Diuretika.
Verminderung: Spironolacton, Furosemid, Urikosurica, Blutdrucksenker.
WH: Vorsicht bei Ödemen, Hypertonie, Gerinnungsstörungen, Autoimmuner- krankungen, älteren Patienten, (Risiko für) kardiovaskuläre Erkrankungen, Flüssigkeitsmangel. Auf Magen/Darm-Blutungen bzw. schwere Hautreaktionen achten.
Kontrollen: Leber, Niere, Blutbild, Gerinnung, Kalium, Lithium. Bei Seh- und Hörstörungen absetzen. Verkehrshinweis.
Für Kinder und Jugendliche bis 18 Jahren ungeeignet.
PG: 30 ST (2) (EKO: G) [€ 6,50], 50 ST (EKO: G) [€ 10,80]

Dolgit 400 mg - Kapseln 02B04, 13B02
(Z.Nr. 1-21184) RP. P. nicht im Handel. M01AE01

Dolobene ratiopharm - Gel 13F06
(Z.Nr. 1-21937) RPF. P. M02AX03
ZI: Teva, Haarlem, Niederlande
Z: 100 g enthalten: Dimethylsulfoxid 15 g, Heparin natrium 50000 IE, Dexpanthenol 2,5 g, Rosmarinöl, Latschenkiefernöl, Citronellöl, Cremophor RH, Carbopol 980, Trometamol, Isopropylalkohol, Wasser.
EW: Entzündungshemmend.
AG: Unterstützend bei stumpfen Traumen bzw. Sehnenentzündungen.
AA: Dermal.
DO: 2-4mal tgl. dünn auf die zu behandelnde Körperpartie auftragen.
GA: Asthma, Leber-, Nierenschäden, Kinder unter 5 Jahren.
SST: Nicht anwenden.
NW: Lokale Reaktionen, Allergien, knoblauchartiger Mundgeruch, Lichtempfind- lichkeit, bei großflächiger Anwendung ZNS, Magen/ Darm.
WW: Sulindac (Neuropathie).
WH: Nicht auf Schleimhäute, offene Wunden, kranke Haut auftragen, nicht mit anderen topischen Arzneimitteln anwenden. Intensive Sonnenbestrahlung vermeiden.
PG: 50 G * (EKO: N) [€ 7,95], 100 G * (EKO: N) [€ 13,55]

Dolocarp flavour 20 mg - Kautabletten für Hunde 806AZ
(Z.Nr. 8-01020) RP. P. QM01AE91
ZI: aniMedica, Senden-Bösensell, Deutschland
Z: 1 Kautablette enthält: Carprofen 20 mg, Maisstärke, Lactose monohydrat, Sucrose, Weizenkeim Hydrolysat Pulver, Magnesium stearat, Calciumhydrogenphosphat, Protein-Hydrolysat aus Sojabohnen, Povidon, Leberaroma, flüssig 1 mg, Siliciumdioxid, hochdisperses, Spezialaroma für Hunde 10 mg.
EW: Nichtsteroidales Antiphlogistikum.
AG: Entzündungs- und Schmerzzustände bei Erkrankungen des Bewegungapparates (z.B. Osteoarthrose), postoperative Schmerzen.
AA: Oral.
DO: 1mal tgl. 4 mg/kg KG.
GA: Schwere Herz-, Leber-, Nierenschäden, gastrointestinale Ulzera, Blutungs- neigung, hypovolämische Tiere, Katzen.
SST: Nicht empfohlen.
NW: Magen/Darm, Leber, Lichtempfindlichkeit.
WW: Andere Antiphlogistika verstärkt toxisch; cave Antikoagulantien.
WH: Vorsicht bei Tieren unter 6 Wochen oder alten Tieren. Direkten Haut- kontakt mit dem Wirkstoff vermeiden. Tabletten an einem vor Hunden sicheren Ort aufbewahren.
PG: 100 ST VT [€ 40,15]

Dolocarp flavour 50 mg - Kautabletten für Hunde 806AZ
(Z.Nr. 8-01021) RP. P. QM01AE91
ZI: aniMedica, Senden-Bösensell, Deutschland
Z: 1 Kautablette enthält: Carprofen 50 mg, Maisstärke, Lactose monohydrat, Sucrose, Weizenkeim Hydrolysat Pulver, Magnesium stearat, Calciumhydrogenphosphat, Protein-Hydrolysat aus Sojabohnen, Povidon, Leberaroma, flüssig 2,5 mg, Siliciumdioxid, hochdisperses, Spezialaroma für Hunde 25 mg.
Kurzinformation: siehe Dolocarp flavour 20 mg - Kautabletten für Hunde, → S. 420
PG: 100 ST VT [€ 57,20]

Dolocarp flavour 100 mg - Kautabletten für Hunde 806AZ
(Z.Nr. 8-01022) RP. P. QM01AE91
ZI: aniMedica, Senden-Bösensell, Deutschland
Z: 1 Kautablette enthält: Carprofen 100 mg, Maisstärke, Lactose monohydrat, Sucrose, Weizenkeim Hydrolysat Pulver, Magnesium stearat, Calciumhydrogenphosphat, Protein-Hydrolysat aus Sojabohnen, Povidon, Leberaroma, flüssig 5 mg, Siliciumdioxid, hochdisperses, Spezialaroma für Hunde 50 mg.
Kurzinformation: siehe Dolocarp flavour 20 mg - Kautabletten für Hunde, → S. 420
PG: 100 ST VT [€ 96,00]

Dolofort 400 mg - Filmtabletten 02B04, 13B02
(Z.Nr. 1-20621) RPF. W10. P. M01AE01
ZI: Glenwood, München, Deutschland
Z: 1 Filmtablette enthält: Ibuprofen 400 mg, Siliciumdioxid, hochdisperses, Croscarmellose natrium, Cellulose, mikrokristalline, Magnesium stearat, Stearinsäure, Maisstärke, Hydroxypropylmethylcellulose, Talkum, Macrogol 400, Titandioxid.
EW: Nichtsteroidales Antiphlogistikum.
AG: Leichte bis mäßig starke Schmerzen, Erkältungen.
AA: Unzerkaut mit Flüssigkeit während oder nach einer Mahlzeit.
DO: Möglichst kurzzeitig und niedrig dosiert: ED 200-400 mg, MTD 1200 mg.
Kinder ab 20 kg KG (6-12 Jahre, nur auf ärztliche Verschreibung): ED 200 mg, MTD 600 mg (6-9 Jahre), 800 mg (9-12 Jahre).
GA: Blutungsneigung, Magen/Duodenalulcera, Analgetika- Asthma, aktive Blutungen, Blutbildungsstörungen, schwere Dehydratation, schwere Leber-, Nieren-, Herzschäden.
SST: Kontraindikation im letzten Trimenon, sonst strenge Indikationsstellung.
Bei Langzeitgabe nicht stillen.
NW: Magen/Darm (Ulzera, Perforationen, Blutungen), ZNS, Überempfindlichkeit, Ödeme, Hypertonie, Herzinsuffizienz, Seh- und Hörstörungen, sehr selten Leber, Niere, Blutbild, schwere Hautschäden. akute generalisierte exanthematische Pustulose (AGEP).
WW: Nicht empfohlen: Andere NSARs, ASS, Methotrexat, Alkohol.
Vorsicht: Herzglykoside, Zidovudine, Glukokortikoide, Thrombozyten- aggregationshemmer, Antikoagulantien, Phenytoin, SSRIs, Lithium, Probenecid, Sulfinpyrazon, Diuretika, Antihypertensiva,

ACE-Hemmer, Cyclosporin, Tacrolimus, Antidiabetika.
WH: Vorsicht bei Risiko für kardiovaskuläre Ereignisse, Hypertonie, Herzinsuffizienz, Mischkollagenosen, Flüssigkeitsmangel, älteren Patienten.
Kontrollen: Säure/Basen, Leber, Niere, Blutbild, Gerinnung, Kalium, Blutzucker. Auf gastrointestinale Blutungen bzw. schwere Hautreaktionen achten. Risiko für Nierenschäden bei dehydrierten Kindern und Jugendlichen beachten. Verkehrshinweis.
PG: 20 ST * (EKO: N) [€ 5,45]

Dolo-Menthoneurin - Gel 13F01
(Z.Nr. 0-15765) RPF. P. M02AC
ZI: Takeda Pharma, Wien
Z: 100 g Gel enthalten: Diethylaminosalicylat 10 g, Heparin natrium 5000 IE, Menthol 200 mg, Polysorbat 250 mg, 2-Propanol, Polysorbat 80, Poly(oxyethylen)-35-Rizinusöl, Kiefernadelöl, Polyacrylsäure, Natriumhydroxid, Wasser, gereinigtes.
EW: Antiphlogistisch.
AG: Schmerzhafte stumpfe Verletzungen.
AA: Auf schmerzhafte Stellen dünn auftragen und leicht einmassieren.
DO: 1-3mal tgl. (MED 5 g Gel). Für Personen unter 18 Jahren nicht empfohlen.
GA: Nierenschäden, Säuglinge und Kleinkinder unter 2 Jahren, Venenentzündungen, Leberschäden.
SST: Nicht anwenden.
NW: Überempfindlichkeit (lokale Reizung), Parästhesien, Asthma.
WH: Nur bei intakter Haut, nicht an Auge, Nase, Mund anwenden. Großflächige Anwendung vermeiden.
PG: 40 G * (EKO: N) [€ 8,95], 100 G * (EKO: N) [€ 14,50], 150 G * (EKO: N) [€ 18,10]

Dolomo - Tabletten 02B08
(Z.Nr. 0-14419) RPF. P. N02BA51
ZI: Glenwood, München, Deutschland
Z: 1 Tablette enthält: Acetylsalicylsäure 250 mg, Paracetamol 250 mg, Coffein 50 mg, Maisstärke, Hypromellose, Siliciumdioxid, hochdisperses, Cellulose, mikrokristalline, Talkum, Dimeticon, Polysorbat 80, Sorbinsäure.
EW: 2 Analgetika + Coffein, erregend.
AG: Akute leichte und mäßig starke Schmerzen.
AA: Unzerkaut (oder ev. in Wasser zerfallen) mit reichlich Flüssigkeit ein- nehmen.
DO: ED 1(-2) Tabletten; MTD 3mal 2 Tabletten. Letzte Einnahme nicht nach dem Spätnachmittag. Ohne ärztliche Anordnung max. 3 Tage anwenden. Nicht für Kinder.
GA: Magen/Darm-Ulcera, Blutungen, Leber-, Nierenschäden, hämolytische Anämie, schwere Herzinsuffizienz, Arzneimittel-induzierter Kopfschmerz.
SST: Im letzten Trimenon Gegenanzeige, sonst strenge Indikationsstellung. Kurzzeitige Anwendung in der Stillzeit möglich.
NW: Magenbeschwerden, Ulcera, Blutungen, Haut, (auch schwerwiegende Reaktionen) Allergien (Knochenmark, Asthma), Ödeme, Hypertonie, Herzinsuffizienz, ZNS, in hohen Dosen Leber- und Nierenschäden.
Coffein: Kopfdruck, Schlafstörungen, Konvulsionen, Herzrhythmus- störungen.
WW: Verstärkt: Gerinnungshemmer, Kortikoide (Blutungen), Sulfonylharn- stoffe, Methotrexat, Valproinsäure, Coffein.
Abgeschwächt: Diuretika, Urikosurika, ACE-Hemmer. Erhöhte Leber- toxizität durch Alkohol, Salicylamid, Enzyminduktoren. WW der Einzelsubstanzen beachten.
WH: Vorsicht bei Asthma, Allergien, Hypertonie, Oxalurie, Gilbert-Syndrom, Dialyse, Hyperthyreose, Stoffwechseldefiziten. Bei Paracetamol-Vergiftung N-Acetylcystein binnen 10 Std. applizieren.
PG: 36 ST * (EKO: N) [€ 5,80]

Doloproct 0,1% + 2% - Rektalcreme 53C03
(Z.Nr. 1-26211) NR. P. n.l. C05AA08
ZI: Leo Pharma, Ballerup, Dänemark
Z: 1 g Creme enthält: Fluocortolon pivalat 1 mg, Lidocain hydrochlorid 20 mg, Polysorbat 60, Sorbitan stearat, Cetylstearylalkohol 60 mg, Paraffin, dickflüssiges, Vaselin, weisses, Natrium edetat, Natriumdihydrogenphosphat-dihydrat, Natriummonohydrogenphosphat Dodecahydrat, Benzylalkohol, Wasser, gereinigtes.
PG: 15 G * (EKO: N) [€ 12,15 n.l.]

Doloproct 1 mg + 40 mg - Zäpfchen 53C03
(Z.Nr. 1-26207) NR. P. n.l. C05AA08
ZI: Leo Pharma, Ballerup, Dänemark
Z: 1 Zäpfchen enthält: Fluocortolon pivalat 1 mg, Lidocain hydrochlorid 40 mg, Hartfett.
PG: 10 ST * (EKO: N) [€ 12,15 n.l.]

Dolorflu akut 200 mg/30 mg - Filmtabletten 50J01, 02B10
(Z.Nr. 1-36793) RPF. W12. P. M01AE51, R01BA52, R05X
ZI: Sandoz, Kundl
Z: 1 Filmtablette enthält: Ibuprofen 200 mg, Pseudoephedrin hydrochlorid 30 mg, Tablettenkern: Cellulose, mikrokristalline, Calcium hydrogenphosphat, wasserfreies, Croscarmellose natrium, Maisstärke, Siliciumdioxid, hochdispers, wasserfrei, Magnesium stearat; Filmüberzug: Hypromellose, Macrogol 400, Talkum, Titandioxid, Eisenoxid gelb.
EW: Kombination Antiphlogistikum + Sympathomimetikum.
AG: Symptomatisch bei verstopfter Nase und Nebenhöhlen (Rhinosinusitis) mit Erkältungsbeschwerden.
AA: Unzerkaut zu den Mahlzeiten mit viel Wasser einnehmen.
DO: Möglichst kurzzeitig und niedrig dosiert anwenden.
Personen ab 15 Jahren: ED 1 Tablette, bei starken Symptomen ED 2 Tabletten, ev. alle 6 Std. wiederholen. MTD 6 Tabletten. Maximale Anwendungsdauer 5 Tage.
GA: Analgetika-Überempfindlichkeit, peptische Ulzera oder Blutungen, Blutbildungsstörungen, schwere Herz-, Leber-, Nierenschäden, schwere Hypertonie, Koronarinsuffizienz, Schlaganfall und Risikofaktoren,Engwinkelglaukom, Harnretention, Myokardinfarkt, Krampfanfälle, Lupus erythematodes.
SST: Gegenanzeige.
NW: Magen/Darm (ischämische Kolitis), Überempfindlichkeit (Asthma, Dermatosen), schwere Hautreaktionen. NW der Einzelsubstanzen beachten. Bei Überdosierung ZNS-Stimulation oder -Depression.
WW: Kontraindiziert. MAO-Hemmer (2 Wochen Abstand), andere Vasokonstriktoren (z.B. Phenylpropanolamin, Phenylephrin, Ephedrin), Methylphenidat.
Vorsicht: Andere Sympathomimetika, halogenierte Anästhetika, Herzglykoside (Arrhythmien), Kortikosteroide, Thrombozytenaggregationshemmer, niedrig dosierte ASS, andere NSAIDs, Phenytoin, SSRIs, Lithium, Diuretika, ACE-Hemmer, Betablocker, AT II-Antagonisten, Methotrexat, Zidovudin, Antidiabetika, Chinolone, Heparine, Ginkgo biloba.
WH: Vorsicht bei Mischkollagenosen, schweren Herzerkrankungen (hohe Dosen vermeiden). Positive Dopingtests möglich. Auf schwere Hautreaktionen, Sehstörungen achten. Maximaldosis nicht überschreiten. Akute bakterielle Sinusitis antibiotisch behandeln.
PG: 20 ST * (EKO: N) [€ 11,40]

Dolpac - Tabletten für kleine Hunde 803CB
(Z.Nr. 8-00713) NR. P. QP52AA51
ZI: Vetoquinol Österreich, Wien
Z: 1 teilbare Tablette enthält: Oxantel 40,06 mg (entspr. Oxantelembonat 111,8 mg), Pyrantel 9,99 mg (entspr. Pyrantel embonat 28,8 mg), Praziquantel 10 mg, Stärkehydrolysat, Povidon K30, Natriumdodecylsulfat, Schweinespeckaroma, Natriumstearylfumarat, Crospovidon.
EW: Anthelminthische Kombination.
AG: Behandlung von Hunden mit parasitären Mischinfektionen durch adulte Stadien von Nematoden und Cestoden.
AA: Zum Eingeben.
DO: 20 mg Oxantel/5 mg Pyrantel/5 mg Praziquantel pro kg KG.
Für kleine Hunde: Einmalig 1 Tablette für 2 kg KG.
Für mittelgroße Hunde: Einmalig 1 Tablette für 10 kg KG.
Für große Hunde: Einmalig 1 Tablette für 25 kg KG.
Futter frühestens 1 Std. nach der Behandlung geben.
SST: Nicht empfohlen.
NW: Erbrechen, Durchfall, Anorexie.
WW: Nicht gleichzeitig mit Levamisol, Piperazin oder Cholinesterasehemmern anwenden.
WH: Resistenzentwicklung möglich. Flohbekämpfung durchführen.
PG: 60 ST VT [€ 78,40]

Dolpac - Tabletten für mittelgroße Hunde 803CB
(Z.Nr. 8-00714) NR. P. QP52AA51
ZI: Vetoquinol Österreich, Wien
Z: 1 teilbare Tablette enthält: Oxantel 200,28 mg (entspr. Oxantelembonat 49,94 mg), Pyrantel 124,85 mg (entspr. Pyrantel embonat 144 mg), Praziquantel 50 mg, Stärkehydrolysat, Povidon K30, Natriumdodecylsulfat, Schweinespeckaroma, Natriumstearylfumarat, Crospovidon.
Kurzinformation: siehe Dolpac - Tabletten für kleine Hunde, → S. 421
PG: 60 ST VT [€ 245,95]

Dolpac - Tabletten für große Hunde 803CB
(Z.Nr. 8-00712) NR. P. QP52AA51
ZI: Vetoquinol Österreich, Wien
Z: 1 teilbare Tablette enthält: Oxantel 500,7 mg (entspr. Oxantelembonat 1397,5 mg), Pyrantel 124,85 mg (entspr. Pyrantel embonat 360 mg), Praziquantel 125 mg, Stärkehydrolysat,

Povidon K30, Natriumdodecylsulfat, Schweinespeckaroma, Natriumstearylfumarat, Crospovidon.
Kurzinformation: siehe Dolpac - Tabletten für kleine Hunde, → S. 421
PG: 60 ST VT [€ 569,30]

Dolpasse retard 100 mg - Filmtabletten 13B01
(Z.Nr. 1-23651) RP. P. n.l. M01AB05
ZI: Fresenius Kabi Austria, Graz
Z: 1 Filmtablette enthält: Diclofenac natrium 100 mg, Saccharose 105 mg, Cetylalkohol, Siliciumdioxid, hochdisperses, Magnesium stearat, Povidon, Hypromellose, Polysorbat 80, Talkum, Eisenoxyde, Titandioxid, Macrogol 6000.
PG: 10 ST * (EKO: N) [€ 3,80 n.l.], 30 ST * (EKO: N) [€ 11,45 n.l.], 50 ST * (EKO: N) [€ 17,20 n.l.]

Domidine 10 mg/ml - Injektionslösung für Pferde und Rinder 802AB, 811AZ
(Z.Nr. 8-00677) NR. P. VNW. QN05CM90
ZI: Eurovet Animal Health, Bladel, Niederlande
Z: 1 ml Injektionslösung enthält: Detomidin hydrochlorid 10 mg (entspr. Detomidin), Methyl-4-hydroxybenzoat 1 mg, Natriumchlorid, Natriumhydroxid zur pH-Wert-Einstellung, Salzsäure zur pH-Wert-Einstellung, Wasser für Injektionszwecke.
Kurzinformation: siehe Detonervin 10 mg/ml - Injektionslösung für Pferde und Rinder, → S. 389
PG: 5 ML VNW [€ 71,30], 10 ML VNW [€ 127,05], 20 ML VNW [€ 226,35]

Dominal forte 80 mg - Filmtabletten 49B03
(Z.Nr. 0-10557) RP. P. N05AX07
ZI: Meda Pharma, Wien
Z: 1 Filmtablette enthält: Prothipendyl hydrochlorid-1-Wasser 80 mg, Cellulose, mikrokristalline, Lactose monohydrat 100 mg, Maisstärke, Siliciumdioxid, Magnesium stearat, Polyacrylat-Dispersion 30%, Titandioxid, Talkum, Macrogol 6000, Polysorbat 80, Simeticon (entspr. Dimeticon) (entspr. Siliciumdioxid), Croscarmellose natrium, Gelborange S, Aluminiumlack 0,63 mg, Montanglycolwachs.
EW: Neuroleptikum.
AG: Unruhe- und Erregungszustände, schwere Einschlafstörungen.
AA: Unzerkaut mit Flüssigkeit nach den Mahlzeiten.
DO: Abends ½-1 Filmtablette, sonst 3-4mal tgl. ½-1 Filmtablette.
GA: Akute Vergiftungen mit ZNS-Dämpfern.
SST: Gegenanzeige. Erhöhtes Risiko von extrapyramidalen und/ oder Entzugs- symptomen des Neugeborenen bei Einnahme im 3. Trimenon.
NW: Orthostase, Vegetativum, ZNS, Parkinson-Syndrom.
WW: ZNS-Dämpfer, Alkohol, Blutdrucksenker verstärkt, L-Dopa abgeschwächt.
QT-verlängernde Substanzen.
WH: Vorsicht bei Herz-, Leberschäden, Parkinsonismus, Hypotonie, schwere Lungenstörungen, Mammakarzinom, Glaukom, Harnverhalten, Epilepsie.
Kontrollen: Blutbild, EKG, Leber, Elektrolyte. Verkehrshinweis. Ampullen enthalten Sulfit (Überempfindlichkeit möglich).
PG: 20 ST (2) (EKO: G) [€ 7,05], 250 ST * (EKO: N) [€ 54,45]

Domitor 1 mg/ml - Injektionslösung für Hunde und Katzen 809Z, 811AA
(Z.Nr. 8-00144) NR. P. QN05CM91
ZI: Orion Corporation, Espoo, Finnland
Z: 1 ml enthält: Medetomidin hydrochlorid 1 mg (entspr. Medetomidin 0,85 mg), Methyl-4-hydroxybenzoat 1 mg, Propyl-4-hydroxybenzoat 0,2 mg, Natriumchlorid, Wasser für Injektionszwecke.
EW: Sedativum, Analgetikum (Alpha 2-Agonist).
AG: Sedation zu Untersuchungszwecken; Prämedikation vor der Allgemein- anästhesie.
AA: Hunde: I.m., i.v.
Katzen: I.m., i.v., s.c.
DO: **Hunde:** Zur Ruhigstellung 750 µg/m² KOF.
Prämedikation: 10-40 µg/kg KG in Kombination mit anderen Substanzen (Levomethadon, Ketamin, Propofol, Thiopental, Halothan, Isofluran).
Details siehe Austria-Codex - Fachinformation.
Katzen: Zur Ruhigstellung 50-150 µg/kg KG. Zur Anästhesie 80 µg Mede- tomidin/kg KG und 7,5 mg Ketamin/kg KG.
GA: Mechanische Störungen des Verdauungstraktes, Diabetes, Herz-, Lungen-, Leber-, Nierenschäden, Schock, intraokulärer Druckanstieg.
SST: Anwendung nicht empfohlen.
NW: Initialer Blutdruckanstieg, Bradykardie, AV-Block, Arrhythmien, Abnahme der Atemfrequenz und der Körpertemperatur, Erbrechen, Muskelzittern, Hyperglykämie, Schmerzen an der Injektionsstelle, paradoxe Reaktionen (Erregung).
WW: Andere ZNS-Dämpfer verstärkt. Dosis anderer Narkotika reduzieren.
WH: Bei Tieren unter 12 Wochen nicht anwenden. Bei schmerzhaften Maßnahmen zusätzliche Analgesie durchführen. Stressfaktoren vermeiden. Nicht für Tiere zur Gewinnung von Lebens- oder Arzneimitteln. Antagonist: Atipamezol (bei Hunden 5-faches, bei Katzen 2,5 faches der initialen Medetomidin-Dosis i.m. applizieren).
PG: 10 ML VT [€ 86,10]

Domosedan 10 mg/ml - Injektionslösung für Pferde und Rinder 802AB, 811AZ
(Z.Nr. 8-00128) NR. P. VNW. QN05CM90
ZI: Orion Corporation, Espoo, Finnland
Z: 1 ml enthält: Detomidin hydrochlorid 10 mg, Methyl-4-hydroxybenzoat 1 mg, Natriumchlorid, Wasser für Injektionszwecke.
EW: Sedativum und Analgetikum (Alpha-2-Agonist).
AG: Sedation und Analgesie bei Pferden und Rindern, Narkoseprämedikation.
AA: I.m. und langsam i.v., ev. epidural.
DO: 20-40 µg/kg KG, in Kombination mit anderen Anästhetika 10-30 µg/kg KG.
Bei schmerzhaften Eingriffen mit einem Analgetikum oder Lokalanästhetikum kombinieren.
Details siehe Austria-Codex - Fachinformation.
GA: Herz-, Leber-, Nierenschäden, respiratorische Erkrankungen, dehydrierte Tiere.
SST: Im letzten Trimenon nicht anwenden.
NW: Hypertonie/Hypotonie, Bradykardie, leichtes Schwanken, Ataxie, Piloerektion, Salivation, Schwitzen, Muskelzittern, Penisvorfall, Urinieren während der Erholung, parodoxe Reaktionen, Koliken. Bei Überdosierung Kreislauf- und Atemdepression.
WW: ZNS-Dämpfer verstärkt. Nicht mit sympathomimetischen Aminen kombinieren. Sulfonamide i.v. (tödliche Herzrhythmusstörungen).
WH: Vorsicht bei Herzrhythmusstörungen, Fieber, Schock, Stress. Vor dem Ende der Wirkung weder Wasser noch Nahrung geben, Stressfaktoren meiden.
VNW: Essbare Gewebe 3 Tage, Milch 1 Tag.
PG: 1 ST VNW [€ 86,10]

Domosedan Gel 7,6 mg/ml - Gel zur Anwendung in der Mundhöhle für Pferde 811AZ
(Z.Nr. 8-00810) NR. P. QN05CM90
ZI: Orion Corporation, Espoo, Finnland
Z: 1 ml Gel enthält: Detomidin hydrochlorid 7,6 mg, (entspr. Detomidin 6,4 mg), Brillantblau FCF 0,03 mg, Hyprolose, Propylenglycol, Natriumdodecylsulfat, Natriumhydroxid zur pH-Wert-Einstellung, Salzsäure zur pH-Wert-Einstellung, Wasser, gereinigtes.
EW: Sedativum und Analgetikum (Alpha-2-Agonist).
AG: Sedierung von Pferden zum erleichterten Fixieren bei nicht-invasiven veterinärmedizinischen Maßnahmen und bei kleineren zucht-/haltungsbedingten Eingriffen.
AA: Sublingual mit Dosierspritze (einmalig zu verwenden).
DO: 40 µg/kg KG.
GA: Schwere Herz-, Leber-, Nierenschäden.
SST: Nutzen/Risiko-Abwägung.
NW: Bradykardie, Änderungen der Reizweiterleitung, Ataxie, Schweißausbrüche, Diurese, Ödeme, Penisprolaps, Koliken.
WW: Andere Sedativa und Anästhetika verstärkt. Intravenöse Sulfonamide vermeiden (schwere Dysrhythmien).
WH: Medikament nicht schlucken, daher unter der Zunge platzieren. Bis zum Eingriff/zur Untersuchung 30 min. warten.
Vorsicht bei Schock, Lungenschäden, Fieber. Weder Futter noch Wasser bis zum Nachlassen der sedierenden Wirkung verabreichen.
PG: 1 ST VN [€ 23,90]

Dona 1500 mg - Pulver zur Herstellung einer Lösung zum Einnehmen 13D
(Z.Nr. 1-27726) RP. P. M01AX05
ZI: Meda Pharma, Wien
Z: 1 Beutel enthält: Glucosamin sulfat 1500 mg (entspr. Glucosamin sulfat - Natriumchlorid 1884 mg) (entspr. Glucosamin 1178 mg), Natriumchlorid 384 mg (entspr. Natrium 6,6 mmol), Aspartam 2,5 mg, Sorbitol 2028,5 mg, Citronensäure, wasserfreie, Macrogol 4000.
EW: Antiphlogistisch.
AG: Leichte bis mittelschwere Arthrose des Kniegelenks.

AA: Beutelinhalt in einem Glas Wasser auflösen und zu einer Mahlzeit einnehmen.
DO: TD 1 Beutel. Bei Kindern und Jugendlichen nicht anwenden.
GA: Schalentierallergie, Phenylketonurie.
SST: Nicht anwenden.
NW: ZNS, Magen/Darm, Haut, Hypercholesterinämie.
WW: Vorsicht: Orale Vitamin K-Antagonisten verstärkt (Gerinnung kontrollieren)
WH: Vorsicht bei eingeschränkter Glukosetoleranz, Asthma, schweren Leber- oder Nierenschäden.
PG: 30 ST * (EKO: N) [€ 29,90]

Donepezil Accord 5 mg - Filmtabletten 49E01
(Z.Nr. 1-30671) RP. P. N06DA02
ZI: Accord Healthcare, Utrecht, Niederlande
Z: 1 Filmtablette enthält: Donepezil hydrochlorid 5 mg (entspr. Donepezil hydrochlorid monohydrat), Tablettenkern: Lactose monohydrat 98 mg, Maisstärke, Cellulose, mikrokristalline, Hydroxypropylcellulose niedrig substituiert, Magnesium stearat; Tablettenüberzug: (entspr. Hypromellose) (entspr. Titandioxid) (entspr. Macrogol 400) (entspr. Talkum).
EW: Cholinesterasehemmer.
AG: Leichte und mittelschwere Demenz vom Alzheimer-Typ.
AA: Einmal tgl. (abends) oral.
DO: TD initial 5 mg, bei Bedarf nach 1 Monat auf 10 mg erhöhen. MTD 10 mg. Nicht für Kinder und Jugendliche.
SST: Nicht anwenden.
NW: Magen/Darm, Müdigkeit, Muskelkrämpfe, Psyche (Halluzinationen) Leber, ZNS, Herzrhythmusstörungen(Bradykardie), Haut.
WW: Cholinergika und Anticholinergika, Beta-Blocker (Reizleitungssystem), Muskelrelaxantien vom Succinylcholintyp verstärkt.
WH: Verkehrshinweis. Vorsicht bei Asthma, COPD, Sick-Sinus-Syndrom, Magen/Darm-Ulcera, Krämpfen.
Bei unerklärlichen Leberschäden absetzen.
PG: 10 ST RE2 (2) (EKO: Y) [€ 8,65], 30 ST RE2 (EKO: Y) [€ 24,60], 98 ST * (EKO: N) [€ 90,35 n.l.]

Donepezil Accord 10 mg - Filmtabletten 49E01
(Z.Nr. 1-30672) RP. P. N06DA02
ZI: Accord Healthcare, Utrecht, Niederlande
Z: 1 Filmtablette enthält: Donepezil hydrochlorid 10 mg (entspr. Donepezil hydrochlorid monohydrat), Tablettenkern: Lactose monohydrat 196 mg, Maisstärke, Cellulose, mikrokristalline, Hydroxypropylcellulose niedrig substituiert, Magnesium stearat; Tablettenüberzug: (entspr. Hypromellose) (entspr. Macrogol 400) (entspr. Talkum) (entspr. Titandioxid) (entspr. Eisen(III)-oxid).
Kurzinformation: siehe Donepezil Accord 5 mg - Filmtabletten, → S. 423
PG: 30 ST RE2 (2) (EKO: Y) [€ 46,65], 98 ST * (EKO: N) [€ 154,20]

Donepezil Actavis 5 mg - Filmtabletten 49E01
(Z.Nr. 1-28842) RP. P. N06DA02
ZI: Actavis Group PTC, Hafnarfjördur, Island
Z: 1 Filmtablette enthält: Donepezil hydrochlorid 5 mg (entspr. Donepezil hydrochlorid monohydrat), Tablettenkern: Lactose 92,5 mg (entspr. Lactose monohydrat), Maisstärke, Cellulose, mikrokristalline, Magnesium stearat; Filmüberzug: Poly(vinylalkohol), Macrogol 3350, Talkum, Titandioxid.
EW: Cholinesterasehemmer.
AG: Leichte und mittelschwere Demenz vom Alzheimer-Typ.
AA: Einmal tgl. (abends) oral.
DO: TD initial 5 mg, bei Bedarf nach 1 Monat auf 10 mg erhöhen. MTD 10 mg. Nicht für Kinder und Jugendliche.
SST: Nicht anwenden.
NW: Magen/Darm, Müdigkeit, Muskelkrämpfe, Leber, ZNS, Herzrhythmusstörungen (Bradykardie), Haut.
WW: Cholinergika und Anticholinergika, Beta-Blocker (Reizleitungssystem), Muskelrelaxantien vom Succinylcholintyp verstärkt.
WH: Verkehrshinweis. Vorsicht bei Asthma, Sick Sinus Syndrom, Magen/Darm-Ulcera, Krämpfen.
Bei unerklärlichen Leberschäden absetzen.
PG: 7 ST RE2 (2) (EKO: Y) [€ 6,40], 30 ST RE2 (EKO: Y) [€ 25,65]

Donepezil Actavis 10 mg - Filmtabletten 49E01
(Z.Nr. 1-28843) RP. P. N06DA02
ZI: Actavis Group PTC, Hafnarfjördur, Island
Z: 1 Filmtablette enthält: Donepezil hydrochlorid 10 mg (entspr. Donepezil hydrochlorid monohydrat), Tablettenkern: Lactose 185 mg (entspr. Lactose monohydrat), Maisstärke, Cellulose, mikrokristalline, Magnesium stearat; Filmüberzug: Poly(vinylalkohol), Macrogol 3350, Talkum, Titandioxid, Eisenoxid gelb.
Kurzinformation: siehe Donepezil Actavis 5 mg - Filmtabletten, → S. 423
PG: 30 ST RE2 (2) (EKO: Y) [€ 47,80], 100 ST * (EKO: N) [€ 174,35 n.l.]

Donepezil Bluefish 5 mg - Filmtabletten 49E01
(Z.Nr. 1-30618) RP. P. N06DA02
ZI: Bluefish Pharmaceuticals, Gävlegatan, Stockholm, Schweden
Z: 1 Filmtablette enthält: Donepezil hydrochlorid 5 mg (entspr. Donepezil hydrochlorid monohydrat), Tablettenkern: Lactose monohydrat 98 mg, Maisstärke, Cellulose, mikrokristalline, Hydroxypropylcellulose niedrig substituiert, Magnesium stearat; Filmüberzug: (entspr. Hypromellose) (entspr. Titandioxid) (entspr. Macrogol 400) (entspr. Talkum).
Kurzinformation: siehe Donepezil Actavis 5 mg - Filmtabletten, → S. 423
PG: 7 ST RE2 (2) (EKO: Y) [€ 6,05], 28 ST RE2 (EKO: Y) [€ 22,70]

Donepezil Bluefish 10 mg - Filmtabletten 49E01
(Z.Nr. 1-30619) RP. P. N06DA02
ZI: Bluefish Pharmaceuticals, Gävlegatan, Stockholm, Schweden
Z: 1 Filmtablette enthält: Donepezil hydrochlorid 10 mg (entspr. Donepezil hydrochlorid monohydrat), Tablettenkern: Lactose monohydrat 196 mg, Maisstärke, Cellulose, mikrokristalline, Hydroxypropylcellulose niedrig substituiert, Magnesium stearat; Filmüberzug: (entspr. Hypromellose) (entspr. Macrogol 400) (entspr. Talkum) (entspr. Titandioxid) (entspr. Eisen(III)-hydroxyd).
Kurzinformation: siehe Donepezil Actavis 5 mg - Filmtabletten, → S. 423
PG: 28 ST RE2 (2) (EKO: Y) [€ 43,35]

Donepezil G.L. 5 mg - Schmelztabletten 49E01
(Z.Nr. 1-31374) RP. P. nicht im Handel. N06DA02

Donepezil G.L. 10 mg - Schmelztabletten 49E01
(Z.Nr. 1-31375) RP. P. nicht im Handel. N06DA02

Donepezil Genericon 5 mg - Filmtabletten 49E01
(Z.Nr. 1-28566) RP. P. N06DA02
ZI: Genericon Pharma, Graz
Z: 1 Filmtablette enthält: Donepezil hydrochlorid 5 mg (entspr. Donepezil hydrochlorid monohydrat 5,22 mg) (entspr. Donepezil 4,56 mg), Tablettenkern: Lactose monohydrat 95,7 mg, Cellulose, mikrokristalline, Carboxymethylstärke, Natrium Typ A (entspr. Natrium 0,23 mg), Hydroxypropylcellulose, Magnesium stearat; Tablettenüberzug: Hypromellose, Lactose monohydrat, Macrogol 4000, Titandioxid.
Kurzinformation: siehe Donepezil Actavis 5 mg - Filmtabletten, → S. 423
PG: 10 ST RE2 (2) (EKO: Y) [€ 9,10], 30 ST RE2 (EKO: Y) [€ 25,65]

Donepezil Genericon 10 mg - Filmtabletten 49E01
(Z.Nr. 1-28567) RP. P. N06DA02
ZI: Genericon Pharma, Graz
Z: 1 Filmtablette enthält: Donepezil hydrochlorid 10 mg (entspr. Donepezil hydrochlorid monohydrat 10,44 mg) (entspr. Donepezil 9,12 mg), Tablettenkern: Lactose monohydrat 191,4 mg, Cellulose, mikrokristalline, Carboxymethylstärke, Natrium Typ A (entspr. Natrium 0,45 mg), Hydroxypropylcellulose, Magnesium stearat; Tablettenüberzug: Hypromellose, Lactose monohydrat, Macrogol 4000, Titandioxid, Eisenoxid gelb.
Kurzinformation: siehe Donepezil Actavis 5 mg - Filmtabletten, → S. 423
PG: 30 ST RE2 (2) (EKO: Y) [€ 47,80], 90 ST * (EKO: N) [€ 156,45]

Donepezil Krka 5 mg - Filmtabletten 49E01
(Z.Nr. 1-30883) RP. P. N06DA02
ZI: Krka, Novo Mesto, Slowenien
Z: 1 Filmtablette enthält: Donepezil hydrochlorid 5 mg (entspr. Donepezil 4,56 mg), Tablettenkern: Lactose 79,18 mg (entspr. Lactose monohydrat), Cellulose, mikrokristalline, Maisstärke, Hydroxypropylcellulose, Magnesium stearat; Tablettenüberzug: (entspr. Titandioxid) (entspr. Hypromellose) (entspr. Macrogol 400).
EW: Cholinesterasehemmer.
AG: Leichte und mittelschwere Demenz vom Alzheimer-Typ.
AA: Einmal tgl. (abends) oral.
DO: TD initial 5 mg, bei Bedarf nach 1 Monat auf 10 mg erhöhen. MTD 10 mg. Nicht für Kinder und Jugendliche.
SST: Nicht anwenden.
NW: Magen/Darm, Müdigkeit, Muskelkrämpfe, Leber, ZNS (malignes neuroleptisches Syndrom), Herzrhythmusstörungen (Bradykardie), Haut.
WW: Cholinergika und Anticholinergika, Beta-Blocker (Reizleitungssystem), Muskelrelaxantien vom Succinylcholintyp verstärkt.
WH: Verkehrshinweis. Vorsicht bei Asthma, Sick Sinus Syndrom, Magen/Darm-Ulcera, Krämpfen.
Bei unerklärlichen Leberschäden absetzen.
PG: 10 ST RE2 (2) (EKO: Y) [€ 9,10], 30 ST RE2 (EKO: Y) [€ 25,65], 90 ST * (EKO: N) [€ 82,95]

Donepezil Krka 10 mg - Filmtabletten 49E01
(Z.Nr. 1-30884) RP. P. N06DA02
ZI: Krka, Novo Mesto, Slowenien
Z: 1 Filmtablette enthält: Donepezil hydrochlorid 10 mg (entspr. Donepezil 9,12 mg), Tablettenkern: Lactose 158,35 mg (entspr. Lactose monohydrat), Cellulose, mikrokristalline, Maisstärke, Hydroxypropylcellulose, Magnesium stearat; Tablettenüberzug: (entspr. Titandioxid) (entspr. Hypromellose) (entspr. Macrogol 400) (entspr. Eisenoxid gelb).
Kurzinformation: siehe Donepezil Krka 5 mg - Filmtabletten, → S. 423
PG: 10 ST RE2 (EKO: Y) [€ 17,10], 30 ST RE2 (2) (EKO: Y) [€ 47,80], 90 ST * (EKO: N) [€ 150,65]

Donepezil +pharma 5 mg - Filmtabletten 49E01
(Z.Nr. 1-38157) RP. P. N06DA02
ZI: +pharma Arzneimittel, Graz
Z: 1 Filmtablette enthält: Donepezil hydrochlorid 5 mg (entspr. Donepezil hydrochlorid monohydrat 5,22 mg) (entspr. Donepezil 4,56 mg), Tablettenkern: Lactose monohydrat 95,7 mg, Cellulose, mikrokristalline, Carboxymethylstärke, Natrium Typ A (entspr. Natrium < 1 mmol) (entspr. → < 23 mg), Hydroxypropylcellulose, Magnesium stearat; Tablettenüberzug: Hypromellose, Lactose monohydrat, Macrogol 4000, Titandioxid.
Kurzinformation: siehe Donepezil Actavis 5 mg - Filmtabletten, → S. 423
PG: 10 ST RE2 (2) (EKO: Y) [€ 8,65], 30 ST RE2 (EKO: Y) [€ 24,60]

Donepezil +pharma 10 mg - Filmtabletten 49E01
(Z.Nr. 1-38158) RP. P. N06DA02
ZI: +pharma Arzneimittel, Graz
Z: 1 Filmtablette enthält: Donepezil hydrochlorid 10 mg (entspr. Donepezil hydrochlorid monohydrat 10,44 mg) (entspr. Donepezil 9,12 mg), Tablettenkern: Lactose monohydrat 191,4 mg, Cellulose, mikrokristalline, Carboxymethylstärke, Natrium Typ A (entspr. Natrium < 1 mmol) (entspr. → < 23 mg), Hydroxypropylcellulose, Magnesium stearat; Tablettenüberzug: Hypromellose, Lactose monohydrat, Macrogol 4000, Titandioxid, Eisenoxid gelb.
Kurzinformation: siehe Donepezil Actavis 5 mg - Filmtabletten, → S. 423
PG: 30 ST RE2 (2) (EKO: Y) [€ 46,65]

Donepezil ratiopharm 5 mg - Filmtabletten 49E01
(Z.Nr. 1-28538) RP. P. N06DA02
ZI: Teva, Haarlem, Niederlande
Z: 1 Filmtablette enthält: Donepezil hydrochlorid 5 mg (entspr. Donepezil 4,56 mg), Tablettenkern: Lactose 57 mg (entspr. Lactose monohydrat), Cellulose, mikrokristalline, Maisstärke, Natrium stärkeglykolat Typ A, Siliciumdioxid, hochdispers, wasserfrei, Magnesium stearat; Filmüberzug: Lactose monohydrat, Titandioxid, Hypromellose, Macrogol 400.
Kurzinformation: siehe Donepezil Actavis 5 mg - Filmtabletten, → S. 423
PG: 10 ST RE2 (2) (EKO: Y) [€ 9,05], 30 ST RE2 (EKO: Y) [€ 25,60]

Donepezil ratiopharm 10 mg - Filmtabletten 49E01
(Z.Nr. 1-28539) RP. P. N06DA02
ZI: Teva, Haarlem, Niederlande
Z: 1 Filmtablette enthält: Donepezil hydrochlorid 10 mg (entspr. Donepezil 9,12 mg), Tablettenkern: Lactose 114 mg (entspr. Lactose monohydrat), Cellulose, mikrokristalline, Maisstärke, Natrium stärkeglykolat Typ A, Siliciumdioxid, hochdispers, wasserfrei, Magnesium stearat; Filmüberzug: Lactose monohydrat, Titandioxid, Hypromellose, Macrogol 400, Eisenoxid gelb.
Kurzinformation: siehe Donepezil Actavis 5 mg - Filmtabletten, → S. 423
PG: 30 ST RE2 (2) (EKO: Y) [€ 47,80]

Donepezil Stada 5 mg - Filmtabletten 49E01
(Z.Nr. 1-29065) RP. P. N06DA02
ZI: Stada Arzneimittel, Wien
Z: 1 Filmtablette enthält: Donepezil hydrochlorid 5 mg (entspr. Donepezil 4,56 mg), Tablettenkern: Lactose, wasserfrei 88,1 mg, Maisstärke, vorverkleistert, Calcium hydrogenphosphat dihydrat, Talkum, Magnesium stearat, Siliciumdioxid, hochdisperses; Tablettenüberzug: (entspr. Hypromellose) (entspr. Hydroxypropylcellulose) (entspr. Talkum) (entspr. Titandioxid).
Kurzinformation: siehe Donepezil Actavis 5 mg - Filmtabletten, → S. 423
PG: 14 ST RE2 (EKO: Y) [€ 12,45], 28 ST RE2 (EKO: Y) [€ 22,70]

Donepezil Stada 10 mg - Filmtabletten 49E01
(Z.Nr. 1-29066) RP. P. N06DA02
ZI: Stada Arzneimittel, Wien
Z: 1 Filmtablette enthält: Donepezil hydrochlorid 10 mg (entspr. Donepezil 9,12 mg), Tablettenkern: Lactose, wasserfrei 176,2 mg, Maisstärke, vorverkleistert, Calcium hydrogenphosphat dihydrat, Talkum, Magnesium stearat, Siliciumdioxid, hochdisperses; Tablettenüberzug: (entspr. Hypromellose) (entspr. Hydroxypropylcellulose) (entspr. Talkum) (entspr. Titandioxid) (entspr. Eisenoxid gelb).
Kurzinformation: siehe Donepezil Actavis 5 mg - Filmtabletten, → S. 423
PG: 28 ST RE2 (2) (EKO: Y) [€ 43,35], 98 ST * (EKO: N) [€ 205,20]

Donepezil HCl 1A Pharma 5 mg - Filmtabletten 49E01
(Z.Nr. 1-27670) RP. P. N06DA02
ZI: 1A Pharma, Wien
Z: 1 Filmtablette enthält: Donepezil hydrochlorid 5 mg, Tablettenkern: Cellulose, mikrokristalline, Lactose monohydrat 19 mg, Maisstärke, Magnesium stearat; Tablettenüberzug: (entspr. Poly(vinylalkohol)) (entspr. Talkum) (entspr. Titandioxid) (entspr. Macrogol 3350) (entspr. Soja-Lecithin 0,2 mg).
Kurzinformation: siehe Donepezil Actavis 5 mg - Filmtabletten, → S. 423
PG: 10 ST RE2 (2) (EKO: Y) [€ 8,65], 30 ST RE2 (EKO: Y) [€ 24,60]

Donepezil HCl 1A Pharma 10 mg - Filmtabletten 49E01
(Z.Nr. 1-27671) RP. P. N06DA02
ZI: 1A Pharma, Wien
Z: 1 Filmtablette enthält: Donepezil hydrochlorid 10 mg, Tablettenkern: Cellulose, mikrokristalline, Lactose monohydrat 38 mg, Maisstärke, Magnesium stearat; Tablettenüberzug: (entspr. Poly(vinylalkohol)) (entspr. Talkum) (entspr. Titandioxid) (entspr. Macrogol 3350) (entspr. Soja-Lecithin 0,4 mg).
Kurzinformation: siehe Donepezil Actavis 5 mg - Filmtabletten, → S. 423
PG: 30 ST RE2 (2) (EKO: Y) [€ 46,65]

Donepezil HCl Arcana 5 mg - Filmtabletten 49E01
(Z.Nr. 1-28073) RP. P. N06DA02
ZI: Arcana Arzneimittel, Wien
Z: 1 Filmtablette enthält: Donepezil hydrochlorid 5 mg (entspr. Donepezil 4,56 mg), Tablettenkern: Lactose monohydrat 87,15 mg, Maisstärke, Hydroxypropylcellulose, Cellulose, mikrokristalline, Magnesium stearat; Filmüberzug: Hypromellose, Titandioxid, Macrogol.
Kurzinformation: siehe Donepezil Actavis 5 mg - Filmtabletten, → S. 423
PG: 10 ST RE2 (2) (EKO: Y) [€ 9,10], 30 ST RE2 (EKO: Y) [€ 25,65]

Donepezil HCl Arcana 10 mg - Filmtabletten 49E01
(Z.Nr. 1-28076) RP. P. N06DA02
ZI: Arcana Arzneimittel, Wien
Z: 1 Filmtablette enthält: Donepezil hydrochlorid 10 mg (entspr. Donepezil 9,12 mg), Tablettenkern: Lactose monohydrat 174,3 mg, Maisstärke, Hydroxypropylcellulose, Cellulose, mikrokristalline, Magnesium stearat; Filmüberzug: Hypromellose, Titandioxid, Macrogol.
Kurzinformation: siehe Donepezil Actavis 5 mg - Filmtabletten, → S. 423
PG: 30 ST RE2 (2) (EKO: Y) [€ 47,80]

Donepezil HCl Sandoz 5 mg - Filmtabletten 49E01
(Z.Nr. 1-27673) RP. P. N06DA02
ZI: Sandoz, Kundl
Z: 1 Filmtablette enthält: Donepezil hydrochlorid 5 mg, Tablettenkern: Cellulose, mikrokristalline, Lactose monohydrat 19 mg, Maisstärke, Magnesium stearat; Tablettenüberzug: (entspr. Poly(vinylalkohol)) (entspr. Talkum) (entspr. Titandioxid) (entspr. Macrogol 3350) (entspr. Soja-Lecithin 0,2 mg).
Kurzinformation: siehe Donepezil Actavis 5 mg - Filmtabletten, → S. 423
PG: 10 ST RE2 (2) (EKO: Y) [€ 9,10], 30 ST RE2 (EKO: Y) [€ 25,40]

Donepezil HCl Sandoz 10 mg - Filmtabletten 49E01
(Z.Nr. 1-27675) RP. P. N06DA02
ZI: Sandoz, Kundl
Z: 1 Filmtablette enthält: Donepezil hydrochlorid 10 mg, Tablettenkern: Cellulose, mikrokristalline, Lactose monohydrat 38 mg, Maisstärke, Magnesium stearat; Tablettenüberzug: (entspr. Poly(vinylalkohol)) (entspr. Talkum) (entspr. Titandioxid) (entspr. Macrogol 3350) (entspr. Soja-Lecithin 0,4 mg).
Kurzinformation: siehe Donepezil Actavis 5 mg - Filmtabletten, → S. 423
PG: 30 ST RE2 (2) (EKO: Y) [€ 47,80]

Donepezil HCl Sandoz 5 mg - Schmelztabletten 49E01
(Z.Nr. 1-30417) RP. P. N06DA02
ZI: Sandoz, Kundl
Z: 1 Schmelztablette enthält: Donepezil hydrochlorid 5 mg, Aspartam 8,4 mg, Croscarmellose natrium, Magnesium stearat, Mannitol, Cellulose, mikrokristalline, Pfefferminzgeschmack, Siliciumdioxid, hochdispers, wasserfrei, Zink sulfat Monohydrat.
Kurzinformation: siehe Donepezil Actavis 5 mg - Filmtabletten, → S. 423
PG: 10 ST RE2 (2) (EKO: Y) [€ 9,10], 30 ST RE2 (EKO: Y) [€ 25,40 n.l.]

Donepezil HCl Sandoz 10 mg - Schmelztabletten 49E01
(Z.Nr. 1-30418) RP. P. n.l. N06DA02
ZI: Sandoz, Kundl
Z: 1 Schmelztablette enthält: Donepezil hydrochlorid 10 mg, Aspartam 8,4 mg, Croscarmellose natrium, Eisenoxid gelb, Magnesium stearat, Mannitol, Cellulose, mikrokristalline, Pfefferminzgeschmack, Siliciumdioxid, hochdispers, wasserfrei, Zink sulfat Monohydrat.
PG: 30 ST * (EKO: N) [€ 47,80 n.l.]

Donopa 50%/50% (v/v) - Gas zur medizinischen Anwendung, druckverdichtet 01B
(Z.Nr. 1-37455) NR. P. nicht im Handel. N01AX63

Dopamin Hikma 40 mg/ml - Konzentrat zur Herstellung einer Infusionslösung 30B01
(Z.Nr. 1-37671) RP. P. nicht im Handel. C01CA04

Dopaview 222 MBq/ml - Injektionslösung 24F01
(Z.Nr. 4-38365) NR. N. nicht im Handel. V09IX05

🐾 Dophalin 400 mg/g - Pulver zum Eingeben über das Trinkwasser für Schweine und Hühner 801AD
(Z.Nr. 8-37829) NR. P. VNW. QJ01FF02
ZI: Vetpharma Animal Health, Barcelona, Spanien
Z: 1 g enthält: Lincomycin 400 mg (entspr. Lincomycin hydrochlorid 450 mg), Siliciumdioxid, hochdisperses, Lactose monohydrat.
EW: Lincosamid-Antibiotikum.
AG: Schweine: Enzootische Pneumonie durch Mycoplasma hyopneumoniae.
Hühner: Nekrotisierende Enteritis durch Clostridium perfringens.
AA: Zum Eingeben über das Trinkwasser.
DO: Schweine: 10 mg Lincomycin/kg KG tgl. über 21 Tage.
Hühner: 5 mg Lincomycin/kg KG tgl. über 7 Tage.
GA: Hamster, Kaninchen, Meerschweinchen, Chinchillas, Pferde, Wiederkäuer; Leberschäden.
SST: Nutzen/Risiko-Abwägung.
NW: Schweine: Selten Diarrhoe, leichte perianale Schwellungen. Überempfindlichkeit.
WW: Antagonistisch zu Makroliden (z.B. Erythromycin; nicht empfohlen). Neuromuskuläre Blocker (Anästhetika, Muskelrelaxantien) verstärkt.
WH: Bei unzureichender Wasseraufnahme parenteral behandeln.
VNW: Essbare Gewebe: Schweine 1 Tag, Hühner 5 Tage. Nicht für Legehennen, deren Eier für menschlichen Verzehr vorgesehen sind.
PG: 1000 G VNW [€ 130,00]

Doppelherz Herz-Kreislauf Tonikum 30Z02
(Z.Nr. HERB-00050) RPF. P. C01EX
ZI: Queisser Pharma, Flensburg, Deutschland
Z: 100 ml (=106 g) enthalten: Melissenblätter-Flüssigextrakt (1:1); Ethanol 30% (m/m) (Auszugsmittel) 0,5 g, Rosmarinblätter-Flüssigextrakt (1:1); Ethanol 19% (V/V) (Auszugsmittel) 0,5 g, Baldrianwurzel-Flüssigextrakt (1:1); Ethanol 40% (m/m) (Auszugsmittel) 0,5 g, Weissdornfrüchte-Flüssigextrakt (1:2); Ethanol 60% (V/V) (Auszugsmittel) 1,1 g, Weissdornfrüchte-Flüssigextrakt (1:1); Ethanol 50% (m/m) (Auszugsmittel) 2 g, Honig, Invertzucker-Lösung, Glycerol 85%, Zuckercouleur, einfaches, Likörwein (entspr. Glucose 8,2 g), (entspr. Fructose 8,2 g), (entspr. Saccharose 0,5 g), (entspr. Gesamtethanolgehalt 17 % (V/V)).
AG: Traditionell pflanzlich zur Unterstützung von Herz und Kreislauf bei nervlicher Belastung.
AA: Vor den Mahlzeiten einnehmen.
DO: 3mal tgl. und bei Bedarf vor dem Schlafengehen 1 Messbecher (20 ml). MTD 4 Messbecher. Für Kinder und Jugendliche nicht empfohlen.
SST: Nicht empfohlen.
NW: Magen/Darm.
WH: Nicht für Alkoholkranke. Verkehrshinweis.
PG: 500 ML * (EKO: N) [€ 14,30], 1000 ML * (EKO: N) [€ 21,15]

Doppelherz Herz-Kreislauf alkohol- und zuckerfrei Tonikum 30Z02
(Z.Nr. HERB-00052) RPF. P. C01EX
ZI: Queisser Pharma, Flensburg, Deutschland
Z: 100 ml enthalten: Weissdornblätter mit -blüten-Dickextrakt 183 mg, Melissenblätter 168 mg, Hopfenzapfen 126 mg, Propylenglycol, Glycerol 85%, Saccharin natrium-2-Wasser, Natrium cyclamat, Vanillin, Mandarinen-Aroma, Sorbinsäure, Wasser, gereinigtes.
AG: Traditionell pflanzlich zur Unterstützung von Herz und Kreislauf bei nervlicher Belastung.
AA: Vor den Mahlzeiten einnehmen.
DO: 3mal tgl. und bei Bedarf vor dem Schlafengehen 1 Messbecher (20 ml). MTD 4 Messbecher. Für Kinder und Jugendliche nicht empfohlen.
SST: Nicht empfohlen.
NW: Magen/Darm.
PG: 500 ML * (EKO: N) [€ 14,30], 1000 ML * (EKO: N) [€ 21,15]

▼ Doptelet 20 mg - Filmtabletten 20D
(Z.Nr. EU/1/19/1373/*) NR. P. B02BX08
ZI: Dova Pharmaceutics Ireland, Dublin, Irland
Z: 1 Filmtablette enthält: Avatrombopag 20 mg (entspr. Avatrombopag maleat), Tablettenkern: Lactose monohydrat 120,8 mg, Cellulose, mikrokristalline, Crospovidon Typ B, Siliciumdioxid, hochdisperses, Magnesium stearat; Filmüberzug: Poly(vinylalkohol), Talkum, Macrogol 3350, Titandioxid, Eisen(II,III)-hydroxid-oxid x H2O.
EW: Thrombopoietin-Rezeptor-Agonist, antihämorrhagisch.
AG: Schwere Thrombozytopenie bei chronischer Lebererkrankung, wenn invasiver Eingriff geplant ist.
DO: Thrombozyten < 40 x 10^9/l: 1mal tgl. 60 mg über 5 Tage.
Thrombozyten 40 - 50 x 10^9/l: 1mal tgl. 40 mg über 5 Tage.
Einnahmebeginn 10-13 Tage vor dem Eingriff.
Keine Daten an Kindern und Jugendlichen.
SST: In der Schwangerschaft nicht empfohlen. Nutzen/Risiko-Abwägung in der Stillzeit.
NW: Müdigkeit, Anämie, Pfortaderthrombose, Knochenschmerzen, Myalgie, Fieber.
WH: Vorsicht bei schweren Leberschäden. Erhöhtes thrombotisches Risiko beachten.
PG: 10 ST * (EKO: R) [€ 1.751,20], 15 ST * (EKO: R) [€ 2.605,05]

🐾 *Dorbene vet. 1 mg/ml - Injektionslösung für Hunde und Katzen* 809Z, 811AA
(Z.Nr. 8-00984) NR. P. nicht im Handel. QN05CM91

Dorithricin Halstabletten Classic 0,5 mg/1,0 mg/1,5 mg - Lutschtabletten 45A03
(Z.Nr. 1-39007) RPF. P. R02AB02, R02AA20
ZI: Medice Pharma, Iserlohn, Deutschland
Z: 1 Lutschtablette enthält: Tyrothricin 0,5 mg, Benzalkonium chlorid 1 mg, Benzocain 1,5 mg, Sorbitol 871 mg, Talkum, Sucrosestearat Typ III, Saccharin natrium-2-Wasser (entspr. Natrium < 1 mmol) (entspr. → < 23 mg), Minzöl, Povidon 25, Carmellose natrium.
EW: Kombination Lokal-Antibiotikum + Antiseptikum + Lokalanästhetikum.
AG: Unterstützend bei Entzündungen im Mund-, Rachen-, Halsbereich.
AA: Langsam im Mund zergehen lassen, nicht zerbeißen oder verschlucken. Nicht kurz vor oder nach dem Zähneputzen anwenden.
DO: Personen ab 12 Jahren; Alle 2-3 Std. 1-2 Tabletten langsam im Mund zergehen lassen. MTD 8 Tabletten.
Keine Dosisempfehlung für Kinder.
GA: Größere frische Wunden im Mund- und Rachenraum, Säuglinge und Kleinkinder unter 2 Jahren.
SST: Keine Daten. Strenge Indikationsstellung.
NW: Allergien, veränderte Geschmackwahrnehmung, Taubheit der Zunge. Sehr selten Methämoglobinämien, auf frischen Wunden Blutungen. Abführende Wirkung (bei hohen Dosen).
WH: Bei eitriger Mandelentzündung mit Fieber Arzt aufsuchen. 1 Tablette entspricht 0,07 BE.
PG: 20 ST * (EKO: N) [€ 9,55]

Dorithricin Halstabletten Waldbeergeschmack 0,5 mg/1,0 mg/1,5 mg - Lutschtabletten 45A03
(Z.Nr. 1-23037) RPF. P. R02AB02, R02AA20
ZI: Medice Pharma, Iserlohn, Deutschland
Z: 1 Lutschtablette enthält: Tyrothricin 0,5 mg, Benzalkonium chlorid 1 mg, Benzocain 1,5 mg, Sorbitol 871 mg, Talkum,

Saccharosestearat Typ III, Saccharin-Natrium-Dihydrat (entspr. Natrium < 1 mmol) (entspr. → < 23 mg), Aroma (entspr. Ponceau 4R (E 124)), Povidon 25, Carmellose natrium.
Kurzinformation: siehe Dorithricin Halstabletten Classic 0,5 mg/1,0 mg/1,5 mg - Lutschtabletten, → S. 425
PG: 20 ST * (EKO: N) [€ 9,55], **WALDBEER** 20 ST * (EKO: N) [€ 9,55]

D

Dorlazept 20 mg/ml - Augentropfen, Lösung 47F01

(Z.Nr. 1-30561) RP. P. S01EC03
ZI: Dermapharm, Wien
Z: 1 ml enthält: Dorzolamid 20 mg (entspr. Dorzolamid hydrochlorid), Mannitol, Hydroxyethylcellulose, Natrium citrat, Benzalkonium chlorid Lösung (entspr. Benzalkonium chlorid 0,075 mg), Natriumhydroxid zur pH-Wert-Einstellung, Wasser für Injektionszwecke.
EW: Lokal wirksamer Hemmer der Karboanhydrase II.
AG: Erhöhter Augeninnendruck (als Monotherapie oder als Zusatztherapie zu Beta-Blockern).
AA: Nach dem Waschen der Hände in den Bindehautsack des erkrankten Auges tropfen.
AH: Nach Anbruch höchstens 4 Wochen verwendbar.
DO: Monotherapie: 3mal tgl. 1 Tropfen.
Kombinationstherapie: 2mal tgl. 1 Tropfen. Begrenzte Daten an Kindern und Jugendlichen.
GA: Nierenschäden.
SST: In der Schwangerschaft nicht anwenden. Nutzen/Risiko-Abwägung in der Stillzeit.
NW: Okuläre Reizungen, Magen/Darm, Überempfindlichkeit (auch schwere Reaktionen).
WW: Orale Carboanhydrasehemmer (nicht empfohlen).
WH: Nicht während des Tragens von weichen Kontaktlinsen applizieren.
Verkehrshinweis. Patienten über korrekte Handhabung der Tropfflasche aufklären. Vorsicht bei Leberschäden.
PG: 1 ST (2) (EKO: G) [€ 8,20], 3 ST * (EKO: N) [€ 56,90]

🐾 Dormazolam 5 mg/ml - Injektionslösung für Pferde 809Z

(Z.Nr. 8-38447) NR. P1. P. QN05CD08
ZI: Le Vet Beheer, Oudewater, Niederlande
Z: 1 ml Injektionslösung enthält: Midazolam 5 mg, Benzylalkohol 10 mg, Natriumchlorid, Salzsäure verdünnt zur pH-Einstellung, Natriumhydroxid zur pH-Wert-Einstellung, Wasser für Injektionszwecke.
EW: Sedativum (Benzodiazepin).
AG: Zur Einleitung einer Narkose in Kombination mit Ketamin bei Pferden.
AA: I.v., kann mit Ketamin in derselben Spritze verabreicht werden.
DO: Midazolam 0,06 mg/kg KG (= 1,2 ml Lösung/100 kg KG) + Ketamin 2,2 mg/kg KG.
GA: Schwere Ateminsuffizienz.
SST: Nutzen/Risiko-Abwägung.
NW: Ataxie, Koordinationsstörungen, Atemdepression, spontanes Urinieren. Bei Überdosierung Benommenheit und Muskelrelaxation; Antidot Flumazenil.
WW: Vorsicht: Andere ZNS-Dämpfer verstärkt. Opioide verstärkt atemdepressorisch. Azol-Antimykotika hemmen die Metabolisierung von Midazolam. Rifampicin kann Midazolam-Wirkung abschwächen.
WH: Vorsicht bei Hypoalbuminämie.
VNW: Behandelte Tiere sind für immer von der Schlachtung auszuschließen.
PG: 20 ML VN [€ 28,10]

Dormicum 5 mg/1 ml - Injektionslösung 18B

(Z.Nr. 1-18520) NR. P1. P. N05CD08
ZI: Cheplapharm Arzneimittel, Greifswald, Deutschland
Z: 1 Ampulle zu 1 ml enthält: Midazolam 5 mg, Natriumchlorid, Salzsäure, Natriumhydroxid, Wasser für Injektionszwecke.
EW: Hypnotikum (Benzodiazepin).
AG: Analgosedierung, Narkose, Sedierung auf der Intensivstation.
AA: I.v., i.m. oder rektal (mit Kunststoffapplikator)
DO: 0,025-0,3 mg/kg KG. Bei Kindern unter 6 Monaten nicht empfohlen.
Details Austria-Codex - Fachinformation.
GA: Analgosedierung bei schwerer Ateminsuffizienz oder akuter Atemdepression.
SST: Zwingende Indikationsstellung, bei Kaiserschnitt nicht anwenden; 24 Std. nach Anwendung nicht stillen.
NW: Haut, Psyche (Verwirrtheit, Entzugserscheinungen, anterograde Amnesie, paradoxe Reaktionen), ZNS (Hyperaktivität, Krämpfe bei Neugeborenen), Magen/Darm, Herz, Atemdepression, Überempfindlichkeit, lokale Reaktionen, Risiko für Stürze und Knochenbrüche.
WW: Vorsicht: Azol-Antimykotika, Propofol (Dosisanpassung), Verapamil, Diltiazem, Makrolide, Proteasehemmer. Andere ZNS-Dämpfer verstärkt, cave Alkohol. Abschwächung durch Mitotan, Enzalutamid,
WH: Nur anwenden, wenn Reanimationseinrichtungen vorhanden sind. Nicht zur Primärtherapie von Psychosen. Vorsicht bei Patienten über 60 Jahren, reduziertem Allgemeinzustand, Myasthenie, schwerer Nieren-, Leber-, Herzinsuffizienz, Schlafapnoe. Gewöhnungs- und Abhängigkeitsrisiko (Arzneimittelmissbrauch) beachten. Entzugserscheinungen beim plötzlichen Absetzen. Auf anterograde Amnesie bzw. paradoxe Reaktionen achten. Besondere Vorsicht bei Früh- und Neugeborenen. Verkehrshinweis.
Bei Überdosierung vorsichtig Flumazenil anwenden.
PG: 10 ST * (EKO: N) [€ 22,30]

Dorzastad 20 mg/ml + 5 mg/ml - Augentropfen 47H02

(Z.Nr. 1-30191) RP. P. S01ED51
ZI: Stada Arzneimittel, Wien
Z: 1 ml enthält: Dorzolamid 20 mg (entspr. Dorzolamid hydrochlorid), Timolol 5 mg (entspr. Timolol maleat), Mannitol, Hydroxyethylcellulose, Natrium citrat, Natriumhydroxid zur pH-Wert-Einstellung, Benzalkonium chlorid 0,075 mg, Wasser für Injektionszwecke.
EW: Kombination Carboanhydrasehemmer + Beta-Blocker; senken Augeninnendruck.
AG: Erhöhter Augeninnendruck bei Weitwinkel- oder Pseudoexfoliationsglaukom bei nicht ausreichender Monotherapie mit Betablocker.
AA: Am Auge. In den Bindehautsack des erkrankten Auges eintropfen. Nasolakrimale Okklusion oder Schließen der Augenlider für 2 min. reduziert systemische Resorption.
DO: 2mal tgl. 1 Tropfen. Keine Untersuchungen an Kindern unter 2 Jahren.
GA: Asthma bronchiale, schwere COPD, Sinusbradykardie, SA-Block, AV-Block II. und III. Grades, Herzinsuffizienz, kardiogener Schock, schwere Nierenschäden, hyperchlorämische Azidose.
SST: Nicht anwenden.
NW: Lokale Reaktionen (Reizung, trockene Augen), systemische Betablocker-Effekte (Überempfindlichkeit, Kopfschmerzen, Schwindel, Dyspnoe), Haut (auch schwere Reaktionen), Geschmacksreizungen, Urolithiasis.
WW: Nicht empfohlen: Andere Carboanhydrasehemmer und topische Betablocker.
Vorsicht: Systemische Betablocker; Adrenalin (Mydriasis), Verstärkung von auf den Kreislauf wirkende Arzneimittel (Hypotonie, Bradykardie).
WH: Vorsicht bei kardiovaskulären Erkrankungen, COPD, Leberschäden. Systemische Betablocker-Wirkungen möglich. Nicht abrupt absetzen. Kontaktlinsen vor der Anwendung herausnehmen und erst nach 15 min wieder einsetzen. Verkehrshinweis.
PG: 5 ML AU (2) (EKO: G) [€ 8,15]

Dorzo-Vision 20 mg/ml - Augentropfen 47F01

(Z.Nr. 1-28927) RP. P. S01EC03
ZI: OmniVision, Puchheim, Deutschland
Z: 1 ml enthält: Dorzolamid 20 mg (entspr. Dorzolamid hydrochlorid 22,3 mg), Hydroxyethylcellulose, Mannitol, Natrium citrat, Natriumhydroxid zur pH-Wert-Einstellung, Salzsäure zur pH-Wert-Einstellung, Benzalkonium chlorid 0,075 mg (entspr. → ca. 2,3 µg/Tr), Wasser, gereinigtes.
EW: Lokal wirksamer Hemmer der Karboanhydrase II.
AG: Erhöhter Augeninnendruck (als Monotherapie oder als Zusatztherapie zu Beta-Blockern).
AA: In den Bindehautsack des erkrankten Auges tropfen.
DO: Monotherapie: 3mal tgl. 1 Tropfen.
Kombinationstherapie: 2mal tgl. 1 Tropfen.
Begrenzte klinische Daten an Kindern und Jugendlichen.
GA: Nierenschäden.
SST: In der Schwangerschaft nicht anwenden, Stillen unterbrechen.
NW: Okuläre Reizungen, Magen/Darm, Müdigkeit, Überempfindlichkeit.
WW: Orale Carboanhydrasehemmer (nicht empfohlen).
WH: Kontaktlinsen vor der Anwendung herausnehmen und erst nach 15 min wieder einsetzen. Patienten über korrekte Handhabung der Tropfflasche aufklären. Vorsicht bei Leberschäden. Verkehrshinweis.
PG: 5 ML (2) (EKO: G) [€ 8,15]

Dorzo-Vision sine 20 mg/ml Augentropfen - Lösung im Einzeldosisbehältnis 47F01
(Z.Nr. 1-36729) RP. P. nicht im Handel. S01EC03

DorzoComp-Vision 20 mg/ml + 5 mg/ml - Augentropfen, Lösung 47H02

(Z.Nr. 1-30190) RP. P. S01ED51
ZI: OmniVision, Puchheim, Deutschland
Z: 1 ml enthält: Dorzolamid 20 mg (entspr. Dorzolamid

hydrochlorid), Timolol 5 mg (entspr. Timolol maleat), Mannitol, Hydroxyethylcellulose, Natrium citrat, Natriumhydroxid zur pH-Wert-Einstellung, Benzalkonium chlorid 0,075 mg (entspr. Benzalkoniumchloridlösung 50%), Wasser für Injektionszwecke.
Kurzinformation: siehe Dorzastad 20 mg/ml + 5 mg/ml - Augentropfen, → S. 426
PG: 5 ML AU (2) (EKO: G) [€ 8,15]

DorzoComp-Vision sine 20 mg/ml + 5 mg/ml - Augentropfen, Lösung im Einzeldosisbehältnis 47H02
(Z.Nr. 1-35195) RP. P. nicht im Handel. S01ED51

Dorzolamid Actavis 20 mg/ml - Augentropfen 47F01
(Z.Nr. 1-30248) RP. P. nicht im Handel. S01EC03

Dorzolamid Bausch & Lomb 20 mg/ml - Augentropfen 47F01
(Z.Nr. 1-37277) RP. P. nicht im Handel. S01EC03

Dorzolamid Micro Labs 20 mg/ml - Augentropfen, Lösung 47F01
(Z.Nr. 1-39308) RP. P. nicht im Handel. S01EC03

Dorzolamid + Timolol 1A Pharma 20 mg/ml + 5 mg/ml - Augentropfen, Lösung 47H02
(Z.Nr. 1-39158) RP. P. nicht im Handel. S01ED51

Dorzolamid + Timolol Arcana 20 mg/ml + 5 mg/ml - Augentropfen 47H02
(Z.Nr. 1-30171) RP. P. S01ED51
ZI: Arcana Arzneimittel, Wien
Z: 1 ml enthält: Dorzolamid 20 mg (entspr. Dorzolamid hydrochlorid), Timolol 5 mg (entspr. Timolol maleat), Mannitol, Hydroxyethylcellulose, Natrium citrat, Natriumhydroxid zur pH-Wert-Einstellung, Benzalkonium chlorid 0,15 mg, Wasser für Injektionszwecke.
Kurzinformation: siehe Dorzastad 20 mg/ml + 5 mg/ml - Augentropfen, → S. 426
PG: 5 ML AU (2) (EKO: G) [€ 9,10]

Dorzolamid + Timolol Bausch & Lomb 20 mg/ml + 5 mg/ml - Augentropfen 47H02
(Z.Nr. 1-37278) RP. P. nicht im Handel. S01ED51

Dorzolamid + Timolol Pharma Stulln 20 mg/ml + 5 mg/ml - Augentropfen, Lösung 47H02
(Z.Nr. 1-39285) RP. P. nicht im Handel. S01ED51

Dorzolamid + Timolol Pharma Stulln sine 20 mg/ml + 5 mg/ml - Augentropfen, Lösung im Einzeldosisbehältnis 47H02
(Z.Nr. 1-39284) RP. P. S01ED51
ZI: Pharma Stulln, Stulln, Deutschland
Z: 1 ml enthält: Dorzolamid 20 mg (entspr. Dorzolamid hydrochlorid 22,26 mg), Timolol 5 mg (entspr. Timolol maleat 6,83 mg), Hydroxyethylcellulose (4000-5000 mPa*s), Mannitol, Natrium citrat, Natriumhydroxid zur pH-Wert-Einstellung, Wasser für Injektionszwecke.
EW: Kombination Carboanhydrasehemmer + Beta-Blocker; senken Augeninnendruck.
AG: Erhöhter Augeninnendruck bei Weitwinkel- oder Pseudoexfoliationsglaukom bei nicht ausreichender Monotherapie mit Betablocker.
AA: Am Auge. In den Bindehautsack des erkrankten Auges eintropfen. Nasolakrimale Okklusion oder Schließen der Augenlider für 2 min. reduziert systemische Resorption.
DO: 2mal tgl. 1 Tropfen. Keine Untersuchungen an Kindern unter 2 Jahren.
GA: Asthma bronchiale, schwere COPD, Sinusbradykardie, SA-Block, AV-Block II. und III. Grades, Herzinsuffizienz, kardiogener Schock, schwere Nierenschäden, hyperchlorämische Azidose.
SST: Nicht anwenden.
NW: Lokale Reaktionen (Reizung, trockene Augen), systemische Betablocker-Effekte (Überempfindlichkeit, Kopfschmerzen, Schwindel, Dyspnoe), Haut (auch schwere Reaktionen), Geschmacksreizungen, Urolithiasis.
WW: Nicht empfohlen: Andere Carboanhydrasehemmer und topische Betablocker.
Vorsicht: Systemische Betablocker; Adrenalin (Mydriasis), Verstärkung von auf den Kreislauf wirkende Arzneimittel (Hypotonie, Bradykardie).
WH: Vorsicht bei kardiovaskulären Erkrankungen, COPD, Leberschäden. Systemische Betablocker-Wirkungen möglich. Nicht abrupt absetzen. Verkehrshinweis.
PG: 30 ST * (EKO: N) [€ 29,80], 60 ST * (EKO: N) [€ 44,70]

Dorzolamid + Timolol Stulln 20 mg/ml + 5 mg/ml - Augentropfen, Lösung 47H02
(Z.Nr. 1-39286) RP. P. nicht im Handel. S01ED51

Dorzolamid + Timolol Stulln sine 20 mg/ml + 5 mg/ml - Augentropfen, Lösung im Einzeldosisbehältnis 47H02
(Z.Nr. 1-39283) RP. P. nicht im Handel. S01ED51

Dosteofer 800 I.E. - Filmtabletten 54D01
(Z.Nr. 1-39271) RP. P. nicht im Handel. A11CC05

Dosteofer 1.000 I.E. - Filmtabletten 54D01
(Z.Nr. 1-39272) RP. P. nicht im Handel. A11CC05

Dosteofer 7.000 I.E. - Filmtabletten 54D01
(Z.Nr. 1-39273) RP. P. nicht im Handel. A11CC05

Dosteofer 30.000 I.E. - Filmtabletten 54D01
(Z.Nr. 1-39274) RP. P. nicht im Handel. A11CC05

Dostinex 0,5 mg - Tabletten 29F, 31B02
(Z.Nr. 1-20438) RP. P. G02CB03
ZI: Pfizer Corporation Austria, Wien
Z: 1 Tablette enthält: Cabergolin 0,5 mg, Leucin, Lactose 75,9 mg.
EW: Dopaminerges Ergolinderivat; Hemmt Prolaktinsekretion.
AG: Hemmung der Milchproduktion nach der Geburt oder nach Totgeburten; -Störungen durch erhöhten Prolaktinspiegel im Blut.
AA: Oral zu einer Mahlzeit einnehmen.
DO: Hemmung der Milchproduktion: ED 1 mg am ersten Tag nach der Geburt.
Unterdrückung einer bestehenden Milchproduktion: 0,25 mg alle 12 Stunden über 2 Tage.
Störung durch erhöhten Prolaktinspiegel: Initialdosis 0,5 mg pro Woche bei ein- oder zweimaliger Gabe pro Woche, Steigerung nach Bedarf. Therapeutische Dosis 0,25 bis 2 mg pro Woche, max 4,5 mg pro Woche.
Bei Wochendosis über 1 mg Gabe auf mind. 2 ED aufteilen.
Dosisreduktion bei schweren Leberschäden.
Für Kinder und Jugendliche nicht empfohlen.
GA: Fibrosen, Herzklappenveränderungen (echokardiographisch nachgewiesen).
SST: Zwingende Indikationsstellung in der Schwangerschaft. Cabergolin 1 Monat vor einer geplanten Schwangerschaft absetzen. Stillzeit: Nicht Frauen mit hyperprolaktinämischer Störungen verabreichen, die ihre Kinder stillen wollen.
NW: Magen/Darm (Übelkeit, Gastritis), Hypotension, Schwindel, Müdigkeit, Somnolenz, plötzliches Einschlafen, Kopfschmerzen, Depression, Impulskontrollstörungen (Verwirrtheit, Spielsucht, Hypersexualität), Parästhesien, Mastalgien, Überempfindlichkeit, Vasospasmen in Fingern und Zehen, Herz (Palpitationen, Herzklappenveränderungen, Perikarditis), Fibrosen.
WW: Kombination vermeiden: Andere Ergotalkaloide, Makrolidantibiotika.
Vorsicht: Antihypertensiva (verstärkt). Dopaminantagonisten (schwächen Cabergolin-Wirkung ab).
WH: Vorsicht bei schweren Leberschäden, Patienten mit schweren Herzerkrankungen, Raynaud-Syndrom, Magengeschwüren, GI-Blutungen, psychotischen Störungen. Verkehrshinweis (Somnolenz und plötzliches Einschlafen möglich).
Vor Behandlungsbeginn (bei Langzeitbehandlung) Echokardiographie, Lungenfunktion, Hypophysendiagnostik.
Auf Fibrosen oder Herzklappenveränderungen besonders achten.
PG: 2 ST (EKO: G) [€ 16,85], 8 ST IND (EKO: G) [€ 55,65]

Dostinex 0,5 mg - Tabletten 29F, 31B02
(Z.Nr. 1-20438-P1) RP. P. Parallelimport. G02CB03
V: Orifarm, Leverkusen, Deutschland
Z: 1 Tablette enthält: Cabergolin 0,5 mg, Leucin, Lactose 75,9 mg.
PG: 8 ST IND (EKO: G) [€ 55,10]

Dostinex 0,5 mg - Tabletten 29F, 31B02
(Z.Nr. 1-20438-P2) RP. P. Parallelimport. G02CB03
V: Eurim-Pharm, Salzburg
Z: 1 Tablette enthält: Cabergolin 0,5 mg, Leucin, Lactose 75,9 mg.
PG: 8 ST IND (EKO: G) [€ 54,50]

Dostinex 0,5 mg - Tabletten 29F, 31B02
(Z.Nr. 1-20438-P3) RP. P. Parallelimport. G02CB03
V: Abacus Medicine, Copenhagen, Dänemark
Z: 1 Tablette enthält: Cabergolin 0,5 mg, Leucin, Lactose 75,9 mg.
PG: 8 ST IND (EKO: G) [€ 55,10]

Dotagraf 0,5 mmol/ml - Injektionslösung 24D01
(Z.Nr. 1-36455) NR. P. V08CA02
ZI: Bayer Austria, Wien
Z: 1 ml Injektionslösung enthält: Gadotersäure 279,32 mg (entspr. → 0,5 mmol) (entspr. Gadotersäure meglumin), Meglumin,

1,4,7,10-Tetraazacyclododecan-1,4,7,10-tetraessigsäure (entspr. DOTA), Wasser für Injektionszwecke.
EW: Röntgenkontrastmittel.
AG: Alle Alter: Magnetresonanzuntersuchungen (MRI) bei Gehirn- und Rückenmarkserkrankun- gen; Ganzkörper-MRI inklusive Untersuchungen bei gastrointestinalen, renalen, urogenitalen, kardialen und osteoartikulären Erkrankungen, sowie Erkrankungen der Brustdrüse; Erwachsene: Angiographie.
AA: Streng i.v.
DO: Möglichst niedrig! 0,1 mmol/kg KG (= 0,2 ml/kg KG), bei neurologischen Untersuchungen 0,1-0,3 mmol/kg KG (= 0,2-0,6 ml/kg KG).
Kinder und Jugendliche (0-18 Jahre): Max. 0,1 mmol/kg KG vorsichtig anwenden.
Nur anwenden, wenn diagnostische Information mit MRT ohne Kontrastmittelverstärkung nicht erhoben werden kann.
SST: Zwingende Indikationsstellung, ev. 24 Std. nicht stillen.
NW: Magen/Darm, Haut, ZNS, lokale Schmerzen, selten Anaphylaxie.
WW: Vorsicht: Blutdrucksenker (setzen kardiovaskuläre Kompensation von Blutdruckstörungen herab).
WH: Nicht zur Angiographie bei Kindern und Jugendlichen. Vorsicht bei schweren Nierenschäden, nach Lebertransplantation, bei erniedrigter Anfallsschwelle. Vor Anwendung Nierenfunktion durch Labortests abklären. Cave extravasale oder subarachnoidale Applikation. Auf Überempfindlichkeit achten.
PG: 10 ST * (EKO: N) [€ 2.605,05]

Dotagraf 0,5 mmol/ml - Injektionslösung im Einzeldosisbehältnis — 24D01

(Z.Nr. 1-36454) NR. P. V08CA02
ZI: Bayer Austria, Wien
Z: 1 ml Injektionslösung enthält: Gadotersäure 279,32 mg (entspr. → 0,5 mmol) (entspr. Gadotersäure meglumin), Meglumin, 1,4,7,10-Tetraazacyclododecan-1,4,7,10-tetraessigsäure (entspr. DOTA), Wasser für Injektionszwecke.
Kurzinformation: siehe Dotagraf 0,5 mmol/ml - Injektionslösung, → S. 427
PG: **10ML** 10 ST * (EKO: N) [€ 475,70], **15ML** 10 ST * (EKO: N) [€ 683,85], **20ML** 10 ST * (EKO: N) [€ 897,30]

Dotarem - Injektionslösung — 24D01

(Z.Nr. 1-21996) NR. P. V08CA02
ZI: Guerbet, Roissy CdG Cedex, Frankreich
Z: 1 ml wäßrige Injektionslösung enthält: Gadotersäure 279,32 mg (entspr. Meglumini gadoteras), Wasser für Injektionszwecke.
Kurzinformation: siehe Dotagraf 0,5 mmol/ml - Injektionslösung, → S. 427
PG: **DFL 10ML** 1 ST * (EKO: N) [€ 88,40], **DFL 15ML** 1 ST * (EKO: N) [€ 112,30], **DFL 20ML** 1 ST * (EKO: N) [€ 138,30], **DFL 60ML** 1 ST * (EKO: N) [€ 344,20], **DFL 100ML** 1 ST * (EKO: N) [€ 555,75], **FSPR 15ML** 1 ST * (EKO: N) [€ 119,10], **FSPR 20ML** 1 ST * (EKO: N) [€ 144,45]

Dotavision 0,5 mmol/ml - Injektionslösung im Einzeldosisbehältnis 24D01
(Z.Nr. 1-38836) NR. P. nicht im Handel. V08CA02

Dotavision 0,5 mmol/ml - Injektionslösung in einem Mehrdosenbehältnis 24D01
(Z.Nr. 1-38835) NR. P. nicht im Handel. V08CA02

Dotur 100 mg - Kapseln — 34D

(Z.Nr. 1-16849) NR. P. J01AA02
ZI: Sandoz, Kundl
Z: 1 Kapsel enthält: Doxycyclin 100 mg (entspr. Doxycyclin hyclat), Kapselinhalt: Natriumdodecylsulfat 0,8 mg, Alginsäure, Magnesium stearat, Maisstärke, Lactose monohydrat 102,3 mg; Kapselhülle: Kapseloberteil: Eisenoxid schwarz, Eisenoxid gelb, Indigotin I, Titandioxid, Gelatine; Kapselunterteil: Eisenoxid schwarz, Eisenoxid rot, Eisenoxid gelb, Titandioxid, Gelatine.
EW: Bakteriostatisches Breitbandantibiotikum (halbsynthetisches Tetrazyklin).
AG: Infektionen durch Doxycyclin-empfindliche Erreger: Lunge, HNO, Auge, Urogenitale, Intestinaltrakt, Gallenwege, Weichteile, Gelenke, spezifische Infektionen, Malaria (bei Chloroquin-Resistenz), Milzbrand, Melioidose und andere Infektionen.
AA: Unzerkaut mit reichlich Flüssigkeit in aufrechter Position einnehmen (nicht mit Milchprodukten, nicht vor dem Schlafengehen).
DO: Erwachsene, Jugendliche und Kinder ab 8 Jahren und über 45 kg KG:
Am 1. Tag 200 mg als ED, an den folgenden Tagen 100 mg als Erhaltungsdosis (bei schweren Infektionen oder mehr als 70 kg KG TD 200 mg).
Kinder ab 8 Jahren und unter 45 kg KG (strenge Indikationsstellung!): TD initial 4,4 mg/kg KG (in 1 oder 2 ED). Erhaltungsdosis 2,2 mg/kg KG, bei schweren Infektionen bis 4,4 mg/kg KG (in 1 oder 2 ED).
Details zu verschiedenen Infektionen siehe Austria-Codex - Fachinformation.
Dotur-Kapseln sind für Kinder unter 8 Jahren nicht geeignet.
GA: Schwere Leberschäden, Tetrazyklinallergie, Kinder unter 8 Jahren (außer bei lebensbedrohlichen Infektionen, z.B. Rocky Mountain Fleckfieber ohne therapeutische Alternativen).
SST: Gegenanzeige.
NW: Magen/Darm (Ösophagitis), Haut (Photosensitivität, auch schwere Reaktionen), ZNS (Pseudotumor cerebri), Leber, Überempfindlichkeitsreaktionen, Jarisch-Herxheimer-Reaktion bei Spirochäteninfektion, Blut, Dentition (Zahndefekte!), Candidainfektionen der Haut oder Schleimhaut, Untersuchungen.
WW: Gegenanzeige: Isotretinoin oder andere systemische Retinoide.
Vorsicht: Antacida, Eisenionen, Milch und Milchprodukte, Anionenaustauscherharze (Resorptionshemmung), Digoxin-Spiegel erhöht; Enzyminduktoren und Alkoholismus beschleunigen Abbau in der Leber; Abbau von Secale-Alkaloiden gehemmt (Ergotismus); Anwendung mit bakteriziden ß-Lactam-Antibiotika nicht sinnvoll. Beeinflussung von Labortests (Harnzucker, Urobilinogen). Cumarine, Sulfonylharnstoffe verstärkt, Methotrexat verstärkt toxisch. Atovaquone/Proguanil.
WH: Infektionen durch Staphylokokken, Streptokokken oder Pneumokokken nicht mit Doxycyclin behandeln (Resistenzen). Bei Infektionen durch E. coli oder Enterobacteriaceae nicht Mittel der Wahl. Vorsicht bei Myasthenie.
Kontrollen: Leber, Blutbild. Intensive Sonnen- und UV-Bestrahlung vermeiden. Bei venerischen Erkrankungen Syphilisdiagnostik durchführen. Bei schweren Durchfällen sofort absetzen. (Therapie z.B. Vancomycin oral). Verkehrshinweis (vorübergehende Myopie möglich).
PG: 10 ST * (EKO: N) [€ 21,60]

Dovato 50 mg/300 mg - Filmtabletten — 35E04

(Z.Nr. EU/1/19/1370/*) NR. P. J05AR25
ZI: ViiV Healthcare, Zeist, Niederlande
Z: 1 Filmtablette enthält: Dolutegravir 50 mg (entspr. Dolutegravir natrium), Lamivudin 300 mg, Tablettenkern: Cellulose, mikrokristalline, Poly(O-carboxymethyl)stärke-Natrium Salz, Magnesium stearat, Mannitol, Povidon K29-32, Natriumstearylfumarat; Filmüberzug: Hypromellose, Macrogol, Titandioxid.
EW: Antivirale Kombination.
AG: HIV-1-Infektionen ohne Resistenzen gegen Integrase-Inhibitoren und Lamivudin.
AA: Zum Einnehmen.
DO: Personen ab 12 Jahren (ab 40 kg KG): 1mal tgl. 1 Tablette. Keine Daten an Kindern.
SST: Nutzen/Risiko-Abwägung in der Schwangerschaft, Kontrazeption für Frauen im gebärfähigen Alter empfohlen. HIV-infizierte Frauen sollen unter keinen Umständen stillen.
NW: ZNS (Kopfschmerzen, Schlaflosigkeit), Magen/Darm, Leber, Myalgie, Abgeschlagenheit, Überempfindlichkeit, Gewichtszunahme, Anstieg der Blutlipide und der Blutglukose, Immun-Rekonstitutions-Syndrom, mitochondriale Dysfunktion, Osteonekrose, Untersuchungen,
WW: Gegenanzeige: (Dal)fampridin.
Nicht empfohlen: Cladribin, Emtricitabin, Dauereinnahme von Sorbitol.
Antazida, Kalzium-, Magnesium- oder Eisenhaltige Zubereitungen 2 Std. nach oder 6 Std. vor Dovato einnehmen.
Vorsicht: Metformin. WW der Einzelsubstanzen beachten.
WH: Vorsicht bei chronischer Hepatitis B oder C. Verkehrshinweis.
PG: 30 ST RE1 (EKO: Y) [€ 934,85]

Dovato 50 mg/300 mg - Filmtabletten — 35E04

(Z.Nr. EU/1/19/1370/*) NR. P. J05AR25
Parallelimport.
V: Abacus Medicine, Copenhagen, Dänemark
Z: 1 Filmtablette enthält: Dolutegravir 50 mg (entspr. Dolutegravir natrium), Lamivudin 300 mg, Tablettenkern: Cellulose, mikrokristalline, Poly(O-carboxymethyl)stärke-Natrium Salz, Magnesium stearat, Mannitol, Povidon K29-32, Natriumstearylfumarat; Filmüberzug: Hypromellose, Macrogol, Titandioxid.
PG: 30 ST * (EKO: N) [€ 934,55]

Doxapress 4 mg - Tabletten — 10A06, 52D02

(Z.Nr. 1-24602) RP. P. C02CA04, G04CA
ZI: Kwizda Pharma, Wien
Z: 1 Tablette enthält: Doxazosin 4 mg (entspr. Doxazosin mesilat 4,85 mg), Lactose monohydrat 177,55 mg, Cellulose, mikrokristalline, Carboxymethylstärke, Natrium Typ A, Natriumdodecylsulfat, Magnesium stearat.

EW: Alpha 1-Antagonist.
AG: Essentielle Hypertonie, benigne Prostatahyperplasie (BPH).
AA: Unzerkaut mit Flüssigkeit.
DO: **Hypertonie:** TD initial 1 mg, Erhaltungsdosis 1mal tgl. 2-4 mg, MTD 16 mg.
Für Kinder und Jugendliche nicht empfohlen.
Prostatahyperplasie: TD initial 1 mg, Erhaltungsdosis 1mal tgl. 2-4 mg, MTD 8 mg.
GA: BPH-Patienten mit Hypotonie, Stauung der oberen Harnwege, Blasensteinen, chronischen Harnwegsinfektionen. Hypotonie.
SST: In der Schwangerschaft Nutzen/Risiko-Abwägung, in der Stillzeit kontraindiziert.
NW: ZNS, Störungen der Orthostase, Schwindel, Kopfschmerzen, Sehstörungen, Vertigo, Magen/Darm, Ödeme, Atemwegs- oder Harnwegsinfektionen, Verstärkung von Bronchospasmen, Psyche, Haut, Herz (Palpitationen), Leber, Labor, Intraoperative Floppy Iris Syndrome (IFIS), Priapismus.
WW: Vorsicht: Andere Blutdrucksenker verstärkt; Abschwächung der blutdruck- senkenden Wirkung durch Östrogene, Sympathomimetika, NSAIDs.
PDE-5-Hemmer (z.B. Sildenafil): Hypotonie.
WH: Vorsicht bei kardialen Notfallsituationen, schwerer Angina pectoris, Leberschäden. Nicht als Monotherapie zur Erstbehandlung der Hypertonie bei kardiovaskulären Risikofaktoren. Nach der ersten Dosis übermäßiger Blutdruckabfall möglich. Kontrollen: Blutdruck, Leber, Niere, Blutbild, urologische Parameter. Verkehrshinweis.
Auf Intraoperative Floppy Iris Syndrome (IFIS) achten.
Bei Überdosierung Vasopressoren geben (cave Adrenalin: Tachykardie).
PG: 28 ST (2) (EKO: G) [€ 14,30]

Doxarutis 8 mg - Retardtabletten

10A06, 52D02
(Z.Nr. 1-31027) RP. P.
C02CA04, G04CA

ZI: Acino AG, Miesbach, Deutschland
Z: 1 Retardtablette enthält: Doxazosin 8 mg (entspr. Doxazosin mesilat), Tablettenkern: Macrogol 200000, Macrogol 900000, Cellulose, mikrokristalline, Povidon K29-32, Butylhydroxytoluol, all-rac-alpha-Tocopherol, Siliciumdioxid, hochdisperses, Natriumstearylfumarat; Tablettenhülle: Methacrylsäure-Ethylacrylat-Copolymer (1:1), Siliciumdioxid, hochdisperses, Macrogol 1300-1600, Titandioxid.
EW: Alpha 1-Antagonist.
AG: Essentielle Hypertonie, benigne Prostatahyperplasie (BPH).
AA: Unzerkaut mit Flüssigkeit.
DO: 1x tgl. 4(-8) mg; MTD 8 mg. Keine Untersuchungen an Kindern und Jugendlichen.
GA: BPH-Patienten mit Hypotonie, Stauung der oberen Harnwege, Blasensteinen, chronischen Harnwegsinfektionen, Überlaufblase, Anurie. Gastrointestinale Obstruktion, Hypotonie.
SST: In der Schwangerschaft Nutzen/Risiko-Abwägung, in der Stillzeit kontraindiziert.
NW: ZNS, Störungen der Orthostase, Schwindel, Kopfschmerzen, Sehstörungen, Vertigo, Magen/Darm, Ödeme, Atemwegs- oder Harnwegsinfektionen, Verstärkung von Bronchospasmen, Psyche, Haut, Herz (Palpitationen), Leber, Labor, Intraoperative Floppy Iris Syndrome (IFIS), Priapismus.
WW: Vorsicht: Andere Blutdrucksenker verstärkt; Abschwächung der blutdruck- senkenden Wirkung durch Östrogene, Sympathomimetika, NSAIDs.
PDE-5-Hemmer (z.B. Sildenafil): Hypotonie.
WH: Vorsicht bei kardialen Notfallsituationen, schwerer Angina pectoris, Leberschäden. Nicht als Monotherapie zur Erstbehandlung der Hypertonie bei kardiovaskulären Risikofaktoren. Nach der ersten Dosis übermäßiger Blutdruckabfall möglich. Kontrollen: Blutdruck, Leber, Niere, Blutbild, urologische Parameter. Verkehrshinweis.
Auf Intraoperative Floppy Iris Syndrome (IFIS) achten.
Bei Überdosierung Vasopressoren geben (cave Adrenalin: Tachykardie).
PG: 28 ST * (EKO: N) [€ 20,05]

Doxazosin 1A Pharma 2 mg - Tabletten

10A06, 52D02
(Z.Nr. 1-25239) RP. P.
C02CA04, G04CA

ZI: 1A Pharma, Wien
Z: 1 Tablette enthält: Doxazosin 2 mg (entspr. Doxazosin mesilat 2,42 mg), Lactose monohydrat 88,78 mg, Cellulose, mikrokristalline, Natrium stärkeglykolat Typ A, Natrium laurylsulfat, Magnesium stearat.
EW: Alpha 1-Antagonist.
AG: Essentielle Hypertonie, benigne Prostatahyperplasie (BPH).
AA: Unzerkaut mit Flüssigkeit.
DO: **Hypertonie:** TD initial 1 mg, Erhaltungsdosis 1mal tgl. 2-4 mg, MTD 16 mg.
Für Kinder und Jugendliche nicht empfohlen.
Prostatahyperplasie: TD initial 1 mg, Erhaltungsdosis 1mal tgl. 2-4 mg, MTD 8 mg.
GA: BPH-Patienten mit Hypotonie, Stauung der oberen Harnwege, Blasensteinen, chronischen Harnwegsinfektionen. Hypotonie.
SST: Nutzen/Risiko-Abwägung.
NW: ZNS, Störungen der Orthostase, Schwindel, Kopfschmerzen, Sehstörungen, Vertigo, Magen/Darm, Ödeme, Atemwegs- oder Harnwegsinfektionen, Verstärkung von Bronchospasmen, Psyche, Haut, Herz (Palpitationen), Leber, Labor, Intraoperative Floppy Iris Syndrome (IFIS), Priapismus.
WW: Vorsicht: Andere Blutdrucksenker verstärkt; Abschwächung der blutdruck- senkenden Wirkung durch Östrogene, Sympathomimetika, NSAIDs. PDE-5-Hemmer (z.B. Sildenafil): Hypotonie. Starke CYP3A4- Hemmer.
WH: Vor Therapiebeginn Prostatakarzinom ausschließen. Vorsicht bei kardialen Notfallsituationen, schwerer Angina pectoris, Leberschäden. Nicht als Monotherapie zur Erstbehandlung der Hypertonie bei kardiovaskulären Risikofaktoren. Nach der ersten Dosis übermäßiger Blutdruckabfall möglich. Kontrollen: Blutdruck, Leber, Niere, Blutbild, urologische Parameter. Verkehrshinweis.
Auf Intraoperative Floppy Iris Syndrome (IFIS) achten.
Bei Überdosierung Vasopressoren geben (cave Adrenalin: Tachykardie).
PG: 10 ST (2) (EKO: G) [€ 4,40], 30 ST (EKO: G) [€ 13,20]

Doxazosin 1A Pharma 4 mg - Tabletten

10A06, 52D02
(Z.Nr. 1-25240) RP. P.
C02CA04, G04CA

ZI: 1A Pharma, Wien
Z: 1 Tablette enthält: Doxazosin 4 mg (entspr. Doxazosin mesilat 4,85 mg), Lactose monohydrat 177,55 mg, Cellulose, mikrokristalline, Natrium stärkeglykolat Typ A, Natrium laurylsulfat, Magnesium stearat.
Kurzinformation: siehe Doxazosin 1A Pharma 2 mg - Tabletten, → S. 429
PG: 30 ST (2) (EKO: G) [€ 14,50]

Doxazosin Actavis 4 mg - Retardtabletten

10A06, 52D02
(Z.Nr. 1-28371) RP. P.
C02CA04, G04CA

ZI: Actavis Group PTC, Hafnarfjördur, Island
Z: 1 Retardtablette enthält: Doxazosin 4 mg (entspr. Doxazosin mesilat), Tablettenkern: Polyethylenoxid, Cellulose, mikrokristalline, Povidon K29-32, Butylhydroxytoluol, all-rac-alpha-Tocopherol, Siliciumdioxid, hochdispers, wasserfrei, Natriumstearylfumarat; Tablettenfilm: (entspr. Methacrylsäure-Ethylacrylat-Copolymer (1:1)) (entspr. Siliciumdioxid, hochdispers, wasserfrei) (entspr. Macrogol 1300-1600) (entspr. Titandioxid).
EW: Alpha 1-Antagonist.
AG: Essentielle Hypertonie, benigne Prostatahyperplasie (BPH).
AA: Unzerkaut mit Flüssigkeit.
DO: 1x tgl. 4 (-8) mg; MTD 8 mg. Für Kinder und Jugendliche nicht empfohlen.
GA: BPH-Patienten mit Hypotonie, Stauung der oberen Harnwege, Blasensteinen, chronischen Harnwegsinfektionen, Überlaufblase, Anurie. Gastrointestinale Obstruktion, Hypotonie.
SST: In der Schwangerschaft Nutzen/Risiko-Abwägung, in der Stillzeit kontraindiziert.
NW: ZNS, Störungen der Orthostase, Schwindel, Kopfschmerzen, Sehstörungen, Vertigo, Magen/Darm, Ödeme, Atemwegs- oder Harnwegsinfektionen, Verstärkung von Bronchospasmen, Psyche, Haut, Herz (Palpitationen), Leber, Labor, Intraoperative Floppy Iris Syndrome (IFIS), Priapismus.
WW: Vorsicht: Andere Blutdrucksenker verstärkt; Abschwächung der blutdruck- senkenden Wirkung durch Östrogene, Sympathomimetika, NSAIDs.
PDE-5-Hemmer (z.B. Sildenafil): Hypotonie.
WH: Vorsicht bei kardialen Notfallsituationen, schwerer Angina pectoris, Leberschäden. Nicht als Monotherapie zur Erstbehandlung der Hypertonie bei kardiovaskulären Risikofaktoren. Nach der ersten Dosis übermäßiger Blutdruckabfall möglich. Kontrollen: Blutdruck, Leber, Niere, Blutbild, urologische Parameter. Verkehrshinweis.
Auf Intraoperative Floppy Iris Syndrome (IFIS) achten.
Bei Überdosierung Vasopressoren geben (cave Adrenalin: Tachykardie).
PG: 10 ST (EKO: G) [€ 4,75], 30 ST (2) (EKO: G) [€ 13,90]

Doxazosin Arcana 4 mg - Tabletten

10A06, 52D02
(Z.Nr. 1-23966) RP. P. n.I.
C02CA04, G04CA

ZI: Arcana Arzneimittel, Wien
Z: 1 Tablette enthält: Doxazosin 4 mg (entspr. Doxazosin mesilat), Cellulose, mikrokristalline, Lactose 80,1 mg (entspr. Lactose, wasserfrei), Carboxymethylstärke, Natrium Typ A, Magnesium stearat, Natriumdodecylsulfat.
PG: 28 ST (2) (EKO: G) [€ 12,90 n.I.]

D

Doxazosin Genericon 2 mg - Tabletten

10A06, 52D02

(Z.Nr. 1-23635) RP. P.

C02CA04

ZI: Genericon Pharma, Graz
Z: 1 Tablette enthält: Doxazosin 2 mg (entspr. Doxazosin mesilat), Cellulose, mikrokristalline, Lactose, wasserfrei 40 mg, Magnesium stearat, Natriumdodecylsulfat, Carboxymethylstärke, Natrium Typ A, Siliciumdioxid, kolloidal, wasserfrei.
EW: Alpha 1-Antagonist.
AG: Hypertonie (nicht zur Erstbehandlung); Benigne Prostatahyperplasie.
AA: Unzerkaut mit Flüssigkeit einnehmen.
DO: Hypertonie: TD initial 1 mg, schrittweise Erhöhung bis auf MTD 16 mg.
-Prostatahyperplasie: TD initial 1 mg, schrittweise Erhöhung bis auf MTD 8 mg.
Für Kinder und Jugendliche nicht empfohlen.
GA: Hypotonie; Prostatahyperplasie mit Obstruktion der oberen Harnwege, chronischer Harnweginfektion oder Blasensteinen; als Monotherapie bei Überlaufblase oder Anurie mit oder ohne Niereninsuffizienz.
SST: Nutzen/Risiko-Abwägung.
NW: ZNS, Störungen der Orthostase, Schwindel, Kopfschmerzen, Sehstörungen, Vertigo, Magen/Darm, Ödeme, Atemwegs- oder Harnwegsinfektionen, Verstärkung von Bronchospasmen, Psyche, Haut, Herz (Palpitationen), Leber, Untersuchungen, Intraoperative Floppy Iris Syndrome (IFIS), Priapismus.
WW: Vorsicht: Andere Blutdrucksenker verstärkt; Hypotonie durch PDE-5- Hemmer (z.B. Sildenafil); Abschwächung der blutdrucksenkenden Wirkung durch Östrogene, Sympathomimetika.
WH: Vorsicht bei kardialen Notfallsituationen, schwerer Angina pectoris. Bei schweren Leberschäden nicht empfohlen. Nicht als Monotherapie zur Erstbehandlung der Hypertonie bei kardiovaskulären Risikofaktoren. Nach der ersten Dosis übermäßiger Blutdruckabfall möglich. Kontrollen: Blutdruck, Herz, Leber, Niere, Blutbild, urologische Parameter. Vor Therapiebeginn Prostatakarzinom ausschließen. Verkehrshinweis.
Auf Intraoperative Floppy Iris Syndrome (IFIS) achten.
Bei Überdosierung Vasopressoren geben (cave Adrenalin: Tachykardie).
PG: 10 ST (2) (EKO: G) [€ 4,45], 30 ST (EKO: G) [€ 13,25]

Doxazosin Genericon 4 mg - Tabletten

10A06, 52D02

(Z.Nr. 1-23636) RP. P.

C02CA04

ZI: Genericon Pharma, Graz
Z: 1 Tablette enthält: Doxazosin 4 mg (entspr. Doxazosin mesilat), Cellulose, mikrokristalline, Lactose, wasserfrei 80 mg, Magnesium stearat, Natriumdodecylsulfat, Carboxymethylstärke, Natrium Typ A, Siliciumdioxid, kolloidal, wasserfrei.
Kurzinformation: siehe Doxazosin Genericon 2 mg - Tabletten, → S. 430
PG: 30 ST (2) (EKO: G) [€ 14,55]

Doxazosin Genericon 8 mg - Tabletten

10A06, 52D02

(Z.Nr. 1-27886) RP. P.

C02CA04, G04CA

ZI: Genericon Pharma, Graz
Z: 1 Tablette enthält: Doxazosin 8 mg (entspr. Doxazosin mesilat 9,7 mg), Cellulose, mikrokristalline, Lactose monohydrat 80,88 mg, Carboxymethylstärke, Natrium Typ A, Magnesium stearat, Natriumdodecylsulfat, Siliciumdioxid, hochdispers, wasserfrei.
EW: Alpha 1-Antagonist.
AG: Hypertonie (nicht zur Erstbehandlung); Benigne Prostatahyperplasie.
AA: Unzerkaut mit Flüssigkeit einnehmen.
DO: Hypertonie: TD initial 1 mg, schrittweise Erhöhung bis auf MTD 16 mg.
-Prostatahyperplasie: TD initial 1 mg, schrittweise Erhöhung bis auf MTD 8 mg.
Für Kinder und Jugendliche nicht empfohlen.
GA: Hypotonie; Prostatahyperplasie mit Obstruktion der oberen Harnwege, chronischer Harnweginfektion oder Blasensteinen; als Monotherapie bei Überlaufblase oder Anurie mit oder ohne Niereninsuffizienz.
SST: Nutzen/Risiko-Abwägung.
NW: ZNS, Störungen der Orthostase, Schwindel, Kopfschmerzen, Sehstörungen, Vertigo, Magen/Darm, Ödeme, Atemwegs- oder Harnwegsinfektionen, Verstärkung von Bronchospasmen, Psyche, Haut, Herz (Palpitationen), Leber, Untersuchungen, Intraoperative Floppy Iris Syndrome (IFIS), Priapismus.
WW: Vorsicht: Andere Blutdrucksenker verstärkt; Hypotonie durch PDE-5- Hemmer (z.B. Sildenafil); Abschwächung der blutdrucksenkenden Wirkung durch Östrogene, Sympathomimetika.
WH: Vorsicht bei kardialen Notfallsituationen, schwerer Angina pectoris. Bei schweren Leberschäden nicht empfohlen. Nicht als Monotherapie zur Erstbehandlung der Hypertonie bei kardiovaskulären Risikofaktoren. Nach der ersten Dosis übermäßiger Blutdruckabfall möglich. Kontrollen: Blutdruck, Herz, Leber, Niere, Blutbild, urologische Parameter. Vor Therapiebeginn Prostatakarzinom ausschließen. Verkehrshinweis.
Auf Intraoperative Floppy Iris Syndrome (IFIS) achten.
Bei Überdosierung Vasopressoren geben (cave Adrenalin: Tachykardie).
PG: 30 ST (2) (EKO: G) [€ 16,70]

Doxazosin Hexal 8 mg - Retardtabletten

10A06, 52D02

(Z.Nr. 1-31026) RP. P. nicht im Handel.

C02CA04, G04CA

Doxazosin Hexal 2 mg - Tabletten

10A06, 52D02

(Z.Nr. 1-25237) RP. P.

C02CA04, G04CA

ZI: Hexal Pharma, Wien
Z: 1 Tablette enthält: Doxazosin 2 mg (entspr. Doxazosin mesilat 2,42 mg), Lactose monohydrat 88,78 mg, Cellulose, mikrokristalline, Natrium stärkeglykolat Typ A, Natrium laurylsulfat, Magnesium stearat.
Kurzinformation: siehe Doxazosin 1A Pharma 2 mg - Tabletten, → S. 429
PG: 10 ST (2) (EKO: G) [€ 4,40], 30 ST (EKO: G) [€ 13,20]

Doxazosin Hexal 4 mg - Tabletten

10A06, 52D02

(Z.Nr. 1-25238) RP. P.

C02CA04, G04CA

ZI: Hexal Pharma, Wien
Z: 1 Tablette enthält: Doxazosin 4 mg (entspr. Doxazosin mesilat 4,85 mg), Lactose monohydrat 177,55 mg, Cellulose, mikrokristalline, Natrium stärkeglykolat Typ A, Natrium laurylsulfat, Magnesium stearat.
Kurzinformation: siehe Doxazosin 1A Pharma 2 mg - Tabletten, → S. 429
PG: 30 ST (2) (EKO: G) [€ 14,50]

Doxazosin ratiopharm 2 mg - Tabletten

10A06

(Z.Nr. 1-23792) RP. P.

C02CA04

ZI: Teva, Haarlem, Niederlande
Z: 1 Tablette enthält: Doxazosin 2 mg (entspr. Doxazosin mesilat), Cellulose, mikrokristalline, Lactose, wasserfrei, Natrium stärkeglykolat Typ A, Siliciumdioxid, hochdispers, wasserfrei, Natrium laurylsulfat, Magnesium stearat.
EW: Alpha 1-Antagonist.
AG: Essentielle Hypertonie.
AA: Unzerkaut mit Flüssigkeit.
DO: Hypertonie: TD initial 1 mg, Erhaltungsdosis 1mal tgl. 2-4 mg, MTD 16 mg.
Für Kinder und Jugendliche nicht empfohlen.
GA: BPH-Patienten mit Hypotonie, Stauung der oberen Harnwege, Blasensteinen, chronischen Harnwegsinfektionen. Hypotonie.
SST: In der Schwangerschaft Nutzen/Risiko-Abwägung, in der Stillzeit kontraindiziert.
NW: ZNS, Störungen der Orthostase, Schwindel, Kopfschmerzen, Sehstörungen, Vertigo, Magen/Darm, Ödeme, Atemwegs- oder Harnwegsinfektionen, Verstärkung von Bronchospasmen, Psyche, Haut, Herz (Palpitationen), Leber, Labor, Intraoperative Floppy Iris Syndrome (IFIS), Priapismus.
WW: Vorsicht: Andere Blutdrucksenker verstärkt; Abschwächung der blutdruck- senkenden Wirkung durch Östrogene, Sympathomimetika, NSAIDs.
PDE-5-Hemmer (z.B. Sildenafil): Hypotonie.
WH: Vorsicht bei kardialen Notfallsituationen, schwerer Angina pectoris, Leberschäden. Nicht als Monotherapie zur Erstbehandlung der Hypertonie bei kardiovaskulären Risikofaktoren. Nach der ersten Dosis übermäßiger Blutdruckabfall möglich. Kontrollen: Blutdruck, Leber, Niere, Blutbild, urologische Parameter. Verkehrshinweis.
Auf Intraoperative Floppy Iris Syndrome (IFIS) achten.
Bei Überdosierung Vasopressoren geben (cave Adrenalin: Tachykardie).
PG: 10 ST (2) (EKO: G) [€ 4,45], 30 ST (EKO: G) [€ 12,70]

Doxazosin ratiopharm 4 mg - Tabletten

10A06, 52D02

(Z.Nr. 1-23793) RP. P.

C02CA04

ZI: Teva, Haarlem, Niederlande
Z: 1 Tablette enthält: Doxazosin 4 mg (entspr. Doxazosin mesilat), Cellulose, mikrokristalline, Lactose, wasserfrei, Natrium stärkeglykolat Typ A, Siliciumdioxid, hochdispers, wasserfrei, Natrium laurylsulfat, Magnesium stearat.
EW: Alpha 1-Antagonist.
AG: Essentielle Hypertonie.
AA: Unzerkaut mit Flüssigkeit.
DO: Hypertonie: TD initial 1 mg, Erhaltungsdosis 1mal tgl. 2-4 mg,

MTD 16 mg.
Für Kinder und Jugendliche nicht empfohlen.
GA: BPH-Patienten mit Hypotonie, Stauung der oberen Harnwege, Blasensteinen, chronischen Harnwegsinfektionen. Hypotonie.
SST: In der Schwangerschaft Nutzen/Risiko-Abwägung, in der Stillzeit kontraindiziert.
NW: ZNS, Störungen der Orthostase, Schwindel, Kopfschmerzen, Sehstörungen, Vertigo, Magen/Darm, Ödeme, Atemwegs- oder Harnwegsinfektionen, Verstärkung von Bronchospasmen, Psyche, Haut, Herz (Palpitationen), Leber, Labor, Intraoperative Floppy Iris Syndrome (IFIS), Priapismus.
WW: Vorsicht: Andere Blutdrucksenker verstärkt; Abschwächung der blutdruck- senkenden Wirkung durch Östrogene, Sympathomimetika, NSAIDs.
PDE-5-Hemmer (z.B. Sildenafil): Hypotonie.
WH: Vorsicht bei kardialen Notfallsituationen, schwerer Angina pectoris, Leberschäden. Nicht als Monotherapie zur Erstbehandlung der Hypertonie bei kardiovaskulären Risikofaktoren. Nach der ersten Dosis übermäßiger Blutdruckabfall möglich. Kontrollen: Blutdruck, Leber, Niere, Blutbild, urologische Parameter. Verkehrshinweis.
Auf Intraoperative Floppy Iris Syndrome (IFIS) achten.
Bei Überdosierung Vasopressoren geben (cave Adrenalin: Tachykardie).
PG: 30 ST (2) (EKO: G) [€ 14,10]

Doxium 500 mg - Kapseln 53A01
(Z.Nr. 1-16812) RP. P. nicht im Handel. C05CX

Doxium 500 mg - Kapseln 53A01
(Z.Nr. 1-16812-P2) RP. P. Parallelimport. C05CX
V: Eurim-Pharm, Salzburg
Z: 1 Kapsel enthält: Calcium dobesilat 500 mg, Maisstärke, Magnesium stearat, Gelatine, Wasser, gereinigtes, Farbstoffe: E 132, E 171, E 172.
PG: 60 ST * (EKO: N) [€ 27,05]

Doxorubicin Accord 2 mg/ml - Konzentrat zur Herstellung einer Infusionslösung 55B
(Z.Nr. 1-29692) NR. P. E. L01DB01
ZI: Accord Healthcare, Utrecht, Niederlande
Z: 1 ml enthält: Doxorubicin hydrochlorid 2 mg, Natriumchlorid (entspr. Natrium 3,5 mg), Salzsäure zur pH-Wert-Einstellung, Wasser für Injektionszwecke.
EW: Zytostatisches Antibiotikum (Anthrazyklin).
AG: Mammakarzinom, Osteosarkome, Weichteilsarkome, kleinzelliges Lungen- karzinom, Hodgkin- und Non-Hodgkin-Lymphom, akute lymphatische oder myeloblastische Leukämie, multiples Myelom, Endometrium-, Ovarial-, Schilddrüsenkarzinom, Blasenkarzinom (systemisch und oberflächlich), Wilms-Tumor, Neuroblastom, Ewing-Sarkom.
AA: I.v., ev. intravesikal. Cave Extravasation.
DO: Monotherapie: 60-75 mg/m² KOF als ED oder geteilt über 2-3 Tage alle 3 Wochen.
Kombinationstherapie: 30-60 mg/m² KOF alle 3-4 Wochen; Gesamtdosis 450-550 mg/m² KOF, bei vorausgegangener Bestrahlung des Mediastinums, begleitenden Herzerkrankungen sowie Behandlung mit kardiotoxischen Substanzen 400 mg/m² KOF, bei Jugendlichen 450 mg/m² KOF, bei Kindern 300 mg/m² KOF.
Blasenkarzinom: 30-50 mg in 25-50 ml NaCl-Lösung durch einen sterilen Katheter.
Details siehe Austria-Codex - Fachinformation.
GA: Intravenös: Knochenmarksdepression, akute systemische Infektionen, schwere Leber-, Nieren-, Herzschäden, frühere Anthrazyklin-Therapie bis zur maximalen kumulativen Dosis, Blutungsneigung, Stomatitis.
Intravesikal: Invasive Tumore, Harnwegsinfektionen, Probleme mit der Katheterisierung, Hämaturie.
SST: Gegenanzeige, Konzeptionsschutz für Frauen und Männer bis 6 Monate nach der Behandlung erforderlich.
NW: Knochenmark, Kardiotoxizität vom Soforttyp (dosisunabhängig) oder Spättyp (kumulativ), Haarausfall, Lunge, Gefäße, Magen/Darm, Haut, Anaphylaxie, Hyperurikämie, hämorrhagische Zystitis, sekundäre myeloische Leukämie.
Nach intravesikaler Gabe chemische Zystitis bzw. schwere Systemreaktionen (Nasenschleimhautschwellung, Tachypnoe/Dyspnoe) möglich.
WW: Nicht mit anderen Arzneimitteln mischen. Amphotericin B meiden.
Myelosuppressiva, kardiotoxische oder hepatotoxische Substanzen additiv.
Cyclosporin erhöht toxisch. Andere Zytostatika, Verapamil verstärken Kardiotoxizität. Trastuzumab nicht empfohlen.
Vorsicht: Harnsäure senkende Substanzen, Sulfonamide, Diuretika (Hyperurikämie), Digoxin, Heparin, Ritonavir, Barbiturate, Clozapin, Resorption von Antiepileptika vermindert. Aktive Impfungen bzw. Kontakt mit kürzlich Polio geimpften Personen meiden.
WH: Nur von mit Zytostatika-Therapie erfahrenen Ärzten anzuwenden.
Kontrollen: Knochenmark, Herz, Leber (bei Hepatitis B oder C in der Anamnese), Niere, Harnsäure. Besondere Vorsicht bei Strahlentherapie.
Verkehrshinweis. Schutzmaßnahmen für Personal erforderlich.
PG: **5ML** 1 ST * (EKO: N) [€ 32,80], **25ML** 1 ST * (EKO: N) [€ 124,65], **100ML** 1 ST * (EKO: N) [€ 351,00]

Doxorubicin Ebewe 2 mg/ml - Stechampulle 55B
(Z.Nr. 1-21284) NR. P. E. L01DB01
ZI: Ebewe Pharma, Unterach
Z: 1 ml Konzentrat zur Herstellung einer Infusionslösung enthält: Doxorubicin hydrochlorid 2 mg, Natriumchlorid 9 mg, Salzsäure zur pH-Wert-Einstellung, Wasser für Injektionszwecke.
Kurzinformation: siehe Doxorubicin Accord 2 mg/ml - Konzentrat zur Herstellung einer Infusionslösung, → S. 431
PG: **5ML** 5 ST * (EKO: N) [€ 162,20], **25ML** 1 ST * (EKO: N) [€ 131,20], **100ML** 1 ST * (EKO: N) [€ 370,35]

🐾 *Doxx-Sol 500 mg/g - Pulver zum Eingeben über das Trinkwasser/den Milchaustauscher für Rinder in der Saugkalbphase, Schweine und Hühner* 801AE
(Z.Nr. 8-35972) NR. P. VNW. nicht im Handel. QJ01AA02

🐾 **Doxybactin 50 mg - Tabletten für Hunde und Katzen** 801AE
(Z.Nr. 8-37790) NR. P. QJ01AA02
ZI: Le Vet, Oudewater, Niederlande
Z: 1 Tablette enthält: Doxycyclin 50 mg (entspr. Doxycyclin hyclat), Carboxymethylstärke, Natrium Typ A, Siliciumdioxid, hochdispers, wasserfrei, Cellulose, mikrokristalline, Hefe, getrocknet, Hühneraroma, Magnesium stearat.
EW: Tetrazyklin-Antibiotikum.
AG: Hund: Rhinitis, verursacht durch Bordetella bronchiseptica und Pasteurella spp. Bronchopneumonie, verursacht durch Bordetella spp. und Pasteurella spp. Interstitielle Nephritis, verursacht durch Leptospira spp.
Katze: Infektionen der Atemwege, verursacht durch Bordetella bronchiseptica, Chlamydophila felis und Pasteurella spp.
AA: Zum Eingeben.
DO: TD 10 mg Doxycyclin/kg KG über 5-7 Tage. Bei Hunden mit interstitieller Nephritis 14 Tage, bei Katzen mit C. felis-Infektionen mindestens 28 Tage behandeln.
SST: Nutzen/Risiko-Abwägung.
NW: Magen/Darm, Zahnverfärbungen, Photosensitivität, Wachstumsverzögerung.
WW: Nicht mit bakteriziden Antibiotika anwenden. Antazida, Eisensalze (3 Std. Abstand). Vorsicht: Antiepileptika.
WH: Vorsicht bei Jungtieren (Zahnentwicklung).
PG: 100 ST VT [€ 75,95]

🐾 **Doxybactin 200 mg - Tabletten für Hunde** 801AE
(Z.Nr. 8-37791) NR. P. QJ01AA02
ZI: Le Vet, Oudewater, Niederlande
Z: 1 Tablette enthält: Doxycyclin 200 mg (entspr. Doxycyclin hyclat), Carboxymethylstärke, Natrium Typ A, Siliciumdioxid, hochdispers, wasserfrei, Cellulose, mikrokristalline, Hefe, getrocknet, Hühneraroma, Magnesium stearat.
EW: Tetrazyklin-Antibiotikum.
AG: Rhinitis, verursacht durch Bordetella bronchiseptica und Pasteurella spp. Bronchopneumonie, verursacht durch Bordetella spp. und Pasteurella spp. Interstitielle Nephritis, verursacht durch Leptospira spp.
AA: Zum Eingeben.
DO: TD 10 mg Doxycyclin/kg KG über 5-7 Tage. Bei Hunden mit interstitieller Nephritis 14 Tage behandeln.
SST: Nutzen/Risiko-Abwägung.
NW: Magen/Darm, Zahnverfärbungen, Photosensitivität, Wachstumsverzögerung.
WW: Nicht mit bakteriziden Antibiotika anwenden. Antazida, Eisensalze (3 Std. Abstand). Vorsicht: Antiepileptika.
WH: Vorsicht bei Jungtieren (Zahnentwicklung), Leberschäden, Dysphagie oder Erkrankungen mit Erbrechen.
PG: 100 ST VT [€ 148,25]

🐾 **Doxybactin 400 mg - Tabletten für Hunde** 801AE
(Z.Nr. 8-37792) NR. P. QJ01AA02
ZI: Le Vet, Oudewater, Niederlande
Z: 1 Tablette enthält: Doxycyclin 400 mg (entspr. Doxycyclin hyclat), Carboxymethylstärke, Natrium Typ A, Siliciumdioxid, hochdispers, wasserfrei, Cellulose, mikrokristalline, Hefe, getrocknet, Hühneraroma, Magnesium stearat.
Kurzinformation: siehe Doxybactin 200 mg - Tabletten für

Hunde, → S. 431
PG: 100 ST VT [€ 196,00]

Doxybene 100 mg - lösbare Tabletten 34D
(Z.Nr. 1-20851) NR. P. J01AA02
ZI: Teva, Haarlem, Niederlande
Z: 1 Tablette enthält: Doxycyclin 100 mg (entspr. Doxycyclin monohydrat), Cellulose, mikrokristalline, Natriumstärkeglykolat (entspr. Natrium), Talk, Magnesium stearat, Siliciumdioxid, hochdisperses, Wasser, gereinigtes.
EW: Bakteriostatisches Breitbandantibiotikum (Tetrazyklin).
AG: Bakterielle Infektionen durch empfindliche Erreger: Atemwege, HNO, Magen/Darm und Gallenwege, Urogenitale (Lues I und II), Haut und Weichteile, Augen, weitere Infektionen (z.B. Borreliosen, Listeriosen, Rickettsiosen, Leptospirosen, Brucellosen, Milzbrand, Bartonellosen, Malaria tropica, Ornithose).
AA: Im einem Glas Wasser gelöst oder im Ganzen mit Flüssigkeit (nicht mit Milch und Milchprodukten) in aufrechter Position und nicht unmittelbar vor dem Schlafengehen einnehmen.
DO: Erwachsene über 70 kg KG: Tagesdosis 200 mg.
Erwachsene unter 70 kg KG sowie Kinder ab 8 Jahren und Jugendliche über 45 kg KG: Am 1. Tag 200 mg Doxycyclin, anschließend 100 mg 1mal tgl., bei schweren Infektionen 200 mg 1mal tgl.
Kinder ab 8 Jahren und unter 45 kg KG: Am 1. Tag 4,4 mg/kg KG als Einzeldosis oder in 2 Dosen, dann tgl. 2,2 mg/kg KG als Einzeldosis oder in 2 Dosen. Bei schweren Infektionen 4,4 mg/kg KG während der ganzen Behandlungszeit.
Spezielle Therapien: Lyme-Borreliose Stadium I: 200 mg tgl. durch 14-60 Tage.
Akute Gonokokken-Infektion der Frau: 200 mg tgl. über mindestens 7 Tage.
Ureaplasma urealyticum-Infektion des männlichen Genitaltraktes mit ungeklärter Unfruchtbarkeit: 200 mg tgl. 4 Wochen lang (Partnerbehandlung!).
Akute Epididymo-Orchitis durch Chlamydien: 200 mg tgl. 10 Tage lang.
Lues I und II: 300 mg tgl. mindestens 10 Tage lang.
Akute Adnexitis und Endometritis:
Stationär: Tgl. 200 mg Doxycyclin und Cefoxitin i.v., mindestens 4 Tage lang und wenigstens 48 Stunden nach Abklingen der Symptome fortführen, dann 200 mg Doxycyclin tgl. p.o., bis die Gesamtdauer der Therapie 10-14 Tage beträgt.
Ambulant: Am 1. Tag Cefoxitin i.m. (Amoxicillin p.o., oder Ampicillin p.o., oder Procain-Penicillin i.m.), dann 200 mg Doxycyclin p.o. tgl. 10-14 Tage lang.
Milzbrand durch Inhalation: 2mal tgl. 100 mg (Kinder ab 8 Jahren und unter 45 kg KG: 2,2 mg/kg KG) durch 60 Tage.
Malaria tropica: 200 mg tgl. durch 7 Tage.
Malariaprophylaxe: 100 mg tgl.; Kinder unter 45 kg KG: Tgl. 2 mg/kg KG.
Cholera: Einmalig 300 mg.
Rickettsiosen: Personen ab 45 kg KG: 2mal tgl. 100 mg. Kinder unter 45 kg KG: 2mal tgl. 2,2 mg/kg KG.
GA: Schwere Leberschäden.
SST: In der Schwangerschaft nur bei sehr strenger Indikationsstellung (auch bei Kindern bis 8 Jahre: Bindung an Kalzium knochenbildender Gewebe!). Nicht stillen.
NW: Magen/Darm, Haut (Phototoxizität, auch schwere Reaktionen), Niere, Überempfindlichkeitsreaktion, Blut, Dentition (Zahndefekte!), Knochenwachstumsstörungen, ZNS (benigne, intrakranielle Drucksteigerung).
WW: Kontraindiziert: Isotretionin, andere potentiell hepato- und nephrotoxische Substanzen.
Nicht empfohlen: Antazida, Wismutsalze, Eisenionen, Milch(produkte), andere Antibiotika (Penicilline, Cephalosporine).
Vorsicht: Enzyminduktoren, Alkohol, Theophyllin, Antikoagulantien, orale Antidiabetika, Secale-Alkaloide, Methotrexat, Ciclosporin, Digoxin, neuromuskuläre Blocker, Lithium. Beeinflussung von Labortests.
WH: Vorsicht bei Myasthenie. Besonders strenge Nutzen/Risiko-Abwägung bei Kindern von 8 - 12 Jahren (Störungen der Zahnentwicklung). Abklärung bei Syphilisverdacht. Bei Langzeitgabe Leber-, Nieren-, Blutbildkontrolle.
Auf Fotosensibilisierung achten. Auf Clostridium difficile-assoziierte Durchfälle achten (Therapie z.B. Vancomycin). Verkehrshinweis.
PG: 5 ST (EKO: G) [€ 2,95], 10 ST (2) (EKO: G) [€ 5,30]

Doxybene 200 mg - lösbare Tabletten 34D
(Z.Nr. 1-20852) NR. P. J01AA02
ZI: Teva, Haarlem, Niederlande
Z: 1 Tablette enthält: Doxycyclin 200 mg (entspr. Doxycyclin monohydrat), Cellulose, mikrokristalline, Natriumstärkeglykolat (entspr. Natrium), Talk, Magnesium stearat, Siliciumdioxid, hochdisperses, Wasser, gereinigtes.
Kurzinformation: siehe Doxybene 100 mg - lösbare Tabletten, → S. 432
PG: 5 ST (EKO: G) [€ 4,05], 10 ST (EKO: G) [€ 7,70]

🐾 *Doxycare 40 mg - Tabletten für Katzen und Hunde* 801AE
(Z.Nr. 8-39078) NR. P. nicht im Handel. QJ01AA02

🐾 *Doxycare 200 mg - Tabletten für Katzen und Hunde* 801AE
(Z.Nr. 8-39079) NR. P. nicht im Handel. QJ01AA02

🐾 **Doxycyclin "AniMed Service" 100 mg/g - Pulver zum Eingeben für Schweine** 801AE
(Z.Nr. 8-00627) NR. P. VNW. QJ01AA02
ZI: AniMed Service, Graz
Z: 1 g Pulver enthalten: Doxycyclin 100 mg (entspr. Doxycyclin hydrochlorid hemiethanolat), Siliciumdioxid, Glucose monohydrat.
EW: Tetrazyklin-Antibiotikum, bakteriostatisch.
AG: Atemwegsinfektionen bei Schweinen durch empfindliche Erreger (z.B. Pasteurella multocida und/oder Mycoplasma hyopneumoniae).
AA: Zum Eingeben über das Futter. TD in 2 ED verabreichen.
DO: 20 mg Doxycyclin/kg KG pro Tag (=10 g Pulver pro 50 kg KG) über 8 Tage.
GA: Schwere Leber-, Nierenschäden.
SST: Nicht empfohlen.
NW: Allergie, Lichtempfindlichkeit, Leber, Magen/Darm, Niere, Superinfektion mit Sprosspilzen.
WW: Nicht mit bakteriziden Verbindungen kombinieren. Antikoagulantien (verstärkt). Muskelrelaxantien, Narkotika (neuromuskuläre Blockade verstärkt).
Präparate oder Futtermittel mit 2- oder 3-wertigen Kationen vermeiden oder zeitlicher Abstand (2 Std.).
WH: Anwendung nach Antibiogramm.
VNW: Essbare Gewebe: 12 Tage.
PG: 1 KG VNW [€ 50,75], 5 KG VNW [€ 203,95], **5X1** 5 KG VNW [€ 205,20]

🐾 **Doxycyclin Chevita 462,1 mg/g - Pulver zum Eingeben für Schweine** 801AE
(Z.Nr. 8-00719) NR. P. VNW. QJ01AA02
ZI: Chevita Tierarzneimittel, Wels
Z: 1 g Pulver enthält: Doxycyclin 462,1 mg (entspr. Doxycyclin hyclat), Lactose monohydrat.
EW: Tetrazyklin-Antibiotikum, bakteriostatisch.
AG: Atemwegserkrankungen durch Pasteurella multocida und Mycoplasma hyopneumoniae bei Schweinen.
AA: Zum Eingeben über das Futter.
DO: TD 20 mg/kg KG in 2 ED über 5 Tage.
GA: Leber-, Niereninsuffizienz.
SST: Nicht empfohlen.
NW: Allergie/Anaphylaxie, Lichtempfindlichkeit, Magen/Darm, Niere.
WW: Bakterizide Substanzen, Heparin, Muskelrelaxantien, Narkotika.
Resorptionsminderung durch polyvalente Kationen.
WH: Ausreichend Wasser zuführen.
VNW: Essbare Gewebe 8 Tage.
PG: 1000 G VNW [€ 198,75]

Doxycyclin G.L. 100 mg - lösliche Tabletten 34D
(Z.Nr. 1-19703) NR. P. nicht im Handel. J01AA02

Doxycyclin G.L. 200 mg - lösliche Tabletten 34D
(Z.Nr. 1-21545) NR. P. nicht im Handel. J01AA02

Doxycyclin G.L. 100 mg - Tabletten 34D
(Z.Nr. 0-17929) NR. P. nicht im Handel. J01AA02

Doxycyclin Genericon 100 mg - lösliche Tabletten 34D
(Z.Nr. 1-19706) NR. P. J01AA02
ZI: Genericon Pharma, Graz
Z: 1 lösliche Tablette enthält: Doxycyclin 100 mg (entspr. Doxycyclin monohydrat), Lactose 26 mg, Cellulose, mikrokristalline, Maisstärke, Siliciumdioxid, hochdisperses, Povidon, Carboxymethylstärke, Natrium (entspr. Natrium 1,47 mg), Rizinusöl, hydriertes, LMF Patentblau, Magnesium stearat.
EW: Bakteriostatisches Breitbandantibiotikum (Tetrazyklin).
AG: Bakterielle Infektionen durch empfindliche Erreger: Atemwege, HNO, Magen/Darm und Gallenwege (Cholera, Yersinien, Campylobacter, Shigellen), Urogenitale (Lues I und II bei Penicillinallergie), Haut und Weichteile, Augen (Chlamydien, Trachom), Milzbrand, weitere Infektionen (z.B. Borreliosen, Listeriosen, Rickettsiosen, Leptospirosen, Brucellosen, Milzbrand, Bartonellosen, Malaria tropica, Ornithose).
AA: Im einem Glas Wasser gelöst oder im Ganzen mit Flüssigkeit (nicht mit Milch und Milchprodukten) bevorzugt während einer

Mahlzeit in aufrechter Position und nicht unmittelbar vor dem Schlafengehen einnehmen.
DO: Erwachsene über 70 kg KG: Tagesdosis 200 mg.
Erwachsene unter 70 kg KG sowie Kinder ab 8 Jahren und Jugendliche über 45 kg KG: Am 1. Tag 200 mg Doxycyclin, anschließend 100 mg 1mal tgl., bei schweren Infektionen 200 mg 1mal tgl.
Kinder ab 8 Jahren und unter 45 kg KG (besondere Vorsicht): Am 1. Tag 4,4 mg/kg KG als Einzeldosis oder in 2 Dosen, dann tgl. 2,2 mg/kg KG als Einzeldosis oder in 2 Dosen. Bei schweren Infektionen 4,4 mg/kg KG während der ganzen Behandlungszeit.
Spezielle Therapien: Lyme-Borreliose Stadium I: 200 mg tgl. durch 14-60 Tage.
Akute Gonokokken-Infektion der Frau: 200 mg tgl. über mindestens 7 Tage.
Ureaplasma urealyticum-Infektion des männlichen Genitaltraktes mit ungeklärter Unfruchtbarkeit: 200 mg tgl. 4 Wochen lang (Partnerbehandlung!).
Akute Epididymo-Orchitis durch Chlamydien: 200 mg tgl. 10 Tage lang.
Lues I und II: 300 mg tgl. mindestens 10 Tage lang.
Akute Adnexitis und Endometritis:
Stationär: Tgl. 200 mg Doxycyclin und Cefoxitin i.v., mindestens 4 Tage lang und wenigstens 48 Stunden nach Abklingen der Symptome fortführen, dann 200 mg Doxycyclin tgl. p.o., bis die Gesamtdauer der Therapie 10-14 Tage beträgt.
Ambulant: Am 1. Tag Cefoxitin i.m. (Amoxicillin p.o., oder Ampicillin p.o., oder Procain-Penicillin i.m.), dann 200 mg Doxycyclin p.o. tgl. 10-14 Tage lang.
Milzbrand durch Inhalation: 2mal tgl. 100 mg (Kinder ab 8 Jahren und unter 45 kg KG: 2,2 mg/kg KG) durch 60 Tage.
Malaria tropica: 200 mg tgl. durch 7 Tage.
Malariaprophylaxe: 100 mg tgl.; Kinder unter 45 kg KG: Tgl. 2 mg/kg KG.
Cholera: Einmalig 300 mg.
Rickettsiosen: Personen ab 45 kg KG: 2mal tgl. 100 mg. Kinder unter 45 kg KG: 2mal tgl. 2,2 mg/kg KG.
GA: Schwere Leberschäden.
SST: In der Schwangerschaft nur bei sehr strenger Indikationsstellung (auch bei Kindern bis 8 Jahre: Bindung an Kalzium knochenbildender Gewebe!). Nicht stillen.
NW: Magen/Darm, Haut (Phototoxizität, auch schwere Reaktionen), Niere, Überempfindlichkeitsreaktionen, Blutbild, Gerinnung, Dentition (Zahndefekte!), Knochenwachstumsstörungen, ZNS (Kopfschmerzen, benigne intrakranielle Drucksteigerung).
WW: Kontraindiziert: Isotretionin, andere potentiell hepato- und nephrotoxische Substanzen.
Nicht empfohlen: Antazida, Wismutsalze, Eisenionen, Milch(produkte), andere Antibiotika (Penicilline, Cephalosporine).
Vorsicht: Enzyminduktoren, Alkohol, Theophyllin, Antikoagulantien, orale Antidiabetika, Secale-Alkaloide, Methotrexat, Ciclosporin, Digoxin, neuromuskuläre Blocker, Lithium. Beeinflussung von Labortests.
WH: Vorsicht bei Myasthenie. Besonders strenge Nutzen/Risiko-Abwägung bei Kindern von 8 - 12 Jahren (Störungen der Zahnentwicklung). Abklärung bei Syphilisverdacht. Bei Langzeitgabe Leber-, Nieren-, Blutbildkontrolle.
Auf Fotosensibilisierung achten. Auf Clostridium difficile-assoziierte Durchfälle achten (Therapie z.B. Vancomycin). Verkehrshinweis.
PG: 5 ST (EKO: G) [€ 2,90], 10 ST (2) (EKO: G) [€ 5,25]

Doxycyclin Genericon 200 mg - lösliche Tabletten 34D

(Z.Nr. 1-21513) NR. P. J01AA02
ZI: Genericon Pharma, Graz
Z: 1 lösliche Tablette enthält: Doxycyclin 200 mg (entspr. Doxycyclin monohydrat), Lactose 52 mg, Cellulose, mikrokristalline, Maisstärke, Siliciumdioxid, hochdisperses, Povidon, Carboxymethylstärke, Natrium (entspr. Natrium 2,94 mg), Rizinusöl, hydriertes, LMF Patentblau, Magnesium stearat.
Kurzinformation: siehe Doxycyclin Genericon 100 mg - lösliche Tabletten, → S. 432
PG: 5 ST (EKO: G) [€ 4,05], 10 ST (EKO: G) [€ 7,60]

Doxyderm 50 mg - Filmtabletten 22G01, 34D

(Z.Nr. 1-19924) NR. P. n.l. J01AA02
ZI: Glenwood, München, Deutschland
Z: 1 Filmtablette enthält: Doxycyclin hyclat 57,7 mg (entspr. Doxycyclin 50 mg), Mannitol, Cellulose, mikrokristalline, Povidon K25, Magnesium stearat, Siliciumdioxid, hochdisperses, Stearinsäure, Talkum, Carboxymethylstärke, Natriumsalz, Hypromellose, Macrogol 6000, Titandioxid.
PG: 28 ST (EKO: G) [€ 7,80 n.l.]

Doxydyn 200 mg - Filmtabletten 34D

(Z.Nr. 1-19925) NR. P. J01AA02
ZI: Glenwood, München, Deutschland
Z: 1 Filmtablette enthält: Doxycyclin hyclat 230,8 mg (entspr. Doxycyclin 200 mg), Mannitol, Cellulose, mikrokristalline, Povidon K25, Magnesium stearat, Siliciumdioxid, hochdisperses, Stearinsäure, Talkum, Carboxymethylstärke, Natriumsalz, Hypromellose, Macrogol 6000, Titandioxid, Eisenoxid gelb.
EW: Bakteriostatisches Breitbandantibiotikum (Tetrazyklin).
AG: Bakterielle Infektionen durch empfindliche Erreger: Atemwege, HNO, Magen/Darm und Gallenwege, Urogenitale (Lues I und II), Haut und Weichteile, Augen, weitere Infektionen (z.B. Borreliosen, Listeriosen, Rickettsiosen, Leptospirosen, Brucellosen, Milzbrand, Bartonellosen, Malaria tropica, Ornithose).
AA: Im Ganzen mit Flüssigkeit (nicht mit Milch und Milchprodukten) in aufrechter Position einnehmen. Einnahme nicht direkt vor dem Schlafengehen; Einnahme mit einer Mahlzeit zur besseren Verträglichkeit möglich.
DO: Erwachsene über 70 kg KG: Tagesdosis 200 mg.
Erwachsene unter 70 kg KG sowie Kinder ab 8 Jahren und Jugendliche über 45 kg KG: Am 1. Tag 200 mg Doxycyclin, anschließend 100 mg 1mal tgl., bei schweren Infektionen 200 mg 1mal tgl.
Kinder ab 8 Jahren und unter 45 kg KG: Am 1. Tag 4,4 mg/kg KG als Einzeldosis oder in 2 Dosen, dann tgl. 2,2 mg/kg KG als Einzeldosis oder in 2 Dosen. Bei schweren Infektionen 4,4 mg/kg KG während der ganzen Behandlungszeit.
Spezielle Therapien: Lyme-Borreliose Stadium I: 200 mg tgl. durch 14-60 Tage.
Akute Gonokokken-Infektion der Frau: 200 mg tgl. über mindestens 7 Tage.
Ureaplasma urealyticum-Infektion des männlichen Genitaltraktes mit ungeklärter Unfruchtbarkeit: 200 mg tgl. 4 Wochen lang (Partnerbehandlung!).
Akute Epididymo-Orchitis durch Chlamydien: 200 mg tgl. 10 Tage lang.
Lues I und II: 300 mg tgl. mindestens 10 Tage lang.
Akute Adnexitis und Endometritis:
Stationär: Tgl. 200 mg Doxycyclin und Cefoxitin i.v., mindestens 4 Tage lang und wenigstens 48 Stunden nach Abklingen der Symptome fortführen, dann 200 mg Doxycyclin tgl. p.o., bis die Gesamtdauer der Therapie 10-14 Tage beträgt.
Ambulant: Am 1. Tag Cefoxitin i.m. (Amoxicillin p.o., oder Ampicillin p.o., oder Procain-Penicillin i.m.), dann 200 mg Doxycyclin p.o. tgl. 10-14 Tage lang.
Milzbrand durch Inhalation: 2mal tgl. 100 mg (Kinder ab 8 Jahren und unter 45 kg KG: 2,2 mg/kg KG) durch 60 Tage.
Malaria tropica: 200 mg tgl. durch 7 Tage.
Malariaprophylaxe: 100 mg tgl.; Kinder unter 45 kg KG: Tgl. 2 mg/kg KG.
Cholera: Einmalig 300 mg.
Rickettsiosen: Personen ab 45 kg KG: 2mal tgl. 100 mg. Kinder unter 45 kg KG: 2mal tgl. 2,2 mg/kg KG.
GA: Schwere Leberschäden.
SST: In der Schwangerschaft nur bei sehr strenger Indikationsstellung (auch bei Kindern bis 8 Jahre: Bindung an Kalzium knochenbildender Gewebe!). Nicht stillen.
NW: Magen/Darm, Haut (Phototoxizität, auch schwere Reaktionen), Niere, Überempfindlichkeitsreaktion, Blut, Dentition (Zahndefekte!), Knochenwachstumsstörungen, ZNS (benigne, intrakranielle Drucksteigerung).
WW: Kontraindiziert: Isotretionin, andere potentiell hepato- und nephrotoxische Substanzen.
Nicht empfohlen: Antazida, Wismutsalze, Eisenionen, Milch(produkte), andere Antibiotika (Penicilline, Cephalosporine).
Vorsicht: Enzyminduktoren, Alkohol, Theophyllin, Antikoagulantien, orale Antidiabetika, Secale-Alkaloide, Methotrexat, Ciclosporin, Digoxin, neuromuskuläre Blocker, Lithium. Beeinflussung von Labortests.
WH: Vorsicht bei Myasthenie. Besonders strenge Nutzen/Risiko-Abwägung bei Kindern von 8 - 12 Jahren (Störungen der Zahnentwicklung). Abklärung bei Syphilisverdacht. Bei Langzeitgabe Leber-, Nieren-, Blutbildkontrolle.
Auf Fotosensibilisierung achten. Auf Clostridium difficile-assoziierte Durchfälle achten (Therapie z.B. Vancomycin). Verkehrshinweis.
PG: 5 ST (EKO: G) [€ 4,05], 10 ST (EKO: G) [€ 7,70]

Doxy-Mix 100 mg/g - Arzneimittelvormischung zur Herstellung von Fütterungsarzneimitteln 801AE
(Z.Nr. 8-70057) NR. P. VNW. nicht im Handel. QJ01AA02

Doxytab vet. Flav. 15 mg - Tabletten für Hunde und Katzen 801AE
(Z.Nr. 8-40251) NR. P. nicht im Handel. QJ01AA02

D

🐾 *Doxytab vet. Flav. 50 mg - Tabletten für Hunde und Katzen* 801AE
(Z.Nr. 8-40252) NR. P. nicht im Handel. QJ01AA02

🐾 *Doxytab vet. Flav. 200 mg - Tabletten für Hunde* 801AE
(Z.Nr. 8-40253) NR. P. nicht im Handel. QJ01AA02

🐾 *Doxytab vet. Flav. 400 mg - Tabletten für Hunde* 801AE
(Z.Nr. 8-40254) NR. P. nicht im Handel. QJ01AA02

🐾 *Dozuril 50 mg/ml - Suspension zum Eingeben für Schweine* 812AE
(Z.Nr. 8-35238) RP. P. VNW. nicht im Handel. QP51AJ01

🐾 Dozuril Pig 50 mg/ml - Suspension zum Eingeben für Schweine 812AE

(Z.Nr. 8-01068) RP. P. VNW. QP51AJ01
ZI: Lavet Pharmaceuticals, Budapest, Ungarn
Z: 1 ml Suspension enthält: Toltrazuril 50 mg, Natriumbenzoat 2 mg, Natriumpropionat 2 mg, Citronensäure monohydrat, Xanthan gummi, Propylenglycol, Wasser, gereinigtes.
EW: Antiprotozoikum.
AG: Vorbeugung gegen Kokzidiose bei neugeborenen Ferkeln (3.-5. Lebenstag).
AA: Zum Eingeben (Einzeltierbehandlung).
DO: Einmalig 20 mg/kg KG (0,4 ml /kg KG).
WH: Alle Tiere eines Wurfs behandeln.
VNW: Essbare Gewebe 77 Tage.
PG: 250 ML VNW [€ 99,05]

Dozurso 250 mg - Filmtabletten 40B02, 40B01
(Z.Nr. 1-37755) RP. P. nicht im Handel. A05AA02

Dozurso 500 mg - Filmtabletten 40B02, 40B01
(Z.Nr. 1-37756) RP. P. nicht im Handel. A05AA02

Dr. Böhm Abnehmhilfe mit Fucus 130 mg - Filmtabletten 04Z
(Z.Nr. 7-38806) RPF. P. nicht im Handel. A08AX

Dr. Böhm Artischocke 450 mg - Dragees 40Z02

(Z.Nr. HERB-00158) RPF. P. A05AX
ZI: Apomedica Pharmazeutische Produkte, Graz
Z: 1 Dragee enthält: Artischockenblätter, frisch-Trockenextrakt (25-35:1); Wasser (Auszugsmittel) 450 mg (entspr. Cynarae folium recens), Talkum, Magnesium stearat (pflanzlich), Siliciumdioxid, hochdisperses, Calciumcarbonat, Glucose-Sirup (entspr. Glucose 95,6 mg), Kartoffelstärke, Saccharose 299 mg, Eisenoxid rot, Arabisches Gummi, Carnaubawachs, Hypromellose, Wasser, gereinigtes.
AG: Traditionell pflanzlich bei Verdauungsbeschwerden, zur Unterstützung der Fettverdauung oder einer fettreduzierten Diät.
AA: Unzerkaut mit ausreichend Flüssigkeit einnehmen.
DO: Verdauungsbeschwerden: 3mal tgl. 1 Dragee vor den Mahlzeiten.
Fettstoffwechsel: 2mal tgl. 2 Dragees vor den Mahlzeiten. Für Kinder nicht empfohlen.
GA: Korbblütlerüberempfindlichkeit, Erkrankungen der Gallenwege, Hepatitis.
SST: Nicht empfohlen.
NW: Leichte Durchfälle, Oberbauchbeschwerden, Allergien.
PG: 30 ST * (EKO: N) [€ 14,25]

Dr. Böhm Baldrian 450 mg forte - Dragees 32Z01
(Z.Nr. 1-38873) RPF. P. nicht im Handel. N05CM09

Dr. Böhm Damiana 225 mg - Filmtabletten 56Z02

(Z.Nr. 7-37319) RPF. P. V03AX
ZI: Apomedica Pharmazeutische Produkte, Graz
Z: 1 Filmtablette enthält: Damianablätter-Trockenextrakt (5-7:1); Ethanol 90% (V/V) (Auszugsmittel) 225 mg, Gummi arabicum, Cellulose, mikrokristalline, Siliciumdioxid, Croscarmellose natrium, Crospovidon, Poly(vinylalkohol), Macrogol, Magnesium stearat (pflanzlich), Talkum, Titandioxid, Eisenoxid gelb.
AG: Traditionell pflanzlich zur Luststeigerung bei psychogen bedingtem nachlassendem sexuellem Verlangen.
AA: Unzerkaut mit Flüssigkeit zu oder nach den Mahlzeiten einnehmen.
DO: 3mal tgl. 1 FT über 2-4 Wochen, dann 2mal tgl. 1 FT.
Einnahme bis zu 12 Wochen möglich. Für Kinder und Jugendliche Einnahme nicht vorgesehen.
SST: Nicht empfohlen.
NW: Allergien.
PG: 60 ST * (EKO: N) [€ 39,90]

Dr. Böhm Ein- und Durchschlaf Dragees mit Baldrian, Passionsblume und Melisse 32Z02

(Z.Nr. HERB-00054) RPF. P. N05CM
ZI: Apomedica Pharmazeutische Produkte, Graz
Z: 1 Dragee enthält: Baldrianwurzel-Trockenextrakt (3-6:1); Auszugsmittel: Ethanol 70% (V/V) 125 mg, Passionsblumenkraut-Trockenextrakt (5-7:1); Ethanol 50% (V/V) (Auszugsmittel) 80 mg, Melissenblätter-Trockenextrakt (4-6:1); Methanol 30% (V/V) (Auszugsmittel) 112,5 mg, Gummi arabisch, Wachs, gebleichtes, Calciumcarbonat, Croscarmellose natrium, Carnaubawachs, Cellulosepulver, Glucosesirup, Trockensubstanz 40,44 mg, Maltodextrin, Schellack, modifiziert, Siliciumdioxid, wasserfrei, Stearinsäure, pflanzlichen Ursprungs, Saccharose 186,99 mg, Talkum, Tragant, Titandioxid, Eisenoxid gelb.
AG: Traditionell pflanzlich bei nervös bedingten Ein- und Durchschlafstörungen.
AA: Unzerkaut mit Flüssigkeit.
DO: 2 Dragees ½ bis 1 Std. vor dem Schlafengehen, ev. zusätzlich 2 Dragees früher am Abend. Für Kinder nicht empfohlen.
SST: Nicht empfohlen.
NW: Magen/Darm.
WH: Verkehrshinweis.
PG: 60 ST * (EKO: N) [€ 19,90]

Dr. Böhm Ginkgo 120 mg - Filmtabletten 49Z
(Z.Nr. 1-40124) RPF. P. nicht im Handel. N06DX02

Dr. Böhm Johanniskraut 425 mg - Kapseln 49Z

(Z.Nr. 1-23802) RPF. P. N06AX25
ZI: Apomedica Pharmazeutische Produkte, Graz
Z: 1 Kapsel enthält: Johanniskraut-Trockenextrakt (3,5-6:1); Ethanol 60% (m/m) (Auszugsmittel) 425 mg (entspr. Rutosid mind. 25,5 mg) (entspr. Hypericin 0,425-1,275 mg) (entspr. Hyperforin max. 25,5 mg), Calcium hydrogenphosphat dihydrat, Siliciumdioxid, hochdisperses, Lactose monohydrat 18,7 mg, Talkum, Cellulosepulver, Magnesium stearat, Gelatine, Titandioxid, Eisenoxid rot, Eisenoxid gelb, Chlorophyllin-Kupfer-Komplex, Natriumdodecylsulfat, Wasser, gereinigtes.
AG: Seelische Verstimmungszustände.
AA: Unzerkaut mit Flüssigkeit zu den Mahlzeiten.
DO: Tgl. 1 Kapsel. Wirkungseintritt binnen 4 Wochen. Für Kinder nicht empfohlen.
SST: Nicht empfohlen.
NW: Magen/Darm, Allergien, Müdigkeit, Unruhe, Photosensibilität.
WW: Kontraindiziert: Ciclosporin, Tacrolimus, Amprenavir, Indinavir und andere Proteasehemmer, Irinotecan, Warfarin. Vorsicht: Orale Kontrazeptiva (Sicherheit herabgesetzt), Serotonin-Wiederaufnahme-Hemmer.
WH: Intensive UV-Bestrahlung meiden. Verkehrshinweis.
PG: 30 ST * (EKO: N) [€ 12,50], 60 ST * (EKO: N) [€ 20,90]

Dr. Böhm Johanniskraut forte 600 mg - Filmtabletten 49Z

(Z.Nr. 1-29296) RPF. P. N06AX25
ZI: Apomedica Pharmazeutische Produkte, Graz
Z: 1 Filmtablette enthält: Johanniskraut-Trockenextrakt (3,5-6:1); Ethanol 60% (m/m) (Auszugsmittel) 600 mg, Calcium hydrogenphosphat dihydrat, Siliciumdioxid, Cellactose (entspr. Cellulose) (entspr. Lactose monohydrat), Natriumhydrogencarbonat, Croscarmellose natrium, Lactose monohydrat 51,25 mg, Cellulose, Magnesium stearat, Butylmethacrylat-Copolymer, basisch (entspr. Eudragit E 100), Talkum, Titandioxid, Macrogol 6000.
AG: Seelische Verstimmungszustände.
AA: Unzerkaut mit Flüssigkeit zu den Mahlzeiten.
DO: 1mal tgl. 1 FT.
SST: Nicht empfohlen.
NW: Magen/Darm, Allergien, Müdigkeit, Unruhe, Photosensibilität.
WW: Kontraindiziert: Ciclosporin, Tacrolimus, Amprenavir, Indinavir und andere Proteasehemmer, Irinotecan, Warfarin. Vorsicht: Orale Kontrazeptiva (Sicherheit herabgesetzt), Serotonin-Wiederaufnahme-Hemmer.
WH: Intensive UV-Bestrahlung meiden. Verkehrshinweis.
PG: 30 ST * (EKO: N) [€ 16,20]

Dr. Böhm Kürbis 400 mg - Filmtabletten für den Mann 52Z03
(Z.Nr. 7-38258) RPF. P. nicht im Handel. G04CX

Dr. Böhm Kürbis 400 mg - Filmtabletten für die Frau 52Z02
(Z.Nr. 7-38863) RPF. P. nicht im Handel. G04BX

Dr. Böhm Mariendistel 140 mg - Kapseln 40Z01

(Z.Nr. 1-31244) RPF. P. A05BA03
ZI: Apomedica Pharmazeutische Produkte, Graz
Z: 1 Hartkapsel enthält: Mariendistelfrüchte-Trockenextrakt (21-45:1); Aceton 95% (V/V) (Auszugsmittel) 177,4-240,4 mg

(entspr. Silybi mariani extractum siccum raffinatum et normatum) (entspr. Silymarin 140 mg) (entspr. Silibinin 108,2 mg), Mannitol, Cellulose, mikrokristalline, Croscarmellose natrium (entspr. Natrium < 23 mg), Siliciumdioxid, hochdisperses, Magnesium stearat, Gelatine, Wasser, gereinigtes, Natriumdodecylsulfat, Titandioxid, Eisenoxid rot, Eisenoxid gelb.
EW: Pflanzliches Arzneimittel.
AG: Zur Verbesserung der Leberfunktion.
AA: Unzerkaut mit Flüssigkeit einnehmen.
DO: 3mal tgl. 1 Kapsel. Für Kinder und Jugendliche nicht empfohlen.
GA: Korbblütlerallergie.
SST: Nicht empfohlen.
NW: Selten leicht abführend. Überempfindlichkeit.
WH: Mögliche Noxen (z.B. Alkohol) konsequent ausschalten. Bei Ikterus Arzt aufsuchen.
PG: 30 ST * (EKO: N) [€ 14,90], 60 ST * (EKO: N) [€ 26,90]

Dr. Böhm Mönchspfeffer 4 mg - Filmtabletten 29Z03
(Z.Nr. 7-35164) RPF. P. G02CX03
ZI: Apomedica Pharmazeutische Produkte, Graz
Z: 1 Filmtablette enthält: Mönchspfefferfrüchte-Trockenextrakt (7-13:1); Ethanol 60% (m/m) (Auszugsmittel) 4 mg, Tablettenkern: Glucose 36 mg (entspr. Glucose-Sirup), Maisstärke, Magnesium stearat, Siliciumdioxid, hochdisperses, Cellulose, mikrokristalline, Carboxymethylstärke, Natrium Typ A (entspr. Natrium < 23 mg), Lactose monohydrat 123,52 mg; Tablettenüberzug: Hypromellose, Macrogol 4000, Lactose monohydrat, Titandioxid, Eisen(III)-oxid.
AG: Traditionell pflanzlich beim prämenstruellen Syndrom.
AA: Unzerkaut mit Flüssigkeit einnehmen.
DO: Patientinnen ab 12 Jahren: Tägl. 1 FT.
SST: Nicht indiziert.
NW: Allergien (auch schwer), Kopfschmerzen, Magen/Darm, Haut (Akne), Zyklusstörungen.
WW: Vorsicht: Dopamin-Agonisten oder -Antagonisten, Östrogene, Antiöstrogene.
WH: Vorsicht bei Östrogen-sensitiven malignen Tumoren, Hypophysenerkrankungen.
PG: 60 ST * (EKO: N) [€ 16,50]

Dr. Böhm Mutterkraut 100 mg - Kapseln 43Z
(Z.Nr. HERB-00130) RPF. P. N02C
ZI: Apomedica Pharmazeutische Produkte, Graz
Z: 1 Kapsel enthält: Mutterkraut 100 mg (entspr. Tanaceti parthenii herba), Dextrin, Siliciumdioxid, hochdisperses, Talkum, Magnesium stearat, Titandioxid, Hypromellose, Wasser, gereinigtes.
EW: Pflanzliches Arzneimittel.
AG: Vorbeugung migräneartiger Kopfschmerzen.
AA: Unzerkaut mit etwas Flüssigkeit einnehmen.
DO: 1mal tgl. 1 Kapsel über mehrere Monate. Für Kinder und Jugendliche nicht empfohlen.
GA: Korbblütlerallergie.
SST: Nicht empfohlen.
NW: Magen/Darm.
WH: Dosis schrittweise reduzieren.
PG: 60 ST * (EKO: N) [€ 21,90], 90 ST * (EKO: N) [€ 29,90]

Dr. Böhm Passionsblume 425 mg - Dragees 32Z03
(Z.Nr. HERB-00001) RPF. P. N05CM
ZI: Apomedica Pharmazeutische Produkte, Graz
Z: 1 Dragee enthält: Passionsblumenkraut-Trockenextrakt (5-7:1); Ethanol 50% (V/V) (Auszugsmittel) 425 mg (entspr. Herba Passiflorae incarnatae), Maltodextrin, Siliciumdioxid, hochdisperses, Cellulosepulver, Croscarmellose natrium, Magnesium stearat, Stearinsäure, Talkum, Saccharose 187 mg, Calciumcarbonat, Gummi arabicum, Tragant, Glucose-Sirup (entspr. Glucose 5,1 mg), Hypromellose, Wachs, gebleichtes, Carnaubawachs, Schellack, Farbstoffe (entspr. Titandioxid) (entspr. Eisenoxid gelb).
EW: Pflanzliches Sedativum.
AG: Traditionelles pflanzliches Arzneimittel bei nervösen Unruhezuständen und Schlafstörungen, zur Linderung leichter Stresssymptome.
AA: Unzerkaut mit Flüssigkeit.
DO: TD 2-3 Dragees, bei Schlafstörungen 1-2 Dragees ½ Std. vor dem Schlafengehen.
SST: Keine Untersuchungen.
NW: Allergien.
WW: Synthetische Sedativa können verstärkt werden.
WH: Nicht für Kinder.
PG: 30 ST * (EKO: N) [€ 14,90], 60 ST * (EKO: N) [€ 26,40]

Dr. Böhm Pfefferminzöl 182 mg - Reizdarmkapseln 42Z03
(Z.Nr. 1-39275) RPF. P. A03AX15
ZI: Apomedica Pharmazeutische Produkte, Graz
Z: 1 Kapsel enthält: Pfefferminzöl 182 mg (entspr. Menthae piperitae aetheroleum), Gelatine, Glycerol, Ethylcellulose, Natrium alginat (entspr. Natrium < 23 mg), Triglyceride, mittelkettige, Stearinsäure, Ölsäure, Wasser, gereinigtes.
AG: Pflanzliches Arzneimittel bei leichten krampfartigen Beschwerden des Verdauungstraktes, insbesondere bei Reizdarmsyndrom.
AA: Mindestens 30 min vor einer Mahlzeit im Ganzen mit Flüssigkeit (1 Glas Wasser) einnehmen.
DO: 3mal tgl. 1-2 Kapseln.
Kinder ab 8 Jahren (mind. 20 kg KG) und Jugendliche: 3mal tgl. 1 Kapsel.
Max. Behandlungsdauer: 3 Monate.
GA: Lebererkrankung, Cholangitis, Achlorhydrie, Gallensteine und andere Gallenerkrankungen, Kinder unter 8 Jahren.
SST: Nicht empfohlen.
NW: Magen/Darm (Sodbrennen), verschwommenes Sehen, Mentholgeruch im Urin und Stuhl, Dysurie, Entzündungen der Eichel, Überempfindlichkeit.
WW: Nicht empfohlen: Antazida, H2-Blocker, Protonenpumpenhemmer (können zu vorzeitiger Freisetzung des Kapselinhaltes führen).
WH: Bei Sodbrennen oder Hiatushernie nicht anwenden.
PG: 15 ST * (EKO: N) [€ 9,90], 60 ST * (EKO: N) [€ 29,90]

Dr. Böhm Sägepalme 320 mg - Kapseln 52Z03
(Z.Nr. 1-38546) RPF. P. nicht im Handel. G04CX02

Dr. Böhm - Schmerzgel 13X02
(Z.Nr. 3-35771) RPF. P. nicht im Handel. V03AX

Dr. Böhm Tanacetum 100 mg - Kapseln 43Z
(Z.Nr. HERB-00129) RPF. P. nicht im Handel. N02CX

Dr. Böhm Teufelskralle 600 mg - Filmtabletten 13Z01
(Z.Nr. HERB-00012) RPF. P. M09AX
ZI: Apomedica Pharmazeutische Produkte, Graz
Z: 1 Filmtablette enthält: Teufelskrallenwurzel-Trockenextrakt (1,5-2,5:1); Wasser (Auszugsmittel) 600 mg Cellulosepulver, Siliciumdioxid, hochdisperses, Hypromellose, Lactose monohydrat 169,5 mg, Magnesium stearat, Carboxymethylstärke, Natrium Typ A, Cellulose, mikrokristalline, Saccharose 20,31 mg, Stearinsäure, Titandioxid.
AG: Traditionelles pflanzliches Arzneimittel bei leichten Gelenk- und Muskelschmerzen und rheumatischen Beschwerden. Zur Linderung von Beschwerden des Bewegungsapparates.
AA: Unzerkaut mit Flüssigkeit einnehmen.
DO: Morgens und abends je 1 FT. Nicht für Kinder und Jugendliche.
GA: Ulcus pepticum.
SST: Nicht empfohlen.
NW: Magen/Darm, ZNS (Kopfschmerzen, Schwindel), Allergien.
WH: Vorsicht bei Gallensteinen.
PG: 60 ST * (EKO: N) [€ 24,30]

Dr. Böhm Traubensilberkerze 6,5 mg - Filmtabletten 29Z02
(Z.Nr. 1-27053) RPF. P. G02CX
ZI: Apomedica Pharmazeutische Produkte, Graz
Z: 1 Filmtablette enthält: Traubensilberkerzewurzelstock-Trockenextrakt (4,5-8,5:1); Ethanol 60% (V/V) (Auzugsmittel) 6,5 mg (entspr. Cimicifugawurzelstock) Cellulosepulver, Siliciumdioxid, hochdisperses, Lactose monohydrat 142,6 mg, Macrogol 4000, Maisstärke, Magnesium stearat, Hypromellose, Cellulose, mikrokristalline, Carboxymethylstärke, Natrium Typ A, Titandioxid.
EW: Pflanzliches Gynäkologikum.
AG: Linderung klimakterischer Beschwerden.
AA: Unzerkaut mit Flüssigkeit.
DO: Tgl. 1 Filmtablette. Keine Indikation für Kinder und Jugendliche.
GA: Leberschäden, Mammakarzinom, andere hormonabhängige Tumore.
SST: Nicht empfohlen.
NW: Magen/Darm, Allergien, Ödeme, Leber.
WW: Östrogene nur unter ärztlicher Aufsicht einnehmen.
WH: Ohne ärztlichen Rat nicht länger als 6 Monate einnehmen. Bei Leberschäden sofort absetzen.
PG: 60 ST * (EKO: N) [€ 18,80]

Dr. Böhm Traubensilberkerze mit Johanniskraut - Dragees 29Z02
(Z.Nr. HERB-00112) RPF. P. nicht im Handel. G02CX

Dr. Böhm Weinlaub 360 mg - Filmtabletten 53Z02
(Z.Nr. 1-36758) RPF. P. nicht im Handel. C05CX

D

Dr. Böhm Weißdorn 450 mg - Filmtabletten 30Z02
(Z.Nr. 7-38326) RPF. P. nicht im Handel. C01EB04

Dr. Kottas Abführtee 42J04
(Z.Nr. 1-23654) RPF. P. A06AB56
ZI: Kottas Pharma, Wien
Z: 1 Beutel enthält: Faulbaumrinde 0,74 g (entspr. Cortex Frangulae), Sennesblätter 0,76 g (entspr. Folium Sennae), Pfefferminzblätter 0,3 g (entspr. Folium Menthae piperitae), Bitterer Fenchel 0,16 g (entspr. Foeniculi amari fructus), Kümmel Frucht 0,04 g (entspr. Fructus Carvi).
EW: Laxans.
AG: Kurzfristig bei Obstipation.
AA: 1 Filterbeutel pro Tasse mit ¼ Liter kochendem Wasser übergießen, 10-15 min ziehen lassen, Tee trinken.
DO: 1mal tgl. 1 Tasse, MTD 2 Tassen. Nicht für Kinder.
GA: Ileus, akute Darmentzündungen, unklares Abdomen.
SST: Nicht anwenden.
NW: Durchfall, Übelkeit, Erbrechen, Überempfindlichkeit, Verschlechterung eines gastroösophagealen Refluxes, bei Missbrauch Elektrolytverluste (Kalium).
WW: Bei Kaliumverlust Herzglykoside, Antiarrhythmika, QT-verlängernde Substanzen verstärkt. Carbenoxolon, Kortikosteroide, Diuretika verstärken Kaliumverlust.
WH: Ohne ärztliche Anordnung max. 1-2 Wochen anwenden. Bei gastroösophagealem Reflux nicht anwenden. Vorsicht bei Gallenleiden.
PG:

Dr. Kottas Blähungs-Verdauungstee 42Z05
(Z.Nr. HERB-00076) RPF. P. A03
ZI: Kottas Pharma, Wien
Z: 1 Filterbeutel enthält: Käsepappelblatt 0,65 g, Pfefferminzblätter 0,416 g, Tausendgüldenkraut 0,104 g, Bitterer Fenchel.
AG: Traditionell pflanzlich bei Dyspepsie, Meteorismus, vorübergehender Appetitlosigkeit.
AA: Pro Tasse 1 Filterbeutel mit kochendem Wasser übergießen, 10 min zugedeckt ziehen lassen, Filterbeutel gut ausdrücken, Tee lauwarm schluckweise trinken.
DO: Mehrmals tgl. 1-2 Tassen. Für Kinder nicht empfohlen.
SST: Vorsicht.
NW: Sodbrennen.
WH: Vorsicht bei gastroösophagealem Reflux, Gallensteinen.
PG:

Dr. Kottas Gelenkstee 13Z01
(Z.Nr. HERB-00072) RPF. P. M01
ZI: Kottas Pharma, Wien
Z: 1 Filterbeutel enthält: Brennnesselblätter 1,1 g.
AG: Traditionell pflanzlich bei leichten Gelenksbeschwerden.
AA: Pro Tasse 1 Filterbeutel mit kochendem Wasser übergießen, 10 min ziehen lassen, Filterbeutel ausdrücken und Tee lauwarm trinken.
DO: 3-4mal tgl. 1 Tasse. Nicht für Kinder.
GA: Renale oder kardiale Insuffizienz.
SST: Vorsicht.
NW: Allergien.
PG:

Dr. Kottas Grippe-Erkältungstee 50Z06
(Z.Nr. HERB-00080) RPF. P. R05X
ZI: Kottas Pharma, Wien
Z: 1 Filterbeutel enthält: Holunderblüten 0,28 g, Lindenblüten 0,336 g, Spitzwegerichblätter 0,308 g, Eibischwurzel 0,21 g, Mädesüssblüten 0,266 g.
AG: Traditionell pflanzlich im Frühstadium einer Erkältung.
AA: Pro Tasse 1 Filterbeutel mit kochendem Wasser übergießen, 10 min zugedeckt ziehen lassen, Filterbeutel gut ausdrücken, Tee lauwarm schluckweise trinken.
DO: 3-4mal tgl. 1 Tasse. Für Kinder nicht empfohlen.
SST: Nicht empfohlen.
NW: Magenbeschwerden.
PG:

Dr. Kottas Herz-Kreislauftee 30Z02
(Z.Nr. HERB-00078) RPF. P. C01EX
ZI: Kottas Pharma, Wien
Z: 1 Filterbeutel enthält: Weissdornblätter mit Blüten 0,742 g, Melissenblätter 0,238 g, Rosmarinblätter, Orangenblüten.
AG: Traditionell pflanzlich bei nervösen Herzbeschwerden.
AA: Pro Tasse 1 Filterbeutel mit kochendem Wasser übergießen, 10 min zugedeckt ziehen lassen, Filterbeutel gut ausdrücken, Tee lauwarm schluckweise trinken.
DO: 3mal tgl. 1 Tasse. Für Kinder und Jugendliche nicht empfohlen.
SST: Vorsicht.
PG:

Dr. Kottas Husten-Bronchialtee 50Z06
(Z.Nr. HERB-00077) RPF. P. R05
ZI: Kottas Pharma, Wien
Z: 1 Filterbeutel enthält: Spitzwegerichblätter 0,56 g, Thymian 0,378 g, Eibischwurzel 0,322 g, Anis Früchte.
AG: Traditionell pflanzlich zur Linderung von Husten und Verschleimung.
AA: Pro Tasse 1 Filterbeutel mit kochendem Wasser übergießen, 10 min zugedeckt ziehen lassen, Filterbeutel gut ausdrücken, Tee lauwarm schluckweise trinken.
DO: 3-4mal tgl. 1 Tasse. Kinder ab 2 Jahren: Bis 3mal tgl. 1 Tasse.
SST: Vorsicht.
NW: Überempfindlichkeit, Magenbeschwerden.
PG:

Dr. Kottas Johanniskrauttee 49Z
(Z.Nr. HERB-00058) RPF. P. N06AX25
ZI: Kottas Pharma, Wien
Z: 1 Filterbeutel enthält: Johanniskraut 1,7 g.
AG: Traditionell pflanzlich bei vorübergehender geistiger Erschöpfung.
AA: Pro Tasse 1 Filterbeutel mit kochendem Wasser übergießen, 10 min ziehen lassen, Filterbeutel ausdrücken und Tee lauwarm trinken.
DO: 3mal tgl. 1 Tasse. Nicht für Kinder.
GA: Lichttherapien.
SST: Nicht empfohlen.
NW: Magen/Darm, Allergien, Ermüdung, Unruhe.
WW: Kontraindiziert: Immunsuppressiva, antiretrovirale Substanzen, Irinotecan, Imatinib, Cumarine. Vorsicht: Enzyminduktoren, seotonerge Substanzen.
WH: Intensive Sonnenbestrahlung vermeiden.
PG:

Dr. Kottas Käsepappeltee 42Z05
(Z.Nr. HERB-00062) RPF. P. R02AX, A02X, R05
ZI: Kottas Pharma, Wien
Z: 1 Filterbeutel enthält: Käsepappelblatt 1,4 g.
AG: Traditionell pflanzlich bei Magen/Darm-Erkrankungen, Mund- und Rachenentzündungen, Reizhusten, kleinen Hautentzündungen.
AA: Pro Tasse 1 Filterbeutel mit kochendem Wasser übergießen, 10 min ziehen lassen, Filterbeutel ausdrücken und Tee lauwarm trinken.
Atemwege, Anogenitalbereich: 4-5 Filterbeutel mit 500 ml kochendem Wasser übergießen, 10 min zugedeckt ziehen lassen.
DO: Mund- und Rachenentzündungen: Personen ab 6 Jahren: 3-4mal tgl. 1 Tasse. Kinder (1-4 Jahre): 1-2mal tgl. mit 1 Tasse lauwarm gurgeln.
Magen/Darm-Reizungen, Reizhusten: Personen ab 6 Jahren: 3-4mal tgl. 1 Tasse, Kinder (2-6 Jahre) 1-2mal tgl. 1 Tasse.
Hautentzündungen: Personen ab 2 Jahren: 2-4mal tgl. 1 Kompresse.
SST: Vorsicht.
PG:

Dr. Kottas Kamillenblütentee 42Z05
(Z.Nr. HERB-00064) RPF. P. R07A, A03, D03
ZI: Kottas Pharma, Wien
Z: 1 Filterbeutel enthält: Kamillenblüten 1 g.
AG: Traditionell pflanzlich bei Magen/Darm-Erkrankungen, Mund- und Rachenentzündungen, Atemwegsentzündungen, kleinen Hautentzündungen, unterstützend bei Erkrankungen im Anal- und Genitalbereich.
AA: Pro Tasse 1 Filterbeutel mit kochendem Wasser übergießen, 10 min ziehen lassen, Filterbeutel ausdrücken und Tee lauwarm trinken.
Atemwege, Anogenitalbereich: 4-5 Filterbeutel mit 500 ml kochendem Wasser übergießen, 10 min zugedeckt ziehen lassen.
DO: 3-4mal tgl. 1 Tasse. Jugendliche (10-16 Jahre): 3mal tgl. 1 Tasse.
Kinder (4-10 Jahre): 2-3mal tgl. 1 Tasse.
Kinder (1-4 Jahre): 1-2mal tgl. 1 Tasse.
Kinder (6 Monate-1 Jahr): 2mal tgl. ½ Tasse.
Mund- und Rachenentzündungen: Personen ab 6 Jahren: 3-4mal tgl. gurgeln.
Atemwegsreizungen: 2-3mal tgl. inhalieren.
Hautentzündungen: Personen ab 6 Jahren: 2-4mal tgl. 1 Kompresse
Anogenitalbereich: Personen ab 6 Jahren: 1-2mal tgl. als Spülung.
GA: Renale oder kardiale Insuffizienz.
SST: Vorsicht.
PG:

Dr. Kottas Leber-Gallentee 40Z05
(Z.Nr. HERB-00074) RPF. P. A05
ZI: Kottas Pharma, Wien
Z: 1 Filterbeutel enthält: Kamillenblüten 0,238 g, Pfefferminzblätter 0,42 g, Tausendgüldenkraut 0,462 g, Löwenzahnwurzel 0,28 g.
AG: Traditionell pflanzlich bei Dyspepsie, Blähungen.
AA: Pro Tasse 1 Filterbeutel mit kochendem Wasser übergießen, 10 min zugedeckt ziehen lassen, Filterbeutel gut ausdrücken, Tee lauwarm schluckweise trinken.
DO: 2-3mal tgl. nach den Mahlzeiten 1 Tasse. Kinder ab 6 Jahren: 1-2mal tgl. nach den Mahlzeiten 1 Tasse.
GA: Magen/Darm-Obstruktionen, akute Gallenblasenentzündung, peptische Ulzera.
SST: Vorsicht.
NW: Sodbrennen, Reflux, Magenschmerzen, Allergien.
WH: Vorsicht bei gastroösophagealem Reflux, Gallensteinen, Nierenschäden, Diabetes, Herzerkrankungen.
PG:

Dr. Kottas Lindenblütentee 50Z06
(Z.Nr. HERB-00061) RPF. P. R05
ZI: Kottas Pharma, Wien
Z: 1 Filterbeutel enthält: Lindenblüten 1,4 g.
AG: Traditionell pflanzlich bei fieberhaften Erkältungskrankheiten.
AA: Pro Tasse 1 Filterbeutel mit kochendem Wasser übergießen, 10 min ziehen lassen, Filterbeutel ausdrücken und Tee lauwarm trinken.
DO: 3mal tgl. 1 Tasse. Nicht für Kinder unter 6 Jahren.
SST: Vorsicht.
PG:

Dr. Kottas Magen-Darmtee 42Z05
(Z.Nr. HERB-00079) RPF. P. A03AX
ZI: Kottas Pharma, Wien
Z: 1 Filterbeutel enthält: Kamillenblüten 0,14 g, Käsepappelblatt 0,84 g, Tausendgüldenkraut 0,056 g, Pfefferminzblätter 0,252 g, Kalmuswurzelstock 0,112 g.
AG: Traditionell pflanzlich bei Dyspepsie, Blähungen, leichten Spasmen.
AA: Pro Tasse 1 Filterbeutel mit kochendem Wasser übergießen, 10 min zugedeckt ziehen lassen, Filterbeutel gut ausdrücken, Tee lauwarm schluckweise trinken.
DO: 3 (-4)mal tgl. nach den Mahlzeiten 1 Tasse. Für Kinder nicht empfohlen.
GA: Aktive peptische Ulzera.
SST: Nicht empfohlen.
NW: Sodbrennen, Reflux.
WH: Vorsicht bei gastroösophagealem Reflux, Gallensteinen.
PG:

Dr. Kottas Melissentee 32Z04, 42Z05
(Z.Nr. HERB-00059) RPF. P. N05C, A03
ZI: Kottas Pharma, Wien
Z: 1 Filterbeutel enthält: Melissenblätter 1,2 g.
AG: Traditionell pflanzlich bei nervöser Unruhe, Stress, als Einschlafhilfe, Blähungen.
AA: Pro Tasse 1 Filterbeutel mit kochendem Wasser übergießen, 10 min zugedeckt ziehen lassen, Filterbeutel gut ausdrücken, Tee lauwarm schluckweise trinken.
DO: 3mal tgl. 1 Tasse. Kinder (2-6 Jahre): 1-2mal tgl. 1 Tasse.
SST: Vorsicht.
WH: Verkehrshinweis.
PG:

Dr. Kottas Misteltee 39Z02
(Z.Nr. HERB-00063) RPF. P. V03AX
ZI: Kottas Pharma, Wien
Z: 1 Filterbeutel enthält: Mistelkraut 1,7 g.
AG: Traditionell pflanzlich bei Schwindel.
AA: Pro Tasse 1 Filterbeutel mit kochendem Wasser übergießen, 10 min ziehen lassen, Filterbeutel ausdrücken und Tee lauwarm trinken.
DO: 3-4mal tgl. 1 Tasse. Nicht für Kinder und Jugendliche.
SST: Nicht empfohlen.
PG:

Dr. Kottas Nerven-Schlaftee 32Z04
(Z.Nr. HERB-00057) RPF. P. N05CM
ZI: Kottas Pharma, Wien
Z: 1 Filterbeutel enthält: Baldrianwurzel 0,64 g, Melissenblätter 0,4 g, Pfefferminzblätter, Orangenblüten, Süssholzwurzel.
AG: Traditionell pflanzlich bei Unruhezuständen und Einschlafstörungen.
AA: Pro Tasse 1 Filterbeutel mit kochendem Wasser übergießen, 10 min ziehen lassen, Filterbeutel ausdrücken und Tee lauwarm trinken.
DO: 3mal tgl. 1 Tasse. Bei Schlafstörungen ½ Stunde vor dem Schlafengehen 1-2 Tassen.
Kinder ab 2 Jahren: 2mal tgl. 1 Tasse. Bei Schlafstörungen ½ Stunde vor dem Schlafengehen 1 Tasse.
SST: Vorsicht.
NW: Magen/Darm.
WW: Andere Sedativa verstärkt.
WH: Verkehrshinweis.
PG:

D

Dr. Kottas Nieren-Blasentee 52Z05
(Z.Nr. HERB-00073) RPF. P. G04BX
ZI: Kottas Pharma, Wien
Z: 1 Filterbeutel enthält: Zinnkraut 0,715 g, Brennnesselblätter 0,26 g, Hauhechelwurzel 0,195 g, Pfefferminzblätter.
AG: Traditionell pflanzlich zur Durchspülung der Harnwege.
AA: Pro Tasse 1 Filterbeutel mit kochendem Wasser übergießen, 10 min zugedeckt ziehen lassen, Filterbeutel gut ausdrücken, Tee lauwarm schluckweise trinken.
DO: 3-4mal tgl. 1 Tasse. Für Kinder nicht empfohlen.
GA: Schwere Nieren- oder Herzerkrankungen.
SST: Vorsicht.
NW: Magen/Darm, Allergien.
WH: Ausreichend Flüssigkeit zuführen.
PG:

Dr. Kottas Passionsblumentee 32Z04
(Z.Nr. HERB-00066) RPF. P. N05CM
ZI: Kottas Pharma, Wien
Z: 1 Filterbeutel enthält: Passionsblumenkraut 1,5 g.
AG: Traditionell pflanzlich bei Unruhe und Schlafstörungen.
AA: Pro Tasse 1 Filterbeutel mit kochendem Wasser übergießen, 10 min ziehen lassen, Filterbeutel ausdrücken und Tee lauwarm trinken.
DO: 1-4mal tgl. 1 Tasse. Für Kinder nicht empfohlen.
SST: Nicht empfohlen.
PG:

Dr. Kottas Pfefferminztee 42Z05
(Z.Nr. HERB-00065) RPF. P. A03
ZI: Kottas Pharma, Wien
Z: 1 Filterbeutel enthält: Pfefferminzblätter 1,3 g.
AG: Traditionell pflanzlich bei Völlegefühl und Blähungen.
AA: Pro Tasse 1 Filterbeutel mit kochendem Wasser übergießen, 10 min ziehen lassen, Filterbeutel ausdrücken und Tee lauwarm trinken.
DO: 3-4mal tgl. 1 Tasse. Kinder ab 4 Jahren: 2-3mal tgl. 1 Tasse.
GA: Gastroösophagealer Reflux.
SST: Vorsicht.
NW: Sodbrennen.
WW: Andere Sedativa verstärkt.
WH: Vorsicht bei Gallenleiden.
PG:

Dr. Kottas Salbeitee 42Z05, 45Z
(Z.Nr. HERB-00070) RPF. P. R02AX, D03, A03
ZI: Kottas Pharma, Wien
Z: 1 Filterbeutel enthält: Salbeiblätter 1,6 g.
AG: Traditionell pflanzlich bei Sodberennen, Blähungen, starkem Schwitzen, Mund- und Rachenentzündungen, kleinen Hautentzündungen.
AA: Pro Tasse 1 Filterbeutel mit kochendem Wasser übergießen, 5-10 min ziehen lassen, Filterbeutel ausdrücken und Tee lauwarm trinken (bzw. gurgeln).
DO: Mund- und Rachenentzündungen: Personen ab 6 Jahren: 3-4mal tgl. gurgeln.
Sodbrennen, Blähungen Schwitzen: Personen ab 6 Jahren: 3mal tgl. 1 Tasse, nicht für Kinder.
Hautentzündungen: Personen ab 6 Jahren: 2-4mal tgl. 1 Kompresse.
SST: Nicht empfohlen.
WH: Verkehrshinweis.
PG:

Dr. Kottas Schafgarbentee 29Z01, 42Z05
(Z.Nr. HERB-00067) RPF. P. G02C, A03
ZI: Kottas Pharma, Wien
Z: 1 Filterbeutel enthält: Schafgarbenkraut 1,2 g.
AG: Traditionell pflanzlich bei leichten Verdauungs- oder Menstruationsbeschwerden.
AA: Pro Tasse 1 Filterbeutel mit kochendem Wasser übergießen, 10 min ziehen lassen, Filterbeutel ausdrücken und Tee lauwarm

trinken.
DO: 3-4mal tgl. 1 Tasse. Für Kinder nicht empfohlen.
SST: Vorsicht.
PG:

Dr. Kottas Sodbrennentee 42Z05
(Z.Nr. HERB-00075) RPF. P. A02X
ZI: Kottas Pharma, Wien
Z: 1 Filterbeutel enthält: Käsepappelblatt 1,04 g, Melissenblätter 0,195 g, Süssholzwurzel.
AG: Traditionell pflanzlich bei Sodbrennen.
AA: Pro Tasse 1 Filterbeutel mit kochendem Wasser übergießen, 10 min zugedeckt ziehen lassen, Filterbeutel gut ausdrücken, Tee lauwarm schluckweise trinken.
DO: 3-4mal tgl. 1 Tasse: Für Kinder nicht empfohlen.
SST: Vorsicht.
PG:

Dr. Kottas Spitzwegerichtee 50Z02
(Z.Nr. HERB-00068) RPF. P. R05
ZI: Kottas Pharma, Wien
Z: 1 Filterbeutel enthält: Spitzwegerichblätter 1,2 g.
AG: Traditionell pflanzlich zur Reizlinderung bei Husten.
AA: Pro Tasse 1 Filterbeutel mit kochendem Wasser übergießen, 10 min ziehen lassen, Filterbeutel ausdrücken und Tee lauwarm trinken.
DO: 3-4mal tgl. 1 Tasse. Kinder (4-12 Jahre): 3mal tgl. 1 Tasse. Kinder (2-4 Jahre): 2mal tgl. 1 Tasse.
SST: Vorsicht.
PG:

Dr. Kottas Tausendguldenkrauttee 42Z05
(Z.Nr. HERB-00060) RPF. P. A03
ZI: Kottas Pharma, Wien
Z: 1 Filterbeutel enthält: Tausendgüldenkraut 1,4 g.
AG: Traditionell pflanzlich bei leichten Verdauungsbeschwerden, Appetitlosigkeit.
AA: Pro Tasse 1 Filterbeutel mit kochendem Wasser übergießen, 10 min ziehen lassen, Filterbeutel ausdrücken und Tee lauwarm trinken.
DO: 3-4mal tgl. 1 Tasse. Kinder ab 6 Jahren: 2-3mal tgl. 1 Tasse.
GA: Aktive Magengeschwüre.
SST: Vorsicht.
PG:

Dr. Kottas Weissdorntee 30Z02
(Z.Nr. HERB-00071) RPF. P. C01EB04
ZI: Kottas Pharma, Wien
Z: 1 Filterbeutel enthält: Weissdornblätter mit Blüten 1,7 g.
AG: Traditionell pflanzlich bei beginnender Leistungsverminderung des Herzens.
AA: Pro Tasse 1 Filterbeutel mit kochendem Wasser übergießen, 10 min ziehen lassen, Filterbeutel ausdrücken und Tee lauwarm trinken.
DO: 3-4mal tgl. 1 Tasse. Nicht für Kinder und Jugendliche.
SST: Vorsicht.
NW: Übelkeit, Tachykardien.
PG:

Dr. Kottas Zinnkrauttee 52Z05
(Z.Nr. HERB-00069) RPF. P. G04BX
ZI: Kottas Pharma, Wien
Z: 1 Filterbeutel enthält: Zinnkraut 1,3 g.
AG: Traditionell pflanzlich zur Durchspülung des Harntraktes.
AA: Pro Tasse 1 Filterbeutel mit kochendem Wasser übergießen, 10 min ziehen lassen, Filterbeutel ausdrücken und Tee lauwarm trinken.
DO: 3-4mal tgl. 1 Tasse. Nicht für Kinder.
GA: Renale oder kardiale Insuffizienz.
SST: Vorsicht.
NW: Leichte Magen/Darm-Beschwerden.
PG:

🐾 Draxxin 25 mg/ml - Injektionslösung für Schweine 801AF
(Z.Nr. EU/2/03/041/*) NR. P. VNW. QJ01FA94
ZI: Zoetis Belgium, Louvain-la-Neuve, Belgien
Z: 1 ml Injektionslösung enthält: Tulathromycin 25 mg, Monothioglycerol 5 mg, Propylenglycol, Citronensäure, Salzsäure, Natriumhydroxid, Wasser für Injektionszwecke.
EW: Makrolidantibiotikum.
AG: Atemwegserkrankungen durch empfindliche Stämme: Actinobacillus pleuropneumoniae, Pasteurella multocida, Mycoplasma hyopneumoniae, Haemophilus parasuis.
AA: I.m. in den Nacken, max. 4 ml pro Injektionsstelle.
DO: Einmalig 2,5 mg/kg KG (= 1 ml/10 kg KG).
SST: Nutzen/Risiko-Abschätzung.
NW: Lokale Reaktionen.
WW: Nicht mit anderen Makroliden oder Lincosamiden anwenden.
WH: Tulathromycin reizt die Augen; Überempfindlichkeit bei Hautkontakt möglich.
VNW: Essbare Gewebe 33 Tage.
PG: 100 ML VNW [€ 115,95]

🐾 Draxxin 100 mg/ml - Injektionslösung für Rinder, Schweine und Schafe 801AF
(Z.Nr. EU/2/03/041/*) NR. P. VNW. QJ01FA94
ZI: Zoetis Belgium, Louvain-la-Neuve, Belgien
Z: 1 ml Injektionslösung enthält: Tulathromycin 100 mg, Monothioglycerol 5 mg, Propylenglykol, Citronensäure, Salzsäure, Natriumhydroxid, Wasser für Injektionszwecke.
EW: Makrolidantibiotikum.
AG: Atemwegserkrankungen bei Rind und Schwein durch empfindliche Stämme:
Rinder: Mannheimia (Pasteurella) haemolytica, Pasteurella multocida, Histophilus somni, Mycoplasma bovis. Keratokunjunktivitis durch Moraxella bovis.
Schwein: Actinobacillus pleuropneumoniae, Pasteurella multocida, Mycoplasma hyopneumoniae, Haemophilus parasuis.
Schafe: Frühe Stadien der infektiösen Pododermatitis (Moderhinke) durch Dichelobacter nodosus.
AA: Rind s.c., Schwein, Schaf i.m.
DO: Einmalig 2,5 mg/kg KG (= 1 ml/40 kg KG).
GA: Laktierende Tiere, deren Milch für menschlichen Verzehr vorgesehen ist.
Trächtige Tiere, die Milch für den menschlichen Verzehr liefern sollen (2 Monate vor dem erwarteten Abkalbtermin).
SST: Nutzen/Risiko-Abschätzung.
NW: Lokale Schwellungen beim Rind.
WW: Kreuzresistenz mit anderen Makroliden.
WH: Tulathromycin reizt die Augen; Überempfindlichkeit bei Hautkontakt möglich.
VNW: Rind: Essbare Gewebe 22 Tage.
Schwein: Essbare Gewebe 13 Tage.
Schaf: Essbare Gewebe: 16 Tage.
PG: 50ML 1 ST VNW [€ 206,85], **100ML** 1 ST VNW [€ 375,60]

🐾 Draxxin Plus 100 mg/ml + 120 mg/ml - Injektionslösung für Rinder 801BZ
(Z.Nr. 8-40212) NR. P. VNW. QJ01FA99
ZI: Zoetis Österreich, Wien
Z: 1 ml Injektionslösung enthält: Tulathromycin 100 mg, Ketoprofen 120 mg, Monothioglycerol 5 mg, Propylenglykol, Citronensäure, Salzsäure 36% (zur pH-Wert-Einstellung), Natriumhydroxid zur pH-Wert-Einstellung, Pyrrolidon, Wasser für Injektionszwecke.
EW: Makrolidantibiotikum und Entzündungshemmer.
AG: Atemwegserkrankungen beim Rind in Verbindung mit Fieber, hervorgerufen durch Tulathromycin-empfindliche Mannheimia haemolytica, Pasteurella multocida, Histophilus somni und Mycoplasma bovis.
AA: S.c.
DO: Einmalig 2,5 mg Tulathromycin/kg KG und 3 mg Ketoprofen/kg KG (entspricht 1 ml/40 kg KG).
GA: Gastrointestinale Läsionen, hämorrhagische Diathese, Blutdyskrasie, Leber-, Nieren- oder Herzerkrankungen.
SST: Nutzen/Risiko- Abwägung. Bei trächtigen Tieren, deren Milch für den menschlichen Verzehr vorgesehen ist, nicht innerhalb von 2 Monaten vor dem voraussichtlichen Geburtstermin anwenden.
NW: Lokale Reaktionen, Magen, Niere.
WW: Nicht gleichzeitig mit anderen Makroliden oder Lincosamiden, Diuretika, nephrotoxischen Tierarzneimitteln oder Antikoagulanzien anwenden. 24 Std. Abstand zu anderen Entzündungshemmern einschl. Kortikosteroiden.
WH: Vorsicht bei dehydrierten, hypovolämischen oder hypotensiven Tieren.
VNW: Essbare Gewebe: 50 Tage. Nicht für Tiere, deren Milch für den menschlichen Verzehr vorgesehen ist.
PG: 50 ML VNW [€ 176,00]

🐾 Droncit 50 mg - Tablette für Hunde und Katzen 803B2
(Z.Nr. 8-16691) RP. P. QP52AA01
ZI: Bayer Animal Health, Leverkusen, Deutschland
Z: 1 Tablette enthält: Praziquantel 50 mg, Lactose monohydrat, Povidon, Magnesium stearat, Natriumdodecylsulfat, Maisstärke, Cellulose, mikrokristalline, Siliciumdioxid, hochdisperses.
EW: Antiparasitikum, Chinolon-Derivat.
AG: Bandwürmer bei Hunden und Katzen.
AA: Direkt oder mit dem Futter eingeben.
DO: Einmalig 5 mg/kg KG (= 1 Tablette pro 10 kg KG).

SST: Anwendung möglich.
PG: 2 ST VT [€ 12,50], 20 ST VT [€ 80,95]

Droncit Spot on 40 mg/ml - Lösung zum Auftragen auf die Haut für Katzen 803B2

(Z.Nr. 8-00391) RP. P. QP52AA51
ZI: Bayer Animal Health, Leverkusen, Deutschland
Z: 1 Pipette mit 0,5 ml Lösung enthält: Praziquantel 20 mg, Butylhydroxytoluol 0,5 mg, 1-Methyl-2-pyrrolidon.
EW: Antiparasitikum, Chinolon-Derivat.
AG: Bandwurmbefall der Katze.
AA: Mit der Pipette auf die gesunde Haut (im Nacken) auftragen.
DO: Einmalig mindestens 8 mg/kg KG (= 1 Pipette pro 2,5 kg KG).
Katzen von 1 bis 2,5 kg KG: 1 Pipette.
Katzen von 2,5 kg bis 5 kg KG: 2 Pipetten.
Katzen von 5 bis 7,5 kg KG: 3 Pipetten.
GA: Katzen unter 1 kg KG.
SST: Anwendung möglich.
NW: Selten lokale Hautreaktionen, Speicheln (beim Ablecken).
WH: Nicht oral verabreichen. Kontakt mit den Augen vermeiden, bei Augenkontakt sofort mit Wasser spülen.
PG: 4 ST VT [€ 18,55]

Dronedaron Aristo 400 mg - Filmtabletten 30C04

(Z.Nr. 1-38913) NR. P. C01BD07
ZI: Aristo Pharma, Berlin, Deutschland
Z: 1 Filmtablette enthält: Dronedaron 400 mg (entspr. Dronedaron hydrochlorid), Tablettenkern: Hypromellose, Maisstärke, Crospovidon Typ A, Lactose 108,92 mg (entspr. Lactose monohydrat), Siliciumdioxid, hochdisperses, Magnesium stearat; Tablettenüberzug: Hypromellose, Macrogol, Titandioxid.
EW: Antiarrhythmikum Klasse III.
AG: Zum Erhalt des Sinusrhythmus nach erfolgreicher Kardioversion bei paroxysmalem oder persistierendem Vorhofflimmern.
AA: Im Ganzen mit Wasser während einer Mahlzeit (Frühstück und Abendessen) einnehmen.
DO: 2mal tgl. 400 mg. Keine Daten an Kindern und Jugendlichen.
GA: AV Block II. und III. Grades, kompletter Schenkelblock, distaler Block, Sinusknotendysfunktion, Vorhofüberleitungsstörungen, Sick-Sinus Syndrom ohne Schrittmacher, Bradykardie, permanentes Vorhofflimmern, linksventrikuläre systolische Dysfunktion, Herzinsuffizienz, Leber- oder Lungentoxizität auf Amiodaron, QTc-Verlängerung über 500 msec., schwere Leber- oder Nierenschäden.
SST: Nicht empfohlen.
NW: Magen/Darm, Müdigkeit, Haut (Photodermatosen), Plasmakreatininanstieg, QTc-Verlängerung, Verschlechterung einer Herzinsuffizienz, interstitielle Lungenerkrankungen, Leber (bis Leberversagen), Geschmacksstörungen, Angioödem.
WW: Kontraindiziert: andere Antiarrhythmika, Torsades-de-pointes-induzierende Arzneimittel (z.B. Erythromycin), starke CYP3A4-Hemmer (z.B. Azole, Ritonavir), Dabigatran, Grapefruitsaft.
Nicht empfohlen: CYP3A4-Induktoren (z.B. Rifampicin).
Vorsicht: Betablocker (Sotalol vor Dronedaron absetzen), Kalziumantagonisten, Digoxin (Dosisanpassung), Statine, Immunsuppressiva (z.B.Tacrolimus, Ciclosporin). Vitamin-K-Antagonisten (INR überwachen).
WH: Vorsicht bei älteren Patienten und bei koronarer Herzerkrankung. Kontrollen: Herz, Leber (regelmäßig), Lunge, Kreatinin (vor Behandlungsbeginn und nach 7 Tagen). Kalium- und Magnesiummangel vor Behandlungsbeginn beheben. Bei permanentem Vorhofflimmern Behandlung beenden. Verkehrshinweis.
PG: 20 ST IND (EKO: G) [€ 13,90], 60 ST IND (EKO: G) [€ 38,05]

Drontal 230/20 mg - Filmtabletten zum Eingeben für Katzen 803A, 803B2, 803CB

(Z.Nr. 8-00256) RP. P. QP52AA51
ZI: Bayer Animal Health, Leverkusen, Deutschland
Z: 1 Filmtablette enthält: Pyrantel embonat 230 mg, (entspr. Pyrantel 80 mg), Praziquantel 20 mg, Polyvidon K 25, Magnesium stearat, Hypromellose, Siliciumdioxid, hochdisperses, Maisstärke, Cellulose, mikrokristalline, Polyethylenglycol, Titandioxid.
EW: Anthelmintische Kombination.
AG: Mischinfestationen der Katze mit Rund- und Bandwürmern.
AA: Direkt oder über das Futter eingeben.
DO: Zur Entwurmung einmalig 1 Tablette pro 4 kg KG: 1,0 - 2,0 kg ½ Tbl., 2,1 - 4,0 kg 1 Tbl., 4,1 - 6,0 kg 1 ½ Tbl., 6,1 - 8,0 kg 2 Tbl. Nicht für Tiere unter 1 kg KG.
SST: In der Trächtigkeit nicht anwenden. Während der Laktation Anwendung möglich.
NW: Vermehrter Speichelfluss, Ataxien.
WW: Piperazinderivate meiden (Antagonismus möglich). Nicht mit Levamisol, Cholinesterasehemmern oder Carbamaten anwenden. Dexamethason.

PG: 2 ST VT [€ 10,25], 24 ST VT [€ 108,45], 96 ST VT [€ 310,05]

Drontal Junior 15 mg/ml + 5 mg/ml - Suspension zum Eingeben für Welpen und junge Hunde 803A

(Z.Nr. 8-00751) RP. P. QP52AC55
ZI: Bayer Animal Health, Leverkusen, Deutschland
Z: 1 ml Suspension enthält: Febantel 15 mg, Pyrantel 5 mg (entspr. Pyrantel embonat 14,4 mg), Natriumbenzoat 2,05 mg, Natriumpropionat 2,05 mg, Ponceau 4R (E 124) 0,25 mg, Natriumdihydrogenphosphat-2-Wasser, Sorbitan oleat, Polyvidon K 25, Polysorbat 80, Docusat natrium, Bentonit, Citronensäure, Xanthan gummi, Propylenglycol, Wasser, gereinigtes.
EW: Anthelmintische Kombination.
AG: Rundwurminfestationen (Spul-, Haken-, Peitschenwürmer) bei Welpen und Hunden bis 1 Jahr.
AA: Oral direkt mit Dosierspritze oder mit dem Futter vermischen. Vor Gebrauch schütteln.
DO: Einmalig 1 ml/kg KG.
SST: Nicht anwenden.
NW: Brechdurchfall.
WW: Piperazin meiden (Antagonismus möglich).
WH: Resistenzentwicklung möglich. Sicherheit bei Welpen unter 2 Wochen und unter 0,6 kg KG nicht geprüft.
PG: 100 ML VT [€ 35,55]

Drontal Plus Tasty 150/144/50 mg - Tabletten für Hunde 803A, 803B2, 803CB

(Z.Nr. 8-35812) RP. P. QP52AA51
ZI: Bayer Animal Health, Leverkusen, Deutschland
Z: 1 Tablette enthält: Febantel 150 mg, Pyrantel embonat 144 mg (entspr. Pyrantel 50 mg), Praziquantel 50 mg, Lactose monohydrat, Maisstärke, Povidon K25, Natriumdodecylsulfat, Cellulose, mikrokristalline, Croscarmellose natrium, Magnesium stearat, Siliciumdioxid, hochdisperses, Fleischaroma.
EW: Anthelmintische Kombination.
AG: Rund- und Bandwürmer bei Hunden.
AA: Oral mit oder ohne Futter eingeben.
DO: Einmalig 1 Tablette pro 10 kg KG.
2 bis 5kg KG: ½ Tbl.
>5 bis 10 kg KG: 1 Tbl.
>10 bis 15 kg KG: 1 ½ Tbl.
>15 bis 20 kg KG: 2 Tbl.
Nicht für Hunde unter 2 kg KG.
SST: Gegenanzeige im 1. und 2. Drittel der Trächtigkeit; danach einmalige Behandlung möglich.
NW: Erbrechen, Durchfall, Lethargie, Anorexie, Hyperaktivität.
WW: Piperazin meiden (Antagonismus möglich).
PG: 4 ST VT [€ 20,65], 24 ST VT [€ 104,45], 102 ST VT [€ 317,55]

Drontal Plus Tasty XL 525/504/175 mg - Tabletten für Hunde 803A, 803B2, 803CB

(Z.Nr. 8-37931) RP. P. QP52AA51
ZI: Bayer Animal Health, Leverkusen, Deutschland
Z: 1 Tablette enthält: Febantel 525 mg, Pyrantel embonat 504 mg (entspr. Pyrantel 175 mg), Praziquantel 175 mg, Maisstärke, Lactose monohydrat, Cellulose, mikrokristalline, Povidon K25, Magnesium stearat, Natrium laurylsulfat, Siliciumdioxid, hochdisperses, Croscarmellose natrium, Fleischaroma.
EW: Anthelmintische Kombination.
AG: Rund- und Bandwürmer bei Hunden.
AA: Oral mit oder ohne Futter eingeben.
DO: Einmalig 1 Tablette pro 35 kg KG.
7 - 17,5 kg KG: ½ Tbl.
>17,5 bis 35 kg KG: 1 Tbl.
>35 bis 52,5 kg KG: 1 ½ Tbl.
> 52,5 bis 70 kg KG: 2 Tbl.
Nicht für Hunde unter 7 kg KG.
SST: Gegenanzeige im 1. und 2. Drittel der Trächtigkeit; danach einmalige Behandlung möglich.
NW: Erbrechen, Durchfall, Lethargie, Anorexie, Hyperaktivität.
WW: Piperazin meiden (Antagonismus möglich).
PG: 2 ST VT [€ 39,90], 24 ST VT [€ 307,55]

Dropizol 10 mg/ml - Tropfen zum Einnehmen, Lösung 42I01

(Z.Nr. 1-38475) NR. SG. P. A07DA02
ZI: Pharmanovia, Copenhagen, Dänemark
Z: 1 ml (= 20 Tr) Flüssigkeit zum Einnehmen enthält: Morphin 10 mg (entspr. Tinktur aus Papaver somniferum L. Trockensaft (Rohopium) 1 ml) (entspr. Opiumtinktur 50 mg/Tr), Ethanol 96% (V/V) (entspr. Gesamtethanolgehalt 33 % (V/V)), Wasser,

gereinigtes.
EW: Opiumalkaloid, obstipierend.
AG: Schwere Durchfälle, wenn andere Antidiarrhoika nicht ausreichend wirken.
AA: Oral.
DO: Initial 2-3mal tgl. 5-10 Tropfen. MED 1 ml, MTD 6 ml. Nicht für Kinder und Jugendliche.
GA: Opiatabhängigkeit, Glaukom, schwere Leber- oder Nierenschäden, Delirium tremens, schwere Kopfverletzungen, Risiko für paralytischen Ileus, COPD, akutes Asthma, schwere Atemdepression, Cor pulmonale.
SST: In der Schwangerschaft nicht empfohlen, Entzugssyndrom beim Neugeborenen möglich. Nutzen/Risiko- Abwägung in der Stillzeit.
NW: ZNS (Schläfrigkeit, Euphorie), Miosis, Bronchospasmus, Obstipation, Übelkeit, Harnretention, Pruritus, Asthenie, Nebenniereninsuffizienz, Leberenzymanstiege, Stürze.
WW: Nicht mit Disulfiram oder Metronidazol anwenden. Besondere Vorsicht: Benzodiazepine (Atemdepression). Vorsicht: Psychotrope ZNS-Dämpfer potenzierend, Antihypertensiva verstärkt; Midazolam (Atemdepression). Rifampicin vermindert Opioid-Wirkung. Fluoxetin verkürzt Wirkdauer von Morphin. Amphetamine, Loxapin, Periciazin, Flibanserin, Desmopressin, Sertralin.
WH: Vorsicht bei älteren Patienten und bei vielen krankhaften Zuständen. Besondere Vorsicht bei Infektionen, Epilepsie, entzündlichen Darmerkrankungen. Vor und innerhalb von 24 Std. nach einer Operation nicht anwenden. Alkoholgehalt beachten. Verkehrshinweis.
PG: 10 ML * (EKO: N) [€ 92,60], 100 ML * (EKO: N) [€ 663,10], **3X10ML** 30 ML * (EKO: N) [€ 223,60], **4X10ML** 40 ML * (EKO: N) [€ 297,95]

Drosera RemaVet - Globuli für Tiere — 890A

(Z.Nr. 8-38867) RPF. P. QV03AX
ZI: Remedia Homöopathie, Eisenstadt
Z: 1 g Globuli (ca. 120 Globuli) enthält: Drosera (Homöopathie) C30 10 mg, Saccharose.
EW: Homöopathikum.
AG: Rind, Pferd, Schaf, Ziege, Schwein, Kaninchen, Geflügel, Kleinnager, Hund, Katze: Hustenanfälle, Entzündungen der Atemwege.
AA: Zum Eingeben (direkt ins Maul oder über die Tränke: 20 Globuli in 1 Liter Wasser lösen).
DO: ED 5-10 Globuli (unabhängig von der Tiergröße). Initial mehrere Gaben in kurzen Abständen alle 15 min., dann 3-4 mal tgl. 5-10 Globuli.
SST: Nur nach Rücksprache mit dem Tierarzt anwenden.
PG: 10 G VN [€ 12,80]

Drosfemine 0,02 mg/3 mg 24+4 Filmtabletten 31I01
(Z.Nr. 1-35659) RP. P. nicht im Handel. G03AA12

Drospifem 0,02 mg/3 mg - Filmtabletten 31I01
(Z.Nr. 1-35660) RP. P. nicht im Handel. G03AA12

Drospifem 0,03 mg/3 mg - Filmtabletten 31I01
(Z.Nr. 1-35661) RP. P. nicht im Handel. G03AA12

---

dTaP Booster SSI - Injektionssuspension in einer Fertigspritze 36A06
(Z.Nr. 2-00405) NR. P. E. nicht im Handel. J07AJ52

DTaP-IPV Vakzine SSI 36A10
(Z.Nr. 2-00232) NR. P. E. nicht im Handel. J07CA02

---

dT-reduct "Merieux" - Injektionssuspension in einer Fertigspritze — 36A04

(Z.Nr. 2-00144) NR. P. E. J07AM51
ZI: Sanofi Pasteur Europe, Lyon, Frankreich
Z: 1 Impfdosis zu 0,5 ml enthält: Diphtherie-Tetanus-Adsorbat-Impfstoff (reduzierter Antigengehalt): Diphtherie-Toxoid, gereinigt mind. 2 IE, Tetanus-Toxoid, gereinigt mind. 20 IE, Aluminiumhydroxid (entspr. Al 3+ 0,6 mg), Natriumchlorid, Dinatriumphosphat dihydrat, Monokalium phosphat, Wasser für Injektionszwecke, Spuren von: Formaldehyd, Glycin.
EW: Impfstoff.
AG: Aktive Immunisierung gegen Diphtherie und Tetanus bei Personen ab dem vollendeten 6. Lebensjahr (Grundimmunisierung und Auffrischungsimpfung).
AA: I.m., ev. tief s.c., nicht intradermal oder intravaskulär!
DO: ED 0,5 ml.
Grundimmunisierung (3 Teilimpfungen): Die Grundimmunisierung erfolgt üblicherweise mit Kombinationsimpfstoffen und ist mit dem vollendeten 2. Lebensjahr abgeschlossen.
Grundimmunisierung von nicht geimpften Personen ab dem vollendetem 6. Lebensjahr: 2 Teilimpfungen mit je 1 Impfdosis im Abstand von 4 Wochen, die dritte Teilimpfung 6-12 Monate nach der zweiten Impfung.
Auffrischungsimpfung: ab vollendeten 6. Lebensjahr mit 1 Impfdosis alle 10 Jahre. Für die Auffrischungsimpfung gegen Tetanus soll im Verletzungsfall ein Kombinationsimpfstoff bevorzugt verwendet werden.
GA: Akute fieberhafte Erkrankungen, Allergien oder neurologische Komplikationen nach vorangegangenen Impfungen mit gleicher Antigenkomponente, aktive behandlungsbedürftige Erkrankungen. Keine GA (ausgenommen schwere Allergien) im Verletzungsfall.
SST: Nutzen/Risiko-Abwägung.
NW: Lokale Schmerzen und Reaktionen, Allergien, Haut (Pruritus, Ödeme), Fieber, Myalgie, Arthralgie, Nervensystem (Kopfschmerzen), Magen/Darm (Erbrechen, Diarrhoe).
WW: Keine Daten.
WH: Vorsicht bei früheren neurologischen Impfkomplikationen.
PG: 1 ST * (EKO: N) [€ 17,25]

▼ Duaklir Genuair 340 Mikrogramm/12 Mikrogramm - Pulver zur Inhalation — 50A09

(Z.Nr. EU/1/14/964/*) RP. P. R03AL05
ZI: AstraZeneca, Södertälje, Schweden
Z: 1 abgegebene Dosis enthält: Aclidinium 340 µg (entspr. Aclidiniumbromid 396 µg), Formoterol fumarat-Dihydrat 11,8 µg, Lactose monohydrat (entspr. Lactose 11 mg).
Kurzinformation: siehe Brimica Genuair 340 Mikrogramm/12 Mikrogramm - Pulver zur Inhalation, → S. 219
PG: 60 HB IND (2) (EKO: G) [€ 71,30]

▼ *Duaklir Genuair 340 Mikrogramm/12 Mikrogramm - Pulver zur Inhalation* 50A09
(Z.Nr. EU/1/14/964/*) RP. P. Parallelimport. R03AL05
nicht im Handel.

Duavive 0,45 mg/20 mg - Tabletten mit veränderter Wirkstofffreisetzung — 31H08

(Z.Nr. EU/1/14/960/*) NR. P. G03CC07
ZI: Pfizer Europe, Brüssel, Belgien
Z: 1 Tablette enthält: Estrogene, konjugierte 0,45 mg, Bazedoxifen 20 mg (entspr. Bazedoxifen acetat), Tablettenkern mit konjugierten Estrogenen: Lactose 62,9 mg (entspr. Lactose monohydrat), Cellulose, mikrokristalline, Cellulosepulver, Hypromellose 2208, Magnesium stearat, Tricalciumbis(phosphat); Überzug mit inertem Füllstoff: Sucrose 96,9 mg, Cellulose, mikrokristalline, Hyprolose, Hypromellose 2910 (6 mPa*s), Hypromellose 2910 (15 mPa*s), Macrogol 400; Überzug für Wirkstoff Bazedoxifen: Sucrose, Hypromellose 2910 (3 mPa*s), Sucrose monopalmitat, Ascorbinsäure; Farbüberzug: Hypromellose 2910 (6 mPa*s), Titandioxid, Macrogol 400, Eisen(III)-oxid; Farbloser Überzug: Hyetellose, Povidon, Polydextrose (entspr. Glycerin) (entspr. Glucose 0,0176 mg), Maltitol-Lösung 0,2 mg, Poloxamer 188; Drucktinte: Eisen(II,III)-oxid, Propylenglycol, Hypromellose 2910 (6 mPa*s).
EW: Estrogen + Estrogenrezeptor-Modulator.
AG: Estrogenmangelsymptome bei postmenopausalen Frauen mit intaktem Uterus, wenn eine Gestagen-Therapie nicht geeignet ist.
AA: Im Ganzen einnehmen.
DO: 1mal tgl. 1 Tablette. Kein Nutzen für Kinder und Jugendliche.
GA: Brustkrebs, Endometriumkarzinom, Genitalblutungen, Endometriumhyperplasie, venöse oder arterielle thromboembolische Erkrankungen, thrombophile Erkrankungen, Leberschäden, Porphyrie.
SST: Gegenanzeige.
NW: Magen/Darm (Abdominalschmerz), Ödeme, ZNS (Schläfrigkeit), Psyche, Enzymanstiege, Triglyceridanstieg, Hitzewallungen, Muskelkrämpfe, Haut, vulvovaginale Candidosen, Augen, schwere venöse thromboembolische Ereignisse.
WW: CYP-Induktoren, Ritonavir, Nelfinavir können Estrogene abschwächen. Bazedoxifen wird durch UGT- Enzym verstoffwechselt.
WH: Nicht zur Therapie der vorzeitigen Menopause. Vorsicht bei Risikofaktoren für Thromboembolien oder estrogenabhängige Tumore oder Endometriumhyperplasie, Hypertonie, Diabetes, Cholelithiasis, Migräne, Lupus erythematodes, Epilepsie, Asthma, Otosklerose. Bei Ikterus, Blutdruckanstieg, migräneartigen Kopfschmerzen Behandlung abbrechen. Erhöhtes Risiko für Karzinome, venöse Thromboembolie, Schlaganfall beachten. Verkehrshinweis.
PG: 28 ST * (EKO: N) [€ 43,25]

Dukoral, Suspension und Brausegranulat zur Herstellung einer Suspension zum Einnehmen Cholera-Impfstoff (inaktiviert, zum Einnehmen) — 36A02

(Z.Nr. EU/1/03/263/*) NR. P. E. J07AE01
ZI: Valneva Sweden, Stockholm, Schweden
Z: 1 Dosis (3 ml) enthält: Cholera-Impfstoff, inaktiviert, oral (entspr.

Vibrio cholerae O1, hitzeinaktiviert; Stamm Inaba, Biotyp Klassisch 31250 Mio. Keime) (entspr. Vibrio cholerae O1, formalininaktiviert; Stamm Inaba, Biotyp El-Tor 31250 Mio. Keime) (entspr. Vibrio cholerae O1, hitzeinaktiviert; Stamm Ogawa, Biotyp Klassisch 31250 Mio. Keime) (entspr. Vibrio cholerae O1, formalininaktiviert; Stamm Ogawa, Biotyp Klassisch 31250 Mio. Keime) (entspr. Cholera Toxin B Untereinheit, rekombiniert (rCTB) 1 mg) (entspr. Vibrio cholerae O1 Inaba, Biotyp Stamm 213), Suspension: Natriumdihydrogenphosphat-2-Wasser 2 mg, Dinatriumhydrogenphosphat dihydrat 9,4 mg, Natriumchlorid 26 mg, Wasser für Injektionszwecke, Brausegranulat: Natriumhydrogencarbonat 3600 mg, Zitronensäure, Natriumcarbonat, wasserfrei 400 mg, Saccharin natrium 30 mg, Natrium citrat 6 mg, Himbeer-Aroma.
EW: Impfstoff.
AG: Aktive Immunisierung gegen die durch Vibrio cholerae Serogruppe O1 verursachten Erkrankungen bei Erwachsenen und Kindern ab 2 Jahren, die in endemische/epidemische Gebiete reisen wollen.
AA: Oral zum Einnehmen. Pufferlösung (Natriumhydrogenkarbonat) in einem Glas (ca. 150 ml) kalten Wasser auflösen. Dann Impfstoffsuspension mit Pufferlösung mischen und binnen 2 Std. trinken.
Kinder von 2 bis 6 Jahren: Die Hälfte der Pufferlösung wird verworfen, und die restliche Menge (etwa 75 ml) wird mit dem gesamten Inhalt der Impfstoff-Flasche gemischt.
1 Std. vor und nach Anwendung nichts essen und trinken.
DO: Grundimmunisierung: Personen ab 6 Jahren: 2 Dosen in mindestens wöchentlichen Abständen.
Kinder von 2 bis unter 6 Jahren: 3 Dosen in mindestens wöchentlichen Abständen.
Immunisierung soll mindestens 1 Woche vor einer potenziellen Exposition abgeschlossen sein.
Auffrischungsimpfung innerhalb von 2 Jahren, bei Kindern unter 6 Jahren innerhalb von 6 Monaten empfohlen. Für Kinder unter 2 Jahren nicht empfohlen.
GA: Akute Magen-Darmerkrankung, Fieber.
SST: Nutzen/Risiko-Abwägung.
NW: Magen/Darm, Kopfschmerzen, grippeähnliche Symptome.
WW: 1 Std. Abstand zu Nahrungsmitteln und Getränken, anderen oralen Impfstoffen und Arzneimitteln.
WH: Nur begrenzte Daten an Kindern von 1-2 Jahren oder an Personen ab 65 Jahren verfügbar. Impfstoff bietet keinen vollständigen Schutz.
PG: 1 PK * (EKO: N) [€ 75,15]

Dulasolan 30 mg - magensaftresistente Hartkapseln
49A04, 02D02

(Z.Nr. 1-36459) NR. P.
N06AX21

ZI: G.L. Pharma, Lannach
Z: 1 Kapsel enthält: Duloxetin 30 mg (entspr. Duloxetin hydrochlorid), Kapselinhalt: Zuckerpellets, Maisstärke, Methacrylsäure-Ethylacrylat-Copolymer (1:1), 30%ige Dispersion (entspr. Eudragit L30 D 55), Hypromellose, Saccharose, Siliciumdioxid, hochdisperses, Talkum, Triethylcitrat, Plasacryl T 20 (entspr. Glycerolmonostearat) (entspr. Triethylcitrat) (entspr. Polysorbat 80) (entspr. Wasser, gereinigtes); Kapselhülle: Titandioxid, Gelatine, Indigocarmin, Wasser; Drucktinte, grün: Schellack, Propylenglycol, Kaliumhydroxid, Eisenoxid schwarz, Eisenoxid gelb.
EW: Serotonin- und Noradrenalin-Wiederaufnahmehemmer.
AG: Major Depression, Schmerzen bei diabetischer Polyneuropathie, generalisierte Angststörung.
AA: Oral.
DO: TD initial 1mal 60 mg; MTD 2mal 60 mg.
Generalisierte Angststörung: TD initial 30 mg, Erhaltungsdosis meist 60 mg. Bei komorbiden depressiven Patienten Startdosis 60 mg, ev.
steigern auf 90 bis 120 mg. Nicht abrupt absetzen.
Keine ausreichenden Daten bei Kindern und Jugendlichen.
GA: Leberschäden, schwere Nierenschäden, unkontrollierte Hypertonie.
SST: Nutzen/Risiko-Abwägung, nicht stillen. Entzugssymptome beim Neugeborenen möglich. Erhöhtes Risiko einer primären pulmonalen Hypertonie beim Neugeborenen beachten.
NW: Magen/Darm, ZNS, Serotoninsyndrom, verminderter Appetit, unscharfes Sehen, Schwitzen, Erektions-/Ejakulationsstörungen, Harnverhalten, suizidales Verhalten, Hyponatriämie, Akathisie, hypertensive Krisen, sexuelle Funktionsstörungen.
WW: Kontraindiziert: Nichtselektive irreversible MAO-Hemmer, CYP1A2-Hemmer (Fluvoxamin, Ciprofloxacin, Enoxacin).
Nicht empfohlen: Moclobemid, Linezolid.
Vorsicht: SSRIs (Serotonin-Syndrom), andere Antidepressiva, Gerinnungshemmer.
WH: Vorsicht bei Manie, Epilepsie, Glaukom, Hypertonie. Auf suizidales Risiko achten. Verkehrshinweis. Auf Absetzphänomene achten.
Bei Kindern und Jugendlichen nicht anwenden.
PG: 14 ST N P (2) (EKO: G) [€ 4,15], 30 ST N P (EKO: G) [€ 8,85]

Dulasolan 60 mg - magensaftresistente Hartkapseln
49A04, 02D02

(Z.Nr. 1-36460) NR. P.
N06AX21

ZI: G.L. Pharma, Lannach
Z: 1 Kapsel enthält: Duloxetin 60 mg (entspr. Duloxetin hydrochlorid), Kapselinhalt: Zuckerpellets, Maisstärke, Methacrylsäure-Ethylacrylat-Copolymer (1:1), 30%ige Dispersion (entspr. Eudragit L30 D 55), Hypromellose, Saccharose, Siliciumdioxid, hochdisperses, Talkum, Triethylcitrat, Plasacryl T 20 (entspr. Glycerolmonostearat) (entspr. Triethylcitrat) (entspr. Polysorbat 80) (entspr. Wasser, gereinigtes); Kapselhülle: Titandioxid, Gelatine, Indigocarmin, Eisenoxid gelb, Wasser; Drucktinte, weiss: Schellack, Propylenglycol, Povidon, Titandioxid.
Kurzinformation: siehe Dulasolan 30 mg - magensaftresistente Hartkapseln, → S. 441
PG: 14 ST N P (2) (EKO: G) [€ 7,80], 30 ST N P (EKO: G) [€ 15,65]

Dulcolax - Dragees
42J01

(Z.Nr. 0-07564) RPF. P.
A06AB02

ZI: sanofi-aventis, Wien
Z: 1 Dragee enthält: Bisacodyl 5 mg, Tablettenkern: Lactose 33,2 mg (entspr. Lactose monohydrat), Maisstärke, Maisstärke, modifiziert, Glycerol, Magnesium stearat; Tablettenüberzug: Magnesium stearat, Saccharose 23,4 mg, Talkum, Gummi arabicum, Methacrylsäure-methylmethacrylat-copolymer (1:1), Methacrylsäure-methylmethacrylat-copolymer (1:2), Rizinusöl 0,98 mg, Macrogol 6000, Wachs, gebleichtes, Carnaubawachs, Schellack; Farbstoffe: Titandioxid, Eisenoxid gelb.
EW: Abführmittel.
AG: Kurzfristig bei Obstipation, vor Operationen und diagnostischen Eingriffen, zur Erleichterung der Darmentleerung.
AA: 1mal tgl. vor dem Zubettgehen unzerkaut mit Flüssigkeit (nicht mit Milch, Antazida oder Protonenpumpenhemmern) einnehmen.
DO: Obstipation: Personen ab 10 Jahren: Tgl. 1-2 Dragees, Kinder von 2-10 Jahren (nur unter ärztlicher Aufsicht): Tgl. 1 Dragee. Entleerung 6-12 Std. nach abendlicher Einnahme.
Vor diagnostischen Verfahren bzw. Operationen: Personen ab 10 Jahren nehmen je 2 Dragees am Vortag morgens und abends und 1 Zäpfchen am Morgen des Eingriffs.
Zur Erleichterung der Darmentleerung: ED 1-2 Dragees, Dosisanpassung nach Bedarf.
Notwendigkeit der Anwendung nach 1 Woche überprüfen.
GA: Ileus, Bauchschmerzen unbekannter Genese, Unterleibsoperationen nach akuten Erkrankungen, akute Darmentzündung, M. Crohn, Colitis ulcerosa, schwere Dehydratation, Kinder unter 2 Jahren.
SST: Nur nach ärztlicher Empfehlung einnehmen. Anwendung in der Stillzeit möglich.
NW: Elektrolytverluste (Kalium), Dehydrierung, Durchfall, Blut im Stuhl, (ischämische) Kolitis, Allergien, Schwindel, Synkope. Schwere Nebenwirkungen bei missbräuchlicher Anwendung bei Bulimie möglich.
WW: Säurehemmer, Protonenpumpenhemmer, Milch meiden. Kaliummangel verstärkt Glykosidwirkung. Gleichzeitige Gabe anderer Abführmittel verstärkt Magen/Darm-Beschwerden.
GE: Möglich, daher nicht regelmäßig anwenden.
WH: Bei Kindern ab 4 Jahren und Jugendlichen nur über ärztliche Verordnung. Nicht zur Gewichtsreduktion.
Bei Überdosierung Tenesmen, Therapie: Spasmolytika. Längerfristige Einnahme durch diätetische Maßnahmen vermeiden.
PG: 40 ST * (EKO: N) [€ 8,10], 100 ST * (EKO: N) [€ 15,20]

Dulcolax - Zäpfchen
42J01

(Z.Nr. 0-09012) RPF. P.
A06AB02

ZI: sanofi-aventis, Wien
Z: 1 Suppositorium enthält: Bisacodyl 10 mg, Hartfett.
EW: Abführmittel.
AG: Kurzfristig bei Obstipation, vor Operationen und diagnostischen Eingriffen, zur Erleichterung der Darmentleerung.
AA: Rektal.
DO: Obstipation: Personen über 10 Jahre: 1mal tgl. 1 Zäpfchen; Wirkungseintritt nach 10-30 Minuten.
Vor diagnostischen Verfahren bzw. Operationen: Personen ab 10 Jahren nehmen je 2 Dragees am Vortag morgens und abends und 1 Zäpfchen am Morgen des Eingriffs.
Zur Erleichterung der Darmentleerung: ED 1-2 Dragees, Dosisanpassung nach Bedarf.
GA: Ileus, Bauchschmerzen unbekannter Genese, Unterleibsoperationen nach akuten Erkrankungen, akute Darmentzündung, M. Crohn, Colitis ulcerosa, schwere Dehydratation, Kinder unter 2 Jahren.

D

SST: Nur nach ärztlicher Empfehlung einnehmen. Anwendung in der Stillzeit möglich.
NW: Elektrolytverluste (Kalium), Dehydrierung, Durchfall, Blut im Stuhl, (ischämische) Kolitis, Allergien, Schwindel, Synkope. Schwere Nebenwirkungen bei missbräuchlicher Anwendung bei Bulimie möglich.
WW: Säurehemmer, Protonenpumpenhemmer, Milch meiden. Kaliummangel verstärkt Glykosidwirkung. Gleichzeitige Gabe anderer Abführmittel verstärkt Magen/Darm-Beschwerden.
GE: Möglich, daher nicht regelmäßig anwenden.
WH: Bei Kindern ab 4 Jahren und Jugendlichen nur über ärztliche Verordnung. Nicht zur Gewichtsreduktion.
Bei Überdosierung Tenesmen, Therapie: Spasmolytika. Längerfristige Einnahme durch diätetische Maßnahmen vermeiden.
PG: 6 ST * (EKO: N) [€ 6,30], 100 ST * (EKO: N) [€ 60,90]

DuloxeHexal 30 mg - magensaftresistente Hartkapseln
49A04, 02D02

(Z.Nr. 1-36832) NR. P.
N06AX21

ZI: Hexal Pharma, Wien
Z: 1 magensaftresistente Hartkapsel enthält: Duloxetin 30 mg (entspr. Duloxetin hydrochlorid), Kapselinhalt: Maisstärke, prägelatiniert, Cellulose, mikrokristalline, Povidon K30, Talkum, Magnesium stearat, Natriumstearylfumarat, Hypromellose acetatsuccinat, Titandioxid, Lactose 1,85 mg (entspr. Lactose monohydrat), Hypromellose, Macrogol 4000; Kapselhülle: Gelatine, Titandioxid, Brillantblau FCF, Allurarot AC 0,167 mg; Drucktinte: Schellack, Indigocarmin-Aluminiumsalz, Titandioxid, Propylenglycol.
EW: Antidepressivum; kombinierter Serotonin (5-HT)- und Noradrenalin (NA)- Wiederaufnahmehemmer.
AG: Major Depression, Schmerzen bei diabetischer Polyneuropathie, generalisierte Angststörung.
AA: Zum Einnehmen.
DO: Depression: 1mal tgl. 60 mg. MTD 120 mg.
Generalisierte Angststörung: TD initial 30 mg, dann 60 mg. MTD 120 mg.
Diabetische Polyneuropathie: TD initial 60 mg, MTD 120 mg.
Nicht für Kinder und Jugendliche.
GA: Leberschäden, schwere Nierenschäden, unkontrollierter Bluthochdruck.
SST: Nutzen/Risiko-Abwägung in der Schwangerschaft, erhöhtes Risiko für postpartale Blutungen. In der Stillzeit nicht empfohlen.
NW: Kopfschmerzen, Schläfrigkeit, Mundtrockenheit, Übelkeit, Hyperglykämie (bei Diabetikern), Psyche (Akathisie, Unruhe, Aggressionen), Parästhesien, Sehstörungen, Tinnitus, Herzklopfen. Blutdruckanstieg, orthostatische Hypotension, Schwitzen, muskuloskelettale Schmerzen, Magen/Darm, Leber, Niere, Miktionsstörungen, Stürze, Gewichtsabnahme oder Gewichtszunahme, sexuelle Funktionsstörung.
WW: Kontraindiziert: Irreversible MAO-Hemmer (14 Tage Abstand), CYP1A2-Hemmer (Fluvoxamin, Ciprofloxacin, Enoxacin).
Nicht empfohlen: Moclobemid, Linezolid.
Vorsicht: ZNS-wirksame Substanzen, Alkohol, serotonerge Arzneimittel, CYP2D6-Substrate mit geringer therap. Breite (Trizyklische Antidepressiva, Tolterodin, Risperidon, Flecainid, Propafenon, Metoprolol), Gerinnungshemmer. Raucher (verringerte Duloxetin-Spiegel).
WH: Nicht abrupt absetzen. Vorsicht bei Manie, bipolaren Störungen oder Krampfanfällen in der Anamnese, erhöhtem Augeninnendruck, Hypertonie, Herzerkrankungen. Auf Serotoninsyndrom, erhöhtes suizidales Risiko, Hyponatriämie achten. Verkehrshinweis.
PG: 14 ST N P (2) (EKO: G) [€ 3,80], 30 ST N P (EKO: G) [€ 8,10]

DuloxeHexal 60 mg - magensaftresistente Hartkapseln
49A04, 02D02

(Z.Nr. 1-36838) NR. P.
N06AX21

ZI: Hexal Pharma, Wien
Z: 1 magensaftresistente Hartkapsel enthält: Duloxetin 60 mg (entspr. Duloxetin hydrochlorid), Kapselinhalt: Maisstärke, prägelatiniert, Cellulose, mikrokristalline, Povidon K30, Talkum, Magnesium stearat, Natriumstearylfumarat, Hypromellose acetatsuccinat, Titandioxid, Lactose 3,7 mg (entspr. Lactose monohydrat), Hypromellose, Macrogol 4000; Kapselhülle: Gelatine, Titandioxid, Brillantblau FCF, Allurarot AC 0,39 mg, Chinolingelb, Sunsetgelb FCF 0,152 mg; Drucktinte: Schellack, Indigocarmin-Aluminiumsalz, Titandioxid, Propylenglycol.
Kurzinformation: siehe DuloxeHexal 30 mg - magensaftresistente Hartkapseln, → S. 442
PG: 14 ST N P (2) (EKO: G) [€ 7,55], 30 ST N P (EKO: G) [€ 15,10]

Duloxetin 1A Pharma 30 mg - magensaftresistente Hartkapseln
49A04, 02D02

(Z.Nr. 1-36830) NR. P.
N06AX21

ZI: 1A Pharma, Wien
Z: 1 magensaftresistente Hartkapsel enthält: Duloxetin 30 mg (entspr. Duloxetin hydrochlorid), Kapselinhalt: Maisstärke, prägelatiniert, Cellulose, mikrokristalline, Povidon K30, Talkum, Magnesium stearat, Natriumstearylfumarat, Hypromellose acetatsuccinat, Titandioxid, Lactose 1,85 mg (entspr. Lactose monohydrat), Hypromellose, Macrogol 4000; Kapselhülle: Gelatine, Titandioxid, Brillantblau FCF, Allurarot AC 0,167 mg; Drucktinte: Schellack, Indigocarmin-Aluminiumsalz, Titandioxid, Propylenglycol.
Kurzinformation: siehe DuloxeHexal 30 mg - magensaftresistente Hartkapseln, → S. 442
PG: 14 ST N P (2) (EKO: G) [€ 3,20], 30 ST N P (EKO: G) [€ 6,85]

Duloxetin 1A Pharma 60 mg - magensaftresistente Hartkapseln
49A04, 02D02

(Z.Nr. 1-36831) NR. P.
N06AX21

ZI: 1A Pharma, Wien
Z: 1 magensaftresistente Hartkapsel enthält: Duloxetin 60 mg (entspr. Duloxetin hydrochlorid), Kapselinhalt: Maisstärke, prägelatiniert, Cellulose, mikrokristalline, Povidon K30, Talkum, Magnesium stearat, Natriumstearylfumarat, Hypromellose acetatsuccinat, Titandioxid, Lactose 3,7 mg (entspr. Lactose monohydrat), Hypromellose, Macrogol 4000; Kapselhülle: Gelatine, Titandioxid, Brillantblau FCF, Allurarot AC 0,39 mg, Chinolingelb, Sunsetgelb FCF 0,152 mg; Drucktinte: Schellack, Indigocarmin-Aluminiumsalz, Titandioxid, Propylenglycol.
Kurzinformation: siehe DuloxeHexal 30 mg - magensaftresistente Hartkapseln, → S. 442
PG: 14 ST N P (2) (EKO: G) [€ 6,00], 30 ST N P (EKO: G) [€ 13,60]

Duloxetin Accord 30 mg - magensaftresistente Hartkapseln
49A04, 02D02

(Z.Nr. 1-36569) NR. P.
N06AX21

ZI: Accord Healthcare, Utrecht, Niederlande
Z: 1 magensaftresistente Hartkapsel enthält: Duloxetin 30 mg (entspr. Duloxetin hydrochlorid), Hartkapselinhalt: Zuckerpellets (entspr. Maisstärke) (entspr. Sucrose), Hypromellose 2910, Crospovidon Typ B, Talkum, Sucrose 96,25 mg, Carboxymethylethylcellulose, Povidon, Titandioxid, Macrogol, Polysorbat 80; Hartkapselhülle: Gelatine, Titandioxid, Natrium laurylsulfat, Indigocarmin; Drucktinte: Schellack, Propylenglycol, Eisen(III)-oxid, gelbes.
EW: Antidepressivum.
AG: Major Depression, Schmerzen bei diabetischer Polyneuropathie, generalisierte Angststörung.
AA: Zum Einnehmen.
DO: Depression: 1mal tgl. 60 mg. MTD 120 mg.
Generalisierte Angststörung: TD initial 30 mg, dann 60 mg. MTD 120 mg.
Diabetische Polyneuropathie: TD initial 60 mg, MTD 120 mg.
Keine Dosisempfehlungen für Kinder und Jugendliche.
GA: Leberschäden, schwere Nierenschäden, unkontrollierter Bluthochdruck.
SST: Nutzen/Risiko-Abwägung; in der Stillzeit nicht empfohlen.
NW: Kopfschmerzen, Schläfrigkeit, Mundtrockenheit, Übelkeit, Hyperglykämie (bei Diabetikern), Psyche, ZNS, Augen, Ohren, Herzklopfen. Blutdruckanstieg, orthostatische Hypotension, Magen/Darm, Leber, Niere, Urogenitale, Stürze, Gewichtsabnahme oder Gewichtszunahme, sexuelle Funktionsstörungen.
WW: Kontraindiziert: Irreversible MAO-Hemmer (14 Tage Abstand), CYP1A2-Hemmer (Fluvoxamin).
Nicht empfohlen: Moclobemid, Linezolid.
Vorsicht: ZNS-wirksame Substanzen, Alkohol, serotonerge Arzneimittel, Substrate für CYP2D6 (Trizyklische Antidepressiva, Tolterodin, Risperidon, Flecainid, Propafenon, Metoprolol), Gerinnungshemmer.
WH: Nicht abrupt absetzen. Vorsicht bei Manie in der Anamnese, erhöhtem Augeninnendruck, Herzerkrankungen. Auf Serotoninsyndrom, erhöhtes suizidales Risiko, Hyponatriämie achten. Verkehrshinweis.
PG: 14 ST N P (2) (EKO: G) [€ 3,20], 30 ST N P (EKO: G) [€ 6,85]

Duloxetin Accord 60 mg - magensaftresistente Hartkapseln
49A04, 02D02

(Z.Nr. 1-36570) NR. P.
N06AX21

ZI: Accord Healthcare, Utrecht, Niederlande

Z: 1 Kapsel enthält: Duloxetin 60 mg (entspr. Duloxetin hydrochlorid), Hartkapselinhalt: Zuckerpellets (entspr. Maisstärke) (entspr. Sucrose), Hypromellose 2910, Crospovidon Typ B, Talkum, Sucrose 192,49 mg, Carboxymethylethylcellulose, Povidon, Titandioxid, Macrogol, Polysorbat 80; Hartkapselhülle: Gelatine, Titandioxid, Natrium laurylsulfat, Indigocarmin, Eisen(III)-oxid, gelbes; Drucktinte: Schellack, Propylenglycol, Kaliumhydroxid, Titandioxid.
Kurzinformation: siehe Duloxetin Accord 30 mg - magensaftresistente Hartkapseln, → S. 442
PG: 14 ST N P (2) (EKO: G) [€ 6,00], 30 ST N P (EKO: G) [€ 13,60]

Duloxetin G.L. 30 mg - magensaftresistente Hartkapseln

49A04, 02D02

(Z.Nr. 1-36894) NR. P.

N06AX21

ZI: G.L. Pharma, Lannach
Z: 1 magensaftresistente Hartkapsel enthält: Duloxetin 30 mg (entspr. Duloxetin hydrochlorid), Kapselinhalt: Zuckerpellets (20-25), Hypromellose E5 Premium LV, Saccharose extra rein 52,38-70,92 mg, Talkum, niedriger Mikronbereich, Plasacryl T 20 (entspr. Glycerolmonostearat) (entspr. Triethylcitrat) (entspr. Polysorbat 80) (entspr. Wasser), Triethylcitrat, Methacrylat-Ethylacrylat-Copolymer (1:1) Dispersion 30% (entspr. Eudragit L30 D 55), Siliciumdioxid, hochdisperses, Wasser, gereinigtes; Kapselhülle: Titandioxid, Indigokarmin, Gelatine, Wasser; Drucktinte, grün: Schellack, Alkohol dehydriert, Isopropylalkohol, Butylalkohol, Propylenglycol, Ammoniaklösung, konzentriert, Kaliumhydroxid, Eisenoxid schwarz, Eisenoxid gelb, Wasser, gereinigtes.
EW: Antidepressivum.
AG: Major Depression, Schmerzen bei diabetischer Polyneuropathie, generalisierte Angststörung.
AA: Zum Einnehmen.
DO: Depression: 1mal tgl. 60 mg. MTD 120 mg.
Generalisierte Angststörung: TD initial 30 mg, dann 60 mg. MTD 120 mg.
Diabetische Polyneuropathie: TD initial 60 mg, MTD 120 mg.
Keine Dosisempfehlungen für Kinder und Jugendliche.
GA: Leberschäden, schwere Nierenschäden, unkontrollierter Bluthochdruck.
SST: Nutzen/Risiko-Abwägung; in der Stillzeit nicht empfohlen.
NW: Kopfschmerzen, Schläfrigkeit, Mundtrockenheit, Übelkeit, Hyperglykämie (bei Diabetikern), Psyche, ZNS, Augen, Ohren, Herzklopfen. Blutdruckanstieg, orthostatische Hypotension, Magen/Darm, Leber, Niere, Urogenitale, Stürze, Gewichtsabnahme oder Gewichtszunahme, Störungen der Sexualfunktion.
WW: Kontraindiziert: Irreversible MAO-Hemmer (14 Tage Abstand), CYP1A2-Hemmer (Fluvoxamin).
Nicht empfohlen: Moclobemid, Linezolid.
Vorsicht: ZNS-wirksame Substanzen, Alkohol, serotonerge Arzneimittel, Substrate für CYP2D6 (Trizyklische Antidepressiva, Tolterodin, Risperidon, Flecainid, Propafenon, Metoprolol), Gerinnungshemmer.
WH: Nicht abrupt absetzen. Vorsicht bei Manie in der Anamnese, erhöhtem Augeninnendruck, Herzerkrankungen. Auf Serotoninsyndrom, erhöhtes suizidales Risiko, Hyponatriämie achten. Verkehrshinweis.
PG: 14 ST N P (2) (EKO: G) [€ 3,25], 30 ST N P (EKO: G) [€ 7,00]

Duloxetin G.L. 60 mg - magensaftresistente Hartkapseln

49A04, 02D02

(Z.Nr. 1-36891) NR. P.

N06AX21

ZI: G.L. Pharma, Lannach
Z: 1 magensaftresistente Hartkapsel enthält.: Duloxetin 60 mg (entspr. Duloxetin hydrochlorid), Kapselinhalt: Zuckerpellets (20-25), Hypromellose E5 Premium LV, Saccharose extra rein, Talkum, niedriger Mikronbereich, Plasacryl T 20 (entspr. Glycerolmonostearat) (entspr. Triethylcitrat) (entspr. Polysorbat 80) (entspr. Wasser), Triethylcitrat, Methacrylat-Ethylacrylat-Copolymer (1:1) Dispersion 30% (entspr. Eudragit L30 D 55), Siliciumdioxid, hochdisperses, Wasser, gereinigtes; Kapselhülle: Titandioxid, Indigokarmin, Eisenoxid gelb, Gelatine, Wasser; Drucktinte, weiss: Schellack, Alkohol dehydriert, Isopropylalkohol, Butylalkohol, Propylenglycol, Natriumhydroxid, Povidon, Titandioxid.
Kurzinformation: siehe Duloxetin G.L. 30 mg - magensaftresistente Hartkapseln, → S. 443
PG: 14 ST N P (2) (EKO: G) [€ 6,50], 30 ST N P (EKO: G) [€ 13,75]

Duloxetin Genericon 30 mg - magensaftresistente Hartkapseln

49A04, 02D02

(Z.Nr. 1-36625) NR. P.

N06AX21

ZI: Genericon Pharma, Graz
Z: 1 Hartkapsel enthält: Duloxetin 30 mg (entspr. Duloxetin hydrochlorid), Kapselinhalt: Zuckerpellets, Maisstärke, Methacrylsäure-Ethylacrylat-Copolymer (1:1), 30%ige Dispersion, Hypromellose, Sucrose 52,38-70,92 mg, Silicium-Anhydrid, colloidal, Talkum, Triethylcitrat, Plasacryl T 20 (entspr. Glycerinmonostearat) (entspr. Triethylcitrat) (entspr. Polysorbat 80); Kapselhülle: Titandioxid, Gelatine, FD&C blau Nr.2 Lack, Wasser; Drucktinte, grün: Schellack, Propylenglycol, Kaliumhydroxid, Eisenoxid schwarz, Eisenoxid gelb.
EW: Antidepressivum.
AG: Major Depression, Schmerzen bei diabetischer Polyneuropathie, generalisierte Angststörung.
AA: Zum Einnehmen.
DO: Depression: 1mal tgl. 60 mg. MTD 120 mg.
Generalisierte Angststörung: TD initial 30 mg, dann 60 mg. MTD 120 mg.
Diabetische Polyneuropathie: TD initial 60 mg, MTD 120 mg.
Keine Dosisempfehlungen für Kinder und Jugendliche.
GA: Leberschäden, schwere Nierenschäden, unkontrollierter Bluthochdruck.
SST: Nutzen/Risiko-Abwägung; in der Stillzeit nicht empfohlen.
NW: Kopfschmerzen, Schläfrigkeit, Mundtrockenheit, Übelkeit, Hyperglykämie (bei Diabetikern), Psyche, ZNS, Augen, Ohren, Herzklopfen. Blutdruckanstieg, orthostatische Hypotension, Magen/Darm, Leber, Niere, Urogenitale, Stürze, Gewichtsabnahme oder Gewichtszunahme, sexuelle Funktionsstörung.
WW: Kontraindiziert: Irreversible MAO-Hemmer (14 Tage Abstand), CYP1A2-Hemmer (Fluvoxamin).
Nicht empfohlen: Moclobemid, Linezolid.
Vorsicht: ZNS-wirksame Substanzen, Alkohol, serotonerge Arzneimittel, Substrate für CYP2D6 (Trizyklische Antidepressiva, Tolterodin, Risperidon, Flecainid, Propafenon, Metoprolol), Gerinnungshemmer.
WH: Nicht abrupt absetzen. Vorsicht bei Manie in der Anamnese, erhöhtem Augeninnendruck, Herzerkrankungen. Auf Serotoninsyndrom, erhöhtes suizidales Risiko, Hyponatriämie achten. Verkehrshinweis.
PG: 20 ST N P (EKO: G) [€ 5,90], 30 ST N P (EKO: G) [€ 8,85]

Duloxetin Genericon 60 mg - magensaftresistente Hartkapseln

49A04, 02D02

(Z.Nr. 1-36626) NR. P.

N06AX21

ZI: Genericon Pharma, Graz
Z: 1 Hartkapsel enthält: Duloxetin 60 mg (entspr. Duloxetin hydrochlorid), Kapselinhalt: Zuckerpellets, Maisstärke, Methacrylsäure-Ethylacrylat-Copolymer (1:1), 30%ige Dispersion, Hypromellose, (entspr. Sucrose 104,74-141,83 mg), Silicium-Anhydrid, colloidal, Talkum, Triethylcitrat, Plasacryl T 20 (entspr. Glycerinmonostearat) (entspr. Triethylcitrat) (entspr. Polysorbat 80); Kapselhülle: Titandioxid, Gelatine, FD&C blau Nr.2 Lack, Eisenoxid gelb, Wasser; Drucktinte, weiss: Schellack, Propylenglycol, Povidon, Titandioxid.
Kurzinformation: siehe Duloxetin Genericon 30 mg - magensaftresistente Hartkapseln, → S. 443
PG: 20 ST N P (EKO: G) [€ 11,15], 30 ST N P (EKO: G) [€ 15,65]

Duloxetin Krka 30 mg - magensaftresistente Hartkapseln

49A04, 02D02

(Z.Nr. 1-36072) NR. P.

N06AX21

ZI: Krka, Novo Mesto, Slowenien
Z: 1 magensaftresistente Hartkapsel enthält: Duloxetin 30 mg (entspr. Duloxetin hydrochlorid), Kapselinhalt: Zuckerkügelchen (entspr. Sucrose) (entspr. Maisstärke), Hypromellose 6cP, Sucrose 43 mg, Hypromellose phthalat, Triethylcitrat, Talkum; Kapselhülle: Gelatine, Titandioxid, Indigocarmin, Tinte (entspr. Schellack) (entspr. Eisenoxid schwarz).
EW: Antidepressivum.
AG: Major Depression, Schmerzen bei diabetischer Polyneuropathie, generalisierte Angststörung.
AA: Zum Einnehmen.
DO: Depression: 1mal tgl. 60 mg. MTD 120 mg.
Generalisierte Angststörung. TD initial 30 mg, dann 60 mg. MTD 120 mg.
Diabetische Polyneuropathie: TD initial 60 mg, MTD 120 mg.
Keine Dosisempfehlungen für Kinder und Jugendliche.
GA: Leberschäden, schwere Nierenschäden, unkontrollierter Bluthochdruck.
SST: Nutzen/Risiko-Abwägung in der Schwangerschaft, erhöhtes Risiko für postpartale Blutungen. In der Stillzeit nicht empfohlen.
NW: Kopfschmerzen, Schläfrigkeit, Mundtrockenheit, Übelkeit, Hyperglykämie (bei Diabetikern), Psyche, ZNS, Augen, Ohren, Herzklopfen. Blutdruckanstieg, orthostatische Hypotension, Magen/Darm, Leber, Niere, Urogenitale, Stürze, Gewichtsab-

nahme oder Gewichtszunahme, sexuelle Funktionsstörung.
WW: Kontraindiziert: Irreversible MAO-Hemmer (14 Tage Abstand), CYP1A2-Hemmer (Fluvoxamin).
Nicht empfohlen: Moclobemid, Linezolid.
Vorsicht: ZNS-wirksame Substanzen, Alkohol, serotonerge Arzneimittel, Substrate für CYP2D6 (Trizyklische Antidepressiva, Tolterodin, Risperidon, Flecainid, Propafenon, Metoprolol), Gerinnungshemmer.
WH: Nicht abrupt absetzen. Vorsicht bei Manie in der Anamnese, erhöhtem Augeninnendruck, Herzerkrankungen. Auf Serotoninsyndrom, erhöhtes suizidales Risiko, Hyponatriämie achten. Verkehrshinweis.
PG: 14 ST N P (2) (EKO: G) [€ 4,05], 30 ST N P (EKO: G) [€ 8,85], 100 ST * (EKO: N) [€ 36,00]

D

Duloxetin Krka 60 mg - magensaftresistente Hartkapseln 49A04, 02D02
(Z.Nr. 1-36073) NR. P. N06AX21

ZI: Krka, Novo Mesto, Slowenien
Z: 1 Hartkapsel enthält: Duloxetin 60 mg (entspr. Duloxetin hydrochlorid), Kapselinhalt: Zuckerkügelchen (entspr. Sucrose) (entspr. Maisstärke), Hypromellose 6cP, Sucrose 87 mg, Hypromellose phthalat, Triethylcitrat, Talkum; Kapselhülle: Gelatine, Titandioxid, Indigocarmin, Eisenoxid gelb, Tinte (entspr. Schellack) (entspr. Eisenoxid schwarz).
Kurzinformation: siehe Duloxetin Krka 30 mg - magensaftresistente Hartkapseln, → S. 443
PG: 14 ST N P (2) (EKO: G) [€ 7,75], 30 ST N P (EKO: G) [€ 15,65], 100 ST * (EKO: N) [€ 63,30]

Duloxetin Krka 90 mg - magensaftresistente Hartkapseln 02D02, 49A04
(Z.Nr. 1-37835) NR. P. nicht im Handel. N06AX21

Duloxetin Lilly 30 mg - magensaftresistente Hartkapseln 49A04, 02D02
(Z.Nr. EU/1/14/972/*) NR. P. nicht im Handel. N06AX21

Duloxetin Lilly 60 mg - magensaftresistente Hartkapseln 49A04, 02D02
(Z.Nr. EU/1/14/972/*) NR. P. nicht im Handel. N06AX21

Duloxetin Mylan 30 mg - magensaftresistente Hartkapseln 49A04, 02D02
(Z.Nr. EU/1/15/1010/*) NR. P. nicht im Handel. N06AX21

Duloxetin Mylan 60 mg - magensaftresistente Hartkapseln 49A04, 02D02
(Z.Nr. EU/1/15/1010/*) NR. P. nicht im Handel. N06AX21

Duloxetin neuraxpharm 30 mg - magensaftresistente Hartkapseln 49A04, 02D02
(Z.Nr. 1-40209) NR. P. nicht im Handel. N06AX21

Duloxetin neuraxpharm 60 mg - magensaftresistente Hartkapseln 49A04, 02D02
(Z.Nr. 1-40210) NR. P. nicht im Handel. N06AX21

Duloxetin +pharma 30 mg - magensaftresistente Hartkapseln 49A04, 02D02
(Z.Nr. 1-37311) NR. P. N06AX21

ZI: +pharma Arzneimittel, Graz
Z: 1 magensaftresitente Hartkapsel enthält: Duloxetin 30 mg (entspr. Duloxetin hydrochlorid 33,608 mg), Kapselinhalt: Zucker-Stärke-Pellets 64,061 mg, Hypromellose, Saccharose 12,296 mg, Talkum, Glycerinmonostearat, Polysorbat 80, Triethylcitrat, Methylacrylsäure-Ethylacrylat-Copolymer 1:1, Siliciumdioxid, kolloidales; Kapselhülle: Titandioxid, Gelatine, Indigotin, Schellack, modifiziert, Propylenglycol, Ammoniaklösung, Kaliumhydroxid, Eisenoxid schwarz, Eisenoxid gelb, Wasser.
EW: Antidepressivum.
AG: Major Depression, Schmerzen bei diabetischer Polyneuropathie, generalisierte Angststörung.
AA: Zum Einnehmen.
DO: Depression: 1mal tgl. 60 mg. MTD 120 mg.
Generalisierte Angststörung: TD initial 30 mg, dann 60 mg. MTD 120 mg.
Diabetische Polyneuropathie: TD initial 60 mg, MTD 120 mg.
Keine Dosisempfehlungen für Kinder und Jugendliche.
GA: Leberschäden, schwere Nierenschäden, unkontrollierter Bluthochdruck.
SST: Nutzen/Risiko-Abwägung in der Schwangerschaft, postpartale Blutungen möglich. In der Stillzeit nicht empfohlen.
NW: Kopfschmerzen, Schläfrigkeit, Mundtrockenheit, Übelkeit, Hyperglykämie (bei Diabetikern), Psyche, ZNS, Augen, Ohren, Herzklopfen. Blutdruckanstieg, orthostatische Hypotension, Magen/Darm, Leber, Niere, Urogenitale, Stürze, Gewichtsabnahme oder Gewichtszunahme, sexuelle Funktionsstörung.
WW: Kontraindiziert: Irreversible MAO-Hemmer (14 Tage Abstand), CYP1A2-Hemmer (Fluvoxamin).
Nicht empfohlen: Moclobemid, Linezolid.
Vorsicht: ZNS-wirksame Substanzen, Alkohol, serotonerge Arzneimittel, Substrate für CYP2D6 (Trizyklische Antidepressiva, Tolterodin, Risperidon, Flecainid, Propafenon, Metoprolol), Gerinnungshemmer.
WH: Nicht abrupt absetzen. Vorsicht bei Manie in der Anamnese, erhöhtem Augeninnendruck, Herzerkrankungen. Auf Serotoninsyndrom, erhöhtes suizidales Risiko, Hyponatriämie achten. Verkehrshinweis.
PG: 20 ST N P (EKO: G) [€ 4,55], 30 ST N P (EKO: G) [€ 6,90]

Duloxetin +pharma 60 mg - magensaftresistente Hartkapseln 49A04, 02D02
(Z.Nr. 1-37312) NR. P. N06AX21

ZI: +pharma Arzneimittel, Graz
Z: 1 magensaftresistente Hartkapsel enthält: Duloxetin 60 mg (entspr. Duloxetin hydrochlorid 67,22 mg), Kapselinhalt: Zucker-Stärke-Pellets 128,12 mg, Hypromellose, Saccharose 24,59 mg, Talkum, Glycerinmonostearat, Polysorbat 80, Triethylcitrat, Methylacrylsäure-Ethylacrylat-Copolymer 1:1, Siliciumdioxid, kolloidales; Kapselhülle: Indigotin, Eisenoxid gelb, Titandioxid, Gelatine, Schellack, modifiziert, Propylenglycol, Natriumhydroxid, Povidon, Wasser.
Kurzinformation: siehe Duloxetin +pharma 30 mg - magensaftresistente Hartkapseln, → S. 444
PG: 20 ST N P (EKO: G) [€ 8,60], 30 ST N P (EKO: G) [€ 13,65]

Duloxetin ratiopharm GmbH 30 mg - magensaftresistente Hartkapseln 49A04, 02D02
(Z.Nr. 1-39127) NR. P. N06AX21

ZI: Teva, Haarlem, Niederlande
Z: 1 magensaftresistente Hartkapsel enthält: Duloxetin 30 mg (entspr. Duloxetin hydrochlorid), Kapselinhalt: Zucker-Stärke-Pellets (entspr. Sucrose 101 mg) (entspr. Maisstärke), Hypromellose phthalat, Hypromellose, Triethylcitrat, Hyprolose, Talkum; Kapselhülle: Hypromellose, Titandioxid, Brillantblau FCF, Eisenoxid schwarz; Drucktinte: Schellack, Propylenglycol, Ammoniaklösung 1-2%, Eisenoxid schwarz, Kaliumhydroxid.
EW: Antidepressivum; kombinierter Serotonin (5-HT)- und Noradrenalin (NA)- Wiederaufnahmehemmer.
AG: Major Depression, Schmerzen bei diabetischer Polyneuropathie, generalisierte Angststörung.
AA: Zum Einnehmen.
DO: Depression: 1mal tgl. 60 mg. MTD 120 mg.
Generalisierte Angststörung: TD initial 30 mg, dann 60 mg. MTD 120 mg.
Diabetische Polyneuropathie: TD initial 60 mg, MTD 120 mg.
Nicht für Kinder und Jugendliche.
GA: Leberschäden, schwere Nierenschäden, unkontrollierter Bluthochdruck.
SST: Nutzen/Risiko-Abwägung in der Schwangerschaft; in der Stillzeit nicht empfohlen.
NW: Kopfschmerzen, Schläfrigkeit, Mundtrockenheit, Übelkeit, Hyperglykämie (bei Diabetikern), Psyche (Akathisie, Unruhe, Aggressionen), Parästhesien, Sehstörungen, Tinnitus, Herzklopfen. Blutdruckanstieg, orthostatische Hypotension, Schwitzen, muskuloskelettale Schmerzen, Magen/Darm, Leber, Niere, Miktionsstörungen, Stürze, Gewichtsabnahme oder Gewichtszunahme, sexuelle Funktionsstörung.
WW: Kontraindiziert: Irreversible MAO-Hemmer (14 Tage Abstand), CYP1A2-Hemmer (Fluvoxamin, Ciprofloxacin, Enoxacin).
Nicht empfohlen: Moclobemid, Linezolid.
Vorsicht: ZNS-wirksame Substanzen, Alkohol, serotonerge Arzneimittel, CYP2D6-Substrate mit geringer therap. Breite (Trizyklische Antidepressiva, Tolterodin, Risperidon, Flecainid, Propafenon, Metoprolol), Gerinnungshemmer. Raucher (verringerte Duloxetin-Spiegel).
WH: Nicht abrupt absetzen. Vorsicht bei Manie, bipolaren Störungen oder Krampfanfällen in der Anamnese, erhöhtem Augeninnendruck, Hypertonie, Herzerkrankungen. Auf Serotoninsyndrom, erhöhtes suizidales Risiko, Hyponatriämie achten. Verkehrshin-

weis.
PG: 14 ST N P (2) (EKO: G) [€ 2,95], 30 ST N P (EKO: G) [€ 6,30]

Duloxetin ratiopharm GmbH 60 mg - magensaftresistente Hartkapseln 49A04, 02D02
(Z.Nr. 1-39128) NR. P. N06AX21
ZI: Teva, Haarlem, Niederlande
Z: 1 magensaftresistente Hartkapsel enthält: Duloxetin 60 mg (entspr. Duloxetin hydrochlorid), Kapselinhalt: Zucker-Stärke-Pellets (entspr. Sucrose 201 mg) (entspr. Maisstärke), Hypromellose phthalat, Hypromellose, Triethylcitrat, Hyprolose, Talkum; Kapselhülle: Hypromellose, Titandioxid, Eisenoxid schwarz; Drucktinte: Schellack, Propylenglycol, Ammoniaklösung 1-2%, Eisenoxid schwarz, Kaliumhydroxid.
Kurzinformation: siehe Duloxetin ratiopharm GmbH 30 mg - magensaftresistente Hartkapseln, → S. 444
PG: 14 ST N P (2) (EKO: G) [€ 5,80], 30 ST N P (EKO: G) [€ 12,40]

Duloxetin Sandoz 30 mg - magensaftresistente Hartkapseln 49A04, 02D02
(Z.Nr. 1-36762) NR. P. N06AX21
ZI: Sandoz, Kundl
Z: 1 magensaftresistente Hartkapsel enthält: Duloxetin 30 mg (entspr. Duloxetin hydrochlorid), Kapselinhalt: Maisstärke, prägelatiniert, Cellulose, mikrokristalline, Povidon K30, Talkum, Magnesium stearat, Natriumstearylfumarat, Hypromellose acetatsuccinat, Titandioxid, Lactose 1,85 mg (entspr. Lactose monohydrat), Hypromellose, Macrogol 4000; Kapselhülle: Gelatine, Titandioxid, Brillantblau FCF, Allurarot AC 0,167 mg; Drucktinte: Schellack, Indigocarmin-Aluminiumsalz, Titandioxid, Propylenglycol.
Kurzinformation: siehe DuloxeHexal 30 mg - magensaftresistente Hartkapseln, → S. 442
PG: 14 ST N P (2) (EKO: G) [€ 4,10], 30 ST N P (EKO: G) [€ 8,80]

Duloxetin Sandoz 60 mg - magensaftresistente Hartkapseln 49A04, 02D02
(Z.Nr. 1-36763) NR. P. N06AX21
ZI: Sandoz, Kundl
Z: 1 magensaftresistente Hartkapsel enthält: Duloxetin 60 mg (entspr. Duloxetin hydrochlorid), Kapselinhalt: Maisstärke, prägelatiniert, Cellulose, mikrokristalline, Povidon K30, Talkum, Magnesium stearat, Natriumstearylfumarat, Hypromellose acetatsuccinat, Titandioxid, Lactose 3,7 mg (entspr. Lactose monohydrat), Hypromellose, Macrogol 4000; Kapselhülle: Gelatine, Titandioxid, Brillantblau FCF, Allurarot AC 0,39 mg, Chinolingelb, Sunsetgelb FCF 0,152 mg; Drucktinte: Schellack, Indigocarmin-Aluminiumsalz, Titandioxid, Propylenglycol.
Kurzinformation: siehe DuloxeHexal 30 mg - magensaftresistente Hartkapseln, → S. 442
PG: 14 ST N P (2) (EKO: G) [€ 7,80], 30 ST N P (EKO: G) [€ 15,60]

Duloxetin Stada 30 mg - magensaftresistente Hartkapseln 49A04, 02D02
(Z.Nr. 1-36514) NR. P. N06AX21
ZI: Stada Arzneimittel, Wien
Z: 1 magensaftresistente Hartkapsel enthält: Duloxetin 30 mg (entspr. Duloxetin hydrochlorid), Hartkapselinhalt: Hypromellose, Hypromellose acetatsuccinat, Sucrose 66 mg, Zuckerkügelchen (entspr. Zucker) (entspr. Maisstärke), Talkum, Titandioxid, Hydroxypropylcellulose; Hartkapselhülle: Gelatine, Titandioxid, Indigocarmin.
EW: Antidepressivum.
AG: Major Depression, Schmerzen bei diabetischer Polyneuropathie, generalisierte Angststörung.
AA: Zum Einnehmen.
DO: Depression: 1mal tgl. 60 mg. MTD 120 mg.
Generalisierte Angststörung: TD initial 30 mg, dann 60 mg. MTD 120 mg.
Diabetische Polyneuropathie: TD initial 60 mg, MTD 120 mg.
Keine Dosisempfehlungen für Kinder und Jugendliche.
GA: Leberschäden, schwere Nierenschäden, unkontrollierter Bluthochdruck.
SST: Nutzen/Risiko-Abwägung in der Schwangerschaft (erhöhtes Risiko postpartaler Blutungen). In der Stillzeit nicht empfohlen.
NW: Kopfschmerzen, Schläfrigkeit, Mundtrockenheit, Übelkeit, Hyperglykämie (bei Diabetikern), Psyche (Akathisie, Unruhe, Aggressionen), Parästhesien, Sehstörungen, Tinnitus, Herzklopfen. Blutdruckanstieg, orthostatische Hypotension, Schwitzen, muskuloskelettale Schmerzen, Magen/Darm, Leber, Niere, Miktionsstörungen, Stürze, Gewichtsabnahme oder Gewichtszunahme, sexuelle Funktionsstörung.
WW: Kontraindiziert: Irreversible MAO-Hemmer (14 Tage Abstand), CYP1A2-Hemmer (Fluvoxamin).
Nicht empfohlen: Moclobemid, Linezolid.
Vorsicht: ZNS-wirksame Substanzen, Alkohol, serotonerge Arzneimittel, Substrate für CYP2D6 (Trizyklische Antidepressiva, Tolterodin, Risperidon, Flecainid, Propafenon, Metoprolol), Gerinnungshemmer.
WH: Nicht abrupt absetzen. Vorsicht bei Manie in der Anamnese, erhöhtem Augeninnendruck, Herzerkrankungen. Auf Serotoninsyndrom, erhöhtes suizidales Risiko, Hyponatriämie achten. Verkehrshinweis.
PG: 14 ST N P (EKO: G) [€ 4,15], 28 ST N P (EKO: G) [€ 6,40]

D

Duloxetin Stada 60 mg - magensaftresistente Hartkapseln 49A04, 02D02
(Z.Nr. 1-36515) NR. P. N06AX21
ZI: Stada Arzneimittel, Wien
Z: 1 magensaftresistente Hartkapsel enthält: Duloxetin 60 mg (entspr. Duloxetin hydrochlorid), Hartkapselinhalt: Hypromellose, Hypromellose acetatsuccinat, Sucrose 132 mg, Zuckerkügelchen (entspr. Zucker) (entspr. Maisstärke), Talkum, Titandioxid, Hydroxypropylcellulose; Hartkapselhülle: Gelatine, Titandioxid, Indigocarmin, Eisenoxid gelb.
Kurzinformation: siehe Duloxetin Stada 30 mg - magensaftresistente Hartkapseln, → S. 445
PG: 14 ST N P (EKO: G) [€ 7,80], 28 ST N P (EKO: G) [€ 12,70]

Duloxetin Zentiva 30 mg - magensaftresistente Hartkapseln 49A04, 02D02
(Z.Nr. EU/1/15/1028/*) NR. P. nicht im Handel. N06AX21

Duloxetin Zentiva 60 mg - magensaftresistente Hartkapseln 49A04, 02D02
(Z.Nr. EU/1/15/1028/*) NR. P. nicht im Handel. N06AX21

🐾 Duocylat 1000 mg/g - Pulver zur Herstellung einer Lösung zum Eingeben für Kälber und Schweine 807AZ, 802AC, 806AZ
(Z.Nr. 8-00880) NR. P. VNW. QN02BA04
ZI: Chevita Tierarzneimittel, Wels
Z: 1 g Pulver enthält: Natrium salicylat 1000 mg.
EW: Nichtsteroidales Antiphlogistikum.
AG: Kälber: Pyrexie bei akuten Erkrankungen der Atemwege, ev. in Kombination mit Antibiotika.
Schweine: Zur Förderung der Erholung der Atmung und zur Verringerung von Husten bei Infektionen der Atemwege unter antibiotischer Begleittherapie. Entzündungen in Kombination mit Antibiotika.
AA: Oral.
DO: Kälber: 20 mg Natriumsalizylat/kg KG 2x tgl. über 1-3 Tage über das Trinkwasser oder die Milch/Milchaustauscher.
Schweine: 35 mg Natriumsalizylat/kg KG über 5 Tage über das Trink- wasser.
GA: Schwere Leber- und Nierenschäden, schwere Hypoproteinämie, Kälber unter 2 Wochen, Ferkel unter 4 Wochen, Magen/Darm- Ulzera, Blutbildschäden, Gerinnungsstörungen.
SST: Nicht anwenden.
NW: Magen/Darm, schwarzer Kot durch Blutverluste, herabgesetzte Gerinnung.
WW: Andere Entzündungshemmer, Glukokortikoide (erhöhtes Ulkus-Risiko).
Aminoglykoide (nephrotoxisch). Gerinnungshemmer.
WH: Direkten Hautkontakt und Inhaltion von Staub vermeiden.
PG: 1000 G VNW [€ 75,35]

Duodart 0,5 mg/0,4 mg - Hartkapseln 52D01, 52D02
(Z.Nr. 1-29401) RP. P. nicht im Handel. G04CA52

Duodopa, 20 mg/ml + 5 mg/ml - Gel zur intestinalen Anwendung 12B02
(Z.Nr. 1-25624) RP. P. E. N04BA02
ZI: AbbVie, Wien
Z: 1 ml Gel enthält: Levodopa 20 mg, Carbidopa 1-Wasser 5 mg, Carmellose natrium, Wasser, gereinigtes.
EW: Kombination aus Levodopa und Decarboxylasehemmer.
AG: Fortgeschrittene Parkinson-Krankheit mit schweren Fluktuationen und Hyperkinesie oder Dyskinesie.

AA: Zur kontinuierlichen intestinalen Verabreichung. Vor dem Legen einer Dauersonde kann eine temporäre Nasoduodenalsonde/Nasojejunalsonde verwendet werden.
Details siehe Austria-Codex - Fachinformation.
DO: Morgendosis: Bolus 5-10 (max. 15) ml innerhalb von 10-30 Minuten.
Kontinuierliche Erhaltungsdosis: Individuell, meist 2-6 (Bereich 1-10) ml/h.
Extra-Bolusdosen von 0,5-2,0 ml nach Bedarf. MTD 200 ml.
Keine relevante Anwendung bei Kindern und Jugendlichen.
GA: Engwinkelglaukom, schwere Herzinsuffizienz, schwere Arrhythmie, akuter Schlaganfall, Phäochromozytom, Schilddrüsenüberfunktion, Cushing-Syndrom, Melanom in der Anamnese.
SST: Nutzen/Risiko-Abwägung, nicht stillen.
NW: Psyche, Anorexie, Dyskinesien, Schläfrigkeit, Auge, Herz, Hypotonie, Magen/Darm, Ödeme, Haut, Muskelspasmen, Harnverhalten, Labor, Dopamin-Dysregulationssyndrom, Impulskontrollstörungen, Komplikationen mit dem technischen System (Blockierung der Sonde mit Bezoarbildung).
WW: Gegenanzeige: Nicht-selektive MAO-Hemmer, selektive MAO-A-Hemmer (2 Wochen Abstand).
Vorsicht: Blutdrucksenker, Antidepressiva, Anticholinergika, Antipsychotika, MAO B-Hemmer, z.B. Selegilin (Hypotonie), Sympathomimetika.
WH: Klasseneffekte von Levodopa beachten. Vorsicht bei Weitwinkelglaukom. Auf Impulskontrollstörungen (Spielsucht, Libidosteigerung) bzw. Schlafepisoden achten. Auf Melanome beobachten.
Kontrollen: Leber, Blutbild, Herz/Kreislauf, Niere. Verkehrshinweis.
PG: 7 ST * (EKO: N) [€ 1.055,45]

Duofilm - Lösung zur äußerlichen Anwendung 22M
(Z.Nr. 1-20422) RPF. P. D11AF
ZI: GSK-Gebro Consumer Healthcare, Fieberbrunn
Z: 10 g Lösung enthalten: Salicylsäure 1,67 g, Milchsäure, wasserfrei 1,5 g, (entspr. Milchsäure, wasserhältig 1,67 g), Kollodium Lösung.
EW: Keratoplastisch.
AG: Warzen.
AA: Dermal.
DO: 1mal tgl. (vor dem Schlafengehen) auf die Warzenoberfläche auftragen.
Maximale Wirkung nach 4 - 8 Wochen. Max. 12 Wochen anwenden. Für Kleinkinder unter 2 Jahren nicht empfohlen.
GA: Offene Wunden, gerötete oder infizierte Haut, Muttermale, Schleimhäute, Warzen mit Haaren, roten Rändern oder ungewöhnlicher Farbe.
SST: Nicht empfohlen. In der Stillzeit nicht auf die Brust auftragen.
NW: Überempfindlichkeit, lokale Reaktionen.
WW: Aufnahme anderer Arzneimittel an derselben Stelle kann verstärkt werden.
WH: Nicht empfohlen bei Diabetes, Durchblutungsstörungen oder peripheren Neuropathien. Nicht im Gesicht oder Genitalbereich anwenden. Nicht mit Augen und Schleimhäuten in Berührung bringen. Bei Kindern und Jugendlichen nicht während oder nach viralen Infekten anwenden. Nur äußerlich anwenden.
PG: 15 ML * (EKO: N) [€ 9,40]

Duokopt 20 mg/ml + 5 mg/ml - Augentropfen, Lösung 47H02
(Z.Nr. 1-35724) RP. P. S01ED51
ZI: Laboratoires Thea, Clermont-Ferrand, Frankreich
Z: 1 ml enthält: Dorzolamid 20 mg (entspr. Dorzolamid hydrochlorid 22,25 mg), Timolol 5 mg (entspr. Timolol maleat 6,83 mg), Hyetellose, Mannitol, Natrium citrat, Natriumhydroxid zur pH-Wert-Einstellung, Wasser für Injektionszwecke.
EW: Kombination Carboanhydrasehemmer + Beta-Blocker; senken Augeninnendruck.
AG: Erhöhter Augeninnendruck bei Weitwinkel- oder Pseudoexfoliationsglaukom bei nicht ausreichender Monotherapie mit Betablocker.
AA: Am Auge. In den Bindehautsack des erkrankten Auges eintropfen. Nasolakrimale Okklusion oder Schließen der Augenlider für 2 min. reduziert systemische Resorption.
DO: 2mal tgl. 1 Tropfen. Keine Untersuchungen an Kindern unter 2 Jahren.
GA: Asthma bronchiale, schwere COPD, Sinusbradykardie, SA-Block, AV-Block II. und III. Grades, Herzinsuffizienz, kardiogener Schock, schwere Nierenschäden, hyperchlorämische Azidose.
SST: Nicht anwenden.
NW: Lokale Reaktionen (Reizung, trockene Augen), systemische Betablocker-Effekte (Überempfindlichkeit, Kopfschmerzen, Schwindel, Dyspnoe), Haut (auch schwere Reaktionen), Geschmacksreizungen, Urolithiasis.
WW: Nicht empfohlen: Andere Carboanhydrasehemmer und topische Betablocker.
Vorsicht: Systemische Betablocker; Adrenalin (Mydriasis), Verstärkung von auf den Kreislauf wirkende Arzneimittel (Hypotonie, Bradykardie).
WH: Vorsicht bei kardiovaskulären Erkrankungen, COPD, Leberschäden. Systemische Betablocker-Wirkungen möglich. Nicht abrupt absetzen. Keine Untersuchungen bei Kontaktlinsen. Verkehrshinweis.
PG: 5 ML RE2 (2) (EKO: Y) [€ 22,15]

DuoPlavin 75 mg/75 mg - Filmtabletten 20B
(Z.Nr. EU/1/10/619/*) RP. P. nicht im Handel. B01AC30

DuoPlavin 75 mg/100 mg - Filmtabletten 20B
(Z.Nr. EU/1/10/619/*) RP. P. nicht im Handel. B01AC30

DuoResp Spiromax 160 Mikrogramm/4,5 Mikrogramm - Pulver zur Inhalation 50B03
(Z.Nr. EU/1/14/920/*) NR. P. nicht im Handel. R03AK07

DuoResp Spiromax 160 Mikrogramm/4,5 Mikrogramm - Pulver zur Inhalation 50B03
(Z.Nr. EU/1/14/920/*) NR. P. Parallelimport. nicht im Handel. R03AK07

DuoResp Spiromax 320 Mikrogramm/9 Mikrogramm - Pulver zur Inhalation 50B03
(Z.Nr. EU/1/14/920/*) NR. P. nicht im Handel. R03AK07

Duosol mit 2 mmol/l Kalium - Hämofiltrationslösung 20I01
(Z.Nr. 1-38190) RP. P. nicht im Handel. B05ZB

Duosol mit 4 mmol/l Kalium - Hämofiltrationslösung 20I01
(Z.Nr. 1-38188) RP. P. nicht im Handel. B05ZB

Duosol ohne Kalium - Hämofiltrationslösung 20I01
(Z.Nr. 1-38189) RP. P. nicht im Handel. B05ZB

DuoTrav 40 Mikrogramm/ml + 5 mg/ml - Augentropfen, Lösung 47H04
(Z.Nr. EU/1/06/338/*) RP. P. S01ED51
ZI: Novartis Europharm, Dublin, Irland
Z: 1 ml Lösung enthält: Travoprost 40 µg, Timolol 5 mg (entspr. Timolol maleat), Polyquaternium-1, Mannitol, Propylenglycol, Macrogol glycerolhydroxystearat, Borsäure, Natriumchlorid, Salzsäure verdünnt zur pH-Einstellung, Natriumhydroxid zur pH-Wert-Einstellung, Wasser, gereinigtes.
EW: Antiglaukomatöse Kombination (Betablocker + Prostaglandin).
AG: Senkung des Augeninnendrucks bei nicht ausreichender Einstellung mit Monotherapie.
DO: 1mal tgl. 1 Tropfen in den Bindehautsack des betroffenen Auges eintropfen. Keine Daten an Kindern und Jugendlichen.
GA: Asthma bronchiale, schwere COPD, Sinusbradykardie, AV-Block, kardiogener Schock, schwere allergische Rhinitis, Hornhautdystrophien.
SST: Strenge Indikationsstellung. In der Stillzeit nicht empfohlen.
NW: Okuläre Hyperämie, lokale Reaktionen (Augenlidveränderungen), Makulaödeme, Schwindel, Kopfschmerzen, Nervosität, Herz/Kreislauf, Bronchospasmen, Dyspnoe, Asthma, Urtikaria, Extremitätenschmerzen, verstärkte Muskelschwäche; NW von Travoprost oder Timolol berücksichtigen.
WW: Blutdrucksenker, Clonidin, Antidiabetika.
WH: Systemische Effekte möglich. Veränderung der Augenfarbe möglich. Vorsicht bei COPD, peripheren Durchblutungsstörungen, Diabetes. Weiche Kontaktlinsen vor der Anwendung entfernen und frühestens 15 min nach der Anwendung wieder einsetzen. Verkehrshinweis.
PG: 2,5 ML AU (2) (EKO: G) [€ 29,90]

DuoTrav 40 Mikrogramm/ml + 5 mg/ml - Augentropfen, Lösung 47H04
(Z.Nr. EU/1/06/338/*) RP. P. Parallelimport. nicht im Handel. S01ED51

🐾 *Duowin - Spray zur Anwendung auf der Haut, Lösung für Hunde* 804B, 804Z
(Z.Nr. 8-00428) RP. P. nicht im Handel. QP53AC54

🐾 **Duphafral Vit. D3 27,50 mg/ml - Emulsion zur Injektion für Rinder** 835AI
(Z.Nr. 8-13433) RP. P. VNW. QA11JA
ZI: Pfizer Animal Health Austria, Wien
Z: 1 ml enthält: Colecalciferol 27,5 mg (entspr. Vitamin D3 1 Mio. IE), Benzylalkohol 9 mg, Citronensäure, Oleum Arachidis, Macrogolglycerolricinoleat 275 mg, Natrium

monohydrogenphosphat, Propylenglycol 100 mg, Wasser für Injektionszwecke.
AG: Prophylaxe der Gebärparese und des hypocalcämischen Festliegens bei trächtigen Kühen.
AA: I.m.
DO: 1 ml/50 kg KG zwischen 8 und 2 Tagen vor dem erwarteten Abkalben. Eine weitere Dosis geben, sollte die Geburt 8 Tage nach der Injektion noch nicht erfolgt sein.
SST: Anwendung möglich.
NW: Sehr selten Allergien.
WH: Voraussichtlicher Geburtstermin sollte möglichst genau bekannt sein.
Auf das richtige Kalzium-Phosphor-Verhältnis im Futter achten.
Bei Überdosierung Hypervitaminose (Gefäß- und Organverkalkungen).
VNW: Essbare Gewebe 20 Tage, Milch 0 Tage.
PG: 10 ML VNW [€ 15,10]

Duphalac Fruit 667 mg/ml - Lösung zum Einnehmen 42J03
(Z.Nr. 1-28716) RPF. P. nicht im Handel. A06AD11

Duphamox Depot 150 mg/ml - Injektionssuspension für Tiere 801AA
(Z.Nr. 8-00303) NR. P. VNW. QJ01CA04
ZI: Zoetis Österreich, Wien
Z: 1 ml enthält: Amoxicillin 150 mg (entspr. Amoxicillin trihydrat), Aluminium distearat 13,2 mg, Butylhydroxyanisol 0,08 mg, Butylhydroxytoluol 0,08 mg, Propylenglycol dicaprylocaprat.
EW: Penicillin, bakterizid.
AG: Infektionen durch empfindliche Erreger (Atemwege, Urogenitale, Gastrointestinaltrakt, Haut) bei Rind, Schaf, Schwein, Hund, Katze.
AA: I.m., bei Hund und Katze auch s.c.; nicht i.v. oder intrathekal.
DO: 15 mg/kg KG, Wiederholung nach 48 Std.
GA: Schwere Nierenschäden, Schafe zur Milchgewinnung, Kaninchen, Hasen, Hamster, Meerschweinchen und andere Kleinnager.
SST: Unbedenklichkeit nicht belegt.
NW: Allergien, lokale Reizungen.
WW: Bakteriostatische Substanzen (Wirksamkeit abgeschwächt), Antiphlogistika (verzögern renale Ausscheidung von Amoxicillin), Antikoagulantien (Gerinnungsstörungen).
WH: Antibiogramm empfohlen.
VNW: Essbares Gewebe (Rind, Schaf, Schwein) 28 Tage. Milch (Rind): 4 Tage.
PG: 100 ML VNW [€ 43,25]

Duphaston 10 mg - Filmtabletten 29E02, 31H05, 29D04
(Z.Nr. 1-15953) RP. P. G03DB01
ZI: Mylan Österreich, Wien
Z: 1 Filmtablette enthält: Dydrogesteron 10 mg, Tablettenkern: Lactose monohydrat 111,1 mg, Hypromellose, Maisstärke, Siliciumdioxid, Magnesium stearat; Filmüberzug: (entspr. Hypromellose) (entspr. Macrogol 400) (entspr. Titandioxid).
EW: Progestagen.
AG: Prämenstruelles Syndrom (prämenstruelle Beschwerden, bedingt durch einen Mangel an Corpus luteum-Hormon), Dysmenorrhoe, Endometriose, Infertilität infolge nachgewiesener Corpus luteum-Insuffizienz, Substitutionstherapie in Kombination mit Östrogenen in der Postmenopause bei Frauen mit intaktem Uterus.
AA: Unzerkaut mit Flüssigkeit.
DO: Prämenstruelles Syndrom: 2mal tgl. 1 Tablette vom 11.-25. Zyklustag.
Dysmenorrhoe: 2mal tgl. 1 Tablette vom 5.-25. Zyklustag.
Endometriose: 2-3mal tgl. 1 Tablette vom 5.-25. Zyklustag.
Infertilität infolge Corpus luteum-Insuffizienz: 2mal tgl. 1 Tablette vom 11.-25. Zyklustag.
Die Behandlung sollte sich über mind. 6 Zyklen erstrecken. Bei Eintritt der Schwangerschaft wird empfohlen, die Therapie während der ersten Monate der Gravidität mit 2mal tgl. 1 Tablette fortzusetzen.
Substitutionstherapie in der Menopause: Bei kontinuierlicher Östrogensubstitution: 1-2mal tgl. 1 Tablette während der letzten 14 Tage der 4-wöchigen Östrogenbehandlung.
Bei zyklischer Östrogensubstitution: 1-2mal tgl. 1 Tablette während der letzten 12-14 Tage der 3-wöchigen Östrogenbehandlung, so dass die 4.
Woche jedes Zyklus behandlungsfrei bleibt. Nach Absetzen von Dydroges- teron kommt es zu einer Entzugsblutung. Für Personen unter 18 Jahren nicht empfohlen.
GA: Mammakarzinom (auch in der Anamnese), estrogenabhängige maligne Tumore (z.B. Endometriumkarzinom), nicht abgeklärte Genitalblutungen, unbehandelte Endometriumhyperplasie, venöse oder arterielle Thromboembolie (z.B. Angina pectoris, Herzinfarkt), Prädisposition für Thrombosen, Lebererkrankungen (auch in der Anamnese), Porphyrie.
SST: Nicht indiziert.
NW: Häufig: Depressionen, Kopfschmerzen, Magen/Darm, Krämpfe in den Beinen, Brustvergrößerung, Brustschmerzen, Ödeme, Gewichtszunahme.
Gelegentlich: Sehstörungen, venöse Embolien, Cholelithiasis, Hautausschlag.
Häufigkeit unbekannt: Generalisiserte Überempfindlichkeit, Verschlechterung von Migräne, Schlaganfall, Schwindel, Alopezie, Hypertonie, Myokardinfarkt, Herzinsuffizienz, vaginale Candidiasis, estrogenabhängige gutartige und bösartige Neubildungen, Schlaflosigkeit, Epilepsie, Verschlechterung von Asthma, wahrscheinliche Demenz.
Erhöhtes Risiko für Brustkrebs, venöse Thromboembolien, koronare Herzkrankheit, ischämischen Schlaganfall.
WW: Enzyminduktoren (Antikonvulsiva, Antiinfektiva, Johanniskraut) beschleunigen Abbau von Estrogenen und Gestagenen.
WH: Hormonersatztherapie nur bei Symptomen beginnen, die die Lebensqualität beeinträchtigen. Mindestens einmal jährlich Nutzen/Risiko-Abschätzung erforderlich.
Medizinische Untersuchungen vor und regelmäßig während der Therapie.
Besondere Überwachung bei Gebärmutter-Leiomyom, Endometriose, Risikofaktoren für estrogenabhängige Tumore, Hypertonie, Herz-, Nieren-, Leberschäden, Diabetes, Cholelithiasis, Migräne, Lupus erythematodes, Endometriumhyperplasie in der Anamnese, Epilepsie, Asthma, Otosklerose.
Bei Ikterus, Blutdruckanstieg, erstmaligen migräneartigen Kopfschmerzen, Schwangerschaft Behandlung sofort abbrechen.
Erhöhtes Endometriumkarzinomrisiko bei alleiniger Estrogentherapie, daher bei nicht hysterektomierten Frauen über mindestens 12 Tage pro Zyklus zusätzlich Gestagen geben.
Erhöhtes Brustkrebsrisiko bei kombinierter Behandlung mit Estrogen und Gestagen beachten.
Erhöhtes Risiko für venöse Thromboembolien (VTE); bei VTE sofort Therapie abbrechen. Keine Hinweise auf kardiovaskulären Nutzen einer kontinuierlichen Hormonersatztherapie, aber erhöhtes Risiko für ischämischen Schlaganfall. Erhöhtes Ovarialkarzinomrisiko bei Estrogen-Monotherapie. Erhöhtes Demenzrisiko bei Frauen, die nach dem 65.
Lebensjahr mit Hormonersatztherapie beginnen.
PG: 20 ST (2) (EKO: G) [€ 14,05], 28 ST (2) (EKO: G) [€ 16,80]

▼ Dupixent 200 mg - Injektionslösung in einer Fertigspritze 22P05, 50A07
(Z.Nr. EU/1/17/1229/*) NR. P. E. D11AH05, R03DX
ZI: Sanofi-Aventis Groupe, Paris, Frankreich
Z: 1 Fertigspritze enthält in 1,14 ml Lösung: Dupilumab 200 mg (entspr. → 175 mg/ml), mittels DNA-Technologie rekombinant aus Ovarialzellen des Chinesischen Hamsters hergestellt, Arginin hydrochlorid, Histidin, Polysorbat 80, Natriumacetat, Essigsäure 99%, Sucrose, Wasser für Injektionszwecke.
EW: Monoklonaler Antikörper IgG4, der Interleukin-4 und Interleukin-13 hemmt.
AG: Mittelschwere bis schwere atopische Dermatitis.
-Schweres Asthma mit Typ-2-Inflammation als Add-on Erhaltungstherapie.
AA: S.c.
DO: Atopische Dermatitis: Erwachsene und Jugendliche (ab 60kg KG): Initial 600 mg (in 2 Injektionen an unterschiedlichen Stellen), dann alle 2 Wochen 300 mg.
Jugendliche unter 60kg KG: Initial 400 mg (in 2 Injektionen an unterschiedlichen Stellen), dann alle 2 Wochen 200 mg. Keine Daten an Kindern.
Asthma: 400 mg (in 2 Injektionen an unterschiedlichen Stellen), dann alle 2 Wochen 200 mg. Keine Daten an Kindern.
Patienten ab 12 Jahren mit schwerem Asthma, die auf orale Kortikosteroide eingestellt sind oder mit komorbider mittelschwerer bis schwerer atopischer Dermatitis oder mit komorbider chronischer Rhinosinusitis mit Nasenpolypen: Initial 600 mg (in 2 Injektionen an unterschiedlichen Stellen), dann alle 2 Wochen 300 mg;
SST: Nutzen/Risiko-Abwägung in der Schwangerschaft. Stillen unterbrechen.
NW: Überempfindlichkeit (Serumkrankheit, Anaphylaxie), Kopfschmerzen, Eosinophilie, Vaskulitis, Konjunktivitis, Blepharitis, oraler Herpes, lokale Reaktionen.
WW: (Attenuierte) Lebendimpfstoffe nicht zeitgleich geben.
WH: Nicht zur Behandlung von akuten Asthmasymptomen oder Bronchospasmen. Kortikosteroide nicht abrupt absetzen. Helminthosen vor Dupilumab-Therapie behandeln.
PG: 2 ST RE1 (EKO: Y) [€ 1.620,55]

D

▼ Dupixent 200 mg - Injektionslösung im Fertigpen

22P05, 50A07

(Z.Nr. EU/1/17/1229/*) NR. P. E. D11AH05, R03DX

ZI: Sanofi-Aventis Groupe, Paris, Frankreich
Z: 1 Fertigpen enthält in 1,14 ml Lösung: Dupilumab 200 mg (entspr. → 175 mg/ml), mittels DNA-Technologie rekombinant aus Ovarialzellen des Chinesischen Hamsters hergestellt, Arginin hydrochlorid, Histidin, Polysorbat 80, Natriumacetat, Essigsäure 99%, Sucrose, Wasser für Injektionszwecke.
Kurzinformation: siehe Dupixent 200 mg - Injektionslösung in einer Fertigspritze, → S. 447
PG: 2 ST RE1 (EKO: Y) [€ 1.620,55]

▼ Dupixent 300 mg - Injektionslösung in einer Fertigspritze

22P05, 50A07

(Z.Nr. EU/1/17/1229/*) NR. P. E. D11AH05, R03DX

ZI: Sanofi-Aventis Groupe, Paris, Frankreich
Z: 1 Fertigspritze enthält in 2 ml Lösung: Dupilumab 300 mg (entspr. → 150 mg/ml), mittels DNA-Technologie rekombinant aus Ovarialzellen des Chinesischen Hamsters hergestellt, Arginin hydrochlorid, Histidin, Polysorbat 80, Natriumacetat, Essigsäure 99%, Sucrose, Wasser für Injektionszwecke.
EW: Monoklonaler Antikörper, hemmt Interleukin-4 und Interleukin-13 Signalweg.
AG: Mittelschwere bis schwere atopische Dermatitis.
-Schweres Asthma mit Typ-2-Inflammation als Add-on Erhaltungstherapie.
-Schwere chronische Rhinosinusitis mit Nasenpolypen als Add-on-Therapie (zusätzlich zu intranasalen Kortikosteroiden).
AA: S.c.; Selbstinjektion nach Einschulung möglich.
DO: Atopische Dermatitis: Erwachsene und Jugendliche (ab 60kg KG): Initial 600 mg (in 2 Injektionen an unterschiedlichen Stellen), dann alle 2 Wochen 300 mg.
Jugendliche unter 60kg KG: Initial 400 mg (in 2 Injektionen an unterschiedlichen Stellen), dann alle 2 Wochen 200 mg.
Asthma
: Patienten ab 12 Jahren mit schwerem Asthma, die auf orale Kortikosteroide eingestellt sind oder mit komorbider mittelschwerer bis schwerer atopischer Dermatitis oder mit komorbider chronischer Rhinosinusitis mit Nasenpolypen: Initial 600 mg (in 2 Injektionen an unterschiedlichen Stellen), dann alle 2 Wochen 300 mg;
Bei allen anderen Patienten: 400 mg (in 2 Injektionen an unterschiedlichen Stellen), dann alle 2 Wochen 200 mg.
Keine Daten an Kindern.
Rhinosinusitis:
300 mg alle 2 Wochen. Keine Daten an Kindern und Jugendlichen.
SST: Nutzen/Risiko-Abwägung in der Schwangerschaft. Stillen unterbrechen.
NW: Überempfindlichkeit (Serumkrankheit, Anaphylaxie), Kopfschmerzen, Eosinophilie, Vaskulitis, Konjunktivitis, Blepharitis, oraler Herpes, lokale Reaktionen.
WW: Lebendimpfstoffe.
WH: Auf Überempfindlichkeit achten. Patienten mit Helminthose vor Dupixent-Therapie behandeln.
Nicht geeignet zur akuten Asthma-Therapie.
PG: 2 ST RE1 (EKO: Y) [€ 1.620,55]

▼ Dupixent 300 mg - Injektionslösung im Fertigpen

22P05, 50A07

(Z.Nr. EU/1/17/1229/*) NR. P. E. D11AH05, R03DX

ZI: Sanofi-Aventis Groupe, Paris, Frankreich
Z: 1 Fertigpen enthält in 2 ml Lösung: Dupilumab 300 mg (entspr. → 150 mg/ml), mittels DNA-Technologie rekombinant aus Ovarialzellen des Chinesischen Hamsters hergestellt, Arginin hydrochlorid, Histidin, Polysorbat 80, Natriumacetat, Essigsäure 99%, Sucrose, Wasser für Injektionszwecke.
Kurzinformation: siehe Dupixent 300 mg - Injektionslösung in einer Fertigspritze, → S. 448
PG: 2 ST RE1 (EKO: Y) [€ 1.620,55]

Durogesic 12 Mikrogramm/Stunde - Transdermales Pflaster

02A04

(Z.Nr. 1-26080) NR. SG. P. N02AB03

ZI: Janssen-Cilag Pharma, Wien
Z: 1 transdermales Pflaster enthält: Fentanyl 12 µg/h (entspr. → 2,1 mg), Trägerschicht: Polyester/Ethylenvinylacetatcopolymer-Folie; Schutzfolie: Polyesterfolie, silikonisiert; Wirkstoffhaltige Schicht: Polyacrylat, adhäsiv, Drucktinte, orange.
EW: Morphinomimetisches Analgetikum.
AG: Schwere chronische Schmerzen bei opioidtoleranten Patienten ab 2 Jahren.
AA: Auf die Haut aufkleben; Pflasterwechsel nach 72 Stunden.
DO: Kleinste verfügbare Wirkstärke (12 µg/h); Kinder ab 2 Jahren nur nach Vorbehandlung mit mindestens 30 mg oralem Morphin-Äquivalent pro Tag behandeln.
Transdermale Anwendung bei opioid- naiven Patienten nicht empfohlen.
GA: Akute oder postoperative Schmerzzustände, schwere Atemdepression.
SST: Zwingende Indikationsstellung, 72 Std. nicht stillen. Während der Geburt nicht empfohlen.
NW: Magen/Darm, ZNS (Somnolenz, Schwindel, Kopfschmerzen), Vegetativum; Haut, Psyche, Dyspnoe, Atemdepression, Harnverhalt, lokale Reaktionen.
WW: Nicht empfohlen: MAO-Hemmer (14 Tage Abstand), gemischte Opioid- Agonisten / Antagonisten, starke CYP3A4 Hemmer (erhöhen Fentanylspiegel). Besondere Vorsicht: Benzodiazepine (Atemdepression). Vorsicht: ZNS-Dämpfer, Alkohol, Muskelrelaxantien verstärkt; serotonerge Arzneimittel, CYP3A4-Induktoren.
GE: Toleranz, physische und psychische Abhängigkeit möglich. Entzugserscheinungen bei plötzlichem Therapieabbruch oder bei Umstellung von anderen Opioiden.
WH: Vorsicht bei erhöhtem Hirndruck, Obstipation, Myasthenie, Bradykardie, Nierenschäden, Fieber. Auf Serotoninsyndrom achten. Gefahr der Atemdepression beachten. Unbeabsichtigten Pflastertransfer vermeiden. Antagonist: Naloxon. Verkehrshinweis.
PG: 5 ST IND (2) (EKO: G) [€ 12,90]

Durogesic 25 Mikrogramm/Stunde - Transdermales Pflaster

02A04

(Z.Nr. 1-21367) NR. SG. P. N02AB03

ZI: Janssen-Cilag Pharma, Wien
Z: 1 Depotpflaster enthält: Fentanyl 25 µg/h (entspr. → 4,2 mg), Trägerschicht: Polyester/Ethylenvinylacetatcopolymer-Folie; Schutzfolie: Polyesterfolie, silikonisiert; Wirkstoffhaltige Schicht: Polyacrylat, adhäsiv, Drucktinte, rot.
EW: Morphinomimetisches Analgetikum.
AG: Schwere chronische Schmerzen bei opioidtoleranten Patienten ab 2 Jahren.
AA: Auf die Haut aufkleben; Pflasterwechsel nach 72 Stunden.
DO: Ersteinstellung mit kleinster Wirkstärke, Dosissteigerung nach Bedarf um jeweils 25 µg/h. Umrechnung auf äquianalgetische Wirkstärken siehe Austria Codex- Fachinformation.
Transdermale Anwendung bei opioid- naiven Patienten nicht empfohlen.
GA: Akute oder postoperative Schmerzzustände, schwere Atemdepression.
SST: Zwingende Indikationsstellung, 72 Std. nicht stillen. Während der Geburt nicht empfohlen.
NW: Magen/Darm, ZNS (Somnolenz, Schwindel, Kopfschmerzen), Vegetativum; Haut, Psyche, Dyspnoe, Atemdepression, Harnverhalt, lokale Reaktionen.
WW: Nicht empfohlen: MAO-Hemmer (14 Tage Abstand), gemischte Opioid- Agonisten / Antagonisten, starke CYP3A4 Hemmer (erhöhen Fentanylspiegel). Besondere Vorsicht: Benzodiazepine (Atemdepression). Vorsicht: ZNS-Dämpfer, Alkohol, Muskelrelaxantien verstärkt; serotonerge Arzneimittel, CYP3A4-Induktoren.
GE: Toleranz, physische und psychische Abhängigkeit möglich. Entzugserscheinungen bei plötzlichem Therapieabbruch oder bei Umstellung von anderen Opioiden.
WH: Vorsicht bei erhöhtem Hirndruck, Obstipation, Myasthenie, Bradykardie, Nierenschäden, Fieber. Auf Serotoninsyndrom achten. Gefahr der Atemdepression beachten. Unbeabsichtigten Pflastertransfer vermeiden. Antagonist: Naloxon. Verkehrshinweis.
PG: 5 ST IND (2) (EKO: G) [€ 25,85]

Durogesic 50 Mikrogramm/Stunde - Transdermales Pflaster

02A04

(Z.Nr. 1-21376) NR. SG. P. N02AB03

ZI: Janssen-Cilag Pharma, Wien
Z: 1 Depotpflaster enthält: Fentanyl 50 µg/h (entspr. → 8,4 mg), Trägerschicht: Polyester/Ethylenvinylacetatcopolymer-Folie; Schutzfolie: Polyesterfolie, silikonisiert; Wirkstoffhaltige Schicht: Polyacrylat, adhäsiv, Drucktinte, grün.
Kurzinformation: siehe Durogesic 25 Mikrogramm/Stunde - Transdermales Pflaster, → S. 448
PG: 5 ST IND (2) (EKO: G) [€ 40,90]

Durogesic 75 Mikrogramm/Stunde - Transdermales Pflaster

02A04

(Z.Nr. 1-21365) NR. SG. P. N02AB03

ZI: Janssen-Cilag Pharma, Wien
Z: 1 Depotpflaster enthält: Fentanyl 75 µg/h (entspr. → 12,6 mg), Trägerschicht: Polyester/Ethylenvinylacetatcopolymer-Folie;

Schutzfolie: Polyesterfolie, silikonisiert; Wirkstoffhaltige Schicht: Polyacrylat, adhäsiv, Drucktinte, blau.
Kurzinformation: siehe Durogesic 25 Mikrogramm/Stunde - Transdermales Pflaster, → S. 448
PG: 5 ST IND (2) (EKO: G) [€ 53,10]

Durogesic 100 Mikrogramm/Stunde - Transdermales Pflaster 02A04

(Z.Nr. 1-21366) NR. SG. P. N02AB03
ZI: Janssen-Cilag Pharma, Wien
Z: 1 Depotpflaster enthält: Fentanyl 100 µg/h (entspr. → 16,8 mg), Trägerschicht: Polyester/Ethylenvinylacetatcopolymer-Folie; Schutzfolie: Polyesterfolie, silikonisiert; Wirkstoffhaltige Schicht: Polyacrylat, adhäsiv, Drucktinte, grau.
Kurzinformation: siehe Durogesic 25 Mikrogramm/Stunde - Transdermales Pflaster, → S. 448
PG: 5 ST IND (2) (EKO: G) [€ 65,55]

Durotiv 20 mg - magensaftresistente Tabletten 42E03

(Z.Nr. 1-29412) RP. P. A02BC05
ZI: Gebro Pharma, Fieberbrunn
Z: 1 Tablette enthält: Esomeprazol 20 mg (entspr. Esomeprazol magnesium trihydrat 22,3 mg), Glycerolmonostearat 40-55%, Hydroxypropylcellulose, Hypromellose, Eisenoxid rotbraun, Eisenoxid gelb, Magnesium stearat, Methacrylsäure-Ethylacrylat-Copolymer (1:1), 30%ige Dispersion, Cellulose, mikrokristalline, Paraffin, synthetisch, Macrogol, Polysorbat 80, Crospovidon, Natriumstearylfumarat; Zuckerkügelchen (Saccharose-Maisstärke): Saccharose 28 mg, Maisstärke; Talkum, Titandioxid, Triethylcitrat.
EW: S Isomer von Omeprazol, Protonenpumpenhemmer.
AG: Jugendliche und Erwachsene: Bei gastroösophagealer Refluxkrankheit (GERD) Behandlung von erosiver Refluxösophagitis; Langzeitmanagement von Patienten mit geheilter Ösophagitis zur Verhinderung von Rezidiven.
Symptomatische Behandlung von gastroösophagealer Refluxkrankheit (GERD).
Erwachsene: Zur Eradikation von Helicobacter pylori in Kombination mit einer geeigneten Antibiotikatherapie und zur Heilung von mit Helicobacter pylori verbundenem Ulcus duodeni; Vorbeugung des Wiederauftretens von peptischem Ulcus bei Patienten mit Helicobacter pylori verbundem Ulcus.
Vorbeugung und Heilung von Ulzera bei NSAID-Therapie. Zollinger-Ellison- Syndrom.
AA: Tabletten im Ganzen mit Flüssigkeit schlucken, nicht kauen oder zer- drücken. Eventuell Tabletten in kohlensäurefreiem Wasser auflösen und trinken oder durch Magensonde verabreichen.
DO: Gastroösophageale Refluxkrankheit: 1mal tgl. 20 mg, bei erosiver Refluxösophagitis 1mal tgl. 40 mg über 4 Wochen.
Eradikation: 2mal tgl. 20 mg Esomeprazol + 1 g Amoxicillin + 500 mg Clarithromycin über 7 Tage.
NSAID-Therapie: 1mal tgl. 20 mg.
Zollinger-Ellison-Syndrom: 2mal tgl. 40 mg, TD meist 80-160 mg.
Keine Daten an Kindern.
SST: Vorsicht, in der Stillzeit nicht einnehmen.
NW: Kopfschmerzen, Magen/Darm, Haut, Vegetativum, Blutbild, Leber, Muskeln, ZNS, Überempfindlichkeit, subakuter kutaner Lupus erythematosus, Hypomagnesiämie, leicht erhöhtes Frakturrisiko.
WW: Esomeprazol hemmt CYP2C19 und wird über CYP2C19 und CYP3A4 metabolisiert.
Nicht empfohlen: Azatanavir, Clopidogrel. Vorsicht: Digoxin, Phenytoin, Cumarine. Resorption von Vitamin B12 verringert. Methotrexat- oder Tacrolimusspiegel erhöht. Esomeprazol mindestens 5 Tage vor Bestimmung von Chromogranin A absetzen.
WH: Malignität von Magengeschwüren ausschließen. Verkehrshinweis.
PG: 7 ST (EKO: G) [€ 2,35], 14 ST (EKO: G) [€ 4,65], 30 ST (EKO: G) [€ 10,00]

Durotiv 40 mg - magensaftresistente Tabletten 42E03

(Z.Nr. 1-29413) RP. P. A02BC05
ZI: Gebro Pharma, Fieberbrunn
Z: 1 Tablette enthält: Esomeprazol 40 mg (entspr. Esomeprazol magnesium trihydrat 44,5 mg), Glycerolmonostearat 40-55%, Hydroxypropylcellulose, Hypromellose, Eisenoxid rotbraun, Magnesium stearat, Methacrylsäure-Ethylacrylat-Copolymer (1:1), 30%ige Dispersion, Cellulose, mikrokristalline, Paraffin, synthetisch, Macrogol, Polysorbat 80, Crospovidon, Natriumstearylfumarat; Zuckerkügelchen (Saccharose-Maisstärke): Saccharose 30 mg, Maisstärke; Talkum, Titandioxid, Triethylcitrat.
Kurzinformation: siehe Durotiv 20 mg - magensaftresistente Tabletten, → S. 449
PG: 7 ST (EKO: G) [€ 4,65], 14 ST (EKO: G) [€ 9,35], 30 ST (EKO: G) [€ 16,40]

Dusodril retard 100 mg - Filmtabletten 39D05

(Z.Nr. 1-15617) RP. P. nicht im Handel. C04AX21

Dusodril retard 200 mg - Filmtabletten 39D05

(Z.Nr. 1-18407) RP. P. C04AX21
ZI: Merck, Wien
Z: 1 Filmtablette enthält: Naftidrofuryl hydrogenoxalat 200 mg (entspr. Oxalat 38 mg), Lactose monohydrat 113,5 mg, Eudragit, Glycerol behenat, Talk, Magnesium stearat, Hydroxypropylmethylcellulose, Polyethylenglycol.
EW: Peripherer Vasodilatator.
AG: Claudicatio intermittens Stadium II, wenn andere Maßnahmen nicht indiziert sind.
AA: Unzerkaut mit reichlich Wasser (mindestens 1 Glas).
DO: 3mal tgl. 200 mg für mindestens 3 Monate.
GA: Akuter hämorrhagischer Insult, Kollapsneigung, frischer Herzinfarkt, manifeste unbehandelte Herzinsuffizienz und andere schwere Herzerkrankungen, kalziumhaltige Nierensteine, Leberschäden; Krampfanfälle.
SST: Nicht anwenden.
NW: Magen/Darm, Ösophagitis, Hyperglykämie, ZNS, Orthostase, Haut, selten Leber, Oxalatsteine.
WW: Antiarrhythmika, Beta-Rezeptoren-Blocker, Antihypertensiva (Wirkungssteigerung).
WH: Kontrollen: EKG, Niere. Bei Leberschäden Behandlung abbrechen. Ausreichend Flüssigkeit trinken.
PG: 20 ST (2) (EKO: G) [€ 8,15], 50 ST (EKO: G) [€ 15,80]

Dutaglandin 0,5 mg - Weichkapseln 52D01

(Z.Nr. 1-37317) RP. P. G04CB02
ZI: G.L. Pharma, Lannach
Z: 1 Kapsel enthält: Dutasterid 0,5 mg, Kapselinhalt: Butylhydroxytoluol, Glycerolmonocaprylocaprat (Typ I); Kapselhülle: Gelatine, Glycerol, Titandioxid, Eisenoxid gelb; Sonstige Bestandteile: Triglyceride, mittelkettige, Lecithin (entspr. Sojaöl), Wasser, gereinigtes.
EW: Testosteron-5-alpha-Reduktasehemmer.
AG: Mittelgradige bis schwere Formen der benignen Prostatahyperplasie.
AA: Oral unzerkaut einnehmen.
DO: 1mal tgl. 1 Kapsel.
GA: Frauen, Kinder, Jugendliche, schwere Leberschäden.
SST: Generelle Kontraindikationen; für männliche Patienten Kondom empfohlen.
NW: Impotenz, Ejakulationsstörungen, Gynäkomastie, Brustkrebs beim Mann.
WW: Erhöhte Dutasterid-Konzentrationen durch CYP3A4-Hemmer (z.B. Protease- hemmer, Nefazodon, Azole, Verapamil, Diltiazem).
WH: Regelmäßige Untersuchungen (PSA) zum Ausschluss eines Prostatakarzinoms.
Auf Veränderungen des Brustgewebes achten. Frauen, Kinder und Jugendliche müssen Kontakt mit undichten Kapseln meiden.
Vorsicht bei Leberschäden.
Dutasterid senkt PSA um 50%, was bei Prostatakarzinom-Diagnostik zu beachten ist.
PG: 30 ST U (2) (EKO: G) [€ 9,40]

Dutaglandin comp. 0,5 mg/0,4 mg - Hartkapseln 52D01, 52D02

(Z.Nr. 1-38457) RP. P. G04CA52
ZI: G.L. Pharma, Lannach
Z: 1 Hartkapsel enthält: Dutasterid 0,5 mg, Tamsulosin hydrochlorid 0,4 mg (entspr. Tamsulosin 0,367 mg), Hartkapselhülle: Eisenoxid schwarz, Eisenoxid rot, Titandioxid, Eisenoxid gelb, Gelatine; Dutasterid-Weichkapsel: Kapselinhalt: Glycerinmonocaprylat, Butylhydroxytoluol, Kapselhülle: Gelatine, Glycerin, Titandioxid; Tamsulosin-Pellets: Methacrylsäure-Ethylacrylat-Copolymer (1:1), 30%ige Dispersion (entspr. Natriumdodecylsulfat) (entspr. Polysorbat 80), Cellulose, mikrokristalline, Sebacinsäuredibutylester, Polysorbat 80, Siliciumdioxid, hochdisperses, Calcium stearat; Drucktinte, schwarz: Schellack, Eisenoxid schwarz, Propylenglycol 299,46 mg, Ammoniaklösung, starke, Kaliumhydroxid, Spuren von Lecithin (entspr. Sojaöl).
EW: Kombination 5-Alpha-Reduktasehemmer + Alpha-Adrenozeptoren-Blocker.
AG: Moderate bis schwere Formen der benignen Prostatahyperplasie (auch zur Reduzierung des Risikos von akutem Harnverhalt sowie chirurgischem Eingriff).
AA: 30 min nach einer Mahlzeit im Ganzen schlucken.
DO: 1x tgl. 1 Kapsel.
GA: Frauen, Kinder, Jugendliche, orthostatische Hypotonie, schwere Leberschäden.
SST: Keine Indikation.
NW: Impotenz, Ejakulationsstörungen, Brustvergrößerung, Brustkrebs bei Männern, Schwindel.

WW: Andere Blutdrucksenker verstärkt. Cimetidin (Vorsicht). Vorsicht: PDE5-Hemmer (z.B. Sildenafil): Hypotoniegefahr. Starke CYP3A4- oder CYP2D6-Hemmer.
WH: Vor und während der Behandlung Prostatakarzinom ausschließen. Veränderungen des Brustgewebes beachten. PSA-Werte kontrollieren (Details siehe Austria Codex - Fachinformation). Vorsicht bei Nierenschäden. Auf Intraoperatives Floppy Iris Syndrom achten. Verkehrshinweis.
PG: 30 ST U (3) (EKO: G) [€ 13,75]

D

DuTamsul 0,5 mg/0,4 mg - Hartkapseln 52D01, 52D02
(Z.Nr. 1-38456) RP. P. G04CA52
ZI: Genericon Pharma, Graz
Z: 1 Hartkapsel enthält: Dutasterid 0,5 mg, Tamsulosin hydrochlorid 0,4 mg (entspr. Tamsulosin 0,367 mg), Hartkapselhülle: Eisenoxid schwarz, Eisenoxid rot, Titandioxid, Eisenoxid gelb, Gelatine; Dutasterid-Weichkapsel: Kapselinhalt: Glycerinmonocaprylat, Butylhydroxytoluol, Kapselhülle: Gelatine, Glycerin, Titandioxid; Tamsulosin-Pellets: Methacrylsäure-Ethylacrylat-Copolymer (1:1), 30%ige Dispersion (entspr. Natriumdodecylsulfat) (entspr. Polysorbat 80), Cellulose, mikrokristalline, Sebacinsäuredibutylester, Polysorbat 80, Kieselsäure, kolloidal, hydriert, Calcium stearat; Drucktinte, schwarz: Schellack, Eisenoxid schwarz, Propylenglycol, Ammoniaklösung, starke, Kaliumhydroxid; Spuren von Lecithin (entspr. Sojaöl).
Kurzinformation: siehe Dutaglandin comp. 0,5 mg/0,4 mg - Hartkapseln, → S. 449
PG: 30 ST U (3) (EKO: G) [€ 13,75]

Dutasterid Accord 0,5 mg - Weichkapseln 52D01
(Z.Nr. 1-36681) RP. P. G04CB02
ZI: Accord Healthcare, Utrecht, Niederlande
Z: 1 Weichkapsel enthält: Dutasterid 0,5 mg, Weichkapselinhalt: Butylhydroxytoluol, Glycerolmonocaprylocaprat (Typ I); Weichkapselhülle: Gelatine, Glycerol, Titandioxid, Eisenoxid gelb; Sonstige Bestandteile: Triglyceride, mittelkettige, Lecithin (entspr. Sojaöl), Wasser, gereinigtes.
EW: Testosteron-5-alpha-Reduktasehemmer.
AG: Mittelgradige bis schwere Formen der benignen Prostatahyperplasie.
AA: Oral unzerkaut einnehmen.
DO: 1mal tgl. 1 Kapsel.
GA: Frauen, Kinder, Jugendliche, schwere Leberschäden.
SST: Generelle Kontraindikationen; für männliche Patienten Kondom empfohlen.
NW: Impotenz, Ejakulationsstörungen, Gynäkomastie, Brustkrebs beim Mann.
WW: Erhöhte Dutasterid-Konzentrationen durch CYP3A4-Hemmer (z.B. Proteasehemmer, Nefazodon, Azole, Verapamil, Diltiazem).
WH: Regelmäßige Untersuchungen (PSA und andere) zum Ausschluss eines Prostatakarzinoms. Auf Veränderungen des Brustgewebes achten. Frauen, Kinder und Jugendliche müssen Kontakt mit undichten Kapseln meiden. Vorsicht bei Leberschäden. Dutasterid senkt PSA um 50%, was bei Prostatakarzinom-Diagnostik zu beachten ist.
PG: 30 ST U (2) (EKO: G) [€ 8,50]

Dutasterid Genericon 0,5 mg - Weichkapseln 52D01
(Z.Nr. 1-37545) RP. P. G04CB02
ZI: Genericon Pharma, Graz
Z: 1 Weichkapsel enthält: Dutasterid 0,5 mg, Kapselinhalt: Polyethylenglycolmonocaprylat, Butylhydroxytoluol; Kapselhülle: Gelatine, Glycerol, Titandioxid, Triglyceride, mittelkettige, Lecithin (entspr. Sojaöl).
Kurzinformation: siehe Dutasterid Accord 0,5 mg - Weichkapseln, → S. 450
PG: 30 ST U (2) (EKO: G) [€ 9,40]

Dutasterid Lannacher 0,5 mg - Weichkapseln 52D01
(Z.Nr. 1-37484) RP. P. nicht im Handel. G04CB02

Dutilox 30 mg - magensaftresistente Hartkapseln 49A04, 02D02
(Z.Nr. 1-36223) NR. P. nicht im Handel. N06AX21

Dutilox 60 mg - magensaftresistente Hartkapseln 49A04, 02D02
(Z.Nr. 1-36224) NR. P. nicht im Handel. N06AX21

🐾 **Dycoxan 2,5 mg/ml - Suspension zum Eingeben für Schafe und Rinder** 812AE
(Z.Nr. 8-38233) RP. P. QP51AJ03
ZI: Chanelle Pharmaceuticals Manufacturing, Galway, Irland
Z: 1 ml enthält: Diclazuril 2,5 mg, Methyl-4-hydroxybenzoat 1,8 mg, Propyl-4-hydroxybenzoat 0,2 mg, Cellulose, mikrokristalline, Carmellose natrium, Polysorbat 20, Natriumhydroxid, Wasser, gereinigtes.
EW: Antiprotozoikum.
AG: Vorbeugung von Kokzidiose bei Lämmern und Kälbern.
AA: Zum Eingeben mit einer Dosierpistole.
DO: Lämmer: 1 mg Diclazuril/kg KG einmalig ab einem Alter von 6 Wochen; ev. eine 2. Behandlung 3 Wochen später.
Kälber: 1 mg Diclazuril/kg KG einmalig 14 Tage nach dem Verbringen in eine Umgebung mit potentiell hohem Risiko.
SST: Nicht zutreffend.
NW: Magen/Darm (Durchfall), Lethargie, neurologische Störungen.
WH: Alle Tiere eines Bestandes behandeln. Unterdosierung vermeiden.
PG: 1000 ML VN [€ 189,05]

Dymista 137 Mikrogramm/50 Mikrogramm pro Sprühstoß - Nasenspray, Suspension 50H05
(Z.Nr. 1-31812) NR. P. R01AD58
ZI: Meda Pharma, Wien
Z: 1 Sprühstoß enthält: Azelastin hydrochlorid 137 µg (entspr. Azelastin 125 µg), Fluticason propionat 50 µg, Dinatrium edetat, Glycerol, Cellulose, mikrokristalline, Carmellose natrium, Polysorbat 80, Benzalkonium chlorid 0,014 mg, Phenylethylalcohol, Wasser, gereinigtes.
EW: Topisches Dekongestivum.
AG: Kombinationstherapie der mittelschweren bis schweren allergischen Rhinitis.
AA: Nasal.
DO: 2mal tgl. 1 Sprühstoß in jedes Nasenloch. Für Kinder nicht empfohlen.
SST: Nutzen/Risiko-Abwägung.
NW: Nasenbluten und andere lokale Beschwerden, Kopfschmerzen, Dysgeusie, unangenehmer Geruch, Sehstörungen (Katarakt, Glaukom).
WW: Vorsicht: CYP3A4-Hemmer (z.B. Ritonavir, Cobicistat). Sedativa können sedative Wirkung von Azelastin verstärken.
WH: Vorsicht bei schweren Leberschäden, Glaukom, Katarakt, Tuberkulose, Verletzungen von Nase oder Mund, kurz nach chirurgischem Eingriff. Verkehrshinweis.
PG: 23 G IND (EKO: G) [€ 32,90]

Dynastat 40 mg - Pulver zur Herstellung einer Injektionslösung 13B04
(Z.Nr. EU/1/02/209/*) NR. P. M01AH04
ZI: Pfizer Europe, Brüssel, Belgien
Z: 1 Durchstechflasche enthält: Parecoxib 40 mg (entspr. Parecoxib natrium 42,36 mg), Dinatriumhydrogenphosphat, Phosphorsäure zur pH-Wert Einstellung, Natriumhydroxid zur pH-Wert-Einstellung.
EW: Cyclooxigenase 2-Hemmer.
AG: Kurzzeitbehandlung postoperativer Schmerzen.
AA: I.v. oder i.m.
DO: Initial 40 mg, dann 20 oder 40 mg alle 6-12 Stunden, MTD 80 mg.
Begrenzte Erfahrungen zur Anwendung über mehr als 3 Tage. Möglichst kurzzeitig und niedrig dosiert anwenden. Für Kinder und Jugendliche nicht empfohlen.
GA: Analgetikaüberempfindlichkeit, schwere Leberschäden, Magen/Darm-Ulcera und -Blutungen, entzündliche Darmerkrankungen, Herzinsuffizienz (NYHA II- IV), postoperative Schmerzen nach koronarer Bypass-Operation (CABG).
Koronare Herzkrankheit, periphere Verschlusskrankheit, zerebrovaskuläre Erkrankungen, schwere allergische Arzneimittelreaktionen.
SST: Kontraindiziert im letzten Trimenon, sonst nicht empfohlen. Nicht stillen.
NW: Kreislauf (Hypertonie, initiale schwere Hypotonie), Magen/Darm (Perforationen, Ulzera, Blutungen), ZNS, Haut (auch schwere Reaktionen), Anaphylaxie, Niere, Enzymanstiege, Herz, Hypertonie, Ödeme, Schock, Bronchospasmus, Hepatitis; erhöhtes Neben- wirkungsrisiko nach Bypassoperationen.
WW: Vorsicht: ACE-Hemmer, Angiotensin II-Antagonisten, Betablocker, Diuretika abgeschwächt; orale Antikoagulantien überwachen; nephrotoxische Arzneimittel verstärkt; Methotrexat; Fluconazol (Valdecoxib-Dosis reduzieren); Flecainid, Propafenon, Metoprolol, Phenytoin, Diazepam, Imipramin; Lithiumspiegel überwachen. Tagesbedarf an Opioiden verringert.
Andere NSARs (außer niedrig dosierter ASS) vermeiden. Nicht mit anderen Arzneimitteln mischen.
WH: Vorsicht bei Dehydratation, Nierenschäden. Auf kardiovaskuläre bzw.
gastrointestinale Ereignisse sowie schwerwiegende Hautreaktionen achten.
Parecoxib kann Fieber maskieren. Vorsicht bei erhöhtem kardiovaskulärem Risiko. Kein Ersatz für ASS zur kardiovaskulären Prophylaxe. Anwendung bei Frauen, die schwanger werden möchten, nicht empfohlen. Verkehrshin- weis.

PG: 10 ST * (EKO: N) [€ 128,50]

Dynastat 40 mg - Pulver zur Herstellung einer Injektionslösung 13B04
(Z.Nr. EU/1/02/209/*) NR. P. Parallelimport. M01AH04
nicht im Handel.

Dynastat 40 mg - Pulver zur Herstellung einer Injektionslösung 13B04
(Z.Nr. EU/1/02/209/*) NR. P. Parallelimport. M01AH04
nicht im Handel.

Dynastat 40 mg - Pulver und Lösungsmittel zur Herstellung einer Injektionslösung 13B04

(Z.Nr. EU/1/02/209/*) NR. P. M01AH04
ZI: Pfizer Europe, Brüssel, Belgien
Z: 1 Durchstechflasche enthält: Parecoxib 40 mg (entspr. Parecoxib natrium), Dinatriumhydrogenphosphat, Phosphorsäure zur pH-Wert Einstellung, Natriumhydroxid zur pH-Wert-Einstellung, Lösungsmittel: Natriumchlorid 18 mg (entspr. Natrium 0,44 mmol), Salzsäure zur pH-Wert-Einstellung, Natriumhydroxid zur pH-Wert-Einstellung, Wasser für Injektionszwecke.
Kurzinformation: siehe Dynastat 40 mg - Pulver zur Herstellung einer Injektionslösung, → S. 450
PG: 1 ST * (EKO: N) [€ 27,45], 5 ST * (EKO: N) [€ 68,95]

Dynexan 2% - Mundgel 45A05

(Z.Nr. 1-31492) RP. P. A01AD11
ZI: Kreussler, Wiesbaden, Deutschland
Z: 1 g Gel enthält: Lidocain hydrochlorid 20 mg, Benzalkonium chlorid 1 mg, Bitterfenchelöl, Glycerol, Guar galactomannan, Minzöl, Paraffin, dickflüssiges, Pfefferminzöl, Saccharin natrium, Siliciumdioxid, hochdisperses, Sternanisöl, Thymol, Titandioxid, Vaselin, weisses, Wasser, gereinigtes.
EW: Lokalanästhetikum.
AG: Schmerzen an Mundhöhle, Zahnfleisch und Lippen.
AA: In der Mundhöhle.
DO: 4-8mal tgl. ein erbsengroßes Stück lokal auftragen und leicht einmassieren. MTD 40 mg Lidocain.
SST: Strenge Indikationsstellung.
NW: Sehr selten Überempfindlichkeit, Geschmacksstörungen, lokale Reaktionen, Pruritus.
WH: Vorsicht bei Wunden oder stark traumatisierter Mukosa (systemische Lidocainwirkungen möglich).
PG: 10 G * (EKO: N) [€ 8,40], 30 G * (EKO: N) [€ 18,30]

Dynovas 0,5 mg - Pulver und Lösungsmittel zur Herstellung einer Infusionslösung 10C, 20B

(Z.Nr. 1-30276) NR. P. n.l. B01AC09
ZI: Gebro Pharma, Fieberbrunn
Z: 1 Durchstechflasche enthält: Epoprostenol 0,5 mg, (entspr. Epoprostenol natrium 0,531 mg), Mannitol, Glycin, Natriumchlorid, Natriumhydroxid zur pH-Wert-Einstellung; Lösungsmittel: Glycin, Natriumchlorid, Natriumhydroxid zur pH-Wert-Einstellung.
PG: 1 ST * (EKO: N) [€ 162,30 n.l.]

Dynovas 1,5 mg - Pulver und Lösungsmittel zur Herstellung einer Infusionslösung 10C, 20B

(Z.Nr. 1-30277) NR. P. n.l. B01AC09
ZI: Gebro Pharma, Fieberbrunn
Z: 1 Durchstechflasche enthält: Epoprostenol 1,5 mg, (entspr. Epoprostenol natrium 1,593 mg), Mannitol, Glycin, Natriumchlorid, Natriumhydroxid zur pH-Wert-Einstellung; Lösungsmittel: Glycin, Natriumchlorid, Natriumhydroxid zur pH-Wert-Einstellung.
PG: 1 ST * (EKO: N) [€ 396,45 n.l.]

Dysport 500 Einheiten - Pulver zur Herstellung einer Injektionslösung 46A04

(Z.Nr. 2-00212) NR. P. E. M03AX01
ZI: Ipsen Pharma, München, Deutschland
Z: 1 Durchstechflasche enthält: Clostridium botulinum Toxin Typ A 500 E, Lactose monohydrat, Humanalbumin 125 µg.
EW: Hemmt cholinerge Übertragung.
AG: Zur symptomatischen Alternativbehandlung von idiopathischem Blepharospasmus, hemifazialem Spasmus und gleichzeitig bestehenden fokalen Dystonien. Zur symptomatischen Behandlung einer zervikalen Dystonie (Torticollis spasmodicus) mit Beginn im Erwachsenenalter, Fokale Spastik der oberen Extremitäten bei Erwachsenen; fokale Spastik des Fußgelenks nach Schlaganfall oder Schädel-Hirn-Trauma; fokale Spastik der oberen Extremitäten bei infantiler Zerebralparese ab 2 Jahren; dynamische Spitzfußstellung, axilläre Hyperhidrose.
AA: S.c., i.m., intradermal.
DO: Blepharospasmus, hemifazialer Spasmus, fokale Dystonien: MD 120 Einheiten pro Auge s.c.
Torticollis spasmodicus: 500 Einheiten, bei wiederhotler Gabe MED 1000 Einheiten i.m.
Spastik der oberen Extremitäten: 500-1000 Einheiten i.m. zwischen ausgewählten Muskeln aufteilen.
Spastik der unteren bzw. der unteren und oberen Extremitäten: Bis 1500 Einheiten i.m. zwischen ausgewählten Muskeln aufteilen.
Infantile Zerebralparese: Unilateral MD 640 Einheiten, bilateral MD 840 Einheiten pro Sitzung.
Spitzfuß (ab 2 Jahren): Individuell; MD pro Sitzung 1000 Einheiten oder 30 Einheiten/kg KG.
Hyperhidrose: 100(-200) Einheiten pro Achsel intradermal.
Details siehe Austria-Codex - Fachinformation.
Einheiten nicht auf andere Präparate mit gleichem Wirkstoff übertragen.
Keine Dosisangaben für Kinder.
SST: Nutzen/Risiko-Abwägung, nicht stillen.
NW: Lokale und allgemeine Reaktionen (Sehstörungen, Dysphagie, Kopfhalteschwäche, ZNS), Müdigkeit, Muskelschwäche, Dyspnoe, Myalgien, Schwitzen, Überempfindlichkeit, Gangstörungen, erhöhtes Sturzrisiko, Antikörperbildung, sehr selten Systemtoxizität (Todesfälle mit Atemstillstand). Bei Kindern mit Zerebralparese Aspirationspneumonie.
WW: Vorsicht mit Aminoglykosiden, Curare-artigen Blockern.
WH: Vorsicht bei Myasthenie, Dysphagie, chronischen Atembeschwerden, Koagulopathie. Bei fixen Kontrakturen nicht anwenden. Verkehrshinweis. Nur in mit dem Präparat erfahrenen Einrichtungen anwenden.
PG: 1 ST * (EKO: N) [€ 459,85], 2 ST * (EKO: N) [€ 847,50]

Dysport 500 Einheiten - Pulver zur Herstellung einer Injektionslösung 46A04

(Z.Nr. 2-00212-P1/P2/P7) NR. P. E. M03AX01
Parallelimport.
V: Eurim-Pharm, Salzburg
Z: 1 Durchstechflasche enthält: Clostridium botulinum Toxin Typ A 500 E, Lactose monohydrat, Humanalbumin 125 µg.
PG: 1 ST * (EKO: N) [€ 450,50]

Dysport 500 Einheiten - Pulver zur Herstellung einer Injektionslösung 46A04

(Z.Nr. 2-00212-P3/P4/P5/P6/P8/P9) NR. P. M03AX01
E. Parallelimport.
V: Haemato Pharm, Schönefeld, Deutschland
Z: 1 Durchstechflasche enthält: Clostridium botulinum Toxin Typ A 500 E, Lactose monohydrat, Humanalbumin 125 µg.
PG: 1 ST * (EKO: N) [€ 450,50], 2 ST * (EKO: N) [€ 831,30]

Dysport 500 Einheiten - Pulver zur Herstellung einer Injektionslösung 46A04

(Z.Nr. 2-00212-P10) NR. P. E. M03AX01
Parallelimport.
V: Abacus Medicine, Copenhagen, Dänemark
Z: 1 Durchstechflasche enthält: Clostridium botulinum Toxin Typ A 500 E, Lactose monohydrat, Humanalbumin 125 µg.
PG: 2 ST * (EKO: N) [€ 831,30]

Dysport 500 Einheiten - Pulver zur Herstellung einer Injektionslösung 46A04
(Z.Nr. 2-00212-P11) NR. P. E. M03AX01
Parallelimport. nicht im Handel.

Dystardis 25 mg - Tabletten 12D02

(Z.Nr. 1-37266) RP. P. N07XX06
ZI: AOP Orphan Pharmaceuticals, Wien
Z: 1 Tablette enthält: Tetrabenazin 25 mg, Maisstärke, vorverkleistert, Lactose 60,8 mg (entspr. Lactose monohydrat), Talkum, Eisen(III)-hydroxid-oxid x H2O, Magnesium stearat.
EW: Reduziert Monoamine (Dopamin) im Gehirn.
AG: Hyperkinetische Bewegungsstörungen bei Chorea Huntington. Mittelschwere bis schwere Spätdyskinesie.
AA: Oral.
DO: Chorea Huntington: Initial 1- bis 3mal tgl. 12,5 mg. Dosissteigerung alle 3-4 Tage, MTD 200 mg.
Spätdyskinesie: Initial 12,5 mg pro Tag, dann Dosistitration.
Für Kinder nicht empfohlen.
GA: Parkinsonismus, Depression, Phäochromozytom, Prolaktinabhängige Tumore.
SST: Strenge Indikationsstellung, nicht stillen.
NW: Psyche (Depression, Schlaflosigkeit), ZNS (Benommenheit, Parkinson-ähnliches Syndrom, auch schwere extrapyramidale Syndrome), Hypotonie, Magen/Darm, Hyperthermie.
WW: Kontraindiziert: Reserpin, MAO-Hemmer.
Nicht empfohlen: Trizyklische Antidepressiva, Alkohol, Opioide,

Betablocker, Blutdrucksenker, Hypnotika, Neuroleptika.
Vorsicht: Levodopa, CYP2D6-Inhibitoren, QT-verlängernde Substanzen.
WH: Vorsicht bei Leberschäden, Depressionen. Auf neuroleptisches malignes Syndrom achten. Verkehrshinweis.
PG: 112 ST * (EKO: N) [€ 328,25]

Dysticum - Pulver zum Eingeben für Tiere 825K
(Z.Nr. 8-00184) RP. P. QA07BC30
ZI: Pharmawerk Weinböhla, Weinböhla, Deutschland
Z: 100 g enthalten: Huminsäuren, Natriumsalze 90 g (entspr. Humocarb), Huminsäuren 5 g (entspr. Huminsäurekonzentrat), Almasilat 5 g.
EW: Lokales Magen/Darm-Therapeutikum.
AG: Therapie und Metaphylaxe von Magen-Darm-Erkrankungen bei Rindern, Schafen, Ziegen, Schweinen, Pferden, Hunden, Katzen, Kaninchen, Hamster, Meerschweinchen, Zootieren und Ziervögeln.
AA: Zum Eingeben in Futter oder Wasser.
DO: TD 300-2000 mg/kg KG in (1-) 2 ED.
Details siehe Austria Codex-Fachinformation.
SST: Anwendung möglich.
WW: 2 Std. Abstand zu anderen oralen Arzneimitteln.
WH: Beim Kalb erst ab 2.-3. Lebenstag verabreichen.
PG: 1000 G VN [€ 31,15], **10X50G** 500 G VN [€ 29,90]

Dytide H - Tabletten 25B01
(Z.Nr. 1-13944) RP. P. C03EA01
ZI: Dermapharm, Wien
Z: 1 Tablette enthält: Triamteren 50 mg, Hydrochlorothiazid 25 mg, Lactose monohydrat 155,1 mg, Cellulose, mikrokristalline, Talkum, Maisstärke, Calciumcarbonat, Carmellose calcium, Magnesium stearat (pflanzlich), Povidon K25, Siliciumdioxid, hochdisperses.
EW: Diuretika-Kombination.
AG: Hypertonie. Chronische Herzinsuffizienz. Zur Behandlung kardialer, hepatischer oder renaler Ödeme oder von Arzneimittelödemen (z.B. bei Steroidhormonbehandlung).
AA: Unzerkaut mit Flüssigkeit nach den Mahlzeiten. Bei 2mal tgl. Einnahme morgens und mittags einnehmen.
DO: Hypertonie: 1 Tablette morgens (und eventuell auch mittags).
Herzinsuffizienz: TD 1 oder 2 Tabletten.
Ödeme: Initial 2mal tgl. 1-2 Tabletten. Erhaltungsdosis ½ Tablette tgl. oder 1 Tablette alle 2 Tage; MTD 2mal 1 Tablette.
Bei Kreatinin- Clearance 30 - 50 ml/min: MTD ½ Tablette. Keine Erfahrungen bei Kindern.
GA: Sulfonamidüberempfindlichkeit, schwere Nierenschäden (Kreatinin-Clearence <30 ml/min). Störungen des Kaliumstoffwechsels, Hyperkalzämie, Hyponatriämie, Nierensteine, Hypovolämie, schwere Leberschäden.
SST: Gegenanzeige.
NW: Elektrolytstörungten (Hypokaliämie, Hyponatriämie, Hypochlorämie, Hyperkalzämie), Hyperglykämie, Hyperurikämie, Anstieg von Cholesterin und Triglyzeriden im Serum, Psyche, Augen, Herz, Magen/Darm, Niere, Überempfindlichkeit (sehr selten bis Stevens-Johnson- und Lyell-Syndrom), Leber, Laborveränderungen, Blutbild, Thrombosen, Embolien, Hämokonzentration, erhöhtes Risiko für nicht-melanozytären Hautkrebs.
WW: Gegenanzeige: Andere kaliumsparende Diuretika, Kaliumzufuhr. Vorsicht: Blutdrucksenker (Psychopharmaka, ACE-Hemmer) verstärkt, Herzglykoside, nichtsteroidale Antirheumatika (Diurese vermindert, Nierenversagen), Harnsäuresenker (Überempfindlichkeit mit Allopurinol), Lithium (toxisch; Lithium-Dosis um 50% reduzieren), Amantadin (toxisch), Cyclosporin (Hyperkaliämie), Ionenaustauscher (Retention), Sympathomimetika (abgeschwächt). Östrogene, Methotrexat, Colestyramin. Zytostatika, Muskelrelaxantien, Chinidin.
Wirkungsverminderung: Orale Antikoagulantien, Insulin oder orale Antidiabetika.
Glukokortikoide, Laxantien, kaliuretische Diuretika, Amphotericin B, Carbenoxolon, Penicillin G, Salizylate: Kaliumverluste verstärkt.
WW mit Laborparametern möglich.
WH: Vorsicht bei Hypotonie, Koronar- oder Zerebralsklerose, Gicht, Diabetes, älteren Patienten, geringem Harnvolumen, Lupus erythematodes, Pankreatitis, Verdacht auf Folsäuremangel, Porphyrie. Kontrollen: Körpergewicht, Elektrolyte (Kalium), Blutzucker, Harnsäure, Cholesterin und Triglyzeride, Cholesterin, Blutbild bei Folsäuremangel. Sonnenbestrahlung vermeiden, Verkehrshinweis. Positive Dopingkontrollen möglich.
PG: 20 ST (2) (EKO: G) [€ 4,45], 50 ST (EKO: G) [€ 9,35]

Dzuveo 30 Mikrogramm - Sublingualtablette 02A04
(Z.Nr. EU/1/18/1284/*) NR. SG. P. nicht im Handel. N01AH03

Easotic - Ohrentropfen Suspension für Hunde
830

(Z.Nr. EU/2/08/085/*) NR. P. QS02CA03
ZI: Virbac, Carros, Frankreich
Z: 1 ml enthält: Hydrocortison aceponat 1,11 mg, Miconazol 15,1 mg (entspr. Miconazol nitrat), Gentamicin 1505 IE (entspr. Gentamicin sulfat), Paraffin, dickflüssiges.
EW: Otologische Kombination: Kortikosteroide + Antiinfektiva.
AG: Akute oder rezidivierende Otitis externa beim Hund mit Beteiligung empfindlicher Erreger.
AA: Am Ohr.
DO: 1 ml pro infiziertem Ohr 1mal tgl. über 5 Tage.
GA: Perforiertes Trommelfell, generalisierte Demodikose.
SST: Nutzen/Risiko-Abschätzung.
NW: Rötung des Ohres, Papeln, Überempfindlichkeit, Beeinträchtigung des Hörvermögens.
WW: Ohrreiniger (Verträglichkeit nicht nachgewiesen).
WH: Infektionserreger identifizieren. Vor Anwendung äußeren Gehörgang gründlich untersuchen, Trommelfell muss intakt sein.
PG: 10 ML VT [€ 22,45]

easyangin 5 mg/1 mg - Lutschtabletten
45A03

(Z.Nr. 1-31508) RPF. P. R02AA05, R02AD02
ZI: Easypharm OTC, Gießhübl
Z: 1 Lutschtablette enthält: Chlorhexidin dihydrochlorid 5 mg, Lidocain hydrochlorid 1 mg, Sorbitol 1,21 g, Magnesium stearat, Zitronensäure, wasserfrei, Menthol.
EW: Hals- und Rachentherapeutikum.
AG: Entzündungen des Rachenraumes und der Mundhöhle.
DO: Alle 2 Std. 1 Lutschtablette langsam im Mund zergehen lassen. MTD 10 Lutschtabletten.
Kinder ab 6 Jahren und Jugendliche: Alle 4 Std. 1 Lutschtablette; MTD 5 Lutschtabletten.
GA: Größere frische Wunden im Mund- und Rachenraum, Asthma, starke Allergieneigung.
SST: Nicht empfohlen.
NW: Allergien, Haut, Taubheit der Zunge, veränderte Geschmackswahrnehmung.
WH: Bei schweren bakteriellen Infektionen systemische Antibiotika erforderlich. 1 Lutschtablette entspricht 0,1 BE.
PG: 24 ST * (EKO: N) [€ 9,50]

easyangin lemon 5 mg/1 mg - Lutschtabletten
45A03

(Z.Nr. 1-36313) RPF. P. R02AA05, R02AD02
ZI: Easypharm OTC, Gießhübl
Z: 1 Lutschtablette enthält: Chlorhexidin dihydrochlorid 5 mg, Lidocain hydrochlorid 1-Wasser 1 mg, Sorbitol 1,21 g, Magnesium stearat, Aspartam 5 mg, Acesulfam kalium, Zitronen-Aroma.
Kurzinformation: siehe easyangin 5 mg/1 mg - Lutschtabletten, → S. 453
PG: 24 ST * (EKO: N) [€ 9,50]

easyangin - Spray zur Anwendung in der Mundhöhle
45A05

(Z.Nr. 1-36369) RPF. P. R02AA05, R02AD02
ZI: Easypharm OTC, Gießhübl
Z: 1 ml Lösung enthält: Chlorhexidin gluconat 2 mg, Lidocain hydrochlorid 0,5 mg, Ethanol 350 mg (entspr. Gesamtethanolgehalt 41,6 % (V/V)), Glycerol 200 mg, Menthol, Cineol, Saccharin natrium, Zitronensäure monohydrat, Wasser, gereinigtes.
EW: Antiseptisch.
AG: Unterstützend bei leichten bis mittelschweren Entzündungen des Rachenraumes und der Mundhöhle.
AA: Im Mund- und Rachenraum.
DO: 6-10mal tgl. 3-5 Sprühstöße; MTD 50 Sprühstöße.
Kinder ab 6 Jahren und Jugendliche: 3-5mal tgl. 2-3 Sprühstöße, MTD 25 Sprühstöße.
GA: Größere frische Wunden im Mund- und Rachenraum, Asthma, extreme Allergieneigung.
SST: Zwingende Indikationsstellung.
NW: Hautausschlag, Allergien, Taubheit der Zunge. Laryngospasmus bei Säuglingen und Kleinkindern.
WW: Andere Antiseptika vermeiden.
WH: Bei schweren bakteriellen Infekten gleichzeitig mit systemischen Antibiotika behandeln.
PG: 30 ML * (EKO: N) [€ 9,50]

easybronchial - Thymian Sirup
50Z02

(Z.Nr. 7-35914) RPF. P. R05CA
ZI: Easypharm OTC, Gießhübl
Z: 100 ml Sirup enthalten: Thymian-Flüssigextrakt (1:2-3); Ammoniaklösung 10% (m/m), Glycerol 85% (m/m), Ethanol 90% (V/V), Wasser (1:10:70:109) (Auszugsmittel) 6,5 g, Zitronensäure, wasserfrei, Natriumbenzoat 130 mg, Kalium sorbat, Natriumcitrat dihydrat 260 mg, Maltitol-Lösung 110,5 g, Wasser, gereinigtes, Ethylalkohol-Wasser-Gemisch (entspr. Gesamtethanolgehalt ca. 2,2 % (V/V)).
AG: Traditionell pflanzlich als Expektorans bei Husten mit Verkühlung.
AA: Unverdünnt oder mit Wasser verdünnt einnehmen.
DO: 4mal tgl. 15 ml; Kinder ab 4 Jahren: 4mal tgl. 10 ml. Bei Kindern unter 4 Jahren nicht empfohlen.
SST: Nicht empfohlen.
NW: Überempfindlichkeit, Magenbeschwerden.
WH: Alkoholgehalt (ca. 340 mg pro Dosis) beachten.. 10 ml enthalten ca. 0,9 BE.
PG: 180 ML * (EKO: N) [€ 11,90]

easybronchial Stop forte 3 mg/ml - Sirup
50E01

(Z.Nr. 1-36708) RPF. P. R05DA09
ZI: Easypharm OTC, Gießhübl
Z: 1 ml Sirup enthält: Dextromethorphan hydrobromid 3 mg, Sorbitol-Lösung 70% 700 mg, Methyl-4-hydroxybenzoat 0,7 mg, Propyl-4-hydroxybenzoat 0,175 mg, Saccharin natrium, Propylenglycol 8 mg, Pfirsich-Aroma (entspr. Alkohol), Natrium cyclamat, Wasser, gereinigtes.
EW: Antitussivum.
AG: Nicht produktiver Husten.
AA: Zur Einnahme mit beigepacktem Messbecher (mit 5 ml-Skalierung).
DO: 4-8mal tgl. 5 ml (MTD 120 mg Dextromethorphan). Halbe Dosis bei älteren Patienten, Leber- oder Nierenschäden. Nicht für Kinder.
GA: Ateminsuffizienz.
SST: Im 1. Trimenon und in der Stillzeit nicht anwenden, sonst strenge Nutzen/Risiko-Abwägung.
NW: ZNS, Überempfindlichkeit, Magen/Darm, Serotonin- Syndrom, in hohen Dosen Atemdämpfung.
WW: Gegenanzeige: MAO-Hemmer, SSRIs (Fluoxetin, Paroxetin: Serotoninsyndrom!), Alkohol. Besondere Vorsicht: Benzodiazepine (Atemdepression).
Vorsicht: CYP2D6-Hemmer (Haloperidol, Amiodaron, Chinidin, Propafenon, Thioridazin), Grapefruitsaft, Saft von Bitterorangen.
GE: Bei zu langer Anwendung von hohen Dosen Missbrauch und Abhängigkeit möglich.
WH: Vorsicht bei Asthma, Bronchitis, Emphysem. Verkehrshinweis.
PG: 180 ML * (EKO: N) [€ 11,90]

easybronchial Stop Junior 1,5 mg/ml - Sirup
50E01

(Z.Nr. 1-36709) RPF. P. R05DA09
ZI: Easypharm OTC, Gießhübl
Z: 1 ml Sirup enthält: Dextromethorphan hydrobromid 1,5 mg, Sorbitol-Lösung 70% 266 mg, Methyl-4-hydroxybenzoat 0,7 mg, Propyl-4-hydroxybenzoat 0,175 mg, Saccharin natrium, Propylenglycol 8 mg, Pfirsich-Aroma (entspr. Alkohol), Natrium cyclamat, Wasser, gereinigtes.
EW: Antitussivum.
AG: Nicht produktiver Husten.
AA: Zur Einnahme mit beigepacktem Messbecher (mit 5 ml-Skalierung).
DO: Kinder ab 6 Jahren: 4-6mal tgl. 5 ml oder 3-4mal tgl. 10 ml (MTD 60 mg Dextromethorphan).
Jugendliche: 4-6mal tgl. 10 ml (MTD 120 mg Dextromethorphan).
Halbe Dosis bei Leber- oder Nierenschäden.
GA: Ateminsuffizienz.
SST: Im 1. Trimenon und in der Stillzeit nicht anwenden, sonst strenge Nutzen/Risiko-Abwägung.
NW: ZNS, Überempfindlichkeit, Magen/Darm, Serotonin- Syndrom, in hohen Dosen Atemdämpfung.
WW: Gegenanzeige: MAO-Hemmer, SSRIs (Fluoxetin, Paroxetin: Serotoninsyndrom!), Alkohol. Besondere Vorsicht: Benzodiazepine (Atemdepression).
Vorsicht: CYP2D6-Hemmer (Haloperidol, Amiodaron, Chinidin, Propafenon, Thioridazin), Grapefruitsaft, Saft von Bitterorangen.
GE: Bei zu langer Anwendung von hohen Dosen Missbrauch und Abhängigkeit möglich.
WH: Vorsicht bei Asthma, Bronchitis, Emphysem. Verkehrshinweis.
PG: 180 ML * (EKO: N) [€ 11,90]

easymuc 600 mg - Brausetabletten
50E03

(Z.Nr. 1-35741) RPF. P. R05CB01
ZI: Easypharm OTC, Gießhübl
Z: 1 Brausetablette enthält: Acetylcystein 600 mg, Natriumhydrogencarbonat (entspr. Natrium 145 mg), Zitronensäure, Aspartam 20 mg, Zitronen-Aroma.
EW: Mukolytikum.
AG: Sekretolyse.
AA: Sofort nach Auflösen in Wasser nach den Mahlzeiten einneh-

men.
DO: Personen ab 14 Jahren: 1 Brausetablette tgl. (vorzugsweise morgens).
GA: Aktives peptisches Ulkus.
SST: Strenge Nutzen/Risiko-Abwägung.
NW: Magen/Darm, Allergien (sehr selten anaphylaktischer Schock, schwere Hautreaktionen), ZNS, Bronchospasmen.
WW: Einzelne Antibiotika (2 Stunden Abstand), Aktivkohle in hohen Dosen (Wirkungsminderung), Antitussiva (Vorsicht, Sekretstau!), Nitroglycerin (Hypotonie).
WH: Vorsicht bei Atemwegsobstruktionen, Histaminintoleranz, Atem-, Leber-, Niereninsuffizienz, peptischem Ulkus in der Anamnese. Verkehrshinweis.
1 Beutel enthält 0,24 BE.
PG: 10 ST * (EKO: N) [€ 4,95], 20 ST * (EKO: N) [€ 8,75]

easynasan 1 mg/ml - Nasenspray, Lösung 50H02
(Z.Nr. 1-37803) RPF. P. R01AA07
ZI: Easypharm OTC, Gießhübl
Z: 1 Sprühstoß (= 140 µl) enthält: Xylometazolin hydrochlorid 140 µg (entspr. → 1 mg/ml), Natriumhyaluronat, Meerwasser, gereinigt, Kaliumdihydrogenphosphat, Wasser, gereinigtes.
EW: Sympathomimetikum, dekongestiv.
AG: Schnupfen, Entzündungen der Nasennebenhöhlen, Tubenkatarrh, diagnostische Schleimhautabschwellung.
AA: Nasal.
DO: Personen ab 12 Jahren: 1mal tgl. 1 Sprühstoß in jede Nasenöffnung. Max. 3mal tgl. und möglichst kurzzeitig (über max. 7 Tage) anwenden.
GA: Rhinitis sicca, Eingriffe mit Freilegung der Dura mater, (Engwinkel)glaukom.
SST: Nicht anwenden.
NW: Stechen oder Brennen in Nase oder Hals, Allergien, selten Tachykardie, sehr selten Psyche, ZNS, Apnoe bei Kleinkindern.
WW: Gegenanzeige: MAO-Hemmer (2 Wochen Abstand), tri- oder tetrazyklische Antidepressiva. Nicht empfohlen: Blutdruck senkende oder steigernde Arzneimittel.
GE: Nach längerem Gebrauch Rhinitis sicca, Rebound-Effekt, Nachlassen der Wirkung möglich.
WH: Bei Kindern unter 6 Jahren nur auf ärztliche Verordnung. Vorsicht bei schweren Herz/Kreislauf-Erkrankungen, QT-Verlängerung, Phäochromozytom, Schilddrüsenüberfunktion, Diabetes, Prophyrie, Prostatahyperplasie.
Bei Überdosierung Antidot Alpha-Sympatholytikum.
PG: 10 ML * (EKO: N) [€ 9,80]

easynasan junior 0,5 mg/ml - Nasenspray, Lösung 50H02
(Z.Nr. 1-37802) RPF. W1. P. R01AA07
ZI: Easypharm OTC, Gießhübl
Z: 1 Sprühstoß (= 70 µl) enthält: Xylometazolin hydrochlorid 35 µg (entspr. → 0,5 mg/ml), Natriumhyaluronat, Meerwasser, gereinigt, Kaliumdihydrogenphosphat, Wasser, gereinigtes.
EW: Sympathomimetikum, dekongestiv.
AG: Schnupfen, Entzündungen der Nasennebenhöhlen, Tubenkatarrh, diagnostische Schleimhautabschwellung.
AA: Nasal.
DO: Kinder von 2 bis 11 Jahren: 1mal tgl. 1 Sprühstoß in jede Nasenöffnung. Max. 3mal tgl. und möglichst kurzzeitig (über max. 7 Tage) anwenden.
GA: Rhinitis sicca, Eingriffe mit Freilegung der Dura mater, (Engwinkel)glaukom.
SST: Nicht anwenden.
NW: Stechen oder Brennen in Nase oder Hals, Allergien, selten Tachykardie, sehr selten Psyche, ZNS, Apnoe bei Kleinkindern.
WW: Gegenanzeige: MAO-Hemmer (2 Wochen Abstand), tri- oder tetrazyklische Antidepressiva. Nicht empfohlen: Blutdruck senkende oder steigernde Arzneimittel.
GE: Nach längerem Gebrauch Rhinitis sicca, Rebound-Effekt, Nachlassen der Wirkung möglich.
WH: Bei Kindern unter 6 Jahren nur auf ärztliche Verordnung. Vorsicht bei schweren Herz/Kreislauf-Erkrankungen, QT-Verlängerung, Phäochromozytom, Schilddrüsenüberfunktion, Diabetes, Prophyrie, Prostatahyperplasie.
Bei Überdosierung Antidot Alpha-Sympatholytikum.
PG: 10 ML * (EKO: N) [€ 9,80]

easystop 100 mg - Hartkapseln 42G05
(Z.Nr. 1-40239) RPF. P. A07XA04
ZI: Rivopharm, Dublin, Irland
Z: 1 Kapsel enthält: Racecadotril 100 mg, Lactose monohydrat 41 mg, Maisstärke, vorverkleistert, Siliciumdioxid, hochdispers, wasserfrei, Magnesium stearat, Gelatine, Eisenoxid gelb, Titandioxid, Wasser, gereinigtes.
EW: Antidiarrhoikum.
AG: Akuter Durchfall bei Erwachsenen, wenn kausale Therapie nicht möglich ist.
AA: Oral vor den Hauptmahlzeiten einnehmen.
DO: Erwachsene: 3mal tgl. 1 Hartkapsel bis zum Auftreten von 2 normalen Stuhlgängen. Max. 3 Tage anwenden.
GA: Durchfälle mit blutigem oder eitrigem Stuhl, pseudomembranöse Colitis, anamnestische Angioödeme durch ACE- Hemmer.
SST: Nicht anwenden.
NW: Kopfschmerzen, Haut (auch schwerwiegend), Angioödeme.
WW: Vorsicht: ACE- Hemmer (Angioödeme).
WH: Maßnahmen zur Rehydratation beachten. Vorsicht bei Leber- oder Nierenschäden oder bei anhaltendem Erbrechen. Bei schweren Hautreaktionen Anwendung sofort beenden.
PG: 10 ST * (EKO: N) [€ 8,90]

Ebefen 20 mg - Tabletten 55D03
(Z.Nr. 1-18833) NR. P. n.l. L02BA01
ZI: Ebewe Pharma, Unterach
Z: 1 Tablette enthält: Tamoxifen 20 mg (entspr. Tamoxifen dihydrogencitrat), Lactose monohydrat 141,6 mg, Cellulose, mikrokristalline, Maisstärke, Siliciumdioxid, hochdispers, wasserfrei, Magnesium stearat.
PG: 30 ST * (EKO: N) [€ 33,50 n.l.]

Ebeoxal 5 mg/ml - Konzentrat zur Herstellung einer Infusionslösung 55A
(Z.Nr. 1-30058) NR. P. nicht im Handel. L01XA03

Eberelbin 10 mg/ml - Konzentrat zur Herstellung einer Injektions- bzw. Infusionslösung 55F
(Z.Nr. 1-26068) NR. P. E. L01CA04
ZI: Ebewe Pharma, Unterach
Z: 1 ml Lösung enthält: Vinorelbin tartrat 13,85 mg (entspr. Vinorelbin 10 mg), Wasser für Injektionszwecke, Stickstoff.
EW: Pflanzliches Alkoloid, antineoplastisch.
AG: Nicht-kleinzelliges Bronchialkarzinom, metastasierendes Mammakarzinom.
AA: Nur i.v. (langsamer Bolus oder Kurzinfusion), cave paravenös oder intrathekal.
DO: 25-30 mg/m² KOF 1mal wöchentlich. Für Kinder und Jugendliche nicht empfohlen.
Dosisreduktion auf 20 mg/m² KOF bei schweren Leberschäden.
GA: Blutbildschäden.
SST: Vitale Indikationsstellung (teratogen!), abstillen. Kontrazeption für Frauen bis 3 Monate und für Männer bis 6 Monate nach der Behandlung.
NW: Infektionen, Neutropenie, Anämie, Thrombozytopenie, Dyspnoe, Bronchial- spasmen, neurologische Störungen, Parästhesien, Obstipation, lokale Reaktionen, Stomatitis, Diarrhoe, Erbrechen, Alopezie, Herz, Leber, Kieferschmerzen, interstitielle Lungenerkrankung (besonders bei Japanern).
WW: Kontraindiziert: Gelbfieberimpfstoff.
Nicht empfohlen: Attenuierte Lebendimpfstoffe, Phenytoin, Itraconazol.
Vorsicht: Starke CYP3A4-Induktoren oder -Hemmer, Gerinnungshemmer, Cisplatin (Granulozytopenie), Mitomycin C (Lunge), Ciclosporin, Tacrolismus, Lapatinib (Leukopenie), myelosuppressive Arzneimittel.
WH: Engmaschige hämatologische Kontrollen erforderlich. Nicht gleichzeitig mit Strahlentherapie anwenden, wenn das Behandlungsfeld die Leber einschließt. Kontakt mit den Augen vermeiden. Verkehrshinweis.
PG: 5 ST * (EKO: N) [€ 947,10]

Ebetaxel 6 mg/ml - Konzentrat zur Herstellung einer Infusionslösung 55F
(Z.Nr. 1-25860) NR. P. L01CD01
ZI: Ebewe Pharma, Unterach
Z: 1 ml enthält: Paclitaxel 6 mg, Macrogolglycerolricinoleat 522,4 mg, Ethanol, wasserfrei 401,66 mg.
EW: Pflanzenalkaloid, antitumoral.
AG: Ovarialkarzinom (First line und Second line), metastasierendes Mamma- karzinom nach Versagen der Standardtherapie, nicht kleinzelliges Bronchialkarzinom, AIDS-assoziiertes Kaposi-Sarkom.
AA: I.v. über Mikroporfilter; cave intraarteriell.
DO: **Ovarialkarzinom (First line):** 175 mg/m² Paclitaxel über 3 Std. oder 135 mg/m² Paclitaxel als 24 Std. Infusion, dann 75 mg/m² Cisplatin und 3 Wochen therapiefreies Intervall.
Mammakarzinom (First line): 175 mg/m² über 3 Std. alle 3 Wochen.
Second-line-Therapie (Ovarial- und Mammakarzinom): 175 mg/m² KOF über 3 Std. alle 3 Wochen. Dosiseinstellung nach Blutbild.
Bronchialkarzinom: 175 mg/m² über 3 Std., dann 80 mg/m² Cisplatin alle 3 Wochen.

Kaposi-Sarkom: 100 mg/m² KOF über 3 Std. alle 2 Wochen.
Prämedikation: mit Kortikosteroiden, Antihistaminika und H_2 - Antagonisten.
Für Kinder und Jugendliche nicht empfohlen.
GA: Neutrophile <1500 Zellen/mm³, schwere Infektionen bei Kaposi-Sarkom.
SST: Gegenanzeige (zytotoxisch!). Kontrazeption für Frauen und Männer bis 6 Monate nach Behandlung.
NW: Infektionen, Blutbild, disseminierte intravasale Gerinnung, (schwere) Überempfindlichkeit, periphere Neuropathien, ZNS, Seh-, Hörstörungen, Herz (Hypotonie oder Hypertonie, Thrombosen, Rhythmustörungen), Magen/Darm, Leber/Galle, Alopezie (Häufigkeit über 80%), Haut, Arthralgien, Myalgien, Enzymanstiege, Reaktionen an der Injektionsstelle.
WW: Andere zytotoxische Substanzen verstärkt myelosuppressiv; keine Impfungen mit Lebendvirusvaccine. Paclitaxel vor Cisplatin applizieren.
Nicht empfohlen: CYP2C8- oder CYP3A4-Induktoren (z.B. Rifampicin, Phenytoin). Vorsicht mit CYP2C8- oder CYP3A4-Hemmern (Azole, Proteasehemmer).
WH: Nur von speziell ausgebildeten und erfahrenen Ärzten anzuwenden. Not- fallausrüstung für anaphylaktische Reaktionen bereithalten. Kontrollen: Herzfunktion, Blutbild. Vorsicht bei schweren Infektionen, schweren Herzerkrankungen, Alkoholkranken, Leberschäden, Epilepsie, Hirnschäden.
PG: 100MG 16,7ML 1 ST * (EKO: N) [€ 570,00], **150MG 25ML** 1 ST * (EKO: N) [€ 826,15 n.l.], **300MG 50ML** 1 ST * (EKO: N) [€ 1.608,90]

Ebetrexat 10 mg/ml - Injektionslösung in einer Fertigspritze 13A02, 22F01
(Z.Nr. 1-20292) NR. P. nicht im Handel.
L04AX03

Ebetrexat 20 mg/ml - Injektionslösung in einer Fertigspritze

13A02, 22F01

(Z.Nr. 1-28523) NR. P.
L04AX03

ZI: Ebewe Pharma, Unterach
Z: 1 ml Lösung enthält: Methotrexat 20 mg (entspr. Methotrexat dinatrium 21,94 mg), Natriumchlorid, Natriumhydroxid zur pH-Wert-Einstellung (entspr. Natrium 0,18 mmol) (entspr. → 4,13 mg), Wasser für Injektionszwecke.
EW: Folsäureantagonist, Antimetabolit.
AG: - Aktive rheumatoide Arthritis mit Indikation für Basistherapeutika;
- Schwere aktive juvenile idiopathische Arthritis bei Nichtansprechen auf NSARs;
- Schwere Psoriasis oder Psoriasis arthropathica bei Nichtansprechen auf konventionelle Therapie.
AA: S.c., i.m., i.v. (Bolus) einmal wöchentlich.
DO: Darf nur einmal wöchentlich verabreicht werden!
Rheumatoide Arthritis: ED initial 7,5 mg, dann wöchentlich um 2,5 mg bei Bedarf erhöhen, MED 25 mg.
Juvenile Arthritis: ED 10-15 mg/m² KOF, nicht für Kinder unter 3 Jahren.
Psoriasis: Testdosis 5-10 mg parenteral 1 Woche vor Therapiebeginn, dann initiale ED 7,5 mg; MED 25 mg (nur in Ausnahmefällen 30 mg).
Halbe Dosis bei Kreatininclearance von 20-50 ml/min.
GA: Schwere Leber-, Nieren-, Blutbildschäden, Alkoholismus, Immundefizienz, schwere Infektionen, Stomatitis, Magen/Darm-Ulcera.
SST: Strenge Gegenanzeige; Konzeptionsschutz für weibliche und männliche Patienten bis mindestens 6 Monate nach Therapie. Genetische Beratung bei Kinderwunsch nach der Behandlung.
NW: Blutbild, Schleimhäute, Magen/Darm (Mundulzera), Urogenitale, Leber (Verschlechterung von Hepatitis C), Lunge (interstitielle Pneumonie, Pneumocystis carinii-Pneumonie, pulmonale alveoläre Blutungen), ZNS, Psyche, Haut (auch schwere Reaktionen), Immunsystem, opportunistische Infektionen, Stoffwechsel, Tumorlysesyndrom, Tumore (maligne Lymphome), Leberenzymanstiege, verstärkte Strahlenschäden, lokale Reaktionen bei i.m. Gabe, Neurotoxizität nach intrathekaler Gabe.
WW: Kontraindiziert: Impfungen mit Lebendimpfstoffen. Nicht empfohlen: Lachgas. Vorsicht: Hemmung der renalen Ausscheidung durch viele Pharmaka; lebertoxische, nephro- oder myelotoxische Arzneimittel verstärkt toxisch, Verdrängung von Methotrexat aus der Eiweißbindung; Folsäureantagonisten (z.B. Penicilline, Sulfonamide, Trimethoprim); myelosuppressive Substanzen; cave Alkohol; Cumarine verstärkt; Aciclovir (Nervensystem), Schutzimpfungen (Komplikationen, erhöhtes Infektionsrisiko), nichtsteroidale Antiphlogistika (Knochenmark), Kortikosteroide (Herpes zoster), Leflunomid (Panzytopenie), Mercaptopurin, Anästhetika auf Stickstoffmonoxidbasis, Asparaginase, Colestyramin, Erythrozytenkonzentrate, Antibiotika, Protonenpumpenhemmer, Retinoide, Cytarabin i.v. (in Kombination mit Methotrexat intrathekal schwere neurologische NW), Theophyllin, Triamteren, Cumarine. Vitaminpräparate mit Folsäure beeinträchtigen Methotrexat-Wirkung.
WH: Nur von speziell erfahrenen Ärzten anzuwenden. Dosis sorgfältig berechnen! Methotrexat-Serumspiegel bestimmen. Patienten engmaschig auf Toxizität beobachten. Vorsicht bei Diabetes, floriden oder chronischen Infektionen. Kontrollen: Plasmaspiegel, Niere, Leber (Hepatitis-Serologie), Blutbild, Lungenfunktion. Mundhöhle und Rachen täglich inspizieren. Flüssigkeitsansammlungen in Körperhöhlen (Aszites, Pleuraergüsse) durch Punktion entfernen. Verkehrshinweis. Calciumfolinat ist Antidot gegen toxische Methotrexat-Wirkungen: Sofort 6-12 mg Calciumfolinat i.v. oder i.m., mindestens 4mal alle 3-6 Std. wiederholen.
PG: 10MG 0,5ML 5 ST * (EKO: N) [€ 93,35], **15MG 0,75ML** 5 ST * (EKO: N) [€ 138,60], **20MG 1ML** 5 ST * (EKO: N) [€ 177,85], **25MG 1,25ML** 5 ST * (EKO: N) [€ 204,90], **30MG 1,5ML** 5 ST * (EKO: N) [€ 242,20]

Ebetrexat 20 mg/ml - Injektionslösung in einer Fertigspritze 13A02, 22F01
(Z.Nr. 1-28523-P1) NR. P. Parallelimport.
nicht im Handel.
L04AX03

Ebetrexat 100 mg/ml - Konzentrat zur Infusionsbereitung

55C

(Z.Nr. 1-20290) NR. P.
L01BA01

ZI: Ebewe Pharma, Unterach
Z: 1 ml enthält: Methotrexat 100 mg (entspr. Methotrexat natrium), Natriumhydroxid 17,62 mg, Wasser für Injektionszwecke.
EW: Folsäureantagonist, Antimetabolit.
AG: In Dosen bis 1000 mg/m² KOF: Maligne Tumore (Trophoblasttumore, Mamma-, Kopf-Hals-, Non-Hodgkin-Lymphome), akute lymphatische Leukämie.
In Dosen über 1000 mg/m² KOF: Non-Hodgkin-Lymphome im ZNS vor einer Radiotherapie, akute lymphatische Leukämie, Meningeosis leucaemica.
AA: I.v., i.m., intraarteriell, intrathekal (auch bei Säuglingen unter 3 Monaten), intraventrikulär nach Verdünnung.
DO: Personen ab 3 Monaten: Niedrigdosierung (ED unter 100 mg/m² KOF), mittelhohe Dosierung (ED 100-1000 mg/m² KOF) oder Hochdosierung (ED über 1000 mg/m² KOF); Dosisreduktion bei Nierenschäden.
Details (einschließlich Kinderdosierung) siehe Austria-Codex - Fachinformation.
GA: Schwere Leber-, Nieren-, Blutbildschäden, Alkoholismus, Immundefizienz, schwere Infektionen, Stomatitis, Magen/Darm-Ulcera.
SST: Strenge Gegenanzeige; Konzeptionsschutz für weibliche und männliche Patienten bis mindestens 6 Monate nach Therapie. Genetische Beratung bei Kinderwunsch nach der Behandlung.
NW: Blutbild, Schleimhäute, Magen/Darm (Mundulzera), Urogenitale (Nierenversagen), Leber (Verschlechterung von Hepatitis C), Lunge (interstitielle Pneumonie, Pneumocystis carinii-Pneumonie, pulmonale alveoläre Blutungen), ZNS, Psyche, Haut (auch schwere Reaktionen), Immunsystem, opportunistische Infektionen, Stoffwechsel, Tumorlysesyndrom, Tumore (maligne Lymphome), Leberenzymanstiege, verstärkte Strahlenschäden, lokale Reaktionen bei i.m. Gabe, Neurotoxizität nach intrathekaler Gabe.
WW: Kontraindiziert: Impfungen mit Lebendimpfstoffen. Nicht empfohlen: Lachgas. Vorsicht: Hemmung der renalen Ausscheidung durch viele Pharmaka; lebertoxische, nephro- oder myelotoxische Arzneimittel verstärkt toxisch, Verdrängung von Methotrexat aus der Eiweißbindung; Folsäureantagonisten (z.B. Penicilline, Sulfonamide, Trimethoprim); myelosuppressive Substanzen; cave Alkohol; Cumarine verstärkt; Aciclovir (Nervensystem), Schutzimpfungen (Komplikationen, erhöhtes Infektionsrisiko), nichtsteroidale Antiphlogistika (Knochenmark), Kortikosteroide (Herpes zoster), Leflunomid (Panzytopenie), Mercaptopurin, Anästhetika auf Stickstoffmonoxidbasis, Asparaginase, Colestyramin, Erythrozytenkonzentrate, Antibiotika, Protonenpumpenhemmer, Retinoide, Cytarabin i.v. (in Kombination mit Methotrexat intrathekal schwere neurologische NW), Theophyllin, Triamteren, Cumarine. Vitaminpräparate mit Folsäure beeinträchtigen Methotrexat-Wirkung.
WH: Nur von speziell erfahrenen Ärzten anzuwenden. Dosis sorgfältig berechnen! Methotrexat-Serumspiegel bestimmen. Patienten engmaschig auf Toxizität beobachten, bei Dehydratation Behandlung unterbrechen. Vorsicht bei Diabetes, eingeschränkter Nierenfunktion, floriden oder chronischen Infektionen. Kontrollen: Plasmaspiegel, Niere, Leber (Hepatitis-Serologie), Blutbild, Lungenfunktion. Mundhöhle und Rachen täglich inspizieren. Flüssigkeitsansammlungen in Körperhöhlen (Aszites, Pleuraergüsse) durch Punktion entfernen. Verkehrshinweis. Calciumfolinat ist Antidot gegen toxische Methotrexat-Wirkungen: Sofort 6-12 mg Calciumfolinat i.v. oder i.m., mindestens 4mal alle 3-6 Std. wiederholen.
PG: 10ML 1 ST * (EKO: N) [€ 110,95], **50ML** 1 ST * (EKO: N) [€ 396,55]

Ebetrexat 10 mg/ml - Parenterale Lösung 55C, 13A02, 22F01
(Z.Nr. 1-20293) NR. P. L01BA01
ZI: Ebewe Pharma, Unterach
Z: 1 ml enthält: Methotrexat 10 mg (entspr. Methotrexat natrium), Natriumchlorid 6,9 mg, Natriumhydroxid, Wasser für Injektionszwecke.
EW: Folsäureantagonist, Antimetabolit.
AG: In Dosen bis 1000 mg/m² KOF: Maligne Tumore (Trophoblasttumore, Mamma-, Kopf-, Hals-, Non-Hodgkin-Lymphome), akute lymphatische Leukämie.
In Dosen über 1000 mg/m² KOF: Non-Hodgkin-Lymphome im ZNS vor einer Radiotherapie, akute lymphatische Leukämie, Meningeosis leucaemica.
Sonstige Erkrankungen: Aktive rheumatoide Arthritis, schwere aktive juvenile idiopathische Arthritis, schwere Prosiasis und Psoriasis-Arthritis.
AA: I.m., subcutan, i.v. (Bolus oder Infusion), intraarteriell, intrathekal (auch bei Säuglingen unter 3 Monaten), intraventrikulär.
DO: Onkologische Erkrankungen: Personen ab 3 Monaten: Niedrigdosierung (ED unter 100 mg/m² KOF), mittelhohe Dosierung (ED 100-1000 mg/m² KOF) oder Hochdosierung (ED über 1000 mg/m² KOF).
Autoimmunerkranungen: ED 7,5-25 mg einmal **wöchentlich**.
Juvenile Arthitis: Kinder ab 3 Jahre: 10-15 (-20) mg/m² KOF wöchentlich.
Details siehe Austria-Codex - Fachinformation.
GA: Schwere Leber-, Nieren-, Blutbildschäden, Alkoholismus, Immundefizienz, schwere Infektionen, Stomatitis, Magen/Darm-Ulcera.
SST: Strenge Gegenanzeige; Konzeptionsschutz für weibliche und männliche Patienten bis mindestens 6 Monate nach Therapie. Genetische Beratung bei Kinderwunsch nach der Behandlung.
NW: Blutbild, Schleimhäute, Magen/Darm (Mundulzera), Urogenitale (Nierenversagen), Leber (Verschlechterung von Hepatitis C), Lunge (interstitielle Pneumonie, Pneumocystis carinii-Pneumonie, pulmonale alveoläre Blutungen), ZNS, Psyche, Haut (auch schwere Reaktionen), Immunsystem, opportunistische Infektionen, Stoffwechsel, Tumorlysesyndrom, Tumore (maligne Lymphome), Leberenzymanstiege, verstärkte Strahlenschäden, lokale Reaktionen bei i.m. Gabe, Neurotoxizität nach intrathekaler Gabe.
WW: Kontraindiziert: Impfungen mit Lebendimpfstoffen. Nicht empfohlen: Lachgas. Vorsicht: Hemmung der renalen Ausscheidung durch viele Pharmaka; lebertoxische, nephro- oder myelotoxische Arzneimittel verstärkt toxisch, Verdrängung von Methotrexat aus der Eiweißbindung; Folsäureantagonisten (z.B. Penicilline, Sulfonamide, Trimethoprim); myelosuppressive Substanzen; cave Alkohol; Cumarine verstärkt; Aciclovir (Nervensystem), Schutzimpfungen (Komplikationen, erhöhtes Infektionsrisiko), nichtsteroidale Antiphlogistika (Knochenmark), Kortikosteroide (Herpes zoster), Leflunomid (Panzytopenie), Mercaptopurin, Anästhetika auf Stickstoffmonoxidbasis, Asparaginase, Colestyramin, Erythrozytenkonzentrate, Antibiotika, Protonenpumpenhemmer, Retinoide, Cytarabin i.v. (in Kombination mit Methotrexat intrathekal schwere neurologische NW), Theophyllin, Triamteren, Cumarine. Vitaminpräparate mit Folsäure beeinträchtigen Methotrexat-Wirkung.
WH: Nur von speziell erfahrenen Ärzten anzuwenden. Dosis sorgfältig berechnen! Methotrexat-Serumspiegel bestimmen. Patienten engmaschig auf Toxizität beobachten, bei Dehydratation Behandlung unterbrechen. Vorsicht bei Diabetes, eingeschränkter Nierenfunktion, floriden oder chronischen Infektionen. Kontrollen: Plasmaspiegel, Niere, Leber (Hepatitis-Serologie), Blutbild, Lungenfunktion. Mundhöhle und Rachen täglich inspizieren. Flüssigkeitsansammlungen in Körperhöhlen (Aszites, Pleuraergüsse) durch Punktion entfernen. Verkehrshinweis. Calciumfolinat ist Antidot gegen toxische Methotrexat-Wirkungen: Sofort 6-12 mg Calciumfolinat i.v. oder i.m., mindestens 4mal alle 3-6 Std. wiederholen.
PG: 5 ST * (EKO: N) [€ 249,15]

Ebetrexat 2,5 mg - Tabletten 13A02, 22F01
(Z.Nr. 1-22270) NR. P. nicht im Handel. L04AX03

Ebetrexat 5 mg - Tabletten 13A02, 22F01
(Z.Nr. 1-22271) NR. P. L04AX03
ZI: Ebewe Pharma, Unterach
Z: 1 Tablette enthält: Methotrexat 5 mg, Lactose monohydrat 157,2 mg, Maisstärke, Cellulose, mikrokristalline, Siliciumdioxid, kolloidal, wasserfrei, Magnesium stearat.
EW: Zytostatikum (Antimetabolit).
AG: Aktive rheumatoide Arthritis, schwere aktive juvenile idiopathische Arthritis; schwere therapierefraktäre Psoriasis sowie schwere Psoriasis-Arthritis.
AA: Unzerkaut mit reichlich Flüssigkeit (keine Milchprodukte) einnehmen. Dosen ab 15 mg mindestens 1 Std. vor oder 2 Std. nach einer Mahlzeit einnehmen.
DO: Rheumatoide Arthritis, Psoriasis: 1mal **wöchentlich** (Patienten hinweisen!) 7,5 mg in 1 ED, Rest der Woche bleibt frei. Dosissteigerung um 2,5 mg pro Woche möglich. MD 20 mg (bei Psoriasis 30 mg) wöchentlich.
Kinder ab 3 Jahren und Jugendliche: 10-15(-20) mg/m² KOF pro Woche. Dosisreduktion bei Nierenschäden.
GA: Leber-, Nierenschäden, Alkoholabusus, Blutbildschäden, schwere Infektionen (z.B. Tuberkulose), Immundefekte, Ulcera der Mundhöhle oder des Magen/Darm-Traktes.
SST: Strenge Gegenanzeige, starkes Teratogen! Kontrazeption für männliche und weibliche Patienten (bis mindestens 6 Monate nach Therapieende) erforderlich; Gravidität ausschließen. Genetische Beratung empfohlen.
NW: Myelosuppression, megaloblastäre Anämien, Neoplasmen (maligne Lymphome), Mukositis, Magen/Darm (Ulcera), Niere, Genitale, Leber (sehr häufig Enzymanstiege), Lunge (interstitielle Pneumonie, pulmonale alveoläre Blutungen), ZNS, Nerven, Augen, Haut (auch schwere Reaktionen), Allergien, Vaskulitis, Stoffwechsel, Osteonekrose des Kiefers, Tumorlysesyndrom, fetale Anomalien, Abort.
WW: Viele Interaktionen möglich (Details siehe Austria-Codex - Fachinformation): Kontraindiziert: Lebendimpfstoffe. Vorsicht: Nichtsteroidale Antiphlogistika (Blutbild und Niere kontrollieren), Folsäureantagonisten, Folatmangelzustände, potentiell hepato- oder nephrotoxische Substanzen, myelotoxische Substanzen, orale Antikoagulantien, orale Antibiotika, Antikonvulsiva, 5-Fluorouracil, Sulfasalazin, L-Asparaginase, Sulfonamide, Ciprofloxacin, Pyrimethamin, Cotrimoxazol, Retinoide, Cytarabin, Kortikosteroide, Protonenpumpenhemmer, Leflunomid (Panzytopenie), Mercaptopurin, Triamteren, Amiodaron, Colestyramin, PUVA (Hautkrebs). Cave Alkohol, exzessiven Genuss von koffein- oder theophyllinhaltigen Getränken. Distickstoffmonoxid (Lachgas) vermeiden.
WH: Nur von speziell erfahrenen Ärzten anzuwenden. Patienten über wöchentliche Anwendung informieren, Wochentag der Einnahme auf dem Rezept festlegen. Vorsicht bei Diabetes, Aszites, Dehydratation, Leber- oder Nierenschäden, chronischen Infektionen, Pleuraerguss, eingeschränkter Lungenfunktion. Auf maligne Lymphome, Diarrhoe, Stomatitis, Blut im Stuhl achten. Verkehrshinweis. Kontrollen: Niere, Leber (ev. Leberbiopsie bei Risikopatienten), Lungenfunktion, Blutbild, Methotrexat-Serumspiegel. Überdosierung vor allem durch fälschliche tägliche Einnahme; Antidot: Calciumfolinat.
PG: 20 ST (2) (EKO: G) [€ 23,80]

Ebetrexat 10 mg - Tabletten 13A02, 22F01
(Z.Nr. 1-22272) NR. P. L04AX03
ZI: Ebewe Pharma, Unterach
Z: 1 Tablette enthält: Methotrexat 10 mg, Lactose monohydrat 314,4 mg, Maisstärke, Cellulose, mikrokristalline, Siliciumdioxid, kolloidal, wasserfrei, Magnesium stearat.
Kurzinformation: siehe Ebetrexat 5 mg - Tabletten, → S. 456
PG: 10 ST (2) (EKO: G) [€ 23,80]

Ebexantron 2 mg/ml - Konzentrat zur Herstellung einer Infusionslösung 55B
(Z.Nr. 1-25423) NR. P. L01DB07
ZI: Ebewe Pharma, Unterach
Z: 1 ml Konzentrat zur Herstellung einer Infusionlösung enthält: Mitoxantron 2 mg (entspr. Mitoxantron hydrochlorid), Natriumchlorid, Natriumacetat, Essigsäure 99%, Natrium sulfat (entspr. Natrium 0,148 mmol) (entspr. → 3,42 mg), Salzsäure zur pH-Wert-Einstellung, Wasser für Injektionszwecke.
EW: Zytostatikum.
AG: Metastasierendes Mamma-Karzinom, Non-Hodgkin-Lymphome, akute myeloische Leukämie, Remissionsinduktion in der Blastenkrise der chronischen myeloischen Leukämie.
Schmerzen im Zusammenhang mit einem kastrationsresistenten, hormonrefraktären Prostatakarzinom in Kombination mit Kortikosteroiden.
Hochaktive schubförmige Multiple Sklerose ohne Therapiealternativen.
AA: Langsame (30 min) I.v. Infusion (in NaCl- oder 5% Glukoselösung), nicht s.c., i.m., intrathekal oder intraarteriell. Nur verdünnt anwenden.
DO: Mammakarzinom, Non-Hodgkin Lymphome: Monotherapie: Initial 12-14 mg/m² KOF, Wiederholung alle 3 Wochen (abhängig vom Grad der Myelosuppression).
Kombinationstherapie: 7-12 mg/m² KOF.
Akute myeloische Leukämie: Monotherapie: 12 mg/m² KOF tgl. über 5 Tage Kombinationstherapie: 12 mg/m² KOF tgl. über 3 Tage und 100 mg Cytarabin/m² KOF über 7 Tage.
Blastenkrise bei chronischer myeloischer Leukämie: 10-12 mg/m²

KOF tgl. über 5 Tage.
Kastrationsresistentes Prostatakarzinom: 12-14 mg/m² KOF alle 3 Wochen in Kombination mit oralen Kortikosteroiden.
Multiple Sklerose (Nutzen/Risiko-Abwägung): 12 mg/m² KOF als i.v.
Kurzinfusion, alle 1-3 Monate wiederholen. Gesamtdosis von 72 mg/m² KOF nicht überschreiten.
Dosisreduktionen gemäß Differentialblutbild.
Keine relevante Verwendung für Kinder und Jugendliche.
SST: In der Schwangerschaft kontraindiziert zur Behandlung der Multiplen Sklerose. Zwingende Indikationsstellung für alle anderen Indikationen (reproduktionstoxisch); Empfängnisschutz für Männer bis 6 Monate und bei Frauen bis 4 Monate nach Therapieende erforderlich. Gegenanzeige in der Stillzeit.
NW: Myelosuppression (dosislimitierend), Infektionen, Herz/Kreislauf (EKG- Veränderungen, Herzinsuffizienz), Magen/Darm, Blutungen, Leber, Haut, lokale Reaktionen, ZNS, Niere, Allergie/ Anaphylaxie, blaugrüne Verfärbung des Urins, Tumorlysesyndrom, Amenorrhoe, Infertilität, Fieber, sekundäre maligne Erkrankungen.
WW: Andere myelo- und kardiotoxische Substanzen und Immunsuppressiva verstärkt; Lebendimpfstoffe (3 Monate Abstand).
Vorsicht: Antikoagulantien.
WH: Nur in entsprechenden Zentren anwenden. Patienten über Risiken aufklären.
Vorsicht bei schweren Infekten oder stark reduziertem Allgemeinzustand, Ödemen, Aszites, Pleuraerguss. Kontrollen: Blutbild, Herzfunktion (EKG, Echokardiographie), Serum-Harnsäure. Verkehrshinweis.
PG: 5 ST * (EKO: N) [€ 1.781,50]

Ebilfumin 30 mg - Hartkapseln 35E04
(Z.Nr. EU/1/14/915/*) NR. P. nicht im Handel. J05AH02

Ebilfumin 45 mg - Hartkapseln 35E04
(Z.Nr. EU/1/14/915/*) NR. P. nicht im Handel. J05AH02

Ebilfumin 75 mg - Hartkapseln 35E04
(Z.Nr. EU/1/14/915/*) NR. P. nicht im Handel. J05AH02

Ebixa 5 mg, 10 mg, 15 mg, 20 mg - Filmtabletten 49E02
(Z.Nr. EU/1/02/219/*) RP. P. N06DX01
ZI: Lundbeck, Valby, Dänemark
Z: 1 Packung enthält: Filmtablette, weiss 7 Stk: Memantin hydrochlorid 5 mg (entspr. Memantin 4,15 mg); Filmtablette, blass gelb 7 Stk: Memantin hydrochlorid 10 mg (entspr. Memantin 8,31 mg); Filmtabletten, orange 7 Stk: Memantin hydrochlorid 15 mg (entspr. Memantin 12,46 mg); Filmtablette, rot 7 Stk: Memantin hydrochlorid 20 mg (entspr. Memantin 16,62 mg); Tablettenkern: Cellulose, mikrokristalline, Croscarmellose natrium, Siliciumdioxid, hochdisperses, Magnesium stearat; Tablettenfilm: 5 mg Tablette: Hypromellose, Macrogol 400, Titandioxid; Tablettenfilm: 10 mg Tablette: Hypromellose, Macrogol 400, Titandioxid, Eisen(III)-hydroxid-oxid x H2O; Tablettenfilm: 15 mg Tablette: Hypromellose, Macrogol 400, Titandioxid, Eisen(III)-hydroxid-oxid x H2O, Eisen(III)-oxid; Tablettenfilm: 20 mg Tablette: Hypromellose, Macrogol 400, Titandioxid, Eisen(III)-hydroxid-oxid x H2O, Eisen(III)-oxid.
EW: Antidementivum.
AG: Mittelschwere bis schwere Alzheimer-Demenz.
AA: 1mal tgl. zur gleichen Tageszeit einnehmen.
DO: TD 5 mg (1. Woche), 10 mg (2. Woche), 15 mg (3. Woche); Erhaltungsdosis 20 mg tgl.
Dosisreduktion bei schweren Nierenschäden. Nutzen und Verträglichkeit der Behandlung regelmäßig überprüfen. Keine Daten an Kindern und Jugendlichen.
SST: Strenge Indikationsstellung, nicht stillen.
NW: ZNS (Schwindel), Psyche (Halluzinationen, Verwirrtheit), erhöhter Muskeltonus, Erbrechen, Blutdruckanstieg, Dyspnoe.
WW: L-Dopa, Dopamin-Agonisten, Anticholinergika verstärkt; Barbiturate, Neu- roleptika abgeschwächt; Spasmolytika (Dosisanpassung); Amantadin, Keta- min, Dextrometorphan oder Phenytoin nicht mit Memantin kombinieren.
Orale Antikoagulanzien (Gerinnung überwachen).
WH: Vorsicht bei Epilepsie. Patienten mit schweren Herzerkrankungen eng- maschig überwachen. Verkehrshinweis. Alkalisierung des Urins reduziert die renale Eliminationsrate von Memantin.
PG: 28 ST RE2 (EKO: Y) [€ 29,60]

Ebixa 10 mg - Filmtabletten 49E02
(Z.Nr. EU/1/02/219/*) RP. P. N06DX01
ZI: Lundbeck, Valby, Dänemark
Z: 1 Filmtablette enthält: Memantin hydrochlorid 10 mg (entspr. Memantin 8,31 mg); Tablettenkern: Cellulose, mikrokristalline, Croscarmellose natrium, Siliciumdioxid, hochdisperses, Magnesium stearat; Tablettenfilm: Hypromellose, Macrogol 400, Titandioxid, Eisen(III)-hydroxid-oxid x H2O.
Kurzinformation: siehe Ebixa 5 mg, 10 mg, 15 mg, 20 mg - Filmtabletten, → S. 457
PG: 28 ST RE2 (2) (EKO: Y) [€ 24,20]

Ebixa 10 mg - Filmtabletten 49E02
(Z.Nr. EU/1/02/219/*) RP. P. Parallelimport. nicht im Handel. N06DX01

Ebixa 20 mg - Filmtabletten 49E02
(Z.Nr. EU/1/02/219/*) RP. P. N06DX01
ZI: Lundbeck, Valby, Dänemark
Z: 1 Filmtablette enthält: Memantin hydrochlorid 20 mg (entspr. Memantin 16,62 mg); Tablettenkern: Cellulose, mikrokristalline, Croscarmellose natrium, Siliciumdioxid, hochdisperses, Magnesium stearat; Tablettenfilm: Hypromellose, Macrogol 400, Titandioxid, Eisen(III)-hydroxid-oxid x H2O, Eisen(III)-oxid.
Kurzinformation: siehe Ebixa 5 mg, 10 mg, 15 mg, 20 mg - Filmtabletten, → S. 457
PG: 28 ST RE2 (2) (EKO: Y) [€ 45,90]

Ebixa 5 mg/Pumpenhub - Lösung zum Einnehmen 49E02
(Z.Nr. EU/1/02/219/*) RP. P. N06DX01
ZI: Lundbeck, Valby, Dänemark
Z: 1 Hub mit 0,5 ml Lösung enthält: Memantin hydrochlorid 5 mg (entspr. Memantin 4,16 mg), Kalium sorbat (entspr. Kalium 0,5 mg), Sorbitol 100 mg, Wasser, gereinigtes.
EW: Antidementivum.
AG: Mittelschwere bis schwere Alzheimer-Demenz.
AA: Oral. Lösung mit der Pumpe auf einen Löffel oder in ein Glas Wasser dosieren.
10 Tropfen entsprechen 5 mg Memantinhydrochlorid.
DO: TD 5 mg (1. Woche), 10 mg (2. Woche), 15 mg (3. Woche); Erhaltungsdosis 20 mg tgl.
Dosisreduktion bei schweren Nierenschäden. Nutzen und Verträglichkeit der Behandlung regelmäßig überprüfen. Keine Daten an Kindern und Jugendlichen.
SST: Strenge Indikationsstellung, nicht stillen.
NW: ZNS (Schwindel), Psyche (Halluzinationen, Verwirrtheit), erhöhter Muskeltonus, Erbrechen, Blutdruckanstieg, Dyspnoe.
WW: L-Dopa, Dopamin-Agonisten, Anticholinergika verstärkt; Barbiturate, Neu- roleptika abgeschwächt; Spasmolytika (Dosisanpassung); Amantadin, Keta- min, Dextrometorphan oder Phenytoin nicht mit Memantin kombinieren.
Orale Antikoagulanzien (Gerinnung überwachen).
WH: Vorsicht bei Epilepsie. Patienten mit schweren Herzerkrankungen eng- maschig überwachen. Verkehrshinweis. Alkalisierung des Urins reduziert die renale Eliminationsrate von Memantin.
PG: 50 ML * (EKO: N) [€ 51,75]

Ebrantil 25 mg - Ampullen 10A06
(Z.Nr. 0-17382) RP. P. C02CA06
ZI: Takeda Pharma, Wien
Z: 1 Ampulle zu 5 ml enthält: Urapidil 25 mg (entspr. Urapidil hydrochlorid 27,35 mg), Propylenglycol 100 mg/ml, Natrium monohydrogenphosphat, Natriumdihydrogenphosphat (entspr. Natrium), Wasser für Injektionszwecke.
EW: Peripherer Alpha 1-Rezeptoren-Blocker, zentrale Reduktion des Sympathikustonus.
AG: Hypertensive Krise, therapieresistente bzw. schwer(st)e Hypertonie, kontrollierte intra- und/oder postoperative Blutdrucksenkung bei Hypertonien oder Blutdruckkrisen.
AA: I.v. Injektion oder Infusion (mit NaCl- oder Glukoselösung) am liegenden Patienten.
DO: I.v. Bolus 10-50 mg, Wiederholung möglich.
I.v. Dauertropf 250 mg in 500 ml Infusionslösung (max. 4 mg/ml), initial max. 2 mg/min, später 9 mg/Std.
Intra- und postoperative Blutdrucksenkung: I.v. Bolus 25 mg, ev. wieder- holen (25, dann langsam 50 mg). Als Infusion max. 7 Tage anwenden. Nicht für Kinder und Jugendliche unter 16 Jahren.
GA: Aortenisthmusstenose, arteriovenöser Shunt.
SST: Nutzen/Risiko- Abwägung, nicht stillen. Kontrazeption empfohlen.
NW: Zu rascher Blutdruckabfall: Schwindel, Kopfschmerzen, Übelkeit, Müdig- keit, Orthostase (Kollaps), Herzbeschwerden, Mundtrockenheit, Schlaf- störungen, Allergie, Ödeme, Flush. Mögliche NW von Propylenglykol beachten.
WW: Verstärkung anderer Blutdrucksenker. ACE-Hemmer nicht empfohlen.
Vorsicht: Cimetidin.
WH: Vorsicht im Alter und bei Herzinsuffizienz, Nieren-, Leberschäden.
Wirkungsverstärkung bei Hypovolämie. Verkehrshinweis.
PG: 5 ST * (EKO: N) [€ 43,75]

Ebrantil 50 mg - Ampullen 10A06
(Z.Nr. 0-17380) RP. P. C02CA06
ZI: Takeda Pharma, Wien
Z: 1 Ampulle zu 10 ml enthält: Urapidil 50 mg (entspr. Urapidil hydrochlorid 54,7 mg), Propylenglycol 100 mg/ml, Natrium monohydrogenphosphat, Natriumdihydrogenphosphat (entspr. Natrium), Wasser für Injektionszwecke.
Kurzinformation: siehe Ebrantil 25 mg - Ampullen, → S. 457
PG: 5 ST * (EKO: N) [€ 78,60]

Ebrantil retard 30 mg - Kapseln 10A06
(Z.Nr. 1-17381) RP. P. C02CA06
ZI: Takeda Pharma, Wien
Z: 1 Kapsel enthält: Urapidil 30 mg, Kapselinhalt: Zucker-Stärke-Pellets: Saccharose 53,53 mg, Maisstärke; Eudragit S (entspr. Methacrylsäure-methylmethacrylat-copolymer (1:2)); Diethylphthalat, Talkum, Hypromellose, Fumarsäure, Ethylcellulose, Hypromellose phthalat, Stearinsäure; Kapselhülle: Gelatine, Titandioxid, Eisenoxid gelb, Wasser, gereinigtes; Drucktinte: Schellack, Propylenglycol, Eisenoxid schwarz, Ammoniaklösung, konzentriert.
EW: Peripherer Alpha 1-Rezeptoren-Blocker, zentrale Reduktion des Sympathikotonus.
AG: Langzeitbehandlung der Hypertonie.
DO: TD 60-120 mg in 2 ED (Abenddosis nicht nach 17 Uhr). MTD 180 mg. Keine Daten an Kindern und Jugendlichen unter 16 Jahren.
SST: Nutzen/Risiko- Abwägung, nicht stillen. Kontrazeption empfohlen.
NW: Zu rascher Blutdruckabfall: Schwindel, Kopfschmerzen, Übelkeit, Müdig- keit, Orthostase (Kollaps), Herzbeschwerden, Mundtrockenheit, Schlaf- störungen, Allergie, Ödeme, Flush.
WW: Verstärkung anderer Blutdrucksenker. ACE-Hemmer nicht empfohlen.
Vorsicht: Cimetidin.
WH: Vorsicht im Alter und bei Herzinsuffizienz, Nieren-, Leberschäden.
Wirkungsverstärkung bei Hypovolämie. Verkehrshinweis.
PG: 30 ST (2) (EKO: G) [€ 11,20]

Ebrantil retard 60 mg - Kapseln 10A06
(Z.Nr. 1-18449) RP. P. C02CA06
ZI: Takeda Pharma, Wien
Z: 1 Kapsel enthält: Urapidil 60 mg, Kapselinhalt: Zucker-Stärke-Pellets: Saccharose 107,07 mg, Maisstärke; Eudragit S (entspr. Methacrylsäure-methylmethacrylat-copolymer (1:2)); Diethylphthalat, Talkum, Hypromellose, Fumarsäure, Ethylcellulose, Hypromellose phthalat, Stearinsäure; Kapselhülle: Gelatine, Erythrosin, Titandioxid, Indigocarmin, Eisenoxid rot, Wasser, gereinigtes; Drucktinte: Schellack, Propylenglycol, Eisenoxid schwarz, Ammoniaklösung, konzentriert.
Kurzinformation: siehe Ebrantil retard 30 mg - Kapseln, → S. 458
PG: 30 ST (2) (EKO: G) [€ 18,10]

Ebymect 5 mg/850 mg - Filmtabletten 06B06
(Z.Nr. EU/1/15/1051/*) NR. P. nicht im Handel. A10BD15

Ebymect 5 mg/1000 mg - Filmtabletten 06B06
(Z.Nr. EU/1/15/1051/*) NR. P. nicht im Handel. A10BD15

Ecalta 100 mg - Pulver zur Herstellung eines Konzentrats zur Herstellung einer Infusionslösung 11B02
(Z.Nr. EU/1/07/416/*) NR. P. E. J02AX06
ZI: Pfizer Europe, Brüssel, Belgien
Z: 1 Durchstechflasche enthält: Anidulafungin 100 mg, Fructose 102,5 mg, Mannitol, Polysorbat 80, Weinsäure, Natriumhydroxid zur pH-Wert-Einstellung, Salzsäure zur pH-Wert-Einstellung.
EW: Systemisches Antimykotikum.
AG: Invasive Candidiasis.
AA: I.v. Infusion nach Rekonstitution und Verdünnung.
DO: Am 1. Tag initial 200 mg, dann tgl. 100 mg.
Kinder ab 1 Monat und Jugendliche: am 1. Tag initial 3 mg/kg KG (MTD 200 mg), dann tgl. 1,5 mg/kg KG (MTD 100 mg).
Behandlungsdauer (alle Alter) über mindestens 14 Tage nach dem letzten positiven Kulturergebnis.
Nicht für Kinder unter 1 Monat.
SST: In der Schwangerschaft nicht empfohlen. Nutzen/Risiko-Abwägung in der Stillzeit.
NW: Haut, Labor, Magen/Darm (Durchfall), Koagulopathie, Konvulsionen, Niere, Stoffwechsel, Leber/Galle (Enzymanstiege), lokale, anaphylaktische und infusionsbedingte Reaktionen.
WW: Keine WW bekannt.
WH: Keine Untersuchungen bei Candida-Endokarditis, - Osteomyelitis oder - Meningitis. Leberfunktion kontrollieren.
PG: 1 ST * (EKO: N) [€ 615,55]

Ecalta 100 mg - Pulver zur Herstellung eines Konzentrats zur Herstellung einer Infusionslösung 11B02
(Z.Nr. EU/1/07/416/*) NR. P. E. J02AX06
Parallelimport. nicht im Handel.

Ecalta 100 mg - Pulver zur Herstellung eines Konzentrats zur Herstellung einer Infusionslösung 11B02
(Z.Nr. EU/1/07/416/*) NR. P. E. J02AX06
Parallelimport. nicht im Handel.

Ecansya 150 mg - Filmtabletten 55C
(Z.Nr. EU/1/12/763/*) NR. P. nicht im Handel. L01BC06

Ecansya 300 mg - Filmtabletten 55C
(Z.Nr. EU/1/12/763/*) NR. P. nicht im Handel. L01BC06

Ecansya 500 mg - Filmtabletten 55C
(Z.Nr. EU/1/12/763/*) NR. P. nicht im Handel. L01BC06

Echinacea compositum-Heel - Ampullen 50X03
(Z.Nr. 3-36949) RP. P. V03AX
ZI: Biologische Heilmittel Heel, Baden-Baden, Deutschland
Z: 1 Ampulle zu 2,2 ml (= 2,2 g) enthält: Echinacea (Homöopathie) D3 22 mg, Aconitum napellus (Homöopathie) D3 22 mg, Sanguinaria canadensis (Homöopathie) D4 22 mg, Sulfur (Homöopathie) D8 22 mg, Baptisia tinctoria (Homöopathie) D4 22 mg, Lachesis (Homöopathie) D10 22 mg, Bryonia (Homöopathie) D6 22 mg, Eupatorium (Homöopathie) D6 22 mg, Pulsatilla pratensis (Homöopathie) D8 22 mg, Hydrargyrum bichloratum (Homöopathie) D8 22 mg, Thuja occidentalis (Homöopathie) D8 22 mg, Grippeimpfstoff-Nosode (Homöopathie) D13 22 mg, Phosphorus (Homöopathie) D8 22 mg, Cortisonum aceticum (Homöopathie) D13 22 mg, Streptococcus haemolyticus-Nosode (Homöopathie) D18 22 mg, Staphylococcus-Nosode (Homöopathie) D18 22 mg, Phytolacca americana (Homöopathie) D6 22 mg, Pyrogenium-Nosode (Homöopathie) D198 22 mg, Zincum metallicum (Homöopathie) D10 22 mg, Gelsemium sempervirens (Homöopathie) D6 22 mg, Hepar sulfuris (Homöopathie) D10 22 mg, Rhus toxicodendron (Homöopathie) D4 22 mg, Arnica montana (Homöopathie) D4 22 mg, Acidum arsenicosum (Homöopathie) D8 22 mg, Argentum nitricum (Homöopathie) D8 22 mg, Euphorbium (Homöopathie) D6 22 mg, Natriumchlorid, Wasser für Injektionszwecke, Spuren von: Lactose monohydrat, Ethanol.
EW: Homöopathikum.
AG: Entzündungen und Fieber aufgrund leichter Infektionen.
AA: I.m., s.c. oder intradermal; i.v. nur bei Personen ab 12 Jahren.
DO: Personen ab 12 Jahren:
Akut tgl. 1 Ampulle über 3 Tage, sonst 1-3mal wöchentlich 1 Ampulle.
Kinder (2-5 Jahre): ED ½ Ampulle.
Kinder (6-11 Jahre): ED 2/3 Ampulle.
GA: Korbblütlerallergie, fortschreitende Systemerkrankungen.
SST: Nicht anwenden.
NW: Speichelfluss, Überempfindlichkeit.
PG: 10 ST * (EKO: N) [€ 30,35], 50 ST * (EKO: N) [€ 114,45], 100 ST * (EKO: N) [€ 205,20]

Echinacea compositum-forte-Heel - Ampullen 50X03
(Z.Nr. 3-36948) RP. P. V03AX
ZI: Biologische Heilmittel Heel, Baden-Baden, Deutschland
Z: 1 Ampulle zu 2,2 ml (= 2,2 g) enthält: Echinacea (Homöopathie) D3 440 mg, Aconitum napellus (Homöopathie) D5 22 mg, Sanguinaria canadensis (Homöopathie) D6 22 mg, Sulfur (Homöopathie) D10 22 mg, Baptisia tinctoria (Homöopathie) D6 22 mg, Lachesis (Homöopathie) D12 22 mg, Bryonia cretica (Homöopathie) D8 22 mg, Eupatorium perfoliatum (Homöopathie) D8 22 mg, Pulsatilla pratensis (Homöopathie) D10 22 mg, Hydrargyrum bichloratum (Homöopathie) D8 22 mg, Thuja occidentalis (Homöopathie) D10 22 mg, Grippeimpfstoff-Nosode (Homöopathie) D15 22 mg, Phosphorus (Homöopathie) D10 22 mg, Cortisonum aceticum (Homöopathie) D15 22 mg, Streptococcus haemolyticus-Nosode (Homöopathie) D20 22 mg, Staphylococcus-Nosode (Homöopathie) D20 22 mg, Phytolacca americana (Homöopathie) D8 22 mg, Pyrogenium-Nosode (Homöopathie) D200 22 mg, Zincum metallicum (Homöopathie) D12 22 mg, Gelsemium sempervirens (Homöopathie) D8 22 mg, Hepar sulfuris (Homöopathie) D12 22 mg, Rhus toxicodendron (Homöopathie) D6 22 mg, Arnica montana (Homöopathie) D6 22 mg, Acidum arsenicosum (Homöopathie) D10 22 mg, Argentum nitricum (Homöopathie) D10 22 mg, Euphorbium (Homöopathie)

D8 22 mg, Natriumchlorid, Wasser für Injektionszwecke, Spuren von: Lactose monohydrat, Ethanol.
EW: Homöopathikum.
AG: Entzündungen und Fieber aufgrund leichter Infektionen.
AA: I.m., s.c. oder intradermal; i.v. nur bei Personen ab 12 Jahren.
DO: Personen ab 12 Jahren:
Akut tgl. 1 Ampulle über 3 Tage, sonst 1-3mal wöchentlich 1 Ampulle.
Kinder (2-5 Jahre): ED ½ Ampulle
Kinder (6-11 Jahre): ED 2/3 Ampulle.
GA: Korbblütlerallergie, Diabetes mellitus, fortschreitende Systemerkrankungen.
SST: Nicht anwenden.
NW: Speichelfluss, Überempfindlichkeit.
PG: 10 ST * (EKO: N) [€ 44,05], 50 ST * (EKO: N) [€ 170,00], 100 ST * (EKO: N) [€ 291,30]

Echinacea-Cosmoplex - Tropfen 45X01
(Z.Nr. 3-00160) RPF. P. V03AX
ZI: Biologische Heilmittel Heel, Baden-Baden, Deutschland
Z: 100 g (= 105 ml, 1 ml = 19 Tropfen) enthalten: Echinacea (Homöopathie) D1 10 g, Lachesis (Homöopathie) D10 1 g, Natrium carbonicum (Homöopathie) D4 1 g, Plantago major (Homöopathie) D2 1 g, Hepar sulfuris (Homöopathie) D10 1 g, Atropa belladonna (Homöopathie) D6 1 g, Phytolacca americana (Homöopathie) D4 1 g, Pyrogenium (Homöopathie) D200 1 g, Acidum arsenicosum (Homöopathie) D6 1 g, Bryonia (Homöopathie) D4 1 g, Rhus toxicodendron (Homöopathie) D3 1 g, Matricaria recutita (Homöopathie) D6 1 g, Solanum dulcamara (Homöopathie) D6 1 g, Hydrargyrum oxydatum rubrum (Homöopathie) D10 1 g, Thuja occidentalis (Homöopathie) D2 1 g, Pulsatilla pratensis (Homöopathie) D2 1 g, Argentum nitricum (Homöopathie) D6 1 g, Ethanol (entspr. Gesamtethanolgehalt 35 % (V/V)), Wasser, gereinigtes, Spuren von Lactose monohydrat.
EW: Homöopathikum.
AG: Leichte Entzündungen im Hals-, Nasen-, Rachenraum.
AA: Vor den Mahlzeiten einnehmen.
DO: Akut alle halbe bis ganze Stunde (max. 8mal tgl.), dann 3mal tgl. 10 Tropfen.
ED bei Kindern von 6 Monaten bis 23 Monaten 3 Tropfen, von 2-5 Jahren 5 Tropfen, von 6-11 Jahren 7 Tropfen. Bei Kindern nur nach ärztlicher Rücksprache anwenden.
GA: Korbblütlerüberempfindlichkeit.
SST: Nicht empfohlen.
NW: Speichelfluss, Überempfindlichkeit, Magen/Darm, Haut.
WH: Vorsicht bei progredienten Systemerkrankungen. Nicht für Alkoholkranke.
PG: 50 ML * (EKO: N) [€ 15,75]

Echinacin Madaus Capsetten - Lutschpastillen 33Z01
(Z.Nr. 1-22350) RPF. P. n.l. L03AX
ZI: Meda Pharma, Wien
Z: 1 Lutschpastille enthält: Purpursonnenhutkraut-Trockenpresssaft (31,5-53,6:1) 88,5 mg (entspr. Herba Echinaceae purpureae) (entspr. Purpursonnenhutkraut-Presssaft 1,7 ml), Gelatine, Glycerol, Guarkernmehl, Phospholipide aus Sojabohnen 26,55 mg, Maisstärke, Citronensäure, Saccharin natrium, Natrium cyclamat, Kirsch-Aroma.
PG: 40 ST * (EKO: N) [€ 19,00 n.l.]

Echinacin Madaus - Flüssigkeit zum Einnehmen 33Z01
(Z.Nr. 1-20644) RPF. P. L03AX
ZI: Meda Pharma, Wien
Z: 100 g enthalten: Purpursonnenhutkraut,frisch blühend-Presssaft (1,7-2,5:1) 80 g (entspr. Herba Echinaceae purpureae), Ethanol (entspr. Gesamtethanolgehalt ca. 22 % (V/V)), Wasser, gereinigtes.
EW: Immunstimulans.
AG: Unterstützende Behandlung und Prophylaxe bei rezidivierenden Atemwegsinfekten.
AA: Oral.
DO: Einnahme bei den ersten Zeichen einer Erkältung beginnen.
1.Tag: Initial 2,5 ml, dann alle 1-2 Stunden (bis 7mal) 1,25 ml,
Ab 2. Tag: 3mal tgl. 2,5 ml.
Prophylaxe: 3mal tgl. 2,5 ml.
Für Kinder von 2-12 Jahren nicht empfohlen. Bei Kindern unter 2 Jahren nicht anwenden.
Ununterbrochen max. 8 Wochen anwenden.
GA: Korbblütlerallergie, Erdnuss- oder Sojaallergie, erstes Lebensjahr, progrediente Systemerkrankungen, Autoimmunerkrankungen.
SST: Ohne ärztliche Anordnung nicht empfohlen.
NW: Überempfindlichkeit, Magen/Darm, Asthma, Haut, Immunerkrankungen.
WH: Nicht für Alkoholkranke. Vorsicht bei progredienten Systemerkrankungen.
PG: 50 ML * (EKO: N) [€ 11,05], 100 ML * (EKO: N) [€ 18,55]

Echinacin Madaus - Saft 33Z01
(Z.Nr. 1-23746) RPF. P. L03AX
ZI: Meda Pharma, Wien
Z: 100 g Lösung enthalten: Purpursonnenhutkraut-Trockenpresssaft (31,5-53,6:1) 2,34 g (entspr. Herba Echinaceae purpurea), Kalium sorbat, Xanthan gummi, Xylitol 15 g, Citronensäure, Orangen-Aroma, Wasser, gereinigtes.
EW: Immunstimulans.
AG: Unterstützende Behandlung und Prophylaxe bei rezidivierenden Atemwegsinfekten.
AA: Oral.
DO: 1. Tag: Initial 5 ml, dann alle 1-2 Std. (bis 5mal) 2,5 ml.
Ab 2. Tag und Prophylaxe: 3mal tgl. 5 ml.
Kinder (4-5 Jahre): 3mal tgl. 2,5 ml.
Kinder (6-12 Jahre): 2mal tgl. 5 ml.
Für Kinder von 1-3 Jahren nicht empfohlen.
Ununterbrochen max. 8 Wochen anwenden.
GA: Korbblütlerallergie, Erdnuss- oder Sojaallergie, erstes Lebensjahr, progrediente Systemerkrankungen, Autoimmunerkrankungen.
SST: Ohne ärztliche Anordnung nicht empfohlen.
NW: Überempfindlichkeit, Magen/Darm, Asthma, Haut, Immunerkrankungen.
WH: Behandlung bei den ersten Anzeichen einer Erkältung beginnen.
PG: 100 ML * (EKO: N) [€ 13,20]

Echinacin Madaus - Tabletten 33Z01
(Z.Nr. 1-25615) RPF. P. nicht im Handel. L03AX

Echinaforce - Tabletten 33Z01
(Z.Nr. 1-24795) RPF. P. L03AX
ZI: guterrat Gesundheitsprodukte, Innsbruck
Z: 1 Tablette enthält: Roter Sonnenhut-frisches, blühendes Kraut-Trockenrückstand eines Flüssigextrakts (1:12); Ethanol 57,3% (m/m) (Auszugsmittel) 5,9 mg (entspr. Rotes Sonnenhutkraut, frisch ca. 100-200 mg), Roter Sonnenhut-frische Wurzeln, Trockenrückstand eines Flüssigextrakts (1:11); Ethanol 57,3% (m/m) (Auszugsmittel) 0,3 mg (entspr. Rote Sonnenhutwurzel, frisch ca. 5,6-9,8 mg), Sorbitol 266,2 mg, Betadex, Siliciumdioxid, hochdisperses, Magnesium stearat, Orangen-Aroma (entspr. Saccharose 0,9 mg).
EW: Unspezifisch immunstimulierend.
AG: Unterstützend bei rezidivierenden Infektionen (banalen Erkältungs- krankheiten).
AA: Tabletten ½ Std. vor den Mahlzeiten im Mund zergehen lassen oder mit etwas Flüssigkeit einnehmen.
DO: 3(-5)mal tgl. 2 Tabletten.
Kinder ab 4 Jahre: 3-5mal tgl. 1 Tablette.
GA: Korbblütlerallergie.
SST: Nicht empfohlen.
NW: Überempfindlichkeit.
WH: Bei progredienten systemischen Erkrankungen nicht anwenden. Keine breiten Erfahrungen bei Kindern unter 12 Jahren.
PG: 120 ST * (EKO: N) [€ 12,90], **NEU** 120 ST * (EKO: N) [€ 18,95]

Echinaforce - Tropfen 33Z01
(Z.Nr. 1-24794) RPF. P. L03AX
ZI: guterrat Gesundheitsprodukte, Innsbruck
Z: 1 g (= 1,1 ml, 1 ml = 28 Tropfen) Lösung enthält: Rotes Sonnenhutkraut-Tinktur (1:12); Ethanol 57,3% (m/m) (Auszugsmittel) 0,95 g, Rote Sonnenhutwurzel-Tinktur (1:11), Ethanol 57,3% (m/m) (Auszugsmittel) 0,05 g, Ethanol 65 Vol.%, Wasser, gereinigtes.
EW: Unspezifisch immunstimulierend.
AG: Unterstützend bei rezidivierenden Infektionen (banalen Erkältungs- krankheiten).
AA: Tropfen in etwas Wasser vor den Mahlzeiten anwenden.
DO: 3-5mal tgl. 20-25 Tropfen.
Kinder ab 4 Jahren: 3-5mal tgl. 10 Tropfen.
GA: Korbblütlerallergie.
Echinaforce-Tropfen sind für Alkoholkranke nicht geeignet.
SST: Nicht empfohlen.
NW: Überempfindlichkeit.
WH: Bei progredienten systemischen Erkrankungen nicht anwenden. Keine breiten Erfahrungen bei Kindern unter 12 Jahren.
PG: 50 ML * (EKO: N) [€ 10,90], 100 ML * (EKO: N) [€ 18,60]

Echnatol - Dragees 08A
(Z.Nr. 0-11769) RP. P. n.l. R06AE03
ZI: Wabosan Arzneimittel, Wien
Z: 1 Dragee enthält: Cyclizin hydrochlorid 50 mg, Drageekern: Lactose monohydrat 26,55 mg, Maisstärke, Talkum, Gelatine, Magnesium stearat, Carmellose natrium; Drageehülle: Butylmethacrylat-Copolymer, basisch, Gummi arabicum, Talkum, Titandioxid, Reisstärke, Povidon K25, Saccharose 32,82 mg, Cochenillerot A 0,002 mg, Chinolingelb, Indigotin I,

Montanglycolwachs.
PG: 10 ST * (EKO: N) [€ 2,50 n.l.], 40 ST * (EKO: N) [€ 5,30 n.l.]

Echnatol B6 - Dragees 08A, 08B
(Z.Nr. 0-14970) RP. P. n.l. R06AE53
ZI: Wabosan Arzneimittel, Wien
Z: 1 Dragee enthält: Cyclizin hydrochlorid 50 mg, Pyridoxin hydrochlorid 25 mg (entspr. Vitamin B6), Drageekern: Lactose monohydrat 23,4 mg, Maisstärke, Talkum, Gelatine, Magnesium stearat, Carmellose natrium; Drageehülle: Butylmethacrylat-Copolymer, basisch, Gummi arabicum, Talkum, Titandioxid, Reisstärke, Povidon K25, Saccharose 48,92 mg, Chinolingelb, Indigotin I, Montanglycolwachs.
PG: 10 ST * (EKO: N) [€ 2,60 n.l.], 40 ST * (EKO: N) [€ 5,30 n.l.]

Ecomectin 10 mg/ml - Injektionslösung für Rinder, Schafe und Schweine 803A, 804A, 804B
(Z.Nr. 8-00595) NR. P. VNW. nicht im Handel. QP54AA01

Econor 10% - Arzneimittel-Vormischung zur Herstellung von Fütterungsarzneimitteln für Schweine und Kaninchen 801AZ
(Z.Nr. EU/2/98/010/*) RP. P. VNW. QJ01XQ02
ZI: Elanco, Cuxhaven, Deutschland
Z: 1 g enthält: Valnemulin hydrochlorid 106,5 mg (entspr. Valnemulin 100 mg), Hypromellose, Talkum, Siliciumdioxid, hochdisperses, Isopropyl myristat, Lactose monohydrat.
EW: Antibiotikum (Pleuromutilin), hoch wirksam gegen Mycoplasma hypopneu- moniae und Serpulia hyodysenteriae.
AG: Schweine: Behandlung und Prävention der Schweinedysenterie und der enzootischen Pneumonie der Schweins.
Behandlung der porcinen proliferativen Enteropathie (Ileitis).
Prävention der porcinen intestinalen Spirochätose (Colitis).
Kaninchen: Enzootische Kaninchen-Enteropathie.
AA: Zum Eingeben über das Futter.
DO: **Behandlung der Schweinedysenterie und der Ileitis:** TD 3-4 mg/kg KG.
Prävention der Schweinedysenterie und der Colitis: TD 1-1,5 mg/kg KG.
Enzootische Pneumonie des Schweines: TD 10-12 mg/kg KG (Econor 10% oder 50% verwenden).
Kaninchen: TD 3 mg/kg KG über 21 Tage.
GA: Schweine, die gleichzeitig Ionophore erhalten.
SST: Unbedenklichkeit nicht erwiesen.
NW: Fieber, Appetitlosigkeit, Ataxie, Festliegen, Ödeme.
WW: Ionophore (Monesin, Salinomycin, Narasin): 5 Tage Abstand, Gefahr der Intoxikation.
WH: Vorsicht bei der Anwendung bei Schweinen skandinavischer Herkunft.
Beim Einmischen Berührung mit Haut und Schleimhäuten vermeiden.
VNW: Essbare Gewebe: Schwein 1 Tag, Kaninchen 0 Tage.
PG: 1 KG VNW [€ 118,00]

Econor 50% - Arzneimittel-Vormischung zur Herstellung von Fütterungsarzneimitteln für Schweine 801AZ
(Z.Nr. EU/2/98/010/*) RP. P. VNW. nicht im Handel. QJ01XQ02

Econor 10% - Pulver zum Eingeben für Schweine 801AZ
(Z.Nr. EU/2/98/010/*) RP. P. VNW. nicht im Handel. QJ01XQ02

Ecoporc Shiga - Injektionssuspension für Schweine 823AD
(Z.Nr. EU/2/13/149/*) NR. P. E. QI09AB02
ZI: Ceva Sante Animale, Libourne, Frankreich
Z: 1 Impfdosis (1 ml) enhält: Stx2e Antigen, rekombinant, genetisch modifiziert >= 3200000 ELISA-E, Adjuvans: Aluminiumhydroxid max. 3,5 mg; Thiomersal max. 0,115 mg, Wasser für Injektionszwecke, Glutaraldehyd.
EW: Inaktivierter bakterieller Impfstoff.
AG: Aktive Immunisierung von Ferkeln ab 4 Tagen gegen Ödeme durch Stx2e Toxin produzierende E. coli (STEC).
AA: I.m.
DO: Einmalig 1 ml.
SST: Nicht empfohlen.
NW: Lokale Reaktionen, Temperaturanstieg.
PG: 1 FL VN [€ 161,40]

Edarbi 20 mg - Tabletten 10A08
(Z.Nr. EU/1/11/734/*) RP. P. C09CA09
ZI: Takeda Pharma, Taastrup, Dänemark
Z: 1 Tablette enthält: Azilsartan medoxomil 20 mg (entspr. Azilsartan medoxomil-Kalium), Mannitol, Fumarsäure, Natriumhydroxid, Hyprolose, Croscarmellose natrium, Cellulose, mikrokristalline, Magnesium stearat (pflanzlich).
EW: Angiotensin II-Antagonist.
AG: Essentielle Hypertonie.
AA: Oral.
DO: Initial 1mal tgl. 40 mg, bei älteren Patienten ev. 20 mg. MTD 80 mg.
Keine Studien an Kindern und Jugendlichen.
SST: Kontraindiziert im 2. und 3 Trimenon. Im 1. Trimenon und in der Stillzeit nicht empfohlen.
NW: Diarrhoe, Schwindel, Hypotonie, Müdigkeit, periphere Ödeme, Labor.
WW: Aliskiren (Kontraindiziert bei Diabetes oder eingeschränkter Nieren- funktion, sonst nicht empfohlen). Nicht empfohlen: Duale Blockade des Renin/Angiotensin/Aldosteron-Systems, Lithium.
Vorsicht: NSARs, Kalium beeinflussende Substanzen, duale Blockade des Renin-Angiotensin- Aldosteron-Systems.
WH: Vorsicht bei schweren Nierenschäden, Nierenarterienstenose, Klappenstenosen, hypertropher obstruktiver Kardiomyopathie, Volumen- oder Salzmangel. Keine Erfahrungen nach Nierentransplantation. Bei primärem Hyperaldosteronismus nicht empfohlen. Verkehrshinweis.
PG: 28 ST * (EKO: N) [€ 33,15]

Edarbi 40 mg - Tabletten 10A08
(Z.Nr. EU/1/11/734/*) RP. P. C09CA09
ZI: Takeda Pharma, Taastrup, Dänemark
Z: 1 Tablette enthält: Azilsartan medoxomil 40 mg (entspr. Azilsartan medoxomil-Kalium), Mannitol, Fumarsäure, Natriumhydroxid, Hyprolose, Croscarmellose natrium, Cellulose, mikrokristalline, Magnesium stearat (pflanzlich).
Kurzinformation: siehe Edarbi 20 mg - Tabletten, → S. 460
PG: 28 ST * (EKO: N) [€ 39,90]

Edarbi 80 mg - Tabletten 10A08
(Z.Nr. EU/1/11/734/*) RP. P. C09CA09
ZI: Takeda Pharma, Taastrup, Dänemark
Z: 1 Tablette enthält: Azilsartan medoxomil 80 mg (entspr. Azilsartan medoxomil-Kalium), Mannitol, Fumarsäure, Natriumhydroxid, Hyprolose, Croscarmellose natrium, Cellulose, mikrokristalline, Magnesium stearat (pflanzlich).
Kurzinformation: siehe Edarbi 20 mg - Tabletten, → S. 460
PG: 28 ST * (EKO: N) [€ 47,80]

Edistride 5 mg - Filmtabletten 06B05
(Z.Nr. EU/1/15/1052/*) NR. P. nicht im Handel. A10BK01

Edistride 10 mg - Filmtabletten 06B05
(Z.Nr. EU/1/15/1052/*) NR. P. nicht im Handel. A10BK01

Edronax 4 mg - Tabletten 49A03
(Z.Nr. 1-22230) NR. P. N06AX18
ZI: Pfizer Corporation Austria, Wien
Z: 1 Tablette enthält: Reboxetin 4 mg (entspr. Reboxetin mesilat), Cellulose, mikrokristalline, Calcium hydrogenphosphat-2-Wasser, Crospovidon, Siliciumdioxid, Magnesium stearat.
EW: Antidepressivum, Noradrenalin-Wiederaufnahmehemmer.
AG: Depressionen.
AA: Oral.
DO: 2mal tgl. 4 mg, Dosissteigerung bei Bedarf, MTD 12 mg. Für ältere Patienten nicht empfohlen. Nicht für Kinder und Jugendliche.
Eingeschränkte Leber- oder Nierenfunktion: Initial 2mal tgl. 2 mg.
SST: Nutzen/Risiko-Abwägung.
NW: Trockener Mund, Obstipation, Insomnie, vermehrtes Schwitzen, Tachykardie, Miktionsbeschwerden, Impotenz, Orthostase, Mydriasis.
WW: Nicht mit Azol-Antimykotika, Makrolidantibiotika oder Fluvoxamin ver- abreichen. Cave MAO-Hemmer (einschließlich Linezolid und Methylenblau).
Mutterkornalkaloide (Blutdruckanstieg). Keine Erfahrungen mit anderen Antidepressiva. Andere Blutdrucksenker können verstärkt werden.
WH: Vorsicht bei Krampfanfällen, Harnretention, Glaukom, kardiovaskulären Erkrankungen. Verkehrshinweis. Engmaschige Beobachtung der Patienten empfohlen. Bei Kindern und Jugendlichen nicht anwenden. Auf Suizidalität achten.
PG: 20 ST (2) (EKO: G) [€ 16,50], 60 ST (EKO: G) [€ 40,50]

Edurant 25 mg - Filmtabletten 35E04
(Z.Nr. EU/1/11/736/*) NR. P. J05AG05
ZI: Janssen-Cilag International, Beerse, Belgien
Z: 1 Filmtablette enthält: Rilpivirin 25 mg, Tablettenkern: Lactose monohydrat 56 mg, Croscarmellose natrium, Povidon K30, Polysorbat 20, Cellulose, mikrokristallin, siliziumhältig, Magnesium stearat; Filmüberzug: Lactose monohydrat, Hypromellose 2910, Titandioxid, Macrogol 3000, Triacetin.
EW: Antiviral.
AG: Kombinationstherapie von HIV-1-Infektionen bei antiretroviral nicht vorbehandelten erwachsenen Patienten.
AA: Mit einer Mahlzeit unzerkaut mit Wasser einnehmen.
DO: 1mal tgl. 1 FT, bei gleichzeitiger Gabe von Rifabutin 1mal tgl. 2 FT. Keine Daten an Kindern.
SST: Möglichst nicht anwenden, bei Anwendung in der Schwangerschaft Viruslast engmaschig überwachen; nicht stillen.
NW: Blutbild, Stoffwechsel, Enzymanstiege, Haut, Erschöpfung, Psyche (Schlaflosigkeit, Depression), Kopfschmerzen, Schwindel, Magen/Darm, Autoimmunerkrankungen (z.B. M. Basedow) im Rahmen einer Immun-Reaktivierung, Anstieg von Transaminasen und Bilirubin.
WW: Rilpivirin wird über CP3A metabolisiert.
Gegenanzeige: CYP3A-Induktoren (Carbamazepin, Phenobarbital, Phenytoin), Rifampicin, Rifapentin, Protonenpumpenhemmer, Johanniskraut.
Nicht empfohlen: Delavirdin, Efavirenz, Etravirin, Nevirapin, Makrolid-Antibiotika, systemisches Dexamethason.
Vorsicht: H2-Blocker, Antazida, Methadon, Digoxin, Dabigatran, Metformin, QT-verlängernde Substanzen.
WH: Keine Untersuchungen bei Patienten mit vorherigem virologischem Versagen unter anderer antiretroviraler Therapie. Auf Lipodystrophie, Immunreaktivierungssyndrom achten. Vorsicht bei schweren Nierenschäden. Verkehrshinweis.
PG: 30 ST RE2 (EKO: Y) [€ 412,95]

Edurant 25 mg - Filmtabletten 35E04
(Z.Nr. EU/1/11/736/*) NR. P. Parallelimport. J05AG05
V: Abacus Medicine, Copenhagen, Dänemark
Z: 1 Filmtablette enthält: Rilpivirin 25 mg, Tablettenkern: Lactose monohydrat 56 mg, Croscarmellose natrium, Povidon K30, Polysorbat 20, Cellulose, mikrokristallin, siliziumhältig, Magnesium stearat; Filmüberzug: Lactose monohydrat, Hypromellose 2910, Titandioxid, Macrogol 3000, Triacetin.
PG: 30 ST RE2 (EKO: Y) [€ 404,70]

Efatriten 600 mg/200 mg/245 mg - Filmtabletten 35E02
(Z.Nr. 1-37900) NR. P. J05AR06
ZI: Stada Arzneimittel, Wien
Z: 1 Filmtablette enthält: Efavirenz 600 mg, Emtricitabin 200 mg, Tenofovir disoproxil 245 mg (entspr. Tenofovir disoproxil succinat 300,6 mg), Tablettenkern: Cellulose, mikrokristalline, Croscarmellose Natrium, Typ A (entspr. Natrium 14,6 mg), Hydroxypropylcellulose, Natrium laurylsulfat, Magnesium stearat, Poloxamer 407, Eisenoxid rot; Filmtablettenüberzug: Poly(vinylalkohol), Titandioxid, Macrogol 3350, Talkum, Eisenoxid rot, Eisenoxid schwarz.
EW: Antivirale Kombination.
AG: HIV-1-Infektionen bei Patienten mit stabiler Virussuppression.
AA: Nüchtern bevorzugt vor dem Schlafengehen unzerkaut mit Wasser einnehmen.
DO: 1mal tgl. 1 Tablette. Wirkstoffe stehen auch als Einzelpräparate zur Verfügung. Keine Untersuchungen an Kindern und Jugendlichen.
GA: Schwere Leberschäden.
SST: Zwingende Indikationsstellung, nicht stillen. Kontrazeption (Barrieremethode) bis 12 Wochen nach Therapieende empfohlen. Vor Therapiebeginn Schwangerschaftstest für Frauen im gebärfähigen Alter empfohlen.
NW: ZNS, Magen/Darm, Haut, Müdigkeit, Psyche, Labor, Blutbild, Leber, Gewichtszunahme, Anstieg von Blutfetten und Blutglukose, Anorexie, Hitzewallungen, Niere, Autoimmunerkrankungen, mitochondriale Dysfunktion, selten Laktatazidose.
WW: Kontraindiziert: Terfenadin, Astemizol, Cisaprid, Midazolam, Triazolam, Pimozid, Bepridil, Mutterkornalkaloide, Johanniskraut, Voriconazol. Nicht empfohlen: Azatanavir/Ritonavir, Lopinavir/Ritonavir, Didanosin, nephrotoxische Arzneimittel, Carbamazepin, Amprenavir, Ritonavir, Saquinavir, Lamivudin, Ginkgo biloba-Extrakte, weitere NNRTIs. Vorsicht: Indinavir, Lopinavir, Telaprevir, Darunavir/Ritonavir, Rifabutin (-Dosis erhöhen), Rifampicin, Itraconazol, Posaconazol, Phenytoin, Phenobarbital, Sertralin, Paroxetin, Bupropion (Dosis anpassen), Kalziumkanalblocker, Statine, orale Kontrazeptiva (zusätzlich Barrieremethode empfohlen), Methadon, NSAIDs (Niere kontrollieren), Malariamittel, orale Antikoagulantien, Immunsuppressiva.
WH: Diese Arzneispezialität nicht mit anderen Arzneimitteln anwenden, die einen ihrer Wirkstoffe enthalten. Auf opportunistische Infektionen, Leberschäden, Krampfanfälle, Nierenschäden, Hautreaktionen, Lipodystrophie, Immun-Reaktivierungs-Syndrom, Osteonekrose achten. Verkehrshinweis.
PG: 30 ST RE1 (EKO: Y) [€ 307,55]

Efavirenz Sandoz 600 mg - Filmtabletten 35E04
(Z.Nr. 1-35100) NR. P. J05AG03
ZI: Sandoz, Kundl
Z: 1 Filmtablette enthält: Efavirenz 600 mg, Tablettenkern: Croscarmellose natrium, Cellulose, mikrokristalline, Natrium laurylsulfat, Hydroxypropylcellulose, Lactose monohydrat 100,3 mg, Magnesium stearat; Filmüberzug: (entspr. Hypromellose) (entspr. Chinolingelb) (entspr. Titandioxid) (entspr. Macrogol) (entspr. Eisenoxid rot).
EW: HIV-1 spezifischer nichtnukleosidaler Hemmer der reversen Transkriptase.
AG: Antivirale Kombinationsbehandlung von HIV-1 infizierten Patienten.
AA: Bevorzugt vor dem Schlafengehen nüchtern im Ganzen oder geteilt einnehmen. Nahrung erhöht Efavirenz-Exposition.
DO: Personen ab 40 kg KG: 1mal tgl. 600 mg. Filmtabletten für Kinder nicht geeignet. Keine Daten für Kinder unter 3 Monaten bzw. unter 3,5 kg KG.
In Kombination mit Voriconazol: 1mal tgl. 300 mg Efavirenz + 2mal tgl. 400 mg Voriconazol.
In Kombination mit Rifampicin TD von Efavirenz ev. auf 800 mg erhöhen.
GA: Schwere Leberschäden, schwere Herzerkrankungen (QT-Verlängerung).
SST: Zwingende Indikationsstellung in der Schwangerschaft, nicht stillen. Kontrazeption (Barrieremethode) für Frauen und Männer bis 12 Wochen nach Therapieende anwenden.
NW: ZNS (Schwindel, Schläfrigkeit), Haut (sehr häufig Ausschläge, auch schwer), Magen/Darm (Übelkeit, Diarrhoe), Leberversagen, Herz (QT- Verlängerung), Psychosen (Depression, Suizid), Gewichtszunahme, Anstieg von Blutfetten und Blutglukose, Immun-Reaktivierungs- Syndrom, Autoimmunerkrankungen (z.B. Morbus Basedow).
WW: Efavirenz ist CYP3A4- Induktor. Gegenanzeige: Proarrhythmogene Arzneimitteln wie Antiarrhythmika der Klassen IA und III, Neuroleptika, Antidepressiva, Makrolide, Fluorochinolone, Antimykotika, Flecainid, Antmalariamittel, Methadon, Terfenadin, Astemizol, Cisaprid, Midazolam, Triazolam, Pimozid, Bepridil, Mutterkornalkaloide, Johanniskraut, Elbasvir / Grazoprevir.
Nicht empfohlen: Atazanavir/Ritonavir, Fosamprenavir/Ritonavir, Saquinavir/Ritonavir, Emcitrabin + Tenofovir, Simeprevir, Ginkgo biloba, Sofosbusvir / Velpatasvir, Voxilaprevir, Glecaprevir / Pibrentasvir.
Vorsicht: Darunavir/Ritonavir, Lopinavir/Ritonavir, Telaprevir, Rifabutin, Posaconazol, Warfarin, Carbamazepin, Kalziumkanalblocker, Lipidsenker, Immunsuppressiva, Methadon, Voriconazol (Voriconazol-Dosis auf 400 mg alle 12 Stunden erhöhen und Efavirenz-Dosis auf 1mal tgl.
300 mg reduzieren), Ritonavir (zusammen schlecht verträglich), Saquinavir (alleinige Kombination nicht empfohlen), Rifampicin (TD von Efavirenz auf 800 mg erhöhen). Antikonvulsiva, Malariamittel (Artemether, Dihydroartemisinin, Lumefantrin), Statine. Falsch positive Urintests auf Cannabinoide.
WH: Nicht zur Monotherapie der HIV-Infektion. Verkehrshinweis. Auf Hautausschläge, psychiatrische Störungen (Suizidgefahr), Osteonekrose, ZNS-Symptome achten. Erhöhte Lebertoxizität bei chronischer Hepatitis B oder C. Auf Immun-Reaktivierungs-Syndrom achten.
PG: 30 ST RE2 (EKO: Y) [€ 233,15]

Efavirenz Teva 600 mg - Filmtabletten 35E04
(Z.Nr. EU/1/11/742/*) NR. P. nicht im Handel. J05AG03

Efavirenz/Emtricitabin/Tenofovirdisoproxil Krka 600 mg/200 mg/245 mg - Filmtabletten 35E02
(Z.Nr. EU/1/17/1263/*) NR. P. J05AR06
ZI: Krka, Novo Mesto, Slowenien
Z: 1 Filmtablette enthält: Efavirenz 600 mg, Emtricitabin 200 mg, Tenofovir disoproxil 245 mg (entspr. Tenofovir disoproxil succinat), Tablettenkern: Cellulose, mikrokristalline, Hyprolose Typ EF, Natrium laurylsulfat, Croscarmellose natrium, Eisen(III)-oxid, Magnesium stearat, Natriumstearylfumarat; Tablettenfilm: Poly(vinylalkohol), Macrogol 3350, Titandioxid, Talkum, Eisen(III)-oxid, Eisen(III)-hydroxid-oxid x H2O.
EW: Antivirale Kombination.
AG: HIV-1-Infektionen bei Patienten mit stabiler Virussuppression.
AA: Nüchtern bevorzugt vor dem Schlafengehen unzerkaut mit Wasser einnehmen.
DO: 1mal tgl. 1 Tablette. Wirkstoffe stehen auch als Einzelpräparate zur Verfügung. Keine Untersuchungen an Kindern und Jugendlichen.

GA: Schwere Leberschäden, QT-Verlängerung, Herzrhythmusstörungen, kongestive Herzinsuffizienz, schwere Elektrolytstörungen.
SST: Zwingende Indikationsstellung, nicht stillen. Kontrazeption (Barrieremethode) bis 12 Wochen nach Therapieende empfohlen. Vor Therapiebeginn Schwangerschaftstest für Frauen im gebärfähigen Alter empfohlen.
NW: ZNS, Magen/Darm, Haut, Müdigkeit, Psyche, Labor, Blutbild, Leber, Gewichtszunahme, Anstieg von Blutfetten und Blutglukose, Anorexie, Hitzewallungen, Niere, Autoimmunerkrankungen, mitochondriale Dysfunktion, selten Laktatazidose.
WW: Kontraindiziert: Elbasvir/Grazoprevir, Terfenadin, Astemizol, Cisaprid, Midazolam, Triazolam, Pimozid, Bepridil, Mutterkornalkaloide, Johanniskraut, Voriconazol. Nicht empfohlen: Azatanavir/Ritonavir, Lopinavir/Ritonavir, Didanosin, nephrotoxische Arzneimittel, Carbamazepin, Amprenavir, Ritonavir, Saquinavir, Lamivudin, Ginkgo biloba-Extrakte, weitere NNRTIs. Vorsicht: Indinavir, Lopinavir, Telaprevir, Darunavir/Ritonavir, Rifabutin (-Dosis erhöhen), Rifampicin, Itraconazol, Posaconazol, Phenytoin, Phenobarbital, Sertralin, Paroxetin, Bupropion (Dosis anpassen), Kalziumkanalblocker, Statine, orale Kontrazeptiva (zusätzlich Barrieremethode empfohlen), Methadon, NSAIDs (Niere kontrollieren), Malariamittel, orale Antikoagulantien, Immunsuppressiva.
WH: Diese Arzneispezialität nicht mit anderen Arzneimitteln anwenden, die einen ihrer Wirkstoffe enthalten. Auf opportunistische Infektionen, Leberschäden, Krampfanfälle, Nierenschäden, Hautreaktionen, Lipodystrophie, Immun-Reaktivierungs-Syndrom, Osteonekrose achten. Verkehrshinweis.
PG: 30 ST RE1 (EKO: Y) [€ 307,55]

Efavirenz/Emtricitabin/Tenofovirdisoproxil Mylan 600 mg/200 mg/245 mg - Filmtabletten 35E02
(Z.Nr. EU/1/17/1222/*) NR. P. J05AR06
ZI: Mylan, Saint Priest, Frankreich
Z: 1 Filmtablette enthält: Efavirenz 600 mg, Emtricitabin 200 mg, Tenofovir disoproxil 245 mg (entspr. Tenofovir disoproxil maleat), Tablettenkern: Croscarmellose natrium, Hyprolose, Magnesium stearat (pflanzlich), Cellulose, mikrokristalline, Siliciumdioxid, hochdisperses, Natrium metabisulfit 7,5 mg, Lactose monohydrat 105,5 mg, Eisen(III)-oxid; Filmüberzug: Eisen(III)-hydroxid-oxid x H2O, Eisen(III)-oxid, Macrogol, Poly(vinylalkohol), Talkum, Titandioxid.
EW: Antivirale Kombination.
AG: HIV-1-Infektionen bei Patienten mit stabiler Virussuppression.
AA: Nüchtern bevorzugt vor dem Schlafengehen unzerkaut mit Wasser einnehmen.
DO: 1mal tgl. 1 Tablette. Wirkstoffe stehen auch als Einzelpräparate zur Verfügung. Keine Untersuchungen an Kindern und Jugendlichen.
GA: Schwere Leberschäden.
SST: Zwingende Indikationsstellung, nicht stillen. Kontrazeption (Barrieremethode) bis 12 Wochen nach Therapieende empfohlen. Vor Therapiebeginn Schwangerschaftstest für Frauen im gebärfähigen Alter empfohlen.
NW: ZNS, Magen/Darm, Haut, Müdigkeit, Psyche, Labor, Blutbild, Leber, Gewichtszunahme, Anstieg von Blutfetten und Blutglukose, Anorexie, Hitzewallungen, Niere, Autoimmunerkrankungen, mitochondriale Dysfunktion, selten Laktatazidose.
WW: Kontraindiziert: Terfenadin, Astemizol, Cisaprid, Midazolam, Triazolam, Pimozid, Bepridil, Mutterkornalkaloide, Johanniskraut, Voriconazol, Elbasvir/Grazoprevir.
Nicht empfohlen: Azatanavir/Ritonavir, Lopinavir/Ritonavir, Sofosbuvir/Velpatasvir/Voxilaprevir, Didanosin, nephrotoxische Arzneimittel, Carbamazepin, Amprenavir, Ritonavir, Saquinavir, Lamivudin, Ginkgo biloba-Extrakte, weitere NNRTIs.
Vorsicht: Indinavir, Lopinavir, Telaprevir, Darunavir/Ritonavir, Rifabutin (Dosis erhöhen), Rifampicin, Itraconazol, Posaconazol, Phenytoin, Phenobarbital, Sertralin, Paroxetin, Bupropion (Dosis anpassen), Kalziumkanalblocker, Statine, orale Kontrazeptiva (zusätzlich Barrieremethode empfohlen), Methadon, NSAIDs (Niere kontrollieren), Malariamittel, orale Antikoagulantien, Immunsuppressiva.
WH: Diese Arzneispezialität nicht mit anderen Arzneimitteln anwenden, die einen ihrer Wirkstoffe enthalten. Auf opportunistische Infektionen, Leberschäden, Krampfanfälle, Nierenschäden, Hautreaktionen, Lipodystrophie, Immun-Reaktivierungs-Syndrom, Osteonekrose achten. Verkehrshinweis.
PG: 30 ST * (EKO: N) [€ 302,15]

Efavirenz/Emtricitabin/Tenofovirdisoproxil ratiopharm 600 mg/200 mg/245 mg - Filmtabletten 35E02
(Z.Nr. 1-37559) NR. P. J05AR06
ZI: Teva, Haarlem, Niederlande
Z: 1 Filmtablette enthält: Efavirenz 600 mg, Emtricitabin 200 mg, Tenofovir disoproxil 245 mg (entspr. Tenofovir disoproxil phosphat 291,22 mg) (entspr. Tenofovir 136 mg), Filmtablettenkern: Cellulose, mikrokristalline, Croscarmellose natrium, Mannitol, Hydroxypropylcellulose, Hydroxypropylcellulose niedrig substituiert, Poloxamer 407, Crospovidon; Hypromellose, Pflanzenöl, hydriert, Natriumstearylfumarat; Filmüberzug: Opadry II 85F240144 pink (entspr. Poly(vinylalkohol), partiell hydrolysiert) (entspr. Titandioxid) (entspr. Macrogol 3350) (entspr. Talkum) (entspr. Carmin).
EW: Antivirale Kombination.
AG: HIV-1-Infektionen bei Patienten mit stabiler Virussuppression.
AA: Nüchtern bevorzugt vor dem Schlafengehen unzerkaut mit Wasser einnehmen.
DO: 1mal tgl. 1 Tablette. Wirkstoffe stehen auch als Einzelpräparate zur Verfügung. Keine Untersuchungen an Kindern und Jugendlichen.
GA: Schwere Leberschäden, QT-Verlängerung, Herzrhythmusstörungen, kongestive Herzinsuffizienz, schwere Elektrolytstörungen.
SST: Zwingende Indikationsstellung, nicht stillen. Kontrazeption (Barrieremethode) bis 12 Wochen nach Therapieende empfohlen. Vor Therapiebeginn Schwangerschaftstest für Frauen im gebärfähigen Alter empfohlen.
NW: ZNS, Magen/Darm, Herz (QT-Verlängerung), Haut, Müdigkeit, Psyche, Labor, Blutbild, Leber, Gewichtszunahme, Anstieg von Blutfetten und Blutglukose, Anorexie, Hitzewallungen, Niere, Autoimmunerkrankungen, mitochondriale Dysfunktion, selten Laktatazidose.
WW: Kontraindiziert: Elbasvir/Grazoprevir, QT-verlängernde Arzneimittel (z.B. Methadon, Antiarrhythmika Klasse IA und III, Neuroleptika), Terfenadin, Astemizol, Cisaprid, Midazolam, Triazolam, Pimozid, Bepridil, Mutterkornalkaloide, Johanniskraut, Voriconazol. Nicht empfohlen: Azatanavir/Ritonavir, Lopinavir/Ritonavir, Sofosbuvir/Velpatasvir/(Voxilaprevir), Didanosin, nephrotoxische Arzneimittel, Carbamazepin, Amprenavir, Ritonavir, Saquinavir, Lamivudin, Ginkgo biloba-Extrakte, weitere NNRTIs.
Vorsicht: Indinavir, Lopinavir, Telaprevir, Darunavir/Ritonavir, Rifabutin (-Dosis erhöhen), Rifampicin, Itraconazol, Posaconazol, Phenytoin, Phenobarbital, Sertralin, Paroxetin, Bupropion (Dosis anpassen), Kalziumkanalblocker, Statine, orale Kontrazeptiva (zusätzlich Barrieremethode empfohlen), Methadon, NSAIDs (Niere kontrollieren), Malariamittel, orale Antikoagulantien, Immunsuppressiva.
WH: Diese Arzneispezialität nicht mit anderen Arzneimitteln anwenden, die einen ihrer Wirkstoffe enthalten. Auf opportunistische Infektionen, Leberschäden, Krampfanfälle, Nierenschäden, Hautreaktionen, Lipodystrophie, Immun-Reaktivierungs-Syndrom, Osteonekrose achten. Verkehrshinweis.
PG: 30 ST RE1 (EKO: Y) [€ 307,55]

Efavirenz/Emtricitabin/Tenofovirdisoproxil Zentiva 600 mg/200 mg/245 mg - Filmtabletten 35E02
(Z.Nr. EU/1/17/1210/*) NR. P. nicht im Handel. J05AR06

Efdege 1,0 GBq/ml - Injektionslösung 24F01
(Z.Nr. 4-00020) NR. N. nicht im Handel. V09IX04

Efectin ER 37,5 mg - Hartkapseln, retardiert 49A04
(Z.Nr. 1-24637) NR. P. nicht im Handel. N06AX16

Efectin ER 75 mg - Hartkapseln, retardiert 49A04
(Z.Nr. 1-23042) NR. P. N06AX16
ZI: Pfizer Corporation Austria, Wien
Z: 1 Kapsel enthält: Venlafaxin 75 mg (entspr. Venlafaxin hydrochlorid 84,85 mg), Kapselinhalt: Cellulose, mikrokristalline, Ethylcellulose, Hypromellose, Talkum; Kapselhülle: Gelatine, Eisenoxid rot, Eisenoxid gelb, Titandioxid, Drucktinte: (entspr. Schellack) (entspr. Eisenoxid rot) (entspr. Ammoniumhydroxid) (entspr. Simeticon) (entspr. Propylenglycol).
EW: Antidepressivum.
AG: Depressionen (Therapie und Rückfallprävention), generalisierte Angststörung, Sozialphobie.
AA: Unzerkaut zu den Mahlzeiten mit Flüssigkeit.
DO: TD 75(-225) mg als ED. Dosissteigerung in Intervallen von 2 Wochen (mindestens 4 Tagen). MTD bei schweren Depressionen 375 mg. Dosisreduktion bei schweren Leber- oder Nierenschäden, Hämodialyse.
GA: Hypertonie, Glaukom, Miktionsstörungen, Leber-, Niereninsuffizienz.
SST: Strenge Nutzen/Risiko-Abwägung, nicht stillen. Erhöhtes Risiko einer persistierenden pulmonalen Hypertonie beim Neugeborenen beachten.
NW: Magen/Darm, ZNS (Kopfschmerzen), Schwitzen, Kreislauf (Hypertension), Haut, QT-Verlängerung, Vegetativum, Ödeme, Blutungen, suizidales Verhalten, Sehstörungen, Urogenitale, ungewollte Schwangerschaften, vereinzelt Rhabdomyolyse, sexuelle Funktionsstörungen.
WW: Kontraindiziert: MAO-Hemmer (bis 14 Tage Abstand). Nicht empfohlen: Serotonin-Vorläufer (z.B. Tryptophan), QT-verlängernde Substanzen. Vorsicht: Substanzen mit Wirkung auf das

Serotonin-System (Serotoninsyndrom), andere ZNS-aktive Stoffe, Metoprolol. Cave Alkohol. Falsch positive Urin Immunoassay-Screeningtests für Phencyclidin und Amphetamin möglich.
WH: Vorsicht bei Epilepsie, frischem Myokardinfarkt, instabilen Herz-Erkrankungen. Diabetes-Therapie anpassen.
Dosis schrittweise ändern, nicht abrupt absetzen! Verkehrshinweis. Erhöhtes Suizid-Risiko beachten. Cave MAO-Hemmer! Bei Kindern und Jugendlichen nicht anwenden. Auf Serotonin-Syndrom achten.
Kontrollen: Blutdruck, Leber, Niere.
PG: 10 ST (2) (EKO: G) [€ 3,25], 30 ST (EKO: G) [€ 9,80]

Efectin ER 150 mg - Hartkapseln, retardiert 49A04
(Z.Nr. 1-23043) NR. P. N06AX16
ZI: Pfizer Corporation Austria, Wien
Z: 1 Kapsel enthält: Venlafaxin 150 mg (entspr. Venlafaxin hydrochlorid 169,7 mg), Kapselinhalt: Cellulose, mikrokristalline, Ethylcellulose, Hypromellose, Talkum; Kapselhülle: Gelatine, Eisenoxid rot, Eisenoxid gelb, Titandioxid, Drucktinte: (entspr. Schellack) (entspr. Propylenglycol) (entspr. Natriumhydroxid) (entspr. Povidon) (entspr. Titandioxid).
Kurzinformation: siehe Efectin ER 75 mg - Hartkapseln, retardiert, → S. 462
PG: 10 ST (2) (EKO: G) [€ 6,90], 30 ST (EKO: G) [€ 19,35]

🐾 Efex 10 mg - Kautabletten für Katzen und Hunde 812AD
(Z.Nr. 8-01172) NR. P. QJ01MA93
ZI: Dechra Regulatory, Bladel, Niederlande
Z: 1 Kautablette enthält: Marbofloxacin 10 mg, Lactose monohydrat, Copovidon, Siliciumdioxid, hochdisperses, Croscarmellose natrium, Rizinusöl, hydriertes, Schweineleberaroma Pulver, Hefe-Trockenextrakt mit Malzzusatz, Cellulose, mikrokristalline.
EW: Antibiotikum (Gyrasehemmer).
AG: Katzen: Haut- und Weichteilinfektionen, Infektionen der oberen Atemwege.
Hunde: Haut- und Weichteilinfektionen, Harnwegs- oder Atemwegsinfektionen.
AA: Zum Eingeben.
DO: 1mal tgl. 2 mg/kg KG, bei Katzen über 3-5 Tage, bei Hunden über 5-40 Tage.
GA: Hunde unter 12 Monaten (bei großen Rassen unter 18 Monaten), Katzen unter 16 Wochen.
SST: Nutzen/Risiko-Abwägung.
NW: Erbrechen, weicher Kot, verändertes Durstgefühl, Aktivitätssteigerung.
WW: Vorsicht: Orale Kationen, Theophyllin.
WH: Vorsicht bei Epilepsie.
PG: 120 ST VT [€ 131,05]

🐾 Efex 40 mg - Kautabletten für Hunde 812AD
(Z.Nr. 8-01173) NR. P. QJ01MA93
ZI: Ceva Sante Animale, Libourne, Frankreich
Z: 1 Kautablette enthält: Marbofloxacin 40 mg, Lactose monohydrat, Copovidon, Siliciumdioxid, hochdisperses, Croscarmellose natrium, Rizinusöl, hydriertes, Schweineleberaroma Pulver, Hefe-Trockenextrakt mit Malzzusatz, Cellulose, mikrokristalline.
EW: Antibiotikum (Gyrasehemmer).
AG: Haut- und Weichteilinfektionen, Harnwegs- oder Atemwegsinfektionen.
AA: Zum Eingeben.
DO: 1mal tgl. 2 mg/kg KG über 5-40 Tage.
GA: Hunde unter 12 Monaten (bei großen Rassen unter 18 Monaten).
SST: Nutzen/Risiko-Abwägung.
NW: Erbrechen, weicher Kot, verändertes Durstgefühl, Aktivitätssteigerung.
WW: Vorsicht: Orale Kationen, Theophyllin.
WH: Vorsicht bei Epilepsie.
PG: 120 ST VT [€ 248,50]

🐾 Efex 100 mg - Kautabletten für Hunde 812AD
(Z.Nr. 8-01174) NR. P. QJ01MA93
ZI: Ceva Sante Animale, Libourne, Frankreich
Z: 1 Kautablette enthält: Marbofloxacin 100 mg, Lactose monohydrat, Copovidon, Siliciumdioxid, hochdisperses, Croscarmellose natrium, Rizinusöl, hydriertes, Schweineleberaroma Pulver, Cellulose, mikrokristalline, Hefe-Trockenextrakt mit Malzzusatz.
Kurzinformation: siehe Efex 40 mg - Kautabletten für Hunde, → S. 463
PG: 120 ST VT [€ 430,30]

Effentora 100 Mikrogramm - Buccaltabletten 02A04
(Z.Nr. EU/1/08/441/*) NR. SG. P. N02AB03
ZI: Teva, Haarlem, Niederlande
Z: 1 Tablette enthält: Fentanyl 100 µg (entspr. Fentanylcitrat), Mannitol, Carboxymethylstärke, Natrium Typ A, Natriumhydrogencarbonat, Natriumcarbonat (entspr. Natrium 10 mg), Citronensäure, Magnesium stearat.
EW: Opioid-Analgetikum; Morphin-Rezeptoragonist.
AG: Durchbruchschmerzen bei erwachsenen Krebspatienten mit Opioid-Basistherapie.
AA: In Mundhöhle. Tablette unmittelbar nach der Entnahme aus der Blistereinheit im Ganzen in eine der Wangentaschen einlegen, bis sich die Tablette aufgelöst hat (14 - 25 min).
Tablette nicht aus Blister drücken, sondern Folie abziehen! Wahlweise auch sublinguale Anwendung möglich.
Bei Patienten mit Xerostomie vor der Anwendung Wasser trinken. Nicht lutschen, kauen oder schlucken. Während Anwendung nichts essen oder trinken.
DO: Initial 100 mcg; Dosissteigerung nach Bedarf. MED 800 mcg. Dosistitration siehe Austria Codex - Fachinformation.
Möglichst wenig verschiedene Wirkstärken gleichzeitig anwenden. Nicht 2 verschiedene Fentanyl-Formulierungen gleichzeitig anwenden.
Keine Daten an Kindern und Jugendlichen.
GA: Patienten ohne Opioid-Basistherapie, schwere Atemdepression, schwere obstruktive Lungenerkrankungen.
SST: Strenge Indikationsstellung in der Schwangerschaft, nicht während der Wehen und Geburt anwenden. Bei Langzeitgabe während der Schwangerschaft Opioid-Entzugssyndrom beim Neugeborenen möglich. Bis mind. 5 Tage nach der letzten Einnahme nicht stillen.
NW: Opioid-typisch: ZNS (Kopfschmerzen, Sedierung), Magen/Darm, Haut, Hyperhidrosis, Überempfindlichkeit, Psyche, Atemdepression, Kreislaufabfall, Schock, hormonelle Veränderungen. Anorexie, lokale Reaktionen.
WW: Andere ZNS-Dämpfer verstärkt. Cave Alkohol! Besondere Vorsicht: Benzodiazepine (Atemdepression). .
Nicht empfohlen: MAO-Hemmer (14 Tage Abstand), partielle Opioid-Agonisten/Antagonisten (Entzugssymptome).
Vorsicht: CYP3A4-Inhibitoren, serotonerge Substanzen (Serotoninsyndrom).
GE: Toleranz und Abhängigkeit möglich (Opiat).
WH: Absetzen, wenn keine Durchbruchschmerzattacken mehr auftreten. Auf Atemdepression achten. Vorsicht bei Bradykardie, erhöhtem Hirndruck, Leber-, Nierenschäden, Hypotonie. Abhängigkeit möglich. Verkehrshinweis.
Bei Überdosierung Antidot Naloxon.
PG: 4 ST * (EKO: N) [€ 44,75], 28 ST * (EKO: N) [€ 208,10]

Effentora 100 Mikrogramm - Buccaltabletten 02A04
(Z.Nr. EU/1/08/441/*) NR. SG. P. N02AB03
Parallelimport. nicht im Handel.

Effentora 200 Mikrogramm - Buccaltabletten 02A04
(Z.Nr. EU/1/08/441/*) NR. SG. P. N02AB03
ZI: Teva, Haarlem, Niederlande
Z: 1 Tablette enthält: Fentanyl 200 µg (entspr. Fentanylcitrat), Mannitol, Carboxymethylstärke, Natrium Typ A, Natriumhydrogencarbonat, Natriumcarbonat (entspr. Natrium 20 mg), Citronensäure, Magnesium stearat.
Kurzinformation: siehe Effentora 100 Mikrogramm - Buccaltabletten, → S. 463
PG: 4 ST * (EKO: N) [€ 44,75], 28 ST * (EKO: N) [€ 208,10]

Effentora 200 Mikrogramm - Buccaltabletten 02A04
(Z.Nr. EU/1/08/441/*) NR. SG. P. N02AB03
Parallelimport. nicht im Handel.

Effentora 400 Mikrogramm - Buccaltabletten 02A04
(Z.Nr. EU/1/08/441/*) NR. SG. P. N02AB03
ZI: Teva, Haarlem, Niederlande
Z: 1 Tablette enthält: Fentanyl 400 µg (entspr. Fentanylcitrat), Mannitol, Carboxymethylstärke, Natrium Typ A, Natriumhydrogencarbonat, Natriumcarbonat (entspr. Natrium 20 mg), Citronensäure, Magnesium stearat.
Kurzinformation: siehe Effentora 100 Mikrogramm - Buccaltabletten, → S. 463
PG: 28 ST * (EKO: N) [€ 208,10]

Effentora 600 Mikrogramm - Buccaltabletten 02A04
(Z.Nr. EU/1/08/441/*) NR. SG. P. N02AB03
ZI: Teva, Haarlem, Niederlande
Z: 1 Tablette enthält: Fentanyl 600 µg (entspr. Fentanylcitrat), Mannitol, Carboxymethylstärke, Natrium Typ A, Natriumhydrogencarbonat, Natriumcarbonat (entspr. Natrium 20 mg), Citronensäure, Magnesium stearat.

Kurzinformation: siehe Effentora 100 Mikrogramm - Buccaltabletten, → S. 463
PG: 28 ST * (EKO: N) [€ 254,10]

Effentora 800 Mikrogramm - Buccaltabletten 02A04
(Z.Nr. EU/1/08/441/*) NR. SG. P. N02AB03
ZI: Teva, Haarlem, Niederlande
Z: 1 Tablette enthält: Fentanyl 800 µg (entspr. Fentanylcitrat), Mannitol, Carboxymethylstärke, Natrium Typ A, Natriumhydrogencarbonat, Natriumcarbonat (entspr. Natrium 20 mg), Citronensäure, Magnesium stearat.
Kurzinformation: siehe Effentora 100 Mikrogramm - Buccaltabletten, → S. 463
PG: 28 ST * (EKO: N) [€ 254,10]

Efficib 50 mg/850 mg - Filmtabletten 06B06
(Z.Nr. EU/1/08/457/*) NR. P. nicht im Handel. A10BD07

Efficib 50 mg/1000 mg - Filmtabletten 06B06
(Z.Nr. EU/1/08/457/*) NR. P. nicht im Handel. A10BD07

Effipro 50 mg - Lösung zum Auftropfen für Katzen 804B, 804D
(Z.Nr. 8-00799) RPF. P.
QP53AX15
ZI: Virbac, Carros, Frankreich
Z: 1 Pipette mit 0,5 ml Lösung enthält: Fipronil 50 mg, Butylhydroxyanisol 0,1 mg, Butylhydroxytoluol 0,05 mg, Benzylalkohol, Diethylenglycolmonoethylether.
EW: Lokales Ektoparasitikum.
AG: Floh- und Zeckenbefall (insektizid bis 5 Wochen). Teil des Behandlungs- plans zur Kontrolle der Flohallergiedermatitis.
AA: Äußerlich.
DO: 1 Pipette pro Tier.
GA: Katzenwelpen unter 2 Monaten bzw. 1 kg KG, kranke oder genesende Tiere, Kaninchen.
SST: Nutzen/Risiko-Abwägung.
NW: Speichelfluss, Haut, neurologische Symptome, Erbrechen.
WH: Gegen Flohallergiedermatitis monatlich anwenden. Kontakt mit Augen vermeiden. Nicht auf Wunden oder Hautläsionen anwenden.
PG: 4 ST VT [€ 24,90]

Effipro 67 mg - Lösung zum Auftropfen für kleine Hunde 804B, 804D
(Z.Nr. 8-00801) RPF. P.
QP53AX15
ZI: Virbac, Carros, Frankreich
Z: 1 Pipette mit 0,67 ml Lösung enthält: Fipronil 67 mg, Butylhydroxyanisol 0,134 mg, Butylhydroxytoluol 0,067 mg, Benzylalkohol, Diethylenglycolmonoethylether.
EW: Lokales Ektoparasitikum.
AG: Floh- und Zeckenbefall (insektizid bis 5 Wochen). Teil des Behandlungsplans zur Kontrolle der Flohallergiedermatitis.
AA: Äußerlich.
DO: 1 Pipette pro Tier (2-10 kg KG).
GA: Hundewelpen unter 2 Monaten bzw. 2 kg KG, kranke oder genesende Tiere, Kaninchen.
SST: Nutzen/Risiko-Abwägung.
NW: Speichelfluss, Haut, neurologische Symptome, Erbrechen.
WH: Gegen Flohallergiedermatitis monatlich anwenden. Kontakt mit Augen vermeiden. Nicht auf Wunden oder Hautläsionen anwenden.
PG: 4 ST VT [€ 26,75]

Effipro 134 mg - Lösung zum Auftropfen für mittelgroße Hunde 804B, 804D
(Z.Nr. 8-00802) RPF. P.
QP53AX15
ZI: Virbac, Carros, Frankreich
Z: 1 Pipette mit 1,34 ml Lösung enthält: Fipronil 134 mg, Butylhydroxyanisol 0,268 mg, Butylhydroxytoluol 0,134 mg, Benzylalkohol, Diethylenglycolmonoethylether.
EW: Lokales Ektoparasitikum.
AG: Floh- und Zeckenbefall (insektizid bis 5 Wochen). Teil des Behandlungsplans zur Kontrolle der Flohallergiedermatitis.
AA: Äußerlich.
DO: 1 Pipette pro Tier (10-20 kg KG).
GA: Hundewelpen unter 2 Monaten bzw. 2 kg KG, kranke oder genesende Tiere, Kaninchen.
SST: Nutzen/Risiko-Abwägung.
NW: Speichelfluss, Haut, neurologische Symptome, Erbrechen.
WH: Gegen Flohallergiedermatitis monatlich anwenden. Kontakt mit Augen vermeiden. Nicht auf Wunden oder Hautläsionen anwenden.
PG: 4 ST VT [€ 29,60]

Effipro 268 mg - Lösung zum Auftropfen für große Hunde 804B, 804D
(Z.Nr. 8-00800) RPF. P.
QP53AX15
ZI: Virbac, Carros, Frankreich
Z: 1 Pipette mit 2,68 ml Lösung enthält: Fipronil 268 mg, Butylhydroxyanisol 0,536 mg, Butylhydroxytoluol 0,268 mg, Benzylalkohol, Diethylenglycolmonoethylether.
EW: Lokales Ektoparasitikum.
AG: Floh- und Zeckenbefall (insektizid bis 5 Wochen). Teil des Behandlungsplans zur Kontrolle der Flohallergiedermatitis.
AA: Äußerlich.
DO: 1 Pipette pro Tier (20-40 kg KG).
GA: Hundewelpen unter 2 Monaten bzw. 2 kg KG, kranke oder genesende Tiere, Kaninchen.
SST: Nutzen/Risiko-Abwägung.
NW: Speichelfluss, Haut, neurologische Symptome, Erbrechen.
WH: Gegen Flohallergiedermatitis monatlich anwenden. Kontakt mit Augen vermeiden. Nicht auf Wunden oder Hautläsionen anwenden.
PG: 4 ST VT [€ 36,80]

Effipro 402 mg - Lösung zum Auftropfen für sehr große Hunde 804B, 804D
(Z.Nr. 8-00803) RPF. P. nicht im Handel.
QP53AX15

Effipro 2,5 mg/ml - Spray zur Anwendung auf der Haut, Lösung für Katzen und Hunde 804B, 804D
(Z.Nr. 8-00798) RPF. P.
QP53AX15
ZI: Virbac, Carros, Frankreich
Z: 1 ml Spray enthält: Fipronil 2,5 mg, Copovidon, 2-Propanol, Wasser, gereinigtes.
EW: Lokales Ektoparasitikum.
AG: Floh-, Zecken-, Haarlingsbefall bei Hunden und Katzen.
AA: Äußerlich.
DO: ED 3-6 ml/kg KG; zwischen den Behandlungen mindestens 4 Wochen warten.
GA: Kranke oder genesende Tiere, Kaninchen.
SST: Nutzen/Risiko-Abwägung.
NW: Speichelfluss, Haarausfall, Juckreiz, sehr selten reversible neuro- logische Symptome, Erbrechen, Atemprobleme.
WH: Nicht in die Augen oder direkt auf Hautläsionen sprühen.
PG: **100** 1 ST VT [€ 22,80], **250** 1 ST VT [€ 34,05], **500** 1 ST VT [€ 52,55]

Effipro Duo 50 mg/60 mg - Lösung zum Auftropfen für Katzen 804B, 804D
(Z.Nr. 8-36657) RP. P.
QP53AX65
ZI: Virbac, Carros, Frankreich
Z: 1 Pipette zu 0,5 ml enthält: Fipronil 50 mg, Pyriproxifen 60 mg, Butylhydroxyanisol 0,1 mg, Butylhydroxytoluol 0,05 mg, Diethylenglycolmonoethylether.
EW: Lokale ektoparasitische Kombination.
AG: Flohbefall bei Katzen (allein oder in Verbindung mit Zecken). Zeckenbefall.
AA: Auf die Haut auftropfen.
DO: 1 Pipette pro Katze mit 1-6 kg KG. 2 Pipetten für Katzen über 6 kg KG.
Wiederholung frühestens nach 4 Wochen.
GA: Katzenwelpen unter 10 Wochen, Katzen unter 1 kg KG, Kaninchen.
SST: Nutzen/Risiko-Abwägung.
NW: Lokale Reaktionen, Speichelfluss, neurologische Symptome, Erbrechen.
WH: Vorsicht bei kranken und geschwächten Tieren. Kontakt mit Augen vermeiden. Nicht auf Wunden oder Hautläsionen anwenden.
PG: 4 ST VT [€ 32,05]

Effipro Duo 67 mg/20 mg - Lösung zum Auftropfen für kleine Hunde 804B, 804D
(Z.Nr. 8-36469) RP. P.
QP53AX65
ZI: Virbac, Carros, Frankreich
Z: 1 Pipette zu 0,67 ml enthält: Fipronil 67 mg, Pyriproxifen 20,1 mg, Butylhydroxyanisol 0,134 mg, Butylhydroxytoluol 0,067 mg, Diethylenglycolmonoethylether.

EW: Lokales Ektoparasitikum.
AG: Flohbefall (allein oder in Verbindung mit Zecken), Zeckenbefall.
AA: Äußerlich.
DO: 1 Pipette pro Tier (2-10 kg KG).
GA: Kaninchen.
SST: Nutzen/Risiko-Abwägung.
NW: Feuchtes Aussehen, leichte Schuppenbildung, Juckreiz, Haarausfall, Speichelfluss, neurologische Symptome, Atemprobleme, Erbrechen.
WH: Schamponieren oder ein Wasserbad unmittelbar nach der Behandlung kann Dauer der Wirksamkeit verringern.
PG: 4 ST VT [€ 33,90]

Effipro Duo 100 mg/120 mg - Lösung zum Auftropfen für sehr große Katze 804B, 804D
(Z.Nr. 8-36658) RP. P.
QP53AX65

ZI: Virbac, Carros, Frankreich
Z: 1 Pipette zu 1 ml enthält: Fipronil 100 mg, Pyriproxifen 120 mg, Butylhydroxyanisol 0,2 mg, Butylhydroxytoluol 0,1 mg, Diethylenglycolmonoethylether.
EW: Lokale ektoparasitische Kombination.
AG: Flohbefall bei Katzen (allein oder in Verbindung mit Zecken). Zeckenbefall.
AA: Auf die Haut auftropfen.
DO: 1 Pipette für Katzen von 6-12 kg KG. Wiederholung frühestens nach 4 Wochen.
GA: Katzenwelpen unter 10 Wochen, Katzen unter 1 kg KG, Kaninchen.
SST: Nutzen/Risiko-Abwägung.
NW: Lokale Reaktionen, Speichelfluss, neurologische Symptome, Erbrechen.
WH: Vorsicht bei kranken und geschwächten Tieren. Kontakt mit Augen vermeiden. Nicht auf Wunden oder Hautläsionen anwenden.
PG: 4 ST VT [€ 37,50]

Effipro Duo 134 mg/40 mg - Lösung zum Auftropfen für mittelgroße Hunde 804B, 804D
(Z.Nr. 8-36470) RP. P.
QP53AX65

ZI: Virbac, Carros, Frankreich
Z: 1 Pipette zu 1,34 ml enthält: Fipronil 134 mg, Pyriproxifen 40,2 mg, Butylhydroxyanisol 0,268 mg, Butylhydroxytoluol 0,134 mg, Diethylenglycolmonoethylether.
EW: Lokales Ektoparasitikum.
AG: Flohbefall (allein oder in Verbindung mit Zecken), Zeckenbefall.
AA: Äußerlich.
DO: 1 Pipette pro Tier (10-20 kg KG).
GA: Kaninchen.
SST: Nutzen/Risiko-Abwägung.
NW: Feuchtes Aussehen, leichte Schuppenbildung, Juckreiz, Haarausfall, Speichelfluss, neurologische Symptome, Atemprobleme, Erbrechen.
WH: Schamponieren oder ein Wasserbad unmittelbar nach der Behandlung kann Dauer der Wirksamkeit verringern.
PG: 4 ST VT [€ 39,35]

Effipro Duo 268 mg/80 mg - Lösung zum Auftropfen für große Hunde 804B, 804D
(Z.Nr. 8-36471) RP. P.
QP53AX65

ZI: Virbac, Carros, Frankreich
Z: 1 Pipette zu 2,68 ml enthält: Fipronil 268 mg, Pyriproxifen 80,4 mg, Butylhydroxyanisol 0,536 mg, Butylhydroxytoluol 0,268 mg, Diethylenglycolmonoethylether.
EW: Lokales Ektoparasitikum.
AG: Flohbefall (allein oder in Verbindung mit Zecken), Zeckenbefall.
AA: Äußerlich.
DO: 1 Pipette pro Tier (20-40 kg KG).
GA: Kaninchen.
SST: Nutzen/Risiko-Abwägung.
NW: Feuchtes Aussehen, leichte Schuppenbildung, Juckreiz, Haarausfall, Speichelfluss, neurologische Symptome, Atemprobleme, Erbrechen.
WH: Schamponieren oder ein Wasserbad unmittelbar nach der Behandlung kann Dauer der Wirksamkeit verringern.
PG: 4 ST VT [€ 46,65]

Effipro Duo 402 mg/120 mg - Lösung zum Auftropfen für sehr große Hunde 804B, 804D
(Z.Nr. 8-36472) RP. P. nicht im Handel.
QP53AX65

Effitix 26,8 mg/240 mg - Lösung zum Auftropfen für sehr kleine Hunde 804B, 804C, 804D
(Z.Nr. 8-35703) RP. P.
QP53AC54

ZI: Virbac, Carros, Frankreich
Z: 1 Pipette zu 0,44 ml enthält: Fipronil 26,84 mg, Permethrin 239,8 mg, Butylhydroxyanisol 0,088 mg, Butylhydroxytoluol 0,044 mg, Benzylalkohol, Diethylenglycolmonoethylether.
EW: Ektoparasitische Kombination.
AG: Floh- und Zeckenbefall (Ixodes ricinus) beim Hund, wenn auch eine repellierende (anti-feeding) Wirkung gegen Sandmücken und/oder Stechmücken notwendig ist.
AA: Zum Auftropfen auf die Haut mit Pipette.
DO: 6,7 mg Fipronil + 60 mg Permethrin/kg KG: Diese Wirkstärke ist für Hunde von 1,5-4 kg KG.
GA: Kranke oder rekonvaleszente Tiere, Kaninchen, Katzen (sehr giftig).
SST: Nutzen/Risiko-Abwägung.
NW: Hautreaktionen, Verhaltensänderungen, Erbrechen, Speichelfluss.
WH: Häufiges Schwimmen oder Shampoonieren behandelter Hunde vermeiden. 2 Tage nicht in Gewässern schwimmen. Alle Hunde eines Haushalts behandeln.
PG: 4 ST VT [€ 35,15]

Effitix 67 mg/600 mg - Lösung zum Auftropfen für kleine Hunde 804B, 804C, 804D
(Z.Nr. 8-35704) RP. P.
QP53AC54

ZI: Virbac, Carros, Frankreich
Z: 1 Pipette zu 1,10 ml enthält: Fipronil 67,1 mg, Permethrin 599,5 mg, Butylhydroxyanisol 0,22 mg, Butylhydroxytoluol 0,11 mg, Benzylalkohol, Diethylenglycolmonoethylether.
EW: Ektoparasitische Kombination.
AG: Floh- und Zeckenbefall (Ixodes ricinus) beim Hund, wenn auch eine repellierende (anti-feeding) Wirkung gegen Sandmücken und/oder Stechmücken notwendig ist.
AA: Zum Auftropfen auf die Haut mit Pipette.
DO: 6,7 mg Fipronil + 60 mg Permethrin/kg KG: Diese Wirkstärke ist für Hunde von 1,5-4 kg KG.
GA: Kranke oder rekonvaleszente Tiere, Kaninchen, Katzen (sehr giftig).
SST: Nutzen/Risiko-Abwägung.
NW: Hautreaktionen, Verhaltensänderungen, Erbrechen, Speichelfluss.
WH: Häufiges Schwimmen oder Shampoonieren behandelter Hunde vermeiden. 2 Tage nicht in Gewässern schwimmen. Alle Hunde eines Haushalts behandeln.
Diese Wirkstärke ist für Hunde von 4-10 kg KG.
PG: 4 ST VT [€ 38,80]

Effitix 134 mg/1200 mg - Lösung zum Auftropfen für mittelgroße Hunde 804B, 804C, 804D
(Z.Nr. 8-35705) RP. P.
QP53AC54

ZI: Virbac, Carros, Frankreich
Z: 1 Pipette zu 2,20 ml enthält: Fipronil 134,2 mg, Permethrin 1199 mg, Butylhydroxyanisol 0,44 mg, Butylhydroxytoluol 0,22 mg, Benzylalkohol, Diethylenglycolmonoethylether.
EW: Ektoparasitische Kombination.
AG: Floh- und Zeckenbefall (Ixodes ricinus) beim Hund, wenn auch eine repellierende (anti-feeding) Wirkung gegen Sandmücken und/oder Stechmücken notwendig ist.
AA: Zum Auftropfen auf die Haut mit Pipette.
DO: 6,7 mg Fipronil + 60 mg Permethrin/kg KG: Diese Wirkstärke ist für Hunde von 1,5-4 kg KG.
GA: Kranke oder rekonvaleszente Tiere, Kaninchen, Katzen (sehr giftig).
SST: Nutzen/Risiko-Abwägung.
NW: Hautreaktionen, Verhaltensänderungen, Erbrechen, Speichelfluss.
WH: Häufiges Schwimmen oder Shampoonieren behandelter Hunde vermeiden. 2 Tage nicht in Gewässern schwimmen. Alle Hunde eines Haushalts behandeln.
Diese Wirkstärke ist für Hunde von 10-20 kg KG.
PG: 4 ST VT [€ 44,25]

Effitix 268 mg/2400 mg - Lösung zum Auftropfen für große Hunde 804B, 804C, 804D
(Z.Nr. 8-35706) RP. P.
QP53AC54

ZI: Virbac, Carros, Frankreich
Z: 1 Pipette zu 4,40 ml enthält: Fipronil 268,4 mg, Permethrin 2398 mg, Butylhydroxyanisol 0,88 mg, Butylhydroxytoluol 0,44 mg,

E

Benzylalkohol, Diethylenglycolmonoethylether.
EW: Ektoparasitische Kombination.
AG: Floh- und Zeckenbefall (Ixodes ricinus) beim Hund, wenn auch eine repellierende (anti-feeding) Wirkung gegen Sandmücken und/ oder Stechmücken notwendig ist.
AA: Zum Auftropfen auf die Haut mit Pipette.
DO: 6,7 mg Fipronil + 60 mg Permethrin/kg KG: Diese Wirkstärke ist für Hunde von 1,5-4 kg KG.
GA: Kranke oder rekonvaleszente Tiere, Kaninchen, Katzen (sehr giftig).
SST: Nutzen/Risiko-Abwägung.
NW: Hautreaktionen, Verhaltensänderungen, Erbrechen, Speichelfluss.
WH: Häufiges Schwimmen oder Shampoonieren behandelter Hunde vermeiden. 2 Tage nicht in Gewässern schwimmen. Alle Hunde eines Haushalts behandeln.
Diese Wirkstärke ist für Hunde von 20-40 kg KG.
PG: 4 ST VT [€ 51,50]

Effitix 402 mg/3600 mg - Lösung zum Auftropfen für sehr große Hunde 804B, 804C, 804D
(Z.Nr. 8-35707) RP. P. QP53AC54
ZI: Virbac, Carros, Frankreich
Z: 1 Pipette zu 6,60 ml enthält: Fipronil 402,6 mg, Permethrin 3597 mg, Butylhydroxyanisol 1,32 mg, Butylhydroxytoluol 0,66 mg, Benzylalkohol, Diethylenglycolmonoethylether.
EW: Ektoparasitische Kombination.
AG: Floh- und Zeckenbefall (Ixodes ricinus) beim Hund, wenn auch eine repellierende (anti-feeding) Wirkung gegen Sandmücken und/ oder Stechmücken notwendig ist.
AA: Zum Auftropfen auf die Haut mit Pipette.
DO: 6,7 mg Fipronil + 60 mg Permethrin/kg KG: Diese Wirkstärke ist für Hunde von 1,5-4 kg KG.
GA: Kranke oder rekonvaleszente Tiere, Kaninchen, Katzen (sehr giftig).
SST: Nutzen/Risiko-Abwägung.
NW: Hautreaktionen, Verhaltensänderungen, Erbrechen, Speichelfluss.
WH: Häufiges Schwimmen oder Shampoonieren behandelter Hunde vermeiden. 2 Tage nicht in Gewässern schwimmen. Alle Hunde eines Haushalts behandeln.
Diese Wirkstärke ist für Hunde von 40-60 kg KG.
PG: 4 ST VT [€ 63,85]

Effortil - Ampullen 39A02
(Z.Nr. 0-08336) RP. P. C01CA01
ZI: sanofi-aventis, Wien
Z: 1 Ampulle (= 1 ml) enthält: Etilefrin hydrochlorid 10 mg, Wasser für Injektionszwecke.
EW: Alpha- und Beta-Sympathomimetikum.
AG: Hypotonie bei normalem Blutvolumen, Kreislaufsynkope.
AA: I.v. (Infusion mit Kochsalz- oder Ringerlaktat-Lösung oder Injektion), selten auch s.c. oder i.m..
DO: I.v. Infusion: Personen ab 6 Jahren: 0,4 mg/min.
Kinder 2-6 Jahre: 0,2 mg/min. Säuglinge und Kleinkinder: 0,1 mg/ min.
I.v. Injektion: Erwachsene 2(-5) mg.
I.m., s.c.: Erwachsene: 1 ml (= 10 mg).
Kinder 6-14 Jahre: 0,7-1 ml (= 7-10 mg).
Kinder 2-6 Jahre: 0,4-0,7 ml (= 4-7 mg).
Säuglinge und Kleinkinder: 0,2-0,4 ml (= 2-4 mg). Injektion bei Bedarf mehrmals tgl. in 1-3stündigen Abständen.
MTD: Personen ab 6 Jahren 50 mg, Kinder 2-6 Jahre 40 mg, Säuglinge und Kleinkinder 30 mg.
GA: Thyreotoxikose, Phäochromozytom, Engwinkelglaukom, Prostatahypertrophie, Hypertonie, konorare Herzkrankheit, Herzinsuffizienz, tachykarde Herzrhythmusstörungen, Klappenstenosen, sklerotische Gefäßveränderungen.
SST: Im 1. Trimenon und in der Stillzeit nicht anwenden. Im 2. und 3. Trimenon Nutzen/Risiko-Abwägung.
NW: Herzklopfen, Unruhe, pektanginöse Beschwerden, Rhythmusstörungen, ZNS, Magen/Darm, Schwitzen, Kopfschmerzen.
WW: Kontraindiziert: MAO-Hemmer.
Vorsicht: **Verstärkung:** Guanethidin, andere Sympathomimetika, Mineralokortikoide, Halothan, Glykoside, Schilddrüsenhormone, Antihistaminika. Dihydroergotamin oder Atropin verstärken Etilefrin-Wirkung.
Verminderung der Wirkung durch Chinidin. Alpha- oder Beta-Blocker: Überschießende Bradykardie; Atropin (Tachykardie), Antidiabetika abgeschwächt.
WH: Bei schweren Herz-Gefäß-Schäden, Hyperkalzämie, Hypokaliämie nicht empfohlen. Vorsicht bei Diabetes, schweren Nierenschäden, Hyperthyreose. Vor Behandlungsbeginn Klappenstenose ausschließen. Positive Dopingkontrollen möglich. Verkehrshinweis.
PG: 5 ST * (EKO: N) [€ 10,05]

Effortil 7,5 mg/ml - Tropfen 39A02
(Z.Nr. 0-09106) RP. P. C01CA01
ZI: sanofi-aventis, Wien
Z: 1 ml (= 15 Tropfen) enthält: Etilefrin hydrochlorid 7,5 mg, Methyl-4-hydroxybenzoat 0,7 mg, Propyl-4-hydroxybenzoat 0,3 mg, Natrium metabisulfit 1 mg, Wasser, gereinigtes.
EW: Alpha- und Beta-Sympathomimetikum.
AG: Symptomatische, orthostatische Hypotonie, wenn einfache nicht-pharma- kologische Maßnahmen nicht ausreichen.
AA: Oral mit etwas Flüssigkeit. Nicht am späten Nachmittag oder am Abend einnehmen.
DO: Erwachsene 3mal tgl. 10-20 Tropfen, Kinder ab 6 Jahren und Jugendliche: 2-3mal tgl. 5-10 Tropfen; Kinder (0-6 Jahre): 2-3mal tgl. 2-5 Tropfen.
GA: Thyreotoxikose, Phäochromozytom, Engwinkelglaukom, Prostatahypertrophie, Hypertonie, konorare Herzkrankheit, Herzinsuffizienz, tachykarde Herzrhythmusstörungen, Klappenstenosen, sklerotische Gefäßveränderungen.
SST: Im 1. Trimenon und in der Stillzeit nicht anwenden. Im 2. und 3. Trimenon Nutzen/Risiko-Abwägung.
NW: Herzklopfen, Unruhe, pektanginöse Beschwerden, Rhythmusstörungen, ZNS, Magen/Darm, Schwitzen, Kopfschmerzen.
WW: Kontraindiziert: MAO-Hemmer.
Vorsicht: **Verstärkung:** Guanethidin, andere Sympathomimetika, Mineralokortikoide, Halothan, Glykoside, Schilddrüsenhormone, Antihistaminika. Dihydroergotamin oder Atropin verstärken Etilefrin-Wirkung.
Verminderung der Wirkung durch Chinidin. Alpha- oder Beta-Blocker: Überschießende Bradykardie; Atropin (Tachykardie), Antidiabetika abgeschwächt.
WH: Bei schweren Herz-Gefäß-Schäden, Hyperkalzämie, Hypokaliämie nicht empfohlen. Vorsicht bei Diabetes, schweren Nierenschäden, Hyperthyreose. Vor Behandlungsbeginn Klappenstenose ausschließen. Positive Dopingkontrollen möglich. Verkehrshinweis.
PG: 15 ML (2) (EKO: G) [€ 3,65], 50 ML (EKO: G) [€ 10,05]

Eficur 50 mg/ml - Injektionssuspension für Schweine und Rinder 801AC
(Z.Nr. 8-00695) NR. P. VNW. nicht im Handel. QJ01DD90

Efient 5 mg - Filmtabletten 20B
(Z.Nr. EU/1/08/503/*) RP. P. B01AC22
ZI: Daiichi Sankyo Europe, München, Deutschland
Z: 1 Filmtablette enthält: Prasugrel 5 mg (entspr. Prasugrel hydrochlorid), Tablettenkern: Cellulose, mikrokristalline, Mannitol, Croscarmellose natrium, Hypromellose, Magnesium stearat; Filmüberzug: Lactose monohydrat 2,7 mg, (entspr. Hypromellose) (entspr. Titandioxid) (entspr. Triacetin) (entspr. Eisen(III)-hydroxid-oxid x H2O) (entspr. Talkum).
EW: Thrombozytenaggregationshemmer.
AG: In Kombination mit Acetylsalicylsäure (ASS) zur Prävention atherothrombotischer Ereignisse bei akutem Koronarsyndrom (instabiler Angina pectoris, Nicht-ST-Hebungsinfarkt oder ST-Hebungsinfarkt) mit primärer oder verzögerter perkutaner Koronarintervention.
AA: Oral im Ganzen schlucken. Initialdosis bevorzugt nüchtern einnehmen.
DO: Aufsättigungsdosis einmalig 60 mg, dann 1mal tgl. 10 mg mit ASS (75-325 mg tgl.) Bei UA/NSTEMI-Patienten Aufsättigungsdosis erst zum Zeitpunkt der PCI geben.
Erhaltungsdosis 1mal tgl. 5 mg bei Patienten unter 60 kg KG. Kein Wirksamkeitsnachweis an Kindern und Jugendlichen.
GA: Aktive Blutung, Schlaganfall oder TIA in der Anamnese, schwere Leberschäden.
SST: Nutzen/Risiko-Abwägung, in der Stillzeit nicht empfohlen.
NW: Blutungen, Anämie, Haut, Hämaturie, Allergien, sehr selten thrombotisch-thrombozytopenische Purpura (TTP).
WW: Vorsicht: Cumarine, NSAIDs. Wirkungsminderung durch Opioide.
WH: Vorsicht bei erhöhtem Blutungsrisiko (Patienten über 75 Jahre, Blutungsneigung, KG unter 60 kg), Nierenschäden. Vor jeder Operation ist Arzt über die Einnahme von Prasugrel zu informieren.
PG: 28 ST IND (2) (EKO: G) [€ 23,95]

Efient 10 mg - Filmtabletten 20B
(Z.Nr. EU/1/08/503/*) RP. P. B01AC22
ZI: Daiichi Sankyo Europe, München, Deutschland
Z: 1 Filmtablette enthält: Prasugrel 10 mg (entspr. Prasugrel hydrochlorid), Tablettenkern: Cellulose, mikrokristalline, Mannitol, Croscarmellose natrium, Hypromellose, Magnesium stearat; Filmüberzug: Lactose monohydrat 2,1 mg, (entspr. Hypromellose) (entspr. Titandioxid) (entspr. Triacetin) (entspr. Eisen(III)-hydroxid-oxid x H2O) (entspr. Talkum).
Kurzinformation: siehe Efient 5 mg - Filmtabletten, → S. 466

PG: 28 ST IND (2) (EKO: G) [€ 23,95], 90 ST * (EKO: N) [€ 71,80]

▼ *Efluelda - Injektionssuspension in einer Fertigspritze* 36A23
(Z.Nr. 2-40088) NR. P. E. nicht im Handel. J07BB02

▼ Eklira Genuair 322 Mikrogramm - Pulver zur Inhalation 50A01
(Z.Nr. EU/1/12/778/*) RP. P. R03BB05
ZI: AstraZeneca, Södertälje, Schweden
Z: Jede abgegebene Dosis enthält: Aclidinium 322 µg (entspr. Aclidiniumbromid 375 µg), Lactose ca. 12 mg (entspr. Lactose monohydrat).
Kurzinformation: siehe Bretaris Genuair 322 Mikrogramm - Pulver zur Inhalation, → S. 217
PG: 60 HB IND (2) (EKO: G) [€ 60,30]

🐾 Ektoderm ReVet RV8 - Globuli für Tiere 830, 890B
(Z.Nr. 8-30019) RPF. P. QV03AX
ZI: Dr. Reckeweg Pharmazeutische Fabrik, Bensheim, Deutschland
Z: 1 g (= 120 Globuli) enthält: Apis (Homöopathie) C6 2 mg, Graphites (Homöopathie) C9 2 mg, Mezereum (Homöopathie) C6 2 mg, Rhus toxicodendron (Homöopathie) C6 2 mg, Silicea (Homöopathie) C9 2 mg, Saccharose.
EW: Homöopathikum.
AG: Erkrankungen der Haut und Schleimhäute und des äußeren Gehörganges bei Kaninchen, Kleinnagern, Frettchen, Reptilien, Ziervögeln, Tauben, Geflügel, Katzen, Hunden, Schafen, Ziegen, Kälbern, Schweinen, Rindern, Pferden.
AA: In etwas Wasser aufgelöst eingeben (auch mit Nahrung oder Tränke).
DO: 2mal tgl. 3-20 Globuli je nach Körpergewicht. Bestandsbehandlung siehe Austria-Codex - Fachinformation
SST: Anwendung nur nach Rücksprache mit dem Tierarzt.
PG: 10 G VN [€ 16,70]

🐾 *Ektoderm ReVet RV8 - Injektionslösung für Tiere* 890B
(Z.Nr. 8-30021) RP. P. nicht im Handel. QV03AX

🐾 *Ekyflogyl 1,8 mg/ml + 8,7 mg/ml - Gel für Pferde* 813BZ, 824B
(Z.Nr. 8-39080) NR. P. VNW. nicht im Handel. QM02AX99

Ekzemsalbe "F" - Agepha 1% Salbe 22E01
(Z.Nr. 0-11119) NR. P. D07AA02
ZI: Agepha Pharma, Senec, Slowakei
Z: 1 g Salbe enthält: Hydrocortison acetat 10 mg, Eucerinum anhydricum, Vaselinum album, Wasser, gereinigtes.
EW: Lokales Glukokortikoid.
AG: Dermatosen (v.a. Ekzeme), die auf schwach wirksames Glukokortikoid ansprechen.
AA: Auf die erkrankten gereinigten Hautbezirke auftragen und leicht einmassieren.
DO: 1-2mal tgl., möglichst kurzfristig und niedrig dosiert anwenden. Besondere Vorsicht bei Kindern.
GA: Periorale Dermatitis, Rosacea, Hauttuberkulose, Lues, Virosen.
SST: Möglichst kurzfristig und kleinflächig anwenden. Bei Gabe höherer Dosen oder bei Langzeitbehandlung abstillen.
NW: Hautveränderungen, sekundäre Infektionen, Sehstörungen (Katarakt, Glaukom).
WW: Systemische Kortikoideffekte bei lang dauernder bzw. großflächiger Anwendung nicht auszuschließen.
GE: Tachyphylaxie bei unterbrechungfreier Anwendung möglich.
WH: Vorsicht bei Säuglingen und Kleinkindern. Nicht am Auge anwenden. Bakterielle und Pilzerkrankungen zuerst spezifisch behandeln. Erhöhte Gefahr von Sekundärinfektionen. Kinder reagieren empfindlicher gegenüber Glukokortikoiden.
PG: 20 G (EKO: G) [€ 5,95]

🐾 Ekzemtropfen "Mag. Doskar" für Tiere 890B
(Z.Nr. 8-30064) RPF. P. QV03AX
ZI: Mag. Martin Doskar pharm. Produkte, Wien
Z: 100 g (= 109 ml, 1 ml = 26 Tropfen) Lösung enthalten: Sulfur (Homöopathie) D6 33,33 g, Graphites (Homöopathie) D12 33,33 g, Arsenicum album (Homöopathie) D6 33,33 g, Ethanol (entspr. Gesamtethanolgehalt 55,8 % (V/V)), Wasser.
EW: Homöopathikum.
AG: Hauterkrankungen bei Pferd, Rind, Hund, Katze.
AA: Unverdünnt auf ein Stück Zucker oder mit Einmalspritze ohne Nadel direkt in das Maul eingeben.
DO: **Pferd, Rind:** 2-3mal tgl. 40 Tropfen.
Hund: 2-3mal tgl. 15-20 Tropfen.
Katze: 2-3mal tgl. 10-13 Tropfen.
SST: Anwendung nur nach Rücksprache mit dem Tierarzt.

PG: 50 ML VT [€ 14,50]

▼ Elaprase 2 mg/ml - Konzentrat zur Herstellung einer Infusionslösung 27A03
(Z.Nr. EU/1/06/365/*) NR. P. E. A16AB09
ZI: Shire Human Genetic Therapies, Stockholm, Schweden
Z: 1 ml enthält: Idursulfase 2 mg Polysorbat 20, Natriumchlorid, Dinatriumhydrogenphosphat-7-Wasser, Natriumdihydrogenphosphat-1-Wasser, Wasser für Injektionszwecke.
EW: Enzym.
AG: Langzeitbehandlung von Hunter-Syndrom (Mukopolysaccharidose II).
AA: I.v. Infusion (initial über 3 Std., dann über 1 Std.).
DO: Alle Lebensalter: Wöchentlich 0,5 mg/kg KG. Bei guter Verträglichkeit Verabreichung der Infusion zu Hause möglich.
SST: Nicht anwenden. Nutzen/Risiko-Abwägung in der Stillzeit.
NW: Kopfschmerzen, Schwindel, Arrhythmien, Hypertonie oder Hypotonie, Bronchospasmus, Magen/Darm, Haut, Brustschmerzen, Pyrexie, lokale Schwellung, peripheres Ödem, Antikörperbildung (Details siehe Austria- Codex - Fachinformation), Anaphylaxie.
WH: Vorsicht bei schweren Atemwegserkrankungen. Auf anaphylaktoide Reaktionen achten.
PG: 1 ST * (EKO: N) [€ 4.172,30]

▼ *Elaprase 2 mg/ml - Konzentrat zur Herstellung einer Infusionslösung* 27A03
(Z.Nr. EU/1/06/365/*) NR. P. E. A16AB09
Parallelimport. nicht im Handel.

▼ Elaprase 2 mg/ml - Konzentrat zur Herstellung einer Infusionslösung 27A03
(Z.Nr. EU/1/06/365/*) NR. P. E. A16AB09
Parallelimport.
V: Orifarm, Leverkusen, Deutschland
Z: 1 ml enthält: Idursulfase 2 mg Polysorbat 20, Natriumchlorid, Dinatriumhydrogenphosphat-7-Wasser, Natriumdihydrogenphosphat-1-Wasser, Wasser für Injektionszwecke.
PG: 1 ST * (EKO: N) [€ 4.089,40]

Eldisin 5 mg - Trockenstechampulle 55F
(Z.Nr. 0-17578) NR. P. E. L01CA03
ZI: Stada Arzneimittel, Wien
Z: 1 Trockenstechampulle enthält: Vindesin sulfat 5 mg, Mannitol, Natriumhydroxid zur pH-Wert-Einstellung, Schwefelsäure zur pH-Wert Einstellung 10 %.
EW: Mitosehemmstoff (Vinca-Alkaloid).
AG: Akute lymphatische Leukämie, maligne Lymphome, nicht-kleinzelliges Bronchialkarzinom. Geringe Erfahrungen bei malignen Tumoren der Mamma.
AA: Nur i.v. und nur durch in der Tumortherapie erfahrene Ärzte. Cave intrathekal (= letal)!
AH: Auf 1 mg/ml verdünnen, nicht mischen. Cave paravenöse Injektion!
DO: ED 2-3 mg/m² KOF. Kinder: ED 3 mg/m² KOF. Details siehe Austria-Codex - Fachinformation.
GA: Granulozytopenie, Thrombozytopenie, bakterielle Infektionen.
SST: Erhebliches Risiko für Fruchtschädigung. Kontraindikation. Verhütung bei Männern bis 6 Monate und bei Frauen bis 12 Monate nach Therapieende erforderlich.
NW: Leukopenie, Thrombopenie, Magen/Darm, Neurotoxizität, Niere (Harnsäure- Nephropathie), Haut, Alopezie, Bronchospasmen, lokale Entzündung bei paravenöser Injektion, Augen, Herz, Leber, Hörstörungen, Vertigo, Infertilität, Allgemeinerkrankungen.
WW: Kontraindiziert: Lebendimpfstoffe. Nicht empfohlen: Mitomycin (Bronchospasmen). Vorsicht: Oto- oder neurotoxische Substanzen, Immunsuppressiva, Thioguanin, Antikoagulantien, CYP3A4-Hemmer, Itraconazol, Interferon-alfa, Bleomycin, L-Asparaginase, Phenytoin.
Andere Zytostatika verstärkt.
WH: Vorsicht bei Leberschäden. Kontrollen: Blutbild. Kontamination von Haut und Augen vermeiden. Bei paravenöser Injektion Hyaluronidase lokal, Wärme, keine Glukokortikoide.
Bei Überdosierung bei Krämpfen Antikonvulsiva, Folinsäure, tägliches Blutbild.
PG: 1 ST * (EKO: N) [€ 267,75]

▼ *Elebrato Ellipta 92 Mikrogramm/55 Mikrogramm/22 Mikrogramm - einzeldosiertes Pulver zur Inhalation* 50B03
(Z.Nr. EU/1/17/1237/*) NR. P. nicht im Handel. R03AL08

▼ *Elebrato Ellipta 92 Mikrogramm/55 Mikrogramm/22 Mikrogramm - einzeldosiertes Pulver zur Inhalation* 50B03
(Z.Nr. EU/1/17/1237/*) NR. P. R03AL08
Parallelimport. nicht im Handel.

Eletop 20 mg - Filmtabletten 43F
(Z.Nr. 1-38694) RP. P. N02CC06
ZI: G.L. Pharma, Lannach
Z: 1 Filmtablette enthält: Eletriptan 20 mg (entspr. Eletriptan hydrobromid), Tablettenkern: Cellulose, mikrokristalline, Lactose monohydrat 23 mg, Croscarmellose natrium, Magnesium stearat; Filmüberzug: Poly(vinylalkohol), Titandioxid, Macrogol, Talkum, Gelborange S, Aluminiumsalz 0,0602 mg.
EW: Selektiver 5-HT_1-Rezeptor-Agonist.
AG: Akutbehandlung der Kopfschmerzphase von Migräneanfällen mit und ohne Aura.
AA: Unzerkaut mit Wasser einnehmen.
DO: Erwachsene (18 bis 65 Jahre): Initial 40 mg. Bei Wiederauftreten 2. Dosis in gleicher Höhe frühestens nach 2 Stunden. Dosisanpassung auf 80 mg möglich. MTD 80 mg.
Dosisreduktion bei Nierenschäden (MTD 40 mg).
Für Patienten über 65 Jahre nicht empfohlen. Keine Dosisempfehlung für Kinder und Jugendliche.
GA: Schwere Leber-, Nierenschäden, Hypertonie, koronare Herzkrankheit, Prinzmetal-Angina, Arrhythmien, Herzinsuffizienz, periphere Gefäßerkrankung, Schlaganfälle oder TIA in der Anamnese.
SST: Zwingende Indikationsstellung.
NW: ZNS (Schwäche, Schläfrigkeit, Schwindel), Herz/Kreislauf (Hypertonie, Palpitationen, Schlaganfall, Myokardinfarkt, Flush), Magen/Darm, Haut, Sehstörungen, Ohrenschmerzen, Infektionen der Atemwege, Dyspnoe, Brustbeschwerden, Polyurie, Schwitzen, Myalgie, Serotoninsyndrom.
WW: Ergotamin und Derivate (24 Std. Abstand); nicht gemeinsam mit starken CYP3A4-Hemmern (Azolen, Erythromycin, Proteasehemmern) oder anderen 5-HT_1-Agonisten anwenden.
WH: Nicht zur Behandlung atypischen Kopfschmerzen. Bei längerer Anwendung Medikamenten-induzierter Kopfschmerz möglich. Auf Koronarspasmen achten. Verkehrshinweis.
PG: 2 ST IND (2) (EKO: G) [€ 6,00], 6 ST IND (EKO: G) [€ 16,85], 10 ST IND (EKO: G) [€ 23,55]

Eletop 40 mg - Filmtabletten 43F
(Z.Nr. 1-38695) RP. P. N02CC06
ZI: G.L. Pharma, Lannach
Z: 1 Filmtablette enthält: Eletriptan 40 mg (entspr. Eletriptan hydrobromid), Tablettenkern: Cellulose, mikrokristalline, Lactose monohydrat 46 mg, Croscarmellose natrium, Magnesium stearat; Filmüberzug: Poly(vinylalkohol), Titandioxid, Macrogol, Talkum, Gelborange S, Aluminiumsalz 0,1204 mg.
Kurzinformation: siehe Eletop 20 mg - Filmtabletten, → S. 468
PG: 2 ST IND (2) (EKO: G) [€ 8,35], 6 ST IND (EKO: G) [€ 23,55], 10 ST IND (EKO: G) [€ 23,55]

Eleu Diapharm - Hartkapseln 16Z02
(Z.Nr. 7-39031) RPF. P. nicht im Handel. A13A

Elevit pronatal - Filmtabletten 54H02
(Z.Nr. 1-20335) RPF. W11,W16. P. A11AA03
ZI: Bayer Austria, Wien
Z: 1 Filmtablette enthält: Vitamin A 3600 IE (entspr. Vitamin A palmitat), Vitamin B1 1,55 mg (entspr. Thiamin hydrochlorid 1,6 mg), Vitamin B2 1,8 mg (entspr. Riboflavin), Vitamin B6 2,6 mg (entspr. Pyridoxin hydrochlorid), Vitamin B12 4 µg (entspr. Cyanocobalamin), Vitamin C 100 mg (entspr. Calcium ascorbat dihydrat), Vitamin D3 500 IE (entspr. Colecalciferol), Vitamin E 15 IE (entspr. all-rac-alpha-Tocopherol acetat), Calcium pantothenat 10 mg, Biotin 0,2 mg, Nicotinamid 19 mg, Folsäure 0,8 mg, Calcium 125 mg (entspr. Calcium ascorbat dihydrat 133,1 mg) (entspr. Calcium pantothenat 10,5 mg) (entspr. Calcium hydrogenphosphat, wasserfreies 378,89 mg), Eisen 60 mg (entspr. Eisen fumarat 183 mg), Magnesium 100 mg (entspr. Magnesiumoxid, leichtes 114,42 mg) (entspr. Magnesium hydrogenphosphat 3-Wasser 217,95 mg) (entspr. Magnesium stearat 15 mg), Mangan 1 mg (entspr. Mangansulfat monohydrat 2,52 mg) Kupfer 1 mg (entspr. Kupfersulfat, wasserfrei 2,51 mg), Phosphor 125 mg (entspr. Calcium hydrogenphosphat, wasserfreies 378,89 mg) (entspr. Magnesium hydrogenphosphat 3-Wasser 217,95 mg), Zink 7,5 mg (entspr. Zink sulfat Monohydrat 20,6 mg), Tablettenkern: Lactose 45,78 mg (entspr. Lactose monohydrat), Mannitol 58,9 mg, Macrogol 400, Glyceroldistearat, Gelatine, Cellulose, mikrokristalline, Ethylcellulose, Carboxymethylstärke, Natriumsalz, Magnesium stearat, Povidon K30, Povidon K90; Tablettenüberzug: Hypromellose, Ethylcellulose, Cetylalkohol, Natriumdodecylsulfat, Macrogol 6000, Talkum, Titandioxid, Eisenoxid gelb; Vitamin A Palmitat, Trocken, Typ 250 CWS (entspr. Butylhydroxyanisol) (entspr. Butylhydroxytoluol) (entspr. DL-alpha-Tocopherol) (entspr. Gelatine) (entspr. Saccharose) (entspr. Maisstärke), Rocoat-Pyridoxinhydrochlorid 33 1/3% (entspr. Mono- und Diglyceride von Fettsäuren), Vitamin B12 0,1% WS (entspr. Trinatrium citrat) (entspr. Zitronensäure, wasserfrei) (entspr. Maltodextrin), Vitamin D3 Pulver 100 CWS (entspr. DL-alpha-Tocopherol) (entspr. Sojabohnenöl, partiell hydriert) (entspr. Gelatine, hydrolisiert) (entspr. Saccharose) (entspr. Maisstärke), Vitamin E 50%, trocken, Typ CWS/S (entspr. Stärke, modifiziert) (entspr. Maltodextrin) (entspr. Siliciumdioxid).
EW: Multivitamine und Mineralstoffe/Spurenelemente.
AG: Erhöhter Bedarf an Vitaminen oder Mineralien während der Schwangerschaft und Stillzeit.
AA: Unzerkaut mit Flüssigkeit einnehmen.
DO: TD 1 Filmtablette. Einnahme während der gesamten Schwangerschaft und Stillzeit.
GA: Eisenstörungen, Hyperkalzämie, schwere Nierenschäden.
SST: Indiziert; TD nicht überschreiten.
NW: Magen/Darm, Überempfindlichkeit.
WW: Viele WW möglich. Andere Arzneimittel im Abstand von 2 Stunden einnehmen. Beeinflussung von Laboruntersuchungen durch Biotin möglich.
WH: Empfohlene Dosierung nicht überschreiten. Vorsicht bei Leberschäden, Nephro-, Urolithiasis.
PG: 100 ST * (EKO: N) [€ 43,95]

Elidel 10 mg/g - Creme 22P05
(Z.Nr. 1-24689) NR. P. D11AH02
ZI: Meda Pharma, Wien
Z: 1 g Creme enthält: Pimecrolimus 10 mg, Triglyceride, mittelkettige, Oleylalkohol, Propylenglycol 50 mg, Stearylalkohol 40 mg, Cetylalkohol 40 mg, Mono- und Diglyceride, Natrium cetylstearylsulfonat, Benzylalkohol 10 mg, Zitronensäure, wasserfrei, Natriumhydroxid, Wasser, gereinigtes.
EW: Antiinflammatorisch.
AG: Milde bis mittelstarke atopische Dermatitis (Ekzem) ab 2 Jahren zur Kurz- und Langzeitbehandlung.
DO: 2mal tgl. dünn auf betroffene Hautstellen auftragen.
SST: In der Schwangerschaft nicht anwenden; Vorsicht bei stillenden Frauen.
NW: Lokale Reaktionen (brennendes Gefühl, Juckreiz, Follikulitis), Anaphylaxie, Alkoholunverträglichkeit, Lymphadenopathie.
WH: Nicht auf viral infizierte Hautbereiche auftragen. Okklusivverbände nicht empfohlen. Nicht bei Erythrodermie oder Netherton-Syndrom anwenden.
Nicht an Impfstellen mit lokalen Impfreaktionen anwenden.
PG: 15 G D K (EKO: G) [€ 29,60], 30 G D K (2) (EKO: G) [€ 53,50], 100 G * (EKO: N) [€ 162,10]

Elidel 10 mg/g - Creme 22P05
(Z.Nr. 1-24689-P2) NR. P. Parallelimport. D11AH02
V: Eurim-Pharm, Salzburg
Z: 1 g Creme enthält: Pimecrolimus 10 mg, Triglyceride, mittelkettige, Oleylalkohol, Propylenglycol 50 mg, Stearylalkohol 40 mg, Cetylalkohol 40 mg, Mono- und Diglyceride, Natrium cetylstearylsulfonat, Benzylalkohol 10 mg, Zitronensäure, wasserfrei, Natriumhydroxid, Wasser, gereinigtes.
PG: 30 G D K (2) (EKO: G) [€ 52,45]

Elidel 10 mg/g - Creme 22P05
(Z.Nr. 1-24689-P3) NR. P. Parallelimport. D11AH02
V: Abacus Medicine, Copenhagen, Dänemark
Z: 1 g Creme enthält: Pimecrolimus 10 mg, Triglyceride, mittelkettige, Oleylalkohol, Propylenglycol 50 mg, Stearylalkohol 40 mg, Cetylalkohol 40 mg, Mono- und Diglyceride, Natrium cetylstearylsulfonat, Benzylalkohol 10 mg, Zitronensäure, wasserfrei, Natriumhydroxid, Wasser, gereinigtes.
PG: 30 G D K (2) (EKO: G) [€ 52,45]

Elidel 10 mg/g - Creme 22P05
(Z.Nr. 1-24689-P4) NR. P. Parallelimport. D11AH02
nicht im Handel.

Eligard Depot 7,5 mg - Pulver und Lösungsmittel zur Herstellung einer Injektionslösung 55D01, 31A
(Z.Nr. 1-25793) NR. P. E. L02AE02
ZI: Astellas Pharma, Wien
Z: 1 Packung enthält: Leuprorelinacetat 7,5 mg (entspr. Leuprorelin 6,96 mg); Lösungsmittel (Spritze A): Poly(DL-lactid-glycolid) (50:50), N-Methylpyrrolidon.
EW: GnRH-Analogon, unterdrückt Gonadorelin-Freisetzung.
AG: Hormonabhängiges fortgeschrittenes Prostatakarzinom (auch in Kombination mit Radiotherapie).
AA: S.c. unmittelbar nach dem Mischen. Cave i.v. oder intraarteriell!

Anweisungen zur Rekonstitution genau beachten.
DO: 7,5 mg einmal pro Monat.
GA: Frauen, Kinder, Zustand nach Orchiektomie, Rückenmarkkompression, Wirbelsäulenmetastasen.
SST: Nicht zutreffend.
NW: Hitzewallungen, Müdigkeit, lokale Reizung, Psyche (Depression), Haut, Diabetes, Magen/Darm, Arthralgie, Miktionsbeschwerden, Brusthypertrophie, Blutbild, Labor, Muskelatrophie.
WW: Vorsicht: QT-verlängernde Substanzen.
WH: Initiale Verschlechterung der Symptome möglich (ev. gleichzeitig Antiandrogen geben). Auf Hyperglykämie bzw. erhöhtes kardiovaskuläres Risiko achten. Vorsicht bei QT-Verlängerung. Bei Langzeitgabe auf Osteoporose achten.
PG: 1 ST IND (2) (EKO: G) [€ 215,50]

Eligard Depot 22,5 mg - Pulver und Lösungsmittel zur Herstellung einer Injektionslösung 55D01, 31A
(Z.Nr. 1-25794) NR. P. E. L02AE02

ZI: Astellas Pharma, Wien
Z: 1 Packung enthält: Leuprorelinacetat 22,5 mg (entspr. Leuprorelin 20,87 mg); Lösungsmittel (Spritze A): Poly(DL-lactid-glycolid) (75:25), N-Methylpyrrolidon.
EW: GnRH-Analogon, unterdrückt Gonadorelin-Freisetzung.
AG: Hormonabhängiges fortgeschrittenes Prostatakarzinom (auch in Kombination mit Radiotherapie).
AA: S.c. unmittelbar nach dem Mischen. Cave i.v. oder intraarteriell! Anweisungen zur Rekonstitution genau beachten.
DO: 22,5 mg einmalig alle 3 Monate.
GA: Frauen, Kinder, Zustand nach Orchiektomie, Rückenmarkkompression, Wirbelsäulenmetastasen.
SST: Nicht zutreffend.
NW: Hitzewallungen, Müdigkeit, lokale Reizung, Psyche (Depression), Haut, Diabetes, Magen/Darm, Arthralgie, Miktionsbeschwerden, Brusthypertrophie, Blutbild, Labor, Muskelatrophie.
WW: Vorsicht: QT-verlängernde Substanzen.
WH: Initiale Verschlechterung der Symptome möglich (ev. gleichzeitig Antiandrogen geben). Auf Hyperglykämie bzw. erhöhtes kardiovaskuläres Risiko achten. Vorsicht bei QT-Verlängerung. Bei Langzeitgabe auf Osteoporose achten.
PG: 1 ST IND (EKO: G) [€ 502,95]

Eligard Depot 22,5 mg - Pulver und Lösungsmittel zur Herstellung einer Injektionslösung 55D01, 31A
(Z.Nr. 1-25794-P1) NR. P. E. Parallelimport. L02AE02

V: Haemato Pharm, Schönefeld, Deutschland
Z: 1 Packung enthält: Leuprorelinacetat 22,5 mg (entspr. Leuprorelin 20,87 mg); Lösungsmittel (Spritze A): Poly(DL-lactid-glycolid) (75:25), N-Methylpyrrolidon.
PG: 1 ST IND (EKO: G) [€ 492,70]

Eligard Depot 22,5 mg - Pulver und Lösungsmittel zur Herstellung einer Injektionslösung 55D01, 31A
(Z.Nr. 1-25794-P2) NR. P. E. Parallelimport. L02AE02

V: Abacus Medicine, Copenhagen, Dänemark
Z: 1 Fertigspritze enthält: Leuprorelinacetat 22,5 mg (entspr. Leuprorelin 20,87 mg); Lösungsmittel (Spritze A): Poly(DL-lactid-glycolid) (75:25), N-Methylpyrrolidon.
PG: 1 ST IND (EKO: G) [€ 492,75]

Eligard Depot 22,5 mg - Pulver und Lösungsmittel zur Herstellung einer Injektionslösung 55D01, 31A
(Z.Nr. 1-25794-P3) NR. P. E. Parallelimport. L02AE02

V: Eurim-Pharm, Salzburg
Z: 1 Packung enthält: Leuprorelinacetat 22,5 mg (entspr. Leuprorelin 20,87 mg); Lösungsmittel (Spritze A): Poly(DL-lactid-glycolid) (75:25), N-Methylpyrrolidon.
PG: 1 ST IND (EKO: G) [€ 492,75]

Eligard Depot 22,5 mg - Pulver und Lösungsmittel zur Herstellung einer Injektionslösung 55D01, 31A
(Z.Nr. 1-25794-P4) NR. P. E. Parallelimport. L02AE02

V: EMRAmed Arzneimittel, Trittau, Deutschland
Z: 1 Packung enthält: Leuprorelinacetat 22,5 mg (entspr. Leuprorelin 20,87 mg); Lösungsmittel (Spritze A): Poly(DL-lactid-glycolid) (75:25), N-Methylpyrrolidon.
PG: 1 ST IND (EKO: G) [€ 492,75]

Eligard Depot 22,5 mg - Pulver und Lösungsmittel zur Herstellung einer Injektionslösung 55D01, 31A
(Z.Nr. 1-25794-P5) NR. P. E. Parallelimport. L02AE02

V: Orifarm, Leverkusen, Deutschland
Z: 1 Packung enthält: Leuprorelinacetat 22,5 mg (entspr. Leuprorelin 20,87 mg); Lösungsmittel (Spritze A): Poly(DL-lactid-glycolid) (75:25), N-Methylpyrrolidon.
PG: 1 ST IND (EKO: G) [€ 492,70]

Eligard Depot 45 mg - Pulver und Lösungsmittel zur Herstellung einer Injektionslösung 55D01, 31A
(Z.Nr. 1-27226) NR. P. E. L02AE02

ZI: Astellas Pharma, Wien
Z: 1 Packung enthält: Leuprorelinacetat 45 mg (entspr. Leuprorelin 41,7 mg); Lösungsmittel (Spritze A): Poly(DL-lactid-glycolid) (85:15), N-Methylpyrrolidon.
EW: GnRH-Analogon, unterdrückt Gonadorelin-Freisetzung.
AG: Hormonabhängiges fortgeschrittenes Prostatakarzinom (auch in Kombination mit Radiotherapie).
AA: S.c. unmittelbar nach dem Mischen. Cave i.v. oder intraarteriell! Anweisungen zur Rekonstitution genau beachten.
DO: 45 mg einmalig alle 6 Monate.
GA: Frauen, Kinder, Zustand nach Orchiektomie, Rückenmarkkompression, Wirbelsäulenmetastasen.
SST: Nicht zutreffend.
NW: Hitzewallungen, Müdigkeit, lokale Reizung, Psyche (Depression), Haut, Diabetes, Magen/Darm, Arthralgie, Miktionsbeschwerden, Brusthypertrophie, Blutbild, Labor, Muskelatrophie.
WW: Vorsicht: QT-verlängernde Substanzen.
WH: Initiale Verschlechterung der Symptome möglich (ev. gleichzeitig Antiandrogen geben). Auf Hyperglykämie bzw. erhöhtes kardiovaskuläres Risiko achten. Vorsicht bei QT-Verlängerung. Bei Langzeitgabe auf Osteoporose achten.
PG: 1 ST IND (EKO: G) [€ 843,05]

Eligard Depot 45 mg - Pulver und Lösungsmittel zur Herstellung einer Injektionslösung 55D01, 31A
(Z.Nr. 1-27226-P1) NR. P. E. Parallelimport. L02AE02

V: Haemato Pharm, Schönefeld, Deutschland
Z: 1 Packung enthält: Leuprorelinacetat 45 mg (entspr. Leuprorelin 41,7 mg); Lösungsmittel (Spritze A): Poly(DL-lactid-glycolid) (85:15), N-Methylpyrrolidon.
PG: 1 ST IND (EKO: G) [€ 826,05]

Eligard Depot 45 mg - Pulver und Lösungsmittel zur Herstellung einer Injektionslösung 55D01, 31A
(Z.Nr. 1-27226-P2) NR. P. E. Parallelimport. L02AE02

V: Abacus Medicine, Copenhagen, Dänemark
Z: 1 Fertigspritze enthält: Leuprorelinacetat 45 mg (entspr. Leuprorelin 41,7 mg); Lösungsmittel (Spritze A): Poly(DL-lactid-glycolid) (85:15), N-Methylpyrrolidon.
PG: 1 ST IND (EKO: G) [€ 826,05]

Eligard Depot 45 mg - Pulver und Lösungsmittel zur Herstellung einer Injektionslösung 55D01, 31A
(Z.Nr. 1-27226-P3) NR. P. E. Parallelimport.
nicht im Handel. L02AE02

Eligard Depot 45 mg - Pulver und Lösungsmittel zur Herstellung einer Injektionslösung 55D01, 31A
(Z.Nr. 1-27226-P4) NR. P. E. Parallelimport. L02AE02

V: Orifarm, Leverkusen, Deutschland
Z: 1 Packung enthält: Leuprorelinacetat 45 mg (entspr. Leuprorelin 41,7 mg); Lösungsmittel (Spritze A): Poly(DL-lactid-glycolid) (85:15), N-Methylpyrrolidon.

PG: 1 ST IND (EKO: G) [€ 826,05]

🐾 *Eliminall 50 mg - Lösung zum Auftropfen für Katzen* 804B, 804D
(Z.Nr. 8-01025) RPF. P. nicht im Handel. QP53AX15

🐾 *Eliminall 67 mg - Lösung zum Auftropfen für Hunde* 804B, 804D
(Z.Nr. 8-01027) RPF. P. nicht im Handel. QP53AX15

🐾 *Eliminall 134 mg - Lösung zum Auftropfen für Hunde* 804B, 804D
(Z.Nr. 8-01026) RPF. P. nicht im Handel. QP53AX15

🐾 *Eliminall 268 mg - Lösung zum Auftropfen für Hunde* 804B, 804D
(Z.Nr. 8-01028) RPF. P. nicht im Handel. QP53AX15

🐾 *Eliminall 402 mg - Lösung zum Auftropfen für Hunde* 804B, 804D
(Z.Nr. 8-01029) RPF. P. nicht im Handel. QP53AX15

🐾 *Eliminall 2,5 mg/ml - Spray zur Anwendung auf der Haut, Lösung für Katzen und Hunde* 804B, 804D
(Z.Nr. 8-01126) RPF. P. nicht im Handel. QP53AX15

Eliquis 2,5 mg - Filmtabletten 20A03
(Z.Nr. EU/1/11/691/*) RP. P. B01AF02
ZI: Bristol-Myers Squibb/Pfizer, Dublin, Irland
Z: 1 Filmtablette enthält: Apixaban 2,5 mg, Tablettenkern: Lactose 51,43 mg, Cellulose, mikrokristalline, Croscarmellose natrium, Natriumdodecylsulfat, Magnesium stearat; Filmüberzug: Lactose monohydrat, Hypromellose, Titandioxid, Triacetin, Eisen(III)-hydroxid-oxid x H2O.
EW: Antithrombotisch.
AG: Zur Prophylaxe venöser Thromboembolien (VTE) nach elektiven Hüft- oder Kniegelenksersatzoperationen.
Zur Prophylaxe von Schlaganfällen und systemischen Embolien bei nicht-valvulärem Vorhofflimmern und Risikofaktoren.
Behandlung und Prophylaxe von tiefen Venenthrombosen und Lungenembolien.
AA: Mit Wasser, ev. auch zerstoßen und gelöst einnehmen bzw. über Magensonde verabreichen.
DO: Prophylaxe venöser Thromboembolien nach Operationen: 2mal tgl. 2,5 mg; erste Gabe 12-24 Std. nach der Operation. Behandlungsdauer nach Hüftoperation 32-38 Tage, nach Knieoperation 10-14 Tage.
Prophylaxe von Schlaganfällen und systemischen Embolien bei nicht-valvulärem Vorhofflimmern: 2mal tgl. 2,5-5 mg.
Vor Kardioversion: 2mal tgl. (2,5-)5 mg, mindestens 5 Dosen.
Details siehe Austria Codex - Fachinformation.
Behandlung und Prophylaxe von tiefen Venenthrombosen und Lungenembolien: Behandlung: Initial 2mal tgl. 10 mg über 7 Tage, dann 2mal tgl. 5 mg.
Rezidivprophylaxe nach 6 Monaten Behandlung: 2mal tgl. 2,5 mg.
Details siehe Austria Codex-Fachinformation.
Keine Studien an Kindern und Jugendlichen.
GA: Akute Blutungen, hohes Risiko einer schweren Blutung, Lebererkrankungen mit Koagulopathie.
SST: Nicht empfohlen.
NW: Blutungen (Epistaxis, Kontusion, Hämaturie, Hämatome, Auge, Magen/Darm, postoperativ), Anämie, Hypotonie, Transaminasenanstieg.
WW: Kontraindiziert: Andere Antikoagulanzien (außer zur Erhaltung der Durchgängigkeit eines Katheters oder während der Katheterablation von Vorhofflimmern). Nicht empfohlen: Starke CYP3A4- und P-gp-Hemmer, Azol-Antimykotika, Proteasehemmer. Vorsicht: NSARs.
WH: Vorsicht bei erhöhtem Blutungsrisiko. 24 bis 48 Std. vor geplanten Operationen absetzen. Bei künstlichen Herzklappen, schweren Nierenschäden oder bei Operationen nach Hüftfraktur nicht empfohlen. Vorsicht bei Spinal/Epiduralanästhesie und -punktion. Bei Antiphospholipid - Syndrom nicht empfohlen.
PG: 10 ST RE1 (EKO: Y) [€ 20,50], 20 ST RE1 (2) (EKO: Y) [€ 38,95], 60 ST RE1 (EKO: Y) [€ 110,90]

Eliquis 5 mg - Filmtabletten 20A03
(Z.Nr. EU/1/11/691/*) RP. P. B01AF02
ZI: Bristol-Myers Squibb/Pfizer, Dublin, Irland
Z: 1 Filmtablette enthält: Apixaban 5 mg, Tablettenkern: Lactose 102,86 mg, Cellulose, mikrokristalline, Croscarmellose natrium, Natriumdodecylsulfat, Magnesium stearat; Filmüberzug: Lactose monohydrat, Hypromellose, Titandioxid, Triacetin, Eisen(III)-oxid.
EW: Antithrombotisch.
AG: Prophylaxe von Schlaganfällen und systemischen Embolien bei nicht-valvulärem Vorhofflimmern und Risikofaktoren.
AA: Mit Wasser, ev. auch zerstoßen und gelöst einnehmen bzw. über Magensonde verabreichen.
DO: 2mal tgl. 2,5-5 mg.
Details siehe Austria Codex - Fachinformation.
Keine Studien an Kindern und Jugendlichen.
GA: Akute Blutungen, hohes Risiko einer schweren Blutung, Lebererkrankungen mit Koagulopathie.
SST: Nicht empfohlen.
NW: Blutungen (Epistaxis, Kontusion, Hämaturie, Hämatome, Auge, Magen/Darm, postoperativ), Anämie, Hypotonie, Transaminasenanstieg.
WW: Kontraindiziert: Andere Antikoagulanzien (außer zur Erhaltung der Durchgängigkeit eines Katheters oder während der Katheterablation von Vorhofflimmern). Nicht empfohlen: Starke CYP3A4- und P-gp-Hemmer, Azol-Antimykotika, Proteasehemmer. Vorsicht: NSARs.
WH: Vorsicht bei erhöhtem Blutungsrisiko. 24 bis 48 Std. vor geplanten Operationen absetzen. Bei künstlichen Herzklappen, schweren Nierenschäden oder bei Operationen nach Hüftfraktur nicht empfohlen. Vorsicht bei Spinal/Epiduralanästhesie und -punktion. Bei Antiphospholipid - Syndrom nicht empfohlen.
PG: 20 ST RE1 (EKO: Y) [€ 38,95], 28 ST * (EKO: N) [€ 53,80], 60 ST RE1 (EKO: Y) [€ 110,90]

🐾 *Elivec 5 mg/ml - Lösung zum Übergießen für Rinder* 803A, 804A, 804B, 804C
(Z.Nr. 8-38232) NR. P. VNW. nicht im Handel. QP54AA04

ellaOne 30 mg - Filmablette 31I06
(Z.Nr. EU/1/09/522/*) RPF. P. G03AD02
ZI: Laboratoire HRA Pharma, Paris, Frankreich
Z: 1 Filmtablette enthält: Ulipristal acetat 30 mg, Tablettenkern: Lactose 237 mg (entspr. Lactose monohydrat), Povidon, Croscarmellose natrium, Magnesium stearat; Filmüberzug: Poly(vinylalkohol), Macrogol, Talk, Titandioxid, Polysorbat 80, Eisen(III)-hydroxid-oxid x H2O, Muscovit.
EW: Progesteron-Rezeptor-Modulator.
AG: Notfallverhütung innerhalb von 120 Stunden nach ungeschütztem Geschlechtsverkehr bzw. Versagen der Empfängnisverhütung.
AA: Oral; kann zu jedem Zeitpunkt eingenommen werden.
DO: 1 Filmtablette möglichst schnell und nicht später als 5 Tage nach einem ungeschützten Geschlechtsverkehr einnehmen.
Bei Erbrechen innerhalb von 3 Std. Einnahme wiederholen.
Keine Daten bei eingeschränkter Leberfunktion. Bei Leberschäden nicht einnehmen.
Keine Indikation für präpubertäre Kinder.
SST: Gegenanzeige bei bestehenden oder vermuteter Schwangerschaft; Stillen 1 Woche unterbrechen. Zuverlässige Barrieremethode bis zur nächsten Menstruationsblutung empfohlen.
NW: Magen/Darm (Bauchschmerzen, Übelkeit), Geschlechtsorgane (Menstruationsstörungen, Unterleibsschmerzen), Infektionen, Psyche, ZNS (Kopfschmerzen, Schwindel), Haut, Myalgien, Schmerzen, Müdigkeit, Sehstörungen, Schüttelfrost.
WW: Substrat für CYP3A4.
Nicht empfohlen: Starke CYP3A4-Hemmer (Ritonavir) oder -Induktoren (Rifampicin, Phenytoin, Phenobarbital, Carbamazepin, Efavirenz, Nevirapin, Primidon, Rifabutin, Johanniskraut). Vorsicht: P-gp-Substrate.
Gestagen-hältige Arzneimittel: Wirkung hormoneller Kontrazeptiva vermindert, Kombination mit Levonorgestrel nicht empfohlen.
WH: Bei Leberschäden nicht anwenden. Bei schwerem Asthma unter Glukokortikoidtherapie nicht empfohlen. Kein Ersatz für regelmäßige Kontrazeption.
Nicht wiederholt innerhalb eines Menstruationszyklus anwenden.
Eintritt der Schwangerschaft wird nicht in jedem Fall verhindert.
Jede Schwangerschaft nach Einnahme von Ulipristalacetat melden. Verkehrshinweis.
Bei Einnahme enzyminduzierende Arzneimittel in den letzten 4 Wochen nicht-hormonale Notfallverhütung (d.h. eine Kupferspirale) in Erwägung ziehen.
Bei übergewichtigen Patientinnen verringerte Wirksamkeit möglich.
PG: 1 ST * (EKO: N) [€ 39,00]

ellaOne 30 mg - Tablette 31I06
(Z.Nr. EU/1/09/522/*) RPF. P. nicht im Handel. G03AD02

ellura - Hartkapseln 52Z01
(Z.Nr. 7-40208) RPF. P. nicht im Handel. G04BX

elmex - Zahngel 44B02, 45B
(Z.Nr. 1-18093) RPF. P. A01AA51

ZI: CP Gaba, Hamburg, Deutschland
Z: 100 g enthalten: Olaflur 3,032 g, Dectaflur 0,287 g, Natriumfluorid 2,21 g, Propylenglykol 10 g, Hydroxyethylcellulose, Saccharin, p-Menthan-3-on, Apfel-Aroma, Bananen-Aroma, Pfefferminz-Aroma, Krauseminzöl, Wasser, gereinigtes.
EW: Fluoridanreicherung des Zahnschmelzes.
AG: - Initiale Schmelzkaries
- Oberflächenmineralisation empfindlicher Zahnhälse
- Schmelzentkalkung unter abnehmbaren Schienen, partiellen Prothesen und orthodontischen Apparaten
- Refluoridierung abgeschliffener Schmelzpartien, beim selektiven Einschleifen und bei Verletzungen des Zahnschmelzes.
AA: Dental.
Details siehe Austria-Codex - Fachinformation bzw. Gebrauchsinformation.
DO: In der häuslichen Zahnpflege 1mal wöchentlich ca. 1 cm Zahngel auf die Zahnbürste auftragen, Zähne bürsten, nach 2-3 min kurz ausspülen.
In der zahnärztlichen Praxis 2mal bis mehrmals jährlich über 2-4 (max. 5) min anwenden. Nicht bei Kindern unter 6 Jahren anwenden. Applikation mit Gelträger erst ab dem 8. Lebensjahr.
GA: Pathologisch-desquamative Veränderungen der Mundschleimhaut, fehlende Kontrolle über den Schluckreflex, Skelett- oder Dentalfluorose.
SST: In der Schwangerschaft Anwendung möglich. Nutzen/Risiko-Abwägung in der Stillzeit.
NW: Reizung, Erosionen und Ulzera der Mundschleimhaut, Übelkeit, Erbrechen, Überempfindlichkeit.
WW: Vorsicht: Systemische Fluoridgabe 1 Tag vor und 1 Tag nach Elmex- Zahngel aussetzen. Calcium, Magnesium, Aluminium per os, anionische Tenside, anionische Großmoleküle können Fluoridwirkung beeinträchtigen.
WH: Nicht verschlucken. Vorsicht bei Asthma bronchiale. Bei akzidentellem Verschlucken gastrointestinale Symptome möglich; Antidot: Milch, Calcium, Aktivkohle.
PG: 25 G (EKO: G) [€ 8,85]

elmiron 100 mg - Hartkapseln 52F05
(Z.Nr. EU/1/17/1189/*) RP. P. G04BX15
ZI: Bene-Arzneimittel, München, Deutschland
Z: 1 Hartkapsel enthält: Pentosanpolysulfat-Natrium 100 mg, Kapselinhalt: Cellulose, mikrokristalline, Magnesium stearat; Kapselhülle: Gelatine, Titandioxid.
EW: Urologikum.
AG: Durch Glomerulationen oder Hunner-Läsionen charakterisierte chronische Blasenschmerzen.
AA: Mindestens 1 Std. vor oder 2 Std. nach einer Mahlzeit mit Wasser einnehmen.
DO: 3mal tgl. 1 Kapsel. Behandlungserfolg alle 6 Monate beurteilen. Keine Daten an Kindern und Jugendlichen.
GA: Aktive Blutungen.
SST: In der Schwangerschaft nicht empfohlen. In der Stillzeit nicht einnehmen.
NW: ZNS, Magen/Darm, Infektionen, Ödeme, Rückenschmerzen, Haarausfall, häufiger Harndrang, Beckenschmerzen, selten pigmentäre Makulopathie.
WW: Vorsicht: Gerinnungshemmer.
WH: Andere urologische Störungen vor Behandlungsbeginn ausschließen. Vorsicht bei Gerinnungsstörungen, Leber- oder Nierenschäden.
PG: 90 ST * (EKO: N) [€ 756,55], 300 ST * (EKO: N) [€ 2.168,45]

Elocon - Creme 22E01
(Z.Nr. 1-19791) NR. P. D07AC13
ZI: Merck Sharp & Dohme, Wien
Z: 1 g enthält: Mometason furoat 1 mg, Hexylenglykol, Soja-Lecithin, hydriert, Titandioxid, Aluminium Stärkeoctenylsuccinat, Wachs weiß, Vaselin, weisses, Phosphorsäure zur pH-Wert Einstellung, Wasser, gereinigtes.
EW: Lokales Glukokortikoid.
AG: Lokale Glukokortikoidbehandlung.
AA: Dünn auf betroffene Hautstellen auftragen und leicht einmassieren. Keine Okklusivverbände.
DO: 1mal tgl. über max. 4 Wochen auf die betroffenen Stellen auftragen und einmassieren. Für Kinder unter 2 Jahren nicht empfohlen.
GA: Hauttuberkulose, -Lues, -Virosen, periorale Dermatitis, Rosazea, Akne, Hautatrophie, perianaler und genitaler Pruritus, Windelausschlag, bakterielle oder Pilzinfektionen, Impfreaktionen, Wunden oder Hautulzera.
SST: Möglichst kurzfristig und kleinflächig anwenden.
NW: Haut. Bei großflächiger oder langdauernder Anwendung systemische Effekte (z.B. Sehstörungen) möglich. Stärkere Empfindlichkeit bei Kindern für systemische Effekte.
WH: Nicht in die Augen bringen. Therapie nicht plötzlich abbrechen. Bakterielle oder Pilzinfektionen primär spezifisch behandeln.
PG: 15 G (2) (EKO: G) [€ 4,30], 100 G * (EKO: N) [€ 46,55]

Elocon - dermatologische Lösung 22E01, 22O02
(Z.Nr. 1-19790) NR. P. D07AC13
ZI: Merck Sharp & Dohme, Wien
Z: 1 g enthält: Mometason furoat 1 mg, Isopropanol, Propylenglycol 300 mg, Hydroxypropylcellulose, Natriumdihydrogenphosphat-dihydrat, Phosphorsäure zur pH-Wert Einstellung, Wasser, gereinigtes.
EW: Lokales Glukokortikoid.
AG: Lokale Glukokortikoidbehandlung.
AA: Dünn auf betroffene Hautstellen auftragen und leicht einmassieren. Keine Okklusivverbände.
DO: 1mal tgl. über max. 4 Wochen auf die betroffenen Stellen auftragen und einmassieren. Für Kinder unter 2 Jahren nicht empfohlen.
GA: Hauttuberkulose, -Lues, -Virosen, periorale Dermatitis, Rosazea, Akne, Hautatrophie, perianaler und genitaler Pruritus, Windelausschlag, bakterielle oder Pilzinfektionen, Impfreaktionen, Wunden oder Hautulzera.
SST: Möglichst kurzfristig und kleinflächig anwenden.
NW: Haut. Bei großflächiger oder langdauernder Anwendung systemische Effekte (z.B. Sehstörungen) möglich. Stärkere Empfindlichkeit bei Kindern für systemische Effekte.
WH: Nicht in die Augen bringen. Therapie nicht plötzlich abbrechen. Bakterielle oder Pilzinfektionen primär spezifisch behandeln.
PG: 20 ML (2) (EKO: G) [€ 5,75], 100 ML * (EKO: N) [€ 47,25]

Elocon - Salbe 22E01
(Z.Nr. 1-19792) NR. P. D07AC13
ZI: Merck Sharp & Dohme, Wien
Z: 1 g enthält: Mometason furoat 1 mg, Hexylenglykol, Propylenglycol monostearat (entspr. Propylenglycol 20 mg), Wachs weiß, Vaselin, weisses, Phosphorsäure zur pH-Wert Einstellung, Wasser, gereinigtes.
Kurzinformation: siehe Elocon - Creme, → S. 471
PG: 15 G (2) (EKO: G) [€ 4,30], 100 G * (EKO: N) [€ 46,55]

Elocta 250 I.E. - Pulver und Lösungsmittel zur Herstellung einer Injektionslösung 20D01
(Z.Nr. EU/1/15/1046/*) NR. P. E. B02BD02
ZI: Swedish Orphan Biovitrum AB (publ), Stockholm, Schweden
Z: 1 Durchstechflasche enthält: Efmoroctocog alfa 250 IE (entspr. Blutgerinnungsfaktor VIII (human), rekombinant, Fc-Fusionsprotein), mittels rekombinanter DNA-Technologie in einer humanen embryonalen Nierenzelllinie (HEK-Zelllinie), Sucrose, Natriumchlorid (entspr. Natrium 0,6 mmol) (entspr. → 14 mg), Histidin, L-Histidin, Calciumchlorid dihydrat, Polysorbat 20, Natriumhydroxid zur pH-Wert-Einstellung, Salzsäure zur pH-Wert-Einstellung; Lösungsmittel: Wasser für Injektionszwecke.
EW: Rekombinanter Blutgerinnungsfaktor VIII, antihämorrhagisch.
AG: Behandlung und Prophylaxe von Blutungen bei Patienten mit Hämophilie A (angeborener Faktor-VIII-Mangel).
AA: I.v., max. 10 ml/min.
DO: Bedarfsbehandlung: Erforderliche Einheiten = Körpergewicht (kg) x erwünschter Faktor-VIII-Anstieg (%) (I.E./dl) x 0,5 (I.E./kg pro I.E./dl).
Details siehe Austria Codex - Fachinformation.
Prophylaxe: 50 IE/kg KG alle 3-5 Tage.
SST: Zwingende Indikationsstellung.
NW: ZNS (Kopfschmerzen), Bradykardie, Hypertonie, Husten, Schmerzen, Kälte- oder Wärmegefühl, Antikörper gegen Faktor VIII. Selten Überempfindlichkeit (bis Schock).
WH: Auf Überempfindlichkeit bzw. Bildung von Inhibitoren achten.
PG: 1 ST * (EKO: N) [€ 307,55]

Elocta 500 I.E. - Pulver und Lösungsmittel zur Herstellung einer Injektionslösung 20D01
(Z.Nr. EU/1/15/1046/*) NR. P. E. B02BD02
ZI: Swedish Orphan Biovitrum AB (publ), Stockholm, Schweden
Z: 1 Durchstechflasche enthält: Efmoroctocog alfa 500 IE (entspr. Blutgerinnungsfaktor VIII (human), rekombinant, Fc-Fusionsprotein), mittels rekombinanter DNA-Technologie in einer humanen embryonalen Nierenzelllinie (HEK-Zelllinie), Sucrose, Natriumchlorid (entspr. Natrium 0,6 mmol) (entspr. → 14 mg), Histidin, L-Histidin, Calciumchlorid dihydrat, Polysorbat 20, Natriumhydroxid zur pH-Wert-Einstellung, Salzsäure zur pH-Wert-Einstellung; Lösungsmittel: Wasser für Injektionszwecke.
Kurzinformation: siehe Elocta 250 I.E. - Pulver und Lösungsmittel zur Herstellung einer Injektionslösung, → S. 471
PG: 1 ST * (EKO: N) [€ 577,10]

Elocta 750 I.E. - Pulver und Lösungsmittel zur Herstellung einer Injektionslösung 20D01
(Z.Nr. EU/1/15/1046/*) NR. P. E. B02BD02

ZI: Swedish Orphan Biovitrum AB (publ), Stockholm, Schweden
Z: 1 Durchstechflasche enthält: Efmoroctocog alfa 750 IE (entspr. Blutgerinnungsfaktor VIII (human), rekombinant, Fc-Fusionsprotein), mittels rekombinanter DNA-Technologie in einer humanen embryonalen Nierenzelllinie (HEK-Zelllinie), Sucrose, Natriumchlorid (entspr. Natrium 0,6 mmol) (entspr. → 14 mg), Histidin, L-Histidin, Calciumchlorid dihydrat, Polysorbat 20, Natriumhydroxid zur pH-Wert-Einstellung, Salzsäure zur pH-Wert-Einstellung; Lösungsmittel: Wasser für Injektionszwecke.
Kurzinformation: siehe Elocta 250 I.E. - Pulver und Lösungsmittel zur Herstellung einer Injektionslösung, →S. 471
PG: 1 ST * (EKO: N) [€ 843,95]

E

Elocta 1000 I.E. - Pulver und Lösungsmittel zur Herstellung einer Injektionslösung 20D01

(Z.Nr. EU/1/15/1046/*) NR. P. E. B02BD02
ZI: Swedish Orphan Biovitrum AB (publ), Stockholm, Schweden
Z: 1 Durchstechflasche enthält: Efmoroctocog alfa 1000 IE (entspr. Blutgerinnungsfaktor VIII (human), rekombinant, Fc-Fusionsprotein), mittels rekombinanter DNA-Technologie in einer humanen embryonalen Nierenzelllinie (HEK-Zelllinie), Sucrose, Natriumchlorid (entspr. Natrium 0,6 mmol) (entspr. → 14 mg), Histidin, L-Histidin, Calciumchlorid dihydrat, Polysorbat 20, Natriumhydroxid zur pH-Wert-Einstellung, Salzsäure zur pH-Wert-Einstellung; Lösungsmittel: Wasser für Injektionszwecke.
Kurzinformation: siehe Elocta 250 I.E. - Pulver und Lösungsmittel zur Herstellung einer Injektionslösung, →S. 471
PG: 1 ST * (EKO: N) [€ 1.110,80]

Elocta 1500 I.E. - Pulver und Lösungsmittel zur Herstellung einer Injektionslösung 20D01

(Z.Nr. EU/1/15/1046/*) NR. P. E. B02BD02
ZI: Swedish Orphan Biovitrum AB (publ), Stockholm, Schweden
Z: 1 Durchstechflasche enthält: Efmoroctocog alfa 1500 IE (entspr. Blutgerinnungsfaktor VIII (human), rekombinant, Fc-Fusionsprotein), mittels rekombinanter DNA-Technologie in einer humanen embryonalen Nierenzelllinie (HEK-Zelllinie), Sucrose, Natriumchlorid (entspr. Natrium 0,6 mmol) (entspr. → 14 mg), Histidin, L-Histidin, Calciumchlorid dihydrat, Polysorbat 20, Natriumhydroxid zur pH-Wert-Einstellung, Salzsäure zur pH-Wert-Einstellung; Lösungsmittel: Wasser für Injektionszwecke.
Kurzinformation: siehe Elocta 250 I.E. - Pulver und Lösungsmittel zur Herstellung einer Injektionslösung, →S. 471
PG: 1 ST * (EKO: N) [€ 1.644,45]

Elocta 2000 I.E. - Pulver und Lösungsmittel zur Herstellung einer Injektionslösung 20D01

(Z.Nr. EU/1/15/1046/*) NR. P. E. B02BD02
ZI: Swedish Orphan Biovitrum AB (publ), Stockholm, Schweden
Z: 1 Durchstechflasche enthält: Efmoroctocog alfa 2000 IE (entspr. Blutgerinnungsfaktor VIII (human), rekombinant, Fc-Fusionsprotein), mittels rekombinanter DNA-Technologie in einer humanen embryonalen Nierenzelllinie (HEK-Zelllinie), Sucrose, Natriumchlorid (entspr. Natrium 0,6 mmol) (entspr. → 14 mg), Histidin, L-Histidin, Calciumchlorid dihydrat, Polysorbat 20, Natriumhydroxid zur pH-Wert-Einstellung, Salzsäure zur pH-Wert-Einstellung; Lösungsmittel: Wasser für Injektionszwecke.
Kurzinformation: siehe Elocta 250 I.E. - Pulver und Lösungsmittel zur Herstellung einer Injektionslösung, →S. 471
PG: 1 ST * (EKO: N) [€ 2.178,15]

Elocta 3000 I.E. - Pulver und Lösungsmittel zur Herstellung einer Injektionslösung 20D01

(Z.Nr. EU/1/15/1046/*) NR. P. E. B02BD02
ZI: Swedish Orphan Biovitrum AB (publ), Stockholm, Schweden
Z: 1 Durchstechflasche enthält: Efmoroctocog alfa 3000 IE (entspr. Blutgerinnungsfaktor VIII (human), rekombinant, Fc-Fusionsprotein), mittels rekombinanter DNA-Technologie in einer humanen embryonalen Nierenzelllinie (HEK-Zelllinie), Sucrose, Natriumchlorid (entspr. Natrium 0,6 mmol) (entspr. → 14 mg), Histidin, L-Histidin, Calciumchlorid dihydrat, Polysorbat 20, Natriumhydroxid zur pH-Wert-Einstellung, Salzsäure zur pH-Wert-Einstellung; Lösungsmittel: Wasser für Injektionszwecke.
Kurzinformation: siehe Elocta 250 I.E. - Pulver und Lösungsmittel zur Herstellung einer Injektionslösung, →S. 471
PG: 1 ST * (EKO: N) [€ 3.245,45]

Elocta 4000 I.E. - Pulver und Lösungsmittel zur Herstellung einer Injektionslösung 20D01

(Z.Nr. EU/1/15/1046/*) NR. P. E. B02BD02
ZI: Swedish Orphan Biovitrum AB (publ), Stockholm, Schweden
Z: 1 Durchstechflasche enthält: Efmoroctocog alfa 4000 IE (entspr. Blutgerinnungsfaktor VIII (human), rekombinant, Fc-Fusionsprotein), mittels rekombinanter DNA-Technologie in einer humanen embryonalen Nierenzelllinie (HEK-Zelllinie), Sucrose, Natriumchlorid (entspr. Natrium 0,6 mmol) (entspr. → 14 mg), Histidin, L-Histidin, Calciumchlorid dihydrat, Polysorbat 20, Natriumhydroxid zur pH-Wert-Einstellung, Salzsäure zur pH-Wert-Einstellung; Lösungsmittel: Wasser für Injektionszwecke.
Kurzinformation: siehe Elocta 250 I.E. - Pulver und Lösungsmittel zur Herstellung einer Injektionslösung, →S. 471
PG: 1 ST * (EKO: N) [€ 4.312,80]

Eloine 0,02 mg/3 mg - Filmtabletten 31I01

(Z.Nr. 1-27587) RP. P. n.I. G03AA12
ZI: Bayer Austria, Wien
Z: 1 Filmtablette enthält: Filmtablette, hellrosa 24 Stk: Ethinylestradiol 0,02 mg (entspr. Ethinylestradiol betadex clathrat), Drospirenon 3 mg; Tablettenkern: Lactose 46 mg (entspr. Lactose monohydrat), Maisstärke, Magnesium stearat; Filmüberzug: Hypromellose, Talkum, Titandioxid, Eisenoxid rot; Filmtablette, weiss (Placebo) 4 Stk: Tablettenkern: Lactose 22 mg (entspr. Lactose monohydrat), Povidon K25, Maisstärke, Magnesium stearat; Filmüberzug: Hypromellose, Talkum, Titandioxid.
PG: 84 ST * (EKO: N) [€ 35,60 n.I.]

ELO-MEL basis mit Glucose - Infusionslösung 37A02

(Z.Nr. 1-19274) RP. P. B05BB02
ZI: Fresenius Kabi Austria, Graz
Z: 1000 ml Infusionslösung enthalten: Kaliumchlorid 1,864 g, Magnesiumchlorid-6-Wasser 0,508 g, Natriumdihydrogenphosphat-2-Wasser 1,56 g, Natriumchlorid 2,046 g, Glucose 50 g; Elektrolyte: Na-Ion 45 mmol, K-Ion 25 mmol, Mg-Ion 2,5 mmol, Cl-Ion 65 mmol, H2PO4-Ion 10 mmol; Salzsäure, Natriumhydroxid, Wasser für Injektionszwecke; Osmolarität: 425 mosmol/l.
AG: Hypertone Dehydratation, Verlust elektrolytarmer Flüssigkeit, partielle Deckung des Kohlenhydratbedarfes, Trägerlösung.
AA: I.v. Infusion.
DO: Nach Bedarf: MTD 30-40 ml/kg KG. Max. 0,5 g Glukose (= 10 ml)/kg KG und Stunde, in der Postaggressionsphase max. 0,25-0,5 g Glukose (= 5-10 ml)/kg KG und Stunde zuführen. Infusionsgeschwindigkeit 4 ml (80 Tropfen)/min. Kinder nach Alter max.
140-70 ml/kg KG.
Details siehe Austria-Codex - Fachinformation.
GA: Hypotone Dehydratation, Ödeme, Hypernatriämie, Hyperchlorämie, Hyperkaliämie, Hyperglykämie, allgemeine GA der Infusionstherapie.
SST: Nutzen/Risiko-Abwägung. Vorsicht während der Entbindung, insbesondere in Kombination mit Oxytocin (Hyponatriämie).
NW: Hyperglykämie, renale Verluste bei reduzierter Glukosetoleranz, Hyponatriämie, hyponatriämische Enzephalopathie.
Bei Überdosierung Elektrolyt-, Bilirubin-, Laktatanstieg.
WW: Kontraindiziert: Ceftriaxon bei Säuglingen bis 28 Tagen. Vorsicht: Bei Patienten ab 28 Tagen Ceftriaxon nicht über denselben Infusionsschlauch applizieren. Kortikosteroide, Kalium-steigernde Substanzen, neuromuskuläre Blocker. Vasopressin-Agonisten und - Analoga (Hyponatriämie).
WH: Vorsicht bei Glukoseverwertungsstörung, SIADH. Kontrollen: Ionen (Serumnatrium), Säure-Basen, Wasser, Glukose.
PG: 10 ST * (EKO: N) [€ 42,00]

ELO-MEL isoton - Infusionslösung 37A01

(Z.Nr. 1-19279) RP. P. B05BB01
ZI: Fresenius Kabi Austria, Graz
Z: 1000 ml Infusionslösung enthalten: Calcium chlorid-2-Wasser 0,368 g, Kaliumchlorid 0,373 g, Magnesiumchlorid-6-Wasser 0,305 g, Natrium acetat-3-Wasser 6,124 g, Natriumchlorid 5,552 g; Elektrolyte: Na-Ion 140 mmol, K-Ion 5 mmol, Ca-Ion 2,5 mmol, Mg-Ion 1,5 mmol, Cl-Ion 108 mmol, Acetat-Ion 45 mmol; Salzsäure, Natriumhydroxid, Wasser für Injektionszwecke; Osmolarität: 302 mosmol/l.
EW: Vollelektrolytlösung ohne Kohlenhydrat.
AG: Isotone Dehydratation, hypotone Dehydratation, Verlust extrazellulärer Flüssigkeit, plasmaisotoner Flüssigkeitsersatz, kurzfristiger Volumen- ersatz, Trägerlösung.
AA: I.v. Infusion. Cave Extravasation.
DO: MTD 30-40 ml/kg KG nur in dringenden Fällen überschreiten. Infusions- geschwindigkeit 4 ml/min. Dosisreduktion bei Nierenschäden.
GA: Hypotone Dehydratation, Ödeme, Hypernatriämie, Hyperchlorämie, Hypercalcämie, Hyperglykämie, allgemeine GA der Infusionstherapie.
SST: Nutzen/Risiko-Abschätzung.
NW: Bei Überdosierung Elektrolyt-, Bilirubin-, Laktatanstieg.
WW: Kontraindiziert: Ceftriaxon bei Säuglingen bis 28 Tagen. Vorsicht: Bei Patienten ab 28 Tagen Ceftriaxon nicht über denselben Infusionsschlauch applizieren. Kortikosteroide, Kalium-steigernde Substanzen, neuromuskuläre Blocker.
WH: Kontrollen: Ionen, Säure-Basen, Wasserbilanz.

PG: FREEFLEX 500ML 20 ST * (EKO: N) [€ 106,40], **PLINF 500ML** 10 ST * (EKO: N) [€ 42,00], **PLINF 1000ML** 10 ST * (EKO: N) [€ 57,15]

ELO-MEL isoton - Infusionslösung für Rinder, Pferde, Schafe, Ziegen, Schweine, Hunde und Katzen 817

(Z.Nr. 8-36403) RP. P. n.I. QB05BB01
ZI: Fresenius Kabi Austria, Graz
Z: 1000 ml Infusionslösung enthalten: Calcium chlorid-2-Wasser 0,368 g, Kaliumchlorid 0,373 g, Magnesiumchlorid-6-Wasser 0,305 g, Natrium acetat-3-Wasser 6,124 g, Natriumchlorid 5,552 g, Elektrolyte: Na-Ion 140 mmol, K-Ion 5 mmol, Ca-Ion 2,5 mmol, Mg-Ion 1,5 mmol, Cl-Ion 108 mmol, Acetat 45 mmol; Salzsäure, Natriumhydroxid, Wasser für Injektionszwecke.
PG: 10 ST VN [€ 35,00 n.I.]

ELO-MEL OP (postoperativ) - Infusionslösung 37A02

(Z.Nr. 1-19280) RP. P. B05BB01
ZI: Fresenius Kabi Austria, Graz
Z: 1000 ml Infusionslösung enthalten: Calcium chlorid-2-Wasser 0,294 g, Kaliumchlorid 1,342 g, Magnesiumchlorid-6-Wasser 0,61 g, Natrium acetat-3-Wasser 5,172 g, Natriumchlorid 3,624 g; Elektrolyte: Na-Ion 100 mmol, K-Ion 18 mmol, Ca-Ion 2 mmol, Mg-Ion 3 mmol, Cl-Ion 90 mmol, Acetat-Ion 38 mmol; Salzsäure, Natriumhydroxid, Wasser für Injektionszwecke; Osmolarität: 251 mosmol/l.
EW: Elektrolytlösung zur postoperativen Wiederherstellung der Homöostase.
AG: Isotone Dehydratation, hypotone Dehydratation, Verlust extrazellulärer Flüssigkeit, Trägerlösung.
AA: I.v. Infusion. Cave Extravasation.
DO: MTD 30-40 ml/kg KG. Infusionsgeschwindigkeit 4 ml/min.
GA: Hypertone Dehydratation, Ödeme, Hypernatriämie, Hyperchlorämie, Hyperkaliämie, allgemeine GA für Infusionen.
SST: Nutzen/Risiko-Abwägung.
Besondere Vorsicht während der Entbindung in Kombination mit Oxytocin (Serumnatrium!).
NW: Im Krankenhaus erworbene Hyponatriämie, akute hyponatriämische Enzephalopathie.
Bei Überdosierung Elektrolyt-, Bilirubin-, Laktatanstieg.
WW: Kontraindiziert: Digitalis. Ceftriaxon bei Säuglingen bis 28 Tagen.
Vorsicht: Bei Patienten ab 28 Tagen Ceftriaxon nicht über denselben Infusionsschlauch applizieren. Kortikosteroide, Kalium-steigernde Substanzen, neuromuskuläre Blocker, Vitamin D. Vasopressin verstärkende Arzneimittel (Hyponatriämie).
WH: Kontrollen: Elelktrolyte (Natrium!), Säure-Basen, Wasserbilanz.
PG: 500ML 10 ST * (EKO: N) [€ 42,00], **1000ML** 10 ST * (EKO: N) [€ 57,15]

ELO-MEL OP (postoperativ) G - Infusionslösung 37A02

(Z.Nr. 0-17224) RP. P. B05BB02
ZI: Fresenius Kabi Austria, Graz
Z: 1000 ml Infusionslösung enthalten: Calcium chlorid-2-Wasser 0,294 g, Kaliumchlorid 1,342 g, Magnesiumchlorid-6-Wasser 0,61 g, Natrium acetat-3-Wasser 5,172 g, Natriumchlorid 3,624 g, Glucose 50 g; Elektrolyte: Na-Ion 100 mmol, K-Ion 18 mmol, Ca-Ion 2 mmol, Mg-Ion 3 mmol, Cl-Ion 94 mmol, Acetat-Ion 38 mmol; Salzsäure, Natriumhydroxid, Wasser für Injektionszwecke; Osmolarität: 528 mosmol/l.
EW: Elektrolytlösung mit 5% Glukose.
AG: Isotone und hypotone Dehydratation, Verlust extrazellulärer Flüssigkeit, Trägerlösung.
AA: I.v. Infusion. Cave Extravasation.
DO: 30-40 ml/kg KG und Tag.
Kind (10-40 kg): 45-100 ml/kg KG und Tag.
Säugling (2-10 kg): 100-165 ml/kg KG und Tag.
Infusionsgeschwindigkeit 4 ml/min.
GA: Ödeme, Hypernatriämie, Hyperkaliämie, Hyperchlorämie, Schock, Alkalose, Nebennierenrindeninsuffizienz, Diabetes, Hyperglykämie, allgemeine GA der Infusionstherapie.
SST: Nutzen/Risiko-Abschätzung. Vorsicht während der Entbindung, besonders in Kombination mit Oxytocin (Hyponatriämie).
NW: Hyperglykämie und renale Verluste bei reduzierter Glukosetoleranz, Hyponatriämie, hyponatriämische Enzephalopathie, bei Überdosierung Elektrolyt-, Biliburin- und Laktatanstieg.
WW: Kontraindiziert: Digitalis. Ceftriaxon bei Säuglingen bis 28 Tagen.
Vorsicht: Bei Patienten ab 28 Tagen Ceftriaxon nicht über denselben Infusionsschlauch applizieren. Kortikosteroide, Kalium-steigernde Substanzen, neuromuskuläre Blocker, Vitamin D, Vasopressin- Agonisten und - Analoga (Hyponatriämie).
WH: Vorsicht bei kompensierbarer Herzinsuffizienz, Hyponatriämie, Hypophosphatämie, SIADH.
Kontrollen: Serumionogramm (Serumnatrium), Säure-Basen, Wasserbilanz, Blutglukose.
PG: 500ML 10 ST * (EKO: N) [€ 42,00], **1000ML** 10 ST * (EKO: N) [€ 62,30]

ELO-MEL paediatric - Infusionslösung 37A01

(Z.Nr. 1-37206) RP. P. B05BB02
ZI: Fresenius Kabi Austria, Graz
Z: 1 ml Infusionslösung enthält: Natriumchlorid 6,429 mg, Kaliumchlorid 0,298 mg, Calciumchlorid dihydrat 0,147 mg, Magnesiumchlorid-Hexahydrat 0,203 mg, Natrium acetat-Trihydrat 4,082 mg, Glucose monohydrat 11 mg (entspr. Glucose 10 mg), (entspr. → 55,5 mmol/l), Elektrolyte: Na-Ion 140 mmol/l, K-Ion 4 mmol/l, Ca-Ion 1 mmol/l, Mg-Ion 1 mmol/l, Cl-Ion 118 mmol/l, Acetat-Ion 30 mmol/l; Salzsäure 37% (zur pH-Wert-Einstellung), Natriumhydroxid zur pH-Wert-Einstellung, Wasser für Injektionszwecke; Osmolarität: 351 mosmol/l.
EW: Elektrolytlösung mit Kohlenhydraten.
AG: Isotone Dehydratation, perioperativer Flüssigkeits- und Elektrolytersatz mit partieller Deckung des Kohlenhydratbedarfs, kurzzeitiger intravasaler Volumenersatz, Trägerlösung.
AA: I.v. Infusion. Cave Extravasation.
DO: In der 1. Stunde 10-20 ml/kg KG, dann nach Bedarf.
Flüssigkeitsbedarf pro Tag: 1. Lebensjahr: 100-140 ml/kg KG 2. Lebensjahr: 80-120 ml/kg KG 2-4 Jahre: 80-100 ml/kg KG 5-9 Jahre: 60-80 ml/kg KG 10-13 Jahre: 50-70 ml/kg KG.
Details siehe Austria-Codex - Fachinformation.
GA: Hyperhydratation.
SST: Anwendung nicht vorgesehen.
NW: Lokale Reaktionen. Bei Überdosierung Hyperhydratation und Hyperglykämie.
WH: Vorsicht bei Hyperglykämie, metabolischer Alkalose, Laktatverwertungs- störungen, Hypernatriämie, Hyperkaliämie, Hyperchlorämie. Blutzucker kontrollieren.
PG: 20 ST * (EKO: N) [€ 106,40]

ELO-MEL semiton mit Glucose - Infusionslösung 37A02

(Z.Nr. 1-19273) RP. P. B05BB02
ZI: Fresenius Kabi Austria, Graz
Z: 1000 ml Infusionslösung enthalten: Calcium chlorid-2-Wasser 0,184 g, Kaliumchlorid 0,186 g, Magnesiumchlorid-6-Wasser 0,153 g, Natriumchlorid 4,091 g, Glucose 50 g; Elektrolyte: Na-Ion 70 mmol, K-Ion 2,5 mmol, Ca-Ion 1,25 mmol, Mg-Ion 0,75 mmol, Cl-Ion 76,5 mmol, Salzsäure, Natriumhydroxid, Wasser für Injektionszwecke; Osmolarität: 428 mosmol/l.
EW: Halbisotone Lösung + Glukose.
AG: Hypertone Dehydratation, isotone Dehydratation, Verlust elektrolytarmer Flüssigkeit, partielle Deckung des Kohlenhydratbedarfs, Trägerlösung.
AA: I.v. Infusion. Cave Extravasation.
DO: MTD 30-40 ml/kg KG. Max. 0,5 g Glukose (= 10 ml)/kg KG und Stunde, in der Postaggressionsphase 0,25-0,5 g Glukose (= 5-10 ml)/kg KG und Stunde. Infusionsgeschwindigkeit 4 ml/min. Kinder je nach Alter MTD 140 ml/kg KG (Säuglinge) bis 70 ml/kg KG (11.-14. Lebensjahr).
Details siehe Austria-Codex - Fachinformation.
GA: Ödeme, Hypernatriämie, Hyperkaliämie, Hyperchlorämie, Schock, Alkalose, Nebennierenrindeninsuffizienz, Hyperglykämie, allgemeine GA der Infusionstherapie.
SST: Nutzen/Risiko-Abwägung. Vorsicht während der Entbindung, insbesondere in Kombination mit Oxytocin (Hyponatriämie).
NW: Hyperglykämie, renale Verluste bei reduzierter Glukosetoleranz. Hyponatriämie, hyponatriämische Enzephalopathie. Bei Überdosierung Anstieg von Bilirubin und Laktat.
WW: Kontraindiziert: Digitalis. Ceftriaxon bei Säuglingen bis 28 Tagen.
Vorsicht: Bei Patienten ab 28 Tagen Ceftriaxon nicht über denselben Infusionsschlauch applizieren. Kortikosteroide, Kalium-steigernde Substanzen, neuromuskuläre Blocker, Vitamin D. Vasopressin-Agonisten und -Analoga (Hyponatriämie.
WH: Vorsicht bei kompensierbarer Herzinsuffizienz, Hyponatriämie, SIADH, Hypokaliämie, Hyperglykämie, Glukoseverwertungsstörung, Laktatazidose.
Kontrollen: Ionen (Serumnatrium), Säure-Basen, Wasserbilanz, Blutglukose, Phosphat.
PG: 500 10 ST * (EKO: N) [€ 42,00], **1000** 10 ST * (EKO: N) [€ 62,30]

Elonorm - Infusionslösung 37A01

(Z.Nr. 1-37966) RP. P. B05BB01
ZI: Fresenius Kabi Austria, Graz
Z: 1000 ml Infusionslösung enthalten: Natrium acetat-Trihydrat 4,63 g, Natriumchlorid 6,02 g, Kaliumchlorid 0,3 g,

Magnesiumchlorid-Hexahydrat 0,3 g, Elektrolyte: Na-Ion 137 mmol, K-Ion 4 mmol, Mg-Ion 1,5 mmol, Cl-Ion 110 mmol, Acetat-Ion 34 mmol; Natriumhydroxid zur pH-Wert-Einstellung, Salzsäure zur pH-Wert-Einstellung, Wasser für Injektionszwecke; Osmolarität: 286,5 mosmol/l.
EW: Isotone Elektrolytlösung.
AG: Extrazelluläre Dehydratation, Hypovolämie, leichte metabolische Azidose, Hypodermoclysis.
AA: - I.v.: Infusionsgeschwindigkeit 40 ml/kg KG/24 Std., bei Kindern 5 (2-8) ml/kg KG/Std.
- oder s.c.: Infusionsgeschwindigkeit 75-125 ml/Std., min. 20 ml/ Std., max. 250 ml/Std.
DO: Intravenös: 500 ml - 3 Liter/24 Std. Kinder (28 Tage bis 11 Jahre): 20-100 ml/kg KG/24 Std.
Subkutan (bei Hypodermoclysis): 500-2000 ml (auch über Nacht innerhalb von 8-12 Std.), MTD 3000 ml. Für Kinder und Jugendliche s.c. Gabe nicht empfohlen.
GA: Metabolische Alkalose, allgemeine GA der Infusionstherapie. Zusätzliche GA für s.c. Anwendung: Notfallsituationen, Koagulopathien, therapeutische Antikoagulation, vernarbte oder ekzematöse Infusionsstelle.
SST: Anwendung möglich.
NW: Überempfindlichkeit, lokale Reaktionen.
WW: Nicht empfohlen: Kortikosteroide, Carbenoxolon, Kalium sparende Diuretika, ACE-Hemmer, AT II-Antagonisten, Tacrolimus, Ciclosporin, Suxamethonium, neuromuskuläre Blocker.
WH: Vorsicht bei Elektrolytstörungen (Hyperkaliämie). Kontrollen: Flüssigkeit, Elektrolyte, Säure/Basen-Haushalt. Flüssigkeitsüberladung vermeiden.
PG: **500ML** 10 ST * (EKO: N) [€ 42,00], **1000ML** 10 ST * (EKO: N) [€ 57,15]

Elonva 100 Mikrogramm - Injektionslösung 29C01

(Z.Nr. EU/1/09/609/*) NR. P. E. G03GA09
ZI: Merck Sharp & Dohme, Haarlem, Niederlande
Z: 1 Fertigspritze mit 0,5 ml enthält: Corifollitropin alfa 100 µg, hergestellt durch rekombinante DNA-Technologie in CHO, Natrium citrat (entspr. Natrium 23 mg) (entspr. → < 1 mmol), Sucrose, Polysorbat 20, Methionin, Natriumhydroxid zur pH-Wert-Einstellung, Salzsäure zur pH-Wert-Einstellung, Wasser für Injektionszwecke.
EW: Gonadotropin.
AG: Kontrollierte ovarielle Stimulation (COS) in Kombination mit GnRH-Anta- gonisten im Rahmen eines Programms der Assistierten Reproduktionstechnik.
AA: S.c. (auch zur Eigeninjektion).
DO: Einmalig am Tag 1: ED 100 µg (unter 60 kg KG; bis 36 Jahre) bzw. 150 µg (über 60 kg KG bzw. über 50 kg KG und älter als 36 Jahre).
Tag 5 oder 6: GnRH-Antagonist.
Ab Tag 8: Tgl. (rek)FSH, bis 3 Follikel über 17 mm erreicht sind. Dann einmalig 5000-10000 IE hCG. Nicht für Kinder und Jugendliche.
GA: Gynäkologische Tumore, abnormale vaginale Blutungen, primäre Ovarial- insuffizienz, Ovarialzysten oder vergrößerte Ovarien, polyzystisches Ovarialsyndrom, ovarielles Überstimulationssyndrom in der Anamnese, vorangegangene CMS-Behandlung mit mehr als 30 Follikeln >11 mm, mehr als 20 antrale Follikel, Uterusmyone oder Fehlbildungen der Geschlechts- organe, die eine Schwangerschaft nicht zulassen.
SST: Nicht indiziert.
NW: Ovarielles Überstimulationssyndrom, Ovarialtorsion, Beschwerden im Beckenbereich, Kopfschmerzen, Übelkeit, Erschöpfung, Brustbeschwerden.
WW: Nicht empfohlen: Kombination mit GnRH-Agonisten. Falsch positiver hCG- Schwangerschaftstest möglich.
WH: Vor Behandlungsbeginn gründliche endokrinologische Untersuchung. Bei Niereninsuffizienz nicht empfohlen. Auf ovarielles Überstimualtions- syndrom achten. Erhöhtes Risiko für Mehrlingsschwangerschaften, ektopische Schwangerschaften oder Gefäßkomplikationen beachten.
Verkehrshinweis.
PG: 1 ST * (EKO: N) [€ 796,25]

Elonva 150 Mikrogramm - Injektionslösung 29C01

(Z.Nr. EU/1/09/609/*) NR. P. E. G03GA09
ZI: Merck Sharp & Dohme, Haarlem, Niederlande
Z: 1 Fertigspritze mit 0,5 ml enthält: Corifollitropin alfa 150 µg, hergestellt durch rekombinante DNA-Technologie in CHO, Natrium citrat (entspr. Natrium 23 mg) (entspr. → < 1 mmol), Sucrose, Polysorbat 20, Methionin, Natriumhydroxid zur pH-Wert-Einstellung, Salzsäure zur pH-Wert-Einstellung, Wasser für Injektionszwecke.
Kurzinformation: siehe Elonva 100 Mikrogramm - Injektionslösung, → S. 474
PG: 1 ST * (EKO: N) [€ 796,25]

Elonva 150 Mikrogramm - Injektionslösung 29C01
(Z.Nr. EU/1/09/609/*) NR. P. E. G03GA09
Parallelimport. nicht im Handel.

Elonva 150 Mikrogramm - Injektionslösung 29C01
(Z.Nr. EU/1/09/609/*) NR. P. E. G03GA09
Parallelimport. nicht im Handel.

Elotrace - Infusionszusatz 37F05, 44F

(Z.Nr. 1-21430) RP. P. B05XA31
ZI: Fresenius Kabi Austria, Graz
Z: 1000 ml Lösung enthalten: Calcium chlorid-2-Wasser 5,881 g, Kalium hydroxid 85% 39,607 g, Natrium glycerophosphat 5-Wasser 107,142 g, Magnesiumchlorid-6-Wasser 10,166 g, Zinkchlorid 125,07 mg, Mangan(II)chlorid-4-Wasser 10,81 mg, Eisen(III)-chlorid-6-Wasser 53,24 mg, Kupfer(II)-chlorid-2-Wasser 32,19 mg, Natriumselenit, wasserfrei 2,63 mg, Natrium molybdat 2-Wasser 0,5 mg, Natriumfluorid 21 mg, Kalium jodid 1,66 mg, (entspr. Natrium 700 mmol), (entspr. Kalium 600 mmol), (entspr. Calcium 40 mmol), (entspr. Magnesium 50 mmol), (entspr. Chlorid 183 mmol), (entspr. Phosphat 350 mmol), (entspr. Eisen 11 mg), (entspr. Zink 60 mg), (entspr. Kupfer 12 mg), (entspr. Mangan 3 mg), (entspr. Selen 1,2 mg), (entspr. Molybdän 0,2 mg), (entspr. Fluorid 9,5 mg), (entspr. Iodid 1,27 mg), L-Äpfelsäure, Wasser für Injektionszwecke; Osmolarität: 2425 mosmol/l.
EW: Elektrolytlösung.
AG: Als Zusatz zu Nährlösungen oder Trägerlösungen bei parenteraler Ernährung (insbesondere bei Intensivpatienten). Zur Deckung des Elektrolytbasis- und des Spurenelementbedarfes.
AA: Zusatz zu Infusionslösungen; nicht unverdünnt infundieren, nicht oral anwenden.
DO: 100 ml/Tag. Dosisreduktion bei Nieren-, Leberschäden, Erhöhung der Plasmaelektrolyte. Für Kinder unter 4 Jahren nicht empfohlen.
GA: Elektrolytstörungen, Cholestase, M. Wilson, Eisenspeicherkrankheiten, allgemeine GA der Infusionstherapie.
SST: Nutzen/Risiko-Abwägung.
NW: Bei unsachgemäßer Anwendung Hyperkaliämie.
WW: Kalziumhältige Lösungen (nicht mischen, Ausfällung). Kalium, Kalzium, Magnesium, Zink, Kortikosteroide. Kompatibilitäten beachten.
WH: Vorsicht bei eingeschränkter Nieren- und/oder Leberfunktion, Hyperthyreo- idismus. Kontrollen: Serumionogramm (Mangan, Zink), Säure/Basen, Wasser.
Max. 20 mmol Kalium/Std. infundieren.
PG: 10 ST * (EKO: N) [€ 103,05]

Elozell "forte" - Infusionsflasche 37E02

(Z.Nr. 0-14667) RP. P. B05BB01
ZI: Fresenius Kabi Austria, Graz
Z: 250 ml Infusionslösung enthalten: Kalium-DL-hydrogenaspartat-0,5-Wasser 2,163 g, Magnesium-DL-hydrogenaspartat 4-Wasser 2,163 g (entspr. K-Ion 12 mmol) (entspr. Mg-Ion 6 mmol) (entspr. Aspartat-Ion 24 mmol), Glycerin, wasserfrei, Wasser für Injektionszwecke; Osmolarität: 274 mosmol/l.
EW: Elektrolyte.
AG: Kalium- und Magnesiummangel, Zusatztherapie bei Herzrhythmusstörungen.
AA: I.v. Infusion (periphervenös).
DO: MTD 250 ml. Max. 20 mmol Kalium pro Stunde. Infusionsgeschwindigkeit initial 0,75 ml/min, dann bis 2,5 ml/min. Dosisreduktion bei Nierenschäden.
Keine Daten an Kindern und Jugendlichen.
GA: Hyperkaliämie, Hypermagnesiämie, Hyperchlorämie, schwere Niereninsuffizienz, AV-Block III. Grades, Exsikkose, Methanolvergiftung, Hyperlaktatämie, Lungenstauung, Myasthenia gravis, allgemeine Gegenanzeigen der Infusionstherapie.
SST: Nicht empfohlen.
NW: Bradykardie, Diarrhoe, Muskelschwäche, Hyponatriämie (akute hyponatriämische Enzephalopathie).
WW: Vorsicht: Diuretika, ACE-Hemmer; Kortikosteroide, Digitalis, Carboanhydrasehemmer; Magnesium verstärkt Narkotika, Muskelrelaxantien, Morphin. Kalzium i.v. vermindert Magnesiumwirkung, Lithium steigert Magnesiumwirkung. Clomethiazol (ZNS-Depression). Vasopressin-freisetzende oder verstärkende Arzneimittel erhöhen Hyponatriämie-Risiko.
WH: Vorsicht bei metabolischer Azidose, unbehandelter Nebennierenrindeninsuffizienz, Hypotonie, Status posttraumaticus mit Hyperkaliämie, Hitzekrämpfen, periodischer familiärer Paralyse. Kontrollen: Serumionogramm (Natrium!), Säure/Basen, Wasser, Kalium, Magnesium, Blutzucker, EKG. Bei Hypermagnesiämie Kalziumglukonat i.v. (10-20 ml einer 10%igen Lösung, nicht bei digitalisierten Patienten), bei Hyperkaliämie zusätzlich Insulin mit Glukose oder natriumhaltige Lösungen, Kationenaustauscher; bei Acidose Natriumbicarbonat-Lösung.

PG: 10 ST * (EKO: N) [€ 105,85]

Elozell "spezial" - Infusionsflasche 37E02
(Z.Nr. 0-17294) RP. P. B05BB01
ZI: Fresenius Kabi Austria, Graz
Z: 250 ml Infusionslösung enthalten: Kaliumchlorid 1,193 g, Kalium-DL-hydrogenaspartat-0,5-Wasser 1,441 g, Magnesium-DL-hydrogenaspartat 4-Wasser 2,163 g (entspr. K-Ion 24 mmol) (entspr. Mg-Ion 6 mmol) (entspr. Cl-Ion 16 mmol) (entspr. Aspartat-Ion 20 mmol), Wasser für Injektionszwecke; Osmolarität: 240 mosmol/l.
Kurzinformation: siehe Elozell "forte" - Infusionsflasche, → S. 474
PG: 10 ST * (EKO: N) [€ 129,05]

Elvanse 30 mg - Hartkapseln 49F01
(Z.Nr. 1-36851) NR. P. N06BA12
ZI: Shire Pharmaceuticals Ireland, Dublin, Irland
Z: 1 Hartkapsel enthält: Lisdexamfetamin dimesilat 30 mg (entspr. Dexamfetamin 8,9 mg), Cellulose, mikrokristalline, Croscarmellose natrium, Magnesium stearat (pflanzlich); Kapselhülle: Gelatine, Drucktinte, schwarz (entspr. Schellack) (entspr. Eisen(II,III)-oxid), Titandioxid, Erythrosin.
EW: Zentrales Sympathomimetikum, Vorstufe von Dexamfetamin.
AG: Aufmerkamkeitsdefizit-Hyperaktivitäts-Störungen (ADHS) bei Kindern ab 6 Jahren nach unzureichendem Ansprechen auf Methylphenidat.
AA: Im Ganzen einnehmen, oder Hartkapsel öffnen und Inhalt auf weiche Speisen leeren und sofort verzehren.
DO: Initial 1mal tgl. (morgens) 30 mg; wöchentlich um 20 mg steigern; MTD 70 mg, bei schweren Nierenschäden 50 mg.
GA: Hyperthyreose, Erregungszustände, symptomatische Herz/Kreislauf-Erkrankungen, Arteriosklerose, (mittel)schwere Hypertonie, Glaukom.
SST: Nutzen/Risiko-Abwägung, nicht stillen.
NW: Herz (Tachykardie, plötzlicher Tod bei schweren Herzerkrankungen), Blutdruckanstieg, Psyche (Schlafstörungen, Tics, Aggression), Wachstumsstörungen, verminderter Appetit, ZNS (Kopfschmerzen, Krämpfe), Sehstörungen, Magen/Darm, Haut.
WW: Gegenanzeige: MAO-Hemmer (14 Tage Abstand). Vorsicht: Andere Sympathomimetika verstärkt; serotonerge Arzneimittel (Serotoninsyndrom); Blutdrucksenker abgeschwächt; Narkoanalgetika verstärkt; Hemmung der Amfetamin-Wirkung durch Chlorpromazin, Haloperidol, Lithium.
Steroidbestimmung im Urin gestört.
GE: Missbrauch und Abhängigkeit möglich.
WH: Therapiebeginn unter Aufsicht eines Spezialisten für Verhaltensstörungen.
Vor Therapiebeginn genaue allgemeine und kardiologische Untersuchung.
Fortsetzung der Therapie im Erwachsenenalter möglich. Vorsicht bei bipolaren Erkrankungen. Kontrollen: Blutdruck, Puls, Körpergröße, Gewicht, Appetit, Psyche. Verkehrshinweis.
PG: 30 ST * (EKO: N) [€ 142,90]

Elvanse 50 mg - Hartkapseln 49F01
(Z.Nr. 1-36852) NR. P. N06BA12
ZI: Shire Pharmaceuticals Ireland, Dublin, Irland
Z: 1 Hartkapsel enthält: Lisdexamfetamin dimesilat 50 mg (entspr. Dexamfetamin 14,8 mg), Cellulose, mikrokristalline, Croscarmellose natrium, Magnesium stearat (pflanzlich); Kapselhülle: Gelatine, Drucktinte, schwarz (entspr. Schellack) (entspr. Eisen(II,III)-oxid), Titandioxid, Brillantblau FCF.
Kurzinformation: siehe Elvanse 30 mg - Hartkapseln, → S. 475
PG: 30 ST * (EKO: N) [€ 156,05]

Elvanse 70 mg - Hartkapseln 49F01
(Z.Nr. 1-36853) NR. P. N06BA12
ZI: Shire Pharmaceuticals Ireland, Dublin, Irland
Z: 1 Hartkapsel enthält: Lisdexamfetamin dimesilat 70 mg (entspr. Dexamfetamin 20,8 mg), Cellulose, mikrokristalline, Croscarmellose natrium, Magnesium stearat (pflanzlich); Kapselhülle: Gelatine, Drucktinte, schwarz (entspr. Schellack) (entspr. Eisen(II,III)-oxid), Titandioxid, Brillantblau FCF, Erythrosin.
Kurzinformation: siehe Elvanse 30 mg - Hartkapseln, → S. 475
PG: 30 ST * (EKO: N) [€ 177,85]

▼ *Elvanse Erwachsene 30 mg - Hartkapseln* 49F01
(Z.Nr. 1-37800) NR. P. nicht im Handel. N06BA12

▼ *Elvanse Erwachsene 50 mg - Hartkapseln* 49F01
(Z.Nr. 1-37799) NR. P. nicht im Handel. N06BA12

▼ *Elvanse Erwachsene 70 mg - Hartkapseln* 49F01
(Z.Nr. 1-37801) NR. P. nicht im Handel. N06BA12

Emadine 0,5 mg/ml - Augentropfen 47B03
(Z.Nr. EU/1/98/095/*) RP. P. nicht im Handel. S01GX06

Emadine 0,5 mg/ml - Augentropfen, Einzeldosisbehältnis 47B03
(Z.Nr. EU/1/98/095/*) RP. P. nicht im Handel. S01GX06

Emasex vitex - Tabletten 70X
(Z.Nr. 3-39085) RPF. P. V03AX
ZI: Adequapharm, Berlin, Deutschland
Z: 1 Tablette enthält: Vitex agnus castus (Homöopathie) D2 250 mg, Lactose monohydrat 250 mg, Magnesium stearat.
EW: Homöopathikum.
AG: Sexuelle Störungen bei Männern.
AA: Tabletten über den Tag verteilt auf oder unter der Zunge zergehen lassen.
DO: 1-3mal tgl. 1 Tablette. MTD 3 Tabletten. Nicht für Kinder und Jugendliche.
GA: Östrogen-abhängige Tumore, Prolaktin sezernierende Tumore, Patienten unter 18 Jahren.
SST: Nicht für Frauen indiziert.
NW: Allergische Reaktionen, Kopfschmerzen, Schwindel, Magen/Darm, Akne.
WW: Gegenanzeige: Dopamin-Agonisten und -Antagonisten, Östrogene, Antiöstrogene.
PG: 50 ST * (EKO: N) [€ 29,95], 100 ST * (EKO: N) [€ 49,95]

🐾 **Emdocam 20 mg/ml - Injektionslösung für Rinder, Schweine und Pferde** 807AZ, 802AD
(Z.Nr. EU/2/11/128/*) RP. P. QM01AC06
ZI: Emdoka bvba, Hoogstraten, Belgien
Z: 1 ml Injektionslösung enthält: Meloxicam 20 mg, Ethanol 150 mg, Poloxamer 188, Macrogol 300, Glycin, Natriumhydroxid, Salzsäure, Meglumin, Wasser für Injektionszwecke.
EW: Nichtsteroidales Antiphlogistikum.
AG: Rinder: Akute Atemwegsinfektionen, akute Mastitis (zusammen mit Antibio- tika); Durchfall (zusammen mit oraler Flüssigkeit bei Tieren ab 1 Woche).
Linderung postoperativer Schmerzen nach dem Enthornen von Kälbern (begleitend mit Analgetikum).
Schweine: Nicht- infektiöse Bewegungsstörungen (Lahmheit, Entzündungen); unterstützend zu Antibiotika bei puerperaler Septikämie und Toxämie.
Pferde: Schmerzlinderung bei Erkrankungen des Bewegungsapparates und Koliken.
AA: Rind: S.c. oder i.v.; Schwein: I.m.; Pferd: I.v.
DO: Rind: Einmalig 0,5 mg/kg KG.
Schwein: Einmalig 0,4 mg/kg KG, bei Bedarf eine 2. Injektion nach 24 i Std.
Pferd: Einmalig 0,6 mg/kg KG.
GA: Pferde unter 6 Wochen, Leber-, Herz-, Nieren-, Blutschäden, Magen/Darm- Ulzera.
SST: Bei Rindern und Schweinen Anwendung möglich. Gegenanzeige bei Stuten.
NW: Lokale Reaktionen, selten Anaphylaxie.
WW: Nicht mit Glukokortikoiden, anderen NSARs oder Antikoagulantien anwenden.
WH: Bei ausgeprägter Dehydratation nicht anwenden.
VNW: Essbare Gewebe: Rind; 15 Tage; Schwein, Pferd: 5 Tage. Milch (Rind): 5 Tage. Nicht für Stuten, deren Milch für menschlichen Verzehr vorgesehen ist.
PG: 100 ML VN [€ 153,80]

🐾 **Emedog 1 mg/ml - Injektionslösung für Hunde** 880
(Z.Nr. 8-36551) RP. P. QV03AB95, QN04BC07
ZI: Laboratoire TVM, Lempdes, Frankreich
Z: 1 ml Injektionslösung enthält: Apomorphin 1 mg (entspr. Apomorphin hydrochlorid-hemihydrat 1,17 mg), Natrium metabisulfit 1 mg, Salzsäure, konzentriert zur pH-Wert-Einstellung, Wasser für Injektionszwecke.
EW: Dopaminagonist, emetisch.
AG: Auslösen von Erbrechen bei Hunden.
AA: S.c.
DO: Einmalig 0,1 mg Apomorphin/kg KG. Gewicht des Tieres genau bestimmen.
GA: ZNS-Depression, Katzen und andere Tierarten, Hypoxie, Krämpfe, Ataxie, Koma, Fehlen des normalen Würgreflexes, Kreislaufversagen, Schock, Anästhesie.
SST: Nutzen/Risiko-Abwägung.
NW: Benommenheit, Veränderung des Appetits, Salivation, leichte Dehydrierung, Tachykardie mit anschließender Bradykardie, Schmerzen nach Injektion, mehrmaliges Erbrechen.

WW: Neuroletika, Antiemetika unterdrücken emetische Wirkung von Apomorphin; Opiate oder Barbiturate (Atemdepression). Vorsicht: Andere Dopaminagonisten (z.B. Cabergolin) additiv.
WH: Nicht anwenden nach oraler Aufnahme von ätzenden Substanzen (Säuren oder Laugen), schaumbildenden Produkten, flüchtigen Substanzen, organischen Lösungsmitteln oder scharfkantigen Gegenständen (z.B. Glas). Vorsicht bei schweren Leberschäden.
Bei Überdosierung Atemdepression, Kardiodepression, ZNS-Stimulation oder -Depression, lang anhaltendes Erbrechen, Konvulsion. Antidote: Naloxon (ZNS, Atmung), Maropitant oder Metoclopramid (bei anhaltendem Erbrechen).
PG: 5 ST VT [€ 28,75]

E

Emend 80 mg - Hartkapseln 08C
(Z.Nr. EU/1/03/262/*) NR. P. A04AD12
ZI: Merck Sharp & Dohme, Haarlem, Niederlande
Z: 1 Kapsel enthält: Aprepitant 80 mg, Kapselinhalt: Sucrose 80 mg, Cellulose, mikrokristalline, Hyprolose, Natriumdodecylsulfat; Kapselhülle: Gelatine, Natriumdodecylsulfat, Drucktinte: (entspr. Schellack) (entspr. Kaliumhydroxid) (entspr. Eisen(II,III)-oxid).
EW: Antiemetikum (NK_1-Rezeptor-Antagonist).
AG: Prävention von Übelkeit und Erbrechen von Erwachsenen bei hoch emetogener, auf Cisplatin basierender Chemotherapie sowie bei moderat emetogener Chemotherapie.
AA: Unzerkaut einnehmen.
DO: Erwachsene und Jugendliche: 125 mg am Tag 1 und je 80 mg am Tag 2 und 3 in Kombination mit Dexamethason (12 mg oral am Tag 1 und je 8 mg oral am Tag 2-4) und 5 HT3 Antagonist in Standarddosierung.
Moderat emetogene Chemotherapie: 125 mg am Tag 1 und je 80 mg am Tag 2 und 3, dazu am Tag 1 zusätzlich 12 mg Dexamethason oral und 5-HT3-Antagonist in Standarddosierung.
Keine Daten an Kindern.
SST: Sehr strenge Indikationsstellung, Stillen nicht empfohlen. Nichthormonelle Kontrazeption für Männer und Frauen bis 2 Monate nach Therapieende empfohlen.
NW: Überempfindlichkeit, Müdigkeit, ALT-Erhöhung, Magen/Darm, Kopfschmerzen, Schlaflosigkeit, Bradykardie, Haut.
WW: Kontraindiziert: Pimozid, Terfenadin, Astemizol, Cisaprid. Vorsicht: Warfarin, Tolbutamid, Midazolam, Mutterkornalkaloide, Wirksamkeit oraler Kontrazeptiva vermindert (bis 2 Monate nach Therapieende alternative oder unterstützende Maßnahmen empfohlen).
Verfügbarkeit von Aprepitant wird durch Ketoconazol vergrößert und durch Rifampicin verkleinert.
WH: Vorsicht bei Leberschäden, gleichzeitiger Gabe von über CYP3A4 metabolisierten Arzneimitteln. Verkehrshinweis.
PG: 2 ST IND (EKO: G) [€ 54,40], 5 ST * (EKO: N) [€ 177,85]

Emend 80 mg - Hartkapseln 08C
(Z.Nr. EU/1/03/262/*) NR. P. Parallelimport. A04AD12
nicht im Handel.

Emend 125 mg - Hartkapseln 08C
(Z.Nr. EU/1/03/262/*) NR. P. A04AD12
ZI: Merck Sharp & Dohme, Haarlem, Niederlande
Z: 1 Kapsel enthält: Aprepitant 125 mg, Kapselinhalt: Sucrose 125 mg, Cellulose, mikrokristalline, Hyprolose, Natriumdodecylsulfat; Kapselhülle: Gelatine, Titandioxid, Eisen(III)-oxid, Eisen(III)-hydroxid-oxid x H2O, Drucktinte: (entspr. Schellack) (entspr. Kaliumhydroxid) (entspr. Eisen(II,III)-oxid).
Kurzinformation: siehe Emend 80 mg - Hartkapseln, → S. 476
PG: 5 ST * (EKO: N) [€ 177,85]

Emend 125 mg+80 mg - Hartkapseln 08C
(Z.Nr. EU/1/03/262/*) NR. P. A04AD12
ZI: Merck Sharp & Dohme, Haarlem, Niederlande
Z: 1 Packung enthält: Aprepitant 125 mg, Kapselinhalt: Sucrose 125 mg, Cellulose, mikrokristalline, Natriumdodecylsulfat, Hyprolose; Kapselhülle: 125 mg Gelatine, Titandioxid, Eisen(III)-oxid, Eisen(III)-hydroxid-oxid x H2O; Aprepitant 80 mg, Kapselinhalt: Sucrose 80 mg, Cellulose, mikrokristalline, Hyprolose, Natriumdodecylsulfat; Kapselhülle: 80 mg Gelatine, Titandioxid, Drucktinte: (entspr. Schellack) (entspr. Kaliumhydroxid) (entspr. Eisen(II,III)-oxid).
Kurzinformation: siehe Emend 80 mg - Hartkapseln, → S. 476
PG: 3 ST * (EKO: N) [€ 112,40]

Emend 125 mg+80 mg - Hartkapseln 08C
(Z.Nr. EU/1/03/262/*) NR. P. Parallelimport. A04AD12
nicht im Handel.

Emend 125 mg - Pulver zur Herstellung einer Suspension zum Einnehmen 08C
(Z.Nr. EU/1/03/262/*) NR. P. nicht im Handel. A04AD12

🐾 Emeprid 5 mg/ml - Injektionslösung für Hunde und Katzen 825A, 825G
(Z.Nr. 8-00878) RP. P. QA03FA01
ZI: Ceva Sante Animale, Libourne, Frankreich
Z: 1 ml enthält: Metoclopramid 4,457 mg, (entspr. Metoclopramid hydrochlorid 5 mg), Metacresol 2 mg, Natriumchlorid, Wasser für Injektionszwecke.
EW: Propulsiv.
AG: Symptomatisch bei Erbrechen und reduzierter Magen/Darm - Motilität bei Hunden und Katzen.
AA: I.m., i.v. oder s.c..
DO: TD 0,5-1 mg Metoclopramidhydrochlorid /kg KG in 2 oder 3 ED.
GA: Gastrointestinale Perforation oder Obstruktion, gastrointestinale Blutungen.
SST: Nutzen/Risiko-Abwägung.
NW: Sehr selten extrapyramidale Wirkungen.
WW: Bei Gastritis Anticholinergika (Atropin) vermeiden. Neuroleptika (extrapyramidale Wirkungen verstärkt). Sedativa verstärkt.
WH: Bei Epilepsie Anwendung vermeiden. Vorsicht bei Leber- oder Niereninsuffizienz.
PG: 10 ML VT [€ 21,00]

🐾 Emeprid 1 mg/ml - Lösung zum Eingeben für Hunde und Katzen 825A, 825G
(Z.Nr. 8-00877) RP. P. QA03FA01
ZI: Ceva Sante Animale, Libourne, Frankreich
Z: 1 ml enthält: Metoclopramid hydrochlorid 1 mg (entspr. Metoclopramid 0,891 mg), Methyl-4-hydroxybenzoat 1,3 mg, Propyl-4-hydroxybenzoat 0,2 mg, Hydroxyethylcellulose, Natrium cyclamat, Saccharin natrium, Citronensäure, Sweet Orange-Aroma, Aprikosen-Aroma, Wasser, gereinigtes.
EW: Propulsiv.
AG: Symptomatisch bei Erbrechen und reduzierter Magen/Darm - Motilität bei Hunden und Katzen.
AA: Direkt ins Maul eingeben.
DO: TD 0,5-1 mg Metoclopramidhydrochlorid /kg KG in 2 oder 3 ED.
GA: Gastrointestinale Perforation oder Obstruktion, gastrointestinale Blutungen.
SST: Nutzen/Risiko-Abwägung.
NW: Sehr selten extrapyramidale Wirkungen.
WW: Bei Gastritis Anticholinergika (Atropin) vermeiden. Neuroleptika (extrapyramidale Wirkungen verstärkt). Sedativa verstärkt.
WH: Bei Epilepsie Anwendung vermeiden. Vorsicht bei Leber- oder Niereninsuffizienz.
PG: 125 ML VT [€ 40,80]

Emerade 150 Mikrogramm - Injektionslösung in einem Fertigpen 39A01
(Z.Nr. 1-36353) RP. P. nicht im Handel. C01CA24

Emerade 300 Mikrogramm - Injektionslösung in einem Fertigpen 39A01
(Z.Nr. 1-36354) RP. P. nicht im Handel. C01CA24

Emerade 500 Mikrogramm - Injektionslösung in einem Fertigpen 39A01
(Z.Nr. 1-36355) RP. P. nicht im Handel. C01CA24

▼ Emgality 120 mg - Injektionslösung in einem Fertigpen 43F
(Z.Nr. EU/1/18/1330/*) NR. P. E. N02CD02
ZI: Lilly, Eli Nederland, Utrecht, Niederlande
Z: 1 Fertigpen mit 1 ml enthält: Galcanezumab 120 mg, hergestellt in Ovarialzellen des chinesischen Hamsters (CHO), Histidin, Histidin hydrochlorid monohydrat, Polysorbat 80, Natriumchlorid, Wasser für Injektionszwecke.
EW: Monoklonaler Antikörper, bindet selektiv den Calcitonin Gene-Related Peptide (CGRP) - Liganden; wirkt analgetisch bei Migräneschmerz.
AG: Migräne-Prophylaxe bei Erwachsenen mit mindestens 4 Migränetagen pro Monat.
AA: S.c.; Selbstinjektion nach Schulung möglich.
DO: Initial 2mal 120 mg am selben Tag, dann einmal monatlich 120 mg. Keine Daten an Kindern und Jugendlichen.
SST: In der Schwangerschaft möglichst nicht anwenden. In der Stillzeit vorsichtige Anwendung möglich.
NW: Lokale Schmerzen und Reaktionen, Vertigo, Obstipation,

Pruritus, (schwere) Urtikaria, Überempfindlichkeit.
WW: Keine Studien.
WH: Keine Studien an Patienten mit schwerwiegenden Herz/Kreislauf-Erkrankungen vorliegend. Bei schwerer Überempfindlichkeit sofort absetzen. Verkehrshinweis.
PG: 1 ST IND (EKO: G) [€ 666,05]

▼ Emgality 120 mg - Injektionslösung in einem Fertigpen 43F
(Z.Nr. EU/1/18/1330/*) NR. P. E. N02CD02
Parallelimport.
V: Orifarm, Leverkusen, Deutschland
Z: 1 Fertigpen mit 1 ml enthält: Galcanezumab 120 mg, hergestellt in Ovarialzellen des chinesischen Hamsters (CHO), Histidin, Histidin hydrochlorid monohydrat, Polysorbat 80, Natriumchlorid, Wasser für Injektionszwecke.
PG: 1 ST * (EKO: N) [€ 663,95]

▼ *Emgality 120 mg - Injektionslösung in einer Fertigspritze* 43F
(Z.Nr. EU/1/18/1330/*) NR. P. E. nicht im Handel. N02CD02

Emgecard 2,5 mmol - Filmtabletten 44D01
(Z.Nr. 1-18610) RPF. P. A12CC05
ZI: Kwizda Pharma, Wien
Z: 1 Filmtablette enthält: Magnesium 2,5 mmol (entspr. → 60,8 mg) (entspr. Magnesium-L-aspartat-hydrochlorid 3-Wasser 614,8 mg), Kartoffelstärke, Siliciumdioxid, hochdisperses, Magnesium stearat, Eudragit L, Talk, Dimeticon, Triethylcitrat.
EW: Mineralstoff.
AG: Prophylaxe und Behandlung von Magnesium-Mangelzuständen.
AA: Unzerkaut mit Flüssigkeit vor den Mahlzeiten.
DO: Erwachsene und Jugendliche über 14 Jahren: 3mal tgl. 2 Filmtabletten.
Kinder von 10 bis 14 Jahren: 2mal tgl. 2 Filmtabletten.
Kinder von 4 bis 9 Jahren: 1-2mal tgl. 2 Filmtabletten.
Bei schweren Mangelzuständen kann Dosis verdoppelt werden.
GA: Niereninsuffizienz, Exsiccose, Infektsteinneigung.
SST: Anwendung möglich.
NW: Weiche Stühle, in hohen Dosen Müdigkeit.
WW: Zeitlich 3-4 Stunden versetzt zu Tetrazyklinen oder Natriumfluorid einnehmen.
WH: Bei Nierenschäden Serummagnesium kontrollieren.
Bei Überdosierung 10-20 ml 10% Calciumglukonat i.v.
PG: 25 ST * (EKO: N) [€ 2,10], 100 ST * (EKO: N) [€ 12,20]

Emgecard 5 mmol - Granulat 44D01
(Z.Nr. 0-17700) RPF. P. nicht im Handel. A12CC05

Emgecard 10 mmol - Orange Pulver 44D01
(Z.Nr. 1-23858) RPF. P. nicht im Handel. A12CC05

Emla 5% - Creme 01A05
(Z.Nr. 1-21507) RP. P. N01BB20
ZI: Aspen Pharma, Dublin, Irland
Z: 1 g enthält: Lidocain 25 mg, Prilocain 25 mg, Carbomer, Macrogol glycerolhydroxystearat 19 mg, Natriumhydroxid, Wasser, gereinigtes.
EW: Lokalanästhetisch.
AG: Oberflächenanästhesie der Haut und der Genitalschleimhaut bei oberflächlichen chirurgischen Maßnahmen und bei Beinulzera.
Kinder: Oberflächenanästhesie der Haut.
AA: Auf der Haut.
DO: Haut: 1,5-2 g Creme/10 cm^2. MD 60 g Creme, Anwendungszeit 1-5 Std.
Kinder: Max. 1 g Creme (0-2 Monate), 2 g Creme (3-11 Monate), 10 g Creme (1-5 Jahre), 20 g Creme (6-11 Jahre).
Genitalschleimhaut (Personen ab 12 Jahren): 5-10 g Creme.
Beinulkus (Erwachsene): Max. 10 g Creme.
Details siehe Austria-Codex - Fachinformation
SST: Vorsicht in der Schwangerschaft. In der Stillzeit Anwendung möglich.
NW: Lokale Reaktionen, selten Überempfindlichkeit, Methämoglobinämie.
WW: Methämoglobinbildner (Sulfonamide, Nitrofurantoin, Phenytoin, Phenobarbital) verstärkt (kontraindiziert im 1. Lebensjahr).
Vorsicht: Antiarrhythmika Klasse III.
WH: Vorsicht bei Methämoglobinämie, atopischer Dermatitis (Anwendungszeit nur 15-30 min). Bei Neugeborenen vor der 37. Schwangerschaftswoche nicht anwenden. Vorsicht in Augennähe; darf nicht ins Mittelohr gelangen.
Bei Methämoglobinämie Methylenblau i.v. anwenden (nicht bei Glukose-6-phosphat-Dehydrogenasemangel).
PG: 30 G * (EKO: N) [€ 44,70], **5G +12TEGADERM** 5 ST * (EKO: N) [€ 39,30], **5G + 2TEGADERM** 1 ST * (EKO: N) [€ 9,90]

Emla - Pflaster 01A05
(Z.Nr. 1-21505) RP. P. N01BB20
ZI: Aspen Pharma, Dublin, Irland
Z: 1 wirkstoffhaltiges Pflaster mit 1 g Emla-Emulsion enthält: Lidocain 25 mg, Prilocain 25 mg, Macrogol glycerolhydroxystearat 19 mg, Carboxypolymethylen, Natriumhydroxid, Wasser, gereinigtes.
EW: Lokalanästhetisch.
AG: Oberflächenanästhesie der Haut im Zusammenhang mit kleinen Eingriffen.
AA: Auf der Haut.
DO: Ein oder mehrere Pflaster mindestens 1 Std. vor Beginn des ärztlichen Eingriffes. MD: 20 Pflaster, Kinder (1-5 Jahre) 10 Pflaster, Säuglinge (3-11 Monate) 2 Pflaster, Neugeborene (0-2 Monate) 1 Pflaster.
SST: Vorsicht in der Schwangerschaft. In der Stillzeit Anwendung möglich.
NW: Lokale Reaktionen, selten Überempfindlichkeit, Methämoglobinämie.
WW: Methämoglobinbildner (Sulfonamide, Nitrofurantoin, Phenytoin, Phenobarbital) verstärkt (kontraindiziert im 1. Lebensjahr).
Vorsicht: Antiarrhythmika Klasse III.
WH: Vorsicht bei Methämoglobinämie, atopischer Dermatitis (Anwendungszeit nur 15-30 min). Bei Neugeborenen vor der 37. Schwangerschaftswoche nicht anwenden. Vorsicht in Augennähe; darf nicht ins Mittelohr gelangen.
Bei Methämoglobinämie Methylenblau i.v. anwenden (nicht bei Glukose-6-phosphat-Dehydrogenasemangel).
PG: 2 ST * (EKO: N) [€ 12,00], 20 ST * (EKO: N) [€ 82,10]

Emovate - Creme 22E01
(Z.Nr. 0-16854) NR. P. D07AB01
ZI: GlaxoSmithKline Pharma, Wien
Z: 1 g enthält: Clobetason-17-butyrat 0,5 mg, Chlorokresol 1 mg, Glycerolmonostearat, Bienenwachsersatz, Glycerinmonostearat, Glycerinmono – und polyoxyethylenstearat, Dimeticon, Cetylstearylalkohol 48 mg, Glycerol, Natrium citrat, Citronensäure, Wasser, gereinigtes.
EW: Topisches Kortikosteroid, bevorzugt für feuchte oder nässende Ober- flächen.
AG: Lokale Glukokortikoidtherapie.
AA: Nur extern; nicht verschlucken.
DO: 1-2mal tgl. dünn auf erkrankte Hautstelle auftragen. Bei Kindern nur über ärztliche Empfehlung und max. 7 Tage anwenden.
GA: Unbehandelte Hautinfektionen, Rosacea, Akne, Juckreiz ohne Entzündung.
SST: Nutzen/Risiko-Abwägung, nicht auf den Brüsten anwenden.
NW: Hautveränderungen. Bei Langzeitgabe systemische Effekte möglich.
WH: Nicht am Auge anwenden. Bei Säuglingen und Kleinkindern möglichst kurz- fristig und kleinflächig anwenden. Hautinfektionen primär spezifisch behandeln. Erhöhte Gefahr sekundärer Hautinfektionen. Im Gesicht nicht langdauernd anwenden. Risikofaktoren für erhöhte systemische Kortikoid- effekte beachten.
PG: 30 G (EKO: G) [€ 6,40]

Empesin 40 I.E./2 ml - Konzentrat zur Herstellung einer Infusionslösung 31C, 39C
(Z.Nr. 1-38340) NR. P. E. H01BA01
ZI: Orpha-Devel, Purkersdorf
Z: 1 Ampulle mit 2 ml Konzentrat enthält: Argipressin 40 IE (entspr. → 133 µg) (entspr. Argipressin acetat), Natriumchlorid, Essigsäure, konzentrierte, zur pH-Wert-Einstellung, Wasser für Injektionszwecke.
EW: Vasopressin-Analogon.
AG: Katecholamin-refraktäre Hypotonie bei septischem Schock.
AA: I. v. Infusion über Perfusor/Motorspritze. Nicht als Bolus.
DO: Initial 0,01 I.E./min, alle 15-20 min bis 0,03 I.E./min steigern. Mindestens 48 Std. behandeln. Für Kinder und Jugendliche nicht empfohlen.
SST: Zwingende Indikationsstellung; Gebärmutterkontraktionen möglich.
NW: Arrhythmien, Ischämie (mesenterial, digital, Myokard), Magen/Darm, Hautnekrosen, Wasserintoxikation, selten Anaphylaxie.
WW: Verstärkung der Antidiurese durch Carbamazepin, Chlorpropamid, Clofibrat, Harnstoff, Fludrocortison, trizyklishe Antidepressiva.
Abschwächung der Antidiurese durch Demeclocyclin, Noradrenalin, Lithium, Heparin, Alkohol.
Vorsicht: Ganglienblocker, Tolvaptan, Blutdruck steigernde und Blutdruck senkende Arzneimittel.
WH: Nicht austauschbar mit anderen Argipressin-enthaltenden Arzneimitteln. Vorsicht bei Herz/Gefäßerkrankungen, Epilepsie, Migräne, Asthma. Auf Wasserintoxikation achten.

PG: 10 ST * (EKO: N) [€ 1.295,80]

▼ Empliciti 300 mg - Pulver für ein Konzentrat zur Herstellung einer Infusionslösung 55I01

(Z.Nr. EU/1/16/1088/*) NR. P. E. L01XC23
ZI: Bristol-Myers Squibb Pharma, Dublin, Irland
Z: 1 Durchstechflasche enthält: Elotuzumab 300 mg, mittels rekombinanter DNS-Technologie in Mäusezellen (NS0) hergestellt, Sucrose, Natrium citrat, Citronensäure monohydrat, Polysorbat 80.
EW: Monoklonaler Antikörper, antineoplastisch.
AG: Mittel 2. Wahl beim Multiplen Myelom in Kombination mit Lenalidomid und Dexamethason.
-Mittel 3. Wahl beim rezidivierten und refraktären Multiplen Myelom in Kombination mit Pomalidomid und Dexamethason.
AA: I.v. Infusion nach Rekonstituierung und Verdünnen. Infusionsrate anfangs 0,5 ml/min, dann bis max. 5 ml/min.
DO: ED: 10 mg/kg KG: Gabe in 2 Zyklen zu je 28 Tagen an den Tagen 1/8/15/22, dann alle 2 Wochen an den Tagen 1 und 15.
Gleichzeitige Gabe von Lenalidomid (1mal tgl. 25 mg oral an den Tagen 1-21 des 28-Tage-Zyklus, jeweils 2 Std. nach Empliciti) und Dexamethason (1mal tgl. 28 mg oral und zusätzlich 8 mg i.v., gegeben jeweils an denselben Tagen wie Empliciti; ab Zyklus 3: Dexamethason 40 mg oral an den Tagen 8 und 22).
Gleichzeitige Gabe von Pomalidomid und Dexamethason: Empliciti 10 mg/kg KG, in den ersten beiden Behandlungszyklen jede Woche an Tag 1, 8, 15 und 22, sowie 20 mg/kg KG am Tag 1 der darauf folgenden Behandlungszyklen. Pomalidomid: 1mal tgl. 4 mg oral an den Tagen 1 - 21, mindestens 2 Std. nach Empliciti.
Dexamethason: 1mal tgl. 28 mg (Patienten ab 75 Jahren: 8 mg) oral und zusätzlich 8 mg i.v., gegeben jeweils an denselben Tagen wie Empliciti; an Tagen ohne Empliciti Dexamethason 40 mg oral (Patienten ab 75 Jahren: 20 mg oral).
Prämedikation 45-90 min vor Empliciti: 8 mg Dexamethason i.v., H1-Antihistaminikum, H2-Antihistaminikum (oral oder i.v.), Paracetamol (650-1000 mg oral).
SST: Zwingende Indikationsstellung, nicht stillen. Zuverlässige Kontrazeption für Frauen im gebärfähigen Alter erforderlich. Zuverlässige Verhütung für männliche Patienten bis 180 Tage nach Therapieende erforderlich.
NW: Infusionsbedingte Reaktionen, Magen/Darm (Durchfall), Infektionen (Pneumonie, Nasopharyngitis, Zoster), Husten, Lymphopenie, Fieber, Gewichtsverlust, Kopfschmerzen, erhöhtes Malignomrisiko.
WH: Auf infusionsbedingte Reaktionen achten. Verkehrshinweis.
PG: 1 ST * (EKO: N) [€ 1.853,70]

▼ Empliciti 400 mg - Pulver für ein Konzentrat zur Herstellung einer Infusionslösung 55I01

(Z.Nr. EU/1/16/1088/*) NR. P. E. L01XC23
ZI: Bristol-Myers Squibb Pharma, Dublin, Irland
Z: 1 Durchstechflasche enthält: Elotuzumab 400 mg, mittels rekombinanter DNS-Technologie in Mäusezellen (NS0) hergestellt, Sucrose, Natrium citrat, Citronensäure monohydrat, Polysorbat 80.
Kurzinformation: siehe Empliciti 300 mg - Pulver für ein Konzentrat zur Herstellung einer Infusionslösung, → S. 478
PG: 1 ST * (EKO: N) [€ 2.457,15]

▼ Empliciti 400 mg - Pulver für ein Konzentrat zur Herstellung einer Infusionslösung 55I01

(Z.Nr. EU/1/16/1088/*) NR. P. E. L01XC23
Parallelimport.
V: Orifarm, Leverkusen, Deutschland
Z: 1 Durchstechflasche enthält: Elotuzumab 400 mg, mittels rekombinanter DNS-Technologie in Mäusezellen (NS0) hergestellt, Sucrose, Natrium citrat, Citronensäure monohydrat, Polysorbat 80.
PG: 1 ST * (EKO: N) [€ 2.408,90]

Emselex 7,5 mg - Retardtabletten 52C
(Z.Nr. EU/1/04/294/*) RP. P. nicht im Handel. G04BD10

Emselex 15 mg - Retardtabletten 52C
(Z.Nr. EU/1/04/294/*) RP. P. nicht im Handel. G04BD10

Emtricitabin/Tenofovir Sandoz 200 mg/245 mg - Filmtabletten 35E02

(Z.Nr. 1-37583) NR. P. J05AR03
ZI: Sandoz, Kundl
Z: 1 Filmtablette enthält: Emtricitabin 200 mg, Tenofovir disoproxil 245 mg Tablettenkern: Cellulose, mikrokristalline, Croscarmellose natrium, Magnesium stearat, Maisstärke, vorverkleistert, Lactose 216 mg (entspr. Lactose monohydrat); Tablettenfilm: Hypromellose, Lactose monohydrat, Titandioxid, Triacetin, Indigocarmin-Aluminiumsalz.
EW: Antivirale Kombination, Nukleosid-Analoga.
AG: Behandlung von HIV-1-Infektionen (in Kombination mit anderen antiretroviralen Arzneimitteln).
Mittel 2. Wahl zur Behandlung von Jugendlichen mit HIV-1-Infektionen.
- Prä-Expositions-Prophylaxe einer sexuell erworbenen HIV-1-Infektion bei Erwachsenen und Jugendlichen (in Kombination mit Safer-Sex-Praktiken).
AA: Oral zu einer Mahlzeit; bei Schluckbeschwerden in Wasser oder Saft auflösen und unverzüglich einnehmen.
DO: Behandlung ab 12 Jahren (mindestens 35 kg KG): 1mal tgl. 1 Tablette.
Prophylaxe bei Erwachsenen und Jugendlichen: 1mal tgl. 1 Tablette.
Nierenschäden: Dosisreduktion bei Erwachsenen, bei Jugendlichen Anwendung nicht empfohlen. Details siehe Austria-Codex Fachinformation.
Prophylaxe: nicht anwenden bei Nierenschäden.
Keine Untersuchungen an Kindern.
GA: Prophylaxe bei Personen mit unbekanntem oder positivem HIV-1-Status.
SST: Strenge Indikationsstellung, nicht stillen.
NW: Neutropenie, Allergien, Stoffwechsel, Gewichtszunahme, Anstieg von Blutlipiden und Blutglukose, ZNS, Psyche, Magen/Darm, Muskelschwäche, erhöhte Kreatinkinase, opportunistische Infektionen, Verminderung der Knochendichte, Osteonekrose, Leber, Haut, Niere (proximale renale Tubulopathie), Autoimmunerkrankungen (z.B. M. Basedow) im Rahmen einer Immun-Reaktivierung.
WW: Gegenanzeige: Adefovirdipivoxil, Lamivudin. Nephrotoxische Arzneimittel vermeiden. Didanosin nicht empfohlen. Vorsicht: NSAIDs, mit Ritonavir oder Cobicistat geboosterte Proteasehemmer (Niere kontrollieren), Ledipasvir/Sofosbuvir, Sofosbusvir/Velpatasvir/(Voxilaprevir).
WW mit vielen Virustatika möglich.
WH: Vorsicht bei älteren Patienten. Zur Prophylaxe nicht immer wirksam. Bei Anwendung zur Prä-Expositions-Prophylaxe Auswirkungen auf Niere und Knochen berücksichtigen. Kontrollen: Niere, Leber (besonders bei Hepatitis B- oder C-Patienten). Auf mitochondriale Dysfunktion, Immun-Reaktivierungs-Syndrom achten.
PG: 30 ST RE1 (EKO: Y) [€ 250,95]

Emtricitabin/Tenofovir disoproxil Accord 200 mg/245 mg - Filmtabletten 35E02

(Z.Nr. 1-37608) NR. P. J05AR03
ZI: Accord Healthcare, Utrecht, Niederlande
Z: 1 Filmtablette enthält: Emtricitabin 200 mg, Tenofovir disoproxil 245 mg (entspr. Tenofovir 136 mg), Tablettenkern: Croscarmellose natrium, Lactose monohydrat 227,2 mg, Cellulose, mikrokristalline PH 101, Cellulose, mikrokristalline PH 102, Magnesium stearat, Stärke, vorverkleistert; Tablettenfilm: Opadry blau (entspr. Hypromellose (15 mPa*s)) (entspr. Lactose monohydrat) (entspr. Titandioxid) (entspr. Triacetin) (entspr. Indigocarmin-Aluminiumsalz).
EW: Antivirale Kombination, Nukleosid-Analoga.
AG: Behandlung von HIV-1-Infektionen (in Kombination mit anderen antiretroviralen Arzneimitteln).
Mittel 2. Wahl zur Behandlung von Jugendlichen ab 12 Jahren mit HIV-1-Infektionen.
- Prä-Expositions-Prophylaxe einer sexuell erworbenen HIV-1-Infektion (in Kombination mit Safer-Sex-Praktiken).
AA: Oral zu einer Mahlzeit; bei Schluckbeschwerden in Wasser oder Saft auflösen und unverzüglich einnehmen.
DO: Behandlung und Prophylaxe bei Erwachsenen und Jugendlichen ab 12 Jahren (mind. 35 kg KG): 1mal tgl. 1 Tablette.
Nierenschäden: Dosisreduktion bei Erwachsenen, bei Jugendlichen Anwendung nicht empfohlen. Details siehe Austria-Codex Fachinformation.
Prophylaxe: nicht anwenden bei Nierenschäden.
Keine Untersuchungen an Kindern.
GA: Prophylaxe bei Personen mit unbekanntem oder positivem HIV-1-Status.
SST: Strenge Indikationsstellung, nicht stillen.
NW: Neutropenie, Allergien, Stoffwechsel, Gewichtszunahme, Anstieg von Blutlipiden und Blutglukose, ZNS, Psyche, Magen/Darm, Muskelschwäche, erhöhte Kreatinkinase, opportunistische Infektionen, Verminderung der Knochendichte, Osteonekrose, Leber, Haut, Niere (proximale renale Tubulopathie), Autoimmunerkrankungen (z.B. M. Basedow) im Rahmen einer Immun-Reaktivierung.
WW: Gegenanzeige: Adefovirdipivoxil, Lamivudin. Nephrotoxische Arzneimittel vermeiden. Didanosin nicht empfohlen. Vorsicht: NSAIDs, mit Ritonavir oder Cobicistat geboosterte Proteasehemmer (Niere kontrollieren), Ledipasvir/Sofosbuvir, Sofosbuvir/Velpatasvir bzw. Sofosbuvir/Velpatasvir/Voxilaprevir.
WW mit vielen Virustatika möglich.
WH: Vorsicht bei älteren Patienten. Zur Prophylaxe nicht immer

wirksam. Bei Anwendung zur Prä-Expositions-Prophylaxe Auswirkungen auf Niere und Knochen berücksichtigen, besonders bei Jugendlichen. Kontrollen: Niere, Leber (besonders bei Hepatitis B- oder C-Patienten). Auf mitochondriale Dysfunktion, Immun-Reaktivierungs-Syndrom achten.
PG: 30 ST RE1 (EKO: Y) [€ 205,20]

Emtricitabin/Tenofovirdisoproxil Accordpharma 200 mg/ 245 mg - Filmtabletten 35E02
(Z.Nr. 1-39017) NR. P. nicht im Handel. J05AR03

Emtricitabin/Tenofovirdisoproxil Aristo 200 mg/ 245 mg - Filmtabletten 35E02
(Z.Nr. 1-37623) NR. P. J05AR03
ZI: Aristo Pharma, Berlin, Deutschland
Z: 1 Filmtablette enthält: Emtricitabin 200 mg, Tenofovir disoproxil 245 mg (entspr. Tenofovir disoproxil phosphat 291 mg) (entspr. Tenofovir 136 mg), Tablettenkern: Cellulose, mikrokristalline, Mannitol, Croscarmellose natrium, Siliciumdioxid, hochdispers, hydrophob, Stearinsäure; Tablettenfilm: Lactose monohydrat 12,96 mg, Hypromellose, Titandioxid, Triacetin, Indigocarmin-Aluminiumsalz.
EW: Antivirale Kombination, Nukleosidanaloga.
AG: Behandlung von HIV-1-Infektionen (in Kombination mit anderen antiretroviralen Arzneimitteln).
AA: Oral zu einer Mahlzeit; bei Schluckbeschwerden in Wasser oder Saft auflösen und unverzüglich einnehmen.
DO: Erwachsene: 1mal tgl. 1 Tablette.
Dosisreduktion bei Nierenschäden siehe Austria Codex - Fachinformation.
Keine Untersuchungen an Kindern und Jugendlichen.
SST: Strenge Indikationsstellung, nicht stillen.
NW: Neutropenie, Allergien, Stoffwechsel, Gewichtszunahme, Anstieg von Blutlipiden und Blutglukose, ZNS, Psyche, Magen/ Darm, Muskelschwäche, erhöhte Kreatinkinase, opportunistische Infektionen, Verminderung der Knochendichte, Osteonekrose, Leber, Haut, Niere (proximale renale Tubulopathie), Autoimmunerkrankungen (z.B. M. Basedow) im Rahmen einer Immun-Reaktivierung.
WW: Gegenanzeige: Adefovirdipivoxil, Lamivudin. Nephrotoxische Arzneimittel vermeiden. Didanosin nicht empfohlen. Vorsicht: NSAIDs, mit Ritonavir oder Cobicistat geboosterte Proteasehemmer (Niere kontrollieren), Ledipasvir/Sofosbuvir.
WW mit vielen Virustatika möglich.
WH: Vorsicht bei älteren Patienten. Kontrollen: Niere, Leber (besonders bei Hepatitis B- oder C-Patienten). Auf mitochondriale Dysfunktion, Immun-Reaktivierungs-Syndrom achten.
PG: 30 ST RE1 (EKO: Y) [€ 225,85]

Emtricitabin/Tenofovirdisoproxil Krka 200 mg/ 245 mg - Filmtabletten 35E02
(Z.Nr. EU/1/16/1151/*) NR. P. J05AR03
ZI: Krka, Novo Mesto, Slowenien
Z: 1 Filmtablette enthält: Emtricitabin 200 mg, Tenofovir disoproxil 245 mg (entspr. Tenofovir disoproxil succinat 300,7 mg) (entspr. Tenofovir 136 mg), Tablettenkern: Stärke, vorverkleistert, Croscarmellose natrium, Lactose monohydrat 80 mg, Cellulose, mikrokristalline, Natriumstearylfumarat, Stearinsäure; Tablettenfilm: Hypromellose 5cP, Titandioxid, Macrogol, Indigocarmin-Aluminiumsalz.
EW: Antivirale Kombination, Nukleosid-Analoga.
AG: Behandlung von HIV-1-Infektionen (in Kombination mit anderen antiretroviralen Arzneimitteln).
Mittel 2. Wahl zur Behandlung von Jugendlichen mit HIV-1-Infektionen.
- Prä-Expositions-Prophylaxe einer sexuell erworbenen HIV-1-Infektion (in Kombination mit Safer-Sex-Praktiken).
AA: Oral zu einer Mahlzeit; bei Schluckbeschwerden in Wasser oder Saft auflösen und unverzüglich einnehmen.
DO: Behandlung und Prophylaxe bei Erwachsenen und Jugendlichen (ab 35 kg KG): 1mal tgl. 1 Tablette.
Nierenschäden: Dosisreduktion bei Erwachsenen, bei Jugendlichen Anwendung nicht empfohlen. Details siehe Austria-Codex Fachinformation.
Prophylaxe: nicht anwenden bei Nierenschäden.
Keine Untersuchungen an Kindern.
GA: Prophylaxe bei Personen mit unbekanntem oder positivem HIV-1-Status.
SST: Strenge Indikationsstellung, nicht stillen.
NW: Neutropenie, Allergien, Stoffwechsel, Gewichtszunahme, Anstieg von Blutlipiden und Blutglukose, ZNS, Psyche, Magen/ Darm, Muskelschwäche, erhöhte Kreatinkinase, opportunistische Infektionen, Verminderung der Knochendichte, Osteonekrose, Leber, Haut, Niere (proximale renale Tubulopathie), Autoimmunerkrankungen (z.B. M. Basedow) im Rahmen einer Immun-Reaktivierung.
WW: Gegenanzeige: Adefovirdipivoxil, Lamivudin. Nephrotoxische Arzneimittel vermeiden. Didanosin nicht empfohlen. Vorsicht: NSAIDs, mit Ritonavir oder Cobicistat geboosterte Proteasehemmer (Niere kontrollieren), Ledipasvir/Sofosbuvir.
WW mit vielen Virustatika möglich.
WH: Vorsicht bei älteren Patienten. Zur Prophylaxe nicht immer wirksam. Bei Anwendung zur Prä-Expositions-Prophylaxe Auswirkungen auf Niere und Knochen berücksichtigen. Kontrollen: Niere, Leber (besonders bei Hepatitis B- oder C-Patienten). Auf mitochondriale Dysfunktion, Immun-Reaktivierungs-Syndrom achten.
PG: 30 ST * (EKO: N) [€ 283,95]

Emtricitabin/Tenofovirdisoproxil Krka d.d. 200 mg/245 mg - Filmtabletten 35E02
(Z.Nr. EU/1/17/1182/*) NR. P. nicht im Handel. J05AR03

Emtricitabin/Tenofovirdisoproxil Mylan 200 mg/ 245 mg - Filmtabletten 35E02
(Z.Nr. EU/1/16/1133/*) NR. P. J05AR03
ZI: Mylan, Saint Priest, Frankreich
Z: 1 Filmtablette enthält: Emtricitabin 200 mg, Tenofovir disoproxil 245 mg (entspr. Tenofovir disoproxil maleat 300 mg), Tablettenkern: Cellulose, mikrokristalline, Hyprolose niedrig substituiert, Eisen(III)-oxid, Siliciumdioxid, hochdisperses, Lactose monohydrat 93,6 mg, Magnesium stearat (pflanzlich); Tablettenfilm: Lactose monohydrat, Hypromellose, Titandioxid, Triacetin, Brillantblau FCF, Aluminiumsalz, Eisen(III)-hydroxid-oxid x H2O.
Kurzinformation: siehe Emtricitabin/Tenofovirdisoproxil Krka 200 mg/245 mg - Filmtabletten, → S. 479
PG: 30 ST * (EKO: N) [€ 309,20]

Emtricitabin/Tenofovir disoproxil ratiopharm 200 mg/245 mg - Filmtabletten 35E02
(Z.Nr. 1-36955) NR. P. J05AR03
ZI: Teva, Haarlem, Niederlande
Z: 1 Filmtablette enthält: Emtricitabin 200 mg, Tenofovir disoproxil 245 mg (entspr. Tenofovir disoproxil phosphat) (entspr. Tenofovir 136 mg), Tablettenkern: Mannitol, Cellulose, mikrokristalline, Hydroxypropylcellulose niedrig substituiert, Hypromellose, Natriumstearylfumarat (entspr. Natrium < 23 mg) (entspr. → < 1 mmol); Filmüberzug: Poly(vinylalkohol), partiell hydrolysiert, Titandioxid, Macrogol 3350, Talk, Indigocarmin Aluminiumlack, Eisenoxid gelb.
EW: Antivirale Kombination, Nukleosid-Analoga.
AG: Behandlung von HIV-1-Infektionen (in Kombination mit anderen antiretroviralen Arzneimitteln).
Mittel 2. Wahl zur Behandlung von Jugendlichen mit HIV-1-Infektionen.
- Prä-Expositions-Prophylaxe einer sexuell erworbenen HIV-1-Infektion bei Erwachsenen und Jugendlichen (in Kombination mit Safer-Sex-Praktiken).
AA: Oral zu einer Mahlzeit; bei Schluckbeschwerden in Wasser oder Saft auflösen und unverzüglich einnehmen.
DO: Behandlung ab 12 Jahren (mindestens 35 kg KG): 1mal tgl. 1 Tablette.
Prophylaxe bei Erwachsenen und Jugendlichen: 1mal tgl. 1 Tablette.
Nierenschäden: Dosisreduktion bei Erwachsenen, bei Jugendlichen Anwendung nicht empfohlen. Details siehe Austria-Codex Fachinformation.
Prophylaxe: nicht anwenden bei Nierenschäden.
Keine Untersuchungen an Kindern.
GA: Prophylaxe bei Personen mit unbekanntem oder positivem HIV-1-Status.
SST: Strenge Indikationsstellung, nicht stillen.
NW: Neutropenie, Allergien, Stoffwechsel, Laktatazidose, Gewichtszunahme, Anstieg von Blutlipiden und Blutglukose, ZNS, Psyche, Magen/Darm, Muskelschwäche, erhöhte Kreatinkinase, opportunistische Infektionen, Verminderung der Knochendichte, Osteonekrose, Leber, Haut, Niere (proximale renale Tubulopathie), Autoimmunerkrankungen (z.B. M. Basedow) im Rahmen einer Immun-Reaktivierung.
WW: Gegenanzeige: Adefovirdipivoxil, Lamivudin. Nephrotoxische Arzneimittel vermeiden. Didanosin nicht empfohlen. Vorsicht: NSAIDs, mit Ritonavir oder Cobicistat geboosterte Proteasehemmer (Niere kontrollieren), Ledipasvir/Sofosbuvir.
WW mit vielen Virustatika möglich.
WH: Vorsicht bei älteren Patienten. Zur Prophylaxe nicht immer wirksam. Bei Anwendung zur Prä-Expositions-Prophylaxe Auswirkungen auf Niere und Knochen berücksichtigen. Kontrollen: Niere, Leber (besonders bei Hepatitis B- oder C-Patienten). Auf mitochondriale Dysfunktion, Immun-Reaktivierungs-Syndrom achten.
PG: 30 ST RE1 (EKO: Y) [€ 205,20]

E

Emtricitabin/Tenofovirdisoproxil Stada 200 mg/ 245 mg - Filmtabletten 35E02

(Z.Nr. 1-37161) NR. P. J05AR03
ZI: Stada Arzneimittel, Wien
Z: 1 Filmtablette enthält: Emtricitabin 200 mg, Tenofovir disoproxil 245 mg (entspr. Tenofovir disoproxil succinat 300,6 mg), Tablettenkern: Lactose monohydrat 96 mg, Cellulose, mikrokristalline, Maisstärke, vorverkleistert, Croscarmellose natrium (entspr. Natrium 5,7 mg), Magnesium stearat; Filmüberzug: Poly(vinylalkohol), Titandioxid, Macrogol 3350, Talkum, Indigocarmin-Aluminiumsalz.
EW: Antivirale Kombination, Nukleosid-Analoga.
AG: Behandlung von HIV-1-Infektionen (in Kombination mit anderen antiretroviralen Arzneimitteln).
- Prä-Expositions-Prophylaxe einer sexuell erworbenen HIV-1-Infektion bei Erwachsenen (in Kombination mit Safer-Sex-Praktiken).
AA: Oral zu einer Mahlzeit; bei Schluckbeschwerden in Wasser oder Saft auflösen und unverzüglich einnehmen.
DO: Behandlung und Prophylaxe: 1mal tgl. 1 Tablette.
Nierenschäden: Dosisreduktion Details siehe Austria-Codex Fachinformation.
Keine Untersuchungen an Kindern und Jugendlichen.
GA: Prophylaxe bei Personen mit unbekanntem oder positivem HIV-1-Status.
SST: Strenge Indikationsstellung, nicht stillen.
NW: Neutropenie, Allergien, Stoffwechsel, Gewichtszunahme, Anstieg von Blutlipiden und Blutglukose, ZNS, Psyche, Magen/ Darm, Muskelschwäche, erhöhte Kreatinkinase, opportunistische Infektionen, Verminderung der Knochendichte, Osteonekrose, Leber, Haut, Niere (proximale renale Tubulopathie), Autoimmunerkrankungen (z.B. M. Basedow) im Rahmen einer Immun-Reaktivierung.
WW: Gegenanzeige: Adefovirdipivoxil, Lamivudin. Nephrotoxische Arzneimittel vermeiden. Didanosin nicht empfohlen. Vorsicht: NSAIDs, mit Ritonavir oder Cobicistat geboosterte Proteasehemmer (Niere kontrollieren), Ledipasvir/Sofosbuvir.
WW mit vielen Virustatika möglich.
WH: Vorsicht bei älteren Patienten. Zur Prophylaxe nicht immer wirksam. Bei Anwendung zur Prä-Expositions-Prophylaxe Auswirkungen auf Niere und Knochen berücksichtigen. Kontrollen: Niere, Leber (besonders bei Hepatitis B- oder C-Patienten). Auf mitochondriale Dysfunktion, Immun-Reaktivierungs-Syndrom achten.
PG: 30 ST RE1 (EKO: Y) [€ 205,20]

Emtricitabin/Tenofovirdisoproxil Tillomed 200 mg/245 mg - Filmtabletten 35E02
(Z.Nr. 1-40228) NR. P. nicht im Handel. J05AR03

Emtricitabin/Tenofovirdisoproxil Zentiva 200 mg/245 mg - Filmtabletten 35E02
(Z.Nr. EU/1/16/1148/*) NR. P. nicht im Handel. J05AR03

Emtriva 200 mg - Hartkapseln 35E02

(Z.Nr. EU/1/03/261/*) NR. P. J05AF09
ZI: Gilead Sciences Ireland, Carrigtohill County Cork, Irland
Z: 1 Hartkapsel enthält: Emtricitabin 200 mg, Kapselinhalt: Crospovidon, Magnesium stearat, Cellulose, mikrokristalline, Povidon; Kapselhülle: Gelatine, Indigocarmin, Titandioxid, Druckfarbe: (entspr. Eisen(II,III)-oxid) (entspr. Schellack).
EW: Virustatikum.
AG: HIV-1-Infektionen in Kombination mit anderen antiretroviralen Arznei- mitteln.
AA: Oral.
DO: 1mal tgl. 1 Hartkapsel (auch für Jugendliche ab 33 kg KG). Verlängerung des Dosierungsintervalls bei Nierenschäden.
SST: Strenge Indikationsstellung, nicht stillen.
NW: Blutbild, Hypertriglyzeridämie, Gewichtszunahme, Hyperglykämie, Laktat- azidose, ZNS (Kopfschmerzen), Psyche (Insomnie), Magen/Darm, Leber/Galle (Enzymanstiege), Haut, Kreatinkinaseanstieg, Schmerzen, Autoimmun- erkrankungen, bei Kindern Anämie, Hyperpigmentierung.
WW: Arzneimittel, die aktiv tubulär sezerniert werden; Kombination mit Lamivudin nicht anwenden.
WH: Nicht als Monotherapeutikum anwenden. Kontrollen: Niere, Leber. In utero exponierte Kinder auf mitochondriale Dysfunktion nachuntersuchen. Auf Osteonekrose achten.
Auf Laktatazidose achten. Lipodystrophie möglich.
Auf Immun-Reaktivierungs-Syndrom achten. Bei schweren Lebererkrankungen Behandlung nicht beenden.
PG: 30 ST RE1 (EKO: Y) [€ 287,05]

Emtriva 10 mg/ml - Lösung zum Einnehmen 35E02
(Z.Nr. EU/1/03/261/*) NR. P. E. nicht im Handel. J05AF09

Enac Hexal 5 mg - Tabletten 10A01

(Z.Nr. 1-23297) RP. P. C09AA02
ZI: Hexal Pharma, Wien
Z: 1 Tablette enthält: Enalapril maleat 5 mg, Natriumhydrogencarbonat (entspr. Natrium), Lactose monohydrat 129,8 mg, Maisstärke, Talk, Hydroxypropylcellulose, Magnesium stearat.
EW: Angiotensin-Conversions-Enzymhemmer. Wirkungsdauer 24 Std.
AG: Hypertonie, symptomatische Herzinsuffizienz (auch bei asymptomatischer linksventrikulärer Dysfunktion).
AA: Oral mit Flüssigkeit. TD in 1 oder 2 ED.
DO: Hypertonie: Anfangs 1mal tgl. 5-20 mg, Erhaltungsdosis meist 20 mg, MTD 40 mg.
Herzinsuffizienz/linksventrikuläre Dysfunktion: TD Tag 1-3: 2,5 mg, Tag 4-7: 5 mg in 2 ED, 2. Woche: 10 mg in 1 oder 2 ED. 3. und 4. Woche: 20 mg in 1 oder 2 ED. MTD 40 mg in 2 ED.
Dosisreduktion bei Nierenschäden.
Kinder ab 6 Jahren mit Hypertonie: Anfangsdosis 2,5 mg (20-50 kg KG) bzw. 5 mg (ab 50 kg KG). MTD 20 mg (20-50 kg KG) bzw. 40 mg (ab 50 kg KG).
GA: Angioödem.
SST: Kontraindikation im 2. und 3. Trimenon, im 1. Trimenon und in der Stillzeit nicht empfohlen.
NW: Husten, Schwindel, Kopfschmerzen, Psyche (Depressionen), Hypotonie, Hautausschlag, Nausea, Magen/Darm, ZNS, Niere, angioneurotisches Ödem, Untersuchungen (Hyperkaliämie), Blutbild, Leber, Asthenie, Muskelkrämpfe.
WW: Gegenanzeige: Sacubitril / Valsartan (36 Std. Abstand). Kombination mit Aliskiren nicht empfohlen, bei Patienten mit Nierenschäden oder Diabetes kontraindiziert. Duale Blockade des Renin/Angiotensin/Aldosteron-Systems nicht empfohlen. Lithium nicht empfohlen. Vorsicht: Additiv mit anderen Blutdrucksenkern, Hyperkaliämie bei Kaliumsubstitution oder Gabe kaliumsparender Diuretika oder von Co-Trimoxazol, Ciclosporin oder Heparin; NSAR, (schwächen Blutdrucksenkung ab); (Tem)sirolimus, Everolimus, Racecadotril, Vildagliptin (Angioödeme); Sympathomimetika, Antidiabetika, Alkohol, Desensibilisierung, Polyacrylnitrilmetalyl-sulfonat-Highflux-Membranen, LDL Apherese (Anaphylaxie), Gold (nitroide Reaktionen).
WH: Vorsicht bei Nierenschäden, Klappenstenosen. Bei frischer Nierentransplantation nicht empfohlen. Bei Diabetikern auf Hypoglykämie achten. Bei Kindern ab 6 Jahren nur bei Hypertonie anwenden. Bei Herzinsuffizienz strenge Überwachung über 4 Std. nach der ersten Gabe. Bei Hypotonie Kochsalz infundieren. Verkehrshinweis. Bei angioneurotischem Ödem sofort absetzen. Elektrolytkontrolle (Kalium).
PG: 30 ST (2) (EKO: G) [€ 3,95]

Enac Hexal 10 mg - Tabletten 10A01

(Z.Nr. 1-23296) RP. P. C09AA02
ZI: Hexal Pharma, Wien
Z: 1 Tablette enthält: Enalapril maleat 10 mg, Natriumhydrogencarbonat (entspr. Natrium), Lactose monohydrat 124,6 mg, Maisstärke, Talk, Magnesium stearat, Eisenoxid rot.
Kurzinformation: siehe Enac Hexal 5 mg - Tabletten, → S. 480
PG: 30 ST (2) (EKO: G) [€ 7,90]

Enac Hexal 20 mg - Tabletten 10A01

(Z.Nr. 1-23298) RP. P. C09AA02
ZI: Hexal Pharma, Wien
Z: 1 Tablette enthält: Enalapril maleat 20 mg, Natriumhydrogencarbonat (entspr. Natrium), Lactose monohydrat 117,8 mg, Maisstärke, Talk, Magnesium stearat, Eisenoxid rot, Eisenoxid gelb.
Kurzinformation: siehe Enac Hexal 5 mg - Tabletten, → S. 480
PG: 30 ST (2) (EKO: G) [€ 11,10]

Enac plus Hexal 20 mg/6 mg - Tabletten 10B05

(Z.Nr. 1-26378) RP. P. C09BA02
ZI: Hexal Pharma, Wien
Z: 1 Tablette enthält: Enalapril maleat 20 mg, Hydrochlorothiazid 6 mg, Lactose 112,3 mg (entspr. Lactose monohydrat), Magnesium stearat, Maisstärke, Natriumhydrogencarbonat, Talkum.
EW: ACE-Hemmer + Diuretikum.
AG: Essentielle Hypertonie bei nicht ausreichender Monotherapie.
DO: 1mal tgl. 1(-2) Tabletten. Für Kinder und Jugendliche nicht empfohlen.
GA: Schwere Niereninsuffizienz, angioneurotisches Ödem, schwere Leberschäden.
SST: Gegenanzeige im 2. und 3. Trimenon und in der Stillzeit. Im 1. Trimenon nicht empfohlen.
NW: Kopfschmerzen, Schwindel, Herz/Kreislauf (Hypotonie), Magen/Darm, Leber, ZNS, Atemwege (Husten), Haut, Sinnesorgane (verschwommenes Sehen), Urogenitale, Angioödem, Labor

(Hyperkaliämie), Blutbild, erhöhtes Risiko für nicht-melanozytären Hautkrebs.
WW: Gegenanzeige: Sacubitril / Valsartan (36 Std. Abstand). Kombination mit Aliskiren nicht empfohlen, bei Patienten mit Nierenschäden oder Diabetes kontraindiziert. Nicht empfohlen: Duale Blockade des Renin-Angiotensin-Aldosteron-Systems, Estramustin, Sultoprid. Vorsicht: Blutdrucksenker verstärkt, ZNS-Dämpfer, Alkohol verstärken Blutdruckabfall; Kalium, Ciclosporin, Heparin, Cotrimoxazol (Hyperkaliämie), Lithium (Intoxikation), Tubocurarin (Ansprechen erhöht), Antidiabetika (Dosis anpassen), Metformin (Laktatazidose), Zytostatika (erhöhte Myelotoxizität), Torsades de pointes induzierende Arzneimittel. Prostaglandinsynthesehemmer mindern Diuretika-Wirkung. Racecadotril, mTOR-Inhibitoren (z.B. Sirolimus), Vildagliptin (Angioödeme).
WH: Diuretika 2-3 Tage vor Therapiebeginn absetzen. Auf symptomatische Hypotonie achten. Vorsicht bei linksventrikulärer Klappenobstruktion, primärem Hyperaldosteronismus, nach Nierentransplantation (nicht empfohlen), ischämischen oder zerebrovaskulären Erkrankungen, Niereninsuffizienz, Leberschäden. Kontrollen: Niere, Serumelektrolyte (Kalium). Bei Hypotonie ev. 0,9% NaCl i.v. infundieren. Anaphylaktoide Reaktionen während einer Desensibilisierung gegen tierische Gifte oder LDL-Apherese oder bei Verwendung von High-flux-Membranen in der Dialyse möglich. Positiver Dopingtest durch HCT möglich. Verkehrshinweis.
PG: 30 ST (2) (EKO: G) [€ 15,75]

Enalacomp Genericon - Tabletten 10B05

(Z.Nr. 1-28357) RP. P. C09BA02
ZI: Genericon Pharma, Graz
Z: 1 Tablette enthält: Enalapril maleat 20 mg, Hydrochlorothiazid 12,5 mg, Croscarmellose natrium, Lactose monohydrat 154,07 mg, Magnesium stearat, Eisenoxid gelb, Eisenoxid rot, Stärke, vorverkleistert, Natriumhydrogencarbonat (entspr. Natrium < 1 mmol).
EW: ACE-Hemmer + Diuretikum.
AG: Essentielle Hypertonie bei nicht ausreichender Monotherapie.
DO: 1mal tgl. 1(-2) Tabletten. Für Kinder und Jugendliche nicht empfohlen.
GA: Schwere Niereninsuffizienz, angioneurotisches Ödem, schwere Leberschäden.
SST: Gegenanzeige im 2. und 3. Trimenon. Im 1. Trimenon und in der Stillzeit nicht empfohlen.
NW: Kopfschmerzen, Schwindel, Herz/Kreislauf (Hypotonie), Magen/Darm, Leber, ZNS, Augen (Aderhauterguss, akute Myopie, sekundäres Winkelverschlussglaukom), Atemwege (Husten), Haut, Sinnesorgane (verschwommenes Sehen), Urogenitale, Angioödem, Labor (Hyperkaliämie), Blutbild, erhöhtes Risiko für nicht-melanozytären Hautkrebs, Augen (Aderhauterguss, akute Myopie, sekundäres Winkelverschlussglaukom).
WW: Gegenanzeige: Sacubitril / Valsartan (36 Std. Abstand). Kombination mit Aliskiren nicht empfohlen, bei Patienten mit Nierenschäden oder Diabetes kontraindiziert. Nicht empfohlen: Duale Blockade des Renin-Angiotensin-Aldosteron-Systems, Estramustin, Sultoprid.
Vorsicht: Blutdrucksenker verstärkt, ZNS-Dämpfer, Alkohol verstärken Blutdruckabfall; Kalium, Heparin, Co-Trimoxazol, Ciclosporin (Hyperkaliämie), Lithium (Intoxikation), Tubocurarin (Ansprechen erhöht), Antidiabetika (Dosis anpassen), Metformin (Laktatazidose), Zytostatika (erhöhte Myelotoxizität), Torsades de pointes induzierende Arzneimittel. Prostaglandinsynthesehemmer mindern Diuretika-Wirkung. Racecadotril, mTOR- Inhibitoren (z.B. Sirolimus), Vildagliptin (Angioödeme).
WH: Diuretika 2-3 Tage vor Therapiebeginn absetzen. Auf symptomatische Hypotonie achten. Vorsicht bei linksventrikulärer Klappenobstruktion, primärem Hyperaldosteronismus, nach Nierentransplantation (nicht empfohlen), ischämischen oder zerebrovaskulären Erkrankungen, Niereninsuffizienz, Leberschäden. Kontrollen: Niere, Serumelektrolyte (Kalium). Bei Hypotonie ev. 0,9% NaCl i.v. infundieren. Anaphylaktoide Reaktionen während einer Desensibilisierung gegen tierische Gifte oder LDL-Apherese oder bei Verwendung von High-flux-Membranen in der Dialyse möglich. Positiver Dopingtest durch HCT möglich. Verkehrshinweis.
PG: 30 ST (2) (EKO: G) [€ 13,00]

Enalapril 1A Pharma 5 mg - Tabletten 10A01

(Z.Nr. 1-23848) RP. P. C09AA02
ZI: 1A Pharma, Wien
Z: 1 Tablette enthält: Enalapril maleat 5 mg, Natriumhydrogencarbonat (entspr. Natrium), Lactose monohydrat 129,8 mg, Maisstärke, Talk, Hydroxypropylcellulose, Magnesium stearat.
Kurzinformation: siehe Enac Hexal 5 mg - Tabletten, → S. 480
PG: 30 ST (2) (EKO: G) [€ 3,65]

Enalapril 1A Pharma 10 mg - Tabletten 10A01

(Z.Nr. 1-23853) RP. P. C09AA02
ZI: 1A Pharma, Wien
Z: 1 Tablette enthält: Enalapril maleat 10 mg, Natriumhydrogencarbonat (entspr. Natrium), Lactose monohydrat 124,6 mg, Maisstärke, Talk, Magnesium stearat, Eisenoxid rot.
Kurzinformation: siehe Enac Hexal 5 mg - Tabletten, → S. 480
PG: 30 ST (2) (EKO: G) [€ 7,35]

Enalapril 1A Pharma 20 mg - Tabletten 10A01

(Z.Nr. 1-23849) RP. P. C09AA02
ZI: 1A Pharma, Wien
Z: 1 Tablette enthält: Enalapril maleat 20 mg, Natriumhydrogencarbonat (entspr. Natrium), Lactose monohydrat 117,8 mg, Maisstärke, Talk, Magnesium stearat, Eisenoxid rot, Eisenoxid gelb.
Kurzinformation: siehe Enac Hexal 5 mg - Tabletten, → S. 480
PG: 30 ST (2) (EKO: G) [€ 10,70]

Enalapril Genericon 5 mg - Tabletten 10A01

(Z.Nr. 1-24099) RP. P. C09AA02
ZI: Genericon Pharma, Graz
Z: 1 Tablette enthält: Enalapril maleat 5 mg, Natriumhydrogencarbonat, Croscarmellose natrium (entspr. Natrium < 1 mmol), Lactose monohydrat 42,81 mg, Maisstärke, prägelatiniert, Magnesium stearat.
EW: Angiotensin-Conversions-Enzymhemmer. Wirkungsdauer 24 Std.
AG: Hypertonie, symptomatische Herzinsuffizienz (auch bei asymptomatischer linksventrikulärer Dysfunktion).
AA: Oral mit Flüssigkeit. TD in 1 oder 2 ED.
DO: Hypertonie: Anfangs 1mal tgl. 5-20 mg, Erhaltungsdosis meist 20 mg, MTD 40 mg.
Herzinsuffizienz/linksventrikuläre Dysfunktion: TD Tag 1-3: 2,5 mg, Tag 4-7: 5 mg in 2 ED, 2. Woche: 10 mg in 1 oder 2 ED. 3. und 4. Woche: 20 mg in 1 oder 2 ED. MTD 40 mg in 2 ED. Dosisreduktion bei Nierenschäden.
Kinder ab 6 Jahren mit Hypertonie: Anfangsdosis 2,5 mg (20-50 kg KG) bzw. 5 mg (ab 50 kg KG). MTD 20 mg (20-50 kg KG) bzw. 40 mg (ab 50 kg KG).
GA: Angioödem.
SST: Kontraindikation im 2. und 3. Trimenon, im 1. Trimenon und in der Stillzeit nicht empfohlen.
NW: Husten, Schwindel, Kopfschmerzen, Psyche (Depressionen), Hypotonie, verschwommenes Sehen, Hautausschlag, Nausea, Magen/Darm, ZNS, Niere, angioneurotisches Ödem, Untersuchungen (Hyperkaliämie), Blutbild, Leber, Asthenie, Muskelkrämpfe.
WW: Gegenanzeige: Sacubitril/Valsartan (36 Stunden Abstand). Kombination mit Aliskiren nicht empfohlen, bei Patienten mit Nierenschäden oder Diabetes kontraindiziert. Duale Blockade des Renin/Angiotensin/Aldosteron-Systems nicht empfohlen. Lithium nicht empfohlen. Vorsicht: Additiv mit anderen Blutdrucksenkern, Hyperkaliämie bei Kaliumsubstitution oder Gabe von Ciclosporin, Heparin, kaliumsparenden Diuretika oder Co-Trimoxazol; NSAR (schwächen Blutdrucksenkung ab); Racecadotril, (Tem)sirolimus, Everolimus, Vildagliptin (Angioödeme); Sympathomimetika, Antidiabetika, Alkohol, Desensibilisierung, Polyacrylnitrilmetalyl-sulfonat-Highflux-Membranen, LDL Apherese (Anaphylaxie), Gold (nitroide Reaktionen).
WH: Vorsicht bei Nierenschäden, Klappenstenosen. Bei frischer Nierentransplantation nicht empfohlen. Bei Diabetikern auf Hypoglykämie achten. Bei Kindern ab 6 Jahren nur bei Hypertonie anwenden. Bei Herzinsuffizienz strenge Überwachung über 4 Std. nach der ersten Gabe. Bei Hypotonie Kochsalz infundieren. Verkehrshinweis. Bei angioneurotischem Ödem sofort absetzen. Elektrolytkontrolle (Kalium).
PG: 30 ST (2) (EKO: G) [€ 4,80]

Enalapril Genericon 10 mg - Tabletten 10A01

(Z.Nr. 1-24100) RP. P. C09AA02
ZI: Genericon Pharma, Graz
Z: 1 Tablette enthält: Enalapril maleat 10 mg, Natriumhydrogencarbonat, Croscarmellose natrium (entspr. Natrium < 1 mmol), Lactose monohydrat 85,62 mg, Maisstärke, prägelatiniert, Magnesium stearat.
Kurzinformation: siehe Enalapril Genericon 5 mg - Tabletten, → S. 481
PG: 30 ST (2) (EKO: G) [€ 9,25]

Enalapril Genericon 20 mg - Tabletten 10A01

(Z.Nr. 1-24101) RP. P. C09AA02
ZI: Genericon Pharma, Graz
Z: 1 Tablette enthält: Enalapril maleat 20 mg, Natriumhydrogencarbonat, Croscarmellose natrium (entspr. Natrium < 1 mmol), Lactose monohydrat 171,24 mg, Maisstärke, prägelatiniert, Magnesium stearat.
Kurzinformation: siehe Enalapril Genericon 5 mg - Tabletten, → S. 481
PG: 30 ST (2) (EKO: G) [€ 13,00]

E

Enalapril +pharma 10 mg - Tabletten 10A01
(Z.Nr. 1-25344) RP. P. C09AA02
ZI: +pharma Arzneimittel, Graz
Z: 1 Tablette enthält: Enalapril maleat 10 mg, Natriumhydrogencarbonat, Croscarmellose natrium (entspr. Natrium < 1 mmol), Lactose monohydrat 85,62 mg, Maisstärke, prägelatiniert, Magnesium stearat.
Kurzinformation: siehe Enalapril Genericon 5 mg - Tabletten, → S. 481
PG: 10 ST (2) (EKO: G) [€ 3,20], 30 ST (2) (EKO: G) [€ 7,15]

Enalapril +pharma 20 mg - Tabletten 10A01
(Z.Nr. 1-25345) RP. P. C09AA02
ZI: +pharma Arzneimittel, Graz
Z: 1 Tablette enthält: Enalapril maleat 20 mg, Natriumhydrogencarbonat, Croscarmellose natrium (entspr. Natrium < 1 mmol), Lactose monohydrat 171,24 mg, Maisstärke, prägelatiniert, Magnesium stearat.
Kurzinformation: siehe Enalapril Genericon 5 mg - Tabletten, → S. 481
PG: 10 ST (2) (EKO: G) [€ 4,65], 30 ST (2) (EKO: G) [€ 10,55]

Enalapril G.L. 5 mg - Tabletten 10A01
(Z.Nr. 1-24223) RP. P. n.l. C09AA02
ZI: G.L. Pharma, Lannach
Z: 1 Tablette enthält: Enalapril maleat 5 mg, Natriumhydrogencarbonat, Croscarmellose natrium (entspr. Natrium 0,687 mg), Lactose monohydrat 42,81 mg, Maisstärke, vorverkleistert, Magnesium stearat.
PG: 30 ST * (EKO: N) [€ 4,05 n.l.]

Enalapril G.L. 10 mg - Tabletten 10A01
(Z.Nr. 1-24224) RP. P. nicht im Handel. C09AA02

Enalapril G.L. 20 mg - Tabletten 10A01
(Z.Nr. 1-24225) RP. P. n.l. C09AA02
ZI: G.L. Pharma, Lannach
Z: 1 Tablette enthält: Enalapril maleat 20 mg, Natriumhydrogencarbonat, Croscarmellose natrium (entspr. Natrium 2,747 mg), Lactose monohydrat 171,24 mg, Maisstärke, vorverkleistert, Magnesium stearat.
PG: 30 ST * (EKO: N) [€ 11,30 n.l.]

Enalapril "ratiopharm" 5 mg - Tabletten 10A01
(Z.Nr. 1-23673) RP. P. C09AA02
ZI: Teva, Haarlem, Niederlande
Z: 1 Tablette enthält: Enalapril maleat 5 mg, Natriumhydrogencarbonat, Lactose monohydrat 129,8 mg, Maisstärke, Hyprolose, Talkum, Magnesium stearat.
Kurzinformation: siehe Enalapril Genericon 5 mg - Tabletten, → S. 481
PG: 30 ST (2) (EKO: G) [€ 4,20]

Enalapril "ratiopharm" 10 mg - Tabletten 10A01
(Z.Nr. 1-23674) RP. P. C09AA02
ZI: Teva, Haarlem, Niederlande
Z: 1 Tablette enthält: Enalapril maleat 10 mg, Natriumhydrogencarbonat, Lactose monohydrat 124,6 mg, Maisstärke, Talkum, Magnesium stearat, Eisenoxid rot.
Kurzinformation: siehe Enalapril Genericon 5 mg - Tabletten, → S. 481
PG: 30 ST (2) (EKO: G) [€ 8,35]

Enalapril "ratiopharm" 20 mg - Tabletten 10A01
(Z.Nr. 1-23675) RP. P. C09AA02
ZI: Teva, Haarlem, Niederlande
Z: 1 Tablette enthält: Enalapril maleat 20 mg, Natriumhydrogencarbonat, Lactose monohydrat 117,8 mg, Maisstärke, Talkum, Magnesium stearat, Eisenoxid rot, Eisenoxid gelb.
Kurzinformation: siehe Enalapril Genericon 5 mg - Tabletten, → S. 481
PG: 30 ST (2) (EKO: G) [€ 12,05]

Enalapril Sandoz 5 mg - Tabletten 10A01
(Z.Nr. 1-23625) RP. P. C09AA02
ZI: Sandoz, Kundl
Z: 1 Tablette enthält: Enalapril maleat 5 mg, Hydroxypropylcellulose, Lactose 123,3 mg (entspr. Lactose monohydrat), Magnesium stearat, Maisstärke, Natriumhydrogencarbonat, Talk.
EW: Angiotensin-Conversions-Enzymhemmer. Wirkungsdauer 24 Std.
AG: Hypertonie, symptomatische Herzinsuffizienz (auch bei asymptomatischer linksventrikulärer Dysfunktion).
AA: Oral mit Flüssigkeit. TD in 1 oder 2 ED.
DO: **Hypertonie:** Anfangs 1mal tgl. 5-20 mg, Erhaltungsdosis meist 20 mg, MTD 40 mg.
Herzinsuffizienz/linksventrikuläre Dysfunktion: TD Tag 1-3: 2,5 mg, Tag 4-7: 5 mg in 2 ED, 2. Woche: 10 mg in 1 oder 2 ED. 3. und 4. Woche: 20 mg in 1 oder 2 ED. MTD 40 mg in 2 ED. Dosisreduktion bei Nierenschäden.
Kinder ab 6 Jahren mit Hypertonie: Anfangsdosis 2,5 mg (20-50 kg KG) bzw. 5 mg (ab 50 kg KG). MTD 20 mg (20-50 kg KG) bzw. 40 mg (ab 50 kg KG).
GA: Angioödem.
SST: Kontraindikation im 2. und 3. Trimenon, im 1. Trimenon und in der Stillzeit nicht empfohlen.
NW: Husten, Schwindel, Kopfschmerzen, Psyche (Depressionen), Hypotonie, Hautausschlag, Nausea, Magen/Darm, ZNS, Niere, angioneurotisches Ödem, Untersuchungen (Hyperkaliämie), Blutbild, Leber, Asthenie, Muskelkrämpfe.
WW: Gegenanzeige: Sacubitril / Valsartan (36 Std. Abstand). Aliskiren (Kontraindiziert bei Diabetes oder Nierenschäden, sonst nicht empfohlen). Duale Blockade des Renin/Angiotensin/Aldosteron-Systems nicht empfohlen. Lithium nicht empfohlen. Vorsicht: Additiv mit anderen Blutdrucksenkern, Hyperkaliämie bei Kaliumsubstitution oder Gabe kaliumsparender Diuretika oder von Co-Trimoxazol, Heparin bzw. Ciclosporin; NSARs (schwächen Blutdrucksenkung ab); Racecadotril, (Tem)sirolimus, Everolimus (Angioödeme); Sympathomimetika, Antidiabetika, Alkohol, Desensibilisierung, Polyacrylnitrilmetalyl-sulfonat-Highflux-Membranen, LDL Apherese (Anaphylaxie), Gold (nitroide Reaktionen).
WH: Vorsicht bei Nierenschäden, Klappenstenosen. Bei frischer Nierentransplantation nicht empfohlen. Bei Diabetikern auf Hypoglykämie achten. Bei Kindern ab 6 Jahren nur bei Hypertonie anwenden. Bei Herzinsuffizienz strenge Überwachung über 4 Std. nach der ersten Gabe. Bei Hypotonie Kochsalz infundieren. Verkehrshinweis. Bei angioneurotischem Ödem sofort absetzen. Elektrolytkontrolle (Kalium).
PG: 28 ST (2) (EKO: G) [€ 3,95]

Enalapril Sandoz 10 mg - Tabletten 10A01
(Z.Nr. 1-23626) RP. P. C09AA02
ZI: Sandoz, Kundl
Z: 1 Tablette enthält: Enalapril maleat 10 mg, Lactose 118,4 mg (entspr. Lactose monohydrat), Magnesium stearat, Maisstärke, Natriumhydrogencarbonat, Eisenoxid rot, Talk.
Kurzinformation: siehe Enalapril Sandoz 5 mg - Tabletten, → S. 482
PG: 28 ST (2) (EKO: G) [€ 7,90]

Enalapril Sandoz 20 mg - Tabletten 10A01
(Z.Nr. 1-23627) RP. P. C09AA02
ZI: Sandoz, Kundl
Z: 1 Tablette enthält: Enalapril maleat 20 mg, Lactose 111,9 mg (entspr. Lactose monohydrat), Magnesium stearat, Maisstärke, Natriumhydrogencarbonat, Eisenoxid rot, Eisenoxid gelb, Talk.
Kurzinformation: siehe Enalapril Sandoz 5 mg - Tabletten, → S. 482
PG: 28 ST (2) (EKO: G) [€ 11,25]

Enalapril-HCT +pharma - Tabletten 10B05
(Z.Nr. 1-28358) RP. P. C09BA02
ZI: +pharma Arzneimittel, Graz
Z: 1 Tablette enthält: Enalapril maleat 20 mg, Hydrochlorothiazid 12,5 mg, Croscarmellose natrium, Lactose monohydrat 154,07 mg, Magnesium stearat, Eisenoxid gelb, Eisenoxid rot, Stärke, verkleistert, Natriumhydrogencarbonat.
EW: ACE-Hemmer + Diuretikum.
AG: Essentielle Hypertonie bei nicht ausreichender Monotherapie.
DO: 1mal tgl. 1(-2) Tabletten. Für Kinder und Jugendliche nicht empfohlen.
GA: Schwere Niereninsuffizienz, angioneurotisches Ödem, schwere Leberschäden.
SST: Gegenanzeige im 2. und 3. Trimenon. Im 1. Trimenon und in der Stillzeit nicht empfohlen.
NW: Kopfschmerzen, Schwindel, Herz/Kreislauf (Hypotonie), Magen/Darm, Leber, ZNS, Augen (Aderhauterguss, akute Myopie, sekundäres Winkelverschlussglaukom), Atemwege (Husten), Haut, Sinnesorgane (verschwommenes Sehen), Urogenitale, Angioödem, Labor (Hyperkaliämie), Blutbild, erhöhtes Risiko für nicht-melanozytären Hautkrebs.
WW: Gegenanzeige: Sacubitril / Valsartan (36 Std. Abstand). Kombination mit Aliskiren nicht empfohlen, bei Patienten mit Nierenschäden oder Diabetes kontraindiziert.
Nicht empfohlen: Duale Blockade des Renin-Angiotensin-Aldosteron-Systems, Estramustin, Sultoprid.
Vorsicht: Blutdrucksenker verstärkt, ZNS-Dämpfer, Alkohol verstärken Blutdruckabfall; Kalium, Ciclosporin, Heparin, Cotrimoxazol (Hyperkaliämie), Lithium (Intoxikation), Tubocurarin (Ansprechen erhöht), Antidiabetika (Dosis anpassen), Metformin (Laktatazi-

dose), Zytostatika (erhöhte Myelotoxizität), Torsades de pointes induzierende Arzneimittel. Prostaglandinsynthesehemmer mindern Diuretika-Wirkung. Racecadotril, mTOR- Inhibitoren (z. B. Sirolimus), Vildagliptin (Angioödeme).
WH: Diuretika 2-3 Tage vor Therapiebeginn absetzen. Auf symptomatische Hypotonie achten. Vorsicht bei linksventrikulärer Klappenobstruktion, primärem Hyperaldosteronismus, nach Nierentransplantation (nicht empfohlen), ischämischen oder zerebrovaskulären Erkrankungen, Niereninsuffizienz, Leberschäden. Kontrollen: Niere, Serumelektrolyte (Kalium). Bei Hypotonie ev. 0,9% NaCl i.v. infundieren. Anaphylaktoide Reaktionen während einer Desensibilisierung gegen tierische Gifte oder LDL-Apherese oder bei Verwendung von High-flux-Membranen in der Dialyse möglich. Positiver Dopingtest durch HCT möglich. Verkehrshinweis.
PG: 30 ST (2) (EKO: G) [€ 12,45]

Enalapril/HCT ratiopharm 20 mg/12,5 mg - Tabletten 10B05
(Z.Nr. 1-24220) RP. P. C09BA02
ZI: Teva, Haarlem, Niederlande
Z: 1 Tablette enthält: Enalapril maleat 20 mg, Hydrochlorothiazid 12,5 mg, Lactose monohydrat 122,16 mg, Maisstärke, Stärke, verkleistert, Natriumhydrogencarbonat, Talkum, Magnesium stearat.
EW: ACE-Hemmer + Diuretikum.
AG: Essentielle Hypertonie bei nicht ausreichender Monotherapie.
DO: 1mal tgl. 1(-2) Tabletten. Für Kinder und Jugendliche nicht empfohlen.
GA: Schwere Niereninsuffizienz, angioneurotisches Ödem, schwere Leberschäden.
SST: Gegenanzeige im 2. und 3. Trimenon und in der Stillzeit. Im 1. Trimenon nicht empfohlen.
NW: Kopfschmerzen, Schwindel, Herz/Kreislauf (Hypotonie), Magen/Darm, Leber, ZNS, Atemwege (Husten), Haut, Sinnesorgane (verschwommenes Sehen), Urogenitale, Angioödem, Labor (Hyperkaliämie), Blutbild, erhöhtes Risiko für nicht-melanozytären Hautkrebs, Auge (Aderhauterguss, akute Myopie, sekundäres Winkelverschlussglaukom).
WW: Gegenanzeige: Sacubitril / Valsartan (36 Std. Abstand). Kombination mit Aliskiren nicht empfohlen, bei Patienten mit Nierenschäden oder Diabetes kontraindiziert. Nicht empfohlen: Duale Blockade des Renin-Angiotensin-Aldosteron-Systems, Estramustin, Sultoprid.
Vorsicht: Blutdrucksenker verstärkt, ZNS-Dämpfer, Alkohol verstärken Blutdruckabfall; Kalium, Heparin, Co-Trimoxazol, Ciclosporin (Hyperkaliämie), Lithium (Intoxikation), Tubocurarin (Ansprechen erhöht), Antidiabetika (Dosis anpassen), Metformin (Laktatazidose), Zytostatika (erhöhte Myelotoxizität), Torsades de pointes induzierende Arzneimittel. Prostaglandinsynthesehemmer mindern Diuretika-Wirkung. Racecadotril, mTOR- Inhibitoren (z.B. Sirolimus), Vildagliptin (Angioödeme).
WH: Diuretika 2-3 Tage vor Therapiebeginn absetzen. Auf symptomatische Hypotonie achten. Vorsicht bei linksventrikulärer Klappenobstruktion, primärem Hyperaldosteronismus, nach Nierentransplantation (nicht empfohlen), ischämischen oder zerebrovaskulären Erkrankungen, Niereninsuffizienz, Leberschäden. Kontrollen: Niere, Serumelektrolyte (Kalium). Bei Hypotonie ev. 0,9% NaCl i.v. infundieren. Anaphylaktoide Reaktionen während einer Desensibilisierung gegen tierische Gifte oder LDL-Apherese oder bei Verwendung von High-flux-Membranen in der Dialyse möglich. Positiver Dopingtest durch HCT möglich. Verkehrshinweis.
PG: 30 ST (2) (EKO: G) [€ 15,20]

Enalapril HCT Sandoz 20 mg/12,5 mg - Tabletten 10B05
(Z.Nr. 1-27517) RP. P. C09BA02
ZI: Sandoz, Kundl
Z: 1 Tablette enthält: Enalapril maleat 20 mg, Hydrochlorothiazid 12,5 mg, Calcium hydrogenphosphat dihydrat, Lactose 85,1 mg (entspr. Lactose monohydrat), Magnesium stearat, Maisstärke, Natriumhydrogencarbonat, Talkum.
EW: ACE-Hemmer + Diuretikum.
AG: Essentielle Hypertonie bei nicht ausreichender Monotherapie.
DO: 1mal tgl. 1(-2) Tabletten. Für Kinder und Jugendliche nicht empfohlen.
GA: Schwere Niereninsuffizienz, angioneurotisches Ödem, schwere Leberschäden.
SST: Gegenanzeige im 2. und 3. Trimenon und in der Stillzeit. Im 1. Trimenon nicht empfohlen.
NW: Kopfschmerzen, Schwindel, Herz/Kreislauf (Hypotonie), Magen/Darm, Leber, ZNS, Atemwege (Husten), Haut, Sinnesorgane (verschwommenes Sehen), Urogenitale, Angioödem, Labor (Hyperkaliämie), Blutbild, erhöhtes Risiko für nicht-melanozytären Hautkrebs.
WW: Gegenanzeige: Sacubitril / Valsartan (36 Std. Abstand). Kombination mit Aliskiren nicht empfohlen, bei Patienten mit Nierenschäden oder Diabetes kontraindiziert. Nicht empfohlen: Duale Blockade des Renin-Angiotensin-Aldosteron-Systems, Estramustin, Sultoprid.
Vorsicht: Blutdrucksenker verstärkt, ZNS-Dämpfer, Alkohol verstärken Blutdruckabfall; Kalium, Heparin, Co-Trimoxazol, Ciclosporin (Hyperkaliämie), Lithium (Intoxikation), Tubocurarin (Ansprechen erhöht), Antidiabetika (Dosis anpassen), Metformin (Laktatazidose), Zytostatika (erhöhte Myelotoxizität), Torsades de pointes induzierende Arzneimittel. Prostaglandinsynthesehemmer mindern Diuretika-Wirkung. Racecadotril, mTOR- Inhibitoren (z.B. Sirolimus), Vildagliptin (Angioödeme).
WH: Diuretika 2-3 Tage vor Therapiebeginn absetzen. Auf symptomatische Hypotonie achten. Vorsicht bei linksventrikulärer Klappenobstruktion, primärem Hyperaldosteronismus, nach Nierentransplantation (nicht empfohlen), ischämischen oder zerebrovaskulären Erkrankungen, Niereninsuffizienz, Leberschäden. Kontrollen: Niere, Serumelektrolyte (Kalium). Bei Hypotonie ev. 0,9% NaCl i.v. infundieren. Anaphylaktoide Reaktionen während einer Desensibilisierung gegen tierische Gifte oder LDL-Apherese oder bei Verwendung von High-flux-Membranen in der Dialyse möglich. Positiver Dopingtest durch HCT möglich. Verkehrshinweis.
PG: 30 ST (2) (EKO: G) [€ 12,50]

Enalapril/Lercanidipin Accord 10 mg/10 mg - Filmtabletten 10B08
(Z.Nr. 1-36960) RP. P. nicht im Handel. C09BB02

Enalapril/Lercanidipin Accord 20 mg/10 mg - Filmtabletten 10B08
(Z.Nr. 1-36961) RP. P. n.l. C09BB02
ZI: Accord Healthcare, Utrecht, Niederlande
Z: 1 Filmtablette enthält: Enalapril maleat 20 mg, Lercanidipin hydrochlorid 10 mg, Tablettenkern: Cellulose, mikrokristalline, Lactose monohydrat 123,4 mg, Magnesium stearat, Povidon K30, Natrium stärkeglykolat Typ A, Natriumhydrogencarbonat; Filmüberzug: Opadry II gelb 85F32645 (entspr. Poly(vinylalkohol)) (entspr. Titandioxid) (entspr. Macrogol 3350) (entspr. Talk), (entspr. Eisenoxid gelb).
PG: 30 ST * (EKO: N) [€ 12,05 n.l.]

Enalapril/Lercanidipin Krka 10 mg/10 mg - Filmtabletten 10B08
(Z.Nr. 1-35131) RP. P. C09BB02
ZI: Krka, Novo Mesto, Slowenien
Z: 1 Filmtablette enthält: Enalapril maleat 10 mg (entspr. Enalapril 7,64 mg), Lercanidipin hydrochlorid 10 mg (entspr. Lercanidipin 9,44 mg), Tablettenkern: Povidon K30, Maleinsäure, Carboxymethylstärke, Natrium Typ A, Lactose monohydrat 317 mg, Natriumstearylfumarat; Filmüberzug: (entspr. Hypromellose) (entspr. Titandioxid) (entspr. Talkum) (entspr. Macrogol 6000).
EW: ACE-Hemmer + Kalziumkanalblocker.
AG: Essentielle Hypertonie bei nicht ausreichender Lercanidipin-Monotherapie.
AA: Mindestens 15 min vor dem Frühstück und nicht mit Grapefruitsaft einnehmen.
DO: 1mal tgl. 1 FT. Keine relevante Anwendung bei Kindern und Jugendlichen.
GA: Stauungsinsuffizienz, instabile Angina pectoris, frischer Myokardinfarkt, schwere Nieren-, Leberschäden, Angioödem.
SST: Im 2. und 3. Trimenon kontraindiziert. Im 1. Trimenon und in der Stillzeit nicht empfohlen.
NW: ZNS, Vertigo, Asthenie, Sehstörungen, Psyche (Depression), Herz (Arrhythmien), Kreislauf (Hypotonie), Husten. Magen/Darm, Überempfindlichkeit.
WW: Kontraindiziert: Starke CYP3A4-Inhibitoren, Sacubitril / Valsartan (36 Std. Abstand), Cyclosporin, Grapefruitsaft. Nicht empfohlen: Kombination mit Aliskiren nicht empfohlen, bei Patienten mit Nierenschäden oder Diabetes kontraindiziert. Duale Blockade des Renin-Angiotensin-Aldosteron-Systems, Lithium, Alkohol. Vorsicht: Kaliumpräparate, Kalium sparende Diuretika, Trimethoprim, Co-Trimoxazol, Ciclosporin, Heparin, NSARs (Hyperkaliämie). Andere Blutdrucksenker verstärkt. mTOR-Inhibitoren, z.B. (Tem)sirolimus; Vildagliptin, Racecadotril: Erhöhtes Angioödem-Risiko.
WW der Einzelsubstanzen berücksichtigen.
WH: Bei primärem Hyperaldosteronismus nicht empfohlen. Vorsicht bei Sick-Sinus-Syndrom, eingeschränkter Nierenfunktion, renovaskulärer Hypertonie.
Kontrollen: Blutbild, Blutzucker, Kalium. Auf angioneurotische Ödeme, anaphylaktische Reaktionen während Desensibilisierung bzw. LDL-Apherese, Husten achten. Cave Alkohol. Verkehrshinweis.
PG: 14 ST (EKO: G) [€ 5,55], 30 ST (2) (EKO: G) [€ 11,90]

Enalapril/Lercanidipin Krka 20 mg/10 mg - Filmtabletten 10B08
(Z.Nr. 1-35132) RP. P. C09BB02
ZI: Krka, Novo Mesto, Slowenien
Z: 1 Filmtablette enthält: Enalapril maleat 20 mg (entspr. Enalapril 15,29 mg), Lercanidipin hydrochlorid 10 mg (entspr. Lercanidipin 9,44 mg), Tablettenkern: Povidon K30, Maleinsäure, Carboxymethylstärke, Natrium Typ A, Lactose monohydrat 307 mg, Natriumstearylfumarat; Filmüberzug: (entspr. Hypromellose) (entspr. Titandioxid) (entspr. Talkum) (entspr. Macrogol 6000) (entspr. Eisenoxid gelb) (entspr. Chinolingelb).
Kurzinformation: siehe Enalapril/Lercanidipin Krka 10 mg/10 mg - Filmtabletten, → S. 483
PG: 14 ST (EKO: G) [€ 5,55], 30 ST (2) (EKO: G) [€ 11,90]

Enalapril/Lercanidipin ratiopharm 10 mg/10 mg - Filmtabletten 10B08
(Z.Nr. 1-35988) RP. P. C09BB02
ZI: Teva, Haarlem, Niederlande
Z: 1 Filmtablette enthält: Enalapril maleat 10 mg, Lercanidipin hydrochlorid 10 mg, Tablettenkern: Cellulose, mikrokristalline, Natriumhydrogencarbonat, Stärke, vorverkleistert, Natrium stärkeglykolat Typ A, Siliciumdioxid, hochdispers, wasserfrei, Magnesium stearat; Filmüberzug: Hypromellose, Macrogol 6000, Talkum, Titandioxid.
EW: ACE-Hemmer + Kalziumkanalblocker.
AG: Essentielle Hypertonie bei nicht ausreichender Lercanidipin-Monotherapie.
AA: Mindestens 15 min vor dem Frühstück und nicht mit Grapefruitsaft einnehmen.
DO: 1mal tgl. 1 FT. Keine relevante Anwendung bei Kindern und Jugendlichen.
GA: Stauungsinsuffizienz, instabile Angina pectoris, frischer Myokardinfarkt, schwere Nieren-, Leberschäden, Angioödem.
SST: Im 2. und 3. Trimenon kontraindiziert. Im 1. Trimenon und in der Stillzeit nicht empfohlen.
NW: ZNS, Vertigo, Asthenie, Sehstörungen, Psyche (Depression), Herz (Arrhythmien), Kreislauf (Hypotonie), Husten. Magen/Darm, Überempfindlichkeit.
WW: Aliskiren (Kontraindiziert bei Diabetes oder Nierenschäden, sonst nicht empfohlen).
Kontraindiziert: Starke CYP3A4-Inhibitoren, Cyclosporin, Grapefruitsaft.
Nicht empfohlen: Duale Blockade des Renin-Angiotensin-Aldosteron-Systems, Lithium, Alkohol. Vorsicht: Kaliumpräparate, Kalium sparende Diuretika, Co-Trimoxazol, NSARs (Hyperkaliämie). Andere Blutdrucksenker verstärkt. mTOR-Inhibitoren, z.B. (Tem)sirolimus; Racecadotril: Erhöhtes Angioödem-Risiko.
WW der Einzelsubstanzen berücksichtigen.
WH: Bei primärem Hyperaldosteronismus nicht empfohlen. Vorsicht bei Sick-Sinus-Syndrom, eingeschränkter Nierenfunktion, renovaskulärer Hypertonie.
Kontrollen: Blutbild, Blutzucker, Kalium. Auf angioneurotische Ödeme, anaphylaktische Reaktionen während Desensibilisierung bzw. LDL-Apherese, Husten achten. Cave Alkohol. Verkehrshinweis.
PG: 30 ST (2) (EKO: G) [€ 11,85]

Enalapril/Lercanidipin ratiopharm 20 mg/10 mg - Filmtabletten 10B08
(Z.Nr. 1-35984) RP. P. C09BB02
ZI: Teva, Haarlem, Niederlande
Z: 1 Filmtablette enthält: Enalapril maleat 20 mg, Lercanidipin hydrochlorid 10 mg, Tablettenkern: Cellulose, mikrokristalline, Natriumhydrogencarbonat, Stärke, vorverkleistert, Natrium stärkeglykolat Typ A, Siliciumdioxid, hochdispers, wasserfrei, Magnesium stearat; Filmüberzug: Hypromellose, Macrogol 6000, Talkum, Titandioxid, Eisenoxid gelb.
Kurzinformation: siehe Enalapril/Lercanidipin ratiopharm 10 mg/10 mg - Filmtabletten, → S. 484
PG: 30 ST (2) (EKO: G) [€ 11,85]

Enalapril/Lercanidipin Stada 10 mg/10 mg - Filmtabletten 10B08
(Z.Nr. 1-36876) RP. P. C09BB02
ZI: Stada Arzneimittel, Wien
Z: 1 Filmtablette enthält: Enalapril maleat 10 mg, Lercanidipin hydrochlorid 10 mg, Tablettenkern: Cellulose, mikrokristalline, Lactose monohydrat 131 mg, Magnesium stearat, Povidon K30, Natrium stärkeglykolat Typ A, Natriumhydrogencarbonat (entspr. Natrium 4,43 mg); Filmüberzug: Opadry II 85F18422 weiss (entspr. Poly(vinylalkohol)) (entspr. Titandioxid) (entspr. Macrogol 3350) (entspr. Talk).
EW: ACE-Hemmer + Kalziumkanalblocker.
AG: Essentielle Hypertonie bei nicht ausreichender Lercanidipin-Monotherapie.
AA: Mindestens 15 min vor dem Frühstück und nicht mit Grapefruitsaft einnehmen.
DO: 1mal tgl. 1 FT. Keine relevante Anwendung bei Kindern und Jugendlichen.
GA: Stauungsinsuffizienz, instabile Angina pectoris, frischer Myokardinfarkt, schwere Nieren-, Leberschäden, Angioödem.
SST: Im 2. und 3. Trimenon kontraindiziert. Im 1. Trimenon und in der Stillzeit nicht empfohlen.
NW: ZNS, Vertigo, Asthenie, Sehstörungen, Psyche (Depression), Herz (Arrhythmien), Kreislauf (Hypotonie), Husten. Magen/Darm, Überempfindlichkeit.
WW: Kontraindiziert: Sacubitril / Valsartan (36 Std. Abstand), starke CYP3A4-Inhibitoren, Ciclosporin, Grapefruitsaft.
Nicht empfohlen: Kombination mit Aliskiren nicht empfohlen, bei Patienten mit Nierenschäden oder Diabetes kontraindiziert. Duale Blockade des Renin-Angiotensin-Aldosteron-Systems, Lithium, Alkohol. Vorsicht: Kaliumpräparate, Kalium sparende Diuretika, Co-Trimoxazol, NSARs, Heparin (Hyperkaliämie). Andere Blutdrucksenker verstärkt. mTOR-Inhibitoren, z.B. (Tem)sirolimus; Racecadotril, Vildagliptin: Erhöhtes Angioödem-Risiko.
WW der Einzelsubstanzen berücksichtigen.
WH: Bei primärem Hyperaldosteronismus nicht empfohlen. Vorsicht bei Sick-Sinus-Syndrom, eingeschränkter Nierenfunktion, renovaskulärer Hypertonie.
Kontrollen: Blutbild, Blutzucker, Kalium. Auf angioneurotische Ödeme, anaphylaktische Reaktionen während Desensibilisierung bzw. LDL-Apherese, Husten achten. Cave Alkohol. Verkehrshinweis.
PG: 30 ST (2) (EKO: G) [€ 11,85]

Enalapril/Lercanidipin Stada 20 mg/10 mg - Filmtabletten 10B08
(Z.Nr. 1-36877) RP. P. C09BB02
ZI: Stada Arzneimittel, Wien
Z: 1 Filmtablette enthält: Enalapril maleat 20 mg, Lercanidipin hydrochlorid 10 mg, Tablettenkern: Cellulose, mikrokristalline, Lactose monohydrat 123,4 mg, Magnesium stearat, Povidon K30, Natrium stärkeglykolat Typ A, Natriumhydrogencarbonat (entspr. Natrium 3,77 mg); Filmüberzug: Opadry II gelb 85F32645 (entspr. Poly(vinylalkohol)) (entspr. Titandioxid) (entspr. Macrogol 3350) (entspr. Talk) (entspr. Eisenoxid gelb).
Kurzinformation: siehe Enalapril/Lercanidipin Stada 10 mg/10 mg - Filmtabletten, → S. 484
PG: 30 ST (2) (EKO: G) [€ 11,85]

Enalaprilmaleat Alternova 5 mg - Tabletten 10A01
(Z.Nr. 1-27165) RP. P. C09AA02
ZI: Krka, Novo Mesto, Slowenien
Z: 1 Tablette enthält: Enalapril maleat 5 mg, Natriumhydrogencarbonat, Lactose monohydrat 129,8 mg, Maisstärke, Talkum, Magnesium stearat, Hydroxypropylcellulose.
EW: Angiotensin-Conversions-Enzymhemmer. Wirkungsdauer 24 Std.
AG: Hypertonie, symptomatische Herzinsuffizienz (auch bei asymptomatischer linksventrikulärer Dysfunktion).
AA: Oral mit Flüssigkeit. TD in 1 oder 2 ED.
DO: Hypertonie: Anfangs 1mal tgl. 5-20 mg, Erhaltungsdosis meist 20 mg, MTD 40 mg.
Herzinsuffizienz/linksventrikuläre Dysfunktion: TD Tag 1-3: 2,5 mg, Tag 4-7: 5 mg in 2 ED, 2. Woche: 10 mg in 1 oder 2 ED. 3. und 4. Woche: 20 mg in 1 oder 2 ED. MTD 40 mg in 2 ED. Dosisreduktion bei Nierenschäden.
Kinder ab 6 Jahren mit Hypertonie: Anfangsdosis 2,5 mg (20-50 kg KG) bzw. 5 mg (ab 50 kg KG). MTD 20 mg (20-50 kg KG) bzw. 40 mg (ab 50 kg KG).
GA: Angioödem.
SST: Kontraindikation im 2. und 3. Trimenon, im 1. Trimenon und in der Stillzeit nicht empfohlen.
NW: Husten, Schwindel, Kopfschmerzen, Psyche (Depressionen), Hypotonie, Hautausschlag, Nausea, Magen/Darm, ZNS, Niere, angioneurotisches Ödem, Untersuchungen (Hyperkaliämie), Blutbild, Leber, Asthenie, Muskelkrämpfe.
WW: Gegenanzeige: Sacubitril / Valsartan (36 Std. Abstand). Kombination mit Aliskiren nicht empfohlen, bei Patienten mit Nierenschäden oder Diabetes kontraindiziert. Duale Blockade des Renin/Angiotensin/Aldosteron-Systems nicht empfohlen. Lithium nicht empfohlen.
Vorsicht: Additiv mit anderen Blutdrucksenkern, Hyperkaliämie bei Kaliumsubstitution oder Gabe kaliumsparender Diuretika oder von Co-Trimoxazol, Ciclosporin oder Heparin; NSAR, (schwächen Blutdrucksenkung ab); Sympathomimetika, Antidiabetika, Alkohol, Desensibilisierung, Polyacrylnitrilmetalyl-sulfonat-Highflux-Membranen, LDL Apherese (Anaphylaxie), Gold (nitroide Reaktionen). Racecadotril, Vildagliptin, mTOR- Inhibitoren, z.B. (Tem)siro-

limus, Everolimus (Angioödeme)
WH: Vorsicht bei Nierenschäden, Klappenstenosen. Bei frischer Nierentransplantation nicht empfohlen. Bei Diabetikern auf Hypoglykämie achten. Bei Kindern ab 6 Jahren nur bei Hypertonie anwenden. Bei Herzinsuffizienz strenge Überwachung über 4 Std. nach der ersten Gabe. Bei Hypotonie Kochsalz infundieren. Verkehrshinweis. Bei angioneurotischem Ödem sofort absetzen. Elektrolytkontrolle (Kalium).
PG: 10 ST (2) (EKO: G) [€ 1,60], 30 ST (2) (EKO: G) [€ 3,95]

Enalaprilmaleat Alternova 10 mg - Tabletten 10A01
(Z.Nr. 1-27166) RP. P. C09AA02
ZI: Krka, Novo Mesto, Slowenien
Z: 1 Tablette enthält: Enalapril maleat 10 mg, Natriumhydrogencarbonat, Lactose monohydrat 124,6 mg, Maisstärke, Talkum, Magnesium stearat, Eisenoxid rot.
Kurzinformation: siehe Enalaprilmaleat Alternova 5 mg - Tabletten, → S. 484
PG: 30 ST (2) (EKO: G) [€ 7,90]

Enalaprilmaleat Alternova 20 mg - Tabletten 10A01
(Z.Nr. 1-27167) RP. P. C09AA02
ZI: Krka, Novo Mesto, Slowenien
Z: 1 Tablette enthält: Enalapril maleat 20 mg, Natriumhydrogencarbonat, Lactose monohydrat 117,8 mg, Maisstärke, Talkum, Magnesium stearat, Eisenoxid rot, Eisenoxid gelb.
Kurzinformation: siehe Enalaprilmaleat Alternova 5 mg - Tabletten, → S. 484
PG: 10 ST (2) (EKO: G) [€ 4,65], 30 ST (2) (EKO: G) [€ 11,10]

Enantone Monats - Depot - Zweikammerspritze 55D01, 31A
(Z.Nr. 1-20237) NR. P. L02AE02
ZI: Takeda Pharma, Wien
Z: 1 Zweikammerspritze enthält: Leuprorelinacetat 3,75 mg (entspr. Leuprorelin 3,57 mg), Poly(D,L-lactid-glycolid), Mannitol, Gelatine; Lösungsmittel 1 ml: Carmellose natrium 5 mg, Mannitol, Polysorbat 80, Essigsäure 99% (zur pH-Wert Einstellung), Wasser für Injektionszwecke.
EW: GnRH-Analogon, unterdrückt Gonadotropin-Freisetzung.
AG: Prostatakarzinom (homonabhängig), Pubertas praecox vera (bei Mädchen unter 9 Jahren und Knaben unter 10 Jahren).
AA: S.c., cave intraarteriell.
DO: Erwachsene: 1mal monatlich (alle 30 ± 2 Tage) 1 Ampulle.
Kinder über 20 kg KG: 1mal monatlich (alle 30 ± 2 Tage) 1 Ampulle.
Kinder unter 20 kg KG: 1mal monatlich (alle 30 ± 2 Tage) ½ Ampulle (Rest verwerfen).
GA: Hormonunabhängiges Prostatakarzinom, nicht abgeklärte vaginale Blutungen.
SST: Gegenanzeige.
NW: Initiale Verstärkung von Krankheitssymptomen, Haut, Herz (QT-Verlängerung), Hitzewallungen, lokale Reaktionen, Vaginalblutungen, Spritzenabszesse, Knochenschmerzen, Gewichtszunahme, ZNS (Kopfschmerzen, Krampfanfälle), Depression, Enzymanstiege, Magen/Darm, Lunge, Anaphylaxie, Nykturie, Verminderung von Libido und Potenz, vermehrtes Schwitzen, interstitielle Pneumonie, Abnahme der Knochendichte, Epiphysiolyse des Femurkopfes (nach Behandlungsende), sehr selten Hypophysenapoplexie.
WW: Vorsicht: QT-verlängernde Substanzen.
WH: Vorsicht bei Depression, Hirntumor, QT-Verlängerung bzw. Bluthochdruck.
Regelmäßige klinische Untersuchungen (Messungen von Testosteron, saurer Phosphatase, prostataspezifischem Antigen). Zu Therapiebeginn ev.
zusätzlich Antiandrogen geben. Verkehrshinweis.
PG: 1 ST IND (2) (EKO: G) [€ 239,50]

Enantone-Gyn Monats-Depot - Zweikammerspritze 29D04, 31A, 55D01
(Z.Nr. 1-20236) NR. P. L02AE02
ZI: Takeda Pharma, Wien
Z: 1 Zweikammerspritze enthält: Leuprorelinacetat 3,75 mg (entspr. Leuprorelin 3,57 mg), Poly(D,L-lactid-glycolid), Mannitol, Gelatine; Lösungsmittel 1 ml: Carmellose natrium 5 mg, Mannitol, Polysorbat 80, Essigsäure 99% (zur pH-Wert Einstellung), Wasser für Injektionszwecke.
EW: GnRH-Analogon, unterdrückt Gonadotropin-Freisetzung.
AG: Endometriose (nur bei Frauen über 18 Jahren), Uterus myomatosus (zur Volumenreduktion bei vorgesehener Operation), präoperative Endometriumabflachung, Mammakarzinom.
AA: S.c., cave intraarteriell.
DO: 1mal monatlich 1 Ampulle über max. 6 Monate (bei Mammakarzinom als Lang- zeitbehandlung). Zur Endometriumabflachung 5-6 Wochen vor geplanten Operationen 1 Injektion zwischen Tag 3 und 5 des Menstrualzyklus.
GA: Nicht abgeklärte Vaginalblutungen (prä)maligne Endometriumveränderungen.
SST: Gegenanzeige.
NW: Initiale Verstärkung von Krankheitssymptomen, Haut, Hitzewallungen, ovarielle Hyperstimulation, Erhöhung des Zervixwiderstandes, lokale Reaktionen, Vaginalblutungen, Spritzenabszesse, Knochenschmerzen, Gewichtszunahme, ZNS (Kopfschmerzen, Krampfanfälle), Depression, Enzymanstiege, Magen/Darm, Lunge, Anaphylaxie, Nykturie, Verminderung von Libido und Potenz, vermehrtes Schwitzen, sehr selten Hypophysenapoplexie.
WH: Vorsicht bei Osteoporose, Wirbelsäulenmetastasen, Risikofaktoren, Depressionen, Hypertonie.
Orale Kontrazeptiva absetzen. Erste Injektion am 3.Tag der Menstruation.
Verkehrshinweis.
PG: 1 ST IND (2) (EKO: G) [€ 239,50]

Enbrel 25 mg - Injektionslösung im Fertigpen 13A02, 22F01
(Z.Nr. EU/1/99/126/*) NR. P. E. L04AB01
ZI: Pfizer Europe, Brüssel, Belgien
Z: 1 Fertigpen mi 0,5 ml enthält: Etanercept 25 mg, Sucrose, Natriumchlorid, Arginin hydrochlorid, Natriumdihydrogenphosphat-2-Wasser, Natriummonohydrogenphosphat-dihydrat, Wasser für Injektionszwecke.
EW: Tumornekrosefaktor, immunsuppressiv.
AG: Therapieresistente mittelschwere bis schwere aktive rheumatoide Arthritis (allein oder in Kombination mit Methotrexat), aktive Arthritis psoriatica, axiale Spondyloarthritis, schwerer aktiver Morbus Bechterew, nicht-röntgenologische axiale Spondyloarthritis bei Erwachsenen. Juvenile idiopathische Arthritis bei Kindern ab 2 Jahren. Psoriasis-Arthritis oder Enthesitis-assoziierte Arthritis bei Jugendlichen. Plaque-Psoriasis bei Erwachsenen, Kindern und Jugendlichen.
AA: S.c.
DO: Erwachsene: ED 25 mg 2mal wöchentlich, bei Plaque-Psoriasis auch 50 mg 1mal wöchentlich.
Kinder und Jugendliche: 0,4 mg/kg KG (max. 25 mg) 2mal wöchentlich oder 0,8 mg/kg KG 1mal wöchentlich (max. 50 mg).
GA: Sepsis, Infektionen.
SST: Zwingende Indikationsstellung in der Schwangerschaft. Kontrazeption für Frauen bis 3 Wochen nach Therapieende empfohlen. Stillen unterbrechen. Lebendimpfstoffe für Säuglinge bis 16 Wochen nach der letzten Enbrel-Dosis der Mutter nicht empfohlen.
NW: Lokale Reaktionen, Infektionen (auch schwerwiegend), unspezifische Symptome, Lupus, Allergien, Blutbild, Hypoglykämie bei Diabetikern unter antidiabetischer Therapie, Neoplasmen (Hautkrebs), chronisch entzündliche Darmerkrankungen, Leber (Enzymanstiege, Autoimmunhepatitis), Uveitis, kongestive Herzinsuffizienz, interstitielle Lungenerkrankungen, selten ZNS-entmyelinisierende Ereignisse.
WW: Nicht empfohlen: Anakinra, Abatacept. Vorsicht: Sulfasalazin.
WH: Behandlung beim Auftreten schwerwiegender Infektionen abbrechen. Lebendimpfstoffe nicht gleichzeitig verabreichen. Auf Tuberkulose und andere schwere Infektionen, Hepatitis B-Reaktivierung bzw. Malignome (nicht-melanozytärer Hautkrebs) achten. Vorsicht bei Malignomen in der Anamnese. Nicht zur Behandlung der Wegener'schen Granulomatose oder der Alkohol-Hepatitis.
PG: 4 ST IND (EKO: G) [€ 443,60]

Enbrel 50 mg - Injektionslösung im Fertigpen 13A02, 22F01
(Z.Nr. EU/1/99/126/*) NR. P. E. L04AB01
ZI: Pfizer Europe, Brüssel, Belgien
Z: 1 Fertigpen mit 1 ml enthält: Etanercept 50 mg, Sucrose, Natriumchlorid, Arginin hydrochlorid, Natriumdihydrogenphosphat-2-Wasser, Natriummonohydrogenphosphat-dihydrat, Wasser für Injektionszwecke.
Kurzinformation: siehe Enbrel 25 mg - Injektionslösung im Fertigpen, → S. 485
PG: 4 ST IND (EKO: G) [€ 844,95]

Enbrel 50 mg - Injektionslösung im Fertigpen 13A02, 22F01
(Z.Nr. EU/1/99/126/*) NR. P. E. L04AB01
Parallelimport. nicht im Handel.

Enbrel 25 mg - Injektionslösung in Fertigspritze 13A02, 22F01
(Z.Nr. EU/1/99/126/*) NR. P. E. L04AB01
ZI: Pfizer Europe, Brüssel, Belgien

Z: 1 Fertigspritze mit 0,5 ml enthält: Etanercept 25 mg, Sucrose, Natriumchlorid, Arginin hydrochlorid, Natriumdihydrogenphosphat, Dinatriumhydrogenphosphat, Wasser für Injektionszwecke.
Kurzinformation: siehe Enbrel 25 mg - Injektionslösung im Fertigpen, →S. 485
PG: 4 ST IND (EKO: G) [€ 443,60]

Enbrel 25 mg - Injektionslösung in Fertigspritze 13A02, 22F01
(Z.Nr. EU/1/99/126/*) NR. P. E.
Parallelimport. nicht im Handel.
L04AB01

Enbrel 50 mg - Injektionslösung in Fertigspritze 13A02, 22F01
(Z.Nr. EU/1/99/126/*) NR. P. E.
L04AB01
ZI: Pfizer Europe, Brüssel, Belgien
Z: 1 Fertigspritze mit 1 ml enthält: Etanercept 50 mg, Sucrose, Natriumchlorid, Arginin hydrochlorid, Natriumdihydrogenphosphat, Dinatriumhydrogenphosphat, Wasser für Injektionszwecke.
Kurzinformation: siehe Enbrel 25 mg - Injektionslösung im Fertigpen, →S. 485
PG: 4 ST IND (EKO: G) [€ 844,95]

Enbrel 50 mg - Injektionslösung in Fertigspritze 13A02, 22F01
(Z.Nr. EU/1/99/126/*) NR. P. E.
Parallelimport. nicht im Handel.
L04AB01

Enbrel 25 mg - Pulver zur Herstellung einer Injektionslösung 13A02, 22F01
(Z.Nr. EU/1/99/126/*) NR. P. E. nicht im Handel.
L04AB01

Enbrel 25 mg - Pulver und Lösungsmittel zur Herstellung einer Injektionslösung 13A02, 22F01
(Z.Nr. EU/1/99/126/*) NR. P. E.
L04AB01
ZI: Pfizer Europe, Brüssel, Belgien
Z: 1 Durchstechflasche enthält: Etanercept 25 mg (entspr. TNF-Rezeptor p75 Fusionprotein), Mannitol, Sucrose, Trometamol; Lösungsmittel: Wasser für Injektionszwecke.
Kurzinformation: siehe Enbrel 25 mg - Injektionslösung im Fertigpen, →S. 485
PG: 4 ST IND (EKO: G) [€ 443,60]

Enbrel 25 mg - Pulver und Lösungsmittel zur Herstellung einer Injektionslösung 13A02, 22F01
(Z.Nr. EU/1/99/126/*) NR. P. E.
Parallelimport. nicht im Handel.
L04AB01

Enbrel 10 mg - Pulver und Lösungsmittel zur Herstellung einer Injektionslösung zur Anwendung bei Kindern und Jugendlichen 13A02, 22F01
(Z.Nr. EU/1/99/126/*) NR. P. E.
L04AB01
ZI: Pfizer Europe, Brüssel, Belgien
Z: 1 Durchstechflasche enthält: Etanercept 10 mg, Mannitol, Sucrose, Trometamol; Lösungsmittel: Wasser für Injektionszwecke.
EW: Tumornekrosefaktor, immunsuppressiv.
AG: Aktive polyartikuläre juvenile chronische Arthritis bei Kindern ab 2 Jahren, Plaque-Psoriasis bei Kindern und Jugendlichen ab 6 Jahren, Enthesitis-assoziierte Arthritis bei Jugendlichen ab 12 Jahren.
AA: S.c.
DO: Juvenile Arthritis: 0,4 mg/kg KG (max. 25 mg) 2mal wöchentlich oder 0,8 mg/kg KG 1mal wöchentlich (max. 50 mg).
Plaque-Psoriasis: 0,8 mg/kg KG 1mal wöchentlich (max. 50 mg).
GA: Sepsis, Infektionen.
SST: Zwingende Indikationsstellung in der Schwangerschaft. Kontrazeption für Frauen bis 3 Wochen nach Therapieende empfohlen. Stillen unterbrechen. Lebendimpfstoffe für Säuglinge bis 16 Wochen nach der letzten Enbrel-Dosis der Mutter nicht empfohlen.
NW: Lokale Reaktionen, Infektionen (auch schwerwiegend), unspezifische Symptome, Lupus, Allergien, Blutbild, Hypoglykämie bei Diabetikern unter antidiabetischer Therapie, Neoplasmen (Hautkrebs), chronisch entzündliche Darmerkrankungen, Leber (Enzymanstiege, Autoimmunhepatitis), Uveitis, kongestive Herzinsuffizienz, interstitielle Lungenerkrankungen, selten ZNS-entmyelinisierende Ereignisse.
WW: Nicht empfohlen: Anakinra, Abatacept. Vorsicht: Sulfasalazin.
WH: Behandlung beim Auftreten schwerwiegender Infektionen abbrechen. Lebendimpfstoffe nicht gleichzeitig verabreichen. Auf Tuberkulose und andere schwere Infektionen, Hepatitis B-Reaktivierung bzw. Malignome (nicht-melanozytärer Hautkrebs) achten. Vorsicht bei Malignomen in der Anamnese. Nicht zur Behandlung der Wegener'schen Granulomatose oder der Alkohol-Hepatitis.
PG: 4 ST * (EKO: N) [€ 327,90]

Encepur 0,25 ml für Kinder - Injektionssuspension in einer Fertigspritze 36A15
(Z.Nr. 2-00268) NR. P. E. J07BA01
ZI: GSK Vaccines, Marburg, Deutschland
Z: 1 Impfdosis (0,25 ml) enthält: FSME-Virus, inaktiviertes, Stamm K 23 0,75 µg, Wirtssystem: primäre embryonale Hühnerzellen, adsorbiert an Aluminiumhydroxyd hydriert (entspr. Al 3+ 0,15-0,2 mg), Trometamol, Saccharose, Natriumchlorid, Wasser für Injektionszwecke, Spuren von: Formaldehyd, Chlortetracyclin, Gentamycin, Neomycin, Proteine (Ei), Hühnerprotein.
EW: Impfstoff.
AG: Aktive Immunisierung von Kindern ab vollendetem 1. Lebensjahr bis Ende des 12. Lebensjahres gegen FSME (Frühsommerenzephalitis).
AA: I.m., ev. s.c., cave intravasal.
DO: ED 0,25 ml.
Normalschema: 3 Teilimpfungen.
1. Teilimpfung: Tag 0.
2. Teilimpfung: 14 Tage bis 3 Monate nach der 1. Teilimpfung.
3. Teilimpfung 9-12 Monate nach 2. Teilimpfung.
Schneller Impfschutz: 3 Teilimpfungen an den Tagen 0/7/21.
Auffrischungsimpfung erstmals nach 3 Jahren, bei schnellem Impfschutz erstmals nach 12-18 Monaten. Weitere Auffrischungsimpfungen alle 5 Jahre.
GA: Akute Erkrankungen (frühestens 2 Wochen nach Genesung impfen), Komplikationen bei früherer Impfung.
SST: Nicht zutreffend.
NW: Lokale Reaktionen, Kopfschmerzen, Magen/Darm, Myalgie, Arthralgie, Allergie, angstbedingte Reaktionen, Fieber (besonders bei Kindern unter 3 Jahren).
WH: Vorsicht bei schwerwiegenden zerebralen Erkrankungen. Kein Schutz gegen andere durch Zecken übertragene Krankheiten (z.B. Lyme- Borreliose). Verkehrshinweis.
Details siehe Austria-Codex - Fachinformation.
PG: 1 ST * (EKO: N) [€ 47,75 n.l.], **+ND** 1 ST * (EKO: N) [€ 46,75]

Encepur 0,5 ml - Injektionssuspension in einer Fertigspritze 36A15
(Z.Nr. 2-00236) NR. P. E. J07BA01
ZI: GSK Vaccines, Marburg, Deutschland
Z: 1 Impfdosis (0,5 ml Suspension) enthält: FSME-Virus, inaktiviertes, Stamm K 23 1,5 µg, Wirtssystem: primäre embryonale Hühnerzellen, adsorbiert an Aluminiumhydroxyd hydriert (entspr. Al 3+ 0,3-0,4 mg), Trometamol, Saccharose, Natriumchlorid, Wasser für Injektionszwecke, Spuren von: Formaldehyd, Chlortetracyclin, Gentamycin, Neomycin, Proteine (Ei), Hühnerprotein.
EW: Impfstoff.
AG: Aktive Immunisierung von Personen ab 12 Jahren gegen FSME (Frühsommer-Meningoenzephalitis).
AA: I.m, ev. s.c; cave intravasal (Schockgefahr!)
DO: Schema A: Grundimmunisierung: 1. Impfung: 0,5 ml Tag 0.
2. Impfung: 0,5 ml 14 Tage bis 3 Monate nach erster Impfung.
3. Impfung: 0,5 ml 9 bis 12 Monate nach zweiter Impfung.
Schema B: Schnellimmunisierung: 1. Impfung: 0,5 ml Tag 0.
2. Impfung: 0,5 ml 7 Tage nach erster Impfung.
3. Impfung: 0,5 ml 21 Tage nach erster Impfung.
Auffrischungsimpfungen: 12 bis 18 Monate (Schema B) bzw. 3 Jahre (Schema A) nach der ersten Impfung, dann alle 3 Jahre bei Personen ab 60 Jahren bzw. alle 5 Jahre bei Personen zwischen 12 und 59 Jahren.
GA: Akute Erkrankungen (frühestens 2 Wochen nach Genesung impfen), Komplikationen bei früherer Impfung.
SST: Nutzen/Risiko-Abwägung.
NW: Lokale Reaktionen, Kopfschmerzen, Magen/Darm, Myalgie, Arthralgie, Allergie, angstbedingte Reaktionen, Fieber.
WH: Vorsicht bei schwerwiegenden zerebralen Erkrankungen. Kein Schutz gegen andere durch Zecken übertragene Krankheiten (z.B. Lyme- Borreliose). Verkehrshinweis.
Details siehe Austria-Codex - Fachinformation.
Kinder unter 12 Jahren mit Encepur 0,25 ml oder einem anderen Kinderimpfstoff impfen.
PG: 1 ST * (EKO: N) [€ 50,15 n.l.], **+ND** 1 ST * (EKO: N) [€ 49,85]

Endofalk - Pulver zur Herstellung einer Lösung zum Einnehmen 42J03
(Z.Nr. 1-25471) RP. P. A06AD65
ZI: Falk-Pharma, Freiburg, Deutschland
Z: 1 Beutel enthält: Kaliumchlorid 0,185 g, Natriumchlorid 1,4 g,

Natriumhydrogencarbonat 0,715 g, Macrogol 3350 52,5 g; Lösung 1 Liter: (entspr. Kalium 5 mmol/l), (entspr. Natrium 65 mmol/l), (entspr. Chlorid 53 mmol/l), (entspr. Hydrogencarbonat 17 mmol/l), (entspr. Macrogol 3350 31 mmol/l), Saccharin natrium, Orangen-Aroma, Passionsfrucht-Aroma, Siliciumdioxid.
EW: Osmotisch wirksames Laxans.
AG: Darmentleerung vor einer Koloskopie.
AA: Oral. Lösung unmittelbar vor Gebrauch zubereiten. Inhalt von 2 Beuteln in 500 ml Wasser auflösen und mit Wasser auf 1 Liter auffüllen.
DO: Zur vollständigen Darmreinigung 3(-4) l Lösung einnehmen. In Portionen von 200-300 ml alle 10 Minuten trinken, bis der rektale Ausfluss klar ist.
GA: Ileus (und Verdacht), Magen/Darm-Obstruktion oder -Perforation, floride Kolitis, toxisches Megakolon, Entleerungsstörungen des Magens, Nieren-, Herzinsuffizienz III und IV, Leberschäden, schwere Dehydratation.
SST: Nutzen/Risiko-Abwägung, Stillen möglich.
NW: Magen/Darm (Übelkeit, Blähungen, Erbrechen), Unwohlsein, Herz, Allergien, Krämpfe durch Elektrolytstörungen.
WW: Resorption peroraler Arzneimittel vermindert.
WH: Vorsicht bei Refluxösophagitis, kardialen Arrhythmien, SA-Block, Sick-Sinus-Syndrom und bei älteren Patienten. Bei Kindern nicht anwenden.
Der Trinklösung keine anderen Lösungen oder Zusätze (Zucker, Aromastoffe) zusetzen.
Bei Überdosierung schwere Durchfälle, bei Aspiration toxisches Lungen- ödem möglich.
PG: 6 ST * (EKO: N) [€ 19,45]

🐾 *Endogard Plus Flavour - Tabletten für Hunde* 803A, 803B2, 803CB
(Z.Nr. 8-00943) RP. P. nicht im Handel. QP52AC55

🐾 Endogard Plus XL - Tabletten für Hunde
803A, 803B2, 803CB
(Z.Nr. 8-00944) RP. P. QP52AC55

ZI: Krka, Novo Mesto, Slowenien
Z: 1 Tablette enthält: Praziquantel 175 mg, Pyrantel embonat 504 mg, Febantel 525 mg, Lactose monohydrat, Maisstärke, Povidon K30, Natrium laurylsulfat, Cellulose, mikrokristalline, Siliciumdioxid, hochdisperses, Magnesium stearat.
EW: Anthelmintische Kombination.
AG: Mischinfestationen mit Rund- und Bandwürmern.
AA: Zum Eingeben (direkt oder mit dem Futter).
DO: 1 Tablette pro 35 kg KG.
Bei schwerem Spulwurmbefall 1 weitere Gabe nach 14 Tagen, Entwurmung alle 3 Monate empfohlen.
GA: Hunde unter 2 Wochen und unter 2 kg KG.
SST: Während der ersten 2 Drittel der Trächtigkeit nicht anwenden.
NW: Erbrechen, Durchfall.
WW: Nicht mit Piperazin anwenden. Andere Cholinergika toxisch.
PG: 12 ST VT [€ 138,85]

▼ *EndolucinBeta 40 GBq/ml - Markerzubereitung, Lösung* 24F01
(Z.Nr. EU/1/16/1105/*) NR. N. nicht im Handel. V09XX

🐾 Endometrium comp. "Wala" - Injektionslösung für Tiere
833BZ
(Z.Nr. 8-30008) RP. P. QV03AX
ZI: SaluVet, Bad Waldsee, Deutschland
Z: 1 ml Lösung enthält: Argentum metallicum aquosum (Homöopathie) D29 0,1 g, Echinacea pallida e planta tota ferm 33c D2 0,1 g, Endometrium bovis-Gl D16 0,1 g, Quarz aquosum (Homöopathie) D29 0,1 g, Natriumchlorid, Natriumhydrogencarbonat, Wasser für Injektionszwecke.
EW: Homöopathikum.
AG: Endometritis.
AA: S.c. oder i.m.
DO: Meerschweinchen, Hamster, Ratte: 0,5 ml s.c. oder i.m. 1mal tgl. über 5 Tage.
Hund, Katze, Kaninchen: 1 ml s.c. oder i.m. 1mal tgl. über 5 Tage.
Schwein, Schaf, Ziege: 5 ml s.c. oder i.m. jeden 2. Tag bis zur Besserung.
Pferd, Rind: 10 ml s.c. oder i.m. jeden 2. Tag bis zur Besserung.
Bei chronischer Verlaufsform Wiederholung in 2-4tägigen Abständen.
GA: Progrediente Entzündungen, Leukose, Diabetes mellitus, Überempfindlich- keit gegen Korbblütler.
SST: Anwendung nur nach Rücksprache mit dem Tierarzt.
PG: 5 ST VN [€ 47,80]

Endovelle 2 mg - Tabletten
29D04, 31H05
(Z.Nr. 1-38665) RP. P. G03DB08
ZI: Exeltis Germany, Ismaning, Deutschland
Z: 1 Tablette enthält: Dienogest 2 mg, Lactose monohydrat 60,9 mg, Magnesium stearat, Maisstärke, Povidon.
Kurzinformation: siehe Aridya 2 mg -Tabletten, → S. 123
PG: 28 ST * (EKO: N) [€ 14,90]

Endoxan "Baxter" 50 mg - Dragees
55A
(Z.Nr. 0-10824) NR. P. L01AA01
ZI: Baxter Healthcare, Wien
Z: 1 Dragee enthält: Cyclophosphamid 50 mg (entspr. Cyclophosphamid 1-Wasser 53,5 mg), Calciumcarbonat, Calcium hydrogenphosphat dihydrat, Carmellose natrium 0,76 mg, Gelatine, Glycerol 0,615 mg, Lactose monohydrat 24,6 mg, Maisstärke, Magnesium stearat, Macrogol, Montanglycolwachs, Polysorbat, Polyvidon, Saccharose 51,11 mg, Siliciumdioxid, Talkum, Titandioxid.
EW: Zytostaticum.
AG: Mammakarzinom (adjuvant und palliativ), schwere Autoimmunkrankheiten (Lupus Nephritis, Wegener-Granulomatose).
AA: Oral.
DO: Mammakarzinom: 100 mg/m² KOF über 14 Tage, alle 4 Wochen wiederholen.
Autoimmunkrankheiten: TD 1-2 mg/kg KG.
GA: Magen-Darm-Ulcera, Knochenmarksdepression, Zystitis.
SST: Gegenanzeige (teratogen). Kontrazeption bis 6 Monate nach Therapieende bei männlichen und weiblichen Patienten.
NW: Magen-Darm (Erbrechen), Alopezie, Blutbild, Harnblase (Zystitis, Mikro- oder Makrohämaturie), Amenorrhoe, Azoospermie, Hemmung der Wundheilung, Fieber, Leber (Venenokklusion), ZNS, Kardiotoxizität (hohe Dosen, Vor- sicht bei gleichzeitiger Doxorubicin-Gabe), Immunsuppression, Magen/Darm, Haut, schwere Infektionen, sekundäre Neoplasien, Lunge.
WW: Viele Interaktionen möglich: Antidiabetika (verstärkt), Kortikosteroide, Enzyminduktoren, Cyclosporin, Chloramphenicol, Allopurinol (Knochenmarks- depression), Suxamethonium (Apnoe), Grapefruitsaft meiden.
WH: Kontrolle: Blutbild, Leber, Elektrolyte, Zuckerstoffwechsel, Harnsediment. Nur von mit Zytostatika-Therapie erfahrenen Ärzten zu verwenden. Verkehrshinweis. Engmaschige Leukozytenkontrolle. Vorsicht bei Diabetes, Leber-, Nieren-, Herz- schäden, akuter Porphyrie. Vor Therapiebeginn Abflussbehinderungen der ableitenden Harnwege, Cystitis, Infektionen, Elektrolytstörungen ausschließen bzw. beheben.
PG: 50 ST (EKO: G) [€ 19,10]

Endoxan "Baxter" 200 mg - Trockenstechampulle
55A
(Z.Nr. 0-10823) NR. P. L01AA01
ZI: Baxter Healthcare, Wien
Z: 1 Trockenstechampulle enthält: Cyclophosphamid 200 mg (entspr. Cyclophosphamid 1-Wasser).
EW: Alkylierendes Zytostatikum.
AG: Chemotherapie von Leukämien, Lymphomen, Karzinomen, Sarkomen etc.; Konditionierung vor allogenen Knochenmarkstransplantationen; schwere Autoimmunerkrankungen (Lupus Nephritis, Wegener-Granulomatose).
AA: I.v. (Bolus oder Kurzinfusion).
DO: Individuell.
Richtwerte: Tumore, Autoimmunerkrankungen: 400-1000 mg/m² KOF Konditionierung: 50-60 mg/kg KG.
Kinder: Ähnliche Dosen wie bei Erwachsenen.
Details siehe Austria-Codex - Fachinformation.
GA: Magen-Darm-Ulcera, Knochenmarksdepression, Zystitis.
SST: Gegenanzeige (teratogen). Kontrazeption bis 6 Monate nach Therapieende bei männlichen und weiblichen Patienten.
NW: Magen-Darm (Erbrechen), Alopezie, Blutbild, Harnblase (Zystitis, Mikro- oder Makrohämaturie), Amenorrhoe, Azoospermie, Hemmung der Wundheilung, Fieber, Leber (Venenokklusion), ZNS, Kardiotoxizität (hohe Dosen, Vor- sicht bei gleichzeitiger Doxorubicin-Gabe), Immunsuppression, Magen/Darm, Haut, schwere Infektionen, sekundäre Neoplasien, Lunge.
WW: Viele Interaktionen möglich: Antidiabetika (verstärkt), Kortikosteroide, Enzyminduktoren, Cyclosporin, Chloramphenicol, Allopurinol (Knochenmarks- depression), Suxamethonium (Apnoe), Grapefruitsaft meiden.
WH: Kontrolle: Blutbild, Leber, Elektrolyte, Zuckerstoffwechsel, Harnsediment. Nur von mit Zytostatika-Therapie erfahrenen Ärzten zu verwenden. Verkehrshinweis. Engmaschige Leukozytenkontrolle. Vorsicht bei Diabetes, Leber-, Nieren-, Herz- schäden, akuter Porphyrie. Vor Therapiebeginn Abflussbehinderungen der ableitenden Harnwege, Cystitis, Infektionen, Elektrolytstörungen ausschließen bzw. beheben.
PG: 10 ST * (EKO: N) [€ 47,15]

Endoxan "Baxter" 500 mg - Trockenstechampulle
55A

(Z.Nr. 0-13546) NR. P. L01AA01
ZI: Baxter Healthcare, Wien
Z: 1 Trockenstechampulle enthält: Cyclophosphamid 500 mg (entspr. Cyclophosphamid 1-Wasser).
Kurzinformation: siehe Endoxan "Baxter" 200 mg - Trockenstechampulle, → S. 487
PG: 10 ST * (EKO: N) [€ 118,00]

Endoxan "Baxter" 1 g - Trockenstechampulle
55A

(Z.Nr. 0-17948) NR. P. L01AA01
ZI: Baxter Healthcare, Wien
Z: 1 Trockenstechampulle enthält Cyclophosphamid 1 g (entspr. Cyclophosphamid 1-Wasser).
Kurzinformation: siehe Endoxan "Baxter" 200 mg - Trockenstechampulle, → S. 487
PG: 10 ST * (EKO: N) [€ 210,45]

Enerzair Breezhaler 114 Mikrogramm/46 Mikrogramm/136 Mikrogramm - Hartkapseln mit Pulver zur Inhalation
50B04

(Z.Nr. EU/1/20/1438/*) NR. P. R03AL12
ZI: Novartis Europharm, Dublin, Irland
Z: 1 abgegebene Dosis enthält: Indacaterol 114 µg (entspr. Indacaterol acetat), Glycopyrronium 46 µg (entspr. Glycopyrronium bromid 58 µg), Mometason furoat 136 µg, Kapselinhalt: Lactose monohydrat, Magnesium stearat (pflanzlich); Kapselhülle: Hypromellose, Drucktinte.
EW: Kombination Beta-Sympathomimetikum + Anticholinergikum + Kortikosteroid.
AG: Erhaltungstherapie bei Asthma.
AA: Nur zur Inhalation mit dem beiliegenden Inhalator; Kapseln nicht schlucken. Nach Inhalation Mund ausspülen.
DO: ED = MTD 1mal tgl. 1 Kapsel. Keine Daten an Kindern und Jugendlichen.
SST: Nutzen/Risiko-Abwägung in der Schwangerschaft (Wehenhemmung möglich). Stillen unterbrechen.
NW: Infektionen der Atemwege, Nasopharyngitis, Kopfschmerzen, Husten, Exazerbation von Asthma, paradoxe Bronchospasmen, Magen/Darm (Gastroenteritis), Haut, Tachykardie, Schmerzen im Oropharynx, Schmerzen des Bewegungsapparates, Dysurie, Fieber, systemische Kortikoidwirkungen (z.B. Sehstörungen).
WW: Nicht empfohlen: Beta-Blocker, andere langwirksame Beta-Sympathomimetika oder Anticholinergika.
Vorsicht: QT- verlängernde Arzneimittel, Kalium senkende Arzneimittel.
WH: Nicht zur Behandlung von akutem Asthma oder von akuten Bronchospasmen. Auf Überempfindlichkeit achten. Vorsicht bei Engwinkelglaukom, Harnverhalt, schweren Nierenschäden, Herz/Kreislauf-Erkrankungen (QT-Verlängerung), Diabetes (Hyperglykämie), Hypokaliämie, Krampfleiden, Hyperthyreose. Auf Sehstörungen achten.
PG: **BREEZH114 46 136MCG** 10 ST * (EKO: R) [€ 42,25], **BREEZH114 46 136MCG** 30 ST * (EKO: R) [€ 115,75], **BREEZH HKPS+SENSOR** 30 ST * (EKO: R) [€ 115,75]

🐾 Engemycin Spray, 25 mg/ml - Spray zur Anwendung auf der Haut, Suspension für Rinder, Schafe und Schweine
801AE

(Z.Nr. 8-00824) NR. P. QD06AA03
ZI: Intervet, Wien
Z: 1 Spraydose mit 200 ml enthält: Oxytetracyclin hydrochlorid 25 mg (entspr. Oxytetracyclin 23,15 mg), Patentblau V 1,25 mg, Polysorbat 80, 2-Propanol (entspr. Isopropylalkohol), Kohlenwasserstoffgemisch auf Butanbasis (entspr. Butan) (entspr. 2-Methylpropan) (entspr. Propan).
EW: Tetrazyklin-Antibiotikum.
AG: Infektionen bei Rind, Schaf und Schwein mit Oxytetracyclin-empfindlichen Erregern:
- Behandlung von Klaueninfektionen verursacht insbesondere durch: Dichelobacter nodosus, Fusobacterium necrophorum und andere Fusobacterium spp. sowie Bacteroides spp.
- unterstützende Behandlung von oberflächlichen Wundinfektionen nach Operationen oder Verletzungen wie Schwanzverbiss beim Schwein, Schrammen und Abschürfungen.
AA: Nur auf der Haut.
DO: 1-2 Sekunden aus einem Abstand von 15-20 cm versprühen, bis die behandelte Stelle eine einheitliche Farbe aufweist. Behandlung alle 12 Std. abhängig vom Heilungsprozess über 1 bis 3 Tage wiederholen.
GA: Zitzenbehandlung.
SST: Anwendung möglich.
WH: Nicht in die Augen sprühen.
PG: 200 ML VN [€ 15,35]

🐾 Engemycin 100 mg/ml - Injektionslösung für Rinder und Schweine
801AE

(Z.Nr. 8-00201) NR. P. VNW. QJ01AA06
ZI: Intervet, Wien
Z: 1 ml enthält: Oxytetracyclin 100 mg (entspr. Oxytetracyclin hydrochlorid 107,9 mg), Natriumhydroxymethansulfinat, Magnesiumoxid, leichtes, Povidon 250 mg, Monoethanolamin, Wasser für Injektionszwecke.
EW: Breitbandantibiotikum.
AG: Bakterielle Infektionen durch empfindliche Erreger bei Rindern, und Schweinen.
AA: I.m.. Max. 20 ml (Rind) bzw. 10 ml (Schwein) bzw. 1 ml (Ferkel) pro Injektionsstelle verabreichen.
DO: 10-20 mg/kg KG (nach 48 Std wiederholen).
GA: Leber-, Nierenschäden, Tetrazyklin-Resistenz.
SST: Nicht empfohlen (Störungen der Kalzifizierung).
NW: Allergie/Anaphylaxie, Superinfektion mit resistenten Keimen (z.B.
E. coli, Sprosspilze). Verfärbung der Zähne im Wachstumsalter, Photodermatitis.
WW: Polyvalente Kationen (Resorptionsminderung, Chelatbildung), Antikoagulantien verstärkt. Nicht mit bakteriziden Substanzen kombinieren.
WH: Anwendung nur nach Antibiogramm (Hohe Resistenzrate).
VNW: Essbare Gewebe: Rind: 27 Tage; Schwein: 8 Tage; Milch: Rind: 6 Tage.
PG: 1 ST VNW [€ 31,60]

Engerix B 10 Mikrogramm/0,5 ml - Injektionssuspension in einer Fertigspritze
36A19

(Z.Nr. 2-00145) NR. P. E. J07BC01
ZI: GlaxoSmithKline Pharma, Wien
Z: 1 Dosis (0,5 ml) enthält: Hepatitis-B-Oberflächen-Antigen 10 µg, hergestellt durch rekombinante DNA-Technologie in Saccharomyces cerevisiae, adsorbiert an Aluminiumhydroxid 0,25 mg, Natriumchlorid, Natriummonohydrogenphosphat-dihydrat, Natriumdihydrogenphosphat-2-Wasser, Wasser für Injektionszwecke.
EW: Impfstoff induziert hohe Antikörpertiter gegen Hepatitis B.
AG: Aktive Immunisierung gegen Infektionen mit Hepatitis-B-Viren (alle be- kannten Subtypen) und Hepatitis-D bei Personen mit erhöhtem Infektions- risiko.
AA: I.m., in Ausnahmefällen s.c., nicht i.v..
DO: Erwachsene: ED 20 µg.
Jugendliche (11-15 Jahre): ED 10-20 µg.
Kinder (0-10 Jahre): ED 10 µg.
Grundimmunisierung (alle Lebensalter): 0/1/2/12 Monaten (oder 0/1/6 Monaten).
Dialysepatienten: 40 µg nach 0/1/2/6 Monaten.
GA: Akute Infektion mit Fieber.
SST: Nutzen/Risiko-Abwägung.
NW: Vorübergehende lokale oder allgemeine Reaktionen (Reizbarkeit, Appetitverlust, Magen/Darm, Fieber, Kopfschmerzen u.a.), Synkope als psychogene Reaktion auf die Nadelinjektion, selten Anaphylaxie, Nerven- und Hauterkrankungen, Apnoe bei sehr unreifen Neugeborenen.
WW: Kann gleichzeitig mit Polio-, DPT-, Masern-Mumps, Haemophilus influenzae Typ B, HPV-, Hepatitis A- und BCG-Impfung verabreicht werden (andere Injektionsstelle).
WH: Impfung nach erfolgter Infektion kann Ausbruch der Erkrankung nicht mehr verhindern. Enthält kein Thiomersal.
Die 10 µg - Fertigspritze ist für Kinder bis 15 Jahre besonders geeignet.
PG: **FSPR / 0,5ML** 1 ST * (EKO: N) [€ 28,05 n.l.]

Engerix B 20 Mikrogramm/1 ml - Injektionssuspension in einer Fertigspritze
36A19

(Z.Nr. 2-00008) NR. P. E. J07BC01
ZI: GlaxoSmithKline Pharma, Wien
Z: 1 Dosis (1 ml) enthält: Hepatitis-B-Oberflächen-Antigen 20 µg, hergestellt durch rekombinante DNA-Technologie in Saccharomyces cerevisiae, adsorbiert an Aluminiumhydroxid 0,5 mg, Natriumchlorid, Natriummonohydrogenphosphat-dihydrat, Natriumdihydrogenphosphat-2-Wasser, Wasser für Injektionszwecke.
EW: Impfstoff induziert hohe Antikörpertiter gegen Hepatitis B.
AG: Aktive Immunisierung gegen Infektionen mit Hepatitis-B-Viren (alle be- kannten Subtypen) und Hepatitis-D bei Personen mit erhöhtem Infektions- risiko.
AA: I.m., in Ausnahmefällen s.c., nicht i.v..
DO: Erwachsene: ED 20 µg.
Jugendliche (11-15 Jahre): ED 10-20 µg.
Kinder (0-10 Jahre): ED 10 µg.

Grundimmunisierung (alle Lebensalter): 0/1/2/12 Monaten (oder 0/1/6 Monaten).
Dialysepatienten: 40 µg nach 0/1/2/6 Monaten.
GA: Akute Infektion mit Fieber.
SST: Nutzen/Risiko-Abwägung.
NW: Vorübergehende lokale oder allgemeine Reaktionen (Reizbarkeit, Appetitverlust, Magen/Darm, Fieber, Kopfschmerzen u.a.), Synkope als psychogene Reaktion auf die Nadelinjektion, selten Anaphylaxie, Nerven- und Hauterkrankungen, Apnoe bei sehr unreifen Neugeborenen.
WW: Kann gleichzeitig mit Polio-, DPT-, Masern-Mumps, Haemophilus influenzae Typ B, HPV-, Hepatitis A- und BCG-Impfung verabreicht werden (andere Injektionsstelle).
WH: Impfung nach erfolgter Infektion kann Ausbruch der Erkrankung nicht mehr verhindern. Enthält kein Thiomersal.
PG: 1 ST * (EKO: N) [€ 44,45]

Engystol - Ampullen 50X03
(Z.Nr. 3-00099) RP. P. V03AX
ZI: Biologische Heilmittel Heel, Baden-Baden, Deutschland
Z: 1 Ampulle zu 1,1 ml enthält: Vincetoxicum hirundinaria (Homöopathie) D6 6,6 mg, Vincetoxicum hirundinaria (Homöopathie) D10 6,6 mg, Vincetoxicum hirundinaria (Homöopathie) D30 6,6 mg, Sulfur (Homöopathie) D4 3,3 mg, Sulfur (Homöopathie) D10 3,3 mg, Natriumchlorid, Wasser für Injektionszwecke, Spuren von: Ethanol.
EW: Homöopathikum.
AG: Erkältungen, grippale Infekte.
AA: I.v. (nicht bei Kindern), i.m., s.c.
DO: ED 1 Ampulle, Kinder (6-12 Jahre): 2/3 Ampulle, Kinder (2-6 Jahre): ½ Ampulle. Akut tgl. über 3 Tage, sonst 1-3mal wöchentlich.
SST: Vorsicht.
NW: Haut, lokale Reaktionen.
PG: 10 ST * (EKO: N) [€ 23,30], 50 ST * (EKO: N) [€ 92,20], 100 ST * (EKO: N) [€ 160,80]

Engystol - Injektionslösung für Tiere 890B
(Z.Nr. 8-30095) RP. P. nicht im Handel. QV03AX

Engystol - Tabletten 50X03
(Z.Nr. 3-00093) RPF. P. V03AX
ZI: Biologische Heilmittel Heel, Baden-Baden, Deutschland
Z: 1 Tablette enthält: Vincetoxicum hirundinaria (Homöopathie) D6 75 mg, Vincetoxicum hirundinaria (Homöopathie) D10 75 mg, Vincetoxicum hirundinaria (Homöopathie) D30 75 mg, Sulfur (Homöopathie) D4 37,5 mg, Sulfur (Homöopathie) D10 37,5 mg, Lactose monohydrat 300 mg, Magnesium stearat.
EW: Homöopathikum.
AG: Erkältungen, Grippale Infekte.
AA: Vor den Mahlzeiten langsam unter der Zunge zergehen lassen. Für Kinder unter 6 Jahren Tablette in etwas Flüssigkeit auflösen.
DO: Jugendliche und Erwachsene: Akut alle 1-2 Std (max. 8mal tgl.), dann 3mal tgl. 1 Tablette.
Kinder (6-12 Jahre): Akut alle 1-2 Std (max. 8mal tgl.), dann 2mal tgl. 1 Tablette.
Kinder (2-6 Jahre): Akut alle 1-2 Std (max. 6mal tgl.), dann 1-2mal tgl. 1 Tablette.
Kleinkinder (4 Wochen-23 Monate): Akut alle 1-2 Std (max. 4mal tgl.), dann 1mal tgl. 1 Tablette.
SST: Vorsicht.
NW: Allergien.
PG: 100 ST * (EKO: N) [€ 19,90], 250 ST * (EKO: N) [€ 32,90]

Engystol - Tabletten für Tiere 890B
(Z.Nr. 8-39301) RPF. P. nicht im Handel. QV03AX

Ennos 20 mg - Filmtabletten 49A02
(Z.Nr. 1-24116) NR. P. N06AB05
ZI: G.L. Pharma, Lannach
Z: 1 Filmtablette enthält: Paroxetin 20 mg (entspr. Paroxetin mesilat), Kern: Calciumhydrogenphosphat, Carboxymethylstärke, Natrium Typ A, Magnesium stearat; Film: Lactose monohydrat 3,81 mg, Hypromellose, Macrogol 4000, Titandioxid, Eisenoxid gelb, Eisenoxid rot.
EW: Antidepressivum; selektiver Hemmer der Serotonin-Wiederaufnahme.
AG: Major Depression, Zwangsstörung, Panikstörung mit oder ohne Agoraphobie, Sozialphobie, generalisierte Angststörung, posttraumatische Belastungs- störung.
AA: Morgens mit dem Frühstück mit Flüssigkeit schlucken.
DO: Depression TD initial 20 mg, MTD 50 mg.
Zwangsstörung: TD initial 20 mg, dann 40 mg; MTD 60 mg.
Panikstörung: TD initial 10 mg, dann 40 mg; MTD 60 mg.
Sozialphobie, Angststörung, Belastungsstörung: TD initial 20 mg, MTD 50 mg.
Dosisreduktion bei älteren Patienten, Nieren- oder Leberschäden.
SST: Strenge Indikationsstellung. Erhöhtes Risiko einer persistierenden pulmonalen Hypertonie beim Neugeborenen beachten.
NW: Blut, ZNS (Konzentrationsstörungen, extrapyramidale Störungen), Serotoninsyndrom, Sinnesorgane, Kreislauf (Hypotonie, Tachykardie), Magen/Darm, Leber, Haut (Schwitzen), Allergien (auch schwerwiegend), Stoffwechsel (Gewichtszunahme, Blutzucker, erhöhtes Cholesterin), sexuelle Dysfunktion, Psyche (emotionale Labilität, Aggression), erhöhtes Knochenbruchrisiko, sexuelle Funktionsstörungen, Absetzsymptome.
WW: Kontraindiziert: Irreversible MAO-Hemmer (2 Wochen Abstand), reversible MAO-Hemmer (24 Std. Abstand), Thioridazin, Pimozid.
Nicht empfohlen: Tamoxifen.
Vorsicht: Linezolid, Antikoagulantien, durch CYP2D6 metabolisierte Arzneimittel (trizyklische Antidepressiva, Phenothiazine, IC-Antiarrhythmika); Cimetidin, Procyclidin, serotonerge Substanzen, Triptane (Hypertonie, Vasokonstriktion), Lithium, Johanniskraut, nichtsteroidale Entzündungshemmer, Pravastatin (Blutzuckeranstieg).
WH: Erhöhtes Suizidrisiko bei Behandlungsbeginn sowie bei Kindern und Jugendlichen; Absetzsymptome möglich.
Auf Serotoninsymptome achten. Vorsicht bei Manie, Epilepsie, Eng- winkelglaukom, Elektrokrampftherapie, Blutungen. Alkohol vermeiden.
Nicht bei Kindern und Jugendlichen anwenden.
PG: 14 ST (EKO: G) [€ 10,90], 28 ST (EKO: G) [€ 19,35]

Ennos 33,1 mg/ml - Lösung zum Einnehmen 49A02
(Z.Nr. 1-27276) NR. P. nicht im Handel. N06AB05

▼ Enoxaparin Becat 2.000 IE (20 mg)/0,2 ml - Injektionslösung in einer Fertigspritze 20A02
(Z.Nr. 2-37670) RP. P. B01AB05
ZI: Laboratorios Farmaceuticos ROVI, Madrid, Spanien
Z: 1 Fertigspritze zu 0,2 ml enthält: Enoxaparin natrium 20 mg (entspr. → 2000 IE Anti-Faktor Xa), Wasser für Injektionszwecke.
EW: Niedermolekulares Heparin, antithrombotisch.
AG: - Prophylaxe venöser thromboembolischer Erkrankungen
- Therapie tiefer Venenthrombosen und Lungenembolien
- Vorbeugung von Blutgerinnseln im extrakorporalen Kreislauf während der Hämodialyse
- Akutes Koronarsyndrom (Instabile Angina pectoris, STEMI- und NSTEMI-Myokardinfarkt).
AA: S.c., nicht i.m.. Akuter STEMI: Bolus i.v., dann s.c.
DO: Prophylaxe venöser thromboembolischer Erkrankungen: Bei mäßigem Risiko 1mal tgl. 20 mg, bei hohem Risiko 1mal tgl. 40 mg s.c.
Therapie tiefer Venenthrombosen und Lungenembolien: 1mal tgl. 1,5 mg/kg KG oder 2mal tgl. 1 mg/kg KG.
Hämodialyse: 1 mg/kg KG zu Beginn der Sitzung über den arteriellen Schenkel.
Akutes Koronarsyndrom: 1 mg/kg KG s.c. alle 12 Std. über 2-8 Tage. Akuter STEMI: 30 mg als Bolus i.v., dann 1 mg/kg KG s.c. zu Beginn und alle 12 Std. Bei Patienten ab 75 Jahren: Kein initialer Bolus; 1 mg/kg KG s.c. zu Beginn und alle 24 Std.
Dosisreduktion bei stark eingeschränkter Nierenfunktion. Keine Daten an Kindern und Jugendlichen.
Details siehe Austria Codex - Fachinformation.
GA: Vorgeschichte einer allergisch bedingten heparininduzierten Thrombozytopenie innerhalb der letzten 100 Tage, akute Blutungen, Zustände mit hohem Blutungsrisiko, Peridural-/ Spinalanästhesien oder lokal-regionale Anästhesien bei Anwendung von Enoxaparin in den letzten 24 Stunden in therapeutischen Dosen.
SST: Strenge Indikationsstellung in der Schwangerschaft. Bei Periduralanästhesie nicht empfohlen. Stillen möglich.
NW: Blutungen, Blutungsanämie, Thrombozytopenie, Thrombozytose, Allergien, Kopfschmerzen, Leberenzymanstiege, Haut (Hautnekrosen, kutane Vaskulitis), Labor (Hyperkaliämie), lokale Hämatome, spinale Hämatome bei Spinalpunktion.
WW: Nicht empfohlen: Arzneimittel mit Wirkung auf die Hämostase: ASS, NSARs, andere Thrombolytika, Antikoagulanzien.
Vorsicht: Thrombozytenaggregationshemmer, Dextran 40, systemische Glukokortikoide. Arzneimittel, die den Kaliumspiegel erhöhen.
Nicht mit Dihydroergotamin-Injektionslösung mischen (Ausfällung).
WH: Nicht mit anderen niedermolekularen Heparinen Einheit für Einheit austauschbar. Vorsicht bei erhöhtem Blutungsrisiko. Regelmäßige Thrombozytenkontrollen. aPTT und ACT sind ungeeignet in der Überwachung der Enoxaparin-Aktivität. Bei akuter infektiöser Endokarditis nicht empfohlen.
Serumkalium kontrollieren. Dosisanpassung bei niedrigem Körpergewicht.
Antidot bei Überdosierung: Protamin (Sulfat oder Hydrochlorid). 1 mg Protamin i.v. neutralisiert Aktivität von 1 mg Enoxaparin-Natrium. Anti-Xa-Aktivität wird durch hohe Protamindosen bis maximal 60% neutralisiert.

PG: 10 ST (EKO: G) [€ 18,95]

▼ Enoxaparin Becat 4.000 IE (40 mg)/0,4 ml - Injektionslösung in einer Fertigspritze 20A02
(Z.Nr. 2-37669) RP. P. B01AB05
ZI: Laboratorios Farmaceuticos ROVI, Madrid, Spanien
Z: 1 Fertigspritze zu 0,4 ml enthält: Enoxaparin natrium 40 mg (entspr. → 4000 IE Anti-Faktor Xa), Wasser für Injektionszwecke.
Kurzinformation: siehe Enoxaparin Becat 2.000 IE (20 mg)/0,2 ml - Injektionslösung in einer Fertigspritze, → S. 489
PG: 2 ST * (EKO: N) [€ 16,90], 6 ST (EKO: G) [€ 22,75], 10 ST (EKO: G) [€ 36,00], 30 ST * (EKO: N) [€ 106,05 n.l.]

E

▼ Enoxaparin Becat 6.000 IE (60 mg)/0,6 ml - Injektionslösung in einer Fertigspritze 20A02
(Z.Nr. 2-37668) RP. P. B01AB05
ZI: Laboratorios Farmaceuticos ROVI, Madrid, Spanien
Z: 1 Fertigspritze zu 0,6 ml enthält: Enoxaparin natrium 60 mg (entspr. → 6000 IE Anti-Faktor Xa), Wasser für Injektionszwecke.
Kurzinformation: siehe Enoxaparin Becat 2.000 IE (20 mg)/0,2 ml - Injektionslösung in einer Fertigspritze, → S. 489
PG: 10 ST (EKO: G) [€ 45,10], 30 ST * (EKO: N) [€ 125,90]

▼ Enoxaparin Becat 8.000 IE (80 mg)/0,8 ml - Injektionslösung in einer Fertigspritze 20A02
(Z.Nr. 2-37667) RP. P. B01AB05
ZI: Laboratorios Farmaceuticos ROVI, Madrid, Spanien
Z: 1 Fertigspritze zu 0,8 ml enthält: Enoxaparin natrium 80 mg (entspr. → 8000 IE Anti-Faktor Xa), Wasser für Injektionszwecke.
Kurzinformation: siehe Enoxaparin Becat 2.000 IE (20 mg)/0,2 ml - Injektionslösung in einer Fertigspritze, → S. 489
PG: 10 ST (EKO: G) [€ 57,95], 30 ST (EKO: G) [€ 158,50]

▼ Enoxaparin Becat 10.000 IE (100 mg)/1 ml - Injektionslösung in einer Fertigspritze 20A02
(Z.Nr. 2-37666) RP. P. B01AB05
ZI: Laboratorios Farmaceuticos ROVI, Madrid, Spanien
Z: 1 Fertigspritze zu 1 ml enthält: Enoxaparin natrium 100 mg (entspr. → 10000 IE Anti-Faktor Xa), Wasser für Injektionszwecke.
Kurzinformation: siehe Enoxaparin Becat 2.000 IE (20 mg)/0,2 ml - Injektionslösung in einer Fertigspritze, → S. 489
PG: 10 ST (EKO: G) [€ 68,40], 30 ST (EKO: G) [€ 179,70]

🐾 Enrobactin 25 mg/ml - Konzentrat zur Herstellung einer Lösung zum Eingeben für Kaninchen (Heimtiere), Nager, Ziervögel und Reptilien 812AD
(Z.Nr. 8-36590) NR. P. QJ01MA90
ZI: Le Vet Beheer, Oudewater, Niederlande
Z: 1 ml Konzentrat enthält: Enrofloxacin 25 mg, Benzylalkohol 18 mg, Kaliumhydroxid zur pH-Wert-Einstellung, Hydroxyethylcellulose, Karamell-Aroma, Wasser, gereinigtes.
EW: Fluorchinolon-Antiinfektivum.
AG: Infektionen des Gastrointestinal- und Respirationstraktes, bei Kaninchen auch Haut- und Wundinfektionen durch Staphylococcus aureus.
AA: Zum Eingeben mittels Schlundsonde.
DO: Nager, Kaninchen: 5 mg Enrofloxacin/kg KG 2mal tgl. über 7 Tage.
Reptilien: 5 mg Enrofloxacin/kg KG im Abstand von 1-2 Tagen über 6 Tage.
Ziervögel: 10 mg Enrofloxacin/kg KG 2mal tgl. über 7 Tage.
GA: Krämpfe.
SST: Nutzen/Risiko-Abwägung.
NW: Magen/Darm, Knorpelschäden in der Wachstumsphase.
WW: Kontraindiziert: Makrolide, Tetrazykline, Phenicole, Theophyllin.
Aluminium oder Magnesium beeinträchtigen Resorption von Enrofloxacin.
WH: Nur bei unzureichendem Ansprechen auf andere Antibiotika verwenden.
VNW: Nicht für Tiere zur Gewinnung von Lebensmitteln.
PG: 10 ML VT [€ 23,40]

🐾 *Enrocat flavour 25 mg/ml - Suspension zum Eingeben für Katzen* 812AD
(Z.Nr. 8-39418) NR. P. nicht im Handel. QJ01MA90

🐾 Enrodexil 100 mg/ml - Injektionslösung für Rinder und Schweine 812AD
(Z.Nr. 8-00974) NR. P. VNW. QJ01MA90
ZI: Industrial Veterinaria, Esplugues de Llobregat, Spanien
Z: 1 ml Injektionslösung enthält: Enrofloxacin 100 mg, Benzylalkohol 7,8 mg, Natrium edetat 10 mg, Kaliumhydroxid zur pH-Wert-Einstellung, Essigsäure 99%, Wasser für Injektionszwecke.
EW: Fluorchinolon-Antibiotikum.
AG: Rind: Infektionen des Respirationstraktes durch Pasteurella multocida, Mannheimia haemolytica und Mycoplasma spp.
Infektionen des Verdauungstraktes oder Septikämie durch Escherichia coli.
Akute Mycoplasma-assoziierte Arthritis durch Mycoplasma bovis bei Rindern im Alter unter 2 Jahren.
Schwein: Infektionen des Respirationstraktes durch Pasteurella multocida, Mycoplasma spp. und Actinobacillus pleuropneumoniae.
Infektionen der Harnwege durch Escherichia coli.
Postpartales Dysgalaktie-Syndrom (PDS) durch Escherichia coli und Klebsiella spp.
Infektionen des Verdauungstraktes oder Septikämie durch Escherichia coli.
AA: I.v., s.c. oder i.m.
DO: Rind: 2,5(-5) mg/kg KG tgl. über 3(-5) Tage, bei Arthritis bei Rindern unter 2 Jahren 5 mg/kg KG tgl. über 5 Tage s.c. oder i.v.;
Schwein: 2,5mg/kg KG (bei Infektionen des 'Verdauungstraktes oder Septikämie 5 mg/kg KG) tgl. über 3 Tage i.m.
GA: Pferde im Wachstum.
SST: Anwendung möglich.
NW: Lokale Reaktionen, bei Rindern Magen/Darm. Degenerative Veränderungen des Knorpels bei Kälbern oder Lämmern in der Wachstumsphase.
WW: Makrolide, Tetrazykline antagonistisch. Theophyllin (höhere Spiegel).
WH: Nicht zur Prophylaxe. Vorsicht bei Nierenschäden, Epilepsie.
VNW: Rind: Essbare Gewebe s.c. 12 Tage, i.v. 5 Tage; Milch s.c. 4 Tage, i.v. 3 Tage.
Schwein i.m.: Essbare Gewebe 13 Tage.
PG: 100 ML VNW [€ 94,60], 250 ML VNW [€ 171,20]

🐾 Enrotron 25, 25 mg/ml - Injektionslösung für Hunde, Katzen, Schweine, Kaninchen, Nager, Reptilien und Ziervögel 812AD
(Z.Nr. 8-01120) NR. P. VNW. QJ01MA90
ZI: aniMedica, Senden-Bösensell, Deutschland
Z: 1 ml Injektionslösung enthält: Enrofloxacin 25 mg, Butan-1-ol 30 mg, Kaliumhydroxid, Salzsäure 10%, Wasser für Injektionszwecke.
EW: Fluorchinolon-Antibiotikum.
AG: Hunde Infektionen des Verdauungs-, Respirations- und Urogenitaltraktes (einschließlich Prostatitis sowie als antibiotische Begleitbehandlung von Pyometra), Haut- und Wundinfektionen sowie Otitis (externa/media) durch Staphylococcus spp., Escherichia coli, Pasteurella spp., Klebsiella spp., Bordetella spp., Pseudomonas spp. und Proteus spp.
Katzen Infektionen des Verdauungs-, Respirations- und Urogenitaltraktes (als antibiotische Begleitbehandlung von Pyometra), Haut- und Wundinfektionen durch Staphylococcus spp., Escherichia coli, Pasteurella spp., Klebsiella spp., Bordetella spp., Pseudomonas spp. und Proteus spp.
Schweine
- Infektionen des Respirationstraktes durch Pasteurella multocida, Mycoplasma spp. und Actinobacillus pleuropneumoniae.
- Infektionen des Verdauungstraktes oder Septikämie durch Escherichia coli.
Kaninchen
- Infektionen des Verdauungs- und Respirationstraktes durch Escherichia coli, Pasteurella multocida und Staphylococcus spp.
- Haut- und Wundinfektionen durch Staphylococcus aureus.
Nager, Reptilien, Ziervögel: Infektionen des Verdauungs- und Respirationstraktes.
AA: Schwein i.m.; Hund, Katze, Kaninchen s.c.
DO: Schwein: 2,5 mg/kg KG (=1 ml/10 kg KG) (bei Infektionen des Verdauungstraktes oder Septikämie 5 mg/kg KG) 1mal tgl. i.m. über 3 Tage.
Hund, Katze: 5 mg/kg KG (=0,2 ml/kg KG) 1mal tgl. s.c. über 5 Tage.
Kaninchen, Nager: 10 mg/kg KG (=0,4 ml/kg KG) 1mal tgl. s.c. über 5-10 Tage.
Reptilien: 5-10 mg/kg KG 1mal tgl. i.m. über 5 Tage.
Ziervögel: 20 mg/kg KG 1mal tgl. i.m. über 5-10 Tage.
GA: Hunde unter 1 Jahr (oder bei großen Rassen unter 18 Monaten), Epilepsie, Knorpelwachstumsstörungen, Schädigungen des Bewegungsapparates bei Schweinen.
SST: Nutzen/Risiko-Abwägung während der Trächtigkeit, bei Kaninchen nicht anwenden. Während der Laktation nicht empfohlen.
NW: Lokale Reaktionen, Magen/Darm bei Hund und Katze. Bluterguss im Muskel bei Reptilien und Ziervögeln.
WW: Nicht mit Tetrazyklinen, Chloramphenicol oder Makroliden

kombinieren. Vorsicht: Flunixin (bei Hunden), Theophyllin, NSAIDs.
WH: Wenn möglich Empfindlichkeitstests durchführen. Nicht zur Prophylaxe. Vorsicht bei Nierenschäden.
VNW: Essbare Gewebe: Schwein 13 Tage, Kaninchen 6 Tage. Nicht bei Vögeln anwenden, die zum menschlichen Verzehr bestimmt sind.
PG: 50 ML VNW [€ 29,60]

Enrotron 50, 50 mg/ml - Injektionslösung für Rinder (Kälber), Schweine und Hunde — 812AD

(Z.Nr. 8-01121) NR. P. VNW. QJ01MA90
ZI: aniMedica, Senden-Bösensell, Deutschland
Z: 1 ml Injektionslösung enthält: Enrofloxacin 50 mg, Butan-1-ol 30 mg, Kaliumhydroxid, Salzsäure 10%, Wasser für Injektionszwecke.
EW: Fluorchinolon-Antibiotikum.
AG: Kälber
- Infektionen des Respirationstraktes durch Pasteurella multocida, Mannheimia haemolytica und Mycoplasma spp.
- Infektionen des Verdauungstraktes oder Septikämie durch Escherichia coli.
- Akute Mycoplasma-assoziierte Arthritis durch Mycoplasma bovis.

Schweine
- Infektionen des Respirationstraktes durch Pasteurella multocida, Mycoplasma spp. und Actinobacillus pleuropneumoniae.
- Infektionen des Verdauungstraktes oder Septikämie durch Escherichia coli.

Hunde Infektionen des Verdauungs-, Respirations- und Urogenitaltraktes (einschließlich Prostatitis sowie als antibiotische Begleitbehandlung von Pyometra), Haut- und Wundinfektionen sowie Otitis (externa/media) durch Staphylococcus spp., Escherichia coli, Pasteurella spp., Klebsiella spp., Bordetella spp., Pseudomonas spp. und Proteus spp.
AA: I.v., s.c. oder i.m.
DO: Kälber: 5 mg/kg KG (=1 ml/10 kg KG) 1mal tgl. i.v. oder s.c. über 3-5 Tage.
Schweine: 2,5 mg/kg KG (=0,5 ml/10 kg KG) (bei Infektionen des Verdauungstraktes oder Septikämie 5 mg/kg KG) 1mal tgl. i.m. über 3 Tage.
Hunde: 5 mg/kg KG (=1 ml/10 kg KG) 1mal tgl. s.c. bis zu 5 Tage.
GA: Hunde unter 1 Jahr, Epilepsie, Knorpelwachstumsstörungen, Schädigungen des Bewegungsapparates bei Schweinen und Rindern, Pferde im Wachstum.
SST: Anwendung bei Schweinen möglich. Bei Hunden nicht anwenden.
NW: Lokale Reaktionen; Magen/Darm bei Kälbern und Hunden. Degenerative Veränderungen des Gelenkknorpels bei Kälbern bei Langzeitgabe.
WW: Nicht mit Tetrazyklinen, Chloramphenicol oder Makroliden kombinieren.
Vorsicht: Flunixin (bei Hunden), Theophyllin, NSAIDs.
WH: Wenn möglich Empfindlichkeitstests durchführen. Nicht zur Prophylaxe.
Vorsicht bei Nierenschäden.
VNW: Essbare Gewebe: Kalb i.v. 5 Tage, s.c. 12 Tage; Schwein 13 Tage. Nicht für Tiere, deren Milch für menschlichen Verzehr vorgesehen ist.
PG: 100 ML VNW [€ 47,80]

Enrotron 100, 100 mg/ml - Injektionslösung für Rinder und Schweine — 812AD

(Z.Nr. 8-01122) NR. P. VNW. QJ01MA90
ZI: aniMedica, Senden-Bösensell, Deutschland
Z: 1 ml Injektionslösung enthält: Enrofloxacin 100 mg, Butan-1-ol 30 mg, Kaliumhydroxid, Salzsäure 10%, Wasser für Injektionszwecke.
EW: Fluorchinolon-Antibiotikum.
AG: Rinder
- Infektionen des Respirationstraktes durch Pasteurella multocida, Mannheimia haemolytica und Mycoplasma spp.
- Akute schwere Mastitis, Infektionen des Verdauungstraktes oder Septikämie durch Escherichia coli.
- Akute Mycoplasma-assoziierte Arthritis durch Mycoplasma bovis.

Schweine
- Infektionen des Respirationstraktes durch Pasteurella multocida, Mycoplasma spp. und Actinobacillus pleuropneumoniae.
- Infektionen der Harnwege, des Verdauungstraktes oder Septikämie durch Escherichia coli.
- Postpartales Dysgalaktie-Syndrom durch Escherichia coli und Klebsiella spp.
AA: I.v., s.c oder i.m.
DO: Rind: 5 mg/kg KG (=0,5 ml/10 kg KG) 1mal tgl. s.c. oder i.v. über 3-5 Tage (bei akuter Mastitis über 2 Tage).
Schwein: 2,5 mg/kg KG (=0,25 ml/10 kg KG) 1mal tgl. i.m. über 3 Tage.
GA: Knorpelwachstumsstörungen, Schädigungen des Bewegungsapparates, Pferde im Wachstum.
SST: Anwendung möglich.
NW: Lokale Reaktionen; Magen/Darm bei Rindern, selten Schock nach i.v. Gabe.
Degenerative Knorpelveränderungen bei Kälbern bei Langzeitgabe.
WW: Nicht mit Tetrazyklinen oder Makroliden kombinieren. Theophyllin, NSAIDs.
WH: Wenn möglich Empfindlichkeitstests durchführen. Nicht zur Prophylaxe.
VNW: Rind (s.c.): Essbare Gewebe 12 Tage, Milch 4 Tage.
Rind (i.v.); Essbare Gewebe 5 Tage, Milch 3 Tage.
Schwein (i.m.): Essbare Gewebe 13 Tage.
PG: 100 ML VNW [€ 92,30]

Enrotron Flavour 50 mg - Tabletten für Hunde — 812AD

(Z.Nr. 8-00904) NR. P. QJ01MA90
ZI: aniMedica, Senden-Bösensell, Deutschland
Z: 1 Tablette enthält: Enrofloxacin 50 mg, Lactose monohydrat, Cellulosepulver, Maisstärke, Povidon K25, Siliciumdioxid, hochdisperses, Magnesium stearat, Fleischaroma.
EW: Fluorchinolon-Antibiotikum.
AG: Bakterielle Infektionen; Verdauungstrakt, Atmung, Harntrakt, Haut, Wunden.
AA: Zum Eingeben (direkt oder mit dem Futter).
DO: TD 5 mg/kg KG über 5-10 Tage.
GA: Hunde unter 1 Jahr (oder bei großen Rassen unter 18 Monate), Epilepsie.
SST: Nicht anwenden.
NW: Erbrechen, Durchfall; Knorpelveränderungen in der Wachstumsphase.
WW: Nicht mit Tetrazyklinen, Phenicolen oder Makroliden kombinieren.
Theophyllin, Präparate mit Magnesium oder Aluminium. Vorsicht: Flunixin.
WH: Wenn möglich Empfindlichkeitstests durchführen. Vorsicht bei schweren Nieren- oder Leberschäden.
PG: 100 ST VT [€ 105,50]

Enrotron Flavour 150 mg - Tabletten für Hunde — 812AD

(Z.Nr. 8-00930) NR. P. QJ01MA90
ZI: aniMedica, Senden-Bösensell, Deutschland
Z: 1 Tablette enthält: Enrofloxacin 150 mg, Lactose monohydrat, Cellulosepulver, Maisstärke, Povidon K25, Siliciumdioxid, hochdisperses, Magnesium stearat, Fleischaroma.
Kurzinformation: siehe Enrotron Flavour 50 mg - Tabletten für Hunde, → S. 491
PG: 100 ST VT [€ 235,80]

Enrox 100 mg/ml - Lösung zum Eingeben für Hühner und Puten — 812AD

(Z.Nr. 8-00674) NR. P. VNW. QJ01MA90
ZI: Krka, Novo Mesto, Slowenien
Z: 1 ml Lösung enthält: Enrofloxacin 100 mg, Benzylalkohol 14 mg, Hydroxypropylmethylcellulose, Kaliumhydroxid, Wasser, gereinigtes.
EW: Fluorchinolon.
AG: Behandlung von Infektionen durch Enrofloxacin-empfindliche Bakterien.
AA: Über das Trinkwasser.
DO: 50 ml/100 l Trinkwasser (= 10 mg Eurofloxacin/kg KG) über 3-5 Tage.
GA: Wassergeflügel, Infektionen mit Streptococcus spp.
SST: Nicht bei Junghennen 14 Tage vor der Eiablage anwenden.
NW: Gelenkknorpelschädigung während der Wachstumsperiode.
WW: Tetrazykline, Makrolide antagonistisch.
WH: Möglichst nur auf der Basis von Empfindlichkeitstests anwenden. Nicht zur Prophylaxe.
VNW: Essbare Gewebe: Hühner 7 Tage, Puten 13 Tage. Nicht für Geflügel, dessen Eier für menschlichen Verzehr vorgesehen sind.
PG: 1000 ML VNW [€ 284,95]

Enrox Flavour 15 mg - Tabletten für Hunde und Katzen — 812AD

(Z.Nr. 8-00794) NR. P. QJ01MA90
ZI: Krka, Novo Mesto, Slowenien
Z: 1 Tablette enthält: Enrofloxacin 15 mg, Mannitol, Maisstärke, Carboxymethylstärke, Natrium Typ A, Fleischaroma, Natriumdodecylsulfat, Butylmethacrylat-Copolymer, basisch, Dibutyl decandioat, Croscarmellose natrium, Siliciumdioxid, hochdisperses, Talkum, Magnesium stearat.

EW: Fluorchinolon-Antibiotikum.
AG: Bakterielle Infektionen; Verdauungstrakt, Atmung, Urogenitale, Haut, sekundäre Wundinfektionen, Otitis externa.
AA: Zum Eingeben.
DO: TD 5 mg/kg KG in 1 oder 2 ED über 5-10 Tagen.
GA: Hunde unter 1 Jahr (oder bei großen Rassen unter 18 Monate), Katzen unter 8 Wochen, Hunde mit Krampfanfällen, Chinolonresistenz.
SST: Nutzen/Risiko-Abwägung.
NW: Schädigung der Gelenkknorpel in der Wachstumsphase, selten Erbrechen, Anorexie.
WW: Nicht mit Tetrazyklinen, Phenicolen oder Makroliden kombinieren. Orale Antikoagulantien, Theophyllin, Antazida.
WH: Wenn möglich Empfindlichkeitstests durchführen. Nicht zur Prophylaxe.
Vorsicht bei schweren Nieren- oder Leberschäden.
Bei Katzen **bei Überdosierung** retinotoxische Effekte möglich.
PG: 100 ST VT [€ 87,40]

Enrox Flavour 50 mg - Tabletten für Hunde 812AD
(Z.Nr. 8-00793) NR. P. QJ01MA90
ZI: Krka, Novo Mesto, Slowenien
Z: 1 Tablette enthält: Enrofloxacin 50 mg, Mannitol, Maisstärke, Carboxymethylstärke, Natrium Typ A, Fleischaroma, Natriumdodecylsulfat, Butylmethacrylat-Copolymer, basisch, Dibutyl decandioat, Croscarmellose natrium, Siliciumdioxid, hochdisperses, Talkum, Magnesium stearat.
Kurzinformation: siehe Enrox Flavour 15 mg - Tabletten für Hunde und Katzen, → S. 491
PG: 100 ST VT [€ 135,45]

Enrox Flavour 150 mg - Tabletten für Hunde 812AD
(Z.Nr. 8-00792) NR. P. QJ01MA90
ZI: Krka, Novo Mesto, Slowenien
Z: 1 Tablette enthält: Enrofloxacin 150 mg, Mannitol, Maisstärke, Carboxymethylstärke, Natrium Typ A, Fleischaroma, Natriumdodecylsulfat, Butylmethacrylat-Copolymer, basisch, Dibutyl decandioat, Croscarmellose natrium, Siliciumdioxid, hochdisperses, Talkum, Magnesium stearat.
Kurzinformation: siehe Enrox Flavour 15 mg - Tabletten für Hunde und Katzen, → S. 491
PG: 100 ST VT [€ 306,70]

Enrox Max 100 mg/ml - Injektionslösung für Rinder und Schweine 812AD
(Z.Nr. 8-35160) NR. P. VNW. nicht im Handel. QJ01MA90

Enroxil 50 mg/ml - Injektionslösung für Kälber, Schweine und Hunde 812AD
(Z.Nr. 8-00699) NR. P. VNW. QJ01MA90
ZI: Krka, Novo Mesto, Slowenien
Z: 1 ml Injektionslösung enthält: Enrofloxacin 50 mg, n-Butanol 30 mg, Kaliumhydroxid, Wasser für Injektionszwecke.
EW: Chemotherapeuticum (Chinoloncarbonsäurederivat).
AG: Kalb:
- Atemweginfektionen durch Pasteurella multocida, Mannheimia haemolytica, Mycoplasma spp.
- Infektionen des Verdauungstraktes und Septikämie durch Escherichia coli,
- Akute Arthritis durch Mycoplasma bovis

Schwein:
- Atemweginfektionen durch Pasteurella multocida, Mannheimia haemolytica, Mycoplasma spp.
- Infektionen des Verdauungstraktes und Septikämie durch Escherichia coli,

Hund: Infektionen des Digestions-, Respirations- und Urogenitaltrakts (einschließlich Prostatitis, begleitende Antibiotikabehandlung bei Pyometra), Haut- und Wundinfektionen, Otitis (externa/media) durch Staphylococcus spp., Escherichia coli, Pasteurella spp., Klebsiella spp., Bordetella spp., Pseudomonas spp. und Proteus spp.
AA: I.v., s.c., i.m.
DO: Kalb: 5 mg/kg KG 1mal tgl. über 3-5 Tage i.v. oder s.c.
Schwein: 2,5 mg/kg KG (bei Coli-Infektionen oder Septikämie 5 mg/kg KG) 1mal tgl. an 3 Tagen i.m. (im Nackenbereich)
Hund: 5 mg/kg KG 1mal tgl. an 5 Tagen s.c.
GA: Epilepsie, Hunde unter 8-18 Monaten (je nach Größe), Knorpelwachstums- störungen.
SST: Nutzen/Risiko-Abwägung.
NW: Lokale Reaktionen, Magen/Darm, Schockreaktionen bei Rindern, Knorpelschäden in der Wachstumsphase.
WW: Nicht anwenden: Makrolide, Tetrazykline, Phenicole (antagonistisch).
Theophyllin (Elimination verzögert). Vorsicht: Flunixin.
WH: Vorsicht bei Nierenschäden. Nicht zur Prophylaxe.
VNW: Kalb: Essbare Gewebe i.v. 5 Tage, s.c. 12 Tage. Nicht für Tiere, deren Milch für menschlichen Verzehr vorgesehen ist.
Schwein: Essbare Gewebe 13 Tage.
PG: 100 ML VNW [€ 46,45]

Enroxil 100 mg/ml - Injektionslösung für Rinder und Schweine 812AD
(Z.Nr. 8-00698) NR. P. VNW. QJ01MA90
ZI: Krka, Novo Mesto, Slowenien
Z: 1 ml Injektionslösung enthält: Enrofloxacin 100 mg, n-Butanol 30 mg, Kaliumhydroxid, Wasser für Injektionszwecke.
EW: Chemotherapeutikum (Chinoloncarbonsäurederivat).
AG: Rind:
- Atemweginfektionen durch Pasteurella multocida, Mannheimia haemolytica, Mycoplasma spp.
- Akute schwere Mastitis, Infektionen des Verdauungstraktes und Septikämie durch Escherichia coli,
- Akute Arthritis durch Mycoplasma bovis

Schwein:
- Atemweginfektionen durch Pasteurella multocida, Actinobacillus pleuropneumoniae, Mycoplasma spp.
- Infektionen des Harntrakts durch E. coli
- MMA-Syndrom der Sauen durch Escherichia coli und Klebsiella spp.
- Infektionen des Verdauungstraktes und Septikämie durch Escherichia coli

AA: I.v., s.c., i.m.
DO: Rind: 5 mg/kg KG 1mal tgl. über 3-5 Tage (bei Mastitis über 2 Tage) langsam i.v. oder s.c.
Schwein: 2,5 mg/kg KG (bei Coli-Infektionen oder Septikämie 5 mg/kg KG) 1mal tgl. an 3 Tagen i.m. (im Nackenbereich)
GA: Knorpelwachstumsstörungen.
SST: Nutzen/Risiko-Abwägung. Im 1. Quartal und während der Laktation bei Kühen Anwendung möglich.
NW: Lokale Reaktionen, Verdauungsstörungen, Schockreaktionen bei i.v. Gabe an Rindern, Knorpelschäden in der Wachstumsphase.
WW: Nicht anwenden: Makrolide, Tetrazykline, Phenicole (antagonistisch).
Theophyllin (Elimination verzögert).
WH: Nicht zur Prophylaxe.
VNW: Rind: Essbare Gewebe i.v. 5 Tage, s.c. 12 Tage. Milch i.v. 3 Tage, s.c. 4 Tage.
Schwein: Essbare Gewebe 13 Tage.
PG: 100 ML VNW [€ 89,85]

Enroxil Flavour 15 mg - Tabletten für Hunde und Katzen 812AD
(Z.Nr. 8-36684) NR. P. nicht im Handel. QJ01MA90

Enroxil Flavour 50 mg - Tabletten für Hunde und Katzen 812AD
(Z.Nr. 8-36686) NR. P. nicht im Handel. QJ01MA90

Enroxil Flavour 150 mg - Tabletten für Hunde 812AD
(Z.Nr. 8-36687) NR. P. nicht im Handel. QJ01MA90

Enrozid TWS 100 mg/ml - Lösung zum Eingeben für Hühner und Puten 812AD
(Z.Nr. 8-00874) NR. P. VNW. QJ01MA90
ZI: PRO ZOON Pharma, Wels
Z: 1 ml enthält: Enrofloxacin 100 mg, Benzylalkohol 14 mg, Kaliumhydroxid, Wasser, gereinigtes.
EW: Fluorchinolon-Antibiotikum, bakterizid.
AG: Infektionen der Atemwege und des Verdauungstraktes bei Hühnern (Broiler, Junghennen und Zuchttiere) und Puten durch empfindliche Erreger (E. coli, Pasteurella multocida, Mycoplasma gallisepticum, Mycoplasma synoviae, Avibacterium paragallinarum).
AA: Zum Eingeben über das Trinkwasser.
DO: TD 10 mg/kg KG (= 0,1 ml Lösung/kg KG) über 3-5 Tage.
GA: Nicht zur Prophylaxe.
SST: Nicht für Geflügel, deren Eier für menschlichen Verzehr vorgesehen sind. Bei Junghennen nicht innerhalb von 14 Tagen vor Beginn der Legeperiode anwenden.
WW: Makrolide, Tetrazykline antagonistisch. Magnesium, Aluminium mindern Resorption von Enrofloxacin.
WH: Auf Resistenzen achten.
VNW: Essbare Gewebe: Hühner 7 Tage, Puten 13 Tage.
PG: 1000 ML VNW [€ 289,05]

Enstilar 50 Mikrogramm/g + 0,5 mg/g - Schaum zur Anwendung auf der Haut 22F02
(Z.Nr. 1-36938) NR. P. D05AX52
ZI: Leo Pharma, Ballerup, Dänemark

Z: 1 g Schaum enthält: Calcipotriol 50 µg (entspr. Calcipotriol monohydrat), Betamethason 0,5 mg (entspr. Betamethason dipropionat), Paraffin, dickflüssiges, alpha-Hydro-omega-(octadecyloxy)poly(oxypropylen)-11, all-rac-alpha-Tocopherol, Vaselin, weisses, Butylhydroxytoluol 50 µg, Butan, Dimethylether.
EW: Topisches Antipsoriatikum.
AG: Psoriasis vulgaris.
AA: Auf der Haut. Den Schaum über den Tag oder über die Nacht auf der (Kopf)haut lassen.
DO: 1mal tgl. über 4 Wochen auf betroffene Hautpartien auftragen. MTD 15 g (1 Sprühdose soll für mindestens 4 Tage reichen. Keine Dosisempfehlung für Kinder und Jugendliche.
GA: Erythrodermische oder pustulöse Psoriasis, Störungen des Kalziumstoffwechsels, Hautinfektionen aller Art, Akne, Ulzera und Wunden im Behandlungsfeld.
SST: Nutzen/Risiko-Abwägung. In der Stillzeit nicht auf der Brust auftragen.
NW: Lokale Reaktionen, Überempfindlichkeit, Hypopigmentierung, Änderung der Haarfarbe, Hyperkalzämie, Sehstörungen, Reboundeffekt.
WH: Kortikoideffekte beachten. Behandlung der gleichen Fläche mit anderen Steroiden vermeiden. Anwendung unter Okklusivverband vermeiden.
Hautinfektionen antibakteriell behandeln. Nutzen/Risiko-Abwägung einer gleichzeitigen UV-Bestrahlung.
PG: 60 G D (EKO: G) [€ 78,25]

Entacapon Teva 200 mg - Filmtabletten 12B04
(Z.Nr. EU/1/10/665/*) NR. P. nicht im Handel. N04BX02

Entacapone Orion 200 mg - Filmtabletten 12B04
(Z.Nr. EU/1/11/708/*) NR. P. nicht im Handel. N04BX02

Entecavir Accord 0,5 mg - Filmtabletten 35E02
(Z.Nr. EU/1/17/1211/*) NR. P. J05AF10
ZI: Accord Healthcare, Barcelona, Spanien
Z: 1 Filmtablette enthält: Entecavir 0,5 mg (entspr. Entecavir monohydrat), Tablettenkern: Calciumcarbonat, Stärke, vorverkleistert, Carmellose natrium, Sojapolysaccharide 26 mg, Citronensäure monohydrat, Natriumstearylfumarat; Filmüberzug: Hypromellose, Titandioxid, Macrogol, Polysorbat 80.
Kurzinformation: siehe Baraclude 0,5 mg - Filmtabletten, → S. 171
PG: 30 ST RE2 (EKO: Y) [€ 218,15]

Entecavir Accord 1 mg - Filmtabletten 35E02
(Z.Nr. EU/1/17/1211/*) NR. P. J05AF10
ZI: Accord Healthcare, Barcelona, Spanien
Z: 1 Filmtablette enthält: Entecavir 1 mg (entspr. Entecavir monohydrat), Tablettenkern: Calciumcarbonat, Stärke, vorverkleistert, Carmellose natrium, Sojapolysaccharide 52 mg, Citronensäure monohydrat, Natriumstearylfumarat; Filmüberzug: Hypromellose, Titandioxid, Macrogol, Eisen(III)-oxid.
Kurzinformation: siehe Baraclude 0,5 mg - Filmtabletten, → S. 171
PG: 30 ST RE2 (EKO: Y) [€ 218,15]

Entecavir HCS 0,5 mg - Filmtabletten 35E02
(Z.Nr. 1-38612) NR. P. nicht im Handel. J05AF10

Entecavir HCS 1 mg - Filmtabletten 35E02
(Z.Nr. 1-38613) NR. P. nicht im Handel. J05AF10

Entecavir Mylan 0,5 mg - Filmtabletten 35E02
(Z.Nr. EU/1/17/1227/*) NR. P. J05AF10
ZI: Mylan, Saint Priest, Frankreich
Z: 1 Filmtablette enthält: Entecavir 0,5 mg (entspr. Entecavir monohydrat), Tablettenkern: Cellulose, mikrokristalline, Crospovidon Typ A, Lactose monohydrat 62,5 mg, Magnesium stearat (pflanzlich); Filmüberzug: Titandioxid, Hypromellose, Macrogol 400, Polysorbat 80 (pflanzlich).
Kurzinformation: siehe Baraclude 0,5 mg - Filmtabletten, → S. 171
PG: 30 ST RE2 (EKO: Y) [€ 218,15]

Entecavir Mylan 1 mg - Filmtabletten 35E02
(Z.Nr. EU/1/17/1227/*) NR. P. J05AF10
ZI: Mylan, Saint Priest, Frankreich
Z: 1 Filmtablette enthält: Entecavir 1 mg (entspr. Entecavir monohydrat), Tablettenkern: Cellulose, mikrokristalline, Crospovidon Typ A, Lactose monohydrat 125 mg, Magnesium stearat (pflanzlich); Filmüberzug: Titandioxid, Hypromellose, Macrogol 400, Polysorbat 80 (pflanzlich).
Kurzinformation: siehe Baraclude 0,5 mg - Filmtabletten, → S. 171
PG: 30 ST RE2 (EKO: Y) [€ 218,15]

Entecavir ratiopharm 0,5 mg - Filmtabletten 35E02
(Z.Nr. 1-37698) NR. P. J05AF10
ZI: Teva, Haarlem, Niederlande
Z: 1 Filmtablette enthält: Entecavir 0,5 mg (entspr. Entecavir monohydrat), Tablettenkern: Mannitol, Cellulose, mikrokristalline, Maisstärke, vorverkleistert, Crospovidon Typ A, Magnesium stearat; Tablettenüberzug: Poly(vinylalkohol), partiell hydrolysiert, Titandioxid, Macrogol 3350, Talk.
Kurzinformation: siehe Baraclude 0,5 mg - Filmtabletten, → S. 171
PG: 30 ST RE2 (EKO: Y) [€ 218,15]

Entecavir ratiopharm 1 mg - Filmtabletten 35E02
(Z.Nr. 1-37699) NR. P. J05AF10
ZI: Teva, Haarlem, Niederlande
Z: 1 Filmtablette enthält: Entecavir 1 mg (entspr. Entecavir monohydrat), Tablettenkern: Mannitol, Cellulose, mikrokristalline, Maisstärke, vorverkleistert, Crospovidon Typ A, Magnesium stearat; Tablettenüberzug: Poly(vinylalkohol), partiell hydrolysiert, Titandioxid, Macrogol 3350, Talk, Eisenoxid rot.
Kurzinformation: siehe Baraclude 0,5 mg - Filmtabletten, → S. 171
PG: 30 ST RE2 (EKO: Y) [€ 218,15]

🐾 Entericolix - Emulsion zur Injektion für Schweine 823BD
(Z.Nr. 8-36809) NR. P. E. QI09AB08
ZI: CZ Veterinaria, Porrino, Spanien
Z: 1 Dosis zu 2 ml enthält: Escherichia coli Stamm P4 (F6 Adhäsine) >= 1 RP, Escherichia coli Stamm P5 (F18ab Adhäsine) >= 1 RP, Escherichia coli Stamm P6 (F4ac Adhäsine) >= 1 RP, Escherichia coli Stamm P9 (F18ac Adhäsine) >= 1 RP, Escherichia coli Stamm P10 (F5+F41 Adhäsine) >= 1 RP, Clostridium perfringens Typ C-beta Toxoid (CZV13) >= 10 IE, Dinatriumhydrogenphosphat, wasserfrei, Formaldehyd, Mineralöl, leicht, Montanide 103, Thiomersal, Polysorbat 80, Kaliumdihydrogenphosphat, Natriumchlorid, Sorbitan oleat, Wasser für Injektionszwecke.
EW: Inaktivierter bakterieller Impfstoff.
AG: Impfung von Sauen und Jungsauen zur passiven Immunisierung von Ferkeln gegen Colibacillose, Ödemkrankheit durch E. coli, nekrotisierende Enteritis duch C. perfringens Typ C.
AA: I.m.
DO: ED 2 ml. Grundimmunisierung: Erste Dosis 7 Wochen vor dem Abferkeln, zweite Dosis 4 Wochen vor dem Abferkeln. Bei jeder weiteren Trächtigkeit 1 Dosis 4 Wochen vor dem Abferkeln.
SST: Anwendung möglich, aber nicht innerhalb der letzten 4 Wochen vor dem Abferkeltermin.
NW: Anstieg der Körpertemperatur, Apathie.
PG: 50 ML VN [€ 125,50]

🐾 Enterisol Ileitis - Lyophilisat und Lösungsmittel zur Herstellung einer Suspension zur oralen Verabreichung für Schweine 823AD
(Z.Nr. 8-20273) NR. P. E. QI09AE04
ZI: Boehringer Ingelheim-Vetmedica, Ingelheim, Deutschland
Z: 1 Impfdosis zu 2 ml enthält: Lawsonia intracellularis (MS3903) lebend, attenuiert 10^4,9-10^6,1 GKID50, Saccharose, Gelatine, Kaliumhydroxid, Glutaminsäure, Kaliumdihydrogenphosphat, Dikalium phosphat, Wasser für Injektionszwecke ad 2 ml.
EW: Impfstoff.
AG: Aktive Immunisierung von Schweinen ab 3 Wochen gegen Infektionen mit Lawsonia intracellularis (Darmläsionen, Wachstumsschwankungen).
Impfschutz frühestens nach 3 Wochen, hält mindestens 17 Wochen an.
AA: Oral (direkt oder über das Trinkwasser oder über Flüssigfutter).
DO: Einmalig 2 ml pro Tier.
SST: Anwendung möglich.
WW: 3 Tage Abstand zu Antibiotika gegen Lawsonia spp.
WH: Nur klinisch gesunde Tiere impfen. Impfung bei Zuchtebern nicht empfohlen.
PG: **10** 20 ML VT [€ 29,60], **50** 100 ML VT [€ 107,25]

Enterobene 2 mg - Filmtabletten 42I01
(Z.Nr. 1-20713) RP. P. A07DA03
ZI: Teva, Haarlem, Niederlande
Z: 1 Filmtablette enthält: Loperamid hydrochlorid 2 mg, Maisstärke, Lactose monohydrat 42,8 mg, Cellulose, mikrokristalline, Copolyvidon, Siliciumdioxid, hochdisperses, Magnesium stearat, Hypromellose, Macrogol 6000, Silikon Antischaumemulsion SE4.
EW: Antidiarrhoikum, bindet an Opiatrezeptoren der Darmwand.
AG: Symptomatisch bei akuten Diarrhoen (die anders nicht beherrscht werden können und wenn Antibiotika nicht indiziert sind) und bei chronischen Diarrhoen nicht infektiös/toxischer Ursache.
AA: Unzerkaut mit Flüssigkeit schlucken.
DO: Akut: Erstdosis 2 Tabletten, dann 1 Tablette nach jedem unge-

formten Stuhlgang. MTD 8 Tabletten.
Chronisch: Erstdosis tgl. 2 Tabletten, Erhaltungsdosis meist 1-4 Tab- letten pro Tag. MTD 8 Tabletten.
Jugendliche:
Akut: 1 Tablette als Erstdosis und nach jedem ungeformten Stuhlgang.
MTD 1 Tablette/10 kg KG oder 8 Tabletten.
Chronisch: Erstdosis tgl. 2 Tabletten, Erhaltungsdosis meist 1-4 Tab- letten. MTD 1 Tablette/10 kg KG oder 8 Tabletten. Nicht für Kinder.
GA: Ileus, Megakolon, akute Dysenterie, akute Colitis ulcerosa, pseudomembranöse Colitis, bakterielle Enterokolitis.
SST: Nicht anwenden.
NW: Magen/Darm (Obstipation, Nausea, Flatulenz), ZNS (Kopfschmerzen, Schwindel), Hautausschläge, selten Überempfindlichkeit. Bei Überdosierung QT-Verlängerung, Torsades de pointes, Demaskierung eines Brugada-Syndroms.
WW: Chinidin, Verapamil, Ketoconazol (Atemdepression).
WH: Behandlungsdauer über 4 Wochen nur unter ärztlicher Kontrolle. Vorsicht bei Leberschäden. Elektrolyte und Flüssigkeit substituieren. Verkehrs- hinweis.
Bei Überdosierung ZNS-Depression und Ileus, Antidot: Wiederholte Naloxon-Gabe.
PG: 10 ST (EKO: G) [€ 2,95], 20 ST (EKO: G) [€ 4,15], 50 ST * (EKO: N) [€ 11,90]

Enteroferment - Pulver zum Eingeben für Tiere 825E, 825G
(Z.Nr. 8-20031) RP. P. QA07FA01
ZI: Richter Pharma, Feldgasse, Wels
Z: 1 g Pulver enthält: Enterococcus faecium M74, lebend, lyophilisiert mind. 100000 KBE, Calciumcarbonat, Kieselgur, Magermilchpulver.
EW: Stabilisiert Darmflora.
AG: Pferd, Rind, Schaf, Ziege, Schwein, Hund, Katze: Unspezifische Enteritis, Enterocolitis, Dyspepsien, Wiederaufbau der Darmflora.
AA: Zum Eingeben über das Trinkwasser.
DO: Pferde, Rinder, Schweine: 3mal tgl. 1 gehäufter Esslöffel (1-3,4 g/50 kg KG).
Schafe, Ziegen: 3mal tgl. 1 gestrichener Esslöffel (0,8-4,8 g/10 kg KG).
Hunde, Katzen: 3mal tgl. 1 gehäufter Kaffeelöffel (0,9-3,6 g/5 kg KG).
Therapiedauer 7 Tage.
SST: Anwendung möglich.
WW: Wirkungsminderung durch Antibiotika. Nicht gleichzeitig mit oralen Impfstoffen geben.
WH: Vorsicht bei Autoimmunerkrankungen, schweren Magen/Darm-Erkrankungen.
Ausreichend Flüssigkeit und Elektrolyte zuführen.
PG: 150 G VN [€ 14,90]

Enterolyt - Arzneimittel-Vormischung zur Herstellung von Fütterungsarzneimitteln für Tiere 801BE
(Z.Nr. 8-70033) NR. P. VNW. nicht im Handel. QA07AA91

Enteroporc AC - Lyophilisat und Lösungsmittel zur Herstellung einer Injektionssuspension für Schweine 823AD
(Z.Nr. 8-38181) NR. P. nicht im Handel. QI09AB12

Enteroxid "Ogris" 25 mg/g - Pulver zum Eingeben für Schweine 812AZ, 825Z
(Z.Nr. 8-00653) NR. P. VNW. QA07AA10
ZI: Ogris-Pharma, Wels
Z: 1 g Pulver enthält: Colistin sulfat 25 mg, Zinkoxid 480 mg, Siliciumdioxid, hochdisperses, Glucose wasserfrei.
EW: Antiinfektivum (Polymyxin), bakterizid.
AG: Behandung und Metaphylaxe von bakteriellen Erkrankungen des Verdauungstraktes (E. coli-Infektion) bei Ferkeln und Läufern bis 40 kg KG.
AA: Zum Eingeben über das Futter.
DO: TD 5 mg Colistinsulfat/kg KG über 5-7 Tage.
GA: Schwere Nierenschäden, neugeborene Ferkel, Pferde.
SST: Unbedenklichkeit nicht belegt.
NW: Allergie/Anaphylaxie, Neuro- oder Nephrotoxizität.
WW: Nicht bei bakteriostatischen Substanzen kombinieren. Generell nicht mit anderen Tierarzneimitteln kombinieren. Anästhetika, Muskelrelaxantien.
Kombinationen mit Aminoglykosiden und Levamisol meiden. Zweiwertige Kationen, ungesättigte Fettsäuren, Polyphosphate antagonistisch. Zink vermindert Resorption von Eisen, Kupfer, Tetrazyklinen, Fluorchinolonen.

WH: Ausreichend Wasser zuführen. Bei Ausbleiben der Besserung nach 3 Tagen Diagnose überprüfen. Nicht länger als angegeben behandeln. Nicht zur Prophylaxe.
VNW: Essbare Gewebe 2 Tage.
PG: 5 KG VNW [€ 102,00]

Entocort - Kapseln 31F01, 42F
(Z.Nr. 1-21867) NR. P. A07EA06
ZI: Tillotts Pharma, Rheinfelden, Deutschland
Z: 1 Kapsel enthält: Budesonid 3 mg, Kapselinhalt: Ethylcellulose, Tributylacetylcitrat, Eudragit L, Triethylcitrat, Antifoam M, Polysorbat 80, Talk, Saccharose 260,8 mg, Maisstärke; Kapselhülle: Gelatine, Natriumdodecylsulfat, Siliciumdioxid, Paraffin, flüssiges, Eisenoxid schwarz, Eisenoxid rot, Eisenoxid gelb, Titandioxid, Schellack, Soja-Lecithin, Dimeticon.
EW: Glukokortikoid, wird im Ileum und Colon freigesetzt.
AG: Enteritis regionalis Crohn. Aktive mikroskopische Kolitis.
AA: Im Ganzen mit etwas Wasser einnehmen. Bei Schluckbeschwerden Kapseln öffnen und Kapselinhalt mit etwas Apfelmus schlucken. Kapselinhalt nicht zerdrücken oder zerkauen.
DO: M. Crohn: TD 9 mg über bis zu 8 Wochen in 1 ED (am Morgen) oder in 3 ED, Erhaltungsdosis 6 mg 1mal täglich (morgens).
Kinder ab 8 Jahren (25 kg KG): 1mal tgl. (morgens) 9 mg über bis zu 8 Wochen, dann auf niedrigste effektive Dosis reduzieren.
Aktive mikroskopische Kolitis: 1mal tgl. 9 mg über bis zu 8 Wochen. Keine Untersuchungen bei Kindern und Jugendlichen.
GA: Infektionen.
SST: Nutzen/Risiko-Abwägung.
NW: Dyspepsie, peptische Ulzera, Muskelkrämpfe, Tremor, Palpitationen, Nervosität, Depressionen, Hyperaktivität, verschwommenes Sehen, Katarakt, Glaukom, Haut, Hypokaliämie, Menstruationsstörungen, selten aseptische Knochennekrosen. Bei Langzeitgabe Glukokortikoid-Nebenwirkungen möglich.
WW: Nicht empfohlen: CYP3A4-Hemmer (Ketoconazol, Proteasehemmer und Grapefruitsaft erhöhten Plasmaspiegel von Budesonid). CYP3A4-Induktoren (Carbamazepin) erniedrigen Budesonid-Spiegel.
WH: Vorsicht bei Gegenanzeige für Glukokortikoid-Therapie (Windpocken, Masern) und bei Umstellung von systemischer Kortikosteroiden. Körpergröße von Kindern überwachen.
PG: 60 ST (EKO: G) [€ 101,45]

Entocort 2 mg - Klistiertabletten mit Dispersionsmittel 31F01
(Z.Nr. 1-20720) NR. P. A07EA06
ZI: Tillotts Pharma, Rheinfelden, Deutschland
Z: 1 Tablette enthält: Budesonid 2,3 mg, Tablette: Lactose monohydrat 1,3 mg, Riboflavin-5-natrium phosphat, Crospovidon, Siliciumdioxid, Magnesium stearat; Flasche 115 ml: Natriumchlorid, Methyl-4-hydroxybenzoat 92 mg, Propyl-4-hydroxybenzoat 23 mg, Wasser, gereinigtes.
EW: Glukokortikoid.
AG: Colitis ulcerosa.
AA: Rektal; Details siehe Austria-Codex - Fachinformation oder Gebrauchsinformation.
DO: 1mal tgl. vor dem Zubettgehen 1 Klistier über 2-8 Wochen. Bei Kindern nicht anwenden.
GA: Infektionen.
SST: Nutzen/Risiko-Abwägung.
NW: Dyspepsie, peptische Ulzera, Muskelkrämpfe, Tremor, Palpitationen, Nervosität, Depressionen, Hyperaktivität, verschwommenes Sehen, Katarakt, Glaukom, Haut, Hypokaliämie, Menstruationsstörungen, selten aseptische Knochennekrosen. Bei Langzeitgabe Glukokortikoid-Nebenwirkungen möglich.
WW: Nicht empfohlen: CYP3A4-Hemmer (Ketoconazol, Proteasehemmer und Grapefruitsaft erhöhten Plasmaspiegel von Budesonid). CYP3A4-Induktoren (Carbamazepin) erniedrigen Budesonid-Spiegel.
WH: Vorsicht bei Gegenanzeige für Glukokortikoid-Therapie (Windpocken, Masern) und bei Umstellung von systemischer Kortikosteroiden. Körpergröße von Kindern überwachen.
PG: 7 ST IND (EKO: G) [€ 67,10]

Entresto 24 mg/26 mg - Filmtabletten 10B11
(Z.Nr. EU/1/15/1058/*) NR. P. C09DX04
ZI: Novartis Europharm, Dublin, Irland
Z: 1 Filmtablette enthält: Sacubitril 24,3 mg, Valsartan 25,7 mg, (entspr. Sacubitril-Natrium - Valsartan-Dinatrium (1:1) 2,5 H_2O), Tablettenkern: Cellulose, mikrokristalline, Hydroxypropylcellulose niedrig substituiert, Crospovidon Typ A, Magnesium stearat, Talkum, Siliciumdioxid, hochdisperses; Filmüberzug: Hypromellose 2910 (3 mPa*s), Titandioxid, Macrogol 4000, Talkum, Eisen(III)-oxid, Eisen(II,III)-oxid.
EW: Angiotensin-Rezeptor-Neprilysin-Inhibitor in fixer Kombination.
AG: Symptomatische chronische Herzinsuffizienz mit reduzierter

Auswurffraktion.
AA: Oral mit einem Glas Wasser schlucken.
DO: Initial 2mal tgl. 49 mg/51 mg, nach 2- 4 Wochen zur Zieldosis von 2mal tgl. 97 mg/103 mg steigern.
Dosisanpassung bei systolischem Blutdruck von 100-110 mm Hg oder bei mittelschweren Nierenschäden: Initialdosis 2mal tgl. 24 mg/26 mg.
Keine Daten an Kindern und Jugendlichen.
GA: Angioödem, schwere Leberschäden.
SST: Gegenanzeige im 2. und 3. Trimenon. Im 1. Timenon und in der Stillzeit nicht empfohlen.
NW: Hypotonie, Hyperkaliämie, Hypoglykämie, Niere, Anämie, ZNS, Vertigo, Husten, Magen/Darm, Asthenie, Angioödeme.
WW: Gegenanzeige: ACE-Hemmer, andere Angiotensin-Blocker. Kombination mit Aliskiren nicht empfohlen, bei Patienten mit Nierenschäden oder Diabetes kontraindiziert.
Vorsicht: Sildenafil, Statine, den Kalium-Spiegel erhöhende Arzneimittel, Lithium, NSARs (Niere), Metformin, OATP- und MRP2-Transporter-Hemmer.
WH: Bei systolischem Blutdruck unter 100 mm Hg oder Serumkalium über 5,4 mmol/l Behandlung nicht beginnen. Vorsicht bei Nierenarterienstenose, Herzinsuffizienz NYHA IV.
Kontrollen: Niere, Elektrolyte (Kalium). Verkehrshinweis.
PG: 28 ST RE1 (EKO: Y) [€ 110,10]

Entresto 24 mg/26 mg - Filmtabletten 10B11
(Z.Nr. EU/1/15/1058/*) NR. P. C09DX04
Parallelimport. nicht im Handel.

Entresto 24 mg/26 mg - Filmtabletten 10B11
(Z.Nr. EU/1/15/1058/*) NR. P. C09DX04
Parallelimport. nicht im Handel.

Entresto 24 mg/26 mg - Filmtabletten 10B11
(Z.Nr. EU/1/15/1058/*) NR. P. C09DX04
Parallelimport. nicht im Handel.

Entresto 49 mg/51 mg - Filmtabletten 10B11

(Z.Nr. EU/1/15/1058/*) NR. P. C09DX04
ZI: Novartis Europharm, Dublin, Irland
Z: 1 Filmtablette enthält: Sacubitril 48,6 mg, Valsartan 51,4 mg, (entspr. Sacubitril-Natrium - Valsartan-Dinatrium (1:1) 2,5 H2O), Tablettenkern: Cellulose, mikrokristalline, Hydroxypropylcellulose niedrig substituiert, Crospovidon Typ A, Magnesium stearat, Talkum, Siliciumdioxid, hochdisperses; Filmüberzug: Hypromellose 2910 (3 mPa*s), Titandioxid, Macrogol 4000, Talkum, Eisen(III)-oxid, Eisen(III)-hydroxid-oxid x H2O.
Kurzinformation: siehe Entresto 24 mg/26 mg - Filmtabletten, → S. 494
PG: 28 ST RE1 (EKO: Y) [€ 110,10], 56 ST RE1 (EKO: Y) [€ 196,45]

Entresto 49 mg/51 mg - Filmtabletten 10B11
(Z.Nr. EU/1/15/1058/*) NR. P. C09DX04
Parallelimport. nicht im Handel.

Entresto 49 mg/51 mg - Filmtabletten 10B11
(Z.Nr. EU/1/15/1058/*) NR. P. C09DX04
Parallelimport. nicht im Handel.

Entresto 49 mg/51 mg - Filmtabletten 10B11
(Z.Nr. EU/1/15/1058/*) NR. P. C09DX04
Parallelimport. nicht im Handel.

Entresto 97 mg/103 mg - Filmtabletten 10B11

(Z.Nr. EU/1/15/1058/*) NR. P. C09DX04
ZI: Novartis Europharm, Dublin, Irland
Z: 1 Filmtablette enthält: Sacubitril 97,2 mg, Valsartan 102,8 mg, (entspr. Sacubitril-Natrium - Valsartan-Dinatrium (1:1) 2,5 H2O), Tablettenkern: Cellulose, mikrokristalline, Hydroxypropylcellulose niedrig substituiert, Crospovidon Typ A, Magnesium stearat, Talkum, Siliciumdioxid, hochdisperses; Filmüberzug: Hypromellose 2910 (3 mPa*s), Titandioxid, Macrogol 4000, Talkum, Eisen(III)-oxid, Eisen(II,III)-oxid.
Kurzinformation: siehe Entresto 24 mg/26 mg - Filmtabletten, → S. 494
PG: 56 ST RE1 (EKO: Y) [€ 196,45]

Entresto 97 mg/103 mg - Filmtabletten 10B11
(Z.Nr. EU/1/15/1058/*) NR. P. C09DX04
Parallelimport. nicht im Handel.

Entresto 97 mg/103 mg - Filmtabletten 10B11
(Z.Nr. EU/1/15/1058/*) NR. P. C09DX04
Parallelimport. nicht im Handel.

Entresto 97 mg/103 mg - Filmtabletten 10B11
(Z.Nr. EU/1/15/1058/*) NR. P. C09DX04
Parallelimport. nicht im Handel.

Entresto 97 mg/103 mg - Filmtabletten 10B11
(Z.Nr. EU/1/15/1058/*) NR. P. C09DX04
Parallelimport. nicht im Handel.

Entschlackender Abführtee EF-EM-ES 42J04

(Z.Nr. 0-09939) RPF. P. A06AB06
ZI: Gall-Reidlinger, St. Lambrecht
Z: 100 g enthalten: Hydroxyanthracen-Derivate 1000 mg (entspr. Sennosid B), Fructus Sennae acutifoliae, Fructus Sennae angustifoliae Herba Equiseti 25 g, Flos Sambuci 18,75 g, Flos Calcatrippae 1,25 g, Cortex Cacao ad 100 g.
EW: Laxierend, diuretisch.
AG: Obstipation.
AA: Für 1 Schale Tee ½ bis 1 schwach gehäuften Esslöffel (ca. 2-4 g) mit heißem Wasser übergießen, 10 Minuten ziehen lassen, abseihen, nach Geschmack süßen.
DO: 7 Tage früh nüchtern und abends je 1 Schale, weiter 7 Tage nur früh nüchtern 1 Schale.
GA: Ileus, Magen-Darm-Obstruktion, abdominelle Beschwerden, Wasser- und Elektrolytstörung, Kinder unter 12 Jahren.
SST: Gegenanzeige.
NW: Bei Überdosierung Bauchschmerzen, Erbrechen, bei Missbrauch Kaliumver- i luste, Nieren- und Darmschäden.
WW: Hypokaliämie: Herzglykoside, Carbenoxolon, Corticosteroide, Thiazide.
GE: Bei langdauernder Anwendung möglich.
WH: Nicht als Abmagerungsmittel geeignet. Diätetische Maßnahmen für normale Verdauung. Ohne ärztliche Anordnung max. 1-2 Wochen anwenden.
PG: 70 G * (EKO: N) [€ 4,10]

Entyvio 108 mg - Injektionslösung in einem Fertigpen 42F

(Z.Nr. EU/1/14/923/*) NR. P. E. L04AA33
ZI: Takeda Pharma, Taastrup, Dänemark
Z: 1 Fertigpen enthält in 0,68 ml: Vedolizumab 108 mg, mittels DNA-Technologie rekombinant aus Ovarialzellen des Chinesischen Hamsters hergestellt, Citronensäure monohydrat, Natriumcitrat dihydrat, L-Histidin, L-Histidin, L-Histidin monohydrochlorid, L-Arginin hydrochlorid, Polysorbat 80, Wasser für Injektionszwecke.
EW: Monoklonaler Antikörper; Integrin-Antagonist, selektiv immunsuppressiv.
AG: Mittelschwere bis schwere aktive Colitis ulcerosa oder Morbus Crohn bei Nichtansprechen auf andere Therapien.
AA: Nur s.c.. Selbstinjektion nach Einweisung möglich.
DO: Nach Initialtherapie mit 2mal 300 mg i.v. ED 108 mg s.c. alle 2 Wochen. Keine Daten an Kindern und Jugendlichen.
GA: Aktive Tuberkulose oder andere schwerwiegende aktive Infektionen.
SST: Strenge Nutzen/Risiko-Abwägung. Kontrazeption bis 18 Wochen nach Therapieende empfohlen.
NW: Infektionen (Nasopharyngitis), Übelkeit, Fieber, Müdigkeit, Arthralgie, Kopfschmerzen, Parästhesie, Husten, Haut, Hypertonie, Magen/Darm (anale Abszesse), lokale Reaktionen.
WW: Keine Daten. Nicht empfohlen: biologische Immunsuppressiva. Natalizumab (12 Wochen Abstand empfohlen).
Vorsicht: (Orale) Lebendimpfstoffe.
WH: Auf Überempfindlichkeitsreaktionen achten. Erhöhtes Infektionsrisiko (progressive multifokale Leukoenzephalopathie) und Malignitätsrisiko beachten. Vor Therapiebeginn Tuberkulose-Screening und Impfstatus überprüfen. Verkehrshinweis.
PG: 1 ST RE1 (EKO: Y) [€ 577,80], **BP** 2 ST RE1 (EKO: Y) [€ 1.121,75]

Entyvio 108 mg - Injektionslösung in einer Fertigspritze 42F

(Z.Nr. EU/1/14/923/*) NR. P. E. L04AA33
ZI: Takeda Pharma, Taastrup, Dänemark
Z: 1 Fertigspritze enthält in 0,68 ml: Vedolizumab 108 mg, mittels DNA-Technologie rekombinant aus Ovarialzellen des Chinesischen Hamsters hergestellt, Citronensäure monohydrat, Natriumcitrat dihydrat, L-Histidin, L-Histidin, L-Histidin monohydrochlorid, L-Arginin hydrochlorid, Polysorbat 80, Wasser für Injektionszwecke.
Kurzinformation: siehe Entyvio 108 mg - Injektionslösung in einem Fertigpen, → S. 495
PG: 1 ST RE1 (EKO: Y) [€ 577,80], **BP** 2 ST RE1 (EKO: Y) [€ 1.121,75]

Entyvio 300 mg - Pulver für ein Konzentrat zur Herstellung einer Infusionslösung 42F
(Z.Nr. EU/1/14/923/*) NR. P. E. L04AA33
ZI: Takeda Pharma, Taastrup, Dänemark
Z: 1 Durchstechflasche enthält: Vedolizumab 300 mg (entspr. nach Rekonstitution 60 mg/ml): mittels DNA-Technologie rekombinant aus Ovarialzellen des Chinesischen Hamsters hergestellt, L-Histidin, L-Histidin, L-Histidin monohydrochlorid, L-Arginin hydrochlorid, Saccharose, Polysorbat 80.
EW: Monoklonaler Antikörper; Integrin-Antagonist, selektiv immunsuppressiv.
AG: Mittelschwere bis schwere aktive Colitis ulcerosa oder Morbus Crohn bei Nichtansprechen auf andere Therapien.
AA: I.v. Infusion über 30 min. nach Rekonstituierung und Verdünnung.
DO: ED 300 mg zur Therapieeinleitung, nach 2 und 6 Wochen und dann alle (4-)8 Wochen. Keine Daten an Kindern und Jugendlichen.
GA: Aktive Tuberkulose oder andere schwerwiegende aktive Infektionen.
SST: Strenge Nutzen/Risiko-Abwägung. Kontrazeption bis 18 Wochen nach Therapieende empfohlen.
NW: Infektionen (Nasopharyngitis), Übelkeit, Fieber, Müdigkeit, Arthralgie, Kopfschmerzen, Parästhesie, Husten, Haut, Hypertonie, Magen/Darm (anale Abszesse), infusionsbedingte Reaktionen.
WW: Keine Daten. Nicht empfohlen: biologische Immunsuppressiva. Natalizumab (12 Wochen Abstand empfohlen).
Vorsicht: (Orale) Lebendimpfstoffe.
WH: Kontinuierliche Überwachung während der Infusion; auf Überempfindlichkeitsreaktionen achten. Erhöhtes Infektionsrisiko (progressive multifokale Leukoenzephalopathie) und Malignitätsrisiko beachten. Vor Therapiebeginn Tuberkulose-Screening und Impfstatus überprüfen. Verkehrshinweis.
PG: 1 ST RE1 (EKO: Y) [€ 2.209,75]

Entyvio 300 mg - Pulver für ein Konzentrat zur Herstellung einer Infusionslösung 42F
(Z.Nr. EU/1/14/923/*) NR. P. E. L04AA33
Parallelimport.
V: Haemato Pharm, Schönefeld, Deutschland
Z: 1 Durchstechflasche enthält: L-Histidin, Vedolizumab 300 mg (entspr. nach Rekonstitution 60 mg/ml): mittels DNA-Technologie rekombinant aus Ovarialzellen des Chinesischen Hamsters hergestellt, L-Histidin, L-Histidin monohydrochlorid, L-Arginin hydrochlorid, Saccharose, Polysorbat 80.
PG: 1 ST * (EKO: N) [€ 2.647,55]

Entzündete Augen Augentropfen "Similasan" 47X
(Z.Nr. 3-36061) RPF. P. V03AX
ZI: Sanova Pharma, Wien
Z: 1 g (= 1 ml bzw. 22 Tropfen) enthält: Atropa belladonna (Homöopathie) D6 303,33 mg, Euphrasia 3c D6 303,33 mg, Hepar sulfuris (Homöopathie) D12 303,33 mg, Natrium tetraborat-10-Wasser, Borsäure, Silbersulfat, Natriumnitrat, Wasser, hochgereinigtes, Spuren von: Lactose monohydrat, Ethanol.
EW: Homöopathikum.
AG: Gerötete oder brennende Augen, übermäßige Lichtempfindlichkeit.
AA: Am Auge.
DO: Ein- bis mehrmals tgl. 1-2 Tropfen pro Auge. Für Kinder unter 6 Jahren nicht empfohlen.
SST: Vorsicht.
NW: Überempfindlichkeit.
WH: Bei Katarakt oder Glaukom nur nach ärztlicher Empfehlung anwenden.
PG: 10 ML * (EKO: N) [€ 12,90]

Entzündete Augen Augentropfen "Similasan" - Monodosen 47X
(Z.Nr. 3-36062) RPF. P. V03AX
ZI: Sanova Pharma, Wien
Z: 1 Dosis zu 0,4 ml enthält: Atropa belladonna (Homöopathie) D6 121,33 mg, Euphrasia 3c D6 121,33 mg, Hepar sulfuris (Homöopathie) D12 121,33 mg, Natriumdihydrogenphosphatdihydrat, Natriummonohydrogenphosphat, wasserfrei, Wasser, hochgereinigtes, Spuren von: Lactose monohydrat, Ethanol.
Kurzinformation: siehe Entzündete Augen Augentropfen "Similasan", → S. 496
PG: 10 ST * (EKO: N) [€ 12,90]

Enurev Breezhaler 44 Mikrogramm - Hartkapseln mit Pulver zur Inhalation 50A01
(Z.Nr. EU/1/12/789/*) RP. P. nicht im Handel. R03BB06

Envarsus 0,75 mg - Retardtabletten 33B
(Z.Nr. EU/1/14/935/*) NR. P. L04AD02
ZI: Chiesi Farmaceutici, Via Palermo, Parma, Italien
Z: 1 Retardtablette enthält: Tacrolimus 0,75 mg (entspr. Tacrolimus monohydrat), Hypromellose, Lactose monohydrat 41,7 mg, Macrogol 6000, Poloxamer 188, Magnesium stearat, Weinsäure, Butylhydroxytoluol, Dimeticon 350.
EW: Makrolid-Immunsuppressivum.
AG: Prophylaxe und Behandlung der Transplantatabstoßung bei erwachsenen Nieren- oder Lebertransplantatempfängern.
AA: 1mal tgl. (morgens) nüchtern sofort nach der Entnahme aus der Blisterpackung vollständig mit Flüssigkeit (Wasser) einnehmen. Nicht durch andere Tacrolimus-hältige Arzneimittel austauschbar.
DO: Nierentransplantation: Initial 0,17 mg/kg KG, Beginn in den ersten 24 Stunden nach der Operation. Dosisreduktion nach Bedarf.
Lebertransplantation: Initial 0,11-0,13 mg/kg KG, Beginn in den ersten 24 Stunden nach der Operation. Dosisreduktion nach Bedarf.
Details zur Umstellung von anderen Tacrolimus-Formulierungen und von anderen Immunsuppressiva siehe Austria-Codex - Fachinformation.
Für Kinder und Jugendliche nicht empfohlen.
SST: Nutzen/Risiko-Abwägung, nicht stillen.
NW: Tremor, Niereninsuffizienz, Diabetes, Hyperkaliämie, Infektionen, Hypertonie, Psyche, Schlafstörungen, ZNS, Herz (QT-Verlängerung, Arrhythmien), Blutbild, Pure Red Cell Aplasia (PRCA), ZNS (Posteriores Reversibles Enzephalopathie-Syndrom, PRES), Magen/Darm (Perforationen), Leber, Lunge, Augen (Sehverlust), Ohren, Haut; Anwendungsfehler bei unachtsamer Umstellung.
WW: Substrat für CYP 3A4. Erhöhte Tacrolimusspiegel durch CYP3A4-Hemmer: Azole, Erythromycin, HIV-Proteasehemmer (z.B. Ritonavir), HCV-Proteasehemmer, Lansoprazol, Grapefruitsaft. Erniedrigte Tacrolimusspiegel durch CYP3A4-Induktoren: Rifampicin, Phenytoin, Johanniskraut, Phenobarbital, Kortikosteroide (Erhaltungsdosis).
Weitere WW: Ciclosporin (nicht empfohlen), Vorsicht: Orale Kontrazeptiva, Prokinetika, Cimetidin, Antazida, nephro- oder neurotoxische Arzneimittel, Amphotericin B, Ibuprofen, kaliumsparende Diuretika. Mycophenolsäure; Lebendimpfstoffe vermeiden. Hohe Plasmaproteinbindung beachten.
WH: Vorsicht bei Diarrhoe. Auf Kardiomyopathien (QT-Verlängerung) bzw. lymphoproliferative Erkrankungen achten. Erhöhtes Risiko für opportunistische Infektionen beachten. Sonnen- oder UV-Licht meiden. Verkehrshinweis.
PG: 30 ST IND (3) (EKO: G) [€ 47,80]

Envarsus 0,75 mg - Retardtabletten 33B
(Z.Nr. EU/1/14/935/*) NR. P. Parallelimport. L04AD02
nicht im Handel.

Envarsus 1 mg - Retardtabletten 33B
(Z.Nr. EU/1/14/935/*) NR. P. L04AD02
ZI: Chiesi Farmaceutici, Via Palermo, Parma, Italien
Z: 1 Retardtablette enthält: Tacrolimus 1 mg (entspr. Tacrolimus monohydrat), Hypromellose, Lactose monohydrat 41,7 mg, Macrogol 6000, Poloxamer 188, Magnesium stearat, Weinsäure, Butylhydroxytoluol, Dimeticon 350.
Kurzinformation: siehe Envarsus 0,75 mg - Retardtabletten, → S. 496
PG: 60 ST IND (3) (EKO: G) [€ 110,95]

Envarsus 1 mg - Retardtabletten 33B
(Z.Nr. EU/1/14/935/*) NR. P. Parallelimport. L04AD02
n.I.
V: Abacus Medicine, Copenhagen, Dänemark
Z: 1 Retardtablette enthält: Tacrolimus 1 mg (entspr. Tacrolimus monohydrat), Hypromellose, Lactose monohydrat 41,7 mg, Macrogol 6000, Poloxamer 188, Magnesium stearat, Weinsäure, Butylhydroxytoluol, Dimeticon 350.
PG: 60 ST * (EKO: N) [€ 111,70 n.I.]

Envarsus 1 mg - Retardtabletten 33B
(Z.Nr. EU/1/14/935/*) NR. P. Parallelimport. L04AD02
V: Orifarm, Leverkusen, Deutschland
Z: 1 Retardtablette enthält: Tacrolimus 1 mg (entspr. Tacrolimus monohydrat), Hypromellose, Lactose monohydrat 41,7 mg, Macrogol 6000, Poloxamer 188, Magnesium stearat, Weinsäure, Butylhydroxytoluol, Dimeticon 350.
PG: 60 ST IND (3) (EKO: G) [€ 110,95]

Envarsus 4 mg - Retardtabletten 33B
(Z.Nr. EU/1/14/935/*) NR. P. L04AD02
ZI: Chiesi Farmaceutici, Via Palermo, Parma, Italien
Z: 1 Retardtablette enthält: Tacrolimus 4 mg (entspr. Tacrolimus monohydrat), Hypromellose, Lactose monohydrat 104 mg, Macrogol 6000, Poloxamer 188, Magnesium stearat, Weinsäure, Butylhydroxytoluol, Dimeticon 350.
Kurzinformation: siehe Envarsus 0,75 mg - Retardtabletten, → S. 496
PG: 30 ST IND (3) (EKO: G) [€ 152,90]

Envarsus 4 mg - Retardtabletten 33B
(Z.Nr. EU/1/14/935/*) NR. P. Parallelimport. L04AD02
nicht im Handel.

Enyglid 0,5 mg - Tabletten 06B05
(Z.Nr. EU/1/09/580/*) NR. P. nicht im Handel. A10BX02

Enyglid 1 mg - Tabletten 06B05
(Z.Nr. EU/1/09/580/*) NR. P. nicht im Handel. A10BX02

Enyglid 2 mg - Tabletten 06B05
(Z.Nr. EU/1/09/580/*) NR. P. nicht im Handel. A10BX02

Enzaprost T 5 mg/ml - Injektionslösung für Rinder und Schweine 822AI
(Z.Nr. 8-00619) NR. P. VNW. QG02AD01
ZI: Ceva Sante Animale, Libourne, Frankreich
Z: 1 ml Injektionslösung enthält: Dinoprost 5 mg (entspr. Dinoprost trometamol), Benzylalkohol 16,5 mg, Natriumhydroxid zur pH-Wert-Einstellung, Wasser für Injektionszwecke.
EW: Prostaglandin.
AG: Zur Auslösung luteolytischer Wirkungen bei Rindern und Kälbern (z.B. Geburtseinleitung).
Details siehe Austria-Codex - Fachinformation.
AA: I.m., nicht i.v.
DO: Rind: Einmalig 25 mg Dinoprost, Wiederholung bei Bedarf nach 10-12 Tagen.
Schwein: Einmalig 10 mg Dinoprost.
GA: Störungen des Gefäßsystems, Erkrankungen des Magen/Darm-Trakts oder der Atemwege.
SST: Nicht an trächtige Tiere verabreichen (ausgenommen zur Einleitung der Geburt oder zur Unterbrechung der Trächtigkeit).
NW: Rind: Erhöhung der Rektaltemperatur, Speichelfluss, Placentaretention.
Schwein: Vorübergehend erhöhte Körpertemperatur, lokale Reaktionen, vegetative Reaktionen.
WW: Nichtsteroidale Antiphlogistika schwächen luteolytische Wirkung ab, Oxytocine verstärken luteolytische Wirkung.
WH: Wirkungslos bei Verabreichung vor dem Tag 5 nach der Ovulation. Streng aseptisch injizieren, Infektionen hoch dosiert antibiotisch behandeln.
VNW: Rinder: Essbare Gewebe 3 Tage, Milch: 0 Tage.
Schweine: Essbare Gewebe 2 Tage.
PG: **SCHWEIN5X10** 50 ML VNW [€ 79,85], **SCHWEIN DFL** 50 ML VNW [€ 74,55]

Epanutin 250 mg/5 ml - Injektionslösung 09A03
(Z.Nr. 0-15958) RP. P. N03AB02
ZI: Pfizer Corporation Austria, Wien
Z: 1 Durchstechflasche zu 5 ml enthält: Phenytoin natrium 250 mg, Propylenglykol 2 ml, Ethanol 96% 0,5525 ml, Natriumhydroxid zur pH-Wert-Einstellung, Wasser für Injektionszwecke, Stickstoff (Schutzgas).
EW: Hydantoin, Antikonvulsivum.
AG: Status epilepticus (Grand-mal, Jackson-Epilepsie, Dämmerattacken).
AA: I.v.(direkt in eine große periphere oder zentrale Vene), cave paravenös!
DO: 15-18 mg/kg KG, max. 50 mg/min, weitere 5 mg/kg KG nach 10-30 min. nach Bedarf, Gesamtdosis bis 30 mg/kg KG.
Erhaltungsdosis: 6 mg/kg KG pro Tag. Phenytoin nach Möglichkeit oral geben.
Kinder: 15-20 mg/kg KG in 30 min.
An Kleinkinder bis 2 Jahre möglichst nicht geben.
GA: AV-Block II. und III. Grades, kranker Sinusknoten, Sinusbradykardie, sinuatrialer Block, Adams-Stokes-Syndrom, Leukopenie, schwere Hypotonie, Herzinsuffizienz.
SST: Strenge Nutzen/Risiko-Anwägung. Medikation durch Serumspiegel- und EEG-Kontrollen überwachen. Vitamin K für die Mutter vor der Entbindung und für das Neugeborene empfohlen. Versagen hormoneller Kontrazeptiva möglich. Nicht stillen.
NW: Lokale Reaktionen ("Purple Glove Syndrom"), bei zu rascher Injektion kardiopulmonale Störungen. Blutdruckabfall, Herzrhythmusstörungen (auch schwer, bis Herzstillstand). ZNS (Absencen, myoklonische Anfälle), Magen/Darm, Leber (bis Leberversagen), Hyperglykämie, Angioödem, Haut (auch schwere Reaktionen, "DRESS"), Hypersensitivitätssyndrom, Bindegewebe, verminderte Knochendichte (Frakturen), Blutbild, Immunologie, bei Hochdosierung Psychosen; Gingivahyperplasie bei Kindern.
WW: Kontraindiziert: Delavirdin. Vorsicht: Erhöhte Phenytoinspiegel durch Alkohol, Dicumarol, Disulfiram, Methylphenidat, Omeprazol, Ticlopidin, Viloxazin, Analgetika, Halothan, Antibiotika, Fluorouracil,Antikonvulsiva, Antimykotika, Benzodiazepine, Kalziumkanalblocker, Östrogene, Tolbutamid, Fluoxetin.
Phenytoin selbst kann die Blutspiegel vieler Substanzen verändern. Labor. Nicht gleichzeitig mit parenteraler Ernährung verabreichen.
WH: Anwendung unter Blutdruck- und EKG-Kontrolle. Nicht wirksam beim Absence-Status und zur Vorbeugung bzw. Behandlung von Fieberkrämpfen. Nicht geeignet zur Behandlung von hypoglykämisch oder metabolisch induzierten Krämpfen. Vorsicht bei Lungeninsuffizienz, Herzinsuffizienz, Vorhofflattern und -flimmern, Porphyrie.
Auf Lymphadenopathie, Psychosen, Hautreaktionen achten.
Regelmäßige Laborkontrollen (Leber, Niere).
Dosis langsam reduzieren.
Verkehrshinweis. Nicht zur Behandlung hypoglykämischer oder metabolischer Krämpfe. Erhöhtes Suizidrisiko beachten.
PG: 5 ST * (EKO: N) [€ 45,85]

▼ *Epclusa 200 mg/50 mg - Filmtabletten* 35E04
(Z.Nr. EU/1/16/1116/*) NR. P. nicht im Handel. J05AP55

▼ Epclusa 400 mg/100 mg - Filmtabletten 35E04
(Z.Nr. EU/1/16/1116/*) NR. P. J05AP55
ZI: Gilead Sciences Ireland, Carrigtohill County Cork, Irland
Z: 1 Filmtablette enthält: Sofosbuvir 400 mg, Velpatasvir 100 mg, Tablettenkern: Copovidon, Cellulose, mikrokristalline, Croscarmellose natrium, Magnesium stearat; Filmüberzug: Poly(vinylalkohol), Titandioxid, Macrogol, Talkum, Eisen(III)-oxid.
EW: Antivirale Kombination.
AG: Chronische Hepatitis C bei Patienten ab 6 Jahren und mindestens 17 kg KG.
AA: Oral im Ganzen einnehmen.
DO: Personen ab 30 kg KG: 1mal tgl. 400 mg / 100 mg für 12 Wochen.
Kinder ab 6 Jahren (17 - 30 kg KG): 1mal tgl. 200 mg / 50 mg für 12 Wochen.
SST: Nicht empfohlen.
NW: Hautausschlag, Angioödem, Kopfschmerzen, Erschöpfung, Übelkeit, Herzrhythmusstörungen (in Kombination mit Amiodaron), Haut (Stevens- Johnson- Syndrom), Reaktivierung einer HBV-Infektion.
WW: Gegenanzeige: Starke P-gp-Induktoren und/oder starke CYP-Induktoren (Rifampicin, Rifabutin, Johanniskraut, Carbamazepin, Phenobarbital, Phenytoin). Nicht mit anderen Arzneimitteln einnehmen, die Sofobusvir enthalten.
Nicht empfohlen: Mittelstarke P-gp-Induktoren oder mittelstarke CYP-Induktoren (Oxcarbazepin, Modafinil, Efavirenz, Rifapentin), Protonenpumpenhemmer.
Besondere Vorsicht: Amiodaron (Bradykardie- Gefahr; Patienten 48 Std. stationär überwachen).
Vorsicht: Antazida (4 Std. Abstand), Digoxin, Dabigatran, Rosuvastatin (MD 10 mg) und andere Statine, Vitamin K-Antagonisten (INR kontrollieren). Tenofovir, Immunsuppressiva, Digoxin, Calcineurin-Inhibitoren.
WH: Auf Reaktivierung einer Hepatitis B achten. Vorsicht bei Diabetes.
PG: 28 ST RE1 (EKO: Y) [€ 11.573,90]

▼ *Epclusa 400 mg/100 mg - Filmtabletten* 35E04
(Z.Nr. EU/1/16/1116/*) NR. P. Parallelimport. J05AP55
nicht im Handel.

Ephedrin medicamentum 10 mg/ml - Injektionslösung 39A01
(Z.Nr. 1-35279-P1) RP. P. Parallelimport. C01CA26
ZI: medicamentum pharma, Allerheiligen im Mürztal
Z: 1 Ampulle mit 1 ml Lösung enthält: Ephedrin hydrochlorid 10 mg, Natriumchlorid, Natriumhydroxid 1N (zur pH-Einstellung) (entspr. Natrium 2,37 mg) (entspr. → 0,103 mmol), Salzsäure 1N (zur pH-Einstellung), Wasser für Injektionszwecke.
PG: 10 ST * (EKO: N) [€ 21,40]

Ephedrin Meduna 10 mg/ml - Injektionslösung 39A01
(Z.Nr. 1-35279) RP. P. C01CA26
ZI: Sintetica, Münster, Deutschland
Z: 1 ml Injektionslösung enthält: Ephedrin hydrochlorid 10 mg,

Natriumchlorid, Natriumhydroxid 1N (zur pH-Einstellung) (entspr. Natrium 2,37 mg) (entspr. → 0,103 mmol), Salzsäure 1N (zur pH-Einstellung), Wasser für Injektionszwecke; Osmolalität: 270-300 mosmol/kg.
EW: Sympathomimetikum.
AG: Hypotonie während einer Spinal- oder Periduralanästhesie oder einer Allgemeinanästhesie.
AA: Langsame i.v. Injektion.
DO: ED 10-25 mg, ev. nach 10 min wiederholen. MTD 150 mg. Keine Daten an Kindern.
GA: Übererregbarkeit, Phäochromozytom, Arteriosklerose, Aneurysma.
SST: Nicht anwenden, Stillen 2 Tage unterbrechen.
NW: Winkelblockglaukom, Überempfindlichkeit, ZNS, Psyche, Herz (Tachykardie), Magen/Darm, Harnverhalt.
WW: Kontraindiziert: Indirekte Sympathomimetika, Alpha- und Beta-Blocker, MAO-Hemmer (2 Wochen Abstand).
Nicht empfohlen: Halogenierte Anästhetika, trizyklische Antidepressiva, Milnacipran, Venlafaxin, Guanethidin, Sibutramin.
Vorsicht: Reserpin, Methyldopa, Theophyllin, Kortikosteroide, Acetazolamid, Alkohol.
WH: Vorsicht bei Diabetes, Hypertonie, Prostatahypertrophie, unkontrollierter Hyperthyreose, chronischen Herzkrankheiten, Winkelblockglaukom, psychischen Störungen, Nierenschäden, Durchblutungsstörungen des Gehirns, autonomer Dysfunktion. Positive Dopingkontrollen möglich.
PG: 10 ST * (EKO: N) [€ 100,30]

Ephedrin Meduna 50 mg/ml - Injektionslösung 39A01
(Z.Nr. 1-40336) RP. P. nicht im Handel. C01CA26

Ephedrinhydrochlorid Aguettant 3 mg/ml - Injektionslösung in Fertigspritze 39A01

(Z.Nr. 1-36339) RP. P. C01CA26
ZI: Laboratoire Aguettant, Lyon, Frankreich
Z: 1 ml Injektionslösung enthält: Ephedrin hydrochlorid 3 mg (entspr. Ephedrin 2,46 mg), Natriumchlorid, Citronensäure monohydrat, Natrium citrat (entspr. Natrium 3,39 mg) (entspr. → 0,15 mmol), Salzsäure zur pH-Wert-Einstellung, Natriumhydroxid zur pH-Wert-Einstellung, Wasser für Injektionszwecke.
EW: Sympathomimetikum.
AG: Hypotonie durch Spinal- oder Epiduralanästhesie.
AA: I.v. Injektion durch den Anästhesisten.
DO: ED 3-6(-9) mg, ev. alle 3-4 min wiederholen bis max. 30 mg, MTD 150 mg.
Für Kinder nicht empfohlen.
SST: Vorsicht. Stillen 2 Tage unterlassen.
NW: Psyche, ZNS (Nervosität), Tachykardie, Dyspnoe, Magen/ Darm.
WW: Kontraindiziert: Indirekte Sympathomimetika, Alpha-Sympathomimetika, nicht selektive MAO-Hemmer.
Nicht empfohlen: Ergotalkaloide, selektive MAO-A-Hemmer, Linezolid, tizyklische, noradrenerge und serotonerge Antidepressiva, Guanethidin, Sibutramin, halogenierte flüchtige Anästhetika.
Vorsicht: Theophyllin, Kortikosteroide, Antiepileptika, Doxapram, Oxytocin, Reserpin, Methyldopa.
WH: Vorsicht bei Hyperthyreose, kardiovaskulären Erkrankungen, Diabetes, Engwinkelglaukom, Prostatahypertrophie. Positive Dopingtests möglich.
PG: 10 ST * (EKO: N) [€ 205,20]

Epiduo 0,1%/2,5% - Gel 22H07
(Z.Nr. 1-27380) RP. P. nicht im Handel. D10AD53

Epiduo Forte 0,3%/2,5% - Gel 22H07
(Z.Nr. 1-37216) RP. P. nicht im Handel. D10AD53

Epidyolex 100 mg/ml - Lösung zum Einnehmen 09A06

(Z.Nr. EU/1/19/1389/*) RP. P. N03AX24
ZI: GW Pharma (International), Amersfoort, Niederlande
Z: 1 ml Lösung enthält: Cannabidiol 100 mg, Sesamöl, raffiniertes 736 mg, Ethanol 79 mg, Sucralose, Erdbeer-Aroma (entspr. Benzylalkohol 0,0003 mg).
EW: Antikonvulsiv.
AG: Adjuvante Behandlung bei Krampfanfällen in Zusammenhang mit dem Lennox-Gastaut-Syndrom oder dem Dravet- Syndrom in Kombination mit Clobazam.
AA: Konsequent entweder mit oder ohne Nahrung einnehmen.
DO: Patienten ab 2 Jahren: Initial 2mal tgl. 2,5 mg/kg KG. Nach 1 Woche Erhaltungsdosis von 2mal tgl. 5 mg/kg KG. Weitere Dosissteigerung individuell möglich, MD 2mal tgl. 10 mg/kg KG.
Beim Absetzen Dosis schrittweise verringern.
Dosisanpassung bei mäßigen und schweren Leberschäden.
Kein Nutzen bei Kindern unter 6 Monaten. Keine Daten an Kindern unter 2 Jahren.
GA: Erhöhte Transaminasen- und Bilirubinwerte.
SST: In der Schwangerschaft strenge Nutzen/Risiko- Abwägung. Stillen unterbrechen.
NW: Somnolenz, verminderter Appetit, Fieber, Müdigkeit, Magen/ Darm (Diarrhoe, Erbrechen), Leber (Enzymanstiege), Husten, Infektionen, Psyche, Anämie, Gewichtsverlust.
WW: Vorsicht: Starke CYP3A4-Induktoren (z.B. Carbamazepin) oder CYP2C19- Induktoren (z.B. Rifampicin), UGT-Inhibitoren. Andere Antiepileptika (Patienten engmaschig auf UAWs überwachen). Clobazam (Sedierung). Valproat (Transaminasenanstieg).
WH: Regelmäßige Kontrollen: Serumtransaminasen, Gesamtbilirubin. Auf suizidales Verhalten achten. Ethanolgehalt (79 mg/ml) beachten. Strenger Verkehrshinweis.
PG: 100 ML * (EKO: R) [€ 1.642,55]

Epilan-D 50 mg/ml - Ampullen 09A03
(Z.Nr. 0-15415) RP. P. nicht im Handel. N03AB02

Epilan-D 100 mg - Tabletten 09A03

(Z.Nr. 0-06907) RP. P. N03AB02
ZI: G.L. Pharma, Lannach
Z: 1 Tablette enthält: Phenytoin 100 mg, Lactose monohydrat 53,2 mg, Maisstärke, Gelatine, Natrium carboxymethylcellulose, Magnesium stearat, Siliciumdioxid, hochdisperses.
EW: Antikonvulsivum.
AG: Anfallserkrankungen: generalisierte tonisch-klonische (Grand Mal) sowie fokale Anfälle (Jackson), psychomotorische Anfälle (Temporallappen-An- fälle).
AA: Mit reichlich Flüssigkeit unzerkaut während oder nach dem Essen ein- nehmen.
DO: Erwachsene: Neueinstellung: Initial 1 Tabl. tgl., wöchentlich um 1 Tabl. tgl. steigern bis zur Anfallsfreiheit, dann auf Erhaltungsdosis reduzieren (tgl. 3 Tabl. in 3 Gaben über den Tag verteilt. MTD 5 Tabl.).
Umstellung: Bei entsprechender Verringerung des bisherigen Medikamentes in der 1. Woche 1 Tabl. tgl., dann wöchentlich um 1 Tabl.
tgl. steigern. Nicht plötzlich umstellen! Dosisanpassung bei Niereninsuffizienz.
Kinder und Jugendliche: 4-7 mg/kg KG tgl. in 2-3 Gaben. MTD 300 mg.
Bei ungenügendem Behandlungserfolg Dosis langsam um 25-50 mg unter Serumsspiegelkontrolle steigern. Therapeutischer Serumspiegel 5-20 mg/l (= 20-80 µmol/l).
GA: AV-Block II. und III. Grades, SA-Block, Leukopenie, Leberinsuffizienz.
SST: Bei erstmaliger Krampfneigung während einer Schwangerschaft nicht an- wenden. Bei bestehender Therapie zwischen 20. und 40. Schwangerschafts- tag Dosis auf ein Minimum reduzieren. In den letzten 2 Monaten der Schwangerschaft zusätzlich Vitamin D, Folsäure und Vitamin K geben.
Nicht stillen.
NW: Magen/Darm (Gingivahyperplasie, besonders bei Kindern oder bei schlechter Mundhygiene), Leber, Blut, Knochenmark, Lymphsystem (Lymphome), Haut- und Bindegewebe (Lupus erythematodes, Stevens-Johnson-, Lyell-Syndrom, DRESS), Nervensystem, andere (Lunge, Herz, Niere, Knochen, Gelenke).
WW: Erhöhung des Phenytoinspiegels: Alkohol (akut), Tolbutamid, Chlor- diazepoxid, Cumarin, Disulfiram, Chloramphenicol, Isoniazid, Sulfonamide, Salizylate, Phenylbutazon, Phenothiazine, Diazepam, Östrogene, Ethosuxi- mid, Halothan, Methylphenydat, Cimetidin, Omeprazol, Imipramin, Trazodon, Phenyramidol, Sultiam, Schilddrüsenpräparate, Viloxazin.
Erniedrigung des Phenytoinspiegels: Alkohol (chronisch), Reserpin, Barbiturate, Carbamazepin.
Phenobarbital und Valproinsäure können den Phenytoinspiegel sowohl er- höhen als auch erniedrigen.
Phenytoin kann die Wirkung folgender Pharmaka abschwächen: Chinidin, Vitamin D, Digitoxin, Rifampin, Doxycyclin, Furosemid, Kortikosteroide, orale Kontrazeptiva, orale Antikoagulantien.
Methotrexat wird verstärkt.
Beeinflussung von Laboruntersuchungen.
WH: Vorsicht bei Hyperglykämie, Hypotonie, Herz/Lungeninsuffizienz, Porphyrie.
Kontrolle: Blutbild, Leber, Schilddrüse. Nicht abrupt absetzen (Krampf- anfälle!). Mundhygiene, Anämie mit Folsäure behandeln. Bei Osteomalazie Substitution mit Vitamin D (mindestens 4000 Einheiten pro Woche). Beein- flussung oraler Kontrazeptiva, daher andere Mittel zur Empfängnisver- hütung. Verkehrshinweis. Alkohol meiden. Auf Lymphadenopathie bzw.
Hautausschläge achten. Erhöhtes suizidales Risiko beachten.
Bei Überdosierung Koma, zentrale Atemlähmung: Therapie symptomatisch, Dialyse wenig effektiv.
PG: 100 ST (2) (EKO: G) [€ 11,15]

EpiPen 300 Mikrogramm - Injektionslösung in einem Fertigpen 39A01

(Z.Nr. 1-22473) RP. P. C01CA24
ZI: Meda Pharma, Wien

Z: 1 Einzeldosis (0,3 ml) enthält: Adrenalin 300 µg (entspr. Epinephrin), Natriumchlorid 1,8 mg, Natrium metabisulfit 0,5 mg, Salzsäure zur pH-Wert-Einstellung, Wasser für Injektionszwecke.
EW: Katecholamin, wirkt direkt alpha- und beta-sympathomimetisch.
AG: Notfallbehandlung allergischer Reaktionen, Anaphylaxie.
AA: I.m. (in die Oberschenkelaußenseite nicht ins Gesäß) mit Autoinjektor. Kann direkt durch die Haut oder durch Kleidung appliziert werden.
DO: Personen ab 30 kg KG: 0,3 mg; nach 5 bis 15 min ev. mit zusätzlichem EpiPen Autoinjektor wiederholen.
Kinder (15-30 kg KG): 0,15 mg (EpiPen Junior anwenden).
Kinder unter 15 kg KG: 0,01 mg/kg KG (Eignung von EpiPen Junior individuell beurteilen). Bei Kindern unter 7,5 kg KG nur in lebensbedrohlichen Situationen anwenden.
GA: Bei allergischem Notfall keine GA.
SST: Nutzen/Risiko-Abwägung. Stillen möglich.
NW: ZNS, Kreislauf (Herzrhythmusstörungen, selten Stress-Kardiomyopathie), Erbrechen, Tremor. Infektion der Einstichstelle, schwere Haut- und Weichteilinfektionen. Periphere Ischämie bei versehentlicher Injektion in Hände oder Füße. Bei Überdosierung oder versehentlicher intravaskulärer Injektion zerebrale Hämorrhagie oder Lungenödem möglich.
WW: Vorsicht: Digitalis, Chinidin (Arrhythmien verstärkt); trizyklische Antidepressiva, MAO-Hemmer, COMT-Hemmer, Schilddrüsenhormone, Theophyllin, Oxytocin, Parasympatholytika, Diphenhydramin, Chlorpheniramin, Levodopa und Alkohol potenzieren Adrenalinwirkung. Antidiabetika-Dosis erhöhen.
WH: Nur zum einmaligen Gebrauch.
Alle Patienten und nahestehenden Personen über den korrekten Gebrauch aufklären. Unverzüglich Rettung (Euronotruf 112) rufen. Vorsicht bei Herzerkrankungen, Glaukom, schweren Nierenschäden, Prostataadenom, Hyperkalzämie, Hypokaliämie, Parkinson, Asthma. Sulfitgehalt beachten (Überempfindlichkeit möglich). Verkehrshinweis.
PG: 1 ST RE2 (2) (EKO: Y) [€ 62,85]

EpiPen Junior 150 Mikrogramm - Injektionslösung in einem Fertigpen 39A01
(Z.Nr. 1-22472) RP. P. C01CA24
ZI: Meda Pharma, Wien
Z: 1 Einzeldosis (0,3 ml) enthält: Adrenalin 150 µg (entspr. Epinephrin), Natriumchlorid 1,8 mg, Natrium metabisulfit 0,5 mg, Salzsäure zur pH-Wert-Einstellung, Wasser für Injektionszwecke.
Kurzinformation: siehe EpiPen 300 Mikrogramm - Injektionslösung in einem Fertigpen, → S. 498
PG: 1 ST RE2 (2) (EKO: Y) [€ 62,85]

Epirepress 15 mg - Tabletten für Hunde 809C
(Z.Nr. 8-35042) NR. P. nicht im Handel. QN03AA02

Epirepress 100 mg - Tabletten für Hunde 809C
(Z.Nr. 8-35043) NR. P. nicht im Handel. QN03AA02

Epirubicin Accord 2 mg/ml - Lösung zur Injektion oder Infusion 55B
(Z.Nr. 1-29054) NR. P. E. L01DB03
ZI: Accord Healthcare, Utrecht, Niederlande
Z: 1 ml Lösung enthält: Epirubicin hydrochlorid 2 mg, Natriumchlorid (entspr. Natrium 3,54 mg/ml) (entspr. → 0,154 mmol), Salzsäure zur pH-Wert-Einstellung, Wasser für Injektionszwecke.
EW: Antineoplastisches Anthrazyklin.
AG: Mamma-, Magenkarzinom, oberflächliches Blasenkarzinom.
AA: I.v. oder intravesikal.
DO: Monotherapie: 60-90 mg/m^2 KOF alle 21 Tage; Hochdosis: 100-120 mg/m^2 KOF alle 3-4 Wochen in Kombination.
Intravesikal: 4 Dosen von 50 mg/50 ml wöchentlich, dann 11mal gleiche Dosis monatlich.
GA: Parenteral: Knochenmarksdepression, vorherige Behandlung mit Anthrazyklinen und Anthracendionen bis zur maximalen kumulativen Dosis, Schleimhautentzündungen im Mund- und Magen/Darm-Bereich, schwere Herzerkrankungen, akute Infektionen, schwere Leberschäden.
Intravesikal: Invasive Tumore, die in die Blasenwand penetrieren.
SST: Zwingende Indikationsstellung, nicht stillen. Konzeptionsschutz für Frauen bis 6 Monate nach Therapieende erforderlich. Auch für mit Epirubicin behandelte Männer wirksame Verhütung erforderlich.
NW: Myelosuppression, Infektionen, Herztoxizität (akut oder verzögert), Magen/Darm (Mukositis, Stomatitis), Alopezie, Rotfärbung des Harns, Leber, lokale Reaktionen, sekundäre Leukämie, Thromboembolien, Tumorlysesyndrom.
Intravesikal: Brennen, Pollakisurie, bakterielle oder chemische Zystitis, Allergien.
WW: Gegenanzeige: Impfung mit Gelbfieberimpfstoff.
Nicht empfohlen: Andere kardiotoxische Substanzen (z.B. Trastuzumab). Cimetidin peroral, Lebendimpfstoffe vermeiden. Vorsicht: Verstärkung der Gesamt-, Myelo-, Kardiotoxizität durch andere Zytostatika oder hämatotoxische Substanzen. Paclitaxel (24 Std. Abstand), Dexrazosan, Dexverapamil, Chinin, Interferon alpha2b. oder hämatotoxische Substanzen. Paclitaxel (24 Std. Abstand), Dexverapamil, Chinin, Interferon alpha2b.
WH: Kontrollen: Blutbild, Leber, Harnsäure, Herzfunktion (Achtung auf Kardiotoxizität).
PG: 10MG 5ML 1 ST * (EKO: N) [€ 49,45], **50MG 25ML** 1 ST * (EKO: N) [€ 208,80], **100MG 50ML** 1 ST * (EKO: N) [€ 420,20], **200MG 100ML** 1 ST * (EKO: N) [€ 755,00]

Epirubicin Ebewe 2 mg/ml - Konzentrat zur Infusionsbereitung 55B
(Z.Nr. 1-23767) NR. P. E. nicht im Handel. L01DB03

Epirubicin Hikma 2 mg/ml - Injektionslösung 55B
(Z.Nr. 1-27619) NR. P. E. L01DB03
ZI: Hikma Farmaceutica, Terrugem, Portugal
Z: 1 ml Injektionslösung enthält: Epirubicin hydrochlorid 2 mg, Natrium lactat-Lösung (49%-51%), Salzsäure zur pH-Wert-Einstellung, Natriumchlorid, Wasser für Injektionszwecke.
EW: Antineoplastisches Anthrazyklin.
AG: Mamma-, Magenkarzinom, oberflächliches Blasenkarzinom.
AA: I.v. oder intravesikal.
DO: Monotherapie: 60-90 mg/m^2 KOF alle 21 Tage; Hochdosis: 100-120 mg/m^2 KOF alle 3-4 Wochen in Kombination.
Intravesikal: 4 Dosen von 50 mg/50 ml wöchentlich, dann 11mal gleiche Dosis monatlich.
GA: Parenteral: Knochenmarksdepression, vorherige Behandlung mit Anthrazyklinen und Anthracendionen bis zur maximalen kumulativen Dosis, Schleimhautentzündungen im Mund- und Magen/Darm-Bereich, schwere Herzerkrankungen, akute Infektionen, schwere Leberschäden.
Intravesikal: Invasive Tumore, die in die Blasenwand penetrieren.
SST: Zwingende Indikationsstellung, nicht stillen. Konzeptionsschutz für Frauen bis 6 Monate nach Therapieende erforderlich. Auch für mit Epirubicin behandelte Männer wirksame Verhütung erforderlich.
NW: Myelosuppression, Infektionen, Herztoxizität (akut oder verzögert), Magen/Darm (Mukositis, Stomatitis), Alopezie, Rotfärbung des Harns, Leber, lokale Reaktionen, sekundäre Leukämie, Thromboembolien, Tumorlysesyndrom.
Intravesikal: Brennen, Pollakisurie, bakterielle oder chemische Zystitis, Allergien.
WW: Gegenanzeige: Impfung mit Gelbfieberimpfstoff.
Nicht empfohlen: Andere kardiotoxische Substanzen (z.B. Trastuzumab). Cimetidin peroral, Lebendimpfstoffe vermeiden. Vorsicht: Verstärkung der Gesamt-, Myelo-, Kardiotoxizität durch andere Zytostatika oder hämatotoxische Substanzen. Paclitaxel (24 Std. Abstand), Dexverapamil, Chinin, Interferon alpha2b.
WH: Kontrollen: Blutbild, Leber, Harnsäure, Herzfunktion (Achtung auf Kardiotoxizität). Verkehrshinweis.
PG: 10MG 5ML 1 ST * (EKO: N) [€ 61,35], **50MG 25ML** 1 ST * (EKO: N) [€ 246,75], **200MG 100ML** 1 ST * (EKO: N) [€ 821,15]

Epirubicin Kohne DC 2 mg/ml - Injektionslösung 55B
(Z.Nr. 1-27417) NR. P. E. nicht im Handel. L01DB03

Epirubicinhydrochlorid Hikma 2 mg/ml - Injektionslösung 55B
(Z.Nr. 1-26580) NR. P. E. nicht im Handel. L01DB03

▼ *Episalvan - Gel* 22A04
(Z.Nr. EU/1/15/1069/*) RP. P. nicht im Handel. D03AX13

Epispas ReVet RV10 - Globuli für Tiere 890B
(Z.Nr. 8-30048) RPF. P. QV03AX
ZI: Dr. Reckeweg Pharmazeutische Fabrik, Bensheim, Deutschland
Z: 1 g (= 120 Globuli) enthält: Colocynthis (Homöopathie) C6 2,5 mg, Cuprum metallicum (Homöopathie) C9 2,5 mg, Hyoscyamus niger (Homöopathie) C6 2,5 mg, Lachesis (Homöopathie) C9 2,5 mg, Saccharose.
EW: Homöopathikum.
AG: Krampfleiden bei Kaninchen, Kleinnagern, Frettchen, Reptilien, Ziervögeln, Tauben, Geflügel, Hunden, Katzen, Schafen, Ziegen, Kälbern, Schweinen, Rindern, Pferden.
AA: In Wasser, Nahrung oder Tränke aufgelöst eingeben.
DO: ED je nach Tiergröße 3-20 Globuli.
Akut: 1 Dosis in kurzen Abständen (maximal alle 15 Minuten).
Chronisch: 2-7 Gaben pro Woche.
SST: Anwendung möglich.
PG: 10 G VN [€ 16,70]

Epispas ReVet RV10 - Injektionslösung für Tiere 890B
(Z.Nr. 8-30041) RP. P. nicht im Handel. QV03AX

Epityl 60 mg - aromatisierte Tabletten für Hunde 809C
(Z.Nr. 8-35115) NR. P. nicht im Handel. QN03AA02

Epivir 150 mg - Filmtabletten 35E02

(Z.Nr. EU/1/96/015/*) NR. P. J05AF05
ZI: ViiV Healthcare, Zeist, Niederlande
Z: 1 Filmtablette enthält: Lamivudin 150 mg, Tablettenkern: Cellulose, mikrokristalline, Poly(O-carboxymethyl)stärke-Natrium Salz (entspr. Natrium 0,378 mg), Magnesium stearat; Filmüberzug: Hypromellose, Titandioxid, Macrogol, Polysorbat 80.
EW: Nukleosidanalogon.
AG: Kombinationstherapie bei HIV-Infektionen.
AA: Oral, mit den Mahlzeiten oder unabhängig davon. Bevorzugt unzerkleinert schlucken.
DO: TD 300 mg in 1-2 ED.
Kinder ab 25 kg KG: Erwachsenendosis.
Kinder 20-25 kg KG: Morgens 75 mg + abends 150 mg oder einmal tgl. 225 mg.
Kinder 14-20 kg KG: 2mal tgl. 75 mg oder einmal tgl. 150 mg.
Richtwert: 2mal tgl. 4 mg/kg KG oder 1mal tgl. 8 mg/kg KG.
Dosisreduktion bei Nierenschäden.
Nicht für Kinder unter 3 Monaten.
SST: Klinisch indizierte Anwendung in der Schwangerschaft möglich; nicht stillen.
NW: ZNS, Magen/Darm, Husten, Blutbild, sehr selten Laktatazidose, Leber, Haut, Rhabdomyolyse, Pankreatitis, Stoffwechsel (Gewichtszunahme, Anstieg der Blutfette und der Blutglukose), Immun-Reaktivierung mit Autoimmunerkrankungen (z.B. M. Basedow).
WW: Ganciclovir i.v., Foscarnet (keine Informationen). Nicht empfohlen: Cladribin. Nicht mit Sorbitol, anderen Polyalkoholen oder Monosaccharidalkoholen einnehmen.
Nicht mit anderen Lamivudin oder Emtricitabin enthaltenden Arzneimitteln einnehmen.
WH: Nicht zur Monotherapie. Bei Pankreatitis Therapie sofort abbrechen. Auf Laktatazidose achten. Erhöhtes lebertoxisches Risiko bei Hepatitis B- oder C-Patienten. In utero exponiert gewesene Kinder auf mitochondriale Funktionsstörungen untersuchen. Auf Immun-Reaktivierungs-Syndrom achten. Virologisches Versagen bei Dreifach-Nukleosidtherapie möglich.
PG: 60 ST RE2 (EKO: Y) [€ 158,15]

Epivir 150 mg - Filmtabletten 35E02
(Z.Nr. EU/1/96/015/*) NR. P. Parallelimport. J05AF05
nicht im Handel.

Epivir 300 mg - Filmtabletten 35E02

(Z.Nr. EU/1/96/015/*) NR. P. J05AF05
ZI: ViiV Healthcare, Zeist, Niederlande
Z: 1 Filmtablette enthält: Lamivudin 300 mg; Tablettenkern: Cellulose, mikrokristalline, Poly(O-carboxymethyl)stärke-Natrium Salz (entspr. Natrium 0,756 mg), Magnesium stearat; Filmüberzug: Hypromellose, Titandioxid, Eisen(II,III)-oxid, Macrogol, Polysorbat 80.
Kurzinformation: siehe Epivir 150 mg - Filmtabletten, → S. 500
PG: 30 ST RE2 (EKO: Y) [€ 158,15]

Epivir 300 mg - Filmtabletten 35E02
(Z.Nr. EU/1/96/015/*) NR. P. Parallelimport. J05AF05
nicht im Handel.

Epivir 10 mg/ml - Lösung zum Einnehmen 35E02

(Z.Nr. EU/1/96/015/*) NR. P. J05AF05
ZI: ViiV Healthcare, Zeist, Niederlande
Z: 1 ml Lösung enthält: Lamivudin 10 mg, Sucrose 20 % (m/V), Methyl-4-hydroxybenzoat, Propyl-4-hydroxybenzoat, Citronensäure, wasserfreie, Propylenglycol, Natrium citrat, Erdbeer-Aroma, künstlich, Bananenaroma künstlich, Wasser, gereinigtes.
EW: Nukleosidanalogon.
AG: Kombinationstherapie bei HIV-Infektionen.
AA: Oral unabhängog von den Mahlzeiten.
DO: TD 300 mg in 1-2 ED.
Kinder ab 25 kg KG: Erwachsenendosis.
Kinder (ab 3 Monaten) unter 25 kg KG: ‖ **Richtwert** 2mal tgl. 4 mg/kg KG oder 1mal tgl. 8 mg/kg KG. MTD 300 mg.
Keine Dosisempfehlung für Kinder unter 3 Monaten.
Dosisreduktion bei Nierenschäden.
150 mg = 15 ml enthalten 3 g Zucker.
SST: Klinisch indizierte Anwendung in der Schwangerschaft möglich; nicht stillen.
NW: ZNS, Magen/Darm, Husten, Blutbild, sehr selten Laktatazidose, Leber, Haut, Rhabdomyolyse, Pankreatitis, Stoffwechsel (Gewichtszunahme, Anstieg der Blutfette und der Blutglukose), Immun-Reaktivierung mit Autoimmunerkrankungen (z.B. M. Basedow).
WW: Ganciclovir i.v., Foscarnet (keine Informationen). Nicht empfohlen: Cladribin. Nicht mit Sorbitol, anderen Polyalkoholen oder Monosaccharidalkoholen einnehmen.
Nicht mit anderen Lamivudin oder Emtricitabin enthaltenden Arzneimitteln einnehmen.
WH: Nicht zur Monotherapie. Bei Pankreatitis Therapie sofort abbrechen. Auf Laktatazidose achten. Erhöhtes lebertoxisches Risiko bei Hepatitis B- oder C-Patienten. In utero exponiert gewesene Kinder auf mitochondriale Funktionsstörungen untersuchen. Auf Immun-Reaktivierungs-Syndrom achten. Virologisches Versagen bei Dreifach-Nukleosidtherapie möglich.
PG: 240 ML RE2 (EKO: Y) [€ 53,45]

Eplerenon Accord 25 mg - Filmtabletten 25A03
(Z.Nr. 1-36533) NR. P. nicht im Handel. C03DA04

Eplerenon Accord 50 mg - Filmtabletten 25A03
(Z.Nr. 1-36534) NR. P. nicht im Handel. C03DA04

Eplerenon Actavis 25 mg - Filmtabletten 25A03

(Z.Nr. 1-36055) NR. P. C03DA04
ZI: Actavis Group PTC, Hafnarfjördur, Island
Z: 1 Filmtablette enthält: Eplerenon 25 mg, Tablettenkern: Lactose monohydrat 35,7 mg, Cellulose, mikrokristalline, Croscarmellose natrium, Hypromellose, Natriumdodecylsulfat, Talkum, Magnesium stearat; Filmüberzug: Hypromellose, Polysorbat 80, Macrogol 400, Titandioxid, Eisenoxid gelb.
EW: Aldosteron-Antagonist.
AG: Zusatz zu Standardtherapie der Herzinsuffizienz nach frischem Myokardinfarkt oder bei Herzinsuffizienz NYHA II mit linksventrikulärer Dysfunktion.
AA: Unzerkaut mit Wasser schlucken.
DO: Initial (3 bis 14 Tage nach Myokardinfarkt) 1mal tgl. 25 mg, Erhaltungsdosis 1mal tgl. 50 mg (= MTD). Dosisreduktion bei Niederschäden. Keine Dosisempfehlungen für Kinder und Jugendliche.
GA: Serumkalium über 5 mmol/l bei Behandlungsbeginn, schwere Nieren-, Leberschäden.
SST: Vorsicht in der Schwangerschaft. Nutzen/Risiko-Abwägung in der Stillzeit.
NW: Hyperkaliämie, ZNS, Magen/Darm, Haut, Niere, Herz (Linksherzinsuffizienz, Vorhofflimmern), Hypotonie, Husten, Infektionen, Muskelkrämpfe, Untersuchungen.
WW: Kontraindiziert: ACE-Hemmer + Angiotensin-Rezeptor-Blocker (Hyperkaliämie). Vorsicht: Kalium, kaliumsparende Diuretika, Lithium, Ciclosporin, Tacrolimus, nichtsteroidale Entzündungshemmer, Trimethoprim, ACE-Hemmer, Angiotensin II-Antagonisten, Alpha-1-Blocker, ZNS-Dämpfer, Glukokortikoide, Digoxin, Warfarin, CYP3A4-Hemmer oder -Induktoren.
WH: Kontrollen: Serumkalium (besonders bei Nieren- oder Leberschäden).
PG: 10 ST IND (EKO: G) [€ 13,45], 30 ST IND (EKO: G) [€ 35,80]

Eplerenon Actavis 50 mg - Filmtabletten 25A03

(Z.Nr. 1-36056) NR. P. C03DA04
ZI: Actavis Group PTC, Hafnarfjördur, Island
Z: 1 Filmtablette enthält: Eplerenon 50 mg, Tablettenkern: Lactose monohydrat 71,4 mg, Cellulose, mikrokristalline, Croscarmellose natrium, Hypromellose, Natriumdodecylsulfat, Talkum, Magnesium stearat; Filmüberzug: Hypromellose, Polysorbat 80, Macrogol 400, Titandioxid, Eisenoxid gelb.
Kurzinformation: siehe Eplerenon Actavis 25 mg - Filmtabletten, → S. 500
PG: 10 ST IND (EKO: G) [€ 13,45], 30 ST IND (EKO: G) [€ 35,80]

Eplerenon Genericon 25 mg - Filmtabletten 25A03

(Z.Nr. 1-31082) NR. P. C03DA04
ZI: Genericon Pharma, Graz
Z: 1 Filmtablette enthält: Eplerenon 25 mg, Tablettenkern: Lactose monohydrat 35,7 mg, Cellulose, mikrokristalline, Croscarmellose natrium, Hypromellose, Natriumdodecylsulfat, Talkum, Magnesium stearat; Filmüberzug: (entspr. Hypromellose) (entspr. Polysorbat 80) (entspr. Macrogol 400) (entspr. Titandioxid) (entspr. Eisenoxid gelb).
Kurzinformation: siehe Eplerenon Actavis 25 mg - Filmtabletten, → S. 500
PG: 20 ST IND (EKO: G) [€ 25,15], 30 ST IND (EKO: G) [€ 35,15]

Eplerenon Genericon 50 mg - Filmtabletten 25A03

(Z.Nr. 1-31083) NR. P. C03DA04
ZI: Genericon Pharma, Graz
Z: 1 Filmtablette enthält: Eplerenon 50 mg, Tablettenkern: Lactose monohydrat 71,47 mg, Cellulose, mikrokristalline, Croscarmellose natrium, Hypromellose, Natriumdodecylsulfat, Talkum, Magnesium stearat; Filmüberzug: (entspr. Hypromellose) (entspr. Polysorbat 80) (entspr. Macrogol 400) (entspr. Titandioxid) (entspr. Eisenoxid gelb).
Kurzinformation: siehe Eplerenon Actavis 25 mg - Filmtablet-

ten, → S. 500
PG: 20 ST IND (EKO: G) [€ 25,15], 30 ST IND (EKO: G) [€ 35,15]

Eplerenon HCS 25 mg - Filmtabletten 25A03
(Z.Nr. 1-38386) NR. P. C03DA04
ZI: HCS, Edegem, Belgien
Z: 1 Filmtablette enthält: Eplerenon 25 mg, Tablettenkern: Lactose monohydrat 34,5 mg, Cellulose, mikrokristalline, Croscarmellose natrium, Hypromellose, Magnesium stearat, Natrium laurylsulfat; Filmüberzug: Hypromellose, Macrogol 400, Titandioxid, Polysorbat 80, Eisenoxid gelb.
EW: Aldosteron-Antagonist.
AG: Zusatz zu Standardtherapie der Herzinsuffizienz nach frischem Myokardinfarkt oder bei Herzinsuffizienz NYHA II mit linksventrikulärer Dysfunktion.
AA: Unzerkaut mit Wasser schlucken.
DO: Initial (3 bis 14 Tage nach Myokardinfarkt) 1mal tgl. 25 mg, Erhaltungsdosis 1mal tgl. 50 mg (= MTD). Dosisreduktion bei Niederschäden. Keine Dosisempfehlungen für Kinder und Jugendliche.
GA: Serumkalium über 5 mmol/l bei Behandlungsbeginn, schwere Nieren-, Leberschäden.
SST: Vorsicht in der Schwangerschaft. Nutzen/Risiko-Abwägung in der Stillzeit.
NW: Hyperkaliämie, ZNS, Magen/Darm, Haut, Niere, Herz (Linksherzinsuffizienz, Vorhofflimmern), Hypotonie, Husten, Infektionen, Muskelkrämpfe, Untersuchungen.
WW: Kontraindiziert: ACE-Hemmer + Angiotensin-Rezeptor-Blocker (Hyperkaliämie), starke CYP3A4-Hemmer (z.B. Clarithromycin, Itraconazol). Vorsicht: Kalium, kaliumsparende Diuretika, Lithium, Ciclosporin, Tacrolimus, nichtsteroidale Entzündungshemmer, Trimethoprim, ACE-Hemmer, Angiotensin II-Antagonisten, Alpha-1-Blocker, ZNS-Dämpfer, Glukokortikoide, Digoxin, Warfarin, CYP3A4-Hemmer oder -Induktoren.
WH: Kontrollen: Serumkalium (besonders bei Nieren- oder Leberschäden).
PG: 10 ST IND (EKO: G) [€ 12,60], 30 ST IND (3) (EKO: G) [€ 33,65]

Eplerenon HCS 50 mg - Filmtabletten 25A03
(Z.Nr. 1-38385) NR. P. C03DA04
ZI: HCS, Edegem, Belgien
Z: 1 Filmtablette enthält: Eplerenon 50 mg, Tablettenkern: Lactose monohydrat 69 mg, Cellulose, mikrokristalline, Croscarmellose natrium, Hypromellose, Magnesium stearat, Natrium laurylsulfat; Filmüberzug: Hypromellose, Macrogol 400, Titandioxid, Polysorbat 80, Eisenoxid gelb.
Kurzinformation: siehe Eplerenon HCS 25 mg - Filmtabletten, → S. 501
PG: 10 ST IND (EKO: G) [€ 12,60], 30 ST IND (3) (EKO: G) [€ 33,65]

Eplerenon ratiopharm GmbH 25 mg - Filmtabletten 25A03
(Z.Nr. 1-31685) NR. P. C03DA04
ZI: Teva, Haarlem, Niederlande
Z: 1 Filmtablette enthält: Eplerenon 25 mg, Tablettenkern: Lactose monohydrat 38 mg (entspr. Lactose, wasserfrei 36 mg), Cellulose, mikrokristalline, Crospovidon Typ A, Natriumdodecylsulfat, Talkum, Magnesium stearat; Filmüberzug: (entspr. Poly(vinylalkohol)) (entspr. Titandioxid) (entspr. Macrogol 3350) (entspr. Talkum) (entspr. Eisenoxid gelb) (entspr. Eisenoxid rot).
Kurzinformation: siehe Eplerenon Actavis 25 mg - Filmtabletten, → S. 500
PG: 10 ST IND (EKO: G) [€ 12,85], 30 ST IND (EKO: G) [€ 35,10]

Eplerenon ratiopharm GmbH 50 mg - Filmtabletten 25A03
(Z.Nr. 1-31686) NR. P. C03DA04
ZI: Teva, Haarlem, Niederlande
Z: 1 Filmtablette enthält: Eplerenon 50 mg, Tablettenkern: Lactose monohydrat 76 mg (entspr. Lactose, wasserfrei 73 mg), Cellulose, mikrokristalline, Crospovidon Typ A, Natriumdodecylsulfat, Talkum, Magnesium stearat; Filmüberzug: (entspr. Poly(vinylalkohol)) (entspr. Titandioxid) (entspr. Macrogol 3350) (entspr. Talkum) (entspr. Eisenoxid gelb) (entspr. Eisenoxid rot).
Kurzinformation: siehe Eplerenon Actavis 25 mg - Filmtabletten, → S. 500
PG: 10 ST IND (EKO: G) [€ 12,85], 30 ST IND (EKO: G) [€ 35,10]

Eplezot 25 mg - Filmtabletten 25A03
(Z.Nr. 1-31911) NR. P. C03DA04
ZI: G.L. Pharma, Lannach
Z: 1 Filmtablette enthält: Eplerenon 25 mg, Tablettenkern: Lactose monohydrat 35,7 mg, Cellulose, mikrokristalline, Croscarmellose Natrium, Typ A Natrium 0,018 mmol (entspr. → 0,41 mg), Hypromellose (Benecel E3), Talkum, Magnesium stearat; Filmüberzug: Opadry gelb: (entspr. Macrogol 6000) (entspr. HPMC 2910/Hypromellose 5cP) (entspr. Titandioxid) (entspr. Talkum) (entspr. Eisenoxid gelb) (entspr. Eisenoxid rot).
Kurzinformation: siehe Eplerenon Actavis 25 mg - Filmtabletten, → S. 500
PG: 10 ST IND (EKO: G) [€ 12,55], 30 ST IND (EKO: G) [€ 33,55]

Eplezot 50 mg - Filmtabletten 25A03
(Z.Nr. 1-31912) NR. P. C03DA04
ZI: G.L. Pharma, Lannach
Z: 1 Filmtablette enthält: Eplerenon 50 mg, Tablettenkern: Lactose monohydrat 71,4 mg, Cellulose, mikrokristalline, Croscarmellose Natrium, Typ A (entspr. Natrium 0,035 mmol) (entspr. → 0,81 mg), Hypromellose (Benecel E3), Talkum, Magnesium stearat; Filmüberzug: Opadry gelb: (entspr. Macrogol 6000) (entspr. HPMC 2910/Hypromellose 5cP) (entspr. Titandioxid) (entspr. Talkum) (entspr. Eisenoxid gelb) (entspr. Eisenoxid rot).
Kurzinformation: siehe Eplerenon Actavis 25 mg - Filmtabletten, → S. 500
PG: 10 ST IND (EKO: G) [€ 12,55], 30 ST IND (EKO: G) [€ 33,55]

Epoetin alfa Hexal 1000 I.E./0,5 ml - Injektionslösung in einer Fertigspritze 20F06
(Z.Nr. EU/1/07/411/*) NR. P. E. nicht im Handel. B03XA01

Epoetin alfa Hexal 2000 I.E./1 ml - Injektionslösung in einer Fertigspritze 20F06
(Z.Nr. EU/1/07/411/*) NR. P. E. nicht im Handel. B03XA01

Epoetin alfa Hexal 3000 I.E./0,3 ml - Injektionslösung in einer Fertigspritze 20F06
(Z.Nr. EU/1/07/411/*) NR. P. E. nicht im Handel. B03XA01

Epoetin alfa Hexal 4000 I.E./0,4 ml - Injektionslösung in einer Fertigspritze 20F06
(Z.Nr. EU/1/07/411/*) NR. P. E. nicht im Handel. B03XA01

Epoetin alfa Hexal 5000 I.E./0,5 ml - Injektionslösung in einer Fertigspritze 20F06
(Z.Nr. EU/1/07/411/*) NR. P. E. nicht im Handel. B03XA01

Epoetin alfa Hexal 6000 I.E./0,6 ml - Injektionslösung in einer Fertigspritze 20F06
(Z.Nr. EU/1/07/411/*) NR. P. E. nicht im Handel. B03XA01

Epoetin alfa Hexal 7000 I.E./0,7 ml - Injektionslösung in einer Fertigspritze 20F06
(Z.Nr. EU/1/07/411/*) NR. P. E. nicht im Handel. B03XA01

Epoetin alfa Hexal 8000 I.E./0,8 ml - Injektionslösung in einer Fertigspritze 20F06
(Z.Nr. EU/1/07/411/*) NR. P. E. nicht im Handel. B03XA01

Epoetin alfa Hexal 9000 I.E./0,9 ml - Injektionslösung in einer Fertigspritze 20F06
(Z.Nr. EU/1/07/411/*) NR. P. E. nicht im Handel. B03XA01

Epoetin alfa Hexal 10.000 I.E./1 ml - Injektionslösung in einer Fertigspritze 20F06
(Z.Nr. EU/1/07/411/*) NR. P. E. nicht im Handel. B03XA01

Epoetin alfa Hexal 20.000 I.E./0,5 ml - Injektionslösung in einer Fertigspritze 20F06
(Z.Nr. EU/1/07/411/*) NR. P. E. nicht im Handel. B03XA01

Epoetin alfa Hexal 30.000 I.E./0,75 ml - Injektionslösung in einer Fertigspritze 20F06
(Z.Nr. EU/1/07/411/*) NR. P. E. nicht im Handel. B03XA01

Epoetin alfa Hexal 40.000 I.E./1 ml - Injektionslösung in einer Fertigspritze 20F06
(Z.Nr. EU/1/07/411/*) NR. P. E. nicht im Handel. B03XA01

E

Eporatio 1.000 I.E/0,5 ml - Injektionslösung in Fertigspritze 20F06
(Z.Nr. EU/1/09/573/*) NR. P. E. B03XA01
ZI: ratiopharm, Ulm, Deutschland
Z: 1 Fertigspritze mit 0,5 ml enthält: Epoetin theta 1000 IE (entspr. → 8,3 µg), Natriumdihydrogenphosphat-2-Wasser, Natriumchlorid, Polysorbat 20, Trometamol, Salzsäure (6M) zur pH-Wert Einstellung, Wasser für Injektionszwecke.
EW: Antianämikum.
AG: Symptomatische Anämie bei erwachsenen Patienten infolge chronischer Niereninsuffizienz oder bei erwachsenen Krebspatienten mit Chemotherapie bei nicht-myeloischen malignen Erkrankungen.
AA: S.c. (bevorzugt) oder i.v. (bei Hämodialyse).
DO: Ziel-Hämoglobin 10-12 g/dl.
Niereninsuffizienz: Korrekturphase 20 I.E./kg KG 3x wöchentlich s.c., nach 4 Wochen ev. 40 I.E./kg KG 3x wöchentlich s.c.; monatliche Dosisanpassung bis zum Ziel-Hämoglobin.
Oder: 40 I.E./kg KG 3x wöchentlich i.v., nach 4 Wochen ev. 80 I.E./kg KG 3x wöchentlich i.v.; monatliche Dosisanpassung bis zum Ziel-Hämoglobin.
Erhaltungsphase: 1 oder 3 Injektionen wöchentlich s.c. bzw. 3 (später ev. 2) Injektionen wöchentlich i.v. Max. 700 I.E./kg KG und Woche.
Krebspatienten: Initial 20.000 I.E. 1mal wöchentlich s.c.; nach 4 Wochen ev. Steigerung auf 40.000 I.E. und nach weiteren 4 Wochen ev. Steigerung auf 60.000 I.E. (= max. wöchentliche Dosis). Dosisreduktion bei Hämoglobin >12 g/dl.
Keine Erfahrungen bei Kindern und Jugendlichen.
GA: Unkontrollierte Hypertonie.
SST: In der Schwangerschaft Anwendung vermeiden. Nutzen/Risiko-Abwägung in der Stillzeit.
NW: Hypertonie, grippeartige Symptome, Kopfschmerz, Shuntthrombosen, Haut (auch schwere Reaktionen), Erythroblastopenie (PRCA) durch neutralisierende Antikörper, paradoxe Hämoglobin-Abnahme.
WH: Eisen-, Folsäure- und Vitamin B12-Mangel korrigieren. Auf Erythroblastopenie, Hypertonie achten. Kontrollen: Hämoglobin, Blutbild, Thrombozyten. Mögliche Anregung des Tumorwachstums beachten. Nicht zur Behandlung einer Hepatitis C-assoziierten Anämie.
PG: 6 ST RE1 (EKO: Y) [€ 66,20]

Eporatio 2.000 I.E/0,5 ml - Injektionslösung in Fertigspritze 20F06
(Z.Nr. EU/1/09/573/*) NR. P. E. B03XA01
ZI: ratiopharm, Ulm, Deutschland
Z: 1 Fertigspritze mit 0,5 ml enthält: Epoetin theta 2000 IE (entspr. → 16,7 µg), Natriumdihydrogenphosphat-2-Wasser, Natriumchlorid, Polysorbat 20, Trometamol, Salzsäure (6M) zur pH-Wert Einstellung, Wasser für Injektionszwecke.
Kurzinformation: siehe Eporatio 1.000 I.E/0,5 ml - Injektionslösung in Fertigspritze, → S. 502
PG: 6 ST RE1 (EKO: Y) [€ 125,25]

Eporatio 3.000 I.E/0,5 ml - Injektionslösung in Fertigspritze 20F06
(Z.Nr. EU/1/09/573/*) NR. P. E. B03XA01
ZI: ratiopharm, Ulm, Deutschland
Z: 1 Fertigspritze mit 0,5 ml enthält: Epoetin theta 3000 IE (entspr. → 25 µg), Natriumdihydrogenphosphat-2-Wasser, Natriumchlorid, Polysorbat 20, Trometamol, Salzsäure (6M) zur pH-Wert Einstellung, Wasser für Injektionszwecke.
Kurzinformation: siehe Eporatio 1.000 I.E/0,5 ml - Injektionslösung in Fertigspritze, → S. 502
PG: 6 ST RE1 (EKO: Y) [€ 177,85]

Eporatio 4.000 I.E/0,5 ml - Injektionslösung in Fertigspritze 20F06
(Z.Nr. EU/1/09/573/*) NR. P. E. B03XA01
ZI: ratiopharm, Ulm, Deutschland
Z: 1 Fertigspritze mit 0,5 ml enthält: Epoetin theta 4000 IE (entspr. → 33,3 µg), Natriumdihydrogenphosphat-2-Wasser, Natriumchlorid, Polysorbat 20, Trometamol, Salzsäure (6M) zur pH-Wert Einstellung, Wasser für Injektionszwecke.
Kurzinformation: siehe Eporatio 1.000 I.E/0,5 ml - Injektionslösung in Fertigspritze, → S. 502
PG: 6 ST RE1 (EKO: Y) [€ 223,40]

Eporatio 5.000 I.E/0,5 ml - Injektionslösung in Fertigspritze 20F06
(Z.Nr. EU/1/09/573/*) NR. P. E. B03XA01
ZI: ratiopharm, Ulm, Deutschland
Z: 1 Fertigspritze mit 0,5 ml enthält: Epoetin theta 5000 IE (entspr. → 41,7 µg), Natriumdihydrogenphosphat-2-Wasser, Natriumchlorid, Polysorbat 20, Trometamol, Salzsäure (6M) zur pH-Wert Einstellung, Wasser für Injektionszwecke.
Kurzinformation: siehe Eporatio 1.000 I.E/0,5 ml - Injektionslösung in Fertigspritze, → S. 502
PG: 6 ST RE1 (EKO: Y) [€ 279,20]

Eporatio 10.000 I.E/1 ml - Injektionslösung in Fertigspritze 20F06
(Z.Nr. EU/1/09/573/*) NR. P. E. B03XA01
ZI: ratiopharm, Ulm, Deutschland
Z: 1 Fertigspritze mit 1 ml enthält: Epoetin theta 10000 IE (entspr. → 83,3 µg), Natriumdihydrogenphosphat-2-Wasser, Natriumchlorid, Polysorbat 20, Trometamol, Salzsäure (6M) zur pH-Wert Einstellung, Wasser für Injektionszwecke.
Kurzinformation: siehe Eporatio 1.000 I.E/0,5 ml - Injektionslösung in Fertigspritze, → S. 502
PG: 4 ST IND (EKO: G) [€ 314,90]

Eporatio 10.000 I.E/1 ml - Injektionslösung in Fertigspritze 20F06
(Z.Nr. EU/1/09/573/*) NR. P. E. B03XA01
Parallelimport.
V: Abacus Medicine, Copenhagen, Dänemark
Z: 1 Fertigspritze mit 1 ml enthält: Epoetin theta 10000 IE (entspr. → 83,3 µg), Natriumdihydrogenphosphat-2-Wasser, Natriumchlorid, Polysorbat 20, Trometamol, Salzsäure (6M) zur pH-Wert Einstellung, Wasser für Injektionszwecke.
PG: 4 ST IND (EKO: G) [€ 308,60]

Eporatio 20.000 I.E/1 ml - Injektionslösung in Fertigspritze 20F06
(Z.Nr. EU/1/09/573/*) NR. P. E. B03XA01
ZI: ratiopharm, Ulm, Deutschland
Z: 1 Fertigspritze mit 1 ml enthält: Epoetin theta 20000 IE (entspr. → 166,7 µg), Natriumdihydrogenphosphat-2-Wasser, Natriumchlorid, Polysorbat 20, Trometamol, Salzsäure (6M) zur pH-Wert Einstellung, Wasser für Injektionszwecke.
Kurzinformation: siehe Eporatio 1.000 I.E/0,5 ml - Injektionslösung in Fertigspritze, → S. 502
PG: 4 ST IND (EKO: G) [€ 593,50]

Eporatio 30.000 I.E/1 ml - Injektionslösung in Fertigspritze 20F06
(Z.Nr. EU/1/09/573/*) NR. P. E. B03XA01
ZI: ratiopharm, Ulm, Deutschland
Z: 1 Fertigspritze mit 1 ml enthält: Epoetin theta 30000 IE (entspr. → 250 µg), Natriumdihydrogenphosphat-2-Wasser, Natriumchlorid, Polysorbat 20, Trometamol, Salzsäure (6M) zur pH-Wert Einstellung, Wasser für Injektionszwecke.
Kurzinformation: siehe Eporatio 1.000 I.E/0,5 ml - Injektionslösung in Fertigspritze, → S. 502
PG: 4 ST IND (EKO: G) [€ 890,25]

Eporatio 30.000 I.E/1 ml - Injektionslösung in Fertigspritze 20F06
(Z.Nr. EU/1/09/573/*) NR. P. E. B03XA01
Parallelimport.
V: Haemato Pharm, Schönefeld, Deutschland
Z: 1 Fertigspritze mit 1 ml enthält: Epoetin theta 30000 IE (entspr. → 250 µg), Natriumdihydrogenphosphat-2-Wasser, Natriumchlorid, Polysorbat 20, Trometamol, Salzsäure (6M) zur pH-Wert Einstellung, Wasser für Injektionszwecke.
PG: 4 ST IND (EKO: G) [€ 873,15]

Eprecis 20 mg/ml - Injektionslösung für Rinder 803A, 804A, 804B, 804C
(Z.Nr. 8-36330) NR. P. VNW. QP54AA04
ZI: Ceva Sante Animale, Libourne, Frankreich
Z: 1 ml Injektionslösung enthält: Eprinomectin 20 mg, Butylhydroxytoluol 0,8 mg, Dimethylsulfoxid, Glycerinformal, stabilisiert.
EW: Endektozid (Makrozyklisches Lakton, Avermectin).
AG: Befall von Rindern mit Endo- und Ektoparasiten: Magen- und Darmrundwürmer, Lungenwürmer, Läuse, kleine Weidestechfliege, Dasselfliegen, Räudemilben. Prävention von Neuinfektionen.
AA: S.c.
DO: Einmalig 0,2 mg Eprinomectin/kg KG (= 1 ml/100 kg KG).
GA: Andere Tierarten.
SST: Anwendung möglich.

NW: Lokale Schwellung.
WH: Nicht zu häufig und nicht unterdosiert anwenden (Gefahr der Resistenzentwicklung). Haut- und Augenkontakt vermeiden (schwere Augenreizungen!). Sehr toxisch für Fische und Wasserorganismen, behandelte Rinder daher 2-5 Wochen von Gewässern fernhalten.
VNW: Essbares Gewebe: 63 Tage, Milch: Keine.
PG: 100 ML VNW [€ 205,20], 250 ML VNW [€ 454,90]

Eprinex Multi 5 mg/ml - Lösung zum Übergießen für Rinder, Schafe und Ziegen 803A, 804A, 804B, 804C
(Z.Nr. 8-38537) NR. P. VNW. QP54AA04
ZI: Merial, Lyon, Frankreich
Z: 1 ml Lösung enthält: Eprinomectin 5 mg, Butylhydroxytoluol 0,1 mg, Propylenglycol dicaprylocaprat, alpha-Tocopherol max. 0,06 mg.
EW: Endektozid.
AG: Parasiten (Magen- und Darmrundwürmer, Lungenwürmer, Dasselfliegen, Räudemilben, Läuse, Fliegen) bei Rindern, Schafen und Ziegen.
AA: Zum Übergießen. Einmalig auf die Haut an der Rückenlinie auftragen.
DO: Rinder: 1 ml/10 kg KG.
Schafe, Ziegen: 2 ml/ 10 kg KG.
SST: Anwendung bei Milchkühen möglich. Nutzen/Risiko-Abwägung bei Schafen und Ziegen (keine Untersuchungen).
WH: Nur äußerlich und nicht bei anderen Tierarten anwenden. Wirkstoff ist sehr giftig für Dungfauna und Wasserorganismen.
VNW: Essbare Gewebe: Rinder 15 Tage, Schafe 2 Tage, Ziegen 1 Tag. Milch: 0 Tage.
PG: 250 ML VNW [€ 66,90], 1000 ML VNW [€ 194,20], 2500 ML VNW [€ 349,15]

Eprinex Pour-on, 5 mg/ml - Lösung zum Übergießen für Rinder 803A, 804A, 804B, 804C
(Z.Nr. 8-00426) NR. P. VNW. nicht im Handel. QP54AA04

Eprizero 5 mg/ml - Lösung zum Übergießen für Rinder 803A, 804A, 804B, 804C
(Z.Nr. 8-01161) NR. P. VNW. QP54AA04
ZI: Norbrook Laboratories (Ireland), Monaghan, Irland
Z: 1 ml Lösung enthält: Eprinomectin 5 mg, Butylhydroxytoluol 0,1 mg, Cetearyl ethylhexanoat, Isopropyl myristat, Propylenglycol dicaprylocaprat, Denatonium benzoat, Isopropylalkohol.
EW: Anthelminthikum (makrozyklisches Lakton), endektozid.
AG: Behandlung und Vorbeugung von Parasitenbefall bei Mastrindern und Milchkühen:
Magen/Darm-Rundwürmer, Lungenwürmer, Dassellarven, Räudemilben, Läuse und Haarlinge, Weidestechfliegen.
AA: Nur topisch: Entlang einer Linie vom Widerrist bis zum Schwanzansatz auftragen.
DO: 0,5 mg/kg KG (= 1 ml/10 kg KG). Alle Tiere einer Gruppe zur gleichen Zeit behandeln.
SST: Anwendung möglich.
NW: Sehr selten lokale Reaktionen (Haarausfall).
WW: Starke Plasmaproteinbindung von Eprinomectin berücksichtigen.
WH: Auf Resistenzen achten. Nur auf intakter Haut anwenden. Nicht auf mit Schlamm oder Dung verschmutzte Bereiche auftragen. Niemals bei anderen Tierarten anwenden.
VNW: Essbare Gewebe 10 Tage, Milch 0 Stunden.
PG: 250 ML VNW [€ 59,90], 1000 ML VNW [€ 189,90]

Eptifibatid Accord 0,75 mg/ml - Infusionslösung 20B
(Z.Nr. EU/1/15/1065/*) NR. P. E. nicht im Handel. B01AC16

Eptifibatid Accord 2 mg/ml - Injektionslösung 20B
(Z.Nr. EU/1/15/1065/*) NR. P. E. nicht im Handel. B01AC16

Equest orales Gel 18,92 mg/g - Gel zum Eingeben für Pferde und Ponys 803A
(Z.Nr. 8-00375) NR. P. VNW. QP54AB02
ZI: Zoetis Österreich, Wien
Z: 1 g Gel enthält: Moxidectin 18,92 mg, Benzylalkohol 37,84 mg, Natrium edetat 0,24 mg, Poloxamer 407, Polysorbat 80, Propylenglycol, Natriummonohydrogenphosphat Dodecahydrat, Natriumdihydrogenphosphat-dihydrat, Simeticon, Wasser für Injektionszwecke.
EW: Endektozid.
AG: Würmer (Strongyloiden, Spulwürmer und andere).
AA: Oral unter Verwendung der kalibrierten Applikationsspritze. 1 Applikationsspritze reicht für ein 700 kg schweres Pferd.
DO: Einmalig 400 µg/kg KG.
GA: Fohlen unter 4 Monaten.
SST: Anwendung möglich.
NW: Bei jungen Tieren Ataxie, Abgeschlagenheit, vorübergehende Schlaffheit der Unterlippe und Maulschwellung.
WH: Nicht bei anderen Tierarten anwenden. Exposition der Umwelt gegenüber Moxidectin möglichst beschränken.
VNW: Essbares Gewebe: 32 Tage. Nicht für Stuten, deren Milch für menschlichen Verzehr vorgesehen ist.
PG: 1 ST VNW [€ 36,90]

Equest Pramox 19,5 mg/g + 121,7 mg/g - Gel zum Eingeben für Pferde 803CB
(Z.Nr. 8-00675) NR. P. VNW. QP54AB52
ZI: Zoetis Österreich, Wien
Z: 1 g Gel enthält: Moxidectin 19,5 mg, Praziquantel 121,7 mg, Benzylalkohol 220 mg, Butylhydroxytoluol 0,8 mg, Polysorbat 80, Ethylcellulose, Siliciumdioxid, hochdisperses, Ethanol, Propylenglycoloctanoatdecanoat.
EW: Parasitizide Kombination.
AG: Mischinfektionen durch Zestoden, Nematoden oder Arthropoden.
AA: Oral unter Verwendung der kalibrierten Applikationsspritze. 1 Applikationsspritze reicht für ein 700 kg schweres Pferd.
DO: Einmalig 400 µg Moxidertin + 2,5 mg Praziquantel pro kg KG.
GA: Fohlen unter 6,5 Monaten.
SST: Anwendung möglich.
NW: Bei jungen Tieren vorübergehende Schlaffheit der Unterlippe, Ataxie, Schwellung des Mauls.
WW: GABA-Agonisten verstärkt.
WH: Auswirkungen auf die Umwelt beachten. Pferde 3 Tage nach der Behandlung nicht auf die Weide stellen. Direkten Haut- und Augenkontakt vermeiden.
VNW: Essbare Gewebe: 64 Tage.
Nicht bei Stuten anwenden, deren Milch für den menschlichen Verzehr vorgesehen ist.
PG: 1 ST VNW [€ 47,80]

Equibactin 250 mg/g + 50 mg/g - Pulver zum Eingeben für Pferde 812B
(Z.Nr. 8-38865) NR. P. VNW. nicht im Handel. QJ01EW10

Equibactin vet. (333 mg/g+67 mg/g) - Paste zum Eingeben für Pferde 812B
(Z.Nr. 8-00743) RP. P. VNW. QJ01EW10
ZI: Le Vet, Oudewater, Niederlande
Z: 1 g Paste enthält: Trimethoprim 66,7 mg, Sulfadiazin 333,3 mg, Chlorocresol 2 mg, Anisöl, Xanthan gummi, Polysorbat 20, Wasser für Injektionszwecke.
EW: Antibakteriell.
AG: Infektionen durch empfindliche Erreger beim Pferd: Atemwege, Magen/Darm, Urogenitale.
AA: Zum Eingeben mit Injektor.
DO: TD 5 mg Trimethoprim + 25 mg Sulfadiazin/kg KG über max. 5 Tage.
GA: Schwere Leber-, Nieren-, Blutschäden, Sulfonamidresistenz, Abszesse ohne Drainage.
SST: Nutzen/Risiko-Abwägung.
NW: Appetitverlust, Durchfälle, Hämaturie, Kristallurie.
WW: Detomidin (tödliche kardiale Arrhythmien).
WH: Ausreichend Zugang zu Trinkwasser gewährleisten. Injektor nicht bei mehreren Pferden verwenden.
VNW: Essbare Gewebe 14 Tage.
Nicht für Stuten, deren Milch für menschlichen Verzehr vorgesehen ist.
PG: 45 G VNW [€ 16,05]

▼ *Equidacent 25 mg/ml - Konzentrat zur Herstellung einer Infusionslösung* 55J02
(Z.Nr. EU/1/20/1472/*) NR. P. E. nicht im Handel. L01XC07

Equidor 10 mg/ml - Injektionslösung für Pferde 802AB, 811AZ
(Z.Nr. 8-00731) RP. P. VNW. QN05CM90
ZI: Vetcare, Salo, Finnland
Z: 1 ml enthält: Detomidin hydrochlorid 10 mg (entspr. Detomidin 8,36 mg), Methyl-4-hydroxybenzoat 1 mg, Natriumchlorid,

Natriumhydroxid zur pH-Wert-Einstellung, Wasser für Injektionszwecke.
EW: Sedativum und Analgetikum.
AG: Sedierung und leichte Analgesie bei Pferden, Narkoseprämedikation.
AA: Langsam i.v.
DO: Leichte Sedierung: 10-20 µg/kg KG.
Mittlere Sedierung: 20-40 µg/kg KG.
Verlängerte Sedierung und Analgesie: 40-80 µg/kg KG.
Vertiefung der Sedierung in Kombination: 10-30 µg/kg KG.
GA: Herzanomalien, respiratorische Erkrankungen, Leber-, Nierenschäden, dehydrierte Tiere.
SST: In den letzten 3 Monaten der Trächtigkeit nicht anwenden, sonst Nutzen/ Risiko-Abwägung.
NW: Kreislauf, Atemdepression, Blutzuckeranstieg, paradoxe Reaktionen, Ataxie, Herzarrhythmien, Gebärmutterkontraktionen.
WW: Sympathomimetische Amine (außer bei Narkosenotfällen), Sulfonamide (Herz- arrhythmien), andere Sedativa und Anästhetika (Vorsicht), Butorphanol (bei trächtigen Stuten nicht in Kombination anwenden, nicht bei Tieren mit Leber- oder Herzschäden anwenden).
WH: Vorsicht bei Tieren mit Schocksymptomen; 12 Std. vor der Anästhesie kein Futter geben. Bei schwangeren Frauen Selbstinjektion vermeiden (uterine Kontraktionen und Blutdruckabfall beim Fötus möglich).
VNW: Essbare Gewebe 2 Tage, Milch 12 Stunden.
PG: 10 ML VNW [€ 128,15]

Equilis Prequenza - Injektionssuspension für Pferde — 823AA

(Z.Nr. EU/2/05/056/*) NR. P. E. — QI05AA01
ZI: Intervet International, Boxmeer, Niederlande
Z: 1 Dosis zu 1 ml enthält: Influenza Virus (Pferd) Stamm A/ equine-2/South Africa/4/03 50 Antigen-E, Influenza Virus (Pferd) Stamm A/equi 2/Newmarket/2/93 50 Antigen-E, Saponine 375 µg, Cholesterin 125 µg, Phosphatidylcholin 62,5 µg, Phosphatpuffer.
EW: Impfstoff.
AG: Aktive Immunisierung gegen Pferdeinfluenza.
AA: I.m.
DO: 1 Dosis = 1 ml.
Grundimmunisierung: 1. Injektion ab 6 Monaten, 2. Injektion 4 Wochen später.
Wiederholungsimpfungen 5 Monate nach der Grundimmunisierung und 12 Monate nach der 1. Wiederholungsimpfung.
SST: Anwendung möglich.
NW: Lokale Schwellung und Schmerzen, Fieber, Steifheit.
WH: Nur gesunde Tiere impfen.
PG: DFL 10 ST VN [€ 205,20], **FSPR** 5 ST VN [€ 118,50]

Equilis Prequenza Te - Injektionssuspension für Pferde — 823AA

(Z.Nr. EU/2/05/057/*) NR. P. E. — QI05AA01
ZI: Intervet International, Boxmeer, Niederlande
Z: 1 Dosis zu 1 ml enthält: Influenza Virus (Pferd) Stamm A/ equine-2/South Africa/4/03 50 Antigen-E, Influenza Virus (Pferd) Stamm A/equi 2/Newmarket/2/93 50 Antigen-E, Tetanus-Toxoid 40 Lf, Adjuvanzien: Saponin, gereinigt 375 µg, Cholesterin 125 µg, Phosphatidylcholin 62,5 µg, Phosphatpuffer, Spuren von: Thiomersal, Formaldehyd.
EW: Impfstoff.
AG: Aktive Immunisierung von Pferden gegen Pferdeinfluenza und Tetanus.
AA: I.m.
DO: 1 Impfdosis = 1 ml.
Grundimmunisierung: 1. Injektion ab 6 Monaten, 2. Injektion 4 Wochen später.
Wiederholungsimpfungen gegen Influenza 5 Monate nach der Grundimmuni- sierung und 12 Monate nach der 1. Wiederholungsimpfung.
Wiederholungsimpfungen gegen Tetanus max. 17 Monate nach der Grund- immunisierung und dann max. alle 2 Jahre.
Gleichzeitige aktive und passive Immunisierung gegen Tetanus (Not- impfung) möglich.
SST: Anwendung möglich.
NW: Lokale Schwellung, Schmerzen, Fieber, Steifheit.
WH: Nur gesunde Tiere impfen.
PG: DFL 10 ST VN [€ 215,90], **FSPR** 5 ST VN [€ 137,45]

Equilis StrepE - Lyophilisat und Lösungsmittel zur Herstellung einer Injektionssuspension für Pferde — 823AA
(Z.Nr. EU/2/04/043/*) NR. P. E. nicht im Handel. — QI05AE

Equilis Te - Injektionssuspension für Pferde — 823AA

(Z.Nr. EU/2/05/055/*) NR. P. E. — QI05AB03
ZI: Intervet International, Boxmeer, Niederlande
Z: 1 Dosis zu 1 ml enthält: Tetanus-Toxoid 40 Lf, Adjuvanzien: Saponin, gereinigt 375 µg, Cholesterin 125 µg, Phosphatidylcholin 62,5 µg; Lactose, Phosphatpuffer, Chloridpuffer, Spuren von: Formaldehyd.
EW: Impfstoff.
AG: Aktive Immunisierung von Pferden gegen Tetanus.
AA: I.m.
DO: 1 Impfdosis = 1 ml.
Grundimmunisierung: 1. Injektion ab 6 Monaten, 2. Injektion 4 Wochen später, Wiederholungsimpfungen max. 17 Monate nach der Grundimmunisierung und dann max. alle 2 Jahre.
Gleichzeitige Gabe mit Tetanusserum (Notimpfung) möglich.
SST: Anwendung möglich.
NW: Lokale Schwellung, Schmerzen, Fieber, Steifheit.
WH: Nur gesunde Tiere impfen.
PG: 10 ST VN [€ 78,10]

Equilis Tetanus-Serum - Injektionslösung für Tiere — 823A

(Z.Nr. 8-20170) NR. P. E. — QI05AM01
ZI: Intervet, Wien
Z: 1 ml enthält: Tetanus-Antitoxin 1000 IE (entspr. Protein vom Pferd max. 170 mg), Phenol max. 5 mg.
EW: Gereinigtes Antiserum vom Pferd.
AG: Schutz- und Heilbehandlung von Pferden, Rindern, Schafen, Schweinen und Hunden gegen Tetanus.
AA: I.v., ev. s.c. oder i.m. oder in den Arachnoidalraum.
DO: Pferd, Rind 50 ml; Schaf 20 ml; Fohlen, Kalb 30 ml; Schwein 20-30 ml; Hund: 10-20 ml.
Möglichst frühzeitig geben, ev. an den beiden folgenden Tagen wieder- holen.
Beim Pferd ev. 10 ml pro 100 kg KG subarachnoidal unter Vollnarkose, zusätzlich ca. 0,3 ml s.c.
GA: Katzen (Phenolunverträglichkeit).
SST: Anwendung möglich.
NW: Überempfindlichkeit.
PG: 1 ST VN [€ 192,95]

Equilis West Nile - Injektionssuspension für Pferde — 823AA

(Z.Nr. EU/2/13/151/*) NR. P. E. — QI05AA10
ZI: Intervet International, Boxmeer, Niederlande
Z: 1 Dosis zu 1 ml enthält: Flavivirus Stamm YF-WN, inaktiviert, chimär >= 492 Antigen-E, Adjuvanzien: Iscom-Matrix aus: Saponin, gereinigt 250 µg, Cholesterin 83 µg, Phosphatidylcholin 42 µg; Natriumchlorid, Kaliumchlorid, Dinatriumhydrogenphosphat dihydrat, Kaliumdihydrogenphosphat, Wasser für Injektionszwecke.
EW: Inaktivierter viraler Impfstoff.
AG: Aktive Immunisierung von Pferden gegen West Nile Virus (WNV).
AA: I.m.
DO: Grundimmunisierung: 1 Dosis ab 6 Monaten, zweite Injektion 3-5 Wochen später.
Jährliche Auffrischungsimpfung empfohlen.
SST: Anwendung möglich.
NW: Lokale Schwellung, Temperaturanstieg.
WH: Nur gesunde Pferde impfen.
PG: 5 ST VN [€ 264,55]

Equimax - Gel zum Eingeben für Pferde — 803CB

(Z.Nr. 8-00519) NR. P. VNW. — QP54AA51
ZI: Virbac, Carros, Frankreich
Z: 1 g Gel enthalten: Ivermectin 18,7 mg, Praziquantel 140,3 mg, Rizinusöl, hydriertes, Hyprolose, Titandioxid 20 mg, Propylenglycol 731 mg.
EW: Anthelminthikum.
AG: Mischinfektionen mit Zestoden und Nematoden oder Arthropoden beim Pferd.
AA: Oral mit Applikator.
DO: Einmalig 1,07 g Equimax pro 100 kg KG.
GA: Fohlen unter 2 Wochen.
SST: Anwendung möglich (auch bei Zuchthengsten).
NW: Reaktionen durch abgetötete Parasiten.
WH: Nicht bei anderen Tierarten anwenden.
VNW: Essbare Gewebe 35 Tage. Nicht für Stuten, deren Milch für den mensch- lichen Verzehr vorgesehen ist.
PG: 1 ST VNW [€ 41,70], 48 ST VNW [€ 1.407,45]

Equimax Tabs, 150 mg/20 mg - Kautabletten für Pferde — 803CB
(Z.Nr. 8-00752) NR. P. VNW. nicht im Handel. — QP54AA51

🐾 Equimucin 2 g - Pulver zum Eingeben für Pferde 807AZ

(Z.Nr. 8-00620) RP. P. QR05CB01
ZI: CP-Pharma, Burgdorf, Deutschland
Z: 1 Beutel zu 6 g Pulver enthält: Acetylcystein 2000 mg, Sucrose, Vanillin.
EW: Mukolytisch.
AG: Chronisch-obstruktive Atemwegerkrankungen beim Pferd mit abnormer Sekret- bildung und Mukostase.
AA: Zum Eingeben über das Futter.
DO: 2mal tgl. 10 mg Acetylcystein/kg KG über 20 Tage.
SST: Nutzen/Risiko-Abwägung.
NW: Überempfindlichkeit.
WW: Penicilline, Cephalosporine, Tetrazykline (ausgenommen Doxycyclin): 2 Std. Abstand. Antitussiva (nicht gleichzeitig anwenden, Sekretstau möglich).
WH: Bei Verdacht auf Ulcus ventriculi nicht anwenden. Vorsicht bei Leber- schäden.
PG: 100 ST VN [€ 159,75]

🐾 Equinor 370 mg/g - Paste zum Eingeben für Pferde 825Z

(Z.Nr. 8-35057) RP. P. VNW. QA02BC01
ZI: Norbrook Laboratories (Ireland), Monaghan, Irland
Z: 1 g Paste enthält: Omeprazol 370 mg, Eisenoxid gelb 2 mg, Aminoethanol, Zimtblätteröl, Paraffin, dünnflüssiges.
EW: Protonenpumpenhemmer.
AG: Magengeschwüre (Behandlung und Rezidivprophylaxe).
AA: Zum Eingeben.
DO: Behandlung: 1mal tgl. 4 mg/kg KG über 28 Tage, dann 1mal tgl. 1 mg/kg KG über 28 Tage. Bei erneutem Auftreten von Magengeschwüren Wiederholungsbehandlung mit 1mal tgl. 4 mg/kg KG. Vorbeugung: 1mal tgl. 1 mg/kg KG.
SST: Nicht empfohlen.
NW: Überempfindlichkeit.
WW: Ausscheidung von Warfarin verzögert.
WH: Für Tiere unter 4 Wochen oder unter 70 kg KG nicht empfohlen.
VNW: Essbare Gewebe 1 Tag. Nicht für Stuten, deren Milch für menschlichen Verzehr vorgesehen ist.
PG: 7,57 G VNW [€ 40,60]

🐾 *Equioxx 20 mg/ml - Injektionslösung für Pferde* 806A
(Z.Nr. EU/2/08/083/*) NR. P. VNW. nicht im Handel. QM01AH90

🐾 *Equioxx 57 mg - Kautabletten für Pferde* 806A
(Z.Nr. EU/2/08/083/*) RP. P. VNW. nicht im Handel. QM01AH90

🐾 *Equioxx 8,2 mg/g - Paste zum Eingeben bei Pferden* 806A
(Z.Nr. EU/2/08/083/*) RP. P. VNW. nicht im Handel. QM01AH90

🐾 Equip EHV 1,4 - Injektionssuspension für Pferde 823BA

(Z.Nr. 8-20174) NR. P. E. QI05AA05
ZI: Zoetis Österreich, Wien
Z: 1 Dosis zu 1,5 ml enthält: Herpesvirus equines Typ 1, Stamm 438/77, inaktiviert >= 1 RP, Herpesvirus equines Typ 4, Stamm 405/76, inaktiviert >= 1 RP, Adjuvans: Carbopol 934 max. 6 mg; Dinatriumhydrogenphosphat-2-Wasser, Natriumdihydrogenphosphat-2-Wasser, Phosphatpuffer, Wasser für Injektionszwecke.
EW: Impfstoff.
AG: Aktive Immunisierung gesunder Pferde gegen Atemwegserkrankungen, hervorgerufen durch EHV-1-und EHV-4-Virus. Zur Verminderung der Abortus- gefahr durch EHV-Infektionen bei gesunden Stuten.
AA: I.m.
DO: 1 Impfdosis = 1,5 ml.
Grundimmunisierung 2 Impfungen (Erstimpfung im Alter von 5-6 Monaten, zweite Impfung 4-6 Wochen später).
Wiederholungsimpfung alle 6 Monate. Mindestalter 3 Monate. Zur Verhütung eines Abortes trächtige Stuten im 5., 7. und 9. Monat mit je 1 Dosis impfen.
GA: Kranke Tiere, starker Parasitenbefall.
SST: Anwendung möglich.
NW: Lokale und/oder systemische Reaktionen (Allergien).
WH: Alle Tiere eines Bestandes impfen.
PG: 10 ST VN [€ 307,55]

🐾 EquipWNV - Emulsion zur Injektion für Pferde 823AA

(Z.Nr. EU/2/08/086/*) NR. P. E. QI05AA10
ZI: Zoetis Belgium, Louvain-la-Neuve, Belgien
Z: 1 Dosis zu 1 ml enthält: West Nile Virus, Stamm VM-2, inaktiviert 1-2,2 RP, Adjuvans: SP Öl 4-5,5 %; Minimal essenzielles Medium (MEM), Phosphat gepufferte Kochsalzlösung.
EW: Inaktivierter viraler Impfstoff.
AG: Aktive Immunisierung von Pferden ab 6 Monaten gegen West Nile- Erkrankung (WNV, Stammlinien 1 und 2).
AA: I.m.
DO: Grundimmunisierung: Je 1 Dosis (1 ml) ab 6 Monaten und 3-5 Wochen danach; ev. jährliche Wiederholungsimpfung.
SST: Anwendung möglich.
NW: Lokale Reaktionen, Temperaturanstieg, Schmerzen.
WH: Nur gesunde Tiere impfen.
PG: 2 ST VN [€ 142,80]

🐾 Equipalazone 1 g - Pulver zum Eingeben für Pferde und Ponys 802AD

(Z.Nr. 8-37747) NR. P. QM01AA01
ZI: Dechra Regulatory, Bladel, Niederlande
Z: 1 Beutel enthält: Phenylbutazon 1 g, Akazie, Gelatine, Siliciumdioxid, Sucralose, Apfel-Aroma.
EW: Nichtsteroidales Antiphlogistikum.
AG: Erkrankungen des Bewegungsapparates bei Pferden und Ponys (z.B. Lahmheit bei Osteoarthrose, Hufrehe, Bursitis, Carpitis, postoperativ).
AA: Zum Eingeben nach Vermischen mit Kraftfutter.
DO: Pferd (450 kg KG): 2mal tgl. 2 Beutel am 1. Tag, dann 2mal tgl. 1 Beutel über 4 Tage, dann 1 Beutel tgl. oder jeden 2. Tag. Ponys (225 kg KG): 1 Beutel jeden 2. Tag.
GA: Herz-, Leber-, Nieren-, Blutbildschäden, Ulzera oder Blutungen im Magen/Darm-Trakt.
SST: Vor allem im ersten Drittel der Trächtigkeit nicht anwenden.
NW: Magen/Darm, Niere.
WW: Nephrotoxische Arzneimittel vermeiden. Kortikosteroide können Magen/Darm-Ulzera verschlimmern.
WH: Wirkung hält bei Lahmheit noch mindestens 3 Tage an. Bei dehydrierten, hypovolämischen oder hypotonen Tieren nicht anwenden. Bei Infektionen antibiotische Begleittherapie geben.
VNW: Nicht für Pferde, die zum Verzehr durch den Menschen bestimmt sind.
PG: 100 ST VN [€ 153,80]

🐾 *Equiparin 5.000 I.E./100 g - Gel für Pferde* 806AZ
(Z.Nr. 8-00836) RP. P. nicht im Handel. QM02AC99

🐾 *Equiparin 50.000 I.E./100 g - Gel für Pferde* 806AZ
(Z.Nr. 8-00837) RP. P. nicht im Handel. QM02AC99

🐾 Equipred 50 mg - Tabletten für Pferde 807AZ

(Z.Nr. 8-39255) NR. P. QH02AB06
ZI: CP-Pharma, Burgdorf, Deutschland
Z: 1 Tablette enthält: Prednisolon 50 mg, Lactose monohydrat, Cellulose, Siliciumdioxid, hochdisperses, Croscarmellose natrium, Natriumstärkeglykolat, Magnesium stearat.
EW: Glukokortikoid.
AG: Linderung entzündungsbedingter klinischer Symptome bei Pferden mit rezidivierender Atemwegsobstruktion (RAO - schweres Asthma).
AA: In einer kleinen Futtermenge eingeben.
DO: 1mal tgl. 2 Tabletten pro 100 kg KG über 10 Tage.
GA: Virus- oder Pilzinfektionen, Magen/Darm-Ulzera, Hornhautulzera.
SST: Während der Trächtigkeit nicht anwenden. Nutzen/Risiko-Abwägung während der Laktation.
NW: Laminitis, neurologische Symptome, Nebenniereninsuffizienz, Triglyzeridanstieg, Leberenzymanstiege, Magen/Darm-Geschwüre, Urtikaria, exzessives Schwitzen.
WW: Nichtsteroidale Antirheumatika (Magen/Darm-Geschwüre verschlimmert). 2 Wochen Abstand zu Impfungen. Herzglykoside, Kalium senkende Diuretika (Hypokaliämie).
WH: Behandlung sollte mit einer Kontrolle der auslösenden Umweltfaktoren einhergehen. Vorsicht bei geschwächtem Immunsystem. Bei Diabetes, Nieren- oder Herzinsuffizienz, Hyperadrenokortizismus oder Osteoporose nur im Notfall anwenden.
VNW: Essbare Gewebe 10 Tage. Nicht für Stuten, deren Milch für menschliche Verzehr vorgesehen ist.
PG: 100 ST VN [€ 78,60]

🐾 Equipulmin 25 Mikrogramm/ml - Sirup für Pferde 807AC

(Z.Nr. 8-01138) RP. P. VNW. QR03CC13

ZI: CP-Pharma, Burgdorf, Deutschland
Z: 1 ml enthält: Clenbuterol hydrochlorid 25 µg (entspr. Clenbuterol 22 µg), Methyl-4-hydroxybenzoat 2,02 mg, Propyl-4-hydroxybenzoat 0,26 mg, Carbomer 974P, Saccharose, Macrogol 400, Glycerol 85%, Ethanol 96%, Natriumhydroxid, Wasser, gereinigtes.
EW: Selektiver Beta2-Adrenozeptor-Agonist; bronchienerweiternd.
AG: Atemwegserkrankungen mit Bronchospasmen und/oder Verschleimung bei Pferden.
AA: Zum Eingeben mit dem Futter.
DO: 2mal tgl. 4 ml (= 1 Pumpenhub) pro 125 kg KG. Bei erstmaliger Anwendung die ersten 2 Hübe Sirup verwerfen.
GA: Herzerkrankungen.
SST: Mindestens 4 Tage vor dem Geburtstermin absetzen.
NW: Schwitzen, Tremor, Tachykardie, Hypotonie, Unruhe.
WW: Nicht mit anderen Beta-Adrenergika anwenden.
Antagonistisch: Prostaglandin F2-alpha, Oxytocin, Beta-Blocker
Vorsicht: (Halothan-)Anästhetika (besonders in Kombination mit Atropin).
WH: Nutzen-Risiko-Abwägung bei Glaukom.
VNW: Essbare Gewebe 28 Tage. Nicht für Tiere, deren Milch für menschlichen Verzehr vorgesehen ist.
PG: 355 ML VNW [€ 72,10]

EquiShield EHV - Emulsion zur Injektion für Pferde 823AA
(Z.Nr. 8-38579) NR. P. E. nicht im Handel. QI05AA05

Equisolon 33 mg/g - Pulver zum Eingeben für Pferde 807AZ

(Z.Nr. EU/2/14/161/*) NR. P. VNW. QH02AB06
ZI: Le Vet, Oudewater, Niederlande
Z: 1 g enthält: Prednisolon 33,3 mg, Lactose monohydrat, Anis-Aroma, Siliciumdioxid hydrat.
EW: Systemisches Glukokortikoid.
AG: Linderung der Symptome bei rezidivierender Atemwegsobstruktion der Pferde.
AA: Zum Eingeben mit etwas Futtermittel vermischt.
DO: 1mal tgl. 1 mg Prednisolon/kg KG (= 3 g Pulver / 100 kg KG) über 10 Tage.
GA: Virusinfektionen, Magen/Darm-Ulzera, Hornhautulzera.
SST: Gegenanzeige.
NW: Bei Langzeitgabe Kortikoideffekte (Nebenniereninsuffizienz, Stoffwechsel, Osteoporose, Untersuchungen, Immunschwäche, Magen/Darm-Ulzera), ZNS (Ataxie, Unruhe), Triglyzeridanstieg.
WW: NSARs (Magen/Darm-Ulzera), Impfungen (2 Wochen Abstand), Herzglykoside (Toxizität durch Hypokaliämie).
WH: Umgebung des Tieres kontrollieren. Nicht anwenden bei Tieren mit Diabetes, Nieren-, Herzinsuffizienz, Hyperadrenokortizismus, Osteoporose. Vorsicht bei Tieren mit Immunschwäche.
VNW: Essbare Gewebe 10 Tage. Nicht für Stuten, deren Milch für menschlichen Verzehr vorgesehen ist.
PG: 180 G VNW [€ 93,30]

Equisolon 100 mg - Pulver zum Eingeben für Pferde 807AZ
(Z.Nr. EU/2/14/161/*) NR. P. VNW. nicht im Handel. QH02AB06

Equisolon 300 mg - Pulver zum Eingeben für Pferde 807AZ
(Z.Nr. EU/2/14/161/*) NR. P. VNW. nicht im Handel. QH02AB06

Equisolon 600 mg - Pulver zum Eingeben für Pferde 807AZ
(Z.Nr. EU/2/14/161/*) NR. P. VNW. nicht im Handel. QH02AB06

Equistopar 200 mg/g - Granulat zum Eingeben für Pferde 802AD

(Z.Nr. 8-01087) NR. P. QM01AA01
ZI: Richter Pharma, Feldgasse, Wels
Z: 1 Beutel zu 5 g enthält: Phenylbutazon 1 g, Saccharose.
EW: Nichtsteroidales Antiphlogistikum.
AG: Symptomatisch bei Lahmheiten infolge von Erkrankungen des Bewegungsappa- rates.
AA: Zum Eingeben mit etwas Futter vor der Fütterung.
DO: 1. Tag: 4 mg/kg KG 2mal tgl.; 2.-7. Tag: 2 mg/kg KG 2mal tgl.
GA: Herz-, Nieren-, Leber-, Blutschäden, Magen/Darm-Schleimhautschäden, Ödeme. Dehydrierte, hypotensive oder hypovolämische Tiere.
SST: Nutzen/Risiko-Abwägung.
NW: Magen/Darm (Ulzera besonders bei Ponys), Niere, Blutbild, Kollaps.
WW: Vorsicht: Andere NSAIDs, Glukokortikoide. Sulfonamide, Cumarine, Thiopental können aus ihrer Proteinbindung verdrängt werden. Potentiell nephrotoxische Arzneimittel vermeiden.
WH: Unmittelbar vor oder während der Gabe des Arzneimittels kein Heu anbieten.
VNW: Nicht für Tiere zur Gewinnung von Lebens- oder Arzneimitteln.
PG: 20 ST VN [€ 43,70], 100 ST VN [€ 177,85]

Equizol 400 mg - magensaftresistentes Granulat für Pferde 825Z

(Z.Nr. 8-38374) RP. P. VNW. QA02BC01
ZI: CP-Pharma, Burgdorf, Deutschland
Z: 1 Beutel zu 5 g enthält: Omeprazol 400 mg, Zucker-Stärke-Pellets, Talkum, Laktose, Natrium laurylsulfat, Dinatriumhydrogenphosphat-Dodecahydrat, Natrium stärkeglykolat Typ A, Hypromellose, Titandioxid, Methacrylsäure-Ethylacrylat-Copolymer (1:1), Triethylcitrat; Granulat, aromatisiert: Zucker-Stärke-Pellets, Apfel-Aroma, Talkum, Hypromellose, Triethylcitrat.
EW: Protonenpumpenhemmer.
AG: Magengeschwüre bei Pferden.
AA: Zum Eingeben mit trockenem Futter.
DO: 2 mg/kg KG tgl. über 28 Tage. Beutelinhalt nicht aufteilen, sondern auf den nächsten vollen Beutel aufrunden.
SST: Nutzen/Risiko-Abwägung durch Tierarzt.
WW: Vorsicht: Warfarin, Benzodiazepine, Clarithromycin, Ciclosporin, pH-abhängige Arzneimittel (Azole, Eisen, Ampicillin-Ester).
WH: Für Fohlen unter 8 Monaten bzw. unter 125 kg KG nicht empfohlen. Stress für Tiere reduzieren.
VNW: Essbare Gewebe 2 Tage. Nicht für Tiere, deren Milch für menschlichen Verzehr vorgesehen ist.
PG: 28 ST VNW [€ 150,85]

Eqvalan Duo - Paste zum Eingeben bei Pferden 803CB

(Z.Nr. 8-00632) NR. P. VNW. QP54AA51
ZI: Boehringer Ingelheim Animal Health France SCS, Lyon, Frankreich
Z: 7,74 g Paste enthalten: Ivermectin 0,12 g, Praziquantel 0,6 g, Gelborange S 0,003 g, Titandioxid 0,155 g, Butylhydroxyanisol 0,002 g, Hydroxypropylcellulose, Rizinusöl, hydriertes, Glycerolformal.
EW: Endektozid.
AG: Mischinfektionen mit Zestoden und Nematoden oder Arthropoden bei Pferden.
AA: Nur zum Eingeben.
DO: Einmalig 1,29 g Paste pro 100 kg KG.
SST: Nutzen/Risiko-Bewertung, in den ersten 3 Monaten der Trächtigkeit, dann Anwendung möglich.
NW: Ödeme, Juckreiz, weiche Fäzes, Entzündungen der Mundschleimhaut, Salivation.
WH: Anwendung bei Fohlen unter 2 Monaten oder Zuchthengsten nicht empfohlen.
Pferde dürfen während der Behandlung keinen Zugang zu Oberflächenge- wässern haben. Nur bei Pferden anwenden; schwere Unverträglichkeit bei Hunden und Katzen.
VNW: Essbare Gewebe 30 Tage.
Nicht für Stuten, deren Milch für den menschlichen Verzehr vorgesehen ist.
PG: 7,74 G VNW [€ 29,90]

Eradia 125 mg/ml - Suspension zum Eingeben für Hunde 812AZ

(Z.Nr. 8-38255) RP. P. QP51AA01
ZI: Virbac, Carros, Frankreich
Z: 1 ml enthält: Metronidazol 125 mg, Butylhydroxytoluol 0,2 mg, Aluminium stearat, Stearinsäure, Leberpulver (Geflügel), Triglyceride, mittelkettige.
EW: Antiprotozoikum.
AG: Infektionen des Magen/Darm-Trakts durch Giardia spp. und Clostridium spp.; Infektionen des Urogenitaltraktes, der Maulhöhle, des Rachens und der Haut durch obligat anaerobe Bakterien (z.B. Clostridium spp.)
AA: Zum Eingeben.
DO: TD 50 mg Metronidazol/kg KG in 2 ED für 5-7 Tage.
GA: Leberschäden.
SST: Nicht empfohlen.
NW: Erbrechen, Leber, Neutropenie, sehr selten neurologische Symptome.
WW: Vorsicht: Phenytoin, Ciclosporin, Warfarin, Cimetidin, Phenobarbital.
WH: Auf Resistenzen achten.
PG: 30 ML VT [€ 20,15], 100 ML VT [€ 46,10]

Eraquell 18,7 mg/g - Paste zum Eingeben für Pferde 803A

(Z.Nr. 8-00485) NR. P. VNW. QP54AA01
ZI: Virbac, Carros, Frankreich
Z: 1 g Paste enthält: Ivermectin 18,7 mg, Titandioxid 0,02 g,

Rizinusöl, hydriertes, Hydroxypropylcellulose, Propylenglycol.
EW: Antiparasitär.
AG: Magen- und Darmrundwürmer, Mikrofilarien, Lungenwürmer, Magendasseln beim Pferd.
AA: Oral mit Applikationsspritze.
DO: Einmalig 200 µg/kg KG. 1 Applikationsspritze für 600 kg KG.
SST: Nicht bei Stuten anwenden, deren Milch für den menschlichen Verzehr bestimmt ist. In der Trächtigkeit Anwendung möglich.
NW: Ödeme, Juckreiz bei Behandlung von Mikrofilarien.
WW: GABA-Agonisten verstärkt.
VNW: Essbare Gewebe 30 Tage.
PG: 1 ST VNW [€ 22,05], 48 ST VNW [€ 681,70]

🐾 Eraquell Tabs 20 mg - Kautabletten für Pferde 803A

(Z.Nr. 8-00813) NR. P. VNW. QP54AA01
ZI: Virbac, Carros, Frankreich
Z: 1 Kautablette enthält: Ivermectin 20 mg, Povidon, Crospovidon, Cellulose, mikrokristalline, Apfeltrester, Glucose-Sirup, Maisstärke, vorverkleistert, Sucrose, Magnesium stearat.
EW: Antiparasitär.
AG: Infestationen mit Nematoden und Arthropoden, hervorgerufen durch Rund- würmer und Dassellarven.
AA: Zum Eingeben.
DO: Einmalig 200 µg/kg KG (= 1 Tablette pro 100 kg KG).
GA: Fohlen unter 2 Wochen, Hunde, Katzen.
SST: Anwendung möglich.
NW: Koliken, Durchfall, Anorexie, Allergien.
WH: Zu häufige Anwendung oder Unterdosierung vermeiden. Hunde und Katzen von den Tabletten fernhalten.
VNW: Essbare Gewebe: 35 Tage.
Nicht für Stuten, deren Milch für menschlichen Verzehr vorgesehen ist.
PG: 8 ST VNW [€ 22,05]

🐾 Eravac - Emulsion zur Injektion für Kaninchen 823AH

(Z.Nr. EU/2/16/199/*) NR. P. E. QI08AA01
ZI: Laboratorios Hipra, Amer, Spanien
Z: Jede 0,5 ml-Dosis enthält: Hämorrhagische Krankheit der Kaninchen-Virus, inaktiviertes, Typ 2 (RHDV2), Stamm V-1037 >= 70 % cElisa40, Adjuvans: Mineralöl 104,125 mg; Thiomersal 0,05 mg, Sorbitan monooleat, Polysorbat 80, Natriumchlorid, Kaliumchlorid, Dinatriumphosphat dodecahydrat, Kaliumdihydrogenphosphat, Wasser für Injektionszwecke.
EW: Inaktivierter Virusimpfstoff.
AG: Aktive Immunisierung von Kaninchen zur Reduzierung der Mortalität durch das Virus der Hämorrhagischen Krankheit der Kaninchen, Typ 2 (RHDV2).
AA: S.c. (seitliche Thoraxwand)
DO: Kaninchen ab 30 Tagen: 1 Dosis (0,5 ml). Nachimpfung nach 9 Monaten.
SST: Vorsicht.
NW: Vorübergehender Temperaturanstieg, Lethargie, Appetitlosigkeit, lokale Knoten oder Schwellungen.
PG: 5 ML VT [€ 66,30]

Erazaban 100 mg/g - Creme 22D

(Z.Nr. 1-27014) RPF. P. D06BB11
ZI: Easypharm OTC, Gießhübl
Z: 1 g Creme enthält: Docosanol 100 mg, Saccharose-Fettsäureester, Paraffin, dünnflüssiges, Propylenglycol 50 mg, Benzylalkohol, Wasser, gereinigtes.
EW: Antiviral.
AG: Frühe Stadien von wiederkehrenden Fieberblasen (Herpes simplex labialis).
DO: 5mal tgl. auf die Fieberblase auftragen.
Behandlungsdauer 4-6 Tage, max. 10 Tage.
Keine Untersuchungen an Kindern.
SST: Anwendung möglich.
NW: Placebo vergleichbar.
WW: Nicht mit anderen topischen Produkten am selben Verabreichungsort anwenden.
WH: Möglichst frühzeitig anwenden. Nicht in Augennähe anwenden. Nicht bei immunsupprimierten Patienten anwenden.
PG: 2 G * (EKO: N) [€ 11,40]

Erbitux 5 mg/ml - Infusionslösung 55G

(Z.Nr. EU/1/04/281/*) RP. P. E. L01XC06
ZI: Merck Europe, Amsterdam, Niederlande
Z: 1 ml Infusionslösung enthält: Cetuximab 5 mg, Natriumchlorid, Glycin, Polysorbat 80, Citronensäure monohydrat, Natriumhydroxid, Wasser für Injektionszwecke.
EW: Monoklonaler Antikörper, antineoplastisch.
AG: - EGFR-exprimierendes metastasierendes Kolorektalkarzinom mit Ras-Wildtyp als Monotherapie, wenn Irinotecan und Oxaliplatin versagt haben, oder in Kombination mit Irinotecan oder FOLFOX.
- In Kombination mit Strahlentherapie oder mit Platin-basierter Chemotherapie bei Plattenepithelkarzinom im Kopf/Halsbereich.
AA: I.v. Infusion (initial max. 5 mg/min, dann max. 10 mg/min).
DO: Einmal wöchentlich initial 400 mg/m² KOF, dann einmal wöchentlich 250 mg/m² KOF. Wirksamkeit bei Kindern und Jugendlichen nicht erwiesen.
Bei Kolorektalkarzinom vor der ersten Anwendung Ras-Wildtypstatus untersuchen.
SST: Nutzen/Risiko-Abwägung, 2 Monate nicht stillen.
NW: Anaphylaktische Reaktionen, schwere infusionsbedingte Reaktionen, Augen (Keratitis, Konjunktivitis), Atemnot (interstitielle Lungenerkrankung), Kopfschmerzen, Magen/Darm, Hypomagnesiämie, Haut, Mukositis, Nebenwirkungen von Irinotecan beachten.
WW: Platin (Neutropenie), Oxaliplatin (Diarrhoe), Fluoropyrimidine (kardiovaskuläre Ischämien, Hand-Fuß-Syndrom).
WH: Patienten engmaschig überwachen. Bei schwerer Überempfindlichkeit oder schweren Augen- oder Hautreaktionen Therapie dauerhaft abbrechen. Auf kardiovaskuläre Ereignisse achten.
Kontrollen: Elektrolyte, Blutbild.
PG: **20ML** 1 ST * (EKO: N) [€ 315,55], **100ML** 1 ST * (EKO: N) [€ 1.459,45]

Erbitux 5 mg/ml - Infusionslösung 55G

(Z.Nr. EU/1/04/281/*) RP. P. E. L01XC06
Parallelimport.
V: Abacus Medicine, Copenhagen, Dänemark
Z: 1 ml Infusionslösung enthält: Cetuximab 5 mg, Natriumchlorid, Glycin, Polysorbat 80, Citronensäure monohydrat, Natriumhydroxid, Wasser für Injektionszwecke.
PG: 1 ST * (EKO: N) [€ 309,25]

Erbitux 5 mg/ml - Infusionslösung 55G

(Z.Nr. EU/1/04/281/*) RP. P. Parallelimport. L01XC06
V: Haemato Pharm, Schönefeld, Deutschland
Z: 1 ml Infusionslösung enthält: Cetuximab 5 mg, Natriumchlorid, Glycin, Polysorbat 80, Citronensäure monohydrat, Natriumhydroxid, Wasser für Injektionszwecke.
PG: 1 ST * (EKO: N) [€ 309,10]

Erbitux 5 mg/ml - Infusionslösung 55G

(Z.Nr. EU/1/04/281/*) RP. P. E. L01XC06
Parallelimport.
V: Orifarm, Leverkusen, Deutschland
Z: 1 ml Infusionslösung enthält: Cetuximab 5 mg, Natriumchlorid, Glycin, Polysorbat 80, Citronensäure monohydrat, Natriumhydroxid, Wasser für Injektionszwecke.
PG: **20ML** 1 ST * (EKO: N) [€ 309,10], **100ML** 1 ST * (EKO: N) [€ 1.431,10]

Erdotek 225 mg - Granulat 50E03
(Z.Nr. 1-25319) RP. P. nicht im Handel. R05CB15

Erdotek 300 mg - Kapseln 50E03
(Z.Nr. 1-25321) RP. P. nicht im Handel. R05CB15

▼ Erelzi 50 mg - Injektionslösung in Fertigpen 13A02, 22F01

(Z.Nr. EU/1/17/1195/*) NR. P. E. L04AB01
ZI: Sandoz, Kundl
Z: 1 Fertigpen mit 1 ml enthält: Etanercept 50 mg, Citronensäure, Natrium citrat, Natriumchlorid, Sucrose, Lysin hydrochlorid, Natriumhydroxid zur pH-Wert-Einstellung, Salzsäure zur pH-Wert-Einstellung, Wasser für Injektionszwecke.
EW: Tumornekrosefaktor, immunsuppressiv.
AG: Therapieresistente mittelschwere bis schwere aktive rheumatoide Arthritis (allein oder in Kombination mit Methotrexat), aktive Arthritis psoriatica, axiale Spondyloarthritis, schwerer aktiver Morbus Bechterew, nicht-röntgenologische axiale Spondyloarthritis bei Erwachsenen. Juvenile idiopathische Arthritis bei Kindern ab 2 Jahren. Psoriasis-Arthritis oder Enthesitis-assoziierte Arthritis bei Jugendlichen. Plaque-Psoriasis bei Erwachsenen, Kindern und Jugendlichen.
AA: S.c.
DO: Erwachsene: ED 25 mg 2mal wöchentlich, bei Plaque-Psoriasis auch 50 mg 1mal wöchentlich.
Kinder und Jugendliche: 0,4 mg/kg KG (max. 25 mg) 2mal wöchentlich oder 0,8 mg/kg KG 1mal wöchentlich (max. 50 mg).
GA: Sepsis, Infektionen.
SST: Zwingende Indikationsstellung in der Schwangerschaft. Kontrazeption für Frauen bis 3 Wochen nach Therapieende empfohlen. Stillen unterbrechen. Lebendimpfstoffe für Säuglinge bis 16 Wochen nach der letzten Etanercept-Dosis der Mutter nicht empfohlen.
NW: Lokale Reaktionen, Infektionen (auch schwerwiegend), unspezifische Symptome, Lupus, Allergien, Blutbild, Hypoglykämie bei

Diabetikern unter antidiabetischer Therapie, Neoplasmen (Hautkrebs), chronisch entzündliche Darmerkrankungen, Leber (Enzymanstiege, Autoimmunhepatitis), Uveitis, kongestive Herzinsuffizienz, interstitielle Lungenerkrankungen, selten ZNS-entmyelinisierende Ereignisse.
WW: Nicht empfohlen: Anakinra, Abatacept. Vorsicht: Sulfasalazin.
WH: Behandlung beim Auftreten schwerwiegender Infektionen abbrechen. Lebendimpfstoffe nicht gleichzeitig verabreichen. Auf Tuberkulose und andere schwere Infektionen, Hepatitis B-Reaktivierung bzw. Malignome (nicht-melanozytärer Hautkrebs) achten. Vorsicht bei Malignomen in der Anamnese. Nicht zur Behandlung der Wegener'schen Granulomatose oder der Alkohol-Hepatitis.
PG: 4 ST RE2 (EKO: Y) [€ 653,85]

E

▼ *Erelzi 50 mg - Injektionslösung in Fertigpen* 13A02, 22F01
(Z.Nr. EU/1/17/1195/*) NR. P. E.
Parallelimport. nicht im Handel.
L04AB01

▼ Erelzi 25 mg - Injektionslösung in Fertigspritze 13A02, 22F01

(Z.Nr. EU/1/17/1195/*) NR. P. E. L04AB01
ZI: Sandoz, Kundl
Z: 1 Fertigspritze mit 0,5 ml enthält: Etanercept 25 mg, Citronensäure, Natrium citrat, Natriumchlorid, Sucrose, Lysin hydrochlorid, Natriumhydroxid zur pH-Wert-Einstellung, Salzsäure zur pH-Wert-Einstellung, Wasser für Injektionszwecke.
Kurzinformation: siehe Erelzi 50 mg - Injektionslösung in Fertigpen, → S. 507
PG: 4 ST RE2 (EKO: Y) [€ 339,10]

▼ *Erelzi 25 mg - Injektionslösung in Fertigspritze* 13A02, 22F01
(Z.Nr. EU/1/17/1195/*) NR. P. E.
Parallelimport. nicht im Handel.
L04AB01

▼ Erelzi 50 mg - Injektionslösung in Fertigspritze 13A02, 22F01

(Z.Nr. EU/1/17/1195/*) NR. P. E. L04AB01
ZI: Sandoz, Kundl
Z: 1 Fertigspritze mit 1 ml enthält: Etanercept 50 mg, Citronensäure, Natrium citrat, Natriumchlorid, Sucrose, Lysin hydrochlorid, Natriumhydroxid zur pH-Wert-Einstellung, Salzsäure zur pH-Wert-Einstellung, Wasser für Injektionszwecke.
Kurzinformation: siehe Erelzi 50 mg - Injektionslösung in Fertigpen, → S. 507
PG: 4 ST RE2 (EKO: Y) [€ 653,85]

▼ *Erelzi 50 mg - Injektionslösung in Fertigspritze* 13A02, 22F01
(Z.Nr. EU/1/17/1195/*) NR. P. E.
Parallelimport. nicht im Handel.
L04AB01

Eremfat 450 mg - Filmtabletten 15A04

(Z.Nr. 1-20121) NR. P. J04AB02
ZI: Riemser Pharma, Greifswald-Insel-Riems, Deutschland
Z: 1 Filmtablette enthält: Rifampicin 450 mg, Tablettenkern: Cellulose, mikrokristalline, Croscarmellose natrium, Magnesium stearat (pflanzlich), Siliciumdioxid, hochdisperses, Sorbitol 290 mg; Tablettenüberzug: Hypromellose, Macrogol 6000, Propylenglycol, Eisen(III)-oxid, Titandioxid.
EW: Bakterizid gegen M. tuberculosis und andere Mikroorganismen.
AG: Tuberkulose, Lepra, schwere und Methicillin-resistente Staphylokokken- infektionen, Brucellose (mit Doxycyclin), Meningokokken-Meningitis- Prophylaxe, Meningokokken-Träger.
AA: Oral ½ Std. vor oder 2 Std. nach einer Mahlzeit mit Flüssigkeit.
DO: Tuberkulose (in Kombination): TD 10 (8-12) mg/kg KG, TD mind. 450 mg, max. 600 mg.
Kinder (6-14 Jahre): TD 10-20 mg/kg KG, MTD 600 mg.
Details siehe Austria-Codex - Fachinformation (auch intermittierende Therapie).
Lepra: TD am 1. Tag 600 mg, Kinder (10-14 Jahre): 450 mg, Kinder (6-10 Jahre): 10 mg/kg KG. In den folgenden 27 Tagen Weiter- behandlung mit Dapson (paucibacilläre Lepra) bzw. mit Dapson und Clofazimin (multibazilläre Lepra).
Staphylokokkeninfektion: TD 600-1200 mg in 2-3 ED. Kinder und Jugendliche (6-18 Jahre): TD 10-20 mg/kg KG; MTD 450 mg (Kinder ab 6 Jahren) bzw. 600 mg (Jugendliche).
Brucellose: 1mal tgl. 600-900 mg in Kombination mit Doxycyclin. Kinder ab 6 Jahren und Jugendliche: TD 10-15 mg/kg KG in 1-2 ED in Kombination mit Trimethoprim + Sulfamethoxazol (6-8 Jahre) bzw.
Doxycyclin (ab 8 Jahren).
Meningitis-Prophylaxe, Meningokokkenträger: 600 mg 2mal tgl. über 2 Tage. Kinder ab 6 Jahren : 10 mg/kg alle 12 Std. über 2 Tage.
GA: Schwere Leberschäden, Thrombozytopenie, hepatische Porphyrie.
SST: Zwingende Indikationsstellung. Erhöhtes Risiko postnataler Blutungen.
Kontrazeption bis 3 Monate nach Behandlungsende. Nutzen/Risiko-Abwägung in der Stillzeit.
NW: Haut, Magen/Darm, Leber, Porphyrie, Thrombozytopenie, Ödeme, Myopathie, Überempfindlichkeit (Flu-Syndrom, Schock, Nierenversagen), Menstruations- störungen, Rotfärbung von Körperflüssigkeiten.
WW: Kontraindiziert: Halothan (Leber), Voriconazol (Leber), Protesasehemmer, Delavidin, Nevirapin.
Vorsicht: Viele Arzneimittel werden durch Enzyminduktion schneller metabolisiert. Beeinflussung von Labortests.
WH: Resistenzentwicklung beachten. Kontrollen: Leber, Niere, Blutbild. Bei schweren Durchfällen an pseudomembranöse Colitis denken. Verkehrshinweis.
PG: 30 ST IND (2) (EKO: G) [€ 56,60]

Eremfat 600 mg - Filmtabletten 15A04

(Z.Nr. 1-20123) NR. P. J04AB02
ZI: Riemser Pharma, Greifswald-Insel-Riems, Deutschland
Z: 1 Filmtablette enthält: Rifampicin 600 mg, Tablettenkern: Cellulose, mikrokristalline, Croscarmellose natrium, Magnesium stearat (pflanzlich), Siliciumdioxid, hochdisperses, Sorbitol 387 mg, Tablettenüberzug: Hypromellose, Macrogol 6000, Propylenglycol, Eisen(III)-oxid, Titandioxid.
Kurzinformation: siehe Eremfat 450 mg - Filmtabletten, → S. 508
PG: 30 ST IND (2) (EKO: G) [€ 78,75]

Ergomed - Tropfen 39D01

(Z.Nr. 0-15917) RP. P. n.l. C04AE01
ZI: Wabosan Arzneimittel, Wien
Z: 1 ml Tropflösung (= ca. 25 Tropfen) enthält: Co-Dergocrin mesilat 1 mg, (entspr. Dihydroergotoxinmethansulfonat), Glycin, Thioharnstoff, Weinsäure, Glycerin, Aethylalkohol, Wasser.
PG: 15 ML (2) (EKO: G) [€ 3,65 n.l.], 50 ML (EKO: G) [€ 10,70 n.l.]

Ergotop 30 mg - Filmtabletten 39D02

(Z.Nr. 1-21027) RP. P. C04AE02
ZI: Kwizda Pharma, Wien
Z: 1 Filmtablette enthält: Nicergolin 30 mg, Lactose monohydrat 242,29 mg, Cellulose, mikrokristalline, Crospovidon, Magnesium stearat, Propylenglycol, Hypromellose, Macrogol 6000, Talkum, Titandioxid, Polysorbat 80.
EW: Ergot-Derivat, alpha-adrenolytisch.
AG: Unterstützend bei hirnorganisch bedingten Leistungsstörungen.
AA: Oral mit Flüssigkeit, unzerkaut vor den Mahlzeiten.
DO: TD 20-60 mg. Besserung wird erst nach 4-6 Wochen manifest. Keine Indikation für Kinder und Jugendliche.
GA: Frischer Herzinfarkt, akute Blutungen, Kollapsgefahr, schwere Bradykardie.
SST: Im Allgemeinen keine Indikation. Zwingende Indikationsstellung im Bedarfsfall.
NW: Magenbeschwerden, Hitzegefühl, Schlafstörungen, Durchfall, Tachykardie, Blutdruckabfall.
WW: Kontraindiziert: Gleichzeitige Alpha- oder Beta-Sympathomimetikagabe, Vorsicht: Antihypertensiva (verstärkt), Gerinnungshemmer (Blutungszeit verlängert). Beta-Blocker verstärkt. Harnsäuresenker.
WH: Vorsicht bei Magen/Darm-Ulzera, Gicht. Kardiale Grundkrankheiten vorrangig behandeln. Gerinnungskontrollen. Verkehrshinweis.
PG: 28 ST (2) (EKO: G) [€ 15,45]

Erivedge 150 mg - Hartkapseln 55L

(Z.Nr. EU/1/13/848/*) NR. P. L01XJ01
ZI: Roche Registration, Grenzach-Wyhlen, Deutschland
Z: 1 Kapsel enthält: Vismodegib 150 mg, Kapselinhalt: Cellulose, mikrokristalline, Lactose monohydrat 71,5 mg, Natriumdodecylsulfat, Povidon, Poly(O-carboxymethyl)stärke-Natrium Salz, Talkum, Magnesium stearat; Kapselhülle: Eisen(II,III)-oxid, Eisen(III)-oxid, Titandioxid, Gelatine; Drucktinte: Schellack, Eisen(II,III)-oxid.
EW: Antineoplastisch.
AG: Basalzellkarzinom (symptomatisch metastasiert oder lokal fortgeschritten, wenn für Operation oder Strahlentherapie nicht geeignet).
AA: Unzerkaut mit Wasser schlucken.
DO: 1mal tgl. 1 Kapsel. Nicht für Kinder und Jugendliche.
SST: Strenge Gegenanzeige (Gefahr von embryofetalem Tod oder schweren Geburtsfehlern). Strenges Verhütungsprogramm für

Frauen bis 24 Monate und für Männer bis 2 Monate nach Therapieende.
NW: Muskelspasmen, Alopezie, Haut (auch schwere Reaktionen), Dysgeusie, Gewichtsverlust, Müdigkeit, Übelkeit, Leberenzymanstiege, Amenorrhö, sehr selten Medulloblastom.
WW: Kontraindiziert: Johanniskraut.
WH: Bis 24 Monate nach der letzten Dosis kein Blut spenden. Auf kutane Plattenepithelkarzinome achten.
PG: 28 ST RE1 (EKO: Y) [€ 8.544,05]

Erivedge 150 mg - Hartkapseln 55L
(Z.Nr. EU/1/13/848/*) NR. P. Parallelimport. L01XJ01
V: Abacus Medicine, Copenhagen, Dänemark
Z: 1 Kapsel enthält: Vismodegib 150 mg, Kapselinhalt: Cellulose, mikrokristalline, Lactose monohydrat 71,5 mg, Natriumdodecylsulfat, Povidon, Poly(O-carboxymethyl)stärke-Natrium Salz, Talkum, Magnesium stearat; Kapselhülle: Eisen(II,III)-oxid, Eisen(III)-oxid, Titandioxid, Gelatine; Drucktinte: Schellack, Eisen(II,III)-oxid.
PG: 28 ST RE1 (EKO: Y) [€ 8.458,95]

Erivedge 150 mg - Hartkapseln 55L
(Z.Nr. EU/1/13/848/*) NR. P. Parallelimport. L01XJ01
V: Haemato Pharm, Schönefeld, Deutschland
Z: 1 Kapsel enthält: Vismodegib 150 mg, Kapselinhalt: Cellulose, mikrokristalline, Lactose monohydrat 71,5 mg, Natriumdodecylsulfat, Povidon, Poly(O-carboxymethyl)stärke-Natrium Salz, Talkum, Magnesium stearat; Kapselhülle: Eisen(II,III)-oxid, Eisen(III)-oxid, Titandioxid, Gelatine; Drucktinte: Schellack, Eisen(II,III)-oxid.
PG: 28 ST RE1 (EKO: Y) [€ 8.373,85]

Erivedge 150 mg - Hartkapseln 55L
(Z.Nr. EU/1/13/848/*) NR. P. Parallelimport. L01XJ01
V: Orifarm, Leverkusen, Deutschland
Z: 1 Kapsel enthält: Vismodegib 150 mg, Kapselinhalt: Cellulose, mikrokristalline, Lactose monohydrat 71,5 mg, Natriumdodecylsulfat, Povidon, Poly(O-carboxymethyl)stärke-Natrium Salz, Talkum, Magnesium stearat; Kapselhülle: Eisen(II,III)-oxid, Eisen(III)-oxid, Titandioxid, Gelatine; Drucktinte: Schellack, Eisen(II,III)-oxid.
PG: 28 ST RE1 (EKO: Y) [€ 8.458,95]

▼ Erleada 60 mg - Filmtabletten 31H02
(Z.Nr. EU/1/18/1342/*) NR. P. L02BB05
ZI: Janssen-Cilag International, Beerse, Belgien
Z: 1 Filmtablette enthält: Apalutamid 60 mg, Tablettenkern: Siliciumdioxid, hochdisperses, Croscarmellose natrium, Hypromellose acetatsuccinat, Magnesium stearat, Cellulose, mikrokristalline, Cellulose, mikrokristalline, Siliciumdioxid-beschichtet; Filmüberzug: Eisen(II,III)-oxid, Eisen(III)-hydroxid-oxid x H2O, Macrogol, Poly(vinylalkohol), teilweise hydrolysiert, Talkum, Titandioxid.
EW: Selektiver Androgenrezeptor-Inhibitor.
AG: Nicht-metastasiertes kastrationsresistentes Prostatakarzinom (nmCRPC) mit hohem Risiko für Metastasierung.
-Metastasiertes hormonsensitives Prostatakarzinom (mHSPC) in Kombination mit Androgendeprivationstherapie (ADT).
AA: Tabletten unzerteilt schlucken.
DO: 1mal tgl. 240 mg (4 Tabletten). Dosisreduktion auf tgl. 3 bzw. 2 Tabletten bei schwerer Toxizität. Bei schweren Leberschäden nicht empfohlen. Kein Nutzen bei Kindern und Jugendlichen.
SST: Gegenanzeige für Frauen im gebärfähigen Alter. Wirksame Kontrazeption für sexuell aktive Männer bis 3 Monate nach Therapieende erforderlich.
NW: Ermüdung, Haut, Gewichtsverlust, Arthralgie, Hitzewallungen, Stürze und Frakturen, Hypothyreose, ischämische Herzerkrankungen, Stoffwechsel (Anstieg von Cholesterin und Triglyzeriden).
WW: Apalutamid ist ein Enzyminduktor, daher sind WW mit vielen Arzneimitteln möglich. Nicht empfohlen: Antikoagulanzien vom Cumarin-Typ (INR überwachen). Vorsicht: QT-verlängernde Arzneimittel.
WH: Vorsicht bei rezenten kardiovaskulären Erkrankungen, QT-Verlängerung, Krampfanfällen, schweren Nierenschäden Verkehrshinweis.
PG: 112 ST RE1 (2) (EKO: Y) [€ 4.044,65]

Erlidona 20 Mikrogramm/100 Mikrogramm - Filmtabletten 31I01
(Z.Nr. 1-29492) RP. P. G03AA07
ZI: Actavis Group PTC, Hafnarfjördur, Island
Z: 1 Filmtablette enthält: Tablette, pink: Ethinylestradiol 20 µg, Levonorgestrel 100 µg; Lactose 89,38 mg, Povidon K30, Magnesium stearat, Opadry-II pink (entspr. Poly(vinylalkohol)) (entspr. Talkum) (entspr. Titandioxid) (entspr. Macrogol 3350) (entspr. Allurarot AC 0,26 mg) (entspr. Soja-Lecithin 0,14 mg) (entspr. Eisenoxid rot) (entspr. Indigocarmin Aluminiumlack); Placebotabletten, weiss: Lactose 89,5 mg, Povidon K30, Magnesium stearat, Opadry II weiss (entspr. Poly(vinylalkohol)) (entspr. Talkum) (entspr. Titandioxid) (entspr. Macrogol 3350).
EW: Hormonales Kontrazeptivum (fixe Kombination Estrogen + Gestagen).
AG: Orale Kontrazeption (unter Berücksichtigung der individuellen Risikofaktoren, besonders auf venöse Thromboembolien).
AA: Zum Einnehmen.
DO: Täglich 1 Tablette ohne Unterbrechungen in der auf der Blisterpackung angegebenen Reihenfolge.
GA: Vorliegen oder Risiko für venöse Thromboembolie (auch Prädisposition, größere Operationen mit längerer Immobilisierung). Vorliegen oder Risiko für arterielle Thromboembolie (auch Prädisposition, Myokardinfarkt, Angina pectoris, Schlaganfall oder Vorstufen), hohes Risiko für arterielle Thromboembolie (Diabetes mit Gefäßveränderungen, schwere Hypertonie, schwere Fettstoffwechselstörungen, Prädisposition für Thrombosen), schwere Leberschäden, Lebertumore, sexualhormonabhängige maligne Tumore, nicht abgeklärte vaginale Blutungen, Migräne.
SST: In der Schwangerschaft nicht anwenden, in der Stillzeit nicht empfohlen.
Bei Eintritt einer Schwangerschaft sofort absetzen.
NW: Kopfschmerzen, Abdominalschmerzen, Brustschmerzen. Vaginale Candidiasis oder andere Pilzinfektionen, erhöhter Appetit, Depression, Migräne, Schläfrigkeit, Beinkrämpfe, Nervosität, Augenbeschwerden, Herz/Kreislauf (Hypertonie, Hypotonie, selten Thrombose/Embolie), Magen/Darm, Haut, Harnwegsinfektionen, Zwischenblutungen, Ausbleiben der Abbruchblutung, Veränderungen an der Geschlechtsorganen, Hitzewallungen, Gewichtsänderungen, Ödeme.
WW: Gegenanzeige: Ombitasvir/Paritaprevir/Ritonavir, Dasabuvir mit oder ohne Ribavirin, Glecaprevir/Pibrentasvir, Sofosbuvir/Velpatasvir/Voxilaprevir (Transaminasenanstieg; 2 Wochen Abstand).
Vorsicht: Leberenzyminduktoren können zur Wirkungsminderung oraler Kontrazeptiva führen: Barbiturate, Bosentan, Carbamazepin, Phenytoin, Primidon, Rifampicin, Arzneimittel gegen HIV oder HCV (Ritonavir, Nevirapin, Efavirenz und andere), Felbamat, Griseofulvin, Oxcarbazepin, Topiramat, Johanniskraut.
Bei Kurzzeitbehandlung Barrieremethode bis 28 Tage nach dem Absetzen anwenden. Bei Langzeitbehandlung wird andere, nicht-hormonale Verhütungsmethode empfohlen.
Enzyminhibitoren (z.B. Etoricoxib) können die Plasmakonzentrationen von Estrogenen und/oder Progestagenen erhöhen. Ethinylestradiol kann die Plasmakonzentration von Theophyllin oder Tizanidin erhöhen.
WH: Erhöhtes Risiko für arterielle und venöse Thromboembolien beachten. Auf Symptome von apoplektischem Insult oder Myokardinfarkt achten. Blutdruck messen. Leicht erhöhtes Brustkrebsrisiko beachten. Bei Leberfunktionsstörungen orales Kontrazeptivum bis zur Normalisierung der Leberfunktion absetzen. Kein Schutz vor AIDS oder anderen sexuell übertragbaren Krankheiten. Anhaltende Blutungsunregelmäßigkeiten diagnostisch abklären. Durchbruchblutungen und/oder Verhütungsversagen als Folge von Wechselwirkungen mit anderen Arzneimitteln möglich.
PG: 28 ST * (EKO: N) [€ 10,00], 84 ST * (EKO: N) [€ 26,95]

Ertapenem AptaPharma 1 g - Pulver für ein Konzentrat zur Herstellung einer Infusionslösung 34C01
(Z.Nr. 1-38138) NR. P. J01DH03
ZI: Apta Medica Internacional, Ljubljana, Slowenien
Z: 1 Durchstechflasche enthält: Ertapenem 1 g (entspr. Ertapenem, Natriumsalz), Natriumhydrogencarbonat, Natriumhydroxid zur pH-Wert-Einstellung (entspr. Natrium ca. 6 mmol) (entspr. → ca. 137 mg).
EW: Antibiotikum (Carbapenem).
AG: Infektionen durch empfindliche Erreger: -Intraabdominale Infektionen, -akute gynäkologische Infektionen, -Infektionen beim diabetischen Fuß, -ambulant erworbene Pneumonien.
Prophylaxe: von Bauchinfektionen nach elektiven kolorektalen Eingriffen (nur bei Erwachsenen).
AA: I.v. Infusion über 30 Minuten.
DO: Erwachsene und Jugendliche: 1mal tgl. 1 g über 3-14 Tage. Kinder ab 3 Monaten: 2mal tgl. 15 mg/kg KG; TMD 1 g
-Prophylaxe: ED 1 g (Infusion 1 Std. vor dem Eingriff beenden).
GA: Schwere Überempfindlichkeit gegen Beta-Lactam-Antibiotika, schwere Nierenschäden.
SST: Nutzen/Risiko-Abwägung in der Schwangerschaft, nicht stillen.
NW: Diarrhoe, Komplikationen an der Infusionsstelle, Pilzinfektionen, Übelkeit, selten Blutbild, Hypoglykämie; Kopfschmerz, ZNS, Krämpfe, Herzrhythmusstörungen, Dyspnoe, Magen/Darm, Haut (DRESS-Syndrom), Labor.
WW: Gleichzeitige Gabe von Valproinsäure nicht empfohlen.

WH: Auf schwere Überempfindlichkeit achten. An pseudomembranöse Kolitis denken. Vorsicht bei erhöhtem Krampfrisiko. Keine Erfahrungen bei Pneumonie durch Penicillin-resistente Streptococcus pneumonie-Infektion. Verkehrshinweis.
PG: 10 ST * (EKO: N) [€ 652,55]

Ertapenem Fresenius Kabi 1 g - Pulver für ein Konzentrat zur Herstellung einer Infusionslösung 34C01
(Z.Nr. 1-37600) NR. P. J01DH03
ZI: Fresenius Kabi Austria, Graz
Z: 1 Durchstechflasche enthält: Ertapenem 1 g (entspr. Ertapenem, Natriumsalz), Natriumhydrogencarbonat, Natriumhydroxid zur pH-Wert-Einstellung (entspr. Natrium ca. 6 mmol) (entspr. → ca. 137 mg).
Kurzinformation: siehe Ertapenem AptaPharma 1 g - Pulver für ein Konzentrat zur Herstellung einer Infusionslösung, → S. 509
PG: 10 ST * (EKO: N) [€ 641,15]

Ertapenem Panpharma 1 g - Pulver für ein Konzentrat zur Herstellung einer Infusionslösung 34C01
(Z.Nr. 1-37744) NR. P. nicht im Handel. J01DH03

▼ *Ervebo - Injektionslösung* 36B15
(Z.Nr. EU/1/19/1392/*) NR. P. T. nicht im Handel. J07BX02

Erwinase 10.000 I.E./Durchstechflasche - Pulver zur Herstellung einer Injektions-/Infusionslösung 55J01
(Z.Nr. 1-23357) NR. P. E. L01XX02
ZI: Jazz Pharmaceuticals France, Lyon, Frankreich
Z: 1 Durchstechflasche enthält: Crisantaspase 10000 IE (entspr. L-Asparaginase aus Erwinia chrysanthemi 167 µkat) (entspr. L-Asparagin amidohydrolase), Natriumchlorid (entspr. Natrium 0,23 mg), Glucose monohydrat.
EW: Antileukämisch.
AG: Als Bestandteil einer krebshemmenden Kombinationstherapie bei akuter lymphatischer Leukämie (ALL) im Kindes- und Erwachsenenalter, auch bei Patienten, die überempfindlich auf Asparaginase aus Escherichia coli reagieren.
AA: I.m. Injektion oder i.v. Infusion; Details siehe Austria-Codex - Fachinformation.
DO: Alle Alter: Substitution von pegylierter E.coli Asparaginase: 25.000 I.E./m^2 KOF 3mal wöchentlich über 2 Wochen.
Substitution von nativer E.coli Asparaginase: 25.000 I.E./m^2 KOF, im Austausch für jede vorgesehene Dosis E. coli Asparaginase innerhalb eines Therapiekurses.
GA: Pankreatitis (auch in der Vorgeschichte).
SST: Zwingende Indikationsstellung in der Schwangerschaft, Gegenanzeige in der Stillzeit. Nicht- hormonelle Kontrazeption für Frauen und Männer bis mindestens 3 Monate nach Therapieende empfohlen.
NW: Überempfindlichkeit (bis Anaphylaxie, Früh- und Spätsymptome), neutralisierende Antikörper, Gerinnungsstörungen, Thrombosen, Anämie, Nieren- oder Leberstörungen, Stoffwechsel (Hyperglykämie), akute oder chronische Pankreatitis, ZNS (selten posteriores reversibles Enzephalopathie-Syndrom), Tumorlysesyndrom, Immunsuppression.
WW: Nicht empfohlen: Cytarabin mit Methotrexat. Vorsicht: Vincristin, Imatinib, Methotrexat, Cytarabin, hepatotoxische Substanzen. Prednison (Veränderungen der Gerinnung), Antikoagulantien, Lebendimpfstoffe (3 Monate Abstand).
WH: Antigene Wirkung beachten. Auf Pankreatitis achten. Kontrollen: Zucker im Urin, Serum-Amylase, Lipase, Insulin, Gerinnung, Leber, Niere, Serum-Harnsäure, Serum- Ammoniak. Verkehrshinweis.
PG: 5 ST * (EKO: N) [€ 5.451,30]

Erycytol Depot 1 mg - Ampulle 20F04
(Z.Nr. 0-12254) RP. P. B03BA03
ZI: G.L. Pharma, Lannach
Z: 1 Ampulle zu 1 ml enthält: Hydroxycobalamin 1 mg (entspr. Vitamin B12a), Natriumhydroxid 0,5 mg, Essigsäure, Natriumchlorid 8 mg, Wasser für Injektionszwecke.
EW: Vitamin B_{12a}.
AG: Vitamin B_{12}-Mangelerscheinungen (perniziöse und andere makrozytäre Anämien), Neuritiden, Neuralgien.
AA: I.m. oder i.v.
DO: Perniziöse Anämie: 0,5 mg alle 5-6 Wochen.
Neurologie: 1 mg 2-3mal wöchentlich bis täglich.
Keine Daten an Kindern und Jugendlichen.
SST: Anwendung möglich.
NW: Allergie/Anaphylaxie, Diarrhoe, Polyzythämie.
WW: Alkohol erniedrigt Vitamin B_{12}-Spiegel. Orale Antidiabetika.
WH: Blutbildkontrollen; exakte Diagnose vor Therapiebeginn.
PG: 3 ST (2) (EKO: G) [€ 7,85]

Erypo 1.000 I.E./0,5 ml - Fertigspritzen 20F06
(Z.Nr. 2-00130) NR. P. E. B03XA01
ZI: Janssen-Cilag Pharma, Wien
Z: 1 Fertigspritze zu 0,5 ml enthält: Epoetin alfa 1000 IE (entspr. → 8,4 µg), hergestellt in Ovarialzellen des chinesischen Hamsters (CHO), Polysorbat 80, Glycin, Natriumdihydrogenphosphat-dihydrat, Natriummonohydrogenphosphat-dihydrat, Natriumchlorid (entspr. Natrium < 23 mg) (entspr. → < 1 mmol), Wasser für Injektionszwecke.
EW: Gentechnologisch gewonnenes Epoetin-alpa, stimuliert die Erythropoese.
AG: - Anämie bei chronischem Nierenversagen (auch bei Dialysepatienten)
- Schwere symptomatische renale Anämie
- Anämie bei Chemotherapie
- Steigerung der autologen Blutgewinnung zur Vermeidung von Fremdblutkonserven
- Zur Reduktion von Fremdblut vor großen orthopädischen Eingriffen.
- Symptomatische Anämie bei primärem Niedrig-Risiko Myelodysplastischen Syndrom (MDS) und niedrigem Erythropoetin-Serumspiegel.
AA: S.c. oder i.v. Injektion, nicht zur Infusion; bei Hämodialyse nach der Dialyse in die arterio-venöse Fistel.
DO: Chronisches Nierenversagen: Ziel: Hämoglobin 10-12 g/dl.
Hämodialyse (Erwachsene): Korrekturphase: 3mal wöchentlich 50 IE/kg KG i.v., Dosisanpassung in 4wöchigen Abständen.
Erhaltungsphase: 75-300 IE/kg KG wöchentlich.
Hämodialyse (Kinder): Ziel: Hämoglobin 9,5-11 g/dl.
Korrekturphase: 50 IE/kg KG 3mal wöchentlich i.v.
Erhaltungsphase: Dosisanpassung nach Ziel-Hämoglobin.
Noch nicht dialysepflichtige Erwachsene: Korrekturphase: 50 IE/kg KG 3mal wöchentlich.
Erhaltungsphase: Ziel: Hämoglobin 10-12 g/dl. Max. 150 IE/kg KG 3mal wöchentlich oder 240 IE/kg KG einmal wöchentlich s.c. oder 480 IE/kg KG einmal alle 2 Wochen s.c.
Erwachsene Peritonealdialyse-Patienten: Korrekturphase: 50 IE/kg KG 2mal wöchentlich i.v. oder s.c.
Erhaltungsphase: 25-50 IE/kg KG 2mal wöchentlich i.v. oder s.c.
Chemotherapie: Initial 150 IE/kg KG 3mal wöchentlich s.c., Dosisanpassung nach Bedarf (Details siehe Austria-Codex - Fachinformation).
Autologes Blutspendeprogramm: 600 IE/kg KG 2mal wöchentlich i.v. für 3 Wochen vor der Operation.
Vor orthopädischen Eingriff: 600 IE/kg KG 1mal wöchentlich über 3 Wochen vor dem Eingriff und am Tag des Eingriffs s.c.
MDS: Initial 450 IE/kg KG (max. 40000 IE) s.c. einmal wöchentlich (Mindestabstand 5 Tage). Dosisanpassung zum Ziel-Hämoglobin von 10 bis 12 g/dl. Dosissteigerung max. 1050 IE/kg KG pro Woche.
Vorsichtige Dosissteigerungen bei Patienten mit chronischem Nierenversagen.
GA: Unkontrollierter Bluthochdruck, Patienten ohne adäquate Thromboseprophylaxe, schwere Gefäßerkrankungen bei Patienten vor elektivem Eingriff.
SST: Nutzen/Risiko-Abwägung; bei Schwangeren oder Stillenden mit autologem Blutspendeprogramm nicht empfohlen.
NW: Hypertonie (hypertensive Krisen), Hautausschläge (auch schwere Reaktionen), Kopfschmerzen, grippeähnliche Symptome, Husten, Magen/Darm, Atemwegsstörungen, Thrombozytose, Krämpfe, (Shunt-)Thrombosen, vermehrte thrombotische vaskuläre Ereignisse, bei Langzeitgabe sehr selten Erythrozytenaplasie (Erythroblastopenie).
WW: Cyclosporin (Spiegelkontrollen).
WH: Kontrollen: Blutdruck, Hämoglobin, Elektrolyte, Thrombozyten. Vorsicht bei Leberschäden, Epilepsie, Porphyrie.
Eisenspeicher auffüllen, bei Bedarf Eisen substituieren. Thromboseprophylaxe vor elektivem orthopädischem Eingriff. Bei chronischem Nierenversagen nur i.v. anwenden. Erhöhtes Mortalitätsrisiko bei Krebspatienten beachten. Nicht zur Behandlung einer Anämie im Zusammenhang mit Hepatitis C. Handelsnamen in der Patientenakte dokumentieren.
PG: 6 ST RE1 (EKO: Y) [€ 66,90]

Erypo 2.000 I.E./0,5 ml - Fertigspritzen 20F06
(Z.Nr. 2-00131) NR. P. E. B03XA01
ZI: Janssen-Cilag Pharma, Wien
Z: 1 Fertigspritze zu 0,5 ml enthält: Epoetin alfa 2000 IE (entspr. → 16,8 µg), hergestellt in Ovarialzellen des chinesischen Hamsters (CHO), Polysorbat 80, Glycin, Natriumdihydrogenphosphat-dihydrat, Natriummonohydrogenphosphat-dihydrat, Natriumchlorid (entspr. Natrium < 23 mg) (entspr. → < 1 mmol), Wasser für Injektionszwecke.
Kurzinformation: siehe Erypo 1.000 I.E./0,5 ml - Fertigsprit-

zen, → S. 510
PG: 6 ST RE1 (EKO: Y) [€ 126,65]

Erypo 4.000 I.E./0,4 ml - Fertigspritzen 20F06
(Z.Nr. 2-00133) NR. P. E. B03XA01
ZI: Janssen-Cilag Pharma, Wien
Z: 1 Fertigspritze zu 0,4 ml enthält: Epoetin alfa 4000 IE (entspr. → 33,6 µg), hergestellt in Ovarialzellen des chinesischen Hamsters (CHO), Polysorbat 80, Glycin, Natriumdihydrogenphosphat-dihydrat, Natriummonohydrogenphosphat-dihydrat, Natriumchlorid (entspr. Natrium < 23 mg) (entspr. → < 1 mmol), Wasser für Injektionszwecke.
Kurzinformation: siehe Erypo 1.000 I.E./0,5 ml - Fertigspritzen, → S. 510
PG: 6 ST RE1 (EKO: Y) [€ 225,85]

Erypo 6.000 I.E./0,6 ml - Fertigspritzen 20F06
(Z.Nr. 1-24005) NR. P. E. B03XA01
ZI: Janssen-Cilag Pharma, Wien
Z: 1 Fertigspritze zu 0,6 ml enthält: Epoetin alfa 6000 IE (entspr. → 50,4 µg), hergestellt in Ovarialzellen des chinesischen Hamsters (CHO), Polysorbat 80, Glycin, Natriumdihydrogenphosphat-dihydrat, Natriummonohydrogenphosphat-dihydrat, Natriumchlorid (entspr. Natrium < 23 mg) (entspr. → < 1 mmol), Wasser für Injektionszwecke.
Kurzinformation: siehe Erypo 1.000 I.E./0,5 ml - Fertigspritzen, → S. 510
PG: 6 ST RE1 (EKO: Y) [€ 321,55]

Erypo 10.000 I.E./ml - Fertigspritzen 20F06
(Z.Nr. 2-00134) NR. P. E. B03XA01
ZI: Janssen-Cilag Pharma, Wien
Z: 1 Fertigspritze zu 1 ml enthält: Epoetin alfa 10000 IE (entspr. → 84 µg), hergestellt in Ovarialzellen des chinesischen Hamsters (CHO), Polysorbat 80, Glycin, Natriumdihydrogenphosphat-dihydrat, Natriummonohydrogenphosphat-dihydrat, Natriumchlorid (entspr. Natrium < 23 mg) (entspr. → < 1 mmol), Wasser für Injektionszwecke.
Kurzinformation: siehe Erypo 1.000 I.E./0,5 ml - Fertigspritzen, → S. 510
PG: 6 ST IND (2) (EKO: G) [€ 595,20]

Erypo 40.000 I.E./ml - Fertigspritzen 20F06
(Z.Nr. 1-26437) NR. P. E. B03XA01
ZI: Janssen-Cilag Pharma, Wien
Z: 1 Fertigspritze zu 1 ml enthält: Epoetin alfa 40000 IE (entspr. → 336 µg), hergestellt in Ovarialzellen des chinesischen Hamsters (CHO), Polysorbat 80, Glycin, Natriumdihydrogenphosphat-dihydrat, Natriummonohydrogenphosphat-dihydrat, Natriumchlorid (entspr. Natrium < 23 mg) (entspr. → < 1 mmol), Wasser für Injektionszwecke.
EW: Stimuliert Erythropoese.
AG: Anämie und Reduktion des Transfusionsbedarfs bei Erwachsenen mit soliden Tumoren, malignen Lymphomen oder multiplem Myelom. Steigerung der autologen Blutgewinnung bei Teilnahme an Spendeprogramm zur Vermeidung von Fremdblutkonserven; vor großen orthopädischen Eingriffen bei Erwachsenen ohne Eisenmangel (zur Reduktion von Fremdblut). Symptomatische Anämie bei primärem Niedrig-Risiko Myelodysplastischen Syndrom (MDS) und niedrigem Erythropoetin-Serumspiegel.
AA: S.c. oder langsam i.v.
DO: Chemotherapie: Initial 150 IE/kg KG s.c. 3mal pro Woche oder 450 IE/kg KG 1mal pro Woche; Dosisanpassung nach Bedarf: Zielwert 12 g Hämoglobin/dl.
Autologes Blutspendeprogramm: Intravenös 600 IE/kg KG zweimal pro Woche über 3 Wochen vor der Operation; zusätzlich 200 mg elementares Eisen pro Tag per os.
Elektiver orthopädischer Eingriff: Subkutan 600 IE/kg KG einmal wöchentlich über 3 Wochen vor dem Eingriff und am Tag des Eingriffs; zusätzlich 200 mg elementares Eisen pro Tag per os.
MDS: Initial 450 IE/kg KG (max. 40000 IE) s.c. einmal wöchentlich (Mindestabstand 5 Tage). Dosisanpassung zum Ziel-Hämoglobin von 10 bis 12 g/dl. Dosissteigerung max. 1050 IE/kg KG pro Woche.
Vorsichtige Dosissteigerungen bei Patienten mit chronischem Nierenversagen.
GA: Unkontrollierter Blutdruck, schwere Herz/Kreislauf-Erkrankungen.
SST: Nicht empfohlen.
NW: Haut, grippeähnliche Symptome, Atemwegsstörungen, selten Thrombozytose, Thrombosen, thrombotische vaskuläre Ereignisse, Bluthochdruck.
WW: Ciclosporin (Blutspiegelkontrollen).
WH: Kontrollen: Blutdruck, Hämoglobin, Eisen, Folsäure, Vitamin B_{12}. Thromboseprophylaxe. Erhöhtes Mortalitätsrisiko bei Krebspatienten beachten. Nicht zur Behandlung einer Anämie im Zusammenhang mit Hepatitis C.
PG: 4 ST IND (EKO: G) [€ 1.646,75]

🐾 *Eryseng - Injektionssuspension für Schweine* 823BD
(Z.Nr. EU/2/14/166/*) NR. P. E. nicht im Handel. QI09AB03

🐾 *Eryseng PARVO - Injektionssuspension für Schweine* 823BD
(Z.Nr. EU/2/14/167/*) NR. P. E. nicht im Handel. QI09AL01

Erysidoron Nr.1 - Tropfen 22W, 33W
(Z.Nr. 0-02047) RP. P. V03AX
ZI: Weleda, Wien
Z: 100 g (= 105 ml, 1 ml = 26 Tropfen) enthalten: Apis mellifica (Homöopathie) D2 10 g, Atropa belladonna (Homöopathie) D2 10 g, Ethanol (entspr. Gesamtethanolgehalt 34 % (m/m)), Wasser, gereinigtes.
EW: Anthroposophikum.
AG: Serös bis eitrige Entzündungen (HNO, Haut).
DO: 1-2stündlich (max. 5-8mal tgl.) 5-10 Tropfen in Flüssigkeit einnehmen (Kinder im 1. Lebensjahr alle 2 Std. 2-3 Tropfen, Kinder 1-5 Jahre alle 2 Std. 3-5 Tropfen), Kinder 6-12 Jahre alle 1-2 Std. 5-8 Tropfen).
Bei Besserung 1-3mal tgl. einnehmen.
GA: Bienengiftallergie, Prostataadenom, Glaukom, Herzrhythmusstörungen.
SST: Vorsicht.
NW: Mundtrockenheit, Gesichtsröte, Pupillenerweiterung, Tachykardie.
WH: Nicht für Alkoholkranke.
PG: 20 ML * (EKO: N) [€ 14,90]

Erythrocin 500 mg - Filmtabletten 34F
(Z.Nr. 1-18764) NR. P. nicht im Handel. J01FA01

Erythrocin-Lactobionat 1,0 g - Trockensubstanz zur Infusionsbereitung 34F
(Z.Nr. 0-09741) NR. P. J01FA01
ZI: Amdipharm, Dublin, Irland
Z: 1 Durchstechflasche enthält: Erythromycin 1000 mg (entspr. Erythromycin lactobionat 1599 mg).
EW: Makrolid-Antibiotikum, bakteriostatisch.
AG: Infektionen durch empfindliche Erreger: Tiefe Atemwege (einschl. Keuchhusten), schwere Akne, Trachom, Diphtherie, Urethritis.
Bei Betalaktam-Unverträglichkeit: Akute Exazerbation der chronischen Bronchitis, ambulant erworbene Pneumonie, HNO, Erysipel, Scharlach, Lues im primären Stadium.
AA: I.v. Infusion; cave intraarteriell oder i.m.!
AH: Zur Zubereitung von i.v. Infusionslösungen, nicht zur i.v. Injektion.
Stammlösung **n u r** mit 20 ml Aqua ad inj. zubereiten. Für gebrauchsfertige Infusionslösung 20 ml Stammlösung mit mindestens 180 ml NaCl 0,9%- oder Glukose 5%-Lösung verdünnen, pH auf 7 mit Natriumhydrogencarbonat einstellen.
DO: Alle Alter: TD 15-20 mg/kg KG in 3-4 ED. MTD bei Erwachsenen und Jugendlichen bei schweren Infektionen 4 g, bei Nierenschäden 2 g.
GA: Schwere Leberschäden, QT-Verlängerung, Hypokaliämie, Hypomagnesiämie, schwere Herzinsuffizienz oder schwere Herzrhythmusstörungen.
SST: Nutzen/Risiko-Abwägung. In der Stillzeit erhöhtes Pylorusstenose-Risiko beachten.
NW: Superinfektionen, Allergien, Haut (auch schwere Reaktionen), Magen/Darm, Pylorusstenose bei Säuglingen, Herzrhythmusstörungen (QT-Verlängerung), Enzymanstiege (sehr selten Leberversagen), Sehstörungen.
WW: Kontraindiziert. QT-verlängernde Substanzen: Antiarrhythmika Ia und III, Neuroleptika, tri- und tetrazyklische Antidepressiva, Antibiotika (Fluorchinolone, Imidazole, Antimalariamittel), Zytostatika (Arsentrioxid), (Dihydro)ergotamin, Terfenadin, Astemizol, Domperidon, Cisaprid, Pimozid, Methadon, Pentamidin, Simvastatin, Lovastatin, Atorvastatin.
Vorsicht: CYP3A4-Hemmer; Alfentanil, Alprazolam, Bronocriptin, Carbamazepin, Chinidin, Ciclosporin, Clozapin, Colchicin, Cumarine, Digoxin, Disopyramid, Felodipin, Methylprednisolon, Midazolam, Phenytoin, Sildenafil, Sirolimus, Tacrolimus, Tadanafil, Triazolam, Valproinsäure, Vardenafil, Verapamil, Vinblastin, Zopiclon, Theophyllin, Statine, Cimetidin, Proteasehemmer, Omeprazol.
WH: Auf Herzrhythmusstörungen (QT-Verlängerung) achten! Bei ambulant erworbener Pneumonie nicht Therapie der 1. Wahl. Erythromycin kann kongenitale Syphilis nicht verhindern. Auf schwere Allergien achten. Bei Säuglingen auf Pylorusstenose achten. Bei schweren Durchfällen an pseudomembranöse Entero-

colitis denken. Bei Langzeitgabe Blutbild, Leber, Niere kontrollieren. Verkehrshinweis.
PG: 1 ST (2) (EKO: G) [€ 19,05]

Erythromycin-Lactobionat medicamentum 1,0 g - Trockensubstanz zur Infusionsbereitung 34F
(Z.Nr. 9.741-P01) NR. P. Parallelimport. J01FA01
V: medicamentum pharma, Allerheiligen im Mürztal
Z: 1 Durchstechflasche enthält: Erythromycin 1000 mg (entspr. Erythromycin lactobionat 1488,2 mg).
PG: 1 ST (2) (EKO: G) [€ 19,05]

Esberitox - Tabletten 33Z01
(Z.Nr. 1-23191) RPF. P. L03AX
ZI: Schaper & Brümmer, Salzgitter, Deutschland
Z: 1 Tablette enthält: Misch-Trockenextrakt (4-9:1) aus Färberhülsenwurzelstock, Purpursonnenhutwurzel, Blassfarbener Sonnenhutwurzel, Lebensbaumspitzen und -blättern (4,92:1,85:1,85:1); Ethanol 30% (V/V) (Auszugsmittel) 3,2 mg Lactose, wasserfrei 170,6 mg, Magnesium stearat, Macrogol, Saccharose 91,5 mg.
EW: Immunmodulierend.
AG: Kurzzeitig zur Vorbeugung und Behandlung von Erkältungen.
AA: Tabletten mit Flüssigkeit einnehmen oder im Mund zergehen lassen.
DO: 3mal tgl. 3 Tabletten, Kinder (7-11 Jahre): 3mal tgl. 2 Tabletten. Kinder (4-6 Jahre): 3mal tgl. 1-2 Tabletten.
GA: Fortschreitende Systemerkrankungen, Autoimmunerkrankungen, Immunschwäche, Immunsuppression, hämatologische Erkrankungen.
SST: Nicht empfohlen.
NW: Überempfindlichkeit, Schwindel, Magen/Darm.
WH: Behandlung bei den ersten Erkältungszeichen beginnen. Bei Kindern unter 4 Jahren nicht anwenden. Verkehrshinweis.
PG: 60 ST * (EKO: N) [€ 10,70], 100 ST * (EKO: N) [€ 14,90], 200 ST * (EKO: N) [€ 25,90]

Esbriet 267 mg - Filmtabletten 33B
(Z.Nr. EU/1/11/667/*) NR. P. L04AX05
ZI: Roche Pharma, Grenzach-Wyhlen, Deutschland
Z: 1 Filmtablette enthält: Pirfenidon 267 mg, Tablettenkern: Cellulose, mikrokristalline, Croscarmellose natrium, Povidon K30, Siliciumdioxid, hochdisperses, Magnesium stearat; Filmüberzug: Poly(vinylalkohol), Titandioxid, Macrogol 3350, Talkum, Eisen(III)-hydroxid-oxid x H2O.
EW: Immunsuppressivum.
AG: Leichte bis mittelschwere idiopathische pulmonale Fibrose.
AA: Unzerkaut mit Wasser zusammen mit Nahrung einnehmen.
DO: Tag 1-7: 3mal tgl. 267 mg.
Tag 8-14: 3mal tgl. 534 mg.
Ab Tag 15: 3mal tgl. 801 mg = Erhaltungsdosis.
MTD 2403 mg. Kein relevanter Nutzen bei Kindern und Jugendlichen.
GA: Schwere Leber- oder Nierenschäden, Angioödem bei Pirfenidon in der Anamnese.
SST: Nicht anwenden.
NW: Magen/Darm, Anorexie, Schwindel, Müdigkeit, Gewichtsverlust, Haut (Photosensibilität, Sonnenbrand), Angioödeme, Infektionen, Insomnie, Kopfschmerzen, Myalgie, Arthralgie, Hitzewallungen, Dyspnoe, Leberenzymanstiege, Anaphylaxie.
WW: Kontraindiziert: Fluvoxamin.
Nicht empfohlen: CYP1A2-Induktoren (z.B. Rifampicin).
Vermeiden: Grapefruitsaft, Rauchen.
Vorsicht: CYP1A2-Inhibitoren (Enoxacin, Ciprofloxacin, Amiodaron, Propafenon: Pirfenidon-Dosis anpassen).
WH: Leber, Körpergewicht kontrollieren. Direktes Sonnenlicht meiden. Verkehrshinweis.
PG: 63 ST * (EKO: R) [€ 760,70]

Esbriet 267 mg - Filmtabletten 33B
(Z.Nr. EU/1/11/667/*) NR. P. Parallelimport. L04AX05
nicht im Handel.

Esbriet 534 mg - Filmtabletten 33B
(Z.Nr. EU/1/11/667/*) NR. P. nicht im Handel. L04AX05

Esbriet 801 mg - Filmtabletten 33B
(Z.Nr. EU/1/11/667/*) NR. P. L04AX05
ZI: Roche Pharma, Grenzach-Wyhlen, Deutschland
Z: 1 Filmtablette enthält: Pirfenidon 801 mg, Tablettenkern: Cellulose, mikrokristalline, Croscarmellose natrium, Povidon K30, Siliciumdioxid, hochdisperses, Magnesium stearat; Filmüberzug: Poly(vinylalkohol), Titandioxid, Macrogol 3350, Talkum, Eisen(III)-oxid, Eisen(II,III)-oxid.
Kurzinformation: siehe Esbriet 267 mg - Filmtabletten, → S. 512
PG: 84 ST * (EKO: R) [€ 2.912,45]

Esbriet 267 mg - Hartkapseln 33B
(Z.Nr. EU/1/11/667/*) NR. P. L04AX05
ZI: Roche Pharma, Grenzach-Wyhlen, Deutschland
Z: 1 Kapsel enthält: Pirfenidon 267 mg, Kapselinhalt: Cellulose, mikrokristalline, Croscarmellose natrium, Povidon, Magnesium stearat; Kapselhülle: Titandioxid, Gelatine; Druckfarbe braun S-1-16530, oder Druckfarbe braun 03A02 (entspr. Schellack) (entspr. Eisen(II,III)-oxid) (entspr. Eisen(III)-oxid) (entspr. Eisen(III)-hydroxid-oxid x H2O) (entspr. Propylenglycol) (entspr. Ammoniumhydroxid).
EW: Immunsuppressivum.
AG: Leichte bis mittelschwere idiopathische pulmonale Fibrose.
AA: Unzerkaut mit Wasser zusammen mit Nahrung einnehmen.
DO: Tag 1-7: 3mal tgl. 267 mg.
Tag 8-14: 3mal tgl. 534 mg.
Ab Tag 15: 3mal tgl. 801 mg = Erhaltungsdosis.
MTD 2403 mg (9 Hartkapseln). Kein relevanter Nutzen bei Kindern und Jugendlichen.
GA: Schwere Leber- oder Nierenschäden, Angioödem bei Pirfenidon in der Anamnese.
SST: Nicht anwenden.
NW: Magen/Darm, Anorexie, Schwindel, Müdigkeit, Gewichtsverlust, Haut (Photosensibilität, Sonnenbrand), Angioödeme, Infektionen, Insomnie, Kopfschmerzen, Myalgie, Arthralgie, Hitzewallungen, Dyspnoe, Leberenzymanstiege, Anaphylaxie.
WW: Kontraindiziert: Fluvoxamin.
Nicht empfohlen: CYP1A2-Induktoren (z.B. Rifampicin).
Vermeiden: Grapefruitsaft, Rauchen.
Vorsicht: CYP1A2-Inhibitoren (Enoxacin, Ciprofloxacin, Amiodaron, Propafenon: Pirfenidon-Dosis anpassen).
WH: Leber, Körpergewicht kontrollieren. Direktes Sonnenlicht meiden. Verkehrshinweis.
PG: 63 ST RE1 (EKO: Y) [€ 1.019,05], 252 ST RE1 (EKO: Y) [€ 3.974,75]

Esbriet 267 mg - Hartkapseln 33B
(Z.Nr. EU/1/11/667/*) NR. P. Parallelimport. L04AX05
n.I.
V: Abacus Medicine, Copenhagen, Dänemark
Z: 1 Kapsel enthält: Pirfenidon 267 mg, Kapselinhalt: Cellulose, mikrokristalline, Croscarmellose natrium, Povidon, Magnesium stearat; Kapselhülle: Titandioxid, Gelatine; Druckfarbe braun S-1-16530, oder Druckfarbe braun 03A02 (entspr. Schellack) (entspr. Eisen(II,III)-oxid) (entspr. Eisen(III)-oxid) (entspr. Eisen(III)-hydroxid-oxid x H2O) (entspr. Propylenglycol) (entspr. Ammoniumhydroxid).
PG: 252 ST * (EKO: N) [€ 3.866,95 n.l.]

Esbriet 267 mg - Hartkapseln 33B
(Z.Nr. EU/1/11/667/*) NR. P. Parallelimport. L04AX05
nicht im Handel.

Esbriet 267 mg - Hartkapseln 33B
(Z.Nr. EU/1/11/667/*) NR. P. Parallelimport. L04AX05
V: Orifarm, Leverkusen, Deutschland
Z: 1 Kapsel enthält: Pirfenidon 267 mg, Kapselinhalt: Cellulose, mikrokristalline, Croscarmellose natrium, Povidon, Magnesium stearat; Kapselhülle: Titandioxid, Gelatine; Druckfarbe braun S-1-16530, oder Druckfarbe braun 03A02 (entspr. Schellack) (entspr. Eisen(II,III)-oxid) (entspr. Eisen(III)-oxid) (entspr. Eisen(III)-hydroxid-oxid x H2O) (entspr. Propylenglycol) (entspr. Ammoniumhydroxid).
PG: 252 ST RE1 (EKO: Y) [€ 3.856,30]

Escitalopram 1A Pharma 5 mg - Filmtabletten 49A02
(Z.Nr. 1-30429) NR. P. N06AB10
ZI: 1A Pharma, Wien
Z: 1 Filmtablette enthält: Escitalopram 5 mg (entspr. Escitalopram oxalat), Tablettenkern: Lactose 65,07 mg (entspr. Lactose monohydrat), Cellulose, mikrokristalline, Croscarmellose natrium, Hypromellose, Magnesium stearat, Siliciumdioxid, hochdisperses; Tablettenüberzug: (entspr. Hypromellose) (entspr. Macrogol 6000) (entspr. Titandioxid) (entspr. Talkum).
EW: Antidepressivum (Serotonin-Wiederaufnahmehemmer).
AG: Major Depression, Panikstörungen, Sozialphobie, generalisierte Angststörung, Zwangsstörung.
AA: 1mal tgl. unabhängig von den Mahlzeiten.
DO: **Depression, Angststörung, Zwangsstörung:** TD 10(-20) mg.
Panikstörungen: TD initial 5, dann 10 mg. MTD 20 mg.
Sozialphobie: TD 10 (5-20) mg.
Halbe Dosis bei Patienten über 65 Jahren. Bei Kindern und Jugendlichen nicht anwenden (suizidale Verhaltensweisen möglich).
GA: QT-Verlängerung, Long QT-Syndrom.
SST: Nutzen/Risiko-Abwägung in der Schwangerschaft; Stillen

nicht empfohlen.
NW: Appetitlosigkeit, Libidoabnahme, ZNS, Magen/Darm, Herz/Kreislauf (QT-Verlängerung), verstärktes Schwitzen, Impotenz, Absetzsymptome, Fieber, Engwinkelglaukom, sexuelle Funktionsstörungen.
WW: Kontraindiziert: Nicht selektive MAO-Hemmer (2 Wochen Abstand), selektive MAO-Hemmer, Linezolid, QT-verlängernde Substanzen.
Vorsicht: Selegilin, serotonerge Arzneimittel, Lithium, Tryptophan, Johanniskraut, Gerinnungshemmer, Alkohol, Cimetidin, Hypokaliämie auslösende Arzneimittel.
WH: Auf paradoxe Angstsymptome, Krampfanfälle achten. Vorsicht bei Manie, Diabetes, Glaukom, Bradykardie, akutem Myokardinfarkt, Diabetes. Auf Suizidgefahr achten. Auf Serotonin-Syndrom achten. Ausschleichend absetzen. Verkehrshinweis.
PG: 10 ST (2) (EKO: G) [€ 1,90], 30 ST (EKO: G) [€ 5,60]

Escitalopram 1A Pharma 10 mg - Filmtabletten 49A02

(Z.Nr. 1-30430) NR. P. N06AB10
ZI: 1A Pharma, Wien
Z: 1 Filmtablette enthält: Escitalopram 10 mg (entspr. Escitalopram oxalat), Tablettenkern: Lactose 86,67 mg (entspr. Lactose monohydrat), Cellulose, mikrokristalline, Croscarmellose natrium, Hypromellose, Magnesium stearat, Siliciumdioxid, hochdisperses; Tablettenüberzug: (entspr. Hypromellose) (entspr. Macrogol 6000) (entspr. Titandioxid) (entspr. Talkum).
Kurzinformation: siehe Escitalopram 1A Pharma 5 mg - Filmtabletten, → S. 512
PG: 10 ST (2) (EKO: G) [€ 3,00], 30 ST (EKO: G) [€ 8,95], 100 ST * (EKO: N) [€ 29,60 n.l.]

Escitalopram 1A Pharma 15 mg - Filmtabletten 49A02

(Z.Nr. 1-30431) NR. P. N06AB10
ZI: 1A Pharma, Wien
Z: 1 Filmtablette enthält: Escitalopram 15 mg (entspr. Escitalopram oxalat), Tablettenkern: Lactose 130,01 mg (entspr. Lactose monohydrat), Cellulose, mikrokristalline, Croscarmellose natrium, Hypromellose, Magnesium stearat, Siliciumdioxid, hochdisperses; Tablettenüberzug: (entspr. Hypromellose) (entspr. Macrogol 6000) (entspr. Titandioxid) (entspr. Talkum).
Kurzinformation: siehe Escitalopram 1A Pharma 5 mg - Filmtabletten, → S. 512
PG: 10 ST (2) (EKO: G) [€ 3,00], 30 ST (EKO: G) [€ 8,95]

Escitalopram 1A Pharma 20 mg - Filmtabletten 49A02

(Z.Nr. 1-30432) NR. P. N06AB10
ZI: 1A Pharma, Wien
Z: 1 Filmtablette enthält: Escitalopram 20 mg (entspr. Escitalopram oxalat), Tablettenkern: Lactose 173,34 mg (entspr. Lactose monohydrat), Cellulose, mikrokristalline, Croscarmellose natrium, Hypromellose, Magnesium stearat, Siliciumdioxid, hochdisperses; Tablettenüberzug: (entspr. Hypromellose) (entspr. Macrogol 6000) (entspr. Titandioxid) (entspr. Talkum).
Kurzinformation: siehe Escitalopram 1A Pharma 5 mg - Filmtabletten, → S. 512
PG: 10 ST (2) (EKO: G) [€ 3,00], 30 ST (EKO: G) [€ 8,95]

Escitalopram Accord 5 mg - Filmtabletten 49A02

(Z.Nr. 1-30971) NR. P. N06AB10
ZI: Accord Healthcare, Utrecht, Niederlande
Z: 1 Tablette enthält: Escitalopram 5 mg (entspr. Escitalopram oxalat), Tablettenkern: Cellulose, mikrokristalline, Croscarmellose natrium, Hypromellose 5, Talkum, Siliciumdioxid, hochdisperses, Magnesium stearat; Tablettenüberzug: (entspr. Hypromellose 15) (entspr. Titandioxid) (entspr. Macrogol 400).
EW: Antidepressivum (Serotonin-Wiederaufnahmehemmer).
AG: Major Depression, Panikstörungen, Sozialphobie, generalisierte Angststörung, Zwangsstörung.
AA: 1mal tgl. unabhängig von den Mahlzeiten.
DO: Depression, Angststörung, Zwangsstörung: TD 10(-20) mg.
Panikstörungen: TD initial 5, dann 10 mg. MTD 20 mg.
Sozialphobie: TD 10 (5-20) mg.
Halbe Dosis bei Patienten über 65 Jahren. Bei Kindern und Jugendlichen nicht anwenden (suizidale Verhaltensweisen möglich).
GA: QT-Verlängerung, Long QT-Syndrom.
SST: Nutzen/Risiko-Abwägung in der Schwangerschaft; Stillen nicht empfohlen.
NW: Appetitlosigkeit, Libidoabnahme, ZNS, Magen/Darm, Herz/Kreislauf (QT- Verlängerung), verstärktes Schwitzen, Impotenz, Absetzsymptome, Fieber, Engwinkelglaukom, Störungen der Sexualfunktion.
WW: Kontraindiziert: Nicht selektive MAO-Hemmer (2 Wochen Abstand), selektive MAO-Hemmer, Linezolid, QT-verlängernde Substanzen.
Vorsicht: Selegilin, serotonerge Arzneimittel, Lithium, Tryptophan, Johanniskraut, Gerinnungshemmer, Alkohol, Cimetidin, Hypokaliämie auslösende Arzneimittel.
WH: Auf paradoxe Angstsymptome, Krampfanfälle achten. Vorsicht bei Manie, Diabetes, Glaukom, Bradykardie, akutem Myokardinfarkt, Diabetes. Auf Suizidgefahr achten. Auf Serotonin-Syndrom achten. Ausschleichend absetzen. Verkehrshinweis.
PG: 14 ST (EKO: G) [€ 2,70], 28 ST (EKO: G) [€ 5,25]

Escitalopram Accord 10 mg - Filmtabletten 49A02

(Z.Nr. 1-30972) NR. P. N06AB10
ZI: Accord Healthcare, Utrecht, Niederlande
Z: 1 Tablette enthält: Escitalopram 10 mg (entspr. Escitalopram oxalat), Tablettenkern: Cellulose, mikrokristalline, Croscarmellose natrium, Hypromellose 5, Talkum, Siliciumdioxid, hochdisperses, Magnesium stearat; Tablettenüberzug: (entspr. Hypromellose 15) (entspr. Titandioxid) (entspr. Macrogol 400).
Kurzinformation: siehe Escitalopram Accord 5 mg - Filmtabletten, → S. 513
PG: 14 ST (EKO: G) [€ 4,90], 28 ST (EKO: G) [€ 8,60]

Escitalopram Accord 20 mg - Filmtabletten 49A02

(Z.Nr. 1-30973) NR. P. N06AB10
ZI: Accord Healthcare, Utrecht, Niederlande
Z: 1 Tablette enthält: Escitalopram 20 mg (entspr. Escitalopram oxalat), Tablettenkern: Cellulose, mikrokristalline, Croscarmellose natrium, Hypromellose 5, Talkum, Siliciumdioxid, hochdisperses, Magnesium stearat; Tablettenüberzug: (entspr. Hypromellose 15) (entspr. Titandioxid) (entspr. Macrogol 400).
Kurzinformation: siehe Escitalopram Accord 5 mg - Filmtabletten, → S. 513
PG: 14 ST (EKO: G) [€ 4,90], 28 ST (EKO: G) [€ 8,70]

Escitalopram Actavis 5 mg - Filmtabletten 49A02

(Z.Nr. 1-35500) NR. P. N06AB10
ZI: Actavis Group PTC, Hafnarfjördur, Island
Z: 1 Filmtablette enthält: Escitalopram 5 mg (entspr. Escitalopram oxalat), Tablettenkern: Cellulose, mikrokristalline, Siliciumdioxid, hochdispers, wasserfrei, Croscarmellose natrium, Talkum, Magnesium stearat; Tablettenüberzug: Hypromellose 6cP, Titandioxid, Macrogol 6000.
EW: Antidepressivum (Serotonin-Wiederaufnahmehemmer).
AG: Major Depression, Panikstörungen, Sozialphobie, generalisierte Angststörung, Zwangsstörung.
AA: 1mal tgl. unabhängig von den Mahlzeiten.
DO: Depression, Angststörung, Zwangsstörung: TD 10(-20) mg.
Panikstörungen: TD initial 5, dann 10 mg. MTD 20 mg.
Sozialphobie: TD 10 (5-20) mg.
Halbe Dosis bei Patienten über 65 Jahren. Bei Kindern und Jugendlichen nicht anwenden (suizidale Verhaltensweisen möglich).
GA: QT-Verlängerung, Long QT-Syndrom.
SST: Nutzen/Risiko-Abwägung in der Schwangerschaft; Stillen nicht empfohlen.
NW: Appetitlosigkeit, Libidoabnahme, ZNS, Magen/Darm, Herz/Kreislauf (QT- Verlängerung), verstärktes Schwitzen, Impotenz, Absetzsymptome, Fieber, Engwinkelglaukom, sexuelle Funktionsstörungen.
WW: Kontraindiziert: Nicht selektive irreversible MAO-Hemmer (2 Wochen Abstand), reversible selektive MAO-A- Hemmer (Moclobemid), reversible nichtselektive MAO- Hemmer (Linezolid), QT-verlängernde Substanzen.
Vorsicht: Selegilin (MTD 10 mg), serotonerge Arzneimittel, Lithium, Tryptophan, Johanniskraut, Gerinnungshemmer, Alkohol, Cimetidin, Hypokaliämie auslösende Arzneimittel.
WH: Auf paradoxe Angstsymptome, Krampfanfälle achten. Vorsicht bei Manie, Diabetes, Glaukom, Bradykardie, akutem Myokardinfarkt, Diabetes. Auf Suizidgefahr achten. Auf Serotonin-Syndrom achten. Ausschleichend absetzen. Verkehrshinweis.
PG: 14 ST (2) (EKO: G) [€ 3,40], 30 ST (EKO: G) [€ 7,30]

Escitalopram Actavis 10 mg - Filmtabletten 49A02

(Z.Nr. 1-35501) NR. P. N06AB10
ZI: Actavis Group PTC, Hafnarfjördur, Island
Z: 1 Filmtablette enthält: Escitalopram 10 mg (entspr. Escitalopram oxalat), Tablettenkern: Cellulose, mikrokristalline, Siliciumdioxid, hochdispers, wasserfrei, Croscarmellose natrium, Talkum, Magnesium stearat; Tablettenüberzug: Hypromellose 6cP, Titandioxid, Macrogol 6000.
Kurzinformation: siehe Escitalopram Actavis 5 mg - Filmtabletten, → S. 513
PG: 14 ST (2) (EKO: G) [€ 5,60], 30 ST (EKO: G) [€ 12,00]

Escitalopram Actavis 20 mg - Filmtabletten 49A02

(Z.Nr. 1-35502) NR. P. N06AB10
ZI: Actavis Group PTC, Hafnarfjördur, Island
Z: 1 Filmtablette enthält: Escitalopram 20 mg (entspr. Escitalopram

oxalat), Tablettenkern: Cellulose, mikrokristalline, Siliciumdioxid, hochdispers, wasserfrei, Croscarmellose natrium, Talkum, Magnesium stearat; Tablettenüberzug: Hypromellose 6cP, Titandioxid, Macrogol 6000.
Kurzinformation: siehe Escitalopram Actavis 5 mg - Filmtabletten, → S. 513
PG: 14 ST (2) (EKO: G) [€ 5,65], 30 ST (EKO: G) [€ 12,10]

Escitalopram Arcana 10 mg - Filmtabletten 49A02
(Z.Nr. 1-28611) NR. P. nicht im Handel. N06AB10

Escitalopram Arcana 20 mg - Filmtabletten 49A02
(Z.Nr. 1-28613) NR. P. nicht im Handel. N06AB10

E

Escitalopram Aristo 5 mg - Filmtabletten 49A02
(Z.Nr. 1-29992) NR. P. N06AB10
ZI: Aristo Pharma, Berlin, Deutschland
Z: 1 Filmtablette enthält: Escitalopram 5 mg (entspr. Escitalopram oxalat), Tablettenkern: Cellulose, mikrokristalline, Siliciumdioxid, hochdisperses, Croscarmellose natrium, Talkum, Magnesium stearat; Tablettenfilm: (entspr. Hypromellose) (entspr. Titandioxid) (entspr. Macrogol 6000).
EW: Antidepressivum (Serotonin-Wiederaufnahmehemmer).
AG: Major Depression, Panikstörungen, Sozialphobie, generalisierte Angststörung, Zwangsstörung.
AA: 1mal tgl. unabhängig von den Mahlzeiten.
DO: Depression, Angststörung, Zwangsstörung: TD 10(-20) mg.
Panikstörungen: TD initial 5, dann 10 mg. MTD 20 mg.
Sozialphobie: TD 10 (5-20) mg.
Halbe Dosis bei Patienten über 65 Jahren. Bei Kindern und Jugendlichen nicht anwenden (suizidale Verhaltensweisen möglich).
GA: QT-Verlängerung, Long QT-Syndrom.
SST: Nutzen/Risiko-Abwägung in der Schwangerschaft; Stillen nicht empfohlen.
NW: Appetitlosigkeit, Libidoabnahme, ZNS, Magen/Darm, Herz/Kreislauf (QT- Verlängerung), verstärktes Schwitzen, Impotenz, Absetzsymptome, Fieber, Engwinkelglaukom, sexuelle Funktionsstörungen.
WW: Kontraindiziert: Nicht selektive MAO-Hemmer (2 Wochen Abstand), selektive MAO-Hemmer, Linezolid, QT-verlängernde Substanzen.
Vorsicht: Selegilin, serotonerge Arzneimittel, Lithium, Tryptophan, Johanniskraut, Gerinnungshemmer, Alkohol, Cimetidin, Hypokaliämie auslösende Arzneimittel.
WH: Auf paradoxe Angstsymptome, Krampfanfälle achten. Vorsicht bei Manie, Diabetes, Glaukom, Bradykardie, akutem Myokardinfarkt, Diabetes. Auf Suizidgefahr achten. Auf Serotonin-Syndrom achten. Ausschleichend absetzen. Verkehrshinweis.
PG: 10 ST (2) (EKO: G) [€ 2,40], 30 ST (EKO: G) [€ 6,95]

Escitalopram Aristo 10 mg - Filmtabletten 49A02
(Z.Nr. 1-29993) NR. P. N06AB10
ZI: Aristo Pharma, Berlin, Deutschland
Z: 1 Filmtablette enthält: Escitalopram 10 mg (entspr. Escitalopram oxalat), Tablettenkern: Cellulose, mikrokristalline, Siliciumdioxid, hochdisperses, Croscarmellose natrium, Talkum, Magnesium stearat; Tablettenfilm: (entspr. Hypromellose) (entspr. Titandioxid) (entspr. Macrogol 6000).
Kurzinformation: siehe Escitalopram Aristo 5 mg - Filmtabletten, → S. 514
PG: 10 ST (2) (EKO: G) [€ 4,00], 30 ST (EKO: G) [€ 10,75]

Escitalopram Aristo 20 mg - Filmtabletten 49A02
(Z.Nr. 1-29995) NR. P. N06AB10
ZI: Aristo Pharma, Berlin, Deutschland
Z: 1 Filmtablette enthält: Escitalopram 20 mg (entspr. Escitalopram oxalat), Tablettenkern: Cellulose, mikrokristalline, Siliciumdioxid, hochdisperses, Croscarmellose natrium, Talkum, Magnesium stearat; Tablettenfilm: (entspr. Hypromellose) (entspr. Titandioxid) (entspr. Macrogol 6000).
Kurzinformation: siehe Escitalopram Aristo 5 mg - Filmtabletten, → S. 514
PG: 10 ST (2) (EKO: G) [€ 4,05], 30 ST (EKO: G) [€ 11,65]

Escitalopram Bluefish 5 mg - Filmtabletten 49A02
(Z.Nr. 1-35431) NR. P. N06AB10
ZI: Bluefish Pharmaceuticals, Gävlegatan, Stockholm, Schweden
Z: 1 Filmtablette enthält: Escitalopram 5 mg (entspr. Escitalopram oxalat), Tablettenkern: Cellulose, mikrokristalline, Siliciumdioxid, hochdispers, wasserfrei, Croscarmellose natrium, Talkum, Magnesium stearat; Filmüberzug: Titandioxid, Hypromellose, Macrogol 400, Polysorbat 80.
Kurzinformation: siehe Escitalopram Aristo 5 mg - Filmtabletten, → S. 514
PG: 14 ST (EKO: G) [€ 2,75], 28 ST (EKO: G) [€ 4,60]

Escitalopram Bluefish 10 mg - Filmtabletten 49A02
(Z.Nr. 1-35432) NR. P. N06AB10
ZI: Bluefish Pharmaceuticals, Gävlegatan, Stockholm, Schweden
Z: 1 Filmtablette enthält: Escitalopram 10 mg (entspr. Escitalopram oxalat), Tablettenkern: Cellulose, mikrokristalline, Siliciumdioxid, hochdispers, wasserfrei, Croscarmellose natrium, Talkum, Magnesium stearat; Filmüberzug: Titandioxid, Hypromellose, Macrogol 400, Polysorbat 80.
Kurzinformation: siehe Escitalopram Aristo 5 mg - Filmtabletten, → S. 514
PG: 14 ST (EKO: G) [€ 4,90], 28 ST (EKO: G) [€ 8,05]

Escitalopram G.L. 5 mg - Filmtabletten 49A02
(Z.Nr. 1-28604) NR. P. N06AB10
ZI: G.L. Pharma, Lannach
Z: 1 Filmtablette enthält: Escitalopram 5 mg (entspr. Escitalopram oxalat), Tablettenkern: Cellulose, mikrokristalline, Croscarmellose natrium, Siliciumdioxid, hochdispers, wasserfrei, Magnesium stearat; Tablettenfilm: Hypromellose, Titandioxid, Macrogol 400.
EW: Antidepressivum (Serotonin-Wiederaufnahmehemmer).
AG: Major Depression, Panikstörungen, Sozialphobie, generalisierte Angststörung, Zwangsstörung.
AA: 1mal tgl. unabhängig von den Mahlzeiten.
DO: Depression, Angststörung, Zwangsstörung: TD 10(-20) mg.
Panikstörungen: TD initial 5, dann 10 mg. MTD 20 mg.
Sozialphobie: TD 10 (5-20) mg.
Halbe Dosis bei Patienten über 65 Jahren. Bei Kindern und Jugendlichen nicht anwenden (suizidale Verhaltensweisen möglich).
GA: QT-Verlängerung, Long QT-Syndrom.
SST: Nutzen/Risiko-Abwägung in der Schwangerschaft; Stillen nicht empfohlen.
NW: Appetitlosigkeit, Libidoabnahme, ZNS, Magen/Darm, Herz/Kreislauf (QT- Verlängerung), verstärktes Schwitzen, Impotenz, Absetzsymptome, Fieber, Engwinkelglaukom, sexuelle Funktionsstörung.
WW: Kontraindiziert: Nicht selektive MAO-Hemmer (2 Wochen Abstand), selektive MAO-Hemmer, Linezolid, QT-verlängernde Substanzen.
Vorsicht: Selegilin, serotonerge Arzneimittel, Lithium, Tryptophan, Johanniskraut, Gerinnungshemmer, Alkohol, Cimetidin, Hypokaliämie auslösende Arzneimittel.
WH: Auf paradoxe Angstsymptome, Krampfanfälle achten. Vorsicht bei Manie, Diabetes, Glaukom, Bradykardie, akutem Myokardinfarkt, Diabetes. Auf Suizidgefahr achten. Auf Serotonin-Syndrom achten. Ausschleichend absetzen. Verkehrshinweis.
PG: 10 ST (2) (EKO: G) [€ 1,95], 30 ST (EKO: G) [€ 5,65]

Escitalopram G.L. 10 mg - Filmtabletten 49A02
(Z.Nr. 1-28605) NR. P. N06AB10
ZI: G.L. Pharma, Lannach
Z: 1 Filmtablette enthält: Escitalopram 10 mg (entspr. Escitalopram oxalat), Tablettenkern: Cellulose, mikrokristalline, Croscarmellose natrium, Siliciumdioxid, hochdispers, wasserfrei, Magnesium stearat; Tablettenfilm: Hypromellose, Titandioxid, Macrogol 400.
Kurzinformation: siehe Escitalopram G.L. 5 mg - Filmtabletten, → S. 514
PG: 10 ST (2) (EKO: G) [€ 3,50], 30 ST (EKO: G) [€ 9,30]

Escitalopram G.L. 15 mg - Filmtabletten 49A02
(Z.Nr. 1-28606) NR. P. N06AB10
ZI: G.L. Pharma, Lannach
Z: 1 Filmtablette enthält: Escitalopram 15 mg (entspr. Escitalopram oxalat), Tablettenkern: Cellulose, mikrokristalline, Croscarmellose natrium, Siliciumdioxid, hochdispers, wasserfrei, Magnesium stearat; Tablettenfilm: Hypromellose, Titandioxid, Macrogol 400.
Kurzinformation: siehe Escitalopram G.L. 5 mg - Filmtabletten, → S. 514
PG: 10 ST (2) (EKO: G) [€ 3,50], 30 ST (EKO: G) [€ 9,30]

Escitalopram G.L. 20 mg - Filmtabletten 49A02
(Z.Nr. 1-28607) NR. P. N06AB10
ZI: G.L. Pharma, Lannach
Z: 1 Filmtablette enthält: Escitalopram 20 mg (entspr. Escitalopram oxalat), Tablettenkern: Cellulose, mikrokristalline, Croscarmellose natrium, Siliciumdioxid, hochdispers, wasserfrei, Magnesium stearat; Tablettenfilm: Hypromellose, Titandioxid, Macrogol 400.
Kurzinformation: siehe Escitalopram G.L. 5 mg - Filmtabletten, → S. 514
PG: 10 ST (2) (EKO: G) [€ 3,50], 30 ST (EKO: G) [€ 9,30]

Escitalopram Genericon 5 mg - Filmtabletten 49A02
(Z.Nr. 1-28873) NR. P. N06AB10
ZI: Genericon Pharma, Graz
Z: 1 Filmtablette enthält: Escitalopram 5 mg (entspr. Escitalopram

oxalat), Tablettenkern: Cellulose, mikrokristalline, Siliciumdioxid, hochdisperses, Croscarmellose natrium, Magnesium stearat; Tablettenfilm: (entspr. Hypromellose) (entspr. Titandioxid) (entspr. Macrogol 400).
Kurzinformation: siehe Escitalopram Accord 5 mg - Filmtabletten, → S. 513
PG: 20 ST (EKO: G) [€ 4,85], 30 ST (EKO: G) [€ 7,30]

Escitalopram Genericon 10 mg - Filmtabletten 49A02
(Z.Nr. 1-28874) NR. P. N06AB10
ZI: Genericon Pharma, Graz
Z: 1 Filmtablette enthält: Escitalopram 10 mg (entspr. Escitalopram oxalat), Tablettenkern: Cellulose, mikrokristalline, Siliciumdioxid, hochdisperses, Croscarmellose natrium, Magnesium stearat; Tablettenfilm: (entspr. Hypromellose) (entspr. Titandioxid) (entspr. Macrogol 400).
Kurzinformation: siehe Escitalopram Accord 5 mg - Filmtabletten, → S. 513
PG: 20 ST (EKO: G) [€ 8,00], 30 ST (EKO: G) [€ 12,00]

Escitalopram Genericon 20 mg - Filmtabletten 49A02
(Z.Nr. 1-28875) NR. P. N06AB10
ZI: Genericon Pharma, Graz
Z: 1 Filmtablette enthält: Escitalopram 20 mg (entspr. Escitalopram oxalat), Tablettenkern: Cellulose, mikrokristalline, Siliciumdioxid, hochdisperses, Croscarmellose natrium, Magnesium stearat; Tablettenfilm: (entspr. Hypromellose) (entspr. Titandioxid) (entspr. Macrogol 400).
Kurzinformation: siehe Escitalopram Accord 5 mg - Filmtabletten, → S. 513
PG: 20 ST (EKO: G) [€ 8,05], 30 ST (EKO: G) [€ 12,10]

Escitalopram-GN 10 mg - Filmtabletten 49A02
(Z.Nr. 1-35006) NR. P. nicht im Handel. N06AB10

Escitalopram-GN 20 mg - Filmtabletten 49A02
(Z.Nr. 1-35007) NR. P. nicht im Handel. N06AB10

Escitalopram Hexal 5 mg - Filmtabletten 49A02
(Z.Nr. 1-30425) NR. P. n.l. N06AB10
ZI: Hexal Pharma, Wien
Z: 1 Filmtablette enthält: Escitalopram 5 mg (entspr. Escitalopram oxalat), Tablettenkern: Lactose 65,07 mg (entspr. Lactose monohydrat), Cellulose, mikrokristalline, Croscarmellose natrium, Hypromellose, Magnesium stearat, Siliciumdioxid, hochdisperses; Tablettenüberzug: (entspr. Hypromellose) (entspr. Macrogol 6000) (entspr. Titandioxid) (entspr. Talkum).
PG: 10 ST (2) (EKO: G) [€ 2,30 n.l.], 30 ST (EKO: G) [€ 7,25 n.l.]

Escitalopram Hexal 10 mg - Filmtabletten 49A02
(Z.Nr. 1-30426) NR. P. N06AB10
ZI: Hexal Pharma, Wien
Z: 1 Filmtablette enthält: Escitalopram 10 mg (entspr. Escitalopram oxalat), Tablettenkern: Lactose 86,67 mg (entspr. Lactose monohydrat), Cellulose, mikrokristalline, Croscarmellose natrium, Hypromellose, Magnesium stearat, Siliciumdioxid, hochdisperses; Tablettenüberzug: (entspr. Hypromellose) (entspr. Macrogol 6000) (entspr. Titandioxid) (entspr. Talkum).
Kurzinformation: siehe Escitalopram 1A Pharma 5 mg - Filmtabletten, → S. 512
PG: 10 ST (2) (EKO: G) [€ 3,90], 30 ST (EKO: G) [€ 11,65], 100 ST * (EKO: N) [€ 29,60 n.l.]

Escitalopram Hexal 15 mg - Filmtabletten 49A02
(Z.Nr. 1-30427) NR. P. N06AB10
ZI: Hexal Pharma, Wien
Z: 1 Filmtablette enthält: Escitalopram 15 mg (entspr. Escitalopram oxalat), Tablettenkern: Lactose 130,01 mg (entspr. Lactose monohydrat), Cellulose, mikrokristalline, Croscarmellose natrium, Hypromellose, Magnesium stearat, Siliciumdioxid, hochdisperses; Tablettenüberzug: (entspr. Hypromellose) (entspr. Macrogol 6000) (entspr. Titandioxid) (entspr. Talkum).
Kurzinformation: siehe Escitalopram 1A Pharma 5 mg - Filmtabletten, → S. 512
PG: 10 ST (2) (EKO: G) [€ 3,95], 30 ST (EKO: G) [€ 12,05]

Escitalopram Hexal 20 mg - Filmtabletten 49A02
(Z.Nr. 1-30428) NR. P. N06AB10
ZI: Hexal Pharma, Wien
Z: 1 Filmtablette enthält: Escitalopram 20 mg (entspr. Escitalopram oxalat), Tablettenkern: Lactose 173,34 mg (entspr. Lactose), Cellulose, mikrokristalline, Croscarmellose natrium, Hypromellose, Magnesium stearat, Siliciumdioxid, hochdisperses; Tablettenüberzug: (entspr. Hypromellose) (entspr. Macrogol 6000) (entspr. Titandioxid) (entspr. Talkum).
Kurzinformation: siehe Escitalopram 1A Pharma 5 mg - Filmtabletten, → S. 512
PG: 10 ST (2) (EKO: G) [€ 3,95], 30 ST (EKO: G) [€ 11,65]

Escitalopram Krka 5 mg - Filmtabletten 49A02
(Z.Nr. 1-28712) NR. P. N06AB10
ZI: Krka, Novo Mesto, Slowenien
Z: 1 Filmtablette enthält: Escitalopram 5 mg (entspr. Escitalopram oxalat 6,39 mg), Tablettenkern: Lactose monohydrat 51,3 mg, Crospovidon, Povidon, Cellulose, mikrokristalline, Maisstärke, vorverkleistert, Magnesium stearat; Tablettenhülle: (entspr. Hypromellose) (entspr. Titandioxid) (entspr. Lactose monohydrat) (entspr. Macrogol) (entspr. Triacetin).
EW: Antidepressivum (Serotonin-Wiederaufnahmehemmer).
AG: Major Depression, Panikstörungen, Sozialphobie, generalisierte Angststörung, Zwangsstörung.
AA: 1mal tgl. unabhängig von den Mahlzeiten.
DO: Depression, Angststörung, Zwangsstörung: TD 10(-20) mg.
Panikstörungen: TD initial 5, dann 10 mg. MTD 20 mg.
Sozialphobie: TD 10 (5-20) mg.
Halbe Dosis bei Patienten über 65 Jahren. Bei Kindern und Jugendlichen nicht anwenden (suizidale Verhaltensweisen möglich).
GA: QT-Verlängerung, Long QT-Syndrom.
SST: Nutzen/Risiko-Abwägung in der Schwangerschaft; Stillen nicht empfohlen.
NW: Appetitlosigkeit, Libidoabnahme, ZNS, Magen/Darm, Herz/Kreislauf (QT-Verlängerung), verstärktes Schwitzen, Impotenz, Absetzsymptome, Fieber, Engwinkelglaukom, sexuelle Funktionsstörung.
WW: Kontraindiziert: Nicht selektive MAO-Hemmer (2 Wochen Abstand), selektive MAO-Hemmer, Linezolid, QT-verlängernde Substanzen.
Vorsicht: Selegilin, serotonerge Arzneimittel, Lithium, Tryptophan, Johanniskraut, Gerinnungshemmer, Alkohol, Cimetidin, Hypokaliämie auslösende Arzneimittel.
WH: Auf paradoxe Angstsymptome, Krampfanfälle achten. Vorsicht bei Manie, Diabetes, Glaukom, Bradykardie, akutem Myokardinfarkt, Diabetes. Auf Suizidgefahr achten. Auf Serotonin-Syndrom achten. Ausschleichend absetzen. Verkehrshinweis.
PG: 14 ST (2) (EKO: G) [€ 3,35], 30 ST (EKO: G) [€ 7,10]

E

Escitalopram Krka 10 mg - Filmtabletten 49A02
(Z.Nr. 1-28713) NR. P. N06AB10
ZI: Krka, Novo Mesto, Slowenien
Z: 1 Filmtablette enthält: Escitalopram 10 mg (entspr. Escitalopram oxalat 12,78 mg), Tablettenkern: Lactose monohydrat 102,6 mg, Crospovidon, Povidon, Cellulose, mikrokristalline, Maisstärke, vorverkleistert, Magnesium stearat; Tablettenhülle: (entspr. Hypromellose) (entspr. Titandioxid) (entspr. Lactose monohydrat) (entspr. Macrogol) (entspr. Triacetin).
Kurzinformation: siehe Escitalopram Krka 5 mg - Filmtabletten, → S. 515
PG: 14 ST (2) (EKO: G) [€ 5,60], 30 ST (EKO: G) [€ 12,00], 100 ST * (EKO: N) [€ 29,60]

Escitalopram Krka 20 mg - Filmtabletten 49A02
(Z.Nr. 1-28714) NR. P. N06AB10
ZI: Krka, Novo Mesto, Slowenien
Z: 1 Filmtablette enthält: Escitalopram 20 mg (entspr. Escitalopram oxalat 25,56 mg), Tablettenkern: Lactose monohydrat 205,3 mg, Crospovidon, Povidon, Cellulose, mikrokristalline, Maisstärke, vorverkleistert, Magnesium stearat; Tablettenhülle: (entspr. Hypromellose) (entspr. Titandioxid) (entspr. Lactose monohydrat) (entspr. Macrogol) (entspr. Triacetin).
Kurzinformation: siehe Escitalopram Krka 5 mg - Filmtabletten, → S. 515
PG: 14 ST (2) (EKO: G) [€ 5,65], 30 ST (EKO: G) [€ 12,10], 100 ST * (EKO: N) [€ 29,60]

Escitalopram +pharma 5 mg - Filmtabletten 49A02
(Z.Nr. 1-28870) NR. P. nicht im Handel. N06AB10

Escitalopram +pharma 10 mg - Filmtabletten 49A02
(Z.Nr. 1-28871) NR. P. N06AB10
ZI: +pharma Arzneimittel, Graz
Z: 1 Filmtablette enthält: Escitalopram 10 mg (entspr. Escitalopram oxalat), Tablettenkern: Cellulose, mikrokristalline, Croscarmellose natrium (entspr. Natrium < 23 mg) (entspr. → < 1 mmol), Siliciumdioxid, hochdispers, wasserfrei, Magnesium stearat; Tablettenfilm: Hypromellose, Titandioxid, Macrogol 400.
Kurzinformation: siehe Escitalopram Accord 5 mg - Filmtabletten, → S. 513
PG: 20 ST (EKO: G) [€ 6,05], 30 ST (EKO: G) [€ 8,90]

Escitalopram +pharma 20 mg - Filmtabletten 49A02
(Z.Nr. 1-28872) NR. P. N06AB10

ZI: +pharma Arzneimittel, Graz
Z: 1 Filmtablette enthält: Escitalopram 20 mg (entspr. Escitalopram oxalat), Tablettenkern: Cellulose, mikrokristalline, Croscarmellose natrium (entspr. Natrium < 23 mg) (entspr. → < 1 mmol), Siliciumdioxid, hochdispers, wasserfrei, Magnesium stearat; Tablettenfilm: Hypromellose, Titandioxid, Macrogol 400.
Kurzinformation: siehe Escitalopram Accord 5 mg - Filmtabletten, → S. 513
PG: 20 ST (EKO: G) [€ 6,05], 30 ST (EKO: G) [€ 8,90]

Escitalopram ratiopharm 5 mg - Filmtabletten 49A02
(Z.Nr. 1-35395) NR. P. N06AB10
ZI: Teva, Haarlem, Niederlande
Z: 1 Filmtablette enthält: Escitalopram 5 mg (entspr. Escitalopram oxalat), Tablettenkern: Cellulose, mikrokristalline, Siliciumdioxid, hochdisperses, Croscarmellose natrium, Stearinsäure, Magnesium stearat (pflanzlich); Tablettenhülle: Opadry Y-1 700H weiss (entspr. Hypromellose) (entspr. Titandioxid) (entspr. Macrogol 400).
Kurzinformation: siehe Escitalopram 1A Pharma 5 mg - Filmtabletten, → S. 512
PG: 10 ST (2) (EKO: G) [€ 2,40], 30 ST (EKO: G) [€ 7,05]

Escitalopram ratiopharm 10 mg - Filmtabletten 49A02
(Z.Nr. 1-35396) NR. P. N06AB10
ZI: Teva, Haarlem, Niederlande
Z: 1 Filmtablette enthält: Escitalopram 10 mg (entspr. Escitalopram oxalat), Tablettenkern: Cellulose, mikrokristalline, Siliciumdioxid, hochdisperses, Croscarmellose natrium, Stearinsäure, Magnesium stearat (pflanzlich); Tablettenhülle: Opadry Y-1 700H weiss (entspr. Hypromellose) (entspr. Titandioxid) (entspr. Macrogol 400).
Kurzinformation: siehe Escitalopram 1A Pharma 5 mg - Filmtabletten, → S. 512
PG: 10 ST (2) (EKO: G) [€ 4,00], 30 ST (EKO: G) [€ 12,00], 100 ST * (EKO: N) [€ 29,60]

Escitalopram ratiopharm 15 mg - Filmtabletten 49A02
(Z.Nr. 1-35397) NR. P. N06AB10
ZI: Teva, Haarlem, Niederlande
Z: 1 Filmtablette enthält: Escitalopram 15 mg (entspr. Escitalopram oxalat), Tablettenkern: Cellulose, mikrokristalline, Siliciumdioxid, hochdisperses, Croscarmellose natrium, Stearinsäure, Magnesium stearat (pflanzlich); Tablettenhülle: Opadry Y-1 700H weiss (entspr. Hypromellose) (entspr. Titandioxid) (entspr. Macrogol 400).
Kurzinformation: siehe Escitalopram 1A Pharma 5 mg - Filmtabletten, → S. 512
PG: 10 ST (2) (EKO: G) [€ 4,05], 30 ST (EKO: G) [€ 12,10]

Escitalopram ratiopharm 20 mg - Filmtabletten 49A02
(Z.Nr. 1-35398) NR. P. N06AB10
ZI: Teva, Haarlem, Niederlande
Z: 1 Filmtablette enthält: Escitalopram 20 mg (entspr. Escitalopram oxalat), Tablettenkern: Cellulose, mikrokristalline, Siliciumdioxid, hochdisperses, Croscarmellose natrium, Stearinsäure, Magnesium stearat (pflanzlich); Tablettenhülle: Opadry Y-1 700H weiss (entspr. Hypromellose) (entspr. Titandioxid) (entspr. Macrogol 400).
Kurzinformation: siehe Escitalopram 1A Pharma 5 mg - Filmtabletten, → S. 512
PG: 10 ST (2) (EKO: G) [€ 4,05], 30 ST (EKO: G) [€ 12,10]

Escitalopram Sandoz 5 mg - Filmtabletten 49A02
(Z.Nr. 1-30421) NR. P. N06AB10
ZI: Sandoz, Kundl
Z: 1 Filmtablette enthält: Escitalopram 5 mg (entspr. Escitalopram oxalat), Tablettenkern: Lactose 65,07 mg (entspr. Lactose monohydrat), Cellulose, mikrokristalline, Croscarmellose natrium, Hypromellose, Magnesium stearat, Siliciumdioxid, hochdisperses; Tablettenüberzug: (entspr. Hypromellose) (entspr. Macrogol 6000) (entspr. Titandioxid) (entspr. Talkum).
Kurzinformation: siehe Escitalopram 1A Pharma 5 mg - Filmtabletten, → S. 512
PG: 10 ST (2) (EKO: G) [€ 2,30], 30 ST (EKO: G) [€ 7,25]

Escitalopram Sandoz 10 mg - Filmtabletten 49A02
(Z.Nr. 1-30422) NR. P. N06AB10
ZI: Sandoz, Kundl
Z: 1 Filmtablette enthält: Escitalopram 10 mg (entspr. Escitalopram oxalat), Tablettenkern: Lactose 86,67 mg (entspr. Lactose monohydrat), Cellulose, mikrokristalline, Croscarmellose natrium, Hypromellose, Magnesium stearat, Siliciumdioxid, hochdisperses; Tablettenüberzug: (entspr. Hypromellose) (entspr. Macrogol 6000) (entspr. Titandioxid) (entspr. Talkum).
Kurzinformation: siehe Escitalopram 1A Pharma 5 mg - Filmtabletten, → S. 512
PG: 10 ST (2) (EKO: G) [€ 3,90], 30 ST (EKO: G) [€ 11,95], 100 ST * (EKO: N) [€ 29,60]

Escitalopram Sandoz 15 mg - Filmtabletten 49A02
(Z.Nr. 1-30423) NR. P. N06AB10
ZI: Sandoz, Kundl
Z: 1 Filmtablette enthält: Escitalopram 15 mg (entspr. Escitalopram oxalat), Tablettenkern: Lactose 130,01 mg (entspr. Lactose monohydrat), Cellulose, mikrokristalline, Croscarmellose natrium, Hypromellose, Magnesium stearat, Siliciumdioxid, hochdisperses; Tablettenüberzug: (entspr. Hypromellose) (entspr. Macrogol 6000) (entspr. Titandioxid) (entspr. Talkum).
Kurzinformation: siehe Escitalopram 1A Pharma 5 mg - Filmtabletten, → S. 512
PG: 10 ST (2) (EKO: G) [€ 3,95], 30 ST (EKO: G) [€ 12,05]

Escitalopram Sandoz 20 mg - Filmtabletten 49A02
(Z.Nr. 1-30424) NR. P. N06AB10
ZI: Sandoz, Kundl
Z: 1 Filmtablette enthält: Escitalopram 20 mg (entspr. Escitalopram oxalat), Tablettenkern: Lactose 173,34 mg (entspr. Lactose monohydrat), Cellulose, mikrokristalline, Croscarmellose natrium, Hypromellose, Magnesium stearat, Siliciumdioxid, hochdisperses; Tablettenüberzug: (entspr. Hypromellose) (entspr. Macrogol 6000) (entspr. Titandioxid) (entspr. Talkum).
Kurzinformation: siehe Escitalopram 1A Pharma 5 mg - Filmtabletten, → S. 512
PG: 10 ST (2) (EKO: G) [€ 3,95], 30 ST (EKO: G) [€ 12,05]

Escitalopram Sandoz 5 mg - Schmelztabletten 49A02
(Z.Nr. 1-35734) NR. P. nicht im Handel. N06AB10

Escitalopram Sandoz 10 mg - Schmelztabletten 49A02
(Z.Nr. 1-35736) NR. P. nicht im Handel. N06AB10

Escitalopram Sandoz 15 mg - Schmelztabletten 49A02
(Z.Nr. 1-35737) NR. P. nicht im Handel. N06AB10

Escitalopram Sandoz 20 mg - Schmelztabletten 49A02
(Z.Nr. 1-35738) NR. P. nicht im Handel. N06AB10

Escitalopram Stada 5 mg - Filmtabletten 49A02
(Z.Nr. 1-28647) NR. P. N06AB10
ZI: Stada Arzneimittel, Wien
Z: 1 Filmtablette enthält: Escitalopram 5 mg (entspr. Escitalopram oxalat), Tablettenkern: Cellulose, mikrokristalline, Croscarmellose natrium (entspr. Natrium 0,42 mg), Siliciumdioxid, hochdisperses, Magnesium stearat; Tablettenfilm: Hypromellose, Titandioxid, Macrogol 400.
Kurzinformation: siehe Escitalopram Aristo 5 mg - Filmtabletten, → S. 514
PG: 10 ST (2) (EKO: G) [€ 2,45], 30 ST (EKO: G) [€ 5,60]

Escitalopram Stada 10 mg - Filmtabletten 49A02
(Z.Nr. 1-28648) NR. P. N06AB10
ZI: Stada Arzneimittel, Wien
Z: 1 Filmtablette enthält: Escitalopram 10 mg (entspr. Escitalopram oxalat), Tablettenkern: Cellulose, mikrokristalline, Croscarmellose natrium (entspr. Natrium 0,85 mg), Siliciumdioxid, hochdisperses, Magnesium stearat; Tablettenfilm: Hypromellose, Titandioxid, Macrogol 400.
Kurzinformation: siehe Escitalopram Aristo 5 mg - Filmtabletten, → S. 514
PG: 10 ST (2) (EKO: G) [€ 4,00], 30 ST (EKO: G) [€ 8,90]

Escitalopram Stada 15 mg - Filmtabletten 49A02
(Z.Nr. 1-28649) NR. P. nicht im Handel. N06AB10

Escitalopram Stada 20 mg - Filmtabletten 49A02
(Z.Nr. 1-28650) NR. P. N06AB10
ZI: Stada Arzneimittel, Wien
Z: 1 Filmtablette enthält: Escitalopram 20 mg (entspr. Escitalopram oxalat), Tablettenkern: Cellulose, mikrokristalline, Croscarmellose natrium (entspr. Natrium 1,7 mg), Siliciumdioxid, hochdisperses, Magnesium stearat; Tablettenfilm: Hypromellose, Titandioxid, Macrogol 400.
Kurzinformation: siehe Escitalopram Aristo 5 mg - Filmtabletten, → S. 514
PG: 10 ST (2) (EKO: G) [€ 4,05], 30 ST (EKO: G) [€ 8,90]

Eskazole 400 mg - Tabletten 03A, 03B
(Z.Nr. 1-20484) RP. P. P02CA03
ZI: GlaxoSmithKline Pharma, Wien
Z: 1 Tablette enthält: Albendazol 400 mg, Lactose 107 mg, Maisstärke, Cellulose, mikrokristalline, Croscarmellose natrium, Povidon, Magnesium stearat, Saccharin natrium, Natrium laurylsulfat, Gelborange S 1 mg, Vanille-Aroma, Passionsfrucht-Aroma, Orangen-Aroma.

EW: Anthelminthikum.
AG: Echinokokkose, Trichinenbefall, versuchsweise beim Zwergfadenwurm.
AA: Zu den Mahlzeiten mit Flüssigkeit; fetthaltige Kost empfohlen. Tabletten können zerkaut oder zerkleinert werden.
DO: 2mal tgl. 1 Tablette; bei Echinokokkose 2-3 Zyklen von je 28 Tagen mit 14 Tagen Pause; bei Trichinose 6 Tage behandeln; beim Zwergfadenwurm TD 400-800 mg für 3 Tage, ev. nach 2-3 Wochen wiederholen.
Personen unter 60 kg KG: TD 15 mg/kg KG in 2 ED; MTD 800 mg. Nicht für Kinder unter 6 Jahren (keine Erfahrungen).
SST: Gegenanzeige (teratogen). Nicht-hormonale Kontrazeption bis 1 Monat nach der Behandlung erforderlich.
NW: Magen/Darm, Leber, Blutbild, Fieber, Nasenbluten.
WW: Ovulationshemmer (Einfluss unklar).
WH: Kontrollen: Leber, Blutbild.
PG: 12 ST RE2 (EKO: Y) [€ 116,60]

Eskelan 5 mg/ml - Injektions-/Infusionslösung in Ampullen — 01C

(Z.Nr. 1-39132) NR. P. — N01AX14
ZI: G.L. Pharma, Lannach
Z: 1 ml Lösung enthält: Esketamin 5 mg (entspr. Esketamin hydrochlorid 5,77 mg), Natriumchlorid (entspr. Natrium 3,1 mg), Salzsäure 3,65 % (zur pH-Wert-Einstellung), Natriumhydroxidlösung 0,1N zur pH-Wert-Einstellung, Wasser für Injektionszwecke.
EW: Anästhetikum mit analgetischer Wirkung; NMDA-Rezeptor-Antagonist.
AG: - Zur Einleitung und Aufrechterhaltung einer Allgemeinanästhesie ggf. in Kombination mit Hypnotika.
- Zur Ergänzung bei Regional- und Lokalanästhesien.
- Zur Anästhesie und Analgesie in der Notfallmedizin.
- Zur Behandlung des Status asthmaticus, wenn andere spezifische Maßnahmen nicht erfolgreich waren.
- Zur Analgesie bei künstlicher Beatmung (Intubation).
AA: Langsam i.v. oder i.m. Injektion; i.v. Infusion nach Verdünnung.
DO: Alle Alter: Narkoseeinleitung: 0,5-1 mg/kg KG i.v. bzw. 2-4 mg/kg KG i.m.; zur Aufrechterhaltung halbe Initialdosis bei Bedarf (alle 10-15 min).
Alternativ: Dauerinfusion 0,5-3 mg/kg KG/h.
Ergänzung einer Regionalanästhesie: 0,125-0,25 mg/kg KG/h.
Analgesie bei künstlicher Beatmung: 0,25 mg/kg KG als Bolus, dann 0,2-0,5(-1,5) mg/kg KG/h bei gleichzeitiger Benzodiazepin-Gabe.
Analgesie in der Notfallmedizin: 0,25-0,5 mg/kg KG i.m. bzw. 0,125-0,25 mg/kg KG i.v.
Status asthmaticus: 0,5-1(-2,5) mg/kg KG i.v.
Ev. Dosisreduktion bei Leberschäden.
GA: Anstieg des Blutdrucks oder des intrakraniellen Drucks als schwerwiegendes Risiko, unbehandelte oder schlecht eingestellte Hypertonie, Hyperthyreose, drohender Uterusruptur, Nabelschnurvorfall, alleiniges Anästhetikum bei manifesten ischämischen Herzerkrankungen, Präeklampsie, Eklampsie.
SST: Strenge Nutzen/Risiko-Abwägung in der Schwangerschaft. In der Stillzeit keine klare Aussage.
NW: Aufwachreaktionen (Albträume, Schwindel, Halluzinationen), ZNS (tonisch-klonische Kontraktionen), temporäre Tachykardie, temporäre Atemdepression, Laryngospasmus, Magen/Darm, Haut Leber, Sehstörungen, lokale Reaktionen, (hämorrhagische) Zystitis bei Langzeitanwendung.
WW: Kontraindiziert: Xanthine, Ergometrin.
Vorsicht: Schilddrüsenhormone, Sympathomimetika, ZNS-Dämpfer, Neuroleptika, andere Anästhetika, Muskelrelaxantien, Adrenalin (Arrhythmien), Vasopressin.
CYP3A4-Induktoren reduzieren Plasmaspiegel von Esketamin.
CYP3A4-Hemmer erhöhen Plasmaspiegel von Esketamin.
GE: Abhängigkeit und Toleranz möglich.
WH: Vorsicht bei Herzerkrankungen, Hirndrucksteigerungen, Glaukom, Eingriffen am Auge (Augendrucksteigerung!), chronischem oder akutem Alkoholeinflusss, Psychosen, Eingriffen an den oberen Atemwegen (Rachenreflexe aktiv!). Kontinuierliche kardiale Überwachung bei Risikopatienten erforderlich. Strenger Verkehrshinweis für 24 Std.
Bei Krämpfen (Überdosierung) Diazepam, ev. Phenytoin oder Phenobarbital.
PG: 10 ST * (EKO: N) [€ 49,25]

Eskelan 25 mg/ml - Injektions-/Infusionslösung in Ampullen — 01C

(Z.Nr. 1-39133) NR. P. — N01AX14
ZI: G.L. Pharma, Lannach
Z: 1 ml Lösung enthält: Esketamin 25 mg (entspr. Esketamin hydrochlorid 28,83 mg), Natriumchlorid (entspr. Natrium 1,2 mg), Salzsäure 3,65 % (zur pH-Wert-Einstellung), Natriumhydroxidlösung 0,1N zur pH-Wert-Einstellung, Wasser für Injektionszwecke.
Kurzinformation: siehe Eskelan 5 mg/ml - Injektions-/Infusionslösung in Ampullen, → S. 517
PG: **2ML** 10 ST * (EKO: N) [€ 75,35], **10ML** 5 ST * (EKO: N) [€ 140,10], **10ML** 25 ST * (EKO: N) [€ 489,05]

Eskelan 5 mg/ml - Injektionslösung in Durchstechflaschen — 01C
(Z.Nr. 1-39135) NR. P. nicht im Handel. — N01AX14

Eskelan 25 mg/ml - Injektionslösung in Durchstechflaschen — 01C
(Z.Nr. 1-39134) NR. P. nicht im Handel. — N01AX14

Esketamin Kalceks 5 mg/ml - Injektions-/Infusionslösung — 01C

(Z.Nr. 1-39146) NR. P. — N01AX14
ZI: AS Kalceks, Riga, Lettland
Z: 1 ml Lösung enthält: Esketamin 5 mg (entspr. Esketamin hydrochlorid 5,77 mg), Natriumchlorid (entspr. Natrium), Salzsäure zur pH-Wert-Einstellung, Wasser für Injektionszwecke.
EW: Anästhetikum mit analgetischer Wirkung; NMDA-Rezeptor-Antagonist.
AG: Zur Einleitung und Aufrechterhaltung einer Allgemeinanästhesie, ggf. in Kombination mit anderen Anästhetikum.
-Zur Anästhesie und Analgesie in der Notfallmedizin.
-Zur Ergänzung bei Regional- oder Lokalanästhesie.
AA: Langsam i.v. oder i.m. Injektion; i.v. Infusion nach Verdünnung.
DO: Erwachsene: Narkoseeinleitung: 0,5-1 mg/kg KG i.v. bzw. 2-4 mg/kg KG i.m.; zur Aufrechterhaltung halbe Initialdosis bei Bedarf (alle 10-15 min.).
Alternativ: Dauerinfusion 0,5-3 mg/kg KG/h..
Ergänzung einer Regional- und Lokalanästhesie: 0,125-0,25 mg/kg KG/h.
Analgesie in der Notfallmedizin: 0,25-0,5 mg/kg KG i.m. bzw. 0,125-0,25 mg/kg KG i.v.
Ev. Dosisreduktion bei Leberschäden.
Kinder und Jugendliche: beschränkte Datenlage, gleiche Dosisempfehlung wie Erwachsene.
GA: Anstieg des Blutdrucks oder des intrakraniellen Drucks als schwerwiegendes Risiko, alleiniges Anästhetikum bei manifesten ischämischen Herzerkrankungen, Präeklampsie, Eklampsie.
SST: Strenge Nutzen/Risiko-Abwägung in der Schwangerschaft. In der Stillzeit keine klare Aussage.
NW: Aufwachreaktionen (Albträume, Schwindel, Halluzinationen), ZNS (tonisch-klonische Kontraktionen), temporäre Tachykardie, temporäre Atemdepression, Laryngospasmus, Magen/Darm, Haut Leber, Sehstörungen, lokale Reaktionen, (hämorrhagische) Zystitis bei Langzeitanwendung.
WW: Kontraindiziert: Xanthine, Ergometrin.
Vorsicht: Schilddrüsenhormone, Sympathomimetika, ZNS-Dämpfer, Neuroleptika, andere Anästhetika, Muskelrelaxantien, Adrenalin (Arrhythmien), Vasopressin.
CYP3A4-Induktoren reduzieren Plasmaspiegel von Esketamin.
CYP3A4-Hemmer erhöhen Plasmaspiegel von Esketamin.
GE: Abhängigkeit und Toleranz möglich.
WH: Vorsicht bei Dehydrierung, Herzerkrankungen, unbehandelter Hypertonie, Hirndrucksteigerungen, Glaukom, Eingriffen am Auge (Augendrucksteigerung!), chronischem oder akutem Alkoholeinflusss, Psychosen, Hyperthyreose, drohender Uterusruptur, Nabelschnurvorfall, Eingriffen an den oberen Atemwegen (Rachenreflexe aktiv!). Kontinuierliche kardiale Überwachung bei Risikopatienten erforderlich. Strenger Verkehrshinweis für 24 Std.
Bei Krämpfen (Überdosierung) Diazepam, ev. Phenytoin oder Thiopental.
PG: 10 ST * (EKO: N) [€ 51,45]

Esketamin Kalceks 25 mg/ml - Injektions-/Infusionslösung — 01C

(Z.Nr. 1-39147) NR. P. — N01AX14
ZI: AS Kalceks, Riga, Lettland
Z: 1 ml Lösung enthält: Esketamin 25 mg (entspr. Esketamin hydrochlorid 28,85 mg), Natriumchlorid (entspr. Natrium), Salzsäure zur pH-Wert-Einstellung, Wasser für Injektionszwecke.
Kurzinformation: siehe Esketamin Kalceks 5 mg/ml - Injektions-/Infusionslösung, → S. 517
PG: **2ML** 10 ST * (EKO: N) [€ 81,10], **10ML** 5 ST * (EKO: N) [€ 119,85]

Esketamin Sintetica 5 mg/ml - Injektions-/Infusionslösung — 01C

(Z.Nr. 1-40107) NR. P. — N01AX14
ZI: Sintetica, Münster, Deutschland
Z: 1 ml Injektions-/Infusionslösung enthält: Esketamin 5 mg (entspr. Esketamin hydrochlorid 5,77 mg), Natriumchlorid, Salzsäure 0,36% (zur pH-Wert-Einstellung), Wasser für Injektionszwecke.
EW: Anästhetikum mit analgetischer Wirkung; NMDA-Rezeptor-

Antagonist.
AG: Zur Einleitung und Aufrechterhaltung einer Allgemeinanästhesie ggf. in Kombination mit Hypnotika.
- Zur Ergänzung bei Regional- und Lokalanästhesien.
- Zur Anästhesie und Analgesie in der Notfallmedizin.
- Zur Analgesie bei künstlicher Beatmung (Intubation).
AA: Langsame i.v. - oder i.m. Injektion oder als i.v. Infusion.
DO: Alle Alter: Narkoseeinleitung: 0,5-1 mg/kg KG i.v. bzw. 2-4 mg/kg KG i.m.; zur Aufrechterhaltung halbe Initialdosis bei Bedarf (alle 10-15 min).
Alternativ: Dauerinfusion 0,5-3 mg/kg KG/h.
Ergänzung einer Regionalanästhesie: 0,125-0,25 mg/kg KG/h als i.v. Infusion.
Analgesie bei künstlicher Beatmung: 0,25 mg/kg KG als Bolus, dann Dauerinfusion 0,2-0,5(-1,5) mg/kg KG/h bei gleichzeitiger Benzodiazepin-Gabe.
Analgesie in der Notfallmedizin: 0,25-0,5 mg/kg KG i.m. bzw. 0,125-0,25 mg/kg KG langsam i.v.
Ev. Dosisreduktion bei Leberschäden.
GA: Anstieg des Blutdrucks oder des intrakraniellen Drucks als schwerwiegendes Risiko, unbehandelte oder schlecht eingestellte Hypertonie, Hyperthyreose, Präeklampsie, Eklampsie, drohende Uterusruptur, Nabelschnurvorfall, alleiniges Anästhetikum bei manifesten ischämischen Herzerkrankungen.
SST: Strenge Nutzen/Risiko-Abwägung in der Schwangerschaft. In der Stillzeit keine klare Aussage.
NW: Aufwachreaktionen (Albträume, Schwindel, Halluzinationen), ZNS (tonisch-klonische Kontraktionen), temporäre Tachykardie, temporäre Atemdepression, Laryngospasmus, Magen/Darm, Haut Leber, Sehstörungen, lokale Reaktionen, (hämorrhagische) Zystitis bei Langzeitanwendung.
WW: Kontraindiziert: Xanthine, Ergometrin.
Vorsicht: Schilddrüsenhormone, Sympathomimetika, ZNS-Dämpfer, Neuroleptika, andere Anästhetika, Muskelrelaxantien, Adrenalin (Arrhythmien), Vasopressin.
CYP3A4-Induktoren (reduzieren Plasmaspiegel von Esketamin) und CYP3A4-Hemmer (erhöhen Plasmaspiegel von Esketamin).
GE: Abhängigkeit und Toleranz möglich.
WH: Vorsicht bei schweren Herzerkrankungen, erhöhtem Hirndruck, Glaukom, Eingriffen am Auge (Augendrucksteigerung!), chronischem oder akutem Alkoholeinflusss, schweren Psychosen, Eingriffen an den oberen Atemwegen (Rachenreflexe aktiv!), Leberschäden, Arzneimittelabusus. Kontinuierliche kardiale Überwachung bei Risikopatienten erforderlich. Strenger Verkehrshinweis für 24 Std.
Bei Krämpfen (Überdosierung) Diazepam, ev. Phenytoin oder Phenobarbital.
PG: 10 ST * (EKO: N) [€ 49,25]

Esketamin Sintetica 25 mg/ml - Injektions-/Infusionslösung 01C

(Z.Nr. 1-40108) NR. P. N01AX14
ZI: Sintetica, Münster, Deutschland
Z: 1 ml Injektions-/Infusionslösung enthält: Esketamin 25 mg (entspr. Esketamin hydrochlorid 28,83 mg), Natriumchlorid, Salzsäure 0,36% (zur pH-Wert-Einstellung), Wasser für Injektionszwecke.
Kurzinformation: siehe Esketamin Sintetica 5 mg/ml - Injektions-/Infusionslösung, →S. 517
PG: **2ML** 10 ST * (EKO: N) [€ 78,95], **10ML** 10 ST * (EKO: N) [€ 210,30]

Esketiv 5 mg/ml - Injektionslösung 01C

(Z.Nr. 1-38999) NR. P. N01AX14
ZI: Eurocept International, Ankeveen, Niederlande
Z: 1 ml Lösung enthält: Esketamin 5 mg (entspr. Esketamin hydrochlorid), Natriumchlorid (entspr. Natrium), Salzsäure zur pH-Wert-Einstellung, Wasser für Injektionszwecke.
EW: Anästhetikum mit analgetischer Wirkung; NMDA-Rezeptor-Antagonist.
AG: Zur Einleitung und Durchführung einer Allgemeinanästhesie und als Ergänzung zu anderen Anästhetika.
Bei kurzzeitigen Diagnoseverfahren und kleineren chirurgischen Eingriffen ohne Muskelrelaxation.
AA: Langsam i.v. oder i.m. Injektion; i.v. Infusion nach Verdünnung.
DO: Alle Alter: Narkoseeinleitung: 0,5-1 mg/kg KG i.v. bzw. 3,3-6,5 mg/kg KG i.m.; zur Aufrechterhaltung halbe Initialdosis bei Bedarf (alle 10-15 min).
GA: Anstieg des Blutdrucks oder des intrakraniellen Drucks als schwerwiegendes Risiko, alleiniges Anästhetikum bei manifesten ischämischen Herzerkrankungen, Präeklampsie, Eklampsie.
SST: Strenge Nutzen/Risiko-Abwägung in der Schwangerschaft. In der Stillzeit keine klare Aussage.
NW: Aufwachreaktionen (Albträume, Schwindel, Halluzinationen), ZNS (tonisch-klonische Kontraktionen), temporäre Tachykardie, temporäre Atemdepression, Laryngospasmus, Magen/Darm, Haut Leber, Sehstörungen, lokale Reaktionen, (hämorrhagische) Zystitis bei Langzeitanwendung.
WW: Kontraindiziert: Xanthine, Ergometrin.
Vorsicht: Schilddrüsenhormone, Sympathomimetika, ZNS-Dämpfer, Alkohol, Neuroleptika, andere Anästhetika, Muskelrelaxantien, Adrenalin (Arrhythmien), Vasopressin.
CYP3A4-Induktoren reduzieren Plasmaspiegel von Esketamin.
CYP3A4-Hemmer erhöhen Plasmaspiegel von Esketamin.
GE: Abhängigkeit und Toleranz möglich.
WH: Vorsicht bei Dehydrierung, Herzerkrankungen, unbehandelter Hypertonie, Hirndrucksteigerungen, Glaukom, Eingriffen am Auge (Augendrucksteigerung!), chronischem oder akutem Alkoholeinflusss, Psychosen, Hyperthyreose, drohender Uterusruptur, Nabelschnurvorfall, Eingriffen an den oberen Atemwegen (Rachenreflexe aktiv!). Kontinuierliche kardiale Überwachung bei Risikopatienten erforderlich. Strenger Verkehrshinweis für 24 Std.
Bei Krämpfen (Überdosierung) Diazepam, ev. Phenytoin oder Thiopental.
PG: 10 ST * (EKO: N) [€ 53,80]

Esketiv 25 mg/ml - Injektionslösung 01C

(Z.Nr. 1-39000) NR. P. N01AX14
ZI: Eurocept International, Ankeveen, Niederlande
Z: 1 ml Lösung enthält: Esketamin 25 mg (entspr. Esketamin hydrochlorid), Natriumchlorid (entspr. Natrium), Salzsäure zur pH-Wert-Einstellung, Wasser für Injektionszwecke.
Kurzinformation: siehe Esketiv 5 mg/ml - Injektionslösung, →S. 518
PG: 10 ST * (EKO: N) [€ 217,55]

Eslibon 200 mg - Tabletten 09A06
(Z.Nr. 1-38408) RP. P. nicht im Handel. N03AF04

Eslibon 400 mg - Tabletten 09A06
(Z.Nr. 1-38409) RP. P. nicht im Handel. N03AF04

Eslibon 600 mg - Tabletten 09A06
(Z.Nr. 1-38410) RP. P. nicht im Handel. N03AF04

Eslibon 800 mg - Tabletten 09A06
(Z.Nr. 1-38411) RP. P. nicht im Handel. N03AF04

Esmeron 10 mg/ml - Injektionslösung 46A01

(Z.Nr. 1-21548) NR. P. E. M03AC09
ZI: Merck Sharp & Dohme, Wien
Z: 1 ml enthält: Rocuronium bromid 10 mg, Natriumacetat 2 mg, Natriumchlorid 3,3 mg, Essigsäure, Wasser, gereinigtes.
EW: Nicht depolarisierendes Muskelrelaxans.
AG: Alle Lebensalter: Hilfsmittel bei Allgemeinnarkosen.
Erwachsene: Erleichterung der trachealen Intubation bei Blitzeinleitung der Narkose und als Hilfsmittel in der Intensivmedizin.
AA: I.v. (Bolus oder Dauerinfusion).
DO: **Anästhesie:** Intubation 0,6 mg/kg KG (bis 2 mg/kg KG). Erhaltungsdosis 0,15 mg/kg KG, bei Langzeitinhalationsanästhesie 0,0075-0,1 mg/kg KG.
Dauerinfusion: Initial 0,6 mg/kg KG, dann 0,3-0,6 mg/kg KG.h.
Intensivmedizin: Initial 0,6 mg/kg KG, Erhaltungsdosis 0,3-0,6 mg/kg KG.h.
SST: Nutzen/Risiko-Abwägung. Nach einer ED 6 Std. nicht stillen.
NW: Anaphylaxie, lokale Reaktionen, verlängerter neuromuskulärer Block, Gesichtsödeme, Tachykardie (auch bei Kindern).
WW: Wirkungssteigerung durch Anästhetika, bestimmte Antibiotika und andere Arzneimittel, Kortikosteroide. Wirkungsabschwächung durch Proteasehemmer. Vorsicht: Suxamethonium, Lidocain.
WH: Künstliche Beatmung unerlässlich. Kompatibilitäten beachten. Auf malige Hyperthermie achten.
Verkehrshinweis.
Bei Überdosierung Cholinesterasehemmer.
PG: 10 ST * (EKO: N) [€ 77,15]

Esmolol Amomed 100 mg/10 ml - Infusionslösung 19B

(Z.Nr. 1-26828) RP. P. C07AB09
ZI: Amomed Pharma, Wien
Z: 1 Durchstechflasche zu 10 ml enthält: Esmolol hydrochlorid 100 mg Natrium acetat-Trihydrat (entspr. Natrium < 1 mmol) (entspr. → < 23 mg), Essigsäure 99%, Salzsäure zur pH-Wert-Einstellung, Wasser für Injektionszwecke ad 10 ml.
EW: Beta 1-Adrenozeptoren-Blocker mit raschem Wirkungseintritt und kurzer Wirkdauer.
AG: Supraventikuläre Tachykardien (ausgenommen Präexzitationssyndrom), Vorhofflimmern, Vorhofflattern.
Tachykardie und Bluthochdruck in der perioperativen Phase, nicht kompensatorische Sinustachykardie.
Nicht zur Behandlung chronischer Erkrankungen.
AA: Zur i.v. Infusion nach Verdünnung.
AH: Nicht unverdünnt verabreichen. Zur Verdünnung mit Dextrose-,

NaCl-, Ringer-, Laktat-Ringer-Lösung geeignet, nicht kompatibel mit NaHCO3-Lösung, Furosemid, Diazepam, Thiopental.
DO: Supraventikuläre Tachykardie: Initial 500 µg/kg/min über 1 min, Erhaltungsdosen steigernd von 50 bis 200 µg/kg/min über 4 min. Bei Bedarf alle 5 min. wiederholen. Bei Erreichen der gewünschten Herzfrequenz Einleitungsdosis stoppen und Erhaltungsdosis reduzieren.
Perioperative Tachykardie und Hypertonie: Intraoperativ Bolus 80 mg, dann 150-300 µg/kg KG/min.
Nach dem Erwachen aus der Narkose 500 µg/kg KG/min über 4 min, dann 300 µg/kg KG/min.
Keine Dosisempfehlung für Kinder und Jugendliche.
Details siehe Austria-Codex - Fachinformation.
GA: Schwere Sinusbradykardie, AV-Block 2. und 3. Grades, Sinusknoten-Syndrom, Störungen der AV-Knotenleitung (ohne Schrittmacher), kardiogener Schock, schwere Hypotonie, dekompensierte Herzinsuffizienz, pulmonale Hypertonie, akuter Asthmaanfall, metabolische Azidose, Phäochromozytom.
SST: Nicht empfohlen.
NW: Unerwünschter Blutdruckabfall, Herz-Kreislauf (Herzblock, Herzinsuffizienz), Magen/Darm, ZNS (Schwindel), Psyche (Depression, Angst), Atmung, lokale Phlebitis, Diaphorese, Psoriasis.
WW: Kontraindiziert: Verapamil (48 Std. Abstand). Vorsicht: Blutdrucksenker (Nifedipin, trizyklische Antidepressiva, Barbiturate, Phenothiazine), Kardiodepressiva (Anästhetika, Phenytoin) verstärkt, Antiarrhythmika Klassen I und III, Warfarin, Digoxin, Morphin, Suxamethonium; Insulin/Sulfonylharnstoffe (Hypoglykämie maskiert). NSAIDs abschwächend. Floctafenin, Amisulprid, Clonidin, Ergot-Derivate. Nicht mit anderen Arzneimitteln oder $NaHCO_3$ mischen.
WH: Vorsicht bei eingeschränkter Herzfunktion, Hypertonie nach induzierter Hyperthermie, Bronchospasmen im anfallsfreien Intervall, Diabetes, Hypoglykämie, Nierenschäden, peripheren Durchblutungsstörungen, Psoriasis, Thyreotoxikose.
Therapie vorsichtig beenden. Vor Gebrauch verdünnen! Konzentrationen über 10 mg/ml führen zu verstärkter Venenreizung. Nur bei laufender Kreislaufkontrolle anwenden, EKG kontinuierlich überwachen. Herzinsuffizienz vor Therapiebeginn kompensieren. Cave i.a. Injektion. Narkotikum mit möglichst geringer negativer Inotropie anwenden. Positive Dopingkontrollen möglich.
Bei Überdosierung sofort absetzen (Halbwertszeit 9 Minuten). Bei Bradykardie Atropin i.v., bei Bronchospasmen vernebelte $ß_2$-Agonisten oder Aminophyllin. Bei Herz-Kreislauf-Depression oder kardiogenem Schock Diuretika oder Sympathomimetika.
PG: 5 ST * (EKO: N) [€ 73,80]

Esmolol Amomed Lyo 2500 mg - Pulver zur Herstellung einer Infusionslösung

19B

(Z.Nr. 1-36301) RP. P. C07AB09
ZI: Amomed Pharma, Wien
Z: 1 Durchstechflasche zu 50 ml enthält: Esmolol hydrochlorid 2500 mg.
EW: Beta 1-Adrenozeptoren-Blocker mit raschem Wirkungseintritt und kurzer Wirkdauer.
AG: Supraventikuläre Tachykardien (ausgenommen Präexzitationssyndrom), nicht kompensatorische Sinustachykardie, Vorhofflimmern, Vorhofflattern.
Tachykardie und Bluthochdruck in der perioperativen Phase.
Nicht zur Behandlung chronischer Erkrankungen.
AA: Zur i.v. Infusion nach Rekonstitution und Verdünnung.
DO: Supraventikuläre Tachykardie: Initial 500 µg/kg/min über 1 min, Erhaltungsdosen steigernd von 50 bis 200 µg/kg/min über 4 min. Bei Bedarf alle 5 min. wiederholen. Bei Erreichen der gewünschten Herzfrequenz Einleitungsdosis stoppen und Erhaltungsdosis reduzieren.
Perioperative Tachykardie und Hypertonie: Intraoperativ Bolus 80 mg, dann 150-300 µg/kg KG/min.
Nach dem Erwachen aus der Narkose 500 µg/kg KG/min über 4 min, dann 300 µg/kg KG/min.
Keine Dosisempfehlung für Kinder und Jugendliche.
Details siehe Austria-Codex - Fachinformation.
GA: Schwere Sinusbradykardie, AV-Block 2. und 3. Grades, Sinusknoten-Syndrom, Störungen der AV-Knotenleitung (ohne Schrittmacher), kardiogener Schock, schwere Hypotonie, dekompensierte Herzinsuffizienz, pulmonale Hypertonie, akuter Asthmaanfall, metabolische Azidose, Phäochromozytom.
SST: Nicht empfohlen.
NW: Unerwünschter Blutdruckabfall, Herz-Kreislauf (Herzblock, Herzinsuffizienz), Magen/Darm, ZNS (Schwindel), Psyche (Depression, Angst), Atmung, lokale Phlebitis, Diaphorese, Psoriasis.
WW: Kontraindiziert: Verapamil (48 Std. Abstand). Vorsicht: Blutdrucksenker (Nifedipin, trizyklische Antidepressiva, Barbiturate, Phenothiazine), Kardiodepressiva (Anästhetika, Phenytoin) verstärkt, Antiarrhythmika Klassen I und III, Warfarin, Digoxin, Morphin, Suxamethonium; Insulin/Sulfonylharnstoffe (Hypoglykämie maskiert). NSAIDs abschwächend. Floctafenin, Amisulprid, Clonidin, Ergot-Derivate. Nicht mit anderen Arzneimitteln oder $NaHCO_3$ mischen.
WH: Vorsicht bei eingeschränkter Herzfunktion, Hypertonie nach induzierter Hyperthermie, Bronchospasmen im anfallsfreien Intervall, Diabetes, Hypoglykämie, Nierenschäden, peripheren Durchblutungsstörungen, Psoriasis, Thyreotoxikose.
Therapie vorsichtig beenden. Vor Gebrauch verdünnen! Konzentrationen über 10 mg/ml führen zu verstärkter Venenreizung. Nur bei laufender Kreislaufkontrolle anwenden, EKG kontinuierlich überwachen. Herzinsuffizienz vor Therapiebeginn kompensieren. Cave i.a. Injektion. Narkotikum mit möglichst geringer negativer Inotropie anwenden. Positive Dopingkontrollen möglich.
Bei Überdosierung sofort absetzen (Halbwertszeit 9 Minuten). Bei Bradykardie Atropin i.v., bei Bronchospasmen vernebelte $ß_2$-Agonisten oder Aminophyllin. Bei Herz-Kreislauf-Depression oder kardiogenem Schock Diuretika oder Sympathomimetika.
PG: 1 ST * (EKO: N) [€ 208,65]

Esmolol Hikma 10 mg/1 ml - Injektionslösung

19B

(Z.Nr. 1-37441) RP. P. C07AB09
ZI: Hikma Farmaceutica, Terrugem, Portugal
Z: 1 Durchstechflasche mit 10 ml Injektionslösung enthält: Esmolol hydrochlorid 100 mg (entspr. Esmolol 89 mg), Natrium acetat-Trihydrat, Essigsäure 99%, Natriumhydroxid zur pH-Wert-Einstellung, Salzsäure zur pH-Wert-Einstellung, Wasser für Injektionszwecke.
EW: Beta 1-Adrenozeptoren-Blocker mit raschem Wirkungseintritt und kurzer Wirkdauer.
AG: Supraventikuläre Tachykardien (ausgenommen Präexzitationssyndrom), Vorhofflimmern, Vorhofflattern.
Tachykardie und Bluthochdruck in der perioperativen Phase, nicht kompensatorische Sinustachykardie.
Nicht zur Behandlung chronischer Erkrankungen.
AA: Gebrauchsfertige Lösung zur i.v. Infusion.
DO: Supraventikuläre Tachykardie: Initial 500 µg/kg/min über 1 min, Erhaltungsdosen steigernd von 50 bis 200 µg/kg/min über 4 min. Bei Bedarf alle 5 min. wiederholen. Bei Erreichen der gewünschten Herzfrequenz Einleitungsdosis stoppen und Erhaltungsdosis reduzieren.
Perioperative Tachykardie und Hypertonie: Intraoperativ Bolus 80 mg, dann 150-300 µg/kg KG/min.
Nach dem Erwachen aus der Narkose 500 µg/kg KG/min über 4 min, dann 300 µg/kg KG/min.
Keine Dosisempfehlung für Kinder und Jugendliche.
Details siehe Austria-Codex - Fachinformation.
GA: Schwere Sinusbradykardie, AV-Block 2. und 3. Grades, Sinusknoten-Syndrom, Störungen der AV-Knotenleitung (ohne Schrittmacher), kardiogener Schock, schwere Hypotonie, dekompensierte Herzinsuffizienz, pulmonale Hypertonie, akuter Asthmaanfall, metabolische Azidose, Phäochromozytom.
SST: Nicht empfohlen.
NW: Unerwünschter Blutdruckabfall, Herz-Kreislauf (Herzblock, Herzinsuffizienz), Magen/Darm, ZNS (Schwindel), Psyche (Depression, Angst), Atmung, lokale Phlebitis, Diaphorese, Psoriasis.
WW: Kontraindiziert: Verapamil (48 Std. Abstand). Vorsicht: Blutdrucksenker (Nifedipin, trizyklische Antidepressiva, Barbiturate, Phenothiazine), Kardiodepressiva (Anästhetika, Phenytoin) verstärkt, Antiarrhythmika Klassen I und III, Warfarin, Digoxin, Morphin, Suxamethonium; Insulin/Sulfonylharnstoffe (Hypoglykämie maskiert). NSAIDs abschwächend. Floctafenin, Amisulprid, Clonidin, Ergot-Derivate. Nicht mit anderen Arzneimitteln oder $NaHCO_3$ mischen.
WH: Vorsicht bei eingeschränkter Herzfunktion, Hypertonie nach induzierter Hyperthermie, Bronchospasmen im anfallsfreien Intervall, Diabetes, Hypoglykämie, Nierenschäden, peripheren Durchblutungsstörungen, Psoriasis, Thyreotoxikose.
Therapie vorsichtig beenden. Vor Gebrauch verdünnen! Konzentrationen über 10 mg/ml führen zu verstärkter Venenreizung. Nur bei laufender Kreislaufkontrolle anwenden, EKG kontinuierlich überwachen. Herzinsuffizienz vor Therapiebeginn kompensieren. Cave i.a. Injektion. Narkotikum mit möglichst geringer negativer Inotropie anwenden. Positive Dopingkontrollen möglich.
Bei Überdosierung sofort absetzen (Halbwertszeit 9 Minuten). Bei Bradykardie Atropin i.v., bei Bronchospasmen vernebelte $ß_2$-Agonisten oder Aminophyllin. Bei Herz-Kreislauf-Depression oder kardiogenem Schock Diuretika oder Sympathomimetika.
PG: 10 ST * (EKO: N) [€ 119,20]

Esmya 5 mg - Tabletten

29D04

(Z.Nr. EU/1/12/750/*) RP. P. G03XB02
ZI: Gedeon Richter, Budapest, Ungarn
Z: 1 Tablette enthält: Ulipristal acetat 5 mg, Cellulose, mikrokristalline, Mannitol, Croscarmellose natrium, Talkum, Magnesium stearat.
EW: Progesteron-Rezeptor-Modulator.

AG: Präoperative Behandlung und Intervalltherapie mittlerer bis starker Symptome durch Gebärmutter-Myome.
AA: Zu oder zwischen den Mahlzeiten mit Wasser einnehmen.
DO: Behandlungszyklus: 1mal tgl. 1 Tablette über 3 Monate. Behandlungsbeginn während der ersten Menstruationswoche. Wiederholung (bis zu 4 Intervall-Behandlungszyklen) möglich. Kein Nutzen für Kinder und Jugendliche.
GA: Genitalblutungen unbekannter Ursache, Gebärmutter(hals)-, Eierstock- oder Brustkrebs, Leberschäden.
SST: Gegenanzeige. Nicht-hormonelle Kontrazeption empfohlen.
NW: Hitzewallungen, Amenorrhoe, Endometriumverdickung, Überempfindlichkeit, Magen/Darm (Bauchschmerzen), Leber, Infektionen, Psyche, ZNS (Kopfschmerzen), Haut, Schmerzen, Müdigkeit, erhöhte Blutfette.
WW: Substrat für CYP3A4.
Nicht empfohlen: Mittelstarke und starke CYP3A4-Hemmer (Ketoconazol, Ritonavir, Nefazodon), starke CYP3A4-Induktoren (Rifampicin, Carbamazepin, Phenytoin, Johanniskraut), Gestagene, hormonelle Kontrazeptiva; Dabigatran, Digoxin (mindestens 1 ½ Std. Abstand).
WH: Behandlungsdauer nicht überschreiten. Deutlich schwächeren Blutverlust während der Menstruation beachten. Bei schweren Nierenschäden sowie bei Asthma nicht empfohlen. Leberfunktion regelmäßig kontrollieren.
PG: 28 ST * (EKO: N) [€ 205,20], 84 ST * (EKO: N) [€ 560,05]

Esmya 5 mg - Tabletten 29D04
(Z.Nr. EU/1/12/750/*) RP. P. Parallelimport. G03XB02
nicht im Handel.

Esogno 1 mg - Filmtabletten 32A04
(Z.Nr. 1-39303) NR. P. nicht im Handel. N05CF04

Esogno 2 mg - Filmtabletten 32A04
(Z.Nr. 1-39304) NR. P. nicht im Handel. N05CF04

Esogno 3 mg - Filmtabletten 32A04
(Z.Nr. 1-39305) NR. P. nicht im Handel. N05CF04

Esomeprazol 1A Pharma 20 mg - magensaftresistente Tabletten 42E03

(Z.Nr. 1-28193) RP. P. A02BC05
ZI: 1A Pharma, Wien
Z: 1 Tablette enthält: Esomeprazol 20 mg (entspr. Esomeprazol magnesium dihydrat), Tablettenkern: Saccharose 12,9-14,76 mg, Maisstärke, Glucose flüssig 0,81 mg, Hydroxypropylcellulose, Povidon, Talkum, Titandioxid, Methacrylsäure-Ethylacrylat-Copolymer (1:1), Glycerolmonostearat, Propylenglycol, Stearinsäure, Polysorbat 80, Simeticon, Cellulose, mikrokristalline, Macrogol 6000, Crospovidon, Siliciumdioxid, hochdispers, wasserfrei, Magnesium stearat; Tablettenüberzug: Hypromellose, Macrogol 6000, Titandioxid, Talcum, Eisenoxid rot, Eisenoxid gelb.
EW: S-Isomer von Omeprazol, Protonenpumpenhemmer.
AG: - Bei gastroösophagealer Refluxkrankheit (GERD). Behandlung von erosiver Refluxösophagitis; Langzeitmanagement von Patienten mit geheilter Ösophagitis zur Verhinderung des Wiederauftretens der Erkrankung; Symptomatische Behandlung von gastroösophagealer Refluxkrankheit (GERD).
- Zur Eradikation von Helicobacter pylori in Kombination mit einer geeigneten Antibiotikatherapie und zur Heilung von mit Helicobacter pylori verbundenem Ulcus duodeni; Vorbeugung des Wiederauftretens von peptischem Ulcus bei Patienten mit Helicobacter pylori verbundem Ulcus. Vorbeugung und Heilung von Ulzera bei NSAID-Therapie.
- NSAR-Langzeittherapie
- Weiterführung nach erfolgter i.v. -Behandlung
- Zollinger-Ellison-Syndrom.

AA: Tabletten im Ganzen mit Flüssigkeit schlucken, nicht kauen oder zerdrücken.
DO: Gastroösophageale Refluxkrankheit (Erwachsene und Jugendliche): 1mal tgl. 20 mg, bei erosiver Refluxösophagitis 1mal tgl. 40 mg über 4 Wochen.
H. pylori-Eradikation (Erwachsene und Jugendliche: 2mal tgl. 20 mg Esomeprazol + 1 g (bzw. 750 mg bei 30-40 kg KG) Amoxicillin + 500 mg (bzw. 7,5 mg/kg KG) Clarithromycin über 7 Tage.
NSAR-Therapie: 1mal tgl. 20 mg.
Weiterführung einer i.v. Behandlung: 1mal tgl. 40 mg über 4 Wochen.
Zollinger-Ellison-Syndrom: 2mal tgl. 40 mg, TD meist 80-160 mg.
Keine Daten an Kindern.
SST: Vorsicht, nicht stillen.
NW: Kopfschmerzen, Magen/Darm, Haut, Vegetativum, Blutbild, Leber, Muskeln, ZNS, Überempfindlichkeit, Hypomagnesiämie, erhöhtes Frakturrisiko, sehr selten subakuter kutaner Lupus erythematosus.
WW: Kontraindiziert: Nelfinavir. Nicht empfohlen: Azatanavir, Clopidogrel. Vorsicht: Esomeprazol hemmt CYP2C19 und wird über CYP2C19 und CYP3A4 metabolisiert. Methotrexat, Tacrolimus. 5 Tage Abstand zu Bestimmung von Chromogranin A.
WH: Malignität von Magengeschwüren ausschließen. Verkehrshinweis.
PG: 14 ST (EKO: G) [€ 4,45], 30 ST (EKO: G) [€ 9,60]

Esomeprazol 1A Pharma 40 mg - magensaftresistente Tabletten 42E03

(Z.Nr. 1-28194) RP. P. A02BC05
ZI: 1A Pharma, Wien
Z: 1 Tablette enthält: Esomeprazol 40 mg (entspr. Esomeprazol magnesium dihydrat), Tablettenkern: Saccharose 25,81-29,52 mg, Maisstärke, Glucose flüssig 1,61 mg, Hydroxypropylcellulose, Povidon, Talkum, Titandioxid, Methacrylsäure-Ethylacrylat-Copolymer (1:1), Glycerolmonostearat, Propylenglycol, Stearinsäure, Polysorbat 80, Simeticon, Cellulose, mikrokristalline, Macrogol 6000, Crospovidon, Siliciumdioxid, hochdispers, wasserfrei, Magnesium stearat; Tablettenüberzug: Hypromellose, Macrogol 6000, Titandioxid, Talcum, Eisenoxid rot.
Kurzinformation: siehe Esomeprazol 1A Pharma 20 mg - magensaftresistente Tabletten, → S. 520
PG: 14 ST (EKO: G) [€ 7,45], 30 ST (EKO: G) [€ 14,95]

Esomeprazol Accord 40 mg - Pulver zur Herstellung einer Injektions-/Infusionslösung 42E03

(Z.Nr. 1-35979) RP. P. n.l. A02BC05
ZI: Accord Healthcare, Utrecht, Niederlande
Z: 1 Durchstechflasche enthält: Esomeprazol 40 mg (entspr. Esomeprazol natrium), Dinatrium edetat, Natriumhydroxid zur pH-Wert-Einstellung (entspr. Natrium < 1 mmol).
PG: 10 ST * (EKO: N) [€ 97,90 n.l.]

Esomeprazol Actavis 20 mg - magensaftresistente Tabletten 42E03

(Z.Nr. 1-31760) RP. P. A02BC05
ZI: Actavis Group PTC, Hafnarfjördur, Island
Z: 1 magensaftresistente Tablette enthält: Esomeprazol 20 mg (entspr. Esomeprazol magnesium dihydrat 21,75 mg), Pellets: Methacrylsäure-Ethylacrylat-Copolymer (1:1), Talkum, Triethylcitrat, Hypromellose 3cP, Zuckerkügelchen (entspr. Saccharose 5,65 mg), Magnesium stearat, Hydroxypropylcellulose, Glycerinmonostearat 40-55, Polysorbat 80; Tablettenkern: Cellulose, mikrokristalline, Povidon K29-32, Macrogol 6000, Crospovidon Typ A, Natriumstearylfumarat; Tablettenüberzug: Hypromellose, Titandioxid, Macrogol 400, Eisenoxid rot, Eisenoxid gelb.
Kurzinformation: siehe Esomeprazol 1A Pharma 20 mg - magensaftresistente Tabletten, → S. 520
PG: 7 ST (EKO: G) [€ 2,35], 14 ST (EKO: G) [€ 4,65], 30 ST (EKO: G) [€ 10,00]

Esomeprazol Actavis 40 mg - magensaftresistente Tabletten 42E03

(Z.Nr. 1-31761) RP. P. A02BC05
ZI: Actavis Group PTC, Hafnarfjördur, Island
Z: 1 magensaftresistente Tablette enthält: Esomeprazol 40 mg (entspr. Esomeprazol magnesium dihydrat 43,5 mg), Pellets: Methacrylsäure-Ethylacrylat-Copolymer (1:1), Talkum, Triethylcitrat, Hypromellose 3cP, Zuckerkügelchen (entspr. Saccharose 11,3 mg), Magnesium stearat, Hydroxypropylcellulose, Glycerinmonostearat 40-55, Polysorbat 80; Tablettenkern: Cellulose, mikrokristalline, Povidon K29-32, Macrogol 6000, Crospovidon Typ A, Natriumstearylfumarat; Tablettenüberzug: Hypromellose, Titandioxid, Macrogol 400, Eisenoxid rot, Eisenoxid gelb.
Kurzinformation: siehe Esomeprazol 1A Pharma 20 mg - magensaftresistente Tabletten, → S. 520
PG: 14 ST (EKO: G) [€ 8,45], 30 ST (EKO: G) [€ 15,15]

Esomeprazol Aristo 20 mg - magensaftresistente Hartkapseln 42E03

(Z.Nr. 1-31383) RP. P. A02BC05
ZI: Aristo Pharma, Berlin, Deutschland
Z: 1 Kapsel enthält: Esomeprazol 20 mg (entspr. Esomeprazol hemimagnesium-1-Wasser), Kapselinhalt: Rohpellets: Carrageen, Cellulose, mikrokristalline, Mannitol, Natriumhydroxid, Natriumhydrogencarbonat; Isolierüberzug: Macrogol-Poly(vinylalkohol)-Copolymer, Natriumhydroxid, Talkum, Titandioxid, Siliciumdioxid hydrat; Magensaftresistenter Filmüberzug: Methacrylsäure-Ethylacrylat-Copolymer (1:1), Triethylcitrat, Talkum, Titandioxid; Kapseloberteil: Gelatine, Titandioxid, Eisenoxid gelb; Kapselunterteil: Gelatine, Titandioxid.
EW: S-Isomer von Omeprazol, Protonenpumpenhemmer.
AG: - Bei gastroösophagealer Refluxkrankheit (GERD). Behand-

lung von erosiver Refluxösophagitis; Langzeitmanagement von Patienten mit geheilter Ösophagitis zur Verhinderung des Wiederauftretens der Erkrankung; Symptomatische Behandlung von gastroösophagealer Refluxkrankheit (GERD).
- Zur Eradikation von Helicobacter pylori in Kombination mit einer geeigneten Antibiotikatherapie und zur Heilung von mit Helicobacter pylori verbundenem Ulcus duodeni; Vorbeugung des Wiederauftretens von peptischem Ulcus bei Patienten mit Helicobacter pylori verbundem Ulcus. Vorbeugung und Heilung von Ulzera bei NSAID-Therapie.
- NSAR-Langzeittherapie
- Weiterführung nach erfolgter i.v. -Behandlung
- Zollinger-Ellison-Syndrom.

AA: Kapseln im Ganzen mit Flüssigkeit schlucken, nicht kauen oder zerdrücken. Eventuell Kapselinhalt in kohlensäurefreiem Wasser auflösen und trinken oder durch Magensonde verabreichen.
DO: Gastroösophageale Refluxkrankheit (Erwachsene und Jugendliche): 1mal tgl. 20 mg, bei erosiver Refluxösophagitis 1mal tgl. 40 mg über 4 Wochen.
H. pylori-Eradikation (Erwachsene und Jugendliche): 2mal tgl. 20 mg Esomeprazol + 1 g (bzw. 750 mg bei 30-40 kg KG) Amoxicillin + 500 mg (bzw. 7,5 mg/kg KG) Clarithromycin über 7 Tage.
NSAR-Therapie: 1mal tgl. 20 mg.
Weiterführung einer i.v. Behandlung: 1mal tgl. 40 mg über 4 Wochen.
Zollinger-Ellison-Syndrom: 2mal tgl. 40 mg, TD meist 80-160 mg.
Keine Daten an Kindern.
SST: Vorsicht, nicht stillen.
NW: Kopfschmerzen, Magen/Darm, Haut, Vegetativum, Blutbild, Leber, Muskeln, ZNS, Überempfindlichkeit, Hypomagnesiämie, erhöhtes Frakturrisiko, sehr selten subakuter kutaner Lupus erythematosus.
WW: Kontraindiziert: Nelfinavir. Nicht empfohlen: Azatanavir, Clopidogrel. Vorsicht: Esomeprazol hemmt CYP2C19 und wird über CYP2C19 und CYP3A4 metabolisiert. Methotrexat, Tacrolimus. 5 Tage Abstand zu Bestimmung von Chromogranin A.
WH: Malignität von Magengeschwüren ausschließen. Verkehrshinweis.
PG: 15 ST (EKO: G) [€ 3,85], 30 ST (EKO: G) [€ 7,70]

Esomeprazol Aristo 40 mg - magensaftresistente Hartkapseln

42E03

(Z.Nr. 1-31384) RP. P. A02BC05
ZI: Aristo Pharma, Berlin, Deutschland
Z: 1 Kapsel enthält: Esomeprazol 40 mg (entspr. Esomeprazol hemimagnesium-1-Wasser), Kapselinhalt: Rohpellets: Carrageen, Cellulose, mikrokristalline, Mannitol, Natriumhydroxid, Natriumhydrogencarbonat; Isolierüberzug: Macrogol-Poly(vinylalkohol)-Copolymer, Natriumhydroxid, Talkum, Titandioxid, Siliciumdioxid hydrat; Magensaftresistenter Filmüberzug: Methacrylsäure-Ethylacrylat-Copolymer (1:1), Triethylcitrat, Talkum, Titandioxid; Kapseloberteil: Gelatine, Eisenoxid rot, Titandioxid, Eisenoxid gelb; Kapselunterteil: Gelatine, Titandioxid.
Kurzinformation: siehe Esomeprazol Aristo 20 mg - magensaftresistente Hartkapseln, → S. 520
PG: 15 ST (EKO: G) [€ 7,70], 30 ST (EKO: G) [€ 14,40]

Esomeprazol Genericon 20 mg - magensaftresistente Tabletten

42E03

(Z.Nr. 1-30643) RP. P. A02BC05
ZI: Genericon Pharma, Graz
Z: 1 Tablette enthält: Esomeprazol 20 mg (entspr. Esomeprazol magnesium), Tablettenkern: Cellulose, mikrokristallin, silifiziert (entspr. Cellulose, mikrokristalline) (entspr. Siliciumdioxid, wasserfrei); Starlac: Lactose 30,3 mg (entspr. Lactose monohydrat) (entspr. Maisstärke); Copovidon K28, Macrogol 8000, Crospovidon, Siliciumdioxid, wasserfrei, Magnesium stearat; Zuckerkügelchen, beschichtet: Zuckerkügelchen (entspr. Saccharose 14,6 mg) (entspr. Maisstärke), Ethylcellulose, Magnesium stearat; Wirkstoffbeschichtung: Povidon K90, Magnesiumoxid, leichtes; Barrierebeschichtung: Povidon, Magnesiumoxid, leichtes, Magnesium stearat; Überzug, magensaftresistent: Methacrylsäure-Ethylacrylat-Copolymer (1:1), 30%ige Dispersion (entspr. Natrium laurylsulfat) (entspr. Polysorbat 80), Diethylphthalat, Talkum; Filmüberzug: Hypromellose, Macrogol 8000, Talkum, Titandioxid, Siliciumdioxid, wasserfrei, Eisenoxid rot; Bedruckung: Opacode Schwarz S-1-17823: (entspr. Propylenglycol) (entspr. Eisenoxid schwarz) (entspr. Schellack).
Kurzinformation: siehe Esomeprazol 1A Pharma 20 mg - magensaftresistente Tabletten, → S. 520
PG: 14 ST (EKO: G) [€ 4,65], 30 ST (EKO: G) [€ 10,00]

Esomeprazol Genericon 40 mg - magensaftresistente Tabletten

42E03

(Z.Nr. 1-30644) RP. P. A02BC05
ZI: Genericon Pharma, Graz
Z: 1 Tablette enthält: Esomeprazol 40 mg (entspr. Esomeprazol magnesium), Tablettenkern: Cellulose, mikrokristallin, silifiziert (entspr. Cellulose, mikrokristalline) (entspr. Siliciumdioxid, wasserfrei); Starlac: Lactose 60,6 mg (entspr. Lactose monohydrat) (entspr. Maisstärke); Copovidon K28, Macrogol 8000, Crospovidon, Siliciumdioxid, wasserfrei, Magnesium stearat; Zuckerkügelchen, beschichtet: Zuckerkügelchen: Saccharose 29,3 mg Maisstärke, Ethylcellulose, Magnesium stearat; Wirkstoffbeschichtung: Povidon K90, Magnesiumoxid, leichtes; Barrierebeschichtung: Povidon, Magnesiumoxid, leichtes, Magnesium stearat; Überzug, magensaftresistent: Methacrylsäure-Ethylacrylat-Copolymer (1:1), 30%ige Dispersion (entspr. Natrium laurylsulfat) (entspr. Polysorbat 80), Diethylphthalat, Talkum; Filmüberzug: Hypromellose, Macrogol 8000, Talkum, Titandioxid, Siliciumdioxid, wasserfrei, Eisenoxid rot; Bedruckung: Opacode Schwarz S-1-17823: (entspr. Propylenglycol) (entspr. Eisenoxid schwarz) (entspr. Schellack).
Kurzinformation: siehe Esomeprazol 1A Pharma 20 mg - magensaftresistente Tabletten, → S. 520
PG: 14 ST (EKO: G) [€ 8,90], 30 ST (EKO: G) [€ 15,65]

Esomeprazol Krka 20 mg - magensaftresistente Hartkapseln

42E03

(Z.Nr. 1-29044) RP. P. A02BC05
ZI: Krka, Novo Mesto, Slowenien
Z: 1 Kapsel enthält: Esomeprazol 20 mg (entspr. Esomeprazol magnesium dihydrat), Kapselinhalt (Pellets): Saccharose 28,464-32,556 mg, Maisstärke, Povidon K30, Natriumdodecylsulfat, Poly(vinylalkohol), Titandioxid, Macrogol 3000, Macrogol 6000, Talkum, Magnesiumcarbonat, Methacrylsäure-Ethylacrylat-Copolymer (1:1), Polysorbat 80; Kapselhülle: Gelatine, Titandioxid, Eisenoxid rot.
EW: S-Isomer von Omeprazol, Protonenpumpenhemmer.
AG: Gastroösophagealer Refluxkrankheit (GERD): -Behandlung von erosiver Refluxösophagitis; -Langzeitmanagement von Patienten mit geheilter Ösophagitis zur Verhinderung des Wiederauftretens der Erkrankung; -Symptomatische Behandlung von gastroösophagealer Refluxkrankheit (GERD).
- Helicobacter pylori: Eradikationstherapie (in Kombination mit einer geeigneten Antibiotikatherapie); Abheilung so wie Rezidivprophylaxe von mit Helicobacter pylori verbundenem Ulcus;
-NSAR-Langzeittherapie; Prophylaxe und Abheilung von NSAR-assoziierten Magen- und Darmulzera;
-Weiterführung nach erfolgter i.v. -Behandlung nach peptischer Ulcus-Blutung;
-Zollinger-Ellison-Syndrom.
AA: Kapseln im Ganzen mit Flüssigkeit schlucken, nicht kauen oder zerdrücken. Eventuell Kapselinhalt in kohlensäurefreiem Wasser suspendieren und trinken oder durch Magensonde verabreichen, Pellets nicht zerstoßen!
DO: Gastroösophageale Refluxkrankheit (Erwachsene und Jugendliche): 1mal tgl. 20 mg, bei erosiver Refluxösophagitis 1mal tgl. 40 mg über mind. 4 Wochen.
H. pylori-Eradikation (Erwachsene und Jugendliche): 2mal tgl. Gabe von: 20 mg Esomeprazol + 1 g (bzw. 750 mg bei 30-40 kg KG) Amoxicillin + 500 mg (bzw. 7,5 mg/kg KG) Clarithromycin über 7 Tage.
NSAR-Therapie: 1mal tgl. 20 mg.
Weiterführung einer i.v. Behandlung: 1mal tgl. 40 mg über 4 Wochen.
Zollinger-Ellison-Syndrom: 2mal tgl. 40 mg, TD meist 80-160 mg.
Keine Daten an Kindern.
SST: Vorsicht in der Schwangerschaft, nicht stillen.
NW: ZNS (Kopfschmerzen, Insomnie, Schwindel), Magen/Darm, Haut, periphere Ödeme, Leberenzymanstieg, Myalgien, Überempfindlichkeit, Hypomagnesiämie, erhöhtes Frakturrisiko, sehr selten subakuter kutaner Lupus erythematosus.
WW: Kontraindiziert: Nelfinavir.
Nicht empfohlen: Atazanavir, Clopidogrel.
Vorsicht: Esomeprazol hemmt CYP2C19 und wird über CYP2C19 und CYP3A4 metabolisiert. Arzneimittel mit ph-abhängiger Resorption (Proteasehemmer, Azole), Methotrexat, Tacrolimus, Phenytoin.
Labor: 5 Tage Abstand zu Bestimmung von Chromogranin A.
WH: Malignität von Magengeschwüren ausschließen. Erhöhtes Risiko für Magen-Darm-Infektionen sowie Knochenfrakturen bei Langzeittherapie beachten, Vit-B12-Spiegel überwachen. Auf Hypomagnesiämie (Krämpfe, Arrhythmien) achten. Verkehrshinweis.
PG: 14 ST (EKO: G) [€ 4,65], 30 ST (EKO: G) [€ 10,00]

Esomeprazol Krka 40 mg - magensaftresistente Hartkapseln 42E03

(Z.Nr. 1-29045) RP. P. A02BC05
ZI: Krka, Novo Mesto, Slowenien
Z: 1 Kapsel enthält: Esomeprazol 40 mg (entspr. Esomeprazol magnesium dihydrat), Kapselinhalt (Pellets): Saccharose 56,928-65,111 mg, Maisstärke, Povidon K30, Natriumdodecylsulfat, Poly(vinylalkohol), Titandioxid, Macrogol 3000, Macrogol 6000, Talkum, Magnesiumcarbonat, Methacrylsäure-Ethylacrylat-Copolymer (1:1), Polysorbat 80; Kapselhülle: Gelatine, Titandioxid, Eisenoxid rot.
Kurzinformation: siehe Esomeprazol Krka 20 mg - magensaftresistente Hartkapseln, → S. 521
PG: 14 ST (EKO: G) [€ 9,35], 30 ST (EKO: G) [€ 16,15]

Esomeprazol +pharma 20 mg - magensaftresistente Tabletten 42E03

(Z.Nr. 1-31051) RP. P. A02BC05
ZI: +pharma Arzneimittel, Graz
Z: 1 Tablette enthält: Esomeprazol 20 mg (entspr. Esomeprazol magnesium), Tablettenkern: Saccharose 14,6 mg, Maisstärke, Ethylcellulose, Magnesium stearat, Povidon, Magnesiumoxid, leichtes, Methacrylsäure-Ethylacrylat-Copolymer (1:1), 30%ige Dispersion, Diethylphthalat, Talkum, Cellulose, mikrokristalline, Siliciumdioxid, hochdispers, wasserfrei, Lactose 30,3 mg (entspr. Lactose monohydrat), Copovidon, Macrogol 8000, Crospovidon; Tablettenüberzug: Hypromellose, Macrogol 8000, Talkum, Titandioxid, Siliciumdioxid, hochdispers, wasserfrei, Eisenoxid rot; Bedruckung: Opacode Schwarz S-1-17823 (entspr. Propylenglycol) (entspr. Eisenoxid schwarz) (entspr. Schellack).
Kurzinformation: siehe Esomeprazol 1A Pharma 20 mg - magensaftresistente Tabletten, → S. 520
PG: 14 ST (EKO: G) [€ 4,65], 30 ST (EKO: G) [€ 10,00]

Esomeprazol +pharma 40 mg - magensaftresistente Tabletten 42E03

(Z.Nr. 1-31052) RP. P. A02BC05
ZI: +pharma Arzneimittel, Graz
Z: 1 Tablette enthält: Esomeprazol 40 mg (entspr. Esomeprazol magnesium), Tablettenkern: Saccharose 29,3 mg, Maisstärke, Ethylcellulose, Magnesium stearat, Povidon, Magnesiumoxid, leichtes, Methacrylsäure-Ethylacrylat-Copolymer (1:1), 30%ige Dispersion, Diethylphthalat, Talkum, Cellulose, mikrokristalline, Siliciumdioxid, hochdispers, wasserfrei, Lactose 60,6 mg (entspr. Lactose monohydrat), Copovidon, Macrogol 8000, Crospovidon; Tablettenüberzug: Hypromellose, Macrogol 8000, Talkum, Titandioxid, Siliciumdioxid, hochdispers, wasserfrei, Eisenoxid rot; Bedruckung: Opacode Schwarz S-1-17823 (entspr. Propylenglycol) (entspr. Eisenoxid schwarz) (entspr. Schellack).
Kurzinformation: siehe Esomeprazol 1A Pharma 20 mg - magensaftresistente Tabletten, → S. 520
PG: 14 ST (EKO: G) [€ 8,50], 30 ST (EKO: G) [€ 15,15]

Esomeprazol ratiopharm 20 mg - magensaftresistente Hartkapseln 42E03

(Z.Nr. 1-29563) RP. P. A02BC05
ZI: Teva, Haarlem, Niederlande
Z: 1 Hartkapsel enthält: Esomeprazol 20 mg (entspr. Esomeprazol magnesium dihydrat), Kapselinhalt: Zuckerkügelchen (entspr. Saccharose) (entspr. Maisstärke), Povidon, Natriumdodecylsulfat, Poly(vinylalkohol), Titandioxid, Macrogol 3000, Macrogol 6000, Talkum, Magnesium carbonat, schwer, Polysorbat 80, Methacrylsäure-Ethylacrylat-Copolymer (1:1), 30%ige Dispersion; Kapselhülle: Gelatine, Titandioxid, Eisenoxid rot.
Kurzinformation: siehe Esomeprazol Krka 20 mg - magensaftresistente Hartkapseln, → S. 521
PG: 14 ST (EKO: G) [€ 3,40], 30 ST (EKO: G) [€ 7,25]

Esomeprazol ratiopharm 40 mg - magensaftresistente Hartkapseln 42E03

(Z.Nr. 1-29564) RP. P. A02BC05
ZI: Teva, Haarlem, Niederlande
Z: 1 Hartkapsel enthält: Esomeprazol 40 mg (entspr. Esomeprazol magnesium dihydrat), Kapselinhalt: Zuckerkügelchen (entspr. Saccharose) (entspr. Maisstärke), Povidon, Natriumdodecylsulfat, Poly(vinylalkohol), Titandioxid, Macrogol 3000, Macrogol 6000, Talkum, Magnesium carbonat, schwer, Polysorbat 80, Methacrylsäure-Ethylacrylat-Copolymer (1:1), 30%ige Dispersion; Kapselhülle: Gelatine, Titandioxid, Eisenoxid rot.
Kurzinformation: siehe Esomeprazol Krka 20 mg - magensaftresistente Hartkapseln, → S. 521
PG: 14 ST (EKO: G) [€ 6,75], 30 ST (EKO: G) [€ 14,10]

Esomeprazol ratiopharm 20 mg - magensaftresistente Tabletten 42E03
(Z.Nr. 1-30641) RP. P. nicht im Handel. A02BC05

Esomeprazol ratiopharm 40 mg - magensaftresistente Tabletten 42E03
(Z.Nr. 1-30642) RP. P. nicht im Handel. A02BC05

Esomeprazol ratiopharm GmbH 20 mg - magensaftresistente Tabletten 42E03

(Z.Nr. 1-38744) RP. P. A02BC05
ZI: Teva, Haarlem, Niederlande
Z: 1 magensaftresistente Tablette enthält: Esomeprazol 20 mg (entspr. Esomeprazol magnesium dihydrat 21,75 mg), Pellets: Methacrylsäure-Ethylacrylat-Copolymer (1:1), Talkum, Triethylcitrat, Hypromellose 3cP, Zuckerkügelchen (entspr. Saccharose <= 5,65 mg), Magnesium stearat, Hydroxypropylcellulose, Glycerolmonostearat 40-55, Polysorbat 80; Tablettenkern: Cellulose, mikrokristalline, Povidon K29/32, Macrogol 6000, Crospovidon Typ A, Natriumstearylfumarat (entspr. Natrium 0,061 mg); Filmüberzug: Hypromellose, Titandioxid, Macrogol 400 (entspr. PEG 400), Eisenoxid rot, Eisenoxid gelb.
EW: S-Isomer von Omeprazol, Protonenpumpenhemmer.
AG: Gastroösophagealer Refluxkrankheit (GERD): -Behandlung von erosiver Refluxösophagitis; -Langzeitmanagement von Patienten mit geheilter Ösophagitis zur Verhinderung des Wiederauftretens der Erkrankung; -Symptomatische Behandlung von gastroösophagealer Refluxkrankheit (GERD).
- Helicobacter pylori: Eradikationstherapie (in Kombination mit einer geeigneten Antibiotikatherapie); Abheilung so wie Rezidivprophylaxe von mit Helicobacter pylori verbundenem Ulcus;
-NSAR-Langzeittherapie; Prophylaxe und Abheilung von NSAR-assoziierten Magen- und Darmulzera;
-Weiterführung nach erfolgter i.v. -Behandlung nach peptischer Ulcus-Blutung;
-Zollinger-Ellison-Syndrom.
AA: Tabletten im Ganzen mit Flüssigkeit schlucken, nicht kauen oder zerdrücken. Eventuell Tabletten in kohlensäurefreiem Wasser suspendieren und trinken oder durch Magensonde verabreichen, Tablette nicht zerstoßen!
DO: Gastroösophageale Refluxkrankheit (Erwachsene und Jugendliche): 1mal tgl. 20 mg, bei erosiver Refluxösophagitis 1mal tgl. 40 mg über mind. 4 Wochen.
H. pylori-Eradikation (Erwachsene und Jugendliche): 2mal tgl. Gabe von: 20 mg Esomeprazol + 1 g (bzw. 750 mg bei 30-40 kg KG) Amoxicillin + 500 mg (bzw. 7,5 mg/kg KG) Clarithromycin über 7 Tage.
NSAR-Therapie: 1mal tgl. 20 mg.
Weiterführung einer i.v. Behandlung: 1mal tgl. 40 mg über 4 Wochen.
Zollinger-Ellison-Syndrom: 2mal tgl. 40 mg, TD meist 80-160 mg.
Keine Daten an Kindern.
SST: Vorsicht in der Schwangerschaft, nicht stillen.
NW: ZNS (Kopfschmerzen, Insomnie, Schwindel), Magen/Darm, Haut, periphere Ödeme, Leberenzymanstieg, Myalgien, Überempfindlichkeit, Hypomagnesiämie, erhöhtes Frakturrisiko, sehr selten subakuter kutaner Lupus erythematosus.
WW: Kontraindiziert: Nelfinavir.
Nicht empfohlen: Atazanavir, Clopidogrel.
Vorsicht: Esomeprazol hemmt CYP2C19 und wird über CYP2C19 und CYP3A4 metabolisiert. Arzneimittel mit ph-abhängiger Resorption (Proteasehemmer, Azole), Methotrexat, Tacrolimus, Phenytoin.
Labor: 5 Tage Abstand zu Bestimmung von Chromogranin A.
WH: Malignität von Magengeschwüren ausschließen. Erhöhtes Risiko für Magen-Darm-Infektionen sowie Knochenfrakturen bei Langzeittherapie beachten, Vit-B12-Spiegel überwachen. Auf Hypomagnesiämie (Krämpfe, Arrhythmien) achten. Verkehrshinweis.
PG: 14 ST (EKO: G) [€ 3,40], 30 ST (EKO: G) [€ 7,25]

Esomeprazol ratiopharm GmbH 40 mg - magensaftresistente Tabletten 42E03

(Z.Nr. 1-38745) RP. P. A02BC05
ZI: Teva, Haarlem, Niederlande
Z: 1 magensaftresistente Tablette enthält: Esomeprazol 40 mg (entspr. Esomeprazol magnesium dihydrat 43,5 mg), Pellets: Methacrylsäure-Ethylacrylat-Copolymer (1:1), Talkum, Triethylcitrat, Hypromellose 3cP, Zuckerkügelchen (entspr. Saccharose <= 11,3 mg), Magnesium stearat, Hydroxypropylcellulose, Glycerolmonostearat 40-55, Polysorbat 80; Tablettenkern: Cellulose, mikrokristalline, Povidon K29/32, Macrogol 6000, Crospovidon Typ A, Natriumstearylfumarat (entspr. Natrium 0,122 mg); Filmüberzug: Hypromellose, Titandioxid, Macrogol 400 (entspr. PEG 400), Eisenoxid rot,

Eisenoxid gelb.
Kurzinformation: siehe Esomeprazol ratiopharm GmbH 20 mg - magensaftresistente Tabletten, → S. 522
PG: 14 ST (EKO: G) [€ 6,75], 30 ST (EKO: G) [€ 14,10]

Esomeprazol Sandoz 20 mg - magensaftresistente Tabletten 42E03
(Z.Nr. 1-28196) RP. P. A02BC05
ZI: Sandoz, Kundl
Z: 1 Tablette enthält: Esomeprazol 20 mg (entspr. Esomeprazol magnesium dihydrat), Tablettenkern: Saccharose 12,9-14,76 mg, Maisstärke, Glucose flüssig (entspr. Glucose 0,81 mg), Hydroxypropylcellulose, Povidon, Talkum, Titandioxid, Methacrylsäure-Ethylacrylat-Copolymer (1:1), Glycerolmonostearat, Propylenglycol, Stearinsäure, Polysorbat 80, Simeticon, Cellulose, mikrokristalline, Macrogol 6000, Crospovidon, Siliciumdioxid, hochdispers, wasserfrei, Magnesium stearat; Tablettenüberzug: Hypromellose, Macrogol 6000, Titandioxid, Talkum, Eisenoxid rot, Eisenoxid gelb.
Kurzinformation: siehe Esomeprazol 1A Pharma 20 mg - magensaftresistente Tabletten, → S. 520
PG: 7 ST (EKO: G) [€ 2,30], 14 ST (EKO: G) [€ 4,65], 30 ST (EKO: G) [€ 10,00]

Esomeprazol Sandoz 40 mg - magensaftresistente Tabletten 42E03
(Z.Nr. 1-28197) RP. P. A02BC05
ZI: Sandoz, Kundl
Z: 1 Tablette enthält: Esomeprazol 40 mg (entspr. Esomeprazol magnesium dihydrat), Tablettenkern: Saccharose 25,81-29,52 mg, Maisstärke, Glucose flüssig (entspr. Glucose 1,61 mg), Hydroxypropylcellulose, Povidon, Talkum, Titandioxid, Methacrylsäure-Ethylacrylat-Copolymer (1:1), Glycerolmonostearat, Propylenglycol, Stearinsäure, Polysorbat 80, Simeticon, Cellulose, mikrokristalline, Macrogol 6000, Crospovidon, Siliciumdioxid, hochdispers, wasserfrei, Magnesium stearat; Tablettenüberzug: Hypromellose, Macrogol 6000, Titandioxid, Talkum, Eisenoxid rot.
Kurzinformation: siehe Esomeprazol 1A Pharma 20 mg - magensaftresistente Tabletten, → S. 520
PG: 14 ST (EKO: G) [€ 8,75], 30 ST (EKO: G) [€ 15,55]

Esomeprazol Stada 20 mg - magensaftresistente Hartkapseln 42E03
(Z.Nr. 1-30115) RP. P. A02BC05
ZI: Stada Arzneimittel, Wien
Z: 1 Hartkapsel enthält: Esomeprazol 20 mg (entspr. Esomeprazol magnesium dihydrat), Kapselinhalt: Zucker-Stärke-Pellets: Saccharose 8,05 mg, Maisstärke; Hypromellose, Dimeticon-Emulsion 35 %: Dimeticon, Propyl-4-hydroxybenzoat 0,56 µg, Methyl-4-hydroxybenzoat 1,85 µg, Sorbinsäure, Natriumbenzoat, Polyethylenglycol sorbitan monolaurat, Octylphenoxypolyethoxyethanol, Propylenglycol; Polysorbat 80, Mannitol, Acetoglyceride, Talkum, Methacrylsäure-Ethylacrylat-Copolymer (1:1): (entspr. Methacrylsäure-Copolymer) (entspr. Natriumdodecylsulfat) (entspr. Polysorbat 80), Triethylcitrat, Macrogolglyerolstearate; Kapselhülle: Eisenoxid schwarz, Schellack, Eisenoxid gelb, Titandioxid, Gelatine.
Kurzinformation: siehe Esomeprazol Aristo 20 mg - magensaftresistente Hartkapseln, → S. 520
PG: 7 ST (EKO: G) [€ 2,35], 14 ST (EKO: G) [€ 4,65], 28 ST (EKO: G) [€ 7,15]

Esomeprazol Stada 40 mg - magensaftresistente Hartkapseln 42E03
(Z.Nr. 1-30119) RP. P. A02BC05
ZI: Stada Arzneimittel, Wien
Z: 1 Tablette enthält: Esomeprazol 40 mg (entspr. Esomeprazol magnesium dihydrat), Kapselinhalt: Zucker-Stärke-Pellets: Saccharose 16,09 mg, Maisstärke; Hypromellose, Dimeticon-Emulsion 35 %: Dimeticon, Propyl-4-hydroxybenzoat 1,1 µg, Methyl-4-hydroxybenzoat 3,65 µg, Sorbinsäure, Natriumbenzoat, Polyethylenglycol sorbitan monolaurat, Octylphenoxypolyethoxyethanol, Propylenglycol; Polysorbat 80, Mannitol, Acetoglyceride, Talkum, Methacrylsäure-Ethylacrylat-Copolymer (1:1): (entspr. Methacrylsäure-Copolymer) (entspr. Natriumdodecylsulfat) (entspr. Polysorbat 80), Triethylcitrat, Macrogolglyerolstearate; Kapselhülle: Eisenoxid schwarz, Schellack, Eisenoxid gelb, Titandioxid, Gelatine.
Kurzinformation: siehe Esomeprazol Aristo 20 mg - magensaftresistente Hartkapseln, → S. 520
PG: 14 ST (EKO: G) [€ 8,65], 28 ST (EKO: G) [€ 14,00]

Esomeprazol Stada 40 mg - Pulver zur Herstellung einer Injektions-/Infusionslösung 42E03
(Z.Nr. 1-35261) RP. P. A02BC05
ZI: Stada Arzneimittel, Wien
Z: 1 Durchstechflasche enthält: Esomeprazol 40 mg (entspr. Esomeprazol natrium 42,5 mg), Natrium edetat, Natriumhydroxid zur pH-Wert-Einstellung (entspr. Natrium 3,38 mg).
EW: S-Isomer von Omeprazol, Protonenpumpenhemmer.
AG: Antisekretorische Behandlung, wenn orale Gabe nicht möglich ist, z.B.:
- Gastroösophageale Refluxkrankheit (GERD) bei Ösophagitis oder schweren Refluxsymptomen (auch bei Kindern ab 1 Jahr)
- Heilung von Ulcus ventriculi bei NSAR-Therapie
- Vorbeugung peptischer Ulzera bei NSAR-Therapie bei Risikopatienten
- Vorbeugung von Blutungen nach Endoskopie bei akut blutendem peptischen Ulcus.

AA: I.v. Injektion oder Infusion (8 mg/ml) der rekonstituierten Lösung.
DO: 1mal tgl. 20-40 mg, nach therapeutischer Endoskopie bei akut blutendem Ulkus 80 mg als Bolus über 30 min, dann Infusion von 8 mg/h über 72 Std.
Kinder ab 1 Jahr: Bis 20 kg KG: 1mal tgl. 10 mg; Ab 20 kg KG: 1mal tgl.
10 mg oder bei Ösophagitis bis 20 mg. Jugendliche: 1mal tgl. 20 mg, bei Ösophagitis 40 mg.
SST: Vorsicht, nicht stillen.
NW: Kopfschmerzen, Magen/Darm, Haut, Vegetativum, Blutbild, Leber, Muskeln, ZNS, Überempfindlichkeit, Hypomagnesiämie, erhöhtes Frakturrisiko, sehr selten subakuter kutaner Lupus erythematosus.
WW: Kontraindiziert: Nelfinavir. Nicht empfohlen: Azatanavir, Clopidogrel. Vorsicht: Esomeprazol hemmt CYP2C19 und wird über CYP2C19 und CYP3A4 metabolisiert. Methotrexat, Tacrolimus. 5 Tage Abstand zu Bestimmung von Chromogranin A.
WH: Malignität von Magengeschwüren ausschließen. Verkehrshinweis.
PG: 10 ST * (EKO: N) [€ 111,45]

Esomeprazol Tillomed 40 mg - Pulver zur Herstellung einer Injektions-/Infusionslösung 42E03
(Z.Nr. 1-39302) RP. P. nicht im Handel. A02BC05

🐾 **Espacox 50 mg/ml - Suspension zum Eingeben für Schweine** 812AE
(Z.Nr. 8-35601) RP. P. VNW. QP51AJ01
ZI: Industrial Veterinaria, Esplugues de Llobregat, Spanien
Z: 1 ml enthält: Toltrazuril 50 mg, Natriumbenzoat 2,1 mg, Natriumpropionat 2,1 mg, Docusat natrium, Bentonit, Xanthan gummi, Propylenglycol, Citronensäure, wasserfreie (zur pH-Einstellung), Simeticon-Emulsion, Wasser, gereinigtes.
EW: Antiinfektivum.
AG: Vorbeugung der Kokzidiose bei neugeborenen Ferkeln (3.- 5 . Lebenstag) in Betrieben, in denen in der Vergangenheit Kokzidiose nachgewiesen wurde.
AA: Zum Eingeben (Einzeltierbehandlung).
DO: Einmalig 20 mg Toltrazuril/kg KG (= 0,4 ml Suspension/kg KG).
WH: Alle Tiere eines Stalls behandeln. Möglichst vor dem erwarteten Ausbruch klinischer Symptome behandeln. Hygienemaßnahmen beachten.
VNW: Essbare Gewebe 73 Tage.
PG: 250 ML VNW [€ 73,85]

▼ **Esperoct 500 I.E. - Pulver und Lösungsmittel zur Herstellung einer Injektionslösung** 20D01
(Z.Nr. EU/1/19/1374/*) NR. P. E. B02BD02
ZI: Novo-Nordisk, Bagsvaerd, Dänemark
Z: 1 Durchstechflasche enthält: Turoctocog alfa pegol 500 IE (entspr. Blutgerinnungsfaktor VIII (human), rekombinant), hergestellt durch rekombinante DNA-Technologie in CHO, Natriumchlorid, L-Histidin, Sucrose, Polysorbat 80, L-Methionin, Calciumchlorid dihydrat, Natriumhydroxid zur pH-Wert-Einstellung, Salzsäure zur pH-Wert-Einstellung; Lösungsmittel: Natriumchlorid, Wasser für Injektionszwecke.
EW: Antihämorrhagisch.
AG: Behandlung und Prophylaxe von Blutungen bei Hämophilie A.
AA: I.v. nach Rekonstitution.
DO: 1 I.E. Faktor VIII /kg KG erhöht Plasma-Aktivität von Faktor VIII um 2 I.E./dl.
Erforderliche Einheiten (I.E.) = Körpergewicht (kg) x erwünschter Faktor-VIII-Anstieg (%) (I.E./dl) x 0,5 (I.E./kg pro I.E./dl).
Leichte Blutungen: 20-40 I.E./dl alle 12-24 Std.
Mittelschwere Blutungen: 30-60 I.E./dl alle 12-24 Std.
Schwere oder lebensbedrohliche Blutungen: 60-100 I.E./dl alle 8-24 Std.

Perioperativ: Kleinere Eingriffe: 30-60 I.E./dl innerhalb von 1 Std. vor dem Eingriff, bei Bedarf nach 24 Std. wiederholen.
Größere Eingriffe: 80-100 I.E./dl innerhalb 1 Std. vor der Operation, alle 8-24 Std. wiederholen.
Prophylaxe: 50 I.E./kg KG alle 4 Tage. MED 75 I.E./kg KG.
Keine Daten zur Langzeitsicherheit bei Kindern.
GA: Allergie gegen Hamsterproteine.
SST: Strenge Indikationsstellung, keine Erfahrungen.
NW: Überempfindlichkeit, Faktor VIII-Hemmkörper, Haut, Katheterbezogene Komplikationen
WH: Faktor VIII laufend kontrollieren. Auf Überempfindlichkeit bzw. neutralisierende Antikörper achten. Vorsicht bei kardiovaskulären Risikofaktoren.
PG: 1 ST RE1 (EKO: Y) [€ 496,85]

E

▼ Esperoct 1000 I.E. - Pulver und Lösungsmittel zur Herstellung einer Injektionslösung 20D01

(Z.Nr. EU/1/19/1374/*) NR. P. E. B02BD02
ZI: Novo-Nordisk, Bagsvaerd, Dänemark
Z: 1 Durchstechflasche enthält: Turoctocog alfa pegol 1000 IE (entspr. Blutgerinnungsfaktor VIII (human), rekombinant), hergestellt durch rekombinante DNA-Technologie in CHO, Natriumchlorid, L-Histidin, Sucrose, Polysorbat 80, L-Methionin, Calciumchlorid dihydrat, Natriumhydroxid zur pH-Wert-Einstellung, Salzsäure zur pH-Wert-Einstellung; Lösungsmittel: Natriumchlorid, Wasser für Injektionszwecke.
Kurzinformation: siehe Esperoct 500 I.E. - Pulver und Lösungsmittel zur Herstellung einer Injektionslösung, → S. 523
PG: 1 ST RE1 (EKO: Y) [€ 942,35]

▼ Esperoct 1500 I.E. - Pulver und Lösungsmittel zur Herstellung einer Injektionslösung 20D01

(Z.Nr. EU/1/19/1374/*) NR. P. E. B02BD02
ZI: Novo-Nordisk, Bagsvaerd, Dänemark
Z: 1 Durchstechflasche enthält: Turoctocog alfa pegol 1500 IE (entspr. Blutgerinnungsfaktor VIII (human), rekombinant), hergestellt durch rekombinante DNA-Technologie in CHO, Natriumchlorid, L-Histidin, Sucrose, Polysorbat 80, L-Methionin, Calciumchlorid dihydrat, Natriumhydroxid zur pH-Wert-Einstellung, Salzsäure zur pH-Wert-Einstellung; Lösungsmittel: Natriumchlorid, Wasser für Injektionszwecke.
EW: Antihämorrhagisch.
AG: Behandlung und Prophylaxe von Blutungen bei Hämophilie A.
AA: I.v. nach Rekonstitution.
DO: 1 I.E. Faktor VIII /kg KG erhöht Plasma-Aktivität von Faktor VIII um 2 I.E./dl.
Erforderliche Einheiten (I.E.) = Körpergewicht (kg) x erwünschter Faktor-VIII-Anstieg (%) (I.E./dl) x 0,5 (I.E./kg pro I.E./dl).
Leichte Blutungen: 20-40 I.E./dl alle 12-24 Std.
Mittelschwere Blutungen: 30-60 I.E./dl alle 12-24 Std.
Schwere oder lebensbedrohliche Blutungen: 60-100 I.E./dl alle 8-24 Std.
Perioperativ: Kleinere Eingriffe: 30-60 I.E./dl innerhalb von 1 Std. vor dem Eingriff, bei Bedarf nach 24 Std. wiederholen.
Größere Eingriffe: 80-100 I.E./dl innerhalb 1 Std. vor der Operation, alle 8-24 Std. wiederholen.
Prophylaxe: 50 I.E./kg KG alle 4 Tage. MED 75 I.E./kg KG.
Keine Daten zur Langzeitsicherheit bei Kindern.
GA: Allergie gegen Hamsterproteine.
SST: Strenge Indikationsstellung, keine Erfahrungen.
NW: Überempfindlichkeit, Faktor VIII-Hemmkörper, Haut, Katheterbezogene Komplikationen.
WH: Faktor VIII laufend kontrollieren. Auf Überempfindlichkeit bzw. neutralisierende Antikörper achten. Vorsicht bei kardiovaskulären Risikofaktoren.
PG: 1 ST RE1 (EKO: Y) [€ 1.396,60]

▼ Esperoct 2000 I.E. - Pulver und Lösungsmittel zur Herstellung einer Injektionslösung 20D01

(Z.Nr. EU/1/19/1374/*) NR. P. E. B02BD02
ZI: Novo-Nordisk, Bagsvaerd, Dänemark
Z: 1 Durchstechflasche enthält: Turoctocog alfa pegol 2000 IE (entspr. Blutgerinnungsfaktor VIII (human), rekombinant), hergestellt durch rekombinante DNA-Technologie in CHO, Natriumchlorid, L-Histidin, Sucrose, Polysorbat 80, L-Methionin, Calciumchlorid dihydrat, Natriumhydroxid zur pH-Wert-Einstellung, Salzsäure zur pH-Wert-Einstellung; Lösungsmittel: Natriumchlorid, Wasser für Injektionszwecke.
Kurzinformation: siehe Esperoct 500 I.E. - Pulver und Lösungsmittel zur Herstellung einer Injektionslösung, → S. 523
PG: 1 ST RE1 (EKO: Y) [€ 1.850,85]

▼ Esperoct 3000 I.E. - Pulver und Lösungsmittel zur Herstellung einer Injektionslösung 20D01

(Z.Nr. EU/1/19/1374/*) NR. P. E. B02BD02
ZI: Novo-Nordisk, Bagsvaerd, Dänemark
Z: 1 Durchstechflasche enthält: Turoctocog alfa pegol 3000 IE (entspr. Blutgerinnungsfaktor VIII (human), rekombinant), hergestellt durch rekombinante DNA-Technologie in CHO, Natriumchlorid, L-Histidin, Sucrose, Polysorbat 80, L-Methionin, Calciumchlorid dihydrat, Natriumhydroxid zur pH-Wert-Einstellung, Salzsäure zur pH-Wert-Einstellung; Lösungsmittel: Natriumchlorid, Wasser für Injektionszwecke.
Kurzinformation: siehe Esperoct 1500 I.E. - Pulver und Lösungsmittel zur Herstellung einer Injektionslösung, → S. 524
PG: 1 ST RE1 (EKO: Y) [€ 2.759,35]

Essentiale forte - Kapseln 40A02

(Z.Nr. 0-15587) RP. P. n.I. A05BA
ZI: G.L. Pharma, Lannach
Z: 1 Kapsel enthält: Phospholipide aus Sojabohnen 300 mg (entspr. (3-sn-Phosphatidyl)cholin 76 %), Kapselinhalt: Hartfett, Sojaöl 36 mg, Rizinusöl, hydriertes 1,6 mg, Ethanol 96% 8,1 mg, Ethyl vanillin, p-Methoxyacetophenon, alpha-Tocopherol; Kapselhülle: Gelatine, Titandioxid, Eisenoxid rot, Eisenoxid schwarz, Eisenoxid gelb, Natrium laurylsulfat (entspr. Natriumdodecylsulfat 0,125 mg), Wasser, gereinigtes.
PG: 30 ST * (EKO: N) [€ 13,55 n.I.], 100 ST * (EKO: N) [€ 32,70 n.I.]

Estalis 50/250 - transdermales Pflaster 31H07, 29E02, 38D04

(Z.Nr. 1-22840) RP. P. E. G03FA01
ZI: Novartis Pharma, Wien
Z: 1 transdermales Pflaster enthält: Estradiol 50 µg/24 h (entspr. → 0,51 mg) (entspr. Estradiol hemihydrat), Norethisteron acetat 250 µg/24 h (entspr. → 4,8 mg), Silikon-Klebstoff, Povidon, Ölsäure, Dipropylenglykol, Polyester.
EW: Östrogen und Gestagen.
AG: Substitution bei Östrogendefizit, Mittel 2. Wahl zur Prävention postmenopausalen Osteoporose.
AA: Dermal.
DO: Alle 3-4 Tage 1 Pflaster auf den Bauch kleben. Behandlungsbeginn frühestens 1 Jahr nach der Menopause. Begrenzte Erfahrungen bei Frauen über 65 Jahre.
GA: Mammakarzinom (auch in der Anamnese), estrogenabhängige maligne Tumore (z.B. Endometriumkarzinom), nicht abgeklärte Genitalblutungen, unbehandelte Endometriumhyperplasie, venöse oder arterielle Thromboembolie (z.B. Angina pectoris, Herzinfarkt), Prädisposition für Thrombosen, Lebererkrankungen (auch in der Anamnese), Porphyrie.
SST: Nicht indiziert.
NW: Häufig: Depressionen, Kopfschmerzen, Magen/Darm, Krämpfe in den Beinen, Brustvergrößerung, Brustschmerzen, Ödeme, Gewichtszunahme.
Gelegentlich: Sehstörungen, venöse Embolien, Cholelithiasis, Hautausschlag.
Häufigkeit unbekannt: Generalisiserte Überempfindlichkeit, Verschlechterung von Migräne, Schlaganfall, Schwindel, Alopezie, Hypertonie, Myokardinfarkt, Herzinsuffizienz, vaginale Candidiasis, estrogenabhängige gutartige und bösartige Neubildungen, Schlaflosigkeit, Epilepsie, Verschlechterung von Asthma, wahrscheinliche Demenz.
Erhöhtes Risiko für Brustkrebs, venöse Thromboembolien, koronare Herzkrankheit, ischämischen Schlaganfall.
WW: Enzyminduktoren (Antikonvulsiva, Antiinfektiva, Johanniskraut) beschleunigen Abbau von Estrogenen und Gestagenen.
WH: Hormonersatztherapie nur bei Symptomen beginnen, die die Lebensqualität beeinträchtigen. Mindestens einmal jährlich Nutzen/Risiko-Abschätzung erforderlich.
Medizinische Untersuchungen vor und regelmäßig während der Therapie.
Besondere Überwachung bei Gebärmutter-Leiomyom, Endometriose, Risikofaktoren für estrogenabhängige Tumore, Hypertonie, Herz-, Nieren-, Leberschäden, Diabetes, Cholelithiasis, Migräne, Lupus erythematodes, Endometriumhyperplasie in der Anamnese, Epilepsie, Asthma, Otosklerose.
Bei Ikterus, Blutdruckanstieg, erstmaligen migräneartigen Kopfschmerzen, Schwangerschaft Behandlung sofort abbrechen.
Erhöhtes Endometriumkarzinomrisiko bei alleiniger Estrogentherapie, daher bei nicht hysterektomierten Frauen über mindestens 12 Tage pro Zyklus zusätzlich Gestagen geben.
Erhöhtes Brustkrebsrisiko bei kombinierter Behandlung mit Estrogen und Gestagen beachten.
Erhöhtes Risiko für venöse Thromboembolien (VTE); bei VTE sofort Therapie abbrechen. Keine Hinweise auf kardiovaskulären

Nutzen einer kontinuierlichen Hormonersatztherapie, aber erhöhtes Risiko für ischämischen Schlaganfall. Erhöhtes Ovarialkarzinomrisiko bei Estrogen-Monotherapie. Erhöhtes Demenzrisiko bei Frauen, die nach dem 65.
Lebensjahr mit Hormonersatztherapie beginnen.
PG: 8 ST IND (2) (EKO: G) [€ 19,30]

esto-gast - Flüssigkeit zum Einnehmen 42Z03
(Z.Nr. HERB-00155) RPF. P. A03
ZI: Feldhoff & Comp. Arzneimittel, Gotha, Deutschland
Z: 10 ml enthalten: Citronellöl 0,0041 g (entspr. Citronellae aetheroleum), Muskatsamenöl 0,0041 g (entspr. Myristicae fragrantis aetheroleum), Zimtöl 0,0028 g (entspr. Cinnamomi zeylanici corticis aetheroleum), Nelkenöl 0,0021 g (entspr. Caryophylli floris aetheroleum), Ethanol 70-75 % (V/V), Wasser, gereinigtes.
AG: Traditionell pflanzlich bei leichten Magen/Darm-Beschwerden.
AA: Mit Messbecher 2 ml entnehmen und in 1-2 Teelöffel Wasser oder auf 1 Teelöffel Zucker einnehmen.
DO: 2-3mal tgl. 2 ml. Nicht für Kinder.
SST: Nicht empfohlen.
NW: Haut- und Schleimhautreizungen.
WH: Nicht für Alkoholkranke.
PG: 20 ML * (EKO: N) [€ 6,80], 50 ML * (EKO: N) [€ 13,60], 100 ML * (EKO: N) [€ 23,95]

Estradot 37,5 Mikrogramm/24 Stunden - transdermale Pflaster 29E02, 31H03, 38C04
(Z.Nr. 1-24340) RP. P. G03CA03
ZI: Novartis Pharma, Wien
Z: 1 Pflaster enthält: Estradiol 37,5 µg/24 h (entspr. → 0,585 mg) (entspr. Estradiol hemihydrat), Klebeschicht: Acrylklebstoff, Silikon-Klebstoff, Oleylalkohol, Dipropylenglykol, Povidon; Trägerfolie: Ethylen-Vinylacetat-Copolymer, Vinylidenchlorid/-methylacrylat Copolymer Laminat; Schutzfolie: Polyesterfilm fluoropolymerbeschichtet.
EW: Transdermales Pflaster, enthält Östrogen.
AG: Estrogenmangelsymptome bei postmenopausalen Frauen.
Mittel 2. Wahl zur Prävention der Osteoporose bei postmenopausalen Frauen.
AA: 2mal wöchentlich auf saubere und trockene Stelle das Abdomens auf- kleben, nicht an den Brüsten anbringen.
DO: Behandlungsbeginn mit Estradot MX 50, Dosisanpassung nach Bedarf.
Anwendung kontinuierlich oder zyklisch (3 Wochen, dann 1 Woche Pause).
Bei Patientinnen mit intaktem Uterus zusammen mit Gestagen (während der letzten 12-14 Tage des Zyklus) geben.
GA: Mammakarzinom (auch in der Anamnese), estrogenabhängige maligne Tumore (z.B. Endometriumkarzinom), nicht abgeklärte Genitalblutungen, unbehandelte Endometriumhyperplasie, venöse oder arterielle Thromboembolie (z.B. Angina pectoris, Herzinfarkt), Prädisposition für Thrombosen, Lebererkrankungen (auch in der Anamnese), Porphyrie.
SST: Nicht indiziert.
NW: Häufig: Depressionen, Kopfschmerzen, Magen/Darm, Krämpfe in den Beinen, Brustvergrößerung, Brustschmerzen, Ödeme, Gewichtszunahme.
Gelegentlich: Sehstörungen, venöse Embolien, Cholelithiasis, Hautausschlag.
Häufigkeit unbekannt: Generalisiserte Überempfindlichkeit, Verschlechterung von Migräne, Schlaganfall, Schwindel, Alopezie, Hypertonie, Myokardinfarkt, Herzinsuffizienz, vaginale Candidiasis, estrogenabhängige gutartige und bösartige Neubildungen, Schlaflosigkeit, Epilepsie, Verschlechterung von Asthma, wahrscheinliche Demenz.
Erhöhtes Risiko für Brustkrebs, venöse Thromboembolien, koronare Herzkrankheit, ischämischen Schlaganfall.
WW: Enzyminduktoren (Antikonvulsiva, Antiinfektiva, Johanniskraut) beschleunigen Abbau von Estrogenen und Gestagenen.
WH: Hormonersatztherapie nur bei Symptomen beginnen, die die Lebensqualität beeinträchtigen. Mindestens einmal jährlich Nutzen/Risiko-Abschätzung erforderlich.
Medizinische Untersuchungen vor und regelmäßig während der Therapie.
Besondere Überwachung bei Gebärmutter-Leiomyom, Endometriose, Risikofaktoren für estrogenabhängige Tumore, Hypertonie, Herz-, Nieren-, Leberschäden, Diabetes, Cholelithiasis, Migräne, Lupus erythematodes, Endometriumhyperplasie in der Anamnese, Epilepsie, Asthma, Otosklerose.
Bei Ikterus, Blutdruckanstieg, erstmaligen migräneartigen Kopfschmerzen, Schwangerschaft Behandlung sofort abbrechen.
Erhöhtes Endometriumkarzinomrisiko bei alleiniger Estrogentherapie, daher bei nicht hysterektomierten Frauen über mindestens 12 Tage pro Zyklus zusätzlich Gestagen geben.
Erhöhtes Brustkrebsrisiko bei kombinierter Behandlung mit Estrogen und Gestagen beachten.
Erhöhtes Risiko für venöse Thromboembolien (VTE); bei VTE sofort Therapie abbrechen. Keine Hinweise auf kardiovaskulären Nutzen einer kontinuierlichen Hormonersatztherapie, aber erhöhtes Risiko für ischämischen Schlaganfall. Erhöhtes Ovarialkarzinomrisiko bei Estrogen-Monotherapie. Erhöhtes Demenzrisiko bei Frauen, die nach dem 65.
Lebensjahr mit Hormonersatztherapie beginnen.
PG: 8 ST IND (2) (EKO: G) [€ 10,85]

Estradot 50 Mikrogramm/24 Stunden - transdermale Pflaster 29E02, 31H03, 38C04
(Z.Nr. 1-24341) RP. P. G03CA03
ZI: Novartis Pharma, Wien
Z: 1 Pflaster enthält: Estradiol 50 µg/24 h (entspr. → 0,78 mg) (entspr. Estradiol hemihydrat), Klebeschicht: Acrylklebstoff, Silikon-Klebstoff, Oleylalkohol, Dipropylenglykol, Povidon; Trägerfolie: Ethylen-Vinylacetat-Copolymer, Vinylidenchlorid/-methylacrylat Copolymer Laminat; Schutzfolie: Polyesterfilm fluoropolymerbeschichtet.
Kurzinformation: siehe Estradot 37,5 Mikrogramm/24 Stunden - transdermale Pflaster, → S. 525
PG: 8 ST IND (2) (EKO: G) [€ 12,20]

Estradot 75 Mikrogramm/24 Stunden - transdermale Pflaster 29E02, 31H03, 38C04
(Z.Nr. 1-24342) RP. P. G03CA03
ZI: Novartis Pharma, Wien
Z: 1 Pflaster enthält: Estradiol 75 µg/24 h (entspr. → 1,17 mg) (entspr. Estradiol hemihydrat), Klebeschicht: Acrylklebstoff, Silikon-Klebstoff, Oleylalkohol, Dipropylenglykol, Povidon; Trägerfolie: Ethylen-Vinylacetat-Copolymer, Vinylidenchlorid/-methylacrylat Copolymer Laminat; Schutzfolie: Polyesterfilm fluoropolymerbeschichtet.
Kurzinformation: siehe Estradot 37,5 Mikrogramm/24 Stunden - transdermale Pflaster, → S. 525
PG: 8 ST IND (2) (EKO: G) [€ 13,75]

Estrofem 1 mg - Filmtabletten 29E02, 31H03
(Z.Nr. 1-22071) RP. P. G03CA03
ZI: Novo-Nordisk Pharma, Wien
Z: 1 Filmtablette enthält: Estradiol 1 mg (entspr. Estradiol hemihydrat), Tablettenkern: Lactose monohydrat (entspr. Lactose 37,3 mg), Maisstärke, Hydroxypropylcellulose, Talkum, Magnesium stearat; Filmüberzug: (entspr. Hypromellose) (entspr. Eisen(III)-oxid) (entspr. Titandioxid) (entspr. Propylenglycol) (entspr. Talkum).
EW: Östrogen.
AG: Hormonersatztherapie (HRT) von Estrogenmangelsymptomen bei postmeno- pausalen Frauen (vor allem für hysterektomierte Frauen).
AA: Oral.
DO: Tgl. (ohne Unterbrechung) 1 Tablette. Bei intaktem Uterus zusätzlich Gestagen über die letzten 12-14 Tage des Zyklus geben.
GA: Mammakarzinom (auch in der Anamnese), estrogenabhängige maligne Tumore (z.B. Endometriumkarzinom), nicht abgeklärte Genitalblutungen, unbehandelte Endometriumhyperplasie, venöse oder arterielle Thromboembolie (z.B. Angina pectoris, Herzinfarkt), Prädisposition für Thrombosen, Lebererkrankungen (auch in der Anamnese), Porphyrie.
SST: Nicht indiziert.
NW: Häufig: Depressionen, Kopfschmerzen, Magen/Darm, Krämpfe in den Beinen, Brustvergrößerung, Brustschmerzen, Ödeme, Gewichtszunahme.
Gelegentlich: Sehstörungen, venöse Embolien, Cholelithiasis, Hautausschlag.
Häufigkeit unbekannt: Generalisiserte Überempfindlichkeit, Verschlechterung von Migräne, Schlaganfall, Schwindel, Alopezie, Hypertonie, Myokardinfarkt, Herzinsuffizienz, vaginale Candidiasis, estrogenabhängige gutartige und bösartige Neubildungen, Schlaflosigkeit, Epilepsie, Verschlechterung von Asthma, wahrscheinliche Demenz.
Erhöhtes Risiko für Brustkrebs, venöse Thromboembolien, koronare Herzkrankheit, ischämischen Schlaganfall.
WW: Enzyminduktoren (Antikonvulsiva, Antiinfektiva, Johanniskraut) beschleunigen Abbau von Estrogenen und Gestagenen.
WH: Hormonersatztherapie nur bei Symptomen beginnen, die die Lebensqualität beeinträchtigen. Mindestens einmal jährlich Nutzen/Risiko-Abschätzung erforderlich.
Medizinische Untersuchungen vor und regelmäßig während der Therapie.

Besondere Überwachung bei Gebärmutter-Leiomyom, Endometriose, Risikofaktoren für estrogenabhängige Tumore, Hypertonie, Herz-, Nieren-, Leberschäden, Diabetes, Cholelithiasis, Migräne, Lupus erythematodes, Endometriumhyperplasie in der Anamnese, Epilepsie, Asthma, Otosklerose.
Bei Ikterus, Blutdruckanstieg, erstmaligen migräneartigen Kopfschmerzen, Schwangerschaft Behandlung sofort abbrechen.
Erhöhtes Endometriumkarzinomrisiko bei alleiniger Estrogentherapie, daher bei nicht hysterektomierten Frauen über mindestens 12 Tage pro Zyklus zusätzlich Gestagen geben.
Erhöhtes Brustkrebsrisiko bei kombinierter Behandlung mit Estrogen und Gestagen beachten.
Erhöhtes Risiko für venöse Thromboembolien (VTE); bei VTE sofort Therapie abbrechen. Keine Hinweise auf kardiovaskulären Nutzen einer kontinuierlichen Hormonersatztherapie, aber erhöhtes Risiko für ischämischen Schlaganfall. Erhöhtes Ovarialkarzinomrisiko bei Estrogen-Monotherapie. Erhöhtes Demenzrisiko bei Frauen, die nach dem 65.
Lebensjahr mit Hormonersatztherapie beginnen.
PG: 28 ST * (EKO: N) [€ 6,05], **3X28** 84 ST * (EKO: N) [€ 15,65]

Estrofem 2 mg - Filmtabletten 29E02, 31H03
(Z.Nr. 0-16889) RP. P. G03CA03
ZI: Novo-Nordisk Pharma, Wien
Z: 1 Filmtablette enthält: Estradiol 2 mg (entspr. Estradiol hemihydrat), Tablettenkern: Lactose monohydrat 36,8 mg, Maisstärke, Hydroxypropylcellulose, Talkum, Magnesium stearat; Filmüberzug: (entspr. Hypromellose) (entspr. Indigokarmin) (entspr. Talkum) (entspr. Titandioxid) (entspr. Macrogol 400).
Kurzinformation: siehe Estrofem 1 mg - Filmtabletten, → S. 525
PG: 28 ST IND (2) (EKO: G) [€ 7,00], **3X28** 84 ST IND (EKO: G) [€ 17,70]

Estrogel - Gel 29E02, 31H03, 38C04
(Z.Nr. 1-22063) RP. P. G03CA03
ZI: Besins Healthcare, Brüssel, Belgien
Z: 1,25 g enthalten: 17-beta-Estradiol 0,75 mg (entspr. 17-beta-Estradiol Hemihydrat), Carbopol, Triäthanolamin, Ethanol, Wasser, gereinigtes.
EW: Östrogen.
AG: Hormonersatztherapie bei Östrogenmangelsymptomen in der Menopause; Mittel zweiter Wahl zur Prävention der Osteoporose; bei Frauen mit intaktem Uterus nur mit Gestagen anwenden.
AA: Gel auf 2 Handflächen großes Hautareal auftragen (nicht auf die Brust), nicht einmassieren.
AH: Nach erstmaliger Entnahme nicht länger als 8 Wochen verwenden.
DO: TD 2(-4) Dosiereinheiten (Pumpenhübe).
Anwendung zyklisch (2 Dosiereinheiten tgl. von 1.-21. Tag, kombiniert mit Gestagen für die letzten 12-14 Tage des Zyklus, dann 7 Tage Östrogen-behandlungsfrei) oder kontinuierlich (mit Gestagen über 12-14 Tage pro Zyklus).
Nach Vorbehandlung mit oralen Estrogenen erst 1 Woche nach deren Absetzen mit Estrogel-Gel beginnen.
Keine Indikation für Kinder.
GA: Mammakarzinom (auch in der Anamnese), estrogenabhängige maligne Tumore (z.B. Endometriumkarzinom), nicht abgeklärte Genitalblutungen, unbehandelte Endometriumhyperplasie, venöse oder arterielle Thromboembolie (z.B. Angina pectoris, Herzinfarkt), Prädisposition für Thrombosen, Lebererkrankungen (auch in der Anamnese), Porphyrie.
SST: Nicht indiziert.
NW: Häufig: Depressionen, Kopfschmerzen, Magen/Darm, Krämpfe in den Beinen, Brustvergrößerung, Brustschmerzen, Ödeme, Gewichtszunahme.
Gelegentlich: Sehstörungen, venöse Embolien, Cholelithiasis, Hautausschlag.
Häufigkeit unbekannt: Generalisiserte Überempfindlichkeit, Verschlechterung von Migräne, Schlaganfall, Schwindel, Alopezie, Hypertonie, Myokardinfarkt, Herzinsuffizienz, vaginale Candidiasis, estrogenabhängige gutartige und bösartige Neubildungen, Schlaflosigkeit, Epilepsie, Verschlechterung von Asthma, wahrscheinliche Demenz.
Erhöhtes Risiko für Brustkrebs, venöse Thromboembolien, koronare Herzkrankheit, ischämischen Schlaganfall.
WW: Enzyminduktoren (Antikonvulsiva, Antiinfektiva, Johanniskraut) beschleunigen Abbau von Estrogenen und Gestagenen.
WH: Hormonersatztherapie nur bei Symptomen beginnen, die die Lebensqualität beeinträchtigen. Mindestens einmal jährlich Nutzen/Risiko-Abschätzung erforderlich.
Medizinische Untersuchungen vor und regelmäßig während der Therapie.
Besondere Überwachung bei Gebärmutter-Leiomyom, Endometriose, Risikofaktoren für estrogenabhängige Tumore, Hypertonie, Herz-, Nieren-, Leberschäden, Diabetes, Cholelithiasis, Migräne, Lupus erythematodes, Endometriumhyperplasie in der Anamnese, Epilepsie, Asthma, Otosklerose.
Bei Ikterus, Blutdruckanstieg, erstmaligen migräneartigen Kopfschmerzen, Schwangerschaft Behandlung sofort abbrechen.
Erhöhtes Endometriumkarzinomrisiko bei alleiniger Estrogentherapie, daher bei nicht hysterektomierten Frauen über mindestens 12 Tage pro Zyklus zusätzlich Gestagen geben.
Erhöhtes Brustkrebsrisiko bei kombinierter Behandlung mit Estrogen und Gestagen beachten.
Erhöhtes Risiko für venöse Thromboembolien (VTE); bei VTE sofort Therapie abbrechen. Keine Hinweise auf kardiovaskulären Nutzen einer kontinuierlichen Hormonersatztherapie, aber erhöhtes Risiko für ischämischen Schlaganfall. Erhöhtes Ovarialkarzinomrisiko bei Estrogen-Monotherapie. Erhöhtes Demenzrisiko bei Frauen, die nach dem 65.
Lebensjahr mit Hormonersatztherapie beginnen.
PG: 80 G IND (2) (EKO: G) [€ 10,55]

Estrokad 0,03 mg - Vaginalzäpfchen 29G04
(Z.Nr. 1-38211) RP. P. nicht im Handel. G03CA04

Estrumate 250 µg/ml - Injektionslösung für Rinder, Pferde und Schweine 822AI, 833AC, 833AE
(Z.Nr. 8-16673) NR. P. VNW. QG02AD90
ZI: Intervet, Wien
Z: 1 ml Injektionslösung enthält: Cloprostenol natrium 263 µg (entspr. Cloprostenol 250 µg), Benzylalkohol 20 mg, Citronensäure, Natrium citrat, Natriumchlorid, Wasser für Injektionszwecke.
EW: Synthetisches Prostaglandinanalogon, bewirkt Regression des Gelbkörpers.
Nur bei funktionstüchtigem Gelbkörper wirksam.
AG: Rind: Brunstinduktion bei Stillbrünstigkeit, Brunstsynchronisation, Erkrankungen bei progesteronbedingter Zyklusblockade (Endometritis, Pyometra, Corpus-luteum-Zysten, Follikel-Luteinzysten), Aborteinleitung bis zum 150. Trächtigkeitstag, mumifizierte Früchte, Geburtseinleitung, primäre Wehenschwäche.
Pferd: Frühembryonaler Tod mit Resorption, persistierender Gelbkörper, Pseudogravidität, Laktationsanöstrus, Rosseeinleitung bei güsten oder Maiden- Stuten, zeitliche Verschiebung der Rosse.
Schwein: Geburtseinleitung bzw. Geburtssynchronisation ab Tag 114 der Gravidität.
AA: I.m, beim Rind auch s.c. und bei primärer Wehenschwäche auch i.v. (halbe Dosis).
DO: Rind 2 ml, Pferd 1 ml, Pony 0,5 ml, Schwein 0,7 ml.
Im Allgemeinen einmalige Gabe. Bei einzelnen AG Wiederholung nach 11 Tagen.
Spezielle Zeitpunktempfehlungen siehe Austria-Codex - Fachinformation.
GA: Spasmen der Atemwege oder des Magen/Darm-Traktes.
SST: Nicht bei tragenden Tieren anwenden, wenn Einleitung eines Abortes oder einer Geburt nicht erwünscht ist.
NW: Rind: Nachgeburtsverhaltungen, sehr selten Anaphylaxie.
Pferde: Schwitzen, Durchfall, Koliken, erschwertes Atmen.
Sau: Unruhe, Kot-, Harndrang.
WW: Oxytocin verstärkt.
WH: Bei Schweinen nicht zu frühzeitig anwenden. Präparat ist perkutan resorbierbar (zur Beachtung bei Asthmatikern. Bei Schwangeren Abortgefahr!).
VNW: Essbare Gewebe: Rind, Schwein: 2 Tage; Pferd 4 Tage. Milch: 0 Tage.
PG: **10ML** 1 ST VNW [€ 52,65], **20ML** 1 ST VNW [€ 92,85]

Etalpha "Leo" 1 µg - Ampullen 54D02
(Z.Nr. 1-20154) RP. P. E. A11CC03
ZI: Leo Pharma, Wien
Z: 1 Ampulle zu 0,5 ml enthält: Alfacalcidol 1 µg, (entspr. 1-alpha-Hydroxycholecalciferol), Zitronensäure monohydrat, Ethanol 40 mg, Natrium citrat 3,4 mg, Propylenglykol, Wasser für Injektionszwecke.
EW: Vorstufe des Vitamin D3 Metaboliten Calcitrol, rascher Wirkungseintritt und rasche Wirkungsumkehr.
AG: Renale Osteodystrophie bei chronischer Niereninsuffizienz speziell unter Hämodialyse; Osteomalazie bei Malabsorptions- oder Postgastrektomiesyndrom. Andere Vitamin D resistente Erkrankungen oral behandeln.
AA: I.v. Injektion.
DO: Initial 1 µg/Tag, Dosisanpassung nach Bedarf. Keine Erfahrungen bei Kindern.
Hämodialyse: Initial 1 µg/Dialyse, Maximaldosis 4 µg/Dialyse bzw. 12 µg/Woche.
GA: Hyperkalzämie, Hyperkalziurie, kalziumhaltige Nierensteine.
SST: Strenge Indikationsstellung, nicht stillen.
NW: Hyperkalzämie, Hyperkalziurie, Hyperphosphatämie, Haut, Magen/Darm, Niere.

WW: Vorsicht: Thiazide, kalzium- oder Vitamin D-haltige Präparate, Antikonvulsiva, magnesiumhaltige Antazida, aluminiumhaltige Präparate.
WH: Auf Hyperkalzämie achten. Regelmäßige Kontrollen: Kalzium in Plasma und Harn, alkalische Phosphatase, Parathormon, Knochenröntgen. Vorsicht bei Nierensteinen. Vorsicht bei Babys unter 4 Wochen (Propylenglycol-Gehalt). Verkehrshinweis.
Bei Überdosierung absetzen, kalziumarme Diäten, reichlich Flüssigkeit, bei schwerer Hyperkalzämie Schleifendiuretika, Kortikosteroide.
PG: 10 ST * (EKO: N) [€ 70,75]

Etalpha "Leo" 2 µg - Ampullen 54D02
(Z.Nr. 1-20155) RP. P. E. A11CC03
ZI: Leo Pharma, Wien
Z: 1 Ampulle zu 1 ml enthält: Alfacalcidol 2 µg, (entspr. 1-alpha-Hydroxycholecalciferol), Zitronensäure monohydrat, Ethanol 80 mg, Natrium citrat 6,8 mg, Propylenglykol, Wasser für Injektionszwecke.
Kurzinformation: siehe Etalpha "Leo" 1 µg - Ampullen, → S. 526
PG: 10 ST * (EKO: N) [€ 132,15]

Etalpha "Leo" 0,25 µg - Kapseln 54D02
(Z.Nr. 1-19669) RP. P. A11CC03
ZI: Leo Pharma, Wien
Z: 1 Kapsel enthält: Alfacalcidol 0,25 µg (entspr. 1-alpha-Hydroxycholecalciferol), Kapselinhalt: Sesamöl 99,9 mg, alpha-Tocopherol; Kapselhülle: Gelatine, Glycerol, Kalium sorbat, Titandioxid.
EW: Vorstufe des Vitamin D3 Metaboliten Calcitrol, rascher Wirkungseintritt und rasche Wirkungsumkehr.
AG: Vitamin D-resistente Erkrankungen (renale Osteodystrophie, (Pseudo)hypoparathyreoidismus, bestimmte Rachitisformen, Osteomalacie, Osteoporose).
AA: Unzerkaut mit Flüssigkeit schlucken.
DO: Initial TD 1 µg, Kinder unter 20 kg KG 0,05 µg/kg; Erhaltungsdosis nach Bedarf tgl. 0,25-2µg über Monate bis Jahre. Dosisanpassung gemäß Plasmakalzium.
GA: Hyperkalzämie, Hyperkalziurie, kalziumhaltige Nierensteine.
SST: Strenge Indikationsstellung, nicht stillen.
NW: Hyperkalzämie, Hyperkalziurie, Hyperphosphatämie, Haut, Magen/Darm, Niere.
WW: Vorsicht: Thiazide, kalzium- oder Vitamin D-haltige Präparate, Antikonvulsiva, magnesiumhaltige Antazida, aluminiumhaltige Präparate.
WH: Auf Hyperkalzämie achten. Regelmäßige Kontrollen: Kalzium in Plasma und Harn, alkalische Phosphatase, Parathormon, Knochenröntgen. Vorsicht bei Nierensteinen. Nicht für Alkoholkranke. Verkehrshinweis.
Bei Überdosierung absetzen, kalziumarme Diäten, reichlich Flüssigkeit, bei schwerer Hyperkalzämie Schleifendiuretika, Kortikosteroide.
PG: 30 ST IND (2) (EKO: G) [€ 14,95], 100 ST IND (EKO: G) [€ 42,60]

Etalpha "Leo" 1,0 µg - Kapseln 54D02
(Z.Nr. 1-19671) RP. P. A11CC03
ZI: Leo Pharma, Wien
Z: 1 Kapsel enthält: Alfacalcidol 1 µg (entspr. 1-alpha-Hydroxycholecalciferol), Kapselinhalt: Sesamöl 99,9 mg, alpha-Tocopherol; Kapselhülle: Gelatine, Glycerol, Kalium sorbat, Eisenoxid rot, Eisenoxid schwarz.
Kurzinformation: siehe Etalpha "Leo" 0,25 µg - Kapseln, → S. 527
PG: 30 ST IND (2) (EKO: G) [€ 37,85], 100 ST IND (EKO: G) [€ 107,60]

Ethinylestradiol/Levonorgestrel Nextpharma 0,02 mg/0,1 mg - Filmtabletten 31I01
(Z.Nr. 1-29325) RP. P. nicht im Handel. G03AA07

Ethinylestradiol/Levonorgestrel Nextpharma Waltrop 0,03 mg/0,15 mg - Filmtabletten 31I01
(Z.Nr. 1-30398) RP. P. nicht im Handel. G03AA07

Ethosuximid neuraxpharm 50 mg/ml - Lösung zum Einnehmen 09A04
(Z.Nr. 1-39260) RP. P. N03AD01
ZI: neuraxpharm, Langenfeld, Deutschland
Z: 1 ml Lösung zum Einnehmen enthält: Ethosuximid 50 mg, Methyl-4-hydroxybenzoat 0,6 mg, Hypromellose, Macrogol 300, Natriumcitrat dihydrat, Citronensäure monohydrat, Saccharin natrium, Sahne-Karamell-Aroma, Wasser, gereinigtes.
EW: Antiepileptikum.
AG: Pyknoleptische, komplexe und atypische Absencen; Mittel 2. Wahl bei Impulsiv-Petit-mal des Jugendlichen.
AA: Während oder nach den Mahlzeiten einnehmen. Applikationsspritze liegt bei. Direkt einnehmen oder in Wasser oder Milchbrei einrühren.
DO: Personen ab 6 Jahren: TD initial 500 mg, alle 5-7 Tage um 250 mg steigern; Erhaltungsdosis 1000-1500 (bis 2000) mg/Tag.
Kinder 2-6 Jahre): TD initial 250 mg, Erhaltungsdosis 20 mg/kg KG/Tag. MTD 1000 mg.
Kinder unter 2 Jahren: TD initial 125 mg; langsame Dosiserhöhung bis zur Anfallskontrolle.
Höhere TD auf 2-3 ED aufteilen.
SST: Strenge Überwachung in der Schwangerschaft, nicht stillen.
NW: Magen/Darm, Schluckauf, Kopfschmerzen, Psyche (Halluzinationen, Suizidgedanken), allergische Reaktionen, Appetitverlust.
WW: Nicht empfohlen: ZNS- wirksame Arzneimittel, Alkohol, konvulsive Substanzen. Vorsicht: Carbamazepin, Valproinsäure, Phenytoin.
WH: Kontrollen: Blutbild, Labor. Bei Dyskinesien absetzen. Verkehrshinweis.
PG: 250 ML * (EKO: R) [€ 22,95]

Ethosuximid neuraxpharm 250 mg - Weichkapseln 09A04
(Z.Nr. 1-39319) RP. P. nicht im Handel. N03AD01

Ethylex 50 mg - Filmtabletten 26A
(Z.Nr. 1-24856) NR. P. nicht im Handel. N07BB04

Etibi 500 mg - Ampullen 15A03
(Z.Nr. 0-15737) RP. P. J04AK02
ZI: G.L. Pharma, Lannach
Z: 1 Ampulle mit 5 ml enthält: Ethambutol hydrochlorid 500 mg, Natriumhydroxid zur pH-Wert-Einstellung (entspr. Natrium 17,25 mg), Wasser für Injektionszwecke.
EW: Chemotherapeutikum (Tuberkulostatikum).
AG: Tuberkulose (parenterale Therapie).
AA: I.v. Dauertropf (TD in 1 Infusion mit 500 ml NaCl-oder Glukoselösung).
DO: Immer als Kombinationstherapie anwenden. TD (15-)20-25 mg/kg KG. TD 800-2000 mg. Intermittierend 3mal wöchentlich 30 (25-35) mg/kg KG oder 2mal wöchentlich 45 (40-50) mg/kg KG, MTD 2500 mg.
Kinder und Jugendliche (3 Monate bis 16 Jahre): TD 20 (15-25) mg/kg KG, MTD 1600 mg. Dosisintervall bei Nierenschäden verlängern. Fortsetzung oral.
GA: Optikusschäden, Netzhautläsionen, Augenentzündungen, Gicht.
SST: Nutzen/Risiko-Abwägung, nicht stillen.
NW: Optikusschäden (Erblindungsgefahr), Überempfindlichkeit, Neuropathien.
WW: Wirkungsabschwächung durch Spermin, Spermidin und Magnesium. Disulfiram (erhöhtes Risiko für Sehschäden), Urikosurika ev. höher dosieren.
WH: Auf Sehstörungen achten. Kontrolle der Augen alle 4 Wochen, besonders bei Kindern unter 6 Jahren. Verkehrshinweis (Gesichtsfeldeinschränkung, Ausfall des Farbsinnes).
PG: 50 ST * (EKO: N) [€ 118,95]

Etibi 500 mg - Tabletten 15A03
(Z.Nr. 0-15213) RP. P. J04AK02
ZI: G.L. Pharma, Lannach
Z: 1 Tablette enthält Ethambutol hydrochlorid 500 mg, Lactose monohydrat 166 mg, Copovidon, Carboxymethylstärke, Natrium (entspr. Natrium 0,907 mg), Siliciumdioxid, Magnesium stearat.
EW: Chemotherapeutikum (Tuberkulostatikum).
AG: Tuberkulose (in Kombination mit anderen Tuberkulostatika).
AA: Unzerkaut mit Flüssigkeit (vorzugsweise nach dem Frühstück) einnehmen.
DO: Tägliche Therapie: (15-)20-25 mg/kg KG bzw. 800-2000 mg. Intermittierende Therapie: 3mal wöchentlich 25-35 mg/kg KG oder 2mal wöchentlich 40-50 mg/kg KG; MTD 2500 mg.
Kinder und Jugendliche (3 Monate bis 16 Jahre): Tägliche Therapie: 20 (15-25) mg/kg KG, MTD 1600 mg. Intermittierende Therapie: 3mal wöchentlich 30 mg/kg KG, MTD 1600 mg.
Bei Nierenschäden Dosisintervall verlängern.
GA: Optikusschäden, Netzhautläsionen, Augenentzündungen, Gicht.
SST: Nutzen/Risiko-Abwägung, nicht stillen.
NW: Optikusschäden (Erblindungsgefahr), Überempfindlichkeit, Neuropathien.
WW: Aluminium hältige Antazida (mindestens 4 Std. Abstand); Wirkungs- abschwächung durch Spermin, Spermidin und Magnesium; Disulfiram (Seh- schäden); Urikosurika (höher dosieren). Phentolamin-Test ev. falsch positiv.
WH: Auf Sehstörungen achten. Kontrolle der Augen alle 4 Wochen, besonders bei Kindern unter 6 Jahren. Verkehrshinweis (Gesichtsfeldeinschränkung, Ausfall des Farbsinnes).
PG: 100 ST (2) (EKO: G) [€ 72,40]

Etomidat-Lipuro 2 mg/ml - Emulsion zur Injektion 01C
(Z.Nr. 1-23484) RP. P. N01AX07
ZI: B. Braun, Melsungen, Deutschland
Z: 1 ml Emulsion zur Injektion enthält: Etomidat 2 mg, Sojaöl, raffiniert 1 g, Triglyceride, mittelkettige, Glycerol, Ei-Lecithin, Natrium oleat (entspr. Natrium 0,23 mg), Wasser für Injektionszwecke.
EW: Kurzzeithypnotikum.
AG: Einleitung einer Allgemeinanästhesie, Kurznarkose (nur in Verbindung mit einem starken Analgetikum, z.B. Fentanyl).
AA: Langsam i.v., cave intraarteriell oder paravenös.
DO: ED 0,15-0,3 mg/kg KG, bei älteren Patienten 0,15-0,2 mg/kg KG. MED 60 mg. Dosisreduktion bei Leberzirrhose.
Kinder und Jugendliche unter 15 Jahren: Ev. Zusatzdosis von bis zu 30% der Erwachsenendosis erforderlich.
SST: Nutzen/Risiko-Abwägung, Stillen 24 Std. unterbrechen.
NW: Dyskinesien, Myoklonus, Magen/Darm, Bradykardie, Extrasystolen, Blutdruckabfall, Überempfindlichkeit, Laryngospasmus, Bronchospasmus, Apnoe, Nebennierenrindeninsuffizienz, lokale Schmerzen.
WW: Vorsicht: Neuroleptika, Opioide, Sedativa, Alkohol, Blutdrucksenker verstärken Etomidat- Wirkung. Alfentanil verringert Halbwertszeit von Etomidat. Fentanyl (Etomidat-Dosis ev. verringern). Alpha-Sympatholytika, Kalziumkanalblocker verstärken Hypotension.
WH: Nur bei Möglichkeit zur künstlichen Beatmung anwenden. Zwingende Indikationsstellung in den ersten 6 Lebensmonaten. Vorsicht bei NNR-Insuffizienz, Sepsis, Störungen der Hämsynthese. Verkehrshinweis für 24 Std.
Bei Überdosierung zusätzlich Hydrocortison (nicht ACTH) geben.
PG: 10 ST * (EKO: N) [€ 58,35]

Etoposid Accord 20 mg/ml - Konzentrat zur Herstellung einer Infusionslösung 55F
(Z.Nr. 1-35852) NR. P. L01CB01
ZI: Accord Healthcare, Utrecht, Niederlande
Z: 1 ml enthält: Etoposid 20 mg, Zitronensäure, wasserfrei, Benzylalkohol 30 mg, Polysorbat 80, Macrogol 300, Ethanol, wasserfrei 240,64 mg.
EW: Podophyllotoxinderivat, antineoplastisch.
AG: Kleinzelliges Bronchialkarzinom, rezidiviertes oder refraktäres Hodenkarzinom, Hodgkin- Lymphom, Non- Hodgkin- Lymphom, akute myeloische Leukämie, gestationsbedingte trophoblastische Neoplasie, Ovarialkarzinom.
AA: Langsame i.v. Infusion über 30-60 min nach Verdünnung; cave intraarteriell oder intrakavitär.
DO: TD 50-100 mg/m² KOF über 5 Tage oder 100-120 mg/m² KOF an den Tagen 1/3/5 alle 3-4 Wochen.
Kinder (nur hämatologische Tumore): TD 75-150 mg/m² KOF für 2-5 Tage.
Dosisanpassung bei Myelosuppression sowie bei Nierenschäden. Details siehe Austria-Codex - Fachinformation.
SST: Zwingende Indikationsstellung in der Schwangerschaft, Nutzen/Risiko- Abwägung in der Stillzeit. Kontrazeption für männliche und weibliche Patienten bis 6 Monate nach der Therapie erforderlich.
NW: Blutbild (Myelosuppression, akute Leukämie, sekundäre Leukämie), Überempfindlichkeit, Infektionen, Magen/Darm, Stomatitis, Leber, ZNS (Schwindel), Unwohlsein, Neuropathien, Herz (Arrhythmien), Hypertonie oder Hypotonie, Anaphylaxie, Haut, Haarausfall, Leber, niedriges Serumalbumin, lokale Reaktionen, Tumorlysesyndrom.
WW: Kontraindiziert. Lebendimpfstoffe (Gelbfieberimpfstoff). Vorsicht: Ciclosporin, Cisplatin, Phenytoin, Antiepileptika. Warfarin verstärkt.
WH: Nur von in der Tumortherapie erfahrenen Ärzten anzuwenden. Vorsicht bei Leber- oder Nierenschäden. Verkehrshinweis. Kontrollen: Blutbild, Leber, Niere. Auf Überempfindlichkeit, sekundäre Leukämien achten. Enthält Benzylalkohol (bei Neugeborenen kontraindiziert, bei Kleinkindern unter 3 Jahren max. 1 Woche anwenden).
PG: DFL12,5 1 ST * (EKO: N) [€ 54,80], **DFL 5ML** 1 ST * (EKO: N) [€ 29,05], **DFL10ML** 1 ST * (EKO: N) [€ 45,45], **DFL20ML** 1 ST * (EKO: N) [€ 83,60], **DFL50ML** 1 ST * (EKO: N) [€ 180,15]

Etoposid Ebewe 20 mg/ml - Konzentrat zur Herstellung einer Infusionslösung 55F
(Z.Nr. 1-21568) NR. P. L01CB01
ZI: Ebewe Pharma, Unterach
Z: 1 ml Konzentrat enthält: Etoposid 20 mg, Ethanol 96% 260,6 mg, Benzylalkohol 20 mg, Macrogol 300, Polysorbat 80, Zitronensäure.
EW: Podophyllotoxinderivat, antineoplastisch.
AG: In Kombination mit anderen Chemotherapeutika bei: Hodenkrebs, kleinzelligem Bronchialkarzinom, Hodgkin- Lymphom, Non-Hodgkin-Lymphomen, akuter myeloischer Leukämie, gestationsbedingter trophoblastischer Neoplasie, Ovarialkarzinom.
AA: Langsame i.v. Infusion über 30-60 min nach Verdünnung; cave intraarteriell oder intrakavitär.
DO: TD 50-100 mg/m² KOF über 5 Tage oder 100-120 mg/m² KOF an den Tagen 1/3/5 alle 3-4 Wochen.
Kinder (nur hämatologische Tumore): TD 75-150 mg/m² KOF für 2-5 Tage.
Dosisanpassung bei Myelosuppression sowie bei Nierenschäden. Details siehe Austria-Codex - Fachinformation.
SST: Zwingende Indikationsstellung. Kontrazeption für männliche und weibliche Patienten bis 6 Monate nach der Therapie.
NW: Blutbild (Myelosuppression, akute Leukämie, sekundäre Leukämie), Überempfindlichkeit, Infektionen, Magen/Darm, Stomatitis, Leber, ZNS (Schwindel), Unwohlsein, Neuropathien, Herz (Arrhythmien), Hypertonie oder Hypotonie, Anaphylaxie, Haut, Haarausfall, Leber, lokale Reaktionen, Tumorlysesyndrom.
WW: Kontraindiziert. Lebendimpfstoffe (Gelbfieberimpfstoff). Vorsicht: Ciclosporin, Cisplatin, Phenytoin, Antiepileptika. Warfarin verstärkt.
WH: Nur von in der Tumortherapie erfahrenen Ärzten anzuwenden. Vorsicht bei Leber- oder Nierenschäden. Verkehrshinweis. Kontrollen: Blutbild, Leber, Niere. Auf sekundäre Leukämien achten. Enthält Benzylalkohol (bei Neugeborenen kontraindiziert, bei Kleinkindern unter 3 Jahren max. 1 Woche anwenden).
PG: 5ML 5 ST * (EKO: N) [€ 128,30], **DFL10ML** 5 ST * (EKO: N) [€ 192,30], **DFL20ML** 1 ST * (EKO: N) [€ 83,65], **DFL50ML** 1 ST * (EKO: N) [€ 180,15]

Etoposid Kabi 20 mg/ml - Konzentrat zur Herstellung einer Infusionslösung 55F
(Z.Nr. 1-35605) NR. P. nicht im Handel. L01CB01

Etrat - Gel 13F02, 53B02
(Z.Nr. 0-15399) RPF. P. C05BA53
ZI: Glenwood, München, Deutschland
Z: 100 g enthalten: Heparin natrium 5000 IE, Menthol 0,5 g, Hydroxyethylsalicylat 5 g, 2-Propanol, Propylenglycol 5,9 g, Cetiol HE, Carbomer 980, E 141, Wasser, gereinigtes.
EW: Lokale Kombination: Antithrombotisch, keratolytisch, antiphlogistisch, kühlend.
AG: Stumpfe Sportverletzungen.
DO: Mehrmals tgl. auf die Haut gleichmäßig auftragen.
GA: Blutungsneigung, großflächig bei Gastritis, Nierenschäden, Kinder unter 2 Jahren.
SST: Nicht anwenden. In der Stillzeit nicht im Brustbereich anwenden.
NW: Allergien.
WW: Antikoagulantien, Kortikoide, Antidiabetika, Diuretika.
WH: Vorsicht bei Nierenschäden, peripheren Zirkulationsstörungen. Nicht an Augen, auf Schleimhäute oder offene Wunden bringen.
PG: 40 G * (EKO: N) [€ 7,65], 100 G * (EKO: N) [€ 11,30]

Eucabal - Hustensaft 50Z02
(Z.Nr. HERB-00125) RPF. P. R05CA
ZI: Aristo Pharma, Berlin, Deutschland
Z: 100 ml enthalten: Thymian-Flüssigextrakt (1:2-2,5); Ammoniak 10% (m/m), Glycerol 85% (m/m), Ethanol 90% (V/V), Wasser (1:20:70:109) (Auszugsmittel) 19,2 g (entspr. Herba Thymi) Spitzwegerichblätter-Flüssigextrakt (1:2-2,5); Ethanol 44,7% (V/V) (Auszugsmittel) 3,8 g (entspr. Plantago lanceolata, folium) Methyl-4-hydroxybenzoat 89 mg, Propyl-4-hydroxybenzoat 38 mg, Sucrose, Invertzuckersirup 104,64 g: Fructose, Glucose; Wasser, gereinigtes.
AG: Traditionell pflanzlich als Expectorans bei Husten mit Erkältung.
AA: Nach den Mahlzeiten unverdünnt einnehmen.
DO: 3-5mal tgl. 10 ml.
Kinder (6-12 Jahre): 5mal tgl. 5 ml.
Kinder (2-5 Jahre): 3mal tgl. 5 ml.
SST: Nicht empfohlen.
NW: Überempfindlichkeit, Magen.
WH: Nicht für Alkoholkranke.
PG: 100 ML * (EKO: N) [€ 6,90]

🐾 **Eucacomp - Suspension zur vaginalen und intrauterinen Anwendung für Tiere** 833AG
(Z.Nr. 8-00284) RP. P. QG01AX99
ZI: SaluVet, Bad Waldsee, Deutschland
Z: 100 g enthalten: Eucalyptusöl 0,5 g, Calendula officinalis Urt. 10 g, Origanum majorana Urt. 12 g, Melissa officinalis Urt. 10 g, Natrium alginat, Siliciumdioxid, Wasser, gereinigtes.
EW: Desinfizierend.
AG: Endometritis, Sterilität.
DO: 1. Endometritis: Bei der Kuh: 25-30 ml Eucacomp werden mit

abgekochtem, warmem Wasser auf 100-130 ml verdünnt. Bei Bedarf nach 8-10 Tagen wiederholen.
Bei der Stute: 25 ml Eucacomp werden mit abgekochtem, lauwarmem Wasser auf 500 ml verdünnt. Bei Bedarf nach 4-6 Tagen wiederholen.
2. Symptomlose Sterilität: Kuh, Stute: 10-20 ml Eucacomp werden mit abgekochtem, warmem Wasser auf 100 ml verdünnt; 100 ml pro Behandlung.
Kuh: Aström'sche Behandlung (24 Stunden post inseminationem): 10 ml Eucacomp werden auf 100 ml verdünnt.
3. Zur Scheiden- und Zervixspülung: Bei Rind und Pferd: 25-50 ml Eucacomp mit abgekochtem, warmem Wasser auf 1 l verdünnen. Bei Scheidenkatarrh empfiehlt sich eine tägliche Wiederholung der Anwendung.
4. Zur Prophylaxe der Gebärmutterentzündung: Beim Schwein: Innerhalb von 4 Stunden nach der Geburt 150 ml einer 25%igen Verdünnung von Eucacomp in warmem, abgekochtem Wasser mit Besamungskatheter infundieren.
5. Pyometra der Hündin: Scheidenspülung mit 2 ml Eucacomp und 5 ml abgekochtem, warmem Wasser.
NW: Bei zu konzentrierter Anwendung krampfartige Schmerzen.
PG: 250 ML VN [€ 41,00]

Eucarbon - Tabletten 42J04
(Z.Nr. 7-35895) RPF. P. A06AB
ZI: Trenka, Wien
Z: 1 Tablette enthält: Sennesblätter 105 mg, Rhabarber-Trockenextrakt, eingestellter 25 mg: Rhabarberwurzel-Trockenextrakt; Ethanol 70% (V/V) (Auszugsmittel) 13,75-24,75 mg (entspr. Rhein 2,65-3,95 mg), Lactose monohydrat 0,25-11,25 mg, Holzkohle 180 mg, Schwefel, gereinigt 50 mg, Pfefferminzöl, Bitterfenchelöl, Saccharose 43,4 mg, Maisstärke, Arabisches Gummi, Kaolin, schweres, Talk.
EW: Laxans.
AG: Traditionell pflanzlich bei gelegentlicher Obstipation.
AA: Mit viel Flüssigkeit zu oder nach den Mahlzeiten einnehmen.
DO: 1-2 Tabletten bis 3mal tgl.; für stärker abführende Wirkung abends 3-4 Tabletten. Nicht für Kinder.
GA: Darmverschluss, akute Darmentzündungen, unklares Abdomen, schwere Wasser- und Elektrolytstörungen.
SST: Nicht empfohlen.
NW: Bauchschmerzen, Durchfall, Allergien, zentral bedingte Übelkeit und Erbrechen, bei Langzeitgabe Kaliumverluste mit Darmatonie und Obstipation.
WW: Herzglykoside durch Hypokaliämie verstärkt. Verstärkte Elektrolytstörung durch hypokaliämische Arzneimittel (Diuretika, Kortikosteroide, Süßholzwurzel). Antiarrhythmika, QT-verlängernde Substanzen.
GE: Wirkungsverminderung möglich.
WH: Diarrhoe ist ein Zeichen von Überdosierung. Als Abmagerungsmittel ungeeignet. Ohne ärztliche Anordnung max. 1-2 Wochen anwenden.
PG: 30 ST * (EKO: N) [€ 7,95], 100 ST * (EKO: N) [€ 15,25]

Eucarbon herbal - Tabletten 42J04
(Z.Nr. 1-24376) RPF. P. nicht im Handel. A06AB06

Eucillin "B" - Salbe 22A01
(Z.Nr. 0-07762) RP. P. D06AX
ZI: Sigmapharm, Wien
Z: 1 g Salbe enthält: Bacitracin 500 IE, Dequalinium chlorid 4 mg, Diphenylpyralin hydrochlorid 1 mg, Vaselinum album, Paraffinum liquidum.
EW: Antibiotika + Antihistaminikum (juckreizstillend).
AG: Oberflächliche Hautinfektionen.
AA: Auf erkrankte Hautpartien oder Verbandstoff dünn auftragen.
DO: Erwachsene und Kinder: 2 bis 5mal tgl. dünn auf erkrankte Hautpartien oder Verbandstoff auftragen. Im 1. Lebensmonat nicht anwenden.
SST: Anwendung möglich.
NW: Ulcerationen, Nekrosen, allergische Reaktionen.
WW: Externa, die Salze höherer Fettsäuren oder Lecithin enthalten, vermindern Wirkung von Dequalinium.
WH: Vorsicht bei Nierenschäden, blasigen und exsudativen Dermatosen.
PG: 15 G (EKO: G) [€ 5,20], 150 G * (EKO: N) [€ 18,35]

Eucreas 50 mg/850 mg - Filmtabletten 06B06
(Z.Nr. EU/1/07/425/*) NR. P. A10BD08
ZI: Novartis Europharm, Dublin, Irland
Z: 1 Filmtablette enthält: Vildagliptin 50 mg, Metformin hydrochlorid 850 mg (entspr. Metformin 660 mg), Tablettenkern: Hyprolose, Magnesium stearat (pflanzlich); Filmüberzug: Hypromellose, Titandioxid, Eisen(III)-hydroxid-oxid x H2O, Macrogol 4000, Talkum.
EW: Antidiabetische Kombination.
AG: Typ 2-Diabetes mellitus bei unzureichender Monotherapie mit Metformin; auch als Dreifachkombination mit Sulfonylharnstoff oder Insulin.
AA: Zu oder kurz nach einer Mahlzeit.
DO: 2mal tgl. (morgens und abends) 1 Tablette. Dosisreduktion bei eingeschränkter Nierenfunktion siehe Austria Codex - Fachinformation. Für Kinder und Jugendliche nicht empfohlen.
GA: Akute metabolische Azidose, diabetisches Präkoma, schwere Niereninsuffizienz, Gewebshypoxie, frischer Myokardinfarkt, Leberschäden, Alkoholismus.
SST: Nicht anwenden.
NW: Hypoglykämie, Hyperhidrose, Angioödem, Nervensystem, Haut, Magen/Darm, Leber (Hepatitis); akute Pankreatitis; NW der Einzelsubstanzen beachten.
WW: Nicht empfohlen: Alkohol. Jodhaltige Kontrastmittel (Metformin 48 Std. absetzen). Kationische Wirkstoffe (Cimetidin). Vorsicht: ACE-Hemmer (Angioödeme), AT-II-Antagonisten, NSARs. Diuretika, Kortikosteroide, Beta2-Agonisten.
WH: Bei Kinder und Jugendlichen nicht anwenden. Vorsicht bei Hauterkrankungen. Auf Laktatazidose bzw. Symptome einer akuten Pankreatitis achten. Vor Operationen absetzen und frühestens 48 Std. nach einer Operation wieder beginnen.
Kontrollen: Leber (im 1. Jahr alle 3 Monate), Niere (GFR). Verkehrshinweis.
PG: 30 ST RE1 (EKO: Y) [€ 37,55], 60 ST RE1 (EKO: Y) [€ 72,50]

Eucreas 50 mg/1000 mg - Filmtabletten 06B06
(Z.Nr. EU/1/07/425/*) NR. P. A10BD08
ZI: Novartis Europharm, Dublin, Irland
Z: 1 Filmtablette enthält: Vildagliptin 50 mg, Metformin hydrochlorid 1000 mg (entspr. Metformin 780 mg), Tablettenkern: Hyprolose, Magnesium stearat (pflanzlich); Filmüberzug: Hypromellose, Titandioxid, Eisen(III)-hydroxid-oxid x H2O, Macrogol 4000, Talkum.
Kurzinformation: siehe Eucreas 50 mg/850 mg - Filmtabletten, → S. 529
PG: 30 ST RE1 (EKO: Y) [€ 37,55], 60 ST RE1 (EKO: Y) [€ 72,50]

Eucreas 50 mg/1000 mg - Filmtabletten 06B06
(Z.Nr. EU/1/07/425/*) NR. P. Parallelimport. A10BD08
V: Abacus Medicine, Copenhagen, Dänemark
Z: 1 Filmtablette enthält: Vildagliptin 50 mg, Metformin hydrochlorid 1000 mg (entspr. Metformin 780 mg), Tablettenkern: Hyprolose, Magnesium stearat (pflanzlich); Filmüberzug: Hypromellose, Titandioxid, Eisen(III)-hydroxid-oxid x H2O, Macrogol 4000, Talkum.
PG: 60 ST RE1 (EKO: Y) [€ 71,20]

Eucreas 50 mg/1000 mg - Filmtabletten 06B06
(Z.Nr. EU/1/07/425/*) NR. P. Parallelimport. A10BD08
V: Eurim-Pharm, Salzburg
Z: 1 Filmtablette enthält: Vildagliptin 50 mg, Metformin hydrochlorid 1000 mg (entspr. Metformin 780 mg), Tablettenkern: Hyprolose, Magnesium stearat (pflanzlich); Filmüberzug: Hypromellose, Titandioxid, Eisen(III)-hydroxid-oxid x H2O, Macrogol 4000, Talkum.
PG: 60 ST RE1 (EKO: Y) [€ 71,05]

Eucreas 50 mg/1000 mg - Filmtabletten 06B06
(Z.Nr. EU/1/07/425/*) NR. P. Parallelimport. A10BD08
V: Orifarm, Leverkusen, Deutschland
Z: 1 Filmtablette enthält: Vildagliptin 50 mg, Metformin hydrochlorid 1000 mg (entspr. Metformin 780 mg), Tablettenkern: Hyprolose, Magnesium stearat (pflanzlich); Filmüberzug: Hypromellose, Titandioxid, Eisen(III)-hydroxid-oxid x H2O, Macrogol 4000, Talkum.
PG: 60 ST RE1 (EKO: Y) [€ 71,05]

Eu-Med 200 mg - Schmerztabletten 02B04, 13B02
(Z.Nr. 1-21535) RPF. P. M01AE14
ZI: Gebro Pharma, Fieberbrunn
Z: 1 Filmtablette enthält: Dexibuprofen 200 mg; Tablettenkern: Hypromellose, Cellulose, mikrokristalline, Carmellose calcium, Siliciumdioxid, hochdisperses, (entspr. Talk); Filmüberzug: (entspr. Hypromellose) (entspr. Titandioxid) (entspr. Glyceroltriacetat) (entspr. Talk) (entspr. Macrogol 6000).
EW: Nichtsteroidaler Entzündungshemmer.
AG: Symptomatisch bei Schmerzen;, Schmerzen und Fieber bei Erkältungs- krankheiten.
AA: Oral.
DO: Möglichst niedrig und kurzzeitig dosieren: 1 FT bis zu 3mal tgl. Kinder (8-12 Jahre): 3mal tgl. ½ FT.
GA: Analgetikaasthma, Magen/Darm-Ulcera, Blutungen, M.Crohn, Colitis ulcerosa, schwere Herz-, Nieren-, Leberschäden.
SST: Zwingende Indikationsstellung im 1. und 2. Trimenon, kontraindiziert im 3. Trimenon. Bei Langzeitgabe hoher Dosen abstillen.

E

NW: Magen/Darm (bis Blutungen und Perforation), Haut/Überempfindlichkeit (auch schwer), ZNS, Blut, Ödeme, Hypertonie, Herzinsuffizienz, Niere, Leber.
WW: Nicht empfohlen: Antikoagulantien, Methotrexat über 15 mg/ Woche, andere NSARs, ASS, Lithium.
Vorsicht: Thrombozytenaggregationshemmer, Blutdrucksenker, Ciclosporin, Tacrolimus, Digoxin, Pentoxyfillin, Phenytoin, Probenecid, Sulfinpyrazon, Quinolone, Sulfonylharnstoffe, Diuretika, Thrombolytika, Zidovudin.
WH: Vorsicht bei Prädisposition für gastrointestinale Nebenwirkungen, älteren Patienten, Kollagenosen, Hypertonie, (Risiko für) kardiovaskuläre Erkrankungen, Gerinnungsstörungen. Kontrollen: Niere, Leber, Blutbild.
Verkehrshinweis.
PG: 10 ST * (EKO: N) [€ 3,05], 30 ST * (EKO: N) [€ 7,75], 50 ST * (EKO: N) [€ 11,20]

E

Eumitan 2,5 mg - Filmtabletten 43F
(Z.Nr. 1-24486) RP. P. N02CC07
ZI: Menarini International Operations, Luxemburg
Z: 1 Filmtablette enthält: Frovatriptan 2,5 mg (entspr. Frovatriptan succinat monohydrat); Tablettenkern: Lactose, wasserfrei 100 mg, Cellulose, mikrokristalline, Siliciumdioxid, hochdispers, wasserfrei, Carboxymethylstärke, Natrium Typ A, Magnesium stearat; Tablettenüberzug: Opadry weiss: (entspr. Hypromellose) (entspr. Titandioxid) (entspr. Lactose, wasserfrei) (entspr. Macrogol 3000) (entspr. Triacetin).
EW: Selektiver 5-HT_1-Rezeptoragonist.
AG: Akute Behandlung der Kopfschmerzphase von Migräneanfällen mit oder ohne Aura.
AA: Unzerkaut mit Wasser.
DO: ED 2,5 mg. Nach einer ersten Besserung bei Wiederkehr der Migräne ev. 2. Dosis (mindestens 2 Std. Abstand zur ersten Dosis). MTD 5 mg. Bei Patienten ab 65 Jahren nicht empfohlen. Keine Daten an Kindern und Jugendlichen.
GA: Anamnestisch bekannte ischämische Herzerkrankungen, Hypertonie, früherer zerebrovaskulärer Insult oder transitorische ischämische Attacke, schwere Leberschäden.
SST: Zwingende Indikationsstellung, nicht empfohlen.
NW: Überempfindlichkeit, Schwindel, Müdigkeit, Parästhesie, Kopfschmerzen, vaskulärer Flush, Magen/Darm, Engegefühl, Sehstörungen, Schwitzen, Haut (Hyperhidrosis), Tachykardie/Bradykardie, Hörstörungen, Durst, Polyurie, Hypertonie.
WW: Gegenanzeige: Gleichzeitige Gabe mit Ergotamin(derivaten) (24 Std.
Abstand) oder anderen 5HT1-Agonisten. Nicht empfohlen: MAO-Hemmer, Johanniskraut. Vorsicht: Selektive Serotoninwiederaufnahmehemmer.
WH: Nicht bei hemiplegischer, basilarer oder ophthalmologischer Migräne anwenden. Eindeutige Diagnosestellung erforderlich. Möglichst früh nach Einsetzen eines Migräneanfalls anwenden. Verkehrshinweis. Auf Überempfindlichkeit bzw. Missbrauch achten.
PG: 2 ST IND (2) (EKO: G) [€ 9,10], 6 ST IND (EKO: G) [€ 25,65]

Euphorbium compositum-Heel - Ampullen 50X03
(Z.Nr. 3-00136) RP. P. V03AX
ZI: Biologische Heilmittel Heel, Baden-Baden, Deutschland
Z: 1 Ampulle zu 2,2 ml enthält: Pulsatilla pratensis (Homöopathie) D2 22 mg, Luffa operculata (Homöopathie) D6 22 mg, Hydrargyrum biiodatum (Homöopathie) D8 22 mg, Mucosa nasalis suis (Homöopathie) D8 22 mg, Hepar sulfuris (Homöopathie) D10 22 mg, Argentum nitricum (Homöopathie) D10 22 mg, Sinusitis-Nosode (Homöopathie) D13 22 mg, Euphorbium (Homöopathie) D4 22 mg, Natriumchlorid, Wasser für Injektionszwecke, Spuren von Ethanol, Lactose monohydrat.
EW: Homöopathikum.
AG: Katarrhe der Nase und Nebenhöhlen.
AA: I.v. (nicht bei Kindern), i.m., s.c.
DO: Akut 1mal tgl. über 3 Tage, sonst 1-3mal wöchentlich 1 Ampulle.
ED für Kinder (6-11 Jahre): 1/3 Ampulle.
ED für Kinder (2-5 Jahre): 1/4 Ampulle.
SST: Vorsicht.
NW: Speichelfluss.
WH: Vorsicht bei Schilddrüsenerkrankungen.
PG: 10 ST * (EKO: N) [€ 42,75], 50 ST * (EKO: N) [€ 165,05], 100 ST * (EKO: N) [€ 282,85]

Euphorbium compositum-Heel - Nasenspray 50X04
(Z.Nr. 3-00137) RPF. P. V03AX
ZI: Biologische Heilmittel Heel, Baden-Baden, Deutschland
Z: 100 g Lösung enthalten: Euphorbium (Homöopathie) D4 1 g, Hydrargyrum biiodatum (Homöopathie) D8 1 g, Mucosa nasalis suis (Homöopathie) D8 1 g, Hepar sulfuris (Homöopathie) D10 1 g, Argentum nitricum (Homöopathie) D10 1 g, Sinusitis-Nosode (Homöopathie) D13 1 g, Pulsatilla pratensis (Homöopathie) D2 1 g, Luffa operculata (Homöopathie) D2 1 g, Natriummonohydrogenphosphat-dihydrat, Natriumdihydrogenphosphat-2-Wasser, Natriumchlorid, Wasser für Injektionszwecke, Benzalkonium chlorid 0,01 g, Spuren von: Ethanol.
EW: Homöopathikum.
AG: Katarrhe der Nase und Nasennebenhöhlen.
DO: Akut alle halbe bis ganze Stunde (max. 6-8mal tgl.; Kinder 6-12 Jahre: max. 6mal tgl.; Kinder 2-6 Jahre: max. 4mal tgl.) 1 Sprühstoß in jedes Nasenloch. Chronisch 3-5mal tgl. 1-2 Sprühstöße (Kinder 6-12 Jahre: 3mal tgl. 1 Sprühstoß; Kinder 2-6 Jahre: 2mal tgl. 1 Sprühstoß) in jedes Nasenloch.
SST: Vorsicht.
NW: Sehr selten Bronchospasmus.
WH: Bei Schilddrüsenerkrankungen nicht ohne ärztlichen Rat anwenden.
PG: 20 ML * (EKO: N) [€ 10,95]

Euphorbium compositum-Heel - Tropfen 50X03
(Z.Nr. 3-00138) RPF. P. V03AX
ZI: Biologische Heilmittel Heel, Baden-Baden, Deutschland
Z: 100 g (= 107 ml, 1 ml = 19 Tropfen) Tropfen enthalten: Euphorbium (Homöopathie) D3 1 g, Pulsatilla pratensis (Homöopathie) D2 1 g, Luffa operculata (Homöopathie) D6 1 g, Hydrargyrum biiodatum (Homöopathie) D8 1 g, Mucosa nasalis suis (Homöopathie) D8 1 g, Hepar sulfuris (Homöopathie) D10 1 g, Argentum nitricum (Homöopathie) D10 1 g, Sinusitis-Nosode (Homöopathie) D13 1 g, Ethanol, (entspr. Gesamtethanolgehalt 45 % (V/V)), Wasser, gereinigtes, Spuren von: Laktose.
EW: Homöopathikum.
AG: Katarrhe der Nase und Nasennebenhöhlen.
AA: In einem Glas mit etwas Wasser einnehmen.
DO: Akut alle halbe bis ganze Stunde (max. 8mal tgl.). 10 Tropfen, sonst 3mal tgl. 10 Tropfen vor den Mahlzeiten.
ED für Kinder (6-12 Jahre): ED 7 Tropfen.
ED für Kinder (2-6 Jahre): ED 5 Tropfen.
SST: Vorsicht.
NW: Speichelfluss.
WH: Nicht für Alkoholkranke. Bei Schilddrüsenerkrankungen nicht ohne ärztlichen Rat einnehmen.
PG: 30 ML * (EKO: N) [€ 12,25]

Euphrasia comp. Augensalbe Weleda 47X
(Z.Nr. 3-40413) RPF. P. nicht im Handel. V03AX

Euphrasia D3 Augentropfen Weleda 47X
(Z.Nr. 3-00361) RPF. P. V03AX
ZI: Weleda, Wien
Z: 10 ml (= 10,1 g) enthalten: Euphrasia 3c D3 10 g, Borsäure, Natrium tetraborat, Kaliumnitrat, Wasser für Injektionszwecke, Spuren von: Ethanol.
EW: Homöopathikum.
AG: Augenkatarrhe, Lidödeme.
AA: In den Bindehautsack eintropfen.
DO: Alle Alter: 3mal täglich 1 Tropfen. Bei Kindern unter 2 Jahren nur nach ärztlicher Rücksprache anwenden.
SST: Keine Risiken bekannt.
NW: Augenreizung, Tränenfluss.
WH: Bei Kindern unter 2 Jahren nur nach Rücksprache mit dem Arzt anwenden.
PG: 10 ML * (EKO: N) [€ 12,90]

Euphrasia D3 Einzeldosen-Augentropfen Weleda 47X
(Z.Nr. 3-00360) RPF. P. V03AX
ZI: Weleda, Wien
Z: 1 Dosis zu 0,4 ml enthält: Euphrasia 3c D3 0,4 ml, Natriumchlorid, Natrium citrat, Citronensäure monohydrat, Spuren von: Ethanol.
EW: Homöopathikum (anthroposophisch).
AG: Katarrhe am Auge, Lidödeme.
AA: Am Auge.
DO: 3x tgl. 1 Tropfen in den Bindehautsack eintropfen.
Bei fehlender Besserung nach 2-3 Tagen Arzt aufsuchen. Bei Kindern unter 2 Jahren nur nach Rücksprache mit dem Arzt anwenden.
SST: Keine Risiken bekannt.
NW: Selten Augenreizung.
PG: 5 ST * (EKO: N) [€ 5,90], 10 ST * (EKO: N) [€ 11,90]

Euphrasia - Einzeldosis Augentropfen Wala 47X
(Z.Nr. 3-39070) RPF. P. nicht im Handel. V03AX

🐾 **Euphravet - Augentropfen für Tiere** 808B
(Z.Nr. 8-30081) RPF. P. QV03AX

ZI: SaluVet, Bad Waldsee, Deutschland
Z: 10 g Lösung enthalten: Euphrasia ferm 33c D2 1 g, Rosae aetheroleum Dil. D7 1 g, Natriumchlorid, Natriumhydrogencarbonat, Wasser für Injektionszwecke.
EW: Homöopathikum.
AG: Entzündliche Erkrankungen des äußeren Auges bei Hund, Katze, Kaninchen, Meerschweinchen, Hamster, Ratte.
DO: Bis zur Ausheilung 1-2mal tgl. 1 Tropfen in den Bindehautsack.
SST: Anwendung möglich.
PG: 10 ML VT [€ 21,10]

Eurartesim 160 mg/20 mg - Filmtabletten 35C06
(Z.Nr. EU/1/11/716/*) NR. P. nicht im Handel. P01BF05

Eurartesim 320 mg/40 mg - Filmtabletten 35C06
(Z.Nr. EU/1/11/716/*) NR. P. nicht im Handel. P01BF05

Eurican DAP - Lyophilisat und Lösungsmittel zur Herstellung einer Injektionssuspension 823BE
(Z.Nr. 8-36869) NR. P. E. nicht im Handel. QI07AD02

Eurican DAP-Lmulti - Lyophilisat und Suspension zur Herstellung einer Injektionssuspension für Hunde 823BE
(Z.Nr. 8-36584) NR. P. E. QI07AI03
ZI: Boehringer Ingelheim Animal Health France SCS, Lyon, Frankreich
Z: 1 Dosis zu 1 ml enthält: Staupe-Virus, attenuiert, Stamm BA5 10000-1 Mio. GKID50, Adenovirus Typ 2, canines, attenuiert, Stamm DK13 10^2,5-10^6,3 GKID50, Parvovirus canines, attenuiert, Stamm CAG2 10^4,9-10^7,1 GKID50, Leptospira interrogans, canicola, Stamm 16070, inaktiviert mind. 80 % Schutz, Leptospira interrogans, Serovar Icterohaemorrhagiae, Stamm 16069, inaktiviert mind. 80 % Schutz, Leptospira interrogans, Serovar Grippotyphosa, Stamm Grippo Mal 1540, inaktiviert mind. 80 % Schutz, Lyophilisat: Casein-Hydrolysat, Gelatine, Dextran 40, Kaliummonohydrogenphosphat, Kaliumdihydrogenphosphat, Kaliumhydroxid, Sorbitol, Saccharose, Wasser für Injektionszwecke; Suspension: Kaliumchlorid, Natriumchlorid, Kaliumdihydrogenphosphat, Natriummonohydrogenphosphat-dihydrat, Wasser für Injektionszwecke.
EW: Impfstoff.
AG: Aktive Immunisierung von Hunden gegen Staupe, Hepatitis contagiosa, Adenovirus Typ 2, Parvovirose und Leptospirose (Leptospira interrogans, Leptospira Copenhageni, Leptospira kirschneri).
AA: S.c.
DO: 1 Impfdosis = 1 ml.
Grundimmunisierung:
1. Impfung ab 7 Wochen.
2. Impfung 4 Wochen später.
Eventuell 3. Impfung gegen Staupe-, Adeno- und Parvoviren mindestens 3 Wochen nach der 2. Impfung.
Wiederholungsimpfung: Einmal jährlich.
SST: Anwendung möglich.
NW: Überempfindlichkeit, lokale Reaktionen.
WH: Nur gesunde Tiere impfen.
PG: 10 ST VT [€ 103,40]

Eurican DAPPi - Lyophilisat und Lösungsmittel zur Herstellung einer Injektionssuspension 823BE
(Z.Nr. 8-36870) NR. P. E. QI07AD04
ZI: Merial, Lyon, Frankreich
Z: 1 Dosis (1 ml) enthält: Staupe-Virus, attenuiert, Stamm BA5 10000-1 Mio. GKID50, Adenovirus canines, attenuiert, Stamm CAV2-DK13 10^2,5-10^6,3 GKID50, Parvovirus canines, attenuiert, Stamm CAG2 10^4,9-10^7,1 GKID50, Parainfluenza-Virus Typ 2 canines, attenuiert, CGF 2004/75 10^4,7-10^7,1 GKID50, Casein-Hydrolysat, Gelatine, Dextran 40, Kaliummonohydrogenphosphat, Kaliumdihydrogenphosphat, Kaliumhydroxid, Sorbitol, Saccharose; Lösungsmittel: Wasser für Injektionszwecke 1 ml.
EW: Impfstoff.
AG: Aktive Immunisierung von Hunden gegen canines Staupevirus, Hepatitis contagiosa canis-Virus, canines Adenovirus Typ 2, canines Parvovirus, canines Parainfluenza-Virus Typ 2.
AA: S.c. nach Lösen mit Lösungsmittel oder einem kompatiblen Impfstoff (Eurican LT, Eurican L, Eurican Lmulti).
DO: ED = 1 Dosis.
2 Impfungen im Abstand von 4 Wochen ab 7 Wochen (bei Impfung mit Tollwutkomponente ab 12 Wochen), Bei vermuteten hohen maternalen Antikörperspiegeln 3. Impfung ab 16 Wochen.
Wiederholung: 1 Impfung 1 Jahr nach Ende der Grundimmunisierung und dann alle 2 Jahre.
SST: Anwendung möglich.
NW: Lokale Schwellung, gelegentlich systemische Reaktionen, Überempfindlichkeit.
WH: Nur gesunde Tiere impfen.
PG: 10 ST VT [€ 84,05]

Eurican DAPPi-L - Lyophilisat und Lösungsmittel zur Herstellung einer Injektionssuspension 823BE
(Z.Nr. 8-20206) NR. P. E. QI07AI02
ZI: Boehringer Ingelheim Animal Health France SCS, Lyon, Frankreich
Z: 1 Dosis zu 1 ml enthält nach Auflösen: Staupe-Virus, attenuiert, Stamm BA5 10000-1 Mio. GKID50, Adenovirus canines, attenuiert, Stamm CAV2-DK13 10^2,5-10^6,3 GKID50, Parvovirus canines, attenuiert, Stamm CAG2 10^4,9-10^7,1 GKID50, Parainfluenza-Virus Typ 2 canines, attenuiert, CGF 2004/57 10^4,7-10^7,1 GKID50, Leptospira interrogans, Serovar Canicola, Stamm 16070, inaktiviert mind. 80 % Schutz, Leptospira interrogans, Serovar Icterohaemorrhagiae, Stamm 16069, inaktiviert mind. 80 % Schutz, Lyophilisat: Casein-Hydrolysat, Gelatine, Dextran 40, Kaliummonohydrogenphosphat, Kaliumdihydrogenphosphat, Kaliumhydroxid, Sorbitol, Saccharose, Wasser für Injektionszwecke; Suspension: Kaliumchlorid, Natriumchlorid, Kaliumdihydrogenphosphat, Natriummonohydrogenphosphat-dihydrat, Wasser für Injektionszwecke.
EW: Impfstoff.
AG: Aktive Immunisierung von Hunden ab 7 Wochen gegen Staupe, Hepatitis contagiosa canis, Parvovirose, Adenovirusinfektion (CAV-2), canine Parainfluenza Typ 2 Infektion und Leptospirose.
AA: S.c. unmittelbar nach Auflösen.
DO: 2 Impfdosen zu 1 ml im Abstand von 3-5 Wochen. Erstimpfung ab 7 Wochen.
Wiederholungsimpfungen einmal jährlich bzw. vor dem Verbringen des Hundes in eine Risikoumgebung.
GA: Kranke Tiere, Parasitenbefall.
SST: Anwendung möglich.
NW: Überempfindlichkeit, lokale Reaktionen.
WH: Tiere mindestens 10 Tage vor der Impfung entwurmen.
PG: 10 ST VT [€ 112,75]

Eurican DAPPi-Lmulti - Lyophilisat und Suspension zur Herstellung einer Injektionssuspension für Hunde 823BE
(Z.Nr. 8-36583) NR. P. E. nicht im Handel. QI07AI02

Eurican Herpes 205 - Lyophilisat und Lösungsmittel zur Herstellung einer Emulsion zur Injektion für Hunde 823AE
(Z.Nr. EU/2/01/029/*) NR. P. E. QI07AA06
ZI: Boehringer Ingelheim-Vetmedica, Ingelheim, Deutschland
Z: Dosis zu 1 ml enthält: Herpes Virus canin (Stamm F205) Antigen 0,3-1,75 µg, Paraffin, dünnflüssiges 224,8-244,1 mg, Saccharose, Sorbitol, Dextran 40, Casein-Hydrolysat, Kollagenhydrolysat, Salze, Poly(oxyethylen)fettsäureester, Fettalkoholpolyolether, Triethanolamin.
EW: Impfstoff.
AG: Aktive Immunisierung von Hündinnen zur Verhinderung von Mortalität, klinischer Erkrankung und Läsionen bei Welpen, die durch Infektionen mit dem caninen Herpesvirus in den ersten Lebenstagen hervorgerufen werden.
AA: S.c.
DO: 1 Impfdosis (1 ml) entweder während der Läufigkeit oder 7-10 Tage nach dem angenommenen Deckzeitpunkt; zweite Impfung 1-2 Wochen vor dem erwarteten Geburtstermin.
Wiederholung während jeder Trächtigkeit nach demselben Impfschema.
SST: Speziell während der Trächtigkeit indiziert.
NW: Lokale Schwellung, selten Überempfindlichkeit.
WH: Nur gesunde Tiere impfen.
PG: 10 ST VT [€ 399,65]

Eurican Lmulti - Injektionssuspension für Hunde 823BE
(Z.Nr. 8-36585) NR. P. E. QI07AB01
ZI: Boehringer Ingelheim Animal Health France SCS, Lyon, Frankreich
Z: 1 Dosis (1ml) enthält: Leptospira interrogans, canicola, Stamm 16070, inaktiviert >= 80 % Schutz, Leptospira interrogans, Serovar Icterohaemorrhagiae, Stamm 16069, inaktiviert >= 80 % Schutz, Leptospira interrogans, Serovar Grippotyphosa, Stamm Grippo

Mal 1540, inaktiviert >= 80 % Schutz, Kaliumchlorid, Natriumchlorid, Kaliumdihydrogenphosphat, Natriummonohydrogenphosphat-dihydrat, Wasser für Injektionszwecke.
EW: Impfstoff.
AG: Aktive Immunisierung von Hunden ab 7 Wochen gegen Leptospirose (Leptospira interrogans, Leptospira Copenhageni, Leptospira kirschneri).
AA: S.c.
DO: 1 Impfdosis = 1 ml.
Grundimmunisierung:
1. Impfung ab 7 Wochen.
2. Impfung 4 Wochen später.
Wiederholung: Jährlich 1 Dosis.
GA: Kranke Tiere.
SST: Anwendung möglich.
NW: Leichte lokale Reaktionen, Überempfindlichkeit.
WH: Nur gesunde Tiere impfen.
PG: 10 ST VT [€ 53,10]

Eurican P forte - Injektionssuspension für Hunde 823AE

(Z.Nr. 8-20152) NR. P. E. QI07AA01
ZI: Boehringer Ingelheim Animal Health France SCS, Lyon, Frankreich
Z: 1 ml (= 1 Dosis) enthält: Parvovirus canines, attenuiert, Stamm 780916 10^5,5-10^7,2 GKID50, Wirtssystem: Katzennieren Zellkultur, Dextran, Pepton, Kollagenhydrolysat, Mineralsalze, Pufferlösung, Wasser für Injektionszwecke.
EW: Impfstoff.
AG: Schutzimpfung von Hunden gegen Parvovirose.
AA: S.c.
DO: 1 Impfdosis = 1 ml.
Grundimmunisierung im Alter von 6 Wochen, bei hohem Infektionsrisiko 2.
Impfung 2 Wochen später. Fortsetzung mit anderen Parvovirose-Impf- stoffen.
GA: Kranke Tiere, Parasitenbefall.
SST: Anwendung möglich.
NW: Überempfindlichkeit.
WH: Hunde spätestens 10 Tage vor der Impfung entwurmen.
PG: 10 ST VT [€ 95,30]

Eusaprim Infusionszusatz - Ampullen 35D02

(Z.Nr. 0-16002) RP. P. J01EE01
ZI: Aspen Pharma, Dublin, Irland
Z: 1 Ampulle zu 5 ml enthält: Trimethoprim 80 mg, Sulfamethoxazol 400 mg, entsprechend Co-trimoxazol, Propylenglycol, Tromethamin, Natrium hydroxyd (entspr. Natrium 38,27 mg), Natrium metabisulfit 5 mg, Ethanol 96% (V/V) 0,66 ml, Wasser für Injektionszwecke.
EW: Trimethoprim-Sulfonamid-Kombination, bakterizid.
AG: Infektionen durch empfindliche Erreger: Atemwege, HNO, Niere und Harnwege, Genitalorgane, Magen/Darm (Typhus, Paratyphus, Shigellose, Coli-Diarrhoe), Brucellose, Meliloidose, Nocardiose, Myzetom (außer durch echte Pilze), Blastomykose.
AA: I.v. als Zusatz zu Infusionslösungen, siehe Austria-Codex - Fachinformation (1 ml Ampullenlösung auf 25-35 ml Infusionslösung). Nicht unverdünnt injizieren. TD auf 2 gleiche Dosen alle 12 Std. aufteilen.
DO: Standarddosis 2mal tgl. 2 Ampullen über 5 Tage. Hohe Dosis 2mal tgl. 3 Ampullen über 3 Tage.
Bei Kreatinin- Clearance von 15-30 ml/min: 2mal tgl. 1 Ampulle.
Unkomplizierte Harnwegsinfekte der Frau: Einmalig 6 Ampullen abends.
Kinder: 6 Wochen bis 5 Monate: 2mal tgl. 1,25 ml 6 Monate bis 5 Jahre: 2mal tgl.2,5 ml 6 bis 12 Jahre: 2mal tgl. 5 ml Spezielle Dosierungen siehe Austria Codex - Fachinformation.
GA: Hämolytische Erkrankungen, schwere Blutbildschäden, schwere Leber- oder Nierenschäden, Immunthrombozytopenie durch Trimethoprim und/oder Sulfonamide, akute Porphyrie, Erythema exsudativum multiforme, Frühgeborene, Neugeborene mit Hyperbilirubinämie.
SST: Strenge Nutzen/Risiko-Abwägung; nicht stillen bei Hyperbilirubinämie oder Glukose-6-Phosphat-Dehydrogenasemangel.
NW: Schwere Überempfindlichkeit (bis Stevens-Johnson-, DRESS- und Lyell-Syndrom, auch letal), Blutschäden (vereinzelt schwer), Hyperkalämie, Kopfschmerzen, Soorinfektion, Sulfitüberempfindlichkeit, Magen/Darm, lokale Thrombophlebitis, Leber, Niere, metabolische Azidose, aseptische Meningitis.
WW: Kontraindiziert: Dofetilid. Vorsicht: Diuretika (Thrombopenie), Hexamethylentetramin, Procain (Wirkungsverlust), Antikoagulantien bzw. Antidiabetika (verstärkt), Hyperkaliämie induzierende Arzneimittel, Pyrimethamin (megaloblastische Anämie), Cyclosporin (Nierenfunktion), Zidovudin, Antimalariamittel, Antikonvulsiva, Zytostatika, Azathioprin (hämatologische Nebenwirkungen), Lokalanästhetika, Antazida, Sulfonylharnstoffe, Repaglinid, Folinsäure, Phenytoin, hormonelle Kontrazeptiva, Labortests (Methotrexat mit CPBA, Jaffé-Probe).
WH: Vorsicht bei Schilddrüsenstörungen, Folsäuremangel, Asthma. Auf schwere Überempfindlichkeit achten; bei Exanthemen unverzüglich absetzen. Ausreichend Flüssigkeit und Elektrolyte zuführen, Kontrollen: Niere, Elektrolyte, Blutbild (vor allem bei Folsäuremangel). Halsinfektionen durch Streptokokken mit Penicillin behandeln. Auf pseudomembranöse Kolitis achten. Verkehrshinweis.
PG: 10 ST * (EKO: N) [€ 98,30]

Eusaprim - orale Suspension für Kinder 35D02

(Z.Nr. 0-14631) RP. P. J01EE01
ZI: Aspen Pharma, Dublin, Irland
Z: 1 ml orale Suspension enthalten: Trimethoprim 8 mg, Sulfamethoxazol 40 mg, Sorbitlösung 70% 0,65 g, Glycerin, Cellulose, löslich, Carmellose natrium, Polysorbat 80, p-Hydroxybenzoesäuremethylester 1 mg, Natriumbenzoat 1 mg, Saccharin natrium (entspr. Natrium 0,426 mg), Bananen-Aroma, Ethanol 96% 0,0027 ml, Vanille-Aroma, Wasser, gereinigtes.
EW: Trimethoprim-Sulfonamid-Kombination, bakterizid.
AG: Infektionen durch empfindliche Erreger: Atemwege, HNO, Niere und Harnwege, Genitalorgane, Magen/Darm (Typhus, Paratyphus, Shigellose, Coli-Diarrhoe), Brucellose, Meliloidose, Nocardiose, Myzetom (außer durch echte Pilze), Blastomykose.
AA: Mit reichlich Flüssigkeit nach den Mahlzeiten im Abstand von 12 Stunden einnehmen.
DO: Erwachsene und Jugendliche:
Niedrigdosierung und Langzeitgabe: 2mal tgl. 10 ml Standarddosierung: 2mal tgl. 20 ml Hochdosierung: 2mal tgl. 30 ml Bei Kreatinin-Clearance von 15-30 ml/min.: 2mal tgl. 5 ml.
Kinder: 6 Wochen bis 5 Monate: 2mal tgl. 2,5 ml 6 Monate bis 5 Jahre: 2mal tgl. 5 ml 6 bis 12 Jahre: 2mal tgl. 10 ml Behandlungsdauer bis 2 Tage Beschwerdefreiheit, mindestens 5 Tage.
Unkomplizierte Harnwegsinfekte der Frau: Einmalig 60 ml abends.
Weitere spezielle Dosierungen siehe Austria-Codex - Fachinformation.
GA: Hämolytische Erkrankungen, schwere Blutbildschäden, schwere Leber- oder Nierenschäden, Immunthrombozytopenie durch Trimethoprim und/oder Sulfonamide, akute Porphyrie, Erythema exsudativum multiforme, Frühgeborene, Neugeborene mit Hyperbilirubinämie.
SST: Strenge Nutzen/Risiko-Abwägung; nicht stillen bei Hyperbilirubinämie oder Glukose-6-Phosphat-Dehydrogenasemangel.
NW: Schwere Überempfindlichkeit (bis Stevens-Johnson-, DRESS- und Lyell-Syndrom, auch letal), Blutschäden (vereinzelt schwer), Hyperkalämie, Kopfschmerzen, Soorinfektion, Sulfitüberempfindlichkeit, Magen/Darm, lokale Thrombophlebitis, Leber, Niere, metabolische Azidose, aseptische Meningitis.
WW: Kontraindiziert: Dofetilid. Vorsicht: Diuretika (Thrombopenie), Hexamethylentetramin, Procain (Wirkungsverlust), Antikoagulantien bzw. Antidiabetika (verstärkt), Hyperkaliämie induzierende Arzneimittel, Pyrimethamin (megaloblastische Anämie), Cyclosporin (Nierenfunktion), Zidovudin, Antimalariamittel, Antikonvulsiva, Zytostatika, Azathioprin (hämatologische Nebenwirkungen), Lokalanästhetika, Antazida, Sulfonylharnstoffe, Repaglinid, Folinsäure, Phenytoin, hormonelle Kontrazeptiva, Labortests (Methotrexat mit CPBA, Jaffé-Probe).
WH: Vorsicht bei Schilddrüsenstörungen, Folsäuremangel, Asthma. Auf schwere Überempfindlichkeit achten; bei Exanthemen unverzüglich absetzen. Ausreichend Flüssigkeit und Elektrolyte zuführen, Kontrollen: Niere, Elektrolyte, Blutbild (vor allem bei Folsäuremangel). Halsinfektionen durch Streptokokken mit Penicillin behandeln. Auf pseudomembranöse Kolitis achten. Verkehrshinweis.
PG: 50 ML F14 (EKO: G) [€ 4,55], 100 ML F14 (EKO: G) [€ 6,75]

Eusaprim - Tabletten 35D02

(Z.Nr. 0-14247) RP. P. J01EE01
ZI: Aspen Pharma, Dublin, Irland
Z: 1 Tablette enthält: Trimethoprim 80 mg, Sulfamethoxazol 400 mg, Povidon, Natriumstärkeglykolat, Magnesium stearat, Natrium dioctylsulfosuccinat (entspr. Natrium < 1 mmol).
EW: Trimethoprim-Sulfonamid-Kombination, bakterizid.
AG: Infektionen durch empfindliche Erreger: Atemwege, HNO, Niere und Harnwege, Genitalorgane, Magen/Darm (Typhus, Paratyphus, Shigellose, Coli-Diarrhoe), Brucellose, Meliloidose, Nocardiose, Myzetom (außer durch echte Pilze), Blastomykose.
AA: Mit reichlich Flüssigkeit nach den Mahlzeiten im Abstand von 12 Stunden einnehmen.
DO: Niedrigdosierung und Langzeitgabe: 1mal tgl. 1 Tablette Standarddosierung: 2mal tgl. 2 Tabletten Hochdosierung: 2mal tgl. 3 Tabletten Kreatinin-Clearance von 15-30 ml/min. : 2mal tgl. 1 Tablette..
Kinder ab 6 Jahren: 2mal tgl. 1 Tablette Behandlungsdauer bis 2

Tage Beschwerdefreiheit, mindestens 5 Tage.
Unkomplizierte Harnwegsinfekte der Frau: Einmalig 6 Tabletten abends.
Weitere spezielle Dosierungen siehe Austria-Codex - Fachinformation.
GA: Hämolytische Erkrankungen, schwere Blutbildschäden, schwere Leber- oder Nierenschäden, Immunthrombozytopenie durch Trimethoprim und/oder Sulfonamide, akute Porphyrie, Erythema exsudativum multiforme, Frühgeborene, Neugeborene mit Hyperbilirubinämie.
SST: Strenge Nutzen/Risiko-Abwägung; nicht stillen bei Hyperbilirubinämie oder Glukose-6-Phosphat-Dehydrogenasemangel.
NW: Schwere Überempfindlichkeit (bis Stevens-Johnson-, DRESS- und Lyell-Syndrom, auch letal), Blutschäden (vereinzelt schwer), Hyperkalämie, Kopfschmerzen, Soorinfektion, Sulfitüberempfindlichkeit, Magen/Darm, lokale Thrombophlebitis, Leber, Niere, metabolische Azidose, aseptische Meningitis.
WW: Kontraindiziert: Dofetilid. Vorsicht: Diuretika (Thrombopenie), Hexamethylentetramin, Procain (Wirkungsverlust), Antikoagulantien bzw. Antidiabetika (verstärkt), Hyperkaliämie induzierende Arzneimittel, Pyrimethamin (megaloblastische Anämie), Cyclosporin (Nierenfunktion), Zidovudin, Antimalariamittel, Antikonvulsiva, Zytostatika, Azathioprin (hämatologische Nebenwirkungen), Lokalanästhetika, Antazida, Sulfonylharnstoffe, Repaglinid, Folinsäure, Phenytoin, hormonelle Kontrazeptiva, Labortests (Methotrexat mit CPBA, Jaffé-Probe).
WH: Vorsicht bei Schilddrüsenstörungen, Folsäuremangel, Asthma. Auf schwere Überempfindlichkeit achten; bei Exanthemen unverzüglich absetzen. Ausreichend Flüssigkeit und Elektrolyte zuführen, Kontrollen: Niere, Elektrolyte, Blutbild (vor allem bei Folsäuremangel). Halsinfektionen durch Streptokokken mit Penicillin behandeln. Auf pseudomembranöse Kolitis achten. Verkehrshinweis.
PG: 20 ST (2) (EKO: G) [€ 4,95]

Eusaprim forte - Tabletten 35D02

(Z.Nr. 0-16213) RP. P. J01EE01
ZI: Aspen Pharma, Dublin, Irland
Z: 1 Tablette enthält: Trimethoprim 160 mg, Sulfamethoxazol 800 mg, Povidon, Natriumstärkeglykolat, Magnesium stearat, Natrium dioctylsulfosuccinat (entspr. Natrium < 1 mmol).
EW: Trimethoprim-Sulfonamid-Kombination, bakterizid.
AG: Infektionen durch empfindliche Erreger: Atemwege, HNO, Niere und Harnwege, Genitalorgane, Magen/Darm (Typhus, Paratyphus, Shigellose, Coli-Diarrhoe), Brucellose, Meliloidose, Nocardiose, Myzetom (außer durch echte Pilze), Blastomykose.
AA: Mit reichlich Flüssigkeit nach den Mahlzeiten im Abstand von 12 Stunden einnehmen.
DO: Standarddosierung: 2mal tgl. 1 Tablette Kreatinin-Clearance von 15-30 ml/min. : 1mal tgl. 1 Tablette.
Behandlungsdauer bis 2 Tage Beschwerdefreiheit, mindestens 5 Tage.
Unkomplizierte Harnwegsinfekte der Frau: Einmalig 3 Tabletten abends.
Für Kinder andere Darreichungsform und Stärken verfügbar.
Weitere spezielle Dosierungen siehe Austria-Codex - Fachinformation.
GA: Hämolytische Erkrankungen, schwere Blutbildschäden, schwere Leber- oder Nierenschäden, Immunthrombozytopenie durch Trimethoprim und/oder Sulfonamide, akute Porphyrie, Erythema exsudativum multiforme, Frühgeborene, Neugeborene mit Hyperbilirubinämie.
SST: Strenge Nutzen/Risiko-Abwägung; nicht stillen bei Hyperbilirubinämie oder Glukose-6-Phosphat-Dehydrogenasemangel.
NW: Schwere Überempfindlichkeit (bis Stevens-Johnson-, DRESS- und Lyell-Syndrom, auch letal), Blutschäden (vereinzelt schwer), Hyperkalämie, Kopfschmerzen, Soorinfektion, Sulfitüberempfindlichkeit, Magen/Darm, lokale Thrombophlebitis, Leber, Niere, metabolische Azidose, aseptische Meningitis.
WW: Kontraindiziert: Dofetilid. Vorsicht: Diuretika (Thrombopenie), Hexamethylentetramin, Procain (Wirkungsverlust), Antikoagulantien bzw. Antidiabetika (verstärkt), Hyperkaliämie induzierende Arzneimittel, Pyrimethamin (megaloblastische Anämie), Cyclosporin (Nierenfunktion), Zidovudin, Antimalariamittel, Antikonvulsiva, Zytostatika, Azathioprin (hämatologische Nebenwirkungen), Lokalanästhetika, Antazida, Sulfonylharnstoffe, Repaglinid, Folinsäure, Phenytoin, hormonelle Kontrazeptiva, Labortests (Methotrexat mit CPBA, Jaffé-Probe).
WH: Vorsicht bei Schilddrüsenstörungen, Folsäuremangel, Asthma. Auf schwere Überempfindlichkeit achten; bei Exanthemen unverzüglich absetzen. Ausreichend Flüssigkeit und Elektrolyte zuführen, Kontrollen: Niere, Elektrolyte, Blutbild (vor allem bei Folsäuremangel). Halsinfektionen durch Streptokokken mit Penicillin behandeln. Auf pseudomembranöse Kolitis achten. Verkehrshinweis.
PG: 10 ST (EKO: G) [€ 4,95], 20 ST (EKO: G) [€ 8,60]

🐾 Euthasol vet. 400 mg/ml - Injektionslösung für Hunde, Katzen, Nagetiere, Kaninchen, Rinder, Schafe, Ziegen, Pferde und Nerze 818

(Z.Nr. 8-01041) NR. P. QN51AA01
ZI: Le Vet, Oudewater, Niederlande
Z: 1 ml Injektionslösung enthält: Pentobarbital natrium 400 mg (entspr. Pentobarbital 364,6 mg), Benzylalkohol 20 mg, Patentblau V 0,01 mg, Ethanol 96%, Propylenglycol, Wasser für Injektionszwecke.
EW: Barbiturat.
AG: Euthanasie.
AA: I.v., alternativ intrakardial oder intraperitoneal nach geeigneter Sedierung. Sedierung bei Rindern und Pferden obligatorisch.
DO: 0,35 ml/kg KG.
GA: Nicht für Narkosezwecke.
SST: Nutzen/Risiko-Abwägung.
NW: Muskelzuckungen, Tod mit Verzögerung, Exzitation bei der Einleitung, Schnappatmung nach Herzstillstand.
WH: Mögliche Exzitation während der Einleitung beachten, ev. geeignete Sedierung anwenden. Versehentliche Exposition für den Menschen unbedingt vermeiden. Kadaver nicht für den Verzehr durch Mensch und Tiere geeignet.
PG: 100 ML VN [€ 43,20]

Euthyrox 25 Mikrogramm - Tabletten 31D01

(Z.Nr. 1-24158) RP. P. H03AA01
ZI: Merck, Wien
Z: 1 Tablette enthält: Levothyroxin natrium 25 µg, Maisstärke, Citronensäure, wasserfreie, Croscarmellose natrium, Gelatine, Magnesium stearat, Mannitol.
EW: Schilddrüsenhormon.
AG: Therapie und Rezidivprophylaxe der euthyreoten Struma, Substitution bei Hypothyreose, Suppressionstherapie bei Schilddrüsenmalignom, Zusatz zur thyreostatischen Therapie der Hyperthyreose, diagnostischer Schilddrüsensuppressionstest.
AA: Morgens nüchtern ½ Std. vor dem Frühstück unzerkaut einnehmen.
DO: Euthyreote Struma: TD 75-200 µg
Hypothyreose: Erwachsene TD initial 25-50 µg, dann 100-200 µg; Kinder TD initial 12,5-50 µg, dann 100-150 µg/m² KOF.
Zusatz bei Hyperthyreose: TD 50-100 µg.
Schilddrüsenmalignom: TD 150-300 µg.
Schilddrüsendiagnostik: TD 75-200 µg;
Neugeborene mit angeborener Hypothyreose: TD 10-15 µg/kg KG über die ersten 3 Monate, dann nach Bedarf.
Details siehe Austria-Codex - Fachinformation.
GA: Unbehandelte Hypophysen- oder Nebennierenrindeninsuffizienz, unbehandelte Hyperthyreose, akuter Myokardinfarkt, akute Myokarditis, akute Pankarditis.
SST: Konsequente Behandlung mit Schilddrüsenhormonen durchführen, aber in der Schwangerschaft nicht gleichzeitig mit Thyreostatika anwenden. TSH-Werte bestimmen. Während der Schwangerschaft keinen Schilddrüsen-Suppressionstest durchführen.
NW: Bei Überdosierung Symptome der Schilddrüsenüberfunktion (Herz, Tremor, Magen/Darm), Krämpfe; allergische Reaktionen (Haut, Lunge).
WW: Vorsicht: Antidiabetika abgeschwächt, Orlistat (Hypothyreose), Cumarine verstärkt; Colestyramin, Colestipol (4-5 Std. Abstand); Aluminium- oder eisenhaltige Präparate, Kalziumkarbonat (2 Std. Abstand), Amiodaron (Hyper- oder Hypothyreose), Östrogene, Sojaprodukte, Sertralin, Chloroquin/Propyramil, Enzyminduktoren, Proteasehemmer, Tyrosinkinasehemmer, Phenytoin, Sevelamer.
WH: Nicht zur Gewichtsreduktion. Schilddrüsenhormonkontrollen besonders bei Herzerkrankungen erforderlich. Vorsicht bei psychotischen Störungen (initial niedrig dosieren).
PG: 20 ST (2) (EKO: G) [€ 0,90], 100 ST (EKO: G) [€ 3,65]

Euthyrox 50 Mikrogramm - Tabletten 31D01

(Z.Nr. 1-24159) RP. P. H03AA01
ZI: Merck, Wien
Z: 1 Tablette enthält: Levothyroxin natrium 50 µg, Maisstärke, Citronensäure, wasserfreie, Croscarmellose natrium, Gelatine, Magnesium stearat, Mannitol.
Kurzinformation: siehe Euthyrox 25 Mikrogramm - Tabletten, → S. 533
PG: 20 ST (2) (EKO: G) [€ 1,25], 100 ST (EKO: G) [€ 5,15]

Euthyrox 75 Mikrogramm - Tabletten 31D01

(Z.Nr. 1-24160) RP. P. H03AA01
ZI: Merck, Wien
Z: 1 Tablette enthält: Levothyroxin natrium 75 µg, Maisstärke, Citronensäure, wasserfreie, Croscarmellose natrium, Gelatine, Magnesium stearat, Mannitol.
Kurzinformation: siehe Euthyrox 25 Mikrogramm - Tabletten, → S. 533

PG: 20 ST (2) (EKO: G) [€ 1,75], 100 ST (EKO: G) [€ 7,05]

Euthyrox 88 Mikrogramm - Tabletten 31D01
(Z.Nr. 1-27183) RP. P. H03AA01
ZI: Merck, Wien
Z: 1 Tablette enthält: Levothyroxin natrium 88 µg, Maisstärke, Citronensäure, wasserfreie, Croscarmellose natrium, Gelatine, Magnesium stearat, Mannitol.
Kurzinformation: siehe Euthyrox 25 Mikrogramm - Tabletten, → S. 533
PG: 30 ST (2) (EKO: G) [€ 2,30], 100 ST (EKO: G) [€ 7,05]

E

Euthyrox 100 Mikrogramm - Tabletten 31D01
(Z.Nr. 1-24161) RP. P. H03AA01
ZI: Merck, Wien
Z: 1 Tablette enthält: Levothyroxin natrium 100 µg, Maisstärke, Citronensäure, wasserfreie, Croscarmellose natrium, Gelatine, Magnesium stearat, Mannitol.
Kurzinformation: siehe Euthyrox 25 Mikrogramm - Tabletten, → S. 533
PG: 20 ST (2) (EKO: G) [€ 2,15], 100 ST (EKO: G) [€ 8,60]

Euthyrox 112 Mikrogramm - Tabletten 31D01
(Z.Nr. 1-27184) RP. P. H03AA01
ZI: Merck, Wien
Z: 1 Tablette enthält: Levothyroxin natrium 112 µg, Maisstärke, Citronensäure, wasserfreie, Croscarmellose natrium, Gelatine, Magnesium stearat, Mannitol.
Kurzinformation: siehe Euthyrox 25 Mikrogramm - Tabletten, → S. 533
PG: 30 ST (2) (EKO: G) [€ 2,75], 50 ST (EKO: G) [€ 4,30]

Euthyrox 125 Mikrogramm - Tabletten 31D01
(Z.Nr. 1-24162) RP. P. H03AA01
ZI: Merck, Wien
Z: 1 Tablette enthält: Levothyroxin natrium 125 µg, Maisstärke, Citronensäure, wasserfreie, Croscarmellose natrium, Gelatine, Magnesium stearat, Mannitol.
Kurzinformation: siehe Euthyrox 25 Mikrogramm - Tabletten, → S. 533
PG: 20 ST (2) (EKO: G) [€ 2,40], 100 ST (EKO: G) [€ 9,60]

Euthyrox 137 Mikrogramm - Tabletten 31D01
(Z.Nr. 1-27185) RP. P. H03AA01
ZI: Merck, Wien
Z: 1 Tablette enthält: Levothyroxin natrium 137 µg, Maisstärke, Citronensäure, wasserfreie, Croscarmellose natrium, Gelatine, Magnesium stearat, Mannitol.
Kurzinformation: siehe Euthyrox 25 Mikrogramm - Tabletten, → S. 533
PG: 30 ST (2) (EKO: G) [€ 3,10], 50 ST (EKO: G) [€ 4,80]

Euthyrox 150 Mikrogramm - Tabletten 31D01
(Z.Nr. 1-24163) RP. P. H03AA01
ZI: Merck, Wien
Z: 1 Tablette enthält: Levothyroxin natrium 150 µg, Maisstärke, Citronensäure, wasserfreie, Croscarmellose natrium, Gelatine, Magnesium stearat, Mannitol.
Kurzinformation: siehe Euthyrox 25 Mikrogramm - Tabletten, → S. 533
PG: 20 ST (2) (EKO: G) [€ 2,65], 100 ST (EKO: G) [€ 10,60]

Euthyrox 175 Mikrogramm - Tabletten 31D01
(Z.Nr. 1-24164) RP. P. H03AA01
ZI: Merck, Wien
Z: 1 Tablette enthält: Levothyroxin natrium 175 µg, Maisstärke, Citronensäure, wasserfreie, Croscarmellose natrium, Gelatine, Magnesium stearat, Mannitol.
Kurzinformation: siehe Euthyrox 25 Mikrogramm - Tabletten, → S. 533
PG: 20 ST (2) (EKO: G) [€ 2,80], 100 ST (EKO: G) [€ 11,15]

Euthyrox 200 Mikrogramm - Tabletten 31D01
(Z.Nr. 1-24165) RP. P. H03AA01
ZI: Merck, Wien
Z: 1 Tablette enthält: Levothyroxin natrium 200 µg, Maisstärke, Citronensäure, wasserfreie, Croscarmellose natrium, Gelatine, Magnesium stearat, Mannitol.
Kurzinformation: siehe Euthyrox 25 Mikrogramm - Tabletten, → S. 533
PG: 20 ST (2) (EKO: G) [€ 2,95], 100 ST (EKO: G) [€ 11,70]

🐾 *Evalon - Suspension und Lösungsmittel für orales Spray für Hühner* 823AG
(Z.Nr. EU/2/16/194/*) NR. P. E. nicht im Handel. QI01AN01

🐾 *Evant - Suspension und Lösungsmittel für orales Spray für Hühner* 823AG
(Z.Nr. EU/2/18/233/*) NR. P. E. nicht im Handel. QI01AN01

▼ *Evenity 105 mg - Injektionslösung in einer Fertigspritze* 38C10
(Z.Nr. EU/1/19/1411/*) NR. P. E. nicht im Handel. M05BX06

▼ Evenity 105 mg - Injektionslösung im Fertigpen 38C10
(Z.Nr. EU/1/19/1411/*) NR. P. E. M05BX06
ZI: UCB Pharma, Brüssel, Belgien
Z: 1 Fertigpen enthält in 1,17 ml Lösung: Romosozumab 105 mg, mittels DNA-Technologie rekombinant aus Ovarialzellen des Chinesischen Hamsters hergestellt, Calcium acetat, Essigsäure 99%, Natriumhydroxid zur pH-Wert-Einstellung, Sucrose, Polysorbat 20, Wasser für Injektionszwecke.
EW: Monoklonaler Antikörper, stärkt den Knochenaufbau.
AG: Manifeste Osteoporose bei postmenopausalen Frauen mit erhöhtem Frakturrisiko.
AA: S.c., 2. Injektion unmittelbar nach der ersten, aber Injektionsstelle wechseln.
DO: 1mal monatlich 210 mg (= 2 Injektionen) über 12 Monate. Keine Daten an Kindern und Jugendlichen.
GA: Hypokalzämie, Myokardinfarkt oder Schlaganfall in Anamnese.
SST: Keine Indikation.
NW: Nasopharyngitis, Sinusitis, Hypokalzämie, Überempfindlichkeit, Osteonekrose des Kiefers, atypische Femurfrakturen, Kopfschmerzen, Schlaganfall, Myokardinfarkt, Arthralgie, lokale Reaktionen.
WW: Keine Studien.
WH: Ausreichend Kalzium und Vitamin D zuführen. Mundhygiene beachten, zahnärztliche Kontrollen. Nutzen-Risiko-Abwägung bei Vorliegen von kardiovaskulären Risikofaktoren.
PG: 2 ST * (EKO: N) [€ 1.104,45]

Everio Airmaster 50 Mikrogramm/100 Mikrogramm - einzeldosiertes Pulver zur Inhalation 50B03
(Z.Nr. 1-39428) NR. P. nicht im Handel. R03AK06

Everio Airmaster 50 Mikrogramm/250 Mikrogramm - einzeldosiertes Pulver zur Inhalation 50B03
(Z.Nr. 1-39429) NR. P. nicht im Handel. R03AK06

Everio Airmaster 50 Mikrogramm/500 Mikrogramm - einzeldosiertes Pulver zur Inhalation 50B03
(Z.Nr. 1-39430) NR. P. nicht im Handel. R03AK06

Everolimus HCS 2,5 mg - Tabletten 55G
(Z.Nr. 1-38390) NR. P. nicht im Handel. L01EG02

Everolimus HCS 5 mg - Tabletten 55G
(Z.Nr. 1-38391) NR. P. nicht im Handel. L01EG02

Everolimus HCS 10 mg - Tabletten 55G
(Z.Nr. 1-38392) NR. P. nicht im Handel. L01EG02

Everolimus Mylan 2,5 mg - Tabletten 55G
(Z.Nr. 1-38466) NR. P. n.l. L01EG02
ZI: Arcana Arzneimittel, Wien
Z: 1 Tablette enthält: Everolimus 2,5 mg, Butylhydroxytoluol, Hypromellose, Lactose 74 mg, Lactose monohydrat, Crospovidon, Magnesium stearat.
PG: 30 ST * (EKO: N) [€ 1.975,35 n.l.]

Everolimus Mylan 5 mg - Tabletten 55G
(Z.Nr. 1-38465) NR. P. n.l. L01EG02
ZI: Arcana Arzneimittel, Wien
Z: 1 Tablette enthält: Everolimus 5 mg, Butylhydroxytoluol, Hypromellose, Lactose 147,9 mg, Lactose monohydrat, Crospovidon, Magnesium stearat.
PG: 30 ST * (EKO: N) [€ 3.440,05 n.l.]

Everolimus Mylan 10 mg - Tabletten 55G
(Z.Nr. 1-38464) NR. P. n.l. L01EG02
ZI: Arcana Arzneimittel, Wien
Z: 1 Tablette enthält: Everolimus 10 mg, Butylhydroxytoluol, Hypromellose, Lactose 295,8 mg, Lactose monohydrat, Crospovidon, Magnesium stearat.
PG: 30 ST * (EKO: N) [€ 4.723,40 n.l.]

Everolimus ratiopharm 2,5 mg - Tabletten 55G
(Z.Nr. 1-37784) NR. P. nicht im Handel. L01EG02

Everolimus ratiopharm 5 mg - Tabletten 55G
(Z.Nr. 1-37785) NR. P. n.l. L01EG02
ZI: ratiopharm Arzneimittel Vertrieb, Wien
Z: 1 Tablette enthält: Everolimus 5 mg, Butylhydroxytoluol, Hypromellose, Lactose 149 mg (entspr. Lactose monohydrat), Crospovidon, Magnesium stearat.
PG: 30 ST IND (EKO: G) [€ 524,65 n.l.]

Everolimus ratiopharm 7,5 mg - Tabletten 55G
(Z.Nr. 1-37787) NR. P. nicht im Handel. L01EG02

Everolimus ratiopharm 10 mg - Tabletten 55G
(Z.Nr. 1-37786) NR. P. n.l. L01EG02
ZI: ratiopharm Arzneimittel Vertrieb, Wien
Z: 1 Tablette enthält: Everolimus 10 mg, Butylhydroxytoluol, Hypromellose, Lactose 297 mg (entspr. Lactose monohydrat), Crospovidon, Magnesium stearat.
PG: 30 ST IND (EKO: G) [€ 993,15 n.l.]

Everolimus Sandoz 2,5 mg - Tabletten 55G
(Z.Nr. 1-38639) NR. P. nicht im Handel. L01EG02

Everolimus Sandoz 5 mg - Tabletten 55G
(Z.Nr. 1-38640) NR. P. nicht im Handel. L01EG02

Everolimus Sandoz 10 mg - Tabletten 55G
(Z.Nr. 1-38641) NR. P. nicht im Handel. L01EG02

Everolimus Stada 2,5 mg - Tabletten 55G
(Z.Nr. 1-38362) NR. P. nicht im Handel. L01EG02

Everolimus Stada 5 mg - Tabletten 55G
(Z.Nr. 1-38363) NR. P. nicht im Handel. L01EG02

Everolimus Stada 10 mg - Tabletten 55G
(Z.Nr. 1-38364) NR. P. nicht im Handel. L01EG02

Evicel - Lösungen für Fibrinkleber 20D04
(Z.Nr. EU/1/08/473/*) NR. P. T. B02BC30
ZI: Omrix biopharmaceuticals, Diegem, Belgien
Z: 1 Durchstechflasche (1 ml) enthält: Komponente 1 (entspr. Durchstechflasche mit Human-Fibrinogen): Humanprotein, gerinnungsfähig 50-90 mg (entspr. Fibrinogen) (entspr. Fibronektin) (entspr. Proteine 80-120 mg), Arginin hydrochlorid, Glycin, Natriumchlorid, Natrium citrat, Calciumchlorid, Wasser für Injektionszwecke; Komponente 2 (entspr. Durchstechflasche mit Human-Thrombin): Thrombin (human) 800-1200 IE, Calciumchlorid, Humanalbumin, Mannitol, Natriumacetat, Wasser für Injektionszwecke.
EW: Lokales Hämostatikum.
AG: Unterstützend zur Verbesserung der Hämostase bei Operationen, wenn chirurgische Techniken nicht ausreichend sind; Nahtunterstützung in der Gefäßchirurgie. Abdichtung von Nahtlinien bei Verschluss der Dura mater.
AA: Epiläsional, nicht intravaskulär. Nur mit unter Druck stehendem CO_2 aufsprühen.
Zubereitung der Lösung siehe Austria-Codex - Fachinformation.
DO: Abhängig von der klinischen Situation.
Gefäßchirurgie: ED bis 4 ml.
Verschluss der Dura mater: ED bis 8 ml.
Retroperitoneal-, Intraabdominalchirurgie: ED bis 10 ml.
GA: Sprayapplikation bei endoskopischen Verfahren. Nicht als Kleber für die Fixierung von Dura-Patches. Nicht als Versiegler, wenn die Dura mater nicht vernäht werden kann.
SST: Strenge Indikationsstellung.
NW: Überempfindlichkeit (bis Schock), Infektionen, Ödeme, Blutungen, postoperative Hämatome, Antikörperbildung, Thromboembolie bei versehentlicher intravaskulärer Injektion. Luft- oder Gasembolien, Meningitis, intrakranielle Hypotonie.
WW: Denaturierung durch Alkohol-, Jod- oder Schwermetall haltige Lösungen möglich.
WH: Nicht intravaskulär anwenden. Körperteile außerhalb des gewünschten Anwendungsbereiches ausreichend schützen (abdecken). Keine Untersuchungen bei Strahlentherapie. Bei jeder Verabreichung Chargenbezeichnung protokollieren.
PG: **2X1ML** 1 PK * (EKO: N) [€ 227,50], **2X2ML** 1 PK * (EKO: N) [€ 381,20], **2X5ML** 1 PK * (EKO: N) [€ 836,70]

Evicto 15 mg - Lösung zum Auftropfen für Katzen und Hunde <= 2,5 kg 804B, 803A, 804A
(Z.Nr. EU/2/19/242/*) NR. P. QP54AA05
ZI: Virbac, Carros, Frankreich
Z: 1 Einzeldosis (Pipette) mit 0,25 ml Lösung enthält: Selamectin 15 mg, Butylhydroxytoluol, Dipropylenglykolmethylether, Isopropylalkohol.
EW: Antiparasitikum (makrozyklisches Lakton).
AG: Katzen und Hunde: Behandlung und Vorbeugung des Flohbefalls, Vorbeugung von Herzwurmerkrankung, Behandlung des Ohrmilbenbefalls.
Katzen: Behandlung des Befalls mit Haarlingen, adulten Spulwürmern, adulten intestinalen Hakenwürmern.
Hunde: Behandlung des Befalls mit Haarlingen, adulten intestinalen Spulwürmern, Sarcoptesräude.
AA: Zum Auftropfen mittels Pipette auf die Haut am Halsansatz vor den Schulterblättern.
DO: Einmalig mindestens 6 mg Selamectin/kg KG.
Gegen Flohbefall bzw. Herzwurmerkrankung monatlich bis zum Ende der Floh- bzw. Mückensaison wiederholen.
Gegen Sarcoptesräude bei Hunden an 2 aufeinanderfolgenden Monaten je 1 Dosis verabreichen.
GA: Tiere unter 6 Wochen, geschwächte oder untergewichtige Katzen. Nicht auf nasses Fell auftrage, nach der Anwendung mind. 2 Stunden nicht in Gewässern baden.
SST: Anwendung möglich, auch bei Zuchttieren.
NW: Alopezie, vermehrter Speichelfluss bei Katzen. Verkleben der Haare, reversible neurologische Symptome.
WH: Bei Ohrmilbenbefall nicht direkt in den Ohrkanal verabreichen.
PG: 4 ST VT [€ 36,80]

Evicto 30 mg - Lösung zum Auftropfen für Katzen und Hunde 2,6 - 5,0 kg 804B, 803A, 804A
(Z.Nr. EU/2/19/242/*) NR. P. QP54AA05
ZI: Virbac, Carros, Frankreich
Z: 1 Einzeldosis (Pipette) mit 0,25 ml Lösung enthält: Selamectin 30 mg, Butylhydroxytoluol, Dipropylenglykolmethylether, Isopropylalkohol.
EW: Antiparasitikum (makrozyklisches Lakton).
AG: Behandlung und Vorbeugung des Flohbefalls, Vorbeugung von Herzwurmerkrankung, Behandlung des Ohrmilbenbefalls.
Behandlung des Befalls mit Haarlingen, adulten intestinalen Spulwürmern, Sarcoptesräude.
AA: Zum Auftropfen mittels Pipette auf die Haut am Halsansatz vor den Schulterblättern.
DO: Einmalig mindestens 6 mg Selamectin/kg KG.
Gegen Flohbefall bzw. Herzwurmerkrankung monatlich bis zum Ende der Floh- bzw. Mückensaison wiederholen.
Gegen Sarcoptesräude bei Hunden an 2 aufeinanderfolgenden Monaten je 1 Dosis verabreichen.
GA: Tiere unter 6 Wochen, geschwächte oder untergewichtige Katzen.
SST: Anwendung möglich, auch bei Zuchttieren.
NW: Alopezie, vermehrter Speichelfluss (bei Katzen). Verkleben der Haare, reversible neurologische Symptome.
WH: Bei Ohrmilbenbefall nicht direkt in den Ohrkanal verabreichen. Nicht auf nasses Fell auftrage, nach der Anwendung mind. 2 Stunden nicht in Gewässern baden.
PG: 4 ST VT [€ 40,45]

Evicto 45 mg - Lösung zum Auftropfen für Katzen 2,6 - 7,5 kg 804B, 803A, 804A
(Z.Nr. EU/2/19/242/*) NR. P. QP54AA05
ZI: Virbac, Carros, Frankreich
Z: 1 Einzeldosis (Pipette) mit 0,75 ml Lösung enthält: Selamectin 45 mg, Butylhydroxytoluol, Dipropylenglykolmethylether, Isopropylalkohol.
EW: Antiparasitikum (makrozyklisches Lakton).
AG: Behandlung und Vorbeugung des Flohbefalls, Vorbeugung von Herzwurmerkrankung, Behandlung des Ohrmilbenbefalls.
Behandlung des Befalls mit Haarlingen, adulten Spulwürmern, adulten intestinalen Hakenwürmern.
AA: Zum Auftropfen mittels Pipette auf die Haut am Halsansatz vor den Schulterblättern.
DO: Einmalig mindestens 6 mg Selamectin/kg KG.
Gegen Flohbefall bzw. Herzwurmerkrankung monatlich bis zum Ende der Floh- bzw. Mückensaison wiederholen.
GA: Tiere unter 6 Wochen, geschwächte oder untergewichtige Katzen.
SST: Anwendung möglich, auch bei Zuchttieren.
NW: Alopezie, vermehrter Speichelfluss bei Katzen. Verkleben der Haare, reversible neurologische Symptome.
WH: Bei Ohrmilbenbefall nicht direkt in den Ohrkanal verabreichen. Nicht auf nasses Fell auftrage, nach der Anwendung mind. 2 Stunden nicht in Gewässern baden.
PG: 4 ST VT [€ 44,10]

E

Evicto 60 mg - Lösung zum Auftropfen für Hunde 5,1 - 10,0 kg 804B, 803A, 804A
(Z.Nr. EU/2/19/242/*) NR. P. QP54AA05
ZI: Virbac, Carros, Frankreich
Z: 1 Einzeldosis (Pipette) mit 0,5 ml Lösung enthält: Selamectin 60 mg, Butylhydroxytoluol, Dipropylenglykolmethylether, Isopropylalkohol.
Kurzinformation: siehe Evicto 30 mg - Lösung zum Auftropfen für Katzen und Hunde 2,6 - 5,0 kg, → S. 535
PG: 4 ST VT [€ 47,75]

Evicto 60 mg - Lösung zum Auftropfen für Katzen 7,6 - 10,0 kg 804B, 803A, 804A
(Z.Nr. EU/2/19/242/*) NR. P. nicht im Handel. QP54AA05

Evicto 120 mg - Lösung zum Auftropfen für Hunde 10,1 - 20,0 kg 804B, 803A, 804A
(Z.Nr. EU/2/19/242/*) NR. P. QP54AA05
ZI: Virbac, Carros, Frankreich
Z: 1 Einzeldosis (Pipette) mit 1 ml Lösung enthält: Selamectin 120 mg, Butylhydroxytoluol, Dipropylenglykolmethylether, Isopropylalkohol.
Kurzinformation: siehe Evicto 30 mg - Lösung zum Auftropfen für Katzen und Hunde 2,6 - 5,0 kg, → S. 535
PG: 4 ST VT [€ 58,75]

Evicto 240 mg - Lösung zum Auftropfen für Hunde 20,1 - 40,0 kg 804B, 803A, 804A
(Z.Nr. EU/2/19/242/*) NR. P. QP54AA05
ZI: Virbac, Carros, Frankreich
Z: 1 Einzeldosis (Pipette) mit 2 ml Lösung enthält: Selamectin 240 mg, Butylhydroxytoluol, Dipropylenglykolmethylether, Isopropylalkohol.
Kurzinformation: siehe Evicto 30 mg - Lösung zum Auftropfen für Katzen und Hunde 2,6 - 5,0 kg, → S. 535
PG: 4 ST VT [€ 78,10]

Evicto 360 mg - Lösung zum Auftropfen für Hunde 40,1 - 60,0 kg 804B, 803A, 804A
(Z.Nr. EU/2/19/242/*) NR. P. nicht im Handel. QP54AA05

Eviplera 200 mg/25 mg/245 mg - Filmtabletten 35E02
(Z.Nr. EU/1/11/737/*) NR. P. J05AR08
ZI: Gilead Sciences Ireland, Carrigtohill County Cork, Irland
Z: 1 Filmtablette enthält: Emtricitabin 200 mg, Rilpivirin 25 mg (entspr. Rilpivirin hydrochlorid), Tenofovir disoproxil 245 mg (entspr. Tenofovir disoproxil fumarat), Tablettenkern: Croscarmellose natrium, Lactose monohydrat 277 mg, Magnesium stearat, Cellulose, mikrokristalline, Polysorbat 20, Povidon, Maisstärke, vorverkleistert; Tablettenfilm: Hypromellose, Indigocarmin-Aluminiumsalz, Lactose monohydrat, Polyethylenglycol, Eisen(III)-oxid, Gelborange S, Aluminiumsalz 4 µg, Titandioxid, Triacetin.
EW: Antivirale Kombination.
AG: HIV-1-Infektionen nach genotypischem Resistenztest (keine Mutationen mit Resistenzen gegen NNRTI, Tenofovir oder Emtricitabin).
AA: Zum Essen im Ganzen mit Wasser schlucken.
DO: 1mal tgl. 1 FT. Bei gleichzeitiger Gabe mit Rifabutin zusätzlich 25 mg Rilpivirin pro Tag einnehmen. Keine Daten an Kindern und Jugendlichen.
SST: Zwingende Indikationsstellung in der Schwangerschaft, Viruslast überwachen; nicht stillen.
NW: Blutbild, Stoffwechsel, Enzymanstiege, Haut (auch schwere Reaktionen), Erschöpfung, Psyche, Kopfschmerzen, Magen/Darm, Niere, Leber, Gewichtszunahme, Anstieg von Blutlipiden und Blutglukose, mitochondriale Dysfunktion nach Exposition in utero, Laktatazidose, Autoimmunerkrankungen (z.B. M. Basedow) bei Immun-Reaktivierung.
WW: Rilpivirin wird über CP3A metabolisiert.
Gegenanzeige: CYP3A-Induktoren (Carbamazepin, Oxcarbazepin, Phenobarbital, Phenytoin), Rifampicin, Rifapentin, Protonenpumpenhemmer, Johanniskraut, Lamivudin, Adefovirdipivoxil.
Nicht empfohlen: Didanosin, Delavirdin, Efavirenz, Etravirin, Nevirapin, Makrolid-Antibiotika, systemisches Dexamethason (außer als Einzelgabe), nephrotoxische Arzneimittel, Erythromycin, Clarthromycin.
Vorsicht: H2-Blocker, Antazida, Methadon, Digoxin, Dabigatran, Metformin, QT-verlängernde Substanzen, Rifabutin.
WH: Keine Untersuchungen bei Patienten mit vorherigem virologischem Versagen unter anderer antiretroviraler Therapie. Auf Lipodystrophie, Knochenanomalien, Osteonekrose, Immunreaktivierungssyndrom, Laktatazidose achten. Bei schweren Nierenschäden nicht empfohlen. Nierenfunktion regelmäßig kontrollieren. Vorsicht bei schweren Leberschäden. Schwere Hepatitis-Exazerbation beim Absetzen bei Hepatitis B-Koinfektion möglich. Verkehrshinweis.
PG: 30 ST RE2 (EKO: Y) [€ 1.143,80]

Eviplera 200 mg/25 mg/245 mg - Filmtabletten 35E02
(Z.Nr. EU/1/11/737/*) NR. P. Parallelimport. J05AR08
V: Abacus Medicine, Copenhagen, Dänemark
Z: 1 Filmtablette enthält: Emtricitabin 200 mg, Rilpivirin 25 mg (entspr. Rilpivirin hydrochlorid), Tenofovir disoproxil 245 mg (entspr. Tenofovir disoproxil fumarat), Tablettenkern: Croscarmellose natrium, Lactose monohydrat 277 mg, Magnesium stearat, Cellulose, mikrokristalline, Polysorbat 20, Povidon, Maisstärke, vorverkleistert; Tablettenfilm: Hypromellose, Indigocarmin-Aluminiumsalz, Lactose monohydrat, Polyethylenglycol, Eisen(III)-oxid, Gelborange S, Aluminiumsalz 4 µg, Titandioxid, Triacetin.
PG: 30 ST RE2 (EKO: Y) [€ 1.142,40]

Eviplera 200 mg/25 mg/245 mg - Filmtabletten 35E02
(Z.Nr. EU/1/11/737/*) NR. P. Parallelimport. J05AR08
nicht im Handel.

Eviplera 200 mg/25 mg/245 mg - Filmtabletten 35E02
(Z.Nr. EU/1/11/737/*) NR. P. Parallelimport. J05AR08
V: Haemato Pharm, Schönefeld, Deutschland
Z: 1 Filmtablette enthält: Emtricitabin 200 mg, Rilpivirin 25 mg (entspr. Rilpivirin hydrochlorid), Tenofovir disoproxil 245 mg (entspr. Tenofovir disoproxil fumarat), Tablettenkern: Croscarmellose natrium, Lactose monohydrat 277 mg, Magnesium stearat, Cellulose, mikrokristalline, Polysorbat 20, Povidon, Maisstärke, vorverkleistert; Tablettenfilm: Hypromellose, Indigocarmin-Aluminiumsalz, Lactose monohydrat, Polyethylenglycol, Eisen(III)-oxid, Gelborange S, Aluminiumsalz 4 µg, Titandioxid, Triacetin.
PG: 30 ST RE2 (EKO: Y) [€ 1.142,40]

Eviplera 200 mg/25 mg/245 mg - Filmtabletten 35E02
(Z.Nr. EU/1/11/737/*) NR. P. Parallelimport. J05AR08
V: Orifarm, Leverkusen, Deutschland
Z: 1 Filmtablette enthält: Emtricitabin 200 mg, Rilpivirin 25 mg (entspr. Rilpivirin hydrochlorid), Tenofovir disoproxil 245 mg (entspr. Tenofovir disoproxil fumarat), Tablettenkern: Croscarmellose natrium, Lactose monohydrat 277 mg, Magnesium stearat, Cellulose, mikrokristalline, Polysorbat 20, Povidon, Maisstärke, vorverkleistert; Tablettenfilm: Hypromellose, Indigocarmin-Aluminiumsalz, Lactose monohydrat, Polyethylenglycol, Eisen(III)-oxid, Gelborange S, Aluminiumsalz 4 µg, Titandioxid, Triacetin.
PG: 30 ST RE2 (EKO: Y) [€ 1.143,80]

Evista 60 mg - Filmtabletten 31H04, 38C04
(Z.Nr. EU/1/98/073/*) RP. P. G03XC01
ZI: Substipharm, Paris, Frankreich
Z: 1 Filmtablette enthält: Raloxifen hydrochlorid 60 mg (entspr. Raloxifen 56 mg), Tablettenkern: Povidon, Polysorbat 80, Lactose, Lactose monohydrat 149,4 mg, Crospovidon, Magnesium stearat; Tablettenfilm: Titandioxid, Polysorbat 80, Hypromellose, Macrogol 400, Carnaubawachs, Tinte: Schellack, Propylenglykol, Indigocarmin.
EW: Selektiver Östrogenrezeptor-Modulator.
AG: Behandlung und Prävention der Osteoporose bei postmenopausalen Frauen.
DO: 1 Tablette tgl., unabhängig von den Mahlzeiten. Kein Nutzen bei Kindern und Jugendlichen.
GA: Gebärfähige Frauen, thromboembolische Ereignisse (auch in der Anamnese), Leber-, schwere Nierenschäden, ungeklärte Uterusblutungen. Keine Erfahrungen bei Endometriumkrebs.
SST: Nur zur Anwendung bei postmenopausalen Frauen vorgesehen.
NW: Venöse Thromboembolien, Hitzewallungen, Wadenkrämpfe, periphere Ödeme, grippeähnliche Symptome.
WW: Cumarine (Prothrombinzeit überwachen), Cholestyramin.
WH: Thromboembolierisiko beachten. Uterusblutungen abklären. Nicht zur Behandlung von Menopausenbeschwerden (z.B. Hitzewallungen). Triglyzeride kontrollieren.
PG: 28 ST IND (2) (EKO: G) [€ 29,60]

Evista 60 mg - Filmtabletten 31H04, 38C04
(Z.Nr. EU/1/98/073/*) RP. P. Parallelimport. G03XC01
V: EMRAmed Arzneimittel, Trittau, Deutschland
Z: 1 Filmtablette enthält: Raloxifen hydrochlorid 60 mg (entspr. Raloxifen 56 mg), Tablettenkern: Povidon, Polysorbat 80, Lactose, Lactose monohydrat 149,4 mg, Crospovidon, Magnesium stearat; Tablettenfilm: Titandioxid, Polysorbat 80, Hypromellose, Macrogol 400, Carnaubawachs, Tinte: Schellack, Propylenglykol, Indigocarmin.
PG: 28 ST IND (2) (EKO: G) [€ 29,60]

Evista 60 mg - Filmtabletten 31H04, 38C04
(Z.Nr. EU/1/98/073/*) RP. P. Parallelimport. G03XC01
V: Eurim-Pharm, Salzburg
Z: 1 Filmtablette enthält: Raloxifen hydrochlorid 60 mg (entspr. Raloxifen 56 mg), Tablettenkern: Povidon, Polysorbat 80, Lactose, Lactose monohydrat 149,4 mg, Crospovidon, Magnesium stearat; Tablettenfilm: Titandioxid, Polysorbat 80, Hypromellose, Macrogol 400, Carnaubawachs, Tinte: Schellack, Propylenglykol, Indigocarmin.
PG: 28 ST IND (2) (EKO: G) [€ 29,60]

Evit 600 I.E. - Kapseln 54E01
(Z.Nr. 1-35133) RPF. P. A11HA03
ZI: Kwizda Pharma, Wien
Z: 1 Kapsel enthält: R,R,R-alpha-Tocopherol 600 IE (entspr. → 400 mg), Sojaöl, raffiniert, Gelatine, Glycerol (entspr. E 422), Sorbitol-Lösung 70% (nicht kristallisierend) (entspr. E 420), Wasser, gereinigtes.
EW: Vitamin E.
AG: Vitamin E-Mangel.
AA: Unzerkaut mit Flüssigkeit einnehmen.
DO: TD 1-2 Weichkapseln. Für Kinder und Jugendliche nicht empfohlen.
GA: Soja- oder Erdnussallergie.
SST: Nicht empfohlen.
NW: Sehr selten Magen/Darm.
WW: Eisenpräparate können Wirkung von Evit vermindern. Vitamin K-Antagonisten (Gerinnung überwachen).
PG: 30 ST * (EKO: N) [€ 14,30], 100 ST * (EKO: N) [€ 39,50]

Evitol 100 mg - Kaudragees 54E01
(Z.Nr. 0-17568) RPF. P. nicht im Handel. A11HA03

▼ Evoltra 1 mg/ml - Konzentrat zur Herstellung einer Infusionslösung 55C
(Z.Nr. EU/1/06/334/*) NR. P. L01BB06
ZI: Genzyme Europe, Amsterdam, Niederlande
Z: 1 ml Konzentrat enthält: Clofarabin 1 mg, Natriumchlorid, Wasser für Injektionszwecke.
EW: Antineoplastisch.
AG: Akute lymphoblastische Leukämie bei pädiatrischen Patienten (unter 21 Jahren).
AA: I.v. Infusion (über 2 Std.) nach Verdünnung.
DO: 52 mg/m² KOF tgl. an 5 aufeinanderfolgenden Tagen. Wiederholung alle 2-6 Wochen. Dosisreduktion bei verminderter Nierenfunktion. Keine Dosisempfehlung für Kinder unter 1 Jahr.
GA: Schwere Nieren- oder Leberschäden.
SST: Teratogen; zwingende Indikationsstellung in der Schwangerschaft, nicht stillen; Kontrazeption für Frauen und Männer erforderlich.
NW: Infektionen, Zytopenie, Blutungen, Knochenmarkversagen, systemisches Entzündungssyndrom (SIRS), Capillary Leak Syndrom, Perikarderguss, Hypotonie, Tachykardie, Niere, Leber/ Galle (Lebervenenverschluss, Hepatitis, Leberversagen), ZNS, Gehör, Magen/Darm (Enterokolitis), Haut (auch schwere Reaktionen), palmar-plantares Erythrodysästhesiesyndrom.
WW: Nephrotoxische Arzneimittel meiden.
WH: Auf Knochenmarksuppression bzw. Nephrotoxizität achten. Kontrollen: Blutbild (regelmäßig), Niere, Leber, Atmung, Blutdruck, Flüssigkeit, Gewicht. Remission meist nach 1 oder 2 Behandlungszyklen. Wenig Erfahrungen mit mehr als 3 Behandlungszyklen. Verkehrshinweis.
PG: 1 ST * (EKO: N) [€ 2.427,15]

Evotaz 300 mg/150 mg - Filmtabletten 35E04
(Z.Nr. EU/1/15/1025/*) NR. P. nicht im Handel. J05AR15

Evra 203 Mikrogramm/24 Stunden + 33,9 Mikrogramm/24 Stunden - transdermales Pflaster 31I01
(Z.Nr. EU/1/02/223/*) RP. P. G03AA13
ZI: Janssen-Cilag International, Beerse, Belgien
Z: 1 transdermales Pflaster enthält: Norelgestromin 203 µg/24 h (entspr. → 6 mg), Ethinylestradiol 33,9 µg/24 h (entspr. → 600 µg), Außenschicht: Polyethylen, pigmentiert, Polyester; Mittlere Schicht: Polyisobutylen/Polybutylen-Klebstoff, Crospovidon, Polyester-Vliesstoff, Dodecyllactat; Dritte Schicht: Polyethylen terephthalat, Polydimethylsiloxan.
EW: Östrogen + Gestagen.
AG: Hormonelle Kontrazeption.
AA: Auf gesunde Haut aufkleben. Pflaster nicht zerschneiden oder beschädigen.
DO: Am Tag 1, 8 und 15 des Zyklus 1 neues Pflaster auftragen und 7 Tage tragen (immer nur 1 Pflaster), dann 1 Woche pflasterfreies Intervall. Bei Frauen über 90 kg KG kann kontrazeptive Wirkung vermindert sein. Kein Nutzen für Kinder und Jugendliche.
Details siehe Austria-Codex - Fachinformation.
GA: Vorliegen oder Risiko für venöse oder arterielleThromboembolie, zerebrovaskuläre Erkrankungen, Migräne mit fokalen neurologischen Symptomen, schwere Hypertonie, Diabetes, Mamma- oder Endometriumkarzinom, Leberschäden, größere Operationen mit längerer Immobilisierung, abnorme Genitalblutungen.
SST: Nicht anwenden. Bei Eintritt einer Schwangerschaft sofort absetzen. Erhöhtes Thromboembolierisiko nach der Entbindung berücksichtigen.
NW: Brustbeschwerden, Schmierblutungen, Übelkeit, Kopfschmerzen, lokale Reaktionen, vaginale Infektionen, Übelkeit, ZNS, Psyche (Depressionen), Reproduktionsstörungen, Haut, Magen/ Darm, Auge, Leber, erhöhtes Thromboembolierisiko (Myokardinfarkt, Schlaganfall, TIA, Venenthrombose, Lungenembolie), Neoplasien, Hyperglykämie, Gewichtsanstieg.
WW: Gegenanzeige: Ombitasvir/Paritaprevir/Ritonavir, Dasabuvir (ALT-Anstieg: 2 Wochen Abstand).
Vorsicht bei Enzyminduktoren: Rifampicin, Antiepileptika, Johanniskraut, HIV-Arzneimittel (Ritonavir, Nevirapin, Efavirenz), Modafinil, Bosentan: Bis 28 Tage nach Therapieende Barrieremethode anwenden; bei Langzeitbehandlung nicht-hormonelle Kontrazeption empfohlen. Dosisanpassung für Lamotrigin. Beeinflussung von Labortests.
WH: Nicht in der Postmenopause und nicht als Hormonsubstitutionstherapie anwenden. Venöses Thromboembolierisiko (tiefe Beinvenenthrombose und Lungenembolie) und arterielles Thromboembolierisiko (Insult) bei der Entscheidung zur Verschreibung berücksichtigen, auf Risikofaktoren und Symptome achten. Auf erhöhtes Tumorrisiko achten.
Kontrollen: Blutdruck, Leber, Diabetes. Vor Anwendungsbeginn komplette Anamnese und Untersuchung. Auf unregelmäßige Blutungen achten.
PG: 3 ST * (EKO: N) [€ 17,75], 9 ST * (EKO: N) [€ 47,45]

🐾 Exagon 400 mg/ml - Injektionslösung für Tiere 818
(Z.Nr. 8-35499) NR. P. QN51AA01
ZI: Richter Pharma, Feldgasse, Wels
Z: 1 ml Injektionslösung enthält: Pentobarbital natrium 400 mg (entspr. Pentobarbital 364,6 mg), Benzylalkohol 20 mg, Patentblau V 0,01 mg, Ethanol 96% 80 mg, Propylenglycol 200 mg, Wasser für Injektionszwecke.
EW: Barbiturat; Narkotikum.
AG: Euthanasie bei Pferden, Ponys, Rindern, Schweinen, Hunden, Katzen, Nerze, Frettchen, Hasen, Kaninchen, Meerschweinchen, Hamster, Ratten, Mäuse, Geflügel, Tauben, Vögeln, Schlangen, Schildkröten, Eidechsen, Fröschen.
AA: I.v. (Methode der Wahl); ev. intrakardial oder intraperitoneal, als letzte Alternative intrapulmonal.
DO: Pferde, Ponys: 1 ml/4,5-5 kg KG i.v. (Sturzinjektion).
Rinder: 1-2 ml/10 kg KG i.v. (Sturzinjektion).
Schweine: 0,1 ml/kg KG (ab 30 kg KG) bzw. 0,2 ml/kg KG (bis 30 kg KG) i.v. (Sturzinjektion) oder intrakardial.
Hunde: 1 ml/3-5 kg KG i.v. oder 1 ml/3-4 kg KG intrakardial und intraperitoneal.
Katzen: 1 ml/2-3 kg KG i.v. oder 1 ml/kg KG intrakardial und intraperitoneal.
Nerze, Frettchen: 1 ml/Tier i.v. oder intrakardial.
Nagetiere: 1 ml/1-2 kg KG i.v. oder intrakardial oder 1 ml/0,5-1 kg KG intraperitoneal.
Geflügel, Tauben, Vögel: 1-2 ml/kg KG i.v. oder intrapulmonal.
Schlangen, Schildkröten, Eidechsen, Frösche: 0,5-1 ml herznah in die Brusthöhle injizieren, Tod nach 5-10 min.
GA: Nicht für Narkosezwecke. Bei Schildkröten nicht in das Zölom injizieren.
SST: Nutzen/Risiko-Abwägung. Erhöhtes Körpergewicht des träch-

tigen Tieres berücksichtigen. Möglichst i.v. injizieren. Fetus frühestens 25 min nach dem Tod des Muttertieres entnehmen und ggf. separat euthanasieren.
NW: Muskelzuckungen, Schnappatmung, Exzitationen.
WW: ZNS-Dämpfer verstärkend. Bei aggressiven Tieren Prämedikation mit einem Sedativum (oral, i.m. oder s.c.) empfohlen.
WH: Nicht für Tiere, die für den menschlichen oder tierischen Verzehr vorgesehen sind. Auf Exzitationen achten. Verzögerter Wirkungseintritt bei perivaskulärer, intraperitonealer oder intrapulmonaler Injektion möglich. Bei Rindern, Pferden und Schweinen bzw. bei aggressiven Tieren Prämedikation mit Sedativum durchführen. Selbstinjektion vermeiden, nur im Beisein einer anderen Person anwenden.
VNW: Nicht bei Tieren für den menschlichen oder tierischen Verzehr anwenden.
PG: 100 ML VN [€ 51,50]

Exagon 500 mg/ml - Injektionslösung für Tiere 818
(Z.Nr. 8-37229) NR. P. QN51AA01
ZI: Chanelle Pharmaceuticals Manufacturing, Galway, Irland
Z: 1 ml Injektionslösung enthält: Pentobarbital natrium 500 mg (entspr. Pentobarbital 455,7 mg), Erythrosin, rot 0,05 mg, Propylenglycol, Wasser für Injektionszwecke.
EW: Barbiturat; Narkotikum.
AG: Euthanasie von Hunden, Katzen, Nerzen, Frettchen, Hasen, Kaninchen, Meerschweinchen, Hamstern, Ratten, Mäusen, Hühnern, Tauben, Ziervögeln, kleinen Schlangen, Schildkröten, Eidechsen, Fröschen, Pferden, Rindern, Schweinen.
AA: I.v. (Methode der Wahl), intrakardial (nicht bei Vögeln), intrapulmonal (letzte Alternative). Bei Schweinen (bei Verabreichung in die Ohrvene) und kleinen Tieren mit isotonischer Kochsalzlösung 1:1 verdünnen.
DO: Pferde: 1 ml/5 kg KG i.v. (Sturzinjektion).
Rinder: 1-2 ml/10 kg KG i.v. (Sturzinjektion).
Schweine: 0,16 ml/kg KG (bis 30 kg KG) bzw. 0,08 ml/kg KG (über 30 kg KG) i.v. (Sturzinjektion) oder intrakardial.
Hunde: 1 ml/4 kg KG i.v. oder 1 ml/3 kg KG intrakardial und intraperitoneal.
Katzen: 1 ml/3 kg KG i.v. oder 1 ml/2 kg KG intrakardial und intraperitoneal.
Nerze, Frettchen: 1 ml/Tier i.v. oder intrakardial.
Nagetiere: 1 ml/1,5 kg KG i.v. oder intrakardial oder 1 ml/kg KG intraperitoneal.
Geflügel, Tauben, Vögel: 1 ml/kg KG i.v. oder intrapulmonal.
Kleine Schlangen, Schildkröten, Eidechsen, Frösche: 0,4- 0,8 ml/Tier herznah in die Brusthöhle injizieren, Tod nach 5-10 min.
GA: Nicht für Narkosezwecke. Bei Schildkröten nicht in das Zölom injizieren.
SST: Nutzen/Risiko-Abwägung. Erhöhtes Körpergewicht des trächtigen Tieres berücksichtigen. Möglichst i.v. injizieren. Fetus frühestens 25 min nach dem Tod des Muttertieres entnehmen und ggf. separat euthanasieren.
NW: Leichte Muskelzuckungen, bei Rindern Schnappatmung (bei zu niedriger Dosierung), Exzitation.
WW: ZNS-Dämpfer verstärken Barbituratwirkung.
WH: Nicht für Tiere, die für den menschlichen oder tierischen Verzehr vorgesehen sind. Auf Exzitationen achten. Verzögerter Wirkungseintritt bei perivaskulärer, intraperitonealer oder intrapulmonaler Injektion möglich. Bei Rindern und Pferden Prämedikation mit Sedativum durchführen. Selbstinjektion vermeiden, nur im Beisein einer anderen Person anwenden.
VNW: Nicht bei Tieren für den menschlichen oder tierischen Verzehr anwenden.
PG: 100 ML VN [€ 64,65]

Excedrinil 250 mg/250 mg/65 mg - Filmtabletten 02B08
(Z.Nr. 1-29226) RPF. P. nicht im Handel. N02BE51

Excenel Flow 50 mg/ml - Injektionssuspension für Schweine und Rinder 801AC
(Z.Nr. 8-00321) NR. P. VNW. QJ01DD90
ZI: Zoetis Österreich, Wien
Z: 1 ml Injektionssuspension enthält: Ceftiofur 50 mg (entspr. Ceftiofur hydrochlorid), Polysorbat 80, Triglyceride, mittelkettige, Wasser für Injektionszwecke.
EW: Cephalosporin-Antibiotikum.
AG: Bakterielle Atemwegserkrankungen bei Schweinen und Rindern, akute postpartale Metritis, Panaritium bei Rindern.
AA: Schwein i.m., Rind s.c. Flasche vor Anwendung kräftig schütteln.
DO: Atemwegserkrankungen
Schwein: 3 mg/kg KG/d an 3 Tagen.
Rind: 1 mg/kg KG/d an 3-5 Tagen (Metritis: An 5 Tagen).
Panaritium:
Rind: 1 mg/kg KG/d an 3 Tagen.
GA: Geflügel (Eier).
SST: Nutzen/Risiko-Bewertung.
NW: Lokale Verfärbungen und Schwellungen an der Injektionsstelle.
WW: Bakteriostatische Antibiotika heben bakterizide Wirkungen von Betalaktamen auf. Aminoglykoside potenzierend.
WH: Möglichst nur nach Resistenzprüfung anwenden. Penicillin- und Cephalosporin - überempfindliche Personen sollten Umgang mit dem Präparat meiden.
VNW: Rind: Essbare Gewebe 6 Tage, Milch 0 Tage.
Schwein: Essbare Gewebe 2 Tage.
PG: 100 ML VNW [€ 120,60]

Exelon 1,5 mg - Hartkapseln 49E01
(Z.Nr. EU/1/98/066/*) RP. P. N06DA03
ZI: Novartis Europharm, Dublin, Irland
Z: 1 Kapsel enthält: Rivastigmin 1,5 mg (entspr. Rivastigmin (R,R)-tartrat) (entspr. Rivastigmin hydrogentartrat), Gelatine, Magnesium stearat, Hypromellose, Cellulose, mikrokristalline, Siliciumdioxid, hochdisperses, Eisen(III)-hydroxid-oxid x H2O, Eisen(III)-oxid, Titandioxid, Schellack.
EW: Cholinesterasehemmer.
AG: Leichte bis mittelschwere Alzheimer-Demenz; leichte bis mittelschwere Demenz bei idiopathischem Parkinson-Syndrom.
AA: 2mal tgl. (mit dem Frühstück und dem Abendessen) Kapseln im Ganzen schlucken.
DO: Initial 2mal tgl. 1,5 mg, Erhaltungsdosis 2mal tgl. 3-6 mg, MTD 2x6 mg.
Keine Indikation für Kinder und Jugendliche.
GA: Schwere Leberschäden.
SST: Nutzen/Risiko-Abwägung, nicht stillen.
NW: ZNS, Psyche, Magen/Darm (Erbrechen, Durchfall), Appetitlosigkeit, Leber, Herz (Bradykardie, Torsade de Pointes), Müdigkeit, Stürze, Haut, Hyperhidrose, Dehydratation, selten Überempfindlichkeit (auch nach transdermaler Rivastigmin-Applikation).
WW: Vorsicht: Muskelrelaxantien (Succinylcholin) verstärkt; Beta-Blocker und andere Bradykardie auslösende Mittel; Torsade de Pointes-auslösende Mittel; Anästhetika, Cholinomimetika, Anticholinergika.
WH: Verkehrshinweis. Nur nach exakten Diagnosen anwenden. Gewicht über- wachen. Auf Dehydrierung achten. Vorsicht bei Allergie auf Rivastigmin- Pflaster, Reizleitungsstörungen, Asthma, Krampfanfällen. Bei massiver Überdosierung Antidot Atropin (initial 0,03 mg/kg i.v., dann nach Bedarf); Scopolamin nicht zu empfehlen.
PG: 28 ST RE2 (EKO: Y) [€ 50,35], 56 ST RE2 (EKO: Y) [€ 100,60]

Exelon 3 mg - Hartkapseln 49E01
(Z.Nr. EU/1/98/066/*) RP. P. N06DA03
ZI: Novartis Europharm, Dublin, Irland
Z: 1 Kapsel enthält: Rivastigmin 3 mg (entspr. Rivastigmin (R,R)-tartrat) (entspr. Rivastigmin hydrogentartrat), Gelatine, Magnesium stearat, Hypromellose, Cellulose, mikrokristalline, Siliciumdioxid, hochdisperses, Eisen(III)-hydroxid-oxid x H2O, Eisen(III)-oxid, Titandioxid, Schellack.
Kurzinformation: siehe Exelon 1,5 mg - Hartkapseln, → S. 538
PG: 56 ST RE2 (2) (EKO: Y) [€ 100,60]

Exelon 3 mg - Hartkapseln 49E01
(Z.Nr. EU/1/98/066/*) RP. P. Parallelimport. N06DA03
V: Orifarm, Leverkusen, Deutschland
Z: 1 Kapsel enthält: Rivastigmin 3 mg (entspr. Rivastigmin (R,R)-tartrat) (entspr. Rivastigmin hydrogentartrat), Gelatine, Magnesium stearat, Hypromellose, Cellulose, mikrokristalline, Siliciumdioxid, hochdisperses, Eisen(III)-hydroxid-oxid x H2O, Eisen(III)-oxid, Titandioxid, Schellack.
PG: 56 ST RE2 (2) (EKO: Y) [€ 98,55]

Exelon 4,5 mg - Hartkapseln 49E01
(Z.Nr. EU/1/98/066/*) RP. P. N06DA03
ZI: Novartis Europharm, Dublin, Irland
Z: 1 Kapsel enthält: Rivastigmin 4,5 mg (entspr. Rivastigmin (R,R)-tartrat) (entspr. Rivastigmin hydrogentartrat), Gelatine, Magnesium stearat, Hypromellose, Cellulose, mikrokristalline, Siliciumdioxid, hochdisperses, Eisen(III)-hydroxid-oxid x H2O, Eisen(III)-oxid, Titandioxid, Schellack.
Kurzinformation: siehe Exelon 1,5 mg - Hartkapseln, → S. 538
PG: 56 ST RE2 (2) (EKO: Y) [€ 100,60]

Exelon 4,5 mg - Hartkapseln 49E01
(Z.Nr. EU/1/98/066/*) RP. P. Parallelimport. N06DA03
V: Orifarm, Leverkusen, Deutschland
Z: 1 Kapsel enthält: Rivastigmin 4,5 mg (entspr. Rivastigmin (R,R)-tartrat) (entspr. Rivastigmin hydrogentartrat), Gelatine, Magnesium stearat, Hypromellose, Cellulose, mikrokristalline, Siliciumdioxid, hochdisperses, Eisen(III)-hydroxid-oxid x H2O, Eisen(III)-oxid,

Titandioxid, Schellack.
PG: 56 ST RE2 (2) (EKO: Y) [€ 98,55]

Exelon 6 mg - Hartkapseln 49E01
(Z.Nr. EU/1/98/066/*) RP. P. N06DA03
ZI: Novartis Europharm, Dublin, Irland
Z: 1 Kapsel enthält: Rivastigmin 6 mg (entspr. Rivastigmin (R,R)-tartrat) (entspr. Rivastigmin hydrogentartrat), Gelatine, Magnesium stearat, Hypromellose, Cellulose, mikrokristalline, Siliciumdioxid, hochdisperses, Eisen(III)-hydroxid-oxid x H2O, Eisen(III)-oxid, Titandioxid, Schellack.
Kurzinformation: siehe Exelon 1,5 mg - Hartkapseln, → S. 538
PG: 56 ST RE2 (2) (EKO: Y) [€ 100,60]

Exelon 2 mg/ml - Lösung zum Einnehmen 49E01
(Z.Nr. EU/1/98/066/*) RP. P. nicht im Handel. N06DA03

Exelon 4,6 mg/24 Stunden - transdermales Pflaster 49E01
(Z.Nr. EU/1/98/066/*) RP. P. N06DA03
ZI: Novartis Europharm, Dublin, Irland
Z: 1 Pflaster enthält: Rivastigmin 4,6 mg/24 h (entspr. → 9 mg), Trägerschicht: Poly(ethylenterephthalat)-Film, lackiert; Wirkstoffmatrix: all-rac-alpha-Tocopherol, Poly(butylmethacrylat, co Methylmethacrylat), Poly[(2-ethylhexyl)acrylat-co-methacrylat-co- acrylsäure-co-(2,3-epoxypropyl)- metharylat)]; Klebematrix: all-rac-alpha-Tocopherol, Silikonöl, Dimeticon; Freigabekontrollierende Schicht: Polyesterfilm fluoropolymerbeschichtet.
EW: Cholinesterasehemmer.
AG: Leichte bis mittelschwere Alzheimer-Demenz.
AA: 1mal tgl. auf gesunde Haut aufkleben, nach 24 Std. wechseln.
DO: Initial 4,6 mg/24 Std, Erhaltungsdosis 9,5 mg/24 Std. Umstellung von Hartkapseln oder Lösung auf Pflaster siehe Austria-Codex - Fachinformation.
SST: Nutzen/Risiko-Abwägung, nicht stillen.
NW: ZNS, Psyche, Magen/Darm (Erbrechen, Durchfall), Appetitlosigkeit, Leber, Herz (Bradykardie, Torsade de Pointes), Agitiertheit, Stürze, Haut, Harnwegsinfektionen, Dehydratation, selten Überempfindlichkeit (auch nach transdermaler Rivastigmin-Applikation).
WW: Vorsicht: Muskelrelaxantien (Succinylcholin) verstärkt; Beta-Blocker und andere Bradykardie auslösende Arzneimittel; Torsade de Pointes-auslösende Arzneimittel; Anästhetika, Cholinomimetika, Anticholinergika.
WH: Verkehrshinweis. Nur nach exakten Diagnosen anwenden. Gewicht über- wachen. Auf Dehydrierung achten. Vorsicht bei Allergie auf Rivastigmin- Pflaster, Reizleitungsstörungen, Asthma, Krampfanfällen. Bei massiver Überdosierung Antidot Atropin (initial 0,03 mg/kg i.v., dann nach Bedarf); Scopolamin nicht zu empfehlen.
PG: 7 ST RE2 (EKO: Y) [€ 14,30], 30 ST RE2 (2) (EKO: Y) [€ 55,75]

Exelon 9,5 mg/24 Stunden - transdermales Pflaster 49E01
(Z.Nr. EU/1/98/066/*) RP. P. N06DA03
ZI: Novartis Europharm, Dublin, Irland
Z: 1 Pflaster enthält: Rivastigmin 9,5 mg/24 h (entspr. → 18 mg), Trägerschicht: Poly(ethylenterephthalat)-Film, lackiert; Wirkstoffmatrix: all-rac-alpha-Tocopherol, Poly(butylmethacrylat, co Methylmethacrylat), Poly[(2-ethylhexyl)acrylat-co-methacrylat-co- acrylsäure-co-(2,3-epoxypropyl)- metharylat)]; Klebematrix: all-rac-alpha-Tocopherol, Silikonöl, Dimeticon; Freigabekontrollierende Schicht: Polyesterfilm fluoropolymerbeschichtet.
Kurzinformation: siehe Exelon 4,6 mg/24 Stunden - transdermales Pflaster, → S. 539
PG: 30 ST RE2 (2) (EKO: Y) [€ 55,75]

Exelon 13,3 mg/24 Stunden - transdermales Pflaster 49E01
(Z.Nr. EU/1/98/066/*) RP. P. N06DA03
ZI: Novartis Europharm, Dublin, Irland
Z: 1 transdermales Pflaster enthält: Rivastigmin 13,3 mg/24 h (entspr. → 27 mg), Trägerschicht: Poly(ethylenterephthalat)-Film, lackiert; Wirkstoffmatrix: all-rac-alpha-Tocopherol, Poly(butylmethacrylat, co Methylmethacrylat), Poly[(2-ethylhexyl)acrylat-co-methacrylat-co- acrylsäure-co-(2,3-epoxypropyl)- metharylat)]; Klebematrix: all-rac-alpha-Tocopherol, Silikonöl, Dimeticon; Freigabekontrollierende Schicht: Polyesterfilm fluoropolymerbeschichtet.
EW: Cholinesterasehemmer.
AG: Leichte bis mittelschwere Alzheimer-Demenz.
AA: 1mal tgl. auf gesunde Haut aufkleben, nach 24 Std. wechseln.
DO: Initial 4,6 mg/24 Std, Erhaltungsdosis 9,5 mg/24 Std. Nach frühestens 6 Monaten bei Bedarf 13,3 mg/24 Std. Umstellung von Hartkapseln oder Lösung auf Pflaster siehe Austria-Codex- Fachinformation.
SST: Nutzen/Risiko-Abwägung, nicht stillen.
NW: ZNS, Psyche, Magen/Darm (Erbrechen, Durchfall), Appetitlosigkeit, Leber, Herz (Bradykardie, Torsade de Pointes), Müdigkeit, Stürze, Haut, Hyperhidrose, Dehydratation, selten Überempfindlichkeit (auch nach transdermaler Rivastigmin-Applikation).
WW: Vorsicht: Muskelrelaxantien (Succinylcholin) verstärkt; Beta-Blocker und andere Bradykardie auslösende Mittel; Torsade de Pointes-auslösende Mittel; Anästhetika, Cholinomimetika, Anticholinergika.
WH: Verkehrshinweis. Nur nach exakten Diagnosen anwenden. Gewicht über- wachen. Auf Dehydrierung achten. Vorsicht bei Allergie auf Rivastigmin- Pflaster, Reizleitungsstörungen, Asthma, Krampfanfällen. Bei massiver Überdosierung Antidot Atropin (initial 0,03 mg/kg i.v., dann nach Bedarf); Scopolamin nicht zu empfehlen.
PG: 30 ST RE2 (2) (EKO: Y) [€ 55,75]

Exemestan Accord 25 mg - Filmtabletten 55D04
(Z.Nr. 1-30675) NR. P. L02BG06
ZI: Accord Healthcare, Utrecht, Niederlande
Z: 1 Filmtablette enthält: Exemestan 25 mg, Tablettenkern: Mannitol 90,4 mg, Cellulose, mikrokristalline, Crospovidon, Carboxymethylstärke, Natrium Typ A, Hypromellose, Polysorbat 80, Siliciumdioxid, hochdisperses, Magnesium stearat; Tablettenüberzug: (entspr. Hypromellose 6cP) (entspr. Macrogol 400) (entspr. Titandioxid).
EW: Aromatasehemmer.
AG: Östrogenrezeptor-positives invasives Mammakarzinom in der Postmenopause im Anfangsstadium nach adjuvanter Tamoxifen-Behandlung über 2-3 Jahre oder mit Progression nach Antiöstrogenbehandlung.
AA: Nach einer Mahlzeit einnehmen.
DO: 1mal tgl. 1 Tablette. Für Kinder und Jugendliche nicht empfohlen.
GA: Prämenopause.
SST: Gegenanzeige. Kontrazeption bis zur Postmenopause erforderlich.
NW: Hitzewallungen, Gelenkschmerzen, Übelkeit, Müdigkeit, Kopfschmerzen, Schlaflosigkeit, Vegetativum, Blutbild, Enzymanstiege, Leber.
WW: Vorsicht mit Arzneimitteln, die über CYP3A4 metabolisiert werden; nicht mit Östrogenen verabreichen.
WH: Postmenopausalen Status bestätigen. Knochendichte messen. Vorsicht bei Leber- und Nierenschäden. Verkehrshinweis.
PG: 30 ST (2) (EKO: G) [€ 81,45]

Exemestan Accord 25 mg - Filmtabletten 55D04
(Z.Nr. 1-30675-P1) NR. P. Parallelimport. nicht im Handel. L02BG06

Exemestan ratiopharm 25 mg - Filmtabletten 55D04
(Z.Nr. 1-29593) NR. P. L02BG06
ZI: Teva, Haarlem, Niederlande
Z: 1 Filmtablette enthält: Exemestan 25 mg, Tablettenkern: Mannitol, Cellulose, mikrokristalline, Crospovidon, Natrium stärkeglykolat Typ A, Hypromellose E5, Polysorbat 80, Siliciumdioxid, hochdisperses, wasserfrei, Magnesium stearat; Filmüberzug: Hypromellose 6cP, Macrogol 400, Titandioxid.
Kurzinformation: siehe Exemestan Accord 25 mg - Filmtabletten, → S. 539
PG: 30 ST (2) (EKO: G) [€ 95,85]

Exflow Vet 10 mg/g - Pulver zum Eingeben über das Trinkwasser für Rinder (Kälber), Schweine, Hühner, Puten und Enten 807AB
(Z.Nr. 8-36529) RP. P. VNW. QR05CB02
ZI: Ceva Sante Animale, Libourne, Frankreich
Z: 1 g Pulver enthält: Bromhexin hydrochlorid 10 mg (entspr. Bromhexin 9,11 mg), Citronensäure, Lactose monohydrat.
EW: Mukolytikum.
AG: Verschleimte Atemwege.
AA: Zum Eingeben über das Trinkwasser.
DO: TD 0,45 mg Bromhexin/kg KG (= 5 g Tierarzneimittel/100 kg KG) über 3-10 Tage.
GA: Lungenödem.
SST: Nutzen/Risiko-Abwägung.
WH: Bei schwerem Lungenwurmbefall erst 3 Tage nach Beginn der anthelminthischen Behandlung anwenden.
VNW: Rind (Kalb): Essbare Gewebe 2 Tage. Nicht bei Kühen anwenden, deren Milch für menschlichen Verzehr vorgesehen ist. Bei Geflügel, dessen Eier für menschlichen Verzehr vorgesehen sind, nicht innerhalb von 4 Wochen vor Beginn und während der

Legeperiode anwenden.
PG: 1 KG VNW [€ 70,35], 2,5 KG VNW [€ 161,70]

Exforge 5 mg/80 mg - Filmtabletten 10B09
(Z.Nr. EU/1/06/370/*) RP. P. C09DB01
ZI: Novartis Europharm, Dublin, Irland
Z: 1 Filmtablette enthält: Amlodipin 5 mg (entspr. Amlodipin besilat), Valsartan 80 mg, Tablettenkern: Cellulose, mikrokristalline, Crospovidon Typ A, Siliciumdioxid, hochdisperses, Magnesium stearat; Filmüberzug: Hypromellose 2910 (3 mPa*s), Titandioxid, Eisen(III)-hydroxid-oxid x H2O, Macrogol 4000, Talkum.
EW: Angiotensin-II-Antagonist + Kalziumanatagonist.
AG: Essentielle Hypertonie bei nicht ausreichender Monotherapie.
AA: Mit etwas Wasser einnehmen.
DO: 1 Tablette pro Tag. Keine Daten an Kindern und Jugendlichen.
GA: Schwere Leberinsuffizienz, schwere Hypotonie, Schock, linksventrikuläre Obstruktion, instabile Herzinsuffizienz nach akutem Herzinfarkt.
SST: Gegenanzeige im 2. und 3. Trimenon; im 1. Trimenon und in der Stillzeit nicht empfohlen.
NW: Tachykardie, Kopfschmerzen, ZNS, Sehstörungen, Husten, Magen/Darm, Haut, Schwellungen, Hypotonie, (Angio)ödeme, Überempfindlichkeit.
WW: Amlodipin: Nicht empfohlen: Grapefruit(saft).
Vorsicht mit CYP3A4-Inhibitoren oder -Induktoren. Simvastatin auf 20 mg/d reduzieren.
Valsartan: Aliskiren (Kontraindiziert bei Diabetes oder Nierenschäden, sonst nicht empfohlen) Nicht empfohlen: Duale Blockade des Renin/Angiotensin/Aldosteron-Systems, Lithium.
Vorsicht: Den Kaliumspiegel beeinflussende Arzneimittel, nicht steroidale Entzündungshemmer.
Generell: Andere Blutdrucksenker verstärkt. Vorsicht mit CYP3A4-Induktoren (Antikonvulsiva, Rifampicin, Johanniskraut): Blutdruck überwachen.
WH: Auf übermäßige Blutdrucksenkung achten. Verkehrshinweis.
PG: 28 ST IND (2) (EKO: G) [€ 28,25]

Exforge 5 mg/160 mg - Filmtabletten 10B09
(Z.Nr. EU/1/06/370/*) RP. P. C09DB01
ZI: Novartis Europharm, Dublin, Irland
Z: 1 Filmtablette enthält: Amlodipin 5 mg (entspr. Amlodipin besilat), Valsartan 160 mg, Tablettenkern: Cellulose, mikrokristalline, Crospovidon Typ A, Siliciumdioxid, hochdisperses, Magnesium stearat; Filmüberzug: Hypromellose 2910 (3 mPa*s), Titandioxid, Eisen(III)-hydroxid-oxid x H2O, Macrogol 4000, Talkum.
Kurzinformation: siehe Exforge 5 mg/80 mg - Filmtabletten, → S. 540
PG: 28 ST IND (2) (EKO: G) [€ 28,35]

Exforge 5 mg/160 mg - Filmtabletten 10B09
(Z.Nr. EU/1/06/370/*) RP. P. Parallelimport. C09DB01
nicht im Handel.

Exforge 10 mg/160 mg - Filmtabletten 10B09
(Z.Nr. EU/1/06/370/*) RP. P. C09DB01
ZI: Novartis Europharm, Dublin, Irland
Z: 1 Filmtablette enthält: Amlodipin 10 mg (entspr. Amlodipin besilat), Valsartan 160 mg, Tablettenkern: Cellulose, mikrokristalline, Crospovidon Typ A, Siliciumdioxid, hochdisperses, Magnesium stearat; Filmüberzug: Hypromellose 2910 (3 mPa*s), Titandioxid, Eisen(III)-hydroxid-oxid x H2O, Macrogol 4000, Talkum.
Kurzinformation: siehe Exforge 5 mg/80 mg - Filmtabletten, → S. 540
PG: 28 ST IND (2) (EKO: G) [€ 28,35]

Exforge HCT 5 mg/160 mg/12,5 mg - Filmtabletten 10B10
(Z.Nr. EU/1/09/569/*) RP. P. C09DX01
ZI: Novartis Europharm, Dublin, Irland
Z: 1 Filmtablette enthält: Amlodipin 5 mg (entspr. Amlodipin besilat), Valsartan 160 mg, Hydrochlorothiazid 12,5 mg, Tablettenkern: Cellulose, mikrokristalline, Crospovidon Typ A, Siliciumdioxid, hochdisperses, Magnesium stearat; Überzug: Hypromellose 2910 (3 mPa*s), Titandioxid, Macrogol 4000, Talkum.
EW: Angiotensin-II-Antagonist + Kalziumanatagonist + Diuretikum.
AG: Essentielle Hypertonie bei ausreichender Kontrolle durch die Kombination der 3 Wirkstoffe.
AA: Morgens mit etwas Wasser einnehmen.
DO: 1 Tablette pro Tag. MTD 10 mg/320 mg/25 mg. Nicht für Kinder und Jugendliche.
GA: Schwere Leber- oder Nierenschäden, schwere Hypotonie, Schock, linksventrikuläre Obstruktion, instabile Herzinsuffizienz nach akutem Myokardinfarkt. Therapieresistente Hypokaliämie, Hyponatriämie, Hyperkalzämie, symptomatische Hyperurikämie.
SST: Gegenanzeige im 2. und 3. Trimenon; im 1. Trimenon und in der Stillzeit nicht empfohlen.
NW: Tachykardie, Kopfschmerzen, ZNS, Sehstörungen, Husten, Magen/Darm, Haut, Schwellungen, Hypotonie, (Angio)ödeme, Überempfindlichkeit, Stoffwechsel, Niere, Untersuchungen, erhöhtes Risiko von nicht- melanozytärem Hautkrebs.
WW: Amlodipin: Vorsicht mit CYP3A4-Inhibitoren oder -Induktoren.
Valsartan: Aliskiren (Kontraindiziert bei Diabetes oder Nierenschäden, sonst nicht empfohlen) Nicht empfohlen: Duale Blockade des Renin/Angiotensin/Aldosteron- Systems, Lithium.
Vorsicht: Den Kaliumspiegel beeinflussende Arzneimittel, nicht steroidale Entzündungshemmer.
HCT: Vorsicht: Alkohol, Anticholinergika, Antidiabetika, Beta-Blocker (Hyperglykämien), Carbamazepin, Antidepressiva, Muskelrelaxantien, Ciclosporin (Hyperurikämie), Zytostatika, Digitalis, jodhaltige Kontrastmittel, Gichtmittel, Kalium beeinflussende Substanzen, Curare, Kalzium, Vitamin D, Ionenaustauscherharze (4-6 Std. Abstand), Methyldopa.
Generell: Andere Blutdrucksenker verstärkt.
WH: Vorsicht bei älteren Patienten, Klappenstenosen, hypertropher Kardiomyopathie. Bei primärem Hyperaldosteronismus nicht empfohlen. Auf übermäßige Blutdrucksenkung achten. Kontrollen: Serumelektrolyte (Kalium), Verkehrshinweis.
PG: 28 ST IND (2) (EKO: G) [€ 28,35]

Exforge HCT 5 mg/160 mg/12,5 mg - Filmtabletten 10B10
(Z.Nr. EU/1/09/569/*) RP. P. Parallelimport. C09DX01
nicht im Handel.

Exforge HCT 5 mg/160 mg/25 mg - Filmtabletten 10B10
(Z.Nr. EU/1/09/569/*) RP. P. C09DX01
ZI: Novartis Europharm, Dublin, Irland
Z: 1 Filmtablette enthält: Amlodipin 5 mg (entspr. Amlodipin besilat), Valsartan 160 mg, Hydrochlorothiazid 25 mg, Tablettenkern: Cellulose, mikrokristalline, Crospovidon Typ A, Siliciumdioxid, hochdisperses, Magnesium stearat; Überzug: Hypromellose 2910 (3 mPa*s), Macrogol 4000, Talkum, Titandioxid, Eisen(III)-hydroxid-oxid x H2O.
Kurzinformation: siehe Exforge HCT 5 mg/160 mg/12,5 mg - Filmtabletten, → S. 540
PG: 28 ST IND (2) (EKO: G) [€ 28,35]

Exforge HCT 5 mg/160 mg/25 mg - Filmtabletten 10B10
(Z.Nr. EU/1/09/569/*) RP. P. Parallelimport. C09DX01
nicht im Handel.

Exforge HCT 10 mg/160 mg/12,5 mg - Filmtabletten 10B10
(Z.Nr. EU/1/09/569/*) RP. P. C09DX01
ZI: Novartis Europharm, Dublin, Irland
Z: 1 Filmtablette enthält: Amlodipin 10 mg (entspr. Amlodipin besilat), Valsartan 160 mg, Hydrochlorothiazid 12,5 mg, Tablettenkern: Cellulose, mikrokristalline, Crospovidon Typ A, Siliciumdioxid, hochdisperses, Magnesium stearat; Überzug: Hypromellose 2910 (3 mPa*s), Macrogol 4000, Talkum, Titandioxid, Eisen(III)-hydroxid-oxid x H2O, Eisen(III)-oxid.
Kurzinformation: siehe Exforge HCT 5 mg/160 mg/12,5 mg - Filmtabletten, → S. 540
PG: 28 ST IND (2) (EKO: G) [€ 28,35]

Exforge HCT 10 mg/160 mg/25 mg - Filmtabletten 10B10
(Z.Nr. EU/1/09/569/*) RP. P. C09DX01
ZI: Novartis Europharm, Dublin, Irland
Z: 1 Filmtablette enthält: Amlodipin 10 mg (entspr. Amlodipin besilat), Valsartan 160 mg, Hydrochlorothiazid 25 mg, Tablettenkern: Cellulose, mikrokristalline, Crospovidon Typ A, Siliciumdioxid, hochdisperses, Magnesium stearat; Überzug: Hypromellose 2910 (3 mPa*s), Macrogol 4000, Talkum, Eisen(III)-hydroxid-oxid x H2O.
Kurzinformation: siehe Exforge HCT 5 mg/160 mg/12,5 mg - Filmtabletten, → S. 540
PG: 28 ST IND (2) (EKO: G) [€ 28,35]

Exforge HCT 10 mg/320 mg/25 mg - Filmtabletten 10B10
(Z.Nr. EU/1/09/569/*) RP. P. nicht im Handel. C09DX01

Exidot 40 mg - Lösung zum Auftropfen für kleine Katzen, kleine Zierkaninchen und kleine Hunde 804B
(Z.Nr. 8-39250) RPF. P. nicht im Handel. QP53AX17

Exidot 80 mg - Lösung zum Auftropfen für große Katzen und große Zierkaninchen 804B
(Z.Nr. 8-39251) RPF. P. nicht im Handel. QP53AX17

🐾 *Exidot 100 mg - Lösung zum Auftropfen für mittelgroße Hunde* 804B
(Z.Nr. 8-39252) RPF. P. nicht im Handel. QP53AX17

🐾 *Exidot 250 mg - Lösung zum Auftropfen für große Hunde* 804B
(Z.Nr. 8-39253) RPF. P. nicht im Handel. QP53AX17

🐾 *Exidot 400 mg - Lösung zum Auftropfen für sehr große Hunde* 804B
(Z.Nr. 8-39254) RPF. P. nicht im Handel. QP53AX17

🐾 Exitel 230/20 mg - aromatisierte Filmtabletten für Katzen 803A, 803B2, 803CB
(Z.Nr. 8-35374) RP. P. QP52AA51
ZI: Chanelle Pharmaceuticals Manufacturing, Galway, Irland
Z: 1 Filmtablette enthält: Pyrantel embonat 230 mg, Praziquantel 20 mg, Tablettenkern: Maisstärke, Cellulose, mikrokristalline, Crospovidon, Magnesium stearat, Siliciumdioxid, hochdisperses; Tablettenüberzug: Grillfleischaroma, Opadry II weiss (entspr. Poly(vinylalkohol)) (entspr. Titandioxid) (entspr. Macrogol 3350) (entspr. Talkum).
EW: Anthelminthische Kombination.
AG: Katzen mit Mischinfektionen mit Rund- und Bandwürmern.
AA: Zum Eingeben (direkt oder mit dem Futter).
DO: Einmalig 1 Tablette pro 4 kg KG. (1-2 kg KG: ½ Tablette; 2,1-4 kg KG: 1 Tablette; 4,1-6 kg KG: 1 ½ Tabletten; 6,1-8 kg KG: 2 Tabletten).
GA: Katzen unter 6 Wochen.
SST: Während der Trächtigkeit nicht verwenden. Während der Laktation Anwendung möglich.
NW: Sehr selten Magen/Darm, Ataxie, Muskelzittern.
WW: Piperazin-Verbindungen nicht gleichzeitig anwenden.
WH: Maßnahmen gegen Zwischenwirte (Flöhe, Mäuse etc.) setzen.
PG: 2 ST VT [€ 9,60]

🐾 Exitel Plus - Tabletten für Hunde 803A, 803B2, 803CB
(Z.Nr. 8-00847) RP. P. QP52AA51
ZI: Chanelle Pharmaceuticals Manufacturing, Galway, Irland
Z: 1 Tablette enthält: Praziquantel 50 mg, Pyrantel 50 mg (entspr. Pyrantel embonat 144 mg), Febantel 150 mg, Cellulose, mikrokristalline, Lactose monohydrat, Natriumdodecylsulfat, Croscarmellose natrium, Magnesium stearat, Siliciumdioxid, hochdisperses, Schweinefleischaroma.
EW: Anthelminthische Kombination.
AG: Hunde mit Mischinfektionen mit Rund- und Bandwürmern.
AA: Zum Eingeben (direkt oder mit dem Futter).
DO: Einmalig 1 Tablette pro 10 kg KG.
SST: Nutzen/Risiko-Abwägung, in den ersten 4 Wochen der Trächtigkeit nicht verwenden.
NW: Sehr selten Magen/Darm.
WW: Piperazin nicht gleichzeitig anwenden; Cholinergika (Toxizität).
WH: Maßnahmen gegen Zwischenwirte (Flöhe, Mäuse etc.) setzen.
PG: 104 ST VT [€ 301,60]

🐾 Exitel Plus XL - Tabletten für Hunde 803A, 803B2, 803CB
(Z.Nr. 8-01116) RP. P. QP52AA51
ZI: Chanelle Pharmaceuticals Manufacturing, Galway, Irland
Z: 1 Tablette enthält: Praziquantel 175 mg, Pyrantel 175 mg (entspr. Pyrantel embonat 504 mg), Febantel 525 mg, Lactose monohydrat, Cellulose, mikrokristalline, Magnesium stearat, Siliciumdioxid, hochdisperses, Croscarmellose natrium, Natriumdodecylsulfat, Schweinefleischaroma.
EW: Anthelminthische Kombination.
AG: Hunde mit Mischinfektionen mit Rund- und Bandwürmern.
AA: Zum Eingeben (direkt oder mit dem Futter).
DO: Einmalig 1 Tablette pro 35 kg KG.
SST: Nutzen/Risiko-Abwägung, in den ersten 4 Wochen der Trächtigkeit nicht verwenden.
NW: Sehr selten Magen/Darm.
WW: Piperazin nicht gleichzeitig anwenden; Cholinergika (Toxizität).
WH: Maßnahmen gegen Zwischenwirte (Flöhe, Mäuse etc.) setzen.
PG: 6 ST VT [€ 72,00]

▼ Exjade 90 mg - Filmtabletten 07D
(Z.Nr. EU/1/06/356/*) NR. P. V03AC03
ZI: Novartis Europharm, Dublin, Irland
Z: 1 Filmtablette enthält: Deferasirox 90 mg, Tablettenkern: Cellulose, mikrokristalline, Crospovidon, Povidon, Magnesium stearat, Siliciumdioxid, hochdisperses, Poloxamer; Filmüberzug: Hypromellose, Titandioxid, Macrogol 4000, Talkum, Indigocarmin-Aluminiumsalz.
EW: Oraler Eisenchelator.
AG: Chronische Eisenüberladung bei Beta-Thalassämia major bei Patienten ab 6 Jahren sowie transinfusionsbedingt bei Patienten ab 2 Jahren, wenn Deferoxamintherapie unangemessen ist. Chronische Eisenüberladung bei nicht-transfusionsabhängigen Thalassämie-Syndromen bei Patienten ab 10 Jahren, wenn Deferoxamintherapie unangemessen ist.
AA: 1mal tgl. im Ganzen mit etwas Wasser schlucken, ev. auch Tabletten zerkleinern und auf weiche Speisen streuen.
DO: Initial 14 (7-21) mg/kg KG; MTD 28 mg/kg KG. Dosisreduktion bei Leberschäden.
Richtwert: Ein Drittel der Deferoxamin-Dosis.
Erhaltungsdosis auf der Basis der Serumferritinbestimmung.
Nicht-transfusionsabhängige Thalassämie-Syndrome: Initial 7 mg/kg KG, Dosisanpassung nach Bedarf, MTD 14 mg/kg KG.
Keine Erfahrungen bei Kindern unter 2 Jahren.
GA: Nierenschäden (Kreatininclearance <60 ml/min).
SST: Strenge Indikationsstellung, nicht stillen. Nichthormonale Kontrazeption für Frauen im gebärfähigen Alter empfohlen.
NW: Magen/Darm (Ulzera, Perforation), Niere (bis Nierenversagen), Leber, akute Pankreatitis, ZNS (hyperammonämische Enzephalopathie), Psyche, Sinnesorgane, Haut (auch schwere Reaktionen), Blutbild, Überempfindlichkeit, metabolische Azidose.
WW: Nicht mit anderen Eisenchelatoren kombinieren. Repaglinid vermeiden.
Nicht empfohlen: Aluminiumhaltige Antazida.
Vorsicht: UGT-Induktoren (Rifampicin, Phenobarbital, Phenytoin), Midazolam, ulzerogene Substanzen, Gerinnungshemmer, Theophyllin, Busulfan.
WH: Bei Patienten mit geringer Lebenserwartung Anwendung nicht empfohlen. Limitierte Daten bei Kindern mit nicht-transfusionsabhängiger Thalassämie. Kontrollen: Serumkreatinin, Kreatininclearance (initial wöchentlich, dann monatlich), Säure/Basen, Plasma-Cystatin-C, Leber, Serumferritin. Auf Magen/Darm-Ulzera bzw. Leberversagen achten.
PG: 30 ST * (EKO: N) [€ 259,50]

▼ Exjade 180 mg - Filmtabletten 07D
(Z.Nr. EU/1/06/356/*) NR. P. V03AC03
ZI: Novartis Europharm, Dublin, Irland
Z: 1 Filmtablette enthält: Deferasirox 180 mg, Tablettenkern: Cellulose, mikrokristalline, Crospovidon, Povidon, Magnesium stearat, Siliciumdioxid, hochdisperses, Poloxamer; Filmüberzug: Hypromellose, Titandioxid, Macrogol 4000, Talkum, Indigocarmin-Aluminiumsalz.
Kurzinformation: siehe Exjade 90 mg - Filmtabletten, → S. 541
PG: 30 ST * (EKO: N) [€ 494,20]

▼ *Exjade 180 mg - Filmtabletten* 07D
(Z.Nr. EU/1/06/356/*) NR. P. Parallelimport. V03AC03
nicht im Handel.

▼ Exjade 360 mg - Filmtabletten 07D
(Z.Nr. EU/1/06/356/*) NR. P. V03AC03
ZI: Novartis Europharm, Dublin, Irland
Z: 1 Filmtablette enthält: Deferasirox 360 mg, Tablettenkern: Cellulose, mikrokristalline, Crospovidon, Povidon, Magnesium stearat, Siliciumdioxid, hochdisperses, Poloxamer; Filmüberzug: Hypromellose, Titandioxid, Macrogol 4000, Talkum, Indigocarmin-Aluminiumsalz.
Kurzinformation: siehe Exjade 90 mg - Filmtabletten, → S. 541
PG: 30 ST * (EKO: N) [€ 924,40], 90 ST * (EKO: N) [€ 2.962,80]

▼ *Exjade 360 mg - Filmtabletten* 07D
(Z.Nr. EU/1/06/356/*) NR. P. Parallelimport. V03AC03
nicht im Handel.

▼ *Exjade 360 mg - Filmtabletten* 07D
(Z.Nr. EU/1/06/356/*) NR. P. Parallelimport. V03AC03
nicht im Handel.

▼ *Exjade 90 mg - Granulat im Beutel* 07D
(Z.Nr. EU/1/06/356/*) NR. P. nicht im Handel. V03AC03

▼ *Exjade 180 mg - Granulat im Beutel* 07D
(Z.Nr. EU/1/06/356/*) NR. P. nicht im Handel. V03AC03

▼ *Exjade 360 mg - Granulat im Beutel* 07D
(Z.Nr. EU/1/06/356/*) NR. P. nicht im Handel. V03AC03

E

▼ *Exjade 125 mg - Tabletten zur Herstellung einer Suspension zum Einnehmen* 07D
(Z.Nr. EU/1/06/356/*) NR. P. nicht im Handel. V03AC03

▼ *Exjade 250 mg - Tabletten zur Herstellung einer Suspension zum Einnehmen* 07D
(Z.Nr. EU/1/06/356/*) NR. P. nicht im Handel. V03AC03

▼ *Exjade 250 mg - Tabletten zur Herstellung einer Suspension zum Einnehmen* 07D
(Z.Nr. EU/1/06/356/*) NR. P. Parallelimport. nicht im Handel. V03AC03

▼ *Exjade 250 mg - Tabletten zur Herstellung einer Suspension zum Einnehmen* 07D
(Z.Nr. EU/1/06/356/*) NR. P. Parallelimport. nicht im Handel. V03AC03

▼ *Exjade 500 mg - Tabletten zur Herstellung einer Suspension zum Einnehmen* 07D
(Z.Nr. EU/1/06/356/*) NR. P. nicht im Handel. V03AC03

▼ *Exjade 500 mg - Tabletten zur Herstellung einer Suspension zum Einnehmen* 07D
(Z.Nr. EU/1/06/356/*) NR. P. Parallelimport. nicht im Handel. V03AC03

▼ *Exjade 500 mg - Tabletten zur Herstellung einer Suspension zum Einnehmen* 07D
(Z.Nr. EU/1/06/356/*) NR. P. Parallelimport. nicht im Handel. V03AC03

Exoderil 1% - Creme 11A03
(Z.Nr. 1-17911) RPF. P. D01AE22
ZI: Sandoz, Kundl
Z: 1 g enthält: Naftifin hydrochlorid 10 mg, Natriumhydroxid, Benzylalkohol, Sorbitan stearat, Cetylpalmitat, Cetylalkohol 40 mg, Stearylalkohol 40 mg, Polysorbat 60, Isopropyl myristat, Wasser, gereinigtes.
EW: Topisches Antimykotikum.
AG: Mykosen (Haut, Hautfalten interdigital). Mittel 2. Wahl bei Candidosen der Haut.
DO: 1mal täglich auf erkrankte Haut und Umgebung auftragen (bis 2 Wochen nach klinischer Abheilung). Keine Daten an Kindern und Jugendlichen.
SST: Nicht anwenden.
NW: Trockenheitsgefühl, Rötung, Brennen.
WH: Nicht in die Augen bringen.
PG: 30 G * (EKO: N) [€ 16,20]

Exoderil 1% - dermatologische Lösung 11A03
(Z.Nr. 1-18517) RPF. P. D01AE22
ZI: Sandoz, Kundl
Z: 1 ml enthält: Naftifin hydrochlorid 10 mg, Ethanol, Propylenglykol 50 mg, Wasser, gereinigtes.
EW: Topisches Antimykotikum.
AG: Fußpilzerkrankungen.
DO: 1mal tgl. auf gereinigte und abgetrocknete Stellen auftragen (bis 2 Wochen nach klinischer Abheilung). Keine Daten an Kindern und Jugend- lichen.
SST: Nicht anwenden.
NW: Trockenheitsgefühl, Rötung, Brennen.
WH: Nicht in die Augen bringen oder auf offenen Hautstellen anwenden.
PG: 20 ML * (EKO: N) [€ 13,70]

Exorolfin 50 mg/ml - wirkstoffhaltiger Nagellack 11A03
(Z.Nr. 1-38776) RPF. P. D01AE16
ZI: Sandoz, Kundl
Z: 1 ml wirkstoffhaltiger Nagellack enthält: Amorolfin 50 mg (entspr. Amorolfin hydrochlorid 55,7 mg), Ethanol, wasserfrei, Ammoniummethacrylat-Copolymer (Typ A), Ethylacetat, Butylacetat, Triacetin.
EW: Topisches Antimykotikum.
AG: Nagelmykosen durch Dermatophyten, Hefen oder Schimmelpilze ohne Beteiligung des Nagelbetts.
AA: Lokal.
DO: 1mal wöchentlich auf befallene Nägel auftragen. Nicht für Kinder und Jugendliche. Behandlungsdauer 6 (Fingernägel) bis 12 Monate (Fußnägel).
SST: Keine Erfahrungen, nicht anwenden.
NW: Lokale Reaktionen, Überempfindlichkeit, Nagelveränderungen.
WH: Kontakt mit Augen, Ohren und Schleimhäuten vermeiden. Kosmetische Nagellacke erst 10 min nach Exorolfin auftragen. Bei großflächig zerstörten Nägeln ist ärztliche Behandlung erforderlich.
PG: 2,5 ML * (EKO: N) [€ 33,75]

Exparel liposomal 133 mg/10 ml - Depot-Injektionsdispersion 01A01
(Z.Nr. EU/1/20/1489/*) RP. P. E. N01BB01
ZI: Pacira Ireland, Dublin 14, Irland
Z: 1 Durchstechflasche mit 10 ml enthält: Bupivacain, liposomal 133 mg, Colfoscerilerucat (DEPC), 1-(1,2-Dipalmitoyl-3-sn-phosphatidyl) glycerol, Cholesterol zur parenteralen Anwendung, Tricaprilin, Natriumchlorid (entspr. Natrium 21 mg), Phosphorsäure, Wasser für Injektionszwecke.
EW: Lokalanästhetikum vom Amid- Typ.
AG: Behandlung postoperativer Schmerzen durch Blockade des Plexus brachialis, des Nervus femoralis oder Feldblock bei Operationswunden.
AA: Langsame Injektion zur Infiltration oder perineural. Cave intravaskulär oder intraartikulär.
DO: Individuell; MD 266 mg (20 ml). Details siehe Fachinformation. Liposomales Bupivacain und Bupivacain-HCl sind **nicht bioäquivalent**! Keine Daten an Kindern und Jugendlichen, kontraindiziert bei Kindern unter 1 Jahr.
GA: Parazervikalblockade in der Geburtshilfe, intravaskuläre oder intraartikuläre Applikation.
SST: In der Schwangerschaft nicht empfohlen. Stillen unterbrechen.
NW: Überempfindlichkeit, Dysgeusie, orale Hypoästhesie, Sehstörungen, Herz/Kreislauf, Magen/Darm, Haut, muskuloskelettale Schmerzen, motorische und sensorische Ausfälle, systemische Lokalanästhetika- Intoxikation (LAST), Methämoglobinämie, Chondrolyse bei (nicht indizierter) intraartikulärer Injektion.
WW: Nicht mit anderen Lokalanästhetika mischen (Freisetzung aus liposomaler Form!).
Vorsicht: Antiarrhythmika vom Amid- Typ (Lidocain, Mexiletin). Oxidierende Arzneimittel (z. B. Nitrate) erhöhen Risiko für Methämoglobinämie. Nicht mit topischen Antiseptika wie Povidon- Jod in Kontakt bringen.
WH: Vorsicht bei Herz/Kreislauf-, Nieren- oder Lebererkrankungen. Nicht wechselweise mit anderen Bupivacain- hältige Arzneimittel verwenden. Zur epiduralen oder intrathekalen Anwendung nicht empfohlen. Strenger Verkehrshinweis (Beeinträchtigung bis zu 5 Tage möglich).
PG: 10 ST * (EKO: N) [€ 2.320,45]

Exparel liposomal 266 mg/20 ml - Depot-Injektionsdispersion 01A01
(Z.Nr. EU/1/20/1489/*) RP. P. E. N01BB01
ZI: Pacira Ireland, Dublin 14, Irland
Z: 1 Durchstechflasche mit 20 ml enthält: Bupivacain, liposomal 266 mg, Colfoscerilerucat (DEPC), 1-(1,2-Dipalmitoyl-3-sn-phosphatidyl) glycerol, Cholesterol zur parenteralen Anwendung, Tricaprilin, Natriumchlorid (entspr. Natrium 42 mg), Phosphorsäure, Wasser für Injektionszwecke.
Kurzinformation: siehe Exparel liposomal 133 mg/10 ml - Depot-Injektionsdispersion, → S. 542
PG: 10 ST * (EKO: N) [€ 4.170,50]

🐾 **Exspot 715 mg/ml - Lösung zum Auftragen auf die Haut für Hunde** 804B, 804D
(Z.Nr. 8-00868) RP. P. QP53AC04
ZI: Intervet, Wien
Z: 1 ml Lösung enthält: Permethrin 715 mg, 1-Methoxylpropan-2-ol.
EW: Ektoparasitikum.
AG: Behandlung und Prävention von Floh- oder Zeckenbefall, allergische Flohdermatitis bei Hunden.
AA: Direkt auf die Haut auftragen.
DO: Hunde unter 15 kg KG: 1 ml zwischen die Schulterblätter.
Hunde 15-30 kg KG: Je 1 ml zwischen die Schulterblätter und im Schwanzwurzelbereich.
Hunde über 30 kg KG: Je 1 ml zwischen die Schulterblätter, im Schwanzwurzelbereich und in der Mitte des Rückens. Mindestens 7 Tage Abstand zwischen 2 Behandlungen.
GA: Welpen unter 2 Wochen, Katzen.
SST: Trächtige Hündinnen einige Zeit vor dem Werfen behandeln.
NW: Lokale Reizung, ZNS (Krämpfe), Magen/Darm.
WW: Nicht gleichzeitig mit anderen Insektiziden anwenden.
WH: Giftig für Katzen und Wasserorganismen.
PG: 6 ST VT [€ 52,15]

Extavia 250 Mikrogramm/ml - Pulver und Lösungsmittel zur Herstellung einer Injektionslösung 33C02, 56C01
(Z.Nr. EU/1/08/454/*) NR. P. nicht im Handel. L03AB08

Extavia 250 Mikrogramm/ml - Pulver und Lösungsmittel zur Herstellung einer Injektionslösung 33C02, 56C01
(Z.Nr. EU/1/08/454/*) NR. P. Parallelimport. nicht im Handel.
L03AB08

Extraneal - Peritonealdialyselösung 20I01
(Z.Nr. 1-22174) RP. P. nicht im Handel. B05DA

▼ Exviera 250 mg - Filmtabletten 35E04
(Z.Nr. EU/1/14/983/*) NR. P. J05AP09
ZI: AbbVie Deutschland, Ludwigshafen, Deutschland
Z: 1 Filmtablette enthält: Dasabuvir 250 mg (entspr. Dasabuvir Natrium-Monohydrat), Tablettenkern: Cellulose, mikrokristalline, Lactose 45 mg (entspr. Lactose monohydrat), Copovidon, Croscarmellose natrium, Siliciumdioxid, hochdisperses, Magnesium stearat; Filmüberzug: Poly(vinylalkohol), Titandioxid, Macrogol 3350, Talkum, Eisen(III)-hydroxid-oxid x H2O, Eisen(III)-oxid, Eisen(II,III)-oxid.
EW: Antiviral.
AG: Chronische Hepatitis C.
AA: Tabletten zusammen mit einer Mahlzeit im Ganzen schlucken.
DO: 2mal tgl. 1 Tablette. Nur in Kombination mit anderen Arzneimitteln (Ombitasvir/Paritaprevir/Ritonavir mit oder ohne Ribavirin) einnehmen.
Keine Daten an Kindern und Jugendlichen.
GA: Mäßig schwere bis schwere Leberschäden.
SST: Kontraindiziert. Kontrazeption für Frauen und Männer bis 6 Monate nach Therapieende erforderlich.
NW: Erschöpfung, Übelkeit, Schlaflosigkeit, Depression, Anämie, Übelkeit, Pruritus, Leber, Hepatitis B-Reaktivierung, Untersuchungen (ALT-Anstieg), symptomatische Hypoglykämie, Anaphylaxie.
WW: Kontraindiziert: Ethinylestradiol-hältige orale Kontrazeptiva, Enzyminduktoren (Carbamazepin, Phenytoin, Phenobarbital, Efavirenz, Nevirapin, Etravirin, Apalutamid, Enzalutamid, Johanniskraut, Mitotan, Rifampicin, Ketoconazol), Lopinavir/Ritonavir, CYP2C8-Inhibitoren (Gemfibrozil).
Nicht empfohlen: Fluvastatin.
Besondere Vorsicht: Tacrolimus, Sirolimus, Everolimus.
Vorsicht: Sulfasalazin, Digoxin, Imatinib, Warfarin, Dabigatran, S-Mephenytoin, Amlodipin, Furosemid, Rilpivirin, Pravastatin, Ciclosporin, Tacrolimus, Deferasirox, Terflunomid, (Es)omeprazol, Lansoprazol, Alprazolam, Levothyroxin.
WH: Bei HIV-Koinfektion mit Atazanavir oder Darunavir anwenden. Blutzucker bei Diabetikern engmaschig überwachen. Verkehrshinweis.
PG: 56 ST * (EKO: N) [€ 1.133,60]

▼ *Exviera 250 mg - Filmtabletten* 35E04
(Z.Nr. EU/1/14/983/*) NR. P. Parallelimport. nicht im Handel. J05AP09

🐾 Exzolt 10 mg/ml - Lösung zum Eingeben über das Trinkwasser für Hühner 804Z
(Z.Nr. EU/2/17/212/*) RP. P. VNW. QP53BE02
ZI: Intervet International, Boxmeer, Niederlande
Z: 1 ml enthält: Fluralaner 10 mg, alpha-Tocopherol, Diethylenglycolmonoethylether, Polysorbat 80.
EW: Ektoparasitikum.
AG: Zur Behandlung eines Befalls mit der roten Vogelmilbe (Dermanyssus gallinae) bei Junghennen, Elterntieren und Legehennen.
AA: Zum Eingeben über das Trinkwasser.
DO: 0,5 mg Fluralaner/kg KG (= 0,05 ml des Tierarzneimittels) 2mal im Abstand von 7 Tagen.
Details siehe Austria Codex - Fachinformation.
SST: Anwendung während der Legeperiode möglich.
VNW: Essbare Gewebe: 14 Tage; Eier: Keine.
PG: 50 ML VNW [€ 155,00], 1 L VNW [€ 1.565,45]

Eylea 40 mg/ml - Injektionslösung in einer Durchstechflasche 47L02
(Z.Nr. EU/1/12/797/*) NR. P. E. S01LA05
ZI: Bayer, Leverkusen, Deutschland
Z: 1 Einzeldosis von 50 µl enthält: Aflibercept 2 mg (entspr. hergestellt durch rekombinante DNA-Technologie in CHO), Polysorbat 20, Natriumdihydrogenphosphat Monohydrat zur pH-Wert Einstellun, Dinatriumhydrogenphosphat-7-Wasser, Natriumchlorid, Sucrose, Wasser für Injektionszwecke.
EW: Rekombinantes Fusionsprotein.
AG: Neovaskuläre altersabhängige Makuladegeneration. Makulaödem durch retinalen Venenverschluss (Venenast- oder Zentralvenenverschluss). Visusbeeinträchtigung durch diabetisches Makulaödem.
Visusbeeinträchtigung durch myope chorioidale Neovaskularisation.
AA: Intravitreal.
DO: Makuladegeneration: ED 2 mg (=50 Mikroliter): 3 Injektionen im monatlichen Abstand, dann 1 Injektion alle 2 Monate (oder in längeren Intervallen).
Makulaödem durch Zentralvenenverschluss: ED 2 mg (=50 Mikroliter) monatlich bis zur Stabilisierung des Befundes.
Diabetisches Makulaödem: ED 2 mg monatlich über 5 Monate, dann alle 2 Monate.
Myope chorioidale Neovaskularisation: ED 2 mg, bei Bedarf wiederholen (Mindestabstand 1 Monat).
Keine Indikation für Kinder und Jugendliche.
GA: Schwere intraokulare Entzündung, okulare oder periokulare Infektion.
SST: Nutzen/Risiko-Abwägung. Kontrazeption für Frauen bis 3 Monate nach der letzten Injektion.
NW: Reaktionen durch intravitreale Injektion, Bindehautblutung, verminderte Sehschärfe, Augenschmerzen, Glaskörperabhebung, Katarakt, erhöhter Augeninnendruck, Endophthalmitis, Überempfindlichkeit.
WW: Keine Erfahrungen bei gleichzeitiger Gabe mit anderen anti-VEFG (Vaskulärer endothelialer Wachstumsfaktor)-Arzneimitteln.
WH: Bei irreversiblem ischämischen Visusverlust Behandlung nicht empfohlen. Auf Infektionen, Endophthalmitis, Augeninnendruckanstieg, Immunogenität, systemische Effekte (Hämorrhagien, Thromboembolien) achten. Keine Erfahrungen zu kombinierter Anwendung einer photodynamischen Therapie. Verkehrshinweis.
PG: 1 ST * (EKO: N) [€ 1.248,80]

Eylea 40 mg/ml - Injektionslösung in einer Durchstechflasche 47L02
(Z.Nr. EU/1/12/797/*) NR. P. E. S01LA05
Parallelimport. nicht im Handel.

Eylea 40 mg/ml - Injektionslösung in einer Durchstechflasche 47L02
(Z.Nr. EU/1/12/797/*) NR. P. E. S01LA05
Parallelimport. nicht im Handel.

Eylea 40 mg/ml - Injektionslösung in einer Durchstechflasche 47L02
(Z.Nr. EU/1/12/797/*) NR. P. E. S01LA05
Parallelimport.
V: Haemato Pharm, Schönefeld, Deutschland
Z: 1 Einzeldosis von 50 µl enthält: Aflibercept 2 mg (entspr. hergestellt durch rekombinante DNA-Technologie in CHO), Polysorbat 20, Natriumdihydrogenphosphat Monohydrat zur pH-Wert Einstellun, Dinatriumhydrogenphosphat-7-Wasser, Natriumchlorid, Sucrose, Wasser für Injektionszwecke.
PG: 1 ST * (EKO: N) [€ 1.081,25]

Eylea 40 mg/ml - Injektionslösung in einer Durchstechflasche 47L02
(Z.Nr. EU/1/12/797/*) NR. P. E. S01LA05
Parallelimport. nicht im Handel.

Eylea 40 mg/ml - Injektionslösung in einer Fertigspritze 47L02
(Z.Nr. EU/1/12/797/*) NR. P. E. S01LA05
ZI: Bayer, Leverkusen, Deutschland
Z: 1 Einzeldosis von 50 µl enthält: Aflibercept 2 mg (entspr. hergestellt durch rekombinante DNA-Technologie in CHO), Polysorbat 20, Natriumdihydrogenphosphat Monohydrat zur pH-Wert Einstellun, Dinatriumhydrogenphosphat-7-Wasser, Natriumchlorid, Sucrose, Wasser für Injektionszwecke.
Kurzinformation: siehe Eylea 40 mg/ml - Injektionslösung in einer Durchstechflasche, → S. 543
PG: 1 ST * (EKO: N) [€ 1.248,80]

Eyopto 2,5 mg/ml - Augentropfen, Lösung 47F02
(Z.Nr. 1-37038) RP. P. nicht im Handel. S01ED01

Eyopto 5 mg/ml - Augentropfen, Lösung 47F02
(Z.Nr. 1-37037) RP. P. nicht im Handel. S01ED01

Ezeato 10 mg/10 mg - Tabletten 41B02
(Z.Nr. 1-40217) NR. P. C10BA05
ZI: G.L. Pharma, Lannach
Z: 1 Tablette enthält: Ezetimib 10 mg, Atorvastatin 10 mg (entspr. Atorvastatin-Calcium-Trihydrat), Lactose 145 mg (entspr. Lactose monohydrat), Calciumcarbonat, Cellulose, mikrokristalline, Natrium laurylsulfat, Croscarmellose natrium, Povidon K30, Hydroxypropylcellulose, Magnesium stearat, Polysorbat 80.
EW: Lipidsenkende Kombination.
AG: Primäre Hypercholesterinämie oder gemischte Hyperlipidämie bei guter Einstellung mit den Einzelsubstanzen.
AA: Mit einem Glas Wasser einnehmen.
DO: 1mal tgl. 1 Tablette. MTD 10/80 mg.

Keine Daten an Kindern und Jugendlichen.
GA: Aktive Lebererkrankung (mit anhaltendem Transaminasenanstieg über das Dreifache des oberen Normalwertes).
SST: Gegenanzeige. Zuverlässige Kontrazeption für Frauen im gebärfähigen Alter empfohlen.
NW: Allergische Reaktionen, Labor (Transaminasen- bzw. CPK-Anstieg), Arthralgie, Myalgie, Myopathien (sehr selten immunvermittelte nekrotisierende Myopathie), Kopfschmerzen, Schwindel, Asthenie, Magen/Darm, Depression, Haut, Dysglykämie, Nasopharyngitis, Dyspnoe, interstitielle Lungenkrankheit, Seh- und Hörstörungen.
WW: Gegenanzeige: Glecaprevir / Pibrentasvir, Fusidinsäure (7 Tage Abstand).
Nicht empfohlen: Fibrate, starke CYP3A4-Induktoren und -Hemmer, Grapefruitsaft, Inhibitoren von Transportproteinen.
Vorsicht: Gallensäurebinder (2 - 4 Std. Abstand), moderate CYP3A4-Hemmer, Proteasehemmer, Rifampicin, Ciclosporin, Colchicin, Antikoagulantien (INR- Überwachung), Digoxin.
MTD Ezeato 10 mg/20 mg: in Kombination mit Boceprevir, Elbasvir/Grazoprevir.
WH: Lipid senkende Diät fortsetzen. Nicht zur Initialbehandlung geeignet. Auf Myopathie achten. Vorsicht bei Alkoholimus. Kontrollen: Leberfunktion (Transaminasen). Vor Therapiebeginn Kreatinphosphokinasewerte (CPK) bei Leber- oder Nierenschäden, Hypothyreose, Muskelerkrankungen, älteren Patienten. Risikopatienten auf Diabetes überwachen. Verkehrshinweis.
PG: 30 ST * (EKO: R) [€ 15,95]

Ezeato 10 mg/20 mg - Tabletten
41B02
(Z.Nr. 1-40218) NR. P. C10BA05
ZI: G.L. Pharma, Lannach
Z: 1 Tablette enthält: Ezetimib 10 mg, Atorvastatin 20 mg (entspr. Atorvastatin-Calcium-Trihydrat), Lactose 170 mg (entspr. Lactose monohydrat), Calciumcarbonat, Cellulose, mikrokristalline, Natrium laurylsulfat, Croscarmellose natrium, Povidon K30, Hydroxypropylcellulose, Magnesium stearat, Polysorbat 80.
Kurzinformation: siehe Ezeato 10 mg/10 mg - Tabletten, → S. 543
PG: 30 ST * (EKO: R) [€ 15,95]

Ezeato 10 mg/40 mg - Tabletten
41B02
(Z.Nr. 1-40219) NR. P. C10BA05
ZI: G.L. Pharma, Lannach
Z: 1 Tablette enthält: Ezetimib 10 mg, Atorvastatin 40 mg (entspr. Atorvastatin-Calcium-Trihydrat), Lactose 219 mg (entspr. Lactose monohydrat), Calciumcarbonat, Cellulose, mikrokristalline, Natrium laurylsulfat, Croscarmellose natrium, Povidon K30, Hydroxypropylcellulose, Magnesium stearat, Polysorbat 80.
Kurzinformation: siehe Ezeato 10 mg/10 mg - Tabletten, → S. 543
PG: 30 ST * (EKO: R) [€ 15,95]

Ezeato 10 mg/80 mg - Tabletten
41B02
(Z.Nr. 1-40220) NR. P. C10BA05
ZI: G.L. Pharma, Lannach
Z: 1 Tablette enthält: Ezetimib 10 mg, Atorvastatin 80 mg (entspr. Atorvastatin-Calcium-Trihydrat), Lactose 317 mg (entspr. Lactose monohydrat), Calciumcarbonat, Cellulose, mikrokristalline, Natrium laurylsulfat, Croscarmellose natrium, Povidon K30, Hydroxypropylcellulose, Magnesium stearat, Polysorbat 80.
Kurzinformation: siehe Ezeato 10 mg/10 mg - Tabletten, → S. 543
PG: 30 ST * (EKO: R) [€ 15,95]

Ezegelan 10 mg - Tabletten
41A05
(Z.Nr. 1-37745) NR. P. C10AX09
ZI: G.L. Pharma, Lannach
Z: 1 Tablette enthält: Ezetimib 10 mg, Lactose monohydrat 63 mg, Croscarmellose natrium, Hypromellose, Natrium laurylsulfat, Crospovidon, Cellulose, mikrokristalline, Magnesium stearat.
EW: Lipidsenker.
AG: Primäre Hypercholesterinämie (bei nicht ausreichender oder unverträglicher Statin-Therapie), Prävention kardiovaskulärer Ereignisse (gemeinsam mit Statin), homozygote familiäre Hypercholesterinämie (HoFH) (gemeinsam mit Statin), homozygote Sitosterinämie.
AA: Oral.
DO: TD 1 Tablette. Bei Einnahme mit gallensäurebindenden Harzen Ezetimib mindestens 2 Std. vorher oder 4 Std. nachher einnehmen. Keine Dosisempfehlung für Kinder und Jugendliche.
SST: Strenge Indikationsstellung, nicht stillen, während Schwangerschaft und Stillzeit nicht mit Statin einnehmen.
NW: Kopfschmerzen, Müdigkeit, Bauchschmerzen, Diarrhoe, Haut, Myalgie, Überempfindlichkeit.
WW: Kontraindiziert: Statine bei Leberschäden. Vorsicht: Colestyramin vermindert AUC von Ezetimib; Ciclosporin erhöht AUC von Ezetimib. Antikoagulanzien (INR überwachen). Fenofibrat.
WH: Nicht empfohlen bei Leberschäden. Verkehrshinweis.
PG: 30 ST (3) (EKO: G) [€ 14,25]

Ezerosu 10 mg/5 mg - Hartkapseln
41B02
(Z.Nr. 1-39051) NR. P. C10BA06
ZI: G.L. Pharma, Lannach
Z: 1 Filmtablette enthält: Ezetimib 10 mg, Rosuvastatin 5 mg (entspr. Rosuvastatin calcium), Tablettenkern: Lactose monohydrat 200,5 mg, Croscarmellose natrium (entspr. Natrium 1,669 mg), Povidon K30, Natrium laurylsulfat, Cellulose, mikrokristalline, Hypromellose 2910, Siliciumdioxid, kolloidales, Magnesium stearat; Filmüberzug: Opadry gelb 02F220026 (entspr. Hypromellose 2910) (entspr. Macrogol 4000) (entspr. Titandioxid) (entspr. Eisenoxid gelb) (entspr. Talkum) (entspr. Eisenoxid rot).
EW: Lipidsenkende Kombination.
AG: Primäre Hypercholesterinämie bei adäquater Kontrolle mit den Einzelsubstanzen.
AA: Oral im Ganzen mit Wasser einnehmen.
DO: TD 1 FT in der der früheren Behandlung entsprechenden Stärke. Keine Dosisempfehlung für Kinder und Jugendliche.
GA: Aktive Lebererkrankung, schwere Nierenschäden, Myopathie.
SST: Gegenanzeige. Bei Eintritt einer Schwangerschaft Therapie abbrechen.
NW: Diabetes, Kopfschmerzen, Schwindel, Asthenie, Magen/Darm, Myalgie, Haut, Leberenzymanstieg. Sehr selten interstitielle Lungenerkrankung, immunvermittelte nekrotisierende Myopathie. NW der Einzelsubstanzen beachten.
WW: Gegenanzeige: Ciclosporin. Nicht empfohlen: Fibrate (Gemfibrozil), Fusidinsäure (7 Tage Abstand), Proteasehemmer, BCRP-Hemmer, OATP1B1-Hemmer. Vorsicht: Antazida (2 Std. Abstand), Antikoagulantien. WW der Einzelsubstanzen beachten, ev. Dosis anpassen.
WH: Nicht zur Initialbehandlung. Auf Myopathie achten, CK (Kreatinkinase) messen. Vorsicht bei prädisponierenden Faktoren für Myopathie/Rhabdomyolyse. Bei 40 mg Atorvastatin-Dosis Leber- und Nierenfunktion kontrollieren. Verkehrshinweis.
PG: 30 ST (3) (EKO: G) [€ 15,70]

Ezerosu 10 mg/10 mg - Hartkapseln
41B02
(Z.Nr. 1-39052) NR. P. C10BA06
ZI: G.L. Pharma, Lannach
Z: 1 Filmtablette enthält: Ezetimib 10 mg, Rosuvastatin 10 mg (entspr. Rosuvastatin calcium), Tablettenkern: Lactose monohydrat 200,5 mg, Croscarmellose natrium (entspr. Natrium 1,669 mg), Povidon K30, Natrium laurylsulfat, Cellulose, mikrokristalline, Hypromellose 2910, Siliciumdioxid, kolloidales, Magnesium stearat; Filmüberzug: Opadry beige 02F270003 (entspr. Hypromellose 6) (entspr. Titandioxid) (entspr. Eisenoxid gelb) (entspr. Macrogol 4000) (entspr. Talkum).
Kurzinformation: siehe Ezerosu 10 mg/5 mg - Hartkapseln, → S. 544
PG: 30 ST (3) (EKO: G) [€ 15,70]

Ezerosu 10 mg/20 mg - Hartkapseln
41B02
(Z.Nr. 1-39053) NR. P. C10BA06
ZI: G.L. Pharma, Lannach
Z: 1 Filmtablette enthält: Ezetimib 10 mg, Rosuvastatin 20 mg (entspr. Rosuvastatin calcium), Tablettenkern: Lactose monohydrat 200,5 mg, Croscarmellose natrium (entspr. Natrium 1,669 mg), Povidon K30, Natrium laurylsulfat, Cellulose, mikrokristalline, Hypromellose 2910, Siliciumdioxid, kolloidales, Magnesium stearat; Filmüberzug: Vivacoat PC-2P-308 (entspr. Hypromellose 2910) (entspr. Titandioxid) (entspr. Talkum) (entspr. Macrogol 4000) (entspr. Eisenoxid gelb).
Kurzinformation: siehe Ezerosu 10 mg/5 mg - Hartkapseln, → S. 544
PG: 30 ST (3) (EKO: G) [€ 15,70]

Ezerosu 10 mg/40 mg - Hartkapseln
41B02
(Z.Nr. 1-39054) NR. P. C10BA06
ZI: G.L. Pharma, Lannach
Z: 1 Filmtablette enthält: Ezetimib 10 mg, Rosuvastatin 40 mg (entspr. Rosuvastatin calcium), Tablettenkern: Lactose monohydrat 205,9 mg, Croscarmellose natrium (entspr. Natrium 1,669 mg), Povidon K30, Natrium laurylsulfat, Cellulose, mikrokristalline, Hypromellose 2910, Siliciumdioxid, kolloidales, Magnesium stearat; Filmüberzug: Opadry OY-L-28900 weiss (entspr. Lactose monohydrat) (entspr. Hypromellose 2910) (entspr. Titandioxid) (entspr. Macrogol 4000).
EW: Lipidsenkende Kombination.
AG: Primäre Hypercholesterinämie bei adäquater Kontrolle mit den Einzelsubstanzen.
AA: Oral im Ganzen mit Wasser einnehmen.
DO: TD 1 FT in der der früheren Behandlung entsprechenden Stärke. Keine Dosisempfehlung für Kinder und Jugendliche.
GA: Aktive Lebererkrankung, schwere Nierenschäden, Myopathie. Prädisponierenden Faktoren für Myopathie/Rhabdomyolyse (bei 40 mg Atorvastatin Dosis).
SST: Gegenanzeige. Bei Eintritt einer Schwangerschaft Therapie

abbrechen.
NW: Diabetes, Kopfschmerzen, Schwindel, Asthenie, Magen/Darm, Myalgie, Haut, Leberenzymanstieg. Sehr selten interstitielle Lungenerkrankung, immunvermittelte nekrotisierende Myopathie. NW der Einzelsubstanzen beachten.
WW: Gegenanzeige: Ciclosporin. Nicht empfohlen: Fibrate (Gemfibrozil), Fusidinsäure (7 Tage Abstand), Proteasehemmer, BCRP-Hemmer, OATP1B1-Hemmer. Vorsicht: Antazida (2 Std. Abstand), Antikoagulantien. WW der Einzelsubstanzen beachten, ev. Dosis anpassen.
WH: Nicht zur Initialbehandlung. Auf Myopathie achten, CK (Kreatinkinase) messen. Bei 40 mg Atorvastatin-Dosis Leber- und Nierenfunktion kontrollieren. Verkehrshinweis.
PG: 30 ST (3) (EKO: G) [€ 15,70]

Ezesim 10 mg/10 mg - Tabletten 41B02
(Z.Nr. 1-39064) NR. P. C10BA02
ZI: G.L. Pharma, Lannach
Z: 1 Tablette enthält: Ezetimib 10 mg, Simvastatin 10 mg, Butylhydroxyanisol, Zitronensäure, Croscarmellose natrium (entspr. Natrium 0,0118 mg), Hypromellose, Lactose monohydrat 51,631 mg, Magnesium stearat, Cellulose, mikrokristalline, Propylgallat, Ascorbinsäure, Pigmentmischung PB 220001, gelb (entspr. Lactose monohydrat) (entspr. Eisenoxid gelb) (entspr. Eisenoxid rot) (entspr. Eisenoxid schwarz).
EW: Lipidsenkende Kombination.
AG: Prävention kardiovaskulärer Ereignisse, primäre Hypercholesterinämie oder gemischte Hyperlipidämie, homozygote familiäre Hypercholesterinämie.
AA: Als ED am Abend einnehmen. Tablette nicht teilen.
DO: 1mal tgl. (abends) 10/20 mg oder 10/40 mg, nur in schweren Fällen 10/80 mg.
Prävention kardiovaskulärer Ereignisse: 1mal tgl. (abends) 10/40 mg (bis eventuell 10/80 mg).
Kinder ab 10 Jahren und Jugendliche:
Initial 1mal tgl. (abends) 10 mg/10 mg, MTD 10 mg/40 mg.
Dosisreduktion bei schweren Nierenschäden.
GA: Akute Leberschäden.
SST: Gegenanzeige.
NW: Nervensystem, Arthralgie, Myalgie, Asthenie, Magen/Darm, Depression, kognitive Beeinträchtigungen, Haut, selten Myopathien, (besonders bei 80 mg Simvastatin), sehr selten immunvermittelte nekrotisierende Myopathie, Transaminasen- bzw. CK-Anstiege, Leberversagen, Diabetes, interstitielle Lungenerkrankungen.
WW: Kontraindiziert: Starke CYP3A4 Hemmer: Azole, Erythromycin, Proteasehemmer, Nefazodon, Cobicistat, Ciclosporin, Danazol, Gemfibrozil. Grapefruitsaft vermeiden. Simvastatin nicht gemeinsam mit Fusidinsäure geben.
Nicht empfohlen: Andere Fibrate. Niacin bei asiatischen Patienten.
MTD 10 mg/20 mg: Amiodaron, Amlodipin, Verapamil, Diltiazem, BCRP-Inhibitoren (Elbasvir, Grazoprevir), Niacin (ab 1 g/d).
MTD 10 mg/40 mg mit Lomitapid.
Vorsicht: Colchizin, Antikoagulantien.
WH: Myopathie/Rhabdomyolyse-Risiko beachten (CK-Werte bestimmen). Leberfunktionstests empfohlen. Erhöhte Simvastatin-Exposition und erhöhtes Myopathierisiko bei Patienten, die das Allel c.521T>C des SLCO1B1-Gens tragen.
PG: 30 ST (3) (EKO: G) [€ 13,85]

Ezesim 10 mg/20 mg - Tabletten 41B02
(Z.Nr. 1-39063) NR. P. C10BA02
ZI: G.L. Pharma, Lannach
Z: 1 Tablette enthält: Ezetimib 10 mg, Simvastatin 20 mg, Butylhydroxyanisol, Zitronensäure, Croscarmellose natrium (entspr. Natrium 0,0236 mg), Hypromellose, Lactose monohydrat 113,262 mg, Magnesium stearat, Cellulose, mikrokristalline, Propylgallat, Ascorbinsäure, Pigmentmischung PB 220001, gelb (entspr. Lactose monohydrat) (entspr. Eisenoxid gelb) (entspr. Eisenoxid rot) (entspr. Eisenoxid schwarz).
Kurzinformation: siehe Ezesim 10 mg/10 mg - Tabletten, → S. 545
PG: 30 ST (3) (EKO: G) [€ 13,85]

Ezesim 10 mg/40 mg - Tabletten 41B02
(Z.Nr. 1-39062) NR. P. C10BA02
ZI: G.L. Pharma, Lannach
Z: 1 Tablette enthält: Ezetimib 10 mg, Simvastatin 40 mg, Butylhydroxyanisol, Zitronensäure, Croscarmellose natrium (entspr. Natrium 0,0472 mg), Hypromellose, Lactose monohydrat 236,524 mg, Magnesium stearat, Cellulose, mikrokristalline, Propylgallat, Ascorbinsäure, Pigmentmischung PB 220001, gelb (entspr. Lactose monohydrat) (entspr. Eisenoxid gelb) (entspr. Eisenoxid rot) (entspr. Eisenoxid schwarz).
Kurzinformation: siehe Ezesim 10 mg/10 mg - Tabletten, → S. 545
PG: 30 ST (3) (EKO: G) [€ 13,85]

Ezesim 10 mg/80 mg - Tabletten 41B02
(Z.Nr. 1-39061) NR. P. C10BA02
ZI: G.L. Pharma, Lannach
Z: 1 Tablette enthält: Ezetimib 10 mg, Simvastatin 80 mg, Butylhydroxyanisol, Zitronensäure, Croscarmellose natrium (entspr. Natrium 0,0944 mg), Hypromellose, Lactose monohydrat 483,048 mg, Magnesium stearat, Cellulose, mikrokristalline, Propylgallat, Ascorbinsäure, Pigmentmischung PB 220001, gelb (entspr. Lactose monohydrat) (entspr. Eisenoxid gelb) (entspr. Eisenoxid rot) (entspr. Eisenoxid schwarz).
Kurzinformation: siehe Ezesim 10 mg/10 mg - Tabletten, → S. 545
PG: 30 ST (3) (EKO: G) [€ 13,85]

Ezetimib Accord 10 mg - Tabletten 41A05
(Z.Nr. 1-37058) NR. P. C10AX09
ZI: Accord Healthcare, Utrecht, Niederlande
Z: 1 Tablette enthält: Ezetimib 10 mg, Lactose monohydrat 83 mg, Croscarmellose natrium, Povidon K30, Natrium laurylsulfat, Magnesium stearat, Polysorbat 80.
Kurzinformation: siehe Ezegelan 10 mg - Tabletten, → S. 544
PG: 30 ST (3) (EKO: G) [€ 14,25]

Ezetimib Actavis 10 mg - Tabletten 41A05
(Z.Nr. 1-37541) NR. P. n.l. C10AX09
ZI: Actavis Group PTC, Hafnarfjördur, Island
Z: 1 Tablette enthält: Ezetimib 10 mg, Croscarmellose natrium, Lactose monohydrat 63 mg, Magnesium stearat, Cellulose, mikrokristalline, Natriumdodecylsulfat, Hypromellose 3mPas, Crospovidon.
PG: 30 ST (3) (EKO: G) [€ 14,30 n.l.]

Ezetimib Aristo 10 mg - Tabletten 41A05
(Z.Nr. 1-38373) NR. P. C10AX09
ZI: Aristo Pharma, Berlin, Deutschland
Z: 1 Tablette enthält: Ezetimib 10 mg, Lactose 57 mg (entspr. Lactose monohydrat), Cellulose, mikrokristalline, Croscarmellose natrium, Natriumdodecylsulfat, Povidon, Siliciumdioxid, Magnesium stearat.
Kurzinformation: siehe Ezegelan 10 mg - Tabletten, → S. 544
PG: 30 ST (3) (EKO: G) [€ 14,25]

Ezetimib G.L. 10 mg - Tabletten 41A05
(Z.Nr. 1-37746) NR. P. nicht im Handel. C10AX09

Ezetimib Genericon 10 mg - Tabletten 41A05
(Z.Nr. 1-37840) NR. P. C10AX09
ZI: Genericon Pharma, Graz
Z: 1 Tablette enthält: Ezetimib 10 mg, Lactose monohydrat 54 mg, Cellulose, mikrokristalline Typ 101, Natriumdodecylsulfat, Croscarmellose natrium, Povidon K30, Maisstärke, vorverkleistert, Siliciumdioxid, kolloidal, wasserfrei, Cellulose, mikrokristalline Typ 102, Stearinsäure.
Kurzinformation: siehe Ezegelan 10 mg - Tabletten, → S. 544
PG: 30 ST (3) (EKO: G) [€ 14,30]

Ezetimib Glenmark 10 mg - Tabletten 41A05
(Z.Nr. 1-37498) NR. P. nicht im Handel. C10AX09

Ezetimib HCS 10 mg - Tabletten 41A05
(Z.Nr. 1-37359) NR. P. C10AX09
ZI: HCS, Edegem, Belgien
Z: 1 Tablette enthält: Ezetimib 10 mg, Natrium laurylsulfat, Povidon K30, Mannitol, Croscarmellose natrium, Cellulose, mikrokristalline, Natriumstearylfumarat.
Kurzinformation: siehe Ezegelan 10 mg - Tabletten, → S. 544
PG: 30 ST (3) (EKO: G) [€ 14,25]

Ezetimib Hexal 10 mg - Tabletten 41A05
(Z.Nr. 1-31838) NR. P. C10AX09
ZI: Hexal Pharma, Wien
Z: 1 Tablette enthält: Ezetimib 10 mg, Lactose 64,1 mg (entspr. Lactose monohydrat), Hypromellose, Croscarmellose natrium, Cellulose, mikrokristalline, Natriumdodecylsulfat, Magnesium stearat.
Kurzinformation: siehe Ezegelan 10 mg - Tabletten, → S. 544
PG: 30 ST (3) (EKO: G) [€ 14,30]

Ezetimib Klinge 10 mg - Tabletten 41A05
(Z.Nr. 1-38372) NR. P. nicht im Handel. C10AX09

Ezetimib +pharma 10 mg - Tabletten 41A05
(Z.Nr. 1-37841) NR. P. C10AX09
ZI: +pharma Arzneimittel, Graz
Z: 1 Tablette enthält: Ezetimib 10 mg, Lactose monohydrat 54 mg, Cellulose, mikrokristalline Typ 101, Natriumdodecylsulfat,

Croscarmellose natrium, Povidon K30, Maisstärke, vorverkleistert, Siliciumdioxid, kolloidal, wasserfrei, Cellulose, mikrokristalline Typ 102, Stearinsäure.
Kurzinformation: siehe Ezegelan 10 mg - Tabletten, → S. 544
PG: 30 ST (3) (EKO: G) [€ 14,25]

Ezetimib ratiopharm 10 mg - Tabletten 41A05
(Z.Nr. 1-37612) NR. P. C10AX09
ZI: Teva, Haarlem, Niederlande
Z: 1 Tablette enthält: Ezetimib 10 mg, Lactose monohydrat 35 mg, Maisstärke, vorverkleistert, Cellulose, mikrokristalline PH 101, Croscarmellose Natrium, Typ A, Povidon K30, Natriumdodecylsulfat, Siliciumdioxid, hochdispers, wasserfrei, Stearinsäure, Poloxamer 407.
Kurzinformation: siehe Ezegelan 10 mg - Tabletten, → S. 544
PG: 30 ST (3) (EKO: G) [€ 14,30]

Ezetimib Sandoz 10 mg - Tabletten 41A05
(Z.Nr. 1-31837) NR. P. C10AX09
ZI: Sandoz, Kundl
Z: 1 Tablette enthält: Ezetimib 10 mg, Lactose 64,1 mg (entspr. Lactose monohydrat), Hypromellose, Croscarmellose natrium, Cellulose, mikrokristalline, Natriumdodecylsulfat, Magnesium stearat.
Kurzinformation: siehe Ezegelan 10 mg - Tabletten, → S. 544
PG: 30 ST (3) (EKO: G) [€ 14,30]

Ezetimib Stada 10 mg - Tabletten 41A05
(Z.Nr. 1-37544) NR. P. C10AX09
ZI: Stada Arzneimittel, Wien
Z: 1 Tablette enthält: Ezetimib 10 mg, Lactose monohydrat 58 mg, Cellulose, mikrokristalline, Povidon, Croscarmellose natrium (entspr. Natrium 0,8 mg), Natriumdodecylsulfat, Magnesium stearat.
Kurzinformation: siehe Ezegelan 10 mg - Tabletten, → S. 544
PG: 30 ST (3) (EKO: G) [€ 14,30]

Ezetimib Zentiva 10 mg - Tabletten 41A05
(Z.Nr. 1-40296) NR. P. nicht im Handel. C10AX09

Ezetimib/Atorvastatin Egis 10 mg/10 mg - Hartkapseln 41B02
(Z.Nr. 1-40325) NR. P. nicht im Handel. C10BA05

Ezetimib/Atorvastatin Egis 10 mg/20 mg - Hartkapseln 41B02
(Z.Nr. 1-40330) NR. P. nicht im Handel. C10BA05

Ezetimib/Atorvastatin Egis 10 mg/40 mg - Hartkapseln 41B02
(Z.Nr. 1-40331) NR. P. nicht im Handel. C10BA05

Ezetimib/Atorvastatin MSD 10 mg/10 mg - Filmtabletten 41B02
(Z.Nr. 1-35870) NR. P. nicht im Handel. C10BA05

Ezetimib/Atorvastatin MSD 10 mg/20 mg - Filmtabletten 41B02
(Z.Nr. 1-35871) NR. P. nicht im Handel. C10BA05

Ezetimib/Atorvastatin MSD 10 mg/40 mg - Filmtabletten 41B02
(Z.Nr. 1-35872) NR. P. nicht im Handel. C10BA05

Ezetimib/Atorvastatin MSD 10 mg/80 mg - Filmtabletten 41B02
(Z.Nr. 1-35873) NR. P. nicht im Handel. C10BA05

Ezetimib/Simvastatin Actavis 10 mg/10 mg - Tabletten 41B02
(Z.Nr. 1-37346) NR. P. C10BA02
ZI: Actavis Group PTC, Hafnarfjördur, Island
Z: 1 Tablette enthält: Ezetimib 10 mg, Simvastatin 10 mg, Lactose monohydrat 51,63 mg, Hypromellose, Croscarmellose natrium, Cellulose, mikrokristalline, Ascorbinsäure, Zitronensäure, Butylhydroxyanisol, Propylgallat, Magnesium stearat; Pigmentmischung PB 220001, gelb: Lactose monohydrat, Eisenoxid gelb, Eisenoxid rot, Eisenoxid schwarz.
EW: Lipidsenkende Kombination.
AG: Prävention kardiovaskulärer Ereignisse, primäre Hypercholestinämie oder gemischte Hyperlipidämie, homozygote familiäre Hypercholesterinämie.
AA: Oral.
DO: 1mal tgl. (abends) 10/20 mg oder 10/40 mg, nur in schweren Fällen 10/80 mg.
Prävention kardiovaskulärer Ereignisse: 1mal tgl. (abends) 10/40 mg (bis eventuell 10/80 mg).
Kinder ab 10 Jahren und Jugendliche:
Initial 1mal tgl. (abends) 10 mg/10 mg, MTD 10 mg/40 mg.
Dosisreduktion bei schweren Nierenschäden.
GA: Akute Leberschäden.
SST: Gegenanzeige.
NW: Nervensystem, Arthralgie, Myalgie, Asthenie, Magen/Darm, Depression, kognitive Beeinträchtigungen, Haut, selten Myopathien, (besonders bei 80 mg Simvastatin), sehr selten immunvermittelte nekrotisierende Myopathie, Transaminasen- bzw. CK-Anstiege, Leberversagen, Diabetes, interstitielle Lungenerkrankungen.
WW: Kontraindiziert: Starke CYP3A4 Hemmer: Azole, Erythromycin, Proteasehemmer, Nefazodon, Cobicistat, Ciclosporin, Danazol, Gemfibrozil, Ciclosporin. Grapefruitsaft vermeiden. Simvastatin nicht mit Fusidinsäure geben. Nicht empfohlen: Andere Fibrate. Niacin bei asiatischen Patienten. MTD 10 mg/20 mg: Amiodaron, Amlodipin, Verapamil, Diltiazem, Elbasvir, Grazoprevir, Niacin ab 1 g/d. MTD 10 mg/40 mg mit Lomitapid.
Vorsicht: Colchizin, Antikoagulantien.
WH: Myopathie/Rhabdomyolyse-Risiko beachten (CK-Werte bestimmen). Leberfunktionstests empfohlen. Erhöhte Simvastatin-Exposition und erhöhtes Myopathierisiko bei Patienten, die das Allel c.521T>C des SLCO1B1-Gens tragen.
PG: 30 ST (3) (EKO: G) [€ 13,85]

Ezetimib/Simvastatin Actavis 10 mg/20 mg - Tabletten 41B02
(Z.Nr. 1-37347) NR. P. C10BA02
ZI: Actavis Group PTC, Hafnarfjördur, Island
Z: 1 Tablette enthält: Ezetimib 10 mg, Simvastatin 20 mg, Lactose monohydrat 113,26 mg, Hypromellose, Croscarmellose natrium, Cellulose, mikrokristalline, Ascorbinsäure, Zitronensäure, Butylhydroxyanisol, Propylgallat, Magnesium stearat; Pigmentmischung PB 220001, gelb: Lactose monohydrat, Eisenoxid gelb, Eisenoxid rot, Eisenoxid schwarz.
Kurzinformation: siehe Ezetimib/Simvastatin Actavis 10 mg/10 mg - Tabletten, → S. 546
PG: 30 ST (3) (EKO: G) [€ 13,85]

Ezetimib/Simvastatin Actavis 10 mg/40 mg - Tabletten 41B02
(Z.Nr. 1-37348) NR. P. nicht im Handel. C10BA02

Ezetimib/Simvastatin Actavis 10 mg/80 mg - Tabletten 41B02
(Z.Nr. 1-37349) NR. P. nicht im Handel. C10BA02

Ezetimib/Simvastatin G.L. 10 mg/10 mg - Tabletten 41B02
(Z.Nr. 1-39065) NR. P. C10BA02
ZI: G.L. Pharma, Lannach
Z: 1 Tablette enthält: Ezetimib 10 mg, Simvastatin 10 mg, Butylhydroxyanisol, Zitronensäure, Croscarmellose natrium (entspr. Natrium 0,0118 mg), Hypromellose, Lactose monohydrat 51,631 mg, Magnesium stearat, Cellulose, mikrokristalline, Propylgallat, Ascorbinsäure, Pigmentmischung PB 220001, gelb (entspr. Lactose monohydrat) (entspr. Eisenoxid gelb) (entspr. Eisenoxid rot) (entspr. Eisenoxid schwarz).
Kurzinformation: siehe Ezesim 10 mg/10 mg - Tabletten, → S. 545
PG: 30 ST (3) (EKO: G) [€ 13,85]

Ezetimib/Simvastatin G.L. 10 mg/20 mg - Tabletten 41B02
(Z.Nr. 1-39066) NR. P. C10BA02
ZI: G.L. Pharma, Lannach
Z: 1 Tablette enthält: Ezetimib 10 mg, Simvastatin 20 mg, Butylhydroxyanisol, Zitronensäure, Croscarmellose natrium (entspr. Natrium 0,0236 mg), Hypromellose, Lactose monohydrat 113,262 mg, Magnesium stearat, Cellulose, mikrokristalline, Propylgallat, Ascorbinsäure, Pigmentmischung PB 220001, gelb (entspr. Lactose monohydrat) (entspr. Eisenoxid gelb) (entspr. Eisenoxid rot) (entspr. Eisenoxid schwarz).
Kurzinformation: siehe Ezesim 10 mg/10 mg - Tabletten, → S. 545
PG: 30 ST (3) (EKO: G) [€ 13,85]

Ezetimib/Simvastatin G.L. 10 mg/40 mg - Tabletten 41B02
(Z.Nr. 1-39068) NR. P. C10BA02
ZI: G.L. Pharma, Lannach
Z: 1 Tablette enthält: Ezetimib 10 mg, Simvastatin 40 mg, Butylhydroxyanisol, Zitronensäure, Croscarmellose natrium (entspr. Natrium 0,0472 mg), Hypromellose, Lactose monohydrat 236,524 mg, Magnesium stearat, Cellulose, mikrokristalline, Propylgallat, Ascorbinsäure, Pigmentmischung PB 220001, gelb (entspr. Lactose monohydrat) (entspr. Eisenoxid gelb) (entspr. Eisenoxid rot) (entspr. Eisenoxid schwarz).
Kurzinformation: siehe Ezesim 10 mg/10 mg - Tabletten, → S. 545
PG: 30 ST (3) (EKO: G) [€ 13,85]

Ezetimib/Simvastatin G.L. 10 mg/80 mg - Tabletten 41B02
(Z.Nr. 1-39067) NR. P. C10BA02
ZI: G.L. Pharma, Lannach

Z: 1 Tablette enthält: Ezetimib 10 mg, Simvastatin 80 mg, Butylhydroxyanisol, Zitronensäure, Croscarmellose natrium (entspr. Natrium 0,0944 mg), Hypromellose, Lactose monohydrat 483,048 mg, Magnesium stearat, Cellulose, mikrokristalline, Propylgallat, Ascorbinsäure, Pigmentmischung PB 220001, gelb (entspr. Lactose monohydrat) (entspr. Eisenoxid gelb) (entspr. Eisenoxid rot) (entspr. Eisenoxid schwarz).
Kurzinformation: siehe Ezesim 10 mg/10 mg - Tabletten, → S. 545
PG: 30 ST (3) (EKO: G) [€ 13,85]

Ezetimib/Simvastatin HCS 10 mg/10 mg - Tabletten 41B02

(Z.Nr. 1-37478) NR. P. C10BA02
ZI: HCS, Edegem, Belgien
Z: 1 Tablette enthält: Ezetimib 10 mg, Simvastatin 10 mg, Tablettenkern: Lactose 56,05 mg (entspr. Lactose monohydrat), Cellulose, mikrokristalline, Croscarmellose natrium, Magnesium stearat; Hypromellose 2910, Eisenoxid gelb.
EW: Lipidsenkende Kombination.
AG: Prävention kardiovaskulärer Ereignisse, primäre Hypercholestinämie oder gemischte Hyperlipidämie, homozygote familiäre Hypercholesterinämie.
AA: Oral.
DO: 1mal tgl. (abends) 10/20 mg oder 10/40 mg, nur in schweren Fällen 10/80 mg.
Prävention kardiovaskulärer Ereignisse: 1mal tgl. (abends) 10/40 mg (bis eventuell 10/80 mg).
Kinder ab 10 Jahren und Jugendliche: Initial 1mal tgl. (abends) 10 mg/10 mg, MTD 10 mg/40 mg.
Dosisreduktion bei schweren Nierenschäden.
GA: Akute Leberschäden.
SST: Gegenanzeige.
NW: Nervensystem, Arthralgie, Myalgie, Asthenie, Magen/Darm, Depression, kognitive Beeinträchtigungen, Haut, selten Myopathien, (besonders bei 80 mg Simvastatin), sehr selten immunvermittelte nekrotisierende Myopathie, Transaminasen- bzw. CK-Anstiege, Leberversagen, Diabetes, interstitielle Lungenerkrankungen.
WW: Kontraindiziert: Starke CYP3A4 Hemmer: Azole, Erythromycin, Proteasehemmer, Nefazodon, Cobicistat, Ciclosporin, Danazol, Gemfibrozil, Ciclosporin. Grapefruitsaft vermeiden. Simvastatin nicht mit Fusidinsäure geben. Nicht empfohlen: Andere Fibrate. Niacin bei asiatischen Patienten. MTD 10 mg/20 mg: Amiodaron, Amlodipin, Verapamil, Diltiazem, Niacin ab 1 g/d. MTD 10 mg/40 mg mit Lomitapid.
Vorsicht: Colchizin, Antikoagulantien.
WH: Myopathie/Rhabdomyolyse-Risiko beachten (CK-Werte bestimmen). Leberfunktionstests empfohlen. Erhöhte Simvastatin-Exposition und erhöhtes Myopathierisiko bei Patienten, die das Allel c.521T>C des SLCO1B1-Gens tragen.
PG: 30 ST (3) (EKO: G) [€ 13,80]

Ezetimib/Simvastatin HCS 10 mg/20 mg - Tabletten 41B02

(Z.Nr. 1-37479) NR. P. C10BA02
ZI: HCS, Edegem, Belgien
Z: 1 Tablette enthält: Ezetimib 10 mg, Simvastatin 20 mg, Tablettenkern: Lactose 121,6 mg (entspr. Lactose monohydrat), Cellulose, mikrokristalline, Croscarmellose natrium, Magnesium stearat; Hypromellose 2910, Eisenoxid rot.
Kurzinformation: siehe Ezetimib/Simvastatin HCS 10 mg/10 mg - Tabletten, → S. 547
PG: 30 ST (3) (EKO: G) [€ 13,80]

Ezetimib/Simvastatin HCS 10 mg/40 mg - Tabletten 41B02

(Z.Nr. 1-37477) NR. P. C10BA02
ZI: HCS, Edegem, Belgien
Z: 1 Tablette enthält: Ezetimib 10 mg, Simvastatin 40 mg, Tablettenkern: Lactose 252,7 mg (entspr. Lactose monohydrat), Cellulose, mikrokristalline, Croscarmellose natrium, Magnesium stearat; Hypromellose 2910.
Kurzinformation: siehe Ezetimib/Simvastatin HCS 10 mg/10 mg - Tabletten, → S. 547
PG: 30 ST (3) (EKO: G) [€ 13,80]

Ezetimib/Simvastatin ratiopharm 10 mg/10 mg - Tabletten 41B02

(Z.Nr. 1-37996) NR. P. C10BA02
ZI: Teva, Haarlem, Niederlande
Z: 1 Tablette enthält: Ezetimib 10 mg, Simvastatin 10 mg, Tablettenkern: Lactose monohydrat 58,225 mg, Hypromellose, Cellulose, mikrokristalline, Croscarmellose natrium, Zitronensäure monohydrat, Butylhydroxyanisol, Propylgallat, Magnesium stearat.
EW: Lipidsenkende Kombination.
AG: Prävention kardiovaskulärer Ereignisse, primäre Hypercholestinämie oder gemischte Hyperlipidämie, homozygote familiäre Hypercholesterinämie.
AA: Oral.
DO: 1mal tgl. (abends) 10/20 mg oder 10/40 mg, nur in schweren Fällen 10/80 mg.
Prävention kardiovaskulärer Ereignisse: 1mal tgl. (abends) 10/40 mg (bis eventuell 10/80 mg).
Kinder ab 10 Jahren und Jugendliche: Initial 1mal tgl. (abends) 10 mg/10 mg, MTD 10 mg/40 mg.
Dosisreduktion bei schweren Nierenschäden.
GA: Akute Leberschäden.
SST: Gegenanzeige.
NW: Nervensystem, Arthralgie, Myalgie, Asthenie, Magen/Darm, Depression, kognitive Beeinträchtigungen, Haut, selten Myopathien, (besonders bei 80 mg Simvastatin), sehr selten immunvermittelte nekrotisierende Myopathie, Transaminasen- bzw. CK-Anstiege, Leberversagen, Diabetes, interstitielle Lungenerkrankungen.
WW: Kontraindiziert: Starke CYP3A4 Hemmer: Azole, Erythromycin, Proteasehemmer, Nefazodon, Cobicistat, Ciclosporin, Danazol, Gemfibrozil, Boceprevir, Telaprevir. Grapefruitsaft vermeiden. Simvastatin nicht mit Fusidinsäure geben. Nicht empfohlen: Andere Fibrate. Niacin bei asiatischen Patienten. MTD 10 mg/20 mg: Amiodaron, Amlodipin, Verapamil, Diltiazem, Elbasvir/ Grazoprevir, Niacin ab 1 g/d. MTD 10 mg/40 mg mit Lomitapid.
Vorsicht: Colchicin, Antikoagulantien.
WH: Myopathie/Rhabdomyolyse-Risiko beachten (CK-Werte bestimmen). Leberfunktionstests empfohlen. Erhöhte Simvastatin-Exposition und erhöhtes Myopathierisiko bei Patienten, die das Allel c.521T>C des SLCO1B1-Gens tragen.
PG: 30 ST (3) (EKO: G) [€ 13,85]

Ezetimib/Simvastatin ratiopharm 10 mg/20 mg - Tabletten 41B02

(Z.Nr. 1-37997) NR. P. n.l. C10BA02
ZI: Teva, Haarlem, Niederlande
Z: 1 Tablette enthält: Ezetimib 10 mg, Simvastatin 20 mg, Tablettenkern: Lactose monohydrat 126,45 mg, Hypromellose, Cellulose, mikrokristalline, Croscarmellose natrium, Zitronensäure monohydrat, Butylhydroxyanisol, Propylgallat, Magnesium stearat.
PG: 30 ST (3) (EKO: G) [€ 13,85 n.l.]

Ezetimib/Simvastatin ratiopharm 10 mg/40 mg - Tabletten 41B02

(Z.Nr. 1-37998) NR. P. C10BA02
ZI: Teva, Haarlem, Niederlande
Z: 1 Tablette enthält: Ezetimib 10 mg, Simvastatin 40 mg, Tablettenkern: Lactose monohydrat 262,9 mg, Hypromellose, Cellulose, mikrokristalline, Croscarmellose natrium, Zitronensäure monohydrat, Butylhydroxyanisol, Propylgallat, Magnesium stearat.
Kurzinformation: siehe Ezetimib/Simvastatin ratiopharm 10 mg/10 mg - Tabletten, → S. 547
PG: 30 ST (3) (EKO: G) [€ 13,85]

Ezetimib/Simvastatin ratiopharm 10 mg/80 mg - Tabletten 41B02

(Z.Nr. 1-37999) NR. P. C10BA02
ZI: Teva, Haarlem, Niederlande
Z: 1 Tablette enthält: Ezetimib 10 mg, Simvastatin 80 mg, Tablettenkern: Lactose monohydrat 535,8 mg, Hypromellose, Cellulose, mikrokristalline, Croscarmellose natrium, Zitronensäure monohydrat, Butylhydroxyanisol, Propylgallat, Magnesium stearat.
Kurzinformation: siehe Ezetimib/Simvastatin ratiopharm 10 mg/10 mg - Tabletten, → S. 547
PG: 30 ST (3) (EKO: G) [€ 13,85]

Ezetimib/Simvastatin ratiopharm GmbH 10 mg/10 mg - Tabletten 41B02
(Z.Nr. 1-38216) NR. P. nicht im Handel. C10BA02

Ezetimib/Simvastatin ratiopharm GmbH 10 mg/20 mg - Tabletten 41B02
(Z.Nr. 1-38218) NR. P. nicht im Handel. C10BA02

Ezetimib/Simvastatin ratiopharm GmbH 10 mg/40 mg - Tabletten 41B02
(Z.Nr. 1-38217) NR. P. nicht im Handel. C10BA02

Ezetimib/Simvastatin ratiopharm GmbH 10 mg/80 mg - Tabletten 41B02
(Z.Nr. 1-38215) NR. P. nicht im Handel. C10BA02

E

Ezetimib/Simvastatin Sandoz 10 mg/10 mg - Tabletten 41B02
(Z.Nr. 1-37501) NR. P. C10BA02
ZI: Sandoz, Kundl
Z: 1 Tablette enthält: Ezetimib 10 mg, Simvastatin 10 mg, Tablettenkern: Lactose monohydrat 51,6 mg, Hypromellose, Croscarmellose natrium, Cellulose, mikrokristalline, Ascorbinsäure, Citronensäure, wasserfreie, Butylhydroxyanisol, Propylgallat, Magnesium stearat; Pigmentmischung: Lactose monohydrat, Eisenoxid gelb, Eisenoxid rot, Eisenoxid schwarz.
Kurzinformation: siehe Ezetimib/Simvastatin HCS 10 mg/10 mg - Tabletten, → S. 547
PG: 30 ST (3) (EKO: G) [€ 13,85]

Ezetimib/Simvastatin Sandoz 10 mg/20 mg - Tabletten 41B02
(Z.Nr. 1-37502) NR. P. C10BA02
ZI: Sandoz, Kundl
Z: 1 Tablette enthält: Ezetimib 10 mg, Simvastatin 20 mg, Tablettenkern: Lactose monohydrat 113,3 mg, Hypromellose, Croscarmellose natrium, Cellulose, mikrokristalline, Ascorbinsäure, Citronensäure, wasserfreie, Butylhydroxyanisol, Propylgallat, Magnesium stearat; Pigmentmischung: Lactose monohydrat, Eisenoxid gelb, Eisenoxid rot, Eisenoxid schwarz.
Kurzinformation: siehe Ezetimib/Simvastatin HCS 10 mg/10 mg - Tabletten, → S. 547
PG: 30 ST (3) (EKO: G) [€ 13,85]

Ezetimib/Simvastatin Sandoz 10 mg/40 mg - Tabletten 41B02
(Z.Nr. 1-37500) NR. P. C10BA02
ZI: Sandoz, Kundl
Z: 1 Tablette enthält: Ezetimib 10 mg, Simvastatin 40 mg, Tablettenkern: Lactose monohydrat 236,5 mg, Hypromellose, Croscarmellose natrium, Cellulose, mikrokristalline, Ascorbinsäure, Citronensäure, wasserfreie, Butylhydroxyanisol, Propylgallat, Magnesium stearat; Pigmentmischung: Lactose monohydrat, Eisenoxid gelb, Eisenoxid rot, Eisenoxid schwarz.
Kurzinformation: siehe Ezetimib/Simvastatin HCS 10 mg/10 mg - Tabletten, → S. 547
PG: 30 ST (3) (EKO: G) [€ 13,85]

Ezetimib/Simvastatin Sandoz 10 mg/80 mg - Tabletten 41B02
(Z.Nr. 1-37503) NR. P. C10BA02
ZI: Sandoz, Kundl
Z: 1 Tablette enthält: Ezetimib 10 mg, Simvastatin 80 mg, Tablettenkern: Lactose monohydrat 483 mg, Hypromellose, Croscarmellose natrium, Cellulose, mikrokristalline, Ascorbinsäure, Citronensäure, wasserfreie, Butylhydroxyanisol, Propylgallat, Magnesium stearat; Pigmentmischung: Lactose monohydrat, Eisenoxid gelb, Eisenoxid rot, Eisenoxid schwarz.
Kurzinformation: siehe Ezetimib/Simvastatin HCS 10 mg/10 mg - Tabletten, → S. 547
PG: 30 ST (3) (EKO: G) [€ 13,85]

Ezetimib/Simvastatin Stada 10 mg/10 mg - Tabletten 41B02
(Z.Nr. 1-37707) NR. P. C10BA02
ZI: Stada Arzneimittel, Wien
Z: 1 Tablette enthält: Ezetimib 10 mg, Simvastatin 10 mg, Tablettenkern: Lactose monohydrat 51,6 mg, Hypromellose, Croscarmellose natrium (entspr. Natrium 1,122 mg), Cellulose, mikrokristalline, Ascorbinsäure, Zitronensäure, wasserfrei, Butylhydroxyanisol, Propylgallat, Magnesium stearat; Farbstoffüberzug: Lactose monohydrat, Eisenoxid gelb, Eisenoxid rot, Eisenoxid schwarz.
EW: Lipidsenkende Kombination.
AG: Prävention kardiovaskulärer Ereignisse, primäre Hypercholestinämie oder gemischte Hyperlipidämie, homozygote familiäre Hypercholesterinämie.
AA: Oral.
DO: 1mal tgl. (abends) 10/20 mg oder 10/40 mg, nur in schweren Fällen 10/80 mg.
Prävention kardiovaskulärer Ereignisse: 1mal tgl. (abends) 10/40 mg (bis eventuell 10/80 mg).
Kinder ab 10 Jahren und Jugendliche: Initial 1mal tgl. (abends) 10 mg/10 mg, MTD 10 mg/40 mg.
Dosisreduktion bei schweren Nierenschäden.
GA: Akute Leberschäden.
SST: Gegenanzeige.
NW: Nervensystem, Arthralgie, Myalgie, Asthenie, Magen/Darm, Depression, kognitive Beeinträchtigungen, Haut, selten Myopathien, (besonders bei 80 mg Simvastatin), sehr selten immunvermittelte nekrotisierende Myopathie, Transaminasen- bzw. CK-Anstiege, Leberversagen, Diabetes, interstitielle Lungenerkrankungen.
WW: Kontraindiziert: Starke CYP3A4 Hemmer: Azole, Erythromycin, Proteasehemmer, Nefazodon, Cobicistat, Ciclosporin, Danazol, Gemfibrozil, Ciclosporin. Grapefruitsaft vermeiden. Simvastatin nicht mit Fusidinsäure geben. Nicht empfohlen: Andere Fibrate. Niacin bei asiatischen Patienten. MTD 10 mg/20 mg: Amiodaron, Amlodipin, Verapamil, Diltiazem, Elbasvir/Grazoprevir, Niacin ab 1 g/d. MTD 10 mg/40 mg mit Lomitapid.
Vorsicht: Colchicin, Antikoagulantien.
WH: Myopathie/Rhabdomyolyse-Risiko beachten (CK-Werte bestimmen). Leberfunktionstests empfohlen. Erhöhte Simvastatin-Exposition und erhöhtes Myopathierisiko bei Patienten, die das Allel c.521T>C des SLCO1B1-Gens tragen.
PG: 30 ST (3) (EKO: G) [€ 13,85]

Ezetimib/Simvastatin Stada 10 mg/20 mg - Tabletten 41B02
(Z.Nr. 1-37708) NR. P. C10BA02
ZI: Stada Arzneimittel, Wien
Z: 1 Tablette enthält: Ezetimib 10 mg, Simvastatin 20 mg, Tablettenkern: Lactose monohydrat 113,3 mg, Hypromellose, Croscarmellose natrium (entspr. Natrium 2,247 mg), Cellulose, mikrokristalline, Ascorbinsäure, Zitronensäure, wasserfrei, Butylhydroxyanisol, Propylgallat, Magnesium stearat; Farbstoffüberzug: Lactose monohydrat, Eisenoxid gelb, Eisenoxid rot, Eisenoxid schwarz.
Kurzinformation: siehe Ezetimib/Simvastatin Stada 10 mg/10 mg - Tabletten, → S. 548
PG: 30 ST (3) (EKO: G) [€ 13,85]

Ezetimib/Simvastatin Stada 10 mg/40 mg - Tabletten 41B02
(Z.Nr. 1-37709) NR. P. nicht im Handel. C10BA02

Ezetimib/Simvastatin Stada 10 mg/80 mg - Tabletten 41B02
(Z.Nr. 1-37710) NR. P. nicht im Handel. C10BA02

Ezetrol 10 mg - Tabletten 41A05
(Z.Nr. 1-24902) NR. P. C10AX09
ZI: Merck Sharp & Dohme, Haarlem, Niederlande
Z: 1 Tablette enthält: Ezetimib 10 mg, Croscarmellose natrium, Lactose monohydrat 55 mg, Magnesium stearat, Cellulose, mikrokristalline, Povidon K29-32, Natriumdodecylsulfat.
Kurzinformation: siehe Ezegelan 10 mg - Tabletten, → S. 544
PG: 30 ST * (EKO: N) [€ 47,20]

Fabrazyme 5 mg - Pulver für ein Konzentrat zur Herstellung einer Infusionslösung 27A03
(Z.Nr. EU/1/01/188/*) NR. P. E. A16AB04
ZI: Genzyme Europe, Amsterdam, Niederlande
Z: 1 Durchstechflasche enthält: Agalsidase beta 5 mg, Mannitol, Natriumdihydrogenphosphat-1-Wasser, Dinatriumhydrogenphosphat-7-Wasser.
EW: Stoffwechselenzym.
AG: Enzymersatztherapie bei Fabry-Syndrom (α-Galactosidase-A-Mangel).
AA: I.v. Infusion nach Verdünnen mit 0,9% NaCl-Lösung: Gesamtinfusionsdauer nicht weniger als 2 Stunden.
DO: Personen ab 8 Jahren: 1 mg/kg KG alle 2 Wochen. Keine Dosisempfehlungen für Kinder unter 7 Jahren.
Details siehe Austria-Codex - Fachinformation.
SST: Strenge Indikationsstellung, nicht stillen.
NW: Infusionsbedingte Reaktionen, IgG-Antikörperbildung, Rigor, Fieber, Dyspnoe, Erbrechen, Kopfschmerzen, Tremor, Ödeme, Myalgie, Bronchokonstriktion.
WW: Nicht mit Chloroquin, Amiodaron, Benoquin oder Gentamicin anwenden.
WH: Auf Überempfindlichkeitsreaktionen achten. Verkehrshinweis.
PG: 1 ST RE1 (EKO: Y) [€ 832,15]

Fabrazyme 35 mg - Pulver für ein Konzentrat zur Herstellung einer Infusionslösung 27A03
(Z.Nr. EU/1/01/188/*) NR. P. E. A16AB04
ZI: Genzyme Europe, Amsterdam, Niederlande
Z: 1 Durchstechflasche enthält: Agalsidase beta 35 mg, Mannitol, Natriumdihydrogenphosphat-1-Wasser, Dinatriumhydrogenphosphat-7-Wasser.
Kurzinformation: siehe Fabrazyme 5 mg - Pulver für ein Konzentrat zur Herstellung einer Infusionslösung, → S. 549
PG: 1 ST RE1 (EKO: Y) [€ 5.363,40]

Faktor VII Baxter 600 I.E. - Pulver und Lösungsmittel zur Herstellung einer Injektionslösung 20D01
(Z.Nr. 2-00299) NR. P. E. B02BD05
ZI: Baxter, Wien
Z: 1 Packung enthält: Blutgerinnungsfaktor VII (human) 600 IE, Natriumcitrat dihydrat, Natriumchlorid, Heparin natrium max. 0,5 IE (entspr. Natrium 41 mg), Lösungsmittel: Wasser für Injektionszwecke.
AG: Behandlung und Prophylaxe von Blutungsstörungen bei isoliertem angeborenen Faktor VII-Mangel.
AA: I.v. nach Auflösen; Details siehe Austria-Codex - Fachinformation.
DO: Benötigte Einheiten = Körpergewicht (kg) x gewünschter Faktor VII-Anstieg (% der Norm) x 0,5.
Anwendung als ED (Faktor VII Plasmaspiegel 10-20%) bei leichten Blutungen oder kleinen Eingriffen, für 8-10 Tage oder bis zur vollständigen Heilung bei schweren Blutungen (Faktor VII Plasmaspiegel 25-40%) oder großen Eingriffen (Faktor VII Plasmaspiegel präoperativ über 50, dann 25-45%). Für Kinder unter 6 Jahren nicht empfohlen.
Details siehe Austria Codex - Fachinformation.
GA: Hohes Risiko für Thrombose oder disseminierte intravasale Gerinnung, Heparinallergie oder Heparin-induzierte Thrombozytopenie in der Anamnese.
SST: Vorsicht.
NW: Überempfindlichkeit, Flush, Thromboembolien, Herz, Psyche, Broncho- spasmen, Fieber, Faktor VII-Inhibitoren.
WH: Auf Unverträglichkeiten achten. Vorsicht bei Herz-, Lebererkrankungen, frisch Operierten, Neugeborenen, erhöhtem Thromboserisiko.
PG: 1 ST RE1 (EKO: Y) [€ 308,50]

Famciclovir Actavis 125 mg - Filmtabletten 35E02
(Z.Nr. 1-28777) NR. P. J05AB09
ZI: Actavis Group PTC, Hafnarfjördur, Island
Z: 1 Filmtablette enthält: Famciclovir 125 mg, Tablettenkern: Stärke, vorverkleistert, Natriumdodecylsulfat, Cellulose, mikrokristalline, Croscarmellose natrium, Siliciumdioxid, kolloidal, wasserfrei, Stearinsäure; Filmüberzug: Hypromellose, Titandioxid, Macrogol 4000, Macrogol 6000.
EW: Virustatikum; Prodrug von Penciclovir.
AG: Immunkompetente und immunsupprimierte Patienten: Herpes zoster, rezidivierender Herpes genitalis.
Zoster ophthalmicus bei immunkompetenten Erwachsenen.
AA: Oral einnehmen.
DO: Immunkompetente Patienten: Herpes zoster, Zoster ophthalmicus: 3mal tgl. 500 mg über 7 Tage.
Rezidivierender Herpes genitalis: Erstmalig: 3mal tgl. 250 mg über 5 Tage. Episodisch: 2mal tgl. 125 mg über 5 Tage. Suppression: 2mal tgl. 250 mg.
Immunsupprimierte Patienten: Herpes zoster: 3mal tgl. 500 mg über 10 Tage.
Rezidivierender Herpes genitalis: 2mal tgl. 500 mg über 7 Tage. Suppression: 2mal tgl. 500 mg.
Dosisreduktion bei schweren Nierenschäden. Keine Dosisempfehlungen für Kinder und Jugendliche.
SST: Nutzen/Risiko-Abschätzung in der Schwangerschaft. Wenn Behandlung erforderlich, abstillen erwägen.
NW: Magen/Darm, ZNS (Kopfschmerzen, Schwindel, Somnolenz), Haut, Leber, Psyche.
WW: Vorsicht: Probenecid, Raloxifen.
WH: Vorsicht bei Nierenschäden. Verkehrshinweis.
Komplizierte Herpes zoster-Infektionen intravenös behandeln. Bei Vorhandensein von Symptomen des Herpes genitalis sexuelle Aktivität meiden.
PG: 10 ST IND (EKO: G) [€ 16,45]

Famciclovir Actavis 500 mg - Filmtabletten 35E02
(Z.Nr. 1-28786) NR. P. J05AB09
ZI: Actavis Group PTC, Hafnarfjördur, Island
Z: 1 Filmtablette enthält: Famciclovir 500 mg, Tablettenkern: Stärke, vorverkleistert, Natriumdodecylsulfat, Cellulose, mikrokristalline, Croscarmellose natrium, Siliciumdioxid, kolloidal, wasserfrei, Stearinsäure; Filmüberzug: Hypromellose, Titandioxid, Macrogol 4000, Macrogol 6000.
Kurzinformation: siehe Famciclovir Actavis 125 mg - Filmtabletten, → S. 549
PG: 14 ST IND (EKO: G) [€ 80,50], 21 ST IND (EKO: G) [€ 110,95]

Famosin 20 mg - Filmtabletten 42E02
(Z.Nr. 1-24421) RP. P. A02BA03
ZI: G.L. Pharma, Lannach
Z: 1 Filmtablette enthält: Famotidin 20 mg, Lactose monohydrat 74,8 mg, Povidon, Croscarmellose natrium (entspr. Natrium 0,01 mg), Hypromellose, Magnesium stearat, Macrogol 6000, Talkum, Polyacrylat-Dispersion 30%, Eisenoxid rot, Titandioxid.
EW: Histamin (H_2)-Antagonist.
AG: Rezidivprophylaxe von Zwölffingerdarmgeschwüren. Behandlung von Ulcus duodeni oder Ulcus ventriculi, Zollinger-Ellison-Syndrom, Refluxösophagitis, Stressulcus.
AA: Unzerkaut mit Flüssigkeit.
DO: Ulcus ventriculi et duodeni: 40 mg abends über 4-8 Wochen
Rezidivprophylaxe: 20 mg abends
Zollinger-Ellison-Syndrom: 20 mg alle 6 Std, Dosiserhöhung nach Bedarf, MTD 800 mg
Stressulcus, Refluxösophagitis: 2mal tgl. 20 mg oder 1mal tgl. 40 mg.
Für Kinder und Jugendliche nicht empfohlen.
SST: Nutzen/Risiko-Abwägung in der Schwangerschaft, nicht stillen.
NW: Kopfschmerzen, Magen/Darm, Haut, Appetitlosigkeit, Müdigkeit.
WW: Kreuzsensibilität zu anderen H_2-Blocken möglich. Resorption von Atazanavir bzw. von Eisensalzen vermindert. Azole, Antacida, Sucralfat (2 Std. Abstand); auf gleichzeitige Probenecidgabe verzichten. Calciumcarbonat (Risiko des Wirksamkeitsverlustes bei Hämodialysepatienten).
WH: Malignität vor Behandlungsbeginn ausschließen. Vorsicht bei Nierenschäden.
PG: 20 ST (2) (EKO: G) [€ 7,35], 50 ST (EKO: G) [€ 15,15]

Famosin 40 mg - Filmtabletten 42E02
(Z.Nr. 1-24424) RP. P. A02BA03
ZI: G.L. Pharma, Lannach
Z: 1 Filmtablette enthält: Famotidin 40 mg, Lactose monohydrat 149,6 mg, Povidon, Croscarmellose natrium (entspr. Natrium 0,02 mg), Hypromellose, Magnesium stearat, Macrogol 6000, Talkum, Polyacrylat-Dispersion 30%, Eisenoxid rot, Titandioxid.
Kurzinformation: siehe Famosin 20 mg - Filmtabletten, → S. 549
PG: 10 ST (2) (EKO: G) [€ 7,15], 30 ST (EKO: G) [€ 17,10]

Famotidin Genericon 20 mg - Filmtabletten 42E02
(Z.Nr. 1-24425) RP. P. A02BA03
ZI: Genericon Pharma, Graz
Z: 1 Filmtablette enthält: Famotidin 20 mg, Tablettenkern: Lactose monohydrat 74,8 mg, Povidon K30, Croscarmellose natrium (entspr. Natrium < 1 mmol), Magnesium stearat; Tablettenüberzug: Hypromellose, Macrogol 400, Carnaubawachs, Gelborange S 0,0007 mg, Eisenoxid rot, Eisenoxid gelb, Eisenoxid schwarz, Titandioxid.
Kurzinformation: siehe Famosin 20 mg - Filmtabletten, → S. 549
PG: 20 ST (2) (EKO: G) [€ 7,55], 50 ST (EKO: G) [€ 15,15]

F

Famotidin Genericon 40 mg - Filmtabletten 42E02
(Z.Nr. 1-24426) RP. P. A02BA03
ZI: Genericon Pharma, Graz
Z: 1 Filmtablette enthält: Famotidin 40 mg, Tablettenkern: Lactose monohydrat 149,6 mg, Povidon K30, Croscarmellose natrium (entspr. Natrium < 1 mmol), Magnesium stearat; Tablettenüberzug: Hypromellose, Macrogol 400, Gummi arabicum, Carnaubawachs, Eisenoxid rot, Titandioxid.
Kurzinformation: siehe Famosin 20 mg - Filmtabletten, → S. 549
PG: 10 ST (2) (EKO: G) [€ 7,40], 30 ST (EKO: G) [€ 17,25]

Famotidin "Interpharm" 40 mg - Filmtabletten 42E02
(Z.Nr. 1-21642) RP. P. A02BA03
ZI: Interpharm, Wien
Z: 1 Filmtablette enthält: Famotidin 40 mg, Maisstärke, vorverkleistert, Cellulose, mikrokristalline, Magnesium stearat, Hypromellose, Macrogol 6000, Propylenglycol, Talkum, Titandioxid, Orangenlack.
EW: Histamin (H_2)-Antagonist.
AG: Erkrankungen, bei welchen eine Verringerung der Magensäurproduktion angezeigt ist: Ulcus duodeni, benignes Ulcus ventriculi; Rezidivprophylaxe von Ulcera duodeni; Zustände von Hypersekretion, wie Zollinger-Ellison-Syndrom; Stressulcusprophylaxe, Symptomatische Therapie der Refluxösophagitis, Eradikation von Helicobacter pylori (in Kombination mit Antibiotika), Ulcera durch nichtsteroidale Antiphlogistika.
AA: Unzerkaut mit Flüssigkeit einnehmen.
DO: Ulcus duodeni oder ventriculi: Abends 40 mg über 4(-8) Wochen.
Rezidivprophylaxe: Abends 20 mg.
Zollinger-Ellison-Syndrom: Initial 20 mg alle 6 Stunden. MTD bis 800 mg.
Refluxösophagitis: 2mal tgl. 20 mg.
Eradikation: 1mal tgl. 40-80 mg.
Ulcera durch nichtsteroidale Antiphlogistika: 2mal tgl. 40 mg.
Halbe Dosis bei schweren Nierenschäden.
Keine Daten bei Kindern und Jugendlichen.
SST: Nutzen/Risiko-Abwägung in der Schwangerschaft, nicht stillen.
NW: Kopfschmerzen, Magen/Darm, Haut, Appetitlosigkeit, Müdigkeit.
WW: Kreuzsensibilität zu anderen H_2-Blocken möglich. Resorption von Atazanavir bzw. von Eisensalzen vermindert. Azole, Antacida, Sucralfat (2 Std. Abstand); auf gleichzeitige Probenecidgabe verzichten. Calciumcarbonat (Risiko des Wirksamkeitsverlustes bei Hämodialysepatienten).
WH: Malignität vor Behandlungsbeginn ausschließen. Vorsicht bei Nierenschäden.
PG: 10 ST (2) (EKO: G) [€ 7,10], 30 ST (EKO: G) [€ 16,85]

Famotidin Stada 20 mg - Filmtabletten 42E02
(Z.Nr. 1-23689) RP. P. A02BA03
ZI: Stada Arzneimittel, Wien
Z: 1 Filmtablette enthält: Famotidin 20 mg, Tablettenkern: Cellulose, mikrokristalline, Maisstärke, Maisstärke, vorgequollen, Povidon, Talkum, Magnesium stearat; Tablettenüberzug: (entspr. Hypromellose) (entspr. Talkum) (entspr. Titandioxid) (entspr. Propylenglycol).
EW: Histamin (H_2)-Antagonist.
AG: Erkrankungen, bei welchen eine Verringerung der Magensäurproduktion angezeigt ist: Ulcus duodeni, benignes Ulcus ventriculi; Rezidivprophylaxe von Ulcera duodeni; Zustände von Hypersekretion, wie Zollinger-Ellison-Syndrom; milde Refluxösophagitis.
AA: Unzerkaut mit Flüssigkeit einnehmen.
DO: Ulcus duodeni oder ventriculi: Abends 40 mg über 4(-8) Wochen.
Rezidivprophylaxe: Abends 20 mg.
Zollinger-Ellison-Syndrom: Initial 20 mg alle 6 Stunden. MTD bis 800 mg.
Refluxösophagitis: 2mal tgl. 20 mg.
Halbe Dosis bei schweren Nierenschäden.
SST: Nutzen/Risiko-Abwägung in der Schwangerschaft, nicht stillen.
NW: Kopfschmerzen, Magen/Darm, Haut, Appetitlosigkeit, Müdigkeit.
WW: Kreuzsensibilität zu anderen H_2-Blocken möglich. Resorption von Atazanavir bzw. von Eisensalzen vermindert. Azole, Antacida, Sucralfat (2 Std. Abstand); auf gleichzeitige Probenecidgabe verzichten. Calciumcarbonat (Risiko des Wirksamkeitsverlustes bei Hämodialysepatienten).
WH: Malignität vor Behandlungsbeginn ausschließen. Vorsicht bei Nierenschäden.
PG: 20 ST (2) (EKO: G) [€ 7,25], 50 ST (EKO: G) [€ 15,10]

Famotidin Stada 40 mg - Filmtabletten 42E02
(Z.Nr. 1-23690) RP. P. A02BA03
ZI: Stada Arzneimittel, Wien
Z: 1 Filmtablette enthält: Famotidin 40 mg, Tablettenkern: Cellulose, mikrokristalline, Maisstärke, Maisstärke, vorgequollen, Povidon, Talkum, Magnesium stearat; Tablettenüberzug: (entspr. Hypromellose) (entspr. Talkum) (entspr. Titandioxid) (entspr. Propylenglykol).
EW: Histamin (H_2)-Antagonist.
AG: Erkrankungen, bei welchen eine Verringerung der Magensäurproduktion angezeigt ist: Ulcus duodeni, benignes Ulcus ventriculi; Rezidivprophylaxe von Ulcera duodeni; Zustände von Hypersekretion, wie Zollinger-Ellison-Syndrom; milde Refluxösophagitis.
AA: Unzerkaut mit Flüssigkeit einnehmen.
DO: Ulcus duodeni oder ventriculi: Abends 40 mg über 4(-8) Wochen.
Rezidivprophylaxe: Abends 20 mg.
Zollinger-Ellison-Syndrom: Initial 20 mg alle 6 Stunden. MTD bis 800 mg.
Refluxösophagitis: 2mal tgl. 20 mg.
Halbe Dosis bei schweren Nierenschäden.
SST: Anwendung möglich.
NW: Kopfschmerzen, Magen/Darm, Haut, Appetitlosigkeit, Müdigkeit.
WW: Kreuzsensibilität zu anderen H_2-Blocken möglich. Resorption von Atazanavir bzw. von Eisensalzen vermindert. Azole, Antacida, Sucralfat (2 Std. Abstand); auf gleichzeitige Probenecidgabe verzichten. Calciumcarbonat (Risiko des Wirksamkeitsverlustes bei Hämodialysepatienten).
WH: Malignität vor Behandlungsbeginn ausschließen. Vorsicht bei Nierenschäden.
PG: 10 ST (2) (EKO: G) [€ 7,05], 30 ST (EKO: G) [€ 16,80]

Fampridin Accord 10 mg - Retardtabletten 56C01
(Z.Nr. EU/1/20/1477/*) NR. P. nicht im Handel. N07XX07

Fampyra 10 mg - Retardtabletten 56C01
(Z.Nr. EU/1/11/699/*) NR. P. N07XX07
ZI: Biogen Netherlands, Badhoevedorp, Niederlande
Z: 1 Retardtablette enthält: Fampridin 10 mg, Tablettenkern: Hypromellose, Cellulose, mikrokristalline, Siliciumdioxid, hochdisperses, Magnesium stearat; Filmüberzug: Hypromellose, Titandioxid, Macrogol 400.
EW: Kaliumkanalblocker.
AG: Zur Verbesserung der Gehfähigkeit bei Multipler Sklerose mit Gehbehinderung (EDSS 4-7).
AA: Nüchtern unzerkaut schlucken.
DO: 2mal tgl. 1 Tablette, zunächst für 2 - 4 Wochen. Therapiekontrolle mit "Timed 25 Foot Walk"-Test. Keine Daten an Kindern und Jugendlichen.
GA: Krampfanfälle (auch anamnestisch), Niereninsuffizienz.
SST: Nicht anwenden.
NW: Infektionen, ZNS (Schwindel, Kopfschmerz, Krämpfe), Psyche, Harnweginfekte, Dyspnoe, Magen/Darm, Rückenschmerzen, Asthenie, schwere Überempfindlichkeit.
WW: Kontraindiziert: Inhibitoren von OCT2-Inhibitoren (Cimetidin), OCT2-Substrate (Carvedilol, Propranolol, Metformin).
WH: Vorsicht bei Herzrhythmusstörungen. Auf Krampfanfälle bzw. schwere allergische Reaktionen achten.
PG: 28 ST * (EKO: N) [€ 175,00], 56 ST * (EKO: N) [€ 379,70]

Fampyra 10 mg - Retardtabletten 56C01
(Z.Nr. EU/1/11/699/*) NR. P. Parallelimport. N07XX07
V: Abacus Medicine, Copenhagen, Dänemark
Z: 1 Tablette enthält: Fampridin 10 mg, Tablettenkern: Hypromellose, Cellulose, mikrokristalline, Siliciumdioxid, hochdisperses, Magnesium stearat; Filmüberzug: Hypromellose, Titandioxid, Macrogol 400.
PG: 56 ST * (EKO: N) [€ 372,15]

Fampyra 10 mg - Retardtabletten 56C01
(Z.Nr. EU/1/11/699/*) NR. P. Parallelimport. N07XX07
V: EMRAmed Arzneimittel, Trittau, Deutschland
Z: 1 Retardtablette enthält: Fampridin 10 mg, Tablettenkern: Hypromellose, Cellulose, mikrokristalline, Siliciumdioxid, hochdisperses, Magnesium stearat; Filmüberzug: Hypromellose, Titandioxid, Macrogol 400.
PG: 28 ST * (EKO: N) [€ 174,90], 56 ST * (EKO: N) [€ 379,60]

Fampyra 10 mg - Retardtabletten 56C01
(Z.Nr. EU/1/11/699/*) NR. P. Parallelimport. N07XX07
V: Eurim-Pharm, Salzburg
Z: 1 Tablette enthält: Fampridin 10 mg, Tablettenkern: Hypromellose, Cellulose, mikrokristalline, Siliciumdioxid, hochdisperses, Magnesium stearat; Filmüberzug: Hypromellose,

Titandioxid, Macrogol 400.
PG: 56 ST * (EKO: N) [€ 372,15]

Fampyra 10 mg - Retardtabletten 56C01
(Z.Nr. EU/1/11/699/*) NR. P. Parallelimport. N07XX07
V: Haemato Pharm, Schönefeld, Deutschland
Z: 1 Retardtablette enthält: Fampridin 10 mg, Tablettenkern: Hypromellose, Cellulose, mikrokristalline, Siliciumdioxid, hochdisperses, Magnesium stearat; Filmüberzug: Hypromellose, Titandioxid, Macrogol 400.
PG: 28 ST * (EKO: N) [€ 171,30], 56 ST * (EKO: N) [€ 372,15]

Fampyra 10 mg - Retardtabletten 56C01
(Z.Nr. EU/1/11/699/*) NR. P. Parallelimport. N07XX07
nicht im Handel.

Fampyra 10 mg - Retardtabletten 56C01
(Z.Nr. EU/1/11/699/*) NR. P. Parallelimport. N07XX07
V: Orifarm, Leverkusen, Deutschland
Z: 1 Tablette enthält: Fampridin 10 mg, Tablettenkern: Hypromellose, Cellulose, mikrokristalline, Siliciumdioxid, hochdisperses, Magnesium stearat; Filmüberzug: Hypromellose, Titandioxid, Macrogol 400.
PG: 28 ST * (EKO: N) [€ 173,10], 56 ST * (EKO: N) [€ 372,65]

Famvir 125 mg - Filmtabletten 35E02
(Z.Nr. 1-21508) NR. P. nicht im Handel. J05AB09

Famvir 250 mg - Filmtabletten 35E02
(Z.Nr. 1-20836) NR. P. nicht im Handel. J05AB09

Famvir 500 mg - Filmtabletten 35E02
(Z.Nr. 1-21509) NR. P. J05AB09
ZI: Phoenix Labs, Clonee, County Meath, Irland
Z: 1 Filmtablette enthält: Famciclovir 500 mg, Tablettenkern: Carboxymethylstärke, Natrium Typ A, Hydroxypropylcellulose, Magnesium stearat; Tablettenfilm: Hypromellose, Titandioxid, Macrogol 4000, Macrogol 6000.
EW: Antiviral.
AG: Immunkompetente und immunsupprimierte Patienten: Herpes zoster, rezidivierender Herpes genitalis.
Zoster ophthalmicus bei immunkompetenten Erwachsenen.
DO: Immunkompetente Patienten: Herpes zoster, Zoster ophthalmicus: 3mal tgl. 500 mg über 7 Tage.
Rezidivierender Herpes genitalis: Erstmalig: 3mal tgl. 250 mg über 5 Tage. Episodisch: 2mal tgl. 125 mg über 5 Tage. Suppression: 2mal tgl.
250 mg.
Immunsupprimierte Patienten: Herpes zoster: 3mal tgl. 500 mg über 10 Tage.
Rezidivierender Herpes genitalis: 2mal tgl. 500 mg über 7 Tage.
Suppression: 2mal tgl. 500 mg.
Dosisreduktion bei schweren Nierenschäden. Keine Dosisempfehlungen für Kinder und Jugendliche.
SST: Nutzen/Risiko-Abschätzung, nicht stillen.
NW: Magen/Darm, ZNS (Kopfschmerzen, Schwindel, Somnolenz), Haut, Leber, Psyche.
WW: Vorsicht: Probenecid, Raloxifen.
WH: Vorsicht bei Nierenschäden. Verkehrshinweis.
Komplizierte Herpes zoster-Infektionen intravenös behandeln. Bei Vorhandensein von Symptomen des Herpes genitalis sexuelle Aktivität meiden.
PG: 14 ST IND (EKO: G) [€ 99,70], 21 ST IND (EKO: G) [€ 141,60]

Fareston 60 mg - Tabletten 55D03
(Z.Nr. EU/1/96/004/*) NR. P. nicht im Handel. L02BA02

Farlutal 500 mg - Tabletten 55D05
(Z.Nr. 1-18903) RP. P. L02AB02
ZI: Pfizer Corporation Austria, Wien
Z: 1 Tablette enthält: Medroxyprogesteron acetat 500 mg, Lactose monohydrat 212,5 mg, Crospovidon, Polyvinylpyrrolidon K25, Polysorbat 80, Zellulose, mikrokristallin, Magnesium stearat.
EW: Synthetisches Gestagen.
AG: Palliativ bei hormonabhängigem Mamma- und Endometriumkarzinom, Hypernephrom, inoperablem Prostatakarzinom.
AA: Oral mit ausreichend Flüssigkeit.
DO: TD Mammakarzinom 400-1500 mg, Endometriumkarzinom, Hypernephrom 200-600 mg, Prostatakarzinom 100-600 mg. Keine Erfahrungen bei Kindern und Jugendlichen.
GA: Vaginalblutungen unklarer Genese, schwere Leberschäden, unklare Blutung des Harntrakts, Hyperkalzämie, unbehandelte Hypertonie, unbehandelter Diabetes mellitus, Thrombophlebitis/ Thromboembolie, verzögerter Abort, Verdacht auf Mammakarzinom oder Mammakarzinom im Frühstadium.
SST: Gegenanzeige. Vor Therapiebeginn Schwangerschaft ausschließen.
NW: Kopfschmerz, Zittern, Schwitzen, Depression, Schlaflosigkeit, Auge, Magen/Darm, kortikoidähnliche Wirkungen (Cushing-Syndrom), Haut (Akne, Hirsutismus), Ödeme, Thrombophlebitis, abnorme Gebärmutterblutungen, Mastodynie.
WW: Enzyminduktoren beschleunigen den Abbau von Steroiden in der Leber.
Vorsicht: Aminoglutethimid, Ritonavir, Nelfinavir, Johanniskraut, Ciclosporin, Flüssigkeit retinierende Substanzen (NSARs, Vasodilatatoren). Beeinflussung von Labor- und Leberfunktionstests.
WH: Beginn des Klimakteriums kann verdeckt werden. Vorsicht bei Flüssigkeitsretention, Depression, Diabetes, Herzinsuffizienz. Bei Sehstörungen Therapie unterbrechen. Ausreichend Kalzium und Vitamin D zuführen, auf Abnahme der Knochendichte achten. Gerinnnung kontrollieren.
PG: 20 ST (2) (EKO: G) [€ 67,95]

Farlutal Depot 500 mg - Stechampullen 55D05
(Z.Nr. 0-17391) RP. P. n.l. L02AB02
ZI: Pfizer Corporation Austria, Wien
Z: 1 Stechampulle enthält: Medroxyprogesteron acetat 500 mg, Suspension wässrig, stabil 2,5 ml, Macrogol, Polysorbat 80, p-Hydroxybenzoesäuremethylester 5 mg, p-Hydroxybenzoesäurepropylester 0,5 mg, Natriumchlorid, Wasser für Injektionszwecke.
PG: 3 ST (2) (EKO: G) [€ 52,45 n.l.]

Farmorubicin 10 mg - Stechampulle 55B
(Z.Nr. 1-20181) NR. P. E. L01DB03
ZI: Pfizer Corporation Austria, Wien
Z: 1 Durchstechflasche mit 5 ml enthält: Epirubicin hydrochlorid 10 mg, Natriumchlorid 9 mg/ml, Wasser für Injektionszwecke, Salzsäure zur pH-Wert-Einstellung.
EW: Zytostatisch wirksames Antibiotikum mit geringerer Kardiotoxizität als Doxorubicin.
AG: Mamma-, Ovarial-, Magen-, kolorektale Karzinome, hormonrefraktäres Prostatakarzinom, Blasentumore, Weichteilsarkome (Einzeln und in Kombination), Lungenkarzinom.
AA: Nur streng i.v. (siehe Austria-Codex - Fachinformation bzw. Gebrauchsinformation) oder intravesikal. Cave paravenös!
DO: Monotherapie: 60-90 mg/m^2 als Einzeldosis jede 3. Woche.
Hochdosierung (Lungen-,Mammaca.): 120-135 mg/kg KG alle 3-4 Wochen.
Dosisreduktion bei Knochenmark- und Leberschäden.
Intravesikal: 50 mg/50 ml oder 80 mg/50 ml.
Prophylaxe: 50 mg/50 ml wöchentlich über 4 Wochen, dann monatlich über 11 Monate. Keine Daten an Kindern und Jugendlichen.
GA: Intravenös: Knochenmarksdepression, instabile Angina pectoris, schwere Herzinsuffizienz oder Arrhythmien, frischer Myokardinfarkt, akute Infektionen, schwere Leberschäden, Vorbehandlung mit Anthrazyklinen bis zur maximalen kumulativen Dosis.
Intravesikal: Harnwegsinfekte, Blasenentzündung, Hämaturie, invasive Tumore mit Penetration der Blase, Probleme bei der Katheterisierung.
SST: Nutzen/Risiko-Abwägung, nicht stillen. Zuverlässige Verhütung erforderlich. Kontrazeption für Männer bis 6 Monate nach Therapieende.
NW: Infektionen, Haarausfall, Knochenmarksdepression (Leukopenie), Magen/Darm (Stomatitis, Mucositis), Fieber, Haut, Alopezie, Herzschäden vom Sofort- und Spättyp, Transaminasenanstieg, sekundäre Leukämie, Tumorlysesyndrom. Bei intravesikaler Anwendung Pollakisurie, Zystitis.
WW: Additiv mit anderen kardiotoxischen oder myelotoxischen Substanzen.
Trastuzumab (Herzinsuffizienz). Epirubicin vor Taxanen applizieren.
Dexrazoxan (Knochenmarkdepression). Cave Mischinfusion! Lebendimpfstoff vermeiden.
WH: Schutzmaßnahmen für Personal, genaue Herzdiagnostik, Blutbild-, Leber-, Nierenkontrolle, Konzeptionsschutz, Verkehrshinweis. Behandlung nur durch in der Tumorbehandlung erfahrene Ärzte.
Bei Intoxikation können Herzmuskelschwäche und Myelosuppression auftreten. Epirubicin ist nicht dialysierbar.
PG: 1 ST * (EKO: N) [€ 64,70]

Farmorubicin 50 mg - Stechampulle 55B
(Z.Nr. 1-20179) NR. P. E. L01DB03
ZI: Pfizer Corporation Austria, Wien
Z: 1 Durchstechflasche mit 25 ml enthält: Epirubicin hydrochlorid 50 mg, Natriumchlorid 9 mg/ml, Wasser für Injektionszwecke, Salzsäure zur pH-Wert-Einstellung.
Kurzinformation: siehe Farmorubicin 10 mg - Stechampulle, → S. 551
PG: 1 ST * (EKO: N) [€ 257,35]

Farmorubicin 200 mg - Stechampulle 55B
(Z.Nr. 1-21019) NR. P. E. L01DB03
ZI: Pfizer Corporation Austria, Wien
Z: 1 Durchstechflasche mit 100 ml enthält: Epirubicin hydrochlorid 200 mg, Natriumchlorid 9 mg/ml, Wasser für Injektionszwecke, Salzsäure zur pH-Wert-Einstellung.
Kurzinformation: siehe Farmorubicin 10 mg - Stechampulle, → S. 551
PG: 1 ST * (EKO: N) [€ 860,50]

▼ Farydak 10 mg - Hartkapseln 55L
(Z.Nr. EU/1/15/1023/*) NR. P. L01XH03
ZI: Secura Bio, Dublin, Irland
Z: 1 Hartkapsel enthält: Panobinostat 10 mg (entspr. Panobinostat lactat), Kapselinhalt: Magnesium stearat, Mannitol, Cellulose, mikrokristalline, Maisstärke, vorverkleistert; Kapselhülle: Gelatine, Titandioxid, Brillantblau FCF, Eisen(III)-hydroxid-oxid x H2O, gelbes; Druckfarbe: Eisen(II,III)-oxid, schwarz, Propylenglycol, Schellack.
EW: Histon-Deacetylase-Hemmer, antineoplastisch.
AG: Rezidivierendes und/oder refraktäres Multiples Myelom nach mindestens 2 vorangegangenen Therapien.
AA: Tabletten im Ganzen mit Wasser schlucken.
DO: Initial 20 mg Panobinostat 1mal tgl. an den Tagen 1/3/5/8/10/12 eines 21tägigen Zyklus. Bei klinischem Nutzen Behandlung über 8 (bis 16) Zyklen fortsetzen. Zusätzlich 1,3 mg Bortezomid/m^2 KOF als Injektion an den Tagen 1/4/8/11 und 20 mg Dexamethason oral an den Tagen 1/2/4/5/8/9/11/12.
Zyklen 9-16: Panobinostat an den Tagen 1/3/5/8/10/12, Bortezomid an den Tagen 1/8, Dexamethason an den Tagen 1/2/8/9 eines 21tägigen Zyklus.
Dosisanpassung (Minimale TD 10 mg Panobinostat) auf der Basis der Verträglichkeit (Diarrhoe, Thrombozytopenie, Neutropenie, Leber, QT-Verlängerung).
Keine relevante Anwendung bei Kindern und Jugendlichen.
SST: Strenge Nutzen/Risiko-Abwägung in der Schwangerschaft; Stillen kontraindiziert. Kontrazeption für Frauen bis 3 Monate und für Männer (und ihre weiblichen Partner) bis 6 Monate nach Behandlungsende. Bei Anwendung hormoneller Kontrazeptiva zusätzliche Barrieremethode anwenden.
NW: Magen/Darm (Diarrhoe, Erbrechen), ZNS (Schwindel), Blutbild (Thrombozytopenie, Neutropenie), Herz, Hypotonie, Husten, Pneumonie, Stoffwechsel, Schlaflosigkeit, Leber, Fatigue, Ödeme, Fieber, Asthenie, Gewichtsverlust.
WW: Nicht empfohlen: Starke CYP3A4-Induktoren, CYP2D6-Substrate mit enger therapeutischer Breite (z.B. Pimozid). Vorsicht: Starke CYP3A4-Hemmer oder Pgp-Hemmer (Panobinostat-Dosis verringern), QT-verlängernde Substanzen. Sternfrüchte, Grapefruit(saft) und Granatapfel(saft) meiden.
WH: Kontrollen: Großes Blutbild, EKG, Elektrolyte, Leber, Schilddrüse.
Verkehrshinweis.
PG: 6 ST * (EKO: N) [€ 6.104,70]

▼ Farydak 15 mg - Hartkapseln 55L
(Z.Nr. EU/1/15/1023/*) NR. P. L01XH03
ZI: Secura Bio, Dublin, Irland
Z: 1 Hartkapsel enthält: Panobinostat 15 mg (entspr. Panobinostat lactat), Kapselinhalt: Magnesium stearat, Mannitol, Cellulose, mikrokristalline, Maisstärke, vorverkleistert; Kapselhülle: Gelatine, Titandioxid, Eisen(III)-hydroxid-oxid x H2O, gelbes, Eisen(III)-oxid, rotes; Druckfarbe: Eisen(II,III)-oxid, schwarz, Propylenglycol, Schellack.
Kurzinformation: siehe Farydak 10 mg - Hartkapseln, → S. 552
PG: 6 ST * (EKO: N) [€ 6.104,70]

▼ Farydak 20 mg - Hartkapseln 55L
(Z.Nr. EU/1/15/1023/*) NR. P. L01XH03
ZI: Secura Bio, Dublin, Irland
Z: 1 Hartkapsel enthält: Panobinostat 20 mg (entspr. Panobinostat lactat), Kapselinhalt: Magnesium stearat, Mannitol, Cellulose, mikrokristalline, Maisstärke, vorverkleistert; Kapselhülle: Gelatine, Titandioxid, Eisen(III)-oxid, rotes; Druckfarbe: Eisen(II,III)-oxid, schwarz, Propylenglycol, Schellack.
Kurzinformation: siehe Farydak 10 mg - Hartkapseln, → S. 552
PG: 6 ST * (EKO: N) [€ 6.104,70]

▼ Fasenra 30 mg - Injektionslösung in einem Fertigpen 50A07
(Z.Nr. EU/1/17/1252/*) NR. P. E. R03DX10
ZI: AstraZeneca, Södertälje, Schweden
Z: 1 Fertigpen enthält in 1 ml: Benralizumab 30 mg, mittels DNA-Technologie rekombinant aus Ovarialzellen des Chinesischen Hamsters hergestellt, Histidin, Histidin hydrochlorid monohydrat, Trehalose-Dihydrat, Polysorbat 20, Wasser für Injektionszwecke.
EW: Monoklonaler Anti-IL-5-Antikörper; immunmodulatorisch.
AG: Add-on-Erhaltungstherapie bei unzureichend kontrolliertem schwerem eosinophilem Asthma.
AA: S.c., initial durch Arzt. Selbstinjektion nach sorgfältiger Einweisung möglich.
DO: ED 30 mg 3mal im Abstand von je 4 Wochen und dann alle 8 Wochen. Keine Dosisempfehlung für Jugendliche, keine Daten an Kindern.
SST: Strenge Nutzen/Risiko-Abwägung in der Schwangerschaft, nicht stillen.
NW: Kopfschmerzen, Pharyngitis, Überempfindlichkeit, Fieber, lokale Reaktionen.
WW: Keine bekannt.
WH: Nicht zur Behandlung akuter Asthma-Exazerbationen. Nach Therapiebeginn Kortikoide nur stufenweise reduzieren.
Bestehende Helminthen- Infektionen vor Therapiebeginn entsprechend behandeln.
PG: 1 ST RE1 (EKO: Y) [€ 3.164,65]

▼ Fasenra 30 mg - Injektionslösung in einer Fertigspritze 50A07
(Z.Nr. EU/1/17/1252/*) NR. P. E. R03DX10
ZI: AstraZeneca, Södertälje, Schweden
Z: 1 Fertigspritze enthält in 1 ml: Benralizumab 30 mg, mittels DNA-Technologie rekombinant aus Ovarialzellen des Chinesischen Hamsters hergestellt, Histidin, Histidin hydrochlorid monohydrat, Trehalose-Dihydrat, Polysorbat 20, Wasser für Injektionszwecke.
Kurzinformation: siehe Fasenra 30 mg - Injektionslösung in einem Fertigpen, → S. 552
PG: 1 ST RE1 (EKO: Y) [€ 3.164,65]

▼ Fasenra 30 mg - Injektionslösung in einer Fertigspritze 50A07
(Z.Nr. EU/1/17/1252/*) NR. P. E. R03DX10
Parallelimport.
V: Abacus Medicine, Copenhagen, Dänemark
Z: 1 Fertigspritze enthält in 1 ml: Benralizumab 30 mg, mittels DNA-Technologie rekombinant aus Ovarialzellen des Chinesischen Hamsters hergestellt, Histidin, Histidin hydrochlorid monohydrat, Trehalose-Dihydrat, Polysorbat 20, Wasser für Injektionszwecke.
PG: 1 ST * (EKO: N) [€ 3.143,00]

▼ Fasenra 30 mg - Injektionslösung in einer Fertigspritze 50A07
(Z.Nr. EU/1/17/1252/*) NR. P. E. R03DX10
Parallelimport.
V: Orifarm, Leverkusen, Deutschland
Z: 1 Fertigspritze enthält in 1 ml: Benralizumab 30 mg, mittels DNA-Technologie rekombinant aus Ovarialzellen des Chinesischen Hamsters hergestellt, Histidin, Histidin hydrochlorid monohydrat, Trehalose-Dihydrat, Polysorbat 20, Wasser für Injektionszwecke.
PG: 1 ST * (EKO: N) [€ 3.141,60]

Faslodex 250 mg - Injektionslösung 55D03
(Z.Nr. EU/1/03/269/*) NR. P. E. L02BA03
ZI: AstraZeneca, Södertälje, Schweden
Z: 1 Fertigspritze zu 5 ml enthält: Fulvestrant 250 mg, Ethanol 96% 500 mg, Benzylalkohol 500 mg, Benzyl benzoat 750 mg, Rizinusöl, raffiniertes.
EW: Östrogenrezeptor-Antagonist.
AG: Postmenopausale Frauen mit Östrogenrezeptor-positivem, lokal fortgeschrittenem oder metastasiertem Mammakarzinom ohne vorhergehende endokrine Therapie oder bei Rezidiv oder Progression unter Antiöstrogen-Therapie.
- In Kombination mit Palbociclib zur Behandlung des Hormonrezeptor-(HR)-positiven, humanen Wachstumsfaktor-Rezeptor-2-(HER2)-negativen, lokal fortgeschrittenen oder metastasierten Mammakarzinoms bei Frauen, die eine vorhergehende endokrine Therapie erhalten haben.
AA: Langsam i.m. (je 1 Fspr. = 5 ml in die linke und rechte Gesäßhälfte).
DO: 500 mg in Abständen von 1 Monat. 2 Wochen nach der Anfangsdosis 1 zusätzliche Dosis von 500 mg geben.
Bei Kombinationstherapie mit Palbociclib auch LHRH-Agonisten applizieren.
Keine Dosisempfehlung für Kinder und Jugendliche.
GA: Schwere Leberschäden.
SST: Gegenanzeige. Zuverlässige Kontrazeption erforderlich.
NW: Hitzewallungen, Asthenie, Infektionen des Harntrakts, Magen/Darm, Haut, venöse Thromboembolien, lokale Reaktionen (bis Ischialgie) und Blutungen, ZNS (Kopfschmerzen), Gelenk- und Muskelschmerzen, Leber (erhöhte Leberenzymwerte), Überempfindlichkeit, vaginale Blutungen. Neutropenie in Kombination mit Palbociclib.
WW: Beeinflussung von Östradiol-Antikörper-Assays.

WH: Vorsicht bei schweren Nierenschäden, Blutungsneigung, Antikoagulanzien-Therapie. Potenzielles Osteoporoserisiko beachten.
PG: 2 ST IND (EKO: G) [€ 773,80]

Faslodex 250 mg - Injektionslösung 55D03
(Z.Nr. EU/1/03/269/*) NR. P. E. L02BA03
Parallelimport.
V: Abacus Medicine, Copenhagen, Dänemark
Z: 1 Fertigspritze zu 5 ml enthält: Fulvestrant 250 mg, Ethanol 96% 500 mg, Benzylalkohol 500 mg, Benzyl benzoat 750 mg, Rizinusöl, raffiniertes.
PG: 2 ST * (EKO: N) [€ 773,50], **AB** 1 ST * (EKO: N) [€ 645,25]

Faslodex 250 mg - Injektionslösung 55D03
(Z.Nr. EU/1/03/269/*) NR. P. E. L02BA03
Parallelimport.
V: EMRAmed Arzneimittel, Trittau, Deutschland
Z: 1 Fertigspritze zu 5 ml enthält: Fulvestrant 250 mg, Ethanol 96% 500 mg, Benzylalkohol 500 mg, Benzyl benzoat 750 mg, Rizinusöl, raffiniertes.
PG: 2 ST * (EKO: N) [€ 773,50], **EM** 1 ST * (EKO: N) [€ 645,40]

Faslodex 250 mg - Injektionslösung 55D03
(Z.Nr. EU/1/03/269/*) NR. P. E. L02BA03
Parallelimport. nicht im Handel.

Faslodex 250 mg - Injektionslösung 55D03
(Z.Nr. EU/1/03/269/*) NR. P. E. L02BA03
Parallelimport.
V: Haemato Pharm, Schönefeld, Deutschland
Z: 1 Fertigspritze zu 5 ml enthält: Fulvestrant 250 mg, Ethanol 96% 500 mg, Benzylalkohol 500 mg, Benzyl benzoat 750 mg, Rizinusöl, raffiniertes.
PG: 2 ST * (EKO: N) [€ 773,50], **HA** 1 ST * (EKO: N) [€ 645,25]

Faslodex 250 mg - Injektionslösung 55D03
(Z.Nr. EU/1/03/269/*) NR. P. E. L02BA03
Parallelimport.
V: Inopha, Ludwigsfelde, Deutschland
Z: 1 Fertigspritze mit 5 ml enthält: Fulvestrant 250 mg, Ethanol 96% 500 mg, Benzylalkohol 500 mg, Benzyl benzoat 750 mg, Rizinusöl, raffiniertes.
PG: 2 ST * (EKO: N) [€ 619,80], **IN** 1 ST * (EKO: N) [€ 645,35]

Faslodex 250 mg - Injektionslösung 55D03
(Z.Nr. EU/1/03/269/*) NR. P. E. L02BA03
Parallelimport.
V: Orifarm, Leverkusen, Deutschland
Z: 1 Fertigspritze zu 5 ml enthält: Fulvestrant 250 mg, Ethanol 96% 500 mg, Benzylalkohol 500 mg, Benzyl benzoat 750 mg, Rizinusöl, raffiniertes.
PG: 2 ST * (EKO: N) [€ 774,95]

Fastum - Gel 13F01
(Z.Nr. 1-22361) RP. P. M02AA10
ZI: Menarini Industrie Farmaceutiche Riunite, Florenz, Italien
Z: 1 g Gel enthält: Ketoprofen 25 mg, Wasser, gereinigtes, Ethanol, Triethanolamin, Carbomer, Neroli-Aroma (entspr. Citral) (entspr. Citronellol) (entspr. Farnesol) (entspr. Geraniol) (entspr. D-Limonen) (entspr. Linalool), Lavendel Aroma (entspr. Cumarin) (entspr. Geraniol) (entspr. D-Limonen) (entspr. Linalool).
EW: Nichtsteroidales Antiphlogistikum.
AG: Muskelschmerzen bei Lumbago, Schmerzen der Skelettmuskulatur, Schmerzen der Weichteile nach Prellungen, Zerrungen und Verstauchungen.
AA: Auf der Haut.
DO: 1-3mal tgl. ca. 5 g Gel (11-12 cm Salbenstrang) lokal auftragen und ein- massieren. Nicht für Kinder und Jugendliche.
GA: Analgetikaüberempfindlichkeit, Fotosensibilität.
SST: Kontraindiziert im 3. Trimenon, auch sonst nicht empfohlen.
NW: Lokale Reaktionen, Allergien, Fotosensitivität, bei längerer großflächiger Anwendung systemisch (Magen/Darm).
WW: Vorsicht: Cumarine.
WH: Vorsicht bei Herz-, Leber-, Nierenschäden, Asthma. Nicht in Kontakt mit offenen Wunden, Augen und Schleimhäuten bringen. Sonnen- und UV-Licht 2 Wochen meiden.
PG: 1 ST * (EKO: N) [€ 8,10]

Fasturtec 1,5 mg/ml - Pulver und Lösungsmittel zur Herstellung eines Infusionslösungskonzentrats 07F03
(Z.Nr. EU/1/00/170/*) NR. P. E. V03AF07
ZI: Sanofi-Aventis Groupe, Paris, Frankreich
Z: Nach der Rekonstitution enthält 1 ml des Konzentrats: Rasburicase 1,5 mg (entspr. → 18,2 EAU/mg), Alanin, Mannitol, Natriummonohydrogenphosphat Dodecahydrat, Natriummonohydrogenphosphat-dihydrat, Natriumdihydrogenphosphat-dihydrat; Lösungsmittel: Poloxamer 188, Wasser für Injektionszwecke.
EW: Urikolytisch, katalysiert enzymatische Oxidation von Harnsäure in Allantoin.
AG: Zur Behandlung und zur Prophylaxe einer akuten Hyperurikämie, zur Verhinderung eines akuten Nierenversagen bei Patienten mit hämatologischen Malignomen mit einer hohen Tumorlast und dem Risiko einer raschen Tumorlyse oder -verringerung nach Beginn der Chemotherapie.
AA: I.v. Infusion über 30 min in 50 ml 0,9% NaCl-Lösung.
DO: Erwachsene und Kinder: 1mal tgl. 0,20 mg/kg KG über 5-7 Tage. Nur un- mittelbar vor bzw. zum Zeitpunkt der Einleitung einer Chemotherapie geben.
GA: G6PD-Mangel und andere Stoffwechselstörungen, die hämolytische Anämie auslösen können.
SST: Zwingende Indikationsstellung.
NW: Fieber, Magen/Darm, Kopfschmerzen, Allergie, Methämoglobinämie, hämolytische Anämie, Überempfindlichkeit.
WH: Vorsicht bei Atopikern. Weitere Behandlungszyklen mit Fasturtec nicht empfohlen.
PG: **1,5MG** 3 ST * (EKO: N) [€ 300,65], **7,5MG** 1 ST * (EKO: N) [€ 475,70]

Fatroximin DC 100 mg - Salbe zur intramammären Anwendung für Rinder 834D
(Z.Nr. 8-00374) NR. P. VNW. QJ51XX01
ZI: Fatro, Ozzano dell´Emilia (Bologna), Italien
Z: 1 Injektor (5 ml) enthält: Rifaximin 100 mg, Glycerolmonostearat 40-55%, Macrogol-cetylstearylether, Paraffin, dünnflüssiges ad 5 ml.
EW: Antibiotikum.
AG: Subklinische Euterentzündungen zum Zeitpunkt des Trockenstellens; Behandlung und Metaphylaxe von Euterentzündungen während der Trockenstehzeit durch empfindliche Erreger (Mittel der 2. Wahl).
AA: Intramammär.
DO: 1 Injektor pro Euterviertel; alle 4 Viertel behandeln.
SST: Anwendung während der Trockenstehzeit vorgesehen. Nicht bei laktierenden Kühen anwenden.
NW: Vorübergehende Euterreizung.
WH: Nur bei Penicillinresistenz oder -allergie verwenden. Kontakt mit den Augen vermeiden.
VNW: Essbare Gewebe: 0 Tage. Euter zum Genuss ungeeignet. Milch: Applikation früher als 35 Tage vor dem Abkalben: 0 Tage ab Laktationsbeginn. Applikation später als 35 Tage vor dem Abkalben: 35 Tage ab Verabreichung.
PG: 12 ST VNW [€ 56,00]

FDG(F18)-BSM - Injektionslösung 24F01
(Z.Nr. 4-00015) NR. N. nicht im Handel. V09IX04

Febantel 2,5% "AniMed Service" - Pulver zum Eingeben für Tiere 803A, 803C
(Z.Nr. 8-70052) RP. P. VNW. QP52AC05
ZI: AniMed Service, Graz
Z: 1000 g Pulver enthält: Febantel 25 g, Glucose, Siliciumdioxid.
EW: Breitspektrum-Anthelminthikum.
AG: Wurminfektionen bei Pferd, Rind, Schaf, Schwein, Farmwild und Zootieren; Details siehe Austria-Codex - Fachinformation.
AA: Zum Eingeben über das Futter.
DO: Zur einmaligen Anwendung: Rind: 7,5 mg Wirkstoff/kg KG. Pferd: 6 mg Wirkstoff/kg KG.
Schwein, Schaf, Farmwild, Zootiere: 5 mg Wirkstoff/kg KG.
GA: Freilebendes Wild; Pferde, deren Milch als Lebensmittel gewonnen wird.
SST: Anwendung möglich.
WH: Bei Schafen Überprüfung der Wirksamkeit (z.B. mit dem Eizahlreduktions- test) empfohlen (Resistenzen möglich).
VNW: Essbare Gewebe: 14 Tage; Milch (Rind, Schaf): 2 Tage.
PG: 1 KG VNW [€ 46,90], 5 KG VNW [€ 161,55], **5X1** 5 KG VNW [€ 177,85]

Febrisept ReVet RV11 - Globuli für Tiere 890B
(Z.Nr. 8-30020) RPF. P. QV03AX
ZI: Dr. Reckeweg Pharmazeutische Fabrik, Bensheim, Deutschland
Z: 1 g (= 120 Globuli) enthält: Belladonna (Homöopathie) C6 2 mg, Hepar sulfuris (Homöopathie) C12 2 mg, Lachesis (Homöopathie) C9 2 mg, Phytolacca americana (Homöopathie) C6 2 mg, Pyrogenium (Homöopathie) C12 2 mg, Saccharose.
EW: Homöopathikum.
AG: Entzündungen und Eiterungen bei Kaninchen, Kleinnagern, Frettchen, Reptilien, Ziervögeln, Tauben, Geflügel, Hunden, Katzen, Schafen, Ziegen, Kälbern, Schweinen, Rindern, Pferden.

AA: Oral nach Auflösen der Globuli im Trinkwasser oder mit etwas Nahrung.
DO: ED 2-20 Globuli je nach Körpergewicht. Perakut 1 ED alle 2 Std., akut 1 ED 2-3mal tgl. über 3-4 Tage, chronisch 1 ED 1mal tgl. über 2-3 Wochen.
Für größere Tierbestände auch Bestandsbehandlung möglich (Details siehe Austria-Codex - Fachinformation).
SST: Anwendung nur nach Rücksprache mit dem Tierarzt..
PG: 10 G VN [€ 16,70]

Febrisept ReVet RV11 - Injektionslösung für Tiere 890B
(Z.Nr. 8-30016) RP. P. nicht im Handel. QV03AX

Feburo 80 mg - Filmtabletten 28A01
(Z.Nr. 1-37789) RP. P. M04AA03
ZI: G.L. Pharma, Lannach
Z: 1 Filmtablette enthält: Febuxostat 80 mg, Tablettenkern: Cellulose, mikrokristalline, Mannitol, Hydroxypropylcellulose, Croscarmellose natrium, Magnesium stearat, Natrium laurylsulfat, Siliciumdioxid, kolloidal, wasserfrei; Filmüberzug: Poly(vinylalkohol), Titandioxid, Macrogol, Talkum, Eisenoxid gelb, Eisenoxid rot.
EW: Urikostatikum.
AG: Chronische Hyperurikämie, wenn bereits Uratablagerungen vorliegen.
AA: 1x tgl. oral.
DO: TD 80 mg, bei Bedarf (Serumharnsäure nach 2-4 Wochen >6 mg/dl) bis 120 mg. Keine Daten an Kindern und Jugendlichen.
SST: Nicht anwenden.
NW: Leber, Magen/Darm (Durchfall), Blutbild, Kopfschmerzen, Haut (auch schwere Reaktionen), Muskulatur, Ödeme, akute Gichtanfälle, Untersuchungen, Niere, schwere Überempfindlichkeit.
WW: Nicht empfohlen: Mercaptopurin, Azathioprin.
Vorsicht: Theophyllin (Keine Daten für 120 mg Febuxostat).
WH: Bei ischämischen Herzerkrankungen, Herzinsuffizienz, Organtransplantatempfängern nicht empfohlen. Mit der Behandlung erst nach Abklingen des akuten Gichtanfalls beginnen. Bei stark erhöhter Harnsäurebildung (z.B. malignen Erkrankungen, Lesch-Nyhan-Syndrom) nicht empfohlen. Vorsicht bei Schilddrüsenerkrankungen. Auf schwere Überempfindlichkeitsreaktionen achten.
Kontrolle: Leber. Verkehrshinweis.
PG: 10 ST RE1 (EKO: Y) [€ 6,50], 30 ST RE1 (EKO: Y) [€ 18,25]

Feburo 120 mg - Filmtabletten 28A01
(Z.Nr. 1-37793) RP. P. M04AA03
ZI: G.L. Pharma, Lannach
Z: 1 Filmtablette enthält: Febuxostat 120 mg, Tablettenkern: Cellulose, mikrokristalline, Mannitol, Hydroxypropylcellulose, Croscarmellose natrium, Magnesium stearat, Natrium laurylsulfat, Siliciumdioxid, kolloidal, wasserfrei; Filmüberzug: Poly(vinylalkohol), Titandioxid, Macrogol, Talkum, Eisenoxid gelb, Eisenoxid rot.
EW: Urikostatikum.
AG: Chronische Hyperurikämie, wenn bereits Uratablagerungen vorliegen.
Vorbeugung und Behandlung einer Hyperurikämie bei hämatologischen Malignomen und Chemotherapie mit Tumorlyse-Syndrom-Risiko.
AA: 1x tgl. oral.
DO: Chronische Hyperurikämie: TD 80 mg, bei Bedarf (Serumharnsäure nach 2-4 Wochen >6 mg/dl) bis 120 mg.
Tumorlyse-Syndrom: TD 120 mg. Beginn 2 Tage vor der zytotoxischen Therapie, Behandlungsdauer 7 (-9) Tage.
Keine Daten an Kindern und Jugendlichen.
SST: Nicht anwenden.
NW: Leber, Magen/Darm (Durchfall), Kopfschmerzen, Haut (auch schwere Reaktionen), Muskulatur, Ödeme, akute Gichtanfälle, Untersuchungen, Niere, schwere Überempfindlichkeit.
WW: Nicht empfohlen: Mercaptopurin, Azathioprin.
Vorsicht: Theophyllin (Keine Daten für 120 mg Febuxostat).
WH: Bei ischämischen Herzerkrankungen, Herzinsuffizienz, Organtransplantatempfängern nicht empfohlen. Mit der Behandlung erst nach Abklingen des akuten Gichtanfalls beginnen. Bei stark erhöhter Harnsäurebildung (z.B. malignen Erkrankungen, Lesch-Nyhan-Syndrom) nicht empfohlen. Vorsicht bei Schilddrüsenerkrankungen. Auf schwere Überempfindlichkeitsreaktionen achten.
Kontrolle: Leber. Verkehrshinweis.
PG: 10 ST RE1 (EKO: Y) [€ 6,50], 30 ST RE1 (EKO: Y) [€ 18,25]

Febuxostat Accord 80 mg - Filmtabletten 28A01
(Z.Nr. 1-38570) RP. P. M04AA03
ZI: Accord Healthcare, Utrecht, Niederlande
Z: 1 Filmtablette enthält: Febuxostat 80 mg (entspr. Febuxostat Magnesiumsalze), Filmtablettenkern: Lactose monohydrat 76,5 mg, Cellulose, mikrokristalline, Hydroxypropylcellulose, Croscarmellose natrium (entspr. Natrium 0,17 mmol) (entspr. → 3,9 mg), Magnesiumoxid, Siliciumdioxid, hochdisperses, Magnesium stearat; Filmüberzug: Opadry gelb (entspr. Poly(vinylalkohol), partiell hydrolysiert) (entspr. Titandioxid) (entspr. Macrogol) (entspr. Talkum) (entspr. Eisenoxid gelb).
EW: Urikostatikum.
AG: Chronische Hyperurikämie, wenn bereits Uratablagerungen vorliegen.
Vorbeugung und Behandlung einer Hyperurikämie bei Risiko für Tumorlysesyndrom.
AA: 1x tgl. oral.
DO: Chronische Hyperurikämie: TD 80 mg, bei Bedarf (Serumharnsäure nach 2-4 Wochen >6 mg/dl) bis 120 mg.
Tumorlyse-Syndrom: TD 120 mg, 2 Tage vor Chemotherapie beginnen. Therapiedauer 7(-9) Tage.
Keine Daten an Kindern und Jugendlichen.
SST: Nicht anwenden.
NW: Leber, Magen/Darm (Durchfall), Kopfschmerzen, Haut (auch schwere Reaktionen), Muskulatur, Ödeme, akute Gichtanfälle, Untersuchungen, Niere, schwere Überempfindlichkeit, Herz (Arrhythmien, plötzlicher Herztod), Blutungen.
WW: Nicht empfohlen: Mercaptopurin, Azathioprin.
Vorsicht: Theophyllin (Keine Daten für 120 mg Febuxostat).
WH: Bei schweren kardiovaskulären Erkrankungen, instabiler Angina pectoris, Organtransplantatempfängern nicht empfohlen. Mit der Behandlung erst nach Abklingen des akuten Gichtanfalls beginnen. Bei Lesch-Nyhan-Syndrom nicht empfohlen. Vorsicht bei Schilddrüsenerkrankungen. Auf schwere Überempfindlichkeitsreaktionen achten.
Kontrolle: Leber, Herz. Verkehrshinweis.
PG: 14 ST RE1 (EKO: Y) [€ 9,15], 28 ST RE1 (EKO: Y) [€ 17,15]

Febuxostat Accord 120 mg - Filmtabletten 28A01
(Z.Nr. 1-38571) RP. P. M04AA03
ZI: Accord Healthcare, Utrecht, Niederlande
Z: 1 Filmtablette enthält: Febuxostat 120 mg (entspr. Febuxostat Magnesiumsalze), Filmtablettenkern: Lactose monohydrat 114,7 mg, Cellulose, mikrokristalline, Hydroxypropylcellulose, Croscarmellose natrium (entspr. Natrium 0,25 mmol) (entspr. → 5,86 mg), Magnesiumoxid, Siliciumdioxid, hochdispers, wasserfrei, Magnesium stearat; Filmüberzug: Opadry gelb (entspr. Poly(vinylalkohol), partiell hydrolysiert) (entspr. Titandioxid) (entspr. Macrogol) (entspr. Talkum) (entspr. Eisenoxid gelb).
Kurzinformation: siehe Febuxostat Accord 80 mg - Filmtabletten, → S. 554
PG: 14 ST RE1 (EKO: Y) [€ 9,15], 28 ST RE1 (EKO: Y) [€ 17,15]

Febuxostat Aristo 80 mg - Filmtabletten 28A01
(Z.Nr. 1-38508) RP. P. M04AA03
ZI: Aristo Pharma, Berlin, Deutschland
Z: 1 Filmtablette enthält: Febuxostat 80 mg, Tablettenkern: Lactose 76,5 mg (entspr. Lactose monohydrat), Cellulose, mikrokristalline, Croscarmellose natrium (entspr. Natrium 1,89 mg), Hydroxypropylcellulose, Poloxamer 407, Siliciumdioxid, hochdispers, wasserfrei, Magnesium stearat; Filmüberzug: Opadry II gelb (entspr. Poly(vinylalkohol)) (entspr. Titandioxid) (entspr. Macrogol 3350) (entspr. Talkum) (entspr. Eisenoxid gelb).
EW: Urikostatikum.
AG: Chronische Hyperurikämie, wenn bereits Uratablagerungen vorliegen.
AA: 1x tgl. oral.
DO: Chronische Hyperurikämie: TD 80 mg, bei Bedarf (Serumharnsäure nach 2-4 Wochen >6 mg/dl) bis 120 mg.
Keine Daten an Kindern und Jugendlichen.
SST: Nicht anwenden.
NW: Leber, Magen/Darm (Durchfall), Kopfschmerzen, Haut (auch schwere Reaktionen), Muskulatur, Ödeme, akute Gichtanfälle, Untersuchungen, Niere, schwere Überempfindlichkeit.
WW: Nicht empfohlen: Mercaptopurin, Azathioprin.
Vorsicht: Theophyllin (Keine Daten für 120 mg Febuxostat).
WH: Bei ischämischen Herzerkrankungen, Herzinsuffizienz, Organtransplantatempfängern nicht empfohlen. Mit der Behandlung erst nach Abklingen des akuten Gichtanfalls beginnen. Bei stark erhöhter Harnsäurebildung (z.B. malignen Erkrankungen, Lesch-Nyhan-Syndrom) nicht empfohlen. Vorsicht bei Schilddrüsenerkrankungen. Auf schwere Überempfindlichkeitsreaktionen achten.
Kontrolle: Leber. Verkehrshinweis.
PG: 14 ST RE1 (EKO: Y) [€ 9,15], 28 ST RE1 (EKO: Y) [€ 17,15]

Febuxostat Aristo 120 mg - Filmtabletten 28A01
(Z.Nr. 1-38507) RP. P. M04AA03
ZI: Aristo Pharma, Berlin, Deutschland
Z: 1 Filmtablette enthält: Febuxostat 120 mg, Tablettenkern: Lactose 114,75 mg (entspr. Lactose monohydrat), Cellulose, mikrokristalline, Croscarmellose natrium (entspr. Natrium 2,79 mg), Hydroxypropylcellulose, Poloxamer 407, Siliciumdioxid, hochdisperses, Magnesium stearat; Filmüberzug: Opadry II gelb (entspr. Poly(vinylalkohol)) (entspr. Titandioxid) (entspr. Macrogol 3350) (entspr. Talkum) (entspr. Eisenoxid gelb).

Kurzinformation: siehe Feburo 120 mg - Filmtabletten, → S. 554
PG: 14 ST RE1 (EKO: Y) [€ 9,15], 28 ST RE1 (EKO: Y) [€ 17,15]

Febuxostat Genericon 80 mg - Filmtabletten 28A01
(Z.Nr. 1-38480) RP. P. M04AA03
ZI: Genericon Pharma, Graz
Z: 1 Filmtablette enthält: Febuxostat 80 mg (entspr. Febuxostat hemihydrat), Tablettenkern: Lactose 76,5 mg (entspr. Lactose monohydrat), Cellulose, mikrokristalline, Hydroxypropylcellulose, Croscarmellose natrium, Siliciumdioxid, hochdispers, wasserfrei, Magnesium stearat; Filmüberzug: Poly(vinylalkohol), Talk, Titandioxid, Macrogol 3350, Methacrylsäure-Ethylacrylat-Copolymer (1:1), Typ A, Eisenoxid gelb, Natriumhydrogencarbonat.
Kurzinformation: siehe Feburo 120 mg - Filmtabletten, → S. 554
PG: 20 ST RE1 (EKO: Y) [€ 13,10], 30 ST RE1 (EKO: Y) [€ 18,30]

Febuxostat Genericon 120 mg - Filmtabletten 28A01
(Z.Nr. 1-38481) RP. P. M04AA03
ZI: Genericon Pharma, Graz
Z: 1 Filmtablette enthält: Febuxostat 120 mg (entspr. Febuxostat hemihydrat), Tablettenkern: Lactose 114,75 mg (entspr. Lactose monohydrat), Cellulose, mikrokristalline, Hydroxypropylcellulose, Croscarmellose natrium, Siliciumdioxid, hochdispers, wasserfrei, Magnesium stearat; Filmüberzug: Poly(vinylalkohol), Talk, Titandioxid, Macrogol 3350, Methacrylsäure-Ethylacrylat-Copolymer (1:1), Typ A, Eisenoxid gelb, Natriumhydrogencarbonat.
Kurzinformation: siehe Feburo 120 mg - Filmtabletten, → S. 554
PG: 20 ST RE1 (EKO: Y) [€ 13,10], 30 ST RE1 (EKO: Y) [€ 18,30]

Febuxostat Krka 80 mg - Filmtabletten 28A01
(Z.Nr. EU/1/18/1347/*) RP. P. nicht im Handel. M04AA03

Febuxostat Krka 120 mg - Filmtabletten 28A01
(Z.Nr. EU/1/18/1347/*) RP. P. nicht im Handel. M04AA03

Febuxostat Mylan 80 mg - Filmtabletten 28A01
(Z.Nr. EU/1/17/1194/*) RP. P. nicht im Handel. M04AA03

Febuxostat Mylan 120 mg - Filmtabletten 28A01
(Z.Nr. EU/1/17/1194/*) RP. P. nicht im Handel. M04AA03

Febuxostat +pharma 80 mg - Filmtabletten 28A01
(Z.Nr. 1-38591) RP. P. M04AA03
ZI: +pharma Arzneimittel, Graz
Z: 1 Filmtablette enthält: Febuxostat 80 mg (entspr. Febuxostat hemihydrat), Tablettenkern: Lactose 76,5 mg (entspr. Lactose monohydrat), Cellulose, mikrokristalline, Hydroxypropylcellulose, Croscarmellose natrium, Siliciumdioxid, hochdispers, wasserfrei, Magnesium stearat; Filmüberzug: Poly(vinylalkohol), Talk, Titandioxid, Macrogol 3350, Methacrylsäure-Ethylacrylat-Copolymer (1:1), Typ A, Eisenoxid gelb, Natriumhydrogencarbonat.
Kurzinformation: siehe Feburo 120 mg - Filmtabletten, → S. 554
PG: 20 ST RE1 (EKO: Y) [€ 12,90], 30 ST RE1 (EKO: Y) [€ 17,10]

Febuxostat +pharma 120 mg - Filmtabletten 28A01
(Z.Nr. 1-38592) RP. P. M04AA03
ZI: +pharma Arzneimittel, Graz
Z: 1 Filmtablette enthält: Febuxostat 120 mg (entspr. Febuxostat hemihydrat), Tablettenkern: Lactose 114,75 mg (entspr. Lactose monohydrat), Cellulose, mikrokristalline, Hydroxypropylcellulose, Croscarmellose natrium, Siliciumdioxid, hochdispers, wasserfrei, Magnesium stearat; Filmüberzug: Poly(vinylalkohol), Talk, Titandioxid, Macrogol 3350, Methacrylsäure-Ethylacrylat-Copolymer (1:1), Typ A, Eisenoxid gelb, Natriumhydrogencarbonat.
Kurzinformation: siehe Feburo 120 mg - Filmtabletten, → S. 554
PG: 20 ST RE1 (EKO: Y) [€ 12,90], 30 ST RE1 (EKO: Y) [€ 17,10]

Febuxostat ratiopharm 80 mg - Filmtabletten 28A01
(Z.Nr. 1-38184) RP. P. M04AA03
ZI: Teva, Haarlem, Niederlande
Z: 1 Filmtablette enthält: Febuxostat 80 mg (entspr. Febuxostat hemihydrat), Tablettenkern: Cellulose, mikrokristalline, Lactose 107,09 mg (entspr. Lactose monohydrat), Hydroxypropylcellulose, Croscarmellose natrium, Siliciumdioxid, hochdisperses, Magnesium stearat; Filmüberzug: Poly(vinylalkohol), Titandioxid, Macrogol 3350, Talkum, Eisenoxid gelb.
Kurzinformation: siehe Feburo 120 mg - Filmtabletten, → S. 554
PG: 10 ST RE1 (EKO: Y) [€ 6,40 n.l.], 30 ST RE1 (EKO: Y) [€ 18,25]

Febuxostat ratiopharm 120 mg - Filmtabletten 28A01
(Z.Nr. 1-38185) RP. P. M04AA03
ZI: Teva, Haarlem, Niederlande
Z: 1 Filmtablette enthält: Febuxostat 120 mg (entspr. Febuxostat hemihydrat), Tablettenkern: Cellulose, mikrokristalline, Lactose 160,63 mg (entspr. Lactose monohydrat), Hydroxypropylcellulose, Croscarmellose natrium, Siliciumdioxid, hochdisperses, Magnesium stearat; Filmüberzug: Poly(vinylalkohol), Titandioxid, Macrogol 3350, Talkum, Eisenoxid gelb.
Kurzinformation: siehe Feburo 120 mg - Filmtabletten, → S. 554
PG: 10 ST RE1 (EKO: Y) [€ 6,40], 30 ST RE1 (EKO: Y) [€ 18,25]

Febuxostat Sandoz 80 mg - Filmtabletten 28A01
(Z.Nr. 1-37826) RP. P. M04AA03
ZI: Sandoz, Kundl
Z: 1 Filmtablette enthält: Febuxostat 80 mg (entspr. Febuxostat hemihydrat), Tablettenkern: Lactose 72,68 mg (entspr. Lactose monohydrat), Cellulose, mikrokristalline, Hydroxypropylcellulose, Croscarmellose natrium, Siliciumdioxid, wasserfrei, Magnesium stearat; Filmüberzug: Poly(vinylalkohol), Talkum, Titandioxid, Macrogol 3350, Methacrylsäure-Ethylacrylat-Copolymer (1:1), Typ A, Eisenoxid gelb, Natriumhydrogencarbonat.
EW: Urikostatikum.
AG: Chronische Hyperurikämie, wenn bereits Uratablagerungen vorliegen.
Vorbeugung und Behandlung einer Hyperurikämie bei hämatologischen Malignomen und Chemotherapie mit Tumorlyse-Syndrom-Risiko.
AA: 1x tgl. oral.
DO: Chronische Hyperurikämie: TD 80 mg, bei Bedarf (Serumharnsäure nach 2-4 Wochen >6 mg/dl) bis 120 mg.
Tumorlyse-Syndrom: TD 120 mg. Beginn 2 Tage vor der zytotoxischen Therapie, Behandlungsdauer 7 (-9) Tage.
Keine Daten an Kindern und Jugendlichen.
SST: Nicht anwenden.
NW: Leber, Magen/Darm (Durchfall), Kopfschmerzen, Haut (auch schwere Reaktionen), Muskulatur, Ödeme, akute Gichtanfälle, Untersuchungen, Niere, schwere Überempfindlichkeit, plötzlicher Herztod.
WW: Nicht empfohlen: Mercaptopurin, Azathioprin.
Vorsicht: Theophyllin (Keine Daten für 120 mg Febuxostat).
WH: Bei schweren kardiovaskulären Herzerkrankungen nicht anwenden (erhöhte Mortalität), bei Organtransplantatempfängern nicht empfohlen. Mit der Behandlung erst nach Abklingen des akuten Gichtanfalls beginnen. Bei stark erhöhter Harnsäurebildung (z.B. malignen Erkrankungen, Lesch-Nyhan-Syndrom) nicht empfohlen. Vorsicht bei Schilddrüsenerkrankungen. Auf schwere Überempfindlichkeitsreaktionen achten. Kontrolle: Leber. Verkehrshinweis.
PG: 14 ST RE1 (EKO: Y) [€ 9,15], 30 ST RE1 (EKO: Y) [€ 18,40]

Febuxostat Sandoz 120 mg - Filmtabletten 28A01
(Z.Nr. 1-37827) RP. P. M04AA03
ZI: Sandoz, Kundl
Z: 1 Filmtablette enthält: Febuxostat 120 mg (entspr. Febuxostat hemihydrat), Tablettenkern: Lactose 109,01 mg (entspr. Lactose monohydrat), Cellulose, mikrokristalline, Hydroxypropylcellulose, Croscarmellose natrium, Siliciumdioxid, wasserfrei, Magnesium stearat; Filmüberzug: Poly(vinylalkohol), Talkum, Titandioxid, Macrogol 3350, Methacrylsäure-Ethylacrylat-Copolymer (1:1), Typ A, Eisenoxid gelb, Natriumhydrogencarbonat.
Kurzinformation: siehe Febuxostat Sandoz 80 mg - Filmtabletten, → S. 555
PG: 14 ST RE1 (EKO: Y) [€ 9,15], 30 ST RE1 (EKO: Y) [€ 18,40]

Febuxostat Stada 80 mg - Filmtabletten 28A01
(Z.Nr. 1-38142) RP. P. M04AA03
ZI: Stada Arzneimittel, Wien
Z: 1 Filmtablette enthält: Febuxostat 80 mg (entspr. Febuxostat hemihydrat), Tablettenkern: Cellulose, mikrokristalline, Natriumstärkeglykolat, Siliciumdioxid, hochdisperses, Magnesium stearat, Copovidon; Filmüberzug: Opadry II gelb 85-F-42129, Poly(vinylalkohol), Titandioxid, Macrogol, Talkum, Eisenoxid gelb.
EW: Urikostatikum.
AG: Chronische Hyperurikämie, wenn bereits Uratablagerungen vorliegen.
AA: 1x tgl. oral.
DO: TD 80 mg, bei Bedarf (Serumharnsäure nach 2-4 Wochen >6 mg/dl) bis 120 mg. Keine Daten an Kindern und Jugendlichen.
SST: Nicht anwenden.
NW: Leber, Magen/Darm (Durchfall), Kopfschmerzen, Haut (auch schwere Reaktionen), Muskulatur, Ödeme, akute Gichtanfälle, Untersuchungen, Niere, schwere Überempfindlichkeit.
WW: Nicht empfohlen: Mercaptopurin, Azathioprin.
Vorsicht: Theophyllin (Keine Daten für 120 mg Febuxostat).
WH: Bei ischämischen Herzerkrankungen, Herzinsuffizienz, Organ-

transplantatempfängern nicht empfohlen. Mit der Behandlung erst nach Abklingen des akuten Gichtanfalls beginnen. Bei stark erhöhter Harnsäurebildung (z.B. malignen Erkrankungen, Lesch-Nyhan-Syndrom) nicht empfohlen. Vorsicht bei Schilddrüsenerkrankungen. Auf schwere Überempfindlichkeitsreaktionen achten. Kontrolle: Leber. Verkehrshinweis.
PG: 14 ST RE1 (EKO: Y) [€ 9,15], 28 ST RE1 (EKO: Y) [€ 17,15]

Febuxostat Stada 120 mg - Filmtabletten 28A01
(Z.Nr. 1-38143) RP. P. M04AA03
ZI: Stada Arzneimittel, Wien
Z: 1 Filmtablette enthält: Febuxostat 120 mg (entspr. Febuxostat hemihydrat), Tablettenkern: Cellulose, mikrokristalline, Natriumstärkeglykolat, Siliciumdioxid, hochdisperses, Magnesium stearat, Copovidon; Filmüberzug: Opadry II gelb 85-F-42129, Poly(vinylalkohol), Titandioxid, Macrogol, Talkum, Eisenoxid gelb.
Kurzinformation: siehe Feburo 120 mg - Filmtabletten, → S. 554
PG: 14 ST RE1 (EKO: Y) [€ 9,15], 28 ST RE1 (EKO: Y) [€ 17,15]

Feiba 25 E./ml - Pulver und Lösungsmittel zur Herstellung einer Infusionslösung 20D01
(Z.Nr. 2-00294) NR. P. nicht im Handel. B02BD03

Feiba 50 E./ml - Pulver und Lösungsmittel zur Herstellung einer Infusionslösung 20D01
(Z.Nr. 2-00295) NR. P. B02BD03
ZI: Baxter, Wien
Z: 1 ml enthält: Human-Plasmaproteine mit Faktor VIII-Inhibitor Bypass Aktivität 50 E, Natriumchlorid, Natrium citrat, Lösungsmittel: Wasser für Injektionszwecke.
EW: Aktivierte Prothrombinkomplex gegen Faktor VIII-Antikörper.
AG: - Therapie von Blutungen bei Patienten mit Hämophilie A und oder Hämophilie B mit Inhibitoren
- Therapie von Blutungen bei nicht Hämophilen mit erworbenen Inhibitoren
- Prophylaxe von Blutungen bei Hemmkörperhämophilie A-Patienten mit früheren schweren Blutungen.
AA: Langsame i.v. Infusion nach Auflösen.
DO: ED 50-100 E/kg KG, MED 100 E/kg/ KG, MTD 200 E/kg KG. Gleiches Dosierungsschema bei Kindern.
Details siehe Austria-Codex - Fachinformation.
GA: Im Falle von Alternativen: Disseminierte intravasale Gerinnung, akute Thrombose/Embolie, Myokardinfarkt.
SST: Strenge Nutzen/Risiko-Abwägung.
NW: Schmerzen, Taubheitsgefühl, Blutdruckabfall, Überempfindlichkeit, thromboembolische Komplikationen (dosisabhängig), Herzinfarkt, Hirninfarkt, disseminierte intravasale Gerinnung.
WW: Antifibrinolytika (z.B. Tranexamsäure, Aminocapronsäure): 6-12 Std. Abstand. Vorsicht: Emicizumab.
WH: Erhöhtes Risiko thrombotischer Ereignisse beachten. Bei disseminierter intravasaler Gerinnung, Leberschäden, koronarer Herzkrankheit, akuter Thrombose/Embolie nur anwenden, wenn keine Reaktion auf Behandlung mit geeigneten Blutgerinnungsfaktorkonzentrationen erwartet werden kann. Auf Überempfindlichkeit achten. Bei unzureichender Antwort Thrombozytenzählung.
PG: 1 ST RE1 (EKO: Y) [€ 1.228,50]

Felden 20 mg - Ampullen 13B04
(Z.Nr. 1-18967) NR. P. nicht im Handel. M01AC01

Felden 0,5% - Gel 13F01
(Z.Nr. 1-18971) RP. P. M02AA07
ZI: Pfizer Corporation Austria, Wien
Z: 1 g Gel enthält: Piroxicam 5 mg, Carbomer 980, Diisopropanolamin, Hydroxyethylcellulose, Benzylalkohol, Propylenglycol 200 mg, Ethanol 96% (V/V), Wasser, gereinigtes.
EW: Nichtsteroidales Antiphlogistikum.
AG: Lokalbehandlung von Schmerz und Entzündungen.
AA: Auf der Haut.
DO: 3-4mal tgl. 1 g (= ca. 3 cm Gelstrang) gut in die Haut einreiben. Keine Dosisempfehlungen für Kinder.
GA: Kreuzallergie mit Antiphlogistika, insbesondere bei Asthma, Urticaria, Rhinitis, Angiödem.
SST: Nicht empfohlen, in der Stillzeit nicht anwenden.
NW: Lokale Reizung, Hautreaktionen (auch schwer), bei großflächiger Anwendung auch systemische Effekte (Magen/Darm, Niere) möglich.
WH: Nur äußerlich anwenden. Nicht auf Auge, Schleimhäute, offene oder veränderte Hautstellen auftragen. Kein Okklusivverband.
PG: 40 G (2) (EKO: G) [€ 3,10]

Felden 10 mg - Kapseln 13B04
(Z.Nr. 0-16690) NR. P. nicht im Handel. M01AC01

Felden 20 mg - Kapseln 13B04
(Z.Nr. 0-17048) NR. P. nicht im Handel. M01AC01

Felden 20 mg - lösbare Tabletten 13B04
(Z.Nr. 1-18280) NR. P. nicht im Handel. M01AC01

Felden Quick-Solve 20 mg - Lyotabletten 13B04
(Z.Nr. 1-20748) NR. P. M01AC01
ZI: Pfizer Corporation Austria, Wien
Z: 1 Lyotablette enthält: Piroxicam 20 mg, Aspartam 0,25 mg (entspr. Phenylalanin 0,14 mg), Gelatine, Mannitol, Zitronensäure.
EW: Nichtsteroidales Antirheumatikum (Oxicam), Serumhalbwertszeit 50 (30-60) Stunden.
AG: Aktivierte Arthrose, rheumatoide Arthritis, M. Bechterew. Nicht als Therapie der 1. Wahl.
AA: Zu oder nach den Mahlzeiten im Mund (unter der Zunge) zergehen lassen.
DO: Personen ab 15 Jahren: MDT 20 mg in 1 ED; Erhaltungsdosis ev. 10 mg tgl.
GA: Kreuzallergie mit Acetylsalizylsäure und anderen nichtsteroidalen Antirheumatika möglich, Hautreaktionen auf andere Arzneimittel in der Anamnese, Magen-Darm-Ulcera, Blutungsneigung. Blutbildungsstörungen, Nieren-, Leberinsuffizienz, schwere Herzinsuffizienz, Alkoholismus, Kinder und Jugendliche unter 15 Jahren.
SST: Gegenanzeige; Verzögerung des Geburtsvorganges.
NW: Magen-Darm-Ulcera (Blutungen, Perforation), ZNS, Allergien (Bronchospasmus, Anaphylaxie, Angioödem), Niere, Leber (Hepatitis, auch schwer), Störungen der Hämatopoese, Herz-Kreislauf, Stoffwechsel, grippeartige Symptome, Sehstörungen, Hörstörungen, Alopezie, Stevens-Johnsons- oder Lyell-Syndrom, Schock, Pankreatitis, Ödeme, Psyche.
WW: Nicht empfohlen: Antikoagulanzien. Vorsicht: Sulfonylharnstoffe (Hypoglykämie), Lithium, Zytostatika (Toxizität), ASS, Kortikoide (Blutungsneigung), Antihypertensiva und Diuretika (Wirkungsverminderung, Hyperkaliämie), Alkohol, Antidiabetika, Lithium, Phenytoin, Methotrexat, Ciclosporin, Tacrolimus. Vorsicht bei schlechten CYP2C9-Metabolisierern.
WH: Vorsicht bei Asthma, Hypertonie. Auf gastrointestinale Komplikationen, erhöhtes Risiko für kardiovaskuläre thrombotische Ereignisse und schwere Hautreaktionen achten.
Dosis nicht überschreiten. Verkehrshinweis. Kontrollen: Blut, Leber, Niere, Augen.
Bei Überdosierung Tierkohle.
PG: 10 ST (2) (EKO: G) [€ 5,75], 30 ST (EKO: G) [€ 14,30]

Felicium 20 mg - Kapseln 49A02
(Z.Nr. 1-21931) NR. P. N06AB03
ZI: Stada Arzneimittel, Wien
Z: 1 Kapsel enthält: Fluoxetin 20 mg (entspr. Fluoxetin hydrochlorid), Kapselinhalt: Lactose monohydrat 146,6 mg, Cellulose, mikrokristalline, Magnesium stearat, Siliciumdioxid, hochdisperses; Kapselhülle: Gelatine, Titandioxid, Eisenoxid gelb.
EW: Serotonin-Wiederaufnahme-Hemmer, antidepressiv.
AG: Depression, Zwangsstörung, Bulimia nervosa. Kinder ab 8 Jahren und Jugendliche: Mittelschwere bis schwere Depression bei Nichtansprechen auf Psychotherapie (4-6 Sitzungen).
AA: Oral.
DO: TD 20 mg, MTD 80 mg.
Bulimie: TD 60 mg. Vorsicht bei Leber-, Nierenschäden, älteren Pa- tienten.
Kinder: TD initial 10 mg, dann 20 mg.
SST: Nutzen/Risiko-Abwägung, nicht stillen. Erhöhtes Risiko kardiovaskulärer Schäden bei Einnahme im 1. Trimester beachten. Erhöhtes Risiko einer persistierenden pulmonalen Hypertonie bei Neugeborenen beachten.
NW: Magen/Darm (Diarrhö, Übelkeit), ZNS (Kopfschmerzen), Entzugssydrome, Herz (Palpitationen, QT-Verlängerung), Haut, Psyche (Schlaflosigkeit), Allergien (bis Lyell-Syndrom), Arthralgie, gynäkologische Blutungen, Ejakulationsstörungen, Hyponatriämie, suizidales Verhalten, Serotoninsyndrom, Absetzreaktionen, erhöhtes Knochenbruchrisiko, sexuelle Funktionsstörungen.
WW: Kontraindiziert: Irreversible nicht-selektive MAO-Hemmer (z.B. Iproniazid), Metoprolol bei Herzinsuffizienz. Nicht empfohlen: Tamoxifen, Alkohol, MAO A-Hemmer (einschließlich Linezolid und Methylenblau), Mequitazin.
Vorsicht: Phenytoin, serotonerge Arzneimittel (Lithium, Tramadol, Triptane, Tryptophan, Selegilin, Johanniskraut), QT-verlängernde Substanzen, Substrate für CYP2D6 (Flecainid, Propafenon, Nebivolol, Atomoxetin, Carbamazepin, trizyklische Antidepressiva, Risperidon), Gerinnungshemmer, Cyproheptadin, Arzneimittel mit Hyponatriämie-induzier- ender Wirkung (Diuretika, Desmopressin, Carbamazepin, Oxcarbazepin) die Krampfschwelle herabsetzende Arzneimittel.
WH: Verkehrshinweis. Erhöhtes Suizidrisiko beachten. Vorsicht bei Epilepsie, Elektrokrampfbehandlung, Herz/Kreislauf-Erkrankungen (QT-Verlängerung), Diabetes, Glaukom, Leberschäden. Alkohol meiden. Auf Manie, Ausschläge, Akathisie, Absetzsyndrom achten.
PG: 14 ST (EKO: G) [€ 12,55], 28 ST (EKO: G) [€ 18,05]

Felicium 20 mg - Tabletten 49A02
(Z.Nr. 1-25087) NR. P. N06AB03
ZI: Stada Arzneimittel, Wien
Z: 1 Tablette enthält: Fluoxetin 20 mg (entspr. Fluoxetin hydrochlorid 22,4 mg), Lactose monohydrat 146,6 mg, Cellulose, mikrokristalline, Magnesium stearat, Siliciumdioxid, hochdisperses.
Kurzinformation: siehe Felicium 20 mg - Kapseln, → S. 556
PG: 14 ST (EKO: G) [€ 12,55], 28 ST (EKO: G) [€ 18,40]

🐾 Felimazole 1,25 mg - überzogene Tabletten für Katzen 822AJ
(Z.Nr. 8-35113) RP. P. QH03BB02
ZI: Dechra Regulatory, Bladel, Niederlande
Z: 1 Tablette enthält: Thiamazol 1,25 mg, Tablettenkern: Lactose monohydrat, Povidon, Carboxymethylstärke, Natrium Typ A, Magnesium stearat; Tablettenüberzug: Sucrose, Titandioxid 0,51 mg, Ponceau 4R (E 124) 1,35 mg, Natrium methyl-4-hydroxybenzoat, Povidon, Macrogol 4000, Talkum, Wachs, gebleichtes, Carnaubawachs, Schellack.
EW: Thyreostatikum.
AG: Stabilisierung der Hyperthyreose bei Katzen vor der chirurgischen Schilddrüsenentfernung; Langzeitbehandlung der Hyperthyreose bei Katzen.
AA: Nur zum Eingeben. Tabletten weder teilen noch zerkleinern.
DO: Stabilisierung und Langzeitbehandlung: TD initial 5 mg in 1 oder 2 ED; Dosisanpassung in Schritten von 2,5 mg; MTD 20 mg.
GA: Primäre Leberschäden, Diabetes, Autoimmunerkrankungen, Blutbildschäden, Gerinnungsstörungen (Thrombozytopenie).
SST: Gegenanzeige.
NW: Magen/Darm, Lethargie, Pruritus, Gerinnungsstörungen, Gelbsucht, Blutbild, Immunologie (Anämie, antinukleäre Antikörper).
WW: Phenobarbital kann Wirksamkeit von Thiamazol abschwächen. Anthelminthika (Wirkstoffspiegel erhöht). Impfungen (Thiamazol wirkt immunmodulatorisch).
WH: Vorsicht bei Nierenschäden; Kontrollen: Blutbild, Niere.
PG: 100 ST VT [€ 31,15]

🐾 Felimazole 2,5 mg - überzogene Tabletten für Katzen 822AJ
(Z.Nr. 8-00804) RP. P. QH03BB02
ZI: Dechra Regulatory, Bladel, Niederlande
Z: 1 Tablette enthält: Thiamazol 2,5 mg, Tablettenkern: Lactose monohydrat, Povidon K30, Poly(O-carboxymethyl)stärke-Natrium Salz, Magnesium stearat; Tablettenüberzug: Sucrose, Povidon K30, Erythrosin 0,01 mg, Macrogol 4000, Talkum, Wachs, gebleichtes, Carnaubawachs, Schellack, Titandioxid 1,12 mg, Natrium methyl-4-hydroxybenzoat 0,0034 mg.
Kurzinformation: siehe Felimazole 1,25 mg - überzogene Tabletten für Katzen, → S. 557
PG: 100 ST VT [€ 41,70]

🐾 Felimazole 5 mg - Überzogene Tabletten für Katzen 822AJ
(Z.Nr. 8-00625) RP. P. QH03BB02
ZI: Dechra Regulatory, Bladel, Niederlande
Z: 1 Tablette enthält: Thiamazol 5 mg, Tablettenkern: Lactose monohydrat, Povidon K30, Poly(O-carboxymethyl)stärke-Natrium Salz, Magnesium stearat; Tablettenüberzug: Titandioxid 0,495 mg, Betacarotin 0,16 mg, Natrium methyl-4-hydroxybenzoat, Sucrose, Povidon K30, Macrogol 4000, Talkum, Wachs, gebleichtes, Carnaubawachs, Schellack.
Kurzinformation: siehe Felimazole 1,25 mg - überzogene Tabletten für Katzen, → S. 557
PG: 100 ST VT [€ 58,30]

🐾 *Felimintic 80/20 mg - Tabletten für Katzen* 803A, 803B2
(Z.Nr. 8-37794) RP. P. nicht im Handel.
QP52AA51

🐾 *Felisecto Plus 15 mg/2,5 mg - Lösung zum Auftropfen für Katzen <= 2,5 kg* 804B, 804D, 803A
(Z.Nr. EU/2/19/238/*) NR. P. nicht im Handel.
QP54AA55

🐾 *Felisecto Plus 30 mg/5 mg - Lösung zum Auftropfen für Katzen > 2,5-5 kg* 804B, 804D, 803A
(Z.Nr. EU/2/19/238/*) NR. P. nicht im Handel.
QP54AA55

🐾 *Felisecto Plus 60 mg/10 mg - Lösung zum Auftropfen für Katzen > 5-10 kg* 804B, 804D, 803A
(Z.Nr. EU/2/19/238/*) NR. P. nicht im Handel.
QP54AA55

Felodipin Hexal retard 5 mg - Filmtabletten 21A02
(Z.Nr. 1-24807) RP. P. C08CA02
ZI: Hexal Pharma, Wien
Z: 1 Retardtablette enthält: Felodipin 5 mg; Kern: Cellulose, mikrokristalline, Lactose monohydrat, Natrium laurylsulfat, Hypromellose, Magnesium stearat; Filmüberzug: Lactose monohydrat (entspr. Lactose 43,94 mg), Hypromellose, Macrogol 4000; Farbstoffe: Eisenoxid gelb, Eisenoxid rot, Titandioxid.
EW: Kalziumantagonist (Dihydropyridin).
AG: Hypertonie, stabile Angina pectoris.
AA: Morgens unzerkaut mit Flüssigkeit einnehmen (nicht mit einer fettreichen Mahlzeit).
DO: Hypertonie: Initial 1mal tgl. 5 mg, Dosisanpassung auf 1mal tgl. 2,5-10 mg.
Angina pectoris: Initial 1mal tgl. 5 mg, dann ev. 1mal tgl. bis 10 mg.
Begrenzte Erfahrungen bei Kindern und Jugendlichen mit Hypertonie.
GA: Herzklappenobstruktion, Obstruktion der Herzauswurfleistung, instabile Angina pectoris, akuter Myokardinfarkt, dekompensierte Herzinsuffizienz.
SST: In der Schwangerschaft nicht anwenden. In der Stillzeit nicht empfohlen.
NW: Periphere Ödeme, Hitzewallungen, Kopfschmerzen, Herzrasen, Schwindel, Müdigkeit, Gingivahyperplasie, ZNS, Magen/Darm, Haut, Vegetativum, sehr selten Leber.
WW: Beeinflusung durch CYP3A4-Hemmer und -Induktoren: Starke Enzymhemmer (Cimetidin, Azole, Makrolide, HIV-Proteasehemmer, Grapefruitsaft) erhöhen Felodipin-Spiegel (Kombination vermeiden); starke Enzyminduktoren (Carbamazepin, Phenytoin, Barbiturate, Rifampicin, Johanniskraut), senken Felodipin-Spiegel (Kombination vermeiden).
Vorsicht: Tacrolimus Spiegel erhöht.
WH: Vorsicht bei Tendenz zur Tachykardie, schweren Leberschäden.
Verkehrshinweis.
Bei Überdosierung starker Blutdruckabfall, selten Bradykardie. Bei Bradykardie Atropin (0,5-1 mg) i.v.
PG: 30 ST (2) (EKO: G) [€ 11,85]

Felodipin Hexal retard 10 mg - Filmtabletten 21A02
(Z.Nr. 1-24808) RP. P. C08CA02
ZI: Hexal Pharma, Wien
Z: 1 Retardtablette enthält: Felodipin 10 mg; Kern: Cellulose, mikrokristalline, Lactose monohydrat, Natrium laurylsulfat, Hypromellose, Magnesium stearat; Filmüberzug: Lactose monohydrat (entspr. Lactose 87,88 mg), Hypromellose, Macrogol 4000; Farbstoffe: Eisenoxid gelb, Eisenoxid rot, Titandioxid.
Kurzinformation: siehe Felodipin Hexal retard 5 mg - Filmtabletten, → S. 557
PG: 30 ST (2) (EKO: G) [€ 12,85]

Felodistad retard 5 mg - Filmtabletten 21A02
(Z.Nr. 1-25017) RP. P. C08CA02
ZI: Stada Arzneimittel, Wien
Z: 1 Filmtablette enthält: Felodipin 5 mg, Tablettenkern: Lactose monohydrat 22,75 mg, Cellulose, mikrokristalline, Hypromellose, Povidon, Propylgallat, Siliciumdioxid, hochdisperses, Magnesium stearat; Filmüberzug: Hypromellose, Eisenoxid rot, Eisenoxid gelb, Titandioxid, Talkum, Propylenglycol.
EW: Kalziumantagonist (Dihydropyridin).
AG: Hypertonie, stabile Angina pectoris.
AA: Morgens im Ganzen mit Flüssigkeit (nicht mit Grapefruitsaft) nüchtern oder mit leichter Mahlzeit einnehmen (nicht mit einer fett- oder kohlenhydratreichen Mahlzeit).
DO: Hypertonie: Initial 1mal tgl. 5 mg, Dosisanpassung auf 1mal tgl. 2,5-10 mg.
Angina pectoris: Initial 1mal tgl. 5 mg, dann ev. 1mal tgl. bis 10 mg.
Begrenzte Erfahrungen bei Kindern und Jugendlichen mit Hypertonie.
GA: Herzklappenobstruktion, Obstruktion der Herzauswurfleistung, instabile Angina pectoris, akuter Myokardinfarkt, dekompensierte Herzinsuffizienz.
SST: In der Schwangerschaft nicht anwenden. In der Stillzeit nicht empfohlen.
NW: Periphere Ödeme, Hitzewallungen, Kopfschmerzen, Herzrasen, Schwindel, Müdigkeit, Gingivahyperplasie, ZNS, Magen/Darm, Haut, Vegetativum, sehr selten Leber.
WW: Beeinflusung durch CYP3A4-Hemmer und -Induktoren: Starke

F

Enzymhemmer (Cimetidin, Azole, Makrolide, HIV-Proteasehemmer, Grapefruitsaft) erhöhen Felodipin-Spiegel (Kombination vermeiden); starke Enzyminduktoren (Carbamazepin, Phenytoin, Barbiturate, Rifampicin, Johanniskraut), senken Felodipin-Spiegel (Kombination vermeiden).
Vorsicht: Tacrolimus Spiegel erhöht.
WH: Vorsicht bei Tendenz zur Tachykardie, schweren Leberschäden.
Verkehrshinweis.
Bei Überdosierung starker Blutdruckabfall, selten Bradykardie. Bei Bradykardie Atropin (0,5-1 mg) i.v.
PG: 30 ST (2) (EKO: G) [€ 11,75]

Femara 2,5 mg - Filmtabletten 55D04
(Z.Nr. 1-21781) NR. P. L02BG04
ZI: Novartis Pharma, Wien
Z: 1 Filmtablette enthält: Letrozol 2,5 mg, Lactose monohydrat (entspr. Lactose 61,5 mg), Cellulose, mikrokristalline, Maisstärke, Carboxymethylstärke, Natriumsalz, Magnesium stearat, Siliciumdioxid, kolloidal, wasserfrei; Überzug: Hypromellose, Macrogol 8000, Talk, Titandioxid, Eisenoxid gelb.
EW: Nichtsteroidaler Aromatasehemmer, antineoplastisch.
AG: - (Erweiterte) adjuvante Therapie von hormonabhängigem primärem Brustkrebs bei postmenopausalen Frauen (auch nach vorheriger Tamoxifen-Therapie über 5 Jahre).
- First-line-Behandlung des hormonabhängigen fortgeschrittenen Mammakarzinoms bei postmenopausalen Frauen.
- Fortgeschrittener Brustkrebs bei Frauen mit postmenopausalem Hormonstatus.
- Neoadjuvante Behandlung postmenopausaler Frauen mit Hormonrezeptor-positivem, HER-2-negativem Mammakarzinom, wenn Chemotherapie oder sofortige Operation nicht in Betracht kommen.
AA: Oral.
DO: 1mal tgl. 2,5 mg. Behandlung über 5 Jahre oder bis zum Auftreten eines Tumorrezidivs. Auch sequentielle Behandlung (2 Jahre Letrozol, gefolgt von 3 Jahren Tamoxifen) möglich. Keine Dosisempfehlung für Kinder und Jugendliche.
GA: Prämenopausaler Hormonstatus.
SST: Gegenanzeige.
NW: Allergien, Ödeme, Haut (auch schwer), Schweißausbrüche, Bluthochdruck, Magen/Darm, Schmerzen, Hitzewallungen, ZNS, Müdigkeit, Psyche, Auge, Myalgie, Arthralgie, Atemnot, Tendinitis, Sehnenrisse, Osteoporose, Knochenbrüche, Herz/Kreislauf (Palpitationen, Myokardinfarkt), Harnwegsinfektionen, Hypercholesterinämie, Vaginalblutungen.
WW: Nicht empfohlen: Tamoxifen, Östrogene, andere Antiöstrogene. Vorsicht: Phenytoin, Clopidogrel.
WH: Nur bei eindeutig festgestelltem postmenopausalen Status anwenden. Vorsicht bei Leberschäden. Verkehrshinweis. Auf Knochendichte achten.
PG: 30 ST (2) (EKO: G) [€ 83,60]

Femara 2,5 mg - Filmtabletten 55D04
(Z.Nr. 1-21781-P1/P2/P3/P4/P5/P6/P7) NR. P. Parallelimport. L02BG04
V: Haemato Pharm, Schönefeld, Deutschland
Z: 1 Filmtablette enthält: Letrozol 2,5 mg, Lactose monohydrat (entspr. Lactose 61,5 mg), Cellulose, mikrokristalline, Maisstärke, Carboxymethylstärke, Natriumsalz, Magnesium stearat, Siliciumdioxid, kolloidal, wasserfrei; Überzug: Hypromellose, Macrogol 8000, Talk, Titandioxid, Eisenoxid gelb.
PG: 30 ST (2) (EKO: G) [€ 81,85]

Femara 2,5 mg - Filmtabletten 55D04
(Z.Nr. 1-21781-P8) NR. P. Parallelimport. L02BG04
V: Abacus Medicine, Copenhagen, Dänemark
Z: 1 Filmtablette enthält: Letrozol 2,5 mg, Lactose monohydrat (entspr. Lactose 61,5 mg), Cellulose, mikrokristalline, Maisstärke, Carboxymethylstärke, Natriumsalz, Magnesium stearat, Siliciumdioxid, kolloidal, wasserfrei; Überzug: Hypromellose, Macrogol 8000, Talk, Titandioxid, Eisenoxid gelb.
PG: 30 ST (2) (EKO: G) [€ 81,95]

Femara 2,5 mg - Filmtabletten 55D04
(Z.Nr. 1-21781-P9) NR. P. Parallelimport. L02BG04
V: Eurim-Pharm, Salzburg
Z: 1 Filmtablette enthält: Letrozol 2,5 mg, Lactose monohydrat (entspr. Lactose 61,5 mg), Cellulose, mikrokristalline, Maisstärke, Carboxymethylstärke, Natriumsalz, Magnesium stearat, Siliciumdioxid, kolloidal, wasserfrei; Überzug: Hypromellose, Macrogol 8000, Talk, Titandioxid, Eisenoxid gelb.
PG: 30 ST (2) (EKO: G) [€ 81,85]

Femara 2,5 mg - Filmtabletten 55D04
(Z.Nr. 1-21781-P10) NR. P. Parallelimport. L02BG04
V: Orifarm, Leverkusen, Deutschland
Z: 1 Filmtablette enthält: Letrozol 2,5 mg, Lactose monohydrat (entspr. Lactose 61,5 mg), Cellulose, mikrokristalline, Maisstärke, Carboxymethylstärke, Natriumsalz, Magnesium stearat, Siliciumdioxid, kolloidal, wasserfrei; Überzug: Hypromellose, Macrogol 8000, Talk, Titandioxid, Eisenoxid gelb.
PG: 30 ST (2) (EKO: G) [€ 81,90]

Femidoc Agnuscastus 20 mg - Filmtabletten 29Z03
(Z.Nr. 1-30912) RPF. P. G02CX
ZI: guterrat Gesundheitsprodukte, Innsbruck
Z: 1 Filmtablette enthält: Mönchspfefferfrüchte-Trockenextrakt (6-12:1); Ethanol 60% (m/m) (Auszugsmittel) 20 mg, Cellulose, mikrokristalline, Lactose monohydrat 40 mg, Magnesium stearat, Siliciumdioxid, hochdispers, wasserfrei, Hypromellose, Titandioxid, Macrogol 400, Macrogol 20000, Propylenglycol.
EW: Pflanzliches Arzneimittel.
AG: Prämenstruelles Syndrom.
AA: Unzerkaut mit Flüssigkeit einnehmen.
DO: 1mal tgl. morgens 1 FT. Für Kinder und Jugendliche nicht empfohlen.
SST: Keine Indikation. In der Stillzeit nicht empfohlen.
NW: Allergien, Kopfschmerz, Schwindel, Magen/Darm, Akne, Zyklusunregelmäßigkeiten.
WW: Vorsicht: Dopamin-Agonisten und Antagonisten, Östrogene oder Antiöstrogene.
WH: Vorsicht bei Östrogen-sensitiven malignen Tumoren, Erkrankungen der Hypophyse.
PG: 30 ST * (EKO: N) [€ 20,70]

Femidoc Nieren- und Blasenfilmtabletten 52Z01
(Z.Nr. 7-36204) RPF. P. G04BX
ZI: Hänseler Pharma, Kaiserlauten, Deutschland
Z: 1 Filmtablette enthält: Bärentrauben-Blätter-Trockenextrakt (4,0-5,0:1); Wasser (Auszugsmittel) 108-120 mg (entspr. Arbutin 20-26 %), Birkenblätter-Trockenextrakt (4,5-5,5:1); Wasser (Auszugsmittel) 46,25 mg Goldrutenkraut-Trockenextrakt (4-6:1); Ethanol 50% (m/m) (Auszugsmittel) 40 mg, Maltodextrin, Cellulose, mikrokristalline, Povidon, Siliciumdioxid, hochdisperses, Simeticon, Talkum, Croscarmellose natrium, Magnesium stearat, Hypromellose, Titandioxid, Macrogol 400.
AG: Traditionell pflanzliches Arzneimittel für Frauen zur Erhöhung der Harnmenge und bei Beschwerden durch leichte Harnwegsinfektionen.
AA: Mit ausreichend Flüssigkeit einnehmen.
DO: 2-3mal tgl. 2 FT. Für Kinder und Jugendliche nicht empfohlen.
GA: Korbblütlerüberempfindlichkeit, Flüssigkeitsreduktion (bestimmte Herz- oder Nierenerkrankungen).
SST: Nicht anwenden.
NW: Überempfindlichkeit, Magen/Darm, Urinverfärbung.
WW: Nicht gleichzeitig mit synthetischen Diuretika anwenden.
WH: Vorsicht bei Spasmen, Dysurie, Blut im Harn, Fieber, Beinödemen, chronischen Harnwegs- und Niereninfektionen. Ausreichend Flüssigkeit (mindestens 1 - 2 Liter pro Tag) trinken.
PG: 40 ST * (EKO: N) [€ 22,80]

FemLoop Vaginalring 0,120 mg/0,015 mg pro 24 Stunden - vaginales Wirkstofffreisetzungssystem 29B04
(Z.Nr. 1-37752) RP. P. nicht im Handel. G02BB01

Femoston - Filmtabletten 31H07, 29E02, 38D04
(Z.Nr. 1-21632) RP. P. G03FB08
ZI: Mylan Österreich, Wien
Z: 1 Packung enthält: Filmtablette, rot 14 Stk: 17-beta-Estradiol 2 mg (entspr. 17-beta-Estradiol Hemihydrat), Lactose monohydrat 118,2 mg, Filmtabletten, gelb 14 Stk: 17-beta-Estradiol 2 mg (entspr. 17-beta-Estradiol Hemihydrat), Dydrogesteron 10 mg, Lactose monohydrat 109,4 mg, Tablettenkern: Hypromellose, Maisstärke, Siliciumdioxid, hochdispers, wasserfrei, Magnesium stearat; Filmüberzug: Opadry pink-OY-S-6957: (entspr. Hypromellose) (entspr. Macrogol 400) (entspr. Talkum) (entspr. Titandioxid) (entspr. Eisenoxid gelb) (entspr. Eisenoxid rot) (entspr. Eisenoxid schwarz), Opadry gelb OY-02B 22764: (entspr. Hypromellose) (entspr. Macrogol 400) (entspr. Talkum) (entspr. Titandioxid) (entspr. Eisenoxid gelb).
EW: Östrogen + Gestagen.
AG: Hormonersatztherapie bei Estrogenmangelsymptomen bei postmenopausalen Frauen. Mittel zweiter Wahl zur Osteoporoseprävention bei postmenopau- salen Frauen.
AA: Unzerkaut mit Flüssigkeit.
DO: Täglich 1 Filmtablette (während der ersten 14 Tage des Zyklus ziegelrote Filmtabletten, während der zweiten 14 Tage gelbe Filmtabletten).
Behandlung mit Femoston mite beginnen, Dosisanpassung nach Bedarf. Keine Indikation für Kinder und Jugendliche.

GA: Mammakarzinom (auch in der Anamnese), estrogenabhängige maligne Tumore (z.B. Endometriumkarzinom), nicht abgeklärte Genitalblutungen, unbehandelte Endometriumhyperplasie, venöse oder arterielle Thromboembolie (z.B. Angina pectoris, Herzinfarkt), Prädisposition für Thrombosen, Lebererkrankungen (auch in der Anamnese), Porphyrie.
SST: Nicht indiziert.
NW: Häufig: Depressionen, Kopfschmerzen, Magen/Darm, Krämpfe in den Beinen, Brustvergrößerung, Brustschmerzen, Ödeme, Gewichtszunahme.
Gelegentlich: Sehstörungen, venöse Embolien, Cholelithiasis, Hautausschlag.
Häufigkeit unbekannt: Generalisiserte Überempfindlichkeit, Verschlechterung von Migräne, Schlaganfall, Schwindel, Alopezie, Hypertonie, Myokardinfarkt, Herzinsuffizienz, vaginale Candidiasis, estrogenabhängige gutartige und bösartige Neubildungen, Schlaflosigkeit, Epilepsie, Verschlechterung von Asthma, wahrscheinliche Demenz.
Erhöhtes Risiko für Brustkrebs, venöse Thromboembolien, koronare Herzkrankheit, ischämischen Schlaganfall.
WW: Enzyminduktoren (Antikonvulsiva, Antiinfektiva, Johanniskraut) beschleunigen Abbau von Estrogenen und Gestagenen.
WH: Hormonersatztherapie nur bei Symptomen beginnen, die die Lebensqualität beeinträchtigen. Mindestens einmal jährlich Nutzen/Risiko-Abschätzung erforderlich.
Medizinische Untersuchungen vor und regelmäßig während der Therapie.
Besondere Überwachung bei Gebärmutter-Leiomyom, Endometriose, Risikofaktoren für estrogenabhängige Tumore, Hypertonie, Herz-, Nieren-, Leberschäden, Diabetes, Cholelithiasis, Migräne, Lupus erythematodes, Endometriumhyperplasie in der Anamnese, Epilepsie, Asthma, Otosklerose, Meningeom.
Bei Ikterus, Blutdruckanstieg, erstmaligen migräneartigen Kopfschmerzen, Schwangerschaft Behandlung sofort abbrechen.
Erhöhtes Endometriumkarzinomrisiko bei alleiniger Estrogentherapie, daher bei nicht hysterektomierten Frauen über mindestens 12 Tage pro Zyklus zusätzlich Gestagen geben.
Erhöhtes Brustkrebsrisiko bei kombinierter Behandlung mit Estrogen und Gestagen beachten.
Erhöhtes Risiko für venöse Thromboembolien (VTE); bei VTE sofort Therapie abbrechen. Keine Hinweise auf kardiovaskulären Nutzen einer kontinuierlichen Hormonersatztherapie, aber erhöhtes Risiko für ischämischen Schlaganfall. Erhöhtes Ovarialkarzinomrisiko bei Estrogen-Monotherapie. Erhöhtes Demenzrisiko bei Frauen, die nach dem 65.
Lebensjahr mit Hormonersatztherapie beginnen.
PG: 28 ST IND (2) (EKO: G) [€ 10,90]

Femoston conti 0,5 mg/2,5 mg - Filmtabletten 31H07, 29E02
(Z.Nr. 1-29404) RP. P. G03FA14

ZI: Mylan Österreich, Wien
Z: 1 Filmtablette enthält: Estradiol 0,5 mg (entspr. Estradiol hemihydrat), Dydrogesteron 2,5 mg, Tablettenkern: Lactose monohydrat 117,4 mg, Hypromellose, Maisstärke, Siliciumdioxid, hochdispers, wasserfrei, Magnesium stearat; Filmüberzug: Macrogol, Poly(vinylalkohol), Talkum, Titandioxid, Eisenoxid gelb.
EW: Östrogen + Gestagen.
AG: Hormonersatztherapie bei Östrogenmangel bei postmenopausalen Frauen (mindestens 12 Monate nach der letzten Periode).
AA: Oral.
DO: Kontinuierlich 1 Filmtablette pro Tag.
GA: Mammakarzinom (auch in der Anamnese), estrogenabhängige maligne Tumore (z.B. Endometriumkarzinom), nicht abgeklärte Genitalblutungen, unbehandelte Endometriumhyperplasie, venöse oder arterielle Thromboembolie (z.B. Angina pectoris, Herzinfarkt), Prädisposition für Thrombosen, Lebererkrankungen (auch in der Anamnese), Porphyrie.
SST: Nicht indiziert.
NW: Häufig: Depressionen, Kopfschmerzen, Magen/Darm, Krämpfe in den Beinen, Brustvergrößerung, Brustschmerzen, Ödeme, Gewichtszunahme.
Gelegentlich: Sehstörungen, venöse Embolien, Cholelithiasis, Hautausschlag.
Häufigkeit unbekannt: Generalisiserte Überempfindlichkeit, Verschlechterung von Migräne, Schlaganfall, Schwindel, Alopezie, Hypertonie, Myokardinfarkt, Herzinsuffizienz, vaginale Candidiasis, estrogenabhängige gutartige und bösartige Neubildungen, Schlaflosigkeit, Epilepsie, Verschlechterung von Asthma, wahrscheinliche Demenz.
Erhöhtes Risiko für Brustkrebs, venöse Thromboembolien, koronare Herzkrankheit, ischämischen Schlaganfall.
WW: Enzyminduktoren (Antikonvulsiva, Antiinfektiva, Johanniskraut) beschleunigen Abbau von Estrogenen und Gestagenen.
WH: Hormonersatztherapie nur bei Symptomen beginnen, die die Lebensqualität beeinträchtigen. Mindestens einmal jährlich Nutzen/Risiko-Abschätzung erforderlich.
Medizinische Untersuchungen vor und regelmäßig während der Therapie.
Besondere Überwachung bei Gebärmutter-Leiomyom, Endometriose, Risikofaktoren für estrogenabhängige Tumore, Hypertonie, Herz-, Nieren-, Leberschäden, Diabetes, Cholelithiasis, Migräne, Lupus erythematodes, Endometriumhyperplasie in der Anamnese, Epilepsie, Asthma, Otosklerose, Meningeom.
Bei Ikterus, Blutdruckanstieg, erstmaligen migräneartigen Kopfschmerzen, Schwangerschaft Behandlung sofort abbrechen.
Erhöhtes Endometriumkarzinomrisiko bei alleiniger Estrogentherapie, daher bei nicht hysterektomierten Frauen über mindestens 12 Tage pro Zyklus zusätzlich Gestagen geben.
Erhöhtes Brustkrebsrisiko bei kombinierter Behandlung mit Estrogen und Gestagen beachten.
Erhöhtes Risiko für venöse Thromboembolien (VTE); bei VTE sofort Therapie abbrechen. Keine Hinweise auf kardiovaskulären Nutzen einer kontinuierlichen Hormonersatztherapie, aber erhöhtes Risiko für ischämischen Schlaganfall. Erhöhtes Ovarialkarzinomrisiko bei Estrogen-Monotherapie. Erhöhtes Demenzrisiko bei Frauen, die nach dem 65.
Lebensjahr mit Hormonersatztherapie beginnen.
PG: 28 ST IND (2) (EKO: G) [€ 10,80]

Femoston conti 1 mg/5 mg - Filmtabletten 31H07, 29E02, 38D04
(Z.Nr. 1-23915) RP. P. G03FA14

ZI: Mylan Österreich, Wien
Z: 1 Filmtablette enthält: Estradiol 1 mg (entspr. Estradiol hemihydrat), Dydrogesteron 5 mg, Tablettenkern: Lactose monohydrat 114,7 mg, Hypromellose, Maisstärke, Siliciumdioxid, hochdispers, wasserfrei, Magnesium stearat; Filmüberzug: Hypromellose, Macrogol, Titandioxid, Eisenoxid gelb, Eisenoxid rot.
EW: Östrogen + Gestagen.
AG: Hormonersatztherapie bei Östrogenmangel bei postmenopausalen Frauen (mindestens 12 Monate nach der letzten Periode).
AA: Oral.
DO: Kontinuierlich 1 Filmtablette pro Tag.
GA: Mammakarzinom (auch in der Anamnese), estrogenabhängige maligne Tumore (z.B. Endometriumkarzinom), nicht abgeklärte Genitalblutungen, unbehandelte Endometriumhyperplasie, venöse oder arterielle Thromboembolie (z.B. Angina pectoris, Herzinfarkt), Prädisposition für Thrombosen, Lebererkrankungen (auch in der Anamnese), Porphyrie.
SST: Nicht indiziert.
NW: Häufig: Depressionen, Kopfschmerzen, Magen/Darm, Krämpfe in den Beinen, Brustvergrößerung, Brustschmerzen, Ödeme, Gewichtszunahme.
Gelegentlich: Sehstörungen, venöse Embolien, Cholelithiasis, Hautausschlag.
Häufigkeit unbekannt: Generalisiserte Überempfindlichkeit, Verschlechterung von Migräne, Schlaganfall, Schwindel, Alopezie, Hypertonie, Myokardinfarkt, Herzinsuffizienz, vaginale Candidiasis, estrogenabhängige gutartige und bösartige Neubildungen, Schlaflosigkeit, Epilepsie, Verschlechterung von Asthma, wahrscheinliche Demenz.
Erhöhtes Risiko für Brustkrebs, venöse Thromboembolien, koronare Herzkrankheit, ischämischen Schlaganfall.
WW: Enzyminduktoren (Antikonvulsiva, Antiinfektiva, Johanniskraut) beschleunigen Abbau von Estrogenen und Gestagenen.
WH: Hormonersatztherapie nur bei Symptomen beginnen, die die Lebensqualität beeinträchtigen. Mindestens einmal jährlich Nutzen/Risiko-Abschätzung erforderlich.
Medizinische Untersuchungen vor und regelmäßig während der Therapie.
Besondere Überwachung bei Gebärmutter-Leiomyom, Endometriose, Risikofaktoren für estrogenabhängige Tumore, Hypertonie, Herz-, Nieren-, Leberschäden, Diabetes, Cholelithiasis, Migräne, Lupus erythematodes, Endometriumhyperplasie in der Anamnese, Epilepsie, Asthma, Otosklerose, Meningeom.
Bei Ikterus, Blutdruckanstieg, erstmaligen migräneartigen Kopfschmerzen, Schwangerschaft Behandlung sofort abbrechen.
Erhöhtes Endometriumkarzinomrisiko bei alleiniger Estrogentherapie, daher bei nicht hysterektomierten Frauen über mindestens 12 Tage pro Zyklus zusätzlich Gestagen geben.
Erhöhtes Brustkrebsrisiko bei kombinierter Behandlung mit Estrogen und Gestagen beachten.
Erhöhtes Risiko für venöse Thromboembolien (VTE); bei VTE sofort Therapie abbrechen. Keine Hinweise auf kardiovaskulären Nutzen einer kontinuierlichen Hormonersatztherapie, aber erhöhtes Risiko für ischämischen Schlaganfall. Erhöhtes Ovarialkarzinomrisiko bei Estrogen-Monotherapie. Erhöhtes Demenzrisiko bei Frauen, die nach dem 65.
Lebensjahr mit Hormonersatztherapie beginnen.
PG: 28 ST IND (2) (EKO: G) [€ 10,90]

Femoston mite - Filmtabletten 31H07, 29E02, 38D04
(Z.Nr. 1-23189) RP. P. G03FB08
ZI: Mylan Österreich, Wien
Z: 1 Packung enthält: Filmtablette, weiss: Estradiol 1 mg (entspr. Estradiol hemihydrat), Lactose monohydrat 119,1 mg; Filmtablette, grau: Estradiol 1 mg (entspr. Estradiol hemihydrat), Dydrogesteron 10 mg, Lactose monohydrat 110,2 mg; Tablettenkern: Lactose monohydrat, Hypromellose, Maisstärke, Siliciumdioxid, hochdispers, wasserfrei, Magnesium stearat; Filmüberzug: Filmtablette, weiss: Hypromellose, Titandioxid, Macrogol 400; Filmtablette, grau: Poly(vinylalkohol), Macrogol, Talkum, Titandioxid, Eisenoxid schwarz.
EW: Östrogen + Gestagen.
AG: Hormonersatztherapie bei Östrogenmangel (mindestens 6 Monate nach der letzten Periode), Osteoporoseprophylaxe bei postmenopausalen Frauen (Mittel der 2. Wahl).
AA: Unzerkaut mit Flüssigkeit.
DO: Täglich 1 Filmtablette (während der ersten 14 Tage des Zyklus weiße Filmtablette, während der zweiten 14 Tage graue Filmtablette). Bei nicht ausreichendem Therapieeffekt Femoston - Filmtabletten verwenden.
GA: Mammakarzinom (auch in der Anamnese), estrogenabhängige maligne Tumore (z.B. Endometriumkarzinom), nicht abgeklärte Genitalblutungen, unbehandelte Endometriumhyperplasie, venöse oder arterielle Thromboembolie (z.B. Angina pectoris, Herzinfarkt), Prädisposition für Thrombosen, Lebererkrankungen (auch in der Anamnese), Porphyrie.
SST: Nicht indiziert.
NW: Häufig: Depressionen, Kopfschmerzen, Magen/Darm, Krämpfe in den Beinen, Brustvergrößerung, Brustschmerzen, Ödeme, Gewichtszunahme.
Gelegentlich: Sehstörungen, venöse Embolien, Cholelithiasis, Hautausschlag.
Häufigkeit unbekannt: Generalisiserte Überempfindlichkeit, Verschlechterung von Migräne, Schlaganfall, Schwindel, Alopezie, Hypertonie, Myokardinfarkt, Herzinsuffizienz, vaginale Candidiasis, estrogenabhängige gutartige und bösartige Neubildungen, Schlaflosigkeit, Epilepsie, Verschlechterung von Asthma, wahrscheinliche Demenz.
Erhöhtes Risiko für Brustkrebs, venöse Thromboembolien, koronare Herzkrankheit, ischämischen Schlaganfall.
WW: Enzyminduktoren (Antikonvulsiva, Antiinfektiva, Johanniskraut) beschleunigen Abbau von Estrogenen und Gestagenen.
WH: Hormonersatztherapie nur bei Symptomen beginnen, die die Lebensqualität beeinträchtigen. Mindestens einmal jährlich Nutzen/Risiko-Abschätzung erforderlich.
Medizinische Untersuchungen vor und regelmäßig während der Therapie.
Besondere Überwachung bei Gebärmutter-Leiomyom, Endometriose, Risikofaktoren für estrogenabhängige Tumore, Hypertonie, Herz-, Nieren-, Leberschäden, Diabetes, Cholelithiasis, Migräne, Lupus erythematodes, Endometriumhyperplasie in der Anamnese, Epilepsie, Asthma, Otosklerose, Meningeom.
Bei Ikterus, Blutdruckanstieg, erstmaligen migräneartigen Kopfschmerzen, Schwangerschaft Behandlung sofort abbrechen.
Erhöhtes Endometriumkarzinomrisiko bei alleiniger Estrogentherapie, daher bei nicht hysterektomierten Frauen über mindestens 12 Tage pro Zyklus zusätzlich Gestagen geben.
Erhöhtes Brustkrebsrisiko bei kombinierter Behandlung mit Estrogen und Gestagen beachten.
Erhöhtes Risiko für venöse Thromboembolien (VTE); bei VTE sofort Therapie abbrechen. Keine Hinweise auf kardiovaskulären Nutzen einer kontinuierlichen Hormonersatztherapie, aber erhöhtes Risiko für ischämischen Schlaganfall. Erhöhtes Ovarialkarzinomrisiko bei Estrogen-Monotherapie. Erhöhtes Demenzrisiko bei Frauen, die nach dem 65.
Lebensjahr mit Hormonersatztherapie beginnen.
PG: 28 ST IND (2) (EKO: G) [€ 10,90]

Fendrix - Injektionssuspension 36A19
(Z.Nr. EU/1/04/299/*) NR. P. E. nicht im Handel. J07BC01

Fenflor 300 mg/ml - Injektionslösung für Rinder 801AZ
(Z.Nr. 8-00833) NR. P. VNW. nicht im Handel. QJ01BA90

Fenflor 300 mg/ml - Injektionslösung für Schweine 801AZ
(Z.Nr. 8-00770) NR. P. VNW. nicht im Handel. QJ01BA90

Fenistil 1 mg - Dragees 05A01
(Z.Nr. 0-12146) RPF. P. R06AB03
ZI: GSK-Gebro Consumer Healthcare, Fieberbrunn
Z: 1 Dragee enthält: Dimetinden maleat 1 mg, Kern: Cellulose, Magnesium stearat, Siliciumdioxid, hochdisperses, Lactose monohydrat 57,45 mg; Überzug: Gelatine, Glucose-Sirup 2,12 mg (entspr. Gluten < 0,04 µg), Povidon K25, Titandioxid, Talkum, Saccharose 41,7 mg, Macrogol 35000, Montanglycolwachs.
EW: H_1-Antagonist.
AG: Juckreiz, Urticaria, Heuschnupfen.
AA: Unzerkaut mit Wasser.
DO: Personen ab 12 Jahren: 3mal tgl. 1-2 Dragees.
Bei Neigung zur Müdigkeit 1 Dragee morgens und 2 Dragees vor dem Schlafengehen.
Ohne ärztliche Anordnung max. 14 Tage anwenden. Nicht für Kinder.
GA: MAO-Hemmer-Therapie.
SST: In der Schwangerschaft Nutzen/Risiko-Abwägung (Anwendung nur nach ärztlicher Verschreibung), in der Stillzeit nicht empfohlen.
NW: Müdigkeit, Somnolenz, Mundtrockenheit, Nausea, ZNS, Überempfindlichkeit, bei jüngeren Kindern Exzitation.
WW: ZNS-Dämpfer verstärkt; trizyklische Antidepressiva, Anticholinergika (Glaukom, Harnretention verstärkt).
WH: Vorsicht bei älteren Patienten, Glaukom, Harnretention, Epilepsie. Verkehrshinweis.
PG: 30 ST * (EKO: N) [€ 10,20]

Fenistil - Gel 05G01
(Z.Nr. 0-16084) RPF. P. D04AA13
ZI: GSK-Gebro Consumer Healthcare, Fieberbrunn
Z: 1 g enthält: Dimetinden maleat 1 mg, Benzalkonium chlorid 0,05 mg, Natrium edetat, Carbomer, Natriumhydroxid-Lösung, Propylenglykol 150 mg, Wasser, gereinigtes.
EW: H_1-Antagonist.
AG: Juckreiz.
AA: Auf der Haut.
DO: Alle Alter: 2-4mal tgl. auf betroffene Hautstelle auftragen. Bei fehlender Besserung nach 7 Tagen Arzt konsultieren. In schweren Fällen zusätzlich orales Dimetindenmaleat geben.
SST: Nutzen/Risiko-Abwägung in der Schwangerschaft, nur nach ärztlicher Verordrnung anwenden. In der Stillzeit nicht großflächig und nicht auf Brustwarzen anwenden.
NW: Lokale Hautreaktionen, sehr selten allergische Dermatitis.
WH: Sonnenlicht vermeiden. Vor allem bei Kindern nicht großflächig anwenden.
PG: 30 G * (EKO: N) [€ 8,50], 50 G * (EKO: N) [€ 12,90]

Fenistil - Tropfen 05A01
(Z.Nr. 0-12147) RPF. W8. P. R06AB03
ZI: GSK-Gebro Consumer Healthcare, Fieberbrunn
Z: 1 ml (= 20 Tropfen) enthält: Dimetinden maleat 1 mg, Natriummonohydrogenphosphat Dodecahydrat, Citronensäure monohydrat, Benzoesäure 1 mg, Natrium edetat (entspr. Natrium 2,23 mg), Saccharin natrium, Propylenglycol 100 mg, Wasser, gereinigtes.
EW: H_1-Antagonist.
AG: Juckreiz, Urticaria, Heuschnupfen.
AA: Oral unverdünnt, nicht in heißer Flüssigkeit.
DO: Personen ab 12 Jahren: 3mal tgl. 1-2 mg (je 20-40 Tropfen).
Kinder ab 1 Jahr: TD 0,1 mg/kg KG (= 2 Tropfen/kg KG) in 3 ED.
Für Kinder unter 3 Jahren nur über ärztliche Verschreibung.
Ohne ärztliche Rücksprache max. 14 Tage anwenden.
Im 1. Lebensjahr nicht empfohlen.
GA: MAO-Hemmer-Therapie, 1. Lebensmonat (vor allem bei Frühgeborenen).
SST: In der Schwangerschaft Nutzen/Risiko-Abwägung (Anwendung nur nach ärztlicher Verschreibung), in der Stillzeit nicht empfohlen.
NW: Müdigkeit, Somnolenz, Mundtrockenheit, Nausea, ZNS, Überempfindlichkeit, bei jüngeren Kindern Exzitation.
WW: ZNS-Dämpfer verstärkt; trizyklische Antidepressiva, Anticholinergika (Glaukom, Harnretention verstärkt).
WH: Vorsicht bei älteren Patienten, Glaukom, Harnretention, Epilepsie. Verkehrshinweis.
PG: 20 ML * (EKO: N) [€ 14,60]

Fenivir - Fieberblasencreme 22D
(Z.Nr. 1-21933) RPF. P. D06BB06
ZI: Bittner Richard, Wien
Z: 1 g Creme enthält: Penciclovir 10 mg, Weisses Vaselin, Paraffin, flüssiges, Cetylstearylalkohol, Propylenglykol, Macrogolcetylstearylether, Wasser, gereinigtes.
EW: Antiviral.
AG: Fieberblasen durch Herpes simplex-Viren bei immunkompetenten Patienten.
AA: Äußerlich.
DO: Tagsüber alle 2 Stunden mit einem sauberen Finger auftragen. Behandlungsdauer 4 Tage. Keine Daten an Kindern.

SST: Nutzen/Risiko-Abwägung.
NW: Lokale Reaktionen, Überempfindlichkeit.
WH: Nicht auf Schleimhäuten (Augen, Mund, Nase, Genitalien) anwenden. Bei stark immunsupprimierten Personen nicht anwenden.
PG: 2 G * (EKO: N) [€ 10,30]

Fenivir 1% - Fieberblasencreme, abdeckend 22D

(Z.Nr. 1-35928) RPF. P. D06BB06
ZI: Bittner Richard, Wien
Z: 1 g Creme enthält: Penciclovir 10 mg, Vaselin, weisses, Paraffin, flüssiges, Cetylstearylalkohol, Propylenglycol, Macrogolcetylstearylether 1000, Eisenoxid rot, Eisenoxid gelb, Wasser, gereinigtes.
Kurzinformation: siehe Fenivir - Fieberblasencreme, → S. 560
PG: 2 G * (EKO: N) [€ 11,30]

🐾 Fenoflox 50 mg/ml - Injektionslösung für Rinder, Schweine, Hunde und Katzen 812AD

(Z.Nr. 8-00864) NR. P. VNW. QJ01MA90
ZI: Chanelle Pharmaceuticals Manufacturing, Galway, Irland
Z: 1 ml Injektionslösung enthält: Enrofloxacin 50 mg, n-Butanol 30 mg, Kaliumhydroxid zur pH-Wert-Einstellung, Wasser für Injektionszwecke.
EW: Fluorchinolon - Antibiotikum.
AG: Kälber
- Infektionen des Respirationstraktes durch Pasteurella multocida, Mannheimia haemolytica und Mycoplasma spp.
- Infektionen des Verdauungstraktes oder Septikämie durch Escherichia coli.
- Akute Mycoplasma-assoziierte Arthritis durch Mycoplasma bovis.

Schweine
- Infektionen des Respirationstraktes durch Pasteurella multocida, Mycoplasma spp. und Actinobacillus pleuropneumoniae.
- Infektionen des Verdauungstraktes oder Septikämie durch Escherichia coli.

Hunde Infektionen des Verdauungs-, Respirations- und Urogenitaltraktes (einschließlich Prostatitis sowie als antibiotische Begleitbehandlung von Pyometra), Haut- und Wundinfektionen sowie Otitis (externa./media) durch Staphylococcus spp., Escherichia coli, Pasteurella spp., Klebsiella spp., Bordetella spp., Pseudomonas spp. und Proteus spp.
Katzen Infektionen des Verdauungs-, Respirations- und Urogenitaltraktes (als antibiotische Begleitbehandlung von Pyometra), Haut- und Wundinfektionen durch Staphylococcus spp., Escherichia coli, Pasteurella spp., Klebsiella spp., Bordetella spp., Pseudomonas spp. und Proteus spp.
AA: I.v., s.c. oder i.m.
DO: Kälber: 5 mg/kg KG tgl. über 3-5 Tage i.v. oder s.c.
Schweine: 2,5 (bis 5) mg/kg KG tgl. über 3 Tage i.m..
Hunde, Katzen: 5 mg/kg KG tgl. bis zu 5 Tage s.c..
GA: Hunde unter 1 Jahr (große Rassen unter 18 Monaten), Katzen unter 8 Wochen, Pferde im Wachstum.
SST: Anwendung möglich.
NW: Lokale Reaktionen, Knorpelschäden bei Kälbern und Lämmern (bei längerer Behandlung), Magen/Darm; bei Überdosierung bei Katzen Retinotoxizität.
WW: Antagonistisch zu Chloramphenicol, Makroliden oder Tetrazyklinen.
Theophyllinspiegel erhöht. Flunixin bei Hunden (Vorsicht).
WH: Nicht zur Prophylaxe. Vorsicht bei Epilepsie oder bei Nierenschäden.
VNW: Essbare Gewebe Kalb s.c. 12 Tage, i.v. 5 Tage, Schwein 13 Tage. Nicht für Tiere, deren Milch für menschlichen Verzehr vorgesehen ist.
PG: 100 ML VNW [€ 54,35]

🐾 Fenoflox 100 mg/ml - Injektionslösung für Rinder und Schweine 812AD

(Z.Nr. 8-00863) NR. P. VNW. QJ01MA90
ZI: Chanelle Pharmaceuticals Manufacturing, Galway, Irland
Z: 1 ml Injektionslösung enthält: Enrofloxacin 100 mg, Butan-1-ol 30 mg, Kaliumhydroxid zur pH-Wert-Einstellung, Wasser für Injektionszwecke.
EW: Fluorchinolon-Antibiotikum.
AG: Rinder:
- Infektionen des Respirationstraktes durch Pasteurella multocida, Mannheimia haemolytica, Mycoplasma spp.
- Septikämie duch E. coli.
- Arthritis durch Mycoplasma bovis.

Schweine:
- Infektionen des Respirationstraktes durch Pasteurella multocida, Mycoplasma spp. und Actinobacillus pleuropneumoniae.
- Infektionen der Harnwege durch Escherichia coli.
- Postpartale Dysgalaktie durch Escherichia coli und Klebsiella spp.
- Infektionen des Verdauungstraktes oder Septikämie durch Escherichia coli.
AA: S.c., i.v. oder i.m.
DO: Rinder: 5 mg/kg KG tgl. über 3 bis 5 Tage s.c. oder i.v.
Schweine: 2,5 (bei Infektionen des Verdauungstraktes oder Septikämie 5) mg/kg KG tgl. über 3 Tage i.m.
GA: Pferde im Wachstum.
SST: Anwendung möglich.
NW: Lokale Reaktionen, Magen/Darm, Gelenkknorpelveränderungen bei Kälbern.
WW: Antagonistisch zu Makroliden oder Tetrazyklinen. Theophyllinspiegel erhöht.
WH: Nicht zur Prophylaxe.
VNW: Essbare Gewebe Rind s.c. 12 Tage, i.v. 5 Tage, Schwein 13 Tage. Milch: S.c. 4 Tage, i.v. 3 Tage.
PG: 100 ML VNW [€ 106,35]

Fenolip retard 250 mg - Kapseln 41A02

(Z.Nr. 1-20483) RP. P. C10AB05
ZI: G.L. Pharma, Lannach
Z: 1 Kapsel enthält: Fenofibrat 250 mg, Saccharose 48,125 mg, Maisstärke, Polymethacrylsäureester, Talkum, Gelatine.
EW: Senkung des Cholesterins, der Triglyceride und der Harnsäure.
AG: Schwere Hypertriglyzeridämie; gemischte Hyperlipidämie bei Statin-Unver- träglichkeit oder zusätzlich zu Statin bei hohem kardiovaskulären Risiko.
AA: Oral unzerkaut mit Flüssigkeit zum Frühstück.
DO: 1mal tgl. 1 Kapsel. Für Kinder und Jugendliche nicht empfohlen. Bei eingeschränkter Nierenfunktion Präparat mit niedrigerem Wirkstoffgehalt wählen.
GA: Leberinsuffizienz, Gallenblasenerkrankungen mit und ohne Cholelithiasis, schwere Nierenschäden, Pankreatitis (ausgenommen wegen schwerer Hypertriglyzeridämie).
SST: Kontraindikation.
NW: Schwindel, Kopfschmerzen, Magen/Darm, Haut, Alopezie, Potenz- störungen, Myositis-ähnliche Schmerzen, Laborveränderungen (Anstieg: CPK, Transaminasen, Kreatinin, Harnstoff), Hepatitis.
WW: Nicht empfohlen: MAO-Hemmer.
Vorsicht: Antikoagulantien, Ciclosporin, Statine (Rhabdomyolyserisiko erhöht), Phenylbutazon, Zucker- und Harnsäuresenker.
WH: Blutfettkontrollen (vor allem bei gleichzeitiger Östrogen-Gabe). Bei fehlender Wirksamkeit nach 3 Monaten absetzen. Kontrollen: Leber, Niere.
Rhabdomyolyse-Risiko-beachten.
PG: 30 ST (2) (EKO: G) [€ 14,30]

Fentabucc akut 100 Mikrogramm - Buccaltabletten 02A04

(Z.Nr. 1-39396) NR. SG. P. N02AB03
ZI: Genericon Pharma, Graz
Z: 1 Buccaltablette enthält: Fentanyl 100 µg (entspr. Fentanylcitrat 160 µg), Mannitol, Sorbitol 67,1 mg, Zitronensäure, wasserfrei, Macrogol, L-Arginin, Magnesium stearat.
EW: Opioid-Analgetikum; Morphin-Rezeptoragonist.
AG: Durchbruchschmerzen bei erwachsenen Krebspatienten mit Opioid-Basistherapie.
AA: In Mundhöhle. Tablette unmittelbar nach der Entnahme aus der Blistereinheit im Ganzen in eine der Wangentaschen einlegen, bis sich die Tablette aufgelöst hat (bis 30 min).
Tablette nicht aus Blister drücken, sondern Folie abziehen! Wahlweise auch sublinguale Anwendung möglich.
Bei Patienten mit Xerostomie vor der Anwendung Wasser trinken. Nicht lutschen, kauen oder schlucken. Während Anwendung nichts essen oder trinken.
DO: Initial 100 mcg; Dosissteigerung nach Bedarf. MED 800 mcg. Dosistitration siehe Austria Codex - Fachinformation.
Möglichst wenig verschiedene Wirkstärken gleichzeitig anwenden. Nicht 2 verschiedene Fentanyl-Formulierungen gleichzeitig anwenden.
Keine Daten an Kindern und Jugendlichen.
GA: Patienten ohne Opioid-Basistherapie, schwere Atemdepression, schwere obstruktive Lungenerkrankungen.
SST: Strenge Indikationsstellung in der Schwangerschaft, nicht während der Wehen und Geburt anwenden. Bei Langzeitgabe während der Schwangerschaft Opioid-Entzugssyndrom beim Neugeborenen möglich. Bis mind. 5 Tage nach der letzten Einnahme nicht stillen.
NW: Opioid-typisch: ZNS (Kopfschmerzen, Sedierung), Magen/Darm, Haut, Hyperhidrosis, Überempfindlichkeit, Psyche, Atemdepression, Kreislaufabfall, Schock, hormonelle Veränderungen. Anorexie, lokale Reaktionen.
WW: Andere ZNS-Dämpfer verstärkt. Cave Alkohol! Besondere Vorsicht: Benzodiazepine.
Nicht empfohlen: MAO-Hemmer (14 Tage Abstand), partielle

Opioid-Agonisten/Antagonisten (Entzugssymptome).
Vorsicht: CYP3A4-Inhibitoren, serotonerge Substanzen (Serotoninsyndrom).
GE: Toleranz und Abhängigkeit möglich (Opiat).
WH: Absetzen, wenn keine Durchbruchschmerzattacken mehr auftreten. Auf Atemdepression achten. Vorsicht bei Bradykardie, erhöhtem Hirndruck, Leber-, Nierenschäden, Hypotonie. Abhängigkeit möglich. Verkehrshinweis.
Bei Überdosierung Antidot Naloxon.
PG: 4 ST * (EKO: N) [€ 44,75], 28 ST * (EKO: N) [€ 175,50]

Fentabucc akut 200 Mikrogramm - Buccaltabletten 02A04

(Z.Nr. 1-39395) NR. SG. P. N02AB03
ZI: Genericon Pharma, Graz
Z: 1 Buccaltablette enthält: Fentanyl 200 µg (entspr. Fentanylcitrat 310 µg), Mannitol, Sorbitol 67,1 mg, Zitronensäure, wasserfrei, Macrogol, L-Arginin, Magnesium stearat.
EW: Opioid-Analgetikum; Morphin-Rezeptoragonist.
AG: Durchbruchschmerzen bei erwachsenen Krebspatienten mit Opioid-Basistherapie.
AA: In Mundhöhle. Tablette unmittelbar nach der Entnahme aus der Blistereinheit im Ganzen in eine der Wangentaschen einlegen, bis sich die Tablette aufgelöst hat (bis 30 min).
Tablette nicht aus Blister drücken, sondern Folie abziehen! Wahlweise auch sublinguale Anwendung möglich.
Bei Patienten mit Xerostomie vor der Anwendung Wasser trinken.
Nicht lutschen, kauen oder schlucken. Während Anwendung nichts essen oder trinken.
DO: Initial 100 mcg; Dosissteigerung nach Bedarf. MED 800 mcg.
Dosistitration siehe Austria Codex - Fachinformation.
Möglichst wenig verschiedene Wirkstärken gleichzeitig anwenden.
Nicht 2 verschiedene Fentanyl-Formulierungen gleichzeitig anwenden.
Keine Daten an Kindern und Jugendlichen.
GA: Patienten ohne Opioid-Basistherapie, schwere Atemdepression, schwere obstruktive Lungenerkrankungen.
SST: Strenge Indikationsstellung in der Schwangerschaft, nicht während der Wehen und Geburt anwenden. Bei Langzeitgabe während der Schwangerschaft Opioid-Entzugssyndrom beim Neugeborenen möglich. Bis mind. 5 Tage nach der letzten Einnahme nicht stillen.
NW: Opioid-typisch: ZNS (Kopfschmerzen, Sedierung), Magen/Darm, Haut, Hyperhidrosis, Überempfindlichkeit, Psyche, Atemdepression, Kreislaufabfall, Schock, hormonelle Veränderungen. Anorexie, lokale Reaktionen.
WW: Andere ZNS-Dämpfer verstärkt. Cave Alkohol! Besondere Vorsicht: Benzodiazepine.
Nicht empfohlen: MAO-Hemmer (14 Tage Abstand), partielle Opioid-Agonisten/Antagonisten (Entzugssymptome).
Vorsicht: CYP3A4-Inhibitoren, serotonerge Substanzen (Serotoninsyndrom).
GE: Toleranz und Abhängigkeit möglich (Opiat).
WH: Absetzen, wenn keine Durchbruchschmerzattacken mehr auftreten. Auf Atemdepression achten. Vorsicht bei Bradykardie, erhöhtem Hirndurck, Leber-, Nierenschäden, Hypotonie. Abhängigkeit möglich. Verkehrshinweis.
Bei Überdosierung Antidot Naloxon.
PG: 4 ST * (EKO: N) [€ 44,75], 28 ST * (EKO: N) [€ 175,50]

Fentabucc akut 400 Mikrogramm - Buccaltabletten 02A04

(Z.Nr. 1-39397) NR. SG. P. N02AB03
ZI: Genericon Pharma, Graz
Z: 1 Buccaltablette enthält: Fentanyl 400 µg (entspr. Fentanylcitrat 630 µg), Mannitol, Sorbitol 67,1 mg, Zitronensäure, wasserfrei, Macrogol, L-Arginin, Magnesium stearat.
Kurzinformation: siehe Fentabucc akut 100 Mikrogramm - Buccaltabletten, → S. 561
PG: 28 ST * (EKO: N) [€ 175,50]

Fentabucc akut 600 Mikrogramm - Buccaltabletten 02A04

(Z.Nr. 1-39398) NR. SG. P. N02AB03
ZI: Genericon Pharma, Graz
Z: 1 Buccaltablette enthält: Fentanyl 600 µg (entspr. Fentanylcitrat 940 µg), Mannitol, Sorbitol 67,1 mg, Zitronensäure, wasserfrei, Macrogol, L-Arginin, Magnesium stearat.
Kurzinformation: siehe Fentabucc akut 100 Mikrogramm - Buccaltabletten, → S. 561
PG: 28 ST * (EKO: N) [€ 205,55]

Fentabucc akut 800 Mikrogramm - Buccaltabletten 02A04

(Z.Nr. 1-39399) NR. SG. P. N02AB03
ZI: Genericon Pharma, Graz
Z: 1 Buccaltablette enthält: Fentanyl 800 µg (entspr. Fentanylcitrat 1260 µg), Mannitol, Sorbitol 67,1 mg, Zitronensäure, wasserfrei, Macrogol, L-Arginin, Magnesium stearat.
Kurzinformation: siehe Fentabucc akut 100 Mikrogramm - Buccaltabletten, → S. 561
PG: 28 ST * (EKO: N) [€ 205,55]

🐾 Fentadon 50 µg/ml - Injektionslösung für Hunde 802AA

(Z.Nr. 8-01055) NR. SG. P. QN02AB03
ZI: Eurovet Animal Health, Bladel, Niederlande
Z: 1 ml Injektionslösung enthält: Fentanylcitrat 78,5 µg (entspr. Fentanyl 50 µg), Methyl-4-hydroxybenzoat 1,6 mg, Propyl-4-hydroxybenzoat 0,2 mg, Natriumchlorid, Salzsäure zur pH-Wert-Einstellung, Natriumhydroxid zur pH-Wert-Einstellung, Wasser für Injektionszwecke.
EW: Opioid-Analgetikum.
AG: Intraoperative Analgesie, postoperative Schmerzausschaltung.
AA: I.v., 1:5 mit Kochsalz-, Ringer- oder Glukoselösung verdünnt.
DO: Bolus 5-10 µg/kg KG, dann intraoperativer Dauertropf 12-24 µg/kg KG/h; postoperativ 6-10 µg/kg KG/h.
GA: Herzinsuffizienz, Hypotonie, Hypertonie, Hypovolämie, Atemwegsobstruktion, Atemdepression, Epilepsie, schwere Leber- oder Nierenschäden.
SST: Nicht anwenden.
NW: Atemdepression, Bradykardie, Hypothermie, Herabsetzung der Schmerzschwelle, ZNS, Hecheln, Harn- und Kotabsatz.
WW: Vorsicht: Morphin und andere Opioid-Analgetika, Alpha 2-Agonisten.
WH: Tiere sorgfältig überwachen. Auf Atemdepression achten. Antidot bei Atemdepression: Naloxon.
PG: 10 ML VT [€ 31,75]

Fentanyl 1A Pharma 25 µg/h - transdermales Matrixpflaster 02A04

(Z.Nr. 1-26891) NR. SG. P. N02AB03
ZI: 1A Pharma, Wien
Z: 1 Pflaster enthält: Fentanyl 25 µg/h (entspr. → 5,78 mg)
Schutzfolie: Poly(ethylenterephtalat)-Folie, silikonisiert;
Matrixschicht, selbstklebend: Kolophonium (hydriert),
Poly[(2-ethylhexylacrylat-co-vinylacetat), Sojabohnenöl, raffiniert 5,78 mg; Abziehfolie, wasserundurchlässig: Polyethylen terephthalat, Drucktinte.
EW: Morphinomimetisches Analgetikum.
AG: Langzeitbehandlung starker chronische Schmerzen (auch bei Kindern ab 2 Jahren mit Opioidbehandlung).
AA: Auf die Haut aufkleben; Pflasterwechsel nach 72 Stunden. Pflaster nicht zerschneiden.
DO: Individuell! Ersteinstellung mit kleinster Wirkstärke (12,5-25 µg/h). Initialdosis soll auf Opioidbedarf der letzten 24 Std. beruhen. Details siehe Austria-Codex - Fachinformation.
Nur bei Kindern ab 2 Jahren anwenden, die bereits orale Opiate erhalten.
GA: Akute oder postoperative Schmerzen, schwere Atemdepression.
SST: Zwingende Indikationsstellung; Entzugserscheinungen beim Neugeborenen möglich. Während der Geburt nicht empfohlen. Nach dem Entfernen des Pflasters mindestens 72 Std. nicht stillen.
NW: Atemdepression, Magen/Darm, ZNS (Somnolenz), Herz, Psyche (Depression), Vegetativum, Haut, Niere, Entzugssymptome nach Umstieg von Opioiden. Schwere Atemdepression bei Einstellung opioidnaiver und nicht opioidtoleranter Patienten.
WW: Nicht empfohlen: MAO-Hemmer (14 Tage Abstand). Buprenorphin, Nalbuphin, Pentazocin, starke CYP3A4-Hemmer (z.B. Ritonavir, Azole, Verapamil, Diltiazem: Atemdepression). Besondere Vorsicht: Benzodiazepine (Atemdepression).
Vorsicht: Andere ZNS-Dämpfer additiv; serotonerge Substanzen (Serotonin-Syndrom), CYP3A4-Induktoren (vermindern Wirkung von Fentanyl).
GE: Suchtgift, Missbrauch möglich.
WH: Umstellung auf anderes transdermales System mit Fentanyl nur unter zusätzlicher ärztlicher Überwachung. Gefährdung durch unbeabsichtigte Pflasterübertragung auf andere Personen (Kinder) beachten. Nach Auftreten schwerer Nebenwirkungen Patienten nach dem Entfernen des Pflasters mindestens 24 Std. überwachen. Vorsicht bei Asthma, Myasthenie, Leber-, Nierenschäden, Hypotonie, Hypovolämie, Kopfverletzungen, erhöhtem intrakraniellen Druck, chronischer Obstipation, Abhängigkeit, endokrinologischen Erkrankungen, chronischen Lungenerkrankungen, Bradyarrhythmien. Applikationsstelle keinen direkten äußerlichen Wärmeeinflüssen aussetzen. Bei Verdacht auf Serotoninsyndrom

Behandlung abbrechen. Verkehrshinweis. Positive Dopingtests möglich.
Gefahr der Atemdepression beachten.
Antagonist: Naloxon i.v.
PG: 5 ST IND (EKO: G) [€ 17,75], 10 ST IND (EKO: G) [€ 33,20]

Fentanyl 1A Pharma 37,5 Mikrogramm/h - transdermales Matrixpflaster 02A04
(Z.Nr. 1-27661) NR. SG. P. N02AB03
ZI: 1A Pharma, Wien
Z: 1 Pflaster enthält: Fentanyl 37,5 µg/h (entspr. → 8,66 mg), Abziehfolie: Poly(ethylenterephtalat)-Folie, silikonisiert; Matrixschicht, selbstklebend: Kolophonium (hydriert), 2-Ethylhexylacrylat-Vinylacetat-Copolymerisat, Sojabohnenöl, raffiniert 8,66 mg; Trägerfolie: Poly(ethylenterephthalat)-Folie, Drucktinte, blau.
Kurzinformation: siehe Fentanyl 1A Pharma 25 µg/h - transdermales Matrixpflaster, → S. 562
PG: 5 ST IND (2) (EKO: G) [€ 24,10]

Fentanyl 1A Pharma 50 µg/h - transdermales Matrixpflaster 02A04
(Z.Nr. 1-26892) NR. SG. P. N02AB03
ZI: 1A Pharma, Wien
Z: 1 Pflaster enthält: Fentanyl 50 µg/h (entspr. → 11,56 mg), Schutzfolie: Poly(ethylenterephtalat)-Folie, silikonisiert; Matrixschicht, selbstklebend: Kolophonium (hydriert), Poly[(2-ethylhexylacrylat-co-vinylacetat), Sojabohnenöl, raffiniert 11,56 mg; Abziehfolie, wasserundurchlässig: Polyethylen terephthalat, Drucktinte.
Kurzinformation: siehe Fentanyl 1A Pharma 25 µg/h - transdermales Matrixpflaster, → S. 562
PG: 5 ST IND (EKO: G) [€ 28,75], 10 ST IND (EKO: G) [€ 53,15]

Fentanyl 1A Pharma 75 µg/h - transdermales Matrixpflaster 02A04
(Z.Nr. 1-26893) NR. SG. P. N02AB03
ZI: 1A Pharma, Wien
Z: 1 Pflaster enthält: Fentanyl 75 µg/h (entspr. → 17,34 mg), Schutzfolie: Poly(ethylenterephtalat)-Folie, silikonisiert; Matrixschicht, selbstklebend: Kolophonium (hydriert), Poly[(2-ethylhexylacrylat-co-vinylacetat), Sojabohnenöl, raffiniert 17,34 mg; Abziehfolie, wasserundurchlässig: Polyethylen terephthalat, Drucktinte.
Kurzinformation: siehe Fentanyl 1A Pharma 25 µg/h - transdermales Matrixpflaster, → S. 562
PG: 5 ST IND (EKO: G) [€ 37,00], 10 ST IND (EKO: G) [€ 71,60]

Fentanyl 1A Pharma 100 µg/h - transdermales Matrixpflaster 02A04
(Z.Nr. 1-26894) NR. SG. P. N02AB03
ZI: 1A Pharma, Wien
Z: 1 Pflaster enthält: Fentanyl 100 µg/h (entspr. → 23,12 mg), Schutzfolie: Poly(ethylenterephtalat)-Folie, silikonisiert; Matrixschicht, selbstklebend: Kolophonium (hydriert), Poly[(2-ethylhexylacrylat-co-vinylacetat), Sojabohnenöl, raffiniert 23,12 mg; Abziehfolie, wasserundurchlässig: Polyethylen terephthalat, Drucktinte.
Kurzinformation: siehe Fentanyl 1A Pharma 25 µg/h - transdermales Matrixpflaster, → S. 562
PG: 5 ST IND (EKO: G) [€ 46,10], 10 ST IND (EKO: G) [€ 88,50]

Fentanyl 1A Pharma 150 Mikrogramm/h - transdermales Matrixpflaster 02A04
(Z.Nr. 1-27662) NR. SG. P. N02AB03
ZI: 1A Pharma, Wien
Z: 1 Pflaster enthält: Fentanyl 150 µg/h (entspr. → 34,65 mg), Abziehfolie: Poly(ethylenterephtalat)-Folie, silikonisiert; Matrixschicht, selbstklebend: Kolophonium (hydriert), 2-Ethylhexylacrylat-Vinylacetat-Copolymerisat, Sojabohnenöl, raffiniert 34,65 mg; Trägerfolie: Poly(ethylenterephthalat)-Folie, Drucktinte, blau.
Kurzinformation: siehe Fentanyl 1A Pharma 25 µg/h - transdermales Matrixpflaster, → S. 562
PG: 5 ST IND (2) (EKO: G) [€ 60,65]

Fentanyl Actavis 25 Mikrogramm/h - transdermales Pflaster 02A04
(Z.Nr. 1-27852) NR. SG. P. N02AB03
ZI: Actavis Group PTC, Hafnarfjördur, Island
Z: 1 Pflaster enthält: Fentanyl 25 µg/h (entspr. → 4,125 mg), Klebeschicht (Matrix) Polyacrylat, adhäsiv, Trägerfolie Polypropylenfolie, Drucktinte, blau, Abziehfolie Poly(ethylenterephtalat)-Folie, silikonisiert.
Kurzinformation: siehe Fentanyl 1A Pharma 25 µg/h - transdermales Matrixpflaster, → S. 562
PG: 5 ST IND (2) (EKO: G) [€ 22,80]

Fentanyl Actavis 50 Mikrogramm/h - transdermales Pflaster 02A04
(Z.Nr. 1-27853) NR. SG. P. N02AB03
ZI: Actavis Group PTC, Hafnarfjördur, Island
Z: 1 Pflaster enthält: Fentanyl 50 µg/h1 (entspr. → 8,25 mg), Klebeschicht (Matrix) Polyacrylat, adhäsiv, Trägerfolie Polypropylenfolie, Drucktinte, blau, Abziehfolie Poly(ethylenterephtalat)-Folie, silikonisiert.
Kurzinformation: siehe Fentanyl 1A Pharma 25 µg/h - transdermales Matrixpflaster, → S. 562
PG: 5 ST IND (2) (EKO: G) [€ 35,75]

Fentanyl Actavis 75 Mikrogramm/h - transdermales Pflaster 02A04
(Z.Nr. 1-27854) NR. SG. P. N02AB03
ZI: Actavis Group PTC, Hafnarfjördur, Island
Z: 1 Pflaster enthält: Fentanyl 75 µg/h (entspr. → 12,375 mg), Klebeschicht (Matrix) Polyacrylat, adhäsiv, Trägerfolie Polypropylenfolie, Drucktinte, blau, Abziehfolie Poly(ethylenterephtalat)-Folie, silikonisiert.
Kurzinformation: siehe Fentanyl 1A Pharma 25 µg/h - transdermales Matrixpflaster, → S. 562
PG: 5 ST IND (2) (EKO: G) [€ 48,10]

Fentanyl Actavis 100 Mikrogramm/h - transdermales Pflaster 02A04
(Z.Nr. 1-27855) NR. SG. P. N02AB03
ZI: Actavis Group PTC, Hafnarfjördur, Island
Z: 1 Pflaster enthält: Fentanyl 100 µg/h (entspr. → 16,5 mg), Klebeschicht (Matrix) Polyacrylat, adhäsiv, Trägerfolie Polypropylenfolie, Drucktinte, blau, Abziehfolie Poly(ethylenterephtalat)-Folie, silikonisiert.
Kurzinformation: siehe Fentanyl 1A Pharma 25 µg/h - transdermales Matrixpflaster, → S. 562
PG: 5 ST IND (2) (EKO: G) [€ 57,30]

Fentanyl Aristo 100 Mikrogramm - Buccaltabletten 02A04
(Z.Nr. 1-39224) NR. SG. P. nicht im Handel. N02AB03

Fentanyl Aristo 200 Mikrogramm - Buccaltabletten 02A04
(Z.Nr. 1-39223) NR. SG. P. nicht im Handel. N02AB03

Fentanyl Aristo 400 Mikrogramm - Buccaltabletten 02A04
(Z.Nr. 1-39222) NR. SG. P. nicht im Handel. N02AB03

Fentanyl Aristo 600 Mikrogramm - Buccaltabletten 02A04
(Z.Nr. 1-39220) NR. SG. P. nicht im Handel. N02AB03

Fentanyl Aristo 800 Mikrogramm - Buccaltabletten 02A04
(Z.Nr. 1-39219) NR. SG. P. nicht im Handel. N02AB03

Fentanyl Aurobindo 100 Mikrogramm - Buccaltabletten 02A04
(Z.Nr. 1-39225) NR. SG. P. nicht im Handel. N02AB03

Fentanyl Aurobindo 200 Mikrogramm - Buccaltabletten 02A04
(Z.Nr. 1-39226) NR. SG. P. nicht im Handel. N02AB03

Fentanyl Aurobindo 400 Mikrogramm - Buccaltabletten 02A04
(Z.Nr. 1-39228) NR. SG. P. nicht im Handel. N02AB03

Fentanyl Aurobindo 600 Mikrogramm - Buccaltabletten 02A04
(Z.Nr. 1-39229) NR. SG. P. nicht im Handel. N02AB03

Fentanyl Aurobindo 800 Mikrogramm - Buccaltabletten 02A04
(Z.Nr. 1-39230) NR. SG. P. nicht im Handel. N02AB03

Fentanyl Genericon 25 µg/h - transdermales Pflaster 02A04
(Z.Nr. 1-27123) NR. SG. P. N02AB03
ZI: Genericon Pharma, Graz
Z: 1 Pflaster enthält: Fentanyl 25 µg/h (entspr. → 4,8 mg), Trägerfolie: Polyester, laminiert; Reservoirschicht: Duro Tak 87-4098, Duro Tak 87-2353, Laurylalkohol; Matrixschicht: Duro Tak 87-4098, Laurylalkohol; Abziehfolie: Polyester-Film, silikoniert, Tinte.
EW: Morphinomimetisches Analgetikum; µ-Rezeptor-Agonist.
AG: Langzeitbehandlung starker chronischer Schmerzen (auch bei Kindern ab 2 Jahren mit Opioidbehandlung).
AA: Auf die Haut aufkleben; Pflasterwechsel nach 72 Stunden, Hautareal wechseln. Pflaster nicht zerschneiden.
DO: Individuell! Ersteinstellung mit kleinster Wirkstärke (12-25 µg/

F

h). Initialdosis soll auf Opioidbedarf der letzten 24 Std. beruhen. Details siehe Austria-Codex Fachinformation.
Nur bei Kindern ab 2 Jahren anwenden, die bereits orale Opiate erhalten.
GA: Akute oder postoperative Schmerzen, schwere Atemdepression.
SST: Zwingende Indikationsstellung; Entzugserscheinungen beim Neugeborenen möglich. Während der Geburt nicht empfohlen. Nach dem Entfernen des Pflasters mindestens 72 Std. nicht stillen.
NW: Atemdepression, Magen/Darm, ZNS (Somnolenz, Kopfschmerzen), Herz, Psyche (Depression), Vegetativum, Haut (Pruritus), Niere (Harnverhalt), Entzugssymptome nach Umstieg von Opioiden.
WW: Nicht empfohlen: MAO-Hemmer (14 Tage Abstand). Buprenorphin, Nalbuphin, Pentazocin, starke CYP3A4-Hemmer (z.B. Ritonavir, Azole, Verapamil, Diltiazem: Atemdepression). Besondere Vorsicht: Benzodiazepine (Atemdepression). Vorsicht: Andere ZNS-Dämpfer, Alkohol additiv; serotonerge Substanzen (Serotonin-Syndrom), CYP3A4-Induktoren (vermindern Wirkung von Fentanyl).
GE: Suchtgift, Missbrauch möglich.
WH: Nicht empfohlen bei Opioid-naiven Patienten. Umstellung auf anderes transdermales System mit Fentanyl nur unter zusätzlicher ärztlicher Überwachung. Gefährdung durch unbeabsichtigte Pflasterübertragung auf andere Personen (Kinder) beachten. Nach Auftreten schwerer Nebenwirkungen Patienten nach dem Entfernen des Pflasters mindestens 24 Std. überwachen. Vorsicht bei chronischen Lungenerkrankungen, Abhängigkeit, Myasthenie, Leber-, Nierenschäden, Hypotonie, Hypovolämie, erhöhtem intrakraniellen Druck, chronischer Obstipation, Bradyarrhythmien. Applikationsstelle keinen direkten äußerlichen Wärmeeinflüssen aussetzen. Bei Verdacht auf Serotoninsyndrom Behandlung abbrechen. Verkehrshinweis. Positive Dopingtests möglich. Gefahr der Atemdepression beachten.
Antagonist: Naloxon i.v.
PG: 5 ST IND (EKO: G) [€ 17,75], 10 ST IND (EKO: G) [€ 33,20]

Fentanyl Genericon 50 µg/h - transdermales Pflaster 02A04

(Z.Nr. 1-27124) NR. SG. P. N02AB03
ZI: Genericon Pharma, Graz
Z: 1 Pflaster enthält: Fentanyl 50 µg/h (entspr. → 9,6 mg), Trägerfolie: Polyester, laminiert; Reservoirschicht: Duro Tak 87-4098, Duro Tak 87-2353, Laurylalkohol; Matrixschicht: Duro Tak 87-4098, Laurylalkohol; Abziehfolie: Polyester-Film, silikoniert, Tinte.
Kurzinformation: siehe Fentanyl Genericon 25 µg/h - transdermales Pflaster, → S. 563
PG: 5 ST IND (EKO: G) [€ 28,75], 10 ST IND (EKO: G) [€ 53,15]

Fentanyl Genericon 75 µg/h - transdermales Pflaster 02A04

(Z.Nr. 1-27125) NR. SG. P. N02AB03
ZI: Genericon Pharma, Graz
Z: 1 Pflaster enthält: Fentanyl 75 µg/h (entspr. → 14,4 mg), Trägerfolie: Polyester, laminiert; Reservoirschicht: Duro Tak 87-4098, Duro Tak 87-2353, Laurylalkohol; Matrixschicht: Duro Tak 87-4098, Laurylalkohol; Abziehfolie: Polyester-Film, silikoniert, Tinte.
Kurzinformation: siehe Fentanyl Genericon 25 µg/h - transdermales Pflaster, → S. 563
PG: 5 ST IND (EKO: G) [€ 37,00], 10 ST IND (EKO: G) [€ 71,60]

Fentanyl Genericon 100 µg/h - transdermales Pflaster 02A04

(Z.Nr. 1-27126) NR. SG. P. N02AB03
ZI: Genericon Pharma, Graz
Z: 1 Pflaster enthält: Fentanyl 100 µg/h (entspr. → 19,2 mg), Trägerfolie: Polyester, laminiert; Reservoirschicht: Duro Tak 87-4098, Duro Tak 87-2353, Laurylalkohol; Matrixschicht: Duro Tak 87-4098, Laurylalkohol; Abziehfolie: Polyester-Film, silikoniert, Tinte.
Kurzinformation: siehe Fentanyl Genericon 25 µg/h - transdermales Pflaster, → S. 563
PG: 5 ST IND (EKO: G) [€ 46,10], 10 ST IND (EKO: G) [€ 88,50]

Fentanyl hameln 50 Mikrogramm/ml - Injektionslösung 01D, 02A04

(Z.Nr. 1-22909) NR. SG. P. N01AH01
ZI: hameln pharma, Hameln, Deutschland
Z: 1 ml Injektionslösung enthält: Fentanyl 0,05 mg (entspr. Fentanylcitrat 0,0785 mg), Natriumchlorid 3,5 mg, Wasser für Injektionszwecke, Salzsäure zur pH-Wert-Einstellung, Natriumhydroxid zur pH-Wert-Einstellung.
EW: Narkotisches Analgetikum.
AG: Neuroleptanalgesie und -anästhesie, Analgetikum in der Vollnarkose, Schmerzbehandlung in der Intensivmedizin mit assistierter Beatmung.
AA: Langsam i.v.
DO: Neuroleptanalgesie: 50-100 mcg, ev. nach 30-45 min wiederholen.
Neuroleptanästhesie: Initial 200-600 mcg, nach 30-45 min zusätzlich 50-100 mcg.
Vollnarkose: Initial 70-600 mcg, zur Aufrechterhaltung der Anästhesie zusätzlich 25-100 mcg.
Kinder (nur in Intubationsbereitschaft): Initial 1-3 mcg/kg KG, zur Aufrechterhaltung der Anästhesie zusätzlich 1-1,25 mcg/kg KG.
Intensivmedizin: Initial 50-100 mcg, dann bei Bedarf 25-125 mcg/h.
GA: MAO-Hemmer-Therapie, Atemdepression, Hypovolämie, erhöhter intrakranieller Druck, Myasthenie.
SST: Abzuraten, auch unter der Geburt nicht empfohlen (Atemdepression des Neugeborenen). 24 Std. nicht stillen.
NW: Atemdepression, ZNS, Miosis, Bradykardie, Hypotonie, Magen/Darm, Überempfindlichkeit, Muskelrigidität, Serotoninsyndrom.
WW: Besondere Vorsicht: Benzodiazepine (Atemdepression). Vorsicht: ZNS-Dämpfer verstärkt, Lachgas (kardiovaskuläre Dämpfung), Diazepam, Midazolam, Etomidat, Droperidol, Clonidin, Vecuronium, Baclofen. Vorsicht: Potente CYP3A4-Hemmer (z.B. Ritonavir), serotonerge Arzneimittel (Serotoninsyndrom).
GE: Toleranz, physische und psychische Abhängigkeit, Entzugssyndrom möglich.
WH: Auf Atemdepression, muskuläre Rigidität, Bradykardie, Asystolie, Hypotension achten. Vorsicht bei Hypothyreose, Lungenerkrankungen, Alkoholismus, Prostatahypertrophie, Porphyrie, Bradyarrhythmie, Leber-, Nierenschäden. Verkehrshinweis. Abstinenzsyndrom bei Neugeborenen möglich.
Bei Überdosierung Atemdepression, Antidot Naloxon.
PG: **2ML** 10 ST * (EKO: N) [€ 9,15], **10ML** 10 ST * (EKO: N) [€ 27,95], **50ML** 1 ST * (EKO: N) [€ 17,75]

Fentanyl Hexal 25 Mikrogramm/h - Depotpflaster 02A04
(Z.Nr. 1-25637) NR. SG. P. nicht im Handel. N02AB03

Fentanyl Hexal 50 Mikrogramm/h - Depotpflaster 02A04
(Z.Nr. 1-25638) NR. SG. P. nicht im Handel. N02AB03

Fentanyl Hexal 75 Mikrogramm/h - Depotpflaster 02A04
(Z.Nr. 1-25639) NR. SG. P. nicht im Handel. N02AB03

Fentanyl Hexal 100 Mikrogramm/h - Depotpflaster 02A04
(Z.Nr. 1-25640) NR. SG. P. nicht im Handel. N02AB03

Fentanyl Hexal 12 µg/h - transdermales Matrixpflaster 02A04

(Z.Nr. 1-26913) NR. SG. P. N02AB03
ZI: Hexal Pharma, Wien
Z: 1 Pflaster enthält: Fentanyl 12,5 µg/h (entspr. → 2,89 mg), Schutzfolie: Poly(ethylenterephtalat)-Folie, silikonisiert; Matrixschicht, selbstklebend: Kolophonium (hydriert), Poly[(2-ethylhexylacrylat-co-vinylacetat), Sojabohnenöl, raffiniert 2,89 mg; Abziehfolie, wasserundurchlässig: Polyethylen terephthalat, Drucktinte.
Kurzinformation: siehe Fentanyl 1A Pharma 25 µg/h - transdermales Matrixpflaster, → S. 562
PG: 5 ST IND (EKO: G) [€ 11,40], 10 ST IND (EKO: G) [€ 20,85]

Fentanyl Hexal 25 µg/h - transdermales Matrixpflaster 02A04

(Z.Nr. 1-26914) NR. SG. P. N02AB03
ZI: Hexal Pharma, Wien
Z: 1 Pflaster enthält: Fentanyl 25 µg/h (entspr. → 5,78 mg), Schutzfolie: Poly(ethylenterephtalat)-Folie, silikonisiert; Matrixschicht, selbstklebend: Kolophonium (hydriert), Poly[(2-ethylhexylacrylat-co-vinylacetat), Sojabohnenöl, raffiniert 5,78 mg; Abziehfolie, wasserundurchlässig: Polyethylen terephthalat, Drucktinte.
Kurzinformation: siehe Fentanyl 1A Pharma 25 µg/h - transdermales Matrixpflaster, → S. 562
PG: 5 ST IND (EKO: G) [€ 18,05], 10 ST IND (EKO: G) [€ 33,65]

Fentanyl Hexal 37,5 Mikrogramm/g - transdermales Matrixpflaster 02A04

(Z.Nr. 1-27663) NR. SG. P. N02AB03
ZI: Hexal Pharma, Wien
Z: 1 Pflaster enthält: Fentanyl 37,5 µg/h (entspr. → 8,66 mg), Abziehfolie: Poly(ethylenterephtalat)-Folie, silikonisiert; Matrixschicht, selbstklebend: Kolophonium (hydriert), 2-Ethylhexylacrylat-Vinylacetat-Copolymerisat, Sojabohnenöl,

raffiniert 8,66 mg; Trägerfolie: Poly(ethylenterephthalat)-Folie, Drucktinte, blau.
Kurzinformation: siehe Fentanyl 1A Pharma 25 µg/h - transdermales Matrixpflaster, → S. 562
PG: 5 ST IND (2) (EKO: G) [€ 24,10]

Fentanyl Hexal 50 µg/h - transdermales Matrixpflaster 02A04
(Z.Nr. 1-26915) NR. SG. P. N02AB03
ZI: Hexal Pharma, Wien
Z: 1 Pflaster enthält: Fentanyl 50 µg/h (entspr. → 11,56 mg), Schutzfolie: Poly(ethylenterephtalat)-Folie, silikonisiert; Matrixschicht, selbstklebend: Kolophonium (hydriert), Poly[(2-ethylhexylacrylat-co-vinylacetat), Sojabohnenöl, raffiniert 11,56 mg; Abziehfolie, wasserundurchlässig: Polyethylen terephthalat, Drucktinte.
Kurzinformation: siehe Fentanyl 1A Pharma 25 µg/h - transdermales Matrixpflaster, → S. 562
PG: 5 ST IND (EKO: G) [€ 29,15], 10 ST IND (EKO: G) [€ 53,90]

Fentanyl Hexal 75 µg/h - transdermales Matrixpflaster 02A04
(Z.Nr. 1-26916) NR. SG. P. N02AB03
ZI: Hexal Pharma, Wien
Z: 1 Pflaster enthält: Fentanyl 75 µg/h (entspr. → 17,34 mg), Schutzfolie: Poly(ethylenterephtalat)-Folie, silikonisiert; Matrixschicht, selbstklebend: Kolophonium (hydriert), Poly[(2-ethylhexylacrylat-co-vinylacetat), Sojabohnenöl, raffiniert 17,34 mg; Abziehfolie, wasserundurchlässig: Polyethylen terephthalat, Drucktinte.
Kurzinformation: siehe Fentanyl 1A Pharma 25 µg/h - transdermales Matrixpflaster, → S. 562
PG: 5 ST IND (EKO: G) [€ 37,85], 10 ST IND (EKO: G) [€ 72,50]

Fentanyl Hexal 100 µg/h - transdermales Matrixpflaster 02A04
(Z.Nr. 1-26917) NR. SG. P. N02AB03
ZI: Hexal Pharma, Wien
Z: 1 Pflaster enthält: Fentanyl 100 µg/h (entspr. → 23,12 mg), Schutzfolie: Poly(ethylenterephtalat)-Folie, silikonisiert; Matrixschicht, selbstklebend: Kolophonium (hydriert), Poly[(2-ethylhexylacrylat-co-vinylacetat), Sojabohnenöl, raffiniert 23,12 mg; Abziehfolie, wasserundurchlässig: Polyethylen terephthalat, Drucktinte.
Kurzinformation: siehe Fentanyl 1A Pharma 25 µg/h - transdermales Matrixpflaster, → S. 562
PG: 5 ST IND (EKO: G) [€ 46,65], 10 ST IND (EKO: G) [€ 89,55]

Fentanyl Hexal 150 Mikrogramm/h - transdermales Matrixpflaster 02A04
(Z.Nr. 1-27664) NR. SG. P. N02AB03
ZI: Hexal Pharma, Wien
Z: 1 Pflaster enthält: Fentanyl 150 µg/h (entspr. → 34,65 mg), Abziehfolie: Poly(ethylenterephtalat)-Folie, silikonisiert; Matrixschicht, selbstklebend: Kolophonium (hydriert), 2-Ethylhexylacrylat-Vinylacetat-Copolymerisat, Sojabohnenöl, raffiniert 34,65 mg; Trägerfolie: Poly(ethylenterephthalat)-Folie, Drucktinte, blau.
Kurzinformation: siehe Fentanyl 1A Pharma 25 µg/h - transdermales Matrixpflaster, → S. 562
PG: 5 ST IND (2) (EKO: G) [€ 60,65]

Fentanyl Kalceks 50 Mikrogramm/ml - Injektionslösung 01D, 02A04
(Z.Nr. 1-40215) NR. SG. P. nicht im Handel. N01AH01

Fentanyl-Piramal 0,1 mg - Ampullen 01D, 02A04
(Z.Nr. 0-17049) NR. SG. P. N01AH01
ZI: Piramal Critical Care, Voorschoten, Niederlande
Z: 1 ml enthält: Fentanyl 50 µg (entspr. Fentanylcitrat), Natriumchlorid (entspr. Natrium 3,5 mg), Wasser für Injektionszwecke.
EW: Narkotisches Analgetikum.
AG: Allgemein- und Lokalanästhesien.
AA: I.m., langsame i.v. Injektion oder Infusion.
DO: Prämedikation: 50-100 µg i.m. 30-60 min vor Operationsbeginn.
Analgesie: 2-50 µg/kg KG.
I.v. Anästhesie: 50-100(-150) µg/kg KG mit O_2 und Muskelrelaxantien.
Kinder ab 2 Jahren: Initial 1-3 µg/kg KG, supplementär 1-1,25 µg/kg KG.
Vorsichtige Dosierung bei Niereninsuffizienz. Übergewichtige Patienten auf der Basis der geschätzten fettfreien Körpermasse dosieren.
GA: Atemdepression, erhöhter intrakranieller Druck, Hypovolämie, Hypotension.
SST: Nutzen/Risiko-Abwägung, 24 Std. nicht stillen. Während der Geburtshilfe nicht empfohlen.
NW: Atemdepression, ZNS (Dyskinesie, Sedierung), postoperative Verwirrtheit, Auge, Muskelrigidität, Hypotonie, Herz (Rhythmusstörungen, sehr selten Herzstillstand), Erbrechen, Krämpfe des Sphinkter Oddi, Benommenheit, Bronchospasmus, Apnoe, Laryngospamus, Allergien.
WW: Gegenanzeige: MAO-Hemmer (2 Wochen Abstand). Besondere Vorsicht: Benzodiazepine (Atemdepression). Vorsicht: ZNS-Dämpfer, Clonidin, Baclofen, Alkohol verstärkend, Ritonavir (Fentanyl-Dosis reduzieren). Fluconazol oder Voriconazol verzögern Elimination von Fentanyl. Antiepileptika beschleunigen Fentanyl-Metabolismus. Midazolam, Vecuronium (Blutdruckabfall). Etomidate-Spiegel erhöht. Vorsicht mit serotonergen Substanzen (Serotoninsyndrom möglich).
GE: Bei sachgemäßer Anwendung (ausschließlich intraoperativ) keine. Bei Langzeitanwendung Toleranz, Abhängigkeit und Entzugssyndrom möglich.
WH: Nur in Einrichtungen mit der Möglichkeit der Intubation und Beatmung anwenden. Vorsicht bei Myasthenie. Verkehrshinweis für mindestens 24 Stunden. Positive Dopingkontrollen möglich. Bei Atemdepression Antidot Naloxon. Bei Muskelrigidität Benzodiazepine, Muskelrelaxantien, bei Bradykardie Atropin.
PG: 5 ST * (EKO: N) [€ 5,25]

Fentanyl-Piramal 0,5 mg - Ampullen 01D, 02A04
(Z.Nr. 0-16948) NR. SG. P. N01AH01
ZI: Piramal Critical Care, Voorschoten, Niederlande
Z: 1 ml enthält: Fentanyl 50 µg (entspr. Fentanylcitrat), Natriumchlorid (entspr. Natrium 3,5 mg), Wasser für Injektionszwecke.
Kurzinformation: siehe Fentanyl-Piramal 0,1 mg - Ampullen, → S. 565
PG: 5 ST * (EKO: N) [€ 16,10]

Fentanyl Sandoz 25 µg/h - transdermales Matrixpflaster 02A04
(Z.Nr. 1-26906) NR. SG. P. n.l. N02AB03
ZI: Sandoz, Kundl
Z: 1 Pflaster enthält: Fentanyl 25 µg/h (entspr. → 5,78 mg), Schutzfolie: Poly(ethylenterephtalat)-Folie, silikonisiert; Matrixschicht, selbstklebend: Kolophonium (hydriert), Poly[(2-ethylhexylacrylat-co-vinylacetat), Sojabohnenöl, raffiniert 5,78 mg; Abziehfolie, wasserundurchlässig: Polyethylen terephthalat, Drucktinte.
PG: 5 ST IND (EKO: G) [€ 18,05 n.l.], 10 ST IND (EKO: G) [€ 33,65 n.l.]

Fentanyl Sandoz 50 µg/h - transdermales Matrixpflaster 02A04
(Z.Nr. 1-26907) NR. SG. P. N02AB03
ZI: Sandoz, Kundl
Z: 1 Pflaster enthält: Fentanyl 50 µg/h (entspr. → 11,56 mg), Schutzfolie: Poly(ethylenterephtalat)-Folie, silikonisiert; Matrixschicht, selbstklebend: Kolophonium (hydriert), Poly[(2-ethylhexylacrylat-co-vinylacetat), Sojabohnenöl, raffiniert 11,56 mg; Abziehfolie, wasserundurchlässig: Polyethylen terephthalat, Drucktinte.
Kurzinformation: siehe Fentanyl 1A Pharma 25 µg/h - transdermales Matrixpflaster, → S. 562
PG: 5 ST IND (EKO: G) [€ 29,15], 10 ST IND (EKO: G) [€ 53,90]

Fentanyl Sandoz 75 µg/h - transdermales Matrixpflaster 02A04
(Z.Nr. 1-26908) NR. SG. P. N02AB03
ZI: Sandoz, Kundl
Z: 1 Pflaster enthält: Fentanyl 75 µg/h (entspr. → 17,34 mg), Schutzfolie: Poly(ethylenterephtalat)-Folie, silikonisiert; Matrixschicht, selbstklebend: Kolophonium (hydriert), Poly[(2-ethylhexylacrylat-co-vinylacetat), Sojabohnenöl, raffiniert 17,34 mg; Abziehfolie, wasserundurchlässig: Polyethylen terephthalat, Drucktinte.
Kurzinformation: siehe Fentanyl 1A Pharma 25 µg/h - transdermales Matrixpflaster, → S. 562
PG: 5 ST * (EKO: N) [€ 38,50], 10 ST * (EKO: N) [€ 73,80 n.l.]

Fentanyl Sandoz 100 µg/h - transdermales Matrixpflaster 02A04
(Z.Nr. 1-26909) NR. SG. P. n.l. N02AB03

ZI: Sandoz, Kundl
Z: 1 Pflaster enthält: Fentanyl 100 µg/h (entspr. → 23,12 mg), Schutzfolie: Poly(ethylenterephtalat)-Folie, silikonisiert; Matrixschicht, selbstklebend: Kolophonium (hydriert), Poly[(2-ethylhexylacrylat-co-vinylacetat), Sojabohnenöl, raffiniert 23,12 mg; Abziehfolie, wasserundurchlässig: Polyethylen terephthalat, Drucktinte.
PG: 5 ST IND (EKO: G) [€ 46,65 n.l.], 10 ST IND (EKO: G) [€ 89,55 n.l.]

Fentanyl Stada 12 Mikrogramm/h - transdermales Matrixpflaster 02A04
(Z.Nr. 1-29055) NR. SG. P. N02AB03
ZI: Stada Arzneimittel, Wien
Z: 1 transdermales Pflaster enthält: Fentanyl 12,5 µg/h (entspr. → 2,063 mg), Klebeschicht (Matrix): Poly[(2-ethylhexyl)acrylat-co-(2-hydroxyehtyl)acrylat-co-methylacrylat), Trägerfolie: Polypropylenfolie, Drucktinte, blau, Abziehfolie: Poly(ethylenterephtalat)-Folie, silikonisiert.
Kurzinformation: siehe Fentanyl 1A Pharma 25 µg/h - transdermales Matrixpflaster, → S. 562
PG: 5 ST IND (EKO: G) [€ 11,35], 10 ST IND (EKO: G) [€ 20,80]

Fentanyl Stada 25 Mikrogramm/h - transdermales Matrixpflaster 02A04
(Z.Nr. 1-29056) NR. SG. P. N02AB03
ZI: Stada Arzneimittel, Wien
Z: 1 transdermales Pflaster enthält: Fentanyl 25 µg/h (entspr. → 4,125 mg), Klebeschicht (Matrix): Poly[(2-ethylhexyl)acrylat-co-(2-hydroxyehtyl)acrylat-co-methylacrylat), Trägerfolie: Polypropylenfolie, Drucktinte, blau, Abziehfolie: Poly(ethylenterephtalat)-Folie, silikonisiert.
Kurzinformation: siehe Fentanyl 1A Pharma 25 µg/h - transdermales Matrixpflaster, → S. 562
PG: 5 ST IND (EKO: G) [€ 17,75], 10 ST IND (EKO: G) [€ 33,20]

Fentanyl Stada 50 Mikrogramm/h - transdermales Matrixpflaster 02A04
(Z.Nr. 1-29057) NR. SG. P. N02AB03
ZI: Stada Arzneimittel, Wien
Z: 1 transdermales Pflaster enthält: Fentanyl 50 µg/h (entspr. → 8,25 mg), Klebeschicht (Matrix): Poly[(2-ethylhexyl)acrylat-co-(2-hydroxyehtyl)acrylat-co-methylacrylat), Trägerfolie: Polypropylenfolie, Drucktinte, blau, Abziehfolie: Poly(ethylenterephtalat)-Folie, silikonisiert.
Kurzinformation: siehe Fentanyl 1A Pharma 25 µg/h - transdermales Matrixpflaster, → S. 562
PG: 5 ST IND (EKO: G) [€ 28,75], 10 ST IND (EKO: G) [€ 53,15]

Fentanyl Stada 75 Mikrogramm/h - transdermales Matrixpflaster 02A04
(Z.Nr. 1-29058) NR. SG. P. N02AB03
ZI: Stada Arzneimittel, Wien
Z: 1 transdermales Pflaster enthält: Fentanyl 75 µg/h (entspr. → 12,375 mg), Klebeschicht (Matrix): Poly[(2-ethylhexyl)acrylat-co-(2-hydroxyehtyl)acrylat-co-methylacrylat), Trägerfolie: Polypropylenfolie, Drucktinte, blau, Abziehfolie: Poly(ethylenterephtalat)-Folie, silikonisiert.
Kurzinformation: siehe Fentanyl 1A Pharma 25 µg/h - transdermales Matrixpflaster, → S. 562
PG: 5 ST IND (EKO: G) [€ 37,00], 10 ST IND (EKO: G) [€ 71,60]

Fentanyl Stada 100 Mikrogramm/h - transdermales Matrixpflaster 02A04
(Z.Nr. 1-29059) NR. SG. P. N02AB03
ZI: Stada Arzneimittel, Wien
Z: 1 transdermales Pflaster enthält: Fentanyl 100 µg/h (entspr. → 16,5 mg), Klebeschicht (Matrix): Poly[(2-ethylhexyl)acrylat-co-(2-hydroxyehtyl)acrylat-co-methylacrylat), Trägerfolie: Polypropylenfolie, Drucktinte, blau, Abziehfolie: Poly(ethylenterephtalat)-Folie, silikonisiert.
Kurzinformation: siehe Fentanyl 1A Pharma 25 µg/h - transdermales Matrixpflaster, → S. 562
PG: 5 ST IND (EKO: G) [€ 46,10], 10 ST IND (EKO: G) [€ 88,50]

Fentaplast 25 Mikrogramm/h - transdermales Matrixpflaster 02A04
(Z.Nr. 1-27130) NR. SG. P. N02AB03
ZI: G.L. Pharma, Lannach
Z: 1 Pflaster enthält: Fentanyl 25 µg/h (entspr. → 4,8 mg), Acrylpolymer, Laurylalkohol, Trägerfolie, Polyesterfilm, Schutzfolie, Polyesterfilm.
Kurzinformation: siehe Fentanyl 1A Pharma 25 µg/h - transdermales Matrixpflaster, → S. 562
PG: 5 ST IND (EKO: G) [€ 21,15], 10 ST IND (EKO: G) [€ 39,55]

Fentaplast 50 Mikrogramm/h - transdermales Matrixpflaster 02A04
(Z.Nr. 1-27131) NR. SG. P. N02AB03
ZI: G.L. Pharma, Lannach
Z: 1 Pflaster enthält: Fentanyl 50 µg/h (entspr. → 9,6 mg), Acrylpolymer, Laurylalkohol, Trägerfolie, Polyesterfilm, Schutzfolie, Polyesterfilm.
Kurzinformation: siehe Fentanyl 1A Pharma 25 µg/h - transdermales Matrixpflaster, → S. 562
PG: 5 ST IND (EKO: G) [€ 33,15], 10 ST IND (EKO: G) [€ 63,45]

Fentaplast 75 Mikrogramm/h - transdermales Matrixpflaster 02A04
(Z.Nr. 1-27132) NR. SG. P. N02AB03
ZI: G.L. Pharma, Lannach
Z: 1 Pflaster enthält: Fentanyl 75 µg/h (entspr. → 14,4 mg), Acrylpolymer, Laurylalkohol, Trägerfolie, Polyesterfilm, Schutzfolie, Polyesterfilm.
Kurzinformation: siehe Fentanyl 1A Pharma 25 µg/h - transdermales Matrixpflaster, → S. 562
PG: 5 ST IND (EKO: G) [€ 44,55], 10 ST IND (EKO: G) [€ 85,40]

Fentaplast 100 Mikrogramm/h - transdermales Matrixpflaster 02A04
(Z.Nr. 1-27134) RP. SG. P. N02AB03
ZI: G.L. Pharma, Lannach
Z: 1 Pflaster enthält: Fentanyl 100 µg/h (entspr. → 19,2 mg), Acrylpolymer, Laurylalkohol, Trägerfolie, Polyesterfilm, Schutzfolie, Polyesterfilm.
Kurzinformation: siehe Fentanyl 1A Pharma 25 µg/h - transdermales Matrixpflaster, → S. 562
PG: 5 ST IND (EKO: G) [€ 52,85], 10 ST IND (EKO: G) [€ 105,10]

Fentoron 12 Mikrogramm/h - transdermales Matrixpflaster 02A04
(Z.Nr. 1-27199) NR. SG. P. N02AB03
ZI: Teva, Haarlem, Niederlande
Z: 1 Pflaster enthält: Fentanyl 12,5 µg/h (entspr. → 2,063 mg), Klebeschicht (Matrix): Poly[(2-ethylhexyl)acrylat-co-(2-hydroxyehtyl)acrylat-co-methylacrylat), Trägerfolie, Polypropylenfolie, Drucktinte, blau, Abziehfolie, Poly(ethylenterephtalat)-Folie, silikonisiert.
EW: Morphinomimetisches Analgetikum.
AG: Langzeitbehandlung starker chronische Schmerzen (auch bei Kindern ab 2 Jahren mit Opioidbehandlung).
AA: Auf die Haut aufkleben; Pflasterwechsel nach 72 Stunden. Pflaster nicht zerschneiden.
DO: Individuell! Ersteinstellung mit kleinster Wirkstärke (12,5-25 µg/h). Initialdosis soll auf Opioidbedarf der letzten 24 Std. beruhen. Details siehe Austria-Codex - Fachinformation.
Nur bei Kindern ab 2 Jahren anwenden, die bereits orale Opiate erhalten.
GA: Akute oder postoperative Schmerzen, schwere Atemdepression.
SST: Zwingende Indikationsstellung; Entzugserscheinungen beim Neugeborenen möglich. Während der Geburt nicht empfohlen. Nach dem Entfernen des Pflasters mindestens 72 Std. nicht stillen.
NW: Atemdepression, Magen/Darm, ZNS (Somnolenz), Herz, Psyche (Depression), Vegetativum, Haut, Niere, Entzugssymptome nach Umstieg von Opioiden. Schwere Atemdepression bei Einstellung opioidnaiver und nicht opioidtoleranter Patienten.
WW: Nicht empfohlen: MAO-Hemmer (14 Tage Abstand). Buprenorphin, Nalbuphin, Pentazocin, starke CYP3A4-Hemmer (z.B. Ritonavir, Azole, Verapamil, Diltiazem: Atemdepression). Besondere Vorsicht: Benzodiazepine (Atemdepression). Vorsicht: Andere ZNS-Dämpfer additiv; serotonerge Substanzen (Serotonin-Syndrom), CYP3A4-Induktoren (vermindern Wirkung von Fentanyl).
GE: Suchtgift, Missbrauch möglich.
WH: Umstellung auf anderes transdermales System mit Fentanyl nur unter zusätzlicher ärztlicher Überwachung. Gefährdung durch unbeabsichtigte Pflasterübertragung auf andere Personen (Kinder) beachten. Nach Auftreten schwerer Nebenwirkungen Patienten nach dem Entfernen des Pflasters mindestens 24 Std. überwachen. Vorsicht bei Asthma, Myasthenie, Leber-, Nierenschäden, Hypotonie, Hypovolämie, Kopfverletzungen, erhöhtem intrakraniellen Druck, chronischer Obstipation, Abhängigkeit, endokrinologischen Erkrankungen, chronischen Lungenerkrankungen, Bradyarrhythmien. Applikationsstelle keinen direkten äußerlichen Wärmeeinflüssen aussetzen. Bei Verdacht auf Serotoninsyndrom Behandlung abbrechen. Verkehrshinweis. Positive Dopingtests möglich.

Gefahr der Atemdepression beachten.
Antagonist: Naloxon i.v.
Niedrige Wirkstärke eignet sich besonders für Ersteinstellung und Dosistitration im unteren Dosierungsbereich.
PG: 5 ST IND (2) (EKO: G) [€ 12,80]

Fentoron 25 µg/h - transdermales Matrixpflaster 02A04
(Z.Nr. 1-25987) NR. SG. P. N02AB03
ZI: Teva, Haarlem, Niederlande
Z: 1 Pflaster enthält: Fentanyl 25 µg/h (entspr. → 4,125 mg), Matrix, Polyacrylat, adhäsiv, Trägerfolie, Polypropylenfolie, Abziehfolie, Poly(ethylenterephtalat)-Folie, silikonisiert.
Kurzinformation: siehe Fentanyl 1A Pharma 25 µg/h - transdermales Matrixpflaster, → S. 562
PG: 5 ST IND (2) (EKO: G) [€ 24,70]

Fentoron 50 µg/h - transdermales Matrixpflaster 02A04
(Z.Nr. 1-25988) NR. SG. P. N02AB03
ZI: Teva, Haarlem, Niederlande
Z: 1 Pflaster enthält: Fentanyl 50 µg/h (entspr. → 8,25 mg), Matrix, Polyacrylat, adhäsiv, Trägerfolie, Polypropylenfolie, Abziehfolie, Poly(ethylenterephtalat)-Folie, silikonisiert.
Kurzinformation: siehe Fentanyl 1A Pharma 25 µg/h - transdermales Matrixpflaster, → S. 562
PG: 5 ST IND (2) (EKO: G) [€ 38,95]

Fentoron 75 µg/h - transdermales Matrixpflaster 02A04
(Z.Nr. 1-25989) NR. SG. P. N02AB03
ZI: Teva, Haarlem, Niederlande
Z: 1 Pflaster enthält: Fentanyl 75 µg/h (entspr. → 12,375 mg), Matrix, Polyacrylat, adhäsiv, Trägerfolie, Polypropylenfolie, Abziehfolie, Poly(ethylenterephtalat)-Folie, silikonisiert.
Kurzinformation: siehe Fentanyl 1A Pharma 25 µg/h - transdermales Matrixpflaster, → S. 562
PG: 5 ST IND (2) (EKO: G) [€ 50,60]

Fentoron 100 µg/h - transdermales Matrixpflaster 02A04
(Z.Nr. 1-25990) NR. SG. P. N02AB03
ZI: Teva, Haarlem, Niederlande
Z: 1 Pflaster enthält: Fentanyl 100 µg/h (entspr. → 16,5 mg), Matrix, Polyacrylat, adhäsiv, Trägerfolie, Polypropylenfolie, Abziehfolie, Poly(ethylenterephtalat)-Folie, silikonisiert.
Kurzinformation: siehe Fentanyl 1A Pharma 25 µg/h - transdermales Matrixpflaster, → S. 562
PG: 5 ST IND (2) (EKO: G) [€ 62,50]

Fentrinol - Nasentropfen 50H02
(Z.Nr. 0-14022) RPF. P. R01AA
ZI: Fresenius Kabi Austria, Graz
Z: 1 ml (ca. 25 Tropfen) enthält: Amidefrin mesilat 1 mg, Natriumdihydrogenphosphat, Natrium monohydrogenphosphat, Sorbit, Wasser, gereinigtes, N-Cetylpyridiniumchlorid.
EW: Alpha-Sympathomimetikum.
AG: Rhinitis acuta, chronica, vasomotorica, allergica.
DO: Erwachsene 4-6mal tgl. 3-5 Tropfen, Kinder über 3 Jahre 2-6mal tgl.
2-3 Tropfen. Für Kinder unter 3 Jahren nicht empfohlen. Max. 7-10 Tage anwenden.
GA: Rhinitis sicca, Rhinitis atrophicans, nach transnasalen/transoralen chirurgischen Eingriffen mit Freilegung der Dura mater.
SST: Strenge Nutzen/Risiko-Abwägung.
NW: Vegetativum, Herzrhythmusstörungen, Tremor. Bei missbräuchlicher Langzeitanwendung Toleranz, Schäden der Nasenschleimhaut.
WW: MAO-Hemmer kontraindiziert (14 Tage Abstand). Gleichzeitige Anwendung anderer nasal applizierbarer Pharmaka vermeiden.
WH: Vorsicht bei koronarer Herzkrankheit, Hypertonie, Aneurysmen, Diabetes, Phäochromozytom, Prostatahyperplasie.
PG: 12 ML (EKO: G) [€ 3,10]

Fepyr spag. Peka - Globuli 50X03
(Z.Nr. 3-00434) RPF. P. V03AX
ZI: Pekana Naturheilmittel, Kißlegg, Deutschland
Z: 10 g Streukügelchen werden hergestellt unter Verwendung von: Aconitum napellus (Homöopathie) D4 16 mg, Argentum nitricum (Homöopathie) D4 13 mg, Acidum arsenicosum (Homöopathie) D6 12 mg, Bryonia cretica-spag. Peka D4 13 mg, Cinchona pubescens-spag. Peka D3 12 mg, Eupatorium perfoliatum (Homöopathie) D2 11 mg, Lachesis muta (Homöopathie) D7 10 mg, Vincetoxicum hirundinaria (Homöopathie) D2 13 mg, Saccharose 10 g, Spuren von Glycerol.
EW: Homöopathikum (spagyrisch).
AG: Unterstützend bei Fieber und Erkältungskrankheiten.
AA: Langsam im Mund zergehen lassen.
DO: 4-5mal tgl. 10 Streukügelchen.
Kinder (6-11 Jahre): 3-4mal tgl. 8 Streukügelchen.
Kinder (1 - 5 Jahre): 3-4mal tgl. 5 Streukügelchen.
GA: Überempfindlichkeit gegen Korbblütler.
SST: Vorsicht.
NW: Überempfindlichkeit.
PG: 10 G * (EKO: N) [€ 10,75]

Feraccru 30 mg - Hartkapseln 20F01
(Z.Nr. EU/1/15/1075/*) RP. P. B03AB10
ZI: Norgine, Amsterdam, Niederlande
Z: 1 Kapsel enthält: Eisen 30 mg (entspr. Eisen(III)-maltol), Kapselinhalt: Lactose 91,5 mg (entspr. Lactose monohydrat), Natriumdodecylsulfat, Magnesium stearat (pflanzlich), Siliciumdioxid, hochdisperses, Crospovidon Typ A; Kapselhülle: Gelatine, Brillantblau FCF, Allurarot 0,5 mg, Titandioxid, Gelborange S 0,3 mg.
EW: Orales Eisenpräparat.
AG: Eisenmangel.
AA: Unzerkaut auf nüchternen Magen mit ½ Glas Wasser einnehmen.
DO: 2mal tgl. 1 Kapsel über mindestens 12 Wochen. Keine Daten an Kindern und Jugendlichen.
GA: Hämochromatose, Eisenüberladungssyndrome, wiederholte Bluttransfusionen.
SST: Anwendung vermeiden.
NW: Magen/Darm (Bauchschmerzen), Kopfschmerzen, Haut, Durst, Untersuchungen.
WW: Nicht empfohlen: Dimercaprol, Chloramphenicol, Methyldopa. Vorsicht: Nahrung hemmt die Aufnahme von oralem Eisen. Gleichzeitige i.v. Eisengabe vermeiden. 2-3 Std. Abstand zu anderen Arzneimitteln (z.B. Tetrazyklinen); Kalzium- und Magnesiumsalze vermindern Eisenresorption.
WH: Bei akutem Schub einer CED oder bei CED mit Hämoglobin unter 9,5 g/dl nicht anwenden. Vor Behandlungsbeginn Diagnose sichern. Überdosierung vermeiden (Antidot: Deferoxamin).
PG: 56 ST * (EKO: N) [€ 131,00]

▼ Ferinject 50 mg Eisen/ml - Injektionslösung oder Konzentrat zur Herstellung einer Infusionslösung 20F02
(Z.Nr. 1-27299) RP. P. B03AC
ZI: Vifor France, Paris La Defense, Frankreich
Z: 1 ml Lösung enthält: Eisen 50 mg (entspr. Eisen(III)-carboxymaltose), Natriumhydroxid zur pH-Wert-Einstellung (entspr. Natrium <= 0,24 mmol) (entspr. → <= 5,5 mg), Salzsäure zur pH-Wert-Einstellung, Wasser für Injektionszwecke.
EW: Dreiwertiges Eisen.
AG: Parenterale Behandlung von Eisenmangelzuständen.
AA: I.v. (Bolus oder Tropfinfusion in 0,9% NaCl-Lösung oder während der Hämodialyse); cave s.c., i.m. oder paravenös! Verdünnungsschema siehe Austria-Codex - Fachinformation.
DO: 1. Bestimmung des individuellen Eisenbedarfs, 2. Berechnung und Verabreichung von Eisen, 3. Kontrollen nach Wiederauffüllung der Eisenspeicher.
MED 15 mg Eisen/kg KG als i.v. Injektion oder 20 mg/kg KG als i.v. Infusion.
MD pro Woche 1000 mg. MTD bei Hämodialyse 200 mg.
Für Kinder und Jugendliche unter 14 Jahren nicht empfohlen.
GA: Nicht durch Eisenmangel bedingte Anämie, Eisenüberladung, Eisenverwertungsstörungen, bekannte Überempfindlichkeit gegen andere parenterale Eisenpräparate.
SST: Nutzen/Risiko-Abwägung, im 1. Trimenon Eisen bevorzugt oral zuführen. Fetale Bradykardie möglich. Stillen möglich.
NW: Übelkeit, Kopfschmerzen, Schwindel, Parästhesien, Hypertension, Flushing, Magen/Darm, Myalgie, Arthralgie, lokale Reaktionen, Überempfindlichkeit, Allgemeinreaktionen, Labor (Hypophosphatämie).
WW: Resorption von oralen Eisenpräparaten vermindert. 5 Tage Abstand vor Beginn einer oralen Eisentherapie.
WH: Anwendung nur unter Überwachung auf Überempfindlichkeit und in Reanimationsbereitschaft; Patienten mindestens 30 min nach jeder Injektion beobachten. Vorsicht bei Leberschäden, Porphyria cutanea tarda, Infektionen, Asthma, Allergien.
Bei Überdosierung Hämosiderose.
PG: **2ML** 5 ST * (EKO: N) [€ 228,70], **10ML** 1 ST RE2 (EKO: Y) [€ 187,20], **10ML** 5 ST * (EKO: N) [€ 1.066,65], **20ML** 1 ST RE2 (EKO: Y) [€ 342,45]

▼ *Ferinject 50 mg Eisen/ml - Injektionslösung oder Konzentrat zur Herstellung einer Infusionslösung* 20F02
(Z.Nr. 1-27299-P1) RP. P. Parallelimport. B03AC
nicht im Handel.

▼ Ferinject 50 mg Eisen/ml - Injektionslösung oder Konzentrat zur Herstellung einer Infusionslösung 20F02

(Z.Nr. 1-27299-P2) RP. P. Parallelimport. n.l. B03AC
V: Orifarm, Leverkusen, Deutschland
Z: 1 ml Lösung enthält: Eisen 50 mg (entspr. Eisen(III)-carboxymaltose), Natriumhydroxid zur pH-Wert-Einstellung (entspr. Natrium 0,24 mmol) (entspr. → 5,5 mg), Salzsäure zur pH-Wert-Einstellung, Wasser für Injektionszwecke.
PG: 5 ST * (EKO: N) [€ 1.046,75 n.l.]

▼ FerMed 100 mg/5 ml - Injektions-/Infusionslösung 20F02

(Z.Nr. 1-28603) RP. P. B03AC
ZI: Medice Arzneimittel Pütter, Iserlohn, Deutschland
Z: 1 Ampulle zu 5 ml enthält: Eisen 100 mg, (entspr. Eisen(III)-hydroxid-Saccharose-Komplex 1563-1887 mg), Natriumhydroxid zur pH-Wert-Einstellung, Wasser für Injektionszwecke.
EW: Antianämikum.
AG: Intravenöse Behandlung von Eisenmangelzuständen, wenn orale Eisen- Therapie nicht möglich ist.
AA: Nur i.v. Infusion (5 ml Injektionslösung in 100 ml 0,9% Kochsalzlösung) oder langsame i.v. Injektion (bei der ersten Behandlung Testdosis 1 ml, nach 15 min Rest) oder in den venösen Teil des Dialysegerätes. Cave i.m. oder paravenös.
DO: 2 bis 3mal wöchentlich 5-10 ml. MED 200 mg Eisen.
Benötigte Menge FerMed (ml) = Gesamteisendefizit (mg)/20 (mg/ml).
Nicht für Kinder.
Details siehe Austria Codex - Fachinformation.
Benötigte Menge FerMed (ml) = Gesamteisendefizit (mg)/20 (mg/nl).
GA: Nicht durch Eisenmangel verursachte Anämien, Eisenspeicher- oder Eisenverwertungsstörungen, schwere Überempfindlichkeit gegen andere parenterale Eisenpräparate.
SST: Zwingende Indikationsstellung; im 1. Trimenon orale Eisenpräparate verwenden. Nach parenteraler Eisengabe fetale Bradykardie möglich. Stillen möglich.
NW: Metallischer Geschmack, lokale Schmerzen, Magen/Darm. Hypotonie, Fieber, Schüttelfrost, ZNS, Tachykardie, Haut, Anaphylaxie, Überempfindlichkeit (Kounis- Syndrom).
WW: Orale Eisentherapie (5 Tage Abstand zur letzten Injektion von FerMed).
WH: Eisenüberladung vermeiden. Auf Überempfindlichkeit achten; Einrichtung zur Behandlung schwerer allergischer Reaktionen muss zur Verfügung stehen. Vorsicht bei Leberschäden, Infektionen. Bei Überdosierung ev.
Eisenchelator.
PG: 1 ST RE2 (EKO: Y) [€ 28,85], 5 ST RE2 (EKO: Y) [€ 69,60]

Ferretab - Kapseln 20F01

(Z.Nr. 0-16638) RP. P. B03AA02
ZI: G.L. Pharma, Lannach
Z: 1 Kapsel enthält: Eisen(II)-Ion 100 mg (entspr. Eisen(II)-fumarat 304,2 mg), Ascorbinsäure 20 mg, Lactose monohydrat 33,74 mg, Polyacrylat-Dispersion 30%, Siliciumdioxid, hochdisperses, Magnesium stearat, Cellulose, mikrokristalline, Stearinsäure, Erythrosin, Eisenoxid rot, Eisenoxid gelb, Titandioxid, Gelatine.
AG: Eisenmangelanämien bei schlechter Verträglichkeit schnell freisetzender Eisenpräparate.
AA: Oral unzerkaut ca. 1 Stunde vor einer Mahlzeit mit reichlich Wasser einnehmen.
DO: 1mal tgl. 1 Kapsel, bei ausgeprägter Eisenmangelanämie ev. 2mal tgl. 1 Kapsel. Behandlungsdauer ca. 3 Monate. Für Kinder nicht geeignet.
GA: Eisenkumulation, Eisenverwertungsstörungen, nicht durch Eisenmangel bedingte Anämien.
SST: Anwendung möglich.
NW: Magen/Darm (Schwarzfärbung des Stuhls unbedenklich), Allergien.
WW: Vorsicht: Wirkungsminderung durch Chloramphenicol, Chinolone, Tetrazykline, Antacida, Bisphosphonate. Ascorbinsäure verstärkt Eisenaufnahme. Eisensalze vermindern Resorption von Levodopa, Penicillamin, Thyroxin, Zink. Antirheumatika verstärkt magentoxisch. 2 Std. Abstand zu anderen Arzneimitteln empfohlen.
WH: Vorsicht bei Magen/Darm-Entzündungen oder Ulzera. Behandlung über mindestens 4 Wochen nach Normalisierung von Serumeisen und Hämoglobin fortsetzen. Therapiekontrolle alle 4 Wochen.
Bei Eisenintoxikation spezifisches Antidot Deferoxamin.
PG: 30 ST (2) (EKO: G) [€ 5,15]

Ferretab comp. - Kapseln 20F01

(Z.Nr. 1-19058) RP. P. B03AD02
ZI: G.L. Pharma, Lannach
Z: 1 Kapsel enthält: Eisen(II)-Ion 50 mg (entspr. Eisen(II)-fumarat 152,1 mg), Folsäure 0,5 mg, Lactose monohydrat 34,47 mg, Polyacrylat-Dispersion 30%, Siliciumdioxid, hochdisperses, Magnesium stearat, Cellulose, mikrokristalline, Azorubin 0,124 mg, Chinolingelb, Titandioxid, Gelatine.
EW: Antianämikum.
AG: Zur Behandlung von Eisenmangel und Eisenmangelanämien mit Folsäuredefizit, insbesondere während der Schwangerschaft.
AA: Oral, unzerkaut ca. 30 min vor dem Essen mit reichlich Flüssigkeit einnehmen.
DO: 1mal tgl. 1 Kapsel, bei schwerem Eisen- und Folsäuremangel 2-3mal tgl. 1 Kapsel. Keine Indikation für Kinder.
GA: Anämien, die nicht auf Eisenmangel zurückzuführen sind. Eisenverwertungsstörungen.
SST: Zur Anwendung geeignet. MTD 2 Kapseln.
NW: Magen/Darm, Allergien/Anaphylaxie.
WW: Tetrazykline, Nahrungsbestandteile, Antacida, Cholestyramin (Resorption behindert), Ascorbinsäure (verstärkte Eisenaufnahme); Thyroxin, Chinolone, Fluorouracil, Folsäureantagonisten, Levodopa.
WH: Perniciosa ausschließen. Behandlung mindestens 4-12 Wochen nach Erreichen der Normalwerte fortsetzen. Therapiekontrolle alle 4 Wochen.
PG: 30 ST (2) (EKO: G) [€ 4,05], 100 ST (EKO: G) [€ 9,50]

Ferretab comp. Vitamin C 202,8 mg/0,8 mg/100 mg - Hartkapseln 20F05

(Z.Nr. 1-37978) RP. P. n.l. B03AE10
ZI: G.L. Pharma, Lannach
Z: 1 Hartkapsel enthält: Eisen(II)-fumarat 202,8 mg (entspr. Eisen, elementares 66,7 mg), Folsäure 0,8 mg, Ascorbinsäure 100 mg, Lactose monohydrat 49,52 mg, Polyacrylat-Dispersion 30%, Siliciumdioxid, kolloidal, wasserfrei, Magnesium stearat, Cellulose, mikrokristalline, Stearinsäure, Erythrosin, Eisenoxid rot, Eisenoxid schwarz, Titandioxid, Gelatine.
PG: 30 ST * (EKO: N) [€ 6,20 n.l.], 100 ST * (EKO: N) [€ 14,15 n.l.]

🐾 Ferriphor 100 mg/ml - Injektionslösung für Schweine 810B, 816A

(Z.Nr. 8-16078) RP. P.
QB03AC90
ZI: Ogris-Pharma, Wels
Z: 1 ml enthält: Eisen(III)-Ion 100 mg (entspr. Eisen(III)-hydroxid-Dextran-Komplex 280 mg), Phenol 5 mg, Natriumchlorid, Salzsäure, Natriumhydroxid, Wasser für Injektionszwecke.
EW: Eisen zur parenteralen Applikation.
AG: Prophylaxe und Therapie von Eisenmangelzuständen bei Schweinen (Ferkeln).
AA: I.m.
DO: Einmalig 2 ml pro Ferkel während der ersten 3 Lebenstage.
GA: Infektionen (Durchfälle).
SST: Unbedenklichkeit nicht belegt.
NW: Eisenüberempfindlichkeit (mit Todesfällen), lokale Verfärbung.
WW: Nicht mischen.
PG: 1 ST VN [€ 10,40], 12 ST VN [€ 100,20]

Ferriprox 500 mg - Filmtabletten 07D

(Z.Nr. EU/1/99/108/*) NR. P. V03AC02
ZI: Chiesi Farmaceutici, Via Palermo, Parma, Italien
Z: 1 Tablette enthält: Deferipron 500 mg, Tablettenkern: Cellulose, mikrokristalline, Magnesium stearat, Siliciumdioxid, hochdisperses; Filmüberzug: (entspr. Hypromellose) (entspr. Macrogol 3350) (entspr. Titandioxid).
EW: Eisen-Chelatbildner.
AG: Monotherapie oder in Kombination mit anderem Chelatbildner zur Therapie der Eisenüberlast bei Thalassaemia major.
AA: Oral.
DO: Mono- und Kombinationstherapie: 3mal tgl. 25 mg/kg KG. MTD 100 mg/kg KG.
Begrenzte Erfahrungen bei Kindern ab 6 Jahren.
GA: Rezidivierende Neutropenie, Agranulozytose.
SST: Gegenanzeige (im Tierversuch teratogen).
NW: Agranulozytose (1%), Neutropenie (5%), Chromaturie, rötlichbrauner Urin, Magen/Darm, Arthropathien, erhöhte Leberwerte, bei Kindern neurologische Störungen (bei hohen Dosen).
WW: Mit trivalenten Kationen möglich.
Vorsicht mit Vitamin C. Myelotoxische Arzneimittel meiden.
WH: Kontrollen: Neutrophile (wöchentlich), Serumferritin, Zink-Plasmaspiegel. Vorsicht bei Leber-, Nierenschäden, Kindern (keine Daten bei Kindern unter 6 Jahren), HIV-positiven Patienten. Bei Neutropenie Granulozytenwachstumsfaktoren geben.
PG: 100 ST RE1 (EKO: Y) [€ 329,35]

Ferriprox 1000 mg - Filmtabletten 07D
(Z.Nr. EU/1/99/108/*) NR. P. nicht im Handel. V03AC02

Ferriprox 100 mg/ml - Lösung zum Einnehmen 07D
(Z.Nr. EU/1/99/108/*) NR. P. V03AC02
ZI: Chiesi Farmaceutici, Via Palermo, Parma, Italien
Z: 1 ml Lösung enthält: Deferipron 100 mg, Hyetellose, Glycerol, Salzsäure, konzentriert zur pH-Wert-Einstellung, Kirscharoma künstlich, Pfefferminzöl, Gelborange S 0,4 mg, Sucralose, Wasser, gereinigtes.
Kurzinformation: siehe Ferriprox 500 mg - Filmtabletten, → S. 568
PG: 500 ML RE1 (EKO: Y) [€ 329,35]

Ferrograd-Fol 105 mg/0,35 mg - Filmtabletten 20F01
(Z.Nr. 0-14814) RP. P. B03AD03
ZI: Teofarma, Valle Salimbene (PV), Italien
Z: 1 Filmtablette enthält: Eisen(II)-Ion 105 mg (entspr. Eisen(II)-sulfat), Folsäure 0,35 mg, Tablettenkern: Methylacrylat-Methylmethylacrylat-copolymer, Magnesium stearat, Macrogol 8000, Ponceau 4R (E 124) 2 mg, Titandioxid, Kieselsäure, wasserfrei, kolloidal, Povidon, Sucrose 30 mg (entspr. Rohrzucker), Lactose monohydrat (entspr. Lactose 257 mg), Gummi arabicum, Maisstärke; Tablettenfilm: Celluloseacetatphthalat, Macrogol 8000, Propylenglycol, Sorbitan monooleat, Rizinusöl.
EW: Eisen + Folsäure.
AG: Latenter Eisenmangel, Eisenmangelanämien mit Folsäuredefizit in der Schwangerschaft.
AA: Vor oder zu den Mahlzeiten unzerkaut mit Wasser schlucken.
DO: TD 1(-2) Filmtabletten. Keine Indikation für Kinder.
GA: Perniziöse Anämie, Hämochromatosen, hämolytische Anämie, Eisenverwertungsstörungen, Divertikulose, Magen/Darm-Stenosen, Bluttransfusionen, parenterale Eisentherapie.
SST: Anwendung möglich.
NW: Magen/Darm, Überempfindlichkeit. Mundulzera (Tabletten nicht länger im Mund lassen).
WW: Tetrazykline, Penicillamin, Antacida, Colestyramin, Eier, Chinolone, Milch (Resorptionshemmung, 2-3 Std. Abstand); Diphenylhydantoin, orale Kontrazeptiva senken Folsäurespiegel. NSAIDs immer zu einer Mahlzeit einnehmen.
WH: Vorsicht bei Schluckbeschwerden (Bronchialschleimhautnekrose nach Aspiration möglich). Vor Behandlungsbeginn perniziöse Anämie ausschließen. Alle 4 Wochen hämatologische Kontrollen. Bei Eisenvergiftung (vor allem bei Kindern) Deferoxamin parenteral, ev. Magenspülung mit 1% Natriumhydrogencarbonatlösung.
PG: 30 ST (2) (EKO: G) [€ 5,20]

Ferro-Gradumet 105 mg - Filmtabletten 20F01
(Z.Nr. 0-14076) RP. P. B03AA07
ZI: Teofarma, Valle Salimbene (PV), Italien
Z: 1 Filmtablette enthält: Eisen(II)-Ion 105 mg (entspr. Eisen(II)-sulfat), Tablettenkern: Methylacrylat-Methylmethylacrylat-copolymer, Magnesium stearat, Povidon, Lactose monohydrat 19,3 mg; Tablettenfilm: (entspr. Hypromellose) (entspr. Ethylcellulose) (entspr. Saccharin natrium) (entspr. Triethylcitrat) (entspr. Sorbitan monooleat) (entspr. Ricinusöl) (entspr. Titandioxid) (entspr. Erythrosin) (entspr. Gelborange Lack E 110 14 µg).
EW: Eisensulfat mit kontrollierter Freisetzung.
AG: Latente oder manifeste Eisenmangelanämie.
AA: Vor oder zu den Mahlzeiten unzerkaut einnehmen.
DO: TD 1 Filmtablette, MTD 2 Filmtabletten. Nicht für Kinder.
GA: Eisenkumulationsstörungen, nicht durch Eisenmangel bedingte Anämien, Eisenverwertungsstörungen, Divertikulose, Magen/Darm-Stenosen, wiederholte Bluttransfusionen, parenterale Eisentherapie.
SST: Anwendung bei Bedarf möglich. Nicht zur Eisenprophylaxe.
NW: Sehr selten Magen/Darm (Ileus), Überempfindlichkeit. Mundulzera (Tabletten nicht länger im Mund lassen).
WW: Vorsicht: Tetrazykline (3 Std. Abstand), Penicillamin, Antacida, Chinolone (2 Std. Abstand). Thyroxin (Komplexbildung). Ascorbinsäure, Methyldopa/Levodopa, Bisphosphonate, Zinksalze, Kalzium, Magnesium. Resorptionshemmung durch Nahrungsmittel.
WH: Vorsicht bei Schluckbeschwerden (Bronchialschleimhautnekrose nach Aspiration möglich), Magen/Darm-Entzündungen oder Geschwüren. Eisenwerte regelmäßig kontrollieren. Bei schwerer Eisenvergiftung Antidot Deferoxamin i.v..
PG: 30 ST (2) (EKO: G) [€ 5,20], 100 ST * (EKO: N) [€ 13,80]

Ferrum-Homaccord - Tropfen 13X01
(Z.Nr. 3-00443) RPF. P. nicht im Handel. V03AX

FerrumAcino 100 mg - magensaftresistente Hartkapseln 20F01
(Z.Nr. 1-36089) RP. P. nicht im Handel. B03AA07

Fertigest 0,004 mg/ml - Injektionslösung 822AC, 833AC
(Z.Nr. 8-37842) NR. P. E. nicht im Handel. QH01CA90

Fertipig HCG 40 I.E./ml / PMSG 80 I.E./ml - Lyophilisat und Lösungsmittel zur Herstellung einer Injektionslösung für Schweine 822BC
(Z.Nr. 8-00839) NR. P. nicht im Handel. QG03GA99

▼ *Fetcroja 1 g - Pulver für ein Konzentrat zur Herstellung einer Infusionslösung* 34B02
(Z.Nr. EU/1/20/1434/*) NR. P. E. nicht im Handel. J01DI04

Fevaxyn Pentofel - Injektionssuspension für Katzen 823BF
(Z.Nr. EU/2/96/002/*) NR. P. E. nicht im Handel. QI06AL01

Fevaxyn Quatrifel - Emulsion zur Injektion für Katzen 823BF
(Z.Nr. 8-20192) NR. P. E. QI06AL02
ZI: Zoetis Österreich, Wien
Z: 1 Dosis (1 ml) enthält: Panleukopenievirus, felines, inaktiviertes (Stamm CU4) >= 8,5 RP, Calicivirus, felines, inaktiviertes (Stamm 255) >= 1,26 RP, Rhinotracheitisvirus, felines, inaktiviertes (Stamm 605) >= 1,39-1 RP, Chlamydophila felis (Cellostamm), inaktivierte >= 1,69 RP, Wirtssystem: MDCK Zellen, Adjuvanzien: Ethylen-Maleinsäure anhydrid 1 % (V/V), Neocryl A640 3 % (V/V), Emulsigen SA 5 % (V/V); Eagles Earles Medium mit Hepespuffer.
EW: Impfstoff.
AG: Zur aktiven Immunisierung gesunder Katzen gegen Erkrankungen, hervorgerufen durch das feline Panleukopenievirus (Katzenseuche), gegen Erkrankungen der Atemwege, verursacht durch felines Rhinotracheitisvirus sowie felines Calicivirus (Katzenschnupfen) sowie durch Chlamydophila felis.
AA: S.c.
DO: Grundimmunisierung von Katzen ab 8 Wochen: 2mal 1 Dosis im Abstand von 3-4 Wochen. Wiederholungsimpfungen: 1mal jährlich 1 Dosis.
GA: Kranke Tiere, Tiere in Inkubation, starker Parasitenbefall.
SST: Nicht empfohlen.
NW: Impfreaktionen, lokale Schwellungen.
PG: 10 ST VT [€ 135,60]

▼ *Fexeric 1 g - Filmtabletten* 44G01
(Z.Nr. EU/1/15/1039/*) NR. P. nicht im Handel. V03AE08

▼ **Fiasp 100 Einheiten/ml - Injektionslösung in einer Durchstechflasche** 06A01
(Z.Nr. EU/1/16/1160/*) RP. P. E. A10AB05
ZI: Novo-Nordisk, Bagsvaerd, Dänemark
Z: 1 ml Lösung enthält: Insulin aspart 100 E (entspr. → 3,5 mg) hergestellt durch rekombinante DNA-Technologie in Saccharomyces cerevisiae, Phenol, Metacresol, Glycerol, Zink acetat, Natriummonohydrogenphosphat-dihydrat, Arginin hydrochlorid, Nicotinamid (entspr. Vitamin B3), Salzsäure zur pH-Wert-Einstellung, Natriumhydroxid zur pH-Wert-Einstellung, Wasser für Injektionszwecke.
EW: Schnell wirksame Insulin aspart-Formulierung. Wirkungsmaximum nach 1-3 Std., Wirkdauer 3-5 Std.
AG: Insulinpflichtiger Diabetes mellitus bei Personen ab 1 Jahr.
AA: S.c. Injektion oder kontinuierliche subkutane Infusion. Ev. i.v. durch Fachpersonal. Verwendung mit Insulinspritzen mit entsprechender Dosierskala.
DO: Typ 1-Diabetes: Initial ca. 50% der tgl. Insulingesamtdosis. Typ 2-Diabetes: Initial 4 Einheiten zu einer oder mehreren Mahlzeiten.
SST: Anwendung möglich. Blutzucker engmaschig kontrollieren.
NW: Hypoglykämie, Haut, Augen, Bildung von Insulin-Antikörpern; Reaktionen an der Injektionsstelle (Lipodystrophie, Ödeme), sehr selten Anaphylaxie.
WW: Senkung des Insulinbedarfs durch hypoglykämische Arzneimittel: Orale Antidiabetika, MAO-Hemmer, nichtselektive Betablocker, ACE-Hemmer, Salizylate, anabole Steroide, Sulfonamide. Erhöhung des Insulinbedarfs durch hyperglykämische Arzneimittel: Orale Kontrazeptiva, Thiazide, Glukokortikoide, Schilddrüsenhormone, Beta2-Sympathomimetika, Wachstumshormone, Danazol. Vorsicht: Pioglitazon (Herzinsuffizienz). Betablocker können Hypoglykämie-Symptome verschleiern. Octreotid/Lanreotid, Clonidin, Lithiumsalze, Alkohol können Insulinbedarf erhöhen oder senken.
WH: Auf Hyperglykämie (bei unzureichender Dosierung oder Unterbrechen der Therapie) bzw. Hypoglykämie (bei Auslassen einer Mahlzeit, anstrengender körperlicher Tätigkeit oder zu hoher Insulindosis) achten. Besondere Vorsicht bei Umstellung auf einen anderen Insulintyp/eine andere Insulinmarke. Verkehrshinweis

(Hypoglykämie!).
Bei leichter Hypoglykämie Glukose oral oder zuckerhaltige Lebensmittel zuführen. Bei schwerer Hypoglykämie mit Bewusstlosigkeit Glukagon (0,5-1 mg i.m. oder s.c.) oder Glukose i.v. geben.
PG: 1 ST * (EKO: N) [€ 46,15]

▼ *Fiasp 100 Einheiten/ml - Injektionslösung in einer Durchstechflasche* 06A01
(Z.Nr. EU/1/16/1160/*) RP. P. E. A10AB05
Parallelimport. nicht im Handel.

▼ *Fiasp 100 Einheiten/ml FlexTouch - Injektionslösung in einem Fertigpen* 06A01
(Z.Nr. EU/1/16/1160/*) RP. P. E. nicht im Handel. A10AB05

F

▼ *Fiasp 100 Einheiten/ml FlexTouch - Injektionslösung in einem Fertigpen* 06A01
(Z.Nr. EU/1/16/1160/*) RP. P. E. A10AB05
Parallelimport. nicht im Handel.

▼ Fiasp 100 Einheiten/ml Penfill - Injektionslösung in einer Patrone 06A01

(Z.Nr. EU/1/16/1160/*) RP. P. E. A10AB05
ZI: Novo-Nordisk, Bagsvaerd, Dänemark
Z: 1 ml Lösung enthält: Insulin aspart 100 E (entspr. → 3,5 mg) hergestellt durch rekombinante DNA-Technologie in Saccharomyces cerevisiae, Phenol, Metacresol, Glycerol, Zink acetat, Natriummonohydrogenphosphat-dihydrat, Arginin hydrochlorid, Nicotinamid (entspr. Vitamin B3), Salzsäure zur pH-Wert-Einstellung, Natriumhydroxid zur pH-Wert-Einstellung, Wasser für Injektionszwecke.
EW: Schnell wirksame Insulin aspart-Formulierung. Wirkungsmaximum nach 1-3 Std., Wirkdauer 3-5 Std.
AG: Insulinpflichtiger Diabetes mellitus bei Personen ab 1 Jahr.
AA: S.c. Injektion oder kontinuierliche subkutane Infusion. Zur Verwendung mit wiederverwendbaren Insulinpens.
DO: Typ 1-Diabetes: Initial ca. 50% der tgl. Insulingesamtdosis. Typ 2-Diabetes: Initial 4 Einheiten zu einer oder mehreren Mahlzeiten.
SST: Anwendung möglich. Blutzucker engmaschig kontrollieren.
NW: Hypoglykämie, Haut, Augen, Bildung von Insulin-Antikörpern; Reaktionen an der Injektionsstelle (Lipodystrophie, Ödeme), sehr selten Anaphylaxie.
WW: Senkung des Insulinbedarfs durch hypoglykämische Arzneimittel: Orale Antidiabetika, MAO-Hemmer, nichtselektive Betablocker, ACE-Hemmer, Salizylate, anabole Steroide, Sulfonamide. Erhöhung des Insulinbedarfs durch hyperglykämische Arzneimittel: Orale Kontrazeptiva, Thiazide, Glukokortikoide, Schilddrüsenhormone, Beta2-Sympathomimetika, Wachstumshormone, Danazol. Vorsicht: Pioglitazon (Herzinsuffizienz). Betablocker können Hypoglykämie-Symptome verschleiern. Octreotid/Lanreotid, Clonidin, Lithiumsalze, Alkohol können Insulinbedarf erhöhen oder senken.
WH: Auf Hyperglykämie (bei unzureichender Dosierung oder Unterbrechen der Therapie) bzw. Hypoglykämie (bei Auslassen einer Mahlzeit, anstrengender körperlicher Tätigkeit oder zu hoher Insulindosis) achten. Besondere Vorsicht bei Umstellung auf einen anderen Insulintyp/eine andere Insulinmarke. Verkehrshinweis (Hypoglykämie!).
Bei leichter Hypoglykämie Glukose oral oder zuckerhaltige Lebensmittel zuführen. Bei schwerer Hypoglykämie mit Bewusstlosigkeit Glukagon (0,5-1 mg i.m. oder s.c.) oder Glukose i.v. geben.
PG: 5 ST * (EKO: N) [€ 68,20]

▼ *Fiasp 100 Einheiten/ml Penfill - Injektionslösung in einer Patrone* 06A01
(Z.Nr. EU/1/16/1160/*) RP. P. E. A10AB05
Parallelimport. nicht im Handel.

▼ *Fiasp 100 Einheiten/ml PumpCart - Injektionslösung in einer Patrone* 06A01
(Z.Nr. EU/1/16/1160/*) RP. P. E. nicht im Handel. A10AB05

▼ *FibCLOT 1,5 g - Pulver und Lösungsmittel zur Herstellung einer Injektions-/Infusionslösung* 20D01
(Z.Nr. 1-36878) NR. P. nicht im Handel. B02BB01

Fibrogammin 250 IE - Pulver und Lösungsmittel zur Herstellung einer Injektions-/Infusionslösung 20D01

(Z.Nr. 2-00163) NR. P. E. B02BD07
ZI: CSL Behring, Marburg, Deutschland
Z: 1 Durchstechflasche enthält: Blutgerinnungsfaktor XIII (human) 250 IE, Humanalbumin, Glucose monohydrat, Natriumchlorid, NaOH zur pH Wert Einstellung, Lösungsmittel: Wasser für Injektionszwecke.
EW: Faktor XIII - Konzentrat.
AG: Kongenitaler Faktor XIII-Mangel: Prophylaxe, perioperative Behandlung chirurgischer Blutungen.
Erworbener Faktor XIII-Mangel: Hämorrhagische Diathese. Unterstützend bei Wundheilungsstörungen.
AA: Langsam i.v. (max. 4 ml/min) nach Lösen im beigefügten Lösungsmittel.
Nicht mit anderen Arzneimitteln mischen!
DO: Alle Alter: Routineprophylaxe: Initial 40 I.E./kg KG, dann Dosierung nach klinischer Wirksamkeit; Details siehe Austria Codex - Fachinformation.
Erworbener Faktor XIII-Mangel: Tgl. mindestens 15-20 I.E./kg KG. Wundheilungsstörungen: 10(-20) I.E./kg KG am Tag der Operation und an den folgenden 3 Tagen.
SST: Bei klarer Indikationsstellung Anwendung möglich.
NW: Neutralisierende Antikörper gegen Faktor XIII, Temperaturanstieg, allergoid-anaphylaktische Reaktionen.
WH: Vorsicht bei frischen Thrombosen. Bei wiederholter Anwendung Patienten auf Hemmkörper überwachen. Produktname und Chargennummer schriftlich festhalten. Bei Unverträglichkeitsreaktionen Adrenalin i.v., hochdosierte Kortikosteroide i.v.
PG: 1 ST RE1 (EKO: Y) [€ 205,20]

Fibrogammin 1250 IE - Pulver und Lösungsmittel zur Herstellung einer Injektions-/Infusionslösung 20D01

(Z.Nr. 2-00164) NR. P. E. B02BD07
ZI: CSL Behring, Marburg, Deutschland
Z: 1 Durchstechflasche enthält: Blutgerinnungsfaktor XIII (human) 1250 IE, Humanalbumin, Glucose monohydrat, Natriumchlorid, NaOH zur pH Wert Einstellung, Lösungsmittel: Wasser für Injektionszwecke.
Kurzinformation: siehe Fibrogammin 250 IE - Pulver und Lösungsmittel zur Herstellung einer Injektions-/Infusionslösung, → S. 570
PG: 1 ST RE1 (EKO: Y) [€ 887,65]

▼ Fibryga 1 g - Pulver und Lösungsmittel zur Herstellung einer Injektions-/Infusionslösung 20D01

(Z.Nr. 1-37788) NR. P. B02BB01
ZI: Octapharma Pharmazeutika, Wien
Z: 1 Flasche enthält: Fibrinogen human 1 g, L-Arginin hydrochlorid, Glycin, Natriumchlorid, Natriumcitrat dihydrat (entspr. Natrium <= 132 mg) (entspr. → <= 5,8 mmol); Lösungsmittel: Wasser für Injektionszwecke.
EW: Antihämorrhagikum.
AG: Behandlung und perioperative Prophylaxe von Blutungen bei kongenitaler Hypo- oder Afibrinogenämie mit Blutungsneigung.
-Als Komplementärtherapie bei unkontrollierten schwerwiegenden Blutungen bei erworbener Hypofibrinogenämie im Verlauf eines chirurgischen Eingriffs.
AA: Langsame i.v. Injektion oder Infusion (max. 5 ml/min bei kongenitalem Fibrinogenmangel bzw. 10 mg/ml bei erworbenem Fibrinogenmangel).
DO: Prophylaxe von Blutungen: Dosis (mg/kg KG) = (Zielspiegel [g/l] - gemessener Spiegel [g/l]):0,018 (g/l pro mg/kg KG).
-Behandlung von Blutungen: Ziel: Fibrinogenspiegel 1 g/l.
-Erworbener Fibrinogenmangel: 1 - 2 g, bei schweren Blutungen 4 - 8 g. Weitere Dosen nach Bedarf.
Kinder: 20- 30 mg/kg KG.
SST: Anwendung möglich.
NW: Allergien, Thromboembolie, Fieber.
WH: Thromboserisiko beachten. Bei Allergie sofort stoppen.
PG: 1 ST * (EKO: N) [€ 578,90]

🐾 Filavac VHD K C+V - Injektionssuspension für Kaninchen 823AH

(Z.Nr. 8-38236) NR. P. E. QI08AA01
ZI: Filavie, Sevremoine, Frankreich
Z: 1 Dosis zu 0,5 ml enthält: Hämorrhagische Krankheit der Kaninchen-Virus (RHD-Virus), Stamm LP.SV.2012 (Varianzstamm 2010, RHDV2), inaktiviert mind. 1 PD90%, RHD-Virus, Stamm IM507.SC.2011 (klassischer Stamm, RHDV1), inaktiviert mind. 1 PD90%, Adjuvans: Aluminiumhydroxid 0,35 mg; Natrium disulfit, Natriummonohydrogenphosphat-dihydrat, Kaliumdihydrogenphosphat, Natriumhydroxid, Wasser für Injektionszwecke.
EW: Inaktivierter Virusimpfstoff.
AG: Aktive Immunisierung von Kaninchen ab 10 Wochen zur Reduzierung der Mortalität durch RHD (Rabbit Haemorrhagic Disease).
AA: S.c.
DO: 1 Dosis (0,5 ml) pro Tier ab der 10. Lebenswoche. Impfung jährlich wiederholen.
SST: Nutzen/Risiko- Abwägung.
NW: Temperaturanstieg, begrenzte lokale Reaktionen.
WH: Nur gesunde Tiere impfen.

PG: 10 ST VN [€ 198,95]

Filgrastim Hexal 30 Mio.E./0,5 ml - Injektionslösung oder Infusionslösung in einer Fertigspritze 33C04
(Z.Nr. EU/1/08/496/*) RP. P. E. nicht im Handel. L03AA02

Filgrastim Hexal 48 Mio.E./0,5 ml - Injektionslösung oder Infusionslösung in einer Fertigspritze 33C04
(Z.Nr. EU/1/08/496/*) RP. P. E. nicht im Handel. L03AA02

Finacea 150 mg/g - Gel 22H04
(Z.Nr. 1-28484) RP. P. nicht im Handel. D10AX03

Finadyne 50 mg/ml - Injektionslösung für Rinder, Pferde und Schweine 807A, 806AZ, 840A
(Z.Nr. 17774) RP. P. VNW. QM01AG90
ZI: Intervet, Wien
Z: 1 ml Injektionslösung enthält: Flunixin 50 mg (entspr. Flunixin meglumin 83 mg), Phenol 5 mg, Natrium formaldehydsulfoxylat 2,5 mg, Propylenglycol 207,2 mg, Dinatrium edetat 0,1 mg, Trinatriumphosphat-12-Wasser, Natronlauge 32%, Wasser für Injektionszwecke.
EW: Nicht steroidales Antiphlogistikum.
AG: Pferd: Entzündliche Erkrankungen des Bewegungsapparates und Koliken.
-Rind: Akute Bronchopneumonie.
-Schwein: Akute Atemwegsinfektionen sowie Mastitis-Metritis-Agalactia-Syndrom (in Verbindung mit Antibiotika); Reduktion kastrationsbedingter und durch das Schwanzkupieren verursachter Schmerzen beim Saugferkel.
AA: I.v. (Rind, Pferd), i.m. (Schwein).
DO: Pferd: TD 1,1 mg/kg KG; Behandlungsdauer max. 5 Tage.
Rind: TD 2,2 mg/kg KG bis max. 3 Tage.
Schwein: Einmalig 2,2 mg/kg KG.
GA: Chronische Erkrankungen des Bewegungsapparates, Magen-Darm-Ulzera und Blutungen, Herz-, Leber-, Nierenschäden, Koliken durch Ileus mit Dehydratation, Saugferkel unter 4 Tagen.
SST: Nicht bei trächtigen Stuten oder Sauen anwenden. Nutzen/Risiko-Abwägung in den ersten 36 Stunden post partum.
NW: Anaphylaxie, Magen/Darm (Ulzera, Blutungen), Niere, Blutbild, bei Pferden lokale Reaktionen.
WW: Andere Antiphlogistika, Methoxyfluran, nephrotoxische Arzneimittel.
WH: Vorsicht bei sehr jungen und sehr alten Tieren. Ausreichend Trinkwasser zur Verfügung stellen.
VNW: Rind, Pferd: Essbare Gewebe 10 Tage. Rind Milch: 1 Tag. Schwein: Essbare Gewebe 18 Tage. Nicht bei Stuten anwenden, deren Milch für menschlichen Verzehr vorgesehen ist.
PG: 50 ML VNW [€ 47,80], 100 ML VNW [€ 93,30]

Finadyne Transdermal 50 mg/ml - Lösung zum Übergießen für Rinder 802AC
(Z.Nr. 8-35578) RP. P. VNW. QM01AG90
ZI: Intervet, Wien
Z: 1 ml enthält: Flunixin 50 mg (entspr. Flunixin meglumin 83 mg), Pyrrolidon, Levomenthol, Propylenglycol dicaprylocaprat, Allurarot, Glycerolmonocaprylat.
EW: Nichtsteroidales Antiphlogistikum.
AG: Fiebersenkung bei bovinen Atemwegserkrankungen oder bei akuter Mastitis. Schmerz und Lahmheit bei interdigitaler Phlegmone oder Dermatitis (inter)digitalis.
AA: Zum Übergießen entlang der Rückenlinie des Tieres.
DO: Einmalig 3,33 mg Flunixin/kg KG (= 1 ml/15 kg KG).
GA: Herz-, Leber-, Nierenschäden, Gefahr von GI-Ulzera oder Blutungsneigung, stark dehydrierte hypovolämische Tiere.
SST: Nicht in den letzten 48 Std. vor dem erwarteten Abkalben anwenden. Nutzen/Risiko-Abwägung in den ersten 36 Std. nach der Geburt. Zu den anderen Zeiten Anwendung möglich.
NW: Lokale Reaktionen, sehr selten Anaphylaxie.
WW: Andere NSAIDs (24 Std. Abstand). Potentiell nephrotoxische Arzneimittel vermeiden.
WH: Nur auf trockene Haut auftragen, mindestens bis 6 Std. nach der Applikation vor Nässeeinfluss schützen.
VNW: Essbare Gewebe 7 Tage, Milch 36 Std.
PG: 100 ML VNW [€ 70,85], 250 ML VNW [€ 153,05]

Finalgon - Salbe 13F02
(Z.Nr. 0-07488) RPF. P. M02AX10
ZI: sanofi-aventis, Wien
Z: 1 g Salbe enthält: Nonylsäurevanillylamid 4 mg, Nicotinsäure-ß-butoxyethylester 25 mg, Sorbinsäure 2 mg, Citronellol, Diisopropyladipat, Siliciumdioxid, hochdisperses, Vaselin, weisses, Wasser, gereinigtes.
EW: Gefäßerweiternd.
AG: Förderung der Hautdurchblutung bei Muskel- und Gelenkbeschwerden oder vor der kapillaren Blutentnahme (aus dem Ohrläppchen oder aus der Fingerkuppe). Behandlung akuter Rückenschmerzen.
AA: Mit beigefügtem Verreiber auf die Haut über der schmerzenden Stelle aufbringen und einreiben.
DO: Sparsam: Anfang max. ½ cm Salbe für handflächengroßen Hautbezirk, später ev. mehr. Max. 3mal tgl. anwenden. Für Kinder und Jugendliche nicht empfohlen.
Vor der kapillaren Blutabnahme: 1 - 2 cm Salbe pro Behandlung ca.
10 min vorher aufbringen.
GA: Offene Wunden, sehr empfindliche Haut, Dermatitis.
SST: Nicht anwenden.
NW: Lokale Reaktionen, Hitzegefühl, Überempfindlichkeit, Parästhesien, Husten.
WH: Bei empfindlicher Haut vor und nach der Anwendung nicht heiß baden oder duschen. Nicht in Augen oder auf Schleimhäute bringen. Hände nach der Anwendung gründlich waschen.
PG: 20 G * (EKO: N) [€ 12,90]

Finasterid Actavis 5 mg - Filmtabletten 52D01
(Z.Nr. 1-26764) RP. P. G04CB01
ZI: Actavis Group PTC, Hafnarfjördur, Island
Z: 1 Filmtablette enthält: Finasterid 5 mg, Tablettenkern: Lactose monohydrat 90,96 mg, Cellulose, mikrokristalline, Stärke, vorverkleistert, Macrogolglycerollaurate, Carboxymethylstärke, Natrium Typ A, Magnesium stearat; Filmüberzug: Hypromellose, Macrogol, Titandioxid, Indigocarmin.
EW: 5-Alpha-Reduktasehemmer, hemmt Umwandlung von Testosteron zum Dihydrotestosteron.
AG: Benigne Prostata-Hyperplasie.
AA: Im Ganzen einnehmen, nicht teilen oder zerstoßen.
DO: 1 FT tgl.; Dauertherapie erforderlich.
Nicht zur Verwendung bei Frauen, Kindern und Jugendlichen.
SST: Gegenanzeige (Missbildungen der fötalen äußeren männlichen Geschlechtsorgane möglich).
NW: Impotenz, verminderte Libido, vermindertes Ejakulationsvolumen, Gynäkomastie, Haut, Brustkrebs bei Männern, Überempfindlichkeit, Stimmungsänderungen (Depression).
WH: Regelmäßige urologische Kontrollen. Patienten auf obstruktive Uropathie sorgfältig überwachen. Kein klinischer Nutzen bei Prostatakarzinom. Regelmäßige Untersuchungen (rektal, PSA) auf Prostatakarzinom erforderlich. PSA-Spiegel fallen unter Finasterid. Auf Veränderung des Brustgewebes achten. Vorsicht bei Leberschäden.
PG: 30 ST U (2) (EKO: G) [€ 12,05]

Finasterid A-med 5 mg - Filmtabletten 52D01
(Z.Nr. 1-40221) RP. P. nicht im Handel. G04CB01

Finasterid G.L. 5 mg - Filmtabletten 52D01
(Z.Nr. 1-26851) RP. P. G04CB01
ZI: G.L. Pharma, Lannach
Z: 1 Filmtablette enthält: Finasterid 5 mg, Tablettenkern: Natriumdodecylsulfat, Stärke, verkleistert, Lactose monohydrat 75 mg, Cellulose, mikrokristalline, Carboxymethylstärke, Natrium Typ A, Magnesium stearat; Tablettenüberzug: Sepifilm 002 (entspr. Hypromellose) (entspr. Cellulose, mikrokristalline) (entspr. Macrogol-8-Stearat Typ 1).
Kurzinformation: siehe Finasterid Actavis 5 mg - Filmtabletten, → S. 571
PG: 30 ST U (2) (EKO: G) [€ 11,70]

Finasterid Genericon 5 mg - Filmtabletten 52D01
(Z.Nr. 1-26343) RP. P. G04CB01
ZI: Genericon Pharma, Graz
Z: 1 Filmtablette enthält: Finasterid 5 mg, Lactose monohydrat 75 mg, Natriumdodecylsulfat, Stärke, vorverkleistert, Zellulose, mikrokristallin, Carboxymethylstärke, Natrium Typ A (entspr. Natrium < 1 mmol) (entspr. → < 23 mg), Magnesium stearat, Hypromellose, Macrogol stearat.
Kurzinformation: siehe Finasterid Actavis 5 mg - Filmtabletten, → S. 571
PG: 30 ST U (2) (EKO: G) [€ 10,00]

Finasterid Hexal 5 mg - Filmtabletten 52D01
(Z.Nr. 1-26069) RP. P. nicht im Handel. G04CB01

Finasterid "Interpharm" 5 mg - Filmtabletten 52D01
(Z.Nr. 1-26469) RP. P. G04CB01
ZI: Interpharm, Wien
Z: 1 Filmtablette enthält: Finasterid 5 mg, Natriumdodecylsulfat, Lactose monohydrat 75 mg, Cellulose, mikrokristalline, Stärke, verkleistert, Carboxymethylstärke, Natrium Typ A, Magnesium stearat; Tablettenüberzug: Sepifilm 002: (entspr. Hypromellose)

(entspr. Cellulose, mikrokristalline) (entspr. Macrogol stearate).
Kurzinformation: siehe Finasterid Actavis 5 mg - Filmtabletten, → S. 571
PG: 30 ST U (2) (EKO: G) [€ 12,80]

Finasterid +pharma 5 mg - Filmtabletten 52D01
(Z.Nr. 1-26344) RP. P. G04CB01
ZI: +pharma Arzneimittel, Graz
Z: 1 Filmtablette enthält: Finasterid 5 mg, Lactose monohydrat 75 mg, Natriumdodecylsulfat, Stärke, vorverkleistert, Zellulose, mikrokristallin, Carboxymethylstärke, Natrium Typ A (entspr. Natrium < 1 mmol) (entspr. → < 23 mg), Magnesium stearat, Hypromellose, Macrogol stearat.
Kurzinformation: siehe Finasterid Actavis 5 mg - Filmtabletten, → S. 571
PG: 30 ST U (2) (EKO: G) [€ 11,65]

Finasterid-ratiopharm 5 mg - Filmtabletten 52D01
(Z.Nr. 1-26409) RP. P. G04CB01
ZI: Teva, Haarlem, Niederlande
Z: 1 Filmtablette enthält: Finasterid 5 mg, Natriumdodecylsulfat, Stärke, vorverkleistert, Lactose monohydrat 108 mg, Carboxymethylstärke, Natrium Typ A, Magnesium stearat, Hypromellose 6cP, Povidon, Titandioxid, Cellulose, mikrokristalline, Macrogol-400-stearat, Macrogol 6000, Indigocarmin-Aluminiumsalz.
Kurzinformation: siehe Finasterid Actavis 5 mg - Filmtabletten, → S. 571
PG: 30 ST U (2) (EKO: G) [€ 11,70]

Finasterid Sandoz 5 mg - Filmtabletten 52D01
(Z.Nr. 1-26067) RP. P. n.l. G04CB01
ZI: Sandoz, Kundl
Z: 1 Filmtablette enthält: Finasterid 5 mg, Tablettenkern: Lactose 85,5 mg (entspr. Lactose monohydrat), Cellulose, mikrokristalline, Povidon K30, Docusat natrium, Magnesium stearat, Talkum, Carboxymethylstärke, Natrium Typ A (entspr. Natrium < 1 mmol), (entspr. → < 23 mg); Filmüberzug: Hypromellose, Propylenglycol, Titandioxid, Talkum, Indigokarminsalz.
PG: 30 ST U (2) (EKO: G) [€ 12,05 n.l.]

Finasterid Stada 5 mg - Filmtabletten 52D01
(Z.Nr. 1-26942) RP. P. G04CB01
ZI: Stada Arzneimittel, Wien
Z: 1 Filmtablette enthält: Finasterid 5 mg, Tablettenkern: Lactose monohydrat 75 mg, Cellulose, mikrokristalline, Maisstärke, vorverkleistert, Carboxymethylstärke, Natrium Typ A, Natriumdodecylsulfat, Magnesium stearat; Filmüberzug: (entspr. Cellulose, mikrokristalline) (entspr. Hypromellose) (entspr. Macrogol-8-Stearat Typ 1).
Kurzinformation: siehe Finasterid Actavis 5 mg - Filmtabletten, → S. 571
PG: 30 ST U (2) (EKO: G) [€ 11,55]

Fingolimod Accord 0,5 mg - Hartkapseln 56C01
(Z.Nr. EU/1/20/1450/*) NR. P. nicht im Handel. L04AA27

Fingolimod Stada 0,5 mg - Hartkapseln 56C01
(Z.Nr. 1-40322) NR. P. nicht im Handel. L04AA27

▼ *Fingolya 0,5 mg - Hartkapseln* 56C01
(Z.Nr. 1-40147) NR. P. nicht im Handel. L04AA27

🐾 **Finilac 50 Mikrogramm/ml - Lösung zum Eingeben für Hunde und Katzen** 833AZ
(Z.Nr. 8-36032) RP. P. QG02CB03
ZI: Le Vet Beheer, Oudewater, Niederlande
Z: 1 ml enthält: Cabergolin 50 µg, Triglyceride, mittelkettige.
EW: Prolaktinhemmer.
AG: Scheinträchtigkeit der Hündin; Unterdrückung der Laktation bei Hündinnen und Katzen.
AA: Direkt in die Maulhöhle oder mit dem Futter.
DO: 1mal tgl. 0,1 ml (= 5 mcg Cabergolin)/kg KG über 4-6 Tage. Wiederholung möglich.
SST: Nicht bei trächtigen Tieren anwenden (wirkt abortiv). Bei laktierenden Tieren nur zur Unterdrückung der Laktation anwenden.
NW: Passagere Hypotonie, Schläfrigkeit, Anorexie, Erbrechen, sehr selten Allergien, ZNS.
WW: Abschwächung durch Dopaminantagonisten (Phenothiazine, Butyrophenone, Metoclopramid kontraindiziert). Nicht gleichzeitig mit Blutdrucksenkern anwenden.
WH: Wasser- und Kohlenhydrataufnahme einschränken; vermehrte körperliche Aktivität empfohlen. Nicht direkt nach einem chirurgischen Eingriff verabreichen. Vorsicht bei Leberschäden.
PG: 15 ML VT [€ 43,20]

Finomel - Emulsion zur Infusion 37F02, 37F04
(Z.Nr. 1-38659) RP. P. B05BA10
ZI: Baxter Healthcare, Wien
Z: 1085 ml rekonstituierte Emulsion enthält: Glucoselösung (entspr. Glucose 137,8 g) (entspr. Glucose monohydrat 151,5 g); Lipidemulsion (entspr. Lipide 44 g): Fischöl, Omega-3-Säuren-reiches zur parenteralen Anwendung 8,24 g, Oliven-Öl, raffiniert zur parenteralen Anwendung 10,3 g, Sojaöl, raffiniert zur parenteralen Anwendung 12,36 g, Triglyceride, mittelkettige 10,3 g; Aminosäurenlösung (entspr. Aminosäuren 55 g) (entspr. Stickstoff 9,1 g): Alanin 11,41 g, Arginin 6,34 g, Glycin 5,68 g, Histidin 2,64 g, Isoleucin 3,31 g, Leucin 4,02 g, Lysin 3,2 g (entspr. Lysin hydrochlorid 3,99 g), Methionin 2,2 g, Phenylalanin 3,09 g, Prolin 3,75 g, Serin 2,76 g, Threonin 2,31 g, Tryptophan 0,99 g, Tyrosin 0,22 g, Valin 3,2 g; Natrium acetat-Trihydrat 3,1 g, Kaliumchlorid 2,47 g, Calciumchlorid dihydrat 0,41 g, Magnesiumsulfat-7-Wasser 1,36 g, Natriumglycerophosphat, wasserhaltiges 3,26 g, Zinksulfat-heptahydrat 0,013 g; Elektrolyte: Natrium 44,1 mmol, Kalium 33,1 mmol, Magnesium 5,5 mmol, Calcium 2,8 mmol, Phosphat 10,7 mmol, Acetat 79,5 mmol, Chlorid 60,5 mmol, Sulfat 5,6 mmol, Zink 0,04 mmol, Osmolarität: ca. 1440 mosmol/l; Essigsäure 99% (zur pH-Wert Einstellung), Salzsäure 3,7% (zur pH-Wert-Einstellung), Phospholipide aus Eiern zur Injektion, Glycerol, Natrium oleat, all-rac-alpha-Tocopherol, Natrium hydroxid Lösung 4% (zur pH-Wert Einstellung), Wasser für Injektionszwecke.
EW: Glukose+Aminosäuren mit Elektrolyten+Lipide.
AG: Parenterale Ernährung.
AA: Zentralvenöse Infusion, max. Infusionsgeschwindigkeit 2 ml/kg KG/h.
DO: TD 13-31 ml/kg KG, MTD 35 ml/kg KG. Keine Daten an Kindern und Jugendlichen.
GA: Schwere Hyperlipidämie, schwere Leber-, Niereninsuffizienz, schwere Gerinnungsstörungen, Aminosäurenstoffwechselstörungen, Hyperglykämie, allgeneine GA einer Infusionstherapie, instabile Zustände.
SST: Sorgfältige Indikationsstellung.
NW: Überempfindlichkeit, Dyspnoe, Lungengefäßpräzipitate, erhöhtes Infektionsrisiko, Fettüberladungssyndrom, Refeeding Syndrom, Hyperglykämie, Fieber, Übelkeit, Leberenzymanstiege.
WW: Ceftriaxon nicht über dieselbe Infusionsleitung applizieren. Beeinflussung von Labortests durch Lipide.
WH: Kontrollen: Wasser, Elektrolyte, Triglyzeride, Vorsicht bei Laktatazidose, Lungenödem, Herzinsuffizienz, Elektrolytretention
PG: **1085ML** 4 ST * (EKO: N) [€ 444,00], **1435ML** 4 ST * (EKO: N) [€ 612,70]

Finomel Peri - Emulsion zur Infusion 37F02, 37F04
(Z.Nr. 1-38660) RP. P. B05BA10
ZI: Baxter Healthcare, Wien
Z: 1085 ml rekonstituierte Emulsion enthält: Glucoselösung (entspr. Glucose 76,7 g) (entspr. Glucose monohydrat 84,4 g); Lipidemulsion (entspr. Lipide 32 g): Fischöl, Omega-3-Säuren-reiches zur parenteralen Anwendung 6,12 g, Oliven-Öl, raffiniert zur parenteralen Anwendung 7,65 g, Sojaöl, raffiniert zur parenteralen Anwendung 9,18 g, Triglyceride, mittelkettige 7,65 g; Aminosäurenlösung (entspr. Aminosäuren 34 g) (entspr. Stickstoff 5,6 g): Alanin 7,08 g, Arginin 3,93 g, Glycin 3,52 g, Histidin 1,64 g, Isoleucin 2,05 g, Leucin 2,5 g, Lysin 1,98 g (entspr. Lysin hydrochlorid 2,48 g), Methionin 1,37 g, Phenylalanin 1,92 g, Prolin 2,33 g, Serin 1,71 g, Threonin 1,44 g, Tryptophan 0,62 g, Tyrosin 0,14 g, Valin 1,98 g; Natrium acetat-Trihydrat 1,92 g, Kaliumchlorid 1,53 g, Calciumchlorid dihydrat 0,25 g, Magnesiumsulfat-7-Wasser 0,84 g, Natriumglycerophosphat, wasserhaltiges 2,03 g, Zinksulfat-heptahydrat 0,008 g; Elektrolyte: Natrium 27,4 mmol, Kalium 20,6 mmol, Magnesium 3,4 mmol, Calcium 1,7 mmol, Phosphat 6,6 mmol, Acetat 49,3 mmol, Chlorid 37,6 mmol, Sulfat 3,5 mmol, Zink 0,03 mmol, Osmolarität: ca. 850 mosmol/l; Essigsäure 99% (zur pH-Wert Einstellung), Salzsäure 3,7% (zur pH-Wert-Einstellung), Phospholipide aus Eiern zur Injektion, Glycerol, Natrium oleat, all-rac-alpha-Tocopherol, Natrium hydroxid Lösung 4% (zur pH-Wert Einstellung), Wasser für Injektionszwecke.
EW: Glukose+Aminosäuren mit Elektrolyten+Lipide.
AG: Parenterale Ernährung.
AA: Zentral- oder peripher-venöse Infusion, max. Infusionsgeschwindigkeit 3 ml/kg KG/h.
DO: TD 20-40 ml/kg KG, MTD 40 ml/kg KG. Keine Daten an Kindern und Jugendlichen.
GA: Schwere Hyperlipidämie, schwere Leber-, Niereninsuffizienz, schwere Gerinnungsstörungen, Aminosäurenstoffwechselstörungen, Hyperglykämie, allgemeine GA einer Infusionstherapie, instabile Zustände.
SST: Sorgfältige Indikationsstellung.

NW: Überempfindlichkeit, Dyspnoe, Lungengefäßpräzipitate, erhöhtes Infektionsrisiko, Fettüberladungssyndrom, Refeeding Syndrom, Hyperglykämie, Fieber, Übelkeit, Leberenzymanstiege.
WW: Ceftriaxon nicht über dieselbe Infusionsleitung applizieren. Beeinflussung von Labortests durch Lipide.
WH: Kontrollen: Wasser, Elektrolyte, Triglyzeride, Vorsicht bei Laktatazidose, Lungenödem, Herzinsuffizienz, Elektrolytretention.
PG: **1085ML** 4 ST * (EKO: N) [€ 380,55], **1450ML** 4 ST * (EKO: N) [€ 475,70]

Firazyr 30 mg - Injektionslösung in einer Fertigspritze — 27D02

(Z.Nr. EU/1/08/461/*) NR. P. — B06AC02
ZI: Shire Pharmaceuticals Ireland, Dublin, Irland
Z: 1 Fertigspritze mit 3 ml enthält: Icatibant acetat 30 mg, Natriumchlorid, Eisessig zur pH-Wert-Einstellung, Natriumhydroxid zur pH-Wert-Einstellung, Wasser für Injektionszwecke.
EW: Antagonist des Bradykinin-Rezeptors Typ 2.
AG: Akute Attacken eines hereditären Angioödems.
AA: S.c. (nach Anleitung auch zur Selbstapplikation).
DO: Einmalig 30 mg. Wiederholung nach 6 Std. bei Bedarf, MTD 3 Injektionen.
Kinder ab 2 Jahre und Jugendliche: 12-25 kg KG: 10 mg. 26-40 kg KG: 15 mg. 41-50 kg KG: 20 mg. 51-65 kg KG: 25 mg. Maximal 1 Injektion pro Attacke.
SST: Nutzen/Risiko-Abwägung.
NW: Magen/Darm, Schwindel, Kopfschmerzen, lokale Reaktionen, Fieber, Transaminasenanstiege.
WW: ACE-Hemmer (kontraindiziert).
WH: Vorsicht bei instabiler Angina pectoris oder nach Schlaganfall. Verkehrshinweis.
PG: 1 ST RE1 (EKO: Y) [€ 2.424,65]

Firazyr 30 mg - Injektionslösung in einer Fertigspritze — 27D02

(Z.Nr. EU/1/08/461/*) NR. P. Parallelimport. — B06AC02
V: Eurim-Pharm, Salzburg
Z: 1 Fertigspritze mit 3 ml enthält: Icatibant acetat 30 mg, Natriumchlorid, Eisessig zur pH-Wert-Einstellung, Natriumhydroxid zur pH-Wert-Einstellung, Wasser für Injektionszwecke.
PG: 1 ST RE1 (EKO: Y) [€ 2.396,15]

Firazyr 30 mg - Injektionslösung in einer Fertigspritze — 27D02

(Z.Nr. EU/1/08/461/*) NR. P. Parallelimport. — B06AC02
V: Orifarm, Leverkusen, Deutschland
Z: 1 Fertigspritze mit 3 ml enthält: Icatibant acetat 30 mg, Natriumchlorid, Eisessig zur pH-Wert-Einstellung, Natriumhydroxid zur pH-Wert-Einstellung, Wasser für Injektionszwecke.
PG: 1 ST RE1 (EKO: Y) [€ 2.396,15]

▼ Firdapse 10 mg - Tabletten — 56C02

(Z.Nr. EU/1/09/601/*) NR. P. — N07XX05
ZI: Serb, Brüssel, Belgien
Z: 1 Tablette enthält: Amifampridin 10 mg (entspr. Amifampridin phosphat), Cellulose, mikrokristalline, Siliciumdioxid, hochdisperses, Calcium stearat.
EW: Blockiert spannungsabhängige Kaliumkanäle.
AG: Lambert-Eaton-Myasthenisches Syndrom (LEMS).
AA: Mit den Mahlzeiten einnehmen.
DO: TD initial 15 mg, alle 4-5 Tage um 5 mg erhöhen. TD in 3-4 ED: MED 20 mg, MTD 60 mg.
Keine Daten an Kindern und Jugendlichen.
GA: Epilepsie, nicht kontrolliertes Asthma, QT-Syndrome.
SST: Nicht anwenden; zuverlässige Kontrazeption empfohlen. Nutzen/Risiko-Abwägung in der Stillzeit.
NW: Schwindel, Parästhesien, kalte Extremitäten, Hyperhidrose, kalter Schweiß, Magen/Darm, Krämpfe, Asthmaanfälle.
WW: Gegenanzeige: QT-verlängernde Substanzen (Sultoprid, Disopyramid, Cisaprid, Domperidon, Rifampicin, Ketoconazol).
Vorsicht: Die Krampfschwelle erniedrigende Substanzen, Anticholinergika, Cholinergika, Muskelrelaxantien.
WH: Vorsicht bei Leber-, Nierenschäden, erhöhtem Schwannomrisiko. Bei Krampfanfällen absetzen.
PG: 100 ST * (EKO: N) [€ 3.316,65]

▼ Firdapse 10 mg - Tabletten — 56C02
(Z.Nr. EU/1/09/601/*) NR. P. Parallelimport. — N07XX05
nicht im Handel.

▼ Firdapse 10 mg - Tabletten — 56C02

(Z.Nr. EU/1/09/601/*) NR. P. Parallelimport. — N07XX05
V: Haemato Pharm, Schönefeld, Deutschland
Z: 1 Tablette enthält: Amifampridin 10 mg (entspr. Amifampridin phosphat), Cellulose, mikrokristalline, Siliciumdioxid, hochdisperses, Calcium stearat.
PG: 100 ST * (EKO: N) [€ 3.251,15]

Firmagon 80 mg - Pulver und Lösungsmittel zur Herstellung einer Injektionslösung — 55D01

(Z.Nr. EU/1/08/504/*) NR. P. — L02BX02
ZI: Ferring Pharmaceuticals, Kopenhagen, Dänemark
Z: 1 Durchstechflasche enthält: Degarelix 80 mg (entspr. Degarelix acetat), (entspr. → 20 mg/ml), Mannitol, Lösungsmittel: Wasser für Injektionszwecke.
EW: Gonadotropin-Releasing-Hormon-Antagonist.
AG: Fortgeschrittenes hormonabhängiges Prostatakarzinom.
AA: Nur s.c. (Abdominalbereich), cave i.v.!
DO: Initial 240 mg (2mal 120 mg nacheinander), dann monatlich 80 mg. Keine Indikation für Frauen, Kinder und Jugendliche.
NW: Hitzewallungen, Gewichtszunahme, lokale Reaktionen (selten schwerwiegend), grippeähnliche Symptome, ZNS, Psyche, Magen/Darm, Leber, Hyperhidrose, Niere.
WW: Vorsicht: QTc-verlängernde Arzneimittel.
WH: QTc-Intervall beachten. Vorsicht bei Leber-, Nierenschäden. Bei Diabetikern Blutzucker kontrollieren. Kardiovaskuläre Risikofaktoren berücksichtigen. Verkehrshinweis.
PG: 1 ST IND (2) (EKO: G) [€ 246,05]

Firmagon 80 mg - Pulver und Lösungsmittel zur Herstellung einer Injektionslösung — 55D01

(Z.Nr. EU/1/08/504/*) NR. P. Parallelimport. — L02BX02
V: Abacus Medicine, Copenhagen, Dänemark
Z: 1 Durchstechflasche enthält: Degarelix 80 mg (entspr. Degarelix acetat), (entspr. → 20 mg/ml), Mannitol, Lösungsmittel: Wasser für Injektionszwecke.
PG: 1 ST IND (2) (EKO: G) [€ 241,10]

Firmagon 80 mg - Pulver und Lösungsmittel zur Herstellung einer Injektionslösung — 55D01
(Z.Nr. EU/1/08/504/*) NR. P. Parallelimport. — L02BX02
nicht im Handel.

Firmagon 80 mg - Pulver und Lösungsmittel zur Herstellung einer Injektionslösung — 55D01

(Z.Nr. EU/1/08/504/*) NR. P. Parallelimport. — L02BX02
V: Orifarm, Leverkusen, Deutschland
Z: 1 Durchstechflasche enthält: Degarelix 80 mg (entspr. Degarelix acetat), (entspr. → 20 mg/ml), Mannitol, Lösungsmittel: Wasser für Injektionszwecke.
PG: 1 ST IND (2) (EKO: G) [€ 241,10]

Firmagon 120 mg - Pulver und Lösungsmittel zur Herstellung einer Injektionslösung — 55D01

(Z.Nr. EU/1/08/504/*) NR. P. — L02BX02
ZI: Ferring Pharmaceuticals, Kopenhagen, Dänemark
Z: 1 Durchstechflasche enthält: Degarelix 120 mg (entspr. Degarelix acetat), (entspr. → 40 mg/ml), Mannitol, Lösungsmittel: Wasser für Injektionszwecke.
Kurzinformation: siehe Firmagon 80 mg - Pulver und Lösungsmittel zur Herstellung einer Injektionslösung, → S. 573
PG: 2 ST IND (EKO: G) [€ 396,95]

🐾 Firodyl 62,5 mg - Kautabletten für Hunde — 806A
(Z.Nr. 8-39318) RP. P. nicht im Handel. — QM01AH90

🐾 Firodyl 250 mg - Kautabletten für Hunde — 806A
(Z.Nr. 8-39320) RP. P. nicht im Handel. — QM01AH90

Fixapost 50 Mikrogramm/ml + 5 mg/ml - Augentropfen, Lösung im Einzeldosisbehältnis — 47H04
(Z.Nr. 1-38361) RP. P. nicht im Handel. — S01ED51

Fizamol 500 mg - Brausetabletten — 02B01

(Z.Nr. 1-40179) RP. P. — N02BE01
ZI: Accord Healthcare, Utrecht, Niederlande
Z: 1 Brausetablette enthält: Paracetamol 500 mg, Citronensäure, wasserfreie, Natriumhydrogencarbonat, Sorbitol 100 mg, Natriumcarbonat, wasserfrei (entspr. Natrium 418,5 mg), Povidon, Simeticon, Saccharin natrium, Macrogol, Zitronenaroma Powdarome Lemon Premium (entspr. Aromazubereitungen) (entspr. Aromastoffe) (entspr. Aromastoffe, natürlich) (entspr. Maltodextrin (Mais)) (entspr. Akaziengummi) (entspr. alpha-Tocopherol).
EW: Analgetisch, antipyretisch.
AG: Leichte bis mäßig starke Schmerzen und/oder Fieber (symptomatisch).
AA: Zum Einnehmen nach vollständigem Auflösen der Tabletten in einem Glas Wasser.

DO: ED 1 - 2 Tabletten alle 4 - 6 Std. nach Bedarf, MTD 8 Tabletten. Kinder: ED 10 - 15 mg/kg KG alle 4 - 6 Std., MTD 60 mg/kg KG in 4 ED.
SST: Kurzzeitige Anwendung in möglichst niedriger Dosierung möglich.
NW: Überempfindlichkeit (bis Schock), Blutbild, Kopfschmerz, Psyche, Transaminasenanstieg, bei Alkoholmissbrauch Leberschäden, bei Langzeitgabe Nierenschäden.
WW: Nicht mit anderen Paracetamol- haltigen Schmerzmitteln kombinieren. Vorsicht: Warfarin verstärkt; Chloramphenicol, Leberenzyminduktoren (erhöhte Toxizität), Probenecid (Paracetamol-Dosis halbieren), Metoclopramid (erhöhte Resorption), Cholestyramin (1 Std. Abstand), Zidovudin.
WH: Vorsicht bei Gilbert- Syndrom, Leber- oder Nierenschäden, Glucose-6-Phosphat Dehydrogenase-Mangel, hämolytischer Anämie, Dehydratation, Alkoholmissbrauch, chronischer Mangelernährung, Analgetika- Asthma, Glutathion- Mangel. Auf Leberschäden achten.
Bei Vergiftung Antidot Acetylcystein (bevorzugt i.v.).
PG: 20 ST * (EKO: N) [€ 7,90]

F

Flammazine - Creme 22A01
(Z.Nr. 0-17189) RP. P. D06BA01
ZI: Alliance Pharma (Ireland), Dublin, Irland
Z: 1 g enthält: Sulfadiazin silber 10 mg, Polysorbat 60, Polysorbat 80, Glycerolmonostearat 40-55, Cetylalkohol 40 mg, Propylenglykol 70 mg, Paraffin, flüssiges, Wasser, gereinigtes.
EW: Antibakteriell.
AG: Wundinfektionen.
AA: Auf der Haut.
DO: 1mal tgl. 2-3 mm dick auftragen. Anwendungsdauer meist 10-14 Tage.
Begrenzte Erfahrungen bei Kindern ab 2 Monaten.
GA: Sulfonamidüberempfindlichkeit, Kinder unter 2 Monaten (Kernikterusgefahr).
SST: Nutzen/Risiko-Abwägung im 1. und 2.Trimenon, Gegenanzeige im 3. Trimenon. Vorsicht in der Stillzeit, besonders bei Neugeborenen.
NW: Lokale Reaktionen , Überempfindlichkeit (schwere Hautreaktionen), Leukopenie, Argyrose (besonders durch UV-Licht).
WW: Vorsicht: Proteolytische Enzyme. Antikoagulanzien, Antidiabetika, Diphenylhydantoin (verstärkt) , Procain, Benzocain, Tetracain (abgeschwächt). 3 Tage Abstand zu oraler Typhusimpfung.
WH: Vorsicht bei Leber-, Nieren-, Blutbildschäden, Glukose-6 Phosphat- Dehydrogenasemangel. Auf schwere Hautreaktionen achten. Bei Langzeitgabe Blutbildkontrolle.
PG: 50 G (EKO: G) [€ 8,00], 500 G * (EKO: N) [€ 58,75]

Flamyar spag. Peka - Salbe 22X
(Z.Nr. 3-00424) RPF. P. V03AX
ZI: Pekana Naturheilmittel, Kißlegg, Deutschland
Z: 1 g Salbe enthält: Arnica montana-spag. Peka D12 35 mg, Bryonia cretica-spag. Peka D4 45 mg, Guajacum (Homöopathie) D4 30 mg, Toxicodendrum quercifolium (Homöopathie) D12 40 mg, Bellis perennis-spag. Peka D8 30 mg, Ledum palustre (Homöopathie) D4 50 mg, Ruta graveolens-spag. Peka D6 40 mg, Viscum album-spag. Peka D4 50 mg, Triglyceride, mittelkettige, Cetylstearylalkohol, emulgierender (Typ A), Cetylalkohol, Cetylpalmitat, Ethanol 96% (entspr. Gesamtethanolgehalt ca. 6 % (V/V)), Wasser, gereinigtes.
EW: Homöopathikum.
AG: Unterstützend bei stumpfen Traumen, Blutergüssen, Hexenschuss, Muskelverspannungen.
AA: Auf der Haut.
DO: 1-2x tgl. auf die betroffene Stelle auftragen. Nicht für Kinder unter 1 Jahr.
SST: Vorsicht.
PG: 35 G * (EKO: N) [€ 9,50], 100 G * (EKO: N) [€ 15,90]

Flebogamma DIF 50 mg/ml - Infusionslösung 36C02
(Z.Nr. EU/1/07/404/*) NR. P. nicht im Handel. J06BA02

Flebogamma DIF 100 mg/ml - Infusionslösung 36C02
(Z.Nr. EU/1/07/404/*) NR. P. nicht im Handel. J06BA02

Flector EP - Pflaster 13F04
(Z.Nr. 1-23243) RPF. P. M02AA15
ZI: Sanova Pharma, Wien
Z: 1 Pflaster enthält: Diclofenac epolamin 180 mg, Gelatine, Povidon, Sorbitlösung 70%, Ton, weisser, Titandioxid, Propylenglycol 420 mg, Methyl-4-hydroxybenzoat 14 mg, Propyl-4-hydroxybenzoat 7 mg, Natrium edetat dihydrat, Weinsäure, Carmellose natrium, Natrium polyacrylat, Dihydroxyaluminium glycinat, 1,3-Butandiol, Polysorbat 80, Fragrance Dalin PH, Wasser, gereinigtes, Polyester Tuch, Propylenfilm.
EW: Nichtsteroidales Antiphlogistikum.
AG: Äußerliche Behandlung von Schmerz- und Schwellungszuständen.
DO: 1-2mal tgl. 1 Pflaster auf zu behandelnde Stelle auflegen und gut andrücken. Nicht für Kinder und Jugendliche unter 16 Jahren.
GA: Analgetika-Überempfindlichkeit, verletzte Haut, aktives Ulcus pepticum.
SST: Nicht anwenden; Kontraindikation ab 6. Monat. In der Stillzeit nur nach ärztlicher Empfehlung anwenden.
NW: Lokale Reaktionen. Bei großflächiger Anwendung systemische NW möglich.
WH: Nur auf intakter Haut, nicht auf Augen oder Schleimhäuten anwenden.
Vorsicht bei Asthma.
PG: 2 ST * (EKO: N) [€ 8,95], 5 ST * (EKO: N) [€ 20,95], 10 ST * (EKO: N) [€ 34,95]

🐾 *Flevox 2,5 mg/ml - Spray zur Anwendung auf der Haut, Lösung für Katzen und Hunde* 804B, 804D
(Z.Nr. 8-01127) RPF. P. nicht im Handel. QP53AX15

🐾 *Flevox 50 mg - Spot-on Lösung für Katzen* 804B, 804D
(Z.Nr. 8-00949) RPF. P. nicht im Handel. QP53AX15

🐾 *Flevox 67 mg - Spot-on Lösung für kleine Hunde* 804B, 804D
(Z.Nr. 8-00950) RPF. P. nicht im Handel. QP53AX15

🐾 *Flevox 134 mg - Spot-on Lösung für mittelgroße Hunde* 804B, 804D
(Z.Nr. 8-00951) RPF. P. nicht im Handel. QP53AX15

🐾 *Flevox 268 mg Spot-on Lösung für große Hunde* 804B, 804D
(Z.Nr. 8-00952) RPF. P. nicht im Handel. QP53AX15

Flexbumin 200 g/l - Infusionslösung 20G01
(Z.Nr. 2-00327) NR. P. nicht im Handel. B05AA01

Flexbumin 250 g/l - Infusionslösung 20G01
(Z.Nr. 2-00328) NR. P. nicht im Handel. B05AA01

🐾 *Flimabend 100 mg/g - Suspension zum Eingeben über das Trinkwasser für Hühner und Schweine* 803CA
(Z.Nr. 8-01168) RP. P. VNW. nicht im Handel. QP52AC12

🐾 **Flimabo 100 mg/g - Suspension zum Eingeben über das Trinkwasser für Hühner und Schweine** 803CA
(Z.Nr. 8-01167) RP. P. VNW. QP52AC12
ZI: Krka, Novo Mesto, Slowenien
Z: 1 g der Suspension zum Eingeben enthält: Flubendazol 100 mg, Natriumbenzoat 5 mg, Methyl-4-hydroxybenzoat 2 mg, Natrium edetat 0,1 mg, Carmellose natrium, Xanthan gummi, Citronensäure monohydrat, Carbomer, Propylenglycol, Wasser, gereinigtes.
EW: Anthelminthikum.
AG: Hühner: Helminthose durch Ascardia galli, Heterakis gallinarum, Capillaria spp.
Schweine: Helminthose durch Ascaris suum.
AA: Über das Trinkwasser.
DO: Hühner: TD 1,43 mg Flubendazol/kg KG über 7 Tage.
Schweine: Helminthosis durch adulte Stadien und L4 Larvenstadien: TD 1 mg Flubendazol/kg KG über 5 Tage.
Helminthosis durch adulte Stadien: TD 2,5 mg Flubendazol/kg KG über 2 Tage.
SST: Anwendung möglich.
NW: Störungen der Federausbildung bei Hühnern.
VNW: Hühner: Essbare Gewebe 2 Tage, Eier 0 Tage.
Schweine (Essbare Gewebe): TD 1 mg/kg KG: 3 Tage. TD 2,5 mg/kg KG: 4 Tage.
PG: 4 ST VNW [€ 344,65], 25 ST VNW [€ 359,20]

▼ **Flixabi 100 mg - Pulver für ein Konzentrat zur Herstellung einer Infusionslösung** 13A02, 42F, 22F01
(Z.Nr. EU/1/16/1106/*) NR. P. E. L04AB02
ZI: Samsung Bioepis NL, Delft, Niederlande
Z: 1 Durchstechflasche enthält: Infliximab 100 mg, mittels DNA-Technologie rekombinant aus Ovarialzellen des Chinesischen

Hamsters hergestellt, Sucrose, Polysorbat 80, Natriumdihydrogenphosphat Monohydrat, Dinatriumhydrogenphosphat-7-Wasser.
EW: Monoklonaler Antikörper, TNFα-Blocker, immunsuppressiv.
AG: Rheumatoide Arthritis, mäßig- bis schwergradig aktiver Morbus Crohn, Colitis ulcerosa, ankylosierende Spondylitis, Psoriasis-Arthritis, Plaque-Psoriasis.
AA: I.v. Infusion. Infusionsdauer in der Induktionsphase 2 Std., in Erhaltungstherapie ev. bei guter Verträglichkeit auf 1 Std. verkürzen.
DO: **Rheumatoide Arthritis (zusammen mit Methotrexat):** 3 mg/kg KG über 2 Std., Wiederholung nach 2 und 6 Wochen nach Initialdosis, danach alle 8 Wochen.
Bei Bedarf schrittweise Dosiserhöhung bis 7,5 mg/kg alle 8 Wochen. **M. Crohn (auch für Kinder ab 6 Jahren):** 5 mg/kg KG über 2 Std., Wiederholung nach 2 und 6 Wochen nach Initialdosis, danach alle 8 Wochen oder bei Wiederauftreten der Symptomatik.
Colitis ulcerosa (auch für Kinder ab 6 Jahren): 5 mg/kg KG über 2 Std.; Wiederholung nach 2 und 6 Wochen nach Initialdosis, danach alle 8 Wochen.
Ankylosierende Spondylitis: 5 mg/kg über 2 Std., Wiederholung nach 2 und 6 Wochen nach Initialdosis, danach alle 6-8 Wochen
Psoriasis-Arthritis, Psoriasis: 5 mg/kg; Wiederholung nach 2 und 6 Wochen nach Initialdosis, danach alle 8 Wochen.
GA: Sepsis, klinische manifeste Infektionen und Abszesse, Tuberkulose, schwere Herzinsuffizienz (NYHA III-IV).
SST: Zwingende Indikationsstellung in der Schwangerschaft, bis mindestens 6 Monate nach der letzten Behandlung nicht stillen. Empfängnisverhütung bis mindestens 6 Monate nach der letzten Behandlung empfohlen. In utero exponierte Säuglinge bis mindestens 6 Monate nach der Geburt nicht mit Lebendimpfstoffen impfen.
NW: Dyspnoe, infusionsbedingte Reaktionen (Anaphylaxie), verzögerte Überempfindlichkeit, Infusionsreaktionen nach Wiederholungstherapie, Infektionen (Virusinfektionen, invasive Pilzinfektionen, Tuberkulose), Blutbild, Autoantikörperbildung, ZNS (demyelinisierende Erkrankungen), Augen (reversibler Sehverlust), Herzinsuffizienz, myokardiale Ischämie, Kreislauf, Haut (Psoriasis), Magen/Darm, Autoimmunhepatitis, Lymphome, Malignome (T-Zell-Lymphome), Melanome, Merkelzell-Karzinome, apoplektischer Insult.
WW: Lebendimpfstoffe, infektiöse therapeutische Agenzien (wie attenuierte Bakterien) nicht gleichzeitig verabreichen. Nicht empfohlen: Abatacept, Anakinra, andere immunsuppressive Biologika.
WH: Notfallausrüstung zur Schockbekämpfung bereithalten. Auf neue Infektionen (besonders bei älteren Patienten), Autoimmunprozesse, neurologische Ereignisse, aktive Tuberkulose achten. Erhöhtes Dysplasierisiko (Zervixkarzinome), Leukämie, Lymphome beachten. Vor Therapiebeginn Impfstatus des Patienten vervollständigen.
Bei Präparatwechsel auf anderen DMARD auf Infektionszeichen achten.
PG: 1 ST RE2 (EKO: Y) [€ 314,20], 2 ST RE2 (EKO: Y) [€ 608,30], 3 ST RE2 (EKO: Y) [€ 895,55]

▼ *Flixabi 100 mg - Pulver für ein Konzentrat zur Herstellung einer Infusionslösung* 13A02, 42F, 22F01
(Z.Nr. EU/1/16/1106/*) NR. P. E.
Parallelimport. nicht im Handel.
L04AB02

Flixonase aquosum - Nasenspray 50H05

(Z.Nr. 1-19708) NR. P. R01AD08
ZI: GlaxoSmithKline Pharma, Wien
Z: 1 Sprühstoß (= 100 mg wässrige Suspension) enthält: Fluticason propionat 50 µg, Glucose wasserfrei, Cellulose, mikrokristalline und Carboxymethylcellulose (entspr. Avicel RC 591), Phenylethylalcohol, Benzalkonium chlorid 0,02 mg, Polysorbat 80, Salzsäure, verdünnt, Wasser, gereinigtes.
EW: Glukokortikoid zur intranasalen Anwendung.
AG: - Saisonale allergische Rhinitis einschließlich Heuschnupfen, perenniale allergische oder nichtallergische Rhinopathie. Vorbehandlung über einige Tage vor der zu erwartenden Allergenexposition ist indiziert.
- Symptomatisch bei Nasenpolypen.
AA: Intranasal. Nasenspray mindestens 1mal pro Woche reinigen, um ein Verstopfen der Sprühdose zu verhindern.
DO: **Allergische Rhinitis:** 1(-2)mal tgl. 2 Sprühstöße in jedes Nasenloch, MTD 4 Sprühstöße in jedes Nasenloch. Kinder (4-11 Jahre): 1mal tgl. 1 Sprühstoß in jedes Nasenloch bei saisonaler allergischer Rhinitis über max. 4 Wochen. MTD 2 Sprühstöße in jedes Nasenloch. Behandlungserfolg tritt erst nach 3-4 Tagen ein.
Nasenpolypen: Personen ab 16 Jahren: Initial 2mal tgl. 2 Sprühstöße (= MTD) in jedes Nasenloch, Erhaltungstherapie 1mal tgl. 2 Sprühstöße (= MTD) in jedes Nasenloch. Behandlungserfolg stellt sich erst nach einigen Wochen ein.
GA: Kinder unter 4 Jahren, nach Nasenscheidenwandoperation oder -perforation.
SST: Nutzen/Risiko-Abwägung.
NW: Irritationen von Nase und Hals, Geruchs-, Geschmacksstörungen, Sehstörungen (Katarakt, Glaukom), Epistaxis, Kopfschmerzen, Bronchospasmen, Überempfindlichkeit, Nasenseptumperforation. Bei Umstellung von oraler oder parenteraler Kortikoidtherapie Allergien (vor allem an den Augen).
WW: Nicht empfohlen: Ritonavir (erhöhte systemische Exposition von Fluticason). Vorsicht: Starke CYP3A4-Inhibitoren, z.B. Erythromycin, Ketoconazol, Cobicistat.
WH: Vorsicht bei Umstellung von systemischer Steroidtherapie. Vorsicht bei Schleimhautwunden im Nasen/Rachen-Raum. Lokale Infekte adäquat behandeln. Nicht in die Augen sprühen.
PG: 15 G IND (EKO: G) [€ 21,90]

Flixotide junior 50 Mikrogramm - Dosieraerosol 50B01

(Z.Nr. 1-20552) NR. P. R03BA05
ZI: GlaxoSmithKline Pharma, Wien
Z: 1 Sprühstoß enthält: Fluticason propionat 50 µg, Tetrafluorethan (entspr. Norfluran) (entspr. HFA 134A).
EW: Glukokortikoid zur Inhalation.
AG: Entzündliche Atemwegserkrankungen wie Asthma bronchiale, chronisch obstruktive Atemwegserkrankungen (COPD) in Kombination mit Beta2-Sympathomimetikum.
AA: Zur Inhalation.
DO: Initial 2mal tgl. 0,1-1,0 mg, Erhaltungsdosis anpassen.
Kinder über 4 Jahre: 2mal tgl. 0,05-0,1 mg, dann Dosis anpassen (TD 0,1-0,4 mg).
Kinder von 1-4 Jahren: 2mal tgl. 0,1 mg.
COPD: 2mal tgl. 0,5 mg zusätzlich zu lang wirksamem Bronchodilator.
Arzneimittel regelmäßig anwenden (auch bei Symptomfreiheit).
GA: Lungen-Tbc, nicht ausreichend behandelte virale, bakterielle und pilzbedingte Infekte der Lunge; Status asthmaticus.
SST: Nutzen/Risiko-Abwägung.
NW: Candida-Infektionen, Heiserkeit, Allergien bei Umstellung von systemischer Kortikoidtherapie, paradoxer Bronchospasmus, selten Gesichtsödeme, erhöhtes Pneumonierisiko bei COPD, Überempfindlichkeit (bis Anaphylaxie), Heiserkeit, Sehstörungen (Glaukom, Katarakt).
WW: Nicht empfohlen: Ritonavir (erhöhte systemische Exposition von Fluticason). Vorsicht: Starke CYP3A4-Inhibitoren (z.B. Erythromycin, Ketoconazol) einschl. Cobicistat: Erhöhtes NW-Risiko.
WH: Nicht bei plötzlich auftretender Atemnot anwenden. Auf paradoxe Bronchospasmen, Pneumonien achten. Laufende Lungenfunktionsprüfungen. Nicht abrupt abbrechen. Besondere Vorsicht bei Umstellung von systemischer Kortikoidtherapie. Auf psychische Änderungen achten (besonders bei Kindern). Wachstum von Kindern kontrollieren.
Bei Überdosierung Störung der Nebennierenfunktion.
PG: 1 ST (2) (EKO: G) [€ 24,65]

Flixotide standard 125 Mikrogramm - Dosieraerosol 50B01

(Z.Nr. 1-20555) NR. P. R03BA05
ZI: GlaxoSmithKline Pharma, Wien
Z: 1 Sprühstoß enthält: Fluticason propionat 125 µg, Tetrafluorethan (entspr. Norfluran) (entspr. HFA 134A).
Kurzinformation: siehe Flixotide junior 50 Mikrogramm - Dosieraerosol, → S. 575
PG: 1 ST (2) (EKO: G) [€ 38,55]

Flixotide forte 250 Mikrogramm - Dosieraerosol 50B01

(Z.Nr. 1-20559) NR. P. R03BA05
ZI: GlaxoSmithKline Pharma, Wien
Z: 1 Sprühstoß enthält: Fluticason propionat 250 µg, Tetrafluorethan (entspr. Norfluran) (entspr. HFA 134A).
Kurzinformation: siehe Flixotide junior 50 Mikrogramm - Dosieraerosol, → S. 575
PG: 1 ST (2) (EKO: G) [€ 63,55]

Flixotide Diskus junior 100 Mikrogramm - Pulver zur Trockeninhalation 50B01

(Z.Nr. 1-20577) NR. P. R03BA05
ZI: GlaxoSmithKline Pharma, Wien
Z: 1 Dosis enthält: Fluticason propionat 100 µg, Lactose monohydrat 12,4 mg, Milcheiweiß.
EW: Glukokortikoid zur Inhalation.
AG: Entzündliche Atemwegserkrankungen wie Asthma bronchiale. Chronisch-obstruktive Atemwegserkrankungen (COPD) in Kombination mit Beta2-Sympathomimetikum.
AA: Zur Inhalation.
DO: Initial 2mal tgl. 0,1-1,0 mg, Erhaltungsdosis individuell. COPD:

2mal tgl. 0,5 mg zusätzlich zu lang wirksamem Bronchodilator.
Kinder über 4 Jahre: 2mal tgl. 0,05-0,1 mg, dann Dosis anpassen. MTD 0,4 mg.
Arzneimittel regelmäßig anwenden (auch bei Symptomfreiheit).
GA: Lungen-Tbc, nicht ausreichend behandelte virale, bakterielle und pilzbedingte Infekte der Lunge; Status asthmaticus.
SST: Nutzen/Risiko-Abwägung.
NW: Candida-Infektionen, Heiserkeit, Allergien bei Umstellung von systemischer Kortikoidtherapie, paradoxer Bronchospasmus, Überempfindlichkeit (bis Anaphylaxie), erhöhtes Pneumonierisiko bei COPD, Heiserkeit, Sehstörungen (Glaukom, Katarakt).
WW: Nicht empfohlen: Ritonavir (erhöhte systemische Exposition von Fluticason). Vorsicht: Starke CYP3A4 Inhibitoren (z.B. Erythromycin, Ketoconazol) einschl. Cobicistat: Erhöhtes NW-Risiko.
WH: Nicht bei plötzlich auftretender Atemnot anwenden. Auf paradoxe Bronchospasmen, Pneumonien achten. Laufende Lungenfunktionsprüfungen. Nicht abrupt abbrechen. Besondere Vorsicht bei Umstellung von systemischer Kortikoidtherapie. Auf psychische Änderungen achten (besonders bei Kindern).
Bei Überdosierung Störung der Nebennierenfunktion.
PG: 1 ST (EKO: G) [€ 26,00]

F

Flixotide Diskus standard 250 Mikrogramm - Pulver zur Trockeninhalation 50B01

(Z.Nr. 1-20575) NR. P. R03BA05
ZI: GlaxoSmithKline Pharma, Wien
Z: 1 Dosis enthält: Fluticason propionat 250 µg, Lactose monohydrat 12,25 mg, Milcheiweiß.
Kurzinformation: siehe Flixotide Diskus junior 100 Mikrogramm - Pulver zur Trockeninhalation, → S. 575
PG: 1 ST (EKO: G) [€ 42,80]

Flixotide Diskus forte 500 Mikrogramm - Pulver zur Trockeninhalation 50B01

(Z.Nr. 1-20578) NR. P. R03BA05
ZI: GlaxoSmithKline Pharma, Wien
Z: 1 Dosis enthält: Fluticason propionat 500 µg, Lactose monohydrat 12 mg, Milcheiweiß.
Kurzinformation: siehe Flixotide Diskus junior 100 Mikrogramm - Pulver zur Trockeninhalation, → S. 575
PG: 1 ST (EKO: G) [€ 68,10]

Flolan 0,5 mg - Pulver und Lösungsmittel zur Herstellung einer Infusionslösung 10C, 20B

(Z.Nr. 1-20059) NR. P. B01AC09
ZI: GlaxoSmithKline Pharma, Wien
Z: 1 Packung enthält: Epoprostenol 0,5 mg (entspr. Epoprostenol natrium), Mannitol, Glycin, Natriumchlorid (entspr. Natrium 3 mg), Natriumhydroxid zur pH-Wert-Einstellung; Lösungsmittel: Glycin, Natriumchlorid (entspr. Natrium 70 mg), Natriumhydroxid zur pH-Wert-Einstellung, Wasser für Injektionszwecke.
EW: Natürliches Prostaglandin, hemmt die Thrombozytenaggregation.
AG: Pulmonale arterielle Hypertonie (PAH; WHO III-IV).
AA: I.v. Dauerinfusion. Nicht mit PET- oder PETG-haltigen Verabreichungsmaterialien verwenden.
DO: Kurzzeitdosierung: Initial 2 ng/kg/min, Dosiserhöhung um je 2 ng/kg/min alle 15 min nach Bedarf.
Langzeit-Dauerinfusion (über zentralen Venenkatheter): 4 ng/kg/min unterhalb der bei Kurzzeitdosierung maximal verträglichern Infusionsrate.
Details siehe Austria-Codex - Fachinformation.
GA: Schwere linksventrikuläre Dysfunktion, Lungenödem.
SST: Nutzen/Risiko-Abwägung, nicht stillen.
NW: Thrombopenie, Blutungen, Splenomegalie, Gesichtsröte, Kopfschmerzen, unspezifische Schmerzen, Magen/Darm, Tachykardie, Thoraxschmerzen, Bradykardie (Vagusreflex), Hypotonie, Blutzucker erhöht, zerebrale Ödeme, Infektionen, lokale Reaktionen, katheterbedingte Infektionen, Sepsis.
WW: Antikoagulantien, Vasodilatatoren verstärkt. Gewebsplasminogenaktivator (thrombolytische Wirkung verringert). Digoxin.
WH: Besondere Vorsicht bei Angina pectoris. Blutdruck und Herzfrequenz überwachen. Verkehrshinweis.
Bei Überdosierung starke Hypotonie, Plasmaexpander geben.
PG: 1 PK * (EKO: N) [€ 162,30]

Flolan 1,5 mg - Pulver und Lösungsmittel zur Herstellung einer Infusionslösung 10C, 20B

(Z.Nr. 1-23932) NR. P. B01AC09
ZI: GlaxoSmithKline Pharma, Wien
Z: 1 Packung enthält: Epoprostenol 1,5 mg (entspr. Epoprostenol natrium), Mannitol, Glycin, Natriumchlorid (entspr. Natrium 3 mg), Natriumhydroxid zur pH-Wert-Einstellung; Lösungsmittel: Glycin, Natriumchlorid (entspr. Natrium 70 mg), Natriumhydroxid zur pH-Wert-Einstellung, Wasser für Injektionszwecke.
Kurzinformation: siehe Flolan 0,5 mg - Pulver und Lösungsmittel zur Herstellung einer Infusionslösung, → S. 576
PG: 1 PK * (EKO: N) [€ 396,45]

🐾 Flordofen 300 mg/ml - Injektionslösung für Rinder und Schweine 801AZ

(Z.Nr. 8-39180) NR. P. VNW. QJ01BA90
ZI: Dopharma Research, Raamsdonksveer, Niederlande
Z: 1 ml enthält: Florfenicol 300 mg, N-Methylpyrrolidon, Propylenglykol, Macrogol 300.
EW: Bakteriostatisches Antibiotikum.
AG: Rind: Therapie und Metaphylaxe von Atemwegsinfektionen durch Mannheimia haemolytica, Pasteurella multocida und Histophilus somni.
Schwein: Behandlung von akuten Atemwegserkrankungen durch Actinobacillus pleuropneumoniae und Pasteurella multocida.
AA: Injektion in den Nackenbereich; Rinder: S.c. oder i.m. Schweine: I.m.
DO: Rinder: Therapie: 20 mg/kg KG (= 1 ml/15 kg KG) 2mal im Abstand von 48 Std. i.m., oder 40 mg/kg KG (= 2 ml/15 kg KG) einmalig s.c.
Metaphylaxe: 40 mg/kg KG einmalig s.c.
Schweine: 15 mg/kg KG (= 1 ml/20 kg KG) 2mal im Abstand von 48 Std. i.m.
SST: Nutzen/Risiko-Abwägung bei Rindern; für Schweine nicht empfohlen. Nicht für Zuchteber und Zuchtbullen.
NW: Rinder: Verminderte Futteraufnahme, weiche Fäzes, lokale Reaktionen, sehr selten Anaphylaxie.
Schweine: Diarrhoe, perinanale/rektale Erytheme/Ödeme, Fieber, lokale Reaktionen.
WH: Nicht für Ferkel unter 2 kg KG.
VNW: Rind: Essbare Gewebe i.m. 30 Tage, s.c. 44 Tage. Nicht für Tiere, deren Milch für menschlichen Verzehr vorgesehen ist.
Schwein: Essbare Gewebe 18 Tage.
PG: 100 ML VNW [€ 92,25]

🐾 Florgane 300 mg/ml - Injektionssuspension für Rinder und Schweine 801AZ

(Z.Nr. 8-00876) NR. P. VNW. QJ01BA90
ZI: Emdoka bvba, Hoogstraten, Belgien
Z: 1 ml Injektionssuspension enthält: Florfenicol 300 mg, Butan-1-ol 10 mg, Kalium metabisulfit 0,2 mg, Magnesium-D-gluconat, Natrium citrat, Kaliumdihydrogenphosphat, Povidon K12, Carmellose natrium, (3-sn-Phosphatidyl)cholin aus Sojabohnen, vollhydriert, Wasser für Injektionszwecke.
EW: Breitbandantibiotikum.
AG: Rind: Atemwegserkrankungen durch empfindliche Stämme von Mannheimia haemolytica, Pasteurella multocida und Histophilus somni.
Schwein: Atemwegserkrankungen durch empfindliche Stämme von Actinobacilllus pleuropneumoniae und Pasteurella multocida.
AA: I.m. (Rind: Nackenmuskulatur; Schwein: Hinter den Ohren).
DO: Rind: Einmalig 30 mg/kg KG (= 1 ml/10 kg KG).
Schwein: Einmalig 22,5 mg(kg KG (= 0,75 ml / 10 kg KG).
GA: Zuchtbullen, Zuchteber.
SST: Beim Rind Nutzen/Risiko-Abwägung. Beim Schwein nicht empfohlen.
NW: Rind: Lokale Schwellungen und Entzündungen, verminderte Futteraufnahme, Allergien.
Schwein: Diarrhoe, perianales und rektales Erythem/Ödem, lokale Schwellung; bei Überdosierung Verminderung der Futter- und Tränke- aufnahme, Erbrechen.
WH: Nicht bei Ferkeln unter 2 kg KG anwenden.
VNW: Rind: Essbare Gewebe: 37 Tage.
Nicht für Tiere, deren Milch für menschlichen Verzehr bestimmt ist.
Schwein: Essbare Gewebe: 22 Tage.
PG: 100 ML VNW [€ 89,55]

🐾 *Florinject 300 mg/ml - Injektionslösung für Rinder und Schweine* 801AZ
(Z.Nr. 8-35156) NR. P. VNW. nicht im Handel. QJ01BA90

🐾 Florkem 300 mg/ml - Injektionslösung für Rinder und Schweine 801AZ

(Z.Nr. 8-00816) NR. P. QJ01BA90
ZI: Ceva Sante Animale, Libourne, Frankreich
Z: 1 ml enthält: Florfenicol 300 mg, Dimethylacetamid, Diethylenglycolmonoethylether, Macrogol 300.
EW: Antibiotikum.
AG: Rind: Atemwegsinfektionen durch Mannheimia haemolytica, Pasteurella multocida und Histophilus somni.
Schwein: Atemwegsinfektionen durch Actinobacillus pleuropneu-

moniae und Pasteurella multocida.
AA: I.m. (Nacken).
DO: Rind: 20 mg Florfenicol/kg KG 2x im Abstand von 48 Stunden.
Schwein: 15 mg Florfenicol/kg KG 2x im Abstand von 48 Stunden.
GA: Zuchtbullen, Zuchteber.
SST: Nutzen/Risiko-Abwägung.
NW: Entzündungen an der Injektionsstelle.
Rind: Koterweichung, Verminderung der Futteraufnahme.
Schwein: Diarrhoe, Erytheme/Ödeme.
WH: Nicht bei Ferkeln unter 2 kg anwenden.
VNW: Rind: Essbares Gewebe 37 Tage; nicht für Tiere, deren Milch zum menschlichen Verzehr vorgesehen ist.
Schwein: Essbares Gewebe 18 Tage.
PG: 100 ML VN [€ 92,85], 250 ML VN [€ 203,60]

Floron 40 mg/g Arzneimittel-Vormischung zur Herstellung von Fütterungsarzneimitteln für Schweine 801AZ
(Z.Nr. 8-70069) NR. P. VNW. nicht im Handel. QJ01BA90

Flow 15 Mikrogramm/60 Mikrogramm - Filmtabletten 31I01

(Z.Nr. 1-31080) RP. P. G03AA10
ZI: Teva, Haarlem, Niederlande
Z: 1 Packung enthält: Filmtabletten, gelb: Ethinylestradiol 15 µg, Gestoden 60 µg, Tablettenkern: Lactose monohydrat 46,725 mg, Cellulose, mikrokristalline, Polacrilin kalium, Glycerindistearat Typ I; Filmüberzug: Aqua Polish Yellow: (entspr. Hypromellose) (entspr. Hydroxypropylcellulose) (entspr. Talkum) (entspr. Baumwollöl gehärtet) (entspr. Titandioxid) (entspr. Eisenoxid gelb) (entspr. Eisenoxid rot); Placebotabletten, weiss: Tablettenkern: Lactose monohydrat 46,67 mg, Cellulose, mikrokristalline, Polacrilin kalium, Glycerindistearat Typ I; Filmüberzug: Aqua Polish White, (entspr. Hypromellose) (entspr. Macrogol) (entspr. Baumwollöl gehärtet) (entspr. Stärke, modifiziert) (entspr. Titandioxid).
EW: Hormonales Kontrazeptivum (fixe Kombination Estrogen + Gestagen).
AG: Orale Kontrazeption (unter Berücksichtigung der individuellen Risikofaktoren, besonders auf venöse Thromboembolien).
AA: Zum Einnehmen.
DO: Über 24 Tage je 1 gelbe (wirkstoffhaltige) Filmtablette und über die folgenden 4 Tage je 1 weiße (wirkstofffreie) Filmtablette einnehmen. Entzugsblutung beginnt 2-3 Tage nach der letzten gelben Tablette.
Weiters siehe Ovulationshemmer (allgemein).
GA: Vorliegen oder Risiko für venöse Thromboembolie (auch Prädisposition, größere Operationen mit längerer Immobilisierung). Vorliegen oder Risiko für arterielle Thromboembolie (auch Prädisposition, Myokardinfarkt, Angina pectoris, Schlaganfall oder Vorstufen), hohes Risiko für arterielle Thromboembolie (Diabetes mit Gefäßveränderungen, schwere Hypertonie, schwere Fettstoffwechselstörungen, Prädisposition für Thrombosen), schwere Leberschäden, Lebertumore, sexualhormonabhängige maligne Tumore, nicht abgeklärte vaginale Blutungen, Migräne.
SST: In der Schwangerschaft nicht anwenden, in der Stillzeit nicht empfohlen.
Bei Eintritt einer Schwangerschaft sofort absetzen.
NW: Häufig: Kopfschmerzen, Abdominalschmerzen, Brustschmerzen.
Gelegentlich: Vaginale Candidiasis oder andere Pilzinfektionen, erhöhter Appetit, Depression, Migräne, Schläfrigkeit, Beinkrämpfe, Nervosität, Augenbeschwerden, Herz/Kreislauf (Hypertonie, Hypotonie, selten Thrombose/Embolie), Magen/Darm, Haut, Harnwegsinfektionen, Zwischenblutungen, Ausbleiben der Abbruchblutung, Veränderungen an der Geschlechtsorganen, Hitzewallungen, Gewichtsänderungen, Ödeme.
WW: Gegenanzeige: Ombitasvir/Paritaprevir/Ritonavir, Dasabuvir mit oder ohne Ribavirin (Transaminasenanstieg; 2 Wochen Abstand).
Vorsicht: Leberenzyminduktoren können zur Wirkungsminderung oraler Kontrazeptiva führen: Barbiturate, Bosentan, Carbamazepin, Phenytoin, Primidon, Rifampicin, Arzneimittel gegen HIV oder HCV (Ritonavir, Nevirapin, Efavirenz und andere), Felbamat, Griseofulvin, Oxcarbazepin, Topiramat, Johanniskraut.
Bei Kurzzeitbehandlung Barrieremethode bis 28 Tage nach dem Absetzen anwenden. Bei Langzeitbehandlung wird andere, nichthormonale Verhütungsmethode empfohlen.
Enzyminhibitoren (z.B. Etoricoxib) können die Plasmakonzentrationen von Estrogenen und/oder Progestagenen erhöhen. Ethinylestradiol kann die Plasmakonzentration von Theophyllin oder Tizanidin erhöhen.
WH: Erhöhtes Risiko für arterielle und venöse Thromboembolien beachten. Auf Symptome von apoplektischem Insult oder Myokardinfarkt achten. Blutdruck messen. Leicht erhöhtes Brustkrebsrisiko beachten. Bei Leberfunktionsstörungen orales Kontrazeptivum bis zur Normalisierung der Leberfunktion absetzen. Kein Schutz vor AIDS oder anderen sexuell übertragbaren Krankheiten. Anhaltende Blutungsunregelmäßigkeiten diagnostisch abklären. Durchbruchblutungen und/oder Verhütungsversagen als Folge von Wechselwirkungen mit anderen Arzneimitteln möglich.
PG: 28 ST * (EKO: N) [€ 9,30], 84 ST * (EKO: N) [€ 24,90], 168 ST * (EKO: N) [€ 47,30]

Floxabactin 15 mg - Tabletten für Hunde und Katzen 812AD

(Z.Nr. 8-00891) NR. P. QJ01MA90
ZI: Le Vet, Oudewater, Niederlande
Z: 1 Tablette enthält: Enrofloxacin 15 mg, Lactose monohydrat, Maisstärke, Povidon K25, Cellulosepulver, Croscarmellose natrium, Crospovidon, Siliciumdioxid, hochdisperses, Magnesium stearat.
EW: Fluorchinolon-Antibiotikum.
AG: Katzen: Infektionen der oberen Atemwege.
Hunde: Infektionen der oberen und unteren Harnwege, Pyodermie.
AA: Direkt oder mit dem Futter eingeben.
DO: 1mal tgl. 5 mg/kg KG bei Katzen über 5-10 Tage, bei Hunden über 10-15 Tage bei Harnwegsinfektionen bzw. über 21-49 Tage bei Pyodermien.
GA: Wachstumsphase, Epilepsie.
SST: Nutzen/Risiko-Abwägung, bei laktierenden Tieren nicht empfohlen.
NW: Überempfindlichkeit, ZNS, Erbrechen oder Durchfall, Gelenkknorpel- veränderungen im Wachstum.
WW: Nicht anwenden: Tetrazykline, Phenicole, Makrolide (potentiell antagonistisch), NSAIDs (Krämpfe). Vorsicht: Flunixin, Theophyllin. 2 Std. Abstand zu Magnesium- oder Aluminium- hältigen Präparaten.
WH: Nicht bei banalen Infektionen anwenden. Vorsicht bei schweren Nieren- oder Leberschäden. Bei Überdosierung bei Katzen Netzhautschäden bis Blindheit.
PG: 100 ST VT [€ 71,65]

Floxabactin 50 mg -Tabletten für Hunde 812AD

(Z.Nr. 8-00890) NR. P. QJ01MA90
ZI: Le Vet, Oudewater, Niederlande
Z: 1 Tablette enthält: Enrofloxacin 50 mg, Lactose monohydrat, Maisstärke, Povidon K25, Cellulosepulver, Croscarmellose natrium, Crospovidon, Siliciumdioxid, hochdisperses, Magnesium stearat.
EW: Fluorchinolon-Antibiotikum.
AG: Infektionen der oberen und unteren Harnwege, Pyodermie.
AA: Direkt oder mit dem Futter eingeben.
DO: 1mal tgl. 5 mg/kg KG über 10-15 Tage bei Harnwegsinfektionen bzw. über 21-49 Tage bei Pyodermien.
GA: Wachstumsphase, Epilepsie.
SST: Nutzen/Risiko-Abwägung, bei laktierenden Tieren nicht empfohlen.
NW: Überempfindlichkeit, ZNS, Erbrechen oder Durchfall, Gelenkknorpel- veränderungen im Wachstum.
WW: Nicht anwenden: Tetrazykline, Phenicole, Makrolide (potentiell antagonistisch), NSAIDs (Krämpfe). Vorsicht: Flunixin, Theophyllin. 2 Std. Abstand zu Magnesium- oder Aluminium-hältigen Präparaten.
WH: Nicht bei banalen Infektionen anwenden. Vorsicht bei schweren Nieren- oder Leberschäden.
PG: 100 ST VT [€ 116,45]

Floxabactin 150 mg - Tabletten für Hunde 812AD

(Z.Nr. 8-00889) NR. P. QJ01MA90
ZI: Le Vet, Oudewater, Niederlande
Z: 1 Tablette enthält: Enrofloxacin 150 mg, Lactose monohydrat, Maisstärke, Povidon K25, Cellulosepulver, Croscarmellose natrium, Crospovidon, Siliciumdioxid, hochdisperses, Magnesium stearat.
Kurzinformation: siehe Floxabactin 50 mg -Tabletten für Hunde, → S. 577
PG: 100 ST VT [€ 231,80]

Floxacin 400 mg - Filmtabletten 52A03

(Z.Nr. 1-23362) NR. P. J01MA06
ZI: Stada Arzneimittel, Wien
Z: 1 Filmtablette enthält: Norfloxacin 400 mg, Tablettenkern: Povidon K25, Carboxymethylstärke, Natrium Typ A (entspr. Natrium 3,36 mg), Cellulose, mikrokristalline, Siliciumdioxid, hochdispers, wasserfrei, Magnesium stearat, Wasser, gereinigtes; Tablettenfilm: Hypromellose, Talkum, Propylenglycol, Gelborange S 0,5 mg, Titandioxid.
EW: Antibiotikum (Fluorochinolon).
AG: Infektionen der oberen und unteren Harnwege: komplizierte akute Zystitis, bakterielle Prostatitis, Gonorrhoe, komplizierte Harnwegsinfektionen (ausgenommen komplizierte Pyelonephritis). Bei unkomplizierter akuter Zystitis nur als Mittel 2. Wahl.

AA: Unzerkaut mit Flüssigkeit mindestens 1 Std. vor oder 2 Std. nach einer Mahlzeit einnehmen.
DO: 2mal tgl. 400 mg.
HWI in Zusammenhang mit chirurgischen urologischen Eingriffen oder Nephrolithiasis: 2 bis 3mal tgl. 400 mg.
Bei Kreatinin-Clearance von 30 ml/min TD 400 mg.
Behandlungsdauer je nach Indikation 3 bis 21 Tage.
Nicht für Kinder und Jugendliche.
GA: Sehnenentzündung/Sehnenruptur in der Anamnese, Kinder und Jugendliche in der Wachstumsphase.
SST: Gegenanzeige.
NW: Haut, Magen/Darm, Nervensystem (periphere Neuropathie), Psyche (Halluzinationen, Benommenheit), Anorexie, Dysglykämie, Labor,Vaginal-Candidosen, Überempfindlichkeit, Sehstörungen, Tinnitus, Herz (QT-Verlängerung), Sehnen(scheiden)entzündung, Sehnenruptur, erhöhtes Risiko für Aortenaneurysma, hämolytische Anämie (v.a. bei G6PD-Mangel), Leberenzymanstieg, Photosensibilität, SIADH. Sehr selten anhaltende schwere NW unter Beteiligung mehrerer Körpersysteme.
WW: Gegenanzeige: Tizanidin. Vorsicht: Nitrofurantoin, Coffein, Theophyllin (Spiegel erhöht), Ciclosporin (ev. Dosis anpassen), Diazepam, Methotrexat, Warfarin (Wirkung verstärkt), NSAR. Eisenpräparate, (Multivitamin)-Präparate mit zweiwertigen Kationen, Antacida (bis 4 Std. Abstand). Glibenclamid und Insulin (Hypoglykämie), Fenbufen (Krämpfe), orale Kontrazeptiva, QT-verlängernde Substanzen. Milchprodukte nicht gleichzeitig einnehmen
WH: Vorsicht bei Epilepsie, Myasthenie, schweren Nierenschäden, QT-Verlängerung, G6PD-Mangel. Verkehrshinweis.
Bei schweren Durchfällen an pseudomembranöse Colitis denken.
PG: 10 ST (EKO: G) [€ 10,75], 20 ST (EKO: G) [€ 17,35]

Floxal 3 mg/g - Augensalbe — 47C01

(Z.Nr. 1-23679) NR. P. — S01AE01
ZI: Mann Pharma, Berlin, Deutschland
Z: 1 g Salbe enthält: Ofloxacin 3 mg, Paraffin, dickflüssiges, Wollwachs, Vaselin, weisses.
EW: Antibiotikum (Gyrasehemmer).
AG: Infektionen des vorderen Augenabschnitts durch empfindliche Erreger: chronische Bindehautentzündung, Hornhautenztündung und -geschwüre, Chlamydieninfektionen.
AA: Am Auge; mind. 15 min Abstand zu anderen Augenpräparaten.
DO: Alle Alter: 1 cm Salbenstrang 3mal tgl. (Chlamydieninfektionen: 5mal tgl.) in den Bindehautsack einbringen, max. 14 Tage anwenden.
GA: Infektionen mit Beteiligung der tiefen Augenstruktur.
SST: Nicht anwenden.
NW: Überempfindlichkeit, Anaphylaxie, Irritationen des Auges, korneale Ablagerungen, periorbitale Ödeme, Schwellungen des Gesichts.
WW: Zink-hältige Augenpräparate meiden (Wirkungsverlust).
WH: Auf schwere Überempfindlichkeit achten. Keine weichen Kontaktlinsen tragen. Harte Kontaktlinsen vor der Anwendung entfernen und erst nach frühestens 15 min. wieder einsetzen. Starke UV-Exposition vermeiden. Verkehrshinweis.
PG: 3 G * (EKO: N) [€ 5,50]

Floxal - Augentropfen — 47C01

(Z.Nr. 1-19054) NR. P. — S01AE01
ZI: Mann Pharma, Berlin, Deutschland
Z: 1 ml (= 30 Tropfen) enthält: Ofloxacin 3 mg (entspr. → 0,1 mg/Tr), Benzalkonium chlorid 0,025 mg, Natriumchlorid, Salzsäure 3,6 %, Natriumhydroxid zur pH-Wert-Einstellung 4 %, Wasser für Injektionszwecke.
EW: Antibiotikum (Gyrasehemmer).
AG: Infektionen des vorderen Augenabschnittes durch empfindliche Erreger.
AA: Am Auge; mind. 15 min Abstand zu anderen Augenpräparaten.
DO: 4mal tgl. 1 Tropfen in den Bindehautsack eintropfen, Dauer: mind. 4 bis max. 10 Tage.
Keine Studien an Kindern unter 1 Jahr.
SST: In der Schwangerschaft nicht anwenden. Stillen unterbrechen.
NW: Überempfindlichkeit, Anaphylaxie, Irritationen des Auges, korneale Ablagerungen, periorbitale Ödeme, Schwellungen des Gesichts.
WW: Zink-hältige Augenpräparate meiden (Wirkungsverlust).
WH: Bei Beteiligung der tieferen Augenstrukturen nicht anwenden. Anwendung zur Behandlung der Ophthalmia neonatorum nicht empfohlen.Auf schwere Überempfindlichkeit achten. Keine weichen Kontaktlinsen tragen. Harte Kontaktlinsen vor der Anwendung entfernen und erst nach frühestens 15 min. wieder einsetzen. Starke UV-Exposition vermeiden.
Verkehrshinweis.
PG: 5 ML (EKO: G) [€ 5,05]

Floxal 3 mg/ml - Augentropfen im Einzeldosisbehältnis Bausch & Lomb — 47C01

(Z.Nr. 1-19054-P1) NR. P. Parallelimport. — S01AE01
V: Bausch & Lomb, Wien
Z: 1 ml Augentropfen enthält: Ofloxacin 3 mg, Natriumchlorid, Salzsäure zur pH-Wert-Einstellung, Natriumhydroxid-Lösung zur pH-Wert Einstellung, Wasser für Injektionszwecke.
PG: 10 ST * (EKO: N) [€ 9,65]

Floxapen 500 mg - Kapseln — 34A03

(Z.Nr. 0-15542) NR. P. — J01CF05
ZI: Actavis Group PTC, Hafnarfjördur, Island
Z: 1 Kapsel enthält Flucloxacillin 500 mg (entspr. Flucloxacillin natrium), (entspr. Natrium 25,3 mg), Magnesium stearat, Gelatine, Schellack, Propylenglycol, Natriumhydroxid, Povidon, Titandioxid, Eisenoxid schwarz, Eisenoxid gelb, Eisenoxid rot.
EW: Bakterizides Antibiotikum gegen grampositive Kokken, N. meningitidis, N. gonorrhoae.
AG: Nicht lebensbedrohliche Infektionen durch empfindliche Erreger: Haut und Weichteile, Lunge, HNO (insbesondere Otitis media), Fortsetzung einer parenteralen Therapie bei Staphylokokken-Endokarditis oder Gastroenteritis.
AA: 1 Std. vor den Mahlzeiten mit viel Flüssigkeit.
DO: 3mal tgl. 1 g.
Alter 10-14 Jahre: TD 1,5-2 g in 3-4 ED.
Kinder 6-10 Jahre: TD 0,75-1,5 g in 3 ED.
Dosisanpassung bei Nierenschäden.
GA: Kreuzallergie mit Cephalosporinen; Fluocoxacillin-assoziierte Gelbsucht.
SST: Nutzen/Risiko-Abschätzung.
NW: Superinfektionen, Magen/Darm, Überempfindlichkeit (bis Stevens/Johnson-Syndrom, anaphylaktischer Schock), Myalgien, interstitielle Nephritis (reversibel), Leber (auch schwerwiegend), in sehr hohen Dosen Krämpfe.
WW: Vorsicht: Piperacillin, Probenecid (erhöhte Flucloxacillinspiegel), bakteriostatische Chemotherapeutika (Antagonismus), Chinidin, Methotrexat, Warfarin (INR überprüfen), Paracetamol (Risiko einer metabolischen Azidose).
WH: Vorsicht bei allergischer Diathese, Asthma. Kontrollen: Leber, Niere, Blutbild. Bei Pfeifferschem Drüsenfieber nicht anwenden. Auf schwere Überempfindlichkeit achten. Bei schweren Durchfällen an pseudomembranöse Colitis denken, Therapie z.B. Vancomycin oral 4mal 250 mg tgl. Verkehrshinweis.
PG: 16 ST (EKO: G) [€ 17,40]

Floxapen 2 g - Pulver zur Herstellung einer Injektions- bzw. Infusionslösung — 34A03

(Z.Nr. 1-31793) NR. P. — J01CF05
ZI: Actavis Group PTC, Hafnarfjördur, Island
Z: 1 Durchstechflasche enthält: Flucloxacillin 2000 mg (entspr. Flucloxacillin natrium) (entspr. Natrium 4,4 mmol) (entspr. → 102 mg).
EW: Bakterizides Antibiotikum gegen grampositive Kokken, N. meningitidis, N. gonorrhoae.
AG: Nicht lebensbedrohliche Infektionen durch empfindliche Erreger: Haut und Weichteile, Lunge, HNO (insbesondere Otitis media), Fortsetzung einer parenteralen Therapie bei Staphylokokken-Endokarditis oder Gastroenteritis.
AA: I.m., i.v. Injektion oder Infusion.
DO: TD 1-6 g in 3-6 ED.
Kinder: TD 25-50 (bei schweren Infektionen bis 100) mg/kg KG in 3-4 ED. MED 33 mg/kg KG.
Dosisreduktion bei Nierenschäden.
GA: Kreuzallergie mit Cephalosporinen; Fluocoxacillin-assoziierte Gelbsucht.
SST: Nutzen/Risiko-Abschätzung.
NW: Superinfektionen, Magen/Darm, Überempfindlichkeit (bis Stevens/Johnson-Syndrom, anaphylaktischer Schock), Myalgien, interstitielle Nephritis (reversibel), Leber (auch schwerwiegend), in sehr hohen Dosen Krämpfe.
WW: Vorsicht: Piperacillin, Probenecid (erhöhte Flucloxacillinspiegel), bakteriostatische Chemotherapeutika (Antagonismus), Chinidin, Methotrexat, Warfarin (INR überprüfen), Paracetamol (Risiko einer metabolischen Azidose).
WH: Vorsicht bei allergischer Diathese, Asthma. Kontrollen: Leber, Niere, Blutbild. Bei Pfeifferschem Drüsenfieber nicht anwenden. Auf schwere Überempfindlichkeit achten. Bei schweren Durchfällen an pseudomembranöse Colitis denken, Therapie z.B. Vancomycin oral 4mal 250 mg tgl. Verkehrshinweis.
PG: 10 ST * (EKO: N) [€ 133,60]

Floxapen 1 g - Trockenstechampullen — 34A03

(Z.Nr. 0-16914) NR. P. — J01CF05
ZI: Actavis Group PTC, Hafnarfjördur, Island
Z: 1 Trockenstechampulle enthält: Flucloxacillin 1 g (entspr.

Flucloxacillin natrium) (entspr. Natrium 2,2 mmol).
EW: Bakterizides Antibiotikum gegen grampositive Kokken, N. meningitidis, N. gonorrhoae.
AG: Nicht lebensbedrohliche Infektionen durch empfindliche Erreger: Haut und Weichteile, Lunge, HNO (insbesondere Otitis media), Fortsetzung einer parenteralen Therapie bei Staphylokokken-Endokarditis oder Gastroenteritis.
AA: I.m., i.v. Injektion oder Kurzinfusion. Nicht intrathekal oder subkonjunktival; cave i.a. Injektion.
DO: 3-4mal tgl. 1-2 g; MED 2 g, MTD 12 g.
Kinder: TD 25-50 (bei schweren Infektionen bis 100) mg/kg KG in 3-4 ED. MED 33 mg/kg KG.
Dosisreduktion bei Nierenschäden.
GA: Kreuzallergie mit Cephalosporinen; Fluocoxacillin-assoziierte Gelbsucht.
SST: Nutzen/Risiko-Abschätzung.
NW: Superinfektionen, Magen/Darm, Überempfindlichkeit (bis Stevens/Johnson-Syndrom, anaphylaktischer Schock), Myalgien, interstitielle Nephritis (reversibel), Leber (auch schwerwiegend), in sehr hohen Dosen Krämpfe.
WW: Vorsicht: Piperacillin, Probenecid (erhöhte Flucloxacillinspiegel), bakteriostatische Chemotherapeutika (Antagonismus), Chinidin, Methotrexat, Warfarin (INR überprüfen), Paracetamol (Risiko einer metabolischen Azidose).
WH: Vorsicht bei allergischer Diathese, Asthma. Kontrollen: Leber, Niere, Blutbild. Bei Pfeifferschem Drüsenfieber nicht anwenden. Auf schwere Überempfindlichkeit achten. Bei schweren Durchfällen an pseudomembranöse Colitis denken, Therapie z.B. Vancomycin oral 4mal 250 mg tgl. Verkehrshinweis.
PG: 10 ST * (EKO: N) [€ 70,55]

Floxyfral 50 mg - Filmtabletten 49A02

(Z.Nr. 1-21368) NR. P. N06AB08
ZI: Mylan Österreich, Wien
Z: 1 Filmtablette enthält: Fluvoxamin maleat 50 mg, Tablettenkern: Mannitol, Maisstärke, Stärke, verkleistert, Natriumstearylfumarat, Siliciumdioxid; Filmüberzug: (entspr. Hypromellose) (entspr. Macrogol 6000) (entspr. Talkum) (entspr. Titandioxid).
EW: Antidepressivum (selektiver Serotonin-Wiederaufnahmehemmer).
AG: Major Depression, Zwangsstörungen.
AA: Oral, unzerkaut mit Wasser.
DO: Depression: TD initial 50 oder 100 mg abends, dann 100 bis 300 mg.
Nicht bei Personen unter 18 Jahren bei Depression anwenden.
Zwangsstörung: TD initial 50 mg, dann 100 bis 300 mg.
TD über 150 mg in mehreren ED einnehmen.
Kinder ab 8 Jahren: TD initial 25 mg, dann um jeweils 25 mg erhöhen. MTD 200 mg.
GA: MAO-Hemmer-Gabe.
SST: Strenge Indikationsstellung, nicht stillen. Erhöhtes Risiko einer persistierenden pulmonalen Hypertonie beim Neugeborenen beachten.
NW: Nausea, Magen/Darm, ZNS, Tachykardie, Schwitzen, Akathisie, Hypotension, (schwere)Hautreaktionen, Niere, Augen (Mydriasis), selten Serotonin-Syndrom, Hyponatriämie. sexuelle Funktionsstörungen, Krampfanfälle bei Kindern und Jugendlichen.
WW: Gegenazeigen: Tizanidin, Linezolid, MAO-Hemmer: Fluvoxamin 2 Wochen nach irreversiblen MAO-Hemmer oder 1 Tag nach reversiblen MAO-Hemmer absetzen. MAO-Hemmer frühestens nach 1 Woche nach Fluvoxamin einsetzen. Cave Alkohol.
Nicht empfohlen: Terfenadin, Astemizol, Cisaprid, Sildenafil, Clopidogrel.
Vorsicht: Trizyklische Antidepressiva, Neuroleptika, Warfarin, Propranolol, Koffein, Ropinirol, Phenytoin, Benzodiazepine, andere serotonerge Stoffe (Tramadol, Triptane, SSRIs, Johanniskraut), Lithium, orale Antikoagulantien, Antidiabetika.
WH: Patienten bezüglich Suizidgefahr überwachen. Vorsicht bei Manie, Leber-, Nierenschäden, Krampfbereitschaft in der Anamnese, nach akutem Myokardinfarkt. Nicht abrupt absetzen. Blutzucker kontrollieren. Auf Akathisie, schwere Hautreaktionen achten.
PG: 30 ST (EKO: G) [€ 21,20], 60 ST (EKO: G) [€ 31,40]

Floxyfral 100 mg - Filmtabletten 49A02

(Z.Nr. 1-21364) NR. P. N06AB08
ZI: Mylan Österreich, Wien
Z: 1 Filmtablette enthält: Fluvoxamin maleat 100 mg, Mannitol, Maisstärke, Stärke, löslich, Natriumstearylfumarat, Siliciumdioxid, Methylhydroxypropylcellulose, Polyethylenglykol 6000, Talkum, Titandioxid.
Kurzinformation: siehe Floxyfral 50 mg - Filmtabletten, → S. 579
PG: 15 ST * (EKO: N) [€ 23,85 n.l.], 30 ST (EKO: G) [€ 31,40]

Fluad - Injektionssuspension in einer Fertigspritze 36A23

(Z.Nr. 2-00250) NR. P. E. J07BB02
ZI: Seqirus, Monteriggioni, Siena, Italien
Z: 1 Dosis zu 0,5 ml enthält: Influenza-Impfstoff aus Oberflächenantigenen (inaktiviert), mit MF59C.1 als Adjuvans 2020/2021 45 µg HA (entspr. A/Guangdong-Maonan/SWL1536/2019(H1N1)pdm09-ähnlicher Stamm (A/Victoria/2454/2019 IVR 207) 15 µg HA) (entspr. A/Hong Kong/2671/2019 (H3N2)-ähnlicher Stamm (A/Hong Kong/2671/2019 IVR-208 15 µg HA) (entspr. B/Washington/02/2019-ähnlicher Stamm (B/Victoria/705/2018 BVR-11) 15 µg HA) (entspr. Influenzavirus-Oberflächenantigen (Hämagglutinin und Neuraminidase)) Wirtssystem: Huehnereier, befruchtet, vermehrt mit MF59C.1 als Adjuvans, Impfstoff entspricht der WHO-Empfehlung (nördliche Hemisphäre) und der EU-Empfehlung für die Saison 2020/2021, Adjuvans MF59C.1 (entspr. Squalen 9,75 mg) (entspr. Polysorbat 80 1,175 mg) (entspr. Sorbitan trioleat 1,175 mg) (entspr. Natrium citrat 0,66 mg) (entspr. Citronensäure 0,04 mg) (entspr. Wasser für Injektionszwecke), Natriumchlorid, Kaliumchlorid, Kaliumdihydrogenphosphat, Natriummonohydrogenphosphat-dihydrat, Magnesiumchlorid-Hexahydrat, Calciumchlorid dihydrat, Wasser für Injektionszwecke, Spuren von Eier (entspr. Ovalbumin) (entspr. Hühnerprotein), Kanamycin sulfat, Neomycin sulfat, Formaldehyd, Cetyltrimethylammoniumbromid, Hydrocortison.
EW: Influenza-Impfstoff.
AG: Aktive Immunisierung gegen Influenza für ältere Menschen (>= 65 Jahre), besonders für Personen mit einem erhöhten Risiko für Influenza-assoziierte Komplikationen.
AA: I.m., cave i.v. oder s.c.
DO: Eine Einzeldosis von 0,5 ml.
GA: Hühnereiweißallergie, Fieber, akute Infektionen.
NW: Lokale Reaktionen (Schwellung und Schmerzen an der Injektionsstelle, großflächiges Anschwellen der geimpften Extremität), Kopf-, Muskel-, Gelenkschmerzen, Schwitzen, Vaskulitis, neurologische Störungen, angstbedingte Reaktionen, Allergien, Thrombozytopenie (auch schwer).
WW: Immunsuppressiva (Immunantwort vermindert). Pneumokokkenimpfstoff (Häufigkeit von NW erhöht). Falsch positive serologische Tests (z.B. HIV-1, Hepatitis C).
WH: Nadelschutz der Fertigspritze enthält Naturkautschuk (Latexüberempfindlichkeit!).
PG: 1 ST * (EKO: N) [€ 24,80], 10 ST * (EKO: N) [€ 199,35]

Fluanxol 1 mg - Filmtabletten 49B03

(Z.Nr. 0-13182) RP. P. N05AF01
ZI: Lundbeck Austria, Wien
Z: 1 Filmtablette enthält: Flupentixol 1 mg (entspr. Flupentixol dihydrochlorid 1,168 mg), Tablettenkern: Betadex, Lactose monohydrat 19,85 mg, Maisstärke, Hydroxypropylcellulose, Cellulose, mikrokristalline, Croscarmellose natrium, Talkum, Pflanzenöl gehärtet, Magnesium stearat; Überzug: Poly(vinylalkohol), teilweise hydrolysiert, Titandioxid, Macrogol 6000, Macrogol 3350, Talkum, Eisenoxid gelb.
EW: Neuroleptikum (Thioxanthen).
AG: Schizophrene Psychosen (Akut- und Langzeitbehandlung).
AA: Unzerkaut mit Flüssigkeit.
DO: Dauerbehandlung: TD 5-20 mg.
Initial: TD 3-15 mg in 2-3 ED, MTD 40 mg. Für Kinder und Jugendliche nicht empfohlen.
GA: Schock, Koma, ZNS-Dämpfung.
SST: Nutzen/Risiko-Abwägung. Risiko von Neugeborenen für extrapyramidale und/oder Entzugssymptome bei Exposition im 3. Trimenon beachten.
NW: ZNS (extrapyramidale Symptome, epileptische Anfälle), Psyche, Augen, Magen/Darm, Gewichtszunahme, anticholinerg, Cholestase, Kreislauf (sehr selten venöse Thromboembolien), Haut, Blutbild, neuroleptisches malignes Syndrom, Sehstörungen, Tachykardie, QT-Verlängerung.
WW: ZNS-Dämpfer, Blutdrucksenker verstärkt, Pentetrazol (Konvulsionen), Metoclopramid, Piperazin (verstärkte extrapyramidale Symptome), Anticholinergika verstärkt, Dopamin-Agonisten abgeschwächt. QT-verlängernde Substanzen. Vorsicht mit MAO-Hemmern.
WH: Vorsicht bei Herz-, Leber-, Nieren-, Hirnschäden, Risiko für Schlaganfall, Krampftendenz, Thromboseneigung, Knochenmarksdepression. Bei Kindern und Jugendlichen nicht empfohlen. Erhöhte Mortalität bei Patienten mit Demenz.
Kontrollen: Herz, Blutbild, Niere, Leber. Verkehrshinweis. Auf erhöhtes Suizidrisiko achten. Erhöhtes Mortalitätsrisiko bei Demenz.
PG: 100 ST (EKO: G) [€ 16,10]

Fluanxol 5 mg - Filmtabletten 49B03

(Z.Nr. 1-19297) RP. P. N05AF01
ZI: Lundbeck Austria, Wien

Z: 1 Filmtablette enthält: Flupentixol 5 mg (entspr. Flupentixol dihydrochlorid 5,84 mg), Tablettenkern: Betadex, Lactose monohydrat 51,04 mg, Maisstärke, Hydroxypropylcellulose, Cellulose, mikrokristalline, Croscarmellose natrium, Talkum, Pflanzenöl gehärtet, Magnesium stearat; Überzug: Poly(vinylalkohol), teilweise hydrolysiert, Macrogol 3350, Macrogol 6000, Talkum, Eisenoxid gelb, Eisenoxid rot, Titandioxid, Gelborange S 0,06 mg.
Kurzinformation: siehe Fluanxol 1 mg - Filmtabletten, → S. 579
PG: 100 ST (EKO: G) [€ 64,30]

Fluanxol Depot 100 mg - Ampullen 49B03

(Z.Nr. 1-19329) RP. P. N05AF01
ZI: Lundbeck Austria, Wien
Z: 1 Ampulle zu 1 ml enthält: Flupentixol decanoat 100 mg, Triglyceride, mittelkettige.
EW: Neuroleptikum (Thioxanthen).
AG: Langzeitbehandlung chronischer schizophrenen Psychosen.
AA: i.m.
DO: 20-40 mg alle 2-4 Wochen.
GA: Schock, Koma, ZNS-Dämpfung, Akutphase der Behandlung als Notfallsmedikation, schwere körperliche Komorbidität.
SST: Nutzen/Risiko-Abwägung. Risiko von Neugeborenen für extrapyramidale und/oder Entzugssymptome bei Exposition im 3. Trimenon beachten.
NW: ZNS (extrapyramidale Symptome, epileptische Anfälle), Psyche, Augen, Magen/Darm, Gewichtszunahme, anticholinerg, Cholestase, Kreislauf (sehr selten venöse Thromboembolien), Haut, Blutbild, neuroleptisches malignes Syndrom, Sehstörungen, Tachykardie, QT-Verlängerung.
WW: ZNS-Dämpfer, Blutdrucksenker verstärkt, Pentetrazol (Konvulsionen), Metoclopramid, Piperazin (verstärkte extrapyramidale Symptome), Anticholinergika verstärkt, Dopamin-Agonisten abgeschwächt. QT-verlängernde Substanzen. Vorsicht mit MAO-Hemmern.
WH: Vorsicht bei Herz-, Leber-, Nieren-, Hirnschäden, Risiko für Schlaganfall, Krampftendenz, Thromboseneigung, Knochenmarksdepression. Bei Kindern und Jugendlichen nicht empfohlen. Erhöhte Mortalität bei Patienten mit Demenz.
Kontrollen: Herz, Blutbild, Niere, Leber. Verkehrshinweis. Auf erhöhtes Suizidrisiko achten. Erhöhtes Mortalitätsrisiko bei Demenz.
PG: 1 ST (2) (EKO: G) [€ 37,85]

Fluanxol Depot 20 mg - Injektionslösung 49B03

(Z.Nr. 0-14723) RP. P. N05AF01
ZI: Lundbeck Austria, Wien
Z: 1 Ampulle zu 1 ml enthält: Flupentixol decanoat 20 mg, Triglyceride, mittelkettige.
Kurzinformation: siehe Fluanxol Depot 100 mg - Ampullen, → S. 580
PG: 1 ST (2) (EKO: G) [€ 12,00]

Fluarix Tetra - Injektionssuspension in einer Fertigspritze 36A23
(Z.Nr. 2-35552) NR. P. E. nicht im Handel. J07BB02

🐾 Flubenol 50 mg/g - Pulver zum Eingeben für Tiere 803CA

(Z.Nr. 8-16881) RP. P. VNW. QP52AC12
ZI: Lilly Deutschland, Abt. Elanco Animal Health, Bad Homburg, D
Z: 1 g enthält: Flubendazol 50 mg, Natrium laurylsulfat, Titandioxid 20 mg, Lactose.
EW: Breitbandanthelminthikum.
AG: Wurmerkrankungen bei Schwein, Huhn, Pute, Fasan.
AA: Über das Futter eingeben.
DO: Schweine: Sauen: Einmalig 5 mg Flubendazol/kg KG.
Absatzferkel, Läufer, Zucht- und Mastschweine: 1,2 mg Flubendazol/kg KG tgl. über (5-)10 Tage.
Geflügel:
Huhn: TD 1,43 mg Flubendazol/kg KG.
Pute: TD 0,95 mg Flubendazol/kg KG.
Fasan: TD 2,86 mg Flubendazol/kg KG.
Behandlungsdauer 7 Tage.
GA: Tauben, Papageien.
SST: Anwendung in der Trächtigkeit möglich.
NW: Bei Geflügel leichter Durchfall, Störung der Federausbildung.
WH: Nicht mit pelletiertem Futter vermischen.
VNW: Essbare Gewebe: Schwein 5 Tage, Huhn 7 Tage, Pute 1 Tag, Fasan 5 Tage, Eier 0 Tage.
PG: 2 KG VNW [€ 110,95], 600 G VNW [€ 38,60]

🐾 Flubenol KH 44 mg/ml - Paste zum Eingeben für Katzen und Hunde 803CA

(Z.Nr. 8-00033) RP. P. QP52AC12
ZI: Lilly Deutschland, Abt. Elanco Animal Health, Bad Homburg, D
Z: 1 ml enthält: Flubendazol 44 mg, p-Hydroxybenzoesäuremethylester 1,8 mg, p-Hydroxybenzoesäurepropylester 0,2 mg, Glycerol, Carbomer 980, Natriumhydroxid, Wasser, gereinigtes.
EW: Anthelminthikum.
AG: Spul-, Haken-, Peitschen-, Bandwürmer.
AH: Paste auf die Zunge von Hund oder Katze geben bzw. unter das Futter mischen.
DO: 1 ml Paste pro 2 kg KG einmal täglich an 2 folgenden Tagen, bei Peitschen- und Bandwurmbefall an 3 folgenden Tagen.
SST: Anwendung bei Hunden möglich. Bei Katzen nicht anwenden.
NW: Speichelfluss bei Katzen (unbedeutend), Erbrechen bei Hunden.
WH: Nicht bei Tieren zur Gewinnung von Lebens- oder Arzneimitteln anwenden.
PG: 7,5 ML VT [€ 9,80]

▼ Flucelvax Tetra - Injektionssuspension in einer Fertigspritze 36A23

(Z.Nr. EU/1/18/1326/*) NR. P. E. J07BB02
ZI: Seqirus Netherlands, Amsterdam, Niederlande
Z: 1 Dosis zu 0,5 ml enthält: Influenzavirus-Oberflächenantigen (Hämagglutinin und Neuraminidase), inaktiviert, in Zellkultur hergestellt 60 µg HA (entspr. A/Hawaii/70/2019 (H1N1)pdm09-ähnlicher Stamm (A/Nebraska/14/2019, Wildtyp) 15 µg HA) (entspr. A/Hong Kong/45/2019 (H3N2)-ähnlicher Stamm (A/Delaware/39/2019, Wildtyp) 15 µg HA) (entspr. B/Washington/02/2019-ähnlicher Stamm (B/Darwin/7/2019, Wildtyp) 15 µg HA) (entspr. B/Phuket/3073/2013-ähnlicher Stamm (B/Singapore/INFTT-16-0610/2016), Wildtyp 15 µg HA), Wirtssystem: MDCK (Madin Darby Canine Kidney) Zellen, Impfstoff entspricht der WHO-Empfehlung (nördliche Hemisphäre) und der EU-Empfehlung für die Saison 2020/2021, Natriumchlorid, Kaliumchlorid, Magnesiumchlorid-Hexahydrat, Dinatriumphosphat dihydrat, Kaliumdihydrogenphosphat, Wasser für Injektionszwecke, Spuren von Beta-Propiolacton, Cetyltrimethylammoniumbromid, Polysorbat 80.
EW: Influenza-Impfstoff.
AG: Influenzaprophylaxe für Erwachsene und Kinder ab 2 Jahren.
AA: Nur i.m.
DO: Personen ab 2 Jahren: ED 0,5 ml.
Kinder bis 9 Jahre, die noch nie gegen Influenza geimpft wurden, sollen nach mindestens 4 Wochen eine 2. Dosis erhalten.
SST: Anwendung möglich.
NW: Lokale Reaktionen, Kopfschmerzen, Müdigkeit, Myalgie, Fieber, Überempfindlichkeit.
WW: Keine Studien.
WH: Bei akuter fiebriger Erkrankung Impfung verschieben. Vorsicht bei Gerinnungsstörungen.
PG: **TETRA** 1 ST * (EKO: N) [€ 24,80], **TETRA** 10 ST * (EKO: N) [€ 199,35]

Flucloxacillin GSB 1 g - Pulver zur Herstellung einer Injektions-/Infusionslösung 34A03

(Z.Nr. 1-36104) NR. P. J01CF05
ZI: GSB Pharma, Wien
Z: 1 Durchstechflasche enthält: Flucloxacillin 1000 mg (entspr. Flucloxacillin natrium), (entspr. Natrium ca. 2,2 mmol) (entspr. → 51 mg).
EW: Halbsynthetisches Penicillin.
AG: Infektionen durch Penicillinase-bildende Staphylokokken: Haut und Weichteile, Stomatitis, Gingivitis, Knochen und Gelenke, Atemwege, HNO, Endokarditis, Gastroenteritis, Sepsis.
AA: I.v. (langsame Injektion oder Kurzinfusion über 20 min) oder i.m.. Nicht am Auge, subkonjunktival, intraarteriell oder intrathekal anwenden. Nicht mischen.
DO: Personen ab 14 Jahren: TD 3-8 g in 3-4 ED; MED 2 g, MTD 12 g.
Kinder ab 2 Jahren: TD 25-50 (-100) mg/kg KG in 3-4 ED.
Dosisreduktion bei schwerer Niereninsuffizienz.
GA: Frühere Flucloxacillin-assoziierte Gelbsucht.
SST: Nutzen/Risiko-Abwägung in der Schwangerschaft. In der Stillzeit Anwendung möglich.
NW: Magen/Darm, Haut (akutes generalisiertes pustulöses Exanthem), sehr selten Blutbild, Schock, Krämpfe, Leber, Myalgien, interstitielle Nephritis, Fieber.
WW: Antagonismus mit bakteriostatischen Antibiotika (Tetrazykline, Erythromycin, Chloramphenicol). Vorsicht: Piperacillin, Probenecid, Methotrexat, orale Kontrazeptiva (zusätzliche Kontrazeption empfohlen), Chinidin, Paracetamol (metabolische Azidose). Guthrie-Test falsch positiv.
WH: Vorsicht bei allergischer Diathese, Asthma. Kontrollen: Leber, Niere, Blutbild. Verkehrshinweis.
Bei schweren Durchfällen an pseudomembranöse Colitis denken, Therapie z.B. Vancomycin oral, 4mal tgl. 250 mg.
PG: 10 ST * (EKO: N) [€ 63,30]

Flucloxacillin GSB 2 g - Pulver zur Herstellung einer Injektions-/Infusionslösung 34A03

(Z.Nr. 1-36105) NR. P. J01CF05
ZI: GSB Pharma, Wien
Z: 1 Durchstechflasche enthält. Flucloxacillin 2000 mg (entspr. Flucloxacillin natrium), (entspr. Natrium ca. 4,4 mmol) (entspr. → 102 mg).
Kurzinformation: siehe Flucloxacillin GSB 1 g - Pulver zur Herstellung einer Injektions-/Infusionslösung, → S. 580
PG: 10 ST * (EKO: N) [€ 119,85]

Flucloxacillin GSB 4 g - Pulver zur Herstellung einer Injektions-/Infusionslösung 34A03

(Z.Nr. 1-36106) NR. P. J01CF05
ZI: GSB Pharma, Wien
Z: 1 Durchstechflsche enthält: Flucloxacillin 4000 mg (entspr. Flucloxacillin natrium), (entspr. Natrium ca. 8,8 mmol) (entspr. → 204 mg).
Kurzinformation: siehe Flucloxacillin GSB 1 g - Pulver zur Herstellung einer Injektions-/Infusionslösung, → S. 580
PG: 10 ST * (EKO: N) [€ 213,80]

Fluconazol 1A Pharma 150 mg - Kapseln 11B02

(Z.Nr. 1-24860) RP. P. J02AC01
ZI: 1A Pharma, Wien
Z: 1 Kapsel enthält: Fluconazol 150 mg, Kapselinhalt: Lactose monohydrat 146,25 mg, Maisstärke, Magnesium stearat, Siliciumdioxid, hochdisperses, Natriumdodecylsulfat (entspr. Natrium); Kapselhülle: Titandioxid, Gelatine; Drucktinte: Schellack, Eisenoxid schwarz, Propylenglycol, Ammoniumhydroxid oder Schellack, Propylenglycol, Ammoniumhydroxid, Kaliumhydroxid, Eisenoxid schwarz.
EW: Systemisches Antimykotikum.
AG: Infektionen durch Fluconazol-empfindliche Pilze: Candidosen, Kokzidio- mykose, Kryptokokken-Meningitis, Pilzinfektionen der Haut und der Nägel (wenn systemische Behandlung indiziert ist). Prophylaxe von rezidivierender Kryptokokkenmeningitis, Candidosen (auch bei anhaltender Neutropenie).
AA: Unzerkaut vor oder mit einer Mahlzeit.
DO: Erwachsene: Kryptokokkose: Initial 400 mg, dann 200-400 mg tgl. für mindestens 6-8 Wochen. MTD 800 mg. Zur Rezidivprophylaxe TD 200 mg.
Kokzidiomykose: TD 200-400 mg über 11-24 Monate oder länger.
Invasive Candidosen: 800 mg am Tag 1, dann tgl. 400 mg.
Schleimhautmykosen: TD initial meist 200-400 mg, dann 100-200 mg oder 3mal wöchentlich 200 mg (auch zur Rezidivprophylaxe).
Vaginalcandidosen: Akut 150 mg, rezidivierend 150 mg jeden 3. Tag über 3 Dosen, dann 150 mg einmal wöchentlich.
Pilzinfektionen der Haut: Tinea pedis, corporis, cruris, Candida: 1mal tgl. 50 mg oder 1mal wöchentlich 150 mg über 2-4 Wochen (bei Tinea pedis bis 6 Wochen).
Tinea versicolor: 1mal wöchentlich 300-400 mg oder 1mal tgl. 50 mg.
Onychomykose: 1mal wöchentlich 150 mg, bis der infizierte Nagel ersetzt ist.
Candida-Prophylaxe bei Neutropenie: Tgl. 200-400 mg.
Kinder (Kapseln für Kinder unter 5-6 Jahren nicht geeignet): Schleimhautcandidosen: Initial 6 mg/kg KG, dann 3 mg/kg KG tgl.
Invasive Candidosen, Kryptokokkenmeningitis: 6-12 mg/kg KG tgl., zur Prävention 6 mg/kg KG tgl.
Candida-Prophylaxe bei Abwehrschwäche: 3-12 mg/kg KG tgl.
TD in der 1. und 2. Lebenswoche nur alle 72 Std. und in der 3. und 4. Lebenswoche nur alle 48 Std. geben.
Dosisreduktion bei Nierenschäden.
SST: Zwingende Indikationsstellung, bei wiederholter Anwendung oder hohen Fluconazol-Dosen nicht stillen.
NW: ZNS (Kopfschmerzen), Haut (auch schwere Reaktionen), Magen/Darm, Leber/Galle (selten schwere Lebertoxizität), Geschmacksstörungen, Myalgie, Herz (selten QT-Verlängerung), Nebenniereninsuffizienz.
WW: Kontraindiziert: QT-verlängernde Arzneimittel: Cisaprid, Terfenadin (in Kombination mit Fluconazol ab 400 mg tgl.), Astemizol, Pimozid, Chinidin, Erythromycin.
Nicht empfohlen: Halofantrin.
Vorsicht: Hydrochlorothiazid, Rifampicin, Antikoagulantien, Phenytoin, Alfentanil, Fentanyl, Benzodiazepine, Fluvastatin, Kalziumkanalblocker, Sulfonylharnstoffe, orale Kontrazeptiva, Amitriptylin, Nortriptylin, Celecoxib, Losartan, Theophyllin, Didanosin, Trimetrexat, Voriconazol, Zidovudin, Rifabutin, Carbamazepin, Immunsuppressiva, Amphotericin, Statine, Methadon, Ciclosporin, Amiodaron.
WH: Vorsicht bei Herzinsuffizienz, QT-Verlängerung, Elektrolytstörungen, Nieren- oder Leberschäden. Auf Hautreaktionen bzw. schwere Leberschäden achten. Verkehrshinweis.
PG: 2 ST F D (EKO: G) [€ 14,75], 4 ST D (EKO: G) [€ 27,45]

Fluconazol 1A Pharma 200 mg - Kapseln 11B02

(Z.Nr. 1-24861) RP. P. J02AC01
ZI: 1A Pharma, Wien
Z: 1 Kapsel enthält: Fluconazol 200 mg, Kapselinhalt: Lactose monohydrat 195 mg, Maisstärke, Magnesium stearat, Siliciumdioxid, hochdisperses, Natriumdodecylsulfat (entspr. Natrium); Kapselhülle: Titandioxid, Gelatine, Indigocarmin, Cochenillerot A 0,058 mg; Drucktinte: Schellack, Eisenoxid schwarz, Propylenglycol, Ammoniumhydroxid oder Schellack, Propylenglycol, Ammoniumhydroxid, Kaliumhydroxid, Eisenoxid schwarz.
Kurzinformation: siehe Fluconazol 1A Pharma 150 mg - Kapseln, → S. 581
PG: 7 ST F D (EKO: G) [€ 51,65]

Fluconazol Actavis 150 mg - Kapseln 11B02

(Z.Nr. 1-30569) RP. P. J02AC01
ZI: Actavis Group PTC, Hafnarfjördur, Island
Z: 1 Kapsel enthält: Fluconazol 150 mg, Kapselinhalt: Lactose monohydrat 123 mg, Maisstärke, vorverkleistert, Siliciumdioxid, hochdispers, wasserfrei, Magnesium stearat; Kapselhülle: Gelatine, Titandioxid.
Kurzinformation: siehe Fluconazol 1A Pharma 150 mg - Kapseln, → S. 581
PG: 1 ST (EKO: G) [€ 8,75], 2 ST (EKO: G) [€ 15,05], 4 ST (EKO: G) [€ 27,75]

Fluconazol B.Braun 2 mg/ml - Infusionslösung 11B02
(Z.Nr. 1-28430) RP. P. nicht im Handel. J02AC01

Fluconazol Hikma 2 mg/ml - Infusionslösung 11B02

(Z.Nr. 1-26884) RP. P. J02AC01
ZI: Hikma Farmaceutica, Terrugem, Portugal
Z: 1 ml Infusionslösung enthält: Fluconazol 2 mg, Natriumchlorid 354 mg, Wasser für Injektionszwecke, Salzsäure zur pH-Wert-Einstellung.
EW: Systemisches Antimykotikum.
AG: Kryptokokkenmeningitis (Therapie und Prophylaxe), Kokzidiomykose, Candidosen, Prophylaxe von Candida- Infektionen bei AIDS oder bei anhaltender Neutropenie.
AA: I.v. Infusion (zur direkten Anwendung).
DO: Erwachsene:
Kryptokokken-Meningits: TD 400 mg am ersten Tag, dann 200-400 mg. Erhaltungstherapie 200 mg.
Kokzidiomykose: TD 200-400 mg.
Schleimhautcandidosen: TD 50-400 mg.
Systemische Candida-Infektionen: TD 800 mg am ersten Tag, dann 400 mg.
Candida-Prophylaxe bei AIDS: TD 100-200 mg (oder 3mal wöchentlich 200 mg).
Candida-Prophylaxe bei anhaltender Neutropenie: TD 200-400 mg.
Kinder und Jugendliche:
Schleimhautcandidosen: 1mal tgl. 3 mg/kg KG (am ersten Tag 6 mg/kg KG)
Andere Infektionen: 1mal tgl. 3-12 mg/kg KG.
Dosisreduktion bei Nierenschäden.
SST: Zwingende Indikationsstellung, bei wiederholter Anwendung nicht stillen.
NW: ZNS, Magen/Darm, Leber, Haut (auch schwere Reaktionen), Anaphylaxie, Anämie, Schlafstörungen, Allgemeinsymptome, QT-Verlängerung, Enzymanstiege, Nebenniereninsuffizienz.
WW: Kontraindiziert: QT-verlängernde Substanzen: Astemizol, Cisaprid, Pimozid, Terfenadin (ab 400 mg Fluconazol), Chinidin, Erythromycin.
Nicht empfohlen: Halofantrin.
Vorsicht: Alfentanil, Amiodaron, Amitriptylin, Antikoagulantien, Benzodiazepine, Kalziumantagonisten, Celecoxib, Cyclosporin, Halofantin, Statine, Losartan, Phenytoin, Prednison, Rifabutin, Tacrolimus, Sirolimus, Sulfonylharnstoffe, Theophyllin, Zidovudin, Hydrochlorothiazid, Rifampicin, Ivacaftor.
WH: Nicht bei Tinea capitis anwenden. Vorsicht bei Leber- oder Nierenschäden. Auf QT-Verlängerung, Hautsymptome achten. Verkehrshinweis.
PG: **50ML** 5 ST * (EKO: N) [€ 107,85], **100ML** 5 ST * (EKO: N) [€ 188,95], **200ML** 1 ST * (EKO: N) [€ 81,10]

Fluconazol Noridem 2 mg/ml - Infusionslösung 11B02
(Z.Nr. 1-29876) RP. P. nicht im Handel. J02AC01

Fluconazol +pharma 150 mg - Kapseln 11B02

(Z.Nr. 1-25347) RP. P. J02AC01
ZI: +pharma Arzneimittel, Graz
Z: 1 Kapsel enthält: Fluconazol 150 mg, Lactose monohydrat 136,65 mg, Stärke, vorverkleistert, Siliciumdioxid, Natriumdodecylsulfat (entspr. Natrium 0,03 mg), Magnesium

stearat, Gelatine, Titandioxid, Brillantblau, Erythrosin.
EW: Systemisches Antimykotikum.
AG: Infektionen durch Fluconazol-empfindliche Pilze: Invasive Candidosen, Kokzidio- mykose, Kryptokokken-Meningitis, Schleimhautcandidosen, Vaginalcandidosen, Candida- Balanitis, Pilzinfektionen der Haut und der Nägel (wenn systemische Behandlung indiziert ist).
Prophylaxe von rezidivierender Kryptokokkenmeningitis, oropharyngealen und ösophagealen Candidosen bei AIDS, rezidivierenden Vaginalcandidosen, Candidosen bei anhaltender Neutropenie.
AA: Unzerkaut vor oder mit einer Mahlzeit.
DO: Erwachsene: Kryptokokkose: Initial 400 mg, dann 200-400 mg tgl. für mindestens 6-8 Wochen. MTD 800 mg. Zur Rezidivprophylaxe TD 200 mg.
Kokzidiomykose: TD 200-400 mg über 11-24 Monate oder länger. MTD 800 mg.
Invasive Candidosen: 800 mg am Tag 1, dann tgl. 400 mg.
Schleimhautcandidosen: TD initial meist 200-400 mg, dann 50 -200 mg (auch zur Rezidivprophylaxe).
Vaginalcandidosen: Akut 150 mg, rezidivierend 150 mg jeden 3. Tag über 3 Dosen, dann 150 mg einmal wöchentlich.
Pilzinfektionen der Haut: Tinea pedis, corporis, cruris, Candida: 1mal tgl. 50 mg oder 1mal wöchentlich 150 mg über 2-4 Wochen (bei Tinea pedis bis 6 Wochen).
Tinea versicolor: 1mal wöchentlich 300-400 mg oder 1mal tgl. 50 mg.
Onychomykose: 1mal wöchentlich 150 mg, bis der infizierte Nagel erneuert wurde.
Candida-Prophylaxe bei Neutropenie: Tgl. 200-400 mg.
Kinder (Kapseln für Kinder unter 5-6 Jahren nicht geeignet):
Schleimhautcandidosen: Initial 6 mg/kg KG, dann 3 mg/kg KG tgl.
Invasive Candidosen, Kryptokokkenmeningitis: 6-12 mg/kg KG tgl., zur Prävention 6 mg/kg KG tgl.
Candida-Prophylaxe bei Abwehrschwäche: 3-12 mg/kg KG tgl.
MD 12 mg/kg KG in der 1. und 2. Lebenswoche nur alle 72 Std. und in der 3. und 4. Lebenswoche nur alle 48 Std. geben.
Dosisreduktion bei Nierenschäden.
SST: Zwingende Indikationsstellung, bei wiederholter Anwendung oder hohen Fluconazol-Dosen nicht stillen.
NW: ZNS (Kopfschmerzen), Haut (auch schwere Reaktionen), Magen/Darm, Leber/Galle (selten schwere Lebertoxizität), Geschmacksstörungen, Myalgie, Herz (selten QT-Verlängerung), Nebenniereninsuffizienz.
WW: Kontraindiziert: QT-verlängernde Arzneimittel: Cisaprid, Terfenadin (in Kombination mit Fluconazol ab 400 mg tgl.), Astemizol, Pimozid, Chinidin, Erythromycin.
Nicht empfohlen: Halofantrin, Olaparib.
Vorsicht: Hydrochlorothiazid, Rifampicin, Antikoagulantien, Phenytoin, Alfentanil, Fentanyl, Benzodiazepine, Fluvastatin, Kalziumkanalblocker, Sulfonylharnstoffe, Amitriptylin, Nortriptylin, Celecoxib, Losartan, Theophyllin, Didanosin, Trimetrexat, Voriconazol, Zidovudin, Rifabutin, Carbamazepin, Immunsuppressiva, Sirolimus, Tacrolimus, Tofacitinib, Ivacaftor, Amphotericin, Statine, Methadon, Ciclosporin, Amiodaron.
WH: Vorsicht bei Herzinsuffizienz, QT-Verlängerung, Elektrolytstörungen, Nieren- oder Leberschäden. Auf Hautreaktionen bzw. schwere Leberschäden achten. Verkehrshinweis.
PG: 2 ST (EKO: G) [€ 14,75], 4 ST (EKO: G) [€ 27,45]

Fluconazol-ratiopharm 2 mg/ml - Infusionslösung — 11B02
(Z.Nr. 1-27015) RP. P. — J02AC01
ZI: Teva, Haarlem, Niederlande
Z: 1 ml Infusionslösung enthält: Fluconazol 2 mg, Natriumchlorid (entspr. Natrium 3,54 mg), Wasser für Injektionszwecke.
Kurzinformation: siehe Fluconazol Hikma 2 mg/ml - Infusionslösung, → S. 581
PG: 100ML 5 ST * (EKO: N) [€ 195,00], **200ML** 5 ST * (EKO: N) [€ 335,05]

Fluconazol ratiopharm 50 mg - Kapseln — 11B02
(Z.Nr. 1-24769) RP. P. nicht im Handel. — J02AC01

Fluconazol ratiopharm 100 mg - Kapseln — 11B02
(Z.Nr. 1-24771) RP. P. nicht im Handel. — J02AC01

Fluconazol ratiopharm 150 mg - Kapseln — 11B02
(Z.Nr. 1-24772) RP. P. nicht im Handel. — J02AC01

Fluconazol ratiopharm 200 mg - Kapseln — 11B02
(Z.Nr. 1-24773) RP. P. nicht im Handel. — J02AC01

Fluconazol Sandoz 150 mg - Kapseln — 11B02
(Z.Nr. 1-25173) RP. P. nicht im Handel. — J02AC01

Flucosept 150 mg - Kapseln — 11B02
(Z.Nr. 1-24328) RP. P. — J02AC01
ZI: Kwizda Pharma, Wien
Z: 1 Kapsel enthält: Fluconazol 150 mg, Kapselinhalt: Laktose 148,5 mg, Maisstärke, Povidon, Talk, Magnesium stearat, Siliciumdioxid, hochdisperses; Kapselhülle: Gelatine, Titandioxid, Indigocarmin.
EW: Breitspektrum-Antimykotikum.
AG: Vaginal-Candidosen (auch zur Verringerung von Rezidiven), Candida-Balanitis, Dermatomykosen (systemische Therapie), Onychomykosen.
AA: Unzerkaut schlucken.
DO: Genital-Candidosen: Akut einmalig 150 mg, Prophylaxe oder Rezidive: 150 mg jeden 3. Tag über 1 Woche, dann 150 mg 1mal wöchentlich.
Dermato- und Onychomykosen: 1mal wöchentlich 150 mg (bei Tinea versicolor 1mal wöchentlich 300 mg).
Halbe Dosis bei Kreatinin-Clearance unter 50 ml/min ohne Dialyse.
Kinder: Erwachsenendosis von 100 mg entspricht 3 mg/kg KG.
Dosisreduktion bei schweren Nierenschäden.
SST: Zwingende Indikationsstellung (Reproduktionstoxizität!), bei wiederholter Anwendung nicht stillen.
NW: Magen/Darm, ZNS (Kopfschmerzen), Haut (auch schwere Reaktionen), Enzymanstiege, Leber, Nebenniereninsuffizienz, Herz (QT-Verlängerung), Blutbild, Myalgie, Asthenie, Fieber.
WW: Kontraindiziert: QT-verlängernde Substanzen: Cisaprid, Terfenadin (+ Fluconazol ab 400 mg/d), Astemizol, Pimozid, Chinidin, Erythromycin.
Nicht empfohlen: Amiodaron, Halofantrin.
Vorsicht: Viele andere Arzneimittel (Details siehe Austria Codex - Fachinformation).
WH: Vorsicht bei Leberschäden. Auf Leber-, Hauttoxizität achten.
PG: 1 ST F D (EKO: G) [€ 9,90], 2 ST F D (EKO: G) [€ 16,85], 4 ST D (EKO: G) [€ 29,90]

Fluctine 20 mg - Kapseln — 49A02
(Z.Nr. 1-18570) NR. P. — N06AB03
ZI: Eli Lilly, Wien
Z: 1 Kapsel enthält: Fluoxetin 20 mg (entspr. Fluoxetin hydrochlorid), Maisstärke, Dimethicone 350, Patentblau V, Eisenoxid gelb, Titandioxid, Gelatine, Drucktinte: (entspr. Schellack) (entspr. Eisenoxid schwarz) (entspr. Propylenglycol) (entspr. Ammoniumhydroxid) (entspr. Kaliumhydroxid).
EW: Selektiver Serotoninwiederaufnahmehemmer.
AG: Episoden einer Major Depression (auch bei Kindern ab 8 Jahren), Zwangsstörung, Bulimie.
AA: Nur zum Einnehmen für Erwachsene.
DO: Major Depression, Zwangsstörung: TD 20-60 mg.
Bulimie: TD 60 mg. MTD für alle Indikationen 80 mg.
Kinder: TD initial 10 mg, dann 20 mg.
SST: Sehr strenge Indikationsstellung, besonders in der Spätschwangerschaft und kurz vor der Geburt. In der Schwangerschaft nicht abrupt absetzen.
Erhöhtes Risiko einer persistierenden pulmonalen Hypertonie beim Neugeborenen beachten. Abstillen muss überlegt werden.
NW: Überempfindlichkeit, Haut (auch schwere Reaktionen), Serotoninsyndorm, Magen/Darm (sehr selten Hepatitis), ZNS, Psyche, Niere, Störungen der Sexualfunktion, Haarausfall, Sehstörungen, Mydriasis, Herz (QT-Verlängerung, ventrikuläre Arrhythmien), Hypotonie, Blutungen, Hyponatriämie, Atemnot, Gewichtsverlust, Absetzsymptome, sexuelle Funktionsstörungen, bei Kindern manische Reaktionen.
WW: Gegenanzeige: Irreversible, nicht selektive MAO-Hemmer, z.B. Iproniazid (2 Wochen Abstand bis zum Beginn einer Fluoxetin-Therapie sowie 5 Wochen Abstand nach Ende einer Fluoxetin-Therapie), Metoprolol bei Herzinsuffizienz.
Nicht empfohlen: Tamoxifen, Alkohol, Mequitazin. Vorsicht: MAO A-Hemmer (Linezolid, Methylenblau), Phenytoin; Arzneimittel mit serotonerger Wirkung (Tramadol, Triptane, Lithium, Selegilin), Cyproheptadin, Hyponatriämie induzierende Arzneimittel, durch CYP2D6 metabolisierte Arzneimittel (Flecainid, Encainid, Carbamazepin, trizyklische Antidepressiva), orale Antikoagulantien, die Krampfschwelle herabsetzende Arzneimittel, Johanniskraut, QT-verlängernde Substanzen.
WH: Vorsicht bei Krampfanfällen, Elektrokrampftherapie, Manie, Herzerkrankungen, Diabetes, Glaukom. Auf erhöhtes Suizidrisiko (besonders zu Behandlungsbeginn), Blutungen, QT-Verlängerung, Serotoninsyndrom achten. Verkehrshinweis. Bei Kindern ab 8 Jahren und Jugendlichen nur zur Behandlung der Depression anwenden. Nicht abrupt absetzen.
PG: 14 ST (EKO: G) [€ 12,55], 28 ST (EKO: G) [€ 23,45]

Fludarabin Accord 25 mg/ml - Konzentrat zur Herstellung einer Injektions- oder Infusionslösung — 55C
(Z.Nr. 1-35927) NR. P. E. nicht im Handel. — L01BB05

[18F]Fludeoxyglucose Biont 200-2200 MBq/ml - Injektionslösung 24F01
(Z.Nr. 4-00048) NR. N. nicht im Handel. V09IX04

[18F] Fludeoxyglucose Curium 185 MBq/ml - Injektionslösung 24F01
(Z.Nr. 4-00030) RP. N. nicht im Handel. V09IX04

[18F]Fludeoxyglucose Life Radiopharma 300-3100 MBq/ml - Injektionslösung 24F01
(Z.Nr. 4-00039) NR. N. nicht im Handel. V09IX04

[18F]Fludeoxyglucose UJV 100-1500 MBq/ml - Injektionslösung 24F01
(Z.Nr. 4-38117) NR. N. nicht im Handel. V09IX04

Fludex Retard 1,5 mg - Filmtabletten 25A01
(Z.Nr. 1-21433) RP. P. C03BA11
ZI: Les Laboratoires Servier, Suresnes Cedex, Frankreich
Z: 1 Retard-Filmtablette enthält: Indapamid 1,5 mg; Siliciumdioxid, hochdisperses, Hypromellose, Lactose monohydrat 124500 mg, Magnesium stearat, Povidon; Film: Glycerol, Hypromellose, Macrogol 6000, Magnesium stearat, Titandioxid.
EW: Antihypertonikum, senkt peripheren Gefäßwiderstand.
AG: Essentielle Hypertonie.
AA: Morgens unzerkaut mit Flüssigkeit einnehmen.
DO: TD 1 Dragee. Keine Daten an Kindern und Jugendlichen.
GA: Schwere Leber- oder Nierenschäden, Hypokaliämie.
SST: Nicht anwenden.
NW: Überempfindlichkeit, Magen/Darm, Leber/Galle, Niere, Haut, Orthostase, Schwäche, Herz (QT-Verlängerung, Herzrhythmusstörungen), Müdigkeit, Muskelkrämpfe, Hypokaliämie, Hyponatriämie, Kopfschmerzen, Harnsäure, Blutzucker, Leberenzyme erhöht.
WW: Nicht empfohlen: Lithium. Vorsicht: Torsade de pointes - induzierende Substanzen, nichtsteroidale Antiphlogistika, ACE-Hemmer, Kaliumsenker, Metformin, jodhaltige Kontrastmittel, Antidepressiva, Neuroleptika, Calcium, Ciclosporin, Tacrolimus, Kortikoide, Allopurinol.
WH: Verkehrshinweis. Serumkalium und -Natrium kontrollieren. Gichtpatienten überwachen. Einstellung von Diabetikern kontrollieren.
PG: 30 ST * (EKO: N) [€ 12,00]

Fludexam 1,5 mg/5 mg - Tabletten mit veränderter Wirkstofffreisetzung 10B02
(Z.Nr. 1-35239) RP. P. C08GA02
ZI: Les Laboratoires Servier, Suresnes Cedex, Frankreich
Z: 1 Tablette enthält: Indapamid 1,5 mg, Amlodipin 5 mg (entspr. Amlodipin besilat 6,935 mg), Tablettenkern: Hypromellose, Lactose monohydrat 104,5 mg, Magnesium stearat, Povidon, Siliciumdioxid, hochdisperses, Calcium hydrogenphosphat dihydrat, Cellulose, mikrokristalline, Croscarmellose natrium, Maisstärke, vorverkleistert; Filmüberzug: Glycerin, Hypromellose, Macrogol 6000, Magnesium stearat, Titandioxid.
EW: Kalziumkanalblocker + Diuretikum.
AG: Essentielle Hypertonie, wenn Blutdruck durch die gleichzeitige Gabe von Indapamid und Amlodipin schon kontrolliert wird.
AA: Unzerkaut mit Wasser einnehmen.
DO: 1mal tgl. (vorzugsweise morgens) 1 Tablette.
GA: Schwere Nieren- oder Leberschäden, hepatische Enzephalopathie, Hypokaliämie, schwere Hypotonie, Schock, schwere Aortenstenose, instabile Herzinsuffizienz nach akutem Herzinfarkt.
SST: In der Schwangerschaft nicht empfohlen, in der Stillzeit kontraindiziert.
NW: ZNS, Augen, Herz, Haut, Magen/Darm, Ödeme, Hypokaliämie.
WW: Nicht empfohlen: Lithium. Dantrolen (Infusion).
Vorsicht: Torsade de pointes-induzierende Substanzen, NSARs, ACE-Hemmer, Kalium sparende Substanzen, Herzglykoside, Baclofen, Allopurinol, Metformin, jodhaltige Kontrastmittel, trizyklische Antidepressiva, Neuroleptika, Kalzium, Ciclosporin, Tacrolimus, mTOR- Inhibitoren, Kortikoide, CYP3A4-Induktoren und -Inhibitoren, andere Blutdrucksenker, Simvastatin (MTD 20 mg Simvastatin).
WH: Fixe Kombination nicht zur Initialtherapie verwenden. Keine Studien bei hypertensiver Krise. Auf Lichtempfindlichkeit achten. Kontrollen: Wasser, Elektrolyte, Blutzucker bei Diabetikern. Verkehrshinweis.
PG: 30 ST (2) (EKO: G) [€ 10,85]

Fludexam 1,5 mg/10 mg - Tabletten mit veränderter Wirkstofffreisetzung 10B02
(Z.Nr. 1-35240) RP. P. C08GA02
ZI: Les Laboratoires Servier, Suresnes Cedex, Frankreich
Z: 1 Tablette enthält: Indapamid 1,5 mg, Amlodipin 10 mg (entspr. Amlodipin besilat 13,87 mg), Tablettenkern: Hypromellose, Lactose monohydrat 104,5 mg, Magnesium stearat, Povidon, Siliciumdioxid, hochdisperses, Calcium hydrogenphosphat dihydrat, Cellulose, mikrokristalline, Croscarmellose natrium, Maisstärke, vorverkleistert; Filmüberzug: Glycerin, Hypromellose, Eisen(III)-oxid, rotes, Macrogol 6000, Magnesium stearat, Titandioxid.
Kurzinformation: siehe Fludexam 1,5 mg/5 mg - Tabletten mit veränderter Wirkstofffreisetzung, → S. 583
PG: 30 ST (2) (EKO: G) [€ 10,85]

Fluenz Tetra - Nasenspray, Suspension 36B15
(Z.Nr. EU/1/13/887/*) NR. P. E. J07BB03
ZI: AstraZeneca, Södertälje, Schweden
Z: 1 Dosis zu 0,2 ml enthält: Influenza-Impfstoff, lebend-attenuiert, nasal, 2020/21 (entspr. A/Guangdong-Maonan/SWL1536/2019(H1N1)pdm09-ähnlicher Stamm (A/Hawaii/66/2019, MEDI326775) 10^6,5-7,5 FFU) (entspr. A/Hong Kong/2671/2019 (H3N2)-ähnlicher Stamm (A/Hong Kong/2671/2019, MEDI325078) 10^6,5-7,5 FFU) (entspr. B/Washington/02/2019-ähnlicher Stamm (B/Washington/02/2019, MEDI323797) 10^6,5-7,5 FFU) (entspr. B/Phuket/3073/2013-ähnlicher Stamm (B/Phuket/3073/2013, MEDI 306444) 10^6,5-7,5 FFU), (entspr. Wirtssystem: Hühnereier, befruchtet) (entspr. Wirtssystem: Vero-Zellen), Impfstoff entspricht der WHO-Empfehlung (nördliche Hemisphäre) und der EU-Empfehlung für die Saison 2020/2021, Sucrose, Kaliummonohydrogenphosphat, Kaliumdihydrogenphosphat, Gelatine (Schwein, Typ A), Arginin hydrochlorid, Mononatriumglutamat monohydrat, Wasser für Injektionszwecke, Spuren von Proteine (Ei) (entspr. Ovalbumin < 0,024 µg), Gentamicin.
EW: Attenuierter Influenza-Lebendvirus-Impfstoff.
AG: Influenza-Prophylaxe bei Kindern und Jugendlichen von 2 bis 18 Jahren.
AA: Nasal. Nicht zur Injektion!
DO: ED 0,2 ml (0,1 ml je Nasenloch). 2. Dosis frühestens nach 4 Wochen.
Bei noch nie gegen Grippe geimpften Kindern nach mindestens 4 Wochen nochmals 1 Impfdosis.
GA: Klinische Immunschwäche, Hühnereiweißallergie.
SST: Nicht empfohlen.
NW: Verstopfung der Nase, verminderter Appetit, Unwohlsein, Fieber, Kopfschmerzen, Myalgie, Hautauschlag, Überempfindlichkeit.
WW: Kontraindiziert: Salizylate (Reye-Syndrom!)
WH: Keine Datenlage bei Patienten mit schwerem Asthma oder akutem Giemen.
PG: 1 ST * (EKO: N) [€ 47,80], 10 ST * (EKO: N) [€ 340,90]

Fluimucil 200 mg - Granulat 50E03
(Z.Nr. 1-20240) RPF. P. nicht im Handel. R05CB01

Fluimucil 600 mg - lösliche Tabletten 50E03
(Z.Nr. 1-20242) RPF. P. R05CB01
ZI: Zambon, Bresso, Italien
Z: 1 lösliche Tablette enthält: Acetylcystein 600 mg, Aspartam 20 mg, Natriumhydrogencarbonat, Zitronensäure, Zitronen-Aroma.
EW: Mukolytikum.
AG: Zur Verflüssigung zähen Sekrets bei Atemwegserkrankungen.
AA: Tablette in Wasser oder Fruchtsaft auflösen und einnehmen.
DO: Personen ab 14 Jahren: Vorzugsweise morgens 1 lösliche Tablette.
GA: Kinder unter 2 Jahren, Phenylketonurie.
SST: Nutzen/Risiko-Abwägung.
NW: Überempfindlichkeit, Kopfschmerzen, Magen/Darm, Rhinorrhoe, Haut, Bronchospasmen.
WW: Vorsicht: Antitussiva (Sekretstau), Antibiotika (2 Std. Abstand), Nitroglycerin (Hypotonie), Carbamazepin (subtherapeutische Spiegel), Labor.
PG: 10 ST (2) (EKO: G) [€ 3,90]

Fluimucil 20% Antidot - Konzentrat zur Infusionsbereitung 07L01
(Z.Nr. 1-25986) RP. P. V03AB23
ZI: Zambon, Bresso, Italien
Z: 1 Durchstechflasche zu 25 ml enthält: Acetylcystein 5 g, Natriumhydroxid, Dinatrium edetat (entspr. Natrium 748 mg), Wasser für Injektionszwecke.
AG: Antidot bei Intoxikationen mit Paracetamol.
AA: I.v. Infusion nach Verdünnung mit 5 % Glukose- oder 0,9 % Kochsalzlösung
DO: Erste Infusion: 150 mg/kg KG in 200 ml Infusionslösung über 1 Std.
Zweite Infusion: 50 mg/kg KG in 500 ml Infusionslösung über 4 Std.
Dritte Infusion: 100 mg/kg KG in 1000 ml Infusionslösung über 16 Std.
Gesamtdosis 300 mg/kg KG über 21 Std.

Verdünnungen für Kinder siehe Austria Codex- Fachinformation.
SST: Nutzen / Risiko- Abwägung in der Schwangerschaft, nicht stillen.
NW: Anaphylaktische Reaktionen bei 7% aller Patienten. Schwindel, Fieber, Hypotonie, Tachykardie, Abnahme der Thrombozytenaggregation, Haut (auch schwere Reaktionen).
WW: Gleichzeitige orale Gabe von Aktivkohle ist zulässig. Nicht mit anderen Arzneimitteln mischen.
Vorsicht: Nitroglycerin verstärkt. Beeinflussung von Labortests (Salizylat, Ketone) möglich.
WH: Anwendung im Krankenhaus unter strikter Überwachung. Vorsicht bei Bronchialasthma, auf Überempfindlichkeit achten. Vorsicht bei Patienten unter 40 kg KG, Flüssigkeitsansammlungen vermeiden. Gerinnung überwachen.
PG: 1 ST * (EKO: N) [€ 32,60]

Flukiver Combi 50 mg/ml + 75 mg/ml - Suspension zum Eingeben für Schafe und Lämmer 803CB
(Z.Nr. 8-00831) NR. P. VNW. nicht im Handel. QP52AC59

Flumazenil B.Braun 0,1 mg/ml - Injektionslösung und Konzentrat zur Herstellung einer Infusionslösung 07L03
(Z.Nr. 1-26938) RP. P. V03AB25
ZI: B. Braun, Melsungen, Deutschland
Z: 1 ml enthält: Flumazenil 0,1 mg, Natrium edetat 3,7 mg/ml, Essigsäure 99%, Natriumchlorid, Natriumhydroxid zur pH-Wert-Einstellung, Wasser für Injektionszwecke.
EW: Benzodiazepin-Antagonist.
AG: Benzodiazepin-Umkehr: Anästhesie, Intensivmedizin (auch zur Umkehr der durch Benzodiazepine hervorgerufenen Analgosedierung bei Kindern ab 1 Jahr).
AA: I.v. Injektion oder Infusion (kann in 5% Dextrose- oder 0,9% NaCl- Lösung verdünnt werden).
DO: Anästhesie: Initial 0,2 mg binnen 15 sec, dann alle 60 sec 0,1 mg bis zu einer Gesamtdosis von 1 mg.
Intensivmedizin: Initial 0,3 mg, bei Bedarf Wiederholung alle 60 sec bis zu einer Gesamtdosis von 2 mg. Bei Somnolenz Infusion von 0,1-0,4 mg/h.
Kinder über 1 Jahr: Initial 0,01 mg/kg KG binnen 15 sec, dann alle 60 sec 0,01 mg/kg KG. Gesamtdosis 0,05 mg/kg KG oder 1 mg.
Nutzen/Risiko-Abwägung bei Kindern unter 1 Jahr.
SST: Notfallanwendung möglich.
NW: Nausea, Erbrechen, Schwitzen, Angst, Drehschwindel, Diplopie, Schmerz- gefühl verstärkt, Schmerzen an der Injektionsstelle; ZNS, Herz/Kreis- lauf (Palpitationen, Flush), Dyspnoe; Entzugserscheinungen nach längerer Benzodiazepin-Gabe, v.a. Krämpfe bei Patienten mit Epilepsie.
WW: Kontraindiziert bei Intoxikationen mit trizyklischen/tetrazyklischen Antidepressiva.
WH: Nur bei unerwünschter Benzodiazepin-Sedierung anwenden. Nicht bei Epilepsiepatienten unter Benzodiazepintherapie anwenden. Verkehrshinweis.
Vorsicht bei Mischintoxikationen, Schädel-Hirn-Traumen.
PG: 5 ST * (EKO: N) [€ 146,10]

Flumazenil Hikma 0,1 mg/ml - Injektions-/Infusionslösung 07L03
(Z.Nr. 1-29407) RP. P. V03AB25
ZI: Hikma Farmaceutica, Terrugem, Portugal
Z: 1 ml enthält: Flumazenil 0,1 mg, Natrium edetat dihydrat, Essigsäure, Natriumchlorid, (entspr. Natrium 3,73 mg), Salzsäure zur pH-Wert-Einstellung, Natriumhydroxid zur pH-Wert-Einstellung, Wasser für Injektionszwecke.
Kurzinformation: siehe Flumazenil B.Braun 0,1 mg/ml - Injektionslösung und Konzentrat zur Herstellung einer Infusionslösung, → S. 584
PG: **5** 5 ST * (EKO: N) [€ 91,75], **10** 5 ST * (EKO: N) [€ 153,80]

Flumazenil Kabi 0,1 mg/ml - Injektionslösung und Konzentrat zur Herstellung einer Infusionslösung 07L03
(Z.Nr. 1-26394) RP. P. V03AB25
ZI: Fresenius Kabi Austria, Graz
Z: 1 Ampulle mit 5 ml enthält: Flumazenil 0,5 mg, Natrium edetat, Essigsäure 99%, Natriumchlorid, Natriumhydroxid zur pH-Wert-Einstellung, Wasser für Injektionszwecke.
Kurzinformation: siehe Flumazenil B.Braun 0,1 mg/ml - Injektionslösung und Konzentrat zur Herstellung einer Infusionslösung, → S. 584
PG: **5** 5 ST * (EKO: N) [€ 110,95], **10** 5 ST * (EKO: N) [€ 175,80]

Flumazenil Pharmaselect 0,1 mg/ml - Injektionslösung und Konzentrat zur Herstellung einer Infusionslösung 07L03
(Z.Nr. 1-27923) RP. P. V03AB25
ZI: Pharmaselect International, Wien
Z: 1 ml enthält: Flumazenil 0,1 mg, Natrium edetat, Essigsäure 1 %, Natriumchlorid 3,6 mg, Natrium hydroxid Lösung 0,1 normal, Wasser für Injektionszwecke.
Kurzinformation: siehe Flumazenil B.Braun 0,1 mg/ml - Injektionslösung und Konzentrat zur Herstellung einer Infusionslösung, → S. 584
PG: 5 ST * (EKO: N) [€ 120,80]

Flunalgin 50 mg/ml - Injektionslösung für Rinder, Pferde und Schweine 807A, 806AZ, 840A
(Z.Nr. 8-00551) RP. P. VNW. QM01AG90
ZI: PRO ZOON Pharma, Wels
Z: 1 ml Injektionslösung enthält: Flunixin 50 mg (entspr. Flunixin meglumin 82,9 mg), Phenol 5 mg, Natrium formaldehydsulfoxylat 2,5 mg, Propylenglycol 207,2 mg, Dinatrium edetat, Natriumhydroxid, Salzsäure, Wasser für Injektionszwecke.
EW: Nichtsteroidales Antiphlogistikum.
AG: Rinder: Akute Atemwegsentzündungen.
Pferde: Akute Entzündungen und Schmerzen bei Muskel- und Skeletterkrankungen, Kolikschmerzen.
Schweine: Unterstützung einer Antibiotikatherapie bei Mastitis-Metritis-Agalaktie-Syndrom. Reduktion kastrationsbedingter Schmerzen beim Saugferkel.
AA: Rind und Pferd: I.v., nicht intraarteriell. Schwein: I.m.
DO: Rinder: 1mal tgl. 2,2 ml pro 50 kg KG , ev. über max. 3-5 Tage.
Pferde: 1mal tgl. 1,1 ml pro 50 kg KG über max. 5 Tage. 1 ml pro 200 kg KG bei endotoxämischem oder septischem Schock (gastric torsion).
Schweine: Einmalig 2,2 ml/50 kg KG i.m. (bei Mastitis ev. 2. Dosis nach 24 Std.), beim Saugferkel einmalig 0,044 ml/kg KG 15-30 min vor der Kastration.
GA: Herz-, Leber-, Nierenschäden, Gerinnungsstörungen, Blutbildungsstörungen, Magen/Darm-Läsionen, Ileus, chronische Erkrankungen des Bewegungsapparates, Saugferkel unter 4 Tagen.
SST: Rind: Vorsicht 48 Stunden vor und in den ersten 36 Stunden nach der Geburt (Nachgeburtsverhaltungen möglich); sonst Anwendung möglich.
Pferd, Schwein: Nicht anwenden.
NW: Magen/Darm, Niere, Blutbild, Schock, bei Schweinen lokale Reaktionen.
WW: Andere Antiphlogistika, Kortikosteroide, nephrotoxische Arzneimittel (Methoxyfluran) meiden.
WH: Vorsicht bei Hypotonie, Hypovolämie. Ausreichend Trinkwasser zur Verfügung stellen.
VNW: Essbares Gewebe Pferd, Rind: 10 Tage, Schwein: 18 Tage. Kuhmilch: 1 Tag.
PG: 50 ML VNW [€ 41,80], 100 ML VNW [€ 64,70], 250 ML VNW [€ 111,70]

Flunishot 50 mg/ml - Injektionslösung für Rinder, Pferde und Schweine 807A, 806AZ, 840A
(Z.Nr. 8-39182) RP. P. VNW. nicht im Handel. QM01AG90

Flunixin 25 mg/g - Granulat für Pferde 802AB
(Z.Nr. 8-00910) RP. P. VNW. nicht im Handel. QM01AG90

Flunixin 5% Norbrook - Injektionslösung für Tiere 802AB, 806AZ, 840A
(Z.Nr. 8-00576) RP. P. VNW. nicht im Handel. QM01AG90

Fluomizin 10 mg Vaginaltabletten 29G02
(Z.Nr. 1-29794) RP. P. G01AC05
ZI: Gedeon Richter, Budapest, Ungarn
Z: 1 Vaginaltablette enthält: Dequalinium chlorid 10 mg, Lactose monohydrat, Cellulose, mikrokristalline, Magnesium stearat.
EW: Antiseptisch.
AG: Bakterielle Vaginose.
AA: Abends vor dem Schlafengehen tief in die Vagina einführen. Bei sehr tockener Vagina Vaginaltablette vor dem Einführen ev. mit 1 Tropfen Wasser befeuchten.
DO: 1 Vaginaltablette tgl. für 6 Tage.
Keine Daten bei Kindern und Jugendlichen.
GA: Ulzeration des Vaginalepithels und der Portio, junge Mädchen vor der 1. Menstruation.
SST: Strenge Indikationsstellung (innerhalb von 12 Std. vor der

Geburt nicht anwenden).
NW: Vaginale Reaktionen, Kopfschmerzen, Übelkeit.
WW: Intravaginale Seifen, Spermizide oder Vaginalduschen nicht gleichzeitig anwenden. Gleichzeitige Verwendung latexfreier Kondome und anderer intravaginaler Produkte mindestens 12 Std. nicht empfohlen.
WH: Keine Daten bei Frauen unter 18 bzw. über 55 Jahren.
PG: 6 ST * (EKO: N) [€ 14,90]

Fluorochol 222 MBq/ml - Injektionslösung 24F01
(Z.Nr. 4-38039) NR. P. nicht im Handel. V09IX07

Fluorouracil Accord 50 mg/ml - Injektions- oder Infusionslösung 55C

(Z.Nr. 1-29257) NR. P. L01BC02
ZI: Accord Healthcare, Utrecht, Niederlande
Z: 1 ml Lösung enthält: Fluorouracil 50 mg (entspr. Fluorouracil, Natriumsalz), Natriumhydroxid zur pH-Wert-Einstellung (entspr. Natrium 8,25 mg) (entspr. → 0,36 mmol), Salzsäure zur pH-Wert-Einstellung, Wasser für Injektionszwecke.
EW: Zytostatikum (Antimetabolit).
AG: Fortgeschrittene Karzinome (Kolorektal, Magen, Pankreas, Ösophagus, Mamma, Kopf/Hals).
AA: I.v. Bolus, Infusion oder Dauerinfusion.
DO: **Kolorektale Karzinome:** 200-600 mg/m² KOF wöchentlich alle 2 Wochen oder monatlich.
Mammakarzinom: 500-600 mg/m² KOF alle 3-4 Wochen.
Magenkarzinom, Karzinom am gastroösophagealem Übergang: 200 mg/m² KOF tgl. als Dauerinfusion über 3 Wochen.
Ösophaguskarzinom: 200-1000 mg/m² KOF tgl. über mehrere Tage.
Pankreaskarzinom: 200-500 mg/m² KOF tgl.
Karzinom im Kopf/Halsbereich: 600-1200 mg/m² KOF tgl. über mehrere Tage.
Für Kinder nicht empfohlen.
GA: Schwere Infektionen, Knochenmarkdepression, Behandlung nicht-maligner Erkrankungen, schwere Leberschäden, Patienten mit bekannter vollständig fehlender Dihydropyrimidin-Dehydrogenase (DPD)-Aktivität.
SST: Strenge Nutzen/Risiko-Abwägung in der Schwangerschaft. Kontrazeption für Frauen und Männer bis 6 Monate nach Therapieende empfohlen. Nicht stillen.
NW: Myelosuppression, erhöhtes Infektionsrisiko, Magen/Darm (auch schwerwiegend), Bronchospasmen, Hyperurikämie, Kardiotoxizität, ZNS (Enzephalopathie); Augen, Alopezie, Hand-Fuß-Syndrom, verzögerte Wundheilung, Erschöpfung. Besonders schwere NW bei DPD- Mangel.
WW: Gegenanzeige: Brivudin, Sorivudin und Analoga. Nicht empfohlen: Lebendimpfstoffe, Clozapin. Vorsicht: Folinsäure verstärkt Toxizität von 5-Fluorouracil. Andere Myelosuppressiva verstärkt toxisch. Phenytoin, Cisplatin, Warfarin, Thiazide. Levamisol (Lebertoxizität). Vinorelbin (Mukositis).
WH: Bei schwerer Thrombopenie oder Leukopenie, schweren gastrointestinalen Nebenwirkungen Therapie absetzen. Vorsicht bei älteren oder schwachen Patienten, Herz- oder Nierenschäden. Sonnenbestrahlung vermeiden. Verkehrshinweis.
PG: **250MG 5ML** 1 ST * (EKO: N) [€ 9,20 n.l.], **500MG 10ML** 1 ST * (EKO: N) [€ 17,25 n.l.], **1G 20ML** 1 ST * (EKO: N) [€ 29,60], **5G 100ML** 1 ST * (EKO: N) [€ 112,40]

5-Fluorouracil Ebewe 50 mg/ml - Konzentrat zur Herstellung einer Infusionslösung 55C

(Z.Nr. 1-22397) NR. P. L01BC02
ZI: Ebewe Pharma, Unterach
Z: 1 ml Konzentrat enthält: Fluorouracil 50 mg, Natriumhydroxid zur pH-Wert-Einstellung 14,7 mg, Wasser für Injektionszwecke.
EW: Zytostatikum (Antimetabolit).
AG: Adjuvant bzw. palliativ bei Karzinomen (Kolorektal, Mamma, Magen, Pankreas, Kopf/Hals, Zervix).
AA: Langsame i.v. Injektion oder Infusion.
DO: Als Infusion: Initial 15 mg/kg KG oder 600 mg/m² KOF tgl. bis zum Auftreten von Nebenwirkungen.
Als Injektion: 12 mg/kg KG oder 480 mg/m² KOF tgl. über 3 Tage, gefolgt von 6 mg/kg KG oder 240 mg/m² KOF am 5., 7. und 9. Tag. Oder: 15 mg/kg KG oder 600 mg/m² KOF 1mal wöchentlich
Erhaltungstherapie: 5-10 mg/kg KG oder 200-400 mg/m² KOF einmal wöchentlich. MTD 1 g. Keine Erfahrungen bei Kindern und Jugendlichen.
GA: Schwere Blutbildschäden, schwere Leber- und Nierenschäden, schwere Infektionen, Stomatitis, Magen/Darm-Ulzera, pseudomembranöse Enteritis, schlechter Allgemeinzustand, vollständig fehlende DPD-Aktivität.
SST: Gegenanzeige. Kontrazeption für Männer und Frauen bis 6 Monate nach Therapieende erforderlich.
NW: Blutbildendes System (Myelosuppression dosislimitierend), Immunsystem, Infektionen, Sepsis, Verdauungstrakt (Stomatitis, Mucositis, Erbrechen, Diarrhoe), Haut (Alopezie, Hand-Fuß-Syndrom), Niereninsuffizienz, Hyperurikämie, ZNS (Enzephalopathie), Herz (EKG-Veränderungen, Myokardinfarkt, kardiale Ischämie), Hypotonie, Auge (Tränenfluss), verzögerte Wundheilung, Müdigkeit. Schwere Toxizität bei DPD-Mangel.
WW: Kontraindiziert: Lebendvakzine (besonders Poliomyelitisimpfstoff), Influenzaimpfung. Brivudin: 4 Wochen Abstand.
Nicht empfohlen: Phenylbutazone, Aminophenazone, Sulfonamide.
Vorsicht: Andere Zytostatika (alkylierende Substanzen), Calciumfolinat, Vinorelbin (Mukositis), Anthracyclin (erhöhte Kardiotoxizität), Mitomycin. Verstärkung durch Chlordiazepoxid, Disulfiram, Griseofulvin, INH. Nicht mischen! Warfarin (Prothrombinzeit kontrollieren). Phenytoin (Intoxikationen möglich). Levamisol (Leber).
WH: Kontrollen: Blutbild, Leber, Niere, Harnsäure, Blut im Stuhl, Mundhöhleninspektion. Dosisreduktion schwächt Nebenwirkungen ab. DPD (Dihydropyrimidindehydrogenase)-Aktivität ggf. messen. Patienten auf das mögliche Auftreten von Stomatitis,Mucositis, Diarrhoe und Blutungen hinweisen. Therapieabbruch bei Blutungen und Ulcerationen. Vorsicht bei Herzerkrankungen, ausgedehnten Knochen- oder Lebermetastasen. Verkehrshinweis. Nur mit Glukose- oder NaCl-Lösung mischen. Vorsichtige Handhabung durch den Anwender.
PG: **10ML** 5 ST * (EKO: N) [€ 23,40 n.l.], **20ML** 5 ST * (EKO: N) [€ 55,40], **100ML** 1 ST * (EKO: N) [€ 48,45]

F

Fluoxetin 1A Pharma 20 mg - Kapseln 49A02

(Z.Nr. 1-24567) NR. P. N06AB03
ZI: 1A Pharma, Wien
Z: 1 Kapsel enthält: Fluoxetin 20 mg (entspr. Fluoxetin hydrochlorid 22,4 mg), Kapselinhalt: Maisstärke, Dimeticon; Kapselhülle: Gelatine, Patentblau, Titandioxid, Eisenoxid gelb.
EW: Serotonin-Wiederaufnahme-Hemmer, antidepressiv.
AG: Major Depression, Zwangsstörung, Bulimia nervosa. Depression bei Kindern ab 8 Jahren bei nicht ansprechender psychologischer Behandlung.
AA: Oral.
DO: TD 20 mg, MTD 60-80 mg. Vorsicht bei Leber-, Nierenschäden, älteren Patienten.
Depression bei Kindern: TD initial 10 mg, nach 1-2 Wochen 20 mg.
GA: MAO-Hemmer-Therapie.
SST: Strenge Nutzen/Risiko-Abwägung, besonders in der Spätschwangerschaft und kurz vor der Geburt. Erhöhtes Risiko für kardiovaskuläre Defekte bzw.
eine persistierende pulmonale Hypertonie beim Neugeborenen beachten.
Nutzen/Risiko-Abwägung in der Stillzeit.
NW: Magen/Darm, ZNS (Krampfanfälle), Psyche (Schlaflosigkeit), Entzugs- sydrome, Herz/Kreislauf (QT-Verlängerung), Haut, Allergien (bis Lyell-Syndrom), Hautblutungen, Mydriasis, Hyperprolaktinämie, sexuelle Dysfunktion, Hyponatriämie, erhöhtes Knochenbruchrisiko, Gewichtsverlust, Serotoninsyndrom, Störungen der Sexualfunktion.
Kinder: Suizidales Verhalten, Manie und Hypomanie, Wachstumsverzögerung.
WW: Kontraindiziert: Irreversible nichtselektive MAO-Hemmer, z.B. Iproniazid (Therapiebeginn frühestens 2 Wochen nach Absetzen des MAO-Hemmers bzw.
frühestens 5 Wochen nach Absetzen von Fluoxetin), Metoprolol bei Herzversagen. Nicht empfohlen: Tamoxifen, Alkohol, Linezolid, Methylenblau, Mequitazin. Vorsicht: Phenytoin, serotonerge Arzneimittel Cyproheptadin, Johanniskraut, QT-verlängernde Substanzen, orale Antikoagulanzien (Blutungen), Hyponatriämie auslösende Substanzen (Diuretika, Desmopressin, Carbamazepin), die Krampfschelle verringernde Arzneimittel, CYP2D6-metabolisierte Arzneimittel (Flecainid, Propafenon, Nebivolol).
WH: Verkehrshinweis. Suizidrisiko zu Behandlungsbeginn erhöht. Auf erhöhtes Suizidrisiko achten. Vorsicht bei Manie, Epilepsie, Elektrokonvulsions- therapie, Engwinkelglaukom, Herz/Kreislauf-Erkrankungen (QT-Verlängerung). Diabetes, Leberschäden. Bei Serotoninsyndrom Präparat absetzen. Alkohol meiden.
PG: 14 ST (2) (EKO: G) [€ 12,55], 30 ST (EKO: G) [€ 21,90]

Fluoxetin 1A Pharma 20 mg - Tabletten 49A02

(Z.Nr. 1-25330) NR. P. N06AB03
ZI: 1A Pharma, Wien
Z: 1 Tablette enthält: Fluoxetin 20 mg (entspr. Fluoxetin hydrochlorid), Lactose monohydrat 71,2 mg, Natrium cyclamat, Saccharin natrium, Cellulose, mikrokristalline, Maisstärke, Croscarmellose natrium, Crospovidon, Siliciumdioxid, hochdisperses, Magnesium stearat, Pflaumen-Aroma, Pfefferminz-Aroma.
Kurzinformation: siehe Fluoxetin 1A Pharma 20 mg - Kapseln, → S. 585
PG: 14 ST (2) (EKO: G) [€ 12,55], 30 ST (EKO: G) [€ 20,05]

Fluoxetin 1A Pharma 40 mg - Tabletten 49A02
(Z.Nr. 1-25331) NR. P. N06AB03
ZI: 1A Pharma, Wien
Z: 1 Tablette enthält: Fluoxetin 40 mg (entspr. Fluoxetin hydrochlorid), Lactose monohydrat 142,4 mg, Natrium cyclamat, Saccharin natrium, Cellulose, mikrokristalline, Maisstärke, Croscarmellose natrium, Crospovidon, Siliciumdioxid, hochdisperses, Magnesium stearat, Pflaumen-Aroma, Pfefferminz-Aroma.
Kurzinformation: siehe Fluoxetin 1A Pharma 20 mg - Kapseln, → S. 585
PG: 14 ST (2) (EKO: G) [€ 12,80], 30 ST (EKO: G) [€ 19,75]

Fluoxetin Arcana 20 mg - Kapseln 49A02
(Z.Nr. 1-22963) NR. P. N06AB03
ZI: Arcana Arzneimittel, Wien
Z: 1 Kapsel enthält: Fluoxetin 20 mg (entspr. Fluoxetin hydrochlorid), Lactose 139,64 mg, Maisstärke, Siliciumdioxid, hochdisperses, Talkum, Magnesium stearat, Farbstoff: Brillantblau, Chinolingelb, Titandioxid, Indigocarmin, Erythrosin, Kapselbestandteile: Natriumdodecylsulfat, Siliciumdioxid, hochdisperses, Gelatine, Drucktinte: (entspr. Schellack) (entspr. Propylenglykol) (entspr. Ammoniumhydroxid) (entspr. Eisenoxid schwarz).
EW: Serotonin-Wiederaufnahme-Hemmer, antidepressiv.
AG: Major Depression, Zwangsstörung, Bulimia nervosa. Depression bei Kindern ab 8 Jahren bei nicht ansprechender psychologischer Behandlung.
AA: Oral.
DO: TD 20 mg, MTD 60-80 mg. Vorsicht bei Leber-, Nierenschäden, älteren Patienten.
Depression bei Kindern: TD initial 10 mg, nach 1-2 Wochen 20 mg.
GA: MAO-Hemmer-Therapie.
SST: Strenge Nutzen/Risiko-Abwägung, besonders in der Spätschwangerschaft und kurz vor der Geburt. Erhöhtes Risiko für kardiovaskuläre Defekte bzw.
eine persistierende pulmonale Hypertonie beim Neugeborenen beachten.
Nutzen/Risiko-Abwägung in der Stillzeit.
NW: Magen/Darm, ZNS (Krampfanfälle), Psyche (Schlaflosigkeit), Entzugs- sydrome, Herz/Kreislauf (QT-Verlängerung), Haut, Allergien (bis Lyell-Syndrom), Hautblutungen, Mydriasis, Hyperprolaktinämie, Hyponatriämie, erhöhtes Knochenbruchrisiko, Gewichtsverlust, Serotoninsyndrom, sexuelle Funktionsstörujngen Kinder: Suizidales Verhalten, Manie und Hypomanie, Wachstumsverzögerung.
WW: Kontraindiziert: Irreversible nichtselektive MAO-Hemmer, z.B. Iproniazid (Therapiebeginn frühestens 2 Wochen nach Absetzen des MAO-Hemmers bzw. frühestens 5 Wochen nach Absetzen von Fluoxetin), Metoprolol bei Herzinsuffizienz.
Nicht empfohlen: Tamoxifen, Alkohol, Linezolid, Methylenblau, Mequitazin.
Vorsicht: Phenytoin, serotonerge Arzneimittel Cyproheptadin, Johanniskraut, QT-verlängernde Substanzen, orale Antikoagulanzien (Blutungen), Hyponatriämie auslösende Substanzen (Diuretika, Desmopressin, Carbamazepin), die Krampfschelle verringernde Arzneimittel, CYP2D6-metabolisierte Arzneimittel (Flecainid, Propafenon, Nebivolol).
WH: Verkehrshinweis. Suizidrisiko zu Behandlungsbeginn erhöht. Auf erhöhtes Suizidrisiko achten. Vorsicht bei Manie, Epilepsie, Elektrokonvulsions- therapie, Engwinkelglaukom, Herz/Kreislauf-Erkrankungen (QT-Verlängerung). Diabetes, Leberschäden. Bei Serotoninsyndrom Präparat absetzen. Alkohol meiden.
PG: 14 ST (EKO: G) [€ 12,55], 28 ST (EKO: G) [€ 18,15]

Fluoxetin G.L. 20 mg - Filmtabletten 49A02
(Z.Nr. 1-30875) NR. P. nicht im Handel. N06AB03

Fluoxetin G.L. 40 mg - Filmtabletten 49A02
(Z.Nr. 1-30876) NR. P. nicht im Handel. N06AB03

Fluoxetin G.L. 20 mg - Kapseln 49A02
(Z.Nr. 1-24603) NR. P. n.I. N06AB03
ZI: G.L. Pharma, Lannach
Z: 1 Kapsel enthält: Fluoxetin 20 mg (entspr. Fluoxetin hydrochlorid 22,4 mg), Dimeticon, Maisstärke, Titandioxid, Eisenoxid gelb, Patentblau V, Gelatine.
PG: 14 ST (EKO: G) [€ 9,65 n.I.], 28 ST (EKO: G) [€ 18,05 n.I.]

Fluoxetin Genericon 20 mg - Kapseln 49A02
(Z.Nr. 1-22540) NR. P. N06AB03
ZI: Genericon Pharma, Graz
Z: 1 Kapsel enthält: Fluoxetin 20 mg (entspr. Fluoxetin hydrochlorid 22,4 mg), Lactose monohydrat 146,6 mg, Cellulose, mikrokristalline, Magnesium stearat, Siliciumdioxid, Gelatine, Titandioxid, Eisenoxid gelb.
EW: Serotonin-Wiederaufnahme-Hemmer, antidepressiv.
AG: Major Depression, Zwangsstörung, Bulimia nervosa. Depression bei Kindern ab 8 Jahren bei nicht ansprechender psychologischer Behandlung.
AA: Oral.
DO: TD 20 mg, MTD 60-80 mg. Vorsicht bei Leber-, Nierenschäden, älteren Patienten.
Depression bei Kindern: TD initial 10 mg, nach 1-2 Wochen 20 mg.
GA: MAO-Hemmer-Therapie.
SST: Strenge Nutzen/Risiko-Abwägung, besonders in der Spätschwangerschaft und kurz vor der Geburt. Nicht abrupt absetzen. Erhöhtes Risiko für kardiovaskuläre Defekte bzw. eine persistierende pulmonale Hypertonie beim Neugeborenen beachten. Nutzen/Risiko-Abwägung in der Stillzeit.
NW: Magen/Darm, ZNS (Krampfanfälle), Psyche (Schlaflosigkeit), Entzugs- sydrome, Herz/Kreislauf (QT-Verlängerung), Haut, Allergien (bis Lyell-Syndrom), Hautblutungen, Mydriasis, Hyperprolaktinämie, sexuelle Dysfunktion, Hyponatriämie, erhöhtes Knochenbruchrisiko, Gewichtsverlust, Serotoninsyndrom.
Kinder: Suizidales Verhalten, Manie und Hypomanie, Wachstumsverzögerung.
WW: Kontraindiziert: Irreversible nichtselektive MAO-Hemmer, z.B. Iproniazid (Therapiebeginn frühestens 2 Wochen nach Absetzen des MAO-Hemmers bzw.
frühestens 5 Wochen nach Absetzen von Fluoxetin), Metoprolol bei Herzversagen. Nicht empfohlen: Tamoxifen, Alkohol, Linezolid, Methylenblau, Mequitazin. Vorsicht: Phenytoin, serotonerge Arzneimittel Cyproheptadin, Johanniskraut, QT-verlängernde Substanzen, orale Antikoagulanzien (Blutungen), Hyponatriämie auslösende Substanzen (Diuretika, Desmopressin, Carbamazepin), die Krampfschelle verringernde Arzneimittel, CYP2D6-metabolisierte Arzneimittel (Flecainid, Propafenon, Nebivolol).
WH: Verkehrshinweis. Suizidrisiko zu Behandlungsbeginn erhöht. Auf erhöhtes Suizidrisiko achten. Vorsicht bei Manie, Epilepsie, Elektrokonvulsions- therapie, Engwinkelglaukom, Herz/Kreislauf-Erkrankungen (QT-Verlängerung). Diabetes, Leberschäden. Bei Serotoninsyndrom Präparat absetzen. Alkohol meiden.
PG: 14 ST (2) (EKO: G) [€ 12,55], 30 ST (EKO: G) [€ 23,95]

Fluoxetin Genericon 40 mg - Kapseln 49A02
(Z.Nr. 1-24476) NR. P. N06AB03
ZI: Genericon Pharma, Graz
Z: 1 Kapsel enthält: Fluoxetin 40 mg (entspr. Fluoxetin hydrochlorid 44,8 mg), Laktose 293,2 mg, Zellulose, mikrokristallin, Magnesium stearat, Siliciumdioxid, Gelatine, Titandioxid, Eisenoxid gelb, Wasser.
Kurzinformation: siehe Fluoxetin Genericon 20 mg - Kapseln, → S. 586
PG: 14 ST (2) (EKO: G) [€ 12,80], 30 ST (EKO: G) [€ 19,75]

Fluoxetin Genericon 20 mg - Tabletten 49A02
(Z.Nr. 1-24028) NR. P. N06AB03
ZI: Genericon Pharma, Graz
Z: 1 Tablette enthält: Fluoxetin 20 mg (entspr. Fluoxetin hydrochlorid 22,4 mg), Zellulose, mikrokristallin, Magnesium stearat, Croscarmellose natrium, Siliciumdioxid, hochdisperses.
Kurzinformation: siehe Fluoxetin Genericon 20 mg - Kapseln, → S. 586
PG: 14 ST (2) (EKO: G) [€ 12,55], 30 ST (EKO: G) [€ 24,55]

Flurbiangin akut 8,75 mg - Lutschtabletten 45A02
(Z.Nr. 1-37526) RPF. P. R02AX01
ZI: Sandoz, Kundl
Z: 1 Lutschtablette enthält: Flurbiprofen 8,75 mg, Isomalt 2160 mg, Maltitol 383 mg, Sucralose, Kaliumhydroxid, Macrogol 300, Orangen-Aroma, Hydroxyanisol, butyliert 0,013 mg, Blutorangen-Aroma, Levomenthol, beta-Carotin.
EW: Antiphlogistisch.
AG: Kurzzeitig bei schmerzhaften Entzündungen der Rachenschleimhaut.
AA: Oral, während des Auflösens im Mund bewegen.
DO: Bei Bedarf alle 3-6 Std. 1 Lutschtablette im Mund zergehen lassen.
MTD 5 Lutschtabletten, max. 3 Tage anwenden. Bei Kindern unter 12 Jahren nicht anwenden.
GA: Magen/Darm-Ulcera, -Blutungen oder -Perforationen (auch anamnestisch); Bronchospasmen, Rhinitis oder Urtikaria durch Antiphlogistika, schwere Herz-, Leber- oder Niereninsuffizienz.
SST: In den ersten beiden Trimestern strenge Indikationsstellung, im letzten Trimenon kontraindiziert. In der Stillzeit nicht einnehmen. Störungen der weiblichen Fertilität möglich.
NW: Überempfindlichkeit, Geschmacksstörungen, Magen/Darm (Blutungen, Ulzera, Perforationen), Haut (auch schwerwiegend), ZNS (Analgetika-Kopfschmerz), Ödeme, Hypertonie, Herzinsuffizienz, Verschlimmerung von infektionsbedingten Entzündungen.

WW: Nicht empfohlen: Andere NSARs, ASS über 75 mg/die. Vorsicht: Gerinnungshemmer, kaliumsparende Arzneimittel, nephrotoxische Substanzen verstärkt; Herzglykoside, Furosemid, Antihypertensiva abgeschwächt, Kortikosteroide, Lithium, Methotrexat, Mifepriston, orale Antidiabetika, Phenytoin, Chinolone, serotonerge Substanzen, Tacrolimus, Zidovudin.
WH: Möglichst kurzzeitig und niedrig dosiert anwenden. Vorsicht bei Asthma, Bluthochdruck, Herzinsuffizienz, Gerinnungsstörungen, Lupus erythematodes, Mischkollagenosen, Magen/Darm-Erkrankungen in der Anamnese. Auf kardiovaskuläre Ereignisse achten. Erhöhtes Nebenwirkungsrisiko bei älteren Patienten beachten. Niere kontrollieren. Verkehrshinweis.
PG: 24 ST * (EKO: N) [€ 8,95]

Fluticasonpropionat "Allen" Diskus junior 100 Mikrogramm - Pulver zur Trockeninhalation 50B01
(Z.Nr. 1-35048) NR. P. nicht im Handel. R03BA05

Fluticasonpropionat "Allen" Diskus standard 250 Mikrogramm - Pulver zur Trockeninhalation 50B01
(Z.Nr. 1-35047) NR. P. nicht im Handel. R03BA05

Fluticasonpropionat "Allen" Diskus forte 500 Mikrogramm - Pulver zur Trockeninhalation 50B01
(Z.Nr. 1-35050) NR. P. nicht im Handel. R03BA05

Fluticasonpropionat "Allen" junior 50 Mikrogramm - Dosieraerosol 50B01
(Z.Nr. 1-35045) NR. P. nicht im Handel. R03BA05

Fluticasonpropionat "Allen" standard 125 Mikrogramm - Dosieraerosol 50B01
(Z.Nr. 1-35033) NR. P. nicht im Handel. R03BA05

Fluticasonpropionat "Allen" forte 250 Mikrogramm - Dosieraerosol 50B01
(Z.Nr. 1-35044) NR. P. nicht im Handel. R03BA05

Flutiform 50 Mikrogramm/5 Mikrogramm pro Sprühstoß Druckgasinhalation, Suspension 50B03

(Z.Nr. 1-31519) NR. P. n.l. R03AK11
ZI: Mundipharma, Wien
Z: 1 Sprühstoß enthält: Fluticason propionat 50 µg, Formoterol fumarat-Dihydrat 5 µg, Natrium cromoglicat, Ethanol, wasserfrei, Apafluran HFA 227.
PG: 120 HB IND (EKO: G) [€ 42,35 n.l.]

Flutiform 125 Mikrogramm/5 Mikrogramm pro Sprühstoß Druckgasinhalation, Suspension 50B03

(Z.Nr. 1-31520) NR. P. R03AK11
ZI: Mundipharma, Wien
Z: 1 Sprühstoß enthält: Fluticason propionat 125 µg, Formoterol fumarat-Dihydrat 5 µg, Natrium cromoglicat, Ethanol, wasserfrei, Apafluran HFA 227.
EW: Kortikosteroid + Beta 2-Agonist.
AG: Asthma bei Indikation für Kortikosteroid + lang wirksamen Beta 2-Agonisten.
AA: Zur Inhalation mit Inhalator.
Details siehe Austria Codex - Fachinformation.
DO: Personen ab 12 Jahren: 2mal tgl. 2 Inhalationen. Beginn mit der niedrigsten Stärke. Dosissteigerung bei Bedarf; höchste Stärke nur für Erwachsene.
Nicht für Kinder.
SST: Nutzen/Risiko-Abwägung.
NW: Gelegentlich ZNS, Palpitationen, Exazerbation des Asthmas, Mundtrockenheit, periphere Ödeme, paradoxer Bronchospasmus, Überempfindlichkeit, systemische Kortikoideffekte, Hypokaliämie, QT-Verlängerung, Sehstörungen.
WW: Vorsicht: CYP3A4-Hemmer, nicht kaliumsparende Diuretika (Hypokaliämie), MAO-Hemmer (Hypertension), Digitalis, halogenierte Kohlenwasserstoffe, QT-verlängernde Substanzen; Beta-Blocker antagonistisch.
WH: Nicht zur Erstbehandlung von Asthma. Nicht zur Behandlung von akuten Asthmaanfällen. Erhaltungsdosis auch bei Symptomfreiheit einnehmen. Behandlung nicht plötzlich beenden. Auf Asthma-Exazerbationen achten. Vorsicht bei Thyreotoxikose, Phäochromozytom, Diabetes, Hypokaliämie, schweren Herz/Kreislauferkrankungen, QT-Verlängerung. Serumkalium kontrollieren. Auf paradoxe Bronchospasmen achten. Bei Langzeitgabe systemische Kortikoideffekte (bis Nebennierensuppression) möglich. Positive Dopingkontrollen möglich. Bei Jugendlichen Körpergröße kontrollieren.
PG: 120 HB IND (EKO: G) [€ 54,60]

Flutiform 250 Mikrogramm/10 Mikrogramm pro Sprühstoß Druckgasinhalation, Suspension 50B03

(Z.Nr. 1-31521) NR. P. R03AK11
ZI: Mundipharma, Wien
Z: 1 Sprühstoß enthält: Fluticason propionat 250 µg, Formoterol fumarat-Dihydrat 10 µg, Natrium cromoglicat, Ethanol, wasserfrei, Apafluran HFA 227.
EW: Kortikosteroid + Beta 2-Agonist.
AG: Asthma bei Indikation für Kortikosteroid + lang wirksamen Beta 2-Agonisten.
AA: Zur Inhalation mit Inhalator.
Details siehe Austria Codex - Fachinformation.
DO: 2mal tgl. 2 Inhalationen. Beginn mit der niedrigsten Stärke. Dosissteigerung bei Bedarf; höchste Stärke nur für Erwachsene.
Nicht für Kinder und Jugendliche.
SST: Nutzen/Risiko-Abwägung.
NW: ZNS, Palpitationen, Exazerbation des Asthmas, Mundtrockenheit, periphere Ödeme, paradoxer Bronchospasmus, Überempfindlichkeit, systemische Kortikoideffekte, Hypokaliämie, QT-Verlängerung, Sehstörungen.
WW: Vorsicht: CYP3A4-Hemmer, nicht kaliumsparende Diuretika (Hypokaliämie), MAO-Hemmer (Hypertension), Digitalis, halogenierte Kohlenwasserstoffe, QT-verlängernde Substanzen; Beta-Blocker antagonistisch.
WH: Nicht zur Erstbehandlung von Asthma. Nicht zur Behandlung von akuten Asthmaanfällen. Erhaltungsdosis auch bei Symptomfreiheit einnehmen. Behandlung nicht plötzlich beenden. Auf Asthma-Exazerbationen achten. Vorsicht bei Thyreotoxikose, Phäochromozytom, Diabetes, Hypokaliämie, schweren Herz/Kreislauferkrankungen, QT-Verlängerung. Serumkalium kontrollieren. Auf paradoxe Bronchospasmen achten. Bei Langzeitgabe systemische Kortikoideffekte (bis Nebennierensuppression) möglich. Positive Dopingkontrollen möglich. Bei Jugendlichen Körpergröße kontrollieren.
PG: 120 HB * (EKO: N) [€ 91,00]

flutiform k-haler 50 Mikrogramm/5 Mikrogramm pro Sprühstoß - Druckgasinhalation, Suspension 50B03
(Z.Nr. 1-38037) NR. P. nicht im Handel. R03AK11

flutiform k-haler 125 Mikrogramm/5 Mikrogramm pro Sprühstoß - Druckgasinhalation, Suspension 50B03
(Z.Nr. 1-38038) NR. P. nicht im Handel. R03AK11

Fluvastatin Accord 80 mg - Retardtabletten 41A01

(Z.Nr. 1-31449) RP. P. C10AA04
ZI: Accord Healthcare, Utrecht, Niederlande
Z: 1 Retardtablette enthält: Fluvastatin 80 mg (entspr. Fluvastatin natrium 84,28 mg), Tablettenkern: Cellulose, mikrokristalline, Kaliumhydrogencarbonat, Povidon K30, Hydroxypropylcellulose, Hypromellose K 100, Hypromellose K 4M, Magnesium stearat; Tablettenfilm: (entspr. Poly(vinylalkohol)) (entspr. Titandioxid) (entspr. Macrogol 3350) (entspr. Talkum) (entspr. Eisenoxid gelb).
EW: Hemmstoff der Cholesterinsynthese.
AG: Dyslipidämie: Primäre Hypercholesterinämie oder gemischte Dyslipidämie.
Sekundärprävention schwerer kardialer Ereignisse bei koronarer Herzkrankheit nach koronarer Katheterintervention.
AA: Oral unzerkaut mit Wasser einnehmen.
DO: Dyslipidämie: TD 20-80 mg.
Koronare Herzkrankheit: TD 80 mg.
Kinder ab 9 Jahre und Jugendliche mit heterozygoter familiärer Hyper- cholesterolämie: TD initial 20, dann ev. 40-80 mg.
GA: Leberschäden.
SST: Gegenanzeige, Kontrazeption erforderlich.
NW: Magen/Darm, Muskel (immunvermittelte nekrotisierende Myopathie), Gelenkschmerzen, Schlaflosigkeit, Kopfschmerzen, Schwindel, Hautausschlag, Lunge, Transaminasenanstieg, Diabetes.
WW: Gegenanzeige: Fusidinsäure (7 Tage Abstand). Vorsicht: Ionenaustauscher (4 Std. Abstand), Fibrate, Niacin, Colchicin, Ciclosporin, Cumarine (Blutungen), Rifampicin, orale Antidiabetika, Fluconazol.
WH: Vorsicht bei Disposition für Rhabdomyolyse, hohem Diabetesrisiko, Hypo- thyreose, Alkoholismus. Kontrollen: Leber, Kreatinkinase (Myopathien).
PG: 30 ST (3) (EKO: G) [€ 7,65]

Fluvastatin Sandoz 40 mg - Hartkapseln 41A01
(Z.Nr. 1-27224) RP. P. nicht im Handel. C10AA04

Flux Hexal 20 mg - Kapseln 49A02

(Z.Nr. 1-23003) NR. P. N06AB03
ZI: Hexal Pharma, Wien
Z: 1 Kapsel enthält: Fluoxetin 20 mg (entspr. Fluoxetin hydrochlorid 22,4 mg), Kapselinhalt: Maisstärke, Dimeticon; Kapselhülle:

Gelatine, Patentblau, Titandioxid, Eisenoxid gelb.
EW: Selektiver Serotoninwiederaufnahmehemmer.
AG: Episoden einer Major Depression (auch bei Kindern ab 8 Jahren), Zwangsstörung, Bulimie.
AA: Nur zum Einnehmen für Erwachsene.
DO: Major Depression, Zwangsstörung: TD 20-60 mg.
Bulimie: TD 60 mg. MTD für alle Indikationen 80 mg.
Depression bei Kindern ab 8 Jahren und Jugendlichen: TD initial 10 mg, nach 1-2 Wochen 20 mg.
SST: Strenge Nutzen/Risiko-Abwägung, erhöhtes Risiko persistierender pulmonaler Hypertonien beim Neugeborenen beachten.
NW: Überempfindlichkeit, Haut, Serotoninsyndorm, Magen/Darm (sehr selten Hepatitis), Gewichtsverlust, ZNS (Kopfschmerzen), Psyche (Schlaflosigkeit), Niere, Störungen der Sexualfunktion, Haarausfall, Sehstörungen, Herz (Palpitation, QT-Verlängerung), Hypotonie, Blutungen, Augen (Mydriasis), Hyponatriämie, Atemnot, erhöhtes Knochenbruchrisiko, Absetzsymptome, suizidales Verhalten.
WW: Kontraindiziert: Irreversible nichtselektive MAO-Hemmer (2 Wochen Abstand bis zum Beginn einer Fluoxetin-Therapie bzw. 5 Wochen Abstand nach Ende von Fluoxetin), Metoprolol bei Herzinsuffizienz.
Nicht empfohlen: Tamoxifen, Alkohol, MAO A-Hemmer (Linezolid, Methylenblau). Mequitazin.
Vorsicht: QT-verlängernde Substanzen, Phenytoin; Tramadol, Triptane, Lithium, serotonerge Arzneimittel (Serotonin-Syndrom); CAP2D6-Substrate: Flecainid, Encainid, Carbamazepin, trizyklische Antidepressiva; orale Antikoagulantien, Cyproheptadin, Hyponatriämie-induzierende Arzneimittel, Elektrokrampfbehandlung, Johanniskraut.
WH: Vorsicht bei Krampfanfällen, Manie, Herzerkrankungen (QT-Verlängerung), Glaukom, Diabetes. Auf erhöhtes Suizidrisiko zu Behandlungsbeginn, Blutungen, Serotoninsyndrom achten. Bei Kindern Körpergröße und -gewicht überwachen. Verkehrshinweis.
PG: 14 ST (2) (EKO: G) [€ 12,55], 30 ST (EKO: G) [€ 21,90]

Flux Hexal Tabs 20 mg - Tabletten
49A02

(Z.Nr. 1-24069) NR. P. N06AB03
ZI: Hexal Pharma, Wien
Z: 1 Tablette enthält: Fluoxetin 20 mg (entspr. Fluoxetin hydrochlorid), Lactose monohydrat 71,2 mg, Natrium cyclamat, Saccharin natrium, Cellulose, mikrokristalline, Maisstärke, Croscarmellose natrium, Crospovidon, Siliciumdioxid, hochdisperses, Magnesium stearat, Pflaumen-Aroma, Pfefferminz-Aroma.
Kurzinformation: siehe Flux Hexal 20 mg - Kapseln, → S. 587
PG: 14 ST (2) (EKO: G) [€ 12,55], 30 ST (EKO: G) [€ 20,05]

Flux Hexal Tabs 40 mg - Tabletten
49A02

(Z.Nr. 1-24068) NR. P. N06AB03
ZI: Hexal Pharma, Wien
Z: 1 Tablette enthält: Fluoxetin 40 mg (entspr. Fluoxetin hydrochlorid), Lactose monohydrat 142,4 mg, Natrium cyclamat, Saccharin natrium, Cellulose, mikrokristalline, Maisstärke, Croscarmellose natrium, Crospovidon, Siliciumdioxid, hochdisperses, Magnesium stearat, Pflaumen-Aroma, Pfefferminz-Aroma.
Kurzinformation: siehe Flux Hexal 20 mg - Kapseln, → S. 587
PG: 14 ST (2) (EKO: G) [€ 12,80], 30 ST (EKO: G) [€ 19,75]

FluxoMed 20 mg - Kapseln
49A02

(Z.Nr. 1-22957) NR. P. N06AB03
ZI: S. Med, Wien
Z: 1 Kapsel enthält: Fluoxetin 20 mg (entspr. Fluoxetin hydrochlorid), Lactose monohydrat 146,6 mg, Zellulose, mikrokristallin, Magnesium stearat, Siliciumdioxid, kolloidales, Chinolingelb, Indigocarmin, Gelatine, Titandioxid, Eisenoxid gelb.
EW: Selektiver Serotoninwiederaufnahmehemmer.
AG: Episoden einer Major Depression (auch bei Kindern ab 8 Jahren), Zwangsstörung, Bulimie.
AA: Nur zum Einnehmen für Erwachsene.
DO: Major Depression, Zwangsstörung: TD 20-60 mg.
Bulimie: TD 60 mg. MTD für alle Indikationen 80 mg.
Depression bei Kindern ab 8 Jahren und Jugendlichen: TD initial 10 mg, nach 1-2 Wochen 20 mg.
SST: Strenge Nutzen/Risiko-Abwägung, erhöhtes Risiko persistierender pulmonaler Hypertonien beim Neugeborenen beachten.
NW: Überempfindlichkeit, Haut, Serotoninsyndorm, Magen/Darm (sehr selten Hepatitis), Gewichtsverlust, ZNS (Kopfschmerzen), Psyche (Schlaflosigkeit), Niere, Störungen der Sexualfunktion, Haarausfall, Sehstörungen, Herz (Palpitation, QT-Verlängerung), Hypotonie, Blutungen, Augen (Mydriasis), Hyponatriämie, Atemnot, erhöhtes Knochenbruchrisiko, Störungen der Sexualfunktion, Absetzsymptome, suizidales Verhalten.
WW: Kontraindiziert: Irreversible nichtselektive MAO-Hemmer (2 Wochen Abstand bis zum Beginn einer Fluoxetin-Therapie bzw. 5 Wochen Abstand nach Ende von Fluoxetin), Metoprolol bei Herzinsuffizienz.
Nicht empfohlen: Tamoxifen, Alkohol, MAO A-Hemmer (Linezolid, Methylenblau). Mequitazin.
Vorsicht: QT-verlängernde Substanzen, Phenytoin; Tramadol, Triptane, Lithium, serotonerge Arzneimittel (Serotonin-Syndrom); CAP2D6-Substrate: Flecainid, Encainid, Carbamazepin, trizyklische Antidepressiva; orale Antikoagulantien, Cyproheptadin, Hyponatriämie-induzierende Arzneimittel, Elektrokrampfbehandlung, Johanniskraut.
WH: Vorsicht bei Krampfanfällen, Manie, Herzerkrankungen (QT-Verlängerung), Glaukom, Diabetes. Auf erhöhtes Suizidrisiko zu Behandlungsbeginn, Blutungen, Serotoninsyndrom achten. Bei Kindern Körpergröße und -gewicht überwachen. Verkehrshinweis.
PG: 14 ST (EKO: G) [€ 12,55], 28 ST (EKO: G) [€ 18,05]

Foclivia - Injektionssuspension 36A23
(Z.Nr. EU/1/09/577/*) NR. P. E. nicht im Handel. J07BB02

Foclivia - Injektionssuspension in einer Fertigspritze 36A23
(Z.Nr. EU/1/09/577/*) NR. P. E. nicht im Handel. J07BB02

Foclivia - Injektionssuspension im Mehrfachdosenbehältnis 36A23
(Z.Nr. EU/1/09/577/*) NR. P. E. nicht im Handel. J07BB02

Folligon 1000 I.E. - Lyophilisat und Lösungsmittel zur Herstellung einer Injektionslösung für Tiere
822AC

(Z.Nr. 8-14613) RP. P. E. VNW. QG03GA03
ZI: Intervet, Wien
Z: 1 Durchstechflasche enthält: Serumgonadotropin 1000 IE, Dinatriumhydrogenphosphat dihydrat, Natriumdihydrogenphosphat, Mannitol, Wasser für Injektionszwecke.
EW: Hypophysenvorderlappenhormone zur Regulation der Keimdrüsenfunktion.
AG: Kuh/Färse: Einleitung der Superovulation, Anöstrus, Steigerung der Fertilitätsrate nach Vorbehandlung mit Progestagenen.
Schwein: Brunststimulation nach Absetzen der Ferkel.
Hündin: Einleitung der Läufigkeit.
Kaninchen: Einleitung der Brunst.
AA: I.m. (Nacken) oder s.c.
DO: Rind: s.c. oder i.m.
- Vorbeugung der Superovulation 2000 IE (Färse) bzw. 3000 IE (Kuh) einmalig zwischen Tag 9 und 13 des Zyklus.
- Anöstrie: Einmalig 500-1000 IE
- am Ende der Gestagenbehandlung einmalig 300-750 IE.
Schwein: s.c. oder i.m. (hunter dem Ohr) Am Tag des Absetzens der Ferkel oder 10-12 Tage später einmalig 750-1000 I.E.
Hündin: s.c.
Tägl. 500 IE bzw. 20 IE/kg KG über 10 Tage. Am 10. Tag zusätzlich 500 IE HCG pro Tier.
Kaninchen: s.c. oder i.m.
40 IE pro Tier einmalig 48 Std. vor der Belegung. Zur Auslösung des Eisprunges zeitgleich 0,2 ml Receptal zur Besamung.
GA: Fruchtbarkeitsstörungen infolge genetischer oder zootechnischer Mängel, Ovarialzystensyndrom des Rindes, klinische Erkrankungen.
SST: Gegenanzeige während der gesamten Trächtigkeit.
NW: Persistierende Follikel, Ovarialzysten, Superovulationen, selten Anaphylaxie.
WH: Nicht von schwangeren Frauen anzuwenden. Bei anaphylaktischen Reaktionen 2-3 ml Adrenalin 1:1000 i.v. oder i.m. injizieren.
VNW: Keine.
PG: 5 ST VN [€ 74,30]

Folltropin 700 IE - Pulver und Lösungsmittel zur Herstellung einer Injektionslösung
822AC

(Z.Nr. 8-01190) RP. P. QG03GA90
ZI: Vetoquinol Österreich, Wien
Z: 1 Packung enthält: Follitropin (Schwein) 700 IE, Lösungsmittel: Natriumchlorid, Benzylalkohol 360 mg, Natriumhydroxid, Salzsäure, Wasser für Injektionszwecke.
EW: Sexualhormon.
AG: Induktion einer Superovulation bei fortpflanzungsreifen Färsen oder Kühen.
AA: Nur i.m. nach Rekonstitution mit dem Lösungsmittel.
DO: 2mal tgl. 2,5 ml (87,5 IE) Follitropin an 4 Tagen ab dem 8.-10. Tag nach einem beobachteten oder induzierten Östrus, Zusammen mit der 6. Dosis Follitropin Prostaglandin F2α oder Analoges geben. Besamung 12 und 24 Std. nach Einsetzen des Östrus oder 60-72 Std. nach Prostaglandin.
GA: Männliche Tiere, nicht fortpflanzungsreife weibliche Tiere.

SST: Nicht bei trächtigen Rindern anwenden.
NW: Ovarialzysten, Brunstverzögerung.
PG: 1 ST VN [€ 204,15]

Folsan 0,4 mg - Tabletten
20F03

(Z.Nr. 1-23940) RPF. P. B03BB01
ZI: Teofarma, Valle Salimbene (PV), Italien
Z: 1 Tablette enthält: Folsäure 0,4 mg, Lactose monohydrat, Macrogol 4000, Magnesium stearat, Maisstärke, Saccharose, Stearinsäure.
AG: Folsäuremangelprävention, perikonzeptionelle Folsäuresupplementierung zur Primärprävention von Neuralrohrdefekten.
AA: Unzerkaut zu den Mahlzeiten mit Flüssigkeit.
DO: TD 1(-2) Tabletten, vorzugsweise 4 Wochen vor der Konzeption und während den ersten 12 Schwangerschaftswochen.
GA: Isolierter Vitamin B_{12}-Mangel.
SST: Anwendung indiziert.
NW: Vereinzelt Allergien, Anaphylaxie, Magen/Darm.
WW: Antikonvulsiva (erhöhte Krampfbereitschaft), Folsäurantagonisten, Fluorouracil (Durchfälle), Chloramphenicol.
WH: Vorsicht bei Risiko einer Megaloblastenanämie infolge Vitamin B_{12}-Mangels.
PG: 50 ST * (EKO: N) [€ 16,45], 100 ST * (EKO: N) [€ 26,35]

Folsan 5 mg - Tabletten
20F03

(Z.Nr. 0-17266) RP. P. B03BB01
ZI: Teofarma, Valle Salimbene (PV), Italien
Z: 1 Tablette enthält: Folsäure 5 mg, Maisstärke, Macrogol 4000, Stearinsäure, Magnesium stearat, Lactose monohydrat 72 mg, Sucrose 8,3 mg.
EW: Antianämikum.
AG: - Folsäuremangelzustände, die diätetisch nicht behoben werden können.
- Homocysteinämie durch Folsäuremangel.
- Perikonzeptionell zur Sekundärprophylaxe eines Neuralrohrdefekts beim Neugeborenen.
- Perikonzeptionell zur Primärprophylaxe eines Neuralrohrdefekts beim Neugeborenen bei Patientinnen unter Antiepileptikatherapie.
AA: Unzerkaut mit Flüssigkeit.
DO: **Bei Folsäuremangelzuständen:** 1-3mal tgl. 1 Tablette.
Homocysteinämie: 1-2mal tgl. 1 Tablette.
Zur Sekundärprophylaxe eines Neuralrohrdefektes: 1mal tgl. 1 Tablette ab etwa 4 Wochen vor bis 12 Wochen nach der Konzeption.
Zur Primärprophylaxe eines Neuralrohrdefektes unter Antiepileptikatherapie: 1mal tgl. 1 Tablette ab etwa 4 Wochen vor bis 12 Wochen nach der Konzeption unter sorgfältiger Überwachung der Antikonvulsivaspiegel (siehe auch Wechselwirkungen). Keine Erfahrungen bei Kindern und Jugendlichen.
GA: Megaloblastenanämie unklarer Genese bzw. bei isoliertem Vitamin B_{12}-Mangel.
SST: Strenge Indikationsstellung. MTD 5 mg Folsäure.
NW: Überempfindlichkeit, Magen/Darm, Psyche.
WW: Antikonvulsiva, Chemotherapeutika, Zytostatika, 5-Fluorouracil, Chloramphenicol, orale Kontrazeptiva.
WH: Vor Therapiebeginn Vitamin B_{12}-Mangel ausschließen. Zur Folsäuresubstitution bei Chemotherapie mit Methotrexat nicht geeignet. Vor Therapie der Homocysteinämie Vitamin B_{12}-Mangel ausschließen.
PG: 20 ST (2) (EKO: G) [€ 5,00], 100 ST * (EKO: N) [€ 29,30]

Fomepizole Serb 5 mg/ml - Konzentrat zur Herstellung einer Infusionslösung
07O

(Z.Nr. 1-24520) NR. P. V03AB34
ZI: Serb, Brüssel, Belgien
Z: 1 Ampulle mit 20 ml enthält: Fomepizol 100 mg (entspr. Fomepizol sulfat 160 mg), Natriumchlorid (entspr. Natrium 2,4 mmol), Wasser für Injektionszwecke.
EW: Kompetitiver Hemmstoff der Alkoholdehydrogenase.
AG: Akute Intoxikationen durch Ethylenglykol (metabolische Azidose, Krämpfe, Koma, Niereninsuffizienz).
AA: I.v. Dauerinfusion nach Verdünnen.
DO: **Patienten ohne Hämodialyse:** Initial 15 mg/kg, dann alle 12 Std.
5-15 mg/kg über 30-45 min, bis Ethylenglykol im Plasma unter 0,2 g/l.
Patienten mit schweren Nierenschäden (Hämodialyse): Initial 15 mg/kg über 30-45 min, dann 1 mg/kg/Std. während der gesamten Dauer der Hämodialyse.
SST: Strenge Indikationsstellung, nicht stillen.
NW: ZNS (Schwindel, Kopfschmerzen), Psyche, Herz (Brady- oder Tachykardie), Kreislauf, (Blutdruckanstieg) Magen/Darm, Leber (Transaminasenanstieg), lokale Reaktionen, Haut, Blut (Anämie), Stoffwechsel, Sehstörungen.
WW: Alkoholkonsum beeinträchtigt Wirksamkeit bei Ethylenglykolvergiftung nicht.
WH: Kontrollen: Transaminasen, Blutbild. Verkehrshinweis. Auf metabolische Azidose achten. Fomepizol ist dialysierbar.
PG: 5 ST * (EKO: N) [€ 1.074,50]

Fomicyt 40 mg/ml - Pulver zur Herstellung einer Infusionslösung
34K, 52A04

(Z.Nr. 1-39243) NR. P. J01XX01
ZI: Infectopharm Arzneimittel und Consilium, Heppenheim, Deutschland
Z: 1 ml der Infusionslösung enthält: Fosfomycin 40 mg (entspr. Fosfomycin dinatrium), Bernsteinsäure.
EW: Bakterizides Antibiotikum.
AG: Mittel 2. Wahl bei Osteomyelitis, komplizierten Harnwegsinfektionen, nosokomiale Infektionen der unteren Atemwege, bakterieller Meningitis, Bakteriämie.
AA: I.v. Infusion (mindestens 15 min. pro 2 g).
DO: Personen ab 12 Jahren (> 40 kg KG): TD 12-24 g in 2-3 ED.
Frühgeborene: TD 100 mg/kg KG in 2 ED.
Neugeborene: TD 200 mg/kg KG in 3 ED.
Säuglinge (1 - 12 Monate): TD 200-300 mg/kg KG in 3 ED.
Kinder (1-12 Jahre): TD 200-400 mg/kg KG in 3-4 ED.
Dosisreduktion bei schweren Nierenschäden.
SST: Nutzen/Risiko-Abwägung.
NW: Magen/Darm, pseudomembranöse Kolitis, lokale Reaktionen, Hautausschlag, Untersuchungen (Hypokaliämie, Hypernatriämie), sehr selten schwere Überempfindlichkeit.
WW: Keine Studien. Kombination mit anderen Antibiotika meist additiv bis synergistisch.
WH: Natriumbelastung (1 g Fosfomycin enthält 320 mg Natrium) beachten. Kontrolle: Elektrolyte, Wasserhaushalt. Verkehrshinweis.
PG: **2G** 10 ST * (EKO: N) [€ 171,30], **4G** 10 ST * (EKO: N) [€ 307,55]

🐾 Footvax - Moderhinke-Impfstoff, inaktiviert Ölige Emulsion zur subkutanen Injektion für Schafe
823AC

(Z.Nr. 8-20249) NR. P. E. QI04AB03
ZI: Intervet, Wien
Z: 1 Impfdosis zu 1 ml enthält: Dichelobacter (bacteroides) nosodus Serotypen A1,B1,B2,C,D,E,F,G und H 10 µg Pili, Dichelobacter (bacteroides) Nosodus Serotyp I 500 Mio. Zellen, Mineralöl, leicht 60 %, Mannide oleat 4,5 %, Thiomersal 0,015 %, Formaldehyd 0,05 %, Natriumchlorid Lösung 0,85% G/V.
EW: Impfstoff.
AG: Aktive Immunisierung von Schafen gegen Moderhinke. Voller Impfschutz 4 Wochen nach der 2. Impfung, Dauer der Immunität 12 Monate.
AA: S.c., alle Tiere einer Herde impfen.
DO: ED = 1 ml.
Grundimmunisierung: 2 Impfungen ab der 12. Lebenswoche im Abstand von 4-6 Wochen.
Nachimpfungen nach (4-)6 Monaten bzw. 1mal jährlich.
GA: Innerhalb von 6-8 Wochen nach der Schur.
SST: Mutterschafe 4 Wochen vor und nach dem Ablammen nicht impfen; säugende Milchschafe nicht impfen.
NW: Fieber, Apathie, Überempfindlichkeit, lokale weiche Schwellungen oder kleine Impfknoten, vereinzelt intermittierende Lahmheit.
WW: 14 Tage Abstand zu anderen Impfungen empfohlen.
WH: **Bei Überdosierung** lokale Nekrosen möglich.
PG: **20ML** 1 ST VN [€ 88,80], **50ML** 1 ST VN [€ 162,30]

Foradil 12 Mikrogramm - Kapseln zur Trockeninhalation
50A02

(Z.Nr. 1-21406) RP. P. R03AC13
ZI: Novartis Pharma, Wien
Z: 1 Kapsel enthält: Formoterol fumarat-Dihydrat 12 µg, Lactose monohydrat 24,99 mg, Gelatine, Titandioxid, Opacode schwarz S-1-8100 HV.
EW: Lang wirksamer Beta 2-Agonist, bronchialerweiternd.
AG: Prophylaxe und symptomatische Therapie der Bronchokonstriktion bei
- Asthma (einschließlich Vorbougung belastungsinduzierter Bronchospasmen) unter gleichzeitiger antientzündlicher Therapie, wenn andere Asthmamittel nicht ausreichen
- Chronisch obstruktiver Bronchitis (mit und ohne Emphysem).
AA: Zur Inhalation mit dem beigepackten Aerolizer.
DO: Asthma (nur in Kombination mit inhalativen Kortikoiden): 2mal tgl. 1-2 Kapseln, MTD 4 Kapseln.
Belastungsinduzierte Bronchokonstriktion: 15 min vor Belastung 1(-2) Kapseln.
Chronisch obstruktive Bronchitis: 2 x tgl. 1 Kapsel.
Kinder ab 6 Jahre: Asthma: 2 x tgl. 1 Kapsel. MTD 2 Kapseln.
Prophylaxe vor Belastung: Mindestens 15 min vor Belastung 1

Kapsel.
GA: Tachyarrhythmien, AV-Block 3. Grades, Aortenstenose, hypertrophe Kardio- myopathie, Thyreotoxikose, QT-Verlängerung über 0,44 sec.
SST: Nicht anwenden (wehenhemmend).
NW: Schwerwiegende Asthmaexazerbationen, Herz (Tachykardie, QT-Verlängerung), Hypokaliämie, Hyperglykämie, Tremor, ZNS-Stimulation, Überregbarkeit, Dyspnoe, Bronchospasmus.
WW: Andere Bronchialerweiterer verstärkt. QT-verlängernde und proarrhyth- mische Substanzen, Theopyllin, MAO-Hemmer, trizyklische Antidepressiva (Vorsicht), hypokaliämische Substanzen (Diuretika); Beta-Blocker antagonistisch. Halogenierte Kohlenwasserstoffe (erhöhtes Arrhythmie- risiko).
WH: Nicht zur Erstbehandlung von Asthma. Bei akuter Asthma-Attacke kurz wirkenden Beta 2 Agonisten verwenden. Möglichst niedrig dosieren. Nur als Zusatz zur antiinflammatorischen Therapie. Nicht zusammen mit anderen lang wirkenden Beta-Agonisten anwenden. Auf plötzliche Verschlechterung, schwerwiegende Asthmaexazerbationen (besonders bei Kindern von 5 bis 12 Jahren), paradoxen Bronchospasmus, Hypokaliämie achten. Vorsicht bei frischem Herzinfarkt, QT-Verlängerung, Thyreotoxikose, Phäochromozytom, Kardiomyopathie, Hypertonie, Aneurysma, Diabetes. Verkehrshinweis.
Bei Überdosierung Antidot kardioselektive Beta-Blocker (vorsichtig anwenden).
PG: 60 ST IND (2) (EKO: G) [€ 30,70]

Foradil 12 Mikrogramm - Kapseln zur Trockeninhalation 50A02
(Z.Nr. 1-21406-P1) RP. P. Parallelimport. R03AC13
nicht im Handel.

Forair 12 Mikrogramm - Druckgasinhalation, Lösung 50A02

(Z.Nr. 1-25954) RP. P. E. R03AC13
ZI: Chiesi Farmaceutici, Via Palermo, Parma, Italien
Z: 1 Sprühstoß enthält: Formoterol fumarat-Dihydrat 12 µg, (entspr. Formoterol fumarat 10,1 µg), Norfluran, Ethanol, Salzsäure.
EW: Beta 2-Sympathomimetikum, bronchialerweiternd.
AG: Langzeitbehandlung von mittelschwerem bis schwerem Asthma (in Kombination mit Glukokortikoiden). Symptomatisch bei COPD.
AA: Zur Inhalation.
DO: **Asthma:** Morgens und abends je 1(-2) Sprühstöße, MTD 4 Sprühstöße.
COPD: 2mal tgl. 1 Sprühstoß. MTD 2mal 2 Sprühstöße.
Nicht für Kinder bis 11 Jahre.
SST: Nutzen/Risiko-Abwägung.
NW: Herz (Palpitationen, selten Rhythmusstörungen), Magen/Darm, Hypokaliämie, Hyperglykämie, Tremor, Kopfschmerzen, ZNS-Stimulation, Husten, parodoxer Bronchospasmus, Haut, Untersuchungen.
WW: Vorsicht: QT-Verlängerung und proarrhythmische Substanzen, Theopyllin, MAO-Hemmer, trizyklische Antidepressiva, hypokaliämische Substanzen (Diuretika); andere Beta2-Agonisten, Ephedrin, Anticholinergika verstärkend; Beta-Blocker antagonistisch.
WH: Nur für Erwachsene und Jugendliche. Nicht zur Erstbehandlung von Asthma. Zusätzliche Kortikosteroidtherapie empfohlen. Auf plötzliche Verschlechterung, paradoxen Bronchospasmus, Hypokaliämie achten. Vorsicht bei schweren Herz- und Gefäßerkrankungen, QT-Verlängerung, Diabetes, Thyreotoxikose.
Bei Überdosierung Antidot kardioselektive Beta-Blocker.
PG: 120 HB IND (EKO: G) [€ 47,80]

Forceris 30 mg/ml + 133 mg/ml - Injektionssuspension für Ferkel 812BZ

(Z.Nr. EU/2/19/235/*) RP. P. VNW. QP51AJ51
ZI: Ceva Sante Animale, Libourne, Frankreich
Z: 1 ml enthält: Toltrazuril 30 mg, Eisen(III)-Ion 133,4 mg (entspr. Gleptoferron 355,2 mg), Phenol 6,4 mg, Natriumchlorid, Docusat natrium, Simeticon-Emulsion, Siliciumdioxid, hochdisperses, Povidon, Wasser für Injektionszwecke.
EW: Antiprotozoikum + Eisen.
AG: Prävention von Eisenmangelanämie und Kokzidiose (Durchfall) bei Ferkeln in Betrieben, in denen Kokzidiose nachgewiesen wurde.
AA: I.m. am Ohrgrund.
DO: 1,5 ml Suspension pro Ferkel einmalig 24-96 Std. nach der Geburt.
GA: Verdacht auf Vitamin E- und Selenmangel.
NW: Überempfindlichkeit, sehr selten Todesfälle
WH: Alle Ferkel eines Wurfs behandeln. Hygiene beachten. Für Tiere unter 0,9 kg KG nicht empfohlen.
VNW: Essbare Gewebe 70 Tage.
PG: 100 ML VNW [€ 60,65], 250 ML VNW [€ 145,60]

Forcyl 160 mg/ml - Injektionslösung für Rinder 812AD

(Z.Nr. 8-00972) NR. P. VNW. QJ01MA93
ZI: Vetoquinol Österreich, Wien
Z: 1 ml Injektionslösung enthält: Marbofloxacin 160 mg, Benzylalkohol 15 mg, D-Glucono-1,5-lacton, Wasser für Injektionszwecke.
EW: Fluorchinolon-Antibiotikum.
AG: Atemwegserkrankungen bei Rindern durch Pasteurella multocida oder Mannheimia haemolytica. Akute Mastitiden durch Escherichia coli.
AA: I.m., bei akuter Mastitis auch i.v.
DO: Einmalig 10 mg/kg KG.
SST: Nutzen/Risiko-Abwägung.
NW: Lokale Reaktionen, Arthropathien, sehr selten Anaphylaxie.
WH: Nur bei unzureichendem Ansprechen auf andere Antibiotika anwenden.
VNW: Essbare Gewebe 5 Tage, Milch 48 Stunden.
PG: 50 ML VNW [€ 85,20], 100 ML VNW [€ 158,05]

Forcyl Swine 160 mg/ml - Injektionslösung für Schweine 812AD

(Z.Nr. 8-01101) NR. P. VNW. QJ01MA93
ZI: Vetoquinol Österreich, Wien
Z: 1 ml Injektionslösung enthält: Marbofloxacin 160 mg, Benzylalkohol 15 mg, D-Glucono-1,5-lacton, Wasser für Injektionszwecke.
EW: Fluorchinolon-Antibiotikum.
AG: Atemwegserkrankungen bei Mastschweinen durch Acinobacillus pleuropneumoniae und Pasteurella multocida; Darminfektionen durch E. coli bei Absatzferkeln. Metritis-Mastitis-Agalaktie-Syndrom bei Sauen post partum.
AA: I.m.
DO: Einmalig 8 mg/kg KG.
SST: Nutzen/Risiko-Abwägung.
NW: Lokale Reaktionen und Schmerzen.
VNW: Essbare Gewebe 9 Tage.
PG: 100 ML VNW [€ 158,05]

Forlax 4 g - Pulver zur Herstellung einer Lösung zum Einnehmen 42J03
(Z.Nr. 1-24988) RPF. P. nicht im Handel. A06AD15

Forlax 10 g - Pulver zur Herstellung einer Lösung zum Einnehmen 42J03
(Z.Nr. 1-24410) RPF. P. nicht im Handel. A06AD15

Formivar 60, 60 g Ameisensäure/100 g - Lösung für den Bienenstock für Honigbienen 804E
(Z.Nr. 8-38626) RPF. D. nicht im Handel. QP53AG01

Formivar 85, 85 g Ameisensäure/100 g - Lösung für den Bienenstock für Honigbienen 804E
(Z.Nr. 8-38625) RPF. D. nicht im Handel. QP53AG01

Formodual 100/6 Mikrogramm/Sprühstoß, Druckgasinhalation, Lösung 50B03

(Z.Nr. 1-27003) NR. P. E. n.l. R03AK08
ZI: Chiesi Pharma, Wien
Z: 1 Sprühstoß enthält: Beclometason dipropionat 100 µg (entspr. → 84,6 µg), Formoterol fumarat-Dihydrat 6 µg (entspr. → 5 µg), Norfluran, Ethanol, wasserfrei, Salzsäure.
PG: 1 ST * (EKO: N) [€ 142,85 n.l.]

Formoterol "ratiopharm" 12 Mikrogramm - Kapseln zur Trockeninhalation 50A02

(Z.Nr. 1-27190) RP. P. R03AC13
ZI: Teva, Haarlem, Niederlande
Z: 1 Kapsel enthält: Formoterol fumarat-Dihydrat 12 µg, Lactose monohydrat 7,196 mg, Lactose, wasserfrei 16,792 mg.
EW: Beta 2-Sympathomimetikum, bronchialerweiternd.
AG: Erhaltungstherapie von mittelschwerem bis schwerem Asthma (Zusatztherapie in Kombination mit Glukokortikoiden), chronisch-obstruktive Lungenerkrankung (COPD).
AA: Zur Inhalation.
DO: Asthma bronchiale: Erhaltungs- bzw. vorbeugende Therapie: 1(-2) Inhalationen 1 - 2mal tgl..
Vorbeugung vor Belastung: 1 Inhalation. MTD 4 Inhalationen.
Kinder ab 6 Jahren und Jugendliche: ED 1 Inhalation, MTD 2 Inhalationen.
COPD: 1 Inhalation 1 - 2mal tgl.; MTD 2 Inhalationen.
SST: Nutzen/Risiko-Abwägung.
NW: Herz (Tachykardie, Tachyarrhythmien), Magen/Darm, Hypokaliämie, Tremor, ZNS-Stimulation, Kopfschmerzen, Übererregbar-

keit, sehr selten paradoxer Bronchospasmus.
WW: Vorsicht: QT-verlängernde und proarrhythmische Substanzen, Theophyllin, MAO-Hemmer, trizyklische Antidepressiva, hypokaliämische Substanzen (Diuretika); Beta-Blocker antagonistisch.
WH: Nicht zur Erstbehandlung von Asthma. Auf plötzliche Verschlechterung, paradoxen Bronchospasmus, Hypokaliämie achten. Vorsicht bei schweren Herz- und Gefäßerkrankungen. Bei akutem Anfall schnell wirkenden Beta-Agonisten einsetzen.
Bei Überdosierung Antidot kardioselektive Beta-Blocker.
PG: 60 ST IND (2) (EKO: G) [€ 26,75]

Forsteo 20 Mikrogramm/80 Mikroliter - Injektionslösung im Fertigpen 38C03
(Z.Nr. EU/1/03/247/*) NR. P. E. H05AA02
ZI: Lilly, Eli Nederland, Utrecht, Niederlande
Z: 1 Dosis zu 80 µl enthält: Teriparatid 20 µg, hergestellt durch rekombinante DNA-Technologie in Escherichia coli, Eisessig, Natriumacetat, wasserfrei, Mannitol, Metacresol, Salzsäure zur pH-Wert-Einstellung, Natriumhydroxid zur pH-Wert-Einstellung, Wasser für Injektionszwecke.
EW: Aktives Fragment des Parathormons, reguliert Kalzium- und Phosphatstoffwechsel.
AG: Primäre Osteoporose bei postmenopausalen Frauen und Männern mit hohem Frakturrisiko.
Osteoporose durch Langzeitkortikoid-Therapie.
AA: S.c. (in Oberschenkel oder Abdomen).
DO: 1mal tgl. 20 Mikrogramm; max. Behandlungsdauer 24 Monate. Bei Kindern und Jugendlichen mit offenen Epiphysen nicht anwenden.
GA: Hyperkalzämie, schwere Niereninsuffizienz, andere metabolische Knochenkrankheiten, ungeklärte Erhöhung der alkalischen Phosphatase, vorausgegangene Strahlentherapie des Skeletts, Kinder und Jugendliche, maligne Skeletterkrankungen oder Knochenmetastasen.
SST: Kontraindikation. Kontrazeption erforderlich.
NW: Gliederschmerzen, Rückenkrämpfe, Kopfschmerzen, Schwindel, Dyspnoe, Magen/Darm, vermehrtes Schwitzen, Tachykardie, Muskelkrämpfe, Anstieg der Serumharnsäure, Hypercholesterinämie, lokale Reaktionen, Allergien, Depression.
WW: Vorsicht: Digitalis.
WH: Blutproben zur Calciumwert-Bestimmung frühestens 16 Std. nach der letzten Injektion entnehmen. Vorsicht bei Urolithiasis. Begrenzte Erfahrungen bei jüngeren Erwachsenen. Verkehrshinweis.
PG: 1 ST RE1 (EKO: Y) [€ 391,15]

Forsteo 20 Mikrogramm/80 Mikroliter - Injektionslösung im Fertigpen 38C03
(Z.Nr. EU/1/03/247/*) NR. P. E. H05AA02
Parallelimport. n.l.
V: Abacus Medicine, Copenhagen, Dänemark
Z: 1 Dosis zu 80 µl enthält: Teriparatid 20 µg, hergestellt durch rekombinante DNA-Technologie in Escherichia coli, Eisessig, Natriumacetat, wasserfrei, Mannitol, Metacresol, Salzsäure zur pH-Wert-Einstellung, Natriumhydroxid zur pH-Wert-Einstellung, Wasser für Injektionszwecke.
PG: 1 ST * (EKO: N) [€ 398,00 n.l.]

Forsteo 20 Mikrogramm/80 Mikroliter - Injektionslösung im Fertigpen 38C03
(Z.Nr. EU/1/03/247/*) NR. P. E. H05AA02
Parallelimport.
V: EMRAmed Arzneimittel, Trittau, Deutschland
Z: 1 Dosis zu 80 µl enthält: Teriparatid 20 µg, hergestellt durch rekombinante DNA-Technologie in Escherichia coli, Eisessig, Natriumacetat, wasserfrei, Mannitol, Metacresol, Salzsäure zur pH-Wert-Einstellung, Natriumhydroxid zur pH-Wert-Einstellung, Wasser für Injektionszwecke.
PG: 1 ST RE1 (EKO: Y) [€ 391,10]

Forsteo 20 Mikrogramm/80 Mikroliter - Injektionslösung im Fertigpen 38C03
(Z.Nr. EU/1/03/247/*) NR. P. E. H05AA02
Parallelimport. nicht im Handel.

Forsteo 20 Mikrogramm/80 Mikroliter - Injektionslösung im Fertigpen 38C03
(Z.Nr. EU/1/03/247/*) NR. P. E. H05AA02
Parallelimport.
V: Haemato Pharm, Schönefeld, Deutschland
Z: 1 Dosis zu 80 µl enthält: Teriparatid 20 µg, hergestellt durch rekombinante DNA-Technologie in Escherichia coli, Eisessig, Natriumacetat, wasserfrei, Mannitol, Metacresol, Salzsäure zur pH-Wert-Einstellung, Natriumhydroxid zur pH-Wert-Einstellung, Wasser für Injektionszwecke.
PG: 1 ST RE1 (EKO: Y) [€ 389,15]

Forsteo 20 Mikrogramm/80 Mikroliter - Injektionslösung im Fertigpen 38C03
(Z.Nr. EU/1/03/247/*) NR. P. E. H05AA02
Parallelimport. n.l.
V: Orifarm, Leverkusen, Deutschland
Z: 1 Dosis zu 80 µl enthält: Teriparatid 20 µg, hergestellt durch rekombinante DNA-Technologie in Escherichia coli, Eisessig, Natriumacetat, wasserfrei, Mannitol, Metacresol, Salzsäure zur pH-Wert-Einstellung, Natriumhydroxid zur pH-Wert-Einstellung, Wasser für Injektionszwecke.
PG: 1 ST * (EKO: N) [€ 398,40 n.l.]

Fortacin 150 mg/ml + 50 mg/ml - Spray zur Anwendung auf der Haut, Lösung 52F05
(Z.Nr. EU/1/13/881/*) RP. P. nicht im Handel. N01BB20

Fortakehl D5 - Tabletten 42X, 50X
(Z.Nr. 3-37933) RPF. P. nicht im Handel. V03AX

Fortakehl D5 - Tropfen 42X, 50X
(Z.Nr. 3-37932) RPF. P. nicht im Handel. V03AX

Fortecortin 4 mg - Ampullen 31F01
(Z.Nr. 0-11742) NR. P. H02AB02
ZI: Merck, Wien
Z: 1 Ampulle (1 ml) enthält: Dexamethason 21-dihydrogenphosphat 4 mg (entspr. Dexamethason 21-dihydrogenphosphat, Dinatriumsalz 4,37 mg), Dinatrium edetat-2-Wasser, Creatinin, Natrium citrat (entspr. Natrium 23 mg) (entspr. → 1 mmol), Natronlauge, Wasser für Injektionszwecke.
EW: Dexamethason: 30mal stärkeres Glukokortikoid als Cortisol, keine Mineralokortikoidwirkung. Liquor- und placentagängig.
AG: Systemisch im Anschluss an hochdosierte Kortikoid-Notfalltherapie (siehe Fortecortin 40 mg-Ampulle) bei Hirnödem, Schock, Status asthmaticus, schweren Haut- oder Blutkrankheiten, Mittel 2. Wahl bei Addison-Krise. Lokale Kortikoidtherapie (periartikulär und infiltrativ, intraartikulär, subkonjunktival).
AA: Akut langsam i.v., ev. i.m., lokal (siehe Anwendungsgebiete).
DO: Systemisch:
Akutes Hirnödem: Initial 40-100 mg i.v., dann 4-8 mg i.v. oder i.m. alle 2-4 Std. über 8 Tage.
Subakutes und chronisches Hirnödem: Initial 8-12 mg i.v., dann 4 mg i.v. oder i.m. alle 6 Std.
Anaphylaktischer Schock: Initial 100 mg i.v. (Kinder: 40 mg i.v.)
Polytraumatischer und hypovolämischer Schock: 10-200 mg (Kinder: 40 mg) i.v., ev. nach 4-12 Std. wiederholen oder 20-40 mg alle 6 Std. über 2-3 Tage i.v.
Status asthmaticus: So früh wie möglich 8-40 mg i.v., ev. 8 mg alle 4 Std.
Schwere Haut- oder Blutkrankheiten: Initial 20-40 mg i.v.; Weiterbehandlung nach Bedarf.
Addison-Krise: Initial 4-8 mg i.v.
Lokal: 2-8 mg.
GA: Intraartikulär: Gelenkinfektionen, Blutungsneigung, instabiles Gelenk, periartikuläre Kalzifikation, nicht vaskularisierte Knochennekrose, Sehnenruptur, Charcot-Gelenk.
Subkonjunktival: Augeninfektionen, Hornhautverletzungen und -ulzera.
SST: Nur bei vitaler Indikation. Bei Anwendung am Ende der Schwangerschaft Nebennierenatrophie bei Neugeborenen möglich. Strenge Indikationsstellung in der Stillzeit.
NW: Bei Kurzzeitgabe Risiko gering: Intestinale Blutungen, herabgesetzte Glukosetoleranz, reduzierte Infektresistenz (Virosen).
Bei Langzeitgabe Pseudo-Cushing-Syndrom, Nebennierenrindenatrophie, Steroiddiabetes, Osteoporose, Myopathie, Hautveränderungen, hormonelle Störungen, Hypertonie, Thromboserisiko, Sehstörungen (Katarakt, Glaukom), Knochen (Wachstumsstörungen, selten aseptische Nekrosen), negative Stickstoffbilanz, Vaskulitis, Pankreatitis, Ulkusperforation, Tumorlysesyndrom.
WW: Vorsicht: Verminderte aktive Immunisierung (wenn Glukokortikoido 8 Wochen vor bis 2 Wochen nach Immunisierung gegeben werden).
Glykoside (verstärkt), Saluretika (zusätzliche Kaliumausscheidung), Antidiabetika bzw. Cumarine (abgeschwächt), CYP3A4-Induktoren, z.B. Rifampicin, Phenytoin, Barbiturate (verminderte Corticoidwirkung), CYP3A4-Hemmer, z.B. Azole, Ritonavir, Cobicistat, Makrolide (verstärkte Corticoidwirkung); Antirheumatika (Magen-Darm-Trakt), östrogene Kontrazeptiva (verstärkte Kortikoidwirkung), Praziquantel (Blutspiegel erniedrigt); Bupropion (Krämpfe), ACE-Hemmer (Blutbildschäden), Chloroquin (Myopathien), Somatropin (abgeschwächt), Laxantien (Kaliumverlust), Anticholinergika (Augeninnendrucksteigerung), Muskelrelax-

antien (verlängert), Ciclosporin (erhöhte Infektanfälligkeit, Krämpfe), Fluorchinolone (Sehnenerkrankungen).
WH: Bei Kindern unter 14 Jahren (strenge Indikationsstellung) nach 3 Tagen Therapie 4 Tage Behandlungspause einlegen. Vorsicht bei Infektionskrankheiten (antibiotische Therapie erforderlich), Magen-Darm-Ulcera, schwerer Osteoporose, schwerer Hypertonie, Diabetes, Psychosen (Selbstmordrisiko), Glaukom, Herz-, Niereninsuffizienz, Myasthenie, Risiko für Darmperforation. Dosis ausschleichend reduzieren, nicht abrupt absetzen (Gefahr der Nebenniereninsuffizienz). Kontrollen: Augen, Serumkalium.
PG: 3 ST * (EKO: N) [€ 12,90]

Fortecortin 40 mg - Ampulle 31F01

(Z.Nr. 1-17215) NR. P. H02AB02
ZI: Merck, Wien
Z: 1 Ampulle (5 ml) enthält: Dexamethason 21-dihydrogenphosphat 40 mg (entspr. Dexamethason 21-dihydrogenphosphat, Dinatriumsalz 43,72 mg), Dinatrium edetat-2-Wasser 2,5 mg, Lösung wässrig, stabil, Kreatin, Natrium citrat, Natronlauge, Wasser für Injektionszwecke.
EW: Stark wirksames Glukokortikoid.
AG: Notfalltherapie (Hirnödem, schwere allergische Reaktionen, wie Quincke-Ödem, Glottisödem), hypovolämischer oder polytraumatischer Schock, Status asthmaticus, Lungenödem, Transplantatabstoßung); akute Schübe entzündlicher oder immunologischer Krankheiten (schwere Dermatosen, schwere Blutkrankheiten, akute, rheumatische Karditis).
AA: Langsam (2-3 min.) i.v. (Infusion oder Injektion) oder i.m.
DO: Akutes Hirnödem: Initial 40-100 mg i.v., dann 4-8 mg i.m. oder i.v. alle 2-4 Std. über ca. 8 Tage.
Glottis- oder Quincke-Ödem: 40 mg i.v. oder i.m., bei Bedarf wiederholen.
Anaphylaktischer Schock: 100 mg i.v. (Kinder: 40 mg i.v.).
Hypovolämischer und posttraumatischer Schock: 100-200 mg i.v. (Kinder: 40 mg i.v.); Wiederholung nach 4-12 Std. oder 20-40 mg alle 6 Std. über 2-3 Tage.
Status asthmaticus: 8-40 mg i.v., bei Bedarf alle 4 Std. 8 mg.
Toxisches Lungenödem: 100 mg i.v., dann 20-40 mg i.v. alle 6 Std. über mehrere Tage. Transplantatsabstoßungskrisen: 100 mg i.v., alle 24 Std.
über 7 Tage wiederholen.
Akute Dermatosen und Blutkrankheiten: Initial 20-40 mg i.v., Wieder- holung alle 24 Std. nach Bedarf.
Rheumatische Karditis: 8-16 (-40) mg, Kinder und Jugendliche: 0,15-0,3 mg/kg KG tgl.
GA: Intraartikulär: Gelenkinfektionen, Blutungsneigung, instabiles Gelenk, periartikuläre Kalzifikation, nicht vaskularisierte Knochennekrose, Sehnenruptur, Charcot-Gelenk.
Subkonjunktival: Augeninfektionen, Hornhautverletzungen und -ulzera.
SST: Nur bei vitaler Indikation. Bei Anwendung am Ende der Schwangerschaft Nebennierenatrophie bei Neugeborenen möglich. Strenge Indikationsstellung in der Stillzeit.
NW: Bei Kurzzeitgabe Risiko gering: Intestinale Blutungen, herabgesetzte Glukosetoleranz, reduzierte Infektresistenz (Virosen).
Bei Langzeitgabe Pseudo-Cushing-Syndrom, Nebennierenrindenatrophie, Steroiddiabetes, Osteoporose, Myopathie, Hautveränderungen, hormonelle Störungen, Hypertonie, Thromboserisiko, Sehstörungen (Katarakt, Glaukom), Knochen (Wachstumsstörungen, selten aseptische Nekrosen), negative Stickstoffbilanz, Vaskulitis, Pankreatitis, Ulkusperforation, Tumorlysesyndrom.
WW: Vorsicht: Verminderte aktive Immunisierung (wenn Glukokortikoide 8 Wochen vor bis 2 Wochen nach Immunisierung gegeben werden).
Glykoside (verstärkt), Saluretika (zusätzliche Kaliumausscheidung), Antidiabetika bzw. Cumarine (abgeschwächt), CYP3A4-Induktoren, z.B. Rifampicin, Phenytoin, Barbiturate (verminderte Corticoidwirkung), CYP3A4-Hemmer, z.B. Azole, Ritonavir, Cobicistat, Makrolide (verstärkte Corticoidwirkung); Antirheumatika (Magen-Darm-Trakt), östrogene Kontrazeptiva (verstärkte Kortikoidwirkung), Praziquantel (Blutspiegel erniedrigt); Bupropion (Krämpfe), ACE-Hemmer (Blutbildschäden), Chloroquin (Myopathien), Somatropin (abgeschwächt), Laxantien (Kaliumverlust), Anticholinergika (Augeninnendrucksteigerung), Muskelrelaxantien (verlängert), Ciclosporin (erhöhte Infektanfälligkeit, Krämpfe), Fluorchinolone (Sehnenerkrankungen).
WH: Bei Kindern unter 14 Jahren (strenge Indikationsstellung) nach 3 Tagen Therapie 4 Tage Behandlungspause einlegen. Vorsicht bei Infektionskrankheiten (antibiotische Therapie erforderlich), Magen-Darm-Ulcera, schwerer Osteoporose, schwerer Hypertonie, Diabetes, Psychosen (Selbstmordrisiko), Glaukom, Herz-, Niereninsuffizienz, Myasthenie, Risiko für Darmperforation. Dosis ausschleichend reduzieren, nicht abrupt absetzen (Gefahr der Nebenniereninsuffizienz). Kontrollen: Augen, Serumkalium.
PG: 1 ST (2) (EKO: G) [€ 31,20]

Fortecortin 100 mg - Ampulle 31F01

(Z.Nr. 1-17216) NR. P. H02AB02
ZI: Merck, Wien
Z: 1 Ampulle (10 ml) enthält: Dexamethason 21-dihydrogenphosphat 100 mg (entspr. Dexamethason 21-dihydrogenphosphat, Dinatriumsalz 109,3 mg), Dinatrium edetat-2-Wasser 5 mg, Lösung wässrig, stabil, Kreatin, Natrium citrat, Natronlauge, Wasser für Injektionszwecke.
Kurzinformation: siehe Fortecortin 40 mg - Ampulle, → S. 592
PG: 1 ST * (EKO: N) [€ 77,60]

Fortecortin Inject 40 mg - Spritzampulle 31F01

(Z.Nr. 1-18431) NR. P. H02AB02
ZI: Merck, Wien
Z: 1 Spritzampulle (5 ml) enthält: Dexamethason 21-dihydrogenphosphat 40 mg (entspr. Dexamethason 21-dihydrogenphosphat, Dinatriumsalz 43,72 mg), Dinatrium edetat-2-Wasser 2,5 mg, Lösung wässrig, stabil, Kreatin, Natrium citrat, Natronlauge, Wasser für Injektionszwecke.
Kurzinformation: siehe Fortecortin 40 mg - Ampulle, → S. 592
PG: 1 ST (2) (EKO: G) [€ 31,20]

Fortecortin Inject 100 mg - Spritzampulle 31F01

(Z.Nr. 1-18432) NR. P. H02AB02
ZI: Merck, Wien
Z: 1 Spritzampulle (10 ml) enthält: Dexamethason 21-dihydrogenphosphat 100 mg (entspr. Dexamethason 21-dihydrogenphosphat, Dinatriumsalz 109,3 mg), Dinatrium edetat-2-Wasser 5 mg, Lösung wässrig, stabil, Kreatin, Natrium citrat, Natronlauge, Wasser für Injektionszwecke.
Kurzinformation: siehe Fortecortin 40 mg - Ampulle, → S. 592
PG: 1 ST * (EKO: N) [€ 77,60]

Fortecortin 4 mg - Tabletten 31F01

(Z.Nr. 1-19393) NR. P. H02AB02
ZI: Merck, Wien
Z: 1 Tablette enthält: Dexamethason 4 mg, Magnesium stearat, Saccharose 2,4 mg, Crospovidon, Maisstärke, Cellulose, mikrokristalline, Lactose monohydrat (entspr. Lactose 150 mg).
EW: Glukokortikoid, 30fach stärker als Cortisol.
AG: Systemische Glukokortikoidtherapie: Hirnödem oder -abszess, neurochirurgische Eingriffe, begleitend bei (Meningo)enzephalitis, Polyarthritis, Bronchialasthma, Dermatosen, Sarkoidose, schwere Infektionen (in Kombination mit Antibiotika), palliativ bei Malignomen, kongenitales andrenogenitales Syndrom, Zytostatika-Erbrechen.
AA: Zu oder nach dem Essen (Frühstück) mit Flüssigkeit unzerkaut schlucken.
DO: Möglichst kurzfristig und niedrig dosieren. Initial 4-24 mg/Tag. Details siehe Austria-Codex - Fachinformation.
SST: Nur bei vitaler Indikation. Bei Anwendung am Ende der Schwangerschaft Nebennierenatrophie bei Neugeborenen möglich. Strenge Indikationsstellung in der Stillzeit.
NW: Bei Kurzzeitgabe Risiko gering: Intestinale Blutungen, herabgesetzte Glukosetoleranz, reduzierte Infektresistenz (Virosen).
Bei Langzeitgabe Pseudo-Cushing-Syndrom, Nebennierenrindenatrophie, Steroiddiabetes, Osteoporose, Myopathie, Hautveränderungen, hormonelle Störungen, Hypertonie, Thromboserisiko, Sehstörungen (Katarakt, Glaukom), Knochen (Wachstumsstörungen, selten aseptische Nekrosen), negative Stickstoffbilanz, Vaskulitis, Pankreatitis, Ulkusperforation, Tumorlysesyndrom.
WW: Vorsicht: Verminderte aktive Immunisierung (wenn Glukokortikoide 8 Wochen vor bis 2 Wochen nach Immunisierung gegeben werden).
Glykoside (verstärkt), Saluretika (zusätzliche Kaliumausscheidung), Antidiabetika bzw. Cumarine (abgeschwächt), CYP3A4-Induktoren, z.B. Rifampicin, Phenytoin, Barbiturate (verminderte Corticoidwirkung), CYP3A4-Hemmer, z.B. Azole, Ritonavir, Cobicistat, Makrolide (verstärkte Corticoidwirkung); Antirheumatika (Magen-Darm-Trakt), östrogene Kontrazeptiva (verstärkte Kortikoidwirkung), Praziquantel (Blutspiegel erniedrigt); Bupropion (Krämpfe), ACE-Hemmer (Blutbildschäden), Chloroquin (Myopathien), Somatropin (abgeschwächt), Laxantien (Kaliumverlust), Anticholinergika (Augeninnendrucksteigerung), Muskelrelaxantien (verlängert), Ciclosporin (erhöhte Infektanfälligkeit, Krämpfe), Fluorchinolone (Sehnenerkrankungen).
WH: Bei Kindern unter 14 Jahren (strenge Indikationsstellung) nach 3 Tagen Therapie 4 Tage Behandlungspause einlegen. Vorsicht bei Infektionskrankheiten (antibiotische Therapie erforderlich), Magen-Darm-Ulcera, schwerer Osteoporose, schwerer Hypertonie, Diabetes, Psychosen (Selbstmordrisiko), Glaukom, Herz-, Niereninsuffizienz, Myasthenie, Risiko für Darmperforation. Dosis ausschleichend reduzieren, nicht abrupt absetzen (Gefahr der Nebenniereninsuffizienz). Kontrollen: Augen, Serumkalium.
PG: 30 ST (EKO: G) [€ 29,95 n.l.], 100 ST * (EKO: N) [€ 131,85]

Fortecortin 8 mg - Tabletten
31F01

(Z.Nr. 1-19399) NR. P. H02AB02

ZI: Merck, Wien

Z: 1 Tablette enthält: Dexamethason 8 mg, Magnesium stearat, Saccharose 4 mg, Crospovidon, Maisstärke, Cellulose, mikrokristalline, Lactose monohydrat (entspr. Lactose 144,4 mg).

Kurzinformation: siehe Fortecortin 4 mg - Tabletten, → S. 592

PG: 10 ST (2) (EKO: G) [€ 17,55], 30 ST (EKO: G) [€ 48,25]

Fortekor Flavour 5 mg - Tabletten für Hunde und Katzen
821E

(Z.Nr. 8-00852) RP. P. QC09AA07

ZI: Elanco, Cuxhaven, Deutschland

Z: 1 Tablette enthält: Benazepril hydrochlorid 5 mg, Trockenhefe aus Saccharomyces cerevisiae, Cellulose, mikrokristalline, Fleischaroma, Crospovidon Typ A, Stearinsäure, Butylmethacrylat-Copolymer, basisch, Siliciumdioxid, Povidon K30, Siliciumdioxid, hochdisperses, Dibutyl decandioat, Natriumdodecylsulfat.

EW: ACE-Hemmer.

AG: Chronische Niereninsuffizienz bei Katzen, Herzinsuffizienz beim Hund.

AA: Zum Eingeben mit oder ohne Futter.

DO: Hund: 1mal tgl. 0,25-0,5-1 mg/kg KG. Katze: 1mal tgl. 0,5-1 mg/kg KG.

GA: Hypotonie, Hypovolämie, Hyponatriämie, akutes Nierenversagen, Aorten- oder Pulmonalstenose.

SST: Nicht anwenden.

NW: Erbrechen, Koordinationsstörungen, Müdigkeit. Initial Kreatininanstieg, Zunahme der Futteraufnahme und des Körpergewichts bei Katzen.

WW: Vorsicht: Andere Blutdrucksenker, NSAIDs.

WH: Kontrollen: Harnstoff, Kreatinin, Erythrozyten. Keine Untersuchungen an Tieren unter 2,5 kg KG.

PG: 28 ST VT [€ 34,25], 56 ST VT [€ 59,60]

Fortekor Flavour 20 mg - Tabletten für Hunde
821E

(Z.Nr. 8-00853) RP. P. QC09AA07

ZI: Elanco, Cuxhaven, Deutschland

Z: 1 Tablette enthält: Benazepril hydrochlorid 20 mg, Trockenhefe aus Saccharomyces cerevisiae, Cellulose, mikrokristalline, Fleischaroma, Butylmethacrylat-Copolymer, basisch, Crospovidon Typ A, Stearinsäure, Siliciumdioxid, Povidon K30, Dibutyl decandioat, Siliciumdioxid, hochdisperses, Natriumdodecylsulfat.

EW: ACE-Hemmer.

AG: Herzinsuffizienz.

AA: Zum Eingeben mit oder ohne Futter.

DO: 1mal tgl. 0,25-0,5-1 mg/kg KG.

GA: Hypotonie, Hypovolämie, Hyponatriämie, akutes Nierenversagen, Aorten- oder Pulmonalstenose.

SST: Nicht anwenden.

NW: Erbrechen, Koordinationsstörungen, Müdigkeit. Initial Kreatininanstieg,

WW: Vorsicht: Andere Blutdrucksenker, NSAIDs.

WH: Kontrollen: Harnstoff, Kreatinin, Erythrozyten.

PG: 28 ST VT [€ 66,30], 56 ST VT [€ 114,85]

Fortekor Gourmet 2,5 mg - Tabletten für Katzen und Hunde
821E

(Z.Nr. 8-00617) RP. P. QC09AA07

ZI: Elanco, Cuxhaven, Deutschland

Z: 1 Tablette enthält: Benazepril hydrochlorid 2,5 mg, Trockenhefe aus Saccharomyces cerevisiae, Cellulose, mikrokristalline, Butylmethacrylat-Copolymer, basisch, Crospovidon Typ A, Rizinusöl, hydriertes, Siliciumdioxid, Dibutyl decandioat, Povidon K30, Vanillin, Natriumdodecylsulfat, Siliciumdioxid, hochdisperses.

Kurzinformation: siehe Fortekor Flavour 5 mg - Tabletten für Hunde und Katzen, → S. 593

PG: 28 ST VT [€ 20,90], 56 ST VT [€ 38,45]

Fortekor Plus 1,25 mg/2,5 mg - Tabletten für Hunde
821A, 821C, 821E

(Z.Nr. EU/2/15/185/*) RP. P. QC09BX90

ZI: Elanco, Cuxhaven, Deutschland

Z: 1 Tablette enthält: Pimobendan 1,25 mg, Benazepril hydrochlorid 2,5 mg, Spezialtrockenaroma, künstliches, Butylmethacrylat-Copolymer, basisch, Copovidon, Croscarmellose natrium, Crospovidon, Dibutyl sebacat, Hypromellose, Eisen(III)-oxid 0,5 mg, Lactose monohydrat, Magnesium stearat, Maisstärke, Cellulose, mikrokristalline, Polysorbat 80, Povidon, Siliciumdioxid, hochdisperses, Siliciumdioxid, wasserfrei, Natriumdodecylsulfat, Stärke, vorverkleistert, Bernsteinsäure, Sucrose.

EW: Inotrope Kombination mit ACE-Hemmer.

AG: Herzinsuffizienz beim Hund durch Atrioventrikularklappeninsuffizienz oder dilatative Kardiomyopathie.

AA: Zum Eingeben 1 Std. vor der Fütterung.

DO: 2mal tgl. 0,25-0,5mg Pimobendan/kg KG + 0,5-1 mg Benazepril/kg KG.

GA: Hypertrophe Kardiomyopathie, Hypotonie, Hypovolämie, Hyponatriämie, akutes Nierenversagen.

SST: Nicht anwenden.

NW: Erbrechen, Durchfall, Koordinationsstörungen, Müdigkeit. Initial Kreatininanstieg.

WW: Vorsicht: Andere Blutdrucksenker, NSAIDs, Kalium sparende Diuretika.

WH: Kontrollen: Harnstoff, Kreatinin, Erythrozyten. Bei schweren Leberschäden nicht anwenden.

PG: 30 ST VT [€ 21,50]

Fortekor Plus 5 mg/10 mg - Tabletten für Hunde
821A, 821C, 821E

(Z.Nr. EU/2/15/185/*) RP. P. QC09BX90

ZI: Elanco, Cuxhaven, Deutschland

Z: 1 Tablette enthält: Pimobendan 5 mg, Benazepril hydrochlorid 10 mg, Spezialtrockenaroma, künstliches, Butylmethacrylat-Copolymer, basisch, Copovidon, Croscarmellose natrium, Crospovidon, Dibutyl sebacat, Hypromellose, Eisen(III)-oxid 2 mg, Lactose monohydrat, Magnesium stearat, Maisstärke, Cellulose, mikrokristalline, Polysorbat 80, Povidon, Siliciumdioxid, hochdisperses, Siliciumdioxid, wasserfrei, Natriumdodecylsulfat, Stärke, vorverkleistert, Bernsteinsäure, Sucrose.

Kurzinformation: siehe Fortekor Plus 1,25 mg/2,5 mg - Tabletten für Hunde, → S. 593

PG: 30 ST VT [€ 61,35]

Forthyron 200 µg - Tabletten für Hunde
822AJ

(Z.Nr. 8-00662) RP. P. QH03AA01

ZI: Eurovet Animal Health, Bladel, Niederlande

Z: 1 Tablette enthält: Levothyroxin natrium 200 µg (entspr. Levothyroxin 194 µg), Calcium hydrogenphosphat dihydrat, Cellulose, mikrokristalline, Carboxymethylstärke, Natrium Typ B, Magnesium stearat.

EW: Synthetisches Schilddrüsenhormon.

AG: Hypothyreose bei Hunden.

AA: Oral.

DO: Initial 10 µg/kg KG alle 12 Std., bei Hunden unter 5 kg KG 50 µg 1mal tgl.
Maximale T4-Konzentration im Plasma soll zwischen 30 und 47 nmol/l, Tiefstwerte oberhalb von 19 nmol/l liegen. Dosisanpassung bei Bedarf.

GA: Unbehandelter Hypoadrenokortizismus.

SST: Hypothyreose kann zu schweren Komplikationen führen, Erhaltungsdosis ev. anpassen.

NW: Bei Überdosierung Hyperthyreose (Thyreotoxikose).

WW: Digitalis, Östrogene, Ketamin (Tachykardie, Bluthochdruck), Sympatho- mimetika, Glukokortikoide.

WH: Bei Diabetes, Nieren-, Leberschäden Therapie stufenweise einleiten.

PG: 250 ST VT [€ 48,35]

Forthyron 400 µg - Tabletten für Hunde
822AJ

(Z.Nr. 8-00663) RP. P. QH03AA01

ZI: Eurovet Animal Health, Bladel, Niederlande

Z: 1 Tablette enthält: Levothyroxin natrium 400 µg (entspr. Levothyroxin 388 µg), Calcium hydrogenphosphat dihydrat, Cellulose, mikrokristalline, Carboxymethylstärke, Natrium Typ A, Magnesium stearat.

Kurzinformation: siehe Forthyron 200 µg - Tabletten für Hunde, → S. 593

PG: 250 ST VT [€ 78,35]

Forthyron flavour 200 µg - Tabletten für Hunde
822AJ

(Z.Nr. 8-01013) RP. P. QH03AA01

ZI: Eurovet Animal Health, Bladel, Niederlande

Z: 1 Tablette enthält: Levothyroxin natrium 200 µg, (entspr. Levothyroxin 194 µg), Calcium hydrogenphosphat dihydrat, Cellulose, mikrokristalline, Carboxymethylstärke, Natrium Typ A, Magnesium stearat, Fleischaroma, natürliches (entspr. Hefe-Extrakt).

Kurzinformation: siehe Forthyron 200 µg - Tabletten für Hunde, → S. 593

PG: 50 ST VT [€ 17,45], 250 ST VT [€ 48,35]

Forthyron flavour 400 µg - Tabletten für Hunde 822AJ
(Z.Nr. 8-01014) RP. P. QH03AA01
ZI: Eurovet Animal Health, Bladel, Niederlande
Z: 1 Tablette enthält: Levothyroxin natrium 400 µg, (entspr. Levothyroxin 389 µg), Calcium hydrogenphosphat dihydrat, Cellulose, mikrokristalline, Carboxymethylstärke, Natrium Typ A, Magnesium stearat, Fleischaroma, natürliches (entspr. Hefe-Extrakt).
Kurzinformation: siehe Forthyron 200 µg - Tabletten für Hunde, → S. 593
PG: 50 ST VT [€ 28,60], 250 ST VT [€ 78,35]

Forthyron flavour 600 µg - Tabletten für Hunde 822AJ
(Z.Nr. 8-01015) RP. P. QH03AA01
ZI: Eurovet Animal Health, Bladel, Niederlande
Z: 1 Tablette enthält: Levothyroxin natrium 600 µg, (entspr. Levothyroxin 583 µg), Calcium hydrogenphosphat dihydrat, Cellulose, mikrokristalline, Carboxymethylstärke, Natrium Typ A, Magnesium stearat, Fleischaroma, natürliches (entspr. Hefe-Extrakt).
Kurzinformation: siehe Forthyron 200 µg - Tabletten für Hunde, → S. 593
PG: 250 ST VT [€ 110,60]

Forthyron flavour 800 µg - Tabletten für Hunde 822AJ
(Z.Nr. 8-01016) RP. P. QH03AA01
ZI: Eurovet Animal Health, Bladel, Niederlande
Z: 1 Tablette enthält: Levothyroxin natrium 800 µg, (entspr. Levothyroxin 778 µg), Calcium hydrogenphosphat dihydrat, Cellulose, mikrokristalline, Carboxymethylstärke, Natrium Typ A, Magnesium stearat, Fleischaroma, natürliches (entspr. Hefe-Extrakt).
Kurzinformation: siehe Forthyron 200 µg - Tabletten für Hunde, → S. 593
PG: 250 ST VT [€ 142,30]

Fortum 1 g - Pulver zur Herstellung einer Injektionslösung 34B02
(Z.Nr. 1-18139) NR. P. nicht im Handel. J01DD02

Fortum 2 g - Pulver zur Herstellung einer Injektions- oder Infusionslösung 34B02
(Z.Nr. 1-18140) NR. P. J01DD02
ZI: GlaxoSmithKline Pharma, Wien
Z: 1 Durchstechflasche enthält: Ceftazidim 2 g (entspr. Ceftazidim pentahydrat), Natriumcarbonat, wasserfrei 118 mg (entspr. Natrium 104 mg) (entspr. → 4,6 mmol).
EW: Cephalosporin-Antibiotikum (3. Generation); bakterizid.
AG: Infektionen durch empfindliche (aerobe Gram-negative) Erreger: Atemwege (Nosokomiale Pneumonien, Infektionen bei zystischer Fibrose), Meningitis, HNO (chronische Otitis media, maligne Otits externa), komplizierte abdominale Infektionen, komplizierte Infektionen der Harnwege, der Haut und Weichteile, Knochen und Gelenke, Peritonitis mit Dialyse bei CAPD, Bakteriämie, Neutropenie mit Fieber, perioperative Prophylaxe bei transurethraler Prostataresektion (TURP).
AA: I.v. Injektion oder Infusion nach Rekonstitution; ev. tief i.m. (ausgenommen 2 g).
DO: Erwachsene und Kinder ab 40 kg KG: TD 3-6 g in 2-3 ED.
Zystische Fibrose MTD 9 g in 3 ED.
Dauerinfusion: initial 2 g, dann 4-6 g alle 24 h.
-Kinder > 2 Monate (< 40 kg KG): TD 100 - 150 mg/kg KG in 3 ED. MTD 6 g.
Dauerinfusion: initial 60 - 100 mg/kg KG, dann 100 - 200 mg/kg KG/Tag.
-Neugeborene, Säuglinge < 2 Monate: TD 25 - 60 mg/kg KG in 2 ED.
Dosisreduktion bei Nierenschäden.
GA: Überempfindlichkeit gegen Betalaktam-Antibiotika.
SST: Nutzen/Risiko-Abwägung in der Schwangerschaft. In der Stillzeit Anwendung möglich.
NW: Candidiasis, Blutbild (Eosinophilie, Thrombozytose), ZNS, Magen/Darm (Diarrhoe), Hautauschlag (DRESS), Allergie (Anaphylaxie), Leber (Enzymanstiege), Niere, lokale Reaktionen.
WW: Nephrotoxische Arzneimittel. Laborparameter (Harnzuckertests, Coombs-Test).
WH: Auf allergische Reaktionen achten. Bei schweren Durchfällen an Antibiotika-assoziierte Kolitis denken. Vorsicht bei Nierenschäden, bei Langzeitgabe Superinfektionen möglich. Verkehrshinweis.
PG: 5 ST * (EKO: N) [€ 254,90]

Fortzaar 100 mg/25 mg - Filmtabletten 10B06
(Z.Nr. 1-23960) RP. P. nicht im Handel. C09DA01

Forxiga 5 mg - Filmtabletten 06B05
(Z.Nr. EU/1/12/795/*) NR. P. A10BK01
ZI: AstraZeneca, Södertälje, Schweden
Z: 1 Filmtablette enthält: Dapagliflozin 5 mg (entspr. Dapagliflozin-[(2S)-Propan-1,2-diol] (1:1)-1-Wasser), Tablettenkern: Cellulose, mikrokristalline, Lactose 25 mg, Crospovidon, Siliciumdioxid, Magnesium stearat (pflanzlich); Filmüberzug: Poly(vinylalkohol), Titandioxid, Macrogol 3350, Talkum, Eisen(III)-hydroxid-oxid x H2O.
EW: Orales Antidiabetikum (selektiver Inhibitor des Natrium-Glucose-Cotransporters 2).
AG: Diabetes mellitus Typ 2 (Mono- und Kombinationstherapie).
-Diabetes mellitus Typ 1 in Ergänzung zu Insulin bei Patienten mit BMI >27 kg/m².
AA: Im Ganzen schlucken.
DO: Typ 2 - Diabetes: 1mal tgl. 10 mg.
-Typ 1- Diabetes: 1mal tgl. 5 mg.
Bei CrCl <60 ml/min keine Behandlung beginnen, bei CrCl <45 ml/min absetzen. Keine Daten an Kindern und Jugendlichen.
SST: Im 2. und 3. Trimenon nicht empfohlen, in der Stillzeit nicht anwenden.
NW: Hypoglykämie, Urogenitalinfektionen, Schwindel, Rückenschmerzen, Dysurie, Untersuchungen, diabetische Ketoazidose, Fournier- Gangrän, erhöhte Anzahl von Amputationen der unteren Gliedmaßen.
WW: Vorsicht: Thiazid- oder Schleifendiuretika, Insulin (Dosisanpassung). 1,5-Anhydroglucitol- Assay zur Überwachung der glykämischen Kontrolle nicht empfohlen.
WH: Risikofaktoren für diabetische Ketoazidose bewerten, Ketonkörper regelmäßig überwachen. Vorsicht bei Herz/Kreislauf-Erkrankungen, Erkrankungen mit Volumenmangel, erhöhtem Hämatokrit. Niere kontrollieren. Bei Patienten über 75 Jahren Therapie nicht beginnen. Verkehrshinweis (Hypoglykämie).
PG: 14 ST * (EKO: N) [€ 34,55], 28 ST * (EKO: N) [€ 66,75]

Forxiga 10 mg - Filmtabletten 06B05
(Z.Nr. EU/1/12/795/*) NR. P. A10BK01
ZI: AstraZeneca, Södertälje, Schweden
Z: 1 Filmtablette enthält: Dapagliflozin 10 mg (entspr. Dapagliflozin-[(2S)-Propan-1,2-diol] (1:1)-1-Wasser), Tablettenkern: Cellulose, mikrokristalline, Lactose 50 mg, Crospovidon, Siliciumdioxid, Magnesium stearat (pflanzlich); Filmüberzug: Poly(vinylalkohol), Titandioxid, Macrogol 3350, Talkum, Eisen(III)-hydroxid-oxid x H2O.
EW: Orales Antidiabetikum (selektiver Inhibitor des Natrium-Glucose-Cotransporters 2).
AG: Typ 2-Diabetes (Monotherapie und Add-on-Kombinationstherapie).
AA: Im Ganzen schlucken.
DO: 1mal tgl. 10 mg, bei schweren Leberschäden initial 5 mg. Bei CrCl <60 ml/min keine Behandlung beginnen, bei CrCl <45 ml/min absetzen. Keine Daten an Kindern und Jugendlichen.
SST: Im 2. und 3. Trimenon nicht empfohlen, in der Stillzeit nicht anwenden.
NW: Hypoglykämie, Urogenitalinfektionen, Schwindel, Rückenschmerzen, Dysurie, Untersuchungen, diabetische Ketoazidose, Fournier- Gangrän, erhöhte Anzahl von Amputationen der unteren Gliedmaßen.
WW: Vorsicht: Thiazid- oder Schleifendiuretika, Insulin (Dosisanpassung). 1,5-Anhydroglucitol- Assay zur Überwachung der glykämischen Kontrolle nicht empfohlen.
WH: Risikofaktoren für diabetische Ketoazidose bewerten, Ketonkörper regelmäßig überwachen. Vorsicht bei Herz/Kreislauf-Erkrankungen, Erkrankungen mit Volumenmangel, erhöhtem Hämatokrit. Niere kontrollieren. Bei Patienten über 75 Jahren Therapie nicht beginnen. Verkehrshinweis (Hypoglykämie).
PG: 14 ST RE2 (EKO: Y) [€ 33,95], 28 ST RE2 (2) (EKO: Y) [€ 65,55]

Fosamax einmal wöchentlich 70 mg - Tabletten 38C01
(Z.Nr. 1-24092) RP. P. M05BA04
ZI: Merck Sharp & Dohme, Wien
Z: 1 Tablette enthält: Alendronsäure 70 mg (entspr. Alendronat Natrium Trihydrat), Cellulose, mikrokristalline, Lactose 113,4 mg (entspr. Lactose, wasserfrei), Croscarmellose natrium, Magnesium stearat.
EW: Bisphosphonat, hemmt Knochenresorption.
AG: Postmenopausale Osteoporose.
AA: Mindestens ½ Std. vor der ersten Mahlzeit nach dem Aufstehen mit einem vollen Glas Wasser einnehmen.
DO: 1mal wöchentlich 1 Tablette. Für Kinder und Jugendliche nicht empfohlen.
GA: Hypokalzämie, schwere Nierenschäden, Erkrankungen des

Ösophagus.
SST: Nicht anwenden.
NW: Magen/Darm (Ösophagusulcera), Haut (auch schwere Reaktionen), Kopf- schmerzen, Knochen- und Muskelschmerz, Labor, Osteonekrose des Kiefers, Knochennekrosen des äußeren Gehörgangs, atypische Femurfrakturen bei Langzeittherapie.
WW: Kalzium, Antacida (Resorptionshemmung).
WH: Vorsicht bei Magen/Darm-Erkrankungen, Elektrolytstörungen. Hypokalzämie und Vitamin D Mangel behandeln. Während der Behandlung zahnchirurgische Eingriffe möglichst meiden, Mundhygiene beachten. Verkehrshinweis.
PG: 1XWOECHENTL 4 ST IND (2) (EKO: G) [€ 21,00], **70MG+KOMBIK . KTBL** 4 ST IND (2) (EKO: G) [€ 22,35 n.l.]

Fosamax einmal wöchentlich 70 mg - Tabletten 38C01
(Z.Nr. 1-24092-P1) RP. P. Parallelimport. nicht im Handel. M05BA04

Fosaprepitant Accord 150 mg - Pulver zur Herstellung einer Infusionslösung 08C
(Z.Nr. 1-38169) NR. P. E. nicht im Handel. A04AD12

Fosavance 70 mg/2800 I.E. - Tabletten 38D02
(Z.Nr. EU/1/05/310/*) RP. P. nicht im Handel. M05BB03

Fosavance 70 mg/5.600 I.E. - Tabletten 38D02
(Z.Nr. EU/1/05/310/*) RP. P. nicht im Handel. M05BB03

Foscan 1 mg/ml - Injektionslösung 55G
(Z.Nr. EU/1/01/197/*) NR. P. nicht im Handel. L01XD05

Fosfomycin Astro 1 g i.v. - Pulver zur Herstellung einer Infusionslösung 34K
(Z.Nr. 17307-P1) NR. P. Parallelimport. n.l. J01XX01
V: Astro-Pharma, Wien
Z: 1 Durchstechflasche enthält: Fosfomycin 1 g (entspr. Fosfomycin dinatrium 1,32 g) (entspr. Natrium 13,9 mmol) (entspr. → 0,32 g), Bernsteinsäure 0,025 g.
PG: 10 ST * (EKO: N) [€ 134,85 n.l.]

Fosfomycin Astro 4 g - Pulver zur Herstellung einer Infusionslösung 34K
(Z.Nr. 17308-P4) NR. P. Parallelimport. n.l. J01XX01
V: Astro-Pharma, Wien
Z: 1 Durchstechflasche enthält: Fosfomycin 4 g (entspr. Fosfomycin dinatrium 5,28 g) (entspr. Natrium 1,28 g), Bernsteinsäure 0,1 g.
PG: 10 ST * (EKO: N) [€ 300,15 n.l.]

Fosfomycin Astro 8 g i.v. - Pulver zur Herstellung einer Infusionslösung 34K
(Z.Nr. 1-18820-P2) NR. P. Parallelimport. J01XX01
V: Astro-Pharma, Wien
Z: 1 Durchstechflasche enthält: Fosfomycin 8 g (entspr. Fosfomycin dinatrium 10,56 g) (entspr. Natrium 111,4 mmol) (entspr. → 2,56 g), Bernsteinsäure.
PG: 10 ST * (EKO: N) [€ 554,90]

Fosfomycin Eberth 3 g - Granulat zur Herstellung einer Lösung zum Einnehmen 52A04
(Z.Nr. 1-35999) NR. P. nicht im Handel. J01XX01

Fosfomycin Infectopharm 4 g i.v. - Trockensubstanz zur Infusionsbereitung 34K
(Z.Nr. 17308-P3) NR. P. Parallelimport. nicht im Handel. J01XX01

Fosfomycin Infectopharm 8 g i.v. - Trockensubstanz zur Infusionsbereitung 34K
(Z.Nr. 1-18820-P1) NR. P. Parallelimport. nicht im Handel. J01XX01

Fosfomycin Infectopharm 40 mg/ml - Pulver für ein Konzentrat zur Herstellung einer Infusionslösung 34K, 52A04
(Z.Nr. 1-38607) NR. P. nicht im Handel. J01XX01

Fosfomycin Sandoz 1 g i.v. - Trockensubstanz zur Infusionsbereitung 34K
(Z.Nr. 0-17307) NR. P. nicht im Handel. J01XX01

Fosfomycin Sandoz 4 g i.v. - Trockensubstanz zur Infusionsbereitung 34K
(Z.Nr. 0-17308) NR. P. nicht im Handel. J01XX01

Fosfomycin Sandoz 8 g i.v. - Trockensubstanz zur Infusionsbereitung 34K
(Z.Nr. 1-18820) NR. P. nicht im Handel. J01XX01

Fosicomb - Tabletten 10B05
(Z.Nr. 1-21946) RP. P. C09BA09
ZI: PharmaSwiss Ceska Republika, Praha, Tschechische Republik
Z: 1 Tablette enthält: Fosinopril natrium 20 mg, Hydrochlorothiazid 12,5 mg, Lactose monohydrat 119,5 mg, Lactose 126,7 mg, Croscarmellose natrium, Povidon K30, Natriumstearylfumarat, Eisenoxid rot, Eisenoxid gelb.
EW: ACE-Hemmer + Diuretikum
AG: Essentielle Hypertonie bei nicht ausreichender Monotherapie.
AA: Oral morgens mit Flüssigkeit.
DO: TD 1 Tablette. Nicht zur Initialtherapie. Für Kinder und Jugendliche nicht empfohlen.
GA: Angioneurotisches Ödem, schwere Nieren- oder Leberschäden.
SST: Gegenanzeige im 2. und 3. Trimenon; im 1. Trimenon und in der Stillzeit nicht empfohlen.
NW: Kopfschmerzen, Husten, ZNS, Magen/Darm, Kreislauf, Haut, Überempfindlichkeit, angioneurotisches Ödem, Lunge, Leber, Labor, Auge (Aderhauterguss, akute Myopie, sekundäres Engwinkelglaukom), erhöhtes Risiko für nicht-melanozytären Hautkrebs.
WW: Gegenanzeige: Sacubitril/Valsartan (36 Std. Abstand). Aliskiren (Kontraindiziert bei Diabetes oder Nierenschäden, sonst nicht empfohlen). Duale Blockade des Renin-Angiotensin-Aldosteron-Systems nicht empfohlen. Nicht empfohlen: Carbamazepin (Hyponatriämie). Vorsicht: Kalium, kaliumsparende Diuretika, Co-Trimoxazol, Ciclosporin, Heparin (Hyperkaliämie), Insulin, Antidiabetika, nichtsteroidale Antirheumatika (Niere kontrollieren), Lithium; Antacida, Colestyramin, andere Blutdrucksenker, Antipsychotika, Alkohol, Narkotika (verstärkt hypotenisv), Digitalis. Racecadotril, Vildagliptin, mTOR-Inhibitoren ((Tem)sirolimus, Everolimus): Angioödeme. Interaktion mit Labortests.
WH: Besondere Vorsicht bei Desensibilisierungstherapie, Hämodialyse mit High-flux-Membranen oder LDL-Apherese. Kontrollen: Blutbild, Niere, Elektrolyte (Kalium), Leber, Blutzucker. Vorsicht bei ischämischen Herzerkrankungen, Herzinsuffizienz, Klappenstenosen, Nierenarterienstenose, Kollagenosen, Psoriasis. Verkehrshinweis. Auf Hypotonie bei Therapiebeginn, Angioödeme bzw. Husten achten. Hydrochlorothiazid kann im Dopingtest positiv sein.
Bei Überdosierung ausgeprägte Hypotonie.
PG: 30 ST (2) (EKO: G) [€ 9,65]

Fosinopril Actavis 10 mg - Tabletten 10A01
(Z.Nr. 1-28421) RP. P. C09AA09
ZI: Actavis Group PTC, Hafnarfjördur, Island
Z: 1 Tablette enthält: Fosinopril natrium 10 mg, Lactose monohydrat 118 mg, Croscarmellose natrium, Maisstärke, vorverkleistert, Cellulose, mikrokristalline, Glycerol dibehenat.
EW: ACE-Hemmer.
AG: Essentielle Hypertonie, Herzinsuffizienz.
AA: TD morgens mit Flüssigkeit einnehmen.
DO: TD initial 10 mg, Dosiserhöhung bei Bedarf, MTD 40 mg. Bei gleichzeitiger Diuretika-Gabe TD initial 5 mg. Keine Dosisempfehlung für Kinder und Jugendliche.
GA: Angioödem.
SST: Gegenanzeige im 2. und 3. Trimenon; im 1. Trimenon und in der Stillzeit nicht empfohlen.
NW: ZNS, Herz/Kreislauf, Haut, Magen/Darm, Atemwege, Niere, angioneurotisches Ödem, Labor, anaphylaktoide Reaktionen.
WW: Gegenanzeige: Aliskiren (Kontraindiziert bei Diabetes oder Nierenschäden, sonst nicht empfohlen). Sacubitril/Valsartan (36 Std. Abstand). Duale Blockade des Renin-Angiotensin-Aldosteron-Systems nicht empfohlen. Vorsicht: Andere Blutdrucksenker, Blutzuckersenker verstärkt, kaliumsparende Diuretika, Ciclosporin, Heparin, Co-Trimoxazol (Hyperkaliämie), Lithiumspiegel kontrollieren. Antacida (2 Std. Abstand). Nichtsteroidale Antirheumatika schwächen Fosinoprilwirkung ab.
Racecadotril, mTOR-Inhibitoren ((Tem)sirolimus, Everolimus), Vildagliptin: Angioödeme. Nicht mit Polyacrylnitril-methallylsulfonat-high-flux-Membranen bei der Dialyse bzw. LDL-Apherese anwenden.
WH: Vorsicht bei Herz- oder zerebrovaskulären Erkrankungen, Kollagenosen, Psoriasis. Kontrollen: Blutbild, Niere, Leber, Harnsäure, Elektrolyte (Kalium). Auf Angioödeme, Hypotonie, Husten achten. Verkehrshinweis.
PG: 10 ST (2) (EKO: G) [€ 2,35], 30 ST (2) (EKO: G) [€ 6,30]

Fosinopril Actavis 20 mg - Tabletten 10A01
(Z.Nr. 1-28428) RP. P. C09AA09
ZI: Actavis Group PTC, Hafnarfjördur, Island
Z: 1 Tablette enthält: Fosinopril natrium 20 mg, Lactose monohydrat 108 mg, Croscarmellose natrium, Maisstärke, vorverkleistert, Cellulose, mikrokristalline, Glycerol dibehenat.

F

Kurzinformation: siehe Fosinopril Actavis 10 mg - Tabletten, → S. 595
PG: 10 ST (2) (EKO: G) [€ 3,55], 30 ST (2) (EKO: G) [€ 9,65]

Fosinopril/HCT Stada 20 mg/12,5 mg - Tabletten 10B05

(Z.Nr. 1-26993) RP. P. C09BA09
ZI: Stada Arzneimittel, Wien
Z: 1 Tablette enthält: Fosinopril natrium 20 mg, Hydrochlorothiazid 12,5 mg, Lactose monohydrat 221,5 mg, Titandioxid, Eisenoxid gelb, Eisenoxid rot, Maisstärke, vorverkleistert, Croscarmellose natrium (entspr. Natrium <= 1,6 mg), Glycerol dibehenat.
EW: ACE-Hemmer + Diuretikum
AG: Essentielle Hypertonie bei nicht ausreichender Monotherapie.
AA: Oral morgens mit Flüssigkeit.
DO: TD 1 Tablette. Nicht zur Initialtherapie. Für Kinder und Jugendliche nicht empfohlen.
GA: Angioneurotisches Ödem, schwere Nieren- oder Leberschäden, Nierentransplantation.
SST: Gegenanzeige im 2. und 3. Trimenon; im 1. Trimenon und in der Stillzeit nicht empfohlen.
NW: Kopfschmerzen, Husten, ZNS, Magen/Darm, Kreislauf, Haut, Überempfindlichkeit, angioneurotisches Ödem, Lunge, Leber, Labor, Auge (akute Myopie und sekundäres Engwinkelglaukom).
WW: Gegenanzeige: Sacubitril/Valsartan (36 Std. Abstand). Aliskiren (Kontraindiziert bei Diabetes oder Nierenschäden, sonst nicht empfohlen). Duale Blockade des Renin-Angiotensin-Aldosteron-Systems nicht empfohlen. Nicht empfohlen: Carbamazepin (Hyponatriämie). Vorsicht: Kalium, kaliumsparende Diuretika, Co-Trimoxazol, Ciclosporin, Heparin (Hyperkaliämie), Insulin, Antidiabetika, nichtsteroidale Antirheumatika (Niere kontrollieren), Lithium; Antacida, Colestyramin, andere Blutdrucksenker, Antipsychotika, Alkohol, Narkotika (verstärkt hypotenisv), Digitalis. Racecadotril, Vildagliptin, mTOR-Inhibitoren ((Tem)sirolimus, Everolimus): Angioödeme, erhöhtes Risiko für nicht-melanozytären Hautkrebs. Interaktion mit Labortests.
WH: Besondere Vorsicht bei Desensibilisierungstherapie, Hämodialyse mit High-flux-Membranen oder LDL-Apherese. Kontrollen: Blutbild, Niere, Elektrolyte (Kalium), Leber, Blutzucker. Vorsicht bei ischämischen Herzerkrankungen, Herzinsuffizienz, Klappenstenosen, Nierenarterienstenose, Kollagenosen, Psoriasis. Verkehrshinweis. Auf Hypotonie bei Therapiebeginn, Angioödeme bzw. Husten achten. Hydrochlorothiazid kann im Dopingtest positiv sein.
Bei Überdosierung ausgeprägte Hypotonie.
PG: 30 ST (2) (EKO: G) [€ 9,60]

Fosinopril-Natrium/HCT Actavis 20 mg/12,5 mg - Tabletten 10B05

(Z.Nr. 1-26962) RP. P. C09BA09
ZI: Actavis Group PTC, Hafnarfjördur, Island
Z: 1 Tablette enthält: Fosinopril natrium 20 mg, Hydrochlorothiazid 12,5 mg, Lactose monohydrat 221,1 mg, Titandioxid, Eisenoxid gelb, Eisenoxid rot, Maisstärke, vorverkleistert, Croscarmellose natrium, Glycerol dibehenat.
Kurzinformation: siehe Fosinopril/HCT Stada 20 mg/12,5 mg - Tabletten, → S. 596
PG: 30 ST (2) (EKO: G) [€ 9,65]

Fositens 10 mg - Tabletten 10A01

(Z.Nr. 1-20267) RP. P. C09AA09
ZI: PharmaSwiss Ceska Republika, Praha, Tschechische Republik
Z: 1 Tablette enthält: Fosinopril natrium 10 mg, Lactose monohydrat 136 mg, Cellulose, mikrokristalline, Crospovidon, Povidon, Natriumstearylfumarat.
Kurzinformation: siehe Fosinopril Actavis 10 mg - Tabletten, → S. 595
PG: 30 ST (2) (EKO: G) [€ 6,30]

Fositens 20 mg - Tabletten 10A01

(Z.Nr. 1-20268) RP. P. C09AA09
ZI: PharmaSwiss Ceska Republika, Praha, Tschechische Republik
Z: 1 Tablette enthält: Fosinopril natrium 20 mg, Lactose monohydrat 126 mg, Cellulose, mikrokristalline, Crospovidon, Povidon, Natriumstearylfumarat.
Kurzinformation: siehe Fosinopril Actavis 10 mg - Tabletten, → S. 595
PG: 30 ST (2) (EKO: G) [€ 9,65]

Fosrenol 250 mg - Kautabletten 44G01
(Z.Nr. 1-25966) RP. P. nicht im Handel. V03AE03

Fosrenol 500 mg - Kautabletten 44G01

(Z.Nr. 1-25967) RP. P. V03AE03
ZI: Shire Pharmaceuticals Ireland, Dublin, Irland
Z: 1 Filmtablette enthält: Lanthan 500 mg (entspr. Lanthancarbonat Hydrat), Dextrate, hydriert 1066 mg, Siliciumdioxid, hochdispers, wasserfrei, Magnesium stearat.
EW: Phosphatbinder.
AG: Kontrolle einer Hyperphosphatämie bei chronischem Nierenversagen (Hämodialyse oder CAPD-Patienten). Nicht-dialysepflichtige Nierenerkrankungen mit Serumphosphat über 1,78 mmol/l, wenn phosphatarme Ernährung nicht ausreicht.
AA: Tabletten vor dem Schlucken vollständig zerkauen, nicht als Ganzes schlucken; Einnahme mit oder unmittelbar nach einer Mahlzeit.
DO: TD je nach Phosphatspiegel 750-2250 mg (-3000 mg). Bei Kindern und Jugendlichen nicht empfohlen.
GA: Hypophosphatämie.
SST: Nicht empfohlen.
NW: Kopfschmerzen, Magen/Darm (Ileus, Perforation; schwere Komplikationen durch unzerkaute Tabletten), Stoffwechsel (Hypokalzämie), Haut (Allergien), Schwindel.
WW: Tetrazykline, Floxacine, Levothyroxin (2 Std. Abstand).
WH: Vorsicht bei schweren Leberschäden, Neigung zur Darmobstruktion. Auf gastrointestinale Symptomatik achten. Kontrollen: Serumphosphat (alle 2-3 Wochen), Serumkalzium, Leber. Röntgenaufnahmen des Abdomens können röntgendicht erscheinen. Begrenzte Erfahrungen über mehr als 2 Jahre.
PG: 90 ST RE2 (EKO: Y) [€ 249,05]

Fosrenol 750 mg - Kautabletten 44G01

(Z.Nr. 1-25968) RP. P. V03AE03
ZI: Shire Pharmaceuticals Ireland, Dublin, Irland
Z: 1 Kautablette enthält: Lanthan 750 mg (entspr. Lanthancarbonat Hydrat), Dextrate, hydriert 1599 mg, Siliciumdioxid, hochdispers, wasserfrei, Magnesium stearat.
Kurzinformation: siehe Fosrenol 500 mg - Kautabletten, → S. 596
PG: 90 ST RE2 (EKO: Y) [€ 318,35]

Fosrenol 1000 mg - Kautabletten 44G01

(Z.Nr. 1-25969) RP. P. V03AE03
ZI: Shire Pharmaceuticals Ireland, Dublin, Irland
Z: 1 Kautablette enthält: Lanthan 1000 mg (entspr. Lanthancarbonat Hydrat), Dextrate, hydriert 2132 mg, Siliciumdioxid, hochdispers, wasserfrei, Magnesium stearat.
Kurzinformation: siehe Fosrenol 500 mg - Kautabletten, → S. 596
PG: 90 ST RE2 (EKO: Y) [€ 389,05]

Fosrenol 750 mg - Pulver zum Einnehmen 44G01
(Z.Nr. 1-31665) RP. P. nicht im Handel. V03AE03

Fosrenol 1000 mg - Pulver zum Einnehmen 44G01
(Z.Nr. 1-31666) RP. P. nicht im Handel. V03AE03

Foster 100/6 Mikrogramm/Sprühstoß, Druckgasinhalation, Lösung 50B03

(Z.Nr. 1-27002) NR. P. E. R03AK08
ZI: Chiesi Pharma, Wien
Z: 1 Sprühstoß enthält: Beclometason dipropionat 100 µg (entspr. → 84,6 µg abgegebene Dosis), Formoterol fumarat-Dihydrat 6 µg (entspr. → 5 µg abgegebene Dosis), Norfluran, Ethanol, wasserfrei, Salzsäure.
EW: Lokales Glukokortikoid + langwirksamer Beta-2-Agonist (LABA).
AG: Kombinationstherapie zur regelmäßigen Behandlung von Asthma.
Schwere COPD.
AA: Zur Inhalation. Ev. Inhalationshilfe Aero Chamber Plus verwenden. Nach jeder Inhalation Mund mit Wasser ausspülen.
Details siehe Austria Codex - Fachinformation.
DO: Asthma: Erhaltungstherapie: 2mal tgl. 1-2 Inhalationen, MTD 4 Inhalationen.
Erhaltungs- und Bedarfstherapie: 2mal tgl. 1 Inhalation und im Bedarfsfall 1 zusätzliche Inhalation. MTD 8 Inhalationen.
Keine Dosisempfehlung für Kinder und Jugendliche.
COPD: 2mal tgl. 2 Inhalationen. Nicht für Kinder und Jugendliche.
SST: Strenge Nutzen/Risiko-Abwägung.
NW: Mund-/Racheninfektionen, Haut, Kopfschmerzen, Herz (Tachykardie, QT-Verlängerung), Flush, Dysphonie, Husten, paradoxer Bronchospasmus, erhöhte Pneumonie-Inzidenz bei COPD, Hypokaliämie, Hyperglykämie, Magen/Darm, Myalgie, Sehstörungen, Labor, bei Langzeitgabe systemische Kortikoideffekte.
WW: Vorsicht: Starke CYP3A4-Hemmer (z.B. Ritonavir, Cobicistat), Beta-Blocker (inkl. Augentropfen), QT-verlängernde Substanzen, MAO-Hemmer, halogenierte Anästhetika, Hypokaliämie induzierende Substanzen (z.B. Xanthine, Diuretika), L-Dopa, L-Thyroxin, Oxytocin, Alkohol.
WH: Vorsicht bei Herzrhythmusstörungen, Aortenstenose, Kardiomyopathien, schweren kardiovaskulären Erkrankungen, Hypertonie, Thyreotoxikose, Diabetes, Phäochromozytom, Hypokaliämie, Atemwegsinfektionen. Nicht abrupt absetzen. Behandlung nicht während einer Exazerbationsphase beginnen. Mindestens 12 Stunden vor Narkosebeginn nicht mehr anwenden. Möglichst niedrig dosieren (Gefahr der Nebennierensuppression). Auf Verhal-

tensänderungen achten. Vorsicht bei Umstellung von oraler auf inhalative Kortikoidtherapie.
Bei Überdosierung Antidot kardioselektiver Beta-Blocker.
PG: 120 HB IND (EKO: G) [€ 54,90]

Foster 200/6 Mikrogramm pro Sprühstoß, Druckgasinhalation, Lösung
50B03

(Z.Nr. 1-36513) NR. P. E. R03AK08
ZI: Chiesi Pharma, Wien
Z: 1 Hub enthält: Beclometason dipropionat 200 µg (entspr. → 177,7 µg abgegebene Dosis), Formoterol fumarat-Dihydrat 6 µg (entspr. → 5,1 µg abgegebene Dosis), Norfluran, Ethanol, wasserfrei, Salzsäure.
EW: Lokales Glukokortikoid + langwirksamer Beta-2-Agonist (LABA).
AG: Kombinationstherapie zur regelmäßigen Behandlung von Asthma.
AA: Zur Inhalation. Ev. Inhalationshilfe Aero Chamber Plus verwenden. Nach jeder Inhalation Mund mit Wasser ausspülen.
Details siehe Austria Codex - Fachinformation.
DO: Erhaltungstherapie: 2mal tgl. 2 Inhalationen, MTD 4 Inhalationen.
Nicht für Kinder und Jugendliche.
SST: Strenge Nutzen/Risiko-Abwägung. Stillen ev. unterbrechen.
NW: Mund-/Racheninfektionen, Haut, Kopfschmerzen, Herz (Tachykardie, QT-Verlängerung), Flush, Dysphonie, Husten, paradoxer Bronchospasmus, erhöhte Pneumonie-Inzidenz bei COPD, Hypokaliämie, Hyperglykämie, Magen/Darm, Myalgie, Sehstörungen, Labor, bei Langzeitgabe systemische Kortikoideffekte.
WW: Vorsicht: Starke CYP3A4-Hemmer (z.B. Ritonavir, Cobicistat), Beta-Blocker (inkl. Augentropfen), QT-verlängernde Substanzen, MAO-Hemmer, halogenierte Anästhetika, Hypokaliämie induzierende Substanzen (z.B. Xanthine, Diuretika), L-Dopa, L-Thyroxin, Oxytocin, Alkohol.
WH: Vorsicht bei Herzrhythmusstörungen, Aortenstenose, Kardiomyopathien, schweren kardiovaskulären Erkrankungen, Hypertonie, Thyreotoxikose, Diabetes, Phäochromozytom, Hypokaliämie, Atemwegsinfektionen. Nicht abrupt absetzen. Behandlung nicht während einer Exazerbationsphase beginnen. Mindestens 12 Stunden vor Narkosebeginn nicht mehr anwenden. Möglichst niedrig dosieren (Gefahr der Nebennierensuppression). Auf Verhaltensänderungen achten. Vorsicht bei Umstellung von oraler auf inhalative Kortikoidtherapie.
Bei Überdosierung Antidot kardioselektiver Beta-Blocker.
PG: 120 HB * (EKO: N) [€ 55,90 n.l.], 180 HB * (EKO: N) [€ 83,90]

Foster NEXThaler 100 Mikrogramm/6 Mikrogramm pro Inhalation - Pulver zur Inhalation
50B03

(Z.Nr. 1-31744) NR. P. R03AK08
ZI: Chiesi Pharma, Wien
Z: 1 gemessene Einzeldosis (10 mg) enthält: Beclometason dipropionat, wasserfrei 100 µg (entspr. → 81,9 µg abgegebene Dosis), Formoterol fumarat-Dihydrat 6 µg (entspr. → 5 µg abgegebene Dosis), Lactose 9,9 mg (entspr. Milchproteine), Magnesium stearat.
EW: Kortikosteroid + Beta 2 Agonist.
AG: Regelmäßige Behandlung von Asthma. Schwere COPD.
AA: Zur Inhalation mittels NEXThaler (atemzuggesteuerter Inhalator).
DO: Asthma (nicht als Initialtherapie): Erhaltungstherapie: 2mal tgl. 1-2 Inhalationen, MTD 4 Inhalationen.
Bedarfstherapie: 2mal tgl. 1 Inhalation. Bei Fortbestand der Symptome eine weitere Inhalation. MTD 8 Inhalationen.
COPD: 2mal tgl. 2 Inhalationen.
Keine Dosisempfehlung für Kinder und Jugendliche.
SST: Strenge Nutzen/Risiko-Abwägung.
NW: Mund/Racheninfektionen, Haut, Kopfschmerzen, Tachykardie, Flush, Dysphonie, Husten, paradoxer Bronchospasmus, erhöhte Pneumonie-Inzidenz bei COPD, Magen/Darm, Myalgie, Sehstörungen, Labor, bei Langzeitgabe systemische Kortikoideffekte.
WW: Vorsicht: Starke CYP3A4-Hemmer (z.B. Ritonavir, Cobicistat), Beta-Blocker, QT-verlängernde Substanzen, MAO-Hemmer, halogenierte Anästhetika, Hypokaliämie verstärkende Substanzen.
WH: Vorsicht bei Herzrhythmusstörungen, Aortenstenose, Kardiomyopathien, Herzinfarkt, Gefäßverschlüssen, Hypertonie, Thyreotoxikose, Diabetes, Phäochromozytom, Hypokaliämie, Atemwegsinfektionen. Nicht abrupt absetzen. Mindestens 12 Stunden vor Narkosebeginn nicht mehr anwenden. Möglichst niedrig dosieren (Gefahr der Nebennierensuppression). Auf Verhaltensänderungen achten. Vorsicht bei Umstellung von oraler auf inhalative Kortikoidtherapie. Nach jeder Inhalation Mund mit Wasser ausspülen.
Bei Überdosierung Antidot kardioselektiver Beta-Blocker.
PG: 120 HB IND (EKO: G) [€ 54,90]

Foster NEXThaler 200 Mikrogramm/6 Mikrogramm pro Inhalation - Pulver zur Inhalation 50B03
(Z.Nr. 1-36512) NR. P. nicht im Handel. R03AK08

Foster NEXThaler 200 Mikrogramm/12 Mikrogramm pro Inhalation - Pulver zur Inhalation 50B03
(Z.Nr. 1-40392) NR. P. nicht im Handel. R03AK08

Fostimon 75 I.E. - Pulver und Lösungsmittel zur Herstellung einer Injektionslösung
29C01

(Z.Nr. 1-26655) RP. P. G03GA04
ZI: IBSA Farmaceutici Italia, Lodi, Italien
Z: 1 Durchstechflasche enthält: Urofollitropin 75 IE (entspr. Follikel stimulierendes Hormon (FSH)), Lactose monohydrat, Natriumchlorid, Wasser für Injektionszwecke.
EW: Gonadotropin.
AG: Sterilisation bei Frauen: Anovulation bei Nichtansprechen auf Clomifencitrat; kontrollierte ovarielle Hyperstimulation im Rahmen der assistieren Reproduktionstechnik (ART).
AA: I.m. oder s.c. nach Auflösen mit beigefügtem Lösungsmittel; s.c.
Injektion kann von der Patientin nach ärztlicher Anweisung selbst erfolgen.
DO: Anovulation: Tgl. initial 75-150 IU, MTD 225 IU.
Ovarielle Hyperstimulation: TD 150-225 IU, MTD 450 IU; Details siehe Austria-Codex - Fachinformation.
Beide Indikationen: Nach erfolgreicher Reaktion 24-48 Std. nach der letzten Injektion einmalig 5000-10000 IU h CG.
GA: Ovarialzysten, die nicht auf dem polyzystischen Ovarialsyndrom beruhen; gynäkologische Blutungen oder Tumore, primäre Ovarialinsuffizienz; Missbildungen der Sexualorgane, die eine Schwangerschaft unmöglich machen.
SST: Gegenanzeige.
NW: ZNS, Psyche, Dyspnoe, Magen/Darm, Haut, ovarielles Hyperstimulations- syndrom, Schmerzen, verlängerte Blutungszeit, lokale Reaktionen, Thromboembolien.
WW: Clomifencitrat verstärkt follikuläre Reaktionen.
WH: Vor Behandlungsbeginn Ursache der Infertilität genau abklären. Erhöhtes Risiko einer Mehrlingsschwangerschaft. Bei unerwünschter Überstimulation Behandlung einstellen. Auf ektope Schwangerschaften, Neoplasmen der Fortpflanzungsorgane, kongenitale Missbildungen, Thromboembolien achten.
PG: 1 ST RE1 (EKO: Y) [€ 39,45 n.l.], 10 ST RE1 (EKO: Y) [€ 307,55]

Fostimon 150 I.E. - Pulver und Lösungsmittel zur Herstellung einer Injektionslösung
29C01

(Z.Nr. 1-26656) RP. P. G03GA04
ZI: IBSA Farmaceutici Italia, Lodi, Italien
Z: 1 Durchstechflasche enthält: Urofollitropin 150 IE (entspr. Follikel stimulierendes Hormon (FSH)), Lactose monohydrat, Natriumchlorid, Wasser für Injektionszwecke.
Kurzinformation: siehe Fostimon 75 I.E. - Pulver und Lösungsmittel zur Herstellung einer Injektionslösung, → S. 597
PG: 10 ST * (EKO: N) [€ 604,15]

Fostimon PFS 75 I.E. - Pulver und Lösungsmittel zur Herstellung einer Injektionslösung 29C01
(Z.Nr. 2-00397) NR. P. nicht im Handel. G03GA04

Fostimon PFS 150 I.E. - Pulver und Lösungsmittel zur Herstellung einer Injektionslösung 29C01
(Z.Nr. 2-00398) NR. P. nicht im Handel. G03GA04

Fostimon PFS 225 I.E. - Pulver und Lösungsmittel zur Herstellung einer Injektionslösung in einer Fertigspritze 29C01
(Z.Nr. 2-00400) NR. P. nicht im Handel. G03GA04

Fostimon PFS 300 I.E. - Pulver und Lösungsmittel zur Herstellung einer Injektionslösung in einer Fertigspritze 29C01
(Z.Nr. 2-00401) NR. P. nicht im Handel. G03GA04

▼ Fotivda 890 Mikrogramm - Hartkapseln
55G

(Z.Nr. EU/1/17/1215/*) NR. P. L01EK03
ZI: Eusa Pharma (Netherlands), Amsterdam, Niederlande
Z: 1 Hartkapsel enthält: Tivozanib 890 µg (entspr. Tivozanib hydrochlorid-Monohydrat), Kapselinhalt: Mannitol, Magnesium stearat; Kapselhülle: Gelatine, Titandioxid, Indigocarmin, Eisen(III)-hydroxid-oxid x H2O; Drucktinte, gelb: Schellack, Propylenglycol, Ammoniaklösung, konzentriert, Titandioxid, Tartrazin, Aluminiumsalz; Drucktinte, blau: Schellack, Propylenglycol, Ammoniaklösung, konzentriert, Indigocarmin-Aluminiumsalz.
EW: Proteinkinasehemmer, antineoplastisch.
AG: Fortgeschrittenes Nierenzellkarzinom.
AA: Kapseln als Ganzes mit Wasser schlucken.

DO: 1mal tgl. 1.340 mg über 21 Tage, dann 7 Tage Pause. Bei Nebenwirkungen Grad 3 TD auf 890 mg reduzieren, bei Nebenwirkungen Grad 4 Therapie unterbrechen. Bei mittelschweren Leberschäden nur alle 2 Tage 1 Kapsel einnehmen. Kein Nutzen bei Kindern und Jugendlichen.
SST: Gegenanzeige. Kontrazeption für Frauen und Männer einschl. Partner und Partnerinnen bis mindestens 1 Monat nach Therapieende erforderlich.
NW: Hypertonie, arterielle und venöse thromboembolische Ereignisse, Herzinsuffizienz, QT- Verlängerung, Hämorrhagie, Proteinurie, Leber, Anorexie, ZNS, Seh- und Hörstörungen, posteriores reversibles Enzephalopathie-Syndrom, Haut (Hand-Fuß-Syndrom), Magen/Darm (Fistel, Perforation), Atemwege (Dyspnoe, Dysphonie, Husten), Wundheilungsstörungen, Hypothyreose, allgemeine Beschwerden, Untersuchungen.
WW: Gegenanzeige: Johanniskraut.
Vorsicht: Starke CYP3A4-Induktoren, Rosuvastatin, hormonelle Kontrazeptiva.
WH: Verkehrshinweis.
PG: 21 ST * (EKO: N) [€ 5.245,65]

▼ Fotivda 1.340 Mikrogramm - Hartkapseln 55G

(Z.Nr. EU/1/17/1215/*) NR. P. L01EK03
ZI: Eusa Pharma (Netherlands), Amsterdam, Niederlande
Z: 1 Hartkapsel enthält: Tivozanib 1340 µg (entspr. Tivozanib hydrochlorid-Monohydrat), Kapselinhalt: Mannitol, Magnesium stearat; Kapselhülle: Gelatine, Titandioxid, Eisen(III)-hydroxid-oxid x H2O; Drucktinte, blau: Schellack, Propylenglycol, Ammoniaklösung, konzentriert, Indigocarmin-Aluminiumsalz.
Kurzinformation: siehe Fotivda 890 Mikrogramm - Hartkapseln, → S. 597
PG: 21 ST * (EKO: N) [€ 5.245,65]

Fragmin 10 000 IE/1 ml - Ampullen 20A02

(Z.Nr. 1-18732) RP. P. B01AB04
ZI: Pfizer Corporation Austria, Wien
Z: 1 Ampulle zu 1 ml Lösung enthält: Dalteparin natrium 10000 IE Anti-Faktor Xa (entspr. → 5000 IE aPTT), Natriumchlorid, Wasser für Injektionszwecke.
EW: Niedermolekulares Heparin, Gerinnungshemmer.
AG: Zur Antikoagulation bei der Hämodialyse und Hämofiltration. Venöse thromboembolische Prozesse, Thromboseprophylaxe bei Krebspatienten, instabile Koronarerkrankungen, z.B. instabile Angina pectoris, Non Q-wave Myokardinfarkt.
AA: I.v. Injektion oder Infusion (mit isotoner NaCl- oder Glukoselösung), s.c. Injektion.
DO: **Niedriges Blutungsrisiko:** Bolus 30-40 I.E. Fragmin/kg KG, dann Infusion 10-15 I.E./kg KG/Stunde; oder Bolus i.v. 5000 I.E. Anti-Faktor Xa im Plasma 0,5-1 E/ml.
Hohes Blutungsrisiko: Bolus 5-10 I.E./kg KG, dann Infusion 4-5 I.E./kg KG/Stunde. Anti-Faktor Xa im Plasma 0,2-0,4 E./ml.
Venöse thromboembolische Prozesse: 1mal tgl. 200 IE/kg KG s.c., bei Krebspatienten ab dem 2. Monat 1mal tgl. 150 IE/kg KG.
Instabile Koronarerkrankungen: 2mal tgl. 120 IE/kg KG s.c.
Keine Dosisangaben für Kinder.
GA: Heparin-induzierte Thrombopenie, schwere Gerinnungsstörungen, Insult, Operationen an ZNS und Auge, Magen-Darm-Blutungen, Blutungen der Lunge oder Niere, schwere Leber-, Pankreaserkrankungen, schwere Hypertonie, Endokarditis, Abortus imminens, chronischer Alkoholismus, Nieren- oder Harnleitersteine.
SST: Strenge Indikationsstellung. Nutzen/Risiko-Abwägung in der Stillzeit.
NW: Thrombozytopenie (Typ I, selten Typ II), Anaphylaxie, Hyperaldosteronismus, Hypotonie, Bradykardie, Melaena, Enzymanstiege, Blutungen, subkutane Hämatome, lokale Reaktionen.
WW: **Wirkungsverstärkung** durch Acetylsalizylsäure, Vitamin-K-Antagonisten, Dipyridamol, Dextrane, Phenylbutazon, Indometacin, Sulfinpyrazon, Probenecid, Etacrynsäure i.v., Penicillin i.v. und Zytostatika.
Wirkungsabschwächung durch Antihistaminika, Digitalisglykoside, Tetracycline, Ascorbinsäure, Nikotinabusus, Nitroglycerin i.v.
Verdrängung folgender Stoffe aus der Plasma-Eiweiß-Bindung: Phenytoin, Chinidin, Propranolol, Benzodiazepine und Bilirubin.
Bindung basischer Medikamente, z.B. Chinin, trizyklische Antidepressiva und Abschwächung deren Wirkung.
WH: Vorsicht bei Malignomverdacht mit Blutungsneigung, unbehandelter Hypertonie, Retinopathie. Bei Spiral- und Epiduralanästhesien Hämatome möglich. Nicht abwechselnd (dosisweise) mit anderen Heparinen austauschbar.
Thrombozyten bzw. Serumkalium regelmäßig kontrollieren.
Osteoporoserisiko beachten.
Bei Verdacht auf Heparin-induzierte Thrombopenie sofort absetzen.
Im Notfall hebt 1 mg Protamin die Wirkung von 100 I.E. Dalteparin auf.
Cave i.m. Injektionen und Punktionen.
Hohe Dosen nicht bei Patienten mit Spinal- oder Epiduralanästhesie oder Rückenmarkspunktion anwenden.
PG: 10 ST RE1 (EKO: Y) [€ 114,55]

Fragmin 25.000 I.E./1 ml - Durchstichflasche 20A02

(Z.Nr. 1-22340) RP. P. B01AB04
ZI: Pfizer Corporation Austria, Wien
Z: 1 Durchstichflasche zu 4 ml enthält: Dalteparin natrium 100000 IE Anti-Faktor Xa (entspr. → 50000 IE aPTT), Benzylalkohol 14 mg/ml, Wasser für Injektionszwecke.
EW: Niedermolekulares Heparin, Gerinnungshemmer.
AG: Venöse thromboembolische Prozesse, Antikoagulation bei Hämodialyse und Hämofiltration, peri- und postoperative Thromboembolieprophylaxe, Thromboseprophylaxe bei eingeschränkter Mobilität, instabile Koronarerkrankungen.
AA: I.v. Injektion oder Infusion, s.c. Injektion.
DO: **Venöse thromboembolische Prozesse:** 1mal tgl. 200 IE/kg KG s.c.
Hämodialyse und Hämofiltration: Niedriges Blutungsrisiko: Bolus 30-40 IE/kg KG, dann Infusion 10-15 IE/kg KG/Std.; oder Bolus i.v. 5000 IE. Anti-Faktor Xa im Plasma 0,5-1 E/ml.
Hohes Blutungsrisiko: Bolus 5-10 IE/kg KG, dann Infusion 4-5 IE/kg KG/Std. Anti-Faktor Xa im Plasma 0,2-0,4 E/ml.
Thromboembolieprophylaxe: Mäßiges Risiko: Am Operationstag 2 Std. vor der Operation 2500 IE s.c., dann 1mal tgl. morgens 2500 IE s.c.
Erhöhtes Risiko: Am Operationstag 2 Std. vor und 12 Std. nach der Operation 2500 IE s.c., dann 1mal tgl. (morgens oder abends) 5000 IE s.c. bis zur vollen Mobilisierung (7-10 Tage, in der Orthopädie abends über 5 Wochen postoperativ).
Eingeschränkte Mobilität: 1mal tgl. 5000 IE über 12-14 Tage oder länger.
Instabile Koronarerkrankungen: 2mal tgl. 120 IE/kg KG s.c.
Keine Dosisangaben für Kinder.
GA: Heparin-induzierte Thrombopenie, schwere Gerinnungsstörungen, Insult, Operationen an ZNS und Auge, Magen-Darm-Blutungen, Blutungen der Lunge oder Niere, schwere Leber-, Pankreaserkrankungen, schwere Hypertonie, Endokarditis, Abortus imminens, chronischer Alkoholismus, Nieren- oder Harnleitersteine.
SST: Strenge Indikationsstellung. Nutzen/Risiko-Abwägung in der Stillzeit.
NW: Thrombozytopenie (Typ I, selten Typ II), Anaphylaxie, Hyperaldosteronismus, Hypotonie, Bradykardie, Melaena, Enzymanstiege, Blutungen, subkutane Hämatome, lokale Reaktionen.
WW: **Wirkungsverstärkung** durch Acetylsalizylsäure, Vitamin-K-Antagonisten, Dipyridamol, Dextrane, Phenylbutazon, Indometacin, Sulfinpyrazon, Probenecid, Etacrynsäure i.v., Penicillin i.v. und Zytostatika.
Wirkungsabschwächung durch Antihistaminika, Digitalisglykoside, Tetracycline, Ascorbinsäure, Nikotinabusus, Nitroglycerin i.v.
Verdrängung folgender Stoffe aus der Plasma-Eiweiß-Bindung: Phenytoin, Chinidin, Propranolol, Benzodiazepine und Bilirubin.
Bindung basischer Medikamente, z.B. Chinin, trizyklische Antidepressiva und Abschwächung deren Wirkung.
WH: Vorsicht bei Malignomverdacht mit Blutungsneigung, unbehandelter Hypertonie, Retinopathie. Bei Spiral- und Epiduralanästhesien Hämatome möglich. Nicht abwechselnd (dosisweise) mit anderen Heparinen austauschbar.
Thrombozyten bzw. Serumkalium regelmäßig kontrollieren.
Osteoporoserisiko beachten.
Bei Verdacht auf Heparin-induzierte Thrombopenie sofort absetzen.
Im Notfall hebt 1 mg Protamin die Wirkung von 100 I.E. Dalteparin auf.
Cave i.m. Injektionen und Punktionen.
Hohe Dosen nicht bei Patienten mit Spinal- oder Epiduralanästhesie oder Rückenmarkspunktion anwenden.
PG: 1 ST RE1 (EKO: Y) [€ 114,55]

Fragmin 2500 IE - Fertigspritzen 20A02

(Z.Nr. 1-18731) RP. P. B01AB04
ZI: Pfizer Corporation Austria, Wien
Z: 1 Fertigspritze zu 0,2 ml enthält: Dalteparin natrium 2500 IE Anti-Faktor Xa (entspr. → 1250 IE aPTT), Natriumchlorid, Wasser für Injektionszwecke.
EW: Gerinnungshemmer.
AG: Peri- und postoperative Thromboembolieprophylaxe (auch bei Patienten mit eingeschränkter Mobilität), nicht zur Behandlung aktiver thrombotischer Prozesse.
AA: Nur s.c. Injektion (in die Bauchwand).
DO: **Mäßiges Thromboembolierisiko:** Am Operationstag 2 Std. vor der Operation 2500 I.E., postoperativ täglich morgens 2500 I.E.
Erhöhtes Thromboembolierisiko: Am Operationstag 2 Std. vor der Operation und 12 Std. nach der Operation je 2500 I.E., postoperativ täglich morgens 5000 I.E.
Anwendungsdauer ca. 7-10 Tage.
Thromboseprophylaxe bei eingeschränkter Mobilität: 1mal tgl.

5000 IE über 12-14 Tage oder länger. Keine Dosisangaben für Kinder (Engmaschige Kontrolle der Plasma-Anti-Faktor Xa-Spiegel empfohlen).
GA: Heparin-induzierte Thrombopenie, schwere Gerinnungsstörungen, Insult, Operationen an ZNS und Auge, Magen-Darm-Blutungen, Blutungen der Lunge oder Niere, schwere Leber-, Pankreaserkrankungen, schwere Hypertonie, Endokarditis, Abortus imminens, chronischer Alkoholismus, Nieren- oder Harnleitersteine.
SST: Strenge Indikationsstellung. Nutzen/Risiko-Abwägung in der Stillzeit.
NW: Thrombozytopenie (Typ I, selten Typ II), Anaphylaxie, Hyperaldosteronismus, Hypotonie, Bradykardie, Melaena, Enzymanstiege, Blutungen, subkutane Hämatome, lokale Reaktionen.
WW: Wirkungsverstärkung durch Acetylsalizylsäure, Vitamin-K-Antagonisten, Dipyridamol, Dextrane, Phenylbutazon, Indometacin, Sulfinpyrazon, Probenecid, Etacrynsäure i.v., Penicillin i.v. und Zytostatika.
Wirkungsabschwächung durch Antihistaminika, Digitalisglykoside, Tetracycline, Ascorbinsäure, Nikotinabusus, Nitroglycerin i.v.
Verdrängung folgender Stoffe aus der Plasma-Eiweiß-Bindung: Phenytoin, Chinidin, Propranolol, Benzodiazepine und Bilirubin.
Bindung basischer Medikamente, z.B. Chinin, trizyklische Antidepressiva und Abschwächung deren Wirkung.
WH: Vorsicht bei Malignomverdacht mit Blutungsneigung, unbehandelter Hypertonie, Retinopathie. Bei Spiral- und Epiduralanästhesien Hämatome möglich. Nicht abwechselnd (dosisweise) mit anderen Heparinen austauschbar.
Thrombozyten bzw. Serumkalium regelmäßig kontrollieren.
Osteoporoserisiko beachten.
Bei Verdacht auf Heparin-induzierte Thrombopenie sofort absetzen.
Im Notfall hebt 1 mg Protamin die Wirkung von 100 I.E. Dalteparin auf.
Cave i.m. Injektionen und Punktionen.
PG: 2 ST * (EKO: N) [€ 14,90], 5 ST (EKO: G) [€ 17,80], 10 ST (EKO: G) [€ 33,80]

Fragmin 5000 IE - Fertigspritzen 20A02

(Z.Nr. 1-18733) RP. P. B01AB04
ZI: Pfizer Corporation Austria, Wien
Z: 1 Fertigspritze zu 0,2 ml enthält: Dalteparin natrium 5000 IE Anti-Faktor Xa (entspr. → 2500 IE aPTT), Wasser für Injektionszwecke.
EW: Gerinnungshemmer.
AG: Thromboembolieprophylaxe, venöse thromboembolische Prozesse, Thromboseprophylaxe bei Patienten mit eingeschränkter Mobilität, Reisethromboseprophylaxe bei hohem Risiko, bei instabile Koronarerkrankungen.
AA: S.c.
DO: Mäßiges Thromboembolierisiko: Am Operationstag 2 Std. vor der Operation 2500 I.E., postoperativ täglich morgens 2500 I.E.
Erhöhtes Thromboembolierisiko: Am Operationstag 2 Std. vor der Operation und 12 Std. nach der Operation je 2500 I.E., postoperativ täglich morgens oder abends 5000 I.E.
Anwendungsdauer ca. 7-10 Tage.
Venöse thromboembolische Prozesse: 1mal tgl. 200 IE/kg KG.
Eingeschränkte Mobilität: 1mal tgl. 5000 IE über 12-14 Tage oder länger.
Reisethromboseprophylaxe: 2-4 Std. vor Reiseantritt 5000 IE.
Koronarerkrankungen: 2mal tgl. 120 IE/kg KG über 5-8 Tage, dann 2mal tgl. 5000-7500 IE bis zur Revaskularisierung (max. 45 Tage).
Keine Dosisangaben für Kinder.
GA: Heparin-induzierte Thrombopenie, schwere Gerinnungsstörungen, Insult, Operationen an ZNS und Auge, Magen-Darm-Blutungen, Blutungen der Lunge oder Niere, schwere Leber-, Pankreaserkrankungen, schwere Hypertonie, Endokarditis, Abortus imminens, chronischer Alkoholismus, Nieren- oder Harnleitersteine.
SST: Strenge Indikationsstellung. Nutzen/Risiko-Abwägung in der Stillzeit.
NW: Thrombozytopenie (Typ I, selten Typ II), Anaphylaxie, Hyperaldosteronismus, Hypotonie, Bradykardie, Melaena, Enzymanstiege, Blutungen, subkutane Hämatome, lokale Reaktionen.
WW: Wirkungsverstärkung durch Acetylsalizylsäure, Vitamin-K-Antagonisten, Dipyridamol, Dextrane, Phenylbutazon, Indometacin, Sulfinpyrazon, Probenecid, Etacrynsäure i.v., Penicillin i.v. und Zytostatika.
Wirkungsabschwächung durch Antihistaminika, Digitalisglykoside, Tetracycline, Ascorbinsäure, Nikotinabusus, Nitroglycerin i.v.
Verdrängung folgender Stoffe aus der Plasma-Eiweiß-Bindung: Phenytoin, Chinidin, Propranolol, Benzodiazepine und Bilirubin.
Bindung basischer Medikamente, z.B. Chinin, trizyklische Antidepressiva und Abschwächung deren Wirkung.
WH: Vorsicht bei Malignomverdacht mit Blutungsneigung, unbehandelter Hypertonie, Retinopathie. Bei Spiral- und Epiduralanästhesien Hämatome möglich. Nicht abwechselnd (dosisweise) mit anderen Heparinen austauschbar.
Thrombozyten bzw. Serumkalium regelmäßig kontrollieren.
Osteoporoserisiko beachten.
Bei Verdacht auf Heparin-induzierte Thrombopenie sofort absetzen.
Im Notfall hebt 1 mg Protamin die Wirkung von 100 I.E. Dalteparin auf.
Cave i.m. Injektionen und Punktionen.
PG: 2 ST * (EKO: N) [€ 19,55], 5 ST (EKO: G) [€ 29,65], 10 ST (EKO: G) [€ 57,25]

Fragmin 7500 IE - Fertigspritzen 20A02

(Z.Nr. 1-26354) RP. P. B01AB04
ZI: Pfizer Corporation Austria, Wien
Z: 1 Fertigspritze zu 0,3 ml enthält: Dalteparin natrium 7500 IE Anti-Faktor Xa (entspr. → 3750 IE aPTT), Wasser für Injektionszwecke.
Kurzinformation: siehe Fragmin 5000 IE - Fertigspritzen, → S. 599
PG: 10 ST RE1 (EKO: Y) [€ 85,55]

Fragmin 10000 IE - Fertigspritzen 20A02

(Z.Nr. 1-26355) RP. P. B01AB04
ZI: Pfizer Corporation Austria, Wien
Z: 1 Fertigspritze zu 0,4 ml enthält: Dalteparin natrium 10000 IE Anti-Faktor Xa (entspr. → 5000 IE aPTT), Wasser für Injektionszwecke.
Kurzinformation: siehe Fragmin 5000 IE - Fertigspritzen, → S. 599
PG: 5 ST RE1 (EKO: Y) [€ 53,70], **BP** 30 ST * (EKO: N) [€ 343,15]

Fragmin 12500 IE - Fertigspritzen 20A02

(Z.Nr. 1-26356) RP. P. B01AB04
ZI: Pfizer Corporation Austria, Wien
Z: 1 Fertigspritze zu 0,5 ml enthält: Dalteparin natrium 12500 IE Anti-Faktor Xa (entspr. → 6250 IE aPTT), Wasser für Injektionszwecke.
Kurzinformation: siehe Fragmin 5000 IE - Fertigspritzen, → S. 599
PG: 5 ST RE1 (EKO: Y) [€ 65,70], **BP** 30 ST * (EKO: N) [€ 429,45]

Fragmin 15000 IE - Fertigspritzen 20A02

(Z.Nr. 1-26357) RP. P. B01AB04
ZI: Pfizer Corporation Austria, Wien
Z: 1 Fertigspritze zu 0,6 ml enthält: Dalteparin natrium 15000 IE Anti-Faktor Xa (entspr. → 7500 IE aPTT), Wasser für Injektionszwecke.
Kurzinformation: siehe Fragmin 5000 IE - Fertigspritzen, → S. 599
PG: 5 ST RE1 (EKO: Y) [€ 78,30], **BP** 30 ST * (EKO: N) [€ 521,25]

Fragmin 18000 IE - Fertigspritzen 20A02

(Z.Nr. 1-26358) RP. P. B01AB04
ZI: Pfizer Corporation Austria, Wien
Z: 1 Fertigspritze zu 0,72 ml enthält: Dalteparin natrium 18000 IE Anti-Faktor Xa (entspr. → 9000 IE aPTT), Wasser für Injektionszwecke.
Kurzinformation: siehe Fragmin 5000 IE - Fertigspritzen, → S. 599
PG: 5 ST RE1 (EKO: Y) [€ 92,05]

Fragmin 10 000 IE/4 ml - Stechampullen 20A02

(Z.Nr. 1-18734) RP. P. B01AB04
ZI: Pfizer Corporation Austria, Wien
Z: 1 Stechampulle mit 4 ml Lösung enthält: Dalteparin natrium 10000 IE Anti-Faktor Xa (entspr. → 5000 IE aPTT), Natriumchlorid, Wasser für Injektionszwecke.
EW: Niedermolekulares Heparin, Gerinnungshemmer.
AG: Antikoagulation bei Hämodialyse und Hämofiltration.
AA: I.v. Injektion oder Infusion.
DO: Niedriges Blutungsrisiko: Bolus 30-40 I.E. Fragmin/kg KG, dann Infusion 10-15 I.E./kg KG/Stunde; oder Bolus i.v. 5000 I.E. Anti-Faktor Xa im Plasma 0,5-1 E/ml.
Hohes Blutungsrisiko: Bolus 5-10 I.E./kg KG, dann Infusion 4-5 I.E./kg KG/Stunde. Anti-Faktor Xa im Plasma 0,2-0,4 E./ml.
Keine Dosisangaben für Kinder.
GA: Heparin-induzierte Thrombopenie, schwere Gerinnungsstörungen, Insult, Operationen an ZNS und Auge, Magen-Darm-Blutungen, Blutungen der Lunge oder Niere, schwere Leber-, Pankreaserkrankungen, schwere Hypertonie, Endokarditis, Abortus imminens, chronischer Alkoholismus, Nieren- oder Harnleitersteine.
SST: Strenge Indikationsstellung. Nutzen/Risiko-Abwägung in der Stillzeit.
NW: Thrombozytopenie (Typ I, selten Typ II), Anaphylaxie, Hyperaldosteronismus, Hypotonie, Bradykardie, Melaena, Enzymanstiege, Blutungen, subkutane Hämatome, lokale Reaktionen.
WW: Wirkungsverstärkung durch Acetylsalizylsäure, Vitamin-K-Antagonisten, Dipyridamol, Dextrane, Phenylbutazon, Indometacin, Sulfinpyrazon, Probenecid, Etacrynsäure i.v., Penicillin i.v. und Zytostatika.
Wirkungsabschwächung durch Antihistaminika, Digitalisglykoside, Tetracycline, Ascorbinsäure, Nikotinabusus, Nitroglycerin i.v.
Verdrängung folgender Stoffe aus der Plasma-Eiweiß-Bindung:

Phenytoin, Chinidin, Propranolol, Benzodiazepine und Bilirubin.
Bindung basischer Medikamente, z.B. Chinin, trizyklische Antidepressiva und Abschwächung deren Wirkung.
WH: Vorsicht bei Malignomverdacht mit Blutungsneigung, unbehandelter Hypertonie, Retinopathie. Bei Spiral- und Epiduralanästhesien Hämatome möglich. Nicht abwechselnd (dosisweise) mit anderen Heparinen austauschbar.
Thrombozyten bzw. Serumkalium regelmäßig kontrollieren.
Osteoporoserisiko beachten.
Bei Verdacht auf Heparin-induzierte Thrombopenie sofort absetzen.
Im Notfall hebt 1 mg Protamin die Wirkung von 100 I.E. Dalteparin auf.
Cave i.m. Injektionen und Punktionen.
PG: 10 ST RE1 (EKO: Y) [€ 114,55]

F

Fraxiparin - Fertigspritzen 20A02
(Z.Nr. 1-21067) RP. P. B01AB06
ZI: Aspen Pharma, Dublin, Irland
Z: 0,1 ml Lösung enthalten: Nadroparin calcium 950 IE (entspr. → 1025 IE Anti-Faktor Xa), Calciumhydroxid-Lösung, Wasser für Injektionszwecke.
EW: Niedermolekulares Heparin.
AG: Thromboembolieprophylaxe in der peri- und postoperativen Phase sowie bei immobilisierten Hochrisikopatienten oder auf der Intensivstation, Therapie thromboembolischer Prozesse, Therapie instabiler Koronarerkrankungen, Gerinnungsprohylaxe während der Hämodialyse.
AA: S.c., bei Hämodialyse intraarteriell; nicht i.m.!
DO: Prophylaxe thromboembolischer Prozesse: 1mal täglich 0,3 ml s.c.
über mindestens 7 Tage; Prophylaxe für orthopädische Chirurgie: 1mal tgl. 0,2-0,4 ml, ab dem 4. Tag 0,3-0,6 ml.
Intensivstation: 1mal tgl. 0,4-0,6 ml.
Therapie thromboembolischer Prozesse: 2mal täglich s.c. je nach Körpergewicht 0,4-0,9 ml über 10 Tage.
Instabile Koronargefäßerkrankungen: Je nach KG initial 0,4-1 ml i.v., dann alle 12 Std. 0,4-1 ml s.c.
Hämodialyse: Initial 0,3-0,6 ml intraarteriell (je nach KG), dann nach Bedarf.
Bei älteren Patienten Dosis ev. auf 0,3 ml reduzieren.
GA: Heparinallergie, hämorrhagische Diathesen, Blutungen, Ulcus pepticum, schwere Leber-, Nierenschäden, akute Pankreatitis, Endokarditis, Abortus imminens, hämorrhagische Schlaganfälle.
SST: Nutzen/Risiko-Abwägung, in der Stillzeit nicht empfohlen.
NW: Blutungen, Thrombozytopenie, lokale Reaktionen (Hämatome, feste Knötchen), Untersuchungen, selten Hautnekrosen, Schock.
WW: Vorsicht: Andere Gerinnungshemmer verstärkt (ASS, NSARs nicht empfohlen), systemische Glukokortikoide, Dextrane.
WH: Vorsicht bei schwerer Hypertonie, Gefäßerkrankungen der Netzhaut, nach Operationen, Spinal/ Epiduralanästhesie, Lumbalpunktion. Regelmäßige Thrombozytenkontrollen vor allem zu Therapiebeginn. Auf seltene Thrombozytopenie achten.
Bei Überdosierung neutralisieren 6 mg i.v. Protaminsulfat ca. 0,1 ml Fraxiparin.
PG: 0,3ML 6 ST (2) (EKO: G) [€ 29,45], **0,3ML** 10 ST (EKO: G) [€ 45,00], **0,4ML** 6 ST (2) (EKO: G) [€ 37,90], **0,4ML** 10 ST (EKO: G) [€ 57,90], **0,6ML** 10 ST RE1 (EKO: Y) [€ 77,85], **0,8ML** 10 ST RE1 (EKO: Y) [€ 105,20], **1ML** 10 ST RE1 (EKO: Y) [€ 120,00]

Fraxiparin 9.500 I.E./ml - Injektionslösung 20A02
(Z.Nr. 1-39245) RP. P. nicht im Handel. B01AB06

Fredomat 40 mg Mikrogramm/ml - Augentropfen 47G02
(Z.Nr. 1-36345) RP. P. nicht im Handel. S01EE04

Frento forte 1,1 mg/ml - Flohschutz-Shampoo für Hunde 804B
(Z.Nr. 8-39346) RPF. D. nicht im Handel. QP53AE02

Frento forte 2,5 mg/g - Zecken- und Flohschutz-Spray für Hunde und Katzen 804B, 804D
(Z.Nr. 8-39345) RPF. D. nicht im Handel.
QP53AE02

Frento Forte Flohschutztropfen 40 mg - Lösung zum Auftropfen für kleine Hunde 804B
(Z.Nr. 8-38403) RPF. D. nicht im Handel. QP53AX17

Frento Forte Flohschutztropfen 40 mg - Lösung zum Auftropfen für kleine Katzen 804B
(Z.Nr. 8-00323) RPF. D. QP53AX17
ZI: Bayer Animal Health, Leverkusen, Deutschland
Z: 1 Pipette mit 0,4 ml Lösung enthält: Imidacloprid 40 mg, Butylhydroxytoluol 0,4 mg, Benzylalkohol, Propylencarbonat.
EW: Insektizid.
AG: Flohbefall bei Katzen bis 4 kg KG.
DO: 1 Pipette auf die Haut auftragen; Wirkdauer 4 Wochen.
GA: Unter 8 Wochen alte Saugwelpen.
SST: Keine Unverträglichkeiten zu erwarten.
NW: Speicheln (bitterer Geschmack).
WH: Augen- und Schleimhautkontakt beim Zieltier vermeiden.
PG: 3 ST VT [€ 25,95]

Frento Forte Flohschutztropfen 80 mg - Lösung zum Auftropfen für große Katzen 804B
(Z.Nr. 8-00325) RPF. D. QP53AX17
ZI: Bayer Animal Health, Leverkusen, Deutschland
Z: 1 Pipette mit 0,8 ml Lösung enthält: Imidacloprid 80 mg, Butylhydroxytoluol 0,8 mg, Benzylalkohol, Propylencarbonat.
EW: Insektizid.
AG: Flohbefall bei Katzen über 4 kg KG.
DO: 1 Pipette auf die Haut auftragen; Wirkdauer 4 Wochen.
GA: Unter 8 Wochen alte Saugwelpen.
SST: Keine Unverträglichkeiten zu erwarten.
NW: Speicheln (bitterer Geschmack).
WH: Augen- und Schleimhautkontakt beim Zieltier vermeiden.
PG: 3 ST VT [€ 29,60]

Frento Forte Flohschutztropfen 100 mg - Lösung zum Auftropfen für mittelgroße Hunde 804B
(Z.Nr. 8-38404) RPF. D. nicht im Handel. QP53AX17

Frento Forte Flohschutztropfen 250 mg - Lösung zum Auftropfen für große Hunde 804B
(Z.Nr. 8-38405) RPF. D. nicht im Handel. QP53AX17

Frento Forte Flohschutztropfen 400 mg - Lösung zum Auftropfen für sehr große Hunde 804B
(Z.Nr. 8-38406) RPF. D. nicht im Handel. QP53AX17

Frento forte Zecken- und Flohschutzband 1,25 g Propoxur + 0,28 g Flumethrin - Halsband für Katzen und kleine Hunde 804B, 804D
(Z.Nr. 8-38861) RPF. D. nicht im Handel.
QP53AC55

Frento forte Zecken- und Flohschutzband 4,50 g Propoxur + 1,013 g Flumethrin - Halsband für große Hunde 804B, 804D
(Z.Nr. 8-38862) RPF. D. nicht im Handel.
QP53AC55

Frisium 10 mg - Tabletten 18C
(Z.Nr. 0-16842) NR. P1. P. N05BA09
ZI: sanofi-aventis, Wien
Z: 1 Tablette enthält: Clobazam 10 mg, Lactose monohydrat 72,3 mg, Maisstärke, Siliciumdioxid, hochdispers, wasserfrei, Talkum, Magnesium stearat.
EW: Benzodiazepin, Tranquilizer.
AG: Angstzustände, Zusatzmedikation bei Anfallsleiden.
AA: Unzerkaut oder zerstoßen mit Flüssigkeit einnehmen.
DO: Angstzustände: TD 20-30 mg, bei älteren Patienten 10-15 mg. MTD 30 mg.
Anfallsleiden: TD initial 5-15 mg, allmählich steigern, MTD 80 mg. Kinder ab 6 Jahren (nur bei Anfallsleiden): ED 5 mg; Erhaltungsdosis 0,3-1 mg/kg KG.
Bei akuten Erkrankungen Behandlung auf wenige Tage beschränken. Bei chronischen Krankheiten nach 2-4 Wochen ev. Dosis verringern.
GA: Abhängigkeitsanamnese, Myasthenie, schwere Ateminsuffizienz, Schlafapnoe-Syndrom, akute Vergiftungen durch Alkohol oder andere ZNS-aktive Substanzen.
SST: In der Schwangerschaft nicht empfohlen. Atemdepression und Entzugserscheinungen beim Neugeborenen möglich. Gegenanzeige in der Stillzeit.
NW: ZNS (Somnolenz), Haut (auch schwere Reaktionen), Vegetativum, Atmung, Psyche (Verwirrtheit, paradoxe Reaktionen, anterograde Amnesie, Müdigkeit, beim plötzlichen Absetzen Entzugssymptome), Muskelschwäche, erhöhtes Sturzrisiko, in hohen Dosen Atemdepression.
WW: Besondere Vorsicht: Opioide (Atemdepression). Vorsicht: Andere ZNS-Dämpfer, Lithium, Stiripentol, Muskelrelaxantien, Alkohol, Analgetika, Lachgas verstärkt; Wechselwirkungen mit Antiepileptika (Valproinsäure, Phenytoin, Carbamazepin) möglich. Cimetidin und Erythromycin verstärken Clobazam-Wirkung. CYP-2-C19-Hemmer (Fluconazol, Ticlopidin, Omeprazol), CYP-2D6-Substrate (Dextrometorphan, Pimozid, Paroxetin, Nebivolol).
GE: Abhängigkeitsentwicklung möglich.
WH: Vorsicht bei älteren Patienten, spinalen und zerebellaren Ataxien. Primär Grundkrankheit behandeln. Nicht abrupt absetzen, bei Abschluss der Behandlung Dosis schrittweise verringern.

Verkehrshinweis. Kontrollen: Leber, Niere. Auf suizidales Verhalten achten. Sorgfältige Indikationsstellung. Antidot: Flumazenil.
PG: 20 ST (2) (EKO: G) [€ 3,15], 50 ST (EKO: G) [€ 6,30]

Frontline 0,5 ml - Pumpspray für Hunde und Katzen 804B, 804D
(Z.Nr. 8-00271) RPF. P. nicht im Handel.
QP53AX15

Frontline 1,5 ml - Pumpspray für Hunde und Katzen 804B, 804D
(Z.Nr. 8-00269) RPF. P.
QP53AX15

ZI: Boehringer Ingelheim Animal Health France SCS, Lyon, Frankreich
Z: 100 ml Lösung enthalten: Fipronil 0,25 g, Isopropanol 80 ml, Copovidon, Isopropanol, Aqua purificata.
EW: Insektizid, Akarizid.
AG: Prophylaxe und Therapie von Parasiten (Flöhe, Zecken, Haarlinge) bei Hunden und Katzen.
AA: Ganzen Körper einsprühen.
DO: 3-6 ml/kg KG.
GA: Schilddrüsenstörungen.
SST: Anwendung möglich.
NW: Inappetenz, Erbrechen, Juckreiz, ZNS, bei Welpen Augenausfluss, Schuppenbildung.
WW: Nicht mit Tierarzneimitteln anwenden, die die Schilddrüsenfunktion beeinflussen. Andere Insektizide 10 Tage vor bis 4 Wochen nach dem Präparat absetzen.
WH: Nicht bei anderen Tierarten anwenden. Nicht auf Augen und Nase sprühen.
Handschuhe tragen. Tiere 30 Minuten von Feuer fernhalten.
Hunde sollen 2 Tage nach der Behandlung nicht in Gewässern schwimmen.
Nicht für Tiere zur Gewinnung von Lebens- oder Arzneimitteln.
PG: 250 ML VT [€ 36,25]

Frontline Combo Spot on Hund S, Lösung zum Auftropfen auf die Haut, für Hunde 804B, 804D
(Z.Nr. 8-00596) RP. P.
QP53AX65

ZI: Boehringer Ingelheim Animal Health France SCS, Lyon, Frankreich
Z: 1 Pipette mit 0,67 ml Lösung enthält: Fipronil 67 mg, (S)-Methopren 60,3 mg, Butylhydroxyanisol 0,13 mg, Butylhydroxytoluol 0,07 mg, Ethanol, Polysorbat 80, Povidon, Diethylenglycolmonoethylether.
EW: Ektoparasitika.
AG: Flohbefall, allein oder in Verbindung mit Zecken und/oder Haarlingsbefall, bei Hunden zwischen 2 und 10 kg KG. Teil einer Behandlung der Flohstichallergie.
DO: 1 Pipette mit 0,67 ml auf die Haut auftragen. Mindestabstand 4 Wochen zwischen 2 Behandlungen.
GA: Welpen unter 8 Wochen oder unter 2 kg KG, kranke oder rekonvaleszente Tiere, Kaninchen, Katzen, Frettchen.
SST: Anwendung möglich.
NW: Speicheln, lokale oder generalisierte Unverträglichkeit, neurologische Symptome, Erbrechen, respiratorische Symptome.
WH: An einer Stelle applizieren, die das Tier nicht ablecken kann. Häufigeres Baden vermeiden. 2 Tage nach der Behandlung nicht in Gewässern schwimmen.
PG: 3 ST VT [€ 29,60], 6 ST VT [€ 48,60]

Frontline Combo Spot on Hund M, Lösung zum Auftropfen auf die Haut, für Hunde 804B, 804D
(Z.Nr. 8-00597) RP. P.
QP53AX65

ZI: Boehringer Ingelheim Animal Health France SCS, Lyon, Frankreich
Z: 1 Pipette mit 1,34 ml Lösung enthält: Fipronil 134 mg, (S)-Methopren 120,6 mg, Butylhydroxyanisol 0,27 mg, Butylhydroxytoluol 0,13 mg, Ethanol, Polysorbat 80, Povidon, Diethylenglycolmonoethylether.
EW: Ektoparasitika.
AG: Flohbefall, allein oder in Verbindung mit Zecken und/oder Haarlingsbefall, bei Hunden zwischen 10 und 20 kg KG. Teil einer Behandlung der Flohstichallergie.
DO: 1 Pipette mit 1,34 ml auf die Haut auftragen. Mindestabstand 4 Wochen zwischen 2 Behandlungen.
GA: Welpen unter 8 Wochen oder unter 2 kg KG, kranke oder rekonvaleszente Tiere, Kaninchen, Katzen, Frettchen.
SST: Anwendung möglich.
NW: Speicheln, lokale oder generalisierte Unverträglichkeit, neurologische Symptome, Erbrechen, respiratorische Symptome.
WH: An einer Stelle applizieren, die das Tier nicht ablecken kann. Häufigeres Baden vermeiden. 2 Tage nach der Behandlung nicht in Gewässern schwimmen.
PG: 3 ST VT [€ 32,05]

Frontline Combo Spot on Hund L, Lösung zum Auftropfen auf die Haut, für Hunde 804B, 804D
(Z.Nr. 8-00598) RP. P.
QP53AX65

ZI: Boehringer Ingelheim Animal Health France SCS, Lyon, Frankreich
Z: 1 Pipette mit 2,68 ml Lösung enthält: Fipronil 268 mg, (S)-Methopren 241,2 mg, Butylhydroxyanisol 0,54 mg, Butylhydroxytoluol 0,27 mg, Ethanol, Polysorbat 80, Povidon, Diethylenglycolmonoethylether.
EW: Ektoparasitika.
AG: Flohbefall, allein oder in Verbindung mit Zecken und/oder Haarlings- befall, bei Hunden zwischen 20 und 40 kg KG. Teil einer Behandlung der Flohstichallergie.
DO: 1 Pipette mit 2,68 ml auf die Haut auftragen. Mindestabstand 4 Wochen zwischen 2 Behandlungen.
GA: Welpen unter 8 Wochen oder unter 2 kg KG, kranke oder rekonvaleszente Tiere, Kaninchen, Katzen, Frettchen.
SST: Anwendung möglich.
NW: Speicheln, lokale oder generalisierte Unverträglichkeit, neurologische Symptome, Erbrechen, respiratorische Symptome.
WH: An einer Stelle applizieren, die das Tier nicht ablecken kann. Häufigeres Baden vermeiden. 2 Tage nach der Behandlung nicht in Gewässern schwimmen.
PG: 3 ST VT [€ 40,00]

Frontline Combo Spot on Hund XL, Lösung zum Auftropfen auf die Haut, für Hunde 804B, 804D
(Z.Nr. 8-00599) RP. P.
QP53AX65

ZI: Boehringer Ingelheim Animal Health France SCS, Lyon, Frankreich
Z: 1 Pipette mit 4,02 ml Lösung enthält: Fipronil 402 mg, (S)-Methopren 361,8 mg, Butylhydroxyanisol 0,8 mg, Butylhydroxytoluol 0,4 mg, Ethanol, Polysorbat 80, Povidon, Diethylenglycolmonoethylether.
EW: Ektoparasitika.
AG: Flohbefall, allein oder in Verbindung mit Zecken und/oder Haarlingsbefall, bei Hunden über 40 kg KG. Teil einer Behandlung der Flohstichallergie.
DO: 1 Pipette mit 4,02 ml auf die Haut auftragen. Mindestabstand 4 Wochen zwischen 2 Behandlungen.
GA: Welpen unter 8 Wochen oder unter 2 kg KG, kranke oder rekonvaleszente Tiere, Kaninchen, Katzen, Frettchen.
SST: Anwendung möglich.
NW: Speicheln, lokale oder generalisierte Unverträglichkeit, neurologische Symptome, Erbrechen, respiratorische Symptome.
WH: An einer Stelle applizieren, die das Tier nicht ablecken kann. Häufigeres Baden vermeiden. 2 Tage nach der Behandlung nicht in Gewässern schwimmen.
PG: 3 ST VT [€ 47,85]

Frontline Combo Spot on Katze, Lösung zum Auftropfen auf die Haut, für Katzen und Frettchen 804B, 804D
(Z.Nr. 8-00600) RP. P.
QP53AX65

ZI: Boehringer Ingelheim Animal Health France SCS, Lyon, Frankreich
Z: 1 Pipette zu 0,5 ml Lösung enthält: Fipronil 50 mg, (S)-Methopren 60 mg, Butylhydroxyanisol 0,1 mg, Butylhydroxytoluol 0,05 mg, Ethanol, Polysorbat 80, Povidon, Diethylenglycolmonoethylether.
EW: Ektoparasitika.
AG: Katzen: Flohbefall, allein oder in Verbindung mit Zecken und/ oder Haarlingsbefall. Flohstichallergie.
Frettchen: Flohbefall, allein oder in Verbindung mit Zecken.
DO: 1 Pipette mit 0,5 ml auf die Haut auftragen. Mindestabstand 4 Wochen zwischen 2 Behandlungen.
GA: Katzen unter 8 Wochen oder 1 kg KG, Frettchen unter 6 Monaten, kranke oder rekonvaleszente Tiere, Kaninchen.
SST: Anwendung bei Katzen möglich. Bei der Laktation achten, dass die Katzenwelpen die Lösung nicht lecken. Nutzen/Risiko-Abwägung bei Frettchen.
NW: Speicheln, lokale Reaktionen, neurologische Symptome, Erbrechen.
WH: An einer Stelle applizieren, die das Tier nicht ablecken kann. Katzen 2 Tage nach der Anwendung nicht baden.
PG: 3 ST VT [€ 26,20], 6 ST VT [€ 42,15]

🐾 Frontline Spot on Hund L 268 mg Lösung zum Auftropfen auf die Haut für Hunde 804B, 804D
(Z.Nr. 8-00349) RPF. P.
QP53AX15

ZI: Boehringer Ingelheim Animal Health France SCS, Lyon, Frankreich
Z: 1 Pipette mit 2,68 ml Lösung enthält: Fipronil 268 mg, Butylhydroxyanisol 0,536 mg, Butylhydroxytoluol 0,268 mg, Ethanol 211,988 mg, Polysorbat 80, Povidon K17, Diethylenglycolmonoethylether.
EW: Insektizid, Akarizid.
AG: Floh- und Zeckenbefall bei Hunden, Hundehaarling, Flohstichallergie..
AA: Auf die Haut auftragen.
DO: 1 Pipette zu 2,68 ml für Hund von 20-40 kg KG.
GA: Welpen unter 8 Wochen und/oder 2 kg KG, Kaninchen.
SST: Anwendung möglich.
NW: Lokale Reaktionen, Speicheln, Erbrechen, ZNS.
WH: Nur äußerlich bei Hunden anwenden. Hund 48 Std. vor und nach der Behandlung nicht baden.
PG: 3 ST VT [€ 36,60], 6 ST VT [€ 59,50]

🐾 Frontline Spot on Hund M 134 mg Lösung zum Auftropfen auf die Haut für Hunde 804B, 804D
(Z.Nr. 8-00348) RPF. P.
QP53AX15

ZI: Boehringer Ingelheim Animal Health France SCS, Lyon, Frankreich
Z: 1 Pipette mit 1,34 ml Lösung enthält: Fipronil 134 mg, Butylhydroxyanisol 0,268 mg, Butylhydroxytoluol 0,134 mg, Ethanol 105,994 mg, Polysorbat 80, Povidon K17, Diethylenglycolmonoethylether.
EW: Insektizid, Akarizid.
AG: Floh- und Zeckenbefall bei Hunden, Hundehaarling, Flohstichallergie..
AA: Auf die Haut auftragen.
DO: Pipette zu 1,34 ml für Hund von 10-20 kg KG.
GA: Welpen unter 8 Wochen und/oder 2 kg KG, Kaninchen.
SST: Anwendung möglich.
NW: Lokale Reaktionen, Speicheln, Erbrechen, ZNS.
WH: Nur äußerlich bei Hunden anwenden. Hund 48 Std. vor und nach der Behandlung nicht baden.
PG: 3 ST VT [€ 31,05], 6 ST VT [€ 49,95]

🐾 Frontline Spot on Hund S 67 mg Lösung zum Auftropfen auf die Haut für Hunde 804B, 804D
(Z.Nr. 8-00347) RPF. P.
QP53AX15

ZI: Boehringer Ingelheim Animal Health France SCS, Lyon, Frankreich
Z: 1 Pipette mit 0,67 ml Lösung enthält: Fipronil 67 mg, Butylhydroxyanisol 0,134 mg, Butylhydroxytoluol 0,067 mg, Ethanol 52,997 mg, Polysorbat 80, Povidon K17, Diethylenglycolmonoethylether.
EW: Insektizid, Akarizid.
AG: Floh- und Zeckenbefall bei Hunden, Hundehaarling, Flohstichallergie..
AA: Auf die Haut auftragen.
DO: 1 Pipette zu 0,67 ml für Hund bis 10 kg KG.
GA: Welpen unter 8 Wochen und/oder 2 kg KG, Kaninchen.
SST: Anwendung möglich.
NW: Lokale Reaktionen, Speicheln, Erbrechen, ZNS.
WH: Nur äußerlich bei Hunden anwenden. Hund 48 Std. vor und nach der Behandlung nicht baden.
PG: 3 ST VT [€ 26,65], 6 ST VT [€ 45,80]

🐾 Frontline Spot on Katze 50 mg Lösung zum Auftropfen auf die Haut für Katzen 804B, 804D
(Z.Nr. 8-00350) RPF. P.
QP53AX15

ZI: Boehringer Ingelheim Animal Health France SCS, Lyon, Frankreich
Z: 1 Pipette mit 0,5 ml Lösung enthält: Fipronil 50 mg, Butylhydroxyanisol 0,1 mg, Butylhydroxytoluol 0,05 mg, Ethanol 39,55 mg, Polysorbat 80, Povidon K17, Diethylenglycolmonoethylether.
EW: Insektizid, akarizid.
AG: Floh- und Zeckenbefall bei Katzen, Haarling, Flohstichallergie.
DO: Pro Katze 1 Pipette auf die Haut zwischen den Schulterblättern auftragen.
SST: Anwendung möglich.
NW: Hautreaktionen, Speicheln, Erbrechen, ZNS.
WH: Nicht bei Katzen unter 12 Wochen anwenden. Katze 48 Std. nach der Behandlung nicht baden.
PG: 3 ST VT [€ 24,70], 6 ST VT [€ 38,60]

🐾 Frontline Tri-Act - Lösung zum Auftropfen für Hunde 2-5 kg 804B, 804C, 804D
(Z.Nr. 8-35757) RPF. P.
QP53AX65

ZI: Boehringer Ingelheim Animal Health France SCS, Lyon, Frankreich
Z: 1 Pipette mit 0,5 ml Lösung enthält: Fipronil 33,8 mg, Permethrin 252,4 mg, N-Methylpyrrolidon, Butylhydroxytoluol 0,563 mg, Glycerol trialkanoat (C6-C12).
EW: Topisches Ektoparasitikum.
AG: Zur Behandlung und Vorbeugung eines Floh-und/oder Zeckenbefalls, wenn gleichzeitig eine repellierende Wirkung (Verhinderung der Blutaufnahme) gegen Sandmücken, Stechfliegen und/oder Stechmücken angezeigt ist.
AA: Am Nackenansatz und in der Mitte des Nackens mit Pipette geeigneter Größe auftragen.
DO: Mindestens 0,1 ml Lösung/kg KG.
GA: Kranke oder genesende Tiere, Katzen, Kaninchen.
SST: Nutzen/Risiko-Abwägung.
NW: Lokale Hautreaktionen, Juckreiz, Haarausfall, Speicheln, Erbrechen, reversible neurologische Symptome.
WH: Für Hunde unter 8 Wochen bzw. unter 2 kg KG nicht empfohlen. Hunde 48 Std. nach der Behandlung nicht shampoonieren oder baden.
Kein sofortiger Schutz gegen Sandmückenstiche, Hunde während den ersten 24 Std schützen.
PG: FRONTECT SPOTON 5KG 3 ST VT [€ 27,70 n.l.], **FRONTLINE TRI-ACT 5** 3 ST VT [€ 25,40], **FRONTLINE TRI-ACT 5** 6 ST VT [€ 44,90]

🐾 Frontline Tri-Act - Lösung zum Auftropfen für Hunde 5-10 kg 804B, 804C, 804D
(Z.Nr. 8-35759) RPF. P.
QP53AX65

ZI: Boehringer Ingelheim Animal Health France SCS, Lyon, Frankreich
Z: 1 Pipette mit 1,0 ml Lösung enthält: Fipronil 67,6 mg, Permethrin 504,8 mg, N-Methylpyrrolidon, Butylhydroxytoluol 1,125 mg, Glycerol trialkanoat (C6-C12).
Kurzinformation: siehe Frontline Tri-Act - Lösung zum Auftropfen für Hunde 2-5 kg, → S. 602
PG: FRONTECT SPOTON 5-10KG 3 ST VT [€ 29,60 n.l.], **FRONTLINE TRI-ACT 5-10** 3 ST VT [€ 29,50], **FRONTLINE TRI-ACT 5-10** 6 ST VT [€ 55,50]

🐾 Frontline Tri-Act - Lösung zum Auftropfen für Hunde 10-20 kg 804B, 804C, 804D
(Z.Nr. 8-35760) RPF. P.
QP53AX65

ZI: Boehringer Ingelheim Animal Health France SCS, Lyon, Frankreich
Z: 1 Pipette mit 2,0 ml Lösung enthält: Fipronil 135,2 mg, Permethrin 1009,6 mg, N-Methylpyrrolidon, Butylhydroxytoluol 2,25 mg, Glycerol trialkanoat (C6-C12).
Kurzinformation: siehe Frontline Tri-Act - Lösung zum Auftropfen für Hunde 2-5 kg, → S. 602
PG: FRONTECT SPOTON 10-20KG 3 ST VT [€ 32,35 n.l.], **FRONTLINE TRI-ACT 10-20** 3 ST VT [€ 33,90], **FRONTLINE TRI-ACT 10-20** 6 ST VT [€ 64,40]

🐾 Frontline Tri-Act - Lösung zum Auftropfen für Hunde 20-40 kg 804B, 804C, 804D
(Z.Nr. 8-35761) RPF. P.
QP53AX65

ZI: Boehringer Ingelheim Animal Health France SCS, Lyon, Frankreich
Z: 1 Pipette mit 4,0 ml Lösung enthält: Fipronil 270,4 mg, Permethrin 2019,2 mg, N-Methylpyrrolidon, Butylhydroxytoluol 4,5 mg, Glycerol trialkanoat (C6-C12).
Kurzinformation: siehe Frontline Tri-Act - Lösung zum Auftropfen für Hunde 2-5 kg, → S. 602
PG: FRONTECT SPOTON 20-40KG 3 ST VT [€ 40,30 n.l.], **FRONTLINE TRI-ACT 20-40** 3 ST VT [€ 41,70], **FRONTLINE TRI-ACT 20-40** 6 ST VT [€ 75,90]

🐾 Frontline Tri-Act - Lösung zum Auftropfen für Hunde 40-60 kg 804B, 804C, 804D
(Z.Nr. 8-35762) RPF. P.
QP53AX65

ZI: Boehringer Ingelheim Animal Health France SCS, Lyon, Frankreich
Z: 1 Pipette mit 6,0 ml Lösung enthält: Fipronil 405,6 mg,

Permethrin 3028,8 mg, N-Methylpyrrolidon, Butylhydroxytoluol 6,75 mg, Glycerol trialkanoat (C6-C12).
Kurzinformation: siehe Frontline Tri-Act - Lösung zum Auftropfen für Hunde 2-5 kg, →S. 602
PG: FRONTECT SPOTON 40-60KG 3 ST VT [€ 47,90 n.l.], **FRONTLINE TRI-ACT 40-60** 3 ST VT [€ 47,80], **FRONTLINE TRI-ACT 40-60** 6 ST VT [€ 88,20]

Frovalan 2,5 mg - Filmtabletten 43F
(Z.Nr. 1-35096) RP. P. N02CC07
ZI: G.L. Pharma, Lannach
Z: 1 Filmtablette enthält: Frovatriptan 2,5 mg (entspr. Frovatriptan succinat monohydrat), Tablettenkern: Cellulose, mikrokristallin, silifiziert, Lactose, wasserfrei 107 mg, Siliciumdioxid, Carboxymethylstärke, Natrium Typ A, Magnesium stearat; Filmüberzug: Hypromellose, Lactose monohydrat, Macrogol 3350, Triacetin, Titandioxid.
EW: Selektiver Serotonin-5HT1-Agonist.
AG: Akute Behandlung der Kopfschmerzphase von Migräneanfällen mit oder ohne Aura.
AA: Möglichst früh nach Einsetzen eines Migräneanfalls Tabletten mit Wasser schlucken.
DO: ED 1 FT. Eine weitere FT frühestens nach 2 Std.; MTD 5 mg (=2 FT). Keine Daten an Kindern und Jugendlichen.
GA: Myokardinfarkt, ischämische Herzkrankheit, periphere Gefäßerkrankung, Hypertonie, früherer zerebrovaskulärer Insult oder TIA, schwere Leberschäden.
SST: Zwingende Indikationsstellung. 24 Std. Abstand in der Stillzeit.
NW: ZNS (Schwindel, Kopfschmerz, Dysästhesien), Flush, Magen/Darm, Hyperhidrosis, Herzklopfen, Hypertonie, Seh- und Ohrstörungen, Überempfindlichkeit.
WW: Kontraindiziert: Vasokonstriktoren, Mutterkornalkaloide (24 Std. Abstand), andere 5HT1-Agonisten.
Nicht empfohlen: MAO-Hemmer.
Vorsicht: SSRIs, Methylergometrin, Fluvoxamin, orale Kontrazeptiva, Johanniskraut.
WH: Nicht zur Prophylaxe. Nicht zur Behandlung von hemiplegischer, basilarer oder ophthalmoplegischer Migräne. Bei zu häufiger Anwendung NW verstärkt. Verkehrshinweis.
PG: 2 ST IND (2) (EKO: G) [€ 7,00], 6 ST IND (EKO: G) [€ 19,70]

FSME-Immun 0,25 ml Junior - Injektionssuspension in einer Fertigspritze 36A15
(Z.Nr. 2-00269) NR. P. E. J07BA01
ZI: Pfizer Corporation Austria, Wien
Z: 1 Dosis (0,25 ml) enthält: Frühsommer-Meningoenzephalitis-Virusimpfstoff, inaktiviert 1,2 µg (entspr. FSME-Virus inaktiviert, Stamm (Neudörfl)), adsorbiert an Aluminium hydroxyd, hydratisiert (entspr. Al 3+ 0,17 mg), Wirtssystem: Hühnerembryofibroblasten, Humanalbumin, Natriumchlorid, Natriummonohydrogenphosphat-dihydrat, Kaliumdihydrogenphosphat, Wasser für Injektionszwecke, Saccharose.
EW: Viraler inaktivierter Impfstoff.
AG: Aktive Immunisierung von Kindern (vollendetes 1.-16. Lebensjahr) gegen FSME; nicht wirksam gegen Borreliose.
AA: I.m., in Ausnahmefällen s.c.; cave intravasal.
DO: ED 0,25 ml.
Grundimmunisierung: 3 Teilimpfungen.
2. Teilimpfung 1-3 Monate nach der 1. Dosis; bei Schnellimmunisierung 2 Wochen nach 1. Dosis.
3. Teilimpfung 5-12 Monate nach 2. Dosis.
Auffrischungsimpfung: erstmals nach 3 Jahren, dann alle 5 Jahre.
GA: Schwere Hühnereiweißallergie, schwere akute Infekte.
SST: Keine Daten vorliegend; Nutzen/Risiko-Abwägung.
NW: Lokale Reaktionen und Schmerzen, Krankheitsgefühl, Kopfschmerzen, Fieber, Myalgie, Arthralgie, Magen/Darm, selten Gehirn- und Nervenentzündungen, Überempfindlichkeit, Sehstörungen, Hautreaktionen.
WW: Keine Studien.
WH: Nutzen-Risiko-Abwägung bei zerebralen Erkrankungen und Autoimmunerkrankungen. FSME-Impfstoffe schützen nicht vor Borreliose.
PG: 1 ST * (EKO: N) [€ 46,75], 10 ST * (EKO: N) [€ 361,55]

FSME-Immun 0,5 ml Erwachsene - Injektionssuspension in einer Fertigspritze 36A15
(Z.Nr. 2-00174) NR. P. E. J07BA01
ZI: Pfizer Corporation Austria, Wien
Z: 1 Dosis (0,5 ml) enthält: Frühsommer-Meningoenzephalitis-Virusimpfstoff, inaktiviert 2,4 µg (entspr. FSME-Virus inaktiviert, Stamm (Neudörfl)), adsorbiert an Aluminium hydroxyd, hydratisiert (entspr. Al 3+ 0,35 mg), Wirtssystem: Hühnerembryofibroblasten, Humanalbumin, Natriumchlorid, Natriummonohydrogenphosphat-dihydrat, Kaliumdihydrogenphosphat, Wasser für Injektionszwecke, Saccharose.
EW: Viraler inaktivierter Impfstoff.
AG: Aktive Immunisierung gegen FSME bei Personen ab 16 Jahren; nicht wirksam gegen Borreliose.
AA: I.m. (M. deltoideus), in Ausnahmefällen s.c.; nicht intravasal!
DO: ED 0,5 ml.
Grundimmunisierung: 3 Teilimpfungen.
2. Teilimpfung 1-3 Monate nach der 1. Dosis; bei Schnellimmunisierung 2 Wochen nach 1. Dosis.
3. Teilimpfung 5-12 Monate nach 2. Dosis.
Auffrischungsimpfung: erstmals nach 3 Jahren, dann alle 5 Jahre, bei Personen über 60 Jahre alle 3 Jahre.
GA: Schwere Hühnereiweßallergie, schwere akute Infekte.
SST: Keine Daten vorliegend; Nutzen/Risiko-Abwägung.
NW: Lokale Reaktionen und Schmerzen, Kopfschmerzen, Fieber, Myalgie, Arthralgie, Magen/Darm, selten Gehirn- und Nervenentzündungen, Überempfindlichkeit, Sehstörungen, Hautreaktionen.
WW: Keine Studien.
WH: Nutzen-Risiko-Abwägung bei zerebralen Erkrankungen und Autoimmunerkrankungen. FSME-Impfstoffe schützen nicht vor Borreliose.
PG: 1 ST * (EKO: N) [€ 49,85], 10 ST * (EKO: N) [€ 399,60]

Fuchsoral - Tollwut-Lebendimpfstoff, Suspension zur oralen Anwendung für wildlebende Füchse 823AZ
(Z.Nr. 8-20073) NR. P. T. nicht im Handel. QI07BD

Fucibet Lipid 20 mg/g + 1 mg/g - Creme 22E02
(Z.Nr. 1-36727) NR. P. nicht im Handel. D07CC01

Fucidin - Filmtabletten 34K
(Z.Nr. 0-13998) NR. P. J01XC01
ZI: Leo Pharma, Wien
Z: 1 Filmtablette enthält: Fusidinsäure 250 mg (entspr. Natrium fusidat), Tablettenkern: Cellulose, mikrokristalline, Lactose monohydrat 71,9 mg, Crospovidon, Talkum, Magnesium stearat, Siliciumdioxid, kolloidal, wasserfrei, alpha-Tocopherol; Filmüberzug: (entspr. Hypromellose) (entspr. Titandioxid).
EW: Bakterizides Antibiotikum.
AG: Staphylokokkus aureus-Infektionen (z.B. Pneumonie, Abszesse, Mastitis), Antibiotika-Colitis durch Clostridium difficile. Kombination mit anderen Antibiotika möglich.
AA: Unzerkaut mit Flüssigkeit zu den Mahlzeiten.
DO: Personen bis 70 kg KG: 3mal tgl. 2 Filmtabletten.
Personen über 70 kg KG: 4mal tgl. 2 Filmtabletten.
Haut und Weichteile: 2mal tgl. 1-2 Filmtabletten.
Kinder ab 6 Jahren: 20-35 mg/kg KG/die auf 3-4 Dosen verteilt.
Dosierung mit anderen Antibiotika siehe Austria-Codex - Fachinformation.
SST: In der Schwangerschaft nicht anwenden. Nutzen/Risiko-Abwägung in der Stillzeit.
NW: Magen/Darm, Haut (sehr selten schwere Reaktionen), Rhabdomyolyse, Leber/Galle, Niere, Blutbild, Überempfindlichkeit.
WW: Gegenanzeige: Statine (7 Tage Abstand). Nicht empfohlen: Alkalisierende Substanzen ($NaHCO_3$, Antacida). Nicht empfohlen: Proteasehemmer. Vorsicht: Orale Antikoagulantien.
WH: Vorsicht bei Leberschäden, Gallenerkrankungen, Frühgeborenen, Neugeborenen-Ikterus bzw. -Acidose. Leberfunktion kontrollieren. Auf Superinfektionen achten. Verkehrshinweis.
PG: 12 ST (2) (EKO: G) [€ 30,50], 36 ST IND (2) (EKO: G) [€ 86,85]

Fucidin - Filmtabletten 34K
(Z.Nr. 13.998-P1) NR. P. Parallelimport. J01XC01
V: Orifarm, Leverkusen, Deutschland
Z: 1 Filmtablette enthält: Fusidinsäure 250 mg (entspr. Natrium fusidat), Tablettenkern: Cellulose, mikrokristalline, Lactose monohydrat 71,9 mg, Crospovidon, Talkum, Magnesium stearat, Siliciumdioxid, kolloidal, wasserfrei, alpha-Tocopherol; Filmüberzug: (entspr. Hypromellose) (entspr. Titandioxid).
PG: 12 ST (2) (EKO: G) [€ 29,90], 36 ST IND (2) (EKO: G) [€ 84,90]

Fucidin - Filmtabletten 34K
(Z.Nr. 13998-P2) NR. P. Parallelimport. nicht im Handel. J01XC01

Fucidin - Salbe 22A01
(Z.Nr. 0-13999) NR. P. D06AX01
ZI: Leo Pharma, Wien
Z: 1 g Salbe enthält: Natrium fusidat 20 mg (entspr. Fusidinsäure, Natriumsalz), Cetylalkohol, Lanolin, Paraffin, flüssiges, Paraffin weich, weiss, all-rac-alpha-Tocopherol, Butylhydroxytoluol.
EW: Antibiotikum.
AG: Bakterielle Hautinfektionen.
DO: 2-3mal tgl. auf erkrankte Hautstellen auftragen (einige Tage über das Abklingen der Symptome hinaus).
SST: Anwendung möglich (ausgenommen auf den Brüsten).
NW: Haut, Allergien, lokale Reizungen; Angioödem.

WH: Vorsicht bei Anwendung in Augennähe (Augenkontakt vermeiden).
PG: 5 G (2) (EKO: G) [€ 2,95], 15 G (EKO: G) [€ 5,20]

Fucithalmic - Augengel 47C01
(Z.Nr. 1-20270) NR. P. S01AA13
ZI: Amdipharm, Dublin, Irland
Z: 1 g wässrige Suspension enthält: Fusidinsäure 10 mg, Benzalkonium chlorid 0,11 mg, Carbomer, Mannitol, Natrium edetat, Natriumhydroxid, Wasser, steriles.
EW: Bakterizides Antibiotikum.
AG: Bakterielle Infektionen des vorderen Augenabschnittes.
AA: Nur am Auge.
AH: Nach dem ersten Öffnen der Tube innerhalb von 4 Wochen verbrauchen.
DO: Alle Alter: Morgens und abends 1 Tropfen in den unteren Bindehautsack eintropfen. Am 1. Tag ev. alle 4 Std. 1 Tropfen eintropfen. Behandlung mindestens bis 48 Std. nach Normalisierung des Auges fortsetzen.
SST: Anwendung möglich.
NW: Lokale Reaktionen, Überempfindlichkeit, Angioödem.
WH: Nicht bei Kontaktlinsenträgern anwenden. Kontaktlinsen frühestens 12 Std. nach der Behandlung verwenden. Auf Antibiotikaresistenz achten. Verkehrshinweis.
PG: 3 G (EKO: G) [€ 5,30]

▼ Fulphila 6 mg - Injektionslösung in einer Fertigspritze 33C04
(Z.Nr. EU/1/18/1329/*) NR. P. E. L03AA13
ZI: Mylan, Saint Priest, Frankreich
Z: 1 Fertigspritze zu 0,6 ml enthält: Pegfilgrastim 6 mg, hergestellt durch rekombinante DNA-Technologie in Escherichia coli, Natriumacetat, Sorbitol 30 mg, Polysorbat 20, Wasser für Injektionszwecke.
EW: Granulozyten-koloniestimulierender Wachstumsfaktor.
AG: Zur Verkürzung der Dauer von Neutropenien sowie zur Verminderung der Häufigkeit neutropenischen Fiebers bei Patienten, die wegen einer malignen Erkrankung mit zytotoxischer Chemotherapie behandelt werden (mit Ausnahme von chronisch-myeloischer Leukämie und Myelodysplastischem Syndrom).
AA: S.c., frühestens 24 Std. nach Chemotherapie.
DO: 6 mg (1 Fertigspritze) pro Chemotherapiezyklus. Keine Dosisempfehlung für Kinder und Jugendliche.
SST: In der Schwangerschaft nicht empfohlen, Stillen unterbrechen.
NW: Knochenschmerzen, Muskelschmerzen, Kopfschmerzen, Übelkeit, Enzymanstiege, lokale Reaktionen, Überempfindlichkeit, Stevens- Johnson- Syndrom, Splenomegalie, Milzruptur, Thrombozytopenie, Lunge (interstitielle Pneumonie, Atemnotsyndrom), Glomerulonephritis, Kapillarlecksyndrom, Aortitis.
WW: Keine Studien.
WH: Bei akuter Leukämie mit Vorsicht anwenden. Auf Atemnotsyndrom, Milzrupturen achten. Kontrollen: Thrombozyten, Hämatokrit, Leukozyten.
PG: 1 ST (EKO: G) [€ 586,10]

Fulvestrant Accord 250 mg - Injektionslösung in einer Fertigspritze 55D03
(Z.Nr. 1-38658) NR. P. E. nicht im Handel. L02BA03

Fulvestrant AptaPharma 250 mg - Injektionslösung in einer Fertigspritze 55D03
(Z.Nr. 1-40335) NR. P. E. nicht im Handel. L02BA03

Fulvestrant Ever Pharma 250 mg - Injektionslösung in einer Fertigspritze 55D03
(Z.Nr. 1-38530) NR. P. L02BA03
ZI: Ever Valinject, Unterach
Z: 1 Fertigspritze enthält in 5 ml Lösung: Fulvestrant 250 mg, Ethanol <= 500 mg (entspr. Ethanol 96%) (entspr. Gesamtethanolgehalt 10 % (V/V)), Benzylalkohol 500 mg, Benzyl benzoat 750 mg, Rizinusöl, natives.
EW: Östrogenrezeptor-Antagonist.
AG: - Monotherapie bei postmenopausalen Frauen mit Östrogenrezeptor-positivem, lokal fortgeschrittenem oder metastasiertem Mammakarzinom ohne vorhergehende endokrine Therapie oder bei Rezidiv oder Progression unter Antiöstrogen-Therapie.
- In Kombination mit Palbociclib (und einem LHRH-Agonisten) zur Behandlung des Hormonrezeptor-(HR)-positiven, humanen Wachstumsfaktor-Rezeptor-2-(HER2)-negativen, lokal fortgeschrittenen oder metastasierten Mammakarzinoms bei Frauen, die eine vorhergehende endokrine Therapie erhalten haben.
AA: Langsam i.m. (je 1 Fspr. = 5 ml in die linke und rechte Gesäßhälfte).
DO: 500 mg in Abständen von 1 Monat. 2 Wochen nach der Anfangsdosis 1 zusätzliche Dosis von 500 mg geben.
Keine Dosisempfehlung für Kinder und Jugendliche.
GA: Schwere Leberschäden.
SST: Gegenanzeige. Zuverlässige Kontrazeption erforderlich.
NW: Hitzewallungen, Asthenie, Infektionen des Harntrakts, Magen/Darm, Haut, venöse Thromboembolien, lokale Reaktionen (bis Ischialgie) und Blutungen, ZNS (Kopfschmerzen), Gelenk- und Muskelschmerzen, Leber (erhöhte Leberenzymwerte), Überempfindlichkeit, vaginale Blutungen.
WW: Beeinflussung von Östradiol-Antikörper-Assays.
WH: Vorsicht bei schweren Nierenschäden, Blutungsneigung, Antikoagulanzien-Therapie. Potenzielles Osteoporoserisiko beachten. Positive Dopingkontrollen möglich. Verkehrshinweis (Asthenie).
PG: 2 ST IND (EKO: G) [€ 246,05]

Fulvestrant Ever Valinject 250 mg - Injektionslösung in einer Fertigspritze 55D03
(Z.Nr. 1-38531) NR. P. nicht im Handel. L02BA03

Fulvestrant Mylan 250 mg - Injektionslösung in einer Fertigspritze 55D03
(Z.Nr. EU/1/17/1253/*) NR. P. E. L02BA03
ZI: Mylan, Saint Priest, Frankreich
Z: 1 Fertigspritze enthält in 5 ml Lösung: Fulvestrant 250 mg, Benzyl benzoat, Benzylalkohol 500 mg, Ethanol < 1000 mg, Rizinusöl, raffiniertes.
Kurzinformation: siehe Fulvestrant Ever Pharma 250 mg - Injektionslösung in einer Fertigspritze, → S. 604
PG: 2 ST * (EKO: R) [€ 783,45]

Fulvestrant +pharma 250 mg - Injektionslösung in einer Fertigspritze 55D03
(Z.Nr. 1-40301) NR. P. E. nicht im Handel. L02BA03

Fulvestrant ratiopharm 250 mg - Injektionslösung in einer Fertigspritze 55D03
(Z.Nr. 1-36827) NR. P. E. L02BA03
ZI: Teva, Haarlem, Niederlande
Z: 1 Fertigspritze mit 5 ml enthält: Fulvestrant 250 mg, Ethanol 96% 500 mg, Benzylalkohol 500 mg, Benzyl benzoat 750 mg, Rizinusöl, raffiniertes.
Kurzinformation: siehe Fulvestrant Ever Pharma 250 mg - Injektionslösung in einer Fertigspritze, → S. 604
PG: 2 ST IND (EKO: G) [€ 205,20]

Fulvestrant Sandoz 250 mg - Injektionslösung in einer Fertigspritze 55D03
(Z.Nr. 1-36478) NR. P. E. L02BA03
ZI: Sandoz, Kundl
Z: 1 Fertigspritze enthält in 5 ml Lösung: Fulvestrant 250 mg, Ethanol 96% 100 mg/ml, Benzylalkohol 100 mg/ml, Benzyl benzoat 150 mg/ml, Rizinusöl, natives.
Kurzinformation: siehe Fulvestrant Ever Pharma 250 mg - Injektionslösung in einer Fertigspritze, → S. 604
PG: 2 ST * (EKO: R) [€ 783,45]

Fulvestrant Stada 250 mg - Injektionslösung in einer Fertigspritze 55D03
(Z.Nr. 1-39153) NR. P. E. L02BA03
ZI: Stada Arzneimittel, Wien
Z: 1 Fertigspritze enthält in 5 ml Lösung: Fulvestrant 250 mg, Ethanol 96% 100 mg/ml, Benzylalkohol 100 mg/ml, Benzyl benzoat 150 mg/ml, Rizinusöl, raffiniertes.
Kurzinformation: siehe Fulvestrant Ever Pharma 250 mg - Injektionslösung in einer Fertigspritze, → S. 604
PG: 2 ST * (EKO: N) [€ 783,45]

🐾 Fungiconazol 200 mg - Tabletten für Hunde 805AA
(Z.Nr. 8-35813) RP. P. QJ02AB02
ZI: Le Vet Beheer, Oudewater, Niederlande
Z: 1 Tablette enthält: Ketoconazol 200 mg, Cellulose, mikrokristalline, Carboxymethylstärke, Natrium Typ A, Natriumdodecylsulfat, Trockenhefe, Hühnerfleisch-Aroma, Siliciumdioxid, kolloidal, wasserfrei, Magnesium stearat.
EW: Antimykotisch.
AG: Dermatomykosen durch Microsporum canis, Microsporum gypseum, Trichophyton mentagrophytes.
AA: Zum Eingeben.
DO: Tgl. 1 Tablette pro 20 kg KG.
GA: Leberinsuffizienz.
SST: Nicht empfohlen.
NW: Leber, ZNS (Apathie, Ataxie, Tremor), Magen/Darm, vorübergehend antiandrogen und anti-glukokortikoid.
WW: Nicht empfohlen: Antazida, H2-Blocker, Protonenpumpenhemmer. Vorsicht: CYP3A4-Induktoren und -Hemmer.
PG: 100 ST VT [€ 125,75]

Fungiconazol 400 mg - Tabletten für Hunde 805AA
(Z.Nr. 8-35814) RP. P. QJ02AB02
ZI: Le Vet Beheer, Oudewater, Niederlande
Z: 1 Tablette enthält: Ketoconazol 400 mg, Cellulose, mikrokristalline, Carboxymethylstärke, Natrium Typ A, Natriumdodecylsulfat, Trockenhefe, Hühnerfleisch-Aroma, Siliciumdioxid, kolloidal, wasserfrei, Magnesium stearat.
EW: Antimykotisch.
AG: Dermatomykosen durch Microsporum canis, Microsporum gypseum, Trichophyton mentagrophytes.
AA: Zum Eingeben.
DO: Tgl. 1 Tablette pro 40 kg KG.
GA: Leberinsuffizienz.
SST: Nicht empfohlen.
NW: Leber, ZNS (Apathie, Ataxie, Tremor), Magen/Darm, vorübergehend antiandrogen und anti-glukokortikoid.
WW: Nicht empfohlen: Antazida, H2-Blocker, Protonenpumpenhemmer. Vorsicht: CYP3A4-Induktoren und -Hemmer.
PG: 100 ST VT [€ 164,25]

Fungitraxx 10 mg/ml - Lösung zum Eingeben für Ziervögel 805AA
(Z.Nr. EU/2/13/160/*) RP. P. QJ02AC02
ZI: Avimedical, Hengelo, Niederlande
Z: 1 ml enthält: Itraconazol 10 mg, Hydroxypropylbetadex, Karamel-Aroma, Propylenglycol, Salzsäure zur pH-Wert-Einstellung, Natriumhydroxid zur pH-Wert-Einstellung, Wasser, gereinigtes.
EW: Antimykotisch.
AG: Aspergillose; bei Psittaciformes auch Candidiasis.
AA: Direkt in den Schnabel oder über das Futter eingeben.
DO: Aspergillose: TD 5-10 mg/kg KG über 8 Wochen.
Candidiasis: TD 10 mg/kg KG über 14 Tage.
SST: Bei Legetieren und innerhalb von 4 Wochen vor Beginn der Legeperiode nicht anwenden.
NW: Emesis, Anorexie, Gewichtsverlust.
WW: CYP3A-Substrate (Chloramphenicol, Ivermectin, Methylprednisolon) vermeiden. Erythromycin erhöht Plasmaspiegel von Itraconazol.
WH: Vorsicht bei Graupapageien.
VNW: Nicht bei Vögeln anwenden, die für menschlichen Verzehr bestimmt sind.
PG: 10 ML VT [€ 39,45], 50 ML VT [€ 90,40]

Fungoral 2% - Creme 11A02
(Z.Nr. 1-18474) RP. P. D01AC08
ZI: Trimb Healthcare, Stockholm, Schweden
Z: 1 g Creme enthält: Ketoconazol 20 mg, Propylenglykol 200 mg, Stearylalkohol 75 mg, Cetylalkohol 20 mg, Sorbitan stearat, Polysorbat 60 15 mg, Polysorbat 80 1 mg, Isopropyl myristat, Natrium sulfit, Wasser, gereinigtes.
EW: Antimykotikum.
AG: Dermatomykosen, kutane Candidiose, Pityriasis versicolor, seborrhoische Dermatitis.
DO: 1mal tgl. (bei seborrhoischer Dermatitis 1-2mal tgl.) auf betroffene Hautstellen oder Nägel und unmittelbar angrenzende Stellen auftragen.
Behandlungsdauer 2-6 Wochen, generell einige Tage über die klinische Abheilung hinaus. Keine Daten an Kindern und Jugendlichen.
SST: Sachgemäße Anwendung möglich.
NW: Lokale Reaktionen, Urtikaria, Überempfindlichkeit.
WW: Bei gleichzeitiger Anwendung topische Kortikosteroide morgens und Fungoral-Creme abends auftragen.
WH: Nicht mit Augen oder offenen Verletzungen in Kontakt bringen. Hygiene beachten.
PG: 30 G (EKO: G) [€ 6,70]

Fungoral 2% - medizinisches Shampoo 11A02, 22O01
(Z.Nr. 1-18680) RP. P. D01AC08
ZI: Trimb Healthcare, Stockholm, Schweden
Z: 1 g enthält: Ketoconazol 20 mg, Imidurea, Natrium laurylethersulfat, Dinatrium laurylsulfosuccinat, Cocosfettsäure diethanolamin, Laurdimonium hydrolized animal collagen, Polyethylenglycol(120)methyl glucose dioleate, Natriumchlorid, Salzsäure 36%, Natriumhydroxid, Parfumbouquet, Erythrosin, Wasser, gereinigtes.
EW: Topisches Antimykotikum.
AG: Lokalisierte Pityriasis versicolor, Pityriasis simplex capillitii, sebor- rhoische Dermatitis.
AA: Eine Handvoll auf die befeuchtete Haut oder Kopfhaut auftragen und zum Schäumen bringen, 3-5 min einwirken lassen.
DO: Pityriasis versicolor: Initial 1mal tgl. über 5 Tage, zur Vermeidung von Rückfällen 1mal tgl. über 3 Tage einmal im Jahr vor der Sommerperiode.
Pityriasis capillitii, seborrhoische Dermatitis: Initial 2mal wöchent- lich über 2-4 Wochen, zur Vermeidung von Rückfällen einmal alle 1-2 Wochen.
Keine Daten an Kindern.
SST: Nutzen/Risiko-Abwägung.
NW: Follikulitis, Überempfindlichkeit, Dysgeusie, Augenreizung, Akne, Alo- pezie, Hauterkrankungen, lokale Reaktionen.
WH: Lokale Kortikosteroide stufenweise absetzen. Nicht am Auge oder auf offenen Wunden anwenden.
PG: 60 ML IND (EKO: G) [€ 7,15]

Furadantin retard - Kapseln 52A02
(Z.Nr. 0-14328) RP. P. J01XE01
ZI: Amdipharm, Dublin, Irland
Z: 1 Kapsel enthält: Nitrofurantoin, makrokristalline Form 100 mg, Kapselinhalt: Laktose 204,2 mg, Maisstärke, Talkum, Magnesium stearat; Kapselhülle: Gelatine, Titandioxid, Chinolingelb, Erythrosin, Wasser, gereinigtes.
EW: Reservechemotherapeutikum für Niere und Harnwege.
AG: Unkomplizierte akute und rezidivierende Infekte der unteren Harnwege durch empfindliche Erreger.
AA: Während oder nach den Mahlzeiten mit etwas Flüssigkeit einnehmen.
DO: Akute Harnwegsinfektionen: 2-3mal tgl. 1 Kapsel über 6-7 Tage.
Rezidive: 1-2mal tgl. 1 Kapsel über 7 Tage.
Gegenanzeige für Säuglinge unter 3 Monaten. Kapseln für Kinder nicht geeignet.
GA: Schwere Niereninsuffizienz, Leberschäden, Neuritiden, Polyneuropathien, akute Porphyrie, Glukose-6 Phosphat-Dehydrogenasemangel.
SST: Kontraindiziert im letzten Trimenon, sonst Nutzen/Risiko-Abwägung.
NW: Lunge (Fibrosen, interstitielle Pneumonie), Leber/Galle (auch schwere Hepatitis und Lebernekrose), Polyneuropathien, Psyche, Niere, Magen/Darm, Blutbild, Haut (auch schwere Reaktionen), Überempfindlichkeit, Alopezie, Untersuchungen.
WW: Chinolone vermeiden. Vorsicht: Orale Antazida, Metoclopramid, Probenecid, Sulfinpyrazon, Inaktivierung durch Carboanhydrasehemmer oder orale Typhus-Vakzine.
WH: Kontrollen: Niere, Leber, Blutbild. Auf Lungenreaktionen achten.
Verkehrshinweis.
PG: 20 ST (2) (EKO: G) [€ 8,20], 50 ST (EKO: G) [€ 17,35]

Furohexal 40 mg - Tabletten 25A02
(Z.Nr. 1-22066) RP. P. C03CA01
ZI: Hexal Pharma, Wien
Z: 1 Tablette enthält: Furosemid 40 mg, Lactose monohydrat 65 mg, Cellulose, mikrokristalline, Maisstärke, Carboxymethylstärke, Natriumsalz (entspr. Natrium), Magnesium stearat.
EW: Saluretikum.
AG: Ödeme bei Herz-, Leber-, Nierenschäden (z.B. nach Verbrennungen), unterstützend beim nephrotischen Syndrom, Hypertonie.
AA: Vor den Mahlzeiten unzerkaut mit Flüssigkeit.
DO: Ödeme: ED 40 mg morgens, ev. nach 6-8 Std. wiederholen; MTD 160-200 mg, bei Verbrennungen bis 240 mg.
Hypertonie: TD 40 mg.
Kinder und Jugendliche: TD 1-2 mg/kg KG, max. 40 mg.
GA: Sulfonamidüberempfindlichkeit, Anurie (die auf Furosemid nicht anspricht), präkomatöse und komatöse Zustände mit hepatischer Enzephalopathie, schwere Hypokaliämie, schwere Hyponatriämie, Hypovolämie.
SST: Nur kurzfristig und unter strenger Indikationsstellung anwenden, nicht stillen. Nicht zur Routinetherapie von Hypertonie oder Ödemen in der Schwangerschaft.
NW: Elektrolytstörungen, Flüssigkeitsverluste, Dehydratation, Kollaps, symptomatische Hypotonie, ZNS, Sehstörungen (Myopie), Kaliumverluste, Natriummangel, Hypokalzämie, Magen/Darm, Allergien, Blutbild, Photosensibilität, anaphylaktischer Schock, Kreatinin- und Harnstoffanstieg, Cholesterin- und Triglyzeridanstieg, Diabetes verschlechtert, Pankreatitis, Hörstörungen, Harnsperre bei Prostatikern. Nephrokalzinose bei Frühgeborenen.
WW: Nicht empfohlen: Aminoglykoside (verstärkt nephrotoxisch und ototoxisch), Vorsicht: Herzglykoside (Kaliummangel), Glukokortikoide, Laxantien (Kaliumverlust), Kalium beeinflussende Substanzen, Cisplatin (ototoxisch), Blutdrucksenker (ACE-Hemmer), Curare, Theophyllin, tubulär sezernierte Arzneimittel verstärkt, Nichtsteroidale Antiphlogistika, Phenytoin, Sucralfat (2 Std. Abstand), Aliskiren schwächen Furosemid ab.
Antikoagulantien (Dosisanpassung). Röntgenkontrastmittel (Nierenschäden).
Ciclosporin A, Lithium, Chloralhydrat, Risperidon (erhöhte Mortalität bei Demenz), Levothyroxin.
WH: Beim nephrotischen Syndrom vorsichtig dosieren. Kontrolle: Kalium, Serumelektrolyte, Flüssigkeitsbilanz, Kohlenhydratstoffwechsel. Elektrolytmangel vor Behandlungsbeginn beheben.

Freien Harnfluss sicherstellen. Verkehrshinweis. Kaliumreiche Kost empfohlen. Vorsicht bei Hypovolämie, Säure/Basen-, Elektrolytstörungen, hepatorenalem Syndrom, Durchblutungsstörungen, Hochdruckbehandlung bei Nierengesunden. Erhöhtes Risiko eines persistierenden Ductus arteriosus Botalli bei Frühgeborenen mit Atemnotsyndrom. Positive Dopingkontrollen möglich.
PG: 20 ST (2) (EKO: G) [€ 1,80], 50 ST (EKO: G) [€ 5,60]

Furohexal 80 mg - Tabletten 25A02

(Z.Nr. 1-24357) RP. P. C03CA01
ZI: Hexal Pharma, Wien
Z: 1 Tablette enthält: Furosemid 80 mg, Lactose monohydrat 130 mg, Cellulose, mikrokristalline, Maisstärke, Carboxymethylstärke, Natriumsalz (entspr. Natrium), Magnesium stearat.
EW: Saluretikum.
AG: Ödeme bei Herz-, Leber-, Nierenschäden (z.B. nach Verbrennungen), unterstützend beim nephrotischen Syndrom, Hypertonie.
AA: Vor den Mahlzeiten unzerkaut mit Flüssigkeit.
DO: Ödeme: ED 40 mg morgens, ev. nach 6-8 Std. wiederholen; MTD 160-200 mg, bei Verbrennungen bis 240 mg.
Hypertonie: TD 40 mg.
Kinder und Jugendliche: TD 1-2 mg/kg KG, max. 40 mg.
GA: Sulfonamidüberempfindlichkeit, Anurie (die auf Furosemid nicht anspricht), präkomatöse und komatöse Zustände mit hepatischer Enzephalopathie, schwere Hypokaliämie, schwere Hyponatriämie, Hypovolämie.
SST: Nur kurzfristig und unter strenger Indikationsstellung anwenden, nicht stillen. Nicht zur Routinetherapie von Hypertonie oder Ödemen in der Schwangerschaft.
NW: Elektrolytstörungen, Flüssigkeitsverluste, Dehydratation, Kollaps, symptomatische Hypotonie, ZNS, Sehstörungen (Myopie), Kaliumverluste, Natriummangel, Hypokalzämie, Magen/Darm, Allergien, Blutbild, Photosensibilität, anaphylaktischer Schock, Kreatinin- und Harnstoffanstieg, Cholesterin- und Triglyzeridanstieg, Diabetes verschlechtert, Pankreatitis, Hörstörungen, Harnsperre bei Prostatikern. Nephrokalzinose bei Frühgeborenen.
WW: Nicht empfohlen: Aminoglykoside (verstärkt nephrotoxisch und ototoxisch), Vorsicht: Herzglykoside (Kaliummangel), Glukokortikoide, Laxantien (Kaliumverlust), Kalium beeinflussende Substanzen, Cisplatin (ototoxisch), Blutdrucksenker (ACE-Hemmer), Curare, Theophyllin, tubulär sezernierte Arzneimittel verstärkt, Nichtsteroidale Antiphlogistika, Phenytoin, Sucralfat (2 Std. Abstand), Aliskiren schwächen Furosemid ab.
Antikoagulantien (Dosisanpassung). Röntgenkontrastmittel (Nierenschäden).
Ciclosporin A, Lithium, Chloralhydrat, Risperidon (erhöhte Mortalität bei Demenz), Levothyroxin.
WH: Beim nephrotischen Syndrom vorsichtig dosieren. Kontrolle: Kalium, Serumelektrolyte, Flüssigkeitsbilanz, Kohlenhydratstoffwechsel. Elektrolytmangel vor Behandlungsbeginn beheben.
Freien Harnfluss sicherstellen. Verkehrshinweis. Kaliumreiche Kost empfohlen. Vorsicht bei Hypovolämie, Säure/Basen-, Elektrolytstörungen, hepatorenalem Syndrom, Durchblutungsstörungen, Hochdruckbehandlung bei Nierengesunden. Erhöhtes Risiko eines persistierenden Ductus arteriosus Botalli bei Frühgeborenen mit Atemnotsyndrom. Positive Dopingkontrollen möglich.
80 mg-Tabletten nur für Erwachsene.
PG: 30 ST (2) (EKO: G) [€ 5,85]

Furohexal 500 mg - Tabletten 25A02

(Z.Nr. 1-22065) RP. P. C03CA01
ZI: Hexal Pharma, Wien
Z: 1 Tablette enthält: Furosemid 500 mg, Lactose monohydrat 84 mg, Cellulose, mikrokristalline, Maisstärke, Carboxymethylstärke, Natriumsalz (entspr. Natrium), Hydroxypropylcellulose, Magnesium stearat.
EW: Saluretikum.
AG: Nur für Patienten mit stark verminderter Glomerulumfiltration: (Prä)dialytische Niereninsuffizienz mit Ödemen und/oder Hochdruck, nephrotisches Syndrom.
AA: Vor den Mahlzeiten unzerkaut mit reichlich Flüssigkeit einnehmen.
DO: TD 250-500 mg. MTD 1500 mg. Nicht für Kinder und Jugendliche.
GA: Sulfonamidüberempfindlichkeit, Anurie (die auf Furosemid nicht anspricht), präkomatöse und komatöse Zustände mit hepatischer Enzephalopathie, schwere Hypokaliämie, schwere Hyponatriämie, Hypovolämie.
SST: Nur kurzfristig und unter strenger Indikationsstellung anwenden, nicht stillen. Nicht zur Routinetherapie von Hypertonie oder Ödemen in der Schwangerschaft.
NW: Elektrolytstörungen, Flüssigkeitsverluste, Dehydratation, Kollaps, symptomatische Hypotonie, ZNS, Sehstörungen (Myopie), Kaliumverluste, Natriummangel, Hypokalzämie, Magen/Darm, Allergien, Blutbild, Photosensibilität, anaphylaktischer Schock, Kreatinin- und Harnstoffanstieg, Cholesterin- und Triglyzeridanstieg, Diabetes verschlechtert, Pankreatitis, Hörstörungen, Harnsperre bei Prostatikern. Nephrokalzinose bei Frühgeborenen.
WW: Nicht empfohlen: Aminoglykoside (verstärkt nephrotoxisch und ototoxisch), Vorsicht: Herzglykoside (Kaliummangel), Glukokortikoide, Laxantien (Kaliumverlust), Kalium beeinflussende Substanzen, Cisplatin (ototoxisch), Blutdrucksenker (ACE-Hemmer), Curare, Theophyllin, tubulär sezernierte Arzneimittel verstärkt, Nichtsteroidale Antiphlogistika, Phenytoin, Sucralfat (2 Std. Abstand), Aliskiren schwächen Furosemid ab.
Antikoagulantien (Dosisanpassung). Röntgenkontrastmittel (Nierenschäden).
Ciclosporin A, Lithium, Chloralhydrat, Risperidon (erhöhte Mortalität bei Demenz), Levothyroxin.
WH: Beim nephrotischen Syndrom vorsichtig dosieren. Kontrolle: Kalium, Serumelektrolyte, Flüssigkeitsbilanz, Kohlenhydratstoffwechsel. Elektrolytmangel vor Behandlungsbeginn beheben.
Freien Harnfluss sicherstellen. Verkehrshinweis. Kaliumreiche Kost empfohlen. Vorsicht bei Hypovolämie, Säure/Basen-, Elektrolytstörungen, hepatorenalem Syndrom, Durchblutungsstörungen, Hochdruckbehandlung bei Nierengesunden. Erhöhtes Risiko eines persistierenden Ductus arteriosus Botalli bei Frühgeborenen mit Atemnotsyndrom. Positive Dopingkontrollen möglich.
PG: 20 ST (2) (EKO: G) [€ 29,60]

Furon 20 mg - Ampullen 25A02

(Z.Nr. 1-20066) RP. P. C03CA01
ZI: Teva, Haarlem, Niederlande
Z: 1 Ampulle zu 2 ml enthält: Furosemid 20 mg (entspr. Furosemid natrium), Lösung wässrig, isoton, Natriumchlorid, Natriumhydroxid, Wasser für Injektionszwecke.
EW: Schleifendiuretikum.
AG: Ödeme (Herz, Leber, Niere), nephrotisches Syndrom, Gestosen, nach Verbrennungen, Hirnödem, hypertensive Krise.
AA: Langsam i.v., in Ausnahmefällen i.m.
DO: 20-40 mg, in Ausnahmefällen bis 250 mg.
Kinder: 0,5(-1) mg/kg KG i.v., MTD 20 mg.
Details siehe Austria-Codex - Fachinformation.
GA: Sulfonamidallergie, Hypokaliämie, Hyponatriämie, Hypovolämie, Anurie, Leberkoma.
SST: Strenge Indikationsstellung, nicht stillen.
NW: Kreislauf (Orthostase, Schwindel, Ohnmacht, Bewusstlosigkeit, Dehydratation, Ischämie, Tachykardie, Schock), Magen/Darm, ZNS, Harntrakt (Harnverhaltung bei Abflussstörung), Haut (Vaskulitis, Photosensibilität, Lupus erythematodes), Blutbild, Auge, Gehör, Diabetes, Elektrolyte.
WW: Wirkungsabschwächung von Furosemid durch nichtsteroidale Antiphlogistika, Phenytoin, Aliskiren. Furosemid verstärkt Antihypertensiva, andere Diuretika, Anästhetika, Curare, orale Antikoagulantien, Probenecid, Methotrexat, Theophyllin, Herzglykoside, Kalium ausscheidende Substanzen, nephro- und ototoxische Substanzen (Cisplatin, Röntgenkontrastmittel).
Sonstige WW: Antidiabetika, pressorische Amine, Cyclosporin A, Lithium, Chloralhydrat, Risperidon (höhere Mortalität).
WH: Vorsicht bei Hypotonie, Diabetes, Gicht, Miktionsstörungen, Frühgeborenen. Kontrollen: Blutdruck, Niere, Leber, Blutfette, Blutzucker, Blutbild, Harnsäure, Elektrolyte, Körpergewicht. Verkehrshinweis. Positive Ergebnisse bei Dopingkontrollen möglich.
PG: 5 ST (2) (EKO: G) [€ 3,10]

Furon 40 mg - Ampullen 25A02

(Z.Nr. 1-22596) RP. P. C03CA01
ZI: Teva, Haarlem, Niederlande
Z: 1 Ampulle zu 4 ml enthält: Furosemid 40 mg (entspr. Furosemid natrium), Lösung wässrig, isoton, Natriumchlorid, Natriumhydroxid, Wasser für Injektionszwecke.
Kurzinformation: siehe Furon 20 mg - Ampullen, → S. 606
PG: 5 ST (2) (EKO: G) [€ 5,15]

Furon 250 mg - Konzentrat zur Infusionsbereitung 25A02

(Z.Nr. 1-20075) RP. P. C03CA01
ZI: Teva, Haarlem, Niederlande
Z: 1 Ampulle zu 25 ml enthält: Furosemid 250 mg (entspr. Furosemid natrium), Lösung wässrig, isoton, Mannitol 1,05 g, Natrium hydroxyd 0,031-0,032 g, Wasser für Injektionszwecke.
EW: Schleifendiuretikum.
AG: Oligurie bei terminaler Niereninsuffizienz, unterstützend bei Hirnödem.
AA: I.v. Infusion nach Verdünnung (mit isotonischer Kochsalzlösung).
DO: 40-250 mg, bei vitaler Indikationsstellung bis 1000 mg.
Kinder: TD 0,5 mg/kg KG, ausnahmsweise bis 1 mg/kg KG.
GA: Sulfonamidallergie, Hypokaliämie, Hyponatriämie, Hypovolämie, Anurie, Leberkoma.
SST: Strenge Indikationsstellung, nicht stillen.
NW: Kreislauf (Orthostase, Schwindel, Ohnmacht, Bewusstlosig-

keit, Dehydratation, Ischämie, Tachykardie, Schock), Magen/Darm, ZNS, Harntrakt (Harnverhaltung bei Abflussstörung), Haut (Vaskulitis, Photosensibilität, Lupus erythematodes), Blutbild, Auge, Gehör, Diabetes, Elektrolyte.
WW: Wirkungsabschwächung von Furosemid durch nichtsteroidale Antiphlogistika, Phenytoin, Aliskiren. Furosemid verstärkt Antihypertensiva, andere Diuretika, Anästhetika, Curare, orale Antikoagulantien, Probenecid, Methotrexat, Theophyllin, Herzglykoside, Kalium ausscheidende Substanzen, nephro- und ototoxische Substanzen (Cisplatin, Röntgenkontrastmittel).
Sonstige WW: Antidiabetika, pressorische Amine, Cyclosporin A, Lithium, Chloralhydrat, Risperidon (höhere Mortalität).
WH: Vorsicht bei Hypotonie, Diabetes, Gicht, Miktionsstörungen, Frühgeborenen. Kontrollen: Blutdruck, Niere, Leber, Blutfette, Blutzucker, Blutbild, Harnsäure, Elektrolyte, Körpergewicht. Verkehrshinweis. Positive Ergebnisse bei Dopingkontrollen möglich.
PG: 5 ST * (EKO: N) [€ 38,35]

Furon 40 mg - Tabletten
25A02

(Z.Nr. 1-20060) RP. P. C03CA01
ZI: Teva, Haarlem, Niederlande
Z: 1 Tablette enthält: Furosemid 40 mg, Cellulose, mikrokristalline, Lactose monohydrat 59,93 mg, Natrium carboxymethylstärke, Polyvidon, Siliciumdioxid, hochdisperses, Magnesium stearat.
EW: Schleifendiuretikum.
AG: Ödeme (Herz, Leber, Niere, nach Verbrennungen), nephrotisches Syndrom, Hypertonie.
AA: Unzerkaut mit Flüssigkeit vor den Mahlzeiten.
DO: Ödeme: Initial morgens 40 mg. Dosissteigerung bis 160(-200) mg möglich.
Kinder: TD 1-2 mg/kg KG, MTD 40 mg.
Nach Verbrennungen: TD 40-100 mg, ev. bis 240 mg.
Hypertonie: TD 40 mg.
GA: Sulfonamidüberempfindlichkeit, Anurie (die auf Furosemid nicht anspricht), präkomatöse und komatöse Zustände mit hepatischer Enzephalopathie, schwere Hypokaliämie, schwere Hyponatriämie, Hypovolämie.
SST: Nur kurzfristig und unter strenger Indikationsstellung anwenden, nicht stillen. Nicht zur Routinetherapie von Hypertonie oder Ödemen in der Schwangerschaft.
NW: Elektrolytstörungen, Flüssigkeitsverluste, Dehydratation, Kollaps, symptomatische Hypotonie, ZNS, Sehstörungen (Myopie), Kaliumverluste, Natriummangel, Hypokalzämie, Magen/Darm, Allergien, Blutbild, Photosensibilität, anaphylaktischer Schock, Kreatinin- und Harnstoffanstieg, Cholesterin- und Triglyzeridanstieg, Diabetes verschlechtert, Pankreatitis, Hörstörungen, Harnsperre bei Prostatikern. Nephrokalzinose bei Frühgeborenen.
WW: Nicht empfohlen: Aminoglykoside (verstärkt nephrotoxisch und ototoxisch), Vorsicht: Herzglykoside (Kaliummangel), Glukokortikoide, Laxantien (Kaliumverlust), Kalium beeinflussende Substanzen, Cisplatin (ototoxisch), Blutdrucksenker (ACE-Hemmer), Curare, Theophyllin, tubulär sezernierte Arzneimittel verstärkt, Nichtsteroidale Antiphlogistika, Phenytoin, Sucralfat (2 Std. Abstand), Aliskiren schwächen Furosemid ab.
Antikoagulantien (Dosisanpassung). Röntgenkontrastmittel (Nierenschäden).
Ciclosporin A, Lithium, Chloralhydrat, Risperidon (erhöhte Mortalität bei Demenz), Levothyroxin.
WH: Beim nephrotischen Syndrom vorsichtig dosieren. Kontrolle: Kalium, Serumelektrolyte, Flüssigkeitsbilanz, Kohlenhydratstoffwechsel. Elektrolytmangel vor Behandlungsbeginn beheben. Freien Harnfluss sicherstellen. Verkehrshinweis. Kaliumreiche Kost empfohlen. Vorsicht bei Hypovolämie, Säure/Basen-, Elektrolytstörungen, hepatorenalem Syndrom, Durchblutungsstörungen, Hochdruckbehandlung bei Nierengesunden. Erhöhtes Risiko eines persistierenden Ductus arteriosus Botalli bei Frühgeborenen mit Atemnotsyndrom. Positive Dopingkontrollen möglich.
PG: 20 ST (2) (EKO: G) [€ 2,35], 50 ST (EKO: G) [€ 5,75]

Furon 500 mg - Tabletten
25A02

(Z.Nr. 1-23980) RP. P. C03CA01
ZI: Teva, Haarlem, Niederlande
Z: 1 Tablette enthält: Furosemid 500 mg, Lactose monohydrat 84 mg, Cellulose, mikrokristalline, Maisstärke, Carboxymethylstärke, Natriumsalz, Hyprolose, Magnesium stearat.
EW: Saluretikum.
AG: Nur für Patienten mit stark verminderter Glomerulumfiltration: Akutes Nierenversagen, prädialytische Niereninsuffizienz mit Hochdruck, terminale Niereninsuffizienz (Restdiurese), nephrotisches Syndrom.
AA: Vor den Mahlzeiten unzerkaut mit reichlich Flüssigkeit.
DO: TD 250-1500 mg.
GA: Sulfonamidüberempfindlichkeit, Anurie (die auf Furosemid nicht anspricht), präkomatöse und komatöse Zustände mit hepatischer Enzephalopathie, schwere Hypokaliämie, schwere Hyponatriämie, Hypovolämie.
SST: Nur kurzfristig und unter strenger Indikationsstellung anwenden, nicht stillen. Nicht zur Routinetherapie von Hypertonie oder Ödemen in der Schwangerschaft.
NW: Elektrolytstörungen, Flüssigkeitsverluste, Dehydratation, Kollaps, symptomatische Hypotonie, ZNS, Sehstörungen (Myopie), Kaliumverluste, Natriummangel, Hypokalzämie, Magen/Darm, Allergien, Blutbild, Photosensibilität, anaphylaktischer Schock, Kreatinin- und Harnstoffanstieg, Cholesterin- und Triglyzeridanstieg, Diabetes verschlechtert, Pankreatitis, Hörstörungen, Harnsperre bei Prostatikern. Nephrokalzinose bei Frühgeborenen.
WW: Nicht empfohlen: Aminoglykoside (verstärkt nephrotoxisch und ototoxisch), Vorsicht: Herzglykoside (Kaliummangel), Glukokortikoide, Laxantien (Kaliumverlust), Kalium beeinflussende Substanzen, Cisplatin (ototoxisch), Blutdrucksenker (ACE-Hemmer), Curare, Theophyllin, tubulär sezernierte Arzneimittel verstärkt, Nichtsteroidale Antiphlogistika, Phenytoin, Sucralfat (2 Std. Abstand), Aliskiren schwächen Furosemid ab.
Antikoagulantien (Dosisanpassung). Röntgenkontrastmittel (Nierenschäden).
Ciclosporin A, Lithium, Chloralhydrat, Risperidon (erhöhte Mortalität bei Demenz), Levothyroxin.
WH: Beim nephrotischen Syndrom vorsichtig dosieren. Kontrolle: Kalium, Serumelektrolyte, Flüssigkeitsbilanz, Kohlenhydratstoffwechsel. Elektrolytmangel vor Behandlungsbeginn beheben. Freien Harnfluss sicherstellen. Verkehrshinweis. Kaliumreiche Kost empfohlen. Vorsicht bei Hypovolämie, Säure/Basen-, Elektrolytstörungen, hepatorenalem Syndrom, Durchblutungsstörungen, Hochdruckbehandlung bei Nierengesunden. Erhöhtes Risiko eines persistierenden Ductus arteriosus Botalli bei Frühgeborenen mit Atemnotsyndrom. Positive Dopingkontrollen möglich.
PG: 20 ST (2) (EKO: G) [€ 29,60]

Furosemid 1A Pharma 40 mg - Tabletten
25A02

(Z.Nr. 1-24615) RP. P. C03CA01
ZI: 1A Pharma, Wien
Z: 1 Tablette enthält: Furosemid 40 mg, Lactose monohydrat 65 mg, Cellulose, mikrokristalline, Maisstärke, Carboxymethylstärke, Natriumsalz, Magnesium stearat.
Kurzinformation: siehe Furohexal 40 mg - Tabletten, → S. 605
PG: 20 ST (2) (EKO: G) [€ 1,80], 50 ST (EKO: G) [€ 5,60]

Furosemid Accord 10 mg/ml - Injektions- oder Infusionslösung
25A02

(Z.Nr. 1-36712) RP. P. C03CA01
ZI: Accord Healthcare, Utrecht, Niederlande
Z: 1 ml Injektionslösung enthält: Furosemid 10 mg, Natriumchlorid, Natriumhydroxid, Wasser für Injektionszwecke.
EW: Schleifendiuretikum.
AG: Ödeme und / oder Aszites durch Herz- oder Lebererkrankungen, Ödeme durch Nierenerkrankungen, Lungenödem, hypertensive Krise.
AA: I.v. (Langsame Injektion oder Infusion, max. 4 mg/min, bei schweren Nierenschäden max. 2,5 mg/min), nur in Ausnahmefällen i.m.
DO: Initial 20 - 40 mg, Dosissteigerung um je 20 mg nach Bedarf; MTD 1500 mg.
Kinder: 0,5 - 1 mg/kg KG.
GA: Hypovolämie, Dehydratation, schwere Hypokaliämie oder Hyponatriämie, (Prä)koma bei Leberzirrhose, Nierenversagen bei Vergiftung oder bei Leberkoma, Sulfonamidüberempfindlichkeit.
SST: In der Schwangerschaft zwingende Indikationsstellung (bei Schwangerschaftsödemen und -hypertonie nicht empfohlen); Gegenanzeige in der Stillzeit.
NW: Blutbild, Seh-, Hörstörungen, reduzierte Glukosetoleranz, Hypotonie, Leber, Haut (Photosensitivität), Niere, Stoffwechsel und Elektrolyte (Hypokaliämie, Hyponatriämie, metabolische Alkalose, Gicht).
WW: Nicht empfohlen: Lithium, Risperidon. Vorsicht: Oto- oder nephrotoxische Arzneimittel, Chloralhydrat, Carbamazepin, Aminoglutethimid, andere Blutdrucksenker (ACE- Hemmer, Angiotensin II-Antagonisten), Thiazide, Antidiabetika, Herzglykoside, NSARs, Fibrate, Probenecid, Methotrexat, adrenerge Blocker, Phenobarbital, Phenytoin, neuromuskuläre Blocker, Glukokortikoide, Carbenoxolon, Laxantien, Sucralfat, Theophyllin, Ciclosporin.
WH: Vorsicht bei älteren Patienten, Frühgeborenen, Miktionsstörungen, Diabetes, Gicht, Lebererkrankungen, akuter Porphyrie, Hypoproteinämie, Hyperkalzämie, Elektrolytmangel, Risiko für starken Blutdruckabfall. Kontrollen: Serumnatrium, Serumkalium, Niere, Glukose, Blutbild. Verkehrshinweis.
PG: **AMP 20MG 2ML** 5 ST (2) (EKO: G) [€ 2,50], **AMP 40MG 4ML** 5 ST (2) (EKO: G) [€ 4,95], **DFL 250MG 25ML** 5 ST * (EKO: N) [€ 45,95]

Furosemid Genericon 40 mg - Tabletten
25A02

(Z.Nr. 1-18995) RP. P. C03CA01
ZI: Genericon Pharma, Graz

Z: 1 Tablette enthält: Furosemid 40 mg, Copovidon, Lactose monohydrat 95,6 mg, Kartoffelstärke, Siliciumdioxid, hochdisperses, Cellulose, mikrokristalline, Magnesium stearat.
Kurzinformation: siehe Furohexal 40 mg - Tabletten, → S. 605
PG: 20 ST (2) (EKO: G) [€ 2,20], 50 ST (EKO: G) [€ 5,75]

Furosoral 10 mg - Tabletten für Katzen und Hunde 821Z

(Z.Nr. 8-35989) RP. P. QC03CA01
ZI: Le Vet Beheer, Oudewater, Niederlande
Z: 1 Tablette enthält: Furosemid 10 mg, Lactose monohydrat, Maisstärke, Povidon K25, Cellulose, mikrokristalline, Crospovidon, Stärke, vorverkleistert, Siliciumdioxid, hochdisperses, Siliciumdioxid, gefällt, Talkum, Partialglyceride, langkettige.
EW: Diuretikum.
AG: Hydrothorax, Hydroperikard, Aszites, Ödeme bei Katzen und Hunden.
AA: Zum Eingeben.
DO: TD initial 2,5-5 (in schweren Fällen 5-10) mg/kg KG. Erhaltungsdosis möglichst niedrig.
GA: Hypovolämie, Hypotonie, Dehydratation, Nierenversagen mit Anämie, Elektrolytmangel, akute Glomerulonephritis.
SST: Nutzen/Risiko-Abwägung.
NW: Weicher Kot, Hämokonzentration, Kreislaufinsuffizienz, Elektrolytmangel, Dehydratation.
WW: Nicht in Kombination mit anderen Schleifendiuretika anwenden. Bei Katzen nicht mit ototoxischen Antibiotika anwenden.
Vorsicht: Aminoglykoside, Cephalosporine, Insulin, NSAIDs, ACE-Hemmer.
WH: Vorsicht bei Wasser/Elektrolytstörungen, Leberschäden, Diabetes.
Wasser und Elektrolyte kontrollieren.
PG: 20 ST VT [€ 7,35]

Furosoral 40 mg - Tabletten für Katzen und Hunde 821Z

(Z.Nr. 8-35990) RP. P. QC03CA01
ZI: Le Vet Beheer, Oudewater, Niederlande
Z: 1 Tablette enthält: Furosemid 40 mg, Lactose monohydrat, Maisstärke, Cellulose, mikrokristalline, Povidon K25, Crospovidon, Talkum, Stärke, vorverkleistert, Siliciumdioxid hydrat, Siliciumdioxid, hochdisperses, Partialglyceride, langkettige.
Kurzinformation: siehe Furosoral 10 mg - Tabletten für Katzen und Hunde, → S. 608
PG: 50 ST VT [€ 19,40]

Furo-Spirobene - Filmtabletten 25B01

(Z.Nr. 1-21922) NR. P. C03EB01
ZI: Teva, Haarlem, Niederlande
Z: 1 Filmtablette enthält: Furosemid 20 mg, Spironolacton 50 mg, Tablettenkern: Lactose monohydrat 85,85 mg, Maisstärke, Carboxymethylstärke, Natriumsalz, Cellulose, mikrokristalline, Copovidon, Talkum, Natriumdodecylsulfat, Siliciumdioxid, hochdisperses, Magnesium stearat; Filmüberzug: (entspr. Talkum) (entspr. Titandioxid) (entspr. Chinolingelb) (entspr. Eudragit E).
EW: Diuretische Kombination (Schleifendiuretikum + Aldosteronantagonist).
AG: Ödem oder Aszites durch Aldosteronismus bei Herzinsuffizienz, Leber- zirrhose, nephrotischem Syndrom.
AA: Zum Frühstück und/oder Mittagessen oral unzerkaut mit Flüssigkeit ein- nehmen.
DO: TD initial 2(-4) Tabletten, zur Erhaltung 1-2(-3) Tabletten. MTD 4 FT. Keine Erfahrungen bei Kindern und Jugendlichen.
GA: Sulfonamidüberempfindlichkeit, Niereninsuffizienz, Koma hepaticum, schwere Elektrolytstörungen, Hypovolämie, Dehydratation.
SST: Gegenanzeige.
NW: Herz/Kreislauf (Ischämien, Thrombophlebitis, Tachykardie, Schock), Magen/ Darm (Ikterus, Gallekolik), Endokrinium (tiefe Stimme bei Frauen, höhere Stimme bei Männern), ZNS (Hörstörungen), Harntrakt (Harnverhaltung), Haut, Blutbild, Laborparameter.
WW: Viele WW möglich. Ototoxische Arzneimittel verstärkt. Hyperkaliämie auslösende Arzneimittel (Hyperkaliämie), ACE-Hemmer (Blutdruckabfall), andere Blutdrucksenker verstärkt, ZNS-Dämpfer verstärkt, Metolazon (Potenzierung), Antirheumatika (Nierenschäden, Wirkungsabnahme von Furosemid), Östrogene, Sympathomimetika, Phenytoin, Kortikoide (Furosemidwirkung gesenkt), Digitalis (erhöhte Empfindlichkeit); Laxantien, Amiodaron, Amphotericin B (Hypokaliämie), Antikoagulantien, Antidiabetika (Wirkungsabnahme); Aminoglykoside, Cephalosporine, Cisplatin (verstärkt toxisch), Sulfonamide, Phenothiazine (Photosensibilisierung), Chloralhydrat (Un- verträglichkeit), Mannitol (Nierenversagen), Muskelrelaxantien (ver- stärkt neuromuskulär blockierend, Etacrynsäure (ototoxisch).
WH: Vorsicht bei alten Patienten, ACE-Hemmer-Therapie, Hypotonie, Azidose, Myokardinfarkt, Diabetes, Gicht, Miktionsstörungen, Gehörschwäche, Pankreatitis, Lupus erythematodes.
Kontrollen: Lithium, Kohlenhydrate, Niere, Leber, Blutfette, Blutbild, Elektrolyte, Körpergewicht. Verkehrshinweis. Möglichkeit von Stimmver- änderungen bei Theater- oder Lehrberufen beachten.
PG: 20 ST (2) (EKO: G) [€ 11,45], 50 ST (EKO: G) [€ 24,20]

Furo-Spirobene forte - Filmtabletten 25B01

(Z.Nr. 1-21921) NR. P. C03EB01
ZI: Teva, Haarlem, Niederlande
Z: 1 Filmtablette enthält: Furosemid 20 mg, Spironolacton 100 mg, Tablettenkern: Lactose monohydrat 169,14 mg, Maisstärke, Carboxymethylstärke, Natriumsalz, Cellulose, mikrokristalline, Copovidon, Talkum, Natriumdodecylsulfat, Siliciumdioxid, hochdisperses, Magnesium stearat; Filmüberzug: (entspr. Talkum) (entspr. Titandioxid) (entspr. Chinolingelb) (entspr. Eudragit E).
Kurzinformation: siehe Furo-Spirobene - Filmtabletten, → S. 608
PG: 20 ST (2) (EKO: G) [€ 20,70]

Furostad 40 mg - Tabletten 25A02

(Z.Nr. 1-22731) RP. P. C03CA01
ZI: Stada Arzneimittel, Wien
Z: 1 Tablette enthält: Furosemid 40 mg, Lactose monohydrat 63,1 mg, Siliciumdioxid, hochdisperses, Maisstärke, Cellulose, mikrokristalline, Polyvidon, Crospovidon, Siliciumdioxid, gefällt, Talkum, Glycerol(mono,di,tri)alkonat(C14-C18) 15:12:73, Maisstärke, prägelatiniert.
Kurzinformation: siehe Furon 40 mg - Tabletten, → S. 607
PG: 20 ST (2) (EKO: G) [€ 1,80], 50 ST (EKO: G) [€ 5,55]

Fusicutan 20 mg/g + 1 mg/g - Creme 22E02

(Z.Nr. 1-37085) NR. P. D07CC01
ZI: Dermapharm, Wien
Z: 1 g Creme enthält: Fusidinsäure 20 mg (entspr. Fusidinsäure-0,5-Wasser 20,4 mg), Betamethason 1 mg (entspr. Betamethason valerat 1,214 mg), Macrogolcetostearylether-21, Cetylstearylalkohol 55 mg, Vaselin, weisses, Paraffin, dickflüssiges, all-rac-alpha-Tocopherol, Hypromellose, Citronensäure monohydrat, Methyl-4-hydroxybenzoat 0,8 mg, Propyl-4-hydroxybenzoat 0,16 mg, Kalium sorbat 2,5 mg, Wasser, gereinigtes.
EW: Antibiotium + Kortikoid.
AG: Initialtherapie bakteriell infizierter Ekzeme oder Dermatitiden.
AA: Dünn auf die erkrankten Hautbezirke auftragen und leicht einreiben.
DO: 2-3mal tgl. auftragen. Nicht für Kinder unter 2 Jahren.
GA: Kontraindikationen gegen Kortikoide (Systemische Mykosen, unbehandelte primäre Hautinfektionen, Vakzinationsreaktionen, periorale Dermatitis, Rosacea, Akne vulgaris).
SST: Nutzen/Risiko-Abwägung.
NW: Haut (Juckreiz, Überempfindlichkeit, lokale Schmerzen und Schwellungen).
Bei Langzeitgabe systemische Kortikoideffekte möglich. Sehstörungen.
WH: Nicht zur Langzeittherapie. Vorsicht bei Kindern. Vorsicht in Augennähe.
Kontakt mit offenen Wunden oder Schleimhäuten vermeiden. Bei Anwendung im Anogenitalbereich Beeinflussung der Reißfestigkeit von Latex-Kondomen möglich.
PG: 15 G (EKO: G) [€ 7,20]

Fusidinsäure plus Betamethason Dermapharm 20 mg/g + 1 mg/g - Creme 22E02
(Z.Nr. 1-38563) NR. P. nicht im Handel. D07CC01

Fuzeon 90 mg/ml - Pulver und Lösungsmittel zur Herstellung einer Injektionslösung 35E02
(Z.Nr. EU/1/03/252/*) NR. P. nicht im Handel. J05AX07

Fycompa 2 mg - Filmtabletten 09A06

(Z.Nr. EU/1/12/776/*) NR. P. N03AX22
ZI: Eisai, Frankfurt, Deutschland
Z: 1 Filmtablette enthält: Perampanel 2 mg, Tablettenkern: Lactose 78,5 mg (entspr. Lactose monohydrat), Hyprolose (5,0-16,0% Hydroxypropoxygruppen), Povidon K29-32, Magnesium stearat; Filmüberzug: Hypromellose 2910, Talkum, Macrogol 8000, Titandioxid, Eisen(III)-hydroxid-oxid x H2O, Eisen(III)-oxid.
EW: Antiepileptikum (AMPA-Glutamat-Rezeptor-Antagonist).
AG: Zusatztherapie fokaler Anfälle mit und ohne Generalisierung bei Epilepsie.
Zusatztherapie bei primär generalisierten tonisch-klonischen Anfällen bei idiopathischer generalisierter Epilepsie.
AA: Oral unzerkaut mit Wasser vor dem Schlafengehen.
DO: Personen ab 12 Jahren: Fokale Anfälle: TD initial 2 mg; Erhaltungsdosis 4-8 mg tgl.
Generalisierte Anfälle: TD initial 2 mg, nach Bedarf um jeweils 2

mg steigern, Erhaltungsdosis bis 8(-12) mg tgl.
MTD 12 mg, bei Leberschäden 8 mg. Keine Daten an Kindern.
SST: Nicht empfohlen. Wirksamkeit oraler Kontrazeptiva vermindert.
NW: ZNS (Schwindel, Somnolenz), Psyche (Aggression), Auge, Übelkeit, Rückenschmerzen, Gewichtszunahme, Sturz, Haut (Steven-Johnsons-Syndrom, DRESS).
WW: Vorsicht: Wirksamkeit oraler Kontrazeptiva vermindert (zusätzliche Verhütungsmethode empfohlen); Alkohol oder ZNS-Dämpfer additiv. Kombination mit anderen Antiepileptika (Lebertoxizität).
WH: Ausschleichend absetzen. Auf suizidales Verhalten, erhöhtes Sturzrisiko, Aggression, Missbrauchspotential achten. Verkehrshinweis.
PG: 7 ST RE1 (EKO: Y) [€ 65,55]

Fycompa 2 mg - Filmtabletten 09A06
(Z.Nr. EU/1/12/776/*) NR. P. Parallelimport. N03AX22
V: EMRAmed Arzneimittel, Trittau, Deutschland
Z: 1 Filmtablette enthält: Perampanel 2 mg, Tablettenkern: Lactose 78,5 mg (entspr. Lactose monohydrat), Hyprolose (5,0-16,0% Hydroxypropoxygruppen), Povidon K29-32, Magnesium stearat; Filmüberzug: Hypromellose 2910, Talkum, Macrogol 8000, Titandioxid, Eisen(III)-hydroxid-oxid x H2O, Eisen(III)-oxid.
PG: 7 ST RE1 (EKO: Y) [€ 60,70]

Fycompa 4 mg - Filmtabletten 09A06
(Z.Nr. EU/1/12/776/*) NR. P. N03AX22
ZI: Eisai, Frankfurt, Deutschland
Z: 1 Filmtablette enthält: Perampanel 4 mg, Tablettenkern: Lactose 157 mg (entspr. Lactose monohydrat), Hyprolose (5,0-16,0% Hydroxypropoxygruppen), Povidon K29-32, Magnesium stearat; Filmüberzug: Hypromellose 2910, Talkum, Macrogol 8000, Titandioxid, Eisen(III)-oxid.
Kurzinformation: siehe Fycompa 2 mg - Filmtabletten, → S. 608
PG: 7 ST RE1 (EKO: Y) [€ 65,55], 28 ST RE1 (EKO: Y) [€ 221,45]

Fycompa 4 mg - Filmtabletten 09A06
(Z.Nr. EU/1/12/776/*) NR. P. Parallelimport. N03AX22
V: Abacus Medicine, Copenhagen, Dänemark
Z: 1 Filmtablette enthält: Perampanel 4 mg, Tablettenkern: Lactose 157 mg (entspr. Lactose monohydrat), Hyprolose (5,0-16,0% Hydroxypropoxygruppen), Povidon K29-32, Magnesium stearat; Filmüberzug: Hypromellose 2910, Talkum, Macrogol 8000, Titandioxid, Eisen(III)-oxid.
PG: 28 ST RE1 (EKO: Y) [€ 217,00]

Fycompa 4 mg - Filmtabletten 09A06
(Z.Nr. EU/1/12/776/*) NR. P. Parallelimport. N03AX22
V: EMRAmed Arzneimittel, Trittau, Deutschland
Z: 1 Filmtablette enthält: Perampanel 4 mg, Tablettenkern: Lactose 157 mg (entspr. Lactose monohydrat), Hyprolose (5,0-16,0% Hydroxypropoxygruppen), Povidon K29-32, Magnesium stearat; Filmüberzug: Hypromellose 2910, Talkum, Macrogol 8000, Titandioxid, Eisen(III)-oxid.
PG: 28 ST RE1 (EKO: Y) [€ 217,00]

Fycompa 4 mg - Filmtabletten 09A06
(Z.Nr. EU/1/12/776/*) NR. P. Parallelimport. N03AX22
V: Haemato Pharm, Schönefeld, Deutschland
Z: 1 Filmtablette enthält: Perampanel 4 mg, Tablettenkern: Lactose 157 mg (entspr. Lactose monohydrat), Hyprolose (5,0-16,0% Hydroxypropoxygruppen), Povidon K29-32, Magnesium stearat; Filmüberzug: Hypromellose 2910, Talkum, Macrogol 8000, Titandioxid, Eisen(III)-oxid.
PG: 28 ST RE1 (EKO: Y) [€ 216,90]

Fycompa 4 mg - Filmtabletten 09A06
(Z.Nr. EU/1/12/776/*) NR. P. Parallelimport. N03AX22
V: Orifarm, Leverkusen, Deutschland
Z: 1 Filmtablette enthält: Perampanel 4 mg, Tablettenkern: Lactose 157 mg (entspr. Lactose monohydrat), Hyprolose (5,0-16,0% Hydroxypropoxygruppen), Povidon K29-32, Magnesium stearat; Filmüberzug: Hypromellose 2910, Talkum, Macrogol 8000, Titandioxid, Eisen(III)-oxid.
PG: 28 ST RE1 (EKO: Y) [€ 217,00]

Fycompa 6 mg - Filmtabletten 09A06
(Z.Nr. EU/1/12/776/*) NR. P. N03AX22
ZI: Eisai, Frankfurt, Deutschland
Z: 1 Filmtablette enthält: Perampanel 6 mg, Tablettenkern: Lactose 151 mg (entspr. Lactose monohydrat), Hyprolose (5,0-16,0% Hydroxypropoxygruppen), Povidon K29-32, Magnesium stearat; Filmüberzug: Hypromellose 2910, Talkum, Macrogol 8000, Titandioxid, Eisen(III)-oxid.
Kurzinformation: siehe Fycompa 2 mg - Filmtabletten, → S. 608
PG: 28 ST RE1 (EKO: Y) [€ 221,45]

Fycompa 6 mg - Filmtabletten 09A06
(Z.Nr. EU/1/12/776/*) NR. P. Parallelimport. N03AX22
V: Abacus Medicine, Copenhagen, Dänemark
Z: 1 Filmtablette enthält: Perampanel 6 mg, Tablettenkern: Lactose 151 mg (entspr. Lactose monohydrat), Hyprolose (5,0-16,0% Hydroxypropoxygruppen), Povidon K29-32, Magnesium stearat; Filmüberzug: Hypromellose 2910, Talkum, Macrogol 8000, Titandioxid, Eisen(III)-oxid.
PG: 28 ST RE1 (EKO: Y) [€ 217,00]

Fycompa 6 mg - Filmtabletten 09A06
(Z.Nr. EU/1/12/776/*) NR. P. Parallelimport. N03AX22
V: EMRAmed Arzneimittel, Trittau, Deutschland
Z: 1 Filmtablette enthält: Perampanel 6 mg, Tablettenkern: Lactose 151 mg (entspr. Lactose monohydrat), Hyprolose (5,0-16,0% Hydroxypropoxygruppen), Povidon K29-32, Magnesium stearat; Filmüberzug: Hypromellose 2910, Talkum, Macrogol 8000, Titandioxid, Eisen(III)-oxid.
PG: 28 ST RE1 (EKO: Y) [€ 217,00]

Fycompa 6 mg - Filmtabletten 09A06
(Z.Nr. EU/1/12/776/*) NR. P. Parallelimport. N03AX22
V: Haemato Pharm, Schönefeld, Deutschland
Z: 1 Filmtablette enthält: Perampanel 6 mg, Tablettenkern: Lactose 151 mg (entspr. Lactose monohydrat), Hyprolose (5,0-16,0% Hydroxypropoxygruppen), Povidon K29-32, Magnesium stearat; Filmüberzug: Hypromellose 2910, Talkum, Macrogol 8000, Titandioxid, Eisen(III)-oxid.
PG: 28 ST RE1 (EKO: Y) [€ 216,90]

Fycompa 6 mg - Filmtabletten 09A06
(Z.Nr. EU/1/12/776/*) NR. P. Parallelimport. N03AX22
V: Orifarm, Leverkusen, Deutschland
Z: 1 Filmtablette enthält: Perampanel 6 mg, Tablettenkern: Lactose 151 mg (entspr. Lactose monohydrat), Hyprolose (5,0-16,0% Hydroxypropoxygruppen), Povidon K29-32, Magnesium stearat; Filmüberzug: Hypromellose 2910, Talkum, Macrogol 8000, Titandioxid, Eisen(III)-oxid.
PG: 28 ST RE1 (EKO: Y) [€ 217,00]

Fycompa 8 mg - Filmtabletten 09A06
(Z.Nr. EU/1/12/776/*) NR. P. N03AX22
ZI: Eisai, Frankfurt, Deutschland
Z: 1 Filmtablette enthält: Perampanel 8 mg, Tablettenkern: Lactose 149 mg (entspr. Lactose monohydrat), Hyprolose (5,0-16,0% Hydroxypropoxygruppen), Povidon K29-32, Magnesium stearat; Filmüberzug: Hypromellose 2910, Talkum, Macrogol 8000, Titandioxid, Eisen(III)-oxid, Eisen(II,III)-oxid.
Kurzinformation: siehe Fycompa 2 mg - Filmtabletten, → S. 608
PG: 28 ST RE1 (EKO: Y) [€ 221,45]

Fycompa 8 mg - Filmtabletten 09A06
(Z.Nr. EU/1/12/776/*) NR. P. Parallelimport. N03AX22
V: EMRAmed Arzneimittel, Trittau, Deutschland
Z: 1 Filmtablette enthält: Perampanel 8 mg, Tablettenkern: Lactose 149 mg (entspr. Lactose monohydrat), Hyprolose (5,0-16,0% Hydroxypropoxygruppen), Povidon K29-32, Magnesium stearat; Filmüberzug: Hypromellose 2910, Talkum, Macrogol 8000, Titandioxid, Eisen(III)-oxid, Eisen(II,III)-oxid.
PG: 28 ST RE1 (EKO: Y) [€ 217,00]

Fycompa 8 mg - Filmtabletten 09A06
(Z.Nr. EU/1/12/776/*) NR. P. Parallelimport. N03AX22
V: Haemato Pharm, Schönefeld, Deutschland
Z: 1 Filmtablette enthält: Perampanel 8 mg, Tablettenkern: Lactose 149 mg (entspr. Lactose monohydrat), Hyprolose (5,0-16,0% Hydroxypropoxygruppen), Povidon K29-32, Magnesium stearat; Filmüberzug: Hypromellose 2910, Talkum, Macrogol 8000, Titandioxid, Eisen(III)-oxid, Eisen(II,III)-oxid.
PG: 28 ST RE1 (EKO: Y) [€ 216,90]

Fycompa 8 mg - Filmtabletten 09A06
(Z.Nr. EU/1/12/776/*) NR. P. Parallelimport. N03AX22
V: Orifarm, Leverkusen, Deutschland
Z: 1 Filmtablette enthält: Perampanel 8 mg, Tablettenkern: Lactose 149 mg (entspr. Lactose monohydrat), Hyprolose (5,0-16,0% Hydroxypropoxygruppen), Povidon K29-32, Magnesium stearat; Filmüberzug: Hypromellose 2910, Talkum, Macrogol 8000, Titandioxid, Eisen(III)-oxid, Eisen(II,III)-oxid.
PG: 28 ST RE1 (EKO: Y) [€ 217,00]

Fycompa 10 mg - Filmtabletten 09A06
(Z.Nr. EU/1/12/776/*) NR. P. N03AX22
ZI: Eisai, Frankfurt, Deutschland
Z: 1 Filmtablette enthält: Perampanel 10 mg, Tablettenkern:

Lactose 147 mg (entspr. Lactose monohydrat), Hyprolose (5,0-16,0% Hydroxypropoxygruppen), Povidon K29-32, Magnesium stearat; Filmüberzug: Hypromellose 2910, Talkum, Macrogol 8000, Titandioxid, Eisen(III)-hydroxid-oxid x H2O, Indigocarmin-Aluminiumsalz.
Kurzinformation: siehe Fycompa 2 mg - Filmtabletten, → S. 608
PG: 28 ST RE1 (EKO: Y) [€ 221,45]

Fycompa 12 mg - Filmtabletten

09A06

(Z.Nr. EU/1/12/776/*) NR. P. N03AX22
ZI: Eisai, Frankfurt, Deutschland
Z: 1 Filmtablette enthält: Perampanel 12 mg, Tablettenkern: Lactose 145 mg (entspr. Lactose monohydrat), Hyprolose (5,0-16,0% Hydroxypropoxygruppen), Povidon K29-32, Magnesium stearat; Filmüberzug: Hypromellose 2910, Talkum, Macrogol 8000, Titandioxid, Indigocarmin-Aluminiumsalz.
Kurzinformation: siehe Fycompa 2 mg - Filmtabletten, → S. 608
PG: 28 ST RE1 (EKO: Y) [€ 221,45]

Fycompa 0,5 mg/ml - Suspension zum Einnehmen

09A06

(Z.Nr. EU/1/12/776/*) NR. P. N03AX22
ZI: Eisai, Frankfurt, Deutschland
Z: 1 ml Suspension zum Einnehmen enthält: Perampanel 0,5 mg, Sorbitol 175 mg (entspr. Sorbitol-Lösung 70% (kristallisierend)), Cellulose, mikrokristalline, Carmellose natrium, Poloxamer 188, Simeticon-Emulsion 30% (entspr. Wasser, gereinigtes) (entspr. Dimeticon) (entspr. Polysorbat 65) (entspr. Methylcellulose) (entspr. Kieselgel) (entspr. Macrogol stearat) (entspr. Sorbinsäure) (entspr. Benzoesäure) (entspr. Schwefelsäure), Citronensäure, Natriumbenzoat, Wasser, gereinigtes.
EW: Antiepileptikum (AMPA-Glutamat-Rezeptor-Antagonist).
AG: Zusatztherapie fokaler Anfälle mit und ohne Generalisierung bei Epilepsie.
Zusatztherapie bei primär generalisierten tonisch-klonischen Anfällen bei idiopathischer generalisierter Epilepsie.
AA: Oral vor dem Schlafengehen. Zum Einnehmen nach Zubereitung.
Details siehe Austria Codex - Fachinformation.
DO: Personen ab 12 Jahren: Fokale Anfälle: TD initial 2 mg; Erhaltungsdosis 4-8 mg tgl.
Generalisierte Anfälle: TD initial 2 mg, nach Bedarf um jeweils 2 mg steigern, Erhaltungsdosis bis 8(-12) mg tgl.
MTD 12 mg, bei Leberschäden 8 mg. Keine Daten an Kindern.
SST: Nicht empfohlen. Wirksamkeit oraler Kontrazeptiva vermindert.
NW: ZNS (Schwindel, Somnolenz), Psyche (Aggression), Auge, Übelkeit, Rückenschmerzen, Gewichtszunahme, Sturz, Haut (Steven-Johnsons-Syndrom, DRESS).
WW: Vorsicht: Wirksamkeit oraler Kontrazeptiva vermindert (zusätzliche Verhütungsmethode empfohlen); Alkohol oder ZNS-Dämpfer additiv. Kombination mit anderen Antiepileptika (Lebertoxizität).
WH: Ausschleichend absetzen. Auf suizidales Verhalten, erhöhtes Sturzrisiko, Aggression, Missbrauchspotential achten. Verkehrshinweis.
PG: 340 ML * (EKO: N) [€ 225,50]

Gabadal 600 mg - Filmtabletten 02D03, 09A06
(Z.Nr. 1-25547) RP. P. N03AX12

ZI: Pharmaselect International, Wien
Z: 1 Filmtablette enthält: Gabapentin 600 mg, Hydroxypropylcellulose LH-21, Rizinusöl, hydriertes, Cellulose, mikrokristalline, Hydroxypropylcellulose, Natriumdodecylsulfat, Magnesium stearat, Opadry II 85F18422 weiss (entspr. Poly(vinylalkohol), teilweise hydrolysiert) (entspr. Titandioxid) (entspr. Macrogol) (entspr. Talkum).
EW: Antikonvulsivum.
AG: Mono- oder Zusatztherapie der Epilepsie, neuropathischer Schmerz.
AA: Unzerkaut mit Flüssigkeit.
DO: Epilepsie: TD initial 300 mg, um 300 mg bis zum Wirkungsoptimum steigern. MTD 3600 mg.
Kinder ab 6 Jahren: TD initial 10-15 mg/kg KG, dann 25-35(-50) mg/kg KG.
Neuropathischer Schmerz: TD initial 900 mg in 3 ED, dann auf bis 3600 mg steigern (nur für Erwachsene).
Dosisreduktion bei Nierenschäden und Hämodialyse.
SST: Nutzen/Risiko-Abwägung, nicht stillen.
NW: ZNS (Somnolenz, Schwindel, Ataxie), Atemdepression, Psyche, Magen/Darm, Infektionen, Bewegungsapparat, Atemwege, Augen, Pruritus, Blutbild, Rash, schwere Hautreaktionen, Arzneimittelexanthem mit Eosinophilie, Anaphylaxie, Stoffwechsel, Krampfanfälle, Pankreatitis, Gelbsucht, Stürze nach Schwindel und Somnolenz.
WW: Vorsicht: Antazida (2 Stunden Abstand). Morphine erhöhen Gabapentin-Konzentration. Opioide (ZNS- und Atemdepression verstärkt).
GE: Missbrauch und Abhängigkeit möglich.
WH: Dosis allmählich (über mindestens 1 Woche) reduzieren. Verkehrshinweis. Auf suizidales Risiko achten.
PG: 100 ST IND (EKO: G) [€ 66,25]

Gabadal 800 mg - Filmtabletten 02D03, 09A06
(Z.Nr. 1-25549) RP. P. nicht im Handel. N03AX12

Gabadal 300 mg - Kapseln 02D03, 09A06
(Z.Nr. 1-24924) RP. P. N03AX12

ZI: Pharmaselect International, Wien
Z: 1 Kapsel enthält: Gabapentin 300 mg, Cellulose, mikrokristalline, Natriumdodecylsulfat, Magnesium stearat, Gelatine, Titandioxid, Eisenoxid rot.
Kurzinformation: siehe Gabadal 600 mg - Filmtabletten, → S. 611
PG: 100 ST IND (EKO: G) [€ 48,35]

Gabadal 400 mg - Kapseln 02D03, 09A06
(Z.Nr. 1-24923) RP. P. nicht im Handel. N03AX12

Gabapentin 1A Pharma 300 mg - Hartkapseln 02D03, 09A06
(Z.Nr. 1-27113) RP. P. N03AX12

ZI: 1A Pharma, Wien
Z: 1 Hartkapsel enthält: Gabapentin 300 mg, Kapselinhalt: Maisstärke, vorverkleistert, Maisstärke, Talkum, Siliciumdioxid, hochdispers, wasserfrei; Kapselhülle: Gelatine, Natriumdodecylsulfat, Titandioxid, Eisenoxid gelb.
Kurzinformation: siehe Gabadal 600 mg - Filmtabletten, → S. 611
PG: 100 ST IND (EKO: G) [€ 48,40]

Gabapentin 1A Pharma 400 mg - Hartkapseln 02D03, 09A06
(Z.Nr. 1-27114) RP. P. N03AX12

ZI: 1A Pharma, Wien
Z: 1 Hartkapsel enthält: Gabapentin 400 mg, Kapselinhalt: Maisstärke, vorverkleistert, Maisstärke, Talkum, Siliciumdioxid, hochdispers, wasserfrei; Kapselhülle: Gelatine, Natriumdodecylsulfat, Titandioxid, Eisenoxid gelb, Eisenoxid rot.
Kurzinformation: siehe Gabadal 600 mg - Filmtabletten, → S. 611
PG: 100 ST IND (EKO: G) [€ 52,40]

Gabapentin Accord 100 mg - Hartkapseln 02D03, 09A06
(Z.Nr. 1-37281) RP. P. N03AX12

ZI: Accord Healthcare, Utrecht, Niederlande
Z: 1 Hartkapsel enthält: Gabapentin 100 mg, Maisstärke, Copovidon, Poloxamer 407, Magnesium stearat; Kapselhülle: Gelatine, Natrium laurylsulfat, Titandioxid; Drucktinte: Schellack, Propylenglykol, Ammoniaklösung, konzentriert, Indigocarmin-Aluminiumsalz.
Kurzinformation: siehe Gabadal 600 mg - Filmtabletten, → S. 611
PG: 100 ST * (EKO: N) [€ 49,05]

Gabapentin Accord 300 mg - Hartkapseln 02D03, 09A06
(Z.Nr. 1-37282) RP. P. N03AX12

ZI: Accord Healthcare, Utrecht, Niederlande
Z: 1 Hartkapsel enthält: Gabapentin 300 mg, Maisstärke, Copovidon, Poloxamer 407, Magnesium stearat; Kapselhülle: Gelatine, Natrium laurylsulfat, Titandioxid, Eisenoxid gelb; Drucktinte: Schellack, Propylenglykol, Ammoniaklösung, konzentriert, Indigocarmin-Aluminiumsalz.
Kurzinformation: siehe Gabadal 600 mg - Filmtabletten, → S. 611
PG: 100 ST * (EKO: N) [€ 49,05]

Gabapentin Accord 400 mg - Hartkapseln 02D03, 09A06
(Z.Nr. 1-37283) RP. P. N03AX12

ZI: Accord Healthcare, Utrecht, Niederlande
Z: 1 Hartkapsel enthält: Gabapentin 400 mg, Maisstärke, Copovidon, Poloxamer 407, Magnesium stearat; Kapselhülle: Gelatine, Natrium laurylsulfat, Titandioxid, Eisenoxid rot, Eisenoxid gelb; Drucktinte: Schellack, Propylenglykol, Ammoniaklösung, konzentriert, Indigocarmin-Aluminiumsalz.
Kurzinformation: siehe Gabadal 600 mg - Filmtabletten, → S. 611
PG: 100 ST * (EKO: N) [€ 49,05]

Gabapentin Arcana 300 mg - Hartkapseln 02D03, 09A06
(Z.Nr. 1-25469) RP. P. N03AX12

ZI: Arcana Arzneimittel, Wien
Z: 1 Hartkapsel enthält: Gabapentin 300 mg, Kapselinhalt: Cellulose, mikrokristalline, Magnesium stearat, Natriumdodecylsulfat; Kapselhülle: Gelatine, Eisenoxid rot, Titandioxid.
Kurzinformation: siehe Gabadal 600 mg - Filmtabletten, → S. 611
PG: 100 ST IND (EKO: G) [€ 48,55]

Gabapentin Arcana 400 mg - Hartkapseln 02D03, 09A06
(Z.Nr. 1-25470) RP. P. N03AX12

ZI: Arcana Arzneimittel, Wien
Z: 1 Hartkapsel enthält: Gabapentin 400 mg, Kapselinhalt: Cellulose, mikrokristalline, Magnesium stearat, Natriumdodecylsulfat; Kapselhülle: Gelatine, Titandioxid.
Kurzinformation: siehe Gabadal 600 mg - Filmtabletten, → S. 611
PG: 100 ST IND (EKO: G) [€ 52,55]

Gabapentin Genericon 300 mg - Kapseln 02D03, 09A06
(Z.Nr. 1-27646) RP. P. N03AX12

ZI: Genericon Pharma, Graz
Z: 1 Kapsel enthält: Gabapentin 300 mg, Kapselinhalt: Lactose, wasserfrei 67,5 mg, Maisstärke, Talkum; Kapselhülle: Gelatine, Titandioxid, Eisenoxid gelb.
EW: Antikonvulsivum.
AG: Mono- oder Zusatztherapie der Epilepsie, neuropathischer Schmerz.
AA: Unzerkaut mit Flüssigkeit.
DO: Epilepsie: TD initial 300 mg, um 300 mg bis zum Wirkungsoptimum steigern. MTD 3600 mg.
Kinder ab 6 Jahren: TD initial 10-15 mg/kg KG, dann 25-35(-50) mg/kg KG.
Neuropathischer Schmerz: TD initial 900 mg in 3 ED, dann auf bis 3600 mg steigern (nur für Erwachsene).
Dosisreduktion bei Nierenschäden und Hämodialyse.
SST: Nutzen/Risiko-Abwägung, nicht stillen.
NW: ZNS (Somnolenz, Schwindel, Ataxie), Atemdepression, Psyche (suizidales Verhalten), Magen/Darm, Infektionen, Bewegungsapparat, Atemwege, Augen, Pruritus, Blutbild, Rash, schwere Hautreaktionen, Arzneimittelexanthem mit Eosinophilie (DRESS), Anaphylaxie, Stoffwechsel, Krampfanfälle, akute Pankreatitis, Gelbsucht, Stürze nach Schwindel und Somnolenz.
WW: Vorsicht: Antazida (2 Stunden Abstand). Morphine erhöhen Gabapentin-Konzentration. Opioide (ZNS- und Atemdepression verstärkt).
GE: Missbrauch und Abhängigkeit sowie Entzugserscheinungen möglich.
WH: Dosis allmählich (über mindestens 1 Woche) reduzieren. Verkehrshinweis. Auf suizidales Risiko achten.
PG: 30 ST * (EKO: N) [€ 27,60 n.l.], 100 ST IND (EKO: G) [€ 48,40]

Gabapentin Genericon 400 mg - Kapseln 02D03, 09A06
(Z.Nr. 1-27647) RP. P. N03AX12

ZI: Genericon Pharma, Graz
Z: 1 Kapsel enthält: Gabapentin 400 mg, Kapselinhalt: Lactose,

G

wasserfrei 90 mg, Maisstärke, Talkum; Kapselhülle: Gelatine, Titandioxid, Eisenoxid gelb, Eisenoxid rot.
Kurzinformation: siehe Gabapentin Genericon 300 mg - Kapseln, →S. 611
PG: 100 ST IND (EKO: G) [€ 52,40]

Gabapentin Hexal 100 mg - Hartkapseln 02D03, 09A06, N03AX12
(Z.Nr. 1-27104) RP. P.
ZI: Hexal Pharma, Wien
Z: 1 Hartkapsel enthält: Gabapentin 100 mg, Kapselinhalt: Maisstärke, vorverkleistert, Maisstärke, Talkum, Siliciumdioxid, hochdispers, wasserfrei; Kapselhülle: Gelatine, Natriumdodecylsulfat, Titandioxid.
Kurzinformation: siehe Gabadal 600 mg - Filmtabletten, →S. 611
PG: 100 ST IND (EKO: G) [€ 52,30]

Gabapentin Hexal 300 mg - Hartkapseln 02D03, 09A06, N03AX12
(Z.Nr. 1-27105) RP. P.
ZI: Hexal Pharma, Wien
Z: 1 Hartkapsel enthält: Gabapentin 300 mg, Kapselinhalt: Maisstärke, vorverkleistert, Maisstärke, Talkum, Siliciumdioxid, hochdispers, wasserfrei; Kapselhülle: Gelatine, Natriumdodecylsulfat, Titandioxid, Eisenoxid gelb.
Kurzinformation: siehe Gabadal 600 mg - Filmtabletten, →S. 611
PG: 100 ST IND (EKO: G) [€ 57,35]

Gabapentin Hexal 400 mg - Hartkapseln 02D03, 09A06, N03AX12
(Z.Nr. 1-27106) RP. P.
ZI: Hexal Pharma, Wien
Z: 1 Hartkapsel enthält: Gabapentin 400 mg, Kapselinhalt: Maisstärke, vorverkleistert, Maisstärke, Talkum, Siliciumdioxid, hochdispers, wasserfrei; Kapselhülle: Gelatine, Natriumdodecylsulfat, Titandioxid, Eisenoxid gelb, Eisenoxid rot.
Kurzinformation: siehe Gabadal 600 mg - Filmtabletten, →S. 611
PG: 100 ST IND (EKO: G) [€ 61,85]

Gabapentin Pfizer 600 mg - Filmtabletten 02D03, 09A06, N03AX12
(Z.Nr. 1-30616) RP. P.
ZI: Pfizer Corporation Austria, Wien
Z: 1 Filmtablette enthält: Gabapentin 600 mg, Tablettenkern: Poloxamer 407, Copovidon, Maisstärke, Magnesium stearat; Tablettenfilm: Opadry white YS-18111: (entspr. Hydroxypropylcellulose) (entspr. Talkum).
Kurzinformation: siehe Gabadal 600 mg - Filmtabletten, →S. 611
PG: 100 ST IND (EKO: G) [€ 56,60]

Gabapentin Pfizer 800 mg - Filmtabletten 02D03, 09A06, N03AX12
(Z.Nr. 1-30617) RP. P.
ZI: Pfizer Corporation Austria, Wien
Z: 1 Filmtablette enthält: Gabapentin 800 mg, Tablettenkern: Poloxamer 407, Copovidon, Maisstärke, Magnesium stearat; Tablettenfilm: Opadry white YS-18111: (entspr. Hydroxypropylcellulose) (entspr. Talkum).
Kurzinformation: siehe Gabadal 600 mg - Filmtabletten, →S. 611
PG: 100 ST IND (EKO: G) [€ 60,90]

Gabapentin Pfizer 300 mg - Hartkapseln 02D03, 09A06, N03AX12
(Z.Nr. 1-30614) RP. P.
ZI: Pfizer Corporation Austria, Wien
Z: 1 Kapsel enthält: Gabapentin 300 mg, Kapselinhalt: Lactose 41 mg (entspr. Lactose monohydrat), Maisstärke, Talkum; Kapselhülle: Gelatine, Natrium laurylsulfat, Titandioxid, Eisenoxid gelb; Drucktinte: Schellack, Titandioxid, Indigocarmin-Aluminiumsalz.
Kurzinformation: siehe Gabadal 600 mg - Filmtabletten, →S. 611
PG: 100 ST IND (EKO: G) [€ 48,35]

Gabapentin Pfizer 400 mg - Hartkapseln 02D03, 09A06, N03AX12
(Z.Nr. 1-30615) RP. P.
ZI: Pfizer Corporation Austria, Wien
Z: 1 Kapsel enthält: Gabapentin 400 mg, Kapselinhalt: Lactose 54 mg (entspr. Lactose monohydrat), Maisstärke, Talkum; Kapselhülle: Gelatine, Natrium laurylsulfat, Titandioxid, Eisenoxid gelb, Eisenoxid rot; Drucktinte: Schellack, Titandioxid, Indigocarmin-Aluminiumsalz.
Kurzinformation: siehe Gabadal 600 mg - Filmtabletten, →S. 611
PG: 100 ST IND (EKO: G) [€ 52,35]

Gabapentin "ratiopharm" 600 mg - Filmtabletten 02D03, 09A06, N03AX12
(Z.Nr. 1-25506) RP. P.
ZI: Teva, Haarlem, Niederlande
Z: 1 Filmtablette enthält: Gabapentin 600 mg, Kern: Copovidon, Cellulose, mikrokristalline, Crospovidon Typ A, Talk, Magnesium stearat; Filmüberzug: Poly(vinylalkohol), Titandioxid, Polyethylenglycol, Talk.
Kurzinformation: siehe Gabadal 600 mg - Filmtabletten, →S. 611
PG: 100 ST IND (EKO: G) [€ 66,30]

Gabapentin "ratiopharm" 800 mg - Filmtabletten 02D03, 09A06, N03AX12
(Z.Nr. 1-25507) RP. P.
ZI: Teva, Haarlem, Niederlande
Z: 1 Filmtablette enthält: Gabapentin 800 mg, Kern: Copovidon, Cellulose, mikrokristalline, Crospovidon Typ A, Talk, Magnesium stearat; Filmüberzug: Poly(vinylalkohol), Titandioxid, Polyethylenglycol, Talk.
Kurzinformation: siehe Gabadal 600 mg - Filmtabletten, →S. 611
PG: 100 ST IND (EKO: G) [€ 61,10]

Gabapentin "ratiopharm" 300 mg - Kapseln 02D03, 09A06, N03AX12
(Z.Nr. 1-25782) RP. P.
ZI: Teva, Haarlem, Niederlande
Z: 1 Kapsel enthält: Gabapentin 300 mg, Lactose, wasserfrei 67,5 mg, Maisstärke, Talkum, Gelatine, Titandioxid, Eisenoxid gelb, Drucktinte 10A1 black: Schellack, Propylenglycol, Eisenoxid schwarz oder Drucktinte 10A2 black: Schellack, Propylenglycol, Eisenoxid schwarz, Kaliumhydroxid.
Kurzinformation: siehe Gabadal 600 mg - Filmtabletten, →S. 611
PG: 100 ST IND (EKO: G) [€ 57,40]

Gabapentin "ratiopharm" 400 mg - Kapseln 02D03, 09A06, N03AX12
(Z.Nr. 1-25783) RP. P.
ZI: Teva, Haarlem, Niederlande
Z: 1 Kapsel enthält: Gabapentin 400 mg, Lactose, wasserfrei 90 mg, Maisstärke, Talkum, Gelatine, Titandioxid, Eisenoxid gelb, Eisenoxid rot, Drucktinte 10A1 black: Schellack, Propylenglycol, Eisenoxid schwarz oder Drucktinte 10A2 black: Schellack, Propylenglycol, Eisenoxid schwarz, Kaliumhydroxid.
Kurzinformation: siehe Gabadal 600 mg - Filmtabletten, →S. 611
PG: 100 ST IND (EKO: G) [€ 61,90]

Gabapentin Sandoz 100 mg - Hartkapseln 02D03, 09A06, N03AX12
(Z.Nr. 1-27091) RP. P. nicht im Handel.

Gabapentin Sandoz 300 mg - Hartkapseln 02D03, 09A06, N03AX12
(Z.Nr. 1-27097) RP. P. nicht im Handel.

Gabapentin Sandoz 400 mg - Hartkapseln 02D03, 09A06, N03AX12
(Z.Nr. 1-27099) RP. P. nicht im Handel.

Gabbrovet 140 mg/ml - Lösung zum Eingeben über Trinkwasser, Milch oder Milchaustauscher für Saugkälber und Schweine 801AD
(Z.Nr. 8-38230) NR. P. VNW. QA07AA06
ZI: Ceva Sante Animale, Libourne, Frankreich
Z: 1 ml Lösung enthält: Paromomycin 140 mg (entspr. Paromomycin sulfat 200 mg), Benzylalkohol 7,5 mg, Natrium metabisulfit 3 mg, Natrium edetat, Wasser, gereinigtes.
EW: Aminoglykosid-Antibiotikum.
AG: Magen-Darm-Infektionen durch Paromomycin-empfindliche Escherichia coli.
AA: Zum Eingeben (bei Saugkälbern über Milch/Milchaustauscher, bei Schweinen über das Trinkwasser).
DO: Saugkälber: 1,25-2,5 ml Tierarzneimittel/10 kg KG tgl. über 3-5 Tage.
Schweine: 1,25-2 ml Tierarzneimittel/10 kg KG tgl. über 3-5 Tage.
GA: Nieren-, Leberschäden, ruminierende Tiere, Puten.
SST: Nicht empfohlen.
NW: Selten weicher Kot. Oto- und Nephrotoxizität.
WW: Nicht mit starken Diuretika, oto- und nephrotoxischen Substanzen anwenden. Narkotika, Muskelrelaxantien erhöhen die Nerven blockierende Wirkung von Aminoglykosiden.
WH: Bei unzureichender Wasser/Milch- Aufnahme Tiere parenteral behandeln. Niere kontrollieren.
VNW: Essbare Gewebe: Saugkalb 20 Tage, Schwein 3 Tage
PG: 250 ML VNW [€ 80,55], 500 ML VNW [€ 141,80], 1 L VNW [€ 253,95]

Gacela Schlankheits - Tabletten 04X
(Z.Nr. 3-00219) RPF. P. V03AX
ZI: Marien Apotheke, Dr.H.Reuther/Inh.C.Reither, Prien, Deutschland
Z: 1 Tablette enthält: Calotropis gigantea (Homöopathie) D4 64 mg, Lactose monohydrat, Magnesium stearat, Maisstärke, Stärke, vorverkleistert.
EW: Homöopathikum.
AG: Gewichtsreduktion.
AA: Vor den Mahlzeiten im Mund zergehen lassen.
DO: 2-3mal tgl. 2 Tabletten, bei Beginn von Schlankheitskuren stündlich 1 Tablette. Keine Erfahrungen an Kindern und Jugendlichen.
SST: Nicht empfohlen.
PG: 150 ST * (EKO: N) [€ 27,45]

Gadograf 1,0 mmol/ml - Injektionslösung 24D01
(Z.Nr. 1-39172) NR. P. nicht im Handel. V08CA09

Gadograf 1,0 mmol/ml - Injektionslösung in Fertigspritzen 24D01
(Z.Nr. 1-39171) NR. P. nicht im Handel. V08CA09

Gadovist 1,0 mmol/ml - Injektionslösung 24D01
(Z.Nr. 1-23810) NR. P. V08CA09
ZI: Bayer Austria, Wien
Z: 1 ml Injektionslösung enthält: Gadobutrol 604,72 mg (entspr. → 1 mmol) (entspr. Gadolinium 157,25 mg), Calcobutrol natrium (entspr. Natrium 0,013 mg), Trometamol, Salzsäure 1N (zur pH-Einstellung), Wasser für Injektionszwecke.
EW: Paramagnetisches Kontrastmittel.
AG: Kontrastverstärkung bei der kranialen und spinalen Magnetresonanztomographie (MRT), bei der MRT der Leber oder Nieren und bei der Magnet- resonanzangiographie (CE-MRA). Bildgebende MR-Untersuchungen pathologischer Strukturen im gesamten Körper.
Nur anwenden, wenn diagnostische Information mit MRT ohne Kontrastmittelverstärkung nicht erhoben werden kann.
AA: I.v. Bolusinjektion am liegenden Patienten.
DO: Möglichst niedrig! Alle Alter: 0,1 mmol/kg KG (=0,1 ml/kg KG der 1,0 M Lösung).
CE-MRA: 1 Bildfeld: 0,1-0,15 mmol/kg KG Mehr als 1 Bildfeld: 0,2-0,3 mmol/kg KG.
MRT des gesamten Körpers: 0,1 ml/kg KG.
SST: Zwingende Indikationsstellung, 24 Std. nicht stillen.
NW: Überempfindlichkeit (bis Schock), Kreislauf- und Atemstillstand, Magen/Darm, Vegetativum, lokale Schmerzen, Kopfschmerzen, Niere.
WH: Vorsicht im 1. Lebensjahr, bei älteren Patienten, schweren Nierenschäden (vor Kontrastmittelanwendung abklären) schweren Herzschäden, in der perioperativen Phase einer Lebertransplantation, bei Hypokaliämie, QT-Syndrom, herabgesetzter Krampfschwelle. Auf nephrogene systemische Fibrose (NSF) achten.
PG: **DFL 15ML** 10 ST * (EKO: N) [€ 1.979,05], **DFL 30ML** 10 ST * (EKO: N) [€ 3.562,70], **IFL 65ML** 1 ST * (EKO: N) [€ 762,80]

Gadovist 1,0 mmol/ml - Injektionslösung in Fertigspritzen/Patronen 24D01
(Z.Nr. 1-24111) NR. P. V08CA09
ZI: Bayer Austria, Wien
Z: 1 ml Injektionslösung enthält: Gadobutrol 604,72 mg (entspr. → 1 mmol) (entspr. Gadolinium 157,25 mg), Calcobutrol natrium (entspr. Natrium 0,013 mg), Trometamol, Salzsäure 1N (zur pH-Einstellung), Wasser für Injektionszwecke.
Kurzinformation: siehe Gadovist 1,0 mmol/ml - Injektionslösung, → S. 613
PG: **5ML** 5 ST * (EKO: N) [€ 512,55], **7,5ML** 5 ST * (EKO: N) [€ 670,75], **10ML** 5 ST * (EKO: N) [€ 810,45]

🐾 Galactobene Max 750 mg - Lösung zur intramammären Anwendung für Rinder 801AZ
(Z.Nr. 8-38514) NR. P. VNW. QJ51FF02
ZI: PRO ZOON Pharma, Wels
Z: 1 Injektor zu 5 g enthält: Lincomycin 750 mg (entspr. Lincomycin hydrochlorid 850 mg), Hypromellose, Wasser für Injektionszwecke.
EW: Antibiotikum (Lincosamid).
AG: Klinische Mastitis bei laktierenden Rindern, verursacht durch Streptokokken, sowie bei Jungrindern (1. und 2. Laktation), verursacht durch Staphylococcus aureus.
AA: Injektor in den Zitzenkanal einführen und Inhalt des Injektors applizieren.
DO: 1 Injektor pro zu behandelndem Euterviertel. Anwendung 3mal im Abstand von 12 Std.
GA: Subklinische Mastitis.
SST: Zur Anwendung vorgesehen. Vorsicht bei laktierenden Kühen mit Kälbern (gastrointestinale NW bei sehr jungen Kälbern möglich).
WW: Neuromuskuläre Blocker verstärkt.
WH: Ev. auch eutergängiges Antibiotikum parenteral verabreichen.
VNW: Essbare Gewebe 3 Tage, Milch 84 Std. (7 Gemelke).
PG: 20 ST VNW [€ 126,65]

▼ Galafold 123 mg - Hartkapseln 27C01
(Z.Nr. EU/1/15/1082/*) NR. P. A16AX14
ZI: Amicus Therapeutics Europe, Dublin, Irland
Z: 1 Kapsel enthält: Migalastat 123 mg (entspr. Migalastat hydrochlorid), Kapselinhalt: Maisstärke, vorverkleistert, Magnesium stearat; Kapselhülle: Gelatine, Titandioxid, Indigotin; Drucktinte: Schellack, Eisen(II,III)-oxid, Kaliumhydroxid.
EW: Bindet an GLA-Mutationen.
AG: Dauerbehandlung des Morbus Fabry (alpha-Galaktosidase A-Mangel) bei auf die Behandlung ansprechenden Mutationen.
AA: Mindestens 2 Std. vor oder nach einer festen Mahlzeit Kapsel im Ganzen schlucken.
DO: Personen ab 16 Jahren: 1 Kapsel jeden 2. Tag zur gleichen Uhrzeit.
SST: In der Schwangerschaft nicht empfohlen. Nutzen/Risiko-Abwägung in der Stillzeit.
NW: Kopfschmerzen, Depression, Schwindel, Herzklopfen, Dyspnoe, Magen/Darm, Haut, Muskelspasmen, Untersuchungen.
WH: Nicht zur gleichzeitigen Anwendung mit Enzymersatztherapie. Kontrollen: Niere, Herz (Echokardiographie), Biochemie. Bei schweren Nierenschäden nicht empfohlen.
PG: 14 ST RE1 (EKO: Y) [€ 22.134,40]

Galantamin Actavis 8 mg - Retardkapseln 49E01
(Z.Nr. 1-31619) RP. P. N06DA04
ZI: Actavis Group PTC, Hafnarfjördur, Island
Z: 1 Retardkapsel enthält: Galantamin 8 mg (entspr. Galantamin hydrobromid), Kapselinhalt: Cellulose, mikrokristalline, Hypromellose, Ethylcellulose, Magnesium stearat; Kapselhülle: Gelatine, Titandioxid.
EW: Acetylcholinesterasehemmer.
AG: Leichte bis mittelschwere Demenz vom Alzheimer-Typ.
AA: 1mal tgl. (morgens) mit einer Mahlzeit unzerkaut einnehmen; bei Schluckbeschwerden Kapseln öffnen und Tablettenkerne unzerkaut und unzerdrückt mit etwas Flüssigkeit einnehmen.
DO: TD: Initial 8 mg, Erhaltungsdosis 16(-24) mg.
Bei Leberschäden TD 4-8 mg.
Für Kinder und Jugendliche nicht empfohlen.
GA: Schwere Leber- und Nierenschäden.
SST: Vorsicht, nicht stillen.
NW: Magen/Darm, ZNS (Krämpfe), Psyche, Tremor, Herz/Kreislauf (Bradykardie, Extrasystolen), vermehrtes Schwitzen, Müdigkeit, Gewichtsabnahme, Stürze, Haut (auch schwere Reaktionen).
WW: Nicht mit anderen Cholinomimetika oder bradykarden Substanzen (Digoxin, Beta-Blocker) kombinieren; Succinylcholin verstärkt. Vorsicht mit CYP2D6 und CYP3A4 Inhibitoren. Anticholinergika antagonisiert.
WH: Vorsicht bei Herz/Kreislauf-, Magen/Darm-Erkrankungen, neurologischen Störungen, Lungenerkrankungen, Obstruktion der Harnwege, Anästhesie, Verkehrshinweis. Exakte Diagnose "Alzheimer" stellen.
Bei Überdosierung Antidot Atropin (initial 0,5-1 mg i.v.).
PG: 7 ST RE2 (EKO: Y) [€ 8,65], 28 ST RE2 (2) (EKO: Y) [€ 30,80]

Galantamin Actavis 16 mg - Retardkapseln 49E01
(Z.Nr. 1-31620) RP. P. N06DA04
ZI: Actavis Group PTC, Hafnarfjördur, Island
Z: 1 Retardkapsel enthält: Galantamin 16 mg (entspr. Galantamin hydrobromid), Kapselinhalt: Cellulose, mikrokristalline, Hypromellose, Ethylcellulose, Magnesium stearat; Kapselhülle: Gelatine, Titandioxid, Eisenoxid rot.
Kurzinformation: siehe Galantamin Actavis 8 mg - Retardkapseln, → S. 613
PG: 28 ST RE2 (2) (EKO: Y) [€ 49,75]

Galantamin Actavis 24 mg - Retardkapseln 49E01
(Z.Nr. 1-31621) RP. P. N06DA04
ZI: Actavis Group PTC, Hafnarfjördur, Island
Z: 1 Retardkapsel enthält: Galantamin 24 mg (entspr. Galantamin hydrobromid), Kapselinhalt: Cellulose, mikrokristalline, Hypromellose, Ethylcellulose, Magnesium stearat; Kapselhülle: Gelatine, Titandioxid, Indigocarmin, Erythrosin, Eisenoxid rot, Eisenoxid gelb.
Kurzinformation: siehe Galantamin Actavis 8 mg - Retardkapseln, → S. 613
PG: 28 ST RE2 (2) (EKO: Y) [€ 58,10]

Galantamin Aristo 8 mg - Retardkapseln 49E01
(Z.Nr. 1-31659) RP. P. N06DA04
ZI: Aristo Pharma, Berlin, Deutschland

G

Z: 1 Retardkapsel enthält: Galantamin 8 mg (entspr. Galantamin hydrobromid), Kapselinhalt: Cellulose, mikrokristalline, Hypromellose, Ethylcellulose, Magnesium stearat; Kapselhülle: Gelatine, Titandioxid.
Kurzinformation: siehe Galantamin Actavis 8 mg - Retardkapseln, → S. 613
PG: 7 ST RE2 (EKO: Y) [€ 8,60], 28 ST RE2 (2) (EKO: Y) [€ 30,55]

Galantamin Aristo 16 mg - Retardkapseln 49E01
(Z.Nr. 1-31660) RP. P. N06DA04
ZI: Aristo Pharma, Berlin, Deutschland
Z: 1 Retardkapsel enthält: Galantamin 16 mg (entspr. Galantamin hydrobromid), Kapselinhalt: Cellulose, mikrokristalline, Hypromellose, Ethylcellulose, Magnesium stearat; Kapselhülle: Gelatine, Titandioxid.
Kurzinformation: siehe Galantamin Actavis 8 mg - Retardkapseln, → S. 613
PG: 28 ST RE2 (2) (EKO: Y) [€ 49,55]

G

Galantamin Aristo 24 mg - Retardkapseln 49E01
(Z.Nr. 1-31661) RP. P. N06DA04
ZI: Aristo Pharma, Berlin, Deutschland
Z: 1 Retardkapsel enthält: Galantamin 24 mg (entspr. Galantamin hydrobromid), Kapselinhalt: Cellulose, mikrokristalline, Hypromellose, Ethylcellulose, Magnesium stearat; Kapselhülle: Gelatine, Titandioxid.
Kurzinformation: siehe Galantamin Actavis 8 mg - Retardkapseln, → S. 613
PG: 28 ST RE2 (2) (EKO: Y) [€ 57,90]

Galantamin Krka 8 mg - Retardkapseln 49E01
(Z.Nr. 1-30483) RP. P. N06DA04
ZI: Krka, Novo Mesto, Slowenien
Z: 1 Retardkapsel enthält: Galantamin 8 mg (entspr. Galantamin hydrobromid), Retardtablettenkern: Natriumdodecylsulfat, Ammoniummethacrylat-Copolymer (Typ B), Hypromellose, Carbomer, Hydroxypropylcellulose, Magnesium stearat, Talkum; Kapselhülle: Gelatine, Titandioxid; Drucktinte: Schellack, Propylenglycol, Ammoniaklösung, Eisenoxid schwarz, Kaliumhydroxid.
Kurzinformation: siehe Galantamin Actavis 8 mg - Retardkapseln, → S. 613
PG: 14 ST RE2 (2) (EKO: Y) [€ 16,60], 30 ST RE2 (2) (EKO: Y) [€ 33,20]

Galantamin Krka 16 mg - Retardkapseln 49E01
(Z.Nr. 1-30484) RP. P. N06DA04
ZI: Krka, Novo Mesto, Slowenien
Z: 1 Retardkapsel enthält: Galantamin 16 mg (entspr. Galantamin hydrobromid), Retardtablettenkern: Natriumdodecylsulfat, Ammoniummethacrylat-Copolymer (Typ B), Hypromellose, Carbomer, Hydroxypropylcellulose, Magnesium stearat, Talkum; Kapselhülle: Gelatine, Titandioxid, Eisenoxid rot, Eisenoxid gelb; Drucktinte: Schellack, Propylenglycol, Ammoniaklösung, Eisenoxid schwarz, Kaliumhydroxid.
Kurzinformation: siehe Galantamin Actavis 8 mg - Retardkapseln, → S. 613
PG: 30 ST RE2 (2) (EKO: Y) [€ 53,50]

Galantamin Krka 24 mg - Retardkapseln 49E01
(Z.Nr. 1-30485) RP. P. N06DA04
ZI: Krka, Novo Mesto, Slowenien
Z: 1 Retardkapsel enthält: Galantamin 24 mg (entspr. Galantamin hydrobromid), Retardtablettenkern: Natriumdodecylsulfat, Ammoniummethacrylat-Copolymer (Typ B), Hypromellose, Carbomer, Hydroxypropylcellulose, Magnesium stearat, Talkum; Kapselhülle: Gelatine, Titandioxid, Eisenoxid rot, Eisenoxid gelb; Drucktinte: Schellack, Propylenglycol, Ammoniaklösung, Eisenoxid schwarz, Kaliumhydroxid.
Kurzinformation: siehe Galantamin Actavis 8 mg - Retardkapseln, → S. 613
PG: 14 ST RE2 (EKO: Y) [€ 30,20], 30 ST RE2 (2) (EKO: Y) [€ 62,45]

Galantamin ratiopharm GmbH 8 mg - Retardkapseln 49E01
(Z.Nr. 1-31802) RP. P. N06DA04
ZI: Teva, Haarlem, Niederlande
Z: 1 Retardkapsel enthält: Galantamin 8 mg (entspr. Galantamin hydrobromid), Kapselinhalt: Cellulose, mikrokristalline, Hypromellose, Ethylcellulose, Magnesium stearat, Kapselhülle: Gelatine, Titandioxid.
Kurzinformation: siehe Galantamin Actavis 8 mg - Retardkapseln, → S. 613
PG: 10 ST RE2 (EKO: Y) [€ 11,80], 30 ST RE2 (2) (EKO: Y) [€ 30,35]

Galantamin ratiopharm GmbH 16 mg - Retardkapseln 49E01
(Z.Nr. 1-31803) RP. P. N06DA04
ZI: Teva, Haarlem, Niederlande
Z: 1 Retardkapsel enthält: Galantamin 16 mg (entspr. Galantamin hydrobromid), Kapselinhalt: Cellulose, mikrokristalline, Hypromellose, Ethylcellulose, Magnesium stearat, Kapselhülle: Gelatine, Titandioxid, Eisenoxid rot.
Kurzinformation: siehe Galantamin Actavis 8 mg - Retardkapseln, → S. 613
PG: 30 ST RE2 (2) (EKO: Y) [€ 49,40]

Galantamin ratiopharm GmbH 24 mg - Retardkapseln 49E01
(Z.Nr. 1-31804) RP. P. N06DA04
ZI: Teva, Haarlem, Niederlande
Z: 1 Retardkapsel enthält: Galantamin 24 mg (entspr. Galantamin hydrobromid), Kapselinhalt: Cellulose, mikrokristalline, Hypromellose, Ethylcellulose, Magnesium stearat, Kapselhülle: Gelatine, Titandioxid, Indigocarmin, Erythrosin, Eisenoxid rot, Eisenoxid gelb.
Kurzinformation: siehe Galantamin Actavis 8 mg - Retardkapseln, → S. 613
PG: 30 ST RE2 (2) (EKO: Y) [€ 57,70]

Galantamin Sandoz 8 mg - Retardkapseln 49E01
(Z.Nr. 1-30486) RP. P. N06DA04
ZI: Sandoz, Kundl
Z: 1 Retardkapsel enthält: Galantamin 8 mg (entspr. Galantamin hydrobromid), Retardtablettenkern: Natriumdodecylsulfat, Ammoniummethacrylat-Copolymer (Typ B), Hypromellose, Carbomer, Hydroxypropylcellulose, Magnesium stearat, Talkum; Kapselhülle: Gelatine, Titandioxid; Drucktinte: Schellack, Propylenglycol, Ammoniaklösung, Eisenoxid schwarz, Kaliumhydroxid.
Kurzinformation: siehe Galantamin Actavis 8 mg - Retardkapseln, → S. 613
PG: 10 ST RE2 (EKO: Y) [€ 12,70], 30 ST RE2 (2) (EKO: Y) [€ 33,20]

Galantamin Sandoz 16 mg - Retardkapseln 49E01
(Z.Nr. 1-30487) RP. P. N06DA04
ZI: Sandoz, Kundl
Z: 1 Retardkapsel enthält: Galantamin 16 mg (entspr. Galantamin hydrobromid), Retardtablettenkern: Natriumdodecylsulfat, Ammoniummethacrylat-Copolymer (Typ B), Hypromellose, Carbomer, Hydroxypropylcellulose, Magnesium stearat, Talkum; Kapselhülle: Gelatine, Titandioxid, Eisenoxid rot, Eisenoxid gelb; Drucktinte: Schellack, Propylenglycol, Ammoniaklösung, Eisenoxid schwarz, Kaliumhydroxid.
Kurzinformation: siehe Galantamin Actavis 8 mg - Retardkapseln, → S. 613
PG: 30 ST RE2 (2) (EKO: Y) [€ 53,50]

Galantamin Sandoz 24 mg - Retardkapseln 49E01
(Z.Nr. 1-30488) RP. P. N06DA04
ZI: Sandoz, Kundl
Z: 1 Retardkapsel enthält: Galantamin 24 mg (entspr. Galantamin hydrobromid), Retardtablettenkern: Natriumdodecylsulfat, Ammoniummethacrylat-Copolymer (Typ B), Hypromellose, Carbomer, Hydroxypropylcellulose, Magnesium stearat, Talkum; Kapselhülle: Gelatine, Titandioxid, Eisenoxid rot, Eisenoxid gelb; Drucktinte: Schellack, Propylenglycol, Ammoniaklösung, Eisenoxid schwarz, Kaliumhydroxid.
Kurzinformation: siehe Galantamin Actavis 8 mg - Retardkapseln, → S. 613
PG: 30 ST RE2 (2) (EKO: Y) [€ 62,45]

Galastop 50 µg/ml - Lösung zum Eingeben für Hunde 833AZ
(Z.Nr. 8-00224) RP. P. QG02CB03
ZI: Ceva Sante Animale, Libourne, Frankreich
Z: 1 ml ölige Lösung enthält: Cabergolin 50 µg, Kokosfett, raffiniert.
EW: Laktationshemmer (dopaminerg).
AG: Scheinträchtigkeit bei Hündinnen, Suppression der Laktation bei Hündinnen.
AA: Oral (direkt in die Mundhöhle oder mit dem Futter).
DO: 0,1 ml/kg KG 1mal tgl. über 4-6 Tage. Tiere unter 5 kg KG ED 0,25 ml.
GA: Cushing-Syndrom, schwere Leber- oder Nierenschäden, Blutdrucksenker-Therapie, während oder nach operativen Eingriffen.
SST: Anwendung beim trächtigen Tier nicht vorgesehen. Nicht bei

Tieren anwenden, deren Laktation nicht unterbrochen werden soll.
NW: Schläfrigkeit, Anorexie, Erbrechen, Allergien, ZNS.
WH: Nicht für Tiere zur Gewinnung von Lebensmitteln. **Bei Überdosierung** Antidot Metoclopramid (Dopamin-Antagonist) parenteral.
PG: 3 ML VT [€ 15,85], 7 ML VT [€ 26,90], 15 ML VT [€ 46,65], 24 ML VT [€ 61,55]

Galium-Heel - Ampullen 70X
(Z.Nr. 3-37023) RP. P. n.l. V03AX
ZI: Biologische Heilmittel Heel, Baden-Baden, Deutschland
Z: 1 Ampulle zu 1,1 ml (= 1,1 g) enthält: Galium aparine (Homöopathie) D3 0,44 mg, Galium mollugo (Homöopathie) D3 0,44 mg, Sedum acre (Homöopathie) D3 0,55 mg, Sempervivum tectorum var. tectorum (Homöopathie) D4 0,55 mg, Clematis recta (Homöopathie) D4 0,55 mg, Thuja occidentalis (Homöopathie) D3 0,55 mg, Caltha palustris (Homöopathie) D3 0,55 mg, Ononis spinosa (Homöopathie) D4 0,55 mg, Juniperus communis (Homöopathie) D4 0,55 mg, Hedera helix (Homöopathie) D4 0,55 mg, Saponaria officinalis (Homöopathie) D4 0,55 mg, Echinacea (Homöopathie) D5 0,55 mg, Phosphorus (Homöopathie) D8 0,55 mg, Aurum metallicum (Homöopathie) D10 0,55 mg, Apis mellifica (Homöopathie) D12 0,55 mg, Acidum nitricum (Homöopathie) D6 0,55 mg, Pyrogenium-Nosode (Homöopathie) D6 0,55 mg, Urtica urens (Homöopathie) D3 0,22 mg, Calcium fluoratum (Homöopathie) D8 0,55 mg, Argentum metallicum (Homöopathie) D8 0,55 mg, Betula pendula (Homöopathie) D2 0,55 mg, Natriumchlorid, Wasser für Injektionszwecke, Spuren von: Ethanol, Lactose monohydrat.
PG: 10 ST * (EKO: N) [€ 17,55 n.l.], 50 ST * (EKO: N) [€ 71,20 n.l.]

Galium-Heel - Tropfen 33X01
(Z.Nr. 3-37024) RPF. P. nicht im Handel. V03AX

Galle - Donau - Dragees 40B04
(Z.Nr. 0-10202) RPF. P. A05AX
ZI: Phafag Pharma Research & Trading, Linz
Z: 1 Dragee enthält: p-Tolymethylcarbinol-Nikotinsäureester 37,5 mg, Alpha-Naphtylessigsäure 75 mg, Lactose 95,6 mg, Saccharose 64,3 mg, Drageekern: Aerosil, Maisstärke, Magnesium stearat, Talkum; Drageehülle: Talkum, Gummi arabicum, Kollidon 30, Polyethylenglykol 6000, Titandioxid, Rotlack bläulich LF 804 (entspr. Cochenillerot A) (entspr. Indigotin I) (entspr. Erythrosin), Hoechst Wax E.
EW: Choleretikum.
AG: Funktionelle Störungen der Gallenwege, Verdauungsbeschwerden nach erhöhtem Fettgenuss.
AA: Unzerkaut mit Flüssigkeit vor den Mahlzeiten.
DO: ED 1-2(-4) Dragees. Für Kinder und Jugendliche nicht empfohlen.
GA: Schwere Leberschäden, Gallenwegverschluss, Gallenkolik, akute Pankreatitis, Ileus.
SST: Nicht empfohlen.
NW: Flush, weicher Stuhl.
PG: 50 ST * (EKO: N) [€ 4,70]

Gallen- und Lebertee St. Severin 40Z05
(Z.Nr. 0-11640) RPF. P. A05
ZI: Gall-Reidlinger, St. Lambrecht
Z: 100 g enthalten: Herba Agrimoniae 23,4 g, Herba Marrubii 16,7 g, Folium Menthae piperitae 13,3 g, Herba Millefolii 23,3 g, Herba Taraxaci cum radice 23,3 g.
EW: Choleretisch, spasmolytisch, antiphlogistisch.
AG: Gallenwegerkrankungen.
AA: 1 schwach gehäufter Esslöffel (= ca. 4 g) mit kochendem Wasser über- gießen, 20 Minuten ziehen lassen, abseihen, ungesüßt trinken.
DO: 3-4 mal tgl. 15 Minuten vor den Mahlzeiten ½ Schale Tee schluckweise trinken.
GA: Schwere Leberschäden. Gallenwegverschluss, Gallenblasenempyem.
SST: Im 1. Trimenon nicht anwenden.
PG: 70 G (2) (EKO: G) [€ 2,50]

Galli Ad 0,74-1,85 GBq - Radionuklidgenerator 24F01
(Z.Nr. 4-38495) NR. N. nicht im Handel. V00X

▼ *GalliaPharm 0,74-1,85 GBq Radionuklidgenerator* 24F01
(Z.Nr. 4-36047) NR. N. nicht im Handel. V09X

Gallifen 200 mg/ml - Suspension zum Eingeben über das Trinkwasser für Hühner und Fasane 803A
(Z.Nr. 8-38256) RP. P. VNW. QP52AC13
ZI: Huvepharma, Antwerpen, Belgien
Z: 1 ml enthält: Fenbendazol 200 mg, Natriumbenzoat 3 mg, Docusat natrium, Povidon, Salzsäure, konzentriert zur pH-Wert-Einstellung, Wasser für Injektionszwecke.
EW: Anthelminthikum.
AG: Infektionen mit Heterakis gallinarum (adulte Stadien) bei Hühnern und Fasanen oder mit Ascaridia galli (adulte Stadien) bei Hühnern.
AA: Zum Eingeben über das Trinkwasser.
DO: TD 1 mg Fenbendazol/kg KG über 5 Tage.
SST: Bei Hühnern Anwendung während der Legeperiode möglich. Nutzen/Risiko-Abwägung bei Fasanen.
WH: Auf Resistenzen achten. Tierarzneimittel darf nicht in Oberflächengewässer gelangen.
VNW: Essbare Gewebe: 6 Tage
Eier: Keine.
PG: 125 ML VNW [€ 53,10], 1000 ML VNW [€ 307,55]

Gallimune 407 ND+IB+EDS+ART - Emulsion zur Injektion, für Hühner 823BG
(Z.Nr. 8-20279) NR. P. E. QI01AA18
ZI: Boehringer Ingelheim Animal Health France SCS, Lyon, Frankreich
Z: 1 Dosis zu 0,3 ml enthält: Newcastle-Krankheit-Virus, Stamm Ulster 2C, inaktiviertes mind. 50 PD50, Bronchitis-Virus, Stamm Mass41, infektiös, inaktiviertes mind. 18 HAH-E, Egg Drop Syndrom-Virus (EDS76), Stamm V127, inaktiviertes mind. 180 HAH-E, Aviaere Rhinotracheitis-Virus (Swollen Head Syndrom), Stamm VCO3, inaktiviertes mind. 0,76 ODD, Paraffinöl 170-186 mg, Thiomersal max. 30 µg, Formaldehyd max. 90 µg, Ester von Fettsäuren und ethoxylierten Polyolen, Ester von Fettsäuren und Polyolen, Wasser für Injektionszwecke.
EW: Inaktivierter Impfstoff.
AG: Boosterimpfung von Hühnern (Elterntieren und Junghennen) nach Impfung mit Lebendimpfstoffen gegen Newcastle-Krankheit-Virus, Infektiöse Bronchitis-Virus und Aviäres Rhinotracheitis-Virus.
-Aktive Immunisierung von Tieren ohne Vorimpfung (Priming) zur Reduktion eines Legeleistungsabfalls durch Egg Drop Syndrom Virus (EDS76).
AA: I.m.
DO: 1 Dosis ab Alter von 18 Wochen und mindestens 4 Wochen nach Priming mit oben genannten Lebendimpfstoffen.
SST: Nicht innerhalb von 4 Wochen vor Legebeginn und während der Legeperiode anwenden.
WH: Nur gesunde Tiere impfen. Bei versehentlicher (Selbst)injektion Wunde **unverzüglich** chirurgisch versorgen (Impfstoff enthält Mineralöl).
PG: 10 ST VN [€ 1.430,25]

Gallimune Se + St, Wasser-in-Öl-Emulsion zur Injektion für Hühner 823AG
(Z.Nr. 8-20301) NR. P. E. QI01AB01
ZI: Boehringer Ingelheim Animal Health France SCS, Lyon, Frankreich
Z: 1 Impfdosis zu 0,3 ml enthält: Salmonella Enteritidis, inaktiviert, Stamm PT4 mind. 171 SAT-E, Salmonella typhimurium DT/04 formalininaktiviert mind. 149 SAT-E, Paraffinöl, Thiomersal max. 30 µg, Formaldehyd, Ester von Fettsäuren und ethoxylierten Polyolen, Ester von Fettsäuren und Polyolen, Wasser für Injektionszwecke.
EW: Inaktivierter Impfstoff.
AG: Aktive Immunisierung von Junghennen gegen Salmonella Enteritidis in den Ovarien und gegen Salmonella Typhimurium und Salmonella Enteritidis im Verdauungstrakt.
AA: I.m.
DO: 1 Impfdosis (0,3 ml):
Erste Injektion: Ab 6 Wochen.
Zweite Injektion: Mit 16 Wochen (4-10 Wochen nach der ersten Injektion).
SST: Innerhalb von 2 Wochen vor Legebeginn oder während der Legeperiode nicht anwenden.
NW: Lokale Reaktionen, Legebeginn leicht verzögert.
WH: Nur gesunde Tiere impfen. Bei versehentlicher (Selbst)injektion Wunde **unverzüglich** chirurgisch versorgen (Impfstoff enthält Mineralöl).
PG: 1 ST VN [€ 157,95]

Galliprant 20 mg - Tabletten für Hunde 802AD
(Z.Nr. EU/2/17/221/*) RP. P. QM01AX92
ZI: Elanco, Cuxhaven, Deutschland
Z: 1 Tablette enthält: Grapiprant 20 mg, Schweineleberpulver, Lactose monohydrat, Carboxymethylstärke, Natrium Typ A, Natrium laurylsulfat, Copovidon, Cellulose, mikrokristalline, Magnesium stearat, Siliciumdioxid, hochdispers, wasserfrei.
EW: Nichtsteroidaler Entzündungshemmer.
AG: Schmerzen bei leichter bis mittelschwerer Osteoarthritis bei Hunden.

AA: Morgens mindestens 1 Std. vor der nächsten Fütterung eingeben.
DO: 1mal tgl. 2 mg/kg KG.
SST: Bei trächtigen oder laktierenden Tieren oder bei Zuchttieren nicht anwenden.
NW: Magen/Darm (Erbrechen), sehr selten Hämatemesis, hämorrhagische Diarrhoe.
WW: Nicht gleichzeitig mit anderen Entzündungshemmern anwenden.
WH: Vorsicht bei Lerr-, Nieren-, Herzschäden, Magen/Darm-Erkrankungen. Keine Untersuchungen bei Hunden unter 9 Monaten bzw. unter 3,6 kg KG.
PG: 30 ST VT [€ 24,10]

🐾 Galliprant 60 mg - Tabletten für Hunde 802AD
(Z.Nr. EU/2/17/221/*) RP. P. QM01AX92
ZI: Elanco, Cuxhaven, Deutschland
Z: 1 Tablette enthält: Grapiprant 60 mg, Schweineleberpulver, Lactose monohydrat, Carboxymethylstärke, Natrium Typ A, Natrium laurylsulfat, Copovidon, Cellulose, mikrokristalline, Magnesium stearat, Siliciumdioxid, hochdispers, wasserfrei.
Kurzinformation: siehe Galliprant 20 mg - Tabletten für Hunde, → S. 615
PG: 30 ST VT [€ 46,75]

🐾 Galliprant 100 mg - Tabletten für Hunde 802AD
(Z.Nr. EU/2/17/221/*) RP. P. QM01AX92
ZI: Elanco, Cuxhaven, Deutschland
Z: 1 Tablette enthält: Grapiprant 100 mg, Schweineleberpulver, Lactose monohydrat, Carboxymethylstärke, Natrium Typ A, Natrium laurylsulfat, Copovidon, Cellulose, mikrokristalline, Magnesium stearat, Siliciumdioxid, hochdispers, wasserfrei.
Kurzinformation: siehe Galliprant 20 mg - Tabletten für Hunde, → S. 615
PG: 30 ST VT [€ 67,60]

Galstena - Tabletten 40X
(Z.Nr. 3-00211) RPF. P. nicht im Handel. V03AX

Galstena - Tropfen 40X
(Z.Nr. 3-00076) RPF. P. n.l. V03AX
ZI: Bittner Richard, Wien
Z: 100 ml (= 25 Tropfen) enthalten: Silybum marianum (Homöopathie) D1 2 ml, Taraxacum (Homöopathie) D6 10 ml, Chelidonum (Homöopathie) D6 10 ml, Natrium sulfuricum (Homöopathie) D12 10 ml, Phosphorus (Homöopathie) D12 10 ml, Wasser, gereinigtes, Ethanol (entspr. Gesamtethanolgehalt 43 % (m/m)).
PG: 50 ML * (EKO: N) [€ 15,45 n.l.]

Galvus 50 mg - Tabletten 06B05
(Z.Nr. EU/1/07/414/*) RP. P. A10BH02
ZI: Novartis Europharm, Dublin, Irland
Z: 1 Tablette enthält: Vildagliptin 50 mg, Lactose 47,82 mg, Cellulose, mikrokristalline, Carboxymethylstärke, Natrium Typ A, Magnesium stearat (pflanzlich).
EW: DPP-4-Inhibitor, verstärkt Inselzellfunktion.
AG: Diabetes mellitus Typ 2:
- Monotherapie bei Gegenanzeigen für Metformin.
- In Kombination mit Metformin oder Sulfonylharnstoff oder Thiazolidindion.
- In Kombination mit Sulfonylharnstoff und Metformin.
- In Kombination mit Insulin (mit und ohne Metformin).

AA: Oral.
DO: TD 100 mg in 2 ED; in Kombination mit Sulfonylharnstoff TD 50 mg morgens.
Dosisreduktion bei schweren Nierenschäden.
Bei Leberschäden nicht anwenden.
Für Kinder und Jugendliche nicht empfohlen.
SST: Nicht anwenden.
NW: Angioödem, ZNS (Tremor, Kopfschmerzen, Schwindel, Asthenie), Magen/Darm, Leber (Hepatitis), akute Pankreatitis, periphere Ödeme, Haut; NW der Kombinationspartner beachten.
WW: Vorsicht: ACE-Hemmer (Angioödem).
WH: Nicht beim Diabetes Typ 1 anwenden. Bei schwerer Herzinsuffizienz nicht empfohlen. Vorsicht bei schweren Nierenschäden bzw. Dialysepatienten. Auf Hauterkrankungen bzw. Symptome einer akuten Pankreatitis achten. Leberenzyme kontrollieren. Verkehrshinweis.
PG: 14 ST RE1 (EKO: Y) [€ 18,45], 28 ST RE1 (EKO: Y) [€ 35,05], 56 ST RE1 (EKO: Y) [€ 67,70]

Galvus 50 mg - Tabletten 06B05
(Z.Nr. EU/1/07/414/*) RP. P. Parallelimport. A10BH02
V: Orifarm, Leverkusen, Deutschland
Z: 1 Tablette enthält: Vildagliptin 50 mg, Lactose 47,82 mg, Cellulose, mikrokristalline, Carboxymethylstärke, Natrium Typ A, Magnesium stearat (pflanzlich).
PG: 56 ST RE1 (EKO: Y) [€ 67,05]

Gammagard S/D - Pulver und Lösungsmittel zur Herstellung einer Infusionslösung 36C02
(Z.Nr. 2-00175) NR. P. J06BA02
ZI: Baxalta Innovations, Wien
Z: Nach Rekonstitution enthält 1 ml Lösung: Immunglobulin vom Menschen, normales (entspr. Protein human 50 mg) (entspr. IgG mind. 90 %) (entspr. IgG1 >= 56,9 %) (entspr. IgG2 >= 16 %) (entspr. IgG3 >= 3,3 %) (entspr. IgG4 >= 0,3 %) (entspr. IgA <= 3 µg), Glycin, Natriumchlorid (entspr. Natrium ca. 3,46 mg), Glucose monohydrat, Wasser für Injektionszwecke.
EW: Immunglobulin G mit breitem Spektrum an Antikörpern gegen infektiöse Agentien.
AG: Substitution bei primären Immundefekten, Myelom oder CLL, Kinder mit kongenitaler HIV-Infektion, Frühgeborenen mit geringem Geburtsgewicht.
Immunmodulation bei idiopathischer thrombozytopenischer Purpura, Guillain Barré Syndrom, Kawasaki Syndrom.
AA: I.v.; Infusionsrate initial 0,5 ml/kg KG/h, dann bis max. 4 ml/kg KG/h.
DO: Substitution: Initial 0,4-0,8 g/kg KG, dann 0,2-08 g/kg KG alle 2-4 Wochen.).
Sekundäre Immundefekte, Kinder mit AIDS: 0,2-0,4 g/kg KG alle 3-4 Wochen.
Immunmodulation: Idiopathische thrombozytopenische Purpura: 0,8-1 g/kg KG tgl. über 3 Tage oder 0,4 g/kg KG tgl. über 2-5 Tage.
Guillain Barré Syndrom: 0,4 g/kg KG tgl. über 3-7 Tage.
Kawasaki-Syndrom: 2 g/kg KG als ED oder 1,6-2 g/kg KG auf mehrere Dosen verteilt, zusammen mit Acetylsalicylsäure.
Allogene Knochenmarkstransplantation: 0,5 mg/kg KG wöchentlich bis zu 3 Monate (bei Infektionen) bzw. 1mal monatlich bei Mangel an Antikörperproduktion.
GA: Unverträglichkeit homologer Immunglobuline.
SST: Vorsicht.
NW: Allgemeinreaktionen, anaphylaktischer Schock, Haut (einschl. kutanem Lupus erythematosus), aseptische Meningitis, Hämolysen, Nierenversagen, Thrombosen.
WW: Virus-Lebendimpfstoffe (3 Monate Abstand, bei Masernimpfung bis 1 Jahr), Beeinflussung serologischer Untersuchungen. Falsch positive Tests (Beta-D-Glykan-Bestimmung) auf Pilzinfektionen.
WH: Erstinjektion sehr langsam. Erhöhung der Plasmaviskosität möglich. Verkehrshinweis.
PG: 1 ST * (EKO: N) [€ 988,30]

Gammanorm 165 mg/ml - Injektionslösung 36C01
(Z.Nr. 2-00304) NR. P. E. J06BA01
ZI: Octapharma Pharmazeutika, Wien
Z: 1 ml enthält: Immunglobulin vom Menschen, normales 165 mg (entspr. IgG mind. 95 %) (entspr. IgG1 ca. 59 %) (entspr. IgG2 ca. 36 %) (entspr. IgG3 ca. 4,9 %) (entspr. IgG4 ca. 0,5 %), (entspr. IgA max. 82,5 µg), Glycin, Natriumchlorid, Natriumacetat, Polysorbat 80, Wasser für Injektionszwecke.
AG: Substitution bei
- primären Immunschwächesyndromen, Hypogammaglobulinämie und rezidivierenden bakteriellen Infektionen;
- chronisch-lymphatischer Leukämie;
- Hypogammaglobulinämie und rezidivierenden bakteriellen Infektionen bei Multiplem Myelom;
- Hypogammaglobuliämie bei allogener hämatopoetischer Stammzelltransplantation (HSZT).

AA: S.c. mit Pumpe oder Spritze (Selbstinjektion nach Einschulung möglich) oder i.m. (durch Fachkraft); nicht intravasal. Details siehe Austria Codex - Fachinformation.
DO: Ziel: IgG-Talspiegel mindestens 5-6 g/l.
Alle Alter: Initial mindestens 0,2-0,5 g/kg KG, ggf. über mehrere Tage verteilt (MTD 0,1-0,15 g/kg KG). Erhaltungsdosen etwa 1mal wöchentlich, Gesamtmonatsdosis 0,4-0,8 g/kg KG.
SST: Vorsicht. In der Stillzeit Anwendung möglich.
NW: Lokale und Allgemeinreaktionen, Kopfschmerzen, Schwindel, Magen/Darm, Myalgie, Thromboembolien, selten Überempfindlichkeit, Schock, aseptisches Meningitis-Syndrom.
WW: Lebendimpfstoffe bis 3 Monate (Masernimpfstoff bis 1 Jahr) abgeschwächt. Falsch positive Ergebnisse serologischer Tests möglich.
WH: Vorsicht bei erhöhtem Thromboembolierisiko. Bei schweren Gerinnungsstörungen nicht i.m. geben. Verkehrshinweis.
PG: **6ML** 10 ST RE1 (EKO: Y) [€ 738,25 n.l.], **10ML** 1 ST RE1 (EKO: Y) [€ 151,70], **10ML** 10 ST RE1 (EKO: Y) [€ 1.207,85], **10ML** 20 ST RE1 (EKO: Y) [€ 2.381,95], **20ML** 10 ST RE1 (EKO: Y) [€ 2.381,95], **48ML** 1 ST RE1 (EKO: Y) [€ 597,35]

▼ *Gammaplex 100 mg/ml - Infusionslösung* 36C02
(Z.Nr. 2-38529) NR. P. nicht im Handel. J06BA02

Gammaserin 100 mg/ml - Injektionslösung für Rinder 823AB
(Z.Nr. 8-20074) NR. P. E. QI02AM05
ZI: aniMedica, Senden-Bösensell, Deutschland
Z: 1 ml enthält: Gammaglobuline vom Rind 100 mg (entspr. E. coli Antikörper 78:80 B), (entspr. E. coli K 99+ Antikörper), (entspr. Rota-Virus Antikörper), (entspr. Corona Viren Antikörper), Phenol max. 5 mg, Wasser für Injektionszwecke.
EW: Polyvalentes Gammaglobulin.
AG: Prophylaxe und Therapie infektiöser Kälberdurchfälle (insbesondere verursacht durch Rotaviren, Coronaviren und E. coli K99+).
AA: I.m., s.c.
DO: Prophylaxe: 20 ml s.c. oder i.m., Therapie 0,5-1 ml/kg KG s.c.. In schweren Fällen Behandlung über mehrere Tage wiederholen.
SST: Nicht zur Anwendung vorgesehen.
NW: Allergie/Anaphylaxie.
WH: Kein Ersatz für natürliches Kolostrum.
PG: 1 ST VN [€ 65,75]

Gamunex 10% 100 mg/ml - Infusionslösung 36C02
(Z.Nr. 2-00319) NR. P. E. n.l. J06BA02
ZI: Grifols Deutschland, Frankfurt, Deutschland
Z: 1 ml enthält: Immunglobulin vom Menschen, normales 100 mg (entspr. IgG mind. 98 %) (entspr. IgG1 ca. 62,8 %) (entspr. IgG2 ca. 29,7 %) (entspr. IgG3 ca. 4,8 %) (entspr. IgG4 ca. 2,7 %) (entspr. IgA max. 84 µg), hergestellt aus dem Plasma menschlicher Spender, Glycin, Wasser für Injektionszwecke.
PG: 1 ST * (EKO: N) [€ 149,85 n.l.]

Ganfort 0,3 mg/ml + 5 mg/ml - Augentropfen 47H04
(Z.Nr. EU/1/06/340/*) RP. P. S01ED51
ZI: Allergan Pharmaceuticals, Westport, Irland
Z: 1 ml Lösung enthält: Bimatoprost 0,3 mg, Timolol maleat 6,8 mg (entspr. Timolol 5 mg), Benzalkonium chlorid 0,05 mg, Natriumchlorid, Dinatriumhydrogenphosphat-7-Wasser, Citronensäure monohydrat, Salzsäure zur pH-Wert-Einstellung, Natriumhydroxid zur pH-Wert-Einstellung, Wasser, gereinigtes.
EW: Prostaglandin+Beta-Blocker.
AG: Senkung des Augeninnendrucks bei Offenwinkelglaukom und okulärer Hypertension.
AA: Lokal. Nasolakrimaler Verschluss oder Schließen der Augenlider für 2 min reduzieren systemische Resorption.
DO: 1mal tgl. (morgens oder abends, aber immer zur gleichen Tageszeit) 1 Tropfen in das/die betroffene(n) Auge(n) eintropfen. Keine Daten an Kindern und Jugendlichen.
GA: Bronchialasthma, Sinusbradykardie, AV-Block 2. und 3. Grades, Herz- insuffizienz, kardiogener Schock.
SST: Strenge Indikationsstellung, in der Stillzeit nicht empfohlen.
NW: Lokale Reaktionen (Hyperämie der Bindehaut), Lidpigmentierung, zystoides Makulaödem. Systemische NW von Beta-Blockern möglich.
WW: Additive Wirkungen mit die Herzfrequenz senkenden Substanzen möglich.
5 min Abstand zu anderen topischen Arzneimitteln. Adrenalin (Mydriasis).
Systemische Betablocker verstärkt.
WH: Vorsicht bei Diabetes, Herzerkrankungen, Hypotonie, COPD, Hornhauter- krankungen. Auf verstärktes Wimpernwachstum, Dunkelfärbung der Lidhaut und verstärkte Irispigmentierung achten. Vorsicht bei Risikofaktoren für Makulaödem, intraokulären Entzündungen. Kontaktlinsen frühestens 15 min nach der Anwendung wieder einsetzen. Kontakt mit weichen Kontaktlinsen vermeiden.
PG: 1 ST AU (2) (EKO: G) [€ 27,85]

Ganfort 0,3 mg/ml + 5 mg/ml - Augentropfen 47H04
(Z.Nr. EU/1/06/340/*) RP. P. Parallelimport. S01ED51
nicht im Handel.

Ganfort 0,3 mg/ml + 5 mg/ml - Augentropfen, im Einzeldosisbehältnis 47H04
(Z.Nr. EU/1/06/340/*) RP. P. S01ED51
ZI: Allergan Pharmaceuticals, Westport, Irland
Z: 1 ml Lösung enthält: Bimatoprost 0,3 mg, Timolol 5 mg (entspr. Timolol maleat 6,8 mg), Natriumchlorid, Dinatriumhydrogenphosphat-7-Wasser, Citronensäure monohydrat, Salzsäure zur pH-Wert-Einstellung, Natriumhydroxid zur pH-Wert-Einstellung, Wasser, gereinigtes.
Kurzinformation: siehe Ganfort 0,3 mg/ml + 5 mg/ml - Augentropfen, → S. 617
PG: 30 ST RE2 (2) (EKO: Y) [€ 36,35]

Ganfort 0,3 mg/ml + 5 mg/ml - Augentropfen, im Einzeldosisbehältnis 47H04
(Z.Nr. EU/1/06/340/*) RP. P. Parallelimport. S01ED51
nicht im Handel.

Ganirelix Astro 0,25 mg/0,5 ml - Injektionslösung in einer Fertigspritze 29C03
(Z.Nr. 1-35026) NR. P. H01CC01
ZI: Astro-Pharma, Wien
Z: 1 Fertigspritze mit 0,5 ml enthält: Ganirelix 0,25 mg (entspr. Ganirelix acetat), Essigsäure, wasserfreie, Mannitol, Wasser für Injektionszwecke, Natriumhydroxid zur pH-Wert-Einstellung (entspr. Natrium < 1 mmol).
EW: GnRH-Antagonist.
AG: Vermeidung eines vorzeitigen LH-Anstieges bei Frauen unter kontrollierter ovarieller Hyperstimulation (COH) im Rahmen einer assistierten Repro- duktionstechnik (ART).
AA: s.c.
DO: 1mal tgl. 0,25 mg, beginnend am 5. oder 6. Tag der FSH- oder Corifollitropin alfa- Gabe (abhängig von der ovariellen Reaktion) bis zum Tag der Ovulationsauslösung (bei morgendlicher Injektion) bzw.
bis am Nachmittag vor dem Tag der Ovulationsauslösung (bei nachmittägiger Injektion). Kein Nutzen für Kinder und Jugendliche.
GA: Mittelschwere oder schwere Leber- oder Nierenschäden.
SST: Gegenanzeige.
NW: Lokale Reaktionen (sehr häufig), ZNS, Übelkeit, sehr selten Überempfindlichkeit.
WH: Nur von Spezialisten mit Erfahrung in der Behandlung der Fertilität an- wenden. Vorsicht bei Allergieneigung. Auf ovarielles Hyperstimulations- syndrom achten. Keine Untersuchungen bei Frauen unter 50 kg und über 90 kg KG. Erhöhtes Missbildungsrisiko möglich.
PG: 1 ST * (EKO: N) [€ 59,30 n.l.], 5 ST * (EKO: N) [€ 264,60]

Gardasil - Injektionssuspension 36A26
(Z.Nr. EU/1/06/357/*) NR. P. E. J07BM01
ZI: MSD Vaccins, Lyon, Frankreich
Z: 1 Dosis (0,5 ml) enthält: Papillomvirus (human)-Impfstoff, rekombiniert, tetravalent (entspr. Papillomvirus (human)-Typ 6, L1-Protein 20 µg) (entspr. Papillomvirus (human)-Typ 11, L1-Protein 40 µg) (entspr. Papillomvirus (human)-Typ 16, L1-Protein 40 µg) (entspr. Papillomvirus (human)-Typ 18, L1-Protein 20 µg) hergestellt in Hefezellen (Saccharomyces cerevisiae CANADE 3C-5 (Stamm 1895)) mittels rekombinanter DNA-Technologie, adsorbiert an Aluminiumhydroxyphosphatsulfat-Adjuvans, amorph (entspr. Aluminiumhydroxyphosphat-Sulfat, amorph 225 µg), Natriumchlorid, L-Histidin, Polysorbat 80, Natrium borat, Wasser für Injektionszwecke.
EW: Viraler Impfstoff.
AG: Prävention von Vorstufen maligner Läsionen im Genital- oder Analbereich, Zervix- und Analkarzinomen und von Condylomata acuminata, verursacht durch spezifische HPV-Typen.
AA: I.m.
DO: Grundimmunisierung:
Personen von 9 bis 14 Jahren: 2 Einzeldosen zu 0,5 ml im Abstand von 5-13 Monaten oder 3 Einzeldosen zu 0,5 ml nach Schema 0/2/6 Monate (alle 3 ED innerhalb eines Jahres).
Personen ab 15 Jahren: 3 Einzeldosen zu 0,5 ml nach Schema 0/2/6 Monate (alle 3 ED innerhalb eines Jahres).
Keine Daten bei Kindern unter 9 Jahren.
GA: Überempfindlichkeit nach einer früheren Impfung mit dem Impfstoff, schweres Fieber.
SST: Erst nach Ende der Schwangerschaft impfen. Stillen möglich.
NW: Kopfschmerzen, Fieber, lokale Reaktionen, Schmerzen in der Extremität, Magen/Darm, Überempfindlichkeit, Schwindel, Synkopen.
WH: Maßnahmen zum Schutz vor sexuellen übertragbaren Krankheiten beibehalten. Kein Ersatz für Routineuntersuchungen zur Zervixkarzinom-Früherkennung. Kein Effekt auf aktive HPV-Infektionen oder bereits bestehende klinische Erkrankungen. Keine Daten bei Personen mit eingeschränkter Immunfunktion. Vorsicht bei Gerinnungsstörungen. Keine Daten zur Austauschbarkeit mit anderen HPV-Impfstoffen. Auf Synkopen achten.
PG:

Gardasil - Injektionssuspension in einer Fertigspritze 36A26
(Z.Nr. EU/1/06/357/*) NR. P. E. nicht im Handel. J07BM01

Gardasil - Injektionssuspension in einer Fertigspritze 36A26
(Z.Nr. EU/1/06/357/*) NR. P. E. J07BM01
Parallelimport. nicht im Handel.

Gardasil 9 - Injektionssuspension 36A26
(Z.Nr. EU/1/15/1007/*) NR. P. E. nicht im Handel. J07BM03

Gardasil 9 - Injektionssuspension in einer Fertigspritze 36A26
(Z.Nr. EU/1/15/1007/*) NR. P. E. J07BM03
ZI: MSD Vaccins, Lyon, Frankreich
Z: 1 Dosis (0,5 ml) enthält ca.: Papillomvirus-Impfstoff (human), 9-valent, rekombinant, adsorbiert (entspr. Papillomvirus (human)-Typ 6, L1-Protein 30 µg) (entspr. Papillomvirus (human)-Typ 11, L1-Protein 40 µg) (entspr. Papillomvirus (human)-Typ 16, L1-Protein 60 µg) (entspr. Papillomvirus (human)-Typ 18, L1-Protein 40 µg) (entspr. Papillomvirus (human)-Typ 31, L1-Protein 20 µg) (entspr. Papillomvirus (human)-Typ 33, L1-Protein 20 µg) (entspr. Papillomvirus (human)-Typ 45, L1-Protein 20 µg) (entspr. Papillomvirus (human)-Typ 52, L1-Protein 20 µg) (entspr. Papillomvirus (human)-Typ 58, L1-Protein 20 µg), hergestellt in Hefezellen (Saccharomyces cerevisiae CANADE 3C-5 (Stamm 1895)) mittels rekombinanter DNA-Technologie, adsorbiert an Aluminiumhydroxyphosphatsulfat-Adjuvans, amorph (entspr. Aluminium 0,5 mg), Natriumchlorid, Histidin, L-Histidin, Polysorbat 80, Natrium tetraborat-10-Wasser, Wasser für Injektionszwecke.
EW: Viraler Impfstoff.
AG: Prävention von Vorstufen maligner Läsionen und Karzinome im Anal- oder Genitalbereich (Zervix, Vulva, Vagina) und von Genitalwarzen (Condylomata acuminata), verursacht durch spezifische HPV-Typen.
AA: I.m.; nicht s.c. oder i.v.!
DO: Grundimmunisierung:
Personen von 9 bis 14 Jahren: 2 Einzeldosen zu 0,5 ml im Abstand von 5-13 Monaten oder 3 Einzeldosen zu 0,5 ml nach Schema 0/2/6 Monate (alle 3 ED innerhalb eines Jahres).
Personen ab 15 Jahren: 3 Einzeldosen zu 0,5 ml nach Schema 0/2/6 Monate (alle 3 ED innerhalb eines Jahres).
Keine Daten bei Kindern unter 9 Jahren.
Sicherheit und Wirksamkeit bei Frauen ab 27 Jahren nicht untersucht.
GA: Überempfindlichkeit nach einer früheren Impfung mit dem Impfstoff, schwere fieberhafte Erkrankungen.
SST: Erst nach Ende der Schwangerschaft impfen. Stillen möglich.
NW: Kopfschmerzen, Fieber, lokale Reaktionen und Schmerzen, Magen/Darm, Überempfindlichkeit, Schwindel, Synkopen.
WH: Maßnahmen zum Schutz vor sexuellen übertragbaren Krankheiten beibehalten. Kein Ersatz für Routineuntersuchungen zur Zervixkarzinom-Früherkennung. Kein Effekt auf aktive HPV-Infektionen oder bereits bestehende klinische Erkrankungen. Keine Daten bei Personen mit eingeschränkter Immunfunktion. Vorsicht bei Gerinnungsstörungen. Keine Daten zur Austauschbarkeit mit anderen HPV-Impfstoffen. Auf Synkopen achten.
PG: +2KAN 1 ST * (EKO: N) [€ 215,50]

Gardasil 9 - Injektionssuspension in einer Fertigspritze 36A26
(Z.Nr. EU/1/15/1007/*) NR. P. E. J07BM03
Parallelimport. nicht im Handel.

Gardasil 9 - Injektionssuspension in einer Fertigspritze 36A26
(Z.Nr. EU/1/15/1007/*) NR. P. E. J07BM03
Parallelimport. nicht im Handel.

Gaspan 90 mg/50 mg - magensaftresistente Weichkapseln 42Z03, 42Z01
(Z.Nr. 1-39211) RPF. P. A03AX
ZI: Dr. Willmar Schwabe, Karlsruhe, Deutschland
Z: 1 magensaftresistente Weichkapsel enthält: Mentha x piperita L., aetheroleum 90 mg (entspr. Pfefferminzöl), Carum carvi L. aetherolum 50 mg (entspr. Kümmelöl), Gelatine, succinyliert, Glycerol 85%, Polysorbat 80, Propylenglykol, Glycerolmonostearat 40-55%, Methacrylsäure-Ethylacrylat-Copolymer (1:1), 30%ige Dispersion, Triglyceride, mittelkettige, Natriumdodecylsulfat (entspr. Natrium < 1 mmol) (entspr. → < 23 mg), Sorbitol-Lösung (nicht kristallisierend) (entspr. Sorbitol <= 11 mg), Titandioxid Eisenoxid gelb, Patentblau V, Chinolingelb.
EW: Entspannt die glatten Muskulatur des Darms.
AG: Pflanzliches Arzneimittel zur Behandlung von Magen-Darm-Beschwerden, besonders bei leichten Krämpfen, Blähungen, Völlegefühl und abdominalen Schmerzen.
AA: Oral im Ganzen morgens und mittags mind. 30 min. vor dem Essen mit reichlich Flüssigkeit einnehmen. Kapseln nicht zerkauen!
DO: Personen ab 12 Jahren: 2mal tgl. 1 Kapsel. Nicht für Kinder.
GA: Leber- und Gallenerkrankungen.
SST: Nicht empfohlen.
NW: Magen/Darm (Aufstoßen), allergische Reaktionen.
WW: Nicht empfohlen: H_2-Antihistaminika, Protonenpumpenhemmer, Antazida (mind. 2 Std. Abstand).
WH: Vorsicht bei Sodbrennen oder Hiatushernie.
PG: 14 ST * (EKO: N) [€ 13,60], 42 ST * (EKO: N) [€ 29,20]

Gastricumeel - Tabletten 42X
(Z.Nr. 3-00141) RPF. P. V03AX
ZI: Biologische Heilmittel Heel, Baden-Baden, Deutschland
Z: 1 Tablette enthält: Argentum nitricum (Homöopathie) D6 30 mg, Acidum arsenicosum (Homöopathie) D6 30 mg, Pulsatilla pratensis (Homöopathie) D4 60 mg, Strychnos nux-vomica (Homöopathie) D4 60 mg, Carbo vegetabilis (Homöopathie) D6 60 mg, Stibium sulfuratum nigrum (Homöopathie) D6 60 mg, Lactose monohydrat 300 mg, Magnesium stearat.
EW: Homöopathikum.
AG: Magenschmerzen, Sodbrennen, Blähungen.
AA: Tabletten vor den Mahlzeiten langsam unter der Zunge zergehen lassen, für Kinder unter 6 Jahren Tablette in etwas Flüssigkeit auflösen.
DO: Akut alle 15 min. (max. 8mal tgl.), sonst 3mal tgl. 1 Tablette.
Kinder (6-12 Jahre): Akut alle 15 min. (max. 8mal tgl.), sonst 2mal tgl. 1 Tablette.
Kinder (2-6 Jahre): Akut alle 15 min. (max. 6mal tgl.), sonst 1-2mal tgl. 1 Tablette.
SST: Keine schädlichen Wirkungen bekannt.
PG: 100 ST * (EKO: N) [€ 16,80]

🐾 **Gastro ReVet RV12 - Globuli für Tiere** 890B
(Z.Nr. 8-30047) RPF. P. QV03AX
ZI: Dr. Reckeweg Pharmazeutische Fabrik, Bensheim, Deutschland
Z: 1 g (= 120 Globuli) enthält: Veratrum album (Homöopathie) C6 3,33 mg, Ipecacuanhae (Homöopathie) C6 3,33 mg, Pulsatilla (Homöopathie) C6 3,33 mg, Saccharose.
EW: Homöopathikum.
AG: Magen/Darm-Erkrankungen, Vagotonie bei Kaninchen, Kleinnagern, Frettchen, Reptilien, Ziervögeln, Tauben, Geflügel, Hunden, Katzen, Schafen, Ziegen, Kälbern, Schweinen, Rindern, Pferden.
AA: In Wasser, Nahrung oder Tränke aufgelöst eingeben.
DO: Je nach Tiergröße 3-20 Globuli.
Akut: 2-3mal tgl. 1 Dosis über 2-3 Tage.
Chronisch: 1-2mal tgl. 1 Dosis über 1-2 Wochen.
Bestandsbehandlung siehe Austria Codex - Fachinformation.
SST: Nutzen/Risiko-Abwägung.
PG: 10 G VN [€ 16,70]

🐾 *Gastro ReVet RV12 - Injektionslösung für Tiere* 890B
(Z.Nr. 8-30057) RP. P. nicht im Handel. QV03AX

🐾 *Gastrobim 370 mg/g - Paste zum Eingeben für Pferde* 825Z
(Z.Nr. 8-40346) RP. P. VNW. nicht im Handel. QA02BC01

🐾 **GastroGard 370 mg/g - Paste zum Eingeben für Pferde** 825Z
(Z.Nr. 8-00608) RP. P. VNW. QA02BC01
ZI: Boehringer Ingelheim Animal Health France SCS, Lyon, Frankreich
Z: 1 g Paste enthält: Omeprazol 370 mg, Eisen(III)-hydroxid-oxid x H_2O 2 mg, 2-Aminoethanol, Kalium sorbat, Cassiaöl, Natrium stearat, Calcium stearat, Rizinusöl, hydriertes, Propylenglycoloctanoatdecanoat, Sesamöl, raffiniertes.
EW: Protonenpumpenhemmer.
AG: Behandlung von Magengeschwüren bei Pferden.
AA: Oral mit Applikationsspritze.
DO: TD 4 mg Omeprazol/kg KG über 28 Tage, dann 2 mg Omeprazol/kg KG über 30 Tage.
SST: Anwendung nicht empfohlen.
WW: Warfarin-Ausscheidung verzögert.
WH: Bei Tieren unter 4 Wochen oder unter 70 kg KG nicht anwenden. Stress, Fütterung, Management und Haltungsbedingungen können zur Entwicklung von Magengeschwüren beitragen. Direkten Kontakt mit Haut und Augen vermeiden, undurchlässige Handschuhe tragen.
VNW: Essbare Gewebe: 1 Tag. Nicht für Stuten, deren Milch für menschlichen Verzehr vorgesehen ist.
PG: 7 ST VNW [€ 210,80]

Gastrografin - Röntgenkontrastmittel zur oralen und rektalen Anwendung 24B02
(Z.Nr. 0-11920) NR. P. V08AA01
ZI: Bayer Austria, Wien
Z: 100 ml enthalten: Natrium amidotrizoat 10 g, Meglumin amidotrizoat 66 g (entspr. Jod 370 mg/ml), Dinatrium edetat (entspr. Natrium 16,1 mmol) (entspr. → 371 mg), Natriumhydroxid-Lösung, Saccharin natrium, Polysorbat 80, Sternanisöl, Wasser, gereinigtes.
EW: Wasserlösliches nephrotropes hochosmolares Röntgenkontrastmittel.

AG: Darstellung des Magendarmtraktes (Alternative zu Bariumsulfat).
AA: Oral (unverdünnt oder 1:3 mit Wasser verdünnt), rektal (mit Wasser verdünnt als Einlauf), Kombination mit Bariumsulfat möglich. Cave intravasal oder intrathekal.
DO: Oral: 60 ml, Magen/Darm- Passage max. 100 ml; Kinder (0 bis 10 Jahre): 15-30 ml; CT: 0,5-1,5 l einer 2,5%igen Lösung.
Rektal: Max. 500 ml, 1:3 bis 1:4 (Kinder 1:5) verdünnt.
Kombination mit Bariumsulfat: 30 ml, Kinder je nach Alter 2-10 ml.
GA: Verdacht auf Ösophagobronchialfistel, Hyperthyreose.
SST: Strahlenbelastung möglichst vermeiden. Stillen möglich. Schilddrüsen- funktion des Neugeborenen in der ersten Woche überprüfen.
NW: Diarrhoe, Erbrechen, Überempfindlichkeit (Urtikaria bis Schock).
WW: Schilddrüsendiagnostik 2 Wochen beeinträchtigt. Beta-Blocker (Über- empfindlichkeit verschlimmert), Interleukin (Spätreaktionen häufiger).
WH: Vorsicht bei kardiovaskulären Erkrankungen, Asthma, Struma, Hyperthyreose.
Elektrolytstörungen vorher ausgleichen. Nicht zur intravasalen Applikation.
Weitere Angaben siehe Kontrastmittelzwischenfälle allgemein.
PG: 100 ML * (EKO: N) [€ 21,60]

Gastroloc Hexal 20 mg - magensaftresistente Tabletten 42E03

(Z.Nr. 1-27070) RP. P. A02BC02
ZI: Hexal Pharma, Wien
Z: 1 Tablette enthält: Pantoprazol 20 mg (entspr. Pantoprazol natrium sesquihydrat), Tablettenkern: Calcium stearat, Cellulose, mikrokristalline, Crospovidon Typ A, Hyprolose Typ EXF, Natriumcarbonat, wasserfrei, Siliciumdioxid, hochdisperses; Überzug: Hypromellose, Eisenoxid gelb, Macrogol 400, Methacrylsäure-Ethylacrylat-Copolymer (1:1), Polysorbat 80, Ponceau 4R-Aluminiumsalz 1 µg, Chinolingelb, Aluminiumsalz, Natriumdodecylsulfat, Titandioxid, Triethylcitrat.
EW: Protonenpumpenhemmer.
AG: Jugendliche und Erwachsene: Refluxösophagitis, gastroösophageale Refluxkrankheit., Erwachsene: Prävention von Ulzera durch nichtsteroidale Entzündungshemmer bei Risikopatienten.
AA: Unzerkaut mit etwas Wasser 1 Std. vor der Mahlzeit.
DO: TD 20 mg, zur Rezidivprophylaxe der Refluxösophagitis 40 mg. MTD bei Leberschäden 20 mg. Für Kinder nicht empfohlen.
SST: In der Schwangerschaft Anwendung vermeiden. Nutzen/ Risiko-Abwägung in der Stillzeit.
NW: Kopfschmerz, Magen/Darm (Diarrhoe), erhöhtes Risiko bakterieller gastrointestinaler Infektionen, Haut, Ödem, Fieber, ZNS, Depression, verschwommenes Sehen, Leberschäden, Maskierung bösartiger Magenerkrankungen, Schock, Hypomagnesiämie, leicht erhöhtes Frakturrisiko, sehr selten subakuter kutaner Lupus erythematodes.
WW: Nicht empfohlen: HIV-Proteasehemmer wie Atazanavir (Bioverfügbarkeit reduziert).
Vorsicht: Cumarine (Gerinnungskontrollen empfohlen), Methotrexat in hohen Dosen. Resorption anderer Arzneimittel (z.B. Azole, Erlotinib)kann pH-abhängig beeinträchtigt sein. Cumarine (INR überwachen). Hohe Dosen Methotrexat. 5 Tage vor Chromogranin A-Messung Pantoprazol absetzen.
WH: Leberkontrolle. Vor Therapiebeginn Malignität ausschließen.
PG: 14 ST (EKO: G) [€ 1,60], 30 ST (2) (EKO: G) [€ 3,40]

Gastroloc Hexal 40 mg - magensaftresistente Tabletten 42E03

(Z.Nr. 1-27072) RP. P. A02BC02
ZI: Hexal Pharma, Wien
Z: 1 Tablette enthält: Pantoprazol 40 mg (entspr. Pantoprazol natrium sesquihydrat), Tablettenkern: Calcium stearat, Cellulose, mikrokristalline, Crospovidon Typ A, Hyprolose Typ EXF, Natriumcarbonat, wasserfrei, Siliciumdioxid, hochdisperses; Überzug: Hypromellose, Eisenoxid gelb, Macrogol 400, Methacrylsäure-Ethylacrylat-Copolymer (1:1), Polysorbat 80, Ponceau 4R-Aluminiumsalz 2 µg, Chinolingelb, Aluminiumsalz, Natriumdodecylsulfat, Titandioxid, Triethylcitrat.
EW: Protonenpumpenhemmer.
AG: Erwachsene: Ulcus ventriculi oder duodeni, Refluxösphagitis, Begleittherapie zur H.pylori-Eradikation, Zollinger-Ellison-Syndrom.
Jugendliche: Refluxösophagitis.
AA: Unzerkaut mit Flüssigkeit 1 Std. vor dem Frühstück.
DO: 1mal tgl. 1 FT, bei Leberschäden 1 FT jeden 2. Tag.
H.pylori-Eradikation: 2mal tgl. 1 FT über 1 Woche mit 2mal tgl. 500 mg Clarithromycin und 2mal tgl. 500 mg Metronidazol oder 2mal tgl. 1 FT über 1 Woche mit 2mal tgl. 500 mg Clarithromycin und 2mal tgl. 1000 mg Amoxicillin oder 2mal tgl. 1 FT über 1 Woche mit 2mal tgl. 1000 mg Amoxicillin und 2mal tgl. 500 mg Metronidazol.
Zollinger-Ellison-Syndrom: TD 80(-160) mg.
Für Kinder nicht empfohlen.
SST: In der Schwangerschaft Anwendung vermeiden. Nutzen/ Risiko-Abwägung in der Stillzeit.
NW: Kopfschmerz, Magen/Darm (Diarrhoe), erhöhtes Risiko bakterieller gastrointestinaler Infektionen, Haut, Ödem, Fieber, ZNS, Depression, verschwommenes Sehen, Leberschäden, Maskierung bösartiger Magenerkrankungen, Schock, Hypomagnesiämie, leicht erhöhtes Frakturrisiko, sehr selten subakuter kutaner Lupus erythematodes.
WW: Nicht empfohlen: HIV-Proteasehemmer wie Atazanavir (Bioverfügbarkeit reduziert).
Vorsicht: Cumarine (Gerinnungskontrollen empfohlen), Methotrexat in hohen Dosen. Resorption anderer Arzneimittel (z.B. Azole, Erlotinib)kann pH-abhängig beeinträchtigt sein. Cumarine (INR überwachen). Hohe Dosen Methotrexat. 5 Tage vor Chromogranin A-Messung Pantoprazol absetzen.
WH: Leberkontrolle. Vor Therapiebeginn Malignität ausschließen.
PG: 14 ST (EKO: G) [€ 3,25], 30 ST (EKO: G) [€ 6,90]

GastroMed Madaus - Tropfen 42Z03

(Z.Nr. 7-37689) RPF. P. A03
ZI: Meda Pharma, Wien
Z: 100 ml (= ca. 97,5 g, 1 ml = 18 Tropfen) enthalten: Angelikawurzel-Flüssigextrakt (1:2,5-3,5); Ethanol 30% (V/V) (Auszugsmittel) 12,5 ml, Enzianwurzel-Flüssigextrakt (1:2,5-3,5); Ethanol 30% (V/V) (Auszugsmittel) 6,25 ml, Kamillenblüten-Flüssigextrakt (1:2-4); Ethanol 30% (V/V) (Auszugsmittel) 25 ml, Kümmel-Flüssigextrakt (1:2,5-3,5); Ethanol 30% (V/V) (Auszugsmittel) 12,5 ml, Mariendistelfrüchte-Flüssigextrakt (1:2,5-3,5); Ethanol 30% (V/V) (Auszugsmittel) 12,5 ml, Melissenblaetter-Flüssigextrakt (1:2,5-3,5); Ethanol 30% (V/V) (Auszugsmittel) 12,5 ml, Pfefferminzblätter-Flüssigextrakt (1:2,5-3,5); Ethanol 30% (V/V) (Auszugsmittel) 6,25 ml, Süssholzwurzel-Flüssigextrakt (1:2,5-3,5); Ethanol 30% (V/V) (Auszugsmittel) 12,5 ml, Gesamtethanolgehalt 27,4 % (V/V).
AG: Traditionell pflanzlich zur Unterstützung der Verdauung bei leichten Magen/Darm- Beschwerden, Appetitlosigleit.
AA: Vor oder zu den Mahlzeiten in etwas Flüssigkeit einnehmen.
DO: 3mal tgl. 20 Tropfen. Für Kinder nicht empfohlen.
SST: Nicht empfohlen.
NW: Überempfindlichkeit.
WH: Nicht für Alkoholkranke.
PG: 20 ML * (EKO: N) [€ 9,95], 50 ML * (EKO: N) [€ 19,95], 100 ML * (EKO: N) [€ 32,50]

Gastromiro - nichtionisches Röntgenkontrastmittel - enterale Lösung 24B02

(Z.Nr. 1-18981) NR. P. V08AB04
ZI: Bracco Österreich, Wien
Z: 1 ml enthält: Iopamidol 612,4 mg (entspr. Jod 300 mg), Orangen-Aroma, Red Curacao Aroma, Natrium cyclamat, Natrium edetat, Saccharin natrium (entspr. Natrium 0,225 mg), Zitronensäure monohydrat, Wasser, gereinigtes.
EW: Nichtionisches Röntgenkontrastmittel.
AG: Röntgenuntersuchungen des Magen-Darm-Traktes, insbesondere bei Kontraindikation für Bariumsulfat.
AA: Oral und rektal.
DO: Oral: 10 ml Oesophagusdarstellung, bis 200 ml (gesamter Magen-Darm- Trakt). Bei Kindern 1:1 mit Wasser verdünnen, bei Säuglingen 1:3.
Rektal: 1:3 mit Wasser verdünnen, bis 500 ml geben. Kinder 1:4 oder 1:5 verdünnen, 25-200 ml geben.
Für Computertomographie 1:10 bis 1:20 verdünnen. Dosierung verdünnt: 100-500 ml oral oder 500-1000 ml rektal.
GA: Manifeste Hyperthyreose.
SST: In der Schwangerschaft nicht anwenden. Stillen möglich.
NW: Diarrhoe, Erbrechen, Hitzegefühl im Abdomen, Blutdruckabfall, leichte Hustenanfälle beim Eindringen in die Atemwege; anaphylaktoide Reaktionen.
WW: Schilddrüsendiagnostik 2-6 Wochen beeinflusst. Betablocker verstärken Überempfindlichkeit.
WH: Vorsicht bei latenter Hyperthyreose, Nieren, Leberschäden, Diabetes, Herzinfarkt, Herzinsuffizienz, zerebralen Krämpfen, multiplem Myelom. Bei Ösophagusfistel nicht anwenden. Vor allem Säuglinge und Kleinkinder ausreichend hydrieren. Prophylaxe: H1 Blocker, dann Diphenhydramin i.v., 10-15 min später Kontrastmittel geben. Bei Phäochromozytom Alpha-Rezeptoren-Blocker. Siehe auch Maßnahmen bei Kontrastmittelzwischenfall.
PG: 50ML 10 ST * (EKO: N) [€ 528,50], **100ML** 10 ST * (EKO: N) [€ 932,90]

Gastrozol 20 mg - magensaftresistente Tabletten 42E03
(Z.Nr. 1-27466) RP. P. A02BC02
ZI: Dermapharm, Wien
Z: 1 Tablette enthält: Pantoprazol 20 mg (entspr. Pantoprazol natrium sesquihydrat), Tablettenkern: Maltitol 38,425 mg, Crospovidon Typ B, Carmellose natrium, Natriumcarbonat, Calcium stearat; Tablettenfilm: Poly(vinylalkohol), Talkum, Titandioxid, Macrogol 3350, Phospholipide aus Sojabohnen, entölt (entspr. Soja-Lecithin 0,345 mg), Eisen(III)-hydroxid-oxid x H2O, Natriumcarbonat, Methacrylsäure-Ethylacrylat-Copolymer (1:1), Triethylcitrat.
EW: Protonenpumpenhemmer.
AG: Refluxösophagitis (auch Langzeitbehandlung und Rezidivprophylaxe), Prävention von Ulzera durch nichtsteroidale Entzündungshemmer bei Risikopatienten.
AA: Unzerkaut mit etwas Wasser 1 Std. vor der Mahlzeit einnehmen.
DO: TD 20 mg, bei Rezidiv 40 mg. MTD bei Leberschäden 20 mg. Für Kinder nicht empfohlen.
SST: In der Schwangerschaft Anwendung vermeiden. Nutzen/Risiko-Abwägung in der Stillzeit.
NW: Kopfschmerz, Magen/Darm (Diarrhoe), Haut (sehr selten subakuter kutaner Lupus erythematosus), Ödem, Fieber, ZNS, Depression, verschwommenes Sehen, Maskierung bösartiger Magenerkrankungen, sehr selten Leberschäden, Schock, Hypomagnesiämie, leicht erhöhtes Frakturrisiko.
WW: Nicht empfohlen: Proteasehemmer (z.B. Atazanavir): Signifikant reduzierte Bioverfügbarkeit.
Vorsicht: Methotrexat (erhöhte Spiegel), Coumarine (Gerinnungskontrollen empfohlen). CYP2C19- Induktoren oder Hemmer (z.B. Fluvoxamin). CYP3A4-Induktoren (z.B. Rifampicin, Johanniskraut). Beeinflussung der Resorption anderer Arzneimittel (Azole, Erlotinib) möglich. 5 Tage vor Chromogranin A-Messungen absetzen.
WH: Leberkontrolle. Vor Therapiebeginn Malignität ausschließen. Verkehrshinweis.
PG: 14 ST (EKO: G) [€ 1,50], 28 ST (2) (EKO: G) [€ 2,90]

Gastrozol 40 mg - magensaftresistente Tabletten 42E03
(Z.Nr. 1-27467) RP. P. A02BC02
ZI: Dermapharm, Wien
Z: 1 Tablette enthält: Pantoprazol 40 mg (entspr. Pantoprazol natrium sesquihydrat), Tablettenkern: Maltitol 76,85 mg, Crospovidon Typ B, Carmellose natrium, Natriumcarbonat, Calcium stearat; Tablettenfilm: Poly(vinylalkohol), Talkum, Titandioxid, Macrogol 3350, Phospholipide aus Sojabohnen, entölt (entspr. Soja-Lecithin 0,69 mg), Eisen(III)-hydroxid-oxid x H2O, Natriumcarbonat, Methacrylsäure-Ethylacrylat-Copolymer (1:1), Triethylcitrat.
EW: Protonenpumpenhemmer.
AG: Refluxösophagitis (auch bei Jugendlichen).
Helicobacter-Eradikation (in Kombination mit 2 Antibiotika), Ulcus duodeni oder ventriculi, Zollinger-Ellison-Syndrom.
AA: Unzerkaut 1 Std. vor einer Mahlzeit einnehmen.
DO: TD 40 mg, in Einzelfällen bis 80 mg.
Zollinger-Ellison-Syndrom: TD 80 mg, dann nach Bedarf einstellen (TD von 160 mg und mehr ist möglich).
Eradikationstherapie: 2mal tgl. 40 mg + 2 Antibiotika (Details siehe Austria Codex - Fachinformation).
MTD bei Nierenschäden oder älteren Patienten 40 mg, bei schweren Leberschäden 20 mg. Für Kinder nicht empfohlen.
SST: In der Schwangerschaft Anwendung vermeiden. Nutzen/Risiko-Abwägung in der Stillzeit.
NW: Kopfschmerz, Magen/Darm (Diarrhoe), Haut (sehr selten subakuter kutaner Lupus erythematosus), Ödem, Fieber, ZNS, Depression, verschwommenes Sehen, Maskierung bösartiger Magenerkrankungen, sehr selten Leberschäden, Schock, Hypomagnesiämie, leicht erhöhtes Frakturrisiko.
WW: Nicht empfohlen: Proteasehemmer (z.B. Atazanavir): Signifikant reduzierte Bioverfügbarkeit.
Vorsicht: Methotrexat (erhöhte Spiegel), Coumarine (Gerinnungskontrollen empfohlen). CYP2C19- Induktoren oder Hemmer (z.B. Fluvoxamin). CYP3A4-Induktoren (z.B. Rifampicin, Johanniskraut). Beeinflussung der Resorption anderer Arzneimittel (Azole, Erlotinib) möglich. 5 Tage vor Chromogranin A-Messungen absetzen.
WH: Leberkontrolle. Vor Therapiebeginn Malignität ausschließen. Verkehrshinweis.
PG: 7 ST * (EKO: N) [€ 1,55], 14 ST (EKO: G) [€ 2,95], 28 ST (EKO: G) [€ 5,90]

Gattart 680 mg/80 mg - Kautabletten 42D01
(Z.Nr. 1-38310) RPF. P. nicht im Handel. A02AD01

Gaviscon Erdbeer - Kautabletten 42D03
(Z.Nr. 1-35822) RPF. P. A02BX13
ZI: Reckitt Benckiser Deutschland, Heidelberg, Deutschland
Z: 1 Kautablette enthält: Natrium alginat 250 mg, Natriumhydrogencarbonat 133,5 mg, Calciumcarbonat 80 mg, Macrogol 20000, Mannitol, Aspartam 8,8 mg, Magnesium stearat, Xylitol, Carmellose natrium, Eisenoxid rot, Erdbeer-Aroma (entspr. Maltodextrin) (entspr. Stärke, modifiziert) (entspr. Pflanzenöl) (entspr. Propylenglycol).
EW: Physikalisch wirkendes Magentherapeutikum.
AG: Gastro-ösophagealer Reflux.
AA: Oral.
DO: 2-4 Tabletten nach den Mahlzeiten und vor dem Schlafengehen (bis 4mal tgl.). Für Kinder nur über ärztliches Anraten.
SST: Anwendung möglich.
NW: Sehr selten Allergien, Bronchospasmus.
WW: 2 Std. Abstand zu anderen Arzneimitteln.
WH: Vorsicht bei Hyperkalzämie.
PG: 24 ST * (EKO: N) [€ 8,95], 32 ST * (EKO: N) [€ 9,90]

Gaviscon Mint - Kautabletten 42D03
(Z.Nr. 1-30357) RPF. P. A02BX13
ZI: Reckitt Benckiser Deutschland, Heidelberg, Deutschland
Z: 1 Kautablette enthält: Natrium alginat 250 mg, Natriumhydrogencarbonat 133,5 mg, Calciumcarbonat 80 mg, Pfefferminz-Aroma, Macrogol 20000, Mannitol, Copovidon, Aspartam 3,75 mg, Acesulfam kalium, Magnesium stearat.
Kurzinformation: siehe Gaviscon Erdbeer - Kautabletten, → S. 620
PG: 24 ST * (EKO: N) [€ 8,95], 32 ST * (EKO: N) [€ 9,90], 48 ST * (EKO: N) [€ 13,95]

Gaviscon Liquid forte Anis 100 mg/ml + 20 mg/ml - Suspension zum Einnehmen 42D03
(Z.Nr. 1-30847) RPF. P. A02BX13
ZI: Reckitt Benckiser Deutschland, Heidelberg, Deutschland
Z: 1 ml enthält: Natrium alginat 100 mg, Kaliumhydrogencarbonat 20 mg, Calciumcarbonat, Carbomer 974P, Methyl-4-hydroxybenzoat, Propyl-4-hydroxybenzoat, Saccharin natrium, Anis-Aroma (entspr. Anethol) (entspr. Benzylalkohol), Natriumhydroxid, Wasser, gereinigtes;.
EW: Physikalisch wirkendes Magentherapeutikum.
AG: Gastro-ösophagealer Reflux.
AA: Oral.
DO: 5-10 ml nach den Mahlzeiten und vor dem Schlafengehen. Für Kinder nur auf ärztliches Anraten.
GA: Paragruppenallergie.
SST: Anwendung möglich.
NW: Sehr selten Allergien.
PG: 300 ML * (EKO: N) [€ 19,90]

Gaviscon Liquid Mint - Suspension zum Einnehmen 42D03
(Z.Nr. 1-29341) RPF. P. nicht im Handel. A02BX13

Gaviscon Liquid Sachets Mint - Suspension zum Einnehmen 42D03
(Z.Nr. 1-29342) RPF. P. A02BX13
ZI: Reckitt Benckiser Deutschland, Heidelberg, Deutschland
Z: 10 ml Suspension enthalten: Natrium alginat 500 mg, Natriumhydrogencarbonat 267 mg, Calciumcarbonat 160 mg, Carbomer, Methyl-4-hydroxybenzoat 40 mg, Propyl-4-hydroxybenzoat 6 mg, Saccharin natrium, Minzaroma, natürliches, Natriumhydroxid, Wasser, gereinigtes.
EW: Physikalisch wirkendes Magentherapeutikum.
AG: Gastro-ösophagealer Reflux.
AA: Oral.
DO: 1-2 Beutel nach den Mahlzeiten und vor dem Schlafengehen (bis 4x tgl.).
Für Kinder nur über ärztliches Anraten.
SST: Anwendung möglich.
NW: Sehr selten Allergien, Bronchospasmus.
WW: 2 Std. Abstand zu anderen Arzneimitteln.
PG: 24 ST * (EKO: N) [€ 14,10]

Gazyvaro 1000 mg - Konzentrat zur Herstellung einer Infusionslösung 55I01
(Z.Nr. EU/1/14/937/*) NR. P. E. L01XC15
ZI: Roche Registration, Grenzach-Wyhlen, Deutschland
Z: 1 Durchstechflasche mit 40 ml Konzentrat enthält: Obinutuzumab 1000 mg (entspr. → 25 mg/ml), aus Ovarialzellen des chinesischen Hamsters (CHO-K1) mittels rekombinanter DNA-Technologie hergestellt, Histidin, Histidin hydrochlorid monohydrat, Trehalose-2-Wasser, Poloxamer 188, Wasser für Injektionszwecke.
EW: Monoklonaler Antikörper, antineoplastisch.
AG: In Kombination mit Chlorambucil bei chronischer lymphatischer

Leukämie (CLL), wenn volle Dosis von Fludarabin nicht gegeben werden kann.
In Kombination mit Chemotherapie bei nicht vorbehandeltem fortgeschrittenem follikulärem Lymphom (FL).
In Kombination mit Bendamustin als Mittel 2. Wahl bei follikulärem Lymphom (FL).
AA: I.v. Infusion nach Verdünnung.
DO: CCL: Zyklus 1: Tag 1 100 mg, Tag 2 900 mg, Tage 8 und 15 je 1000 mg.
Zyklen 2-6 : Tag 1 1000 mg.
6 Behandlungszyklen zu 28 Tage.
FL: Zyklus 1: 1000 mg an den Tagen 1/8/15; Zyklusdauer 28 Tage.
Zyklen 2-6: 1000 mg an den Tagen 1 (= alle 28 Tage). Zur Erhaltung 1000 mg alle 2 Monate.
Details siehe Austria Codex-Fachinformation.
Keine Daten an Kindern und Jugendlichen.
SST: Strenge Nutzen/Risiko-Abwägung. Bis 18 Monate nach Therapieende wirksame Kontrazeption anwenden und nicht stillen.
NW: Infusionsbedingte Reaktionen, Neutropenie, Anämie, Thrombozytopenie, Tumorlysesyndrom, Herz (Vorhofflimmern), Magen/Darm, Niere, Infektionen, Fieber, Kopfschmerzen, Schlaflosigkeit, Husten, Alopezie, Überempfindlichkeit, Pruritus, Rückenschmerzen, sehr selten Progressive Multifokale Leukoenzephalopathie.
WW: Impfung mit Lebendimpfstoffen nicht empfohlen. Vorsicht: Chlorambucil (Neutropenie).
WH: Auf Überempfindlichkeitsreaktionen achten. Blutbild kontrollieren. Vorsicht bei Herzschäden. Bei aktiven Infektionen nicht verabreichen. Hepatitis B-Reaktivierung möglich. Verkehrshinweis.
PG: 1 ST * (EKO: N) [€ 5.024,40]

Gazyvaro 1000 mg - Konzentrat zur Herstellung einer Infusionslösung 55I01

(Z.Nr. EU/1/14/937/*) NR. P. E. L01XC15
Parallelimport.
V: Haemato Pharm, Schönefeld, Deutschland
Z: 1 Durchstechflasche mit 40 ml Konzentrat enthält: Obinutuzumab 1000 mg (entspr. → 25 mg/ml), aus Ovarialzellen des chinesischen Hamsters (CHO-K1) mittels rekombinanter DNA-Technologie hergestellt, Histidin, Histidin hydrochlorid monohydrat, Trehalose-2-Wasser, Poloxamer 188, Wasser für Injektionszwecke.
PG: 1 ST * (EKO: N) [€ 4.882,05]

Gazyvaro 1000 mg - Konzentrat zur Herstellung einer Infusionslösung 55I01

(Z.Nr. EU/1/14/937/*) NR. P. E. L01XC15
Parallelimport.
V: Orifarm, Leverkusen, Deutschland
Z: 1 Durchstechflasche mit 40 ml Konzentrat enthält: Obinutuzumab 1000 mg (entspr. → 25 mg/ml), aus Ovarialzellen des chinesischen Hamsters (CHO-K1) mittels rekombinanter DNA-Technologie hergestellt, Histidin, Histidin hydrochlorid monohydrat, Trehalose-2-Wasser, Poloxamer 188, Wasser für Injektionszwecke.
PG: 1 ST * (EKO: N) [€ 4.924,75]

Geburtsvorbereitungstropfen "Mag. Doskar" für Tiere 890B

(Z.Nr. 8-30080) RPF. P. QV03AX
ZI: Mag. Martin Doskar pharm. Produkte, Wien
Z: 100 g enthalten: Pulsatilla (Homöopathie) D3 2 g, Caulophyllum (Homöopathie) D3 2 g, Cimicifuga (Homöopathie) D3 2 g, Alkohol ca. 62 Vol-%.
EW: Homöopathikum.
AG: Gebärmutterschwäche, gestörte Wehen bei Pferd, Rind, Hund, Katze.
AA: Die Lösung unverdünnt auf ein Stück Zucker oder mit Hilfe einer Einmal- spritze (ohne Nadel) direkt in das Maul eingeben (40 Tropfen =2 ml).
DO: Beim Pferd und Rind: 1 Monat vor der Geburt 2mal täglich 20-40 Tropfen.
Bei Hund die halbe, bei der Katze ein Drittel der Tropfenmenge.
SST: Anwendung möglich.
PG: 50 ML VT [€ 14,50]

Gefemin 15 Mikrogramm/60 Mikrogramm - Filmtabletten 31I01

(Z.Nr. 1-31410) RP. P. G03AA10
ZI: Exeltis Germany, Ismaning, Deutschland
Z: 1 Packung enthält: Filmtablette, gelb: Gestoden 60 µg, Ethinylestradiol 15 µg, Tablettenkern: Lactose monohydrat 57,61 mg, Cellulose, mikrokristalline, Polacrilin kalium, Magnesium stearat; Filmüberzug: Poly(vinylalkohol), Titandioxid, Soja-Lecithin 0,042 mg, Talkum, Eisenoxid gelb, Xanthan gummi, Filmtablette, weiss (Placebo): Lactose monohydrat 70,897 mg, Povidon K25, Carboxymethylstärke, Natrium Typ A, Siliciumdioxid, hochdispers, wasserfrei, Aluminiumoxid, Magnesium stearat (pflanzlich).
EW: Hormonales Kontrazeptivum (fixe Kombination Estrogen + Gestagen).
AG: Orale Kontrazeption (unter Berücksichtigung der individuellen Risikofaktoren, besonders auf venöse Thromboembolien).
AA: Zum Einnehmen.
DO: Tägl. 1 Tablette ohne Unterbrechungen in der auf der Blisterpackung angegebenen Reihenfolge.
GA: Vorliegen oder Risiko für venöse Thromboembolie (auch Prädisposition, größere Operationen mit längerer Immobilisierung). Vorliegen oder Risiko für arterielle Thromboembolie (auch Prädisposition, Myokardinfarkt, Angina pectoris, Schlaganfall oder Vorstufen), hohes Risiko für arterielle Thromboembolie (Diabetes mit Gefäßveränderungen, schwere Hypertonie, schwere Fettstoffwechselstörungen, Prädisposition für Thrombosen), schwere Leberschäden, Lebertumore, sexualhormonabhängige maligne Tumore, nicht abgeklärte vaginale Blutungen, Migräne.
SST: In der Schwangerschaft nicht anwenden, in der Stillzeit nicht empfohlen.
Bei Eintritt einer Schwangerschaft sofort absetzen.
NW: Häufig: Kopfschmerzen, Abdominalschmerzen, Brustschmerzen.
Gelegentlich: Vaginale Candidiasis oder andere Pilzinfektionen, erhöhter Appetit, Depression, Migräne, Schläfrigkeit, Beinkrämpfe, Nervosität, Augenbeschwerden, Herz/Kreislauf (Hypertonie, Hypotonie, selten Thrombose/Embolie), Magen/Darm, Haut, Harnwegsinfektionen, Zwischenblutungen, Ausbleiben der Abbruchblutung, Veränderungen an der Geschlechtsorganen, Hitzewallungen, Gewichtsänderungen, Ödeme.
WW: Gegenanzeige: Ombitasvir/Paritaprevir/Ritonavir, Dasabuvir mit oder ohne Ribavirin (Transaminasenanstieg; 2 Wochen Abstand).
Vorsicht: Leberenzyminduktoren können zur Wirkungsminderung oraler Kontrazeptiva führen: Barbiturate, Bosentan, Carbamazepin, Phenytoin, Primidon, Rifampicin, Arzneimittel gegen HIV oder HCV (Ritonavir, Nevirapin, Efavirenz und andere), Felbamat, Griseofulvin, Oxcarbazepin, Topiramat, Johanniskraut.
Bei Kurzzeitbehandlung Barrieremethode bis 28 Tage nach dem Absetzen anwenden. Bei Langzeitbehandlung wird andere, nichthormonale Verhütungsmethode empfohlen.
Enzyminhibitoren (z.B. Etoricoxib) können die Plasmakonzentrationen von Estrogenen und/oder Progestagenen erhöhen. Ethinylestradiol kann die Plasmakonzentration von Theophyllin oder Tizanidin erhöhen.
WH: Erhöhtes Risiko für arterielle und venöse Thromboembolien beachten. Auf Symptome von apoplektischem Insult oder Myokardinfarkt achten. Blutdruck messen. Leicht erhöhtes Brustkrebsrisiko beachten. Bei Leberfunktionsstörungen orales Kontrazeptivum bis zur Normalisierung der Leberfunktion absetzen. Kein Schutz vor AIDS oder anderen sexuell übertragbaren Krankheiten. Anhaltende Blutungsunregelmäßigkeiten diagnostisch abklären. Durchbruchblutungen und/oder Verhütungsversagen als Folge von Wechselwirkungen mit anderen Arzneimitteln möglich.
PG: 28 ST * (EKO: N) [€ 11,55], 84 ST * (EKO: N) [€ 29,60]

Gefitinib Accord 250 mg - Filmtabletten 55G

(Z.Nr. 1-38661) NR. P. L01EB01
ZI: Accord Healthcare, Utrecht, Niederlande
Z: 1 Filmtablette enthält: Gefitinib 250 mg, Tablettenkern: Lactose 163,5 mg (entspr. Lactose monohydrat), Cellulose, mikrokristalline, Croscarmellose natrium, Povidon, Natriumdodecylsulfat, Magnesium stearat; Filmüberzug: Poly(vinylalkohol), Macrogol, Talkum, Titandioxid, Eisenoxid gelb, Eisenoxid rot.
EW: Proteinkinasehemmer, zytostatisch.
AG: Monotherapie des nicht-kleinzelligen Lungenkarzinoms (NSCLC) mit aktivierenden Mutationen der EGFR-TK.
AA: Oral, unabhängig von den Mahlzeiten, ev. in Wasser aufgelöst.
DO: 1mal tgl. 1 FT. Nicht für Kinder und Jugendliche.
SST: Zwingende Indikationsstellung (im Tier reproduktionstoxisch), nicht stillen.
NW: Magen/Darm (Durchfälle, Erbrechen), Anorexie, Haut, Augen (ulzerative Keratitis), Hämorrhagie, interstitielle Lungenerkrankung (oft schwer), Leber, Asthenie, Pyrexie.
WW: Substrat für CYP3A4: WW mit Induktoren und Hemmern möglich. Protonenpumpenhemmer, H2-Blocker, Antazida erniedrigen Plasmaspiegel von Gemfitinib. Warfarin (Blutungen), Vinorelbin (Neutropenie verstärkt).
WH: EGFR-Mutationsstatus bestimmen. Auf interstitielle Lungenerkrankungen (1,3% der Patienten) bzw. Keratitis achten. Kontrollen: Leber. Verkehrshinweis.
PG: 30 ST IND (EKO: G) [€ 1.035,85]

Gefitinib Mylan 250 mg - Filmtabletten 55G
(Z.Nr. EU/1/18/1321/*) NR. P. nicht im Handel. L01EB01

Gelenk Albin - Tropfen 13X01
(Z.Nr. 3-37828) RPF. P. nicht im Handel. V03AX

Gelofusin - Infusionslösung 20G03
(Z.Nr. 1-18490) RP. P. B05AA06
ZI: B. Braun, Melsungen, Deutschland
Z: 1000 ml Infusionslösung enthalten: Gelatine, succinyliert 40 g, Natriumchlorid 7,01 g (entspr. Natrium 154 mmol) (entspr. Chlorid 120 mmol), Natriumhydroxid zur pH-Wert-Einstellung, Salzsäure zur pH-Wert-Einstellung, Wasser für Injektionszwecke.
EW: Kolloidaler Volumenersatz.
AG: Prophylaxe und Behandlung von Hypovolämie oder Hämodilution, extrakorporaler Kreislauf.
AA: I.v. , in akuten Notfällen Druckinfusion (500 ml binnen 5-10 min.
DO: Je nach Blutverlust. Initial 500-1000 ml. MTD abhängig vom Grad der Hämodilution. Nutzen/Risiko-Abwägung bei Kindern und Jugendlichen.
GA: Überempfindlichkeit gegen gelatinehaltige Lösungen, rotes Fleisch und Innereien; Überwässerung, Volumsüberlastung, schwere Herz-, Nierenschäden, schwere Gerinnungsstörungen.
SST: Nutzen/Risiko-Abwägung, in der Stillzeit keine Erfahrungen.
NW: Anaphylaktische/anaphylaktoide Reaktionen (auch schwer).
WW: Vorsicht mit Arzneimitteln mit Natrium retinierenden Eigenschaften (ACE-Hemmer, Spironolacton, Triamteren, Amilorid), Cortison.
Beeinflussung von Laborbestimmungen.
WH: Hämatokrit von 25% (bei älteren Patienten 30 %) nicht unterschreiten.
Vorsicht bei Allergien, Gerinnungsstörungen, chronischen Lebererkrankungen, Dehydratation. Bei Unverträglichkeit Infusion sofort abbrechen.
Elektrolytkontrollen. Positive Dopingkontrollen möglich.
PG: BTL 20 ST * (EKO: N) [€ 300,65], **PLINF** 10 ST * (EKO: N) [€ 162,30]

Gelofusin Iso 40 mg/ml - Infusionslösung 20G03
(Z.Nr. 1-30936) RP. P. B05AA06
ZI: B. Braun, Melsungen, Deutschland
Z: 1000 ml enthalten: Gelatine, succinyliert 40 g, Natriumchlorid 5,55 g, Natrium acetat-Trihydrat 3,27 g, Kaliumchlorid 0,3 g, Calciumchlorid dihydrat 0,15 g, Magnesiumchlorid-Hexahydrat 0,2 g, Elektrolyte: Natrium 151 mmol, Chlorid 103 mmol, Kalium 4 mmol, Calcium 1 mmol, Magnesium 1 mmol, Acetat 24 mmol, Natriumhydroxid zur pH-Wert-Einstellung, Salzsäure zur pH-Wert-Einstellung, Wasser für Injektionszwecke.
EW: Blutersatzmittel.
AG: Kolloidaler Plasmavolumenersatz in isotonischer Vollelektrolytlösung zur Prophylaxe und Therapie von Hypovolämie und Schock.
AA: I.v.
DO: Initial 500-100 ml, bei schwerem Blutverlust auch mehr. Keine Dosisemp- fehlung für Kinder.
GA: Überempfindlichkeit gegen gelatinehaltige Lösungen, rotes Fleisch und Innereien; Hypervolämie, Hyperhydratation, Hyperkaliämie.
SST: Anwendung möglichst vermeiden.
NW: Anaphylaktoide Reaktionen.
WW: Vorsicht mit Kalium oder Natrium retinierenden Substanzen.
WH: Vorsicht bei Allergieanamnese, Risiko einer Kreislaufüberlastung, schwe- ren Nierenschäden, Ödemen, schweren Gerinnungsstörungen. Erste 20-30 ml langsam infundieren. Nicht mit Blut(produkten) über dasselbe Infusions- system infundieren.
Kontrollen: Wasser, Elektrolyte, Hämodynamik, Gerin- nung.
PG: BTL 20 ST * (EKO: N) [€ 273,95], **FL** 10 ST * (EKO: N) [€ 177,85]

GeloMyrtol 120 mg - Kapseln 50E03
(Z.Nr. 0-11854) RPF. P. R05CA10
ZI: Pohl-Boskamp, Hohenlockstedt, Deutschland
Z: 1 Kapsel enthält: Misch-Destillat aus rektifizierten Ölen (Eukalyptusöl, Süßorangenöl, Myrtenöl, Zitronenöl (66:32:1:1)) 120 mg (entspr. Eucalyptusöl-Destillat) (entspr. Süssorangenöl-Destillat) (entspr. Myrtenöl-Destillat) (entspr. Zitronenöl-Destillat), Triglyceride, mittelkettige, Gelatine, Glycerol, Sorbitol-Lösung 70% (nicht kristallisierend) (entspr. Sorbitol 17-25 mg), Salzsäurelösung, Hypromellose acetatsuccinat, Triethylcitrat, Natriumdodecylsulfat, Talkum, Dextrin, Glycyrrhizinsäure (Ammoniumsalz), Spuren von Lecithin pflanzlich.
EW: Expektorans.
AG: Sekretolyse bei Bronchitis und Sinusitis.
AA: Eine halbe Stunde vor den Mahlzeiten.
DO: 4-5mal tgl. 2 Kapseln, bei chronischen Prozessen 3mal tgl. 2 Kapseln.
Zur Erleichterung des morgendlichen Abhustens vor dem Schlafengehen zusätzlich 2 Kapseln.
Kinder (3-6 Jahre): 2-4mal tgl. 1 Kapsel.
GA: Kinder unter 3 Jahren.
SST: Keine Untersuchungen. Vorsicht.
NW: Magen/Darm, Mobilisierung von Nieren- oder Gallensteinen, Überempfindlichkeit.
WH: Vorsicht bei Nieren- oder Gallensteinen, Darmentzündungen. Nicht mit heißen Getränken oder nach dem Essen anwenden.
PG: 20 ST * (EKO: N) [€ 6,40]

GeloMyrtol 300 mg - Kapseln 50E03
(Z.Nr. 0-17650) RPF. P. R05CA10
ZI: Pohl-Boskamp, Hohenlockstedt, Deutschland
Z: 1 Kapsel enthält: Misch-Destillat aus rektifizierten Ölen (Eukalyptusöl, Süßorangenöl, Myrtenöl, Zitronenöl (66:32:1:1)) 300 mg (entspr. Eucalyptusöl-Destillat) (entspr. Süssorangenöl-Destillat) (entspr. Myrtenöl-Destillat), (entspr. Zitronenöl-Destillat), Rapsöl, raffiniertes, Gelatine, Glycerol 85%, Sorbitol-Lösung 70% (nicht kristallisierend), Trockensubstanz (entspr. Sorbitol 25-30 mg), Hypromellose acetatsuccinat, Triethylcitrat, Natriumdodecylsulfat, Talkum, Dextrin, Glycyrrhizinsäure (Ammoniumsalz), Spuren von Lecithin pflanzlich.
EW: Expektorans.
AG: Sekretolyse bei Bronchitis und Sinusitis.
AA: Eine halbe Stunde vor den Mahlzeiten.
DO: 3-4mal tgl. 1 Kapsel, bei chronischen Prozessen 2mal tgl. 1 Kapsel.
Zur Erleichterung des morgendlichen Abhustens vor dem Schlafengehen 1 Kapsel.
Kinder (7-11 Jahre): 1-3mal tgl. 1 Kapsel.
GA: Kinder unter 3 Jahren.
SST: Keine Untersuchungen. Vorsicht.
NW: Magen/Darm, Mobilisierung von Nieren- oder Gallensteinen, Überempfindlichkeit.
WH: Vorsicht bei Nieren- oder Gallensteinen, Darmentzündungen. Nicht mit heißen Getränken oder nach dem Essen anwenden.
PG: 20 ST * (EKO: N) [€ 10,20], 50 ST * (EKO: N) [€ 21,95]

Geloplasma - Infusionslösung 20G03
(Z.Nr. 1-26566) RP. P. B05AA06
ZI: Fresenius Kabi Austria, Graz
Z: 100 ml enthalten: Gelatine, wasserfrei 3 g (entspr. Gelatine, modifiziert, flüssig), Natriumchlorid 0,5382 g (entspr. Natrium 150 mmol/l) (entspr. Chlorid 100 mmol/l), Magnesiumchlorid-Hexahydrat 0,0305 g (entspr. Magnesium 1,5 mmol/l), Kaliumchlorid 0,0373 g (entspr. Kalium 5 mmol/l), Natrium-(S)-lactat-Lösung (entspr. Natrium lactat 0,336 g) (entspr. Lactat 30 mmol/l), Natrium hydroxyd, Bernsteinsäure (entspr. Bernsteinsäureanhydrid), Salzsäure, konzentriert, Wasser für Injektionszwecke.
EW: Blutersatzmittel.
AG: Notfallbehandlung von Schockzuständen.
AA: I.v. Infusion; cave i.m.
DO: Alle Alter: 1-2 Beutel oder mehr.
GA: Überempfindlichkeit gegen alpha-Gal, rotes Fleisch und Innereien, extrazelluläre Hyperhydratation, Hyperkaliämie, metabolische Alkalose.
SST: Nutzen/Risiko-Abwägung. Am Ende der Schwangerschaft nicht anwenden. Nicht zur Hypovolämie-Prophylaxe während der Geburt mit Epiduralanästhesie.
NW: Allergien (bis anaphylaktischer Schock), Hypotonie, Bradykardie, Atembeschwerden, Fieber, Schüttelfrost.
WW: Andere Substanzen nicht gleichzeitig i.v. geben; Kalium und zu Hyperkaliämie führende Arzneimittel vermeiden.
WH: Vorsicht bei Leberschäden. Nicht gleichzeitig mit Blut oder Blutderivaten geben. Blutproben für Blutuntersuchungen vor der Gelatine-Infusion entnehmen. Patienten auf Allergie/Anaphylaxie überwachen. Kalium- und Natriumgehalt beachten. Kontrollen: Blutdruck, Urin, Hämatokrit, Elektrolyte, Serumproteine.
PG: 20 ST * (EKO: N) [€ 300,00]

GeloProm 1000 mg/12,2 mg - Pulver zum Einnehmen 02B10, 50J01
(Z.Nr. 1-31462) RP. P. nicht im Handel. N02BE51, R01BA53, R05X

Gelsemium-Homaccord - Tropfen 13X01
(Z.Nr. 3-00447) RPF. P. nicht im Handel. V03AX

Gemcitabin Accord 100 mg/ml - Konzentrat zur Herstellung einer Infusionslösung 55C
(Z.Nr. 1-31286) NR. P. L01BC05
ZI: Accord Healthcare, Utrecht, Niederlande
Z: 1 ml Konzentrat enthält: Gemcitabin 100 mg (entspr. Gemcitabin hydrochlorid), Macrogol 300, Propylenglycol, Ethanol, wasserfrei 440 mg, Natriumhydroxid zur pH-Wert-Einstellung (entspr. Natrium 9,192 mg) (entspr. → 0,4 mmol), Salzsäure, konzentriert zur pH-Wert-Einstellung.
EW: Zytostatikum.
AG: Nicht-kleinzelliges Bronchialkarzinom (in Kombination mit

Cisplatin), Brustkrebsrezidive (in Kombination mit Paclitaxel); Ovarialkarzinomrezidiv (in Kombination mit Carboplatin), fortgeschrittenes Blasenkarzinom (in Kombination mit Cisplatin); Pankreaskarzinom (in Kombination mit Cisplatin).
AA: I.v. Kurzinfusion (30 min) nach Auflösen in 0,9% NaCl-Lösung; cave paravenös.
DO: Bronchialkarzinom: Monotherapie: 1000 mg/m■2 am Tag 1, 8 und 15; nach 4 Wochen Zyklus wiederholen.
Kombination: 1250 mg/m■2 Gemcitabin am Tag 1 und 8 + 100 mg/m■2 Cisplatin am Tag 1; nach 3 Wochen wiederholen, oder: 1000 mg/m■2 Gemcitabin am Tag 1, 8 und 15 + 100 mg/m■2 Cisplatin am Tag 1; nach 4 Wochen wiederholen. Dosisreduktion bei Myelodepression.
Ovarialkarzinom: 1000 mg/m^2 Gemcitabin am Tag 1 und 8 + Carboplatin (AUC 4 mg/ml/min) am Tag 1; nach 3 Wochen wiederholen. Dosisreduktion bei Myelodepression.
Brustkrebs: 1250 mg/m■2 Gemcitabin am Tag 1 und 8 + Paclitaxel (175 mg/m■2) am Tag 1; nach 3 Wochen wiederholen. Dosisreduktion bei Myelodepression.
Blasenkarzinom: 1000 mg/m■2 Gemcitabin am Tag 1, 8 und 15 + 70 mg/m■2 Cisplatin am Tag 1 oder 2; nach 4 Wochen wiederholen. Dosisreduktion bei Myelosuppression.
Pankreaskarzinom: 1000 mg/m■2 1mal wöchentlich über 7 Wochen, dann 1 Woche Pause; anschließend am Tag 1, 8 und 15 eines 28-tägigen Zyklus. Dosisreduktion bei Myelosuppression.
Keine Dosisempfehlungen für Kinder.
SST: Nicht anwenden.
NW: Blutbild, Magen/Darm, Niere, Überempfindlichkeit, Kapillarlecksyndrom, Bronchospasmus, lokale Reaktionen, Atmung, ZNS (sehr selten Posteriores Reversibles Enzephalopathie-Syndrom), Herz/Kreislauf (Arrhythmien, Herzinsuffizienz), Fieber, Ödeme, Alopezie, Infektionen, schwere Hautreaktionen. Nebenwirkungen der Kombinationstherapie beachten.
WW: Radiotherapie (Gemcitabin ist radiosensibilisierend). Gelbfieberimpfung nicht empfohlen.
WH: Vorsicht bei Leber-, Nierenschäden. Kontrollen: Blutbild, Leber, Niere. Verkehrshinweis.
PG: **200MG 2ML** 1 ST * (EKO: N) [€ 51,45], **1G 10ML** 1 ST * (EKO: N) [€ 205,20], **2G 20ML** 1 ST * (EKO: N) [€ 444,00]

Gemcitabin Ebewe 10 mg/ml - Konzentrat zur Herstellung einer Infusionslösung 55C
(Z.Nr. 1-28015) NR. P. nicht im Handel. L01BC05

Gemcitabin Hikma 200 mg - Pulver zur Herstellung einer Infusionslösung 55C
(Z.Nr. 1-29508) NR. P. nicht im Handel. L01BC05

Gemcitabin Hikma 1 g - Pulver zur Herstellung einer Infusionslösung 55C
(Z.Nr. 1-29509) NR. P. nicht im Handel. L01BC05

Gemcitabin Hikma 38 mg/ml - Konzentrat zur Herstellung einer Infusionslösung 55C
(Z.Nr. 1-40369) NR. P. E. nicht im Handel. L01BC05

Gemcitabin Kabi 38 mg/ml - Konzentrat zur Herstellung einer Infusionslösung 55C
(Z.Nr. 1-36344) NR. P. nicht im Handel. L01BC05

Gemcitabin Koanaa 38 mg/ml - Konzentrat zur Herstellung einer Infusionslösung 55C
(Z.Nr. 1-39212) NR. P. E. nicht im Handel. L01BC05

Gemsol 40 mg/ml - Konzentrat zur Herstellung einer Infusionslösung 55C

(Z.Nr. 1-29788) NR. P. E. L01BC05
ZI: Ebewe Pharma, Unterach
Z: 1 ml Lösung enthält: Gemcitabin 40 mg (entspr. Gemcitabin hydrochlorid), Salzsäure 10% (zur pH-Wert-Einstellung), Wasser für Injektionszwecke.
EW: Zytostatikum.
AG: Nicht-kleinzelliges Bronchialkarzinom (in Kombination mit Cisplatin), Brustkrebsrezidive (in Kombination mit Paclitaxel); Ovarialkarzinomrezidiv (in Kombination mit Carboplatin), fortgeschrittenes Blasenkarzinom (in Kombination mit Cisplatin); Pankreaskarzinom (in Kombination mit Cisplatin).
AA: I.v. Kurzinfusion (30 min) nach Auflösen in 0,9% NaCl-Lösung; cave paravenös.
DO: Bronchialkarzinom: Monotherapie: 1000 mg/m■2 am Tag 1, 8 und 15; nach 4 Wochen Zyklus wiederholen.
Kombination: 1250 mg/m■2 Gemcitabin am Tag 1 und 8 + 100 mg/m■2 Cisplatin am Tag 1; nach 3 Wochen wiederholen, oder: 1000 mg/m■2 Gemcitabin am Tag 1, 8 und 15 + 100 mg/m■2 Cisplatin am Tag 1; nach 4 Wochen wiederholen. Dosisreduktion bei Myelodepression.
Ovarialkarzinom: 1000 mg/m^2 Gemcitabin am Tag 1 und 8 + Carboplatin (AUC 4 mg/ml/min) am Tag 1; nach 3 Wochen wiederholen. Dosisreduktion bei Myelodepression.
Brustkrebs: 1250 mg/m■2 Gemcitabin am Tag 1 und 8 + Paclitaxel (175 mg/m■2) am Tag 1; nach 3 Wochen wiederholen. Dosisreduktion bei Myelodepression.
Blasenkarzinom: 1000 mg/m■2 Gemcitabin am Tag 1, 8 und 15 + 70 mg/m■2 Cisplatin am Tag 1 oder 2; nach 4 Wochen wiederholen. Dosisreduktion bei Myelosuppression.
Pankreaskarzinom: 1000 mg/m■2 1mal wöchentlich über 7 Wochen, dann 1 Woche Pause; anschließend am Tag 1, 8 und 15 eines 28-tägigen Zyklus. Dosisreduktion bei Myelosuppression.
Keine Dosisempfehlungen für Kinder.
SST: Nicht anwenden.
NW: Blutbild, Magen/Darm, Niere, Überempfindlichkeit, Kapillarlecksyndrom, Bronchospasmus, lokale Reaktionen, Atmung, ZNS (sehr selten Posteriores Reversibles Enzephalopathie-Syndrom), Herz/Kreislauf (Arrhythmien, Herzinsuffizienz), Fieber, Ödeme, Alopezie; Nebenwirkungen der Kombinationstherapie beachten.
WW: Radiotherapie (Gemcitabin ist radiosensibilisierend). Gelbfieberimpfung nicht empfohlen.
WH: Vorsicht bei Leber-, Nierenschäden. Kontrollen: Blutbild, Leber, Niere. Verkehrshinweis.
PG: **1000MG 25ML** 1 ST * (EKO: N) [€ 289,00], **2000MG 50ML** 1 ST * (EKO: N) [€ 535,85]

🐾 Genabil 100 mg/ml - Injektionslösung für Rinder, Schweine, Schafe, Pferde, Hunde 825C, 825K

(Z.Nr. 8-12923) RP. P. VNW. QA05AX90
ZI: Boehringer Ingelheim-Vetmedica, Ingelheim, Deutschland
Z: 1 ml enthält: Menbuton 100 mg, Chlorocresol 2 mg, Edetinsäure, Monoethanolamin, Natrium metabisulfit, Wasser für Injektionszwecke.
EW: Choleretikum.
AG: Zur Förderung der Verdauung, Lebererkrankungen.
AA: Tief i.m. oder langsam i.v., bei Pferden nur langsam i.v.
DO: Normaldosis 1 ml/10 kg KG; Details siehe Austria-Codex - Fachinformation; Wiederholung nach 24 Std. möglich.
SST: Anwendung möglich.
NW: Bei zu rascher i.v. Gabe vegetative Reaktionen; nach der Behandlung ge- steigerte Magen/Darm-Tätigkeit.
WW: Mit Kalzium, Procainpenicillin, Vitamin B-Komplex nicht mischbar; mit Fasciolozid Koliken.
VNW: Essbares Gewebe 3 Tage, Milch (Rind, Schaf) 2 Tage.
PG: 100 ML VNW [€ 26,40]

Gencebok 10 mg/ml - Infusionslösung 50D01
(Z.Nr. EU/1/20/1465/*) RP. P. nicht im Handel. N06BC01

🐾 Genestran 75 Mikrogramm/ml - Injektionslösung für Rinder, Pferde und Schweine 822AI, 833AE

(Z.Nr. 8-01099) RP. P. VNW. QG02AD90
ZI: aniMedica, Senden-Bösensell, Deutschland
Z: 1 ml Injektionslösung enthält: (+)-Cloprostenol 75 µg (entspr. Cloprostenol natrium), Chlorocresol 1000 µg, Citronensäure monohydrat, Natriumhydroxid zur pH-Wert-Einstellung, Wasser für Injektionszwecke.
EW: Synthetisches Prostaglandinanalogon, luteolytisch.
AG: Rind: Brunstinduktion bei Stillbrünstigkeit, Brunstsynchronisation, Erkrankungen bei progesteronbedingter Zyklusblockade (Endometritis, Pyometra, Corpus-luteum-Zysten, Follikel-Luteinzysten), Aborteinleitung bis zum 150. Trächtigkeitstag, mumifizierte Früchte, Geburtseinleitung.
Pferd: Induktion der Luteolyse.
Schwein: Geburtseinleitung bzw. Geburtssynchronisation ab Tag 113 der Gravidität.
AA: I.m. Stopfen max. 70mal durchstoßen. Nicht i.v.
DO: Rind: 2 ml, zur Brunstsynchronisation 2mal im Abstand von 11 Tagen.
Pferd: Einmalig 0,3-0,5 ml.
Schwein: Einmalig 0,7-1 ml.
GA: Spastische Erkrankungen des Respirations- oder Gastrointestinaltraktes.
SST: Nicht anwenden, wenn Einleitung eines Abortes oder einer Geburt nicht gewünscht wird. Anwendung in der Stillzeit möglich.
NW: Rind: Nachgeburtsverhalten.
Pferde: Schwitzen, Durchfall.
WW: Oxytocin verstärkt Wirkung auf den Uterus.
WH: Präparat ist perkutan resorbierbar (zur Beachtung bei Frauen und Asthmatikern).
VNW: Essbare Gewebe: 1 Tag. Milch (Rind, Pferd): Keine.
PG: 20 ML VNW [€ 59,10]

G

Genotropin MiniQuick 0,2 mg - Pulver und Lösungsmittel zur Herstellung einer Injektionslösung 31B01
(Z.Nr. 1-22045) RP. P. E. H01AC01
ZI: Pfizer Corporation Austria, Wien
Z: Nach Rekonstitution enthält 1 Patrone mit 0,25 ml: Somatropin 0,2 mg, hergestellt durch rekombinante DNA-Technologie in Escherichia coli, Glycin, Natriumdihydrogenphosphat, wasserfrei, Natriummonohydrogenphosphat, wasserfrei, Mannitol; Lösungsmittel: Wasser für Injektionszwecke, Mannitol.
EW: Gentechnologisch hergestelltes Wachstumshormon.
AG: Kinder: Kleinwuchs durch Wachstumshormonmangel, Ullrich-Turner-Syndrom oder chronische Niereninsuffizienz (Nierenfunktion unter 50% der Norm), Wachstumsstörung infolge einer intrauterinen Wachstumsverzögerung (SGA), Prader-Willi-Syndrom.
Erwachsene: Zur Substitution bei ausgeprägtem Wachstumshormonmangel.
AA: S.c., Injektionsstelle täglich wechseln.
DO: Kinder:
Unzureichende Wachstumshormonausschüttung: TD 0,025-0,035 mg/kg KG oder 0,7-1 mg/m² KOF.
Prader-Willi-Syndrom, SGA TD 0,035 mg/kg oder 1 mg/m² KOF.
Ullrich-Turner-Syndrom, chronische Niereninsuffizienz: TD 0,045-0,050 mg/kg KG oder 1,4 mg/m² KOF.
Erwachsene: TD initial 0,15-0,3 mg, bei Patienten über 60 Jahren 0,1- 0,2 mg, bei Fortführung einer Wachstumshormontherapie nach Manifestation in der Kindheit 0,2-0,5 mg; Erhaltungsdosis selten höher als 1 mg.
GA: Anzeichen einer Tumoraktivität, Kinder mit geschlossenen Epiphysenfugen (zur Verbesserung der Körpergröße), Komplikationen nach großen Operationen, schwere akute Erkrankungen.
SST: In der Schwangerschaft nicht empfohlen. Vorsicht in der Stillzeit.
NW: Wasserretention (Ödeme, Steifheit der Skelettmuskulatur, Arthralgie, Myalgie), lokale Reaktionen, Karpaltunnelsyndrom, Parästhesie, selten Diabetes mellitus Typ 2, verminderte Insulinsensitivität, Pankreatitis, benigne intrakranielle Hypertension, Antikörperbildung, erhöhtes Risiko für Zweittumore, Leukämie, Hautausschläge.
WW: Niedrige Plasmaspiegel von durch CYP3A4 metabolisierten Substanzen (z.B. Sexualsteroide, Kortikosteroide, Antikonvulsiva, Ciclosporin). Vorsicht: Glukokortikoide hemmen wachstumsfördernde Wirkung (Wachstum engmaschig überwachen). Orale Östrogene (Somatropin-Dosis ev. erhöhen).
WH: Nur von entsprechend qualifizierten Ärzten anzuwenden. Zu Therapiebeginn auf zentralen Hypoadrenalismus achten. Kontrollen: Schilddrüse, Diabeteseinstellung. Auf Tumorrezidive, benigne intrakranielle Hypertension (Kopfschmerzen, Sehstörungen) achten. Prader-Willi-Syndrom: bei Atemwegsobstruktion Therapie unterbrechen; auf Skoliose achten. Bei SGA bis zum Erreichen der Endgröße behandeln.
PG: 7 ST RE1 (EKO: Y) [€ 90,00]

Genotropin 5,3 mg - Pulver und Lösungsmittel zur Herstellung einer Injektionslösung 31B01
(Z.Nr. 1-20078) RP. P. E. H01AC01
ZI: Pfizer Corporation Austria, Wien
Z: Nach Rekonstitution enthält 1 Patrone mit 1 ml: Somatropin 5,3 mg, hergestellt durch rekombinante DNA-Technologie in Escherichia coli, Glycin, Natriumdihydrogenphosphat, wasserfrei, Natriummonohydrogenphosphat, wasserfrei, Mannitol, Lösungsmittel: Wasser für Injektionszwecke, Mannitol, Metacresol.
Kurzinformation: siehe Genotropin MiniQuick 0,2 mg - Pulver und Lösungsmittel zur Herstellung einer Injektionslösung, → S. 624
PG: 5 ST RE1 (EKO: Y) [€ 1.289,60]

Genotropin 5,3 mg - Pulver und Lösungsmittel zur Herstellung einer Injektionslösung 31B01
(Z.Nr. 1-20078-P2) RP. P. E. Parallelimport. H01AC01
V: Abacus Medicine, Copenhagen, Dänemark
Z: Nach Rekonstitution enthält 1 Patrone mit 1 ml: Somatropin 5,3 mg, hergestellt durch rekombinante DNA-Technologie in Escherichia coli, Glycin, Natriumdihydrogenphosphat, wasserfrei, Natriummonohydrogenphosphat, wasserfrei, Mannitol, Lösungsmittel: Wasser für Injektionszwecke, Mannitol, Metacresol.
PG: 5 ST RE1 (EKO: Y) [€ 1.264,50]

Genotropin 12 mg - Pulver und Lösungsmittel zur Herstellung einer Injektionslösung 31B01
(Z.Nr. 1-23002) RP. P. E. H01AC01
ZI: Pfizer Corporation Austria, Wien
Z: Nach Rekonstitution enthält 1 Patrone mit 1 ml: Somatropin 12 mg, hergestellt durch rekombinante DNA-Technologie in Escherichia coli, Glycin, Natriumdihydrogenphosphat, wasserfrei, Natriummonohydrogenphosphat, wasserfrei, Mannitol; Lösungsmittel: Wasser für Injektionszwecke, Mannitol, Metacresol.
Kurzinformation: siehe Genotropin MiniQuick 0,2 mg - Pulver und Lösungsmittel zur Herstellung einer Injektionslösung, → S. 624
PG: 5 ST RE1 (EKO: Y) [€ 2.824,15]

Genotropin 12 mg - Pulver und Lösungsmittel zur Herstellung einer Injektionslösung 31B01
(Z.Nr. 1-23002-P1) RP. P. E. Parallelimport. H01AC01
V: Abacus Medicine, Copenhagen, Dänemark
Z: Nach Rekonstitution enthält 1 Patrone mit 1 ml: Somatropin 12 mg, hergestellt durch rekombinante DNA-Technologie in Escherichia coli, Glycin, Natriumdihydrogenphosphat, wasserfrei, Natriummonohydrogenphosphat, wasserfrei, Mannitol; Lösungsmittel: Wasser für Injektionszwecke, Mannitol, Metacresol.
PG: 5 ST RE1 (EKO: Y) [€ 2.796,20]

Gentamicin B.Braun 1 mg/ml - Infusionslösung 34H02
(Z.Nr. 1-28365) NR. P. J01GB03
ZI: B. Braun, Melsungen, Deutschland
Z: 1 ml enthält: Gentamicin 1 mg (entspr. Gentamicin sulfat), Natriumchlorid (entspr. Natrium 3,54 mg), Wasser für Injektionszwecke.
AG: Schwere Infektionen durch empfindliche Erreger:
- Komplizierte und rezidivierende Harnwegsinfektionen
- Nosokomiale Infektionen des unteren Respirationstrakts, einschließlich schwerer Pneumonie
- Intraabdominelle Infektionen, einschließlich Peritonitis
- Infektionen der Haut und des Weichteilgewebes, einschließlich schwerer Verbrennungen
- Septikämie, einschließlich Bakteriämie
- Therapie der bakteriellen Endokarditis
- Therapie von Infektionen nach chirurgischen Eingriffen

AA: I.v. Infusion über 30-60 min.
DO: Erwachsene, Jugendliche und ältere Kinder: TD 3-6 mg/kg KG in 1 (-2) ED.
Neugeborene: TD 4-7 mg/kg KG in 1 ED, nach dem 1. Lebensmonat TD 4,5-7,5 mg/kg KG in 1 (-2) ED.
Nach der Dialyse: 1-1,7 mg/kg KG.
Dosisreduktion bei Nierenschäden.
Serumspiegel von Gentamycin: Talspiegel bei 2mal tgl. Gabe nicht über 2 µg/ml, bei 1mal tgl. Gabe nicht über 1 µg/ml.
GA: Myasthenie.
SST: Vitale Indikationsstellung in der Schwangerschaft, Nutzen/Risiko-Abwägung in der Stillzeit.
NW: Niere, Haut, Dyskrasie.
WW: Potentiell nephro- oder ototoxische Arzneimittel verstärkt. Methoxyfluran verstärkt nephrotoxisch. Nicht depolarisierende Muskelrelaxantien verstärkt neuromuskulär blockierend.
WH: Vorsicht bei fortgeschrittener Niereninsuffizenz, Innenohrschwerhörigkeit, neuromuskulären Erkrankungen (Parkinson). An Antibiotika-induzierte Diarrhoe denken. Maßnahmen zur Minderung der Nephro- und Ototoxizität beachten. Leberkontrollen.
PG: 10 ST * (EKO: N) [€ 30,75]

Gentamicin B.Braun 3 mg/ml - Infusionslösung 34H02
(Z.Nr. 1-28367) NR. P. J01GB03
ZI: B. Braun, Melsungen, Deutschland
Z: 1 ml enthält: Gentamicin 3 mg (entspr. Gentamicin sulfat), Natriumchlorid (entspr. Natrium 3,54 mg), Natrium edetat, Wasser für Injektionszwecke.
Kurzinformation: siehe Gentamicin B.Braun 1 mg/ml - Infusionslösung, → S. 624
PG: 10 ST * (EKO: N) [€ 68,25]

Gentamicin Sandoz 80 mg - Ampullen 34H02
(Z.Nr. 1-18856) NR. P. nicht im Handel. J01GB03

🐾 *Genta-Mix - Arzneimittel-Vormischung zur Herstellung von Fütterungsarzneimitteln für Tiere* 801AD
(Z.Nr. 8-70025) NR. P. VNW. nicht im Handel. QA07AA91

🐾 **Genta-Mix 50 mg/g - Pulver zum Eingeben für Kälber und Schweine** 801AD
(Z.Nr. 8-00637) NR. P. VNW. QA07AA91
ZI: AniMed Service, Graz
Z: 1 g Pulver enthält: Gentamicin sulfat 50 mg (entspr. Gentamicin 35,3 mg), Siliciumdioxid, Lactose monohydrat.
EW: Aminoglykosid-Antibiotikum; bakterizid.
AG: Infektionen des Magen/Darm-Trakts bei Kälbern und Schweinen durch Gentamicin-empfindliche Bakterien (E.coli, Pseudomonas spp., Klebsiella spp., Proteus spp.).
AA: Zum Eingeben über Futter, Trinkwasser oder Milch/Milchaustauscher.

DO: TD 5,7 mg Gentamicinsulfat/kg KG (= 5,7 g Pulver/ kg KG) in 2 ED über 3-5 Tage.
GA: Schwere Leber-, Nieren-, Gehör-, Gleichgewichtsstörungen, Exsikkose.
SST: Sehr strenge Indikationsstellung.
NW: Gehör-, Gleichgewichtsstörungen, Nierenschäden, Magen/ Darm-Schäden, Allergien.
WW: Gegenanzeige: nephrotoxischen Arzneimitteln, starke Diuretika Nicht kombinieren: bakteriostatische Antibiotika, Ototxische Arzneimittel. Vorsicht: Narkotika, Muskelrelaxantien (verstärkte neuromuskuläre Blockade), Magnesium.
WH: Nur bei strenger Indikationsstellung anwenden. Flüssigkeitshaushalt ausgleichen. Tiere ausreichend mit Wasser versorgen. Auf exakte Dosierung auf Grund enger therapeutischer Breite achten!
VNW: Essbare Gewebe 20 Tage.
PG: 1 KG VNW [€ 52,55], 5 KG VNW [€ 200,75], **5X1** 5 KG VNW [€ 205,20]

🐾 Gentavan 50 mg/ml - Injektionslösung für Tiere — 801AD

(Z.Nr. 8-00161) NR. P. VNW. QJ01GB03
ZI: Vana, Wien
Z: 1 ml enthält: Gentamicin 50 mg (entspr. Gentamicin sulfat 81,05 mg), Methyl-parahydroxybenzoat 0,45 mg, Propyl-parahydroxybenzoat 0,05 mg, Natrium metabisulfit, Natrium citrat, Natrium hydroxid Lösung 20%, Salzsäure 25%, Aqua ad injectionem.
EW: Aminoglykosidantibiotikum, bakterizid.
AG: Rind, Kalb, Schwein, Ferkel, Läufer, Pferd, Hund, Katze: Infektionen durch empfindliche Erreger (Atemwege, Magen/Darm, Urogenitale, Milchfieber, bei Hund und Katze auch Gehörgang, Tonsillitis).
AA: I.m., s.c. oder langsam i.v.
DO: Pferd: 1mal tgl. 6,6 mg/kg KG i.v.
Rind, Schwein; 4 mg Gentamicin/kg KG 2mal tgl. über 3 Tage (Rind) bzw. 3-5 Tage (Schwein).
Hund: 4 mg Gentamicin/kg KG am 1. Tag 2mal, dann 1mal tgl. über 3-10 Tage.
Katze: 3 mg Gentamicin/kg KG 2mal tgl. über 3-10 Tage.
GA: Störungen von Niere, Gehör- und Gleichgewichtssinn.
SST: Nutzen/Risiko-Bewertung, besonders bei Pferden.
NW: Allergie, Gehör-, Gleichgewichtsstörungen, Niere, lokale Reizung, Hypokalzämie im Puerperium .
WW: Diuretika (verstärkt nephrotoxisch), Narkotika, Muskelrelaxantien (Atemlähmung), Magnesium (Muskelrelaxation), andere Aminoglykoside (verstärkt toxisch), bakteriostatische Verbindungen (vermindert antibakteriell).
WH: Antibiogramm empfohlen. Nierenkontrolle. Nephrotoxizität bei Pferden beachten.
VNW: Essbare Gewebe: Rind 192 Tage, Schwein: 146 Tage. Milch (Rind): 7 Tage.
Nicht für Pferde, deren Fleisch und Milch für menschlichen Verzehr vorgesehen sind.
PG: 100 ML VNW [€ 19,70]

Gentax - Augensalbe — 47C01

(Z.Nr. 1-18881) NR. P. S01AA11
ZI: Agepha Pharma, Senec, Slowakei
Z: 1 g enthält: Gentamicin 3 mg (entspr. Gentamicin sulfat 5 mg), Vaselin, weisses, Paraffin, dickflüssiges, Wollwachs.
EW: Aminoglykosid-Antibiotikum.
AG: Infektionen von Konjunktiva, Cornea, Lidern, Tränengängen, Infektionsprophylaxe am Auge.
DO: 2-3mal tgl. ½ cm Salbenstrang in Bindehautsack oder auf Lidränder auftragen. Keine Untersuchungen an Kindern und Jugendlichen.
SST: Anwendung möglich.
NW: Lokale Reizung, Photosensibilisierung.
WH: Verkehrshinweis.
PG: 5 G (EKO: G) [€ 6,55]

Gentax - Augentropfen — 47C01

(Z.Nr. 1-18880) NR. P. S01AA11
ZI: Agepha Pharma, Senec, Slowakei
Z: 1 ml (= 30 Tropfen) enthält: Gentamicin 3 mg (entspr. Gentamicin sulfat), Benzalkonium chlorid 0,05 mg, Natriumchlorid, Natrium edetat, Natriumdihydrogenphosphat-dihydrat, Natriummonohydrogenphosphat Dodecahydrat, Wasser für Injektionszwecke.
EW: Aminoglykosid-Antibiotikum.
AG: Bakterielle Infektionen des vorderen Augenabschnitts, Infektionsprophylaxe bei Verletzungen des vorderen Augenabschnitts, vor und nach intraokulären Eingriffen (Linsenextraktion).
AA: Am Auge.
AH: Nach Erstentnahme 1 Monat verwendbar.
DO: 4-6mal tgl., in schweren Fällen alle 30-60 Minuten 1 Tropfen in den Bindehautsack einträufeln. Max. 2-3 Wochen anwenden.
SST: Anwendung möglich.
NW: Lokale Reizung, Mydriasis, Wundheilungsstörungen, Überempfindlichkeit.
WW: 15 Minuten Abstand zu anderen Topika. Inkompatibel mit Carbenicillin.
WH: Keine Kontaktlinsen während der Anwendung tragen (Tropfen enthalten Benzalkoniumchlorid). Nicht am Ohr anwenden. Bei schweren (intraokularen) Infektionen Gentamicin parenteral applizieren. Verkehrshinweis (kurzfristiges Verschwommensehen nach dem Eintropfen).
PG: 5 ML (EKO: G) [€ 6,55]

Gentiana Magen - Globuli velati Wala — 42X

(Z.Nr. 3-38084) RPF. P. V03AX
ZI: Wala Heilmittel, Bad Boll/Eckwälden, Deutschland
Z: 10 g enthalten: Artemisia absinthium ex herba, Infusum, Urt. 0,45 g, Gentiana lutea e radice, Decoctum, Urt. 0,45 g, Strychnos nux-vomica e semine ferm 35b D4 0,1 g, Taraxacum officinale e planta tota ferm 34c, Urt. 0,05 g, Sucrose, Spuren von Molke, Lactose.
EW: Homöopathikum (anthroposophisch).
AG: Harmonisierung der Organfunktionen bei Verdauungsstörungen.
AA: Unter der Zunge zergehen lassen. Bei Kindern ev. Globuli in einer kleinen Menge Wasser oder ungesüßtem Tee auflösen.
DO: Patienten ab 6 Jahren: 3mal tgl. 5-10 Globuli velati.
Kinder (6 Monate bis 5 Jahre, nur nach ärztlicher Beratung): 3mal tgl. 3-5 Globuli velati.
SST: Vorsicht.
PG: 20 G * (EKO: N) [€ 11,50]

Gentos - Tabletten — 52X01, 52X03, V03AX
(Z.Nr. 3-00215) RPF. P. nicht im Handel.

Gentos - Tropfen — 52X03

(Z.Nr. 3-00066) RPF. P. V03AX
ZI: Bittner Richard, Wien
Z: 100 ml (= 25 Tropfen) enthalten: Populus tremuloides (Homöopathie) D1 7 ml, Serenoa repens (Homöopathie) D6 10 ml, Conium maculatum (Homöopathie) D6 10 ml, Kalium iodatum (Homöopathie) D12 10 ml, Ferrum picrinicum (Homöopathie) D12 10 ml, Ethanol (entspr. Gesamtethanolgehalt 43 % (m/m)), Wasser, gereinigtes.
EW: Homöopathikum.
AG: Beschwerden beim Harnlassen bei leichter Prostatavergrößerung.
AA: Mit etwas Wasser verdünnt bis 30 min vor oder ab 1 Std. nach dem Essen einnehmen.
DO: Anfangs halbstündlich bis stündlich (max. 8mal tgl.), dann 2 - 3mal tgl.
10 Tropfen. Nicht für Kinder und Jugendliche.
SST: Nicht empfohlen.
WH: Nicht für Alkoholkranke.
PG: 50 ML * (EKO: N) [€ 15,70]

▼ Genvoya 150 mg/150 mg/200 mg/10 mg - Filmtabletten — 35E04

(Z.Nr. EU/1/15/1061/*) NR. P. J05AR18
ZI: Gilead Sciences Ireland, Carrigtohill County Cork, Irland
Z: 1 Tablette enthält: Elvitegravir 150 mg, Cobicistat 150 mg, Emtricitabin 200 mg, Tenofovir alafenamid 10 mg (entspr. Tenofovir alafenamid fumarat), Tablettenkern: Lactose 61 mg (entspr. Lactose monohydrat), Cellulose, mikrokristalline, Croscarmellose natrium, Hyprolose, Siliciumdioxid, hochdisperses, Natriumdodecylsulfat, Magnesium stearat; Filmüberzug: Poly(vinylalkohol), Titandioxid, Macrogol, Talkum, Indigocarmin-Aluminiumsalz, Eisen(III)-hydroxid-oxid x H2O.
EW: Antivirale Kombination.
AG: HIV-1-Infektionen.
AA: Unzerkaut zum Essen einnehmen. Eventuell Tablette in 2 Hälften teilen.
DO: Personen ab 6 Jahren bzw. ab 25 kg KG: 1mal tgl. 1 Tablette. Keine Daten an Kindern unter 6 Jahren.
SST: Nutzen/Risiko-Abwägung in der Schwangerschaft. HIV-infizierte Frauen sollen auf keinen Fall stillen. Während der Schwangerschaft keine Therapie mit Genvoya beginnen. Zuverlässige Kontrazeption mit mindestens 30 mcg Ethinylestradiol und Drospirenon oder Norgestimat als Gestagen bzw. andere zuverlässige Verhütungsmethode empfohlen.
NW: Magen/Darm, Kopfschmerzen, Haut, Müdigkeit, Stoffwechsel (Gewichtszunahme, Anstieg der Blutlipide und der Blutglukose), Psyche .
WW: Nicht gleichzeitig mit anderen antiretroviralen Mitteln einneh-

men. Nicht mit Tenofovirdisoproxil, Lamivudin oder Adefovirdipivoxil zur Behandlung einer HBV-Infektion einnehmen.
Weitere Gegenanzeigen: Alfuzosin, Amiodaron, Chinidin, Ergotaminderivate, Cisaprid, Johanniskraut, Lovastatin, Simvastatin, Pimozid, Sildenafil bei pulmonaler arterieller Hypertonie, orales Midazolam, Triazolam, starke CYP3A4-Induktoren (Antikonvulsiva, Rifampicin), Dabigatranetexilat.
WW mit vielen Arzneimitteln möglich.
WH: Arzneimittel ist gegen HBV aktiv. Bei schweren Nieren- oder Leberschäden nicht empfohlen. Kontrollen: Blutfette, Blutzucker. Auf mitochondriale Dysfunktion bei in utero exponierten Kindern, Immun-Reaktivierungs-Syndrom, Osteonekrose achten. Verkehrshinweis.
PG: 30 ST RE1 (EKO: Y) [€ 1.276,55]

▼ Genvoya 150 mg/150 mg/200 mg/10 mg - Filmtabletten 35E04
(Z.Nr. EU/1/15/1061/*) NR. P. J05AR18
Parallelimport.
V: Abacus Medicine, Copenhagen, Dänemark
Z: 1 Tablette enthält: Elvitegravir 150 mg, Cobicistat 150 mg, Emtricitabin 200 mg, Tenofovir alafenamid 10 mg (entspr. Tenofovir alafenamid fumarat), Tablettenkern: Lactose 61 mg (entspr. Lactose monohydrat), Cellulose, mikrokristalline, Croscarmellose natrium, Hyprolose, Siliciumdioxid, hochdisperses, Natriumdodecylsulfat, Magnesium stearat; Filmüberzug: Poly(vinylalkohol), Titandioxid, Macrogol, Talkum, Indigocarmin-Aluminiumsalz, Eisen(III)-hydroxid-oxid x H2O.
PG: 30 ST RE1 (EKO: Y) [€ 1.264,15]

▼ Genvoya 150 mg/150 mg/200 mg/10 mg - Filmtabletten 35E04
(Z.Nr. EU/1/15/1061/*) NR. P. J05AR18
Parallelimport.
V: Eurim-Pharm, Salzburg
Z: 1 Tablette enthält: Elvitegravir 150 mg, Cobicistat 150 mg, Emtricitabin 200 mg, Tenofovir alafenamid 10 mg (entspr. Tenofovir alafenamid fumarat), Tablettenkern: Lactose 61 mg (entspr. Lactose monohydrat), Cellulose, mikrokristalline, Croscarmellose natrium, Hyprolose, Siliciumdioxid, hochdisperses, Natriumdodecylsulfat, Magnesium stearat; Filmüberzug: Poly(vinylalkohol), Titandioxid, Macrogol, Talkum, Indigocarmin-Aluminiumsalz, Eisen(III)-hydroxid-oxid x H2O.
PG: 30 ST RE1 (EKO: Y) [€ 1.276,55]

▼ Genvoya 150 mg/150 mg/200 mg/10 mg - Filmtabletten 35E04
(Z.Nr. EU/1/15/1061/*) NR. P. J05AR18
Parallelimport.
V: Haemato Pharm, Schönefeld, Deutschland
Z: 1 Tablette enthält: Elvitegravir 150 mg, Cobicistat 150 mg, Emtricitabin 200 mg, Tenofovir alafenamid 10 mg (entspr. Tenofovir alafenamid fumarat), Tablettenkern: Lactose 61 mg (entspr. Lactose monohydrat), Cellulose, mikrokristalline, Croscarmellose natrium, Hyprolose, Siliciumdioxid, hochdisperses, Natriumdodecylsulfat, Magnesium stearat; Filmüberzug: Poly(vinylalkohol), Titandioxid, Macrogol, Talkum, Indigocarmin-Aluminiumsalz, Eisen(III)-hydroxid-oxid x H2O.
PG: 30 ST RE1 (EKO: Y) [€ 1.275,15]

▼ Genvoya 150 mg/150 mg/200 mg/10 mg - Filmtabletten 35E04
(Z.Nr. EU/1/15/1061/*) NR. P. J05AR18
Parallelimport.
V: Orifarm, Leverkusen, Deutschland
Z: 1 Tablette enthält: Elvitegravir 150 mg, Cobicistat 150 mg, Emtricitabin 200 mg, Tenofovir alafenamid 10 mg (entspr. Tenofovir alafenamid fumarat), Tablettenkern: Lactose 61 mg (entspr. Lactose monohydrat), Cellulose, mikrokristalline, Croscarmellose natrium, Hyprolose, Siliciumdioxid, hochdisperses, Natriumdodecylsulfat, Magnesium stearat; Filmüberzug: Poly(vinylalkohol), Titandioxid, Macrogol, Talkum, Indigocarmin-Aluminiumsalz, Eisen(III)-hydroxid-oxid x H2O.
PG: 30 ST RE1 (EKO: Y) [€ 1.276,55]

Gerodorm 40 mg - Tabletten 18B
(Z.Nr. 1-19288) NR. P1. P. nicht im Handel. N05CD13

Gerofol 5 mg - Tabletten 20F03
(Z.Nr. 1-37851) RP. P. B03BB01
ZI: G.L. Pharma, Lannach
Z: 1 Tablette enthält: Folsäure 5 mg, Lactose monohydrat 61,14 mg, Cellulose, mikrokristalline, Siliciumdioxid, hochdisperses, Magnesium stearat (pflanzlich).
EW: B-Vitamin, antianämisch.
AG: Folsäuremangel, perikonzeptionell zur Sekundärprophylaxe eines Neuralrohrdefekts beim Neugeborenen.
AA: Unzerkaut mit Flüssigkeit einnehmen.
DO: Folsäuremangel: 1-3mal tgl. 1 Tablette.
Prophylaxe eines Neuralrohrdefekts: 1mal tgl. 1 Tablette ab 4 Wochen vor bis 12 Wochen nach der Konzeption.
Keine Daten an Kindern und Jugendlichen.
GA: Megaloblastenanämie durch isolierten Vitamin B12-Mangel ohne gleichzeitige Vitamin B12- Therapie. Megaloblastenanämie unklarer Genese, solange Vitamin B12-Mangel nicht ausgeschlossen ist.
SST: MTD von 5 mg nicht überschreiten.
NW: Magen/Darm, Psyche, Allergien.
WW: Nicht zur Folsäuresubstitution bei Therapie mit Folsäureantagonisten.
Vorsicht: Antikonvulsiva (Phenytoin, Primidon), Trimethoprim, Pyrimethamin, Methotrexat, 5- Fluorouracil, Sulfasalazin, Chloramphenicol, orale Kontrazeptiva.
PG: 30 ST (2) (EKO: G) [€ 5,75], 100 ST * (EKO: N) [€ 18,30]

Gerolamic 5 mg - lösliche Tabletten 09A06, 49C02
(Z.Nr. 1-25647) RP. P. N03AX09
ZI: G.L. Pharma, Lannach
Z: 1 Tablette enthält: Lamotrigin 5 mg, Crospovidon, Acesulfam kalium, Orangen-Aroma, Mannitol, Siliciumdioxid, Natriumstearylfumarat (entspr. Natrium 0,059 mg).
EW: Antiepileptikum.
AG: Erwachsene und Jugendliche: Mono- und Zusatztherapie der Epilepsie (partielle und generalisierte Anfälle). Lennox-Gastaut-Syndrom.
Kinder über 2 Jahren: Zusatztherapie bei partiellen und generalisierten Anfällen, Lennox-Gastaut-Syndrom. Monotherapie typischer Absencen.
Erwachsene: Prävention depressiver Episoden bei bipolaren Störungen.
AA: Oral, in ausreichend Wasser gelöst, oder im Ganzen mit Wasser schlucken.
DO: Monotherapie: TD initial 25 mg, Erhaltungsdosis 100-200(-500) mg tgl.
Zusatztherapie: TD initial 12,5-50 mg, Erhaltungsdosis 100-400 (-700) mg tgl.
Kinder: TD initial 0,15-0,6 mg/kg KG, Erhaltungsdosis 1-15 mg/kg KG tgl.
Bipolare Störungen: TD initial 12,5-50 mg, Zieldosis 100-400 mg. Details siehe Austria-Codex - Fachinformation.
SST: Nutzen/Risiko-Abwägung.
NW: Haut (bis Lyell-Syndrom, DRESS), ZNS, Psyche, Herz (ST-T-Anomalien, Brugada-EKG), Augen, Magen/Darm, Müdigkeit, Blutbild, hämophagozytische Lymphohistiozytose, Leber, Überempfindlichkeit.
WW: Carbamazepin (ZNS-Effekte); Dosiserhöhung von Lamotrigin bei Gabe von Enzyminduktoren (Carbamazepin, Phenytoin, Phenobarbital, Primidon, hormonale Kontrazeptiva, Rifampicin) erforderlich. Vorsicht: Azatanavir/Ritonavir, Lopinavir/Ritonavir.
WH: Auf Hautreaktionen achten. Stufenweise absetzen. Vorsicht bei Nierenschäden, Brugada-Syndrom. Erhöhtes Suizidrisiko beachten. Verkehrshinweis.
PG: 30 ST IND (2) (EKO: G) [€ 6,70]

Gerolamic 25 mg - lösliche Tabletten 09A06, 49C02
(Z.Nr. 1-25648) RP. P. N03AX09
ZI: G.L. Pharma, Lannach
Z: 1 Tablette enthält: Lamotrigin 25 mg, Crospovidon, Acesulfam kalium, Orangen-Aroma, Mannitol, Siliciumdioxid, Natriumstearylfumarat (entspr. Natrium 0,118 mg).
Kurzinformation: siehe Gerolamic 5 mg - lösliche Tabletten, → S. 626
PG: 30 ST IND (2) (EKO: G) [€ 11,70]

Gerolamic 50 mg - lösliche Tabletten 09A06, 49C02
(Z.Nr. 1-25649) RP. P. N03AX09
ZI: G.L. Pharma, Lannach
Z: 1 Tablette enthält: Lamotrigin 50 mg, Crospovidon, Acesulfam kalium, Orangen-Aroma, Mannitol, Siliciumdioxid, Natriumstearylfumarat (entspr. Natrium 0,236 mg).
Kurzinformation: siehe Gerolamic 5 mg - lösliche Tabletten, → S. 626
PG: 30 ST IND (2) (EKO: G) [€ 19,45]

Gerolamic 100 mg - lösliche Tabletten 09A06, 49C02
(Z.Nr. 1-25650) RP. P. N03AX09

ZI: G.L. Pharma, Lannach
Z: 1 Tablette enthält: Lamotrigin 100 mg, Crospovidon, Acesulfam kalium, Orangen-Aroma, Mannitol, Siliciumdioxid, Natriumstearylfumarat (entspr. Natrium 0,472 mg).
Kurzinformation: siehe Gerolamic 5 mg - lösliche Tabletten, → S. 626
PG: 60 ST IND (2) (EKO: G) [€ 63,70]

Gerolamic 200 mg - lösliche Tabletten 09A06, 49C02
(Z.Nr. 1-25651) RP. P. N03AX09
ZI: G.L. Pharma, Lannach
Z: 1 Tablette enthält: Lamotrigin 200 mg, Crospovidon, Acesulfam kalium, Orangen-Aroma, Mannitol, Siliciumdioxid, Natriumstearylfumarat (entspr. Natrium 0,944 mg).
Kurzinformation: siehe Gerolamic 5 mg - lösliche Tabletten, → S. 626
PG: 60 ST IND (2) (EKO: G) [€ 104,55]

Gerosim G.L. 5 mg - Filmtabletten 41A01
(Z.Nr. 1-25084) RP. P. nicht im Handel. C10AA01

Gerosim G.L. 10 mg - Filmtabletten 41A01
(Z.Nr. 1-25088) RP. P. nicht im Handel. C10AA01

Gerosim G.L. 20 mg - Filmtabletten 41A01
(Z.Nr. 1-25089) RP. P. C10AA01
ZI: G.L. Pharma, Lannach
Z: 1 Filmtablette enthält: Simvastatin 20 mg, Lactose, wasserfrei 149 mg, Cellulose, mikrokristalline, Maisstärke, vorverkleistert, Butylhydroxyanisol, Magnesium stearat, Talkum, Hydroxypropylcellulose, Hypromellose, Titandioxid.
EW: HMG-CoA-Reduktase-Hemmer.
AG: Primäre Hypercholesterinämie oder gemischte Dyslipidämie, homozygote familiäre Hypercholesterinämie, kardiovaskuläre Prävention.
AA: Mit Flüssigkeit einnehmen.
DO: Hypercholesterinämie: TD initial 10-20 mg, dann 20-40 mg
Homozygote familiäre Hypercholesterinämie: TD 40-80 mg
Kardiovaskuläre Prävention: TD 20-40 mg Bei Gabe von Fibraten (außer Gemfibrozil) MTD 10 mg Simvastatin. Bei Gabe von Amiodaron, Amlodipin, Diltiazem, Elbasvir, Grazoprevir oder Verapamil MTD 20 mg Simvastatin. Bei Gabe von Lomitapid MTD 40 mg Simvastatin.
Kinder und Jugendliche (ab 10 Jahren) mit heterozygoter familiärer Hypercholesterolämie: TD initial 10 mg, dann 10-40 mg.
GA: Leberschäden.
SST: Gegenanzeige. Kontrazeption für adoleszente Mädchen unter Simvastatin-Therapie erforderlich.
NW: Magen/Darm (Pankreatitis), ZNS (kognitive Beeinträchtigungen), Leber (selten Leberversagen), Haut, Augen (Sehverschlechterung), Myopathie (sehr selten immunvermittelte nekrotisierende Myopathie), Tendinopathie, interstitielle Lungenerkrankung, Myalgie, Rhabdomyolyse, Asthenie, erhöhtes Diabetesrisiko.
WW: Gegenanzeige: Starke CYP3A4-Hemmer: Ketoconazol, Itraconazol, Posaconazol, HIV-Proteasehemmer, Makrolide, Nefazodon, Cobicistat, Ciclosporin, Danazol, Gemfibrozil.
Nicht empfohlen: Niacin (>1 g/die), Grapefruitsaft. Fusidinsäure (Rhabdomyolyse- Risiko: 7 Tage Abstand).
Vorsicht: Cumarine, Rifampicin, Fluconazol, Colchicin, OATP1B1-Transportprotein-Inhibitoren, BCRP-Inhibitoren.
WH: Auf Myopathie/Rhabdomyolyse achten. Vor der Verabreichung von 80 mg Simvastatin Genotypisierung empfohlen. Leber kontrollieren. Risikopatienten für Diabetes überwachen. Vorsicht bei übermäßigem Alkoholkonsum.
PG: 30 ST (2) (EKO: G) [€ 8,35]

Gerosim G.L. 40 mg - Filmtabletten 41A01
(Z.Nr. 1-25090) RP. P. C10AA01
ZI: G.L. Pharma, Lannach
Z: 1 Filmtablette enthält: Simvastatin 40 mg, Lactose, wasserfrei 298 mg, Cellulose, mikrokristalline, Maisstärke, vorverkleistert, Butylhydroxyanisol, Magnesium stearat, Talkum, Hydroxypropylcellulose, Hypromellose, Titandioxid.
Kurzinformation: siehe Gerosim G.L. 20 mg - Filmtabletten, → S. 627
PG: 30 ST (2) (EKO: G) [€ 8,35]

Gerosim G.L. 80 mg - Filmtabletten 41A01
(Z.Nr. 1-30344) RP. P. nicht im Handel. C10AA01

🐾 *Gestavet HCG 200 I.E./PMSG 400 I.E. - Lyophilsat und Lösungsmittel zur Herstellung einer Injektionslösung für Schweine* 822BC
(Z.Nr. 8-00825) NR. P. E. nicht im Handel. QG03GA99, QG03GA01, QG03GA03

🐾 *Gestavet HCG 1000 I.E./PMSG 2000 I.E. - Lyophilisat und Lösungsmittel zur Herstellung einer Injektionslösung für Schweine* 822BC
(Z.Nr. 8-00843) NR. P. E. nicht im Handel. QG03GA99, QG03GA01, QG03GA03

Gevilon 450 mg - Filmtabletten 41A02
(Z.Nr. 1-18410) RP. P. C10AB04
ZI: Pfizer Corporation Austria, Wien
Z: 1 Filmtablette enthält: Gemfibrozil 450 mg, Tablettenkern: Cellulose, mikrokristalline, Stärke, verkleistert, Siliciumdioxid, hochdisperses, Polysorbat 80, Carboxymethylstärke, Natriumsalz, Magnesium stearat; Filmüberzug: (entspr. Hypromellose) (entspr. Titandioxid) (entspr. Talkum) (entspr. Dimeticon) (entspr. Macrogol 6000).
EW: Lipidsenker.
AG: Als Zusatz zu diätetischen Maßnahmen und einer anderen nicht pharmakologischen Behandlung (z.B. Sport, Gewichtsreduzierung) bei:
- Schwerer Hypertriglyzeridämie mit oder ohne niedriges HDL-Cholesterin
- Gemischter Hyperlipidämie.
- Primärer Hypercholesterinämie, wenn ein Statin kontraindiziert ist bzw. nicht vertragen wird.

Prävention:
- Reduktion der kardiovaskulären Morbidität bei Männern mit erhöhtem nicht-HDL-Cholesterin und hohem Risiko eines ersten kardiovaskulären Ereignisses, wenn ein Statin kontraindiziert ist oder nicht vertragen wird.

AA: Oral.
DO: TD 900 mg (als Einmalgabe ½ Std. vor dem Abendessen) bis 1200 mg (in 2 ED ½ Std. vor dem Frühstück bzw. Abendessen).
GA: Leberschäden, schwere Nierenschäden, Cholelithiasis, phototoxische Reaktionen auf Fibrate in der Anamnese.
SST: Vitale Indikationsstellung, nicht stillen.
NW: Magen/Darm (Dyspepsie), Haut, Müdigkeit, schwere Anämie, ZNS, Herz, Leber/Galle, Arthralgie, Myalgie, Angioödeme, CK-Erhöhung.
WW: Kontraindiziert: Repaglinid, Dasabuvir, Selexipag. Nicht empfohlen: Statine, Bexaroten, Enzalutamid. Vorsicht: Rosiglitazon, orale Antikoagulanzien (Cumarine) verstärkt, Ionenaustauscher (2 Std. Abstand), Antidiabetika, Colchicin. Hohe Plasmaproteinbindung von Gemfibrozil beachten.
WH: Auf Myopathie achten, besonders bei Statin-Therapie: Auf Gallensteine achten. Kontrollen: Lipide, Leber, Blutbild, Blutglukose, Gerinnung.
PG: 30 ST (2) (EKO: G) [€ 11,80], 100 ST (EKO: G) [€ 31,40]

Gewacalm 10 mg - Ampullen 18A, 18C
(Z.Nr. 0-16907) NR. P1. P. E. N05BA01
ZI: Takeda Austria, Linz
Z: 1 Ampulle zu 2 ml enthält: Diazepam 10 mg, Benzylalkohol 160 mg, Polyethylenglykol 400, Wasser für Injektionszwecke, Salzsäure zur pH-Wert-Einstellung.
EW: Benzodiazepin - Tranquilizer.
AG: Symptomatisch bei Angst- und Erregungszuständen, Alkoholentzugstherapie, konvulsive Zustände (Status epilepticus, Tetanus, Second line bei Eklampsie).
AA: I.v. Injektion oder Infusion, ev. i.m. Injektion. Cave intraarteriell oder paravenös.
DO: Möglichst niedrig dosiert und möglichst kurzzeitig.
Angst- und Erregungszustände: 2-10 mg, Wiederholung bei Bedarf. In Ausnahmezuständen bis 70 mg und mehr. Kinder ab 6 Monaten und Jugendliche: 0,1-0,2 mg/kg KG.
Status epilepticus: Initial 10-20 mg, Wiederholung bei Bedarf. Kinder ab 6 Monaten und Jugendliche: Initial 0,25-0,5 mg/kg KG i.v.. Max. Injektionsgeschwindigkeit 2-5 mg/min. Immer mit nachfolgender Phenytoin- oder Valproinsäure-Infusion kombinieren.
Tetanus: Initial 5-10 mg, Wiederholung bei Bedarf.
Eklampsie: Im Anfall 5-10 mg langsam i.v., weitere Gaben nach Bedarf.
Alkoholentzug: Initial 5-20 mg, bei Bedarf nach 2-4 Std. wiederholen, oder: am 1. Tag 3-4mal 10 mg, dann 3-4mal tgl. 5 mg.
GA: Myasthenie, schwere respiratorische Insuffizienz, Schlafapnoe, schwerer Schock, schwere Leberschäden, Intoxikation mit Alkohol oder ZNS-Dämpfern, Alkoholentzug Typ II nach Lesch, Kinder unter 6 Monaten (enthält Benzylalkohol).
SST: Zwingende Indikationsstellung (z.B. Eklampsie), nicht stillen.
NW: Psyche, ZNS, Dyspnoe/Apnoe, Magen/Darm, Leber, Herz/Kreislauf, Haut, Niere, lokale Reaktionen, erhöhtes Sturz- und Knochenbruchrisiko, anterograde Amnesie, Depression, paradoxe Reaktionen, Abhängigkeit, Entzugssyndrom.
WW: Besondere Vorsicht: Opioide. Vorsicht: Andere ZNS-Dämpfer, Alkohol verstärkt (Kombination meiden), Opiate (psychische

Abhängigkeit).
Gleichzeitige Gabe vermeiden: Clozapin, Azol-Antimykotika, Virostatika, Proteasehemmer, Antidepressiva.
Vorsicht: Antiepileptika, Disulfiram, Muskelrelaxantien, orale Kontrazeptiva, Theophyllin, Tuberkulostatika, Kortikosteroide, Levodopa, Grapefruitsaft.
WH: Parenterale Verabreichung nur unter Reanimationsbereitschaft. Enthält Benzylalkohol. Vorsicht bei älteren oder geschwächten Patienten, Herzinsuffizienz, Hypotonie, hirnorganischen Veränderungen, Engwinkelglaukom, Ataxie, Muskelschwäche. Nicht zur primären Behandlung von Psychosen oder Depressionen. Besondere Vorsicht bei Alkohol- oder Drogenmissbrauch. Auf Toleranzentwicklung, Abhängigkeit und Absetzphänomene achten. Verkehrshinweis für mindestens 24 Std.
Bei Überdosierung zentrale Dämpfung, Antidot Flumazenil unter engmaschiger Kontrolle.
PG: 5 ST (2) (EKO: G) [€ 16,45]

G

Gewacalm 2 mg - Tabletten 18C, 18B, 18D
(Z.Nr. 0-16754) NR. P1. P. N05BA01
ZI: Takeda Austria, Linz
Z: 1 Tablette enthält: Diazepam 2 mg, Siliciumdioxid, hochdisperses, Glyceroldistearat, Talkum, Povidon, Cellulose, mikrokristalline, Maisstärke, Stärke, vorverkleistert, Lactose monohydrat 89 mg.
EW: Benzodiazepin - Tranquilizer.
AG: Symptomatische Behandlung von Angst- und Spannungszuständen, Alkoholentzug, kurzfristig bei Schlafstörungen, zweite Wahl bei Muskelspasmen.
AA: Unzerkaut mit reichlich Flüssigkeit.
DO: Angst- und Spannungszustände: Ambulant: TD initial 2-5 mg, dann bis 10 mg.
Stationär: Bis 3mal tgl. 10 mg.
Schlafstörungen: ED 2-5(-10) mg ½ Std. vor dem Einschlafen.
Alkoholentzug: Initial 5-20 mg, ev. nach 2-4 Std. wiederholen, oder 3-4mal 10 mg am 1. Tag und dann 3-4mal tgl. 5 mg.
Muskelspasmen: ED 5 mg, initial 2-4mal tgl., dann 1-2mal tgl.
Kinder ab 6 Jahren und Jugendliche (zwingende Indikationsstellung): 0,1-0,3 mg/kg KG.
GA: Myasthenie, schwere respiratorische Insuffizienz, Schlafapnoe, schwerer Schock, schwere Leberschäden, Intoxikation mit Alkohol oder ZNS-Dämpfern, Alkoholentzug Typ II nach Lesch, Kinder unter 6 Monaten (enthält Benzylalkohol).
SST: Zwingende Indikationsstellung (z.B. Eklampsie), nicht stillen.
NW: Psyche, ZNS, Dyspnoe/Apnoe, Magen/Darm, Leber, Herz/Kreislauf, Haut, Niere, lokale Reaktionen, erhöhtes Sturz- und Knochenbruchrisiko, anterograde Amnesie, Depression, paradoxe Reaktionen, Abhängigkeit, Entzugssyndrom.
WW: Besondere Vorsicht: Opioide. Vorsicht: Andere ZNS-Dämpfer, Alkohol verstärkt (Kombination meiden), Opiate (psychische Abhängigkeit).
Gleichzeitige Gabe vermeiden: Clozapin, Azol-Antimykotika, Virostatika, Proteasehemmer, Antidepressiva.
Vorsicht: Antiepileptika, Disulfiram, Muskelrelaxantien, orale Kontrazeptiva, Theophyllin, Tuberkulostatika, Kortikosteroide, Levodopa, Grapefruitsaft.
WH: Parenterale Verabreichung nur unter Reanimationsbereitschaft. Enthält Benzylalkohol. Vorsicht bei älteren oder geschwächten Patienten, Herzinsuffizienz, Hypotonie, hirnorganischen Veränderungen, Engwinkelglaukom, Ataxie, Muskelschwäche. Nicht zur primären Behandlung von Psychosen oder Depressionen. Besondere Vorsicht bei Alkohol- oder Drogenmissbrauch. Auf Toleranzentwicklung, Abhängigkeit und Absetzphänomene achten. Verkehrshinweis für mindestens 24 Std.
Bei Überdosierung zentrale Dämpfung, Antidot Flumazenil unter engmaschiger Kontrolle.
PG: 25 ST (EKO: G) [€ 3,70], 50 ST (EKO: G) [€ 6,40]

Gewacalm 5 mg - Tabletten 18C, 18B, 18D
(Z.Nr. 0-16755) NR. P1. P. N05BA01
ZI: Takeda Austria, Linz
Z: 1 Tablette enthält: Diazepam 5 mg, Siliciumdioxid, hochdisperses, Glyceroldistearat, Talkum, Povidon, Cellulose, mikrokristalline, Maisstärke, Stärke, vorverkleistert, Lactose monohydrat 85 mg, Gelborange S-Lack 1 mg.
Kurzinformation: siehe Gewacalm 2 mg - Tabletten, → S. 628
PG: 25 ST (EKO: G) [€ 4,40], 50 ST (EKO: G) [€ 7,35]

Gewacalm 10 mg - Tabletten 18C, 18B, 18D
(Z.Nr. 0-16756) NR. P1. P. N05BA01
ZI: Takeda Austria, Linz
Z: 1 Tablette enthält: Diazepam 10 mg, Siliciumdioxid, hochdisperses, Glyceroldistearat, Talkum, Povidon, Cellulose, mikrokristalline, Maisstärke, Stärke, vorverkleistert, Lactose monohydrat 80 mg, Cochenillerot A-Lack 1 mg.
Kurzinformation: siehe Gewacalm 2 mg - Tabletten, → S. 628
PG: 25 ST (EKO: G) [€ 6,40], 50 ST (EKO: G) [€ 10,65]

Gewadal-Pamol 500 mg Filmtabletten 02B01
(Z.Nr. 1-31728) RPF. P. nicht im Handel. N02BE01

▼ *Ghemaxan 2.000 IE (20 mg)/0,2 ml - Injektionslösung in einer Fertigspritze* 20A02
(Z.Nr. 2-40273) RP. P. nicht im Handel. B01AB05

▼ *Ghemaxan 4.000 IE (40 mg)/0,4 ml - Injektionslösung in einer Fertigspritze* 20A02
(Z.Nr. 2-40272) RP. P. nicht im Handel. B01AB05

▼ *Ghemaxan 6.000 IE (60 mg)/0,6 ml - Injektionslösung in einer Fertigspritze* 20A02
(Z.Nr. 2-40271) RP. P. nicht im Handel. B01AB05

▼ *Ghemaxan 8.000 IE (80 mg)/0,8 ml - Injektionslösung in einer Fertigspritze* 20A02
(Z.Nr. 2-40270) RP. P. nicht im Handel. B01AB05

▼ *Ghemaxan 10.000 IE (100 mg)/1 ml - Injektionslösung in einer Fertigspritze* 20A02
(Z.Nr. 2-40269) RP. P. nicht im Handel. B01AB05

▼ *Ghemaxan 12.000 IE (120 mg)/0,8 ml - Injektionslösung in einer Fertigspritze* 20A02
(Z.Nr. 2-40275) RP. P. nicht im Handel. B01AB05

▼ *Ghemaxan 15.000 IE (150 mg)/1 ml - Injektionslösung in einer Fertigspritze* 20A02
(Z.Nr. 2-40274) RP. P. nicht im Handel. B01AB05

▼ *Giapreza 2,5 mg/ml - Konzentrat zur Herstellung einer Infusionslösung* 39A01
(Z.Nr. EU/1/19/1384/*) NR. P. E. nicht im Handel. C01CX09

Gichtex retard 250 mg - Kapseln 28A01
(Z.Nr. 0-16146) RP. P. M04AA01
ZI: G.L. Pharma, Lannach
Z: 1 Kapsel enthält: Allopurinol 250 mg, Kapselinhalt: Talkum, Povidon, Saccharose 60 mg, Stearinsäure, Maisstärke; Kapselhülle: Schellack, Gelatine, Erythrosin, Gelborange S 0,5 mg.
EW: Urikostatikum.
AG: Erwachsene: Alle Formen der Hyperurikämie (Serum-Harnsäure ab 9 mg/100 ml) sowie klinische Komplikationen hyperurikämischer Zustände (Gicht, Uratsteine)
Erwachsene und Kinder ab 45 kg KG:
- Sekundäre Hyperurikämie
Kinder und Jugendliche ab 45 kg KG:
- Urat-Nephropathie während einer Leukämie-Behandlung
- Angeborene Enzymmangelkrankheiten: Lesch-Nyhan-Syndrom, Adenin-Phosphoribosyl-Transferasemangel.
AA: Unzerkaut nach einer Mahlzeit mit Flüssigkeit.
DO: Erwachsene: TD initial 100 mg; steigern bei Bedarf bis 900 mg (2-10 mg/kg KG). MED 300 mg.
Für Kinder und Jugendliche nicht empfohlen.
GA: Schwere Nierenschäden.
SST: Gegenanzeige in der Schwangerschaft; in der Stillzeit nicht empfohlen.
NW: Haut, generalisierte Überempfindlichkeit (Stevens-Johnson Syndrom, toxische epidermale Nekrolyse, vermehrt bei Patienten mit HLA-B*5801-Allel), Blutbild, Magen/Darm, Leber, Schilddrüse (TSH erhöht).
WW: Nicht empfohlen: Ampicillin, Amoxicillin.
Vorsicht: 6-Mercaptopurin, Azathioprin (Dosis reduzieren), Vidarabin, Salizylate, Chlorpropamid, Cumarine, Theophyllin, Zytostatika, Ciclosporin, Didanosin, ACE-Hemmer. Aluminiumhydroxid, Antazida (mindestens 3 Std. Abstand).
WH: Keine Therapie bei Serumharnsäure unter 9 mg/dl. Bei Überempfindlichkeit sofort absetzen und Behandlung mit Allopurinol nie wieder aufnehmen. Vorsicht bei Blutbild- oder Leberschäden. Harnmenge mindestens 2 l/Tag. Reichlich Flüssigkeit zuführen. Auf purinarme Diät achten. Verkehrshinweis.
PG: 28 ST (2) (EKO: G) [€ 6,50]

▼ Gilenya 0,25 mg - Hartkapseln 56C01
(Z.Nr. EU/1/11/677/*) NR. P. L04AA27
ZI: Novartis Europharm, Dublin, Irland
Z: 1 Kapsel enthält: Fingolimod 0,25 mg (entspr. Fingolimod hydrochlorid), Kapselinhalt: Mannitol, Hyprolose, Hydroxypropylbetadex, Magnesium stearat; Kapselhülle: Gelatine, Titandioxid, Eisen(III)-hydroxid-oxid x H2O; Drucktinte: Schellack, Eisen(II,III)-oxid, Propylenglycol, Ammoniaklösung, konzentriert.
EW: Selektives Immunsuppressivum.
AG: Monotherapie der schweren Multiplen Sklerose, besonders bei hoher Krankheitsaktivität trotz Behandlung oder rasch fortschreitender Erkrankung.
AA: Oral im Ganzen schlucken.
DO: 1mal tgl. 0,5 mg. Kinder ab 10 Jahren und Jugendliche: Bis 40 kg KG 1mal tgl. 0,25 mg; ab 40 kg KG: 1mal tgl. 0,5 mg.
GA: Bestehendes Immundefizienzsyndrom, schwere Infektionen, aktive Malignome, schwere Leberschäden, schwere Herzerkrankungen in den letzten 6 Monaten.
SST: Reproduktionstoxisch! Gegenanzeige, zuverlässige Kontrazeption bis 2 Monate nach Therapieende erforderlich.
NW: Infektionen (Opportunistische Infektionen, disseminierte Herpesinfektionen, sehr selten Kryptokokkenmeningitis), Makulaödem, Herz (Bradyarrhythmien, AV-Block, T-Wellen-Inversion), Kopfschmerzen, Rückenschmerzen, Magen/Darm, Leber (Enzymanstiege), Blutbild, Depressionen, Hypertonie, Husten, Haut, Asthenie, Untersuchungen, erhöhtes Risiko für Lymphome und andere Malignome (Haut, HPV-bedingte Tumore), sehr selten hämophagozytisches Syndrom, tumefactive Läsionen, progressive multifokale Leukenzephalopathie (PML), Verschlimmerung der Krankheit nach dem Absetzen (Rebound).
WW: Nicht empfohlen: Antineoplastische, immunsuppressive, immunmodulatorische Therapien, Johanniskraut, Impfungen. Besondere Vorsicht: Bradykardie induzierende Substanzen. Vorsicht: CYP3A4-Induktoren und -Hemmer. Vorsicht bei Umstellung von anderen krankheitsmodifizierenden Therapien.
WH: Begrenzte Erfahrungen bei Kindern von 10-12 Jahren. Vorsicht bei Hypertonie. Vor Therapiebeginn Patienten auf Immunität gegenüber Varicella überprüfen. HPV-Impfung empfohlen. Auf Bradykardie, Makulaödem achten. Kontrollen: Blutbild, Leber, Haut. Vor der ersten Gabe und 6 Stunden danach Blutdruck- und EKG-Kontrolle. Bei längerer Therapieunterbrechung sowie bei Umstellung von 0,25 mg auf 0,5 mg Überwachung wie bei Erstgabe. UV-Strahlung meiden. Verkehrshinweis.
PG: 28 ST * (EKO: N) [€ 2.252,40]

▼ Gilenya 0,5 mg - Hartkapseln 56C01
(Z.Nr. EU/1/11/677/*) NR. P. L04AA27
ZI: Novartis Europharm, Dublin, Irland
Z: 1 Kapsel enthält: Fingolimod 0,5 mg (entspr. Fingolimod hydrochlorid), Kapselinhalt: Mannitol, Magnesium stearat; Kapselhülle: Gelatine; Titandioxid, Eisen(III)-hydroxid-oxid x H2O; Drucktinte: Schellack, Ethanol, 2-Propanol, Butan-1-ol, Propylenglycol, Wasser, gereinigtes, Ammoniaklösung, konzentriert, Kaliumhydroxid, Eisen(II,III)-oxid, Eisen(III)-hydroxid-oxid x H2O, Titandioxid, Dimeticon.
Kurzinformation: siehe Gilenya 0,25 mg - Hartkapseln, → S. 629
PG: 7 ST RE1 (EKO: Y) [€ 594,30], 28 ST RE1 (EKO: Y) [€ 2.242,75]

▼ Gilenya 0,5 mg - Hartkapseln 56C01
(Z.Nr. EU/1/11/677/*) NR. P. Parallelimport. L04AA27
V: Abacus Medicine, Copenhagen, Dänemark
Z: 1 Kapsel enthält: Fingolimod 0,5 mg (entspr. Fingolimod hydrochlorid), Kapselinhalt: Mannitol, Magnesium stearat; Kapselhülle: Gelatine; Titandioxid, Eisen(III)-hydroxid-oxid x H2O; Drucktinte: Schellack, Ethanol, 2-Propanol, Butan-1-ol, Propylenglycol, Wasser, gereinigtes, Ammoniaklösung, konzentriert, Kaliumhydroxid, Eisen(II,III)-oxid, Eisen(III)-hydroxid-oxid x H2O, Titandioxid, Dimeticon.
PG: 28 ST RE1 (EKO: Y) [€ 2.236,80]

▼ Gilenya 0,5 mg - Hartkapseln 56C01
(Z.Nr. EU/1/11/677/*) NR. P. Parallelimport. L04AA27
V: EMRAmed Arzneimittel, Trittau, Deutschland
Z: 1 Kapsel enthält: Fingolimod 0,5 mg (entspr. Fingolimod hydrochlorid), Kapselinhalt: Mannitol, Magnesium stearat; Kapselhülle: Gelatine; Titandioxid, Eisen(III)-hydroxid-oxid x H2O; Drucktinte: Schellack, Ethanol, 2-Propanol, Butan-1-ol, Propylenglycol, Wasser, gereinigtes, Ammoniaklösung, konzentriert, Kaliumhydroxid, Eisen(II,III)-oxid, Eisen(III)-hydroxid-oxid x H2O, Titandioxid, Dimeticon.
PG: 28 ST RE1 (EKO: Y) [€ 2.236,60]

▼ Gilenya 0,5 mg - Hartkapseln 56C01
(Z.Nr. EU/1/11/677/*) NR. P. Parallelimport. L04AA27
V: Eurim-Pharm, Salzburg
Z: 1 Kapsel enthält: Fingolimod 0,5 mg (entspr. Fingolimod hydrochlorid), Kapselinhalt: Mannitol, Magnesium stearat; Kapselhülle: Gelatine; Titandioxid, Eisen(III)-hydroxid-oxid x H2O; Drucktinte: Schellack, Ethanol, 2-Propanol, Butan-1-ol, Propylenglycol, Wasser, gereinigtes, Ammoniaklösung, konzentriert, Kaliumhydroxid, Eisen(II,III)-oxid, Eisen(III)-hydroxid-oxid x H2O, Titandioxid, Dimeticon.
PG: 28 ST RE1 (EKO: Y) [€ 2.236,80]

▼ Gilenya 0,5 mg - Hartkapseln 56C01
(Z.Nr. EU/1/11/677/*) NR. P. Parallelimport. L04AA27
V: Haemato Pharm, Schönefeld, Deutschland
Z: 1 Kapsel enthält: Fingolimod 0,5 mg (entspr. Fingolimod hydrochlorid), Kapselinhalt: Mannitol, Magnesium stearat; Kapselhülle: Gelatine; Titandioxid, Eisen(III)-hydroxid-oxid x H2O; Drucktinte: Schellack, Ethanol, 2-Propanol, Butan-1-ol, Propylenglycol, Wasser, gereinigtes, Ammoniaklösung, konzentriert, Kaliumhydroxid, Eisen(II,III)-oxid, Eisen(III)-hydroxid-oxid x H2O, Titandioxid, Dimeticon.
PG: 28 ST RE1 (EKO: Y) [€ 2.236,60]

▼ Gilenya 0,5 mg - Hartkapseln 56C01
(Z.Nr. EU/1/11/677/*) NR. P. Parallelimport. L04AA27
V: NewNeopharm, Groningen, Niederlande
Z: 1 Kapsel enthält: Fingolimod 0,5 mg (entspr. Fingolimod hydrochlorid), Kapselinhalt: Mannitol, Magnesium stearat; Kapselhülle: Gelatine; Titandioxid, Eisen(III)-hydroxid-oxid x H2O; Drucktinte: Schellack, Ethanol, 2-Propanol, Butan-1-ol, Propylenglycol, Wasser, gereinigtes, Ammoniaklösung, konzentriert, Kaliumhydroxid, Eisen(II,III)-oxid, Eisen(III)-hydroxid-oxid x H2O, Titandioxid, Dimeticon.
PG: 28 ST * (EKO: N) [€ 2.389,50]

▼ Gilenya 0,5 mg - Hartkapseln 56C01
(Z.Nr. EU/1/11/677/*) NR. P. Parallelimport. L04AA27
V: Orifarm, Leverkusen, Deutschland
Z: 1 Kapsel enthält: Fingolimod 0,5 mg (entspr. Fingolimod hydrochlorid), Kapselinhalt: Mannitol, Magnesium stearat; Kapselhülle: Gelatine; Titandioxid, Eisen(III)-hydroxid-oxid x H2O; Drucktinte: Schellack, Ethanol, 2-Propanol, Butan-1-ol, Propylenglycol, Wasser, gereinigtes, Ammoniaklösung, konzentriert, Kaliumhydroxid, Eisen(II,III)-oxid, Eisen(III)-hydroxid-oxid x H2O, Titandioxid, Dimeticon.
PG: 28 ST RE1 (EKO: Y) [€ 2.236,80]

Giludop 10 mg/ml - Infusionskonzentrat 30B01
(Z.Nr. 0-15762) RP. P. C01CA04
ZI: Pharmaselect International, Wien
Z: 1 ml Infusionskonzentrat enthält: Dopamin hydrochlorid 10 mg, (entspr. Dopamin 8,08 mg), Natriumchlorid (entspr. Natrium 2,3 mg), L-Cystein-hydrochlorid-monohydrat, Citronensäure monohydrat, Natriumhydroxid zur pH-Wert-Einstellung, Wasser für Injektionszwecke.
EW: Katecholamin, positiv inotrop (beta 1-adrenerg), in höheren Dosen auch alpha-adrenerg.
AG: Schockzustände (Herz/Kreislauf, postoperativ, infektiös-toxisch, anaphylaktisch), Herzversagen einschließlich Myokardinfarkt, chirurgische Eingriffe am offenen Herzen, schwere Hypotonie.
AA: I.v. Infusion nach Verdünnung.
DO: Individuell! Initial 2-5 µg/kg KG/min, bei Bedarf schrittweise steigern, bis auf 20-50 µg/kg KG/min (und darüber).
Keine Untersuchungen an Kindern und Jugendlichen.
GA: Phäochromozytom, Hyperthyreose, Tachyarrhythmien, Kammerflimmern, Stressmyopathie, benigne Prostatahyperplasie mit Restharnbildung, Engwinkelglaukom.
SST: Vitale Indikationsstellung, nicht stillen.
NW: Magen/Darm, ZNS, Kreislauf (Blutdruckabfall, aber auch Blutdruckanstieg), Herzrhythmusstörungen, selten Myokardischämie, Durchblutungsstörungen der Extremitäten, lokale Nekrosen, Nekrosen der Akren, Blutungsgefahr, Untersuchungen (erhöhte Serumglukose).
WW: MAO-Hemmer, Sympathomimetika, trizyklische Antidepressiva verstärkend, Dobutamin (Blutdruckanstieg), Herzglykoside, halogenierte Anästhetika (Rhythmusstörungen), Beta-Blocker antagonistisch, Phenytoin (Blutdruckabfall), Mutterkornalkaloide (Gangrän), Diuretika verstärkt, Alpha-Blocker.
WH: Vorsicht bei koronarer Herzkrankheit, arteriellen Verschlusskrankheiten, Herzrhythmusstörungen. Engmaschige kardiale Kontrolle, Hypovolämie korrigieren, Labor (Elektrolyte, Säure/Basen, Niere) kontrollieren. Bei Vorhofflimmern und schneller Kammerüberleitung Patienten digitalisieren.
Bei paravenöser Infiltration Nekrosen möglich (z.B. Phentolamin infiltrieren). Bei starkem Blutdruck- und Herzfrequenzanstieg Infusion drosseln, ev. Glyceroltrinitrat oder Nitroprussid geben, in schwersten Fällen Alpha- oder Beta-Blocker, Sedativa.

G

PG: 5 ST * (EKO: N) [€ 23,55]

Giludop 200 mg - Infusionskonzentrat 30B01
(Z.Nr. 0-16797) RP. P. n.l. C01CA04
ZI: Pharmaselect International, Wien
Z: 1 Ampulle zu 10 ml enthält: Dopamin hydrochlorid 200 mg (entspr. Dopamin 161,6 mg), Natriumchlorid (entspr. Natrium 1,1 mg/ml), L-Cystein-hydrochlorid-monohydrat, Citronensäure monohydrat, Natriumhydroxid zur pH-Wert-Einstellung, Wasser für Injektionszwecke.
PG: 5 ST * (EKO: N) [€ 53,10 n.l.]

Giludop 250 mg - Infusionslösung 30B01
(Z.Nr. 1-20718) RP. P. n.l. C01CA04
ZI: Pharmaselect International, Wien
Z: 1 Ampulle zu 50 ml enthält: Dopamin hydrochlorid 250 mg (entspr. Dopamin 202 mg), Natriumchlorid (entspr. Natrium 2,9 mg/ml), L-Cystein-hydrochlorid-monohydrat, Citronensäure monohydrat, Natriumhydroxid zur pH-Wert-Einstellung, Wasser für Injektionszwecke.
PG: 5 ST * (EKO: N) [€ 58,35 n.l.]

G

Gilurytmal 5 mg/ml - Injektionslösung und Konzentrat zur Herstellung einer Infusionslösung 30C01
(Z.Nr. 0-12139) RP. P. C01BA05
ZI: Pharmaselect International, Wien
Z: 1 Ampulle (= 10 ml) enthält: Ajmalin 50 mg, Phosphorsäure, Propylenglykol 185 mg, Wasser für Injektionszwecke, Natriumhydroxid zur pH-Wert-Einstellung.
EW: Antiarrhythmikum Klasse Ia (chinidinartig).
AG: Anhaltende ventikuläre Tachykardien bei stabiler Hämodynamik. Behandlungsbedürftige supraventrikuläre Tachykardien. Ajmalintest zur Beurteilung von AV-Überleitungsstörungen im Infra-His-Bereich.
AA: I.v. Injektion oder Infusion (1 Ampulle in 50 ml Glukose- oder Laevuloselösung).
DO: I.v. Injektion: 1 Ampulle sehr langsam (bis zu 15-20 min) am liegenden Patienten unter EKG-Kontrolle. Wiederholung nach 30 min möglich. I.v. Infusion: 20-50 mg pro Stunde. Für Kinder und Jugendliche nicht empfohlen.
GA: Herzinsuffizienz, Bradykardie, Sinusknotensyndrom ohne Schrittmacher, AV-Block II. und III. Grades, erhebliche QT-Verlängerung, bakterielle Endokarditis, Digitalisüberdosierung, Myasthenie, erste 3 Monate nach Myokardinfarkt, Tachykardie wegen Herzdekompensation.
SST: Nicht empfohlen, nicht stillen.
NW: AV-Block, QRS-Verbreitung, Dysrhythmien, bei Überdosierung Atemdepression, Schock, Asystolie; selten Blutbild, Cholestase, Krämpfe, Magen/Darm.
WW: Nicht empfohlen: Andere Klasse I-Antiarrhythmika. Vorsicht: Herzglykoside (auf Bradykardie und AV-Überleitung achten), Curare (verstärkt); QT-verlängernde Arzneimittel; CYP450-Substrate und -Induktoren; Interaktionen mit anderen Antiarrhythmika möglich. Hormone, Sulfonamide, Salizylate, Diazepam (Cholestase).
WH: Vorsicht bei AV- Block I. Grades, inkomplettem Schenkelblock, nicht-rhythmogener Hypotonie, Leberschäden. Herzinsuffizienz vorrangig behandeln. Serumnatrium kontrollieren. Positive Dopingtests möglich. Bei Tachyarrhythmie Natrium (100-160 mmol einer 1 molaren Lösung i.v.). Bei Bradykardie Dopamin-Infusion (2-10 µg/kg KG/min i.v.).
PG: 5 ST * (EKO: N) [€ 58,95]

Ginkgo Schwabe 240 mg - Filmtabletten 49Z
(Z.Nr. 1-38003) RP. P. nicht im Handel. N06DX02

Ginkgobene 40 mg - Filmtabletten 49Z
(Z.Nr. 1-36346) RPF. P. nicht im Handel. N06DX02

Ginkgobene 80 mg - Filmtabletten 49Z
(Z.Nr. 1-36347) RPF. P. nicht im Handel. N06DX02

Ginkgobene 120 mg - Filmtabletten 49Z
(Z.Nr. 1-36348) RPF. P. nicht im Handel. N06DX02

Ginkgobene 240 mg - Filmtabletten 39Z02
(Z.Nr. 1-36349) RPF. P. N06DX02
ZI: Teva, Haarlem, Niederlande
Z: 1 Filmtablette enthält: Ginkgoblätter-Trockenextrakt (35-67:1); Aceton 60% (m/m) (Auszugsmittel) 240 mg (entspr. Flavonoide 22-27 %) (entspr. Ginkgolide A, B, C 2,8-3,4 %) (entspr. Bilobalid 2,6-3,2 %), Tablettenkern: Croscarmellose natrium, Siliciumdioxid, hochdisperses, Lactose monohydrat, Magnesium stearat, Cellulose, mikrokristalline, Glucose flüssig, sprühgetrocknet; Filmüberzug: Macrogol 3350, Poly(vinylalkohol), Talkum, Titandioxid, Eisenoxid gelb.
EW: Pflanzliches Arzneimittel.
AG: Zur Verbesserung der (altersbedingten) kognitiven Leistungsstörung und zur Steigerung der Lebensqualität bei leichter Demenz.
AA: Unzerkaut mit Wasser schlucken.
DO: 2mal tgl. 120 mg über mindestens 8 Wochen. Keine Indikation für Kinder und Jugendliche.
SST: Gegenanzeige in der Schwangerschaft; in der Stillzeit nicht empfohlen.
NW: Kopfschmerzen, Schwindel, Magen/Darm, Blutungen, Überempfindlichkeit.
WW: Nicht empfohlen: Efavirenz. Vorsicht: Gerinnungshemmer, Dabigatran, Nifedipin.
WH: Vorsicht bei Blutungsneigung. 3-4 Tage vor einer Operation absetzen.
PG: 30 ST * (EKO: N) [€ 25,90]

GinoRing Vaginalring 0,120 mg/0,015 mg pro 24 Stunden - vaginales Wirkstofffreisetzungssystem 29B04
(Z.Nr. 1-37701) RP. P. G02BB01
ZI: Exeltis Germany, Ismaning, Deutschland
Z: 1 Vaginalring enthält: Etonogestrel 0,12 mg/24 h (entspr. → 11 mg), Ethinylestradiol 0,015 mg/24 h (entspr. → 3,474 mg), Poly(ethylen-co-vinylacetat), 28 % Vinylacetat, Polyurethan.
EW: Intravaginales Kontrazeptivum (Gestagen + Östrogen).
AG: Kontrazeption für Frauen ab 18 Jahren.
AA: Intravaginal (kann von der Anwenderin selbst eingeführt werden).
DO: 1 Ring in die Vagina einführen und nach 3 Wochen entfernen. Nach 1 Woche Pause einen neuen Ring einführen.
Details siehe Austria Codex - Fachinformation.
Keine Daten bei Jugendlichen < 18 Jahren.
GA: Vorliegen oder Risiko für **venöse Thromboembolie** (auch Prädisposition, größere Operationen mit längerer Immobilisierung).
Vorliegen oder Risiko für **arterielle Thromboembolie** (auch Prädisposition, Myokardinfarkt, Angina pectoris, Schlaganfall oder Vorstufen), hohes Risiko für arterielle Thromboembolie (Diabetes mit Gefäßveränderungen, schwere Hypertonie, schwere Fettstoffwechselstörungen, Prädisposition für Thrombosen), Pankreatitis, Migräne mit fokalen neurologischen Symptomen, schwere Lebererkrankungen, Lebertumore, sexualhormonabhängige maligne Tumore, nicht abgeklärte vaginale Blutungen.
SST: In der Schwangerschaft nicht indiziert, in der Stillzeit nicht empfohlen.
Bei Eintritt einer Schwangerschaft Ring sofort entfernen.
NW: Häufig: Kopfschmerzen, Migräne, Ausstoßen des Rings, vaginale Infektionen, Abdominalschmerzen, Brustschmerzen, Dysmenorrhoe, Gewichtszunahme, Akne, Depression, verminderte Libido, Magen/Darm.
Gelegentlich: Infektionen, erhöhter Appetit, Stimmungsschwankungen, Sehstörungen, Herz/Kreislauf (Hypertonie, selten Thrombose/Embolie), Hautausschlag, Alopezie, Ausbleiben der Abbruchblutung, Zwischenblutungen, vulvovaginale Beschwerden, Veränderungen an der Geschlechtsorganen, Dysurie, muskuloskelettale Schmerzen, Hitzewallungen, Ödeme.
WW: Gegenanzeige: Ombitasvir/Paritaprevir/Ritonavir und Dasabuvir mit oder ohne Ribavirin (Transaminasenanstieg; 2 Wochen Abstand).
Vorsicht: Leberenzyminduktoren können zur Wirkungsminderung bzw. Therapieversagen hormonaler Kontrazeptiva führen: Barbiturate, Bosentan, Carbamazepin, Phenytoin, Primidon, Rifampicin, Arzneimittel gegen HIV oder HCV (Ritonavir, Nevirapin, Efavirenz und andere), Felbamat, Griseofulvin, Oxcarbazepin, Topiramat, Johanniskraut. Bei Kurzzeitbehandlung mit Enzyminduktoren Barrieremethode bis 28 Tage nach dem Absetzen anwenden. Bei Langzeitbehandlung mit Enzyminduktoren wird andere, nichthormonale Verhütungsmethode empfohlen.
Enzyminhibitoren können die Plasmakonzentrationen von Estrogenen und/oder Progestagenen erhöhen.
WH: Vor Therapiebeginn genaue (Familien-)Anamnese, Patientin über erhöhtes Risiko für arterielle und venöse Thromboembolien sowie leicht erhöhtes Brustkrebsrisiko aufklären. Nicht gemeinsam mit einem Diaphragma, einer Zervixkappe oder einem Kondom für Frauen anwenden. Auf Symptome von apoplektischem Insult oder Myokardinfarkt achten. Blutdruck messen. Bei Leberfunktionsstörungen hormonales Kontrazeptivum bis zur Normalisierung der Leberfunktion absetzen. Kein Schutz vor AIDS oder anderen sexuell übertragbaren Krankheiten. Anhaltende Blutungsunregelmäßigkeiten diagnostisch abklären. Rauchen vermeiden.
PG: 1 ST * (EKO: N) [€ 17,45], 3 ST * (EKO: N) [€ 49,05], 6 ST * (EKO: N) [€ 87,90]

Ginsana (Ginseng-Extrakt G 115) 100 mg - Kapseln 16Z02

(Z.Nr. 7-37535) RPF. P. A13A
ZI: Sanova Pharma, Wien
Z: 1 Kapsel enthält: Ginsengwurzel-Trockenextrakt (3-7:1); Ethanol 40% (V/V) (Auszugsmittel) 100 mg (entspr. Ginsenoside 4 %), Lactose monohydrat 68 mg, Siliciumdioxid, hochdisperses, Soja-Lecithin, Wachs, gelbes, Sojaöl teilweise hydriert (entspr. Sojaöl 44,2 mg), Rapsöl, raffiniertes, Ethyl vanillin, Gelatine, Glycerol, Sorbitol-Lösung von partiell dehydratisiertem Sorbitol (entspr. Sorbitol 16 mg), Eisenoxid rot, Eisenoxid schwarz.
EW: Standardisierter Ginseng-Extrakt, wirkt tonisierend.
AG: Traditionell pflanzlich bei Asthenie.
AA: Mit ausreichend Flüssigkeit einnehmen.
DO: 2 Kapseln zum Frühstück (oder je 1 Kapsel zum Frühstück und Mittagessen) über bis 12 Wochen.
Für Kinder und Jugendliche nicht empfohlen.
GA: Sojaallergie.
SST: Nicht empfohlen.
NW: Magen/Darm, Schlaflosigkeit, Überempfindlichkeit.
PG: 30 ST * (EKO: N) [€ 16,90], 60 ST * (EKO: N) [€ 25,50]

Ginsana (Ginseng Extrakt G 115) 140 mg/15 ml - Tonikum 16Z02

(Z.Nr. 7-37537) RPF. P. A13A
ZI: Sanova Pharma, Wien
Z: 1 Messbecher (= 15 ml) enthält: Ginsengwurzel-Trockenextrakt (3-7:1); Ethanol 40% (V/V) (Auszugsmittel) 140 mg (entspr. Ginsenoside 4 %), Saccharose 1,73 g, Sorbitol-Lösung 70% (nicht kristallisierend) (entspr. Sorbitol 1,86 g), Natriumcitrat dihydrat, Citronensäure monohydrat, Wasser, gereinigtes, Vinum liquorosum (entspr. Ethanol 1,6 g) (entspr. Gesamtethanolgehalt ca. 12 % (V/V)), Vanillae tinctura, Quillaiae tinctura, Aurantii flavedinis sirupus, Kalium sorbat.
EW: Standardisierter Ginseng-Extrakt, wirkt tonisierend.
AG: Traditionell pflanzlich bei Asthenie.
AA: Während des Frühstücks einnehmen.
DO: 1mal tgl. 1 Messbecher (15 ml) über bis 12 Wochen einnehmen. Für Kinder und Jugendliche nicht empfohlen.
SST: Nicht empfohlen.
NW: Magen/Darm, Schlaflosigkeit, Überempfindlichkeit.
WH: Nicht für Alkoholkranke.
PG: 1 ST * (EKO: N) [€ 16,90], 2 ST * (EKO: N) [€ 25,50]

Giotrif 20 mg - Filmtabletten 55G

(Z.Nr. EU/1/13/879/*) NR. P. L01EB03
ZI: Boehringer Ingelheim International, Ingelheim/Rhein, Deutschland
Z: 1 Filmtablette enthält: Afatinib 20 mg (entspr. Afatinib dimaleat), Tablettenkern: Lactose 118 mg (entspr. Lactose monohydrat), Cellulose, mikrokristalline, Siliciumdioxid, hochdisperses, Crospovidon Typ A, Magnesium stearat; Filmüberzug: (entspr. Hypromellose) (entspr. Macrogol 400) (entspr. Titandioxid) (entspr. Talkum) (entspr. Polysorbat 80).
EW: Antineoplastisch, Proteinkinasehemmer.
AG: Monotherapie des nicht-kleinzelligen Lungenkarzinoms mit aktivierenden EFGR-Mutationen oder mit Plattenepithel-Histologie und Fortschreiten nach Platin-basierter Chemotherapie.
AA: Unzerkaut mit Wasser schlucken oder ev. in 100 ml Trinkwasser auflösen und trinken. Nicht gleichzeitig mit Nahrung einnehmen.
DO: 1mal tgl. 40 mg. MTD 50 mg. Dosisreduktion bei Nebenwirkungen oder bei schweren Nierenschäden. Für Kinder und Jugendliche nicht empfohlen.
SST: Gegenanzeige. Kontrazeption bis 1 Monat nach der letzten Dosis.
NW: Magen/Darm (Diarrhö, Stomatitis), Haut (auch schwer), Paronychie, inter- stitielle Lungenerkrankung, Leber (Enzymanstiege), Niere, Gewichts- verlust.
WW: Vorsicht: Starke P-gp-Hemmer (z.B. Ritonavir und andere Proteasehemmer, Azole, Verapamil) in einem Abstand von 6-12 Std. einnehmen.
WH: EFGR-Mutationsstatus des Patienten bestimmen. Auf Diarrhö, Haut- reaktionen, Lungenerkrankungen, schwere Leberschäden, Keratitis, Herzfunktion achten. Verkehrshinweis (Sehstörungen).
PG: 28 ST RE1 (EKO: Y) [€ 2.507,10]

Giotrif 20 mg - Filmtabletten 55G
(Z.Nr. EU/1/13/879/*) NR. P. Parallelimport. L01EB03
nicht im Handel.

Giotrif 20 mg - Filmtabletten 55G
(Z.Nr. EU/1/13/879/*) NR. P. Parallelimport. L01EB03
nicht im Handel.

Giotrif 30 mg - Filmtabletten 55G

(Z.Nr. EU/1/13/879/*) NR. P. L01EB03
ZI: Boehringer Ingelheim International, Ingelheim/Rhein, Deutschland
Z: 1 Filmtablette enthält: Afatinib 30 mg (entspr. Afatinib dimaleat), Tablettenkern: Lactose 176 mg (entspr. Lactose monohydrat), Cellulose, mikrokristalline, Siliciumdioxid, hochdisperses, Crospovidon Typ A, Magnesium stearat; Filmüberzug: (entspr. Hypromellose) (entspr. Macrogol 400) (entspr. Titandioxid) (entspr. Talkum) (entspr. Polysorbat 80) (entspr. Indigocarmin-Aluminiumsalz).
Kurzinformation: siehe Giotrif 20 mg - Filmtabletten, → S. 631
PG: 28 ST RE1 (EKO: Y) [€ 2.507,10]

Giotrif 30 mg - Filmtabletten 55G
(Z.Nr. EU/1/13/879/*) NR. P. Parallelimport. L01EB03
nicht im Handel.

Giotrif 30 mg - Filmtabletten 55G
(Z.Nr. EU/1/13/879/*) NR. P. Parallelimport. L01EB03
nicht im Handel.

Giotrif 40 mg - Filmtabletten 55G

(Z.Nr. EU/1/13/879/*) NR. P. L01EB03
ZI: Boehringer Ingelheim International, Ingelheim/Rhein, Deutschland
Z: 1 Filmtablette enthält: Afatinib 40 mg (entspr. Afatinib dimaleat), Tablettenkern: Lactose 235 mg (entspr. Lactose monohydrat), Cellulose, mikrokristalline, Siliciumdioxid, hochdisperses, Crospovidon Typ A, Magnesium stearat; Filmüberzug: (entspr. Hypromellose) (entspr. Macrogol 400) (entspr. Titandioxid) (entspr. Talkum) (entspr. Polysorbat 80) (entspr. Indigocarmin-Aluminiumsalz).
Kurzinformation: siehe Giotrif 20 mg - Filmtabletten, → S. 631
PG: 28 ST RE1 (EKO: Y) [€ 2.507,10]

Giotrif 40 mg - Filmtabletten 55G
(Z.Nr. EU/1/13/879/*) NR. P. Parallelimport. L01EB03
nicht im Handel.

Giotrif 40 mg - Filmtabletten 55G
(Z.Nr. EU/1/13/879/*) NR. P. Parallelimport. L01EB03
nicht im Handel.

Giotrif 40 mg - Filmtabletten 55G
(Z.Nr. EU/1/13/879/*) NR. P. Parallelimport. L01EB03
nicht im Handel.

Giotrif 50 mg - Filmtabletten 55G

(Z.Nr. EU/1/13/879/*) NR. P. L01EB03
ZI: Boehringer Ingelheim International, Ingelheim/Rhein, Deutschland
Z: 1 Filmtablette enthält: Afatinib 50 mg (entspr. Afatinib dimaleat), Tablettenkern: Lactose 294 mg (entspr. Lactose monohydrat), Cellulose, mikrokristalline, Siliciumdioxid, hochdisperses, Crospovidon Typ A, Magnesium stearat; Filmüberzug: (entspr. Hypromellose) (entspr. Macrogol 400) (entspr. Titandioxid) (entspr. Talkum) (entspr. Polysorbat 80) (entspr. Indigocarmin-Aluminiumsalz).
Kurzinformation: siehe Giotrif 20 mg - Filmtabletten, → S. 631
PG: 28 ST RE1 (EKO: Y) [€ 2.507,10]

▼ Givlaari 189 mg/ml - Injektionslösung 27D03

(Z.Nr. EU/1/20/1428/*) NR. P. A16AX16
ZI: Alnylam Netherlands, Amsterdam, Niederlande
Z: 1 ml Lösung enthält: Givosiran 189 mg (entspr. Givosiran natrium), Natriumhydroxid zur pH-Wert-Einstellung, Phosphorsäure 85% zur pH-Wert Einstellung, Wasser für Injektionszwecke.
EW: Senkung der neurotoxischen Zwischenprodukte Aminolävulinsäure (ALA) und Porphobilinogen (PBG) im Blut durch Abbau der Aminolävulinsäure-Synthase-1(ALAS1)-Boten-Ribonukleinsäure (mRNA) in den Leberzellen.
AG: Akute hepatische Porphyrie (AHP).
AA: S.c. (Bauch). Max. Volumen pro Einzelinjektion 1,5 ml.
DO: Personen ab 12 Jahren: 2,5 mg/kg KG einmal monatlich. Keine Daten an Kindern, Dialysepatienten, bei schwerer Leberinsuffizienz.
SST: Nutzen/Risiko- Abwägung in der Schwangerschaft, nicht stillen.
NW: Lokale Reaktionen, Übelkeit, Erschöpfung, Hautausschlag, Leber (Transaminasenanstieg), Nierenfunktionsstörung, Anaphylaxie.
WW: Vorsicht: Substrate von CYP1A2 oder CYP2D6.
WH: Leberfunktionstest vor und während Therapie.
PG: 1 ST * (EKO: N) [€ 65.545,40]

Glandosane synthetischer Speichel - Aerosol 45D
(Z.Nr. 0-16749) RPF. P. A01AD11
ZI: Stada Arzneimittel, Wien
Z: 50 ml enthalten: Carmellose natrium 0,5075 g, Sorbitol 1,5225 g, Kaliumchlorid 0,0609 g, Natriumchlorid 0,0428 g, Magnesiumchlorid-Hexahydrat 0,0026 g, Calciumchlorid dihydrat 0,0074 g, Kaliummonohydrogenphosphat 0,0174 g, Kohlendioxid, Sorbinsäure, Natriumbenzoat 0,0299 g, Salzsäure, Natriumhydroxid, Wasser, gereinigtes.
EW: Lokaltherapeutikum.
AG: Hyposialien, insbesondere bei der radiogenen Sialadenitis, Parageusien und Ozäna der Nasenschleimhäute.
AA: Besprühen bzw. Benetzen der Mund- und Rachenschleimhaut (zeitlich ge- i trennt von einer Nahrungs- oder Getränkeaufnahme).
DO: Mehrmals täglich mehrere Sprühstöße. Keine Studien an Kindern und Jugend- lichen.
SST: Keine Erfahrungen.
WH: Nicht in die Augen sprühen, nicht erhitzen, nicht gewaltsam öffnen, nicht i gegen Flammen oder glühende Körper sprühen.
PG: 1 ST * (EKO: N) [€ 10,10], 12 ST * (EKO: N) [€ 104,25]

Glatiramer G.L. 40 mg/ml - Injektionslösung in einer Fertigspritze 56C01
(Z.Nr. 1-39058) NR. P. E. nicht im Handel. L03AX13

Glavamin - Infusionslösung 37F01
(Z.Nr. 1-21374) RP. P. nicht im Handel. B05BA01

🐾 *Gleptosil 200 mg/ml - Injektionslösung für Schweine* 810B, 816A
(Z.Nr. 8-01112) RP. P. nicht im Handel. QB03AC91

Gliclada 30 mg - Tabletten mit veränderter Wirkstofffreisetzung 06B01
(Z.Nr. 1-27525) RP. P. A10BB09
ZI: Krka, Novo Mesto, Slowenien
Z: 1 Tablette enthält: Gliclazid 30 mg, Lactose monohydrat 73,5 mg, Hypromellose, Calciumcarbonat, Siliciumdioxid, hochdispers, wasserfrei, Magnesium stearat.
EW: Orales Antidiabetikum (Sulfonylharnstoff).
AG: Erwachsenendiabetes (Typ-II-Diabetes), wenn eine Diätbehandlung allein nicht ausreicht.
AA: Einmal tgl. zum Frühstück unzerkaut einnehmen.
DO: TD 30-120 mg. Initiale TD 30 mg. Keine Daten an Kindern und Jugendlichen.
GA: Sulfonamidüberempfindlichkeit, insulinpflichtiger Diabetes, Koma, Präkoma, Ketoacidose, schwere Leber-, Nieren, Nebennieren-, Schilddrüsen-, Blutschäden, schwere Belastungen (temporär auf Insulin umstellen).
SST: In der Schwangerschaft Anwendung vermeiden, auf Insulin umstellen. Gegenanzeige in der Stillzeit.
NW: Hypoglykämie, Magen/Darm, Allergie, Haut, Blutbild, Leber.
WW: Gegenanzeige: Miconazol. Nicht empfohlen; Phenylbutazon, Danazol, Alkohol. Vorsicht: Verstärkung oder Abschwächung durch viele Arzneimittel (siehe Austria-Codex - Fachinformation bzw. Glibenclamid-hältige Präparate). Fluorochinolone (Dysglykämie).
WH: Grundlage: Diät. Kontrolle: Stoffwechsel. Verkehrshinweis. Auf Hypoglykämie achten. Interaktionen beachten.
Vorsicht bei Glukose-6-Phosphat-Dehydrogenasemangel.
Bei Überdosierung (Hypoglykämiegefahr bis 36 Stunden) Glukose, Glukagon, Traubenzucker zur Infusion.
PG: 30 ST (EKO: G) [€ 2,80], 60 ST (EKO: G) [€ 5,55], 90 ST (EKO: G) [€ 8,35], 120 ST (EKO: G) [€ 11,15]

Gliclada 60 mg - Tabletten mit veränderter Wirkstofffreisetzung 06B01
(Z.Nr. 1-31795) RP. P. A10BB09
ZI: Krka, Novo Mesto, Slowenien
Z: 1 Tablette enthält: Gliclazid 60 mg, Lactose monohydrat 88,7 mg, Hypromellose, Siliciumdioxid, hochdispers, wasserfrei, Magnesium stearat.
Kurzinformation: siehe Gliclada 30 mg - Tabletten mit veränderter Wirkstofffreisetzung, → S. 632
PG: 30 ST (EKO: G) [€ 5,55], 60 ST (EKO: G) [€ 11,15]

Gliclada 90 mg - Tabletten mit veränderter Wirkstofffreisetzung 06B01
(Z.Nr. 1-36843) RP. P. nicht im Handel. A10BB09

Gliclazid Arcana 30 mg - Tabletten mit veränderter Wirkstofffreisetzung 06B01
(Z.Nr. 1-28537) RP. P. nicht im Handel. A10BB09

Gliclazid-ratiopharm 30 mg - Tabletten mit veränderter Wirkstofffreisetzung 06B01
(Z.Nr. 1-27539) RP. P. A10BB09
ZI: Teva, Haarlem, Niederlande
Z: 1 Tablette enthält: Gliclazid 30 mg, Lactose monohydrat 73,5 mg, Hypromellose, Calciumcarbonat, Siliciumdioxid, hochdisperses, Magnesium stearat.
Kurzinformation: siehe Gliclada 30 mg - Tabletten mit veränderter Wirkstofffreisetzung, → S. 632
PG: 30 ST (2) (EKO: G) [€ 2,25], 120 ST (EKO: G) [€ 9,00]

Gliclazid Sandoz 30 mg - Tabletten mit veränderter Wirkstofffreisetzung 06B01
(Z.Nr. 1-29677) RP. P. n.l. A10BB09
ZI: Sandoz, Kundl
Z: 1 Tablette enthält: Gliclazid 30 mg, Hypromellose, Calcium hydrogenphosphat dihydrat, Lactose monohydrat, (entspr. Lactose, sprühgetrocknet 48 mg), Siliciumdioxid, hochdisperses, Natriumstearylfumarat.
PG: 30 ST * (EKO: N) [€ 2,85 n.l.], 120 ST * (EKO: N) [€ 11,35 n.l.]

Gliclazid Stada 30 mg - Tabletten mit veränderter Wirkstofffreisetzung 06B01
(Z.Nr. 1-29572) RP. P. nicht im Handel. A10BB09

Gliclazid STADA 60 mg - Tabletten mit veränderter Wirkstofffreisetzung 06B01
(Z.Nr. 1-35744) RP. P. nicht im Handel. A10BB09

Glidipion 15 mg - Tabletten 06B04
(Z.Nr. EU/1/12/756/*) NR. P. nicht im Handel. A10BG03

Glidipion 30 mg - Tabletten 06B04
(Z.Nr. EU/1/12/756/*) NR. P. nicht im Handel. A10BG03

Glidipion 45 mg - Tabletten 06B04
(Z.Nr. EU/1/12/756/*) NR. P. nicht im Handel. A10BG03

Glimepirid 1A Pharma 1 mg - Tabletten 06B01
(Z.Nr. 1-26012) RP. P. A10BB12
ZI: 1A Pharma, Wien
Z: 1 Tablette enthält: Glimepirid 1 mg, Lactose monohydrat 68,98 mg, Cellulose, mikrokristalline, Carboxymethylstärke, Natrium Typ A, Povidon K25, Magnesium stearat, Eisenoxid rot.
EW: Blutzuckersenker (Sulfonylharnstoff).
AG: Diabetes mellitus Typ II bei nicht ausreichendem Erfolg anderer Maßnahmen.
AA: Oral unmittelbar vor oder während der ersten Mahlzeit des Tages.
DO: TD initial 1 mg, bei Bedarf alle 1-2 Wochen um 1 mg erhöhen; MTD 6 mg.
Bei nicht adäquater Einstellung mit Metformin kann gleichzeitige Glimepirid-Therapie eingeleitet werden. Bei nicht ausreichender Einstellung mit Glimepirid gleichzeitige Insulingabe möglich.
Keine Daten an Kindern bis 8 Jahren. Begrenzte Daten zur Monotherapie bei Kindern ab 8 Jahren und Jugendlichen.
GA: Insulin-pflichtiger Diabetes, Koma, Ketoazidose, Sulfonamidüberempfind- lichkeit, schwere Leber, Nierenschäden.
SST: Nicht anwenden (auf Insulin umstellen).
NW: Hypoglykämie, Sehstörungen, Magen/Darm, Allergien, Leber, Blutbild (Thrombozytopenie). Bei Überdosierung Hypoglykämie.
WW: Interaktionen mit sehr vielen Arzneimitteln möglich (Details siehe Austria-Codex - Fachinformation).
WH: Auf Hypoglykämiezeichen achten. Regelmäßig Blut- und Harnzucker, Hämoglobin A1, Fruktosamin, Blutbild, Leber kontrollieren. Verkehrshinweis.
Bei Überdosierung Glukose i.v. injizieren.
PG: 30 ST (2) (EKO: G) [€ 2,30]

Glimepirid 1A Pharma 2 mg - Tabletten 06B01
(Z.Nr. 1-26013) RP. P. A10BB12
ZI: 1A Pharma, Wien
Z: 1 Tablette enthält: Glimepirid 2 mg, Lactose monohydrat 137,2 mg, Cellulose, mikrokristalline, Carboxymethylstärke, Natrium Typ A, Povidon K25, Magnesium stearat, Eisenoxid gelb, Indigocarmin Aluminiumlack 0,4 mg (entspr. E 132).
Kurzinformation: siehe Glimepirid 1A Pharma 1 mg - Tabletten, → S. 632
PG: 30 ST (2) (EKO: G) [€ 4,55]

Glimepirid 1A Pharma 3 mg - Tabletten 06B01
(Z.Nr. 1-26014) RP. P. A10BB12
ZI: 1A Pharma, Wien

Z: 1 Tablette enthält: Glimepirid 3 mg, Lactose monohydrat 136,95 mg, Cellulose, mikrokristalline, Carboxymethylstärke, Natrium Typ A, Povidon K25, Magnesium stearat, Eisenoxid gelb.
Kurzinformation: siehe Glimepirid 1A Pharma 1 mg - Tabletten, → S. 632
PG: 30 ST (2) (EKO: G) [€ 6,70]

Glimepirid 1A Pharma 4 mg - Tabletten 06B01
(Z.Nr. 1-26015) RP. P. A10BB12
ZI: 1A Pharma, Wien
Z: 1 Tablette enthält: Glimepirid 4 mg, Lactose monohydrat 275,7 mg, Cellulose, mikrokristalline, Carboxymethylstärke, Natrium Typ A, Povidon K25, Magnesium stearat, Indigocarmin Aluminiumlack 0,3 mg (entspr. E 132).
Kurzinformation: siehe Glimepirid 1A Pharma 1 mg - Tabletten, → S. 632
PG: 30 ST (2) (EKO: G) [€ 7,90]

Glimepirid Hexal 1 mg - Tabletten 06B01
(Z.Nr. 1-26017) RP. P. A10BB12
ZI: Hexal Pharma, Wien
Z: 1 Tablette enthält: Glimepirid 1 mg, Lactose monohydrat 68,98 mg, Cellulose, mikrokristalline, Carboxymethylstärke, Natrium Typ A, Povidon K25, Magnesium stearat, Eisenoxid rot.
Kurzinformation: siehe Glimepirid 1A Pharma 1 mg - Tabletten, → S. 632
PG: 30 ST (2) (EKO: G) [€ 2,30]

Glimepirid Hexal 2 mg - Tabletten 06B01
(Z.Nr. 1-26018) RP. P. A10BB12
ZI: Hexal Pharma, Wien
Z: 1 Tablette enthält: Glimepirid 2 mg, Lactose monohydrat 137,2 mg, Cellulose, mikrokristalline, Carboxymethylstärke, Natrium Typ A, Povidon K25, Magnesium stearat, Eisenoxid gelb, Indigocarmin Aluminiumlack 0,4 mg (entspr. E 132).
Kurzinformation: siehe Glimepirid 1A Pharma 1 mg - Tabletten, → S. 632
PG: 30 ST (2) (EKO: G) [€ 4,55]

Glimepirid Hexal 3 mg - Tabletten 06B01
(Z.Nr. 1-26019) RP. P. A10BB12
ZI: Hexal Pharma, Wien
Z: 1 Tablette enthält: Glimepirid 3 mg, Lactose monohydrat 136,95 mg, Cellulose, mikrokristalline, Carboxymethylstärke, Natrium Typ A, Povidon K25, Magnesium stearat, Eisenoxid gelb.
Kurzinformation: siehe Glimepirid 1A Pharma 1 mg - Tabletten, → S. 632
PG: 30 ST (2) (EKO: G) [€ 6,80]

Glimepirid Hexal 4 mg - Tabletten 06B01
(Z.Nr. 1-26020) RP. P. A10BB12
ZI: Hexal Pharma, Wien
Z: 1 Tablette enthält: Glimepirid 4 mg, Lactose monohydrat 275,7 mg, Cellulose, mikrokristalline, Carboxymethylstärke, Natrium Typ A, Povidon K25, Magnesium stearat, Indigocarmin Aluminiumlack 0,3 mg (entspr. E 132).
Kurzinformation: siehe Glimepirid 1A Pharma 1 mg - Tabletten, → S. 632
PG: 30 ST (2) (EKO: G) [€ 7,90]

Glimepirid ratiopharm 1 mg - Tabletten 06B01
(Z.Nr. 1-26024) RP. P. nicht im Handel. A10BB12

Glimepirid ratiopharm 2 mg - Tabletten 06B01
(Z.Nr. 1-26025) RP. P. A10BB12
ZI: Teva, Haarlem, Niederlande
Z: 1 Tablette enthält: Glimepirid 2 mg, Lactose monohydrat 149,96 mg, Maisstärke, Carboxymethylstärke, Natrium Typ A, Povidon K30, Polysorbat 80, Talkum, Magnesium stearat, Eisenoxid gelb, Indigocarmin Aluminiumlack.
Kurzinformation: siehe Glimepirid 1A Pharma 1 mg - Tabletten, → S. 632
PG: 30 ST (2) (EKO: G) [€ 5,15]

Glimepirid ratiopharm 3 mg - Tabletten 06B01
(Z.Nr. 1-26026) RP. P. A10BB12
ZI: Teva, Haarlem, Niederlande
Z: 1 Tablette enthält: Glimepirid 3 mg, Lactose monohydrat 149,75 mg, Maisstärke, Carboxymethylstärke, Natrium Typ A, Povidon K30, Polysorbat 80, Talkum, Magnesium stearat, Eisenoxid gelb.
Kurzinformation: siehe Glimepirid 1A Pharma 1 mg - Tabletten, → S. 632
PG: 30 ST (2) (EKO: G) [€ 7,60]

Glimepirid ratiopharm 4 mg - Tabletten 06B01
(Z.Nr. 1-26633) RP. P. A10BB12
ZI: Teva, Haarlem, Niederlande
Z: 1 Tablette enthält: Glimepirid 4 mg, Lactose monohydrat 199,53 mg, Maisstärke, Carboxymethylstärke, Natrium Typ A, Povidon K30, Polysorbat 80, Talkum, Magnesium stearat, Indigocarmin Aluminiumlack.
Kurzinformation: siehe Glimepirid 1A Pharma 1 mg - Tabletten, → S. 632
PG: 30 ST (2) (EKO: G) [€ 6,40]

Glimepirid ratiopharm 6 mg - Tabletten 06B01
(Z.Nr. 1-26631) RP. P. A10BB12
ZI: Teva, Haarlem, Niederlande
Z: 1 Tablette enthält: Glimepirid 6 mg, Lactose monohydrat 299 mg, Maisstärke, Carboxymethylstärke, Natrium Typ A, Povidon K30, Polysorbat 80, Talkum, Magnesium stearat, Eisenoxid gelb, Eisenoxid rot.
Kurzinformation: siehe Glimepirid 1A Pharma 1 mg - Tabletten, → S. 632
PG: 30 ST (2) (EKO: G) [€ 8,45]

Glimepirid Sandoz 1 mg - Tabletten 06B01
(Z.Nr. 1-26163) RP. P. A10BB12
ZI: Sandoz, Kundl
Z: 1 Tablette enthält: Glimepirid 1 mg, Lactose 135,1 mg (entspr. Lactose monohydrat), Carboxymethylstärke, Natrium Typ A, Povidon K30, Eisenoxid rot, Cellulose, mikrokristalline, Magnesium stearat.
Kurzinformation: siehe Glimepirid 1A Pharma 1 mg - Tabletten, → S. 632
PG: 30 ST (2) (EKO: G) [€ 2,90]

Glimepirid Sandoz 2 mg - Tabletten 06B01
(Z.Nr. 1-26164) RP. P. n.l. A10BB12
ZI: Sandoz, Kundl
Z: 1 Tablette enthält: Glimepirid 2 mg, Lactose 135,1 mg (entspr. Lactose monohydrat), Carboxymethylstärke, Natrium Typ A, Povidon K30, Eisenoxid gelb, Indigocarmin, Cellulose, mikrokristalline, Magnesium stearat.
PG: 30 ST (2) (EKO: G) [€ 5,45 n.l.]

Glimepirid Sandoz 3 mg - Tabletten 06B01
(Z.Nr. 1-26165) RP. P. n.l. A10BB12
ZI: Sandoz, Kundl
Z: 1 Tablette enthält: Glimepirid 3 mg, Lactose 135,1 mg (entspr. Lactose monohydrat), Carboxymethylstärke, Natrium Typ A, Povidon K30, Eisenoxid gelb, Cellulose, mikrokristalline, Magnesium stearat.
PG: 30 ST (2) (EKO: G) [€ 7,95 n.l.]

Glimepirid Stada 2 mg - Tabletten 06B01
(Z.Nr. 1-26753) RP. P. A10BB12
ZI: Stada Arzneimittel, Wien
Z: 1 Tablette enthält: Glimepirid 2 mg, Carboxymethylstärke, Natrium Typ A (entspr. Natrium 0,34 mg), Cellulose, mikrokristalline, Lactose monohydrat 141,8 mg, Magnesium stearat (pflanzlich), Povidon K29-32, Brillantblau FCF Lack, Eisenoxid gelb, Gelborange S, Aluminiumsalz 0,11 mg, Tartrazin, Aluminiumsalz 0,14 mg.
Kurzinformation: siehe Glimepirid 1A Pharma 1 mg - Tabletten, → S. 632
PG: 30 ST (2) (EKO: G) [€ 4,45]

Glimepirid Stada 3 mg - Tabletten 06B01
(Z.Nr. 1-26754) RP. P. A10BB12
ZI: Stada Arzneimittel, Wien
Z: 1 Tablette enthält: Glimepirid 3 mg, Carboxymethylstärke, Natrium Typ A (entspr. Natrium 0,34 mg), Cellulose, mikrokristalline, Lactose monohydrat 140,71 mg, Magnesium stearat (pflanzlich), Povidon K29-32, Eisenoxid gelb.
Kurzinformation: siehe Glimepirid 1A Pharma 1 mg - Tabletten, → S. 632
PG: 30 ST (2) (EKO: G) [€ 6,70]

Glimepirid Stada 4 mg - Tabletten 06B01
(Z.Nr. 1-26755) RP. P. A10BB12
ZI: Stada Arzneimittel, Wien
Z: 1 Tablette enthält: Glimepirid 4 mg, Carboxymethylstärke, Natrium Typ A (entspr. Natrium 0,34 mg), Cellulose, mikrokristalline, Lactose monohydrat 139,6 mg, Magnesium stearat (pflanzlich), Povidon K29-32, Indigotin I Lack.
Kurzinformation: siehe Glimepirid 1A Pharma 1 mg - Tabletten, → S. 632
PG: 30 ST (2) (EKO: G) [€ 6,30]

Glimepirid Stada 6 mg - Tabletten 06B01
(Z.Nr. 1-28911) RP. P. A10BB12
ZI: Stada Arzneimittel, Wien
Z: 1 Tablette enthält: Glimepirid 6 mg, Lactose monohydrat 137,44 mg, Carboxymethylstärke, Natrium Typ A (entspr. Natrium 0,34 mg), Magnesium stearat, Cellulose, mikrokristalline, Povidon K29-32, Pigment blend PB 23103: (entspr. Lactose monohydrat) (entspr. Eisenoxid gelb) (entspr. Eisenoxid rot).
Kurzinformation: siehe Glimepirid 1A Pharma 1 mg - Tabletten, → S. 632
PG: 30 ST (2) (EKO: G) [€ 8,35]

Gliolan 30 mg/ml - Pulver zur Herstellung einer Lösung zum Einnehmen 55G
(Z.Nr. EU/1/07/413/*) NR. P. nicht im Handel. L01XD04

▼ Glivec 100 mg - Filmtabletten 55G
(Z.Nr. EU/1/01/198/*) NR. P. L01EA01
ZI: Novartis Europharm, Dublin, Irland
Z: 1 Filmtablette enthält: Imatinib 100 mg (entspr. Imatinib mesilat), Tablettenkern: Cellulose, mikrokristalline, Crospovidon, Hypromellose, Magnesium stearat (pflanzlich), Siliciumdioxid, hochdisperses; Filmüberzug: Eisen(III)-oxid, rotes, Eisen(III)-hydroxid-oxid x H2O, gelbes, Macrogol, Talkum, Hypromellose.
EW: Protein-Tyrosinkinase-Inhibitor, antitumoral.
AG: Zur Behandlung von
- Erwachsenen und Kindern mit neu diagnostizierter Philadelphia-Chromosom (ber-abl)-positiver (Ph+) chronischer myeloischer Leukämie (CML), für die eine Knochentransplantation als Erstbehandlungsmöglichkeit nicht in Betracht gezogen wird.
- Erwachsenen und Kindern mit Ph+CML in der chronischen Phase nach Versagen einer Interferon-Alpha-Therapie, in der akzelierten Phase oder in der Blastenkrise.
- Erwachsenen und Kindern mit neu diagnostizierter Philadelphia-Chromsom-positiver akuter lymphatischer Leukämie (Ph+ALL) in Kombination mit einer Chemotherapie.
- Erwachsenen mit rezidivierter oder refraktärer Ph+ALL als Monotherapie.
- Erwachsenen mit myelodysplastischen/myeloproliferativen Erkrankungen (MDS/MPD) in Verbindung mit Genumlagerungen des PDGF-Rezeptors (platelet-derived growth factor).
- Erwachsenen mit fortgeschrittenem hypereosinophilen Syndrom (HES) und/oder chronischer eosinophiler Leukämie (CEL) mit FIP1L1-PDGFRα-Umlagerung.

Die Wirkung von Glivec auf das Ergebnis einer Knochenmarktransplantation wurde nicht untersucht.
Zur Behandlung
- c-Kit (CD 117)-positiver nicht resezierbarer und/oder metastasierter maligner gastrointestinaler Stromatumoren (GIST) bei Erwachsenen.
- adjuvante Behandlung Erwachsener mit signifikantem Risiko eines Rezidivs nach Resektion c-Kit-(CD117)-positiver GIST.
- Erwachsener mit nicht resezierbarem Dermatofibrosarcoma protuberans (DFSP) und Erwachsener mit rezidivierendem und/oder metastasiertem DFSP, die für eine chirurgische Behandlung nicht in Frage kommen.

AA: Oral, 1mal tgl. mit einer Mahlzeit und viel Wasser. TD von 800 mg in 2 ED einnehmen. Tabletteninhalt kann auch in Flüssigkeit eingenommen werden.
DO: CML: TD 400(-600-800) mg in der chronischen Phase, 600(-800) mg in der akzelerierten Phase und in der Blastenkrise.
Dosisreduktion bis auf 300 mg.
Kinder (Keine Erfahrungen unter 2 Jahren): 340(-570) mg/m².
Dosisreduktion bis auf 260 mg/m² KOF.
ALL: TD 600 mg, Kinder (Keine Erfahrungen unter 1 Jahr): 340 mg/m² KOF.
GIST: TD 400 mg (auch zur adjuvanten Behandlung nach GIST-Resektion).
DFSP: TD 800 mg.
MDS/MDP: TD 400 mg.
HES/CEL: TD 100(-400) mg.
Dosisreduktion oder Unterbrechung der Behandlung bei schweren Nebenwirkungen.
SST: Strenge Indikationsstellung, nicht stillen; Kontrazeption während der Behandlung erforderlich.
NW: Magen/Darm (Erbrechen, Durchfall, Flatulenz, gastral-antrale vaskuläre Ektasie), Muskelkrämpfe, Haut (Hand-Fuß-Syndrom, DRESS, Phototoxizität), Ödeme, Blutbild, Stoffwechsel (Anorexie), ZNS (Kopfschmerzen), Psyche (Schlaflosigkeit, Depression), Auge, Herz, kardiogener Schock, thrombotische Mikroangiopathie, Kreislauf, Lunge, Leber (Hepatitis B-Reaktivierung), Niere, Fieber, Gewichtszunahme, Labor, Tumorlysesyndrom, sehr selten gastrointestinale Perforation.
WW: Vorsicht: CYP3A4-Hemmer (z.B. Ketoconazol) erhöhen Imatinib-Konzentration; CYP3A4-Induktoren (z.B. Rifampicin) vermindern Imatinib-Konzentration. Vorsicht mit CYP3A4-Substraten mit enger therapeutischer Breite (z.B. Ciclosporin, Pimozid) oder mit CYP2C9-Substraten mit enger therapeutischer Breite (z.B. Cumarine). Simvastatin, Paracetamol, Levothyroxin.
WH: Vorsicht bei Herz- Leber -oder Niereninsuffizienz. Verkehrshinweis. Kontrollen: Blutbild, Leber, Gewicht (Ödeme), Harnsäure, Wachstum bei Kindern. Dehydratation ausgleichen. Direktes Sonnenlicht vermeiden.
PG: 60 ST IND (EKO: G) [€ 270,65]

▼ *Glivec 100 mg - Filmtabletten* 55G
(Z.Nr. EU/1/01/198/*) NR. P. Parallelimport. L01EA01
nicht im Handel.

▼ *Glivec 100 mg - Filmtabletten* 55G
(Z.Nr. EU/1/01/198/*) NR. P. Parallelimport. L01EA01
nicht im Handel.

▼ Glivec 400 mg - Filmtabletten 55G
(Z.Nr. EU/1/01/198/*) NR. P. L01EA01
ZI: Novartis Europharm, Dublin, Irland
Z: 1 Filmtablette enthält: Imatinib 400 mg (entspr. Imatinib mesilat), Tablettenkern: Cellulose, mikrokristalline, Crospovidon, Hypromellose, Magnesium stearat (pflanzlich), Siliciumdioxid, hochdisperses; Filmüberzug: Eisen(III)-oxid, rotes, Eisen(III)-hydroxid-oxid x H2O, gelbes, Macrogol, Talkum, Hypromellose.
Kurzinformation: siehe Glivec 100 mg - Filmtabletten, → S. 634
PG: 30 ST IND (EKO: G) [€ 513,70]

▼ *Glivec 400 mg - Filmtabletten* 55G
(Z.Nr. EU/1/01/198/*) NR. P. Parallelimport. L01EA01
nicht im Handel.

▼ *Glivec 400 mg - Filmtabletten* 55G
(Z.Nr. EU/1/01/198/*) NR. P. Parallelimport. L01EA01
nicht im Handel.

▼ *Glivec 400 mg Filmtabletten* 55G
(Z.Nr. EU/1/01/198/*) NR. P. Parallelimport. L01EA01
nicht im Handel.

▼ Glivec 400 mg - Filmtabletten 55G
(Z.Nr. EU/1/01/198/*) NR. P. Parallelimport. L01EA01
V: Inopha, Ludwigsfelde, Deutschland
Z: 1 Filmtablette enthält: Imatinib 400 mg (entspr. Imatinib mesilat), Tablettenkern: Cellulose, mikrokristalline, Crospovidon, Hypromellose, Magnesium stearat (pflanzlich), Siliciumdioxid, hochdisperses; Filmüberzug: Eisen(III)-oxid, rotes, Eisen(III)-hydroxid-oxid x H2O, gelbes, Macrogol, Talkum, Hypromellose.
PG: 30 ST IND (EKO: G) [€ 513,70]

▼ *Glivec 50 mg - Hartkapseln* 55G
(Z.Nr. EU/1/01/198/*) NR. P. nicht im Handel. L01EA01

▼ *Glivec 100 mg - Hartkapseln* 55G
(Z.Nr. EU/1/01/198/*) NR. P. nicht im Handel. L01EA01

Globuli gegen fließenden Schnupfen "Similasan" 50X04
(Z.Nr. 3-00172) RPF. P. V03AX
ZI: Sanova Pharma, Wien
Z: 1 g (= 80 Globuli) enthalten: Allium cepa (Homöopathie) D4 8,5 mg, Allium cepa (Homöopathie) D10 1 mg, Allium cepa (Homöopathie) D15 0,5 mg, Xylit, Calciumcarbonat.
EW: Homöopathikum.
AG: Schnupfen.
AA: Kügelchen im Mund zergehen lassen.
DO: ED 7 Globuli, Säuglinge 3 Globuli akut viertel- bis halbstündlich, zum Ausheilen 3mal tgl.
SST: Vorsicht.
PG: 15 G * (EKO: N) [€ 16,90]

Globuli gegen Gelenkschmerzen "Similasan" 13X01
(Z.Nr. 3-00182) RPF. P. V03AX
ZI: Sanova Pharma, Wien
Z: 1 g (= ca. 80 Globuli) enthält: Acidum benzoicum (Homöopathie) D8 3,33 mg, Calcium phosphoricum (Homöopathie) D12 3,33 mg, Harpagophytum procumbens (Homöopathie) D6 3,33 mg, Xylit, Calciumcarbonat, Spuren von: Lactose.
EW: Homöopathikum.
AG: Arthrose, Arthritis, Gelenkrheuma.
AA: Kügelchen im Mund zergehen lassen.
DO: ED 7 Globuli bei akuten Beschwerden 6mal tgl., zum Ausheilen 2-3mal tgl.
Für Kinder nicht empfohlen.
SST: Vorsicht.

PG: 15 G * (EKO: N) [€ 16,90]

Globuli gegen Grippe "Similasan" 50X03
(Z.Nr. 3-00181) RPF. P. V03AX
ZI: Sanova Pharma, Wien
Z: 1 g (= 80 Globuli) enthält: Eupatorium perfoliatum (Homöopathie) D12 3,333 mg, Ferrum phosphoricum (Homöopathie) D12 3,333 mg, Lachesis (Homöopathie) D12 3,333 mg, Xylit, Calciumcarbonat, Spuren von: Lactose.
EW: Homöopathikum.
AG: Grippe, Erkältungskrankheiten.
AA: Kügelchen im Mund zergehen lassen.
DO: ED 7 Globuli, bei Kindern ab 2 Jahren 3 Globuli. Bei ersten Krankheits- zeichen 3-6mal tgl., akut stündlich bis zweistündlich, zum Ausheilen 3mal tgl.
SST: Vorsicht.
PG: 15 G * (EKO: N) [€ 16,90]

Globuli gegen Halsentzündung "Similasan" 45X01
(Z.Nr. 3-00176) RPF. P. V03AX
ZI: Sanova Pharma, Wien
Z: 1 g (= 80 Globuli) enthält: Apis mellifica (Homöopathie) D10 2,5 mg, Atropa belladonna (Homöopathie) D8 2,5 mg, Lachesis (Homöopathie) D12 2,5 mg, Hydrargyrum biiodatum (Homöopathie) D12 2,5 mg, Xylit, Calciumcarbonat.
EW: Homöopathikum.
AG: Halsentzündungen.
AA: Kügelchen im Mund zergehen lassen.
DO: Personen ab 1 Jahr: ED 7 Globuli, Säuglinge (ab 6 Monate): ED 3 Globuli akut halbstündlich bis stündlich, zum Ausheilen 3-6mal tgl.
SST: Vorsicht.
PG: 15 G * (EKO: N) [€ 16,90]

Globuli gegen Heiserkeit "Similasan" 50X05
(Z.Nr. 3-00183) RPF. P. V03AX
ZI: Sanova Pharma, Wien
Z: 1 g (= ca. 80 Globuli) enthält: Allium cepa (Homöopathie) D4 3,33 mg, Apis mellifica (Homöopathie) D6 3,33 mg, Verbascum thapsiforme (Homöopathie) D4 3,33 mg, Xylit, Calciumcarbonat.
EW: Homöopathikum.
AG: Heiserkeit, Erkältungen.
AA: Kügelchen im Mund zergehen lassen.
DO: Personen ab 6 Jahren: ED 7 Globuli. Bei akuten Beschwerden halbstündlich, zum Ausheilen 3-6mal tgl.
SST: Vorsicht.
PG: 15 G * (EKO: N) [€ 16,90]

Globuli gegen Husten "Similasan" 50X02
(Z.Nr. 3-00170) RPF. P. V03AX
ZI: Sanova Pharma, Wien
Z: 1 g (= ca. 80 Globuli) enthält: Stibium sulfuratum aurantiacum (Homöopathie) D12 3,33 mg, Kalium iodatum (Homöopathie) D12 3,33 mg, Polygala senega (Homöopathie) D8 3,33 mg, Xylit, Calciumcarbonat, Spuren von: Lactose.
EW: Homöopathikum.
AG: Bronchialbeschwerden durch zähen Schleim.
AA: Kügelchen im Mund zergehen lassen.
DO: ED 7 Globuli, Säuglinge (nach Rücksprache mit Arzt) 3 Globuli akut viertelstündlich, zum Ausheilen 3-6mal tgl.
SST: Vorsicht.
PG: 15 G * (EKO: N) [€ 16,90]

Globuli gegen Kopfschmerzen "Similasan" 02X, 43X
(Z.Nr. 3-00196) RPF. P. V03AX
ZI: Sanova Pharma, Wien
Z: 1 g (= ca. 80 Globuli) enthält: Gelsemium sempervirens (Homöopathie) D12 2,5 mg, Hepar sulfuris (Homöopathie) D12 2,5 mg, Iris versicolor (Homöopathie) D15 2,5 mg, Kalium carbonicum (Homöopathie) D12 2,5 mg, Xylit, Calciumcarbonat, Spuren von: Lactose, Wasser, gereinigtes.
EW: Homöopathikum.
AG: Kopfschmerzen, Migräne.
AA: Kügelchen im Mund zergehen lassen.
DO: Personen ab 6 Jahren: 3mal tgl. 7 Globuli.
SST: Vorsicht.
PG: 15 G * (EKO: N) [€ 16,90]

Globuli gegen Reizhusten und trockenen Husten "Similasan" 50X02
(Z.Nr. 3-00169) RPF. P. V03AX
ZI: Sanova Pharma, Wien
Z: 1 g (= 80 Globuli) enthält: Drosera rotundifolia (Homöopathie) D3 6 mg, Drosera rotundifolia (Homöopathie) D6 2 mg, Drosera rotundifolia (Homöopathie) D12 2 mg, Xylit, Calciumcarbonat.
EW: Homöopathikum.
AG: Trockener Husten, Hustenanfälle.
AA: Kügelchen im Mund zergehen lassen.
DO: ED 7 Globuli, Säuglinge (nach Rücksprache mit Arzt) 3 Globuli akut viertelstündlich, zum Ausheilen 3-6mal tgl.
SST: Vorsicht.
PG: 15 G * (EKO: N) [€ 16,90]

Globuli gegen Schlafstörungen "Similasan" 32X
(Z.Nr. 3-00197) RPF. P. V03AX
ZI: Sanova Pharma, Wien
Z: 1 g (= ca. 80 Globuli) enthält: Avena sativa (Homöopathie) D12 2,5 mg, Hepar sulfuris (Homöopathie) D12 2,5 mg, Pulsatilla pratensis (Homöopathie) D15 2,5 mg, Zincum isovalerianicum (Homöopathie) D12 2,5 mg, Xylit, Calciumcarbonat, Spuren von: Lactose.
EW: Homöopathikum.
AG: Schlafstörungen.
AA: Kügelchen im Mund zergehen lassen.
DO: 3mal tgl. 7 Globuli.
Kleinkinder bis 2 Jahre: 3mal tgl. 1-2 Globuli.
SST: Vorsicht.
PG: 15 G * (EKO: N) [€ 16,90]

Globuli gegen Schluckbeschwerden "Similasan" 45X01
(Z.Nr. 3-00175) RPF. P. V03AX
ZI: Sanova Pharma, Wien
Z: 1 g (= 80 Globuli) enthält: Guajacum (Homöopathie) D3 7 mg, Guajacum (Homöopathie) D6 2 mg, Guajacum (Homöopathie) D12 1 mg, Xylit, Calciumcarbonat.
EW: Homöopathikum.
AG: Halsschmerzen, Schluckbeschwerden.
AA: Kügelchen im Mund zergehen lassen.
DO: Personen ab 1 Jahr: ED 7 Globuli, Säuglinge (ab 6 Monate): ED 1-2 Globuli akut halbstündlich bis stündlich, zum Ausheilen 3-6mal tgl.
SST: Vorsicht.
PG: 15 G * (EKO: N) [€ 16,90]

Globuli gegen Schnupfen "Similasan" 50X04
(Z.Nr. 3-00173) RPF. P. V03AX
ZI: Sanova Pharma, Wien
Z: 1 g (= ca. 80 Globuli) enthält: Luffa operculata (Homöopathie) D6 8,5 mg, Luffa operculata (Homöopathie) D12 1 mg, Luffa operculata (Homöopathie) D15 0,5 mg, Xylit, Calciumcarbonat.
Kurzinformation: siehe Globuli gegen fließenden Schnupfen "Similasan", → S. 634
PG: 15 G * (EKO: N) [€ 16,90]

Globuli gegen Sonnenallergie "Similasan" 22X
(Z.Nr. 3-00180) RPF. P. V03AX
ZI: Sanova Pharma, Wien
Z: 1 g (= ca. 80 Globuli) enthält: Fagopyrum esculentum (Homöopathie) D6 3 mg, Hypericum perforatum (Homöopathie) D4 3 mg, Hypericum perforatum (Homöopathie) D6 2 mg, Hypericum perforatum (Homöopathie) D12 2 mg, Xylit, Calciumcarbonat.
EW: Homöopathikum.
AG: Hautausschläge nach Sonnenbestrahlung.
AA: Kügelchen im Mund zergehen lassen.
DO: ED 7 Globuli, bei Kindern ab 2 Jahren 3 Globuli. Akut mehrmals tgl. bis stündlich (max. 6mal tgl.), zum Ausheilen/Desensibilisieren 3mal tgl.
SST: Vorsicht.
PG: 15 G * (EKO: N) [€ 16,90]

Globuli gegen stockenden Schnupfen "Similasan" 50X04
(Z.Nr. 3-00174) RPF. P. V03AX
ZI: Sanova Pharma, Wien
Z: 1 g (= 80 Globuli) enthält: Hydrargyrum sulfuratum rubrum (Homöopathie) D1 3,33 mg, Kalium bichromicum (Homöopathie) D8 3,33 mg, Luffa operculata (Homöopathie) D8 3,33 mg, Xylit, Calciumcarbonat, Spuren von: Lactose.
EW: Homöopathikum.
AG: Schnupfen, Nasennebenhöhlenkatarrhe.
AA: Kügelchen im Mund zergehen lassen.
DO: ED 7 Globuli, Säuglinge 3 Globuli akut halbstündlich bis stündlich, zum Ausheilen bis 3mal tgl.
SST: Vorsicht.
PG: 15 G * (EKO: N) [€ 16,90]

Glubrava 15 mg/850 mg - Filmtabletten 06B06
(Z.Nr. EU/1/07/421/*) NR. P. nicht im Handel. A10BD05

GlucaGen 1 mg/ml - Pulver und Lösungsmittel zur Herstellung einer Injektionslösung 56A
(Z.Nr. 0-13879) RP. P. E. H04AA01
ZI: Novo-Nordisk Pharma, Wien
Z: 1 Durchstechflasche enthält: Glucagon, human, rekombiniert 1 mg, (entspr. Glucagon hydrochlorid, rekombiniert), hergestellt durch rekombinante DNA-Technologie in Saccharomyces cerevisiae, Lactose monohydrat 107 mg, Salzsäure zur pH-Wert-Einstellung, Natriumhydroxid zur pH-Wert-Einstellung, Wasser für Injektionszwecke.
EW: Polypeptid, mobilisiert Leberglykogen, positiv inotrop.
AG: Schwere Hypoglykämie bei Diabetikern unter Insulintherapie, Ruhe- stellung des Gastrointestinaltraktes bei Untersuchungen.
AA: S.c., i.m. oder i.v. (nicht als Infusion).
DO: Hypoglykämie: 1 mg, Kinder unter 25 kg KG: 0,5 mg s.c. oder i.m.
Diagnostik (nur für Erwachsene): Relaxation von Magen oder Duodenum: 0,2-0,5 mg i.v. oder 1 mg i.m.
Relaxation des Colons: 0,5-0,75 mg i.v. oder 1-2 mg i.m.
GA: Phäochromozytom.
SST: Anwendung möglich.
NW: Hypoglykämie, Magen/Darm, Herz/Kreislauf, Übelkeit bei Diagnostik, sehr selten Überempfindlichkeit.
WW: Insulin (Antagonismus), Antikoagulantien verstärkt, Indometacin (paradoxe Hypoglykämie). Betablocker (Anstieg von Blutdruck und Herzfrequenz).
WH: Vorsicht bei Anwendung in der Radiologie bei Diabetikern. Nur bei gesicherter Hypoglykämie anwenden. Nach Diagnostik Kohlenhydrate oral geben. Verkehrshinweis.
PG: 10 ST * (EKO: N) [€ 212,70]

GlucaGen HypoKit 1 mg/ml - Pulver und Lösungsmittel zur Herstellung einer Injektionslösung 56A
(Z.Nr. 1-24626) RP. P. E. H04AA01
ZI: Novo-Nordisk Pharma, Wien
Z: 1 Durchstechflasche enthält: Glucagon, human, rekombiniert 1 mg (entspr. Glucagon hydrochlorid, rekombiniert), hergestellt durch rekombinante DNA-Technologie in Saccharomyces cerevisiae, Lactose monohydrat 107 mg, Salzsäure zur pH-Wert-Einstellung, Natriumhydroxid zur pH-Wert-Einstellung, Wasser für Injektionszwecke.
Kurzinformation: siehe GlucaGen 1 mg/ml - Pulver und Lösungsmittel zur Herstellung einer Injektionslösung, → S. 636
PG: 1 ST IND (2) (EKO: G) [€ 34,15]

Glucobay 50 mg - Tabletten 06B03
(Z.Nr. 1-19232) RP. P. nicht im Handel. A10BF01

Glucobay 100 mg - Tabletten 06B03
(Z.Nr. 1-19233) RP. P. nicht im Handel. A10BF01

🐾 *Glucobel 40 g/100 ml - Infusionslösung für Pferde, Rinder, Schafe, Ziegen, Schweine, Hunde und Katzen* 831B
(Z.Nr. 8-39477) RP. P. nicht im Handel. QB05B

Glucophage 500 mg - Filmtabletten 06B02
(Z.Nr. 0-11834) RP. P. A10BA02
ZI: Merck, Wien
Z: 1 Filmtablette enthält: Metformin hydrochlorid 500 mg (entspr. Metformin 390 mg); Tablettenkern: Povidon K30, Magnesium stearat; Filmüberzug: (entspr. Hypromellose).
EW: Orales Antidiabetikum (Biguanid).
AG: Typ II-Diabetes bei Erwachsenen (Mono- oder Kombinationstherapie mit anderen oralen Antidiabetika oder Insulin) und Kindern ab 10 Jahren (Mono- oder Kombinationstherapie mit Insulin).
AA: Zu oder nach den Mahlzeiten einnehmen.
DO: Initial 2-3mal tgl. 500 oder 850 mg; Dosisanpassung nach Bedarf; MTD 3 g in 3 ED. MTD 2 g bei GFR von 45-59 ml/min, MTD 1 g bei GFR von 30-44 ml/min. Kinder ab 10 Jahre: TD initial 500 oder 850 mg, MTD 2 g in 2-3 ED. Dosisreduktion bei Nierenschäden.
GA: Metabolische Azidose, diabetisches Präkoma, schwere Nierenschäden (GFR unter 30 ml/min), Gewebshypoxie (frischer Myokardinfarkt, Schock), akute oder instabile Herzinsuffizienz, Leberinsuffizienz, Alkoholismus.
SST: Diabetes in der Schwangerschaft mit Insulin behandeln. In der Stillzeit nicht empfohlen.
NW: Magen/Darm, metallischer Geschmack, Erytheme, Leber, Störungen der Vitamin B^{12}-Resorption, sehr selten Laktatazidose (vor allem bei Überdosierung).
WW: Nicht empfohlen: Alkohol, jodhaltige Kontrastmittel (frühestens nach 48 Std. Therapie mit Metformin wieder aufnehmen; Gefahr von Nierenversagen). Vorsicht: Diuretika, NSARs, ACE-Hemmer, AT II-Antagonisten, Verapamil, Rifampicin, Cimetidin.
WH: Auf Laktatazidose achten (Dyspnoe, Bauchschmerzen, Hypothermie, Koma). Nierenkontrollen.
Vor Operationen absetzen und frühestens 48 Std. nach Operationen Therapie wieder aufnehmen. Diät fortführen. Cave Alkohol.
PG: 40 ST (2) (EKO: G) [€ 4,25], 200 ST (EKO: G) [€ 18,30]

Glucophage 850 mg - Filmtabletten 06B02
(Z.Nr. 0-14190) RP. P. A10BA02
ZI: Merck, Wien
Z: 1 Filmtablette enthält: Metformin hydrochlorid 850 mg (entspr. Metformin 662,9 mg); Tablettenkern: Povidon K30, Magnesium stearat; Filmüberzug: (entspr. Hypromellose).
Kurzinformation: siehe Glucophage 500 mg - Filmtabletten, → S. 636
PG: 30 ST (2) (EKO: G) [€ 2,55], 100 ST (EKO: G) [€ 8,45]

Glucophage 1000 mg - Filmtabletten 06B02
(Z.Nr. 1-24142) RP. P. A10BA02
ZI: Merck, Wien
Z: 1 Filmtablette enthält: Metformin hydrochlorid 1000 mg (entspr. Metformin 780 mg); Tablettenkern: Povidon K30, Magnesium stearat; Filmüberzug: (entspr. Hypromellose) (entspr. Macrogol 400) (entspr. Macrogol 8000).
Kurzinformation: siehe Glucophage 500 mg - Filmtabletten, → S. 636
PG: 20 ST * (EKO: N) [€ 2,85], 60 ST * (EKO: N) [€ 8,00]

Glucose B.Braun 50 mg/ml - Infusionslösung 37F02, 37G
(Z.Nr. 0-12270) RP. P. B05BA03, V07AB
ZI: B. Braun, Melsungen, Deutschland
Z: 1 ml enthält: Glucose 50 mg (entspr. Glucose monohydrat 55 mg), Wasser für Injektionszwecke; Osmolarität: 278 mosmol/l.
EW: Kohlenhydratlösung.
AG: Intravenöse Flüssigkeitstherapie, Trägerlösung für kompatible Arzneimittel.
AA: I.v.. Max. Infusionsrate 5 ml/kg KG und Std.
DO: Alle Alter: MTD bis 40 ml/kg KG.
GA: Hyperglykämie, Laktatazidose, bei großen Volumina allgemeine Gegenanzeigen der Infusionstherapie (akute Herzinsuffizienz, Lungenödem, Hyperhydratation).
SST: In der Schwangerschaft Anwendung unter Kontrolle von Blutzucker, Flüssigkeit und Elektrolyten möglich. Vorsicht während der Entbindung, besonders mit Oxytocin (Hyponatriämierisiko). In der Stillzeit Anwendung möglich.
NW: Hyponatriämie, Hypokaliämie, hyponatriämische Enzephalopathie. Bei Überdosierung Hyperglykämie, Flüssigkeitsüberladung.
WW: Vorsicht: Arzneimittel mit Wirkung auf den Glukosestoffwechsel. Vasopressin verstärkende Arzneimittel, Diuretika, Oxcarbazepin erhöhen Gefahr der Hyponatriämie.
WH: Nicht als Flüssigkeitsersatz ohne adäquate Elektrolytzufuhr. Vorsicht bei Diabetes, Niereninsuffizienz, postoperativ oder posttraumatisch. Nach akutem ischämischem Insult nicht empfohlen. Kontrollen (besonders bei Kindern): Blutzucker, Elektrolyte (Serumnatrium, Serumkalium!), Säure/Basen.
PG: **250ML** 10 ST * (EKO: N) [€ 26,05], **500ML** 10 ST * (EKO: N) [€ 26,15], **1000ML** 10 ST * (EKO: N) [€ 32,65]

Glucose B.Braun 100 mg/ml - Infusionslösung 37F02, 37G
(Z.Nr. 0-12374) RP. P. B05BA03
ZI: B. Braun, Melsungen, Deutschland
Z: 1000 ml Infusionslösung enthalten: Glucose 100 g (entspr. Glucose monohydrat 110 g), Wasser für Injektionszwecke; Osmolarität: 555 mosmol/l.
EW: Direkte Energiequelle für den Organismus.
AG: Kalorienzufuhr, Hypoglykämie, Trägerlösung für Elektrolytkonzentrate und Arzneimittel.
AA: Peripher venöse Infusion (max. 2,5 ml/kg KG.h).
DO: Erwachsene bis 40 ml/kg KG und Tag. Höhere Volumina (bis 180 ml/kg KG und Tag) bei Kindern; Details siehe Austria-Codex - Fachinformation.
GA: Hyperglykämie, Delirium tremens, dekompensierter Diabetes mellitus, diabetisches Koma, metabolische Azidose, unbehandelter Schock, Hyperhydratation, Lungenödem, akute Herzinsuffizienz, schwere Niereninsuffizienz.
SST: Anwendung möglich (Blutzucker kontrollieren). Vorsicht während der Entbindung, besonders in Kombination mit Oxytocin.
NW: Lokale Reaktionen, Hyponatriämie, hyponatriämische Enzephalopathie.
WW: Vorsicht: Vasopressin verstärkende Arzneimittel, Diuretika,

Antiepileptika (z.B. Oxcarbazepin).
WH: Nach akutem Schlaganfall nicht empfohlen. Vorsicht bei Hypervolämie, erhöhter Serumosmolarität, subklinischem Diabetes mellitus. Kontrollen: Blutglukose, Serumionogramm (Natrium!), Wasserbilanz, Phosphat, Magnesium, Kalium.
PG: 10 ST * (EKO: N) [€ 28,90]

Glucose B.Braun 200 mg/ml - Infusionslösung 37F02
(Z.Nr. 0-12375) RP. P. B05BA03
ZI: B. Braun, Melsungen, Deutschland
Z: 1000 ml Infusionslösung enthalten: Glucose 200 g (entspr. Glucose monohydrat 220 g), Salzsäure zur pH-Wert-Einstellung, Wasser für Injektionszwecke; Osmolarität: 1110 mosmol/l.
EW: Hypertone Lösung. Direkte Energiequelle für Organismus.
AG: Kalorienzufuhr, Hypoglykämie, Kohlenhydratzufuhr einer parenteralen Ernährung.
AA: Zentralvenöse Infusion (max. 1,25 ml/kg KG.h).
DO: Erwachsene bis 30 ml/kg KG und Tag. Höhere Volumina (bis 90 ml/kg KG und Tag) bei Kindern;
Details siehe Austria-Codex - Fachinformation.
GA: Hyperglykämie, Delirium tremens, dekompensierter Diabetes mellitus, diabetisches Koma, metabolische Azidose, unbehandelter Schock, metabolische Azidose, Hyperhydratation, Lungenödem, akute Stauungsinsuffizienz, schwere Niereninsuffizienz.
SST: Anwendung möglich (Blutzucker kontrollieren). Vorsicht während der Entbindung, besonders in Kombination mit Oxytocin.
NW: Lokale Reaktionen, Hyponatriämie, hyponatriämische Enzephalopathie.
WW: Vorsicht: Vasopressin verstärkende Arzneimittel, Diuretika, Antiepileptika (z.B. Oxcarbazepin).
WH: Nach akutem Schlaganfall nicht empfohlen. Vorsicht bei Hypervolämie, erhöhter Serumosmolarität, subklinischem Diabetes mellitus. Kontrollen: Blutglukose, Serumionogramm (Natrium!), Wasserbilanz, Phosphat, Magnesium, Kalium.
PG: 10 ST * (EKO: N) [€ 30,15]

🐾 *Glucose B.Braun Vet Care 5 g/100 ml - Infusionslösung für Rinder, Pferde, Schafe, Ziegen, Schweine, Hunde und Katzen* 880
(Z.Nr. 8-01067) RP. P. nicht im Handel. QB05B

🐾 **Glucose B.Braun Vet Care 40 g/100 ml - Infusionslösung für Rinder, Pferde, Schafe, Ziegen, Schweine, Hunde und Katzen** 880
(Z.Nr. 8-35883) RP. P. QB05B
ZI: B. Braun, Melsungen, Deutschland
Z: 100 ml enthalten: Glucose wasserfrei 40 g (entspr. Glucose monohydrat 44 g), Salzsäure zur pH-Wert-Einstellung, Wasser für Injektionszwecke.
EW: Infusionslösung.
AG: Alle Spezies: Pathologische Zustände mit begleitender Hypovolämie. Deckung des Energiebedarfs.
Rind, Schaf, Ziege: Metabolische Syndrome mit Hypoglykämie.
Schwein: Hypoglykämie.
AA: Langsame i.v. Infusion (max. 0,5 ml/kg KG/h).
DO: Rind, Pferd: 200-400 g Glukose alle 24 h.
Schaf, Ziege, Schwein: 50-100 g Glukose alle 24 h.
Hypoglykämie bei Ferkeln: 0,75 g Glukose alle 4-6 h.
Hund, Katze: 5-25 g Glukose alle 24 h.
GA: - Intrakranielle oder intraspinale Blutung,
- unbehandelter Diabetes,
- hypotone Dehydratation,
- Elektrolytmangel,
- Anurie,
- periphere Ödeme,
- Morbus Addison bei Kleintieren,
- Hämoperfusionen.
SST: Nutzen/Risiko-Abwägung.
NW: Lokale Reaktionen, Hyperglykämie, Elektrolytstörungen, Hypervolämie.
WW: Inkompatibilitäten mit bestimmten Antibiotika (z. B. Betalactam-Antibiotika, Tetracyclinen, Sulfadiazin-Natrium) und Heparin beachten.
WH: Blutzucker, Elektrolyte und Wasserhaushalt kontrollieren.
PG: 10 ST VN [€ 39,90]

Glucose "Baxter" Viaflo 5% - Infusionslösung 37F02, 37G
(Z.Nr. 1-24635) RP. P. nicht im Handel. B05BA03

Glucose 5% "Fresenius" - Infusionslösung 37F02, 37G
(Z.Nr. 0-16433) RP. P. B05BA03
ZI: Fresenius Kabi Austria, Graz
Z: 1000 ml enthalten: Glucose 50 g, Salzsäure, Natriumhydroxid, Wasser für Injektionszwecke; Osmolarität: 277 mosmol/l.
EW: Kohlenhydrat-Quelle, isoton.
AG: Kohlenhydrat- und Flüssigkeitsverlust, Trägerlösung und Verdünnungs- mittel für kompatible Arzneimittel zur parenteralen Verabreichung.
AA: I.v. Infusion (peripher- oder zentralvenös).
DO: Erwachsene: 500 ml-3 l/24h.
Kinder 0-10 kg KG: 100 ml/kg KG/24h.
Kinder 10-20 kg/KG: 1000 ml + 50 ml/kg KG/24h.
Kinder >20 kg KG: 1500 ml + 20 ml/kg KG/24h.
Max. Dosis 5 mg/kg KG/min. für Erwachsene und 10-18 mg/kg KG für Kinder.
Trägerlösung und Verdünnungsmittel: 50-100 ml per Dosis.
GA: Diabetes mellitus unkompensiert, Glukoseverwertungsstörungen, Hyperglykämie, hyperosmolares Koma, Hyperlaktatämie.
SST: Anwendung möglich; Vorsicht während der Geburt, insbesondere in Kombination mit Oxytocin.
NW: Stoffwechselstörungen (Hyperglykämie, Hyponatriämie, hyponatriämische Enzephalopathie), Refeeding-Syndrom bei schwerer Mangelernährung, lokale Reaktionen, Fieber, Haut, Überempfindlichkeit.
WW: Vorsicht: Katecholamine, Steroide setzen Glukose-Aufnahme herab. Vasopressin- Agonisten und Analoga, Diuretika, Antiepileptika (Hyponatriämie).
WH: Vorsicht bei Neugeborenen, Herzinsuffizienz, Lungenödem, Oligurie/Anurie, Risiko von Wasser- und Elektrolytstörungen, schwerer Mangelernährung, Thiaminmangel, ischämischem Schlaganfall, schweren Hirntraumen.
Blutglukose kontrollieren, bei Bedarf mit Insulin korrigieren.
Kontrollen: Wasser, Elektrolyte (Natrium, Kalium), besonders bei SIADH oder Therapie mit Vasopressin-Agonisten. Auf Hyponatriämie achten. Nicht vor oder nach einer Bluttransfusion über das gleiche Infusionsset applizieren.
PG: FREEFL . 500ML 20 ST * (EKO: N) [€ 103,65], **FREEFL+ 500ML** 20 ST * (EKO: N) [€ 106,40], **PLINF 250ML** 10 ST RE2 (EKO: Y) [€ 14,10], **PLINF 500ML** 10 ST RE2 (EKO: Y) [€ 14,30]

Glucose-1-phosphat "Fresenius" 1 molar - Infusionszusatz - Ampullen 37F05, 44E
(Z.Nr. 0-16979) RP. P. B05XA31
ZI: Fresenius Kabi Austria, Graz
Z: 1 Ampulle mit 10 ml enthält: Glucose 1-phosphat, Dinatriumsalz 4-Wasser 3,762 g (entspr. D-Glucose-1-phosphat 10 mmol) (entspr. Phosphat-Ion 10 mmol) (entspr. Na-Ion 20 mmol), (entspr. Glucose ca. 1,8 g), Salzsäure zur pH-Wert-Einstellung, Natriumhydroxid zur pH-Wert-Einstellung, Wasser für Injektionszwecke;.
AG: Phosphatmangel (unter 0,3 mmol/l), Phosphatersatz im Rahmen der parenteralen Ernährung.
AA: Ampulleninhalt einer Kohlenhydrat-, Aminosäuren- oder Elektrolytlösung zuspritzen, max. 20 mmol Phosphat pro 500 ml. Nicht unverdünnt injizieren.
DO: TD 0,4 mmol/kg KG, bei parenteraler Zufuhr von Nährgemischen pro 400 kJ zusätzlich 10 mmol Phosphat substituieren. Infusionsgeschwindigkeit ca.
10(-max. 20) mmol/h. TD für Früh- und Neugeborene 0,75-3 mmol/kg KG, Säugline und Kleinkinder 0,5-0,2 mmol/kg KG, Kinder und Jugendliche 0,2 mmol/kg KG.
GA: Hyperphosphatämie, Hypernatriämie, Oligo/Anurie, Nierensteine, Hypo- parathyreodismus, metabolische Alkalose, allgemeine GA der Infusions- therapie.
SST: Nutzen/Risiko-Abwägung.
NW: Knochen- und Gelenkschmerzen (Osteomalacie),
WW: Kalzium (bei höherer Dosierung erforderlich); mit Elektrolytersatz- lösungen des Herstelles sowie mit Kalzium- oder Magnesium-haltigen Lösungen mischbar.
WH: Kontrollen: Natrium, Kalzium, Phosphat, Säure/Basen, Niere.
PG: 5 ST * (EKO: N) [€ 33,20]

Glucose 5% Medipharm - Infusionslösung 37F02, 37G
(Z.Nr. 1-26811) RP. P. B05BA03
ZI: Medipharm.AT Pharmahandel, Kufstein
Z: 1 ml enthält: Glucose 50 mg (entspr. Glucose monohydrat 55 mg), Wasser für Injektionszwecke; Osmolarität: ca. 277 mosmol/l.
Kurzinformation: siehe Glucose 5% "Fresenius" - Infusionslösung, → S. 637
PG: GL IFL 100ML 20 ST * (EKO: N) [€ 41,80 n.l.], **PLINF 100ML** 20 ST * (EKO: N) [€ 43,85], **PLINF 500ML** 1 ST * (EKO: N) [€ 5,05], **PLINF 500ML** 10 ST * (EKO: N) [€ 13,95]

Glucose 5% Noridem - Infusionslösung 37F02, 37G
(Z.Nr. 1-28724) RP. P. nicht im Handel. B05BA03

Glucose 10% Noridem - Infusionslösung 37F02, 37G
(Z.Nr. 1-28723) RP. P. nicht im Handel. B05BA03

Glurenorm 30 mg - Tabletten 06B01

(Z.Nr. 0-16103) RP. P. A10BB08
ZI: Boehringer Ingelheim RCV, Wien
Z: 1 Tablette enthält: Gliquidon 30 mg, Laktose 134,6 mg, Maisstärke, Stärke, löslich, Magnesium stearat.
EW: Orales Antidiabetikum (Sulfonylharnstoff).
AG: Diabetes mellitus Typ 2, wenn Diät allein nicht ausreicht.
AA: Zu Beginn der Mahlzeiten mit Flüssigkeit einnehmen.
DO: Neueinstellung: Initial 15 mg zum Frühstück, bei Bedarf Dosis stufenweise erhöhen, MTD 120 mg.
Umstellung von anderen Sulfonylharnstoffen: 30 mg Gliquidon entsprechen ca. 1000 mg Tolbutamid.
TD bis 60 mg Gliquidon können auf einmal zum Frühstück eingenommen werden, Verteilung auf 2-3 Einzelgaben möglich.
Für Kinder und Jugendliche nicht empfohlen.
GA: Sulfonamidallergie, Insulin-pflichtiger Diabetes, Koma diabeticum, Acidose, Ketose, Pankreasresektion, schwere Infektionen, vor Operationen, schwere Leberschäden, Porphyrie.
SST: Gegenanzeige. Umstellung auf Insulin erforderlich.
NW: Hypoglykämie, Allergie, Blutbild, Magen/Darm, ZNS.
WW: Auf Grund der starken Plasmaproteinbindung von Gliquidon sind viele WW möglich.
Beta-Blocker, Clonidin (Hypoglykämie verstärkt), Blutzuckersenkung
verstärkt durch: Cyclophosphamid und andere Fosfamide, Phenylbutazon, Salizylate, Sulfonamide, Tetrazykline und andere Antibiotika, Clofibrat, MAO-Hemmer, ACE-Hemmer, andere Antidiabetika, Antikoagulantien, Anti- phlogistika, Insulin.
Blutzuckersenkung **vermindert** durch Phenothiazine, Corticoide, Nicotinate, Saluretika, Schilddrüsenhormone, Sympathomimetika, orale Kontrazeptiva, Glukagon. Alkohol und Laxantien verschlechtern Stoff- wechsellage.
WH: Vorsicht bei schweren Nierenschäden, Glukose-6-Phosphat-Dehydrogenase- mangel. Verkehrshinweis. Auf Hypoglykämie achten.
Bei Überdosierung Hypoglykämie: Sofort Glukose oral oder i.v. zuführen.
PG: 30 ST (2) (EKO: G) [€ 10,45], 120 ST (EKO: G) [€ 33,15]

Glustin 15 mg - Tabletten 06B04
(Z.Nr. EU/1/00/151/*) NR. P. nicht im Handel. A10BG03

Glustin 30 mg - Tabletten 06B04
(Z.Nr. EU/1/00/151/*) NR. P. nicht im Handel. A10BG03

Glustin 45 mg - Tabletten 06B04
(Z.Nr. EU/1/00/151/*) NR. P. nicht im Handel. A10BG03

Glycophos 6 g/20 ml - Konzentrat zur Herstellung einer Infusionslösung 23G01, 37F06
(Z.Nr. 1-38444) RP. P. nicht im Handel. B05XA14

Glycopyrroniumbromid Accord 200 Mikrogramm/ml - Injektionslösung 51A02

(Z.Nr. 1-36617) RP. P. A03AB02
ZI: Accord Healthcare, Utrecht, Niederlande
Z: 1 ml enthält: Glycopyrronium bromid 200 µg, Salzsäure zur pH-Wert-Einstellung, Natriumchlorid, Wasser für Injektionszwecke.
EW: Synthetisches Anticholinergikum (quartäre Ammoniumverbindung).
AG: Aufhebung/Vermeidung von Nebenwirkungen von Cholinesterasehemmstoffen (Neostigmin, Pyridostigmin); -Narkose-Prämedikation zur Sekretionshemmung und zur Verringerung der Magensäureproduktion; -Prä- und intraoperative Prophylaxe von Bradykardien (durch Suxamethonium oder vagale Reflexe).
AA: I.v. oder i.m.
DO: Aufhebung muskarinartiger Nebenwirkungen: 0,2 mg (1 ml) pro 1 mg Neostigmin oder entsprechender Dosis Pyridostigmin; Kinder und Jugendliche: 0,01 mg (0,05 ml)/kg KG mit 0,05 mg/kg Neostigmin oder entsprechender Dosis Pyridostigmin mischen.
Narkose-Prämedikation: 0,2-0,4 mg oder 0,004-0,005 mg/kg KG (0,02-0,025 ml/kg KG) i.m. 30-60 min. vor der Narkose; MD 0,4 mg (2 ml).
Kinder und Jugendliche: 0,004-0,008 mg/kg KG, MD 0,2 mg (1 ml).
Intraoperativ: 0,2-0,4 mg oder 0,004-0,005 mg/kg KG bei Bedarf Dosis wiederholen. MD 0,4 mg (2 ml).
Kinder und Jugendliche: 0,004-0,008 mg/kg KG, MD 0,2 mg (1 ml).
GA: Engwinkelglaukom, Myasthenie, Pylorus-Stenose, paralytischen Ileus, vergrößerte Prostata.
SST: Nur bei zwingender Indikation in der Schwangerschaft. Nutzen-Risiko-Abwägung in der Stillzeit.
NW: Mundtrockenheit, Magen/Darm, Hemmung der Schweißsekretion, Hyperthermie, Laktationshemmung, Herzrhythmusstörungen (Tachykardien), Hypotonie oder Hypertonie, ZNS, Psyche (Schlaflosigkeit, Erregtheit), Haut, Sehstörungen, Überempfindlichkeit, Angioödem.
WW: Andere Anticholinergika (z.B. MAO-Hemmer, Amantadin, Clozapin, trizyklische Antidepressiva, Nefopam): Wirkungsverstärkung. Neostigmin (bei Patienten mit QT-Verlängerung kontraindiziert).
WH: Vorsicht bei tachykarden Zuständen, Kindern (Hyperthermie, Herzrhythmusstörungen), Glaukom, Nierenschäden, inhalativer Anästhesie. Verkehrshinweis.
Antidot bei Überdosierung: Neostigmin-Methylsulfat (1 mg pro 1 mg Glycopyrroniumbromid).
PG: 5 ST * (EKO: N) [€ 21,60]

Glycopyrroniumbromid Martindale 200 Mikrogramm/ml - Injektionslösung 51A02

(Z.Nr. 1-38238) RP. P. A03AB02
ZI: Ethypharm, Saint-Cloud Cedex, Frankreich
Z: 1 ml Injektionslösung enthält: Glycopyrronium bromid 200 µg, Natriumchlorid, Salzsäure zur pH-Wert-Einstellung, Wasser für Injektionszwecke.
EW: Anticholinergikum (quarternäre Ammoniumverbindung).
AG: Schutz vor peripheren muskarinartigen Nebenwirkungen von Anticholinesterasen (z.B. Neostigmin); Narkose-Prämedikation zur Verminderung der Speichel-, Tracheobronchial- und Pharyngealsekretion;
prä- oder intraoperative Prophylaxe von intraoperativen Bradykardien (durch Suxamethonium oder kardiale vagale Reflexe).
AA: I.v. oder i.m.
DO: Behebung neuromuskulärer Restblockaden, intraoperativer Gebrauch: 0,2-0,4 mg oder 4-5 mcg/kg KG i.v. ; Kinder ab 1 Monat: 0,2 mg oder 4-8 mcg/kg KG (max. 0,2 mg) i.v.
Narkose-Prämedikation: 0,2-0,4 mg oder 0,004-0,005 mg/kg KG (0,02-0,025 ml/kg KG), max. 0,4 mg i.m. oder i.v.; Kinder ab 1 Monat: 4-8 mcg/kg KG, MD 0,2 mg (1 ml) i.v. oder i.m.
GA: Engwinkelglaukom, Myasthenie, paralytischer Ileus, Pylorusstenose, Prostatavergrößerung.
SST: In der Schwangerschaft nicht empfohlen. Nutzen/Risiko-Abwägung in der Stillzeit.
NW: Mundtrockenheit, Magen/Darm, verminderte Transpiration, Harnverhalt, Herzrhythmusstörungen (Tachykardien), Psyche (Schläfrigkeit), Haut (Hemmung der Schweißsekretion), Sehstörungen, Überempfindlichkeit, Angioödem.
WW: Vorsicht: Verstärkung durch andere Anticholinergika; Kortikosteroide, Digoxin. Parasympathominetika antagonistisch.
WH: Vorsicht bei Down-Syndrom, Fieber, Refluxkrankheit, Colitis ulcerosa, akutem Myokardinfarkt, Stauungsinsuffizienz, Thyreotoxikose, Hypertonie, Kindern und älteren Patienten. Verkehrshinweis.
Antidot bei Überdosierung: Neostigmin-Methylsulfat (1 mg pro 1 mg Glycopyrroniumbromid).
PG: 10 ST * (EKO: N) [€ 36,90]

Glycylpressin 0,1 mg/ml - Injektionslösung 31C
(Z.Nr. 1-31305) NR. P. E. nicht im Handel. H01BA04

Glycylpressin 1 mg - Pulver und Lösungsmittel zur Herstellung einer Injektionslösung 31C

(Z.Nr. 0-16732) NR. P. H01BA04
ZI: Ferring Arzneimittel, Wien
Z: 1 Packung enthält: Terlipressin acetat 1 mg (entspr. Terlipressin 0,86 mg), Mannitol 10 mg, Salzsäurelösung; Lösungsmittel: Natriumchlorid Lösung blutisoton 5 ml (entspr. Natrium 17,7 mg), Salzsäurelösung, Wasser für Injektionszwecke.
EW: Vasopressin-Analogon.
AG: Blutende Ösophagusvarizen.
Notfallbehandlung des hepatorenalen Syndroms Typ I.
AA: I.v. Injektion oder Infusion nach Lösung im beigegebenen Lösungsmittel, auch in Kombination mit komprimierender Ballonsonde.
DO: Ösophagusvarizen: 2 mg (Patienten unter 50 kg KG: initial 2 mg, dann 1 mg) als Einzelinjektion alle 4 Stunden bis zum Stillstand der Blutung. MTD 12 mg.
Hepatorenales Syndrom: 1 mg alle 4 - 6 Stunden. MD 2 mg alle 4 Std.
Oder als Infusion: 2 mg/24 Std., MD 12 mg/24 Std.
Für Kinder und Jugendliche nicht empfohlen.
GA: Ischämische Herz/Kreislauf- Erkrankungen in der Anamnese.
SST: Gegenanzeige in der Schwangerschaft (abortiv bis zum 4. Monat); Nutzen/Risiko-Abwägung in der Stillzeit.

NW: Hautblässe, Kopfschmerzen, Bauchkrämpfe, Blutdruckanstieg, Bronchial-, Uteruskontraktion, QT-Verlängerung, Arrhythmien, lokale Nekrosen, in hohen Dosen antidiuretisch.
WW: Andere Vasokonstriktoren (Blutdrucksteigerung), Antihypertensiva, Diuretika (Wirkungsabschwächung). Bradykardie auslösende Arzneimittel verstärkt. Terlipressin verstärkt Hypotension nichtselektiver Betablocker auf die Portalvene.
WH: Vorsicht bei Arteriosklerose, Durchblutungsstörungen, Herzrhythmusstörungen, Hypertonie, Asthma bronchiale.
Nicht zur Behandlung spritzender arterieller Blutungen. Bei wiederholter Gabe Flüssigkeitszufuhr einschränken. Kontrolle: Blutdruck, Natrium, Kalium, Wasserhaushalt. Zu starke Vasokonstriktion kann durch Vasodilatantien aufgehoben werden. Bei septischem Schock nicht anwenden. Positive Dopingkontrollen möglich.
PG: 5 ST * (EKO: N) [€ 399,65]

Glyoxal compositum-Heel - Ampullen 70X
(Z.Nr. 3-35878) RP. P. V03AX
ZI: Biologische Heilmittel Heel, Baden-Baden, Deutschland
Z: 1 Ampulle zu 2,2 ml enthält: Glyoxal (Homöopathie) D10 22 mg, Methylglyoxal (Homöopathie) D10 22 mg, Natriumchlorid, Wasser für Injektionszwecke, Spuren von Ethanol.
EW: Homöopathikum.
AG: Defekte Enzymsysteme bei chronisch degenerativen Erkrankungen.
AA: S.c., intradermal, i.v. oder i.m.
DO: Akut tgl. 1 Ampulle über 3 Tage, dann 1-3mal wöchentlich 1 Ampulle. Für Kinder nicht empfohlen.
SST: Vorsicht.
PG: 10 ST * (EKO: N) [€ 30,35], 50 ST * (EKO: N) [€ 114,45]

▼ Glyxambi 10 mg/5 mg - Filmtabletten 06B06
(Z.Nr. EU/1/16/1146/*) NR. P. A10BD19
ZI: Boehringer Ingelheim International, Ingelheim/Rhein, Deutschland
Z: 1 Filmtablette enthält: Empagliflozin 10 mg, Linagliptin 5 mg, Tablettenkern: Mannitol, Maisstärke, vorverkleistert, Maisstärke, Copovidon, Crospovidon Typ B, Talkum, Magnesium stearat (pflanzlich); Tablettenüberzug: Hypromellose, Mannitol, Talkum, Titandioxid, Macrogol 6000, Eisen(III)-hydroxid-oxid x H2O.
EW: Antidiabetische Kombination.
AG: Diabetes mellitus Typ 2.
AA: Im Ganzen mit Wasser schlucken.
DO: Initial 1mal tgl. 1 Tablette 10 mg/5 mg. Bei Bedarf auf 1mal tgl. 1 Tablette 25 mg/5 mg steigern.
Dosisreduktion bei eingeschränkter Nierenfunktion. Bei Patienten über 75 Jahren oder bei schweren Leberschäden nicht empfohlen. Keine Daten an Kindern und Jugendlichen.
SST: Nicht anwenden.
NW: Harnwegsinfektionen und andere Infektionen, Hypoglykämie, Ketoazidose, Pankreatitis, Husten, Haut (bullöses Pemphigoid), Fournier-Gangrän, Überempfindlichkeit, Anstieg des Hämatokrits.
WW: Vorsicht: Insulin, Sulfonylharnstoffe (Hypoglykämie), Diuretika (Dehydrierung).
WH: Bei Typ 1-Diabetes nicht anwenden. Auf diabetische Ketoazidose, akute Pankreatitis achten. Niere kontrollieren. Verkehrshinweis (Hypoglykämie).
PG: 30 ST RE2 (EKO: Y) [€ 112,65]

▼ Glyxambi 25 mg/5 mg - Filmtabletten 06B06
(Z.Nr. EU/1/16/1146/*) NR. P. A10BD19
ZI: Boehringer Ingelheim International, Ingelheim/Rhein, Deutschland
Z: 1 Filmtablette enthält: Empagliflozin 25 mg, Linagliptin 5 mg, Tablettenkern: Mannitol, Maisstärke, vorverkleistert, Maisstärke, Copovidon, Crospovidon Typ B, Talkum, Magnesium stearat (pflanzlich); Tablettenüberzug: Hypromellose, Mannitol, Talkum, Titandioxid, Macrogol 6000, Eisen(III)-oxid.
Kurzinformation: siehe Glyxambi 10 mg/5 mg - Filmtabletten, → S. 639
PG: 30 ST RE2 (EKO: Y) [€ 112,65]

Gonal-f 75 I.E. (5,5 Mikrogramm) - Pulver und Lösungsmittel zur Herstellung einer Injektionslösung 29C01, 31B01
(Z.Nr. EU/1/95/001/*) NR. P. nicht im Handel.
G03GA05

Gonal-f 300 I.E./0,5 ml (22 Mikrogramm/0,5 ml) - Injektionslösung im Fertigpen 29C01, 31B01
(Z.Nr. EU/1/95/001/*) NR. P. E.
G03GA05
ZI: Merck Europe, Amsterdam, Niederlande
Z: 1 Fertigpen mit 0,5 ml Injektionslösung enthält: Follitropin alfa 300 IE (entspr. → 22 µg) (entspr. Follikelstimulierendes Hormon, human, rekombinant), hergestellt durch rekombinante DNA-Technologie in CHO, Poloxamer 188, Sucrose, Methionin, Natriumdihydrogenphosphat-1-Wasser, Natriummonohydrogenphosphat-dihydrat, m-Cresol, Phosphorsäure, konzentrierte, Natriumhydroxid, Wasser für Injektionszwecke.
EW: Stimuliert Follikelreifung.
AG: Stimulation einer multifollikulären Entwicklung (Superovulation) bei Frauen zur Vorbereitung auf eine Technik der assistierten Konzeption wie IVF (In-Vitro-Fertilisation), GIFT (Gamete intra-fallopian transfer) oder ZIFT (Zygote intra-fallopian transfer).
Anovulation bei Nichtansprechen auf Clomiphen.
AA: S.c.
DO: Beginn am 2. oder 3. Zyklustag mit 150-225 I.E. täglich etwa bis zum 10.
Behandlungstag (5-20 Tage möglich). MTD 450 I.E.
Anovulation: Beginn innerhalb der ersten 7 Tage des Menstruationszyklus.
TD 75-150 I.E., MTD 225 I.E.. Nach 4 Wochen Stimulation abbrechen.
Nach erfolgreicher Stimulation einmalig 5.000-10.000 I.E. hCG 24-48 Stunden nach der letzten Gonal F-Injektion.
GA: Ovarvergrößerung, gynäkologische Blutungen unbekannter Ursache, gynäkologische Karzinome, Hypothalamus/Hypophysentumore, primäre Ovarial- insuffizienz, mechanische Schwangerschaftshindernisse.
SST: Gegenanzeige.
NW: Lokale Reaktionen, ovarielle Überstimulation, arterielle Thromboembolien, vermehrte Mehrlingsschwangerschaften.
WW: Nicht mischen.
WH: Vor Behandlungsbeginn Ursachen für Infertilität des Paares genau ab- klären. Sonographische Überwachung.
PG: 1 ST RE1 (EKO: Y) [€ 192,95]

Gonal-f 300 I.E./0,5 ml (22 Mikrogramm/0,5 ml) - Injektionslösung im Fertigpen 29C01, 31B01
(Z.Nr. EU/1/95/001/*) NR. P. E.
Parallelimport. nicht im Handel.
G03GA05

Gonal-f 300 I.E./0,5 ml (22 Mikrogramm/0,5 ml) - Injektionslösung im Fertigpen 29C01, 31B01
(Z.Nr. EU/1/95/001/*) NR. P. E.
Parallelimport. nicht im Handel.
G03GA05

Gonal-f 300 I.E./0,5 ml (22 Mikrogramm/0,5 ml) - Injektionslösung im Fertigpen 29C01, 31B01
(Z.Nr. EU/1/95/001/*) NR. P. E.
Parallelimport. nicht im Handel.
G03GA05

Gonal-f 300 I.E./0,5 ml (22 Mikrogramm/0,5 ml) - Injektionslösung im Fertigpen 29C01, 31B01
(Z.Nr. EU/1/95/001/*) NR. P. E.
Parallelimport. n.l.
G03GA05
V: Haemato Pharm, Schönefeld, Deutschland
Z: 1 Fertigpen mit 0,5 ml Injektionslösung enthält: Follitropin alfa 300 IE (entspr. → 22 µg) (entspr. Follikelstimulierendes Hormon, human, rekombinant), hergestellt durch rekombinante DNA-Technologie in CHO, Poloxamer 188, Sucrose, Methionin, Natriumdihydrogenphosphat-1-Wasser, Natriummonohydrogenphosphat-dihydrat, m-Cresol, Phosphorsäure, konzentrierte, Natriumhydroxid, Wasser für Injektionszwecke.
PG: 1 ST * (EKO: N) [€ 192,55 n.l.]

Gonal-f 300 I.E./0,50 ml (22 Mikrogramm/0,50 ml) Pulver und Lösungsmittel zur Herstellung einer Injektionslösung 29C01, 31B01
(Z.Nr. EU/1/95/001/*) NR. P. nicht im Handel.
G03GA05

Gonal-f 450 I.E./0,75 ml (33 Mikrogramm/0,75 ml) - Injektionslösung im Fertigpen 29C01
(Z.Nr. EU/1/95/001/*) NR. P. E. G03GA05
ZI: Merck Europe, Amsterdam, Niederlande
Z: 1 Fertigpen mit 0,75 ml Injektionslösung enthält: Follitropin alfa 450 IE (entspr. → 33 µg) (entspr. Follikelstimulierendes Hormon, human, rekombinant), hergestellt durch rekombinante DNA-Technologie in CHO, Poloxamer 188, Sucrose, Methionin, Natriumdihydrogenphosphat-1-Wasser, Natriummonohydrogenphosphat-dihydrat, m-Cresol, Phosphorsäure, konzentrierte, Natriumhydroxid, Wasser für Injektionszwecke.
EW: Stimuliert Follikelreifung.
AG: Stimulation einer multifollikulären Entwicklung (Superovulation)

G

bei Frauen zur Vorbereitung auf eine Technik der assistierten Konzeption wie IVF (In-Vitro-Fertilisation), GIFT (Gamete intrafallopian transfer) oder ZIFT (Zygote intra-fallopian transfer). Anovulation bei Nichtansprechen auf Clomiphen.
AA: S.c.
DO: Beginn am 2. oder 3. Zyklustag mit 150-225 I.E. täglich etwa bis zum 10.
Behandlungstag (5-20 Tage möglich). MTD 450 I.E.
Anovulation: Beginn innerhalb der ersten 7 Tage des Menstruationszyklus.
TD 75-150 I.E., MTD 225 I.E.. Nach 4 Wochen Stimulation abbrechen.
Nach erfolgreicher Stimulation einmalig 5.000-10.000 I.E. hCG 24-48 Stunden nach der letzten Gonal F-Injektion.
GA: Ovarvergrößerung, gynäkologische Blutungen unbekannter Ursache, gynäkologische Karzinome, Hypothalamus/Hypophysentumore, primäre Ovarial- insuffizienz, mechanische Schwangerschaftshindernisse.
SST: Gegenanzeige.
NW: Lokale Reaktionen, ovarielle Überstimulation, arterielle Thromboembolien, vermehrte Mehrlingsschwangerschaften.
WW: Nicht mischen.
WH: Vor Behandlungsbeginn Ursachen für Infertilität des Paares genau ab- klären. Sonographische Überwachung.
PG: 1 ST RE1 (EKO: Y) [€ 278,90]

Gonal-f 450 I.E./0,75 ml (33 Mikrogramm/0,75 ml) - Injektionslösung im Fertigpen 29C01
(Z.Nr. EU/1/95/001/*) NR. P. E. G03GA05
Parallelimport. nicht im Handel.

Gonal-f 450 I.E./0,75 ml (33 Mikrogramm/0,75 ml) - Injektionslösung im Fertigpen 29C01
(Z.Nr. EU/1/95/001/*) NR. P. E. G03GA05
Parallelimport. nicht im Handel.

Gonal-f 450 I.E./0,75 ml (33 Mikrogramm/0,75 ml) - Injektionslösung im Fertigpen 29C01
(Z.Nr. EU/1/95/001/*) NR. P. E. G03GA05
Parallelimport. nicht im Handel.

Gonal-f 450 I.E./0,75 ml (33 Mikrogramm/0,75 ml) - Injektionslösung im Fertigpen 29C01
(Z.Nr. EU/1/95/001/*) NR. P. E. G03GA05
Parallelimport. nicht im Handel.

Gonal-f 450 I.E./0,75 ml (33 Mikrogramm/0,75 ml) - Injektionslösung im Fertigpen 29C01
(Z.Nr. EU/1/95/001/*) NR. P. E. G03GA05
Parallelimport. n.l.
V: Haemato Pharm, Schönefeld, Deutschland
Z: 1 Fertigpen mit 0,75 ml Injektionslösung enthält: Follitropin alfa 450 IE (entspr. → 33 µg) (entspr. Follikelstimulierendes Hormon, human, rekombinant), hergestellt durch rekombinante DNA-Technologie in CHO, Poloxamer 188, Sucrose, Methionin, Natriumdihydrogenphosphat-1-Wasser, Natriummonohydrogenphosphat-dihydrat, m-Cresol, Phosphorsäure, konzentrierte, Natriumhydroxid, Wasser für Injektionszwecke.
PG: 1 ST * (EKO: N) [€ 253,30 n.l.]

Gonal-f 450 I.E./0,75 ml (33 Mikrogramm/0,75 ml) - Pulver und Lösungsmittel zur Herstellung einer Injektionslösung 29C01, 31B01
(Z.Nr. EU/1/95/001/*) NR. P. nicht im Handel.
G03GA05

Gonal-f 900 I.E./1,5 ml (66 Mikrogramm/1,5 ml) - Injektionslösung im Fertigpen 29C01, 31B01
(Z.Nr. EU/1/95/001/*) NR. P. E.
G03GA05
ZI: Merck Europe, Amsterdam, Niederlande
Z: 1 Fertigpen mit 1,5 ml Injektionslösung enthält: Follitropin alfa 900 IE (entspr. → 66 µg) (entspr. Follikelstimulierendes Hormon, human, rekombinant), hergestellt durch rekombinante DNA-Technologie in CHO, Poloxamer 188, Sucrose, Methionin, Natriumdihydrogenphosphat-1-Wasser, Natriummonohydrogenphosphat-dihydrat, m-Cresol, Phosphorsäure, konzentrierte, Natriumhydroxid, Wasser für Injektionszwecke.
Kurzinformation: siehe Gonal-f 300 I.E./0,5 ml (22 Mikrogramm/ 0,5 ml) - Injektionslösung im Fertigpen, → S. 639
PG: 1 ST RE1 (EKO: Y) [€ 528,50]

Gonal-f 900 I.E./1,5 ml (66 Mikrogramm/1,5 ml) - Injektionslösung im Fertigpen 29C01, 31B01
(Z.Nr. EU/1/95/001/*) NR. P. E.
Parallelimport. nicht im Handel.
G03GA05

Gonal-f 900 I.E./1,5 ml (66 Mikrogramm/1,5 ml) - Injektionslösung im Fertigpen 29C01, 31B01
(Z.Nr. EU/1/95/001/*) NR. P. E.
Parallelimport.
G03GA05
V: EMRAmed Arzneimittel, Trittau, Deutschland
Z: 1 Fertigpen mit 1,5 ml Injektionslösung enthält: Follitropin alfa 900 IE (entspr. → 66 µg) (entspr. Follikelstimulierendes Hormon, human, rekombinant), hergestellt durch rekombinante DNA-Technologie in CHO, Poloxamer 188, Sucrose, Methionin, Natriumdihydrogenphosphat-1-Wasser, Natriummonohydrogenphosphat-dihydrat, m-Cresol, Phosphorsäure, konzentrierte, Natriumhydroxid, Wasser für Injektionszwecke.
PG: 1 ST RE1 (EKO: Y) [€ 513,35]

Gonal-f 900 I.E./1,5 ml (66 Mikrogramm/1,5 ml) - Injektionslösung im Fertigpen 29C01, 31B01
(Z.Nr. EU/1/95/001/*) NR. P. E.
Parallelimport. nicht im Handel.
G03GA05

Gonal-f 900 I.E./1,5 ml (66 Mikrogramm/1,5 ml) - Injektionslösung im Fertigpen 29C01, 31B01
(Z.Nr. EU/1/95/001/*) NR. P. E.
Parallelimport. nicht im Handel.
G03GA05

Gonal-f 900 I.E./1,5 ml (66 Mikrogramm/1,5 ml) - Injektionslösung im Fertigpen 29C01, 31B01
(Z.Nr. EU/1/95/001/*) NR. P. E.
Parallelimport. n.l.
G03GA05
V: Haemato Pharm, Schönefeld, Deutschland
Z: 1 Fertigpen mit 1,5 ml Injektionslösung enthält: Follitropin alfa 900 IE (entspr. → 66 µg) (entspr. Follikelstimulierendes Hormon, human, rekombinant), hergestellt durch rekombinante DNA-Technologie in CHO, Poloxamer 188, Sucrose, Methionin, Natriumdihydrogenphosphat-1-Wasser, Natriummonohydrogenphosphat-dihydrat, m-Cresol, Phosphorsäure, konzentrierte, Natriumhydroxid, Wasser für Injektionszwecke.
PG: 1 ST * (EKO: N) [€ 491,20 n.l.]

Gonal-f 1050 I.E./1,75 ml (77 Mikrogramm/1,75 ml) - Pulver und Lösungsmittel zur Herstellung einer Injektionslösung 29C01, 31B01
(Z.Nr. EU/1/95/001/*) NR. P.
G03GA05
ZI: Merck Europe, Amsterdam, Niederlande
Z: 1,75 ml rekonstituierte Lösung enthält: Follitropin alfa 1050 IE (entspr. → 77 µg) (entspr. Follikelstimulierendes Hormon, human, rekombinant), hergestellt durch rekombinante DNA-Technologie in CHO, Sucrose, Natriumdihydrogenphosphat Monohydrat, Dinatriumhydrogenphosphat dihydrat, Phosphorsäure, konzentrierte, Natriumhydroxid, Wasser für Injektionszwecke, Benzylalkohol.
Kurzinformation: siehe Gonal-f 300 I.E./0,5 ml (22 Mikrogramm/ 0,5 ml) - Injektionslösung im Fertigpen, → S. 639
PG: 1 ST RE1 (EKO: Y) [€ 598,50]

Gonavet Veyx 50 µg/ml - Injektionslösung für Rinder, Schweine und Pferde 822AC
(Z.Nr. 8-36076) NR. P. nicht im Handel. QH01CA01

Gothaplast Rheumamed Wärmepflaster 13F04
(Z.Nr. HERB-00007) RPF. D. M02AB
ZI: Gothaplast Verbandpflasterfabrik, Gotha, Deutschland
Z: 1 Pflaster enthält: Arnikablüten-Flüssigextrakt (1:1); Ethanol 68% (V/V) (Auszugsmittel) 154 mg, Cayennepfeffer-Dickextrakt (4-7:1); Ethanol 80% (V/V) (Auszugsmittel) 95 mg (entspr. Capsaicinoide 2,08 mg) (entspr. Capsaicin), Klebeschicht: Kautschuk, Weizen-Mehl, Kolophonium, Kolophonium, glycerolverestert, Wollwachs, Polyvinylisobutylether, Paraffin, dünnflüssiges, Butylhydroxytoluol; Trägerfolie: Gewebe Viskosefaser und Baumwolle; Abziehfolie: Papier silikonisiert.
AG: Traditionell pflanzliches Arzneimittel bei Muskel- und Gelenkbeschwerden.
DO: Max. 1 Pflaster pro Tag auf unverletzte Haut direkt über dem

Schmerz- gebiet aufbringen und 4-12 Std. auf der Haut belassen. Bei Kindern nicht empfohlen.
GA: Korbblütlerallergie, vorgeschädigte Haut, akute Entzündungen, Blutergüsse.
SST: Nicht empfohlen.
NW: Überempfindlichkeit, Wärmegefühl.
WW: Nicht mit anderen Arzneimittel am gleichen Ort aufkleben.
WH: Nicht in Augennähe oder auf Schleimhäute aufbringen. Zusätzliche Wärmezufuhr vermeiden.
PG: 1 ST * (EKO: N) [€ 5,00]

Goxyral 5 mg/ml- Pulver zur Herstellung einer Infusionslösung 55A
(Z.Nr. 1-28878) NR. P. nicht im Handel. L01XA03

Gracial - Tabletten 31I02
(Z.Nr. 1-20025) RP. P. G03AB05
ZI: Aspen Pharma, Dublin, Irland
Z: 1 Packung enthält: Tablette, blau 7 Stk: Desogestrel 25 µg, Ethinylestradiol 40 µg; Kieselsäure kolloidal, Lactose monohydrat < 100 mg, Kartoffelstärke, Povidon, Stearinsäure, all-rac-alpha-Tocopherol, Indigotin; Tablette, weiss 15 Stk: Desogestrel 125 µg, Ethinylestradiol 30 µg, Kieselsäure kolloidal, Lactose monohydrat < 100 mg, Kartoffelstärke, Povidon, Stearinsäure, all-rac-alpha-Tocopherol.
EW: Hormonales Kontrazeptivum (fixe Kombination Estrogen + Gestagen).
AG: Orale Kontrazeption (unter Berücksichtigung der individuellen Risikofaktoren, besonders auf venöse Thromboembolien).
AA: Zum Einnehmen.
DO: Erstmalige Anwendung am 1. Tag des Monatszyklus. Tgl. 1 blaue Tablette über 7 Tage, dann 1 weiße Tablette über 15 Tage, dann 6 Tage Einnahme- pause. Keine Daten bei Jugendlichen unter 18 Jahren.
GA: Vorliegen oder Risiko für venöse Thromboembolie (auch Prädisposition, größere Operationen mit längerer Immobilisierung). Vorliegen oder Risiko für arterielle Thromboembolie (auch Prädisposition, Myokardinfarkt, Angina pectoris, Schlaganfall oder Vorstufen), hohes Risiko für arterielle Thromboembolie (Diabetes mit Gefäßveränderungen, schwere Hypertonie, schwere Fettstoffwechselstörungen, Prädisposition für Thrombosen), schwere Leberschäden, Lebertumore, sexualhormonabhängige maligne Tumore, nicht abgeklärte vaginale Blutungen, Migräne.
SST: In der Schwangerschaft nicht anwenden, in der Stillzeit nicht empfohlen.
Bei Eintritt einer Schwangerschaft sofort absetzen.
NW: Häufig: Kopfschmerzen, Abdominalschmerzen, Brustschmerzen.
Gelegentlich: Vaginale Candidiasis oder andere Pilzinfektionen, erhöhter Appetit, Depression, Migräne, Schläfrigkeit, Beinkrämpfe, Nervosität, Augenbeschwerden, Herz/Kreislauf (Hypertonie, Hypotonie, selten Thrombose/Embolie), Magen/Darm, Haut, Harnwegsinfektionen, Zwischenblutungen, Ausbleiben der Abbruchblutung, Veränderungen an der Geschlechtsorganen, Hitzewallungen, Gewichtsänderungen, Ödeme.
WW: Gegenanzeige: Ombitasvir/Paritaprevir/Ritonavir, Dasabuvir mit oder ohne Ribavirin (Transaminasenanstieg; 2 Wochen Abstand).
Vorsicht: Leberenzyminduktoren können zur Wirkungsminderung oraler Kontrazeptiva führen: Barbiturate, Bosentan, Carbamazepin, Phenytoin, Primidon, Rifampicin, Arzneimittel gegen HIV oder HCV (Ritonavir, Nevirapin, Efavirenz und andere), Felbamat, Griseofulvin, Oxcarbazepin, Topiramat, Johanniskraut.
Bei Kurzzeitbehandlung Barrieremethode bis 28 Tage nach dem Absetzen anwenden. Bei Langzeitbehandlung wird andere, nichthormonale Verhütungsmethode empfohlen.
Enzyminhibitoren (z.B. Etoricoxib) können die Plasmakonzentrationen von Estrogenen und/oder Progestagenen erhöhen. Ethinylestradiol kann die Plasmakonzentration von Theophyllin oder Tizanidin erhöhen.
WH: Erhöhtes Risiko für arterielle und venöse Thromboembolien beachten. Auf Symptome von apoplektischem Insult oder Myokardinfarkt achten. Blutdruck messen. Leicht erhöhtes Brustkrebsrisiko beachten. Bei Leberfunktionsstörungen orales Kontrazeptivum bis zur Normalisierung der Leberfunktion absetzen. Kein Schutz vor AIDS oder anderen sexuell übertragbaren Krankheiten. Anhaltende Blutungsunregelmäßigkeiten diagnostisch abklären. Durchbruchblutungen und/oder Verhütungsversagen als Folge von Wechselwirkungen mit anderen Arzneimitteln möglich.
PG: 22 ST * (EKO: N) [€ 14,70], **3X22** 66 ST * (EKO: N) [€ 38,35]

Grafalon 20 mg/ml - Konzentrat zur Herstellung einer Infusionslösung 33B
(Z.Nr. 2-00242) NR. P. E. nicht im Handel. L04AA04

Grafalon SCT 20 mg/ml - Konzentrat zur Herstellung einer Infusionslösung 33B
(Z.Nr. 2-35079) NR. P. E. nicht im Handel. L04AA04

Granisetron Actavis 2 mg - Filmtabletten 08C
(Z.Nr. 1-28359) RP. P. A04AA02
ZI: Actavis Group PTC, Hafnarfjördur, Island
Z: 1 Filmtablette enthält: Granisetron 2 mg (entspr. Granisetron hydrochlorid), Tablettenkern: Lactose 138,75 mg, Cellulose, mikrokristalline, Carboxymethylstärke, Natrium Typ A, Hypromellose, Magnesium stearat; Tablettenfilm: Opadry II weiss 85F18378: (entspr. Poly(vinylalkohol)) (entspr. Titandioxid) (entspr. Macrogol 3350) (entspr. Talkum).
EW: Serotonin (5-HT_3)-Antagonist.
AG: - Prophylaxe und Behandlung von Übelkeit und akutem Erbrechen durch Chemo- oder Strahlentherapie.
- Prophylaxe von Übelkeit und verzögertem Erbrechen durch Chemo- oder Strahlentherapie.
AA: Tabletten im Ganzen mit Wasser schlucken.
DO: 1mal tgl. 2 mg oder 2mal tgl. 1 mg für bis zu 1 Woche nach Chemo- oder Strahlentherapie. Keine Daten an Kindern und Jugendlichen.
SST: Nicht anwenden, nicht stillen.
NW: Kopfschmerzen, Verstopfung, Durchfall, QT-Verlängerung, Transaminasenanstieg, Serotonin-Syndrom.
WW: Vorsicht: QT-verlängernde Arzneimittel.
WH: Vorsicht bei Subileus, QT-Verlängerung.
PG: 5 ST IND (EKO: G) [€ 50,00]

Granpidam 20 mg - Filmtabletten 10C
(Z.Nr. EU/1/16/1137/*) RP. P. C02KX, G04BE03
ZI: Accord Healthcare, Barcelona, Spanien
Z: 1 Tablette enthält: Sildenafil 20 mg (entspr. Sildenafil citrat), Tablettenkern: Cellulose, mikrokristalline, Calcium hydrogenphosphat, wasserfreies, Croscarmellose natrium, Hypromellose 5cP, Magnesium stearat; Filmüberzug: Hypromellose 5cP, Titandioxid, Lactose 0,2 mg (entspr. Lactose monohydrat), Triacetin.
EW: Hemmstoff der cGMP-spezifischen Phosphodiesterase im Corpus cavernosum und in den Lungengefäßen.
AG: Pulmonale arterielle Hypertonie (Funktionsklasse II und III).
AA: Zum Einnehmen.
DO: 3mal tgl. 20 mg. Kinder ab 1 Jahr: 3mal tgl. 10 mg (bis 20 kg KG) bzw.
3mal tgl. 20 mg (ab 20 kg KG).
GA: Schwere Leberschäden, kürzlich zurückliegender Schlaganfall oder Herzinfarkt, ausgeprägte Hypotonie.
SST: Dringende Indikationsstellung, nicht stillen.
NW: Kopfschmerzen, Flush, Myalgie, Alopezie, Magen/Darm (Durchfall), Nasenbluten, Husten, Schlaflosigkeit, Fieber, Anämie, Sehstörungen (NOAIN = Nicht arteriitische anteriore ischämische Optikusneuropathie), Vertigo, plötzliche Taubheit, Gynäkomastie, Priapismus, Flüssigkeitsretention. Venookklusive Krisen nach Sichelzellanämie.
WW: Gegenanzeige: Gleichzeitige Anwendung von NO-Donatoren oder Nitraten.
Riociguat.
Vorsicht: CYP3A4-Hemmer (Dosisreduktion von Sildenafil), CYP3A4-Induktoren (Dosisanpassung), Bosentan, Iloprost, Nicorandil, Alpha-Blocker (orthostatische Hypotonie).
WH: Nicht mit anderen Arzneimitteln zur Behandlung der pulmonalen arteriellen Hypertonie anwenden. Bei plötzlichen Sehstörungen sofort abbrechen. Bei Patienten mit Retinitis pigmentosa nicht empfohlen. Nach Sichelzellanämie nicht anwenden. Kinderdosis nicht überschreiten (Zunahme von Todesfällen bei höheren als den empfohlenen Dosen). Verkehrshinweis.
PG: 90 ST RE1 (EKO: Y) [€ 285,20]

Granufink Blase - Hartkapseln 52Z02
(Z.Nr. HERB-00018) RPF. P. nicht im Handel. G04BX

Granufink femina - Hartkapseln 52Z02
(Z.Nr. HERB-00016) RPF. P. G04BX
ZI: Bittner Richard, Wien
Z: 1 Kapsel enthält: Kürbissamen-Öl 227,3 mg, Gewürzsumachrinden-Trockenextrakt (5-7:1); Wasser (Auszugsmittel) 56 mg, Hopfenzapfen-Trockenextrakt (5,5-6,5:1); Wasser (Auszugsmittel) 18 mg, alpha-Tocopherol acetat, Phospholipide aus Sojabohnen, Sojabohnenöl, partiell hydriert 47 mg, Wachs, gelbes, Gelatine, Glycerol, Wasser, gereinigtes, Glucose-Sirup 24 mg, Maltodextrin, Natriumdodecylsulfat, Titandioxid, Eisenoxid rot, Eisenoxid gelb.
EW: Pflanzliches Urologikum.
AG: Traditionell bei Blasenschwäche, Reizblase, Erleichterung der Blasenentleerung bei Frauen.
AA: Mit Flüssigkeit vor den Mahlzeiten einnehmen.

DO: 3x tgl. 1 Hartkapsel. Für Kinder und Jugendliche nicht empfohlen.
SST: Nicht empfohlen.
NW: Magen/Darm, selten Allergien.
WH: Verkehrshinweis.
PG: 60 ST * (EKO: N) [€ 27,90]

Granufink Prosta forte - Hartkapseln 52Z03
(Z.Nr. 7-36572) RPF. P. G04BX
ZI: Bittner Richard, Wien
Z: 1 Hartkapsel enthält: Kürbissamen-Dickextrakt (15-25:1); Ethanol 92 % (m/m) (Auszugsmittel) 500 mg, Siliciumdioxid, kolloidal, wasserfrei, partiell methyliert, Gelatine, Eisenoxid schwarz, Eisenoxid rot, Eisenoxid gelb.
EW: Phytourologikum.
AG: Traditionell pflanzlich bei Beschwerden der unteren Harnwege (überaktive Blase, Vergrößerung der Prostata) bei Männern.
AA: Mit Flüssigkeit vor den Mahlzeiten einnehmen.
DO: 2mal tgl. 1 Hartkapsel. Für Kinder und Jugendliche nicht empfohlen.
SST: Keine Indikation.
NW: Magen/Darm.
WH: Bei Blut im Urin und akuter Harnverhaltung unverzüglich Arzt aufsuchen.
PG: 40 ST * (EKO: N) [€ 33,40]

Granufink Prosta plus Sabal - Hartkapseln 52Z03
(Z.Nr. HERB-00017) RPF. P. G04CX
ZI: Bittner Richard, Wien
Z: 1 Kapsel enthält: Kürbissamen 400 mg, Kürbissamen-Öl 340 mg, Sägepalmenfrucht-Trockenextrakt (7-13:1); Ethanol 90% (m/m) (Auszugsmittel) 75 mg, Siliciumdioxid, hochdisperses, Lactose monohydrat 56,25 mg, Natriumdodecylsulfat, Gelatine, Wasser, gereinigtes, Eisenoxid schwarz, Eisenoxid rot, Eisenoxid gelb.
EW: Phytourologikum.
AG: Traditionelles pflanzliches Arzneimittel bei Funktionsstörungen der ableitenden Harnwege bei Männern.
AA: Mit Flüssigkeit vor den Mahlzeiten einnehmen.
DO: 3mal tgl. 1 Hartkapsel. Keine Indikation für Kinder und Jugendliche.
SST: Keine Indikation.
NW: Selten Allergien, Magen/Darm, Leber.
WW: Vorsicht: Warfarin.
WH: Bei Blut im Urin und akuter Harnverhaltung unverzüglich Arzt aufsuchen.
PG: 60 ST * (EKO: N) [€ 29,60]

Granupas 4 g - magensaftresistentes Granulat 15A05
(Z.Nr. EU/1/13/896/*) RP. P. J04AA01
ZI: Eurocept International, Ankeveen, Niederlande
Z: 1 Beutel enthält: 4-Amino-2-hydroxybenzoesäure 4 g, Siliciumdioxid, hochdisperses, Dibutyl decandioat, Methacrylsäure-Ethylacrylat-Copolymer (1:1), 30%ige Dispersion, Hypromellose, Cellulose, mikrokristalline, Talk.
EW: Bakteriostatisch gegen Mycobacterium tuberculosis.
AG: Teil einer Kombinationsbehandlung der multiresistenten Tuberkulose.
AA: Granulat in ein Glas Orangen- oder Tomatensaft geben, umrühren und in einem Zug austrinken.
DO: 1 Beutel alle 8 Std., MTD 3 Beutel. Behandlungsdauer 24 Monate.
Kinder: TD 150 mg/kg KG in 2 ED.
Dosisanpassung zur Desensibilisierung: Mit 10 mg Paraaminosalizylsäure beginnen und Dosis alle 2 Tage verdoppeln, bis 1 g erreicht ist. Weiter gemäß regulärem Anwendungsplan.
GA: Schwere Nierenschäden.
SST: Strenge Indikationsstellung (nicht empfohlen), nicht stillen.
NW: Überempfindlichkeit, Magen/Darm, Malabsorptionssyndrom, ZNS, Hypothyreoidismus bei gleichzeitiger HIV-Infektion, selten Hepatitis.
WW: Nicht empfohlen: Diphenylhydramin. Vorsicht: Digoxin (Spiegel überwachen), Ethionamid (NW verstärkt), Vitamin B12 (Resorption reduziert).
WH: Keine Daten an Neugeborenen. Vorsicht bei peptischem Ulkus, Leberschäden. Schilddrüse kontrollieren.
PG: 30 ST * (EKO: N) [€ 713,00]

🐾 **Graphites RemaVet - Globuli für Tiere** 890A
(Z.Nr. 8-39349) RPF. P. QV03AX
ZI: Remedia Homöopathie, Eisenstadt
Z: 1 g Globuli (ca. 120 Globuli) enthält: Graphites (Homöopathie) C200 10 mg, Saccharose.
EW: Homöopathikum.
AG: Rind, Pferd, Schaf, Ziege, Schwein, Kaninchen, Geflügel, Kleinnager, Hund, Katze: Verdauungsstörungen, trockene und rissige Haut, verhärtete Narben, Gehörgangentzündungen, verzögerte Brunst, geschwollene Augenlider.
AA: Zum Eingeben (direkt ins Maul oder über die Tränke: 20 Globuli in 1 Liter Wasser).
DO: 1 ED = 5-10 Globuli (unabhängig von Tiergröße).
SST: Nur nach Rücksprache mit dem Tierarzt anwenden.
VNW: Keine.
PG: 10 G VN [€ 12,80]

Grastofil 30 Mio.E./0,5 ml - Injektions-/Infusionslösung in einer Fertigspritze 33C04
(Z.Nr. EU/1/13/877/*) NR. P. E. nicht im Handel. L03AA02

Grastofil 48 Mio.E./0,5 ml - Injektions-/Infusionslösung in einer Fertigspritze 33C04
(Z.Nr. EU/1/13/877/*) NR. P. E. nicht im Handel. L03AA02

▼ **Grasustek 6 mg - Injektionslösung in einer Fertigspritze** 33C04
(Z.Nr. EU/1/19/1375/*) NR. P. E. L03AA13
ZI: Juta Pharma, Flensburg, Deutschland
Z: 1 Fertigspritze zu 0,6 ml enthält: Pegfilgrastim 6 mg, hergestellt durch rekombinante DNA-Technologie in Escherichia coli, Natriumacetat, Sorbitol 30 mg, Polysorbat 20, Wasser für Injektionszwecke.
EW: Granulozyten-koloniestimulierender Wachstumsfaktor.
AG: Zur Verkürzung der Dauer von Neutropenien sowie zur Verminderung der Häufigkeit neutropenischen Fiebers bei Patienten, die wegen einer malignen Erkrankung mit zytotoxischer Chemotherapie behandelt werden (mit Ausnahme von chronisch-myeloischer Leukämie und Myelodysplastischem Syndrom).
AA: S.c..
DO: 6 mg (1 Fertigspritze) pro Chemotherapiezyklus frühestens 24 Std. nach Chemotherapie.
Keine Dosisempfehlung für Kinder.
SST: Nicht empfohlen.
NW: Knochenschmerzen, Muskelschmerzen, Kopfschmerzen, Übelkeit, Enyzmanstiege, lokale Reaktionen, Überempfindlichkeit, Splenomegalie, Milzruptur, Thrombozytopenie, Lunge (interstitielle Pneumonie, Atemnotsyndrom), Glomerulonephritis, Kapillarleck-syndrom, Aortitis.
WH: Bei akuter myeloischer Leukämie mit Vorsicht anwenden. Auf Atemnotsyndrom, Milzrupturen achten. Kontrollen: Thrombozyten, Hämatokrit, Leukozyten.
PG: 1 ST (EKO: G) [€ 531,90]

Grazax 75.000 SQ-T - Lyophilisat zum Einnehmen 05E01
(Z.Nr. 1-26756) RP. P. V01AA02
ZI: Alk-Abello, Horsholm, Dänemark
Z: 1 Lyophilisat enthält: Allergen-Extrakt aus Wiesenlieschgraspollen 75000 SQ-T (entspr. Phleum pratense), Fischgelatine, Mannitol, Natriumhydroxid zur pH-Wert-Einstellung.
EW: Allergenextrakt (Gräserpollen).
AG: Krankheits-modifizierende Verbesserung der Gräserpollen-induzierten Rhinitis und Konjunktivitis bei Erwachsenen und Kindern ab 5 Jahren.
AA: Mit trockenen Fingern aus dem Blister entnehmen und unter die Zunge legen. Schlucken 1 Minute vermeiden.
DO: 1 Lyophilisat tgl. über 3 Jahre.
GA: Malignome, Immundefekte, schwere Entzündungen der Mundhöhle, schweres Asthma.
SST: In der Schwangerschaft Therapie nicht beginnen.
NW: Allergische Reaktionen (Juckreiz) im Mund, Rachenreizung, Mundödem, Atemwege (Nasopharyngitis, Asthma), Magen/Darm (oraler Pruritus, eosinophile Ösophagitis), Ohr (Juckreiz), Haut, ZNS, Vegetativum, Augen. Selten schwere anaphylaktische Reaktionen.
WH: Bei Eingriffen in der Mundhöhle (Zahnextraktionen) Behandlung 7 Tage unterbrechen. Bei schweren systemischen Reaktionen Therapie sofort abbrechen. Keine Untersuchungen bei Asthma. Bei Kindern mit Asthma beim Auftreten von akuten Atemwegsinfektionen Behandlung unterbrechen. Besondere Vorsicht bei früherer systemischer Reaktion auf s.c. Gräserpollenimmuntherapie.
PG: 30 ST DSX (2) (EKO: G) [€ 126,35], 90 ST * (EKO: N) [€ 326,80]

Grepid 75 mg - Filmtabletten 20B
(Z.Nr. EU/1/09/535/*) RP. P. nicht im Handel. B01AC04

Gripagil - Grippetropfen mit Echinacea 50X03
(Z.Nr. 3-00088) RPF. P. V03AX
ZI: Marien Apotheke, Dr.H.Reuther/Inh.C.Reither, Prien, Deutschland

Z: 100 ml (1 ml = 38 Tropfen) enthalten: Ceanothus americanus (Homöopathie) D2 20 ml, Cinchona pubescens (Homöopathie) D3 0,25 ml, Echinacea (Homöopathie) D2 20 ml, Ethanol (entspr. Gesamtethanolgehalt 49 % (V/V)), Wasser, gereinigtes.
EW: Homöopathikum.
AG: Steigerung der körperlichen Abwehr bei grippalen Infekten.
AA: Unverdünnt oder mit Flüssigkeit verdünnt vor den Mahlzeiten.
DO: 5-10 Tropfen akut alle halbe bis ganze Stunde (höchstens 12mal tgl.), chronisch 1-3mal tgl. Nicht für Kinder.
GA: Korbblütlerüberempfindlichkeit.
SST: Nicht einnehmen.
NW: Überempfindlichkeit.
WH: Nicht für Alkoholkranke.
PG: 50 ML * (EKO: N) [€ 9,15], 100 ML * (EKO: N) [€ 13,70]

🐾 *Gripovac 3 - Suspension zur Injektion für Schweine* 823AD
(Z.Nr. EU/2/09/102/*) NR. P. E. nicht im Handel. QI09AA03

Gripp-Heel - Ampullen 50X03
(Z.Nr. 3-00100) RP. P. V03AX
ZI: Biologische Heilmittel Heel, Baden-Baden, Deutschland
Z: 1 Ampulle zu 1,1 ml enthält: Aconitum napellus (Homöopathie) D3 4,4 mg, Lachesis mutus (Homöopathie) D11 2,2 mg, Bryonia cretica (Homöopathie) D3 2,2 mg, Eupatorium perfoliatum (Homöopathie) D2 1,1 mg, Phosphorus (Homöopathie) D4 1,1 mg, Natriumchlorid, Wasser für Injektionszwecke, Spuren von: Ethanol.
EW: Homöopathikum.
AG: Erkältungen, grippale Infekte.
AA: I.v. (nicht für Kinder), i.m., s.c.
DO: ED 1 Ampulle, Kinder (6-12 Jahre): 2/3 Ampulle, Kinder (2-6 Jahre): ½ Ampulle. Akut tgl. über 3 Tage, sonst 1-3mal wöchentlich.
SST: Keine schädlichen Wirkungen bekannt.
NW: Sehr selten Hautreaktionen.
PG: 10 ST * (EKO: N) [€ 17,00], 50 ST * (EKO: N) [€ 67,70], 100 ST * (EKO: N) [€ 122,30]

Gripp-Heel - Tabletten 50X03
(Z.Nr. 3-00184) RPF. P. V03AX
ZI: Biologische Heilmittel Heel, Baden-Baden, Deutschland
Z: 1 Tablette enthält: Aconitum napellus (Homöopathie) D4 120 mg, Bryonia cretica (Homöopathie) D4 60 mg, Lachesis mutus (Homöopathie) D12 60 mg, Eupatorium perfoliatum (Homöopathie) D3 30 mg, Phosphorus (Homöopathie) D5 30 mg, Lactose monohydrat 300 mg, Magnesium stearat.
EW: Homöopathikum.
AG: Erkältungen, grippale Infekte.
AA: Vor den Mahlzeiten langsam unter der Zunge zergehen lassen.
Für Kinder unter 6 Jahren Tablette in etwas Flüssigkeit auflösen.
DO: Jugendliche und Erwachsene: Akut alle 15 min (max. 8mal tgl.), dann 3mal tgl. 1 Tablette.
Kinder (6-12 Jahre): Akut alle 15 min (max. 8mal tgl.), dann 2mal tgl. 1 Tablette.
Kinder (2-6 Jahre): Akut alle 15 min (max. 6mal tgl.), dann 1-2mal tgl. 1 Tablette.
Kleinkinder (4 Wochen-23 Monate): Akut alle 15 min (max. 4mal tgl.), dann 1mal tgl. 1 Tablette.
SST: Vorsicht.
NW: Überempfindlichkeit.
PG: 100 ST * (EKO: N) [€ 17,90]

Grippetee St. Severin 50Z06
(Z.Nr. 0-10054) RPF. P. R05
ZI: Gall-Reidlinger, St. Lambrecht
Z: 100 g enthalten: Flos Sambuci 40 g, Flos Tiliae 20 g, Folium Plantaginis 40 g.
EW: Diaphoretisch.
AG: Banale grippale Infekte.
AA: 1 Esslöffel Teegemisch mit 1 Schale kochendem Wasser übergießen, 15 Min.
bedeckt ziehen lassen, nach Geschmack süßen.
DO: Früh und abends je 1 Schale Tee möglichst warm.
SST: In den ersten Schwangerschaftsmonaten nicht einnehmen.
PG: 70 G * (EKO: N) [€ 4,20]

🐾 Grippetropfen "Mag. Doskar" für Tiere 890B
(Z.Nr. 8-30075) RPF. P. QV03AX
ZI: Mag. Martin Doskar pharm. Produkte, Wien
Z: 100 g (= 111 ml, 1 ml = 26 Tropfen) Lösung enthalten: Aconitum (Homöopathie) D6 32 g, Bryonia (Homöopathie) D3 2 g, Eupatorium (Homöopathie) D3 1 g, Phosphorus (Homöopathie) D6 32 g, Lachesis (Homöopathie) D12 33 g, Ethanol (entspr. Gesamtethanolgehalt 62,9 % (V/V)), Wasser.
EW: Homöopathikum.
AG: Fieberhafte Entzündungen, Bronchialkatarrh bei Pferd, Rind, Hund, Katze.
AA: Tropfenmenge unverdünnt auf ein Stück Zucker oder mit Hilfe einer Einmalspritze (ohne Nadel) direkt in das Maul eingeben.
DO: Rind: 2-3mal tgl. 30-40 Tropfen.
Hund: 2-3mal tgl. 15-20 Tropfen.
Katze: 2-3mal tgl. 10-13 Tropfen.
SST: Nur nach Rücksprache mit dem Tierarzt anwenden.
PG: 50 ML VT [€ 14,50]

Grippoforce - Tabletten 33Z01
(Z.Nr. 7-40094) RPF. P. L03AX
ZI: A.vogel, Hc Elburg, Niederlande
Z: 1 Tablette enthält: Roter Sonnenhut-frisches, blühendes Kraut-Trockenrückstand eines Flüssigextrakts (1:12); Ethanol 57,3% (m/m) (Auszugsmittel) 17,7 mg (entspr. Rotes Sonnenhutkraut, frisch ca. 300-600 mg), Roter Sonnenhut-frische Wurzeln, Trockenrückstand eines Flüssigextrakts (1:11); Ethanol 57,3% (m/m) (Auszugsmittel) 0,9 mg (entspr. Rote Sonnenhutwurzel, frisch ca. 17-29 mg), Lactose 690,2 mg, (entspr. Lactose monohydrat), Stärke, vorverkleistert, Sojapolysaccharide, Magnesium stearat.
AG: Traditionell pflanzliches Arzneimittel zur Linderung der Beschwerden bei Erkältungskrankheiten und grippalen Infekten.
AA: Mit etwas Wasser vor den Mahlzeiten einnehmen oder im Mund zergehen lassen.
DO: Personen ab 12 Jahren: 2 - 3mal tgl. 1 Tablette.
Für Kinder nicht empfohlen.
GA: Korbblütlerallergie, progrediente systemische Erkrankungen, Autoimmunerkrankungen, Immuninsuffizienz, Immunsuppression, Leukämie, Kinder unter 1 Jahr.
SST: Nicht empfohlen.
NW: Überempfindlichkeit, Bronchospasmen.
WW: Keine Studien.
WH: Behandlungsdauer max. 10 Tage. Vorsicht bei atopischen Patienten (Anaphylaxie).
PG: 40 ST * (EKO: N) [€ 17,95]

Grippoforce Hot Drink - Sirup 33Z01
(Z.Nr. 7-39389) RPF. P. L03AX
ZI: guterrat Gesundheitsprodukte, Innsbruck
Z: 5 ml enthalten: Roter Sonnenhut-Dickextrakt; Ethanol 57,3% (m/m) (Auszugsmittel) 60 mg (entspr. Rotes Sonnenhutkraut, frisch 300-600 mg) (entspr. Rote Sonnenhutwurzel, frisch 17-29 mg), Saccharose 4,121 g, Holunderbeerensaft, konzentrierter, Zitronensäure monohydrat, Stärke, modifiziert, Triglyceride, mittelkettige, Kalium sorbat, Wasser, gereinigtes.
AG: Traditionell pflanzliches Arzneimittel zur Linderung der Beschwerden bei Erkältungskrankheiten und grippalen Infekten.
AA: Vor Gebrauch Flasche schütteln. In 150 ml heißem Wasser auflösen und einnehmen.
DO: Personen ab 12 Jahren: Tag 1 - 3: 5mal tgl. 5 ml; Tage 4 - 10: 3mal tgl. 5 ml.
Für Kinder nicht empfohlen.
GA: Korbblütlerallergie, progrediente systemische Erkrankungen, Autoimmunerkrankungen, Immuninsuffizienz, Immunsuppression, Leukämie, Kinder unter 1 Jahr.
SST: Nicht empfohlen.
NW: Überempfindlichkeit, Bronchospasmen.
WW: Keine Studien.
WH: Behandlungsdauer max. 10 Tage. Vorsicht bei atopischen Patienten (Anaphylaxie). 1 ED enthält 4,1 g Saccharose.
PG: 100 ML * (EKO: N) [€ 13,75]

Grippostad Akut ASS/Pseudoephedrinhydrochlorid 500 mg/30 mg - Granulat zur Herstellung einer Suspension zum Einnehmen 02B10, 50J01
(Z.Nr. 1-31421) RPF. P.
N02BA51, R01BA52, R05X
ZI: Stada Arzneimittel, Wien
Z: 1 Beutel enthält: Acetylsalicylsäure 500 mg, Pseudoephedrin hydrochlorid 30 mg, Zitronensäure, Saccharose 1869 mg, Hypromellose, Grapefruit-Aroma (entspr. Arabisches Gummi) (entspr. Antioxidantien) (entspr. Maltodextrin).
EW: Analgetikum + Alpha-Sympathomimetikum.
AG: Zur Schleimhautabschwellung der Nase und der Nasennebenhöhlen bei Schnupfen mit Schmerzen und Fieber.
AA: In ein Glas Wasser einrühren und trinken.
DO: Personen ab 16 Jahren: ED 1-2 Beutel, bei Bedarf alle 4-8 Std. MTD 6 Beutel. Ohne ärztlichen Rat max. 3 Tage einnehmen.
GA: Analgetikaasthma, Magen/Darm- Ulzera, Blutungsneigung, schwere Leber-, Nieren-, Herzschäden, schwere Hypertonie oder koronare Herzkrankheit.
SST: Gegenanzeige.
NW: Erhöhtes Blutungsrisiko, Magen/Darm (selten Blutungen, ischämische Kolitis), ZNS, Herz, Haut (akute generalisierte exan-

thematische Pustulose, AGEP), Überempfindlichkeit (bis Schock), Niere, Harnretention, Hämolyse (bei schwerem Glucose-6-Phosphat-Dehydrogenasemangel).
WW: Kontraindiziert: Methotrexat über 15 mg/Woche, MAO-Hemmer (2 Wochen Abstand).
Nicht empfohlen: Andere Sympathomimetika.
Vorsicht: Methotrexat bis 15 mg/ Woche, Gerinnungshemmer, Thrombozytenaggregationshemmer, andere Entzündungshemmer, Valproinsäure, Antidiabetika, Antidepressiva verstärkt, Alkohol, systemische Kortikoide, SSRIs (erhöhtes Blutungsrisiko), Diuretika, Blutdrucksenker, Urikosurika abgeschwächt.
WH: Vorsicht bei Hyperthyreose, Diabetes, Glaukom, verminderter Nierenfunktion, verminderter kardiovaskulärer Durchblutung, Prostatahypertrophie, älteren Patienten. Verkehrshinweis. Positive Dopingkontrollen möglich.
PG: 10 ST * (EKO: N) [€ 7,35], 20 ST * (EKO: N) [€ 11,30]

Grippostad Ambroxol Schleimlöser 30 mg/5 ml - Sirup

50E03

(Z.Nr. 1-38885) RPF. P. R05CB06

ZI: Stada Arzneimittel, Wien
Z: 5 ml Sirup enthalten: Ambroxol hydrochlorid 30 mg, Hydroxyethylcellulose, Sorbitol 245 mg/ml (entspr. Sorbitol, flüssig (nicht kristallisierend)), Glycerol 85%, Benzoesäure 1,75 mg/ml, Acesulfam kalium, Erdbeer-Aroma (entspr. Propylenglycol 1,59 mg/ml) (entspr. Glycerol) (entspr. 2-Ethyl-3-Hydroxy-4 Pyrone) (entspr. Ethyllactat) (entspr. Methylcinnamat) (entspr. Buttersäure) (entspr. 2-Methylbuttersäure) (entspr. Hexansäure) (entspr. Butanedion), Vanille-Aroma (entspr. Ammonsulfit-Zuckerkulör) (entspr. Propylenglycol), Wasser, gereinigtes.
EW: Sekretolytikum.
AG: Atemwegserkrankungen mit gestörter Sekretbildung und Sekrettransport.
AA: Oral zum Einnehmen mit Messlöffel.
DO: Personen ab 12 Jahren: 3-mal täglich 5 ml für 2-3 Tage, danach 2-mal täglich 5 ml. Kinder von 6-12 Jahren: 2- bis 3-mal täglich 2,5 ml.
╗Kinder von 2-5 Jahren:
3-mal täglich 1,25 ml. ╗Nicht für Kinder unter 2 Jahren.
SST: Im 1. Trimenon nicht anwenden; in der Stillzeit nicht empfohlen.
NW: Überempfindlichkeit, Dysgeusie, Magen/Darm, Haut (auch schwere Reaktionen), Fieber.
WW: Vorsicht: Antitussiva (Sekretstau).
WH: Vorsicht bei schweren Nieren- und Leberschäden, gestörter Bronchomotorik und größeren Sekretmengen (Sekretstau). Auf schwere Hautreaktionen achten.
PG: 100 ML * (EKO: N) [€ 8,50]

Grippostad C - Kapseln

02B08, 50J01

(Z.Nr. 1-24723) RPF. P. R05X

ZI: Stada Arzneimittel, Wien
Z: 1 Kapsel enthält: Paracetamol 200 mg, Ascorbinsäure 150 mg, Coffein 25 mg, Chlorphenamin hydrogenmaleat 2,5 mg, Gelatine, Glyceroltristearat, Lactose monohydrat 2,5 mg, Chinolingelb, Erythrosin, Titandioxid.
EW: Kombination Analgetikum + H_1-Blocker + Coffein + Vitamin C.
AG: Symptomatisch bei einfachen Erkältungskrankheiten.
AA: Oral mit ausreichend Flüssigkeit einnehmen.
DO: Personen ab 12 Jahren: 3mal tgl. 2 Kapseln.
Ohne ärztliche Verordnung max. 3 Tage einnehmen.
Nicht für Kinder unter 12 Jahren.
GA: Glukose-6-Phosphat-Dehydrogenasemangel, schwere Leber- und Nierenschäden, Engwinkelglaukom, Prostataadenom, Phäochromozytom, Alkoholismus, Herzrhythmusstörungen, Magen/Darm-Ulzera, Oxalatsteine, Eisenspeicherkrankheiten.
SST: Gegenanzeige.
NW: Blutbild, Allergien, Analgetika-Asthma, Haut (auch schwere Reaktionen), Leber, Magen/Darm, in hohen Dosen/ chronischem Gebrauch schwere Leber- und Nierenschäden. NW der Einzelsubstanzen beachten.
WW: Paracetamol: Probenecid (Paracetamoldosis reduzieren), CYP3A-Induktoren (z.B. Antiepileptika, Rifampicin), Salizylate, Zidovudin (Neutropenie), Chloramphenicol, Metoclopramid, Alkohol (verstärkt lebertoxisch), Nizatidin, Cisaprid. Paracetamol reduziert Verfügbarkeit von Lamotrigin. Labortests. **Chlorpheniramin:** ZNS-Dämpfer, Alkohol verstärkt.
Coffein: Sedativa abgeschwächt. Sympathomimetika, Thyroxin verstärkt tachykard. Theophyllin, Ephedrin, Cimetidin, Disulfiram, orale Kontrazeptiva, Barbiturate, Nikotin, Gyrasehemmer, Ergotamin.
Ascorbinsäure: Deferoxamin, orale Kontrazeptiva, Fluphenazin, Indomethacin, Vitamin B12, Al-hältige Antazida, Cumarine, Salizylate.
WH: Vorsicht bei Nieren-, Leberschäden, Gilbert-Meulengracht-Syndrom. Oxalatsteinen, Eisenspeicherkrankheiten, Obstruktionen des Pylorus oder des Blasenhalses, Hyperthyreose, Angststörungen. Verkehrshinweis.
Bei Überdosierung Paracetamol-Antidot N-Acetylcystein i.v. binnen 10 (bis 48) Stunden.
PG: 24 ST * (EKO: N) [€ 11,30]

Grippostad C forte - Granulat zur Herstellung einer Lösung zum Einnehmen

02B08, 50J01

(Z.Nr. 1-30959) RPF. P. R05X

ZI: Stada Arzneimittel, Wien
Z: 1 Beutel mit 2,02 g enthält: Paracetamol 400 mg, Ascorbinsäure 300 mg, Coffein 50 mg, Chlorphenamin hydrogenmaleat 5 mg, Citronensäure, wasserfreie, Natriumhydrogencarbonat, Natrium cyclamat, Saccharin natrium, Riboflavin natrium phosphat (entspr. Natrium 128 mg), Povidon, Talkum, Zitronen-Aroma.
EW: Kombination Analgetikum + H_1-Blocker + Coffein + Vitamin C.
AG: Symptomatisch bei einfachen Erkältungskrankheiten.
AA: Beutelinhalt in einem Glas Trinkwasser auflösen und trinken.
DO: Personen ab 12 Jahren: 3mal tgl. 1 Beutel. Dosierungsintervall mindestens 6 Std.
Ohne ärztliche Verordnung max. 3 Tage einnehmen.
Nicht für Kinder unter 12 Jahren.
GA: Glukose-6-Phosphat-Dehydrogenasemangel, schwere Leber- und Nierenschäden, Engwinkelglaukom, Prostataadenom, Phäochromozytom, Alkoholismus, Herzrhythmusstörungen, Magen/Darm-Ulzera, Oxalatsteine, Eisenspeicherkrankheiten.
SST: Gegenanzeige.
NW: Blutbild, Allergien, Analgetika-Asthma, Haut (auch schwere Reaktionen), Leber, Magen/Darm, in hohen Dosen/ chronischem Gebrauch schwere Leber- und Nierenschäden. NW der Einzelsubstanzen beachten.
WW: Paracetamol: Probenecid (Paracetamoldosis reduzieren), CYP3A-Induktoren (z.B. Antiepileptika, Rifampicin), Salizylate, Zidovudin (Neutropenie), Chloramphenicol, Metoclopramid, Alkohol (verstärkt lebertoxisch), Nizatidin, Cisaprid. Paracetamol reduziert Verfügbarkeit von Lamotrigin. Labortests. **Chlorpheniramin:** ZNS-Dämpfer, Alkohol verstärkt.
Coffein: Sedativa abgeschwächt. Sympathomimetika, Thyroxin verstärkt tachykard. Theophyllin, Ephedrin, Cimetidin, Disulfiram, orale Kontrazeptiva, Barbiturate, Nikotin, Gyrasehemmer, Ergotamin.
Ascorbinsäure: Deferoxamin, orale Kontrazeptiva, Fluphenazin, Indomethacin, Vitamin B12, Al-hältige Antazida, Cumarine, Salizylate.
WH: Vorsicht bei Nieren-, Leberschäden, Gilbert-Meulengracht-Syndrom. Oxalatsteinen, Eisenspeicherkrankheiten, Obstruktionen des Pylorus oder des Blasenhalses, Hyperthyreose, Angststörungen. Verkehrshinweis.
Bei Überdosierung Paracetamol-Antidot N-Acetylcystein i.v. binnen 10 (bis 48) Stunden.
PG: 12 ST * (EKO: N) [€ 11,30]

Grippostad Heissgetränk - Pulver

02B01

(Z.Nr. 1-24504) RPF. P. N02BE01

ZI: Stada Arzneimittel, Wien
Z: 1 Beutel mit 5 g enthält: Paracetamol 600 mg, Ascorbinsäure (entspr. Vitamin C), Aspartam 95 mg, Ethylcellulose, Siliciumdioxid, hochdisperses, Saccharose 3800 mg (entspr. Sucrose), Zitronensäure, wasserfrei, Zitronen-Aroma.
EW: Analgetisch, antipyretisch.
AG: Leichte bis mäßig starke Schmerzen.
-Schmerz- und Fieberzustände bei Erkältungskrankheiten.
AA: Beutelinhalt in einer Tasse mit heißem Wasser auffüllen, gut umrühren und gleich trinken.
DO: Personen ab 12 Jahren (mind. 43 kg KG): ED (= MED) 1 Beutel, MTD 3 Beutel. Dosierungsintervall mindestens 6 Std, bei schwerer Niereninsuffizienz mindestens 8 Std.
Ohne ärztliche Verordnung max. 3 Tage einnehmen.
Nicht für Kinder unter 12 Jahren.
GA: Glukose-6-Phosphat-Dehydrogenasemangel, schwere Leberschäden, Alkoholismus.
SST: Nutzen/Risiko- Abwägung, möglichst niedrig dosiert und kurzzeitig anwenden.
NW: Blutbild, Allergien, Analgetika-Asthma, Haut (auch schwere Reaktionen), Leber, in hohen Dosen/ chronischem Gebrauch schwere Leber- und Nierenschäden.
WW: Vorsicht: Probenecid (Paracetamoldosis reduzieren), CYP3A-Induktoren (z.B. Antiepileptika, Rifampicin), Salizylate, Zidovudin (Neutropenie), Chloramphenicol, Metoclopramid, Alkohol (verstärkt lebertoxisch), Nizatidin, Cisaprid. Paracetamol reduziert Verfügbarkeit von Lamotrigin. Labortests.
WH: Nutzen-Risiko-Abwägung bei Leberschäden, Gilbert-Syndrom, Fehl- oder Unterernährung, schweren Nierenschäden, Oxalurie. Für Diabetiker geeignet (1 Beutel enthält 0,32 BE).

Bei Überdosierung Paracetamol-Antidot N-Acetylcystein i.v. binnen 10 (bis 48) Stunden.
PG: 10 ST * (EKO: N) [€ 7,35]

Grystella 75 Mikrogramm - Filmtabletten 31I03
(Z.Nr. 1-31581) RP. P. nicht im Handel. G03AC09

Gumbohatch - Lyophilisat und Lösungsmittel zur Herstellung einer Injektionssuspension für Hühner 823AG
(Z.Nr. EU/2/19/245/*) NR. P. nicht im Handel. QI01AD09

Gutal 1000 mg/g - Arzneimittel-Vormischung zur Herstellung von Fütterungsarzneimitteln für Ferkel 820, 825G

(Z.Nr. 8-36759) RP. P. VNW. QA07XA91
ZI: Huvepharma, Antwerpen, Belgien
Z: 1 g Arzneimittel-Vormischung enthält: Zinkoxid 1000 mg (entspr. Zink 803,4 mg).
EW: Antidiarrhoikum.
AG: Vorbeugung von Diarrhö nach dem Absetzen bei Ferkeln.
AA: Zum Einmischen in Trockenfutter.
DO: 2900-3100 mg der Arzneimittel-Vormischung pro kg Trockenfutter.
NW: Weiß-gelbliche Verfärbung des Kots, bei Langzeitgabe Kupfermangel, Wachstumsminderung, Gelenkschmerzen.
WW: Mineralien (Eisen, Kupfer). Calcium-Phytat kann Zink binden.
WH: Nur bei Diarrhö-Risiko anwenden. Umweltrisiko von Zink beachten (Details siehe Austria Codex- Fachinformation).
VNW: Essbare Gewebe 28 Tage.
PG: 20 KG VNW [€ 418,85]

Gutron 5 mg - Ampullen 39A02
(Z.Nr. 0-15435) RP. P. nicht im Handel. C01CA17

Gutron 2,5 mg - Tabletten 39A02
(Z.Nr. 0-15447) RP. P. nicht im Handel. C01CA17

Gutron 5 mg - Tabletten 39A02

(Z.Nr. 0-15434) RP. P. C01CA17
ZI: Takeda Austria, Linz
Z: 1 Tablette enthält: Midodrin hydrochlorid 5 mg, Magnesium stearat, Talk, Siliciumdioxid, hochdisperses, Cellulose, mikrokristalline, Maisstärke, Gelborange Lack E 110 0,25 mg.
EW: Peripheres Alpha-Sympathomimetikum.
AG: Orthostatische Hypotonie.
Zusatztherapie bei urinaler Stress-Inkontinenz Grad I und II.
AA: Oral mit Flüssigkeit.
DO: Hypotonie: Initial 2-3mal tgl. 2,5 mg. Bei Bedarf steigern bis 3mal tgl.
10 mg. MTD 30 mg.
Urinale Stress-Inkontinenz: 2-3mal tgl. 2,5 mg bis 2mal tgl. 5 mg. MTD 10 mg.
Für Kinder nicht empfohlen.
GA: Hypertonie, schwere Herz- und Gefäßveränderungen, Rhythmusstörungen, Phäochromozytom, schwere Nierenschäden, Engwinkelglaukom, Harnab- flussstörungen, Hyperthyreose, proliferative diabetische Neuropathie.
SST: Nicht anwenden.
NW: Herzrhythmusstörungen, reflektorische Bradykardie, Hypertension, Exantheme, Piloerektion, Kältegefühl, ZNS, Psyche, Dysurie, Harn- verhalten, Magen/Darm, Leber.
WW: Nicht empfohlen: Digitalis (Bradykardie verstärkt), andere vasopressorische Substanzen.
Vorsicht: Midodrin hemmt CYP2D6. Alpha-Blocker antagonistisch, Beta- Blocker (Bradykardie). Atropin, Kortikosteroide (verstärkter Blutdruck- anstieg).
WH: Bei Langzeitgabe Leber- und Nierenfunktion kontrollieren. Engmaschige Kontrolle von Blutdruck und Herzfrequenz.
PG: 50 ST * (EKO: N) [€ 47,10]

Gutron 1 % - Tropfen 39A02

(Z.Nr. 0-15448) RP. P. C01CA17
ZI: Takeda Austria, Linz
Z: 1 ml (= 30 Tropfen) enthält: Midodrin hydrochlorid 10 mg, Ethylalkohol 120 mg, Salzsäure, verdünnt, Wasser, gereinigtes.
EW: Peripheres Alpha-Sympathomimetikum.
AG: Orthostatische Hypotonie.
Zusatztherapie bei urinaler Stress-Inkontinenz Grad I und II.
AA: Oral mit Flüssigkeit oder auf einem Stück Zucker.
DO: Hypotonie: Initial 2-3mal tgl. 2,5 mg (= 7 Tropfen). Bei Bedarf steigern bis 3mal tgl.
10 mg. MTD 30 mg (= 90 Tropfen).
Urinale Stress-Inkontinenz: 2-3mal tgl. 2,5 mg bis 2mal tgl. 5 mg. MTD 10 mg.
Für Kinder unter 12 Jahren nicht empfohlen.
15 Tropfen enthalten 5 mg Midodirn.
Alkoholgehalt der Tropfen beachten.
GA: Hypertonie, schwere Herz- und Gefäßveränderungen, Rhythmusstörungen, Phäochromozytom, schwere Nierenschäden, Engwinkelglaukom, Harnab- flussstörungen, Hyperthyreose, proliferative diabetische Neuropathie.
SST: Nicht anwenden.
NW: Herzrhythmusstörungen, reflektorische Bradykardie, Hypertension, Exantheme, Piloerektion, Kältegefühl, ZNS, Psyche, Dysurie, Harn- verhalten, Magen/Darm, Leber.
WW: Nicht empfohlen: Digitalis (Bradykardie verstärkt), andere vasopressorische Substanzen.
Vorsicht: Midodrin hemmt CYP2D6. Alpha-Blocker antagonistisch, Beta- Blocker (Bradykardie). Atropin, Kortikosteroide (verstärkter Blutdruck- anstieg).
WH: Bei Langzeitgabe Leber- und Nierenfunktion kontrollieren. Engmaschige Kontrolle von Blutdruck und Herzfrequenz.
PG: 20 ML * (EKO: N) [€ 38,35]

G

Guttalax - Tropfen 42J01

(Z.Nr. 0-17160) RPF. P. A06AB08
ZI: sanofi-aventis, Wien
Z: 1 ml (= 15 Tropfen) enthält: Natrium picosulfat 7,5 mg, Sorbitol 450 mg (entspr. Sorbitol-Lösung 70%), Natriumbenzoat, Natriumcitrat-2-Wasser, Zitronensäure monohydrat, Wasser, gereinigtes.
AG: Kurzfristig bei Obstipation, Erleichterung der Darmentleerung.
AA: Mit Löffel oder in Flüssigkeit.
DO: 1mal tgl. (abends).
Erwachsene: 10-20 Tropfen.
Kinder (4-10 Jahre): 5-10 Tropfen (nur auf ärztliche Verschreibung).
GA: Ileus, Bauchschmerzen unbekannter Ursache, Kinder unter 4 Jahren, akute Darmentzündungen, Dehydratation.
SST: Nur auf ärztliche Empfehlung.
NW: Magen/Darm (Durchfälle, Blähungen, Erbrechen), Allergien, Synkopen.
WW: Verstärkte Glykosidwirkung durch ev. Kaliummangel. Verstärkter Kalium- verlust mit Diuretika oder Glukokortikoiden, Beeinträchtigung der laxierenden Wirkung durch Antibiotika.
GE: Nicht auszuschließen.
WH: Längerfristige Einnahme durch diätetische Maßnahmen vermeiden.
Bei Überdosierung Tenesmen, Therapie: Spasmolytika. Kalium kontrollieren.
PG: 15 ML (EKO: G) [€ 6,85], 30 ML (EKO: G) [€ 11,20]

Gynäcoheel - Tropfen 29X03
(Z.Nr. 3-00477) RPF. P. nicht im Handel. V03AX

Gynipral 10 µg/2 ml - Ampullen 29D02

(Z.Nr. 0-17687) RP. P. G02CA
ZI: Takeda Austria, Linz
Z: 1 Ampulle zu 2 ml enthält: Hexoprenalin sulfat 10 µg, Natrium pyrosulfit 0,04 mg (entspr. SO2 0,027 mg), Natrium edetat, Natriumchlorid, Wasser für Injektionszwecke, Schwefelsäure verdünnte zur Einstellung des pH-Wertes.
EW: Beta 2-Sympathomimetikum, erschlafft Gebärmutter.
AG: Akut-, Massiv- und Dauertokolyse.
AA: I.v. Injektion und Infusion; langsam (5-10 Minuten) applizieren.
DO: Akuttokolyse: 10 mcg, dann Infusion bei Bedarf.
Massivtokolyse (max 48 Std.): Eventuell 10 mcg als Bolus, dann 0,3 mcg/min.
Dauertokolyse (nur in Einzelfällen): 0,075 mcg/min.
GA: Sulfitüberempfindlichkeit, Hyperthyreose, Herz-, Leber-, Nierenerkran- kungen, Engwinkelglaukom, vorzeitige Placentalösung, intrauterine Infektionen, letale fetale Anomalien, schwere Präeklampsie. Nicht zur Tokolyse bei ischämischen Herzerkrankungen.
SST: Anwendung in der Stillperiode nicht vorgesehen.
NW: ZNS, Schwitzen, Herzklopfen, Erbrechen, Blutdruckabfall, Extrasystolen, pectanginöse Beschwerden, Myokardischämie, Harnausscheidung verringert, Hypokaliämie, Hemmung der Darmperistaltik (bis Darmatonie), Lungenödem, Myotonie verschlechtert, Asthmaanfälle bis Schock bei Sulfitüberempfindlichkeit.
WW: Nichtselektive Beta-Blocker (Antagonismus), Theophyllin (verstärkend), Antidiabetika (Blutzuckersenkung abgeschwächt), Sympathomimetika (verstärkt), Mutterkornalkaloide, Kalzium, Vitamin D, Dihydrotachysterin, Mineralokortikoide. Halothan (Herz sensibilisiert).
Kompatibel mit NaCl-, Glukoselösung. Nicht mit anderen Arzneimitteln mischen.
WH: Kontrolle: Blutdruck, Herzfrequenz (Mutter und Fetus), Herz/ Lungen-Funktion (Gefahr der Myokardischämie), EKG, Stoffwechsel bei Diabetikerinnen, Kalium. Für regelmäßige Darmentleerung sorgen.

Symptome der vorzeitigen Plazentalösung können abgeschwächt werden. Bei gesprungener Fruchtblase und 2-3 cm erweitertem Muttermund Erfolgsaus- sichten gering. Infusionsvolumen klein halten. Positive Dopingtests möglich.
Bei Überdosierung nichtselektive Beta-Adrenolytika, bei Myotonie Phenytoin geben.
PG: 25 ST * (EKO: N) [€ 106,40]

Gynipral 25 µg - Konzentrat zur Infusionsbereitung 29D02

(Z.Nr. 0-17686) RP. P. G02CA
ZI: Takeda Austria, Linz
Z: 1 Ampulle zu 5 ml enthält: Hexoprenalin sulfat 25 µg, Natrium pyrosulfit 0,1 mg (entspr. SO_2 0,067 mg), Natrium edetat, Natriumchlorid, Wasser für Injektionszwecke, Schwefelsäure verdünnte zur Einstellung des pH-Wertes.
EW: Beta 2-Sympathomimetikum, erschlafft Gebärmutter.
AG: Akut-, Massiv- und Dauertokolyse.
AA: Nach Verdünnung (mit NaCl- oder Glukoselösung) zur i.v. Infusion und i.v. Injektion.
DO: Initial 10 mcg, dann 0,3 mcg/min.
GA: Sulfitüberempfindlichkeit, Hyperthyreose, Herz-, Leber-, Nierenerkran- kungen, Engwinkelglaukom, vorzeitige Placentalösung, intrauterine Infektionen, letale fetale Anomalien, schwere Präeklampsie. Nicht zur Tokolyse bei ischämischen Herzerkrankungen.
SST: Anwendung in der Stillperiode nicht vorgesehen.
NW: ZNS, Schwitzen, Herzklopfen, Erbrechen, Blutdruckabfall, Extrasystolen, pectanginöse Beschwerden, Myokardischämie, Harnausscheidung verringert, Hypokaliämie, Hemmung der Darmperistaltik (bis Darmatonie), Lungenödem, Myotonie verschlechtert, Asthmaanfälle bis Schock bei Sulfitüberempfindlichkeit.
WW: Nichtselektive Beta-Blocker (Antagonismus), Theophyllin (verstärkend), Antidiabetika (Blutzuckersenkung abgeschwächt), Sympathomimetika (verstärkt), Mutterkornalkaloide, Kalzium, Vitamin D, Dihydrotachysterin, Mineralokortikoide. Halothan (Herz sensibilisiert).
Kompatibel mit NaCl-, Glukoselösung. Nicht mit anderen Arzneimitteln mischen.
WH: Kontrolle: Blutdruck, Herzfrequenz (Mutter und Fetus), Herz/ Lungen-Funktion (Gefahr der Myokardischämie), EKG, Stoffwechsel bei Diabetikerinnen, Kalium. Für regelmäßige Darmentleerung sorgen.
Symptome der vorzeitigen Plazentalösung können abgeschwächt werden. Bei gesprungener Fruchtblase und 2-3 cm erweitertem Muttermund Erfolgsaus- sichten gering. Infusionsvolumen klein halten. Positive Dopingtests möglich.
Bei Überdosierung nichtselektive Beta-Adrenolytika, bei Myotonie Phenytoin geben.
PG: 25 ST * (EKO: N) [€ 188,65]

Gynodian - Depot - Fertigspritze 31H08
(Z.Nr. 0-15426) RP. P. nicht im Handel. G03EA03

Gynoflor - Vaginaltabletten 29G05

(Z.Nr. 2-00039) RP. P. E. G03CC06, G01AX
ZI: Pfizer Corporation Austria, Wien
Z: 1 Vaginaltablette enthält: Doederleinsche Bakterien, vermehrungsfähig, lyophilisiert 1 Mio. (entspr. Lactobacillus acidophilus, lebend 50 mg), Estriol 0,03 mg, Lactose monohydrat 625,6 mg, Natrium monohydrogenphosphat 4 mg, Cellulose, mikrokristalline 183,7 mg, Natrium carboxymethylamylopektin 30 mg, Magnesium stearat 6,67 mg.
EW: Senkt pH in der Vagina.
AG: Vaginalinfekte durch Mischflora, Wiederherstellung der Döderleinflora, Lokalbehandlung von Östrogenmangelsymptomen.
AA: Abends vor dem Schlafengehen tief in die Scheide einführen; Behandlung während der Menstruation unterbrechen.
DO: Vaginalinfekte, Wiederherstellung der Döderleinflora: 1-2 Vaginaltabletten tgl. über 6-12 Tage.
Östrogenmangelsymptome: 1mal tgl. 1 Vaginaltablette über 12 Tage, dann 2mal wöchentlich 1 Vaginaltablette Vor der Geschlechtsreife sowie bei Jugendlichen unter 18 Jahren nicht anwenden.
GA: Malignome an Mamma und Uterus, ungeklärte Vaginalblutungen, Endometriumhyperplasie, arterielle oder venöse thromboembolische Erkrankungen, Lebererkrankungen, eitrige Vaginitis, Porphyrie.
SST: Strenge Nutzen/Risiko-Abwägung vor allem im 1. Trimenon. In der Stillzeit Anwendung möglich.
NW: Passageres Brennen und Jucken, Unverträglichkeitsreaktionen.
WW: Enzyminduktoren (Antikonvulsiva, Antiinfektiva, Johanniskraut)beschleunigen Abbau von Estrogenen und Gestagenen.
WH: Hormonersatztherapie nur bei Symptomen beginnen, die die Lebensqualität beeinträchtigen. Mindestens einmal jährlich Nutzen/Risiko-Abschätzung erforderlich.
Medizinische Untersuchungen vor und regelmäßig während der Therapie.
Besondere Überwachung bei Gebärmutter-Leiomyom, Endometriose, Risikofaktoren für estrogenabhängige Tumore, Hypertonie, Herz-, Nieren-, Leberschäden, Diabetes, Cholelithiasis, Migräne, Lupus erythematodes, Endometriumhyperplasie in der Anamnese, Epilepsie, Asthma, Otosklerose.
Bei Ikterus, Blutdruckanstieg, erstmaligen migräneartigen Kopfschmerzen, Schwangerschaft Behandlung sofort abbrechen.
Erhöhtes Endometriumkarzinomrisiko bei alleiniger Estrogentherapie, daher bei nicht hysterektomierten Frauen über mindestens 12 Tage pro Zyklus zusätzlich Gestagen geben.
Erhöhtes Brustkrebsrisiko bei kombinierter Behandlung mit Estrogen und Gestagen beachten.
Erhöhtes Risiko für venöse Thromboembolien (VTE); bei VTE sofort Therapie abbrechen. Keine Hinweise auf kardiovaskulären Nutzen einer kontinuierlichen Hormonersatztherapie, aber erhöhtes Risiko für ischämischen Schlaganfall. Erhöhtes Ovarialkarzinomrisiko bei Estrogen-Monotherapie. Erhöhtes Demenzrisiko bei Frauen, die nach dem 65.
Lebensjahr mit Hormonersatztherapie beginnen.
PG: 6 ST * (EKO: N) [€ 10,95]

Gyno-Pevaryl 10 mg/g - Vaginalcreme 29G01

(Z.Nr. 0-16031) RP. P. G01AF05
ZI: Janssen-Cilag Pharma, Wien
Z: 1 g Creme enthält: Econazol nitrat 10 mg, Butylhydroxyanisol 0,052 mg, Benzoesäure 2 mg, Peg-6-Glycolstearat, PEG-32-Glycolstearat, Macrogolglycerololeat, Paraffinum liquidum, Wasser, gereinigtes.
EW: Fungizid.
AG: Candida-Infektionen der Vagina und des äußeren weiblichen Genitales.
AA: Intravaginal mit Applikator, lokal zur Mitbehandlung der Vulva und zur Partnerbehandlung.
DO: Über 14 Tage jeden Abend 1 Applikatorfüllung tief intravaginal oder lokal.
Äußerlich 1x tgl. auftragen. Keine Daten bei Kindern und Jugendlichen.
GA: Menstruation.
SST: Strenge Indikationsstellung im 1. Trimenon, dann Nutzen/ Risiko-Abwägung. Vorsicht in der Stillzeit. Nutzen/Risiko-Abschätzung. Schwangere sollen vor der Anwendung sorgfältig ihre Hände waschen.
NW: Lokales Brennen, Juckreiz, Ausschlag.
WW: Antikoagulantien (Vorsicht).
WH: Partnerbehandlung. Keine Intimsprays, Diaphragmen oder Latex-Kondome verwenden. Kontakt mit Latexprodukten vermeiden. Nicht am Auge oder im Mund anwenden. Hygieneaufklärung.
PG: 78 G * (EKO: N) [€ 20,55]

Gyno-Pevaryl 150 mg - Vaginalzäpfchen 29G01

(Z.Nr. 0-16688) RP. P. G01AF05
ZI: Janssen-Cilag Pharma, Wien
Z: 1 Zäpfchen enthält: Econazol nitrat 150 mg, Hartfett (entspr. Wecobee M), (entspr. Wecobee FS).
EW: Fungizid.
AG: Candida-Infektionen der Vagina.
AA: Vaginal.
DO: An 3 konsekutiven Tagen abends im Liegen 1 Vaginalzäpfchen möglichst tief in die Vagina einführen. Bei Rückfall einen 2. Behandlungszyklus durchführen.
Keine Daten bei Kindern und Jugendlichen.
GA: Menstruation.
SST: Strenge Indikationsstellung im 1. Trimenon, dann Nutzen/ Risiko-Abwägung. Vorsicht in der Stillzeit. Nutzen/Risiko-Abschätzung. Schwangere sollen vor der Anwendung sorgfältig ihre Hände waschen.
NW: Lokales Brennen, Juckreiz, Ausschlag.
WW: Antikoagulantien (Vorsicht).
WH: Partnerbehandlung. Keine Intimsprays, Diaphragmen oder Latex-Kondome verwenden. Kontakt mit Latexprodukten vermeiden. Nicht am Auge oder im Mund anwenden. Hygieneaufklärung.
PG: 3 ST (2) (EKO: G) [€ 6,10]

Gyno-Pevaryl Depot 150 mg - Vaginalzäpfchen 29G01

(Z.Nr. 1-18167) RP. P. n.l. G01AF05
ZI: Janssen-Cilag Pharma, Wien
Z: 1 Depot-Vaginalzäpfchen enthält: Econazol nitrat 150 mg, Polygel, Siliciumdioxid, kolloidales, Hartfett (entspr. Witepsol H19) (entspr. Wecobee FS), Stearylheptanoat.
PG: 2 ST (2) (EKO: G) [€ 6,10 n.l.]

Gynovin - Dragees 31I01

(Z.Nr. 1-18412) RP. P. G03AA10
ZI: Bayer Austria, Wien

Z: 1 Dragee enthält: Gestoden 75 µg, Ethinylestradiol 30 µg, Lactose monohydrat 37,43 mg, Maisstärke, Povidon K25, Natriumcalciumedetat, Magnesium stearat, Saccharose 19,66 mg, Povidon K90, Macrogol 6000, Calciumcarbonat, Talkum, Montanglycolwachs.
EW: Hormonales Kontrazeptivum (fixe Kombination Estrogen + Gestagen).
AG: Orale Kontrazeption (unter Berücksichtigung der individuellen Risikofaktoren, besonders auf venöse Thromboembolien).
AA: Zum Einnehmen.
DO: Jeden Tag zur gleichen Zeit 1 Tablette an 21 aufeinander folgenden Tagen, dann 7 Tage einnahmefreies Intervall. Entzugsblutung beginnt 2-3 Tage nach der letzten Tablette.
Beginn der Einnahme am 1. Tag der Monatsblutung, bei Wechsel von Minipille oder Intrauterinpessar oder nach Abort im 1. Trimenon sofort, nach einer Geburt oder einem Abort im 2. Trimenon nach 21-28 Tagen.
Details bei überschrittenem Einnahmezeitpunkt siehe Austria Codex-Fachinformation.
Bei Erbrechen oder Durchfall innerhalb von 3-4 Std. nach der Einnahme Ersatztablette einnehmen.
Zum Verschieben der Entzugsblutung ohne Einnahmepause mit der Tabletteneinnahme fortfahren.
GA: Vorliegen oder Risiko für venöse Thromboembolie (auch Prädisposition, größere Operationen mit längerer Immobilisierung).
Vorliegen oder Risiko für arterielle Thromboembolie (auch Prädisposition, Myokardinfarkt, Angina pectoris, Schlaganfall oder Vorstufen), hohes Risiko für arterielle Thromboembolie (Diabetes mit Gefäßveränderungen, schwere Hypertonie, schwere Fettstoffwechselstörungen, Prädisposition für Thrombosen), schwere Leberschäden, Lebertumore, sexualhormonabhängige maligne Tumore, nicht abgeklärte vaginale Blutungen, Migräne.
SST: In der Schwangerschaft nicht anwenden, in der Stillzeit nicht empfohlen.
Bei Eintritt einer Schwangerschaft sofort absetzen.
NW: Häufig: Kopfschmerzen, Abdominalschmerzen, Brustschmerzen.
Gelegentlich: Vaginale Candidiasis oder andere Pilzinfektionen, erhöhter Appetit, Depression, Migräne, Schläfrigkeit, Beinkrämpfe, Nervosität, Augenbeschwerden, Herz/Kreislauf (Hypertonie, Hypotonie, selten Thrombose/Embolie), Magen/Darm, Haut, Harnweginfektionen, Zwischenblutungen, Ausbleiben der Abbruchblutung, Veränderungen an der Geschlechtsorganen, Hitzewallungen, Gewichtsänderungen, Ödeme.
WW: Gegenanzeige: Ombitasvir/Paritaprevir/Ritonavir, Dasabuvir mit oder ohne Ribavirin (Transaminasenanstieg; 2 Wochen Abstand).
Vorsicht: Leberenzyminduktoren können zur Wirkungsminderung oraler Kontrazeptiva führen: Barbiturate, Bosentan, Carbamazepin, Phenytoin, Primidon, Rifampicin, Arzneimittel gegen HIV oder HCV (Ritonavir, Nevirapin, Efavirenz und andere), Felbamat, Griseofulvin, Oxcarbazepin, Topiramat, Johanniskraut.
Bei Kurzzeitbehandlung Barrieremethode bis 28 Tage nach dem Absetzen anwenden. Bei Langzeitbehandlung wird andere, nichthormonale Verhütungsmethode empfohlen.
Enzyminhibitoren (z.B. Etoricoxib) können die Plasmakonzentrationen von Estrogenen und/oder Progestagenen erhöhen. Ethinylestradiol kann die Plasmakonzentration von Theophyllin oder Tizanidin erhöhen.
WH: Erhöhtes Risiko für arterielle und venöse Thromboembolien beachten. Auf Symptome von apoplektischem Insult oder Myokardinfarkt achten. Blutdruck messen. Leicht erhöhtes Brustkrebsrisiko beachten. Bei Leberfunktionsstörungen orales Kontrazeptivum bis zur Normalisierung der Leberfunktion absetzen. Kein Schutz vor AIDS oder anderen sexuell übertragbaren Krankheiten. Anhaltende Blutungsunregelmäßigkeiten diagnostisch abklären. Durchbruchblutungen und/oder Verhütungsversagen als Folge von Wechselwirkungen mit anderen Arzneimitteln möglich.
PG: 63 ST * (EKO: N) [€ 31,55]

Habifac spag. Peka - Tropfen 22X
(Z.Nr. 3-00384) RPF. P. V03AX
ZI: Pekana Naturheilmittel, Kißlegg, Deutschland
Z: 1 g (= 1,02 ml = 35 Tropfen) enthält: Acidum formicicum (Homöopathie) D8 0,11 g, Acidum nitricum (Homöopathie) D6 0,14 g, Baptisia tinctoria (Homöopathie) D5 0,12 g, Graphites (Homöopathie) D8 0,12 g, Hepar sulfuris (Homöopathie) D8 0,11 g, Thuja occidentalis (Homöopathie) D10 0,12 g, Vincetoxicum hirundinaria (Homöopathie) D8 0,13 g, Glechoma hederacea-spag. Peka D4 0,15 g, Ethanol (entspr. Gesamtethanolgehalt 17 % (V/V)), Wasser, geringe Mengen Lactose, (entspr. Milchzucker).
EW: Homöopathikum.
AG: Unterstützende Behandlung von Abwehrschwäche, chronischen Hauterkrankungen, allergischen Reaktionen und Juckreiz.
AA: Oral mit Wasser verdünnt vor den Mahlzeiten einnehmen.
DO: Personen ab 12 Jahren: 3-4mal tgl. 20 Tropfen.
Kinder 2-11 Jahre: 3-4mal tgl. 10 Tropfen.
Kleinkinder 1 Jahr-23 Monate: 3-4mal tgl. 5 Tropfen.
SST: Vorsicht.
WH: Anwendung bei Kindern unter 1 Jahr nicht empfohlen.
PG: 100 ML * (EKO: N) [€ 21,75]

H

Hädensa - Salbe 53C02
(Z.Nr. 0-02465) RPF. P. C05AX03
ZI: Merz Pharma Austria, Wien
Z: 100 g Salbe enthalten: Monochlorcarvacrol 0,05 g, Ichthammol 0,5 g, Menthol 2,5 g, Erdnussöl 0,15 g, Sonnenblumenöl, Gallussäureoctylester, Octyldodecanol, Leinsamenöl, Lanolin 50 g, Wasser, gereinigtes.
EW: Antimikrobiell, entzündungshemmend, kühlend.
AG: Innere und äußere Hämorrhoiden, Analfissuren, Pruritus ani.
AA: Salbe auftragen oder mittels beiliegender Kanüle einführen.
DO: 3mal tgl. sowie nach jedem Stuhlgang. Nicht für Kinder.
SST: Anwendung möglich.
NW: Vorübergehendes Brennen, Allergien.
WH: Nicht auf größere offene Wunden im Analbereich auftragen.
PG: 20 G * (EKO: N) [€ 4,30], 42 G * (EKO: N) [€ 6,10]

Hädensa - Zäpfchen 53C02
(Z.Nr. 0-10746) RPF. P. C05AX03
ZI: Merz Pharma Austria, Wien
Z: 1 Zäpfchen enthält: Monochlorcarvacrol 1 mg, Ichthammol 4 mg, Menthol 50 mg, Erdnussöl 100 mg, Rizinusöl 3 mg, Kamillenöl, Gallussäurepropylester, Zitronensäure, Leinsamenöl, Neutralfett, Wasser, gereinigtes.
EW: Entzündungshemmend, juckreizstillend.
AG: Hämorrhoiden, Analfissuren, Pruritus ani.
AA: Rektal.
DO: 1-2 Zäpfchen tgl. Nicht für Kinder.
SST: Anwendung möglich.
NW: Selten lokales Brennen, Allergien.
WH: Nicht bei größeren offenen Wunden im Analbereich anwenden.
PG: 5 ST * (EKO: N) [€ 3,90], 10 ST * (EKO: N) [€ 6,60]

Haemate P 250 I.E. FVIII/600 I.E. VWF oder 500 I.E. FVIII/1200 I.E. VWF oder 1000 I.E. FVIII/2400 I.E. VWF - Pulver und Lösungsmittel zur Herstellung einer Injektions- oder Infusionslösung 20D01
(Z.Nr. 2-00247) NR. P. B02BD06
ZI: CSL Behring, Marburg, Deutschland
Z: 1 Packung enthält: Blutgerinnungsfaktor VIII (human) 250 IE, Von Willebrand-Faktor (human) 600 IE oder Blutgerinnungsfaktor VIII (human) 500 IE, Von Willebrand-Faktor (human) 1200 IE, oder Blutgerinnungsfaktor VIII (human) 1000 IE, Von Willebrand-Faktor (human) 2400 IE, Humanalbumin, Glycin, Natriumchlorid, Natrium citrat, Natriumhydroxid zur pH-Wert-Einstellung, Salzsäure zur pH-Wert-Einstellung; Lösungsmittel: Wasser für Injektionszwecke.
EW: Gerinnungsfördernd.
AG: Prophylaxe und Therapie von Blutungen bei Von-Willebrand-Jürgens-Syndrom (vWJS) bei Kontraindikation gegen Desmopressin.
In Notfallsituationen zur Therapie bei Hämophilie A bzw. zur Therapie akuter Blutungen bei erworbenem Faktor VIII-Mangel. Für die Prophylaxe und Dauerbehandlung von Hämophilie A sollen die Patienten nach internationaler Lehrmeinung hochgereinigt-plasmatische oder rekombinante Faktor-VIII-Präparate erhalten.
AA: I.v., max. 4 ml/min. Nach dem Überführen in die Spritze unverzüglich applizieren.
DO: Alle Lebensalter: Von Willebrand-Jürgens-Syndrom: 40-80 IE/kg KG alle 12-24 Std.
Hämophilie A (in Ausnahmefällen): Erforderliche Einheiten = Körpergewicht (kg) x gewünschten Faktor-VIII-Anstieg (%) x 0,5.
Langzeitprophylaxe: 20-40 IE/kg KG alle 2-3 Tage.
SST: Strenge Indikationsstellung.
NW: Allergie/Anaphylaxie, Hypervolämie, Bildung von Inhibitoren, Fieber, thromboembolische Ereignisse, Katheter-assoziierte Komplikationen.
WH: Vorsicht bei kardiovaskulären Risikofaktoren. Faktor VIII- Aktivität genau bestimmen. Hepatitis A- und B-Prophylaxe (Impfung) empfohlen. Schockgefahr beachten. Auf Überempfindlichkeit achten. Bei von Willebrand Syndrom auf thrombotische Ereignisse achten, Bei Hämophilie Bildung neutralisierender Antikörper möglich. Patienten auf Hypervolämie bzw. intravaskuläre Hämolyse beobachten.
PG: 500IE 1 ST RE1 (EKO: Y) [€ 490,95], **1000IE** 1 ST RE1 (EKO: Y) [€ 917,95]

Haemate P 250 I.E. FVIII/600 I.E. VWF oder 500 I.E. FVIII/1200 I.E. VWF oder 1000 I.E. FVIII/2400 I.E. VWF - Pulver und Lösungsmittel zur Herstellung einer Injektions- oder Infusionslösung 20D01
(Z.Nr. 2-00247-P1) NR. P. Parallelimport. B02BD06
nicht im Handel.

Haemex - Tropfen 42X, 53X
(Z.Nr. 3-00020) RPF. P. V03AX
ZI: HWS-OTC Service, Mauterndorf
Z: 10 g (= 10,8 ml, 1 ml = 40 Tropfen) enthalten: Aesculus hippocastanum (Homöopathie) D2 1 g, Aloe (Homöopathie) D3 1 g, Krameria triandra (Homöopathie) D3 1 g, Sepia officinalis (Homöopathie) D7 1 g, Ethanol 0,48 g/ml (entspr. Gesamtethanolgehalt 55,8 % (V/V)), Wasser.
EW: Homöopathikum.
AG: Hämorrhoiden.
DO: 3mal tgl. 20 Tropfen (akut ev. alle 1-2 Stunden, max. 12mal tgl.) direkt auf die Zunge tropfen oder in Wasser mindestens 1 Std. vor oder nach den Mahlzeiten einnehmen. Für Kinder und Jugendliche nicht empfohlen.
SST: Vorsicht.
WH: Nicht für Alkoholkranke.
PG: 50 ML * (EKO: N) [€ 12,50], 100 ML * (EKO: N) [€ 21,95]

Haemocomplettan P 1 g/2 g - Pulver zur Herstellung einer Injektions-/Infusionslösung 20D01
(Z.Nr. 2-00136) NR. P. E. B02BB01
ZI: CSL Behring, Marburg, Deutschland
Z: Nach Rekonstitution enthält 1 ml: Fibrinogen vom Menschen ca. 20 mg, Humanalbumin, L-Arginin hydrochlorid, Natriumhydroxid zur pH-Wert-Einstellung, Natriumchlorid, Natrium citrat (entspr. Natrium).
EW: Fibrinogenkonzentrat (Gerinnungsfaktor I vom Menschen); Antihämorrhagikum.
AG: Therapie oder Prophylaxe von Blutungen bei Fibrinogenmangel oder erhöhtem Fibrinogenverbrauch.
AA: Langsame i.v. Infusion oder Injektion (max. 5 ml/ min.).
DO: Vor Anwendung Fibrinogenspiegel bestimmen (normal 1,5-4,5 g/l).
Prophylaxe: Fibrinogenspiegel mind. 1 g/l, bis zum Abschluss der Wundheilung bei 0,5 g/l halten.
Blutungen: Initial 1-2 g, weitere Infusionen nach Bedarf.
Bei schweren Blutungen 4-8 g.
Kinder und Jugendliche: Nach Bedarf (meist 20-30 mg/kg KG).
GA: Manifeste Thrombosen, Herzinfarkt (außer bei lebensbedrohlichen Blutungen).
SST: Nutzen/Risiko-Abwägung.
NW: Fieber, thromboembolische Ereignisse, Allergie/Anaphylaxie.
WH: Thromboserisiko beachten. Vorsicht bei Herz-, Lebererkrankungen, Neugeborenen, vor und nach Operationen. Bei allergischen Reaktionen sofort absetzen.
PG: 1G 1 ST * (EKO: N) [€ 689,25], **2G** 1 ST * (EKO: N) [€ 1.335,05]

Haemoctin SDH 50 I.E./ml - Pulver und Lösungsmittel zur Herstellung einer Injektionslösung 20D01
(Z.Nr. 2-00375) NR. P. B02BD02
ZI: Biotest Austria, Wien
Z: Nach Rekonstitution enthält 1 ml Injektionslösung: Blutgerinnungsfaktor VIII (human) 50 IE, hergestellt aus dem Plasma menschlicher Spender, Glycin, Natriumchlorid, Natrium citrat (entspr. Natrium), Calciumchlorid; Lösungsmittel: Wasser für Injektionszwecke.
EW: Blutgerinnungsfaktor VIII; blutstillend.
AG: Therapie und Prophylaxe von Blutungen bei angeborenem Faktor VIII-Mangel.

AA: I.v., max. Infusionsrate 2-3 ml/min.
DO: Nach Bedarf je nach Schweregrad der Blutung/ Art des chirurgischen Eingriffs: Alle Alter: Benötigte Einheiten = Körpergewicht (kg) x gewünschter Faktor VIII-Anstieg (%) x 0,5;
Akut: Injektion alle 8-24 Std.
Prophylaxe: 20-40 I.E./ kg KG alle 2-3 Tage.
Details siehe Austria-Codex - Fachinformation.
SST: Strenge Indikationsstellung.
NW: Überempfindlichkeit, allergische Reaktionen, Haut (Exanthem, Urtikaria), Bildung neutralisierender Antikörper gegen Faktor VIII.
WH: Faktor VIII-Spiegel überprüfen. Möglichkeit der Übertragung von Infektionen beachten. Auf Allergien bzw. Bildung neutralisierender Antikörper achten.
PG: 250IE 5ML 1 ST RE1 (EKO: Y) [€ 251,05], **500IE 10ML** 1 ST RE1 (EKO: Y) [€ 476,50]

Haemoctin SDH 100 I.E./ml - Pulver und Lösungsmittel zur Herstellung einer Injektionslösung 20D01
(Z.Nr. 2-00376) NR. P. B02BD02
ZI: Biotest Austria, Wien
Z: Nach Rekonstitution enthält 1 ml Injektionslösung: Blutgerinnungsfaktor VIII (human) 100 IE, hergestellt aus dem Plasma menschlicher Spender, Glycin, Natriumchlorid, Natrium citrat (entspr. Natrium), Calciumchlorid; Lösungsmittel: Wasser für Injektionszwecke.
Kurzinformation: siehe Haemoctin SDH 50 I.E./ml - Pulver und Lösungsmittel zur Herstellung einer Injektionslösung, → S. 648
PG: 500IE 5ML 1 ST * (EKO: N) [€ 485,40], **PLV1000IE 10ML** 1 ST RE1 (EKO: Y) [€ 905,10]

Haemoctin SDH 200 I.E./ml - Pulver und Lösungsmittel zur Herstellung einer Injektionslösung 20D01
(Z.Nr. 2-40388) NR. P. B02BD02
ZI: Biotest Austria, Wien
Z: Nach Rekonstitution enthält 1 ml Injektionslösung: Blutgerinnungsfaktor VIII (human) 200 IE, hergestellt aus dem Plasma menschlicher Spender, Glycin, Natriumchlorid, Natrium citrat (entspr. Natrium), Calciumchlorid; Lösungsmittel: Wasser für Injektionszwecke.
Kurzinformation: siehe Haemoctin SDH 50 I.E./ml - Pulver und Lösungsmittel zur Herstellung einer Injektionslösung, → S. 648
PG: 1 ST * (EKO: N) [€ 914,75]

Haemonine 100 I.E./ml - Pulver und Lösungsmittel zur Herstellung einer Injektionslösung 20D01
(Z.Nr. 2-00348) NR. P. B02BD04
ZI: Biotest Pharma, Dreieich, Deutschland
Z: 1 ml rekonstituierte Injektionslösung enthält: Blutgerinnungsfaktor IX (human) 100 IE, Arginin, Lysin, Natriumchlorid, Natrium citrat; Lösungsmittel: Wasser für Injektionszwecke.
EW: Blutgerinnungsfaktor IX vom Menschen.
AG: Therapie und Prophylaxe von Blutungen bei Patienten ab 6 Jahren mit Hämophilie B (angeborener Faktor-IX-Mangel).
AA: I.v. nach Rekonstitution; max. Infusionsrate 5 ml/min.
DO: Bedarfsbehandlung: Benötigte Einheiten = Körpergewicht (kg) x gewünschter Faktor-IX-Anstieg (%) x 0,8.
Prophylaxe: 20 - 40 I.E. / kg KG alle 3 - 4 Tage.
Details siehe Austria-Codex-Fachinformation.
SST: Strenge Indikationsstellung.
NW: Überempfindlichkeit, Hyperästhesie, Übelkeit, Hitzewallungen, Dyspnoe, Schmerzen,Psyche, neutralisierende Antikörper, thromboembolisches Risiko, Katheter-bedingte Komplikationen.
WH: Behandlung unter Überwachung eines Arztes, der mit Therapie der Hämophilie vertraut ist. Faktor-IX- Plasmaspiegel regelmäßig bestimmen.
PG: 500IE 1 ST * (EKO: N) [€ 540,10], **1000IE** 1 ST RE1 (EKO: Y) [€ 806,95]

Haemopressin Torrex - Trockenstechampullen mit Lösungsmittel 31C
(Z.Nr. 1-24738) NR. P. nicht im Handel. H01BA04

Haemorrhoidal - Zäpfchen Weleda 53W
(Z.Nr. 0-02060) RP. P. nicht im Handel. V03AX

HAL Allergy Pricktest 10 mg/ml - Pricktestlösung zur Positivkontrolle 24C05
(Z.Nr. 1-35136) NR. P. E. nicht im Handel. V04CL

Halagon 0,5 mg/ml - Lösung zum Eingeben für Kälber 825Z, 804Z
(Z.Nr. EU/2/16/201/*) RP. P. VNW. QP51AX08
ZI: Emdoka bvba, Hoogstraten, Belgien
Z: 1 ml enthält: Halofuginon 0,5 mg (entspr. Halofuginon lactat 0,6086 mg), Benzoesäure 1 mg, Milchsäure, Tartrazin 0,03 mg, Wasser, gereinigtes.
EW: Antiprotozoikum.
AG: Vorbeugung oder Verminderung von Durchfall durch Cryptosporidium parvum bei neu geborenen Kälbern.
AA: Zum Eingeben nach der Fütterung. Bei anorektischen Kälbern mit ½ Liter Elektrolytlösung verabreichen.
DO: 100 µg Halofuginon / kg KG (= 4 ml Lösung / 20 kg KG) 1mal tgl. über 7 Tage.
GA: Durchfall seit mehr als 24 Std., geschwächte Tiere.
SST: Nicht zutreffend.
NW: Sehr selten Verschlimmerung des Durchfalls.
WH: Nicht auf nüchternen Magen verabreichen.
VNW: Essbare Gewebe 13 Tage.
PG: 290 ML VNW [€ 114,70], 490 ML VNW [€ 159,95], 980 ML VNW [€ 208,15]

Halaven 0,44 mg/ml - Injektionslösung 55F
(Z.Nr. EU/1/11/678/*) RP. P. L01XX41
ZI: Eisai, Frankfurt, Deutschland
Z: 1 ml Injektionslösung enthält: Eribulin 0,44 mg (entspr. Eribulin mesilat), Ethanol, Salzsäure zur pH-Wert-Einstellung, Natriumhydroxid zur pH-Wert-Einstellung, Wasser für Injektionszwecke.
EW: Antineoplastisch.
AG: Lokal fortgeschrittener oder metastasierter Brustkrebs nach mindestens 1 Chemotherapie und Progression.
Nicht resezierbares Liposarkom (nach Vorbehandlung mit einem Anthrazyklin).
AA: I.v. Infusion über 2-5 min nach Verdünnung mit bis zu 100 ml isoto- nischer Kochsalzlösung; nicht mit Glukoselösung verdünnen.
DO: 1,23 mg Eribulin/m² KOF (=1,4 mg Eribulinmesylat/m² KOF) an den Tagen 1 und 8 eines 21-tägigen Zyklus. Dosisverzögerung bei Hämatotoxizität.
Dosisreduktion bei Nierenschäden. Keine Daten an bei Kindern und Jugendlichen.
SST: Nutzen/Risiko-Abwägung, nicht stillen. Kontrazeption bis 3 Monate nach der Behandlung.
NW: Blutbild, febrile Neutropenie, disseminierte intravasale Koagulopathie, Stoffwechsel, ZNS (Kopfschmerzen, Schwindel), periphere Neuropathie, Magen/Darm, Alopezie, Haut, Arthralgie, Myalgie, Müdigkeit, Leber, septischer Schock.
WH: Auf Hämatologie, periphere Neuropathie, QT-Verlängerung achten.
Verkehrshinweis.
PG: 1 ST * (EKO: N) [€ 612,70], 6 ST * (EKO: N) [€ 3.458,95]

Halaven 0,44 mg/ml - Injektionslösung 55F
(Z.Nr. EU/1/11/678/*) RP. P. Parallelimport. L01XX41
nicht im Handel.

Halaven 0,44 mg/ml - Injektionslösung 55F
(Z.Nr. EU/1/11/678/*) RP. P. Parallelimport. L01XX41
V: Orifarm, Leverkusen, Deutschland
Z: 1 ml Injektionslösung enthält: Eribulin 0,44 mg (entspr. Eribulin mesilat), Ethanol, Salzsäure zur pH-Wert-Einstellung, Natriumhydroxid zur pH-Wert-Einstellung, Wasser für Injektionszwecke.
PG: 6 ST * (EKO: N) [€ 3.390,65]

Halcion 0,25 mg - Tabletten 18B
(Z.Nr. 1-17546) NR. P1. P. N05CD05
ZI: Pfizer Corporation Austria, Wien
Z: 1 Tablette enthält: Triazolam 0,25 mg, Lactose 72 mg, Cellulose, mikrokristalline, Siliciumdioxid, hochdisperses, Docusat natrium, Magnesium stearat, Maisstärke, Natriumbenzoat 0,15 mg (entspr. Natrium 0,07 mg), Indigocarmin-Aluminiumsalz.
EW: Benzodiazepin, kurz wirksames Schlafmittel.
AG: Vorübergehend bei schweren Schlafstörungen.
AA: Kurz vor dem Schlafengehen mit etwas Flüssigkeit einnehmen.
DO: Möglichst niedrig. 0,125-0,25 mg, bei Nichtansprechen bis 0,5 mg. Anwendungsdauer max. 2 Wochen, ausschleichend absetzen. Bei Kindern und Jugendlichen nicht empfohlen.
GA: Myasthenia gravis, schwere Ateminsuffizienz, Schlafapnoesyndrom, schwere Leberschäden.
SST: Gegenanzeige. Atemdepression oder Entzugssymptome beim Neugeborenen möglich.
NW: Sedierung, Ataxie, selten schwere ZNS-Störungen, Magen-Darm, Schlafstörungen, Euphorie bzw. Depression, Haut, Über-

empfindlichkeit (auch schwer), anterograde Amnesie, Stürze.
WW: Kontraindiziert: Azol-Antimykotika, Proteasehemmer, Clozapin, Nefazodon. Cave Alkohol.
Nicht empfohlen: Makrolide, Kalziumantagonisten, Aprepitant, Serotonin-Wiederaufnahmehemmer.
Besondere Vorsicht: Opioide (Atemdepression).
Vorsicht: ZNS-Dämpfer, H2-Blocker, Protonenpumpenhemmer, orale Kontrazeptiva, Valproinsäure, Imatinib, Rifampicin, Carbamazepin, Isoniazid, Grapefruitsaft.
GE: Toleranz, physische und psychische Abhängigkeit möglich.
WH: Nur kurzzeitig anwenden (max. 7-10 Tage). Auf anterograde Amnesie, symptomatischen Somnambulismus, psychiatrische und paradoxe Reaktionen achten. Vorsicht bei chronischer Ateminsuffizienz, Leber-, Nierenschäden, älteren und geschwächten Patienten, Kindern und Jugendlichen, Abhängigkeitsanamnese. Nicht zur primären Behandlung psychotischer Erkrankungen. Bei Depression nicht allein anwenden. Verkehrshinweis.
Bei Überdosierung Antidot Flumazenil.
PG: 10 ST (2) (EKO: G) [€ 2,95], **10X10** 100 ST * (EKO: N) [€ 22,25]

Haldol 5 mg/ml - Injektionslösung 49B01

(Z.Nr. 0-11813) RP. P. N05AD01
ZI: Janssen-Cilag Pharma, Wien
Z: 1 Ampulle mit 1 ml Injektionslösung enthält: Haloperidol 5 mg, Milchsäure, Wasser für Injektionszwecke.
EW: Neuroleptikum (Butyrophenon).
AG: - Akute psychomotorische Erregungszustände
- Akutbehandlung des Delirs
- Leichte bis mittelschwere Chorea Huntington
- Prophylaxe und Behandlung bei postoperativer Übelkeit und Erbrechen bei Unwirksamkeit anderer Arzneimittel.
AA: Nur i.m.
DO: Psychomotorische Erregung: 5 mg, ev. stündlich wiederholen. MTD 20 mg.
Delir: 1-10 mg, MTD 10 mg.
Chorea Huntington: 2-5 mg, MTD 10 mg.
Postoperative Übelkeit und Erbrechen: 1-2 mg.
Ältere Patienten: MTD 5 mg.
Arzneimittel schrittweise absetzen.
Nicht für Kinder und Jugendliche.
GA: Koma, ZNS-Depression, M. Parkinson, Lewy-Körper-Demenz, progressive supranukleäre Blickparese, QT-Verlängerung, frischer Myokardinfarkt, dekompensierte Herzinsuffizienz, Hypokaliämie.
SST: Während der Schwangerschaft Anwendung vermeiden. Bei Neugeborenen Risko für extrapyramidales Syndrom oder Entzugserscheinungen bei Einnahme im 3. Trimenon. Nutzen/Risiko-Abwägung in der Stillzeit.
NW: ZNS (Extrapyramidale Symptome, tardive Dyskinesie, malignes neuroleptisches Syndrom), Psyche (Agitiertheit, Depression), Magen/Darm, Endokrinium, Herz/Kreislauf (QT- Verlängerung, Herzrhythmusstörungen, Hypotonie), Sehstörungen, Leber, Haut, Harnretention, selten plötzlicher Tod.
WW: Gegenanzeige: QT-verlängernde Substanzen. Vorsicht bei langsamen CYP2D6- Metabolisierern und gleichzeitiger Gabe von CYP3A4-Hemmern. ZNS-Dämpfer verstärkt; Antagonismus gegen Adrenalin, Sympathomimetika, Levodopa; Wirkungsabschwächung durch starke CYP3A4-Induktoren.
WH: Vorsicht bei Leberschäden, Hyperthyreose, Krampfneigung, Nierenschäden, Schlaganfallrisiko, Risikofaktoren für venöse Thromboembolien, Hypotonie, Bradykardie, Mammatumoren, Depression (nicht als Monotherapie einsetzen), Blutbildschäden. Auf QT-Verlängerung achten. Verkehrshinweis.
PG: 10 ST * (EKO: N) [€ 16,60]

Haldol 2 mg/ml - Lösung zum Einnehmen 49B01

(Z.Nr. 0-11814) RP. P. N05AD01
ZI: Janssen-Cilag Pharma, Wien
Z: 1 ml enthält: Haloperidol 2 mg, p-Hydroxybenzoesäuremethylester 1,9 mg, Milchsäure, Wasser, gereinigtes.
EW: Neuroleptikum (Butyrophenon).
AG: - Schizophrene und schizoaffektive Störung (auch bei Jugendlichen)
- Akutbehandlung des Delirs
- Mittelschwere bis schwere manische Episoden
- Akute psychomotorische Erregungszustände
- Persistierende Aggression bei Demenz sowie bei Kindern ab 6 Jahren und Jugendlichen mit Autismus
- Tics einschließlich Tourette- Syndrom (auch bei Kindern ab 10 Jahren und Jugendlichen)
- Leichte bis mittelschwere Chorea Huntington
AA: Oral. Nur mit Wasser mischen und sofort einnehmen. Keine Daten für Kinder unter 3 Jahren.
DO: Schizophrenie: TD 2-10 mg in 1 oder 2 ED. MTD 20 mg.
Jugendliche: TD 0,5-3 mg in 2-3 ED, MTD 5 mg.
Delir: TD 1-10 mg in 1-3 ED.
Manische Episoden: TD 2-10 mg in 1-2 ED.
Akute Erregungszustände: 5-10 mg, MTD 20 mg.
Aggression, Tics: TD 0,5-5 mg in 1-2 ED. Kinder ab 6 Jahren: TD 0,5-3 mg in 2-3 ED. Ältere Patienten mit Aggression: TD 0,5 mg.
Chorea Huntington: TD 2-10 mg in 1-2 ED.
Ältere Patienten: Halbe Erwachsenendosis, MTD 5 mg.
Halbe Anfangsdosis bei Leberschäden.
10 Tropfen enthalten 1 mg Haloperidol.
GA: Koma, ZNS-Depression, M. Parkinson, Lewy-Körper-Demenz, progressive supranukleäre Blickparese, QT-Verlängerung, frischer Myokardinfarkt, dekompensierte Herzinsuffizienz, Hypokaliämie.
SST: Während der Schwangerschaft Anwendung vermeiden. Bei Neugeborenen Risko für extrapyramidales Syndrom oder Entzugserscheinungen bei Einnahme im 3. Trimenon. Nutzen/Risiko-Abwägung in der Stillzeit.
NW: ZNS (Extrapyramidale Symptome, tardive Dyskinesie, malignes neuroleptisches Syndrom), Psyche (Agitiertheit, Depression), Magen/Darm, Endokrinium, Herz/Kreislauf (QT- Verlängerung, Herzrhythmusstörungen, Hypotonie), Sehstörungen, Leber, Haut, Harnretention, selten plötzlicher Tod.
WW: Gegenanzeige: QT-verlängernde Substanzen. Vorsicht bei langsamen CYP2D6- Metabolisierern und gleichzeitiger Gabe von CYP3A4-Hemmern. ZNS-Dämpfer verstärkt; Antagonismus gegen Adrenalin, Sympathomimetika, Levodopa; Wirkungsabschwächung durch starke CYP3A4-Induktoren.
WH: Vorsicht bei Leberschäden, Hyperthyreose, Krampfneigung, Nierenschäden, Schlaganfallrisiko, Risikofaktoren für venöse Thromboembolien, Hypotonie, Bradykardie, Mammatumoren, Depression (nicht als Monotherapie einsetzen), Blutbildschäden. Auf QT-Verlängerung achten. Verkehrshinweis.
PG: 30 ML (EKO: G) [€ 8,10]

Haldol 1 mg - Tabletten 49B01

(Z.Nr. 0-14106) RP. P. N05AD01
ZI: Janssen-Cilag Pharma, Wien
Z: 1 Tablette enthält: Haloperidol 1 mg, Lactose monohydrat 64,4 mg, Saccharose 10 mg, Maisstärke, Talcum, Baumwollsamenöl, hydriert.
EW: Neuroleptikum (Butyrophenon).
AG: - Schizophrene und schizoaffektive Störung (auch bei Jugendlichen)
- Akutbehandlung des Delirs
- Mittelschwere bis schwere manische Episoden
- Akute psychomotorische Erregungszustände
- Persistierende Aggression bei Demenz sowie bei Kindern ab 6 Jahren und Jugendlichen mit Autismus
- Tics einschließlich Tourette- Syndrom (auch bei Kindern ab 10 Jahren und Jugendlichen)
- Leichte bis mittelschwere Chorea Huntington
AA: Oral.
DO: Schizophrenie: TD 2-10 mg in 1 oder 2 ED. MTD 20 mg.
Jugendliche: TD 0,5-3 mg in 2-3 ED, MTD 5 mg.
Delir: TD 1-10 mg in 1-3 ED.
Manische Episoden: TD 2-10 mg in 1-2 ED.
Akute Erregungszustände: 5-10 mg, MTD 20 mg.
Aggression, Tics: TD 0,5-5 mg in 1-2 ED. Kinder ab 6 Jahren: TD 0,5-3 mg in 2-3 ED. Ältere Patienten mit Aggression: TD 0,5 mg.
Chorea Huntington: TD 2-10 mg in 1-2 ED.
Ältere Patienten: Halbe Erwachsenendosis, MTD 5 mg.
Halbe Anfangsdosis bei Leberschäden.
GA: Koma, ZNS-Depression, M. Parkinson, Lewy-Körper-Demenz, progressive supranukleäre Blickparese, QT-Verlängerung, frischer Myokardinfarkt, dekompensierte Herzinsuffizienz, Hypokaliämie.
SST: Während der Schwangerschaft Anwendung vermeiden. Bei Neugeborenen Risko für extrapyramidales Syndrom oder Entzugserscheinungen bei Einnahme im 3. Trimenon. Nutzen/Risiko-Abwägung in der Stillzeit.
NW: ZNS (Extrapyramidale Symptome, tardive Dyskinesie, malignes neuroleptisches Syndrom), Psyche (Agitiertheit, Depression), Magen/Darm, Endokrinium, Herz/Kreislauf (QT- Verlängerung, Herzrhythmusstörungen, Hypotonie), Sehstörungen, Leber, Haut, Harnretention, selten plötzlicher Tod.
WW: Gegenanzeige: QT-verlängernde Substanzen. Vorsicht bei langsamen CYP2D6- Metabolisierern und gleichzeitiger Gabe von CYP3A4-Hemmern. ZNS-Dämpfer verstärkt; Antagonismus gegen Adrenalin, Sympathomimetika, Levodopa; Wirkungsabschwächung durch starke CYP3A4-Induktoren.
WH: Vorsicht bei Leberschäden, Hyperthyreose, Krampfneigung, Nierenschäden, Schlaganfallrisiko, Risikofaktoren für venöse Thromboembolien, Hypotonie, Bradykardie, Mammatumoren, Depression (nicht als Monotherapie einsetzen), Blutbildschäden. Auf QT-Verlängerung achten. Verkehrshinweis.
PG: 50 ST (EKO: G) [€ 5,90], 100 ST (EKO: G) [€ 10,85]

Haldol 10 mg - Tabletten 49B01

(Z.Nr. 0-17543) RP. P. N05AD01
ZI: Janssen-Cilag Pharma, Wien

Z: 1 Tablette enthält: Haloperidol 10 mg, Calciumhydrogenphosphat, Maisstärke, Calcium stearat, Chinolingelb.
Kurzinformation: siehe Haldol 1 mg - Tabletten, → S. 650
PG: 20 ST (2) (EKO: G) [€ 18,10], 100 ST (EKO: G) [€ 78,10]

Haldol 10 mg - Tabletten 49B01
(Z.Nr. 17.543-P5) RP. P. Parallelimport. N05AD01
V: Eurim-Pharm, Salzburg
Z: 1 Tablette enthält: Haloperidol 10 mg, Calciumhydrogenphosphat, Maisstärke, Calcium stearat, Chinolingelb.
PG: 100 ST (EKO: G) [€ 76,50]

Haldol Decanoat 50 mg/ml - Injektionslösung 49B01
(Z.Nr. 0-17459) RP. P. N05AD01
ZI: Janssen-Cilag Pharma, Wien
Z: 1 ml Injektionslösung enthält: Haloperidol 50 mg (entspr. Haloperidol decanoat 70,52 mg), Benzylalkohol 15 mg, Sesamöl <= 1 ml.
EW: Neuroleptikum (Butyrophenon).
AG: Erhaltungstherapie bei Schizophrenie.
AA: I.m., nicht i.v.
DO: Initial 25-150 mg alle 4 Wochen. Dosisanpassung nach Bedarf (meist 50-200 mg alle 4 Wochen). Maximaldosis 300 mg alle 4 Wochen.
Ältere Patienten: Initial 12,5-25 mg alle 4 Wochen; wirksame Dosis meist 25-75 mg alle 4 Wochen.
Dosisreduktion bei Leberschäden.
Nicht für Kinder und Jugendliche.
GA: Koma, ZNS-Depression, M. Parkinson, Lewy-Körper-Demenz, progressive supranukleäre Blickparese, QT-Verlängerung, frischer Myokardinfarkt, dekompensierte Herzinsuffizienz, Hypokaliämie.
SST: Während der Schwangerschaft Anwendung vermeiden. Bei Neugeborenen Risko für extrapyramidales Syndrom oder Entzugserscheinungen bei Einnahme im 3. Trimenon. Nutzen/Risiko-Abwägung in der Stillzeit.
NW: ZNS (Extrapyramidale Symptome, tardive Dyskinesie, malignes neuroleptisches Syndrom), Psyche (Agitiertheit, Depression), Magen/Darm, Endokrinium, Herz/Kreislauf (QT- Verlängerung, Herzrhythmusstörungen, Hypotonie), Sehstörungen, Leber, Haut, Harnretention, selten plötzlicher Tod.
WW: Gegenanzeige: QT-verlängernde Substanzen. Vorsicht bei langsamen CYP2D6- Metabolisierern und gleichzeitiger Gabe von CYP3A4-Hemmern. ZNS-Dämpfer verstärkt; Antagonismus gegen Adrenalin, Sympathomimetika, Levodopa; Wirkungsabschwächung durch starke CYP3A4-Induktoren.
WH: Vorsicht bei Leberschäden, Hyperthyreose, Krampfneigung, Nierenschäden, Schlaganfallrisiko, Risikofaktoren für venöse Thromboembolien, Hypotonie, Bradykardie, Mammatumoren, Depression (nicht als Monotherapie einsetzen), Blutbildschäden. Auf QT-Verlängerung achten. Verkehrshinweis.
PG: **1ML** 1 ST (2) (EKO: G) [€ 14,30], **3ML** 1 ST (2) (EKO: G) [€ 30,80]

Haldol Decanoat 50 mg/ml - Injektionslösung 49B01
(Z.Nr. 17.459-P3) RP. P. Parallelimport. N05AD01
V: Eurim-Pharm, Salzburg
Z: 1 ml Injektionslösung enthält: Haloperidol 50 mg (entspr. Haloperidol decanoat 70,52 mg), Benzylalkohol, Sesamöl.
PG: 1 ST (2) (EKO: G) [€ 13,85]

Haldol Decanoat 150 mg/3 ml - Injektionslösung 49B01
(Z.Nr. 0-17460) RP. P. nicht im Handel. N05AD01

Halicar - Salbe 22X
(Z.Nr. 3-00156) RPF. P. V03AX
ZI: Deutsche Homöopathie Union Arzneimittel, Karlsruhe, Deutschland
Z: 100 g Salbe enthalten: Cardiospermum halicacabum Urt. 10 g, Cetylstearylalkohol, emulgierender (Typ A) 15 g, Paraffin, dickflüssiges, Vaselin, weisses, Octyldodecanol, Wasser, gereinigtes, Ethanol 6 % (m/m), Konservierungsmittel: Benzylalkohol.
EW: Homöopathikum.
AG: Leichte Entzündungen der Haut mit Juckreiz.
DO: 2-3mal tgl. dünn auf betroffene Hautstelle auftragen und leicht ein- massieren. Bei Kindern unter 6 Jahren nur auf ärztliche Anordnung anwenden.
SST: Nicht empfohlen.
NW: Unverträglichkeitsreaktionen.
PG: 25 G * (EKO: N) [€ 6,90], 50 G * (EKO: N) [€ 11,90]

▼ *Halimatoz 20 mg - Injektionslösung in einer Fertigspritze* 13A02, 22F01, 42F
(Z.Nr. EU/1/18/1288/*) NR. P. E. nicht im Handel. L04AB04

▼ *Halimatoz 40 mg - Injektionslösung in einer Fertigspritze* 13A02, 22F01, 42F
(Z.Nr. EU/1/18/1288/*) NR. P. E. nicht im Handel. L04AB04

▼ *Halimatoz 40 mg - Injektionslösung im Fertigpen* 13A02, 22F01, 42F
(Z.Nr. EU/1/18/1288/*) NR. P. E. nicht im Handel. L04AB04

Halocur 0,5 mg/ml - Lösung zum Eingeben für Kälber 825Z, 804Z
(Z.Nr. EU/2/99/013/*) RP. P. VNW. QP51AX08
ZI: Intervet International, Boxmeer, Niederlande
Z: 1 ml Lösung enthält: Halofuginon 0,5 mg (entspr. Halofuginon lactat), Benzoesäure 1 mg (entspr. E 210), Tartrazin 0,03 mg (entspr. E 102), Milchsäure, Wasser, gereinigtes.
EW: Antiprotozoikum.
AG: Vorbeugung und Verminderung von Durchfall durch Cryptosporidium parvum bei neugeborenen Kälbern.
AA: Zur Eingabe nach der Fütterung, nicht auf leeren Magen. Bei anorektischen Kälbern Präparat in einem halben Liter Elektrolytlösung verabreichen.
DO: 1mal tgl. (immer zur gleichen Tageszeit) 100 µg/ kg KG (= 2 ml/ 10 kg KG) an 7 aufeinanderfolgenden Tagen.
Zur Prophylaxe Behandlung in den ersten 24 bis 48 Lebensstunden beginnen, Therapie innerhalb von 24 Std. nach Einsetzen des Durchfalls beginnen.
GA: Durchfall, der länger als 24 Std. besteht; geschwächte Tiere.
WH: Empfohlene Dosis strikt einhalten.
VNW: Essbares Gewebe: 13 Tage.
PG: 490 ML VNW [€ 158,15]

Halomycetin - Augensalbe 47C01
(Z.Nr. 0-10144) NR. P. n.I. S01AA01
ZI: Wabosan Arzneimittel, Wien
Z: 1 g Augensalbe enthält: Chloramphenicol 10 mg, Vaselin, weisses, Paraffin, dickflüssiges.
PG: 5 G (EKO: G) [€ 5,05 n.I.]

Halset - Lutschtabletten 45A02
(Z.Nr. 1-18515) RPF. P. R02AA06
ZI: GSK-Gebro Consumer Healthcare, Fieberbrunn
Z: 1 Lutschtablette enthält: Cetylpyridinium chlorid 1-Wasser 1,5 mg, Sorbitol 742,4 mg, Pfefferminzöl, Menthol racemisch, Magnesium stearat.
EW: Oberflächenaktiv bakterizid und fungizid.
AG: Leichte bis mittelschwere Rachen- und Mundhöhlenentzündungen.
AA: Tabletten in der Mundhöhle langsam zergehen lassen, nicht zerbeißen.
DO: Erwachsene und Jugendliche: 1 Tablette alle 1-2 Std., MTD 8 Tabletten.
-Kinder ab 6 Jahre: 1 Tablette alle 3-4 Std., MTD 4 Tabletten.
GA: Kinder unter 6 Jahren, Asthma, Radio-Mukositis.
SST: Nicht empfohlen.
NW: Überempfindlichkeit, lokale Reizungen, leichtes Brennen im Mund.
WW: Nicht mit anderen Antiseptika anwenden. Nicht gleichzeitig mit anionischen Mitteln (z.B. Zahnpasten) anwenden. Deaktivierung durch Eiweiß, Serum, Eiter, (Phospho)lipide.
WH: Bei mehr als 2 Tage andauernden schweren Halsschmerzen und -entzündungen Arzt aufsuchen.
Bei schweren bakteriellen Infekten systemische Antibiotika verabreichen.
Bei Schleimhautschäden nicht anwenden.
Bei Überdosierung Brennen im Mund, bei Kindern Durchfall (durch Sorbit).
PG: 24 ST * (EKO: N) [€ 7,60]

Hamamelis-Salbe Weleda 22X
(Z.Nr. 3-37288) RPF. P. V03AX
ZI: Weleda, Wien
Z: 10 g enthalten: Hamamelis virginiana e foliis Urt. 3 g, Sesamöl, raffiniertes, Wollwachs 1,62 g, Wollwachsalkohole (entspr. Butylhydroxytoluol), Wachs, gelbes, Ethanol 96% (entspr. Gesamtethanolgehalt ca. 9 % (m/m)), Wasser, gereinigtes.
EW: Homöopathikum.

AG: Hämorrhoiden, Krampfadern, Ulcus cruris, Ekzeme.
AA: Auf der Haut auftragen.
DO: 1-3mal tgl. anwenden. Für Kinder unter 1 Jahr nicht empfohlen.
SST: Vorsicht.
NW: Lokale Reizung, Allergien.
PG: 25 G * (EKO: N) [€ 14,90]

Hapadex 50 mg/ml - Suspension zum Eingeben für Schafe 803CA
(Z.Nr. 8-00155) RP. P. VNW. QP52AC06
ZI: Intervet, Wien
Z: 1 ml Suspension enthält: Netobimin 50 mg, Sorbitol, Propyl-4-hydroxybenzoat 0,2 mg, Aluminium-Magnesium-silicat, Polysorbat 80, Xanthan gummi, Methyl-4-hydroxybenzoat 1,3 mg, Wasser, gereinigtes.
EW: Anthelmintikum.
AG: Magen/Darm-, Lungen-, Bandwürmer, Leberegel bei Schafen.
AA: Oral.
DO: 7,5 mg/kg KG; Leberegel, resistente Magen/Darm-Würmer, hypobiotische Larven: 20 mg/kg KG.
GA: Erstes Drittel der Trächtigkeit.
NW: **Bei Überdosierung** bei Schafböcken abnormale Spermien (nach 4-6 Wochen reversibel).
VNW: Essbares Gewebe 10 Tage, Milch 4 Tage.
PG: 1000 ML VNW [€ 95,15]

Harmonette - Dragees 75 Mikrogramm/20 Mikrogramm überzogene Tabletten 31I01
(Z.Nr. 1-21827) RP. P. G03AA10
ZI: Pfizer Corporation Austria, Wien
Z: 1 überzogene Tablette enthält: Gestoden 75 µg, Ethinylestradiol 20 µg, Tablettenkern: Lactose monohydrat 37,505 mg, Maisstärke, Povidon K25, Magnesium stearat, Tablettenüberzug: Saccharose 19,66 mg, Calciumcarbonat, Talkum, Macrogol 6000, Povidon K90, Montanglycolwachs.
EW: Hormonales Kontrazeptivum (fixe Kombination Estrogen + Gestagen).
AG: Orale Kontrazeption (unter Berücksichtigung der individuellen Risikofaktoren, besonders auf venöse Thromboembolien).
AA: Unzerkaut mit etwas Flüssigkeit einnehmen.
DO: Jeden Tag zur gleichen Zeit 1 Tablette an 21 aufeinander folgenden Tagen, dann 7 Tage einnahmefreies Intervall. Entzugsblutung beginnt 2-3 Tage nach der letzten Tablette.
Beginn der Einnahme am 1. Tag der Monatsblutung, bei Wechsel von Minipille oder Intrauterinpessar oder nach Abort im 1. Trimenon sofort, nach einer Geburt oder einem Abort im 2. Trimenon nach 21-28 Tagen.
Details bei überschrittenem Einnahmezeitpunkt siehe Austria Codex-Fachinformation.
Bei Erbrechen oder Durchfall innerhalb von 3-4 Std. nach der Einnahme Ersatztablette einnehmen.
Zum Verschieben der Entzugsblutung ohne Einnahmepause mit der Tabletteneinnahme fortfahren.
GA: Vorliegen oder Risiko für venöse Thromboembolie (auch Prädisposition, größere Operationen mit längerer Immobilisierung). Vorliegen oder Risiko für arterielle Thromboembolie (auch Prädisposition, Myokardinfarkt, Angina pectoris, Schlaganfall oder Vorstufen), hohes Risiko für arterielle Thromboembolie (Diabetes mit Gefäßveränderungen, schwere Hypertonie, schwere Fettstoffwechselstörungen, Prädisposition für Thrombosen), schwere Leberschäden, Lebertumore, sexualhormonabhängige maligne Tumore, nicht abgeklärte vaginale Blutungen, Migräne.
SST: In der Schwangerschaft nicht anwenden, in der Stillzeit nicht empfohlen.
Bei Eintritt einer Schwangerschaft sofort absetzen.
NW: Kopfschmerzen, Abdominalschmerzen, Brustschmerzen, Vaginale Candidiasis oder andere Pilzinfektionen, erhöhter Appetit, Depression, Migräne, Schläfrigkeit, Beinkrämpfe, Nervosität, Augenbeschwerden, Herz/Kreislauf (Hypertonie, Hypotonie, selten Thrombose/Embolie), Magen/Darm, Haut, Harnwegsinfektionen, Zwischenblutungen, Ausbleiben der Abbruchblutung, Veränderungen an der Geschlechtsorganen, Hitzewallungen, Gewichtsänderungen, Ödeme, Untersuchungen (Transaminasenanstieg).
WW: **Gegenanzeige:** Ombitasvir/Paritaprevir/Ritonavir, Dasabuvir mit oder ohne Ribavirin (Transaminasenanstieg; 2 Wochen Abstand).
Vorsicht: Leberenzyminduktoren können zur Wirkungsminderung oraler Kontrazeptiva führen: Barbiturate, Bosentan, Carbamazepin, Phenytoin, Primidon, Rifampicin, Arzneimittel gegen HIV oder HCV (Ritonavir, Nevirapin, Efavirenz und andere), Felbamat, Griseofulvin, Oxcarbazepin, Topiramat, Johanniskraut.
Bei Kurzzeitbehandlung Barrieremethode bis 28 Tage nach dem Absetzen anwenden. Bei Langzeitbehandlung wird andere, nichthormonale Verhütungsmethode empfohlen.
Enzyminhibitoren (z.B. Etoricoxib) können die Plasmakonzentrationen von Estrogenen und/oder Progestagenen erhöhen. Ethinylestradiol kann die Plasmakonzentration von Theophyllin oder Tizanidin erhöhen.
WH: Erhöhtes Risiko für arterielle und venöse Thromboembolien beachten. Auf Symptome von apoplektischem Insult oder Myokardinfarkt achten. Blutdruck messen. Leicht erhöhtes Brustkrebsrisiko beachten. Bei Leberfunktionsstörungen orales Kontrazeptivum bis zur Normalisierung der Leberfunktion absetzen. Kein Schutz vor AIDS oder anderen sexuell übertragbaren Krankheiten. Anhaltende Blutungsunregelmäßigkeiten diagnostisch abklären. Durchbruchblutungen und/oder Verhütungsversagen als Folge von Wechselwirkungen mit anderen Arzneimitteln möglich.
PG: 21 ST * (EKO: N) [€ 10,35], **3X21** 63 ST * (EKO: N) [€ 28,25]

▼ *Harvoni 33,75 mg/150 mg - befilmtes Granulat im Beutel* 35E04
(Z.Nr. EU/1/14/958/*) NR. P. nicht im Handel. J05AP51

▼ *Harvoni 45 mg/200 mg - befilmtes Granulat im Beutel* 35E04
(Z.Nr. EU/1/14/958/*) NR. P. nicht im Handel. J05AP51

▼ *Harvoni 45 mg/200 mg - Filmtabletten* 35E04
(Z.Nr. EU/1/14/958/*) NR. P. nicht im Handel. J05AP51

▼ **Harvoni 90 mg/400 mg - Filmtabletten** 35E04
(Z.Nr. EU/1/14/958/*) NR. P. J05AP51
ZI: Gilead Sciences Ireland, Carrigtohill County Cork, Irland
Z: 1 Filmtablette enthält: Ledipasvir 90 mg, Sofosbuvir 400 mg, Tablettenkern: Copovidon, Lactose 157 mg (entspr. Lactose monohydrat), Cellulose, mikrokristalline, Croscarmellose natrium, Siliciumdioxid, hochdisperses, Magnesium stearat; Filmüberzug: Poly(vinylalkohol), Titandioxid, Macrogol 3350, Talkum, Gelborange S 27 µg.
EW: Antiviral.
AG: Chronische Hepatitis C.
AA: Tabletten im Ganzen schlucken.
DO: Personen ab 12 Jahren: 1mal tgl. 1 Tablette über 8 bis 24 Wochen (mit oder ohne Ribavirin).
Details siehe Austria Codex - Fachinformation.
Keine Daten an Kindern.
SST: Nicht anwenden. Schwangerschaft vermeiden.
NW: Erschöpfung, Kopfschmerzen. Reaktivierung einer Hepatitis B, Haut (auch schwere Reaktionen), schwere Bradykardie und Herzblock. Bei Kombinationstherapie mit Ribavirin NW von Ribavirin beachten.
WW: Gegenanzeige: Rosuvastatin, starke P-gp-Induktoren (Rifampicin, Rifabutin, Johanniskraut, Carbamazepin, Phenobarbital, Phenytoin).
Nicht empfohlen: Mittelstarke P-gp-Induktoren (z.B. Oxcarbazepin), Simeprevir, Tipranavir, Ledipasvir, Sofosbuvir.
Vorsicht: Amiodaron (Herzblock), Digoxin, Dabigatran, Vitamin K-Antagonisten (INR überwachen), Darunavir/Ritonavir. Antazida (4 Std. Abstand).
WW mit vielen Arzneimitteln möglich.
WH: Vorsicht bei schweren Nierenschäden. Keine Daten bei Hepatitis B-Koinfektion oder bei dekompensierter Zirrhose. Bei Diabetikern Blutzucker kontrollieren. Verkehrshinweis (Erschöpfung).
PG: 28 ST * (EKO: N) [€ 21.864,70]

Havrix (Hepatitis A Impfstoff) Junior 720 El.U/ 0,5 ml - Fertigspritze 36A18
(Z.Nr. 2-00201) NR. P. E. J07BC02
ZI: GlaxoSmithKline Pharma, Wien
Z: 1 Impfdosis (0,5 ml) enthält: Hepatitis A-Virus Antigen gereinigt, inaktiviert (Stamm HM 175), hergestellt in humanen, diploiden Zellen (MRC-5), adsorbiert an Aluminium hydroxyd, hydratisiert (entspr. Al 3+ 0,25 mg), Polysorbat 20, Aminosäuren-Mischung, Natrium monohydrogenphosphat, Kaliumdihydrogenphosphat, Natriumchlorid (entspr. Natrium 1,96 mg), Kaliumchlorid (entspr. Kalium 0,09 mg), Wasser für Injektionszwecke, Spuren von: Formaldehyd, Neomycin sulfat < 10 ng.
EW: Inaktiviertes Hepatitis A-Virus.
AG: Aktive Immunisierung gegen Hepatitis A-Virus-Infektionen bei Kindern und Jugendlichen vom vollendeten 1. bis zum vollendeten 15. Lebensjahr (ev. bis zum vollendenten 18. Lebensjahr).
AA: I.m., bei Gerinnungsstörungen ev. s.c., nicht intravasal.
DO: 1 Dosis = 0,5 ml Suspension.
1 Dosis als Grundimmunisierung;
Auffrischungsimpfung 6-12 Monate (bis zu 5 Jahren) danach.
GA: Fieberhafte Infekte.
SST: Strenge Indikationsstellung.
NW: Lokale Reaktionen, selten unspezifische systemische Reaktionen.
WW: Gleichzeitige Anwendung mehrerer Impfstoffe an verschiede-

nen Stellen.
Immunsuppressive Therapie schränkt Impferfolg ein.
WH: Bei Personen aus Ländern mit hoher Hepatitis A- Durchseuchung vor der Impfung HAV-Anti- körper bestimmen.
PG: 1 ST * (EKO: N) [€ 36,20]

Havrix-(Hepatitis A-Impfstoff) 1440 El.U/ml - Fertigspritze für Erwachsene 36A18
(Z.Nr. 2-00173) NR. P. E. J07BC02
ZI: GlaxoSmithKline Pharma, Wien
Z: 1 Impfdosis (1 ml Suspension) enthält: Hepatitis A-Virus Antigen gereinigt, inaktiviert (Stamm HM 175) 1440 ELISA-E, hergestellt in humanen, diploiden Zellen (MRC-5), adsorbiert an Aluminium hydroxyd, hydratisiert (entspr. Al 3+ 0,5 mg), Polysorbat 20, Aminosäuren-Mischung, Natrium monohydrogenphosphat, Kaliumdihydrogenphosphat, Natriumchlorid (entspr. Natrium 3,91 mg), Kaliumchlorid (entspr. Kalium 0,18 mg), Wasser für Injektionszwecke, Spuren von: Formaldehyd, Neomycin sulfat < 20 ng.
EW: Inaktiviertes Hepatitis A-Virus.
AG: Aktive Immunisierung gegen Hepatitis A-Virus-Infektionen ab dem 16. Lebensjahr.
AA: I.m., bei Gerinnungsstörungen ev. s.c., nicht intravasal.
DO: 1 ml-Fertigspritze ist für Erwachsene ab dem 16. Lebensjahr. Grundimmunisierung: 1 Impfung. Auffrischungsimpfung im Abstand von 6-12 Monaten (bis zu 5 Jahren) nach der Grundimmunisierung empfohlen.
GA: Fieberhafte Infekte.
SST: Strenge Indikationsstellung.
NW: Lokale Reaktionen, selten unspezifische systemische Reaktionen.
WW: Gleichzeitige Anwendung mehrerer Impfstoffe an verschiedenen Stellen.
Immunsuppressive Therapie schränkt Impferfolg ein.
WH: Bei Personen aus Ländern mit hoher Hepatitis A- Durchseuchung vor der Impfung HAV-Anti- körper bestimmen.
PG: 1 ST * (EKO: N) [€ 48,75]

HBVAXPRO 5 Mikrogramm - Injektionssuspension 36A19
(Z.Nr. EU/1/01/183/*) NR. P. E. nicht im Handel. J07BC01

HBVAXPRO 5 Mikrogramm - Injektionssuspension in einer Fertigspritze 36A19
(Z.Nr. EU/1/01/183/*) NR. P. E. J07BC01
ZI: MSD Vaccins, Lyon, Frankreich
Z: 1 Dosis (0,5 ml) enthält: Hepatitis-B-Virus-Oberflächenantigen, rekombinant 5 µg, adsorbiert an Aluminiumhydroxyphosphat-Sulfat, amorph (entspr. Al 3+ 0,25 mg), hergestellt in Saccharomyces cerevisiae (Stamm 2150-2-3)-Hefezellen durch rekombinante DNS-Technologie, Natriumchlorid, Natrium tetraborat (entspr. Natrium < 1 mmol) (entspr. → < 23 mg), Wasser für Injektionszwecke, Spuren von: Formaldehyd, Kaliumthiocyanat.
EW: Impfstoff.
AG: Aktive Immunisierung gegen Hepatitis B und Hepatitis D bei Kindern und Jugendlichen bis 15 Jahre.
AA: I.m., in Ausnahmefällen s.c.. Nicht i.v.!
DO: Kinder und Jugendliche (bis 15 Jahre): ED 0,5 ml.
Grundimmunisierung: 2 Dosen im Abstand von 1 Monat, dritte Dosis 6 Monate nach der ersten Dosis.
Alternativ: 3 Dosen im Abstand von 1 Monat, vierte Dosis 12 Monate nach der ersten Dosis.
Auffrischungsimpfung gemäß nationalen Impfprogrammen.
Neugeborene von Hepatitis B-Virusträgerinnen:
1 Dosis Hepatitis B Immunglobulin binnen 24 Std. nach der Geburt, erste Dosis eines Hepatitis B Impfstoffes binnen 7 Tagen nach der Geburt. Weitere Impfungen nach offiziellen Empfehlungen.
Nach Exposition (z.B. Nadelstichen):
1 Dosis Hepatitis B Immunglobulin binnen 24 Std., erste Dosis eines Hepatitis B Impfstoffes binnen 7 Tagen nach der Exposition. Weitere Impfungen nach Bedarf.
GA: Schwere fieberhafte Erkrankungen.
SST: Nutzen/Risiko Abwägung in der Schwangerschaft. Keine Daten für Stillzeit.
NW: Lokale Reaktionen; sehr selten unspezifische systemische Reaktionen.
WW: Gleichzeitige Gabe mit Hepatitis B-Immunglobulin oder anderen Impfstoffen möglich (andere Injektionsstelle). Gleichzeitige Gabe mit Pneumokokken-Impfstoff wurde nicht ausreichend untersucht.
WH: Schützt nicht vor Lebererkrankungen durch andere Erreger. Bei unreifen Frühgeborene Atmung überwachen (auf Apnoe achten). Impfstoffbehältnis enthält Latex.
PG: 2 KAN 1 ST * (EKO: N) [€ 29,70]

HBVAXPRO 10 Mikrogramm - Injektionssuspension 36A19
(Z.Nr. EU/1/01/183/*) NR. P. E. nicht im Handel. J07BC01

HBVAXPRO 10 Mikrogramm - Injektionssuspension in einer Fertigspritze 36A19
(Z.Nr. EU/1/01/183/*) NR. P. E. n.l. J07BC01
ZI: MSD Vaccins, Lyon, Frankreich
Z: 1 Dosis (1 ml) enthält: Hepatitis-B-Virus-Oberflächenantigen, rekombinant 10 µg, adsorbiert an Aluminiumhydroxyphosphat-Sulfat, amorph (entspr. Al 3+ 0,5 mg), hergestellt in Saccharomyces cerevisiae (Stamm 2150-2-3)-Hefezellen durch rekombinante DNS-Technologie, Natriumchlorid, Natrium tetraborat (entspr. Natrium < 1 mmol) (entspr. → < 23 mg), Wasser für Injektionszwecke, Spuren von: Formaldehyd, Kaliumthiocyanat.
PG: 1 ST * (EKO: N) [€ 46,10 n.l.]

HBVAXPRO 40 Mikrogramm - Injektionssuspension 36A19
(Z.Nr. EU/1/01/183/*) NR. P. E. n.l. J07BC01
ZI: MSD Vaccins, Lyon, Frankreich
Z: 1 Dosis (1 ml) enthält: Hepatitis-B-Virus-Oberflächenantigen, rekombinant 40 µg, adsorbiert an Aluminiumhydroxyphosphat-Sulfat, amorph (entspr. Al 3+ 0,5 mg), hergestellt in Saccharomyces cerevisiae (Stamm 2150-2-3)-Hefezellen durch rekombinante DNS-Technologie, Natriumchlorid, Natrium tetraborat (entspr. Natrium < 1 mmol) (entspr. → < 23 mg), Wasser für Injektionszwecke, Spuren von: Formaldehyd, Kaliumthiocyanat.
PG: 1 ST * (EKO: N) [€ 91,00 n.l.]

HCT G.L. 50 mg - Tabletten 25A01
(Z.Nr. 1-27253) RP. P. C03AA03
ZI: G.L. Pharma, Lannach
Z: 1 Tablette enthält: Hydrochlorothiazid 50 mg, Lactose monohydrat 72,5 mg, Cellulose, mikrokristalline, Maisstärke, Natrium stärkeglykolat Typ A (entspr. Natrium < 1 mmol), (entspr. → < 23 mg), Gelborange S 0,004 mg (entspr. E 110), Magnesium stearat, Talkum.
EW: Thiazid-Diuretikum.
AG: Essentielle Hypertonie (Monotherapie oder in Kombinationen); kardiale, hepatische und renale Ödeme.
AA: Unzerkaut mit Flüssigkeit zur ersten Mahlzeit des Tages; Tablette ist in gleiche Hälften bzw. Viertel teilbar.
DO: Hypertonie: TD initial 12,5 oder 25 mg, dann 12,5 mg. MTD 100 mg.
Ödeme: TD initial 25-50 mg, dann 25-100 mg.
Halbe Dosis bei älteren Patienten.
Keine Daten an Kindern und Jugendlichen.
GA: Schwere Nierenschäden, akute Glomerulonephritis, (Prae)koma hepaticum, Hypotonie, Bradykardie, Hypokaliämie, Hyponatriämie, Hypovolämie, Hyperkalzämie, Gicht.
SST: In der Schwangerschaft nicht anwenden außer essentielle Hypertonie bei zwingender Indikationsstellung. In der Stillzeit nicht empfohlen. Falls gestillt wird, möglichst niedrig dosieren.
NW: Herz, Blutbild, ZNS, Lunge, Magen/Darm, Niere, Haut, Stoffwechsel, Hypotonie, Vaskulitis, Impotenz, Ikterus, erhöhtes Risiko für nicht-melanozytären Hautkrebs, Augen (Aderhauterguss, akute Myopie, akutes Engwinkelglaukom).
WW: Nicht empfohlen: Kaliuretische Diuretika, Lithium. Vorsicht: ACE-Hemmer, Antidiabetika, (Nor)adrenalin, Herzglykoside, Zytostatika, Curare, Antiphlogistika. Verstärkung durch andere Blutdrucksenker, Barbiturate, Phenothiazine, trizyklische Antidepressiva, Alkohol. Abschwächung der Wirkung durch nichtsteroidale Antiphlogistika, Cholestyramin, Colestipol, Beta-Blocker (Hyperglykämie), Methyldopa (Hämolysen).
WH: Bei schwerer Niereninsuffizienz ist HCT unwirksam und schädlich. Kontrollen: Serumelektrolyte, Niere, Serumlipide, Harnsäure, Blutzucker. Ausreichend Flüssigkeit und kaliumreiche Nahrung zuführen. Vorsicht bei Durchblutungsstörungen, Diabetes, Leberschäden. Bei M. Addison nicht anwenden. Positive Ergebnisse bei Anti-Doping-Test möglich. Verkehrshinweis.
PG: 10 ST (2) (EKO: G) [€ 3,20], 30 ST (2) (EKO: G) [€ 7,25]

Hechocur spag. Peka - Globuli 40X
(Z.Nr. 3-00386) RPF. P. V03AX
ZI: Pekana Naturheilmittel, Kißlegg, Deutschland
Z: 10 g Streukügelchen werden hergestellt unter Verwendung von: Chionanthus virginicus (Homöopathie) D2 14 mg, Iberis amara (Homöopathie) D6 14 mg, Lycopodium clavatum (Homöopathie) D4 14 mg, Mandragora e radice siccata-spag. Peka D12 14 mg, Phosphorus (Homöopathie) D10 14 mg, Peumus boldus-spag. Peka D6 6 mg, Cynara scolymus (Homöopathie) D8 10 mg, Taraxacum officinale-spag. Peka D8 14 mg, Saccharose 10 g.
EW: Homöopathikum (spagyrisch).
AG: Unterstützend bei Galle- und Leberbeschwerden mit Verdau-

H

ungsstörungen und Blähungen.
AA: Langsam im Mund zergehen lassen.
DO: 4-5mal tgl. 10 Globuli.
Kinder 6-11 Jahre (nur nach ärztlicher Rücksprache): 3-4mal tgl. 8 Globuli.
Für Kinder unter 6 Jahren nicht empfohlen.
GA: Korbblütlerallergie.
SST: Vorsicht.
PG: 10 G * (EKO: N) [€ 10,75]

Hechocur spag. Peka - Tropfen zum Einnehmen 40X
(Z.Nr. 3-00395) RPF. P. V03AX
ZI: Pekana Naturheilmittel, Kißlegg, Deutschland
Z: 1 g (= 1,04 ml = 27 Tropfen) enthält: Chionanthus virginicus (Homöopathie) D2 140 mg, Iberis amara (Homöopathie) D6 140 mg, Lycopodium clavatum (Homöopathie) D4 140 mg, Mandragora e radice siccata-spag. Peka D12 140 mg, Phosphorus (Homöopathie) D10 140 mg, Peumus boldus-spag. Peka D6 60 mg, Cynara scolymus (Homöopathie) D8 100 mg, Taraxacum officinale-spag. Peka D8 140 mg, Ethanol 96% (entspr. Gesamtethanolgehalt ca. 31 % (V/V)), Wasser, gereinigtes.
EW: Homöopathikum (spagyrisch).
AG: Unterstützend bei Galle- und Leberbeschwerden.
AA: In einem Glas Wasser nach den Mahlzeiten einnehmen.
DO: 3mal tgl. 10-15 Tropfen.
Kinder ab 6 Jahren (nur nach ärztlicher Rücksprache): 3mal tgl. 5-10 Tropfen.
SST: Vorsicht.
PG: 50 ML * (EKO: N) [€ 14,05], 100 ML * (EKO: N) [€ 21,75]

Hedelix - Brausetabletten 50Z02
(Z.Nr. 1-37909) RPF. P. nicht im Handel. R05CA12

Hedros Saft 50X02
(Z.Nr. 3-00331) RPF. P. V03AX
ZI: Cassella-med, Köln, Deutschland
Z: 100 g (= 94,34 ml) enthalten: Drosera Urt. 0,02 g, Hedera helix Urt. 0,04 g, Cinchona pubescens Urt. 0,02 g, Dactylopius coccus Urt. 0,04 g, Cuprum sulfuricum (Homöopathie) D4 2 g, Psychotria ipecacuanha (Homöopathie) D4 2 g, Hyoscyamus niger (Homöopathie) D4 2 g, Xanthan gummi, Sorbit 17,1 g, Saccharin natrium, Sternanisöl, Kalium sorbat, Citronensäure monohydrat, Ethanol 3 g (entspr. Ethanol 96%) (entspr. Gesamtethanolgehalt ca. 3,9 % (V/V)), Wasser, gereinigtes.
EW: Homöopathikum.
AG: Husten, Bronchialkatarrh.
AA: Oral unverdünnt einnehmen. Messbecher liegt bei.
DO: Je nach Alter (ab 4 Jahren) 3-4mal tgl. 5-15 ml.
GA: Magen/Darm-Geschwüre, Kinder unter 4 Jahren.
SST: Nicht anwenden.
NW: Überempfindlichkeit (gegen Chinin), Schilddrüsenüberfunktion verstärkt, Thrombozytopenie.
WW: Antikoagulantien verstärkt.
WH: Nicht für Alkoholkranke.
PG: 150 ML * (EKO: N) [€ 13,90]

Hedussin - Sirup 50Z02
(Z.Nr. 1-36297) RPF. P. nicht im Handel. R05CA12

Hedussin - Sirup Fruchtgeschmack 50Z02
(Z.Nr. 1-40238) RPF. P. nicht im Handel. R05CA12

🐾 *Hedylon 5 mg - Tabletten für Hunde und Katzen* 813AB
(Z.Nr. 8-38663) NR. P. nicht im Handel. QH02AB06

🐾 *Hedylon 25 mg - Tabletten für Hunde* 806A
(Z.Nr. 8-38664) NR. P. nicht im Handel. QH02AB06

▼ *Hefiya 20 mg - Injektionslösung in einer Fertigspritze* 13A02, 22F01, 42F
(Z.Nr. EU/1/18/1287/*) NR. P. E. nicht im Handel. L04AB04

▼ *Hefiya 40 mg - Injektionslösung in einer Fertigspritze* 13A02, 22F01, 42F
(Z.Nr. EU/1/18/1287/*) NR. P. E. nicht im Handel. L04AB04

▼ *Hefiya 40 mg - Injektionslösung im Fertigpen* 13A02, 22F01, 42F
(Z.Nr. EU/1/18/1287/*) NR. P. E. nicht im Handel. L04AB04

HeliCap 37 kBq - Hartkapseln 24F01
(Z.Nr. 4-00034) NR. N. nicht im Handel. V04CX

Helicobacter Test INFAI 75 mg - Pulver zur Herstellung einer Lösung zum Einnehmen (IRMS) 24C05
(Z.Nr. EU/1/97/045/*) NR. P. nicht im Handel. V04CX05

Helicobacter Test INFAI 75 mg - Pulver zur Herstellung einer Lösung zum Einnehmen (NDIR) 24C05
(Z.Nr. EU/1/97/045/*) RP. P. nicht im Handel. V04CX05

Helicobacter Test INFAI 75 mg - Pulver zur Herstellung einer Lösung zum Einnehmen (NDIR od. IRMS) 24C05
(Z.Nr. EU/1/97/045/*) NR. P. nicht im Handel. V04CX05

Helicobacter Test INFAI für Kinder im Alter von 3-11, 45 mg Pulver zur Herstellung einer Lösung zum Einnehmen 24C05
(Z.Nr. EU/1/97/045/*) NR. P. nicht im Handel. V04CX05

Helixor A (Abietis) - Ampullen 55Z
(Z.Nr. 1-18311) RP. P. V03AX
ZI: Germania Pharmazeutika, Wien
Z: 1 Packung enthält: Tannenmistel, frisch (Herba Visci albi subsp. abietis) ex 1 mg (entspr. Tannenmistel, frischer-Flüssigextrakt (1:20); Natriumchloridlösung, wässrige (0,09%) (Auszugsmittel) 19,94 mg) bzw. Tannenmistel, frisch (Herba Visci albi subsp. abietis) ex 5 mg (entspr. Tannenmistel, frischer-Flüssigextrakt (1:20); Natriumchloridlösung, wässrige (0,09%) (Auszugsmittel) 99,7 mg), bzw. Tannenmistel, frisch (Herba Visci albi subsp. abietis) ex 10 mg (entspr. Tannenmistel, frischer-Flüssigextrakt (1:20); Natriumchloridlösung, wässrige (0,09%) (Auszugsmittel) 199,4 mg) bzw. Tannenmistel, frisch (Herba Visci albi subsp. abietis) ex 20 mg (entspr. Tannenmistel, frischer-Flüssigextrakt (1:20); Natriumchloridlösung, wässrige (0,09%) (Auszugsmittel) 398,8 mg) bzw. Tannenmistel, frisch (Herba Visci albi subsp. abietis) ex 30 mg (entspr. Tannenmistel, frischer-Flüssigextrakt (1:20); Natriumchloridlösung, wässrige (0,09%) (Auszugsmittel) 598,3 mg) bzw. Tannenmistel, frisch (Herba Visci albi subsp. abietis) ex 50 mg (entspr. Tannenmistel, frischer-Flüssigextrakt (1:20); Natriumchloridlösung, wässrige (0,09%) (Auszugsmittel) 997,1 mg) bzw. Tannenmistel, frisch (Herba Visci albi subsp. abietis) ex 100 mg (entspr. Tannenmistel, frischer-Flüssigextrakt (1:20); Natriumchloridlösung, wässrige (0,09%) (Auszugsmittel) 1994,2 mg), Natriumchlorid, Natriumhydroxid, Wasser für Injektionszwecke.
EW: Pflanzliche Zytostatika aus Misteln der Wirtsbäume Tanne (Helixor A = abietis), Apfel (Helixor M = mali), Kiefer (Helixor P = pini). Antitumoral, immunmodulierend.
AG: Zur Verbesserung der Lebensqualität bei soliden Tumoren während und nach Standardtherapie.
Details siehe Austria-Codex - Fachinformation und Gebrauchsinformation.
Helixor A hat die schonendste Wirkung, Helixor M ist am stärksten zytotoxisch und immunstimulierend.
AA: Subkutan, bei bestehenden Tumoren möglichst tumornahe.
DO: Einleitungstherapie 1 mg, dann kontinuierlich steigern. Nicht für Kinder und Jugendliche.
Details siehe Austria-Codex - Fachinformation und Gebrauchsinformation.
GA: Akute Entzündungen, hohes Fieber, chronische granulomatöse Erkrankungen, floride Autoimmunerkrankungen, immunsuppressive Therapie, Hyperthyreose mit Tachykardie.
SST: Nur in gut begründeten Fällen anwenden.
NW: Temperaturanstieg, Lokalreaktionen am Injektionsort (Rötung, Schwellung, auch generalisierte Allergien), Atemnot, chronisch granulomatöse Entzündungen, Autoimmunerkrankungen.
WW: Nicht gleichzeitig mit Immunmodulatoren anwenden.
WH: Vorsicht bei primären Hirn- und Rückenmarkstumoren, intrakraniellen Metastasen, Schilddrüsenüberfunktion, Allergieneigung. Patientenreaktionen beachten. Bei schweren Reaktionen absetzen.
PG: EX 10MG 1ML 8 ST * (EKO: N) [€ 68,35], **EX 1MG 1ML** 8 ST * (EKO: N) [€ 68,35], **EX 20MG 1ML** 8 ST * (EKO: N) [€ 68,35], **EX 30MG 1ML** 8 ST * (EKO: N) [€ 75,45], **EX 50MG 1ML** 8 ST * (EKO: N) [€ 84,25], **EX 5MG 1ML** 8 ST * (EKO: N) [€ 68,35], **EX 10MG 1ML** 50 ST * (EKO: N) [€ 328,55], **EX 1MG 1ML** 50 ST * (EKO: N) [€ 328,55], **EX 20MG 1ML** 50 ST * (EKO: N) [€ 328,55], **EX 30MG 1ML** 50 ST * (EKO: N) [€ 377,30], **EX 50MG 1ML** 50 ST * (EKO: N) [€ 421,75], **EX 5MG 1ML** 50 ST * (EKO: N) [€ 328,55], **EX 100MG 2ML** 8 ST * (EKO: N) [€ 117,35], **EX 100MG 2ML** 50 ST * (EKO: N) [€ 589,85], **SERIENP . 1** 1 ST * (EKO: N) [€ 67,15], **SERIENP . 2** 1 ST * (EKO: N) [€ 68,50], **SERIENP . 3** 1 ST * (EKO: N) [€ 67,15], **SERIENP . 4** 1 ST * (EKO: N) [€ 68,50]

Helixor M (Mali) - Ampullen 55Z
(Z.Nr. 1-18310) RP. P. V03AX

ZI: Germania Pharmazeutika, Wien
Z: 1 Packung enthält: Apfelmistel, frischer (Herba Visci albi supsp. mali) ex 1 mg (entspr. Apfelmistel, frischer-Flüssigextrakt (1:20); Natriumchloridlösung, wässrig (0,09%) (Auszugsmittel) 19,94 mg) bzw. Apfelmistel, frischer (Herba Visci albi supsp. mali) ex 5 mg (entspr. Apfelmistel, frischer-Flüssigextrakt (1:20); Natriumchloridlösung, wässrig (0,09%) (Auszugsmittel) 99,7 mg), bzw. Apfelmistel, frischer (Herba Visci albi supsp. mali) ex 10 mg (entspr. Apfelmistel, frischer-Flüssigextrakt (1:20); Natriumchloridlösung, wässrig (0,09%) (Auszugsmittel) 199,4 mg) bzw. Apfelmistel, frischer (Herba Visci albi supsp. mali) ex 20 mg (entspr. Apfelmistel, frischer-Flüssigextrakt (1:20); Natriumchloridlösung, wässrig (0,09%) (Auszugsmittel) 398,8 mg) bzw. Apfelmistel, frischer (Herba Visci albi supsp. mali) ex 30 mg (entspr. Apfelmistel, frischer-Flüssigextrakt (1:20); Natriumchloridlösung, wässrig (0,09%) (Auszugsmittel) 598,3 mg) bzw. Apfelmistel, frischer (Herba Visci albi supsp. mali) ex 50 mg (entspr. Apfelmistel, frischer-Flüssigextrakt (1:20); Natriumchloridlösung, wässrig (0,09%) (Auszugsmittel) 997,1 mg) bzw. Apfelmistel, frischer (Herba Visci albi supsp. mali) ex 100 mg (entspr. Apfelmistel, frischer-Flüssigextrakt (1:20); Natriumchloridlösung, wässrig (0,09%) (Auszugsmittel) 1994,2 mg), Natriumchlorid, Natriumhydroxid, Wasser für Injektionszwecke.
EW: Pflanzliche Zytostatika aus Misteln der Wirtsbäume Tanne (Helixor A = abietis), Apfel (Helixor M = mali), Kiefer (Helixor P = pini). Antitumoral, immunmodulierend.
AG: Zur Verbesserung der Lebensqualität bei soliden Tumoren während und nach Standardtherapie.
Details siehe Austria-Codex - Fachinformation und Gebrauchsinformation.
Helixor A hat die schonendste Wirkung, Helixor M ist am stärksten zytotoxisch und immunstimulierend.
AA: Subkutan, bei bestehenden Tumoren möglichst tumornahe.
DO: Einleitungstherapie 1 mg, dann kontinuierlich steigern. Nicht für Kinder und Jugendliche.
Details siehe Austria-Codex - Fachinformation und Gebrauchsinformation.
GA: Akute Entzündungen, hohes Fieber, chronische granulomatöse Erkrankungen, floride Autoimmunerkrankungen, immunsuppressive Therapie, Hyperthyreose mit Tachykardie.
SST: Nur in gut begründeten Fällen anwenden.
NW: Temperaturanstieg, Lokalreaktionen am Injektionsort (Rötung, Schwellung, auch generalisierte Allergien), Atemnot, chronisch granulomatöse Entzündungen, Autoimmunerkrankungen.
WW: Nicht gleichzeitig mit Immunmodulatoren anwenden.
PG: **EX 10MG 1ML** 8 ST * (EKO: N) [€ 68,35], **EX 1MG 1ML** 8 ST * (EKO: N) [€ 68,35], **EX 20MG 1ML** 8 ST * (EKO: N) [€ 68,35], **EX 30MG 1ML** 8 ST * (EKO: N) [€ 75,45], **EX 50MG 1ML** 8 ST * (EKO: N) [€ 84,25], **EX 5MG 1ML** 8 ST * (EKO: N) [€ 68,35], **EX 10MG 1ML** 50 ST * (EKO: N) [€ 328,55], **EX 1MG 1ML** 50 ST * (EKO: N) [€ 328,55], **EX 20MG 1ML** 50 ST * (EKO: N) [€ 328,55], **EX 30MG 1ML** 50 ST * (EKO: N) [€ 377,30], **EX 50MG 1ML** 50 ST * (EKO: N) [€ 421,75], **EX 5MG 1ML** 50 ST * (EKO: N) [€ 328,55], **EX 100MG 2ML** 8 ST * (EKO: N) [€ 117,35], **EX 100MG 2ML** 50 ST * (EKO: N) [€ 589,85], **SERIENP . 1** 1 ST * (EKO: N) [€ 67,15], **SERIENP . 2** 1 ST * (EKO: N) [€ 68,50], **SERIENP . 3** 1 ST * (EKO: N) [€ 67,15], **SERIENP . 4** 1 ST * (EKO: N) [€ 68,50]

Helixor P (Pini) - Ampullen

55Z

(Z.Nr. 1-18312) RP. P. V03AX
ZI: Germania Pharmazeutika, Wien
Z: 1 Packung enthält: Kiefermistel, frischer (Herba Visci albi subsp. pini) ex 1 mg (entspr. Kiefermistel, frischer-Flüssigextrakt (1:20); Natriumchloridlösung, wässrig (0,09%) (Auszugsmittel) 19,94 mg) bzw. Kiefermistel, frischer (Herba Visci albi subsp. pini) ex 5 mg (entspr. Kiefermistel, frischer-Flüssigextrakt (1:20); Natriumchloridlösung, wässrig (0,09%) (Auszugsmittel) 99,7 mg), bzw. Kiefermistel, frischer (Herba Visci albi subsp. pini) ex 10 mg (entspr. Tannenmistel, frischer-Flüssigextrakt (1:20); Natriumchloridlösung, wässrige (0,09%) (Auszugsmittel) 199,4 mg) bzw. Kiefermistel, frischer (Herba Visci albi subsp. pini) ex 20 mg (entspr. Kiefermistel, frischer-Flüssigextrakt (1:20); Natriumchloridlösung, wässrig (0,09%) (Auszugsmittel) 398,8 mg) bzw. Kiefermistel, frischer (Herba Visci albi subsp. pini) ex 30 mg (entspr. Kiefermistel, frischer-Flüssigextrakt (1:20); Natriumchloridlösung, wässrig (0,09%) (Auszugsmittel) 598,3 mg) bzw. Kiefermistel, frischer (Herba Visci albi subsp. pini) ex 50 mg (entspr. Kiefermistel, frischer-Flüssigextrakt (1:20); Natriumchloridlösung, wässrig (0,09%) (Auszugsmittel) 997,1 mg) bzw. Kiefermistel, frischer (Herba Visci albi subsp. pini) ex 100 mg (entspr. Kiefermistel, frischer-Flüssigextrakt (1:20); Natriumchloridlösung, wässrig (0,09%) (Auszugsmittel) 1994,2 mg), Natriumchlorid, Natriumhydroxid, Wasser für Injektionszwecke.
Kurzinformation: siehe Helixor M (Mali) - Ampullen, → S. 654
PG: **EX 10MG 1ML** 8 ST * (EKO: N) [€ 68,35], **EX 1MG 1ML** 8 ST * (EKO: N) [€ 68,35], **EX 20MG 1ML** 8 ST * (EKO: N) [€ 68,35], **EX 30MG 1ML** 8 ST * (EKO: N) [€ 75,45], **EX 50MG 1ML** 8 ST * (EKO: N) [€ 84,25], **EX 5MG 1ML** 8 ST * (EKO: N) [€ 68,35], **EX 10MG 1ML** 50 ST * (EKO: N) [€ 328,55], **EX 1MG 1ML** 50 ST * (EKO: N) [€ 328,55], **EX 20MG 1ML** 50 ST * (EKO: N) [€ 328,55], **EX 30MG 1ML** 50 ST * (EKO: N) [€ 377,30], **EX 50MG 1ML** 50 ST * (EKO: N) [€ 421,75], **EX 5MG 1ML** 50 ST * (EKO: N) [€ 328,55], **EX 100MG 2ML** 8 ST * (EKO: N) [€ 117,35], **EX 100MG 2ML** 50 ST * (EKO: N) [€ 589,85], **SERIENP . 1** 1 ST * (EKO: N) [€ 67,15], **SERIENP . 2** 1 ST * (EKO: N) [€ 68,50], **SERIENP . 3** 1 ST * (EKO: N) [€ 67,15], **SERIENP . 4** 1 ST * (EKO: N) [€ 68,50]

Helminthex 425 mg/g - Paste zum Eingeben für Pferde 803A, 803B2
(Z.Nr. 8-39024) RP. P. VNW. nicht im Handel.
QP52AF02

Helopanflat - Dragees

42B02, 42C02

(Z.Nr. 0-14200) RPF. P. A09AA02
ZI: Bano Healthcare, Baden
Z: 1 Dragee enthält: Pankreatin 135 mg (entspr. Protease mind. 240 E) (entspr. Amylase mind. 3200 E) (entspr. Lipase mind. 3600 E), Simeticon 42 mg, Cellulose, mikrokristalline, Lactose monohydrat 74 mg, Hypromellose phthalat, Gummi arabicum, Talkum, Titandioxid, Oryzae amylum, Saccharose 143 mg, Povidon, Chinolingelb, Cochenillerot A 0,044 mg, Natriumchlorid.
EW: Verdauungsenzym.
AG: Verdauungsstörungen, Meteorismus, Darmvorbereitung vor bildgebenden Untersuchungen.
AA: Kurz nach den Mahlzeiten unzerkaut mit Flüssigkeit einnehmen.
DO: Bei Bedarf 2 Dragees bis 4(-6)mal tgl.; MTD 12 Dragees. Jugendliche: Bei Bedarf 2 Dragees bis 4mal tgl.; MTD 8 Dragees. Kinder ab 6 Jahren: Bei Bedarf 1 (-2) Dragees bis 3mal tgl.; MTD 6 Dragees.
SST: Anwendung über maximal 3 Tage möglich, dann 14 Tage Pause.
NW: Magen/Darm, Überempfindlichkeit.
WW: Mindestens 3 Tage vor einer Chymotrypsin-Bestimmung im Stuhl absetzen. Vorsicht: Simeticon.
WH: Nicht zerkauen (Schädigung der Mundschleimhaut möglich).
PG: 50 ST * (EKO: N) [€ 13,90]

H

Hemangiol 3,75 mg/ml - Lösung zum Einnehmen

19A

(Z.Nr. EU/1/14/919/*) RP. P. C07AA05
ZI: Pierre Fabre Dermatologie, Boulogne, Frankreich
Z: 1 ml Lösung enthält: Propranolol 3,75 mg (entspr. Propranolol hydrochlorid 4,28 mg), Hyetellose, Saccharin natrium, Erdbeer-Aroma (entspr. Propylenglycol 2,6 mg), Vanille-Aroma (entspr. Propylenglycol), Citronensäure monohydrat, Wasser, gereinigtes.
EW: Nicht selektiver Beta-Blocker.
AG: Proliferative infantile Hämangiome.
AA: Während oder unmittelbar nach einer Nahrung mit Oralspritze in den Mund des Kindes geben.
DO: Initiale TD 1 mg/kg KG in 2 ED (morgens und am späten Nachmittag), nach 1 Woche steigern auf tgl. 2 mg/kg KG und nach einer weiteren Woche auf tgl. 3 mg/kg KG (= Erhaltungsdosis). Behandlungsbeginn im Alter von 5 Wochen bis 5 Monaten, Behandlungsdauer 6 Monate.
GA: Frühgeborene vor Erreichen eines korrigierten Alters von 5 Wochen, Asthma, AV-Block 2. und 3. Grades, Sinusknotenerkrankungen, Bradykardie, Hypotonie, kardiogener Schock, unbehandelte Herzinsuffizienz, Prinzmetal-Angina, Raynaud-Phänomen. Hypoglykämieneigung, Phäochromozytom.
SST: Propranolol geht in die Muttermilch über; Arzneimitteleinnahme stillender Mütter beachten.
NW: Schlafstörungen, Bronchitis mit Husten und Fieber, Durchfall, Erbrechen, Hypoglykämie, Somnolenz, periphere Kälte, Bronchospasmus, Haut, Blutdruckabfall.
WW: Nicht empfohlen: Bradykardie-induzierende Kalziumkanalblocker.
Vorsicht: Antiarrhythmika, Herzglykoside, Dihydropyridine, Blutdrucksenker, Kortikosteroide, Hypotonie induzierende Arzneimittel, Enzyminduktoren (Rifampicin, Phenobarbital), hypoglykämische Wirkstoffe, Lipidsenker, Inhalationsnarkotika.
WH: Nur von Ärzten mit einschlägigen Erfahrungen und in entsprechenden Einrichtungen anzuwenden. Wenig Erfahrungen bei PHACE-Syndrom. Auf Bradykardie, Hypoglykämie, Atemwegserkrankungen achten. Bei Leber- oder Nierenstörungen nicht empfohlen. 48 Std. vor einem chirurgischen Eingriff absetzen. Vorsicht bei Psoriasis.
PG: 120 ML * (EKO: N) [€ 307,55]

▼ Hemlibra 30 mg/ml - Injektionslösung 20D03
(Z.Nr. EU/1/18/1271/*) NR. P. E. B02BX06
ZI: Roche Registration, Grenzach-Wyhlen, Deutschland
Z: 1 Durchstechflasche mit 1 ml enthält: Emicizumab 30 mg, L-Arginin, L-Histidin, L-Asparaginsäure, Poloxamer 188, Wasser für Injektionszwecke.
EW: Antihämorrhagikum.
AG: Routineprophylaxe von Blutungen bei Hämophilie A mit Faktor VIII-Hemmkörpern sowie bei schwerer Hämophilie A ohne Faktor VIII- Hemmkörper.
AA: S.c.; Selbstinjektion nach Anleitung durch Fachpersonal möglich; keine Selbstinjektion bei Kindern unter 7 Jahren.
DO: Initial 1mal wöchentlich 3 mg/kg KG über 4 Wochen, dann 1mal wöchentlich 1,5 mg/kg KG oder alle 2 Wochen 3 mg/kg KG oder alle 4 Wochen 6 mg/kg KG. Keine Daten bei Kindern unter 1 Jahr. Details siehe Austria Codex- Fachinormation.
SST: Nutzen/Risiko-Abwägung.
NW: Thrombotische Mikroangiopathie, thrombotische Ereignisse (Thrombose des Sinus cavernosus), lokale Reaktionen, Durchfall, Fieber, Kopfschmerzen, Arthralgie.
WW: Behandlung mit Bypassing-Präparaten am Tag vor Therapiebeginn mit Hemlibra beenden. Auf intrinsischer Gerinnung beruhende Gerinnungstests nicht anwenden; Einzelfaktor-Assays empfohlen. Vorsicht: Aktiviertes Prothrombinkomplex-Konzentrat (aPCC).
PG: 1 ST RE1 (EKO: Y) [€ 3.275,15]

▼ Hemlibra 150 mg/ml - Injektionslösung 20D03
(Z.Nr. EU/1/18/1271/*) NR. P. E. B02BX06
ZI: Roche Registration, Grenzach-Wyhlen, Deutschland
Z: 1 ml Injektionslösung enthält: Emicizumab 150 mg, L-Arginin, L-Histidin, L-Asparaginsäure, Poloxamer 188, Wasser für Injektionszwecke.
Kurzinformation: siehe Hemlibra 30 mg/ml - Injektionslösung, → S. 656
PG: **60MG** 1 ST RE1 (EKO: Y) [€ 6.503,95], **105MG** 1 ST RE1 (EKO: Y) [€ 11.338,65], **150MG** 1 ST RE1 (EKO: Y) [€ 16.163,15]

🐾 *Hemosilate 125 mg/ml - Injektionslösung* 810C
(Z.Nr. 8-39413) RP. P. VNW. nicht im Handel. QB02BX01

Hemosol B0 - Hämodialyse-/Hämofiltrationslösung 20I01
(Z.Nr. 1-23331) RP. P. B05ZB
ZI: Gambro Lundia, Lund, Schweden
Z: 1000 ml Lösung enthalten: Kammer/klein: Calcium chlorid-2-Wasser 5,145 g, Magnesiumchlorid-6-Wasser 2,033 g, Milchsäure 5,4 g, Wasser für Injektionszwecke; Kammer/gross: Natriumhydrogencarbonat 3,09 g, Natriumchlorid 6,45 g; Wasser für Injektionszwecke, Kohlendioxid, (entspr. Calcium 1,75 mmol) (entspr. Magnesium 0,5 mmol) (entspr. Natrium 140 mmol) (entspr. Chlorid 109,5 mmol) (entspr. Lactat 3 mmol), (entspr. Hydrogencarbonat 32 mmol).
AG: Als Substitutionslösung bei kontinuierlicher Hämofiltration und Hämodiafiltration und als Dialyselösung bei kontinuierlicher Hämodialyse bei akutem Nierenversagen.
AA: I.v., Hämodialyse. Dem extrakorporalen Kreislauf vor (Prä-Dilution) oder nach (Post-Dilution) dem Hämo(dia)filter zuführen.
DO: Substitutionslösung: 500-3000 ml/h.
Dialyselösung: 500-2500 ml/h. Kinder und Jugendliche: 1000-2000 (-4000) ml/h/1,73 m^2 KOF.
SST: Nutzen/Risiko-Abwägung.
NW: Übelkeit, Erbrechen, Muskelkrämpfe, Hypotonie, Elektrolytstörungen.
WW: Vorsicht: Digitalis, Vitamin D und Analoga, Kalzium-haltige Arzneimittel (Hyperkalzämie); Citrat als Antikoagulans kann Plasmakalzium senken.
WH: Lösung ist kaliumfrei. Elektrolytlösung vor der Anwendung mit der Pufferlösung vermischen. Kontrolle: Hämodynamik, Glukose, Säure/Basen, Elektrolyte (Kalium).
PG: 2 ST * (EKO: N) [€ 72,45]

Hepa-Gastreu R7 - Tropfen zum Einnehmen 40X
(Z.Nr. 3-38920) RPF. P. nicht im Handel. V03AX

Hepa-Merz 3 g - Granulat 40A02
(Z.Nr. 1-20706) RP. P. A05BA
ZI: Merz Pharma Austria, Wien
Z: 1 Beutel zu 5 g enthält: Ornithin aspartat 3 g, Fructose 1,135 g, Natrium cyclamat, Saccharin natrium, Citronensäure, Orangen-Aroma, Zitronen-Aroma, Povidon 25, Gelborange S 0,001 g.
EW: Leberprotektiv.
AG: Behandlung von Begleit- und Folgeerkrankungen aufgrund gestörter Entgiftungsleistung der Leber (z.B. Leberzirrhose) mit Symptomen einer latenten oder manifesten hepatischen Enzephalopathie mit oder ohne pathologisch erhöhte Blutammoniakspiegel.
AA: In reichlich Flüssigkeit gelöst zu oder nach den Mahlzeiten einnehmen.
DO: 1-2 Beutel bis 3mal tgl. Für Kinder und Jugendliche nicht empfohlen.
GA: Schwere Nierenschäden, Fruktoseintoleranz.
SST: Nutzen/Risiko-Abschätzung.
NW: Magen/Darm, Überempfindlichkeit.
WH: Verkehrshinweis.
PG: 30 ST RE2 (EKO: Y) [€ 31,65], 50 ST RE2 (EKO: Y) [€ 49,60]

Hepa-Merz 5 g/10 ml - Infusionslösungs-Konzentrat 40A01
(Z.Nr. 0-14964) RP. P. A05BA
ZI: Merz Pharma Austria, Wien
Z: 1 Ampulle zu 10 ml enthält: Ornithin aspartat 5 g, Lösung wässrig, Wasser für Injektionszwecke.
EW: Hepatoprotektiv.
AG: Leberschäden mit Enzephalopathie.
AA: I.v. Dauertropf, max. 5 g Ornithinaspartat/Std.
DO: TD 4(-8) Ampullen über ca. 1 Woche; Fortsetzung oral. Für Kinder und Jugendliche nicht empfohlen.
GA: Schwere Nierenschäden.
SST: Nutzen/Risiko-Abwägung.
NW: Übelkeit, Erbrechen, Überempfindlichkeit, Angioödem.
WH: Harnstoff in Serum und Urin kontrollieren.
PG: 10 ST * (EKO: N) [€ 115,20]

Hepa-Merz 5 g/10 ml - Infusionslösungs-Konzentrat 40A01
(Z.Nr. 0-14964-P1) RP. P. Parallelimport. A05BA
nicht im Handel.

🐾 **Hepar comp. "Wala" - Injektionslösung für Tiere** 831J
(Z.Nr. 8-30015) RP. P. QV03AX
ZI: SaluVet, Bad Waldsee, Deutschland
Z: 1 ml Injektionslösung enthält: Anagallis e planta tota ferm 33b D4 0,1 g, Cichorium intybus e planta tota ferm 33c D5 0,1 g, Hepar bovis Gl D5 0,1 g, Kalium carbonicum e cinere fagi silvaticae aquosum (Homöopathie) D5 0,1 g, Mesenchym bovis Gl D5 0,1 g, Silybum marianum e fructibus ferm 36 D4 0,1 g, Taraxacum officinale e planta tota ferm 34c D4 0,1 g, Natriumchlorid, Natriumhydrogencarbonat, Wasser für Injektionszwecke.
EW: Homöopathikum.
AG: Chronische Leberleiden.
AA: S.c. oder i.m.
DO: **Meerschweinchen, Hamster, Ratte:** 0,5 ml s.c. oder i.m. 1mal tgl. über 5 Tage.
Hund, Katze, Kaninchen: 1 ml s.c. oder i.m. 1mal tgl. über 5 Tage.
Schwein, Schaf, Ziege: 5 ml s.c. oder i.m. jeden 2. Tag bis zur Besserung.
Pferd, Rind: 10 ml s.c. oder i.m. jeden 2. Tag bis zur Besserung. Bei chronischer Verlaufsform Wiederholung in 2-4tägigen Abständen.
SST: Anwendung nur nach Rücksprache mit dem Tierarzt.
PG: **1ML** 10 ST VN [€ 31,50], **10ML** 5 ST VN [€ 47,80]

Hepar compositum-Heel - Ampullen 40X
(Z.Nr. 3-36946) RP. P. V03AX
ZI: Biologische Heilmittel Heel, Baden-Baden, Deutschland
Z: 1 Ampulle zu 2,2 ml (= 2,2 g) enthält: Cyanocobalaminum (Homöopathie) D4 22 mg, Hepar suis (Homöopathie) D8 22 mg, Duodenum suis (Homöopathie) D10 22 mg, Thymus suis (Homöopathie) D10 22 mg, Colon suis (Homöopathie) D10 22 mg, Vesica fellea suis (Homöopathie) D10 22 mg, Pankreas suis (Homöopathie) D10 22 mg, Cinchona pubescens (Homöopathie) D4 22 mg, Lycopodium clavatum (Homöopathie) D4 22 mg, Chelidonium majus (Homöopathie) D4 22 mg, Silybum marianum (Homöopathie) D3 22 mg, Histaminum (Homöopathie) D10 22 mg, Sulfur D13 22 mg, Avena sativa (Homöopathie) D6 22 mg, Fel tauri (Homöopathie) D8 22 mg, Natrium diethyloxalaceticum (Homöopathie) D10 22 mg, Acidum alpha-ketoglutaricum (Homöopathie) D10 22 mg, Acidum malicum (Homöopathie) D10 22 mg, Acidum fumaricum (Homöopathie) D10 22 mg, Acidum DL-alpha-liponicum (Homöopathie) D8 22 mg, Acidum oroticum monohydricum (Homöopathie) D6 22 mg, Cholesterolum (Homöopathie) D10 22 mg, Calcium carbonicum Hahnemanni D28 22 mg, Taraxacum officinale (Homöopathie) D4 22 mg, Cynara scolymus (Homöopathie) D6 22 mg, Veratrum album (Homöopathie) D4 22 mg, Natriumchlorid, Wasser für Injektionszwecke, Spuren von: Lactose monohydrat, Ethanol.
EW: Homöopathikum.
AG: Erkrankungen von Leber, Gallenblase und Verdauungssystem.
AA: I.v., i.m., s.c. oder intradermal.
DO: Akut tgl. 1 Ampulle über 3 Tage, sonst 1-3mal wöchentlich 1

Ampulle. Für Kinder nicht empfohlen.
SST: Vorsicht.
PG: 10 ST * (EKO: N) [€ 44,05], 50 ST * (EKO: N) [€ 170,00], 100 ST * (EKO: N) [€ 291,30]

Hepar-Pasc - Filmtabletten 40Z01
(Z.Nr. 1-31227) RPF. P. A05BA03
ZI: Pascoe Pharmazeutische Präparate, Schiffenberger Weg, Giessen, Deutschland
Z: 1 Filmtablette enthält: Mariendistelfrüchte-Trockenextrakt; Aceton 95% (V/V) (Auszugsmittel) 135-152 mg (entspr. Silymarin 83 mg) (entspr. Silibinin), Crospovidon, Lactose monohydrat 93 mg, Cellulosepulver, Siliciumdioxid, hochdisperses, Talkum, Magnesium stearat, Poly[butylmethacrylat-co-(2-dimethylaminoethyl)methacrylat-co- methylmethacrylat](1:2:1), Titandioxid, Indigocarmin-Aluminiumsalz, Eisenoxidhydrat gelb, Eisenoxide und -hydroxide, braun.
AG: Pflanzliches Arzneimittel zur Verbesserung der Leberfunktion.
AA: Unzerkaut mit Flüssigkeit einnehmen.
DO: 3-4mal tgl. 1 FT; für Kinder und Jugendliche nicht empfohlen.
GA: Korbblütlerüberempfindlichkeit.
SST: Nicht empfohlen.
NW: Selten leicht laxierend.
WW: Nicht empfohlen: Domperidon.
WH: Leberschädigende Noxen (vor allem Alkohol) unbedingt ausschalten.
PG: 60 ST * (EKO: N) [€ 38,25]

Hepar sulfuris RemaVet - Globuli für Tiere 890A
(Z.Nr. 8-38027) RPF. P. QV03AX
ZI: Remedia Homöopathie, Eisenstadt
Z: 1 g (ca. 120 Globuli) enthält: Hepar sulfuris (Homöopathie) C200 10 mg, Saccharose.
EW: Homöopathikum.
AG: Rind, Pferd, Schaf, Ziege, Schwein, Kaninchen, Geflügel, Kleinnager, Hund, Katze: Abszesse, eitrige Entzündungen, Lefkenekzem beim Hund, Ohr- und Halsentzündungen.
AA: Bei Einzeltierhaltung direkt in das Maul eingeben, bei Gruppenbehandlung 20 Globuli in 1 Liter Wasser auflösen und in die Tränke geben.
DO: ED 5-10 Globuli unabhängig von der Tiergröße. Initial alle 15 min, dann 3-4mal tgl. oder seltener dosieren.
SST: Nur nach Rücksprache mit dem Tierarzt anwenden.
PG: 10 G VN [€ 12,80]

Heparin Gilvasan 1000 I.E./ml - Durchstechflasche 20A02
(Z.Nr. 1-12600) RP. P. B01AB01
ZI: Gilvasan Pharma, Wien
Z: 1 ml Lösung enthält: Heparin natrium 1000 IE (entspr. → 8000-25000 Da), Natriumchlorid (entspr. Natrium 4,2 mg), Chlorobutanol, Natriumhydroxid zur pH-Wert-Einstellung, Aqua ad injectionem.
EW: Hochgereinigtes Heparin.
AG: Lungenembolie und tiefe Venenthrombose, Verbrauchskoagulopathie, extra- korporaler Kreislauf, Anschlussantikoagulierung nach Fibrinolyse.
Herzinfarkt: Reinfarktprophylaxe und Therapie des drohenden Infarktes.
Thromboseprophylaxe bei Operationen an Gefäßen.
AA: I.v. Injektion oder Dauerinfusion nach Verdünnung (mit 5% Glukose- oder 0,9% NaCl-Lösung); nicht i.m.
DO: Abhängig von Gerinnungswerten (APTT);
Lungenembolie und tiefe Venenthrombose: Bolus 5000 I.E., dann Dauer- infusion 14-18 I.E./kg KG und Stunde oder 5000-10.000 I.E. alle 4 Std., Behandlungsdauer 10 Tage, dann orale Antikoagulantien.
Kinder: Initial 50-75 IE/kg KG, dann Dauerinfusion 15-25 IE/kg KG/h.
Verbrauchskoagulopathie. Initial 2000-5000 I.E., dann Dauerinfusion 12-18 I.E./kg KG und Stunde. Kinder i.v. Bolus 30 I.E./kg KG, dann Dauerinfusion 15 I.E./kg KG.
Nach Fibrinolyse: 10 I.E./kg KG und Stunde als Dauerinfusion 9 Stunden, nach Ende der Fibrinolysetherapie 15 I.E./kg KG und Stunde.
Herzinfarkt: 12-24 I.E./kg KG und Stunde oder 10.000-15.000 I.E. alle 6 Stunden.
Gefäßoperationen: 10.000 I.E. i.v. vor Abklemmen der Gefäße, nach Operationsende 12 I.E./kg KG und Stunde als Dauerinfusion bis zum 4.
postoperativen Tag.
Extrakorporaler Kreislauf siehe Austria-Codex - Fachinformation oder Gebrauchsinformation.
GA: - Heparinallergie
- hämorrhagische Diathesen (z.B. Haemophilie, Purpura, Thrombozytopenie);
- Blutungen im Gastrointestinaltrakt, in der Lunge oder der Niere;
- akute intracranielle Blutungen;
- proliferative Retinopathia diabetica;
- operative Eingriffe am ZNS sowie am Auge;
- Enzephalomalazie;
- Erkrankungen von Leber, Pankrease und Niere;
- floride ulzeröse Erkrankungen des Verdauungstraktes;
- viscerale Karzinome;
- Patienten mit erhöhter kapillarer Permeabilität;
- bakterielle Endokarditis;
- aktive Tuberkulose;
- unkontrollierte schwere Hypertonie;
- drohender Abortus.
SST: Sorgfältige Überwachung.
NW: Organblutungen, Haut- und Schleimhautblutungen, lokale Hämatome, Thrombopenie (White-Clot-Syndrom), reversible Osteoporose und Alopezie, selten Allergie (bis Schock), Veränderung von Laborparametern.
WW: Wirkungsverstärkung möglich durch: Phenylbutazon, Indometacin, Sulfin- pyrazon, Probenecid, Etacrynsäure, Penicillin i.v., Zytostatika sowie durch andere die Gerinnung beeinflussende Mittel (Acetylsalicylsäure, Dicumarole, Dipyridamol, Dextrane). Diese Medikamente sollten ca. 5 Tage vor Beginn einer Heparintherapie abgesetzt werden. Ebenfalls führt Anti- thrombin III-Konzentrat zu einer Potenzierung der Heparinwirkung.
Aus der Plasma-Eiweißbildung werden gedrängt: Phenytoin, Chinidin, Propranolol. Benzodiazepine, Bilirubin, Basische Medikamente (z.B.
Chinin) werden gehemmt.
Wirkungsabschwächung möglich durch Ascorbinsäure, Antihistaminika, Digitalis, Nicotin, Tetrazykline, Phenothiazine.
WH: Vorsicht bei Punktionen oder Eingriffen an der Prostata, Spinalpunktion, Spinalanästhesien und bei cerebralen Thrombosen sowie bei Diabetes mellitus und gleichzeitiger Einnahme von oralen Antikoagulantien oder anderen Pharmaka, die die blutungsgerinnungshemmende Wirkung von Heparin verstärken können. Auf ausreichende Antithrombin III-Spiegel achten, eventuell Antithrombin III applizieren (Thrombhibin). Thrombozyten regelmäßig kontrollieren, bei Thrombozytopenie Typ II (White Clot-Syndrom) sofort absetzen.
Bei Überdosierung Protaminsulfat oder Protaminhydrochlorid (meist ein- malige 50 mg i.v., selten mehr).
Erhöhte Blutungsinzidenz ab dem 60. Lebensjahr und in den ersten 36 Std.
post partum. Blutdruckkontrolle bei Hypertonie.
Bei Verdacht auf Überempfindlichkeit Probedosis 1000 IE langsam i.v. und einige Minuten warten. Ausschleichend absetzen (Heparin-Rebound-Phänomen möglich). Nicht mit Dihydroergotamin in einer Spritze mischen.
PG: 5 ST * (EKO: N) [€ 56,30]

Heparin Gilvasan 5000 I.E./ml - Durchstechflasche 20A02
(Z.Nr. 1-11741) RP. P. B01AB01
ZI: Gilvasan Pharma, Wien
Z: 1 ml Lösung enthält: Heparin natrium 5000 IE (entspr. → 8000-25000 Da), Natriumchlorid (entspr. Natrium 6,98 mg), Chlorobutanol, Natriumhydroxid zur pH-Wert-Einstellung, Aqua ad injectionem.
EW: Hochgereinigtes Heparin.
AG: Lungenembolie und tiefe Venenthrombose, Verbrauchskoagulopathie, extra- korporaler Kreislauf, Anschlussantikoagulierung nach Fibrinolyse.
Herzinfarkt: Reinfarktprophylaxe und Therapie des drohenden Infarktes.
Thromboseprophylaxe bei Operationen an Gefäßen.
Einleitung der niedrig dosierten Thromboseprophylaxe nach akutem Infarktstadium.
AA: I.v. Injektion oder Dauerinfusion nach Verdünnung (mit 5% Glukose- oder 0,9% NaCl-Lösung); nicht i.m.
DO: Abhängig von Gerinnungswerten (APTT);
Lungenembolie und tiefe Venenthrombose: Bolus 5000 I.E., dann Dauer- infusion 14-18 I.E./kg KG und Stunde oder 5000-10.000 I.E. alle 4 Std., Behandlungsdauer 10 Tage, dann orale Antikoagulantien.
Kinder: Initial 50-75 IE/kg KG, dann Dauerinfusion 15-25 IE/kg KG/h.
Verbrauchskoagulopathie. Initial 2000-5000 I.E., dann Dauerinfusion 12-18 I.E./kg KG und Stunde. Kinder i.v. Bolus 30 I.E./kg KG, dann Dauerinfusion 15 I.E./kg KG.
Nach Fibrinolyse: 10 I.E./kg KG und Stunde als Dauerinfusion 9 Stunden, nach Ende der Fibrinolysetherapie 15 I.E./kg KG und Stunde.
Herzinfarkt: 12-24 I.E./kg KG und Stunde oder 10.000-15.000 I.E. alle 6 Stunden.
Gefäßoperationen: 10.000 I.E. i.v. vor Abklemmen der Gefäße, nach Operationsende 12 I.E./kg KG und Stunde als Dauerinfusion

H

bis zum 4. postoperativen Tag.
Extrakorporaler Kreislauf siehe Austria-Codex - Fachinformation oder Gebrauchsinformation.
Niedrig dosierte Thromboseprophylaxe: Initial 5000 I.E. s.c. und 5000 I.E. i.v., dann 5000 I.E. s.c. alle 8-12 Std.
GA: - Heparinallergie
- hämorrhagische Diathesen (z.B. Haemophilie, Purpura, Thrombozytopenie);
- Blutungen im Gastrointestinaltrakt, in der Lunge oder der Niere;
- akute intracranielle Blutungen;
- proliferative Retinopathia diabetica;
- operative Eingriffe am ZNS sowie am Auge;
- Enzephalomalazie;
- Erkrankungen von Leber, Pankrease und Niere;
- floride ulzeröse Erkrankungen des Verdauungstraktes;
- viscerale Karzinome;
- Patienten mit erhöhter kapillarer Permeabilität;
- bakterielle Endokarditis;
- aktive Tuberkulose;
- unkontrollierte schwere Hypertonie;
- drohender Abortus.

SST: Sorgfältige Überwachung.
NW: Organblutungen, Haut- und Schleimhautblutungen, lokale Hämatome, Thrombopenie (White-Clot-Syndrom), reversible Osteoporose und Alopezie, selten Allergie (bis Schock), Veränderung von Laborparametern.
WW: Wirkungsverstärkung möglich durch: Phenylbutazon, Indometacin, Sulfin- pyrazon, Probenecid, Etacrynsäure, Penicillin i.v., Zytostatika sowie durch andere die Gerinnung beeinflussende Mittel (Acetylsalicylsäure, Dicumarole, Dipyridamol, Dextrane). Diese Medikamente sollten ca. 5 Tage vor Beginn einer Heparintherapie abgesetzt werden. Ebenfalls führt Anti- thrombin III-Konzentrat zu einer Potenzierung der Heparinwirkung.
Aus der Plasma-Eiweißbildung werden gedrängt: Phenytoin, Chinidin, Propranolol. Benzodiazepine, Bilirubin, Basische Medikamente (z.B.
Chinin) werden gehemmt.
Wirkungsabschwächung möglich durch Ascorbinsäure, Antihistaminika, Digitalis, Nicotin, Tetrazykline, Phenothiazine.
WH: Vorsicht bei Punktionen oder Eingriffen an der Prostata, Spinalpunktion, Spinalanästhesien und bei cerebralen Thrombosen sowie bei Diabetes mellitus und gleichzeitiger Einnahme von oralen Antikoagulantien oder anderen Pharmaka, die die blutungsgerinnungshemmende Wirkung von Heparin verstärken können. Auf ausreichende Antithrombin III-Spiegel achten, eventuell Antithrombin III applizieren (Thrombhibin). Thrombozyten regelmäßig kontrollieren, bei Thrombozytopenie Typ II (White Clot-Syndrom) sofort absetzen.
Bei Überdosierung Protaminsulfat oder Protaminhydrochlorid (meist ein- malige 50 mg i.v., selten mehr).
Erhöhte Blutungsinzidenz ab dem 60. Lebensjahr und in den ersten 36 Std.
post partum. Blutdruckkontrolle bei Hypertonie.
Bei Verdacht auf Überempfindlichkeit Probedosis 1000 IE langsam i.v. und einige Minuten warten. Ausschleichend absetzen (Heparin-Rebound-Phänomen möglich). Nicht mit Dihydroergotamin in einer Spritze mischen.
PG: 5 ST * (EKO: N) [€ 63,95]

Heparin Gilvasan 5000 I.E./ml - Injektions-/Infusionslösung 20A02
(Z.Nr. 2-40095) RP. P. nicht im Handel. B01AB01

Heparin Gilvasan 100 I.E./ml - Injektionslösung 57B01
(Z.Nr. 1-39208) RP. P. nicht im Handel. B01AB01

Hepasan 5 g - Brausepulver 40A01

(Z.Nr. 1-25753) RP. P. A05BA
ZI: MIP Pharma Austria, Innsbruck
Z: 1 Beutel zu 8 g enthält: Ornithin aspartat 5 g, Natriumhydrogencarbonat, Citronensäure, Saccharin natrium 50 mg, Sorbitol, Siliciumdioxid, hochdisperses, Johannisbeere, schwarz.
EW: Lebertherapeutikum.
AG: Senkung erhöhter Blutammoniakspiegel bei Lebererkrankungen, hepatischer Encephalopathie.
AA: In Wasser gelöst zu den Mahlzeiten.
DO: 2mal tgl. 1-2 Beutel.
Für Kinder und Jugendliche nicht empfohlen.
GA: Schwere Nierenschäden, Fruktoseintoleranz.
SST: Nutzen/Risiko-Abwägung.
NW: Magen/Darm, Gliederschmerzen.
WH: Verkehrshinweis.
PG: 20 ST RE2 (EKO: Y) [€ 27,05], **BP5X20** 100 ST RE2 (EKO: Y) [€ 116,30]

Hepatect CP 50 I.E./ml - Infusionslösung 36C08

(Z.Nr. 2-00288) NR. P. E. J06BB04
ZI: Biotest Pharma, Dreieich, Deutschland
Z: 1 ml enthält: Hepatitis-B-Oberflächeantigen (HBs), Antikörper 50 IE (entspr. Hepatitis-B-Immunglobulin vom Menschen) (entspr. Plasmaprotein (human) 50 g/l) (entspr. IgG mind. 96 %) (entspr. IgG1 ca. 59 %) (entspr. IgG2 ca. 35 %) (entspr. IgG3 ca. 3 %) (entspr. IgG4 ca. 3 %) (entspr. IgA max. 2000 µg), Glycin, Wasser für Injektionszwecke.
EW: Immunglobulin mit hohem Antikörpertiter gegen Hepatitis B-Viren.
AG: - Prävention einer Hepatitis - B- Reinfektion nach Lebertransplantation.
- Immunprophylaxe der Hepatitis B.
AA: I.v. Infusion; in den ersten 10 Minuten 0,1 ml/kg KG/h, dann max. 1 ml/kg KG/h.
DO: Prävention einer Reinfektion: Am Tag der Operation 10000 IE, postoperativ tgl. 2000-10000 IE über 7 Tage, dann nach Bedarf.
Kinderdosierung nach KOF (10000 I.E./1,73 m²).
Immunprophylaxe: Nach versehentlicher Exposition so rasch wie möglich mindestens 500 I.E.
Bei Hämodialysepatienten 8-12 I.E./kg KG, max. 500 I.E. alle 2 Monate bis zur Serokonversion nach Schutzimpfung.
Neugeborene von Hepatitis B-Virus tragenden Müttern: 30-100 IE/kg KG von der Geburt bis zur Serokonversion nach Schutzimpfung.
GA: Selektiver IgA- Mangel mit Antikörpern gegen IgA.
SST: Vorsicht in der Schwangerschaft; in der Stillzeit Anwendung möglich.
NW: Allgemeinreaktionen (Schüttelfrost, Kopfschmerzen, Fieber, Erbrechen), selten starke Überempfindlichkeit (bis anaphylaktischer Schock), reversible aseptische Meningitis, reversible hämolytische Anämie, Thromboembolie, Haut, Nierenversagen, transfusionsassoziierte akute Lungeninsuffizienz.
WW: Wirksamkeit abgeschwächter Lebendimpfstoffe bis 3 Monate (bei Masernimpfung bis 1 Jahr) beeinträchtigt. Schleifendiuretika vermeiden.
WH: Vorsicht bei Thromboserisiko. Kontrolle: Anti-HBs-Titer im Serum, Urinausscheidung, Serumkreatinin. Patienten ausreichend hydrieren. Verkehrshinweis.
PG: 2ML 1 ST RE1 (EKO: Y) [€ 113,20], **10ML** 1 ST RE1 (EKO: Y) [€ 431,60]

Hepatodoron - Kautabletten 40W

(Z.Nr. HERB-00110) RPF. P. A05BA
ZI: Weleda, Wien
Z: 1 Kautablette enthält: Erdbeerblätter 40 mg (entspr. Fragariae vescae folium), Weinblätter 40 mg (entspr. Vitis viniferae folium), Lactose monohydrat 164,17 mg, Weizenstärke 3,32 mg, Calcium behenat.
EW: Anthroposophikum.
AG: Traditionell pflanzlich zur Anregung der Lebertätigkeit, unterstützend bei Verstopfung oder Hautausschlägen.
AA: Vor den Mahlzeiten gut zerkaut einnehmen.
DO: 1-3mal tgl. 1-2 Kautabletten über mindestens 4 Wochen. Für Kinder und Jugendliche nicht empfohlen.
SST: Nicht empfohlen.
NW: Allergien, Magen/Darm, Kopfschmerzen.
PG: 200 ST * (EKO: N) [€ 33,90]

▼ Hepcludex 2 mg - Pulver zur Herstellung einer Injektionslösung 35E04

(Z.Nr. EU/1/20/1446/*) NR. P. T. J05AX28
ZI: Myr, Homburg, Deutschland
Z: 1 Durchstechflasche enthält: Bulevirtid 2 mg (entspr. Bulevirtid acetat), Natriumcarbonat, Natriumhydrogencarbonat, Mannitol, Salzsäure zur pH-Wert-Einstellung, Natriumhydroxid zur pH-Wert-Einstellung.
EW: Antiviral. NTCP-Inhibitor: Blockiert Eindringen des Virus in Hepatozyten.
AG: Chronische Hepatitis-Delta-Virus (HDV)-Infektion bei kompensierter Lebererkrankung.
AA: S.c.; Selbstinjektion nach Unterweisung möglich.
DO: 1mal tgl. 2 mg. Keine Daten bei Kindern und Jugendlichen.
SST: In der Schwangerschaft Anwendung vermeiden. Abstillen.
NW: Lokale Reaktionen, Labor (asymptomatische Erhöhung der Gallensalze im Serum, ALT- Erhöhungen nach Behandlungsende), Blutbild, Tachykardie, Übelkeit, Haut, Hämaturie, Arthralgie, Ermüdung.
WW: Nicht empfohlen: Sulfasalazin, Irbesartan, Ezetimib, Ritonavir, Ciclosporin A.
Vorsicht: Estron-3-sulfat, Fluvastatin, Atorvastatin, Pitavastatin, Pravastatin, Rosuvastatin, Schilddrüsenhormone. OATP1B1- und B3 -Subtrate, CYP3A4- Substrate mit geringer therapeutischer Breite (z.B. Carbamazepin, Simvastatin, Sirolimus und Tacroli-

mus).
WH: Bei dekompensierter Lebererkrankung nicht empfohlen. Nach Behandlungsende Hepatitis- Exazerbationen möglich. Erhöhung der Gallensalze im Serum möglich. Verkehrshinweis (Schwindel).
PG: 30 ST * (EKO: N) [€ 16.478,40]

Hepeel - Ampullen 40X
(Z.Nr. 3-00527) RP. P. V03AX
ZI: Biologische Heilmittel Heel, Baden-Baden, Deutschland
Z: 1 Ampulle mit 1,1 ml Injektionslösung enthält: Lycopodium clavatum (Homöopathie) D2 1,1 mg, Chelidonium majus (Homöopathie) D3 1,1 mg, Cinchona pubescens (Homöopathie) D2 1,1 mg, Myristica fragrans (Homöopathie) D3 1,1 mg, Silybum marianum (Homöopathie) D1 0,55 mg, Phosphorus (Homöopathie) D5 0,55 mg, Veratrum album (Homöopathie) D5 2,2 mg, Citrullus colocynthis (Homöopathie) D5 3,3 mg, Natriumchlorid, Spuren von: Ethanol 96%, Wasser für Injektionszwecke.
EW: Homöopathikum.
AG: Funktionelle Leberstörungen.
AA: I.v., i.m., s.c., intradermal.
DO: Akut tgl. 1 Ampulle über 3 Tage, dann 1 Ampulle 1-3mal wöchentlich. Für Kinder nicht empfohlen.
SST: Vorsicht.
NW: Allergien.
PG: 10 ST * (EKO: N) [€ 17,10], 50 ST * (EKO: N) [€ 67,80], 100 ST * (EKO: N) [€ 121,30]

Hepeel - Tabletten 40X
(Z.Nr. 3-00460) RPF. P. nicht im Handel. V03AX

Hepsera 10 mg - Tabletten 35E02
(Z.Nr. EU/1/03/251/*) NR. P. J05AF08
ZI: Gilead Sciences Ireland, Carrigtohill County Cork, Irland
Z: 1 Tablette enthält: Adefovir dipivoxil 10 mg, Stärke, verkleistert, Croscarmellose natrium, Lactose monohydrat 113 mg, Talkum, Magnesium stearat.
EW: Virustatikum.
AG: Chronische Hepatitis B bei Erwachsenen mit kompensierter Lebererkrankung (als Mittel 2. Wahl) oder mit dekompensierter Lebererkrankung (in Kombination mit einem zweiten Wirkstoff ohne Kreuzresistenz gegen Hepsera).
AA: Oral.
DO: 1mal tgl. 10 mg. Bei Nierenschäden Dosisintervalle verlängern. Für Kinder und Jugendliche nicht empfohlen.
SST: Nicht empfohlen, nicht stillen. Zuverlässige Kontrazeption empfohlen.
NW: Magen/Darm, Asthenie, Bauchschmerzen, Kopfschmerzen, Niere (besonders bei Langzeitgabe), Haut. Nach Absetzen Exazerbation der Hepatitis.
WW: Vorsicht mit anderen renal ausgeschiedenen Arzneimitteln, Ciclosporin, Tacrolimus, pegyliertem Interferon. Nicht gleichzeitig mit Tenofovir anwenden.
WH: Kontrollen: Niere, Leber. Auf Laktatazidose achten. Nicht zur Behandlung einer HIV-Infektion anwenden.
Bei Überdosierung Hämodialyse möglich.
PG: 30 ST RE2 (EKO: Y) [€ 733,95]

Hepsera 10 mg - Tabletten 35E02
(Z.Nr. EU/1/03/251/*) NR. P. Parallelimport. J05AF08
nicht im Handel.

Hepsera 10 mg - Tabletten 35E02
(Z.Nr. EU/1/03/251/*) NR. P. Parallelimport. J05AF08
nicht im Handel.

Hepsera 10 mg - Tabletten 35E02
(Z.Nr. EU/1/03/251/*) NR. P. Parallelimport. J05AF08
nicht im Handel.

Herbion Efeu 7 mg/ml - Sirup 50Z02
(Z.Nr. 1-30955) RPF. P. nicht im Handel. R05CA12

Herceptin 150 mg - Pulver zur Herstellung eines Infusionslösungskonzentrats 55L
(Z.Nr. EU/1/00/145/*) NR. P. E. L01XC03
ZI: Roche Registration, Grenzach-Wyhlen, Deutschland
Z: 1 Durchstechflasche enthält: Trastuzumab 150 mg, hergestellt in Ovarialzellen des chinesischen Hamsters (CHO), L-Histidin hydrochlorid-monohydrat, L-Histidin, alpha, alpha-Trehalosedihydrat, Polysorbat 20.
EW: Monoklonaler Antikörper; antineoplastisch.
AG: HER2-positiver metastasierter Brustkrebs (MBC): Monotherapie oder in Kombination mit Paclitaxel, Docetaxel oder Aromatasehemmer.
-HER2-positiver Brustkrebs im Frühstadium (EBC): nach Operation, Strahlen- oder Chemotherapie (neoadjuvant oder adjuvant) in Kombination mit Paclitaxel, Docetaxel oder Carboplatin.
-HER2-positives metastasierendes Magenkarzinom (MGC).
AA: I.v. Infusion nach Rekonstitution und Verdünnung über 90 min., bei guter Verträglichkeit über 30 min.. Nicht als Bolus. Nicht zur s.c. Injektion.
DO: Vor Therapiebeginn HER2-Test durchführen.
Brustkrebs: Initial 4 mg/kg KG, dann wöchentlich 2 mg/kg KG. Oder: Initial 8 mg/kg KG, dann alle 3 Wochen 6 mg/kg KG.
Magenkarzinom: Initial 8 mg/kg KG, dann alle 3 Wochen 6 mg/kg KG.
Für Kinder und Jugendliche nicht empfohlen.
GA: Schwere Ruhedyspnoe.
SST: Nutzen/Risiko-Abwägung in der Schwangerschaft. Bis 7 Monate nach der letzten Dosis Herceptin nicht stillen. Kontrazeption bis mindestens 7 Monate nach Therapieende erforderlich.
NW: Asthenie, Fieber, Schüttelfrost, Magen/Darm (Diarrhoe, Erbrechen, geschwollene Lippen), Infektionen, Arthralgie/Myalgie, Haut, Herz/Kreislauf (Herzinsuffizienz; vermehrte kardiale Nebenwirkungen nach Anthrazyklingabe), Blutbild, (Neutropenie, Anämie), ZNS (Tremor, Schwindel, Kopfschmerzen), Augen, Lunge (Dyspnoe, Lungenödem), interstitielle Lungenerkrankungen, infusionsbedingte Reaktionen, Überempfindlichkeit, Leber, Niere.
WW: Anthrazykline bei metastasiertem Brustkrebs und bei adjuvanter Behandlung nicht gleichzeitig mit Herceptin verabreichen. Bei anderen Indikationen Anthrazykline nur mit besonderer Vorsicht verabreichen (Kardiotoxizität).
WH: HER2-Test in Speziallabor durchführen. Herzfunktion (LVEF) regelmäßig überwachen. Verwechslung mit Trastuzumab-Emtansin ausschließen. Vorsicht bei Pneumonitis und interstitielle Lungenkrankheit. Auf schwere Überempfindlichkeit achten. Verkehrshinweis.
PG: 1 ST * (EKO: N) [€ 1.025,40]

Herceptin 150 mg - Pulver zur Herstellung eines Infusionslösungskonzentrats 55L
(Z.Nr. EU/1/00/145/*) NR. P. E. L01XC03
Parallelimport. nicht im Handel.

Herceptin 150 mg - Pulver zur Herstellung eines Infusionslösungskonzentrats 55L
(Z.Nr. EU/1/00/145/*) NR. P. E. L01XC03
Parallelimport. nicht im Handel.

Herceptin 150 mg - Pulver zur Herstellung eines Infusionslösungskonzentrats 55L
(Z.Nr. EU/1/00/145/*) NR. P. E. L01XC03
Parallelimport.
V: Inopha, Ludwigsfelde, Deutschland
Z: 1 Durchstechflasche enthält: Trastuzumab 150 mg, hergestellt in Ovarialzellen des chinesischen Hamsters (CHO), L-Histidin hydrochlorid-monohydrat, L-Histidin, alpha, alpha-Trehalosedihydrat, Polysorbat 20.
PG: 1 ST * (EKO: N) [€ 1.025,40]

Herceptin 150 mg - Pulver zur Herstellung eines Infusionslösungskonzentrats 55L
(Z.Nr. EU/1/00/145/*) NR. P. E. L01XC03
Parallelimport.
V: Orifarm, Leverkusen, Deutschland
Z: 1 Durchstechflasche enthält: Trastuzumab 150 mg, hergestellt in Ovarialzellen des chinesischen Hamsters (CHO), L-Histidin hydrochlorid-monohydrat, L-Histidin, alpha, alpha-Trehalosedihydrat, Polysorbat 20.
PG: 1 ST * (EKO: N) [€ 1.005,60]

Herceptin 600 mg - Injektionslösung in einer Durchstechflasche 55L
(Z.Nr. EU/1/00/145/*) NR. P. E. L01XC03
ZI: Roche Registration, Grenzach-Wyhlen, Deutschland
Z: 1 Durchstechflasche mit 5 ml enthält: Trastuzumab 600 mg, hergestellt in Ovarialzellen des chinesischen Hamsters (CHO), Hyaluronidase, rekombinant, human, L-Histidin, L-Histidin hydrochlorid-monohydrat, alpha, alpha-Trehalosedihydrat, L-Methionin, Polysorbat 20, Wasser für Injektionszwecke.
EW: Monoklonaler Antikörper; antineoplastisch.
AG: HER2-positiver metastasierter Brustkrebs (MBC): als Monotherapie oder in Kombination mit Paclitaxel, Docetaxel oder Aromatasehemmer).
-HER2-positiver Brustkrebs im Frühstadium (EBC): nach Operation, Strahlen- oder Chemotherapie (neoadjuvant oder adjuvant) in Kombination mit Paclitaxel, Docetaxel oder Carboplatin.
AA: S.c. (Oberschenkel) über 2-5 min.
DO: Vor Therapiebeginn HER2-Test durchführen.
Alle 3 Wochen 600 mg.
Kein Nutzen bei Kindern und Jugendlichen.
GA: Schwere Ruhedyspnoe.
SST: Nutzen/Risiko-Abwägung in der Schwangerschaft. Bis 7

H

Monate nach der letzten Dosis Herceptin nicht stillen. Kontrazeption bis mindestens 7 Monate nach Therapieende erforderlich.
NW: Asthenie, Fieber, Schüttelfrost, Magen/Darm (Diarrhoe, Erbrechen, geschwollene Lippen), Infektionen, Arthralgie/Myalgie, Haut, Herz/Kreislauf (Herzinsuffizienz; vermehrte kardiale Nebenwirkungen nach Anthrazyklingabe), Blutbild, (Neutropenie, Anämie), ZNS (Tremor, Schwindel, Kopfschmerzen), Augen, Lunge (Dyspnoe, Lungenödem), interstitielle Lungenerkrankungen, infusionsbedingte Reaktionen, Überempfindlichkeit, Leber, Niere.
WW: Anthrazykline bei metastasiertem Brustkrebs und bei adjuvanter Behandlung nicht gleichzeitig mit Herceptin verabreichen. Bei anderen Indikationen Anthrazykline nur mit besonderer Vorsicht verabreichen (Kardiotoxizität).
WH: HER2-Test in Speziallabor durchführen. Herzfunktion (LVEF) regelmäßig überwachen. Verwechslung mit Trastuzumab-Emtansin ausschließen. Vorsicht bei Pneumonitis und interstitielle Lungenkrankheit. Auf schwere Überempfindlichkeit achten. Verkehrshinweis.
PG: 1 ST * (EKO: N) [€ 2.989,30]

H

Herceptin 600 mg - Injektionslösung in einer Durchstechflasche — 55L

(Z.Nr. EU/1/00/145/*) NR. P. E. — L01XC03
Parallelimport.
V: Abacus Medicine, Copenhagen, Dänemark
Z: 1 Durchstechflasche mit 5 ml enthält: Trastuzumab 600 mg, hergestellt in Ovarialzellen des chinesischen Hamsters (CHO), Hyaluronidase, rekombinant, human, L-Histidin, L-Histidin hydrochlorid-monohydrat, alpha, alpha-Trehalosedihydrat, L-Methionin, Polysorbat 20, Wasser für Injektionszwecke.
PG: 1 ST * (EKO: N) [€ 2.930,40]

Herceptin 600 mg - Injektionslösung in einer Durchstechflasche — 55L

(Z.Nr. EU/1/00/145/*) NR. P. E. — L01XC03
Parallelimport.
V: Eurim-Pharm, Salzburg
Z: 1 Durchstechflasche mit 5 ml enthält: Trastuzumab 600 mg, hergestellt in Ovarialzellen des chinesischen Hamsters (CHO), Hyaluronidase, rekombinant, human, L-Histidin hydrochlorid-monohydrat, alpha, alpha-Trehalosedihydrat, L-Methionin, Polysorbat 20, Wasser für Injektionszwecke.
PG: 1 ST * (EKO: N) [€ 2.930,25]

Herceptin 600 mg - Injektionslösung in einer Durchstechflasche — 55L
(Z.Nr. EU/1/00/145/*) NR. P. E. — L01XC03
Parallelimport. nicht im Handel.

Herceptin 600 mg - Injektionslösung in einer Durchstechflasche — 55L
(Z.Nr. EU/1/00/145/*) NR. P. E. — L01XC03
Parallelimport. nicht im Handel.

Herposicc - Lippensalbe — 22A02

(Z.Nr. 0-06309) RPF. P. — D04AB04, D02AB
ZI: Pharmaselect International, Wien
Z: 1 g enthält: Benzocain 14 mg, Zinkoxid 36 mg, Vaselin, gelbes, Wollwachsalkoholsalbe (entspr. Wollwachsalkohole 13,26 mg) (entspr. Cetylstearylalkohol 1,105 mg), Wollwachs 221 mg, Talkum, Schwefel zum äusserlichen Gebrauch, Phenol 0,75 mg.
EW: Leicht desinfizierend und anästhesierend.
AG: Herpes labialis.
AA: Nur auf den Lippen.
DO: Mehrmals tgl. eine linsengroße Menge dünn auftragen. Bei Kleinkindern unter 2 Jahren nicht anwenden.
SST: Kleinflächige Anwendung möglich.
NW: Lokale Reizung, ev. Methämoglobinämie.
WH: Übermäßiges Sonnen- und UV-Licht vermeiden. Bei Methämoglobinämie 1 mg Methylenblau/kg KG i.v. geben.
PG: 8 G * (EKO: N) [€ 6,90]

Herz ASS G.L. 50 mg - Filmtabletten — 20B
(Z.Nr. 1-23742) RPF. P. nicht im Handel. — B01AC06

Herz ASS G.L. 100 mg - Filmtabletten — 20B
(Z.Nr. 1-23745) RPF. P. nicht im Handel. — B01AC06

🐾 Herz- und Kreislauftropfen "Mag. Doskar" für Tiere — 890B

(Z.Nr. 8-30084) RPF. P. — QV03AX
ZI: Mag. Martin Doskar pharm. Produkte, Wien
Z: 100 g (= 108 ml, 1 ml = 25 Tropfen) Lösung enthalten: Crataegus (Homöopathie) D6 30 g, Prunus laurocerasus (Homöopathie) D6 30 g, Strophantus (Homöopathie) D6 15 g, Veratrum album (Homöopathie) D6 15 g, Camphora (Homöopathie) D5 10 g, Ethanol (entspr. Gesamtethanolgehalt 50,1 % (V/V)), Wasser.
EW: Homöopathikum.
AG: Kreislaufstimulans bei Pferd, Rind, Hund, Katze.
AA: Unverdünnt mit einer Einmalspritze (ohne Nadel), bei Pferd und Rind auch auf ein Stück Zucker.
DO: Pferd, Rind: 3mal tgl. 15-20 Tropfen.
Hund: 3mal tgl. 8-10 Tropfen.
Katze: 3mal tgl. 5-7 Tropfen.
SST: Anwendung nur nach Rücksprache mit dem Tierarzt.
PG: 50 ML VT [€ 14,50]

Herzschutz ASS "ratiopharm" 100 mg - Tabletten — 20B

(Z.Nr. 1-20789) RP. P. — B01AC06
ZI: Teva, Haarlem, Niederlande
Z: 1 Tablette enthält: Acetylsalicylsäure 100 mg, Cellulose, mikrokristalline, Maisstärke, Cellulosepulver.
EW: Plättchenaggregationshemmer.
AG: Verminderung des Herzinfarktrisikos bei Angina pectoris, Rezidivprophylaxe nach Herzinfarkt, Vorbeugung von Schlaganfällen nach TIA und Apoplexie, akuter Myokardinfarkt, Intervalltherapie bei Migräne.
AA: Unzerkaut möglichst nach der Mahlzeit mit reichlich Flüssigkeit einnehmen. Nicht auf nüchternen Magen einnehmen!
DO: 1mal tgl. 50-100 mg. Keine Indikation für Kinder.
GA: Magen-Darm-Ulcera, Blutschäden, Niereninsuffizienz, Oxalurie, schwere Leberschäden, schwere Herzinsuffizienz.
SST: Im 1. und 2. Trimenon strenge Indikationsstellung. Im letzten Trimenon Gegenanzeige. Bei kurzfristiger Anwendung in der empfohlenen Dosis Stillen möglich.
NW: Überempfindlichkeit, Magen, okkulte Magen-Darm-Blutungen, Blutungszeit verlängert, ZNS, Tinnitus, Asthmaanfälle, Hypoglykämie, Nierenschäden, Ödeme, Hypertonie, Herzinsuffizienz, hämorrhagische Vaskulitis, Leber, Reye- Syndrom. Überhöhte Dosen: Ulcera mit schweren Blutungen.
WW: Kontraindiziert: Methotrexat ab 15 mg/Woche. Vorsicht: Antikoagulantien, Urikosurika, Antidiabetika, Thrombolytika, Metamizol, Ibuprofen, Naproxen, Diuretika, systemische Glukokortikoide, ACE-Hemmer, Valproinsäure, Digoxin, Alkohol. Abgeschwächt werden Aldosteronantagonisten, Schleifendiuretika, Antihypertonika.
WH: Vorsicht bei Analgetikaüberempfindlichkeit, Asthma bronchiale, Glukose-6 Phosphat-Dehydrogenasemangel, Gastritis, Kindern und Jugendlichen bei fieberhaften Erkrankungen. Hinweis auf Reye-Syndrom (Einzelfälle von langdauerndem Erbrechen, Austrocknung, Krämpfen: Intensivbehandlung!). Bei Antazida-Einnahme ASS-Dosiserhöhung eventuell erforderlich. Nierenkontrolle bei Langzeiteinnahme. Verkehrshinweis. Vergiftung (Magen/Darm, ZNS, Azidose, Hirn , Lungenödem, Koma): Therapie symptomatisch (Intensivmedizin, alkalische Diurese).
PG: 30 ST (2) (EKO: G) [€ 1,30], 100 ST (EKO: G) [€ 3,40]

▼ Herzuma 150 mg - Pulver für ein Konzentrat zur Herstellung einer Infusionslösung — 55L

(Z.Nr. EU/1/17/1257/*) NR. P. E. — L01XC03
ZI: Celltrion Healthcare Hungary Kft., Budapest, Ungarn
Z: 1 Durchstechflasche enthält: Trastuzumab 150 mg, hergestellt in Ovarialzellen des chinesischen Hamsters (CHO), L-Histidin hydrochlorid, L-Histidin, alpha, alpha-Trehalosedihydrat, Polysorbat 20.
EW: Monoklonaler Antikörper; antineoplastisch.
AG: HER2-positiver metastasierter Brustkrebs (MBC): allein oder in Kombination mit Paclitaxel, Docetaxel oder Aromatasehemmer.
HER2-positiver Brustkrebs im Frühstadium (EBC): auch adjuvant in Kombination mit neoadjuvanter Chemotherapie.
HER2-positives metastasierendes Magenkarzinom (MGC).
AA: I.v. Infusion, nicht als Bolus.
DO: Vor Therapiebeginn HER2-Test durchführen.

Brustkrebs:

Initial 4 mg/kg KG, dann wöchentlich 2 mg/kg KG.
Oder: Initial 8 mg/kg KG, dann alle 3 Wochen 6 mg/kg KG.

Magenkarzinom:

Initial 8 mg/kg KG, dann alle 3 Wochen 6 mg/kg KG.
Für Kinder und Jugendliche nicht empfohlen.
GA: Schwere Ruhedyspnoe.
SST: Nutzen/Risiko-Abwägung: bis 7 Monate nach der letzten Dosis nicht stillen. Kontrazeption bis mindestens 7 Monate nach Therapieende erforderlich.
NW: Allgemein, Magen/Darm (Diarrhoe, Erbrechen, geschwollene Lippen), Arthralgie/Myalgie, Haut, Herz/Kreislauf (Herzinsuffizienz; vermehrte kardiale Nebenwirkungen nach Anthrazyklingabe), Blutbild, (Neutropenie, Anämie), ZNS (Tremor, Schwindel, Kopf-

schmerzen), Augen, Lunge (Dyspnoe, Lungenödem), interstitielle Lungenerkrankungen, infusionsbedingte Symptome, Überempfindlichkeit, Leber, Niere.
WW: Anthrazykline bei metastasiertem Brustkrebs und bei adjuvanter Behandlung nicht gleichzeitig mit Trastuzumab verabreichen. Bei anderen Indikationen Anthrazykline nur mit besonderer Vorsicht verabreichen (Kardiotoxizität).
WH: HER2-Test in Spezziallabor durchführen. Herzfunktion (LVEF) regelmäßig überwachen. Verwechslung mit Trastuzumab-Emtansin ausschließen.
Verkehrshinweis.
PG: 1 ST * (EKO: N) [€ 829,00]

▼ *Herzuma 150 mg - Pulver für ein Konzentrat zur Herstellung einer Infusionslösung* 55L
(Z.Nr. EU/1/17/1257/*) NR. P. E. L01XC03
Parallelimport. nicht im Handel.

▼ Herzuma 420 mg - Pulver für ein Konzentrat zur Herstellung einer Infusionslösung 55L

(Z.Nr. EU/1/17/1257/*) NR. P. E. L01XC03
ZI: Celltrion Healthcare Hungary Kft., Budapest, Ungarn
Z: 1 Durchstechflasche enthält: Trastuzumab 420 mg, hergestellt in Ovarialzellen des chinesischen Hamsters (CHO), L-Histidin hydrochlorid, L-Histidin, alpha, alpha-Trehalosedihydrat, Polysorbat 20.
Kurzinformation: siehe Herzuma 150 mg - Pulver für ein Konzentrat zur Herstellung einer Infusionslösung, → S. 660
PG: 1 ST * (EKO: N) [€ 2.243,00]

Hetlioz 20 mg - Hartkapseln 32A04
(Z.Nr. EU/1/15/1008/*) NR. P. nicht im Handel. N05CH03

Heumann Bronchialtee Solubifix 50Z06

(Z.Nr. HERB-00023) RPF. P. R05
ZI: ACRAF, Rom, Italien
Z: 1,2 g Teeaufgusspulver (= 1 Messlöffel) enthält: Süssholzwurzel-Trockenextrakt (3-4:1); Wasser (Auszugsmittel) 120 mg, Eibischwurzel-Trockenextrakt (7-9:1); Wasser (Auszugsmittel) 65 mg, Primelwurzel-Trockenextrakt (5-7:1); Ethanol 60% (m/m) (Auszugsmittel) 10 mg, Thymian Öl ätherisch 1,2 mg, Maltodextrin, Glucose-Sirup (entspr. Glucose 45 mg), Arabisches Gummi, Anisöl, Saccharose 32 mg (entspr. Sucrose), Fructose 19 mg, Ammoniak-Zuckercouleur.
AG: Traditionell pflanzlich zur Unterstützung der Schleimlösung in den Atemwegen.
AA: Pro Tasse 1 Messlöffel Teeaufgusspulver unter Umrühren mit ca. 150 ml heißem Wasser übergießen und nach Belieben süßen.
DO: 3-6mal tgl. 1 Tasse. Für Kinder und Jugendliche nicht empfohlen.
GA: Überempfindlichkeit gegen Lippen- oder Doldenblütler, Leberschäden, Hypertonie, Hypokaliämie.
SST: Nicht empfohlen.
NW: Allergien, mineralokortikoide Effekte, Herzrhythmusstörungen.
WW: Nicht empfohlen: Verstärkte Kaliumverluste durch Thiazid- und Schleifendiuretika, Kortikosteroide, Laxantien. Kaliummangel beeinflusst Herzglykoside, Antiarrhythmika. Blutdrucksenker abgeschwächt.
WH: Bei Nierenschäden nicht empfohlen.
PG: 30 G * (EKO: N) [€ 8,45]

Heumann´s Blasen- und Nierentee Solubitrat 52Z05

(Z.Nr. 1-25378) RPF. P. G04BX
ZI: ACRAF, Rom, Italien
Z: 1 Messlöffel (= 1,2 g Teeaufgusspulver) enthält: Birkenblätter-Dickextrakt (4-8:1); Wasser (Auszugsmittel) 224 mg, Riesengoldrutenkraut-Dickextrakt (4-7:1); Wasser (Auszugsmittel) 250 mg, Maltodextrin, Ammoniak-Zuckercouleur, Orangen-Aroma, Karamel-Aroma, Saccharin natrium, Bitterfenchelöl.
EW: Pflanzliches Arzneimittel.
AG: Durchspülung der Harnwege, Nierengrieß, Vor- und Nachsorge bei Harnsteinen.
AA: Zum Einnehmen nach Auflösen: 1 Messlöffel Teeaufgusspulver mit ca. 150 ml heißem oder warmem Wasser aufgießen und nach Belieben süßen.
DO: 3-5mal tgl. 1 Tasse trinken. Für Kinder nicht empfohlen.
GA: Korbblütlerüberempfindlichkeit, Ödeme bei Herz- oder Niereninsuffizienz.
SST: Nicht empfohlen.
NW: Überempfindlichkeit, Magen/Darm, Haut.
WW: Synthetische Diuretika nicht empfohlen.
WH: Ohne ärztliche Anordnung maximal 5 Tage anwenden.
PG: 30 G * (EKO: N) [€ 11,45]

Hexacima - Injektionssuspension 36A14
(Z.Nr. EU/1/13/828/*) NR. P. E. nicht im Handel. J07CA09

Hexacima - Injektionssuspension in einer Fertigspritze 36A14
(Z.Nr. EU/1/13/828/*) NR. P. E. nicht im Handel. J07CA09

🐾 Hexasol - Injektionslösung für Rinder 802BA

(Z.Nr. 8-00628) NR. P. VNW. QJ01AA56
ZI: Norbrook Laboratories (Ireland), Monaghan, Irland
Z: 1 ml enthält: Oxytetracyclin 300 mg (entspr. Oxytetracyclin dihydrat), Flunixin 20 mg (entspr. Flunixin meglumin), Natrium formaldehydsulfoxylat 4 mg, Cellulose, mikrokristalline, Lactose monohydrat, Croscarmellose natrium, Polyvinylpyrrolidon K30, Natrium laurylsulfat, Magnesium stearat, Wasser, gereinigtes.
EW: Antibiotikum + Antiphlogistikum.
AG: Akute Atemwegsinfektionen bei Rindern durch Mannheimia (Pasteurella) haemolytica und Pasteurella multocida, wenn entzündungshemmende und fiebersenkende Wirkung gewünscht wird.
AA: I.m.; maximales Volumen pro Injektionsstelle 15 ml.
DO: Einmalig 1 ml je 10 kg KG.
GA: Herz-, Leber-, Nierenschäden, Magen/Darm-Blutungen; dehydrierte, hypovolämische oder hypotensive Tiere.
SST: Nicht empfohlen.
NW: Lokale Reaktionen, Zahnverfärbung.
WW: Nicht gleichzeitig andere NSAIDs, nephrotoxische Arzneimittel oder Kortikosteroide geben.
WH: Vorsicht bei unter 6 Wochen alten Tieren und bei alten Tieren (Nieren- schäden möglich). Antibiogramm anfertigen.
VNW: Essbares Gewebe 28 Tage. Nicht für Tiere, deren Milch für menschlichen Verzehr vorgesehen ist.
PG: 100 ML VNW [€ 55,45]

Hexoral - Lösung zum Gurgeln 45A04

(Z.Nr. 0-14495) RPF. P. A01AB12
ZI: Johnson & Johnson, Hallein
Z: 100 ml enthalten: Hexetidin 100 mg, Wasser, gereinigtes, Ethanol 96% (V/V), Polysorbat 80, Citronensäure monohydrat, Saccharin natrium, Levomenthol 70 mg, Azorubin 2 mg, Eucalyptusöl 10 mg, Natriumcalciumedetat, Natriumhydroxid.
EW: Antimikrobiell.
AG: Kurzfristig bei Entzündungen im Mund- und Rachenbereich.
AA: Unverdünnt nach dem Essen spülen oder gurgeln, zur Lokalbehandlung umschriebener Entzündungen mit Tupfern oder Wattestäbchen applizieren.
DO: Personen ab 12 Jahren: Morgens und abends ½ Minute mit1 Esslöffel Mund spülen oder gurgeln. Lösung nicht schlucken, sondern ausspucken.
Kinder ab 3 Jahren (von 3 bis6 Jahren nur auf ärztliche Anordnung): Entzündete Stellen morgens und abends nach den Mahlzeiten, max. 3mal tgl., mit Wattestäbchen betupfen.
SST: Vorsicht.
NW: Geschmacksstörungen, Überempfindlichkeit, Husten, Magen/Darm, Laryngospasmus bei Kindern bis 2 Jahren.
WW: Nicht ins Auge, in die Augenumgebung oder in den Gehörgang bringen.
Zahnpasten vor der Mundspülung anwenden.
PG: 200 ML * (EKO: N) [€ 7,95]

Hexvix 85 mg - Pulver und Lösungsmittel zur Herstellung einer Lösung zur intravesikalen Anwendung 24C05

(Z.Nr. 1-26493) NR. P. V04CX06
ZI: Ipsen Pharma, München, Deutschland
Z: 1 Durchstichflasche enthält: Hexaminolevulinat 85 mg (entspr. Hexaminolevulinat hydrochlorid), Lösungsmittel: Natriummonohydrogenphosphat-dihydrat, Kaliumdihydrogenphosphat, Natriumchlorid, Salzsäure, Natriumhydroxid, Wasser für Injektionszwecke.
EW: Diagnostikum.
AG: Diagnose und Verlaufskontrolle von Blasenkarzinom als Ergänzung zur Standard-Weißlicht-Zystoskopie.
DO: 50 ml einer 8 mmol/l hergestellten Lösung durch einen Katheter in die Blase instillieren. Flüssigkeit soll ca. 60 min in der Blase ver- bleiben. Innerhalb von 60 min nach Entleerung der Blase zystoskopische Untersuchung unter Blaulicht beginnen.
GA: Porphyrie.
SST: Nicht anwenden.
NW: Blasenspasmus, Blasenschmerzen, Dysurie, Magen/Darm, Kopfschmerzen, Pyrexie, Überempfindlichkeit.
WH: Auf Überempfindlichkeitsreaktionen achten. Bei hohem Risiko einer Blasen- entzündung nicht anwenden. Keine Studien zur wiederholten Anwendung.
PG: 1 ST * (EKO: N) [€ 612,70]

Hexyon - Injektionssuspension 36A14
(Z.Nr. EU/1/13/829/*) NR. P. E. nicht im Handel. J07CA09

Hexyon - Injektionssuspension in einer Fertigspritze 36A14
(Z.Nr. EU/1/13/829/*) NR. P. E. J07CA09
ZI: Sanofi Pasteur Europe, Lyon, Frankreich
Z: 1 Dosis (0,5 ml) enthält: Diphtherie-Tetanus-Pertussis (azellulär, aus Komponenten)-Hepatitis-B(rDNA)- Poliomyelitis (inaktiviert)-Haemophilus-Typ-b (konjugiert)-Adsorbat-Impfstoff: Diphtherie-Toxoid, adsorbiert mind. 20 IE, Tetanus-Toxoid, adsorbiert mind. 40 IE, Bordetella pertussis Antigene (entspr. Pertussis-Toxoid, adsorbiert 25 µg) (entspr. Hämagglutinin, filamentöses 25 µg); Polioviren, inaktivierte (VERO) (entspr. Poliovirus Typ 1 (Mahoney), inaktiviert (VERO) 40 D-Antigen-E) (entspr. Poliovirus Typ 2 (MEF-1), inaktiviert (VERO) 8 D-Antigen-E) (entspr. Poliovirus Typ 3 (Saukett), inaktiviert (VERO) 32 D-Antigen-E), Hepatitis-B-Oberflächen-Antigen 10 µg, Haemophilus influenzae Typ b Polysaccharid (Polyribosylribitol phosphat) 12 µg konjugiert an Tetanus-Protein 22-36 µg; Dinatriumhydrogenphosphat, Kaliumdihydrogenphosphat, Trometamol, Saccharose, Aminosäuren, essentiell (entspr. L-Phenylalanin), Natriumhydroxid zur pH-Wert-Einstellung, Essigsäure zur pH-Wert-Einstellung, oder Salzsäure zur pH-Wert-Einstellung, Wasser für Injektionszwecke; adsorbiert an Aluminiumhydroxid (entspr. Al 3+ 0,6 mg).
EW: Kombinierter Impfstoff.
AG: Immunisierung gegen Diphtherie, Tetanus, Pertussis, Hepatitis B, Poliomyelitis und Haemophilus influenzae Typ b bei Säuglingen ab 6 Wochen und Kleinkindern.
AA: I.m.
DO: Grundimmunisierung: 2 Impfdosen im Abstand von mindestens 8 Wochen oder 3 Impfdosen im Abstand von mindestens 4 Wochen, entsprechend den offiziellen Impfempfehlungen (z.B. WHO-Impfschema: Impfungen im Alter von 6/10/14 Wochen). Auffrischungsimpfung frühestens 6 Monate nach der letzten Dosis der Grundimmunisierung.
Keine Daten bei Kindern über 24 Monaten und bei Jugendlichen.
GA: Enzephalopathie nach früherer Pertussisimpfung, nicht eingestellte neurologische Erkrankungen oder Epilepsie.
NW: Lokale Reaktionen, Reizbarkeit, Schreien, Appetitlosigkeit, Schläfrigkeit, Erbrechen, Überempfindlichkeit.
WW: Nicht mischen! Immunsuppressiva können Impferfolg beeinträchtigen.
WH: Vorsicht bei Fieberkrämpfen in der Anamnese.
PG: FSPR 1 ST * (EKO: N) [€ 96,95]

Hexyon - Injektionssuspension in einer Fertigspritze 36A14
(Z.Nr. EU/1/13/829/*) NR. P. E. J07CA09
Parallelimport. nicht im Handel.

Hibadren 2 mg - Tabletten 10A06, 52D02
(Z.Nr. 1-24298) RP. P. C02CA04, G04CA
ZI: Stada Arzneimittel, Wien
Z: 1 Tablette enthält: Doxazosin 2 mg (entspr. Doxazosin mesilat 2,43 mg), Cellulose, mikrokristalline, Lactose, wasserfrei 40 mg, Magnesium stearat, Natriumdodecylsulfat, Carboxymethylstärke, Natrium Typ A, Siliciumdioxid, hochdispers, wasserfrei.
EW: Alpha 1-Adrenorezeptorenblocker.
AG: Essentielle Hypertonie, benigne Prostatahyperplasie (BPH).
AA: Morgens mit ausreichend Flüssigkeit einnehmen.
DO: Hypertonie: TD initial 1 mg, nach 1-2 Wochen Dosissteigerung nach Bedarf auf 2-4(-8) mg. Durchschnittliche TD 2-4 mg, MTD 16 mg.
Prostatahyperplasie: TD initial 1 mg, dann 2-4 mg. MTD 8 mg. Vorsicht bei Leberschäden. Für Kinder nicht empfohlen.
GA: Prostatahyperplasie-Patienten mit Hypotonie, Stauung der oberen Harnwege, Blasensteine, Anurie, Nierenversagen.
SST: Nutzen/Risiko-Abwägung, nicht stillen.
NW: Allgemein, Kreislauf (Orthostase, Synkopen), Magen/Darm, Anorexie, Infektionen, Atemwege, Psyche, Herz, Urogenitale (Priapismus), Augen, ZNS, Haut, Sinnesorgane, Leber, IFIS ("Intraoperative Floppy Iris-Syndrome").
WW: Blutdrucksenker verstärkt. Blutdrucksenkende Wirkung von Doxazosin wird durch nichtsteroidale Antirheumatika, Östrogene, Sympathomimetika reduziert. PDE5-Hemmer (Vorsicht).
WH: Vorsicht bei Hypotonie. Kreislaufstörungen zu Behandlungsbeginn möglich. Vorsicht bei Lungenödem, Herzinsuffizienz. Verkehrshinweis.
Bei Überdosierung Hypotonie, ev. mit Synkopen.
PG: 14 ST (EKO: G) [€ 4,80], 28 ST (EKO: G) [€ 9,55]

Hibadren 4 mg - Tabletten 10A06, 52D02
(Z.Nr. 1-24299) RP. P. C02CA04, G04CA
ZI: Stada Arzneimittel, Wien
Z: 1 Tablette enthält: Doxazosin 4 mg (entspr. Doxazosin mesilat 4,85 mg), Cellulose, mikrokristalline, Lactose, wasserfrei 80 mg, Magnesium stearat, Natriumdodecylsulfat, Carboxymethylstärke, Natrium Typ A, Siliciumdioxid, hochdispers, wasserfrei.
Kurzinformation: siehe Hibadren 2 mg - Tabletten, → S. 662
PG: 28 ST (2) (EKO: G) [€ 12,85]

Hidrasec 10 mg - Granulat zur Herstellung einer Suspension zum Einnehmen 42G05
(Z.Nr. 1-30818) RP. P. nicht im Handel. A07XA04

Hidrasec 30 mg - Granulat zur Herstellung einer Suspension zum Einnehmen 42G05
(Z.Nr. 1-30819) RP. P. nicht im Handel. A07XA04

Hidrasec 100 mg - Hartkapseln 42G05
(Z.Nr. 1-30820) RP. P. A07XA04
ZI: Bioprojet Europe, Dublin 5, Irland
Z: 1 Kapsel enthält: Racecadotril 100 mg, Lactose monohydrat 41 mg, Maisstärke, vorverkleistert, Magnesium stearat, Siliciumdioxid, hochdispers, wasserfrei, Kapselhülle: Gelatine, Titandioxid, Eisenoxid gelb.
EW: Antidiarrhoikum.
AG: Akuter Durchfall bei Erwachsenen.
AA: Oral vor den Hauptmahlzeiten.
DO: 3mal tgl. 1 Hartkapsel bis zum Auftreten von 2 normalen Stuhlgängen.
SST: Nicht anwenden.
NW: Kopfschmerzen, Haut (auch schwerwiegend), Angioödeme.
WW: Vorsicht: ACE- Hemmer (Angioödeme).
WH: Primär Grunderkrankung behandeln (Maßnahmen zur Rehydratation). Ausreichend Flüssigkeit zuführen. Vorsicht bei Leber-, Nierenschäden oder anhaltendem Erbrechen. Bei schweren Hautreaktionen Anwendung sofort beenden.
PG: 20 ST (EKO: G) [€ 11,60]

🐾 *Hiprabovis IBR Marker Live - Lyophilisat und Lösungsmittel zur Herstellung einer Injektionssuspension für Rinder* 823AB
(Z.Nr. EU/2/10/114/*) NR. P. E. nicht im Handel. QI02AD01

🐾 *Hiprabovis Somni/Lkt - Emulsion zur Injektion für Rinder* 823BB
(Z.Nr. 8-20292) NR. P. E. nicht im Handel. QI02AB

🐾 *Hipracin 10 IE/ml synthetisches Oxytocin - Injektionslösung für Tiere* 822AD, 833AE
(Z.Nr. 8-00541) RP. P. E. VNW. nicht im Handel. QH01BB02

🐾 *Hipracox Broilers - Suspension zur oralen Anwendung für Hühner* 823AG
(Z.Nr. 8-20303) NR. P. E. nicht im Handel. QI01AN01

🐾 *Hipragumboro CW - Lyophilisat zum Eingeben über das Trinkwasser* 823AG
(Z.Nr. 8-20325) NR. P. E. nicht im Handel. QI01AD09

🐾 *Hipragumboro-GM97 - Lyophilisat zur Herstellung einer Suspension zur Applikation über das Trinkwasser für Hühner* 823AG
(Z.Nr. 8-20264) NR. P. E. nicht im Handel. QI01AD09

Hirobriz Breezhaler 150 Mikrogramm - Hartkapseln mit Pulver zur Inhalation 50A02
(Z.Nr. EU/1/09/594/*) RP. P. nicht im Handel. R03AC18

Hirobriz Breezhaler 300 Mikrogramm - Hartkapseln mit Pulver zur Inhalation 50A02
(Z.Nr. EU/1/09/594/*) RP. P. nicht im Handel. R03AC18

Hirudoid - Gel 53B01
(Z.Nr. 0-14830) RPF. P. C05BA01
ZI: Stada Arzneimittel, Wien
Z: 100 g Gel enthalten: Mucopolysaccharidpolyschwefelsäureester 0,3 g (entspr. Organo-Heparinoid Luitpold 25000 IE), Natriumhydroxid, Propylenglycol 500 mg, Carbomer, Isopropanol, Wasser, gereinigtes.
EW: Antithrombotisch, antiphlogistisch.
AG: Lokalbehandlung von stumpfen Traumen, oberflächliche Venenentzündung.
AA: Lokal auf die Haut auftragen.

DO: Erwachsene: Ein- bis mehrmals tgl. 3-5 cm (bei Bedarf auch mehr) Strang lokal auftragen.
Behandlungsdauer bis zu 10 Tage (Traumen) bzw. 1-2 Wochen (Venenentzündung).
Bei Kindern und Jugendlichen keine ausreichenden Erfahrungen.
GA: Offene Verletzungen, Entzündungen, eitrige Prozesse, Hautinfektionen, Anwendung am Auge und an Schleimhäuten.
SST: Anwendung möglich.
NW: Überempfindlichkeit.
PG: 40 G (2) (EKO: G) [€ 5,70], 100 G * (EKO: N) [€ 12,90], **BP10X40** 400 G * (EKO: N) [€ 49,65], **BP10X100** 1000 G * (EKO: N) [€ 108,80]

Hirudoid - Salbe 53B01

(Z.Nr. 0-08527) RPF. P. C05BA01
ZI: Stada Arzneimittel, Wien
Z: 100 g Salbe enthalten:
Mucopolysaccharidpolyschwefelsäureester 0,3 g (entspr. Organo-Heparinoid Luitpold 25000 E), Methyl-4-hydroxybenzoat 0,16 g, Propyl-4-hydroxybenzoat 0,04 g, Glycerol, Stearinsäure Typ 50, Wollwachsalkoholsalbe (entspr. Wollwachs 7,515 g), Cetylstearylalkohol 3,105 g, Myristylalkohol, Isopropanol, Thymol, Kaliumhydroxid, Wasser, gereinigtes.
Kurzinformation: siehe Hirudoid - Gel, → S. 662
PG: 40 G (2) (EKO: G) [€ 5,70], 100 G * (EKO: N) [€ 12,90], **BP10X40** 400 G * (EKO: N) [€ 49,65], **BP10X100** 1000 G * (EKO: N) [€ 108,80]

Hirudoid forte - Gel 53B01

(Z.Nr. 0-17951) RPF. P. C05BA01
ZI: Stada Arzneimittel, Wien
Z: 100 g enthalten: Mucopolysaccharidpolyschwefelsäureester 0,445 g (entspr. Organo-Heparinoid Luitpold 40000 IE), Natriumhydroxid, Propylenglycol 500 mg, Carbomer, Isopropanol, Wasser, gereinigtes.
Kurzinformation: siehe Hirudoid - Gel, → S. 662
PG: 40 G * (EKO: N) [€ 7,70], 100 G * (EKO: N) [€ 14,90]

Hirudoid forte - Salbe 53B01

(Z.Nr. 0-17950) RPF. P. C05BA01
ZI: Stada Arzneimittel, Wien
Z: 100 g enthalten: Mucopolysaccharidpolyschwefelsäureester 0,445 g (entspr. Organo-Heparinoid Luitpold 40000 IE), Glycerolmonostearat, selbstemulgierend, Triglyceride, mittelkettige, Myristylalkohol, Isopropyl myristat, Bentonit, Isopropylalkohol, Phenoxyethanol, Imidurea, Rosmarinöl, Wasser, gereinigtes.
Kurzinformation: siehe Hirudoid - Gel, → S. 662
PG: 40 G * (EKO: N) [€ 7,70], 100 G * (EKO: N) [€ 14,90]

Histakut 1 mg/ml - Injektionslösung 05A01

(Z.Nr. 1-19861) RP. P. R06AB03
ZI: Gebro Pharma, Fieberbrunn
Z: 1 Ampulle zu 4 ml enthält: Dimetinden maleat 4 mg, (entspr. → 1 mg/ml), Natriumchlorid, (entspr. Natrium 12,5 mg), Salzsäure 3,6% (zur pH-Wert-Einstellung), Wasser für Injektionszwecke.
EW: Histamin(H_1)-Rezeptoren-Antagonist, antiallergisch.
AG: Akut bei allergischen Reaktionen, Adjuvans bei Anaphylaxie, Anaphylaxie- Prophylaxe zusammen mit H_2-Blocker.
AA: Langsam i.v., nicht mischen.
DO: **Akut:** TD 1-2 Ampullen, Behandlungsdauer max. 7 Tage.
Prophylaxe: 1 mg/10 kg KG langsam i.v. vor oder nach der Gabe eines H_2-Blockers.
Nicht für Kinder. Keine Untersuchungen an Jugendlichen.
SST: Strenge Indikationsstellung, in der Stillzeit nicht empfohlen.
NW: Schläfrigkeit, Erschöpfung, Müdigkeit, Mundtrockenheit, Nausea, Magen/Darm, Schwindel, Geschmacksstörungen, sehr selten Überempfindlichkeit.
WW: MAO-Hemmer kontraindiziert. ZNS-Dämpfer, Alkohol verstärkt. Vorsicht: Trizyklische Antidepressiva, Anticholinergika (Glaukom, Harnretention).
WH: Vorsicht bei Glaukom, Harnretention, Epilepsie. Verkehrshinweis.
PG: 5 ST * (EKO: N) [€ 11,15]

Hizentra 200 mg/ml - Lösung zur subkutanen Injektion 36C01

(Z.Nr. EU/1/11/687/*) RP. P. J06BA01
ZI: CSL Behring, Marburg, Deutschland
Z: 1 ml Lösung enthält: Immunglobulin vom Menschen, normales 200 mg (entspr. IgG mind. 98 %) (entspr. IgG1 ca. 69 %) (entspr. IgG2 ca. 26 %) (entspr. IgG3 ca. 3 %) (entspr. IgG4 ca. 2 %) (entspr. IgA max. 50 µg), L-Prolin ca. 250 mmol/l (entspr. → 210-290 mmol/l), Polysorbat 80, Wasser für Injektionszwecke.
EW: Immunglobulin.
AG: Substitutionstherapie bei
- Primärer Immundefizienz
- Hypogammaglobulinämie und wiederkehrenden bakteriellen Infektionen bei chronischer lymphatischer Leukämie (CLL) oder multiplem Myelom (MM)
- Hypogammaglobulinämie vor und nach allogener hämatopoetischer Stammzellentransplantation (HSCT)
- Immunmodulation bei chronischer inflammatorischer demyelinisierender Polyneuropathie (CIDP)

AA: S.c., 20 bis 35 ml pro Stunde und Applikationsstelle; bei guter Verträglichkeit auch höhere Infusionsrate möglich. Cave intravasal.
DO: Substitutionstherapie (alle Lebensalter): Initial mindestens 0,2 bis 0,5 g/kg KG, monatliche Gesamtdosis 0,4-0,8 g/kg KG.
CIDP an Erwachsenen: 0,2-0,4 g/kg KG pro Woche in 1 oder 2 Anwendungen an 1 oder 2 aufeinander folgenden Tagen. Wochendosis kann auf mehrere ED aufgeteilt oder als Mehrfaches alle 2 oder 3 Wochen gegeben werden.
GA: Hyperprolinämie Typ I oder II.
SST: Vorsicht.
NW: Lokale Reaktionen, Überempfindlichkeit, Kopfschmerzen, Magen/Darm, arterielle und venöse thromboembolische Ereignisse, Syndrom der aseptischen Meningitis, selten Blutdruckabfall, anaphylaktischer Schock.
WW: Virus-Lebendimpfstoffe (3 Monate Abstand, Masernimpfung 1 Jahr Abstand).
WH: Vorsicht bei Risikofaktoren für thromboembolische Ereignisse. Auf Überempfindlichkeit achten. Verkehrshinweis.
PG: **5ML** 10 ST RE1 (EKO: Y) [€ 674,20], **10ML** 10 ST RE1 (EKO: Y) [€ 1.314,60], **10ML** 20 ST RE1 (EKO: Y) [€ 2.595,40], **20ML** 20 ST RE1 (EKO: Y) [€ 5.157,05]

Hizentra 200 mg/ml - Lösung zur subkutanen Injektion 36C01
(Z.Nr. EU/1/11/687/*) RP. P. Parallelimport. J06BA01
nicht im Handel.

Hizentra 200 mg/ml - Lösung zur subkutanen Injektion 36C01
(Z.Nr. EU/1/11/687/*) RP. P. Parallelimport. J06BA01
nicht im Handel.

Hizentra 200 mg/ml - Lösung zur subkutanen Injektion in Fertigspritzen 36C01
(Z.Nr. EU/1/11/687/*) RP. P. nicht im Handel. J06BA01

Hoggar Night 25 mg - Schmelztabletten 32A01

(Z.Nr. 1-38790) RPF. P. R06AA09
ZI: Stada Arzneimittel, Wien
Z: 1 Schmelztablette enthält: Doxylamin hydrogensuccinat 25 mg, Mannitol, Maisstärke, Cellulose, mikrokristalline, Betadex, Natriumstearylfumarat (entspr. Natrium 0,4 mg), Crospovidon Typ B, Siliciumdioxid, hochdisperses, Sucralose, Erdbeer-Aroma, Rhabarber-Vanille-Aroma (entspr. Glucose 4,47 mg).
EW: H_1- Antihistaminikum mit sedativer Wirkung.
AG: Kurzzeitbehandlung gelegentlicher Schlafstörungen.
AA: ½ - 1 Std. vor dem Schlafengehen auf die Zunge legen und nach dem Zergehen schlucken.
DO: ED 25 mg, MD 50 mg. Max. 2 Wochen durchgehend anwenden. Nicht für Kinder und Jugendliche.
GA: Akuter Asthmaanfall, Engwinkelglaukom, Phäochromozytom, Prostatahypertrophie, akute Arzneimittelvergiftung, Epilepsie.
SST: Nicht anwenden.
NW: Depressionen, Krämpfe, ZNS, Vegetativum, Tinnitus, Herzrhythmusstörungen, Muskelschwäche, Ikterus. Verstärkte Schlafstörungen durch plötzliches Absetzen.
WW: Gegenanzeige: MAO- Hemmer, Epinephrin. Vorsicht: Alkohol, andere ZNS- Dämpfer, zentrale Antihypertensiva, Anticholinergika verstärkt. Phenytoin, Neuroleptika abgeschwächt, Ototoxische Arzneimittel.
WH: Vorsicht bei Leber-, Nieren-, Herzschäden, Hypertonie, chronischen Atembeschwerden, gastroösophagealem Reflux, Hirnschäden, Krämpfen. Strenger Verkehrshinweis.
PG: 10 ST * (EKO: N) [€ 7,90], 30 ST * (EKO: N) [€ 17,90]

Ho-Len-Complex Arteria-cyl - Tropfen 39X02

(Z.Nr. 3-00356) RPF. P. V03AX
ZI: Pharma Liebermann, Gundelfingen, Deutschland
Z: 1 g (= 24 Tropfen = 1,09 ml) enthält: Artemisia abrotanum Urt. 0,2 g, Selenicereus grandiflorus (Homöopathie) D2 0,1 g, Cuprum arsenicosum (Homöopathie) D8 0,1 g, Nitroglycerinum (Homöopathie) D4 0,1 g, Kalium iodatum (Homöopathie) D4 0,1 g, Kreosotum (Homöopathie) D4 0,1 g, Secale cornutum (Homöopathie) D4 0,2 g, Nicotiana tabacum (Homöopathie) D4 0,1 g, Ethanol 96% (entspr. Gesamtethanolgehalt ca. 50,1 % (m/m)), Wasser, gereinigtes, Spuren von Lactose monohydrat.
EW: Homöopathikum.
AG: Leichte Durchblutungsstörungen.
AA: Tropfen unverdünnt oder mit wenig Wasser einnehmen und einige Zeit im Mund belassen.

H

DO: Erwachsene und Jugendliche ab 12 Jahren: 2-3x tgl. 7-15 Tropfen; akut 5-10 Tropfen alle halbe bis ganze Stunde, max. 6mal tgl. Für Kinder nicht empfohlen.
SST: Vorsicht.
WH: Nicht für Alkoholkranke.
PG: 30 ML * (EKO: N) [€ 8,50]

Ho-Len-Complex Chole-cyl - Tropfen zum Einnehmen 42X

(Z.Nr. 3-00357) RPF. P. V03AX
ZI: Pharma Liebermann, Gundelfingen, Deutschland
Z: 1 g (= 21 Tropfen = 1,08 ml) enthält: Apocynum cannabinum (Homöopathie) D4 0,125 g, Atropa belladonna (Homöopathie) D4 0,125 g, Berberis vulgaris (Homöopathie) D3 0,125 g, Silybum marianum (Homöopathie) D2 0,125 g, Matricaria recutita (Homöopathie) D3 0,125 g, Cholesterolum (Homöopathie) D4 0,125 g, Citrullus colocynthis (Homöopathie) D4 0,125 g, Taraxacum officinale (Homöopathie) D2 0,125 g, Ethanol 96% (entspr. Gesamtethanolgehalt 57,5 % (V/V)), Wasser, gereinigtes.
EW: Homöopathikum.
AG: Verdauungsstörungen, Blähungen.
AA: Tropfen unverdünnt oder mit wenig Wasser einnehmen und einige Zeit im Mund belassen.
DO: Erwachsene und Jugendliche ab 12 Jahren: 2-3x tgl. 7-15 Tropfen; akut 5-10 Tropfen alle halbe bis ganze Stunde, max. 6mal tgl.
SST: Vorsicht.
PG: 30 ML * (EKO: N) [€ 8,50]

Ho-Len-Complex Conva-cyl - Tropfen zum Einnehmen 39X01

(Z.Nr. 3-00359) RPF. P. V03AX
ZI: Pharma Liebermann, Gundelfingen, Deutschland
Z: 1 g (= 25 Tropfen = 1,06 ml) enthält: Selenicereus grandiflorus (Homöopathie) D2 0,125 g, Camphora (Homöopathie) D3 0,1 g, Cinchona pubescens (Homöopathie) D2 0,05 g, Convallaria majalis (Homöopathie) D4 0,1 g, Crataegus Urt. 0,2 g, Digitalis purpurea (Homöopathie) D6 0,125 g, Ferrum metallicum (Homöopathie) D8 0,05 g, Kalium carbonicum (Homöopathie) D3 0,125 g, Strophantus gratus (Homöopathie) D4 0,125 g, Ethanol 96% (entspr. Gesamtethanolgehalt ca. 48,5 % (V/V)), Wasser, gereinigtes, Spuren von Lactose monohydrat.
EW: Homöopathikum.
AG: Herz- und Kreislaufstörungen.
AA: Tropfen unverdünnt oder mit wenig Wasser einnehmen und einige Zeit im Mund belassen.
DO: Erwachsene und Kinder ab 6 Jahren: 2-3x tgl. 7-15 Tropfen; akut 5-10 Tropfen alle halbe bis ganze Stunde, max. 6mal tgl.
SST: Vorsicht.
PG: 30 ML * (EKO: N) [€ 8,50]

Ho-Len-Complex Cysto-cyl - Tropfen zum Einnehmen 52X05

(Z.Nr. 3-00362) RPF. P. V03AX
ZI: Pharma Liebermann, Gundelfingen, Deutschland
Z: 1 g (= 24 Tropfen = 1,08 ml) enthält: Lytta vesicatoria (Homöopathie) D4 0,175 g, Causticum Hahnemanni (Homöopathie) D4 0,15 g, Hyoscyamus niger (Homöopathie) D6 0,15 g, Delphinium staphisagria (Homöopathie) D4 0,175 g, Sulfur (Homöopathie) D6 0,175 g, Terebinthinae aetheroleum rectificatum (Homöopathie) D6 0,175 g, Ethanol 96% (entspr. Gesamtethanolgehalt ca. 50,5 % (V/V)), Wasser, gereinigtes.
EW: Homöopathikum.
AG: Leichte Erkrankungen der ableitenden Harnwege (Reizblase, erschwertes Wasserlassen).
AA: Tropfen unverdünnt oder mit wenig Wasser einnehmen und einige Zeit im Mund belassen.
DO: Erwachsene und Kinder ab 6 Jahren: 2-3x tgl. 7-15 Tropfen; akut 5-10 Tropfen alle halbe bis ganze Stunde, max. 6mal tgl.
SST: Vorsicht.
PG: 30 ML * (EKO: N) [€ 8,50]

Ho-Len-Complex Disco-cyl - Tropfen 13X01

(Z.Nr. 3-00358) RPF. P. V03AX
ZI: Pharma Liebermann, Gundelfingen, Deutschland
Z: 1 g (= 20 Tropfen = 1,04 ml) enthält: Calcium fluoratum (Homöopathie) D8 0,2 g, Calcium phosphoricum (Homöopathie) D8 0,2 g, Magnesium phosphoricum (Homöopathie) D8 0,2 g, Magnesium sulfuricum (Homöopathie) D3 0,2 g, Acidum silicicum (Homöopathie) D8 0,2 g, Ethanol, Lactose, Wasser, gereinigtes, Gesamtethanolgehalt 27,2 %.
EW: Homöopathikum.
AG: Leichte Bandscheibenbeschwerden, Hexenschuss.
AA: Tropfen unverdünnt oder mit wenig Wasser einnehmen und einige Zeit im Mund belassen.

DO: Erwachsene und Jugendliche ab 12 Jahren: 2-3x tgl. 7-15 Tropfen; akut 5-10 Tropfen alle halbe bis ganze Stunde, max. 6mal tgl.
SST: Vorsicht.
WH: Nicht für Alkoholkranke.
PG: 30 ML * (EKO: N) [€ 8,50]

Ho-Len-Complex Dormi-cyl - Tropfen zum Einnehmen 49X

(Z.Nr. 3-00352) RPF. P. V03AX
ZI: Pharma Liebermann, Gundelfingen, Deutschland
Z: 1 g (= 30 Tropfen = 1,08 ml) enthält: Avena sativa Urt. 0,125 g, Matricaria recutita (Homöopathie) D2 0,125 g, Coffea arabica (Homöopathie) D4 0,125 g, Kalium phosphoricum (Homöopathie) D3 0,125 g, Humulus lupulus (Homöopathie) D2 0,125 g, Passiflora incarnata Urt. 0,125 g, Viscum album (Homöopathie) D6 0,125 g, Zincum metallicum (Homöopathie) D8 0,125 g, Ethanol 96% (entspr. Gesamtethanolgehalt ca. 53 % (V/V)), Wasser, gereinigtes, Spuren von Lactose monohydrat.
EW: Homöopathikum.
AG: Nervöse Störungen, Schlafstörungen, Verstimmungszustände.
AA: Tropfen unverdünnt oder mit wenig Wasser einnehmen und einige Zeit im Mund belassen.
DO: Personen ab 6 Jahren: 2-3x tgl. 7-15 Tropfen; akut 5-10 Tropfen alle halbe bis ganze Stunde, max. 6mal tgl.
SST: Vorsicht.
PG: 30 ML * (EKO: N) [€ 8,50]

Ho-Len-Complex Febro-cyl -Tropfen zum Einnehmen 50X03

(Z.Nr. 3-00367) RPF. P. V03AX
ZI: Pharma Liebermann, Gundelfingen, Deutschland
Z: 1 g (= 30 Tropfen = 1,06 ml) enthält: Aconitum napellus (Homöopathie) D4 0,15 g, Apis mellifica (Homöopathie) D4 0,15 g, Atropa belladonna (Homöopathie) D6 0,15 g, Cinchona pubescens (Homöopathie) D3 0,15 g, Gelsemium sempervirens (Homöopathie) D4 0,125 g, Kalium iodatum (Homöopathie) D3 0,15 g, Phytolacca americana (Homöopathie) D3 0,125 g, Ethanol 96% (entspr. Gesamtethanolgehalt ca. 45 % (V/V)), Wasser, gereinigtes.
EW: Homöopathikum.
AG: Grippale Infekte und Erkältungskrankheiten.
AA: Tropfen unverdünnt oder mit wenig Wasser einnehmen und einige Zeit im Mund belassen.
DO: Erwachsene und Kinder ab 6 Jahren: 2-3x tgl. 7-15 Tropfen; akut 5-10 Tropfen alle halbe bis ganze Stunde, max. 6mal tgl.
SST: Vorsicht.
WH: Vorsicht bei Schilddrüsenerkrankungen.
PG: 30 ML * (EKO: N) [€ 8,50]

Ho-Len-Complex Fuco-cy -Tropfen zum Einnehmen 42X

(Z.Nr. 3-00368) RPF. P. V03AX
ZI: Pharma Liebermann, Gundelfingen, Deutschland
Z: 1 g (= 24 Tropfen = 1,09 ml) enthält: Apocynum cannabinum Urt. 0,0375 g, Fucus vesiculosus (Homöopathie) D2 0,125 g, Graphites (Homöopathie) D8 0,125 g, Hydrastis canadensis (Homöopathie) D4 0,125 g, Natrium chloratum (Homöopathie) D6 0,125 g, Phosphorus (Homöopathie) D6 0,125 g, Plumbum metallicum (Homöopathie) D8 0,125 g, Taraxacum officinale (Homöopathie) D2 0,125 g, Ethanol 96% (entspr. Gesamtethanolgehalt ca. 56,2 % (V/V)), Wasser, gereinigtes, Spuren von Lactose monohydrat.
EW: Homöopathikum.
AG: Unterstützend bei Übergewicht und Verstopfung bei leichten Stoffwechselstörungen, Anregung des Stoffwechsels und der Harnproduktion.
AA: Tropfen unverdünnt oder mit wenig Wasser einnehmen und einige Zeit im Mund belassen.
DO: Personen ab 12 Jahren: 2-3x tgl. 7-15 Tropfen; akut 5-10 Tropfen alle halbe bis ganze Stunde, max. 6mal tgl.
GA: Korbblütlerüberempfindlichkeit.
SST: Vorsicht.
WH: Vorsicht bei Schilddrüsenerkrankungen.
PG: 30 ML * (EKO: N) [€ 8,50]

Ho-Len-Complex Hewa-cyl - Tropfen 30X

(Z.Nr. 3-00376) RPF. P. V03AX
ZI: Pharma Liebermann, Gundelfingen, Deutschland
Z: 1 g (= 21 Tropfen = 1,08 ml) enthält: Apis mellifica (Homöopathie) D4 0,1 g, Apocynum cannabinum (Homöopathie) D4 0,2 g, Acidum arsenicosum (Homöopathie) D6 0,1 g, Selenicereus grandiflorus (Homöopathie) D2 0,1 g, Digitalis purpurea (Homöopathie) D4 0,1 g, Kalium carbonicum (Homöopathie) D3 0,1 g, Nerium oleander (Homöopathie) D4 0,1 g, Urginea maritima (Homöopathie) D2 0,2 g, Ethanol (entspr.

Gesamtethanolgehalt 43,4 % (m/m)), Wasser.
EW: Homöopathikum.
AG: Leichte Herzschwäche.
AA: Unabhängig von den Mahlzeiten unverdünnt oder mit wenig Wasser einnehmen und einige Zeit im Mund belassen.
DO: Personen ab 12 Jahren: Akut 5-10 Tropfen alle halbe bis ganze Stunde, max. 6 x tgl.; chronisch 2-3 x tgl. 7-15 Tropfen.
SST: Vorsicht.
WH: Nicht für Alkoholkranke.
PG: 30 ML * (EKO: N) [€ 8,50]

Ho-Len-Complex Muco-cyl - Tropfen zum Einnehmen 50X

(Z.Nr. 3-00398) RPF. P. V03AX
ZI: Pharma Liebermann, Gundelfingen, Deutschland
Z: 1 g (= 26 Tropfen = 1,06 ml) enthält: Allium cepa (Homöopathie) D6 0,125 g, Ammonium chloratum (Homöopathie) D3 0,125 g, Eupatorium perfoliatum (Homöopathie) D4 0,125 g, Fagopyrum esculentum (Homöopathie) D3 0,125 g, Kalium bichromicum (Homöopathie) D4 0,125 g, Hydrargyrum sulfuratum rubrum (Homöopathie) D8 0,125 g, Natrium chloratum (Homöopathie) D8 0,125 g, Thuja occidentalis (Homöopathie) D6 0,125 g, Ethanol 96% (entspr. Gesamtethanolgehalt ca. 44 % (V/V)), Wasser, gereinigtes, Spuren von: Lactose monohydrat.
EW: Homöopathikum.
AG: Besserung der Beschwerden bei Katarrhen der oberen Luftwege, der Ohren und des Magens.
AA: Unabhängig von den Mahlzeiten unverdünnt oder mit wenig Wasser einnehmen und einige Zeit im Mund belassen.
DO: Personen ab 6 Jahren: Akut 5-10 Tropfen alle halbe bis ganze Stunde, max. 6x tgl.; chronisch 2-3x tgl. 7-15 Tropfen.
SST: Vorsicht.
NW: Speichelfluss, Haut.
PG: 30 ML * (EKO: N) [€ 8,50]

Ho-Len-Complex Neuri-cyl - Tropfen zum Einnehmen 43X

(Z.Nr. 3-00411) RPF. P. V03AX
ZI: Pharma Liebermann, Gundelfingen, Deutschland
Z: 1 g (= 30 Tropfen = 1,08 ml) enthält: Aesculus hippocastanum Urt. 0,125 g, Acidum arsenicosum (Homöopathie) D4 0,125 g, Citrullus colocynthis (Homöopathie) D4 0,125 g, Panax Ginseng (Homöopathie) D2 0,125 g, Kalium iodatum (Homöopathie) D4 0,125 g, Myristica fragrans (Homöopathie) D3 0,125 g, Toxicodendrum quercifolium (Homöopathie) D4 0,125 g, Ethanol 96% (entspr. Gesamtethanolgehalt ca. 53,5 % (V/V)), Wasser, gereinigtes.
EW: Homöopathikum.
AG: Schmerzen des Bewegungsapparates, Kopfschmerzen, Migräne.
AA: Unverdünnt oder mit wenig Wasser einnehmen und einige Zeit im Mund belassen.
DO: Personen ab 12 Jahren; 2-3mal tgl. 7-15 Tropfen, akut 5-10 Tropfen jede halbe bis ganze Stunde, max. 6mal tgl. Für Kinder nicht empfohlen.
SST: Vorsicht.
NW: Völlegefühl, Übelkeit.
WH: Nicht für Alkoholkranke.
PG: 30 ML * (EKO: N) [€ 8,50]

Ho-Len-Complex Oto-cyl - Tropfen zum Einnehmen 48X

(Z.Nr. 3-00412) RPF. P. V03AX
ZI: Pharma Liebermann, Gundelfingen, Deutschland
Z: 1 g (= 22 Tropfen = 1,06 ml) enthält: Calcium carbonicum Hahnemanni D10 0,125 g, Chininum sulfuricum (Homöopathie) D8 0,125 g, Anamirta cocculus (Homöopathie) D4 0,125 g, Conium maculatum (Homöopathie) D4 0,125 g, Crataegus (Homöopathie) D2 0,125 g, Nitroglycerinum (Homöopathie) D6 0,125 g, Schoenocaulon officinale (Homöopathie) D4 0,125 g, Nicotiana tabacum (Homöopathie) D10 0,125 g, Ethanol 96 % (entspr. Gesamtethanolgehalt ca. 41,5 % (V/V)), Wasser, gereinigtes, Spuren von Lactose monohydrat.
EW: Homöopathikum.
AG: Schwindel, Schwerhörigkeit.
AA: Unverdünnt oder mit wenig Wasser einnehmen und einige Zeit im Mund belassen.
DO: 2-3x tgl. 7-15 Tropfen, akut 5-10 Tropfen jede halbe bis ganze Stunde, max. 6x tgl. Für Kinder unter 6 Jahren nicht empfohlen.
SST: Vorsicht.
PG: 30 ML * (EKO: N) [€ 8,50]

Ho-Len-Complex Plexus-cyl - Tropfen zum Einnehmen 70

(Z.Nr. 3-00416) RPF. P. V03AX
ZI: Pharma Liebermann, Gundelfingen, Deutschland
Z: 1 g (= 28 Tropfen = 1,06 ml) enthält: Amanita muscaria (Homöopathie) D6 0,125 g, Matricaria recutita (Homöopathie) D2 0,125 g (entspr. Chamomilla recutita (Homöopathie)), Crataegus (Homöopathie) D4 0,125 g, Turnera diffusa (Homöopathie) D3 0,125 g, Strychnos ignatii (Homöopathie) D4 0,125 g, Lycopodium clavatum (Homöopathie) D6 0,125 g, Platinum metallicum (Homöopathie) D10 0,125 g, Stannum metallicum (Homöopathie) D10 0,125 g, Ethanol 96 % (entspr. Gesamtethanolgehalt ca. 44,8 % (V/V)), Wasser, gereinigtes, Spuren von Lactose monohydrat.
EW: Homöopathikum.
AG: Nervöse Störungen, leichte Verstimmungszustände, innere Unruhe, Schlafstörungen.
AA: Unverdünnt oder mit wenig Wasser einnehmen und einige Zeit im Mund belassen.
DO: 2-3x tgl. 7-15 Tropfen, akut 5-10 Tropfen jede halbe bis ganze Stunde, max. 6x tgl. Für Kinder nicht empfohlen.
GA: Überempfindlichkeit gegen Korbblütler.
SST: Vorsicht.
PG: 30 ML * (EKO: N) [€ 8,50]

H

Ho-Len-Complex Pulmo-cyl - Tropfen zum Einnehmen 50X02

(Z.Nr. 3-00413) RPF. P. V03AX
ZI: Pharma Liebermann, Gundelfingen, Deutschland
Z: 1 g (= 28 Tropfen = 1,06 ml) enthält: Bryonia (Homöopathie) D3 0,15 g, Cuprum metallicum (Homöopathie) D8 0,15 g, Drosera (Homöopathie) D2 0,15 g, Kalium iodatum (Homöopathie) D4 0,15 g, Prunus laurocerasus (Homöopathie) D3 0,125 g, Lobelia inflata (Homöopathie) D4 0,125 g, Stannum jodatum (Homöopathie) D8 0,15 g, Ethanol 96% (entspr. Gesamtethanolgehalt ca. 41,5 % (V/V)), Wasser, gereinigtes, Spuren von Lactose monohydrat.
EW: Homöopathikum.
AG: Linderung von krampfartigem Husten bei Atemwegsinfektionen.
AA: Unverdünnt oder mit wenig Wasser einnehmen und einige Zeit im Mund belassen.
DO: Personen ab 6 Jahren: 2-3mal tgl. 7-15 Tropfen, akut 5-10 Tropfen jede halbe bis ganze Stunde, max. 6mal tgl.
SST: Vorsicht.
PG: 30 ML * (EKO: N) [€ 8,50]

Ho-Len-Complex Thyreo-cyl -Tropfen zum Einnehmen 31X01

(Z.Nr. 3-00418) RPF. P. V03AX
ZI: Pharma Liebermann, Gundelfingen, Deutschland
Z: 1 g (= 22 Tropfen = 1,05 ml) enthält: Acidum arsenicosum (Homöopathie) D6 0,15 g, Arsenum iodatum (Homöopathie) D8 0,15 g, Calcium carbonicum Hahnemanni D12 0,15 g, Chininum arsenicosum (Homöopathie) D6 0,15 g, Lachesis (Homöopathie) D12 0,15 g, Lycopus virginicus (Homöopathie) D3 0,125 g, Pulsatilla pratensis (Homöopathie) D6 0,125 g, Ethanol 96% (entspr. Gesamtethanolgehalt ca. 39,7 % (V/V)), Wasser, gereinigtes, Spuren von Lactose monohydrat.
EW: Homöopathikum.
AG: Milderung der Symptome einer leichten Schilddrüsenüberfunktion.
AA: Unverdünnt oder mit wenig Wasser einnehmen und einige Zeit im Mund belassen.
DO: 2-3x tgl. 7-15 Tropfen, akut 5-10 Tropfen jede halbe bis ganze Stunde, max. 6x tgl. Für Kinder unter 12 Jahren nicht empfohlen.
SST: Vorsicht.
PG: 30 ML * (EKO: N) [€ 8,50]

Ho-Len-Complex Varicylum -Tropfen zum Einnehmen 53X

(Z.Nr. 3-00420) RPF. P. V03AX
ZI: Pharma Liebermann, Gundelfingen, Deutschland
Z: 1 g (= 30 Tropfen = 1,09 ml) enthält: Aesculus hippocastanum (Homöopathie) D1 0,2 g, Arnica montana (Homöopathie) D3 0,19 g, Calcium fluoratum (Homöopathie) D9 0,19 g, Hamamelis virginiana (Homöopathie) D1 0,19 g, Pulsatilla pratensis (Homöopathie) D4 0,1 g, Rutinum solubile (Homöopathie) D1 0,07 g, Ethanol 96% (entspr. Gesamtethanolgehalt ca. 58,5 % (V/V)), Wasser, gereinigtes, Spuren von Lactose monohydrat.
EW: Homöopathikum.
AG: Venöse Erkrankungen: Periphere Durchblutungsstörungen, Krampfadern, Hämorrhoiden, Blutergüsse.
AA: Unverdünnt oder mit wenig Wasser einnehmen und einige Zeit

im Mund belassen.
DO: Personen ab 12 Jahren: 2-3mal tgl. 7-15 Tropfen, akut 5-10 Tropfen jede halbe bis ganze Stunde, max. 6mal tgl.
GA: Korbblütlerüberempfindlichkeit.
SST: Vorsicht.
WH: Nicht für Alkoholkranke.
PG: 30 ML * (EKO: N) [€ 8,50]

▼ Holoclar, lebendes Gewebeäquivalent, 79.000 - 316.000 Zellen/cm² 47M05

(Z.Nr. EU/1/14/987/*) NR. P. S01XA19
ZI: Holostem Terapie Avanzate, Modena, Italien
Z: 1 Implantat besteht aus: Hornhautepithelzellen, lebensfähig, autolog, menschlich 79000-316000 Zellen (entspr. → 300000-1200000 Zellen /Patch) (entspr. Limbale Stammzellen, autolog 0,4-10 % /Patch), Transportmedium: Dulbecco's Modified Eagles Medium, L-Glutamin; Fibrinträger.
EW: Ex vivo expandierte autologe menschliche Hornhautepithelzellen, die Stammzellen enthalten.
AG: Mittelschwere bis schwere Limbusstammzelleninsuffizienz aufgrund von Verbrennungen oder Verätzungen des Auges.
AA: Zur Implantation. Details siehe Austria Codex- Fachinformation.
DO: 1 cm² Arzneimittel/cm² Defekt. Nach der Implantation mit Antibiotika und Entzündungshemmern behandeln. Keine Daten bei Kindern unter 7 Jahren, beschränkte Daten bei Kindern ab 8 Jahren und Jugendlichen.
SST: Nicht anwenden.
NW: Augenerkrankungen (Blepharitis, Blutungen, Glaukom, Infektionen, Nahtruptur).
WH: Unter keinen Umständen bei einer anderen Person als dem Spenderpatienten anwenden. Verkehrshinweis.
PG: 1 ST * (EKO: N) [€ 135.240,30]

Holoxan 1 g - Trockensubstanz zur Injektionsbereitung 55A

(Z.Nr. 0-16940) NR. P. L01AA06
ZI: Baxter Healthcare, Wien
Z: 1 Durchstechflasche enthält: Ifosfamid 1 g.
EW: Alkylierendes Zytostatikum.
AG: Karzinome (Hoden, Ovar, Zervix, Mamma, Bronchien), Sarkome (einschl. Osteosarkome und Rhabdomyosarkome), M. Hodgkin, Non-Hodgkin-Lymphome.
AA: Rasche i.v. Infusion, max. 4%ige Lösung. Cave paravenös!
DO: Fraktionierte Applikation: TD 1,2-2,4 g/m² KOF über 5 Tage, 24-Std.-Dauerinfusion: 5-8 g/m² KOF kontinuierlich über 24 Std. Wiederholung nach 3-4 Wochen. Dosisreduktion bei Myelosuppression.
Begrenzte Erfahrungen bei Kindern und Jugendlichen (TD 0,8-3 g/m² KOF über 2-5 Tage).
Details siehe Austria-Codex - Fachinformation.
GA: Knochenmarkaplasie, floride Infektionen, Nierenschäden, Zystitis.
SST: Vitale Indikationsstellung. Nicht stillen. Kontrazeptive Maßnahmen bei der Frau und beim Mann während und mindestens 6 Monate nach Therapie. Irreversible Sterilität möglich.
NW: Erbrechen, Stomatitis, Alopezie, Blutbild, Niere, Hämaturie, Zystitis, ZNS (Enzephalopathien), Magen/Darm, Leber (venookklusive Lebererkrankung), Genitale, Herz, Lunge, Beeinträchtigung der Wundheilung, sekundäre Malignome.
WW: Vorsicht: Andere myelotoxische, kardiotoxische, ZNS-toxische, nephrotoxische Substanzen, Enzyminduktoren verstärkt, Allopurinol (Knochenmark), Suxamethonium verstärkt. Cumarine, Alkohol, Sulfonylharnstoffe, Aprepitant, CYP3A4-Hemmer, Tamoxifen, Grapefruitsaft. Lebendvakzine vermeiden.
WH: Vorsicht bei Leuko- oder Thrombopenie, vorheriger Radiotherapie oder Therapie mit anderen Zytostatika, Hirnmetastasen, uninephrektomierten Patienten, Herzerkrankungen. Kontrollen: Elektrolyte, Leber, Leukozyten, Harnsediment, Blutzucker. Abwehrschwäche beachten. Verkehrshinweis.
PG: 1 ST * (EKO: N) [€ 72,80]

Holoxan 2 g - Trockensubstanz zur Injektionsbereitung 55A

(Z.Nr. 0-16941) NR. P. L01AA06
ZI: Baxter Healthcare, Wien
Z: 1 Durchstechflasche enthält: Ifosfamid 2 g.
Kurzinformation: siehe Holoxan 1 g - Trockensubstanz zur Injektionsbereitung, → S. 666
PG: 1 ST * (EKO: N) [€ 129,60]

Homviocorin - Tabletten 30X

(Z.Nr. 3-00308) RPF. P. V03AX
ZI: Homviora-Arzneimittel, Dr. Hagedorn, München, Deutschland
Z: 1 Tablette enthält: Adonis vernalis (Homöopathie) D1 5 mg, Convallaria majalis (Homöopathie) D2 35 mg, Crataegus (Homöopathie) D1 35 mg, Urginea maritima (Homöopathie) D1 5 mg, Lactose monohydrat 287 mg, Maisstärke, Magnesium stearat.
EW: Homöopathikum.
AG: Leichte Herzschwäche.
AA: 1 Std. vor oder nach den Mahlzeiten Tablette auf der Zunge zergehen lassen.
DO: 1-3mal tgl. 1 Tablette. Für Kinder und Jugendliche nicht empfohlen.
SST: Nicht empfohlen.
PG: 100 ST * (EKO: N) [€ 26,60]

Homviotensin - Tabletten 10X

(Z.Nr. 3-00307) RP. P. V03AX
ZI: Homviora-Arzneimittel, Dr. Hagedorn, München, Deutschland
Z: 1 Tablette enthält: Reserpinum (Homöopathie) D3 32 mg, Rauwolfia serpentina (Homöopathie) D3 32 mg, Viscum album (Homöopathie) D2 32 mg, Crataegus (Homöopathie) D2 64 mg, Lactose monohydrat 287 mg, Maisstärke, Magnesium stearat.
EW: Homöopathikum.
AG: Leichter Bluthochdruck.
AA: 1 Std. vor oder nach den Mahlzeiten Tablette auf der Zunge zergehen lassen.
DO: 1-2mal tgl. 1 Tablette. Für Kinder und Jugendliche nicht empfohlen.
GA: Depressionen, Magen/Darm-Ulcera, Phäochromozytom.
SST: Nicht empfohlen.
NW: In hohen Dosen Reserpin-Effekte möglich (ZNS, Herz/Kreislauf, Magen/Darm, verstopfte Nase, Gynäkomastie, Libido- und Potenzstörungen).
WW: Thiazide, andere Antihypertensiva, Antiarrhythmika, ZNS-Dämpfer, MAO- Hemmer (14 Tage Abstand), Sympathomimetika.
WH: Blutdruck regelmäßig kontrollieren.
PG: 100 ST * (EKO: N) [€ 24,60], 200 ST * (EKO: N) [€ 41,05]

Hormeel - Ampullen 29X03

(Z.Nr. 3-00566) RP. P. n.l. V03AX
ZI: Biologische Heilmittel Heel, Baden-Baden, Deutschland
Z: 1 Ampulle zu 1,1 ml (=1,1 g) enthält: Senecio nemorensis (Homöopathie) D3 0,55 mg, Acidum nitricum (Homöopathie) D4 0,55 mg, Conyza canadensis (Homöopathie) D3 0,55 mg, Moschus moschiferus (Homöopathie) D6 0,55 mg, Viburnum opulus (Homöopathie) D3 0,55 mg, Pulsatilla pratensis (Homöopathie) D4 0,55 mg, Cyclamen purpurascens (Homöopathie) D4 0,55 mg, Strychnos ignatii (Homöopathie) D6 0,55 mg, Capsella bursa-pastoris (Homöopathie) D3 0,55 mg, Aquilegia vulgaris (Homöopathie) D4 1,1 mg, Cypripedium parviflorum var. pubescens (Homöopathie) D8 1,1 mg, Origanum majorana (Homöopathie) D4 1,1 mg, Myristica fragrans (Homöopathie) D6 1,1 mg, Sepia officinalis (Homöopathie) D6 0,55 mg, Calcium carbonicum Hahnemanni D8 1,1 mg, Natriumchlorid, Wasser für Injektionszwecke, Spuren von: Ethanol, Lactose monohydrat.
PG: 10 ST * (EKO: N) [€ 17,10 n.l.], 50 ST * (EKO: N) [€ 63,30 n.l.], 100 ST * (EKO: N) [€ 113,30 n.l.]

Hormeel - Tropfen 29X03
(Z.Nr. 3-00480) RPF. P. nicht im Handel. V03AX

🐾 *Hormon ReVet RV13 - Globuli für Tiere* 890B
(Z.Nr. 8-30050) RPF. P. nicht im Handel. QV03AX

🐾 *Hormon ReVet RV13 - Injektionslösung für Tiere* 890B
(Z.Nr. 8-30038) RP. P. nicht im Handel. QV03AX

🐾 *HorStem - Injektionssuspension für Pferde* 840A
(Z.Nr. EU/2/18/226/*) NR. P. E. nicht im Handel. QM01AX

Hova - Filmtabletten 32Z02

(Z.Nr. 1-19906) RPF. P. N05CM
ZI: GSK-Gebro Consumer Healthcare, Fieberbrunn
Z: 1 Filmtablette enthält: Baldrianwurzel-Trockenextrakt (4-7:1); Ethanol 70% (V/V) (Auszugsmittel) 200,2 mg (entspr. Radix Valerianae), Hopfenzapfen-Trockenextrakt (4-8:1); Ethanol 40% (V/V) (Auszugsmittel) 45,5 mg (entspr. Flos Lupuli), Glucose-Sirup 19,5 mg, Maltodextrin, Siliciumdioxid, hochdisperses, Cellulose, mikrokristalline, Magnesium stearat, Lactose 7,92 mg, Methylhydroxypropylcellulose, Titandioxid, Polyethylenglykol 4000, Chinolingelb, Aluminiumhydroxid, Indigotin, Polyethylenglykol 6000.
EW: Sedierend.
AG: Unruhe, Schlafstörungen.
AA: Unzerkaut mit etwas Flüssigkeit.
DO: 1-3mal tgl. 1 Filmtablette, Kinder ab 6 Jahren: 1mal tgl. 1-2 Filmtabletten; bei Schlafstörungen 2 Filmtabletten (Kinder ab 6

Jahren: 1 Filmtablette), ½ Std. vor dem Schlafengehen. Bei Kindern ab 6 Jahren nur nach ärztlicher Empfehlung anwenden.
SST: Nicht einnehmen.
NW: Kopfschmerzen, Übelkeit, Haut.
WW: Hypnotika, Alkohol verstärkt.
WH: Verkehrshinweis.
PG: 30 ST * (EKO: N) [€ 10,40], 60 ST * (EKO: N) [€ 16,50]

▼ Hulio 40 mg - Injektionslösung in einer Fertigspritze
13A02, 22F01, 42F

(Z.Nr. EU/1/18/1319/*) NR. P. E. L04AB04

ZI: Mylan, Saint Priest, Frankreich
Z: 1 Einzeldosis-Fertigspritze mit 0,8 ml enthält: Adalimumab 40 mg, hergestellt in Ovarialzellen des chinesischen Hamsters (CHO), Mononatriumglutamat, Sorbitol 38,2 mg, Methionin, Polysorbat 80, Salzsäure zur pH-Wert-Einstellung, Wasser für Injektionszwecke.
EW: Monoklonaler Antikörper, selektiv immunsuppressiv, TNF-Antagonist.
AG: - Polyartikuläre juvenile idiopathische Arthritis bei Patienten ab 2 Jahren.
- Enthesitis-assoziierte Arthritis bei Patienten ab 6 Jahren.
- Chronische Plaque-Psoriasis bei Kindern ab 4 Jahren und Jugendlichen bei nur unzureichendem Ansprechen auf andere Therapien.
- Mittelschwerer bis schwerer M.Crohn bei Kindern ab 6 Jahren und Jugendlichen.
- Hidradenitis suppurativa (Acne inversa) bei Jugendlichen bei Nichtansprechen auf andere Therapien.
- Nicht-infektiöse Uveitis bei Kindern ab 2 Jahren und Jugendlichen bei Nichtansprechen auf konventionelle Therapie.
AA: S.c.
DO: Juvenile Arthritis: 10-30 kg KG: 20 mg jede 2. Woche; ab 30 kg KG: 40 mg jede 2. Woche.
Enthesitis-assoziierte Arthritis:
15-30 kg KG: 20 mg jede 2. Woche; ab 30 kg KG: 40 mg jede 2. Woche.
Plaque-Psoriasis: 15-30 kg KG: 20 mg wöchentlich für 2 Wochen, dann jede 2. Woche. Über 30 kg KG: 40 mg wöchentlich für 2 Wochen, dann jede 2. Woche.
M.Crohn: Kinder unter 40 kg KG: 40-80 mg in Woche 0, 20-40 mg in Woche 2, dann 20 mg jede 2. Woche (ev. auch jede Woche).
Kinder und Jugendliche ab 40 kg KG: 80-160 mg in Woche 0, 40-80 mg in Woche 2, dann 40 mg jede 2. Woche (ev. auch 40 mg jede Woche oder 80 mg jede 2. Woche).
Hidradentis suppurativa: 80 mg in Woche 0; ab Woche 1 40 mg jede 2. Woche (bzw. 40 mg jede Woche oder 80 mg jede 2. Woche).
Uveitis (in Kombination mit Methotrexat): Kinder bis 30 kg KG: Alle 2 Wochen 20 mg.
Patienten über 30 kg KG: Alle 2 Wochen 40 mg.
GA: Aktive Tuberkulose, Sepsis, Herzinsuffizienz NYHA III/IV, Personen unter 18 Jahren.
SST: Nicht empfohlen; bis 5 Monate nach der letzten Gabe Kontrazeption und nicht stillen. Keine Lebendimpfstoffe an Säuglinge bis 5 Monate nach der letzten Gabe von Adalimumab an die Mutter applizieren.
NW: Häufigste NW: Magen/Darm, Infektionen, lokale Reaktionen, ZNS (Kopfschmerzen, Parästhesien, Migräne), Überempfindlichkeit, muskuloskelettale Schmerzen, Stoffwechsel (erhöhte Blutfette), Herz/Kreislauf, Nieren, Augen, Ohren, Asthma.
Schwerste NW: Infektionen, Malignome (Hautkrebs, Lymphome, solide Organtumore), Panzytopenie, aplastische Anämie, Demyelinisierungen, Uveitis intermedia, Lupus, Tuberkulose, Stevens-Johnson-Syndrom.
Viele weitere NW möglich.
WW: Gleichzeitige Anwendung mit Anakinra oder Abatacept nicht empfohlen.
WH: Auf Infektionen (Tuberkulose) engmaschig überwachen, besonders bei älteren Patienten; Vorsicht bei demyelinisierenden Erkrankungen, leichter Herzinsuffizienz. Auf Lymphome und Leukämie achten (besonders bei Patienten bis 22 Jahre). Auf Dysplasien oder Kolonkrebs achten. Verkehrshinweis.
PG: 2 ST IND (EKO: G) [€ 546,10]

▼ Hulio 40 mg - Injektionslösung im Fertigpen
13A02, 22F01, 42F

(Z.Nr. EU/1/18/1319/*) NR. P. E. L04AB04

ZI: Mylan, Saint Priest, Frankreich
Z: 1 Einzeldosis-Fertigpen mit 0,8 ml enthält: Adalimumab 40 mg, hergestellt in Ovarialzellen des chinesischen Hamsters (CHO), Mononatriumglutamat, Sorbitol 38,2 mg, Methionin, Polysorbat 80, Salzsäure zur pH-Wert-Einstellung, Wasser für Injektionszwecke.
Kurzinformation: siehe Hulio 40 mg - Injektionslösung in einer Fertigspritze, → S. 667
PG: 2 ST IND (EKO: G) [€ 546,10]

▼ *Hulio 40 mg/0,8 ml - Injektionslösung* 13A02, 22F01, 42F
(Z.Nr. EU/1/18/1319/*) NR. P. E. nicht im Handel. L04AB04

Humalog 100 Einheiten/ml - Injektionslösung in Durchstechflasche
06A01

(Z.Nr. EU/1/96/007/*) RP. P. E. A10AB04

ZI: Lilly, Eli Nederland, Utrecht, Niederlande
Z: 1 ml Injektionslösung enthält: Insulin lispro 100 E (entspr. → 3,5 mg), hergestellt durch rekombinante DNA-Technologie in Escherichia coli, m-Cresol, Glycerol, Dinatriumhydrogenphosphat-7-Wasser, Zinkoxid, Wasser für Injektionszwecke, Salzsäure zur pH-Wert-Einstellung, Natriumhydroxid zur pH-Wert-Einstellung.
EW: Humaninsulin-Analogon mit raschem Wirkungseintritt (ca. 15 min), Wirkdauer 2-5 Std.
AG: Insulinpflichtiger Diabetes mellitus bei Erwachsenen und Kindern, auch zur Ersteinstellung.
AA: S.c. (auch mit Infusionspumpe), ev. auch i.v..
DO: Individuell gemäß dem Bedarf des Patienten. TD meist 0,5-1 Einheiten/kg KG.
Falls notwendig kann Humalog auch intravenös angewendet werden (z.B. zur Korrektur von Blutglukosespiegeln während Ketoazidose, akuter Erkrankung oder intra- und postoperativer Phasen).
SST: Anwendung möglich. Blutzucker engmaschig kontrollieren.
NW: Hypoglykämie, Haut, Augen, Bildung von Insulin-Antikörpern; Reaktionen an der Injektionsstelle (Lipodystrophie, Ödeme), sehr selten Anaphylaxie.
WW: Senkung des Insulinbedarfs durch hypoglykämische Arzneimittel: Orale Antidiabetika, MAO-Hemmer, nichtselektive Betablocker, ACE-Hemmer, Salizylate, anabole Steroide, Sulfonamide.
Erhöhung des Insulinbedarfs durch hyperglykämische Arzneimittel: Orale Kontrazeptiva, Thiazide, Glukokortikoide, Schilddrüsenhormone, Beta2-Sympathomimetika, Wachstumshormone, Danazol.
Vorsicht: Pioglitazon (Herzinsuffizienz). Betablocker können Hypoglykämie-Symptome verschleiern. Octreotid/Lanreotid, Clonidin, Lithiumsalze, Alkohol können Insulinbedarf erhöhen oder senken.
WH: Auf Hyperglykämie (bei unzureichender Dosierung oder Unterbrechen der Therapie) bzw. Hypoglykämie (bei Auslassen einer Mahlzeit, anstrengender körperlicher Tätigkeit oder zu hoher Insulindosis) achten. Besondere Vorsicht bei Umstellung auf einen anderen Insulintyp/eine andere Insulinmarke. Verkehrshinweis (Hypoglykämie!).
Bei leichter Hypoglykämie Glukose oral oder zuckerhaltige Lebensmittel zuführen. Bei schwerer Hypoglykämie mit Bewusstlosigkeit Glukagon (0,5-1 mg i.m. oder s.c.) oder Glukose i.v. geben.
PG: 2 ST (2) (EKO: G) [€ 74,90]

Humalog 100 Einheiten/ml - Injektionslösung in Durchstechflasche 06A01
(Z.Nr. EU/1/96/007/*) RP. P. E. A10AB04
Parallelimport. nicht im Handel.

Humalog 100 Einheiten/ml - Injektionslösung in Patrone
06A01

(Z.Nr. EU/1/96/007/*) RP. P. E. A10AB04

ZI: Lilly, Eli Nederland, Utrecht, Niederlande
Z: 1 ml Injektionslösung enthält: Insulin lispro 100 E (entspr. → 3,5 mg), hergestellt durch rekombinante DNA-Technologie in Escherichia coli, m-Cresol, Glycerol, Dinatriumhydrogenphosphat-7-Wasser, Zinkoxid, Wasser für Injektionszwecke, Salzsäure zur pH-Wert-Einstellung, Natriumhydroxid zur pH-Wert-Einstellung.
EW: Humaninsulin-Analogon; Wirkungseintritt nach ca. 15 min., Wirkdauer 2-5 Stunden.
AG: Diabetes mellitus bei Erwachsenen und Kindern, auch zur Ersteinstellung.
AA: S.c. (mit Pen oder mit kompatibler Infusionspumpe).
DO: Individuell gemäß dem Bedarf des Patienten. TD meist 0,5-1 Einheiten/kg KG.
SST: Anwendung möglich. Blutzucker engmaschig kontrollieren.
NW: Hypoglykämie, Haut, Augen, Bildung von Insulin-Antikörpern; Reaktionen an der Injektionsstelle (Lipodystrophie, Ödeme), sehr selten Anaphylaxie.
WW: Senkung des Insulinbedarfs durch hypoglykämische Arzneimittel: Orale Antidiabetika, MAO-Hemmer, nichtselektive Betablocker, ACE-Hemmer, Salizylate, anabole Steroide, Sulfonamide.
Erhöhung des Insulinbedarfs durch hyperglykämische Arzneimittel: Orale Kontrazeptiva, Thiazide, Glukokortikoide, Schilddrüsenhormone, Beta2-Sympathomimetika, Wachstumshormone, Danazol.
Vorsicht: Pioglitazon (Herzinsuffizienz). Betablocker können Hypo-

glykämie-Symptome verschleiern. Octreotid/Lanreotid, Clonidin, Lithiumsalze, Alkohol können Insulinbedarf erhöhen oder senken.
WH: Auf Hyperglykämie (bei unzureichender Dosierung oder Unterbrechen der Therapie) bzw. Hypoglykämie (bei Auslassen einer Mahlzeit, anstrengender körperlicher Tätigkeit oder zu hoher Insulindosis) achten. Besondere Vorsicht bei Umstellung auf einen anderen Insulintyp/eine andere Insulinmarke. Verkehrshinweis (Hypoglykämie!).
Bei leichter Hypoglykämie Glukose oral oder zuckerhaltige Lebensmittel zuführen. Bei schwerer Hypoglykämie mit Bewusstlosigkeit Glukagon (0,5-1 mg i.m. oder s.c.) oder Glukose i.v. geben.
PG: 5 ST (2) (EKO: G) [€ 57,35]

Humalog 100 Einheiten/ml - Injektionslösung in Patrone 06A01
(Z.Nr. EU/1/96/007/*) RP. P. E. A10AB04
Parallelimport. nicht im Handel.

Humalog 100 Einheiten/ml Junior KwikPen - Injektionslösung in einem Fertigpen 06A01

(Z.Nr. EU/1/96/007/*) RP. P. E. A10AB04
ZI: Lilly, Eli Nederland, Utrecht, Niederlande
Z: 1 ml enthält: Insulin lispro 100 E (entspr. → 3,5 mg), hergestellt durch rekombinante DNA-Technologie in Escherichia coli, m-Cresol, Glycerol, Dinatriumhydrogenphosphat-7-Wasser, Zinkoxid, Wasser für Injektionszwecke, Salzsäure zur pH-Wert-Einstellung, Natriumhydroxid zur pH-Wert-Einstellung.
EW: Humaninsulin-Analogon; Wirkungseintritt nach ca. 15 min., Wirkdauer 2-5 Std.
AG: Diabetes mellitus bei Erwachsenen und Kindern, auch für die Ersteinstellung.
AA: S.c. mit Junior KwikPen: Abgabe von Insulin in Schritten von 0,5 IE.
DO: Individuell gemäß dem Bedarf des Patienten. TD meist 0,5-1 Einheiten/kg KG.
SST: Anwendung möglich. Blutzucker engmaschig kontrollieren.
NW: Hypoglykämie, Haut, Augen, Bildung von Insulin-Antikörpern; Reaktionen an der Injektionsstelle (Lipodystrophie, Ödeme), sehr selten Anaphylaxie.
WW: Senkung des Insulinbedarfs durch hypoglykämische Arzneimittel: Orale Antidiabetika, MAO-Hemmer, nichtselektive Betablocker, ACE-Hemmer, Salizylate, anabole Steroide, Sulfonamide.
Erhöhung des Insulinbedarfs durch hyperglykämische Arzneimittel: Orale Kontrazeptiva, Thiazide, Glukokortikoide, Schilddrüsenhormone, Beta2-Sympathomimetika, Wachstumshormone, Danazol.
Vorsicht: Pioglitazon (Herzinsuffizienz). Betablocker können Hypoglykämie-Symptome verschleiern. Octreotid/Lanreotid, Clonidin, Lithiumsalze, Alkohol können Insulinbedarf erhöhen oder senken.
WH: Auf Hyperglykämie (bei unzureichender Dosierung oder Unterbrechen der Therapie) bzw. Hypoglykämie (bei Auslassen einer Mahlzeit, anstrengender körperlicher Tätigkeit oder zu hoher Insulindosis) achten. Besondere Vorsicht bei Umstellung auf einen anderen Insulintyp/eine andere Insulinmarke. Verkehrshinweis (Hypoglykämie!).
Bei leichter Hypoglykämie Glukose oral oder zuckerhaltige Lebensmittel zuführen. Bei schwerer Hypoglykämie mit Bewusstlosigkeit Glukagon (0,5-1 mg i.m. oder s.c.) oder Glukose i.v. geben.
PG: 5 ST * (EKO: N) [€ 66,80]

Humalog 100 Einheiten/ml KwikPen - Injektionslösung in einem Fertigpen 06A01

(Z.Nr. EU/1/96/007/*) RP. P. E. A10AB04
ZI: Lilly, Eli Nederland, Utrecht, Niederlande
Z: 1 ml Injektionslösung enthält: Insulin lispro 100 E (entspr. → 3,5 mg), hergestellt durch rekombinante DNA-Technologie in Escherichia coli, m-Cresol, Glycerol, Dinatriumhydrogenphosphat-7-Wasser, Zinkoxid, Wasser für Injektionszwecke, Salzsäure zur pH-Wert-Einstellung, Natriumhydroxid zur pH-Wert-Einstellung.
EW: Humaninsulin-Analogon; Wirkungseintritt nach ca. 15 min, Wirkdauer 2-5 Std..
AG: Diabetes mellitus bei Erwachsenen und Kindern, auch für die Ersteinstellung.
AA: Nur s.c. mit KwikPen, nicht mit einer Infusionspumpe, nicht i.v..
DO: Individuell gemäß dem Bedarf des Patienten. TD meist 0,5-1 Einheiten/kg KG.
SST: Anwendung möglich. Blutzucker engmaschig kontrollieren.
NW: Hypoglykämie, Haut, Augen, Bildung von Insulin-Antikörpern; Reaktionen an der Injektionsstelle (Lipodystrophie, Ödeme), sehr selten Anaphylaxie.
WW: Senkung des Insulinbedarfs durch hypoglykämische Arzneimittel: Orale Antidiabetika, MAO-Hemmer, nichtselektive Betablocker, ACE-Hemmer, Salizylate, anabole Steroide, Sulfonamide.
Erhöhung des Insulinbedarfs durch hyperglykämische Arzneimittel: Orale Kontrazeptiva, Thiazide, Glukokortikoide, Schilddrüsenhormone, Beta2-Sympathomimetika, Wachstumshormone, Danazol.
Vorsicht: Pioglitazon (Herzinsuffizienz). Betablocker können Hypoglykämie-Symptome verschleiern. Octreotid/Lanreotid, Clonidin, Lithiumsalze, Alkohol können Insulinbedarf erhöhen oder senken.
WH: Auf Hyperglykämie (bei unzureichender Dosierung oder Unterbrechen der Therapie) bzw. Hypoglykämie (bei Auslassen einer Mahlzeit, anstrengender körperlicher Tätigkeit oder zu hoher Insulindosis) achten. Besondere Vorsicht bei Umstellung auf einen anderen Insulintyp/eine andere Insulinmarke. Verkehrshinweis (Hypoglykämie!).
Bei leichter Hypoglykämie Glukose oral oder zuckerhaltige Lebensmittel zuführen. Bei schwerer Hypoglykämie mit Bewusstlosigkeit Glukagon (0,5-1 mg i.m. oder s.c.) oder Glukose i.v. geben.
PG: 5 ST (2) (EKO: G) [€ 59,65]

Humalog 100 Einheiten/ml KwikPen - Injektionslösung in einem Fertigpen 06A01
(Z.Nr. EU/1/96/007/*) RP. P. E. A10AB04
Parallelimport. nicht im Handel.

Humalog 200 Einheiten/ml KwikPen - Injektionslösung in einem Fertigpen 06A01

(Z.Nr. EU/1/96/007/*) RP. P. E. A10AB04
ZI: Lilly, Eli Nederland, Utrecht, Niederlande
Z: 1 ml enthält: Insulin lispro 200 E (entspr. → 6,9 mg), hergestellt durch rekombinante DNA-Technologie in Escherichia coli, m-Cresol, Glycerol, Trometamol, Zinkoxid, Wasser für Injektionszwecke, Salzsäure zur pH-Wert-Einstellung, Natriumhydroxid zur pH-Wert-Einstellung.
EW: Humaninsulin-Analogon; Wirkungseintritt nach 15 min, Wirkdauer 2-5 Std.
AG: Diabetes mellitus bei Erwachsenen, auch zur Ersteinstellung.
AA: Nur s.c. mit KwikPen, nicht mit einer Infusionspumpe, nicht i.v..
DO: Individuell gemäß dem Bedarf des Patienten. TD meist 0,5-1 Einheiten/kg KG.
SST: Anwendung möglich. Blutzucker engmaschig kontrollieren.
NW: Hypoglykämie, Haut, Augen, Bildung von Insulin-Antikörpern; Reaktionen an der Injektionsstelle (Lipodystrophie, Ödeme), sehr selten Anaphylaxie.
WW: Senkung des Insulinbedarfs durch hypoglykämische Arzneimittel: Orale Antidiabetika, MAO-Hemmer, nichtselektive Betablocker, ACE-Hemmer, Salizylate, anabole Steroide, Sulfonamide.
Erhöhung des Insulinbedarfs durch hyperglykämische Arzneimittel: Orale Kontrazeptiva, Thiazide, Glukokortikoide, Schilddrüsenhormone, Beta2-Sympathomimetika, Wachstumshormone, Danazol.
Vorsicht: Pioglitazon (Herzinsuffizienz). Betablocker können Hypoglykämie-Symptome verschleiern. Octreotid/Lanreotid, Clonidin, Lithiumsalze, Alkohol können Insulinbedarf erhöhen oder senken.
WH: Auf Hyperglykämie (bei unzureichender Dosierung oder Unterbrechen der Therapie) bzw. Hypoglykämie (bei Auslassen einer Mahlzeit, anstrengender körperlicher Tätigkeit oder zu hoher Insulindosis) achten. Besondere Vorsicht bei Umstellung auf einen anderen Insulintyp/eine andere Insulinmarke. Verkehrshinweis (Hypoglykämie!).
Bei leichter Hypoglykämie Glukose oral oder zuckerhaltige Lebensmittel zuführen. Bei schwerer Hypoglykämie mit Bewusstlosigkeit Glukagon (0,5-1 mg i.m. oder s.c.) oder Glukose i.v. geben.
PG: 5 ST * (EKO: N) [€ 111,45]

Humalog 200 Einheiten/ml KwikPen - Injektionslösung in einem Fertigpen 06A01
(Z.Nr. EU/1/96/007/*) RP. P. E. A10AB04
Parallelimport. nicht im Handel.

Humalog Mix25 100 Einheiten/ml - Injektionssuspension in Durchstechflasche 06A03
(Z.Nr. EU/1/96/007/*) RP. P. E. nicht im Handel. A10AD04

Humalog Mix25 100 Einheiten/ml - Injektionssuspension in Patronen 06A03

(Z.Nr. EU/1/96/007/*) RP. P. E. A10AD04
ZI: Lilly, Eli Nederland, Utrecht, Niederlande
Z: 1 ml Injektionssuspension enthält: Insulin lispro 100 E (entspr. → 3,5 mg) (entspr. Insulin lispro Lösung 25 %) (entspr. Insulin lispro Protamin Suspension 75 %), hergestellt durch rekombinante DNA-Technologie in Escherichia coli, Protamin sulfat, m-Cresol, Phenol, Glycerol, Dinatriumhydrogenphosphat-7-Wasser, Zinkoxid, Wasser für Injektionszwecke, Salzsäure zur pH-Wert-Einstellung, Natriumhydroxid zur pH-Wert-Einstellung.
EW: Mischung aus rasch und intermediär wirkendem Insulin, rascher Wirkungseintritt (ca. 15 min.).
AG: Insulinpflichtiger Diabetes mellitus.
AA: Nur s.c. (mit Pen), nicht i.v.. Unmittelbar vor oder nach einer Mahlzeit applizieren.
DO: Individuell gemäß dem Bedarf des Patienten. TD meist 0,5-1 Einheiten/kg KG.
Anwendung bei Kindern nur wenn Vorteil gegenüber Normalinsulin zu erwarten ist.

SST: Anwendung möglich. Blutzucker engmaschig kontrollieren.
NW: Hypoglykämie, Haut, Augen, Bildung von Insulin-Antikörpern; Reaktionen an der Injektionsstelle (Lipodystrophie, Ödeme), sehr selten Anaphylaxie.
WW: Senkung des Insulinbedarfs durch hypoglykämische Arzneimittel: Orale Antidiabetika, MAO-Hemmer, nichtselektive Betablocker, ACE-Hemmer, Salizylate, anabole Steroide, Sulfonamide. Erhöhung des Insulinbedarfs durch hyperglykämische Arzneimittel: Orale Kontrazeptiva, Thiazide, Glukokortikoide, Schilddrüsenhormone, Beta2-Sympathomimetika, Wachstumshormone, Danazol. Vorsicht: Pioglitazon (Herzinsuffizienz). Betablocker können Hypoglykämie-Symptome verschleiern. Octreotid/Lanreotid, Clonidin, Lithiumsalze, Alkohol können Insulinbedarf erhöhen oder senken.
WH: Auf Hyperglykämie (bei unzureichender Dosierung oder Unterbrechen der Therapie) bzw. Hypoglykämie (bei Auslassen einer Mahlzeit, anstrengender körperlicher Tätigkeit oder zu hoher Insulindosis) achten. Besondere Vorsicht bei Umstellung auf einen anderen Insulintyp/eine andere Insulinmarke. Verkehrshinweis (Hypoglykämie!).
Bei leichter Hypoglykämie Glukose oral oder zuckerhaltige Lebensmittel zuführen. Bei schwerer Hypoglykämie mit Bewusstlosigkeit Glukagon (0,5-1 mg i.m. oder s.c.) oder Glukose i.v. geben.
PG: 5 ST (2) (EKO: G) [€ 57,35]

Humalog Mix25 100 Einheiten/ml KwikPen - Injektionssuspension in einem Fertigpen 06A03

(Z.Nr. EU/1/96/007/*) RP. P. E. A10AD04
ZI: Lilly, Eli Nederland, Utrecht, Niederlande
Z: 1 ml Injektionssuspension enthält: Insulin lispro 100 E (entspr. → 3,5 mg) (entspr. Insulin lispro Lösung 25 %) (entspr. Insulin lispro Protamin Suspension 75 %), hergestellt durch rekombinante DNA-Technologie in Escherichia coli, Protamin sulfat, m-Cresol, Phenol, Glycerol, Dinatriumhydrogenphosphat-7-Wasser, Zinkoxid, Wasser für Injektionszwecke, Salzsäure zur pH-Wert-Einstellung, Natriumhydroxid zur pH-Wert-Einstellung.
EW: Mischung aus rasch wirksamer und verzögert freigesetzter Insulin lispro-Formulierung; Wirkungseintritt nach ca. 15 min.
AG: Insulinpflichtiger Diabetes mellitus.
AA: Nur s.c. mit KwikPen, nicht i.v.. Unmittelbar vor oder nach einer Mahlzeit applizieren.
DO: Individuell gemäß dem Bedarf des Patienten. TD meist 0,5-1 Einheiten/kg KG.
Anwendung bei Kindern nur wenn Vorteil gegenüber Normalinsulin zu erwarten ist.
SST: Anwendung möglich. Blutzucker engmaschig kontrollieren.
NW: Hypoglykämie, Haut, Augen, Bildung von Insulin-Antikörpern; Reaktionen an der Injektionsstelle (Lipodystrophie, Ödeme), sehr selten Anaphylaxie.
WW: Senkung des Insulinbedarfs durch hypoglykämische Arzneimittel: Orale Antidiabetika, MAO-Hemmer, nichtselektive Betablocker, ACE-Hemmer, Salizylate, anabole Steroide, Sulfonamide. Erhöhung des Insulinbedarfs durch hyperglykämische Arzneimittel: Orale Kontrazeptiva, Thiazide, Glukokortikoide, Schilddrüsenhormone, Beta2-Sympathomimetika, Wachstumshormone, Danazol. Vorsicht: Pioglitazon (Herzinsuffizienz). Betablocker können Hypoglykämie-Symptome verschleiern. Octreotid/Lanreotid, Clonidin, Lithiumsalze, Alkohol können Insulinbedarf erhöhen oder senken.
WH: Auf Hyperglykämie (bei unzureichender Dosierung oder Unterbrechen der Therapie) bzw. Hypoglykämie (bei Auslassen einer Mahlzeit, anstrengender körperlicher Tätigkeit oder zu hoher Insulindosis) achten. Besondere Vorsicht bei Umstellung auf einen anderen Insulintyp/eine andere Insulinmarke. Verkehrshinweis (Hypoglykämie!).
Bei leichter Hypoglykämie Glukose oral oder zuckerhaltige Lebensmittel zuführen. Bei schwerer Hypoglykämie mit Bewusstlosigkeit Glukagon (0,5-1 mg i.m. oder s.c.) oder Glukose i.v. geben.
PG: 5 ST (2) (EKO: G) [€ 59,65]

Humalog Mix50 100 Einheiten/ml - Injektionssuspension in Patrone 06A03

(Z.Nr. EU/1/96/007/*) RP. P. E. A10AD04
ZI: Lilly, Eli Nederland, Utrecht, Niederlande
Z: 1 ml Injektionssuspension enthält: Insulin lispro 100 E (entspr. → 3,5 mg) (entspr. Insulin lispro Lösung 50 %) (entspr. Insulin lispro Protamin Suspension 50 %), hergestellt durch rekombinante DNA-Technologie in Escherichia coli, Protamin sulfat, m-Cresol, Phenol, Glycerol, Dinatriumhydrogenphosphat-7-Wasser, Zinkoxid, Wasser für Injektionszwecke, Salzsäure zur pH-Wert-Einstellung, Natriumhydroxid zur pH-Wert-Einstellung.
EW: Suspension aus rasch und intermediär wirkendem Insulin. Plasmaspitzenspiegel nach 30-70 min.
AG: Insulinpflichtiger Diabetes mellitus.
AA: Nur s.c. (mit Pen), nicht i.v.. Unmittelbar vor oder nach einer Mahlzeit applizieren.
DO: Individuell gemäß dem Bedarf des Patienten. TD meist 0,5-1 Einheiten/kg KG.
Anwendung bei Kindern nur wenn Vorteil gegenüber Normalinsulin zu erwarten ist.
SST: Anwendung möglich. Blutzucker engmaschig kontrollieren.
NW: Hypoglykämie, Haut, Augen, Bildung von Insulin-Antikörpern; Reaktionen an der Injektionsstelle (Lipodystrophie, Ödeme), sehr selten Anaphylaxie.
WW: Senkung des Insulinbedarfs durch hypoglykämische Arzneimittel: Orale Antidiabetika, MAO-Hemmer, nichtselektive Betablocker, ACE-Hemmer, Salizylate, anabole Steroide, Sulfonamide. Erhöhung des Insulinbedarfs durch hyperglykämische Arzneimittel: Orale Kontrazeptiva, Thiazide, Glukokortikoide, Schilddrüsenhormone, Beta2-Sympathomimetika, Wachstumshormone, Danazol. Vorsicht: Pioglitazon (Herzinsuffizienz). Betablocker können Hypoglykämie-Symptome verschleiern. Octreotid/Lanreotid, Clonidin, Lithiumsalze, Alkohol können Insulinbedarf erhöhen oder senken.
WH: Auf Hyperglykämie (bei unzureichender Dosierung oder Unterbrechen der Therapie) bzw. Hypoglykämie (bei Auslassen einer Mahlzeit, anstrengender körperlicher Tätigkeit oder zu hoher Insulindosis) achten. Besondere Vorsicht bei Umstellung auf einen anderen Insulintyp/eine andere Insulinmarke. Verkehrshinweis (Hypoglykämie!).
Bei leichter Hypoglykämie Glukose oral oder zuckerhaltige Lebensmittel zuführen. Bei schwerer Hypoglykämie mit Bewusstlosigkeit Glukagon (0,5-1 mg i.m. oder s.c.) oder Glukose i.v. geben.
PG: 5 ST (2) (EKO: G) [€ 57,35]

Humalog Mix50 100 Einheiten/ml KwikPen - Injektionssuspension in einem Fertigpen 06A03

(Z.Nr. EU/1/96/007/*) RP. P. E. A10AD04
ZI: Lilly, Eli Nederland, Utrecht, Niederlande
Z: 1 ml Injektionssuspension enthält: Insulin lispro 100 E (entspr. → 3,5 mg) (entspr. Insulin lispro Lösung 50 %) (entspr. Insulin lispro Protamin Suspension 50 %), hergestellt durch rekombinante DNA-Technologie in Escherichia coli, Protamin sulfat, m-Cresol, Phenol, Glycerol, Dinatriumhydrogenphosphat-7-Wasser, Zinkoxid, Wasser für Injektionszwecke, Salzsäure zur pH-Wert-Einstellung, Natriumhydroxid zur pH-Wert-Einstellung.
EW: Suspension aus rasch und intermediär wirkendem Insulin. Wirkungseintritt nach ca. 15 min.
AG: Insulinpflichtiger Diabetes mellitus.
AA: Nur s.c. mit KwikPen, nicht i.v.. Unmittelbar vor oder nach einer Mahlzeit applizieren.
DO: Individuell gemäß dem Bedarf des Patienten. TD meist 0,5-1 Einheiten/kg KG.
Anwendung bei Kindern nur wenn Vorteil gegenüber Normalinsulin zu erwarten ist.
SST: Anwendung möglich. Blutzucker engmaschig kontrollieren.
NW: Hypoglykämie, Haut, Augen, Bildung von Insulin-Antikörpern; Reaktionen an der Injektionsstelle (Lipodystrophie, Ödeme), sehr selten Anaphylaxie.
WW: Senkung des Insulinbedarfs durch hypoglykämische Arzneimittel: Orale Antidiabetika, MAO-Hemmer, nichtselektive Betablocker, ACE-Hemmer, Salizylate, anabole Steroide, Sulfonamide. Erhöhung des Insulinbedarfs durch hyperglykämische Arzneimittel: Orale Kontrazeptiva, Thiazide, Glukokortikoide, Schilddrüsenhormone, Beta2-Sympathomimetika, Wachstumshormone, Danazol. Vorsicht: Pioglitazon (Herzinsuffizienz). Betablocker können Hypoglykämie-Symptome verschleiern. Octreotid/Lanreotid, Clonidin, Lithiumsalze, Alkohol können Insulinbedarf erhöhen oder senken.
WH: Auf Hyperglykämie (bei unzureichender Dosierung oder Unterbrechen der Therapie) bzw. Hypoglykämie (bei Auslassen einer Mahlzeit, anstrengender körperlicher Tätigkeit oder zu hoher Insulindosis) achten. Besondere Vorsicht bei Umstellung auf einen anderen Insulintyp/eine andere Insulinmarke. Verkehrshinweis (Hypoglykämie!).
Bei leichter Hypoglykämie Glukose oral oder zuckerhaltige Lebensmittel zuführen. Bei schwerer Hypoglykämie mit Bewusstlosigkeit Glukagon (0,5-1 mg i.m. oder s.c.) oder Glukose i.v. geben.
PG: 5 ST (2) (EKO: G) [€ 59,65]

Human Albumin Baxter 50 g/l - Infusionslösung 20G01
(Z.Nr. 2-00316) NR. P. nicht im Handel. B05AA01

Human Albumin Baxter 200 g/l - Infusionslösung 20G01
(Z.Nr. 2-00317) NR. P. nicht im Handel. B05AA01

Human Albumin Baxter 250 g/l - Infusionslösung 20G01
(Z.Nr. 2-00318) NR. P. nicht im Handel. B05AA01

Human Albumin "CSL Behring" 20% - Infusionslösung 20G01

(Z.Nr. 2-35939) NR. P. B05AA01
ZI: CSL Behring, Marburg, Deutschland
Z: 1000 ml enthalten: Humanalbumin 200 g (entspr. Plasmaprotein (human)), Natrium 125 mmol Caprylat 16 mmol, N-Acetyl-DL-tryptophan 16 mmol, Chlorid max. 100 mmol, HCl zur pH-Wert Einstellung, NaOH zur pH Wert Einstellung, Wasser für

H

Injektionszwecke.
AG: Wiederherstellung und Erhaltung des Kreislaufvolumens bei Volumsdefizit und Indikation für ein Kolloid.
AA: I.v.
DO: Individuell, abhängig vom Kreislaufvolumen.
SST: Anwendung möglich.
NW: Selten anaphylaktische Reaktionen, Hypotonie, sehr selten Schock.
WH: Bei allergischen Reaktionen bzw. Schock Infusion sofort absetzen und entsprechende Behandlung einleiten. Vorsicht bei Hypervolämie (dekompensierte Herzinsuffizienz, Bluthochdruck, Ösophagusvarizen, Lungenödem, Gerinnungsstörungen, schwere Anämie, Anurie). Nicht mit Wasser ad. inj. verdünnen. Gerinnung bzw. Hämatokrit überwachen. Übertragung von Infektionskrankheiten ist nicht auszuschließen.
Bei Überdosierung Hypervolämie.
PG: 10G 50 ML * (EKO: N) [€ 61,40], **20G** 100 ML * (EKO: N) [€ 112,30]

Human Albumin Immuno 20% - Infusionslösung 20G01
(Z.Nr. 2-00280) NR. P. nicht im Handel. B05AA01

Humanalbumin Kedrion 200 g/l - Infusionslösung 20G01
(Z.Nr. 2-00323) NR. P. B05AA01
ZI: Kedrion, Castelvecchio Pascoli, Italien
Z: 1 Liter Infusionslösung enthält: Humanalbumin 200 g (entspr. Plasmaprotein (human)), Natriumchlorid 4,52 g, Natrium caprylat 2,66 g (entspr. → 16 mmol), (entspr. Natrium 123,5-136,5 mmol), N-Acetyltryptophan 3,94 g (entspr. → 16 mmol), Wasser für Injektionszwecke.
Kurzinformation: siehe Human Albumin "CSL Behring" 20% - Infusionslösung, → S. 669
PG: 10G 50 ML * (EKO: N) [€ 85,05], **20G** 100 ML * (EKO: N) [€ 155,10]

Humanalbumin Kedrion 250 g/l - Infusionslösung 20G01
(Z.Nr. 2-00322) NR. P. nicht im Handel. B05AA01

Humanalbumin Octapharma 50 g/l - Infusionslösung 20G01
(Z.Nr. 2-00272) NR. P. nicht im Handel. B05AA01

Humanalbumin Octapharma 200 g/l - Infusionslösung 20G01
(Z.Nr. 2-00273) NR. P. nicht im Handel. B05AA01

Human Albumin "Octapharma" 25% - Infusionsflasche 20G01
(Z.Nr. 2-00276) NR. P. nicht im Handel. B05AA01

Human Serum Albumin Baxter 200 g/l - Infusionslösung 20G01
(Z.Nr. 2-00396) NR. P. E. nicht im Handel. B05AA01

Human Serum Albumin Baxter 250 g/l - Infusionslösung 20G01
(Z.Nr. 2-00395) NR. P. E. nicht im Handel. B05AA01

Humatin - Kapseln 34H02
(Z.Nr. 0-11902) NR. P. A07AA06
ZI: Pfizer Corporation Austria, Wien
Z: 1 Kapsel enthält: Paromomycin 250 mg (entspr. Paromomycin sulfat 357,1 mg), Kapselinhalt: Siliciumdioxid, hochdispers, wasserfrei, Magnesium stearat; Kapselhülle: Gelatine, Titandioxid, Eisenoxid schwarz, Eisenoxid rot, Eisenoxid gelb, Drucktinte (entspr. Schellack) (entspr. Titandioxid) (entspr. Antifoam DC 1510) (entspr. Propylenglycol) (entspr. Ammoniaklösung).
EW: Bakterizides Aminoglykosid-Antibiotikum.
AG: Portosystemische Enzephalopathie bei Erwachsenen, präoperative Reduktion der Darmflora bei Erwachsenen, nichtinvasiver Amöbenbefall des Darmlumens.
AA: Nach dem Essen mit Flüssigkeit einnehmen. TD in 3-4 ED.
DO: Prophylaxe der portosystemischen Encephalopathie: TD 1000-2000 mg.
‖Therapie der portosystemischen Enzephalopathie (Praecoma und Coma hepaticum):
TD 35-75 mg/kg KG über 2-6 Tage. MTD 3000 mg.
Präoperative Reduktion der Darmflora: Tgl. 4000 mg über die letzten 2 präoperativen Tage. Bei orthograder Darmspülung 8000 bis 10000 mg 1 Stunde nach Beendigung der Spülung und ca. 12 Std. vor dem geplanten Eingriff.
Amöbenbefall: TD 15-25(-100) mg/kg KG über mindestens 5 Tage. Kinder ab 1 Monat und Jugendliche: TD 25-35 mg/kg KG in 3 ED über mindestens 5 Tage.
GA: Myasthenie, Darmverschluss, Obstipation, Malabsorptionssyndrom, Hör- oder Gleichgewichtsorganschäden, Früh- und Neugeborene.
SST: Nicht anwenden.
NW: Magen/Darm (Durchfälle), Allergien (auch schwere Reaktionen).
WW: Vorsicht: Oto-, nephrotoxische Substanzen, neuromuskuläre Blocker, Digoxin, Penicillin V. Vollständige Kreuzresistenz mit Kanamycin und Neomycin, partielle Kreuzresistenz mit Streptomycin.
WH: Bei Typhus und anderen Salmonelleninfektionen oder extraintestinaler Amöbiasis nicht indiziert. Bakteriologische Kontrollen und Kontrollen der Nieren- und Hörfunktion empfohlen. Vorsicht bei Nierenschäden, Magen/ Darm-Ulzera. Bei schweren Durchfällen an pseudomembranöse Colitis denken.
Auf schwere Überempfindlichkeitsreaktionen achten.
PG: 16 ST (2) (EKO: G) [€ 40,85]

Humatin - Pulvis 34H02
(Z.Nr. 0-16830) NR. P. A07AA06
ZI: Pfizer Corporation Austria, Wien
Z: 1 Flasche enthält: Paromomycin 1 g (entspr. → 700 IE/mg) (entspr. Paromomycin sulfat 1,428 g).
EW: Bakterizides Aminoglykosid-Antibiotikum.
AG: Portosystemische Enzephalopathie bei Erwachsenen, präoperative Reduktion der Darmflora bei Erwachsenen, nichtinvasiver Amöbenbefall des Darmlumens.
AA: Nach dem Essen mit Flüssigkeit einnehmen. TD in 3-4 ED.
Nicht parenteral geben.
Verabreichung direkt oral oder über Magen- oder Duodenalsonde.
DO: Prophylaxe der portosystemischen Encephalopathie: TD 1000-2000 mg.
‖Therapie der portosystemischen Enzephalopathie (Praecoma und Coma hepaticum):
TD 35-75 mg/kg KG über 2-6 Tage. MTD 3000 mg.
Präoperative Reduktion der Darmflora: Tgl. 4000 mg über die letzten 2 präoperativen Tage. Bei orthograder Darmspülung 8000 bis 10000 mg 1 Stunde nach Beendigung der Spülung und ca. 12 Std. vor dem geplanten Eingriff.
Amöbenbefall: TD 15-25(-100) mg/kg KG über mindestens 5 Tage. Kinder ab 1 Monat und Jugendliche: TD 25-35 mg/kg KG über mindestens 5 Tage.
GA: Myasthenie, Darmverschluss, Obstipation, Malabsorptionssyndrom, Hör- oder Gleichgewichtsorganschäden, Früh- und Neugeborene.
SST: Nicht anwenden.
NW: Magen/Darm (Durchfälle), Allergien (auch schwere Reaktionen).
WW: Vorsicht: Oto-, nephrotoxische Substanzen, neuromuskuläre Blocker, Digoxin, Penicillin V. Vollständige Kreuzresistenz mit Kanamycin und Neomycin, partielle Kreuzresistenz mit Streptomycin.
WH: Bei Typhus und anderen Salmonelleninfektionen oder extraintestinaler Amöbiasis nicht indiziert. Bakteriologische Kontrollen und Kontrollen der Nieren- und Hörfunktion empfohlen. Vorsicht bei Nierenschäden, Magen/ Darm-Ulzera. Bei schweren Durchfällen an pseudomembranöse Colitis denken.
Auf schwere Überempfindlichkeitsreaktionen achten.
PG: 5 ST * (EKO: N) [€ 48,55]

Humatrope 6 mg - Pulver und Lösungsmittel zur Herstellung einer Injektionslösung 31B01
(Z.Nr. 1-21767) RP. P. E. H01AC01
ZI: Eli Lilly, Wien
Z: 1 Packung enthält: Somatropin 6 mg (entspr. nach Rekonstitution 2,08 mg/ml) (entspr. hergestellt durch rekombinante DNA-Technologie in Escherichia coli), Mannitol, Glycin, Natrium monohydrogenphosphat, Phosphorsäure, Natriumhydroxid; Lösungsmittelspritze: Glycerol, Metacresol, Salzsäure, Natriumhydroxid, Wasser für Injektionszwecke.
EW: Gentechnologisch hergestelltes Wachstumshormon.
AG: Minderwüchsige Kinder mit verminderter Wachstumshormonsekretion, Turner-Syndrom oder chronischer Niereninsuffizienz oder als Folge einer intrauterinen Wachstumsverzögerung (SGA = Small for Gestational Age), Wachstumsstörungen durch SHOX-Mangel.
Erwachsene mit ausgeprägtem Wachstumshormonmangel.
AA: S.c., Injektionsstelle regelmäßig wechseln.
DO: Wachstumshormonmangel bei Kindern: TD 0,025-0,035 mg/kg KG
Wachstumshormonmangel bei Erwachsenen: (Frauen können höhere Dosen benötigen als Männer): TD initial 0,15-0,30 mg; Erhaltungsdosis selten höher als 1 mg.
Turner-Syndrom, Niereninsuffizienz, SHOX-Mangel: TD 0,045-0,050 mg/kg KG.
Intrauterine Wachstumsverzögerung mit Kleinwuchs (SGA): TD 0,035 mg/kg KG bis zum Erreichen der Endgröße.
GA: Anzeichen von Tumoraktivität, Kinder mit geschlossenen Epiphysenfugen (zur Verbesserung der Körpergröße), Komplikationen nach großen Operationen, akute Ateminsuffizienz.
SST: Strenge Indikationsstellung.
NW: Überempfindlichkeit gegen Lösungsmittel (m-Kresol/Glycerol), Hypothy- reose, Gynäkomastie, leichte Hyperglykämie, Insulinresistenz, erhöhtes Pankreatitisrisiko, benigne intrakranielle Hyper-

tension, ZNS, Hypertonie, Myalgie, Arthralgie, lokale Reaktionen, Ödeme, Fortschreiten einer Skoliose.
WW: Glukokortikoide, Antidiabetika (Dosis überwachen), orale Östrogene.
WH: Nur von entsprechend ausgebildeten und erfahrenen Ärzten anzuwenden. TD nicht überschreiten. Auf intrakranielle Hypertension, Epiphysenlösungen im Bereich des Hüftkopfes, Schilddrüsenfunktion, Diabeteseinstellung (Glukoseintoleranz) achten. Kontrollen bei SGA: Blutzucker, Nüchtern-Insulin, IGF-I-Spiegel. Erhöhtes Nebenwirkungsrisiko bei älteren Patienten. Erhöhtes Zweittumorrisiko beachten.
PG: 1 ST RE1 (EKO: Y) [€ 307,55]

Humatrope 12 mg - Pulver und Lösungsmittel zur Herstellung einer Injektionslösung 31B01

(Z.Nr. 1-21768) RP. P. E. H01AC01
ZI: Eli Lilly, Wien
Z: 1 Packung enthält: Somatropin 12 mg (entspr. nach Rekonstitution 4,17 mg/ml) (entspr. hergestellt durch rekombinante DNA-Technologie in Escherichia coli), Mannitol, Glycin, Natrium monohydrogenphosphat, Phosphorsäure, Natriumhydroxid; Lösungsmittelspritze: Glycerol, Metacresol, Salzsäure, Natriumhydroxid, Wasser für Injektionszwecke.
Kurzinformation: siehe Humatrope 6 mg - Pulver und Lösungsmittel zur Herstellung einer Injektionslösung, → S. 670
PG: 1 ST RE1 (EKO: Y) [€ 569,75]

Humatrope 24 mg - Pulver und Lösungsmittel zur Herstellung einer Injektionslösung 31B01

(Z.Nr. 1-21766) RP. P. E. H01AC01
ZI: Eli Lilly, Wien
Z: 1 Packung enthält: Somatropin 24 mg (entspr. nach Rekonstitution 8,33 mg/ml) (entspr. hergestellt durch rekombinante DNA-Technologie in Escherichia coli), Mannitol, Glycin, Natrium monohydrogenphosphat, Phosphorsäure, Natriumhydroxid; Lösungsmittelspritze: Glycerol, Metacresol, Salzsäure, Natriumhydroxid, Wasser für Injektionszwecke.
Kurzinformation: siehe Humatrope 6 mg - Pulver und Lösungsmittel zur Herstellung einer Injektionslösung, → S. 670
PG: 1 ST RE1 (EKO: Y) [€ 1.163,05]

Humexphyto Erkältung Echinacea - Filmtabletten 33Z01
(Z.Nr. 1-38443) RPF. P. nicht im Handel. R05X

Huminsulin "Lilly" Basal 100 I.E./ml - Durchstechflaschen 06A02

(Z.Nr. 1-17697) RP. P. E. A10AC01
ZI: Eli Lilly, Wien
Z: 1 ml Injektionssuspension enthält: Insulin human 100 IE, hergestellt durch rekombinante DNA-Technologie in Escherichia coli, m-Cresol, Glycerol, Phenol, Protamin sulfat, Dinatriumhydrogenphosphat-7-Wasser, Zinkoxid, Wasser für Injektionszwecke, Salzsäure zur pH-Wert-Einstellung, Natriumhydroxid zur pH-Wert-Einstellung.
EW: Mittellang wirkendes Insulin, Wirkmaximum nach 4-6 Std.
AG: Diabetes mellitus.
AA: S.c., ev. i.m., nicht i.v.; Injektionsstelle regelmäßig wechseln!
DO: Individuell gemäß dem Bedarf des Patienten. TD meist 0,5-1 Einheiten/kg KG.
Keine Daten bei Kindern und Jugendlichen.
GA: Hypoglykämie.
SST: Anwendung möglich. Blutzucker engmaschig kontrollieren.
NW: Hypoglykämie, Haut, Bildung von Insulin-Antikörpern; Reaktionen an der Injektionsstelle (Juckreiz, Ödeme, Lipodystrophie, kutane Amyloidose), Anaphylaxie.
WW: Senkung des Insulinbedarfs durch hypoglykämische Arzneimittel: Orale Antidiabetika, MAO-Hemmer, nichtselektive Betablocker, ACE-Hemmer, AT_1-Rezeptorantagonisten, Salizylate, Alkohol.
Erhöhung des Insulinbedarfs durch hyperglykämische Arzneimittel: Thiazide, Glukokortikoide, Schilddrüsenhormone, $Beta_2$-Sympathomimetika, Wachstumshormone, Danazol.
Vorsicht: Pioglitazon (Herzinsuffizienz). Betablocker (können Hypoglykämie-Symptome verschleiern). Octreotid/Lanreotid(können Insulinbedarf erhöhen oder senken.)
WH: Auf Hyperglykämie (bei unzureichender Dosierung oder Unterbrechen der Therapie) bzw. Hypoglykämie (bei Auslassen einer Mahlzeit, anstrengender körperlicher Tätigkeit oder zu hoher Insulindosis) achten. Besondere Vorsicht bei Umstellung auf einen anderen Insulintyp/ eine andere Insulinmarke. Verkehrshinweis (Hypoglykämie!).
Bei leichter Hypoglykämie Glukose oral oder zuckerhaltige Lebensmittel zuführen. Bei schwerer Hypoglykämie mit Bewusstlosigkeit Glukagon (0,5-1 mg i.m. oder s.c.) oder Glukose i.v. geben.
PG: 2 ST (2) (EKO: G) [€ 59,40]

Huminsulin "Lilly" Basal 100 I.E./ml - KwikPen 06A02

(Z.Nr. 1-23045) RP. P. E. A10AC01
ZI: Eli Lilly, Wien
Z: 1 ml Injektionssuspension enthält: Insulin human 100 IE, hergestellt durch rekombinante DNA-Technologie in Escherichia coli, m-Cresol, Glycerol, Phenol, Protamin sulfat, Dinatriumhydrogenphosphat-7-Wasser, Zinkoxid, Wasser für Injektionszwecke, Salzsäure zur pH-Wert-Einstellung, Natriumhydroxid zur pH-Wert-Einstellung.
EW: Mittellang wirkendes Insulin, Wirkmaximum nach 4-6 Std.
AG: Diabetes mellitus.
AA: Nur s.c. mit KwikPen. Nicht i.v.; Injektionsstelle regelmäßig wechseln!
DO: Individuell gemäß dem Bedarf des Patienten. TD meist 0,5-1 Einheiten/kg KG.
Keine Daten an Kindern und Jugendlichen.
GA: Hypoglykämie.
SST: Anwendung möglich. Blutzucker engmaschig kontrollieren.
NW: Hypoglykämie, Haut, Bildung von Insulin-Antikörpern; Reaktionen an der Injektionsstelle (Juckreiz, Ödeme, Lipodystrophie, kutane Amyloidose), Anaphylaxie.
WW: Senkung des Insulinbedarfs durch hypoglykämische Arzneimittel: Orale Antidiabetika, MAO-Hemmer, nichtselektive Betablocker, ACE-Hemmer, AT_1-Rezeptorantagonisten, Salizylate, Alkohol.
Erhöhung des Insulinbedarfs durch hyperglykämische Arzneimittel: Thiazide, Glukokortikoide, Schilddrüsenhormone, $Beta_2$-Sympathomimetika, Wachstumshormone, Danazol.
Vorsicht: Pioglitazon (Herzinsuffizienz). Betablocker (können Hypoglykämie-Symptome verschleiern). Octreotid/Lanreotid(können Insulinbedarf erhöhen oder senken.)
WH: Auf Hyperglykämie (bei unzureichender Dosierung oder Unterbrechen der Therapie) bzw. Hypoglykämie (bei Auslassen einer Mahlzeit, anstrengender körperlicher Tätigkeit oder zu hoher Insulindosis) achten. Besondere Vorsicht bei Umstellung auf einen anderen Insulintyp/ eine andere Insulinmarke. Verkehrshinweis (Hypoglykämie!).
Bei leichter Hypoglykämie Glukose oral oder zuckerhaltige Lebensmittel zuführen. Bei schwerer Hypoglykämie mit Bewusstlosigkeit Glukagon (0,5-1 mg i.m. oder s.c.) oder Glukose i.v. geben.
PG: 5 ST (2) (EKO: G) [€ 49,75]

Huminsulin "Lilly" Basal 100 I.E./ml - Patronen 06A02

(Z.Nr. 1-19523) RP. P. E. A10AC01
ZI: Eli Lilly, Wien
Z: 1 m Injektionssuspension enthält: Insulin human 100 IE, hergestellt durch rekombinante DNA-Technologie in Escherichia coli, m-Cresol, Glycerol, Phenol, Protamin sulfat, Dinatriumhydrogenphosphat-7-Wasser, Zinkoxid, Wasser für Injektionszwecke, Salzsäure zur pH-Wert-Einstellung, Natriumhydroxid zur pH-Wert-Einstellung.
EW: Mittellang wirkendes Insulin, Wirkmaximum nach 4-6 Std.
AG: Diabetes mellitus.
AA: S.c., nicht i.v. Nur mit wiederverwendbarem Insulin-Pen der Firma Lilly verwenden. Injektionsstelle regelmäßig wechseln!
DO: Individuell gemäß dem Bedarf des Patienten. TD meist 0,5-1 Einheiten/kg KG.
Keine Daten an Kindern und Jugendlichen.
GA: Hypoglykämie.
SST: Anwendung möglich. Blutzucker engmaschig kontrollieren.
NW: Hypoglykämie, Haut, Bildung von Insulin-Antikörpern; Reaktionen an der Injektionsstelle (Juckreiz, Ödeme, Lipodystrophie, kutane Amyloidose), Anaphylaxie.
WW: Senkung des Insulinbedarfs durch hypoglykämische Arzneimittel: Orale Antidiabetika, MAO-Hemmer, nichtselektive Betablocker, ACE-Hemmer, AT_1-Rezeptorantagonisten, Salizylate, Alkohol.
Erhöhung des Insulinbedarfs durch hyperglykämische Arzneimittel: Thiazide, Glukokortikoide, Schilddrüsenhormone, $Beta_2$-Sympathomimetika, Wachstumshormone, Danazol.
Vorsicht: Pioglitazon (Herzinsuffizienz). Betablocker (können Hypoglykämie-Symptome verschleiern). Octreotid/Lanreotid(können Insulinbedarf erhöhen oder senken.)
WH: Auf Hyperglykämie (bei unzureichender Dosierung oder Unterbrechen der Therapie) bzw. Hypoglykämie (bei Auslassen einer Mahlzeit, anstrengender körperlicher Tätigkeit oder zu hoher Insulindosis) achten. Besondere Vorsicht bei Umstellung auf einen anderen Insulintyp/ eine andere Insulinmarke. Verkehrshinweis (Hypoglykämie!).
Bei leichter Hypoglykämie Glukose oral oder zuckerhaltige Lebensmittel zuführen. Bei schwerer Hypoglykämie mit Bewusstlosigkeit Glukagon (0,5-1 mg i.m. oder s.c.) oder Glukose i.v. geben.
PG: 5 ST (2) (EKO: G) [€ 47,80]

Huminsulin "Lilly" Normal 100 I.E./ml - Durchstechflaschen 06A01
(Z.Nr. 1-17698) RP. P. E. A10AB01
ZI: Eli Lilly, Wien
Z: 1 ml Injektionslösung enthält: Insulin human 100 IE hergestellt durch rekombinante DNA-Technologie in Escherichia coli, m-Cresol, Glycerol, Wasser für Injektionszwecke, Salzsäure zur pH-Wert-Einstellung, Natriumhydroxid zur pH-Wert-Einstellung.
EW: Schnellwirksames Insulin, Wirkungsmaximum nach 2-4 Std.
AG: Diabetes mellitus.
AA: S.c., ev. i.m., i.v. Gabe möglich.
Injektionsstelle regelmäßig wechseln!
DO: Individuell gemäß dem Bedarf des Patienten. TD meist 0,5-1 Einheiten/kg KG.
Keine Daten bei Kindern und Jugendlichen.
GA: Hypoglykämie.
SST: Anwendung möglich. Blutzucker engmaschig kontrollieren.
NW: Hypoglykämie, Haut, Bildung von Insulin-Antikörpern; Reaktionen an der Injektionsstelle (Juckreiz, Ödeme, Lipodystrophie, kutane Amyloidose), Anaphylaxie.
WW: Senkung des Insulinbedarfs durch hypoglykämische Arzneimittel: Orale Antidiabetika, MAO-Hemmer, nichtselektive Betablocker, ACE-Hemmer, AT_1-Rezeptorantagonisten, Salizylate, Alkohol.
Erhöhung des Insulinbedarfs durch hyperglykämische Arzneimittel: Thiazide, Glukokortikoide, Schilddrüsenhormone, $Beta_2$-Sympathomimetika, Wachstumshormone, Danazol.
Vorsicht: Pioglitazon (Herzinsuffizienz). Betablocker (können Hypoglykämie-Symptome verschleiern). Octreotid/Lanreotid(können Insulinbedarf erhöhen oder senken.)
WH: Auf Hyperglykämie (bei unzureichender Dosierung oder Unterbrechen der Therapie) bzw. Hypoglykämie (bei Auslassen einer Mahlzeit, anstrengender körperlicher Tätigkeit oder zu hoher Insulindosis) achten. Besondere Vorsicht bei Umstellung auf einen anderen Insulintyp/ eine andere Insulinmarke. Verkehrshinweis (Hypoglykämie!).
Bei leichter Hypoglykämie Glukose oral oder zuckerhaltige Lebensmittel zuführen. Bei schwerer Hypoglykämie mit Bewusstlosigkeit Glukagon (0,5-1 mg i.m. oder s.c.) oder Glukose i.v. geben.
PG: 2 ST (2) (EKO: G) [€ 59,40]

Huminsulin "Lilly" Normal 100 I.E./ml - KwikPen 06A01
(Z.Nr. 1-23044) RP. P. E. nicht im Handel. A10AB01

Huminsulin "Lilly" Normal 100 I.E./ml - Patronen 06A01
(Z.Nr. 1-19528) RP. P. E. A10AB01
ZI: Eli Lilly, Wien
Z: 1 ml Injektionslösung enthält: Insulin human 100 IE hergestellt durch rekombinante DNA-Technologie in Escherichia coli, m-Cresol, Glycerol, Wasser für Injektionszwecke, Salzsäure zur pH-Wert-Einstellung, Natriumhydroxid zur pH-Wert-Einstellung.
EW: Schnellwirksames Insulin, Wirkungsmaximum nach 2-4 Std.
AG: Diabetes mellitus.
AA: S.c., nicht i.v. Nur mit wiederverwendbarem Insulin-Pen der Firma Lilly verwenden. Injektionsstelle regelmäßig wechseln!
DO: Individuell gemäß dem Bedarf des Patienten. TD meist 0,5-1 Einheiten/kg KG.
Keine Daten bei Kindern und Jugendlichen.
GA: Hypoglykämie.
SST: Anwendung möglich. Blutzucker engmaschig kontrollieren.
NW: Hypoglykämie, Haut, Bildung von Insulin-Antikörpern; Reaktionen an der Injektionsstelle (Juckreiz, Ödeme, Lipodystrophie, kutane Amyloidose), Anaphylaxie.
WW: Senkung des Insulinbedarfs durch hypoglykämische Arzneimittel: Orale Antidiabetika, MAO-Hemmer, nichtselektive Betablocker, ACE-Hemmer, AT_1-Rezeptorantagonisten, Salizylate, Alkohol.
Erhöhung des Insulinbedarfs durch hyperglykämische Arzneimittel: Thiazide, Glukokortikoide, Schilddrüsenhormone, $Beta_2$-Sympathomimetika, Wachstumshormone, Danazol.
Vorsicht: Pioglitazon (Herzinsuffizienz). Betablocker (können Hypoglykämie-Symptome verschleiern). Octreotid/Lanreotid(können Insulinbedarf erhöhen oder senken.)
WH: Auf Hyperglykämie (bei unzureichender Dosierung oder Unterbrechen der Therapie) bzw. Hypoglykämie (bei Auslassen einer Mahlzeit, anstrengender körperlicher Tätigkeit oder zu hoher Insulindosis) achten. Besondere Vorsicht bei Umstellung auf einen anderen Insulintyp/ eine andere Insulinmarke. Verkehrshinweis (Hypoglykämie!).
Bei leichter Hypoglykämie Glukose oral oder zuckerhaltige Lebensmittel zuführen. Bei schwerer Hypoglykämie mit Bewusstlosigkeit Glukagon (0,5-1 mg i.m. oder s.c.) oder Glukose i.v. geben.
PG: 5 ST (2) (EKO: G) [€ 47,80]

Huminsulin "Lilly" Profil III 100 I.E./ml - Durchstechflaschen 06A03
(Z.Nr. 1-18605) RP. P. E. A10AD01
ZI: Eli Lilly, Wien
Z: 1 ml Injektionssuspension enthält: Insulin human 100 IE (entspr. Insulin normal 30 %) (entspr. Insulin basal 70 %) hergestellt durch rekombinante DNA-Technologie in Escherichia coli, m-Kresol, Glycerol, Phenol, Protamin sulfat, Dinatriumhydrogenphosphat-7-Wasser, Zinkoxid, Salzsäure zur pH-Wert-Einstellung, Natriumhydroxid zur pH-Wert-Einstellung, Wasser für Injektionszwecke.
EW: Kombination aus schnell wirksamen und intermediär wirksamen Insulin.
AG: Diabetes mellitus.
AA: S.c., ev. i.m., nicht i.v.; Injektionsstelle regelmäßig wechseln!
DO: Individuell gemäß dem Bedarf des Patienten. TD meist 0,5-1 Einheiten/kg KG.
Keine Daten bei Kindern und Jugendlichen.
GA: Hypoglykämie.
SST: Anwendung möglich. Blutzucker engmaschig kontrollieren.
NW: Hypoglykämie, Haut, Bildung von Insulin-Antikörpern; Reaktionen an der Injektionsstelle (Juckreiz, Ödeme, Lipodystrophie, kutane Amyloidose), Anaphylaxie.
WW: Senkung des Insulinbedarfs durch hypoglykämische Arzneimittel: Orale Antidiabetika, MAO-Hemmer, nichtselektive Betablocker, ACE-Hemmer, AT_1-Rezeptorantagonisten, Salizylate, Alkohol.
Erhöhung des Insulinbedarfs durch hyperglykämische Arzneimittel: Thiazide, Glukokortikoide, Schilddrüsenhormone, $Beta_2$-Sympathomimetika, Wachstumshormone, Danazol.
Vorsicht: Pioglitazon (Herzinsuffizienz). Betablocker (können Hypoglykämie-Symptome verschleiern). Octreotid/Lanreotid(können Insulinbedarf erhöhen oder senken.)
WH: Auf Hyperglykämie (bei unzureichender Dosierung oder Unterbrechen der Therapie) bzw. Hypoglykämie (bei Auslassen einer Mahlzeit, anstrengender körperlicher Tätigkeit oder zu hoher Insulindosis) achten. Besondere Vorsicht bei Umstellung auf einen anderen Insulintyp/ eine andere Insulinmarke. Verkehrshinweis (Hypoglykämie!).
Bei leichter Hypoglykämie Glukose oral oder zuckerhaltige Lebensmittel zuführen. Bei schwerer Hypoglykämie mit Bewusstlosigkeit Glukagon (0,5-1 mg i.m. oder s.c.) oder Glukose i.v. geben.
PG: 2 ST (2) (EKO: G) [€ 59,40]

Huminsulin "Lilly" Profil III 100 I.E./ml - KwikPen 06A03
(Z.Nr. 1-23049) RP. P. E. nicht im Handel. A10AD01

Huminsulin "Lilly" Profil III 100 I.E./ml - Patronen 06A03
(Z.Nr. 1-19525) RP. P. E. A10AD01
ZI: Eli Lilly, Wien
Z: 1 ml Injektionssuspension enthält: Insulin human 100 IE (entspr. Insulin normal 30 %) (entspr. Insulin basal 70 %) hergestellt durch rekombinante DNA-Technologie in Escherichia coli, m-Cresol, Glycerol, Phenol, Protamin sulfat, Dinatriumhydrogenphosphat-7-Wasser, Zinkoxid, Wasser für Injektionszwecke, Salzsäure zur pH-Wert-Einstellung, Natriumhydroxid zur pH-Wert-Einstellung.
EW: Kombination aus schnell wirksamen und intermediär wirksamen Insulin.
AG: Diabetes mellitus.
AA: S.c., nicht i.v. Nur mit wiederverwendbarem Insulin-Pen der Firma Lilly verwenden. Injektionsstelle regelmäßig wechseln!
DO: Individuell gemäß dem Bedarf des Patienten. TD meist 0,5-1 Einheiten/kg KG.
Keine Daten bei Kindern und Jugendlichen.
GA: Hypoglykämie.
SST: Anwendung möglich. Blutzucker engmaschig kontrollieren.
NW: Hypoglykämie, Haut, Bildung von Insulin-Antikörpern; Reaktionen an der Injektionsstelle (Juckreiz, Ödeme, Lipodystrophie, kutane Amyloidose), Anaphylaxie.
WW: Senkung des Insulinbedarfs durch hypoglykämische Arzneimittel: Orale Antidiabetika, MAO-Hemmer, nichtselektive Betablocker, ACE-Hemmer, AT_1-Rezeptorantagonisten, Salizylate, Alkohol.
Erhöhung des Insulinbedarfs durch hyperglykämische Arzneimittel: Thiazide, Glukokortikoide, Schilddrüsenhormone, $Beta_2$-Sympathomimetika, Wachstumshormone, Danazol.
Vorsicht: Pioglitazon (Herzinsuffizienz). Betablocker (können Hypoglykämie-Symptome verschleiern). Octreotid/Lanreotid(können Insulinbedarf erhöhen oder senken.)
WH: Auf Hyperglykämie (bei unzureichender Dosierung oder Unterbrechen der Therapie) bzw. Hypoglykämie (bei Auslassen einer Mahlzeit, anstrengender körperlicher Tätigkeit oder zu hoher Insulindosis) achten. Besondere Vorsicht bei Umstellung auf einen

anderen Insulintyp/ eine andere Insulinmarke. Verkehrshinweis (Hypoglykämie!).
Bei leichter Hypoglykämie Glukose oral oder zuckerhaltige Lebensmittel zuführen. Bei schwerer Hypoglykämie mit Bewusstlosigkeit Glukagon (0,5-1 mg i.m. oder s.c.) oder Glukose i.v. geben.
PG: 5 ST (2) (EKO: G) [€ 47,80]

Humira 20 mg - Injektionslösung in einer Fertigspritze 13A02, 22F01, 42F
(Z.Nr. EU/1/03/256/*) NR. P. E. L04AB04

ZI: Abbvie Biotechnology, Ludwigshafen, Deutschland
Z: 1 Einzeldosis-Fertigspritze mit 0,2 ml enthält: Adalimumab 20 mg, hergestellt in Ovarialzellen des chinesischen Hamsters (CHO), Mannitol, Polysorbat 80, Wasser für Injektionszwecke.
EW: Monoklonaler Antikörper, selektiv immunsuppressiv, TNF-Antagonist.
AG: - Polyartikuläre juvenile idiopathische Arthritis bei Kindern ab 2 Jahren und Jugendlichen.
- Enthesitis-assoziierte Arthritis bei Patienten ab 6 Jahren.
- Schwere chronische Plaque-Psoriasis bei Kindern ab 4 Jahren und Jugendlichen bei nur unzureichendem Ansprechen auf andere Therapien.
- Mittelschwerer bis schwerer M.Crohn bei Kindern ab 6 Jahren und Jugendlichen.
- Chronische nicht-infektiöse Uveitis anterior bei Kindern ab 2 Jahren und Jugendlichen bei Nichtansprechen auf konventionelle Therapie.
AA: S.c.
DO: Juvenile Arthritis: 10 bis 30 kg KG: 20 mg jede 2. Woche; über 30 kg KG: 40 mg jede 2. Woche.
Enthesitis-assoziierte Arthritis:
15 bis 30 kg KG: 20 mg jede 2. Woche; über 30 kg KG: 40 mg jede 2. Woche.
Plaque-Psoriasis: 15 bis 30 kg KG: Je 20 mg in Woche 0 und 1, dann 20 mg jede 2. Woche; über 30 kg KG: Je 40 mg in Woche 0 und 1, dann 40 mg jede 2. Woche.
M. Crohn: Bis 40 kg KG: 40-80 mg in Woche 0 und 20-40 mg in Woche 2; Erhaltungsdosis ab Woche 4: 20 mg jede 2. Woche (ev. auch jede Woche).
Über 40 kg KG: 80-160 mg in Woche 0 und 40-80 mg in Woche 2; Erhaltungsdosis ab Woche 4: 40 mg jede 2. Woche (ev. auch jede Woche).
Uveitis: Bis 30 kg KG: 20 mg jede 2. Woche in Kombination mit Methotrexat.
Über 30 kg KG: 40 mg jede 2. Woche in Kombination mit Methotrexat.
GA: Aktive Tuberkulose, Sepsis, Herzinsuffizienz NYHA III/IV.
SST: Strenge Indikationsstellung in der Schwangerschaft; bis 5 Monate nach der letzten Gabe Kontrazeption empfohlen. Keine Lebendimpfstoffe an Säuglinge bis 5 Monate nach der letzten Gabe von Adalimumab an die Mutter applizieren. Stillen möglich.
NW: Häufigste NW: Magen/Darm, Infektionen, lokale Reaktionen, ZNS (Kopfschmerzen, Parästhesien, Migräne), Überempfindlichkeit, muskuloskelettale Schmerzen, Stoffwechsel (erhöhte Blutfette), Herz/Kreislauf, Nieren, Augen, Ohren, Asthma.
Schwerste NW: Infektionen, Malignome (Hautkrebs, Lymphome, solide Organtumore), Panzytopenie, aplastische Anämie, Demyelinisierungen, Uveitis intermedia, Lupus, Tuberkulose, Stevens-Johnson-Syndrom.
Viele weitere NW möglich.
WW: Gleichzeitige Anwendung mit Anakinra oder Abatacept nicht empfohlen.
WH: Auf Infektionen (Tuberkulose) engmaschig überwachen, besonders bei älteren Patienten; Vorsicht bei demyelinisierenden Erkrankungen, leichter Herzinsuffizienz. Auf Lymphome und Leukämie achten (besonders bei Patienten bis 22 Jahre). Auf Dysplasien oder Kolonkrebs achten. Verkehrshinweis.
PG: 2 ST IND (EKO: G) [€ 295,25]

Humira 20 mg - Injektionslösung in einer Fertigspritze 13A02, 22F01, 42F
(Z.Nr. EU/1/03/256/*) NR. P. E.
Parallelimport. nicht im Handel. L04AB04

Humira 40 mg - Injektionslösung in einer Fertigspritze 13A02, 22F01, 42F
(Z.Nr. EU/1/03/256/*) NR. P. E. L04AB04

ZI: Abbvie Biotechnology, Ludwigshafen, Deutschland
Z: 1 Einzeldosis-Fertigspritze mit 0,4 ml enthält: Adalimumab 40 mg, hergestellt in Ovarialzellen des chinesischen Hamsters (CHO), Mannitol, Polysorbat 80, Wasser für Injektionszwecke.
EW: Monoklonaler Antikörper, selektiv immunsuppressiv, TNF-Antagonist.
AG: - Mäßige bis schwere aktive rheumatoide Arthritis (in Kombination mit Methotrexat oder als Monotherapie).
- Polyartikuläre juvenile idiopathische Arthritis bei Kindern ab 2 Jahren und Jugendlichen.
- Enthesitis-assoziierte Arthritis bei Patienten ab 6 Jahren.
- Ankylosierende Spondylitis.
- Axiale Spondyloarthritis ohne Röntgennachweis einer ankylosierenden Spondylitis.
- Psoriasis-Arthritis.
- Chronische Plaque-Psoriasis (auch bei Kindern ab 4 Jahren und Jugendlichen) bei nur unzureichendem Ansprechen auf andere Therapien.
- Mittelschwerer bis schwerer M.Crohn, auch bei Kindern ab 6 Jahren und Jugendlichen.
- Mittelschwere bis schwere aktive Colitis ulcerosa bei Nichtansprechen auf andere Therapien.
- Hidradenitis suppurativa (Acne inversa) bei Erwachsenen und Jugendlichen bei Nichtansprechen auf andere Therapien.
- Nicht-infektiöse Uveitis bei Nichtansprechen auf Kortikosteroide (auch bei Kindern ab 2 Jahren und Jugendlichen).
AA: S.c.
DO: Arthritis/Spondylitis: 40 mg jede 2. Woche (oder ev. wöchentlich).
Juvenile Arthritis: 10-30 kg KG: 20 mg jede 2. Woche; ab 30 kg KG: 40 mg jede 2. Woche.
Enthesitis-assoziierte Arthritis:
Kinder ab 6 Jahren: 10-30 kg KG: 20 mg jede 2. Woche; ab 30 kg KG: 40 mg jede 2. Woche.
M.Crohn: Initial 80-160 mg, in Woche 2 40-80 mg, dann 40 mg jede 2. Woche. Kinder unter 40 kg KG: 40-80 mg in Woche 0, 20-40 mg in Woche 2, dann 20 mg jede 2. Woche (ev. auch jede Woche). Kinder und Jugendliche ab 40 kg KG: 80-160 mg in Woche 0, 40-80 mg in Woche 2, dann 40 mg jede 2. Woche (ev. auch jede Woche).
Psoriasis: Initial 80 mg, dann 40 mg jede 2. Woche. Kinder und Jugendliche: 15 - 30 kg KG: 20 mg wöchentlich für 2 Wochen, dann jede 2. Woche. Über 30 kg KG: 40 mg wöchentlich für 2 Wochen, dann jede 2. Woche.
Colitis ulcerosa: 160 mg in Woche 0, 80 mg in Woche 2, dann 40 mg jede 2. Woche. Keine Daten an Kindern und Jugendlichen.
Hidradentis suppurativa: 160 mg am Tag 1, 80 mg am Tag 15, 40 mg am Tag 29 und jede folgende Woche.
Jugendliche: 80 mg in Woche 0; ab Woche 1 40 mg jede 2. Woche (bzw. jede Woche).
Uveitis: Kinder bis 30 kg KG: Initial 40 mg, nach 1 Woche 20 mg, dann alle 2 Wochen 20 mg.
Patienten über 30 kg KG: Initial 80 mg, nach 1 Woche 40 mg, dann alle 2 Wochen 40 mg.
GA: Aktive Tuberkulose, Sepsis, Herzinsuffizienz NYHA III/IV, Personen unter 18 Jahren.
SST: Strenge Indikationsstellung in der Schwangerschaft; bis 5 Monate nach der letzten Gabe Kontrazeption empfohlen. Keine Lebendimpfstoffe an Säuglinge bis 5 Monate nach der letzten Gabe von Adalimumab an die Mutter applizieren. Stillen möglich.
NW: Häufigste NW: Magen/Darm, Infektionen, lokale Reaktionen, ZNS (Kopfschmerzen, Parästhesien, Migräne), Überempfindlichkeit, muskuloskelettale Schmerzen, Stoffwechsel (erhöhte Blutfette), Herz/Kreislauf, Nieren, Augen, Ohren, Asthma.
Schwerste NW: Infektionen, Malignome (Hautkrebs, Lymphome, solide Organtumore), Panzytopenie, aplastische Anämie, Demyelinisierungen, Uveitis intermedia, Lupus, Tuberkulose, Stevens-Johnson-Syndrom.
Viele weitere NW möglich.
WW: Gleichzeitige Anwendung mit Anakinra oder Abatacept nicht empfohlen.
WH: Auf Infektionen (Tuberkulose) engmaschig überwachen, besonders bei älteren Patienten; Vorsicht bei demyelinisierenden Erkrankungen, leichter Herzinsuffizienz. Auf Lymphome und Leukämie achten (besonders bei Patienten bis 22 Jahre). Auf Dysplasien oder Kolonkrebs achten. Verkehrshinweis.
PG: 2 ST IND (EKO: G) [€ 546,10]

Humira 40 mg - Injektionslösung in einer Fertigspritze 13A02, 22F01, 42F
(Z.Nr. EU/1/03/256/*) NR. P. E.
Parallelimport. nicht im Handel. L04AB04

Humira 40 mg - Injektionslösung in einer Fertigspritze 13A02, 22F01, 42F
(Z.Nr. EU/1/03/256/*) NR. P. E. nicht im Handel. L04AB04

Humira 40 mg - Injektionslösung in einer Fertigspritze 13A02, 22F01, 42F
(Z.Nr. EU/1/03/256/*) NR. P. E.
Parallelimport. nicht im Handel. L04AB04

Humira 40 mg - Injektionslösung in einer Fertigspritze 13A02,
(Z.Nr. EU/1/03/256/*) NR. P. E. 22F01,
Parallelimport. nicht im Handel. 42F
L04AB04

Humira 40 mg - Injektionslösung im Fertigpen 13A02,
(Z.Nr. EU/1/03/256/*) NR. P. E. 22F01,
42F
L04AB04

ZI: Abbvie Biotechnology, Ludwigshafen, Deutschland
Z: 1 Fertigpen zu 0,4 ml Lösung enthält: Adalimumab 40 mg, hergestellt in Ovarialzellen des chinesischen Hamsters (CHO), Mannitol, Polysorbat 80, Wasser für Injektionszwecke.
Kurzinformation: siehe Humira 40 mg - Injektionslösung in einer Fertigspritze, → S. 673
PG: 2 ST IND (EKO: G) [€ 546,10]

Humira 40 mg - Injektionslösung im Fertigpen 13A02,
(Z.Nr. EU/1/03/256/*) NR. P. E. 22F01,
Parallelimport. nicht im Handel. 42F
L04AB04

Humira 40 mg - Injektionslösung im Fertigpen 13A02,
(Z.Nr. EU/1/03/256/*) NR. P. E. nicht im Handel. 22F01,
42F
L04AB04

Humira 40 mg - Injektionslösung im Fertigpen 13A02,
(Z.Nr. EU/1/03/256/*) NR. P. E. 22F01,
Parallelimport. nicht im Handel. 42F
L04AB04

Humira 40 mg - Injektionslösung im Fertigpen 13A02,
(Z.Nr. EU/1/03/256/*) NR. P. E. 22F01,
Parallelimport. nicht im Handel. 42F
L04AB04

Humira 40 mg/0,8 ml - Injektionslösung 13A02,
(Z.Nr. EU/1/03/256/*) NR. P. E. nicht im Handel. 22F01,
42F
L04AB04

Humira 80 mg - Injektionslösung in einer Fertigspritze 13A02,
22F01,
(Z.Nr. EU/1/03/256/*) NR. P. E. 42F
L04AB04

ZI: Abbvie Biotechnology, Ludwigshafen, Deutschland
Z: 1 Einzeldosis-Fertigspritze mit 0,8 ml enthält: Adalimumab 80 mg, hergestellt in Ovarialzellen des chinesischen Hamsters (CHO), Mannitol, Polysorbat 80, Wasser für Injektionszwecke.
EW: Monoklonaler Antikörper, selektiv immunsuppressiv, TNF-Antagonist.
AG: - Chronische Plaque-Psoriasis
- Hidradenitis suppurativa bei Erwachsenen und Jugendlichen
- Mittelschwerer bis schwerer M.Crohn, auch bei Kindern ab 6 Jahren und Jugendlichen.
- Mittelschwere bis schwere aktive Colitis ulcerosa bei Nichtansprechen auf andere Therapien.
- Nicht-infektiöse Uveitis bei Nichtansprechen auf Kortikosteroide (auch bei Kindern ab 2 Jahren).
AA: S.c.
DO: Psoriasis: Initial 80 mg, dann 40 mg jede 2. Woche.
Hidradenitis suppurativa: 160 mg am Tag 1, 80 mg am Tag 15, 40 mg am Tag 29 und jede folgende Woche.
Jugendliche: 80 mg in Woche 0; ab Woche 1 40 mg jede 2. Woche (bzw. jede Woche).
M.Crohn: Initial 80-160 mg, in Woche 2 40-80 mg, dann 40 mg jede 2. Woche. Kinder unter 40 kg KG: 40-80 mg in Woche 0, gefolgt von 20-40 mg in Woche 2, dann 20 mg alle 1-2 Wochen. Kinder und Jugendliche ab 40 kg KG: 80-160 mg in Woche 0, gefolgt von 40-80 mg in Woche 2, dann 40 mg alle 1-2 Wochen.
Colitis ulcerosa: 160 mg in Woche 0, 80 mg in Woche 2, dann 40 mg jede 2. Woche.
Uveitis: Personen ab 30 kg KG: Initial 80 mg, nach 1 Woche 40 mg, dann alle 2 Wochen 40 mg. Kinder ab 2 Jahren und bis 30 kg KG: Initial 40 mg (nur bei Kindern ab 6 Jahren), nach 1 Woche 20 mg alle 2 Wochen in Kombination mit Methotrexat.
GA: Aktive Tuberkulose, Sepsis, Herzinsuffizienz NYHA III/IV, Personen unter 18 Jahren.
SST: Strenge Indikationsstellung in der Schwangerschaft; bis 5 Monate nach der letzten Gabe Kontrazeption empfohlen. Keine Lebendimpfstoffe an Säuglinge bis 5 Monate nach der letzten Gabe von Adalimumab an die Mutter applizieren. Stillen möglich.
NW: Häufigste NW: Magen/Darm, Infektionen, lokale Reaktionen, ZNS (Kopfschmerzen, Parästhesien, Migräne), Überempfindlichkeit, muskuloskelettale Schmerzen, Stoffwechsel (erhöhte Blutfette), Herz/Kreislauf, Nieren, Augen, Ohren, Asthma.
Schwerste NW: Infektionen, Malignome (Hautkrebs, Lymphome, solide Organtumore), Panzytopenie, aplastische Anämie, Demyelinisierungen, Uveitis intermedia, Lupus, Tuberkulose, Stevens-Johnson-Syndrom.
Viele weitere NW möglich.
WW: Gleichzeitige Anwendung mit Anakinra oder Abatacept nicht empfohlen.
WH: Auf Infektionen (Tuberkulose) engmaschig überwachen, besonders bei älteren Patienten; Vorsicht bei demyelinisierenden Erkrankungen, leichter Herzinsuffizienz. Auf Lymphome und Leukämie achten (besonders bei Patienten bis 22 Jahre). Auf Dysplasien oder Kolonkrebs achten. Verkehrshinweis.
PG: 1 ST * (EKO: N) [€ 837,55]

Humira 80 mg - Injektionslösung in einer Fertigspritze 13A02,
(Z.Nr. EU/1/03/256/*) NR. P. E. 22F01,
Parallelimport. nicht im Handel. 42F
L04AB04

Humira 80 mg - Injektionslösung im Fertigpen 13A02,
(Z.Nr. EU/1/03/256/*) NR. P. E. 22F01,
42F
L04AB04

ZI: Abbvie Biotechnology, Ludwigshafen, Deutschland
Z: 1 Einzeldosis-Fertigpen mit 0,8 ml enthält: Adalimumab 80 mg, hergestellt in Ovarialzellen des chinesischen Hamsters (CHO), Mannitol, Polysorbat 80, Wasser für Injektionszwecke.
Kurzinformation: siehe Humira 80 mg - Injektionslösung in einer Fertigspritze, → S. 674
PG: 1 ST * (EKO: N) [€ 837,55]

Humira 80 mg - Injektionslösung im Fertigpen 13A02,
(Z.Nr. EU/1/03/256/*) NR. P. E. 22F01,
Parallelimport. nicht im Handel. 42F
L04AB04

Husten ACC direkt 600 mg - Pulver zum Einnehmen im Beutel 50E03
(Z.Nr. 1-37740) RPF. P. R05CB01
ZI: Hexal Pharma, Wien
Z: 1 Beutel enthält: Acetylcystein 600 mg, Tripalmitin, Polysorbat 65, Sorbitol ca. 493 mg, Xylitol 200 mg, Citronensäure, wasserfreie, Natrium dihydrogencitrat, Magnesiumcitrat, Carmellose natrium, Aspartam 0,5 mg, Brombeer-Aroma "B" (entspr. Vanillin) (entspr. Maltodextrin) (entspr. Gluconolacton) (entspr. Sorbitol) (entspr. Siliciumdioxid, hochdisperses) (entspr. Mannitol) (entspr. Magnesiumcarbonat), Magnesium stearat.
EW: Mukolytikum.
AG: Zur Verflüssigung des Bronchialsekrets.
AA: Pulver ohne Wasser auf die Zunge geben und unzerkaut schlucken.
DO: 1mal tgl. 1 Beutel. Für Kinder und Jugendliche andere Darreichungsformen anwenden.
GA: Kinder unter 2 Jahren.
SST: Strenge Nutzen/Risiko-Abwägung.
NW: Magen/Darm, Allergien (sehr selten anaphylaktischer Schock, schwere Hautreaktionen), ZNS, Angioödem, Tinnitus, Hypotonie, Tachykardie, Bronchospasmen.
WW: Nicht mit anderen Arzneimitteln gemeinsam auflösen.Nicht empfohlen: Antitussiva.
Vorsicht: Antibiotika (2 Stunden Abstand), Aktivkohle in hohen Dosen (Wirkungsminderung), Glyceroltrinitrat (Hypotonie). Beeinflusung der Bestimmung von Laborparametern.
WH: Vorsicht bei Atemwegsobstruktionen (Asthma), Nieren- oder Leber- insuffizienz, Ateminsuffizienz, Ösophagusvarizen, peptischem Ulkus in der Anamnese, Histaminintoleranz. Nicht bei Personen unter 14 Jahren anwenden. Verkehrshinweis.
PG: 10 ST * (EKO: N) [€ 5,95], 20 ST * (EKO: N) [€ 10,95]

Husten ACC Hexal akut 600 mg - Brausetabletten 50E03
(Z.Nr. 1-21962) RPF. P. R05CB01
ZI: Hexal Pharma, Wien
Z: 1 Brausetablette enthält: Acetylcystein 600 mg, Citronensäure, wasserfreie, Natriumhydrogencarbonat, Natriumcarbonat, wasserfrei, Mannitol, Lactose, wasserfrei 70 mg, Ascorbinsäure, Natrium cyclamat, Saccharin-Natrium-Dihydrat, Natriumcitrat dihydrat (entspr. Natrium 138,8 mg) (entspr. → 6,03 mmol), Brombeer-Aroma (entspr. Wildbeeren-Aroma, flüssig) (entspr. Brombeer-Aroma, flüssig) (entspr. Vanillin) (entspr. Maltodextrin) (entspr. Mannitol) (entspr. Gluconolacton) (entspr. Sorbitol) (entspr. Siliciumdioxid, kolloidales).
EW: Mukolytikum.
AG: Erkrankungen der Luftwege mit Störung von Schleimbildung und -transport.
AA: Nach den Mahlzeiten in Wasser auflösen und sofort einneh-

men.
DO: Personen ab 14 Jahren: Tgl. 1 Brausetablette, Behandlungsdauer akut 4-5 Tage.
GA: Aktives peptisches Ulkus, Kinder unter 14 Jahren.
SST: Strenge Nutzen/Risiko-Abwägung.
NW: Magen/Darm, Allergien (sehr selten anaphylaktischer Schock, schwere Hautreaktionen), ZNS, Tinnitus, Konvulsionen, Hypotonie, Tachykardie, Bronchospasmen, Fieber.
WW: Nicht mit anderen Arzneimitteln gemeinsam auflösen. Antibiotika (2 Stunden Abstand), Aktivkohle in hohen Dosen (Wirkungsminderung), Antitussiva (Sekretstau), Nitroglycerin (Hypotonie). Beeinflusung der Bestimmung von Laborparametern.
WH: Vorsicht bei Atemwegsobstruktionen (Asthma), Nieren- oder Leberinsuffizienz, Ateminsuffizienz, Ösophagusvarizen, peptischem Ulkus in der Anamnese, Histaminintoleranz. Nicht bei Personen unter 14 Jahren anwenden. Verkehrshinweis.
PG: 10 ST * (EKO: N) [€ 4,95], 20 ST * (EKO: N) [€ 8,75]

Husten-Lolli Drosera-Komplex Lolli 50X02
(Z.Nr. 3-00414) RPF. P. nicht im Handel. V03AX

Hustensaft - Weleda 50W
(Z.Nr. 7-36659) RPF. P. R05FB
ZI: Weleda, Wien
Z: 100 g (= 76 ml) enthalten: Mischung-Flüssigextrakt (1:6-7) von Bittersüssen Nachtschatten- Stängelanteilen, Andornkraut, Anis, Quendelkraut, Thymian (1/2,33/3,33/2,33/19); Wasser (Auszugsmittel) 30 g, Brechwurzel-Flüssigextrakt (1:9-10), Ethanol 62 % (m/m) (Auszugsmittel) 0,1 g, Sonnentau, Ganzpflanze frisch-Flüssigextrakt (1:1-2); Ethanol 86% (m/m) (Auszugsmittel) 0,002 g, Küchenschelle, Ganzpflanze frisch-Flüssigextrakt (1:2-3); Ethanol 86 % (m/m) (Auszugsmittel) 0,03 mg, Malz-Extrakt, Eibischwurzel-Flüssigextrakt; Wasser (Auszugsmittel), Saccharose 59,79 g, Ethanol (entspr. Gesamtethanolgehalt ca. 0,1 % (m/m)), Wasser, gereinigtes.
EW: Anthroposophikum.
AG: Traditionell pflanzlich zur Erleichterung des Abhustens und Reizlinderung bei Husten im Rahmen einer Erkältung.
AA: Unverdünnt oder mit etwas Wasser oder Tee einnehmen.
DO: 4-5mal tgl. 5 ml. Kinder (6-12 Jahre): 3-4mal tgl. 5 ml.
Kinder (3-5 Jahre): 3mal tgl. 2,5 ml.
Kinder (1-2 Jahre): 3mal tgl. 1,25 ml.
Für Kinder unter 1 Jahr nicht empfohlen.
SST: Nicht empfohlen.
NW: Überempfindlichkeit, Magen/Darm.
WH: 5 ml Sirup enthalten 0,35 BE.
PG: 100 ML * (EKO: N) [€ 11,90]

HuveGuard MMAT - Suspension zur Herstellung einer oralen Suspension für Hühner 823AG
(Z.Nr. 8-37072) NR. P. E. nicht im Handel. QI01AN01

HuveGuard NB - Suspension zur Herstellung einer oralen Suspension für Hühner 823AG
(Z.Nr. 8-36986) NR. P. E. nicht im Handel. QI01AN01

Hyalart 20 mg - Spritzampullen 13D
(Z.Nr. 1-19647-P3) RP. P. Parallelimport. M09AX01
nicht im Handel.

Hyalgan 20 mg - Spritzampullen 13D
(Z.Nr. 1-19647) RP. P. M09AX01
ZI: Fidia farmaceutici, Abano Terme, Italien
Z: 1 Spritzampulle mit 2 ml enthält: Natriumhyaluronat 20 mg, Natriumchlorid 17 mg, Natriumdihydrogenphosphat-2-Wasser 0,1 mg, Natriummonohydrogenphosphat Dodecahydrat 1,2 mg, Wasser für Injektionszwecke.
EW: Hyaluronsäure (aus Hahnenkämmen gewonnen).
AG: Unterstützend bei Gonarthrose, Coxarthrose und Arthrosen des Schulter- gelenks.
AA: Intraartikulär, bei Coxarthrose unter Röntgensichtkontrolle.
DO: Inhalt einer Ampulle 1mal wöchentlich in das betroffene Gelenk injizieren (5mal in wöchentlichen Abständen); gleichzeitige Behandlung mehrerer Gelenke ist möglich. Für Kinder und Jugendliche nicht empfohlen.
SST: Strenge Nutzen/Risiko Abwägung.
NW: Lokale Schmerzen und Schwellungen, Fieber, systemische allergische Reaktionen, sehr selten septische Arthritis.
WW: Lokalanästhetika (Anästhesie verlängert). Keine weiteren Arzneimittel intraartikulär injizieren.
WH: Vorsicht bei bestehenden Entzündungen in der Umgebung des Injektions- gebietes. Gelenkergüsse vor der Anwendung von Hyalgan punktieren.
Desinfektionsmittel mit quarternären Ammoniumsalzen vermeiden. Bei Gelenksschwellungen Eispackungen auftragen.
PG: 1 ST * (EKO: N) [€ 49,60], 5 ST * (EKO: N) [€ 198,10]

Hyalgan 20 mg - Spritzampullen 13D
(Z.Nr. 1-19647-P3) RP. P. Parallelimport. M09AX01
nicht im Handel.

Hyalgan 20 mg - Stechampullen 13D
(Z.Nr. 1-19646) RP. P. M09AX01
ZI: Fidia farmaceutici, Abano Terme, Italien
Z: 1 Stechampulle mit 2 ml enthält: Natriumhyaluronat 20 mg, Natriumchlorid 17 mg, Natriumdihydrogenphosphat-2-Wasser 0,1 mg, Natriummonohydrogenphosphat Dodecahydrat 1,2 mg, Wasser für Injektionszwecke.
Kurzinformation: siehe Hyalgan 20 mg - Spritzampullen, → S. 675
PG: 1 ST * (EKO: N) [€ 49,60], **BP5X1** 5 ST * (EKO: N) [€ 198,10]

Hycamtin 0,25 mg - Hartkapseln 55E
(Z.Nr. EU/1/96/027/*) NR. P. E. L01CE01
ZI: Novartis Europharm, Dublin, Irland
Z: 1 Hartkapsel enthält: Topotecan 0,25 mg (entspr. Topotecan hydrochlorid), Kapselinhalt: Pflanzenöl, hydriert, Glycerolmonostearat; Kapselhülle: Gelatine, Titandioxid; Siegelstreifen: Gelatine; Tinte, schwarz: Eisen(II,III)-oxid, Schellack, Ethanol, Propylenglycol, 2-Propanol, Butanol, Ammoniaklösung, konzentriert, Kaliumhydroxid.
EW: Antineoplastisch.
AG: Monotherapie des kleinzelligen Lungenkarzinoms.
AA: Oral unzerkaut.
DO: Initiale TD 2,3 mg/m² KOF über 5 Tage; zwischen den Zyklen 3 Wochen Abstand. Folgebehandlungen abhängig vom Blutbild (1,9 oder 1,5 mg/m² KOF tgl.). Dosisreduktion um 0,4 mg/m²/Tag bei Diarrhöe Grad 3 und 4. Keine Dosisempfehlung für Kinder und Jugendliche.
GA: Schwere Knochenmarkdepression.
SST: Strenge Gegenanzeige; wirksame Verhütung für beide Partner erforderlich.
NW: Bluttoxizität dosislimitierend. Schwere Blutungen, Lunge, Magen/Darm (schwere Diarrhoe), Haut, Infektionen, Anorexie, Müdigkeit, Überempfind- lichkeit, Leber/Galle.
WW: Vorsicht mit Platin-haltigen Chemotherapeutika.
WH: Blutbild regelmäßig kontrollieren. Schwere Diarrhoen proaktiv behandeln.
Auf neutropenische Kolitis oder pulmonale Symptome achten. Vorsicht bei Nieren-, Leberschäden. Verkehrshinweis.
PG: 10 ST * (EKO: N) [€ 383,75]

Hycamtin 1 mg - Hartkapseln 55E
(Z.Nr. EU/1/96/027/*) NR. P. E. L01CE01
ZI: Novartis Europharm, Dublin, Irland
Z: 1 Hartkapsel enthält: Topotecan 1 mg (entspr. Topotecan hydrochlorid), Kapselinhalt: Pflanzenöl, hydriert, Glycerolmonostearat; Kapselhülle: Gelatine, Titandioxid, Eisen(III)-oxid; Siegelstreifen: Gelatine; Tinte, schwarz: Eisen(II,III)-oxid, Schellack, Ethanol, Propylenglycol, 2-Propanol, Butanol, Ammoniaklösung, konzentriert, Kaliumhydroxid.
Kurzinformation: siehe Hycamtin 0,25 mg - Hartkapseln, → S. 675
PG: 10 ST * (EKO: N) [€ 1.389,70]

Hycamtin 1 mg - Hartkapseln 55E
(Z.Nr. EU/1/96/027/*) NR. P. E. L01CE01
Parallelimport.
V: Orifarm, Leverkusen, Deutschland
Z: 1 Hartkapsel enthält: Topotecan 1 mg (entspr. Topotecan hydrochlorid), Kapselinhalt: Pflanzenöl, hydriert, Glycerolmonostearat; Kapselhülle: Gelatine, Titandioxid, Eisen(III)-oxid; Siegelstreifen: Gelatine; Tinte, schwarz: Eisen(II,III)-oxid, Schellack, Ethanol, Propylenglycol, 2-Propanol, Butanol, Ammoniaklösung, konzentriert, Kaliumhydroxid.
PG: 10 ST * (EKO: N) [€ 1.362,80]

Hycamtin 1 mg - Pulver zur Herstellung eines Infusionslösungskonzentrats 55E
(Z.Nr. EU/1/96/027/*) NR. P. nicht im Handel. L01CE01

Hycamtin 4 mg - Pulver zur Herstellung eines Infusionslösungskonzentrats 55E
(Z.Nr. EU/1/96/027/*) NR. P. L01CE01
ZI: Novartis Europharm, Dublin, Irland
Z: 1 Durchstechflasche enthält: Topotecan 4 mg (entspr. Topotecan hydrochlorid), Weinsäure, Mannitol, Salzsäure, Natriumhydroxid.
EW: Antineoplastisch.
AG: Metastasierendes Ovarialkarzinom, rezidivierendes kleinzelliges Lungenkarzinom; in Kombination mit Cisplatin beim Zervixkarzinom (Rezidiv nach Strahlentherapie und Stadium IVB).
AA: I.v. Infusion (nur in Spezialeinrichtungen zur Zytostatikatherapie) nach Rekonstituierung und Verdünnung.
DO: TD 1,5 mg/m² KOF als 30 minütige Infusion an 5 konsekutiven

Tagen; zwischen den Zyklen 3 Wochen Abstand. Halbe Dosis bei schweren Nieren- schäden.
Zervixkarzinom: TD 0,75 mg/m² an den Tagen 1/2/3, gefolgt von 50 mg/m² Cisplatin am Tag 1. Wiederholung alle 21 Tage über 6 Zyklen. Dosisreduktion bei schwerer Neutropenie oder Thrombopenie. Keine Dosisempfehlung für Kinder und Jugendliche.
GA: Schwere Knochenmarksdepression.
SST: Gegenanzeige (teratogen).
NW: Blutbild (dosislimitierend), schwere Blutungen, Magen/Darm, schwere Anorexie, ZNS, Haarausfall, Mukositis, Pruritus, Sepsis, Überempfindlich- keit, neutropenische Kolitis.
WW: Andere Chemotherapeutika (ev. Dosisreduktion mit Cisplatin oder Carboplatin).
WH: Regelmäßige Blutbildkontrolle.
Vorsicht bei Leber- oder Nierenschäden. Verkehrshinweis.
PG: 1 ST * (EKO: N) [€ 532,10]

Hydagelan 2 mg/ml - Injektions-/Infusionslösung 02A01
(Z.Nr. 1-38838) NR. SG. P. nicht im Handel. N02AA03

Hydagelan 10 mg/ml - Injektions-/Infusionslösung 02A01
(Z.Nr. 1-38841) NR. SG. P. nicht im Handel. N02AA03

Hydagelan 20 mg/ml - Injektions-/Infusionslösung 02A01
(Z.Nr. 1-38843) NR. SG. P. nicht im Handel. N02AA03

Hydagelan 50 mg/ml - Injektions-/Infusionslösung 02A01
(Z.Nr. 1-38844) NR. SG. P. nicht im Handel. N02AA03

Hydal 2 mg/ml - Injektionslösung 02A01
(Z.Nr. 1-28305) NR. SG. P. N02AA03
ZI: Mundipharma, Wien
Z: 1 Ampulle zu 1 ml enthält: Hydromorphon hydrochlorid 2 mg, (entspr. Hydromorphon 1,77 mg), Citronensäure, wasserfreie, Natrium citrat, Natriumchlorid, (entspr. Natrium 0,153 mmol), Natriumhydroxid-Lösung, (entspr. Natrium 3,52 mg/ml), Salzsäure zur pH-Wert-Einstellung 3,6 %, Wasser für Injektionszwecke.
EW: Morphin-Derivat; µ-selektiver Opioid-Rezeptoragonist.
AG: Starke Schmerzen bei Patienten ab 12 Jahren.
AA: S.c. oder langsam i.v. (Injektion oder Infusion).
DO: Bolus: 1-2 mg s.c. oder 1-1,5 mg i.v. alle 3-4 Std.; PCA (s.c. und i.v.): 0,2 mg bei einem Sperrintervall von 5-10 min.
Infusion: 0,15-0,45 mg/h bzw. 0,004 mg/kg KG/h.
Für Kinder nicht empfohlen.
GA: Schwere Atemdepression, schwere COPD, Cor pulmonale, Koma, akutes Abdomen, paralytischer Ileus.
SST: Strenge Indikationsstellung; nicht während der Geburt oder in der Stillzeit verwenden. Bei chronischer Einnahme in der Schwangerschaft Entzugssyndrom beim Neugeborenen möglich.
NW: Überempfindlichkeit, Psyche, Abhängigkeit, ZNS (Somnolenz, Schwindel), Augen (Miosis), Herz/Kreislauf, Dyspnoe, Atemdepression, Magen/Darm, Anorexie, Leber/Galle, Haut, Harnwege, erektile Dysfunktion, Asthenie, Hormonveränderungen, Entzugssyndrom.
WW: Kontraindiziert: MAO-Hemmer (mind. 2 Wochen Abstand). Besondere Vorsicht: Benzodiazepine.
Vorsicht: ZNS-Dämpfer, Alkohol, Anticholinergika (verstärkte NW).
GE: Toleranz und Abhängigkeit möglich (Opiat). Nicht abrupt absetzen (Entzugssyndrom).
WH: Auf Atemdepression, Toleranz, Abhängigkeit achten. 4 Std. Abstand zu zusätzlicher Schmerztherapie (z.B. bei Operation, Plexusblockade). Dopingkontrollen positiv.
Vorsicht bei Kopfverletzungen, Krämpfen, Alkoholismus, Delirium tremens, toxischer Psychose, Hypotonie, Koliken, Pankreatitis, Darmerkrankungen, Prostatahyperplasie, Hypothyreose, NNR-Insuffizienz, schweren Nieren- und Leberschäden, prä-, intra- und bis 24 Std. postoperativ. Verkehrshinweis.
Bei Überdosierung Antidot Opiatantagonist (z.B. 0,4 mg Naloxon i.v., alle 2-3 min. wiederholen).
PG: 5 ST * (EKO: N) [€ 24,90]

Hydal 10 mg/ml - Injektionslösung 02A01
(Z.Nr. 1-28306) NR. SG. P. N02AA03
ZI: Mundipharma, Wien
Z: 1 Ampulle zu 1 ml enthält: Hydromorphon hydrochlorid 10 mg, (entspr. Hydromorphon 8870 mg), Citronensäure, wasserfreie, Natrium citrat, Natriumchlorid, (entspr. Natrium 0,128 mmol), Natriumhydroxid-Lösung, (entspr. Natrium 2,94 mg/ml), Salzsäure zur pH-Wert-Einstellung 3,6 %, Wasser für Injektionszwecke.
Kurzinformation: siehe Hydal 2 mg/ml - Injektionslösung, → S. 676
PG: 5 ST * (EKO: N) [€ 77,75]

Hydal 20 mg/ml - Injektionslösung 02A01
(Z.Nr. 1-28307) NR. SG. P. N02AA03
ZI: Mundipharma, Wien
Z: 1 Ampulle zu 1 ml enthält: Hydromorphon hydrochlorid 20 mg, (entspr. Hydromorphon 17,73 mg), Citronensäure, wasserfreie, Natrium citrat, Natriumchlorid, (entspr. Natrium 0,105 mmol), Natriumhydroxid-Lösung, (entspr. Natrium 2,41 mg/ml), Salzsäure zur pH-Wert-Einstellung 3,6 %, Wasser für Injektionszwecke.
Kurzinformation: siehe Hydal 2 mg/ml - Injektionslösung, → S. 676
PG: 5 ST * (EKO: N) [€ 142,95]

Hydal 50 mg/ml - Injektionslösung 02A01
(Z.Nr. 1-28308) NR. SG. P. N02AA03
ZI: Mundipharma, Wien
Z: 1 Ampulle zu 1 ml enthält: Hydromorphon hydrochlorid 50 mg, (entspr. Hydromorphon 44330 mg), Citronensäure, wasserfreie, Natrium citrat, Natriumchlorid, (entspr. Natrium 0,04 mmol), Natriumhydroxid-Lösung, (entspr. Natrium 0,92 mg/ml), Salzsäure zur pH-Wert-Einstellung 3,6 %, Wasser für Injektionszwecke.
Kurzinformation: siehe Hydal 2 mg/ml - Injektionslösung, → S. 676
PG: 5 ST * (EKO: N) [€ 305,45]

Hydal 1,3 mg - Kapseln 02A01
(Z.Nr. 1-21972) NR. SG. P. N02AA03
ZI: Mundipharma, Wien
Z: 1 Kapsel enthält: Hydromorphon hydrochlorid 1,3 mg, Pellets: Cellulose, mikrokristalline, Lactose, wasserfrei 39,35 mg; Kapsel: Gelatine, Natriumdodecylsulfat (entspr. Natrium < 1 mmol) (entspr. → < 23 mg), Titandioxid, Erythrosin, Eisenoxid gelb, Wasser, gereinigtes; Markierungstinte: Schellack, Eisenoxid schwarz, Propylenglycol.
EW: Morphin-Derivat.
AG: Starke Schmerzen.
AA: Mit Wasser einnehmen; bei Schluckbeschwerden ev. Kapseln öffnen und Pellets auf kalte weiche Speisen (Joghurt) streuen bzw. in ca. 30 ml Wasser innerhalb von 30 min einnehmen.
DO: Personen ab 12 Jahren: initial 1,3 oder 2,6 mg; Dosissteigerung nach Bedarf; Dosierungsintervall 4 Std. Nicht für Kinder.
GA: Atemdepression, Koma, paralytischer Ileus, schwere obstruktive Atemwegserkrankungen, akutes Abdomen.
SST: Nicht empfohlen, Entzugssyndrom beim Neugeborenen möglich; in der Stillzeit nicht anwenden.
NW: Obstipation, Erbrechen, Haut, Asthenie, Hypotonie, Schwindel. Bei Überdosierung stecknadelkopfgroße Pupillen, Atemdepression, Kreislaufversagen, Koma.
WW: Kontraindiziert: MAO-Hemmer (2 Wochen Abstand). Besondere Vorsicht: Benzodiazepine (Atemdepression). Vorsicht: Andere ZNS-Dämpfer, neuromuskuläre Blocker (Atemdepression). Cave Alkohol.
GE: Abhängigkeit möglich (Opiat). Nicht abrupt absetzen (Entzugssyndrom).
WH: Vorsicht bei Opiatabhängigkeit, erhöhtem Hirndruck, Konvulsionen, Psychosen, Koliken, Prostatahyperplasie, M. Addison, Hypothyreose, Atemstörungen, Leber-, Nierenschäden, präoperativ oder 24 Std. postoperativ wegen Ileus-Risiko nicht empfohlen. 24 Std. vor Chordotomie absetzen. Verkehrshinweis.
Bei Überdosierung Antidot Opiat-Antagonisten. Bei Patienten ohne Atem- oder Kreislaufdepression Naloxon nicht anwenden. Vorsicht bei der Anwendung von Naloxon bei Hydromorphon-Abhängigkeit.
PG: 10 ST (2) (EKO: G) [€ 6,40], 30 ST (EKO: G) [€ 13,45]

Hydal 2,6 mg - Kapseln 02A01
(Z.Nr. 1-21974) NR. SG. P. N02AA03
ZI: Mundipharma, Wien
Z: 1 Kapsel enthält: Hydromorphon hydrochlorid 2,6 mg, Pellets: Cellulose, mikrokristalline, Lactose, wasserfrei 78,7 mg; Kapsel: Gelatine, Natriumdodecylsulfat (entspr. Natrium < 1 mmol) (entspr. → < 23 mg), Titandioxid, Erythrosin, Eisenoxid gelb, Wasser, gereinigtes; Markierungstinte: Schellack, Eisenoxid schwarz, Propylenglycol.
Kurzinformation: siehe Hydal 1,3 mg - Kapseln, → S. 676
PG: 10 ST (2) (EKO: G) [€ 9,95], 30 ST (EKO: G) [€ 19,80]

Hydal retard 2 mg - Kapseln 02A01
(Z.Nr. 1-21973) NR. SG. P. N02AA03
ZI: Mundipharma, Wien
Z: 1 Kapsel enthält: Hydromorphon hydrochlorid 2 mg, Pellets, retardiert: Cellulose, mikrokristalline, Hypromellose, Ethylcellulose, Siliciumdioxid, hochdisperses, Dibutyl sebacat; Kapsel: Gelatine, Natriumdodecylsulfat (entspr. Natrium < 1 mmol) (entspr. → < 23 mg), Wasser, gereinigtes, Titandioxid, Chinolingelb; Markierungstinte: Schellack, Propylenglycol, Eisenoxid schwarz.
EW: Morphin-Derivat.
AG: Starke Schmerzen.
AA: Mit Wasser einnehmen; bei Schluckbeschwerden ev. Kapseln öffnen und Pellets auf kalte weiche Speisen (Joghurt) streuen bzw. in ca. 30 ml Wasser innerhalb von 30 min einnehmen.
DO: Personen ab 12 Jahren: Initial 4 mg, bei Bedarf um 30-50% steigern; Dosierungsintervall 12 Std. Gleichzeitige Einnahme mit Alkohol vermeiden. Nicht länger als nötig einnehmen. Retardkap-

seln nicht für initiale Opioidtherapie oder für die Behandlung von Durchbruchschmerzen geeignet. Nicht für Kinder.
GA: Atemdepression, Koma, paralytischer Ileus, schwere obstruktive Atemwegserkrankungen, akutes Abdomen.
SST: Nicht empfohlen, Entzugssyndrom beim Neugeborenen möglich; in der Stillzeit nicht anwenden.
NW: Obstipation, Erbrechen, Haut, Asthenie, Hypotonie, Schwindel. Bei Überdosierung stecknadelkopfgroße Pupillen, Atemdepression, Kreislaufversagen, Koma.
WW: Kontraindiziert: MAO-Hemmer (2 Wochen Abstand). Besondere Vorsicht: Benzodiazepine (Atemdepression). Vorsicht: Andere ZNS-Dämpfer, neuromuskuläre Blocker (Atemdepression). Cave Alkohol.
GE: Abhängigkeit möglich (Opiat). Nicht abrupt absetzen (Entzugssyndrom).
WH: Vorsicht bei Opiatabhängigkeit, erhöhtem Hirndruck, Konvulsionen, Psychosen, Koliken, Prostatahyperplasie, M. Addison, Hypothyreose, Atemstörungen, Leber-, Nierenschäden, präoperativ oder 24 Std. postoperativ wegen Ileus-Risiko nicht empfohlen. 24 Std. vor Chordotomie absetzen. Verkehrshinweis.
Bei Überdosierung Antidot Opiat-Antagonisten. Bei Patienten ohne Atem- oder Kreislaufdepression Naloxon nicht anwenden. Vorsicht bei der Anwendung von Naloxon bei Hydromorphon-Abhängigkeit.
PG: 10 ST (2) (EKO: G) [€ 3,55], 30 ST (2) (EKO: G) [€ 8,40]

Hydal retard 4 mg - Kapseln 02A01
(Z.Nr. 1-21975) NR. SG. P. N02AA03
ZI: Mundipharma, Wien
Z: 1 Kapsel enthält: Hydromorphon hydrochlorid 4 mg, Pellets, retardiert: Cellulose, mikrokristalline, Hypromellose, Ethylcellulose, Siliciumdioxid, hochdisperses, Dibutyl sebacat; Kapsel: Gelatine, Natriumdodecylsulfat (entspr. Natrium < 1 mmol) (entspr. → < 23 mg), Wasser, gereinigtes, Titandioxid, Erythrosin, Indigocarmin; Markierungstinte: Schellack, Propylenglycol, Eisenoxid schwarz.
Kurzinformation: siehe Hydal retard 2 mg - Kapseln, → S. 676
PG: 10 ST (2) (EKO: G) [€ 5,20], 30 ST (2) (EKO: G) [€ 13,00]

Hydal retard 8 mg - Kapseln 02A01
(Z.Nr. 1-21976) NR. SG. P. N02AA03
ZI: Mundipharma, Wien
Z: 1 Kapsel enthält: Hydromorphon hydrochlorid 8 mg, Pellets, retardiert: Cellulose, mikrokristalline, Hypromellose, Ethylcellulose, Siliciumdioxid, hochdisperses, Dibutyl sebacat; Kapsel: Gelatine, Natriumdodecylsulfat (entspr. Natrium < 1 mmol) (entspr. → < 23 mg), Wasser, gereinigtes, Titandioxid, Erythrosin; Markierungstinte: Schellack, Propylenglycol, Eisenoxid schwarz.
Kurzinformation: siehe Hydal retard 2 mg - Kapseln, → S. 676
PG: 10 ST (2) (EKO: G) [€ 8,30], 30 ST (2) (EKO: G) [€ 19,95]

Hydal retard 16 mg - Kapseln 02A01
(Z.Nr. 1-21977) NR. SG. P. N02AA03
ZI: Mundipharma, Wien
Z: 1 Kapsel enthält: Hydromorphon hydrochlorid 16 mg, Pellets, retardiert: Cellulose, mikrokristalline, Hypromellose, Ethylcellulose, Siliciumdioxid, hochdisperses, Dibutyl sebacat; Kapsel: Gelatine, Natriumdodecylsulfat (entspr. Natrium < 1 mmol) (entspr. → < 23 mg), Wasser, gereinigtes, Titandioxid, Eisenoxid rot, Eisenoxid gelb, Eisenoxid schwarz; Markierungstinte: Schellack, Propylenglycol, Eisenoxid schwarz.
Kurzinformation: siehe Hydal retard 2 mg - Kapseln, → S. 676
PG: 10 ST (2) (EKO: G) [€ 13,45], 30 ST (2) (EKO: G) [€ 31,30]

Hydal retard 24 mg - Kapseln 02A01
(Z.Nr. 1-21978) NR. SG. P. N02AA03
ZI: Mundipharma, Wien
Z: 1 Kapsel enthält: Hydromorphon hydrochlorid 24 mg, Pellets, retardiert: Cellulose, mikrokristalline, Hypromellose, Ethylcellulose, Siliciumdioxid, hochdisperses, Dibutyl sebacat; Kapsel: Gelatine, Natriumdodecylsulfat (entspr. Natrium < 1 mmol) (entspr. → < 23 mg), Wasser, gereinigtes, Titandioxid, Indigocarmin; Markierungstinte: Schellack, Propylenglycol, Eisenoxid schwarz.
Kurzinformation: siehe Hydal retard 2 mg - Kapseln, → S. 676
PG: 10 ST (2) (EKO: G) [€ 16,20], 30 ST (2) (EKO: G) [€ 38,35]

Hydoftal 1,5% - Augensalbe 47C03
(Z.Nr. 0-09842) NR. P. S01CA03
ZI: Agepha Pharma, Senec, Slowakei
Z: 1 g enthält: Hydrocortison 7,5 mg, Hydrocortison acetat 7,5 mg, Neomycin sulfat 5 mg, Benzalkonium chlorid 0,2 mg, Wachs, gebleichtes, Adeps lanae, Cholesterin, Vaselin, weisses, Cetylpalmitat, Paraffinum liquidum, Wasser für Injektionszwecke.
EW: Lokales Glukokortikoid.
AG: Entzündungen des vorderen Augenabschnitts zur Glukokortikoidtherapie.
DO: 1-3mal tgl. ca. 1 cm Salbenstrang in den Bindehautsack des erkrankten Auges einbringen.
GA: Glaukom, Verletzungen, Herpes simplex-Infektionen, Virus- und Pilzinfektionen des Auges; bakterielle Augeninfektionen, die nicht auf Neomycin ansprechen.
SST: Nutzen/Risiko-Abwägung, max. 14 Tage anwenden.
NW: Intraokularer Druckanstieg, Visusverminderung, Gesichtsfeldausfall, N.opticus-Schädigung, Katarakt, Cornea-Perforation, Ptosis, Mydriasis. Hypertrophe Kardiomyopathie (bei Frühgeborenen).
WW: Anticholinerge Augentropfen können den Augendruck erhöhen. Erhöhtes NW-Risiko durch CYP3A4- Hemmer einschl. Cobicistat.
WH: Infektionen primär gezielt behandeln. Kontrollen: Spaltlampe, Augeninnendruck. Verkehrshinweis.
PG: 5 G * (EKO: N) [€ 5,55]

Hydrocortone - Tabletten 31F01
(Z.Nr. 0-07483) NR. P. H02AB09
ZI: Teva, Haarlem, Niederlande
Z: 1 Tablette enthält: Hydrokortison 20 mg, Lactose monohydrat 44 mg, Maisstärke, Magnesium stearat.
EW: Kortikosteroid.
AG: Allergien, rheumatische Erkrankungen, Haut-, Augenerkrankungen, Nebennierenrindeninsuffizienz, Lunge, Blutschäden, Leukämie, Ödeme, Colitis ulcerosa, Enteritis regionalis.
AA: Oral mit Flüssigkeit; TD in 3-4 ED.
DO: Möglichst niedrig! Akute Initialdosis 60-120(-240) mg, chronische Erkrankungen 10-40 mg;
Details siehe Austria-Codex - Fachinformation.
GA: Systemmykosen, Gabe von Lebendvirusvakzinen.
SST: Strenge Nutzen/Risiko-Abwägung.
NW: Ödeme, Osteoporose, pathologische Frakturen, Magen/Darm-Ulcera, Haut (verzögerte Wundheilung), Muskelschwäche, ZNS (Krämpfe), Psyche, Endokrinium (Cushing, Diabetes), Auge (Katarakt, Glaukom), Herz, Thromboembolie, Gewichtszunahme, Wachstumsverzögerung.
WW: Vorsicht: Erhöhtes Nebenwirkungsrisiko mit CYP3A4-Hemmern einschl. Cobicistat. Acetylsalicylsäure (Ulcera), Cumarine (Kontrollen), Diuretika (Hypokaliämie).
WW mit vielen Arzneimitteln möglich.
WH: Vorsicht bei Infektionen (Windpocken!), Herz-, Nierenschäden, Osteoporose, Myasthenie, Colitis ulcerosa, Diabetes, Hypertonie, Thromboembolie, Lymphomen nach BCG-Impfung, Glaukom. Systemische Mykosen können verschlimmert werden. Auf Psychosen achten. Nach Langzeitgabe nicht abrupt absetzen. Beim Absetzen Entzugssyndrom möglich. Verkehrshinweis.
PG: 30 ST (2) (EKO: G) [€ 32,10]

🐾 *HydroDoxx 500 mg/g - Pulver zum Eingeben über das Trinkwasser für Huhn und Schwein* 801AE
(Z.Nr. 8-00807) NR. P. VNW. nicht im Handel. QJ01AA02

Hydromorphon-hameln 2 mg/ml - Injektions-/Infusionslösung 02A01
(Z.Nr. 1-35565) NR. SG. P. N02AA03
ZI: hameln pharma, Hameln, Deutschland
Z: 1 Ampulle enthält in 1 ml Lösung: Hydromorphon hydrochlorid 2 mg (entspr. Hydromorphon 1,77 mg), Citronensäure monohydrat, Natrium citrat, Natriumchlorid, Natrium hydroxid Lösung 4% (zur pH-Wert Einstellung) (entspr. Natrium 0,15 mmol) (entspr. → 3,49 mg), Salzsäure 3,6% (zur pH-Wert-Einstellung), Wasser für Injektionszwecke.
EW: Morphin-Derivat.
AG: Starke Schmerzen.
AA: S.c. oder i.v. (Injektion oder Infusion).
DO: Bolus: 1-2 mg s.c. oder 1-1,5 mg i.v. alle 3-4 Std.; PCA (s.c. und i.v.): 0,2 mg bei einem Sperrintervall von 5-10 min.
Infusion: 0,15-0,45 mg/h bzw. 0,004 mg/kg KG/h.
Für Kinder nicht empfohlen.
GA: Schwere Atemdepression, schwere COPD, Cor pulmonale, Koma, akutes Abdomen, paralytischer Ileus.
SST: Strenge Indikationsstellung; nicht während der Geburt oder in der Stillzeit verwenden. Bei chronischer Einnahme in der Schwangerschaft Entzugssyndrom beim Neugeborenen möglich.
NW: Überempfindlichkeit, Psyche, Abhängigkeit, ZNS (Somnolenz, Schwindel), Augen (Miosis), Herz/Kreislauf, Atemdepression, Magen/Darm, Anorexie, Leber/Galle, Haut, Harnwege, erektile Dysfunktion, Schwäche, Hormonveränderungen, Entzugssyndrom.
WW: MAO-Hemmer (kontraindiziert; 2 Wochen Abstand). Besondere Vorsicht: Benzodiazepine. Vorsicht: ZNS-Dämpfer, Anticholinergika verstärkt.
WH: Auf Atemdepression, Toleranz, Abhängigkeit achten. 4 Std. Abstand zu zusätzlicher Schmerztherapie (z.B. Operation, Plexusblockade). Dopingkontrollen positiv. Vorsicht bei Kopfverletzungen, Krämpfen, Alkoholismus, Delirium tremens, toxischer Psychose,

Hypotonie, Koliken, Prostatahyperplasie, Hypothyreose, Nieren-, Leberschäden, prä-, intra- und bis 24 Std. postoperativ. Verkehrshinweis.
Bei Überdosierung Antidot Opiatantagonist (z.B. 0,4 mg Naloxon i.v., alle 2-3 min. wiederholen).
PG: 10 ST * (EKO: N) [€ 46,70]

Hydromorphon-hameln 10 mg/ml - Injektions-/Infusionslösung 02A01

(Z.Nr. 1-35566) NR. SG. P. N02AA03
ZI: hameln pharma, Hameln, Deutschland
Z: 1 ml enthält: Hydromorphon hydrochlorid 10 mg (entspr. Hydromorphon 8,87 mg), Citronensäure monohydrat, Natrium citrat, Natriumchlorid, Natrium hydroxid Lösung 4% (zur pH-Wert Einstellung) (entspr. Natrium 0,13 mmol) (entspr. → 2,98 mg), Salzsäure 3,6% (zur pH-Wert-Einstellung), Wasser für Injektionszwecke.
Kurzinformation: siehe Hydromorphon-hameln 2 mg/ml - Injektions-/Infusionslösung, → S. 677
PG: **10ML** 10 ST * (EKO: N) [€ 1.111,40], **ML 1ML** 10 ST * (EKO: N) [€ 146,70]

Hydromorphon Hexal 4 mg - Retardtabletten 02A01

(Z.Nr. 1-29429) NR. SG. P. n.l. N02AA03
ZI: Hexal Pharma, Wien
Z: 1 Retardtablette enthält: Hydromorphon hydrochlorid 4 mg, (entspr. Hydromorphon 3,55 mg), Tablettenkern: Cellulose, mikrokristalline, Hypromellose, Ethylcellulose, Hydroxypropylcellulose, Propylenglycol 4,68 mg, Talkum, Carmellose natrium, Magnesium stearat, Siliciumdioxid, hochdispers, wasserfrei; Tablettenüberzug: Hypromellose, Macrogol 6000, Talkum, Titandioxid.
PG: 10 ST (2) (EKO: G) [€ 5,15 n.l.], 30 ST (2) (EKO: G) [€ 12,85 n.l.]

Hydromorphon Hexal 8 mg - Retardtabletten 02A01

(Z.Nr. 1-29430) NR. SG. P. N02AA03
ZI: Hexal Pharma, Wien
Z: 1 Retardtablette enthält: Hydromorphon hydrochlorid 8 mg, (entspr. Hydromorphon 7,09 mg), Tablettenkern: Cellulose, mikrokristalline, Hypromellose, Ethylcellulose, Hydroxypropylcellulose, Propylenglycol 9,36 mg, Talkum, Carmellose natrium, Magnesium stearat, Siliciumdioxid, hochdispers, wasserfrei; Tablettenüberzug: Hypromellose, Macrogol 6000, Talkum, Titandioxid, Eisenoxid rot.
EW: Morphin-Derivat.
AG: Starke Schmerzen.
AA: Im Ganzen mit ausreichend Flüssigkeit schlucken, nicht zerkauen oder zermahlen.
DO: Initial 4 mg, bei Bedarf vorsichtig steigern; Dosierungsintervall 12 Std. Für Kinder nicht empfohlen.
GA: Schwere Atemdepression, Koma, paralytischer Ileus, akutes Abdomen.
SST: Nicht anwenden; Entzugssyndrom beim Neugeborenen möglich.
NW: Obstipation, Erbrechen, Krämpfe im Sphinkter Oddi. Bei Überdosierung stecknadelkopfgroße Pupillen, Atemdepression, Kreislaufversagen, Koma.
WW: Andere ZNS-Dämpfer, Muskelrelaxantien, Antihypertensiva verstärkt. MAO-Hemmer (2 Wochen Abstand). Alkohol meiden.
GE: Abhängigkeit möglich (Opiat).
WH: Vorsicht bei Opiatabhängigkeit, erhöhtem Hirndruck, Konvulsionen, Psychosen, Koliken, Prostatahyperplasie, M. Addison, Hypothyreose, Atemstörungen, Leber-, Nierenschäden, präoperativ oder 24 Std. postoperativ. 24 Std. vor Chordotomie absetzen. Verkehrshinweis.
Bei Überdosierung Antidot Naloxon i.v. (0,8 mg alle 2-3 min oder Infusion 0,004 mg/ml in NaCl- oder Dextroselösung). Nicht abrupt absetzen (Entzugssyndrom).
PG: 10 ST (2) (EKO: G) [€ 8,20], 30 ST * (EKO: N) [€ 20,20 n.l.]

Hydromorphon Hexal 16 mg - Retardtabletten 02A01

(Z.Nr. 1-29431) NR. SG. P. N02AA03
ZI: Hexal Pharma, Wien
Z: 1 Retardtablette enthält: Hydromorphon hydrochlorid 16 mg, (entspr. Hydromorphon 14,19 mg), Tablettenkern: Cellulose, mikrokristalline, Hypromellose, Ethylcellulose, Hydroxypropylcellulose, Propylenglycol 18,72 mg, Talkum, Carmellose natrium, Magnesium stearat, Siliciumdioxid, hochdispers, wasserfrei; Tablettenüberzug: Hypromellose, Macrogol 6000, Talkum, Titandioxid, Eisenoxid gelb.
Kurzinformation: siehe Hydromorphon Hexal 8 mg - Retardtabletten, → S. 678
PG: 10 ST (2) (EKO: G) [€ 13,35], 30 ST * (EKO: N) [€ 31,75 n.l.]

Hydromorphon Hexal 24 mg - Retardtabletten 02A01

(Z.Nr. 1-29432) NR. SG. P. N02AA03
ZI: Hexal Pharma, Wien
Z: 1 Retardtablette enthält: Hydromorphon hydrochlorid 24 mg, (entspr. Hydromorphon 21,28 mg), Tablettenkern: Cellulose, mikrokristalline, Hypromellose, Ethylcellulose, Hydroxypropylcellulose, Propylenglycol 28,08 mg, Talkum, Carmellose natrium, Magnesium stearat, Siliciumdioxid, hochdispers, wasserfrei; Tablettenüberzug: Hypromellose, Macrogol 6000, Talkum, Titandioxid.
Kurzinformation: siehe Hydromorphon Hexal 8 mg - Retardtabletten, → S. 678
PG: 10 ST (2) (EKO: G) [€ 16,10], 30 ST (2) (EKO: G) [€ 38,25 n.l.]

Hydromorphon Kalceks 2 mg/ml - Injektions-/Infusionslösung 02A01

(Z.Nr. 1-38581) NR. SG. P. N02AA03
ZI: AS Kalceks, Riga, Lettland
Z: 1 Ampulle zu 1 ml enthält: Hydromorphon hydrochlorid 2 mg (entspr. Hydromorphon 1,77 mg), Citronensäure, Natrium citrat, Natriumchlorid, Natriumhydroxid zur pH-Wert-Einstellung, Salzsäure, konzentriert zur pH-Wert-Einstellung, Wasser für Injektionszwecke.
Kurzinformation: siehe Hydal 2 mg/ml - Injektionslösung, → S. 676
PG: 5 ST * (EKO: N) [€ 24,90]

Hydromorphon Kalceks 10 mg/ml - Injektions-/Infusionslösung 02A01

(Z.Nr. 1-38582) NR. SG. P. N02AA03
ZI: AS Kalceks, Riga, Lettland
Z: 1 ml enthält: Hydromorphon hydrochlorid 10 mg (entspr. Hydromorphon 8,87 mg), Citronensäure, Natrium citrat, Natriumchlorid, Natriumhydroxid zur pH-Wert-Einstellung, Salzsäure, konzentriert zur pH-Wert-Einstellung, Wasser für Injektionszwecke.
Kurzinformation: siehe Hydal 2 mg/ml - Injektionslösung, → S. 676
PG: **10ML** 5 ST * (EKO: N) [€ 556,35], **ML 1ML** 5 ST * (EKO: N) [€ 78,35]

Hydromorphon Kalceks 20 mg/ml - Injektions-/Infusionslösung 02A01

(Z.Nr. 1-38583) NR. SG. P. N02AA03
ZI: AS Kalceks, Riga, Lettland
Z: 1 Ampulle zu 1 ml enthält: Hydromorphon hydrochlorid 20 mg (entspr. Hydromorphon 17,73 mg), Citronensäure, Natrium citrat, Natriumchlorid, Natriumhydroxid zur pH-Wert-Einstellung, Salzsäure, konzentriert zur pH-Wert-Einstellung, Wasser für Injektionszwecke.
Kurzinformation: siehe Hydal 2 mg/ml - Injektionslösung, → S. 676
PG: 5 ST * (EKO: N) [€ 142,95]

Hydromorphon Kalceks 50 mg/ml - Injektions-/Infusionslösung 02A01

(Z.Nr. 1-38584) NR. SG. P. N02AA03
ZI: AS Kalceks, Riga, Lettland
Z: 1 Ampulle zu 1 ml enthält: Hydromorphon hydrochlorid 50 mg (entspr. Hydromorphon 44,33 mg), Citronensäure, Natrium citrat, Natriumchlorid, Natriumhydroxid zur pH-Wert-Einstellung, Salzsäure, konzentriert zur pH-Wert-Einstellung, Wasser für Injektionszwecke.
Kurzinformation: siehe Hydal 2 mg/ml - Injektionslösung, → S. 676
PG: 5 ST * (EKO: N) [€ 305,45]

Hydromorphon ratiopharm 4 mg - Retardtabletten 02A01

(Z.Nr. 1-29272) NR. SG. P. N02AA03
ZI: Teva, Haarlem, Niederlande
Z: 1 Retardtablette enthält: Hydromorphon hydrochlorid 4 mg (entspr. Hydromorphon 3,55 mg), Tablettenkern: Cellulose, mikrokristalline, Hypromellose, Ethylcellulose, Hyprolose, Propylenglycol, Talkum, Carmellose natrium, Magnesium stearat, Siliciumdioxid, hochdisperses; Tablettenüberzug: (entspr. Hypromellose) (entspr. Macrogol 6000) (entspr. Talkum) (entspr. Titandioxid).
EW: Morphin-Derivat.
AG: Starke Schmerzen.
AA: Im Ganzen mit ausreichend Flüssigkeit schlucken.
DO: Initial 4 mg, bei Bedarf vorsichtig steigern; Dosierungsintervall 12 Std.
GA: Atemdepression, Koma, paralytischer Ileus, akutes Abdomen.
SST: Nicht anwenden; Entzugssyndrom beim Neugeborenen möglich.
NW: Obstipation, Erbrechen. Bei Überdosierung stecknadelkopf-

große Pupillen, Atemdepression, Kreislaufversagen, Koma.
WW: Andere ZNS-Dämpfer, Muskelrelaxantien, Antihypertensiva verstärkt. MAO-Hemmer (2 Wochen Abstand).
GE: Abhängigkeit möglich (Opiat).
WH: Vorsicht bei Opiatabhängigkeit, erhöhtem Hirndruck, Konvulsionen, Psychosen, Koliken, Prostatahyperplasie, M. Addison, Hypothyreose, Atemstörungen, Leber-, Nierenschäden, präoperativ oder 24 Std. postoperativ. 24 Std. vor Chordotomie absetzen. Verkehrshinweis.
Bei Überdosierung Antidot Naloxon i.v. (0,8 mg alle 2-3 min oder Infusion 0,004 mg/ml in NaCl- oder Dextroselösung). Nicht abrupt absetzen (Entzugssyndrom).
PG: 10 ST (2) (EKO: G) [€ 5,20], 30 ST (2) (EKO: G) [€ 12,90]

Hydromorphon ratiopharm 8 mg - Retardtabletten
02A01

(Z.Nr. 1-29273) NR. SG. P. N02AA03
ZI: Teva, Haarlem, Niederlande
Z: 1 Retardtablette enthält: Hydromorphon hydrochlorid 8 mg (entspr. Hydromorphon 7,09 mg), Tablettenkern: Cellulose, mikrokristalline, Hypromellose, Ethylcellulose, Hyprolose, Propylenglycol, Talkum, Carmellose natrium, Magnesium stearat, Siliciumdioxid, hochdisperses; Tablettenüberzug: (entspr. Hypromellose) (entspr. Macrogol 6000) (entspr. Talkum) (entspr. Titandioxid) (entspr. Eisen(III)-oxid).
Kurzinformation: siehe Hydromorphon ratiopharm 4 mg - Retardtabletten, → S. 678
PG: 10 ST (2) (EKO: G) [€ 8,30], 30 ST (2) (EKO: G) [€ 19,85]

Hydromorphon ratiopharm 16 mg - Retardtabletten
02A01

(Z.Nr. 1-29274) NR. SG. P. N02AA03
ZI: Teva, Haarlem, Niederlande
Z: 1 Retardtablette enthält: Hydromorphon hydrochlorid 16 mg (entspr. Hydromorphon 14,19 mg), Tablettenkern: Cellulose, mikrokristalline, Hypromellose, Ethylcellulose, Hyprolose, Propylenglycol, Talkum, Carmellose natrium, Magnesium stearat, Siliciumdioxid, hochdisperses; Tablettenüberzug: (entspr. Hypromellose) (entspr. Macrogol 6000) (entspr. Talkum) (entspr. Titandioxid) (entspr. Eisen(III)-hydroxid-oxid x H2O).
Kurzinformation: siehe Hydromorphon ratiopharm 4 mg - Retardtabletten, → S. 678
PG: 10 ST (2) (EKO: G) [€ 13,45], 30 ST (2) (EKO: G) [€ 31,20]

Hydromorphon ratiopharm 24 mg - Retardtabletten
02A01

(Z.Nr. 1-29275) NR. SG. P. N02AA03
ZI: Teva, Haarlem, Niederlande
Z: 1 Retardtablette enthält: Hydromorphon hydrochlorid 24 mg (entspr. Hydromorphon 21,28 mg), Tablettenkern: Cellulose, mikrokristalline, Hypromellose, Ethylcellulose, Hyprolose, Propylenglycol, Talkum, Carmellose natrium, Magnesium stearat, Siliciumdioxid, hochdisperses; Tablettenüberzug: (entspr. Hypromellose) (entspr. Macrogol 6000) (entspr. Talkum) (entspr. Titandioxid).
Kurzinformation: siehe Hydromorphon ratiopharm 4 mg - Retardtabletten, → S. 678
PG: 10 ST (2) (EKO: G) [€ 16,20], 30 ST (2) (EKO: G) [€ 38,25]

Hydromorphon Stada 4 mg - Retardtabletten
02A01

(Z.Nr. 1-29528) NR. SG. P. N02AA03
ZI: Stada Arzneimittel, Wien
Z: 1 Retardtablette enthält: Hydromorphon hydrochlorid 4 mg (entspr. Hydromorphon 3,55 mg), Tablettenkern: Cellulose, mikrokristalline, Hypromellose, Ethylcellulose, Hydroxypropylcellulose, Propylenglycol, Talkum, Carmellose natrium (entspr. Natrium <= 0,5 mg), Magnesium stearat, Siliciumdioxid, hochdispers, wasserfrei; Tablettenüberzug: Hypromellose, Macrogol 6000, Talkum, Titandioxid.
Kurzinformation: siehe Hydromorphon ratiopharm 4 mg - Retardtabletten, → S. 678
PG: 10 ST (2) (EKO: G) [€ 4,50], 30 ST (EKO: G) [€ 12,30], 60 ST (EKO: G) [€ 22,50]

Hydromorphon Stada 8 mg - Retardtabletten
02A01

(Z.Nr. 1-29529) NR. SG. P. N02AA03
ZI: Stada Arzneimittel, Wien
Z: 1 Retardtablette enthält: Hydromorphon hydrochlorid 8 mg (entspr. Hydromorphon 7,09 mg), Tablettenkern: Cellulose, mikrokristalline, Hypromellose, Ethylcellulose, Hydroxypropylcellulose, Propylenglycol, Talkum, Carmellose natrium (entspr. Natrium <= 1,1 mg), Magnesium stearat, Siliciumdioxid, hochdispers, wasserfrei; Tablettenüberzug: Hypromellose, Macrogol 6000, Talkum, Titandioxid, Eisen(III)-oxid.
Kurzinformation: siehe Hydromorphon ratiopharm 4 mg - Retardtabletten, → S. 678
PG: 10 ST (2) (EKO: G) [€ 7,15], 30 ST (EKO: G) [€ 19,00], 60 ST (EKO: G) [€ 35,50]

Hydromorphon Stada 16 mg - Retardtabletten
02A01

(Z.Nr. 1-29530) NR. SG. P. N02AA03
ZI: Stada Arzneimittel, Wien
Z: 1 Retardtablette enthält: Hydromorphon hydrochlorid 16 mg (entspr. Hydromorphon 14,19 mg), Tablettenkern: Cellulose, mikrokristalline, Hypromellose, Ethylcellulose, Hydroxypropylcellulose, Propylenglycol, Talkum, Carmellose natrium (entspr. Natrium <= 2,2 mg), Magnesium stearat, Siliciumdioxid, hochdispers, wasserfrei; Tablettenüberzug: Hypromellose, Macrogol 6000, Talkum, Titandioxid, Eisen(III)-hydroxid-oxid x H2O.
Kurzinformation: siehe Hydromorphon ratiopharm 4 mg - Retardtabletten, → S. 678
PG: 10 ST (2) (EKO: G) [€ 11,60], 30 ST (EKO: G) [€ 30,20], 60 ST (EKO: G) [€ 57,20]

Hydromorphon Stada 24 mg - Retardtabletten
02A01

(Z.Nr. 1-29531) NR. SG. P. N02AA03
ZI: Stada Arzneimittel, Wien
Z: 1 Retardtablette enthält: Hydromorphon hydrochlorid 24 mg (entspr. Hydromorphon 21,28 mg), Tablettenkern: Cellulose, mikrokristalline, Hypromellose, Ethylcellulose, Hydroxypropylcellulose, Propylenglycol, Talkum, Carmellose natrium (entspr. Natrium <= 3,2 mg), Magnesium stearat, Siliciumdioxid, hochdispers, wasserfrei; Tablettenüberzug: Hypromellose, Macrogol 6000, Talkum, Titandioxid.
Kurzinformation: siehe Hydromorphon ratiopharm 4 mg - Retardtabletten, → S. 678
PG: 10 ST (2) (EKO: G) [€ 14,15], 30 ST (EKO: G) [€ 36,65], 60 ST (EKO: G) [€ 70,20]

Hydrosan - Tabletten
25A01

(Z.Nr. 1-25703) RP. P. C03BA04
ZI: Wabosan Arzneimittel, Wien
Z: 1 Tablette enthält: Chlortalidon 25 mg, Lactose monohydrat 40 mg, Cellulose, mikrokristalline, Kartoffelstärke, Siliciumdioxid, hochdisperses, Magnesium stearat.
EW: Thiazid-Diuretikum.
AG: Essentielle oder renale Hypertonie (auch zur Kombinationstherapie), chronische Herzinsuffizienz (II und III), Kurzzeitbehandlung von Ödemen.
AA: Unzerkaut mit Flüssigkeit zu den Mahlzeiten.
DO: Hypertonie: TD initial 12,5 oder 25 mg, dann 12,5-50 mg.
Herzinsuffizienz: TD 12,5-25 mg, im Stadium IV 50 mg.
Ödeme: Individuell; MTD 50 mg.
Nicht für Kinder.
GA: Anurie, Sulfonamidallergie, schwere Nieren-, Leberschäden, Hypokaliämie, Hyponatriämie, Hyperkalzämie, Hyperurikämie, Schwangerschaftshypertonie, erhöhter Kaliumverlust, schwere Zerebral- und Koronarsklerose.
SST: Nicht anwenden.
NW: Stoffwechsel (Hypokaliämie, Hyperurikämie, Lipidanstiege, Hyperglykämie), Haut, Leber, Hypotonie, ZNS, Magen/Darm, Blutbild, Sehstörungen, Impotenz, Augen (Aderhauterguss, akute Myopie, sekundäres Engwinkelglaukom).
WW: Digitalis, Pimozid, Sotalol, Muskelrelaxantien, Verstärkung der Kaliumverluste durch andere Arzneimittel; Verstärkung anderer Blut- drucksenker; Antirheumatika (Niere), Lithium (Spiegel überwachen), Antidiabetika (neu einstellen), Allopurinol, Amantadin, Antineo- plastika, Anticholinergika, Cholestyramin, Vitamin D, Cyclosporin, Kalzium, Diazoxid.
WH: Vorsicht bei Diabetes. Kontrollen: Elektrolyte (Kalium, Natrium), Harnsäure, Blutzucker. Verkehrshinweis.
PG: 30 ST (2) (EKO: G) [€ 4,75]

Hydroxycarbamid Hikma 500 mg - Hartkapseln 20F06, 55L
(Z.Nr. 1-35763) NR. P. nicht im Handel. L01XX05

Hydroxyurea medac 500 mg - Hartkapseln
20F06, 55L

(Z.Nr. 1-24090) NR. P. L01XX05
ZI: medac Gesellschaft für klinische Spezialpräparate, Wedel, Deutschland
Z: 1 Kapsel enthält: Hydroxycarbamid 500 mg; Kapselinhalt: Calciumcitrat, Dinatrium citrat, Magnesium stearat, Lactose monohydrat; Kapselhülle: Titandioxid, Gelatine.
EW: Antineoplastisch.
AG: Chronische myeloische Leukämie (CML), essentielle Thrombozythämie oder Polycythaemia vera.
AA: Unzerkaut schlucken.
DO: CML: Initial 40 mg/kg KG tgl. dann an Leukozytenzahl anpassen.

Thrombozythämie: Initial 15 mg/kg KG tgl. dann Dosisanpassung ab der Thromboytenzahl.
Polycythaemia vera: Initial 15-20 mg/kg KG tgl.
GA: Schwere Knochenmarkdepression, Leukopenie, Thrombozytopenie, schwere Anämie.
SST: Gegenanzeige (genotoxisch!). Kontrazeption für weibliche und männliche Patienten erforderlich.
NW: Blut (Knochenmarkdepression), Magen/Darm, Haut (Ulcus cruris), Leber, Urogenitale, Überempfindlichkeit, akute Lungenreaktionen, interstitielle Lungenerkrankung, ZNS, periphere Neuropathie, Stoffwechsel (Hyponatriämie), Sekundärleukämie, Hautkrebs.
WW: Nicht empfohlen: Lebendimpfstoffe (6 Monate Abstand). Vorsicht: Andere antineoplastische Substanzen, Reverse Transkriptase-Hemmer, Strahlentherapie verstärkt toxisch. Interferenz mit Labortests.
WH: Regelmäßig Differentialblutbild untersuchen. Kontrollen: Leber, Niere, Blut. Sonnenexposition vermeiden. Verkehrshinweis.
PG: 100 ST RE2 (EKO: Y) [€ 74,55]

H

Hylak forte - Tropfen 42Y01
(Z.Nr. 0-10835) RPF. P. A07FA01
ZI: Teva, Haarlem, Niederlande
Z: 1 ml (= 20 Tropfen) enthalten: Escherichia coli DSM 4087, Stoffwechselprodukte aus wässrigem Substrat 249,481 mg, Streptococcus faecalis DSM 4086, Stoffwechselprodukte aus wässrigem Susbstrat 124,741 mg, Lactobacillus acidophilus DSM 4149, Stoffwechselprodukte aus wässrigem Substrat 124,741 mg, Lactobacillus helveticus DSM 4183, Stoffwechselprodukte aus wässrigem Konzentrat 498,96 mg, Natrium monohydrogenphosphat 7-Wasser, Kaliummonohydrogenphosphat, Milchsäure 90%, Phosphorsäure 85%, Kalium sorbat, Citronensäure monohydrat, Lactose.
EW: Mikrobielles Antidiarrhoikum.
AG: Verdauungsstörungen.
AA: In etwas Flüssigkeit (nicht Milch) vor oder während der Mahlzeit ein- nehmen.
DO: Initial 3mal tgl. 40-60 Tropfen, Kinder ab 2 Jahren 3mal tgl. 20-40 Tropfen; halbe Dosis nach Abklingen der akuten Beschwerden.
GA: Kinder unter 2 Jahren, akuter Durchfall mit hohem Fieber und Blutbei- mengungen.
SST: Nutzen/Risiko-Abwägung.
NW: Überempfindlichkeit, sehr selten Magen/Darm.
WW: Nicht mit Antazida, Milch oder Milchprodukten einnehmen.
WH: Ausreichend Flüssigkeit und Elektrolyte zuführen. Bei länger als 2 Tage anhaltenden Durchfällen Arzt aufsuchen.
PG: 30 ML (2) (EKO: G) [€ 2,20], 100 ML (EKO: G) [€ 4,55]

Hylase "Dessau" 150 I.E. - Pulver zur Herstellung einer Injektionslösung 27A05, 47M02
(Z.Nr. 1-24533) RP. P. E. B06AA03
ZI: Riemser Pharma, Greifswald-Insel-Riems, Deutschland
Z: 1 Ampulle enthält: Hyaluronidase 150 IE, Gelatine partiell hydrolysiert 3 mg.
EW: Beschleunigt Transport und Verteilung von Substanzen im und aus dem Gewebe ("Spreading").
AG: In Kombination mit Lokalanästhetika bei ophthalmochirurgischen Eingriffen.
AA: Am Auge (peribulbär, retrobulbär, sub-Tenon) nach Rekonstitution.
DO: 15 I.E. Hyaluronidase/ml Anästhetikum (Mepivacain oder Lidocain). Nicht für Kinder und Jugendliche.
GA: Überempfindlichkeit gegen Rinderproteine, angeborene Herzfehler, venöser Stau, Schocksymptome, Infektionen, in Schwellungen durch Stiche oder Bisse, Krebspatienten.
SST: Gegenanzeige im 3. Trimenon und in der Stillzeit; Nutzen/Risiko-Ab- wägung im 1. und 2. Trimenon.
NW: Allergie (bis Schock), Verstärkung von Infektionen.
WW: Inkompatibel mit vielen Arzneimitteln; Details siehe Austria-Codex - Fachinformation
WH: Mindestens 20 Minuten nach Applikation Patienten sorgfältig überwachen.
Nicht direkt auf der Kornea anwenden. Verkehrshinweis.
PG: 10 ST * (EKO: N) [€ 103,55]

🐾 Hymatil 300 mg/ml - Injektionslösung für Rinder und Schafe 801AF
(Z.Nr. 8-00932) NR. P. VNW. QJ01FA91
ZI: Industrial Veterinaria, Esplugues de Llobregat, Spanien
Z: 1 ml Injektionslösung enthält: Tilmicosin 300 mg, Propylenglycol 250 mg, Phosphorsäure zur pH-Wert Einstellung, Wasser für Injektionszwecke.
EW: Makrolidantibiotikum.
AG: Rinder: Atemwegserkrankungen durch Mannheimia haemolytica oder Pasteurella multocida. Interdigitale Nekrobazillose. Schafe: Atemwegserkrankungen durch Mannheimia haemolytica oder Pasteurella multocida. Moderhinke, akute ovine Mastitis.
AA: S.c., cave i.v. (letal).
DO: Einmalig 10 mg/kg KG.
GA: Lämmer unter 15 kg KG, Schweine, Pferde, Esel, Ziegen, Primaten.
SST: Nutzen/Risiko-Abwägung.
NW: Lokale Schwellung. Todesfälle möglich.
WW: Ionophore.
WH: Vorsicht im Umgang mit dem Arzneimittel, Injektion kann beim Menschen tödlich sein.
VNW: Essbare Gewebe: Rind 70 Tage, Schaf 42 Tage.
Milch: Rind 36 Tage, Schaf 18 Tage.
Bei Anwendung während der Trockenstehzeit oder trächtigen Tieren darf Milch bis 36 Tage nach dem Kalben bzw. bis 18 Tage nach dem Lammen nicht für menschlichen Verzehr verwendet werden.
PG: 50 ML VNW [€ 110,95]

🐾 Hyogen - Emulsion zur Injektion für Schweine 823AD
(Z.Nr. 8-36202) NR. P. E. QI09AB13
ZI: Ceva Sante Animale, Libourne, Frankreich
Z: 1 Dosis zu 2 ml enthält: Mycoplasma hyopneumoniae Stamm 2940, inaktiviert mind. 5,5 ELISA-E, Adjuvanzien: Paraffin, dünnflüssiges 187 µl, Escherichia coli J5 LPS max. 38000 EU; Sorbitan trioleat, Polysorbat 80, Thiomersal 50 µg, Natriumchlorid, Kaliumchlorid, Dinatriumphosphat dihydrat, Kaliumdihydrogenphosphat, Wasser für Injektionszwecke.
EW: Inaktivierter bakterieller Impfstoff.
AG: Aktive Immunisierung von Mastschweinen gegen Lungenläsionen durch Mycoplasma hyopneumoniae.
AA: I.m. (seitlicher Nacken).
DO: Tiere ab 3 Wochen: Einmalig 2 ml.
NW: Temperaturanstieg, lokale Reaktionen; Überempfindlichkeit, sehr selten schwere Anaphylaxie.
WH: Nur gesunde Tiere impfen.
PG: 5 ST VN [€ 442,25]

🐾 Hyonate 10 mg/ml - Injektionslösung für Pferde 806AZ
(Z.Nr. 8-00151) RP. P. QM09AX01
ZI: Boehringer Ingelheim Animal Health France SCS, Lyon, Frankreich
Z: 1 ml enthält: Natriumhyaluronat 10 mg, Natriumchlorid 8,5 mg, Natriumdihydrogenphosphat 0,04 mg, Natrium monohydrogenphosphat 0,223 mg, Natriumhydroxid zur pH-Wert-Einstellung, Salzsäure zur pH-Wert-Einstellung, Wasser für Injektionszwecke.
EW: Antiphlogistisch.
AG: Lahmheiten des Pferdes durch nicht infizierte Gelenksentzündungen.
AA: I.v. oder intraartikulär.
DO: 2 ml intraartikulär (bevorzugt bei chronischen Prozessen) oder 4 ml i.v.
(bevorzugt bei akuten Arthritiden). Wöchentliche Wiederholungen (max. 3 Behandlungen) möglich.
SST: Anwendung möglich.
NW: Lokale Gelenkreaktionen (Schwellungen); Überempfindlichkeit nach i.v.
Gabe.
PG: 2 ST VN [€ 195,75]

Hypericum Auro cultum, Herba Flüssige Verdünnung Weleda 49X
(Z.Nr. 3-36620) RPF. P. nicht im Handel. V03AX

🐾 Hypericum RemaVet - Globuli für Tiere 890A
(Z.Nr. 8-38785) RPF. P. QV03AX
ZI: Remedia Homöopathie, Eisenstadt
Z: 1 g (ca. 120 Globuli) enthält: Hypericum perforatum (Homöopathie) C200 10 mg, Saccharose.
EW: Homöopathikum.
AG: Rind, Pferd, Schaf, Ziege, Schwein, Kaninchen, Geflügel, Kleinnager, Hund, Katze: Nervenverletzungen, Photosensibilität, Steißbeinprellung.
AA: Zum Eingeben ins Maul oder über die Tränke (20 Globuli in 1 Liter Wasser auflösen).
DO: ED 5 - 10 Globuli.
SST: Nur nach Rücksprache mit dem Tierarzt anwenden.
PG: 10 G VN [€ 12,80]

🐾 Hypertone Natriumchlorid-Lösung 7,5 g/100 ml B.Braun Vet Care - Infusionslösung für Pferde, Rinder, Schafe, Ziegen, Schweine, Hunde und Katzen 880

(Z.Nr. 8-00828) RP. P. QB05BB01
ZI: B. Braun, Melsungen, Deutschland
Z: 100 ml Infusionslösung enthält: Natriumchlorid 7,5 g, Elektrolyte: Na-Ion 1283 mmol, Cl-Ion 1283 mmol, Wasser für Injektionszwecke.
EW: Osmotischer Plasmaexpander.
AG: Zusatztherapie zur Behandlung von Notfallsituationen (Schock) bei Pferd, Rind, Schaf, Ziege, Schwein, Hund und Katze.
AA: I.v. (max. 1 ml/kg KG x min).
DO: 3-5 mg/kg KG über max. 15 min. Wiederholte Anwendung nur nach Überprüfung von Natrium und Säure/Basen-Status.
GA: Hypertone Hyperhydratation oder Dehydratation, Niereninsuffizienz, schwere Elektrolytstörungen, Blutungen, Lungenödem, Herzinsuffizienz, Hypertonie, Flüssigkeitsretention.
SST: Nutzen/Risiko-Bewertung.
NW: Hypokaliämie, Ödeme bei hoher Infusionsgeschwindigkeit, Diurese, lokale Schmerzreaktion, Thrombosen.
WW: Mineralokortikoide (Vorsicht).
WH: Vorsicht bei Azidose bzw. Hyperchlorämie. Ausreichend Trinkwasser zuführen. Blutungen vor Behandlung stillen. Flüssigkeitshaushalt überwachen.
PG: 10 ST VN [€ 94,95]

Hypnomidate - Ampullen 01C

(Z.Nr. 0-16817) RP. P. N01AX07
ZI: Piramal Critical Care, Voorschoten, Niederlande
Z: 1 Ampulle mit 10 ml enthält: Etomidat 20 mg, Propylenglycol, Wasser für Injektionszwecke.
EW: Kurzzeithypnotikum.
AG: I.v. Narkoseeinleitung.
AA: Langsam i.v. (z.B. 10 ml/1 min), cave intraarteriell!
DO: Einleitung: 0,2-0,3 mg/kg KG. Ältere Patienten 0,15-0,2 mg/kg KG. MTD 30 ml. Kinder und Jugendliche unter 15 Jahren: Zusätzlich bis 30% der Erwachsenendosis.
SST: Nutzen/Risiko-Abwägung, nach der Anwendung 24 Std. nicht stillen.
NW: Spontane Bewegungen, Venenschmerzen, Nausea/Erbrechen, Allergie/Anaphylaxie, Laryngospasmus, Herzrhythmusstörungen, Konvulsionen, Hypotonie, verminderter Cortisolspiegel.
WW: ZNS-Dämpfer, Blutdrucksenker verstärkt. Fentanyl, Alfentanil.
WH: Für Narkose-Zwischenfälle vorsorgen. Ausstattung für künstliche Beatmung muss verfügbar sein. Verkehrshinweis. Vorsicht bei Leberschäden, Sepsis oder bei älteren Patienten. Positive Dopingtests möglich.
Bei Überdosierung 50-100 mg Hydrocortison mit unterstützenden Maßnahmen.
PG: 5 ST * (EKO: N) [€ 24,95]

Hypotrit 5 mg/ml - Injektionslösung 10A06
(Z.Nr. 1-26112) RP. P. nicht im Handel. C02CA06

Hypren 10 mg - Tabletten 10A01
(Z.Nr. 1-23630) RP. P. nicht im Handel. C09AA05

Hypren plus HCT 2,5 mg/12,5 mg - Tabletten 10B05
(Z.Nr. 1-20396) RP. P. nicht im Handel. C09BA05

Hypren plus HCT forte 5 mg/25 mg -Tabletten 10B05
(Z.Nr. 1-20400) RP. P. nicht im Handel. C09BA05

Hypromellose Agepha 0,32% - Augentropfen, Lösung 47M01
(Z.Nr. 1-37613) RPF. P. nicht im Handel. S01XA20

HyQvia 100 mg/ml - Infusionslösung zur subkutanen Anwendung 36C02

(Z.Nr. EU/1/13/840/*) NR. P. E. J06BA01
ZI: Baxalta Innovations, Wien
Z: 1 ml enthält: Immunglobulin vom Menschen, normales 100 mg (entspr. IgG mind. 98 %) (entspr. IgG1 >= 56,9 %) (entspr. IgG2 >= 26,6 %) (entspr. IgG3 >= 3,4 %) (entspr. IgG4 >= 1,7 %) (entspr. IgA max. 140 µg), hergestellt aus dem Plasma menschlicher Spender, Glycin, Wasser für Injektionszwecke; Durchstechflasche mit rekombinanter humaner Hyaluronidase (rHuPH20): Hyaluronidase, rekombinant, human, Natriumchlorid, Natriumphosphat, dibasisch (entspr. Natrium 4,03 mg), Humanalbumin, Dinatriumethylendiamintetraacetat, Calciumchlorid, Natriumhydroxid zur pH-Wert-Einstellung, Salzsäure zur pH-Wert-Einstellung, Wasser für Injektionszwecke.
EW: Humanes Immunglobulin.
AG: Substitutionstherapie bei primären Immundefektsyndromen oder bei Hypogammaglobulinämie bei multiplem Myelom, chronischer lymphatischer Leukämie oder vor und nach allogener hämatopoetischer Stammzelltransplantation.
AA: Nur s.c., cave i.v.. Infusionsrate pro Infusionsstelle 10 ml/h (ab 40 kg KG) bzw. 5 ml/h (bis 40 kg KG).
Details siehe Austria Codex - Fachinformation.
DO: Alle Alter: Immunglobulintherapie- naive Patienten: 0,4-0,8 h/kg KG pro Monat zur Erreichung eines Talspiegels von 6 g/l. Dosierungsintervall 2-4 Wochen. Bei mit i.v. oder s.c. Immunglobulin vorbehandelten Patienten bisherige Dosierung beibehalten.
GA: Überempfindlichkeit gegen Hyaluronidase.
SST: In der Schwangerschaft Vorsicht; in der Stillzeit Anwendung möglich.
NW: Kopfschmerz, Müdigkeit, Fieber, Überempfindlichkeit, thromboembolische Ereignisse, hämolytische Anämie, Niere, aseptische Meningitis, lokale Reaktionen (Austreten der Infusionslösung an der Infusionsstelle).
WW: 3 Monate Abstand (Masernimpfung: 1 Jahr Abstand) zu Impfungen mit abgeschwächten Lebendimpfstoffen.
WH: Auf Überempfindlichkeit und Nebenwirkungen achten. Verkehrshinweis.
PG: **2,5G 25ML** 1 ST * (EKO: N) [€ 245,75], **5G 50ML** 1 ST * (EKO: N) [€ 466,60], **10G 100ML** 1 ST * (EKO: N) [€ 880,95], **20G 200ML** 1 ST * (EKO: N) [€ 1.718,45], **30G 300ML** 1 ST * (EKO: N) [€ 2.555,95]

▼ *Hyrimoz 20 mg - Injektionslösung in einer Fertigspritze* 13A02, 22F01, 42F
(Z.Nr. EU/1/18/1286/*) NR. P. E. nicht im Handel. L04AB04

▼ Hyrimoz 40 mg - Injektionslösung in einer Fertigspritze 13A02, 22F01, 42F

(Z.Nr. EU/1/18/1286/*) NR. P. E. L04AB04
ZI: Sandoz, Kundl
Z: 1 Einzeldosis-Fertigspritze mit 0,8 ml enthält: Adalimumab 40 mg, hergestellt in Ovarialzellen des chinesischen Hamsters (CHO), Adipinsäure, Citronensäure monohydrat, Natriumchlorid, Mannitol, Polysorbat 80, Salzsäure zur pH-Wert-Einstellung, Natriumhydroxid zur pH-Wert-Einstellung, Wasser für Injektionszwecke.
EW: Monoklonaler Antikörper, selektiv immunsuppressiv, TNF-Antagonist.
AG: - Mäßige bis schwere aktive rheumatoide Arthritis (in Kombination mit Methotrexat oder als Monotherapie).
- Polyartikuläre juvenile idiopathische Arthritis bei Kindern ab 2 Jahren und Jugendlichen.
- Enthesitis-assoziierte Arthritis bei Patienten ab 6 Jahren.
- Ankylosierende Spondylitis.
- Axiale Spondyloarthritis ohne Röntgennachweis einer ankylosierenden Spondylitis.
- Psoriasis-Arthritis.
- Chronische Plaque-Psoriasis (auch bei Kindern ab 4 Jahren und Jugendlichen) bei nur unzureichendem Ansprechen auf andere Therapien.
- Hidradenitis suppurativa (Acne inversa) bei Erwachsenen und Jugendlichen bei Nichtansprechen auf andere Therapien.
- Mittelschwerer bis schwerer aktiver M. Crohn (auch bei Kindern ab 6 Jahren und Jugendlichen) bei Nichtansprechen auf andere Therapien.
- Mittelschwere bis schwere aktive Colitis ulcerosa bei Nichtansprechen auf konventionelle Therapie.
- Nicht-infektiöse Uveitis bei Nichtansprechen auf Kortikosteroide.
- Chronische nicht-infektiöse Uveitis anterior bei Kindern ab 2 Jahren und Jugendlichen bei Nichtansprechen auf konventionelle Therapie.
AA: S.c.
DO: Arthritis/Spondylitis: 40 mg jede 2. Woche (oder ev. wöchentlich oder 80 mg jede 2. Woche).
Juvenile Arthritis: 10 - 30 kg KG: 20 mg jede 2. Woche; ab 30 kg KG: 40 mg jede 2. Woche.
Enthesitis-assoziierte Arthritis: Kinder ab 6 Jahren: 15 - 30 kg KG: 20 mg jede 2. Woche; ab 30 kg KG: 40 mg jede 2. Woche.
Psoriasis: Initial 80 mg, dann 40 mg jede 2. Woche. Kinder und Jugendliche: 15 - 30 kg KG: 20 mg wöchentlich für 2 Wochen, dann jede 2. Woche. Über 30 kg KG: 40 mg wöchentlich für 2 Wochen, dann jede 2. Woche.
Hidradenitis suppurativa: 160 mg am Tag 1, 80 mg am Tag 15, 40 mg am Tag 29 und jede folgende Woche (oder 80 mg am Tag 29 und jede 2. Woche).
Jugendliche: 80 mg in Woche 0; ab Woche 1 40 mg jede 2. Woche (bzw. 40 mg jede Woche oder 80 mg jede 2. Woche).
M. Crohn: 80 (- 160) mg in Woche 0 und 40(- 80) mg in Woche 2. Erhaltungstherapie 40 mg alle 1 - 2 Wochen oder 80 mg alle 2 Wochen., Kinder unter 40 kg KG: 40 (- 80) mg in Woche 0 und 20 (- 40) mg in Woche 2.

Kinder und Jugendliche über 40 kg KG: 80 (- 160) mg in Woche 0 und 40(- 80) mg in Woche 2.
Erhaltungstherapie 40 mg alle 2 Wochen., Colitis ulcerosa: 160 mg in Woche 0 und 80 mg in Woche 2. Erhaltungstherapie 40 mg alle 1 - 2 Wochen oder 80 mg alle 2 Wochen.
Uveitis: Initial 80 mg, nach 1 Woche 40 mg, dann alle 2 Wochen 40 mg.
Juvenile Uveitis: Patienten ab 30 kg KG: 40 mg jede 2. Woche in Kombination mit Methotrexat
GA: Aktive Tuberkulose, Sepsis, Herzinsuffizienz NYHA III/IV.
SST: In der Schwangerschaft zwingende Indikationsstellung, in der Stillzeit Anwendung möglich. Keine Lebendimpfstoffe an Säuglinge bis 5 Monate nach der letzten Gabe von Adalimumab an die Mutter applizieren.
NW: Häufigste NW: Magen/Darm, Infektionen, lokale Reaktionen, ZNS (Kopfschmerzen, Parästhesien, Migräne), Überempfindlichkeit, muskuloskelettale Schmerzen, Stoffwechsel (erhöhte Blutfette), Herz/Kreislauf, Nieren, Augen, Ohren, Asthma.
Schwerste NW: Infektionen, Malignome (Hautkrebs, Lymphome, solide Organtumore), Panzytopenie, aplastische Anämie, Demyelinisierungen, Uveitis intermedia, Lupus, Tuberkulose, Stevens-Johnson-Syndrom, Hepatitis B-Reaktivierung.
Viele weitere NW möglich.
WW: Gleichzeitige Anwendung mit Anakinra oder Abatacept nicht empfohlen.
WH: Auf Infektionen (Tuberkulose) engmaschig überwachen, besonders bei älteren Patienten; Vorsicht bei demyelinisierenden Erkrankungen, leichter Herzinsuffizienz. Auf Lymphome und Leukämie achten (besonders bei Patienten bis 22 Jahre). Auf Dysplasien oder Kolonkrebs achten. Verkehrshinweis.
PG: 2 ST IND (EKO: G) [€ 546,00]

▼ *Hyrimoz 40 mg - Injektionslösung in einer Fertigspritze* 13A02, 22F01, 42F
(Z.Nr. EU/1/18/1286/*) NR. P. E.
Parallelimport. nicht im Handel.
L04AB04

▼ Hyrimoz 40 mg - Injektionslösung im Fertigpen 13A02, 22F01, 42F

(Z.Nr. EU/1/18/1286/*) NR. P. E.
L04AB04

ZI: Sandoz, Kundl
Z: 1 Einzeldosis-Fertigspen mit 0,8 ml enthält: Adalimumab 40 mg, hergestellt in Ovarialzellen des chinesischen Hamsters (CHO), Adipinsäure, Citronensäure monohydrat, Natriumchlorid, Mannitol, Polysorbat 80, Salzsäure zur pH-Wert-Einstellung, Natriumhydroxid zur pH-Wert-Einstellung, Wasser für Injektionszwecke.
Kurzinformation: siehe Hyrimoz 40 mg - Injektionslösung in einer Fertigspritze, → S. 681
PG: 2 ST IND (EKO: G) [€ 546,00]

▼ *Hyrimoz 40 mg - Injektionslösung im Fertigpen* 13A02, 22F01, 42F
(Z.Nr. EU/1/18/1286/*) NR. P. E.
Parallelimport. nicht im Handel.
L04AB04

hysan - Schnupfenspray 50H02

(Z.Nr. 1-25158) RPF. P. R01AA07
ZI: Ursapharm, Klosterneuburg
Z: 1 Sprühstoß (= 0,14 ml) enthält: Xylometazolin hydrochlorid 0,14 mg (entspr. → 1 mg/ml), Natrium edetat, Natriumdihydrogenphosphat-dihydrat, Natriummonohydrogenphosphat Dodecahydrat, Sorbitol, Wasser, gereinigtes.
EW: Sympathomimetikum, dekongestiv.
AG: Zur Abschwellung der Nasenschleimhaut bei Schnupfen, Rhinitis vasomotorica, Rhinitis allergica. Zur Erleichterung des Sekretabflusses bei Sinusitis bzw. Tubenmittelohrkatarrh in Verbindung mit Schnupfen.
AA: Nasal.
DO: 2-3mal tgl. in jedes Nasenloch einbringen. Max. 5-7 Tage anwenden. Nicht bei Kindern unter 6 Jahren anwenden.
GA: Engwinkelglaukom, nach transnasalem oder transoralem Eingriff, Rhinitis sicca, nach transphenoidaler Hypophysektomie, innerhalb von 2 Wochen nach MAO-Hemmer-Gabe.
SST: Strenge Indikationsstellung.
NW: Lokale Reaktionen, bei längerem Gebrauch ev. Rhinitis sicca. Selten ZNS, Herz/Kreislauf, vor allem nach Überdosierung.
WW: Sympathomimetika verstärkt, Sympatholytika abgeschwächt. Antidepressiva, MAO-Hemmer verstärken systemische Wirkungen von Xylometazolin.
WH: Vorsicht bei Glaukom, schweren Herz/Kreislauferkrankungen, QT-Verlängerung, Phäochromozytom, Hyperthyreose, Diabetes. Nicht länger dauernd anwenden.
Bei Überdosierung unregelmäßiger Puls, Blutdruckanstieg. Therapie: Phentolamin 5 mg i.v. oder 100 mg oral.
PG: 10 ML * (EKO: N) [€ 4,95]

Iasibon 50 mg - Filmtabletten 38C01
(Z.Nr. EU/1/10/659/*) NR. P. nicht im Handel. M05BA06

Iasibon 1 mg - Konzentrat zur Herstellung einer Infusionslösung 38C01
(Z.Nr. EU/1/10/659/*) NR. P. nicht im Handel. M05BA06

Iasibon 2 mg - Konzentrat zur Herstellung einer Infusionslösung 38C01
(Z.Nr. EU/1/10/659/*) NR. P. nicht im Handel. M05BA06

Iasibon 6 mg - Konzentrat zur Herstellung einer Infusionslösung 38C01
(Z.Nr. EU/1/10/659/*) NR. P. nicht im Handel. M05BA06

IASOcholine 1 GBq/ml - Injektionslösung 24F01
(Z.Nr. 4-00044) NR. N. nicht im Handel. V09IX07

IASOdopa 0,3 GBq/ml - Injektionslösung 24F01
(Z.Nr. 4-00032) NR. N. nicht im Handel. V09IX05

IASOfluorid 2,0 GBq/ml - Injektionslösung 24F01
(Z.Nr. 4-00043) NR. P. nicht im Handel. V09IX06

Ibandronic Acid Accord 3 mg - Injektionslösung in Fertigspritze 38C01

(Z.Nr. EU/1/12/798/*) NR. P. M05BA06
ZI: Accord Healthcare, Barcelona, Spanien
Z: 1 Fertigspritze mit 3 ml Lösung enthält: Ibandronsäure 3 mg (entspr. Ibandronsäure, Mononatriumsalz, Monohydrat), Natriumchlorid, Essigsäure 99%, Natrium acetat-Trihydrat, Wasser für Injektionszwecke.
EW: Bisphosphonat, hemmt Osteoklasten.
AG: Therapie der Osteoporose bei postmenopausalen Frauen mit erhöhtem Frakturrisiko.
AA: I.v. Injektion.
DO: Alle 3 Monate 3 mg. Ergänzend Calcium und Vitamin D geben.
GA: Hypokalziämie.
SST: Nicht anwenden.
NW: Anstieg der Körpertemperatur, grippeähnliche Symptome, Magen/Darm (Dysgeusie), Infektionen, Hypokalzämie, parathyroide Störungen, Katarakt, Haut, Osteoarthriris, Untersuchungen, sehr selten Kieferknochennekrosen, Knochennekrosen des äußeren Gehörgangs, Knochenschmerzen, atypische Femurfrakturen, anaphylaktischer Schock.
WW: Aminoglykoside (senken Serumkalzium).
WH: Nieren- und Elektrolytkontrolle. Keine Erfahrungen bei Leberinsuffizienz. Vor Behandlungsbeginn Hypokalzämie therapieren. Auf atypische Femurfrakturen bzw. anaphylaktischen Schock achten.
Packungsbeilage den Patienten als Erinnerungskarte aushändigen.
PG: 1 ST IND (EKO: G) [€ 40,25]

Ibandronic Acid Accord 3 mg - Injektionslösung in Fertigspritze 38C01
(Z.Nr. EU/1/12/798/*) NR. P. Parallelimport. nicht im Handel. M05BA06

Ibandronic Acid Accord 2 mg - Konzentrat zur Herstellung einer Infusionslösung 38C01

(Z.Nr. EU/1/12/798/*) NR. P. M05BA06
ZI: Accord Healthcare, Barcelona, Spanien
Z: 1 Durchstechflasche mit 2 ml Konzentrat enthält: Ibandronsäure 2 mg (entspr. Ibandronsäure, Mononatriumsalz, Monohydrat), Natriumchlorid, Natrium acetat-Trihydrat, Essigsäure 99%, Wasser für Injektionszwecke.
EW: Bisphosphonat, hemmt Osteoklasten.
AG: Prävention skelettbezogener Ereignisse bei Patienten mit Brustkrebs und Knochenmetastasen, Tumor-induzierte Hyperkalzämie.
AA: I.v. Infusion mit 500 ml NaCl- oder Glukoselösung.
DO: Prävention skelettbezogener Ereignisse: 6 mg alle 3-4 Wochen.
Tumor-induzierte Hyperkalzämie: Einmalig 2-4(-6) mg.
Dosisreduktion bei Nierenschäden. Keine Daten an Kindern und Jugendlichen.
GA: Hypokalziämie.
SST: Nicht anwenden.
NW: Anstieg der Körpertemperatur, grippeähnliche Symptome, Magen/Darm (Dysgeusie), Infektionen, Hypokalzämie, parathyroide Störungen, Katarakt, Haut, Osteoarthriris, Untersuchungen, sehr selten Kieferknochennekrosen, Knochennekrosen des äußeren Gehörgangs, Knochenschmerzen, atypische Femurfrakturen, anaphylaktischer Schock.
WW: Aminoglykoside (senken Serumkalzium).
WH: Nieren- und Elektrolytkontrolle. Keine Erfahrungen bei Leberinsuffizienz. Vor Behandlungsbeginn Hypokalzämie therapieren. Auf atypische Femurfrakturen bzw. anaphylaktischen Schock achten.
Packungsbeilage den Patienten als Erinnerungskarte aushändigen.
PG: 1 ST * (EKO: N) [€ 149,85]

Ibandronic Acid Accord 6 mg - Konzentrat zur Herstellung einer Infusionslösung 38C01

(Z.Nr. EU/1/12/798/*) NR. P. M05BA06
ZI: Accord Healthcare, Barcelona, Spanien
Z: 1 Durchstechflasche mit 6 ml Konzentrat enthält: Ibandronsäure 6 mg (entspr. Ibandronsäure, Mononatriumsalz, Monohydrat), Natriumchlorid, Natrium acetat-Trihydrat, Essigsäure 99%, Wasser für Injektionszwecke.
Kurzinformation: siehe Ibandronic Acid Accord 2 mg - Konzentrat zur Herstellung einer Infusionslösung, → S. 683
PG: 1 ST IND (2) (EKO: G) [€ 169,40]

Ibandronsäure Actavis 3 mg - Injektionslösung 38C01

(Z.Nr. 1-31240) NR. P. M05BA06
ZI: Actavis Group PTC, Hafnarfjördur, Island
Z: 1 Fertigspritze mit 3 ml enthält: Ibandronsäure 3 mg (entspr. Ibandronsäure, Mononatriumsalz, Monohydrat 3,375 mg), Natriumchlorid, Natriumhydroxid zur pH-Wert-Einstellung, Essigsäure (entspr. Eisessig), Natrium acetat-Trihydrat, Wasser für Injektionszwecke.
Kurzinformation: siehe Ibandronic Acid Accord 3 mg - Injektionslösung in Fertigspritze, → S. 683
PG: 1 ST IND (EKO: G) [€ 46,90]

Ibandronsäure Genericon 3 mg - Injektionslösung 38C01

(Z.Nr. 1-31182) NR. P. M05BA06
ZI: Genericon Pharma, Graz
Z: 1 Fertigspritze mit 3 ml Lösung enthält: Ibandronsäure, Mononatriumsalz, Monohydrat 3,375 mg (entspr. Ibandronsäure 3 mg), Natriumchlorid (entspr. Natrium < 1 mmol), Natriumhydroxid zur pH-Wert-Einstellung, Essigsäure 99%, Natrium acetat-Trihydrat, Wasser für Injektionszwecke.
EW: Bisphosphonat, hemmt Osteoklasten.
AG: Therapie der Osteoporose bei postmenopausalen Frauen mit erhöhtem Frakturrisiko.
AA: I.v. Injektion.
DO: Alle 3 Monate 3 mg. Ergänzend Calcium und Vitamin D geben. Keine Indikation bei Kindern und Jugendlichen.
GA: Hypokalziämie.
SST: Nicht empfohlen.
NW: Anstieg der Körpertemperatur, grippeähnliche Symptome, Magen/Darm (Dysgeusie), Infektionen, Hypokalzämie, parathyroide Störungen, Katarakt, Haut, Osteoarthriris, Untersuchungen, sehr selten Kieferknochennekrosen, Knochennekrosen des äußeren Gehörgangs, Knochenschmerzen, atypische Femurfrakturen, anaphylaktischer Schock.
WW: Aminoglykoside (senken Serumkalzium).
WH: Nieren- und Elektrolytkontrolle. Keine Erfahrungen bei Leberinsuffizienz. Vor Behandlungsbeginn Hypokalzämie therapieren. Auf atypische Femurfrakturen bzw. anaphylaktischen Schock achten.
Packungsbeilage den Patienten als Erinnerungskarte aushändigen.
PG: 1 ST IND (EKO: G) [€ 47,80]

Ibandronsäure Noridem 6 mg - Konzentrat zur Herstellung einer Infusionslösung 38C01
(Z.Nr. 1-35034) NR. P. nicht im Handel. M05BA06

Ibandronsäure Osteoviva 3 mg - Injektionslösung 38C01

(Z.Nr. 1-31271) NR. P. M05BA06
ZI: G.L. Pharma, Lannach
Z: 1 Fertigspritze mit 3 ml Injektionslösung enthält: Ibandronsäure 3 mg (entspr. Ibandronsäure, Mononatriumsalz, Monohydrat 3,375 mg), Natriumchlorid, Natriumhydroxid zur pH-Wert-Einstellung, Eisessig, Natrium acetat-3-Wasser, Wasser für Injektionszwecke.
Kurzinformation: siehe Ibandronic Acid Accord 3 mg - Injektionslösung in Fertigspritze, → S. 683
PG: 1 ST IND (EKO: G) [€ 47,80]

Ibandronsäure +pharma 3 mg - Injektionslösung 38C01
(Z.Nr. 1-31601) NR. P. M05BA06
ZI: +pharma Arzneimittel, Graz
Z: 1 Fertigspritze mit 3 ml Injektionslösung enthält: Ibandronsäure 3 mg (entspr. Ibandronsäure, Mononatriumsalz, Monohydrat 3,375 mg), Natriumchlorid, Natriumhydroxid zur pH-Wert-Einstellung, Essigsäure 99%, Natrium acetat-Trihydrat, Wasser für Injektionszwecke.
EW: Bisphosphonat, hemmt Osteoklasten.
AG: Therapie der Osteoporose bei postmenopausalen Frauen mit erhöhtem Frakturrisiko.
AA: I.v. Injektion.
DO: Alle 3 Monate 3 mg. Ergänzend Calcium und Vitamin D geben.
GA: Hypokalziämie.
SST: Nicht empfohlen.
NW: Anstieg der Körpertemperatur, grippeähnliche Symptome, Magen/Darm (Dysgeusie), Infektionen, Hypokalzämie, parathyroide Störungen, Katarakt, Haut, Osteoarthriris, Untersuchungen, sehr selten Kieferknochennekrosen, Knochennekrosen des äußeren Gehörgangs, Knochenschmerzen, atypische Femurfrakturen, anaphylaktischer Schock.
WW: Aminoglykoside (senken Serumkalzium).
WH: Nieren- und Elektrolytkontrolle. Keine Erfahrungen bei Leberinsuffizienz. Vor Behandlungsbeginn Hypokalzämie therapieren. Auf atypische Femurfrakturen bzw. anaphylaktischen Schock achten.
Packungsbeilage den Patienten als Erinnerungskarte aushändigen.
PG: 1 ST IND (EKO: G) [€ 46,95]

Ibandronsäure ratiopharm 150 mg - Filmtabletten 38C01
(Z.Nr. 1-30044) NR. P. M05BA06
ZI: Teva, Haarlem, Niederlande
Z: 1 Filmtablette enthält: Ibandronsäure 150 mg (entspr. Natrium-Ibandronat-Monohydrat), Tablettenkern: Lactose monohydrat 163 mg, Crospovidon, Cellulose, mikrokristalline, Siliciumdioxid, hochdispers, wasserfrei, Natriumstearylfumarat; Filmüberzug: (entspr. Poly(vinylalkohol)) (entspr. Macrogol 3350) (entspr. Talkum) (entspr. Titandioxid).
EW: Bisphosphonat, hemmt Osteoklasten.
AG: Osteoporose bei postmenopausalen Frauen mit erhöhtem Frakturrisiko.
AA: Tabletten unzerkaut mit einem vollen Glas Leitungswasser (nicht mit hohem Kalziumgehalt) aufrecht sitzend oder stehend schlucken (nicht kauen oder lutschen), nach der Einnahme 60 min nicht hinlegen.
DO: 1mal monatlich 1 FT. Bei schwerer Niereninsuffizienz nicht empfohlen.
Keine Erfahrungen bei Kindern und Jugendlichen.
GA: Hypokalzämie; Missbildungen der Speiseröhre; Unvermögen, 60 min. zu stehen oder aufrecht zu sitzen.
SST: Nicht anwenden.
NW: Hypokalzämie, Magen/Darm (Ösophagus, Magen, Darmulzera), Asthenie, Geschmacksverfälschung, Pruritus, grippeähnliche Symptome, Asthma-Exazerbation, Augenentzündungen, Kieferknochennekrosen, Knochennekrosen des äußeren Gehörgangs, atypische Femurfrakturen.
WW: Vorsicht: Resorptionshemmung durch Kalzium und andere mehrwertige Kationen enthaltende Produkte. Tabletten nach nächtlicher Nüchternperiode einnehmen und noch 30 min nüchtern bleiben. Aminoglykoside. ASS, NSAIDs (gastrointestinale Reizungen).
WH: Ausreichend Calcium und Vitamin D zuführen. Bestehende Hypokalzämie vor Therapiebeginn beheben. Auf ösophageale Reaktionen achten. Vorsicht bei Magen/Darm-Reizungen. Kontrollen: Niere, Kalzium, Phosphat, Magnesium- spiegel.
PG: 1 ST (2) (EKO: G) [€ 10,70]

Ibandronsäure ratiopharm 3 mg - Injektionslösung in einer Fertigspritze 38C01
(Z.Nr. 1-31210) NR. P. M05BA06
ZI: Teva, Haarlem, Niederlande
Z: 1 Fertigspritze mit 3 ml Lösung enthält: Ibandronsäure 3 mg (entspr. Ibandronsäure, Mononatriumsalz, Monohydrat 3,375 mg), Natriumchlorid (entspr. Natrium < 1 mmol), Natriumhydroxid zur pH-Wert-Einstellung, Essigsäure 99%, Natrium acetat-Trihydrat, Wasser für Injektionszwecke.
Kurzinformation: siehe Ibandronic Acid Accord 3 mg - Injektionslösung in Fertigspritze, → S. 683
PG: 1 ST IND (EKO: G) [€ 47,80]

Ibandronsäure Sandoz 50 mg - Filmtabletten 38C01
(Z.Nr. EU/1/11/685/*) NR. P. nicht im Handel. M05BA06

Ibandronsäure Sandoz 3 mg/3 ml - Injektionslösung 38C01
(Z.Nr. 1-30134) NR. P. M05BA06
ZI: Sandoz, Kundl
Z: 1 Fertigspritze mit 3 ml enthält: Ibandronsäure 3 mg (entspr. Ibandronsäure, Mononatriumsalz, Monohydrat 3,375 mg), Citronensäure monohydrat, Natriumchlorid, Natriumhydroxid zur pH-Wert-Einstellung, Salzsäure zur pH-Wert-Einstellung, Wasser für Injektionszwecke.
Kurzinformation: siehe Ibandronic Acid Accord 3 mg - Injektionslösung in Fertigspritze, → S. 683
PG: 1 ST IND (EKO: G) [€ 40,05]

Ibandronsäure Sandoz 2 mg - Konzentrat zur Herstellung einer Infusionslösung 38C01
(Z.Nr. 1-29399) NR. P. n.l. M05BA06
ZI: Sandoz, Kundl
Z: 1 Ampulle mit 2 ml Konzentrat enthält: Ibandronsäure 2 mg (entspr. Ibandronsäure, Mononatriumsalz, Monohydrat 2,25 mg), Citronensäure monohydrat, Natriumchlorid, Natriumhydroxid zur pH-Wert-Einstellung, Salzsäure zur pH-Wert-Einstellung, Wasser für Injektionszwecke.
PG: 1 ST * (EKO: N) [€ 205,40 n.l.]

Ibandronsäure Sandoz 6 mg - Konzentrat zur Herstellung einer Infusionslösung 38C01
(Z.Nr. 1-29400) NR. P. M05BA06
ZI: Sandoz, Kundl
Z: 1 Durchstechflasche mit 6 ml Konzentrat enthält: Ibandronsäure 6 mg (entspr. Ibandronsäure, Mononatriumsalz, Monohydrat 6,75 mg), Citronensäure monohydrat, Natriumchlorid, Natriumhydroxid zur pH-Wert-Einstellung, Salzsäure zur pH-Wert-Einstellung, Wasser für Injektionszwecke.
Kurzinformation: siehe Ibandronic Acid Accord 2 mg - Konzentrat zur Herstellung einer Infusionslösung, → S. 683
PG: 1 ST IND (2) (EKO: G) [€ 169,40]

Ibandronsäure Stada 3 mg - Injektionslösung 38C01
(Z.Nr. 1-31060) NR. P. M05BA06
ZI: Stada Arzneimittel, Wien
Z: 1 Fertigspritze mit 3 ml Lösung enthält: Ibandronsäure 3 mg (entspr. Ibandronsäure, Mononatriumsalz, Monohydrat 3,375 mg), Essigsäure 99%, Natriumchlorid, Natriumhydroxid zur pH-Wert-Einstellung, Natrium acetat-Trihydrat, Wasser für Injektionszwecke.
Kurzinformation: siehe Ibandronic Acid Accord 3 mg - Injektionslösung in Fertigspritze, → S. 683
PG: 1 ST IND (EKO: G) [€ 50,50]

Ibandronsäure Teva 50 mg - Filmtabletten 38C01
(Z.Nr. EU/1/10/642/*) NR. P. nicht im Handel. M05BA06

Ibandronsäure Teva 150 mg - Filmtabletten 38C01
(Z.Nr. EU/1/10/642/*) NR. P. nicht im Handel. M05BA06

Iberogast - Tropfen zum Einnehmen 42Z03
(Z.Nr. 1-25913) RPF. P. A16AX
ZI: Bayer Austria, Wien
Z: 100 ml (1 ml = 20 Tropfen) enthalten: Bittere Schleifenblume, frische-Flüssigextrakt (1:1,5-2,5); Ethanol 50% (V/V) (Auszugsmittel) 15 ml, Angelikawurzel-Flüssigextrakt (1:2,5-3,5); Ethanol 30% (V/V) (Auszugsmittel) 10 ml, Kamillenblüten-Flüssigextrakt (1:2-4); Ethanol 30% (V/V) (Auszugsmittel) 20 ml, Kümmel-Flüssigextrakt (1:2,5-3,5); Ethanol 30% (V/V) (Auszugsmittel) 10 ml, Mariendistelfrüchte-Flüssigextrakt (1:2,5-3,5); Ethanol 30% (V/V) (Auszugsmittel) 10 ml, Melissenblaetter-Flüssigextrakt (1:2,5-3,5); Ethanol 30% (V/V) (Auszugsmittel) 10 ml, Pfefferminzblätter-Flüssigextrakt (1:2,5-3,5); Ethanol 30% (V/V) (Auszugsmittel) 5 ml, Schöllkraut-Flüssigextrakt (1:2,5-3,5); Ethanol 30% (V/V) (Auszugsmittel) 10 ml, Süssholzwurzel-Flüssigextrakt (1:2,5-3,5); Ethanol 30% (V/V) (Auszugsmittel) 10 ml, Ethanol 96% (entspr. Gesamtethanolgehalt 31 % (V/V)), Wasser, gereinigtes.
EW: Magen/Darm-Mittel.
AG: Reizmagen-, Reizdarmsyndrom, unterstützend bei Gastritis.
AA: Vor oder zu den Mahlzeiten mit Flüssigkeit einnehmen.
DO: 3mal tgl. 20 Tropfen;
Kinder von 6-11 Jahren: 3mal tgl. 15 Tropfen;
Kinder von 3-5 Jahren (nur auf ärztliche Empfehlung): 3mal tgl. 10

Tropfen.
Nicht für Kinder unter 3 Jahren.
SST: Anwendung vermeiden.
NW: Sehr selten Überempfindlichkeit. Leberschäden durch Schöllkraut.
WH: Nicht für Alkoholkranke. Vorsicht bei Leberschäden.
PG: 20 ML * (EKO: N) [€ 11,95], 50 ML * (EKO: N) [€ 21,90], 100 ML * (EKO: N) [€ 40,70]

▼ *Ibrance 75 mg - Filmtabletten* 55G
(Z.Nr. EU/1/16/1147/*) NR. P. nicht im Handel. L01EF01

▼ *Ibrance 100 mg - Filmtabletten* 55G
(Z.Nr. EU/1/16/1147/*) NR. P. nicht im Handel. L01EF01

▼ *Ibrance 125 mg - Filmtabletten* 55G
(Z.Nr. EU/1/16/1147/*) NR. P. nicht im Handel. L01EF01

▼ Ibrance 75 mg - Hartkapseln 55G
(Z.Nr. EU/1/16/1147/*) NR. P. L01EF01
ZI: Pfizer Europe, Brüssel, Belgien
Z: 1 Hartkapsel enthält: Palbociclib 75 mg, Kapselinhalt: Cellulose, mikrokristalline, Lactose 56 mg (entspr. Lactose monohydrat), Carboxymethylstärke, Natrium Typ A, Siliciumdioxid, hochdisperses, Magnesium stearat; Kapselhülle: Gelatine, Eisen(III)-oxid, Eisen(III)-hydroxid-oxid x H2O, Titandioxid; Drucktinte: Schellack, Titandioxid, Ammoniaklösung 28%, Propylenglycol, Simeticon.
EW: Proteinkinasehemmer, antineoplastisch.
AG: Hormonrezeptor-positiver, HER2-negativer lokal fortgeschrittener oder metastasierter Brustkrebs.
AA: Mit einer Mahlzeit im Ganzen schlucken; nicht mit Grapefruit(saft) einnehmen.
DO: 1mal tgl. 125 mg Palbociclib über 21 Tage, dann 7 Tage Pause. Verabreichung in Kombination mit Letrozol oder Fulvestrant (500 mg i.m. an den Tagen 1/15/29 und dann 1mal monatlich). Bei prä- oder perimenopausalen Frauen mit LHRH-Agonisten kombinieren.
Bei Neutropenie Grad 3 oder 4 Dosis reduzieren bzw. unterbrechen.
Keine Daten an Kindern und Jugendlichen.
SST: In der Schwangerschaft nicht empfohlen; nicht stillen. Zuverlässige Kontrazeption bei Frauen bis 3 Wochen und deren männlichen Partnern bis 14 Wochen nach Therapieende erforderlich.
NW: Blutbild, Infektionen, Lunge (ILD / Pneumonitis), Magen/Darm, Haut, Alopezie, Fatigue, Asthenie, Fieber, Leberenzymanstiege.
WW: Gegenanzeige: Johanniskraut. Nicht empfohlen: Starke CYP3A4-Induktoren und -Hemmer.
WH: Vorsicht bei Leber- oder Nierenschäden. Auf Infektionen (Fieber) achten. Bei schwerer interstitieller Lungenerkrankung (ILD) / Pneumonitis absetzen. Verkehrshinweis.
PG: 21 ST RE1 (EKO: Y) [€ 2.825,95]

▼ Ibrance 75 mg - Hartkapseln 55G
(Z.Nr. EU/1/16/1147/*) NR. P. Parallelimport. L01EF01
V: Eurim-Pharm, Salzburg
Z: 1 Hartkapsel enthält: Palbociclib 75 mg, Kapselinhalt: Cellulose, mikrokristalline, Lactose 56 mg (entspr. Lactose monohydrat), Carboxymethylstärke, Natrium Typ A, Siliciumdioxid, hochdisperses, Magnesium stearat; Kapselhülle: Gelatine, Eisen(III)-oxid, Eisen(III)-hydroxid-oxid x H2O, Titandioxid; Drucktinte: Schellack, Titandioxid, Ammoniaklösung 28%, Propylenglycol, Simeticon.
PG: 21 ST * (EKO: N) [€ 2.790,05]

▼ Ibrance 75 mg - Hartkapseln 55G
(Z.Nr. EU/1/16/1147/*) NR. P. Parallelimport. L01EF01
V: Orifarm, Leverkusen, Deutschland
Z: 1 Hartkapsel enthält: Palbociclib 75 mg, Kapselinhalt: Cellulose, mikrokristalline, Lactose 56 mg (entspr. Lactose monohydrat), Carboxymethylstärke, Natrium Typ A, Siliciumdioxid, hochdisperses, Magnesium stearat; Kapselhülle: Gelatine, Eisen(III)-oxid, Eisen(III)-hydroxid-oxid x H2O, Titandioxid; Drucktinte: Schellack, Titandioxid, Ammoniaklösung 28%, Propylenglycol, Simeticon.
PG: 21 ST * (EKO: N) [€ 2.825,65]

▼ Ibrance 75 mg - Hartkapseln 55G
(Z.Nr. EU/1/16/1147/*) NR. P. Parallelimport. L01EF01
V: Abacus Medicine, Copenhagen, Dänemark
Z: 1 Hartkapsel enthält: Palbociclib 75 mg, Kapselinhalt: Cellulose, mikrokristalline, Lactose 56 mg (entspr. Lactose monohydrat), Carboxymethylstärke, Natrium Typ A, Siliciumdioxid, hochdisperses, Magnesium stearat; Kapselhülle: Gelatine, Eisen(III)-oxid, Eisen(III)-hydroxid-oxid x H2O, Titandioxid; Drucktinte: Schellack, Titandioxid, Ammoniaklösung 28%, Propylenglycol, Simeticon.
PG: 21 ST * (EKO: N) [€ 2.825,65]

▼ Ibrance 100 mg - Hartkapseln 55G
(Z.Nr. EU/1/16/1147/*) NR. P. L01EF01
ZI: Pfizer Europe, Brüssel, Belgien
Z: 1 Hartkapsel enthält: Palbociclib 100 mg, Kapselinhalt: Cellulose, mikrokristalline, Lactose 74 mg (entspr. Lactose monohydrat), Carboxymethylstärke, Natrium Typ A, Siliciumdioxid, hochdisperses, Magnesium stearat; Kapselhülle: Gelatine, Eisen(III)-oxid, Eisen(III)-hydroxid-oxid x H2O, Titandioxid; Drucktinte: Schellack, Titandioxid, Ammoniaklösung 28%, Propylenglycol, Simeticon.
Kurzinformation: siehe Ibrance 75 mg - Hartkapseln, → S. 685
PG: 21 ST RE1 (EKO: Y) [€ 2.825,95]

▼ Ibrance 100 mg - Hartkapseln 55G
(Z.Nr. EU/1/16/1147/*) NR. P. Parallelimport. L01EF01
V: Abacus Medicine, Copenhagen, Dänemark
Z: 1 Hartkapsel enthält: Palbociclib 100 mg, Kapselinhalt: Cellulose, mikrokristalline, Lactose 74 mg (entspr. Lactose monohydrat), Carboxymethylstärke, Natrium Typ A, Siliciumdioxid, hochdisperses, Magnesium stearat; Kapselhülle: Gelatine, Eisen(III)-oxid, Eisen(III)-hydroxid-oxid x H2O, Titandioxid; Drucktinte: Schellack, Titandioxid, Ammoniaklösung 28%, Propylenglycol, Simeticon.
PG: 21 ST * (EKO: N) [€ 2.825,65]

▼ *Ibrance 100 mg - Hartkapseln* 55G
(Z.Nr. EU/1/16/1147/*) NR. P. Parallelimport. L01EF01
nicht im Handel.

▼ Ibrance 100 mg - Hartkapseln 55G
(Z.Nr. EU/1/16/1147/*) NR. P. Parallelimport. L01EF01
V: Haemato Pharm, Schönefeld, Deutschland
Z: 1 Hartkapsel enthält: Palbociclib 100 mg, Kapselinhalt: Cellulose, mikrokristalline, Lactose 74 mg (entspr. Lactose monohydrat), Carboxymethylstärke, Natrium Typ A, Siliciumdioxid, hochdisperses, Magnesium stearat; Kapselhülle: Gelatine, Eisen(III)-oxid, Eisen(III)-hydroxid-oxid x H2O, Titandioxid; Drucktinte: Schellack, Titandioxid, Ammoniaklösung 28%, Propylenglycol, Simeticon.
PG: 21 ST * (EKO: N) [€ 2.825,65]

▼ Ibrance 100 mg - Hartkapseln 55G
(Z.Nr. EU/1/16/1147/*) NR. P. Parallelimport. L01EF01
V: Orifarm, Leverkusen, Deutschland
Z: 1 Hartkapsel enthält: Palbociclib 100 mg, Kapselinhalt: Cellulose, mikrokristalline, Lactose 74 mg (entspr. Lactose monohydrat), Carboxymethylstärke, Natrium Typ A, Siliciumdioxid, hochdisperses, Magnesium stearat; Kapselhülle: Gelatine, Eisen(III)-oxid, Eisen(III)-hydroxid-oxid x H2O, Titandioxid; Drucktinte: Schellack, Titandioxid, Ammoniaklösung 28%, Propylenglycol, Simeticon.
PG: 21 ST * (EKO: N) [€ 2.825,65]

▼ Ibrance 125 mg - Hartkapseln 55G
(Z.Nr. EU/1/16/1147/*) NR. P. L01EF01
ZI: Pfizer Europe, Brüssel, Belgien
Z: 1 Hartkapsel enthält: Palbociclib 125 mg, Kapselinhalt: Cellulose, mikrokristalline, Lactose 93 mg (entspr. Lactose monohydrat), Carboxymethylstärke, Natrium Typ A, Siliciumdioxid, hochdisperses, Magnesium stearat; Kapselhülle: Gelatine, Eisen(III)-oxid, Eisen(III)-hydroxid-oxid x H2O, Titandioxid; Drucktinte: Schellack, Titandioxid, Ammoniaklösung 28%, Propylenglycol, Simeticon.
Kurzinformation: siehe Ibrance 75 mg - Hartkapseln, → S. 685
PG: 21 ST RE1 (EKO: Y) [€ 2.825,95]

▼ Ibrance 125 mg - Hartkapseln 55G
(Z.Nr. EU/1/16/1147/*) NR. P. Parallelimport. L01EF01
V: Abacus Medicine, Copenhagen, Dänemark
Z: 1 Hartkapsel enthält: Palbociclib 125 mg, Kapselinhalt: Cellulose, mikrokristalline, Lactose 93 mg (entspr. Lactose monohydrat), Carboxymethylstärke, Natrium Typ A, Siliciumdioxid, hochdisperses, Magnesium stearat; Kapselhülle: Gelatine, Eisen(III)-oxid, Eisen(III)-hydroxid-oxid x H2O, Titandioxid; Drucktinte: Schellack, Titandioxid, Ammoniaklösung 28%, Propylenglycol, Simeticon.
PG: 21 ST * (EKO: N) [€ 2.825,65]

▼ *Ibrance 125 mg - Hartkapseln* 55G
(Z.Nr. EU/1/16/1147/*) NR. P. Parallelimport. L01EF01
nicht im Handel.

▼ Ibrance 125 mg - Hartkapseln 55G
(Z.Nr. EU/1/16/1147/*) NR. P. Parallelimport. L01EF01
V: Eurim-Pharm, Salzburg
Z: 1 Hartkapsel enthält: Palbociclib 125 mg, Kapselinhalt: Cellulose, mikrokristalline, Lactose 93 mg (entspr. Lactose monohydrat), Carboxymethylstärke, Natrium Typ A, Siliciumdioxid, hochdisperses, Magnesium stearat; Kapselhülle: Gelatine, Eisen(III)-oxid, Eisen(III)-hydroxid-oxid x H2O, Titandioxid; Drucktinte: Schellack, Titandioxid, Ammoniaklösung 28%, Propylenglycol, Simeticon.
PG: 21 ST * (EKO: N) [€ 2.790,05]

▼ Ibrance 125 mg - Hartkapseln 55G
(Z.Nr. EU/1/16/1147/*) NR. P. Parallelimport. L01EF01
V: Haemato Pharm, Schönefeld, Deutschland
Z: 1 Hartkapsel enthält: Palbociclib 125 mg, Kapselinhalt: Cellulose, mikrokristalline, Lactose 93 mg (entspr. Lactose monohydrat), Carboxymethylstärke, Natrium Typ A, Siliciumdioxid, hochdisperses, Magnesium stearat; Kapselhülle: Gelatine, Eisen(III)-oxid, Eisen(III)-hydroxid-oxid x H2O, Titandioxid; Drucktinte: Schellack, Titandioxid, Ammoniaklösung 28%, Propylenglycol, Simeticon.
PG: 21 ST * (EKO: N) [€ 2.825,65]

▼ Ibrance 125 mg - Hartkapseln 55G
(Z.Nr. EU/1/16/1147/*) NR. P. Parallelimport. L01EF01
V: Orifarm, Leverkusen, Deutschland
Z: 1 Hartkapsel enthält: Palbociclib 125 mg, Kapselinhalt: Cellulose, mikrokristalline, Lactose 93 mg (entspr. Lactose monohydrat), Carboxymethylstärke, Natrium Typ A, Siliciumdioxid, hochdisperses, Magnesium stearat; Kapselhülle: Gelatine, Eisen(III)-oxid, Eisen(III)-hydroxid-oxid x H2O, Titandioxid; Drucktinte: Schellack, Titandioxid, Ammoniaklösung 28%, Propylenglycol, Simeticon.
PG: 21 ST * (EKO: N) [€ 2.825,65]

Ibucomp 200 mg/30 mg - Filmtabletten 50J01, 02B10
(Z.Nr. 1-37621) RPF. P.
M01AE51, R01BA52, R05X
ZI: Genericon Pharma, Graz
Z: 1 Filmtablette enthält: Ibuprofen 200 mg, Pseudoephedrin hydrochlorid 30 mg (entspr. Pseudoephedrin 24,6 mg), Tablettenkern: Siliciumdioxid, hochdispers, wasserfrei, Croscarmellose natrium, Cellulose, mikrokristalline, Calcium hydrogenphosphat, wasserfreies, Magnesium stearat, Maisstärke; Tablettenüberzug: Hypromellose, Macrogol 400, Talkum, Titandioxid, Eisenoxid gelb.
EW: NSAR (analgetisch) + Sympathomimetikum (abschwellend).
AG: Symptomatisch bei verstopfter Nase und Nebenhöhlen mit Schmerzen, Fieber oder anderen Erkältungsbeschwerden.
AA: Oral.
DO: Personen ab 15 Jahren: ED 1 FT, bei Bedarf alle 4-6 Std. wiederholen.
Bei starken Symptomen: ED 2 FT, bei Bedarf alle 6-8 Std. wiederholen.
MTD 6 FT. Max. 5 Tage anwenden. Nicht für Personen unter 15 Jahren.
GA: Analgetika-Überempfindlichkeit, Magen/Darm-Geschwüre, -Blutungen oder -Perforationen, zerebrovaskuläre und andere Blutungen, Blutbildungsstörungen, Schlaganfall (in Anamnese oder bei Risikofaktoren), schwere Herz-, Leber-, Niereninsuffizienz, schwere kardiovaskuläre Erkrankungen, KHK, Hyperthyreose, Phäochromozytom, Risiko für Engwinkelglaukom.
SST: Zwingende Indikationsstellung im 1. und 2. Trimenon, Gegenanzeige im 3. Trimenon und in der Stillzeit.
NW: Magen/Darm (Blutungen, Perforationen, ischämische Kolitis, Verschlechterung einer Colitis/M. Crohn), Überempfindlichkeit (Asthma, Dermatosen), Ödeme, Hypertonie, Herzinsuffizienz, ZNS (Kopfschmerzen, Sehstörungen), Niere, Haut (Ausschlag, akute generalisierte exanthematische Pustulose), Tachykardie, Augen (Sehstörungen, ischämische Optikusneuropathie).
WW: Kontraindiziert: Nichtselektive MAO-Hemmer (2 Wochen Abstand), andere Vasokonstriktoren (z.B. Phenylpropanolamin, Phenylephrin, Ephedrin), Methylphenidat.
Nicht empfohlen: Reversible MAO-A-Hemmer, Linezolid, andere NSARs, COX-2-Hemmer, Herzglykoside, Kortikosteroide, Lithium, SSRIs, Thrombozytenaggregationshemmer, Mutterkornalkaloide, ASS, Methotrexat.
Vorsicht: halogenierte Anästhetika, trizyklische Antidepressiva.
WW mit vielen Arzneimitteln möglich.
WH: Vorsicht bei Hypertonie, Psychosen, Diabetes, SLE, Mischkollagenosen. Auf schwere Hautreaktionen, neurologische Reaktionen achten. Dosierung nicht überschreiten. Verkehrshinweis.
PG: 12 ST * (EKO: N) [€ 5,80], 24 ST * (EKO: N) [€ 9,90]

Ibufix 400 mg/10 mg - Filmtabletten 02B10
(Z.Nr. 1-38378) RP. P. M01AE51
ZI: Stada Arzneimittel, Wien
Z: 1 Filmtablette enthält: Ibuprofen 400 mg, Phenylephrin hydrochlorid 10 mg, Tablettenkern: Cellulose, mikrokristalline, Carboxymethylstärke, Natrium Typ A, Hypromellose (6 mPa*s), Natriumstearylfumarat (entspr. Natrium 2,92 mg); Filmüberzug: Opadry weiss 200F280000 (entspr. Poly(vinylalkohol)) (entspr. Talkum) (entspr. Macrogol 3350) (entspr. Titandioxid) (entspr. Methacrylsäure-Ethylacrylat-Copolymer (1:1), Typ A) (entspr. Natriumhydrogencarbonat).
EW: Antiphlogistikum + Alpha-Adrenozeptor-Agonist.
AG: Schwache bis mäßige Schmerzen oder Fieber und Verstopfung der Nase bei Erkältung und Grippe.
AA: Oral.
DO: Alle 8 Stunden 1 FT. MTD 3 FT. Nicht für Kinder.
GA: Hypertonie, Analgetika-Überempfindlichkeit, peptische Ulzera/Blutungen, schwere Herz-, Leber-, Nierenschäden, Hyperthyreose.
SST: Nicht anwenden. Kontraindiziert besonders im 3. Trimenon.
NW: Allergien (sehr selten schwere Hautreaktionen, akute generalisierte exanthematische Pustulose), Herz/Kreislauf, Magen/Darm. NW der Einzelsubstanzen beachten.
WW: Gegenanzeige: MAO-Hemmer (2 Wochen Abstand). Nicht empfohlen: ASS, andere NSAIDs. Vorsicht: Antikoagulantien, Blutdrucksenker, Kortikosteroide, Herzglykoside, Sympathomimetika, Lithium, Methotrexat, Ciclosporin, Mifepriston, Chinolone.
WH: Möglichst kurzzeitig und niedrig dosiert anwenden. Vorsicht bei älteren Patienten, Diabetes, Engwinkelglaukom, Prostatavergrößerung.
PG: 12 ST * (EKO: N) [€ 9,20]

Ibumetin 200 mg - Dragees 02B04, 13B02
(Z.Nr. 1-20276) RPF. W10. P.
M01AE01
ZI: Takeda Austria, Linz
Z: 1 Dragee enthält: Ibuprofen 200 mg, Kern: Siliciumdioxid, hochdisperses, Maisstärke, Cellulose, mikrokristalline, Copovidon, Alginsäure, Magnesium stearat; Überzug: Saccharose 89,73 mg, Talk, Titandioxid, Carboxymethyl cellulose natrium (entspr. Natrium < 1 mmol) (entspr. → < 23 mg), Maisstärke, Polyvidon K 25, Carnaubawachs.
EW: Nichtsteroidales Antirheumatikum.
AG: Symptomatisch bei Schmerzen; Schmerzen und Fieber bei Erkältungskrankheiten.
AA: Unzerkaut mit Flüssigkeit zu den Mahlzeiten.
DO: Möglichst kurzzeitig und niedrig dosiert anwenden. ED 1-2 Dragees, MTD 6 Dragees.
Kinder ab 6 Jahren: ED 1 Dragee, MTD 3 Dragees (20-29 kg KG) bzw. 4 Dragees (30-39 kg KG).
GA: Acetylsalicylsäure-Überempfindlichkeit, Magen-Darm-Ulcera, schwere Leber-, Nierenschäden, aktive Blutungen, Blutungsneigung, schwere Herzinsuffizienz.
SST: Gegenanzeige im 3. Trimenon, im 1. und 2. Trimenon strengste Indikationsstellung. Während der Entbindung nicht empfohlen. In der Stillzeit nur kurzzeitig anwenden.
NW: Magen/Darm (Blutungen, Ulzera, Perforation), ZNS (Kopfschmerzen, selten Konfusion, Seh- und Hörstörungen, aseptische Meningitis), Exazerbation von Infektionen, Haut (sehr selten Lyell- und Stevens-Johnson-Syndrom), Blutbild, Nierenversagen, Bronchospasmus, Fieber, Blutdruckabfall oder -anstieg, Ödeme, Herzinsuffizienz.
WW: Nicht empfohlen: Andere NSARs. Vorsicht: Antikoagulantien, Kortikosteroide (verstärkt), Probenecid (erhöht Ibuprofen-Plasmaspiegel), Lithium (erhöhte Serumspiegel), Alkohol, Sulfonylharnstoffe (Hypoglykämie), Methotrexat (Toxizität), Antacida (verminderte Resorption), Digoxin, Phenytoin, CYP2C9-Hemmer, z.B. Voriconazol (erhöhte Serumspiegel), Blutdrucksenker abgeschwächt, Diuretika, Cyclosporin, Zidovudin, ACE-Hemmer, Chinolone (Krämpfe). Mifepriston abgeschwächt.
WH: Vorsicht bei Asthma bronchiale, Heuschnupfen, Risiko für kardiovaskuläre Ereignisse, Hypertonie, ischämischer Herzkrankheit, chronischen Atemwegsinfektionen, Kollagenosen, Porphyrie. Kontrollen: Blutbild, Gerinnung, Leber, Niere, Augen. Verkehrshinweis. Larvierung von Infektionskrankheiten (Symptome) möglich. Alkohol meiden. Auf gastrointestinale Blutungen, Ödeme, schwere Hautreaktionen, Überempfindlichkeit achten.
PG: 30 ST * (EKO: N) [€ 7,65], 50 ST * (EKO: N) [€ 9,95]

Ibumetin forte 400 mg - Filmtabletten 02B04, 13B02
(Z.Nr. 1-22542) RPF. W10. P.
M01AE01
ZI: Takeda Austria, Linz
Z: 1 Filmtablette enthält: Ibuprofen 400 mg, Tablettenkern: Cellulose, mikrokristalline, Lactose monohydrat 26,67 mg (entspr. Lactose), Croscarmellose natrium (entspr. Natrium < 1 mmol) (entspr. → < 23 mg), Natrium laurylsulfat, Magnesium stearat,

Siliciumdioxid, hochdisperses; Tablettenüberzug: Hypromellose, Talk, Titandioxid.
EW: Nichtsteroidales Antirheumatikum.
AG: Symptomatisch bei Schmerzen; Schmerzen und Fieber bei Erkältungskrankheiten.
DO: Möglichst kurzzeitig und niedrig dosiert anwenden. ED 1 FT, MTD 3 FT.
Kinder ab 6 Jahren: ED ½ FT, MTD 1½ FT (20-29 kg KG) bzw. 2 FT (30-39 kg KG).
GA: Acetylsalicylsäure-Überempfindlichkeit, Magen-Darm-Ulcera, schwere Leber-, Nierenschäden, aktive Blutungen, Blutungsneigung, schwere Herzinsuffizienz.
SST: Gegenanzeige im 3. Trimenon, im 1. und 2. Trimenon strengste Indikationsstellung. Während der Entbindung nicht empfohlen. In der Stillzeit nur kurzzeitig anwenden.
NW: Magen/Darm (Blutungen, Ulzera, Perforation), ZNS (Kopfschmerzen, selten Konfusion, Seh- und Hörstörungen, aseptische Meningitis), Exazerbation von Infektionen, Haut (sehr selten Lyell- und Stevens-Johnson-Syndrom), Blutbild, Nierenversagen, Bronchospasmus, Fieber, Blutdruckabfall oder -anstieg, Ödeme, Herzinsuffizienz.
WW: Nicht empfohlen: Andere NSARs. Vorsicht: Antikoagulantien, Kortikosteroide (verstärkt), Probenecid (erhöht Ibuprofen-Plasmaspiegel), Lithium (erhöhte Serumspiegel), Alkohol, Sulfonylharnstoffe (Hypoglykämie), Methotrexat (Toxizität), Antacida (verminderte Resorption), Digoxin, Phenytoin, CYP2C9-Hemmer, z.B. Voriconazol (erhöhte Serumspiegel), Blutdrucksenker abgeschwächt, Diuretika, Cyclosporin, Zidovudin, ACE-Hemmer, Chinolone (Krämpfe). Mifepriston abgeschwächt.
WH: Vorsicht bei Asthma bronchiale, Heuschnupfen, Risiko für kardiovaskuläre Ereignisse, Hypertonie, ischämischer Herzkrankheit, chronischen Atemwegsinfektionen, Kollagenosen, Porphyrie. Kontrollen: Blutbild, Gerinnung, Leber, Niere, Augen. Verkehrshinweis. Larvierung von Infektionskrankheiten (Symptome) möglich. Alkohol meiden. Auf gastrointestinale Blutungen, Ödeme, schwere Hautreaktionen, Überempfindlichkeit achten.
PG: 20 ST * (EKO: N) [€ 9,30], 40 ST * (EKO: N) [€ 15,35]

Ibuprofen Accord 400 mg - Filmtabletten 02B04, 13B02
(Z.Nr. 1-37166) RP. P. nicht im Handel. M01AE01

Ibuprofen Accord 600 mg - Filmtabletten 02B04, 13B02
(Z.Nr. 1-37168) RP. P. nicht im Handel. M01AE01

Ibuprofen Actavis 600 mg - Filmtabletten

02B04, 13B02
(Z.Nr. 1-28301) RP. P. M01AE01
ZI: Actavis Group PTC, Hafnarfjördur, Island
Z: 1 Filmtablette enthält: Ibuprofen 600 mg, Tablettenkern: Cellulose, mikrokristalline, Siliciumdioxid, kolloidal, wasserfrei, Hydroxypropylcellulose, Natriumdodecylsulfat, Croscarmellose natrium, Talkum; Überzug: Opadry weiss 06BH28499: (entspr. Hypromellose) (entspr. Macrogol 400) (entspr. Titandioxid).
EW: Nichtsteroidales Antiphlogistikum.
AG: Rheumatische Erkrankungen.
AA: Mit einem Glas Wasser während oder nach einer Mahlzeit einnehmen.
DO: Möglichst niedrig dosiert und kurzzeitig anwenden! 3x tgl. 400-600 mg, MTD 2400 mg.
Jugendliche: TD 20-40 mg/kg KG in 3-4 ED.
GA: Acetylsalicylsäure-Überempfindlichkeit, Magen-Darm-Ulcera, schwere Leber-, Nierenschäden, aktive Blutungen, Blutungsneigung, schwere Herzinsuffizienz.
SST: Gegenanzeige im 3. Trimenon, im 1. und 2. Trimenon strengste Indikationsstellung. Während der Entbindung nicht empfohlen. In der Stillzeit nur kurzzeitig anwenden.
NW: Magen/Darm (Blutungen, Ulzera, Perforation), ZNS (Kopfschmerzen, selten Konfusion, Seh- und Hörstörungen, aseptische Meningitis), Exazerbation von Infektionen, Haut (sehr selten Lyell- und Stevens-Johnson-Syndrom), Blutbild, Nierenversagen, Bronchospasmus, Fieber, Blutdruckabfall oder -anstieg, Ödeme, Herzinsuffizienz.
WW: Nicht empfohlen: Andere NSARs. Vorsicht: Antikoagulantien, Kortikosteroide (verstärkt), Probenecid (erhöht Ibuprofen-Plasmaspiegel), Lithium (erhöhte Serumspiegel), Alkohol, Sulfonylharnstoffe (Hypoglykämie), Methotrexat (Toxizität), Antacida (verminderte Resorption), Digoxin, Phenytoin, CYP2C9-Hemmer, z.B. Voriconazol (erhöhte Serumspiegel), Blutdrucksenker abgeschwächt, Diuretika, Cyclosporin, Zidovudin, ACE-Hemmer, Chinolone (Krämpfe). Mifepriston abgeschwächt.
WH: Vorsicht bei Asthma bronchiale, Heuschnupfen, Risiko für kardiovaskuläre Ereignisse, Hypertonie, ischämischer Herzkrankheit, chronischen Atemwegsinfektionen, Kollagenosen, Porphyrie. Kontrollen: Blutbild, Gerinnung, Leber, Niere, Augen. Verkehrshinweis. Larvierung von Infektionskrankheiten (Symptome) möglich. Bei Varizellen Anwendung vermeiden. Alkohol meiden. Auf gastrointestinale Blutungen, Ödeme, schwere Hautreaktionen, Überempfindlichkeit achten.
PG: 30 ST (EKO: G) [€ 6,00], 60 ST (2) (EKO: G) [€ 10,50]

Ibuprofen B. Braun 200 mg - Infusionslösung

02B04
(Z.Nr. 1-40180) RP. P. M01AE01
ZI: B. Braun, Melsungen, Deutschland
Z: 50 ml (1 Flasche) enthalten: Ibuprofen 200 mg, Arginin, Natriumchlorid 455 mg (entspr. Natrium 179 mg), Salzsäure 3,65 % (zur pH-Wert-Einstellung), Natrium hydroxid Lösung 4% (zur pH-Wert Einstellung), Wasser für Injektionszwecke.
EW: Nichtsteroidales Antiphlogistikum.
AG: Symptomatische Kurzzeitbehandlung von Jugendlichen und Kindern ab 20 kg KG und ab 6 Jahren mit akuten mäßig starken Schmerzen und Fieber, wenn i.v. Anwendung gerechtfertigt ist.
AA: I.v. Infusion über 30 min.
DO: Möglichst kurzzeitig und niedrig dosiert anwenden.
Kinder 20 - 29 kg KG: ED 200 mg bis 3mal tgl., MTD 600 mg.
Kinder 30 - 39 kg KG: ED 200 mg bis 4mal tgl., MTD 800 mg.
Jugendliche ab 40 kg KG: ED 200- 400 mg bis 3mal tgl., MTD 1200 mg.
GA: Acetylsalicylsäure-Überempfindlichkeit, Magen-Darm-Ulcera, schwere Leber-, Nierenschäden, aktive Blutungen, Blutungsneigung, schwere Herzinsuffizienz.
SST: Gegenanzeige im 3. Trimenon, im 1. und 2. Trimenon strengste Indikationsstellung. Während der Entbindung nicht empfohlen. In der Stillzeit nur kurzzeitig anwenden.
NW: Magen/Darm (Blutungen, Ulzera, Perforation), ZNS (Kopfschmerzen, selten Konfusion, Seh- und Hörstörungen, aseptische Meningitis), Exazerbation von Infektionen, Haut (sehr selten Lyell- und Stevens-Johnson-Syndrom, akute generalisierte exanthematische Pustulose), Blutbild, Nierenversagen, Bronchospasmus, Fieber, Blutdruckabfall oder -anstieg, Ödeme, Herzinsuffizienz.
WW: Nicht empfohlen: Andere NSARs. Vorsicht: Antikoagulantien, Kortikosteroide (verstärkt), Probenecid (erhöht Ibuprofen-Plasmaspiegel), Lithium (erhöhte Serumspiegel), Alkohol, Sulfonylharnstoffe (Hypoglykämie), Methotrexat (Toxizität), Antacida (verminderte Resorption), Digoxin, Phenytoin, CYP2C9-Hemmer, z.B. Voriconazol (erhöhte Serumspiegel), Blutdrucksenker abgeschwächt, Diuretika, Cyclosporin, Zidovudin, ACE-Hemmer, Chinolone (Krämpfe). Mifepriston abgeschwächt.
WH: Vorsicht bei Asthma bronchiale, Heuschnupfen, Risiko für kardiovaskuläre Ereignisse, Hypertonie, ischämischer Herzkrankheit, chronischen Atemwegsinfektionen, Kollagenosen, Porphyrie. Kontrollen: Blutbild, Gerinnung, Leber, Niere, Augen. Verkehrshinweis. Larvierung von Infektionskrankheiten (Symptome) möglich. Alkohol meiden. Auf gastrointestinale Blutungen, Ödeme, schwere Hautreaktionen, Überempfindlichkeit achten.
PG: 10 ST * (EKO: N) [€ 93,00]

Ibuprofen B. Braun 400 mg - Infusionslösung

02B04
(Z.Nr. 1-38239) RP. P. M01AE01
ZI: B. Braun, Melsungen, Deutschland
Z: 100 ml (1 Flasche) enthalten: Ibuprofen 400 mg, Arginin, Natriumchlorid 910 mg (entspr. Natrium 358 mg), Salzsäure 3,65 % (zur pH-Wert-Einstellung), Natrium hydroxid Lösung 4% (zur pH-Wert Einstellung), Wasser für Injektionszwecke.
EW: Nichtsteroidales Antiphlogistikum.
AG: Kurzzeitbehandlung von akuten mäßig starken Schmerzen und Fieber, wenn i.v. Anwendung gerechtfertigt ist.
AA: I.v. Infusion über 30 min.
DO: Möglichst kurzzeitig und niedrig dosiert anwenden. ED 400 mg alle 6-8 Std., MTD 1200 mg. Nicht für Kinder und Jugendliche.
GA: Acetylsalicylsäure-Überempfindlichkeit, Magen-Darm-Ulcera, schwere Leber-, Nierenschäden, aktive Blutungen, Blutungsneigung, schwere Herzinsuffizienz.
SST: Gegenanzeige im 3. Trimenon, im 1. und 2. Trimenon strengste Indikationsstellung. Während der Entbindung nicht empfohlen. In der Stillzeit nur kurzzeitig anwenden.
NW: Magen/Darm (Blutungen, Ulzera, Perforation), ZNS (Kopfschmerzen, selten Konfusion, Seh- und Hörstörungen, aseptische Meningitis), Exazerbation von Infektionen, Haut (sehr selten Lyell- und Stevens-Johnson-Syndrom, akute generalisierte exanthematische Pustulose), Blutbild, Nierenversagen, Bronchospasmus, Fieber, Blutdruckabfall oder -anstieg, Ödeme, Herzinsuffizienz.
WW: Nicht empfohlen: Andere NSARs. Vorsicht: Antikoagulantien, Kortikosteroide (verstärkt), Probenecid (erhöht Ibuprofen-Plasmaspiegel), Lithium (erhöhte Serumspiegel), Alkohol, Sulfonylharnstoffe (Hypoglykämie), Methotrexat (Toxizität), Antacida (verminderte Resorption), Digoxin, Phenytoin, CYP2C9-Hemmer, z.B. Voriconazol (erhöhte Serumspiegel), Blutdrucksenker abgeschwächt, Diuretika, Cyclosporin, Zidovudin, ACE-Hemmer, Chinolone (Krämpfe). Mifepriston abgeschwächt.
WH: Vorsicht bei Asthma bronchiale, Heuschnupfen, Risiko für kardiovaskuläre Ereignisse, Hypertonie, ischämischer Herzkrankheit, chronischen Atemwegsinfektionen, Kollagenosen, Porphyrie. Kontrollen: Blutbild, Gerinnung, Leber, Niere, Augen. Verkehrshin-

weis. Larvierung von Infektionskrankheiten (Symptome) möglich. Alkohol meiden. Auf gastrointestinale Blutungen, Ödeme, schwere Hautreaktionen, Überempfindlichkeit achten.
PG: 10 ST * (EKO: N) [€ 93,00]

Ibuprofen B. Braun 600 mg - Infusionslösung 02B04
(Z.Nr. 1-38240) RP. P. M01AE01
ZI: B. Braun, Melsungen, Deutschland
Z: 100 ml (1 Flasche) enthalten: Ibuprofen 600 mg, Arginin, Natriumchlorid 915 mg (entspr. Natrium 360 mg), Salzsäure 3,65 % (zur pH-Wert-Einstellung), Natrium hydroxid Lösung 4% (zur pH-Wert Einstellung), Wasser für Injektionszwecke.
EW: Nichtsteroidales Antiphlogistikum.
AG: Kurzzeitbehandlung von akuten mäßig starken Schmerzen, wenn i.v. Anwendung gerechtfertigt ist.
AA: I.v. Infusion über 30 min.
DO: Möglichst kurzzeitig und niedrig dosiert anwenden. ED 600 mg, ev. nach 6-8 Std. wiederholen; MTD 1200 mg. Nicht für Kinder und Jugendliche.
GA: Acetylsalicylsäure-Überempfindlichkeit, Magen-Darm-Ulcera, schwere Leber-, Nierenschäden, aktive Blutungen, Blutungsneigung, schwere Herzinsuffizienz.
SST: Gegenanzeige im 3. Trimenon, im 1. und 2. Trimenon strengste Indikationsstellung. Während der Entbindung nicht empfohlen. In der Stillzeit nur kurzzeitig anwenden.
NW: Magen/Darm (Blutungen, Ulzera, Perforation), ZNS (Kopfschmerzen, selten Konfusion, Seh- und Hörstörungen, aseptische Meningitis), Exazerbation von Infektionen, Haut (sehr selten Lyell- und Stevens-Johnson-Syndrom, akute generalisierte exanthematische Pustulose), Blutbild, Nierenversagen, Bronchospasmus, Fieber, Blutdruckabfall oder -anstieg, Ödeme, Herzinsuffizienz.
WW: Nicht empfohlen: Andere NSARs. Vorsicht: Antikoagulantien, Kortikosteroide (verstärkt), Probenecid (erhöht Ibuprofen-Plasmaspiegel), Lithium (erhöhte Serumspiegel), Alkohol, Sulfonylharnstoffe (Hypoglykämie), Methotrexat (Toxizität), Antacida (verminderte Resorption), Digoxin, Phenytoin, CYP2C9-Hemmer, z.B. Voriconazol (erhöhte Serumspiegel), Blutdrucksenker abgeschwächt, Diuretika, Cyclosporin, Zidovudin, ACE-Hemmer, Chinolone (Krämpfe). Mifepriston abgeschwächt.
WH: Vorsicht bei Asthma bronchiale, Heuschnupfen, Risiko für kardiovaskuläre Ereignisse, Hypertonie, ischämischer Herzkrankheit, chronischen Atemwegsinfektionen, Kollagenosen, Porphyrie. Kontrollen: Blutbild, Gerinnung, Leber, Niere, Augen. Verkehrshinweis. Larvierung von Infektionskrankheiten (Symptome) möglich. Alkohol meiden. Auf gastrointestinale Blutungen, Ödeme, schwere Hautreaktionen, Überempfindlichkeit achten.
PG: 10 ST * (EKO: N) [€ 106,85]

Ibuprofen Banner 100 mg - Weichkapseln zum Zerbeißen 02B04
(Z.Nr. 1-39259) RPF. P. nicht im Handel. M01AE01

Ibuprofen Chanelle Medical 200 mg - Weichkapseln 02B04, 13B02
(Z.Nr. 1-39264) RPF. P. nicht im Handel. M01AE01

Ibuprofen Chanelle Medical 400 mg - Weichkapseln 02B04, 13B02
(Z.Nr. 1-39266) RPF. P. nicht im Handel. M01AE01

Ibuprofen G.L. 600 mg - Filmtabletten 02B04, 13B02
(Z.Nr. 1-19425) RP. P. nicht im Handel. M01AE01

Ibuprofen Genericon 400 mg - Filmtabletten 02B04, 13B02
(Z.Nr. 1-19430) RP. P. M01AE01
ZI: Genericon Pharma, Graz
Z: 1 Filmtablette enthält: Ibuprofen 400 mg, Tablettenkern: Maisstärke, Siliciumdioxid, hochdisperses, Cellulose, mikrokristalline, Lactose monohydrat 66 mg, Carboxymethylstärke, Natriumsalz Magnesium stearat; Tablettenüberzug: Poly(vinylalkohol), Titandioxid, Macrogol 3350, Talkum, Carminsäure, Spuren von, Gelborange S, Natrium.
EW: Nichtsteroidales Antirheumatikum.
AG: Akute und chronische Arthritis, M. Bechterew, Arthrosen, Weichteilrheumatismus, entzündliche Schmerzen und Schwellungen.
AA: Unzerkaut mit reichlich Flüssigkeit zu oder nach den Mahlzeiten einnehmen. Zum rascheren Wirkungseintritt auf leeren Magen einnehmen.
DO: Möglichst niedrig und kurzzeitig dosieren:
Personen ab 15 Jahren: ED 400-800 mg, MED 800 mg, TD 1200-2400 mg. Dosisreduktion bei Leber- oder Nierenschäden. Für Kinder nicht geeignet.
GA: Acetylsalicylsäure-Überempfindlichkeit, Magen-Darm-Ulcera, schwere Leber-, Nierenschäden, aktive Blutungen, Blutungsneigung, schwere Herzinsuffizienz.
SST: Gegenanzeige im 3. Trimenon, im 1. und 2. Trimenon strengste Indikationsstellung. Während der Entbindung nicht empfohlen. In der Stillzeit nur kurzzeitig anwenden.
NW: Magen/Darm (Blutungen, Ulzera, Perforation), ZNS (Kopfschmerzen, selten Konfusion, Seh- und Hörstörungen, aseptische Meningitis), Exazerbation von Infektionen, Haut (sehr selten Lyell- und Stevens-Johnson-Syndrom, akute generalisierte exanthematische Pustulose), Blutbild, Nierenversagen, Bronchospasmus, Fieber, Blutdruckabfall oder -anstieg, Ödeme, Herzinsuffizienz.
WW: Nicht empfohlen: Andere NSARs. Vorsicht: Antikoagulantien, Kortikosteroide (verstärkt), Probenecid (erhöht Ibuprofen-Plasmaspiegel), Lithium (erhöhte Serumspiegel), Alkohol, Sulfonylharnstoffe (Hypoglykämie), Methotrexat (Toxizität), Antacida (verminderte Resorption), Digoxin, Phenytoin, CYP2C9-Hemmer, z.B. Voriconazol (erhöhte Serumspiegel), Blutdrucksenker abgeschwächt, Diuretika, Cyclosporin, Zidovudin, ACE-Hemmer, Chinolone (Krämpfe). Mifepriston abgeschwächt.
WH: Vorsicht bei Asthma bronchiale, Heuschnupfen, Risiko für kardiovaskuläre Ereignisse, Hypertonie, ischämischer Herzkrankheit, chronischen Atemwegsinfektionen, Kollagenosen, Porphyrie. Kontrollen: Blutbild, Gerinnung, Leber, Niere, Augen. Verkehrshinweis. Larvierung von Infektionskrankheiten (Symptome) möglich. Alkohol meiden. Auf gastrointestinale Blutungen, Ödeme, schwere Hautreaktionen, Überempfindlichkeit achten.
PG: 30 ST (2) (EKO: G) [€ 5,00], 50 ST (2) (EKO: G) [€ 8,15]

Ibuprofen Genericon 600 mg forte - Filmtabletten 02B04, 13B02
(Z.Nr. 1-19429) RP. P. M01AE01
ZI: Genericon Pharma, Graz
Z: 1 Filmtablette enthält: Ibuprofen 600 mg, Tablettenkern: Maisstärke, Siliciumdioxid, hochdisperses, Cellulose, mikrokristalline, Lactose monohydrat 99 mg, Carboxymethylstärke, Natriumsalz Magnesium stearat; Tablettenüberzug: Poly(vinylalkohol), Titandioxid, Macrogol 3350, Talkum, Carminsäure, Spuren von, Gelborange S, Natrium.
EW: Nichtsteroidales Antirheumatikum.
AG: Akute und chronische Arthritis, M. Bechterew, Arthrosen, Weichteilrheumatismus, entzündliche Schmerzen und Schwellungen.
AA: Unzerkaut mit reichlich Flüssigkeit zu oder nach den Mahlzeiten einnehmen. Zum rascheren Wirkungseintritt auf leeren Magen einnehmen.
DO: Möglichst niedrig und kurzzeitig dosieren: Personen ab 15 Jahren: ED 300-600 mg (MED 800 mg), TD 1200 - 2400 mg, MTD 2400 mg. Dosisreduktion bei Leber- oder Nierenschäden. Für Kinder nicht geeignet.
GA: Acetylsalicylsäure-Überempfindlichkeit, Magen-Darm-Ulcera, schwere Leber-, Nierenschäden, aktive Blutungen, Blutungsneigung, schwere Herzinsuffizienz.
SST: Gegenanzeige im 3. Trimenon, im 1. und 2. Trimenon strengste Indikationsstellung. Während der Entbindung nicht empfohlen. In der Stillzeit nur kurzzeitig anwenden.
NW: Magen/Darm (Blutungen, Ulzera, Perforation), ZNS (Kopfschmerzen, selten Konfusion, Seh- und Hörstörungen, aseptische Meningitis), Exazerbation von Infektionen, Haut (sehr selten Lyell- und Stevens-Johnson-Syndrom, akute generalisierte exanthematische Pustulose), Blutbild, Nierenversagen, Bronchospasmus, Fieber, Blutdruckabfall oder -anstieg, Ödeme, Herzinsuffizienz.
WW: Nicht empfohlen: Andere NSARs. Vorsicht: Antikoagulantien, Kortikosteroide (verstärkt), Probenecid (erhöht Ibuprofen-Plasmaspiegel), Lithium (erhöhte Serumspiegel), Alkohol, Sulfonylharnstoffe (Hypoglykämie), Methotrexat (Toxizität), Antacida (verminderte Resorption), Digoxin, Phenytoin, CYP2C9-Hemmer, z.B. Voriconazol (erhöhte Serumspiegel), Blutdrucksenker abgeschwächt, Diuretika, Cyclosporin, Zidovudin, ACE-Hemmer, Chinolone (Krämpfe). Mifepriston abgeschwächt.
WH: Vorsicht bei Asthma bronchiale, Heuschnupfen, Risiko für kardiovaskuläre Ereignisse, Hypertonie, ischämischer Herzkrankheit, chronischen Atemwegsinfektionen, Kollagenosen, Porphyrie. Kontrollen: Blutbild, Gerinnung, Leber, Niere, Augen. Verkehrshinweis. Larvierung von Infektionskrankheiten (Symptome) möglich. Alkohol meiden. Auf gastrointestinale Blutungen, Ödeme, schwere Hautreaktionen, Überempfindlichkeit achten.
PG: 10 ST * (EKO: N) [€ 3,45], 30 ST (2) (EKO: G) [€ 6,70], 50 ST (2) (EKO: G) [€ 9,75]

Ibuprofen Nutra Essential 100 mg - Suspension zum Einnehmen 02B04
(Z.Nr. 1-37944) RP. P. nicht im Handel. M01AE01

Ibuprofen Nutra Essential 200 mg - Suspension zum Einnehmen 02B04
(Z.Nr. 1-37945) RP. P. nicht im Handel. M01AE01

Ibuprofen Nutra Essential 400 mg - Suspension zum Einnehmen 02B04
(Z.Nr. 1-37946) RPF. P. nicht im Handel. M01AE01

Ibuprofen Pfleger 400 mg - Filmtabletten 02B04, 13B02
(Z.Nr. 1-35445) RPF. P. nicht im Handel. M01AE01

Ibuprofen PharmaSwiss 20 mg/ml - Suspension zum Einnehmen 02B04
(Z.Nr. 1-37490) RP. P. nicht im Handel. M01AE01

Ibuprofen Rat & Tat 400 mg - Schmerztabletten 02B04, 13B02
(Z.Nr. 1-19427) RPF. W10. P. n.l. M01AE01
ZI: G.L. Pharma, Lannach
Z: 1 Filmtablette enthält: Ibuprofen 400 mg, Lactose monohydrat 66 mg, Maisstärke, Cellulose, mikrokristalline, Carboxymethylstärke, Natrium, Siliciumdioxid, hochdisperses, Magnesium stearat, Poly(vinylalkohol), Macrogol 3350, Talkum, Titandioxid, Carminsäure, Spuren von Gelborange S, Natrium.
PG: 30 ST * (EKO: N) [€ 8,90 n.l.], 50 ST * (EKO: N) [€ 12,90 n.l.]

Ibuprofen ratiopharm 2% - Sirup für Kinder 02B04
(Z.Nr. 1-26940) RP. P. M01AE01
ZI: Teva, Haarlem, Niederlande
Z: 1 ml Sirup enthält: Ibuprofen 20 mg, Saccharose 0,2 g, Glucose 0,09 g, Xanthan gummi, Polysorbat 80, Citronensäure monohydrat, Kalium sorbat, Saccharin natrium, Erdbeer-Sahne Aroma (entspr. Aroma, natürliches) (entspr. Propylenglycol 3 mg) (entspr. Triacetin), Maisstärke, Natriumchlorid, Polyethylenoxid, Natriumhydrogencarbonat, Salzsäure 25% zur pH-Einstellung, Natriumhydroxid zur pH-Wert-Einstellung, Wasser, gereinigtes.
EW: Nichtsteroidales Antiphlogistikum.
AG: Kurzzeitbehandlung von leichten bis mäßig starken Schmerzen, Fieber.
AA: Oral; zur genauen Dosierung liegt Applikationsspritze bei.
DO: Möglichst kurzzeitig und niedrig dosiert anwenden. ED 7-10 mg/kg KG, MTD 30 mg/kg KG. Nicht für Kinder unter 6 Monaten (7 kg KG).
GA: Acetylsalicylsäure-Überempfindlichkeit, Magen-Darm-Ulcera, schwere Leber-, Nierenschäden, aktive Blutungen, Blutungsneigung, schwere Herzinsuffizienz.
SST: Gegenanzeige im 3. Trimenon, im 1. und 2. Trimenon strengste Indikationsstellung. Während der Entbindung nicht empfohlen. In der Stillzeit nur kurzzeitig anwenden.
NW: Magen/Darm (Blutungen, Ulzera, Perforation), ZNS (Kopfschmerzen, selten Konfusion, Seh- und Hörstörungen, aseptische Meningitis), Exazerbation von Infektionen, Haut (sehr selten Lyell- und Stevens-Johnson-Syndrom), Blutbild, Nierenversagen, Bronchospasmus, Fieber, Blutdruckabfall oder -anstieg, Ödeme, Herzinsuffizienz.
WW: Nicht empfohlen: Andere NSARs. Vorsicht: Antikoagulantien, Kortikosteroide (verstärkt), Probenecid (erhöht Ibuprofen-Plasmaspiegel), Lithium (erhöhte Serumspiegel), Alkohol, Sulfonylharnstoffe (Hypoglykämie), Methotrexat (Toxizität), Antacida (verminderte Resorption), Digoxin, Phenytoin, CYP2C9-Hemmer, z.B. Voriconazol (erhöhte Serumspiegel), Blutdrucksenker abgeschwächt, Diuretika, Cyclosporin, Zidovudin, ACE-Hemmer, Chinolone (Krämpfe). Mifepriston abgeschwächt.
WH: Vorsicht bei Asthma bronchiale, Heuschnupfen, Risiko für kardiovaskuläre Ereignisse, Hypertonie, ischämischer Herzkrankheit, chronischen Atemwegsinfektionen, Kollagenosen, Porphyrie. Kontrollen: Blutbild, Gerinnung, Leber, Niere, Augen. Verkehrshinweis. Larvierung von Infektionskrankheiten (Symptome) möglich. Alkohol meiden. Auf gastrointestinale Blutungen, Ödeme, schwere Hautreaktionen, Überempfindlichkeit achten.
PG: 100 ML * (EKO: N) [€ 3,85]

Ibuprofen ratiopharm 4% - Sirup für Kinder 02B04
(Z.Nr. 1-26946) RP. P. M01AE01
ZI: Teva, Haarlem, Niederlande
Z: 1 ml Sirup enthält: Ibuprofen 40 mg, Saccharose 0,2 g, Glucose 0,09 g, Xanthan gummi, Polysorbat 80, Citronensäure monohydrat, Kalium sorbat, Saccharin natrium, Erdbeer-Sahne Aroma (entspr. Aroma, natürliches) (entspr. Propylenglycol 3 mg) (entspr. Triacetin), Maisstärke, Natriumchlorid, Polyethylenoxid, Natriumhydrogencarbonat, Salzsäure 25% zur pH-Einstellung, Natriumhydroxid zur pH-Wert-Einstellung, Wasser, gereinigtes.
Kurzinformation: siehe Ibuprofen ratiopharm 2% - Sirup für Kinder, → S. 689
PG: 100 ML * (EKO: N) [€ 5,70]

ib-u-ron 75 mg - Zäpfchen 02B04
(Z.Nr. 1-35324) RPF. W10. P. M01AE01
ZI: Sigmapharm, Wien
Z: 1 Zäpfchen enthält: Ibuprofen 75 mg, Hartfett.
EW: Nichtsteroidales Antiphlogistikum.
AG: Symptomatisch bei leichten bis mäßigen starken Schmerzen, Fieber.
AA: Rektal.
DO: Möglichst niedrig und kurzzeitig dosieren: Kinder 8-12 Monate (7,5-9 kg KG): ED 1 Zäpfchen, MTD 3 Zäpfchen.
Kinder 12 Monate-2 Jahre (10-12 kg KG): ED 1 Zäpfchen, MTD 4 Zäpfchen.
GA: Acetylsalicylsäure-Überempfindlichkeit, Magen-Darm-Ulcera, schwere Leber-, Nierenschäden, aktive Blutungen, Blutungsneigung, schwere Herzinsuffizienz.
SST: Gegenanzeige im 3. Trimenon, im 1. und 2. Trimenon strengste Indikationsstellung. Während der Entbindung nicht empfohlen. In der Stillzeit nur kurzzeitig anwenden.
NW: Magen/Darm (Blutungen, Ulzera, Perforation), ZNS (Kopfschmerzen, selten Konfusion, Seh- und Hörstörungen, aseptische Meningitis), Exazerbation von Infektionen, Haut (sehr selten Lyell- und Stevens-Johnson-Syndrom, akute generalisierte exanthematische Pustulose), Blutbild, Nierenversagen, Bronchospasmus, Fieber, Blutdruckabfall oder -anstieg, Ödeme, Herzinsuffizienz.
WW: Nicht empfohlen: Andere NSARs. Vorsicht: Antikoagulantien, Kortikosteroide (verstärkt), Probenecid (erhöht Ibuprofen-Plasmaspiegel), Lithium (erhöhte Serumspiegel), Alkohol, Sulfonylharnstoffe (Hypoglykämie), Methotrexat (Toxizität), Antacida (verminderte Resorption), Digoxin, Phenytoin, CYP2C9-Hemmer, z.B. Voriconazol (erhöhte Serumspiegel), Blutdrucksenker abgeschwächt, Diuretika, Cyclosporin, Zidovudin, ACE-Hemmer, Chinolone (Krämpfe). Mifepriston abgeschwächt.
WH: Vorsicht bei Asthma bronchiale, Heuschnupfen, Risiko für kardiovaskuläre Ereignisse, Hypertonie, ischämischer Herzkrankheit, chronischen Atemwegsinfektionen, Kollagenosen, Porphyrie. Kontrollen: Blutbild, Gerinnung, Leber, Niere, Augen. Verkehrshinweis. Larvierung von Infektionskrankheiten (Symptome) möglich. Alkohol meiden. Auf gastrointestinale Blutungen, Ödeme, schwere Hautreaktionen, Überempfindlichkeit achten.
PG: 10 ST * (EKO: N) [€ 4,40]

ib-u-ron 150 mg - Zäpfchen 02B04
(Z.Nr. 1-35325) RPF. W10. P. M01AE01
ZI: Sigmapharm, Wien
Z: 1 Zäpfchen enthält: Ibuprofen 150 mg, Hartfett.
EW: Nichtsteroidales Antiphlogistikum.
AG: Symptomatisch bei leichten bis mäßigen starken Schmerzen, Fieber.
AA: Rektal.
DO: Möglichst niedrig und kurzzeitig dosieren: Kinder 3-5 Jahre (15-19 kg KG): ED 1 Zäpfchen, MTD 3 Zäpfchen.
Kinder 6-9 Jahre (20-29 kg KG): ED 1 Zäpfchen, MTD 4 Zäpfchen.
GA: Acetylsalicylsäure-Überempfindlichkeit, Magen-Darm-Ulcera, schwere Leber-, Nierenschäden, aktive Blutungen, Blutungsneigung, schwere Herzinsuffizienz.
SST: Gegenanzeige im 3. Trimenon, im 1. und 2. Trimenon strengste Indikationsstellung. Während der Entbindung nicht empfohlen. In der Stillzeit nur kurzzeitig anwenden.
NW: Magen/Darm (Blutungen, Ulzera, Perforation), ZNS (Kopfschmerzen, selten Konfusion, Seh- und Hörstörungen, aseptische Meningitis), Exazerbation von Infektionen, Haut (sehr selten Lyell- und Stevens-Johnson-Syndrom, akute generalisierte exanthematische Pustulose), Blutbild, Nierenversagen, Bronchospasmus, Fieber, Blutdruckabfall oder -anstieg, Ödeme, Herzinsuffizienz.
WW: Nicht empfohlen: Andere NSARs. Vorsicht: Antikoagulantien, Kortikosteroide (verstärkt), Probenecid (erhöht Ibuprofen-Plasmaspiegel), Lithium (erhöhte Serumspiegel), Alkohol, Sulfonylharnstoffe (Hypoglykämie), Methotrexat (Toxizität), Antacida (verminderte Resorption), Digoxin, Phenytoin, CYP2C9-Hemmer, z.B. Voriconazol (erhöhte Serumspiegel), Blutdrucksenker abgeschwächt, Diuretika, Cyclosporin, Zidovudin, ACE-Hemmer, Chinolone (Krämpfe). Mifepriston abgeschwächt.
WH: Vorsicht bei Asthma bronchiale, Heuschnupfen, Risiko für kardiovaskuläre Ereignisse, Hypertonie, ischämischer Herzkrankheit, chronischen Atemwegsinfektionen, Kollagenosen, Porphyrie. Kontrollen: Blutbild, Gerinnung, Leber, Niere, Augen. Verkehrshinweis. Larvierung von Infektionskrankheiten (Symptome) möglich. Alkohol meiden. Auf gastrointestinale Blutungen, Ödeme, schwere Hautreaktionen, Überempfindlichkeit achten.
PG: 10 ST * (EKO: N) [€ 4,40]

Icandra 50 mg/850 mg - Filmtabletten 06B06
(Z.Nr. EU/1/08/484/*) NR. P. nicht im Handel. A10BD08

Icandra 50 mg/1000 mg - Filmtabletten 06B06
(Z.Nr. EU/1/08/484/*) NR. P. nicht im Handel. A10BD08

Ichtho - Bad 17A, 17B
(Z.Nr. 0-12368) RPF. P. M02AX10
ZI: Ichthyol-Ges. Cordes, Hamburg, Deutschland
Z: 100 g flüssiger Badezusatz enthalten: Ammoniumbituminosulfonat 88 g (entspr. Ichthyol), Kokosfettsäuremonoethanolamid, Natrium laurylethersulfat, Parfümöl Chic (entspr. Butylhydroxytoluol 7,5 mg), Wasser, gereinigtes.
EW: Entzündungshemmend.
AG: Unterstützend bei degenerativen Erkrankungen des Bewegungsapparates, ent- zündlichen und/oder juckenden Dermatosen.
AA: Badezusatz für Voll-, Sitz- oder Teilbäder.
DO: Vollbad 20 g, Sitzbad 10 g, Teilbad 5 g. 2-3mal wöchentlich anwenden.
Keine Daten an Kindern und Jugendlichen.
GA: Fieber, Tuberkulose, Herzschäden, Hypertonie, arterielle Durchblutungs- störungen.
SST: Nicht anwenden.
NW: Entfettung der Haut, Überempfindlichkeit.
WW: Keine anderen Badezusätze oder Seifen verwenden.
WH: Augenkontakt vermeiden.
PG: 130 G (EKO: G) [€ 12,95], 1000 G * (EKO: N) [€ 89,60]

Ichtholan 10 % - Salbe 22A02
(Z.Nr. 0-05060) RPF. P. D03AX
ZI: Ichthyol-Ges. Cordes, Hamburg, Deutschland
Z: 100 g Salbe enthalten: Ammoniumbituminosulfonat 10 g (entspr. Ichthyol), Wollwachs 28 % (entspr. Butylhydroxytoluol max. 0,0056 %), Vaselin, gelbes, Wasser, gereinigtes.
EW: Entzündungshemmend.
AG: Pyodermien.
DO: Messerrückendick auftragen und mit Verband abdecken; Verbandwechsel täglich.
SST: Strenge Indikationsstellung.
NW: Selten Überempfindlichkeit.
WH: Patienten auf die Möglichkeit einer Ausbreitung durch Schmierinfektionen hinweisen. Bei Anwendung im Genital- oder Analbereich kann Sicherheit von Kondomen beeinträchtigt werden.
PG: 40 G (EKO: G) [€ 7,90]

Ichtholan 20 % - Salbe 22A02
(Z.Nr. 0-16338) RPF. P. D03AX
ZI: Ichthyol-Ges. Cordes, Hamburg, Deutschland
Z: 100 g enthalten: Ammoniumbituminosulfonat 20 g (entspr. Ichthyol), Wollwachs 25 % (entspr. Butylhydroxytoluol max. 0,005 %), Vaselin, gelbes, Wasser, gereinigtes.
Kurzinformation: siehe Ichtholan 10 % - Salbe, → S. 690
PG: 40 G (EKO: G) [€ 9,00]

Ichtholan 50 % - Salbe 22A02
(Z.Nr. 0-16339) RPF. P. D03AX
ZI: Ichthyol-Ges. Cordes, Hamburg, Deutschland
Z: 1 g Salbe enthält: Ammoniumbituminosulfonat 0,5 g, Vaselin, gelbes, Kohlenwasserstoffe, mikrokristallin, Wollwachs 17 % (entspr. Butylhydroxytoluol max. 0,0034 %), Wasser, gereinigtes.
EW: Entzündungshemmend.
AG: Zur Reifung von Furunkeln und abszedierenden Prozessen. Zur unter- stützenden Behandlung bei Gonarthrose sowie bei Prellung, Verstauchung.
AA: Messerrückendick auftragen und mit Verband abdecken.
DO: Liegedauer des Verbandes bis 3 Tage.
SST: Strenge Indikationsstellung.
NW: Selten Überempfindlichkeit.
WH: Patienten auf die Möglichkeit einer Ausbreitung durch Schmierinfektionen hinweisen. Bei Anwendung im Genital- oder Analbereich kann Sicherheit von Kondomen beeinträchtigt werden.
PG: 40 G (EKO: G) [€ 10,55], 250 G * (EKO: N) [€ 46,20]

▼ Iclusig 15 mg - Filmtabletten 55G
(Z.Nr. EU/1/13/839/*) NR. P. L01EA05
ZI: Incyte Biosciences Distribution B.V., Amsterdam, Niederlande
Z: 1 Filmtablette enthält: Ponatinib 15 mg (entspr. Ponatinib hydrochlorid), Tablettenkern: Lactose monohydrat 40 mg, Cellulose, mikrokristalline, Poly(O-carboxymethyl)stärke-Natrium Salz, Siliciumdioxid, hochdisperses, Magnesium stearat; Tablettenüberzug: Talkum, Macrogol 4000, Poly(vinylalkohol), Titandioxid.
EW: Antineoplastisch (Proteinkinasehemmer).
AG: Chronische myeloische Leukämie (CML) oder Philadelphia-Chromosom-positive akute Lymphoblastenleukämie (Ph+ ALL) bei Behandlungsresistenz gegen Dasatinib, Nilotinib oder Imatinib oder bei T315I - Mutation.
AA: Tabletten im Ganzen schlucken. Trockenmittel in der Flasche nicht schlucken!
DO: Initial 1mal tgl. 45 mg. Dosisanpassung nach Bedarf bei schweren NW; Vorsicht bei schweren Leber- oder Nierenschäden. Details siehe Austria Codex - Fachinformation.
Keine Daten an Kindern und Jugendlichen.
SST: Strenge Indikationsstellung in der Schwangerschaft, nicht stillen. Zuverlässige Kontrazeption für Frauen und Männer für die Dauer der Anwendung.
NW: Infektionen (Reaktivierung einer Hepatitis B), Pankreatitis, Leberenzymanstieg, Leberversagen, Bauchschmerzen, Pyrexie, Anämie, febrile Neutropenie, Thrombozytopenie, Panzytopenie, schwere Blutungen, Thrombosen, Gefäßverschlüsse (Myokardinfarkt, Schlaganfall, Claudicatio, Sehverlust, Nierenarterienstenose), Herzinsuffizienz, hypertensive Krise, Aneurysmen, Arteriendissektionen, Schlaflosigkeit, muskuloskelettale Schmerzen, Haut (auch schwere Reaktionen), Hypothyreose, posteriores reversibles Enzephalopathiesyndrom.
WW: Ponatinib wird durch CYP3A4 metabolisiert. Starke CYP3A4 Induktoren (Carbamazepin, Rifampicin) vermeiden.
Vorsicht: Starke CYP3A4-Hemmer (ev. Dosisanpassung), Gerinnungshemmer, P-gp-Substrate, BCRP-Substrate.
WH: Vor Therapiebeginn auf HBV-Infektion untersuchen. Auf Myelosuppression bzw. Pankreatitis achten. Kardiovaskulären Status vor und während der Behandlung überwachen. Bei schwerer Hypertonie auf Nierenarterienstenose untersuchen. Fundoskopie bei Sehstörungen. Bei Gefäßverschluss sofort absetzen. Kontrollen: Blutdruck, Blutbild, Leber. Verkehrshinweis.
PG: 30 ST * (EKO: N) [€ 9.108,75]

▼ Iclusig 15 mg - Filmtabletten 55G
(Z.Nr. EU/1/13/839/*) NR. P. Parallelimport. L01EA05
V: Abacus Medicine, Copenhagen, Dänemark
Z: 1 Filmtablette enthält: Ponatinib 15 mg (entspr. Ponatinib hydrochlorid), Tablettenkern: Lactose monohydrat 40 mg, Cellulose, mikrokristalline, Poly(O-carboxymethyl)stärke-Natrium Salz, Siliciumdioxid, hochdisperses, Magnesium stearat; Tablettenüberzug: Talkum, Macrogol 4000, Poly(vinylalkohol), Titandioxid.
PG: 30 ST * (EKO: N) [€ 9.009,15]

▼ Iclusig 15 mg - Filmtabletten 55G
(Z.Nr. EU/1/13/839/*) NR. P. Parallelimport. L01EA05
V: Haemato Pharm, Schönefeld, Deutschland
Z: 1 Filmtablette enthält: Ponatinib 15 mg (entspr. Ponatinib hydrochlorid), Tablettenkern: Lactose monohydrat 40 mg, Cellulose, mikrokristalline, Poly(O-carboxymethyl)stärke-Natrium Salz, Siliciumdioxid, hochdisperses, Magnesium stearat; Tablettenüberzug: Talkum, Macrogol 4000, Poly(vinylalkohol), Titandioxid.
PG: 30 ST * (EKO: N) [€ 8.888,15]

▼ Iclusig 15 mg - Filmtabletten 55G
(Z.Nr. EU/1/13/839/*) NR. P. Parallelimport. L01EA05
V: Orifarm, Leverkusen, Deutschland
Z: 1 Filmtablette enthält: Ponatinib 15 mg (entspr. Ponatinib hydrochlorid), Tablettenkern: Lactose monohydrat 40 mg, Cellulose, mikrokristalline, Poly(O-carboxymethyl)stärke-Natrium Salz, Siliciumdioxid, hochdisperses, Magnesium stearat; Tablettenüberzug: Talkum, Macrogol 4000, Poly(vinylalkohol), Titandioxid.
PG: 30 ST * (EKO: N) [€ 9.009,15]

▼ Iclusig 30 mg - Filmtabletten 55G
(Z.Nr. EU/1/13/839/*) NR. P. L01EA05
ZI: Incyte Biosciences Distribution B.V., Amsterdam, Niederlande
Z: 1 Filmtablette enthält: Ponatinib 30 mg (entspr. Ponatinib hydrochlorid), Tablettenkern: Lactose monohydrat 80 mg, Cellulose, mikrokristalline, Poly(O-carboxymethyl)stärke-Natrium Salz, Siliciumdioxid, hochdisperses, Magnesium stearat; Tablettenüberzug: Talkum, Macrogol 4000, Poly(vinylalkohol), Titandioxid.
Kurzinformation: siehe Iclusig 15 mg - Filmtabletten, → S. 690
PG: 30 ST * (EKO: N) [€ 9.108,75]

▼ Iclusig 30 mg - Filmtabletten 55G
(Z.Nr. EU/1/13/839/*) NR. P. Parallelimport. L01EA05
V: Orifarm, Leverkusen, Deutschland
Z: 1 Filmtablette enthält: Ponatinib 30 mg (entspr. Ponatinib hydrochlorid), Tablettenkern: Lactose monohydrat 80 mg, Cellulose, mikrokristalline, Poly(O-carboxymethyl)stärke-Natrium Salz, Siliciumdioxid, hochdisperses, Magnesium stearat; Tablettenüberzug: Talkum, Macrogol 4000, Poly(vinylalkohol), Titandioxid.
PG: 30 ST * (EKO: N) [€ 9.009,15]

▼ Iclusig 45 mg - Filmtabletten 55G
(Z.Nr. EU/1/13/839/*) NR. P. L01EA05
ZI: Incyte Biosciences Distribution B.V., Amsterdam, Niederlande

Z: 1 Filmtablette enthält: Ponatinib 45 mg (entspr. Ponatinib hydrochlorid), Tablettenkern: Lactose monohydrat 120 mg, Cellulose, mikrokristalline, Poly(O-carboxymethyl)stärke-Natrium Salz, Siliciumdioxid, hochdisperses, Magnesium stearat; Tablettenüberzug: Talkum, Macrogol 4000, Poly(vinylalkohol), Titandioxid.
Kurzinformation: siehe Iclusig 15 mg - Filmtabletten, → S. 690
PG: 30 ST * (EKO: N) [€ 9.108,75]

▼ Iclusig 45 mg - Filmtabletten 55G
(Z.Nr. EU/1/13/839/*) NR. P. Parallelimport. L01EA05
V: Orifarm, Leverkusen, Deutschland
Z: 1 Filmtablette enthält: Ponatinib 45 mg (entspr. Ponatinib hydrochlorid), Tablettenkern: Lactose monohydrat 120 mg, Cellulose, mikrokristalline, Poly(O-carboxymethyl)stärke-Natrium Salz, Siliciumdioxid, hochdisperses, Magnesium stearat; Tablettenüberzug: Talkum, Macrogol 4000, Poly(vinylalkohol), Titandioxid.
PG: 30 ST * (EKO: N) [€ 9.009,15]

iCOmas 0,3%/0,3%/0,3% - Gas zur medizinischen Anwendung, druckverdichtet 24A03
(Z.Nr. 1-38377) RP. P. nicht im Handel. V04CX

iCOmix 0,28%/9,3% - Gas zur medizinischen Anwendung, druckverdichtet 24A03
(Z.Nr. 1-38384) RP. P. nicht im Handel. V04CX

Ictady 245 mg - Filmtabletten 35E02
(Z.Nr. 1-36840) NR. P. J05AF07
ZI: Rivopharm, Dublin, Irland
Z: 1 Filmtablette enthält: Tenofovir disoproxil 245 mg (entspr. Tenofovir disoproxil succinat), Filmtablettenkern: Lactose 105 mg, Cellulose, mikrokristalline 112, Maisstärke, vorverkleistert, Croscarmellose natrium, Magnesium stearat; Filmüberzug: Indigocarmin-Aluminiumsalz, Titandioxid, Poly(vinylalkohol), Macrogol 4000, Talkum.
EW: Virustatikum.
AG: Kombinationstherapie von HIV-Infektionen bei virologischem Therapie- versagen. Chronische Hepatitis B Infektion mit kompensierter oder dekompensierter Lebererkrankung und bei nachgewiesener Lamivudin- Resistenz.
AA: Zu einer Mahlzeit einnehmen. Bei starken Schluckbeschwerden Tabletten ausnahmsweise in mindestens 100 ml Wasser, Orangensaft oder Traubensaft auflösen und einnehmen.
DO: Erwachsene und Jugendliche: 1mal tgl. 1 Tablette. Bei schweren Nieren- schäden Dosisintervall verlängern. Bei Kindern andere Arzneiformen verwenden.
SST: Nutzen/Risiko-Abwägung, nicht stillen. Zuverlässige Kontrazeption erforderlich.
NW: Magen/Darm (sehr häufig), Leber, Hypophosphatämie, Schwindel, Niere (proximale renale Tubulopathie) mit Knochenanomalien (Frakturen), Verminderung der Knochenmineraldichte (BMD), Osteonekrose, selten Laktatazidose, Autoimmunerkrankungen (z.B. M. Basedow) bei Immun-Reaktivierung.
WW: Gegenanzeige: Adefovir. Nicht empfohlen: Didanosin. Gleichzeitige Gabe mit nephrotoxischen Arzneimitteln vermeiden. Vorsicht: Tacrolimus, Sofosbusvir /Velpatasvir, Voxilaprevir. Nahrungsaufnahme erhöht Bioverfügbarkeit von Tenofovir.
WH: Kontrollen: Niere (Kreatinin-Clearance, Serumphosphat). Ausscheidung erfolgt über anionischen Transporter. Auf Hepatitis-Exazerbationen achten. Vorsicht bei dekompensierter Lebererkrankung. Begrenzte Erfahrungen bei Lebertransplantation. Auf mitochondriale Schädigungen bei in utero exponierten Kindern achten. Knochendichte beachten.
Verkehrshinweis.
PG: 30 ST RE2 (EKO: Y) [€ 202,40]

▼ Idacio 40 mg - Injektionslösung in einer Fertigspritze 13A02, 22F01, 42F
(Z.Nr. EU/1/19/1356/*) NR. P. E. L04AB04
ZI: Fresenius Kabi Deutschland, Bad Homburg, Deutschland
Z: 1 Einzeldosis-Fertigspritze mit 0,8 ml enthält: Adalimumab 40 mg, hergestellt in Ovarialzellen des chinesischen Hamsters (CHO), Natriumdihydrogenphosphat-dihydrat, Dinatrium monohydrogenphosphat-dihydrat, Mannitol, Natriumchlorid, Citronensäure monohydrat 20 mg, Natrium citrat, Polysorbat 80, Natriumhydroxid zur pH-Wert-Einstellung, Wasser für Injektionszwecke.
Kurzinformation: siehe Amgevita 20 mg - Injektionslösung in einer Fertigspritze, → S. 78
PG: 2 ST IND (EKO: G) [€ 545,95]

▼ *Idacio 40 mg - Injektionslösung in einer Fertigspritze* 13A02, 22F01, 42F
(Z.Nr. EU/1/19/1356/*) NR. P. E. L04AB04
Parallelimport. nicht im Handel.

▼ Idacio 40 mg - Injektionslösung im Fertigpen 13A02, 22F01, 42F
(Z.Nr. EU/1/19/1356/*) NR. P. E. L04AB04
ZI: Fresenius Kabi Deutschland, Bad Homburg, Deutschland
Z: 1 Einzeldosis-Fertigpen mit 0,8 ml enthält: Adalimumab 40 mg, hergestellt in Ovarialzellen des chinesischen Hamsters (CHO), Natriumdihydrogenphosphat-dihydrat, Dinatrium monohydrogenphosphat-dihydrat, Mannitol, Natriumchlorid, Citronensäure monohydrat 20 mg, Natrium citrat, Polysorbat 80, Natriumhydroxid zur pH-Wert-Einstellung, Wasser für Injektionszwecke.
Kurzinformation: siehe Amgevita 20 mg - Injektionslösung in einer Fertigspritze, → S. 78
PG: 2 ST IND (EKO: G) [€ 545,95]

▼ *Idacio 40 mg - Injektionslösung im Fertigpen* 13A02, 22F01, 42F
(Z.Nr. EU/1/19/1356/*) NR. P. E. L04AB04
Parallelimport. nicht im Handel.

▼ *Idacio 40 mg/0,8 ml - Injektionslösung für die Anwendung bei Kindern und Jugendlichen* 13A02, 22F01, 42F
(Z.Nr. EU/1/19/1356/*) NR. P. E. nicht im Handel. L04AB04

Idarubicin Accord 5 mg/5 ml - Injektionslösung 55B
(Z.Nr. 1-37554) NR. P. E. nicht im Handel. L01DB06

Idarubicin Accord 10 mg/10 ml - Injektionslösung 55B
(Z.Nr. 1-37555) NR. P. E. n.l. L01DB06
ZI: Accord Healthcare, Utrecht, Niederlande
Z: 1 Durchstechflasche mit 10 ml enthält: Idarubicin hydrochlorid 10 mg, Glycerol, Salzsäure, konzentriert, Natriumhydroxid zur pH-Wert-Einstellung, Wasser für Injektionszwecke.
PG: 1 ST * (EKO: N) [€ 385,20 n.l.]

Idarubicin Accord 20 mg/20 ml - Injektionslösung 55B
(Z.Nr. 1-37556) NR. P. E. nicht im Handel. L01DB06

Idarubicin Ebewe 1 mg/ml - Konzentrat zur Herstellung einer Infusionslösung 55B
(Z.Nr. 1-29858) NR. P. E. nicht im Handel. L01DB06

Idarubicin Hexal 1 mg/ml - Konzentrat zur Herstellung einer Infusionslösung 55B
(Z.Nr. 1-30550) NR. P. E. nicht im Handel. L01DB06

▼ *Idefirix 11 mg - Pulver für ein Konzentrat zur Herstellung einer Infusionslösung* 33B
(Z.Nr. EU/1/20/1471/*) NR. P. E. nicht im Handel. L04AA41

▼ Idelvion 250 I.E. - Pulver und Lösungsmittel zur Herstellung einer Injektionslösung 20D01
(Z.Nr. EU/1/16/1095/*) NR. P. n.l. B02BD04
ZI: CSL Behring, Marburg, Deutschland
Z: 1 Flasche enthält: Albutrepenonacog alfa 250 IE (entspr. Blutgerinnungsfaktor IX und Albumin, Fusionsprotein, rekombinant), Trinatrium citrat 2 H2O, Polysorbat 80, Mannitol, Saccharose, Salzsäure zur pH-Wert-Einstellung; Lösungsmittel: Wasser für Injektionszwecke.
PG: 1 ST * (EKO: N) [€ 842,15 n.l.]

▼ Idelvion 500 I.E. - Pulver und Lösungsmittel zur Herstellung einer Injektionslösung 20D01
(Z.Nr. EU/1/16/1095/*) NR. P. B02BD04
ZI: CSL Behring, Marburg, Deutschland
Z: 1 Flasche enthält: Albutrepenonacog alfa 500 IE (entspr. Blutgerinnungsfaktor IX und Albumin, Fusionsprotein, rekombinant), Trinatrium citrat 2 H2O, Polysorbat 80, Mannitol, Saccharose, Salzsäure zur pH-Wert-Einstellung; Lösungsmittel: Wasser für Injektionszwecke.
EW: Gerinnungsfaktor IV; antihämorrhagisch.
AG: Behandlung und Prophylaxe von Blutungen bei Hämophilie B (angeborener Faktor IX-Mangel).
AA: I.v. nach Rekonstitution; max. Infusionsrate 5 ml/min.
DO: Bedarfsbehandlung: 1 Internationale Einheit (I.E.) Faktor IX pro kg Körpergewicht erhöht die Faktor-IX-Aktivität im Plasma um 1,3

% (bei Kindern unter 12 Jahren um 1,0 %) der normalen Aktivität (I.E./dl).
Erforderliche Einheiten = Körpergewicht (kg) x erwünschter Faktor-IX-Anstieg (%) (I.E./dl) x {reziproke beobachtete Recovery (I.E./kg pro I.E./dl)} Details siehe Austria Codex- Fachinformation.
Prophylaxe: Initial 35 - 50 I.E./kg KG einmal wöchentlich oder ev. bis 75 I.E./kg KG einmal alle 10 - 14 Tage.
GA: Allergie auf Hamsterprotein.
SST: Zwingende Indikationsstellung.
NW: Überempfindlichkeit (auch schwere Anaphylaxie), neutralisierende Antikörper, Thromboembolien, Kopfschmerzen.
PG: 1 ST * (EKO: N) [€ 1.639,25]

▼ Idelvion 1000 I.E. - Pulver und Lösungsmittel zur Herstellung einer Injektionslösung 20D01
(Z.Nr. EU/1/16/1095/*) NR. P. B02BD04
ZI: CSL Behring, Marburg, Deutschland
Z: 1 Flasche enthält: Albutrepenonacog alfa 1000 IE (entspr. Blutgerinnungsfaktor IX und Albumin, Fusionsprotein, rekombinant), Trinatrium citrat 2 H2O, Polysorbat 80, Mannitol, Saccharose, Salzsäure zur pH-Wert-Einstellung; Lösungsmittel: Wasser für Injektionszwecke.
Kurzinformation: siehe Idelvion 500 I.E. - Pulver und Lösungsmittel zur Herstellung einer Injektionslösung, → S. 691
PG: 1 ST * (EKO: N) [€ 3.233,60]

▼ Idelvion 2000 I.E. - Pulver und Lösungsmittel zur Herstellung einer Injektionslösung 20D01
(Z.Nr. EU/1/16/1095/*) NR. P. B02BD04
ZI: CSL Behring, Marburg, Deutschland
Z: 1 Flasche enthält: Albutrepenonacog alfa 2000 IE (entspr. Blutgerinnungsfaktor IX und Albumin, Fusionsprotein, rekombinant), Trinatrium citrat 2 H2O, Polysorbat 80, Mannitol, Saccharose, Salzsäure zur pH-Wert-Einstellung; Lösungsmittel: Wasser für Injektionszwecke.
Kurzinformation: siehe Idelvion 500 I.E. - Pulver und Lösungsmittel zur Herstellung einer Injektionslösung, → S. 691
PG: 1 ST * (EKO: N) [€ 6.422,15]

▼ *Idelvion 3500 I.E. - Pulver und Lösungsmittel zur Herstellung einer Injektionslösung* 20D01
(Z.Nr. EU/1/16/1095/*) NR. P. nicht im Handel. B02BD04

Idilico 25 mg - Filmtabletten 52F01
(Z.Nr. 1-30753) RP. P. nicht im Handel. G04BE03

Idilico 50 mg - Filmtabletten 52F01
(Z.Nr. 1-30754) RP. P. nicht im Handel. G04BE03

Idilico 100 mg - Filmtabletten 52F01
(Z.Nr. 1-30755) RP. P. nicht im Handel. G04BE03

Ifirmacombi 150 mg/12,5 mg - Filmtabletten 10B06
(Z.Nr. EU/1/11/673/*) RP. P. nicht im Handel. C09DA04

Ifirmacombi 300 mg/12,5 mg - Filmtabletten 10B06
(Z.Nr. EU/1/11/673/*) RP. P. nicht im Handel. C09DA04

Ifirmacombi 300 mg/25 mg - Filmtabletten 10B06
(Z.Nr. EU/1/11/673/*) RP. P. nicht im Handel. C09DA04

Ifirmasta 75 mg - Filmtabletten 10A08
(Z.Nr. EU/1/08/480/*) RP. P. nicht im Handel. C09CA04

Ifirmasta 150 mg - Filmtabletten 10A08
(Z.Nr. EU/1/08/480/*) RP. P. nicht im Handel. C09CA04

Ifirmasta 300 mg - Filmtabletten 10A08
(Z.Nr. EU/1/08/480/*) RP. P. nicht im Handel. C09CA04

Ignatia-Homaccord - Tropfen 49X
(Z.Nr. 3-00159) RPF. P. n.I. V03AX
ZI: Biologische Heilmittel Heel, Baden-Baden, Deutschland
Z: 100 g (= 104 ml, 1 ml = 19 Tropfen) enthalten: Strychnos ignatii (Homöopathie) D4 0,5 g, Strychnos ignatii (Homöopathie) D10 0,5 g, Strychnos ignatii (Homöopathie) D30 0,5 g, Strychnos ignatii (Homöopathie) D200 0,5 g, Moschus moschiferus (Homöopathie) D6 0,5 g, Moschus moschiferus (Homöopathie) D30 0,5 g, Moschus moschiferus (Homöopathie) D200 0,5 g, Ethanol (entspr. Gesamtethanolgehalt 35 % (V/V)), Wasser, gereinigtes.
PG: 30 ML * (EKO: N) [€ 12,00 n.I.]

Ig Vena 50 g/l - Infusionslösung 36C02
(Z.Nr. 2-00321) NR. P. E. J06BA02
ZI: Kedrion, Castelvecchio Pascoli, Italien
Z: 1 ml Infusionslösung enthält: Immunglobulin vom Menschen, normales 50 mg (entspr. IgG mind. 95 %) (entspr. IgG1 ca. 62,1 %) (entspr. IgG2 ca. 34,8 %) (entspr. IgG3 ca. 2,5 %) (entspr. IgG4 ca. 0,6 %) (entspr. IgA max. 50 µg), hergestellt aus dem Plasma menschlicher Spender, Maltose 100 mg, Wasser für Injektionszwecke.
EW: Immunglobulin (IVIg)
AG: Substitutionstherapie bei:
- Primären Immunmangelsyndromen (PID) mit eingeschränkter Antikörperbildung.
- Sekundären Immundefekten (SID) bei schweren Infektionen.

Immunmodulation:
- Primäre Immunthrombozytopenie (ITP) bei hohem Blutungsrisiko oder zur Korrektur der Thrombozytenzahlen vor Operationen.
- Guillain-Barré-Syndrom.
- Kawasaki-Syndrom.
- Chronisch inflammatorische demyelinisierende Polyneuropathie (CIDP).
- Multifokale motorische Neuropathie (MMN).

AA: Nur i.v. ; Infusionsgeschwindigkeit initial 0,5 ml/kg KG/h, dann maximal 6 ml/kg KG/h.
DO: Alle Lebensalter: PID: Einmalig 0,4 - 0,8 g/kg KG, dann mindestens 0,2 g/kg KG alle 3 -4 Wochen.
Sekundäre Immundefekte: 0,2 - 0,4 g/kg KG alle 3 - 4 Wochen.
ITP: 0,8 - 1 g/kg KG am Tag 1, einmal innerhalb von 3 Tagen wiederholen. Oder Alternativschema: 0,4 g/kg KG tgl. über 2 - 5 Tage.
Guillain-Barré-Syndrom: 0,4 g/kg KG/Tag über 5 Tage.
Kawasaki-Syndrom: 2,0 g/kg KG als ED.
CIDP: Initial 2 g/kg KG, in geteilten Dosen über 2 bis 5 aufeinander folgende Tage, dann 1 g/kg KG über 1 bis 2 aufeinander folgende Tage alle 3 Wochen.
MMN: Initial 2 g/kg KG in geteilten Dosen über 2 bis 5 aufeinanderfolgende Tage, dann 1 g/kg KG alle 2 bis 4 Wochen oder 2 g/kg KG alle 4 bis 8 Wochen.
Details siehe Austria-Codex - Fachinformation.
GA: Überempfindlichkeit gegen Immunglobuline vom Menschen, insbesondere bei Antikörpern gegen IgA.
SST: Keine kontrollierten Studien vorliegend, keine schädlichen Wirkungen zu erwarten.
NW: Fieber, Schüttelfrost, Überempfindlichkeit, Übelkeit, Kopfschmerzen, Schwindel, aseptische Meningitis, Niere (akute Niereninsuffizienz), Rückenschmerzen, Vegetativum, Schock, reversible hämolytische Anämie, transfusionsassoziierte akute Lungeninsuffizienz (TRALI-Syndrom), lokale Reaktionen, Untersuchungen.
WW: Lebendimpfstoffe (3 Monate Abstand, bei Masernimpfstoff bis 1 Jahr). Serologische Tests falsch positiv. Schleifendiuretika meiden. Manche Blutzuckertests falsch positiv.
WH: Auf Unverträglichkeitsreaktionen, Hämolyse, Nierenversagen bzw. thromboembolische Ereignisse achten. Ausreichend Flüssigkeit zuführen. Kontrollen: Urinausscheidung, Serumkreatinin. Schleifendiuretika meiden.
Maltosegehalt beachten (Blutzuckertests). **Bei Überdosierung** Hypervolämie, Hyperviskosität.
PG: 20ML 1G 1 ST RE1 (EKO: Y) [€ 94,75], **50ML 2,5G** 1 ST RE1 (EKO: Y) [€ 205,20], **100ML 5G** 1 ST RE1 (EKO: Y) [€ 379,50], **200ML 10G** 1 ST RE1 (EKO: Y) [€ 727,70]

Ikervis 1 mg/ml - Augentropfen, Emulsion 47M05
(Z.Nr. EU/1/15/990/*) NR. P. S01XA18
ZI: Santen Oy, Tampere, Finnland
Z: 1 ml Emulsion enthält: Ciclosporin 1 mg, Triglyceride, mittelkettige, Cetalkonium chlorid 0,05 mg, Glycerol, Tyloxapol, Poloxamer 188, Natriumhydroxid-Lösung zur pH-Wert Einstellung, Wasser für Injektionszwecke.
EW: Immunsuppressivum.
AG: Schwere Keratitis.
AA: Am Auge.
DO: 1mal tgl. vor dem Schlafengehen 1 Tropfen in jedes betroffene Auge. Kein Nutzen für Kinder und Jugendliche.
GA: Akute oder vermutete (peri)okulare Infektion. (Peri)okulare (Prä)malignitäten.
SST: In der Schwangerschaft nicht empfohlen. Nutzen/Risiko-Abwägung in der Stillzeit.
NW: Augenerkrankungen (Schmerzen, Reizung, Tränenfluss, Hyperämie, Erythem des Augenlids), erhöhtes Infektionsrisiko.
WW: Vorsicht: Kortikosteroide verstärkend.
WH: Vorsicht bei Augenherpes. Begrenzte Erfahrungen bei Glaukom.
Verkehrshinweis.
PG: 30 ST AU (EKO: G) [€ 136,45]

Ilaris 150 mg/ml - Injektionslösung 33B
(Z.Nr. EU/1/09/564/*) NR. P. E. L04AC08
ZI: Novartis Europharm, Dublin, Irland
Z: 1 Durchstechflasche mit 1 ml enthält: Canakinumab 150 mg, mittels rekombinanter DNA-Technologie in murinen Myelomzellen Sp2/0 hergestellt, Mannitol, Histidin, Histidin hydrochlorid monohydrat, Polysorbat 80, Wasser für Injektionszwecke.
EW: Interleukin-Rezeptor-Hemmer.
AG: Cryopyrin-assoziierte periodische Syndrome (CAPS): Schwere familiäre Kälteurtikaria, Muckle-Wells-Syndrom, multisystemische entzündliche Erkrankung mit Beginn im Neugeborenenalter.
- Tumor-Nekrose-Faktor-Rezeptor-assoziiertes periodisches Syndrom (TRAPS)
- Hyperimmunoglobulin-D-Syndrom(HIDS)/Mevalonatkinase-Defizienz (MKD)
- Familiäres Mittelmeerfieber (FMF)
- Still-Syndrom einschließlich adultes Still-Syndrom und systemische juvenile idiopathische Arthritis bei Kindern ab 2 Jahren.
- Gichtarthritis bei Kontraindikation gegen NSARs und Colchizin.
AA: Nur s.c.; Selbstinjektion nach entsprechender Unterweisung möglich. Bei Gichtarthritis Applikation durch medizinisches Fachpersonal.
DO: CAPS: ED 150 mg (ab 40 kg KG) bzw. 2 mg/kg KG (15-40 kg KG) bzw. 4 mg/kg KG (7,5-15 kg KG) alle 8 Wochen. Bei nicht ausreichendem Ansprechen zweite Gabe nach 7 Tagen möglich. Dosissteigerung bis 600 mg bzw. 8 mg/kg KG möglich.
TRAPS, HIDS/MKD und FMF: ED 150 mg (ab 40 kg KG) bzw. 2 mg/kg KG (7,5-40 kg KG) alle 4 Wochen. Bei nicht ausreichendem Ansprechen zweite Gabe nach 7 Tagen möglich. Dosissteigerung bis 300 mg bzw. 4 mg/kg KG möglich.
Still-Syndrom bei Kindern ab 7,5 kg KG: Alle 4 Wochen 4 mg/kg KG (max. 300 mg). Für Kinder unter 2 Jahren nicht empfohlen.
Gichtarthritis: ED 150 mg; nicht für Kinder und Jugendliche.
GA: Schwere aktive Infektionen.
SST: Nutzen/Risiko-Abwägung. Kontrazeption bis 3 Monate nach Therapieende empfohlen.
NW: Infektionen (Nasopharyngitis), opportunistische Infektionen, Vertigo, lokale Reaktionen, Bilirubin- und Transaminasenanstieg, Magen/Darm, Gelenkschmerzen, Blutbild, Makrophagenaktivierungssyndrom bei Still-Syndrom.
WW: Nicht empfohlen: TNF-Blocker. 3 Monate Abstand zu Lebendvakzinen empfohlen. Keine Lebendimpfstoffe für Neugeborene bis 16 Wochen nach der letzten Ilarisdosis der Mutter.
WH: Auf schwere Infektionen achten. Kontrollen: Blutbild (Neutropenie). Verkehrshinweis.
PG: 1 ST RE1 (EKO: Y) [€ 15.688,15]

Ilaris 150 mg - Pulver zur Herstellung einer Injektionslösung 33B
(Z.Nr. EU/1/09/564/*) NR. P. E. nicht im Handel. L04AC08

Ilenozyd 600 mg - Filmtabletten 34K
(Z.Nr. 1-36602) NR. P. nicht im Handel. J01XX08

Ilomedin 10 µg/0,5 ml - Infusionslösungskonzentrat 31J01
(Z.Nr. 1-22460) NR. P. B01AC11
ZI: Bayer Austria, Wien
Z: 0,5 ml enthalten: Iloprost 10 µg (entspr. Iloprost trometamol 13,4 µg), Trometamol, Ethanol 96% (V/V), Natriumchlorid, Salzsäure 1N, Wasser für Injektionszwecke.
EW: Prostazyklin-Derivat, gefäßerweiternd und aggregationshemmend.
AG: Periphere arterielle Verschlusskrankheit Stadium III-IV, wenn eine lumeneröffnende Therapie nicht möglich ist; schweres Raynaud-Syndrom.
AA: I.v., verdünnt, in geeigneten automatischen Infusionspumpen, (Infusomat oder Perfusor; Details siehe Austria-Codex - Fachinformation.
DO: 0,5-2,0 ng/kg KG/min über 6 Stunden täglich; Details siehe Austria-Codex - Fachinformation.
Keine Dosisempfehlung für Kinder und Jugendliche.
GA: Erhöhtes Blutungsrisiko, Angina pectoris, Herzinsuffizienz, Myokard- infarkt, Arrhythmien, Lungenstauung.
SST: Gegenanzeige. Kontrazeption erforderlich.
NW: Kopfschmerzen, Flush, Nausea, Magen/Darm, ZNS (Krämpfe), Atmung (Asthma, Lungenödem), Auge, Haut (lokale Reaktionen), Tenesmen, Fieber, Schmerz- gefühl, starker Blutdruckabfall, Angina pectoris, Myokardinfarkt, Pulmonalembolie, Herzversagen.
WW: Blutdrucksenker, Antikoagulantien und Thrombozytenaggregationshemmer verstärkt; nicht mit anderen Arzneimitteln mischen.
WH: Vorsicht bei schweren Nieren-, Lebererkrankungen, schwerer Hypertonie oder Hypotonie. Nur von angiologisch erfahrenen Ärzten anzuwenden. Cave orale Gabe oder Kontakt mit Haut oder Schleimhäuten. Nicht rauchen. Nach Infusionsende Orthostasereaktion möglich.
PG: 5 ST RE1 (EKO: Y) [€ 127,10]

Ilomedin 50 µg/0,5 ml - Infusionslösungskonzentrat 31J01
(Z.Nr. 1-19454) NR. P. B01AC11
ZI: Bayer Austria, Wien
Z: 0,5 ml enthalten: Iloprost 50 µg (entspr. Iloprost trometamol 67 µg), Trometamol, Ethanol 96% (V/V), Natriumchlorid, Salzsäure 1N, Wasser für Injektionszwecke.
Kurzinformation: siehe Ilomedin 10 µg/0,5 ml - Infusionslösungskonzentrat, → S. 693
PG: 5 ST RE1 (EKO: Y) [€ 493,80]

ilon Abszess - Salbe mit Eukalyptusöl 22A03
(Z.Nr. HERB-00133) RPF. P. D08AX
ZI: Cesra-Arzneimittel, Baden-Baden, Deutschland
Z: 1 g enthält: Lärchen-Terpentin 54 mg (entspr. Terebinthina laricina), Terpentinöl 72 mg (entspr. Terebinthinae aetheroleum), Eucalyptusöl 12 mg (entspr. Eucalypti aetheroleum), Vaselin, weisses, Wachs, gelbes, Stearinsäure, Ölsäure, Polysorbat 20, Rosmarinöl, Thymianöl, Thymol, Chlorophyll-Kupfer-Komplex, Chlorophyllin-Kupfer-Komplex, Butylhydroxytoluol.
AG: Traditionell pflanzlich bei leichten abgekapselten eitrigen Entzündungen der Haut.
AA: Auf der Haut nach sorgfältiger Reinigung der entzündeten Stelle.
DO: Personen ab 6 Jahren: 2-3 cm Salbenstrang auf die betroffene Hautstelle auftragen und mit Verband bedecken. Verband täglich wechseln.
SST: Nicht empfohlen.
NW: Allergische Hautreaktionen.
WH: Nicht in die Augen oder auf Schleimhäute, offene Wunden oder Hautausschläge bringen.
PG: 25 G * (EKO: N) [€ 10,60]

▼ Ilumetri 100 mg - Injektionslösung in einer Fertigspritze 22F01
(Z.Nr. EU/1/18/1323/*) NR. P. E. L04AC17
ZI: Almirall, Barcelona, Spanien
Z: 1 Fertigspritze enthält in 1 ml Lösung: Tildrakizumab 100 mg, mittels DNA-Technologie rekombinant aus Ovarialzellen des Chinesischen Hamsters hergestellt, L-Histidin, L-Histidin hydrochlorid-monohydrat, Polysorbat 80, Sucrose, Wasser für Injektionszwecke.
EW: Interleukin-Inhibitor, immunsuppressiv.
AG: Mittelschwere bis schwere Plaque-Psoriasis.
AA: S.c.; Selbstinjektion nach Schulung möglich.
DO: 100 mg (bei hoher Krankheitslast bzw. über 90 kg KG 200 mg) in den Wochen 0 und 4 und dann alle 12 Wochen. Therapiekontrolle nach 28 Wochen. Keine Daten an Kindern und Jugendlichen.
GA: Aktive Tuberkulose.
SST: In der Schwangerschaft Anwendung vermeiden. Kontrazeption bis 17 Wochen nach Therapieende erforderlich. In der Stillzeit Nutzen/Risiko-Abwägung.
NW: Erhöhtes Infektionsrisiko, Kopfschmerzen, Magen/Darm, lokale Schmerzen, Rückenschmerzen.
WW: 4 Wochen Abstand nach Lebendimpfungen. Keine Lebendimpfstoffe bis 17 Wochen nach Behandlung mit Tildrakizumab.
WH: Vor Therapiebeginn auf Tuberkulose untersuchen.
PG: 1 ST RE1 (EKO: Y) [€ 3.876,20]

Iluvien 190 Mikrogramm - intravitreales Implantat im Applikator 47D01
(Z.Nr. 1-31220) NR. P. S01BA15
ZI: Alimera Sciences Europe, Dublin , Irland
Z: 1 Implantat enthält: Fluocinolon acetonid 190 µg, Poly(vinylalkohol), Polyimid-Röhrchen, Silikon-Klebstoff.
EW: Antiphlogistikum (Kortikosteroid).
AG: - Sehstörungen bei chronischem diabetischen Makulaödem bei unzureichendem Ansprechen auf herkömmliche Therapien.
-Rückfallprävention bei rezidivierender, nicht infektiöser Uveitis des hinteren Augenabschnitts.
AA: Nur intravitreal; Details siehe Austria-Codex - Fachinformation
DO: 1 Implantat in das betroffene Auge (setzt Wirkstoff bis zu 36 Monate frei). Nicht gleichzeitig an beiden Augen anwenden. Nach 12 Monaten ev.
ein weiteres Implantat. Kein Nutzen bei Kindern und Jugendlichen.
GA: Glaukom, Infektionen des Auges.
SST: In der Schwangerschaft Anwendung vermeiden; in der Stillzeit Nutzen/Risiko-Abwägung.
NW: Katarakt, erhöhter intraokulärer Druck, Endophthalmitis, Implantat- abstoßung, Verschiebung des Medizinprodukts, Kopfschmerzen.
WH: Auf Endophthalmitis bzw. intraokulären Druck achten.

Verkehrshinweis.
PG: 1 ST * (EKO: N) [€ 11.392,85]

Imagerolan 100 mg - Filmtabletten

55G

(Z.Nr. 1-37088) NR. P. L01EA01
ZI: G.L. Pharma, Lannach
Z: 1 Filmtablette enthält: Imatinib 100 mg (entspr. Imatinib mesilat), Magnesium stearat, Hypromellose, Macrogol 8000, Talkum, Titandioxid.
EW: Protein-Tyrosinkinase-Inhibitor, antitumoral.
AG: Erwachsene und Kinder mit Philadelphia-Chromosom-positiver (Ph+) chronisch myeloischer Leukämie (CML), wenn Knochenmarktransplantation nicht in Betracht kommt bzw. nach Versagen von Interferon-Alpha, in der akzelerierten Phase oder in der Blastenkrise.
Erwachsene und Kinder mit neu diagnostizierter Ph+ akuter lymphatischer Leukämie (ALL).
Erwachsene mit rezidivierender oder refraktärer akuter lymphatischer Leukämie (ALL) als Monotherapie.
Erwachsene mit myelodysplastischen/myelopoliferativen Erkrankungen in Verbindung mit Genumlagerungen des PDGF-Rezeptors.
Erwachsene mit fortgeschrittenem hypereosinophilem Syndrom und/oder chronischer eosinophiler Leukämie (CEL).
Erwachsene mit nicht resezierbarem, rezidivierendem oder metastasierendem Dermatofibrosarcoma protuberans (DFSP).
AA: Oral, 1mal (TD von 800 mg 2mal) tgl. mit einer Mahlzeit und viel Wasser, ev. auch in Wasser ohne Kohlensäure oder Apfelsaft suspendiert einnehmen.
DO: Chronische myeloische Leukämie: Erwachsene in der chronischen Phase TD 400 mg, in der akzelerierten Phase und in der Blastenkrise TD 600 mg: MTD 2mal 400 mg.
Kinder (keine Erfahrungen unter 2 Jahren): TD 340 mg/m² KOF, MTD 570 mg/m² KOF.
Akute lymphatische Leukämie: TD 600 mg. Kinder 340 mg/m² KOF.
Myelodysplastisches Syndrom: TD 400 mg.
Eosinophile Leukämie: TD 100 mg.
Dermatofibrosarkom: TD 800 mg.
Keine Dosisempfehlungen bei Kindern mit anderen Indikationen außer CML und ALL.
Dosisreduktion oder Unterbrechung der Behandlung bei schweren Nebenwirkungen.
SST: Strenge Indikationsstellung, nicht stillen; Kontrazeption erforderlich.
NW: Magen/Darm (gastral-antrale vaskuläre Ektasie), Muskelkrämpfe, Haut (DRESS, Phototoxizität), Ödeme, Blutbild, Stoffwechsel (Anorexie), ZNS (Kopfschmerzen), Auge, Herz, Kreislauf, thrombotische Mikroangiopathie, Lunge, Leber (Reaktivierung einer Hepatitis B), Niere, Fieber, Gewichtszunahme, Labor, Tumorlysesyndrom.
WW: Vorsicht: CYP3A4 Hemmer (z.B. Ketoconazol) erhöhen Imatinib-Konzentration; CYP3A4 Induktoren (z.B. Rifampicin) vermindern Imatinib-Konzentration. Vorsicht mit CYP3A4 Substraten mit enger therapeutischer Breite (z.B. Ciclosporin, Pimozid) oder mit CYP2C9 Substraten mit enger therapeutischer Breite (z.B. Cumarine). Simvastatin, Paracetamol, Levothyroxin.
WH: Verkehrshinweis. Kontrollen: Blutbild, Leber, Niere, Gewicht (Ödeme), Harnsäure. Wachstum bei Kindern. Dehydratation ausgleichen.
PG: 60 ST IND (EKO: G) [€ 219,10], 90 ST IND (EKO: G) [€ 336,25]

Imagerolan 400 mg - Filmtabletten

55G

(Z.Nr. 1-37087) NR. P. L01EA01
ZI: G.L. Pharma, Lannach
Z: 1 Filmtablette enthält: Imatinib 400 mg (entspr. Imatinib mesilat), Magnesium stearat, Hypromellose, Macrogol 8000, Talkum, Titandioxid.
Kurzinformation: siehe Imagerolan 100 mg - Filmtabletten, → S. 694
PG: 30 ST IND (EKO: G) [€ 416,00], 60 ST IND (EKO: G) [€ 795,15]

Imatinib 1A Pharma 100 mg - Filmtabletten

55G

(Z.Nr. 1-36682) NR. P. L01EA01
ZI: 1A Pharma, Wien
Z: 1 Filmtablette enthält: Imatinib 100 mg (entspr. Imatinib mesilat), Tablettenkern: Cellulose, mikrokristalline, Crospovidon Typ A, Hypromellose, Magnesium stearat (pflanzlich), Silicium, hochdisperses, wasserfrei; Tablettenfilm: Eisenoxid rot, Eisenoxid gelb, Macrogol 4000, Talkum, Hypromellose.
Kurzinformation: siehe Imagerolan 100 mg - Filmtabletten, → S. 694
PG: 60 ST IND (EKO: G) [€ 219,05]

Imatinib 1A Pharma 400 mg - Filmtabletten

55G

(Z.Nr. 1-36683) NR. P. L01EA01
ZI: 1A Pharma, Wien
Z: 1 Filmtablette enthält: Imatinib 400 mg (entspr. Imatinib mesilat), Tablettenkern: Cellulose, mikrokristalline, Crospovidon Typ A, Hypromellose, Magnesium stearat (pflanzlich), Silicium, hochdisperses, wasserfrei; Tablettenfilm: Eisenoxid rot, Eisenoxid gelb, Macrogol 4000, Talkum, Hypromellose.
Kurzinformation: siehe Imagerolan 100 mg - Filmtabletten, → S. 694
PG: 30 ST IND (EKO: G) [€ 416,00]

Imatinib Accord 100 mg - Filmtabletten

55G

(Z.Nr. EU/1/13/845/*) NR. P. L01EA01
ZI: Accord Healthcare, Barcelona, Spanien
Z: 1 Filmtablette enthält: Imatinib 100 mg (entspr. Imatinib mesilat), Tablettenkern: Hypromellose 6 cps, Cellulose, mikrokristalline PH 102, Crospovidon, Siliciumdioxid, hochdisperses, Magnesium stearat; Tablettenüberzug: Hypromellose 6 cps, Talkum, Polyethylenglycol, Eisen(III)-hydroxid-oxid x H2O, Eisen(III)-oxid.
EW: Protein-Tyrosinkinase-Inhibitor, antitumoral.
AG: Erwachsene und Kinder mit Philadelphia-Chromosom-positiver (Ph+) chronisch myeloischer Leukämie (CML), wenn Knochenmarktransplantation nicht in Betracht kommt bzw. nach Versagen von Interferon-Alpha, in der akzelerierten Phase oder in der Blastenkrise.
Erwachsene und Kinder mit neu diagnostizierter Ph+ akuter lymphatischer Leukämie (ALL).
Erwachsene mit rezidivierender oder refraktärer akuter lymphatischer Leukämie (ALL) als Monotherapie.
Erwachsene mit myelodysplastischen/myelopoliferativen Erkrankungen in Verbindung mit Genumlagerungen des PDGF-Rezeptors.
Erwachsene mit fortgeschrittenem hypereosinophilem Syndrom und/oder chronischer eosinophiler Leukämie (CEL).
Erwachsene mit nicht resezierbarem, rezidivierendem oder metastasierendem Dermatofibrosarcoma protuberans (DFSP).
AA: Oral, 1mal (TD von 800 mg 2mal) tgl. mit einer Mahlzeit und viel Wasser, ev. auch in Wasser ohne Kohlensäure oder Apfelsaft suspendiert einnehmen.
DO: Chronische myeloische Leukämie: Erwachsene in der chronischen Phase TD 400 mg, in der akzelerierten Phase und in der Blastenkrise TD 600 mg: MTD 2mal 400 mg.
Kinder (keine Erfahrungen unter 2 Jahren): TD 340 mg/m² KOF, MTD 570 mg/m² KOF.
Akute lymphatische Leukämie: TD 600 mg. Kinder 340 mg/m² KOF.
Myelodysplastisches Syndrom: TD 400 mg.
Eosinophile Leukämie: TD 100 mg.
Dermatofibrosarkom: TD 800 mg.
Keine Dosisempfehlungen bei Kindern mit anderen Indikationen außer CML und ALL.
Dosisreduktion oder Unterbrechung der Behandlung bei schweren Nebenwirkungen.
SST: Strenge Indikationsstellung, nicht stillen; Kontrazeption erforderlich.
NW: Magen/Darm (gastral-antrale vaskuläre Ektasie), Muskelkrämpfe, Haut (DRESS), Phototoxizität, Ödeme, Blutbild, Stoffwechsel (Anorexie), ZNS (Kopfschmerzen), Auge, Herz, Kreislauf, Lunge, Leber (Reaktivierung einer Hepatitis B), Niere, Fieber, Gewichtszunahme, Labor, Tumorlysesyndrom, verzögertes Wachstum bei Kindern.
WW: Vorsicht: CYP3A4 Hemmer (z.B. Ketoconazol) erhöhen Imatinib-Konzentration; CYP3A4 Induktoren (z.B. Rifampicin) vermindern Imatinib-Konzentration. Vorsicht mit CYP3A4 Substraten mit enger therapeutischer Breite (z.B. Ciclosporin, Pimozid) oder mit CYP2C9 Substraten mit enger therapeutischer Breite (z.B. Cumarine). Simvastatin, Paracetamol, Levothyroxin.
WH: Verkehrshinweis. Kontrollen: Blutbild, Leber, Niere, Gewicht (Ödeme), Harnsäure. Wachstum bei Kindern. Dehydratation ausgleichen.
PG: 30 ST IND (EKO: G) [€ 151,70], 60 ST IND (EKO: G) [€ 219,05], 90 ST IND (EKO: G) [€ 336,25]

Imatinib Accord 400 mg - Filmtabletten

55G

(Z.Nr. EU/1/13/845/*) NR. P. L01EA01
ZI: Accord Healthcare, Barcelona, Spanien
Z: 1 Filmtablette enthält: Imatinib 400 mg (entspr. Imatinib mesilat), Tablettenkern: Hypromellose 6 cps, Cellulose, mikrokristalline PH 102, Crospovidon, Siliciumdioxid, hochdisperses, Magnesium stearat; Tablettenüberzug: Hypromellose 6 cps, Talkum, Polyethylenglycol, Eisen(III)-hydroxid-oxid x H2O, Eisen(III)-oxid.
Kurzinformation: siehe Imatinib Accord 100 mg - Filmtabletten, → S. 694
PG: 30 ST IND (EKO: G) [€ 416,00], 60 ST IND (EKO: G) [€ 795,15]

Imatinib Actavis 100 mg - Filmtabletten 55G
(Z.Nr. EU/1/13/825/*) NR. P. nicht im Handel. L01EA01

Imatinib Actavis 400 mg - Filmtabletten 55G
(Z.Nr. EU/1/13/825/*) NR. P. nicht im Handel. L01EA01

Imatinib Actavis 50 mg - Hartkapseln 55G
(Z.Nr. EU/1/13/825/*) NR. P. nicht im Handel. L01EA01

Imatinib Actavis 100 mg - Hartkapseln 55G
(Z.Nr. EU/1/13/825/*) NR. P. nicht im Handel. L01EA01

Imatinib Actavis 400 mg - Hartkapseln 55G
(Z.Nr. EU/1/13/825/*) NR. P. nicht im Handel. L01EA01

Imatinib Fresenius Kabi 100 mg - Filmtabletten 55G
(Z.Nr. 1-37204) NR. P. nicht im Handel. L01EA01

Imatinib Fresenius Kabi 400 mg - Filmtabletten 55G
(Z.Nr. 1-37205) NR. P. nicht im Handel. L01EA01

▼ *Imatinib Haemato 100 mg - Hartkapseln* 55G
(Z.Nr. 1-37235) NR. P. nicht im Handel. L01EA01

▼ *Imatinib Haemato 200 mg - Hartkapseln* 55G
(Z.Nr. 1-37236) NR. P. nicht im Handel. L01EA01

▼ *Imatinib Haemato 400 mg - Hartkapseln* 55G
(Z.Nr. 1-37237) NR. P. nicht im Handel. L01EA01

Imatinib HCS 100 mg - Filmtabletten 55G
(Z.Nr. 1-36824) NR. P. L01EA01
ZI: HCS, Edegem, Belgien
Z: 1 Filmtablette enthält: Imatinib 100 mg (entspr. Imatinib mesilat), Tablettenkern: Lactose 114 mg (entspr. Lactose monohydrat), Maisstärke, Hydroxypropylcellulose, Cellulose, mikrokristalline, Crospovidon, Siliciumdioxid, hochdisperses, Magnesium stearat; Filmüberzug: Poly(vinylalkohol), Titandioxid, Macrogol, Eisenoxid rot, Eisenoxid gelb.
EW: Protein-Tyrosinkinase-Inhibitor, antitumoral.
AG: Erwachsene und Kinder mit Philadelphia-Chromosom-positiver (Ph+) chronisch myeloischer Leukämie (CML), wenn Knochenmarktransplantation nicht in Betracht kommt bzw. nach Versagen von Interferon-Alpha, in der akzelerierten Phase oder in der Blastenkrise.
Erwachsene und Kinder mit neu diagnostizierter Ph+ akuter lymphatischer Leukämie (ALL).
Erwachsene mit rezidivierender oder refraktärer akuter lymphatischer Leukämie (ALL) als Monotherapie.
Erwachsene mit myelodysplastischen/myelopoliferativen Erkrankungen in Verbindung mit Genumlagerungen des PDGF-Rezeptors.
Erwachsene mit fortgeschrittenem hypereosinophilem Syndrom und/oder chronischer eosinophiler Leukämie (CEL).
Erwachsene mit nicht resezierbarem, rezidivierendem oder metastasierendem Dermatofibrosarcoma protuberans (DFSP).
AA: Oral, 1mal (TD von 800 mg 2mal) tgl. mit einer Mahlzeit und viel Wasser, ev. auch in Wasser ohne Kohlensäure oder Apfelsaft suspendiert einnehmen.
DO: Chronische myeloische Leukämie: Erwachsene in der chronischen Phase TD 400 mg, in der akzelerierten Phase und in der Blastenkrise TD 600 mg: MTD 2mal 400 mg.
Kinder (keine Erfahrungen unter 2 Jahren): TD 340 mg/m^2 KOF, MTD 570 mg/m^2 KOF.
Akute lymphatische Leukämie: TD 600 mg. Kinder 340 mg/m^2 KOF.
Myelodysplastisches Syndrom: TD 400 mg.
Eosinophile Leukämie: TD 100 mg.
Dermatofibrosarkom: TD 800 mg.
Keine Dosisempfehlungen bei Kindern mit anderen Indikationen außer CML und ALL.
Dosisreduktion oder Unterbrechung der Behandlung bei schweren Nebenwirkungen.
SST: Strenge Indikationsstellung, nicht stillen; Kontrazeption erforderlich.
NW: Magen/Darm (gastral-antrale vaskuläre Ektasie), Muskelkrämpfe, Haut (DRESS), Phototoxizität, Ödeme, Blutbild, thrombotische Mikroangiopathie, Stoffwechsel (Anorexie), ZNS (Kopfschmerzen), Auge, Herz, Kreislauf, Lunge, Leber (Reaktivierung einer Hepatitis B), Niere, Fieber, Gewichtszunahme, Labor, Tumorlysesyndrom, verzögertes Wachstum bei Kindern.
WW: Vorsicht: CYP3A4 Hemmer (z.B. Ketoconazol) erhöhen Imatinib-Konzentration; CYP3A4 Induktoren (z.B. Rifampicin) vermindern Imatinib-Konzentration. Vorsicht mit CYP3A4 Substraten mit enger therapeutischer Breite (z.B. Ciclosporin, Pimozid) oder mit CYP2C9 Substraten mit enger therapeutischer Breite (z.B. Cumarine). Simvastatin, Paracetamol, Levothyroxin.
WH: Verkehrshinweis. Kontrollen: Blutbild, Leber, Niere, Gewicht (Ödeme), Harnsäure. Wachstum bei Kindern. Dehydratation ausgleichen. Direktes Sonnenlicht vermeiden
PG: 60 ST IND (EKO: G) [€ 219,05]

Imatinib HCS 400 mg - Filmtabletten 55G
(Z.Nr. 1-36826) NR. P. L01EA01
ZI: HCS, Edegem, Belgien
Z: 1 Filmtablette enthält: Imatinib 400 mg (entspr. Imatinib mesilat), Tablettenkern: Lactose 456 mg (entspr. Lactose monohydrat), Maisstärke, Hydroxypropylcellulose, Cellulose, mikrokristalline, Crospovidon, Siliciumdioxid, hochdisperses, Magnesium stearat; Filmüberzug: Poly(vinylalkohol), Titandioxid, Macrogol, Eisenoxid rot, Eisenoxid gelb.
Kurzinformation: siehe Imatinib HCS 100 mg - Filmtabletten, → S. 695
PG: 30 ST IND (EKO: G) [€ 416,00]

Imatinib HCS 100 mg - Tabletten zur Herstellung einer Suspension zum Einnehmen 55G
(Z.Nr. 1-38000) NR. P. nicht im Handel. L01EA01

Imatinib HCS 400 mg - Tabletten zur Herstellung einer Suspension zum Einnehmen 55G
(Z.Nr. 1-38001) NR. P. nicht im Handel. L01EA01

Imatinib Koanaa 100 mg - Filmtabletten 55G
(Z.Nr. 1-37298) NR. P. nicht im Handel. L01EA01

Imatinib Koanaa 400 mg - Filmtabletten 55G
(Z.Nr. 1-37299) NR. P. nicht im Handel. L01EA01

Imatinib Mylan 100 mg - Filmtabletten 55G
(Z.Nr. 1-36962) NR. P. n.l. L01EA01
ZI: Arcana Arzneimittel, Wien
Z: 1 Filmtblette enthält: Imatinib 100 mg (entspr. Imatinib mesilat), Tablettenkern: Cellulose, mikrokristalline, Hydroxypropylcellulose niedrig substituiert, Povidon, Crospovidon, Siliciumdioxid, hochdispers, wasserfrei, Magnesium stearat; Filmüberzug: Hypromellose, Macrogol 400, Talkum, Eisenoxid rot, Eisenoxid gelb.
PG: 60 ST * (EKO: N) [€ 404,80 n.l.]

Imatinib Mylan 400 mg - Filmtabletten 55G
(Z.Nr. 1-36963) NR. P. n.l. L01EA01
ZI: Arcana Arzneimittel, Wien
Z: 1 Filmtablette enthält: Imatinib 400 mg (entspr. Imatinib mesilat), Tablettenkern: Cellulose, mikrokristalline, Hydroxypropylcellulose niedrig substituiert, Povidon, Crospovidon Typ A, Siliciumdioxid, hochdispers, wasserfrei, Magnesium stearat; Filmüberzug: Hypromellose, Macrogol 400, Talkum, Eisenoxid rot, Eisenoxid gelb.
PG: 30 ST * (EKO: N) [€ 770,05 n.l.]

Imatinib Sandoz 100 mg - Filmtabletten 55G
(Z.Nr. 1-36773) NR. P. L01EA01
ZI: Sandoz, Kundl
Z: 1 Filmtablette enthält: Imatinib 100 mg (entspr. Imatinib mesilat), Tablettenkern: Cellulose, mikrokristalline, Crospovidon Typ A, Hypromellose, Magnesium stearat, Siliciumdioxid, hochdispers, wasserfrei; Tablettenfilm: Eisenoxid rot, Eisenoxid gelb, Macrogol 4000, Talkum, Hypromellose.
Kurzinformation: siehe Imagerolan 100 mg - Filmtabletten, → S. 694
PG: 60 ST IND (EKO: G) [€ 236,20]

Imatinib Sandoz 400 mg - Filmtabletten 55G
(Z.Nr. 1-36774) NR. P. L01EA01
ZI: Sandoz, Kundl
Z: 1 Filmtablette enthält: Imatinib 400 mg (entspr. Imatinib mesilat), Tablettenkern: Cellulose, mikrokristalline, Crospovidon Typ A, Hypromellose, Magnesium stearat, Siliciumdioxid, hochdispers, wasserfrei; Tablettenfilm: Eisenoxid rot, Eisenoxid gelb, Macrogol 4000, Talkum, Hypromellose.
Kurzinformation: siehe Imagerolan 100 mg - Filmtabletten, → S. 694
PG: 30 ST IND (EKO: G) [€ 443,60]

Imatinib Teva 100 mg - Filmtabletten 55G
(Z.Nr. EU/1/12/808/*) NR. P. L01EA01
ZI: Teva, Haarlem, Niederlande
Z: 1 Filmtablette enthält: Imatinib 100 mg (entspr. Imatinib mesilat), Tablettenkern: Calciumhydrogenphosphat, Crospovidon, Magnesium stearat; Filmüberzug: Poly(vinylalkohol), teilweise

hydrolysiert, Macrogol, Eisen(III)-hydroxid-oxid x H2O, Talkum, Titandioxid, Eisen(III)-oxid.
EW: Protein-Tyrosinkinase-Inhibitor, antitumoral.
AG: Erwachsene und Kinder mit Philadelphia-Chromosom-positiver (Ph+) chronisch myeloischer Leukämie (CML), wenn Knochenmarktransplantation nicht in Betracht kommt bzw. nach Versagen von Interferon-Alpha, in der akzelerierten Phase oder in der Blastenkrise.
Erwachsene und Kinder mit neu diagnostizierter Ph+ akuter lymphatischer Leukämie (ALL).
Erwachsene mit rezidivierender oder refraktärer akuter lymphatischer Leukämie (ALL) als Monotherapie.
Erwachsene mit myelodysplastischen/myelopoliferativen Erkrankungen in Verbindung mit Genumlagerungen des PDGF-Rezeptors.
Erwachsene mit fortgeschrittenem hypereosinophilem Syndrom und/oder chronischer eosinophiler Leukämie (CEL).
Erwachsene mit nicht resezierbarem, rezidivierendem oder metastasierendem Dermatofibrosarcoma protuberans (DFSP).
AA: Oral, 1mal (TD von 800 mg 2mal) tgl. mit einer Mahlzeit und viel Wasser, ev. auch in Wasser ohne Kohlensäure oder Apfelsaft suspendiert einnehmen.
DO: Chronische myeloische Leukämie: Erwachsene in der chronischen Phase TD 400 mg, in der akzelerierten Phase und in der Blastenkrise TD 600 mg: MTD 2mal 400 mg.
Kinder (keine Erfahrungen unter 2 Jahren): TD 340 mg/m² KOF, MTD 570 mg/m² KOF.
Akute lymphatische Leukämie: TD 600 mg. Kinder 340 mg/m² KOF.
Myelodysplastisches Syndrom: TD 400 mg.
Eosinophile Leukämie: TD 100 mg.
Dermatofibrosarkom: TD 800 mg.
Keine Dosisempfehlungen bei Kindern mit anderen Indikationen außer CML und ALL.
Dosisreduktion oder Unterbrechung der Behandlung bei schweren Nebenwirkungen.
SST: Strenge Indikationsstellung, nicht stillen; Kontrazeption erforderlich.
NW: Magen/Darm (gastral-antrale vaskuläre Ektasie), Muskelkrämpfe, Haut (DRESS), Ödeme, Blutbild (thrombotische Mikroangiopathie), Stoffwechsel (Anorexie), ZNS (Kopfschmerzen), Auge, Herz, Kreislauf, Lunge, Leber (Reaktivierung einer Hepatitis B), Niere, Fieber, Gewichtszunahme, Labor, Tumorlysesyndrom.
WW: Vorsicht: CYP3A4 Hemmer (z.B. Ketoconazol) erhöhen Imatinib-Konzentration; CYP3A4 Induktoren (z.B. Rifampicin) vermindern Imatinib-Konzentration. Vorsicht mit CYP3A4 Substraten mit enger therapeutischer Breite (z.B. Ciclosporin, Pimozid) oder mit CYP2C9 Substraten mit enger therapeutischer Breite (z.B. Cumarine). Simvastatin, Paracetamol, Levothyroxin.
WH: Verkehrshinweis. Kontrollen: Blutbild, Leber, Niere, Gewicht (Ödeme), Harnsäure. Wachstum bei Kindern. Dehydratation ausgleichen.
PG: 60 ST IND (EKO: G) [€ 219,10]

Imatinib Teva 400 mg - Filmtabletten 55G
(Z.Nr. EU/1/12/808/*) NR. P. L01EA01
ZI: Teva, Haarlem, Niederlande
Z: 1 Filmtablette enthält: Imatinib 400 mg (entspr. Imatinib mesilat), Tablettenkern: Calciumhydrogenphosphat, Crospovidon, Magnesium stearat; Filmüberzug: Poly(vinylalkohol), teilweise hydrolysiert, Macrogol, Eisen(III)-hydroxid-oxid x H2O, Talkum, Titandioxid, Eisen(III)-oxid.
Kurzinformation: siehe Imatinib Teva 100 mg - Filmtabletten, → S. 695
PG: 30 ST IND (EKO: G) [€ 416,00]

Imatinib Teva 100 mg - Hartkapseln 55G
(Z.Nr. EU/1/12/808/*) NR. P. nicht im Handel. L01EA01

Imatinib Teva 400 mg - Hartkapseln 55G
(Z.Nr. EU/1/12/808/*) NR. P. nicht im Handel. L01EA01

Imaverol 100 mg/ml - Konzentrat zur Herstellung einer Emulsion zur Anwendung auf der Haut für Pferde, Rinder und Hunde 805AB
(Z.Nr. 8-00034) RP. P. VNW. QD01AC90
ZI: Audevard, Clichy, Frankreich
Z: 1 ml enthält: Enilconazol 100 mg, Polysorbat 20 486 mg, Sorbitan monolaurat 486 mg.
EW: Antimycoticum.
AG: Pferd, Rind, Hund: Dermatomykosen, verursacht durch: Trichophyton verrucosum, Trichophyton mentagrophytes, Trichophyton equinum, Microsporum canis, Microsporum gypseum.
AA: Nur äußerlich.
AH: Vor Anwendung 1:50 verdünnen! Krusten mit Bürste entfernen.
Pferde: Das ganze Tier mit Schwamm waschen, dann nur mehr befallene Hautstellen behandeln.
Rinder: Tiere mit verdünntem Konzentrat waschen oder Waschemulsion auf die Tiere sprühen.
Hunde: Bei der Waschung gründlich gegen den Strich reiben, langhaarige Hunde vorher scheren.
DO: Viermal in 3-4tägigen Intervallen behandeln.
SST: Anwendung möglich.
WH: Konzentrierte Lösung reizt Haut und Augen.
VNW: Essbare Gewebe 4 Tage, Milch 2 Tage.
PG: 100 ML VNW [€ 29,15]

Imazol duo 10 mg/g + 2,5 mg/g - Creme 11A04
(Z.Nr. 1-27625) RP. P. nicht im Handel. D01AC20

Imazol 10 mg/g - Paste zur Anwendung auf der Haut 11A02
(Z.Nr. 1-27623) RPF. P. nicht im Handel. D01AC01

Imbruvica 140 mg - Filmtabletten 55G
(Z.Nr. EU/1/14/945/*) NR. P. L01EL01
ZI: Janssen-Cilag International, Beerse, Belgien
Z: 1 Filmtablette enthält: Ibrutinib 140 mg, Tablettenkern: Siliciumdioxid, hochdisperses, Croscarmellose natrium, Lactose monohydrat 28 mg, Magnesium stearat, Cellulose, mikrokristalline, Povidon, Natriumdodecylsulfat; Filmüberzug: Macrogol, Poly(vinylalkohol), Talkum, Titandioxid, Eisen(II,III)-oxid, Eisen(III)-hydroxid-oxid x H2O.
EW: Proteinkinase-Hemmer, antineoplaststisch.
AG: - Rezidiviertes oder refraktäres Mantelzell-Lymphom (MCL).
- Nicht vorbehandelte Chronische Lymphatische Leukämie (CLL) als Monotherapie oder in Kombination mit Rituximab oder Obinutuzumab.
- Vorbehandelte CLL (als Einzelsubstanz oder in Kombination mit Bendamustin und Rituximab).
- Morbus Waldenström (MW), auch in Kombination mit Rituximab.
AA: Filmtabletten einmal tgl. im Ganzen mit Wasser schlucken. Nicht mit Grapefruitsaft oder Bitterorangensaft einnehmen.
DO: MCL: 1mal tgl. 560 mg.
CLL, MW: 1mal tgl. 420 mg.
Dosisanpassung bei Einnahme von CYP3A4-Hemmern siehe Austria Codex - Fachinformation.
Keine Daten an Kindern und Jugendlichen.
SST: Gegenanzeige; Kontrazeption für Frauen bis 3 Monate nach Behandlungsende erforderlich.
NW: Magen/Darm, muskuloskelettale Schmerzen, Neutropenie, Infektionen (Pneumonie, Sinusitis, invasive Mykosen), interstitielle Lungenerkrankung, Blutungen, Blutergüsse, Hautausschläge, Fieber, Blutbild, Schwindel, Kopfschmerz, periphere Neuropathie, Hypertonie, kardiale Arrhythmien, Herzinsuffizienz, ischämischer Schlaganfall, Ödeme, Hepatitis-B-Reaktivierung, nicht-melanozytärer Hautkrebs, progressive multifokale Leukoenzephalopathie, hämophagozytische Lymphohistiozytose, Milzruptur (nach Absetzen).
WW: Kontraindiziert: Johanniskraut. Grapefruitsaft vermeiden.
Nicht empfohlen: Starke CYP3A4-Induktoren (z.B. Rifampicin) oder mäßige CYP3A4-Induktoren (z.B. Carbamazepin). Fischöl-, Vitamine-E-Präparate.
Vorsicht: Starke CYP3A4-Hemmer (z.B. Ketoconazol) und mäßige CYP3A4-Hemmer (z.B. Diltiazem, Erythromycin): Dosisanpassung notwendig. Digoxin (6 Std. Abstand).
WH: Auf hämorrhagische Ereignisse, Leukostase, Zytopenien, Vorhofflimmern, Hypertonie, Herzinsuffizienz achten. Vor und nach Operationen Behandlung 3-7 Tage unterbrechen. Verkehrshinweis.
PG: 28 ST RE1 (EKO: Y) [€ 2.308,55]

Imbruvica 280 mg - Filmtabletten 55G
(Z.Nr. EU/1/14/945/*) NR. P. L01EL01
ZI: Janssen-Cilag International, Beerse, Belgien
Z: 1 Filmtablette enthält: Ibrutinib 280 mg, Tablettenkern: Siliciumdioxid, hochdisperses, Croscarmellose natrium, Lactose monohydrat 56 mg, Magnesium stearat, Cellulose, mikrokristalline, Povidon, Natriumdodecylsulfat; Filmüberzug: Macrogol, Poly(vinylalkohol), Talkum, Titandioxid, Eisen(II,III)-oxid, Eisen(III)-hydroxid-oxid.
Kurzinformation: siehe Imbruvica 140 mg - Filmtabletten, → S. 696
PG: 28 ST RE1 (EKO: Y) [€ 4.584,80]

Imbruvica 420 mg - Filmtabletten 55G
(Z.Nr. EU/1/14/945/*) NR. P. L01EL01
ZI: Janssen-Cilag International, Beerse, Belgien
Z: 1 Filmtablette enthält: Ibrutinib 420 mg, Tablettenkern: Siliciumdioxid, hochdisperses, Croscarmellose natrium, Lactose monohydrat 84 mg, Magnesium stearat, Cellulose, mikrokristalline, Povidon, Natriumdodecylsulfat; Filmüberzug: Macrogol, Poly(vinylalkohol), Talkum, Titandioxid, Eisen(II,III)-oxid, Eisen(III)-hydroxid-oxid x H2O.

Kurzinformation: siehe Imbruvica 140 mg - Filmtabletten, → S. 696
PG: 28 ST RE1 (EKO: Y) [€ 6.861,05]

Imbruvica 560 mg - Filmtabletten 55G
(Z.Nr. EU/1/14/945/*) NR. P. L01EL01
ZI: Janssen-Cilag International, Beerse, Belgien
Z: 1 Filmtablette enthält: Ibrutinib 560 mg, Tablettenkern: Siliciumdioxid, hochdisperses, Croscarmellose natrium, Lactose monohydrat 112 mg, Magnesium stearat, Cellulose, mikrokristalline, Povidon, Natriumdodecylsulfat; Filmüberzug: Macrogol, Poly(vinylalkohol), Talkum, Titandioxid, Eisen(III)-hydroxid-oxid, Eisen(III)-hydroxid-oxid x H2O.
Kurzinformation: siehe Imbruvica 140 mg - Filmtabletten, → S. 696
PG: 28 ST RE1 (EKO: Y) [€ 9.320,45]

Imbruvica 140 mg - Hartkapseln 55G
(Z.Nr. EU/1/14/945/*) NR. P. nicht im Handel. L01EL01

▼ **Imfinzi 50 mg/ml - Konzentrat zur Herstellung einer Infusionslösung** 55L
(Z.Nr. EU/1/18/1322/*) NR. P. E. L01XC28
ZI: AstraZeneca, Södertälje, Schweden
Z: 1 ml des Konzentrats enthält: Durvalumab 50 mg, mittels DNA-Technologie rekombinant aus Ovarialzellen des Chinesischen Hamsters hergestellt, Histidin, Histidin hydrochlorid monohydrat, Trehalose-Dihydrat, Polysorbat 80, Wasser für Injektionszwecke.
EW: Monoklonaler Antikörper, antineoplastisch.
AG: Lokal fortgeschrittenes, inoperables nicht-kleinzelliges Lungenkarzinom.
AA: I.v. Infusion über 60 min.
DO: Alle 2 Wochen 10 mg/kg KG. Bei immunvermittelten NW Dosis aussetzen oder Therapieabbruch. Details siehe Austria Codex Fachinformation. Keine Daten an Kindern und Jugendlichen.
SST: In der Schwangerschaft nicht anwenden. Zuverlässige Kontrazeption bis mindestens 3 Monate nach Therapieende erforderlich. In der Stillzeit Nutzen/Risiko-Abwägung.
NW: Immunvermittelte Reaktionen: Lunge (Husten, Pneumonie), Haut, Schilddrüse, Magen/Darm, Untersuchungen, Niere, Fieber, Ödeme, infusionsbezogene Reaktionen.
WW: Systemische Kortikosteroide (außer in physiologischer Dosis) oder Immunsuppressiva zu Behandlungsbeginn nicht empfohlen.
WH: Vor Therapiebeginn PD-L1-Tumorexpression verifizieren. Auf immunvermittelte NW achten.
PG: **2,4ML** 1 ST * (EKO: N) [€ 1.097,95], **10ML** 1 ST * (EKO: N) [€ 4.438,05]

▼ **Imfinzi 50 mg/ml - Konzentrat zur Herstellung einer Infusionslösung** 55L
(Z.Nr. EU/1/18/1322/*) NR. P. E. L01XC28
Parallelimport.
V: Haemato Pharm, Schönefeld, Deutschland
Z: 1 ml des Konzentrats enthält: Durvalumab 50 mg, mittels DNA-Technologie rekombinant aus Ovarialzellen des Chinesischen Hamsters hergestellt, Histidin, Histidin hydrochlorid monohydrat, Trehalose-Dihydrat, Polysorbat 80, Wasser für Injektionszwecke.
PG: 1 ST * (EKO: N) [€ 4.350,15]

▼ **Imfinzi 50 mg/ml - Konzentrat zur Herstellung einer Infusionslösung** 55L
(Z.Nr. EU/1/18/1322/*) NR. P. E. L01XC28
Parallelimport.
V: Orifarm, Leverkusen, Deutschland
Z: 1 ml des Konzentrats enthält: Durvalumab 50 mg, mittels DNA-Technologie rekombinant aus Ovarialzellen des Chinesischen Hamsters hergestellt, Histidin, Histidin hydrochlorid monohydrat, Trehalose-Dihydrat, Polysorbat 80, Wasser für Injektionszwecke.
PG: **2,4ML** 1 ST * (EKO: N) [€ 1.082,30], **10ML** 1 ST * (EKO: N) [€ 4.383,95]

Imigran 50 mg - Filmtabletten 43F
(Z.Nr. 1-21119) RP. P. N02CC01
ZI: GlaxoSmithKline Pharma, Wien
Z: 1 Filmtablette enthält: Sumatriptan 50 mg (entspr. Sumatriptan succinat), Tablettenkern: Lactose 210 mg, Cellulose, mikrokristalline, Croscarmellose Natrium, Typ A, Magnesium stearat; Filmüberzug: Opadry-YS-1-1441G: (entspr. Methylhydroxypropylcellulose) (entspr. Titandioxid) (entspr. Triacetin) (entspr. Eisenoxid rot).
EW: Selektiver Serotonin (5 HT1)-Agonist.
AG: Akutbehandlung von Migräne-Attacken mit und ohne Aura.
AA: Unzerkaut mit Wasser einnehmen.
DO: ED 50(-100) mg, beim Wiederauftreten der Symptome (frühestens nach 2 Std.) ev. nochmals gleiche Dosis. MTD 300 mg. Nicht für Kinder und Jugendliche.
GA: Herzinfarkt, ischämische Herzerkrankungen, periphere Gefäßerkrankungen, zerebrovaskuläre Erkrankungen, schwere Leberschäden, unkontrollierte Hypertonie, Verdacht auf unbekannte Herzkrankheit. Kinder, Patienten über 65 Jahre.
SST: Strenge Nutzen/Risiko-Abschätzung, nach der Anwendung 12 Std. nicht stillen.
NW: ZNS (Müdigkeit), Krämpfe, Herz/Kreislauf (Dyspnoe, Ischämie, Blutdruckanstieg, Synkopen), Magen/Darm, Haut, Auge, Labor.
WW: Gegenanzeige: Nicht gleichzeitig mit Ergotamin oder Derivaten oder anderen Triptanen anwenden. MAO-Hemmer (2 Wochen Abstand). Vorsicht: SSRIs, Lithium (Serotoninsyndrom), Johanniskraut.
WH: Vorsicht bei eingestellter Hypertonie, Leber- oder Nierenschäden, Sulfonamidallergie, Krampfneigung. Laktosetoleranz.
Nur bei eindeutiger Diagnose anwenden. Nicht zur Behandlung der hemiplegischen, basilären oder ophthalmoplegischen Migräne. Latente Herz/Kreislauf-Erkrankungen vor Behandlungsbeginn ausschließen. An Kopfschmerzen bei Medikamentenübergebrauch denken. Verkehrshinweis.
Vorsicht bei Krämpfen. Auf Serotonin-Syndrom achten.
PG: 2 ST IND (2) (EKO: G) [€ 4,45], 6 ST IND (EKO: G) [€ 13,50]

Imigran 100 mg - Filmtabletten 43F
(Z.Nr. 1-19777) RP. P. N02CC01
ZI: GlaxoSmithKline Pharma, Wien
Z: 1 Filmtablette enthält: Sumatriptan 100 mg (entspr. Sumatriptan succinat), Tablettenkern: Lactose 140 mg, Cellulose, mikrokristalline, Croscarmellose Natrium, Typ A, Magnesium stearat; Filmüberzug: Opadry White OY-S-7393: (entspr. Hydroxypropylmethylcellulose) (entspr. Titandioxid).
Kurzinformation: siehe Imigran 50 mg - Filmtabletten, → S. 697
PG: 2 ST IND (2) (EKO: G) [€ 4,45], 6 ST IND (EKO: G) [€ 13,50]

Imigran 6 mg/0,5 ml - Spritzampullen 43F
(Z.Nr. 1-19773) RP. P. N02CC01
ZI: GlaxoSmithKline Pharma, Wien
Z: 1 Spritzampulle zu 0,5 ml enthält: Sumatriptan 6 mg (entspr. Sumatriptan succinat), Natriumchlorid (entspr. Natrium 1,38 mg), Wasser für Injektionszwecke.
EW: Selektiver Serotonin (5-HT$_1$)-Agonist.
AG: Akutbehandlung von Migräne-Attacken mit und ohne Aura sowie des Horton-Syndroms (Cluster-Kopfschmerz). Nicht zur Prophylaxe.
AA: S.c., auch zur Selbstverabreichung durch den Patienten mittels Applikationshilfe. (Gebrauchsanleitung beachten); cave i.v.
DO: 1 Spritzampulle; keine weitere Dosis für dieselbe Attacke; beim Wiederauftreten der Symptome (frühestens nach 1 Std.) ev. eine weitere Spritzampulle. MTD 2 Spritzampullen. Nicht für Kinder und Jugendliche.
GA: Herzinfarkt, ischämische Herzerkrankungen, periphere Gefäßerkrankungen, zerebrovaskuläre Erkrankungen, schwere Leberschäden, unkontrollierte Hypertonie, Verdacht auf unbekannte Herzkrankheit. Kinder, Patienten über 65 Jahre.
SST: Strenge Nutzen/Risiko-Abschätzung, nach der Anwendung 12 Std. nicht stillen.
NW: ZNS (Müdigkeit), Krämpfe, Herz/Kreislauf (Dyspnoe, Ischämie, Blutdruckanstieg, Synkopen), Magen/Darm, Haut, Auge, Labor.
Zusätzliche NW: Schmerzen an der Injektionsstelle.
WW: Gegenanzeige: Nicht gleichzeitig mit Ergotamin oder Derivaten oder anderen Triptanen anwenden. MAO-Hemmer (2 Wochen Abstand). Vorsicht: SSRIs, Lithium (Serotoninsyndrom), Johanniskraut.
WH: Vorsicht bei eingestellter Hypertonie, Leber- oder Nierenschäden, Sulfonamidallergie, Krampfneigung. Laktosetoleranz.
Nur bei eindeutiger Diagnose anwenden. Nicht zur Behandlung der hemiplegischen, basilären oder ophthalmoplegischen Migräne. Latente Herz/Kreislauf-Erkrankungen vor Behandlungsbeginn ausschließen. An Kopfschmerzen bei Medikamentenübergebrauch denken. Verkehrshinweis.
Vorsicht bei Krämpfen. Auf Serotonin-Syndrom achten.
PG: **NFL GLAXO-PEN** 2 ST RE1 (EKO: Y) [€ 83,30], **STARTERPK** 1 ST RE1 (EKO: Y) [€ 83,30]

Imipenem/Cilastatin AptaPharma 500 mg/500 mg - Pulver zur Herstellung einer Infusionslösung 34C01
(Z.Nr. 1-37985) NR. P. J01DH51
ZI: Apta Medica Internacional, Ljubljana, Slowenien
Z: 1 Durchstechflasche enthält: Imipenem 500 mg (entspr. Imipenem monohydrat), Cilastatin 500 mg (entspr. Cilastatin natrium), Natriumhydrogencarbonat (entspr. Natrium 37,5 mg) (entspr. → 1,6 mmol).
EW: Antibiotikum (Carbapenem) und Enzymhemmer (Cilastatin) im Verhältnis 1:1.
AG: Komplizierte Infektionen: Intraabdominal, Harnwege, Haut und Weichteile.

-intra- und post-partum Infektionen, -schwere Pneumonie einschl. HAP/VAP, -Infektionen bei Neutropenie und Fieber, -Bakteriämie.
AA: I.v. Infusion nach Verdünnung. Infusionsdauer 20-30 min. (ED bis 0,5 g/0,5 g) bzw. 40-60 min. (ED > 0,5 g/0,5 g).
DO: Erwachsene und Jugendliche: TD 2 g/2 g - 4 g/4 g in 3-4 Einzeldosen. MTD 4 g. Dosisreduktion bei Nierenschäden. Kinder ab 1 Jahr: 15/15 oder 25/25 mg/kg KG alle 6 Std.; keine Dosisempfehlung bei Nierenschäden.
GA: Schwere Überempfindlichkeit auf Carbapeneme oder andere Beta-Laktame.
SST: Nutzen/Risiko-Abwägung.
NW: Lokalreaktionen (Thrombophlebitis), Haut, Magen/Darm, Blutbild (Eosinophilie), Enzymanstiege, ZNS (Myoklonus, Verwirrtheit, Krämpfe), Leber, Untersuchungen.
WW: Nicht empfohlen: Valproinsäure (Wirkabschwächung). Vorsicht: Ganciclovir (Krämpfe), orale Antikoagulantien (Wirkverstärkung).
WH: Vor Therapiebeginn antibakterielles Spektrum beachten. Nicht zur Therapie einer Meningitis empfohlen. Bei Durchfällen an pseudomembranöse Colitis denken. Auf Überempfindlichkeit bzw. neurologische Symptome (Myoklonus, Verwirrtheit) achten. Leberfunktion kontrollieren. Verkehrshinweis.
PG: 10 ST * (EKO: N) [€ 260,60]

Imipenem/Cilastatin Eberth 500 mg/500 mg - Pulver zur Herstellung einer Infusionslösung 34C01
(Z.Nr. 1-36393) NR. P. nicht im Handel. J01DH51

Imipenem/Cilastatin Hikma 500 mg/500 mg - Pulver zur Herstellung einer Infusionslösung 34C01
(Z.Nr. 1-30602) NR. P. nicht im Handel. J01DH51

Imipenem/Cilastatin Kabi 500 mg/500 mg - Pulver zur Herstellung einer Infusionslösung 34C01

(Z.Nr. 1-29256) NR. P. J01DH51
ZI: Fresenius Kabi Austria, Graz
Z: 1 Durchstechflasche enthält: Imipenem 500 mg (entspr. Imipenem monohydrat), Cilastatin 500 mg (entspr. Cilastatin natrium), Natriumhydrogencarbonat (entspr. Natrium 37,5 mg) (entspr. → 1,6 mmol).
Kurzinformation: siehe Imipenem/Cilastatin AptaPharma 500 mg/ 500 mg - Pulver zur Herstellung einer Infusionslösung, → S. 697
PG: 10 ST * (EKO: N) [€ 318,70]

Imipenem/Cilastatin Stravencon 250 mg/250 mg - Pulver zur Herstellung einer Infusionslösung 34C01
(Z.Nr. 1-35993) NR. P. nicht im Handel. J01DH51

Imipenem/Cilastatin Stravencon 500 mg/500 mg - Pulver zur Herstellung einer Infusionslösung 34C01
(Z.Nr. 1-35997) NR. P. nicht im Handel. J01DH51

▼ Imlygic 10^6 Plaque-bildende Einheiten (PFU)/ml - Injektionslösung 55L

(Z.Nr. EU/1/15/1064/*) NR. P. T. L01XX51
ZI: Amgen Europe, Zg Breda, Niederlande
Z: 1 Durchstechflasche zu 1 ml enthält: Talimogen laherparepvec 1 Mio. PFU (entspr. Herpes simplex-Virus Typ 1 (HSV-1), abgeschwächtes), mittels rekombinanter DNA-Technologie in Vero-Zellen hergestellt, Dinatriumphosphat dihydrat, Natriumdihydrogenphosphat-dihydrat, Natriumchlorid, myo-Inositol, Sorbitol, Wasser für Injektionszwecke.
EW: Onkolytisches Immuntherapeutikum.
AG: Nicht resezierbares, lokal oder entfernt metastasiertes Melanom (Stadium IIIB, IIIC und IVM1a) ohne Knochen-, Hirn-, Lungen- oder andere viszerale Beteiligung.
AA: Intraläsional (kutan, subkutan, nodal).
DO: Erster Termin: 1 Mio. PFU (Plaque-bildende Einheiten)/ml. Zweiter Termin (nach 3 Wochen) und alle nachfolgenden Termine (alle 2 Wochen): 100 Mio PFU/ml.
Max. Gesamtinjektionsvolumen bis 4 ml. Keine Daten an Kindern und Jugendlichen.
GA: Schwere Immunschwäche.
SST: In der Schwangerschaft nicht anwenden. Zuverlässige Kontrazeption bzw.
Latexkondom dringend empfohlen. Nutzen/Risiko-Abwägung in der Stillzeit.
NW: Sehr häufig Müdigkeit, Schüttelfrost, Fieber, Übelkeit, Kopfschmerzen, grippeähnliche Symptome, lokale Schmerzen, periphere Ödeme, Husten, Magen/Darm. Häufig Zellulitis, Tumorschmerzen, Tachykardie, Gewichtsverlust, Wundkomplikationen.
WW: Antivirale Stoffe (z.B. Aciclovir) können Wirksamkeit beeinträchtigen.
WH: Unbeabsichtigte Exposition vermeiden (kann zu Herpesinfektion führen).
Kontakt mit injizierten Läsionen oder Körperflüssigkeiten bis 30 Tage nach der letzten Anwendung meiden. Verkehrshinweis.
PG: 1 ST * (EKO: N) [€ 3.402,00]

▼ Imlygic 10^8 Plaque-bildende Einheiten (PFU)/ml - Injektionslösung 55L

(Z.Nr. EU/1/15/1064/*) NR. P. T. L01XX51
ZI: Amgen Europe, Zg Breda, Niederlande
Z: 1 Durchstechflasche zu 1 ml enthält: Talimogen laherparepvec 100 Mio. PFU (entspr. Herpes simplex-Virus Typ 1 (HSV-1), abgeschwächtes), mittels rekombinanter DNA-Technologie in Vero-Zellen hergestellt, Dinatriumphosphat dihydrat, Natriumdihydrogenphosphat-dihydrat, Natriumchlorid, myo-Inositol, Sorbitol, Wasser für Injektionszwecke.
Kurzinformation: siehe Imlygic 10^6 Plaque-bildende Einheiten (PFU)/ml - Injektionslösung, → S. 698
PG: 1 ST * (EKO: N) [€ 3.402,00]

Immucothel 1 mg - Trockensubstanz mit Lösungsmittel 55L

(Z.Nr. 1-24392) NR. P. L03AX10
ZI: Biosyn Arzneimittel, Fellbach, Deutschland
Z: 1 Packung enthält: Immunocyanin 1 mg, Glycin, Natriumhydroxid 0,12 mg, Natriumchlorid 0,74 mg (entspr. Natrium 0,36 mg) (entspr. → 0,016 mmol), Sucrose; Lösungsmittel: Wasser für Injektionszwecke 1 ml.
EW: Immuntherapeutikum.
AG: Prävention eines oberflächlichen Blasenkarzinomrezidivs nach transurethraler Resektion.
AA: Immucothel 1 mg: Intrakutan oder s.c.. Immucothel 10 mg: Über Einmalkatheter in die Blase.
DO: Vorsensibilisierung: Testung auf Überempfindlichkeit durch s.c. oder i.c. Injektion von 1 mg in den Unterarm. Wenn nicht nach 4 Tagen ein Erythem als Zeichen einer primären Immunantwort aufgetreten ist, Injektion bis zu 2mal im Abstand von 2-4 Tagen wiederholen.
Instillationstherapie: Intravesikal 1mal wöchentlich 20 mg über 6 Wochen, dann 1mal monatlich 20 mg über 1 Jahr oder länger.
SST: Nutzen/Risiko-Abwägung.
NW: Subfebrile Temperaturen, Enzymanstiege, Harndrang, allergische Reaktionen der Harnblase, Zystitis.
WW: Immunsuppressiva, Kortikosteroide antagonistisch.
WH: Bei initialer Überempfindlichkeit nicht weiter anwenden. Nicht i.v. anwenden.
PG: 1 ST RE2 (EKO: Y) [€ 74,70]

Immucothel 10 mg - Trockensubstanz mit Lösungsmittel 55L

(Z.Nr. 1-24393) NR. P. L03AX10
ZI: Biosyn Arzneimittel, Fellbach, Deutschland
Z: 1 Packung enthält: Immunocyanin 10 mg, Glycin, Natriumhydroxid 1,2 mg, Natriumchlorid 7,4 mg (entspr. Natrium 3,6 mg) (entspr. → 0,16 mmol), Sucrose; Lösungsmittel: Wasser für Injektionszwecke 10 ml.
EW: Immuntherapeutikum.
AG: Prävention eines oberflächlichen Blasenkarzinomrezidivs nach transurethraler Resektion.
AA: Immucothel 1 mg: Intrakutan oder s.c.. Immucothel 10 mg: Über Einmalkatheter in die Blase.
DO: Vorsensibilisierung: Testung auf Überempfindlichkeit durch s.c. oder i.c. Injektion von 1 mg in den Unterarm. Wenn nicht nach 4 Tagen ein Erythem als Zeichen einer primären Immunantwort aufgetreten ist, Injektion bis zu 2mal im Abstand von 2-4 Tagen wiederholen.
Instillationstherapie: Intravesikal 1mal wöchentlich 20 mg über 6 Wochen, dann 1mal monatlich 20 mg über 1 Jahr oder länger.
SST: Nutzen/Risiko-Abwägung.
NW: Subfebrile Temperaturen, Enzymanstiege, Harndrang, allergische Reaktionen der Harnblase, Zystitis.
WW: Immunsuppressiva, Kortikosteroide antagonistisch.
WH: Bei initialer Überempfindlichkeit nicht weiter anwenden. Nicht i.v. anwenden.
PG: 1 ST RE2 (EKO: Y) [€ 164,85]

Immunate 250 I.E. FVIII/190 I.E. VWF - Pulver und Lösungsmittel zur Herstellung einer Injektionslösung 20D01
(Z.Nr. 2-00204) NR. P. E. nicht im Handel. B02BD06

Immunate 500 I.E. FVIII/375 I.E. VWF - Pulver und Lösungsmittel zur Herstellung einer Injektionslösung 20D01

(Z.Nr. 2-00205) NR. P. E. B02BD06
ZI: Baxter, Wien
Z: 1 Packung enthält: Blutgerinnungsfaktor VIII (human) 500 IE, Von Willebrand-Faktor (human) 375 IE, Humanalbumin, Glycin, Natriumchlorid, Natrium citrat (entspr. Natrium 9,8 mg), Lysin

hydrochlorid, Calciumchlorid; Durchstechflasche mit Lösungsmittel: Wasser für Injektionszwecke.
EW: Gerinnungsfaktor.
AG: Blutungen bei angeborenem oder erworbenem Faktor VIII-Mangel, von Willebrand-Jürgens-Syndrom mit Faktor VIII-Mangel (wenn Desmopressin nicht ausreichend oder kontraindiziert ist).
AA: I.v. (max. 2 ml/min) nach Auflösen.
DO:
Dosis (I.E.) = Körpergewicht (kg) x erwünschter Faktor VIII-Anstieg (%) x 0,5
Dauerbehandlung: 20-40 I.E./kg KG alle 2-3 Tage.
Vorsicht bei Kindern unter 6 Jahren.
Details siehe Austria-Codex - Fachinformation.
SST: Strenge Indikationsstellung.
NW: Überempfindlichkeitsreaktionen, Entstehung neutralisierender Antikörper, Hämolyse nach hohen Dosen bei Patienten mit Blutgruppe A, B oder AB.
WH: Auf neutralisierende Antikörper (besonders bei Umstellung auf ein anderes Produkt) bzw. thrombotische Ereignisse achten.
PG: 5 ML RE1 (EKO: Y) [€ 449,50]

Immunate 1000 I.E. FVIII/750 I.E. VWF - Pulver und Lösungsmittel zur Herstellung einer Injektionslösung — 20D01
(Z.Nr. 2-00206) NR. P. E. — B02BD06
ZI: Baxter, Wien
Z: 1 Packung enthält: Blutgerinnungsfaktor VIII (human) 1000 IE, Von Willebrand-Faktor (human) 750 IE, Humanalbumin, Glycin, Natriumchlorid, Natrium citrat (entspr. Natrium 19,6 mg), Lysin hydrochlorid, Calciumchlorid; Durchstechflasche mit Lösungsmittel: Wasser für Injektionszwecke.
Kurzinformation: siehe Immunate 500 I.E. FVIII/375 I.E. VWF - Pulver und Lösungsmittel zur Herstellung einer Injektionslösung, → S. 698
PG: 10 ML RE1 (EKO: Y) [€ 855,70]

Immunine 200 I.E. - Pulver und Lösungsmittel zur Herstellung einer Injektions- oder Infusionslösung — 20D01
(Z.Nr. 2-00170) NR. P. E. nicht im Handel. — B02BD04

Immunine 600 I.E. - Pulver und Lösungsmittel zur Herstellung einer Injektions- oder Infusionslösung — 20D01
(Z.Nr. 2-00171) NR. P. E. — B02BD04
ZI: Baxter, Wien
Z: 1 Packung enthält: Blutgerinnungsfaktor IX (human) 600 IE, Pulver: Natriumchlorid (entspr. Natrium 20 mg), Natriumcitrat dihydrat, Lösungsmittel: Wasser für Injektionszwecke, sterilisiertes.
AG: Blutungen aufgrund eines angeborenen Faktor IX-Mangels (Hämophilie B).
AA: I.v. nach Auflösung des Lyophilisats.
DO: Bedarfsbehandlung: Benötigte Einheiten = Körpergewicht (kg) x gewünschter Faktor IX-Anstieg (%) (IE/dl) x 0,9.
Details siehe Austria Codex - Fachinformation.
Langzeitprophylaxe meist 20-40 IE/kg KG alle 3-4 Tage.
Keine Dosisempfehlungen für Kinder von 6-12 Jahren.
Für Kinder unter 6 Jahren nicht empfohlen.
GA: Disseminierte intravasale Gerinnung (DIC), Hyperfibrinolyse, Heparin- allergie, Heparininduzierte Thrombozytopenie.
SST: Strenge Indikationsstellung.
NW: Überempfindlichkeit bis Schock, neutralisierende Antikörper, Thrombo- embolien.
WH: Bei Thromboserisiko Faktor IX nicht über 60% anheben. Hepatitis A und B-Impfung empfohlen. Nicht für Kinder unter 6 Jahren.
PG: 1 ST RE1 (EKO: Y) [€ 545,55]

Immunine 1200 I.E. - Pulver und Lösungsmittel zur Herstellung einer Injektions- oder Infusionslösung — 20D01
(Z.Nr. 2-00172) NR. P. E. — B02BD04
ZI: Baxter, Wien
Z: 1 Packung enthält: Blutgerinnungsfaktor IX (human) 1200 IE, Pulver: Natriumchlorid (entspr. Natrium 41 mg), Natriumcitrat dihydrat, Lösungsmittel: Wasser für Injektionszwecke, sterilisiertes.
Kurzinformation: siehe Immunine 600 I.E. - Pulver und Lösungsmittel zur Herstellung einer Injektions- oder Infusionslösung, → S. 699
PG: 1 ST RE1 (EKO: Y) [€ 1.044,50]

Immunoprin 50 mg - Filmtabletten — 33B
(Z.Nr. 1-26374) NR. P. n.l. — L04AX01
ZI: Ebewe Pharma, Unterach
Z: 1 Filmtablette enthält: Azathioprin 50 mg, Tablettenkern: Cellulose, mikrokristalline, Mannitol, Maisstärke, Povidon K25, Croscarmellose natrium, Natriumstearylfumarat; Filmüberzug: Hypromellose, Macrogol 400.
PG: 50 ST * (EKO: N) [€ 32,40 n.l.]

Immunoprin 75 mg - Filmtabletten — 33B
(Z.Nr. 1-29707) NR. P. — L04AX01
ZI: Ebewe Pharma, Unterach
Z: 1 Tablette enthält: Azathioprin 75 mg, Tablettenkern: Cellulose, mikrokristalline, Lactose 54,15 mg (entspr. Lactose monohydrat), Maisstärke, Povidon K25, Croscarmellose natrium, Magnesium stearat, Siliciumdioxid, hochdispers, wasserfrei; Filmüberzug: Poly(vinylalkohol), Talkum, Macrogol 3350, Polysorbat 80.
EW: Immunsuppressivum.
AG: In Kombination mit anderen Immunsuppressiva zur Vorbeugung der Abstoßungsreaktion bei Nieren-, Leber-, Herz-, Lungen oder Pankreastransplantation.
Schwere Erkrankungen, wenn Steroide nicht vertragen werden bzw. nicht ausreichend wirksam sind: Rheumatoide Arthritis, entzündliche Darmerkrankungen, Lupus erythematodes, Dermatomyositis, Polymyositis, Autoimmunhepatitis, Polyarteriitis nodosa, Autoimmunanämie, thrombozytopenische Purpura.
AA: Mit mindestens 200 ml Flüssigkeit mindestens 1 Stunde vor oder 3 Stunden nach einer Mahlzeit oder dem Trinken von Milch einnehmen.
DO: Alle Alter:
Transplantation: TD initial bis 5 mg/kg KG, Erhaltungsdosis 1-4 mg/kg KG.
Andere Erkrankungen: TD initial 1-3 mg/kg KG, Dosisanpassung nach Bedarf.
Dosisreduktion bei Thiopurin-S-Methyltransferase (TPMT)- Mangel oder bei mutiertem NUDT15- Gen.
GA: Schwere Infektionen, Leber-, Knochenmarkschäden, Pankreatitis.
SST: Strenge Nutzen/Risiko-Abwägung, nicht stillen, Kontrazeption empfohlen.
NW: Knochenmarkdepression (Leukopenie bei 50% der Transplantationspatienten), Magen/Darm (Pankreatitis, schwere Diarrhoe, Ulcera), Leber, Überempfindlichkeit, Infektionen, Neoplasmen (hepatosplenisches T-Zell- Lymphome), reversible Pneumonie, Alopezie, Haut (Sweet-Syndrom), progressive multifokale Leukoenzephalopathie, Makrophagenaktivierungssyndrom. Erhöhte 6-Mercapto-Purin-Toxizität bei angeborenem, mutiertem NUDT15-Gen. Schwerer Verlauf von Varizellen- Zoster- Infektionen.
WW: Nicht empfohlen: Lebendimpfstoffe (3 Monate Abstand), Ribavirin (Myelosuppression), Febuxostat.
Vorsicht: Allopurinol, Oxipurinol, Thiopurinol, (Azathioprin-Dosis auf 25% reduzieren), andere Immunsuppressiva, Methotrexat (Azathioprin-Dosis anpassen), Aminosalizylsäurederivate, Antikoagulantien, ACE-Hemmer, Trimethoprim/Sulfamethoxazol, Cimetidin, Indomethacin, andere myelosuppressive Substanzen, neuromuskuläre Blocker.
WH: Vorsicht bei Leber- oder Nierenschäden. Kontrollen: Blutbild (initial mindestens wöchentlich), Leber.
Ausschleichend absetzen. Bei Lesch-Nyhan-Syndrom nicht empfohlen.
Auf Infektionen mit Varicella-Zoster-Virus achten. Übermäßige Sonnen- oder UV-Strahlen meiden.
PG: 50 ST (2) (EKO: G) [€ 42,95]

Immunoprin 100 mg - Filmtabletten — 33B
(Z.Nr. 1-29708) NR. P. — L04AX01
ZI: Ebewe Pharma, Unterach
Z: 1 Tablette enthält: Azathioprin 100 mg, Tablettenkern: Cellulose, mikrokristalline, Lactose 72,2 mg (entspr. Lactose monohydrat), Maisstärke, Povidon K25, Croscarmellose natrium, Magnesium stearat, Siliciumdioxid, hochdispers, wasserfrei; Filmüberzug: Poly(vinylalkohol), Talkum, Macrogol 3350, Polysorbat 80.
Kurzinformation: siehe Immunoprin 75 mg - Filmtabletten, → S. 699
PG: 50 ST (2) (EKO: G) [€ 51,25]

Immunoprin mite 50 mg - Filmtabletten — 33B
(Z.Nr. 1-24656) NR. P. — L04AX01
ZI: Ebewe Pharma, Unterach
Z: 1 Filmtablette enthält: Azathioprin 50 mg, Tablettenkern: Lactose monohydrat (entspr. Lactose 85,5 mg), Maisstärke, Povidon K25, Siliciumdioxid, hochdisperses, Magnesium stearat; Filmüberzug: Hypromellose, Cellulose, mikrokristalline, Macrogol-400-stearat, Talkum; Farbstoff: Titandioxid.
EW: Immunsuppressivum.
AG: Allein oder in Kombination mit anderen Immunsuppressiva bzw. Kortikosteroiden bei Nieren-, Leber- oder Herztransplantation.
Rheumatoide Arthritis, Lupus erythematodes, Dermatomyositis,

Polymyositis, Autoimmunhepatitis, Pemphigus vulgaris, Polyarteriitis nodosa, Autoimmunanämie, thrombozytopenische Purpura. Entzündliche Darmerkrankungen wie M. Crohn oder Colitis ulcerosa.
AA: Oral. Mindestens 1 Std. vor oder 2 Std. nach dem Konsum von Milch oder Milchprodukten einnehmen.
DO: Alle Alter: Transplantation: TD am 1. Tag bis 5 mg/kg KG, Erhaltungsdosis 1-4 mg/kg KG.
Andere Erkrankungen: TD initial 1-3 mg/kg KG, Dosisanpassung nach Bedarf.
Dosisreduktion bei Nieren- oder Leberinsuffizienz, Thiopurin-S-Methyltranferase (TPMP)- Mangel.
GA: Überempfindlichkeit gegen 6-Mercapto-Purin.
SST: Strenge Nutzen/Risiko-Abwägung.
NW: Infektionen, Myelosuppression, Magen/Darm (Pankreatitis, schwere Diarrhoe, Ulcera), Leber, Überempfindlichkeit (auch schwere Reaktionen), erhöhtes Karzinomrisiko, T- Zell-Lymphome, Reaktivierung einer Hepatitis B, Alopezie, Makrophagenaktivierungssyndrom. Erhöhtes Toxizitätsrisiko bei Patienten mit angeborenem, mutiertem NUDT15-Gen.
WW: Nicht empfohlen: Lebendimpfstoffe (3 Monate Abstand), Ribavirin (Myelosuppression), Febuxostat.
Vorsicht: Allopurinol, Oxipurinol, Thiopurinol, (Azathioprin-Dosis auf 25% reduzieren), andere Immunsuppressiva, Methotrexat (Azathioprin-Dosis anpassen), Aminosalizylsäurederivate, Antikoagulantien, ACE-Hemmer, Trimethoprim/Sulfamethoxazol, Cimetidin, Indomethacin, andere myelosuppressive Substanzen, neuromuskuläre Blocker.
WH: Kontrollen: Blutbild (initial mindestens wöchentlich), Leber. Vorsicht bei Leber- oder Nierenschäden. Bei Lesch-Nyhan-Syndrom nicht empfohlen. Auf Thiopurin-Methyltransferase-Mangel achten. Auf Varizellen-Zoster-Infektionen bzw. progressive multifokale Leukoenzephalopathie achten. Übermäßige Sonnen- oder UV-Strahlen meiden.
PG: 50 ST (2) (EKO: G) [€ 31,80]

▼ Immnovid 1 mg - Hartkapsel 55L

(Z.Nr. EU/1/13/850/*) NR. P. L04AX06
ZI: Celgene Europe, Utrecht, Niederlande
Z: 1 Hartkapsel enthält: Pomalidomid 1 mg, Kapselinhalt: Mannitol, Stärke, vorverkleistert, Natriumstearylfumarat; Kapselhülle: Gelatine, Titandioxid, Indigocarmin, Eisen(III)-hydroxid-oxid x H2O, Drucktinte, weiss: (entspr. Schellack) (entspr. Titandioxid) (entspr. Simeticon) (entspr. Propylenglycol) (entspr. Ammoniaklösung), Drucktinte, schwarz: (entspr. Schellack) (entspr. Eisen(II,III)-oxid) (entspr. Propylenglycol) (entspr. Ammoniaklösung).
EW: Immunmodulator.
AG: - In Kombination mit Bortezomib und Dexamethason für die Behandlung des multiplen Myeloms bei erwachsenen Patienten, die mindestens eine vorausgegangene Therapie, darunter Lenalidomid, erhalten haben.
In Kombination mit Dexamethason für die Behandlung des rezidivierten oder refraktären multiplen Myeloms bei erwachsenen Patienten, die mindestens zwei vorausgegangene Therapien, darunter Lenalidomid und Bortezomib, erhalten haben und unter der letzten Therapie eine Progression gezeigt haben.
AA: Oral zur gleichen Tageszeit im Ganzen mit Wasser einnehmen.
DO: In Kombination mit Bortezomid und Dexamethason: 1mal tgl. 4 mg Pomalidomid an der Tagen 1 - 14 eines 21-Tage- Zyklus.
-In Kombination mit Dexamethason: 1mal tgl. 4 mg Pomalidomid an den Tagen 1 - 21 eines 28-Tage-Zyklus. 40 mg Dexamethason 1mal tgl. an den Tagen 1, 8, 15 und 22. Dosisreduktion bei Hämatotoxizität. Details siehe Austria Codex- Fachinformation. Kein Nutzen bei Kindern und Jugendlichen.
SST: Strukturverwandt zu Thalidomid! Schwangerschaftsverhütungsprogramm streng einhalten. Zuverlässige Kontrazeption für Frauen von mindestens 4 Wochen vor bis mindestens 4 Wochen nach der Behandlung und für Männer bis 7 Tage nach der Behandlung erforderlich. Nicht stillen.
NW: Blut (Anämie, Neutropenie, Thrombopenie), allgemein (Müdigkeit, Fieber, Ödeme, Schwindel), Herzinsuffizienz, Vorhofflimmern, Infektionen (Pneumonie), Thromboembolien, periphere sensorische Neuropathie, Psyche (Verwirrtheit), Dyspnoe, Husten, interstitielle Lungenerkrankung, Husten, Magen/Darm, Haut (auch schwere Reaktionen), Hautkarzinome, Knochenschmerzen, Muskelkrämpfe, Niere, Leber, Reaktivierung von Hepatitis B, Hypothyreose.
WW: Vorsicht: Starke CYP1A2-Hemmer (z.B. Ciprofloxacin, Enoxacin, Fluvoxamin): Pomalidomid-Dosis um 50% reduzieren.
WH: Auf hämatologische oder thromboembolische Ereignisse, Tumorlyse-Syndrom sowie sekundäre Primärmalignome achten. Vorsicht bei schwerer kardialer Dysfunktion. Kontrolle: Leber, Blutbild, Schilddrüse. Bei schweren Hautausschlägen absetzen. Verkehrshinweis.
PG: 14 ST * (EKO: N) [€ 8.188,00], 21 ST * (EKO: N) [€ 12.260,25]

▼ Immnovid 2 mg - Hartkapseln 55L

(Z.Nr. EU/1/13/850/*) NR. P. L04AX06
ZI: Celgene Europe, Utrecht, Niederlande
Z: 1 Kapsel enthält: Pomalidomid 2 mg, Kapselinhalt: Mannitol, Stärke, vorverkleistert, Natriumstearylfumarat; Kapselhülle: Gelatine, Titandioxid, Indigocarmin, Eisen(III)-hydroxid-oxid x H2O, Erythrosin, Drucktinte, weiss: (entspr. Schellack) (entspr. Titandioxid) (entspr. Simeticon) (entspr. Propylenglycol) (entspr. Ammoniaklösung).
Kurzinformation: siehe Imnovid 1 mg - Hartkapsel, → S. 700
PG: 14 ST * (EKO: N) [€ 8.315,90], 21 ST * (EKO: N) [€ 12.452,15]

▼ Imnovid 3 mg - Hartkapseln 55L

(Z.Nr. EU/1/13/850/*) NR. P. L04AX06
ZI: Celgene Europe, Utrecht, Niederlande
Z: 1 Hartkapsel enthält: Pomalidomid 3 mg, Kapselinhalt: Mannitol, Stärke, vorverkleistert, Natriumstearylfumarat; Kapselhülle: Gelatine, Titandioxid, Indigocarmin, Eisen(III)-hydroxid-oxid x H2O, Drucktinte, weiss: (entspr. Schellack) (entspr. Titandioxid) (entspr. Simeticon) (entspr. Propylenglycol) (entspr. Ammoniaklösung).
Kurzinformation: siehe Imnovid 1 mg - Hartkapsel, → S. 700
PG: 14 ST * (EKO: N) [€ 8.443,80], 21 ST * (EKO: N) [€ 12.644,05]

▼ Imnovid 4 mg - Hartkapseln 55L

(Z.Nr. EU/1/13/850/*) NR. P. L04AX06
ZI: Celgene Europe, Utrecht, Niederlande
Z: 1 Hartkapsel enthält: Pomalidomid 4 mg, Kapselinhalt: Mannitol, Stärke, vorverkleistert, Natriumstearylfumarat; Kapselhülle: Gelatine, Titandioxid, Indigocarmin, Brillantblau FCF, Drucktinte, weiss: (entspr. Schellack) (entspr. Titandioxid) (entspr. Simeticon) (entspr. Propylenglycol) (entspr. Ammoniaklösung).
Kurzinformation: siehe Imnovid 1 mg - Hartkapsel, → S. 700
PG: 14 ST * (EKO: N) [€ 8.571,75], 21 ST * (EKO: N) [€ 12.835,90]

Imodium 2 mg - Kapseln 42I01

(Z.Nr. 0-16789) RPF. P. A07DA03
ZI: Johnson & Johnson, Hallein
Z: 1 Kapsel enthält: Loperamid hydrochlorid 2 mg, Kapselinhalt: Lactose 127 mg, Maisstärke, Talk, Magnesium stearat; Kapselhülle: Gelatine, Titandioxid, Eisenoxid gelb, Eisenoxid schwarz, Indigotin, Erythrosin.
EW: Antidiarrhoikum, bindet an Opiatrezeptoren der Darmwand.
AG: Symptomatisch bei akuten Durchfällen, wenn keine kausale Therapie zur Verfügung steht.
AA: Unzerkaut mit Flüssigkeit schlucken.
DO: Initial 2 Hartkapseln (Jugendliche: 1 Kapsel), nach jedem ungeformten Stuhl 1 Hartkapsel. MTD 4 Hartkapseln. Max. 2 Tage ohne ärztliche Beratung anwenden.
Nicht für Kinder.
GA: Ileus, toxisches Megakolon, Durchfälle mit Fieber oder blutigem Stuhl, akute Colitis ulcerosa, pseudomembranöse Kolitis, bakterielle Darmentzündungen durch Salmonellen, Shigellen und Campylobacter, chronische Durchfälle.
SST: Nutzen/Risiko-Abschätzung vor allem im ersten Trimenon, in der Stillzeit nicht empfohlen.
NW: Magen/Darm (Obstipation, Blähungen), ZNS, Mundtrockenheit, Hautausschläge, Überempfindlichkeit. Bei Überdosierung QT-Verlängerung, Demaskierung eines Brugada- Syndroms.
GE: Missbrauch als Opioidersatz möglich.
WH: Vorsicht bei Leberschäden, AIDS-Patienten. Elektrolyte und Flüssigkeit substituieren. Verkehrshinweis.
Bei Überdosierung QT-Verlängerung, ZNS-Depression und paralytischer Ileus, Antidot: Wiederholte Naloxon-Gabe.
PG: 10 ST * (EKO: N) [€ 6,50], 20 ST * (EKO: N) [€ 10,25]

Imodium akut 2 mg - Schmelztabletten 42I01

(Z.Nr. 1-22679) RPF. P. A07DA03
ZI: Johnson & Johnson, Hallein
Z: 1 Schmelztablette enthält: Loperamid hydrochlorid 2 mg, Gelatine, Mannitol, Aspartam 0,75 mg, Natriumhydrogencarbonat (entspr. Natrium 0,1 mg), Pfefferminz-Aroma.
EW: Antidiarrhoikum, bindet an Opiatrezeptoren der Darmwand.
AG: Symptomatisch bei akuten Diarrhoen, wenn keine kausale Therapie zur Verfügung steht.
AA: Auf die Zunge legen und mit dem Speichel schlucken.
DO: Erwachsene: Erstdosis 2 Tabletten, dann 1 Tablette nach jedem ungeformten Stuhl. MTD 4 Tabletten.
Jugendliche: Erstdosis 1 Tablette, dann 1 Tablette nach jedem ungeformten Stuhl.
MTD 4 Tabletten; maximal 2 Tage anwenden.
Für Kinder nicht geeignet.
GA: Ileus, toxisches Megakolon, Durchfälle mit Fieber oder blutigem Stuhl, akute Colitis ulcerosa, pseudomembranöse Kolitis, bakterielle Darmentzündungen durch Salmonellen, Shigellen und Campylobacter, chronische Durchfälle.

SST: Nutzen/Risiko-Abschätzung vor allem im ersten Trimenon, in der Stillzeit nicht empfohlen.
NW: Magen/Darm (Obstipation, Blähungen), ZNS, Mundtrockenheit, Hautausschläge, Überempfindlichkeit. Bei Überdosierung QT-Verlängerung, Demaskierung eines Brugada- Syndroms.
GE: Missbrauch als Opioidersatz möglich.
WH: Vorsicht bei Leberschäden, AIDS-Patienten. Elektrolyte und Flüssigkeit substituieren. Verkehrshinweis.
Bei Überdosierung QT-Verlängerung, ZNS-Depression und paralytischer Ileus, Antidot: Wiederholte Naloxon-Gabe.
PG: 10 ST * (EKO: N) [€ 9,25], 20 ST * (EKO: N) [€ 15,25]

Imosec 0,2 mg/ml - Lösung zum Einnehmen 42I01

(Z.Nr. 0-16790) RP. P. A07DA03
ZI: Janssen-Cilag Pharma, Wien
Z: 1 ml enthält: Loperamid hydrochlorid 0,2 mg, Methyl-4-hydroxybenzoat 0,72 mg, Propyl-4-hydroxybenzoat 0,08 mg, Saccharin natrium (entspr. Natrium < 1 mmol) (entspr. → < 23 mg), Glyzerin, Ethanol, wasserfrei 0,07 mg, Citronensäure, Cochenillerot A 0,1 mg, Himbeer-Aroma, Rotes Johannisbeer Aroma, Wasser, gereinigtes.
EW: Antidiarrhoikum, bindet an Opiatrezeptoren der Darmwand.
AG: Symptomatisch bei akuten Durchfällen, wenn keine kausale Therapie zur Verfügung steht.
AA: Oral.
DO: Kinder (2-8 Jahre): Initial 1 Messbecher (= 5 ml) pro 10 kg KG, dann ½ Messbecher pro 10 kg KG. MTD 2 Messbecher pro 10 kg KG. Bei Normali- sierung des Stuhles oder wenn länger als 12 Std. kein Stuhlgang erfolgt ist, Behandlung abbrechen. Nicht für Kinder unter 2 Jahren.
GA: Ileus, akute Dysenterie, akute Colitis ulcerosa, pseudomembranöse Colitis, bakterielle Enterokolitis.
SST: Nutzen/Risiko-Abschätzung vor allem im ersten Trimenon, in der Stillzeit nicht empfohlen.
NW: Magen/Darm (Obstipation, Blähungen), ZNS, Mundtrockenheit, Hautausschläge, Überempfindlichkeit. Bei Überdosierung QT-Verlängerung, Demaskierung eines Brugada-Syndroms.
GE: Missbrauch als Opioidersatz möglich.
WH: Vorsicht bei Leberschäden, AIDS-Patienten. Elektrolyte und Flüssigkeit substituieren. Verkehrshinweis.
Bei Überdosierung QT-Verlängerung, ZNS-Depression und paralytischer Ileus, Antidot: Wiederholte Naloxon-Gabe.
PG: 100 ML F14 (EKO: G) [€ 4,15]

Implanon NXT 68 mg - Implantat zur subkutanen Anwendung 31I04

(Z.Nr. 1-22964) RP. P. G03AC08
ZI: Merck Sharp & Dohme, Wien
Z: 1 Implantat enthält: Etonogestrel 68 mg, Innen: Ethylen-Vinylacetat-Copolymer (28% Vinylacetat) 43 mg, Bariumsulfat 15 mg, Magnesium stearat 0,1 mg, Aussen: Ethylen-Vinylacetat-Copolymer (15% Vinylacetat) 15 mg.
EW: Gestagen.
AG: Kontrazeption (bei Frauen zwischen 18 und 40 Jahren).
AA: Korrekte subkutane Insertion direkt unter die Haut. User Card für die Frau beachten.
DO: 1 Implantat für maximal 3 Jahre; Details siehe Austria-Codex - Fachinformation Nicht für Kinder und Jugendliche.
GA: Aktive venöse thromboembolische Erkrankungen; Sexualhormonabhängige bösartige Tumore; Lebertumore, bestehende oder vorausgegangene andere schwere Lebererkrankungen, solange die Leberfunktionswerte noch nicht auf normale Werte zurückgegangen sind; nicht abgeklärte vaginale Blutun- gen.
SST: In der Schwangerschaft nicht anwenden.
In der Stillzeit Anwendung möglich (nach der 4. Woche post partum einsetzen).
NW: Akne, Kopfschmerzen, Brustschmerzen, Appetitzunahme, Alopezie, Stimmungsschwankungen, Depressionen, Abdominalschmerzen, Dysmenorrhoe, Blutdruckanstieg, lokale Reaktionen, Infektionen der Vagina, Änderungen des Blutungsmusters, thrombotische und andere vaskuläre Ereignisse, Komplikationen beim Einsetzen, gebrochene oder verbogene Implantate in situ.
WW: Mit enzyminduzierenden Arzneimitteln möglich (z.B. Antiepileptika, Rifampicin, Rifabutin, Griseofulvin, Johanniskraut); bis 28 Tage nach Ende der Einnahme von Enzyminduktoren zusätzliche nicht-hormonale Kontrazeption empfohlen.
WH: Geringfügig erhöhtes Mammakarzinomrisiko beachten. Bei Thrombose, Hypertonie Implantat entfernen.
Diabetes sorgfältig überwachen. Anweisungen zum Einsetzen des Implan- tats genau beachten. Schwangerschaft vor Einsetzen des Implantates ausschließen. Gründliche Untersuchung vor (Wieder)einsetzen des Implantats. Verändertes Blutungsverhalten beachten.
PG: 1 ST * (EKO: N) [€ 230,65]

Implanon NXT 68 mg - Implantat zur subkutanen Anwendung 31I04

(Z.Nr. 1-22964-P2/P3) RP. P. Parallelimport. G03AC08
V: Eurim-Pharm, Salzburg
Z: 1 Implantat enthält: Etonogestrel 68 mg, Innere Schicht: Ethylen-Vinylacetat-Copolymer (28% Vinylacetat) 43 mg, Bariumsulfat 15 mg, Magnesium stearat 0,1 mg, Äussere Schicht: Ethylen-Vinylacetat-Copolymer (15% Vinylacetat) 15 mg.
PG: 1 ST * (EKO: N) [€ 226,05]

Implicor 50 mg/5 mg - Filmtabletten 30E06

(Z.Nr. 1-36230) NR. P. C07FX05
ZI: Les Laboratoires Servier, Suresnes Cedex, Frankreich
Z: 1 Filmtablette enthält: Metoprolol tartrat 50 mg, Ivabradin 5 mg (entspr. Ivabradin hydrochlorid 5,39 mg), Tablettenkern: Maisstärke, vorverkleistert, Cellulose, mikrokristalline, Maltodextrin, Siliciumdioxid, hochdisperses, Magnesium stearat; Tablettenfilm: Glycerol, Hypromellose, Macrogol 6000, Magnesium stearat, Titandioxid.
EW: Kombination Beta-Blocker und Herzfrequenzsenker.
AG: Chronische stabile Angina pectoris bei normalem Sinusrhythmus nach vorheriger Einstellung mit den Einzelsubstanzen.
AA: Mit Nahrung am Morgen und am Abend einnehmen.
DO: 2mal tgl. 1 Tablette. Bei Herzfrequenz unter 50 Schlägen/min Dosis reduzieren bzw. Behandlung einstellen.
GA: Bradykardie, kardiogener Schock, Sick-Sinus-Syndrom, AV-Block 2. und 3.
Grades, akuter Myokardinfarkt, schwere Hypotonie, akute Herzinsuffizienz, Herzschrittmacher-Abhängigkeit, instabile Angina pectoris, schwere periphere Gefäßerkrankung, Phäochromozytom, schwere Leberschäden, metabolische Azidose.
SST: Gegenanzeige. Kontrazeption für Frauen im gebärfähigen Alter erforderlich.
NW: Herz/Kreislauf (Bradykardie, Herzrhythmusstörungen, Hypotonie, Raynaud- Syndrom), Augen (Phosphene), ZNS, Psyche, Magen/Darm, Haut. NW der Einzelsubstanzen berücksichtigen.
WW: Kontraindiziert: Starke CYP3A4-Hemmer (Azole, Makrolide, Proteasehemmer, Nefazodon), Diltiazem, Verapamil.
Nicht empfohlen: QT-verlängernde Arzneimittel, Barbiturate, Clonidin, Klasse I-Antiarrhythmika, Amiodaron.
Vorsicht: Kalium-senkende Diuretika, CYP3A4-Induktoren, Rifampicin, Cimetidin, Alkohol, Hydralazin, CYP2D6-Hemmer, Inhalationsanästhetika, Nitrate, Digoxin, MAO-Hemmer, Adrenalin, Parasympathomimetika, NSARs, Antidiabetika.
WW der Einzelsubstanzen berücksichtigen.
WH: Nur zur symptomatischen Behandlung (keine Reduktion kardiovaskulärer Ereignisse). Herzfrequenz wiederholt messen. Vorsicht bei QT-Syndrom, Diabetes, Psoriasis. Nicht wirksam bei Herzrhythmusstörungen. Unmittelbar nach Schlaganfall nicht empfohlen. Behandlung nicht abrupt abbrechen.
Verkehrshinweis.
PG: 28 ST * (EKO: N) [€ 49,85]

Implicor 50 mg/7,5 mg - Filmtabletten 30E06
(Z.Nr. 1-36229) NR. P. nicht im Handel. C07FX05

Importal - Pulver 40A01, 42J03

(Z.Nr. 1-18983) RP. P. A06AD12
ZI: Angelini Pharma Österreich, Wien
Z: 1 Beutel enthält Lactitol monohydrat 10 g.
EW: Disaccharid, wird erst im Dickdarm gespalten; laxierend.
AG: Symptomatische Behandlung der Obstipation, Behandlung der hepatischen Enzephalopathie.
AA: Zum Einnehmen nach Auflösen.
DO: Es sollten 1 täglicher Stuhlgang bei Obstipation bzw. 2 tägliche Stuhlgänge bei hepatischer Enzephalopathie erreicht werden.
Obstipation: Initial 1-2 Beutel 1mal tgl. morgens oder abends, dann nach Bedarf. Kinder: 0,25 g/kg KG.
Enzephalopathie: Initiale TD 0,5-0,7 mg/kg KG in 3 ED. Bei stationären Patienten auch als 40%ige Lösung oral über Nasensonde: TD 1-2 ml/kg KG.
Bei Säuglingen und Kleinkindern nur über ärztliche Anordnung verwenden.
GA: Organische Läsionen im Verdauungstrakt, nicht gesicherte Darmpassage, abdominelle Schmerzen, rektale Blutungen, Elektrolytstörungen, Galaktosämie.
SST: Im ersten Trimenon Vorsicht. Sonst Anwendung möglich.
NW: Abdominales Unbehagen, Übelkeit, Diarrhoen (Verlust von Flüssigkeit und Mineralien).
WW: Andere Laxantien nicht gleichzeitig anwenden. Verstärkte Kaliumverluste anderer Arzneimittel (Diuretika). Antazida und Neomycin bei hepatischer Enzephalopathie nicht gleichzeitig mit Importal geben.
WH: Bei Langzeitgabe Elektrolyte kontrollieren (Kalium). Nicht als Zuckerer- satzstoff zu verwenden. Vor Elektrokauter-Anwendung

gründliche Darm- reinigung. Ausreichend Flüssigkeit zuführen. Nicht zur Dauertherapie.
Bei Ileostomie oder Colostomie nicht empfohlen.
PG: 20 ST (EKO: G) [€ 10,45]

🐾 Improvac - Injektionslösung für Schweine 823AD

(Z.Nr. EU/2/09/095/*) NR. P. E. QG03XA91
ZI: Zoetis Belgium, Louvain-la-Neuve, Belgien
Z: 1 Dosis (2 ml) enthält: Gonadotropin-releasing-factor (GnRF)-Analogon mit Trägerprotein, konjugiert mit Diphtherietoxoid mind. 300 µg konjugiert an Diethylaminoethyl (DEAE)-Dextran 300 mg, Chlorocresol 2 mg, Harnstoff, Wasser für Injektionszwecke.
EW: Immunbiologikum.
AG: Induktion von Antikörpern gegen GnRF zur vorübergehenden immunologischen Unterdrückung der Hodenfunktion bei Ebern ab 8 Wochen.
AA: S.c.
DO: 2x2 ml im Abstand von mindestens 4 Wochen, zweite Dosis 4-6 Wochen vor der Schlachtung. Falls Schlachtung später als 10 Wochen nach der 2. Dosis beabsichtigt ist, 3. Dosis 4-6 Wochen vor dem geplanten Schlachtzeitpunkt verabreichen.
GA: Weibliche Tiere, Zuchteber.
SST: Nicht bei weiblicher Tieren oder Zuchtebern anwenden.
NW: Lokale Schwellungen, leichte Hyperthermie, sehr selten Anaphylaxie.
WH: Versehentliche Impfung männlicher Zuchttiere kann Fruchtbarkeit beeinträchtigen. Versehentliche Selbstinjektion unbedingt vermeiden (unverzügliche chirurgische Versorgung erforderlich).
PG: 12 FL VN [€ 309,20]

▼ Imraldi 40 mg - Injektionslösung in einer Fertigspritze 13A02, 22F01, 42F

(Z.Nr. EU/1/17/1216/*) NR. P. E. L04AB04
ZI: Samsung Bioepis NL, Delft, Niederlande
Z: 1 Einzeldosis-Fertigspritze mit 0,8 ml enthält: Adalimumab 40 mg, hergestellt in Ovarialzellen des chinesischen Hamsters (CHO), Natrium citrat, Citronensäure monohydrat, Histidin, Histidin hydrochlorid monohydrat, Sorbitol 20 mg, Polysorbat 20, Wasser für Injektionszwecke.
EW: Monoklonaler Antikörper, selektiv immunsuppressiv, TNF-Antagonist.
AG: - Mäßige bis schwere aktive rheumatoide Arthritis (in Kombination mit Methotrexat oder als Monotherapie).
- Polyartikuläre juvenile idiopathische Arthritis bei Kindern ab 2 Jahren und Jugendlichen.
- Enthesitis-assoziierte Arthritis bei Patienten ab 6 Jahren.
- Ankylosierende Spondylitis.
- Axiale Spondyloarthritis ohne Röntgennachweis einer ankylosierenden Spondylitis.
- Psoriasis-Arthritis.
- Chronische Plaque-Psoriasis (auch bei Kindern ab 4 Jahren und Jugendlichen).
- Mittelschwerer bis schwerer aktiver M.Crohn, auch bei Kindern ab 6 Jahren und Jugendlichen.
- Mittelschwere bis schwere aktive Colitis ulcerosa.
- Hidradenitis suppurativa (Acne inversa) bei Erwachsenen und Jugendlichen.
-Nicht infektiöse Uveitis intermedia, posterior und Panuveitis bei Erwachsenen bei Nichtansprechen auf Kortikosteroide.
-Nicht-infektiöse Uveitis anterior bei Kindern ab 2 Jahren und Jugendlichen bei Nichtansprechen auf konventionelle Therapie.
AA: S.c.; mit dieser Arzneiform keine ED unter 40 mg möglich.
DO: **Arthritis:** 40 mg jede 2. Woche (oder ev. wöchentlich oder 80 mg jede 2. Woche).
Spondylitis: 40 mg jede 2. Woche .
Juvenile Arthritis: 10 bis <30 kg KG: 20 mg jede 2. Woche; ab 30 kg KG: 40 mg jede 2. Woche.
Enthesitis-assoziierte Arthritis: Kinder ab 6 Jahren; 15 bis <30 kg KG: 20 mg jede 2. Woche; ab 30 kg KG: 40 mg jede 2. Woche.
M.Crohn: Initial 80(-160) mg, 40(-80 mg) in Woche 2 , dann 40 mg jede 2. Woche (oder 40 mg jede Woche bzw. 80 mg jede 2. Woche).
Kinder unter 40 kg KG: 40(-80) mg in Woche 0, gefolgt von 20(-40) mg in Woche 2, 20 mg in Woche 4, dann 20 mg jede 2. Woche.
Kinder und Jugendliche ab 40 kg KG: 80(-160) mg in Woche 0, gefolgt von 40(-80) mg in Woche 2, 40 mg in Woche 4, dann 40 mg jede 2. Woche.
Psoriasis: Initial 80 mg, nach 1 Woche 40mg, dann jede 2. Woche 40 mg ; nach 16 Wochen ev. 40 mg jede Woche oder 80 mg jede 2. Woche.
Kinder und Jugendliche: 15 bis <30 kg KG: 20 mg wöchentlich für 2 Wochen, dann jede 2. Woche.
Ab 30 kg KG: 40 mg wöchentlich für 2 Wochen, dann jede 2. Woche.
Colitis ulcerosa: 160 mg in Woche 0, gefolgt von 80 mg in Woche 2, dann 40 mg jede 2. Woche (oder 40 mg jede Woche bzw. 80 mg jede 2. Woche). Keine Daten an Kindern und Jugendlichen.
Hidradenitis suppurativa: 160 mg am Tag 1, 80 mg am Tag 15, 40 mg am Tag 29 und jede folgende Woche (oder 80 mg jede 2. Woche ab Tag 29).
Jugendliche: Initial 80 mg, nach 1 Woche 40 mg, dann alle 2 Wochen 40 mg (oder 40 mg jede Woche bzw. 80 mg jede 2. Woche).
Uveitis: Initial 80 mg, nach 1 Woche 40 mg, dann alle 2 Wochen 40 mg.
Kinder < 30 kg: Initial 40 mg, nach 1 Woche 20 mg, dann alle 2 Wochen 20 mg.
Kinder ab 30 kg: Initial 80 mg, nach 1 Woche 40 mg, dann alle 2 Wochen 40 mg.
GA: Aktive Tuberkulose, Sepsis, Herzinsuffizienz NYHA III/IV, Personen unter 18 Jahren.
SST: SST: In der Schwangerschaft zwingende Indikationsstellung, ; bis 5 Monate nach der letzten Gabe Kontrazeption und nicht stillen. Keine Lebendimpfstoffe an Säuglinge bis 5 Monate nach der letzten Gabe von Adalimumab an die Mutter applizieren.
NW: Häufigste NW: Infektionen, lokale Reaktionen, ZNS (Kopfschmerzen, Parästhesien, Migräne), muskuloskelettale Schmerzen.
Schwerste NW: Infektionen, Malignome, Panzytopenie, aplastische Anämie, Demyelinisierungen, Uveitis intermedia, Lupus, Tuberkulose, Stevens-Johnson-Syndrom.
Viele weitere NW möglich.
WW: Gleichzeitige Anwendung mit Anakinra oder Abatacept nicht empfohlen.
WH: Auf Infektionen (Tuberkulose) engmaschig überwachen, besonders bei älteren Patienten; Vorsicht bei demyelinisierenden Erkrankungen, leichter Herzinsuffizienz. Auf Lymphome und Leukämie achten (besonders bei Patienten bis 22 Jahre). Auf Dysplasien oder Kolonkrebs achten.
Verkehrshinweis.
PG: 2 ST IND (EKO: G) [€ 546,10]

▼ *Imraldi 40 mg - Injektionslösung in einer Fertigspritze* 13A02, 22F01, 42F
(Z.Nr. EU/1/17/1216/*) NR. P. E. L04AB04
Parallelimport. nicht im Handel.

▼ Imraldi 40 mg - Injektionslösung im Fertigpen 13A02, 22F01, 42F

(Z.Nr. EU/1/17/1216/*) NR. P. E. L04AB04
ZI: Samsung Bioepis NL, Delft, Niederlande
Z: 1 Einzeldosis-Fertigpen mit 0,8 ml enthält: Adalimumab 40 mg, hergestellt in Ovarialzellen des chinesischen Hamsters (CHO), Natrium citrat, Citronensäure monohydrat, Histidin, Histidin hydrochlorid monohydrat, Sorbitol 20 mg, Polysorbat 20, Wasser für Injektionszwecke.
Kurzinformation: siehe Imraldi 40 mg - Injektionslösung in einer Fertigspritze, → S. 702
PG: 2 ST IND (EKO: G) [€ 546,10]

▼ *Imraldi 40 mg - Injektionslösung im Fertigpen* 13A02, 22F01, 42F
(Z.Nr. EU/1/17/1216/*) NR. P. E. L04AB04
Parallelimport. nicht im Handel.

▼ *Imraldi 40 mg/0,8 ml - Injektionslösung* 13A02, 22F01, 42F
(Z.Nr. EU/1/17/1216/*) NR. P. E. nicht im Handel. L04AB04

🐾 *Imrestor 15 mg - Injektionslösung für Rinder* 826
(Z.Nr. EU/2/15/193/*) NR. P. E. nicht im Handel. QL03AA90

Imukin 100 Mikrogramm/0,5 ml - Injektionslösung 33C02

(Z.Nr. 1-19480) NR. P. E. L03AB03
ZI: Clinigen Healthcare, Schiphol, Niederlande
Z: 1 Durchstechflasche mit 0,5 ml enthält: Interferon gamma-1b, human, rekombinant 0,1 mg D-Mannitol, Dinatrium succinat Hexahydrat, Polysorbat 20, Bernsteinsäure, Wasser für Injektionszwecke.
EW: Gentechnologisch hergestelltes Protein; antiviral, antiproliferativ, immunmodulierend.
AG: Zur Infektreduktion bei chronischer Granulomatose oder bei schwerer maligner Osteopetrose.
AA: S.c.
AH: Geöffnete Ampullen sofort verbrauchen (kein Konservierungsmittel).

DO: 50 mcg/m^2 KOF oder 1,5 mcg/kg KG bei weniger als 0,5 m^2 KOF.
Dosierung 3mal wöchentlich.
SST: Keine Erfahrungen, vitale Indikationsstellung.
NW: Grippeähnliches Symptom (Therapie: Paracetamol), Exanthem, lokale Schmerzen, in höheren Dosen Blutbild, Proteinurie, Transaminasenanstieg; Herz/Kreislauf, ZNS, Psyche, Magen/Darm, Niere, Blut, Lunge, Stoffwech- sel, Haut.
WW: Neuro-, hämato-, kardiotoxische, myelosuppressive Arzneimittel ver- stärkt.
WH: Vorsicht bei Knochenmarkssuppression, schweren Herz-, ZNS-, Leber-, Nierenerkrankungen, Krampfneigung. Nur durch immunologisch erfahrene Ärzte verordnen. Kontrollen: Blutbild, Blutchemie, Urin. Verkehrshinweis.
PG: 6 ST RE1 (EKO: Y) [€ 852,90]

Imurek 50 mg - Filmtabletten 33B
(Z.Nr. 0-13362) NR. P. L04AX01
ZI: Aspen Pharma, Dublin, Irland
Z: 1 Filmtablette enthält: Azathioprin 50 mg, Tablettenkern: Lactose monohydrat 74 mg, Maisstärke, Stärke, vorgelatiniert, Magnesium stearat, Stearinsäure; Filmüberzug: (entspr. Hypromellose) (entspr. Macrogol 400).
EW: Immunsuppressivum (Antimetabolit).
AG: Mono- oder Kombinationstherapie (meist mit Kortikosteroiden): Nach Organtransplantationen (Niere, Herz, Leber), M. Crohn, Colitis ulcerosa, schwere rheumatoide Arthritis, Lupus erythematodes, Dermatomyositis, Polymyositis, chronisch-aktive Autoimmunhepatitis, Pemphigus vulgaris, Polyarteriitis nodosa, autoimmunhämolytische Anämie, idiopatische thrombozytopenische Purpura.
AA: Oral mit oder ohne Nahrung (Art der Verabreichung standardisieren). Nicht mit Milch oder Milchprodukten einnehmen.
DO: Alle Alter: Transplantationen: TD initial 5 mg/kg KG, Erhaltungsdosis tgl. 1-4 mg/kg KG.
Andere Indikationen: TD initial 1-3 mg/kg KG, Erhaltungsdosis tgl. unter 1 - 3 mg/kg KG.
GA: Überempfindlichkeit gegen Azathioprin oder 6-Mecaptopurin.
SST: Strenge Nutzen/Risiko-Abwägung. Blutbildschäden beim Neugeborenen möglich.
NW: Überempfindlichkeit, Myelosuppression, Alopezie, erhöhtes Infektionsrisiko, Magen/Darm (Übelkeit bei erster Einnahme), Pneumonie, Leber, Pankreatitis, erhöhte Malignomrate (Hauttumore, Sarkome, in situ-Cervixkarzinome), PML (progressive multifokale Leukoenzephalopathie), Reaktivierung von Hepatitis B, Makrophagen- Aktivierungssyndrom. Erhöhte Toxizität bei angeborenem mutiertem NUDT15-Gen.
WW: Kontraindiziert: Lebendimpfstoffe (mindestens 3 Monate Abstand). Nicht empfohlen: Ribavirin (Myelosuppression), Zytostatika/Myelosuppressiva, Febuxostat.
Vorsicht: Allo-, Oxi-, Thiopurinol (Dosisreduktion von Azathioprin auf 25 %)), andere Immunsuppressiva, Infliximab, Salazine (TPMT- Hemmstoffe), Methotrexat, neuromuskuläre Blocker verstärkt. Warfarin, Acenocoumarol abgeschwächt. ACE-Hemmer, Cimetidin, Indometacin (Blutbild), Co-Trimoxazol (myelosuppressiv). Milch- und Milchprodukte zeitlichen Abstand einhalten (Wirkungsverstärkung).
WH: Vorsicht bei Leber- oder Nierenschäden, zytostatischer Therapie. Adäquate Überwachung unbedingt erforderlich. Kontrollen: Blutbild mit Thrombozyten (wöchentlich über 8 Wochen), Leber, Niere. Besondere Empfindlichkeit bei Thiopurin-Methyltransferase (TPMT)- Mangel. Erhöhtes Malignomrisiko beachten. Übermäßige Sonneneinstrahlung oder UV-Strahlen meiden. Bei Lesch-Nyhan-Syndrom nicht anwenden. Auf PML (progressive multifokale Leukoenzephalopathie) achten. Vor Therapiebeginn überprüfen, ob Patient eine Varizellen/Zoster-Infektion durchgemacht hat.
PG: 50 ST (2) (EKO: G) [€ 31,80]

Imurek 50 mg - Filmtabletten 33B
(Z.Nr. 13.362-P2) NR. P. Parallelimport. L04AX01
V: Eurim-Pharm, Salzburg
Z: 1 Filmtablette enthält: Azathioprin 50 mg, Tablettenkern: Lactose monohydrat 74 mg, Maisstärke, Stärke, vorgelatiniert, Magnesium stearat, Stearinsäure; Filmüberzug: (entspr. Hypromellose) (entspr. Macrogol 400).
PG: 50 ST (2) (EKO: G) [€ 31,20]

Imurek 50 mg - Filmtabletten 33B
(Z.Nr. 0-13362-P7) NR. P. Parallelimport. L04AX01
nicht im Handel.

▼ *Imvanex - Injektionssuspension* 36B15
(Z.Nr. EU/1/13/855/*) NR. P. T. nicht im Handel. J07BX01

Inbrija 33 mg - Hartkapseln mit Pulver zur Inhalation 12B01
(Z.Nr. EU/1/19/1390/*) RP. P. nicht im Handel. N04BA01

Incena - Tropfen 45X01, 13X01
(Z.Nr. 3-00115) RPF. P. nicht im Handel. V03AX

🐾 **Incontex 20 mg/ml - Sirup für Hunde** 833AH
(Z.Nr. 8-00590) NR. P. QG04BX91
ZI: aniMedica, Senden-Bösensell, Deutschland
Z: 1 ml Sirup enthält: Phenylpropanolamin hydrochlorid 25 mg (entspr. Phenylpropanolamin 20,14 mg), Saccharin natrium, Saccharose, Propylenglycol, Karamel, Citronensäure monohydrat, Glucose-Sirup, Knoblauch-Extrakt, Wasser, gereinigtes.
EW: Alpha-adrenerger Agonist.
AG: Harninkontinenz bei Hunden, bedingt durch mangelnden urethralen Harnblasenverschluss.
AA: Mit dem Futter mittels Dosierhilfe.
DO: 2mal tgl. 1,5 mg/kg KG.
GA: Herzarrhythmien, Hypertonie, Nierenschäden, Glaukom, chronisch-ob- struktive Atemwegserkrankungen, Diabetes, Tiere unter 9 Monaten.
SST: Nicht anwenden.
NW: Übererregbarkeit, Lethargie, Anorexie, leichtes Sträuben der Nackenhaare, bei Überdosierung adrenerge Stimulation. Bei Langzeitgabe Tachyphylaxie möglich.
WW: Andere Sympathomimetika, Anticholinergika, trizyklische Antidepressiva, selektive MAO B-Hemmer nicht gleichzeitig anwenden. Hepatotoxizität anderer Substanzen verstärkt.
WH: Nicht für Tiere zur Gewinnung von Lebens- oder Arzneimitteln.
PG: 150 ML VT [€ 29,60]

▼ **Increlex 10 mg/ml - Injektionslösung** 31B01
(Z.Nr. EU/1/07/402/*) NR. P. E. H01AC03
ZI: Ipsen Pharma, Boulogne, Frankreich
Z: 1 ml enthält: Mecasermin 10 mg (entspr. hergestellt durch rekombinante DNA-Technologie in Escherichia coli), Benzylalkohol 9 mg, Natriumchlorid, Polysorbat 20, Essigsäure 99%, Natriumacetat, Wasser für Injektionszwecke.
EW: Somatropin-Agonist.
AG: Schwerer primärer Insulin-like Growth Factor-1-Mangel (IGF-1) bei Kindern und Jugendlichen von 2 bis 18 Jahren.
AA: S.c. kurz vor oder nach einer Mahlzeit.
DO: Initial 0,04 mg/kg KG 2mal tgl., MD 0,12 mg/kg KG 2mal tgl.
GA: I.v. Anwendung, Kinder und Jugendliche mit aktiver Neoplasie oder Verdacht auf Neoplasie.
SST: Nicht anwenden; zuverlässige Kontrazeption empfohlen.
NW: Hypoglykämie, lokale Reaktionen, tonsilläre Hypertrophie, Schnarchen, Schlafapnoe-Syndrom, Otitis media, Hypakusis, intrakranieller Hochdruck, Kopfschmerzen, Herz, Magen/Darm, Haut, Extremitätenschmerzen, erhöhtes Risiko für gutartige und bösartige Neoplasien, Überempfindlichkeit/Anaphylaxie.
WW: Insulin oder andere Blutzuckersenker (ev. Dosis reduzieren).
WH: Kein Ersatz für Wachstumshormon. Mangelnde Schilddrüsenfunktion und Mangelernährung vor Behandlungsbeginn beheben. Nicht zur Wachstums- förderung bei geschlossenen Epiphysenfugen. Vor Behandlungsbeginn Echokardiogramm durchführen. Verkehrshinweis (Hypoglykämie).
Bei Überdosierung Hypoglykämie, bei fortdauernder Überdosierung Akromegalie oder Gigantismus.
PG: 1 ST RE1 (EKO: Y) [€ 873,45]

Incresync 12,5 mg/30 mg - Filmtabletten 06B06
(Z.Nr. EU/1/13/842/*) NR. P. A10BD09
ZI: Takeda Pharma, Taastrup, Dänemark
Z: 1 Filmtablette enthält: Alogliptin 12,5 mg (entspr. Alogliptin benzoat), Pioglitazon 30 mg (entspr. Pioglitazon hydrochlorid), Tablettenkern: Mannitol, Cellulose, mikrokristalline, Hyprolose, Croscarmellose natrium, Magnesium stearat, Lactose 121 mg (entspr. Lactose monohydrat); Filmüberzug: Hypromellose, Talkum, Titandioxid, Macrogol 8000, Eisen(III)-oxid, Eisen(III)-hydroxid-oxid x H2O; Drucktinte: Schellack, Eisen(III)-oxid, Carnaubawachs, Glycerolmonooleat.
EW: Antidiabetische Kombination; Dipeptidyl-Peptidase-4-Hemmer und Thiazolidindion.
AG: Mittel der 2. oder 3. Wahl bei Diabetes mellitus Typ 2 (auch in Kombination mit Metformin).
AA: Unzerkaut mit Wasser schlucken.
DO: 1mal tgl. 25 mg/30 mg oder 25 mg/15 mg. Halbe Alogliptin-Dosis bei mittelschwerer Niereninsuffizienz. Keine Daten an Kindern und Jugendlichen.
GA: Herzinsuffizienz, Leberschäden, Ketoazidose, Blasenkrebs, Makrohämaturie.
SST: In der Schwangerschaft nicht anwenden. Nutzen/Risiko-Abwägung in der Stillzeit.
NW: Haut, Kopfschmerzen, Magen/Darm, Überempfindlichkeit, Leber, akute Pankreatitis, Sehstörungen, Frakturen, Gewichtszunahme, Blasenkarzinom.
WW: Nicht empfohlen: Insulin, Sulfonylharnstoffe. Vorsicht: Gemfi-

brozil, Rifampicin. NSAIDs (periphere Ödeme).
WH: Nicht bei Typ 1-Diabetes anwenden. Nicht mit Sulfonylharnstoffen oder Insulin anwenden. Bei schweren Nierenschäden nicht empfohlen. Keine Erfahrungen bei Dialyse. Hypoglykämierisiko beachten (Verkehrshinweis). Auf Überempfindlichkeit, akute Pankreatitis, Flüssigkeitsretention, Blasenkarzinom, Frakturrisiko achten. Kontrollen: Leber, Augen, Körpergewicht.
PG: 28 ST RE1 (EKO: Y) [€ 43,00]

Incresync 12,5 mg/45 mg - Filmtabletten 06B06
(Z.Nr. EU/1/13/842/*) NR. P. nicht im Handel. A10BD09

Incresync 25 mg/30 mg - Filmtabletten 06B06
(Z.Nr. EU/1/13/842/*) NR. P. A10BD09
ZI: Takeda Pharma, Taastrup, Dänemark
Z: 1 Filmtablette enthält: Alogliptin 25 mg (entspr. Alogliptin benzoat), Pioglitazon 30 mg (entspr. Pioglitazon hydrochlorid), Tablettenkern: Mannitol, Cellulose, mikrokristalline, Hyprolose, Croscarmellose natrium, Magnesium stearat, Lactose 121 mg (entspr. Lactose monohydrat); Filmüberzug: Hypromellose, Talkum, Titandioxid, Macrogol 8000, Eisen(III)-oxid, Eisen(III)-hydroxid-oxid x H2O; Drucktinte: Schellack, Eisen(III)-oxid.
Kurzinformation: siehe Incresync 12,5 mg/30 mg - Filmtabletten, → S. 703
PG: 28 ST RE1 (EKO: Y) [€ 53,65]

Incresync 25 mg/45 mg - Filmtabletten 06B06
(Z.Nr. EU/1/13/842/*) NR. P. nicht im Handel. A10BD09

🐾 *Increxxa 25 mg/ml - Injektionslösung für Schweine* 801AF
(Z.Nr. EU/2/20/258/*) NR. P. VNW. nicht im Handel. QJ01FA94

🐾 *Increxxa 100 mg/ml - Injektionslösung für Rinder, Schweine und Schafe* 801AF
(Z.Nr. EU/2/20/258/*) NR. P. VNW. nicht im Handel. QJ01FA94

▼ Incruse Ellipta 55 Mikrogramm - einzeldosiertes Pulver zur Inhalation 50A01
(Z.Nr. EU/1/14/922/*) RP. P. R03BB07
ZI: GlaxoSmithKline (Ireland), Dublin, Irland
Z: 1 abgegebene Dosis enthält: Umeclidinium 55 µg (entspr. Umeclidinium bromid 65 µg), Lactose 12,5 mg (entspr. Lactose monohydrat), Magnesium stearat.
EW: Anticholinergikum, bronchialerweiternd.
AG: Symptomatische Erhaltungstherapie bei chronisch-obstruktiver Lungenerkrankung (COPD).
AA: Zur Inhalation mit Ellipta-Inhalator.
DO: 1mal tgl. 1 Inhalation. Kein Nutzen bei Kindern und Jugendlichen.
SST: Nutzen/Risiko-Abwägung.
NW: Infektionen der oberen Atemwege, Kopfschmerzen, Herzrhythmusstörungen, Husten, Magen/Darm, Überempfindlichkeit.
WW: Nicht empfohlen: Andere muscarinerge Antagonisten.
WH: Bei Asthma oder zur Linderung akuter Symptome nicht anwenden. Bei paradoxem Bronchospasmus sofort absetzen. Vorsicht bei Herzrhythmusstörungen, Harnverhalt, Engwinkelglaukom.
PG: 30 HB IND (2) (EKO: G) [€ 54,30]

▼ *Incruse Ellipta 55 Mikrogramm - einzeldosiertes Pulver zur Inhalation* 50A01
(Z.Nr. EU/1/14/922/*) RP. P. Parallelimport. nicht im Handel. R03BB07

🐾 **Incurin 1 mg - Tabletten** 822AF
(Z.Nr. EU/2/00/018/*) RP. P. QG03CA04
ZI: Intervet International, Boxmeer, Niederlande
Z: 1 Tablette enthält: Estriol 1 mg, Amylopektin, Kartoffelstärke, Magnesium stearat, Laktose.
EW: Kurzzeitöstrogen.
AG: Harninkontinenz bei ovariohysterektomierten Hündinnen.
AA: Oral.
DO: Initial tgl. 1 mg. Dosiseinstellung auf 0,5-2 mg tgl. oder jeden 2. Tag.
GA: Unkastrierte Hündinnen, Polyurie-Polydipsie-Syndrom.
SST: Gegenanzeige.
NW: Östrogene Effekte (geschwollene Vulva, geschwollenes Gesäuge, Attrak- tivität für Rüden, Erbrechen, vaginale Blutungen).
PG: 30 ST VT [€ 28,10]

Indapamid Actavis 1,5 mg - Retardtabletten 25A01
(Z.Nr. 1-28109) RP. P. C03BA11
ZI: Actavis Group PTC, Hafnarfjördur, Island
Z: 1 Retardtablette enthält: Indapamid 1,5 mg, Tablettenkern: Lactose monohydrat 144,22 mg, Maisstärke, vorverkleistert, Hypromellose, Siliciumdioxid, hochdisperses, Magnesium stearat; Überzug: (entspr. Hypromellose) (entspr. Macrogol 6000) (entspr. Titandioxid).
EW: Antihypertonikum, senkt peripheren Gefäßwiderstand.
AG: Essentielle Hypertonie.
AA: Oral morgens unzerkaut mit Flüssigkeit einnehmen.
DO: 1 mal tgl. 1 Retardtablette. Keine Daten an Kindern und Jugendlichen.
GA: Schwere Leberschäden, hepatische Enzephalopathie, schwere Nierenschäden, Hypokaliämie.
SST: Nicht anwenden.
NW: Magen/Darm, Orthostase, QT- Verlängerung, Schwäche, Müdigkeit, Muskelkrämpfe, Hypokaliämie, Hyponatriämie, Kopfschmerzen, Haut, Allergien, (Licht-)überempfindlichkeit. Blutzucker, Harnsäure, Leberenzyme erhöht.
WW: Nicht empfohlen: Lithium: Vorsicht: Torsade de pointes - induzierende Substanzen, nichtsteroidale Antiphlogistika, ACE-Hemmer, Kaliumsenker, Metformin, jodhaltige Kontrastmittel, Antidepressiva, Neuroleptika, Calcium, Ciclosporin, Tacrolimus, Kortikoide.
WH: Verkehrshinweis. Serumkalium und -Natrium kontrollieren. Gichtpatienten überwachen. Einstellung von Diabetikern kontrollieren.
PG: 10 ST (2) (EKO: G) [€ 2,20], 30 ST (2) (EKO: G) [€ 5,10]

Indapamid "Interpharm" retard 1,5 mg - Filmtabletten 25A01
(Z.Nr. 1-27357) RP. P. C03BA11
ZI: Interpharm, Wien
Z: 1 Filmtablette enthält: Indapamid 1,5 mg, Lactose monohydrat 144,22 mg, Stärke, verkleistert, Hypromellose, Siliciumdioxid, kolloidales, Magnesium stearat; Film: Hypromellose, Macrogol 6000, Titandioxid.
EW: Antihypertonikum, senkt peripheren Gefäßwiderstand.
AG: Essentielle Hypertonie.
AA: Oral morgens unzerkaut mit Flüssigkeit einnehmen.
DO: 1 mal tgl. 1 Retardtablette. Keine Daten an Kindern und Jugendlichen.
GA: Schwere Leberschäden, hepatische Enzephalopathie, schwere Nierenschäden, Hypokaliämie.
SST: Nicht anwenden.
NW: Magen/Darm, Orthostase, QT- Verlängerung, Schwäche, Müdigkeit, Muskelkrämpfe, Hypokaliämie, Hyponatriämie, Kopfschmerzen, Haut, Allergien, (Licht-)überempfindlichkeit. Blutzucker, Harnsäure, Leberenzymanstieg, Auge (Aderhauterguss, akute Myopie, sekundäres Winkelverschlussglaukom).
WW: Nicht empfohlen: Lithium: Vorsicht: Torsade de pointes - induzierende Substanzen, nichtsteroidale Antiphlogistika, ACE-Hemmer, Kaliumsenker, Metformin, jodhaltige Kontrastmittel, Antidepressiva, Neuroleptika, Calcium, Ciclosporin, Tacrolimus, Kortikoide.
WH: Verkehrshinweis. Serumkalium und -Natrium kontrollieren. Gichtpatienten überwachen. Einstellung von Diabetikern kontrollieren.
PG: 10 ST (2) (EKO: G) [€ 2,20], 30 ST (2) (EKO: G) [€ 5,40]

Indapamid Krka 1,5 mg - Retardtabletten 25A01
(Z.Nr. 1-31597) RP. P. nicht im Handel. C03BA11

Indapamid-ratiopharm 1,5 mg - Retardtabletten 25A01
(Z.Nr. 1-28321) RP. P. C03BA11
ZI: Teva, Haarlem, Niederlande
Z: 1 Retardtablette enthält: Indapamid 1,5 mg, Tablettenkern: Lactose monohydrat, Hypromellose, Siliciumdioxid, hochdispers, wasserfrei, Magnesium stearat; Filmüberzug: Hypromellose, Glycerol 85%, Titandioxid.
Kurzinformation: siehe Indapamid "Interpharm" retard 1,5 mg - Filmtabletten, → S. 704
PG: 10 ST (2) (EKO: G) [€ 2,20], 30 ST (2) (EKO: G) [€ 5,05]

Indapamid Stada 1,5 mg - Retardtabletten 25A01
(Z.Nr. 1-27471) RP. P. C03BA11
ZI: Stada Arzneimittel, Wien
Z: 1 Retardtablette enthält: Indapamid 1,5 mg, Tablettenkern: Lactose monohydrat 144,22 mg, Maisstärke, vorverkleistert, Hypromellose, Siliciumdioxid, hochdispers, wasserfrei, Magnesium stearat; Tablettenfilm: Hypromellose, Macrogol 6000, Titandioxid.
Kurzinformation: siehe Indapamid Actavis 1,5 mg - Retardtabletten, → S. 704
PG: 10 ST (2) (EKO: G) [€ 2,20], 30 ST (2) (EKO: G) [€ 4,95]

Inderal 10 mg - Filmtabletten 19A
(Z.Nr. 0-13294) RP. P. C07AA05

ZI: AstraZeneca Österreich, Wien
Z: 1 Filmtablette enthält: Propranolol hydrochlorid 10 mg, Kern: Lactose 79 mg, Carmellose calcium, Gelatine, Magnesium stearat; Mantel: Hypromellose, Glycerol, Titandioxid, Karminrot.
EW: Nicht selektiver Beta-Adrenozeptoren-Blocker.
AG: Hypertonie, Angina pectoris, Langzeitprophylaxe nach einem Herzinfarkt, Migräneprophylaxe, hypertrophisch-obstruktive Kardiomyopathie, tachykarde Rhythmusstörungen. Als Zusatztherapie bei Angst oder Angstzuständen (Angst-Tachykardie), essentieller Tremor, Zusatztherapie bei Hyperthyreose. Phäochromozytom (nur gemeinsam mit einem α-Rezeptorenblocker), Sekundär-Prophylaxe von Ösophagusvarizenblutungen bei portaler Hypertonie, insbesondere bei Leberzirrhose alkoholischer Genese und in kompensiertem Zustand (Grad A und B nach Childs-Pugh), wenn eine Sklerosierung nicht möglich ist und unter strenger Überwachung durch Fachabteilungen.
Tachykarde Herzrhythmusstörungen bei Kindern.
AA: Unzerkaut vor den Mahlzeiten mit Flüssigkeit einnehmen.
DO: **Hypertonie:** Initiale TD 80-160 mg, dann 160-320 mg in 2-3 ED.
MTD 640 mg.
Angina pectoris, Migräne, Angstsyndrom, Tremor: Initiale TD 40-120 mg in 2-3 ED, wöchentlich steigern, optimale TD 80-160 mg (bei Angina pectoris 120-240 mg). MTD bei Angstsyndrom und Tremor 160 mg, bei Migräne 240 mg, bei Angina pectoris 320 mg.
|| Tachykardien, hypertrophisch-obstruktive Kardiomyopathie, Hyper- thyreose:
TD 30-120(-160) mg in 3-4 ED.
Nach Herzinfarkt: Beginn mit 4mal 40 mg tgl. für 2-3 Tage ab dem 5.-21. Tag nach dem Infarkt.
Phäochromozytom (nur mit Alpha-Blocker): Präoperativ 3 Tage mit 60 mg tgl. in mehreren ED, in nicht operablen Fällen 3mal tgl. 10 mg.
Portale Hypertonie: Initial 2mal 20 mg, Steigerung bis 2mal tgl. 80-160 mg.
Kinder: Initial 0,25-0,5 mg/kg KG 3-4mal tgl., max. 1 mg/kg KG 4mal tgl.
GA: AV-Block 2. und 3. Grades, Sick-Sinus-Syndrom ohne Herzschrittmacher, schwere Bradykardie, nicht kompensierte Herzinsuffizienz, kardiogener Schock, pulmonale Hypertonie, Asthma bronchiale, chronisch obstruktive Lungenerkrankungen, MAO-Hemmer-Therapie, Therapie mit Calciumantagonisten vom Verapamiltyp, lange Nahrungskarenz, Urämie, metabolische Azidose, schwere Durchblutungsstörungen, Hypoglykämieneigung, unbehandeltes Phäochromozytom.
SST: Nutzen/Risiko-Abwägung, 2-3 Tage vor dem errechneten Geburtstermin absetzen; Stillen nicht empfohlen.
NW: Herz (AV-Block, Hypertonie, Insuffizienz), kalte Extremitäten, Bronchospasmus, Magen/Darm, ZNS (Müdigkeit, lebhafte Träume), Muskelschwäche, Impotenz, Ödeme, selten Rash, Sehstörungen, vereinzelt Knochenmark, Haut (psoriasiform), Stoffwechsel, Hypoglykämie bei Neugeborenen und Kleinkindern, Psychosen beim Absetzen.
WW: Kontraindiziert: MAO-Hemmer, Calciumantagonisten vom Verapamiltyp i.v.
Vorsicht: Antiarrhythmika, Kalziumantagonisten vom Dihydropyridin-Typ, Herzglykoside, Parasympathomimetika (Hypotonie, Asystolie), andere Blutdrucksenker verstärkt; Clonidin (hypertensive Krise beim Absetzen), ZNS-Dämpfer (Hypotonie), Narkotika (Kardiodepression), Lidocain i.v.
(Intoxikation), Sympathomimetika (verstärkte Alpha-Wirkung, Hypertonie, ev. Herzstillstand), Mutterkornalkaloide (Vasospasmen), Insuline und Antidiabetika (Hypoglykämie maskiert), Curare (verstärkte neuromuskuläre Blockade), Cimetidin (verstärkt Propranolol), Rifampicin, Antacida (schwächen Propranolol ab), Rizatriptan (MD 5 mg Rizatriptan), Malariamittel.
WH: Vorsicht bei Diabetes, Leber-, Nierenschäden, Myasthenie, Psoriasis.
Langsam ausschleichen; zuerst Propranolol, dann Clonidin reduzieren.
Herzinsuffizienz kompensieren. Narkosemittel mit geringer negativer Inotropie wählen. Blutzuckerkontrollen. Positive Dopingkontrollen möglich. Verkehrshinweis.
Bei Komplikationen 0,25-0,5 mg Orciprenalin i.v. oder 1-10 mg Glukagon i.v., bei Bronchospasmen Beta 2 Mimetika und/oder Theophyllin, bei Bradykardie 0,5-2 mg Atropin i.v.
PG: 20 ST (2) (EKO: G) [€ 1,75], 50 ST (2) (EKO: G) [€ 3,70]

Inderal 40 mg - Filmtabletten 19A

(Z.Nr. 0-13295) RP. P. C07AA05
ZI: AstraZeneca Österreich, Wien
Z: 1 Filmtablette enthält: Propranolol hydrochlorid 40 mg, Kern: Lactose 147,36 mg, Carmellose calcium, Gelatine, Magnesium stearat; Mantel: Hypromellose, Glycerol, Titandioxid, Karminrot.
Kurzinformation: siehe Inderal 10 mg - Filmtabletten, → S. 704
PG: 20 ST (2) (EKO: G) [€ 5,00], 50 ST (2) (EKO: G) [€ 8,25]

Indocid 25 mg - Kapseln 13B01

(Z.Nr. 0-12789) RP. P. M01AB01
ZI: H.A.C. Pharma, Caen, Frankreich
Z: 1 Kapsel enthält: Indometacin 25 mg, Kapselinhalt: Lactose monohydrat 212 mg, Lecithin, Lactose, Magnesium stearat, Siliciumdioxid, hochdisperses; Kapselhülle: Gelatine, Titandioxid, Eisenoxid gelb; Drucktinte: Schellackglasur, Eisenoxid schwarz, Propylenglykol, Ammoniumhydroxid.
EW: Nichtsteroidales Antiphlogistikum.
AG: Arthritis, Arthrosen, M. Bechterew, Gicht, Weichteilerkrankungen, Schwellungen, Dymenorrhoe.
AA: Oral unmittelbar nach Mahlzeiten.
DO: TD 50-200 mg in mehreren ED, Gichtanfall 150-200 mg, primäre Dysmenorrhoe 75 mg, juvenile Polyarthritis 1-2(-4) mg/kg KG (nicht bei Kindern unter 2 Jahren).
GA: Magen/Darm-Ulcera, Blutungsneigung, Blutbildungsstörungen, schwere Nierenschäden, Kinder und Jugendliche, schwere Herzinsuffizienz.
SST: Gegenanzeige im letzten Trimenon und in der Stillzeit; Nutzen/Risiko- Abwägung im 1. und 2. Trimenon.
NW: Magen/Darm (bis Ulcera mit Blutungen), ZNS, Auge, Gehör, Knochenmark, Niere, Allergien (Asthma), Kreislauf (Ödeme, Hypertonie, Herzmuskel- schwäche), Psyche.
WW: Antikoagulantien (Blutungen), Kortikoide (Magen/Darm-Ulcera verstärkt), Blutdrucksenker abgeschwächt, Digoxin-Spiegel erhöht, Lithium-Konzentra- tion erhöht, Sulfonylharnstoffe (Hypoglykämie), Alkohol (Magen/Darm-Blu- tungen), Methotrexat (vermehrt toxisch), Phenytoin (Spiegel erhöht), Neuroleptika (Verwirrtheit), Penicillin (verstärkt).
WH: Vorsicht bei schweren Psychosen, Epilepsie, Parkinsonismus, Enteroco- litis, Herzinsuffizienz, Leberschäden, hohem Lebensalter, Asthma, Lupus erythematodes. Verkehrshinweis. Kontrollen: Blutbild, Auge, Leber, Niere, Gerinnung, Hämokkult. Larvierung von Infektionskrankheiten möglich. Auf Magen/Darm-Blutungen, kardio- und zerebrovaskuläre Effekte, Hautreaktionen achten.
PG: 30 ST (2) (EKO: G) [€ 4,55], 50 ST (2) (EKO: G) [€ 6,60]

Indocid retard 75 mg - Kapseln 13B01

(Z.Nr. 0-16728) RP. P. M01AB01
ZI: H.A.C. Pharma, Caen, Frankreich
Z: 1 Kapsel enthält: Indometacin 75 mg (entspr. Indometacin, schnell freisetzend 25 mg) (entspr. Indometacin retardiert 50 mg), Kapselinhalt: Saccharose 93,5 mg, Hypromellose, Maisstärke, Cellulose, mikrokristalline, Poly(vinylacetat)-Crotonsäure-Copolymer, Magnesium stearat, Indigotin; Kapselhülle: Gelatine, Titandioxid, Eisenoxid gelb; Drucktinte: Schellackglasur, Eisenoxid schwarz, Propylenglykol, Ammoniumhydroxid oder Kaliumhydroxid.
EW: Nichtsteroidales Antirheumatikum.
AG: Arthritis, Arthrosen, Gicht (nicht beim akuten Anfall), Weichteilrheuma- tismus, nach Verletzungen, primäre Dysmenorrhoe.
AA: Unzerkaut zu oder nach den Mahlzeiten mit Flüssigkeit.
DO: TD 150 mg in 2 ED, bei Dysmenorrhoe TD 75 mg.
GA: Magen/Darm-Ulcera, Blutungsneigung, Blutbildungsstörungen, schwere Nierenschäden, Kinder und Jugendliche, schwere Herzinsuffizienz.
SST: Gegenanzeige im letzten Trimenon und in der Stillzeit; Nutzen/Risiko- Abwägung im 1. und 2. Trimenon.
NW: Magen/Darm (bis Ulcera mit Blutungen), ZNS, Auge, Gehör, Knochenmark, Niere, Allergien (Asthma), Kreislauf (Ödeme, Hypertonie, Herzmuskel- schwäche), Psyche.
WW: Antikoagulantien (Blutungen), Kortikoide (Magen/Darm-Ulcera verstärkt), Blutdrucksenker abgeschwächt, Digoxin-Spiegel erhöht, Lithium-Konzentra- tion erhöht, Sulfonylharnstoffe (Hypoglykämie), Alkohol (Magen/Darm-Blu- tungen), Methotrexat (vermehrt toxisch), Phenytoin (Spiegel erhöht), Neuroleptika (Verwirrtheit), Penicillin (verstärkt).
WH: Vorsicht bei schweren Psychosen, Epilepsie, Parkinsonismus, Enteroco- litis, Herzinsuffizienz, Leberschäden, hohem Lebensalter, Asthma, Lupus erythematodes. Verkehrshinweis. Kontrollen: Blutbild, Auge, Leber, Niere, Gerinnung, Hämokkult. Larvierung von Infektionskrankheiten möglich. Auf Magen/Darm-Blutungen, kardio- und zerebrovaskuläre Effekte, Hautreaktionen achten.
PG: 30 ST (2) (EKO: G) [€ 10,65], 50 ST (EKO: G) [€ 14,75]

InductOs 1,5 mg/ml - Pulver, Lösungsmittel und Matrix für Matrix zur Implantation 38A

(Z.Nr. EU/1/02/226/*) NR. P. M05BC01
ZI: Medtronic BioPharma, PJ Heerlen, Niederlande
Z: Nach Rekonstitution enthält 1 ml: Dibotermin alfa 1,5 mg, hergestellt durch rekombinante DNA-Technologie in CHO, Sucrose, Glycin, Glutaminsäure, Natriumchlorid, Polysorbat 80, Natriumhydroxid; Lösungsmittel: Wasser für Injektionszwecke; Matrix: Rinderkollagen Typ I.
EW: Osteoinduktives Protein, stimuliert Bildung von neuem Knochengewebe.

AG: Lendenwirbelkörperfusion bei degenerativen Bandscheibenerkrankungen. Ergänzung der Standardtherapie bei akuten Tibiafrakturen.
AA: Zur Implantation. Details siehe Austria Codex- Fachinformation.
DO: Lendenwirbelkörperfusionen: 4 - max. 8 mg .
Tibiafrakturen: 12 - max. 24 mg.
Keine Daten an Kindern und Jugendlichen.
GA: Noch nicht ausgewachsener Knochenbau, maligne Erkrankungen, akute Infektionen an der Operationsstelle, Kompartmentsyndrom, pathologische Frakturen (M. Paget, Knochenmetastasen).
SST: In der Schwangerschaft nicht empfohlen. Nutzen/Risiko-Abwägung in der Stillzeit.
NW: Radikulopathien bei Lendenwirbelkörperfusionen, örtlich begrenzte Infektionen bei Tibiafrakturen, heterotope Ossifikationen, Ödeme, Pseudozysten, Immunreaktionen (Antikörper).
WW: Nicht empfohlen: Hämostatika in unmittelbarer Nähe. Vorsicht: NSAIDs.
WH: Nur durch qualifizierte Chirurgen anzuwenden. Zur Versorgung der Halswirbelsäule nicht empfohlen (Gefahr von Ödemen!). Nicht zur direkten Anwendung auf trabekulären Knochen. Keine Erfahrungen bei Autoimmunkrankheiten.
PG: 1 PK * (EKO: N) [€ 4.241,65]

🐾 Indupart 75 Mikrogramm/ml - Injektionslösung für Rinder, Schweine und Pferde
822AI, 833AE

(Z.Nr. 8-35582) RP. P. VNW.
QG02AD90
ZI: Vetpharma Animal Health, Barcelona, Spanien
Z: 1 ml enthält: D-Cloprostenol 75 µg (entspr. Cloprostenol natrium), Chlorocresol 1 mg, Ethanol 96%, Natriumhydroxid zur pH-Wert-Einstellung, Citronensäure-Monohydrat zur pH-Wert Einstellung, Wasser für Injektionszwecke.
EW: Prostaglandin.
AG: Rinder: Brunstsynchronisation oder -induktion, Geburtseinleitung, Funktionsstörung der Eierstöcke, Endometritis/Pyometra, verzögerte Unterusinvolution, Geburtseinleitung in der ersten Hälfte der Trächtigkeit, Ausstoßung von mumifizierten Früchten.
Schweine: Einleitung der Geburt.
Pferde: Auslösung der Luteolyse bei funktionellem Corpus luteum.
AA: Nur i.m.
DO: Kühe: 2 ml; Sauen und Stuten: 1 ml.
Details siehe Austria Codex - Fachinformation.
GA: Kardiovaskuläre, gastrointestinale, respiratorische Krankheiten, mechanische Geburtshindernisse.
SST: Nur zur Geburtseinleitung oder Abortauslösung anwenden.
NW: Bakterielle Infektionen.
WW: Nicht mit nichtsteroidalen Entzündungshemmern anwenden. Andere Wehenmittel verstärkt.
WH: Auf Komplikationen (Nachgeburtsverhaltung, Metritis) achten. Vorsicht beim Umgang mit dem Produkt (Bronchospasmen, Fehlgeburt möglich).
VNW: Essbare Gewebe: Rind 0 Tage, Schwein 1 Tag, Pferd 2 Tage. Milch (Rind, Pferd): 0 Tage.
PG: 20 ML VNW [€ 61,00]

Inegy 10 mg/10 mg - Tabletten
41B02

(Z.Nr. 1-25673) NR. P.
C10BA02
ZI: Merck Sharp & Dohme, Haarlem, Niederlande
Z: 1 Tablette enthält: Ezetimib 10 mg, Simvastatin 10 mg, Butylhydroxyanisol, Citronensäure monohydrat, Croscarmellose natrium, Hypromellose, Lactose monohydrat, Magnesium stearat, Cellulose, mikrokristalline, Propylgallat.
EW: Lipidsenkende Kombination.
AG: Prävention kardiovaskulärer Ereignisse, primäre Hypercholestinämie oder gemischte Hyperlipidämie, homozygote familiäre Hypercholesterinämie.
AA: Oral.
DO: 1mal tgl. (abends) 10/20 mg oder 10/40 mg, nur in schweren Fällen 10/80 mg. Prävention kardiovaskulärer Ereignisse: 1mal tgl. (abends) 10/40 mg (bis eventuell 10/80 mg). Kinder ab 10 Jahren und Jugendliche: Initial 1mal tgl. (abends) 10 mg/10 mg, MTD 10 mg/40 mg.
Dosisreduktion bei schweren Nierenschäden.
GA: Akute Leberschäden.
SST: Gegenanzeige.
NW: Nervensystem, Arthralgie, Myalgie, Asthenie, Magen/Darm, Depression, kognitive Beeinträchtigungen, Haut, selten Myopathien, (besonders bei 80 mg Simvastatin), sehr selten immunvermittelte nekrotisierende Myopathie, Transaminasen- bzw. CK-Anstiege, Leberversagen, Diabetes, interstitielle Lungenerkrankungen.
WW: Mit vielen Arzneimitteln möglich.
Kontraindiziert: Starke CYP3A4 Hemmer: Azole, Erythromycin, Proteasehemmer, Nefazodon, Cobicistat, Ciclosporin, Danazol, Gemfibrozil, Ciclosporin. Grapefruitsaft vermeiden. Simvastatin nicht mit Fusidinsäure geben (Myopathiegefahr; 7 Tage Abstand). Nicht empfohlen: Andere Fibrate. Niacin bei asiatischen Patienten. MTD 10 mg/20 mg: Amiodaron, Amlodipin, Verapamil, Diltiazem, Niacin ab 1 g/d, Elbasvir, Grazeprevir. MTD 10 mg/40 mg mit Lomitapid.
Vorsicht: Colchizin, Antikoagulantien, Daptomycin (Myopathie).
WH: Myopathie/Rhabdomyolyse-Risiko beachten (CK-Werte bestimmen). Leberfunktionstests empfohlen. Erhöhte Simvastatin-Exposition und erhöhtes Myopathierisiko bei Patienten, die das Allel c.521T>C des SLCO1B1-Gens tragen.
PG: 30 ST RE2 (EKO: Y) [€ 49,05]

Inegy 10 mg/20 mg - Tabletten
41B02

(Z.Nr. 1-25674) NR. P.
C10BA02
ZI: Merck Sharp & Dohme, Haarlem, Niederlande
Z: 1 Tablette enthält: Ezetimib 10 mg, Simvastatin 20 mg, Butylhydroxyanisol, Citronensäure monohydrat, Croscarmellose natrium, Hypromellose, Lactose monohydrat, Magnesium stearat, Cellulose, mikrokristalline, Propylgallat.
Kurzinformation: siehe Inegy 10 mg/10 mg - Tabletten, → S. 706
PG: 30 ST * (EKO: N) [€ 53,45]

Inegy 10 mg/20 mg - Tabletten
41B02
(Z.Nr. 1-25674-P1) NR. P. Parallelimport.
C10BA02
nicht im Handel.

Inegy 10 mg/40 mg - Tabletten
41B02

(Z.Nr. 1-25675) NR. P.
C10BA02
ZI: Merck Sharp & Dohme, Haarlem, Niederlande
Z: 1 Tablette enthält: Ezetimib 10 mg, Simvastatin 40 mg, Butylhydroxyanisol, Citronensäure monohydrat, Croscarmellose natrium, Hypromellose, Lactose monohydrat, Magnesium stearat, Cellulose, mikrokristalline, Propylgallat.
Kurzinformation: siehe Inegy 10 mg/10 mg - Tabletten, → S. 706
PG: 30 ST * (EKO: N) [€ 98,00]

Inegy 10 mg/80 mg - Tabletten
41B02

(Z.Nr. 1-25676) NR. P.
C10BA02
ZI: Merck Sharp & Dohme, Haarlem, Niederlande
Z: 1 Tablette enthält: Ezetimib 10 mg, Simvastatin 80 mg, Butylhydroxyanisol, Citronensäure monohydrat, Croscarmellose natrium, Hypromellose, Lactose monohydrat, Magnesium stearat, Cellulose, mikrokristalline, Propylgallat.
Kurzinformation: siehe Inegy 10 mg/10 mg - Tabletten, → S. 706
PG: 30 ST * (EKO: N) [€ 103,50]

Infanrix hexa - Pulver und Suspension zur Herstellung einer Injektionssuspension
36A14

(Z.Nr. EU/1/00/152/*) NR. P. E.
J07CA09
ZI: GlaxoSmithKline Biologicals, Rixensart, Belgien
Z: 1 Dosis (0,5 ml) enthält: Diphtherie-Tetanus-Pertussis (azellulär, aus Komponenten)-Hepatitis-B(rDNA)- Poliomyelitis (inaktiviert)-Haemophilus-Typ-b (konjugiert)-Adsorbat-Impfstoff: Diphtherie-Toxoid, adsorbiert mind. 30 IE, Tetanus-Toxoid, adsorbiert mind. 40 IE, Bordetella pertussis Antigene (entspr. Pertussis-Toxoid, adsorbiert 25 µg) (entspr. Hämagglutinin, filamentöses 25 µg) (entspr. Pertactin 8 µg), adsorbiert an Aluminiumhydroxid 0,5 mg, Hepatitis-B-Oberflächen-Antigen 10 µg, adsorbiert an Aluminiumphosphat (entspr. Al 3+ 0,32 mg), Poliomyelitis Viren, inaktiviert (entspr. Poliomyelitisviren, inaktiviert (VERO) Typ I; Stamm Mahoney 40 D-Antigen-E) (entspr. Poliomyelitisviren, inaktiviert (VERO) Typ II; Stamm MEF1 8 D-Antigen-E) (entspr. Poliomyelitisviren, inaktiviert (VERO) Typ III; Stamm Saukett 32 D-Antigen-E) Haemophilus influenzae Typ b-Polysaccharid 10 µg (entspr. Polyribosylribitolphosphat), adsorbiert an Aluminiumphosphat, (entspr. Al 3+ 0,32 mg), konjugiert an Tetanustoxoid-Trägerprotein 25 µg, Lactose, wasserfrei, Natriumchlorid, Medium 199 (Aminosäuren, Mineralsalze, Vitamine u.a.), Wasser für Injektionszwecke, Spuren von: Formaldehyd, Neomycin, Polymyxin.
EW: Impfstoff.
AG: Grundimmunisierung und Auffrischungsimpfung gegen Diphtherie, Tetanus, Pertussis, Hepatitis B, Poliomyelitis und Haemophilus influenzae Typ b bei Säuglingen und Kleinkindern.
AA: I.m., cave intravasal.
DO: Gemäß offiziellen Empfehlungen:
Grundimmunisierung: 3 Impfdosen zu je 0,5 ml im Abstand von mindestens 1 Monat (insbesondere bei Frühgeborenen ab 24 Schwangerschaftswochen) oder 2 Dosen im Abstand von 2 Monaten.
-Auffrischungsimpfung auf Basis offizieller Empfehlungen, frühestens 6 Monate nach der letzten Dosis der Grundimmunisierung. Keine Daten bei Kindern über 36 Monaten.
GA: Enzephalopathie innerhalb von 7 Tagen nach vorhergehender Pertussis-Impfung, schwere fieberhafte Erkrankungen.

SST: Nicht zutreffend.
NW: Lokale Reaktionen (Schwellungen), Systemeffekte (Appetitverlust, Krämpfe, Erbrechen, Fieber, Schreien, Erregbarkeit, Allergie/ Anaphylaxie, selten Apnoe).
WW: Meningokokken B-Impfstoff und 7-valenten Pneumokokken-Konjugatimpfstoff möglichst getrennt verabreichen (erhöhte NW-Rate bei gleichzeitiger Impfung mit Infanrix hexa).
WH: Vorsicht bei Fieberkrämpfen in der Anamnese. Prophylaktische Gabe von Antipyretika kann Fieber nach der Impfung abschwächen. Apnoe-Risiko bei sehr unreifen Frühgeborenen beachten.
PG:

Infanrix hexa - Pulver und Suspension zur Herstellung einer Injektionssuspension 36A14
(Z.Nr. EU/1/00/152/*) NR. P. E. J07CA09
Parallelimport. nicht im Handel.

Infanrix IPV+Hib - Pulver und Suspension zur Herstellung einer Injektionssuspension 36A14
(Z.Nr. 2-00370) NR. P. E. nicht im Handel. J07CA02, J07AG01

InfectoCiproCort 3 mg/ml + 0,25 mg/ml - Ohrentropfen, Lösung 48A03

(Z.Nr. 1-38434) NR. P. S02CA05
ZI: Infectopharm Arzneimittel und Consilium, Heppenheim, Deutschland
Z: 1 ml Lösung enthält: Ciprofloxacin 3 mg (entspr. Ciprofloxacin hydrochlorid), Fluocinolon acetonid 0,25 mg, Methyl-4-hydroxybenzoat 0,6 mg, Propyl-4-hydroxybenzoat 0,3 mg, Povidon, Diethylenglycolmonoethylether, Glyceryltris(polyethylenglycol) (entspr. Glycerin) (entspr. Ethylenoxid), Salzsäure 1N (zur pH-Einstellung), Natriumhydroxid-Lösung 1N zur pH-Einstellung, Wasser, gereinigtes.
EW: Kortikosteroid + Antiinfektivum.
AG: Akute Otitis externa, akute Otitis media bei Patienten mit Paukenröhrchen.
AA: Am Ohr.
DO: Patienten ab 6 Monaten: Über 7 Tage alle 12 Std. 6 - 8 Tropfen in den äußeren Gehörgang des betroffenen Ohres eintropfen.
GA: Virus- oder Pilzinfektionen des Ohres.
SST: Nutzen/Risiko-Abwägung in der Schwangerschaft. Vorsicht in der Stillzeit.
NW: Ohrenschmerzen, Tinnitus, Pilzinfektionen des Ohres, Kribbeln im Ohr, Geschmacksstörungen, Erbrechen, Haut, Verschluss des Paukenröhrchens, Sehstörungen.
WW: Keine anderen Präparate gleichzeitig am Ohr anwenden.
WH: Nur am Ohr anwenden! Auf Superinfektionen achten. In Ausnahmefällen auch Anwendung bei Säuglingen unter 6 Monaten möglich (keine Erfahrungen).
PG: 10 ML IND (EKO: G) [€ 13,75]

InfectoDexaKrupp 2 mg/5 ml - Saft 31F01

(Z.Nr. 1-29156) NR. P. H02AB02
ZI: Infectopharm Arzneimittel und Consilium, Heppenheim, Deutschland
Z: 5 ml (1 großer Messlöffel) enthält: Dexamethason 2 mg (entspr. Dexamethasondihydrogenphosphat-Dinatrium), Benzoesäure, Propylenglycol 450 mg, Citronensäure monohydrat, Maltitol-Lösung 1375 mg (entspr. Maltitol 1052 mg), Minz-Aroma (entspr. Safrol), Sorbitol-Lösung 70% (nicht kristallisierend) 700 mg (entspr. Sorbitol 490 mg), Natrium citrat, Wasser, gereinigtes.
EW: Systemisches Glukokortikoid.
AG: Hirnödem, schwerer Asthmaanfall, akute Laryngotracheitis (Pseudokrupp) bei Kindern ab 1 Monat, schwere Dermatosen, Autoimmunerkrankungen, toxische Zustände bei schweren Infektionen (nur zusammen mit antiinfektiöser Therapie), Onkologie (palliativ, bei Zytostatika-Erbrechen).
AA: Oral möglichst morgens während oder nach einer Mahlzeit.
DO: Kinder bis 11 Jahre: Hohe Dosierung TD 0,15-0,45 mg/kg KG, mittlere Dosierung TD 0,075-0,15 mg/kg KG.
Hirnödem: Initial 1-2 mg/kg KG, dann TD 1-1,5 mg/kg KG in 3-4(-6) ED. MTD 16 mg.
Schwerer Asthmaanfall: Kinder ab 2 Jahre: 0,15-0,3 mg/kg KG alle 6 Std., MED 9 mg. Kinder unter 2 Jahren: TD 1,5 mg.
Pseudo-Krupp: 0,15 mg/kg KG als ED.
Für Jugendliche und Erwachsene höher dosierte Darreichungsformen verwenden.
GA: Systemische Infektionen ohne geeignete antiinfektive Therapie.
SST: Nutzen/Risiko-Abwägung.
NW: Infektanfälligkeit, Blutbild, Überempfindlichkeit, Endokrinium, Psyche, erhöhter Hirndruck, Sehstörungen, Herz/Kreislauf, Haut, Wachstum, Osteoporose, verzögerte Wundheilung.
WW: Vorsicht: CYP3A4-Induktoren (Dexamethason-Dosis erhöhen).
CYP3A4-Inhibitoren einschl. Cobicistat (Dexamethason-Dosis verringern). Antazida (2 Std. Abstand). NSAR (Magenulzera). Antidiabetika abgeschwächt. Hypokaliämie verstärkt. ACE-Hemmer (Blutbild). Ciclosporin (Krämpfe). Isoniazid (verminderte Plasmakonzentration). Impfstoffe abgeschwächt. Kumarine (engmaschig Gerinnung überwachen). Anticholinergika (Augeninnendruck erhöht).
WH: Strenge Indikationsstellung bei akuten Virosen, Mykosen, bakteriellen Infektionen, Tuberkulose in der Anamnese, Magen/ Darm-Ulcera, Osteoporose, Hypertonie, Diabetes, Psychosen, Glaukom, Hornhautverletzungen, schwerer Colitis ulcerosa, Divertikulitis, Enteroanastomosen, Herzinsuffizienz, Phäochromozytom. Kontrollen; Augen, Serumkalium, Längenwachstum. Positiver Dopingtest möglich.
PG: 30 ML * (EKO: N) [€ 25,90]

InfectoPyoderm 20 mg/g - Salbe 22A01

(Z.Nr. 1-38797) NR. P. D06AX09
ZI: Infectopharm Arzneimittel und Consilium, Heppenheim, Deutschland
Z: 1 g Salbe enthält: Mupirocin 20 mg, Macrogol 400, Macrogol 3350 (entspr. Butylhydroxytoluol).
EW: Topisches Antibiotikum.
AG: Hautinfektionen (z.B. Impetigo, Follikulitis, Furunkulose).
AA: Auf der Haut auftragen.
DO: Personen ab 4 Wochen: 2-3mal tgl. für bis zu 10 Tage.
SST: Nutzen/Risiko-Abwägung.
NW: Lokales Brennen oder andere lokale Reaktionen, sehr selten systemisch (Allergien, pseudomembranöse Kolitis).
WW: Nicht mit anderen Salben mischen.
WH: Nicht zur Kanülenanwendung, nicht am Auge oder in der Nase anwenden.
PG: 15 G * (EKO: N) [€ 24,70]

InfectoScab 5% - Creme 22C01

(Z.Nr. 1-26400) NR. P. P03AC04
ZI: Infectopharm Arzneimittel und Consilium, Heppenheim, Deutschland
Z: 1 g Creme enthält: Permethrin 50 mg, Cetylstearylalkohol, emulgierender (Typ A) 90 mg, Paraffin, dickflüssiges, Vaselin, weisses, Sorbinsäure 1,2 mg, Wasser, gereinigtes.
EW: Mittel gegen Ektoparasiten.
AG: Scabies.
AA: Nur topisch; nicht schlucken.
DO: Bis 30 g Creme (Kinder 6-12 Jahre: bis 15 g Creme; Kinder 2 Monate bis 5 Jahre: bis 7,5 g Creme). Creme muss mindestens 8 Std. auf die Haut einwirken. Bei Kindern unter 2 Jahren nur unter engmaschiger ärztlicher Kontrolle anwenden.
SST: Strenge Indikationsstellung, besonders im 1. Trimenon; 5 Tage nicht stillen.
NW: Haut, Parästhesien, Kopfschmerzen.
WH: Vorsicht bei Korbblütlerüberempfindlichkeit. Nicht in Augennähe, auf Schleimhäuten oder offenen Wunden anwenden. Sicherheit von Latexprodukten kann beeinträchtigt werden.
PG: 30 G (EKO: G) [€ 29,60]

Infekt grippal Pelargonium - Filmtabletten 50Z07
(Z.Nr. HERB-00048) RPF. P. nicht im Handel. R05

🐾 Inflacam 330 mg - Granulat für Pferde 802AD

(Z.Nr. EU/2/11/134/*) RP. P. VNW. QM01AC06
ZI: Chanelle Pharmaceuticals Manufacturing, Galway, Irland
Z: 1 Beutel enthält: Meloxicam 330 mg, Glucose monohydrat, Povidon, Apfel-Aroma (entspr. Butylhydroxyanisol), Crospovidon.
EW: Nichtsteroidales Antiphlogistikum.
AG: Linderung von Entzündung und Schmerzen bei Erkrankungen des Bewegungsapparates bei Pferden.
AA: In 250 g Müsli-Futtermittel gemischt vor der eigentlichen Fütterung verabreichen.
DO: Pferde von 500-600 kg KG: 1mal tgl. 0,6 mg/kg KG (ED = 1 Beutel pro Pferd) für bis zu 14 Tage.
GA: Störungen von Magen/Darm, Leber, Herz, Nieren, Gerinnung. Pferde unter 6 Wochen.
SST: Nicht empfohlen.
NW: Urtikaria, Diarrhoe, sehr selten anaphylaktoide Reaktionen.
WW: Nicht mit anderen Antiphlogistika (einschließlich Glukokortikoiden) oder Antikoagulantien verabreichen.
WH: Nicht bei dehydrierten, hypovolämischen oder hypotonischen Tieren anwenden.
VNW: Essbare Gewebe 3 Tage. Nicht für Tiere, deren Milch für menschlichen Verzehr vorgesehen ist.
PG: 100 ST VNW [€ 404,30]

🐾 Inflacam 5 mg/ml - Injektionslösung für Hunde und Katzen 802AD

(Z.Nr. EU/2/11/134/*) RP. P. QM01AC06

ZI: Chanelle Pharmaceuticals Manufacturing, Galway, Irland
Z: 1 ml Injektionslösung enthält: Meloxicam 5 mg, Ethanol 96% 159,8 mg, Poloxamer 188, Macrogol 400, Glycin, Natrium edetat, Natriumhydroxid, Salzsäure, Meglumin, Wasser für Injektionszwecke.
EW: Nichtsteroidales Antiphlogistikum.
AG: Hunde: Entzündungen und Schmerzen bei Erkrankungen des Bewegungs- apparates. Postoperative Schmerzen und Entzündungen nach orthopädischen Eingriffen und Weichteiloperationen. Katzen: Postoperative Schmerzen nach Ovariohysterektomie und kleineren Weichteiloperationen.
AA: S.c. oder i.v.
DO: Hunde: Erkrankungen des Bewegungsapparates: Einmalig 0,2 mg/kg KG s.c., Fortsetzung oral.
Postoperative Schmerzen: Einmalig 0,2 mg/kg KG i.v. oder s.c.
Katzen: Einmalig 0,3 mg/kg s.c. vor dem Eingriff.
GA: Magen/Darm-, Leber-, Herz-, Nierenschäden, Gerinnungsstörungen. Tiere unter 6 Wochen, Katzen unter 2 kg KG.
SST: Nicht anwenden.
NW: Magen/Darm, Lethargie, Niere.
WW: Nicht mit anderen Entzündungshemmern (einschließlich Glukokortikoiden) geben. Potentiell nephrotoxische Stoffe vermeiden.
WH: Nicht bei Dehydratation, Hypovolämie oder Hypotension anwenden. Katzen nicht oral mit NSAIDs weiter behandeln.
PG: 20 ML VT [€ 65,40]

Inflacam 5 mg/ml - Injektionslösung für Rinder und Schweine 802AD, 807AZ
(Z.Nr. EU/2/11/134/*) RP. P. VNW. nicht im Handel.
QM01AC06

Inflacam 20 mg/ml - Injektionslösung für Rinder, Schweine und Pferde 807AZ, 802AD
(Z.Nr. EU/2/11/134/*) RP. P. VNW.
QM01AC06
ZI: Chanelle Pharmaceuticals Manufacturing, Galway, Irland
Z: 1 ml Injektionslösung enthält: Meloxicam 20 mg, Ethanol 96% 159,8 mg, Poloxamer 188, Macrogol 400, Glycin, Natriumhydroxid, Salzsäure, Meglumin, Wasser für Injektionszwecke.
EW: Nichtsteroidales Antiphlogistikum.
AG: Rinder: Akute Atemwegsinfektionen (in Verbindung mit Antibiotika), bei Rindern; Durchfallerkrankungen (in Kombination mit oraler Flüssigkeits- therapie) bei Kälbern ab 1 Woche und nichtlaktierenden Jungrindern; unterstützend bei akuter Mastitis (in Verbindung mit Antibiotika).
Schweine: Nicht-infektiöse Bewegungsstörungen, Unterstützung eine Antibiotikatherapie bei Mastitis- Metritis-Agalaktiesyndrom.
Pferde: Erkrankungen des Bewegungsapparates, Schmerzlinderung bei Kolik.
AA: S.c., i.m. oder i.v.
DO: Rind: Einmalig 0,5 mg/kg KG s.c. oder i.v.
Schwein: Einmalig 0,4 mg/kg KG i.m.
Pferd: Einmalig 0,6 mg/kg KG i.v.
GA: Leber-, Herz-, Nieren-, Blutschäden, Magen/Darm-Ulcera; Pferde unter 6 Wochen; Durchfälle bei Kälbern in der 1. Lebenswoche.
SST: Anwendung bei Rindern und Schweinen möglich. Bei tragenden und laktie- renden Stuten nicht anwenden.
NW: Lokale Schwellung. Sehr selten anaphylaktoide Reaktionen.
WW: Nicht mit anderen Entzündungshemmern (einschließlich Glukokortikoiden) oder Antikoagulantien geben.
WH: Nicht bei Dehydratation, Hypovolämie oder Hypotension anwenden.
VNW: Rinder: Essbare Gewebe 15 Tage, Milch 5 Tage. Schweine, Pferde: Essbare Gewebe 5 Tage. Nicht für Stuten, deren Milch für menschlichen Verzehr vorgesehen ist.
PG: 100 ML VNW [€ 126,95]

Inflacam 1 mg - Kautabletten für Hunde 802AD
(Z.Nr. EU/2/11/134/*) RP. P. QM01AC06
ZI: Chanelle Pharmaceuticals Manufacturing, Galway, Irland
Z: 1 Kautablette enthält: Meloxicam 1 mg, Lactose monohydrat, Cellulose, mikrokristalline, Siliciumdioxid-beschichtet, Natrium citrat, Crospovidon, Talkum, Schweinefleischaroma, Magnesium stearat.
EW: Nichtsteroidales Antiphlogistikum.
AG: Erkrankungen des Bewegungsapparates bei Hunden.
AA: Oral.
DO: Initial 0,2 mg/kg KG am 1.Tag, dann tgl. 0,1 mg/kg KG.
GA: Trächtigkeit, Laktation, Magen/Darm-, Herz-, Leber-, Nierenschäden, Gerinnungsstörungen, erste 6 Lebenswochen, dehydrierte Tiere.
NW: Magen/Darm.
WW: Nicht mit anderen Entzündungshemmern verabreichen.
WH: Für Katzen nicht geeignet.
PG: 100 ST VT [€ 68,95]

Inflacam 2,5 mg - Kautabletten für Hunde 802AD
(Z.Nr. EU/2/11/134/*) RP. P. QM01AC06
ZI: Chanelle Pharmaceuticals Manufacturing, Galway, Irland
Z: 1 Kautablette enthält: Meloxicam 2,5 mg, Lactose monohydrat, Cellulose, mikrokristalline, Siliciumdioxid-beschichtet, Natrium citrat, Crospovidon, Talkum, Schweinefleischaroma, Magnesium stearat.
Kurzinformation: siehe Inflacam 1 mg - Kautabletten für Hunde, → S. 708
PG: 100 ST VT [€ 91,25]

Inflacam 0,5 mg/ml - Suspension zum Eingeben für Katzen 802AD
(Z.Nr. EU/2/11/134/*) RP. P. nicht im Handel. QM01AC06

Inflacam 1,5 mg/ml - Suspension zum Eingeben für Hunde 802AD
(Z.Nr. EU/2/11/134/*) RP. P. QM01AC06
ZI: Chanelle Pharmaceuticals Manufacturing, Galway, Irland
Z: 1 ml Suspension enthält: Meloxicam 1,5 mg, Saccharin natrium, Carmellose natrium, Siliciumdioxid, hochdisperses, Citronensäure monohydrat, Sorbitlösung, Dinatriumhydrogenphosphat-12-Wasser, Natriumbenzoat 5 mg, Honig-Aroma.
EW: Nichtsteroidales Antiphlogistikum.
AG: Erkrankungen des Bewegungsapparates bei Hunden.
AA: Oral.
DO: Initial 0,2 mg/kg KG am 1.Tag, dann tgl. 0,1 mg/kg KG.
GA: Trächtigkeit, Laktation, Magen/Darm-, Herz-, Leber-, Nierenschäden, Gerinnungsstörungen, erste 6 Lebenswochen, dehydrierte Tiere.
NW: Magen/Darm.
WW: Nicht mit anderen Entzündungshemmern verabreichen.
WH: Bei Katzen Suspension anwenden.
PG: 15 ML VT [€ 15,45], 42 ML VT [€ 23,40], 100 ML VT [€ 39,55]

Inflacam 15 mg/ml - Suspension zum Eingeben für Pferde 802AD
(Z.Nr. EU/2/11/134/*) RP. P. VNW. QM01AC06
ZI: Chanelle Pharmaceuticals Manufacturing, Galway, Irland
Z: 1 ml Suspension enthält: Meloxicam 15 mg, Saccharin natrium, Carmellose natrium, Siliciumdioxid, hochdisperses, Citronensäure monohydrat, Sorbitlösung 70% (nicht kristallisierend), Natriummonohydrogenphosphat Dodecahydrat, Natriumbenzoat 5 mg, Honig-Aroma, Wasser, gereinigtes.
EW: Nichtsteroidales Antiphlogistikum.
AG: Akute und chronische Erkrankungen des Bewegungsapparates.
AA: Mit dem Futter oder direkt in das Maul mit beiliegender Dosierspritze.
DO: 0,6 mg/kg KG einmal tgl. bis zu 14 Tagen.
GA: Magen/Darm-, Leber-, Herz-, Nieren-, Gerinnungsstörungen, Tiere unter 6 Wochen.
SST: Nicht empfohlen.
NW: Sehr selten Urtikaria, Magen/Darm, Lethargie, anaphylaktoide Reaktionen.
WW: Nicht zusammen mit Glukokortikoiden, anderen nicht-steroidalen Antiphlo- gistika oder Antikoagulantien anwenden.
WH: Nicht bei dehydrierten, hypovolämischen oder hypotonischen Tieren anwenden.
VNW: Essbare Gewebe: 3 Tage. Nicht für Tiere, deren Milch für menschlichen Verzehr vorgesehen ist.
PG: 100 ML VNW [€ 60,50], 250 ML VNW [€ 81,95]

Inflanixim 50 mg/ml - Injektionslösung für Rinder, Schweine und Pferde 807A, 806AZ, 840A
(Z.Nr. 8-40165) RP. P. VNW. nicht im Handel.
QM01AG90

Inflectra 100 mg - Pulver für ein Konzentrat zur Herstellung einer Infusionslösung 13A02, 42F, 22F01
(Z.Nr. EU/1/13/854/*) NR. P. E. L04AB02
ZI: Pfizer Europe, Brüssel, Belgien
Z: 1 Durchstechflasche enthält: Infliximab 100 mg, Sucrose, Polysorbat 80, Natriumdihydrogenphosphat Monohydrat, Dinatriumphosphat dihydrat.
Kurzinformation: siehe Flixabi 100 mg - Pulver für ein Konzentrat zur Herstellung einer Infusionslösung, → S. 574
PG: 1 ST IND (EKO: G) [€ 246,05], 2 ST IND (EKO: G) [€ 466,95], 3 ST IND (EKO: G) [€ 674,20]

Inflectra 100 mg - Pulver für ein Konzentrat zur Herstellung einer Infusionslösung 13A02, 42F, 22F01
(Z.Nr. EU/1/13/854/*) NR. P. E.
Parallelimport. nicht im Handel.
L04AB02

Inflectra 100 mg - Pulver für ein Konzentrat zur Herstellung einer Infusionslösung 13A02, 42F, 22F01
(Z.Nr. EU/1/13/854/*) NR. P. E.
Parallelimport. nicht im Handel.
L04AB02

InfluASS - Tabletten 02B08
(Z.Nr. 1-23796) RPF. W2,W10. P. N02BE51, N02BA51
ZI: Teva, Haarlem, Niederlande
Z: 1 Tablette enthält: Acetylsalicylsäure 250 mg, Paracetamol 200 mg, Coffein wasserfrei 50 mg, Stärke, verkleistert, Maisstärke, Lactose monohydrat 20 mg, Stearinsäure, Talkum.
EW: Analgetische Kombination.
AG: Akute leichte bis mäßige starke Schmerzen.
AA: In Flüssigkeit gelöst oder unzerkaut mit reichlich Flüssigkeit ein- nehmen.
DO: 1-1½ Tabletten bis 3mal tgl. Nicht für Kinder.
GA: Blutungsneigung, Magen/Darm-Ulcera, schwere Herz/Kreislauf-Erkrankungen, Alkoholismus.
SST: Kontraindikation vor allem im letzten Trimenon; beim Stillen kurz- zeitige Anwendung möglich.
NW: Magen/Darm (bis Blutungen), Leber, Niere, Hypoglykämie, Haut, ZNS, Überempfindlichkeit, Herz.
WW: Nicht empfohlen: NSARs. Vorsicht: Sulfonamide, Cotrimoxazol, Gerinnungshemmer, Kortikosteroide, Äthanol, Herzglykoside, Sulfonylharnstoffe, Methotrexat, Schilddrüsenhormon, Leberenzym- induktoren, Zidovudin, Propanthelin; Tetrazykline (1-3 Std. Abstand).
WH: Ohne ärztliche Anordnung max. 3-4 Tage anwenden. Kontrollen: Leber, Niere. Vorsicht bei Hyperthyreose. Kindern unter 12 Jahren nur auf ärztliche Verordnung verabreichen.
Bei Paracetamol-Überdosierung in den ersten 8 Std. N-Acetyl-Cystein geben.
PG: 10 ST * (EKO: N) [€ 3,95], 30 ST * (EKO: N) [€ 8,20]

Influbene Erkältungsgetränk - Pulver zur Herstellung einer Lösung zum Einnehmen 02B10, 50J03
(Z.Nr. 1-29225) RPF. P. R05X
ZI: Teva, Haarlem, Niederlande
Z: 1 Beutel enthält: Paracetamol 500 mg, Guaifenesin 200 mg, Phenylephrin hydrochlorid 10 mg, Saccharose 2000 mg, Citronensäure, Weinsäure, Natrium cyclamat, Natrium citrat (entspr. Natrium 157 mg), Aspartam 6 mg, Acesulfam kalium, Menthol Pulver, Zitronen-Aroma, Zitronensaft, Chinolingelb.
EW: Analgetikum + Schleimlöser + Alpha-Sympathomimetikum.
AG: Kurzzeitige Linderung von Erkältungssymptomen und grippalen Infekten.
AA: Inhalt eines Beutels in einem Becher mit heißem, aber nicht kochendem Wasser auflösen, Lösung auf Trinktemperatur abkühlen lassen.
DO: Personen ab 12 Jahren: 1 Beutel, ev. alle 4 Std. wiederholen; MTD 4 Beutel.
Nicht für Kinder.
GA: Leber-, schwere Niereninsuffizienz, Herzerkrankungen, Hypertonie, Hyperthyreose, Diabetes, Engwinkelglaukom, Porphyrie, Kinder unter 12 Jahre.
SST: Strenge Indikationsstellung (nur über ärztliche Verordnung).
NW: ZNS (Schlaflosigkeit, Nervosität, Tremor), Magen/Darm, Herz (Tachykardie), Niere, Überempfindlichkeit, Lebertransaminasenanstieg. Sehr selten Blutbild.
WW: Kontraindiziert: Trizyklische Antidepressiva, MAO-Hemmer (2 Wochen Abstand), Beta-Blocker, andere Sympathomimetika. Vorsicht: Alkohol, Barbiturate, Probenecid, Zidovudin, Isoniazid, Blutdrucksenker, Lamotrigin, Salizylate.
WH: Nicht zur Langzeitgabe.
Vorsicht bei schwerer hämolytischer Anämie, Glukose-6-Phosphat-Dehydrogenasemangel, dehydrierten Patienten, chronischer Fehlernährung.
Bei Paracetamol-Überdosierung Leberschäden. Behandlung der Überdosierung mit N-Acetyl-Cystein.
PG: 10 ST * (EKO: N) [€ 10,20]

Infludo - Tropfen 50W
(Z.Nr. 0-02008) RPF. P. V03AX
ZI: Weleda, Wien
Z: 100 g (= 111 ml; 1 ml = 27 Tropfen) enthalten: Aconitum napellus (Homöopathie) D3 10 g, Bryonia (Homöopathie) D2 6 g, Eucalyptus globulus (Homöopathie) D2 5 g, Eupatorium perfoliatum (Homöopathie) D2 4 g, Phosphorus (Homöopathie) D4 10 g, Schoenocaulon officinale (Homöopathie) D3 10 g, Ethanol 96% (entspr. Gesamtethanolgehalt 65 % (V/V)), Wasser, gereinigtes.
EW: Anthroposophikum.
AG: Grippale Infekte.
AA: Mit Wasser verdünnt einnehmen.
DO: Akut 5-8 Tropfen zunächst alle 1-2 Std. (max. 10mal tgl.), später 2-4mal tgl. in Flüssigkeit einnehmen. Kinder (6-12 Jahre): Akut 3-5 Tropfen alle 2 Std. (max. 10mal tgl.), später 2-3mal tgl.
SST: Nicht anwenden.
NW: Kopfschmerzen, Unruhe, Schlaflosigkeit: Bei NW in der 2. Tageshälfte geringer dosieren oder aussetzen.
WH: Nicht für Alkoholkranke. Vorsicht bei Leberschäden, Epilepsie.
PG: 20 ML * (EKO: N) [€ 11,90], 50 ML * (EKO: N) [€ 19,90]

Infludoron - Globuli 50X03
(Z.Nr. 3-00322) RPF. P. V03AX
ZI: Weleda, Wien
Z: 100 g enthalten: Aconitum napellus (Homöopathie) D1 0,1 g, Bryonia (Homöopathie) D1 0,6 g, Eucalyptus globulus Urt. 0,5 g, Eupatorium perfoliatum (Homöopathie) D1 0,4 g, Ferrum phosphoricum (Homöopathie) D6 1 g, Schoenocaulon officinale (Homöopathie) D1 0,1 g, Saccharose 100 g, Spuren von: Lactose monohydrat.
EW: Anthroposophikum.
AG: Grippale Infekte.
AA: Im Mund zergehen lassen.
DO: Jugendliche und Erwachsene: 15 Globuli alle 1-2 Std.
Kinder (6-11 Jahre): 8-10 Globuli alle 1-2 Std.
Kinder (1-5 Jahre): 5-10 Globuli 3-4mal tgl.
1. Lebensjahr: 3-5 Globuli 3-4mal tgl.
SST: Vorsicht.
NW: Überempfindlichkeit.
PG: 10 G * (EKO: N) [€ 11,90]

Influvac - Injektionssuspension in einer Fertigspritze 36A23
(Z.Nr. 2-00216) NR. P. E. nicht im Handel. J07BB02

▼ Influvac Tetra - Injektionssuspension in einer Fertigspritze 36A23
(Z.Nr. 2-38034) NR. P. E. J07BB02
ZI: Mylan Österreich, Wien
Z: 1 Dosis zu 0,5 ml enthält: Influenza-Impfstoff, Oberflächenantigene, inaktiviert 2020/2021 60 µg HA (entspr. A/Guangdong-Maonan/SWL1536/2019 (H1N1)pdm09-ähnlicher Stamm (A/Guangdong-Maonan/SWL1536/2019, CNIC-1909) 15 µg HA) (entspr. A/Hong Kong/2671/2019 (H3N2)-ähnlicher Stamm (A/Hong Kong/2671/2019 IVR-208 15 µg HA) (entspr. B/Washington/02/2019-ähnlicher Stamm (B/Washington/02/2019, Wildtyp) 15 µg HA) (entspr. B/Phuket/3073/2013-ähnlicher Stamm (B/Phuket/3073/2013, Wildtyp) 15 µg HA) (entspr. Influenzavirus-Oberflächenantigen (Hämagglutinin und Neuraminidase)), Wirtssystem: Hühnereier, bebrütet, Impfstoff entspricht der WHO-Empfehlung (nördliche Hemisphäre) und der EU-Empfehlung für die Saison 2020/2021, Kaliumchlorid, Kaliumdihydrogenphosphat, Natriummonohydrogenphosphat-dihydrat, Natriumchlorid, Calciumchlorid dihydrat, Magnesiumchlorid-Hexahydrat, Wasser für Injektionszwecke, Spuren von: Eier (entspr. Ovalbumin) (entspr. Hühnerprotein), Formaldehyd, Cetrimonium bromid, Polysorbat 80, Gentamicin.
EW: Impfstoff.
AG: Prophylaxe der Influenza, vor allem bei Personen mit erhöhtem Komplikationsrisiko.
AA: I.m. oder tief s.c., cave i.v.!
DO: Personen ab 3 Jahren: 1 Impfdosis = 0,5 ml.
Bei noch nie gegen Grippe geimpften Kindern unter 9 Jahren nach mindestens 4 Wochen nochmals 1 Impfdosis = 0,5 ml.
GA: Hühnereiweißallergie, akute Infektionen, fieberhafte Erkrankungen.
SST: Anwendung möglich.
NW: Grippeähnliche Symptome, Allergie bis Schock, Myalgie, Arthralgie, neurologische Störungen, vasovagale Reaktionen (Synkope), lokale Reaktionen.
WW: Falsch positive Ergebnisse bei Antikörpertests mittels ELISA. Gleichzeitige Anwendung mit anderen Schutzimpfungen an verschiedenen Körperstellen möglich.
WH: Vorsicht bei Thrombozytopenie oder Gerinnungsstörungen.
PG: **0,5ML** 1 ST * (EKO: N) [€ 22,65]

Infragil spag. Peka - Globuli 50X03
(Z.Nr. 3-00428) RPF. P. V03AX
ZI: Pekana Naturheilmittel, Kißlegg, Deutschland
Z: 10 g Streukügelchen enthalten: Ailanthus altissima (Homöopathie) D3 12 mg, Argentum nitricum (Homöopathie) D6 12 mg, Cinchona pubescens-spag. Peka D8 12 mg, Lachesis

(Homöopathie) D12 12 mg, Vincetoxicum hirundinaria (Homöopathie) D6 12 mg, Echinacea-spag. Peka D12 14 mg, Marrubium vulgare (Homöopathie) D6 16 mg, Nasturtium officinale (Homöopathie) D6 10 mg, Saccharose 10 g.
EW: Homöopathikum (spagyrisch).
AG: Unterstützend bei Erkältungskrankheiten und leichten grippalen Infekten.
AA: Langsam im Mund zergehen lassen.
DO: 4-5mal tgl. 10 Globuli.
Kinder 2 -11 Jahre: 3-4mal tgl. 8 Globuli.
Kinder 12 - 23 Monate: 3-4mal tgl. 5 Globuli.
SST: Vorsicht.
PG: 10 G * (EKO: N) [€ 10,75]

Infragil spag. Peka - Tropfen zum Einnehmen 50X03
(Z.Nr. 3-00472) RPF. P. V03AX
ZI: Pekana Naturheilmittel, Kißlegg, Deutschland
Z: 1 g (= 1,03 ml = 31 Tropfen) enthält: Ailanthus altissima (Homöopathie) D3 120 mg, Argentum nitricum (Homöopathie) D6 120 mg, Cinchona pubescens-spag. Peka D8 120 mg, Lachesis (Homöopathie) D12 120 mg, Vincetoxicum hirundinaria (Homöopathie) D6 120 mg, Echinacea-spag. Peka D12 140 mg, Marrubium vulgare (Homöopathie) D6 160 mg, Nasturtium officinale (Homöopathie) D6 100 mg, Ethanol 96%, (entspr. Gesamtethanolgehalt ca. 22 % (V/V)), Wasser, gereinigtes.
EW: Homöopathikum (spagyrisch).
AG: Unterstützend bei Erkältungskrankheiten und leichten grippalen Infekten.
AA: In etwas Wasser verdünnt vor den Mahlzeiten einnehmen.
DO: 3 - 5mal tgl. 20 Tropfen. Kinder (2-11 Jahre): 3mal tgl. 10 Tropfen. Kleinkinder (12 - 23 Monate): 3mal tgl. 5 Tropfen.
SST: Vorsicht.
PG: 50 ML * (EKO: N) [€ 14,05], 100 ML * (EKO: N) [€ 21,75]

Ingel-Mamyzin 269,5 mg/ml - Pulver und Lösungsmittel zur Herstellung einer Injektionssuspension für Rinder 801AA, 826, 834B
(Z.Nr. 8-16393) NR. P. VNW.
QJ01CE90
ZI: Boehringer Ingelheim-Vetmedica, Ingelheim, Deutschland
Z: Nach Rekonstitution enthält 1 ml Injektionssuspension: Penethamat hydroiodid 269,5 mg (entspr. → 269500 IE), Methyl-4-hydroxybenzoat 1,5 mg, Natrium citrat, Ei-Lecithin, Polysorbat 81, Methyl-4-hydroxybenzoat, Wasser für Injektionszwecke.
EW: Penicillin, bakterizid.
AG: Mastitiden durch empfindliche Erreger (insbesondere Streptokokken und nicht ß-Laktamase-bildende Staphylokokken beim Rind).
AA: I.m., nicht i.v.
AH: Herstellung der fertigen Suspension: 5 g Mamyzin in 15 ml Aqua ad inj.
suspendieren.
DO: 10 mg/kg KG tgl. über 3-5 Tage.
GA: Allergien gegen Penicilline und Cephalosporine, Jodüberempfindlichkeit.
SST: Nutzen/Risiko-Abwägung in der Schwangerschaft. Zur Anwendung während der Laktation vorgesehen.
NW: Allergien (auch schwer).
WW: Antiphlogistika verzögern renale Penicillinausscheidung. Nicht mit bakteriostatischen Stoffen kombinieren.
WH: Allergierisiko berücksichtigen. Während der Behandlung und danach sollen laktierende Kühe gemolken werden.
VNW: Essbare Gewebe 10 Tage, Milch 4 Tage.
PG: 10 ST VNW [€ 183,50]

Ingelvac CircoFLEX - Injektionssuspension für Schweine 823AD
(Z.Nr. EU/2/07/079/*) NR. P. E. QI09AA07
ZI: Boehringer Ingelheim-Vetmedica, Ingelheim, Deutschland
Z: 1 Dosis (1 ml) enthält: Porcines Circovirus, Typ 2 ORF2 Protein 1-3,75 , Adjuvans: Carbomer 1 mg; Natriumchlorid, Wasser für Injektionszwecke.
EW: Inaktivierte Vakzine.
AG: Aktive Immunisierung von Schweinen gegen das Porcine Circovirus Typ 2.
AA: I.m.
DO: Einmalig 1 ml.
SST: Anwendung möglich.
NW: Passagerer Temperaturanstieg, sehr selten Anaphylaxie.
PG: 10 ML VN [€ 23,00], 50 ML VN [€ 106,75]

Ingelvac MycoFLEX - Injektionssuspension für Schweine 823AD
(Z.Nr. 8-20319) NR. P. E. QI09AB13
ZI: Boehringer Ingelheim-Vetmedica, Ingelheim, Deutschland
Z: 1 Dosis (1 ml) enthält: Mycoplasma hyopneumoniae, inaktiviert, J-Stamm,isolat B-3745 >= 1 RP, Adjuvans: Carbomer 1 mg; Natriumchlorid, Wasser für Injektionszwecke.
EW: Impfstoff.
AG: Aktive Immunisierung von Schweinen ab 3 Wochen zur Reduktion von Lungen- läsionen durch Mycoplasma hyopneumoniae.
DO: Einmalig 1 ml i.m.
NW: Lokale Reaktionen, Anstieg der Körpertemperatur, anaphylaktische Reaktionen.
WW: Mischen mit Ingelvac CircoFLEX möglich.
Details siehe Austria-Codex - Fachinformation.
WH: Nur klinisch gesunde Tiere impfen.
PG: 50 ML VN [€ 75,00]

Ingelvac PRRSFLEX EU - Lyophilisat und Lösungsmittel zur Herstellung einer Injektionssuspension für Schweine 823AD
(Z.Nr. 8-36148) NR. P. E. QI09AD03
ZI: Boehringer Ingelheim-Vetmedica, Ingelheim, Deutschland
Z: 1 Impfdosis zu 1 ml enthält: PRRS-Virus, lebend, attenuiert, Stamm 94881 (Genotyp I) 10^4,4-10^6,6 GKID50, Lyophilisat: Saccharose, Gelatine, Kaliumhydroxid, Glutaminsäure, Kaliumdihydrogenphosphat, Dikalium phosphat, Natriumchlorid; Lösungsmittel: Phosphatpufferlösung: Natriumchlorid, Kaliumchlorid, Kaliumdihydrogenphosphat, Dinatriumhydrogenphosphat, Wasser für Injektionszwecke.
EW: Impfstoff.
AG: Aktive Immunisierung gesunder Schweine ab 17 Tagen bis zum Ende der Mastperiode gegen Infektionen mit dem Porcinen Reproduktiven und Respiratorischen Syndrom-Virus (PPRSV) europäischer Herkunft (Genotyp 1).
AA: I.m.
DO: Einmalig 1 ml.
GA: Zuchteber mit Sperma für PPRS-negative Herden, PPRSV-negative Herden.
SST: Unbedenklichkeit nicht belegt.
NW: Lokale Reaktionen, Anstieg der Körpertemperatur.
PG: 10DOSEN 10 ML VN [€ 21,85], **50DOSEN** 50 ML VN [€ 102,45]

INH "Agepha" 100 mg - Tabletten 15A01
(Z.Nr. 0-07282) RP. P. J04AC01
ZI: Agepha Pharma, Senec, Slowakei
Z: 1 Tablette enthält: Isoniazid 100 mg (entspr. INH), Mannitol, Kartoffelstärke, Cellulose, Povidon, Magnesium stearat, Talkum.
EW: Therapie, Prophylaxe und Prävention der Tuberkulose.
AG: Alle Formen der Tuberkulose.
AA: Am Morgen nüchtern mit Flüssigkeit.
DO: Therapie: 1mal tgl. 5 (4-6) mg/kg KG. TD 200-300 mg.
Kinder ab 3 Monate: TD 10(-15) mg/kg KG. Intermittierende Gabe (2-3mal wöchentlich) möglich.
Prophylaxe und Prävention: Erwachsene 300 mg tgl., Kinder 5 mg/kg KG tgl. für mindestens 6 Monate.
TD bei langsamen Acetylierern und bei Leberschäden 100-200 mg.
GA: Überempfindlichkeitsreaktionen, schwere Leberschäden, hämatologische Erkrankungen, Polyneuropathien, Isoniazid-Hepatitis.
SST: Strenge Nutzen/Risiko-Abwägung in der Schwangerschaft. Nur gemeinsam mit Pyridoxin anwenden. Abstillen.
NW: ZNS (Polyneutitis, Neuropathien, Konvulsionen), Optikusatrophie, Magen/Darm, Leber (bis tödliche Hepatitis, Ikterus, Enzymanstiege), Blut (Agranulozytose, Anämie, Eosinophilie, Thrombopenie, Methämoglobinämie), Hypersensitivität (Fieber, Erytheme, Schock, Vaskulitis, Asthma, schwere Hautreaktionen), Diabetes, Lupus erythematodes, Cushing, Herz, Arthralgie, Tinnitus.
WW: INH-Wirkung vermindert durch Alkohol, Antacida, Prednisolon, Chloroquin, PAS. Erhöhte Lebertoxizität durch Atropin, Rifampicin, Disulfiram, Alkohol. Phenytointoxizität erhöht. Verstärkte Wirkung von Warfarin, Levodopa, Cumarin. Verminderte Bioverfügbarkeit durch Nahrung.
Erhöhte Bioverfügbarkeit durch Beta-Blocker. Insulin, Salizylate.
WH: Vorsicht bei Leber-, Nierenschäden, Krampfanfällen, Psychosen, Alkoholabusus. Cave Alkohol.
Kontrollen: Auge, Blutbild, Leber, Niere. Bei Hepatitis- oder Hypersensitivitätssymptomen sofort absetzen. Verkehrshinweis. Erhöhte Nebenwirkungsrate bei schnellen Inaktivatoren.
Bei Vergiftung Atemdepression, Koma, metabolische Azidose.
Therapie: Pyridoxin-Infusionen, Barbiturate bei Konvulsionen, Natriumbicarbonat bei Azidose.
PG: 20 ST * (EKO: N) [€ 36,90]

Inhibace 0,5 mg - Filmtabletten 10A01
(Z.Nr. 1-19537) RP. P. C09AA08
ZI: Cheplapharm Arzneimittel, Greifswald, Deutschland
Z: 1 Filmtablette enthält: Cilazapril, wasserfrei 0,5 mg (entspr. Cilazapril 0,522 mg), Tablettenkern: Lactose monohydrat 82,028 mg, Maisstärke, Hypromellose 3cP, Talkum, Natriumstearylfumarat, Filmüberzug: Hypromellose 6cP, Talkum, Titandioxid.
EW: ACE-Hemmer.
AG: Hypertonie, chronische Herzinsuffizienz.
AA: Oral.
DO: **Essentielle Hypertonie:** Zu Beginn 1mal tgl. 1,25 mg, dann 1mal tgl.
2,5-5 mg. Bei nicht ausreichender Einstellung mit 5 mg Cilazapril Zugabe eines Diuretikums.
Hypertonie bei Nierenerkrankungen: Zu Beginn 1mal tgl. 0,25-0,5 mg, dann Dosis schrittweise anpassen.
Vorsichtig dosieren bei Diuretikavorbehandlung, älteren oder geschwächten Patienten, Niereninsuffizienz, Hämodialyse.
Herzinsuffizienz: TD initial 0,5 mg, später 1-2,5(-5) mg.
Keine Daten an Kindern und Jugendlichen.
GA: Angioödem.
SST: Gegenanzeige.
NW: ZNS, Herz/Kreislauf, Magen/Darm, Haut, Atemwege; Blutbild, angioneuro- tisches Ödem möglich. Husten, Schwindel.
WW: Gegenanzeige: Sacubitril / Valsartan (36 Std. Abstand). Aliskiren (Kontraindiziert bei Diabetes oder Nierenschäden, sonst nicht empfohlen). Duale Blockade des Renin/Angiotensin/Aldosteron-Systems nicht empfohlen. Lithium nicht empfohlen. Vorsicht: Andere Blutdrucksenker verstärkt; kaliumsparende Diuretika, Cotrimoxazol, Ciclosporin, Heparin (Hyperkaliämie), nichtsteroidale Antirheumatika (Blutdrucksenkung abgeschwächt), Anästhetika (Hypotonie), Polyacrylnitril-metalyl-sulfonat-high flux-Membranen (Anaphylaxiegefahr). Antidiabetika verstärkt. Racecadotril, mTOR- Inhibitoren (z. B. Sirolimus), Vildagliptin (Angioödeme).
WH: Auf initial starken Blutdruckabfall achten. Vorsicht bei Nierenschäden (bei Nierentransplantation nicht empfohlen), Leberschäden.
Vor LDL-Apherese oder Desensibilisierung absetzen.
Elektrolytverluste vor Therapiebeginn ausgleichen. Kontrollen: Niere, Kalium, Natrium, Blutbild, Leber, Harn (Protein); Verkehrshinweis.
PG: 30 ST (2) (EKO: G) [€ 7,35]

Inhibace 2,5 mg - Filmtabletten 10A01
(Z.Nr. 1-19531) RP. P. C09AA08
ZI: Cheplapharm Arzneimittel, Greifswald, Deutschland
Z: 1 Filmtablette enthält: Cilazapril, wasserfrei 2,5 mg (entspr. Cilazapril 2,61 mg), Tablettenkern: Lactose monohydrat 124,39 mg, Maisstärke, Hypromellose 3cP, Talkum, Natriumstearylfumarat, Filmüberzug: Hypromellose 6cP, Talkum, Titandioxid, Eisenoxid gelb, Eisenoxid rot.
Kurzinformation: siehe Inhibace 0,5 mg - Filmtabletten, → S. 711
PG: 28 ST (2) (EKO: G) [€ 14,30]

Inhibace 5 mg - Filmtabletten 10A01
(Z.Nr. 1-19535) RP. P. C09AA08
ZI: Cheplapharm Arzneimittel, Greifswald, Deutschland
Z: 1 Filmtablette enthält: Cilazapril, wasserfrei 5 mg (entspr. Cilazapril 5,22 mg), Tablettenkern: Lactose monohydrat 121,78 mg, Maisstärke, Hypromellose 3cP, Talkum, Natriumstearylfumarat, Filmüberzug: Hypromellose 6cP, Talkum, Titandioxid, Eisenoxid rot.
Kurzinformation: siehe Inhibace 0,5 mg - Filmtabletten, → S. 711
PG: 28 ST (2) (EKO: G) [€ 21,75]

Inhibace plus 5 mg/12,5 mg - Filmtabletten 10B05
(Z.Nr. 1-20856) RP. P. C09BA08
ZI: Cheplapharm Arzneimittel, Greifswald, Deutschland
Z: 1 Filmtablette enthält: Cilazapril, wasserfrei 5 mg (entspr. Cilazapril 5,22 mg), Hydrochlorothiazid 12,5 mg, Tablettenkern: Lactose monohydrat 119,18 mg, Maisstärke, Natriumstearylfumarat, Hypromellose 3cP, Talkum; Filmüberzug: Hypromellose 6cP, Talkum, Titandioxid, Eisenoxid rot.
EW: Kombination ACE-Hemmer + Diuretikum.
AG: Essentielle Hypertonie bei nicht ausreichender Monotherapie.
AA: Immer zur gleichen Tageszeit mit Wasser.
DO: 1mal tgl. 1 Tablette. Keine Daten an Kindern und Jugendlichen.
GA: Angioödem, , schwere Nierenschäden.
SST: Gegenanzeige im 2. und 3. Trimenon; im 1. Trimenon und in der Stillzeit nicht empfohlen.
NW: ZNS, Herz/Kreislauf (Schwindel), Magen/Darm, Haut, Atemwege (Husten), angioneurotisches Ödem, Hyperglykämie, Hyperkalzämie, Niere, Hyperurikämie, Hypokaliämie, Blutbild, erhöhtes Risiko für nicht-melanozytären Hautkrebs.
WW: Gegenanzeige: Sacubitril / Valsartan (36 Std. Abstand). Kombination mit Aliskiren nicht empfohlen, bei Patienten mit Nierenschäden oder Diabetes kontraindiziert. Duale Blockade des Renin/Angiotensin/Aldosteron-Systems nicht empfohlen. Lithium nicht empfohlen. Vorsicht: Andere Blutdrucksenker verstärkt; kaliumsparende Diuretika, Cotrimoxazol, Ciclosporin, Heparin (Hyperkaliämie), nichtsteroidale Antirheumatika (Blutdrucksenkung abgeschwächt), Anästhetika (Hypotonie), Alkohol, LDL-Apherese, Desensibilisierungstherapie, Polyacrylnitril-metalyl-sulfonat-high flux-Membranen (Anaphylaxiegefahr). Antidiabetika verstärkt, curareartige Muskelrelaxantien verstärkt. Racecadotril, mTOR-Inhibitoren (z. B. Sirolimus), Vildagliptin (Angioödeme).
WH: Auf mögliche schwere Hypotonie bei Behandlungsbeginn achten. Elektrolytverluste vor Therapiebeginn ausgleichen. Kontrollen: Niere, Kationen, Natrium, Blutbild, Leber, Harn (Protein). Keine Desensibilisierungstherapie unter Cilazapril. Auf angioneurotisches Ödem achten. Vorsicht bei Klappenstenosen, nach Nierentransplantation (nicht empfohlen). Auf initiale symptomatische Hypotonie achten. Verkehrshinweis.
PG: 28 ST (2) (EKO: G) [€ 29,60]

Inhibace plus 5 mg/12,5 mg - Filmtabletten 10B05
(Z.Nr. 1-20856-P4) RP. P. Parallelimport. C09BA08
nicht im Handel.

▼ Inhixa 2.000 IE (20 mg)/0,2 ml - Injektionslösung 20A02
(Z.Nr. EU/1/16/1132/*) RP. P. B01AB05
ZI: Techdow Pharma Netherlands, Amsterdam, Niederlande
Z: 1 Fertigspritze mit 0,2 ml enthält: Enoxaparin natrium 20 mg (entspr. → 2000 IE Anti-Faktor Xa), hergestellt aus Darmschleimhaut von Schwein, Wasser für Injektionszwecke.
EW: Niedermolekulares Heparin; Gerinnungshemmer.
AG: Prophylaxe venöser Thromboembolien, Therapie tiefer Venenthrombosen und Lungenembolien, Vorbeugung von Blutgerinnseln im extrakorporalen Kreislauf während der Hämodialyse, akutes Koronarsyndrom, instabile Angina pectoris, nicht-ST-Hebungs-Myokardinfarkt (NSTEMI), akuter Myokardinfarkt mit ST-Hebung (STEMI) einschl. medikamentöser Behandlung mit nachfolgender perkutaner Koronarintervention (PCI).
AA: S.c., ausgenommen akuter STEMI (i.v. Bolus) bzw. in den Dialysekreislauf.
DO: Prophylaxe venöser Thromboembolien: Bei mäßigem Risiko 1mal tgl. 20 mg s.c., bei hohem Thromboserisiko oder reduzierter Mobilität 1mal tgl. 40 mg s.c..
Tiefe Venenthrombosen, Lungenembolie: 1 mg/kg KG 2mal tgl. oder 1,5 mg/kg KG 1mal tgl. s.c.
Hämodialyse: Bei Dialysebeginn 1 mg/kg KG in den arteriellen Schenkel, bei Bildung von Fibrinablagerungen nochmals 0,5-1 mg/kg KG. Bei hohem Blutungsrisiko Dosis auf 0,5-0,75 mg/kg KG reduzieren.
Instabile Angina pectoris, NSTEMI: 1 mg/kg KG s.c. alle 12 Std. (in Kombination mit oraler Acetylsalicylsäure) über 2-8 Tage. Akuter STEMI: 30 mg i.v., dann 1 mg/kg KG s.c. unmittelbar danach und alle 12 Std.
PCI: Ev. 0,3 mg/kg KG i.v., wenn letzte s.c. Gabe mehr als 8 Stunden zurückliegt.
Dosisanpassung bei älteren Patienten und bei stark eingeschränkter Nierenfunktion. Details siehe Austria-Codex - Fachinformation.
Keine Daten bei Kindern und Jugendlichen.
GA: Akute relevante Blutungen, Zustände mit hohem Blutungsrisiko, anamnestische allergische Heparin-induzierte Thrombozytopenie, Peridural-/Spinalanästhesien oder lokal-regionale Anästhesien bei Anwendung von Enoxaparin in den letzten 24 Std..
SST: Zwingende Indikationsstellung in der Schwangerschaft. Bei Schwangeren mit künstlichen Herzklappen nicht empfohlen. In der Stillzeit Anwendung möglich.
NW: Blutungen, Blutungsanämie, Thrombozytose oder Thrombozytopenie, Allergien, Kopfschmerzen, Erbrechen, Blutdruckanstieg,Alopezie, Überempfindlichkeit (bis anaphylaktischer Schock), Leberenzymanstiege, lokale Reaktionen, Hautnekrosen, Osteoporose nach Langzeittherapie, Hyperkaliämie.
WW: Arzneimittel mit Einfluss auf die Hämostase (zwingende Indikationsstellung). Vorsicht: Dextran 40, systemische Glukokortikoide, den Kaliumspiegel erhöhende Arzneimittel.
WH: Vorsicht bei älteren Patienten, eingeschränkter Nierenfunktion, geringem Körpergewicht oder adipösen Patienten. Kontrollen: Thrombozyten, Kalium. Globale Gerinnungstests (z.B. aPTT, ACT) zur Überwachung nicht geeignet. Bei akuter infektiöser Endokarditis nicht empfohlen. Antidot bei Überdosierung: Protamin (Sulfat oder Hydrochlorid). 0,5-1 mg Protamin neutralisieren Aktivität von 1 mg Enoxaparin-Natrium. Anti-Xa-Aktivität wird auch durch hohe Protamindosen nur bis 60% neutralisiert.
PG: 6 ST (EKO: G) [€ 10,30], 10 ST (EKO: G) [€ 16,10], **0,2ML+NS** 6 ST * (EKO: N) [€ 30,95], **0,2ML+NS** 10 ST * (EKO: N) [€ 49,80]

▼ Inhixa 4.000 IE (40 mg)/0,4 ml - Injektionslösung 20A02
(Z.Nr. EU/1/16/1132/*) RP. P. B01AB05
ZI: Techdow Pharma Netherlands, Amsterdam, Niederlande
Z: 1 Fertigspritze mit 0,4 ml enthält: Enoxaparin natrium 40 mg (entspr. → 4000 IE Anti-Faktor Xa), hergestellt aus Darmschleimhaut von Schwein, Wasser für Injektionszwecke.
EW: Niedermolekulares Heparin; Gerinnungshemmer.
AG: Prophylaxe venöser Thromboembolien, Therapie tiefer Venenthrombosen und Lungenembolien, Vorbeugung von Blutgerinnseln im extrakorporalen Kreislauf während der Hämodialyse, akutes Koronarsyndrom, instabile Angina pectoris, nicht-ST-Hebungs-Myokardinfarkt (NSTEMI), akuter Myokardinfarkt mit ST-Hebung (STEMI) einschl. medikamentöser Behandlung mit nachfolgender perkutaner Koronarintervention (PCI).
AA: S.c., ausgenommen akuter STEMI (i.v. Bolus) bzw. in den Dialysekreislauf.
AH: Am Beginn der Dialyse Injektion in den arteriellen Schenkel des Dialysekreislaufes.
DO: Prophylaxe venöser Thromboembolien: Bei mäßigem Risiko 1mal tgl. 20 mg s.c., bei hohem Thromboserisiko oder reduzierter Mobilität 1mal tgl. 40 mg s.c..
Tiefe Venenthrombosen, Lungenembolie: 1 mg/kg KG 2mal tgl. oder 1,5 mg/kg KG 1mal tgl. s.c.
Hämodialyse: Bei Dialysebeginn 1 mg/kg KG in den arteriellen Schenkel, bei Bildung von Fibrinablagerungen nochmals 0,5-1 mg/kg KG. Bei hohem Blutungsrisiko Dosis auf 0,5-0,75 mg/kg KG reduzieren.
Instabile Angina pectoris, NSTEMI: 1 mg/kg KG s.c. alle 12 Std. (in Kombination mit oraler Acetylsalicylsäure) über 2-8 Tage. Akuter STEMI: 30 mg i.v., dann 1 mg/kg KG s.c. unmittelbar danach und alle 12 Std.
PCI: Ev. 0,3 mg/kg KG i.v., wenn letzte s.c. Gabe mehr als 8 Stunden zurückliegt.
Dosisanpassung bei älteren Patienten und bei stark eingeschränkter Nierenfunktion. Details siehe Austria-Codex - Fachinformation.
Keine Daten bei Kindern und Jugendlichen.
GA: Akute relevante Blutungen, Zustände mit hohem Blutungsrisiko, anamnestische allergische Heparin-induzierte Thrombozytopenie, Peridural-/Spinalanästhesien oder lokal-regionale Anästhesien bei Anwendung von Enoxaparin in den letzten 24 Std..
SST: Zwingende Indikationsstellung in der Schwangerschaft. Bei Schwangeren mit künstlichen Herzklappen nicht empfohlen. In der Stillzeit Anwendung möglich.
NW: Blutungen, Blutungsanämie, Thrombozytose oder Thrombozytopenie, Allergien, Kopfschmerzen, Erbrechen, Blutdruckanstieg,Alopezie, Überempfindlichkeit (bis anaphylaktischer Schock), Leberenzymanstiege, lokale Reaktionen, Hautnekrosen, Osteoporose nach Langzeittherapie, Hyperkaliämie.
WW: Arzneimittel mit Einfluss auf die Hämostase (zwingende Indikationsstellung). Vorsicht: Dextran 40, systemische Glukokortikoide, den Kaliumspiegel erhöhende Arzneimittel.
WH: Vorsicht bei älteren Patienten, eingeschränkter Nierenfunktion, geringem Körpergewicht oder adipösen Patienten. Kontrollen: Thrombozyten, Kalium. Globale Gerinnungstests (z.B. aPTT, ACT) zur Überwachung nicht geeignet. Bei akuter infektiöser Endokarditis nicht empfohlen. Antidot bei Überdosierung: Protamin (Sulfat oder Hydrochlorid). 0,5-1 mg Protamin neutralisieren Aktivität von 1 mg Enoxaparin-Natrium. Anti-Xa-Aktivität wird auch durch hohe Protamindosen nur bis 60% neutralisiert.
PG: 6 ST (EKO: G) [€ 19,30], 10 ST (EKO: G) [€ 30,55], **0,4ML+NS** 10 ST * (EKO: N) [€ 80,35]

▼ *Inhixa 4.000 IE (40 mg)/0,4 ml - Injektionslösung* 20A02
(Z.Nr. EU/1/16/1132/*) RP. P. Parallelimport. B01AB05
nicht im Handel.

▼ Inhixa 6.000 IE (60 mg)/0,6 ml - Injektionslösung 20A02
(Z.Nr. EU/1/16/1132/*) RP. P. B01AB05
ZI: Techdow Pharma Netherlands, Amsterdam, Niederlande
Z: 1 Fertigspritze mit 0,6 ml enthält: Enoxaparin natrium 60 mg (entspr. → 6000 IE Anti-Faktor Xa), hergestellt aus Darmschleimhaut von Schwein, Wasser für Injektionszwecke.
Kurzinformation: siehe Inhixa 4.000 IE (40 mg)/0,4 ml - Injektionslösung, → S. 712
PG: 6 ST (EKO: G) [€ 24,20], 10 ST (EKO: G) [€ 38,35], 30 ST (EKO: G) [€ 108,95], **0,6ML+NS** 6 ST * (EKO: N) [€ 68,25 n.l.], **0,6ML+NS** 10 ST * (EKO: N) [€ 110,95], **0,6ML+NS** 12 ST * (EKO: N) [€ 129,25 n.l.], **0,6ML+NS** 24 ST * (EKO: N) [€ 230,50]

▼ Inhixa 8.000 IE (80 mg)/0,8 ml - Injektionslösung 20A02
(Z.Nr. EU/1/16/1132/*) RP. P. B01AB05
ZI: Techdow Pharma Netherlands, Amsterdam, Niederlande
Z: 1 Fertigspritze mit 0,8 ml enthält: Enoxaparin natrium 80 mg (entspr. → 8000 IE Anti-Faktor Xa), hergestellt aus Darmschleimhaut von Schwein, Wasser für Injektionszwecke.
Kurzinformation: siehe Inhixa 2.000 IE (20 mg)/0,2 ml - Injektionslösung, → S. 711
PG: 6 ST (EKO: G) [€ 30,60], 10 ST (EKO: G) [€ 49,25], 30 ST (EKO: G) [€ 139,85], **0,8ML+NS** 6 ST * (EKO: N) [€ 81,50], **0,8ML+NS** 10 ST * (EKO: N) [€ 128,65], **0,8ML+NS** 12 ST * (EKO: N) [€ 153,80 n.l.], **0,8ML+NS** 24 ST * (EKO: N) [€ 275,35]

▼ Inhixa 10.000 IE (100 mg)/1,0 ml - Injektionslösung 20A02
(Z.Nr. EU/1/16/1132/*) RP. P. B01AB05
ZI: Techdow Pharma Netherlands, Amsterdam, Niederlande
Z: 1 Fertigspritze mit 1,0 ml enthält: Enoxaparin natrium 100 mg (entspr. → 10000 IE Anti-Faktor Xa), hergestellt aus Darmschleimhaut von Schwein, Wasser für Injektionszwecke.
Kurzinformation: siehe Inhixa 4.000 IE (40 mg)/0,4 ml - Injektionslösung, → S. 712
PG: 6 ST (EKO: G) [€ 36,10], 10 ST (EKO: G) [€ 58,10], 30 ST (EKO: G) [€ 158,80], **+NS** 6 ST * (EKO: N) [€ 102,10], **+NS** 10 ST * (EKO: N) [€ 155,20], **+NS** 12 ST * (EKO: N) [€ 178,95 n.l.], **+NS** 24 ST * (EKO: N) [€ 326,65]

▼ *Inhixa 12.000 IE (120 mg)/0,8 ml - Injektionslösung* 20A02
(Z.Nr. EU/1/16/1132/*) RP. P. nicht im Handel. B01AB05

▼ *Inhixa 15.000 IE (150 mg)/1 ml - Injektionslösung* 20A02
(Z.Nr. EU/1/16/1132/*) RP. P. nicht im Handel. B01AB05

▼ *Inhixa 30.000 IE (300 mg)/3 ml - Injektionslösung in einer Mehrfachdosis-Durchstechflasche* 20A02
(Z.Nr. EU/1/16/1132/*) RP. P. nicht im Handel. B01AB05

▼ *Inhixa 50.000 IE (500 mg)/5 ml - Injektionslösung in einer Mehrfachdosis-Durchstechflasche* 20A02
(Z.Nr. EU/1/16/1132/*) RP. P. nicht im Handel. B01AB05

▼ *Inhixa 100.000 IE (1000 mg)/10 ml - Injektionslösung in einer Mehrfachdosis-Durchstechflasche* 20A02
(Z.Nr. EU/1/16/1132/*) RP. P. nicht im Handel. B01AB05

Inkontan 15 mg - Filmtabletten 52C
(Z.Nr. 1-23926) RP. P. G04BD09
ZI: Montavit, Absam
Z: 1 Filmtablette enthält: Trospium chlorid 15 mg, Tablettenkern: Carboxymethylstärke, Natriumsalz, Cellulose, mikrokristalline, Lactose monohydrat 100 mg, Maisstärke, Povidon K25, Siliciumdioxid, hochdisperses, Stearinsäure, pflanzlichen Ursprungs; Überzug: Stearinsäure, Titandioxid, Cellulose, Hypromellose.
EW: Anticholinergikum.
AG: Detrusorinstabilität oder Detrusorhyperflexie (Harndrang).
AA: Unzerkaut mit Flüssigkeit mindestens 1 Stunde vor einer Mahlzeit einzunehmen.
DO: TD 45 mg (3mal tgl. 15 mg oder morgens 30 mg und abends 15 mg).
Dosisreduktion bei Nierenschäden. Für Kinder nicht empfohlen.
GA: Harnverhaltung; Engwinkelglaukom; Tachyarrhythmien; Myasthenia gravis; schwere Colitis ulcerosa; toxisches Megacolon; dialysepflichtige Nieren- insuffizienz (Kreatininclearance unter 10 ml/min/1,73 m²), schwere Leberschäden.
SST: Nutzen/Risiko-Abwägung.
NW: Anticholinerg: Magen/Darm (Mundtrockenheit, Bauchschmerzen), Restharn- bildung, Tachykardie, Akkomodationsstörungen, Dyspnoe, Haut, Anaphylaxie.
WW: Anticholinergika verstärkt, prokinetische Substanzen abgeschwächt.
Nicht empfohlen: Guar, Colestyramin, Colestipol. Nahrungszufuhr vermindert Bioverfügbarkeit von Trospium.
WH: Vorsicht bei Obstruktionen des Magen/Darm-Traktes bzw. der Harnwege, autonomer Neuropathie, Hiatushernie, Erkrankungen mit Tachykardie.
Bei Vergiftung Antidot Parasympathomimetika (z.B. Neostigmin) oder Beta- Blocker.
PG: 20 ST (2) (EKO: G) [€ 7,15], 50 ST (EKO: G) [€ 14,25]

Inkontan 30 mg - Filmtabletten 52C
(Z.Nr. 1-23925) RP. P. G04BD09
ZI: Montavit, Absam
Z: 1 Filmtablette enthält: Trospium chlorid 30 mg, Tablettenkern: Carboxymethylstärke, Natriumsalz, Cellulose, mikrokristalline,

Lactose monohydrat 100 mg, Maisstärke, Povidon K25, Siliciumdioxid, hochdisperses, Stearinsäure, pflanzlichen Ursprungs; Überzug: Stearinsäure, Titandioxid, Cellulose, Hypromellose.
Kurzinformation: siehe Inkontan 15 mg - Filmtabletten, → S. 712
PG: 20 ST (2) (EKO: G) [€ 11,95], 50 ST (EKO: G) [€ 22,85]

Inlyta 1 mg - Filmtabletten 55G
(Z.Nr. EU/1/12/777/*) NR. P. L01EK01
ZI: Pfizer Europe, Brüssel, Belgien
Z: 1 Filmtablette enthält: Axitinib 1 mg, Tablettenkern: Cellulose, mikrokristalline, Lactose monohydrat 33,6 mg, Croscarmellose natrium, Magnesium stearat; Filmüberzug: Hypromellose 2910 (15 mPa*s), Titandioxid, Lactose monohydrat, Triacetin, Eisen(III)-oxid.
EW: Proteinkinase-Inhibitor, antineoplastisch.
AG: Fortgeschrittenes Nierenzellkarzinom nach Versagen von Sunitinib oder einem Zytokin.
AA: Mit etwas Wasser im Ganzen schlucken.
DO: Initial 2mal tgl. 5 mg; Dosisanpassung nach Bedarf (2mal tgl. 2-7 mg).
Keine Daten an Kindern und Jugendlichen.
SST: Zwingende Indikationsstellung; nicht stillen. Kontrazeption bis 1 Woche nach der Behandlung.
NW: Arterielle und venöse thromboembolische Ereignisse, Herzinsuffizienz, Blutungen, Aneurysmen, Magen/Darm-Perforation, Fisteln, hypertensive Krise, posteriores reversibles Enzephalopathie-Syndrom, Proteinurie, Blutbild, ZNS, Dysphonie, Dyspnoe, Haut, Gewichtsabnahme, Schilddrüse, Untersuchungen.
WW: Vorsicht: CYP3A4/5-Induktoren und -Hemmer.
WH: Vorsicht bei thromboembolischem Risiko, vorbestehenden Aneurysmen. Kontrollen: Blutdruck, Hämoglobin, Hämatokrit, Schilddrüse, Niere, Leber. Behandlung 24 Std. vor einer geplanten Operation stoppen. Verkehrshinweis.
PG: 56 ST * (EKO: N) [€ 1.352,15]

Inlyta 3 mg - Filmtabletten 55G
(Z.Nr. EU/1/12/777/*) NR. P. L01EK01
ZI: Pfizer Europe, Brüssel, Belgien
Z: 1 Filmtablette enthält: Axitinib 3 mg, Tablettenkern: Cellulose, mikrokristalline, Lactose monohydrat 35,3 mg, Croscarmellose natrium, Magnesium stearat; Filmüberzug: Hypromellose 2910 (15 mPa*s), Titandioxid, Lactose monohydrat, Triacetin, Eisen(III)-oxid.
Kurzinformation: siehe Inlyta 1 mg - Filmtabletten, → S. 713
PG: 56 ST * (EKO: N) [€ 3.969,55]

Inlyta 3 mg - Filmtabletten 55G
(Z.Nr. EU/1/12/777/*) NR. P. Parallelimport. L01EK01
V: Orifarm, Leverkusen, Deutschland
Z: 1 Filmtablette enthält: Axitinib 3 mg, Tablettenkern: Cellulose, mikrokristalline, Lactose monohydrat 35,3 mg, Croscarmellose natrium, Magnesium stearat; Filmüberzug: Hypromellose 2910 (15 mPa*s), Titandioxid, Lactose monohydrat, Triacetin, Eisen(III)-oxid.
PG: 56 ST * (EKO: N) [€ 3.889,90]

Inlyta 5 mg - Filmtabletten 55G
(Z.Nr. EU/1/12/777/*) NR. P. L01EK01
ZI: Pfizer Europe, Brüssel, Belgien
Z: 1 Filmtablette enthält: Axitinib 5 mg, Tablettenkern: Cellulose, mikrokristalline, Lactose monohydrat 58,8 mg, Croscarmellose natrium, Magnesium stearat; Filmüberzug: Hypromellose 2910 (15 mPa*s), Titandioxid, Lactose monohydrat, Triacetin, Eisen(III)-oxid.
Kurzinformation: siehe Inlyta 1 mg - Filmtabletten, → S. 713
PG: 56 ST * (EKO: N) [€ 6.586,95]

Inlyta 5 mg - Filmtabletten 55G
(Z.Nr. EU/1/12/777/*) NR. P. Parallelimport. L01EK01
V: Abacus Medicine, Copenhagen, Dänemark
Z: 1 Filmtablette enthält: Axitinib 5 mg, Tablettenkern: Cellulose, mikrokristalline, Lactose monohydrat 58,8 mg, Croscarmellose natrium, Magnesium stearat; Filmüberzug: Hypromellose 2910 (15 mPa*s), Titandioxid, Lactose monohydrat, Triacetin, Eisen(III)-oxid.
PG: 56 ST * (EKO: N) [€ 6.455,95]

Inlyta 5 mg - Filmtabletten 55G
(Z.Nr. EU/1/12/777/*) NR. P. Parallelimport. L01EK01
V: Haemato Pharm, Schönefeld, Deutschland
Z: 1 Filmtablette enthält: Axitinib 5 mg, Tablettenkern: Cellulose, mikrokristalline, Lactose monohydrat 58,8 mg, Croscarmellose natrium, Magnesium stearat; Filmüberzug: Hypromellose 2910 (15 mPa*s), Titandioxid, Lactose monohydrat, Triacetin, Eisen(III)-oxid.
PG: 56 ST * (EKO: N) [€ 6.447,50]

Inlyta 5 mg - Filmtabletten 55G
(Z.Nr. EU/1/12/777/*) NR. P. Parallelimport. L01EK01
V: Orifarm, Leverkusen, Deutschland
Z: 1 Filmtablette enthält: Axitinib 5 mg, Tablettenkern: Cellulose, mikrokristalline, Lactose monohydrat 58,8 mg, Croscarmellose natrium, Magnesium stearat; Filmüberzug: Hypromellose 2910 (15 mPa*s), Titandioxid, Lactose monohydrat, Triacetin, Eisen(III)-oxid.
PG: 56 ST * (EKO: N) [€ 6.455,95]

Inlyta 7 mg - Filmtabletten 55G
(Z.Nr. EU/1/12/777/*) NR. P. L01EK01
ZI: Pfizer Europe, Brüssel, Belgien
Z: 1 Filmtablette enthält: Axitinib 7 mg, Tablettenkern: Cellulose, mikrokristalline, Lactose monohydrat 82,3 mg, Croscarmellose natrium, Magnesium stearat; Filmüberzug: Hypromellose 2910 (15 mPa*s), Titandioxid, Lactose monohydrat, Triacetin, Eisen(III)-oxid.
Kurzinformation: siehe Inlyta 1 mg - Filmtabletten, → S. 713
PG: 56 ST * (EKO: N) [€ 9.204,40]

Inlyta 7 mg - Filmtabletten 55G
(Z.Nr. EU/1/12/777/*) NR. P. Parallelimport. L01EK01
nicht im Handel.

Inlyta 7 mg - Filmtabletten 55G
(Z.Nr. EU/1/12/777/*) NR. P. Parallelimport. L01EK01
V: Orifarm, Leverkusen, Deutschland
Z: 1 Filmtablette enthält: Axitinib 7 mg, Tablettenkern: Cellulose, mikrokristalline, Lactose monohydrat 82,3 mg, Croscarmellose natrium, Magnesium stearat; Filmüberzug: Hypromellose 2910 (15 mPa*s), Titandioxid, Lactose monohydrat, Triacetin, Eisen(III)-oxid.
PG: 56 ST * (EKO: N) [€ 9.021,15]

Inmeva - Injektionssuspension für Schafe 823BC
(Z.Nr. 8-38985) NR. P. E. nicht im Handel. QI04AB

innohep 2.500 I.E./0,25 ml - Injektionslösung in einer Fertigspritze 20A02
(Z.Nr. 2-39181) RP. P. nicht im Handel. B01AB10

innohep 3.500 I.E./0,35 ml - Injektionslösung in einer Fertigspritze 20A02
(Z.Nr. 2-39183) RP. P. nicht im Handel. B01AB10

innohep 4.500 I.E./0,45 ml - Injektionslösung in einer Fertigspritze 20A02
(Z.Nr. 2-39184) RP. P. nicht im Handel. B01AB10

innohep 8.000 I.E./0,4 ml - Injektionslösung in einer Fertigspritze 20A02
(Z.Nr. 2-39185) RP. P. nicht im Handel. B01AB10

innohep 10.000 I.E./0,5 ml - Injektionslösung in einer Fertigspritze 20A02
(Z.Nr. 2-39187) RP. P. nicht im Handel. B01AB10

innohep 12.000 I.E./0,6 ml - Injektionslösung in einer Fertigspritze 20A02
(Z.Nr. 2-39188) RP. P. nicht im Handel. B01AB10

innohep 14.000 I.E./0,7 ml - Injektionslösung in einer Fertigspritze 20A02
(Z.Nr. 2-39189) RP. P. nicht im Handel. B01AB10

innohep 16.000 I.E./0,8 ml - Injektionslösung in einer Fertigspritze 20A02
(Z.Nr. 2-39190) RP. P. nicht im Handel. B01AB10

innohep 18.000 I.E./0,9 ml - Injektionslösung in einer Fertigspritze 20A02
(Z.Nr. 2-39191) RP. P. nicht im Handel. B01AB10

Innovax-ILT - Konzentrat und Lösungsmittel zur Herstellung einer Injektionssuspension für Hühner 823AG
(Z.Nr. EU/2/15/182/*) NR. P. T. QI01AD
ZI: Intervet International, Boxmeer, Niederlande
Z: 1 Dosis (0,2 ml) des rekonstituierten Impfstoffes enthält: Putenherpesvirus, Stamm HVT/ILT-138, zellgebunden, lebend, rekombinant, exprimiert Glycoproteine gD und gI des infektiösen Laryngotracheitisvirus 10^3,1-10^4,1 PBE, Zellkonzentrat: Rinderserum, Basalmedium, Dimethylsulfoxid; Lösungsmittel: Saccharose, Pankreas-verdautes Kasein, Phenolsulfonphthalein

(entspr. Phenolrot), Kaliumdihydrogenphosphat, Wasser für Injektionszwecke.
EW: Lebendimpfstoff.
AG: Aktive Immunisierung von Eintagsküken gegen Infektion mit aviärem infektiösen Laryngotracheitisvirus (ILT) und mit dem Virus der Marek'schen Krankheit.
AA: S.c. (Nacken).
DO: 0,2 ml pro Eintagsküken.
SST: Keine Informationen bei Zuchttieren.
WW: Kann mit Nobilis Rismavac gemischt werden.
PG: 1 PK VN [€ 161,50]

🐾 Innovax-ND-IBD - Suspension und Lösungsmittel zur Herstellung einer Injektionssuspension für Hühner 823AG

(Z.Nr. EU/2/17/213/*) NR. P. T. QI01AD
ZI: Intervet International, Boxmeer, Niederlande
Z: 1 Dosis des rekonstituierten Impfstoffes (0,2 ml) enthält: Putenherpesvirus (Stamm HVP360), zellgebunden, lebend rekombinant, das das Fusionsprotein des Virus der Newcastle Krankheit und das VP2 Protein des infektiösen Bursitis Virus exprimiert 10^3,3-10^4,6 PBE, Suspension: Rinderserum, Basalmedium, Dimethylsulfoxid; Lösungsmittel: Saccharose, Pankreas-verdautes Kasein, Phenolsulfonphthalein (entspr. Phenolrot), Kaliumdihydrogenphosphat, Wasser für Injektionszwecke.
EW: Lebendimpfstoff.
AG: Aktive Immunisierung von Eintagsküken gegen Infektion mit Virus der Newcastle-Krankheit (ND), Virus der infektiösen Bursitis (IBD) und mit dem Virus der Marek'schen Krankheit (MD).
AA: S.c. (Nacken).
DO: 0,2 ml pro Eintagsküken.
SST: Keine Untersuchungen.
PG: 1 PK VN [€ 140,10]

🐾 *Innovax-ND-ILT - Konzentrat und Lösungsmittel zur Herstellung einer Injektionssuspension für Hühner* 823AG
(Z.Nr. EU/2/20/256/*) NR. P. T. nicht im Handel. QI01AD17

INOmax 400 ppm mol/mol - Inhalationsgas 56B
(Z.Nr. EU/1/01/194/*) NR. P. nicht im Handel. R07AX01

INOmax 800 ppm mol/mol - Inhalationsgas 56B
(Z.Nr. EU/1/01/194/*) NR. P. nicht im Handel. R07AX01

Inotyol - Salbe 22A02

(Z.Nr. 0-02484) RPF. P. D05AA
ZI: Brady, Wien
Z: 100 g enthalten: Ichthammol 1 g, Hamamelis-Fluidextrakt (1:1); Ethanol 45 % (V/V) (Auszugsmittel) 1 g, Zinkoxid 15 g, Titandioxid 5 g, Paraffin, flüssiges, Wollwachs 56,9 g, Vaselin, gelbes, Lavendelöl, Wasser, gereinigtes.
EW: Entzündungshemmend.
AG: Ekzeme, Wunden, leichte Verbrennungen, sonstige Hautreizungen (Rötungen), Windeldermatitiden ohne Infektion.
AA: Messerrückendick auftragen und verbinden.
DO: 1-2mal tgl. Keine klinischen Daten zur Anwendung an Kindern und Jugendlichen.
GA: Tiefe Wunden, Verbrennungen 2. und 3. Grades.
SST: Nutzen/Risiko-Abwägung.
NW: Unverträglichkeit.
PG: 25 G (EKO: G) [€ 5,60], 50 G (EKO: G) [€ 7,60]

Inovelon 100 mg - Filmtabletten 09A06
(Z.Nr. EU/1/06/378/*) NR. P. nicht im Handel. N03AF03

Inovelon 200 mg - Filmtabletten 09A06

(Z.Nr. EU/1/06/378/*) NR. P. N03AF03
ZI: Eisai, Frankfurt, Deutschland
Z: 1 Filmtablette enthält: Rufinamid 200 mg, Kern: Lactose monohydrat 40 mg, Cellulose, mikrokristalline, Maisstärke, Croscarmellose natrium, Hypromellose, Magnesium stearat, Natriumdodecylsulfat, Siliciumdioxid, hochdisperses; Filmüberzug: Hypromellose, Macrogol 8000, Titandioxid, Talkum, Eisen(III)-oxid.
EW: Antiepileptikum.
AG: Zusatztherapie von Anfällen bei Lennox-Gastaut-Syndrom ab 4 Jahren.
AA: TD in 2 ED mit Wasser einnehmen.
DO: Patienten unter 30 kg KG: TD initial 200 mg; Dosissteigerung um 200 mg/Tag alle 2 Tage; MTD 600 mg (mit Valproat), 1000(-3600) mg (ohne Valproat).
Patienten über 30 kg KG: TD initial 400 mg; Dosissteigerung um 400 mg/Tag alle 2 Tage; MTD bis 4000-4800 mg.
SST: Strenge Indikationsstellung, nicht stillen.
NW: ZNS, Schläfrigkeit, Magen/Darm, Psyche, Gangstörungen, Sehstörungen, Haut, Anorexie, Status epilepticus, Überempfindlichkeit (auch schwere Reaktionen).
WW: Andere Antiepileptika (Valproat), orale Kontrazeptiva, über CYP3A4 metabolisierte Substanzen.
WH: Schrittweise absetzen (alle 2 Tage Dosis um 25% reduzieren). Auf Überempfindlichkeit bzw. suizidales Verhalten achten. Empfängnisverhütung erforderlich. Verkehrshinweis.
PG: 50 ST * (EKO: N) [€ 102,00]

Inovelon 200 mg - Filmtabletten 09A06
(Z.Nr. EU/1/06/378/*) NR. P. Parallelimport. nicht im Handel. N03AF03

Inovelon 400 mg - Filmtabletten 09A06

(Z.Nr. EU/1/06/378/*) NR. P. N03AF03
ZI: Eisai, Frankfurt, Deutschland
Z: 1 Filmtablette enthält: Rufinamid 400 mg, Kern: Lactose monohydrat 80 mg, Cellulose, mikrokristalline, Maisstärke, Croscarmellose natrium, Hypromellose, Magnesium stearat, Natriumdodecylsulfat, Siliciumdioxid, hochdisperses; Filmüberzug: Hypromellose, Macrogol 8000, Titandioxid, Talkum, Eisen(III)-oxid.
Kurzinformation: siehe Inovelon 200 mg - Filmtabletten, → S. 714
PG: 50 ST * (EKO: N) [€ 178,75], 100 ST * (EKO: N) [€ 327,05], 200 ST * (EKO: N) [€ 630,50]

Inovelon 40 mg/ml - Suspension zum Einnehmen 09A06

(Z.Nr. EU/1/06/378/*) NR. P. N03AF03
ZI: Eisai, Frankfurt, Deutschland
Z: 1 ml Suspension enthält: Rufinamid 40 mg, Cellulose, mikrokristalline, Carmellose natrium, Hydroxyethylcellulose, Citronensäure, wasserfreie, Simeticon-Emulsion (entspr. Benzoesäure) (entspr. Cyclotetrasiloxane) (entspr. Dimethicone) (entspr. 2-Hydroxyethyl stearat) (entspr. Glyceroldistearat) (entspr. Methylcellulose) (entspr. Macrogolstearat 2000) (entspr. Polysorbat 65) (entspr. Siliciumdioxid-Gel) (entspr. Sorbinsäure) (entspr. Schwefelsäure) (entspr. Wasser), Poloxamer, Methyl-4-hydroxybenzoat 1,2 mg, Propyl-4-hydroxybenzoat 0,3 mg, Propylenglycol, Kalium sorbat, Sorbitlösung 70% (nicht kristallisierend) (entspr. Sorbitol 250 mg), Orangen-Aroma, Wasser.
EW: Antiepileptikum.
AG: Zusatztherapie von Anfällen bei Lennox-Gastaut-Syndrom ab 4 Jahren.
AA: TD in 2 ED zu einer Mahlzeit einnehmen.
DO: Patienten unter 30 kg KG: TD initial 200 mg; Dosissteigerung um 200 mg/Tag alle 2 Tage; MTD 600 mg (mit Valproat), 1000(-3600) mg (ohne Valproat).
Patienten über 30 kg KG: TD initial 400 mg; Dosissteigerung um 400 mg/Tag alle 2 Tage; MTD bis 4000-4800 mg.
SST: Strenge Indikationsstellung, nicht stillen.
NW: ZNS, Schläfrigkeit, Magen/Darm, Psyche, Gangstörungen, Sehstörungen, Haut, Anorexie, Status epilepticus, Überempfindlichkeit (auch schwere Reaktionen).
WW: Andere Antiepileptika (Valproat), orale Kontrazeptiva, über CYP3A4 metabolisierte Substanzen.
WH: Schrittweise absetzen (alle 2 Tage Dosis um 25% reduzieren). Auf Überempfindlichkeit bzw. suizidales Verhalten achten. Empfängnisverhütung erforderlich. Verkehrshinweis.
PG: 460 ML * (EKO: N) [€ 197,30]

🐾 Insecinor 10 mg/ml - Spot-On-Lösung für Rinder und Schafe 804B, 804C, 804D

(Z.Nr. 8-35690) RP. P. VNW. QP53AC11
ZI: Norbrook Laboratories (Ireland), Monaghan, Irland
Z: 1 ml enthält: Deltamethrin 10 mg, Triglyceride, mittelkettige.
EW: Topisches Ektoparasitikum.
AG: Zur Behandlung und Vorbeugung des Befalls mit Läusen und Weidefliegen bei Rindern, Zecken, Läusen, Schaflausfliegen und nachgewiesenem Schmeißfliegenbefall bei Schafen sowie Läusen und Zecken bei Lämmern.
AA: Nur äußerlich mit dem speziellen "Squeeze'n Pour"-Dispenser oder mit dem Spot-On-Applikator auf einer Stelle der Mittellinie des Rückens an den Schultern.
DO: Rinder: 100 mg Deltamethrin pro Tier, entsprechend 10 ml des Tierarzneimittels.
Schafe: 50 mg Deltamethrin pro Tier, entsprechend 5 ml des Tierarzneimittels.
Lämmer (unter 10 kg Körpergewicht oder einem Alter von 1 Monat): 25 mg Deltamethrin pro Tier, entsprechend 2,5 ml des Tierarzneimittels.
Details siehe Austria Codex- Fachinformartion.

GA: Rekonvaleszente oder kranke Tiere, Hunde und Katzen.
SST: Nutzen/Risiko-Abwägung.
NW: Sehr selten Schuppenbildung, Juckreiz bei Rindern.
WW: Nicht mit anderen Insektiziden oder Akariziden anwenden. Phosphororganische Substanzen erhöhen Toxizität von Deltamethrin.
WH: Resistenzentwicklung vermeiden. Nicht auf Augen oder Schleimhäute aufbringen. Tierarzneimittel soll nicht abgeleckt werden. Toxisch für Dungfauna, Wasserorganismen und Honigbienen.
VNW: Essbares Gewebe Rind 17 Tage, Schaf 35 Tage. Nicht für Schafe, deren Milch für menschlichen Verzehr vorgesehen ist.
PG: 250 ML VNW [€ 27,05], 500 ML VNW [€ 48,00]

Insecticum Gel 22I
(Z.Nr. 1-30524) RPF. P. D04AA, D04AB
ZI: Apomedica Pharmazeutische Produkte, Graz
Z: 100 g Gel enthalten: Benzocain 5 g, Diphenhydramin hydrochlorid 2 g, Menthol, Hydroxyethylcellulose, Ethylalkohol, Wasser, gereinigtes.
EW: Topisches Antihistaminikum.
AG: Nach Insektenstichen.
DO: Bis 3-4mal tgl. auf die betroffenen Hautstellen auftragen.
GA: Offene Wunden, Schleimhäute, großflächige Hautveränderungen, Varicellen- Zoster-Infektionen, Masern, Blasenbildung der Haut.
SST: Im 1. Trimenon und in der Stillzeit nicht anwenden.
NW: Sehr selten Allergien.
PG: 12 G * (EKO: N) [€ 6,90], 25 G * (EKO: N) [€ 10,90]

Insidon - Dragees 49A01
(Z.Nr. 0-12034) NR. P. N06AA05
ZI: Laboratoires Juvise Pharmaceuticals, Villeurbanne, Frankreich
Z: 1 Dragee enthält: Opipramol dihydrochlorid 50 mg, Lactose monohydrat 42,4 mg, Siliciumdioxid, Glycerin 85%, Maisstärke, Povidon K30, Talkum, Magnesium stearat, Überzug: Hypromellose, Vinylpyrrolidon-Vinylacetat-Copolymer, Talkum, Titandioxid, Tablettenhülle: Sucrose 36,5 mg, Talkum, Povidon K30, Cellulose, mikrokristalline, Eisen(III)-oxid, rotes, Titandioxid, Macrogol 8000.
EW: Trizyklisches Antidepressivum.
AG: Generalisierte Angststörung, somatoforme Störungen.
AA: Unzerkaut zu oder nach den Mahlzeiten.
DO: Morgens und mittags 50 mg, abends 100 mg. MTD 3mal 100 mg. Mindestens 2 Wochen regelmäßig einnehmen. Für Kinder und Jugendliche nicht empfohlen.
GA: Akuter Harnverhalt, akute Delirien, Engwinkelglaukom, Prostatahyper- trophie, paralytischer Ileus, AV-Block, frischer Myokardinfarkt, Vergiftungen mit ZNS-Dämpfern.
SST: Zwingende Indikationsstellung (besonders im 1. Trimenon); Stillen möglich.
NW: Psyche, ZNS, anticholinerg, Herz/Kreislauf (Hypotonie, QT-Verlängerung), Haut, Magen/Darm, Leber, Blut, Endokrinium, erhöhtes Frakturrisiko.
WW: Kontraindiziert: MAO-Hemmer (2 Wochen Abstand), Chinidin. Nicht empfohlen: QT-verlängernde Substanzen.
Vorsicht: ZNS-Dämpfer, Alkohol, Anticholinergika, SSRIs (additiv), Neuroleptika, Methylphenidat, Cimetidin, Beta-Blocker, Antiarrhythmika Ic. Enzyminduktoren können Opipramol-Plasmaspiegel senken.
WH: Vorsicht bei Leber-, Nierenschäden, zerebrovaskulärer Insuffizienz, kardialer Vorschädigung, QT-Syndrom, Hyperthyreose. Kontrollen: Blutdruck, Blutbild, Leber. Auf Suizidrisiko achten. Verkehrshinweis. Bei Vergiftungen Routineeinsatz von Physostigmin nicht empfohlen.
PG: 100 ST RE1 (EKO: Y) [€ 26,35]

Insistor 10 mg/ml - Injektionslösung für Hunde und Katzen 802AA
(Z.Nr. 8-38338) NR. SG. P. QN02AC90
ZI: Richter Pharma, Feldgasse, Wels
Z: 1 ml enthält: Methadon hydrochlorid 10 mg (entspr. Methadon 8,9 mg), Methyl-4-hydroxybenzoat 1 mg, Propyl-4-hydroxybenzoat 0,2 mg, Natriumchlorid, Natriumhydroxid zur pH-Wert-Einstellung, Salzsäure zur pH-Wert-Einstellung, Wasser für Injektionszwecke.
EW: Opioidanalgetikum.
AG: Analgesie, Prämedikation zur Allgemeinanästhesie oder Neuroleptanalgesie in Kombination mit einem Neuroleptikum bei Hunden und Katzen.
AA: Hunde: I.v., s.c. oder i.m.
Katzen: I.m.
DO: Hunde: 0,5-1 mg/kg KG.
Katzen: 0,3-0,6 mg/kg KG.
GA: Schwere Atem-, Leber-, Nierenstörungen.
SST: Nicht empfohlen.
NW: Katzen: Atemdepression, Erregbarkeit, Mydriasis, Harn- und Kotabsatz, Hyperthermie. Hunde: Atemdepression, Bradykardie, schwache Reaktionen (Speicheln, Hypothermie, Harn- und Kotabsatz).
WW: Vorsicht: Analgetika, ZNS-Dämpfer, atemdepressive Substanzen verstärkt.
WH: Verträglichkeit bei Hunden unter 8 Wochen und bei Katzen unter 5 Monaten nicht belegt. Vorsicht bei wiederholter Anwendung an Katzen. Bei Überdosierung Antidot Naloxon (initial 0,1 mg/kg KG i.v.).
PG: 10 ML VT [€ 48,40]

Inspra 25 mg - Filmtabletten 25A03
(Z.Nr. 1-25566) NR. P. C03DA04
ZI: Pfizer Corporation Austria, Wien
Z: 1 Filmtablette enthält: Eplerenon 25 mg, Tablettenkern: Lactose monohydrat 35,7 mg, Cellulose, mikrokristalline, Croscarmellose natrium, Hypromellose, Natriumdodecylsulfat, Talkum, Magnesium stearat; Filmüberzug: Opadry gelb: (entspr. Hypromellose) (entspr. Titandioxid) (entspr. Macrogol 400) (entspr. Polysorbat 80) (entspr. Eisenoxid gelb) (entspr. Eisenoxid rot).
EW: Aldosteron-Antagonist.
AG: Zusatz zu Standardtherapie der Herzinsuffizienz nach frischem Herzin- farkt oder bei NYHA II und linksvertrikulärer systolischer Dysfunktion.
AA: Oral.
DO: Initial 1mal tgl. 25 mg, Erhaltungsdosis 1mal tgl. 50 mg. MTD 50 mg. Für Kinder und Jugendliche keine Dosisempfehlung.
GA: Serumkalium über 5 mmol/l bei Behandlungsbeginn, schwere Nieren-, Leber- schäden.
SST: Vorsicht.
NW: Hyperkaliämie, Infektionen, ZNS, Hypotonie, Magen/Darm, Haut, Niere, Herz (Myokardinfarkt), Muskelkrämpfe, Untersuchungen.
WW: Kontraindiziert: Dreifachkombination mit ACE-Hemmer + Angiotensin- Blocker. Vorsicht: Kalium, kaliumsparende Diuretika, Lithium, Ciclospo- rin, Tacrolimus, nichtsteroidale Entzündungshemmer, Trimethoprim, Alpha- 1-Blocker, ZNS-Dämpfer, Glukokortikoide, Digoxin, CYP3A4-Hemmer oder -Induktoren.
WH: Kontrollen: Serumkalium (besonders bei Nieren- oder Leberschäden).
PG: 10 ST IND (EKO: G) [€ 13,45], 30 ST IND (EKO: G) [€ 35,80]

Inspra 50 mg - Filmtabletten 25A03
(Z.Nr. 1-25567) NR. P. C03DA04
ZI: Pfizer Corporation Austria, Wien
Z: 1 Filmtablette enthält: Eplerenon 50 mg, Tablettenkern: Lactose monohydrat 71,4 mg, Cellulose, mikrokristalline, Croscarmellose natrium, Hypromellose, Natriumdodecylsulfat, Talkum, Magnesium stearat; Filmüberzug: Opadry gelb: (entspr. Hypromellose) (entspr. Titandioxid) (entspr. Macrogol 400) (entspr. Polysorbat 80) (entspr. Eisenoxid gelb) (entspr. Eisenoxid rot).
Kurzinformation: siehe Inspra 25 mg - Filmtabletten, → S. 715
PG: 10 ST IND (EKO: G) [€ 13,45], 30 ST IND (EKO: G) [€ 35,80]

Instanyl 50 Mikrogramm - Nasenspray, Lösung im Einzeldosisbehältnis 02A04
(Z.Nr. EU/1/09/531/*) NR. SG. P. nicht im Handel. N02AB03

Instanyl 50 Mikrogramm/Dosis - Nasenspray, Lösung 02A04
(Z.Nr. EU/1/09/531/*) NR. SG. P. nicht im Handel. N02AB03

Instanyl 50 Mikrogramm/Dosis - Nasenspray, Lösung 02A04
(Z.Nr. EU/1/09/531/*) NR. SG. P. nicht im Handel. N02AB03

Instanyl 100 Mikrogramm - Nasenspray, Lösung im Einzeldosisbehältnis 02A04
(Z.Nr. EU/1/09/531/*) NR. SG. P. nicht im Handel. N02AB03

Instanyl 100 Mikrogramm/Dosis - Nasenspray, Lösung 02A04
(Z.Nr. EU/1/09/531/*) NR. SG. P. nicht im Handel. N02AB03

Instanyl 100 Mikrogramm/Dosis - Nasenspray, Lösung 02A04
(Z.Nr. EU/1/09/531/*) NR. SG. P. nicht im Handel. N02AB03

Instanyl 200 Mikrogramm - Nasenspray, Lösung im Einzeldosisbehältnis 02A04
(Z.Nr. EU/1/09/531/*) NR. SG. P. nicht im Handel. N02AB03

Instanyl 200 Mikrogramm/Dosis - Nasenspray, Lösung 02A04
(Z.Nr. EU/1/09/531/*) NR. SG. P. nicht im Handel. N02AB03

Instanyl 200 Mikrogramm/Dosis - Nasenspray, Lösung 02A04
(Z.Nr. EU/1/09/531/*) NR. SG. P. nicht im Handel. N02AB03

Instillagel - Einmalspritze 57B01
(Z.Nr. 0-15097) RP. P. N01BB52
ZI: Farco-Pharma, Köln, Deutschland
Z: 1 ml Gel enthält: Lidocain hydrochlorid 20,9 mg, Chlorhexidin digluconat 0,52 mg, Methyl-4-hydroxybenzoat 0,63 mg, Propyl-4-hydroxybenzoat 0,26 mg, Hydroxyethylcellulose, Propylenglycol 522,5 mg Natriumhydroxid, Wasser, gereinigtes.
EW: Gleitmittel mit Anästhetikum und Antiseptikum.
AG: Zur Schleimhautanästhesie und als Gleitmittel für Katheterisierungen, Sondierungen, Endoskopien, Trachealintubationen.
AA: Zur Instillation.
DO: 6-11 ml. Kinder ab 2 Jahre: 1,5 ml/10 kg KG.
GA: Schwere Herzinsuffizienz, Bradykardie, AV-Block, Schock.
SST: Anwendung möglich.
NW: Allergien/Anaphylaxie. Bei schweren Harnröhrenverletzungen systemische Lidocaineffekte (z.B. Hypotension) möglich.
WW: Nicht mit anderen Lokalanästhetika vom Amid-Typ oder mit Pethidin anwenden. Vorsicht: Antiarrhythmika, Betablocker, Kalziumkanalblocker.
WH: Vorsicht bei Wunden, unter Vollnarkose, bei oropharyngealer Anwendung, schweren Leber- oder Nierenschäden, Herz-, Atemwegserkrankungen, älteren Patienten, Myasthenie. Augenkontakt vermeiden.
PG: **6ML** 10 ST * (EKO: N) [€ 25,55], **11ML** 10 ST * (EKO: N) [€ 28,50]

Insulatard 40 Internationale Einheiten/ml - Injektionssuspension 06A02
(Z.Nr. EU/1/02/233/*) RP. P. E. nicht im Handel. A10AC01

Insulatard 100 Internationale Einheiten/ml - Injektionssuspension 06A02
(Z.Nr. EU/1/02/233/*) RP. P. E. nicht im Handel. A10AC01

Insulatard FlexPen 100 Internationale Einheiten/ml - Injektionslösung in einem Fertigpen 06A02
(Z.Nr. EU/1/02/233/*) RP. P. E. A10AC01
ZI: Novo-Nordisk, Bagsvaerd, Dänemark
Z: 1 ml Injektionssuspension enthält: Insulin-Isophan (human) 100 IE (entspr. → 3,5 mg) (entspr. hergestellt durch rekombinante DNA-Technologie in Saccharomyces cerevisiae), Zinkchlorid, Glycerol, Metacresol, Phenol, Natriummonohydrogenphosphat-dihydrat, Natriumhydroxid zur pH-Wert-Einstellung, Salzsäure zur pH-Wert-Einstellung, Protamin sulfat, Wasser für Injektionszwecke.
EW: Lang wirksames Insulin; Wirkungseintritt binnen 1½ Std., Wirkmaximum nach 4-12 Std., Wirkdauer ca. 24 Std.
AG: Diabetes mellitus.
AA: S.c.; cave i.v.!
DO: Individuell gemäß dem Bedarf des Patienten. TD meist 0,5-1 Einheiten/kg KG.
SST: Anwendung möglich. Blutzucker engmaschig kontrollieren.
NW: Hypoglykämie, Haut, Augen, Bildung von Insulin-Antikörpern; Reaktionen an der Injektionsstelle (Lipodystrophie, Ödeme), sehr selten Anaphylaxie.
WW: Senkung des Insulinbedarfs durch hypoglykämische Arzneimittel: Orale Antidiabetika, MAO-Hemmer, nichtselektive Betablocker, ACE-Hemmer, Salizylate, anabole Steroide, Sulfonamide. Erhöhung des Insulinbedarfs durch hyperglykämische Arzneimittel: Orale Kontrazeptiva, Thiazide, Glukokortikoide, Schilddrüsenhormone, Beta2-Sympathomimetika, Wachstumshormone, Danazol. Vorsicht: Pioglitazon (Herzinsuffizienz). Betablocker können Hypoglykämie-Symptome verschleiern. Octreotid/Lanreotid, Clonidin, Lithiumsalze, Alkohol können Insulinbedarf erhöhen oder senken.
WH: Auf Hyperglykämie (bei unzureichender Dosierung oder Unterbrechen der Therapie) bzw. Hypoglykämie (bei Auslassen einer Mahlzeit, anstrengender körperlicher Tätigkeit oder zu hoher Insulindosis) achten. Besondere Vorsicht bei Umstellung auf einen anderen Insulintyp/eine andere Insulinmarke. Verkehrshinweis (Hypoglykämie!).
Bei leichter Hypoglykämie Glukose oral oder zuckerhaltige Lebensmittel zuführen. Bei schwerer Hypoglykämie mit Bewusstlosigkeit Glukagon (0,5-1 mg i.m. oder s.c.) oder Glukose i.v. geben.
PG: 5 ST (2) (EKO: G) [€ 56,20]

Insulatard InnoLet 100 Internationale Einheiten/ml - Injektionssuspension in einem Fertigpen 06A02
(Z.Nr. EU/1/02/233/*) RP. P. E. nicht im Handel. A10AC01

Insulatard Penfill 100 Internationale Einheiten/ml - Injektionssuspension in einer Patrone 06A02
(Z.Nr. EU/1/02/233/*) RP. P. E. A10AC01
ZI: Novo-Nordisk, Bagsvaerd, Dänemark
Z: 1 ml Injektionssuspension enthält: Insulin-Isophan (human) 100 IE (entspr. → 3,5 mg) (entspr. hergestellt durch rekombinante DNA-Technologie in Saccharomyces cerevisiae), Zinkchlorid, Glycerol, Metacresol, Phenol, Natriummonohydrogenphosphat-dihydrat, Natriumhydroxid zur pH-Wert-Einstellung, Salzsäure zur pH-Wert-Einstellung, Protamin sulfat, Wasser für Injektionszwecke.
Kurzinformation: siehe Insulatard FlexPen 100 Internationale Einheiten/ml - Injektionslösung in einem Fertigpen, → S. 716
PG: 5 ST (2) (EKO: G) [€ 54,00]

▼ *Insulin aspart Sanofi 100 Einheiten/ml - Injektionslösung in einer Patrone* 06A01
(Z.Nr. EU/1/20/1447/*) RP. P. E. nicht im Handel. A10AB05

▼ *Insulin aspart Sanofi 100 Einheiten/ml - Injektionslösung im Fertigpen* 06A01
(Z.Nr. EU/1/20/1447/*) RP. P. E. nicht im Handel. A10AB05

▼ *Insulin lispro Sanofi 100 Einheiten/ml - Injektionslösung in einer Durchstechflasche* 06A01
(Z.Nr. EU/1/17/1203/*) RP. P. E. nicht im Handel. A10AB04

▼ *Insulin lispro Sanofi 100 Einheiten/ml - Injektionslösung in einem Fertigpen* 06A01
(Z.Nr. EU/1/17/1203/*) RP. P. E. nicht im Handel. A10AB04

▼ *Insulin lispro Sanofi 100 Einheiten/ml - Injektionslösung in einer Patrone* 06A01
(Z.Nr. EU/1/17/1203/*) RP. P. E. nicht im Handel. A10AB04

Insuman Basal 40 I.E./ml - Injektionssuspension in einer Durchstechflasche 06A02
(Z.Nr. EU/1/97/030/*) RP. P. nicht im Handel. A10AC01

Insuman Basal 100 I.E./ml - Injektionssuspension in einer Durchstechflasche 06A02
(Z.Nr. EU/1/97/030/*) RP. P. E. nicht im Handel. A10AC01

Insuman Basal SoloStar 100 I.E./ml - Injektionssuspension in einem Fertigpen 06A02
(Z.Nr. EU/1/97/030/*) RP. P. E. A10AC01
ZI: Sanofi-Aventis Deutschland, Frankfurt am Main, Deutschland
Z: 1 ml Injektionssuspension enthält: Insulin human 100 IE (entspr. → 3,5 mg) (entspr. Isophan-Insulin-Suspension), mittels gentechnologischer Methoden (E. coli) hergestellt, Protamin sulfat, Metacresol, Phenol, Zinkchlorid, Natriumdihydrogenphosphat-2-Wasser, Glycerol, Natriumhydroxid, Salzsäure zur pH-Wert-Einstellung, Wasser für Injektionszwecke.
EW: Isophan-Insulinsuspension; Wirkungseintritt binnen 60 min, Wirkungsmaximum nach 3-4 Std., Wirkdauer 11-20 Std.
AG: Diabetes mellitus.
AA: 45-60 min vor einer Mahlzeit s.c. mit einem Fertigpen, nicht i.v..
DO: Individuell gemäß dem Bedarf des Patienten. TD meist 0,5-1 Einheiten/kg KG.
SST: Anwendung möglich. Blutzucker engmaschig kontrollieren.
NW: Hypoglykämie, Haut, Augen, Bildung von Insulin-Antikörpern; Reaktionen an der Injektionsstelle (Lipodystrophie, Ödeme), sehr selten Anaphylaxie.
WW: Senkung des Insulinbedarfs durch hypoglykämische Arzneimittel: Orale Antidiabetika, MAO-Hemmer, nichtselektive Betablocker, ACE-Hemmer, Salizylate, anabole Steroide, Sulfonamide. Erhöhung des Insulinbedarfs durch hyperglykämische Arzneimittel: Orale Kontrazeptiva, Thiazide, Glukokortikoide, Schilddrüsenhormone, Beta2-Sympathomimetika, Wachstumshormone, Danazol. Vorsicht: Pioglitazon (Herzinsuffizienz). Betablocker können Hypoglykämie-Symptome verschleiern. Octreotid/Lanreotid, Clonidin, Lithiumsalze, Alkohol können Insulinbedarf erhöhen oder senken.
WH: Auf Hyperglykämie (bei unzureichender Dosierung oder Unterbrechen der Therapie) bzw. Hypoglykämie (bei Auslassen einer Mahlzeit, anstrengender körperlicher Tätigkeit oder zu hoher Insulindosis) achten. Besondere Vorsicht bei Umstellung auf einen anderen Insulintyp/eine andere Insulinmarke. Verkehrshinweis (Hypoglykämie!).
Bei leichter Hypoglykämie Glukose oral oder zuckerhaltige Lebensmittel zuführen. Bei schwerer Hypoglykämie mit Bewusstlo-

sigkeit Glukagon (0,5-1 mg i.m. oder s.c.) oder Glukose i.v. geben.
PG: 5 ST (2) (EKO: G) [€ 55,65]

Insuman Basal Solostar 100 I.E./ml - Injektionssuspension in einem Fertigpen 06A02
(Z.Nr. EU/1/97/030/*) RP. P. E. A10AC01
Parallelimport. nicht im Handel.

Insuman Basal 100 I.E./ml - Injektionssuspension in einer Patrone 06A02

(Z.Nr. EU/1/97/030/*) RP. P. E. A10AC01
ZI: Sanofi-Aventis Deutschland, Frankfurt am Main, Deutschland
Z: 1 ml Injektionssuspension enthält: Insulin human 100 IE (entspr. → 3,5 mg) (entspr. Isophan-Insulin-Suspension), mittels gentechnologischer Methoden (E. coli) hergestellt, Protamin sulfat, Metacresol, Phenol, Zinkchlorid, Natriumdihydrogenphosphat-2-Wasser, Glycerol, Natriumhydroxid, Salzsäure zur pH-Wert-Einstellung, Wasser für Injektionszwecke.
EW: Isophan-Insulinsuspension; Wirkungseintritt binnen 60 min, Wirkungsmaximum nach 3-4 Std., Wirkdauer 11-20 Std.
AG: Diabetes mellitus.
AA: 45-60 min vor einer Mahlzeit s.c.; nicht i.v. und nicht in Infusionspumpen oder externen oder implantierten Insulinpumpen einsetzen.
DO: Individuell gemäß dem Bedarf des Patienten. TD meist 0,5-1 Einheiten/kg KG.
SST: Anwendung möglich. Blutzucker engmaschig kontrollieren.
NW: Hypoglykämie, Haut, Augen, Bildung von Insulin-Antikörpern; Reaktionen an der Injektionsstelle (Lipodystrophie, Ödeme), sehr selten Anaphylaxie.
WW: Senkung des Insulinbedarfs durch hypoglykämische Arzneimittel: Orale Antidiabetika, MAO-Hemmer, nichtselektive Betablocker, ACE-Hemmer, Salizylate, anabole Steroide, Sulfonamide.
Erhöhung des Insulinbedarfs durch hyperglykämische Arzneimittel: Orale Kontrazeptiva, Thiazide, Glukokortikoide, Schilddrüsenhormone, Beta2-Sympathomimetika, Wachstumshormone, Danazol.
Vorsicht: Pioglitazon (Herzinsuffizienz). Betablocker können Hypoglykämie-Symptome verschleiern. Octreotid/Lanreotid, Clonidin, Lithiumsalze, Alkohol können Insulinbedarf erhöhen oder senken.
WH: Auf Hyperglykämie (bei unzureichender Dosierung oder Unterbrechen der Therapie) bzw. Hypoglykämie (bei Auslassen einer Mahlzeit, anstrengender körperlicher Tätigkeit oder zu hoher Insulindosis) achten. Besondere Vorsicht bei Umstellung auf einen anderen Insulintyp/eine andere Insulinmarke. Verkehrshinweis (Hypoglykämie!).
Bei leichter Hypoglykämie Glukose oral oder zuckerhaltige Lebensmittel zuführen. Bei schwerer Hypoglykämie mit Bewusstlosigkeit Glukagon (0,5-1 mg i.m. oder s.c.) oder Glukose i.v. geben.
PG: 5 ST (2) (EKO: G) [€ 51,80]

Insuman Comb 15 100 I.E./ml - Injektionssuspension in einer Durchstechflasche 06A03
(Z.Nr. EU/1/97/030/*) RP. P. E. nicht im Handel. A10AD01

Insuman Comb 15 SoloStar 100 I.E./ml - Injektionssuspension in einem Fertigpen 06A03
(Z.Nr. EU/1/97/030/*) RP. P. E. nicht im Handel. A10AC01

Insuman Comb 15 100 I.E./ml - Injektionssuspension in einer Patrone 06A03
(Z.Nr. EU/1/97/030/*) RP. P. E. nicht im Handel. A10AD01

Insuman Comb 25 40 I.E./ml - Injektionssuspension in einer Durchstechflasche 06A03
(Z.Nr. EU/1/97/030/*) RP. P. E. nicht im Handel. A10AC01

Insuman Comb 25 100 I.E./ml - Injektionssuspension in einer Durchstechflasche 06A03
(Z.Nr. EU/1/97/030/*) RP. P. E. L. nicht im Handel. A10AD01

Insuman Comb 25 SoloStar 100 I.E./ml - Injektionssuspension in einem Fertigpen 06A03

(Z.Nr. EU/1/97/030/*) RP. P. E. A10AD01
ZI: Sanofi-Aventis Deutschland, Frankfurt am Main, Deutschland
Z: 1 ml Injektionssuspenion enthält: Insulin human 100 IE (entspr. → 3,5 mg) (entspr. Isophan-Insulin, human, biphasisch) (entspr. Insulin, gelöst 25 %) (entspr. Protamin-Insulin, kristallin 75 %) mittels gentechnologischer Methoden (E. coli) hergestellt, Protamin sulfat, Metacresol, Phenol, Zinkchlorid, Natriumdihydrogenphosphat-2-Wasser, Glycerol, Natriumhydroxid, Salzsäure zur pH-Wert-Einstellung, Wasser für Injektionszwecke.
EW: Kombination aus schnell wirkendem und verzögert freigesetztem Insulin; Wirkungseintritt binnen 30-60 min, Wirkungsmaximun nach 2-4 Std., Wirkdauer 12-19 Std.
AG: Diabetes mellitus.
AA: 30 bis 45 min vor einer Mahlzeit s.c. mit SoloStar Fertigpen, nicht i.v..
DO: Individuell gemäß dem Bedarf des Patienten. TD meist 0,5-1 Einheiten/kg KG.
SST: Anwendung möglich. Blutzucker engmaschig kontrollieren.
NW: Hypoglykämie, Haut, Augen, Bildung von Insulin-Antikörpern; Reaktionen an der Injektionsstelle (Lipodystrophie, Ödeme), sehr selten Anaphylaxie.
WW: Senkung des Insulinbedarfs durch hypoglykämische Arzneimittel: Orale Antidiabetika, MAO-Hemmer, nichtselektive Betablocker, ACE-Hemmer, Salizylate, anabole Steroide, Sulfonamide.
Erhöhung des Insulinbedarfs durch hyperglykämische Arzneimittel: Orale Kontrazeptiva, Thiazide, Glukokortikoide, Schilddrüsenhormone, Beta2-Sympathomimetika, Wachstumshormone, Danazol.
Vorsicht: Pioglitazon (Herzinsuffizienz). Betablocker können Hypoglykämie-Symptome verschleiern. Octreotid/Lanreotid, Clonidin, Lithiumsalze, Alkohol können Insulinbedarf erhöhen oder senken.
WH: Auf Hyperglykämie (bei unzureichender Dosierung oder Unterbrechen der Therapie) bzw. Hypoglykämie (bei Auslassen einer Mahlzeit, anstrengender körperlicher Tätigkeit oder zu hoher Insulindosis) achten. Besondere Vorsicht bei Umstellung auf einen anderen Insulintyp/eine andere Insulinmarke. Verkehrshinweis (Hypoglykämie!).
Bei leichter Hypoglykämie Glukose oral oder zuckerhaltige Lebensmittel zuführen. Bei schwerer Hypoglykämie mit Bewusstlosigkeit Glukagon (0,5-1 mg i.m. oder s.c.) oder Glukose i.v. geben.
PG: 5 ST (2) (EKO: G) [€ 55,65]

Insuman Comb 25 100 I.E./ml - Injektionssuspension in einer Patrone 06A03

(Z.Nr. EU/1/97/030/*) RP. P. E. A10AD01
ZI: Sanofi-Aventis Deutschland, Frankfurt am Main, Deutschland
Z: 1 ml Injektionssuspension enthält: Insulin human 100 IE (entspr. → 3,5 mg) (entspr. Isophan-Insulin, human, biphasisch) (entspr. Insulin, gelöst 25 %) (entspr. Protamin-Insulin, kristallin 75 %) mittels gentechnologischer Methoden (E. coli) hergestellt, Protamin sulfat, Metacresol, Phenol, Zinkchlorid, Natriumdihydrogenphosphat-1-Wasser, Glycerol, Natriumhydroxid, Salzsäure zur pH-Wert-Einstellung, Wasser für Injektionszwecke.
EW: Kombination aus schnell wirkendem und verzögert freigesetztem Insulin; Wirkungseintritt binnen 30-60 min, Wirkungsmaximun nach 2-4 Std., Wirkdauer 12-19 Std.
AG: Diabetes mellitus.
AA: 30 bis 45 min vor einer Mahlzeit s.c., Nicht i.v. und nicht in Infusionspumpen oder externen oder implantierten Insulinpumpen einsetzen.
DO: Individuell gemäß dem Bedarf des Patienten. TD meist 0,5-1 Einheiten/kg KG.
SST: Anwendung möglich. Blutzucker engmaschig kontrollieren.
NW: Hypoglykämie, Haut, Augen, Bildung von Insulin-Antikörpern; Reaktionen an der Injektionsstelle (Lipodystrophie, Ödeme), sehr selten Anaphylaxie.
WW: Senkung des Insulinbedarfs durch hypoglykämische Arzneimittel: Orale Antidiabetika, MAO-Hemmer, nichtselektive Betablocker, ACE-Hemmer, Salizylate, anabole Steroide, Sulfonamide.
Erhöhung des Insulinbedarfs durch hyperglykämische Arzneimittel: Orale Kontrazeptiva, Thiazide, Glukokortikoide, Schilddrüsenhormone, Beta2-Sympathomimetika, Wachstumshormone, Danazol.
Vorsicht: Pioglitazon (Herzinsuffizienz). Betablocker können Hypoglykämie-Symptome verschleiern. Octreotid/Lanreotid, Clonidin, Lithiumsalze, Alkohol können Insulinbedarf erhöhen oder senken.
WH: Auf Hyperglykämie (bei unzureichender Dosierung oder Unterbrechen der Therapie) bzw. Hypoglykämie (bei Auslassen einer Mahlzeit, anstrengender körperlicher Tätigkeit oder zu hoher Insulindosis) achten. Besondere Vorsicht bei Umstellung auf einen anderen Insulintyp/eine andere Insulinmarke. Verkehrshinweis (Hypoglykämie!).
Bei leichter Hypoglykämie Glukose oral oder zuckerhaltige Lebensmittel zuführen. Bei schwerer Hypoglykämie mit Bewusstlosigkeit Glukagon (0,5-1 mg i.m. oder s.c.) oder Glukose i.v. geben.
PG: 5 ST (2) (EKO: G) [€ 51,80]

Insuman Comb 30 100 I.E./ml - Injektionssuspension in einer Durchstechflasche 06A03
(Z.Nr. EU/1/97/030/*) RP. P. E. nicht im Handel. A10AD01

Insuman Comb 30 SoloStar 100 I.E./ml - Injektionssuspension in einem Fertigpen 06A03
(Z.Nr. EU/1/97/030/*) RP. P. E. nicht im Handel. A10AD01

Insuman Comb 30 100 I.E./ml - Injektionssuspension in einer Patrone 06A03
(Z.Nr. EU/1/97/030/*) RP. P. E. nicht im Handel. A10AD01

Insuman Comb 50 40 I.E./ml - Injektionssuspension in einer Durchstechflasche 06A03
(Z.Nr. EU/1/97/030/*) RP. P. E. nicht im Handel. A10AD01

Insuman Comb 50 100 I.E./ml - Injektionssuspension in einer Durchstechflasche 06A03
(Z.Nr. EU/1/97/030/*) RP. P. E. nicht im Handel. A10AD01

Insuman Comb 50 SoloStar 100 I.E./ml - Injektionssuspension in einem Fertigpen 06A03
(Z.Nr. EU/1/97/030/*) RP. P. E. nicht im Handel. A10AC01

Insuman Comb 50 100 I.E./ml - Injektionssuspension in einer Patrone 06A03
(Z.Nr. EU/1/97/030/*) RP. P. E. A10AD01
ZI: Sanofi-Aventis Deutschland, Frankfurt am Main, Deutschland
Z: 1 ml Injektionssuspension enthält: Insulin human 100 IE (entspr. → 3,5 mg) (entspr. Isophan-Insulin, human, biphasisch) (entspr. Insulin, gelöst 50 %) (entspr. Protamin-Insulin, kristallin 50 %) mittels gentechnologischer Methoden (E. coli) hergestellt, Protamin sulfat, Metacresol, Phenol, Zinkchlorid, Natriumdihydrogenphosphat-1-Wasser, Glycerol, Natriumhydroxid, Salzsäure zur pH-Wert-Einstellung, Wasser für Injektionszwecke.
EW: Kombination aus schnell wirkendem und verzögert freigesetztem Insulin; Wirkungseintritt binnen 30 min, max. Wirkung nach 1,5-4 Std., Wirkdauer 12-16 Std.
AG: Diabetes mellitus.
AA: 20 bis 30 min vor einer Mahlzeit s.c. verabreichen. Nicht i.v. und nicht in Infusionspumpen oder externen oder implantierten Insulinpumpen einsetzen.
DO: Individuell gemäß dem Bedarf des Patienten. TD meist 0,5-1 Einheiten/kg KG.
SST: Anwendung möglich. Blutzucker engmaschig kontrollieren.
NW: Hypoglykämie, Haut, Augen, Bildung von Insulin-Antikörpern; Reaktionen an der Injektionsstelle (Lipodystrophie, Ödeme), sehr selten Anaphylaxie.
WW: Senkung des Insulinbedarfs durch hypoglykämische Arzneimittel: Orale Antidiabetika, MAO-Hemmer, nichtselektive Betablocker, ACE-Hemmer, Salizylate, anabole Steroide, Sulfonamide. Erhöhung des Insulinbedarfs durch hyperglykämische Arzneimittel: Orale Kontrazeptiva, Thiazide, Glukokortikoide, Schilddrüsenhormone, Beta2-Sympathomimetika, Wachstumshormone, Danazol. Vorsicht: Pioglitazon (Herzinsuffizienz). Betablocker können Hypoglykämie-Symptome verschleiern. Octreotid/Lanreotid, Clonidin, Lithiumsalze, Alkohol können Insulinbedarf erhöhen oder senken.
WH: Auf Hyperglykämie (bei unzureichender Dosierung oder Unterbrechen der Therapie) bzw. Hypoglykämie (bei Auslassen einer Mahlzeit, anstrengender körperlicher Tätigkeit oder zu hoher Insulindosis) achten. Besondere Vorsicht bei Umstellung auf einen anderen Insulintyp/eine andere Insulinmarke. Verkehrshinweis (Hypoglykämie!).
Bei leichter Hypoglykämie Glukose oral oder zuckerhaltige Lebensmittel zuführen. Bei schwerer Hypoglykämie mit Bewusstlosigkeit Glukagon (0,5-1 mg i.m. oder s.c.) oder Glukose i.v. geben.
PG: 5 ST (2) (EKO: G) [€ 51,80]

Insuman Implantable 400 I.E./ml - Infusionslösung 06A01
(Z.Nr. EU/1/97/030/*) RP. P. E. nicht im Handel. A10AB01

Insuman Infusat 100 I.E./ml - Injektionslösung in einer Durchstechflasche 06A01
(Z.Nr. EU/1/97/030/*) RP. P. E. nicht im Handel. A10AB01

Insuman Infusat 100 I.E./ml - Injektionslösung in einer Patrone 06A01
(Z.Nr. EU/1/97/030/*) RP. P. E. nicht im Handel. A10AB01

Insuman Rapid 40 I.E./ml - Injektionslösung in einer Durchstechflasche 06A01
(Z.Nr. EU/1/97/030/*) RP. P. E. nicht im Handel. A10AB01

Insuman Rapid 100 I.E./ml - Injektionslösung in einer Durchstechflasche 06A01
(Z.Nr. EU/1/97/030/*) RP. P. E. A10AB01
ZI: Sanofi-Aventis Deutschland, Frankfurt am Main, Deutschland
Z: 1 ml Injektionslösung enthält: Insulin human 100 IE (entspr. → 3,5 mg) mittels gentechnologischer Methoden (E. coli) hergestellt, Metacresol, Natriumdihydrogenphosphat-2-Wasser, Glycerol, Natriumhydroxid, Salzsäure zur pH-Wert-Einstellung, Wasser für Injektionszwecke.
EW: Normalinsulin; Wirkungseintritt binnen 30 min, max. Wirkung nach 1-4 Std., Wirkdauer 7-9 Std.
AG: Diabetes mellitus.
AA: 15-20 min vor einer Mahlzeit s.c., nur in Injektionsspritzen für 100 I.E./ml verabreichen. Eventuell i.v. (in der Intensivstation). Nicht in Peristaltikpumpen mit Silikonschläuchen oder in externen oder implantierten Insulinpumpen einsetzen.
DO: Individuell gemäß dem Bedarf des Patienten. TD meist 0,5-1 Einheiten/kg KG.
SST: Anwendung möglich. Blutzucker engmaschig kontrollieren.
NW: Hypoglykämie, Haut, Augen, Bildung von Insulin-Antikörpern; Reaktionen an der Injektionsstelle (Lipodystrophie, Ödeme), sehr selten Anaphylaxie.
WW: Senkung des Insulinbedarfs durch hypoglykämische Arzneimittel: Orale Antidiabetika, MAO-Hemmer, nichtselektive Betablocker, ACE-Hemmer, Salizylate, anabole Steroide, Sulfonamide. Erhöhung des Insulinbedarfs durch hyperglykämische Arzneimittel: Orale Kontrazeptiva, Thiazide, Glukokortikoide, Schilddrüsenhormone, Beta2-Sympathomimetika, Wachstumshormone, Danazol. Vorsicht: Pioglitazon (Herzinsuffizienz). Betablocker können Hypoglykämie-Symptome verschleiern. Octreotid/Lanreotid, Clonidin, Lithiumsalze, Alkohol können Insulinbedarf erhöhen oder senken.
WH: Auf Hyperglykämie (bei unzureichender Dosierung oder Unterbrechen der Therapie) bzw. Hypoglykämie (bei Auslassen einer Mahlzeit, anstrengender körperlicher Tätigkeit oder zu hoher Insulindosis) achten. Besondere Vorsicht bei Umstellung auf einen anderen Insulintyp/eine andere Insulinmarke. Verkehrshinweis (Hypoglykämie!).
Bei leichter Hypoglykämie Glukose oral oder zuckerhaltige Lebensmittel zuführen. Bei schwerer Hypoglykämie mit Bewusstlosigkeit Glukagon (0,5-1 mg i.m. oder s.c.) oder Glukose i.v. geben.
PG: 5 ST (2) (EKO: G) [€ 76,60]

Insuman Rapid SoloStar 100 I.E./ml - Injektionslösung in einem Fertigpen 06A01
(Z.Nr. EU/1/97/030/*) RP. P. E. A10AB01
ZI: Sanofi-Aventis Deutschland, Frankfurt am Main, Deutschland
Z: 1 ml Injektionslösung enthält: Insulin human 100 IE (entspr. → 3,5 mg) mittels gentechnologischer Methoden (E. coli) hergestellt, Metacresol, Natriumdihydrogenphosphat-2-Wasser, Glycerol, Natriumhydroxid, Salzsäure zur pH-Wert-Einstellung, Wasser für Injektionszwecke.
EW: Normalinsulin; Wirkungseintritt binnen 30 min, max. Wirkung nach 1-4 Std., Wirkdauer 7-9 Std.
AG: Diabetes mellitus.
AA: 15-20 min vor einer Mahlzeit s.c. mit einem Fertigpen, nicht i.v..
DO: Individuell gemäß dem Bedarf des Patienten. TD meist 0,5-1 Einheiten/kg KG.
SST: Anwendung möglich. Blutzucker engmaschig kontrollieren.
NW: Hypoglykämie, Haut, Augen, Bildung von Insulin-Antikörpern; Reaktionen an der Injektionsstelle (Lipodystrophie, Ödeme), sehr selten Anaphylaxie.
WW: Senkung des Insulinbedarfs durch hypoglykämische Arzneimittel: Orale Antidiabetika, MAO-Hemmer, nichtselektive Betablocker, ACE-Hemmer, Salizylate, anabole Steroide, Sulfonamide. Erhöhung des Insulinbedarfs durch hyperglykämische Arzneimittel: Orale Kontrazeptiva, Thiazide, Glukokortikoide, Schilddrüsenhormone, Beta2-Sympathomimetika, Wachstumshormone, Danazol. Vorsicht: Pioglitazon (Herzinsuffizienz). Betablocker können Hypoglykämie-Symptome verschleiern. Octreotid/Lanreotid, Clonidin, Lithiumsalze, Alkohol können Insulinbedarf erhöhen oder senken.
WH: Auf Hyperglykämie (bei unzureichender Dosierung oder Unterbrechen der Therapie) bzw. Hypoglykämie (bei Auslassen einer Mahlzeit, anstrengender körperlicher Tätigkeit oder zu hoher Insulindosis) achten. Besondere Vorsicht bei Umstellung auf einen anderen Insulintyp/eine andere Insulinmarke. Verkehrshinweis (Hypoglykämie!).
Bei leichter Hypoglykämie Glukose oral oder zuckerhaltige Lebensmittel zuführen. Bei schwerer Hypoglykämie mit Bewusstlosigkeit Glukagon (0,5-1 mg i.m. oder s.c.) oder Glukose i.v. geben.
PG: 5 ST (2) (EKO: G) [€ 55,65]

Insuman Rapid SoloStar 100 I.E./ml - Injektionslösung in einem Fertigpen 06A01
(Z.Nr. EU/1/97/030/*) RP. P. E. A10AB01
Parallelimport. nicht im Handel.

Insuman Rapid 100 I.E./ml - Injektionslösung in einer Patrone 06A01
(Z.Nr. EU/1/97/030/*) RP. P. E. A10AB01
ZI: Sanofi-Aventis Deutschland, Frankfurt am Main, Deutschland

Z: 1 ml Injektionsslösung enthält: Insulin human 100 IE (entspr. → 3,5 mg) mittels gentechnologischer Methoden (E. coli) hergestellt, Metacresol, Natriumdihydrogenphosphat-2-Wasser, Glycerol, Natriumhydroxid, Salzsäure zur pH-Wert-Einstellung, Wasser für Injektionszwecke.
EW: Normalinsulin; Wirkungseintritt binnen 30 min, max. Wirkung nach 1-4 Std., Wirkdauer 7-9 Std.
AG: Diabetes mellitus.
AA: 15-20 min vor einer Mahlzeit s.c. aus einem wiederverwendbaren Pen verabreichen. Nicht in Peristaltikpumpen mit Silikonschläuchen oder in externen oder implantierten Insulinpumpen einsetzen.
DO: Individuell gemäß dem Bedarf des Patienten. TD meist 0,5-1 Einheiten/kg KG.
SST: Anwendung möglich. Blutzucker engmaschig kontrollieren.
NW: Hypoglykämie, Haut, Augen, Bildung von Insulin-Antikörpern; Reaktionen an der Injektionsstelle (Lipodystrophie, Ödeme), sehr selten Anaphylaxie.
WW: Senkung des Insulinbedarfs durch hypoglykämische Arzneimittel: Orale Antidiabetika, MAO-Hemmer, nichtselektive Betablocker, ACE-Hemmer, Salizylate, anabole Steroide, Sulfonamide.
Erhöhung des Insulinbedarfs durch hyperglykämische Arzneimittel: Orale Kontrazeptiva, Thiazide, Glukokortikoide, Schilddrüsenhormone, Beta2-Sympathomimetika, Wachstumshormone, Danazol.
Vorsicht: Pioglitazon (Herzinsuffizienz). Betablocker können Hypoglykämie-Symptome verschleiern. Octreotid/Lanreotid, Clonidin, Lithiumsalze, Alkohol können Insulinbedarf erhöhen oder senken.
WH: Auf Hyperglykämie (bei unzureichender Dosierung oder Unterbrechen der Therapie) bzw. Hypoglykämie (bei Auslassen einer Mahlzeit, anstrengender körperlicher Tätigkeit oder zu hoher Insulindosis) achten. Besondere Vorsicht bei Umstellung auf einen anderen Insulintyp/eine andere Insulinmarke. Verkehrshinweis (Hypoglykämie!).
Bei leichter Hypoglykämie Glukose oral oder zuckerhaltige Lebensmittel zuführen. Bei schwerer Hypoglykämie mit Bewusstlosigkeit Glukagon (0,5-1 mg i.m. oder s.c.) oder Glukose i.v. geben.
PG: 5 ST (2) (EKO: G) [€ 51,80]

Integrilin 0,75 mg/ml - Infusionslösung 20B
(Z.Nr. EU/1/99/109/*) NR. P. E. B01AC16
ZI: GlaxoSmithKline (Ireland), Dublin, Irland
Z: 1 ml enthält: Eptifibatid 0,75 mg, Citronensäure monohydrat, Natriumhydroxid, Wasser für Injektionszwecke.
EW: RGD (Arginin-glycin-aspartat)-Mimetikum, Thrombozytenaggregationshemmer.
AG: Prävention eines drohenden Myokardinfarktes. Anwendung mit Azetylsali- zylsäure und unfraktioniertem Heparin.
AA: I.v.
DO: 180 µg/kg KG als Bolus nach der Diagnosestellung, dann 2 µg/kg KG/min als Dauerinfusion bis zu 72 Std. (oder bis zur Bypass-Operation oder Klinikentlassung).
GA: Blutungen, Schlaganfall, intrakranielle Erkrankung, größere Operation in den letzten 6 Wochen, Blutungsneigung, schwere Hypertonie, schwere Nieren-, Leberschäden, Patienten unter 18 Jahren (keine Erfahrungen).
SST: Zwingende Indikationsstellung, nicht stillen.
NW: Blutungen, Herz (im Zusammenhang mit der Grunderkrankung), Labor (z.B. Blutungszeit), Thrombozytopenie, zerebrale Ischämie.
WW: Streptokinase, Tenecteplase (Blutungen gehäuft).
WH: Nur in der Klinik durch spezialisierte Ärzte anzuwenden. Auf Blutungs- zeichen achten. Vorsicht mit anderen Gerinnungshemmern. Keine Erfahrun- gen mit niedermolekularem Heparin. Bei Blutungen sofort absetzen. Zur Anwendung mit Azetylsalizylsäure und unfraktioniertem Heparin bestimmt.
PG: 100 ML * (EKO: N) [€ 128,40]

Integrilin 2 mg/ml - Injektionslösung 20B
(Z.Nr. EU/1/99/109/*) NR. P. E. B01AC16
ZI: GlaxoSmithKline (Ireland), Dublin, Irland
Z: 1 ml enthält: Eptifibatid 2 mg, Citronensäure monohydrat, Natriumhydroxid, Wasser für Injektionszwecke.
Kurzinformation: siehe Integrilin 0,75 mg/ml - Infusionslösung, → S. 719
PG: 10 ML * (EKO: N) [€ 44,90]

Intelence 25 mg - Tabletten 35E02
(Z.Nr. EU/1/08/468/*) NR. P. nicht im Handel. J05AG04

Intelence 100 mg - Tabletten 35E02
(Z.Nr. EU/1/08/468/*) NR. P. nicht im Handel. J05AG04

Intelence 100 mg - Tabletten 35E02
(Z.Nr. EU/1/08/468/*) NR. P. Parallelimport. J05AG04
nicht im Handel.

Intelence 200 mg - Tabletten 35E04
(Z.Nr. EU/1/08/468/*) NR. P. J05AG04
ZI: Janssen-Cilag International, Beerse, Belgien
Z: 1 Tablette enthält: Etravirin 200 mg, Hypromellose, Cellulose, mikrokristalline, Siliciumdioxid-beschichtet, Cellulose, mikrokristalline, Siliciumdioxid, hochdisperses, Croscarmellose natrium (entspr. Natrium < 1 mmol) (entspr. → < 23 mg), Magnesium stearat.
EW: Antiviral, NNRTI (Nicht-nukleosidaler Inhibitor der Reversen Transkriptase).
AG: HIV-1 Infektionen bei antiviral vorbehandelten Erwachsenen und Kindern ab 2 Jahren in Kombination mit geboostertem Protease-Inhibitor und anderen antiretroviralen Arzneimitteln.
AA: Im Ganzen mit Flüssigkeit schlucken oder (bei Kindern) in Wasser auflösen.
DO: Personen ab 30 kg KG: 2mal tgl. 200 mg.
Kinder: 10-20 kg KG: 2mal tgl. 100 mg. 20-25 kg KG: 2mal tgl. 125 mg. 25-30 kg KG: 2mal tgl. 200 mg.
SST: Nutzen/Risiko-Abwägung, nicht stillen.
NW: Haut (selten Stevens-Johnson-Syndrom, sehr selten toxische epidermale Nekrolyse), Autoimmunerkrankungen (M. Basedow) bei Immun-Reaktivierung, Magen/Darm, Blut, ZNS, Psyche, Herz (Myokardinfarkt), Hypertonie, Niere, Stoffwechsel (Gewichtszunahme, Anstieg der Blutfette und der Blutglukose), Labor.
WW: Gegenanzeige: Elbasvir/Grazoprevir. Nicht empfohlen: Tipranavir/Ritonavir, Daclatasvir, Azatanavir/Cobicistat, Darunavir/Cobicistat, andere NNRTIs, Indinavir, Clarithromycin, Antikonvulsiva, Diazepam, Rifampicin, Rifapentin, Clopidogrel.
Vorsicht: Antiarrhythmika, Dexamethason (systemisch), Johanniskraut, Statine, Rifabutin, Immunsuppressiva, PDE-5 Hemmer (z.B. Sildenafil), Maraviroc, Arthemeter/Lumefantrin.
WH: Auf lebensbedrohliche Überempfindlichkeitsreaktionen, Lipodystrophie, Immunrekonstitutionssyndrom, Osteonekrose, Hautausschläge achten.
PG: 60 ST RE2 (EKO: Y) [€ 625,50]

Intelence 200 mg - Tabletten 35E04
(Z.Nr. EU/1/08/468/*) NR. P. Parallelimport. J05AG04
nicht im Handel.

Intelence 200 mg - Tabletten 35E04
(Z.Nr. EU/1/08/468/*) NR. P. Parallelimport. J05AG04
nicht im Handel.

🐾 *Interflox 100 mg/ml - Injektionslösung für Rinder, Schafe, Ziegen und Schweine* 812AD
(Z.Nr. 8-38831) NR. P. VNW. nicht im Handel. QJ01MA90

🐾 **Intertocine 10 I.E. - Injektionslösung für Tiere** 822AD, 833AE
(Z.Nr. 8-14614) RP. P. E. QH01BB02
ZI: Intervet, Wien
Z: 1 ml enthält: Oxytocin 0,018 mg (entspr. → 10 IE), Chlorobutanol 5 mg, Natriumchlorid, Natriumhydroxid-Lösung, Essigsäure-Wassergemisch, Wasser für Injektionszwecke.
EW: Wehenförderndes Hormon des Hypophysenhinterlappens.
AG: Zur Anregung der Uteruskontraktionen während des Partus bei komplett geöffneter Zervix und im Frühpuerperium, Wehenschwäche, Retentio secundinarum durch Wehenschwäche, Gebärmutterblutungen post partum, Unterstützung der Uterusinvolution, Endometritis im Frühpuerperium, Milchabgabestörungen, zur Entfernung der Residualmilch zur Unterstützung der Mastitistherapie.
AA: I.m., s.c., sehr langsam i.v. (nach Verdünnung 1:10).
DO: I.m und s.c.: Stute, Kuh: 1-4 ml (10-40 IE); Schaf, Ziege, Sau, Hündin: 0,2-1 ml (2-10 IE); Katze: 0,2-0,5ml (2-5 IE).
Falls erforderlich, ist die Behandlung nach 40 Minuten zu wiederholen.
Bei intravenöser Anwendung wird ein Viertel der oben angegebenen Dosierung 1:10 verdünnt und langsam injiziert.
GA: Geburtshindernisse, 4 Wochen vor der Geburt.
NW: Wehensteigerungen, Uterusruptur, reflektorische Tachykardie, Blutdruck- abfall, Dauerkontraktionen des Uterus, Ferkeldiarrhoe.
WW: Verstärkung der Wehenförderung durch Beta-Blocker, Prostaglandine.
PG: 25 ML VN [€ 12,15]

🐾 **Interzol 67,5 mg/g - Pulver zum Eingeben für Rinder, Schafe und Schweine** 803A, 803B2
(Z.Nr. 8-01163) RP. P. VNW. QP52AC02
ZI: V.m.d.n.v, Arendonk, Belgien
Z: 1 g enthält: Oxfendazol 67,5 mg, Siliciumdioxid, Lactose.
EW: Breitband-Anthelminthikum (Benzimidazol).

AG: Spulwürmer, Bandwürmer und Lungenwürmer bei Schweinen, Rindern und Schafen.
AA: Einmalig mit dem Futter eingeben.
DO: Schwein, Rind: 4,5 mg Oxfendazol/kg KG (= 67 mg Pulver/kg KG).
Schaf: 5 mg Oxfendazol/kg KG (= 74 mg Pulver/kg KG).
SST: Strenge Indikationsstellung während der Trächtigkeit. Während der Laktation Anwendung möglich.
WW: Bromsalan (Todesfälle bei Rindern).
WH: Auf Resistenzen achten. Nicht zur Humantherapie.
VNW: Essbares Gewebe Rind, Schaf, Schwein: 14 Tage, Milch (Rind, Schaf) 5 Tage.
PG: 1 KG VNW [€ 64,60], 10 KG VNW [€ 375,75]

🐾 *Intra Dysovinol 499 mg/ml - Lösung zum Eingeben über das Trinkwasser für Schweine* 825Z
(Z.Nr. 8-39145) RP. P. nicht im Handel. QA07XA92

🐾 Intra-Epicaine 20 mg/ml - Injektionslösung für Pferde 802AB, 811AZ
(Z.Nr. 8-38171) RP. P. VNW. QN01BB03
ZI: Dechra Regulatory, Bladel, Niederlande
Z: 1 ml enthält: Mepivacain hydrochlorid 20 mg (entspr. Mepivacain 17,42 mg), Natriumchlorid, Natriumhydroxid zur pH-Wert-Einstellung, Wasser für Injektionszwecke.
EW: Lokalanästhetikum.
AG: Anästhesie bei Pferden.
AA: Epidural, intraartikulär. Cave intravasal.
DO: Möglichst niedrig.
Intraartikulär 3 - 30 ml.
Epidural 0,2 - 0,25 mg/kg KG (1 - 1,25 ml / 100 kg KG), max. 10 ml.
SST: Nutzen/Risiko- Abwägung.
NW: Lokale Weichteilschwellung. Bei Überdosierung ZNS-Toxizität.
WW: Andere Lokalanästhetika vom Amid-Typ additiv.
VNW: Essbare Gewebe, Milch 2 Tage
PG: 6 ST VNW [€ 52,40]

Intralipid 20% - Emulsion zur Infusion 37F02
(Z.Nr. 0-12661) RP. P. B05BA02
ZI: Fresenius Kabi Austria, Graz
Z: 1000 ml enthalten: Sojaöl, raffiniert zur parenteralen Anwendung 200 g, Eiphospholipide, gereinigt (entspr. Phosphat, organisch ca. 15 mmol), Glycerin, wasserfrei, Natronlauge, Wasser für Injektionszwecke.
EW: Fettemulsion.
AG: Parenterale Ernährung, Mangel an essentiellen Fettsäuren.
AA: I.v. Infusion. Max. Infusionsgeschwindigkeit 0,75 ml /kg KG und Std.. Bei der Verabreichung an Kinder unter 2 Jahren bis zum Abschluss der Verabreichung vor Umgebungslicht schützen.
DO: Alle Alter: TD 5-10 ml/kg KG, MTD 15 ml/kg KG.
GA: Soja-, Ei-, Erdnussallergie. Schock, Hyperlipämie, Fettembolie, schwere Gerinnungsstörungen, schwere Nieren- oder Leberschäden, hämophagozytotisches Syndrom, instabile Zustände, allgemeine GA der Infusionstherapie.
SST: Nutzen/Risiko-Abwägung.
NW: Überempfindlichkeit, Temperaturanstieg, Schüttelfrost, Leber, Fett-Übersättigungssyndrom (Leber, Gerinnung, Blutbild).
WW: Kompatibilitäten beachten. Nicht mit alkoholischen Lösungen kombinieren. Beeinflussung von Labortests möglich.
Vorsicht: Cumarin-Derivate.
WH: Vorsicht bei Risiko für Hyperlipidämie, Nierenschäden, Diabetes mellitus, Pankreatitis, Hypothyreoidismus, Sepsis, Neu- und Frühgeborenen mit Hyperbilirubinämie und Verdacht auf pulmonale Hypertonie.
Kontrollen: Nüchternblut, Serumtriglyceride, Blutzucker.
PG: GLIFL 10 ST * (EKO: N) [€ 208,15 n.l.], **IBTL** 10 ST * (EKO: N) [€ 222,15]

▼ *Intrarosa 6,5 mg - Vaginalzäpfchen* 29G04
(Z.Nr. EU/1/17/1255/*) RP. P. nicht im Handel. G03XX01

Intratect 50 g/l - Infusionslösung 36C02
(Z.Nr. 2-00313) NR. P. J06BA02
ZI: Biotest Pharma, Dreieich, Deutschland
Z: 1 ml enthält: Immunglobulin vom Menschen, normales 50 mg (entspr. IgG mind. 96 %) (entspr. IgG1 57 %) (entspr. IgG2 37 %) (entspr. IgG3 3 %) (entspr. IgG4 3 %) (entspr. IgA max. 900 µg), hergestellt aus dem Plasma menschlicher Spender, Glycin, Wasser für Injektionszwecke.
EW: Immunglobulin.
AG: Substitution bei primärem Immunmangelsyndrom mit eingeschränkter Antikörperproduktion; sekundärem Immunmangel (SID) bei Patienten mit schweren oder rezidivierenden Infektionen, unwirksamer antimikrobieller Behandlung und entweder nachgewiesenem Versagen spezifischer Antikörper (PSAF) oder einer IgG-Konzentration im Blut von < 4 g/l.
Immunmodulation mit primärer Immunthrombozytopenie (ITP), Guillain-Barré-Syndrom, Kawasaki-Syndrom, chronischer inflammatorischer demyelinisierender Polyradikuloneuropathie (CIDP), multifokaler motorischer Neuropathie (MMN).
AA: I.v., initial 0,3 ml/kg KG/h, dann max. 1,9 ml/kg KG/h.
DO: Jedes Lebensalter: Primäre Immunmangelsyndrome: Initial 0,4 - 0,8 g/kg KG, dann 0,2 g/kg KG alle 3 - 4 Wochen. Sekundärer Immunmangel: 0,2 - 0,4 g/kg KG alle 3 oder 4 Wochen. ITP: 0,8 - 1 g/kg KG am 1. Tag, einmal wiederholen binnen 3 Tagen; oder: 0,4 g/kg KG tgl. über 2 - 5 Tage. Guillain-Barré-Syndrom: 0,4 g/kg KG tgl. über 5 Tage. Kawasaki- Syndrom: Einmalig 2 g/kg KG; Begleittherapie mit ASS. CIDP: Initial 2 g /kg KG, verteilt auf 2 - 5 Tage. Erhaltungsdosis 1 g/kg KG über 1 - 2 Tage alle 3 Wochen. MMN: Initial 2 g/kg KG über 2 - 5 Tage. Erhaltungsdosis 1 g/kg KG alle 2 - 4 Wochen oder 2 g/kg KG alle 4 - 8 Wochen.
Details siehe Austria-Codex - Fachinformation.
GA: Selektiver IgA-Mangel mit Antikörpern gegen IgA.
SST: Vorsicht in der Schwangerschaft, Stillen möglich.
NW: Allgemeinreaktionen, Infusionsreaktionen, akutes Nierenversagen, Kopfschmerzen, aseptische Meningitis, Haut, Pyrexie, Magen/Darm, milde Hämolyse, Schock, Neutropenie / Leukopenie, transfusions-assoziierte akute Lungeninsuffizienz (TRALI).
WW: Abgeschwächte Lebendimpfstoffe (Abstand 3 Monate, bei Masernimpfung bis 1 Jahr). Schleifendiuretika meiden.
WH: Infusionsgeschwindigkeit streng einhalten. Vorsicht bei thromboembolischem Risiko. Kontrolle: Unrinausscheidung, Serumkreatinin. Schleifendiuretika meiden. Verkehrshinweis.
PG: 20ML 1 ST RE1 (EKO: Y) [€ 94,75], **50ML** 1 ST RE1 (EKO: Y) [€ 205,20], **100ML** 1 ST RE1 (EKO: Y) [€ 379,50], **200ML** 1 ST RE1 (EKO: Y) [€ 727,70]

Intratect 100 g/l - Infusionslösung 36C02
(Z.Nr. 2-00402) NR. P. J06BA02
ZI: Biotest Pharma, Dreieich, Deutschland
Z: 1 ml Lösung enthält: Immunglobulin vom Menschen, normales 100 mg (entspr. IgG mind. 96 %) (entspr. IgG1 57 %) (entspr. IgG2 37 %) (entspr. IgG3 3 %) (entspr. IgG4 3 %) (entspr. IgA max. 1800 µg), hergestellt aus dem Plasma menschlicher Spender, Glycin, Wasser für Injektionszwecke.
Kurzinformation: siehe Intratect 50 g/l - Infusionslösung, → S. 720
PG: 50ML 1 ST RE1 (EKO: Y) [€ 379,50], **100ML** 1 ST RE1 (EKO: Y) [€ 727,70], **200ML** 1 ST RE1 (EKO: Y) [€ 1.421,65]

IntronA 3 Millionen I.E./0,5 ml - Injektions- oder Infusionslösung 33C02, 55H
(Z.Nr. EU/1/99/127/*) NR. P. E. nicht im Handel. L03AB05

IntronA 5 Millionen I.E./0,5 ml - Injektions- oder Infusionslösung 33C02, 55H
(Z.Nr. EU/1/99/127/*) NR. P. E. nicht im Handel. L03AB05

IntronA 10 Millionen I.E./ml - Injektions- oder Infusionslösung 33C02, 55H
(Z.Nr. EU/1/99/127/*) NR. P. E. nicht im Handel. L03AB05

IntronA 18 Millionen I.E./3 ml - Injektions- oder Infusionslösung 33C02, 55H
(Z.Nr. EU/1/99/127/*) NR. P. E. L03AB05
ZI: Merck Sharp & Dohme, Haarlem, Niederlande
Z: Eine Durchstechflasche zu 3 ml Lösung enthält: Interferon alfa-2b, rekombiniert 18 Mio. IE, Dinatriumhydrogenphosphat, Natriumdihydrogenphosphat-1-Wasser, Natrium edetat, Natriumchlorid, Metacresol, Polysorbat 80, Wasser für Injektionszwecke.
EW: Immunstimulans.
AG: Chronische Hepatitis B und C, Haarzellenleukämie, chronische myeloische Leukämie, multiples Myelom, follikuläre Lymphome, Karzinoid, malignes Melanom.
AA: S.c. (ausgenommen beim Malignen Melanom).
DO: Chronische Hepatitis B: 5-10 Mio I.E. jeden 2. Tag über 4-6 Monate.
Chronische Hepatitis C: 3 Mio. I.E. jeden 2. Tag.
Haarzellenleukämie: 2 Mio. I.E./m² jeden. 2. Tag.
Chronische myeloische Leukämie: 4-5 Mio I.E./m² tgl.
Multiples Myelom: 3 Mio I.E./m² jeden 2. Tag.
Follikuläre Lymphome: 5 Mio I.E. jeden 2. Tag.
Karzinoid: 5 Mio I.E. jeden 2. Tag.

Malignes Melanom: Induktion 20 Mio. I.E./m^2 tgl. (5 Tage pro Woche) über 4 Wochen i.v., dann 10 Mio. I.E./m^2 jeden 2. Tag über 48 Wochen s.c.
GA: Schwere Herz-, Leber-, Nierenerkrankungen, Epilepsie, dekompensierte Lebercirrhose, Autoimmunhepatitis, Schilddrüsenerkrankungen.
SST: Nutzen/Risiko-Abschätzung; in Kombination mit Ribavirin kontraindiziert: Kontrazeption für Frauen bis 4 Monate und für Männer bis 7 Monate nach Therapieende erforderlich. Beeinflussung der Fertilität möglich. Nicht stillen.
NW: Fieber, Infektionen (Pharyngitis), Blutbild, Myalgie, Magen/Darm, Psyche und ZNS (Schwindel, Kopfschmerzen, Depressionen, Suizidgedanken und Mordgedanken, Bewusstseinsstörungen, Koma, Enzephalopathie), Überempfindlichkeit, Autoantikörper, Abstoßung von Transplantaten, Niere, Herz, pulmonale arterielle Hypertonie, Leber, Stoffwechsel (Hypertriglyzeridämie), Anorexie, Schilddrüse, Labor, Haut, Sehstörungen (Netzhautveränderungen), Atemwege (Dyspnoe, Husten), Gewichtsabnahme und Wachstumshemmung, lokale Reaktionen.
WW: Gegenanzeige: Telbivudin. Vorsicht: ZNS-Dämpfer, Xanthine (Blutspiegelmessung), Shosaikoto (Lungeninfiltrate), Chemotherapeutika (erhöhtes Toxizitätsrisiko).
WH: Nutzen/Risiko-Abwägung bei Kindern (Wachstumshemmung). Auf Blutdruckabfall achten. Vorsicht bei Herz-, Lungenerkrankungen, Ketoazidose, Gerinnungsstörungen, Psychosen (erhöhtes Risiko bei Drogenmissbrauch), Myelosuppression. Auf Lungeninfiltrate achten (Thoraxröntgen). Auf ophthalmologische Symptome achten. Informationstexte zu Ribavirin beachten. Regelmäßige Laboruntersuchungen (einschl. Leber, Schilddrüse) durchführen. Verkehrshinweis. Zahnpflege beachten.
PG: 2 ST RE1 (EKO: Y) [€ 528,50]

IntronA 25 Millionen I.E./2,5 ml - Injektions- oder Infusionslösung 33C02, 55H
(Z.Nr. EU/1/99/127/*) NR. P. E. L03AB05
ZI: Merck Sharp & Dohme, Haarlem, Niederlande
Z: 1 Durchstechflasche mit 2,5 ml Lösung enthält: Interferon alfa-2b, rekombiniert 25 Mio. IE, Dinatriumhydrogenphosphat, Natriumdihydrogenphosphat-1-Wasser, Natrium edetat, Natriumchlorid, Metacresol, Polysorbat 80, Wasser für Injektionszwecke.
Kurzinformation: siehe IntronA 18 Millionen I.E./3 ml - Injektions- oder Infusionslösung, → S. 720
PG: 2 ST RE1 (EKO: Y) [€ 631,10]

🐾 *Intubeaze 20 mg/ml - Spray zur Anwendung im Rachenraum und am Kehlkopf, Lösung für Katzen* 880
(Z.Nr. 8-38572) RP. P. nicht im Handel. QR02AD02

▼ Intuniv 1 mg - Retardtabletten 49F02
(Z.Nr. EU/1/15/1040/*) NR. P. C02AC02
ZI: Shire Pharmaceuticals Ireland, Dublin, Irland
Z: 1 Retardtablette enthält: Guanfacin 1 mg, Hypromellose, Methacrylsäure-Ethylacrylat-Copolymer (1:1), Lactose 22,41 mg (entspr. Lactose monohydrat), Povidon, Crospovidon Typ A, Cellulose, mikrokristalline, Siliciumdioxid, hochdisperses, Natriumdodecylsulfat, Polysorbat 80, Fumarsäure, Glycerol dibehenat.
EW: Zentrales Antihypertonikum.
AG: Aufmerksamkeitsdefizit/Hyperaktivitätsstörung (ADHS) bei Kindern und Jugendlichen von 6 bis 17 Jahren, wenn Stimulanzien nicht indiziert sind.
AA: Morgens oder abends unzerkaut schlucken; nicht mit einer fettreichen Nahrung und nicht mit Grapefruitsaft einnehmen.
DO: Initial 1mal tgl. 1 mg; Dosisanpassung in Schritten von max. 1 mg. Erhaltungsdosis 0,05-0,12 mg/kg KG/d. Dosisanpassung bei Leber- oder Nierenschäden. Nicht für Erwachsene. Langsam ausschleichen.
SST: In der Schwangerschaft nicht empfohlen. Nutzen/Risiko-Abwägung in der Stillzeit.
NW: Somnolenz, Kopfschmerzen, Müdigkeit, Oberbauchschmerzen, Sedierung, Hypotonie, Gewichtszunahme, Bradykardie, Synkopen. Nach dem Absetzen Anstieg des Blutdrucks und der Pulsfrequenz.
WW: Nicht empfohlen: QT-verlängernde Substanzen. Vorsicht: Andere Sedativa oder Blutdrucksenker, CYP3A4-Induktoren und -Hemmer, Cave Alkohol.
WH: Initial sorgfältige Überwachung des Patienten erforderlich. Vorsicht bei anamnestisch bekannter Hypotonie, Herzblock, Bradykardie, Synkopen, QT-Verlängerung. Auf suizidales Verhalten achten. Ausschleichend absetzen. Kontrollen: Größe, Gewicht, BMI. Verkehrshinweis.
PG: 7 ST * (EKO: N) [€ 36,40], 28 ST * (EKO: N) [€ 133,60]

▼ Intuniv 2 mg - Retardtabletten 49F02
(Z.Nr. EU/1/15/1040/*) NR. P. C02AC02
ZI: Shire Pharmaceuticals Ireland, Dublin, Irland
Z: 1 Retardtablette enthält: Guanfacin 2 mg, Hypromellose, Methacrylsäure-Ethylacrylat-Copolymer (1:1), Lactose 44,82 mg (entspr. Lactose monohydrat), Povidon, Crospovidon Typ A, Cellulose, mikrokristalline, Siliciumdioxid, hochdisperses, Natriumdodecylsulfat, Polysorbat 80, Fumarsäure, Glycerol dibehenat.
Kurzinformation: siehe Intuniv 1 mg - Retardtabletten, → S. 721
PG: 7 ST * (EKO: N) [€ 47,80], 28 ST * (EKO: N) [€ 139,50]

▼ Intuniv 3 mg - Retardtabletten 49F02
(Z.Nr. EU/1/15/1040/*) NR. P. C02AC02
ZI: Shire Pharmaceuticals Ireland, Dublin, Irland
Z: 1 Retardtablette enthält: Guanfacin 3 mg, Hypromellose, Methacrylsäure-Ethylacrylat-Copolymer (1:1), Lactose 37,81 mg (entspr. Lactose monohydrat), Povidon, Crospovidon Typ A, Cellulose, mikrokristalline, Siliciumdioxid, hochdisperses, Natriumdodecylsulfat, Polysorbat 80, Fumarsäure, Glycerol dibehenat, Indigocarmin-Aluminium-Salz (E 132), Eisen(III)-hydroxid-oxid x H2O.
Kurzinformation: siehe Intuniv 1 mg - Retardtabletten, → S. 721
PG: 28 ST * (EKO: N) [€ 153,80]

▼ Intuniv 4 mg - Retardtabletten 49F02
(Z.Nr. EU/1/15/1040/*) NR. P. C02AC02
ZI: Shire Pharmaceuticals Ireland, Dublin, Irland
Z: 1 Retardtablette enthält: Guanfacin 4 mg, Hypromellose, Methacrylsäure-Ethylacrylat-Copolymer (1:1), Lactose 50,42 mg (entspr. Lactose monohydrat), Povidon, Crospovidon Typ A, Cellulose, mikrokristalline, Siliciumdioxid, hochdisperses, Natriumdodecylsulfat, Polysorbat 80, Fumarsäure, Glycerol dibehenat, Indigocarmin-Aluminium-Salz (E 132), Eisen(III)-hydroxid-oxid x H2O.
Kurzinformation: siehe Intuniv 1 mg - Retardtabletten, → S. 721
PG: 28 ST * (EKO: N) [€ 174,80]

Invanz 1 g - Pulver für ein Konzentrat zur Herstellung einer Infusionslösung 34C01
(Z.Nr. EU/1/02/216/*) NR. P. J01DH03
ZI: Merck Sharp & Dohme, Haarlem, Niederlande
Z: 1 Durchstechflasche enthält: Ertapenem 1 g, Natriumhydrogencarbonat, Natriumhydroxid zur pH-Wert-Einstellung (entspr. Natrium 137 mg) (entspr. → 6 mmol).
Kurzinformation: siehe Ertapenem AptaPharma 1 g - Pulver für ein Konzentrat zur Herstellung einer Infusionslösung, → S. 509
PG: 1 ST * (EKO: N) [€ 89,05]

Invega 3 mg - Retardtabletten 49B06
(Z.Nr. EU/1/07/395/*) RP. P. N05AX13
ZI: Janssen-Cilag International, Beerse, Belgien
Z: 1 Retardtablette enthält: Paliperidon 3 mg, Tablettenkern: Macrogol 200000, Natriumchlorid, Povidon K29-32, Stearinsäure, Butylhydroxytoluol, Eisen(III)-hydroxid-oxid x H2O, Macrogol 7000000, Eisen(III)-oxid, Hyetellose, Macrogol 3350, Celluloseacetat; Überzug: Lactose monohydrat 13,2 mg, (entspr. Hypromellose) (entspr. Titandioxid) (entspr. Triacetin) (entspr. Carnaubawachs); Drucktinte: (entspr. Eisen(II,III)-oxid), (entspr. Propylenglycol), (entspr. Hypromellose).
EW: Antipsychotikum, aktiver Metabolit von Risperidon.
AG: Schizophrenie, psychoaffektive Störungen (nur bei Erwachsenen).
AA: Im Ganzen und einheitlich immer zur Nahrungsaufnahme oder immer nüchtern mit Flüssigkeit schlucken.
DO: Schizophrenie: 1mal tgl. (morgens) 6 mg (Bereich: 3-12 mg). Jugendliche ab 15 Jahre: 1mal tgl. (morgens) 3 mg, MTD 6-12 mg. Schizoaffektive Störung: Erwachsene 1mal tgl. 6(-12) mg. Keine Studien an Kindern.
Dosisreduktion bei schweren Nierenschäden.
SST: Strenge Indikationsstellung, nicht stillen.
NW: Kopfschmerz, ZNS, Infektionen, Sehstörungen, Herzrhythmusstörungen, orthostatische Hypotonie, Arthralgien, Magen/Darm, extrapyramidale Störungen, Geschlechtsorgane, Blutbild, Diabetes, Gewichtszunahme, intraoperatives Floppy Iris-Syndrom bei Kataraktoperationen; NW von Risperidon möglich.
WW: Vorsicht mit QT-verlängernden Substanzen, ZNS-Dämpfern, Valproinsäure, Carbamazepin, Levodopa, Dopaminagonisten, Blutdrucksenkern, die Krampfschwelle senkende Substanzen, Psychostimulanzien (Methylphenidat).
Nicht gleichzeitig mit oralem Risperidon anwenden.
WH: Bei schizoaffektiven Störungen auf möglichen Wechsel von manischen zu depressiven Symptomen achten. Auf malignes neuroleptisches Syndrom, Spätdyskinesie, Hyperglykämie, orthostatische Hypotonie, Krämpfe, Gewichtszunahme, Priapis-

mus, venöse Thromboembolie achten.
Nicht bei Dysphagie oder Magen/Darm-Stenosen anwenden.
Vorsicht bei Prolaktin-abhängigen Tumoren. Bei Jugendlichen endokrinologischen Status kontrollieren. Verkehrshinweis.
PG: 28 ST * (EKO: N) [€ 184,45]

Invega 6 mg - Retardtabletten 49B06
(Z.Nr. EU/1/07/395/*) RP. P. N05AX13
ZI: Janssen-Cilag International, Beerse, Belgien
Z: 1 Retardtablette enthält: Paliperidon 6 mg, Tablettenkern: Macrogol 200000, Natriumchlorid, Povidon K29-32, Stearinsäure, Butylhydroxytoluol, Macrogol 7000000, Eisen(III)-oxid, Hyetellose, Macrogol 3350, Celluloseacetat; Überzug: (entspr. Hypromellose) (entspr. Titandioxid) (entspr. Macrogol 400) (entspr. Eisen(III)-hydroxid-oxid x H2O) (entspr. Eisen(III)-oxid) (entspr. Carnaubawachs); Drucktinte: (entspr. Eisen(II,III)-oxid) (entspr. Propylenglycol) (entspr. Hypromellose).
Kurzinformation: siehe Invega 3 mg - Retardtabletten, → S. 721
PG: 28 ST * (EKO: N) [€ 194,15]

Invega 9 mg - Retardtabletten 49B06
(Z.Nr. EU/1/07/395/*) RP. P. N05AX13
ZI: Janssen-Cilag International, Beerse, Belgien
Z: 1 Retardtablette enthält: Paliperidon 9 mg, Tablettenkern: Macrogol 200000, Natriumchlorid, Povidon K29-32, Stearinsäure, Butylhydroxytoluol, Macrogol 7000000, Eisen(III)-oxid, Eisen(II,III)-oxid, Hyetellose, Macrogol 3350, Celluloseacetat; Überzug: (entspr. Hypromellose) (entspr. Titandioxid) (entspr. Macrogol 400) (entspr. Eisen(III)-oxid) (entspr. Carnaubawachs); Drucktinte: (entspr. Eisen(II,III)-oxid) (entspr. Propylenglycol) (entspr. Hypromellose).
Kurzinformation: siehe Invega 3 mg - Retardtabletten, → S. 721
PG: 28 ST * (EKO: N) [€ 266,60]

Invega 12 mg - Retardtabletten 49B06
(Z.Nr. EU/1/07/395/*) RP. P. nicht im Handel. N05AX13

Invirase 500 mg - Filmtabletten 35E04
(Z.Nr. EU/1/96/026/*) NR. P. nicht im Handel. J05AE01

Invirase 500 mg - Filmtabletten 35E04
(Z.Nr. EU/1/96/026/*) NR. P. Parallelimport. nicht im Handel. J05AE01

Invirase 500 mg - Filmtabletten 35E04
(Z.Nr. EU/1/96/026/*) NR. P. Parallelimport. nicht im Handel. J05AE01

Invirase 500 mg - Filmtabletten 35E04
(Z.Nr. EU/1/96/026/*) NR. P. Parallelimport. nicht im Handel. J05AE01

Invirase 500 mg - Filmtabletten 35E04
(Z.Nr. EU/1/96/026/*) NR. P. Parallelimport. nicht im Handel. J05AE01

Invokana 100 mg - Filmtabletten 06B05
(Z.Nr. EU/1/13/884/*) NR. P. A10BK02
ZI: Janssen-Cilag International, Beerse, Belgien
Z: 1 Tablette enthält: Canagliflozin 100 mg (entspr. Canagliflozin-0,5-Wasser) (entspr. Canagliflozin hemihydrat), Tablettenkern: Lactose 39,2 mg, Cellulose, mikrokristalline, Hydroxypropylcellulose, Croscarmellose natrium, Magnesium stearat; Filmüberzug: Poly(vinylalkohol), Titandioxid, Macrogol 3350, Talkum, Eisen(III)-hydroxid-oxid x H2O.
EW: Antidiabetikum (SGLT2-Hemmer).
AG: Diabetes mellitus Typ 2 (Mono- und Kombinationstherapie).
AA: Einmal tgl. (vor der ersten Mahlzeit) im Ganzen schlucken.
DO: TD initial 100 mg, dann bis 300 mg. MTD 100 mg bei Nierenschäden (GFR 30-60 ml/min), bei GFR <30 ml/min Therapie nicht beginnen. Keine Daten an Kindern und Jugendlichen.
SST: Nicht anwenden.
NW: Hypoglykämie, diabetische Ketoazidose, vulvovaginale Kandidosen, Harnwegsinfekte, Magen/Darm, Durst, Volumenmangel, Polyurie, Pollakisurie, Nierenversagen, Dyslipidämie, erhöhter Hämatokrit, Knochenbrüche, Zunahme von Amputationen der unteren Gliedmaßen, Fournier- Gangrän, Untersuchungen.
WW: Vorsicht: Diuretika, Insulin (Hypoglykämie), Enzyminduktoren, Digoxin, Dabigatran. Beeinflussung von Labortests (keine 1,5-AG-Assays durchführen).
WH: Bei Diabetes Typ 1 nicht empfohlen. Auf Volumenmangel achten. Bei schweren akuten Erkrankungen oder nach größeren chirurgischen Eingriffen Ketonkörper im Blut bestimmen. Vorsicht bei erhöhtem Hämatokrit, genitalen Pilzinfektionen. Verkehrshinweis.
PG: 10 ST RE1 (EKO: Y) [€ 26,65], 30 ST RE1 (EKO: Y) [€ 74,60]

Invokana 300 mg - Filmtabletten 06B05
(Z.Nr. EU/1/13/884/*) NR. P. A10BK02
ZI: Janssen-Cilag International, Beerse, Belgien
Z: 1 Tablette enthält: Canagliflozin 300 mg (entspr. Canagliflozin-0,5-Wasser) (entspr. Canagliflozin hemihydrat), Tablettenkern: Lactose 117,78 mg, Cellulose, mikrokristalline, Hydroxypropylcellulose, Croscarmellose natrium, Magnesium stearat; Filmüberzug: Poly(vinylalkohol), Titandioxid, Macrogol 3350, Talkum.
Kurzinformation: siehe Invokana 100 mg - Filmtabletten, → S. 722
PG: 10 ST * (EKO: N) [€ 47,80], 30 ST * (EKO: N) [€ 132,15]

Iodopol 37-7400 MBq - Hartkapsel 55L
(Z.Nr. 4-38888) NR. N. nicht im Handel. V10XA01

Ioflupan (123I) ROTOP 74 MBq/ml - Injektionslösung 24F01
(Z.Nr. 4-40229) NR. N. nicht im Handel. V09AB03

Iomeron 150 mg J/ml - Infusionsflasche 24B03
(Z.Nr. 1-21496) NR. P. V08AB10
ZI: Bracco Österreich, Wien
Z: 1 ml enthält: Jod 150 mg (entspr. Iomeprol 306,2 mg), Trometamol, Salzsäurelösung, Wasser für Injektionszwecke; Osmolalität: 287-315 mosmol/kg.
EW: Nichtionisches, niederosmolares, nierengängiges Röntgenkontrastmittel.
AG: Infusionsurographie, digitale Subtraktionsphlebographie, CT (Schädel und Ganzkörper), Kavernosographie, intravenöse und intraarterielle DSA, ERCP, MCU, MCU bei Kindern.
AA: I.v., intraarteriell, direkt, Instillation in Körperhöhlen.
DO: Je nach Anwendungsart 10-350 ml.
Mindestens 0,3 g J/kg KG bei Erwachsenen, 0,45 g J/kg KG bei Kindern ab 1 Jahr, 0,6 g J/kg KG bei Säuglingen.
Details siehe Austria-Codex - Fachinformation
GA: Hyperthyreose, akute Beckenentzündungen (keine Hysterosalpingographie).
SST: Strenge Indikationsstellung, bei Gabe Schilddrüsenfunktion des Neugeborenen innerhalb der ersten Woche nach der Geburt überwachen. Stillen möglich.
NW: Überempfindlichkeit, Anaphylaxie, Schock, Schwindel, Synkope, Hitzegefühl, Flush, Haut (Erythem, Urtikaria), ZNS, Bronchospasmus, Atemstillstand, Lungenödem, Herzrhythmusstörungen, Magen/Darm, Nierenversagen, lokale Reaktionen.
WW: Vorsicht: Schilddrüsendiagnostik 2-6 Wochen beeinflusst; Labor; 48 Std. vor Kontrastmittelgabe absetzen: Metformin (Gefahr der Laktatazidose), die Krampfschwelle senken Arzneimittel (z.B. Neuroleptika, trizyklische Antidepressiva).
Vorsicht: Betablocker (Überempfindlichkeit). Diuretika, ACE-Hemmer (erhöhtes Nebenwirkungsrisiko), Immunmodulatoren (allergische Reaktionen).
WH: Vorsicht bei Überempfindlichkeit gegen jodhaltige Kontrastmittel, Nieren-, Leberschäden, schweren Herzerkrankungen, Patienten mit allergischer Disposition, Asthma, Phäochromozytom, Myastenie, Diabetes (Nierenschäden), Alkoholismus/Drogensucht. Nutzen-Risiko-Abwägung bei ZNS-Störungen. Patienten ausreichend hydratisieren. Vortesten auf Überempfindlichkeit mit geringer Kontrastmitteldosis wird nicht empfohlen. Für Notfallbehandlung vorsorgen.
PG: 100ML 1 ST * (EKO: N) [€ 61,70], **100ML** 10 ST * (EKO: N) [€ 459,80], **250ML** 1 ST * (EKO: N) [€ 132,75]

Iomeron 250 mg J/ml - Infusionsflasche 24B03
(Z.Nr. 1-21498) NR. P. nicht im Handel. V08AB10

Iomeron 300 mg J/ml - Ampulle 24B03
(Z.Nr. 1-21493) NR. P. V08AB10
ZI: Bracco Österreich, Wien
Z: 1 ml enthält: Jod 300 mg (entspr. Iomeprol 612,4 mg), Trometamol, Salzsäurelösung, Wasser für Injektionszwecke; Osmolalität: 497-545 mosmol/kg.
EW: Nichtionisches, niederosmolares, nierengängiges Röntgenkontrastmittel.
AG: Intravenöse Urographie (Erwachsene und Kinder), periphere Phlebographie, CT (Schädel und Ganzkörper), Kavernosographie, intravenöse und intraarterielle DSA, konventionelle Angiographie, Angiokardiographie (Erwachsene und Kinder), konventionelle selektive Koronararteriographie, interventionelle Koronararteriographie, ERCP, Cholangiographie, Arthrographie, Hysterosalpingographie, Fistulographie, Diskographie, Galaktographie, Dakryozystographie, Sialographie, retrograde Urethrographie, retrograde Pyelographie, Myelographie.
AA: I.v., intraarteriell, direkt, Instillation in Körperhöhlen.
Intrathekal (Instillation in Subarachnoidalraum).
DO: Je nach Anwendungsart 10-350 ml.
Mindestens 0,3 g J/kg KG bei Erwachsenen, 0,45 g J/kg KG bei Kindern ab 1 Jahr, 0,6 g J/kg KG bei Säuglingen.
Details siehe Austria-Codex - Fachinformation

GA: Hyperthyreose, akute Beckenentzündungen (keine Hysterosalpingographie).
Nur bei Myelographie: Personen unter 18 Jahren, Kortikosteroid-Gabe bei intrathekaler Verabreichung, unmittelbare Wiederholung bei technischen Fehler (Gefahr der Überdosierung).
SST: Strenge Indikationsstellung, bei Gabe Schilddrüsenfunktion des Neugeborenen innerhalb der ersten Woche nach der Geburt überwachen. Stillen möglich.
NW: Überempfindlichkeit, Anaphylaxie, Schock, Schwindel, Synkope, Hitzegefühl, Flush, Haut (Erythem, Urtikaria), ZNS, Bronchospasmus, Atemstillstand, Lungenödem, Herzrhythmusstörungen, Magen/Darm, Nierenversagen, lokale Reaktionen.
WW: Vorsicht: Schilddrüsendiagnostik 2-6 Wochen beeinflusst; Labor; 48 Std. vor Kontrastmittelgabe absetzen: Metformin (Gefahr der Laktatazidose), die Krampfschwelle senken Arzneimittel (z.B. Neuroleptika, trizyklische Antidepressiva).
Vorsicht: Betablocker (Überempfindlichkeit). Diuretika, ACE-Hemmer (erhöhtes Nebenwirkungsrisiko), Immunmodulatoren (allergische Reaktionen).
WH: Vorsicht bei Überempfindlichkeit gegen jodhaltige Kontrastmittel, Nieren-, Leberschäden, schweren Herzerkrankungen, Patienten mit allergischer Disposition, Asthma, Phäochromozytom, Myastenie, Diabetes (Nierenschäden), Alkoholismus/Drogensucht. Nutzen-Risiko-Abwägung bei ZNS-Störungen. Patienten ausreichend hydratisieren. Vortesten auf Überempfindlichkeit mit geringer Kontrastmitteldosis wird nicht empfohlen. Für Notfallbehandlung vorsorgen.
PG: **10ML** 10 ST * (EKO: N) [€ 170,35], **30ML** 1 ST * (EKO: N) [€ 40,20], **30ML** 10 ST * (EKO: N) [€ 307,55]

Iomeron 300 mg J/ml - Infusionsflasche 24B03
(Z.Nr. 1-21495) NR. P. V08AB10
ZI: Bracco Österreich, Wien
Z: 1 ml enthält: Jod 300 mg (entspr. Iomeprol 612,4 mg), Trometamol, Salzsäurelösung, Wasser für Injektionszwecke; Osmolalität: 497-545 mosmol/kg.
Kurzinformation: siehe Iomeron 300 mg J/ml - Ampulle, → S. 722
PG: **50ML** 1 ST * (EKO: N) [€ 62,40], **50ML** 10 ST * (EKO: N) [€ 491,40], **70ML** 1 ST * (EKO: N) [€ 79,50], **70ML** 10 ST * (EKO: N) [€ 613,90], **100ML** 1 ST * (EKO: N) [€ 107,90], **100ML** 10 ST * (EKO: N) [€ 806,30], **200ML** 10 ST * (EKO: N) [€ 1.529,10], **500ML** 1 ST * (EKO: N) [€ 406,20], **500ML** 6 ST * (EKO: N) [€ 2.230,80]

Iomeron 350 mg J/ml - Infusionsflasche 24B03
(Z.Nr. 1-21497) NR. P. V08AB10
ZI: Bracco Österreich, Wien
Z: 1 ml enthält: Jod 350 mg (entspr. Iomeglaminsäure 714,4 mg), Trometamol, Salzsäurelösung, Wasser für Injektionszwecke; Osmolalität: 589-647 mosmol/kg.
EW: Nichtionisches, niederosmolares, nierengängiges Röntgenkontrastmittel.
AG: Intravenöse Urographie (Erwachsene und Kinder), CT (Schädel und Ganzkörper), intravenöse und intraarterielle DSA, konventionelle Angiographie, Angiokardiographie (Erwachsene und Kinder), konventionelle selektive Koronararteriographie, ERCP, Arthrographie, Hysterosalpingographie, Fistulographie, Galaktographie, Dakryozystographie, Sialographie.
AA: I.v., intraarteriell, direkt, Instillation in Körperhöhlen.
DO: Je nach Anwendungsart 10-350 ml.
Mindestens 0,3 g J/kg KG bei Erwachsenen, 0,45 g J/kg KG bei Kindern ab 1 Jahr, 0,6 g J/kg KG bei Säuglingen.
Details siehe Austria-Codex - Fachinformation
GA: Hyperthyreose, akute Beckenentzündungen (keine Hysterosalpingographie).
SST: Strenge Indikationsstellung, bei Gabe Schilddrüsenfunktion des Neugeborenen innerhalb der ersten Woche nach der Geburt überwachen. Stillen möglich.
NW: Überempfindlichkeit, Anaphylaxie, Schock, Schwindel, Synkope, Hitzegefühl, Flush, Haut (Erythem, Urtikaria), ZNS, Bronchospasmus, Atemstillstand, Lungenödem, Herzrhythmusstörungen, Magen/Darm, Nierenversagen, lokale Reaktionen.
WW: Vorsicht: Schilddrüsendiagnostik 2-6 Wochen beeinflusst; Labor; 48 Std. vor Kontrastmittelgabe absetzen: Metformin (Gefahr der Laktatazidose), die Krampfschwelle senken Arzneimittel (z.B. Neuroleptika, trizyklische Antidepressiva).
Vorsicht: Betablocker (Überempfindlichkeit). Diuretika, ACE-Hemmer (erhöhtes Nebenwirkungsrisiko), Immunmodulatoren (allergische Reaktionen).
WH: Vorsicht bei Überempfindlichkeit gegen jodhaltige Kontrastmittel, Nieren-, Leberschäden, schweren Herzerkrankungen, Patienten mit allergischer Disposition, Asthma, Phäochromozytom, Myastenie, Diabetes (Nierenschäden), Alkoholismus/Drogensucht. Nutzen-Risiko-Abwägung bei ZNS-Störungen. Patienten ausreichend hydratisieren. Vortesten auf Überempfindlichkeit mit geringer Kontrastmitteldosis wird nicht empfohlen. Für Notfallbehandlung vorsorgen.
PG: **50ML** 1 ST * (EKO: N) [€ 66,10], **50ML** 10 ST * (EKO: N) [€ 528,50], **100ML** 1 ST * (EKO: N) [€ 121,15], **100ML** 10 ST * (EKO: N) [€ 961,80], **200ML** 1 ST * (EKO: N) [€ 213,80], **200ML** 10 ST * (EKO: N) [€ 1.848,15], **500ML** 1 ST * (EKO: N) [€ 463,85], **500ML** 6 ST * (EKO: N) [€ 2.541,10]

Iomeron 400 mg J/ml - Infusionsflasche 24B03
(Z.Nr. 1-21494) NR. P. V08AB10
ZI: Bracco Österreich, Wien
Z: 1 ml enthält: Jod 400 mg (entspr. Iomeprol 816,5 mg), Trometamol, Salzsäurelösung, Wasser für Injektionszwecke; Osmolalität: 692-760 mosmol/kg.
EW: Nichtionisches, niederosmolares, nierengängiges Röntgenkontrastmittel.
AG: Intravenöse Urographie, CT (Ganzkörper), konventionelle Angiographie, intraarterielle DSA, Angiokardiographie (Erwachsene und Kinder), konventionelle selektive Koronararteriographie, interventionelle Koronararteriographie, Fistulographie, Galaktographie, Dakryozystographie, Sialographie.
AA: I.v., intraarteriell, direkt, Instillation in Körperhöhlen.
DO: Je nach Anwendungsart 10-350 ml.
Mindestens 0,3 g J/kg KG bei Erwachsenen, 0,45 g J/kg KG bei Kindern ab 1 Jahr, 0,6 g J/kg KG bei Säuglingen.
Details siehe Austria-Codex - Fachinformation
GA: Hyperthyreose, akute Beckenentzündungen (keine Hysterosalpingographie).
SST: Strenge Indikationsstellung, bei Gabe Schilddrüsenfunktion des Neugeborenen innerhalb der ersten Woche nach der Geburt überwachen. Stillen möglich.
NW: Überempfindlichkeit, Anaphylaxie, Schock, Schwindel, Synkope, Hitzegefühl, Flush, Haut (Erythem, Urtikaria), ZNS, Bronchospasmus, Atemstillstand, Lungenödem, Herzrhythmusstörungen, Magen/Darm, Nierenversagen, lokale Reaktionen.
WW: Vorsicht: Schilddrüsendiagnostik 2-6 Wochen beeinflusst; Labor; 48 Std. vor Kontrastmittelgabe absetzen: Metformin (Gefahr der Laktatazidose), die Krampfschwelle senken Arzneimittel (z.B. Neuroleptika, trizyklische Antidepressiva).
Vorsicht: Betablocker (Überempfindlichkeit). Diuretika, ACE-Hemmer (erhöhtes Nebenwirkungsrisiko), Immunmodulatoren (allergische Reaktionen).
WH: Vorsicht bei Überempfindlichkeit gegen jodhaltige Kontrastmittel, Nieren-, Leberschäden, schweren Herzerkrankungen, Patienten mit allergischer Disposition, Asthma, Phäochromozytom, Myastenie, Diabetes (Nierenschäden), Alkoholismus/Drogensucht. Nutzen-Risiko-Abwägung bei ZNS-Störungen. Patienten ausreichend hydratisieren. Vortesten auf Überempfindlichkeit mit geringer Kontrastmitteldosis wird nicht empfohlen. Für Notfallbehandlung vorsorgen.
PG: **50ML** 1 ST * (EKO: N) [€ 77,65], **50ML** 10 ST * (EKO: N) [€ 585,40], **100ML** 1 ST * (EKO: N) [€ 147,00], **100ML** 10 ST * (EKO: N) [€ 995,95], **200ML** 1 ST * (EKO: N) [€ 260,60], **200ML** 10 ST * (EKO: N) [€ 1.905,60], **500ML** 1 ST * (EKO: N) [€ 511,40], **500ML** 6 ST * (EKO: N) [€ 2.797,20]

Iopidine 0,5% - Augentropfen 47F03
(Z.Nr. 1-21531) RP. P. S01EA03
ZI: Novartis Pharma, Wien
Z: 1 ml (ca. 30 Tropfen) Lösung enthält: Apraclonidin 5 mg (entspr. Apraclonidin hydrochlorid 5,75 mg), Benzalkonium chlorid 0,01 %, Natriumacetat, Natriumchlorid, Salzsäure zur pH-Wert-Einstellung, Natriumhydroxid zur pH-Wert-Einstellung, Wasser, gereinigtes.
EW: Alpha 2-Agonist.
AG: Als Zusatz zur Kurzzeitbehandlung des chronischen Glaukoms.
AA: Am Auge.
DO: 3mal täglich 1 Tropfen in das erkrankte Auge eintropfen; max. 1 Monat anwenden. Für Kinder und Jugendliche nicht empfohlen.
GA: Kinder unter 1 Jahr (schwere NW).
SST: Nicht empfohlen, nicht stillen.
NW: Lokale Reaktionen, Rhinitis, Mundtrockenheit, Kopfschmerzen, Haut, Schwächegefühl. Wirkungsverlust bei längerer Anwendung.
WW: Kontraindiziert: MAO-Hemmer, trizyklische Antidepressiva, Sympathomimetika. Vorsicht: ZNS-Dämpfer verstärkt; Blutdrucksenker, Clonidin, Herzglykoside.
WH: Vorsicht bei Nierenschäden, schweren Herz/Kreislauferkrankungen, Depressionen. Kontaktlinsen vor der Anwendung entfernen und frühestens 15 min nach der Anwendung wieder einsetzen. Verkehrshinweis.
PG: 5 ML AU (EKO: G) [€ 24,40]

Iovision 300 mg Iod/ml - Injektionslösung 24B03
(Z.Nr. 1-37505) NR. P. nicht im Handel. V08AB02

Iovision 350 mg Iod/ml - Injektionslösung 24B03
(Z.Nr. 1-37506) NR. P. nicht im Handel. V08AB02

▼ *Iqymune 100 mg/ml - Infusionslösung* 36C02
(Z.Nr. 2-36810) NR. P. nicht im Handel. J06BA02

Irbepress 75 mg - Filmtabletten 10A08
(Z.Nr. 1-31367) RP. P. C09CA04
ZI: G.L. Pharma, Lannach
Z: 1 Filmtablette enthält: Irbesartan 75 mg, Tablettenkern: Cellulose, mikrokristalline, Maisstärke, vorverkleistert, Croscarmellose natrium, Siliciumdioxid, hochdisperses, Magnesium stearat, Cellactose 80: Lactose monohydrat 75 %, Cellulosepulver 25 %; Filmüberzug: Opadry weiss YS-1-7003: (entspr. Titandioxid) (entspr. Hypromellose) (entspr. Macrogol 400) (entspr. Polysorbat 80).
EW: Angiotensin II-Antagonist, Blutdrucksenker.
AG: Essentielle Hypertonie, Nierenerkrankungen mit Hypertonie und Diabetes.
AA: Oral, unabhängig von den Mahlzeiten einnehmen.
DO: TD 150(-300) mg, bei Dialyse oder älteren Patienten initial 75 mg. Keine Dosisempfehlung für Kinder und Jugendliche.
GA: Primärer Aldosteronismus.
SST: Gegenanzeige im 2. und 3. Trimenon; im 1. Trimenon und in der Stillzeit nicht empfohlen.
NW: Schwindel, Hypotonie, muskuloskelettale Schmerzen, Magen/ Darm, Hyperkaliämie (bei Diabetikern), Kreatinkinaseanstieg.
WW: Kombination mit Aliskiren nicht empfohlen, bei Patienten mit Nierenschäden oder Diabetes kontraindiziert. Duale Blockade des Renin-Angiotensin-Aldosteron-Systems, Lithium nicht empfohlen. Vorsicht: Andere Blutdrucksenker verstärkt, Kalium (Anstieg des Serumkaliums). NSAR(schwächen Blutdrucksenkung ab).
WH: Vorsicht bei Nierenarterienstenose, Nierenschäden, Klappenstenosen, hypertropher Kardiomyopathie.
Vor Substanzgabe Volumen- und Elektrolytmangel ausgleichen. Auf Hyperkaliämie achten.
PG: 30 ST (2) (EKO: G) [€ 7,80]

Irbepress 150 mg - Filmtabletten 10A08
(Z.Nr. 1-31368) RP. P. C09CA04
ZI: G.L. Pharma, Lannach
Z: 1 Filmtablette enthält: Irbesartan 150 mg, Tablettenkern: Cellulose, mikrokristalline, Maisstärke, vorverkleistert, Croscarmellose natrium, Siliciumdioxid, hochdisperses, Magnesium stearat, Cellactose 80: Lactose monohydrat 75 %, Cellulosepulver 25 %; Filmüberzug: Opadry weiss YS-1-7003: (entspr. Titandioxid) (entspr. Hypromellose) (entspr. Macrogol 400) (entspr. Polysorbat 80).
Kurzinformation: siehe Irbepress 75 mg - Filmtabletten, → S. 724
PG: 30 ST (2) (EKO: G) [€ 7,80]

Irbepress 300 mg - Filmtabletten 10A08
(Z.Nr. 1-31369) RP. P. C09CA04
ZI: G.L. Pharma, Lannach
Z: 1 Filmtablette enthält: Irbesartan 300 mg, Tablettenkern: Cellulose, mikrokristalline, Maisstärke, vorverkleistert, Croscarmellose natrium, Siliciumdioxid, hochdisperses, Magnesium stearat, Cellactose 80: Lactose monohydrat 75 %, Cellulosepulver 25 %; Filmüberzug: Opadry weiss YS-1-7003: (entspr. Titandioxid) (entspr. Hypromellose) (entspr. Macrogol 400) (entspr. Polysorbat 80).
Kurzinformation: siehe Irbepress 75 mg - Filmtabletten, → S. 724
PG: 30 ST (2) (EKO: G) [€ 7,80]

Irbepress/HCT 150 mg/12,5 mg - Filmtabletten 10B06
(Z.Nr. 1-31538) RP. P. C09DA04
ZI: G.L. Pharma, Lannach
Z: 1 Filmtablette enthält: Irbesartan 150 mg, Hydrochlorothiazid 12,5 mg, Tablettenkern: Cellactose 80, Lactose 45 mg (entspr. Lactose monohydrat 75 %), Cellulosepulver 25 %, Cellulose, mikrokristalline, Croscarmellose natrium, Siliciumdioxid, hochdisperses, Magnesium stearat; Filmüberzug: Opadry rosa OY-34948: (entspr. Hypromellose) (entspr. Macrogol 400) (entspr. Titandioxid) (entspr. Eisenoxid rot).
EW: Kombination Angiotensin II-Antagonist und Diuretikum.
AG: Essentielle Hypertonie bei nicht ausreichender Monotherapie.
AA: Oral unabhängig von den Mahlzeiten.
DO: 1mal tgl. 1 Tablette. Für Kinder und Jugendliche nicht empfohlen.
GA: Sulfonamidüberempfindlichkeit, Hypokaliämie, Hyperkalzämie, schwere Leber-oder Nierenschäden.
SST: Gegenanzeige im 2. und 3. Trimenon; im 1. Trimenon und in der Stillzeit nicht empfohlen; Carbamazepin (Hyponatriämie).
NW: Schwindel, Müdigkeit, Übelkeit, Erbrechen, abnormales Wasserlassen, Niere, Auge (Transiente Myopie, Aderhauterguss, akutes Engwinkelglaukom), erhöhtes Risiko für nicht- melanozytären Hautkrebs.
WW: Aliskiren (Kontraindiziert bei Nierenschäden oder Diabetes, sonst nicht empfohlen). Nicht empfohlen: Duale Blockade des Renin-Angiotensin- Aldosteron-Systems, Lithium.
Vorsicht: Andere Blutdrucksenker verstärkt. Arzneimittel mit Einfluss auf den Kaliumhaushalt. NSAIDs (antihypertensive Wirkung abgeschwächt).
WH: Kontrollen: Nieren, Diabetes, Serumelektrolyte. Auf Photosensibilität achten. Positive Dopingtests möglich.
PG: 30 ST (2) (EKO: G) [€ 7,80]

Irbepress/HCT 300 mg/12,5 mg - Filmtabletten 10B06
(Z.Nr. 1-31539) RP. P. C09DA04
ZI: G.L. Pharma, Lannach
Z: 1 Filmtablette enthält: Irbesartan 300 mg, Hydrochlorothiazid 12,5 mg, Tablettenkern: Cellactose 80, Lactose 90 mg (entspr. Lactose monohydrat 75 %), Cellulosepulver 25 %, Cellulose, mikrokristalline, Croscarmellose natrium, Siliciumdioxid, hochdisperses, Magnesium stearat; Filmüberzug: Opadry rosa OY-34948: (entspr. Hypromellose) (entspr. Macrogol 400) (entspr. Titandioxid) (entspr. Eisenoxid rot).
Kurzinformation: siehe Irbepress/HCT 150 mg/12,5 mg - Filmtabletten, → S. 724
PG: 30 ST (2) (EKO: G) [€ 7,80]

Irbepress/HCT 300 mg/25 mg - Filmtabletten 10B06
(Z.Nr. 1-31540) RP. P. C09DA04
ZI: G.L. Pharma, Lannach
Z: 1 Filmtablette enthält: Irbesartan 300 mg, Hydrochlorothiazid 25 mg, Tablettenkern: Cellactose 80, Lactose 96,2 mg (entspr. Lactose monohydrat 75 %), Cellulosepulver 25 %, Cellulose, mikrokristalline, Croscarmellose natrium, Siliciumdioxid, hochdisperses, Magnesium stearat; Filmüberzug: Opadry II 31F34205, pink-violett: (entspr. Lactose monohydrat) (entspr. Hypromellose) (entspr. Macrogol 400) (entspr. Titandioxid) (entspr. Eisenoxid rot) (entspr. Indigotin) (entspr. Eisenoxid schwarz).
Kurzinformation: siehe Irbepress/HCT 150 mg/12,5 mg - Filmtabletten, → S. 724
PG: 30 ST (2) (EKO: G) [€ 7,80]

Irbesartan Hexal 75 mg - Filmtabletten 10A08
(Z.Nr. 1-28329) RP. P. nicht im Handel. C09CA04

Irbesartan Hexal 150 mg - Filmtabletten 10A08
(Z.Nr. 1-28330) RP. P. nicht im Handel. C09CA04

Irbesartan Hexal 300 mg - Filmtabletten 10A08
(Z.Nr. 1-28331) RP. P. nicht im Handel. C09CA04

Irbesartan Sandoz 75 mg - Filmtabletten 10A08
(Z.Nr. 1-28323) RP. P. nicht im Handel. C09CA04

Irbesartan Sandoz 150 mg - Filmtabletten 10A08
(Z.Nr. 1-28324) RP. P. nicht im Handel. C09CA04

Irbesartan Sandoz 300 mg - Filmtabletten 10A08
(Z.Nr. 1-28325) RP. P. nicht im Handel. C09CA04

Irbesartan Teva 75 mg - Filmtabletten 10A08
(Z.Nr. EU/1/09/576/*) RP. P. nicht im Handel. C09CA04

Irbesartan Teva 150 mg - Filmtabletten 10A08
(Z.Nr. EU/1/09/576/*) RP. P. nicht im Handel. C09CA04

Irbesartan Teva 300 mg - Filmtabletten 10A08
(Z.Nr. EU/1/09/576/*) RP. P. nicht im Handel. C09CA04

Irbesartan Zentiva 75 mg - Filmtabletten 10A08
(Z.Nr. EU/1/06/376/*) RP. P. nicht im Handel. C09CA04

Irbesartan Zentiva 150 mg - Filmtabletten 10A08
(Z.Nr. EU/1/06/376/*) RP. P. nicht im Handel. C09CA04

Irbesartan Zentiva 300 mg - Filmtabletten 10A08
(Z.Nr. EU/1/06/276/*) RP. P. nicht im Handel. C09CA04

Irbesartan Zentiva 75 mg - Tabletten 10A08
(Z.Nr. EU/1/06/376/*) RP. P. nicht im Handel. C09CA04

Irbesartan Zentiva 150 mg - Tabletten 10A08
(Z.Nr. EU/1/06/376/*) RP. P. nicht im Handel. C09CA04

Irbesartan Zentiva 300 mg - Tabletten 10A08
(Z.Nr. EU/1/06/376/*) RP. P. nicht im Handel. C09CA04

Irbesartan/Hydrochlorothiazid Liconsa 150 mg/12,5 mg - Tabletten 10B06
(Z.Nr. 1-30585) RP. P. nicht im Handel. C09DA04

Irbesartan/Hydrochlorothiazid Liconsa 300 mg/12,5 mg - Tabletten 10B06
(Z.Nr. 1-30586) RP. P. nicht im Handel. C09DA04

Irbesartan/Hydrochlorothiazid Liconsa 300 mg/25 mg - Tabletten 10B06
(Z.Nr. 1-30587) RP. P. nicht im Handel. C09DA04

Irbesartan/Hydrochlorothiazid Teva 150 mg/12,5 mg - Filmtabletten 10B06
(Z.Nr. EU/1/09/583/*) RP. P. nicht im Handel. C09DA04

Irbesartan/Hydrochlorothiazid Teva 300 mg/12,5 mg - Filmtabletten 10B06
(Z.Nr. EU/1/09/583/*) RP. P. nicht im Handel. C09DA04

Irbesartan/Hydrochlorothiazid Teva 300 mg/25 mg - Filmtabletten 10B06
(Z.Nr. EU/1/09/583/*) RP. P. nicht im Handel. C09DA04

Irbesartan Hydrochlorothiazid Zentiva 150 mg/12,5 mg - Filmtabletten 10B06
(Z.Nr. EU/1/06/377/*) RP. P. nicht im Handel. C09DA04

Irbesartan Hydrochlorothiazid Zentiva 300 mg/12,5 mg - Filmtabletten 10B06
(Z.Nr. EU/1/06/377/*) RP. P. nicht im Handel. C09DA04

Irbesartan Hydrochlorothiazid Zentiva 300 mg/25 mg - Filmtabletten 10B06
(Z.Nr. EU/1/06/377/*) RP. P. nicht im Handel. C09DA04

Irbesartan Hydrochlorothiazid Zentiva 150 mg/12,5 mg - Tabletten 10B06
(Z.Nr. EU/1/06/377/*) RP. P. nicht im Handel. C09DA04

Irbesartan Hydrochlorothiazid Zentiva 300 mg/12,5 mg - Tabletten 10B06
(Z.Nr. EU/1/06/377/*) RP. P. nicht im Handel. C09DA04

Irenat - Tropfen 31D02
(Z.Nr. 0-10510) RP. P. H03BC
ZI: Sigmapharm, Wien
Z: 1 ml Lösung (ca. 21 Tropfen) enthält: Natriumperchlorat 300 mg, Ammoniumchlorid, Magnesiumchlorid, Calciumchlorid, Wasser, gereinigtes.
EW: Blockiert Jodaufnahme in die Schilddrüse.
AG: Schilddrüsenüberfunktion (durch Jod oder Amiodaron), Blockade der Schilddrüse bei szintigrafischen Untersuchungen anderer Organe, latente Hyperthyreose und kurzzeitige Anwendung jodhaltiger Röntgenkontrast- mittel, Nachweis eines angeborenen Defektes der Jod-Organifikation (Perchlorat-Discharge-Test).
AA: Oral mit Wasser verdünnt.
DO: Schilddrüsenüberfunktion:
Anfangsdosis: 3 bis 5mal 21 Tropfen tgl. bis zur Normalisierung des Grundumsatzes.
Erhaltungsdosis: 1mal 7 bis 2mal 14 Tropfen tgl. Es ist wichtig, die Behandlung lange und ohne Unterbrechung fortzuführen, um Rückfälle zu vermeiden.
Vorbehandlung für die Szintigraphie: 28 Tropfen Irenat (oral!) ½ bis 1 Stunde vor der Injektion des Nuklids. Kinder 2-12 Jahre: 14 Tropfen; Kinder unter 2 Jahren: 7 Tropfen.
Kontrastmittelgabe: Je 40 Tropfen 2-4 Std. vor und nach Kontrast- mittelgabe, dann 3 x tgl. 21 Tropfen für 7-14Tage.
Perchlorat-Discharge-Test: Nach Radiojod-Tracer-Dosis einmalig 40-70 Tropfen, Kinder 300-600 mg/m2 KOF.
GA: Basedowizierte Knotenstrumen, Struma retrosternalis, Blutbildschäden, während Plummerung zur Operationsvorbereitung.
SST: Strenge Indikationsstellung, abstillen.
NW: Magen/Darm, Haut, Hypothyreose, Allergien, Blutbild, ev. strumigener Effekt (gleichzeitig tgl. 20-40 µg L Trijodthyronin geben).
WW: Jodgabe vermindert Wirkung von Perchlorat.
WH: Schilddrüsenfunktion regelmäßig kontrollieren. Blutbildkontrollen.
PG: 20 ML (EKO: G) [€ 7,90]

Iressa 250 mg - Filmtabletten 55G
(Z.Nr. EU/1/09/526/*) NR. P. L01EB01
ZI: AstraZeneca, Södertälje, Schweden
Z: 1 Filmtablette enthält: Gefitinib 250 mg, Tablettenkern: Lactose 163,5 mg (entspr. Lactose monohydrat), Cellulose, mikrokristalline, Croscarmellose natrium (entspr. Natrium 3,86 mg), Povidon K29-32, Natriumdodecylsulfat, Magnesium stearat (pflanzlich); Tablettenhülle: Hypromellose, Macrogol 300, Titandioxid, Eisen(III)-hydroxid-oxid x H2O, Eisen(III)-oxid.
EW: Proteinkinasehemmer, zytostatisch.
AG: Monotherapie des nicht-kleinzelligen Lungenkarzinoms (NSCLC) mit aktivierenden Mutationen der EGFR-TK.
AA: Oral, unabhängig von den Mahlzeiten, ev. in Wasser aufgelöst.
DO: 1mal tgl. 1 FT. Nicht für Kinder und Jugendliche.
SST: Zwingende Indikationsstellung (im Tier reproduktionstoxisch), nicht stillen.
NW: Magen/Darm (Durchfälle, Erbrechen), Anorexie, Haut, Augen (ulzerative Kreatitis), Hämorrhagie, interstitielle Lungenerkrankung (oft schwer), Leber, Asthenie, Pyrexie.
WW: Substrat für CYP3A4: WW mit Induktoren und Hemmern möglich. Protonenpumpenhemmer, H2-Blocker, Antazida erniedrigen Plasmaspiegel von Gemfitinib. Warfarin (Blutungen), Vinorelbin (Neutropenie verstärkt).
WH: EGFR-Mutationsstatus bestimmen. Auf interstitielle Lungenerkrankungen (1,3% der Patienten) bzw. Keratitis achten. Kontrollen: Leber. Verkehrshinweis.
PG: 30 ST RE1 (EKO: Y) [€ 2.371,90]

Iressa 250 mg - Filmtabletten 55G
(Z.Nr. EU/1/09/526/*) NR. P. Parallelimport. L01EB01
nicht im Handel.

Iressa 250 mg - Filmtabletten 55G
(Z.Nr. EU/1/09/526/*) NR. P. Parallelimport. L01EB01
n.I.
V: EMRAmed Arzneimittel, Trittau, Deutschland
Z: 1 Filmtablette enthält: Gefitinib 250 mg, Tablettenkern: Lactose 163,5 mg (entspr. Lactose monohydrat), Cellulose, mikrokristalline, Croscarmellose natrium (entspr. Natrium 3,86 mg), Povidon K29-32, Natriumdodecylsulfat, Magnesium stearat (pflanzlich); Tablettenhülle: Hypromellose, Macrogol 300, Titandioxid, Eisen(III)-hydroxid-oxid x H2O, Eisen(III)-oxid.
PG: 30 ST * (EKO: N) [€ 3.316,75 n.I.]

Iressa 250 mg - Filmtabletten 55G
(Z.Nr. EU/1/09/526/*) NR. P. Parallelimport. L01EB01
V: Haemato Pharm, Schönefeld, Deutschland
Z: 1 Filmtablette enthält: Gefitinib 250 mg, Tablettenkern: Lactose 163,5 mg (entspr. Lactose monohydrat), Cellulose, mikrokristalline, Croscarmellose natrium (entspr. Natrium 3,86 mg), Povidon K29-32, Natriumdodecylsulfat, Magnesium stearat (pflanzlich); Tablettenhülle: Hypromellose, Macrogol 300, Titandioxid, Eisen(III)-hydroxid-oxid x H2O, Eisen(III)-oxid.
PG: 30 ST RE1 (EKO: Y) [€ 2.341,05]

Iressa 250 mg - Filmtabletten 55G
(Z.Nr. EU/1/09/526/*) NR. P. Parallelimport. L01EB01
V: Inopha, Ludwigsfelde, Deutschland
Z: 1 Filmtablette enthält: Gefitinib 250 mg, Tablettenkern: Lactose 163,5 mg (entspr. Lactose monohydrat), Cellulose, mikrokristalline, Croscarmellose natrium (entspr. Natrium 3,86 mg), Povidon K29-32, Natriumdodecylsulfat, Magnesium stearat (pflanzlich); Tablettenhülle: Hypromellose, Macrogol 300, Titandioxid, Eisen(III)-hydroxid-oxid x H2O, Eisen(III)-oxid.
PG: 30 ST * (EKO: N) [€ 3.383,60]

Iressa 250 mg - Filmtabletten 55G
(Z.Nr. EU/1/09/526/*) NR. P. Parallelimport. L01EB01
V: Orifarm, Leverkusen, Deutschland
Z: 1 Filmtablette enthält: Gefitinib 250 mg, Tablettenkern: Lactose 163,5 mg (entspr. Lactose monohydrat), Cellulose, mikrokristalline, Croscarmellose natrium (entspr. Natrium 3,86 mg), Povidon K29-32, Natriumdodecylsulfat, Magnesium stearat (pflanzlich); Tablettenhülle: Hypromellose, Macrogol 300, Titandioxid, Eisen(III)-hydroxid-oxid x H2O, Eisen(III)-oxid.
PG: 30 ST RE1 (EKO: Y) [€ 2.371,90]

Irinotecan Accord 20 mg/ml - Konzentrat zur Herstellung einer Infusionslösung 55E
(Z.Nr. 1-36991) NR. P. L01CE02
ZI: Accord Healthcare, Utrecht, Niederlande
Z: 1 ml Konzentrat enthält: Irinotecan hydrochlorid-3-Wasser 20 mg

(entspr. Irinotecan 17,33 mg), Sorbitol 45 mg, Milchsäure, Natriumhydroxid zur pH-Wert-Einstellung, Salzsäure zur pH-Wert-Einstellung, Wasser für Injektionszwecke.
EW: Zytostatikum.
AG: Fortgeschrittenes kolorektales Karzinom (Mono- oder Kombinationstherapie: Details siehe Austria Codex - Fachinformation).
AA: I.v. Infusion über 30 bis 90 min in 250 ml 0,9% Na Cl- oder 5% Dextroselösung. Cave Extravasation.
DO: Monotherapie (für vorbehandelte Patienten): 350 mg/m■2 KOF alle 3 Wochen.
Kombinationstherapie (für nicht vorbehandelte Patienten): 180 mg/m■2 KOF alle 2 Wochen, gefolgt von Folinsäure und 5-Fluorouracil.
Dosisreduktion bei schweren NW.
GA: Chronisch entzündliche Darmerkrankungen, Darmverschluss, Leberschäden (Bilirubin über 3fachen des Normalwerts), Knochenmarksdepression, WHO Performance Status >2.
SST: Vitale Indikationsstellung (teratogen). Nicht stillen. Kontrazeption für Frauen bis 1 Monat und für Männer bis 3 Monate nach Therapieende erforderlich.
NW: Verzögert einsetzende schwere Diarrhoe, Übelkeit/Erbrechen, pseudomembranöse Kolitis, Obstipation, Blut (Neutropenie dosislimitierend, Anämie, Thrombozytopenie), Infektionen, Lungeninfiltrate, Pankreatitis, akutes cholinerges Syndrom, Asthenie, Alopezie, Fieber, Niere, thromboembolische Ereignisse, Untersuchungen. NW der in Kombinationen verwendeten Substanzen berücksichtigen.
WW: Gegenanzeige: Gelbfieber-Impfstoff, Johanniskraut. Nicht empfohlen: Attenuierte Lebendimpfstoffe (außer Gelbfieber), Phenytoin. Vorsicht: CYP3A4-Induktoren und -Hemmer, Atazanavir, Antikoagulantien, Ciclosporin, Tacrolimus. Neuromuskuläre Blocker antagonistisch.
WH: Nur in für Zytostatika-Therapie spezialisierten medizinischen Einrichtungen anwenden. Nicht als i.v. Bolus geben, Infusionsdauer einhalten. Vorsicht bei Asthma. Patienten über Risiko der verzögerten Diarrhoe informieren. Bei Bedarf sofort antidiarrhoische Therapie einleiten (2 mg Loperamid alle 2 Stunden). Wöchentliche Blutbildkontrolle. Erhöhtes Risiko einer Myelosuppression bei Strahlentherapie. Bei eingeschränkter Nierenfunktion nicht empfohlen. Leberfunktionskontrolle. Antiemetika prophylaktisch geben. Bei akutem cholinergen Syndrom Atropinsulfat (0,25 mg s.c.) geben. Verkehrshinweis.
PG: **2ML** 1 ST * (EKO: N) [€ 102,85], **5ML** 1 ST * (EKO: N) [€ 125,50], **15ML** 1 ST * (EKO: N) [€ 622,65], **25ML** 1 ST * (EKO: N) [€ 1.006,90]

Irinotecan Fresenius 20 mg/ml - Konzentrat zur Herstellung einer Infusionslösung 55E
(Z.Nr. 1-28144) NR. P. nicht im Handel. L01CE02

Irinotecan Hikma 20 mg/ml - Konzentrat zur Herstellung einer Infusionslösung 55E
(Z.Nr. 1-29063) NR. P. nicht im Handel. L01CE02

Irinotecan Kabi 20 mg/ml - Konzentrat zur Herstellung einer Infusionslösung 55E

(Z.Nr. 1-28288) NR. P. L01CE02
ZI: Fresenius Kabi Austria, Graz
Z: 1 ml Konzentrat enthält: Irinotecan hydrochlorid-3-Wasser 20 mg (entspr. Irinotecan 17,33 mg), Sorbitol 45 mg, Milchsäure, Natriumhydroxid zur pH-Wert-Einstellung, Wasser für Injektionszwecke.
EW: Zytostatikum.
AG: Fortgeschrittenes kolorektales Karzinom (Mono- oder Kombinationstherapie: Details siehe Austria Codex - Fachinformation).
AA: I.v. Infusion über 30 bis 90 min in 250 ml 0,9% Na Cl- oder 5% Dextroselösung. Cave Extravasation.
DO: Monotherapie (für vorbehandelte Patienten): 350 mg/m■2 KOF alle 3 Wochen.
Kombinationstherapie (für nicht vorbehandelte Patienten): 180 mg/m■2 KOF alle 2 Wochen, gefolgt von Folinsäure und 5-Fluorouracil.
Dosisreduktion bei schweren NW. Keine Daten bei Kindern und Jugendlichen.
GA: Chronisch entzündliche Darmerkrankungen, Darmverschluss, Leberschäden (Bilirubin über 3fachen des Normalwerts), Knochenmarksdepression, WHO Performance Status >2.
SST: Zwingende Indikationsstellung, nicht stillen. Kontrazeption für Frauen bis 1 Monat und für Männer bis 3 Monate nach Therapieende erforderlich.
NW: Verzögert einsetzende schwere Diarrhoe, Übelkeit/Erbrechen, pseudomembranöse Kolitis, Obstipation, Blut (Neutropenie dosislimitierend, Anämie, Thrombozytopenie), Infektionen, Lungeninfiltrate, Pankreatitis, akutes cholinerges Syndrom, Asthenie, Alopezie, Fieber, Niere, thromboembolische Ereignisse, Untersuchungen. NW der in Kombinationen verwendeten Substanzen berücksichtigen.
WW: Gegenanzeige: Gelbfieber-Impfstoff, attenuierte Lebendimpfstoffe, Johanniskraut. Nicht empfohlen: Starke CYP3A4 und/oder UGT1A1- Induktoren und -Hemmer. Vorsicht: Antikoagulantien, Ciclosporin, Tacrolimus. Neuromuskuläre Blocker antagonistisch.
WH: Nur in für Zytostatika-Therapie spezialisierten medizinischen Einrichtungen anwenden. Nicht als i.v. Bolus geben, Infusionsdauer einhalten. Vorsicht bei Asthma. Patienten über Risiko der verzögerten Diarrhoe informieren. Bei Bedarf sofort antidiarrhoische Therapie einleiten (2 mg Loperamid alle 2 Stunden). Wöchentliche Blutbildkontrolle. Erhöhtes Risiko einer Myelosuppression bei Strahlentherapie. Bei eingeschränkter Nierenfunktion nicht empfohlen. Leberfunktionskontrolle. Antiemetika prophylaktisch geben. Bei akutem cholinergen Syndrom Atropinsulfat (0,25 mg s.c.) geben. Verkehrshinweis.
PG: **2ML** 1 ST * (EKO: N) [€ 100,90], **5ML** 1 ST * (EKO: N) [€ 123,65], **15ML** 1 ST * (EKO: N) [€ 621,25], **25ML** 1 ST * (EKO: N) [€ 1.005,50]

Irinotecan Koanaa 20 mg/ml - Konzentrat zur Herstellung einer Infusionslösung 55E
(Z.Nr. 1-38425) NR. P. nicht im Handel. L01CE02

Irocophan - Tabletten 02B08
(Z.Nr. 1-18063) RPF. P. nicht im Handel. N02BE51, N02BA65

Iromin - Tabletten 02B03
(Z.Nr. 0-06200) RPF. P. nicht im Handel. N02BA15

Iromin Vitamin C - Kapseln 02B07
(Z.Nr. 1-28174) RPF. P. nicht im Handel. N02BA65

Iruxolum Mono - Salbe 22Y01

(Z.Nr. 1-20177) RP. P. D03BA02
ZI: Smith & Nephew, Hamburg, Deutschland
Z: 1 g Salbe enthält: Clostridium histolyticum-Enzympräparation (entspr. Clostridiopeptidase A (EC 3,4,24,3) mind. 1,2 U) (entspr. Begleitenzyme, Proteasen mind. 0,24 U), Salbengrundlage lipopohil, wasserfrei, Paraffin, dickflüssiges, Vaselin, weisses.
EW: Wundreinigend.
AG: Enzymatische Reinigung von nekrotischem Gewebe bei kutanen und sub- kutanen Ulcera.
DO: 1(-2)mal tgl. 2 mm dick auf die Haut auftragen. Nicht für Kinder und Jugendliche.
SST: Strenge Indikationsstellung.
NW: Lokale Reizung.
WW: Tyrotricin, Gramicidin, Tetrazyklin nicht lokal verträglich. Zusätzliche Lokalbehandlung vermeiden.
WH: Infektionen antibiotisch behandeln. Nach erfolgloser Behandlung über 14 Tage abbrechen. Bei Diabetikern trockene Gangräne vorsichtig befeuchten.
PG: 30 G (EKO: G) [€ 17,40]

🐾 Isaderm 5 mg/g + 1 mg/g - Gel für Hunde 801BK, 813BA

(Z.Nr. 8-00460) NR. P. QD07CC01
ZI: Dechra Veterinary Products, Uldum, Dänemark
Z: 1 g Gel enthält: Fusidinsäure, wasserfrei 5 mg (entspr. Fusidinsäure, Hemihydrat 5,1 mg), Betamethason 1 mg (entspr. Betamethason valerat ester 1,214 mg), Dimethicone, Carbomer, Methyl-parahydroxybenzoat, Propyl-parahydroxybenzoat, Polysorbat, Natriumhydroxid, Wasser, gereinigtes.
EW: Antimikrobiell, entzündungshemmend.
AG: Zur lokalen Behandlung von oberflächlicher Pyodermie bei Hunden, wie die akute feuchte Dermatitis ("hot spots") und Hautfaltendermatitis.
DO: 2mal tgl. über mindestens 5 Tage auf die betroffenen Stellen auftragen.
GA: Tiefe Pyodermie, bestehende Pilz- oder Virusinfektionen.
SST: Nicht anwenden.
NW: Dünnerwerden der Haut, Magen/Darm-Geschwüre.
WW: Nicht mit bakteriziden Stoffen kombinieren.
WH: Nicht anhaltend oder großflächig anwenden.
PG: 15 G VT [€ 16,95]

🐾 *Isathal 10 mg/g - Augentropfen, Suspension für Hunde* 801A
(Z.Nr. 8-00386) NR. P. nicht im Handel. QS01AA13

Iscador M - Injektionslösung 55Z

(Z.Nr. 0-10669) RP. P. E. V03AX
ZI: Iscador, Lörrach, Deutschland
Z: 1 Ampulle zu 1 ml (= 1 g)enthält: Apfelbaummistel-Flüssigextrakt, fermentiert, nativ (1:2); Wasser (Auszugsmittel) 40 mg (entspr. Mistel, weißbeerige, frische Blätter, -Sprossen,-Knospen (Viscum album subsp. album)) (entspr. Mistelkraut, frisches 20 mg) bzw. Apfelbaummistel-Flüssigextrakt, fermentiert, nativ (1:2); Wasser

(Auszugsmittel) 20 mg (entspr. Mistelkraut, frisches 10 mg) bzw. Apfelbaummistel-Flüssigextrakt, fermentiert, nativ (1:2); Wasser (Auszugsmittel) 2 mg (entspr. Mistelkraut, frisches 1 mg) bzw. Apfelbaummistel-Flüssigextrakt, fermentiert, nativ (1:2); Wasser (Auszugsmittel) 0,2 mg (entspr. Mistelkraut, frisches 0,1 mg) bzw. Apfelbaummistel-Flüssigextrakt, fermentiert, nativ (1:2); Wasser (Auszugsmittel) 0,02 mg (entspr. Mistelkraut, frisches 0,01 mg), Natriumchlorid (entspr. Natrium ca. 3,2-3,6 mg), Wasser für Injektionszwecke.
EW: Kanzerostatisch, immunmodulierend.
AG: Zur Verbesserung der Lebensqualität bei soliden Tumoren während und nach einer Standardtherapie.
AA: S.c. in Tumornähe.
DO: Personen ab 28 Tagen: 3 mal wöchentlich 1 ml, Beginn mit Serie 0, dann Steigerung auf Serie I bzw. II möglich. Für Kinder und Jugendliche nicht empfohlen.
Details siehe Austria-Codex - Fachinformation.
GA: Akute Entzündungen, Fieber über 38°C, chronische granulomatöse Erkrankungen (z.B. Tuberkulose), Autoimmunerkrankungen, immunsuppressive Therapie, Hyperthyreose.
SST: Strenge Indikationsstellung.
NW: Lokale Reaktionen, Allergien (bis Schock), Fieber, Venenreizung, Autoimmunerkrankungen, chronisch granulomatöse Entzündungen, Hirndruckerhöhung bei Hirntumoren.
WW: Nicht gleichzeitig mit anderen Immunmodulatoren oder Immunstimulantien anwenden.
WH: Ampulle vor Gebrauch kurz in der Hand erwärmen. Strenge Indikationsstellung bei primären Hirn- und Rückenmarkstumoren oder intrakraniellen Metastasen.
PG: **1MG** 7 ST * (EKO: N) [€ 79,45], **10MG** 7 ST * (EKO: N) [€ 79,45], **20MG** 7 ST * (EKO: N) [€ 79,45], **SER 0** 7 ST * (EKO: N) [€ 79,45], **SER 0 2X7** 14 ST * (EKO: N) [€ 148,35], **SER 1 2X7** 14 ST * (EKO: N) [€ 148,35], **SER 2 2X7** 14 ST * (EKO: N) [€ 148,35]

Iscador P - Injektionslösung 55Z

(Z.Nr. 1-30774) RP. P. E. V03AX
ZI: Iscador, Lörrach, Deutschland
Z: 1 Ampulle zu 1 ml (= 1 g) enthält: Kiefernmistel-Flüssigextrakt, fermentiert, nativ (1:2); Wasser (Auszugsmittel) 40 mg (entspr. Mistel, weißbeerige, frische Blätter, -Sprossen, -Knospen, -Beeren (Viscum album subsp. austriacum)) (entspr. Mistelkraut, frisches 20 mg) bzw. Kiefernmistel-Flüssigextrakt, fermentiert, nativ (1:2); Wasser (Auszugsmittel) 20 mg (entspr. Mistelkraut, frisches 10 mg) bzw. Kiefernmistel-Flüssigextrakt, fermentiert, nativ (1:2); Wasser (Auszugsmittel) 2 mg (entspr. Mistelkraut, frisches 1 mg) bzw. Kiefernmistel-Flüssigextrakt, fermentiert, nativ (1:2); Wasser (Auszugsmittel) 0,2 mg (entspr. Mistelkraut, frisches 0,1 mg) bzw. Kiefernmistel-Flüssigextrakt, fermentiert, nativ (1:2); Wasser (Auszugsmittel) 0,02 mg (entspr. Mistelkraut, frisches 0,01 mg), Natriumchlorid (entspr. Natrium ca. 3,2-3,6 mg), Wasser für Injektionszwecke.
EW: Kanzerostatisch, immunmodulierend.
AG: Unterstützend zur Verbesserung der Lebensqualität bei soliden Tumoren.
AA: S.c. in Tumor- oder Metastasennähe.
DO: Einleitungsphase: Einschleichend mit Serie O, 3mal wöchentlich 1 ml in ansteigender Konzentration.
Erhaltungsphase: 3mal wöchentlich 1 ml mit der optimalen individuellen Dosis.
Für Kinder und Jugendliche nicht empfohlen.
GA: Hohes Fieber, Tuberkulose, Autoimmunerkrankungen, immunsuppressive Therapie, Hyperthyreose.
SST: Vorsicht.
NW: Temperaturanstieg, lokale entzündliche Reaktionen, Allergien.
WW: Nicht mit anderen Immunmodulatoren oder Immunstimulantien anwenden. Nicht mit anderen Arzneimitteln mischen.
WH: Vorsicht bei primären Hirn- und Rückenmarkstumoren oder intrakraniellen Metastasen (Gefahr einer Hirndruckerhöhung).
PG: **1MG** 7 ST * (EKO: N) [€ 79,45], **10MG** 7 ST * (EKO: N) [€ 79,45], **20MG** 7 ST * (EKO: N) [€ 79,45], **SER 0** 7 ST * (EKO: N) [€ 79,45], **SER 0 2X7** 14 ST * (EKO: N) [€ 148,35], **SER 1 2X7** 14 ST * (EKO: N) [€ 148,35], **SER 2 2X7** 14 ST * (EKO: N) [€ 148,35]

Iscador Qu - Injektionslösung 55Z

(Z.Nr. 0-10670) RP. P. E. V03AX
ZI: Iscador, Lörrach, Deutschland
Z: 1 Ampulle zu 1 ml (= 1 g) enthält: Eichenmistel-Flüssigextrakt, fermentiert, nativ (1:2); Wasser (Auszugsmittel) 40 mg (entspr. Mistel, weißbeerige, frische Blätter, -Sprossen, -Knospen, -Beeren (Viscum album subsp. album)) (entspr. Mistelkraut, frisches 20 mg) bzw. Eichenmistel-Flüssigextrakt, fermentiert, nativ (1:2); Wasser (Auszugsmittel) 20 mg (entspr. Mistelkraut, frisches 10 mg) bzw. Eichenmistel-Flüssigextrakt, fermentiert, nativ (1:2); Wasser (Auszugsmittel) 2 mg (entspr. Mistelkraut, frisches 1 mg) bzw. Eichenmistel-Flüssigextrakt, fermentiert, nativ (1:2); Wasser (Auszugsmittel) 0,2 mg (entspr. Mistelkraut, frisches 0,1 mg) bzw. Eichenmistel-Flüssigextrakt, fermentiert, nativ (1:2); Wasser (Auszugsmittel) 0,02 mg (entspr. Mistelkraut, frisches 0,01 mg), Wasser für Injektionszwecke, Natriumchlorid (entspr. Natrium ca. 3,2-3,6 mg).
EW: Kanzerostatisch, immunmodulierend.
AG: Zur Verbesserung der Lebensqualität bei soliden Tumoren während und nach einer Standardtherapie.
AA: S.c. in Tumornähe.
DO: Personen ab 28 Tagen: 3 mal wöchentlich 1 ml, Beginn mit Serie 0, dann Steigerung auf Serie I bzw. II möglich. Für Kinder und Jugendliche nicht empfohlen.
Details siehe Austria-Codex - Fachinformation.
GA: Akute Entzündungen, Fieber über 38°C, chronische granulomatöse Erkrankungen (z.B. Tuberkulose), Autoimmunerkrankungen, immunsuppressive Therapie, Hyperthyreose.
SST: Strenge Indikationsstellung.
NW: Lokale Reaktionen, Allergien (bis Schock), Fieber, Venenreizung, Autoimmunerkrankungen, chronisch granulomatöse Entzündungen, Hirndruckerhöhung bei Hirntumoren.
WW: Nicht gleichzeitig mit anderen Immunmodulatoren oder Immunstimulantien anwenden.
PG: **1MG** 7 ST * (EKO: N) [€ 79,45], **10MG** 7 ST * (EKO: N) [€ 79,45], **20MG** 7 ST * (EKO: N) [€ 79,45], **SER 0** 7 ST * (EKO: N) [€ 79,45], **SER 0 2X7** 14 ST * (EKO: N) [€ 148,35], **SER 1 2X7** 14 ST * (EKO: N) [€ 148,35], **SER 2 2X7** 14 ST * (EKO: N) [€ 148,35]

Iscover 75 mg - Filmtabletten 20B
(Z.Nr. EU/1/98/070/*) RP. P. nicht im Handel. B01AC04

Iscover 300 mg - Filmtabletten 20B
(Z.Nr. EU/1/98/070/*) RP. P. nicht im Handel. B01AC04

Isemid 1 mg - Kautabletten für Hunde (2,5-11,5 kg) 821Z

(Z.Nr. EU/2/18/232/*) RP. P. QC03CA04
ZI: Ceva Sante Animale, Libourne, Frankreich
Z: 1 Kautablette enthält: Torasemid 1 mg, Lactose monohydrat, Cellulose, mikrokristalline, Povidon K30, Schweineleberaroma Pulver, Zucker, komprimierbarer, Crospovidon Typ B, Magnesium stearat.
EW: Schleifendiuretikum.
AG: Dekompensierte Herzinsuffizienz bei Hunden, einschließlich Lungenödem.
AA: Zum Eingeben ins Maul oder ins Futter mischen.
DO: 1mal tgl. 0,13-0,25 mg/kg KG, bei (mittel)schwerem Lungenödem bis 0,4 mg/kg KG.
GA: Niereninsuffizienz, Dehydratation, Hypovolämie, Hypotonie.
SST: Nicht empfohlen.
NW: Niere, Elektrolytstörungen.
WW: NSAIDs (verringern Natriurese). Amphotericin B, Aminoglykoside, Cephalosporine (Nephro- oder Ototxizität), orale Antiabetika antagonisiert, Sulfonamide (Allergie), Kortikosterioide (Kaliumverlust verstärkt), Salizylate (renale Ausscheidung verringert). Antihypertensiva (ACE-Hemmer) verstärkt.
WH: Kontrollen: Niere, Elektrolyte, Hydratation. Vorsicht bei Diabetes. Auf Zugang zu Trinkwasser achten.
PG: 90 ST VT [€ 71,55]

Isemid 2 mg - Kautabletten für Hunde (> 11,5-23 kg) 821Z

(Z.Nr. EU/2/18/232/*) RP. P. QC03CA04
ZI: Ceva Sante Animale, Libourne, Frankreich
Z: 1 Kautablette enthält: Torasemid 2 mg, Lactose monohydrat, Cellulose, mikrokristalline, Povidon K30, Schweineleberaroma Pulver, Zucker, komprimierbarer, Crospovidon Typ B, Magnesium stearat.
Kurzinformation: siehe Isemid 1 mg - Kautabletten für Hunde (2,5-11,5 kg), → S. 727
PG: 90 ST VT [€ 89,50]

Isemid 4 mg - Kautabletten für Hunde (> 23-60 kg) 821Z

(Z.Nr. EU/2/18/232/*) RP. P. QC03CA04
ZI: Ceva Sante Animale, Libourne, Frankreich
Z: 1 Kautablette enthält: Torasemid 4 mg, Lactose monohydrat, Cellulose, mikrokristalline, Povidon K30, Schweineleberaroma Pulver, Zucker, komprimierbarer, Crospovidon Typ B, Magnesium stearat.
Kurzinformation: siehe Isemid 1 mg - Kautabletten für Hunde (2,5-11,5 kg), → S. 727
PG: 90 ST VT [€ 112,20]

Isentress 400 mg - Filmtabletten 35E04

(Z.Nr. EU/1/07/436/*) NR. P. J05AJ01

ZI: Merck Sharp & Dohme, Haarlem, Niederlande
Z: 1 Filmtablette enthält: Raltegravir 400 mg (entspr. Raltegravir kalium), Tablettenkern: Cellulose, mikrokristalline, Lactose monohydrat 26,06 mg, Calciumhydrogenphosphat, Hypromellose 2208, Poloxamer 407, Natriumstearylfumarat, Magnesium stearat; Filmüberzug: Poly(vinylalkohol), Titandioxid, Macrogol 3350, Talkum, Eisen(III)-oxid, Eisen(II,III)-oxid.
EW: Antiviral.
AG: In Kombination mit anderen antiviralen Arzneimitteln bei HIV-1-Infektionen.
AA: Oral unzerkaut.
DO: Personen ab 6 Jahren (25 kg KG): 2mal tgl. 400 mg. Wegen unterschiedlicher Pharmakokinetik nicht als Ersatz zu Kautabletten oder Granulat verwenden.
SST: In der Schwangerschaft Nutzen/Risiko- Abwägung; in der Stillzeit nicht anwenden.
NW: Kopfschmerzen, Übelkeit, Schwindel, Magen/Darm, Haut (Ausschläge besonders in Kombination mit Darunavir), Arthralgie, Müdigkeit, Psyche, Herz, Blut, Niere, Überempfindlichkeit, Labor, Osteonekrose, Autoimmunerkrankungen (z.B. M. Basedow) im Rahmen einer Immun-Reaktivierung.
WW: Nicht empfohlen: Aluminium- oder Magnesium-hältige Antazida.
Vorsicht: Rifampicin.
WH: Vorsicht bei schweren Leberschäden, Depression, psychiatrischen Erkrankungen. Auf Osteonekrose, Immun-Reaktivierungs-Syndrom, schwere Überempfindlichkeitsreaktionen, Myopathie achten.
PG: 60 ST RE1 (EKO: Y) [€ 802,25]

Isentress 400 mg - Filmtabletten 35E04
(Z.Nr. EU/1/07/436/*) NR. P. Parallelimport. J05AJ01
nicht im Handel.

Isentress 400 mg - Filmtabletten 35E04
(Z.Nr. EU/1/07/436/*) NR. P. Parallelimport. J05AJ01
V: Haemato Pharm, Schönefeld, Deutschland
Z: 1 Filmtablette enthält: Raltegravir 400 mg (entspr. Raltegravir kalium), Tablettenkern: Cellulose, mikrokristalline, Lactose monohydrat 26,06 mg, Calciumhydrogenphosphat, Hypromellose 2208, Poloxamer 407, Natriumstearylfumarat, Magnesium stearat; Filmüberzug: Poly(vinylalkohol), Titandioxid, Macrogol 3350, Talkum, Eisen(III)-oxid, Eisen(II,III)-oxid.
PG: 60 ST RE1 (EKO: Y) [€ 795,15]

Isentress 400 mg - Filmtabletten 35E04
(Z.Nr. EU/1/07/436/*) NR. P. Parallelimport. J05AJ01
nicht im Handel.

Isentress 600 mg - Filmtabletten 35E04
(Z.Nr. EU/1/07/436/*) NR. P. J05AJ01
ZI: Merck Sharp & Dohme, Haarlem, Niederlande
Z: 1 Filmtablette enthält: Raltegravir 600 mg (entspr. Raltegravir kalium), Tablettenkern: Cellulose, mikrokristalline, Hypromellose 2910, Magnesium stearat, Croscarmellose natrium; Filmüberzug: Lactose monohydrat 5,72 mg, Hypromellose 2910, Titandioxid, Triacetin, Eisen(III)-hydroxid-oxid, Eisen(II,III)-oxid.
EW: Antiviral.
AG: In Kombination mit anderen antiviralen Arzneimitteln bei HIV-1-Infektionen.
AA: Oral unzerkaut.
DO: Personen ab 40 kg KG: 1mal tgl. 1200 mg (= 2 FT) für therapienaive Patienten oder für Patienten, deren Viruslast bereits durch Isentress 400 mg zweimal täglich supprimiert ist.
SST: In der Schwangerschaft Nutzen/Risiko- Abwägung; in der Stillzeit nicht anwenden.
NW: Kopfschmerzen, Übelkeit, Schwindel, Magen/Darm, Haut (Ausschläge besonders in Kombination mit Darunavir), Arthralgie, Müdigkeit, Psyche, Herz, Blut, Niere, Überempfindlichkeit, Labor, Osteonekrose, Autoimmunerkrankungen (z.B. M. Basedow) im Rahmen einer Immun-Reaktivierung.
WW: Nicht empfohlen: Aluminium- oder Magnesium-hältige Antazida.
Vorsicht: Rifampicin.
WH: Vorsicht bei schweren Leberschäden, Depression, psychiatrischen Erkrankungen. Auf Osteonekrose, Immun-Reaktivierungs-Syndrom, schwere Überempfindlichkeitsreaktionen, Myopathie achten.
PG: 60 ST RE1 (EKO: Y) [€ 802,25]

Isentress 600 mg - Filmtabletten 35E04
(Z.Nr. EU/1/07/436/*) NR. P. Parallelimport. J05AJ01
nicht im Handel.

Isentress 600 mg - Filmtabletten 35E04
(Z.Nr. EU/1/07/436/*) NR. P. Parallelimport. J05AJ01
nicht im Handel.

Isentress 100 mg - Granulat zur Herstellung einer Suspension zum Einnehmen 35E04
(Z.Nr. EU/1/07/436/*) NR. P. nicht im Handel. J05AJ01

Isentress 25 mg - Kautabletten 35E04
(Z.Nr. EU/1/07/436/*) NR. P. nicht im Handel. J05AJ01

Isentress 100 mg - Kautabletten 35E04
(Z.Nr. EU/1/07/436/*) NR. P. nicht im Handel. J05AJ01

ISMN Genericon 20 mg - Tabletten 30D02
(Z.Nr. 1-19759) RP. P. C01DA14
ZI: Genericon Pharma, Graz
Z: 1 Tablette enthält: Isosorbid-5-mononitrat 20 mg, Lactose monohydrat 68,5 mg, Maisstärke, Hypromellose, Siliciumdioxid, hochdisperses, Magnesium stearat.
EW: Langzeitnitrat, Wirkdauer bis 6 Std.
AG: Prophylaxe und Langzeitbehandlung der Angina pectoris.
AA: Unzerkaut mit Flüssigkeit nach dem Essen.
DO: 2mal tgl. 20 mg, ev. 3mal tgl. 20 mg oder 2mal tgl. 40 mg; MTD 80 mg.
Nicht für Kinder und Jugendliche.
GA: Niedriger Füllungsdruck (z.B. bei akutem Myokardinfarkt), Klappen- stenosen, Perikarditis, kardiogener Schock, starke Hypotonie, Hypovolämie, schwere Anämie, Schädeltrauma, intrazerebrale Blutung, Engwinkelglaukom.
SST: Zwingende Indikationsstellung, nicht stillen.
NW: Kopfschmerzen, Schwindel, Blutdruckabfall, Tachykardie, Hitzegefühl, Magen/Darm, ZNS, Haut, Methämoglobinämie, Kreuztoleranz gegenüber anderen Nitraten.
WW: Kontraindiziert: Phosphodiesterase-5-Hemmer (z.B. Sildenafil).
Vorsicht: Andere Blutdrucksenker verstärkt, trizyklische Antidepressiva verstärkt anticholinerg, Dihydroergotamin (verstärkte Vasokonstriktion), Sapropterin. Wirkungsabschwächung durch Acetylsalicylsäure und Indometacin.
GE: Möglich, durch Therapiepause aufhebbar.
WH: Vorsicht bei Neigung zu Kreislaufstörungen, Linksherzinsuffizienz, Hypothyreose, Hypothermie, Malnutrition, schweren Leber- oder Nierenschäden. Nicht zur Kupierung eines akuten Anfalles. Ausschleichend absetzen. Verkehrshinweis. Augeninnendruck kontrollieren. Bei Methämoglobinämie Toluidinblau oder Methylenblau oder Vitamin C.
PG: 20 ST (2) (EKO: G) [€ 4,30], 60 ST (EKO: G) [€ 10,15]

ISMN Genericon 40 mg - Tabletten 30D02
(Z.Nr. 1-19760) RP. P. C01DA14
ZI: Genericon Pharma, Graz
Z: 1 Tablette enthält: Isosorbid-5-mononitrat 40 mg, Lactose monohydrat 137 mg, Maisstärke, Hypromellose, Siliciumdioxid, hochdisperses, Magnesium stearat.
Kurzinformation: siehe ISMN Genericon 20 mg - Tabletten, → S. 728
PG: 20 ST (2) (EKO: G) [€ 8,55], 60 ST (EKO: G) [€ 20,90]

ISMN Genericon retard 60 mg - Kapseln 30D02
(Z.Nr. 1-19922) RP. P. C01DA14
ZI: Genericon Pharma, Graz
Z: 1 Kapsel enthält: Isosorbid-5-mononitrat 60 mg, Kapselinhalt: Saccharose 300,93 mg, Maisstärke, Ethylcellulose, Talcum; Kapselhülle: Gelatine, Chinolingelb, Indigotin.
EW: Langzeitnitrat, Wirkdauer bis 20 Std.
AG: Prophylaxe und Langzeitbehandlung der Angina pectoris.
AA: Unzerkaut mit Flüssigkeit nach dem Essen.
DO: 1mal tgl. 1 Kapsel (morgens, bei überwiegend nächtlichen Anfällen auch abends). Nicht für Kinder und Jugendliche.
GA: Niedriger Füllungsdruck (z.B. bei akutem Myokardinfarkt), Klappen- stenosen, Perikarditis, kardiogener Schock, starke Hypotonie, Hypovolämie, schwere Anämie, Schädeltrauma, intrazerebrale Blutung, Engwinkelglaukom.
SST: Zwingende Indikationsstellung, nicht stillen.
NW: Kopfschmerzen, Schwindel, Blutdruckabfall, Tachykardie, Hitzegefühl, Magen/Darm, ZNS, Haut, Methämoglobinämie, Kreuztoleranz gegenüber anderen Nitraten.
WW: Kontraindiziert: Phosphodiesterase-5-Hemmer (z.B. Sildenafil).
Vorsicht: Andere Blutdrucksenker verstärkt, trizyklische Antidepressiva verstärkt anticholinerg, Dihydroergotamin (verstärkte Vasokonstriktion), Sapropterin. Wirkungsabschwächung durch Acetylsalicylsäure und Indometacin.
GE: Möglich, durch Therapiepause aufhebbar.
WH: Vorsicht bei Neigung zu Kreislaufstörungen, Linksherzinsuffizienz, Hypothyreose, Hypothermie, Malnutrition, schweren Leber- oder Nierenschäden. Nicht zur Kupierung eines akuten Anfalles.

Ausschleichend absetzen. Verkehrshinweis. Augeninnendruck kontrollieren. Bei Methämoglobinämie Toluidinblau oder Methylenblau oder Vitamin C.
PG: 30 ST (2) (EKO: G) [€ 13,75]

ISMN Hexal 40 mg - Tabletten 30D02
(Z.Nr. 1-22094) RP. P. nicht im Handel. C01DA14

ISMN Hexal retard 60 mg - Tabletten 30D02
(Z.Nr. 1-22095) RP. P. C01DA14
ZI: Hexal Pharma, Wien
Z: 1 Tablette enthält: Isosorbid-5-mononitrat 60 mg, Lactose monohydrat 25,7 mg, Methylhydropropylcellulose, Siliciumdioxid, Talkum, Cellulose, mikrokristalline, Polyvidon, Calciumhydrogenphosphat, Magnesium stearat.
EW: Langzeitnitrat, Wirkdauer bis 20 Std.
AG: Prophylaxe und Langzeitbehandlung der Angina pectoris.
AA: Unzerkaut mit Flüssigkeit nach dem Essen.
DO: 1mal tgl. 1 Tablette (morgens, bei überwiegend nächtlichen Anfällen auch abends). Nicht für Kinder und Jugendliche.
GA: Niedriger Füllungsdruck (z.B. bei akutem Myokardinfarkt), Klappen- stenosen, Perikarditis, kardiogener Schock, starke Hypotonie, Hypovolämie, schwere Anämie, Schädeltrauma, intrazerebrale Blutung, Engwinkelglaukom.
SST: Zwingende Indikationsstellung, nicht stillen.
NW: Kopfschmerzen, Schwindel, Blutdruckabfall, Tachykardie, Hitzegefühl, Magen/Darm, ZNS, Haut, Methämoglobinämie, Kreuztoleranz gegenüber anderen Nitraten.
WW: Kontraindiziert: Phosphodiesterase-5-Hemmer (z.B. Sildenafil).
Vorsicht: Andere Blutdrucksenker verstärkt, trizyklische Antidepressiva verstärkt anticholinerg, Dihydroergotamin (verstärkte Vasokonstriktion), Sapropterin. Wirkungsabschwächung durch Acetylsalicylsäure und Indometacin.
GE: Möglich, durch Therapiepause aufhebbar.
WH: Vorsicht bei Neigung zu Kreislaufstörungen, Linksherzinsuffizienz, Hypothyreose, Hypothermie, Malnutrition, schweren Leber- oder Nierenschäden. Nicht zur Kupierung eines akuten Anfalles. Ausschleichend absetzen. Verkehrshinweis. Augeninnendruck kontrollieren. Bei Methämoglobinämie Toluidinblau oder Methylenblau oder Vitamin C.
PG: 30 ST (2) (EKO: G) [€ 13,75]

🐾 IsoFlo 100% w/w - Flüssigkeit zur Herstellung eines Dampfs zur Inhalation 811AB
(Z.Nr. 8-00487) RP. P. VNW. QN01AB06
ZI: Zoetis Österreich, Wien
Z: 1 ml enthält: Isofluran 100 ml.
EW: Inhalationsnarkotikum.
AG: Einleitung und Erhaltung der Allgemeinanästhesie bei Pferden, Hunden, Katzen, Ziervögeln, Reptilien, Ratten, Mäusen, Hamstern, Chinchillas, Gerbils, Meerschweinchen und Frettchen.
AA: Mit Vaporisator in Anästhesiesystem.
DO: MAC-Werte: Pferd 1,31%, Hund 1,28%, Katze 1,63%, Ziervögel 1,34-1,45%, Mäuse 1,34 %, Ratten 1,38- 2,4 %.
Details siehe Austria-Codex - Fachinformation.
GA: Maligne Hyperthermie.
SST: Nutzen/Risiko-Abwägung.
NW: Hypotonie, Atemdepression, Arrhythmien, maligne Hyperthermie.
WW: Muskelrelaxantien verstärkt.
WH: Für ausreichende Analgesie sorgen. Vorsicht bei Kopfverletzungen. Körpertemperatur, Atemfrequenz, Pulsfrequenz und Pulsqualität überwachen.
VNW: Pferd 2 Tage. Nicht für Stuten, deren Milch für menschlichen Verzehr vorgesehen ist.
PG: 250 ML VNW [€ 145,50]

Isomonat 20 mg - Tabletten 30D02
(Z.Nr. 0-17206) RP. P. C01DA14
ZI: Cheplapharm Arzneimittel, Greifswald, Deutschland
Z: 1 Tablette enthält: Isosorbid mononitrat 20 mg, Lactose, wasserfrei 148 mg, Siliciumdioxid, hochdisperses, Magnesium stearat.
Kurzinformation: siehe ISMN Genericon 20 mg - Tabletten, → S. 728
PG: 20 ST (2) (EKO: G) [€ 4,40], 60 ST (EKO: G) [€ 11,15]

Isomonat retard 40 mg - Retardtabletten 30D02
(Z.Nr. 1-19479) RP. P. C01DA14
ZI: Cheplapharm Arzneimittel, Greifswald, Deutschland
Z: 1 Retardtablette enthält: Isosorbid mononitrat 40 mg, Lactose, wasserfrei 20 mg, Magnesium stearat, Cera Montanglycoli, Povidon K25, Siliciumdioxid, hochdisperses, Kaolinum ponderosum, Aluminiumsilicat, Macrogol 35000, Titandioxid, Eudragit E, Glucose-Sirup, Saccharose 33,5 mg, Talkum.
EW: Langzeitnitrat, Wirkdauer bis 6 Std.
AG: Prophylaxe und Langzeitbehandlung der Angina pectoris.
AA: Unzerkaut mit Flüssigkeit nach dem Essen.
DO: 1mal tgl. 1 Retardtablette (morgens, bei überwiegend nächtlichen Anfällen auch abends). Nicht für Kinder und Jugendliche.
GA: Niedriger Füllungsdruck (z.B. bei akutem Myokardinfarkt), Klappen- stenosen, Perikarditis, kardiogener Schock, starke Hypotonie, Hypovolämie, schwere Anämie, Schädeltrauma, intrazerebrale Blutung, Engwinkelglaukom.
SST: Zwingende Indikationsstellung, nicht stillen.
NW: Kopfschmerzen, Schwindel, Blutdruckabfall, Tachykardie, Hitzegefühl, Magen/Darm, ZNS, Haut, Methämoglobinämie, Kreuztoleranz gegenüber anderen Nitraten.
WW: Kontraindiziert: Phosphodiesterase-5-Hemmer (z.B. Sildenafil).
Vorsicht: Andere Blutdrucksenker verstärkt, trizyklische Antidepressiva verstärkt anticholinerg, Dihydroergotamin (verstärkte Vasokonstriktion), Sapropterin. Wirkungsabschwächung durch Acetylsalicylsäure und Indometacin.
GE: Möglich, durch Therapiepause aufhebbar.
WH: Vorsicht bei Neigung zu Kreislaufstörungen, Linksherzinsuffizienz, Hypothyreose, Hypothermie, Malnutrition, schweren Leber- oder Nierenschäden. Nicht zur Kupierung eines akuten Anfalles. Ausschleichend absetzen. Verkehrshinweis. Augeninnendruck kontrollieren. Bei Methämoglobinämie Toluidinblau oder Methylenblau oder Vitamin C.
PG: 30 ST (2) (EKO: G) [€ 14,25]

Isoptin 5 mg - Ampullen 21B
(Z.Nr. 1-12539) RP. P. C08DA01
ZI: Mylan Österreich, Wien
Z: 1 Ampulle zu 2 ml enthält: Verapamil hydrochlorid 5 mg, Natriumchlorid (entspr. Natrium 6,7 mg), Wasser für Injektionszwecke, Salzsäurelösung.
EW: Kalziumantagonist.
AG: Tachykarde Herzrhythmusstörungen, akute Koronarinsuffizienz.
AA: Langsame (mindestens 2 min.) i.v. Injektion oder Infusion (mit NaCl-, Glucose-, Ringer- oder Ringer-Laktat-Lösung). Inkompatibel mit alkalischen Lösungen (Bicarbonat).
DO: 5 mg, nach 5-10 min ev. weitere 5 mg. Bei Bedarf Dauertropf 5-10 mg/Std., MTD 100 mg. EKG- und Blutdruckkontrolle.
Kinder: 0-1 Jahr: 0,1-0,2 mg/kg KG. 1-5 Jahre: 2-3 mg. 6-14 Jahre: 2,5-5 mg.
Bei Umstellung auf orale Gabe Verapamil unretardiert geben.
GA: Kardiogener Schock, komplizierter frischer Myokardinfarkt, Herzinsuffizienz mit Auswurffraktion unter 25% und/oder Lungenkapillar- druck über 20 mm Hg, schwere Erregungsbildungs- und -leitungsstörungen (außer Schrittmacherpatienten), Vorhofflimmern und akzessorischer Bypass-Trakt, schwere Hypotonie, Bradykardie, ventrikuläre Tachykardie.
SST: Gegenanzeige.
NW: Kopfschmerzen, Herz-Kreislauf (Bradykardie, Tachykardie, AV-Block, Hypotonie, Herzversagen). Schwindel, Gesichtsröte, Magen/Darm, periphere Ödeme, Haut, Gynäkomastie.
WW: Gegenseitige Verstärkung mit anderen Antiarrhythmika und Beta-Blockern beachten! Kontraindiziert: Ivabradin. Nicht empfohlen: Colchizin, Grapefruitsaft.
Vorsicht: Stark an Plasmaproteine gebundene Arzneimittel, Chinidin, Prazosin, Terazosin, Imipramin, andere Blutdrucksenker (Blutdruckabfall), Carbamazepin, Phenytoin, Phenobarbital, Rifampicin, Dabigatran (-Dosis reduzieren), Digoxin, Immunsuppressiva, Statine, antiretrovirale Stoffe, Lithium, neuromuskuläre Blocker, ASS, Äthanol, Inhalationsanästhetika, Röntgenkontrastmittel, Kalzium, Vitamin D.
WH: Vorsicht bei AV-Block I. Grades, Kardiomyopathie, akuter Koronarinsuffizienz, Störungen der neuromuskulären Transmission, Leber- oder Nierenschäden.
Kontrolle: Leber, Blutzucker. Bei Herzinsuffizienz zuerst rekompensie- ren. Verkehrshinweis. Säuglinge nur in der Klinik behandeln.
Bei Überdosierung 10-20 ml Kalziumglukonat 10% i.v., Dopamin, Dobutamin, Epinephrin, Norepinephrin.
PG: 5 ST (2) (EKO: G) [€ 3,05]

Isoptin 40 mg - Dragees 21B
(Z.Nr. 1-12540) RP. P. C08DA01
ZI: Mylan Österreich, Wien
Z: 1 Dragee enthält: Verapamil hydrochlorid 40 mg, Maisstärke, Kartoffelstärke, Lactose monohydrat 7,5 mg, Talkum, Magnesium stearat, Gummi arabisch, Siliciumdioxid, hochdisperses, Povidon K25, Saccharose 20,8 mg, Calciumcarbonat, Carmellose natrium, Montanglycolwachs, Titandioxid, Eisenoxid gelb.
EW: Kalziumantagonist.
AG: Koronare Herzkrankheit: Langzeittherapie der chronischen Coronar- insuffizienz, stabile und instabile Angina pectoris, vasospastische Angina (Typ Prinzmetal), Postinfarktangina und Sekundärprävention (8 Tage nach Herzinfarkt) bei Kontraindikation

gegen Beta-Blocker.
Tachykarde Herzrhythmusstörungen: Paroxysmale supraventrikuläre Tachy- kardie, Vorhofflattern mit schneller Überleitung, Vorhofflimmern mit Tachyarrhythmie, absoluter Arrhythmie (außer bei WPW-Syndrom oder Lown- Ganong-Levine-Syndrom).
Essentielle Hypertonie.
AA: Unzerkaut zu oder kurz nach den Mahlzeiten schlucken.
DO: Koronare Herzkrankheit, Herzrhythmusstörungen: TD (120)-240-480 mg in 3-4 ED.
Hypertonie: TD (120)-240-360 mg in 3 ED.
Kinder (nur bei tachykarden Rhythmusstörungen): 3-6 Jahre: TD 80-120 mg in 2-3 ED.
6-14 Jahre: TD 80-360 mg in 2-4 ED.
Vorsichtige Dosierung bei Leber- oder Nierenschäden.
GA: Kardiogener Schock, komplizierter frischer Myokardinfarkt, Herzinsuffizienz mit Auswurffraktion unter 35% und/oder Lungenkapillar- druck über 20 mm Hg, schwere Erregungsbildungs- und -leitungsstörungen (außer Schrittmacherpatienten), Vorhofflimmern und akzessorischer Bypass-Trakt, schwere Hypotonie, Bradykardie.
SST: Gegenanzeige im 1. und 2. Trimenon; zwingende Indikationsstellung im 3.
Trimenon. Nutzen/Risiko-Abwägung in der Stillzeit.
NW: Kopfschmerzen, Herz-Kreislauf (Bradykardie, Tachykardie, AV-Block, Hypotonie, Herzversagen). Schwindel, Gesichtsröte, Magen/Darm, periphere Ödeme, Haut, Gynäkomastie.
WW: Gegenseitige Verstärkung mit anderen Antiarrhythmika und Beta-Blockern beachten! Kontraindiziert: Ivabradin. Nicht empfohlen: Colchizin, Grapefruitsaft.
Vorsicht: Stark an Plasmaproteine gebundene Arzneimittel, Chinidin, Prazosin, Terazosin, Imipramin, andere Blutdrucksenker (Blutdruckabfall), Carbamazepin, Phenytoin, Phenobarbital, Rifampicin, Dabigatran (-Dosis reduzieren), Digoxin, Immunsuppressiva, Statine, antiretrovirale Stoffe, Lithium, neuromuskuläre Blocker, ASS, Äthanol, Inhalationsanästhetika, Röntgenkontrastmittel, Kalzium, Vitamin D.
WH: Vorsicht bei AV-Block I. Grades, Kardiomyopathie, akuter Koronarinsuffizienz, Störungen der neuromuskulären Transmission, Leber- oder Nierenschäden.
Kontrolle: Leber, Blutzucker. Bei Herzinsuffizienz zuerst rekompensie- ren. Verkehrshinweis. Säuglinge nur in der Klinik behandeln.
Bei Überdosierung 10-20 ml Kalziumglukonat 10% i.v., Dopamin, Dobutamin, Epinephrin, Norepinephrin.
PG: 20 ST (2) (EKO: G) [€ 2,45], 50 ST (2) (EKO: G) [€ 5,30]

Isoptin 80 mg - Dragees — 21B

(Z.Nr. 1-14265) RP. P. n.l. — C08DA01
ZI: Mylan Österreich, Wien
Z: 1 Dragee enthält: Verapamil hydrochlorid 80 mg, Maisstärke, Kartoffelstärke, Lactose monohydrat 56 mg, Gelatine, Cellulose, mikrokristalline, Talkum, Magnesium stearat, Gummi arabisch, Siliciumdioxid, hochdisperses, Povidon K25, Saccharose, Calciumcarbonat, Carmellose natrium, Montanglycolwachs, Chinolingelb, Titandioxid.
PG: 20 ST * (EKO: N) [€ 4,05 n.l.], 50 ST * (EKO: N) [€ 9,60 n.l.]

Isoptin retard 120 mg - Filmtabletten — 21B

(Z.Nr. 1-16150) RP. P. — C08DA01
ZI: Mylan Österreich, Wien
Z: 1 Filmtablette enthält: Verapamil hydrochlorid 120 mg, Natrium alginat, Povidon K30, Cellulose, mikrokristalline, Magnesium stearat, Wasser, gereinigtes, Talkum, Hypromellose, Macrogol 400, Macrogol 6000, Montanglycolwachs, Titandioxid.
EW: Kalziumantagonist.
AG: Koronare Herzkrankheit: Langzeittherapie der chronischen Coronar- insuffizienz, stabile und instabile Angina pectoris, vasospastische Angina (Typ Prinzmetal), Postinfarktangina und Sekundärprävention (8 Tage nach Herzinfarkt) bei Kontraindikation gegen Beta-Blocker.
Tachykarde Herzrhythmusstörungen: Paroxysmale supraventrikuläre Tachy- kardie, Vorhofflattern mit schneller Überleitung, Vorhofflimmern mit Tachyarrhythmie, absoluter Arrhythmie (außer bei WPW-Syndrom oder Lown- Ganong-Levine-Syndrom).
Essentielle Hypertonie.
AA: Unzerkaut zu oder kurz nach den Mahlzeiten schlucken.
DO: TD 120-480 mg in 1-2 ED. Vorsichtige Dosierung bei Leber- oder Nierenschäden.
Nicht für Kinder und Jugendliche unter 50 kg KG.
GA: Kardiogener Schock, komplizierter frischer Myokardinfarkt, Herzinsuffizienz mit Auswurffraktion unter 35% und/oder Lungenkapillar- druck über 20 mm Hg, schwere Erregungsbildungs- und -leitungsstörungen (außer Schrittmacherpatienten), Vorhofflimmern und akzessorischer Bypass-Trakt, schwere Hypotonie, Bradykardie.
SST: Gegenanzeige im 1. und 2. Trimenon; zwingende Indikationsstellung im 3.
Trimenon. Nutzen/Risiko-Abwägung in der Stillzeit.
NW: Kopfschmerzen, Herz-Kreislauf (Bradykardie, Tachykardie, AV-Block, Hypotonie, Herzversagen). Schwindel, Gesichtsröte, Magen/Darm, periphere Ödeme, Haut, Gynäkomastie.
WW: Gegenseitige Verstärkung mit anderen Antiarrhythmika und Beta-Blockern beachten! Kontraindiziert: Ivabradin. Nicht empfohlen: Colchizin, Grapefruitsaft.
Vorsicht: Stark an Plasmaproteine gebundene Arzneimittel, Chinidin, Prazosin, Terazosin, Imipramin, andere Blutdrucksenker (Blutdruckabfall), Carbamazepin, Phenytoin, Phenobarbital, Rifampicin, Dabigatran (-Dosis reduzieren), Digoxin, Immunsuppressiva, Statine, antiretrovirale Stoffe, Lithium, neuromuskuläre Blocker, ASS, Äthanol, Inhalationsanästhetika, Röntgenkontrastmittel, Kalzium, Vitamin D.
WH: Vorsicht bei AV-Block I. Grades, Kardiomyopathie, akuter Koronarinsuffizienz, Störungen der neuromuskulären Transmission, Leber- oder Nierenschäden.
Kontrolle: Leber, Blutzucker. Bei Herzinsuffizienz zuerst rekompensie- ren. Verkehrshinweis. Säuglinge nur in der Klinik behandeln.
Bei Überdosierung 10-20 ml Kalziumglukonat 10% i.v., Dopamin, Dobutamin, Epinephrin, Norepinephrin.
PG: 20 ST (2) (EKO: G) [€ 5,95], 50 ST (2) (EKO: G) [€ 12,95]

Isoptin RR retard 240 mg - Filmtabletten — 21B

(Z.Nr. 1-18441) RP. P. — C08DA01
ZI: Mylan Österreich, Wien
Z: 1 Filmtablette enthält: Verapamil hydrochlorid 240 mg, Cellulose, mikrokristalline, Natrium alginat, Povidon K30, Magnesium stearat, Hypromellose, Macrogol 400, Macrogol 6000, Talkum, Titandioxid, Chinolingelb, Indigocarmin, Montanglycolwachs.
EW: Kalziumantagonist.
AG: Hypertonie.
AA: Unzerkaut zu oder kurz nach den Mahlzeiten.
DO: Morgens 1 Filmtablette. Dosissteigerung auf je 1 Filmtablette morgens und abends bei Bedarf. MTD 480 mg für Dauertherapie. Therapiebeginn mit ½ Filmtablette morgens möglich. Vorsichtige Dosierung bei Leber- oder Nierenschäden.
Nicht für Kinder und Jugendliche unter 50 kg KG.
GA: Kardiogener Schock, komplizierter frischer Myokardinfarkt, Herzinsuffizienz mit Auswurffraktion unter 35% und/oder Lungenkapillar- druck über 20 mm Hg, schwere Erregungsbildungs- und -leitungsstörungen (außer Schrittmacherpatienten), Vorhofflimmern und akzessorischer Bypass-Trakt, schwere Hypotonie, Bradykardie.
SST: Gegenanzeige im 1. und 2. Trimenon; zwingende Indikationsstellung im 3.
Trimenon. Nutzen/Risiko-Abwägung in der Stillzeit.
NW: Kopfschmerzen, Herz-Kreislauf (Bradykardie, Tachykardie, AV-Block, Hypotonie, Herzversagen). Schwindel, Gesichtsröte, Magen/Darm, periphere Ödeme, Haut, Gynäkomastie.
WW: Gegenseitige Verstärkung mit anderen Antiarrhythmika und Beta-Blockern beachten! Kontraindiziert: Ivabradin. Nicht empfohlen: Colchizin, Grapefruitsaft.
Vorsicht: Stark an Plasmaproteine gebundene Arzneimittel, Chinidin, Prazosin, Terazosin, Imipramin, andere Blutdrucksenker (Blutdruckabfall), Carbamazepin, Phenytoin, Phenobarbital, Rifampicin, Dabigatran (-Dosis reduzieren), Digoxin, Immunsuppressiva, Statine, antiretrovirale Stoffe, Lithium, neuromuskuläre Blocker, ASS, Äthanol, Inhalationsanästhetika, Röntgenkontrastmittel, Kalzium, Vitamin D.
WH: Vorsicht bei AV-Block I. Grades, Kardiomyopathie, akuter Koronarinsuffizienz, Störungen der neuromuskulären Transmission, Leber- oder Nierenschäden.
Kontrolle: Leber, Blutzucker. Bei Herzinsuffizienz zuerst rekompensie- ren. Verkehrshinweis. Säuglinge nur in der Klinik behandeln.
Bei Überdosierung 10-20 ml Kalziumglukonat 10% i.v., Dopamin, Dobutamin, Epinephrin, Norepinephrin.
PG: 30 ST (2) (EKO: G) [€ 13,75]

Isorel A (Abietis) - Ampullen — 55Z
(Z.Nr. 0-17311) RP. P. E. nicht im Handel. — V03AX

Isorel M (Mali) - Ampullen — 55Z
(Z.Nr. 0-17312) RP. P. E. nicht im Handel. — V03AX

Isorel P (Pini) - Ampullen — 55Z
(Z.Nr. 0-17313) RP. P. E. nicht im Handel. — V03AX

🐾 *Isothesia 1000 mg/g - Flüssigkeit zur Herstellung eines Dampfs zur Inhalation für Tiere* — 811AB
(Z.Nr. 8-39256) NR. P. VNW. nicht im Handel. — QN01AB06

🐾 Isotone Kochsalzlösung Fresenius 0,9 g/100 ml - Infusionslösung für Rinder, Pferde, Schafe, Ziegen, Schweine, Hunde und Katzen — 817

(Z.Nr. 8-36155) RP. P. n.l. — QB05BB01

ZI: Fresenius Kabi Austria, Graz
Z: 100 ml Infusionslösung enthalten: Natriumchlorid 0,9 g (entspr. Natrium 154 mmol/l) (entspr. Chlorid 154 mmol/l), Salzsäure, Natriumhydroxid, Wasser für Injektionszwecke.
PG: 10 ST VN [€ 26,00 n.l.]

Isotonische Kochsalzlösung Fresenius - Infusionslösung 37A03, 37G
(Z.Nr. 0-16203) RP. P. nicht im Handel. B05BB01

Isotonische Kochsalzlösung "Serumwerk" 0,9% - Infusionslösung 37A03, 37G

(Z.Nr. 1-23718) RP. P. B05BB01
ZI: Serum-Werk Bernburg, Bernburg, Deutschland
Z: 1000 ml enthalten: Natriumchlorid 9 g (entspr. Natrium 154 mmol) (entspr. Chlorid 154 mmol), Natriumhydroxid zur pH-Wert-Einstellung, Salzsäure zur pH-Wert-Einstellung, Wasser für Injektionszwecke; Osmolarität: 309 mosmol/l.
AG: Hypotone Dehydratation; isotone Dehydratation; plasmaisotoner Flüssig- keitsersatz bei Verlust extrazellulärer Flüssigkeiten; kurzfristiger intravasaler Volumenersatz; Trägerlösung für Arzneimittel, die mit der Isotonischen Kochsalzlösung 0,9% verträglich sind.
AA: I.v. Infusion.
DO: 500 ml-3 l/Tag bzw. 40 ml/kg KG/24 h.
Pädiatrie: 20-100 ml/kg KG/24 h.
Infusionsgeschwindigkeit: 5 (2-8) ml/kg KG/h.
GA: Hypernatriämie, Hyperchlorämie, Acidose, hypertone Dehydratation, Hypokaliämie, Hyperhydratation (ödeme), allgemeine GA der Infusions- therapie.
SST: Anwendung möglich.
WH: Bei Säuglingen Serumnatrium bestimmen. Vorsicht bei Hypertonie, Herzinsuffizienz, Nierenschäden, Aldosteronismus.
Kontrolle: Serumionogramm, Wasser, Säure/Basen.
Bei Überdosierung Hyperhydratation.
PG: 5 ST * (EKO: N) [€ 26,40], 10 ST * (EKO: N) [€ 27,35], 20 ST * (EKO: N) [€ 49,05], 30 ST * (EKO: N) [€ 70,05]

Iso-Vet 1000 mg/g Flüssigkeit zur Herstellung eines Dampfes zur Inhalation für Tiere 811AB

(Z.Nr. 8-01002) NR. P. VNW. QN01AB06
ZI: Piramal Critical Care, Voorschoten, Niederlande
Z: 1 g Flüssigkeit enthält: Isofluran 1000 mg.
EW: Allgemeinanästhetikum (Halogenkohlenwasserstoff).
AG: Einleitung und Aufrechterhaltung einer Vollnarkose bei Pferden, Hunden, Katzen, Ziervögeln, Reptilien, Ratten, Mäusen, Hamster, Chinchillas, Gerbilen, Meerschweinchen und Frettchen.
AA: Zur Inhalation mit genau kalibriertem Verdampfer.
DO: Pferd: Einleitung 3-5%, Erhaltung 1,5-2,5%.
Hund: Einleitung bis 5%, Erhaltung 1,5-2,5%.
Katze: Einleitung 4%, Erhaltung 1,5-3%.
Vögel: Einleitung 3-5%, Erhaltung abhängig von der Tierart meist 2-3% (0,6-4%).
Reptilien: Einleitung 2-4%, Erhaltung 1-3%.
Nager: Einleitung 2-3%, Erhaltung 0,25-2%.
Details siehe Austria-Codex - Fachinformation
GA: Maligne Hyperthermie.
SST: Nutzen/Risiko-Bewertung; Anwendung bei Kaiserschnitt bei Hunden und Katzen möglich.
NW: Hypotonie, Atemdepression, Herzarrhythmien, Bradykardie, sehr selten maligne Hyperthermie.
WW: Muskelrelaxantien, Stickstoffdioxid, Sedativa, Analgetika.
WH: Für entsprechende Analgesie sorgen. Körpertemperatur überwachen.
VNW: Pferd: Essbare Gewebe 2 Tage. Nicht für Stuten, deren Milch für menschlichen Verzehr vorgesehen ist.
PG: 250 ML VNW [€ 137,20]

Isozid - H farblos - alkoholische Lösung zur Hautdesinfektion 14F

(Z.Nr. 1-20411) RPF. P. D08AX53
ZI: Gebro Pharma, Fieberbrunn
Z: 1 ml enthält: Hexetidin 1 mg, 2-Propanol 314 mg, 1-Propanol 281 mg (entspr. Gesamtalkohol 75 % (V/V)), Milchsäure, Glyzerin, Wasser.
EW: Antimikrobiell.
AG: Hautdesinfektion.
AA: Unverdünnt mit sterilem Tupfer auf die intakte Haut auftragen. Desinfektionsdauer bei Injektionen mindestens 30 sec, bei Operationen, Punktionen und Inzisionen mindestens 90 sec.
SST: Nicht wiederholt großflächig anwenden.
NW: Überempfindlichkeitsreaktionen.
WH: Nicht auf Wunden, Schleimhäute, Augen aufbringen. Nicht für Alkoholum- schläge. Dämpfe sind brennbar.
PG: 15 ML * (EKO: N) [€ 3,05], 100 ML (EKO: G) [€ 5,70], 500 ML (EKO: G) [€ 10,95], 5000 ML * (EKO: N) [€ 82,50]

Isozid - H gefärbt - alkoholische Lösung zur Hautdesinfektion 14F

(Z.Nr. 1-20413) RPF. P. D08AX53
ZI: Gebro Pharma, Fieberbrunn
Z: 1 ml enthält: Hexetidin 1 mg, 2-Propanol 314 mg, 1-Propanol 281 mg (entspr. Gesamtalkohol 75 % (V/V)), Milchsäure, Glyzerin, Wasser, Gelborange S.
EW: Antimikrobiell.
AG: Hautdesinfektion.
AA: Unverdünnt mit sterilem Tupfer auf die intakte Haut auftragen. Desinfektionsdauer bei Injektionen mindestens 30 sec, bei Operationen, Punktionen und Inzisionen mindestens 90 sec.
SST: Nicht wiederholt großflächig anwenden.
NW: Überempfindlichkeitsreaktionen.
WH: Nicht auf Wunden, Schleimhäute, Augen aufbringen. Nicht für Alkoholum- schläge. Dämpfe sind brennbar.
Gefärbte Lösung dient zur optischen Kontrolle der desinfizierten Haut- partien.
PG: 500 ML * (EKO: N) [€ 11,75], 5000 ML * (EKO: N) [€ 86,80]

▼ *Isturisa 1 mg - Filmtabletten* 56F
(Z.Nr. EU/1/19/1407/*) NR. P. nicht im Handel. H02CA02

▼ *Isturisa 5 mg - Filmtabletten* 56F
(Z.Nr. EU/1/19/1407/*) NR. P. nicht im Handel. H02CA02

▼ *Isturisa 10 mg - Filmtabletten* 56F
(Z.Nr. EU/1/19/1407/*) NR. P. nicht im Handel. H02CA02

Itami 140 mg - wirkstoffhaltiges Pflaster 13F04
(Z.Nr. 1-38228) RPF. P. nicht im Handel. M02AA15

Iterium 1 mg - Tabletten 10A02

(Z.Nr. 1-23813) RP. P. C02AC06
ZI: Servier Austria, Wien
Z: 1 Tablette enthält: Rilmenidin 1 mg (entspr. Rilmenidin dihydrogenphosphat 1,544 mg), Lactose 47 mg (entspr. Lactose monohydrat), Cellulose, mikrokristalline, Paraffin, Natrium carboxymethylstärke, Siliciumdioxid, kolloidal, wasserfrei, Magnesium stearat, Talkum, Bienenwachs, weisses.
EW: Blutdrucksenker.
AG: Leichte und mittelschwere essentielle Hypertonie.
AA: Zu den Mahlzeiten einnehmen.
DO: 1mal tgl. (morgens) 1 Tablette, nach 1 Monat eventuell auf 2mal tgl.
(morgens und abends) 1 Tablette steigern. Keine Daten an Kindern und Jugendlichen.
GA: Schwere Depression, stark eingeschränkte Nierenfunktion.
SST: Nicht anwenden.
NW: Palpitationen, Bradykardie, Mundtrockenheit, ZNS (Schwindel, Kopfschmerzen), Magen/Darm, Haut, Muskelkrämpfe, Ödeme, Asthenie, sexuelle Dysfunktion, Psyche (Angst, Depression).
WW: Kontraindiziert: Sultoprid.
Nicht empfohlen: Alkohol. Nicht mit Betablockern zur Behandlung der Herzinsuffienz anwenden. MAO-Hemmer.
Vorsicht: Baclofen, Betablocker, Torsade de pointes-auslösende Substanzen, trizyklische Antidepressiva, Alphablocker, Amifostin, Kortikoide, Neuroleptika, ZNS-Dämpfer.
WH: Vorsicht bei Risikofaktoren für Bradykardie, nach Schlaganfall oder Myokardinfarkt. Alkohol meiden. Ausschleichend absetzen. Zuerst Beta-Blocker, dann Rilmenidin absetzen. Verkehrshinweis.
PG: 30 ST (2) (EKO: G) [€ 12,85]

Itires spag. Peka - Globuli 70X

(Z.Nr. 3-00435) RPF. P. V03AX
ZI: Pekana Naturheilmittel, Kißlegg, Deutschland
Z: 10 g Streukügelchen enthalten: Barium carbonicum (Homöopathie) D8 13,5 mg, Calcium iodatum (Homöopathie) D8 13,5 mg, Helianthemum canadense (Homöopathie) D12 15 mg, Conium maculatum (Homöopathie) D6 13,5 mg, Scrophularia nodosa (Homöopathie) D4 13 mg, Echinacea-spag. Peka D12 10,5 mg, Galium aparine (Homöopathie) D6 11,5 mg, Juglans regia-spag. Peka D6 9,5 mg, Saccharose 10 g, Spuren von Lactose monohydrat.
EW: Homöopathikum.
AG: Unterstützend bei akut schmerzhaften, gutartigen Lymphknotenschwellungen.
AA: Langsam im Mund zergehen lassen.
DO: Personen ab 12 Jahren: 4-5mal tgl. 10 Streukügelchen.
Kinder 6 - 11 Jahre: 3-4mal tgl. 8 Streukügelchen.

Kinder 1 - 5 Jahren: 3-4mal tgl. 5 Streukügelchen. Nicht für Kinder unter 1 Jahr.
GA: Korbblütlerüberempfindlichkeit.
SST: Vorsicht.
PG: 10 G * (EKO: N) [€ 10,75]

Itires spag. Peka - Tropfen zum Einnehmen 70X

(Z.Nr. 3-00394) RPF. P. V03AX
ZI: Pekana Naturheilmittel, Kißlegg, Deutschland
Z: 1 g (= 1,03 ml = 26 Tropfen) enthält: Barium carbonicum (Homöopathie) D8 135 mg, Calcium iodatum (Homöopathie) D8 135 mg, Helianthemum canadense (Homöopathie) D12 150 mg (entspr. Cistus canadensis (Homöopathie)), Conium maculatum (Homöopathie) D6 135 mg, Scrophularia nodosa (Homöopathie) D4 130 mg, Echinacea-spag. Peka D12 105 mg, Galium aparine (Homöopathie) D6 115 mg, Juglans regia-spag. Peka D6 95 mg, Ethanol 96% (entspr. Gesamtethanolgehalt ca. 18 % (V/V)), Wasser, gereinigtes, Spuren von Lactose monohydrat.
EW: Homöopathikum (spagyrisch).
AG: Unterstützend bei akut schmerzhaften gutartigen Lymphknotenschwellungen.
AA: In einem Glas mit etwas Wasser verdünnt vor den Mahlzeiten einnehmen.
DO: 3mal tgl. 20 Tropfen.
Kinder 2-11 Jahre: 3mal tgl. 10 Tropfen.
Kleinkinder 1 Jahr bis 23 Monate: 3mal tgl. 5 Tropfen.
SST: Vorsicht.
PG: 50 ML * (EKO: N) [€ 14,05], 100 ML * (EKO: N) [€ 21,75]

Itiresal spag. Peka - Salbe 22X

(Z.Nr. 3-00423) RPF. P. V03AX
ZI: Pekana Naturheilmittel, Kißlegg, Deutschland
Z: 1 g Salbe enthält: Arnica montana-spag. Peka D8 25 mg, Calcium fluoratum (Homöopathie) D8 20 mg, Calcium iodatum (Homöopathie) D6 25 mg, Clematis recta (Homöopathie) D3 25 mg, Conium maculatum (Homöopathie) D3 25 mg, Scrophularia nodosa (Homöopathie) D2 15 mg, Aesculus hippocastanum (Homöopathie) D4 35 mg, Hedera helix spag. Peka D6 40 mg, Triglyceride, mittelkettige, Cetylstearylalkohol, emulgierender (Typ A) 60 mg, Cetylalkohol 60 mg, Cetylpalmitat 60 mg, Glycerol 85%, Ethanol 96% (entspr. Gesamtethanolgehalt ca. 7 % (V/V)), Wasser, gereinigtes, Spuren von Saccharose.
EW: Homöopathikum (spagyrisch).
AG: Unterstützend bei schmerzhaften gutartigen Lymphknotenschwellungen.
DO: 1-2x tgl. auf betroffene Hautstelle auftragen. Für Kinder unter 1 Jahr nicht empfohlen.
SST: Vorsicht.
PG: 35 G * (EKO: N) [€ 9,50]

Itrabene - Kapseln 11B02

(Z.Nr. 1-25376) RP. P. J02AC02
ZI: Teva, Haarlem, Niederlande
Z: 1 Kapsel enthält: Itraconazol 100 mg, Kapselinhalt: Zucker-Stärke-Pellets: Sucrose 156 mg, Maisstärke; Hypromellose, Sorbitan monostearat, Siliciumdioxid hydrat; Kapseloberteil/-unterteil: Gelatine, Eisenoxid rot, Titandioxid.
EW: Systemisches Antimykotikum.
AG: Candidose, Dermatomykosen, Onychomykosen, Pityriasis versicolor, Sporotrichose, Parakokzidiomykose, Blastomykose, Histoplasmose, Aspergillose (bei Intoleranz oder Nichtansprechen auf Amphotencin B).
AA: Direkt nach einer Mahlzeit unzerkaut einnehmen.
DO: Orale Candidose, Tinea, Sporotrichose, Parakokzidiomykose, Blastomykose: 1mal tgl. 100 mg.
Pityriasis, Histoplasmose: 1mal tgl. 200 mg.
Vulvovaginale Candidose: Für 1 Tag 200 mg morgens und 200 mg abends.
Onychomykosen: Intervalltherapie: 2mal tgl. 200 mg über 1 Woche, dann 3 Wochen Pause; oder kontinuierlich: 1mal tgl. 200 mg über 3 Monate.
Aspergillose: 3mal tgl. 200 mg über 4 Tage, dann 2mal tgl. 200 mg über 2-5 Monate.
Keine Daten an Kindern.
SST: Strenge Indikationsstellung, nicht stillen. Zuverlässige Kontrazeption erforderlich.
NW: Magen/Darm, Leber, Haut, Überempfindlichkeit, ZNS, periphere Neuropathie, Gehörverlust, Herzinsuffizienz.
WW: CYP3A4-Induktoren und -Hemmer. Kontraindiziert: Terfenadin, Astemizol, Bepridil, Levomethadyl, Pimozid, Cisaprid, Triazolam, orales Midazolam, Dofetilid, Mizolastin, Chinidin, Sertindol, Simvastatin, Atorvastatin, Lovastatin, Mutterkornalkaloide, Eletriptan, Nisoldipin.
Vorsicht: Omeprazol, Calciumkanalblocker, orale Antikoagulanzien, Proteasehemmer, Sildenafil, Tadalafil, Antineoplastika, Immunsuppressiva, Digoxin, Dexamethason, Methylprednisolon, Alprazolam, Busprion. Säurebinder (2 Std. Abstand).
WH: Leberfunktion überwachen. Vorsicht bei Herzinsuffizienz. Verkehrshinweis.
PG: 4 ST (EKO: G) [€ 6,30], 14 ST (EKO: G) [€ 16,80]

Itrabene Dermis - Kapseln 11B02

(Z.Nr. 1-25377) RP. P. J02AC02
ZI: Teva, Haarlem, Niederlande
Z: 1 Kapsel enthält: Itraconazol 100 mg, Kapselinhalt: Zucker-Stärke-Pellets: Sucrose 156 mg, Maisstärke; Hypromellose, Sorbitan monostearat, Siliciumdioxid hydrat; Kapseloberteil/-unterteil: Gelatine, Eisenoxid rot, Titandioxid.
Kurzinformation: siehe Itrabene - Kapseln, → S. 732
PG: 28 ST (EKO: G) [€ 30,35]

Itraconazol Laboratorios Liconsa 100 mg - Hartkapseln 11B02
(Z.Nr. 1-29196) RP. P. nicht im Handel. J02AC02

Itraconazol Sandoz 100 mg - Kapseln 11B02

(Z.Nr. 1-26155) RP. P. n.l. J02AC02
ZI: Sandoz, Kundl
Z: 1 Kapsel enthält: Itraconazol 100 mg, Kapselinhalt: Zuckerkugeln (entspr. Saccharose 242,7 mg) (entspr. Maisstärke), Poloxamer 188, Poloxamer 68, mikronisiert, Hypromellose; Kapselhülle: Titandioxid, Indigokarmin (entspr. Natrium), Gelatine, Chinolingelb (entspr. Natrium).
PG: 4 ST * (EKO: N) [€ 6,75 n.l.], 14 ST * (EKO: N) [€ 18,30 n.l.], 28 ST * (EKO: N) [€ 32,70 n.l.]

Itraconazol Stada 100 mg - Kapseln 11B02

(Z.Nr. 1-26113) RP. P. J02AC02
ZI: Stada Arzneimittel, Wien
Z: 1 Kapsel enthält: Itraconazol 100 mg, Kapselinhalt: Zucker-Stärke-Pellets: Saccharose, Maisstärke; Hypromellose, Sorbitan stearat, Siliciumdioxid, hochdisperses; Hartgelatinekapsel: (entspr. Gelatine) (entspr. Eisenoxid rot) (entspr. Titandioxid).
Kurzinformation: siehe Itrabene - Kapseln, → S. 732
PG: 4 ST F D (EKO: G) [€ 6,25], 14 ST F D (EKO: G) [€ 16,75], 28 ST D (EKO: G) [€ 30,30]

Itraderm 100 mg - Hartkapseln 11B02

(Z.Nr. 1-26367) NR. P. J02AC02
ZI: Dermapharm, Wien
Z: 1 Hartkapsel enthält: Itraconazol 100 mg, Kapselinhalt: Zucker-Stärke-Pellets: Sucrose 195 mg, Maisstärke; Hypromellose, Sorbitan stearat, Siliciumdioxid, hochdisperses; Kapselhülle: Gelatine, Eisenoxid rot, Titandioxid.
EW: Systemisches Antimykotikum.
AG: Candidose, Dermatomykosen, Onychomykosen, Pityriasis versicolor, Sporotrichose, Parakokzidiomykose, Blastomykose, Histoplasmose, Aspergillose (bei Intoleranz oder Nichtansprechen auf Amphotencin B).
AA: Direkt nach einer Mahlzeit unzerkaut einnehmen. Kapseln und Lösung sind nicht austauschbar.
DO: Orale Candidose, Tinea, Sporotrichose, Parakokzidiomykose, Blastomykose: 1mal tgl. 100 mg.
Pityriasis, Histoplasmose: 1mal tgl. 200 mg.
Vulvovaginale Candidose: Für 1 Tag 200 mg morgens und 200 mg abends.
Onychomykosen: Intervalltherapie: 2mal tgl. 200 mg über 1 Woche, dann 3 Wochen Pause; oder kontinuierlich: 1mal tgl. 200 mg über 3 Monate.
Aspergillose: 3mal tgl. 200 mg über 4 Tage, dann 2mal tgl. 200 mg über 2-5 Monate.
Keine Daten an Kindern.
SST: Strenge Indikationsstellung, nicht stillen. Zuverlässige Kontrazeption erforderlich.
NW: Magen/Darm, Leber (bis Leberversagen), Haut, Niere, Stoffwechsel, Überempfindlichkeit, ZNS, periphere Neuropathie, Gehörverlust, Sehstörungen, Herzinsuffizienz, Atemwege, Untersuchungen.
WW: CYP3A4-Induktoren und -Hemmer. Kontraindiziert: QT-verlängernde Substanzen, wie Terfenadin, Astemizol, Bepridil, Levomethadyl, Pimozid, Cisaprid, Triazolam, orales Midazolam, Dofetilid, Mizolastin, Domperidon, Dronedaron, Halofantrin, Ivabradin, Lurasidon, Quetiapin, Ranolazin, Chinidin, Sertindol, Simvastatin, Atorvastatin, Lovastatin, Mutterkornalkaloide, Eletriptan, Nisoldipin, Telithromycin, Dabigatran, Ticagrelor, Aliskiren, Eplerenon, Darifenacin, Fesoteridin, Sildenafil bei pulmonaler Hypertonie, Solifenacin, Vardenafil bei Männern über 75 Jahre, Colchicin bei Leber- oder Nierenschäden.
Nicht empfohlen: Tamsulosin, Fentanyl, Rifabutin, Apixaban, Rivaroxaban, Carbamazepin, Ebastin, Antineoplastika, Simeprevir, Felodipin, Riociguat, Ciclesonid, Everolimus, Temsirolimus, Salmeterol, Tolterodin, Vardenafil bei Männern bis 75 Jahre, Colchicin. Vorsicht mit vielen anderen Arzneimitteln.
WH: Vorsicht bei Leberschäden, Leberfunktion überwachen.

Vorsicht bei Nieren- oder Herzinsuffizienz. Verkehrshinweis.
PG: 4 ST F D (EKO: G) [€ 6,70], 14 ST F D (EKO: G) [€ 17,80], 28 ST D (EKO: G) [€ 31,95]

Itrafungol 10 mg/ml - Lösung zum Eingeben 805AA
(Z.Nr. 8-00623) RP. P. QJ02AC02
ZI: Elanco, Cuxhaven, Deutschland
Z: 1 ml enthält: Itraconazol 10 mg, Karamel 0,2 mg, Propylenglycol 103,6 mg, Sorbitlösung 70% 245,1 mg, Hydroxypropyl-beta-cyclodextrin, Salzsäure, konzentriert, Natriumhydroxid, Saccharin natrium, Kirsch-Aroma, Wasser, gereinigtes.
EW: Systemisches Antimykotikum.
AG: Dermatophytosen durch Microsporum canis bei der Katze.
AA: Direkt ins Maul mit Dosierspritze.
DO: TD 5 mg/kg KG in 3 Perioden von je 7 Tagen, dazwischen je 7 behandlungs- freie Tage.
GA: Leber-, Nierenschäden.
SST: Gegenanzeige.
NW: Erbrechen, Diarrhoe, Anorexie, Speichelfluss, Depression, Apathie, Leber.
WW: Zeitgleiche Anwendung mit Cefovectin oder Tolfenaminsäure meiden.
Itraconazol interagiert mit CYP3A4 und P Glykoprotein.
WH: Vorsicht bei schlechtem Allgemeinzustand, Herzkrankheiten. Auf Leberschäden achten. Gesunde und behandelte Tiere getrennt halten.
Erkrankte Tiere vom Tierarzt scheren lassen.
PG: 52 ML VT [€ 78,95]

▼ **Itulazax 12 SQ-Bet - Lyophilisat zum Einnehmen** 05E01
(Z.Nr. 2-38995) RP. P. V01AA05
ZI: Alk-Abello, Horsholm, Dänemark
Z: 1 Lyophilisat enthält: Allergen-Extrakt aus Birkenpollen 12 SQ-Bet: Gelatine (Fisch), Mannitol, Natriumhydroxid zur pH-Wert-Einstellung.
EW: Allergenextrakt.
AG: Mittelschwere bis schwere allergische Rhinitis und/oder Konjunktivitis durch Pollen von Bäumen der Birken-homologen Gruppe (Birke, Erle, Hainbuche, Hasel, Eiche, Buche).
AA: Lyophilisat aus dem Blister entnehmen und unter die Zunge legen. Schlucken für 1 Minute vermeiden. Erste Dosis unter ärztlicher Aufsicht.
DO: Erwachsene: 1mal tgl. 1 Lyophilisat. Behandlung mind. 16 Wochen vor Pollensaison beginnen und während gesamter Saison fortsetzen.
Keine Dosisempfehlung für Kinder und Jugendliche.
GA: FEV_1 < 70%, unkontrolliertes Asthma oder schwere Asthma-Exazerbation in den letzten 3 Monaten, Autoimmunerkrankungen, Immundefekte, -suppression, bösartige Tumore, akute schwere Mundhöhlenentzündung, Wunden im Mund.
SST: Therapie während einer Schwangerschaft nicht beginnen, Fortsetzung aber möglich. Stillen möglich.
NW: Allergische Reaktionen (lokal und systemisch), Magen/Darm, orales Allergiesyndrom, Husten, Dysgeusie.
WW: Keine Studien. Antiallergika (erhöhen Toleranzschwelle).
WH: Auf schwere allergische Reaktionen achten. Keine Untersuchungen bei schwerem Asthma.
PG: 30 ST ADL (2) (EKO: G) [€ 177,85], 90 ST * (EKO: N) [€ 628,75]

Ivabradin 1A Pharma 5 mg - Filmtabletten 30E04
(Z.Nr. 1-37286) NR. P. nicht im Handel. C01EB17

Ivabradin 1A Pharma 7,5 mg - Filmtabletten 30E04
(Z.Nr. 1-37287) NR. P. nicht im Handel. C01EB17

Ivabradin Aristo 5 mg - Filmtabletten 30E04
(Z.Nr. 1-37719) NR. P. C01EB17
ZI: Aristo Pharma, Berlin, Deutschland
Z: 1 Filmtablette enthält: Ivabradin 5 mg Tablettenkern: Lactose, wasserfrei 62 mg, Maltodextrin, Crospovidon Typ A, Siliciumdioxid, hochdisperses, Magnesium stearat; Opadry II orange 57-U-230029 (entspr. Hypromellose 2910 (15 mPa*s)) (entspr. Polydextrose) (entspr. Titandioxid) (entspr. Talkum) (entspr. Maltodextrin) (entspr. Triglyceride, mittelkettige) (entspr. Eisenoxid gelb) (entspr. Eisenoxid rot).
EW: Senkt Herzfrequenz.
AG: - Symptomatisch bei chronischer stabiler Angina pectoris bei normalem Sinusrhythmus und Herzfrequenz >70 Schlägen/min bei Unverträglichkeit oder Kontraindikation für Betablocker oder in Kombination mit Beta-Blockern bei unzureichender Einstellung auf Betablocker.
- Chronische Herzinsuffizienz (NYHA II bis IV) mit systolischer Dysfunktion im Sinusrhythmus (Herzfrequenz >75 Schläge/min) in Kombination mit Standardtherapie (einschl. Beta-Blocker) oder bei Kontraindikation gegen Beta-Blocker.
AA: Während den Mahlzeiten einnehmen.
DO: Angina pectoris: Initial 2mal tgl. 5 mg, nach 3-4 Wochen ev. 2mal tgl. 7,5 mg. Bei Herzfrequenz in Ruhe unter 50 Schlägen/min 2mal tgl. 2,5 mg.
Chronische Herzinsuffizienz: Initial 2mal tgl. 5 mg, nach 2 Wochen bei Herzfrequenz über 60 Schlägen/min ev. 2mal tgl. 7,5 mg. Bei Herzfrequenz in Ruhe unter 50 Schlägen/min 2mal tgl. 2,5 mg.
Keine Dosisempfehlung für Kinder und Jugendliche.
GA: Ruheherzfrequenz unter 70 Schlägen/min vor der Behandlung, kardiogener Schock, akuter Myokardinfarkt, schwere Hypotonie, schwere Leberschäden, Sick-Sinus-Syndrom, SA-Block, Herzschrittmacher-Abhängigkeit, instabile Angina pectoris, AV-Block 3. Grades.
SST: Gegenanzeige. Kontrazeption für Frauen im gebärfähigen Alter erforderlich.
NW: Lichtbedingte visuelle Symptome (Phosphene), verschwommenes Sehen, Bradykardie, Extrasystolen, Magen/Darm, Kopfschmerzen, Schwindel, Labor.
WW: Kontraindiziert: Starke CYP3A4 Inhibitoren, Verapamil, Diltiazem.
Nicht empfohlen: QT-verlängernde Arzneimittel, Grapefruitsaft.
Vorsicht: Kalium-senkende Diuretika, CYP3A4-Induktoren und mäßig starke CYP3A4-Hemmer.
WH: Nicht zur Therapie von Herzrhythmusstörungen. Kardiovaskuläre Ereignisse werden nicht reduziert. Chronische Herzinsuffizienz einstellen. Unmittelbar nach Schlaganfall nicht empfohlen. Auf Vorhofflimmern bzw. Retinafunktion achten. Blutdruck und Herzfrequenz kontrollieren. Verkehrshinweis (lichtbedingte Symptome beachten).
Bei Überdosierung Bradykardie, Therapie: Isoprenalin i.v., ev. Schrittmacher.
PG: 28 ST (EKO: G) [€ 9,85], 56 ST (3) (EKO: G) [€ 17,95]

Ivabradin Aristo 7,5 mg - Filmtabletten 30E04
(Z.Nr. 1-37720) NR. P. C01EB17
ZI: Aristo Pharma, Berlin, Deutschland
Z: 1 Filmtablette enthält: Ivabradin 7,5 mg Tablettenkern: Lactose, wasserfrei 93 mg, Maltodextrin, Crospovidon Typ A, Siliciumdioxid, hochdisperses, Magnesium stearat; Opadry II orange 57-U-230029 (entspr. Hypromellose 2910 (15 mPa*s)) (entspr. Polydextrose) (entspr. Titandioxid) (entspr. Talkum) (entspr. Maltodextrin) (entspr. Triglyceride, mittelkettige) (entspr. Eisenoxid gelb) (entspr. Eisenoxid rot).
Kurzinformation: siehe Ivabradin Aristo 5 mg - Filmtabletten, → S. 733
PG: 28 ST (EKO: G) [€ 9,85], 56 ST (3) (EKO: G) [€ 17,95]

Ivabradin Genericon 2,5 mg - Filmtabletten 30E04
(Z.Nr. 1-37516) NR. P. nicht im Handel. C01EB17

Ivabradin Genericon 5 mg - Filmtabletten 30E04
(Z.Nr. 1-37517) NR. P. C01EB17
ZI: Genericon Pharma, Graz
Z: 1 Filmtablette enthält: Ivabradin 5 mg (entspr. Ivabradin hydrochlorid 5,39 mg), Kern: Betadex, Cellulose, mikrokristalline, Croscarmellose natrium, Magnesium stearat; Filmüberzug: Hypromellose 2910, Lactose monohydrat 1,344 mg, Titandioxid, Macrogol 4000, Eisenoxid rot, Eisenoxid gelb, Eisenoxid schwarz.
EW: Senkt Herzfrequenz.
AG: - Symptomatisch bei chronischer stabiler Angina pectoris bei normalem Sinusrhythmus und Herzfrequenz >70 Schlägen/min bei Unverträglichkeit oder Kontraindikation für Betablocker oder in Kombination mit Beta-Blockern bei unzureichender Einstellung auf Betablocker.
- Chronische Herzinsuffizienz (NYHA II bis IV) mit systolischer Dysfunktion im Sinusrhythmus (Herzfrequenz >75 Schläge/min) in Kombination mit Standardtherapie (einschl. Beta-Blocker) oder bei Kontraindikation gegen Beta-Blocker.
AA: Während den Mahlzeiten einnehmen.
DO: Angina pectoris: Initial 2mal tgl. 5 mg, nach 3-4 Wochen ev. 2mal tgl. 7,5 mg. Bei Herzfrequenz in Ruhe unter 50 Schlägen/min 2mal tgl. 2,5 mg.
Chronische Herzinsuffizienz: Initial 2mal tgl. 5 mg, nach 2 Wochen bei Herzfrequenz über 60 Schlägen/min ev. 2mal tgl. 7,5 mg. Bei Herzfrequenz in Ruhe unter 50 Schlägen/min 2mal tgl. 2,5 mg.
Keine Dosisempfehlung für Kinder und Jugendliche.
GA: Ruheherzfrequenz unter 70 Schlägen/min vor der Behandlung, kardiogener Schock, akuter Myokardinfarkt, schwere Hypotonie, schwere Leberschäden, Sick-Sinus-Syndrom, SA-Block, instabile oder akute Herzinsuffizienz, Herzschrittmacher-Abhängigkeit, instabile Angina pectoris, AV-Block 3. Grades.
SST: Gegenanzeige. Kontrazeption für Frauen im gebärfähigen Alter erforderlich.
NW: Lichtbedingte visuelle Symptome (Phosphene), verschwommenes Sehen, Bradykardie, Extrasystolen, Magen/Darm, Kopfschmerzen, Schwindel, Labor.

WW: Kontraindiziert: Starke CYP3A4 Inhibitoren, Verapamil, Diltiazem.
Nicht empfohlen: QT-verlängernde Arzneimittel, Grapefruitsaft.
Vorsicht: Kaliumspiegel-senkende Diuretika, CYP3A4-Induktoren und mäßig starke CYP3A4-Hemmer.
WH: Nicht zur Therapie von Herzrhythmusstörungen. Kardiovaskuläre Ereignisse werden nicht reduziert. Chronische Herzinsuffizienz einstellen. Unmittelbar nach Schlaganfall nicht empfohlen. Auf Vorhofflimmern bzw. Retinafunktion achten. Blutdruck und Herzfrequenz kontrollieren. Verkehrshinweis (lichtbedingte Symptome beachten).
Bei Überdosierung Bradykardie, Therapie: Isoprenalin i.v., ev. Schrittmacher.
PG: 28 ST (EKO: G) [€ 9,90], 56 ST (3) (EKO: G) [€ 18,30]

Ivabradin Genericon 7,5 mg - Filmtabletten 30E04
(Z.Nr. 1-37518) NR. P. C01EB17
ZI: Genericon Pharma, Graz
Z: 1 Filmtablette enthält: Ivabradin 7,5 mg (entspr. Ivabradin hydrochlorid 8,085 mg), Kern: Betadex, Cellulose, mikrokristalline, Croscarmellose natrium, Magnesium stearat; Filmüberzug: Hypromellose 2910, Lactose monohydrat 2,016 mg, Titandioxid, Macrogol 4000, Eisenoxid rot, Eisenoxid gelb, Eisenoxid schwarz.
Kurzinformation: siehe Ivabradin Genericon 5 mg - Filmtabletten, → S. 733
PG: 28 ST (EKO: G) [€ 9,90], 56 ST (3) (EKO: G) [€ 18,30]

Ivabradin HCS 5 mg - Filmtabletten 30E04
(Z.Nr. 1-37968) NR. P. C01EB17
ZI: HCS, Edegem, Belgien
Z: 1 Filmtablette enthält: Ivabradin 5 mg (entspr. Ivabradin hydrochlorid 5,39 mg), Filmtablettenkern: Maltodextrin, Lactose 45,36 mg (entspr. Lactose monohydrat), Maisstärke, Siliciumdioxid, hochdisperses, Magnesium stearat, Hypromellose 3cP; Filmüberzug: Hypromellose 6cP, Titandioxid, Talkum, Propylenglycol, Eisenoxid gelb, Eisenoxid rot.
Kurzinformation: siehe Ivabradin Aristo 5 mg - Filmtabletten, → S. 733
PG: 28 ST (EKO: G) [€ 9,95], 56 ST (3) (EKO: G) [€ 18,60]

Ivabradin HCS 7,5 mg - Filmtabletten 30E04
(Z.Nr. 1-37969) NR. P. C01EB17
ZI: HCS, Edegem, Belgien
Z: 1 Filmtablette enthält: Ivabradin 7,5 mg (entspr. Ivabradin hydrochlorid 8,085 mg), Filmtablettenkern: Maltodextrin, Lactose 68,04 mg (entspr. Lactose monohydrat), Maisstärke, Siliciumdioxid, hochdisperses, Magnesium stearat, Hypromellose 3cP; Filmüberzug: Hypromellose 6cP, Titandioxid, Talkum, Propylenglycol, Eisenoxid gelb, Eisenoxid rot.
Kurzinformation: siehe Ivabradin Aristo 5 mg - Filmtabletten, → S. 733
PG: 28 ST (EKO: G) [€ 9,95], 56 ST (3) (EKO: G) [€ 18,60]

Ivabradin ratiopharm 5 mg - Filmtabletten 30E04
(Z.Nr. 1-37770) NR. P. C01EB17
ZI: Teva, Haarlem, Niederlande
Z: 1 Filmtablette enthält: Ivabradin 5 mg (entspr. Ivabradin hydrochlorid), Filmtablettenkern: Magnesium stearat, Siliciumdioxid, hochdisperses, Maltodextrin, Maisstärke, Lactose monohydrat 53,65 mg; Filmüberzug: Opadry II 85F18422 weiss, Poly(vinylalkohol), Titandioxid, Macrogol 3350, Talk.
Kurzinformation: siehe Ivabradin Aristo 5 mg - Filmtabletten, → S. 733
PG: 30 ST (EKO: G) [€ 10,55], 60 ST (3) (EKO: G) [€ 19,90]

Ivabradin ratiopharm 7,5 mg - Filmtabletten 30E04
(Z.Nr. 1-37771) NR. P. C01EB17
ZI: Teva, Haarlem, Niederlande
Z: 1 Filmtablette enthält: Ivabradin 7,5 mg (entspr. Ivabradin hydrochlorid), Filmtablettenkern: Magnesium stearat, Siliciumdioxid, hochdisperses, Maltodextrin, Maisstärke, Lactose monohydrat 80,48 mg; Filmüberzug: Opadry II 85F18422 weiss, Poly(vinylalkohol), Titandioxid, Macrogol 3350, Talk.
Kurzinformation: siehe Ivabradin Aristo 5 mg - Filmtabletten, → S. 733
PG: 30 ST (EKO: G) [€ 10,55], 60 ST (3) (EKO: G) [€ 19,90]

Ivabradin Sandoz 5 mg - Filmtabletten 30E04
(Z.Nr. 1-37284) NR. P. nicht im Handel. C01EB17

Ivabradin Sandoz 7,5 mg - Filmtabletten 30E04
(Z.Nr. 1-37285) NR. P. nicht im Handel. C01EB17

Ivabradin Stada 5 mg - Filmtabletten 30E04
(Z.Nr. 1-37618) NR. P. C01EB17
ZI: Stada Arzneimittel, Wien
Z: 1 Filmtablette enthält: Ivabradin 5 mg (entspr. Ivabradin hydrochlorid 5,39 mg), Tablettenkern: Betadex, Cellulose, mikrokristalline, Croscarmellose natrium, Magnesium stearat; Filmüberzug: Hypromellose 2910, Lactose monohydrat 1,344 mg, Titandioxid, Macrogol 4000, Eisenoxid rot, Eisenoxid gelb, Eisenoxid schwarz.
Kurzinformation: siehe Ivabradin Aristo 5 mg - Filmtabletten, → S. 733
PG: 28 ST (EKO: G) [€ 9,85], 56 ST (3) (EKO: G) [€ 18,25]

Ivabradin Stada 7,5 mg - Filmtabletten 30E04
(Z.Nr. 1-37619) NR. P. C01EB17
ZI: Stada Arzneimittel, Wien
Z: 1 Filmtablette enthält: Ivabradin 7,5 mg (entspr. Ivabradin hydrochlorid 8,085 mg), Tablettenkern: Betadex, Cellulose, mikrokristalline, Croscarmellose natrium, Magnesium stearat; Filmüberzug: Hypromellose 2910, Lactose monohydrat 2,016 mg, Titandioxid, Macrogol 4000, Eisenoxid rot, Eisenoxid gelb, Eisenoxid schwarz.
Kurzinformation: siehe Ivabradin Aristo 5 mg - Filmtabletten, → S. 733
PG: 28 ST (EKO: G) [€ 9,85], 56 ST (3) (EKO: G) [€ 18,25]

Ivabradin Zentiva 5 mg - Filmtabletten 30E04
(Z.Nr. EU/1/16/1144/*) NR. P. nicht im Handel. C01EB17

Ivabradin Zentiva 7,5 mg - Filmtabletten 30E04
(Z.Nr. EU/1/16/1144/*) NR. P. nicht im Handel. C01EB17

Ivabradine Accord 5 mg - Filmtabletten 30E04
(Z.Nr. EU/1/17/1190/*) RP. P. C01EB17
ZI: Accord Healthcare, Barcelona, Spanien
Z: 1 Filmtablette enthält: Ivabradin 5 mg (entspr. Ivabradin hydrochlorid), Tablettenkern: Lactose, wasserfrei 72 mg, Magnesium stearat; Maisstärke, vorverkleistert, Siliciumdioxid, hochdisperses; Filmüberzug: Poly(vinylalkohol), Titandioxid, Macrogol 4000, Talkum, Eisen(III)-hydroxid-oxid x H2O, Eisen(III)-oxid.
Kurzinformation: siehe Ivabradin Genericon 5 mg - Filmtabletten, → S. 733
PG: 28 ST (EKO: G) [€ 9,60], 56 ST (3) (EKO: G) [€ 17,80]

Ivabradine Accord 7,5 mg - Filmtabletten 30E04
(Z.Nr. EU/1/17/1190/*) RP. P. C01EB17
ZI: Accord Healthcare, Barcelona, Spanien
Z: 1 Filmtablette enthält: Ivabradin 7,5 mg (entspr. Ivabradin hydrochlorid), Tablettenkern: Lactose, wasserfrei 108 mg, Magnesium stearat; Maisstärke, vorverkleistert, Siliciumdioxid, hochdisperses; Filmüberzug: Poly(vinylalkohol), Titandioxid, Macrogol 4000, Talkum, Eisen(III)-hydroxid-oxid x H2O, Eisen(III)-oxid.
Kurzinformation: siehe Ivabradin Genericon 5 mg - Filmtabletten, → S. 733
PG: 28 ST (EKO: G) [€ 9,60], 56 ST (3) (EKO: G) [€ 17,95]

Ivabradine Anpharm 5 mg - Filmtabletten 30E04
(Z.Nr. EU/1/15/1041/*) NR. P. nicht im Handel. C01EB17

Ivabradine Anpharm 7,5 mg - Filmtabletten 30E04
(Z.Nr. EU/1/15/1041/*) NR. P. nicht im Handel. C01EB17

Ivacorlan 5 mg - Filmtabletten 30E04
(Z.Nr. 1-37596) NR. P. C01EB17
ZI: G.L. Pharma, Lannach
Z: 1 Filmtablette enthält: Ivabradin 5 mg (entspr. Ivabradin oxalat 5,96 mg), Tablettenkern: Cellulose, mikrokristalline, Crospovidon Typ A, Siliciumdioxid, hochdispers, wasserfrei, Rizinusöl, hydriertes; Filmüberzug: Opadry orange (entspr. Hypromellose) (entspr. Cellulose, mikrokristalline) (entspr. Titandioxid) (entspr. Stearinsäure) (entspr. Eisenoxid gelb) (entspr. Eisenoxid rot), Wasser, gereinigtes, Carnaubawachs.
Kurzinformation: siehe Ivabradin Aristo 5 mg - Filmtabletten, → S. 733
PG: 30 ST (EKO: G) [€ 10,45], 60 ST (3) (EKO: G) [€ 19,85]

Ivacorlan 7,5 mg - Filmtabletten 30E04
(Z.Nr. 1-37597) NR. P. C01EB17
ZI: G.L. Pharma, Lannach
Z: 1 Filmtablette enthält: Ivabradin 7,5 mg (entspr. Ivabradin oxalat 8,94 mg), Tablettenkern: Cellulose, mikrokristalline, Crospovidon Typ A, Siliciumdioxid, hochdispers, wasserfrei, Rizinusöl, hydriertes; Filmüberzug: Opadry orange (entspr. Hypromellose) (entspr. Cellulose, mikrokristalline) (entspr. Titandioxid) (entspr.

Stearinsäure) (entspr. Eisenoxid gelb) (entspr. Eisenoxid rot), Wasser, gereinigtes, Carnaubawachs.
Kurzinformation: siehe Ivabradin Aristo 5 mg - Filmtabletten, → S. 733
PG: 30 ST (EKO: G) [€ 10,45], 60 ST (3) (EKO: G) [€ 19,85]

Ivadal - Filmtabletten 32A04

(Z.Nr. 1-20472) NR. P1. P. N05CF02
ZI: sanofi-aventis, Wien
Z: 1 Filmtablette enthält: Zolpidem hemitartrat 10 mg (entspr. Zolpidem 8,03 mg), Tablettenkern: Lactose monohydrat 90,4 mg, Cellulose, mikrokristalline, Hypromellose, Carboxymethylstärke, Natriumsalz (entspr. Natrium), Magnesium stearat; Tablettenfilm: Hypromellose, Polyethylenglycol, Titandioxid.
EW: Benzodiazepin-ähnliches Hypnotikum.
AG: Kurzzeitbehandlung von schweren Schlafstörungen.
AA: Unmittelbar vor dem Schlafengehen mit Flüssigkeit einnehmen. Keine erneute Gabe in derselben Nacht.
DO: TD 10 mg, bei älteren oder geschwächten Patienten und bei Leberinsuffizienz 5 mg. MTD 10 mg. Möglichst kurz (einschließlich Absetzphase max. 4 Wochen) anwenden. Für Kinder und Jugendliche nicht empfohlen.
GA: Schwere Leberinsuffizienz, Schlafapnoe-Syndrom, Myasthenia gravis, schwere Ateminsuffizienz, ungewöhnliches Schlafverhalten (Schlafwandeln) bei früherer Zolpidem-Einnahme.
SST: Nicht anwenden.
NW: Schläfrigkeit und psychomotorische Störungen am folgenden Tag, ZNS-Dämpfung, Magen/Darm, Sehstörungen, Haut, anterograde Amnesie, psychiatrische und paradoxe Reaktionen, Somnambulismus, ungewöhnliches Schlafverhalten (Schlafwandeln), Depression, Suizidalität, Stürze, Muskelschwäche, Rückenschmerzen, Atemwegsinfektionen.
WW: Nicht empfohlen: Fluvoxamin, Ciprofloxacin, Johanniskraut. Besondere Vorsicht: Opioide (Atemdepression). Vorsicht: ZNS-Dämpfer verstärkt, Muskelrelaxantien, CYP3A-Induktoren (Zolpidem abgeschwächt). Narkoanalgetika (Euphorie). Cave Alkohol.
GE: Toleranz und Abhängigkeit möglich.
WH: Auf Abhängigkeit achten. Beim Absetzen Rebound-Insomnie möglich. Vorsicht bei Nierenschäden, chronisch respiratorischer Insuffizienz, QT- Syndrom, Depressionen, Alkohol- und Drogenmissbrauch in der Anamnese. Verkehrshinweis (mindestens 8 Std. Abstand zur Einnahme des Arzneimittels). Zur primären Behandlung von Psychosen nicht empfohlen.
Bei Überdosierung Schläfrigkeit bis Koma. Antidot: Flumazenil möglich.
PG: 10 ST * (EKO: N) [€ 3,75], 14 ST * (EKO: N) [€ 5,25], 30 ST * (EKO: N) [€ 11,30]

Ivemend 150 mg - Pulver zur Herstellung einer Infusionslösung 08C

(Z.Nr. EU/1/07/437/*) NR. P. E. A04AD12
ZI: Merck Sharp & Dohme, Haarlem, Niederlande
Z: 1 Durchstechflasche enthält: Fosaprepitant 150 mg (entspr. Fosaprepitant dimeglumin) (entspr. Aprepitant 130,5 mg), Natrium edetat, Polysorbat 80, Lactose, Natriumhydroxid zur pH-Wert-Einstellung, Salzsäure 3,6% (zur pH-Wert-Einstellung).
EW: Antiemetisch.
AG: Prävention von Übelkeit und Erbrechen bei hoch und moderat emetogener Chemotherapie bei Patienten ab 6 Monaten.
AA: I.v. Infusion über 20-30 min, nicht als Bolus. Bei Kindern und Jugendlichen bevorzugt über zentralen Venenkatheter; Infusionsdauer bei Kindern 60 min, bei Jugendlichen 30 min.
DO: Am 1. Tag Ivemend 115 mg intravenös (+ Dexamethason und 5-HT3-Antagonist), am 2. und 3. Tag Aprepitant 80 mg oral.
Oder: Am 1. Tag Ivemend 150 mg intravenös (+ Dexamethason und 5-HT3-Antagonist), dann kein Aprepitant.
Details (auch zur Kinderdosierung) siehe Austria-Codex - Fachinformation.
SST: Strenge Indikationsstellung, nicht stillen. Nicht-hormonale Kontrazeption für Frauen und Männer bis 2 Monate nach Therapieende empfohlen.
NW: Wie Aprepitant (Schluckauf, Müdigkeit, ALT-Erhöhung, Konstipation, Kopfschmerzen, Appetitlosigkeit). Reaktionen an der Injektionsstelle.
WW: Kontraindiziert: Pimozid, Terfenadin, Astemizol, Cisaprid. Nicht empfohlen: Immunsuppressiva.
Vorsicht: Warfarin, Phenytoin, Tolbutamid, Midazolam, Azole, Mutterkornalkaloide, Wirksamkeit oraler Kontrazeptiva vermindert. Verfügbarkeit von Aprepitant wird durch Ketoconazol vergrößert und durch Rifampicin verkleinert.
WH: Vorsicht bei Leberschäden, gleichzeitiger Gabe von über CYP3A4 metabolisierten Arzneimitteln. Auf Überempfindlichkeitsreaktionen achten.
PG: 1 ST * (EKO: N) [€ 112,40]

Ivermectin "AniMed Service" 6 mg/g - Pulver zum Eingeben für Schweine 803A, 804A, 804B

(Z.Nr. 8-00774) NR. P. VNW. QP54AA01
ZI: AniMed Service, Graz
Z: 1 g Pulver enthält: Ivermectin 6 mg, Lactose monohydrat.
EW: Antiparasitikum; Endoektozid.
AG: Magen- und Darmrundwürmer, Lungenwürmer, Läuse, Räudemilben bei Schweinen.
AA: Zum Eingeben nach Vermischen mit dem Futter oder Fließfutter.
DO: TD 0,1 mg Ivermectin/kg KG über 7 Tage.
GA: Andere Tierarten (Todesfälle bei Hunden).
SST: Anwendung möglich.
WW: GABA-Agonisten (verstärkt).
WH: Schwer erkrankte Tiere parenteral behandeln. Vorsicht bei Ferkeln (Überdosierung!). Verzögerter Wirkungseintritt von 1 Woche bei Räudemilben beachten, ev. Behandlung wiederholen. Für Wasserorganismen sehr schädlich.
VNW: Essbare Gewebe 12 Tage.
PG: **G5X1** 5 KG VNW [€ 695,25], **G** 1 KG VNW [€ 160,75], **G** 5 KG VNW [€ 683,10]

Ivertin 10 mg/ml - Injektionslösung für Rinder und Schweine 803A, 804A, 804B

(Z.Nr. 8-00630) NR. P. VNW. QP54AA01
ZI: Laboratorios Calier, Les Franqueses del Vallès, Spanien
Z: 1 ml Injektionslösung enthält: Ivermectin 10 mg, Propylenglycol 613,6 mg, Glycerolformal.
EW: Antiparasitikum.
AG: Infektionen des Rindes (Mastrinder und nicht-laktierende Milchkühe) durch Magen/Darm- Rundwürmer, Lungenwürmer, Dasselfliegen, Läuse, Milben; unterstützend bei Räudemilben.
Infektionen des Schweines durch Magen/Darm-Rundwürmer, Lungenwürmer, Läuse, Räudemilben.
AA: S.c., nicht i.m. oder i.v.
DO: Rind: Einmalig 1 ml pro 50 kg KG (= 200 µg/kg KG).
Schwein: Einmalig 1 ml pro 33 kg KG (= 300 µg/kg KG).
GA: Anwendung bei Hunden und Katzen (schwere Unverträglichkeit).
SST: Nicht zur Anwendung bei Tieren, deren Milch für menschlichen Verzehr vorgesehen ist. Bei nicht-laktierenden Milchkühen einschließlich trächtigen Färsen nicht innerhalb von 60 Tagen vor dem Geburtstermin anwenden. Bei Schweinen Anwendung möglich.
NW: Lokale Schwellungen oder Schmerzen.
WW: Impfung gegen Lungenwürmer (28 Tage Abstand).
WH: Kontakt zwischen behandelten und nicht behandelten Herden mindestens 7 Tage vermeiden. Gefahr für Fische und Wasserlebewesen, daher behandelte Tiere von Gewässern fernhalten.
VNW: Essbare Gewebe: Rind 49 Tage, Schwein 28 Tage.
PG: 100 ML VNW [€ 54,35]

Ivomec 10 mg/ml - Injektionslösung für Rinder, Schafe und Schweine 803A, 804A, 804B

(Z.Nr. 8-00002) NR. P. VNW. QP54AA01
ZI: Boehringer Ingelheim Animal Health France SCS, Lyon, Frankreich
Z: 1 ml enthält: Ivermectin 10 mg, Glycerinformal, Propylenglykol.
EW: Antiparasitär.
AG: Magen-Darm-Rundwürmer, Lungenwürmer, Parafilarien, Thelazien, Läuse, Räudemilben, Dasselfliegen, Thelazien.
AA: Einmalig s.c. (Schwein: Hautfalte am Ohrgrund).
DO: Rind, Schaf: 1 ml pro 50 kg KGW.
Schwein: 1 ml pro 33 kg KGW.
Rind: Behandlung 3 und 8 Wochen nach dem Austrieb und im Herbst beim Einstallen.
Details siehe Austria-Codex - Fachinformation.
Schwein: Sauen 7-14 Tage vor dem Abferkeln, Jungsauen zusätzlich 7-14 Tage vor dem Decken, Eber zweimal jährlich behandeln, Ferkel und Mastschweine vor Aufstallung im Maststall behandeln.
SST: Nicht bei laktierenden Rindern und Schafen anwenden
NW: Vorübergehende Schwellung an der Injektionsstelle, Rinder und Schafe vereinzelt momentane Schmerzreaktionen.
WH: Wiederholungsbehandlung in der 4. Woche bei erneutem Auftreten von Läusen, da Ivermecitin Läuseeier nicht abtötet. Bei stark verräudeten Tieren mechanische Reinigung 14 Tage nach der Behandlung. Bei Be- handlung gegen Rinderdasseln unmittelbar nach Ende der Schwärmzeit der Dasselfliege anwenden.
VNW: Essbare Gewebe: Rinder 49 Tage, Schafe 22 Tage, Schweine 14 Tage.
Nicht bei laktierenden Tieren anwenden. 60 Tage vor der Geburt dürfen trächtige Färsen oder trockenstehende Kühe nicht mehr

behandelt werden.
PG: 50 ML VNW [€ 54,00], 200 ML VNW [€ 177,85]

Ivomec-P Paste zum Eingeben für Pferde 803A
(Z.Nr. 8-00125) NR. P. VNW. QP54AA01
ZI: Richter Pharma, Feldgasse, Wels
Z: 1 Dosierer mit 6,42 g enthält: Ivermectin 0,12 g, Propylenglykol 5,14 g.
EW: Antiparasitär.
AG: Antiparasitikum zur Behandlung und Bekämpfung des Befalls mit Magen- und Darmrundwürmern, Lungenwürmern, Mikrofilarien und Magendasseln sowie von Dermatitiden (Sommerwunden) und Hautonchozerkose bei Pferden.
AA: Zum Eingeben für Pferde. Dosierer so weit wie möglich ins Maul schieben.
DO: 0,2 mg/kg KG einmalig (ev. Wiederholung erst nach 21 Tagen). 1 Dosierer für 600 kg KG; jede Markierung am Stempelschaft entspricht 100 kg KG, jede Rasterung 25 kg KG.
NW: Vereinzelt Ödeme, Pruritus.
VNW: Essbares Gewebe 21 Tage.
PG: 6,42 G VNW [€ 16,85]

Ivomec Pour-On 5 mg/ml - Lösung zum Übergießen für Rinder 803A, 804A, 804B
(Z.Nr. 8-00129) NR. P. VNW. QP54AA01
ZI: Boehringer Ingelheim Animal Health France SCS, Lyon, Frankreich
Z: 1 ml Lösung enthält: Ivermectin 5 mg, 2-Propanol, Gemisch aus: Fettsäureester (entspr. Cetylstearyloctanoat 70 %) (entspr. Isopropyl myristat 10 %), Trolamin.
EW: Antiparasitär, wird rasch durch die Haut resorbiert.
AG: Magen- und Darmrundwürmer, Lungenwürmer, Augenwürmer, Dasselfliegen, Läuse, Räudemilben, kleine Weidestechfliege.
AA: Auf die Haut von Rindern mit beigegebenem Dosieraufsatz auftragen.
(Details siehe Austria-Codex - Fachinformation oder Gebrauchsinformation).
DO: Einmalig 0,5 mg Ivermectin/kg KG.
SST: Nicht während der Trockenstehperiode oder bei trächtigen Färsen innerhalb von 60 Tagen vor dem Kalbetermin anwenden. Nicht für laktierende Kühe, deren Milch für menschlichen Verzehr vorgesehen ist.
NW: Lokale Reizung.
WW: GABA-Antagonisten verstärkt.
WH: Wirkung bei Applikation auf nasser Haut oder durch starke Regenschauer binnen 2 Std. nach der Behandlung beeinträchtigt; Wirksamkeit gegen Ostertagia Ostertagi oder Dictyocaulus viviparus bleibt erhalten. Bei Ektoparasitenbekämpfung nur auf unveränderte Hautstellen applizieren.
Vorsicht, reizt menschliche Haut und Augen. Reste und leere Behältnisse unschädlich beseitigen (für Fische und bestimmte Wasserorganismen gefährlich). Behandelte Tiere dürfen 14 Tage keinen direkten Zugang zu Seen, Flüssen oder Bächen erhalten.
VNW: Essbare Gewebe 15 Tage.
PG: 1000 ML VNW [€ 112,55]

Ivomec Prämix - Arzneimittelvormischung zur Herstellung von Fütterungsarzneimitteln für Schweine 803A, 804A, 804B
(Z.Nr. 8-70011) NR. P. VNW. QP54AA01
ZI: Boehringer Ingelheim Animal Health France SCS, Lyon, Frankreich
Z: 1000 g enthalten: Ivermectin 6 g, Butylhydroxyanisol 1 g, Propylgallat 0,3 g, Citronensäure, Propylenglycol, Macrogol glycerolhydroxystearat, Glycerol alcanoat, Maisspindelmehl.
EW: Antiparasitär.
AG: Rund-, Lungenwürmer, Läuse, Räudemilben bei Schweinen.
AA: Oral mit dem Mischfutter.
DO: Tiere bis 40 kg KG: 333 g pro 1 Tonne Mischfutter über 7 Tage.
Tiere über 40 kg KG: 400 g pro Tonne Mischfutter,
Tiere über 100 kg KG: 1,66 kg pro Tonne Futtermittel.
SST: Anwendung möglich.
WH: Nur bei Aufzucht- und Mastschweinen anwenden.
VNW: Essbare Gewebe: Tiere unter 100 kg KG 3 Tage, Tiere über 100 kg KG 12 Tage.
PG: 5 KG VNW [€ 594,85]

Ivor 2500 IE Anti-Xa/0,2 ml- Injektionslösung in Fertigspritzen 20A02
(Z.Nr. 1-24671) RP. P. B01AB12
ZI: Frosst Iberica, Alcala de Henares, Madrid, Spanien
Z: Fertigspritze zu 0,2 ml enthält: Bemiparin natrium 2500 IE Anti-Faktor Xa, Wasser für Injektionszwecke.
EW: Niedermolekulares Heparin, antithrombotisch.
AG: Vorbeugung von Thromboembolien bei Patienten, die sich allgemeinen chirurgischen Eingriffen unterziehen.
Vorbeugung von Gerinnung im extrakorporalen Kreislauf während der Hämodialyse.
AA: S.c.; Fertigspritzen sind gebrauchsfertig.
DO: Allgemeinchirurgie: 2 Std. vor oder 6 Std. nach der Operation 2500 IE, an den folgenden Tagen 2500 IE alle 24 Std.; Therapiedauer mind. 7-10 Tage.
Dialyse: Zu Beginn der Dialysesitzung ED 2500 IE (Patienten < 60 kg KG) bzw. 3500 IE (Patienten > 60 kg KG) als Bolus in die arterielle Leitung.
Nicht für Kinder und Jugendliche.
GA: Heparininduzierte Thrombozytopenie (HIT) in Anamnese, aktive Blutungen, schwere Funktionstörung von Leber oder Pankreas; Verletzungen und Operationen am ZNS, Auge und Ohren innerhalb der letzten 2 Monate; disseminierte intravaskuläre Gerinnung, Endokarditis, Organläsion mit hohem Blutungsrisiko.
SST: Vorsicht in der Schwangerschaft; nicht stillen.
NW: Lokale Reaktionen (Hämatome, Ekchymosen, kutane Nekrosen), Blutungskomplikationen, Leberenzymanstiege, Haut, Thrombozytopenie, Anaphylaxie, Hyperkaliämie. Selten epidurale/ spinale Hämatome nach Lokoregionalanästhesie.
WW: Vorsicht: Antikoagulantien, Thrombozytenaggregationshemmer, Dextran, NSAR, systemische Glukokortikoide, Kaliumspiegelerhöhende Arzneimittel.
WH: Nicht i.m. anwenden. Vorsicht bei schweren Nierenschäden, unkontrollierter Hypertonie, Magen/Darm-Ulkus in der Anamnese, Spinal-, Epiduralanästhesie, Lumbalpunktion, Antikoagulantientherapie.
Kontrollen: Serumelektrolyte (Kalium), Thrombozyten (alle 3-4 Tage).
Bei Überdosierung Blutungen. Protaminsulfat (1,4 mg je 100 IE Anti-Xa) bewirkt partielle Abnahme der Anti-Xa-Aktivität.
PG: 2 ST * (EKO: N) [€ 9,30], 6 ST (2) (EKO: G) [€ 23,10], 10 ST (EKO: G) [€ 32,70], **+NS** 10 ST (EKO: G) [€ 32,70]

Ivor 3500 IE Anti-Xa/0,2 ml - Injektionslösung in Fertigspritzen 20A02
(Z.Nr. 1-24672) RP. P. B01AB12
ZI: Frosst Iberica, Alcala de Henares, Madrid, Spanien
Z: Fertigspritze zu 0,2 ml enthält: Bemiparin natrium 3500 IE Anti-Faktor Xa Wasser für Injektionszwecke.
EW: Niedermolekulares Heparin, antithrombotisch.
AG: Vorbeugung von Thromboembolien bei Patienten, die sich orthopädischen chirurgischen Eingriffen unterziehen.
Vorbeugung von Gerinnung im extrakorporalen Kreislauf während der Hämodialyse.
AA: S.c.; Fertigspritzen sind gebrauchsfertig.
DO: Orthopädische Chirurgie mit hohem Risiko von venösen Thromboembolien: 2 Std. vor oder 6 Std. nach der Operation 2500 IE, an den folgenden Tagen 2500 IE alle 24 Std.; Therapiedauer mind. 7-10 Tage.
Dialyse: Zu Beginn der Dialysesitzung ED 2500 IE (Patienten < 60 kg KG) bzw. 3500 IE (Patienten > 60 kg KG) als Bolus in die arterielle Leitung.
Nicht für Kinder und Jugendliche.
GA: Heparininduzierte Thrombozytopenie (HIT) in Anamnese, aktive Blutungen, schwere Funktionstörung von Leber oder Pankreas; Verletzungen und Operationen am ZNS, Auge und Ohren innerhalb der letzten 2 Monate; disseminierte intravaskuläre Gerinnung, Endokarditis, Organläsion mit hohem Blutungsrisiko.
SST: Vorsicht in der Schwangerschaft; nicht stillen.
NW: Lokale Reaktionen (Hämatome, Ekchymosen, kutane Nekrosen), Blutungskomplikationen, Leberenzymanstiege, Haut, Thrombozytopenie, Anaphylaxie, Hyperkaliämie. Selten epidurale/ spinale Hämatome nach Lokoregionalanästhesie.
WW: Vorsicht: Antikoagulantien, Thrombozytenaggregationshemmer, Dextran, NSAR, systemische Glukokortikoide, Kaliumspiegelerhöhende Arzneimittel.
WH: Nicht i.m. anwenden. Vorsicht bei schweren Nierenschäden, unkontrollierter Hypertonie, Magen/Darm-Ulkus in der Anamnese, Spinal-, Epiduralanästhesie, Lumbalpunktion, Antikoagulantientherapie.
Kontrollen: Serumelektrolyte (Kalium), Thrombozyten (alle 3-4 Tage).
Bei Überdosierung Blutungen. Protaminsulfat (1,4 mg je 100 IE Anti-Xa) bewirkt partielle Abnahme der Anti-Xa-Aktivität.
PG: 2 ST * (EKO: N) [€ 15,20], 6 ST (2) (EKO: G) [€ 38,80], 10 ST (EKO: G) [€ 57,20], **+NS** 10 ST (EKO: G) [€ 57,20]

Ivor 3500 IE Anti-Xa/0,2 ml - Injektionslösung in Fertigspritzen 20A02
(Z.Nr. 1-24672-P1) RP. P. Parallelimport. B01AB12

V: Orifarm, Leverkusen, Deutschland
Z: Fertigspritze zu 0,2 ml enthält: Bemiparin natrium 3500 IE Anti-Faktor Xa Wasser für Injektionszwecke.
PG: 10 ST (EKO: G) [€ 56,35]

Ivorat 25.000 IE Anti-Xa/ml - Injektionslösung in Fertigspritzen 20A02
(Z.Nr. 1-25443) RP. P. B01AB12
ZI: Gineladius, Madrid, Spanien
Z: 1 ml Injektionslösung enthält: Bemiparin natrium 25000 IE Anti-Faktor Xa Wasser für Injektionszwecke.
EW: Niedermolekulares Heparin, antithrombotisch.
AG: Akuttherapie manifester tiefer Venenthrombosen.
AA: S.c.; Fertigspritzen sind gebrauchsfertig.
DO: 1mal tgl. 115 IE/kg KG über 7 ± 2 Tage. 3-5 Tage nach Behandlungsbeginn Beginn der Umstellung auf orales Antikoagulans.
Keine Daten an Kindern und Jugendlichen.
GA: Heparininduzierte Thrombozytopenie (HIT) in Anamnese, aktive Blutungen, schwere Funktionstörung von Leber oder Pankreas; Verletzungen und Operationen am ZNS, Auge und Ohren innerhalb der letzten 2 Monate; disseminierte intravaskuläre Gerinnung, Endokarditis, Organläsion mit hohem Blutungsrisiko. Lokoregionale Anästhesie bei operativem Eingriff.
SST: Vorsicht in der Schwangerschaft; nicht stillen.
NW: Lokale Reaktionen (Hämatome, Ekchymosen, kutane Nekrosen), Blutungskomplikationen, Leberenzymanstiege, Haut, Thrombozytopenie, Anaphylaxie, Hyperkaliämie. Epidurale/ spinale Hämatome nach Lokoregionalanästhesie.
WW: Vorsicht: Antikoagulantien, Thrombozytenaggregationshemmer, Dextran, NSAR, systemische Glukokortikoide, Kaliumspiegelerhöhende Arzneimittel.
WH: Nicht i.m. anwenden. Vorsicht bei schweren Nierenschäden, unkontrollierter Hypertonie, Magen/Darm-Ulkus in der Anamnese, Spinal-, Epiduralanästhesie, Lumbalpunktion, Antikoagulantientherapie.
Kontrollen: Serumelektrolyte (Kalium), Thrombozyten (alle 3-4 Tage).
Bei Überdosierung Blutungen. Protaminsulfat (1,4 mg je 100 IE Anti-Xa) bewirkt partielle Abnahme der Anti-Xa-Aktivität.
PG: 5000IE 0,2ML 6 ST * (EKO: N) [€ 62,30], **5000IE 0,2ML** 10 ST * (EKO: N) [€ 142,35], **7500IE 0,3ML** 6 ST * (EKO: N) [€ 74,80], **7500IE 0,3ML** 10 ST * (EKO: N) [€ 182,40], **10000IE 0,4ML** 6 ST * (EKO: N) [€ 99,70], **10000IE 0,4ML** 10 ST * (EKO: N) [€ 222,25], **7500IE 0,3ML+NS** 10 ST * (EKO: N) [€ 182,40]

Ivozall 1 mg/ml - Konzentrat zur Herstellung einer Infusionslösung 55C
(Z.Nr. EU/1/19/1396/*) NR. P. nicht im Handel. L01BB06

Ivypan plus - Sirup 50Z02
(Z.Nr. HERB-00031) RPF. P. nicht im Handel. R05CA10

Ixel 25 mg - Kapseln 49A04
(Z.Nr. 1-22709) NR. P. N06AX17
ZI: Pierre Fabre Medicament, Production, Boulogne, Frankreich
Z: 1 Kapsel enthält: Milnacipran hydrochlorid 25 mg (entspr. Milnacipran 21,77 mg); Calcium hydrogenphosphat-2-Wasser, Carmellose calcium, Povidon K30, Siliciumdioxid, hochdisperses, Magnesium stearat, Talkum; Kapselhülle: Titandioxid, Eisenoxid rot, Eisenoxid gelb, Gelatine.
EW: Antidepressivum; Hemmstoff der Wiederaufnahme von Serotonin und Noradrenalin.
AG: Major Depression bei Erwachsenen.
AA: Oral morgens und abends mit den Mahlzeiten einnehmen.
DO: 2mal tgl. 50 mg; Dosisreduktion (auf 1-2mal tgl. 25 mg) bei Nierenschäden.
Nicht für Kinder und Jugendliche.
GA: Unkontrollierte Hypertonie, schwere koronare Herzkrankheit.
SST: Nicht anwenden in der Schwangerschaft, nicht stillen.
NW: Magen/Darm, Herz/Kreislauf (Hypertonie, Tachykardie), Psyche (Agitiertheit, Panikattacken, Halluzinationen, suizidales Verhalten), ZNS (Kopfschmerzen), Haut, sexuelle Funktionsstörung, Leberenzymanstieg, Fatigue, Dysurie, Hitzewallungen, Hyperlipidämie.
WW: Kontraindiziert:
Irreversible MAO-Hemmer (Iproniazid: 2 Wochen Abstand).
Nicht empfohlen:
Alpha- und Beta-Sympathomimetika, selektive MAO-A-Hemmer (Linezolid, Moclobemid, Methylenblau).
Vorsicht: Adrenalin (gingival und subkutan), Gerinnungshemmer, NSAR.
WH: Wirkungseintritt nach 1-3 Wochen. Suizidrisiko zu Behandlungsbeginn erhöht. Nicht abrupt absetzen. Alkohol meiden.
Vorsicht bei Nierenschäden, Engwinkelglaukom, Epilepsie, Prostatahypertrophie, Blutungsrisiko. Auf Serotoninsyndrom achten.
Kontrolle: Blutdruck, Herzfrequenz, Leber.
PG: 28 ST (EKO: G) [€ 15,10], 56 ST (EKO: G) [€ 24,75]

Ixel 50 mg - Kapseln 49A04
(Z.Nr. 1-22710) NR. P. N06AX17
ZI: Pierre Fabre Medicament, Production, Boulogne, Frankreich
Z: 1 Kapsel enthält: Milnacipran hydrochlorid 50 mg (entspr. Milnacipran 43,55 mg); Calcium hydrogenphosphat-2-Wasser, Carmellose calcium, Povidon K30, Siliciumdioxid, hochdisperses, Magnesium stearat, Talkum; Kapselhülle: Titandioxid, Eisenoxid rot, Eisenoxid gelb, Gelatine.
Kurzinformation: siehe Ixel 25 mg - Kapseln, → S. 737
PG: 28 ST (EKO: G) [€ 23,10], 56 ST (EKO: G) [€ 37,85]

Ixel 50 mg - Kapseln 49A04
(Z.Nr. 1-22710-P1) NR. P. Parallelimport. N06AX17
nicht im Handel.

Ixiaro - Injektionssuspension 36A24
(Z.Nr. EU/1/08/501/*) NR. P. E. J07BA02
ZI: Valneva Austria, Wien
Z: 1 Impfdosis (0,5 ml) enthält: Japanische Enzephalitis-Virus Stamm SA14-14-2 (inaktiviert) 6 AU (entspr. → <= 460 ng ED50), hergestellt in Vero-Zellen, adsorbiert an Aluminiumhydroxyd hydriert (entspr. Al 3+ ca. 0,25 mg); Phosphat gepufferte Kochsalzlösung 0,0067 mol: Natriumchlorid 9 mg/ml (entspr. Natrium < 1 mmol) (entspr. → < 23 mg), Kaliumdihydrogenphosphat 0,144 mg/ml (entspr. Kalium < 1 mmol) (entspr. → < 39 mg), Dinatriumhydrogenphosphat 0,795 mg/ml, Wasser für Injektionszwecke, Spuren von: Natrium metabisulfit.
EW: Viraler Enzephalitis-Impfstoff.
AG: Aktive Immunisierung gegen das Japanische-Enzephalitis-Virus für alle Lebensalter ab 2 Monaten.
AA: I.m. (M. deltoideus), bei Gerinnungsstörungen s.c.. Cave intravasal!
DO: Grundimmunisierung: Personen ab 3 Jahren: 2 Dosen zu je 0,5 ml im Abstand von 28 Tagen.
Kinder (2 Monate bis < 3 Jahren): 2 Dosen zu je 0,25 ml im Abstand von 28 Tagen.
Schnelles Impfschema für Personen von 18 bis 65 Jahren: 2 Dosen zu je 0,5 ml im Abstand von 7 Tagen. Grundimmunisierung sollte mindestens 1 Woche vor einer möglichen Virus-Exposition abgeschlossen sein.
Auffrischungsimpfung: 12-24 Monate nach der Grundimmunisierung. Bei dauerhaftem Risiko einer JEV-Infektion: 12 Monate nach Grundimmunisierung.
Personen ab 3 Jahren: 1 Dosis zu 0,5 ml.
Kinder (14 Monate bis < 3 Jahren): 1 Dosis zu 0,25 ml.
GA: Schwere fieberhafte Infektionen.
SST: In der Schwangerschaft nicht anwenden; nicht stillen.
NW: Kopfschmerzen, Myalgie, Magen/Darm, Haut, grippeähnliche Symptome, lokale Reaktionen.
WW: Immunsuppressiva.
WH: Für Impfschutz sind 2 Dosen erforderlich.
PG: 1 ST * (EKO: N) [€ 122,30]

Izba 30 Mikrogramm/ml - Augentropfen, Lösung 47G02
(Z.Nr. EU/1/13/905/*) RP. P. nicht im Handel. S01EE04

Jakavi 5 mg - Tabletten 55G
(Z.Nr. EU/1/12/773/*) NR. P. L01EJ01
ZI: Novartis Europharm, Dublin, Irland
Z: 1 Tablette enthält: Ruxolitinib 5 mg (entspr. Ruxolitinib phosphat), Cellulose, mikrokristalline, Magnesium stearat, Siliciumdioxid, hochdisperses, Carboxymethylstärke, Natrium Typ A, Povidon K30, Hyprolose (300-600 cP), Lactose monohydrat 71,45 mg.
EW: Proteinkinase-Hemmer, antineoplastisch.
AG: Myelofibrose: Krankheitsbedingte Splenomegalie oder Symptome mit primärer Myelofibrose, Post-Polycythaemia-vera-Myelofibrose oder Post-Essentieller-Thrombozythämie-Myelofibrose.
Polycythaemia vera (wenn intolerant gegen Hydroxycarbamid).
AA: Oral.
DO: Myelofibrose: Initialdosis abhängig von Thrombozytenzahl 2mal tgl. 5 bis 20 mg. Dosisanpassung nach Bedarf. MTD 2mal 25 mg.
Polycythaemia vera: 2mal tgl. 10 mg.
Dosisreduktion bei Nieren- oder Leberschäden oder beim Absinken des Hämoglobins.
Details siehe Austria Codex-Fachinformation.
Keine Daten an Kindern und Jugendlichen.
SST: Gegenanzeige.
NW: Anämie, Thrombozytopenie, Neutropenie (dosisabhängig), Blutergüsse, Schwindel, Obstipation, Herpes zoster, Kopfschmerzen, Lipidanstiege, schwere Infektionen (Pneumonie, Tuberkulose), progressive multifokale Leukenzephalopathie, nicht-melanozytärer Hautkrebs.
WW: Starke CYP3A4-Hemmer: Jakavi-Dosis reduzieren. Vorsicht: Fluconazol (MTD 200 mg).
WH: Großes Blutbild, Blutfette kontrollieren. Auf schwere Infektionen (Tuberkulose) bzw. erhöhtes Hautkrebsrisiko achten. Verkehrshinweis.
PG: 56 ST * (EKO: N) [€ 2.399,30]

Jakavi 5 mg - Tabletten 55G
(Z.Nr. EU/1/12/773/*) NR. P. Parallelimport. L01EJ01
V: Abacus Medicine, Copenhagen, Dänemark
Z: 1 Tablette enthält: Ruxolitinib 5 mg (entspr. Ruxolitinib phosphat), Cellulose, mikrokristalline, Magnesium stearat, Siliciumdioxid, hochdisperses, Carboxymethylstärke, Natrium Typ A, Povidon K30, Hyprolose (300-600 cP), Lactose monohydrat 71,45 mg.
PG: 56 ST * (EKO: N) [€ 2.399,30]

Jakavi 5 mg - Tabletten 55G
(Z.Nr. EU/1/12/773/*) NR. P. Parallelimport. L01EJ01
V: Haemato Pharm, Schönefeld, Deutschland
Z: 1 Tablette enthält: Ruxolitinib 5 mg (entspr. Ruxolitinib phosphat), Cellulose, mikrokristalline, Magnesium stearat, Siliciumdioxid, hochdisperses, Carboxymethylstärke, Natrium Typ A, Povidon K30, Hyprolose (300-600 cP), Lactose monohydrat 71,45 mg.
PG: 56 ST * (EKO: N) [€ 2.391,60]

Jakavi 5 mg - Tabletten 55G
(Z.Nr. EU/1/12/773/*) NR. P. Parallelimport. L01EJ01
V: Orifarm, Leverkusen, Deutschland
Z: 1 Tablette enthält: Ruxolitinib 5 mg (entspr. Ruxolitinib phosphat), Cellulose, mikrokristalline, Magnesium stearat, Siliciumdioxid, hochdisperses, Carboxymethylstärke, Natrium Typ A, Povidon K30, Hyprolose (300-600 cP), Lactose monohydrat 71,45 mg.
PG: 56 ST * (EKO: N) [€ 2.399,30]

Jakavi 10 mg - Tabletten 55G
(Z.Nr. EU/1/12/773/*) NR. P. L01EJ01
ZI: Novartis Europharm, Dublin, Irland
Z: 1 Tablette enthält: Ruxolitinib 10 mg (entspr. Ruxolitinib phosphat), Cellulose, mikrokristalline, Magnesium stearat, Siliciumdioxid, hochdisperses, Carboxymethylstärke, Natrium Typ A, Povidon K30, Hyprolose (300-600 cP), Lactose monohydrat 142,9 mg.
Kurzinformation: siehe Jakavi 5 mg - Tabletten, → S. 738
PG: 56 ST * (EKO: N) [€ 4.597,50]

Jakavi 10 mg - Tabletten 55G
(Z.Nr. EU/1/12/773/*) NR. P. Parallelimport. L01EJ01
V: Abacus Medicine, Copenhagen, Dänemark
Z: 1 Tablette enthält: Ruxolitinib 10 mg (entspr. Ruxolitinib phosphat), Cellulose, mikrokristalline, Magnesium stearat, Siliciumdioxid, hochdisperses, Carboxymethylstärke, Natrium Typ A, Povidon K30, Hyprolose (300-600 cP), Lactose monohydrat 142,9 mg.
PG: 56 ST * (EKO: N) [€ 4.597,45]

Jakavi 10 mg - Tabletten 55G
(Z.Nr. EU/1/12/773/*) NR. P. Parallelimport. L01EJ01
V: Haemato Pharm, Schönefeld, Deutschland
Z: 1 Tablette enthält: Ruxolitinib 10 mg (entspr. Ruxolitinib phosphat), Cellulose, mikrokristalline, Magnesium stearat, Siliciumdioxid, hochdisperses, Carboxymethylstärke, Natrium Typ A, Povidon K30, Hyprolose (300-600 cP), Lactose monohydrat 142,9 mg.
PG: 56 ST * (EKO: N) [€ 4.590,30]

Jakavi 10 mg - Tabletten 55G
(Z.Nr. EU/1/12/773/*) NR. P. Parallelimport. L01EJ01
V: Orifarm, Leverkusen, Deutschland
Z: 1 Tablette enthält: Ruxolitinib 10 mg (entspr. Ruxolitinib phosphat), Cellulose, mikrokristalline, Magnesium stearat, Siliciumdioxid, hochdisperses, Carboxymethylstärke, Natrium Typ A, Povidon K30, Hyprolose (300-600 cP), Lactose monohydrat 142,9 mg.
PG: 56 ST * (EKO: N) [€ 4.597,50]

Jakavi 15 mg - Tabletten 55G
(Z.Nr. EU/1/12/773/*) NR. P. L01EJ01
ZI: Novartis Europharm, Dublin, Irland
Z: 1 Tablette enthält: Ruxolitinib 15 mg (entspr. Ruxolitinib phosphat), Cellulose, mikrokristalline, Magnesium stearat, Siliciumdioxid, hochdisperses, Carboxymethylstärke, Natrium Typ A, Povidon K30, Hyprolose (300-600 cP), Lactose monohydrat 214,35 mg.
Kurzinformation: siehe Jakavi 5 mg - Tabletten, → S. 738
PG: 56 ST * (EKO: N) [€ 4.721,10]

Jakavi 15 mg - Tabletten 55G
(Z.Nr. EU/1/12/773/*) NR. P. Parallelimport. L01EJ01
V: Abacus Medicine, Copenhagen, Dänemark
Z: 1 Tablette enthält: Ruxolitinib 15 mg (entspr. Ruxolitinib phosphat), Cellulose, mikrokristalline, Magnesium stearat, Siliciumdioxid, hochdisperses, Carboxymethylstärke, Natrium Typ A, Povidon K30, Hyprolose (300-600 cP), Lactose monohydrat 214,35 mg.
PG: 56 ST * (EKO: N) [€ 4.721,10]

Jakavi 15 mg - Tabletten 55G
(Z.Nr. EU/1/12/773/*) NR. P. Parallelimport. L01EJ01
V: Haemato Pharm, Schönefeld, Deutschland
Z: 1 Tablette enthält: Ruxolitinib 15 mg (entspr. Ruxolitinib phosphat), Cellulose, mikrokristalline, Magnesium stearat, Siliciumdioxid, hochdisperses, Carboxymethylstärke, Natrium Typ A, Povidon K30, Hyprolose (300-600 cP), Lactose monohydrat 214,35 mg.
PG: 56 ST * (EKO: N) [€ 4.711,30]

Jakavi 15 mg - Tabletten 55G
(Z.Nr. EU/1/12/773/*) NR. P. Parallelimport. L01EJ01
V: Orifarm, Leverkusen, Deutschland
Z: 1 Tablette enthält: Ruxolitinib 15 mg (entspr. Ruxolitinib phosphat), Cellulose, mikrokristalline, Magnesium stearat, Siliciumdioxid, hochdisperses, Carboxymethylstärke, Natrium Typ A, Povidon K30, Hyprolose (300-600 cP), Lactose monohydrat 214,35 mg.
PG: 56 ST * (EKO: N) [€ 4.721,10]

Jakavi 20 mg - Tabletten 55G
(Z.Nr. EU/1/12/773/*) NR. P. L01EJ01
ZI: Novartis Europharm, Dublin, Irland
Z: 1 Tablette enthält: Ruxolitinib 20 mg (entspr. Ruxolitinib phosphat), Cellulose, mikrokristalline, Magnesium stearat, Siliciumdioxid, hochdisperses, Carboxymethylstärke, Natrium Typ A, Povidon K30, Hyprolose (300-600 cP), Lactose monohydrat 285,8 mg.
Kurzinformation: siehe Jakavi 5 mg - Tabletten, → S. 738
PG: 56 ST * (EKO: N) [€ 4.682,35]

Jakavi 20 mg - Tabletten 55G
(Z.Nr. EU/1/12/773/*) NR. P. Parallelimport. L01EJ01
V: Abacus Medicine, Copenhagen, Dänemark
Z: 1 Tablette enthält: Ruxolitinib 20 mg (entspr. Ruxolitinib phosphat), Cellulose, mikrokristalline, Magnesium stearat, Siliciumdioxid, hochdisperses, Carboxymethylstärke, Natrium Typ A, Povidon K30, Hyprolose (300-600 cP), Lactose monohydrat 285,8 mg.
PG: 56 ST * (EKO: N) [€ 4.682,25]

Jakavi 20 mg - Tabletten 55G
(Z.Nr. EU/1/12/773/*) NR. P. Parallelimport. L01EJ01
V: Haemato Pharm, Schönefeld, Deutschland
Z: 1 Tablette enthält: Ruxolitinib 20 mg (entspr. Ruxolitinib phosphat), Cellulose, mikrokristalline, Magnesium stearat,

Siliciumdioxid, hochdisperses, Carboxymethylstärke, Natrium Typ A, Povidon K30, Hyprolose (300-600 cP), Lactose monohydrat 285,8 mg.
PG: 56 ST * (EKO: N) [€ 4.674,30]

Jakavi 20 mg - Tabletten 55G
(Z.Nr. EU/1/12/773/*) NR. P. Parallelimport. L01EJ01
V: Orifarm, Leverkusen, Deutschland
Z: 1 Tablette enthält: Ruxolitinib 20 mg (entspr. Ruxolitinib phosphat), Cellulose, mikrokristalline, Magnesium stearat, Siliciumdioxid, hochdisperses, Carboxymethylstärke, Natrium Typ A, Povidon K30, Hyprolose (300-600 cP), Lactose monohydrat 285,8 mg.
PG: 56 ST * (EKO: N) [€ 4.682,35]

Jalra 50 mg - Tabletten 06B05
(Z.Nr. EU/1/08/485/*) NR. P. nicht im Handel. A10BH02

Janumet 50 mg/850 mg - Filmtabletten 06B06
(Z.Nr. EU/1/08/455/*) NR. P. A10BD07
ZI: Merck Sharp & Dohme, Haarlem, Niederlande
Z: 1 Filmtablette enthält: Sitagliptin 50 mg (entspr. Sitagliptin phosphat 1 H2O), Metformin hydrochlorid 850 mg, Tablettenkern: Cellulose, mikrokristalline, Povidon K29-32, Natriumdodecylsulfat, Natriumstearylfumarat; Filmüberzug: Poly(vinylalkohol), Macrogol 3350, Talkum, Titandioxid, Eisen(III)-oxid, Eisen(II,III)-oxid.
EW: Antidiabetische Kombination (DPP4-Inhibitor + Biguanid).
AG: Typ 2-Diabetes mellitus bei nicht ausreichender Therapie mit Metformin (allein oder in Kombination mit Sulfonylharnstoff) oder zur Dreifach therapie mit einem Thiazolidin oder Insulin.
AA: Zu den Mahlzeiten.
DO: 2mal tgl. 50 mg Sitagliptin + Metformin in bisheriger Dosis. Eventuell niedrigere Insulindosis erforderlich. Vorsicht bei älteren Patienten bzw. bei reduzierter GFR (Details siehe Austria Codex - Fachinformation). Keine Daten an Kindern und Jugendlichen.
GA: Akute metabolische Azidose, diabetisches Präkoma, schwere Nierenschäden, akute Erkrankungen mit Einfluss auf die Nierenfunktion, Gewebshypoxie (Herz-, Lungeninsuffizienz, frischer Myokardinfarkt, Schock), Leberschäden, Alkoholismus.
SST: Nicht einnehmen. In der Schwangerschaft so schnell wie möglich auf Insulin umstellen.
NW: Hypoglykämie, Magen/Darm, akute Pankreatitis, Schläfrigkeit, Haut (bullöses Pemphigoid), Überempfindlichkeit, metallischer Geschmack.
WW: Nicht anwenden: Jodhaltige Kontrastmittel (48 Std. Abstand). Cave Alkohol.
Vorsicht: Tubulär sezernierte Substanzen (z.B. Ranolazin, Vandetanib, Dolutegravir, Cimetidin), Arzneimittel mit Wirkung auf die Niere (NSARs, ACE-Hemmer, AT II-Antagonisten, Diuretika), Glukokortikoide, Beta2-Agonisten.
WH: Nicht bei Typ 1-Diabets anwenden. Auf Hypoglykämien, Laktatazidose, akute Pankreatitis, Überempfindlichkeit achten. Niere kontrollieren. Vor Operationen absetzen, frühestens 48 Std. nach Operationen Therapie wieder aufnehmen. Verkehrshinweis.
PG: 56 ST RE1 (EKO: Y) [€ 65,55]

Janumet 50 mg/850 mg - Filmtabletten 06B06
(Z.Nr. EU/1/08/455/*) NR. P. Parallelimport. A10BD07
V: Eurim-Pharm, Salzburg
Z: 1 Filmtablette enthält: Sitagliptin 50 mg (entspr. Sitagliptin phosphat 1 H2O), Metformin hydrochlorid 850 mg, Tablettenkern: Cellulose, mikrokristalline, Povidon K29-32, Natriumdodecylsulfat, Natriumstearylfumarat; Filmüberzug: Poly(vinylalkohol), Macrogol 3350, Talkum, Titandioxid, Eisen(III)-oxid, Eisen(II,III)-oxid.
PG: 56 ST RE1 (EKO: Y) [€ 64,20]

Janumet 50 mg/850 mg - Filmtabletten 06B06
(Z.Nr. EU/1/08/455/*) NR. P. Parallelimport. A10BD07
V: Orifarm, Leverkusen, Deutschland
Z: 1 Filmtablette enthält: Sitagliptin 50 mg (entspr. Sitagliptin phosphat 1 H2O), Metformin hydrochlorid 850 mg, Tablettenkern: Cellulose, mikrokristalline, Povidon K29-32, Natriumdodecylsulfat, Natriumstearylfumarat; Filmüberzug: Poly(vinylalkohol), Macrogol 3350, Talkum, Titandioxid, Eisen(III)-oxid, Eisen(II,III) oxid.
PG: 56 ST RE1 (EKO: Y) [€ 64,20]

Janumet 50 mg/1000 mg - Filmtabletten 06B06
(Z.Nr. EU/1/08/455/*) NR. P. A10BD07
ZI: Merck Sharp & Dohme, Haarlem, Niederlande
Z: 1 Filmtablette enthält: Sitagliptin 50 mg (entspr. Sitagliptin phosphat 1 H2O), Metformin hydrochlorid 1000 mg, Tablettenkern: Cellulose, mikrokristalline, Povidon K29-32, Natriumdodecylsulfat, Natriumstearylfumarat; Filmüberzug: Poly(vinylalkohol), Macrogol 3350, Talkum, Titandioxid, Eisen(III)-oxid, Eisen(II,III)-oxid.
Kurzinformation: siehe Janumet 50 mg/850 mg - Filmtabletten, → S. 739
PG: 56 ST RE1 (EKO: Y) [€ 65,55]

Janumet 50 mg/1000 mg - Filmtabletten 06B06
(Z.Nr. EU/1/08/455/*) NR. P. Parallelimport. A10BD07
V: Abacus Medicine, Copenhagen, Dänemark
Z: 1 Filmtablette enthält: Sitagliptin 50 mg (entspr. Sitagliptin phosphat 1 H2O), Metformin hydrochlorid 1000 mg, Tablettenkern: Cellulose, mikrokristalline, Povidon K29-32, Natriumdodecylsulfat, Natriumstearylfumarat; Filmüberzug: Poly(vinylalkohol), Macrogol 3350, Talkum, Titandioxid, Eisen(III)-oxid, Eisen(II,III)-oxid.
PG: 56 ST RE1 (EKO: Y) [€ 64,20]

Janumet 50 mg/1000 mg - Filmtabletten 06B06
(Z.Nr. EU/1/08/455/*) NR. P. Parallelimport. A10BD07
V: Eurim-Pharm, Salzburg
Z: 1 Filmtablette enthält: Sitagliptin 50 mg (entspr. Sitagliptin phosphat 1 H2O), Metformin hydrochlorid 1000 mg, Tablettenkern: Cellulose, mikrokristalline, Povidon K29-32, Natriumdodecylsulfat, Natriumstearylfumarat; Filmüberzug: Poly(vinylalkohol), Macrogol 3350, Talkum, Titandioxid, Eisen(III)-oxid, Eisen(II,III)-oxid.
PG: 56 ST RE1 (EKO: Y) [€ 64,20]

Janumet 50 mg/1000 mg - Filmtabletten 06B06
(Z.Nr. EU/1/08/455/*) NR. P. Parallelimport. A10BD07
V: Orifarm, Leverkusen, Deutschland
Z: 1 Filmtablette enthält: Sitagliptin 50 mg (entspr. Sitagliptin phosphat 1 H2O), Metformin hydrochlorid 1000 mg, Tablettenkern: Cellulose, mikrokristalline, Povidon K29-32, Natriumdodecylsulfat, Natriumstearylfumarat; Filmüberzug: Poly(vinylalkohol), Macrogol 3350, Talkum, Titandioxid, Eisen(III)-oxid, Eisen(II,III)-oxid.
PG: 56 ST RE1 (EKO: Y) [€ 64,20]

J

Januvia 25 mg - Filmtabletten 06B05
(Z.Nr. EU/1/07/383/*) NR. P. A10BH01
ZI: Merck Sharp & Dohme, Haarlem, Niederlande
Z: 1 Filmtablette enthält: Sitagliptin 25 mg (entspr. Sitagliptin phosphat monohydrat), Tablettenkern: Cellulose, mikrokristalline, Calciumhydrogenphosphat, Croscarmellose natrium, Magnesium stearat, Natriumstearylfumarat; Tablettenüberzug: Poly(vinylalkohol), Macrogol 3350, Talkum, Titandioxid, Eisen(III)-oxid, Eisen(III)-hydroxid-oxid x H2O.
EW: Orales Antidiabetikum, DPP-4-Inhibitor.
AG: Typ 2-Diabetes mellitus:
- Monotherapie bei Metformin-Unverträglichkeit
- Orale Zweifachtherapie mit Metformin und/oder Sulfonylharnstoff oder einem PPARy-Agonisten (Thiazolidin).
-Orale Dreifachtherapie mit Metformin und einem Sulfonylharnstoff oder einem PPARy-Agonisten
- Zusatz zu Insulin (mit oder ohne Metformin).

AA: Oral.
DO: 1mal tgl. 100 mg. Dosisreduktion bei Nierenschäden. Bei Kindern und Jugendlichen nicht anwenden.
SST: Nicht einnehmen.
NW: In Kombination mit Metformin: Schläfrigkeit, Magen/Darm, akute Pankreatitis, Hypoglykämie.
In Kombination mit Pioglitazon: Hypoglykämie, Flatulenz, periphere Ödeme. Hypoglykämie in Kombination mit Insulin oder Sulfonylharnstoff. Bullöses Pemphigoid.
WH: Besondere Vorsicht bei Nierenfunktionsstörungen. Verkehrshinweis.
PG: 28 ST RE1 (EKO: Y) [€ 43,00]

Januvia 50 mg - Filmtabletten 06B05
(Z.Nr. EU/1/07/383/*) NR. P. A10BH01
ZI: Merck Sharp & Dohme, Haarlem, Niederlande
Z: 1 Filmtablette enthält: Sitagliptin 50 mg (entspr. Sitagliptin phosphat monohydrat), Tablettenkern: Cellulose, mikrokristalline, Calciumhydrogenphosphat, Croscarmellose natrium, Magnesium stearat, Natriumstearylfumarat; Filmüberzug: Poly(vinylalkohol), Macrogol 3350, Talkum, Titandioxid, Eisen(III)-oxid, Eisen(III)-hydroxid-oxid x H2O.
Kurzinformation: siehe Januvia 25 mg - Filmtabletten, → S. 739
PG: 28 ST RE1 (EKO: Y) [€ 43,00]

Januvia 100 mg - Filmtabletten 00D05
(Z.Nr. EU/1/07/383/*) NR. P. A10BH01
ZI: Merck Sharp & Dohme, Haarlem, Niederlande
Z: 1 Filmtablette enthält: Sitagliptin 100 mg (entspr. Sitagliptin phosphat monohydrat), Tablettenkern: Cellulose, mikrokristalline, Calciumhydrogenphosphat, Croscarmellose natrium, Magnesium stearat, Natriumstearylfumarat; Filmüberzug: Poly(vinylalkohol), Macrogol 3350, Talkum, Titandioxid, Eisen(III)-oxid, Eisen(III)-hydroxid-oxid x H2O.
Kurzinformation: siehe Januvia 25 mg - Filmtabletten, → S. 739
PG: 28 ST RE1 (EKO: Y) [€ 65,55]

Japanisches Minzöl "Klosterfrau" 13Z04, 42Z03, 50Z03
(Z.Nr. 7-37757) RPF. P. A03AX, M02AX, R05X
ZI: Divapharma, Berlin, Deutschland
Z: 1 ml (= ca. 22 Tropfen) enthält: Minzöl (entspr. Menthae arvensis aetheroleum partim mentholum depletum).
EW: Traditionell pflanzliches Arzneimittel.
AG: Innerlich: Symptomatische Behandlung von Erkältungskrankheiten; Verdauungsbeschwerden (Völlegefühl, Blähungen).
Äußerlich: Zur unterstützenden Behandlung von Muskel- oder Nervenschmerzen, leichte Spannungskopfschmerzen.
AA: Zum Einnehmen, Inhalieren oder auf der Haut.
DO: Erkrankungen der oberen Luftwege: 1-2mal tgl. 1-2 Tropfen in warmem Wasser trinken oder 1-2 Tropfen vom Handrücken ablutschen oder 1-3 Tropfen aus Schüssel mit kochend heißem Wasser Dämpfe 10 min inhalieren.
Verdauungsbeschwerden: 1-2mal tgl. 2-5 Tropfen in 1 Glas warmes Wasser geben und schluckweise trinken.
Äußerlich: Schmerzende Stellen 3mal tgl. mit 3-5 Tropfen einreiben. Augennähe vermeiden.
Keine Daten an Kindern (nicht empfohlen).
GA: Schwere Leber-, Gallenleiden, Asthma, Kinder unter 2 Jahren, Kinder unter 12 Jahren mit Epilepsie.
SST: Nicht empfohlen.
NW: Allergie, lokale Reaktionen, Magenbeschwerden, bei Inhalation Hustenreiz oder Asthma.
WH: Vorsicht bei Magenerkrankungen. Nicht auf verletzte Haut oder in Augennähe auftragen.
PG: 10 ML * (EKO: N) [€ 11,50]

Japomin Öl - Tropfen 13Z04, 42Z03, 50Z03
(Z.Nr. HERB-00126) RPF. D. A03, R05C, M02
ZI: Bano Naturprodukte, St. Anton
Z: 1 ml (= 26 Tropfen) enthält: Minzöl (entspr. Menthae arvensis aetheroleum partim mentholum depletum).
AG: Traditionell pflanzlich bei Erkältungskrankheiten der Atemwege, Verdau- ungsbeschwerden, Muskel-, Nerven-, leichte Kopfschmerzen.
AH: Zum Inhalieren, zum Einnehmen oder auf der Haut.
DO: Atemwege: 2-3mal tgl. 3 Tropfen in heißes Wasser geben und inhalieren.
Verdauungsbeschwerden: 2 Tropfen bis 2mal tgl. mit etwas warmem Wasser einnehmen.
Schmerzen: 2-3 Tropfen bis 3mal tgl. auf die betroffenen Hautstellen auftragen und leicht einmassieren.
Für Kinder nicht empfohlen.
GA: Kinder unter 2 Jahren, Asthma, schwere Leber/Galleschäden (bei inner- licher Anwendung), verletzte Hautstellen oder am Auge (äußerliche Anwendung).
SST: Nicht empfohlen.
NW: Überempfindlichkeit, Magen, Laryngospasmus bei Kleinkindern.
PG: 20 ML * (EKO: N) [€ 10,90]

Jardiance 10 mg - Filmtabletten 06C
(Z.Nr. EU/1/14/930/*) RP. P. A10BK03
ZI: Boehringer Ingelheim International, Ingelheim/Rhein, Deutschland
Z: 1 Filmtablette enthält: Empagliflozin 10 mg, Tablettenkern: Lactose 154,3 mg (entspr. Lactose monohydrat), Cellulose, mikrokristalline, Hyprolose, Croscarmellose natrium (entspr. Natrium < 1 mmol) (entspr. → < 23 mg), Siliciumdioxid, hochdisperses, Magnesium stearat; Tablettenüberzug: Hypromellose, Titandioxid, Talkum, Macrogol 400, Eisen(III)-hydroxid-oxid x H2O.
EW: Antidiabetikum (Hemmer des Natrium-Glucose-Cotransporters 2).
AG: Typ-2-Diabetes mellitus (allein und in Kombination mit anderen Antidiabetika).
AA: Im Ganzen mit Wasser schlucken.
DO: Initial 1mal tgl. 10 mg. Dosissteigerung bis 1mal tgl. 25 mg (= MTD) möglich. Keine Daten an Kindern und Jugendlichen.
GA: Typ-1-Diabetes, Ketoazidose, schwere Niereninsuffizienz, Dialyse.
SST: Nicht empfohlen.
NW: Hypoglykämie (in Kombinationen), selten diabetische Azidose, Anstieg des Hämatokrits, Urogenitalinfektionen, Pruritus, Dysurie, Volumenmangel, Untersuchungen.
WW: Vorsicht: Diuretika verstärkt. Insulin und Insulin-Sekretagoga (Hypoglykämie).
WH: Vorsicht bei Hypotonie, Flüssigkeitsverlust. Niere kontrollieren. Bei schweren Erkrankungen Ketonkörper im Blut kontrollieren. Verkehrshinweis.
PG: 14 ST RE2 (EKO: Y) [€ 32,40], 30 ST RE2 (2) (EKO: Y) [€ 67,05]

Jardiance 25 mg - Filmtabletten 06C
(Z.Nr. EU/1/14/930/*) RP. P. A10BK03
ZI: Boehringer Ingelheim International, Ingelheim/Rhein, Deutschland
Z: 1 Filmtablette enthält: Empagliflozin 25 mg, Tablettenkern: Lactose 107,4 mg (entspr. Lactose monohydrat), Cellulose, mikrokristalline, Hyprolose, Croscarmellose natrium (entspr. Natrium < 1 mmol) (entspr. → < 23 mg), Siliciumdioxid, hochdisperses, Magnesium stearat; Tablettenüberzug: Hypromellose, Titandioxid, Talkum, Macrogol 400, Eisen(III)-hydroxid-oxid x H2O.
Kurzinformation: siehe Jardiance 10 mg - Filmtabletten, → S. 740
PG: 14 ST RE2 (EKO: Y) [€ 32,40], 30 ST RE2 (2) (EKO: Y) [€ 67,05]

Javlor 25 mg/ml - Konzentrat zur Herstellung einer Infusionslösung 55F
(Z.Nr. EU/1/09/550/*) NR. P. E. L01CA05
ZI: Pierre Fabre Medicament, Production, Boulogne, Frankreich
Z: 1 ml Konzentrat enthält: Vinflunin 25 mg (entspr. Vinfluninbis[(R,R)-tartrat]), Wasser für Injektionszwecke.
EW: Vinca-Alkaloid, antineoplastisch.
AG: Monotherapie des fortgeschrittenen Übergangszellkarzinoms des Urothels nach Versagen einer Behandlung mit Cisplatin.
AA: I.v. Infusion über 20 min, cave intrathekal!
DO: 320 mg/m² KOF alle 3 Wochen. Dosisreduktion bei schweren Blutbild-, Leber- oder Nierenschäden, alten Patienten (ab 75 Jahren) oder schwerer gastrointestinaler Toxizität. Keine Indikation für Kinder und Jugend- liche.
Details siehe Austria Codex - Fachinformation.
GA: Akute schwere Infektionen, schwere Neutro- oder Thrombopenie.
SST: Strenge Indikationsstellung, nicht stillen. Kontrazeption für Frauen und Männer bis 3 Monate nach Therapieende erforderlich.
NW: Sehr häufig Blutbild (Neutropenie, Anämie), Magen/Darm (besonders Obstipation), Infektionen, Anorexie, Neuropathie, Alopezie, Myalgie, Asthenie/Müdigkeit, Fieber, lokale Reaktionen, Körpergewichtsabnahme, Hyponatriämie, posteriores reversibles Enzephalopathie-Syndrom (PRES).
WW: Nicht mit starken CYP3A4-Induktoren oder -Hemmern oder mit QT-ver- längernden Substanzen anwenden. Vorsicht mit pegyliertem/liposomalem Doxorubicin. Opiate können Obstipations-Risiko erhöhen.
WH: Vorsicht bei QT-Verlängerung, Myokarderkrankungen. Kontrollen: Blutbild, Serumnatrium. Gegen Obstipation diätetische Maßnahmen empfohlen.
PG: **2ML** 1 ST * (EKO: N) [€ 372,65], **10ML** 1 ST * (EKO: N) [€ 1.715,60]

Javlor 25 mg/ml - Konzentrat zur Herstellung einer Infusionslösung 55F
(Z.Nr. EU/1/09/550/*) NR. P. E. L01CA05
Parallelimport.
V: Orifarm, Leverkusen, Deutschland
Z: 1 ml Konzentrat enthält: Vinflunin 25 mg (entspr. Vinfluninbis[(R,R)-tartrat]), Wasser für Injektionszwecke.
PG: 1 ST * (EKO: N) [€ 1.682,15]

▼ Jaydess 13,5 mg - intrauterines Wirkstofffreisetzungssystem 29B02
(Z.Nr. 1-31748) RP. P. G02BA03
ZI: Bayer Austria, Wien
Z: 1 intrauterines Wirkstofffreisetzungssystem enthält: Levonorgestrel 13,5 mg, Polydimethylsiloxan-Elastomer, Siliciumdioxid, hochdispers, wasserfrei, Polyethylen, Bariumsulfat, Eisenoxid schwarz, Silber.
EW: Gestagenhältiges Intrauterinpessar.
AG: Kontrazeption für bis zu 3 Jahre.
AA: Von Fachärzten in das Cavum uteri einzulegen.
DO: 1 Intrauterines Wirkstofffreisetzungssystem (IUS). Wirkdauer 3 Jahre.
Bei erstmaliger Anwendung innerhalb von 7 Tagen nach Menstruationsbeginn einsetzen.
-postpartal: nicht früher als 6 Wochen nach der Geburt.
Vor der Menarche nicht anwenden.
GA: Schwangerschaft; akute oder rezidivierende entzündliche Beckenerkrankung (PID) oder erhöhtes Risiko für Beckeninfektionen; akute Zervizitis oder Vaginitis; postpartale Endometritis oder septischer Abort in den vorangegangenen drei Monaten; zervikale intraepitheliale Neoplasie bis zur Rückbildung; maligne Erkrankung von Uterus oder Zervix; gestagen-sensitive Tumoren; anomale vaginale Blutung unbekannter Ätiologie; angeborene

oder erworbene Fehlbildungen des Uterus einschließlich Uterusmyome (wenn sie das Cavum uteri verformen), akute Lebererkrankung oder Lebertumor.
SST: In der Schwangerschaft nicht anwenden. Stillen möglich.
NW: Erkrankungen der Geschlechtsorgane (Ovarialzysten, Entzündungen, Unterbauchschmerzen), Änderungen des Blutungsverhaltens , Psyche (Depression, verminderte Libido), abdominale Schmerzen, Haut (Akne), Hirsutismus, Infektionen des oberen Genitaltrakts, Gewichtszunahme.
WW: Wegen der vorwiegend lokalen Wirkung nicht bedeutend.
WH: Vorsicht bei Migräne, Ikterus, starker Hypertonie, schweren Herz- oder Gefäßerkrankungen, Thromboembolien, Diabetes. Nicht zur postkoitalen Kontrazeption. Auf Infektionen und Depressionen achten. Bei Therapieversagen Risiko für ektopische Schwangerschaften erhöht. Insertion und Entfernen nur durch Facharzt.
Details siehe Austria-Codex - Fachinformation.
PG: 1 ST * (EKO: N) [€ 201,05]

▼ Jaydess 13,5 mg - intrauterines Wirkstofffreisetzungssystem 29B02
(Z.Nr. 1-31748-P1) RP. P. Parallelimport. G02BA03
V: Haemato Pharm, Schönefeld, Deutschland
Z: 1 intrauterines Wirkstofffreisetzungssystem enthält: Levonorgestrel 13,5 mg, Polydimethylsiloxan-Elastomer, Siliciumdioxid, hochdispers, wasserfrei, Polyethylen, Bariumsulfat, Eisenoxid schwarz, Silber.
PG: 1 ST * (EKO: N) [€ 197,05]

▼ Jaydess 13,5 mg - intrauterines Wirkstofffreisetzungssystem 29B02
(Z.Nr. 1-31748-P2) RP. P. Parallelimport. G02BA03
V: Eurim-Pharm, Salzburg
Z: 1 intrauterines Wirkstofffreisetzungssystem enthält: Levonorgestrel 13,5 mg, Polydimethylsiloxan-Elastomer, Siliciumdioxid, hochdispers, wasserfrei, Polyethylen, Bariumsulfat, Eisenoxid schwarz, Silber.
PG: 1 ST * (EKO: N) [€ 197,05]

Jentadueto 2,5 mg/850 mg - Filmtabletten 06B06
(Z.Nr. EU/1/12/780/*) NR. P. A10BD11
ZI: Boehringer Ingelheim International, Ingelheim/Rhein, Deutschland
Z: 1 Filmtablette enthält: Linagliptin 2,5 mg, Metformin hydrochlorid 850 mg, Tablettenkern: Arginin, Copovidon, Magnesium stearat, Maisstärke, Siliciumdioxid, hochdisperses; Tablettenüberzug: (entspr. Hypromellose) (entspr. Titandioxid) (entspr. Talkum) (entspr. Eisen(III)-hydroxid-oxid x H2O) (entspr. Eisen(III)-oxid) (entspr. Propylenglycol).
EW: Antidiabetische Kombination.
AG: Diabetes mellitus Typ 2 bei nicht ausreichender Metformin-Monotherapie; auch als Kombination mit anderen Antidiabetika einschließlich Insulin.
AA: Zu den Mahlzeiten.
DO: 2mal tgl. 2,5 mg Linagliptin + bisherige Metformindosis. MTD 5 mg Linagliptin + 2000 mg Metformin. Vorsicht bei älteren Patienten bzw. bei GFR von 30 bis 60 ml/min (Details siehe Austria Codex - Fachinformation).
Keine Daten an Kindrn und Jugendlichen.
GA: Akute metabolische Azidose, diabetisches Präkoma, akute und instabile Herzinsuffizienz, schwere Nierenschäden, Gewebehypoxie, Leberschäden, Alkoholismus.
SST: In der Schwangerschaft nicht anwenden. Schwangere möglichst rasch auf Insulin umstellen. Nutzen/Risiko-Abwägung in der Stillzeit.
NW: Magen/Darm (Durchfall), akute Pankreatitis, Hypoglykämie (besonders in Kombination mit Insulin), Haut (bullöses Pemphigoid).
WW: Gegenanzeige: Jodhaltige Kontrastmittel (48 Std. Abstand). Nicht empfohlen: Alkohol. Vorsicht: Hyperglykämische Substanzen (Glukokortikoide, Beta-2-Agonisten, Diuretika). Organische Kationentransporter (z.B. Verapamil, Rifampicin, Cimetidin, Trimethoprim). Arzneimittel mit Einfluss auf die Nierenfunktion (NSARs, ACE-Hemmer, AT II-Antagonisten).
WH: Nicht bei Typ 1-Diabetes anwenden. Auf Laktatazidose bzw. Pankreatitis achten: Vorsicht bei Verschlechterung der Nierenfunktion; Niere kontrollieren. 48 Std. Abstand zu Operationen. Hypoglykämierisiko von Sulfonylharnstoffen und Insulin beachten. Verkehrshinweis (Hypoglykämierisiko).
PG: 30 ST RE2 (EKO: Y) [€ 33,75], 60 ST RE2 (2) (EKO: Y) [€ 65,15]

Jentadueto 2,5 mg/1000 mg - Filmtabletten 06B06
(Z.Nr. EU/1/12/780/*) NR. P. A10BD11
ZI: Boehringer Ingelheim International, Ingelheim/Rhein, Deutschland
Z: 1 Filmtablette enthält: Linagliptin 2,5 mg, Metformin hydrochlorid 1000 mg, Tablettenkern: Arginin, Copovidon, Magnesium stearat, Maisstärke, Siliciumdioxid, hochdisperses; Tablettenüberzug: (entspr. Hypromellose) (entspr. Titandioxid) (entspr. Talkum) (entspr. Eisen(III)-oxid) (entspr. Propylenglycol).
Kurzinformation: siehe Jentadueto 2,5 mg/850 mg - Filmtabletten, → S. 741
PG: 30 ST RE2 (EKO: Y) [€ 33,75], 60 ST RE2 (2) (EKO: Y) [€ 65,15]

Jetrea 0,375 mg/0,3 ml - Injektionslösung 47M05
(Z.Nr. EU/1/13/819/*) NR. P. T. nicht im Handel. S01XA22

Jetrea 0,5 mg/0,2 ml - Konzentrat zur Herstellung einer Injektionslösung 47M05
(Z.Nr. EU/1/13/819/*) NR. P. T. nicht im Handel. S01XA22

Jevtana 60 mg - Konzentrat und Lösungsmittel zur Herstellung einer Infusionslösung 55F
(Z.Nr. EU/1/11/676/*) RP. P. L01CD04
ZI: Sanofi-Aventis Groupe, Paris, Frankreich
Z: 1 Durchstechflasche mit 1,5 ml Konzentrat enthält: Cabazitaxel 60 mg, Konzentrat: Polysorbat 80, Citronensäure, Lösungsmittel: Ethanol 96% (V/V) 573,3 mg, Wasser für Injektionszwecke.
EW: Antineoplastisch (Taxan).
AG: In Kombination mit Prednison oder Prednisolon zur Behandlung von Patienten mit metastasiertem kastrationsresistentem Prostatakarzinom mit Docetaxel-Vorbehandlung.
AA: I.v. Infusion über 1 Stunde.
DO: 25 mg/m² KOF alle 3 Wochen in Kombination mit 10 mg Prednison oder Prednisolon tgl. per os. Dosisreduktion bei leichten Leberschäden. Keine Daten an Kindern und Jugendlichen.
GA: Neutropenie, schwere Leberschäden, Gelbfieberimpfung.
SST: Nicht empfohlen.
NW: Blutbild (Anämie, Knochenmarksuppression), Magen/Darm (auch schwere Reaktionen), interstitielle Pneumonie, Hämaturie, Herzrhythmusstörungen.
WW: Cabazitaxel wird durch CYP3A metabolisiert und hemmt CYP3A. Starke CYP3A4-Induktoren oder -Hemmer vermeiden. Lebendimpfstoffe vermeiden.
WH: Auf Überempfindlichkeit, Neutropenie, schwere Magen/Darm-Reaktionen, periphere Neuropathie, Nierenversagen, Herzrhythmusstörungen achten.
Verkehrshinweis.
PG: 1 ST * (EKO: N) [€ 7.002,50]

Jevtana 60 mg - Konzentrat und Lösungsmittel zur Herstellung einer Infusionslösung 55F
(Z.Nr. EU/1/11/676/*) RP. P. Parallelimport. L01CD04
V: Abacus Medicine, Copenhagen, Dänemark
Z: 1 Durchstechflasche mit 1,5 ml Konzentrat enthält: Cabazitaxel 60 mg, Konzentrat: Polysorbat 80, Citronensäure, Lösungsmittel: Ethanol 96% (V/V) 573,3 mg, Wasser für Injektionszwecke.
PG: 1 ST * (EKO: N) [€ 6.863,20]

Jevtana 60 mg - Konzentrat und Lösungsmittel zur Herstellung einer Infusionslösung 55F
(Z.Nr. EU/1/11/676/*) RP. P. Parallelimport. L01CD04
nicht im Handel.

Jevtana 60 mg - Konzentrat und Lösungsmittel zur Herstellung einer Infusionslösung 55F
(Z.Nr. EU/1/11/676/*) RP. P. Parallelimport. L01CD04
V: Orifarm, Leverkusen, Deutschland
Z: 1 Durchstechflasche mit 1,5 ml Konzentrat enthält: Cabazitaxel 60 mg, Konzentrat: Polysorbat 80, Citronensäure, Lösungsmittel: Ethanol 96% (V/V) 573,3 mg, Wasser für Injektionszwecke.
PG: 1 ST * (EKO: N) [€ 6.863,20]

Jext 150 Mikrogramm - Injektionslösung in einem Fertigpen 39A01
(Z.Nr. 1-29805) RP. P. C01CA24
ZI: Alk-Abello, Horsholm, Dänemark
Z: 1 Fertigpen mit einer Dosis von 0,15 ml Injektionslösung enthält: Adrenalin 150 µg, (entspr. Epinephrin hydrogentartrat), Natriumchlorid, Natrium metabisulfit, Salzsäure zur pH-Wert-Einstellung, Wasser für Injektionszwecke.
EW: Katecholamin, Herz stimulierend.
AG: Notfallbehandlung akuter schwerer allergischer Reaktionen.
AA: I.m. in den anterolateralen Oberschenkel. Cave intravasal!
DO: 0,005-0,01 mg/kg KG.
Personen zwischen 15 und 30 kg KG: 150 Mikrogramm.

J

Personen ab 30 kg KG: 300 Mikrogramm. Bei Bedarf nach 5-15 min nochmals injizieren.
SST: Nutzen/Risiko-Abwägung in der Schwangerschaft.
NW: Herz/Kreislauf, Stoffwechsel, Psyche, ZNS, Magen/Darm, Sulfitüberempfindlichkeit.
WW: Vorsicht: Arrhythmogene Substanzen (Digitalis, Chinidin, trizyklische Antidepressiva, MAO- Hemmer, COMT-Hemmer), Schilddrüsenhormone, Theophyllin, Oxytocin, Parasympatholytika, Diphenhydramin, Chlorpheniramin, Levodopa, Alkohol, Antidiabetika.
WH: Den Patienten detaillierte Anweisungen für den Gebrauch geben. Nach Anwendung unverzüglich Arzt aufsuchen. Patienten nicht allein lassen, bis medizinische Hilfe eintrifft: Begriff "Anaphylaxie" nennen. Biphasischer Verlauf einer Anaphylaxie möglich. Patienten vor kreuzreaktiven Allergenen warnen. Vorsicht bei schweren Herzerkrankungen, Hyperthyreose, Phäochromozytom, Engwinkelglaukom, schweren Nierenschäden, Prostataadenom, Hyperkalzämie, Hyperkaliämie, Diabetes, älteren Patienten, ausgeprägtem subkutanen Fettgewebe (suboptimale Wirkung). Positive Dopingkontrollen möglich. Verkehrshinweis.
PG: 1 ST RE2 (2) (EKO: Y) [€ 72,20]

Jext 300 Mikrogramm - Injektionslösung in einem Fertigpen 39A01
(Z.Nr. 1-29806) RP. P. C01CA24
ZI: Alk-Abello, Horsholm, Dänemark
Z: 1 Fertigpen mit einer Dosis von 0,3 ml Injektionslösung enthält: Adrenalin 300 µg, (entspr. Epinephrin hydrogentartrat), Natriumchlorid, Natrium metabisulfit, Salzsäure zur pH-Wert-Einstellung, Wasser für Injektionszwecke.
Kurzinformation: siehe Jext 150 Mikrogramm - Injektionslösung in einem Fertigpen, → S. 741
PG: 1 ST RE2 (2) (EKO: Y) [€ 72,20]

▼ Jinarc 15 mg - Tabletten 25A06
(Z.Nr. EU/1/15/1000/*) NR. P. C03XA01
ZI: Otsuka Pharmaceutical Netherlands, Amsterdam, Niederlande
Z: 1 Tablette enthält: Tolvaptan 15 mg, Maisstärke, Hyprolose, Lactose 35 mg (entspr. Lactose monohydrat), Magnesium stearat, Cellulose, mikrokristalline, Indigocarmin-Aluminiumsalz.
EW: Vasopressin-Antagonist: V2-Rezeptor-Blockade des distalen Nephrons.
AG: Zur Verlangsamung der Progression von Zystenentwicklung und Niereninsuffizienz bei autosomal-dominanter polyzystischer Nierenerkrankung (ADPKD) bei chronischer Nierenerkrankung (CKD) im Stadium 1 bis 4.
AA: Oral mit einem Glas Wasser (kein Grapefruitsaft!) einnehmen; Morgendosis mindestens 30 min. vor der Morgenmahlzeit, 2. Dosis 8 Stunden später einnehmen.
DO: Erwachsene: TD 60-120 mg in ED von 45 + 15 mg oder 60 + 30 mg oder 90 + 30 mg.
Initialdosis 60 mg (45 + 15 mg), Dosistitration in mind. wöchentlichen Intervallen bis zur max. Verträglichkeit. MTD 120 mg.
Dosisreduktion bei Einnahme starker CYP3A4-Hemmer (Details siehe Austria Codex - Fachinformation).
Bei Kindern nicht anwenden, keine Daten an Jugendlichen.
GA: Überempfindlichkeit auf Benzazepine und -Derivate (z.B. Benazepril, Conivaptan, Fenoldopam-Mesylat, Mirtazapin), Leberschäden, Anurie, Volumendepletion, Hypernatriämie, fehlendes Durstgefühl.
SST: Gegenanzeige. Kontrazeption für Frauen im gebärfähigen Alter erforderlich.
NW: Durst, Asthenie, Polyurie, Polydipsie, Nykturie, Pollakisurie, Kopfschmerzen, Schlaflosigkeit, Schwindel, Magen/Darm (Mundtrockenheit, Diarrhoe), Haut, Enzymanstiege, idiopathische Lebertoxizität, Leberversagen, anaphylaktischer Schock.
WW: Nicht empfohlen: Arzneimittel mit hohem Natriumgehalt. Vasopressin-Analoga (abgeschwächt). Grapefruitsaft meiden.
Vorsicht: CYP3A4-Induktoren oder -Hemmer, Digoxin. Diuretika (Dehydration).
WH: Auf **idiopathische Lebertoxizität** achten (Fachinformation beachten!). Patienten müssen ausreichend Flüssigkeit trinken können. Harnabgang muss sichergestellt sein.
Kontrolle: Körpergewicht, Volumenstatus, Elektrolyte, Harnsäure, Blutzucker (bei Diabetikern), Leberwerte überwachen. Bei schwerer Niereninsuffizienz (Stadium 5) Behandlung aussetzen.
Verkehrshinweis.
PG: 28 ST * (EKO: N) [€ 2.792,90]

▼ Jinarc 30 mg - Tabletten 25A06
(Z.Nr. EU/1/15/1000/*) NR. P. C03XA01
ZI: Otsuka Pharmaceutical Netherlands, Amsterdam, Niederlande
Z: 1 Tablette enthält: Tolvaptan 30 mg, Maisstärke, Hyprolose, Lactose 70 mg (entspr. Lactose monohydrat), Magnesium stearat, Cellulose, mikrokristalline, Indigocarmin-Aluminiumsalz.
Kurzinformation: siehe Jinarc 15 mg - Tabletten, → S. 742
PG: 28 ST * (EKO: N) [€ 2.792,90]

▼ Jinarc 15 mg, Jinarc 45 mg - Tabletten 25A06
(Z.Nr. EU/1/15/1000/*) NR. P. C03XA01
ZI: Otsuka Pharmaceutical Netherlands, Amsterdam, Niederlande
Z: 1 Packung enthält: Tablette blau, dreieckig: Tolvaptan 15 mg, Lactose 35 mg (entspr. Lactose monohydrat); Tablette blau, quadratisch: Tolvaptan 45 mg, Lactose 12 mg (entspr. Lactose monohydrat); Maisstärke, Hyprolose, Lactose monohydrat, Magnesium stearat, Cellulose, mikrokristalline, Indigocarmin-Aluminiumsalz.
Kurzinformation: siehe Jinarc 15 mg - Tabletten, → S. 742
PG: 56 ST * (EKO: N) [€ 2.792,90]

▼ Jinarc 30 mg, Jinarc 60 mg - Tabletten 25A06
(Z.Nr. EU/1/15/1000/*) NR. P. C03XA01
ZI: Otsuka Pharmaceutical Netherlands, Amsterdam, Niederlande
Z: 1 Packung enthält: Tablette blau, rund: Tolvaptan 30 mg, Lactose 70 mg (entspr. Lactose monohydrat); Tablette blau, modifiziert-rechteckig: Tolvaptan 60 mg, Lactose 16 mg (entspr. Lactose monohydrat); Maisstärke, Hyprolose, Lactose monohydrat, Magnesium stearat, Cellulose, mikrokristalline, Indigocarmin-Aluminiumsalz.
Kurzinformation: siehe Jinarc 15 mg - Tabletten, → S. 742
PG: 56 ST * (EKO: N) [€ 2.792,90]

▼ Jinarc 30 mg, Jinarc 90 mg - Tabletten 25A06
(Z.Nr. EU/1/15/1000/*) NR. P. C03XA01
ZI: Otsuka Pharmaceutical Netherlands, Amsterdam, Niederlande
Z: 1 Packung enthält: Tablette blau, rund: Tolvaptan 30 mg, Lactose 70 mg (entspr. Lactose monohydrat); Tablette blau, fünfeckig: Tolvaptan 90 mg, Lactose 24 mg (entspr. Lactose monohydrat); Maisstärke, Hyprolose, Lactose monohydrat, Magnesium stearat, Cellulose, mikrokristalline, Indigocarmin-Aluminiumsalz.
Kurzinformation: siehe Jinarc 15 mg - Tabletten, → S. 742
PG: 56 ST * (EKO: N) [€ 2.792,90]

▼ *Jivi 250 I.E. - Pulver und Lösungsmittel zur Herstellung einer Injektionslösung* 20D01
(Z.Nr. EU/1/18/1324/*) NR. P. E. nicht im Handel. B02BD02

▼ Jivi 500 I.E. - Pulver und Lösungsmittel zur Herstellung einer Injektionslösung 20D01
(Z.Nr. EU/1/18/1324/*) NR. P. E. B02BD02
ZI: Bayer, Leverkusen, Deutschland
Z: 1 Packung enthält: Damoctocog alfa pegol 500 IE, mittels rekombinanter DNS-Technologie in einer Baby-Hamster-Nierenzelle hergestellt, Sucrose, Histidin, Glycin, Natriumchlorid, Calciumchlorid dihydrat, Polysorbat 80, Eisessig zur pH-Wert-Einstellung; Lösungsmittel: Wasser für Injektionszwecke.
EW: Blutgerinnungsfaktor VIII, antihämorrhagisch.
AG: Behandlung und Prophylaxe von Blutungen bei vorbehandelten Patienten ab 12 Jahren mit Hämophilie A (angeborener Faktor VIII-Mangel).
AA: I.v. über 2-5 min, max. 2,5 ml/min.
DO: Erforderliche Einheiten = Körpergewicht (kg) x erwünschter Faktor VIII-Anstieg (% oder I.E./dl) x Kehrwert der beobachteten Recovery (d.h. 0,5 bei einer Recovery von 2,0%).
Benötigter Faktor VIII-Spiegel je nach Schwere der Blutungen bzw. Größe einer Operation 20-100% (I.E./dl).
Prophylaxe: 45-60 I.E./kg KG alle 5 Tage.
Während der Behandlung wird geeignete Bestimmung der Faktor VIII-Spiegel empfohlen.
Details siehe Austria Codex - Fachinformation.
Bei Kindern nicht anwenden.
GA: Überempfindlichkeit gegen Maus- oder Hamsterproteine.
SST: Strenge Indikationsstellung.
NW: Überempfindlichkeit, Allergie/Anaphylaxie, neutralisierende Antikörper, Katheter- assoziierte Komplikationen, Kopfschmerzen, Husten, Fieber, Insomnie, Magen/Darm, Haut.
PG: 1 ST * (EKO: N) [€ 630,50]

▼ Jivi 1000 I.E. - Pulver und Lösungsmittel zur Herstellung einer Injektionslösung 20D01
(Z.Nr. EU/1/18/1324/*) NR. P. E. B02BD02
ZI: Bayer, Leverkusen, Deutschland
Z: 1 Packung enthält: Damoctocog alfa pegol 1000 IE, mittels rekombinanter DNS-Technologie in einer Baby-Hamster-Nierenzelle hergestellt, Sucrose, Histidin, Glycin, Natriumchlorid, Calciumchlorid dihydrat, Polysorbat 80, Eisessig zur pH-Wert-Einstellung; Lösungsmittel: Wasser für Injektionszwecke.
Kurzinformation: siehe Jivi 500 I.E. - Pulver und Lösungsmittel zur Herstellung einer Injektionslösung, → S. 742
PG: 1 ST * (EKO: N) [€ 1.217,50]

▼ Jivi 2000 I.E. - Pulver und Lösungsmittel zur Herstellung einer Injektionslösung
20D01

(Z.Nr. EU/1/18/1324/*) NR. P. E. B02BD02
ZI: Bayer, Leverkusen, Deutschland
Z: 1 Packung enthält: Damoctocog alfa pegol 2000 IE, mittels rekombinanter DNS-Technologie in einer Baby-Hamster-Nierenzelle hergestellt, Sucrose, Histidin, Glycin, Natriumchlorid, Calciumchlorid dihydrat, Polysorbat 80, Eisessig zur pH-Wert-Einstellung; Lösungsmittel: Wasser für Injektionszwecke.
Kurzinformation: siehe Jivi 500 I.E. - Pulver und Lösungsmittel zur Herstellung einer Injektionslösung, → S. 742
PG: 1 ST * (EKO: N) [€ 2.391,60]

▼ Jivi 3000 I.E. - Pulver und Lösungsmittel zur Herstellung einer Injektionslösung
20D01

(Z.Nr. EU/1/18/1324/*) NR. P. E. B02BD02
ZI: Bayer, Leverkusen, Deutschland
Z: 1 Packung enthält: Damoctocog alfa pegol 3000 IE, mittels rekombinanter DNS-Technologie in einer Baby-Hamster-Nierenzelle hergestellt, Sucrose, Histidin, Glycin, Natriumchlorid, Calciumchlorid dihydrat, Polysorbat 80, Eisessig zur pH-Wert-Einstellung; Lösungsmittel: Wasser für Injektionszwecke.
Kurzinformation: siehe Jivi 500 I.E. - Pulver und Lösungsmittel zur Herstellung einer Injektionslösung, → S. 742
PG: 1 ST * (EKO: N) [€ 3.565,65]

Jodid "Merck" 100 µg - Tabletten
31D03

(Z.Nr. 1-20907) RP. P. H03CA
ZI: Merck, Wien
Z: 1 Tablette enthält: Iodid 100 µg (entspr. Kaliumiodid 130,8 µg), Magnesium stearat, Cellulose, mikrokristalline, Siliciumdioxid, hochdisperses, Maisstärke, Cellulosepulver, Lactose monohydrat 83,8 mg.
EW: Für normale Schilddrüsenfunktion verantwortlich.
AG: Behandlung des Jodmangelkropfes bei Neugeborenen und Kindern.
AA: Oral.
DO: 100-200 µg Jodid/Tag.
GA: Schilddrüsenüberfunktion, autonomes Adenom, Schilddrüsenautonomien.
SST: Anwendung möglich. Überdosierung vermeiden (ausgenommen nach kern- technischem Unfall).
WW: Radiojod (Diagnose und Therapie unmöglich). Thyreostatika, Lithium.
WH: Gezielte Schilddrüsendiagnostik vor Therapiebeginn.
PG: 50 ST (EKO: G) [€ 2,80 n.l.], 100 ST (EKO: G) [€ 4,95]

Jodthyrox - Tabletten
31D04

(Z.Nr. 1-19423) RP. P. H03AA
ZI: Merck, Wien
Z: 1 Tablette enthält: Levothyroxin natrium 100 µg, Kaliumiodid 131 µg (entspr. Iodid 100 µg), Cellulose, mikrokristalline, Gelatine, Croscarmellose natrium (entspr. Natrium 0,0205 mg), Magnesium stearat.
EW: Schilddrüsenhormon + Kaliumjodid.
AG: Struma mit bestehendem Jodmangel, Rezidivprophylaxe nach Operation einer Jodmangelstruma.
AA: Nüchtern ½ Std. vor dem Frühstück mit Flüssigkeit einnehmen.
DO: TD initial ½ Tablette, Erhaltungsdosis tgl. 1 Tablette (in der Schwangerschaft 1-2 Tabletten). Keine Dosisempfehlung für Kinder unter 10 Jahren.
GA: Autonome Adenome, Struma nodosa, Hyperthyreose, unbehandelte Nebennierenrindeninsuffizienz, Angina pectoris, Herzinsuffizienz, Herzrhythmusstörungen, Jodallergie, Dermatitis herpetiformis Duhring.
SST: Anwendung fortsetzen, während der Schwangerschaft ev. Dosis erhöhen, MTD 2 Tabletten.
NW: Bei Überdosierung Unruhe, Diarrhoe, Tremor, Tachyarrhythmien; Jodüberempfindlichkeit (Exantheme, Jucken).
WW: Vorsicht: Cumarine verstärkt, Antidiabetika vermindert; Orlistat (Hypothyreose); Phenytoin (nicht i.v. geben), Salizylate, Furosemid, Clofibrat (Wirkungssteigerung von Jodthyrox), Colestyramin vermindert Resorption von Levothyroxin, Digitaliswirkung verringert, Amiodaron (Vorsicht), Östrogene (erhöhter Levothyroxinbedarf), Kaliumjodid, Soja, Sevelamer, Tyrosinkinasehemmer. Aluminium-, Eisen-, Kalziumsalze (2 Std. Abstand).
WH: Therapie bei akutem Myokardinfarkt, akuter Myokarditis und akuter Pankarditis nicht beginnen. Hypertonie und Angina pectoris behandeln. Vorsicht bei Psychosen. Nicht zur Gewichtsreduktion anwenden. Kontrollen: Schilddrüse, Blutzucker, Nebenniere, Schilddrüsenautonomien vor Therapiebeginn ausschließen.
PG: 30 ST (2) (EKO: G) [€ 3,05], 100 ST (EKO: G) [€ 10,20]

Johanniskraut "ABC" 300 mg - Kautabletten 49Z
(Z.Nr. 1-27740) RPF. P. nicht im Handel. N06AX25

Johanniskraut Hexal 425 mg - Kapseln
49Z

(Z.Nr. 1-23720) RP. P. n.l. N06AX25
ZI: Hexal Pharma, Wien
Z: 1 Kapsel enthält: Johanniskraut-Trockenextrakt (3,5-6:1); Ethanol 60% (m/m) (Auszugsmittel) 425 mg (entspr. Hyperici herba), Lactose monohydrat 18,7 mg, Cellulose, Calcium hydrogenphosphat dihydrat, Siliciumdioxid, hochdisperses, Magnesium stearat, Talkum, Gelatine, Natriumdodecylsulfat, Chlorophyll-Kupfer-Komplex, Chlorophyllin-Kupfer-Komplex, Titandioxid, Eisen(III)-oxid, rotes, Eisen(III)-oxid, gelbes, Wasser, gereinigtes.
PG: 30 ST * (EKO: N) [€ 8,20 n.l.], 60 ST * (EKO: N) [€ 15,05 n.l.]

Jokath 40 Mikrogramm/ml + 5 mg/ml - Augentropfen, Lösung 47H04
(Z.Nr. 1-38260) RP. P. nicht im Handel. S01ED51

Jopamiro 200 mg J/ml - Ampullen
24B03

(Z.Nr. 0-17300) NR. P. V08AB04
ZI: Bracco Österreich, Wien
Z: 1 ml enthält: Jod 200 mg (entspr. Iopamidol 408 mg), Trometamol, Natriumcalciumedetat 0,237 mg (entspr. Natrium 0,029 mg), Salzsäure zur pH-Wert-Einstellung, Wasser für Injektionszwecke; Osmolalität: 413 mosmol/kg.
EW: Viskosität bei 37°C 2,0 mPa.s. bzw. cP., pH 7,0-7,2. Osmolalität bei 37°C 0,413 osm/kg H_2O Nichtionisches, niederosmolares, nierengängiges Röntgenkontrastmittel.
AG: Angiographie, DSA, CT, i.v. Urographie, retrograde Kontrastmittel- Untersuchungen, intraoperative Cholangiographie, Darstellung aller Körperhöhlen.
AA: I.v., intraarteriell, direkt, Instillation in alle Körperhöhlen.
AH: Auf Körpertemperatur erwärmen, erst unmittelbar vor der Anwendung aufziehen.
DO: DSA: 1-15ml pro Injektion.
Phlebographie: 30-50 ml pro Bein.
I.v. Urographie: 1,5(-3) ml/kg KG, Kinder 2,5-7,5 ml/kg KG.
CT: 1,5-4,5 ml/kg KG i.v.
Details siehe Austria-Codex - Fachinformation.
GA: Manifeste Hyperthyreose, Tetanie, keine Hysterosalpingographie bei Beckenentzündungen.
SST: Vitale Indikationsstellung nach Ausschöpfung aller sonstigen diagnostischen Möglichkeiten. Stillen möglich.
NW: Hitze-Schmerzempfindung, Flush, Urtikaria, Brechreiz, ZNS, Husten, Blutdruckabfall, Bradykardie, Dyspnoe, äußerst selten Schock, Bronchospasmus (besonders bei Asthma), Ödem, Atemstillstand.
WW: Vorsicht: Radioisotopen-Diagnostik der Schilddrüse 2-6 Wochen vermindert.
Biguanide (Metformin) 48 Std. vor Kontrastmittelgabe absetzen (Gefahr der Laktatazidose). Betablocker (Bronchospasmen). Bei Nierenschäden nephrotoxische Arzneimittel meiden.
WH: Vorsicht bei schweren Nieren-, Leberschäden, Diabetes, Myasthenie, Herz/Kreislaufinsuffizienz, Myelom, Phäochromozytom, Hirnarteriosklerose, Emphysem, Epilepsie, sehr schlechtem Allgemeinzustand, Alkoholismus, Drogensucht. Für Notfallbehandlung vorsorgen.
Siehe auch Maßnahmen bei Kontrastmittelzwischenfall.
PG: 10 ST * (EKO: N) [€ 110,95]

Jopamiro 200 mg J/ml - Infusionsflasche
24B03

(Z.Nr. 0-17608) NR. P. V08AB04
ZI: Bracco Österreich, Wien
Z: 1 ml enthält: Jod 200 mg (entspr. Iopamidol 408 mg), Trometamol, Natriumcalciumedetat 0,237 mg (entspr. Natrium 0,029 mg), Salzsäure zur pH-Wert-Einstellung, Wasser für Injektionszwecke; Osmolalität: 413 mosmol/kg.
Kurzinformation: siehe Jopamiro 200 mg J/ml - Ampullen, → S. 743
PG: **50ML** 1 ST * (EKO: N) [€ 37,35], **50ML** 10 ST * (EKO: N) [€ 302,15], **100ML** 1 ST * (EKO: N) [€ 77,65], **100ML** 10 ST * (EKO: N) [€ 560,25]

Jopamiro 300 mg J/ml - Ampullen
24B03

(Z.Nr. 0-17301) NR. P. V08AB04
ZI: Bracco Österreich, Wien
Z: 1 ml enthält: Jod 300 mg (entspr. Iopamidol 612 mg), Trometamol, Natriumcalciumedetat 0,356 mg (entspr. Natrium 0,044 mg), Salzsäure zur pH-Wert-Einstellung, Wasser für Injektionszwecke; Osmolalität: 616 mosmol/kg.
EW: Viskosität bei 37°C 4,7 mPa.s. bzw. cP, pH 7,0-7,2. Osmolalität bei 37°C 0,616 osm/kg H_2O.
Nichtionisches, niederosmolares, nierengängiges Röntgenkontrastmittel.
AG: Angiographie, DSA, CT, i.v. Urographie, retrograde Kontrastmittel- Untersuchungen, intraoperative Cholangiographie, Darstellung aller Körperhöhlen.

AA: I.v., intraarteriell, direkt, Instillation in alle Körperhöhlen.
AH: Auf Körpertemperatur erwärmen, erst unmittelbar vor der Anwendung aufziehen.
DO: DSA 40 ml als Bolus i.v.
Phlebographie 30-50 ml pro Bein.
I.v. Urographie: 1(-2) ml/kg KG, Kinder 1,7-5 ml/kg KG.
CT: 1-2 ml/kg KG i.v..
Details siehe Austria-Codex - Fachinformation.
GA: Manifeste Hyperthyreose, Tetanie, keine Hysterosalpingographie bei Beckenentzündungen.
SST: Vitale Indikationsstellung nach Ausschöpfung aller sonstigen diagnostischen Möglichkeiten. Stillen möglich.
NW: Hitze-Schmerzempfindung, Flush, Urtikaria, Brechreiz, ZNS, Husten, Blutdruckabfall, Bradykardie, Dyspnoe, äußerst selten Schock, Bronchospasmus (besonders bei Asthma), Ödem, Atemstillstand.
WW: Vorsicht: Radioisotopen-Diagnostik der Schilddrüse 2-6 Wochen vermindert.
Biguanide (Metformin) 48 Std. vor Kontrastmittelgabe absetzen (Gefahr der Laktatazidose). Betablocker (Bronchospasmen). Bei Nierenschäden nephrotoxische Arzneimittel meiden.
WH: Vorsicht bei schweren Nieren-, Leberschäden, Diabetes, Myasthenie, Herz/Kreislaufinsuffizienz, Myelom, Phäochromozytom, Hirnarteriosklerose, Emphysem, Epilepsie, sehr schlechtem Allgemeinzustand, Alkoholismus, Drogensucht. Für Notfallbehandlung vorsorgen.
Siehe auch Maßnahmen bei Kontrastmittelzwischenfall.
PG: 1 ST * (EKO: N) [€ 15,95], 10 ST * (EKO: N) [€ 137,55]

Jopamiro 300 mg J/ml - Stechampullen 24B03

(Z.Nr. 0-17302) NR. P. V08AB04
ZI: Bracco Österreich, Wien
Z: 1 ml enthält: Jod 300 mg (entspr. Iopamidol 612 mg), Trometamol, Natriumcalciumedetat 0,356 mg (entspr. Natrium 0,044 mg), Salzsäure zur pH-Wert-Einstellung, Wasser für Injektionszwecke; Osmolalität: 616 mosmol/kg.
Kurzinformation: siehe Jopamiro 300 mg J/ml - Ampullen, → S. 743
PG: **30** 1 ST R (2) (EKO: G) [€ 29,80], **30** 10 ST * (EKO: N) [€ 246,85], **50** 1 ST R (2) (EKO: G) [€ 47,80], **50** 10 ST * (EKO: N) [€ 371,05], **75** 1 ST * (EKO: N) [€ 64,10], **75** 10 ST * (EKO: N) [€ 513,85], **100** 1 ST R (2) (EKO: G) [€ 84,65], **100** 10 ST * (EKO: N) [€ 630,10], **200** 10 ST * (EKO: N) [€ 1.186,00], **500** 1 ST * (EKO: N) [€ 312,40], **500** 6 ST * (EKO: N) [€ 1.725,55]

Jopamiro 370 mg J/ml - Ampullen 24B03

(Z.Nr. 0-17303) NR. P. V08AB04
ZI: Bracco Österreich, Wien
Z: 1 ml enthält: Jod 370 mg (entspr. Iopamidol 755 mg), Trometamol, Natriumcalciumedetat 0,438 mg (entspr. Natrium 0,054 mg), Salzsäure zur pH-Wert-Einstellung, Wasser für Injektionszwecke; Osmolalität: 796 mosmol/kg.
EW: Nichtionisches, niederosmolares, nierengängiges Röntgenkontrastmittel.
Viskosität bei 37°C 9,7 mPa.s. bzw. cP, pH 7,0-7,2.
Osmolalität bei 37°C 0,796 osm/kg H_2O.
AG: Angiographie, DSA, CT, i.v. Urographie, retrograde Kontrastmittel- Untersuchungen, intraoperative Cholangiographie, Darstellung aller Körperhöhlen.
AA: I.v., intraarteriell, direkt, Instillation in alle Körperhöhlen.
AH: Auf Körpertemperatur erwärmen, erst unmittelbar vor der Anwendung aufziehen.
DO: DSA: 40 ml als Bolus i.v..
I.v. Urographie: 0,8-1,6 ml/kg KG, Kinder 1,4-4 ml/kg KG.
CT: 1-1,5 ml/kg KG i.v..
Details siehe Austria-Codex - Fachinformation.
GA: Manifeste Hyperthyreose, Tetanie, keine Hysterosalpingographie bei Beckenentzündungen.
SST: Vitale Indikationsstellung nach Ausschöpfung aller sonstigen diagnostischen Möglichkeiten. Stillen möglich.
NW: Hitze-Schmerzempfindung, Flush, Urtikaria, Brechreiz, ZNS, Husten, Blutdruckabfall, Bradykardie, Dyspnoe, äußerst selten Schock, Bronchospasmus (besonders bei Asthma), Ödem, Atemstillstand.
WW: Vorsicht: Radioisotopen-Diagnostik der Schilddrüse 2-6 Wochen vermindert.
Biguanide (Metformin) 48 Std. vor Kontrastmittelgabe absetzen (Gefahr der Laktatazidose). Betablocker (Bronchospasmen). Bei Nierenschäden nephrotoxische Arzneimittel meiden.
WH: Vorsicht bei schweren Nieren-, Leberschäden, Diabetes, Myasthenie, Herz/Kreislaufinsuffizienz, Myelom, Phäochromozytom, Hirnarteriosklerose, Emphysem, Epilepsie, sehr schlechtem Allgemeinzustand, Alkoholismus, Drogensucht. Für Notfallbehandlung vorsorgen.
Siehe auch Maßnahmen bei Kontrastmittelzwischenfall.
PG: 1 ST R (2) (EKO: G) [€ 26,20]

Jopamiro 370 mg J/ml - Stechampullen 24B03

(Z.Nr. 0-17304) NR. P. V08AB04
ZI: Bracco Österreich, Wien
Z: 1 ml enthält: Jod 370 mg (entspr. Iopamidol 755 mg), Trometamol, Natriumcalciumedetat 0,438 mg (entspr. Natrium 0,054 mg), Salzsäure zur pH-Wert-Einstellung, Wasser für Injektionszwecke; Osmolalität: 796 mosmol/kg.
Kurzinformation: siehe Jopamiro 370 mg J/ml - Ampullen, → S. 744
PG: **50** 1 ST * (EKO: N) [€ 62,85], **50** 10 ST * (EKO: N) [€ 480,15], **70** 1 ST * (EKO: N) [€ 83,60], **70** 10 ST * (EKO: N) [€ 590,90], **100** 1 ST * (EKO: N) [€ 113,80], **100** 10 ST * (EKO: N) [€ 862,20], **200** 10 ST * (EKO: N) [€ 1.551,55], **500** 1 ST * (EKO: N) [€ 378,40], **500** 6 ST * (EKO: N) [€ 2.081,05]

Jorveza 0,5 mg - Schmelztabletten 31F01, 56F
(Z.Nr. EU/1/17/1254/*) NR. P. nicht im Handel.
A07EA06

Jorveza 1 mg - Schmelztabletten 31F01, 56F

(Z.Nr. EU/1/17/1254/*) NR. P.
A07EA06
ZI: Falk-Pharma, Freiburg, Deutschland
Z: 1 Schmelztablette enthält: Budesonid 1 mg, Dinatriumhydrogencitrat-1,5-Wasser, Docusat natrium, Macrogol 6000, Magnesium stearat, Mannitol, Natrium dihydrogencitrat, Povidon K25, Natriumhydrogencarbonat (entspr. Natrium 26 mg), Sucralose.
EW: Glukokortikoid.
AG: Eosinophile Ösophagitis.
AA: Tablette auf die Zungenspitze legen, im Mund zergehen lassen und nach und nach mit dem Speichel schlucken. Nicht mit Flüssigkeit oder Nahrung einnehmen, nicht zerkauen oder unaufgelöst einnehmen. Bis zur nächsten Mahlzeit oder Mundhygiene mindestens 30 min warten.
DO: 2mal tgl. 1 Tablette. Keine Daten an Kindern und Jugendlichen.
SST: Strenge Nutzen/Risiko-Abwägung.
NW: Pilzinfektionen in Mund, Rachen und Speiseröhre; Kopfschmerzen, Bluthochdruck, Magen/Darm, Müdigkeit, Kortikoideffekte (z.B. Cushing-Syndrom, Sehstörungen, Allergien, Osteoporose).
WW: Lebendimpfstoffe vermeiden. Falsche Ergebnisse bei ACTH-Stimulationstest. Vorsicht: Starke CYP3A4- Hemmer; Herzglykoside, Saluretika (Hypokaliämie).
WH: Auf Candidose achten. Vorsicht bei Tuberkulose, Bluthochdruck, Diabetes, Osteoporose, peptischem Ulkus, Katarakt, Glaukom. Patienten mit Leberschäden nicht behandeln.
PG: 30 ST RE1 (EKO: Y) [€ 187,40], 60 ST RE1 (EKO: Y) [€ 342,75]

JuCystan - Tropfen 52X01
(Z.Nr. 3-00234) RPF. P. nicht im Handel. V03AX

▼ Juluca 50 mg/25 mg - Filmtabletten 35E04

(Z.Nr. EU/1/18/1282/*) NR. P. J05AR21
ZI: ViiV Healthcare, Zeist, Niederlande
Z: 1 Filmtablette enthält: Dolutegravir 50 mg (entspr. Dolutegravir natrium), Rilpivirin 25 mg, Tablettenkern: Mannitol, Magnesium stearat, Cellulose, mikrokristalline, Povidon K29/32, Poly(O-carboxymethyl)stärke-Natrium Salz, Natriumstearylfumarat, Lactose 52 mg (entspr. Lactose monohydrat), Croscarmellose natrium, Povidon K30, Polysorbat 20, Cellulose, mikrokristalline, Siliciumdioxid-beschichtet; Filmüberzug: Poly(vinylalkohol), Titandioxid, Macrogol, Talkum, Eisen(III)-hydroxid-oxid, Eisen(III)-oxid.
EW: Antivirale Kombination.
AG: HIV-1-Infektionen bei virologisch supprimierten und seit mindestens 6 Monaten stabil antiretroviral eingestellten Patienten.
AA: Mit einer Mahlzeit im Ganzen einnehmen.
DO: 1mal tgl. 1 Tablette. Keine Dosisempfehlung für Kinder und Jugendliche.
SST: In der Schwangerschaft nicht empfohlen, nicht stillen. Zuverlässige Kontrazeption erforderlich.
NW: Übelkeit, Durchfall, Kopfschmerzen, Schlaflosigkeit, Überempfindlichkeit, Leber (Transaminasenanstieg), Blutbild, Stoffwechsel (Cholesterinanstieg), Haut, Erschöpfung, CPK-Anstieg.
WW: Gegenanzeige: (Dal)fampridin, Carbamazepin, Oxcarbazepin, Phenobarbital, Phenytoin, Rifampicin, Rifapentin, Protonenpumpenhemmer, systemisches Dexamethason (ausgenommen Einzeldosis), Johanniskraut. WW mit vielen Arzneimitteln möglich.
WH: Auf Überempfindlichkeit, QT-Verlängerung, opportunistische Infektionen achten. Verkehrshinweis.
PG: 30 ST * (EKO: N) [€ 1.178,80]

▼ Juluca 50 mg/25 mg - Filmtabletten 35E04

(Z.Nr. EU/1/18/1282/*) NR. P. J05AR21
Parallelimport.
V: Abacus Medicine, Copenhagen, Dänemark
Z: 1 Filmtablette enthält: Dolutegravir 50 mg (entspr. Dolutegravir natrium), Rilpivirin 25 mg, Tablettenkern: Mannitol, Magnesium stearat, Cellulose, mikrokristalline, Povidon K29/32, Poly(O-carboxymethyl)stärke-Natrium Salz, Natriumstearylfumarat, Lactose 52 mg (entspr. Lactose monohydrat), Croscarmellose natrium, Povidon K30, Polysorbat 20, Cellulose, mikrokristalline, Siliciumdioxid-beschichtet; Filmüberzug: Poly(vinylalkohol), Titandioxid, Macrogol, Talkum, Eisen(III)-hydroxid-oxid, Eisen(III)-oxid.
PG: 30 ST * (EKO: N) [€ 1.156,10]

▼ Juluca 50 mg/25 mg - Filmtabletten 35E04

(Z.Nr. EU/1/18/1282/*) NR. P. J05AR21
Parallelimport.
V: Haemato Pharm, Schönefeld, Deutschland
Z: 1 Filmtablette enthält: Dolutegravir 50 mg (entspr. Dolutegravir natrium), Rilpivirin 25 mg, Tablettenkern: Mannitol, Magnesium stearat, Cellulose, mikrokristalline, Povidon K29/32, Poly(O-carboxymethyl)stärke-Natrium Salz, Natriumstearylfumarat, Lactose 52 mg (entspr. Lactose monohydrat), Croscarmellose natrium, Povidon K30, Polysorbat 20, Cellulose, mikrokristalline, Siliciumdioxid-beschichtet; Filmüberzug: Poly(vinylalkohol), Titandioxid, Macrogol, Talkum, Eisen(III)-hydroxid-oxid, Eisen(III)-oxid.
PG: 30 ST * (EKO: N) [€ 1.156,10]

🐾 Juniperus Sabina RemaVet - Globuli für Tiere 890A

(Z.Nr. 8-38032) RPF. P. QV03AX
ZI: Remedia Homöopathie, Eisenstadt
Z: 1 g (ca. 120 Globuli) enthält: Juniperus sabina (Homöopathie) C200 10 mg, Saccharose.
EW: Homöopathikum.
AG: Rind, Pferd, Schaf, Ziege, Schwein, Hund, Katze, Kaninchen, Kleinnager: Gebärmutterblutungen, Nachgeburtsverhalten.
AA: Bei Einzeltierhaltung direkt in das Maul eingeben, bei Gruppenbehandlung 20 Globuli in 1 Liter Wasser auflösen und in die Tränke geben.
DO: ED 5-10 Globuli unabhängig von der Tiergröße. Initial alle 15 min, dann 3-4mal tgl. oder seltener dosieren.
SST: Nur nach Rücksprache mit dem Tierarzt anwenden.
PG: 10 G VN [€ 12,80]

Jutussin - Hustensaft 50Z02

(Z.Nr. 7-35134) RPF. P. R05FB02
ZI: Dr. Reckeweg Pharmazeutische Fabrik, Bensheim, Deutschland
Z: 100 g (= 85,47 ml) enthalten: Spitzwegerichblätter-Flüssigextrakt (1:3); Ethanol 70% (V/V), gereinigtes Wasser (1:1,07) (Auszugsmittel) 15 g (entspr. Plantago lanceolata, folium), Thymian-Flüssigextrakt (1:2-3); Ammoniaklösung 10% (m/m), Glycerol 85% (m/m), Ethanol 90% (V/V), gereinigtes Wasser (1:20:70:109) (Auszugsmittel) 6,25 g (entspr. Thymi herba), Königskerzenblüten-Flüssigextrakt (1:3); Ethanol 70% (V/V), gereinigtes Wasser (1:1,07) (Auszugsmittel) 5 g (entspr. Flos Verbasci), Anisöl, Saccharose 40 g, Ethanol 96% (V/V) (entspr. Gesamtethanolgehalt 12 % (V/V)), Wasser, gereinigtes, Ammoniaklösung, konzentriert, Glycerol 85% (m/m).
AG: Traditionell pflanzlich zur Hustenlinderung bei Erkältung.
AA: ½ Std. vor oder nach einer Mahlzeit mit Messbecher einnehmen.
DO: Akut bis 6mal tgl., mit eintretender Besserung 3mal tgl. 10 ml. Kinder (6-11 Jahre): Akut 3mal tgl. 10 ml, dann 3mal tgl. 5 ml. Kinder (4-5 Jahre): Akut 4mal tgl. 5 ml, dann 3mal tgl. 5 ml. Kinder (2-3 Jahre, nur auf ärztliche Anordnung): 2mal tgl. 5 ml. Für Kinder unter 2 Jahren nicht empfohlen.
SST: Nicht empfohlen.
NW: Überempfindlichkeit, Magen.
WH: Nicht für Alkoholkranke, nicht für Diabetiker.
PG: 150 ML * (EKO: N) [€ 7,90]

Jylamvo 2 mg/ml - Lösung zum Einnehmen 13A02, 22F01, 55C
(Z.Nr. EU/1/17/1172/*) NR. P. nicht im Handel. L01BA01

▼ Jyseleca 100 mg - Filmtabletten 13A02

(Z.Nr. EU/1/20/1480/*) NR. P. L04AA45
ZI: Gilead Sciences Ireland, Carrigtohill County Cork, Irland
Z: 1 Filmtablette enthält: Filgotinib 100 mg (entspr. Filgotinib maleat), Tablettenkern: Cellulose, mikrokristalline, Lactose monohydrat (entspr. Lactose 76 mg), Stärke, vorverkleistert, Siliciumdioxid, hochdisperses, Fumarsäure, Magnesium stearat; Filmüberzug: Poly(vinylalkohol), Titandioxid, Macrogol, Talkum, Eisen(III)-hydroxid-oxid x H2O, Eisen(III)-oxid.
EW: Immunsuppressivum; Tyrosinkinase-Hemmer.
AG: Mittel 2. Wahl bei mittelschwerer bis schwerer aktiver rheumatoider Arthritis.
AA: Oral im Ganzen einnehmen.
DO: 1mal tgl. 200 mg.
Bei (mittel)schweren Nierenschäden, Patienten ab 75 Jahren 1mal tgl. 100 mg.
Keine Daten an Kindern und Jugendlichen.
GA: Aktive Tuberkulose, aktive schwere Infektionen.
SST: Gegenanzeige. Kontrazeption bis 1 Woche nach Therapieende erforderlich.
NW: Magen/Darm, Infektionen (Atem- und Harnwege), Schwindelgefühl, Blutbild (Neutropenie), Virusreaktivierung (Herpesviren), Venenthrombose, Lungenembolien, Malignome (nicht-melanozytäre Hauttumore), Labor (Lipide erhöht).
WW: Nicht empfohlen: Andere Immunsuppressiva, Lebendimpfstoffe.
WH: Vorsicht bei chronischen Infektionen, Exposition gegenüber Tuberkulose, erhöhtem Infektionsrisiko, erhöhtem kardiovaskulären Risiko. Vor Behandlungsbeginn auf Tuberkulose untersuchen. Erhöhtes Risiko für maligne Erkrankungen beachten. Impfstatus prüfen. Verkehrshinweis.
PG: 30 ST * (EKO: R) [€ 1.021,25]

▼ Jyseleca 200 mg - Filmtabletten 13A02

(Z.Nr. EU/1/20/1480/*) NR. P. L04AA45
ZI: Gilead Sciences Ireland, Carrigtohill County Cork, Irland
Z: 1 Filmtablette enthält: Filgotinib 200 mg (entspr. Filgotinib maleat), Tablettenkern: Cellulose, mikrokristalline, Lactose monohydrat (entspr. Lactose 152 mg), Stärke, vorverkleistert, Siliciumdioxid, hochdisperses, Fumarsäure, Magnesium stearat; Filmüberzug: Poly(vinylalkohol), Titandioxid, Macrogol, Talkum, Eisen(III)-hydroxid-oxid x H2O, Eisen(III)-oxid.
Kurzinformation: siehe Jyseleca 100 mg - Filmtabletten, → S. 745
PG: 30 ST * (EKO: R) [€ 1.021,25]

Kadcyla 100 mg - Pulver zur Herstellung eines Infusionslösungskonzentrats 55G
(Z.Nr. EU/1/13/885/*) NR. P. E. L01XC14
ZI: Roche Registration, Grenzach-Wyhlen, Deutschland
Z: 1 Durchstechflasche enthält: Trastuzumab emtansin 100 mg, Bernsteinsäure, Natriumhydroxid, Sucrose, Polysorbat 20.
EW: Antineoplastisch; Antikörper-Wirkstoff-Konjugat (Monoklonaler Antikörper + Mikrotubuli-Hemmstoff).
AG: HER2-positiver, inoperabler, lokal fortgeschrittener oder metastasierter Brustkrebs nach Vorbehandlung mit Trastuzumab + Taxan oder bei Rezidiv.
-HER2- positiver Brustkrebs im Frühstadium bei invasiver Resterkrankung nach Taxan- basierter und HER2- gerichteter Therapie.
AA: I.v. Infusion (initial über 90 min, dann über 30 min), nicht als Bolus.
DO: Vor Therapiebeginn HER2-Test durchführen.
3,6 mg/kg KG alle 3 Wochen (21-Tage-Zyklus). Dosisreduktion bei Nebenwirkungen (Details siehe Austria Codex- Fachinformation). Kein Nutzen für Kinder und Jugendliche.
SST: Nicht anwenden; bis 7 Monate nach der letzten Dosis nicht stillen. Kontrazeption bis 7 Monate nach Therapieende für Frauen und Männer empfohlen.
NW: Fatigue, Fieber, Schüttelfrost), Hypokaliämie, Blutungen, Leber (Transaminasenanstieg, noduläre regenerative Hyperplasie), Magen/Darm (Diarrhoe, Erbrechen), Arthralgie/Myalgie, Haut, Herz/Kreislauf (Herzinsuffizienz), Blutbild (Thrombozytopenie, Anämie), ZNS (Insomnie, Kopfschmerzen), periphere Neuropathie, Augen, Lunge (Husten, Dyspnoe, interstitielle Lungenerkrankungen), Harnwegsinfekte, infusionsbedingte Reaktionen.
WW: Starke CYP3A4-Hemmer (Azole, Proteasehemmer) meiden.
WH: Vor Anwendung Etiketten prüfen, um sicherzustellen, dass es sich um Trastuzumab Emtansin handelt. Bei Überempfindlichkeit gegen Trastuzumab nicht empfohlen. Bei interstitieller Lungenerkrankung oder Pneumonitis absetzen. Vorsicht bei Leberschäden. Kontrollen: Leber, Herzfunktion (LVEF), Thrombozyten. Auf infusionsbedingte Reaktionen bzw. Neurotoxizität achten. Verkehrshinweis.
PG: 1 ST * (EKO: N) [€ 2.462,75]

Kadcyla 100 mg - Pulver zur Herstellung eines Infusionslösungskonzentrats 55G
(Z.Nr. EU/1/13/885/*) NR. P. E. L01XC14
Parallelimport. nicht im Handel.

Kadcyla 100 mg - Pulver zur Herstellung eines Infusionslösungskonzentrats 55G
(Z.Nr. EU/1/13/885/*) NR. P. E. L01XC14
Parallelimport. nicht im Handel.

Kadcyla 160 mg - Pulver zur Herstellung eines Infusionslösungskonzentrats 55G
(Z.Nr. EU/1/13/885/*) NR. P. E. L01XC14
ZI: Roche Registration, Grenzach-Wyhlen, Deutschland
Z: 1 Durchstechflasche enthält: Trastuzumab emtansin 160 mg, Bernsteinsäure, Natriumhydroxid, Sucrose, Polysorbat 20.
Kurzinformation: siehe Kadcyla 100 mg - Pulver zur Herstellung eines Infusionslösungskonzentrats, → S. 746
PG: 1 ST * (EKO: N) [€ 3.914,35]

Kadcyla 160 mg - Pulver zur Herstellung eines Infusionslösungskonzentrats 55G
(Z.Nr. EU/1/13/885/*) NR. P. E. L01XC14
Parallelimport. nicht im Handel.

Kadcyla 160 mg - Pulver zur Herstellung eines Infusionslösungskonzentrats 55G
(Z.Nr. EU/1/13/885/*) NR. P. E. L01XC14
Parallelimport. nicht im Handel.

▼ Kaftrio 75 mg/50 mg/100 mg - Filmtabletten 50D03
(Z.Nr. EU/1/20/1468/*) NR. P. R07AX32
ZI: Vertex Pharmaceuticals (Ireland), Dublin, Irland
Z: 1 Filmtablette enthält: Ivacaftor 75 mg, Tezacaftor 50 mg, Elexacaftor 100 mg, Tablettenkern: Hypromellose, Hypromellose acetatsuccinat, Natriumdodecylsulfat, Croscarmellose natrium, Cellulose, mikrokristalline, Magnesium stearat (pflanzlich); Filmüberzug: Hypromellose, Hydroxypropylcellulose, Titandioxid, Talkum, Eisen(III)-hydroxid-oxid x H2O, Eisen(III)-oxid.
EW: Lungentherapeutikum; Kombination von 2 Korrektoren und einem Potentiator des CFTR- Proteins.
AG: Im Rahmen einer Kombinationsbehandlung bei Patienten mit zystischer Fibrose ab 12 Jahren mit bestimmten Mutationen im CFTR-Gen (siehe Austria Codex - Fachinformation).
AA: Im Ganzen mit einer fetthaltigen Mahlzeit einnehmen.
DO: 2 Tabletten Kaftrio morgens und 1 Tablette Ivacaftor 150 mg abends. Keine Daten an Kindern unter 12 Jahren.
Vor Behandlungsbeginn Genotypisierung durchführen.
Dosisreduktion bei Leberschäden oder bei Anwendung mit CYP3A-Hemmern. Bei schweren Leberschäden nicht anwenden.
SST: In der Schwangerschaft Anwendung vermeiden, nicht stillen.
NW: Kopfschmerz, Magen/Darm (Diarrhoe), Atemwegsinfektionen, Leber (Transaminasenanstieg), Hautausschläge, Katarakt, Ohrenschmerzen, Hypoglykämie.
WW: Gegenanzeige: Grapefruit(saft). Nicht empfohlen: CYP3A4-Induktoren (Verlust der Wirksamkeit). Vorsicht: CYPA4- Hemmer (Dosis anpassen), Warfarin (INR kontrollieren), Digoxin, Ciclosporin, Tacrolimus, Sirolimus, Statine, Antidiabetika.
WH: Vorsicht bei schweren Nierenschäden. Nach einer Organtransplantation nicht empfohlen. Leber kontrollieren. Augen auf Linsentrübungen untersuchen. Auf Hautausschläge (v.a. bei Frauen unter hormonaler Kontrazeptiva-Therapie) achten. Verkehrshinweis.
PG: 56 ST * (EKO: R) [€ 14.017,35]

Kaletra 100 mg/25 mg - Filmtabletten 35E04
(Z.Nr. EU/1/01/172/*) NR. P. nicht im Handel. J05AR10

Kaletra 200 mg/50 mg - Filmtabletten 35E04
(Z.Nr. EU/1/01/172/*) NR. P. J05AR10
ZI: AbbVie Deutschland, Ludwigshafen, Deutschland
Z: 1 Filmtablette enthält: Lopinavir 200 mg, Ritonavir 50 mg, Tablettenkern: Copovidon, Sorbitan laurat, Siliciumdioxid, hochdisperses, Natriumstearylfumarat; Filmüberzug: Hypromellose, Titandioxid, Macrogol 400, Hyprolose, Talkum, Siliciumdioxid, hochdisperses, Macrogol 3350, Eisen(III)-hydroxid-oxid x H2O, Polysorbat 80.
EW: Antivirale Kombination; Protease-Hemmer.
AG: HIV-Infektionen bei Erwachsenen und Kindern über 2 Jahren.
AA: Unzerkaut schlucken.
DO: Erwachsene: 2mal tgl. 400/100 mg oder 1mal tgl. 800/200 mg. Kinder unter 40 kg KG gemäß KOF;
Details siehe Austria-Codex - Fachinformation.
GA: Schwere Leberschäden.
SST: Strenge Indikationsstellung, nicht stillen.
NW: Diarrhoe, Magen/Darm, Pankreatitis, Myalgien, Myositis, Leber (Leberenzyme, Hepatitis), Haut, ZNS (Neuropathien, Migräne), Psyche (Angst), Seh- und Hörstörungen, Labor, Kreislauf (Bluthochdruck), Gewichtszunahme, Anstieg von Blutlipiden und Blutglukose, Infektionen.
WW: Kontraindiziert: Über CYP3A4 metabolisierte Arzneimittel: Amiodaron, Dronedaron, Pimozid, Lomitapid, Ergotamine, orales Midazolam, Triazolam, Sildenafil (zur Behandlung der pulmonalen Hypertonie), Vardenafil, Avanafil, Johanniskraut, Lovastatin, Simvastatin, Alfuzosin, Fusidinsäure (bei Hautinfektionen), Astemizol, Terfenadin, Quetiapin, Cisaprid, Colchicin bei eingeschränkter Leber- und/oder Nierenfunktion, Ranolazin, Lurasidon, Venetoclax. (Tumorlysesyndrom), Elbasvir/Grazoprevir, Ombitasvir/Paritaprevir/Ritonavir mit und ohne Dasabuvi, Neratinib.
Nicht empfohlen: Proteasehemmer, Glecaprevir/Pibrentasvir, Sofosbuvir/Velpatasvir/Voxilaprevir, Fosamprenavir, Indinavir, Nelfinavir, Tipranavir, Simeprevir, hohe Dosen von Ketoconazol und Itraconazol, Rifampicin, Atorvastatin, Glukokortikoide (auch inhaliert oder nasal), Tadalafil (zur Behandlung der pulmonalen Hypertonie), Fusidinsäure (bei Knochen/Gelenkentzündungen), Salmeterol, Colchicin, Rivaroxaban, Boceprevir, Telaprevir, Bedaquilin, Riociguat, Vorapaxar, Ibrutinib.
Vorsicht: Efavirenz, Nevirapin, Digoxin, Bepridil, Afatinib, Ceritinib, Abemaciclib, systemisches Lidocain, Chinidin, Clarithromycin, Vincristin, Vinblastin, Warfarin, Phenytoin, Carbamazepin, Phenobarbital, Trazodon, Voriconazol, Rifabutin, parenterales Midazolam, Felodipin, Nifedipin, Nicardipin, Immunsuppressiva, Rosuvastatin, Methadon, Ethinylöstradiol (zusätzliche Kontrazeption erforderlich), Bupropion, Fentanyl, Tyrosinkinaseinhibitoren, Rifabutin, Sildenafil oder Tadalafil (bei erektiler Dysfunktion), Bosentan, Maraviroc, Lamotrigin, Valproinsäure, Methadon, Delamanid (EKG-Kontrolle), Levothyroxin (TSH überwachen).
WH: Kontrolle: Leber, Stoffwechsel (Blutlipide, Blutzucker). Auf Blutungen, Pankreatitis, PR-Verlängerung, Immun-Reaktivierungs-Syndrom, Fettumverteilung, Osteonekrose achten.
PG: 120 ST RE2 (EKO: Y) [€ 678,70]

Kaletra 200 mg/50 mg - Filmtabletten 35E04
(Z.Nr. EU/1/01/172/*) NR. P. Parallelimport. nicht im Handel. J05AR10

Kaletra 200 mg/50 mg - Filmtabletten 35E04
(Z.Nr. EU/1/01/172/*) NR. P. Parallelimport. J05AR10
V: Orifarm, Leverkusen, Deutschland
Z: 1 Filmtablette enthält: Lopinavir 200 mg, Ritonavir 50 mg, Tablettenkern: Copovidon, Sorbitan laurat, Siliciumdioxid, hochdisperses, Natriumstearylfumarat; Filmüberzug: Hypromellose, Titandioxid, Macrogol 400, Hyprolose, Talkum, Siliciumdioxid, hochdisperses, Macrogol 3350, Eisen(III)-hydroxid-

oxid x H2O, Polysorbat 80.
PG: 120 ST RE2 (EKO: Y) [€ 665,80]

Kaletra (80 mg + 20 mg)/ml - Lösung zum Einnehmen 35E04

(Z.Nr. EU/1/01/172/*) NR. P. E. J05AR10
ZI: AbbVie Deutschland, Ludwigshafen, Deutschland
Z: 1 ml Lösung enthält: Lopinavir 80 mg, Ritonavir 20 mg, Alkohol 356,3 mg (entspr. → 42,4 % (V/V)), Mais-Sirup 168,6 mg (entspr. Fructose), Propylenglycol 152,7 mg (entspr. → 15,3 % (m/V)), Wasser, gereinigtes, Glycerol, Povidon, Magnasweet-100 (entspr. Ammonium dihydrogenglycyrrhizinat) (entspr. Glycerol), Vanille-Aroma: (entspr. p-Hydroxybenzoesäure) (entspr. p-Hydroxybenzaldehyd) (entspr. Vanillinsäure) (entspr. Vanillin) (entspr. Heliotropin) (entspr. Ethyl vanillin), Macrogol glycerolhydroxystearat 10,2 mg, Baumwollzucker-Aroma: (entspr. Ethylmaltol) (entspr. Ethyl vanillin) (entspr. Acetoin) (entspr. Dihydrocumarin) (entspr. Propylenglycol), Acesulfam kalium 4,1 mg, Saccharin natrium, Natriumchlorid, Pfefferminzöl, Natrium citrat, Citronensäure, Levomenthol.
EW: Antivirale Kombination; Protease-Hemmer.
AG: HIV-1 Infektionen bei Erwachsenen und Kindern ab 14 Tagen.
AA: Zu den Mahlzeiten mit kalibrierter oraler Dosierspritze.
DO: 2mal tgl. 5 ml Lösung.
Kinder (2 Wochen bis 6 Monate): 2mal tgl. 16/4 mg/kg KG.
Kinder (7 bis < 15 kg KG): 2mal tgl. 12/3 mg/kg KG.
Kinder (15 bis 40 kg KG): 2mal tgl. 10/2,5 mg/kg KG.
Details siehe Austria Codex- Fachinformation.
GA: Schwere Leberschäden.
Früh- und Neugeborene.
SST: Strenge Indikationsstellung, nicht stillen.
NW: Diarrhoe, Magen/Darm, Pankreatitis, Myalgien, Myositis, Leber (Leberenzyme, Hepatitis), Haut, ZNS (Neuropathien, Migräne), Psyche (Angst), Seh- und Hörstörungen, Labor, Kreislauf (Bluthochdruck), Gewichtszunahme, Anstieg von Blutlipiden und Blutglukose, Infektionen.
WW: Kontraindiziert: Über CYP3A4 metabolisierte Arzneimittel: Amiodaron, Dronedaron, Pimozid, Lomitapid, Ergotamine, orales Midazolam, Triazolam, Sildenafil (zur Behandlung der pulmonalen Hypertonie), Vardenafil, Avanafil, Johanniskraut, Lovastatin, Simvastatin, Alfuzosin, Fusidinsäure (bei Hautinfektionen), Astemizol, Terfenadin, Quetiapin, Cisaprid, Colchicin bei eingeschränkter Leber- und/oder Nierenfunktion, Ranolazin, Lurasidon, Venetoclax. (Tumorlysesyndrom), Elbasvir/Grazoprevir, Ombitasvir/Paritaprevir/Ritonavir mit und ohne Dasabuvi, Neratinib.
Nicht empfohlen: Proteasehemmer, Glecaprevir/Pibrentasvir, Sofosbuvir/Velpatasvir/Voxilaprevir, Fosamprenavir, Indinavir, Nelfinavir, Tipranavir, Simeprevir, hohe Dosen von Ketoconazol und Itraconazol, Rifampicin, Atorvastatin, Glukokortikoide (auch inhaliert oder nasal), Tadalafil (zur Behandlung der pulmonalen Hypertonie), Fusidinsäure (bei Knochen/Gelenkentzündungen), Salmeterol, Colchicin, Rivaroxaban, Boceprevir, Telaprevir, Bedaquilin, Riociguat, Vorapaxar, Ibrutinib.
Vorsicht: Efavirenz, Nevirapin, Digoxin, Bepridil, Afatinib, Ceritinib, Abemaciclib, systemisches Lidocain, Chinidin, Clarithromycin, Vincristin, Vinblastin, Warfarin, Phenytoin, Carbamazepin, Phenobarbital, Trazodon, Voriconazol, Rifabutin, parenterales Midazolam, Felodipin, Nifedipin, Nicardipin, Immunsuppressiva, Rosuvastatin, Methadon, Ethinylöstradiol (zusätzliche Kontrazeption erforderlich), Bupropion, Fentanyl, Tyrosinkinaseinhibitoren, Rifabutin, Sildenafil oder Tadalafil (bei erektiler Dysfunktion), Bosentan, Maraviroc, Lamotrigin, Valproinsäure, Methadon, Delamanid (EKG-Kontrolle), Levothyroxin (TSH überwachen).
WH: Kontrolle: Leber, Stoffwechsel (Blutlipide, Blutzucker). Auf Blutungen, Pankreatitis, PR-Verlängerung, Immun-Reaktivierungs-Syndrom, Fettumverteilung, Osteonekrose achten.
Auf Nebenwirkungen von Propylenglykol achten.
PG: 120 ML * (EKO: N) [€ 303,50], 300 ML RE2 (EKO: Y) [€ 689,05]

Kalinox 50%/50% - Gas zur medizinischen Anwendung, druckverdichtet 01B
(Z.Nr. 1-30414) NR. P. nicht im Handel. N01AX63

Kalioral "Fresenius" - Pulver 44C

(Z.Nr. 0-12132) RP. P. A12BA30
ZI: Fresenius Kabi Austria, Graz
Z: 1 Säckchen enthält: Trikaliumcitrat wasserfrei 1,94 g, Kaliumhydrogencarbonat 2 g (entspr. Kalium 39 mmol), Citronensäure, wasserfreie 1,874 g, Siliciumdioxid, Saccharose.
AG: Kaliummangel, Ausschwemmung von Ödemen.
AA: Oral nach Auflösen in Wasser mit oder kurz nach einer Mahlzeit.
Tagesbedarf für Erwachsene: 60-80 mmol Kalium.
DO: 1 Säckchen bis 3mal tgl. Keine Daten an Kindern und Jugendlichen.
GA: Hyperkaliämie, organisches Nierenversagen (Oligurie/Anurie), Nebennieren- rindeninsuffizienz, Hypoparathyreoidismus, nach Transfusion älterer Blutkonserven, akute Acidosen, Erkrankungen mit Hyperkaliämie.
SST: Nutzen/Risiko-Abwägung.
NW: Magen/Darm, bei Niereninsuffizienz oder Überdosierung Hyperkaliämie.
WW: Kaliumsparende Diuretika bei Dosierung berücksichtigen. Hyperkaliämie durch Suxamethonium, Ciclosporin und Tacrolimus. Thiazid- und Schleifen- diuretika verstärken Kaliummangel. Herzglykoside. ACE-Hemmer (Kalium- retention). Chinidin verstärkt antiarrhythmisch. Kortikoide verringern Wirkung von Kaliumpräparaten. Kaliumgehalt anderer Arzneimittel berück- sichtigen. Zitrat- oder Aluminium-hältige Arzneimittel (2 Std. Abstand).
WH: Vorsicht bei Herzerkrankungen (speziell bei digitalisierten Patienten), Prädisposition zur Hyperkaliämie, Diabetes mellitus oder Bluttrans- fusionen.
Kontrollen: Serumkalium, Harnausscheidung, Serum-pH, EKG. Bei Hyperkaliämie Insulin und Glukose-Infusion.
PG: 10 ST (2) (EKO: G) [€ 5,55]

Kaliumchlorid B.Braun 74,5 mg/ml - Konzentrat zur Herstellung einer Infusionslösung 37A04

(Z.Nr. 1-18536) RP. P. B05XA01
ZI: B. Braun, Melsungen, Deutschland
Z: 1 ml Konzentrat enthält: Kaliumchlorid 74,5 mg (entspr. K-Ion 1 mmol) (entspr. Cl-Ion 1 mmol), Wasser für Injektionszwecke; Osmolarität: 2000 mosmol/l.
EW: Elektrolytkonzentrat.
AG: Kaliummangel, insbesondere bei hypochlorämischen Alkalose.
AA: I.v., nur verdünnt als Infusionszusatz.
DO: Nach Bedarf bis max. 20 mmol Kalium pro Std. MTD 2-3 mmol Kalium/kg KG.
GA: Hyperkaliämie, Hyperchoriämie. Oligo/Anurie, Nebennierenrindeninsuffi- zienz, Acidosen, Krankheiten mit Hyperkaliämie (Dehydratation, Adynamia episodica hereditaria, Sichelzellenanämie), allgemeine GA der Infusions- therapie.
SST: Nutzen/Risiko-Abwägung.
NW: Hyperkaliämie, Acidose, Hyperchlorämie, Übelkeit, lokale Reaktionen (cave paravenös!) bei zu schneller Zufuhr Herzrhythmusstörungen.
WW: Vorsicht: Kaliumsparende Diuretika, Suxamethonium, Ciclosporin, Tacrolimus, Carboanhydrasehemmer, Herzglykoside, ACE-Hemmer, Chinidin, NSARs, Betablocker, Heparin. Kortikoide können Kaliumwirkung verringern.
WH: Vorsicht bei Herzerkrankungen, Prädisposition zu Hyperkaliämie. Kon- trollen: Serumionogramm, Säure/Blasen, Wasser, Serum-pH, EKG. Überhöhte Kaliumspiegel (über 5 mmol/l) durch Insulin mit Glukoselösungen oder natriumhältigen Lösungen senken.
PG: 20 ST * (EKO: N) [€ 13,90]

Kaliumchlorid "Fresenius" 1 molar - Infusionszusatz - Ampullen 37A04

(Z.Nr. 0-14833) RP. P. B05XA01
ZI: Fresenius Kabi Austria, Graz
Z: 1 Ampulle zu 20 ml enthält: Kaliumchlorid 1,491 g (entspr. Kalium 1 mmol/ml) (entspr. Chlorid 1 mmol/ml), Wasser für Injektionszwecke; Osmolarität: 2000 mosmol/l.
EW: Elektrolytlösung.
AG: Kalium- und Chloridmangel.
AA: Ampulleninhalt einer Kohlenhydrat- oder Elektrolytlösung zuspritzen und i.v. (nicht unverdünnt) infundieren (bis 20 mmol Kalium/Std).
DO: Kaliumdefizit (mmol) = kg KG x 0,2 x 2x (4,5 - aktuelles Serum-Kalium in mmol/l). MTD 2-3 mmol Kalium/kg KG. Keine Daten an Kindern und Jugend- lichen.
GA: Hyperkaliämie, Hyperchoriämie. Oligo/Anurie, Nebennierenrindeninsuffi- zienz, Acidosen, Krankheiten mit Hyperkaliämie (Dehydratation, Adynamia episodica hereditaria, Sichelzellenanämie), allgemeine GA der Infusions- therapie.
SST: Nutzen/Risiko-Abwägung.
NW: Hyperkaliämie, Acidose, Hyperchlorämie, Übelkeit, lokale Reaktionen (cave paravenös!) bei zu schneller Zufuhr Herzrhythmusstörungen.
WW: Vorsicht: Kaliumsparende Diuretika, Suxamethonium, Ciclosporin, Tacrolimus, Carboanhydrasehemmer, Herzglykoside, ACE-Hemmer, Chinidin, NSARs, Betablocker, Heparin. Kortikoide können Kaliumwirkung verringern.
WH: Vorsicht bei Herzerkrankungen, Prädisposition zu Hyperkaliämie. Kon- trollen: Serumionogramm, Säure/Blasen, Wasser, Serum-pH, EKG. Überhöhte Kaliumspiegel (über 5 mmol/l) durch Insulin mit Glukoselösungen oder natriumhältigen Lösungen senken.
PG: 20 ST * (EKO: N) [€ 23,30]

Kaliumchlorid Noridem 15% - Konzentrat zur Herstellung einer Infusionslösung 37A04
(Z.Nr. 1-28378) RP. P. nicht im Handel. B05XA01

Kaliumjodid G.L. 65 mg - Tabletten 07M
(Z.Nr. 7-00789) RPF. P. V03AB21
ZI: G.L. Pharma, Lannach
Z: 1 Tablette enthält: Kaliumiodid 65 mg (entspr. Iodid 50 mg), Maisstärke, Lactose monohydrat 80 mg, Cellulose, mikrokristalline, Butylmethacrylat-Copolymer, basisch, Magnesium stearat.
EW: Verhindert Aufnahme von radioaktivem Jod in die Schilddrüse.
AG: Jodblockade der Schilddrüse bei kerntechnischen Unfällen.
AA: Tabletten schlucken oder in etwas Flüssigkeit lösen. Tabletten sind teilbar (Halbierung und Viertelung möglich).
DO: Einnahme erst nach Aufforderung durch die Behörden. Rechtzeitig (möglichst vor Aufnahme des radioaktiven Jods) einnehmen. Meist einmalige Einnahme.
Neugeborene (1. Lebensmonat): Einmalig ¼ Tablette.
Kleinkinder (Beginn des 2. Lebensmonats bis unter 3 Jahren): ½ Tablette.
Kinder (3 bis unter 12 Jahren): 1 Tablette.
Personen von 12 bis 40 Jahren, Schwangere und Stillende: 2 Tabletten.
Keine Tabletteneinnahme für Personen über 40 Jahre empfohlen.
GA: Jodüberempfindlichkeit, Hyperthyreose, Dermatitis herpetiformis, hypokomplementämische Vaskulitis, unbehandelte Schilddrüsenautonomie.
SST: Anwendung bei Schwangeren und Stillenden auf 1 Tag beschränkt. Kontraindiziert bei Schwangeren mit aktiver Hyperthyreose.
NW: Reizung der Magenschleimhaut, Erstmanifestation einer Jodallergie, leichte Hautausschläge, Überfunktion der Schilddrüse, Periarteriitis nodosa.
WW: Wirksamkeit von Thyreostatika vermindert. Hemmung der Jodaufnahme durch Perchlorat oder Thiocyanat.
WH: Thyreostatische Therapie weiter führen. Bei Verdacht auf Schild- drüsenkarzinom Jodgaben vermeiden.
Bei Überdosierung vor allem Magen/Darm-Reizung. Antidot bei Jodvergiftung: 1% Natriumthiosulfat.
PG: 10 ST * (EKO: N) [€ 9,10]

Kalium-L-malat "Fresenius" 1 molar Infusionszusatz - Ampullen 37A04
(Z.Nr. 1-18495) RP. P. B05XA30
ZI: Fresenius Kabi Austria, Graz
Z: 1 Ampulle zu 20 ml enthält: Kalium hydroxid 85% 1,32 g (entspr. Kalium 1 mmol/ml), L-Äpfelsäure 2,682 g (entspr. Mono-L-Malat 1 mmol/ml), Wasser für Injektionszwecke.
EW: Kaliumlösung mit geeignetem Anion.
AG: Akute Hypokaliämie verursacht durch: unzureichende Kaliumzufuhr, er- höhte Kaliumverluste (kaliumfreie Infusion, Hunger, einseitige Ernährung mit Stärkeprodukten, durch Diuretika, Durchfälle, Erbrechen, Leber- zirrhose).
Acidotische Stoffwechsellage mit Hypokaliämie, Laxantienabusus, Dauer- digitalisierung (glykosidrefraktär gewordene Fälle sind meist durch Kaliummangel bedingt).
AA: Als Infusionszusatz, nicht unverdünnt.
DO: Max. 20 mmol K/h (100-120 mmol K/Tag); Kaliumgehalt anderer Arzneimittel oder Infusionen berücksichtigen. Keine Daten an Kindern und Jugendlichen.
GA: Hyperkaliämie, Niereninsuffizienz, Nebenniereninsuffizienz, Erkrankungen mit Hyperkaliämie, allgemeine GA der Infusionstherapie.
SST: Nutzen/Risiko-Abwägung.
NW: Hyperkaliämie (Serum-K über 5 mmol/l) mit Alkalose bei Nieren- oder Nebennierenrundeninsuffizienz, großer parenteraler K-Zufuhr, Gabe kaliumsparender Diuretika Symptome: Parästhesien, Verwirrtheit, Hypotonie, Lähmungen, Herzrhythmusstörungen, Herzstillstand.
WW: Kaliumsparende Diuretika bei Dosierung berücksichtigen. Hyperkaliämie durch Suxamethonium, Ciclosporin und Tacrolimus. Thiazid- und Schleifen- diuretika verstärken Kaliummangel. Herzglykoside. ACE-Hemmer (Kalium- retention). Chinidin verstärkt antiarrhythmisch. Kortikoide verringern Wirkung von Kaliumpräparaten. Kaliumgehalt anderer Arzneimittel berück- sichtigen.
WH: Vorsicht bei Gabe kaliumsparender Diuretika, Herzerkrankungen.
Überhöhte Kaliumspiegel mit Insulin- und Glukose- oder Natriumhältigen Infusionslösungen senken. Kontrollen: Serum-Kalium, Harnausscheidung, Serum-pH, EKG (Hyperkaliämie: P verschwindet, QRS verbreitert, große T-Welle).
PG: 20 ST * (EKO: N) [€ 83,10]

Kalium Penicillin V 1,5 Mega Sandoz - Filmtabletten 34A02
(Z.Nr. 0-15229) NR. P. nicht im Handel. J01CE02

Kaloba 20 mg - Filmtabletten 50Z07
(Z.Nr. 1-38484) RPF. P. R05X
ZI: Dr. Willmar Schwabe, Karlsruhe, Deutschland
Z: 1 Filmtablette enthält: Pelargonium sidoides-Wurzel-Trockenextrakt (4-25:1) (EPs 7630); Ethanol 11% (m/m) (Auszugsmittel) 20 mg, Maltodextrin, Cellulose, mikrokristalline, Lactose monohydrat 20 mg, Croscarmellose natrium, Siliciumdioxid, gefällt, Magnesium stearat, Hypromellose, Macrogol 1500, Eisenoxid gelb, Eisenoxid rot, Titandioxid, Talkum, Simeticon, Methylcellulose, Sorbinsäure.
EW: Pflanzliches Arzneimittel.
AG: Akute bronchiale Infekte mit Husten und Schleimproduktion.
AA: Im Ganzen mit Flüssigkeit einnehmen.
DO: 3mal tgl. 1 FT, Kinder (6-12 Jahre) 2mal tgl. 1 FT. Max. 3 Wochen anwenden. Arzneiform für Kinder unter 6 Jahren nicht geeignet.
GA: Schwere Leberschäden.
SST: Anwendung vermeiden (sehr begrenzte Erfahrungen).
NW: Magen/Darm, Zahnfleisch- oder Nasenbluten, Überempfindlichkeit, Leber.
PG: 21 ST * (EKO: N) [€ 11,90], 42 ST * (EKO: N) [€ 22,40]

Kaloba - Sirup 50Z07
(Z.Nr. 1-38486) RPF. P. R05X
ZI: Dr. Willmar Schwabe, Karlsruhe, Deutschland
Z: 100 g (= 93,985 ml) Sirup enthalten: Pelargonium sidoides-Wurzel-Trockenextrakt (4-25:1) (EPs 7630); Ethanol 11% (m/m) (Auszugsmittel) 0,2506 g, Maltodextrin, Xylitol, Glycerol 85%, Citronensäure, wasserfreie, Kalium sorbat, Xanthan gummi, Wasser, gereinigtes.
EW: Pflanzliches Arzneimittel.
AG: Akute bronchiale Infekte mit Husten und Schleimproduktion.
AA: Mit Messbecher einnehmen.
DO: 3mal tgl. 7,5 ml.
Kinder (6-11 Jahre): 3mal tgl. 5 ml.
Kinder (1-5 Jahre, nur nach Rücksprache mit einem Arzt): 3mal tgl. 2,5 ml.
Für Kinder unter 1 Jahr nicht empfohlen.
Max. 3 Wochen anwenden.
GA: Schwere Leberschäden.
SST: Anwendung vermeiden (sehr begrenzte Erfahrungen).
NW: Magen/Darm, Zahnfleisch- oder Nasenbluten, Überempfindlichkeit, Leber.
PG: 100 ML * (EKO: N) [€ 10,90]

Kaloba - Tropfen zum Einnehmen, Lösung 50Z07
(Z.Nr. 1-38485) RPF. P. R05X
ZI: Dr. Willmar Schwabe, Karlsruhe, Deutschland
Z: 10 g (= 9,73 ml, 1 ml = 21 Tropfen) Lösung enthalten: Pelargonium sidoides-Wurzel-Extrakt (1:8-10) (EPs 7630); Ethanol 11% (m/m) (Auszugsmittel) 8 g, Glycerol 85%, Ethanol 96% (entspr. Gesamtethanolgehalt 12 % (V/V)).
EW: Pflanzliches Arzneimittel.
AG: Akute bronchiale Infekte mit Husten und Schleimproduktion.
AA: Mit etwas Flüssigkeit einnehmen.
DO: 3mal tgl. 30 Tropfen.
Kinder (6-12 Jahre): 3mal tgl. 20 Tropfen.
Kinder (1-5 Jahre): 3mal tgl. 10 Tropfen.
Max. 3 Wochen anwenden.
Für Kinder unter 1 Jahr nicht empfohlen.
GA: Schwere Leberschäden.
SST: Anwendung vermeiden (sehr begrenzte Erfahrungen).
NW: Magen/Darm, Zahnfleisch- oder Nasenbluten, Überempfindlichkeit, Leber.
WH: Nicht für Alkoholkranke.
PG: 20 ML * (EKO: N) [€ 10,90], 50 ML * (EKO: N) [€ 20,90]

Kalydeco 75 mg - Filmtabletten 50D03
(Z.Nr. EU/1/12/782/*) NR. P. R07AX02
ZI: Vertex Pharmaceuticals (Ireland), Dublin, Irland
Z: 1 Filmtablette enthält: Ivacaftor 75 mg, Tablettenkern: Cellulose, mikrokristalline, Lactose monohydrat 83,6 mg, Hypromellose acetatsuccinat, Croscarmellose natrium, Natriumdodecylsulfat, Siliciumdioxid, hochdisperses, Magnesium stearat; Filmüberzug: Poly(vinylalkohol), Titandioxid, Macrogol 3350, Talkum, Indigocarmin-Aluminium-Salz (E 132), Carnaubawachs; Drucktinte: Schellack, Eisen(II,III)-oxid, Propylenglycol, Ammoniaklösung, konzentriert.
EW: Selektiver Potentiator des Cystic Fibrosis Transmembrane Conductance Regulator (CFTR) -Proteins.
AG: Zystische Fibrose bei Patienten ab 6 Jahren (mindestens 25 kg KG) mit R117H-CFTR-Mutation oder bestimmten Gating-Mutationen im CFTR-Gen (siehe Austria Codex - Fachinformation).
-Im Rahmen einer Kombinationsbehandlung mit Tezacaftor/Ivacaftor - Tabletten bei Patienten mit zystischer Fibrose ab 6 Jahren mit bestimmten Mutationen im CFTR-Gen.

-Im Rahmen einer Kombinationsbehandlung mit Ivacaftor/Tezacaftor/ Elexacaftor -Tabletten bei Patienten mit zystischer Fibrose ab 12 Jahren mit bestimmten Mutationen im CFTR-Gen.
AA: Mit einer fetthaltigen Mahlzeit unzerkaut einnehmen.
DO: Monotherapie (Patienten ab 6 Jahren und mind. 25 kg KG): 1 Tabl Kalydeco 150 mg morgens und 1 Tabl Kalydeco 150 mg abends im Abstand von 12 Std.
Kombinationstherapie mit Tezacaftor/Ivacaftor: Patienten von 6-12 Jahren unter 30 kg KG: 1 Tabl Tezacaftor 50 mg/Ivacaftor 75 mg morgens und 1 Tabl Kalydeco 75 mg abends im Abstand von 12 Std.
Patienten ab 6 Jahren und mind. 30 kg KG: 1 Tabl Tezacaftor 100 mg/Ivacaftor 150 mg morgens und 1 Tabl Kalydeco 150 mg abends im Abstand von 12 Std.
Kombinationstherapie mit Ivacaftor/Tezacaftor/Elexacaftor (Patienten ab 12 Jahren): 2 Tabl Ivacaftor 75 mg/Tezacaftor 50 mg/Elexacaftor 100 mg morgens und 1 Tabl Kalydeco 150 mg abends im Abstand von 12 Std.
Vor Behandlungsbeginn Genotypisierung durchführen.
Dosisreduktion bei Leberschäden oder bei Anwendung mit mäßigen bzw. starken CYP3A-Hemmern. Details siehe Austria Codex - Fachinformation.
Begrenzte Daten bei Patienten unter 6 Jahren mit R117H-Mutation.
SST: In der Schwangerschaft Anwendung vermeiden, nicht stillen.
NW: Magen/Darm, Schwindel, Hautausschläge, Nasopharyngitis, Infektionen der oberen Atemwege Ohrenschmerzen, Gleichgewichtsstörungen, Kopfschmerzen, Leber (Transaminasenanstieg), Hypoglykämie.
WW: Auf Grapefruit(saft) verzichten. Nicht empfohlen: Starke CYP3A4-Induktoren (z.B. Rifampicin).
Vorsicht: Starke und mäßige CYP3A4-Inhibitoren (Dosisreduktion), sensitive P-gp-Substrate (z.B. Digoxin, Ciclosporin, Tacrolimus), Warfarin (INR-Kontrolle), Glimepirid, Glipizid.
WH: Vorsicht bei schweren Nierenschäden. Bei schweren Leberschäden, nach Organtransplantationen nicht empfohlen.
Kontrolle: Leber, Augen (Linsentrübungen, Katarakt). Verkehrshinweis.
PG: 28 ST * (EKO: N) [€ 9.941,75]

Kalydeco 150 mg - Filmtabletten 50D03
(Z.Nr. EU/1/12/782/*) NR. P. R07AX02
ZI: Vertex Pharmaceuticals (Ireland), Dublin, Irland
Z: 1 Filmtablette enthält: Ivacaftor 150 mg, Tablettenkern: Cellulose, mikrokristalline, Lactose monohydrat 167,2 mg, Hypromellose acetatsuccinat, Croscarmellose natrium, Natriumdodecylsulfat, Siliciumdioxid, hochdisperses, Magnesium stearat; Filmüberzug: Poly(vinylalkohol), Titandioxid, Macrogol 3350, Talkum, Indigocarmin-Aluminium-Salz (E 132), Carnaubawachs; Drucktinte: Schellack, Eisen(II,III)-oxid, Propylenglycol, Ammoniaklösung, konzentriert.
EW: Selektiver Potentiator des Cystic Fibrosis Transmembrane Conductance Regulator (CFTR) -Proteins.
AG: Zystische Fibrose bei Patienten ab 6 Jahren (mindestens 25 kg KG) mit R117H-CFTR-Mutation oder bestimmten Gating-Mutationen im CFTR-Gen (siehe Austria Codex - Fachinformation).
-Im Rahmen einer Kombinationsbehandlung mit Tezacaftor/Ivacaftor - Tabletten bei Patienten mit zystischer Fibrose ab 6 Jahren mit bestimmten Mutationen im CFTR-Gen.
-Im Rahmen einer Kombinationsbehandlung mit Ivacaftor/Tezacaftor/ Elexacaftor -Tabletten bei Patienten mit zystischer Fibrose ab 12 Jahren mit bestimmten Mutationen im CFTR-Gen.
AA: Mit einer fetthaltigen Mahlzeit unzerkaut einnehmen.
DO: Monotherapie (Patienten ab 6 Jahren und mind. 25 kg KG): 1 Tablette Kalydeco 150 mg morgens und 1 Tablette Kalydeco 150 mg abends im Abstand von 12 Std.
Kombinationstherapie mit Tezacaftor/Ivacaftor: Patienten von 6-12 Jahren unter 30 kg KG: 1 Tablette Tezacaftor 50 mg/Ivacaftor 75 mg morgens und 1 Tablette Kalydeco 75 mg abends im Abstand von 12 Stunden.
Patienten ab 6 Jahren und mind. 30 kg KG: 1 Tablette Tezacaftor 100 mg/Ivacaftor 150 mg morgens und 1 Tablette Kalydeco 150 mg abends im Abstand von 12 Stunden.
Kombinationstherapie mit Ivacaftor/Tezacaftor/Elexacaftor (Patienten ab 12 Jahren): 2 Tabletten Ivacaftor 75 mg/Tezacaftor 50 mg/ Elexacaftor 100 mg morgens und 1 Tablette Kalydeco 150 mg abends im Abstand von 12 Stunden.
Vor Behandlungsbeginn Genotypisierung durchführen.
Dosisreduktion bei Leberschäden oder bei Anwendung mit starken bzw. mäßigen CYP3A-Hemmern. Details siehe Austria Codex - Fachinformation.
Begrenzte Daten bei Patienten unter 6 Jahren mit R117H-Mutation.
SST: In der Schwangerschaft Anwendung vermeiden, nicht stillen.
NW: Magen/Darm, Schwindel, Hautausschläge, Nasopharyngitis, Infektionen der oberen Atemwege Ohrenschmerzen, Gleichgewichtsstörungen, Kopfschmerzen, Leber (Transaminasenanstieg), Hypoglykämie.
WW: Auf Grapefruit(saft) verzichten. Nicht empfohlen: Starke CYP3A4-Induktoren (z.B. Rifampicin).
Vorsicht: Starke und mäßige CYP3A4-Inhibitoren (Dosisreduktion), sensitive P-gp-Substrate (z.B. Digoxin, Ciclosporin, Tacrolimus), Warfarin (INR-Kontrolle), Glimepirid, Glipizid.
WH: Vorsicht bei schweren Nierenschäden. Bei schweren Leberschäden, nach Organtransplantationen nicht empfohlen.
Kontrolle: Leber, Augen (Linsentrübungen, Katarakt). Verkehrshinweis.
PG: 28 ST RE1 (EKO: Y) [€ 9.932,10], 56 ST RE1 (EKO: Y) [€ 20.729,70]

Kalydeco 25 mg - Granulat im Beutel 50D03
(Z.Nr. EU/1/12/782/*) NR. P. R07AX02
ZI: Vertex Pharmaceuticals (Ireland), Dublin, Irland
Z: 1 Beutel enthält: Ivacaftor 25 mg, Siliciumdioxid, hochdisperses, Croscarmellose natrium, Hypromellose acetatsuccinat, Lactose monohydrat 36,6 mg, Magnesium stearat, Mannitol, Sucralose, Natriumdodecylsulfat.
EW: Selektiver Potentiator des CFTR-Proteins.
AG: Zystische Fibrose bei Patienten ab 4 Monaten zwischen 5 kg und weniger als 25 kg KG mit R117H-CFTR-Mutation oder bestimmten Gating-Mutationen (siehe Austria Codex-Fachinformation) im CFTR-Gen.
AA: Mit einer weichen Speise oder Flüssigkeit vermischt einnehmen. Unmittelbar vor oder nach der Einnahme fetthaltige Mahlzeit oder Zwischenmahlzeit verzehren.
DO: Patienten (ab 4 Monaten) ab 5 bis unter 7 kg KG: 2mal tgl. 25 mg Granulat.
7 bis unter 14 kg KG: 2mal tgl. 50 mg Granulat.
14 bis unter 25 kg KG: 2mal tgl. 75 mg Granulat.
Ab 25 kg KG: Kalydeco 150 mg Filmtabletten.
Vor Behandlungsbeginn Genotypisierung durchführen.
Dosisreduktion bei schweren Leberschäden oder bei Anwendung mit CYP3A-Hemmern, Details siehe Austria Codex-Fachinformation.
Keine Daten bei Kindern unter 4 Monaten.
Begrenzte Daten bei Patienten unter 6 Jahren mit einer R117H-CFTR-Mutation.
SST: In der Schwangerschaft Anwendung vermeiden. Nutzen/ Risiko-Abwägung in der Stillzeit.
NW: Magen/Darm, Schwindel, Haut, Nasopharyngitis, Infektionen der oberen Atemwege Ohrenschmerzen, Gleichgewichtsstörungen, Kopfschmerzen, Leber (Transaminasenanstieg).
WW: Auf Grapefruit(saft) verzichten. Nicht empfohlen: Starke CYP3A4-Induktoren (z.B. Rifampicin).
Vorsicht: Starke und mäßige CYP3A4-Inhibitoren (Dosisreduktion), sensitive P-gp-Substrate (z.B. Digoxin, Ciclosporin, Tacrolimus), Warfarin (Kontrollen), Glimepirid, Glipizid.
WH: Vorsicht bei schweren Nierenschäden. Nach Organtransplantationen nicht empfohlen. Leber kontrollieren. Augen auf Linsentrübungen untersuchen. Verkehrshinweis.
PG: 56 ST * (EKO: N) [€ 20.739,35]

Kalydeco 50 mg - Granulat im Beutel 50D03
(Z.Nr. EU/1/12/782/*) NR. P. R07AX02
ZI: Vertex Pharmaceuticals (Ireland), Dublin, Irland
Z: 1 Beutel enthält: Ivacaftor 50 mg, Siliciumdioxid, hochdisperses, Croscarmellose natrium, Hypromellose acetatsuccinat, Lactose monohydrat 73,2 mg, Magnesium stearat, Mannitol, Sucralose, Natriumdodecylsulfat.
Kurzinformation: siehe Kalydeco 25 mg - Granulat im Beutel, → S. 749
PG: 56 ST RE1 (EKO: Y) [€ 20.729,70]

Kalydeco 75 mg - Granulat im Beutel 50D03
(Z.Nr. EU/1/12/782/*) NR. P. R07AX02
ZI: Vertex Pharmaceuticals (Ireland), Dublin, Irland
Z: 1 Beutel enthält: Ivacaftor 75 mg, Siliciumdioxid, hochdisperses, Croscarmellose natrium, Hypromellose acetatsuccinat, Lactose monohydrat 109,8 mg, Magnesium stearat, Mannitol, Sucralose, Natriumdodecylsulfat.
Kurzinformation: siehe Kalydeco 25 mg - Granulat im Beutel, → S. 749
PG: 56 ST RE1 (EKO: Y) [€ 20.729,70]

Kamilloplant - Konzentrat zur Herstellung einer Lösung zur Anwendung auf der Haut für Tiere 814, 837
(Z.Nr. 8-00279) RP. P. nicht im Handel.
QD03

Kamillosan - Flüssigkeit 22Z02, 42Z03, 45Z
(Z.Nr. 7-37587) RPF. P.
A01AD11, A16A

K

ZI: Meda Pharma, Wien
Z: 100 g enthalten: Kamillenblütenköpfchen-Zungenblüten (4,7:1) der Echten Kamille-Flüssigextrakt (1:4,0-4,5); Mischung aus 40,08 Teilen Ethanol 96% (V/V), 57,69 Teilen gereinigtes Wasser, 1,36 Teilen Natriumacetat-Trihydrat; 0,45 Teilen Natriumascorbat, 0,41 Teilen Natriumhydroxid (Auszugsmittel) 100 g, Natrium acetat-Trihydrat, Natriumhydroxid, Natrium-L-(+)Ascorbat, Ethanol (entspr. Gesamtethanolgehalt 34,5 % (m/m)), Wasser.
AG: Traditionell pflanzliches Arzneimittel zur Anwendung bei Entzündungen. (Haut, Mundhöhle, Erkältungskrankheiten, Magen/ Darm-Beschwerden).
AA: Auf der Haut, in der Mundhöhle, zur Inhalation, oral.
DO: Auf der Haut: Kompressen, Waschungen und Spülungen: 15-30 ml auf 1 Liter Wasser ein- bis mehrmals tgl.
Sitz- und Teilbäder: 15 ml auf 1 Liter Wasser ein- bis mehrmals tgl.
In der Mundhöhle: Zur Mundspülung 5 ml in einem Glas Wasser verdünnen und ein- bis mehrmals tgl. den Mund ausspülen. Zur Pinselung unverdünnt mit einem Wattestäbchen ein- bis mehrmals tgl. auf die zu behandelnde Stelle aufbringen Zur Inhalation: 15 ml auf ½ Liter heißes Wasser 1-3mal tgl.
Zum Einnehmen: 1-4mal tgl. 5 ml in einer Tasse warmem Wasser verdünnt einnehmen.
Für Kinder nicht empfohlen.
GA: Korbblütlerüberempfindlichkeit.
SST: Nicht empfohlen.
NW: Kontaktdermatitis, (schwere) Allergien.
PG: 100 ML * (EKO: N) [€ 6,85], 500 ML * (EKO: N) [€ 22,85]

Kamillosan - Mundspray 45Z
(Z.Nr. 1-23616) RPF. P. A01AD11
ZI: Meda Pharma, Wien
Z: 1 ml (1 Sprühstoß=0,14 ml) Lösung enthält: Kamillenblüten-Zungenblüten der Echten Kamille-Flüssigextrakt 4,7:1 (DEV 1:4,0-4,5); Mischung aus 1,36 Teilen Na-acetat-Trihydrat; 0,45 Teilen Na-Ascorbat; 0,41 Teilen Na-Hydroxid; 40,08 Teilen Ethanol 96% (V/V); 57,69 Teilen gereinigtes Wasser (Auszugsmittel) 366,5 mg, Kamillenöl 0,7 mg, Pfefferminzöl 18,5 mg, Anisöl, Spezial Aroma S88, Koniferen-Aroma, Propylenglycol 50 mg, Ethanol (entspr. Gesamtethanolgehalt 25 % (V/V)), Natriumdodecylsulfat, Saccharin natrium, Vanillin, Zitronensäure, Macrogolglycerolricinoleat 50 mg, Macrogol glycerolhydroxystearat 2 mg, Wasser, gereinigtes.
AG: Entzündungen in der Mundhöhle.
AA: Entzündete Bereiche in der Mundhöhle besprühen.
DO: 3mal tgl. 2 Sprühstöße. Bei Kindern von 2-12 Jahren nicht empfohlen. Bei Kindern unter 2 Jahren kontraindiziert.
GA: Allergie gegen Korb- oder Doldenblüter, Asthma bronchiale.
SST: Nicht empfohlen.
NW: Vorübergehende Reizung (Brennen), selten Hustenanfälle, sehr selten Überempfindlichkeit, Laryngospasmus bei Kindern unter 2 Jahren.
WH: Nicht in die Augen oder in die Nase sprühen.
PG: 30 ML * (EKO: N) [€ 8,55]

Kamillosan - Wund- und Heilsalbe 22Z02
(Z.Nr. 7-37735) RPF. P. nicht im Handel. D03AX

▼ Kanjinti 150 mg - Pulver für ein Konzentrat zur Herstellung einer Infusionslösung 55L
(Z.Nr. EU/1/18/1281/*) NR. P. E. L01XC03
ZI: Amgen Europe, Zg Breda, Niederlande
Z: 1 Durchstechflasche enthält: Trastuzumab 150 mg, Histidin, Histidin hydrochlorid monohydrat, Trehalose-Dihydrat, Polysorbat 20.
EW: Monoklonaler Antikörper, antineoplastisch.
AG: - HER2-positiver Brustkrebs (im Frühstadium oder metastasiert, als Mono- oder Kombinationstherapie).
- Metastasiertes Magenkarzinom.
AA: I.v. Infusion über 90 min.
DO: Brustkrebs: Initial 8 mg/kg KG, dann 6 mg/kg KG alle 3 Wochen.
Oder: Initial 4 mg/kg KG, dann wöchentlich 2 mg/kg KG.
Magenkarzinom: Initial 8 mg/kg KG, dann 6 mg/kg KG alle 3 Wochen.
Details siehe Austria Codex- Fachinformation. Kein Nutzen bei Kindern und Jugendlichen.
GA: Schwere Ruhedyspnoe.
SST: Kontrazeption bis 7 Monate nach Therapieende erforderlich. Strenge Nutzen/Risiko-Abwägung in der Schwangerschaft. Bis 7 Monate nach der letzten Dosis nicht stillen.
NW: Herz (Insuffizienz, Rhythmusstörungen), Blutbild, Infusionsreaktionen, Haut, Überempfindlichkeit, Lunge, Magen/Darm, Leber, Gewichtsverlust, Anorexie, Schlaflosigkeit, Augen, Bewegungsapparat, Niere, Allgemeinreaktionen.
WW: Besondere Vorsicht: Anthrazykline (Details siehe Austria Codex- Fachinformation).
WH: Auf kardiale Dysfunktion besonders achten. Verkehrshinweis.
PG: 1 ST * (EKO: N) [€ 1.025,40]

▼ Kanjinti 150 mg - Pulver für ein Konzentrat zur Herstellung einer Infusionslösung 55L
(Z.Nr. EU/1/18/1281/*) NR. P. E. L01XC03
Parallelimport.
V: Haemato Pharm, Schönefeld, Deutschland
Z: 1 Durchstechflasche enthält: Trastuzumab 150 mg, Histidin, Histidin hydrochlorid monohydrat, Trehalose-Dihydrat, Polysorbat 20.
PG: 1 ST * (EKO: N) [€ 1.005,75]

▼ Kanjinti 420 mg - Pulver für ein Konzentrat zur Herstellung einer Infusionslösung 55L
(Z.Nr. EU/1/18/1281/*) NR. P. E. L01XC03
ZI: Amgen Europe, Zg Breda, Niederlande
Z: 1 Durchstechflasche enthält: Trastuzumab 420 mg, Histidin, Histidin hydrochlorid monohydrat, Trehalose-Dihydrat, Polysorbat 20.
Kurzinformation: siehe Kanjinti 150 mg - Pulver für ein Konzentrat zur Herstellung einer Infusionslösung, → S. 750
PG: 1 ST * (EKO: N) [€ 2.792,90]

▼ Kanuma 2 mg/ml - Konzentrat zur Herstellung einer Infusionslösung 27A03
(Z.Nr. EU/1/15/1033/*) NR. P. E. A16AB14
ZI: Alexion Europe, Levallois-Perret, Frankreich
Z: 1 ml Konzentrat enthält: Sebelipase alfa 2 mg, hergestellt mit rekombinanter DNA-Technologie in Eiklar vom transgenen Gallus (Kammhuhn) (entspr. Proteine (Ei)), Natrium citrat, Citronensäure monohydrat, Albumin (human), Wasser für Injektionszwecke.
EW: Rekombinate humane lysosomale saure Lipase (LAL).
AG: Enzymersatztherapie bei Mangel an lysosomaler saurer Lipase (LAL-Mangel).
AA: I.v. Infusion über (1-)2 Stunden.
DO: Säuglinge < 6 Monaten: Initial 1mal wöchentlich 1 mg/kg KG, dann 1mal wöchentlich bis 3 mg/kg KG.
Kinder und Erwachsene: Alle 2 Wochen 1 mg/kg KG.
SST: In der Schwangerschaft Anwendung vermeiden. Nutzen/ Risiko-Abwägung in der Stillzeit.
NW: Anaphylaxie und damit in Zusammenhang stehende Reaktionen.
WH: Auf Überempfindlichkeitsreaktionen achten.
PG: 1 ST * (EKO: N) [€ 8.478,00]

🐾 Karsivan 50 mg - Filmtabletten für Hunde 831E
(Z.Nr. 8-00139) RP. P. QC04AD90
ZI: Intervet, Wien
Z: 1 Filmtablette enthält: Propentofyllin 50 mg, Lactose monohydrat, Maisstärke, Crospovidon Typ A, Magnesium stearat, Siliciumdioxid, hochdisperses; Filmüberzug: (entspr. Hypromellose) (entspr. Macrogol 8000) (entspr. Talkum) (entspr. Titandioxid) (entspr. Eisen(III)-hydroxid-oxid x H2O).
EW: Gefäßerweiternd.
AG: Zerebrale und periphere Durchblutungsstörungen.
AA: Zum Eingeben.
DO: 2mal tgl. 3 mg/kg KG über längere Zeit; bei Nierenschäden niedriger dosieren.
SST: Nicht anwenden.
NW: Allergie, Erbrechen.
WW: Enzyminduktion möglich.
WH: Spezifische Organerkrankungen kausal behandeln. Bei ausbleibender Besserung nach spätestens 4 Wochen abbrechen.
PG: 60 ST VT [€ 25,80]

🐾 Karsivan 100 mg - Filmtabletten für Hunde 831E
(Z.Nr. 8-00294) RP. P. QC04AD90
ZI: Intervet, Wien
Z: 1 Filmtablette enthält: Propentofyllin 100 mg, Lactose monohydrat, Maisstärke, Crospovidon Typ A, Magnesium stearat, Siliciumdioxid, hochdisperses; Filmüberzug: (entspr. Hypromellose) (entspr. Macrogol 8000) (entspr. Talkum) (entspr. Titandioxid) (entspr. Eisen(III)-hydroxid-oxid x H2O).
Kurzinformation: siehe Karsivan 50 mg - Filmtabletten für Hunde, → S. 750
PG: 60 ST VT [€ 47,45]

Karvea 75 mg - Filmtabletten 10A08
(Z.Nr. EU/1/97/049/*) RP. P. nicht im Handel. C09CA04

Karvea 150 mg - Filmtabletten 10A08
(Z.Nr. EU/1/97/049/*) RP. P. nicht im Handel. C09CA04

Karvea 300 mg - Filmtabletten 10A08
(Z.Nr. EU/1/97/049/*) RP. P. nicht im Handel. C09CA04

Karvea 75 mg - Tabletten 10A08
(Z.Nr. EU/1/97/049/*) RP. P. nicht im Handel. C09CA04

Karvea 150 mg - Tabletten 10A08
(Z.Nr. EU/1/97/049/*) RP. P. nicht im Handel. C09CA04

Karvea 300 mg - Tabletten 10A08
(Z.Nr. EU/1/97/049/*) RP. P. nicht im Handel. C09CA04

Karvezide 150 mg/12,5 mg - Filmtabletten 10B06
(Z.Nr. EU/1/98/085/*) RP. P. nicht im Handel. C09DA04

Karvezide 300 mg/12,5 mg - Filmtabletten 10B06
(Z.Nr. EU/1/98/085/*) RP. P. nicht im Handel. C09DA04

Karvezide 300 mg/25 mg - Filmtabletten 10B06
(Z.Nr. EU/1/98/085/*) RP. P. nicht im Handel. C09DA04

Karvezide 150 mg/12,5 mg - Tabletten 10B06
(Z.Nr. EU/1/98/085/*) RP. P. nicht im Handel. C09DA04

Karvezide 300 mg/12,5 mg - Tabletten 10B06
(Z.Nr. EU/1/98/085/*) RP. P. nicht im Handel. C09DA04

KCl-retard Slow-K 600 mg - Dragees 44C
(Z.Nr. 0-15766) RP. P. A12BA01
ZI: GSK-Gebro Consumer Healthcare, Fieberbrunn
Z: 1 Dragee enthält: Kaliumchlorid 600 mg (entspr. Kalium 8 mmol), Kern: Cetylstearylalkohol, Gelatine, Magnesium stearat; Drageehülle: Gummi arabicum, Gelatine, Titandioxid, Talkum, Eisenoxid gelb, Eisenoxid rot, Carnaubawachs, Saccharose 96,4 mg.
EW: Freisetzung bei der Magen-Darm-Passage über ca. 4 Stunden.
AG: Korrektur oder Verhütung einer Hypokaliämie bei Patienten, die KCl-Lösung oder -Brausetabletten nicht vertragen, ablehnen oder unzuverlässig einnehmen.
AA: Während oder nach den Mahlzeiten mit ausreichend Flüssigkeit unzerkaut in aufrecht sitzender Körperposition einnehmen; nicht lutschen, nicht zerbeißen.
DO: TD 5-6 Dragees zum Auffüllen der Kaliumbestände, TD 2-3 Dragees zur Erhaltung der Kaliumbestände. Einnahme bis zur Korrektur der Hypokali- ämie. Nicht am gleichen Tag mit Diuretikum geben. Nicht für Kinder und Jugendliche.
GA: Adymamia episodica, Paramyotonie, Hyperkaliämie, hyperkalämische periodische Paralyse, schwere Niereninsuffizienz, Therapie mit kalium- sparenden Diuretika, verzögerte oder verhinderte Magen/Darm-Passage (Stenosen), aktive Magen/Darm-Ulzera.
SST: Nutzen/Risiko-Abwägung.
NW: Magen/Darm (auch Blutungen, Ulcera), Hautausschläge, Hyperkaliämie.
WW: Anticholinergika (hemmen gastrointestinale Motilität). Vorsicht bei Gabe von ACE-Hemmern, Aliskiren, Protonenpumpenhemmern, Antiphlogistika, Beta- Blockern, Heparin, Digoxin, Cyclosporin (Hyperkaliämiegefahr).
WH: Vorsicht bei Leberschäden. Auf Leibschmerzen achten (Perforationsgefahr), Überwachung bei Nierenschäden. Bei metabolischer Acidose alkalisierende Kaliumsalze geben; periodisch Kalium bestimmen; nicht bei Stomaträgern anwenden. Magnesiumdefizit korrigieren.
Bei Überdosierung Hyperkaliämie (Kreislauf- und neuromuskuläre Störungen). Behandlung: Akut Kationenaustauscher (z.B. 20 g Polystyrol- natriumsulfonat mit 20 ml 70%iger Sorbitol-Lösung 3-4mal tgl.), bei mäßiger Hyperkaliämie (6,5-8 mmol/l) Dextran | Insulin i.v., Natriumbi- karbonat, bei schwerer Hyperkaliämie Glukose (mit Insulin)+Bikarbonat, Kalziumglukonat, Kationenaustauscher.
PG: 40 ST (2) (EKO: G) [€ 5,75]

Kefazim 500 mg - Trockenstechampulle 34B02
(Z.Nr. 1-18436) NR. P. nicht im Handel. J01DD02

Kefazim 1 g - Trockenstechampulle 34B02
(Z.Nr. 1-18437) NR. P. nicht im Handel. J01DD02

Kefazim 2 g - Trockenstechampulle 34B02
(Z.Nr. 1-18435) NR. P. nicht im Handel. J01DD02

Keflex 1000 mg - Filmtabletten 34B01
(Z.Nr. 0-16085) NR. P. J01DB01
ZI: Arcana Arzneimittel, Wien
Z: 1 Filmtablette enthält: Cefalexin 1000 mg (entspr. Cefalexin monohydrat), Tablettenkern: Povidon K90, Carboxymethylstärke, Natriumsalz, Magnesium stearat; Tablettenüberzug: Hypromellose, Glycerin, Talk, Titandioxid, Eisenoxid rot, Eisenoxid gelb.
EW: Cephalosporin-Antibiotikum.
AG: Infektionen durch empfindliche Erreger: Urogenitale, Haut und Weichteile, Knochen und Gelenke, Atemwege, Otitis media, Zahnheilkunde.
AA: Unzerkaut mit Flüssigkeit.
DO: TD 1-4 g in mehreren ED. Für Kinder nicht geeignet.
SST: Vorsicht.
NW: Magen/Darm, Leber, Überempfindlichkeit (bis toxische Nekrolyse), Haut (akute generalisierte exanthematische Pustulose, AGEP), Blut, Niere, ZNS.
WW: Nicht mit bakteriostatischen Antibiotika kombinieren. Potentiell nephrotoxische Substanzen (andere Cephalosporine, Aminoglykoside, Polymyxin) verstärkt. Probenecid. Interferenz mit Labortests. Orale Antikoagulantien.
WH: Kreuzallergie mit Penicillinen möglich. Blutbildkontrollen. Bei schweren Durchfällen an pseudomembranöse Kolitis denken, Therapie z.B.: Vancomycin oral 4mal 250 mg/d.
PG: 12 ST (2) (EKO: G) [€ 20,70]

Kefloril 300 mg/ml - Injektionslösung für Rinder und Schweine 801AZ
(Z.Nr. 8-00894) NR. P. VNW. QJ01BA90
ZI: Vetoquinol Österreich, Wien
Z: 1 ml Injektionslösung enthält: Florfenicol 300 mg, Dimethylsulfoxid, Propylenglycol, Macrogol 400.
EW: Bakteriostatisches Breitspektrumantibiotikum.
AG: Atemwegserkrankungen bei Rindern durch Mannheimia haemolytica, Pasteurella multocida und Histophilus somni. Atemwegserkrankungen bei Schweinen durch Actinobacillus pleuropneumoniae und Pasteurella multocida.
AA: I.m. (Schwein), i.m. und s.c. /Rind)
DO: Rind: I.m. (Therapie): 20 mg/kg KG (= 1 ml pro 15 kg KG) 2mal im Abstand von 48 Std.
S.c. (Therapie und Metaphylaxe) : Einmalig 40 mg/kg KG (= 2 ml pro 15 kg KG).
Schwein: 15 mg/kg KG (= 1 ml pro 20 kg KG) 2mal im Abstand von 48 Std.
GA: Bullen oder Eber für Zuchtzwecke; Ferkel unter 2 kg KG.
SST: Schweine: Nicht empfohlen.
Rinder: Nutzen/Risiko-Abwägung. Nicht für Kühe, deren Milch für menschlichen Verzehr vorgesehen ist.
NW: Rind: Rückgang des Futterverbrauchs, weiche Fäzes, lokale Reaktionen.
Schwein: Diarrhoe, perianales und rektales Erythem/Ödem, lokale Reaktionen, bei Überdosierung Erbrechen.
VNW: Rind: Essbares Gewebe i.m. 30 Tage, s.c. 44 Tage.
Schwein: Essbares Gewebe 18 Tage.
PG: 100 ML VNW [€ 81,75]

Kefort 150 mg - Filmtabletten 38C01
(Z.Nr. 1-30207) NR. P. nicht im Handel. M05BA06

Kefzol 1 g - Trockenstechampullen 34B02
(Z.Nr. 0-15629) NR. P. J01DB04
ZI: Astro-Pharma, Wien
Z: 1 Durchstehflasche enthält: Cefazolin 1 g (entspr. Cefazolin natrium).
EW: Cephalosporin-Antibiotikum.
AG: Infektionen durch empfindliche Erreger (Atemwege, Urogenitale, Haut und Weichteile, Knochen und Gelenke, Septikämie, Endokarditis, perioperative Prophylaxe).
AA: I.m., i.v. Injektion oder Infusion. Nicht intrathekal.
AH: Nach Auflösung bei Raumtemperatur 12 Std. und bei Kühlschranktemperatur 24 Std. haltbar.
DO: Hoch empfindliche Erreger: TD 1-2 g in 2-3 ED.
Weniger empfindliche Erreger: TD 3-4 g in 3-4 ED.
Schwere Infektionen: TD 6-12 g in 3-4 ED.
Perioperative Prophylaxe: 1 g i.v. oder i.m. 30-60 min vor der Operation; bei Operationen über 2 Stunden Dauer 0,5-1 g i.v. oder i.m. während der Operation; 0,5-1 g i.v. oder i.m. alle 6-8 Std. (bis 24 Std., ev. über 3-5 Tage) nach der Operation.
Kinder ab 1 Monat: TD 25-50 mg/kg KG in 3-4 ED.
Dosisreduktion bei Nierenschäden.
GA: Kreuzallergie mit Penicillin oder anderen Betalactamen.
SST: Nutzen/Risiko-Abwägung, nicht stillen.
NW: Überempfindlichkeit bis Schock, Blutbild, Gerinnung, Niere, Leber, Magen/Darm, lokale Reaktionen (Phlebitis).
WW: Gegenanzeige: Bakteriostatische Antibiotika.
Nicht empfohlen: Probenecid (verzögerte Ausscheidung).

Vorsicht: Antikoagulantien, Vitamin K, nephrotoxische Substanzen. Falsch positive Labortests möglich. Inkompatibilitäten beachten.
WH: Nicht zur Behandlung einer Meningitis. Vorsicht bei Allergien, Asthma, Colitis. Kontrollen: Niere, Gerinnung. Verkehrshinweis. Bei schweren Durchfällen an Antibiotika-assoziierte Kolitis denken.
PG: 10 ST * (EKO: N) [€ 38,70]

Kefzol 2 g - Trockensubstanz zur Infusionsbereitung 34B02
(Z.Nr. 0-15877) NR. P. J01DB04
ZI: Astro-Pharma, Wien
Z: 1 Durchstehflasche enthält: Cefazolin 2 g (entspr. Cefazolin natrium).
Kurzinformation: siehe Kefzol 1 g - Trockenstechampullen, → S. 751
PG: **IFL** 10 ST * (EKO: N) [€ 71,80], **TRSTAMP** 10 ST * (EKO: N) [€ 71,80]

🐾 *Kelaprofen 100 mg/ml - Injektionslösung für Rinder, Pferde und Schweine* 802AD, 802AC, 840A
(Z.Nr. 8-35607) RP. P. VNW. nicht im Handel. QM01AE03

Kelosoft - Narbensalbe 22A05
(Z.Nr. 7-35897) RPF. P. D11AX
ZI: Chemomedica, Medizintechnik und Arzneimittel, Wien
Z: 1 g enthält: Bilsenkrautblätter-Exrakt, öliger (1:8-12); Ethanol 96% (V/V) + Ammoniaklösung 10% + raffiniertes Erdnussöl (2:1:20) (Auszugsmittel) unter Zusatz von 0,036 Teilen Kupferpulver 500 mg (entspr. Erdnussöl, raffiniert), Kupfersulfat-Pentahydrat, Wachs, gebleichtes, Kollagen, Macrogol 400, Triglyceroldiisostearat, Lanolin, hydroxyliert, Parfum, Methyl-4-hydroxybenzoat 2 mg, Wasser, gereinigtes.
EW: Dermatikum.
AG: Traditionell pflanzlich zur Behandlung von Narbengewebe.
AA: Wenig Salbe auf das Narbengewebe dünn auftragen und mindestens 1 min in die Narbe einmassieren.
DO: 1mal tgl. (vorzugsweise abends vor dem Schlafengehen) anwenden.
Behandlungsdauer 6-12 Monate. Für Kinder unter 6 Jahren nicht empfohlen.
GA: Erdnuss- oder Sojaüberempfindlichkeit.
SST: Kleinflächige Anwendung möglich, ausgenommen Narben auf der Bauchdecke.
NW: Allergien, Dunkelfärbung von Komedonen.
WH: Frühestens 14 Tage nach Operationen oder Verletzungen anwenden. Nicht auf offene Wunden oder Schleimhäute bringen.
PG: 10 G * (EKO: N) [€ 10,00], 25 G * (EKO: N) [€ 18,95]

Kemadrin - Tabletten 12A
(Z.Nr. 0-10809) RP. P. N04AA04
ZI: Aspen Pharma, Dublin, Irland
Z: 1 Tablette enthält: Procyclidin hydrochlorid 5 mg, Lactose 174 mg, Natrium stärkeglykolat Typ A, Povidon K30, Magnesium stearat.
EW: Anticholinergikum.
AG: Tremor beim Parkinson-Syndrom, Kontrolle extrapyramidaler durch Neuroleptika induzierter Symptome.
AA: Oral mit Flüssigkeit zu einer Mahlzeit.
DO: Parkinson Initial 3mal tgl. 2,5 mg, Erhaltungsdosis 15-30 mg tgl.; Neuroleptika-induzierte Symptome: Initial 3mal tgl. 2,5 mg, Erhaltungs- dosis 10-20 mg tgl. Nicht für Kinder und Jugendliche.
GA: Demenz, Intoxikationen.
SST: Nutzen/Risiko-Abschätzung, nicht stillen.
NW: Psyche, Mundtrockenheit, Sehstörungen, Magen/Darm, Haut, ZNS, Halluzi- nationen, Harnverhalten, Tachykardie.
WW: Neuroleptika (tardive Dyskinesien). Kombination mit Levodopa oder Aman- tadin möglich. MAO-Hemmer, Anticholinergika verstärkt (Hyperpyrexie), Cholinergika abgeschwächt. Metoclopramid-Wirkung abgeschwächt. Paroxetin (Procyclidin-Dosis vermindern).
WH: Vorsicht bei Glaukom, Magen/Darm-Obstruktion, Leber- oder Nierenschäden, Tachykardien, Prostatahypertrophie, älteren Patienten.
Bei Überdosis bei Krämpfen Diazepam. Verkehrshinweis. Nicht abrupt absetzen. Missbrauchpotential vorhanden.
PG: 100 ST (EKO: G) [€ 17,55]

Kengrexal 50 mg - Pulver für ein Konzentrat zur Herstellung einer Injektions- bzw. Infusionslösung 20B
(Z.Nr. EU/1/15/994/*) RP. P. B01AC25
ZI: Chiesi Farmaceutici, Via Palermo, Parma, Italien
Z: 1 Durchstechflasche enthält: Cangrelor 50 mg (entspr. Cangrelor tetranatrium), Mannitol, Sorbitol 52,2 mg, Natriumhydroxid zur pH-Wert-Einstellung.
EW: Thrombozytenaggregationshemmer.
AG: Senkung von thrombotischen kardiovaskulären Ereignissen bei Patienten mit koronarer Herzkrankheit und perkutaner Koronarintervention.
AA: I.v. nach Rekonstitution und Verdünnung.
DO: 30 µg/kg KG als Bolus vor der Intervention, dann Infusion von 4 µg/kg KG/min über mindestens 2 Std. oder die Dauer der Intervention. Keine Daten an Kindern und Jugendlichen.
GA: Aktive Blutungen, Schlaganfall oder TIA in der Anamnese.
SST: Nicht anwenden.
NW: Blutungen, Dyspnoe, Haut (Ekchymosen), Hämatome, Niere, selten Schock.
WW: Vorsicht: Brustkrebs-Resistenz-Protein (BCRP).
WH: Erhöhtes Blutungsrisiko beachten.
PG: 10 ST * (EKO: N) [€ 5.024,40]

Kengrexal 50 mg - Pulver für ein Konzentrat zur Herstellung einer Injektions- bzw. Infusionslösung 20B
(Z.Nr. EU/1/15/994/*) RP. P. Parallelimport. B01AC25
V: Orifarm, Leverkusen, Deutschland
Z: 1 Durchstechflasche enthält: Cangrelor 50 mg (entspr. Cangrelor tetranatrium), Mannitol, Sorbitol 52,2 mg, Natriumhydroxid zur pH-Wert-Einstellung.
PG: 10 ST * (EKO: N) [€ 5.010,15]

🐾 *Kenocidin, Chlorhexidindigluconat 5 mg/ml - Zitzentauchmittel für Rinder (Milchkühe)* 814
(Z.Nr. 8-00936) RPF. D. nicht im Handel. QD08AC02

🐾 *Kenostart Spray and Dip 3 mg/g - Zitzenspray/ Zitzentauchmittel (Lösung) für Rinder (Milchkühe), Iod* 814
(Z.Nr. 8-00721) RPF. N. nicht im Handel. QD08AG03

Kentera 90,7 mg/g - Gel 52C
(Z.Nr. EU/1/03/270/*) RP. P. nicht im Handel. G04BD04

Kentera 90,7 mg/g - Gel in einem Beutel 52C
(Z.Nr. EU/1/03/270/*) RP. P. nicht im Handel. G04BD04

Kentera 3,9 mg/24 Stunden - transdermales Pflaster 52C
(Z.Nr. EU/1/03/270/*) RP. P. G04BD04
ZI: Teva, Haarlem, Niederlande
Z: 1 Pflaster (39 cm²) enthält: Oxybutynin 3,9 mg/24 h (entspr. → 36 mg), Deckfolie: Poly(ethylenterephtalat), Poly(ethylen-co-vinylacetat); Mittlere Schicht: Triacetin, Acrylpolymer-Klebelösung, Poly[(2-ethylhexyl)acrylat-co-(hexan-1,6-diyl) bis(methacrylat)co-1-vinyl-2- pyrrolidon; Schutzfolie: Polyester beidseitig silikonisiert.
EW: Urologisches Spasmolytikum.
AG: Dranginkontinenz, Pollakisurie bei instabiler Blase.
AA: Pflaster auf intakte Haut auf Bauch, Hüfte oder Gesäß kleben.
DO: 2mal wöchentlich 1 Pflaster. Keine Dosisempfehlung für Kinder und Jugendliche.
GA: Harnverhaltung, schwere Magen/Darm-Störungen, Myasthenie, Engwinkelglaukom.
SST: Strenge Indikationsstellung, Stillen nicht empfohlen.
NW: Lokale Reaktionen, Mundtrockenheit, Magen/Darm, Kopfschmerzen, Schwindel, Psyche, verschwommenes Sehen, Harnverhalten, Harnwegsinfektionen.
WW: Wirkungsverstärkung mit anderen Anticholinergika oder durch CYP3A4 metabolisierten Substanzen. Schläfrigkeit wird durch Alkohol verstärkt.
WH: Vorsicht bei älteren Patienten, Leber- oder Nierenschäden, Harnverhaltung. Harnwegsinfektionen antibakteriell behandeln. Cave Alkohol. Verkehrshinweis.
PG: 2 ST * (EKO: N) [€ 16,95], 8 ST * (EKO: N) [€ 59,25]

Keppra 250 mg - Filmtabletten 09A06
(Z.Nr. EU/1/00/146/*) NR. P. nicht im Handel. N03AX14

Keppra 500 mg - Filmtabletten 09A06
(Z.Nr. EU/1/00/146/*) NR. P. N03AX14
ZI: UCB Pharma, Brüssel, Belgien
Z: 1 Filmtablette enthält: Levetiracetam 500 mg; Croscarmellose natrium, Macrogol 6000, Siliciumdioxid, hochdisperses, Magnesium stearat; Filmüberzug: Poly(vinylalkohol), partiell hydrolysiert, Titandioxid, Macrogol 3350, Talkum, Eisen(III)-hydroxid-oxid x H_2O.
EW: Antiepileptikum.

AG: Monotherapie (bei Patienten ab 16 Jahren) oder Zusatzbehandlung (bei Patienten ab 1 Monat) von partiellen Anfällen mit oder ohne Generalisie- rung bei Epilepsie. Zusatzbehandlung myoklonischer Anfälle sowie bei idiopathischer generalisierter Epilepsie bei Patienten ab 12 Jahren.
AA: Oral mit Flüssigkeit.
DO: Monotherapie: Initial 2mal tgl. 250 mg, nach 2 Wochen 2mal tgl. 500 mg.
MD 2mal tgl. 1500 mg.
Zusatztherapie: Initial 2mal tgl. 500 mg; Dosissteigerung alle 2-4 Wochen bis 2mal tgl. 1500 mg.
Säuglinge, Kinder und Jugendliche unter 50 kg KG: Initial 2mal tgl. 10 mg/kg KG, dann 2mal tgl. bis 30 mg/kg KG.
Dosisreduktion bei Nieren- und schweren Leberschäden.
SST: Strenge Nutzen/Risiko-Abwägung; Monotherapie empfohlen. Stillen nicht empfohlen.
NW: Nasopharyngitis, ZNS (Somnolenz, Asthenie, Schwindel, selten reversible Enzephalopathie), Magen/Darm, Haut (selten schwere Reaktionen, DRESS), Haarausfall, Diplopie, Psyche (Verhaltensauffälligkeiten), Blutbild.
WW: Vorsicht: Methotrexat (Serumkonzentrationen überwachen). Macrogol (1 Std.
Abstand).
WH: Ausschleichend absetzen. Verkehrshinweis. Auf suizidale Gedanken bzw.
Depression achten. Kontrollen: Niere, Blutbild.
PG: 30 ST * (EKO: N) [€ 37,40], 60 ST * (EKO: N) [€ 60,90]

Keppra 500 mg - Filmtabletten 09A06
(Z.Nr. EU/1/00/146/*) NR. P. Parallelimport. N03AX14
nicht im Handel.

Keppra 500 mg - Filmtabletten 09A06
(Z.Nr. EU/1/00/146/*) NR. P. Parallelimport. N03AX14
nicht im Handel.

Keppra 750 mg - Filmtabletten 09A06
(Z.Nr. EU/1/00/146/*) NR. P. nicht im Handel. N03AX14

Keppra 1000 mg - Filmtabletten 09A06

(Z.Nr. EU/1/00/146/*) NR. P. N03AX14
ZI: UCB Pharma, Brüssel, Belgien
Z: 1 Filmtablette enthält: Levetiracetam 1000 mg, Tablettenkern: Croscarmellose natrium, Macrogol 6000, Siliciumdioxid, hochdisperses, Magnesium stearat; Filmüberzug: Poly(vinylalkohol), partiell hydrolysiert, Titandioxid, Macrogol 3350, Talkum.
Kurzinformation: siehe Keppra 500 mg - Filmtabletten, → S. 752
PG: 30 ST * (EKO: N) [€ 60,90], 60 ST * (EKO: N) [€ 110,95]

Keppra 1000 mg - Filmtabletten 09A06
(Z.Nr. EU/1/00/146/*) NR. P. Parallelimport. N03AX14
nicht im Handel.

Keppra 1000 mg - Filmtabletten 09A06
(Z.Nr. EU/1/00/146/*) NR. P. Parallelimport. N03AX14
nicht im Handel.

Keppra 100 mg/ml - Konzentrat zur Herstellung einer Infusionslösung 09A06

(Z.Nr. EU/1/00/146/*) NR. P. N03AX14
ZI: UCB Pharma, Brüssel, Belgien
Z: 1 Durchstechflasche mit 5 ml enthält: Levetiracetam 500 mg, Natriumacetat, Essigsäure 99%, Natriumchlorid (entspr. Natrium 19 mg), Wasser für Injektionszwecke.
EW: Antiepileptikum.
AG: Monotherapie oder Zusatzbehandlung von partiellen Anfällen mit oder ohne Generalisierung bei Epilepsie bei Patienten ab 4 Jahren. Zusatzbehandlung myoklonischer Anfälle sowie idiopathische generalisierte Epilepsie bei Patienten ab 12 Jahren.
AA: I.v. Infusion über 15 min. in mindestens 100 ml Verdünnungsmittel (NaCl-, Ringer-Lactat- oder Glucose-Injektionslösung).
DO: Monotherapie: Initial 2mal tgl. 250 mg, nach 2 Wochen 2mal tgl. 500 mg.
MD 2mal tgl. 1500 mg.
Zusatztherapie: Initial 2mal tgl. 500 mg; Dosissteigerung alle 2-4 Wochen bis 2mal tgl. 1500 mg.
Säuglinge, Kinder und Jugendliche unter 50 kg KG: Initial 2mal tgl. 10 mg/kg KG, dann 2mal tgl. bis 30 mg/kg KG.
Dosisreduktion bei Nieren- und schweren Leberschäden.
SST: Strenge Nutzen/Risiko-Abwägung; Monotherapie empfohlen. Stillen nicht empfohlen.
NW: Nasopharyngitis, ZNS (Somnolenz, Asthenie, Schwindel, selten reversible Enzephalopathie), Magen/Darm, Haut (selten schwere Reaktionen, DRESS), Haarausfall, Diplopie, Psyche (Verhaltensauffälligkeiten), Blutbild.
WW: Vorsicht: Methotrexat (Serumkonzentrationen überwachen). Macrogol (1 Std.
Abstand).
WH: Ausschleichend absetzen. Verkehrshinweis. Auf suizidale Gedanken bzw.
Depression achten. Kontrollen: Niere, Blutbild.
PG: 10 ST * (EKO: N) [€ 250,55]

Keppra 100 mg/ml - Lösung zum Einnehmen 09A06

(Z.Nr. EU/1/00/146/*) NR. P. N03AX14
ZI: UCB Pharma, Brüssel, Belgien
Z: 1 ml enthält: Levetiracetam 100 mg, Natrium citrat, Citronensäure monohydrat, Methyl-4-hydroxybenzoat 2,7 mg, Propyl-4-hydroxybenzoat 0,3 mg, Ammonium glycyrrhizat, Glycerol, Maltitol-Lösung 300 mg, Acesulfam kalium, Trauben-Aroma, Wasser, gereinigtes.
EW: Antiepileptikum.
AG: Monotherapie (bei Patienten ab 16 Jahren) oder Zusatzbehandlung (bei Patienten ab 1 Monat) von partiellen Anfällen mit oder ohne Generalisie- rung bei Epilepsie. Zusatzbehandlung myoklonischer Anfälle sowie bei idiopathischer generalisierter Epilepsie bei Patienten ab 12 Jahren.
AA: Lösung in einem Glas Wasser verdünnen und unabhängig von den Mahlzeiten einnehmen.
DO: Monotherapie: Initial 2mal tgl. 250 mg, nach 2 Wochen 2mal tgl. 500 mg.
MD 2mal tgl. 1500 mg.
Zusatztherapie: Initial 2mal tgl. 500 mg; Dosissteigerung alle 2-4 Wochen bis 2mal tgl. 1500 mg.
Säuglinge, Kinder und Jugendliche unter 50 kg KG: Initial 2mal tgl. 10 mg/kg KG, dann 2mal tgl. bis 30 mg/kg KG.
Dosisreduktion bei Nieren- und schweren Leberschäden.
SST: Strenge Nutzen/Risiko-Abwägung; Monotherapie empfohlen. Stillen nicht empfohlen.
NW: Nasopharyngitis, ZNS (Somnolenz, Asthenie, Schwindel, selten reversible Enzephalopathie), Magen/Darm, Haut (selten schwere Reaktionen, DRESS), Haarausfall, Diplopie, Psyche (Verhaltensauffälligkeiten), Blutbild.
WW: Vorsicht: Methotrexat (Serumkonzentrationen überwachen). Macrogol (1 Std.
Abstand).
WH: Ausschleichend absetzen. Verkehrshinweis. Auf suizidale Gedanken bzw.
Depression achten. Kontrollen: Niere, Blutbild.
PG: **ML** 300 ML * (EKO: N) [€ 76,75], **ML+1ML PIP .** 150 ML * (EKO: N) [€ 82,15], **ML+3ML PIP .** 150 ML * (EKO: N) [€ 82,15]

Keppra 100 mg/ml - Lösung zum Einnehmen 09A06
(Z.Nr. EU/1/00/146/*) NR. P. Parallelimport. N03AX14
nicht im Handel.

Keppra 100 mg/ml - Lösung zum Einnehmen 09A06
(Z.Nr. EU/1/00/146/*) NR. P. Parallelimport. N03AX14
nicht im Handel.

Keppra 100 mg/ml - Lösung zum Einnehmen 09A06
(Z.Nr. EU/1/00/146/*) NR. P. Parallelimport. N03AX14
nicht im Handel.

Keptan - Hustenpastillen 50Z02
(Z.Nr. HERB-00100) RPF. P. nicht im Handel. R05CA

Keptan - Hustenpastillen zuckerfrei 50Z02
(Z.Nr. 1-25456) RPF. P. nicht im Handel. R05CA

▼ Keracutan 10 mg - Kapseln 22F01

(Z.Nr. 1-31432) NR. P. D05BB02
ZI: Pelpharma, Tulbing
Z: 1 Kapsel enthält: Acitretin 10 mg, Kapselinhalt: Cellulose, mikrokristalline, Maltodextrin, Natrium ascorbat (entspr. Natrium < 1 mmol) (entspr. → < 23 mg); Kapselhülle: Gelatine, Titandioxid, Eisenoxid schwarz, Eisenoxid rot, Natriumdodecylsulfat, Schellack, Propylenglycol, Wasser, gereinigtes.
EW: Derivat der Retinsäure (Vitamin-A-Säure), Halbwertszeit ca. 50 Stunden.
AG: Schwere Verhornungsstörungen der Haut, die gegen vorhergehende Behandlungen resistent waren, wie Psoriasis erythrodermica und die lokalisierte oder generalisierte Psoriasis pustulosa. Kombinationsbehandlung mit PUVA ist möglich; Hyperkeratosis palmoplantaris; Pustulosis palmoplantaris; kongenitale Ichthyosis; Morbus Darier; Lichen ruber planus der Haut und der Schleimhäute: Eine Behandlung mit Acitretin sollte, insbesondere bei Schleimhautbefall, erst nach Versagen einer Lokaltherapie durchgeführt werden; Pityriasis rubra pilaris.
AA: 1mgl tgl. während der Mahlzeit oder mit Flüssigkeit (Milch) einnehmen.
DO: Erwachsene: Initial TD 25-30 mg über 2-4 Wochen, zur Erhal-

tung TD 25-50 mg über 6-8 Wochen, MTD 75 mg. Bei Psoriasis Therapie bei Rückbildung der Läsionen unterbrechen. Bei Verhornungsstörungen niedrig dosieren (TD unter 20 mg, MTD 50 mg). Kombination mit PUVA möglich.
Kinder (sorgfältige Nutzen/Risiko-Abwägung): Initial 0,5 mg/kg KG und Tag, MTD 1 mg/kg KG und Tag oder 35 mg/Tag. Erhaltungsdosis 0,1 mg/kg KG und Tag.
GA: Leber-, Niereninsuffizienz, Vitamin-A-Hypervitaminose, stark überhöhte Blutfette.
SST: Stark teratogen! Strengste Gegenanzeige! Kontrazeption 1 Monat vor, während und 3 Jahre nach Ende der Behandlung mit Acitretin erforderlich; über denselben Zeitraum kein Blut spenden. 2 Wochen vor Behandlungsbeginn und dann monatlich negativer Schwangerschaftstest.
NW: Trockenheit der Haut und Schleimhäute, Haut (Verdünnung, Exantheme, Granulome), Auge (Nachtsehen, Linsenkatarakt), Hörstörungen, Skelett (Hyperostose, Osteoporose, Knochenveränderungen bei Kindern), Blut, Magen/Darm, Leber/Niere, Stoffwechsel (Anstieg der Blutfette), Pankreatitis, Vaskulitis, ZNS, Psyche (Depressionen), Infektionen (Vulvovaginitis), sehr selten Kapillarleck-Syndrom, exfoliative Dermatitis.
WW: Kontraindiziert: Vitamin A und andere Retinoide, Tetrazykline (intrakranielle Drucksteigerung), Methotrexat (Hepatitis). "Minipillen" nicht anwenden. Alkohol.
WH: Teratogen! Hohes Missbildungsrisiko! 2 Jahre kein Blut spenden, Sonnenbestrahlung meiden. Kontrollen mindestens alle 3 Monate: Serumlipide (nüchtern), Leber, Blut, Blutzucker, Knochen(entwicklung).
PG: 30 ST D (EKO: G) [€ 15,45], 100 ST D (EKO: G) [€ 47,80]

K

▼ Keracutan 25 mg - Kapseln 22F01
(Z.Nr. 1-31433) NR. P. D05BB02
ZI: Pelpharma, Tulbing
Z: 1 Kapsel enthält: Acitretin 25 mg, Kapselinhalt: Cellulose, mikrokristalline, Maltodextrin, Natrium ascorbat (entspr. Natrium < 1 mmol) (entspr. → < 23 mg); Kapselhülle: Gelatine, Titandioxid, Eisenoxid schwarz, Eisenoxid gelb, Eisenoxid rot, Natriumdodecylsulfat, Schellack, Propylenglycol, Wasser, gereinigtes.
Kurzinformation: siehe Keracutan 10 mg - Kapseln, → S. 753
PG: 30 ST D (EKO: G) [€ 30,95], 100 ST D (EKO: G) [€ 99,55]

Keratosis Creme Widmer 22M
(Z.Nr. 1-31704) RPF. P. D02AE01
ZI: Widmer, Salzburg
Z: 100 g Creme enthalten: Harnstoff 12 g, Arlacel 582: Sorbitan isostearat, PEG-2 hydriertes Rizinusöl, Ozokerit, Rizinusöl, hydriertes; Paraffin, dünnflüssiges, Decyloleat, Isopropyl myristat, Adipinsäuredibutylester, Paraffin Wax hydrotreated, Abil EM 90, Butylhydroxyanisol 6 mg, Butylhydroxytoluol 6 mg, alpha-Tocopherol acetat, Protegin WX: Vaselin, Ozokerit, Rizinusöl, hydriertes, Glycerol isostearat Polyglycerol-3 oleat; Macrogol-Sorbit, Propylenglycol 2,5 g, 1,3-Butylenglycol, Sorbitlösung 70%, Phenoxyethanol, Magnesiumsulfat-7-Wasser, Zitronensäure monohydrat, Wasser, gereinigtes.
EW: Hautschutzmittel.
AG: Behandlung und Rückfallprophylaxe bei (follikulären) Hyperkeratosen, leichter Ichthyosis, Xerosis cutis.
AA: Auf der Haut.
DO: 1-2mal tgl. auf die gereinigten trockenen betroffenen Stellen auftragen und gründlich einmassieren. Zur Rückfallprophylaxe 2mal wöchentlich oder öfters anwenden.
Nutzen/Risiko-Abwägung bei Kindern.
GA: Entzündete Haut.
SST: Anwendung möglich.
NW: Hautreizungen.
WW: Keine anderen Externa oder Kosmetika auf die gleichen Hautstellen auftragen.
WH: Vorsicht bei Niereninsuffizienz.
PG: 100 G * (EKO: N) [€ 8,70]

Keratosis + Tretinoin Creme Widmer 22M
(Z.Nr. 1-31703) RP. P. D02AE51
ZI: Widmer, Salzburg
Z: 100 g Creme enthalten: Harnstoff 12 g, Tretinoin 0,0324 g, Arlacel 582: Sorbitan isostearat, PEG-2 hydriertes Rizinusöl, Ozokerit, Rizinusöl, hydriertes; Paraffin, dünnflüssiges, Decyloleat, Adipinsäuredibutylester, Paraffin Wax hydrotreated, Abil EM 90, Butylhydroxyanisol 6 mg, Butylhydroxytoluol 6 mg, Protegin WX: Vaselin, Ozokerit, Rizinusöl, hydriertes, Glycerol isostearat Polyglycerol-3 oleat; Isopropyl myristat, Macrogol-Sorbit, Propylenglycol 2,5 g, 1,3-Butylenglycol, Sorbitlösung 70%, Phenoxyethanol, Magnesiumsulfat-7-Wasser, Zitronensäure monohydrat, Wasser, gereinigtes.
EW: Hautschutzmittel.
AG: Schwere Ichthyosis, schwere (follikuläre) Hyperkeratosen, M. Darier, Mosaikwarzen.
AA: Auf der Haut.
DO: 1-2mal tgl. auf die gereinigten trockenen betroffenen Stellen auftragen und gründlich einmassieren.
Nutzen/Risiko-Abwägung bei Kindern.
GA: Entzündete Haut, Ekzeme, Rosazea, atopische Dermatitis.
SST: Gegenanzeige (teratogenes Risiko), auch bei Frauen, die eine Schwangerschaft planen.
NW: Hautreizungen, Hypopigmentierungen.
WW: Keine anderen Externa (Keratolytika) oder Kosmetika auf die gleichen Hautstellen auftragen.
WH: Vorsicht bei Niereninsuffizienz. Nicht mit Schleimhäuten in Berührung bringen. Bei starker Hautreizung einige Tage Keratosis Creme Widmer (ohne Tretinoin) anwenden. Intensive UV-Bestrahlung vermeiden.
PG: 30 G (2) (EKO: G) [€ 6,00], 100 G (EKO: G) [€ 10,95]

Kesium 40 mg/10 mg - Kautabletten für Katzen und Hunde 801BA
(Z.Nr. 8-00991) NR. P. QJ01CR02
ZI: Ceva Sante Animale, Libourne, Frankreich
Z: 1 Kautablette enthält: Amoxicillin 40 mg (entspr. Amoxicillin trihydrat), Clavulansäure 10 mg (entspr. Kalium clavulanat), Schweineleberaroma, Hefe, Crospovidon Typ A, Povidon K25, Hypromellose, Cellulose, mikrokristalline, Siliciumdioxid, hochdisperses, Magnesium stearat.
EW: Beta-Laktam-Antibiotika.
AG: Infektionen bei Hund und Katze: Haut, Harnwege, Atemwege, Magen/Darm, Mundhöhle.
AA: Zum Eingeben.
DO: 2mal tgl. 10 mg/2,5 mg/kg KG ; bei schweren Infektionen doppelte Dosis.
GA: Schwere Nierenschäden, Gerbillen, Meerschweinchen, Hamster, Chinchillas, Kaninchen, Pferde, Wiederkäuer.
SST: Nutzen/Risiko-Abwägung.
NW: Sehr selten Magen/Darm, Allergien.
WW: Chloramphenicol, Sulfonamide, Makrolide, Tetrazykline (bakteriostatisch); Aminoglykoside verstärkt.
PG: 100 ST VT [€ 46,00]

Kesium 50 mg/12,5 mg - Kautabletten für Katzen und Hunde 801BA
(Z.Nr. 8-00992) NR. P. QJ01CR02
ZI: Ceva Sante Animale, Libourne, Frankreich
Z: 1 Kautablette enthält: Amoxicillin 50 mg (entspr. Amoxicillin trihydrat), Clavulansäure 12,5 mg (entspr. Kalium clavulanat), Schweineleberaroma, Hefe, Crospovidon Typ A, Povidon K25, Hypromellose, Siliciumdioxid, hochdisperses, Magnesium stearat, Cellulose, mikrokristalline.
Kurzinformation: siehe Kesium 40 mg/10 mg - Kautabletten für Katzen und Hunde, → S. 754
PG: 100 ST VT [€ 51,60]

Kesium 200 mg/50 mg Kautabletten für Hunde 801BA
(Z.Nr. 8-00993) NR. P. QJ01CR02
ZI: Ceva Sante Animale, Libourne, Frankreich
Z: 1 Kautablette enthält: Amoxicillin 200 mg (entspr. Amoxicillin trihydrat), Clavulansäure 50 mg (entspr. Kalium clavulanat), Schweineleberaroma, Hefe, Crospovidon Typ A, Povidon K25, Hypromellose, Cellulose, mikrokristalline, Siliciumdioxid, hochdisperses, Magnesium stearat.
Kurzinformation: siehe Kesium 40 mg/10 mg - Kautabletten für Katzen und Hunde, → S. 754
PG: 96 ST VT [€ 85,30]

Kesium 400 mg/100 mg Kautabletten für Hunde 801BA
(Z.Nr. 8-00994) NR. P. QJ01CR02
ZI: Ceva Sante Animale, Libourne, Frankreich
Z: 1 Kautablette enthält: Amoxicillin 400 mg (entspr. Amoxicillin trihydrat), Clavulansäure 100 mg (entspr. Kalium clavulanat), Schweineleberaroma, Hefe, Crospovidon Typ A, Povidon K25, Hypromellose, Cellulose, mikrokristalline, Siliciumdioxid, hochdisperses, Magnesium stearat.
Kurzinformation: siehe Kesium 40 mg/10 mg - Kautabletten für Katzen und Hunde, → S. 754
PG: 96 ST VT [€ 137,20]

Kesium 500 mg/125 mg - Kautabletten für Hunde 801BA
(Z.Nr. 8-01191) NR. P. QJ01CR02
ZI: Ceva Sante Animale, Libourne, Frankreich
Z: 1 Kautablette enthält: Amoxicillin 500 mg (entspr. Amoxicillin trihydrat), Clavulansäure 125 mg (entspr. Kalium clavulanat),

Schweineleberaroma, Hefe, Crospovidon Typ A, Povidon K25, Hypromellose, Siliciumdioxid, hochdisperses, Magnesium stearat, Cellulose, mikrokristalline.
Kurzinformation: siehe Kesium 40 mg/10 mg - Kautabletten für Katzen und Hunde, →S. 754
PG: 96 ST VT [€ 160,50]

Kestine 20 mg - Filmtabletten 05A01
(Z.Nr. 1-27992) RP. P. nicht im Handel. R06AX22

🐾 Ketamidor 100 mg/ml - Injektionslösung für Tiere 809Z, 811AZ
(Z.Nr. 8-01141) NR. P. QN01AX03

ZI: Richter Pharma, Feldgasse, Wels
Z: 1 ml enthält: Ketamin 100 mg (entspr. Ketamin hydrochlorid), Benzethonium chlorid 0,1 mg, Wasser für Injektionszwecke.
EW: Anästhetikum.
AG: Ruhigstellung, kleinere chirurgische Eingriffe bei der Katze; Einleitung einer Kombinationsanästhesie.
AA: I.m.(Schwein, Hund, Katze), i.v. (Pferd, Rind), s.c. (Katze).
DO: Pferd: Detomidin 20 µg/kg. i.v. oder Xylazin 1,1 mg/kg KG i.v., gefolgt von Ketamin 2,2 mg/kg KG i.v.
Rind: Xylazin 0,14-0,22 mg/kg KG i.v./i.m., gefolgt von Ketamin 2-5 mg/kg KG i.v.
Schwein: Ketamin 15-20 mg/kg KG i.m. und Azaperon 2 mg/kg KG i.m.
Hund: Medetomidin 40 µg/Kg KG i.m. gefolgt von Ketamin 5-7,5 mg/kg KG i.m.
Xylazin 2 mg/kg KG i.m., nach 10 min Ketamin 10 mg/kg KG i.m.
Diazepam 0,25 mg/kg KG i.v., gefolgt von Ketamin 5 mg/kg KG i.v.
Katze: Monotherapie: Ketamin 11 mg/kg KG i.m./i.v. zur Ruhigstellung, 22-33 mg/kg KG i.m./i.v. für kleinere Eingriffe.
Narkoseeinleitung: Medetomidin 80 µg/kg KG i.m., gefolgt von Ketamin 5-7,5 mg/kg KG i.m. Xylazin 1-2 mg/kg KG i.m./s.c. und Ketamin 10-20 mg/kg KG i.m./s.c.
GA: Herz-, Nieren-, Leberschäden, Eklampsie, Glaukom, Epilepsie, Eingriffe an Pharynx, Larynx, Bronchien ohne Muskelrelaxans und Intubation; Myelogramm.
SST: Nutzen/Risiko-Abwägung, nicht peripartal anwenden.
NW: (Offene) Augen, erhöhter Muskeltonus, Salivation, Blutdruckanstieg, Schmerzen bei i.m. Gabe, bei Überdosierung Arrhythmien, Atemdepresion (besonders bei Katzen).
WW: ZNS-Dämpfer verstärkend, Spasmolytika (Kollaps), Thiopental, Halothan (Arrhythmien), Theophyllin (erhöhte Anfallshäufigkeit). Ketamin/Medetomidin-Kombinationen frühestens 45 min nach Ketamin mit Atipamezol antagonisieren.
WH: Nicht als alleiniges Anästhetikum anwenden (ausgenommen Katzen). Keine Nahrungsaufnahme bis 12 Std. vor der Narkose.
PG: 10ML 1 ST VN [€ 18,90], **50ML** 1 ST VN [€ 67,30]

Ketamin G.L. 10 mg/ml - Injektions-/Infusionslösung in Ampullen 01C
(Z.Nr. 1-39105) NR. P. nicht im Handel. N01AX03

Ketamin G.L. 50 mg/ml - Injektions-/Infusionslösung in Ampullen 01C
(Z.Nr. 1-39106) NR. P. nicht im Handel. N01AX03

Ketamin G.L. 10 mg/ml - Injektions-/Infusionslösung in Durchstechflaschen, enthält Benzethoniumchlorid 01C
(Z.Nr. 1-39107) NR. P. nicht im Handel. N01AX03

Ketamin G.L. 50 mg/ml - Injektions-/Infusionslösung in Durchstechflaschen, enthält Benzethoniumchlorid 01C
(Z.Nr. 1-39108) NR. P. nicht im Handel. N01AX03

🐾 *Ketamin "Richter" 100 mg/ml - Injektionslösung für Tiere* 809Z, 811AZ
(Z.Nr. 8-00158) NR. P. nicht im Handel. QN01AX03

🐾 Ketaminol 100 mg/ml - Injektionslösung für Tiere 809Z, 811AZ
(Z.Nr. 8-00335) NR. P. QN01AX03

ZI: Intervet, Wien
Z: 1 ml enthält: Ketamin 100 mg (entspr. Ketamin hydrochlorid 115,34 mg), Benzethonium chlorid 0,1 mg, Aqua ad injectabilia.
EW: Anästhetikum.
AG: Medikamentöse Ruhigstellung für diagnostische und kleinere Eingriffe.
AA: I.m.
DO: Hund: Prämedikation mit 2 mg (Hunde >25 kg KG: 1,3 mg) Xylazin/kg KG, nach 10 min 10 mg Ketamin/kg KG. i.m.
Katze: Prämedikation mit 1,1 mg Xylazin/kg KG, nach 20 min 22 mg Ketamin/kg KG i.m..
Kaninchen, Meerschweinchen: 3-5 mg Xylazin/kg KG und 20-20 mg Ketamin/kg KG i.m.
Hamster: 5 mg Xylazin/kg KG und 200 mg Ketamin/kg KG i.m.
Bei sehr schmerzhaften oder längeren Eingriffen mit anderen Anästhetika kombinieren.
GA: Herz/Kreislauf-, Nieren-, Leberschäden, (Prä)eklampsie, Schädel/ Hirn-Traumen, Schock, Bluthochdruck, Glaukom.
SST: Nutzen/Risiko-Bewertung.
NW: Atemdepression, geöffnete Augen, erhöhter Muskeltonus, Tachykardie, Blutdruckanstieg, Salivation, postnarkotische Erregungszustände, bei Hunden Konvulsionen.
WW: Vorsicht: Halothan, Neuroleptika, Tranquilizer, Chloramphenicol (verstärkte Anästhesie); Barbiturate und Opiate (verlängerte Erholungsphase).
WH: Während der Anästhesie, der Aufwach- und Erholungsphase Ruhe einhalten.
Gegenmaßnahmen gegen Austrocknung der Cornea ergreifen. Bei Kaninchen und kleinen Nagern ausreichend Wärme zuführen.
Nicht für Tiere zur Gewinnung von Lebens- oder Arzneimitteln. Auf Atemstillstand achten. Vorsicht bei Epilepsie.
PG: 20 ML VN [€ 38,45]

Ketanest S 5 mg/ml - Ampullen 01C
(Z.Nr. 1-22524) RP. P. N01AX14
ZI: Pfizer Corporation Austria, Wien
Z: 1 ml Lösung enthält: Esketamin 5 mg (entspr. Esketamin hydrochlorid 5,77 mg), Natriumchlorid, (entspr. Natrium 3,2 mg), Salzsäure 0,1N zur pH-Einstellung, Wasser für Injektionszwecke.
EW: Anästhetikum mit analgetischer Wirkung; NMDA-Rezeptor-Antagonist.
AG: - Zur Einleitung und Durchführung einer Allgemeinanästhesie ggf. in Kombination mit Hypnotika.
- Zur Ergänzung bei Regionalanästhesien.
- Zur Anästhesie und Analgesie in der Notfallmedizin.
- Zur Behandlung des Status asthmaticus, wenn andere spezifische Maßnahmen nicht erfolgreich waren.
- Zur Analgesie bei künstlicher Beatmung (Intubation).
AA: Langsam i.v. oder i.m. Injektion; i.v. Infusion nach Verdünnung.
DO: Alle Alter: Narkoseeinleitung: 0,5-1 mg/kg KG i.v. bzw. 2-4 mg/kg KG i.m.; zur Aufrechterhaltung halbe Initialdosis bei Bedarf (alle 10-15 min).
Alternativ: Dauerinfusion 0,5-3 mg/kg KG/h.
Ergänzung einer Regionalanästhesie: 0,125-0,25 mg/kg KG/h.
Analgesie bei künstlicher Beatmung: 0,25 mg/kg KG als Bolus, dann 0,2-0,5(-1,5) mg/kg KG/h bei gleichzeitiger Benzodiazepin-Gabe.
Analgesie in der Notfallmedizin: 0,25-0,5 mg/kg KG i.m. bzw. 0,125-0,25 mg/kg KG i.v.
Status asthmaticus: 0,5-1(-2,5) mg/kg KG i.v.
Ev. Dosisreduktion bei Leberschäden.
GA: Anstieg des Blutdrucks oder des intrakraniellen Drucks als schwerwiegendes Risiko, alleiniges Anästhetikum bei manifesten ischämischen Herzerkrankungen, Präeklampsie, Eklampsie.
SST: Strenge Nutzen/Risiko-Abwägung in der Schwangerschaft. In der Stillzeit nicht anwenden.
NW: Aufwachreaktionen (Albträume, Schwindel, Halluzinationen), ZNS (tonisch-klonische Kontraktionen), temporäre Tachykardie, temporäre Atemdepression, Laryngospasmus, Magen/Darm, Haut Leber, Sehstörungen, lokale Reaktionen, (hämorrhagische) Zystitis bei Langzeitanwendung.
WW: Kontraindiziert: Xanthine, Ergometrin.
Vorsicht: Schilddrüsenhormone, Sympathomimetika, ZNS-Dämpfer, Neuroleptika, andere Anästhetika, Muskelrelaxantien, Adrenalin (Arrhythmien), Vasopressin.
CYP3A4-Induktoren reduzieren Plasmaspiegel von Esketamin.
CYP3A4-Hemmer erhöhen Plasmaspiegel von Esketamin.
GE: Abhängigkeit und Toleranz möglich.
WH: Vorsicht bei Herzerkrankungen, unbehandelte Hypertonie, Hyperthyreose, drohender Uterusruptur, Nabelschnurvorfall, Hirndrucksteigerungen, Glaukom, Eingriffen am Auge (Augendrucksteigerung!), chronischem oder akutem Alkoholeinflusss, Psychosen, Eingriffen an den oberen Atemwegen (Rachenreflexe aktiv!). Kontinuierliche kardiale Überwachung bei Risikopatienten erforderlich. Strenger Verkehrshinweis für 24 Std.
Bei Krämpfen (Überdosierung) Diazepam, ev. Phenytoin oder Phenobarbital.
PG: 10 ST * (EKO: N) [€ 53,80]

Ketanest S 25 mg/ml - Ampullen 01C
(Z.Nr. 1-22525) RP. P. N01AX14
ZI: Pfizer Corporation Austria, Wien
Z: 1 ml Lösung enthält: Esketamin 25 mg (entspr. Esketamin hydrochlorid 28,83 mg), Natriumchlorid, (entspr. Natrium 1,2 mg), Salzsäure 0,1N zur pH-Einstellung, Wasser für Injektionszwecke.
EW: Anästhetikum mit analgetischer Wirkung; NMDA-Rezeptor-Antagonist.
AG: - Zur Einleitung und Durchführung einer Allgemeinanästhesie

ggf. in Kombination mit Hypnotika.
- Zur Ergänzung bei Regionalanästhesien.
- Zur Anästhesie und Analgesie in der Notfallmedizin.
- Zur Behandlung des Status asthmaticus, wenn andere spezifische Maßnahmen nicht erfolgreich waren.
- Zur Analgesie bei künstlicher Beatmung (Intubation).

AA: Langsam i.v. oder i.m. Injektion; i.v. Infusion nach Verdünnung.
DO: Alle Alter: Narkoseeinleitung: 0,5-1 mg/kg KG i.v. bzw. 2-4 mg/kg KG i.m.; zur Aufrechterhaltung halbe Initialdosis bei Bedarf (alle 10-15 min).
Alternativ: Dauerinfusion 0,5-3 mg/kg KG/h.
Ergänzung einer Regionalanästhesie: 0,125-0,25 mg/kg KG/h.
Analgesie bei künstlicher Beatmung: 0,25 mg/kg KG als Bolus, dann 0,2-0,5(-1,5) mg/kg KG/h bei gleichzeitiger Benzodiazepin-Gabe.
Analgesie in der Notfallmedizin: 0,25-0,5 mg/kg KG i.m. bzw. 0,125-0,25 mg/kg KG i.v.
Status asthmaticus: 0,5-1(-2,5) mg/kg KG i.v.
Ev. Dosisreduktion bei Leberschäden.
GA: Anstieg des Blutdrucks oder des intrakraniellen Drucks als schwerwiegendes Risiko, unbehandelte oder schlecht eingestellte Hypertonie, Hyperthyreose, drohender Uterusruptur, Nabelschnurvorfall, alleiniges Anästhetikum bei manifesten ischämischen Herzerkrankungen, Präeklampsie, Eklampsie.
SST: Strenge Nutzen/Risiko-Abwägung in der Schwangerschaft. In der Stillzeit nicht anwenden.
NW: Aufwachreaktionen (Albträume, Schwindel, Halluzinationen), ZNS (tonisch-klonische Kontraktionen), temporäre Tachykardie, temporäre Atemdepression, Laryngospasmus, Magen/Darm, Haut Leber, Sehstörungen, lokale Reaktionen, (hämorrhagische) Zystitis bei Langzeitanwendung.
WW: Kontraindiziert: Xanthine, Ergometrin.
Vorsicht: Schilddrüsenhormone, Sympathomimetika, ZNS-Dämpfer, Neuroleptika, andere Anästhetika, Muskelrelaxantien, Adrenalin (Arrhythmien), Vasopressin.
CYP3A4-Induktoren reduzieren Plasmaspiegel von Esketamin.
CYP3A4-Hemmer erhöhen Plasmaspiegel von Esketamin.
GE: Abhängigkeit und Toleranz möglich.
WH: Vorsicht bei Herzerkrankungen, unbehandelte Hypertonie, Hyperthyreose, drohender Uterusruptur, Nabelschnurvorfall, Hirndrucksteigerungen, Glaukom, Eingriffen am Auge (Augendrucksteigerung!), chronischem oder akutem Alkoholeinflusss, Psychosen, Eingriffen an den oberen Atemwegen (Rachenreflexe aktiv!). Kontinuierliche kardiale Überwachung bei Risikopatienten erforderlich. Strenger Verkehrshinweis für 24 Std.
Bei Krämpfen (Überdosierung) Diazepam, ev. Phenytoin oder Phenobarbital.
PG: **10MLBP** 5 ST * (EKO: N) [€ 152,45], **10MLBP** 25 ST * (EKO: N) [€ 516,25], **ML 2ML** 10 ST * (EKO: N) [€ 83,80]

Ketaset 100 mg/ml - Injektionslösung für Hunde, Katzen und Pferde 811AZ
(Z.Nr. 8-35974) NR. P. VNW. nicht im Handel. QN01AX03

Ketasol 100 mg/ml - Injektionslösung für Tiere

809Z, 811AZ

(Z.Nr. 8-00173) NR. P. QN01AX03

ZI: aniMedica, Senden-Bösensell, Deutschland
Z: 1 ml Injektionslösung enthält: Ketamin hydrochlorid 115,3 mg (entspr. Ketamin 100 mg), Natrium methyl-4-hydroxybenzoat 1,14 mg, Wasser für Injektionszwecke.
EW: Anästhetikum, Wirkdauer 10-20 min.
AG: Medikamentöse Ruhigstellung, Allgemeinanästhesie und Analgesie bei Pferd, Rind, Schwein, Hund, Katze.
AA: S.c., i.m., langsam i.v..
DO: Pferd: 1,1 mg Xylazin/kg KG, gefolgt von 2,2 mg/kg KG Ketamin i.v..
Rind: 0,14-0,22 mg/kg KG Xylazin i.v./i.m., gefolgt von 2-5 mg Ketamin/ kg KG.
Schwein: 15-20 mg Ketamin/kg KG i.m. und 2 mg Azaperon/kg KG i.m..
Hund: 1-2 mg Xylazin/kg KG i.m. und 6-10 mg Ketamin/kg KG i.m..
Katze: 11 mg Ketamin/kg KG i.m. zur Ruhigstellung, 20-30 mg Ketamin/kg KG i.m. für kleinere Eingriffe.
In Kombination: 1-2 mg Xylazin/kg KG i.m./s.c. und 10-15 mg Ketamin/kg KG i.m./s.c..
Details siehe Austria-Codex - Fachinformation.
GA: Eingriffe an Pharynx, Larynx oder Bronchialbaum ohne Muskelrelaxans, kardiale Dekompensation, Bluthochdruck, Insult, Schädel/Hirn-Traumen, Myelographie, Eklampsie, Glaukom, Leber, Nierenschäden.
SST: Nutzen/Risiko-Abwägung, in der Peripartalperiode nicht anwenden.
NW: Geöffnete Augen, Nystagmus, Mydriasis, erhöhter Muskeltonus, Tachykardie, Salivation, Atemdepression (besonders bei Katzen), Konvulsionen, postnarkotische Erregung.
WW: Neuroleptika, Tranquilizer, Chloramphenicol, andere Sedativa oder Narkotika verstärken Anästhesie. Thiopental, Halothan (Arrhythmien).
Halothan verlängert Halbwertszeit von Ketamin. Spasmolytika i.v. (Kollaps). Theophyllin (erhöhte Anfallshäufigkeit). Detomidin (Aufwach- phase verlängert).
WH: Für größere Eingriffe Kombination mit anderen Sedativa/ Narkotika anwenden. Bei Hunden und Katzen Sekrethemmer verabreichen.
Bei Überdosierung Atemdepression. Gegen Austrocknung der Augen vorsorgen (Salbe).
PG: **10ML** 5 ST VN [€ 66,45], **50ML** 1 ST VN [€ 57,20]

Ketesse 25 mg - Filmtabletten

13B02

(Z.Nr. 1-22482) RP. P. M01AE17

ZI: Menarini International Operations, Luxemburg
Z: 1 Filmtablette enthält: Dexketoprofen 25 mg (entspr. Dexketoprofen trometamol), Maisstärke, Cellulose, mikrokristalline, Natriumstärkeglykolat, Glycerindistearat, Hypromellose, Titandioxid, Propylenglycol, Macrogol 6000.
EW: Nichtsteroidales Antiphlogistikum.
AG: Leichte bis mäßig starke Schmerzen.
AA: Oral mindestens 30 Minuten vor den Mahlzeiten mit ausreichend Flüssigkeit.
DO: 12,5 mg alle 4-6 Std. oder 25 mg alle 8 Std.. MTD 75 mg, bei älteren Patienten, Leber- oder Nierenschäden 50 mg. Nicht für Kinder und Jugendliche.
GA: Analgetikaüberempfindlichkeit, Magen/Darm-Ulcera und -Blutungen, chronische Dyspepsie, aktive Blutungen und Blutungsstörungen, Morbus Crohn, Colitis ulcerosa, schwere Herz-, Leber-, Nierenschäden, schwere Dehydratation.
SST: Gegenanzeige im 3. Trimenon und in der Stillzeit, sonst strenge Indikationsstellung.
NW: Magen/Darm, selten Magenulcus und Blutung, Kopfschmerzen, Schwindel, ZNS, Haut (auch schwere Reaktionen), Hypertonie, Ödeme, Blutbild, Leber, Niere, Bronchospasmen, Anaphylaxie.
WW: Nicht empfohlen: Andere nichtsteroidale Antirheumatika, Kortikosteroide, Gerinnungshemmer, Heparine, Lithium, Methotrexat (15 mg/Woche und mehr), Hydantoine, Sulfonamide.
Vorsicht: Diuretika, Aminoglykosidantibiotika, ACE-Hemmer, niedrige Methotrexat-Dosen, Pentoxifyllin, Zidovudin, Herglykoside, Sulfonylharnstoffe, Beta-Blocker, Ciclosporin, Tacrolimus, Thrombolytika, Probenecid, Chinolone, Tenofovir, Deferasirox, Pemetrexed.
WH: Möglichst niedrig und kurzzeitig dosieren. Vorsicht bei älteren Patienten, Herzerkrankungen oder bei gastrointestinalen Ulzera/ Blutungen (auch anamnestisch), Blutbildungsstörungen, Kollagenosen, Lupus erythematodes, Dehydratation, nach größeren Operationen. Auf schwere Überempfindlichkeit, Hypertonie bzw. Herzinsuffizienz achten. Verkehrshinweis.
PG: 10 ST * (EKO: N) [€ 6,00]

Ketink 100 mg/ml - Injektionslösung für Rinder, Pferde und Schweine

802AD, 802AC, 840A

(Z.Nr. 8-01042) RP. P. VNW. QM01AE03

ZI: Industrial Veterinaria, Esplugues de Llobregat, Spanien
Z: 1 ml Injektionslösung enthält: Ketoprofen 100 mg, Arginin, Benzylalkohol 10 mg, Citronensäure-Monohydrat zur pH-Wert Einstellung, Stickstoff, Wasser für Injektionszwecke.
EW: Nichtsteroidales Antiphlogistikum.
AG: Rind: Erkrankungen des Bewegungsapparates und des Euters.
Schwein: Mastitis-Metritis-Agalaktie-Syndrom, Erkrankungen der Atemwege.
Pferd: Erkrankungen des Bewegungsapparates und der Gelenke, postoperative Schmerzen und Schwellungen, symptomatisch bei Koliken.
AA:: I.v. oder i.m.. Cave intraarteriell!
AA: I.v. oder i.m.. Cave intraarteriell!
DO: Rinder: 3 ml/100 kg KG i.v. oder i.m. tgl. über max. 3 Tage.
Schweine: 3 ml/100 kg KG einmalig i.m.
Pferde: 1 ml/45 kg KG i.v. tgl. über 3 bis max. 5 Tage.
GA: Magen/Darm-, Blut-, Herz-, Leber-, Nierenschäden, Fohlen im 1. Lebensmonat.
SST: Nutzen/Risiko-Abwägung.
NW: Lokale Reizung, Magenschleimhautschäden und -ulzera, vorübergehende, Appetitlosigkeit beim Schwein, Allergien.
WW: Andere Antiphlogistika (auch Steroide) 24 Std. meiden. Antikoagulantien, nephrotoxische Arzneimittel, Diuretika meiden.
Vorsicht mit stark Protein-gebundenen Substanzen.
WH: Vorsicht bei dehydrierten und hypotonen Tieren. Tiere ausreichend mit Trinkwasser versorgen.
VNW: Essbare Gewebe: 4 Tage; Milch (Rind): Keine. Nicht für laktierende Stuten, deren Milch für den menschlichen Verzehr

bestimmt ist.
PG: 100 ML VNW [€ 47,80], 250 ML VNW [€ 96,00]

Ketink 300 mg/ml - Konzentrat zur Herstellung einer Lösung zum Eingeben für Rinder und Schweine 802A
(Z.Nr. 8-36909) RP. P. VNW. nicht im Handel. QM01AE03

▼ Ketoconazole HRA 200 mg - Tabletten 56F
(Z.Nr. EU/1/14/965/*) NR. P. H02CA03
ZI: HRA Pharma Rare Diseases, Chatillon, Frankreich
Z: 1 Tablette enthält: Ketoconazol 200 mg, Maisstärke, Lactose 19 mg (entspr. Lactose monohydrat), Povidon, Cellulose, mikrokristalline, Siliciumdioxid, hochdisperses, Magnesium stearat.
EW: Steroidogenesehemmer.
AG: Endogenes Cushing-Syndrom.
AA: Zum Einnehmen. TD in 2-3 ED.
DO: TD initial 400-600 mg, dann 800-1200 mg. Dosisanpassung gemäß freiem Cortisol in Urin und/oder Plasma. Keine Dosisempfehlung für Kinder.
GA: Leberschäden, Leberenzyme über dem 2fachen des oberen Normalwerts, QT-Verlängerung.
SST: Gegenanzeige. Wirksame Kontrazeption erforderlich.
NW: Leber, Magen/Darm, Haut, Nebennierenrindeninsuffizienz.
WW: Gegenanzeige: Methadon, Disopyramid, Chinidin, Dronedaron, Dabigatran, Fesoterodin, Solifenacin, Telithromycin oder Clarithromycin bei schweren Nieren- oder Leberschäden, Ergotalkaloide, Irinotecan, Triazolam, Alprazolam, Midazolam oral, Lurasidon, Pimozid, Sertindol, Quetiapin, Saquinavir, Felodipin, Nisoldipin, Ranozalin, Eplerenon, Everolimus, Sirolimus, Statine, Tolvaptan, Mizolastin, Halofantrin, Paritaprevir/Ombitasvir (Ritonavir), Vardenafil bei Männern ab 75 Jahren. Nicht empfohlen: Enzyminduktoren (Rifampicin, Rifabutin, Carbamazepin, Isoniazid, Nevirapin, Mitotan, Phenytoin), Rivaroxaban, Carbamazepin, Phenytoin, Eletriptan, Antineoplastika (z.B. Sutinimib), Haloperidol, Reboxetin, Nevirapin, Bosentan, Domperidon, Temsirolimus, Salmeterol, Tolterodin, Sildenafil, Tadalafil, Colchicin, Ebastin, Pasireotid, Naloxegol.
Vorsicht: Starke CYP3A4 Hemmer (Ritonavir), Buprenorphin, Alfentanil, Fentanyl, Oxycodon, Digoxin, Cilostazol, Cumarine, Repaglinid, Tacrolimus, Ciclosporin, Budesonid, Ciclesonid, Saxagliptin, Praziquantel, Bortezomib, Busulfan. Docetaxel, Imatinib, Paclitaxel, Vincaalkaloide, Midazolam i.v., Buspiron, Aripiprazol, Risperidon, Maraviroc, Indinavir, Ritonavir, Nadolol, Verapamil, Aliskiren, Aprepipant, Dexamethason, Fluticason, Methylprednisolon, Cinacalcet, Cilostazol, Tolbutamid.
WH: Kontrollen: Leberenzyme, Nebenniere, EKG (QTc). Cave Alkohol. Verkehrshinweis.
PG: 60 ST * (EKO: N) [€ 907,55]

Ketodolor 100 mg/ml - Injektionslösung für Pferde, Rinder, Schweine 802AD, 802AC, 840A
(Z.Nr. 8-01186) RP. P. VNW. QM01AE03
ZI: Le Vet Beheer, Oudewater, Niederlande
Z: 1 ml Injektionslösung enthält: Ketoprofen 100 mg, Benzylalkohol 10 mg, L-Arginin.
EW: Nichtsteroidales Antiphlogistikum.
AG: Pferd: Entzündungen und Schmerzen bei Erkrankungen des Bewegungsapparates.
Rind: Schmerzen wegen Geburtsparese, Fieber- und Schmerzsenkung bei bakteriellen Atemwegserkrankungen (zusammen mit Antibiotikatherapie), akute Mastitis (zusammen mit Antibiotikatherapie), Schmerzlinderung bei Euterödem nach dem Kalben, Reduktion von Schmerzen durch Lahmheiten.
Schwein: Fiebersenkung bei bakteriellen oder viralen Atemwegserkrankungen (zusammen mit Antibiotikatherapie), Mastitis-Metritis-Agalaktie.
AA: Pferd i.v., Rind i.v. oder i.m., Schwein i.m.
DO: Pferd: 1 ml/45 kg KG i.v., bei Koliken ein- oder zweimalig, bei Erkrankungen des Bewegungsapparates 1mal tgl. über 3-5 Tage.
Rind: 1 ml/33 kg KG 1mal tgl. i.v. oder tief i.m. über bis zu 3 Tage.
Schwein: 1 ml/33 kg KG einmalig tief i.m.
GA: Herz-, Leber-, Nieren-, Blutbildschäden, Blutungsneigung, Magen/Darm-Läsionen.
SST: Anwendung bei trächtigen oder laktierenden Kühen oder bei laktierenden Sauen möglich. Nutzen/Risiko-Abwägung bei trächtigen Sauen. Bei trächtigen Stuten nicht anwenden.
NW: Magen, Nierenunverträglichkeit.
WW: Nephrotoxische Arzneimittel vermeiden. 24 Std. Abstand zu anderen Antiphlogistika. Vorsicht: Diuretika, Antikoagulantien.
WH: Anwendung bei Fohlen unter 15 Tagen nicht empfohlen. Nicht bei dehydrierten, hypovolämischen oder hypotensiven Tieren anwenden. Vorsicht bei Tieren unter 6 Wochen und bei älteren Tieren.
VNW: Rind: Essbare Gewebe i.v. 1 Tag, i.m. 4 Tage.; Milch: Keine.
Schwein: Essbare Gewebe 4 Tage.
Pferd: Essbare Gewebe 1 Tag. Nicht für Tiere, deren Milch für menschlichen Verzehr vorgesehen ist.
PG: 100 ML VNW [€ 54,15]

KetoProPig 100 mg/ml - Lösung zum Eingeben über das Trinkwasser für Schweine 802A
(Z.Nr. 8-00768) RP. P. VNW. nicht im Handel. QM01AE03

Ketorolac Micro Labs 5 mg/ml - Augentropfen, Lösung 47D02
(Z.Nr. 1-39282) RP. P. nicht im Handel. S01BC05

Ketospray 10% - Spray zur Anwendung auf der Haut 13F01
(Z.Nr. 1-26223) RP. P. M02AA10
ZI: Cyathus Exquirere Pharmaforschung, Bisamberg
Z: 1 Sprühstoß (0,2 ml) enthält: Ketoprofen 20 mg, Propylenglycol 100 mg/ml, Isopropanol, Macrogol, Natriumdihydrogenphosphat-dihydrat, Natriummonohydrogenphosphat Dodecahydrat, Natriumhydroxid zur pH-Wert-Einstellung, Pfefferminzöl, Wasser, gereinigtes.
EW: Nichtsteroidales Antiphlogistikum.
AG: Äußerliche Behandlung von Schmerzen und Schwellungen nach stumpfen Verletzungen.
AA: Auf die Haut aufsprühen.
DO: Je nach Größe des zu behandelnden Areals 3mal tgl. 2-6 Sprühstöße.
Bei Kindern nicht anwenden.
GA: Photosensibilität in der Anamnese, Analgetika-Asthma, allergische Hautreaktionen, Sonnen- oder Solarexposition, pathologisch veränderte Haut.
SST: Kontraindiziert im 3. Trimenon. Im 1. und 2. Trimenon und in der Stillzeit nicht anwenden.
NW: Haut, (auch schwere Ekzeme, Photosensibilisierung), Überempfindlichkeit bis Schock, Angioödem, Niere.
WH: Nicht auf offene Hautstellen, Ekzeme, Augen oder Schleimhäute auftragen.
Nicht unter Okklusivverbänden anwenden. Direkte Sonnen- oder UV-Strahlung meiden. Bei Hautreaktion Behandlung sofort absetzen. Behandelte Bereiche 2 Wochen durch Kleidung vor Photosensibilisierung schützen.
Vorsicht bei Herz-, Leber-, Nierenschäden.
PG: 25 G * (EKO: N) [€ 11,85]

Ketotifen Stulln 250 Mikrogramm/ml - Augentropfen im Einzeldosisbehältnis 47B03
(Z.Nr. 1-31688) RP. P. nicht im Handel. S01GX08

KetoVision 5 mg/ml - Augentropfen, Lösung 47D02
(Z.Nr. 1-30636) RP. P. S01BC05
ZI: OmniVision, Puchheim, Deutschland
Z: 1 ml Lösung enthält: Ketorolac trometamol 5 mg, Natriumchlorid, Benzalkonium chlorid 0,1 mg, Natrium edetat, Octoxinol-40, Natriumhydroxid zur pH-Wert-Einstellung, Wasser für Injektionszwecke.
EW: Nichtsteroidales Antiphlogistikum.
AG: Entzündungen nach Augenoperationen.
AA: 1 Tropfen Lösung in den unteren Bindehautsack des zu behandelnden Auges eintropfen.
DO: 3mal tgl. 1 Tropfen in das Auge tropfen; Beginn 24 Std. vor der Opera- tion, Ende 3 Wochen nach der Operation. Kein relevanter Nutzen bei Kindern und Jugendlichen.
GA: Kreuzallergie mit anderen NSARs.
SST: Nicht empfohlen.
NW: Lokale Reaktionen, Hornhautschäden, Bronchospasmen.
WW: Topische Kortikosteroide, NSARs (Wundheilungsstörungen). Mindestens 5 min Abstand zu anderen topischen Augenmitteln.
WH: Vorsicht bei Blutungsneigung, Magengeschwüren, komplizierten Augen- operationen, Korneadefekten, Diabetes, trockenem Auge, rheumatoider Ar- thritis, wiederholten Augenoperationen. Kontaktlinsen frühestens 15 min nach der Anwendung wieder einsetzen. Verkehrshinweis.
PG: 5 ML (EKO: G) [€ 7,50]

▼ Kevzara 150 mg - Injektionslösung in einer Fertigspritze 13A02
(Z.Nr. EU/1/17/1196/*) NR. P. E. L04AC14
ZI: Sanofi-Aventis Groupe, Paris, Frankreich
Z: 1 Fertigspritze enthält in 1,14 ml Lösung: Sarilumab 150 mg, mittels DNA-Technologie rekombinant aus Ovarialzellen des Chinesischen Hamsters hergestellt, Histidin, Arginin, Polysorbat 20, Sucrose, Wasser für Injektionszwecke.
EW: Monoklonaler Antikörper, Interleukin-Inhibitor, immunsuppressiv.
AG: Mittelschwere bis schwere aktive rheumatoide Arthritis bei

K

Nichtansprechen auf andere Therapien.
AA: S.c.; Selbstinjektion nach Einweisung möglich.
DO: Alle 2 Wochen 200 mg. Dosisreduktion auf 150 mg alle 2 Wochen bei Thrombopenie, Neutropenie oder Leberenzymanstiegen. Keine Daten an Kindern und Jugendlichen.
GA: Aktive schwere Infektionen.
SST: Zwingende Indikationsstellung in der Schwangerschaft. Kontrazeption für Frauen im gebärfähigen Alter bis 3 Monate nach Therapieende erforderlich. Nutzen/Risiko-Abwägung in der Stillzeit.
NW: Infektionen, Neutropenie, Thrombopenie, Transaminasenanstiege, Anstieg der Blutfette, lokale Reaktionen, gastrointestinale Perforation.
WW: Lebendimpfstoffe vermeiden. Vorsicht: CYP3A4-Substrate (z.B. orale Kontrazeptiva, Statine).
WH: Patienten auf Infektionen (Risikofaktoren für Tuberkulose) überwachen. Kontrollen: Blutbild, Leber, Blutfette.
PG: 2 ST * (EKO: R) [€ 1.255,10]

▼ Kevzara 150 mg - Injektionslösung im Fertigpen 13A02

(Z.Nr. EU/1/17/1196/*) NR. P. E. L04AC14
ZI: Sanofi-Aventis Groupe, Paris, Frankreich
Z: 1 Fertigpen enthält in 1,14 ml Lösung: Sarilumab 150 mg, mittels DNA-Technologie rekombinant aus Ovarialzellen des Chinesischen Hamsters hergestellt, Histidin, Arginin, Polysorbat 20, Sucrose, Wasser für Injektionszwecke.
Kurzinformation: siehe Kevzara 150 mg - Injektionslösung in einer Fertigspritze, → S. 757
PG: 2 ST * (EKO: R) [€ 1.255,10]

K

▼ Kevzara 200 mg - Injektionslösung in einer Fertigspritze 13A02

(Z.Nr. EU/1/17/1196/*) NR. P. E. L04AC14
ZI: Sanofi-Aventis Groupe, Paris, Frankreich
Z: 1 Fertigspritze enthält in 1,14 ml Lösung: Sarilumab 200 mg, mittels DNA-Technologie rekombinant aus Ovarialzellen des Chinesischen Hamsters hergestellt, Histidin, Arginin, Polysorbat 20, Sucrose, Wasser für Injektionszwecke.
Kurzinformation: siehe Kevzara 150 mg - Injektionslösung in einer Fertigspritze, → S. 757
PG: 2 ST * (EKO: R) [€ 1.255,10]

▼ Kevzara 200 mg - Injektionslösung im Fertigpen 13A02

(Z.Nr. EU/1/17/1196/*) NR. P. E. L04AC14
ZI: Sanofi-Aventis Groupe, Paris, Frankreich
Z: 1 Fertigpen enthält in 1,14 ml Lösung: Sarilumab 200 mg, mittels DNA-Technologie rekombinant aus Ovarialzellen des Chinesischen Hamsters hergestellt, Histidin, Arginin, Polysorbat 20, Sucrose, Wasser für Injektionszwecke.
Kurzinformation: siehe Kevzara 150 mg - Injektionslösung in einer Fertigspritze, → S. 757
PG: 2 ST * (EKO: R) [€ 1.255,10]

🐾 Kexxtone 32,4 g - Intraruminales System mit kontinuierlicher Freigabe für Rinder 831Z

(Z.Nr. EU/2/12/145/*) NR. P. QA16QA06
ZI: Elanco, Cuxhaven, Deutschland
Z: 1 intraruminales System enthält: Monensin 32,4 g (entspr. Monensin natrium 35,2 g), Arzneimittelkern (12 Untereinheiten): Zuckerester der Fettsäuren, Carbomer, Lactose monohydrat, Magnesium stearat, Siliciumdioxid, hochdisperses; Kapsel: Polypropylen Abschlusskappe, Polypropylen Kolben, Polypropylen Schaft und Flügel (entspr. Sunset gelb), Stahlfeder.
EW: Polyäther-Ionophor.
AG: Ketosen bei Milchkühen/Färsen in der peripartalen Phase.
AA: Intraruminal.
DO: 1 intraruminales System 3-4 Wochen vor dem erwarteten Abkalben mit Applikationshilfe verabreichen.
Details siehe Austria Codex - Fachinformation.
Das System setzt ca. 335 mg Monesin pro Tag über ca. 95 Tage frei.
GA: Tiere unter 300 kg KG.
SST: Anwendung möglich.
WH: Tiere bis 4 Tage nach der Eingabe kontrollieren. Hunde, Pferde, andere Equiden oder Perlhühner von monesinhaltigen Formulierungen fernhalten.
PG: 1 ST VN [€ 53,90], 5 ST VN [€ 221,45]

🐾 *Keytil 300 mg/ml + 90 mg/ml - Injektionslösung für Rinder* 801BI
(Z.Nr. 8-38573) NR. P. VNW. nicht im Handel. QJ01RV

Keytruda 25 mg/ml - Konzentrat zur Herstellung einer Infusionslösung 55I01

(Z.Nr. EU/1/15/1024/*) NR. P. E. L01XC18
ZI: Merck Sharp & Dohme, Haarlem, Niederlande
Z: Eine Durchstechflasche mit 4 ml enthält: Pembrolizumab 100 mg, mittels DNA-Technologie rekombinant aus Ovarialzellen des Chinesischen Hamsters hergestellt, L-Histidin, L-Histidin hydrochlorid-monohydrat, Sucrose, Polysorbat 80, Wasser für Injektionszwecke.
EW: Monoklonaler Antikörper, PD-1-Rezeptorantagonist; immunmodulierend.
AG: -Fortgeschrittenes (nicht resezierbares oder metastasierendes) Melanom.
-Adjuvant beim Melanom Stadium III mit Lymphknotenbeteiligung nach vollständiger Resektion.
-Nicht-kleinzelliges Lungenkarzinom (NSCLC) mit PD-L1-exprimierenden Tumoren (Erstlinienbehandlung oder nach vorheriger Chemotherapie).
-In Kombination mit Carboplatin und entweder Paclitaxel oder nab-Paclitaxel zur Erstlinienbehandlung des metastasierenden plattenepithelialen NSCLC.
-In Kombination mit Pemetrexed und Platin-Chemotherapie zur Erstlinienbehandlung des metastasierenden nicht-plattenepithelialen NSCLC ohne EGFR- oder ALK-positive Tumormutationen.
-Hodgkin-Lymphom (nach Versagen einer autologen Stammzelltransplantation und Behandlung mit Brentuximab Vedotin).
-Urothelkarzinom (nach vorheriger Platin-basierter Therapie oder bei fehlender Eignung für Cisplatin-basierte Therapie, wenn Tumore PD-L1 mit einem kombinierten positiven Score => 10 exprimieren).
-Rezidivierendes oder metastasierendes Plattenepithelkarzinom der Kopf-Hals-Region (HNSCC) mit PD-L1 exprimierenden Tumoren (TPS =>50%) und einem Fortschreiten der Krebserkrankung während oder nach vorheriger Platin-basierter Therapie.
-Als Monotherapie oder in Kombination mit Platin- und 5-Fluorouracil- Therapie bei HNSCC mit PD-L1- exprimierenden Tmoren (CPS => 1).
- In Kombination mit Axitinib zur Erstlinienbehandlung des fortgeschrittenen Nierenzellkarzinoms (RCC).
AA: I.v. Infusion über 30 min.. Nicht als i.v. Druck- oder Bolusinjektion!
DO: Monotherapie: 200 mg alle 3 Wochen oder 400 mg alle 6 Wochen.
Als Teil einer Kombinationstherapie 200mg alle 3 Wochen.
Bei schweren NW Behandlung unterbrechen oder absetzen. Keine ausreichenden Daten an Kindern oder Jugendlichen.
SST: Zwingende Indikationsstellung in der Schwangerschaft; Kontrazeption bis mindestens 4 Monate nach Therapieende erforderlich. Stillen unterbrechen.
NW: Immunvermittelte NW: Blutbild, Endokrinopathien (Nebenniereninsuffizienz), Schilddrüse, Typ I-Diabetes, ZNS (Kopfschmerzen, periphere Neuropathien), trockene Augen, Vertigo, Atemwege (Pneumonitis), Magen/Darm (Kolitis, Ulzerationen), Hepatitis, Haut (auch schwere Reaktionen), Herz (Arrhythmien), Arthralgie, Muskelschwäche, Niere (Nephritis), Untersuchungen, infusionsbedingte Reaktionen.
WW: Systemische Kortikosteroide oder Immunsuppressiva vor Therapiebeginn vermeiden; Anwendung zur Behandlung immunvermittelter NW aber möglich.
WH: Auf immunvermittelte NW, infusionsbedingte Reaktionen achten. Kontrollen: Blutzucker, Schilddrüse, Leber, Niere, Lunge. Vor Therapiebeginn beim Lungenkarzinom, Urothelkarzinom bzw. HNSCC PD-L1-Status mit validierter Methode bestimmen. Nutzen-Risiko-Abwägung bei organtransplantierten Patienten.
PG: 1 ST * (EKO: N) [€ 4.921,90]

Keytruda 25 mg/ml - Konzentrat zur Herstellung einer Infusionslösung 55I01

(Z.Nr. EU/1/15/1024/*) NR. P. E. L01XC18
Parallelimport.
V: Orifarm, Leverkusen, Deutschland
Z: Eine Durchstechflasche mit 4 ml enthält: Pembrolizumab 100 mg, mittels DNA-Technologie rekombinant aus Ovarialzellen des Chinesischen Hamsters hergestellt, L-Histidin, L-Histidin hydrochlorid-monohydrat, Sucrose, Polysorbat 80, Wasser für Injektionszwecke.
PG: 1 ST * (EKO: N) [€ 4.824,35]

Keytruda 50 mg - Pulver für ein Konzentrat zur Herstellung einer Infusionslösung 55I01
(Z.Nr. EU/1/15/1024/*) NR. P. E. nicht im Handel. L01XC18

Keytruda 50 mg - Pulver für ein Konzentrat zur Herstellung einer Infusionslösung 55I01
(Z.Nr. EU/1/15/1024/*) NR. P. E. L01XC18
Parallelimport. nicht im Handel.

Keytruda 50 mg - Pulver für ein Konzentrat zur Herstellung einer Infusionslösung 55I01
(Z.Nr. EU/1/15/1024/*) NR. P. E. L01XC18
Parallelimport. nicht im Handel.

Kigabeq 100 mg - Tabletten zur Herstellung einer Lösung zum Einnehmen 09A06
(Z.Nr. EU/1/18/1302/*) RP. P. nicht im Handel. N03AG04

Kigabeq 500 mg - Tabletten zur Herstellung einer Lösung zum Einnehmen 09A06
(Z.Nr. EU/1/18/1302/*) RP. P. nicht im Handel. N03AG04

🐾 Kiltix 1,25 g + 0,28 g - Halsband für Katzen und kleine Hunde 804B, 804D
(Z.Nr. 8-01001) RPF. D. QP53AC55

ZI: Bayer Animal Health, Leverkusen, Deutschland
Z: 1 Halsband zu 12,5 g enthält: Propoxur 1,25 g, Flumethrin 0,28 g, Dibutyl adipat, Propylenglycoloctanoatdecanoat, Sojabohnenöl epoxidiert, Stearinsäure, Titandioxid, Eisen(III)-oxid, Polyvinylchlorid.
EW: Topische Antiparasitika.
AG: Bekämpfung und Schutz vor Neubefall mit Flöhen, Holzbock und Brauner Hundezecke.
AA: Auf der Haut um den Hals anlegen.
DO: 1 Halsband pro Tier.
GA: Großflächige Hautläsionen, Katzen unter 6 Monaten, Hundewelpen unter 3 Monaten, kranke oder rekonvaleszente Tiere.
SST: Anwendung möglich.
NW: Sehr selten lokale Reaktionen, Verhaltensauffälligkeiten, bei Katzen Allgemeinreaktionen. Beim Kauen oder Verschlucken des Halsbandes Speicheln, enge Pupillen, Erbrechen, Durchfall.
WW: Nicht gleichzeitig andere Insektizide oder Akarizide verabreichen.
WH: Nicht auf dem Halsband kauen. Vor dem Schwimmen und Baden Halsband abnehmen.
VNW: Nicht für Tiere zur Gewinnung von Lebensmitteln.
PG: 1 ST VT [€ 22,50]

🐾 Kiltix 3,02 g + 0,68 g - Halsband für mittelgroße Hunde 804B, 804D
(Z.Nr. 8-01000) RPF. D. QP53AC55

ZI: Bayer Animal Health, Leverkusen, Deutschland
Z: 1 Halsband zu 30,2 g enthält: Propoxur 3,02 g, Flumethrin 0,68 g, Dibutyl adipat, Propylenglycoloctanoatdecanoat, Sojabohnenöl epoxidiert, Stearinsäure, Titandioxid, Eisen(III)-oxid, Polyvinylchlorid.
EW: Topische Antiparasitika.
AG: Bekämpfung und Schutz vor Neubefall mit Flöhen, Holzbock und Brauner Hundezecke.
AA: Auf der Haut um den Hals anlegen.
DO: 1 Halsband pro Tier.
GA: Großflächige Hautläsionen, Hundewelpen unter 3 Monaten, kranke oder rekonvaleszente Tiere.
SST: Anwendung möglich.
NW: Sehr selten lokale Reaktionen, Verhaltensauffälligkeiten. Beim Kauen oder Verschlucken des Halsbandes Speicheln, enge Pupillen, Erbrechen, Durchfall.
WW: Nicht gleichzeitig andere Insektizide oder Akarizide verabreichen.
WH: Nicht auf dem Halsband kauen. Vor dem Schwimmen und Baden Halsband abnehmen.
VNW: Nicht für Tiere zur Gewinnung von Lebensmitteln.
PG: 1 ST VT [€ 24,65]

🐾 Kiltix 4,50 g + 1,013 g - Halsband für große Hunde 804B, 804D
(Z.Nr. 8-00999) RPF. D. QP53AC55

ZI: Bayer Animal Health, Leverkusen, Deutschland
Z: 1 Halsband zu 45 g enthält: Propoxur 4,5 g, Flumethrin 1,013 g, Dibutyl adipat, Propylenglycoloctanoatdecanoat, Sojabohnenöl epoxidiert, Stearinsäure, Titandioxid, Eisen(III)-oxid, Polyvinylchlorid.
Kurzinformation: siehe Kiltix 3,02 g + 0,68 g - Halsband für mittelgroße Hunde, →S. 759
PG: 1 ST VT [€ 27,10]

Kinder Luuf - Balsam 50Z03, 50Z05
(Z.Nr. 0-11990) RPF. P. R05X

ZI: Apomedica Pharmazeutische Produkte, Graz
Z: 1 g enthält: Kampher 50 mg, Menthol 27,5 mg, Eukalyptus Öl ätherisch 15 mg, Terpentin Öl ätherisch 50 mg, Thymol 2,5 mg, Muskatöl, ätherisch, Zedernblatt Öl, Vaselin, weisses, Hartparaffin.
EW: Broncholytisch, mukolytisch.
AG: Erkältungskrankheiten bei Kindern ab dem 3. Lebensjahr.
DO: 2-3mal tgl. 1-2 Teelöffel Balsam auf Brust und Rücken auftragen und einreiben oder (ab 6 Jahren) eine haselnussgroße Menge Balsam in Gefäß mit heißem Wasser geben, Dämpfe mehrere Minuten einatmen.
GA: Kinder unter 2 Jahren, Asthma, Epilepsie.
SST: Für Erwachsene nicht vorgesehen.
NW: Überempfindlichkeit (Haut, Hustenreiz), Laryngospasmus bei Kleinkindern.
WH: Für Kleinkinder nicht zum Inhalieren. Nicht auf Augen, Schleimhäute oder geschädigte Hautpartien auftragen.
PG: 30 G * (EKO: N) [€ 6,80]

Kineret 100 mg/0,67 ml - Injektionslösung in einer Fertigspritze 13A02
(Z.Nr. EU/1/02/203/*) NR. P. E. L04AC03
ZI: Swedish Orphan Biovitrum International AB, Stockholm, Schweden
Z: 1 Fertigspritze mit 0,67 ml enthält: Anakinra 100 mg, hergestellt durch rekombinante DNA-Technologie in Escherichia coli, Citronensäure, wasserfreie, Natriumchlorid, Natrium edetat dihydrat, Polysorbat 80, Natriumhydroxid, Wasser für Injektionszwecke.
EW: Interleukin-1 Rezeptorantagonist.
AG: Rheumatoide Arthritis in Kombination mit Methotrexat bei unzureichendem Ansprechen auf Methotrexat allein bei Erwachsenen.
- Periodische Fiebersyndrome bei Personen ab 8 Monaten (10 kg KG): Cryopyrin-assoziierte periodische Syndrome (CAPS), Familiäres Mittelmeerfieber (FMF).
- Still-Syndrom.

AA: S.c.
DO: Rheumatoide Arthritis: 1mal tgl. 100 mg. Keine Studien an Kindern und Jugendlichen.
CAPS: Initiale TD 1-2 mg/kg KG, Erhaltungsdosis bei schweren Formen tgl. 3-4 mg/kg KG. MTD 8 mg/kg KG.
FMF, Still-Syndrom: TD 100 mg, bei Personen unter 50 kg KG 1-2 mg/kg KG (bei Kindern mit unzureichendem Ansprechen bis 4 mg/kg KG).
Bei schwerer Niereninsuffizienz TD nur jeden 2. Tag anwenden.
GA: Neutropenie.
SST: In der Schwangerschaft Anwendung vermeiden. Stillen unterbrechen.
NW: Reaktionen an der Einstichstelle, Kopfschmerz, Neutropenie, Thrombozytopenie, Allergien, schwere Infektionen, Leber, Lunge, Makrophagenaktivierungssyndrom.
WW: Etanercept (erhöhte Inzidenz schwerer Infektionen; nicht empfohlen). Lebendimpfstoffe nicht gleichzeitig verabreichen.
WH: Vorsicht bei Patienten mit rezidivierenden Infektionen oder bei schweren Leberschäden. Patienten vor Behandlungsbeginn auf latente Tuberkulose oder virale Hepatitis untersuchen. Neutrophile regelmäßig kontrollieren. Bei Neutropenie Behandlung nicht beginnen. Anwendung bei Patienten mit maligner Erkrankung nicht empfohlen.
PG: 28 ST * (EKO: N) [€ 1.279,50]

Kineret 100 mg/0,67 ml - Injektionslösung in einer Fertigspritze 13A02
(Z.Nr. EU/1/02/203/*) NR. P. E. L04AC03
Parallelimport.
V: Orifarm, Leverkusen, Deutschland
Z: 1 Fertigspritze mit 0,67 ml enthält: Anakinra 100 mg, hergestellt durch rekombinante DNA-Technologie in Escherichia coli, Citronensäure, wasserfreie, Natriumchlorid, Natrium edetat dihydrat, Polysorbat 80, Natriumhydroxid, Wasser für Injektionszwecke.
PG: 28 ST * (EKO: N) [€ 1.254,75]

Kinzalkomb 40 mg/12,5 mg - Tabletten 10B06
(Z.Nr. EU/1/02/214/*) RP. P. nicht im Handel. C09DA07

Kinzalkomb 80 mg/12,5 mg - Tabletten 10B06
(Z.Nr. EU/1/02/214/*) RP. P. nicht im Handel. C09DA07

K

Kinzalkomb 80 mg/25 mg - Tabletten 10B06
(Z.Nr. EU/1/02/214/*) RP. P. nicht im Handel. C09DA07

Kinzalmono 20 mg - Tabletten 10A08
(Z.Nr. EU/1/98/091/*) RP. P. nicht im Handel. C09CA07

Kinzalmono 40 mg - Tabletten 10A08
(Z.Nr. EU/1/98/091/*) RP. P. nicht im Handel. C09CA07

Kinzalmono 80 mg - Tabletten 10A08
(Z.Nr. EU/1/98/091/*) RP. P. nicht im Handel. C09CA07

Kiovig 100 mg/ml - Infusionslösung 36C02
(Z.Nr. EU/1/05/329/*) NR. P. J06BA02
ZI: Takeda Manufacturing Austria, Wien
Z: 1 ml enthält: Immunglobulin vom Menschen, normales 100 mg (entspr. IgG mind. 98 %) (entspr. IgG1 >= 56,9 %) (entspr. IgG2 >= 26,6 %) (entspr. IgG3 >= 3,4 %) (entspr. IgG4 >= 1,7 %) (entspr. IgA max. 140 µg), hergestellt aus dem Plasma menschlicher Spender, Glycin, Wasser für Injektionszwecke.
EW: Immunglobulin (IVIg)
AG: Substitutionstherapie bei:
- Primären Immunmangelsyndromen (PID) mit eingeschränkter Antikörperbildung.
- Sekundären Immundefekten (SID) bei schweren Infektionen.

Immunmodulation:
- Primäre Immunthrombozytopenie (ITP) bei hohem Blutungsrisiko oder zur Korrektur der Thrombozytenzahlen vor Operationen.
- Guillain-Barré-Syndrom.
- Kawasaki-Syndrom.
- Chronisch inflammatorische demyelinisierende Polyneuropathie (CIDP).
- Multifokale motorische Neuropathie (MMN).

AA: Nur i.v. ev. mit 5% Glukoselösung verdünnt. Infusionsgeschwindigkeit initial 0,5 ml/kg KG/h, dann maximal 6 ml/kg KG/h.
DO: Alle Lebensalter: PID: Einmalig 0,4 - 0,8 g/kg KG, dann mindestens 0,2 g/kg KG alle 3 -4 Wochen.
Sekundäre Immundefekte: 0,2 - 0,4 g/kg KG alle 3 - 4 Wochen.
ITP: 0,8 - 1 g/kg KG am Tag 1, einmal innerhalb von 3 Tagen wiederholen. Oder Alternativschema: 0,4 g/kg KG tgl. über 2 - 5 Tage.
Guillain-Barré-Syndrom: 0,4 g/kg KG/Tag über 5 Tage.
Kawasaki-Syndrom: 2,0 g/kg KG als ED.
CIDP: Initial 2 g/kg KG, in geteilten Dosen über 2 bis 5 aufeinander folgende Tage, dann 1 g/kg KG über 1 bis 2 aufeinander folgende Tage alle 3 Wochen.
MMN: Initial 2 g/kg KG in geteilten Dosen über 2 bis 5 aufeinanderfolgende Tage, dann 1 g/kg KG alle 2 bis 4 Wochen oder 2 g/kg KG alle 4 bis 8 Wochen.
Details siehe Austria-Codex - Fachinformation.
GA: Überempfindlichkeit gegen Immunglobuline vom Menschen, insbesondere bei Antikörpern gegen IgA.
SST: Keine kontrollierten Studien vorliegend, keine schädlichen Wirkungen zu erwarten.
NW: Fieber, Schüttelfrost, Überempfindlichkeit, Übelkeit, Kopfschmerzen, Schwindel, aseptische Meningitis, Niere (akute Niereninsuffizienz), Rückenschmerzen, Vegetativum, Schock, reversible hämolytische Anämie, transfusionsassoziierte akute Lungeninsuffizienz (TRALI-Snydrom), Kreislaufvolumenüberlastung, lokale Reaktionen, Untersuchungen.
WW: Lebendimpfstoffe (3 Monate Abstand, bei Masernimpfstoff bis 1 Jahr). Serologische Tests falsch positiv. Schleifendiuretika meiden.
WH: Auf Unverträglichkeitsreaktionen, Hämolyse, Nierenversagen bzw. thromboembolische Ereignisse achten. Ausreichend Flüssigkeit zuführen. Kontrollen: Urinausscheidung, Serumkreatinin. Schleifendiuretika meiden.
Bei Überdosierung Hypervolämie, Hyperviskosität.
PG: 1G 10ML 1 ST RE1 (EKO: Y) [€ 95,65], **2,5G 25ML** 1 ST RE1 (EKO: Y) [€ 205,20], **5G 50ML** 1 ST RE1 (EKO: Y) [€ 383,20], **10G 100ML** 1 ST RE1 (EKO: Y) [€ 753,95], **20G 200ML** 1 ST RE1 (EKO: Y) [€ 1.469,10]

Kiovig 100 mg/ml - Infusionslösung 36C02
(Z.Nr. EU/1/05/329/*) NR. P. Parallelimport. nicht im Handel. J06BA02

▼ Kisplyx 4 mg - Hartkapseln 55G
(Z.Nr. EU/1/16/1128/*) NR. P. L01EX08
ZI: Eisai, Frankfurt, Deutschland
Z: 1 Hartkapsel enthält: Lenvatinib 4 mg (entspr. Lenvatinib mesilat), Kapselinhalt: Calciumcarbonat, Mannitol, Cellulose, mikrokristalline, Hyprolose, Hyprolose niedrig substituiert, Talkum; Kapselhülle: Hypromellose, Titandioxid, Eisen(III)-hydroxid-oxid x H2O, Eisen(III)-oxid; Druckfarbe: Schellack, Eisen(II,III)-oxid, Kaliumhydroxid, Propylenglycol.
EW: Proteinkinase-Hemmer, antineoplastisch.
AG: In Kombination mit Everolimus beim fortgeschrittenen Nierenzellkarzinom nach einer gegen den vaskulären endothelialen Wachstumsfaktor (VEFG) gerichteten Behandlung.
AA: Unzerkaut mit Wasser schlucken, oder Suspension herstellen: Kapseln in einem Glas mit 1 Esslöffel Wasser oder Apfelsaft mindestens 10 min. belassen und 3 min. rühren bis Kapselhüllen aufgelöst, dann Suspension trinken. 1 weiteren Esslöffel Wasser in Glas schwenken und nachtrinken.
DO: 1mal tgl. 18 mg Lenvatinib in Kombination mit 5 mg Everolimus. Dosisanpassung bei schwerer Toxizität.
Anfangsdosis auf 10 mg reduzieren bei schweren Leber- oder Nierenschäden.
Keine Daten an Kindern und Jugendlichen.
SST: In der Schwangerschaft zwingende Indikationsstellung, zuverlässige Kontrazeption bis 1 Monat nach Therapieende erforderlich. Gegenanzeige in der Stillzeit.
NW: Magen/Darm (Diarrhoe, Perforation, Fisteln), Harnwegsinfekte, Herz/Kreislauf (QT-Verlängerung, Hypertonie, Thromboembolien, Blutungen, Aneurysmen), Blutbild (Thrombozytopenie), Niere (Proteinurie), ZNS (Kopfschmerzen), Dysphonie, Stomatitis, Dehydrierung, Haut (Palmar-plantares Erythrodysästhesie- Syndrom), Leberenzymanstieg, Stoffwechsel (Hypercholesterinämie, Hypokalzämie), Gewichtsverlust, Schilddrüse, Ödeme, Wundheilungsstörungen, erhöhtes Risiko für Fistelbildung, (Rücken)schmerzen, posteriores reversibles (Leuko)enzephalopathie-Syndrom.
WW: Sorafenib (mind. 4 Wochen Abstand). Orale Kontrazeptiva (Wirkungsminderung).
WH: Kontrollen: Blutdruck, Harn (Proteinurie), Niere, Herz (QT), Leber, Schilddrüse, Elektrolyte. Hypertonie einstellen. Diarrhoe frühzeitig behandeln. Begrenzte Daten bei Patienten < 60 kg KG. Nutzen-Risiko-Abwägung bei Patienten mit anamnestischer Hypertonie oder Aneurysmen. Verkehrshinweis.
PG: 30 ST * (EKO: N) [€ 3.103,15]

▼ Kisplyx 4 mg - Hartkapseln 55G
(Z.Nr. EU/1/16/1128/*) NR. P. Parallelimport. L01EX08
V: Abacus Medicine, Copenhagen, Dänemark
Z: 1 Hartkapsel enthält: Lenvatinib 4 mg (entspr. Lenvatinib mesilat), Kapselinhalt: Calciumcarbonat, Mannitol, Cellulose, mikrokristalline, Hyprolose, Hyprolose niedrig substituiert, Talkum; Kapselhülle: Hypromellose, Titandioxid, Eisen(III)-hydroxid-oxid x H2O, Eisen(III)-oxid; Druckfarbe: Schellack, Eisen(II,III)-oxid, Kaliumhydroxid, Propylenglycol.
PG: 30 ST * (EKO: N) [€ 3.072,55]

▼ Kisplyx 4 mg - Hartkapseln 55G
(Z.Nr. EU/1/16/1128/*) NR. P. Parallelimport. L01EX08
V: Orifarm, Leverkusen, Deutschland
Z: 1 Hartkapsel enthält: Lenvatinib 4 mg (entspr. Lenvatinib mesilat), Kapselinhalt: Calciumcarbonat, Mannitol, Cellulose, mikrokristalline, Hyprolose, Hyprolose niedrig substituiert, Talkum; Kapselhülle: Hypromellose, Titandioxid, Eisen(III)-hydroxid-oxid x H2O, Eisen(III)-oxid; Druckfarbe: Schellack, Eisen(II,III)-oxid, Kaliumhydroxid, Propylenglycol.
PG: 30 ST * (EKO: N) [€ 3.071,85]

▼ Kisplyx 10 mg - Hartkapseln 55G
(Z.Nr. EU/1/16/1128/*) NR. P. L01EX08
ZI: Eisai, Frankfurt, Deutschland
Z: 1 Hartkapsel enthält: Lenvatinib 10 mg (entspr. Lenvatinib mesilat), Kapselinhalt: Calciumcarbonat, Mannitol, Cellulose, mikrokristalline, Hyprolose, Hyprolose niedrig substituiert, Talkum; Kapselhülle: Hypromellose, Titandioxid, Eisen(III)-hydroxid-oxid x H2O, Eisen(III)-oxid; Druckfarbe: Schellack, Eisen(II,III)-oxid, Kaliumhydroxid, Propylenglycol.
Kurzinformation: siehe Kisplyx 4 mg - Hartkapseln, → S. 760
PG: 30 ST * (EKO: N) [€ 3.103,15]

▼ Kisplyx 10 mg - Hartkapseln 55G
(Z.Nr. EU/1/16/1128/*) NR. P. Parallelimport. L01EX08
V: Orifarm, Leverkusen, Deutschland
Z: 1 Hartkapsel enthält: Lenvatinib 10 mg (entspr. Lenvatinib mesilat), Kapselinhalt: Calciumcarbonat, Mannitol, Cellulose, mikrokristalline, Hyprolose, Hyprolose niedrig substituiert, Talkum; Kapselhülle: Hypromellose, Titandioxid, Eisen(III)-hydroxid-oxid x H2O, Eisen(III)-oxid; Druckfarbe: Schellack, Eisen(II,III)-oxid, Kaliumhydroxid, Propylenglycol.
PG: 30 ST * (EKO: N) [€ 3.074,70]

▼ Kisqali 200 mg - Filmtabletten 55G
(Z.Nr. EU/1/17/1221/*) NR. P. L01EF02
ZI: Novartis Europharm, Dublin, Irland

Z: 1 Filmtablette enthält: Ribociclib 200 mg (entspr. Ribociclib succinat), Tablettenkern: Cellulose, mikrokristalline, Crospovidon Typ A, Hyprolose (5,0-16,0% Hydroxypropoxygruppen), Magnesium stearat, Siliciumdioxid, hochdisperses; Filmüberzug: Eisen(II,III)-oxid, schwarz, Eisen(III)-oxid, rotes, Phospholipide aus Sojabohnen 0,344 mg, Poly(vinylalkohol), Talkum, Titandioxid, Xanthan gummi.
EW: Proteinkinasehemmer, antineoplastisch.
AG: Hormonrezeptor-positiver, HER2-negativer lokal fortgeschrittener oder metastasierter Brustkrebs.
AA: Tabletten (morgens) im Ganzen schlucken; nicht mit Grapefruit(saft) einnehmen.
DO: 1mal tgl. 600 mg über 21 Tage, dann 7 Tage Pause. Verabreichung in Kombination mit Letrozol (1mal tgl. 2,5 mg über 28 Tage) oder Fulvestrant (500 mg i.m. an den Tagen 1/15/29 und dann 1mal monatlich). Bei prä- oder perimenopausalen Frauen mit LHRH-Agonisten kombinieren. Bei schweren NW Dosis reduzieren bzw. unterbrechen. Bei schweren Nierenschäden Startdosis 1mal tgl. 400 mg.
Keine Daten an Kindern und Jugendlichen.
GA: Soja- oder Erdnussallergie.
SST: Teratogen! In der Schwangerschaft nicht empfohlen.
Vor Behandlungsbeginn Schwangerschaftsstatus bestimmen. Kontrazeption bis 3 Wochen nach Therapieende erforderlich. Bis mindestens 3 Wochen nach Therapieende nicht stillen.
NW: Blutbild (Neutropenie, Leukopenie), Infektionen, ZNS, Rückenschmerzen, Magen/Darm, Fatigue, schwere Hautreaktionen, Alopezie, Leberenzymanstiege, Elektrolyte, Synkopen, QT-Verlängerung, Lunge (ILD, Pneumonitis, Dyspnoe).
WW: Nicht empfohlen: Tamoxifen (QT-Verlängerung). Starke CYP3A4-Hemmer, QT-verlängernde Substanzen vermeiden.
Vorsicht bei CYP3A4-Substraten mit geringer therapeutischer Breite (z.B. Ciclosporin, Tacrolimus, Fentanyl).
WH: Vorsicht bei Leber- oder Nierenschäden. Kontrollen: Leber (Transaminasen), EKG (QT-Intervall), Hautreaktionen, Lunge. Verkehrshinweis.
PG: 21 ST RE1 (EKO: Y) [€ 1.290,40], 42 ST RE1 (EKO: Y) [€ 2.547,05], 63 ST RE1 (EKO: Y) [€ 3.803,65]

▼ Kisqali 200 mg - Filmtabletten — 55G

(Z.Nr. EU/1/17/1221/*) NR. P. — L01EF02
Parallelimport.
V: Abacus Medicine, Copenhagen, Dänemark
Z: 1 Filmtablette enthält: Ribociclib 200 mg (entspr. Ribociclib succinat), Tablettenkern: Cellulose, mikrokristalline, Crospovidon Typ A, Hyprolose (5,0-16,0% Hydroxypropoxygruppen), Magnesium stearat, Siliciumdioxid, hochdisperses; Filmüberzug: Eisen(II,III)-oxid, schwarz, Eisen(III)-oxid, rotes, Phospholipide aus Sojabohnen 0,344 mg, Poly(vinylalkohol), Talkum, Titandioxid, Xanthan gummi.
PG: 63 ST * (EKO: N) [€ 3.742,15]

▼ Kisqali 200 mg - Filmtabletten — 55G

(Z.Nr. EU/1/17/1221/*) NR. P. — L01EF02
Parallelimport.
V: Haemato Pharm, Schönefeld, Deutschland
Z: 1 Filmtablette enthält: Ribociclib 200 mg (entspr. Ribociclib succinat), Tablettenkern: Cellulose, mikrokristalline, Crospovidon Typ A, Hyprolose (5,0-16,0% Hydroxypropoxygruppen), Magnesium stearat, Siliciumdioxid, hochdisperses; Filmüberzug: Eisen(II,III)-oxid, schwarz, Eisen(III)-oxid, rotes, Phospholipide aus Sojabohnen 0,344 mg, Poly(vinylalkohol), Talkum, Titandioxid, Xanthan gummi.
PG: 63 ST * (EKO: N) [€ 3.742,15]

▼ Kisqali 200 mg - Filmtabletten — 55G

(Z.Nr. EU/1/17/1221/*) NR. P. — L01EF02
Parallelimport.
V: Orifarm, Leverkusen, Deutschland
Z: 1 Filmtablette enthält: Ribociclib 200 mg (entspr. Ribociclib succinat), Tablettenkern: Cellulose, mikrokristalline, Crospovidon Typ A, Hyprolose (5,0-16,0% Hydroxypropoxygruppen), Magnesium stearat, Siliciumdioxid, hochdisperses; Filmüberzug: Eisen(II,III)-oxid, schwarz, Eisen(III)-oxid, rotes, Phospholipide aus Sojabohnen 0,344 mg, Poly(vinylalkohol), Talkum, Titandioxid, Xanthan gummi.
PG: 42 ST * (EKO: N) [€ 2.506,85], 63 ST * (EKO: N) [€ 3.742,15]

Kitonail 80 mg/g - wirkstoffhaltiger Nagellack — 11A03

(Z.Nr. 1-28524) RPF. P. — D01AE14
ZI: Polichem, Luxenburg
Z: 1 g enthält: Ciclopirox 80 mg, Ethylacetat, Ethanol 96% (V/V), Cetylstearylalkohol 10 mg, Hydroxypropyl - Chitosan, Wasser, gereinigtes.
EW: Topisches Antimykotikum.
AG: Leichte bis mäßig schwere Pilzinfektionen der Nägel ohne Beteiligung der Nagelmatrix.
AA: Einmal tgl. (am Abend) dünn auf die erkrankte Nagelplatte, auf 5 mm des umgebenden Hautbereichs und wenn möglich unter den freien Nagelrand auftragen. Heilung der Fingernägel nach ca. 6 Monaten, der Zehennägel nach 9-12 Monaten. Keine Daten an Kindern und Jugendlichen.
SST: Nutzen/Risiko-Abwägung.
NW: Lokale Reaktionen.
WH: Bei Beteiligung von mehr als 5 Nägeln zusätzliche systemische Therapie empfohlen. Kontakt mit Augen und Schleimhäuten vermeiden.
PG: 3,3 ML * (EKO: N) [€ 27,85], 6,6 ML * (EKO: N) [€ 43,65]

Kivexa 600 mg/300 mg Filmtabletten — 35E02

(Z.Nr. EU/1/04/298/*) NR. P. — J05AR02
ZI: ViiV Healthcare, Zeist, Niederlande
Z: 1 Filmtablette enthält: Abacavir 600 mg (entspr. Abacavir sulfat), Lamivudin 300 mg, Tablettenkern: Magnesium stearat, Cellulose, mikrokristalline, Poly(O-carboxymethyl)stärke-Natrium Salz; Filmüberzug: Opadry Orange YS-1-13065-A (entspr. Hypromellose) (entspr. Titandioxid) (entspr. Macrogol 400) (entspr. Polysorbat 80) (entspr. Gelborange S 1,7 mg).
EW: Kombination aus 2 Reverse-Transkriptase-Hemmern (Nukleosidanaloga).
AG: HIV-Infektionen bei Erwachsenen, Jugendlichen und Kindern ab 25 kg KG.
AA: Oral einnehmen.
DO: 1mal tgl. 1 Tablette.
Darreichungsform für Kinder unter 25 kg KG nicht geeignet.
Bei schweren Leberschäden nicht empfohlen.
GA: Überempfindlichkeit (besonders gegen Abacavir!).
SST: Keine klare Aussage in der Schwangerschaft, derzeit kein Hinweis auf erhöhte Fehlbildungsrate. Nicht stillen. Mitochondriale Funktionsstörungen bei Kleinkindern nach Exposition in utero beobachtet.
NW: Schwere Überempfindlichkeit (in Einzelfällen tödlich), Haut (auch schwere Reaktionen), Magen/Darm, Blutbild, Husten, Fieber, Lethargie, Kopfschmerzen, Leberenzymanstieg, Myalgie, Niere, Anorexie, Gewichtszunahme, Anstieg von Blutglukose und Blutfetten, Osteonekrose.
WW: Kombination vermeiden: andere Lamivudin-hältige Arzneimittel, Emtricitabin, Cladribin, osmotische Zuckeralkohole (z.B. Sorbitol, Mannitol), Cotrimoxazol (Hochdosis).
Vorsicht: Methadon, OCT-Inhibitoren.
WH: Patienten mit Abacavir-Überempfindlichkeit dürfen Abacavir **nie wieder** einnehmen. Vor Behandlungsbeginn Patienten auf HLA-B*5701-Allel untersuchen (auch vor Wiederaufnahme der Behandlung bei Patienten, die vorher Abacavir vertragen haben). Patient muss über mögliche Überempfindlichkeit vollständig aufgeklärt werden. Auf Immunreaktivierungssyndrom achten. Risikofaktoren für Myokardinfarkt minimieren.
PG: 30 ST * (EKO: N) [€ 335,20]

Kivexa 600 mg/300 mg - Filmtabletten — 35E02

(Z.Nr. EU/1/04/298/*) NR. P. Parallelimport. — J05AR02
V: Haemato Pharm, Schönefeld, Deutschland
Z: 1 Filmtablette enthält: Abacavir 600 mg (entspr. Abacavir sulfat), Lamivudin 300 mg, Tablettenkern: Magnesium stearat, Cellulose, mikrokristalline, Poly(O-carboxymethyl)stärke-Natrium Salz; Filmüberzug: Opadry Orange YS-1-13065-A (entspr. Hypromellose) (entspr. Titandioxid) (entspr. Macrogol 400) (entspr. Polysorbat 80) (entspr. Gelborange S 1,7 mg).
PG: 30 ST * (EKO: N) [€ 328,50]

Kivexa 600 mg/300 mg - Filmtabletten — 35E02
(Z.Nr. EU/1/04/298/*) NR. P. Parallelimport. — J05AR02
nicht im Handel.

Kivizidiale 40 Mikrogramm/ml + 5 mg/ml - Augentropfen, Lösung — 47H04
(Z.Nr. 1-39159) RP. P. nicht im Handel. — S01ED51

Klacid 250 mg - Filmtabletten — 34F

(Z.Nr. 1-19163) NR. P. — J01FA09
ZI: Mylan Österreich, Wien
Z: 1 Filmtablette enthält: Clarithromycin 250 mg, Tablettenkern: Croscarmellose natrium (entspr. Natrium 3,4 mg), Stärke, prägelatiniert, Cellulose, mikrokristalline, Chinolingelb, Siliciumdioxid, Povidon, Stearinsäure, Magnesium stearat, Talkum; Filmüberzug: Hypromellose, Sorbitan oleat, Propylenglycol, Titandioxid, Vanillin, Chinolingelb, Hydroxypropylcellulose, Sorbinsäure.
EW: Makrolid-Antibiotikum.
AG: Infektionen durch empfindliche Erreger: Atemwege, HNO (keine Erfahrungen bei Otitis), Haut. Eradikation von Helicobacter pylori.
AA: Unzerkaut mit ausreichend Flüssigkeit einnehmen.

K

DO: Personen ab 12 Jahren: 2mal tgl. 250-500 mg. Behandlungsdauer 7-10 Tage, bei Streptokokken-Infektionen mindestens 10 Tage.
Eradikation von H. pylori: 2mal tgl. 500 mg in Kombination mit z.B. 2mal tgl. 1000 mg Amoxicillin + 1mal tgl. 20 mg Omeprazol über mindestens 7 Tage.
Vorsichtige Dosierung bei Nierenschäden. Bei Kindern orale Suspension verwenden.
GA: Gleichzeitige Nieren- und schwere Leberschäden, Hypokaliämie, QT-Verlängerung.
SST: Nutzen/Risiko-Abwägung.
NW: Magen/Darm, Überempfindlichkeit, Haut (auch schwere Reaktionen), ZNS, Psyche (Schlaflosigkeit), Geschmacksstörungen, Herzrhythmusstörungen (QT-Verlängerung), Leberenzymanstiege, Niere, Haut.
WW: Kontraindiziert: Astemizol, Cisaprid, Domperidon, Pimozid, Terfenadin, Lovastatin, Simvastatin, Ergot-alkaloide, Colchicin, Ticagrelor, Ranolazin, Midazolam oral. Vorsicht: Starke CYP450-Induktoren, Carbamazepin, Theophyllin (erhöhte Serumspiegel), Midazolan, Triazolam (erhöhte Plasmaspiegel), Zidovudin (4 Std. Abstand), Aminoglykoside (ototoxisch), Digoxin, Colchicin (Vergiftung), Ritonavir (Clarithromycin-Dosis reduzieren), Saquinavir, Warfarin, Antidiabetika, andere Statine (z.B. Fluvastatin), orale Antikoagulantien, Midazolam i.v., Disopyramid (Hypoglykämie), Chinidin, Phenytoin, Cyclosporin, Rifabutin, Sildenafil, Azatanavir, Itraconazol, Kalziumkanalblocker (Hypotonie), Etravirin, Nateglinid, Repaglinid (Hypoglykämie).
WH: Vorsicht bei Risiko für QT-Verlängerung. Kontrolle der Leberfunktion; Überhandnehmen nicht empfindlicher Keime möglich, bei schweren Durchfällen an pseudomembranöse Colitis denken. Kontraindikation mit Lovastatatin oder Simvastatin beachten. Kreuzallergie mit Erythromycin, Lincomycin oder Clindamycin möglich. Verkehrshinweis.
PG: 14 ST * (EKO: N) [€ 11,00]

Klacid 500 mg - Filmtabletten 34F
(Z.Nr. 1-21527) NR. P. nicht im Handel. J01FA09

Klacid 125 mg/5 ml - Granulat für orale Suspension 34F

(Z.Nr. 1-19911) NR. P. L. J01FA09
ZI: Mylan Österreich, Wien
Z: 5 ml enthalten: Clarithromycin 125 mg, Carbomer, Povidon, Hypromellose phthalat, Rizinusöl 16,1 mg, Siliciumdioxid, Maltodextrin, Xanthan gummi, Titandioxid, Saccharose 2,7 g, Kalium sorbat, Zitronensäure, Früchte-Aroma.
EW: Makrolid-Antibiotikum.
AG: Infektionen durch empfindliche Erreger (HNO, z.B. akute bakterielle Sinusitis, akure Otitis media; Atemwege, Haut).
AA: Oral; Zubereitung der Suspension durch Arzt oder Apotheker.
AH: Die fertige Suspension kann bis zu 14 Tage bei Raumtemperatur (nicht im Kühlschrank aufbewahren) unter Lichtschutz gelagert werden.
DO: Kinder ab 6 Monaten: TD 15 mg/kg KG in 2 ED.
MTD 2mal 500 mg.
Dosisreduktion bei Nierenschäden.
GA: Gleichzeitige Nieren- und schwere Leberschäden, Hypokaliämie, QT-Verlängerung.
SST: Nutzen/Risiko-Abwägung.
NW: Magen/Darm, Überempfindlichkeit, Haut (auch schwere Reaktionen), ZNS, Psyche (Schlaflosigkeit), Geschmacksstörungen, Herzrhythmusstörungen (QT-Verlängerung), Leberenzymanstiege, Niere, Haut.
WW: Kontraindiziert: Astemizol, Cisaprid, Domperidon, Pimozid, Terfenadin, Lovastatin, Simvastatin, Ergot-alkaloide, Colchicin, Ticagrelor, Ranolazin, Midazolam oral. Vorsicht: Starke CYP450-Induktoren, Carbamazepin, Theophyllin (erhöhte Serumspiegel), Midazolan, Triazolam (erhöhte Plasmaspiegel), Zidovudin (4 Std. Abstand), Aminoglykoside (ototoxisch), Digoxin, Colchicin (Vergiftung), Ritonavir (Clarithromycin-Dosis reduzieren), Saquinavir, Warfarin, Antidiabetika, andere Statine (z.B. Fluvastatin), orale Antikoagulantien, Midazolam i.v., Disopyramid (Hypoglykämie), Chinidin, Phenytoin, Cyclosporin, Rifabutin, Sildenafil, Azatanavir, Itraconazol, Kalziumkanalblocker (Hypotonie), Etravirin, Nateglinid, Repaglinid (Hypoglykämie).
WH: Vorsicht bei Risiko für QT-Verlängerung. Kontrolle der Leberfunktion; Überhandnehmen nicht empfindlicher Keime möglich, bei schweren Durchfällen an pseudomembranöse Colitis denken. Kontraindikation mit Lovastatatin oder Simvastatin beachten. Kreuzallergie mit Erythromycin, Lincomycin oder Clindamycin möglich. Verkehrshinweis.
PG: **1G** 40 ML F14 (L) (EKO: G) [€ 4,40], **2G** 80 ML F14 (2L) (EKO: G) [€ 8,75]

Klacid 250 mg/5 ml - Granulat für orale Suspension 34F

(Z.Nr. 1-21047) NR. P. L. J01FA09
ZI: Mylan Österreich, Wien
Z: 5 ml enthalten: Clarithromycin 250 mg, Carbomer, Povidon, Hypromellose phthalat, Rizinusöl 32,1 mg, Siliciumdioxid, Maltodextrin, Xanthan gummi, Titandioxid, Saccharose 2,3 g, Kalium sorbat, Zitronensäure, Früchte-Aroma.
Kurzinformation: siehe Klacid 125 mg/5 ml - Granulat für orale Suspension, → S. 762
PG: 70 ML F14 (2L) (EKO: G) [€ 12,75]

Klacid-Lactobionat 0,5 g - Trockensubstanz zur Infusionsbereitung 34F

(Z.Nr. 1-20013) NR. P. J01FA09
ZI: BGP Products, Wien
Z: 1 Durchstechflasche enthält: Clarithromycin 500 mg (entspr. Clarithromycin lactobionat 739,5 mg), Lactobionsäure, Natriumhydroxid zur pH-Wert-Einstellung.
EW: Makrolid-Antibiotikum.
AG: Infektionen der Atemwege und der Haut durch empfindliche Erreger.
AA: I.v. Infusion.
AH: Siehe Austria-Codex - Fachinformation.
DO: TD 1 g (= 8-16 mg/kg KG), in 2 ED über jeweils 60 Minuten infundieren.
Max. 2-5 Tage anwenden.
Vorsicht bei Nieren-, Leberschäden. Für Kinder und Jugendliche nicht empfohlen.
GA: Gleichzeitige Nieren- und schwere Leberschäden, Hypokaliämie, QT-Verlängerung.
SST: Nutzen/Risiko-Abwägung.
NW: Magen/Darm, Überempfindlichkeit, Haut (auch schwere Reaktionen), ZNS, Psyche (Schlaflosigkeit), Geschmacksstörungen, Herzrhythmusstörungen (QT-Verlängerung), Leberenzymanstiege, Niere, Haut.
WW: Kontraindiziert: Astemizol, Cisaprid, Domperidon, Pimozid, Terfenadin, Lovastatin, Simvastatin, Ergot-alkaloide, Colchicin, Ticagrelor, Ranolazin, Midazolam oral. Vorsicht: Starke CYP450-Induktoren, Carbamazepin, Theophyllin (erhöhte Serumspiegel), Midazolan, Triazolam (erhöhte Plasmaspiegel), Zidovudin (4 Std. Abstand), Aminoglykoside (ototoxisch), Digoxin, Colchicin (Vergiftung), Ritonavir (Clarithromycin-Dosis reduzieren), Saquinavir, Warfarin, Antidiabetika, andere Statine (z.B. Fluvastatin), orale Antikoagulantien, Midazolam i.v., Disopyramid (Hypoglykämie), Chinidin, Phenytoin, Cyclosporin, Rifabutin, Sildenafil, Azatanavir, Itraconazol, Kalziumkanalblocker (Hypotonie), Etravirin, Nateglinid, Repaglinid (Hypoglykämie).
WH: Vorsicht bei Risiko für QT-Verlängerung. Kontrolle der Leberfunktion; Überhandnehmen nicht empfindlicher Keime möglich, bei schweren Durchfällen an pseudomembranöse Colitis denken. Kontraindikation mit Lovastatatin oder Simvastatin beachten. Kreuzallergie mit Erythromycin, Lincomycin oder Clindamycin möglich. Verkehrshinweis.
PG: 1 ST * (EKO: N) [€ 27,10]

Klacid Uno - Filmtabletten mit veränderter Wirkstoff-Freisetzung 34F

(Z.Nr. 1-22085) NR. P. J01FA09
ZI: Mylan Österreich, Wien
Z: 1 Filmtablette enthält: Clarithromycin 500 mg, Tablettenkern: Citronensäure, wasserfreie, Natrium alginat (entspr. Natrium 15,3 mg), Calcium natrium alginat, Lactose monohydrat 115 mg, Povidon K30, Talkum, Stearinsäure, Magnesium stearat; Filmüberzug: Hypromellose, Macrogol 400, Macrogol 8000, Titandioxid, Sorbinsäure, Chinolingelb, Lack.
EW: Makrolid-Antibiotikum.
AG: Infektionen durch empfindliche Erreger: Unterer und oberer Respirationstrakt, Haut und Weichteile.
AA: Oral unzerkaut mit einer Mahlzeit.
DO: TD 1(-2) FT über 6-14 Tage. Bei schweren Nierenschäden nicht-retardierte Zubereitungen verwenden. Bei Kindern unter 12 Jahren Granulat für orale Suspension verwenden.
GA: Gleichzeitige Nieren- und schwere Leberschäden, Hypokaliämie, QT-Verlängerung.
SST: Nutzen/Risiko-Abwägung.
NW: Magen/Darm, Überempfindlichkeit, Haut (auch schwere Reaktionen), ZNS, Psyche (Schlaflosigkeit), Geschmacksstörungen, Herzrhythmusstörungen (QT-Verlängerung), Leberenzymanstiege, Niere, Haut.
WW: Kontraindiziert: Astemizol, Cisaprid, Domperidon, Pimozid, Terfenadin, Lovastatin, Simvastatin, Ergot-alkaloide, Colchicin, Ticagrelor, Ranolazin, Midazolam oral. Vorsicht: Starke CYP450-Induktoren, Carbamazepin, Theophyllin (erhöhte Serumspiegel), Midazolan, Triazolam (erhöhte Plasmaspiegel), Zidovudin

(4 Std. Abstand), Aminoglykoside (ototoxisch), Digoxin, Colchicin (Vergiftung), Ritonavir (Clarithromycin-Dosis reduzieren), Saquinavir, Warfarin, Antidiabetika, andere Statine (z.B. Fluvastatin), orale Antikoagulantien, Midazolam i.v., Disopyramid (Hypoglykämie), Chinidin, Phenytoin, Cyclosporin, Rifabutin, Sildenafil, Azatanavir, Itraconazol, Kalziumkanalblocker (Hypotonie), Etravirin, Nateglinid, Repaglinid (Hypoglykämie).
WH: Vorsicht bei Risiko für QT-Verlängerung. Kontrolle der Leberfunktion; Überhandnehmen nicht empfindlicher Keime möglich, bei schweren Durchfällen an pseudomembranöse Colitis denken. Kontraindikation mit Lovastatatin oder Simvastatin beachten. Kreuzallergie mit Erythromycin, Lincomycin oder Clindamycin möglich. Verkehrshinweis.
PG: 7 ST (EKO: G) [€ 6,15]

Klean-Prep - Pulver 42J03
(Z.Nr. 1-20823) RP. P. A06AD65
ZI: Norgine, Wettenberg, Deutschland
Z: 1 Beutel enthält: Macrogol 3350 59 g, (entspr. Polyethylenglycol), Natriumsulfat, wasserfreies 5,685 g, Natriumhydrogencarbonat 1,685 g, Natriumchlorid 1,465 g, Kaliumchlorid 0,743 g, gelöst in: Wasser 1000 ml, (entspr. Natrium 125 mmol/l) (entspr. Kalium 10 mmol/l) (entspr. Sulfat 40 mmol/l) (entspr. Chlorid 35 mmol/l) (entspr. Hydrogencarbonat 20 mmol/l) (entspr. Macrogol 3350 17,6 mmol/l) Aspartam 49,4 mg, Vanille-Aroma.
EW: Osmotisches Agens + Elektrolyte.
AG: Magen-Darm-Spülung, Vorbereitung auf Koloskopie bzw. operative Eingriffe am Darm.
AA: Zum Einnehmen bzw. zur nasogastralen Anwendung nach Auflösen in Wasser.
AH: Die gebrauchsfertige Lösung ist bei Kühlschranktemperatur aufzubewahren und innerhalb von 48 Stunden zu verbrauchen.
DO: 4 Liter Lösung (aus 4 Beuteln) trinken. Für Kinder und Jugendliche nicht empfohlen.
GA: Ileus, Perforation, Magen/Darm-Ulcera, Kolitis, toxisches Megacolon.
Keine Erfahrungen bei Kindern.
SST: Anwendung möglich.
NW: Übelkeit, Völlegefühl, Blähungen, Urtikaria, Allergien, Elektrolytver- schiebungen, Konvulsionen mit schwerer Hyponatriämie, (schwere) Arrhythmien. Bei starker Überdosierung schwerer Durchfall.
WW: Keine Resorption von Arzneimitteln, die innerhalb einer Stunde nach Klean-Prep eingenommen werden.
WH: Vorsicht bei älteren oder geschwächten Patienten, schwerer Niereninsuffizienz, Arrhythmien, Risiko für Elektrolytstörungen, Refluxösophagitis, schweren Darmentzündungen, Phenylketonurie (enthält Aspartam), beeinträchtigtem Bewusstsein, Neigung zum Aspirieren oder Erbrechen.
PG: 4 ST * (EKO: N) [€ 21,95]

Klimakt-Heel - Tabletten 29X02
(Z.Nr. 3-00555) RPF. P. nicht im Handel. V03AX

Klimaktoplant - Tabletten 29X02
(Z.Nr. 3-00109) RPF. P. V03AX
ZI: Deutsche Homöopathie Union Arzneimittel, Karlsruhe, Deutschland
Z: 1 Tablette enthält: Cimicifuga racemosa (Homöopathie) D2 25 mg, Sepia officinalis (Homöopathie) D2 25 mg, Strychnos ignatii (Homöopathie) D3 25 mg, Sanguinaria canadensis (Homöopathie) D6 25 mg, Lactose monohydrat 223,75 mg, Magnesium stearat, Weizenstärke 22,5-25 mg.
EW: Homöopathikum.
AG: Wechselbeschwerden.
AA: Tabletten vorzugsweise langsam im Mund zergehen lassen.
DO: 3mal tgl. 1-2 Tabletten, bei Besserung der Beschweren seltener anwenden.
Nicht für Kinder und Jugendliche.
SST: Nicht anwenden.
NW: Leberschäden möglich. Regelblutungen, Nasenbluten.
WH: Bei Leberschäden Behandlung sofort beenden.
PG: 100 ST * (EKO: N) [€ 14,20]

Klimax-Gastreu R10 - Tropfen zum Einnehmen 29X02
(Z.Nr. 3-38916) RPF. P. nicht im Handel. V03AX

Kliogest 2 mg/1 mg - Filmtabletten 31H07, 29E02, 38D04
(Z.Nr. 1-19017) RP. P. G03FA01
ZI: Novo-Nordisk Pharma, Wien
Z: 1 Filmtablette enthält: Estradiol 2 mg (entspr. Estradiol hemihydrat), Norethisteron acetat 1 mg, Tablettenkern: Lactose monohydrat 36,3 mg, Maisstärke, Hydroxypropylcellulose, Talkum, Magnesium stearat; Filmüberzug: Hypromellose, Triacetin, Talkum.
EW: Östrogen/Gestagen - Kombination.
AG: Östrogenmangel in der Postmenopause, Mittel zweiter Wahl zur Prävention der Osteoporose in der Postmenopause; kein Kontrazeptivum.
AA: Unzerkaut mit reichlich Flüssigkeit, möglichst immer zur gleichen Tageszeit, einnehmen.
DO: 1mal tgl. 1 Filmtablette, nach 28 Tagen ohne Unterbrechung mit neuer Kalenderpackung fortsetzen. Therapie frühestens 1 Jahr nach der Menopause.
GA: Mammakarzinom (auch in der Anamnese), estrogenabhängige maligne Tumore (z.B. Endometriumkarzinom), nicht abgeklärte Genitalblutungen, unbehandelte Endometriumhyperplasie, venöse oder arterielle Thromboembolie (z.B. Angina pectoris, Herzinfarkt), Prädisposition für Thrombosen, Lebererkrankungen (auch in der Anamnese), Porphyrie.
SST: Nicht indiziert.
NW: Depressionen, Kopfschmerzen, Magen/Darm, Krämpfe in den Beinen, Brustvergrößerung, Brustschmerzen, Ödeme, Gewichtszunahme, Sehstörungen, venöse Embolien, Cholelithiasis, Hautausschlag, generalisiserte Überempfindlichkeit, Verschlechterung von Migräne, Schlaganfall, Schwindel, Alopezie, Hypertonie, Myokardinfarkt, Herzinsuffizienz, vaginale Candidiasis, estrogenabhängige gutartige und bösartige Neubildungen, Schlaflosigkeit, Epilepsie, Verschlechterung von Asthma, wahrscheinliche Demenz.
Erhöhtes Risiko für Brustkrebs, venöse Thromboembolien, koronare Herzkrankheit, ischämischen Schlaganfall.
WW: Enzyminduktoren (Antikonvulsiva, Antiinfektiva, Johanniskraut) beschleunigen Abbau von Estrogenen und Gestagenen.
WH: Hormonersatztherapie nur bei Symptomen beginnen, die die Lebensqualität beeinträchtigen. Mindestens einmal jährlich Nutzen/Risiko-Abschätzung erforderlich.
Medizinische Untersuchungen vor und regelmäßig während der Therapie.
Besondere Überwachung bei Gebärmutter-Leiomyom, Endometriose.
Risikofaktoren für estrogenabhängige Tumore, Hypertonie, Herz-, Nieren-, Leberschäden, Diabetes, Cholelithiasis, Migräne, Lupus erythematodes, Endometriumhyperplasie in der Anamnese, Epilepsie, Asthma, Otosklerose.
Bei Ikterus, Blutdruckanstieg, erstmaligen migräneartigen Kopfschmerzen, Schwangerschaft Behandlung sofort abbrechen.
Erhöhtes Endometriumkarzinomrisiko bei alleiniger Estrogentherapie, daher bei nicht hysterektomierten Frauen über mindestens 12 Tage pro Zyklus zusätzlich Gestagen geben.
Erhöhtes Mamma-, Ovarialkarzinomrisiko beachten.
Erhöhtes Risiko für venöse Thromboembolien (VTE); bei VTE sofort Therapie abbrechen. Keine Hinweise auf kardiovaskulären Nutzen einer kontinuierlichen Hormonersatztherapie, aber erhöhtes Risiko für ischämischen Schlaganfall Erhöhtes Demenzrisiko bei Frauen, die nach dem 65. Lebensjahr mit Hormonersatztherapie beginnen.
PG: 28 ST * (EKO: N) [€ 11,85]

Klosterfrau Baldrian - überzogene Tabletten 32Z01
(Z.Nr. 1-26650) RPF. P. nicht im Handel. N05CM09

Klosterfrau Melissengeist - Flüssigkeit zum Einnehmen und zur Anwendung auf der Haut 42Z03, 13F06
(Z.Nr. 7-38448) RPF. P.
A09A, A15, M02AX, N07X
ZI: M.C.M. Klosterfrau, Köln, Deutschland
Z: 100 ml enthalten: Misch-Destillat aus Mazerat aus Melissenblätter, Alantwurzelstock, Angelikawurzel, Ingwerwurzelstock, Gewürznelken, Galgantwurzelstock, Schwarzer Pfeffer,Enzianwurzel, Muskatsamen, Bitterorangenschale, Zimtrinde, Zimtblüten, Kardamom; Ethanol 79% V/V (Auszugsmittel), hergestellt aus: Melissenblätter 429-536 mg, Alantwurzelstock 226-714 mg, Angelikawurzel 209-714 mg, Ingwerwurzelstock 235-714 mg, Gewürznelken 190-285 mg, Galgantwurzelstock 70-285 mg, Schwarzer Pfeffer 16-71 mg, Enzianwurzel 571-714 mg, Muskatsamen 36-71 mg, Bitterorangenschale 99-714 mg, Zimtrinde 223-321 mg, Zimtblüten 15-36 mg, Kardamom 6-10 mg Ethanol 96% (entspr. Gesamtethanolgehalt 79 % (V/V)), Wasser.
EW: Traditionell pflanzliches Arzneimittel: Appetit stimulierend, sedativ, gegen Gelenk- und Muskelschmerzen.
AG: Innerlich: Psychovegetative nervöse Störungen, nervöse Magen/Darm-Beschwerden, Adjuvans bei Erkältungsbeschwerden.
Äußerlich: Muskelkater, Hexenschuss, Nervenschmerzen.
AA: Zum Einnehmen und zur Anwendung auf der Haut.
DO: Innerlich: 3mal tgl. 5-10 ml verdünnt mit mindestens der doppelten Flüssigkeitsmenge nach den Mahlzeiten einnehmen.
Äußerlich: Unverdünnt oder bis zur doppelten Menge mit Wasser verdünnt lokal auftragen und einreiben.
Mindestens über 7 Tage behandeln.

Bei Kindern und Jugendlichen wegen des Alkoholgehaltes nicht anwenden.
GA: Innerliche Anwendung: Magen/Darm-Ulcera, Leberschäden, Alkoholismus, Epilepsie, Hirnschädigungen.
Äußerliche Anwendung: Geschädigte Haut, Hautkrankheiten.
SST: Nicht anwenden.
NW: Innerlich: Magen/Darm, Haut, Müdigkeit. Äußerlich: Austrocknen der Haut.
WW: Benzodiazepine verstärkt. 2 Std. Abstand zu anderen Arzneimitteln empfohlen.
WH: Alkoholgehalt beachten. Nicht auf nüchternen Magen einnehmen. Verkehrshinweis.
PG: 47 ML * (EKO: N) [€ 5,30], 155 ML * (EKO: N) [€ 13,90], 235 ML * (EKO: N) [€ 20,30], 475 ML * (EKO: N) [€ 37,90]

Klosterfrau Spitzwegerich - Hustensaft 50Z02
(Z.Nr. HERB-00034) RPF. P. nicht im Handel. R05DB

Klosterfrau Thymian Isländisch Moos - Hustensaft 50Z02
(Z.Nr. 7-38162) RPF. P. R05DB
ZI: M.C.M. Klosterfrau Healthcare, Wien
Z: 100 ml (= 126,3 g) enthalten: Thymian-Dickextrakt (2-4:1); Wasser (Auszugsmittel) 5 g, Isländisch Moos-Dickextrakt (3-7:1); Wasser (Auszugsmittel) 1,1 g, Maltitol-Lösung 85 g, Kalium sorbat, Wasser, gereinigtes.
AG: Traditionell pflanzlich zur Schleimlösung und Reizlinderung bei Husten mit Erkältung.
AA: Oral.
DO: 3-4mal tgl. 15 ml; Kinder ab 4 Jahren: 3mal tgl. 10 ml.
GA: Überempfindlichkeit gegen Lippenblütler.
SST: Nicht empfohlen.
NW: Überempfindlichkeit, Magen/Darm.
PG: 200 ML * (EKO: N) [€ 14,25]

Kneipp Johanniskraut - Dragees 49Z
(Z.Nr. HERB-00055) RPF. P. nicht im Handel. N06AX25

Kochsalz "Braun" 0,9% - Infusionslösung 37A03, 37G
(Z.Nr. 0-16468) RP. P. B05BB01
ZI: B. Braun, Melsungen, Deutschland
Z: 1000 ml enthalten: Natriumchlorid 9 g, (entspr. Natrium 154 mmol), (entspr. Chlorid 154 mmol), Wasser für Injektionszwecke; Osmolarität: 308 mosmol/l.
EW: Isotone Elektrolytlösung.
AG: Flüssigkeits- und Elektrolytsubstitution bei hypochlorämischer Alkalose, Chloridverlust, Natriummangel, hypotone oder isotone Dehydratation, Trägerlösung für Pharmaka und Elektrolyt-Konzentrate, kurzfristiger intravasaler Volumenersatz.
AA: I.v. (Bolus oder Infusion). Extern zur Wundbehandlung und zur Befeuchtung von Tüchern und Verbänden.
DO: MTD bis 40 ml/kg KG, bei schwerer Dehydratation initial Bolus von 20 ml/kg KG.
GA: Hyperhydratation, schwere Hypernatriämie oder Hyperchlorämie.
SST: Anwendung möglich. Vorsicht bei Eklampsie.
WW: Vorsicht: Natrium retinierende Arzneimittel (Kortikosteroide, NSARs): Ödeme.
WH: Vorsicht bei Hypokaliämie, Herzinsuffizienz, Ödemen, Hypertonie, Eklampsie, schwerer Niereninsuffizienz. Früh- und Neugeborenen. Kontrollen: Säure/Basen, Wasserbilanz, Serumionogramm.
PG: **GLIFL 100** 20 ST * (EKO: N) [€ 25,90], **PLINF 100** 20 ST * (EKO: N) [€ 25,90], **PLINF 250** 10 ST * (EKO: N) [€ 21,15], **PLINF 500** 10 ST * (EKO: N) [€ 23,25], **PLINF 1000** 10 ST * (EKO: N) [€ 29,60]

kodan forte farblos - Lösung zur Hautdesinfektion 14F
(Z.Nr. 1-24117) RPF. P. D08AX53
ZI: Schülke & Mayr, Wien
Z: 100 g Lösung enthalten: 1-Propanol 10 g, 2-Propanol 45 g, Biphenyl-2-ol 0,2 g, Wasserstoffperoxyd-Lösung, Wasser, gereinigtes.
EW: Antiseptikum.
AG: Hautdesinfektion vor medizinischen Eingriffen.
AA: Auf der Haut.
DO: Bis zur vollständigen Benetzung auf die Haut auftragen oder aufsprühen.
GA: Früh- und Neugeborene mit unreifer Haut.
SST: Vorsicht.
NW: Hautreizungen.
WH: Dämpfe sind brennbar, Thermokauter und andere elektrische Geräte erst nach Abtrocknen der desinfizierten Hautpartien anwenden.
PG: 250 ML * (EKO: N) [€ 8,05], 500 ML * (EKO: N) [€ 10,15], 1000 ML * (EKO: N) [€ 10,60]

kodan forte gefärbt - Lösung zur Hautdesinfektion 14F
(Z.Nr. 1-24118) RPF. P. D08AX53
ZI: Schülke & Mayr, Wien
Z: 100 g Lösung enthalten: 1-Propanol 10 g, 2-Propanol 45 g, Biphenyl-2-ol 0,2 g, Wasserstoffperoxyd-Lösung, Wasser, gereinigtes, Farbstoffe: Chinolingelb, Gelborange S, Brillantschwarz BN.
EW: Antiseptikum.
AG: Hautdesinfektion vor medizinischen Eingriffen, wenn farbliche Markierung gewünscht wird.
AA: Auf der Haut.
DO: Bis zur vollständigen Benetzung auf die Haut auftragen oder aufsprühen.
GA: Früh- und Neugeborene mit unreifer Haut.
SST: Vorsicht.
NW: Hautreizungen.
WH: Dämpfe sind brennbar, Thermokauter und andere elektrische Geräte erst nach Abtrocknen der desinfizierten Hautpartien anwenden.
PG: 500 ML * (EKO: N) [€ 10,15], 1000 ML * (EKO: N) [€ 10,60]

Kogenate Bayer 250 I.E. - Pulver und Lösungsmittel zur Herstellung einer Injektionslösung (Bio-Set) 20D01
(Z.Nr. EU/1/00/143/*) NR. P. E. nicht im Handel. B02BD02

Kogenate Bayer 250 I.E. - Pulver und Lösungsmittel zur Herstellung einer Injektionslösung (Lösungsmittel: Fertigspritze) 20D01
(Z.Nr. EU/1/00/143/*) NR. P. E. nicht im Handel. B02BD02

Kogenate Bayer 500 I.E. - Pulver und Lösungsmittel zur Herstellung einer Injektionslösung (Bio-Set) 20D01
(Z.Nr. EU/1/00/143/*) NR. P. E. nicht im Handel. B02BD02

Kogenate Bayer 500 I.E. - Pulver und Lösungsmittel zur Herstellung einer Injektionslösung (Lösungsmittel: Fertigspritze) 20D01
(Z.Nr. EU/1/00/143/*) NR. P. E. nicht im Handel. B02BD02

Kogenate Bayer 1000 I.E. - Pulver und Lösungsmittel zur Herstellung einer Injektionslösung (Bio-Set) 20D01
(Z.Nr. EU/1/00/143/*) NR. P. E. nicht im Handel. B02BD02

Kogenate Bayer 1000 I.E. - Pulver und Lösungsmittel zur Herstellung einer Injektionslösung (Lösungsmittel: Fertigspritze) 20D01
(Z.Nr. EU/1/00/143/*) NR. P. E. nicht im Handel. B02BD02

Kogenate Bayer 2000 I.E. - Pulver und Lösungsmittel zur Herstellung einer Injektionslösung (Bio-Set) 20D01
(Z.Nr. EU/1/00/143/*) NR. P. E. nicht im Handel. B02BD02

Kogenate Bayer 2000 I.E. - Pulver und Lösungsmittel zur Herstellung einer Injektionslösung (Lösungsmittel: Fertigspritze) 20D01
(Z.Nr. EU/1/00/143/*) NR. P. E. nicht im Handel. B02BD02

Kogenate Bayer 3000 I.E. - Pulver und Lösungsmittel zur Herstellung einer Injektionslösung (Bio-Set) 20D01
(Z.Nr. EU/1/00/143/*) NR. P. E. nicht im Handel. B02BD02

Kogenate Bayer 3000 I.E. - Pulver und Lösungsmittel zur Herstellung einer Injektionslösung (Fertigspritze) 20D01
(Z.Nr. EU/1/00/143/*) NR. P. E. nicht im Handel. B02BD02

Kohlendioxid medizinisch Air Liquide 56B
(Z.Nr. 1-26083) RP. P. nicht im Handel. V03AN02

Kohlendioxid medizinisch Linde 56B
(Z.Nr. 1-26089) RP. P. V03AN02
ZI: Linde Gas, Stadl-Paura
Z: 1 Druckbehältnis enthält: Kohlendioxid 100 %.
AG: Als Zusatz (5 bis 8 Vol.-% CO_2) zu reinem Sauerstoff zur

Behandlung bei Kohlenmonoxid-Vergiftungen bzw. zur Anregung der Atmung; zur Ver- meidung der Hypokapnie bei Hyperventilation. Zur Insufflation für die Röntgenkontrastdarstellung von Hohlorganen oder Hohlräumen. Als Insufflationsgas bei endoskopischen Eingriffen, z.B. Laparoskopien.
Für klinisch-experimentelle und physiologische Untersuchungen. Für äußere physikalisch-medizinische Anwendungen, z.B. Kohlendioxid-Gasbad, oder zur kryochirurgischen Verödung von Gewebe (z.B. Warzen- entfernung).
DO: Äußerlich: 2 g CO_2/l Badewasser. Insufflation von Körperhöhlen mit 100% CO_2. Inhalation: Max. 5 Vol % CO_2 in reinem Sauerstoff.
GA: Kardiopulmonale Reanimation, Atemdepression, erhöhter intrakranieller Druck, Atemobstruktion, chronisches Asthma bronchiale.
SST: Strenge Indikationsstellung.
NW: Insufflation: Gasembolie, Emphyseme, Pneumothorax, Hyperkapie und respiratorische Azidose, Kreislaufinstabilität, Arrhythmie.
Inhalation: Bis 2,5% CO_2: Steigerung von Atmung und Kreislauf.
Bei 5-8%: ZNS, Erregung, Benommenheit.
Ab 8-30%: Bewusstlosigkeit, Krämpfe, Herzrhythmusstörungen.
WW: ZNS-Dämpfer, Anästhetika, Katecholamine, Muskelrelaxantien, Blutdrucksenker.
WH: Bei innerer Anwendung Vorsicht bei Herz-, Lungenstörungen, Hypovolämie. Bei plötzlichem raschen Öffnen des Ventils Kältenekrosen möglich. Geeignete Schutzbekleidung tragen. Räume ausreichend durchlüften. Bei Bädern Einatmen von Kohlensäure vermeiden. Verkehrshinweis bei Inhalationsbehandlung.
PG: 2,68 L * (EKO: N) [€ 93,00], 6,7 L * (EKO: N) [€ 100,90], 13,4 L * (EKO: N) [€ 110,95], 26,8 L * (EKO: N) [€ 183,75], 53,4 L * (EKO: N) [€ 247,20]

Kohlendioxid medizinisch Messer 56B
(Z.Nr. 1-26095) RP. P. nicht im Handel. V03AN02

Kohlendioxid medizinisch Sol 56B
(Z.Nr. 1-26106) RP. P. nicht im Handel. V03AN02

Koliktropfen "Mag. Doskar" für Tiere 825H, 890B
(Z.Nr. 8-30087) RPF. P. QV03AX
ZI: Mag. Martin Doskar pharm. Produkte, Wien
Z: 100 g (= 108 ml, 1 ml = 25 Tropfen) enthalten: Magnesium phosphoricum (Homöopathie) D12 33,33 g, Colocynthis (Homöopathie) D200 33,33 g, Atropinum sulfuricum (Homöopathie) D4 33,33 g, Ethanol (entspr. Gesamtethanolgehalt 51 % (V/V)), Wasser.
EW: Homöopathikum.
AG: Plötzliche Gallenbeschwerden, Koliken des Magen/Darm-Trakts und der ableitenden Harnwege bei Pferd, Rind, Hund, Katze.
AA: Unverdünnt auf Zucker oder mit Einmalspritze (ohne Nadel) direkt in das Maul.
DO: Pferd, Rind: ED 30-40 Tropfen.
Hund: ED 15-20 Tropfen.
Katze: ED 10-13 Tropfen.
Akut bis 3mal tgl. im Abstand von 20 min, dann über 2-3 Tage ED 3mal tgl. geben.
SST: Anwendung möglich.
PG: 50 ML VT [€ 14,50]

Kolneb 2 Mio. I.E. - Pulver zur Herstellung einer Lösung für einen Vernebler 34K
(Z.Nr. 1-35497) NR. P. J01XB01
ZI: Teva, Haarlem, Niederlande
Z: 1 Durchstechflasche enthält: Colistimethat natrium 2 Mio. IE (entspr. Natrium < 1 mmol) (entspr. → < 23 mg).
EW: Polymyxin-Antibiotikum.
AG: Zystische Fibrose mit Infektion durch Pseudomonas aeruginosa.
AA: Inhalation mit Vernebler.
DO: Personen ab 2 Jahren: 2-3mal tgl. 1-2 Mio. I.E.; MTD 6 Mio. I.E.
Kinder unter 2 Jahren: 2mal tgl.
0,5-1 Mio. I.E.; MTD 2 Mio I.E.
Details siehe Austria-Codex - Fachinformation.
SST: Nutzen/Risiko-Abwägung.
NW: Husten, Bronchospasmen, Überempfindlichkeit.
WW: Vorsicht: Nicht-depolarisierende Muskelrelaxantien, andere nephro- oder neurotoxische Substanzen, Makrolide, Fluorochinolone (Muskelschwäche).
WH: Vor der Behandlung Sputumkulturen auf Pseudomonas-Infektion untersuchen.
Vorsicht bei Myasthenie oder Porphyrie. Besondere Vorsicht bei Früh- und Neugeborenen. Vor der Inhalation Bronchodilator anwenden. Niere kontrollieren. Resistenzbildung beachten. Verkehrshinweis.

PG: 56 ST * (EKO: N) [€ 3.316,65]

Kombi-Kalz 500 mg/400 I.E. Vit.D3 - Kautabletten 44A02
(Z.Nr. 1-25151) RPF. P. nicht im Handel. A12AX

Komboglyze 2,5 mg/850 mg - Filmtabletten 06B06
(Z.Nr. EU/1/11/731/*) NR. P. A10BD10
ZI: AstraZeneca, Södertälje, Schweden
Z: 1 Tablette enthält: Saxagliptin 2,5 mg (entspr. Saxagliptin hydrochlorid), Metformin hydrochlorid 850 mg, Tablettenkern: Povidon K30, Magnesium stearat; Filmüberzug: Poly(vinylalkohol), Macrogol 3350, Titandioxid, Talkum, Eisen(III)-oxid, Eisen(III)-hydroxid-oxid x H2O; Drucktinte: Schellack, Indigocarmin-Aluminium-Salz (E 132).
EW: Antidiabetische Kombination.
AG: Diabetes mellitus Typ 2 bei nicht ausreichender Kontrolle mit Metformin; auch als Dreifachkombination mit Insulin oder anderen Antidiabetika.
AA: Oral zu einer Mahlzeit.
DO: 2mal tgl. 1 FT. Dosisreduktion bei eingeschränkter Nierenfunktion (GFR 30-59 ml/min: MTD 1 FT). Keine Daten an Kindern und Jugendlichen.
GA: Akute metabolische Azidose, diabetisches Präkoma, schwere Niereninsuffizienz, Leberschäden, Gewebehypoxie, Alkoholismus.
SST: Nicht anwenden.
NW: Infektionen, Kopfschmerzen, Erbrechen, Haut, Herzinsuffizienz, Überempfindlichkeit, akute Pankreatitis, Myalgie, Arthralgie, Hypoglykämie. Bei Überdosierung oder besonderen Risiken Laktatazidose.
WW: Nicht empfohlen: Alkohol. Kationische Substanzen (Cimetidin). 48 Std. Abstand zu jodierten Kontrastmitteln.
Vorsicht: Glukokortikoide, Beta 2-Agonisten, Diuretika, NSARs, ACE-Hemmer, AT-II-Antagonisten.
WH: Auf Laktatazidose, Zeichen einer akuten Pankreatitis, Hautausschlag, Überempfindlichkeit achten: Kontrollen: Blutzucker, Niere (GFR), Serumelektrolyte. 48 Std. vor einer geplanten Operation unterbrechen. Verkehrshinweis.
PG: 56 ST RE1 (EKO: Y) [€ 65,55]

Komboglyze 2,5 mg/1000 mg - Filmtabletten 06B06
(Z.Nr. EU/1/11/731/*) NR. P. A10BD10
ZI: AstraZeneca, Södertälje, Schweden
Z: 1 Tablette enthält: Saxagliptin 2,5 mg (entspr. Saxagliptin hydrochlorid), Metformin hydrochlorid 1000 mg, Tablettenkern: Povidon K30, Magnesium stearat; Filmüberzug: Poly(vinylalkohol), Macrogol 3350, Titandioxid, Talkum, Eisen(III)-hydroxid-oxid x H2O; Drucktinte: Schellack, Indigocarmin-Aluminium-Salz (E 132).
Kurzinformation: siehe Komboglyze 2,5 mg/850 mg - Filmtabletten, → S. 765
PG: 56 ST RE1 (EKO: Y) [€ 65,55]

Konafen 500 mg - Filmtabletten 13B04
(Z.Nr. 1-31706) RP. P. n.l. M01AG01
ZI: Gynial, Wien
Z: 1 Filmtablette enthält: Mefenaminsäure 500 mg, Cellulose, mikrokristalline, Siliciumdioxid, hochdisperses, Croscarmellose natrium, Maisstärke, Povidon K30, Natriumdodecylsulfat, Lactose, wasserfrei 32 mg, Magnesium stearat, Carrageen, Cellulose, mikrokristalline, Polyethylenglykol 6000, Titandioxid, Chinolingelb, Erythrosin, Spuren von Natrium.
PG: 30 ST * (EKO: N) [€ 4,50 n.l.]

Konakion 10 mg/1 ml in Mischmizellenlösung - Ampullen 54F
(Z.Nr. 1-18712) RP. P. B02BA01
ZI: Cheplapharm Arzneimittel, Greifswald, Deutschland
Z: 1 Ampulle zu 1 ml enthält: Phytomenadion 10 mg (entspr. Vitamin K1), Glycocholsäure, (3-sn-Phosphatidyl)cholin (entspr. Lecithin (Sojabohne) 75,6 mg), Natriumhydroxid 4,6 mg, Salzsäure, Wasser für Injektionszwecke.
EW: Vitamin K_1, gerinnungsfördernder Faktor.
AG: Blutungen infolge Mangel an Faktor II, VII, IX, X, Überdosierung von Dicumarol-Antikoagulantien oder deren Kombination mit Pheylbutazon, K-Hypovitaminosen (z.B. bei Verschlussikterus, Leber-, Darmschäden, Langzeitgabe von Antibiotika, Sulfonamiden, Salizylsäurederivaten).
AA: Oral, i.v., i.m.
DO: Leichte Blutungen: 1-5 mg oral oder 0,5-5 mg i.v.
Schwere Blutungen: 5-10 mg i.v.; Wiederholung möglich.
Im 1. Lebensjahr nicht anwenden. Keine ausreichenden Erfahrungen bei Kindern über 1 Jahr (Empfehlung: 1 Zehntel der i.v. Erwachsenendosis).
GA: Allergische Diathese, i.m. Gabe bei erhöhtem INR-Wert.
SST: Anwendung möglich. Nicht zur Prophylaxe des Morbus haemorrhagicus neonatorum.
NW: Anaphylaxie (bis Schock), Thromboembolie, lokale Unverträg-

K

lichkeit.
WW: Dicumarole, Salizylate, Cephalosporine.
WH: Bei cholestatischem Ikterus nicht parenteral verabreichen. Bei anaphylaktoider Reaktion Adrenalin i.v. und Glukokortikoide i.v. Bei Überweisungen weiterbehandelnden Arzt auf die Verordnung aufmerksam machen.
PG: 5 ST (EKO: G) [€ 13,55]

Konakion 2 mg/0,2 ml Mischmizellenlösung - Ampullen 54F
(Z.Nr. 1-20786) RP. P. B02BA01
ZI: Cheplapharm Arzneimittel, Greifswald, Deutschland
Z: 1 Ampulle zu 0,2 ml enthält: Phytomenadion 2 mg (entspr. Vitamin K1), Glycocholsäure, (3-sn-Phosphatidyl)cholin (entspr. Lecithin (Sojabohne) 15,12 mg), Natriumhydroxid 0,92 mg, Salzsäure, Wasser für Injektionszwecke.
EW: Vitamin K_1, gerinnungsfördernder Faktor.
AG: Morbus haemorrhagicus neonatorum.
AA: Oral; i.m., sehr langsam i.v.. Nicht mischen oder verdünnen.
DO: Prophylaxe: Gesunde Neugeborene ab 36. SSW: 1 mg i.m. bei oder kurz nach der Geburt oder 2 mg oral bei oder kurz nach der Geburt, gefolgt von 2 mg mit 7 Tagen und mit 1 Monat.
Frühgeborene ab 2,5 kg KG und Risiko- Neugeborene: 1 mg i.m. oder i.v.
bei oder kurz nach der Geburt, weitere Dosen nach Gerinnungsstatus.
Frühgeborene unter 2,5 kg KG: 0,4 mg/kg KG i..m. oder i.v. bei oder kurz nach der Geburt.
Details siehe Austria-Codex - Fachinformation.
Therapie: Initial 1 mg bei Reifgeborenen, 0,4 mg/kg KG bei Frühgeborenen i.v..
SST: Anwendung möglich, aber nicht zur Behandlung der Mutter zur Prophylaxe des Morbus haemorrhagicus neonatorum.
NW: Anaphylaxie, lokale Reizung, Kernikterus bei Frühgeborenen.
WW: Wirkungshemmung durch Cumarine, Salizylate, Cephalosporine.
WH: Auf Anaphylaxie achten.
PG: 5 ST RE2 (EKO: Y) [€ 15,85]

Koreanischer Roter Ginseng CheongKwanJang - Hartkapseln 16Z02
(Z.Nr. 7-39338) RPF. P. nicht im Handel. A13A

Korodin Herz-Kreislauf - Tropfen 30Z02
(Z.Nr. 1-25422) RPF. P. C01EB04
ZI: Robugen, Esslingen, Deutschland
Z: 100 g (1 g = 25 Tropfen) Lösung enthält: D-Campher 2,5 g, Weissdorn-Früchte, frisch-Flüssigextrakt (1:1,3-1,5); Ethanol 93% (V/V) (Auszugsmittel) 97,3 g, Levomenthol, Ethanol 60%.
EW: Kreislauf tonisierend.
AG: Hypotone und orthostatische Kreislaufregulationsstörungen.
DO: 3mal tgl. 10 (-25) Tropfen auf einem Stück Zucker oder Brot oder unver- dünnt auf die Zunge tropfen, bei Schwächeanfällen alle 15 Minuten 5-10 Tropfen. Nicht mit Wasser einnehmen. Keine Erfahrungen bei Personen unter 18 Jahren.
GA: Kinder unter 2 Jahren, Asthma.
SST: Nicht empfohlen, nicht stillen.
NW: Kopfschmerzen, Schwindel, Unruhe, Herzklopfen, Angina pectoris-Anfälle, Magen/Darm, in sehr hohen Dosen Herzrhythmusstörungen, Blutdruckabfall.
Laryngospasmus bei Kleinkindern.
WH: Nicht für Alkoholkranke.
PG: 10 ML * (EKO: N) [€ 7,10], 40 ML * (EKO: N) [€ 16,40]

▼ Kovaltry 250 I.E. - Pulver und Lösungsmittel zur Herstellung einer Injektionslösung 20D01
(Z.Nr. EU/1/15/1076/*) NR. P. E. B02BD02
ZI: Bayer, Leverkusen, Deutschland
Z: 1 Durchstechflasche enthält: Blutgerinnungsfaktor VIII (human), rekombinant 250 IE (entspr. Octocog alfa), mittels rekombinanter DNS-Technologie in einer Baby-Hamster-Nierenzelle hergestellt, Sucrose, Histidin, Glycin, Natriumchlorid, Calciumchlorid, Polysorbat 80; Lösungsmittel: Wasser für Injektionszwecke.
EW: Blutgerinnungsfaktor.
AG: Behandlung und Prophylaxe von Blutungen bei Hämophilie A.
AA: I.v. Injektion über 2-5 min.
DO: Bedarfsbehandlung: 1 I.E./kg KG erhöht die Faktor VIII-Aktivität im Plasma um 1,5-2,5% (bezogen auf den Normalwert).
Erforderliche Einheiten = Körpergewicht (kg) x gewünschter Faktor VIII-Anstieg (% oder I.E./dl) x Kehrwert der beobachteten Recovery (d.h.
0,5 bei einer Recovery von 2,0%).
Prophylaxe: 2-3mal wöchentlich 20-40 I.E./kg KG.
Kinder: 2-3mal wöchentlich oder jeden 2. Tag 20-50 I.E./kg KG.
GA: Überempfindlichkeit gegen Maus- oder Hamsterproteine.
SST: Strenge Indikationsstellung.
NW: Überempfindlichkeit, Antikörperbildung, Magen/Darm, Palpitationen, Fieber, lokale Reaktionen, Kopfschmerzen, Insomnie.
WH: Jede Verabreichung dokumentieren (Patientenname und Chargenbezeichnung). Faktor VIII- Werte regelmäßig bestimmen. Verkehrshinweis.
PG: 1 ST RE1 (EKO: Y) [€ 238,00]

▼ Kovaltry 500 I.E. - Pulver und Lösungsmittel zur Herstellung einer Injektionslösung 20D01
(Z.Nr. EU/1/15/1076/*) NR. P. E. B02BD02
ZI: Bayer, Leverkusen, Deutschland
Z: 1 Durchstechflasche enthält: Blutgerinnungsfaktor VIII (human), rekombinant 500 IE (entspr. Octocog alfa), mittels rekombinanter DNS-Technologie in einer Baby-Hamster-Nierenzelle hergestellt, Sucrose, Histidin, Glycin, Natriumchlorid, Calciumchlorid, Polysorbat 80; Lösungsmittel: Wasser für Injektionszwecke.
Kurzinformation: siehe Kovaltry 250 I.E. - Pulver und Lösungsmittel zur Herstellung einer Injektionslösung, → S. 766
PG: 1 ST RE1 (EKO: Y) [€ 451,70]

▼ Kovaltry 1000 I.E. - Pulver und Lösungsmittel zur Herstellung einer Injektionslösung 20D01
(Z.Nr. EU/1/15/1076/*) NR. P. E. B02BD02
ZI: Bayer, Leverkusen, Deutschland
Z: 1 Durchstechflsche enthält: Blutgerinnungsfaktor VIII (human), rekombinant 1000 IE (entspr. Octocog alfa), mittels rekombinanter DNS-Technologie in einer Baby-Hamster-Nierenzelle hergestellt, Sucrose, Histidin, Glycin, Natriumchlorid, Calciumchlorid, Polysorbat 80; Lösungsmittel: Wasser für Injektionszwecke.
Kurzinformation: siehe Kovaltry 250 I.E. - Pulver und Lösungsmittel zur Herstellung einer Injektionslösung, → S. 766
PG: 1 ST RE1 (EKO: Y) [€ 859,70]

▼ Kovaltry 2000 I.E. - Pulver und Lösungsmittel zur Herstellung einer Injektionslösung 20D01
(Z.Nr. EU/1/15/1076/*) NR. P. E. B02BD02
ZI: Bayer, Leverkusen, Deutschland
Z: 1 Durchstechflasche enthält: Blutgerinnungsfaktor VIII (human), rekombinant 2000 IE (entspr. Octocog alfa), mittels rekombinanter DNS-Technologie in einer Baby-Hamster-Nierenzelle hergestellt, Sucrose, Histidin, Glycin, Natriumchlorid, Calciumchlorid, Polysorbat 80; Lösungsmittel: Wasser für Injektionszwecke.
Kurzinformation: siehe Kovaltry 250 I.E. - Pulver und Lösungsmittel zur Herstellung einer Injektionslösung, → S. 766
PG: 1 ST RE1 (EKO: Y) [€ 1.685,65]

▼ Kovaltry 3000 I.E. - Pulver und Lösungsmittel zur Herstellung einer Injektionslösung 20D01
(Z.Nr. EU/1/15/1076/*) NR. P. E. B02BD02
ZI: Bayer, Leverkusen, Deutschland
Z: 1 Durchstechflasche enthält: Blutgerinnungsfaktor VIII (human), rekombinant 3000 IE (entspr. Octocog alfa), mittels rekombinanter DNS-Technologie in einer Baby-Hamster-Nierenzelle hergestellt, Sucrose, Histidin, Glycin, Natriumchlorid, Calciumchlorid, Polysorbat 80; Lösungsmittel: Wasser für Injektionszwecke.
Kurzinformation: siehe Kovaltry 250 I.E. - Pulver und Lösungsmittel zur Herstellung einer Injektionslösung, → S. 766
PG: 1 ST RE1 (EKO: Y) [€ 2.511,60]

🐾 Kräftigungstropfen "Mag. Doskar" für Tiere 831G, 890B
(Z.Nr. 8-30083) RPF. P. QV03AX
ZI: Mag. Martin Doskar pharm. Produkte, Wien
Z: 100 g (= 108 ml, 1 ml = 25 Tropfen) enthalten: Avena sativa (Homöopathie) D5 5 g, Cinchona pubescens (Homöopathie) D5 5 g, Acidum phosphoricum (Homöopathie) D5 5 g, Panax Ginseng (Homöopathie) D7 45 g, Turnera diffusa (Homöopathie) D7 40 g, Wasser, Ethanol, (entspr. Gesamtethanolgehalt 50,8 % (V/V)).
EW: Homöopathikum.
AG: Erschöpfungszustände bei Pferd, Rind, Hund, Katze.
AA: Mit einer Einmalspritze (ohne Nadel) direkt ins Maul eingeben, bei Pferd und Rind auch unverdünnt auf ein Stück Zucker.
DO: Pferd, Rind: 2-3mal tgl. 30-40 Tropfen.
Hund: 2-3mal tgl. 15-20 Tropfen.
Katze: 2-3mal tgl. 10-13 Tropfen.
SST: Anwendung nur nach Rücksprache mit dem Tierarzt.
PG: 50 ML VT [€ 14,50]

Kreon Micro - Granulat 42B02
(Z.Nr. 2-00391) RP. P. A09AA02
ZI: Mylan Österreich, Wien
Z: 100 mg Granulat (= 1 Messlöffel) enthalten: Pankreatin (Schwein) 60,12 mg (entspr. Lipase 5000 Ph. Eur. E. lipolytische Aktivität) (entspr. Amylase 3600 Ph. Eur. E. amylolytische Aktivität) (entspr. Protease 200 Ph. Eur. E. proteolytische Aktivität), Mikropelletkern: Macrogol 4000; Überzug: Hypromellose phthalat, Cetylalkohol, Triethylcitrat, Dimeticon 1000.
EW: Pulver aus Säugetierpankreas.
AG: Exokrine Pankreasinsuffizienz bei Säuglingen, Kleinkindern und Kindern.
AA: Saurer Flüssigkeit oder sauren weichen Speisen hinzufügen (nicht kauen) und unverzüglich einnehmen. Verabreichung über Magensonde möglich.
DO: Initial bei Kindern unter 2 Jahren 2000-5000 Lipase-Einheiten/kg KG und Mahlzeit, unter 4 Jahren 1000 Lipase-Einheiten/kg KG und Mahlzeit, ab 4 Jahren 500 Lipase-Einheiten/kg KG und Mahlzeit. MTD 10000 Lipase-Einheiten/kg KG.
GA: Schweinefleischallergie.
SST: Bei medizinischer Notwendigkeit Anwendung möglich.
NW: Magen/Darm-Beschwerden (abdominale Schmerzen, Diarrhoe), Darmstenosen, Allergien.
WW: 3 Tage vor Chymotrypsin-Bestimmung im Stuhl absetzen.
WH: Bei hochdosierter Therapie auf fibrosierende Colonopathie achten.
PG: 20 G * (EKO: N) [€ 41,00]

Kreon 10.000 Einheiten - Kapseln 42B02
(Z.Nr. 0-17836) RP. P. A09AA02
ZI: Mylan Österreich, Wien
Z: 1 Kapsel enthält: Pankreatin (Schwein) 150 mg (entspr. Lipase 10000 Ph. Eur. E. lipolytische Aktivität) (entspr. Amylase 8000 Ph. Eur. E. amylolytische Aktivität) (entspr. Protease 600 Ph. Eur. E. proteolytische Aktivität), Pellets: Macrogol 4000, Hypromellose phthalat, Cetylalkohol, Triethylcitrat, Dimeticon 1000; Kapselhülle: Kapseloberteil: Gelatine, Natriumdodecylsulfat, Titandioxid, Eisenoxid rot, Eisenoxid gelb, Eisenoxid schwarz, Kapselunterteil: Gelatine, Natriumdodecylsulfat.
EW: Pulver aus Säugetierpankreas, enthält Multienzyme (Lipase, Protease etc.).
AG: Exokrine Pankreasinsuffizienz: z.B. bei Mukoviszidose (cystischer Fibrose), chronischer Pankreatitis, nach Pankreasoperationen und Magenresektionen, Pankreaskarzinom, gastrointestinalen Bypassoperationen, Verschluss des Bauchspeicheldrüsen- oder Gallenganges, Shwachman-Diamond-Syndrom, nach akuter Pankreatitis und diätetischem Aufbau.
AA: Unzerkaut und ungeöffnet mit viel Flüssigkeit während oder unmittelbar nach den Mahlzeiten einnehmen.
Ev. auch Kapseln öffnen und Kapselinhalt sauren weichen Speisen (Apfelmus, Yogurt) oder Flüssigkeiten (Fruchtsaft) zufügen; Wasser oder Saft nachtrinken. Kapselinhalt darf nicht zerkaut oder zerdrückt werden.
DO: Mukoviszidose: Initial bei Kindern unter 4 Jahren 1000 Lipase-Einheiten/kg KG und Mahlzeit, ab 4 Jahren 500 Lipase-Einheiten/kg KG und Mahlzeit. MTD 10000 Lipase-Einheiten/kg KG.
Andere Zustände mit Pankreasinsuffizienz: 25000 - 80000 Lipase-Einheiten für Hauptmahlzeiten, halbe Dosis für Zwischenmahlzeiten.
SST: Bei medizinischer Notwendigkeit Anwendung möglich.
NW: Magen/Darm-Beschwerden (Bauchschmerzen, Diarrhoe), Darmstenosen, Reizungen der Mundschleimhaut, Haut, Überempfindlichkeit.
WW: Keine Studien. Labor: 3 Tage vor Chymotrypsin-Bestimmung im Stuhl absetzen.
WH: Bei hochdosierter Therapie auf fibrosierende Colonopathie achten.
PG: 20 ST (2) (EKO: G) [€ 7,20], 50 ST (3) (EKO: G) [€ 14,30], **BP10X50** 500 ST (EKO: G) [€ 119,10]

Kreon 20.000 Einheiten - Kapseln 42B02
(Z.Nr. 1-38769) RP. P. nicht im Handel. A09AA02

Kreon 25.000 Einheiten - Kapseln 42B02
(Z.Nr. 1-20005) RP. P. A09AA02
ZI: Mylan Österreich, Wien
Z: 1 Kapsel enthält: Pankreatin (Schwein) 300 mg (entspr. Lipase 25000 Ph. Eur. E. lipolytische Aktivität) (entspr. Amylase 18000 Ph. Eur. E. amylolytische Aktivität) (entspr. Protease 1000 Ph. Eur. E. proteolytische Aktivität), Pellets: Macrogol 4000, Hypromellose phthalat, Cetylalkohol, Triethylcitrat, Dimeticon 1000; Kapselhülle: Kapseloberteil: Gelatine, Natriumdodecylsulfat, Titandioxid, Eisenoxid rot, Eisenoxid gelb; Kapselunterteil: Gelatine, Natriumdodecylsulfat.
Kurzinformation: siehe Kreon 10.000 Einheiten - Kapseln, → S. 767
PG: 50 ST (3) (EKO: G) [€ 29,60], **BP10X50** 500 ST IND (EKO: G) [€ 234,90]

Kreon 35.000 Einheiten - Kapseln 42B02
(Z.Nr. 1-38771) RP. P. A09AA02
ZI: Mylan Österreich, Wien
Z: 1 Hartkapsel enthält: Pankreatin (Schwein) 420 mg (entspr. Lipase 35000 Ph. Eur. E. lipolytische Aktivität) (entspr. Amylase 25200 Ph. Eur. E. amylolytische Aktivität) (entspr. Protease 1400 Ph. Eur. E. proteolytische Aktivität), Kapselinhalt: Hypromellose phthalat, Macrogol 4000, Triethylcitrat, Dimeticon 1000, Cetylalkohol; Kapselhülle: Gelatine, Eisen(III)-oxid, rotes, Eisen(III)-hydroxid, gelb, Eisen(II,III)-oxid, schwarz, Natriumdodecylsulfat, Titandioxid.
EW: Pulver aus Säugetierpankreas, enthält Multienzyme (Lipase, Protease etc.).
AG: Exokrine Pankreasinsuffizienz, z.B. bei Mukoviszidose, chronischer Pankreatitis, Pankreatektomie oder Pankreaskrebs.
AA: Unzerkaut und ungeöffnet mit ausreichend Flüssigkeit während oder unmittelbar nach den Mahlzeiten einnehmen. Ev. auch Kapseln öffnen und Kapselinhalt sauren weichen Speisen oder Flüssigkeiten zufügen; Wasser oder Saft nachtrinken. Kapselinhalt darf nicht zerkaut werden.
DO: Mukoviszidose: Initial bei Kindern unter 4 Jahren 1000 Lipase-Einheiten/kg KG und Mahlzeit, ab 4 Jahren 500 Lipase-Einheiten/kg KG und Mahlzeit. MTD 10000 Lipase-Einheiten/kg KG.
Andere Zustände mit Pankreasinsuffizienz: 25000 - 80000 Lipase-Einheiten für Hauptmahlzeiten, halbe Dosis für Zwischenmahlzeiten.
SST: Anwendung möglich.
NW: Magen/Darm-Beschwerden (Bauchschmerzen, fibrosierende Kolonopathie), Reizungen der Mundschleimhaut, Überempfindlichkeit.
WH: Bei hochdosierter Therapie auf fibrosierende Colonopathie achten.
PG: 50 ST * (EKO: N) [€ 48,55], 200 ST * (EKO: N) [€ 177,10], **BP10X50** 500 ST * (EKO: N) [€ 389,30]

Kreon 40.000 Einheiten - Kapseln 42B02
(Z.Nr. 1-25432) RP. P. nicht im Handel. A09AA02

Kriptazen 0,5 mg/ml - Lösung zum Eingeben für Kälber 825Z, 804Z
(Z.Nr. EU/2/18/234/*) RP. P. VNW. QP51AX08
ZI: Virbac, Carros, Frankreich
Z: 1 ml enthält: Halofuginon 0,5 mg (entspr. Halofuginon lactat), Benzoesäure 1 mg, Milchsäure, Tartrazin 0,03 mg, Wasser, gereinigtes.
EW: Antiprotozoikum.
AG: Vorbeugung oder Verminderung von Durchfall durch Cryptosporidium parvum bei neu geborenen Kälbern.
AA: Zum Eingeben nach der Fütterung.
DO: 100 µg Halofungion/kg KG (= 2 ml Lösung/10 kg KG) 1mal tgl. über 7 Tage.
GA: Durchfall seit mehr als 24 Stunden, geschwächte Tiere.
NW: Sehr selten Verschlimmerung des Durchfalls.
WH: Nicht auf nüchternen Magen verabreichen.
VNW: Essbare Gewebe 13 Tage.
PG: ML 490 ML VNW [€ 143,10], **ML+APPL .** 490 ML VNW [€ 149,85]

Kryptocur 0,2 mg/0,1 ml - nasale Sprühlösung 31A
(Z.Nr. 0-17612) NR. P. E. H01CA01
ZI: Cheplapharm Arzneimittel, Greifswald, Deutschland
Z: 1 Sprühstoss enthält: Gonadorelin synthetisch 200 µg, Benzylalkohol 1 mg, Citronensäure monohydrat, Natriummonohydrogenphosphat Dodecahydrat, Natriumchlorid, Wasser für Injektionszwecke.
EW: Bewirkt Descensus testis.
AG: Ein- und beidseitiger Hodenhochstand. Die Behandlung soll so früh wie möglich beginnen, am besten zwischen dem 12. und 24. Lebensmonat. Auch bei älteren Kindern ist sie angebracht.
AA: Mit Dosierpumpe in die Nase sprühen.
DO: 3mal tgl. (vor dem Essen) je 1 Sprühstoß in jedes Nasenloch. Behandlungsdauer 28 Tage. Bei Rezidiv Wiederholung nach 3 Monaten oder später möglich. Bei wiederholter nicht erfolgreicher Anwendung Operation.
GA: Früh- und Neugeborene (enthält Benzylalkohol).
SST: Nicht indiziert.
NW: Aktivitätssteigerung, Penisvergrößerung, Hodentorsion, vereinzelt Hautrötung, anaphylaktischer Schock, Antikörperbildung, lokale Irritation der Nasenschleimhaut, Nasenbluten.
WW: Nicht mit Hypophysen- oder Sexualhormonen anwenden.
WH: Bei starken Schmerzen Präparat absetzen und Operation in

K

Betracht ziehen. Behandlung am besten zwischen 12. und 24. Lebensmonat durchführen. Vor Anwendung Nase putzen. Elternaufklärung unbedingt erforderlich. Positive Dopingkontrollen möglich.
Untersuchungstermine (nach 2 und 4 Wochen Therapie, Nachuntersuchung 8 Wochen und 6 Monate nach Therapieende).
Pubesbehaarung weist auf Überdosierung hin.
PG: 2 ST F2J (EKO: G) [€ 214,15]

Kühlprednon - Salbe 22E01
(Z.Nr. 0-13352) NR. P. n.l. D07AA03
ZI: G.L. Pharma, Lannach
Z: 1 g enthält: Prednisolon 1,6 mg, Hartfett, Cetylstearylalkohol 50 mg, Macrogol-cetylstearylether, Vaselin, weisses, Triglyceride, mittelkettige, Isopropyl myristat, Hypromellose, Sorbinsäure 1 mg, Natrium edetat, Wasser, gereinigtes.
PG: 20 G * (EKO: N) [€ 4,00 n.l.]

Kuvan 100 mg - Pulver zur Herstellung einer Lösung zum Einnehmen 27C01
(Z.Nr. EU/1/08/481/*) NR. P. nicht im Handel. A16AX07

Kuvan 500 mg - Pulver zur Herstellung einer Lösung zum Einnehmen 27C01
(Z.Nr. EU/1/08/481/*) NR. P. nicht im Handel. A16AX07

Kuvan 100 mg - Tabletten zur Herstellung einer Lösung zum Einnehmen 27C01
(Z.Nr. EU/1/08/481/*) NR. P. A16AX07
ZI: BioMarin International, County Cork, Irland
Z: 1 Tablette enthält: Sapropterin dihydrochlorid 100 mg (entspr. Sapropterin 77 mg), Mannitol, Calciumhydrogenphosphat, Crospovidon Typ A, Ascorbinsäure, Natriumstearylfumarat, Riboflavin.
EW: Erhöht Aktivität der Phenylalaninhydroxylase.
AG: Hyperphenylalaninämie (HPA) bei Phenylketonurie bzw. Tetrahydrobiopterin (BH4)-Mangel.
AA: 1mal tgl. (vorzugsweise morgens) mit einer Mahlzeit nehmen. Tabletten in Wasser rühren, bis sie sich aufgelöst haben. Bei Kindern unter 20 kg KG mit Dosierhilfen applizieren.
DO: Alle Lebensalter:
Phenylketonurie: Initiale TD 10 mg/kg KG, dann Einstellung auf TD von 5-20 mg/kg KG.
BH4-Mangel: Initiale TD 2-5 mg/kg KG, dann bis 20 mg/kg KG anpassen. TD in 2-3 ED geben.
Kontrolle des Ansprechens über Phenylalaninblutspiegel (Abfall um =>30% gilt als zufriedenstellendes Ansprechen).
SST: Vorsicht; in der Stillzeit nicht anwenden.
NW: Kopfschmerzen, Atemwege (Rhinorrhö), Magen/Darm, Hypophenylalaninämie, Überempfindlichkeit.
WW: Vorsicht: Methotrexat, Trimethorprim, Nitrate, Molsidomin, PDE5-Hemmer, Minoxidil, Levodopa (Krämpfe).
WH: Phenylalaninarme Diät einhalten. Vorsicht bei Krampfneigung, älteren Patienten, Nieren-, Leberschäden.
PG: 30 ST RE1 (EKO: Y) [€ 951,70], 120 ST RE1 (EKO: Y) [€ 3.705,45]

Kwizda Thymian - Hustenpastillen 50Z02
(Z.Nr. 7-37158) RPF. P. nicht im Handel. R05CA

Kwizda Thymian Eibisch - Hustensaft 50Z02
(Z.Nr. 7-37159) RPF. P. nicht im Handel. R05CA10

Kybernin P 500 I.E./1000 I.E. - Pulver und Lösungsmittel zur Herstellung einer Injektions- oder Infusionslösung 20A03
(Z.Nr. 2-00052) NR. P. B01AB02
ZI: CSL Behring, Marburg, Deutschland
Z: Nach Rekonstitution enthält 1 ml: Antithrombin vom Menschen 50 IE, Aminoessigsäure, Natriumchlorid, Natrium citrat, HCl zur pH-Wert Einstellung, NaOH zur pH Wert Einstellung, Wasser für Injektionszwecke.
EW: Gerinnungshemmer.
AG: Angeborener oder erworbener Antithrombin III-Mangel: Prophylaxe und Verhinderung des Fortschreitens von tiefen Venenthrombosen und Thromboembolien in Verbindung mit Heparin.
AA: Langsame i.v. Injektion oder Infusion nach Auflösen. (siehe Austria-Codex Fachinformation)
DO: 1 Internationale Einheit (I.E.) Antithrombin pro kg KG erhöht die Antithrombin-Aktivität im Plasma um ca. 1,5%.
Initialdosis:
Erforderliche Einheiten = Körpergewicht [kg] x (Zielwert - aktuelle Antithrombin-Aktivität [%]) x 2/3.
Neugeborene, Säuglinge, Kinder:
TD 40-60 (-250) IE Antithrombin/kg KG, abhängig vom Gerinnungsstatus.
Weitere Dosisanpassung nach Bedarf.
SST: Bei eindeutiger Indikationsstellung Anwendung möglich.
NW: Allergie/Anaphylaxie, Fieber, Kopfschmerzen, Brustschmerzen.
WW: Vorsicht: Heparin, aktiviertes Protein C (verstärkend; sorgfältige Indikationsstellung).
WH: Gerinnung regelmäßig kontrollieren. Zur Behandlung von IRDS bei Frühgeborenen nicht empfohlen (erhöhtes Risiko für intrakranielle Blutungen und Mortalität). Auf Überempfindlichkeit achten. Angemessener Hepatitis A- und B-Impfschutz empfohlen. Bei Anaphylaxie Schockbehandlung.
PG: **500IE** 1 ST * (EKO: N) [€ 261,35], **1000IE** 1 ST * (EKO: N) [€ 493,20]

Kyleena 19,5 mg - intrauterines Wirkstofffreisetzungssystem 29B02
(Z.Nr. 1-37280) RP. P. G02BA03
ZI: Bayer Austria, Wien
Z: 1 intrauterines Wirkstofffreisetzungssystem enthält: Levonorgestrel 19,5 mg, Polydimethylsiloxan-Elastomer, Siliciumdioxid, hochdispers, wasserfrei, Polyethylen, Bariumsulfat, Polypropylen, Kupferphthalocyanin, Silber.
EW: Gestagenhältiges Intrauterinpessar.
AG: Kontrazeption für bis zu 5 Jahre.
AA: Von Fachärzten in das Cavum uteri einzulegen.
DO: 1 Intrauterines Wirkstofffreisetzungssystem (IUS). Wirkdauer 5 Jahre.
Bei erstmaliger Anwendung innerhalb von 7 Tagen nach Menstruationsbeginn einsetzen.
-postpartal: nicht früher als 6 Wochen nach der Geburt.
Vor der Menarche nicht anwenden.
GA: Schwangerschaft; akute oder rezidivierende entzündliche Beckenerkrankung (PID) oder erhöhtes Risiko für Beckeninfektionen; akute Zervizitis oder Vaginitis; postpartale Endometritis oder septischer Abort in den vorangegangenen drei Monaten; zervikale intraepitheliale Neoplasie bis zur Rückbildung; maligne Erkrankung von Uterus oder Zervix; gestagen-sensitive Tumoren; anomale vaginale Blutung unbekannter Ätiologie; angeborene oder erworbene Fehlbildungen des Uterus einschließlich Uterusmyome (wenn sie das Cavum uteri verformen), akute Lebererkrankung oder Lebertumor.
SST: In der Schwangerschaft nicht anwenden. Stillen möglich.
NW: Erkrankungen der Geschlechtsorgane (Ovarialzysten, Entzündungen, Unterbauchschmerzen), Änderungen des Blutungsverhaltens, Migräne, Psyche (Depression, verminderte Libido), abdominale Schmerzen, Haut (Akne), Hirsutismus, Infektionen des oberen Genitaltrakts, Gewichtszunahme.
WW: Wegen der vorwiegend lokalen Wirkung nicht bedeutend.
WH: Vorsicht bei Migräne, Ikterus, starker Hypertonie, schweren Herz- oder Gefäßerkrankungen, Thromboembolien, Diabetes. Nicht zur postkoitalen Kontrazeption. Auf Infektionen und Depressionen achten. Bei Therapieversagen Risiko für ektopische Schwangerschaften erhöht. Insertion und Entfernen nur durch Facharzt.
Details siehe Austria-Codex - Fachinformation.
PG: 1 ST * (EKO: N) [€ 216,50]

Kyleena 19,5 mg - intrauterines Wirkstofffreisetzungssystem 29B02
(Z.Nr. 1-37280-P1) RP. P. Parallelimport. G02BA03
V: Eurim-Pharm, Salzburg
Z: 1 intrauterines Wirkstofffreisetzungssystem enthält: Levonorgestrel 19,5 mg, Polydimethylsiloxan-Elastomer, Siliciumdioxid, hochdispers, wasserfrei, Polyethylen, Bariumsulfat, Polypropylen, Kupferphthalocyanin, Silber.
PG: 1 ST * (EKO: N) [€ 212,15]

▼ *Kymriah 1,2 x 10^6 bis 6 x 10^8 Zellen - Infusionsdispersion* 55L
(Z.Nr. EU/1/18/1297/*) NR. P. T. nicht im Handel. L01XX71

▼ Kyntheum 210 mg - Injektionslösung in einer Fertigspritze 22F01
(Z.Nr. EU/1/16/1155/*) NR. P. E. L04AC12
ZI: Leo Pharma, Ballerup, Dänemark
Z: 1 Fertigspritze enthält in 1,5 ml Lösung: Brodalumab 210 mg, hergestellt durch rekombinante DNA-Technologie in CHO, Prolin, Glutamat, Polysorbat 20, Wasser für Injektionszwecke.
EW: Monoklonaler Antikörper, Interleukin-Inhibitor, immunsuppressiv.
AG: Mittelschwere bis schwere Plaque-Psoriasis.

AA: S.c.; Selbstinjektion nach Schulung möglich.
DO: 210 mg in Woche 0/1/2 und dann alle 2 Wochen. Keine Daten an Kindern und Jugendlichen.
GA: Aktiver M. Crohn, schwere aktive Infektionen (z.B. aktive Tuberkulose).
SST: Nutzen/Risiko-Abwägung; für Frauen im gebärfähigen Alter Kontrazeption bis 12 Wochen nach Therapieende erforderlich.
NW: Arthralgie, Kopfschmerzen, Ermüdung, Magen/Darm (Diarrhoe), Schmerzen im Oropharynx, lokale Reaktionen, Psyche (suizidales Verhalten).
WW: Nicht mit Lebendimpfstoffen verabreichen.
PG: 2 ST RE1 (EKO: Y) [€ 1.456,90]

▼ Kyprolis 10 mg - Pulver zur Herstellung einer Infusionslösung 55L
(Z.Nr. EU/1/15/1060/*) NR. P. E. L01XG02
ZI: Amgen Europe, Zg Breda, Niederlande
Z: 1 Durchstechflasche enthält: Carfilzomib 10 mg, Cyclodextrin 500 mg (entspr. Hexakis- und Heptakis-O-(4-sulfobutyl)cyclomaltoseheptaose-Natriumsalz (1:6,2-6,9)), Citronensäure, Natriumhydroxid zur pH-Wert-Einstellung (entspr. Natrium 37 mg).
EW: Antineoplastisch.
AG: Multiples Myelom nach mindestens einer vorangegangenen Therapie.
AA: I.v. Infusion über 10 bis 30 min, nicht als Injektion oder Bolus.
DO: 1 Zyklus (= 28 Tage): Infusion an 2 aufeinander folgenden Tagen pro Woche über 3 Wochen, dann 12 Tage Pause. TD 20 mg /m² KOF an den Tagen 1 und 2 des 1. Zyklus, 27 mg/m² KOF an den Tagen 8/9/15/16 des 1. Zyklus sowie an den Tagen 1/2/8/9/15/16 der Zyklen 2-12 und an den Tagen 1/2/15/16 ab Zyklus 13. Kombinieren mit Lenalidomid (25 mg oral tgl. an den Tagen 1-21) und Dexamethason (40 mg oral oder i.v. an den Tagen 1/8/15/22); Details siehe Austria Codex - Fachinformation. Dosisanpassung oder -unterbrechung bei schweren NW. Keine Daten an Kindern und Jugendlichen.
SST: Schwangerschaftsverhütungsprogramm für Lenalidomid beachten. Kontrazeption für Frauen bis 1 Monat nach Behandlungsende und für Männer bis 3 Monate nach Behandlungsende. Stillen mindestens 2 Tage unterbrechen.
NW: Herzinsuffizienz, Lunge (Husten, Dyspnoe, akutes Atemnotsyndrom bis Lungenversagen), pulmonale Hypertonie, Hypertonie, venöse Thrombosen, Niere (bis Nierenversagen), Hämorrhagie, Tumorlyse- Syndrom, Reaktivierung des Hepatitis B- Virus, Infusionsreaktionen, Blutbild, Magen/Darm, Leber, Infektionen, Stoffwechsel, Hyperglykämie, Psyche, Untersuchungen, Rückenschmerzen, periphere Neuropathien, progressive multifokale Leukenzephalopathie.
WW: Vorsicht: Orale Kontrazeptiva, P-gp-Substrate (Digoxin, Colchicin).
WH: Kontrollen; Leber, Blutbild, Niere, Flüssigkeitshaushalt, Blutdruck. Vorsicht bei Patienten mit Herzinsuffizienz. Verkehrshinweis.
PG: 1 ST * (EKO: N) [€ 353,90]

▼ Kyprolis 10 mg - Pulver zur Herstellung einer Infusionslösung 55L
(Z.Nr. EU/1/15/1060/*) NR. P. E. L01XG02
Parallelimport.
V: Orifarm, Leverkusen, Deutschland
Z: 1 Durchstechflasche enthält: Carfilzomib 10 mg, Cyclodextrin 500 mg (entspr. Hexakis- und Heptakis-O-(4-sulfobutyl)cyclomaltoseheptaose-Natriumsalz (1:6,2-6,9)), Citronensäure, Natriumhydroxid zur pH-Wert-Einstellung (entspr. Natrium 37 mg).
PG: 1 ST * (EKO: N) [€ 347,25]

▼ Kyprolis 30 mg - Pulver zur Herstellung einer Infusionslösung 55L
(Z.Nr. EU/1/15/1060/*) NR. P. E. L01XG02
ZI: Amgen Europe, Zg Breda, Niederlande
Z: 1 Durchstechflasche enthält: Carfilzomib 30 mg, Cyclodextrin 1500 mg (entspr. Hexakis- und Heptakis-O-(4-sulfobutyl)cyclomaltoseheptaose-Natriumsalz (1:6,2-6,9)), Citronensäure, Natriumhydroxid zur pH-Wert-Einstellung (entspr. Natrium 109 mg).
Kurzinformation: siehe Kyprolis 10 mg - Pulver zur Herstellung einer Infusionslösung, → S. 769
PG: 1 ST * (EKO: N) [€ 996,20]

▼ Kyprolis 30 mg - Pulver zur Herstellung einer Infusionslösung 55L
(Z.Nr. EU/1/15/1060/*) NR. P. E. L01XG02
Parallelimport.
V: Haemato Pharm, Schönefeld, Deutschland
Z: 1 Durchstechflasche enthält: Carfilzomib 30 mg, Cyclodextrin 1500 mg (entspr. Hexakis- und Heptakis-O-(4-sulfobutyl)cyclomaltoseheptaose-Natriumsalz (1:6,2-6,9)), Citronensäure, Natriumhydroxid zur pH-Wert-Einstellung (entspr. Natrium 109 mg).
PG: 1 ST * (EKO: N) [€ 977,00]

▼ Kyprolis 30 mg - Pulver zur Herstellung einer Infusionslösung 55L
(Z.Nr. EU/1/15/1060/*) NR. P. E. L01XG02
Parallelimport.
V: Orifarm, Leverkusen, Deutschland
Z: 1 Durchstechflasche enthält: Carfilzomib 30 mg, Cyclodextrin 1500 mg (entspr. Hexakis- und Heptakis-O-(4-sulfobutyl)cyclomaltoseheptaose-Natriumsalz (1:6,2-6,9)), Citronensäure, Natriumhydroxid zur pH-Wert-Einstellung (entspr. Natrium 109 mg).
PG: 1 ST * (EKO: N) [€ 977,15]

▼ Kyprolis 60 mg - Pulver zur Herstellung einer Infusionslösung 55L
(Z.Nr. EU/1/15/1060/*) NR. P. E. L01XG02
ZI: Amgen Europe, Zg Breda, Niederlande
Z: 1 Durchstechflasche enthält: Carfilzomib 60 mg, Cyclodextrin 3000 mg (entspr. Hexakis- und Heptakis-O-(4-sulfobutyl)cyclomaltoseheptaose-Natriumsalz (1:6,2-6,9)), Citronensäure, Natriumhydroxid zur pH-Wert-Einstellung (entspr. Natrium 216 mg).
Kurzinformation: siehe Kyprolis 10 mg - Pulver zur Herstellung einer Infusionslösung, → S. 769
PG: 1 ST * (EKO: N) [€ 1.949,00]

▼ Kyprolis 60 mg - Pulver zur Herstellung einer Infusionslösung 55L
(Z.Nr. EU/1/15/1060/*) NR. P. E. L01XG02
Parallelimport.
V: Haemato Pharm, Schönefeld, Deutschland
Z: 1 Durchstechflasche enthält: Carfilzomib 60 mg, Cyclodextrin 3000 mg (entspr. Hexakis- und Heptakis-O-(4-sulfobutyl)cyclomaltoseheptaose-Natriumsalz (1:6,2-6,9)), Citronensäure, Natriumhydroxid zur pH-Wert-Einstellung (entspr. Natrium 216 mg).
PG: 1 ST * (EKO: N) [€ 1.910,60]

▼ Kyprolis 60 mg - Pulver zur Herstellung einer Infusionslösung 55L
(Z.Nr. EU/1/15/1060/*) NR. P. E. L01XG02
Parallelimport.
V: Orifarm, Leverkusen, Deutschland
Z: 1 Durchstechflasche enthält: Carfilzomib 60 mg, Cyclodextrin 3000 mg (entspr. Hexakis- und Heptakis-O-(4-sulfobutyl)cyclomaltoseheptaose-Natriumsalz (1:6,2-6,9)), Citronensäure, Natriumhydroxid zur pH-Wert-Einstellung (entspr. Natrium 216 mg).
PG: 1 ST * (EKO: N) [€ 1.910,90]

Kytril 2 mg - Filmtabletten 08C
(Z.Nr. 1-22001) RP. P. A04AA02
ZI: Atnahs Pharma Netherlands, Amsterdam, Niederlande
Z: 1 Filmtablette enthält: Granisetron 2 mg (entspr. Granisetron hydrochlorid), Lactose monohydrat 138,76 mg, Hydroxypropylmethylcellulose, Natriumstärkeglykolat, Cellulose, mikrokristalline, Magnesium stearat, Titandioxid, Polyethylenglycol, Polysorbat 80.
EW: 5-HT_3-Rezeptor-Antagonist, antiemetisch.
AG: Vorbeugung bzw. Behandlung von durch Chemo- oder Strahlentherapie her- vorgerufener akuter oder verzögerter Übelkeit oder Erbrechen.
AA: Im Ganzen mit Wasser einnehmen.
DO: 1mal tgl. 2 mg bis zu einer Woche nach Strahlen- oder Chemotherapie.
Keine Daten an Kindern.
SST: Nicht anwenden, nicht stillen
NW: ZNS (Kopfschmerzen, Schlaflosigkeit), Magen/Darm (Verstopfung, Durch- fall), Haut, Transaminasenanstieg, QT-Verlängerung, Serotoninsyndrom.
WW: Vorsicht: QT verlängernde Substanzen. Serotonerge Arzneimittel (Serotoninsyndrom).
WH: Vorsicht bei Darmobstruktion, Leberschäden. Nicht mit anderen Arzneimitteln mischen. Auf Serotoninsyndrom achten. Verkehrshinweis.
PG: 5 ST * (EKO: N) [€ 89,55]

Kytril 3 mg - Injektionslösung 08C
(Z.Nr. 1-19775) RP. P. A04AA02
ZI: Atnahs Pharma Netherlands, Amsterdam, Niederlande
Z: 1 ml enthält: Granisetron 1 mg (entspr. Granisetron hydrochlorid), Natriumchlorid, Zitronensäure monohydrat, Salzsäure, Natriumhydroxid, Wasser für Injektionszwecke.
EW: 5-HT_3-Rezeptor-Antagonist, antiemetisch.
AG: - Vorbeugung und Behandlung von akuter Übelkeit und Erbrechen bei Chemo- und Strahlentherapie bei Erwachsenen und Kindern ab 2 Jahren
- Postoperative Übelkeit und Erbrechen bei Erwachsenen
- Vorbeugung von verzögerter Übelkeit und Erbrechen bei Chemo- und Strahlentherapie bei Erwachsenen
AA: Als i.v. Infusion (in 20-50 ml Infusionsflüssigkeit verdünnt über 5 Minu- ten zu applizieren) oder als langsame i.v. Injektion.
DO: Strahlen- und Chemotherapie: ED 1-3 mg, MTD 9 mg.
Kinder: ED 10-40 µg/kg KG, MD 3 mg.
Postoperativ: ED 1 mg, MTD 3 mg.
SST: Nicht anwenden, nicht stillen.
NW: ZNS (Kopfschmerzen, Schlaflosigkeit), Magen/Darm (Verstopfung, Durch- fall), Haut, Transaminasenanstieg, QT-Verlängerung, Serotoninsyndrom.
WW: Vorsicht: QT verlängernde Substanzen. Serotonerge Arzneimittel (Serotoninsyndrom).
WH: Vorsicht bei Darmobstruktion, Leberschäden. Nicht mit anderen Arzneimitteln mischen. Auf Serotoninsyndrom achten. Verkehrshinweis.
PG: 5 ST * (EKO: N) [€ 142,95]

Kytta - Schmerzsalbe 13Z04
(Z.Nr. 1-31162) RPF. P. M02AX
ZI: P&G Health Germany, Schwalbach am Taunus, Deutschland
Z: 100 g Salbe enthalten: Beinwellwurzel, frisch-Flüssigextrakt (1:2); Ethanol 60% (V/V) (Auszugsmittel) 35 g Parabene 0,6 g: (entspr. Isobutyl-4-hydroxybenzoat) (entspr. Ethyl-4-hydroxybenzoat) (entspr. Methyl-4-hydroxybenzoat) (entspr. Propyl-4-hydroxybenzoat) (entspr. Phenoxyethanol) Cetylstearylalkohol 6,1 g, Glycerolmonostearat, Natriumdodecylsulfat, Erdnussöl, raffiniert 14 g, Wasser, gereinigtes, Lavendelöl, Fichtennadelöl, Parfümöl Spezial 0,5 g (entspr. Benzyl benzoat 0,341 g) (entspr. Rosmarinöl).
EW: Pflanzlicher Entzündungshemmer.
AG: Prellungen, Verstauchungen nach Verletzungen, Gelenk- und Muskelschmerzen, Schmerzen bei Kniegelenksarthrose, akute Myalgien des Rückens.
AA: Äußerlich, nur auf intakter Haut auftragen und sorgfältig einmassieren.
DO: 2-4mal tgl. auf die Haut über dem erkrankten Gewebe auftragen. Sprunggelenkverletzungen, Kniegelenksarthrosen: 6 cm Salbenstrang; Rückenschmerzen: 12 cm Salbenstrang, Für Kinder unter 3 Jahren nicht empfohlen. Für Kinder von 3 bis 6 Jahren nur auf ärztliche Empfehlung und max. 7 Tage anwenden.
GA: Ernuss-, Sojaallergie. Offene Wunden.
SST: Nicht empfohlen.
NW: Hautreaktionen, Überempfindlichkeit (auch systemisch).
WH: Nicht auf gereizter Haut oder auf offenen Wunden anwenden.
PG: 50 G * (EKO: N) [€ 9,95], 100 G * (EKO: N) [€ 18,95], 150 G * (EKO: N) [€ 24,95]

Labisan - Fieberblasensalbe 22A02
(Z.Nr. 1-35114) RPF. D. D02AB
ZI: Nascyma Pharma, Grafenwörth
Z: 100 g Salbe enthalten: Zinkoxid 20 g, Vaselin, weisses, Talkum, Phenol, Paraffin, dünnflüssiges, Erdnussöl, raffiniert 1,8 g, Rizinusöl, natives 0,7 g, Eisenoxid rot, Eisenoxid gelb.
EW: Hautschutzmittel.
AG: Lokalbehandlung von Herpes labialis. Vorbeugung von Lippen-Gletscherbrand und spröden, rissigen Lippen.
DO: Mehrmals tgl. dünn auf empfindliche oder betroffene Stellen auftragen.
Keine Erfahrungen bei Kindern.
SST: Anwendung möglich.
NW: Leichtes lokales Brennen.
WH: Nicht auf große Hautflächen auftragen. Kontakt mit Augen oder anderen Schleimhäuten vermeiden.
PG: 5 ML * (EKO: N) [€ 9,80]

Lachesis RemaVet - Globuli für Tiere 890A
(Z.Nr. 8-38026) RPF. P. QV03AX
ZI: Remedia Homöopathie, Eisenstadt
Z: 1 g Globuli (ca. 120 Globuli) enthält: Lachesis (Homöopathie) C200 10 mg, Saccharose.
EW: Homöopathikum.
AG: Rind, Pferd, Schaf, Ziege, Schwein, Kaninchen, Geflügel, Kleinnager, Hund, Katze: Bisswunden, Infektionskrankheiten mit septischen Tendenzen, Tonsillitis und Lymphadenitis.
AA: Zum Eingeben, bei Einzeltierhaltung direkt ins Maul.
DO: ED 5-10 Globuli. Behandlung einer Gruppe von Tieren: 20 Globuli in 1 Liter Wasser auflösen und in die Tränke geben.
SST: Nur nach Rücksprache mit dem Tierarzt anwenden.
PG: 10 G VN [€ 12,80]

Lacopat - Filmtabletten Packung zur Behandlungseinleitung 09A06
(Z.Nr. 1-38282) RP. P. nicht im Handel. N03AX18

Lacopat 50 mg - Filmtabletten 09A06
(Z.Nr. 1-38275) RP. P. nicht im Handel. N03AX18

Lacopat 100 mg - Filmtabletten 09A06
(Z.Nr. 1-38277) RP. P. nicht im Handel. N03AX18

Lacopat 150 mg - Filmtabletten 09A06
(Z.Nr. 1-38278) RP. P. nicht im Handel. N03AX18

Lacopat 200 mg - Filmtabletten 09A06
(Z.Nr. 1-38279) RP. P. nicht im Handel. N03AX18

Lacopat 10 mg/ml - Infusionslösung 09A06
(Z.Nr. 1-38280) RP. P. nicht im Handel. N03AX18

Lacopat 10 mg/ml - Sirup 09A06
(Z.Nr. 1-38281) RP. P. nicht im Handel. N03AX18

Lacosamid 1A Pharma 50 mg - Filmtabletten 09A06
(Z.Nr. 1-37938) RP. P. nicht im Handel. N03AX18

Lacosamid 1A Pharma 100 mg - Filmtabletten 09A06
(Z.Nr. 1-37939) RP. P. nicht im Handel. N03AX18

Lacosamid 1A Pharma 150 mg - Filmtabletten 09A06
(Z.Nr. 1-37940) RP. P. nicht im Handel. N03AX18

Lacosamid 1A Pharma 200 mg - Filmtabletten 09A06
(Z.Nr. 1-37941) RP. P. nicht im Handel. N03AX18

Lacosamid Accord 50 mg, 100 mg, 150 mg, 200 mg - Filmtabletten 09A06
(Z.Nr. EU/1/17/1230/*) RP. P. nicht im Handel. N03AX18

Lacosamid Accord 50 mg - Filmtabletten 09A06
(Z.Nr. EU/1/17/1230/*) RP. P. nicht im Handel. N03AX18

Lacosamid Accord 100 mg - Filmtabletten 09A06
(Z.Nr. EU/1/17/1230/*) RP. P. nicht im Handel. N03AX18

Lacosamid Accord 150 mg - Filmtabletten 09A06
(Z.Nr. EU/1/17/1230/*) RP. P. nicht im Handel. N03AX18

Lacosamid Accord 200 mg - Filmtabletten 09A06
(Z.Nr. EU/1/17/1230/*) RP. P. nicht im Handel. N03AX18

Lacosamid HCS 50 mg - Filmtabletten 09A06
(Z.Nr. 1-40223) RP. P. nicht im Handel. N03AX18

Lacosamid HCS 100 mg - Filmtabletten 09A06
(Z.Nr. 1-40224) RP. P. nicht im Handel. N03AX18

Lacosamid HCS 150 mg - Filmtabletten 09A06
(Z.Nr. 1-40226) RP. P. nicht im Handel. N03AX18

Lacosamid HCS 200 mg - Filmtabletten 09A06
(Z.Nr. 1-40225) RP. P. nicht im Handel. N03AX18

Lacosamid Sandoz 50 mg - Filmtabletten 09A06
(Z.Nr. 1-37934) RP. P. nicht im Handel. N03AX18

Lacosamid Sandoz 100 mg - Filmtabletten 09A06
(Z.Nr. 1-37935) RP. P. nicht im Handel. N03AX18

Lacosamid Sandoz 150 mg - Filmtabletten 09A06
(Z.Nr. 1-37936) RP. P. nicht im Handel. N03AX18

Lacosamid Sandoz 200 mg - Filmtabletten 09A06
(Z.Nr. 1-37937) RP. P. nicht im Handel. N03AX18

Lacosamid Stada 50 mg - Filmtabletten 09A06
(Z.Nr. 1-38121) RP. P. nicht im Handel. N03AX18

Lacosamid Stada 100 mg - Filmtabletten 09A06
(Z.Nr. 1-38122) RP. P. nicht im Handel. N03AX18

Lacosamid Stada 150 mg - Filmtabletten 09A06
(Z.Nr. 1-38123) RP. P. nicht im Handel. N03AX18

Lacosamid Stada 200 mg - Filmtabletten 09A06
(Z.Nr. 1-38124) RP. P. nicht im Handel. N03AX18

Lacosamid UCB 50 mg, 100 mg, 150 mg, 200 mg - Filmtabletten 09A06
(Z.Nr. EU/1/19/1383/*) RP. P. nicht im Handel. N03AX18

Lacosamid UCB 50 mg - Filmtabletten 09A06
(Z.Nr. EU/1/19/1383/*) RP. P. nicht im Handel. N03AX18

Lacosamid UCB 100 mg - Filmtabletten 09A06
(Z.Nr. EU/1/19/1383/*) RP. P. nicht im Handel. N03AX18

Lacosamid UCB 150 mg - Filmtabletten 09A06
(Z.Nr. EU/1/19/1383/*) RP. P. nicht im Handel. N03AX18

Lacosamid UCB 200 mg - Filmtabletten 09A06
(Z.Nr. EU/1/19/1383/*) RP. P. nicht im Handel. N03AX18

Lacosamid UCB 10 mg/ml - Infusionslösung 09A06
(Z.Nr. EU/1/19/1383/*) RP. P. nicht im Handel. N03AX18

Lacosamid UCB 10 mg/ml - Sirup 09A06
(Z.Nr. EU/1/19/1383/*) RP. P. nicht im Handel. N03AX18

Lacosamid Zentiva 50 mg - Filmtabletten 09A06
(Z.Nr. 1-40352) RP. P. nicht im Handel. N03AX18

Lacosamid Zentiva 100 mg - Filmtabletten 09A06
(Z.Nr. 1-40353) RP. P. nicht im Handel. N03AX18

Lacosamid Zentiva 150 mg - Filmtabletten 09A06
(Z.Nr. 1-40354) RP. P. nicht im Handel. N03AX18

Lacosamid Zentiva 200 mg - Filmtabletten 09A06
(Z.Nr. 1-40355) RP. P. nicht im Handel. N03AX18

Lactat-oral "Wabo" flüssig, Lösung zum Einnehmen 56D01
(Z.Nr. 0-13377) RP. P. n.l. G04BX
ZI: Wabosan Arzneimittel, Wien
Z: 1000 ml enthalten: Natrium-L-lactat 160 g, Sorbit, p-Hydroxybenzoesäuremethylester, p-Hydroxybenzoesäurepropylester, Wasser für Injektionszwecke.
PG: 250 ML (2) (EKO: G) [€ 7,90 n.l.]

Lacto ReVet RV15 - Globuli für Tiere 890B
(Z.Nr. 8-30052) RPF. P. QV03AX
ZI: Dr. Reckeweg Pharmazeutische Fabrik, Bensheim, Deutschland
Z: 1 g (= 120 Globuli) enthält: Asa foetida (Homöopathie) C4

3,33 mg, Cyclamen (Homöopathie) C4 3,33 mg, Phytolacca (Homöopathie) C3 3,33 mg, Saccharose.
EW: Homöopathikum.
AG: Kaninchen, Kleinnager, Frettchen, Katzen, Hunde, Schafe, Ziegen, Kälber, Schweine, Rinder, Pferde: Zur Erleichterung des Absetzens bei allen Tierarten, Pseudogravidität und Scheinbrutpflege der Hündinnen, Knoten- bildung in Gesäuge bzw. im Euter, Adenoma mammae, zur physiologischen Reduzierung des Milchflusses, bei prämaturem Wachstum der Milchdrüse.
AA: In Wasser, Nahrung oder Tränke aufgelöst eingeben.
DO: Je nach Körpergröße 3 Globuli (Kleintiere) bis ca. 15-20 Globuli (Pferde, Rinder).
Akut: 2-3mal tgl. 1 Dosis über 2-3 Wochen.
Chronisch: 1-2mal tgl. 1 Dosis über 2-3 Wochen.
SST: Anwendung nach Rücksprache mit dem Tierarzt.
PG: 10 G VN [€ 16,70]

Lacto ReVet RV15 - Injektionslösung für Tiere 890B
(Z.Nr. 8-30035) RP. P. nicht im Handel. QV03AX

Lactulose Genericon Konzentrat - orale Lösung 42J03, 40A01, 42H
(Z.Nr. 1-19912) RP. P. A06AD11
ZI: Genericon Pharma, Graz
Z: 1 ml Lösung enthält: Lactulose 667 mg, Wasser, gereinigtes.
EW: Disaccharid, laxierend.
AG: Chronische Obstipation, hepatische Encephalopathie, Senkung des Blut- ammoniaks bei Leberkoma, Sanierungsversuch bei Salmonellendaueraus- scheidern, Dysbakterie.
AA: Nach den Mahlzeiten (bei Verstopfung nach dem Frühstück) in Flüssigkeit einnehmen oder durch Magensonde verabreichen.
DO: Obstipation: TD initial 15-45 ml, Jugendliche 15-30 ml, Kinder 10-20 ml, Säuglinge und Kleinkinder 5 ml. Erhaltungsdosis pro Tag 15-30 ml, Kinder und Jugendliche 10 ml, Säuglinge und Kleinkinder 5 ml.
Hepatische Enzephalopathie, Hyperammoniämie: TD initial 3mal 35-70 ml, später 3mal 15-45 ml.
Dysbakterie: TD 15-30 ml, Kinder und Jugendliche 5 ml.
Sanierungsversuch bei Salmonellendauerausscheidern: TD Erwachsene 45 ml, Kinder 10-20 ml über 10-12 Tage.
GA: Galaktose-, Fructose- oder Laktoseintoleranz, akute entzündliche Darm- erkrankungen, Magen/Darm- Obstruktion oder -Perforation, ungeklärte Bauchschmerzen.
SST: Anwendung möglich.
NW: Magen/Darm (Flatulenz), Hypernatriämie bei portokavaler Enzephalopathie, Elektrolytstörungen durch Diarrhoe.
WW: Kaliumverlust durch andere Arzneimittel verstärkt. Herzglykoside durch Kaliummangel verstärkt.
WH: 15 ml enthalten 0,21 BE. Bei Durchfällen absetzen. Bei portokavaler Enzephalo- pathie andere Laxantien vermeiden. Ausreichend Flüssigkeit zuführen. Vorsicht bei Roemheld- Syndrom. Bei Kindern bis 6 Jahren nur unter ärztlicher Aufsicht anwenden.
PG: 200 ML (2) (EKO: G) [€ 4,40], 500 ML (EKO: G) [€ 10,20]

Lactulose Hexal 670 mg/ml - Lösung zum Einnehmen 42J03
(Z.Nr. 1-24836) RP. P. A06AD11
ZI: Hexal Pharma, Wien
Z: 1 ml enthält: Lactulose 670 mg, (entspr. Lactulose liquidum).
EW: Osmotisch wirkendes Laxans.
AG: Obstipation, portokavale Enzephalopathie.
AA: Unverdünnt oder verdünnt einnehmen. TD in 1 bis 3 ED.
DO: Obstipation:
Erwachsene und Jugendliche ab 14 Jahren: TD initial 15-45 ml, Erhaltungsdosis 15-30 ml.
Kinder und Jugendliche (7-14 Jahre): TD initial 15 ml, Erhaltungsdosis 10-15 ml.
Kinder 1-6 Jahre: TD initial 5-10 ml.
Säuglinge: TD initial bis 5 ml.
Portokavale Enzephalopathie:
Erwachsene: Initial 3mal tgl. 30-50 ml, Dosisanpassung nach Bedarf.
GA: Ileus, Galaktosämie, akute entzündliche Darmerkrankungen.
SST: Anwendung möglich.
NW: Blähungen, Erbrechen, Durchfall, Elektrolytstörungen.
WW: Kaliumverlust anderer Arzneimittel (Thiazide, Kortikoide, Amphotericin B) verstärkt; 5-ASA eventuell inaktiviert.
WH: Vorsicht bei Laktoseunverträglichkeit, gastrokardialem Syndrom. 15 ml orale Lösung enthalten 0,1 g Fructose, 1,5 g Galactose, 1 g Lactose = 10,2 kcal bzw. 0,21 BE.
Ausreichend Flüssigkeit zuführen. Bei portokavaler Enzephalopathie andere Laxantien vermeiden.
PG: 200 ML (2) (EKO: G) [€ 4,20], 500 ML * (EKO: N) [€ 10,35 n.l.]

Lactulose-MIP 650 mg/ml - Lösung zum Einnehmen 42J03
(Z.Nr. 1-25932) RP. P. A06AD11
ZI: MIP Pharma Austria, Innsbruck
Z: 1 ml Lösung enthält: Lactulose 650 mg, Citronensäure, wasserfreie, Kirsch-Aroma, Wasser, gereinigtes.
EW: Osmotisch wirkendes Laxans.
AG: Obstipation, portokavale Enzephalopathie.
AA: In Wasser oder anderen Flüssigkeiten verdünnt einnehmen.
DO: Obstipation: TD initial 15-30 ml; bei Einsetzen der Darmfunktion Dosis halbieren.
TD bei Kindern: Unter 1 Jahr: 5 ml, 1-6 Jahre: 10-15 ml, 7-14 Jahre: 15 ml.
Portokavale Enzephalopathie (PSE): Akute PSE: Anfangs 50 ml alle 2 Std., bis 2 Stühle entleert werden, dann Dosisanpassung.
GA: Darmverengung, Galaktoseintoleranz.
SST: Anwendung möglich.
NW: Magen/Darm, selten Hypernatriämie.
WW: Kaliumverlust durch andere Wirkstoffe verstärkt; Herzglykoside verstärkt (Kaliummangel).
WH: Bei akuten Magen/Darm-Entzündungen nicht anwenden. Erbliche Fruktose- intoleranz ausschließen. 1 Messbecher (30 ml) = max. 0,65 BE.
PG: 200 ML (2) (EKO: G) [€ 4,20], 500 ML (EKO: G) [€ 10,20], 1000 ML (EKO: G) [€ 15,95]

Ladiva - Kapseln 29Z01
(Z.Nr. 7-38859) RPF. P. nicht im Handel. G02CX

L-Adrenalin "Fresenius" spritzfertig 2,0 mg - Ampullen 39A01
(Z.Nr. 1-21272) RP. P. C01CA24
ZI: Fresenius Kabi Austria, Graz
Z: 1 Ampulle mit 20 ml enthält: Epinephrin 2 mg, (entspr. L-Adrenalin), Natriumchlorid, (entspr. Natrium 3,54 mg/ml), N-Acetyl-L-Cystein, Natrium edetat dihydrat, Salzsäure 1M, Wasser für Injektionszwecke.
EW: Direktes Alpha- und Beta-Sympathomimetikum.
AG: Reanimation bei Herz- und Kreislaufstillstand, anaphylaktischer Schock.
AA: I.v. (muss nicht zusätzlich verdünnt werden) oder intraossär oder endotracheal.
DO: Reanimation:
Erwachsene: 10 ml, alle 3-5 Minuten wiederholen. Bei fehlendem Venen- oder intraossärem Zugang 20-30 ml über Endotrachealtubus instillieren.
Kinder: Initial 0,1 (bis 0,2) ml/kg KG, alle 3-5 Minuten wiederholen.
Neugeborene: Intravenös oder endotracheal 0,1-0,3 ml/kg KG, alle 3-5 Minuten wiederholen. Bei fehlendem Venen- oder intraossärem Zugang L-Adrenalin 1:1000 über Endotrachealtubus instillieren.
Anaphylaktischer Schock: Erwachsene: 1 ml, maximal 10 ml unter EKG-Kontrolle. Bei fehlendem Venenzugang intraossär oder ein Präparat mit Verdünnung 1:1000 i.m. anwenden.
Kinder und Jugendliche: Präparat mit Verdünnung 1:1000 i.m., oder: L-Adrenalin langsam i.v., MED 0,05 mg, ev. alle 15-20 min wiederholen (auch als Dauerinfusion von 0,05 bis 0,5 µg/kg KG/min). Applikation auch endotracheal oder intraossär möglich.
GA: Hypertonie, Hyperthyreose, Phäochromozytom, Engwinkelglaukom, Prostataadenom, paroxysmale Tachykardie, absolute Arrhythmie, schwere Nierenschäden, Herz- und Koronarerkrankungen, sklerotische ^Gefäßveränderungen, Cor pulmonale. Im Notfall Anwendung auch bei Gegenanzeigen möglich.
SST: Nutzen/Risiko-Abwägung; während der Wehentätigkeit nicht anwenden.
Einige Tage nach der Applikation nicht stillen.
NW: Bei Überdosierung Stoffwechsel, Psyche, ZNS, Mydriasis, Herz (Rhythmus- störungen), Vasokonstriktion, Magen/Darm, Lunge, Schweißausbrüche, Niere, lokale ischämische Nekrosen nach Fehlapplikation.
WW: Antidiabetika, Sympatholytika, Inhalationsanästhetika (Rhythmus- störungen), Phenothiazine, Quetiapin (Blutdruckabfall verstärkt), andere Sympathomimetika.
WH: Vorsicht bei Diabetes, Hypertonie, tachykarden Rhythmusstörungen, Hyper- thyreose, Phäochomozytom, Herzerkrankungen, Long-QT-Syndrom, Arterio- sklerose, Lungen-, Nierenerkrankungen, Hyperkalzämie, Hypokaliämie. Bei Schockzustand Hypovolämie mit Volumenersatzmitteln behandeln.
Kontrollen: EKG, Blutdruck, Harnausscheidung, Blutzucker bei Diabetikern. Nicht als Zusatz zu Lokalanästhetika im Endstrombereich.
Verkehrshinweis.
Bei Überdosierung Alpha-Blocker, bei Arrhythmie Beta-Blocker, bei paravasaler Gewebsschädigung Infiltration mit Vasodilatator in Hyalu- ronidase.
PG: 10 ST * (EKO: N) [€ 75,15]

LaevoGO Pflaumenaroma 10 g/15 ml - Lösung zum Einnehmen
42J03

(Z.Nr. 1-30996) RPF. P. A06AD11
ZI: Fresenius Kabi Austria, Graz
Z: 1 Beutel zu 15 ml enthält: Lactulose 10 g (entspr. Lactulose liquidum), Pflaumen-Aroma (entspr. Pflaumen-Extrakt) (entspr. Ethanol) (entspr. Propylenglycol) (entspr. Aromastoff) (entspr. Karamellfarbe).
EW: Osmotisches Laxans.
AG: Obstipation.
AA: Oral.
DO: Personen ab 14 Jahren: TD anfangs 1-3 Beutel, dann 1-2 Beutel.
Kinder ab 7 Jahren: TD 1 Beutel.
GA: Entzündliche oder obstruktive Darmerkrankungen, Galaktosämie.
SST: Anwendung möglich.
NW: Magen/Darm (sehr häufig Flatulenz, Bauchschmerzen, häufig Erbrechen, Diarrhoe), Elektrolytverluste durch Durchfall.
WW: Kaliumverlust durch andere Arzneimittel verstärkt. 5 ASA wird inaktiviert (pH-Abfall im Dickdarm).
WH: Ausreichend Flüssigkeit (1,5-2 l/Tag) trinken. Vorsicht bei Laktoseintoleranz. Bei Langzeitgabe Elektrolyte kontrollieren.
PG: 10 ST * (EKO: N) [€ 5,80], 20 ST * (EKO: N) [€ 9,20]

Laevolac Pflaumenaroma 667 mg/ml - Lösung zum Einnehmen 42J03, 40A01
(Z.Nr. 1-30998) RP. P. nicht im Handel.
A06AD11

Laevolac 10 g/15 ml - Lösung zum Einnehmen 42J03
(Z.Nr. 1-29353) RP. P. nicht im Handel. A06AD11

Laevolac 10 g - Pulver zur Herstellung einer Lösung zum Einnehmen 42J03, 42H
(Z.Nr. 1-19415) RP. P. nicht im Handel.
A06AD11

Laevolac Lactulose Konzentrat - orale Lösung
42J03, 42H

(Z.Nr. 1-14166) RP. P.
A06AD11

ZI: Fresenius Kabi Austria, Graz
Z: 15 ml (= 1 Esslöffel) enthält: Lactulose 10 g, Wasser, gereinigtes.
EW: Nährsubstanz für acidophile Darmflora.
AG: Chronische Obstipation (wenn diätetische Maßnahmen nicht ausreichen), Dysbakterie des Darmes, Hyperammoniämie (Leberschäden, Präkoma, Koma); Erkrankungen, die einen erleichterten Stuhlgang erfordern.
AA: In Flüssigkeit eingerührt einnehmen.
DO: Obstipation: TD initial 1-2 Esslöffel, Kinder (bis 14 jahre) 1 Esslöffel, Säuglinge und Kleinkinder 1-2 Kaffeelöffel.
Zur Langzeitbehandlung TD Erwachsene ½-1 Esslöffel, Kinder (bis 14 Jahre) 1-2 Kaffeelöffel, Säuglinge und Kleinkinder 1 Kaffeelöffel.
Dysbakterie: TD Erwachsene 1-2 Esslöffel, Kinder 1 Kaffeelöffel.
Hepatopathien: 6(-10) Esslöffel über den Tag verteilt.
GA: Galaktosämie, akute entzündliche Darmerkrankungen, Magen/ Darm- Obstruktion oder Perforation, ungeklärte Bauchschmerzen.
SST: Anwendung möglich.
NW: Blähung (Dosis reduzieren), Durchfälle, bei Missbrauch Elektrolytverluste (Kalium).
WW: Kaliumverlust durch andere Arzneimittel verstärkt.
WH: Vorsicht bei Laktose- oder Fruktoseintoleranz, gastrokardialem Syndrom 1 Esslöffel Laevolac = 0,21 BE.. Ausreichend Flüssigkeit zuführen. Bei Langzeitgabe Elektrolyte kontrollieren.
PG: 134 G (2) (EKO: G) [€ 2,65], 670 G (EKO: G) [€ 13,25]

Lafene 12 Mikrogramm/h - transdermales Pflaster
02A04

(Z.Nr. 1-31160) NR. SG. P. N02AB03
ZI: Gebro Pharma, Fieberbrunn
Z: 1 transdermales Pflaster enthält: Fentanyl 12,5 µg/h (entspr. → 1,375 mg), Schutzfolie: Poly(ethylenterephtalat)folie mit Fluorkohlenstoff-Freisetzungsbeschichtung; Trägerfolie: Poly(ethylenterephthalat)/Ethylvinylacetat-Copolymerfilm, pigmentiert; Klebeschicht, wirkstoffhaltig: Silikon-Klebstoff, (entspr. Dimeticon) (entspr. Silikat Harz), Dimeticon; Kontrollmembran: Ethylen-Vinylacetat-Copolymerfilm; Hautklebeschicht: Silikon-Klebstoff (entspr. Dimeticon) (entspr. Silikat Harz), Dimeticon; Trennfolie: Poly(ethylenterephtalat)folie mit Fluorkohlenstoff-Freisetzungsbeschichtung, Drucktinte: Tinte, beige, Tinte, orange.
EW: Morphinomimetisches Analgetikum.
AG: Starke chronische Schmerzen.
AA: Auf die Haut aufkleben; Pflasterwechsel nach 72 Stunden. Pflaster nicht zerschneiden.
DO: Ersteinstellung basierend auf der täglichen oralen Morphin-Dosis (Details siehe Austria Codex-Fachinformation), Dosisanpassung nach Bedarf um jeweils 12 oder 25 µg/h.
Opioid-tolerante Kinder ab 2 Jahren: 12 µg/h bei Morphin-Dosis von 30-44 mg/d.
GA: Akute oder postoperative Schmerzzustände.
SST: Nutzen/Risiko-Abwägung, nach Entfernen des Pflasters mindestens 72 Std. nicht stillen. Nicht während der Geburt anwenden.
NW: Magen/Darm, ZNS (Dämpfung), Vegetativum; Haut, (Hyperhidrose, Pruritus), Herz/Kreislauf, Miosis, Dyspnoe, Atemdepression, Harnretention, Muskelkrämpfe, Überempfindlichkeit, Psyche (Euphorie), Entzugssymptome nach Umstieg von Opioiden.
WW: Nicht empfohlen: MAO-Hemmer (14 Tage Abstand); Pentazocin, Nalbuphin, Buprenorphin (Entzugssymptome möglich). Besondere Vorsicht: Benzodiazepine (Atemdepression). Vorsicht: ZNS-Dämpfer, Alkohol, Muskelrelaxantien verstärkt; serotonerge Arzneimittel (Serotonin-Syndrom); CYP3A4-Hemmer erhöhen Fentanylspiegel, CYP3A4-Induktoren erniedrigen Fentanylspiegel.
GE: Suchtgift, Abhängigkeitsrisiko beachten.
WH: Nicht zur Behandlung akuter oder postoperativer Schmerzen. Patienten mit schweren Nebenwirkungen mindestens 24 Std. nach dem Entfernen des Pflasters überwachen. Vorsicht bei erhöhtem intrakraniellen Druck, Koma, Kopfverletzungen, Hirntumoren, Lungenerkrankungen, Myasthenie, Arzneimittel- oder Alkoholabhängigkeit, Bradykardie, Hypotonie, chronischer Obstipation, Leber- oder Nierenschäden, Fieber (ev. Dosis anpassen). Applikationsstelle nicht direkten äußeren Wärmeeinflüssen aussetzen. Unbeabsichtigte Exposition durch Pflastertransfer vermeiden. Auf Gewöhnungseffekte achten. Gefahr der Atemdepression beachten. Nicht bei Opioid-naiven Kindern anwenden. Antagonist: Naloxon i.v. Verkehrshinweis. Positive Dopingtests möglich.
PG: 5 ST IND (EKO: G) [€ 11,95], 10 ST IND (EKO: G) [€ 21,80]

Lafene 25 Mikrogramm/h - transdermales Pflaster
02A04

(Z.Nr. 1-30081) NR. SG. P. N02AB03
ZI: Gebro Pharma, Fieberbrunn
Z: 1 transdermales Pflaster enthält: Fentanyl 25 µg/h (entspr. → 2,75 mg), Schutzfolie: Poly(ethylenterephtalat)folie mit Fluorkohlenstoff-Freisetzungsbeschichtung; Trägerfolie: Poly(ethylenterephthalat)/Ethylvinylacetat-Copolymerfilm, pigmentiert; Klebeschicht, wirkstoffhaltig: Silikon-Klebstoff, (entspr. Dimeticon) (entspr. Silikat Harz), Dimeticon; Kontrollmembran: Ethylen-Vinylacetat-Copolymerfilm; Hautklebeschicht: Silikon-Klebstoff (entspr. Dimeticon) (entspr. Silikat Harz), Dimeticon; Trennfolie: Poly(ethylenterephtalat)folie mit Fluorkohlenstoff-Freisetzungsbeschichtung, Drucktinte: Tinte, beige Tinte, rot.
Kurzinformation: siehe Lafene 12 Mikrogramm/h - transdermales Pflaster, → S. 773
PG: 5 ST IND (EKO: G) [€ 21,90], 10 ST IND (EKO: G) [€ 41,05]

Lafene 50 Mikrogramm/h - transdermales Pflaster
02A04

(Z.Nr. 1-30082) NR. SG. P. N02AB03
ZI: Gebro Pharma, Fieberbrunn
Z: 1 transdermales Pflaster enthält: Fentanyl 50 µg/h (entspr. → 5,5 mg), Schutzfolie: Poly(ethylenterephtalat)folie mit Fluorkohlenstoff-Freisetzungsbeschichtung; Trägerfolie: Poly(ethylenterephthalat)/Ethylvinylacetat-Copolymerfilm, pigmentiert; Klebeschicht, wirkstoffhaltig: Silikon-Klebstoff, (entspr. Dimeticon) (entspr. Silikat Harz), Dimeticon; Kontrollmembran: Ethylen-Vinylacetat-Copolymerfilm; Hautklebeschicht: Silikon-Klebstoff (entspr. Dimeticon) (entspr. Silikat Harz), Dimeticon; Trennfolie: Poly(ethylenterephtalat)folie mit Fluorkohlenstoff-Freisetzungsbeschichtung; Drucktinte: Tinte, beige Tinte, grün.
Kurzinformation: siehe Lafene 12 Mikrogramm/h - transdermales Pflaster, → S. 773
PG: 5 ST IND (EKO: G) [€ 34,40], 10 ST IND (EKO: G) [€ 65,80]

Lafene 75 Mikrogramm/h - transdermales Pflaster
02A04

(Z.Nr. 1-30083) NR. SG. P. N02AB03
ZI: Gebro Pharma, Fieberbrunn
Z: 1 transdermales Pflaster enthält: Fentanyl 75 µg/h (entspr. → 8,25 mg), Schutzfolie: Poly(ethylenterephtalat)folie mit Fluorkohlenstoff-Freisetzungsbeschichtung; Trägerfolie: Poly(ethylenterephthalat)/Ethylvinylacetat-Copolymerfilm, pigmentiert; Klebeschicht, wirkstoffhaltig: Silikon-Klebstoff, (entspr. Dimeticon) (entspr. Silikat Harz), Dimeticon; Kontrollmembran: Ethylen-Vinylacetat-Copolymerfilm; Hautklebeschicht: Silikon-Klebstoff (entspr. Dimeticon) (entspr. Silikat Harz), Dimeticon; Trennfolie: Poly(ethylenterephtalat)folie mit Fluorkohlenstoff-Freisetzungsbeschichtung; Drucktinte: Tinte, beige Tinte, blau.
Kurzinformation: siehe Lafene 12 Mikrogramm/h - transdermales Pflaster, → S. 773

PG: 5 ST IND (EKO: G) [€ 46,20], 10 ST IND (EKO: G) [€ 88,65]

Lafene 100 Mikrogramm/h - transdermales Pflaster 02A04
(Z.Nr. 1-30084) NR. SG. P. N02AB03
ZI: Gebro Pharma, Fieberbrunn
Z: 1 transdermales Pflaster enthält: Fentanyl 100 µg/h (entspr. → 11 mg), Schutzfolie: Poly(ethylenterephtalat)folie mit Fluorkohlenstoff-Freisetzungsbeschichtung; Trägerfolie: Poly(ethylenterephthalat)/Ethylvinylacetat-Copolymerfilm, pigmentiert; Klebeschicht, wirkstoffhaltig: Silikon-Klebstoff, (entspr. Dimeticon) (entspr. Silikat Harz), Dimeticon; Kontrollmembran: Ethylen-Vinylacetat-Copolymerfilm; Hautklebeschicht: Silikon-Klebstoff (entspr. Dimeticon) (entspr. Silikat Harz), Dimeticon; Trennfolie: Poly(ethylenterephtalat)folie mit Fluorkohlenstoff-Freisetzungsbeschichtung; Drucktinte: Tinte, beige Tinte, grau.
Kurzinformation: siehe Lafene 12 Mikrogramm/h - transdermales Pflaster, → S. 773
PG: 5 ST IND (EKO: G) [€ 55,05], 10 ST IND (EKO: G) [€ 107,55]

Lamictal 25 mg - Tabletten 09A06
(Z.Nr. 1-20211) RP. P. nicht im Handel. N03AX09

Lamictal 2 mg - Tabletten (kaubar/suspendierbar) 09A06, 49C02
(Z.Nr. 1-35577) RP. P. nicht im Handel. N03AX09

Lamictal 5 mg - Tabletten (kaubar/ suspendierbar) 09A06, 49C02
(Z.Nr. 1-20888) RP. P. N03AX09
ZI: GlaxoSmithKline Pharma, Wien
Z: 1 lösliche Tablette enthält: Lamotrigin 5 mg, Calciumcarbonat, Hyprolose niedrig substituiert, Aluminium-Magnesium-silicat, Carboxymethylstärke, Natrium Typ A, Povidon K30, Saccharin natrium, Magnesium stearat, Aroma, (entspr. Maltodextrin), (entspr. Johannisbeere, schwarz).
EW: Antiepileptikum.
AG: Epilepsie
Erwachsene und Jugendliche:
- Zusatz- oder Monotherapie partieller und generalisierter Anfälle.
- Lennox-Gastaut-Syndrom.
Kinder ab 2 Jahren:
- Zusatztherapie bei partiellen und generalisierten Anfällen und beim Lennox-Gastaut-Syndrom.
- Monotherapie typischer Absencen.
Bipolare Störung:
- Prävention depressiver Episoden bei Erwachsenen mit Bipolar-I-Störung, nicht zur Akuttherapie.
AA: Tabletten kauen, in wenig Wasser auflösen oder mit etwas Wasser schlucken.
DO: Monotherapie: TD 25 mg für 2 Wochen, 50 mg für weitere 2 Wochen; übliche Erhaltungsdosis 100-200 mg, MTD 500 mg.
Kinder: TD 0,3 mg/kg KG für 2 Wochen, 0,6 mg/kg KG für weitere 2 Wochen; übliche Erhaltungsdosis 1-10(-15) mg/kg KG.
Ausführliche Angaben zur Zusatztherapie siehe Austria-Codex - Fachinformation.
SST: Nutzen/Risiko-Abwägung. Antiepileptische Therapie nicht plötzlich absetzen.
NW: Psyche, ZNS, Auge, Magen/Darm, Haut (auch schwere Reaktionen), Müdigkeit, Schmerzen, Herz (Brugada-EKG), sehr selten Blutbild, Überempfindlichkeit, Leber, aseptische Meningitis, Osteoporose, Knochenbrüche, hämophagozytische Lymphohistiozytose (HLH).
WW: Vorsicht: Arzneimittel mit Einfluss auf die Glucuronidierung von Lamotrigin: Andere Antiepileptika (Details siehe Austria-Codex - Fachinformation), Rifampicin, Lopinavir/Ritonavir, Estrogen/ Gestagen-Kombinationen, Atazanavir/Ritonavir.
WH: Auf schwere Hautausschläge, erhöhte Suizidalität (vor allem bei Kindern und Jugendlichen) achten. Nicht plötzlich absetzen. Verkehrshinweis.
PG: 30 ST IND (2) (EKO: G) [€ 7,00]

Lamictal 25 mg - Tabletten (kaubar/ suspendierbar) 09A06, 49C02
(Z.Nr. 1-20875) RP. P. N03AX09
ZI: GlaxoSmithKline Pharma, Wien
Z: 1 lösliche Tablette enthält: Lamotrigin 25 mg, Calciumcarbonat, Hyprolose niedrig substituiert, Aluminium-Magnesium-silicat, Carboxymethylstärke, Natrium Typ A, Povidon K30, Saccharin natrium, Magnesium stearat, Aroma, (entspr. Maltodextrin), (entspr. Johannisbeere, schwarz).
Kurzinformation: siehe Lamictal 5 mg - Tabletten (kaubar/suspendierbar), → S. 774
PG: 30 ST IND (2) (EKO: G) [€ 12,85]

Lamictal 50 mg - Tabletten (kaubar/ suspendierbar) 09A06, 49C02
(Z.Nr. 1-20215) RP. P. N03AX09
ZI: GlaxoSmithKline Pharma, Wien
Z: 1 lösliche Tablette enthält: Lamotrigin 50 mg, Calciumcarbonat, Hyprolose niedrig substituiert, Aluminium-Magnesium-silicat, Carboxymethylstärke, Natrium Typ A, Povidon K30, Saccharin natrium, Magnesium stearat, Aroma, (entspr. Maltodextrin), (entspr. Johannisbeere, schwarz).
Kurzinformation: siehe Lamictal 5 mg - Tabletten (kaubar/suspendierbar), → S. 774
PG: 30 ST IND (2) (EKO: G) [€ 20,50]

Lamictal 50 mg - Tabletten (kaubar/ suspendierbar) 09A06, 49C02
(Z.Nr. 1-20215-P3) RP. P. Parallelimport. N03AX09
V: Orifarm, Leverkusen, Deutschland
Z: 1 lösliche Tablette enthält: Lamotrigin 50 mg, Calciumcarbonat, Hyprolose niedrig substituiert, Aluminium-Magnesium-silicat, Carboxymethylstärke, Natrium Typ A, Povidon K30, Saccharin natrium, Magnesium stearat, Aroma, (entspr. Maltodextrin), (entspr. Johannisbeere, schwarz).
PG: 30 ST IND (2) (EKO: G) [€ 20,10]

Lamictal 100 mg - Tabletten (kaubar/ suspendierbar) 09A06, 49C02
(Z.Nr. 1-20886) RP. P. N03AX09
ZI: GlaxoSmithKline Pharma, Wien
Z: 1 lösliche Tablette enthält: Lamotrigin 100 mg, Calciumcarbonat, Hyprolose niedrig substituiert, Aluminium-Magnesium-silicat, Carboxymethylstärke, Natrium Typ A, Povidon K30, Saccharin natrium, Magnesium stearat, Aroma, (entspr. Maltodextrin), (entspr. Johannisbeere, schwarz).
Kurzinformation: siehe Lamictal 5 mg - Tabletten (kaubar/suspendierbar), → S. 774
PG: 50 ST IND (2) (EKO: G) [€ 53,95]

Lamictal 100 mg - Tabletten (kaubar/ suspendierbar) 09A06, 49C02
(Z.Nr. 1-20886-P2) RP. P. Parallelimport. N03AX09
V: Orifarm, Leverkusen, Deutschland
Z: 1 lösliche Tablette enthält: Lamotrigin 100 mg, Calciumcarbonat, Hyprolose niedrig substituiert, Aluminium-Magnesium-silicat, Carboxymethylstärke, Natrium Typ A, Povidon K30, Saccharin natrium, Magnesium stearat, Aroma, (entspr. Maltodextrin), (entspr. Johannisbeere, schwarz).
PG: 50 ST IND (2) (EKO: G) [€ 52,90]

Lamictal 100 mg - Tabletten (kaubar/suspendierbar) 09A06, 49C02
(Z.Nr. 1-20886-P3) RP. P. Parallelimport. nicht im Handel. N03AX09

Lamictal 200 mg - Tabletten (kaubar/ suspendierbar) 09A06, 49C02
(Z.Nr. 1-20216) RP. P. N03AX09
ZI: GlaxoSmithKline Pharma, Wien
Z: 1 lösliche Tablette enthält: Lamotrigin 200 mg, Calciumcarbonat, Hyprolose niedrig substituiert, Aluminium-Magnesium-silicat, Carboxymethylstärke, Natrium Typ A, Povidon K30, Saccharin natrium, Magnesium stearat, Aroma, (entspr. Maltodextrin), (entspr. Johannisbeere, schwarz).
Kurzinformation: siehe Lamictal 5 mg - Tabletten (kaubar/suspendierbar), → S. 774
PG: 50 ST IND (2) (EKO: G) [€ 91,65]

Lamictal 200 mg - Tabletten (kaubar/ suspendierbar) 09A06, 49C02
(Z.Nr. 1-20216-P1) RP. P. Parallelimport. N03AX09
V: Orifarm, Leverkusen, Deutschland
Z: 1 lösliche Tablette enthält: Lamotrigin 200 mg, Calciumcarbonat, Hyprolose niedrig substituiert, Aluminium-Magnesium-silicat, Carboxymethylstärke, Natrium Typ A, Povidon K30, Saccharin natrium, Magnesium stearat, Aroma, (entspr. Maltodextrin), (entspr. Johannisbeere, schwarz).
PG: 50 ST IND (2) (EKO: G) [€ 89,85]

Lamictal 200 mg - Tabletten (kaubar/suspendierbar) 09A06, 49C02
(Z.Nr. 1-20216-P2) RP. P. Parallelimport. N03AX09
V: Abacus Medicine, Copenhagen, Dänemark
Z: 1 lösliche Tablette enthält: Lamotrigin 200 mg, Calciumcarbonat, Hyprolose niedrig substituiert, Aluminium-Magnesium-silicat, Carboxymethylstärke, Natrium Typ A, Povidon K30, Saccharin natrium, Magnesium stearat, Aroma, (entspr. Maltodextrin), (entspr. Johannisbeere, schwarz).
PG: 50 ST IND (2) (EKO: G) [€ 89,85]

Lamictal 200 mg - Tabletten (kaubar/suspendierbar) 09A06, 49C02
(Z.Nr. 1-20216-P3) RP. P. Parallelimport. nicht im Handel. N03AX09

Lamisil 1% - Creme 11A03
(Z.Nr. 1-19581) RPF. P. D01AE15
ZI: GSK-Gebro Consumer Healthcare, Fieberbrunn
Z: 1 g enthält: Terbinafin hydrochlorid 10 mg (entspr. Terbinafin 8,8 mg), Natriumhydroxid, Benzylalkohol 10 mg, Sorbitan stearat, Cetylpalmitat, Cetylalkohol 40 mg, Stearylalkohol 40 mg, Polysorbat 60, Isopropyl myristat, Wasser, gereinigtes.
EW: Antimykotikum.
AG: Tinea pedis, corporis, cruris, Pityriasis versicolor, Candidainfektionen der Haut.
AA: Dermal.
DO: Tinea: 1mal tgl. über 1 Woche;
Candida: 1-2mal tgl. über 1-2 Wochen;
Pytiriasis versicolor: 2mal tgl. über 1 Woche.
Bei Kindern nicht empfohlen.
SST: Klare Indikationsstellung in der Schwangerschaft. Nutzen/Risiko- Abwägung in der Stillzeit, Säuglinge dürfen nicht mit behandelter Haut (einschl. Brust) in Berührung kommen.
NW: Lokale Reizung, Allergien.
WW: Bei Anwendung im Anogenitalbereich kann Sicherheit von Latexkondomen beeinträchtigt werden.
WH: Nicht mit Augen, Schleimhäuten oder offenen Wunden in Kontakt bringen.
Hygienemaßnahmen. Ausgedehnte Hautpilzerkrankungen mit Terbinafin oral behandeln.
PG: 15 G * (EKO: N) [€ 11,10]

Lamisil 1% - DermGel, Gel 11A03
(Z.Nr. 1-22946) RPF. P. nicht im Handel. D01AE15

Lamisil 1% - Spray, Lösung 11A03
(Z.Nr. 1-22286) RPF. P. nicht im Handel. D01AE15

LamisilOnce 1% - Lösung zur einmaligen Anwendung auf der Haut 11A03
(Z.Nr. 1-26665) RPF. P. D01AE15
ZI: GSK-Gebro Consumer Healthcare, Fieberbrunn
Z: 1 g Lösung enthält: Terbinafin 10 mg (entspr. Terbinafin hydrochlorid), Acrylat/Octylacrylamid-Copolymer, Hydroxypropylcellulose, Triglyceride, mittelkettige, Ethanol 96%.
EW: Antimykotikum.
AG: Tinea pedis.
DO: Einmal in dünner Schicht an beiden Füßen anwenden, behandelten Bereich 24 Std. nach Anwendung nicht waschen. Keine Daten zur wiederholten Anwendung. Bei Kindern und Jugendlichen nicht empfohlen.
SST: Strenge Indikationsstellung in der Schwangerschaft, Nutzen/Risiko-Abwägung in der Stillzeit.
NW: Lokale Reaktionen, sehr selten Allergien.
WH: Nicht zur Behandlung der hyperkeratotischen chronischen plantaren Tinea pedis. Nicht im Gesicht anwenden.
PG: 4 G * (EKO: N) [€ 16,30]

Lamivudin Sandoz 150 mg - Filmtabletten 35E02
(Z.Nr. 1-31907) NR. P. nicht im Handel. J05AF05

Lamivudin Sandoz 300 mg - Filmtabletten 35E02
(Z.Nr. 1-31908) NR. P. J05AF05
ZI: Sandoz, Kundl
Z: 1 Filmtablette enthält: Lamivudin 300 mg, Tablettenkern: Isomalt 522 mg, Crospovidon Typ A, Magnesium stearat; Filmüberzug: Hypromellose 3cP, Hypromellose 6cP, Titandioxid, Macrogol 400, Polysorbat 80.
EW: Antiviral (Nukleosidanalogon).
AG: HIV bei Erwachsenen und Kindern (Teil einer antiretroviralen Kombinationstherapie).
AA: Oral, unabhängig von den Mahlzeiten. Bei Kleinkindern oder Patienten mit Schluckbeschwerden Lamivudin als Lösung anwenden.
DO: Personen über 25 kg KG: TD 300 mg in 1 oder 2 ED.
Kinder (20-25 kg KG): TD 225 mg (einmal tgl. oder 75 mg morgens und 150 mg abends).
Kinder (14-20 kg KG): TD 150 mg (einmal tgl. oder 2mal tgl. 75 mg).
Keine Dosisempfehlung für Säuglinge unter 3 Monaten.
SST: Anwendung in der Schwangerschaft möglich. Nicht stillen.
NW: Allgemeines Krankheitsgefühl, Haut, Myalgie, CPK- und ALT-Anstiege, Atemwege, Magen/Darm, Pankreatitis, Laktatazidose, Gewichtszunahme, Zunahme von Blutlipiden und Blutglukose, Immun-Reaktivierungs-Syndrom.
WW: Nicht mit anderen Lamivudin oder Emcitrabin enthaltenden Arzneimitteln einnehmen. Sorbitol oder andere osmotisch wirkende Polyalkohole oder Monosaccharidalkohole vermeiden.
WH: Beim Absetzen bei Patienten mit gleichzeitiger Hepatitis B-Infektion Leber und HBV-Replikationsmarker kontrollieren.
PG: 30 ST RE2 (EKO: Y) [€ 154,35]

Lamivudin Teva 100 mg - Filmtabletten 35E02
(Z.Nr. EU/1/09/566/*) NR. P. nicht im Handel. J05AF05

Lamivudin Teva Pharma B.V. 150 mg - Filmtabletten 35E02
(Z.Nr. EU/1/09/596/*) NR. P. nicht im Handel. J05AF05

Lamivudin Teva Pharma B.V. 300 mg - Filmtabletten 35E02
(Z.Nr. EU/1/09/596/*) NR. P. nicht im Handel. J05AF05

Lamivudin/Zidovudin Teva 150 mg/300 mg - Filmtabletten 35E02
(Z.Nr. EU/1/10/663/*) NR. P. nicht im Handel. J05AR01

Lamotrigin 1A Pharma 25 mg - lösliche Tabletten 09A06, 49C02
(Z.Nr. 1-25837) RP. P. N03AX09
ZI: 1A Pharma, Wien
Z: 1 Tablette enthält: Lamotrigin 25 mg, Calciumcarbonat, Sorbitol 2,917 mg, Cellulose, mikrokristallin, silifiziert (entspr. Cellulose, mikrokristalline) (entspr. Siliciumdioxid, hochdispers, wasserfrei), Crospovidon, Maisstärke, Talkum, Johannisbeere, schwarz (entspr. Maltodextrin) (entspr. Maisstärke, modifiziert) (entspr. Aromastoffe, natürlich) (entspr. Aromastoffe, künstlich), Saccharin natrium, Siliciumdioxid, hochdispers, wasserfrei, Natriumstearylfumarat.
EW: Antiepileptikum.
AG: Erwachsene und Jugendliche: Mono- und Zusatztherapie der Epilepsie (partielle und generalisierte Anfälle). Lennox-Gastaut-Syndrom.
Kinder über 2 Jahren: Zusatztherapie bei partiellen und generalisierten Anfällen, Lennox-Gastaut-Syndrom. Monotherapie typischer Absencen.
Erwachsene: Prävention depressiver Episoden bei bipolaren Störungen.
AA: Oral, in wenig Wasser gelöst, oder im Ganzen mit Wasser schlucken.
DO: Monotherapie: TD initial 25 mg, Erhaltungsdosis 100-200(-500) mg tgl.
Zusatztherapie: TD initial 12,5-50 mg, Erhaltungsdosis 100-400 (-700) mg tgl.
Kinder: TD initial 0,15-0,6 mg/kg KG, Erhaltungsdosis 1-15 mg/kg KG tgl.
Bipolare Störungen: TD initial 12,5-50 mg, Zieldosis 100-400 mg. Details siehe Austria-Codex - Fachinformation.
SST: Nutzen/Risiko-Abwägung.
NW: Haut (auch schwere Reaktionen), ZNS (Kopfschmerzen), aseptische Meningitis, Psyche, Augen, Herz (Brugada-EKG), Magen/Darm, Arthralgie, Müdigkeit, Blutbild, hämophygozytische Lymphohistiozytose, Leber, Überempfindlichkeit. Bei Überdosierung Krämpfe, QRS-Ausweitung.
WW: Vorsicht: Carbamazepin (ZNS-Effekte); Dosiserhöhung von Lamotrigin bei Gabe von Enzyminduktoren (Carbamazepin, Phenytoin, Phenobarbital, Primidon, hormonale Kontrazeptiva, Rifampicin) erforderlich. Vorsicht: Azatanavir/Ritonavir, Lopinavir/Ritonavir.
WH: Auf schwere Hautreaktionen achten. Stufenweise absetzen. Vorsicht bei Nierenschäden. Erhöhtes Suizidrisiko beachten. Nach Lamotrigin-assoziierter Meningitis nie wieder anwenden. Verkehrshinweis.
PG: 30 ST IND (2) (EKO: G) [€ 11,20]

Lamotrigin 1A Pharma 50 mg - lösliche Tabletten 09A06, 49C02
(Z.Nr. 1-25838) RP. P. N03AX09
ZI: 1A Pharma, Wien
Z: 1 Tablette enthält: Lamotrigin 50 mg, Calciumcarbonat, Sorbitol 5,83 mg, Cellulose, mikrokristallin, silifiziert (entspr. Cellulose, mikrokristalline) (entspr. Siliciumdioxid, hochdispers, wasserfrei), Crospovidon, Maisstärke, Talkum, Johannisbeere, schwarz (entspr. Maltodextrin) (entspr. Maisstärke, modifiziert) (entspr. Aromastoffe, natürlich) (entspr. Aromastoffe, künstlich), Saccharin natrium, Siliciumdioxid, hochdispers, wasserfrei, Natriumstearylfumarat.
Kurzinformation: siehe Lamotrigin 1A Pharma 25 mg - lösliche Tabletten, → S. 775
PG: 30 ST IND (2) (EKO: G) [€ 18,95]

Lamotrigin 1A Pharma 100 mg - lösliche Tabletten 09A06, 49C02
(Z.Nr. 1-25839) RP. P. N03AX09
ZI: 1A Pharma, Wien
Z: 1 Tablette enthält: Lamotrigin 100 mg, Calciumcarbonat, Sorbitol 11,67 mg, Cellulose, mikrokristallin, silifiziert (entspr. Cellulose, mikrokristalline) (entspr. Siliciumdioxid, hochdispers, wasserfrei), Crospovidon, Maisstärke, Talkum, Johannisbeere, schwarz (entspr. Maltodextrin) (entspr. Maisstärke, modifiziert) (entspr. Aromastoffe, natürlich) (entspr. Aromastoffe, künstlich), Saccharin natrium, Siliciumdioxid, hochdispers, wasserfrei, Natriumstearylfumarat.
Kurzinformation: siehe Lamotrigin 1A Pharma 25 mg - lösliche Tabletten, → S. 775
PG: 60 ST IND (2) (EKO: G) [€ 61,35]

L

Lamotrigin 1A Pharma 200 mg - lösliche Tabletten 09A06, 49C02
(Z.Nr. 1-25840) RP. P. N03AX09
ZI: 1A Pharma, Wien
Z: 1 Tablette enthält: Lamotrigin 200 mg, Calciumcarbonat, Sorbitol 23,34 mg, Cellulose, mikrokristallin, silifiziert (entspr. Cellulose, mikrokristalline) (entspr. Siliciumdioxid, hochdispers, wasserfrei), Crospovidon, Maisstärke, Talkum, Johannisbeere, schwarz (entspr. Maltodextrin) (entspr. Maisstärke, modifiziert) (entspr. Aromastoffe, natürlich) (entspr. Aromastoffe, künstlich), Saccharin natrium, Siliciumdioxid, hochdispers, wasserfrei, Natriumstearylfumarat.
Kurzinformation: siehe Lamotrigin 1A Pharma 25 mg - lösliche Tabletten, → S. 775
PG: 60 ST IND (2) (EKO: G) [€ 102,50]

Lamotrigin G.L. 5 mg - lösliche Tabletten 09A06, 49C02, N03AX09
(Z.Nr. 1-27579) RP. P. nicht im Handel.

Lamotrigin G.L. 25 mg - lösliche Tabletten 09A06, 49C02, N03AX09
(Z.Nr. 1-27580) RP. P. nicht im Handel.

Lamotrigin G.L. 50 mg - lösliche Tabletten 09A06, 49C02, N03AX09
(Z.Nr. 1-27581) RP. P. nicht im Handel.

Lamotrigin G.L. 100 mg - lösliche Tabletten 09A06, 49C02, N03AX09
(Z.Nr. 1-27582) RP. P. nicht im Handel.

Lamotrigin G.L. 200 mg - lösliche Tabletten 09A06, 49C02, N03AX09
(Z.Nr. 1-27583) RP. P. nicht im Handel.

Lamotrigin Genericon 25 mg - lösliche Tabletten 09A06, 49C02
(Z.Nr. 1-25937) RP. P. N03AX09
ZI: Genericon Pharma, Graz
Z: 1 Tablette enthält: Lamotrigin 25 mg, Magnesium carbonat, schwer, basisch, Cellulose, mikrokristalline, Povidon K29-32, Hydroxypropylcellulose, Saccharin natrium, Crospovidon, Magnesium stearat, Guar galactomannan, Johannisbeere, schwarz (entspr. Maltodextrin) (entspr. Gummi arabisch) (entspr. Triacetin) (entspr. Milchsäure) (entspr. Maltol) (entspr. Ethanol) (entspr. Essigsäure).
EW: Antiepileptikum.
AG: Erwachsene und Jugendliche ab 13 Jahren: Mono- und Zusatztherapie der Epilepsie (partielle und generalisierte Anfälle). Lennox-Gastaut-Syndrom.
Erwachsene: Prävention depressiver Episoden bei bipolaren Störungen.
AA: Oral. Tabletten kauen, in wenig Wasser gelöst, oder im Ganzen mit Wasser schlucken.
DO: Monotherapie: TD initial 25 mg, Erhaltungsdosis 100-200(-500) mg tgl.
Zusatztherapie: TD initial 12,5-50 mg, Erhaltungsdosis 100-400 (-700) mg tgl.
Bipolare Störungen: TD initial 12,5-50 mg, Zieldosis 100-400 mg.
Nicht für Kinder unter 13 Jahren.
Details siehe Austria-Codex - Fachinformation.
SST: Nutzen/Risiko-Abwägung.
NW: Haut (auch schwere Reaktionen), ZNS (Kopfschmerzen), aseptische Meningitis, Psyche, Augen, Herz (Brugada-EKG), Magen/Darm, Arthralgie, Müdigkeit, Blutbild, hämophygozytische Lymphohistiozytose, Leber, Überempfindlichkeit. Bei Überdosierung Krämpfe, QRS-Ausweitung.
WW: Vorsicht: Carbamazepin (ZNS-Effekte); Dosiserhöhung von Lamotrigin bei Gabe von Enzyminduktoren (Carbamazepin, Phenytoin, Phenobarbital, Primidon, hormonale Kontrazeptiva, Rifampicin) erforderlich. Vorsicht: Azatanavir/Ritonavir, Lopinavir/Ritonavir.
WH: Auf schwere Hautreaktionen achten. Stufenweise absetzen. Vorsicht bei Nierenschäden. Erhöhtes Suizidrisiko beachten. Nach Lamotrigin-assoziierter Meningitis nie wieder anwenden. Verkehrshinweis.
PG: 30 ST IND (2) (EKO: G) [€ 11,75]

Lamotrigin Genericon 50 mg - lösliche Tabletten 09A06, 49C02
(Z.Nr. 1-25938) RP. P. N03AX09
ZI: Genericon Pharma, Graz
Z: 1 Tablette enthält: Lamotrigin 50 mg, Magnesium carbonat, schwer, basisch, Cellulose, mikrokristalline, Povidon K29-32, Hydroxypropylcellulose, Saccharin natrium, Crospovidon, Magnesium stearat, Guar galactomannan, Johannisbeere, schwarz (entspr. Maltodextrin) (entspr. Gummi arabisch) (entspr. Triacetin) (entspr. Milchsäure) (entspr. Maltol) (entspr. Ethanol) (entspr. Essigsäure).
Kurzinformation: siehe Lamotrigin Genericon 25 mg - lösliche Tabletten, → S. 776
PG: 30 ST IND (2) (EKO: G) [€ 19,50]

Lamotrigin Genericon 100 mg - lösliche Tabletten 09A06, 49C02
(Z.Nr. 1-25939) RP. P. N03AX09
ZI: Genericon Pharma, Graz
Z: 1 Tablette enthält: Lamotrigin 100 mg, Magnesium carbonat, schwer, basisch, Cellulose, mikrokristalline, Povidon K29-32, Hydroxypropylcellulose, Saccharin natrium, Crospovidon, Magnesium stearat, Guar galactomannan, Johannisbeere, schwarz (entspr. Maltodextrin) (entspr. Gummi arabisch) (entspr. Triacetin) (entspr. Milchsäure) (entspr. Maltol) (entspr. Ethanol) (entspr. Essigsäure).
Kurzinformation: siehe Lamotrigin Genericon 25 mg - lösliche Tabletten, → S. 776
PG: 60 ST IND (2) (EKO: G) [€ 63,75]

Lamotrigin Genericon 200 mg - lösliche Tabletten 09A06, 49C02
(Z.Nr. 1-25940) RP. P. N03AX09
ZI: Genericon Pharma, Graz
Z: 1 Tablette enthält: Lamotrigin 200 mg, Magnesium carbonat, schwer, basisch, Cellulose, mikrokristalline, Povidon K29-32, Hyprolose, Saccharin natrium, Crospovidon, Magnesium stearat, Guar Mehl, Johannisbeere, schwarz (entspr. Maltodextrin) (entspr. Gummi arabisch) (entspr. Triacetin) (entspr. Milchsäure) (entspr. Maltol) (entspr. Ethanol) (entspr. Essigsäure).
Kurzinformation: siehe Lamotrigin Genericon 25 mg - lösliche Tabletten, → S. 776
PG: 60 ST IND (2) (EKO: G) [€ 104,65]

Lamotrigin ratiopharm GmbH 5 mg - lösliche Tabletten 09A06, 49C02, N03AX09
(Z.Nr. 1-26314) RP. P. nicht im Handel.

Lamotrigin ratiopharm GmbH 25 mg - lösliche Tabletten 09A06, 49C02
(Z.Nr. 1-26311) RP. P. N03AX09
ZI: Teva, Haarlem, Niederlande
Z: 1 Tablette enthält: Lamotrigin 25 mg, Calciumcarbonat, Sorbitol 2,92 mg, Cellulose, mikrokristalline, Crospovidon XL, Maisstärke,

Talkum, Aroma schwarze Johannisbeere (entspr. Maltodextrin) (entspr. Maisstärke, modifiziert) (entspr. Aromastoffe, natürlich) (entspr. Aromastoffe, künstlich) (entspr. Tricalciumphosphat) (entspr. Maltol) (entspr. Natrium ascorbat), Saccharin natrium, Natriumstearylfumarat, Siliciumdioxid, hochdisperses.
Kurzinformation: siehe Lamotrigin 1A Pharma 25 mg - lösliche Tabletten, →S. 775
PG: 30 ST IND (2) (EKO: G) [€ 11,45]

Lamotrigin ratiopharm GmbH 50 mg - lösliche Tabletten 09A06, 49C02
(Z.Nr. 1-26306) RP. P. N03AX09
ZI: Teva, Haarlem, Niederlande
Z: 1 Tablette enthält: Lamotrigin 50 mg, Calciumcarbonat, Sorbitol 5,83 mg, Cellulose, mikrokristalline, Crospovidon XL, Maisstärke, Talkum, Aroma schwarze Johannisbeere (entspr. Maltodextrin) (entspr. Maisstärke, modifiziert) (entspr. Aromastoffe, natürlich) (entspr. Aromastoffe, künstlich) (entspr. Tricalciumphosphat) (entspr. Maltol) (entspr. Natrium ascorbat), Saccharin natrium, Natriumstearylfumarat, Siliciumdioxid, hochdisperses.
Kurzinformation: siehe Lamotrigin 1A Pharma 25 mg - lösliche Tabletten, →S. 775
PG: 30 ST IND (2) (EKO: G) [€ 19,20]

Lamotrigin ratiopharm GmbH 100 mg - lösliche Tabletten 09A06, 49C02
(Z.Nr. 1-26304) RP. P. N03AX09
ZI: Teva, Haarlem, Niederlande
Z: 1 Tablette enthält: Lamotrigin 100 mg, Calciumcarbonat, Sorbitol 11,67 mg, Cellulose, mikrokristalline, Crospovidon XL, Maisstärke, Talkum, Aroma schwarze Johannisbeere (entspr. Maltodextrin) (entspr. Maisstärke, modifiziert) (entspr. Aromastoffe, natürlich) (entspr. Aromastoffe, künstlich) (entspr. Tricalciumphosphat) (entspr. Maltol) (entspr. Natrium ascorbat), Saccharin natrium, Natriumstearylfumarat, Siliciumdioxid, hochdisperses.
Kurzinformation: siehe Lamotrigin 1A Pharma 25 mg - lösliche Tabletten, →S. 775
PG: 60 ST IND (2) (EKO: G) [€ 61,60]

Lamotrigin ratiopharm GmbH 200 mg - lösliche Tabletten 09A06, 49C02
(Z.Nr. 1-26302) RP. P. N03AX09
ZI: Teva, Haarlem, Niederlande
Z: 1 Tablette enthält: Lamotrigin 200 mg, Calciumcarbonat, Sorbitol 23,34 mg, Cellulose, mikrokristalline, Crospovidon XL, Maisstärke, Talkum, Aroma schwarze Johannisbeere (entspr. Maltodextrin) (entspr. Maisstärke, modifiziert) (entspr. Aromastoffe, natürlich) (entspr. Aromastoffe, künstlich) (entspr. Tricalciumphosphat) (entspr. Maltol) (entspr. Natrium ascorbat), Saccharin natrium, Natriumstearylfumarat, Siliciumdioxid, hochdisperses.
Kurzinformation: siehe Lamotrigin 1A Pharma 25 mg - lösliche Tabletten, →S. 775
PG: 60 ST IND (2) (EKO: G) [€ 104,40]

Lamotrigin Sandoz 25 mg - lösliche Tabletten 09A06, 49C02
(Z.Nr. 1-26075) RP. P. N03AX09
ZI: Sandoz, Kundl
Z: 1 lösliche Tablette enthält: Lamotrigin 25 mg, Cellulose, mikrokristalline, Povidon K30, Carboxymethylstärke, Natrium Typ A, Hydroxypropylcellulose, Saccharin natrium, Johannisbeere, schwarz (entspr. Maltodextrin), Magnesium stearat, Siliciumdioxid, wasserfrei.
EW: Antiepileptikum.
AG: Erwachsene und Jugendliche: Mono- und Zusatztherapie der Epilepsie (partielle und generalisierte Anfälle). Lennox-Gastaut-Syndrom.
Kinder über 2 Jahren: Zusatztherapie bei partiellen und generalisierten Anfällen, Lennox-Gastaut-Syndrom. Monotherapie typischer Absencen.
Erwachsene: Prävention depressiver Episoden bei bipolaren Störungen.
AA: Oral, in wenig Wasser gelöst, oder im Ganzen mit Wasser schlucken.
DO: Monotherapie: TD initial 25 mg, Erhaltungsdosis 100-200(-500) mg tgl.
Zusatztherapie: TD initial 12,5-50 mg, Erhaltungsdosis 100-400 (-700) mg tgl.
Kinder: TD initial 0,15-0,6 mg/kg KG, Erhaltungsdosis 1-15 mg/kg KG tgl.
Bipolare Störungen: TD initial 12,5-50 mg, Zieldosis 100-400 mg. Details siehe Austria-Codex - Fachinformation.
SST: Nutzen/Risiko-Abwägung.
NW: Haut (auch schwere Reaktionen), ZNS (Kopfschmerzen), aseptische Meningitis, Psyche, Augen, Herz (Brugada-EKG), Magen/Darm, Arthralgie, Müdigkeit, Blutbild, hämophagozytische Lymphohistiozytose, Leber, Überempfindlichkeit. Bei Überdosierung Krämpfe, QRS-Ausweitung.
WW: Vorsicht: Carbamazepin (ZNS-Effekte); Dosiserhöhung von Lamotrigin bei Gabe von Enzyminduktoren (Carbamazepin, Phenytoin, Phenobarbital, Primidon, hormonale Kontrazeptiva, Rifampicin) erforderlich. Vorsicht: Azatanavir/Ritonavir, Lopinavir/Ritonavir.
WH: Auf schwere Hautreaktionen achten. Stufenweise absetzen. Vorsicht bei Nierenschäden, Brugada- Syndrom. Erhöhtes Suizidrisiko beachten. Nach Lamotrigin-assoziierter Meningitis nie wieder anwenden. Verkehrshinweis.
PG: 30 ST IND (2) (EKO: G) [€ 11,85]

Lamotrigin Sandoz 50 mg - lösliche Tabletten 09A06, 49C02
(Z.Nr. 1-26076) RP. P. N03AX09
ZI: Sandoz, Kundl
Z: 1 lösliche Tablette enthält:> Lamotrigin 50 mg, Cellulose, mikrokristalline, Povidon K30, Carboxymethylstärke, Natrium Typ A, Hydroxypropylcellulose, Saccharin natrium, Johannisbeere, schwarz (entspr. Maltodextrin), Magnesium stearat, Siliciumdioxid, wasserfrei.
Kurzinformation: siehe Lamotrigin Sandoz 25 mg - lösliche Tabletten, →S. 777
PG: 30 ST IND (2) (EKO: G) [€ 19,55]

Lamotrigin Sandoz 100 mg - lösliche Tabletten 09A06, 49C02
(Z.Nr. 1-26077) RP. P. N03AX09
ZI: Sandoz, Kundl
Z: 1 lösliche Tablette enthält: Lamotrigin 100 mg, Cellulose, mikrokristalline, Povidon K30, Carboxymethylstärke, Natrium Typ A, Hydroxypropylcellulose, Saccharin natrium, Johannisbeere, schwarz (entspr. Maltodextrin), Magnesium stearat, Siliciumdioxid, wasserfrei.
Kurzinformation: siehe Lamotrigin Sandoz 25 mg - lösliche Tabletten, →S. 777
PG: 60 ST IND (2) (EKO: G) [€ 63,85]

Lamotrigin Sandoz 200 mg - lösliche Tabletten 09A06, 49C02
(Z.Nr. 1-26078) RP. P. N03AX09
ZI: Sandoz, Kundl
Z: 1 lösliche Tablette enthält: Lamotrigin 200 mg, Cellulose, mikrokristalline, Povidon K30, Carboxymethylstärke, Natrium Typ A, Hydroxypropylcellulose, Saccharin natrium, Johannisbeere, schwarz (entspr. Maltodextrin), Magnesium stearat, Siliciumdioxid, wasserfrei.
Kurzinformation: siehe Lamotrigin Sandoz 25 mg - lösliche Tabletten, →S. 777
PG: 60 ST IND (2) (EKO: G) [€ 104,70]

Lamotrigin Sandoz GmbH 25 mg - lösliche Tabletten 09A06, 49C02
(Z.Nr. 1-25926) RP. P. N03AX09
ZI: Sandoz, Kundl
Z: 1 Tablette enthält: Lamotrigin 25 mg, Calciumcarbonat, Sorbitol 2,92 mg, Cellulose, mikrokristallin, silifiziert (entspr. Cellulose, mikrokristalline) (entspr. Siliciumdioxid, hochdispers, wasserfrei), Crospovidon, Maisstärke, Talkum, Aroma schwarze Johannisbeere (entspr. Maltodextrin) (entspr. Maisstärke, modifiziert) (entspr. Aromastoffe, natürlich) (entspr. Aromastoffe, künstlich), Saccharin natrium, Siliciumdioxid, hochdispers, wasserfrei, Natriumstearylfumarat.
Kurzinformation: siehe Lamotrigin 1A Pharma 25 mg - lösliche Tabletten, →S. 775
PG: 30 ST IND (2) (EKO: G) [€ 11,20]

Lamotrigin Sandoz GmbH 50 mg - lösliche Tabletten 09A06, 49C02
(Z.Nr. 1-25927) RP. P. N03AX09
ZI: Sandoz, Kundl
Z: 1 Tablette enthält: Lamotrigin 50 mg, Calciumcarbonat, Sorbitol 5,84 mg, Cellulose, mikrokristallin, silifiziert (entspr. Cellulose, mikrokristalline) (entspr. Siliciumdioxid, hochdispers, wasserfrei), Crospovidon, Maisstärke, Talkum, Aroma schwarze Johannisbeere (entspr. Maltodextrin) (entspr. Maisstärke, modifiziert) (entspr. Aromastoffe, natürlich) (entspr. Aromastoffe, künstlich), Saccharin natrium, Siliciumdioxid, hochdispers, wasserfrei,

Natriumstearylfumarat.
Kurzinformation: siehe Lamotrigin 1A Pharma 25 mg - lösliche Tabletten, → S. 775
PG: 30 ST IND (2) (EKO: G) [€ 18,95]

Lamotrigin Sandoz GmbH 100 mg - lösliche Tabletten 09A06, 49C02
(Z.Nr. 1-25928) RP. P. N03AX09
ZI: Sandoz, Kundl
Z: 1 Tablette enthält: Lamotrigin 100 mg, Calciumcarbonat, Sorbitol 11,67 mg, Cellulose, mikrokristallin, silifiziert (entspr. Cellulose, mikrokristalline) (entspr. Siliciumdioxid, hochdispers, wasserfrei), Crospovidon, Maisstärke, Talkum, Aroma schwarze Johannisbeere (entspr. Maltodextrin) (entspr. Maisstärke, modifiziert) (entspr. Aromastoffe, natürlich) (entspr. Aromastoffe, künstlich), Saccharin natrium, Siliciumdioxid, hochdispers, wasserfrei, Natriumstearylfumarat.
Kurzinformation: siehe Lamotrigin 1A Pharma 25 mg - lösliche Tabletten, → S. 775
PG: 60 ST IND (2) (EKO: G) [€ 61,35]

Lamotrigin Sandoz GmbH 200 mg - lösliche Tabletten 09A06, 49C02
(Z.Nr. 1-25929) RP. P. N03AX09
ZI: Sandoz, Kundl
Z: 1 Tablette enthält: Lamotrigin 200 mg, Calciumcarbonat, Sorbitol 23,34 mg, Cellulose, mikrokristallin, silifiziert (entspr. Cellulose, mikrokristalline) (entspr. Siliciumdioxid, hochdispers, wasserfrei), Crospovidon, Maisstärke, Talkum, Aroma schwarze Johannisbeere (entspr. Maltodextrin) (entspr. Maisstärke, modifiziert) (entspr. Aromastoffe, natürlich) (entspr. Aromastoffe, künstlich), Saccharin natrium, Siliciumdioxid, hochdispers, wasserfrei, Natriumstearylfumarat.
Kurzinformation: siehe Lamotrigin 1A Pharma 25 mg - lösliche Tabletten, → S. 775
PG: 60 ST IND (2) (EKO: G) [€ 102,50]

Lamotrigin Stada 25 mg - lösliche Tabletten 09A06, 49C02
(Z.Nr. 1-25663) RP. P. N03AX09
ZI: Stada Arzneimittel, Wien
Z: 1 Tablette enthält: Lamotrigin 25 mg, Crospovidon, Acesulfam kalium, Orangen-Aroma, Mannitol, Siliciumdioxid, hochdisperses, Natriumstearylfumarat (entspr. Natrium 0,1177 mg).
EW: Antiepileptikum.
AG: **Erwachsene und Jugendliche:** Mono- und Zusatztherapie der Epilepsie (partielle und generalisierte Anfälle). Lennox-Gastaut-Syndrom.
Kinder über 2 Jahren: Zusatztherapie bei partiellen und generalisierten Anfällen, Lennox-Gastaut-Syndrom. Monotherapie typischer Absencen.
Erwachsene: Prävention depressiver Episoden bei bipolaren Störungen.
AA: Oral, in wenig Wasser gelöst, oder im Ganzen mit Wasser schlucken.
DO: **Monotherapie:** TD initial 25 mg, Erhaltungsdosis 100-200(-500) mg tgl.
Zusatztherapie: TD initial 12,5-50 mg, Erhaltungsdosis 100-400 (-700) mg tgl.
Kinder: TD initial 0,15-0,6 mg/kg KG, Erhaltungsdosis 1-15 mg/kg KG tgl.
Bipolare Störungen: TD initial 12,5-50 mg, Zieldosis 100-400 mg. Details siehe Austria-Codex - Fachinformation.
SST: Nutzen/Risiko-Abwägung. Monotherapie bevorzugen.
NW: Haut (auch schwere Reaktionen, DRESS), ZNS (Kopfschmerzen), aseptische Meningitis, Psyche, Augen, Herz (Brugada-EKG), Magen/Darm, Arthralgie, Müdigkeit, Blutbild, hämophygozytische Lymphohistiozytose, Leber, Überempfindlichkeit. Bei Überdosierung Krämpfe, QRS-Ausweitung.
WW: Vorsicht: Carbamazepin (ZNS-Effekte); Dosiserhöhung von Lamotrigin bei Gabe von Enzyminduktoren (Carbamazepin, Phenytoin, Phenobarbital, Primidon, hormonale Kontrazeptiva, Rifampicin) erforderlich. Vorsicht: Azatanavir/Ritonavir, Lopinavir/Ritonavir.
WH: Auf schwere Hautreaktionen achten. Stufenweise absetzen. Vorsicht bei Nierenschäden. Erhöhtes Suizidrisiko beachten. Nach Lamotrigin-assoziierter Meningitis nie wieder anwenden. Verkehrshinweis.
PG: 30 ST IND (2) (EKO: G) [€ 11,40]

Lamotrigin Stada 50 mg - lösliche Tabletten 09A06, 49C02
(Z.Nr. 1-25664) RP. P. N03AX09
ZI: Stada Arzneimittel, Wien
Z: 1 Tablette enthält: Lamotrigin 50 mg, Crospovidon, Acesulfam kalium, Orangen-Aroma, Mannitol, Siliciumdioxid, hochdisperses, Natriumstearylfumarat (entspr. Natrium 0,2355 mg).
Kurzinformation: siehe Lamotrigin Stada 25 mg - lösliche Tabletten, → S. 778
PG: 30 ST IND (2) (EKO: G) [€ 19,15]

Lamotrigin Stada 100 mg - lösliche Tabletten 09A06, 49C02
(Z.Nr. 1-25665) RP. P. N03AX09
ZI: Stada Arzneimittel, Wien
Z: 1 Tablette enthält: Lamotrigin 100 mg, Crospovidon, Acesulfam kalium, Orangen-Aroma, Mannitol, Siliciumdioxid, hochdisperses, Natriumstearylfumarat (entspr. Natrium 0,4709 mg).
Kurzinformation: siehe Lamotrigin Stada 25 mg - lösliche Tabletten, → S. 778
PG: 60 ST IND (2) (EKO: G) [€ 61,55]

Lamotrigin Stada 200 mg - lösliche Tabletten 09A06, 49C02
(Z.Nr. 1-25666) RP. P. N03AX09
ZI: Stada Arzneimittel, Wien
Z: 1 Tablette enthält: Lamotrigin 200 mg, Crospovidon, Acesulfam kalium, Orangen-Aroma, Mannitol, Siliciumdioxid, hochdisperses, Natriumstearylfumarat (entspr. Natrium 0,9419 mg).
Kurzinformation: siehe Lamotrigin Stada 25 mg - lösliche Tabletten, → S. 778
PG: 60 ST IND (2) (EKO: G) [€ 104,30]

▼ Lamzede 10 mg - Pulver zur Herstellung einer Infusionslösung 27A03
(Z.Nr. EU/1/17/1258/*) NR. P. E. A16AB15
ZI: Chiesi Farmaceutici, Via Palermo, Parma, Italien
Z: 1 Durchstechflasche enthält: Velmanase alfa 10 mg, hergestellt durch rekombinante DNA-Technologie in CHO, Natriummonohydrogenphosphat-dihydrat, Natriumdihydrogenphosphat-dihydrat, Mannitol, Glycin.
EW: Rekombinante Alpha-Mannosidase.
AG: Enzymersatztherapie bei leichter bis mittelschwerer Mannosidose.
AA: I.v. Infusion über mindestens 50 min, max. Infusionsgeschwindigkeit 25 ml/Std.
DO: Alle Alter: 1mal wöchentlich 1 mg/kg KG.
SST: Zwingende Indikationsstellung in der Schwangerschaft. In der Stillzeit Anwendung möglich.
NW: Pyrexie, Gewichtszunahme, Magen/Darm (Diarrhoe), Kopfschmerzen, Arthralgie, Psyche, Überempfindlichkeit, infusionsbedingte Reaktionen, Antikörperbildung.
WH: Behandlung hat keine Auswirkungen auf irreversible Schäden.
PG: 1 ST * (EKO: N) [€ 1.452,35]

Lanacine 300 mg - Kapseln 34K
(Z.Nr. 1-21517) NR. P. nicht im Handel. J01FF01

Lanair 10 mg - Filmtabletten 50A04
(Z.Nr. 1-30111) NR. P. R03DC03
ZI: G.L. Pharma, Lannach
Z: 1 Filmtablette enthält: Montelukast 10 mg (entspr. Montelukast natrium), Tablettenkern: Lactose monohydrat 89,3 mg, Cellulose, mikrokristalline, Croscarmellose natrium, Hydroxypropylcellulose, Magnesium stearat; Filmüberzug: (entspr. Hypromellose) (entspr. Titandioxid) (entspr. Macrogol 400) (entspr. Eisenoxid gelb) (entspr. Eisenoxid rot) (entspr. Eisenoxid schwarz).
EW: Bindet an Cysteinyl-Leukotrien-Rezeptoren.
AG: Zusatztherapie bei Asthma, Vorbeugung bei Belastungsasthma.
DO: Personen ab 15 Jahren: Tgl. 1 FT vor dem Schlafengehen.
SST: Strenge Indikationsstellung.
NW: Infektionen der Atemwege, Bauchschmerzen, Kopfschmerzen, Eosinophilie, selten Vaskulitis (Churg-Strauss-Syndrom), Überempfindlichkeit, Leber, Muskulatur, Psyche, Haut, Fieber.
WW: Mit anderen Asthmamitteln anwendbar. Vorsicht bei Gabe von Phenytoin, Phenobarbital, Rifampicin (Enzyminduktion).
WH: Nicht beim akuten Asthmaanfall anwenden, nicht als Ersatz für Kortikoide.
PG: 30 ST (2) (EKO: G) [€ 23,45]

Lanair 4 mg - Kautabletten 50A04
(Z.Nr. 1-30109) NR. P. R03DC03
ZI: G.L. Pharma, Lannach
Z: 1 Kautablette enthält: Montelukast 4 mg (entspr. Montelukast natrium), Mannitol, Hydroxypropylcellulose, Croscarmellose natrium, Eisenoxid rot, Kirsch-Aroma, Aspartam 1,2 mg, Cellulose, mikrokristalline, Magnesium stearat.
EW: Bindet an Cysteinyl-Leukotrien-Rezeptoren.

AG: Zusatztherapie bei Asthma, Vorbeugung bei Belastungsasthma.
DO: Kinder von 2-5 Jahren: 1 Kautablette tgl. am Abend (1 Std. vor oder 2 Std. nach der Nahrung).
SST: Strenge Indikationsstellung.
NW: Infektionen der Atemwege, Bauchschmerzen, Kopfschmerzen, Eosinophilie, selten Vaskulitis (Churg-Strauss-Syndrom), Überempfindlichkeit, Leber, Muskulatur, Psyche, Haut, Fieber.
WW: Mit anderen Asthmamitteln anwendbar. Vorsicht bei Gabe von Phenytoin, Phenobarbital, Rifampicin (Enzyminduktion).
WH: Nicht beim akuten Asthmaanfall anwenden, nicht als Ersatz für Kortikoide.
PG: 30 ST (2) (EKO: G) [€ 21,75]

Lanair 5 mg - Kautabletten 50A04
(Z.Nr. 1-30110) NR. P. R03DC03
ZI: G.L. Pharma, Lannach
Z: 1 Kautablette enthält: Montelukast 5 mg (entspr. Montelukast natrium), Mannitol, Hydroxypropylcellulose, Croscarmellose natrium, Eisenoxid rot, Kirsch-Aroma, Aspartam 1,5 mg, Cellulose, mikrokristalline, Magnesium stearat.
EW: Bindet an Cysteinyl-Leukotrien-Rezeptoren.
AG: Zusatztherapie bei Asthma, Vorbeugung bei Belastungsasthma.
DO: Kinder von 6-14 Jahren: 1 Kautablette tgl. am Abend (1 Std. vor oder 2 Std. nach der Nahrung).
SST: Strenge Indikationsstellung.
NW: Infektionen der Atemwege, Bauchschmerzen, Kopfschmerzen, Eosinophilie, selten Vaskulitis (Churg-Strauss-Syndrom), Überempfindlichkeit, Leber, Muskulatur, Psyche, Haut, Fieber.
WW: Mit anderen Asthmamitteln anwendbar. Vorsicht bei Gabe von Phenytoin, Phenobarbital, Rifampicin (Enzyminduktion).
WH: Nicht beim akuten Asthmaanfall anwenden, nicht als Ersatz für Kortikoide.
PG: 30 ST (2) (EKO: G) [€ 23,45]

Lanalget retard 100 mg - Filmtabletten 02A05
(Z.Nr. 1-23123) NR. S1. P. nicht im Handel. N02AX02

Lanalget retard 150 mg - Filmtabletten 02A05
(Z.Nr. 1-24030) NR. S1. P. nicht im Handel. N02AX02

Lanalget retard 200 mg - Filmtabletten 02A05
(Z.Nr. 1-24031) NR. S1. P. nicht im Handel. N02AX02

Lanitop 0,2 mg - Ampullen 30A01
(Z.Nr. 0-14952) RP. P. C01AA08
ZI: Cheplapharm Arzneimittel, Greifswald, Deutschland
Z: 1 Ampulle mit 2 ml enthält: Metildigoxin 0,2 mg, Ethanol 96% (V/V) 80,5 mg, Propylenglykol, Wasser für Injektionszwecke.
EW: Digitalisglykosid. Positiv inotrop und bathmotrop, negativ chronotrop und dromotrop. Mittlere Plasmakonzentration 1,5 µg/l, Abklingquote pro Tag 20%, Halbwertszeit 47,5 h. Ausscheidung: 60% Niere, 30% Stuhl. Mittlere Wirkungsdauer 6 Tage.
AG: - Manifeste chronische Herzinsuffizienz (aufgrund systolischer Dysfunktion),
- Tachyarrhythmia absoluta bei Vorhofflimmern/Vorhofflattern,
- Paroxysmales Vorhofflimmern/Vorhofflattern (in Kombination mit anderen frequenzregulierenden Medikamenten).
AA: Langsame i.v. Injektion.
DO: Dosierung unter regelmäßiger Bestimmung der Metildigoxin-Serumkonzentrationen! TD bei schneller Sättigung 0,6 mg, bei mittelschneller Sättigung 0,4 mg, bei langsamer Sättigung (= Erhaltungsdosis) 0,05-0,3 mg. Kinder: Dosierung nach Körpergewicht (Tabelle siehe Austria Codex -Fachinformation).
Dosisreduktion bei Nierenschäden.
GA: Digitalisintoxikation, Hyperkalzämie, Hypomagnesiämie, Hypokaliämie, hypertrophe obstruktive Kardiomyopathie, schwere Bradykardie, ventrikuläre Tachykardie, Kammerflimmern, AV-Block 2. oder 3. Grades, Aortenaneurysma, vorgesehene Kardioversion, Karotis-Sinus-Syndrom, WPW-Syndrom.
SST: Zwingende Indikationsstellung.
NW: Geringe therapeutische Breite! Herz: Exzessive Bradykardie, Überleitungsstörungen mit AV-Block (Typ I, II und III), sinu-atrialer Block; Reizbildungsstörungen wie ventrikuläre Extrasystolen, ventrikuläre Bigeminie und Trigeminie, AV-Knoten-Extra-Systolen, AV-Tachykardie, paroxysmale atriale Tachykardie mit Block, supraventrikuläre Extrasystolen, Kammertachykardie, Kammerflimmern.
Extrakardial: ZNS, Magen/Darm, Psyche, Allergien, Sehstörungen.
WW: - Arzneimittel, die zu einer Hypokaliämie bzw. Hypomagnesiämie führen und die Glykosidtoxizität verstärken können: z.B. Carbenoxolon, Laxantien, kaliuretische Diuretika, Benzylpenicillin, Amphotericin B, Glucocorticoide, ACTH, Salicylate, Lithiumsalze, längere Anwendung von Glukose- und Laevuloseinfusionen.
- Arzneimittel, die kardiale Nebenwirkungen begünstigen: Sympathomimetika (insbesondere Ephedrin), Phosphodiesterase-Hemmer (Methylxanthine wie z.B. Coffein, Theophyllin in hohen Dosen), Suxamethoniumchlorid, Reserpin, Antiarrhythmika, Betablocker und trizyklische Antidepressiva.
- Arzneimittel, die den Serumglykosidspiegel erhöhen: Kalzium (darf nicht i.v. injiziert werden), Antiarrhythmika (Chinidin, Amiodaron, Flecainid, Propafenon), NSAIDs (Diclofenac, Indometacin, Acetylsalicylsäure), Alprazolam, Prazosin, Antibiotika (z.B. Tetrazykline, Makrolid-Antibiotika [z.B. Erythromycin], Gentamicin, Trimethoprim), Pancuronium, möglicherweise Cumarin-Präparate, Disopyramid, Captopril, Azol-Antimykotika (z.B. Itraconazol), Chinin, Atropin, Kalziumantagonisten (z.B. Verapamil, Gallopamil, Diltiazem, Felodipin, Nifedipin), Thyreostatika, Ritonavir, Atorvastatin, Ciclosporin.
- Arzneimittel, die die Wirkung von Metildigoxin abschwächen: Paraaminosalizylsäure, Rifampicin, Zytostatika, Salazosulfapyridin, Phenytoin, Barbiturate (insbesondere Phenobarbital), Metoclopramid, Adrenalin, Salbutamol, Penicillamin, bestimmte kaliumsparende Diuretika (Triamteren, Amilorid), Kalium, Schilddrüsenhormone.
Die Wirkung von Digitalisglykosiden kann durch Spironolacton sowohl vermindert als auch erhöht werden.
Johanniskraut-Präparate erniedrigen Plasmaspiegel von Metildigoxin.
Die Wirkung von Metildigoxin kann durch den übermäßigen Verzehr von Lakritze reduziert werden.
WH: Vorsicht bei Hyperkaliämie, schweren Pulmonalerkrankungen, arterieller Hypoxie, akutem Myokardinfarkt, Myokarditis, Sick-Sinus-Syndrom, chronischer konstriktiver Perikarditis, konstriktiver Kardiomyopathie, Niereninsuffizienz und reiner Mitralstenose mit Lungenödem.
Dosisreduktion oder Absetzen bei Nebenwirkungen.
Therapie von Vergiftungen:
Kausal (bei Lebensgefahr): Digitalis-Antidot.
Symptomatisch Hypokaliämie, schwere Rhythmusstörungen: 1-2 g Kalium 4mal täglich oder 20 mval Kalium/Std. per infusionem, nicht bei Niereninsuffizienz oder deutlichen Überleitungsstörungen.
Antiarrhythmika: Phenytoin (initial 125-250 mg langsam i.v., dann per os) oder Lidocain (initial 50-100 mg als langsame i.v. Injektion, dann Infusion 2 mg/min).
Bradykardie: Atropin (0,5-1 mg s.c. oder i.v., ev. 2-3mal täglich).
PG: 5 ST * (EKO: N) [€ 69,25]

Lanitop 0,1 mg - Tabletten 30A01
(Z.Nr. 0-14953) RP. P. C01AA08
ZI: Riemser Pharma, Greifswald-Insel-Riems, Deutschland
Z: 1 Tablette enthält: Metildigoxin 0,1 mg, Laktose 61 mg, Polyvinylpyrrolidon, Zellulose, mikrokristallin, Carboxymethylstärke, Natriumsalz, Magnesium stearat, Siliciumdioxid, hochdisperses.
EW: Digitalisglykosid. Positiv inotrop und bathmotrop, negativ chronotrop und dromotrop. Mittlere Plasmakonzentration 1,5 µg/l, Abklingquote pro Tag 20%, Halbwertszeit 47,5 h. Ausscheidung: 60% Niere, 30% Stuhl. Mittlere Wirkungsdauer 6 Tage.
AG: - Manifeste chronische Herzinsuffizienz (aufgrund systolischer Dysfunktion),
- Tachyarrhythmia absoluta bei Vorhofflimmern/Vorhofflattern,
- Paroxysmales Vorhofflimmern/Vorhofflattern (in Kombination mit anderen frequenzregulierenden Medikamenten).
AA: Oral mit Flüssigkeit nach den Mahlzeiten; TD in 1-3 ED.
DO: Dosierung unter regelmäßiger Bestimmung der Metildigoxin-Serumkonzentrationen! TD bei schneller Sättigung 0,6 mg, bei mittelschneller Sättigung 0,4 mg, bei langsamer Sättigung (= Erhaltungsdosis) 0,05-0,3 mg. Kinder: Dosierung nach Körpergewicht (Tabelle siehe Austria Codex -Fachinformation).
Tabletten für Kinder nicht geeignet.
Dosisreduktion bei Nierenschäden.
GA: Digitalisintoxikation, Hyperkalzämie, Hypomagnesiämie, Hypokaliämie, hypertrophe obstruktive Kardiomyopathie, schwere Bradykardie, ventrikuläre Tachykardie, Kammerflimmern, AV-Block 2. oder 3. Grades, Aortenaneurysma, vorgesehene Kardioversion, Karotis-Sinus-Syndrom, WPW-Syndrom.
SST: Zwingende Indikationsstellung.
NW: Geringe therapeutische Breite! Herz: Exzessive Bradykardie, Überleitungsstörungen mit AV-Block (Typ I, II und III), sinu-atrialer Block; Reizbildungsstörungen wie ventrikuläre Extrasystolen, ventrikuläre Bigeminie und Trigeminie, AV-Knoten-Extra-Systolen, AV-Tachykardie, paroxysmale atriale Tachykardie mit Block, supraventrikuläre Extrasystolen, Kammertachykardie, Kammerflimmern.
Extrakardial: ZNS, Magen/Darm, Psyche, Allergien, Sehstörungen.
WW: - Arzneimittel, die zu einer Hypokaliämie bzw. Hypomagnesiämie führen und die Glykosidtoxizität verstärken können: z.B. Carbenoxolon, Laxantien, kaliuretische Diuretika, Benzylpenicillin, Amphotericin B, Glucocorticoide, ACTH, Salicylate, Lithiumsalze, längere Anwendung von Glukose- und Laevuloseinfusionen.
- Arzneimittel, die kardiale Nebenwirkungen begünstigen: Sympathomimetika (insbesondere Ephedrin), Phosphodiesterase-Hemmer (Methylxanthine wie z.B. Coffein, Theophyllin in hohen

Dosen), Suxamethoniumchlorid, Reserpin, Antiarrhythmika, Betablocker und trizyklische Antidepressiva.
- Arzneimittel, die den Serumglykosidspiegel erhöhen: Kalzium (darf nicht i.v. injiziert werden), Antiarrhythmika (Chinidin, Amiodaron, Flecainid, Propafenon), NSAIDs (Diclofenac, Indometacin, Acetylsalicylsäure), Alprazolam, Prazosin, Antibiotika (z.B. Tetrazykline, Makrolid-Antibiotika [z.B. Erythromycin], Gentamicin, Trimethoprim), Pancuronium, möglicherweise Cumarin-Präparate, Disopyramid, Captopril, Azol-Antimykotika (z.B. Itraconazol), Chinin, Atropin, Kalziumantagonisten (z.B. Verapamil, Gallopamil, Diltiazem, Felodipin, Nifedipin), Thyreostatika, Ritonavir, Atorvastatin, Ciclosporin.
- Arzneimittel, die die Wirkung von Metildigoxin abschwächen: Paraaminosalizylsäure, Rifampicin, Zytostatika, Salazosulfapyridin, Phenytoin, Barbiturate (insbesondere Phenobarbital), Metoclopramid, Adrenalin, Salbutamol, Penicillamin, bestimmte kaliumsparende Diuretika (Triamteren, Amilorid), Kalium, Schilddrüsenhormone.
Die Wirkung von Digitalisglykosiden kann durch Spironolacton sowohl vermindert als auch erhöht werden.
Johanniskraut-Präparate erniedrigen Plasmaspiegel von Metildigoxin.
Die Wirkung von Metildigoxin kann durch den übermäßigen Verzehr von Lakritze reduziert werden.

WH: Vorsicht bei Hyperkaliämie, schweren Pulmonalerkrankungen, arterieller Hypoxie, akutem Myokardinfarkt, Myokarditis, Sick-Sinus-Syndrom, chronischer konstriktiver Perikarditis, konstriktiver Kardiomyopathie, Niereninsuffizienz und reiner Mitralstenose mit Lungenödem.
Dosisreduktion oder Absetzen bei Nebenwirkungen.
Therapie von Vergiftungen:
Kausal (bei Lebensgefahr): Digitalis-Antidot.
Symptomatisch Hypokaliämie, schwere Rhythmusstörungen: 1-2 g Kalium 4mal täglich oder 20 mval Kalium/Std. per infusionem, nicht bei Niereninsuffizienz oder deutlichen Überleitungsstörungen.
Antiarrhythmika: Phenytoin (initial 125-250 mg langsam i.v., dann per os) oder Lidocain (initial 50-100 mg als langsame i.v. Injektion, dann Infusion 2 mg/min).
Bradykardie: Atropin (0,5-1 mg s.c. oder i.v., ev. 2-3mal täglich).

PG: 30 ST (2) (EKO: G) [€ 3,35], 100 ST (EKO: G) [€ 9,35]

Lanitop 0,15 mg - Tabletten 30A01
(Z.Nr. 1-18222) RP. P. nicht im Handel. C01AA08

Lannapril 1,25 mg - Kapseln 10A01
(Z.Nr. 1-25387) RP. P. nicht im Handel. C09AA05

Lannapril 2,5 mg - Kapseln 10A01
(Z.Nr. 1-25388) RP. P. nicht im Handel. C09AA05

Lannapril 5 mg - Kapseln 10A01
(Z.Nr. 1-25391) RP. P. nicht im Handel. C09AA05

Lannapril 10 mg - Kapseln 10A01
(Z.Nr. 1-25394) RP. P. nicht im Handel. C09AA05

Lannapril 1,25 mg - Tabletten 10A01
(Z.Nr. 1-25389) RP. P. nicht im Handel. C09AA05

Lannapril 2,5 mg - Tabletten 10A01

(Z.Nr. 1-25390) RP. P. C09AA05
ZI: G.L. Pharma, Lannach
Z: 1 Tablette enthält: Ramipril 2,5 mg, Natriumhydrogencarbonat (entspr. Natrium 0,806 mg), Lactose monohydrat 158,8 mg, Croscarmellose natrium, Stärke, vorverkleistert, Natriumstearylfumarat, Eisenoxid gelb.
EW: ACE-Hemmer.
AG: Hypertonie, kardiovaskuläre Prävention (auch sekundäre Prävention nach akutem Myokardinfarkt), glomeruläre Nephropathien, symptomatische Herzinsuffizienz.
AA: Unzerkaut mit reichlich Flüssigkeit einnehmen.
DO: Hypertonie: TD initial 2,5 mg, bei Risikopatienten 1,25 mg. Erhaltungsdosis nach Bedarf; MTD 10 mg.
Kardiovaskuläre Prävention, Diabetes mit Risikofaktoren: TD initial 2,5 mg, Erhaltungsdosis nach Bedarf bis 10 mg.
Sekundäre Prävention nach Herzinfarkt: Initial 2mal tgl. (1,25-)2,5 mg, dann 2mal tgl. bis 5 mg.
Diabetes und Mikroalbuminurie, nicht-diabetische Nephropathie: TD initial 1,25 mg, Erhaltungsdosis nach Bedarf bis 5 mg.
Symptomatische Herzinsuffizienz: TD initial 1,25 mg, Erhaltungsdosis nach Bedarf bis 10 mg.
Dosisreduktion bei schweren Nierenschäden. Keine Dosisempfehlung für Kinder und Jugendliche.
GA: Angioödem, extrakorporale Behandlungen mit Kontakt zwischen Blut und negativ geladenen Oberflächen, Nierenarterienstenose, hämodynamische Instabilität.
SST: Gegenanzeige im 2. und 3. Trimenon; im 1. Trimenon und in der Stillzeit nicht empfohlen.
NW: Initial unerwünscht starker Blutdruckabfall, ZNS, Vegetativum, Haut (auch schwer), Allergie, Fieber, Myalgie, Magen/Darm, Niere, Leber, Pankreatitis, Herz- klopfen. Anämie, Thrombozytopenie, Angioödeme, periphere Ödeme, Dyspnoe, BUN- und Kalium-Anstieg, Natriumabfall, Neutropenie, Agranulozytose, Durchblutungsstörungen.
WW: Gegenanzeige: Sacubitril/Valsartan (36 Stunden Abstand). Kombination mit Aliskiren nicht empfohlen, bei Patienten mit Nierenschäden oder Diabetes kontraindiziert.
Duale Blockade des Renin-Angiotensin-Aldosteron-Systems nicht empfohlen. Kontraindiziert: Blutwäsche mit Polyacrylnitrilmetalylsulfonat-highflux-Membranen (Schockgefahr). Vorsicht: Blutdrucksenker verstärkt (auch Diuretika), kaliumsparende Diuretika bzw. Kaliumzufuhr, Co-Trimoxazol, Heparin, Ciclosporin (Hyperkaliämie), Sympathomimetika, hämatotoxische Substanzen, Antidiabetika, Antiphlogistika (Blutdrucksenkung vermindert, Lithium (Ausscheidung verringert), Anästhetika (Blutdruckabfall: Volumen auffüllen), Alkohol verstärkt. (Tem)sirolimus, Everolimus, Vildagliptin, Racecadotril (Angioödeme).
WH: Vorsicht bei ischämischen Herz- oder zerebrovaskulären Erkrankungen, dekompensierter Herzinsuffizienz, Klappenstenosen, Leberzirrhose, größeren operativen Eingriffen, schweren Nierenschäden, gestörter Immunreaktion, Psoriasis. Elektrolyte und Flüssigkeit ausgleichen. Keine kaliumsparenden Diuretika geben. Vorsicht bei Hyposensibilisierung oder nach Insektenstichen. Kontrollen: Niere, Stoffwechsel, Natrium, Kalium, Leber, weißes Blutbild. Verkehrshinweis. Bei unerwünschter Hypotonie Beine hochlagern, salzhaltige Flüssigkeiten trinken, ev. NaCl-Lösung infundieren.
PG: 30 ST (2) (EKO: G) [€ 5,05]

Lannapril 5 mg - Tabletten 10A01

(Z.Nr. 1-25392) RP. P. C09AA05
ZI: G.L. Pharma, Lannach
Z: 1 Tablette enthält: Ramipril 5 mg, Natriumhydrogencarbonat (entspr. Natrium 1,444 mg), Lactose monohydrat 96,47 mg, Croscarmellose natrium, Stärke, vorverkleistert, Natriumstearylfumarat, Eisenoxid rot, Eisenoxid gelb.
Kurzinformation: siehe Lannapril 2,5 mg - Tabletten, →S. 780
PG: 30 ST (2) (EKO: G) [€ 8,45]

Lannapril 10 mg - Tabletten 10A01

(Z.Nr. 1-25393) RP. P. C09AA05
ZI: G.L. Pharma, Lannach
Z: 1 Tablette enthält: Ramipril 10 mg, Natriumhydrogencarbonat (entspr. Natrium 3,188 mg), Lactose monohydrat 193,2 mg, Croscarmellose natrium, Stärke, vorverkleistert, Natriumstearylfumarat.
Kurzinformation: siehe Lannapril 2,5 mg - Tabletten, →S. 780
PG: 30 ST (2) (EKO: G) [€ 13,75]

Lannapril plus - Tabletten 10B05

(Z.Nr. 1-25397) RP. P. C09BA05
ZI: G.L. Pharma, Lannach
Z: 1 Tablette enthält: Ramipril 2,5 mg, Hydrochlorothiazid 12,5 mg, Natriumhydrogencarbonat, Lactose monohydrat 64,5 mg, Croscarmellose natrium, Stärke, verkleistert, Natriumstearylfumarat.
EW: Kombination ACE-Hemmer + Diuretikum.
AG: Hypertonie bei nicht ausreichender Monotherapie.
AA: Morgens unzerkaut mit Flüssigkeit einnehmen.
DO: Möglichst niedrig: Zu Beginn 1mal tgl. 1 Lannapril plus-Tablette, Dosissteigerung bei Bedarf. MTD 10 mg Ramipril und 25 mg Hydrochlorothiazid. Bei Kindern und Jugendlichen nicht empfohlen.
GA: Sulfonamidempfindlichkeit, angioneurotisches Ödem, Nierenarterienstenose, schwere Nieren-, Leberschäden, Elektrolytstörungen.
SST: Gegenanzeige im 2. und 3. Trimenon und in der Stillzeit, im 1. Trimenon nicht empfohlen.
NW: Überempfindlichkeit, angioneurotisches Ödem, Haut, Herz/Kreislauf (schwere Hypotonie), ZNS, Augen (Aderhauterguss, akute Myopie, sekundäres Engwinkelglaukom), Magen/Darm, Pankreatitis, Niere, Leber (Ikterus), Atemwege (Husten), Leukopenie, Elektrolyte (Kalium, Hyponatriämie), Untersuchungen. NW der Einzelsubstanzen beachten.
Erhöhtes Risiko für nicht-melanozytären Hautkrebs durch HCT.
WW: Gegenanzeige: Sacubitril/Valsartan (36 Stunden Abstand). Kombination mit Aliskiren nicht empfohlen, bei Patienten mit Nierenschäden oder Diabetes kontraindiziert. Kontraindiziert: Extrakorporale Behandlungen mit Kontakt zwischen Blut und negativ geladenen Oberflächen (Polyacrylnitrilmembranen, LDL-Apherese). Nicht empfohlen: Duale Blockade des Renin/Angiotensin/Aldosteron-Systems, Lithium. Vorsicht: Kalium, Trimethoprim, Co-Trimoxazol, Tacrolimus, Ciclosporin, Heparin (Hyperkaliämie), andere Blutdrucksenker verstärkt, kaliumsparende Diuretika, Alko-

hol, ZNS-Dämpfer (Blutdruckabfall), QT-verlängernde Arzneimittel, Sympathomimetika, nichtsteroidale Antiphlogistika abschwächend, curareartige Muskelrelaxantien verstärkt, orale Antikoagulantien abgeschwächt, hämatotoxische Substanzen, Ionenaustauscher (Abstand), Antidiabetika verstärkt, jodhaltige Kontrastmittel, Sirolimus, Everolimus, Temsirolimus, Vildagliptin Racecadotril (Angioödeme).
WH: Vorsicht bei primärem Hyperaldosteronismus, Ischämie, Lupus erythematodes, gestörter Immunreaktion, Salz- oder Flüssigkeitsmangel, Psoriasis. Vor Hyposensibilisierung vorübergehend absetzen.
Kontrollen: Blutdruck, Schwellungen im Gesichtsbereich, Niere, Blutbild, Leber, Elektrolyte, Blutzucker, Blutfette. Verkehrshinweis. Positive Dopingtests möglich.
PG: 30 ST (2) (EKO: G) [€ 5,30]

Lannapril plus forte - Tabletten 10B05
(Z.Nr. 1-25399) RP. P. C09BA05
ZI: G.L. Pharma, Lannach
Z: 1 Tablette enthält: Ramipril 5 mg, Hydrochlorothiazid 25 mg, Natriumhydrogencarbonat, Lactose monohydrat 129 mg, Croscarmellose natrium, Stärke, verkleistert, Natriumstearylfumarat.
Kurzinformation: siehe Lannapril plus - Tabletten, → S. 780
PG: 30 ST (2) (EKO: G) [€ 9,10]

Lanoc 50 mg - Tabletten 19B
(Z.Nr. 1-20050) RP. P. C07AB02
ZI: G.L. Pharma, Lannach
Z: 1 Filmtablette enthält: Metoprolol tartrat 50 mg, Lactose monohydrat 106 mg, Povidon, Carboxymethylstärke, Natriumsalz, Magnesium stearat, Talkum, Siliciumdioxid, hochdisperses.
EW: Beta 1-Rezeptoren-Blocker ohne sympathomimetische Eigenwirkung.
AG: Hypertonie, chronisch stabile Angina pectoris, supraventrikuläre Tachyarrhythmien, Herzinfarkt (Akutbehandlung und Sekundärprävention), Migräneprophylaxe.
AA: Unzerkaut mit Flüssigkeit schlucken (Mehr als 1 Std. Abstand zu Antacida).
DO: Hypertonie: TD 2x50-100 mg oder 1x100-200 mg.
Angina pectoris, Migräne: 2mal tgl. 50-100 mg.
Myokardinfarkt: Akut: Nach i.v. Vorbehandlung 50 mg alle 6 Std, über 48 Std.
Prävention: 2mal tgl. 100 mg über mindestens 3 Monate.
Herzrhythmusstörungen: 2-3mal tgl. 50 mg.
Für Kinder und Jugendliche nicht empfohlen.
GA: AV-Blocker, Sick-Sinus-Syndrom, Bradykardie, Herzinsuffizienz, kardiogener Schock, pulmonale Hypertonie, schweres Asthma, MAO- Hemmer, i.v. Kalziumantagonisten, schwere periphere Durchblutungs- störungen, metabolische Azidose.
SST: Zwingende Indikationsstellung, fötale Herzfrequenz kontrollieren.
NW: ZNS, Magen/Darm, Haut (Psoriasis), Herz, Bronchospasmen, kalte Extremitäten, Stoffwechsel, Seh- und Hörstörungen, Alopezie, Agranulozytose.
WW: Antiarrhythmika, Antihypertensiva verstärkt, ZNS-Dämpfer (Hypertonie), Narkotika (Kardiodepression), Alpha-Sympathomimetika (Hypertonie, Brady- kardie, Herzstillstand), Ergotamin (Vasospasmen), Antidiabetika (Hypo- glykämie), Curare (verstärkt), Clonidin (hypertensive Krise beim Absetzen).
WH: Vorsicht bei Diabetes, Prinzmetal-Angina, Psoriasis. Therapie ausschleichend beenden. Zuerst Clonidin, dann Metoprolol absetzen.
Blutzuckerkontrollen. Verkehrshinweis. Positive Dopingkontrollen möglich.
Bei Komplikationen 2,5-10 µg/kg KG/min Dobutamin i.v. oder 1-10 mg Glukagon/Std. i.v., bei Bronchospasmen Bronchodilatatoren, bei Bradykardie 1-2 mg Atropinsulfat i.v.
PG: 20 ST (2) (EKO: G) [€ 2,75], 50 ST (EKO: G) [€ 6,75 n.l.]

Lanoc 100 mg - Tabletten 19B
(Z.Nr. 1-20051) RP. P. n.l. C07AB02
ZI: G.L. Pharma, Lannach
Z: 1 Filmtablette enthält: Metoprolol tartrat 100 mg, Lactose monohydrat 212 mg, Povidon, Carboxymethylstärke, Natriumsalz, Magnesium stearat, Talkum, Siliciumdioxid, hochdisperses.
PG: 20 ST * (EKO: N) [€ 5,05 n.l.], 50 ST * (EKO: N) [€ 12,45 n.l.]

Lanolept 25 mg - Tabletten 49B05
(Z.Nr. 1-23670) NR. P. N05AH02
ZI: G.L. Pharma, Lannach
Z: 1 Tablette enthält: Clozapin 25 mg, Magnesium stearat, Siliciumdioxid, hochdisperses, Povidon, Talkum, Maisstärke, Lactose monohydrat 48 mg, Stärke, verkleistert.
EW: Antipsychotikum.
AG: Therapieresistente Schizophrenie (unter regelmäßiger Kontrolle des Differentialblutbildes).
AA: Oral.
DO: 1. Tag: 1-2mal 12,5 mg.
2. Tag: 1-2mal 25 mg.
Erhaltungsdosis meist 200-450 mg tgl. in mehreren ED. MTD 600 mg, in Ausnahmefällen bis 900 mg.
Wiederaufnahme einer unterbrochenen Therapie mit 1-2mal tgl. 12,5 mg.
Vorsicht bei älteren Patienten oder bei Leberschäden.
Details siehe Austria Codex - Fachinformation.
Bei Personen unter 16 Jahren nicht anwenden.
GA: Knochenmarkserkrankungen, Clozapin-induzierte Agranulozytose, Myokarditis oder Kardiomyopathie; Krämpfe, toxische Psychosen, ZNS-Depression, Leber-, Nieren-, Herzerkrankungen, paralytischer Ileus, Prostataerkrankungen, Engwinkelglaukom.
SST: Strenge Nutzen/Risiko-Abwägung, nicht stillen. Erhöhtes Risiko des Neugeborenen für extrapyramidale und/oder Entzugssymptome bei Exposition im 3. Trimenon.
NW: Granulozytopenie oder Agranulozytose, ZNS, (Krampfanfälle, Sedierung), Absetzsymptome, Vegetativum, Schwindel, Stürze, psychotische Erkrankungen, Herz (Tachykardie, Myokarditis oder Kardiomyopathie, Myokardinfarkt), Magen/Darm, Urogenitale, Temperaturanstieg, Leber, Niere, anticholinerg, Stoffwechsel.
WW: Gegenanzeige: Myelosuppressive Arzneimittel.
Vorsicht: Benzodiazepine, Anticholinergika, Antihypertonika, andere ZNS-aktive Substanzen, Phenytoin, Lithium, CYP1A2-Induktoren (z.B. Omeprazol) oder -Inhibitoren (z.B. Fluvoxamin, Coffein, Ciprofloxacin).
WH: Vorsicht bei Patienten ab 60 Jahren, erhöhtem Schlaganfallrisiko, QT-Verlängerung. Kontrollen: Leukozyten (wöchentlich während der ersten 18 Wochen, danach alle 4 Wochen), Differentialblutbild, Leber, Körpergewicht, Blutzucker bei Diabetikern. Bei Neutropenie sofort absetzen. Auf venöse Thromboembolien bzw. tardive Dyskinesie achten. Verkehrshinweis. Dosis schrittweise reduzieren. Bei Verdacht auf Myokarditis oder Kardiomyopathie sofort absetzen. Nicht zur Behandlung von Verhaltensstörungen bei Demenz.
PG: 50 ST (2) (EKO: G) [€ 10,85]

Lanolept 50 mg - Tabletten 49B05
(Z.Nr. 1-23671) NR. P. nicht im Handel. N05AH02

Lanolept 100 mg - Tabletten 49B05
(Z.Nr. 1-23672) NR. P. N05AH02
ZI: G.L. Pharma, Lannach
Z: 1 Tablette enthält: Clozapin 100 mg, Magnesium stearat, Siliciumdioxid, hochdisperses, Povidon, Talkum, Maisstärke, Lactose monohydrat 192 mg, Stärke, verkleistert.
Kurzinformation: siehe Lanolept 25 mg - Tabletten, → S. 781
PG: 60 ST (2) (EKO: G) [€ 41,45]

Lanosar 50 mg - Filmtabletten 10A08
(Z.Nr. 1-27440) RP. P. nicht im Handel. C09CA01

Lanosar 100 mg - Filmtabletten 10A08
(Z.Nr. 1-27441) RP. P. nicht im Handel. C09CA01

Lanosar comp. 50 mg/12,5 mg - Filmtabletten 10B06
(Z.Nr. 1-27328) RP. P. nicht im Handel. C09DA01

Lanosar comp. 100 mg/25 mg - Filmtabletten 10B06
(Z.Nr. 1-27329) RP. P. nicht im Handel. C09DA01

Lanrektan 2,5 mg - Filmtabletten 52F01
(Z.Nr. 1-37560) RP. P. nicht im Handel. G04BE08

Lanrektan 5 mg - Filmtabletten 52F01, 52D03
(Z.Nr. 1-37561) RP. P. G04BE08, G04CX
ZI: G.L. Pharma, Lannach
Z: 1 Filmtablette enthält: Tadalafil 5 mg, Tablettenkern: Lactose, wasserfrei 78,125 mg, Croscarmellose natrium, Natrium laurylsulfat, Hydroxypropylcellulose, Polysorbat 80, Magnesium stearat; Filmüberzug: Hypromellose 2910, Lactose monohydrat 0,7 mg, Titandioxid, Triacetin, Talkum, Eisenoxid gelb.
EW: Hemmstoff der CGMP-Spezifischen PDE5.
AG: Erektile Dysfunktion bei erwachsenen Männern, Benignes Prostatasyndrom bei erwachsenen Männern.
AA: Oral.
DO: Erektile Dysfunktion: 10(-20) mg, mindestens 30 min vor einer sexuellen Aktivität. Maximal 1mal tgl. anwenden. Nicht regelmäßig täglich einnehmen. Bei sehr häufiger Anwendung TD 2,5 oder 5 mg. Kein Nutzen bei Kindern und Jugendlichen.
Benignes Prostatasyndrom: 1mal tgl. 5 mg.
GA: Einnahme organischer Nitrate, schwere kardiale Erkrankungen, nicht arteriitische anteriore ischämische Optikusneuropathie (NAION) in Anamnese.
SST: Nicht zur Anwendung bei Frauen indiziert.

NW: Kopfschmerzen, Dyspepsie, Hautrötung, Rücken/Muskelschmerzen,Augenschmerzen, verstopfte Nase. Überempfindlichkeit, schwere kardiovaskuläre Ereignisse, Schlaganfall, Sehstörungen (NAION), Tinnitus, plötzlicher Hörverlust.
WW: Kontraindiziert: Riociguat. Nicht empfohlen: Doxazosin. Vorsicht: Plasmaspiegel von Tadalafil durch CYP3A4 Inhibitoren erhöht, durch CYP3A4 Induktoren gesenkt. Nitrate verstärkt. Alpha-Blocker (Hypotonie).
WH: Vor Therapiebeginn Anamnese und körperliche Untersuchung. Schwerwiegende kardiovaskuläre Ereignisse möglich. Vorsicht bei schwerer Nieren- oder Leberinsuffizienz. Auf Priapismus achten. Vorsicht bei anatomischer Deformation des Penis oder bei Priapismus prädisponierenden Erkrankungen. Verkehrshinweis.
PG: 10 ST * (EKO: N) [€ 25,00], 30 ST * (EKO: N) [€ 45,75], 90 ST * (EKO: N) [€ 139,50]

Lanrektan 10 mg - Filmtabletten 52F01
(Z.Nr. 1-37562) RP. P. G04BE08
ZI: G.L. Pharma, Lannach
Z: 1 Filmtablette enthält: Tadalafil 10 mg, Tablettenkern: Lactose, wasserfrei 156,25 mg, Croscarmellose natrium, Natrium laurylsulfat, Hydroxypropylcellulose, Polysorbat 80, Magnesium stearat; Filmüberzug: Hypromellose 2910, Lactose monohydrat 1,4 mg, Titandioxid, Triacetin, Talkum, Eisenoxid gelb, Eisenoxid schwarz.
EW: Hemmstoff der CGMP-Spezifischen PDE5.
AG: Erektile Dysfunktion bei erwachsenen Männern.
AA: Oral.
DO: 10(-20) mg, mindestens 30 min vor einer sexuellen Aktivität. Maximal 1mal tgl. anwenden. Nicht regelmäßig täglich einnehmen. Bei sehr häufiger Anwendung TD 2,5 oder 5 mg. Kein Nutzen bei Kindern und Jugendlichen.
GA: Einnahme organischer Nitrate, schwere kardiale Erkrankungen, nicht arteriitische anteriore ischämische Optikusneuropathie (NAION) in Anamnese.
SST: Nicht zur Anwendung bei Frauen indiziert.
NW: Kopfschmerzen, Dyspepsie, Hautrötung, Rücken/Muskelschmerzen,Augenschmerzen, verstopfte Nase. Überempfindlichkeit, schwere kardiovaskuläre Ereignisse, Schlaganfall, Sehstörungen (NAION), Tinnitus, plötzlicher Hörverlust.
WW: Kontraindiziert: Riociguat. Nicht empfohlen: Doxazosin. Vorsicht: Plasmaspiegel von Tadalafil durch CYP3A4 Inhibitoren erhöht, durch CYP3A4 Induktoren gesenkt. Nitrate verstärkt. Alpha-Blocker (Hypotonie).
WH: Vor Therapiebeginn Anamnese und körperliche Untersuchung. Schwerwiegende kardiovaskuläre Ereignisse möglich. Vorsicht bei schwerer Nieren- oder Leberinsuffizienz. Auf Priapismus achten. Vorsicht bei anatomischer Deformation des Penis oder bei Priapismus prädisponierenden Erkrankungen. Verkehrshinweis.
PG: 4 ST * (EKO: N) [€ 18,90], 12 ST * (EKO: N) [€ 34,90], 40 ST * (EKO: N) [€ 78,00]

Lanrektan 20 mg - Filmtabletten 52F01
(Z.Nr. 1-37563) RP. P. G04BE08
ZI: G.L. Pharma, Lannach
Z: 1 Filmtablette enthält: Tadalafil 20 mg, Tablettenkern: Lactose, wasserfrei 312,5 mg, Croscarmellose natrium, Natrium laurylsulfat, Hydroxypropylcellulose, Polysorbat 80, Magnesium stearat; Filmüberzug: Hypromellose 2910, Lactose monohydrat 2,8 mg, Titandioxid, Triacetin, Talkum, Eisenoxid gelb.
Kurzinformation: siehe Lanrektan 10 mg - Filmtabletten, → S. 782
PG: 4 ST * (EKO: N) [€ 29,90], 12 ST * (EKO: N) [€ 72,90], 40 ST * (EKO: N) [€ 158,00]

Lansobene 15 mg - Kapseln 42E03
(Z.Nr. 1-25531) RP. P. A02BC03
ZI: Teva, Haarlem, Niederlande
Z: 1 Kapsel enthält: Lansoprazol 15 mg, Kapselinhalt: Hypromellose 6cP, Titandioxid, Talkum, Triethylcitrat, Methacrylsäure-Ethylacrylat-Copolymer (1:1); Zuckerpellets (entspr. Saccharose 60 mg) (entspr. Maisstärke), Carboxymethylstärke, Natriumsalz, Natriumdodecylsulfat, Povidon K30, Natriumphosphat-12-Wasser; Kapseloberteil/-unterteil: Titandioxid, Wasser, gereinigtes, Gelatine, Schellack, modifiziert, Propylenglycol, Ammoniaklösung, Kaliumhydroxid, Eisenoxid schwarz.
EW: Protonenpumpenhemmer.
AG: Gastroösophageale Refluxkrankheit, Ulcus duodeni, Ulcus ventriculi, Refluxösophagitis (Rezidivprophylaxe), Eradikation von Helicobacter pylori, Zollinger-Ellison-Syndrom, Ulzera durch nichtsteroidale Antiphlogistika (NSAID).
AA: Mindestens 30 min. vor einer Mahlzeit 1mal tgl. (morgens, ausgenommen zur Helicobacter-Eradikation) unzerkaut schlucken.
DO: TD 30 mg, bei älteren Patienten bzw. leichten Leberschäden 15 mg, max. 8 Wochen anwenden.
Heliobacter pylori-Eradikation: 2mal tgl. 30 mg.
Zollinger-Ellison-Syndrom: 1mal tgl. 60 mg.
Ulzera durch NSAIDS: TD 30 mg, zur Vorbeugung 15 mg.
Bei Kindern nicht empfohlen.
SST: Nicht empfohlen.
NW: ZNS, Magen/Darm, Haut (subakuter kutaner Lupus erythematodes), Labor, Allergien, Hypomagnesiämie, erhöhtes Frakturrisiko, vereinzelt Depressionen, Hepatitis, Pankreatitis, Blutbild, starke Durchfälle.
WW: Orale Antikoagulantien oder Antidiabetika, Sucralfat (1 St. Abstand), Digoxin (erhöhte Plasmaspiegel), Azatanavir (Gegenanzeige), Azole (nicht anwenden) Theophyllin, Tacrolimus. Lansoprazol 5 Tage vor Bestimmung von Chromogranin-A absetzen.
WH: Vor Behandlung Malignität ausschließen. Bei Antidiabetika-Gabe Blutzucker kontrollieren. Vorsicht bei Leberschäden.
PG: 28 ST (2) (EKO: G) [€ 13,20]

Lansobene 30 mg - Kapseln 42E03
(Z.Nr. 1-25532) RP. P. A02BC03
ZI: Teva, Haarlem, Niederlande
Z: 1 Kapsel enthält: Lansoprazol 30 mg, Kapselinhalt: Hypromellose 6cP, Titandioxid, Talkum, Triethylcitrat, Methacrylsäure-Ethylacrylat-Copolymer (1:1); Zuckerpellets (entspr. Saccharose 120 mg) (entspr. Maisstärke), Carboxymethylstärke, Natriumsalz, Natriumdodecylsulfat, Povidon K30, Natriumphosphat-12-Wasser; Kapseloberteil/-unterteil: Titandioxid, Wasser, gereinigtes, Gelatine, Schellack, modifiziert, Propylenglycol, Ammoniaklösung, Kaliumhydroxid, Eisenoxid schwarz.
Kurzinformation: siehe Lansobene 15 mg - Kapseln, → S. 782
PG: 7 ST (EKO: G) [€ 4,80 n.l.], 14 ST (EKO: G) [€ 9,55], 28 ST (EKO: G) [€ 16,10]

Lansohexal 15 mg - Hartkapseln 42E03
(Z.Nr. 1-26208) RP. P. A02BC03
ZI: Hexal Pharma, Wien
Z: 1 Kapsel enthält: Lansoprazol 15 mg, Kapselinhalt: Saccharose 95 mg, Maisstärke, Natriumdodecylsulfat, Meglumin, Mannitol, Hypromellose, Macrogol 6000, Talkum, Polysorbat 80, Titandioxid, Eudragit L; Kapselhülle: Titandioxid, Gelatine, Wasser, gereinigtes, Chinolingelb.
Kurzinformation: siehe Lansobene 15 mg - Kapseln, → S. 782
PG: 7 ST (2) (EKO: G) [€ 3,75], 28 ST * (EKO: N) [€ 12,90 n.l.]

Lansohexal 30 mg - Hartkapseln 42E03
(Z.Nr. 1-26209) RP. P. A02BC03
ZI: Hexal Pharma, Wien
Z: 1 Kapsel enthält: Lansoprazol 30 mg, Kapselinhalt: Saccharose 190 mg, Maisstärke, Natriumdodecylsulfat, Meglumin, Mannitol, Hypromellose, Macrogol 6000, Talkum, Polysorbat 80, Titandioxid, Eudragit L; Kapselhülle: Titandioxid, Gelatine, Wasser, gereinigtes.
Kurzinformation: siehe Lansobene 15 mg - Kapseln, → S. 782
PG: 7 ST * (EKO: N) [€ 4,80], 14 ST * (EKO: N) [€ 9,65 n.l.], 28 ST (EKO: G) [€ 15,30]

Lansoprazol Actavis 15 mg - magensaftresistente Hartkapseln 42E03
(Z.Nr. 1-27268) RP. P. A02BC03
ZI: Actavis Group PTC, Hafnarfjördur, Island
Z: 1 Kapsel enthält: Lansoprazol 15 mg, Kapselinhalt: Zuckerpellets: Saccharose 95,1-108,7 mg, Maisstärke; Natriumdodecylsulfat, Meglumin, Mannitol, Hypromellose, Macrogol 6000, Talkum, Polysorbat 80, Titandioxid, Methacrylsäure-Ethylacrylat-Copolymer (1:1); Kapselhülle: Gelatine, Titandioxid, Chinolingelb.
EW: Protonenpumpenhemmer.
AG: Gastroösophageale Refluxkrankheit, Ulcus duodeni, Ulcus ventriculi, Refluxösophagitis (Rezidivprophylaxe), Eradikation von Helicobacter pylori, Zollinger-Ellison-Syndrom, Ulzera durch nichtsteroidale Antiphlogistika (NSAID).
AA: Mindestens 30 min. vor einer Mahlzeit 1mal tgl. (morgens, ausgenommen zur Helicobacter-Eradikation) unzerkaut schlucken.
DO: TD 30 mg, bei älteren Patienten bzw. leichten Leberschäden 15 mg, max. 8 Wochen anwenden.
Heliobacter pylori-Eradikation: 2mal tgl. 30 mg.
Zollinger-Ellison-Syndrom: 1mal tgl. 60 mg.
Ulzera durch NSAIDS: TD 30 mg, zur Vorbeugung 15 mg.
Bei Kindern nicht empfohlen.
SST: Nicht empfohlen.
NW: ZNS, Magen/Darm, Haut (subakuter kutaner Lupus erythematodes), Labor, Allergien, Hypomagnesiämie, erhöhtes Frakturrisiko, vereinzelt Depressionen, Hepatitis, Pankreatitis, Blutbild, starke Durchfälle.
WW: Nicht anwenden: Ketoconazol, Itraconazol.
Nicht empfohlen: Atazanavir, Nelfinavir. Vorsicht: Orale Antikoagulantien, Antidiabetika, Sucralfat (1 St. Abstand), Digoxin (erhöhte Plasmaspiegel), Methotrexat, Theophyllin, Tacrolimus. Lansoprazol 5 Tage vor Bestimmung von Chromogranin-A absetzen.

WH: Vor Behandlung Malignität ausschließen. Bei Antidiabetika-Gabe Blutzucker kontrollieren. Vorsicht bei Leberschäden.
PG: 28 ST (2) (EKO: G) [€ 12,45]

Lansoprazol Actavis 30 mg - magensaftresistente Hartkapseln — 42E03

(Z.Nr. 1-27269) RP. P. — A02BC03
ZI: Actavis Group PTC, Hafnarfjördur, Island
Z: 1 Kapsel enthält: Lansoprazol 30 mg, Kapselinhalt: Zuckerpellets, Saccharose 190,1-217,5 mg, Maisstärke; Natriumdodecylsulfat, Meglumin, Mannitol, Hypromellose, Macrogol 6000, Talkum, Polysorbat 80, Titandioxid, Methacrylsäure-Ethylacrylat-Copolymer (1:1); Kapselhülle: Gelatine, Titandioxid.
Kurzinformation: siehe Lansoprazol Actavis 15 mg - magensaftresistente Hartkapseln, → S. 782
PG: 7 ST (EKO: G) [€ 4,80 n.l.], 14 ST (EKO: G) [€ 9,55], 28 ST (EKO: G) [€ 14,30]

Lansoprazol Alternova 15 mg - Kapseln — 42E03

(Z.Nr. 1-26193) RP. P. — A02BC03
ZI: Krka, Novo Mesto, Slowenien
Z: 1 Kapsel enthält: Lansoprazol 15 mg, Zuckergranulat (entspr. Saccharose 80,6 mg) (entspr. Maisstärke), Povidon, Natriummonohydrogenphosphat-dihydrat, Natriumdodecylsulfat (entspr. Natrium < 1 mmol) (entspr. → < 23 mg), Methacrylsäure-Ethylacrylat-Copolymer (1:1), 30%ige Dispersion, Talkum, Macrogol, Titandioxid, Polysorbat 80; Kapselhülle: Gelatine, Titandioxid, Eisenoxid rot.
EW: Protonenpumpenhemmer.
AG: Gastroösophageale Refluxkrankheit, Ulcus duodeni, Ulcus ventriculi, Refluxösophagitis (Rezidivprophylaxe), Eradikation von Helicobacter pylori, Zollinger-Ellison-Syndrom, Ulzera durch nichtsteroidale Antiphlogistika (NSAID).
AA: Mindestens 30 min. vor einer Mahlzeit 1mal tgl. (morgens, ausgenommen zur Helicobacter-Eradikation) unzerkaut schlucken.
DO: TD 30 mg, bei älteren Patienten bzw. leichten Leberschäden 15 mg, max. 8 Wochen anwenden.
Heliobacter pylori-Eradikation: 2mal tgl. 30 mg.
Zollinger-Ellison-Syndrom: 1mal tgl. 60 mg.
Ulzera durch NSAIDS: TD 30 mg, zur Vorbeugung 15 mg.
Bei Kindern nicht empfohlen.
SST: Nicht empfohlen.
NW: ZNS, Magen/Darm, Haut (subakuter kutaner Lupus erythematodes), Labor, Allergien, Hypomagnesiämie, erhöhtes Frakturrisiko, vereinzelt Depressionen, Hepatitis, Pankreatitis, Blutbild, starke Durchfälle.
WW: Orale Antikoagulantien oder Antidiabetika, Sucralfat (1 St. Abstand), Digoxin (erhöhte Plasmaspiegel), Azatanavir (Gegenanzeige), Azole (nicht anwenden) Theophyllin, Tacrolimus. Vitamin B12- Aufnahme reduziert. Lansoprazol 5 Tage vor Bestimmung von Chromogranin-A absetzen.
WH: Vor Behandlung Malignität ausschließen. Bei Antidiabetika-Gabe Blutzucker kontrollieren. Vorsicht bei Leberschäden.
PG: 7 ST (EKO: G) [€ 3,80 n.l.], 14 ST (EKO: G) [€ 7,60], 28 ST (2) (EKO: G) [€ 14,30]

Lansoprazol Alternova 30 mg - Kapseln — 42E03

(Z.Nr. 1-26194) RP. P. — A02BC03
ZI: Krka, Novo Mesto, Slowenien
Z: 1 Kapsel enthält: Lansoprazol 30 mg, Zuckergranulat (entspr. Saccharose 161,2 mg) (entspr. Maisstärke), Povidon, Natriummonohydrogenphosphat-dihydrat, Natriumdodecylsulfat (entspr. Natrium < 1 mmol) (entspr. → < 23 mg), Methacrylsäure-Ethylacrylat-Copolymer (1:1), 30%ige Dispersion, Talkum, Macrogol, Titandioxid, Polysorbat 80; Kapselhülle: Gelatine, Titandioxid.
Kurzinformation: siehe Lansoprazol Alternova 15 mg - Kapseln, → S. 783
PG: 7 ST (EKO: G) [€ 4,80], 14 ST (EKO: G) [€ 9,55], 28 ST (EKO: G) [€ 17,80]

Lansoprazol Arcana 15 mg - Kapseln — 42E03

(Z.Nr. 1-26686) RP. P. n.l. — A02BC03
ZI: Arcana Arzneimittel, Wien
Z: 1 Kapsel enthält: Lansoprazol 15 mg, Magensaftresistente Granula: Zuckerpellets (entspr. Saccharose 95-109 mg) (entspr. Maisstärke), Natriumdodecylsulfat, Meglumin, Mannitol, Hypromellose, Macrogol 6000, Talkum, Polysorbat 80, Titandioxid, Methacrylsäure-Ethylacrylat-Copolymer (1:1), 30%ige Dispersion; Kapselhülle: Gelatine, Titandioxid, Natrium laurylsulfat, Chinolingelb.
PG: 28 ST * (EKO: N) [€ 14,30 n.l.]

Lansoprazol Arcana 30 mg - Kapseln — 42E03

(Z.Nr. 1-26687) RP. P. n.l. — A02BC03
ZI: Arcana Arzneimittel, Wien
Z: 1 Kapsel enthält: Lansoprazol 30 mg, Magensaftresistente Granula: Zuckerpellets (entspr. Saccharose 190-217 mg) (entspr. Maisstärke), Natriumdodecylsulfat, Meglumin, Mannitol, Hypromellose, Macrogol 6000, Talkum, Polysorbat 80, Titandioxid, Methacrylsäure-Ethylacrylat-Copolymer (1:1), 30%ige Dispersion; Kapselhülle: Gelatine, Titandioxid, Natrium laurylsulfat.
PG: 28 ST * (EKO: N) [€ 16,10 n.l.]

Lansoprazol Genericon 15 mg - magensaftresistente Kapseln — 42E03

(Z.Nr. 1-28410) RP. P. — A02BC03
ZI: Genericon Pharma, Graz
Z: 1 Kapsel enthält: Lansoprazol 15 mg, Magensaftresistente Granula, Kapselinhalt: Zuckerkügelchen (entspr. Maisstärke) (entspr. Saccharose 100,474 mg); Natriumdodecylsulfat, Meglumin, Mannitol, Hypromellose, Macrogol 6000, Talkum, Polysorbat 80, Titandioxid, Methacrylsäure-Ethylacrylat-Copolymer (1:1); Kapselhülle: Gelatine, Titandioxid, Chinolingelb.
Kurzinformation: siehe Lansobene 15 mg - Kapseln, → S. 782
PG: 14 ST (EKO: G) [€ 7,05], 30 ST (2) (EKO: G) [€ 13,35]

Lansoprazol Genericon 30 mg - magensaftresistente Kapseln — 42E03

(Z.Nr. 1-28411) RP. P. — A02BC03
ZI: Genericon Pharma, Graz
Z: 1 Kapsel enthält: Lansoprazol 30 mg, Magensaftresistente Granula, Kapselinhalt: Zuckerkügelchen (entspr. Maisstärke) (entspr. Saccharose 200,949 mg), Natriumdodecylsulfat, Meglumin, Mannitol, Hypromellose, Macrogol 6000, Talkum, Polysorbat 80, Titandioxid, Methacrylsäure-Ethylacrylat-Copolymer (1:1); Kapselhülle: Gelatine, Titandioxid, Chinolingelb.
Kurzinformation: siehe Lansobene 15 mg - Kapseln, → S. 782
PG: 14 ST (EKO: G) [€ 9,55], 30 ST (EKO: G) [€ 15,10]

Lansoprazol +pharma 15 mg - magensaftresistente Kapseln — 42E03

(Z.Nr. 1-28412) RP. P. — A02BC03
ZI: +pharma Arzneimittel, Graz
Z: 1 Kapsel enthält: Lansoprazol 15 mg, Kapselinhalt: Magensaftresistente Granula: Zuckerkügelchen (entspr. Maisstärke) (entspr. Saccharose 100,474 mg); Natriumdodecylsulfat, Meglumin, Mannitol, Hypromellose, Macrogol 6000, Talkum, Polysorbat 80, Titandioxid, Methacrylsäure-Ethylacrylat-Copolymer (1:1); Kapselhülle: Gelatine, Titandioxid, Chinolingelb.
Kurzinformation: siehe Lansobene 15 mg - Kapseln, → S. 782
PG: 14 ST (EKO: G) [€ 6,40], 30 ST (2) (EKO: G) [€ 12,55]

Lansoprazol +pharma 30 mg - magensaftresistente Kapseln — 42E03

(Z.Nr. 1-28413) RP. P. — A02BC03
ZI: +pharma Arzneimittel, Graz
Z: 1 Kapsel enthält: Lansoprazol 30 mg, Kapselinhalt: Magensaftresistente Granula: Zuckerkügelchen (entspr. Maisstärke) (entspr. Saccharose 200,949 mg); Natriumdodecylsulfat, Meglumin, Mannitol, Hypromellose, Macrogol 6000, Talkum, Polysorbat 80, Titandioxid, Methacrylsäure-Ethylacrylat-Copolymer (1:1); Kapselhülle: Gelatine, Titandioxid, Chinolingelb.
Kurzinformation: siehe Lansobene 15 mg - Kapseln, → S. 782
PG: 14 ST (EKO: G) [€ 9,55], 30 ST (EKO: G) [€ 14,75]

Lansoprazol Sandoz 15 mg - Hartkapseln — 42E03

(Z.Nr. 1-26229) RP. P. — A02BC03
ZI: Sandoz, Kundl
Z: 1 Hartkapsel enthält: Lansoprazol 15 mg, Natriummonohydrogenphosphat-dihydrat, Eudragit L30-D50, Macrogol 6000, Polysorbat 80, Povidon, Natriumdodecylsulfat, Zuckerpellets (Saccharose-Maisstärke), Talkum, Titandioxid, Kapselhülle: (entspr. Gelatine), (entspr. Titandioxid), (entspr. Eisenoxid rot).
Kurzinformation: siehe Lansobene 15 mg - Kapseln, → S. 782
PG: 28 ST (2) (EKO: G) [€ 12,70]

Lansoprazol Sandoz 30 mg - Hartkapseln — 42E03

(Z.Nr. 1-26232) RP. P. — A02BC03
ZI: Sandoz, Kundl
Z: 1 Hartkapsel enthält: Lansoprazol 30 mg, Natriummonohydrogenphosphat-dihydrat, Eudragit L30-D50, Macrogol 6000, Polysorbat 80, Povidon, Natriumdodecylsulfat,

L

Zuckerpellets (Saccharose-Maisstärke), Talkum, Titandioxid, Kapselhülle: (entspr. Gelatine), (entspr. Titandioxid).
Kurzinformation: siehe Lansobene 15 mg - Kapseln, →S. 782
PG: 14 ST (EKO: G) [€ 9,55], 28 ST (EKO: G) [€ 15,30]

Lansoprazol Stada 15 mg - magensaftresistente Hartkapseln 42E03
(Z.Nr. 1-26027) RP. P. A02BC03
ZI: Stada Arzneimittel, Wien
Z: 1 Kapsel enthält: Lansoprazol 15 mg, Pellets: Hypromellose, Macrogol 6000, Mannitol, Meglumin, Methacrylsäure-Ethylacrylat-Copolymer (1:1), Natriumdodecylsulfat, Polysorbat 80, Talkum, Titandioxid, Zuckerpellets: Maisstärke, Saccharose 95,07-108,73 mg, Wasser, gereinigtes; Kapselhülle: Gelatine, Titandioxid, Wasser, gereinigtes, Chinolingelb.
Kurzinformation: siehe Lansobene 15 mg - Kapseln, →S. 782
PG: 30 ST (2) (EKO: G) [€ 12,55]

Lansoprazol Stada 30 mg - magensaftresistente Hartkapseln 42E03
(Z.Nr. 1-26028) RP. P. A02BC03
ZI: Stada Arzneimittel, Wien
Z: 1 Kapsel enthält: Lansoprazol 30 mg, Pellets: Hypromellose, Macrogol 6000, Mannitol, Meglumin, Methacrylsäure-Ethylacrylat-Copolymer (1:1), Natriumdodecylsulfat, Polysorbat 80, Talkum, Titandioxid, Zuckerpellets: Maisstärke, Saccharose 190,14-217,47 mg, Wasser, gereinigtes; Kapselhülle: Gelatine, Titandioxid, Wasser, gereinigtes.
Kurzinformation: siehe Lansobene 15 mg - Kapseln, →S. 782
PG: 7 ST (EKO: G) [€ 4,75], 14 ST (EKO: G) [€ 9,55], 30 ST (EKO: G) [€ 14,75]

Lantus 100 Einheiten/ml - Injektionslösung in einer Durchstechflasche 06A02
(Z.Nr. EU/1/00/134/*) RP. P. E. nicht im Handel. A10AE04

Lantus SoloStar 100 Einheiten/ml - Injektionslösung in einem Fertigpen 06A02
(Z.Nr. EU/1/00/134/*) RP. P. E. A10AE04
ZI: Sanofi-Aventis Deutschland, Frankfurt am Main, Deutschland
Z: 1 ml Injektionslösung enthält: Insulin glargin 100 E (entspr. → 3,64 mg) mittels gentechnologischer Methoden (E. coli) hergestellt, Zinkchlorid, Metacresol, Glycerol, Salzsäure zur pH-Wert-Einstellung, Natriumhydroxid zur pH-Wert-Einstellung, Wasser für Injektionszwecke.
EW: Insulin-Analogon mit verlängerter Wirkdauer.
AG: Diabetes mellitus bei Patienten ab 2 Jahren.
AA: S.c. Nicht bioäquivalent zu Toujeo.
DO: 1mal tgl. nach Bedarf.
Nicht direkt austauschbar mit Toujeo 300 Einheiten/ml (nicht bioäquivalent!).
SST: Anwendung möglich. Blutzucker engmaschig kontrollieren.
NW: Hypoglykämie, Haut, Sehstörungen, Bildung von Insulin-Antikörpern. Reaktionen an der Injektionsstelle (Lipodystrophie, Ödeme), allergische Reaktionen.
WW: Senkung des Insulinbedarfs durch hypoglykämische Arzneimittel: Orale Antidiabetika, MAO-Hemmer, Fibrate, ACE-Hemmer, Salizylate, Sulfonamide.
Erhöhung des Insulinbedarfs durch hyperglykämische Arzneimittel: Orale Kontrazeptiva, Thiazide, Glukokortikoide, Schilddrüsenhormone, Sympathomimetika, Wachstumshormone, Danazol. Clozapin, Olanzapin, Protease-Hemmer.
Vorsicht: Pioglitazon (Herzinsuffizienz). Betablocker können Hypoglykämie-Symptome verschleiern. Betablocker, Clonidin, Lithiumsalze, Alkohol können Insulinbedarf erhöhen oder senken.
WH: Auf Hyperglykämie (bei unzureichender Dosierung oder Unterbrechen der Therapie) bzw. Hypoglykämie (bei Auslassen einer Mahlzeit, anstrengender körperlicher Tätigkeit oder zu hoher Insulindosis) achten. Anwendungsfehler vermeiden. Besondere Vorsicht bei Umstellung auf einen anderen Insulintyp/eine andere Insulinmarke. Verkehrshinweis (Hypoglykämie!).
Bei leichter Hypoglykämie Glukose oral oder zuckerhaltige Lebensmittel zuführen. Bei schwerer Hypoglykämie mit Bewusstlosigkeit Glukagon 0,5-1 mg i.m. oder s.c.) oder Glukoselösung i.v. geben.
PG: 5 ST RE2 (EKO: Y) [€ 93,25]

Lantus SoloStar 100 Einheiten/ml - Injektionslösung in einem Fertigpen 06A02
(Z.Nr. EU/1/00/134/*) RP. P. E. A10AE04
Parallelimport.
V: Abacus Medicine, Copenhagen, Dänemark
Z: 1 ml Injektionslösung enthält: Insulin glargin 100 E (entspr. → 3,64 mg) mittels gentechnologischer Methoden (E. coli) hergestellt, Zinkchlorid, Metacresol, Glycerol, Salzsäure zur pH-Wert-Einstellung, Natriumhydroxid zur pH-Wert-Einstellung, Wasser für Injektionszwecke.
PG: 5 ST RE2 (EKO: Y) [€ 91,40]

Lantus SoloStar 100 Einheiten/ml - Injektionslösung in einem Fertigpen 06A02
(Z.Nr. EU/1/00/134/*) RP. P. E. A10AE04
Parallelimport.
V: Eurim-Pharm, Salzburg
Z: 1 ml Injektionslösung enthält: Insulin glargin 100 E (entspr. → 3,64 mg) mittels gentechnologischer Methoden (E. coli) hergestellt, Zinkchlorid, Metacresol, Glycerol, Salzsäure zur pH-Wert-Einstellung, Natriumhydroxid zur pH-Wert-Einstellung, Wasser für Injektionszwecke.
PG: 5 ST RE2 (EKO: Y) [€ 91,40]

Lantus SoloStar 100 Einheiten/ml - Injektionslösung in einem Fertigpen 06A02
(Z.Nr. EU/1/00/134/*) RP. P. E. A10AE04
Parallelimport.
V: Orifarm, Leverkusen, Deutschland
Z: 1 ml Injektionslösung enthält: Insulin glargin 100 E (entspr. → 3,64 mg) mittels gentechnologischer Methoden (E. coli) hergestellt, Zinkchlorid, Metacresol, Glycerol, Salzsäure zur pH-Wert-Einstellung, Natriumhydroxid zur pH-Wert-Einstellung, Wasser für Injektionszwecke.
PG: 5 ST RE2 (EKO: Y) [€ 91,40]

Lantus 100 Einheiten/ml - Injektionslösung in einer Patrone 06A02
(Z.Nr. EU/1/00/134/*) RP. P. E. A10AE04
ZI: Sanofi-Aventis Deutschland, Frankfurt am Main, Deutschland
Z: 1 ml Injektionslösung enthält: Insulin glargin 100 E (entspr. → 3,64 mg) mittels gentechnologischer Methoden (E. coli) hergestellt, Zinkchlorid, Metacresol, Glycerol, Salzsäure zur pH-Wert-Einstellung, Natriumhydroxid zur pH-Wert-Einstellung, Wasser für Injektionszwecke.
EW: Insulin-Analogon mit verlängerter Wirkdauer.
AG: Diabetes mellitus bei Patienten ab 2 Jahren.
AA: Nur s.c..
DO: 1mal tgl. nach Bedarf.
Nicht direkt austauschbar mit Toujeo 300 Einheiten/ml (nicht bioäquivalent!).
SST: Anwendung möglich. Blutzucker engmaschig kontrollieren.
NW: Hypoglykämie, Haut, Sehstörungen, Bildung von Insulin-Antikörpern. Reaktionen an der Injektionsstelle (Lipodystrophie, Ödeme), allergische Reaktionen.
WW: Senkung des Insulinbedarfs durch hypoglykämische Arzneimittel: Orale Antidiabetika, MAO-Hemmer, Fibrate, ACE-Hemmer, Salizylate, Sulfonamide.
Erhöhung des Insulinbedarfs durch hyperglykämische Arzneimittel: Orale Kontrazeptiva, Thiazide, Glukokortikoide, Schilddrüsenhormone, Sympathomimetika, Wachstumshormone, Danazol. Clozapin, Olanzapin, Protease-Hemmer.
Vorsicht: Pioglitazon (Herzinsuffizienz). Betablocker können Hypoglykämie-Symptome verschleiern. Betablocker, Clonidin, Lithiumsalze, Alkohol können Insulinbedarf erhöhen oder senken.
WH: Auf Hyperglykämie (bei unzureichender Dosierung oder Unterbrechen der Therapie) bzw. Hypoglykämie (bei Auslassen einer Mahlzeit, anstrengender körperlicher Tätigkeit oder zu hoher Insulindosis) achten. Anwendungsfehler vermeiden. Besondere Vorsicht bei Umstellung auf einen anderen Insulintyp/eine andere Insulinmarke. Verkehrshinweis (Hypoglykämie!).
Bei leichter Hypoglykämie Glukose oral oder zuckerhaltige Lebensmittel zuführen. Bei schwerer Hypoglykämie mit Bewusstlosigkeit Glukagon 0,5-1 mg i.m. oder s.c.) oder Glukoselösung i.v. geben.
PG: 5 ST RE2 (EKO: Y) [€ 93,25]

Lantus 100 Einheiten/ml - Injektionslösung in einer Patrone 06A02
(Z.Nr. EU/1/00/134/*) RP. P. E. A10AE04
Parallelimport.
V: Orifarm, Leverkusen, Deutschland
Z: 1 ml Injektionslösung enthält: Insulin glargin 100 E (entspr. → 3,64 mg) mittels gentechnologischer Methoden (E. coli) hergestellt, Zinkchlorid, Metacresol, Glycerol, Salzsäure zur pH-Wert-Einstellung, Natriumhydroxid zur pH-Wert-Einstellung, Wasser für Injektionszwecke.
PG: 5 ST RE2 (EKO: Y) [€ 91,40]

Lariam 250 mg - Tabletten 35C01
(Z.Nr. 1-18216) RP. P. P01BC02

ZI: Cheplapharm Arzneimittel, Greifswald, Deutschland
Z: 1 Tablette enthält: Mefloquin 250 mg (entspr. Mefloquin hydrochlorid), Ammonium calcium alginat, Cellulose, mikrokristalline, Crospovidon, Lactose monohydrat 50,58 mg, Magnesium stearat, Maisstärke, Polyoxyethylen-Polyoxypropylen Copolymerisat (entspr. Poloxamer 3800), Talk.
EW: Malariamittel (strukturell dem Chinin verwandt), maximale Plasmakonzen- tration nach 6-24 Std., Halbwertszeit ca. 3 Wochen.
AG: Chemoprophylaxe, Therapie und Notfallbehandlung (Stand-by-Therapie) der Malaria durch Plasmodium Falciparum-Stämme.
AA: Nach einer Mahlzeit unzerkaut mit viel Flüssigkeit einnehmen.
DO: Prophylaxe: 1mal wöchentlich 5 mg/kg KG.
Therapie: Gesamtdosis 20-25 mg/kg KG.
Stand-by Therapie: Initial 15 mg/kg KG, 6-8 Std., später 2. Teil der therapeutischen Dosis.
GA: Schwarzwasserfieber in der Anamnese, schwere Leberschäden. Nicht zur Chemoprophylaxe bei Epilepsie, Depressionen, suizidaler Gefährdung oder anderen psychiatrischen Erkrankungen.
SST: Strenge Indikationsstellung, nicht stillen.
NW: Neuropsychiatrische Reaktionen (Depressionen, Albträume), Magen/Darm, ZNS, (Polyneuropathie, Vertigo), Herz/Kreislauf (QT-Verlängerung), Haut (auch schwere Reaktionen), HNO, Blut (Agranulozytose, aplastische Anämie), Atemwege (Pneumonitis), Asthenie, Hypoglykämie, Transaminasen- anstieg. NW können mehrere Wochen nach Absetzen des Arzneimittels bestehen bleiben.
WW: Kontraindiziert: Halofantrin, Ketoconazol (QT-Verlängerung: 15 Wochen Abstand zu Mefloquin), orale Typhus-Lebendvakzine und orale attenuierte Lebendvakzine (3 Tage Abstand zu Mefloquin).
Vorsicht: Antikonvulsiva, epileptogene Substanzen, CYP3A4-Induktoren oder -Hemmer, Chinin, Chinidin, Chloroquin.
WH: Zwingende Indikationsstellung bei Epilepsie. Auf Psychosen bzw.
suizidales Verhalten achten. Verkehrshinweis (Störungen können über Monate anhalten).
PG: 8 ST * (EKO: N) [€ 40,15]

Lariam 250 mg - Tabletten 35C01
(Z.Nr. 1-18216-P1) RP. P. Parallelimport. P01BC02
nicht im Handel.

Larissa Gynial 0,03 mg/2 mg - Filmtabletten 31I01, 22G02

(Z.Nr. 1-38292) RP. P. G03AA16

ZI: Gynial, Wien
Z: 1 Filmtablette enthält: Ethinylestradiol 0,03 mg, Dienogest 2 mg, Tablettenkern: Lactose monohydrat 48,53 mg, Maisstärke, Maltodextrin, Magnesium stearat; Filmüberzug: Hypromellose (15 mPa*s), Lactose monohydrat, Titandioxid, Macrogol 4000, Natrium citrat.
EW: Estrogen + Gestagen.
AG: Hormonale Kontrazeption; mittelschwere Akne.
AA: Zum Einnehmen.
DO: Jeden Tag zur gleichen Zeit 1 Tablette an 21 aufeinander folgenden Tagen, dann 7 Tage einnahmefreies Intervall. Entzugsblutung beginnt 2-3 Tage nach der letzten Tablette.
Beginn der Einnahme am 1. Tag der Monatsblutung, bei Wechsel von Minipille oder Intrauterinpessar oder nach Abort im 1. Trimenon sofort, nach einer Geburt oder einem Abort im 2. Trimenon nach 21-28 Tagen.
Details bei überschrittenem Einnahmezeitpunkt siehe Austria Codex-Fachinformation.
Bei Erbrechen oder Durchfall innerhalb von 3-4 Std. nach der Einnahme Ersatztablette einnehmen.
Zum Verschieben der Entzugsblutung ohne Einnahmepause mit der Tabletteneinnahme fortfahren.
GA: Vorliegen oder Risiko für venöse Thromboembolie (auch Prädisposition, größere Operationen mit längerer Immobilisierung). Vorliegen oder Risiko für arterielle Thromboembolie (auch Prädisposition, Myokardinfarkt, Angina pectoris, Schlaganfall oder Vorstufen), hohes Risiko für arterielle Thromboembolie (Diabetes mit Gefäßveränderungen, schwere Hypertonie, schwere Fettstoffwechselstörungen, Prädisposition für Thrombosen), schwere Leberschäden, Lebertumore, sexualhormonabhängige maligne Tumore, nicht abgeklärte vaginale Blutungen, Migräne.
SST: In der Schwangerschaft nicht anwenden, in der Stillzeit nicht empfohlen.
Bei Eintritt einer Schwangerschaft sofort absetzen.
NW: Häufig: Kopfschmerzen, Abdominalschmerzen, Brustschmerzen.
Gelegentlich: Vaginale Candidiasis oder andere Pilzinfektionen, erhöhter Appetit, Depression, Migräne, Schläfrigkeit, Beinkrämpfe, Nervosität, Augenbeschwerden, Herz/Kreislauf (Hypertonie, Hypotonie, selten Thrombose/Embolie), Magen/Darm, Haut, Harnwegsinfektionen, Zwischenblutungen, Ausbleiben der Abbruchblutung, Veränderungen an der Geschlechtsorganen, Hitzewallungen, Gewichtsänderungen, Ödeme.
WW: Gegenanzeige: Ombitasvir/Paritaprevir/Ritonavir, Dasabuvir mit oder ohne Ribavirin (Transaminasenanstieg; 2 Wochen Abstand).
Vorsicht: Leberenzyminduktoren können zur Wirkungsminderung oraler Kontrazeptiva führen: Barbiturate, Bosentan, Carbamazepin, Phenytoin, Primidon, Rifampicin, Arzneimittel gegen HIV oder HCV (Ritonavir, Nevirapin, Efavirenz und andere), Felbamat, Griseofulvin, Oxcarbazepin, Topiramat, Johanniskraut.
Bei Kurzzeitbehandlung Barrieremethode bis 28 Tage nach dem Absetzen anwenden. Bei Langzeitbehandlung wird andere, nicht-hormonale Verhütungsmethode empfohlen.
Enzyminhibitoren (z.B. Etoricoxib) können die Plasmakonzentrationen von Estrogenen und/oder Progestagenen erhöhen. Ethinylestradiol kann die Plasmakonzentration von Theophyllin oder Tizanidin erhöhen.
WH: Erhöhtes Risiko für arterielle und venöse Thromboembolien beachten. Auf Symptome von apoplektischem Insult oder Myokardinfarkt achten. Blutdruck messen. Leicht erhöhtes Brustkrebsrisiko beachten. Bei Leberfunktionsstörungen orales Kontrazeptivum bis zur Normalisierung der Leberfunktion absetzen. Kein Schutz vor AIDS oder anderen sexuell übertragbaren Krankheiten. Anhaltende Blutungsunregelmäßigkeiten diagnostisch abklären. Durchbruchblutungen und/oder Verhütungsversagen als Folge von Wechselwirkungen mit anderen Arzneimitteln möglich.
PG: 21 ST * (EKO: N) [€ 8,60], 63 ST * (EKO: N) [€ 18,85], 126 ST * (EKO: N) [€ 30,90]

🐾 Larynx/Apis comp. "Wala" - Injektionslösung für Tiere 806BZ

(Z.Nr. 8-30012) RP. P. QV03AX
ZI: SaluVet, Bad Waldsee, Deutschland
Z: 1 ml Lösung enthält: Apis mellifica ex animale toto-Gl D16 0,1 g, Bryonia cretica ferm 33b D14 0,1 g, Larynx bovis-Gl D16 0,1 g, Levisticum e radice ferm 33c D14 0,1 g, Nervus laryngeus recurrens bovis Gl D16 0,1 g, Nervus laryngeus superior bovis Gl D16 0,1 g, Nervus vagus bovis Gl D16 0,1 g, Natriumchlorid, Natriumhydrogencarbonat, Wasser für Injektionszwecke.
EW: Homöopathikum.
AG: Laryngitis.
AA: S.c. oder i.m.
DO: Meerschweinchen, Hamster, Ratte: 0,5 ml 1mal tgl. über 5 Tage.
Hund, Katze, Kaninchen: 1 ml 1mal tgl. über 5 Tage.
Schwein, Schaf, Ziege: 5 ml jeden 2. Tag bis zur Besserung.
Pferd, Rind: 10 ml jeden 2. Tag bis zur Besserung.
SST: Anwendung nach Rücksprache mit dem Tierarzt.
PG: 1ML 10 ST VN [€ 31,50], **10ML** 5 ST VN [€ 47,80]

Lasea 80 mg - Weichkapseln 49Z

(Z.Nr. 1-38956) RPF. P. N05BX05
ZI: Dr. Willmar Schwabe, Karlsruhe, Deutschland
Z: 1 Weichkapsel enthält: Lavendelöl 80 mg (entspr. Lavandula angustifolia Mill., aetheroleum), Kapselinhalt: Rapsöl, raffiniertes; Kapselhülle: Gelatine, succinyliert, Glycerol 85%, Sorbitol 70%, flüssig (nicht kristallisiernd) (entspr. Sorbitol ca. 12 mg), Carminsäure, Aluminiumsalz, Patentblau V, Aluminiumsalz, Titandioxid.
EW: Anxiolytisch.
AG: Pflanzliches Arzneimittel zur Behandlung temporärer ängstlicher Verstimmung.
AA: Unzerkaut mit Flüssigkeit schlucken. Nicht im Liegen einnehmen.
DO: 1mal tgl. 1 Weichkapsel über max. 3 Monate. Keine Daten an Kindern und Jugendlichen.
GA: Leberschäden.
SST: Nicht empfohlen.
NW: Magen/Darm (Aufstoßen), allergische Hautreaktionen.
WW: Andere Anxiolytika, Alkohol.
WH: Bei Dialysepatienten nicht empfohlen. Verkehrshinweis.
PG: 14 ST * (EKO: N) [€ 12,80], 28 ST * (EKO: N) [€ 22,90]

Lasilacton 20 mg/50 mg - Kapseln 25B01

(Z.Nr. 0-17055) NR. P. C03EB01
ZI: sanofi-aventis, Wien
Z: 1 Kapsel enthält: Furosemid 20 mg, Spironolacton 50 mg, Kapselinhalt: Lactose monohydrat 95 mg, Cellulose, mikrokristalline, Talkum, Carboxymethylstärke, Natrium (entspr. Natrium < 1 mmol), Magnesium stearat; Kapselhülle: Indigotin, Titandioxid, Gelatine.
EW: Saluretische Kombination.
AG: Ödeme und Aszites bei Hyperaldosteronismus (Herzinsuffizienz, Leberzirrhose, nephrotisches Syndrom).
AA: Vor dem Frühstück oder Mittagessen unzerkaut schlucken.
DO: TD initial 2(-4) Kapseln, Erhaltungsdosis 1-3 Kapseln tgl. (ev.

nur jeden 2. oder 3. Tag). MTD 4 Kapseln. Für Kinder und Jugendliche nicht empfohlen.
GA: Sulfonamidallergie, Nierenversagen bei Nicht-Ansprechen von Furosemid, schwere Nierenschäden, Leberkoma bei hepatischer Enzephalophatie, hepatorenales Syndrom, Hyperkaliämie, schwere Hyponatriämie, Hypovolämie, schwere Hypokaliämie (vor Behandlungsbeginn auszugleichen).
SST: Gegenanzeige.
NW: Elektrolytstörungen, Hypokaliämie, Hypotonie, Herzrhythmusstörungen, Veränderung der Stimme, Hirsutismus bei der Frau, Potenzstörungen beim Mann, Magengeschwüre, Allergien, Blutbild, Dehydratation, Hypovolämie, Natriummangel, Gichtanfälle, Diabetes, Hörstörungen, akute Pankreatitis, Harnsperre durch plötzliche Harnflut, Thromboseneigung durch Hämokonzentration, Aktivierung eines Lupus erythematodes, Untersuchungen (Kreatinin- und Triglyzerid-Anstieg, PSA-Erhöhung).
WW: Nicht empfohlen: Chloralhydrat. Vorsicht:
Wirkungsabschwächung: NSARs (einschließlich ASS), Phenytoin, Sucralfat.
Wirkungsverstärkung: Blutdrucksenker, Muskelrelaxantien, orale Antikoagulantien, tubulär sezernierte Arzneimittel (Probenecid, Methotrexat), Theophyllin.
Elektrolytstörungen: Kalium ausscheidende Substanzen, Cotrimoxazol (Hyperkaliämie), Cholestyramin (Hyperkaliämie), Herzglykoside. Oto-(Cisplatin) und nephrotoxische Arzneimittel (Röntgenkontrastmittel) verstärkt.
Weitere WW: Antidiabetika, pressorische Amine, Ciclosporin A, Lithium, Risperidon, Levothyroxin.
WH: Kontrolle: Blutdruck, Elektrolyte, Niere, Blutzucker. Verkehrshinweis. Vorsicht bei Azidose, Diabetes, Gicht, Harnabflussbehinderung, zerebralen oder koronaren Durchblutungsstörungen, nephrotischem Syndrom, hohem Risiko für Elektrolytstörungen.
PG: 20 ST (2) (EKO: G) [€ 12,60], 50 ST (EKO: G) [€ 26,15]

L

Lasilacton 20 mg/100 mg - Kapseln 25B01

(Z.Nr. 0-17056) NR. P. C03EB01
ZI: sanofi-aventis, Wien
Z: 1 Kapsel enthält: Furosemid 20 mg, Spironolacton 100 mg, Kapselinhalt: Lactose monohydrat 210 mg, Cellulose, mikrokristalline, Talkum, Carboxymethylstärke, Natrium (entspr. Natrium < 1 mmol), Magnesium stearat; Kapselhülle: Eisenoxid rot, Eisenoxid schwarz, Erythrosin, Titandioxid, Gelatine.
Kurzinformation: siehe Lasilacton 20 mg/50 mg - Kapseln, → S. 785
PG: 20 ST (2) (EKO: G) [€ 22,80]

Lasitace 5 mg/20 mg - Kapseln 10B05

(Z.Nr. 1-21360) RP. P. n.l. C09BA05
ZI: sanofi-aventis, Wien
Z: 1 Kapsel enthält: Ramipril 5 mg, Furosemid 20 mg, Kapselinhalt: Hypromellose, Cellulose, mikrokristalline, Magnesium stearat; Kapselhülle: Gelatine, Titandioxid, Eisenoxid gelb, Erythrosin.
PG: 28 ST * (EKO: N) [€ 29,70 n.l.]

Lasitace 5 mg/40 mg - Kapseln 10B05

(Z.Nr. 1-21361) RP. P. n.l. C09BA05
ZI: sanofi-aventis, Wien
Z: 1 Kapsel enthält: Ramipril 5 mg, Furosemid 40 mg, Kapselinhalt: Hypromellose, Cellulose, mikrokristalline, Magnesium stearat; Kapselhülle: Gelatine, Titandioxid, Chinolingelb, Erythrosin.
PG: 28 ST * (EKO: N) [€ 30,15 n.l.]

Lasix 20 mg/2 ml - Ampullen 25A02

(Z.Nr. 0-12584) RP. P. C03CA01
ZI: sanofi-aventis, Wien
Z: 1 Ampulle mit 2 ml Injektionslösung enthält: Furosemid 20 mg (entspr. Furosemid natrium), Natriumchlorid, Natriumhydroxid, Wasser für Injektionszwecke.
EW: Schleifendiuretikum.
AG: Ödeme bei Herzerkrankungen, Aszites, Nierenschäden, Lungenödem, Gestosen, unterstützend beim Hirnödem, Ödeme bei Verbrennungen, hypertensive Krise.
AA: Langsam i.v. (in Ausnahmefällen i.m.), nicht mit anderen Arzneimitteln mischen.
DO: Initial 20-40 mg; bei Bedarf alle 2 Stunden um 20 mg steigern, diese Dosis 1-2mal tgl. geben. Fortsetzung oral.
Kinder und Jugendliche unter 15 Jahren: 0,5-1 mg/kg KG, MTD 20 mg.
GA: Sulfonamidüberempfindlichkeit, Anurie, Leberkoma, schwere Hypokaliämie, schwere Hyponatriämie, Hypovolämie, Dehydratation.
SST: Nur kurzfristig und unter strenger Indikationsstellung anwenden, nicht stillen.
NW: Elektrolyt-, Flüssigkeitsverluste, Dehydratation, Hypotonie, Kollaps, Kaliumverluste, Natriummangel, Hypokalzämie, Magen/Darm, Allergien, Blutbild, Haut, Photosensibilität, anaphylaktischer Schock, Kreatinin- und Harnstoffanstieg, Cholesterin- und Triglyzeridanstieg, Diabetes verschlechtert, Pankreatitis, Hörstörungen, Harnsperre (bei Prostatahypertrophie).
Aktivierung eines Lupus erythematodes. Nephrokalzinose bei Frühgeborenen.
WW: Vorsicht: Herzglykoside gesteigert (Kaliummangel), Glukokortikoide, Laxantien (Kaliumverlust), Aminoglykoside (verstärkt nephrotoxisch und ototoxisch), Cisplatin (ototoxisch), Antikoagulanzien, Theophyllin, Blutdrucksenker (ACE-Hemmer) verstärkt; NSAR, Phenytoin, Sucralfat, Aliskiren schwächen Furosemid ab. Lithium, Risperidon, Ciclosporin A, Levothyroxin.
WH: Kontrolle: Kalium, Elektrolyte, Flüssigkeitsbilanz, Blutzucker. Verkehrshinweis. Kaliumreiche Kost empfohlen.
PG: 12 ST * (EKO: N) [€ 12,65], **BP5X5** 25 ST * (EKO: N) [€ 16,95 n.l.]

Lasix 40 mg/4 ml - Ampullen 25A02

(Z.Nr. 0-17822) RP. P. C03CA01
ZI: sanofi-aventis, Wien
Z: 1 Ampulle mit 4 ml Injektionslösung enthält: Furosemid 40 mg (entspr. Furosemid natrium), Natriumchlorid, Natriumhydroxid, Wasser für Injektionszwecke.
Kurzinformation: siehe Lasix 20 mg/2 ml - Ampullen, → S. 786
PG: 5 ST * (EKO: N) [€ 10,35]

Lasix retard 30 mg - Kapseln 25A02

(Z.Nr. 0-17113) RP. P. C03CA01
ZI: sanofi-aventis, Wien
Z: 1 Kapsel enthält: Furosemid 30 mg, Saccharose 85 mg, Maisstärke, Povidon 25000, Talkum, Stearinsäure, Aluminium hydroxid Gel, Schellack, Gelatine, Titandioxid, Indigocarmin, Eisenoxid gelb.
EW: Schleifendiuretikum.
AG: Ödeme bei Herz-, Leber-, Nierenschäden, bei Verbrennungen, Hypertonie, nephrotisches Syndrom.
AA: Vor dem Frühstück bzw. vor den Mahlzeiten unzerkaut mit Flüssigkeit.
DO: Initial und als Erhaltungstherapie 1mal tgl. 30 mg, in schweren Fällen 2mal tgl. 30 mg oder 1mal tgl. 60 mg.
GA: Sulfonamidüberempfindlichkeit, Anurie, Leberkoma, schwere Hypokaliämie, schwere Hyponatriämie, Hypovolämie, Dehydratation.
SST: Nur kurzfristig und unter strenger Indikationsstellung anwenden, nicht stillen.
NW: Elektrolyt-, Flüssigkeitsverluste, Dehydratation, Hypotonie, Kollaps, Kaliumverluste, Natriummangel, Hypokalzämie, Magen/Darm, Allergien, Blutbild, Haut, Photosensibilität, anaphylaktischer Schock, Kreatinin- und Harnstoffanstieg, Cholesterin- und Triglyzeridanstieg, Diabetes verschlechtert, Pankreatitis, Hörstörungen, Harnsperre (bei Prostatahypertrophie).
Aktivierung eines Lupus erythematodes. Nephrokalzinose bei Frühgeborenen.
WW: Vorsicht: Herzglykoside gesteigert (Kaliummangel), Glukokortikoide, Laxantien (Kaliumverlust), Aminoglykoside (verstärkt nephrotoxisch und ototoxisch), Cisplatin (ototoxisch), Antikoagulanzien, Theophyllin, Blutdrucksenker (ACE-Hemmer) verstärkt; NSAR, Phenytoin, Sucralfat, Aliskiren schwächen Furosemid ab. Lithium, Risperidon, Ciclosporin A, Levothyroxin.
WH: Kontrolle: Kalium, Elektrolyte, Flüssigkeitsbilanz, Blutzucker. Verkehrshinweis. Kaliumreiche Kost empfohlen.
PG: 20 ST (2) (EKO: G) [€ 4,40]

Lasix retard 60 mg - Kapseln 25A02

(Z.Nr. 1-22210) RP. P. C03CA01
ZI: sanofi-aventis, Wien
Z: 1 Kapsel enthält: Furosemid 60 mg, Saccharose 138 mg, Maisstärke, Povidon 25000, Talkum, Stearinsäure, Aluminium hydroxid Gel, Schellack, Gelatine, Titandioxid, Indigocarmin, Eisenoxid gelb, Glucose-Sirup 5 mg.
Kurzinformation: siehe Lasix retard 30 mg - Kapseln, → S. 786
PG: 20 ST (2) (EKO: G) [€ 7,30]

Lasix 250 mg - Konzentrat zur Herstellung einer Infusionslösung 25A02

(Z.Nr. 0-15861) RP. P. C03CA01
ZI: sanofi-aventis, Wien
Z: 1 Ampulle mit 25 ml enthält: Furosemid 250 mg (entspr. Furosemid natrium), Mannit, Natriumhydroxid 1,75 mg, Wasser für Injektionszwecke.
EW: Schleifendiuretikum.
AG: Nur bei Patienten mit stark verminderter Glomerulumfiltration (GFR <20 ml/min): -Nephrotisches Syndrom bei Patienten, die auf eine orale Dosis bis 120 mg/Tag nicht ansprechen (im Vordergrund steht die Therapie der Grunderkrankung), Oligurie bei fortgeschrittener und terminaler Niereninsuffizienz (prädialytisches und dialysebedürftiges Stadium), wenn Ödeme und/oder Bluthochdruck

vorliegen, bzw. zur Aufrechterhaltung einer Restdiurese.
AA: I.v. Infusion mit Perfusor, Infusionsgeschwindigkeit max. 2,5-4 mg/min. Mit NaCl- und Ringer-Lösung mischbar, nicht mit sauren Lösungen (z.B. handelsüblichen Glukoselösungen).
DO: Akutes Nierenversagen: 50-100 mg/Std., MTD 1500 mg.
Chronische Niereninsuffizienz: Initial 0,1 mg/min., dann steigern.
Kinder und Jugendliche unter 15 Jahren: 0,5-1 mg/kg KG, MTD 20 mg.
GA: Sulfonamidüberempfindlichkeit, GFR über 20ml/min., Anurie, Leberkoma, schwere Hypokaliämie, schwere Hyponatriämie, Hypovolämie, Dehydratation.
SST: Nur kurzfristig und unter strenger Indikationsstellung anwenden, nicht stillen.
NW: Elektrolyt-, Flüssigkeitsverluste, Dehydratation, Hypotonie, Kollaps, Kaliumverluste, Natriummangel, Hypokalzämie, Magen/Darm, Allergien, Blutbild, Haut, Photosensibilität, anaphylaktischer Schock, Kreatinin- und Harnstoffanstieg, Cholesterin- und Triglyzeridanstieg, Diabetes verschlechtert, Pankreatitis, Hörstörungen, Harnsperre (bei Prostatahypertrophie).
Aktivierung eines Lupus erythematodes. Nephrokalzinose bei Frühgeborenen.
WW: Vorsicht: Herzglykoside gesteigert (Kaliummangel), Glukokortikoide, Laxantien (Kaliumverlust), Aminoglykoside (verstärkt nephrotoxisch und ototoxisch), Cisplatin (ototoxisch), Antikoagulanzien, Theophyllin, Blutdrucksenker (ACE-Hemmer) verstärkt; NSAR, Phenytoin, Sucralfat, Aliskiren schwächen Furosemid ab. Lithium, Risperidon, Ciclosporin A, Levothyroxin.
WH: Kontrolle: Kalium, Elektrolyte, Flüssigkeitsbilanz, Blutzucker. Verkehrshinweis. Kaliumreiche Kost empfohlen.
PG: 6 ST * (EKO: N) [€ 45,95]

Lasix 40 mg - Tabletten — 25A02

(Z.Nr. 0-12585) RP. P. — C03CA01
ZI: sanofi-aventis, Wien
Z: 1 Tablette enthält: Furosemid 40 mg, Maisstärke, Lactose 53 mg, Stärke, vorverkleistert, Talkum, Magnesium stearat, Siliciumdioxid.
EW: Schleifendiuretikum.
AG: Ödeme bei Herz-, Leber-, Nierenschäden, bei Verbrennungen, Hypertonie, nephrotisches Syndrom.
AA: Vor dem Frühstück bzw. vor den Mahlzeiten unzerkaut mit Flüssigkeit
DO: TD 40-240 mg.
Kinder und Jugendliche: TD 1-2 mg/kg KG, MTD 40 mg.
GA: Sulfonamidüberempfindlichkeit, Anurie, Leberkoma, schwere Hypokaliämie, schwere Hyponatriämie, Hypovolämie, Dehydratation.
SST: Nur kurzfristig und unter strenger Indikationsstellung anwenden, nicht stillen.
NW: Elektrolyt-, Flüssigkeitsverluste, Dehydratation, Hypotonie, Kollaps, Kaliumverluste, Natriummangel, Hypokalzämie, Magen/Darm, Allergien, Blutbild, Haut, Photosensibilität, anaphylaktischer Schock, Kreatinin- und Harnstoffanstieg, Cholesterin- und Triglyzeridanstieg, Diabetes verschlechtert, Pankreatitis, Hörstörungen, Harnsperre (bei Prostatahypertrophie).
Aktivierung eines Lupus erythematodes. Nephrokalzinose bei Frühgeborenen.
WW: Vorsicht: Herzglykoside gesteigert (Kaliummangel), Glukokortikoide, Laxantien (Kaliumverlust), Aminoglykoside (verstärkt nephrotoxisch und ototoxisch), Cisplatin (ototoxisch), Antikoagulanzien, Theophyllin, Blutdrucksenker (ACE-Hemmer) verstärkt; NSAR, Phenytoin, Sucralfat, Aliskiren schwächen Furosemid ab. Lithium, Risperidon, Ciclosporin A, Levothyroxin.
WH: Kontrolle: Kalium, Elektrolyte, Flüssigkeitsbilanz, Blutzucker. Verkehrshinweis. Kaliumreiche Kost empfohlen.
PG: 20 ST (2) (EKO: G) [€ 2,35], 50 ST (EKO: G) [€ 5,90]

Lasix 80 mg- Tabletten — 25A02

(Z.Nr. 0-17821) RP. P. — C03CA01
ZI: sanofi-aventis, Wien
Z: 1 Tablette enthält: Furosemid 80 mg, Maisstärke, Lactose 106 mg, Stärke, vorverkleistert, Talkum, Magnesium stearat, Aerosil.
EW: Schleifendiuretikum.
AG: Ödeme bei Herz-, Leber-, Nierenschäden, bei Verbrennungen, Hypertonie, nephrotisches Syndrom.
AA: Vor dem Frühstück bzw. vor den Mahlzeiten unzerkaut mit Flüssigkeit
DO: TD 40-240 mg.
Kinder und Jugendliche: TD 1-2 mg/kg KG, MTD 40 mg.
80 mg-Tabletten für Kinder und Jugendliche nicht vorgesehen.
GA: Sulfonamidüberempfindlichkeit, Anurie, Leberkoma, schwere Hypokaliämie, schwere Hyponatriämie, Hypovolämie, Dehydratation.
SST: Nur kurzfristig und unter strenger Indikationsstellung anwenden, nicht stillen.
NW: Elektrolyt-, Flüssigkeitsverluste, Dehydratation, Hypotonie, Kollaps, Kaliumverluste, Natriummangel, Hypokalzämie, Magen/Darm, Allergien, Blutbild, Haut, Photosensibilität, anaphylaktischer Schock, Kreatinin- und Harnstoffanstieg, Cholesterin- und Triglyzeridanstieg, Diabetes verschlechtert, Pankreatitis, Hörstörungen, Harnsperre (bei Prostatahypertrophie).
Aktivierung eines Lupus erythematodes. Nephrokalzinose bei Frühgeborenen.
WW: Vorsicht: Herzglykoside gesteigert (Kaliummangel), Glukokortikoide, Laxantien (Kaliumverlust), Aminoglykoside (verstärkt nephrotoxisch und ototoxisch), Cisplatin (ototoxisch), Antikoagulanzien, Theophyllin, Blutdrucksenker (ACE-Hemmer) verstärkt; NSAR, Phenytoin, Sucralfat, Aliskiren schwächen Furosemid ab. Lithium, Risperidon, Ciclosporin A, Levothyroxin.
WH: Kontrolle: Kalium, Elektrolyte, Flüssigkeitsbilanz, Blutzucker. Verkehrshinweis. Kaliumreiche Kost empfohlen.
PG: 30 ST (2) (EKO: G) [€ 6,45]

Lasix 500 mg - Tabletten — 25A02

(Z.Nr. 0-15860) RP. P. — C03CA01
ZI: sanofi-aventis, Wien
Z: 1 Tablette enthält: Furosemid 500 mg, Lactose 55 mg (entspr. Lactose monohydrat), Maisstärke, Cellulosepulver, Natriumstärkeglykolat, Talkum, Kieselsäure, wasserfrei, kolloidal, Magnesium stearat, Chinolingelb.
EW: Schleifendiuretikum.
AG: Nur bei Patienten mit stark verminderter Glomerulumfiltration (GFR <20 ml/min):
-Nephrotisches Syndrom bei Patienten, die auf eine orale Dosis bis 120 mg/Tag nicht ansprechen (im Vordergrund steht die Therapie der Grunderkrankung),
Oligurie bei fortgeschrittener und terminaler Niereninsuffizienz (prädialytisches und dialysebedürftiges Stadium), wenn Ödeme und/oder Bluthochdruck vorliegen, bzw. zur Aufrechterhaltung einer Restdiurese.
AA: Vor den Mahlzeiten unzerkaut mit reichlich Flüssigkeit.
DO: TD 250-1500 mg.
500 mg-Tabletten für Kinder und Jugendliche nicht vorgesehen.
GA: Sulfonamidüberempfindlichkeit, GFR über 20ml/min., Anurie, Leberkoma, schwere Hypokaliämie, schwere Hyponatriämie, Hypovolämie, Dehydratation.
SST: Nur kurzfristig und unter strenger Indikationsstellung anwenden, nicht stillen.
NW: Elektrolyt-, Flüssigkeitsverluste, Dehydratation, Hypotonie, Kollaps, Kaliumverluste, Natriummangel, Hypokalzämie, Magen/Darm, Allergien, Blutbild, Haut, Photosensibilität, anaphylaktischer Schock, Kreatinin- und Harnstoffanstieg, Cholesterin- und Triglyzeridanstieg, Diabetes verschlechtert, Pankreatitis, Hörstörungen, Harnsperre (bei Prostatahypertrophie).
Aktivierung eines Lupus erythematodes. Nephrokalzinose bei Frühgeborenen.
WW: Vorsicht: Herzglykoside gesteigert (Kaliummangel), Glukokortikoide, Laxantien (Kaliumverlust), Aminoglykoside (verstärkt nephrotoxisch und ototoxisch), Cisplatin (ototoxisch), Antikoagulanzien, Theophyllin, Blutdrucksenker (ACE-Hemmer) verstärkt; NSAR, Phenytoin, Sucralfat, Aliskiren schwächen Furosemid ab. Lithium, Risperidon, Ciclosporin A, Levothyroxin.
WH: Kontrolle: Kalium, Elektrolyte, Flüssigkeitsbilanz, Blutzucker. Verkehrshinweis. Kaliumreiche Kost empfohlen.
PG: 20 ST (2) (EKO: G) [€ 32,00]

Lasix 500 mg - Tabletten — 25A02

(Z.Nr. 15860-P3) RP. P. Parallelimport. — C03CA01
V: Eurim-Pharm, Salzburg
Z: 1 Tablette enthält: Furosemid 500 mg, Lactose 55 mg (entspr. Lactose monohydrat), Maisstärke, Cellulosepulver, Natriumstärkeglykolat, Talkum, Kieselsäure, wasserfrei, kolloidal, Magnesium stearat, Chinolingelb.
PG: 20 ST (2) (EKO: G) [€ 31,35]

Lasix 500 mg - Tabletten — 25A02
(Z.Nr. 0-15860-P4) RP. P. Parallelimport. — C03CA01
nicht im Handel.

Latacris 50 Mikrogramm/ml - Augentropfen — 47G02

(Z.Nr. 1-31792) RP. P. E. — S01EE01
ZI: Dermapharm, Wien
Z: 1 ml Lösung enthält: Latanoprost 50 µg, Natrium monohydrogenphosphat, Natriumdihydrogenphosphat Monohydrat, Natriumchlorid, Benzalkonium chlorid 0,2 mg, Wasser, gereinigtes.
EW: Prostaglandin $F_{2\alpha}$-Analogon, senkt Augeninnendruck.
AG: Weitwinkelglaukom, okuläre Hypertension, kindliches Glaukom.
AH: Nach Öffnen der Tropfflasche 4 Wochen haltbar.
DO: Alle Altersstufen: 1mal tgl. (abends) 1 Tropfen in den Bindehautsack des erkrankten Auges.
Keine Daten an Frühgeborenen.
SST: Gegenanzeige.

NW: Zunahme des braunen Pigmentanteils der Iris, Augenentzündung, Dunkelfärbung der Augenwimpern oder der Haut des Augenlids. Fremdkörpergefühl, selten Uveitis/Iritis, Makulaödem; Asthma, Haut, Kopfschmerzen, Herzklopfen, Muskel- und Gelenkschmerzen.
WW: Nicht mit anderen Prostaglandinen anwenden.
WH: Verkehrshinweis. Vorsicht bei Asthma Aphakie, Risiko für zystoides Makulaödem. Iritis/Uveitis. Auf bleibende Farbveränderungen der Iris achten. Kontaktlinsen nach 15 min. wieder einsetzen.
PG: 2,5 ML AU (2) (EKO: G) [€ 11,45]

Latanoprost Agepha 50 Mikrogramm/ml - Augentropfen 47G02
(Z.Nr. 1-29585) RP. P. E. S01EE01
ZI: Agepha Pharma, Senec, Slowakei
Z: 1 ml Augentropfen enthält: Latanoprost 50 µg, Natriumchlorid, Benzalkonium chlorid 0,2 mg, Natriumdihydrogenphosphat Monohydrat, Natriummonohydrogenphosphat, wasserfrei, Wasser für Injektionszwecke.
Kurzinformation: siehe Latacris 50 Mikrogramm/ml - Augentropfen, → S. 787
PG: 2,5 ML AU (2) (EKO: G) [€ 13,75]

Latanoprost Pfizer 50 Mikrogramm/ml - Augentropfen 47G02
(Z.Nr. 1-30982) RP. P. E. S01EE01
ZI: Pfizer Corporation Austria, Wien
Z: 1 ml enthält: Latanoprost 50 µg, Natriumchlorid, Benzalkonium chlorid 0,2 mg, Natriumdihydrogenphosphat Monohydrat 4,6 mg, Natriummonohydrogenphosphat, wasserfrei 4,74 mg, Wasser für Injektionszwecke.
Kurzinformation: siehe Latacris 50 Mikrogramm/ml - Augentropfen, → S. 787
PG: 2,5 ML AU (2) (EKO: G) [€ 13,75]

Latanoprost comp ratiopharm 50 Mikrogramm/ml und 5 mg/ml - Augentropfen 47H04
(Z.Nr. 1-30274) RP. P. E. S01ED51
ZI: Teva, Haarlem, Niederlande
Z: 1 ml Lösung enthält: Latanoprost 50 µg, Timolol maleat 6,8 mg, (entspr. Timolol 5 mg), Natriumchlorid, Benzalkonium chlorid 0,2 mg, Natriumdihydrogenphosphat-2-Wasser, Dinatriumhydrogenphosphat-12-Wasser, Wasser, gereinigtes, Natriumhydroxid zur pH-Wert-Einstellung, Salzsäure zur pH-Wert-Einstellung.
EW: Augendruck senkende Kombination.
AG: Weitwinkelglaukom, kindliches Glaukom.
AA: In den Bindehautsack des erkrankten Auges eintropfen. Nasolakrimale Okklusion oder Schließen der Augenlider für 2 min reduziert die systemische Resorption.
DO: 1mal tgl. 1 Tropfen in das betroffene Auge eintropfen. Keine Untersuchungen an Kindern und Jugendlichen.
GA: Reaktive Atemwegserkrankungen, Sinusbradykardie, Sick-Sinus-Syndrom, AV-Block 2. oder 3. Grades, Herzinsuffizienz, kardiogener Schock.
SST: Nicht anwenden.
NW: Verstärkte Irispigmentierung, Sehstörungen, Augenirritationen, Herpes-Keratitis, Kopfschmerzen, Exanthem; NW der Einzelsubstanzen beachten (Latanoprost: Asthma; Timolol: Herz/Kreislauf, Atemwege, ZNS, Psyche, Magen/Darm). Systemische NW möglich.
WW: WW von Beta-Blockern beachten: Verstärkung anderer Blutdrucksenker, Antidiabetika (Hypoglykämie), Clonidin (verstärkte Hypertension beim plötzlichen Absetzen). Paradoxe Augendruckerhöhung durch andere Prostaglandinanaloga. Adrenalin (Mydriasis).
WH: Vorsicht bei kardiovaskulären Erkrankungen, Hypotonie, Herzblock 1. Grades, peripheren Durchblutungsstörungen, COPD, Hornhauterkrankungen, Herpes-Keratitis. Mögliche systemische Wirkungen von Timolol beachten. Weiche Kontaktlinsen vor der Anwendung herausnehmen und erst 15 min danach wieder einsetzen. Verkehrshinweis.
PG: 2,5 ML AU (2) (EKO: G) [€ 14,30]

Latanoprost Sandoz 50 Mikrogramm/ml - Augentropfen 47G02
(Z.Nr. 1-30546) RP. P. E. nicht im Handel. S01EE01

Latanoprost Stada 50 Mikrogramm/ml - Augentropfen 47G02
(Z.Nr. 1-30255) RP. P. E. S01EE01
ZI: Stada Arzneimittel, Wien
Z: 1 ml enthält: Latanoprost 50 µg, Benzalkonium chlorid 0,2 mg, Natriumdihydrogenphosphat Monohydrat, Natriummonohydrogenphosphat, wasserfrei (entspr. Phosphate 6,34 mg), Natriumchlorid, Wasser, gereinigtes.
Kurzinformation: siehe Latacris 50 Mikrogramm/ml - Augentropfen, → S. 787
PG: 2,5 ML AU (2) (EKO: G) [€ 11,45]

Latanoprost Unimed Pharma 50 Mikrogramm/ml - Augentropfen 47G02
(Z.Nr. 1-31790) RP. P. E. S01EE01
ZI: Unimed Pharma, Bratislava, Slowakei
Z: 1 ml Lösung enthält: Latanoprost 50 µg, Natriumchlorid, Benzalkonium chlorid Lösung 0,2 mg, Natriumdihydrogenphosphat Monohydrat, Natriummonohydrogenphosphat, wasserfrei, Salzsäure zur pH-Wert-Einstellung, Natriumhydroxid zur pH-Wert-Einstellung, Wasser für Injektionszwecke.
Kurzinformation: siehe Latacris 50 Mikrogramm/ml - Augentropfen, → S. 787
PG: 2,5 ML AU (2) (EKO: G) [€ 11,80]

Latanoprost/Timolol Pfizer 50 Mikrogramm/ml + 5 mg/ml - Augentropfen 47H04
(Z.Nr. 1-31177) RP. P. E. S01ED51
ZI: Pfizer Corporation Austria, Wien
Z: 1 ml Lösung enthält: Latanoprost 50 µg, Timolol 5 mg (entspr. Timolol maleat 6,8 mg), Natriumchlorid, Benzalkonium chlorid 0,2 mg, Natriumdihydrogenphosphat Monohydrat, Natrium monohydrogenphosphat (entspr. Phosphat 6,39 mg), Salzsäure-Lösung zur pH-Wert-Einstellung, Natriumhydroxid-Lösung zur pH-Wert Einstellung, Wasser für Injektionszwecke.
EW: Augendruck senkende Kombination.
AG: Weitwinkelglaukom, okuläre Hypertension.
DO: 1mal tgl, 1 Tropfen in den Bindehautsack des erkrankten Auges eintropfen. Keine Untersuchungen an Kindern und Jugendlichen.
GA: Reaktive Atemwegserkrankungen, Sinusbradykardie, Sick-Sinus-Syndrom, AV-Block 2. oder 3. Grades, Herzinsuffizienz, kardiogener Schock.
SST: Nicht anwenden.
NW: Verstärkte Irispigmentierung, Sehstörungen, Augenirritationen, Herpes-Keratitis, Kopfschmerzen, Exanthem; NW der Einzelsubstanzen beachten (Latanoprost: Asthma; Timolol: Herz/Kreislauf, Atemwege, ZNS, Psyche, Magen/Darm). Systemische NW möglich.
WW: WW von Beta-Blockern beachten: Verstärkung anderer Blutdrucksenker, Antidiabetika (Hypoglykämie), Clonidin (verstärkte Hypertension beim plötzlichen Absetzen). Paradoxe Augendruckerhöhung durch andere Prostaglandinanaloga. Adrenalin (Mydriasis).
WH: Vorsicht bei kardiovaskulären Erkrankungen, Hypotonie, Herzblock 1. Grades, peripheren Durchblutungsstörungen, COPD, Hornhauterkrankungen, Herpes-Keratitis. Mögliche systemische Wirkungen von Timolol beachten. Weiche Kontaktlinsen vor der Anwendung herausnehmen und erst 15 min danach wieder einsetzen. Verkehrshinweis.
PG: 2,5 ML AU (2) (EKO: G) [€ 14,30]

Latanoprost/Timolol Pharmathen 50 Mikrogramm/ml + 5 mg/ml - Augentropfen, Lösung 47H04
(Z.Nr. 1-40339) RP. P. nicht im Handel. S01ED51

Latanoprost/Timolol Stada 50 Mikrogramm/ml + 5 mg/ml - Augentropfen 47H04
(Z.Nr. 1-30275) RP. P. E. S01ED51
ZI: Stada Arzneimittel, Wien
Z: 1 ml Lösung enthält: Latanoprost 50 µg, Timolol maleat 6,8 mg (entspr. Timolol 5 mg), Natriumchlorid, Benzalkonium chlorid 200 µg, Natriumdihydrogenphosphat-dihydrat, Dinatriumhydrogenphosphat-12-Wasser (entspr. Phosphate 6,31 mg), Natriumhydroxid zur pH-Wert-Einstellung, Salzsäure zur pH-Wert-Einstellung, Wasser, gereinigtes.
Kurzinformation: siehe Latanoprost comp ratiopharm 50 Mikrogramm/ml und 5 mg/ml - Augentropfen, → S. 788
PG: 2,5 ML AU (2) (EKO: G) [€ 13,70]

LatanoTim-Vision 50 Mikrogramm/ml + 5 mg/ml - Augentropfen, Lösung 47H04
(Z.Nr. 1-30917) RP. P. E. S01ED51
ZI: OmniVision, Puchheim, Deutschland
Z: 1 ml Lösung enthält: Latanoprost 50 µg (entspr. → ca. 1,25 µg/Tr) Timolol 5 mg (entspr. → ca. 0,13 mg/Tr) (entspr. Timolol maleat 6,8 mg) (entspr. → ca. 0,17 mg/Tr), Natriumchlorid, Benzalkonium chlorid 200 µg, Natriumdihydrogenphosphat-dihydrat, Natriummonohydrogenphosphat Dodecahydrat (entspr. Phosphate 6,31 mg), Natriumhydroxid zur pH-Wert-Einstellung, Salzsäure zur pH-Wert-Einstellung, Wasser, gereinigtes.
EW: Augendruck senkende Kombination.

AG: Offenwinkelglaukom, okuläre Hypertension.
AA: In den Bindehautsack des erkrankten Auges eintropfen. Nasolakrimale Okklusion oder Schließen der Augenlider für 2 min reduziert die systemische Resorption.
DO: 1mal tgl. 1 Tropfen in das betroffene Auge eintropfen. Keine Untersuchungen an Kindern und Jugendlichen.
GA: Reaktive Atemwegserkrankungen, Sinusbradykardie, Sick-Sinus-Syndrom, AV-Block 2. oder 3. Grades, Herzinsuffizienz, kardiogener Schock.
SST: Nicht anwenden.
NW: Verstärkte Irispigmentierung, Sehstörungen, Augenirritationen, Herpes-Keratitis, Kopfschmerzen, Exanthem; NW der Einzelsubstanzen beachten (Latanoprost: Asthma; Timolol: Herz/Kreislauf, Atemwege, ZNS, Psyche, Magen/Darm). Systemische NW möglich.
WW: WW von Beta-Blockern beachten: Verstärkung anderer Blutdrucksenker, Antidiabetika (Hypoglykämie), Clonidin (verstärkte Hypertension beim plötzlichen Absetzen). Paradoxe Augendruckerhöhung durch andere Prostaglandinanaloga. Adrenalin (Mydriasis).
WH: Vorsicht bei kardiovaskulären Erkrankungen, Hypotonie, Herzblock 1. Grades, peripheren Durchblutungsstörungen, COPD, Hornhauterkrankungen, Herpes-Keratitis. Mögliche systemische Wirkungen von Timolol beachten. Weiche Kontaktlinsen vor der Anwendung herausnehmen und erst 15 min danach wieder einsetzen. Verkehrshinweis.
PG: 2,5 ML AU (2) (EKO: G) [€ 13,70]

Latano-Vision 50 Mikrogramm/ml - Augentropfen, Lösung — 47G02
(Z.Nr. 1-30741) RP. P. E. — S01EE01
ZI: OmniVision, Puchheim, Deutschland
Z: 1 ml Lösung enthält: Latanoprost 50 µg, Benzalkonium chlorid 0,2 mg, Natriumdihydrogenphosphat-1-Wasser, Dinatriumhydrogenphosphat (entspr. Phosphate 6,34 mg), Natriumchlorid, Wasser, gereinigtes.
Kurzinformation: siehe Latacris 50 Mikrogramm/ml - Augentropfen, → S. 787
PG: 2,5 ML AU (2) (EKO: G) [€ 11,45]

Latuda 18,5 mg - Filmtabletten — 49B06
(Z.Nr. EU/1/14/913/*) NR. P. nicht im Handel. — N05AE05

Latuda 37 mg - Filmtabletten — 49B06
(Z.Nr. EU/1/14/913/*) NR. P. nicht im Handel. — N05AE05

Latuda 74 mg - Filmtabletten — 49B06
(Z.Nr. EU/1/14/913/*) NR. P. nicht im Handel. — N05AE05

▼ *Laventair Ellipta 55 Mikrogramm/22 Mikrogramm - einzeldosiertes Pulver zur Inhalation* — 50A09
(Z.Nr. EU/1/14/899/*) RP. P. nicht im Handel. — R03AL03

Laxasan - Tropfen — 42J01
(Z.Nr. 1-24243) RPF. P. — A06AB08
ZI: Gebro Pharma, Fieberbrunn
Z: 1 ml (= 21 Tropfen) enthält: Natrium picosulfat 7,5 mg, p-Hydroxybenzoesäuremethylester 2,4 mg, Macrogol glycerolhydroxystearat 8 mg, Pfefferminzöl ätherisch, Fenchelöl ätherisch, Glycerin, wasserfrei, Wasser, gereinigtes.
EW: Laxans.
AG: Kurzfristig bei Obstipation; Beschwerden, die eine erleichterte Darmentleerung erfordern.
AA: 1mal tgl. (abends) einnehmen und mit der niedrigen Dosis beginnen.
DO: Personen ab 10 Jahren: 14-28 Tropfen.
Kinder (4-10 Jahre): 7-14 Tropfen (nur auf ärztliche Verschreibung).
GA: Ileus oder Darmobstruktion, schmerzhafte oder fiebrige akute Bauchschmerzen, schwere Dehydratation, akute Magen/Darm-Entzündungen, Kinder unter 4 Jahren.
SST: Vor allem im 1. Trimenon nur auf ärztliche Anordnung anwenden. Stillen möglich.
NW: Durchfall, Magen/Darm, Schwindel, Synkope, Hautreaktionen, bei Langzeitgabe Elektrolytverluste.
WW: Herzglykoside (bei Kaliummangel verstärkt), Diuretika, Glukokortikoide (Kaliumverlust verstärkt), Antibiotika (Verlust der abführenden Wirkung).
WH: Einnahme über längeren Zeitraum vermeiden. Notwendigkeit einer fortgesetzten Anwendung nach 1 Woche durch den Arzt überprüfen.
Verkehrshinweis.
PG: 20 ML * (EKO: N) [€ 9,30]

🐾 *Laxatract 667 mg/ml - Sirup für Hunde und Katzen* — 825F
(Z.Nr. 8-38650) RP. P. nicht im Handel. — QA06AD11

Laxbene ratiopharm - magensaftresistente Tabletten — 42J01
(Z.Nr. 1-30838) RPF. P. — A06AB02
ZI: Teva, Haarlem, Niederlande
Z: 1 Filmtablette enthält: Bisacodyl 5 mg, Tablettenkern: Maisstärke, Lactose monohydrat 90 mg, Cellulosepulver, Copolyvidon, Siliciumdioxid, hochdisperses, Talkum, Magnesium stearat, Polyethylenglykol 8000; Filmüberzug: (entspr. Poly(methacrylsäure, Methylmethacrylat)) (entspr. Triethylcitrat).
EW: Laxans.
AG: Kurzfristig bei Obstipation; Vorbereitung von Operationen und diagnostischen Verfahren; zur Erleichterung der Darmentleerung.
AA: Mit Flüssigkeit (nicht mit Milch oder Antazida) unzerkaut einnehmen.
DO: 1mal tgl. 1-2 FT; Kinder (4-10 Jahre): 1mal tgl. 1 FT.
Zur Vorbereitung von Eingriffen (nur für Personen ab 10 Jahren) am Vorabend 2-4 FT sowie am Morgen des Eingriffs 1 Laxbene ratiopharm- Zäpfchen.
GA: Magen/Darm-Entzündungen, Ileus, unklares Abdomen, schwere Dehydratation, Kinder unter 4 Jahren.
SST: Nur nach ärztlicher Empfehlung anwenden, in der Stillzeit nicht empfohlen.
NW: Magen/Darm, Dehydratation, Elektrolytstörungen, (Kaliumverlust), Schwindel, Synkope, Allergien.
WW: Diuretika, Kotikosteroide (Elektrolytstörungen); Antazida, Protonenpumpenhemmer, Milch frühestens ½ Std. nach Laxbene zuführen.
GE: Möglich, daher nur in Einzelgaben anwenden.
WH: Nicht zur Langzeitgabe. Missbrauchpotential bei Bulimie beachten.
PG: 100 ST * (EKO: N) [€ 10,50]

Laxbene ratiopharm - Zäpfchen — 42J01
(Z.Nr. 0-15897) RPF. P. — A06AB02
ZI: Teva, Haarlem, Niederlande
Z: 1 Zäpfchen enthält: Bisacodyl 10 mg, Cellulosepulver, Hartfett (entspr. Witepsol H15) (entspr. Witepsol W35).
EW: Laxans.
AG: Obstipation, Vorbereitung von Operationen und diagnostischen Eingriffen.
AA: Rektal.
DO: 1 Zäpfchen tgl. Zur Darmentleerung für Personen ab 10 Jahren 2 Laxbene-Filmtabletten am Vorabend und 1 Zäpfchen am Morgen der Untersuchung.
GA: Magen/Darm-Entzündungen, Ileus, akute Bauchschmerzen, M. Crohn, Colitis ulcerosa, schwere Dehydrierung, Kinder unter 10 Jahren.
SST: In der Schwangerschaft nur auf ärztliche Verordnung anwenden. Anwendung in der Stillzeit möglich.
NW: Magen/Darm (Diarrhoe, Blut im Stuhl), Schwindel, Synkope, Elektrolytverluste. Bei chronischer Überdosierung Muskelschwäche, Nierensteine.
WW: Diuretika, Kortikosteroide (Elektrolytstörungen); Milch, Antazida, Protonenpumpenhemmer (mindestens 30 min Abstand).
WH: Nicht zum Dauergebrauch. Cave Bulimie! Auf Flüssigkeitsverlust achten.
Verkehrshinweis.
PG: 10 ST * (EKO: N) [€ 3,95]

Laxogol - Pulver zur Herstellung einer Lösung zum Einnehmen — 42J03
(Z.Nr. 1-29892) RPF. P. — A06AD65
ZI: Fresenius Kabi Austria, Graz
Z: 1 Beutel enthält: Macrogol 3350 13,125 g (entspr. Polyethylenglykol 3350), Natriumchlorid 0,3507 g, Natriumhydrogencarbonat 0,1785 g (entspr. Natrium 65 mmol/l) (entspr. Hydrogencarbonat 17 mmol/l), Kaliumchlorid 0,0466 g (entspr. Kalium 5 mmol/l) (entspr. Chlorid 53 mmol/l), Siliciumdioxid, hochdisperses, Saccharin natrium, Orangen-Aroma (entspr. Aromastoffe) (entspr. Aromaextrakte) (entspr. Maltodextrin) (entspr. Gummi arabicum) (entspr. alpha-Tocopherol), Zitronen-Limetten-Aroma (entspr. Aromaextrakte) (entspr. Maltodextrin) (entspr. Mannitol) (entspr. D-Glucono-1,5-lacton) (entspr. Sorbitol 0,76 mg) (entspr. Gummi arabicum) (entspr. Siliciumdioxid, hochdisperses).
EW: Osmotisches Laxans.
AG: Chronische Obstipation, Koprostase.
AA: Beutelinhalt in 125 ml Wasser auflösen und trinken. Bei Koprostase 8 Beutel in 1 Liter Wasser auflösen.
DO: Personen ab 12 Jahren: Chronische Obstipation: 1-3mal tgl. 1 Beutel, bei Langzeitgabe tgl. 1 oder 2 Beutel. Für Kinder nicht empfohlen.

Koprostase: Tgl. 8 Beutel über max. 3 Tage. Für Kinder nicht empfohlen.
GA: Darmobstruktion oder -perforation, Ileus, schwere Darmentzündungen.
SST: Anwendung möglich.
NW: Magen/Darm, Allergien, Elektrolytverschiebungen, Kopfschmerzen, periphere Ödeme.
WW: Antiepileptika (verminderte Wirksamkeit). Resorption anderer Arzneimittel vorübergehend vermindert.
WH: Reguläre Flüssigkeitszufuhr gewährleisten.
PG: 10 ST (EKO: G) [€ 3,90], 20 ST (EKO: G) [€ 7,50], 50 ST * (EKO: N) [€ 27,15 n.I.]

L-Carnitin "Fresenius" - orale Lösung 20I02

(Z.Nr. 1-19350) RP. P. A16AA01
ZI: Fresenius Kabi Austria, Graz
Z: 1 Trinkfläschchen zu 10 ml enthält: L-Carnitin 1 g, Natrium methyl-4-hydroxybenzoat 12 mg, Natrium propyl-4-hydroxybenzoat 1 mg, Saccharin natrium-2-Wasser (entspr. Natrium < 1 mmol) (entspr. → < 23 mg), Apfelsäure, Wasser, gereinigtes.
EW: Körpereigene Substanz mit Bedeutung für den Energiestoffwechsel.
AG: Primärer systemischer Carnitinmangel, sekundärer systemischer Carnitinmangel bei Störungen des Intermediärstoffwechsels, Valproat-Therapie.
Versuchsweise bei primär myopathischem Carnitinmangel.
AA: Unverdünnt oder mit Fruchtsäften verdünnt langsam während oder nach den Mahlzeiten einnehmen.
DO: Initial 1mal tgl. 1 g, Erhaltungsdosis 1(-3)mal tgl. 1 g. MED 1 g.
Kinder ab 2 Jahren: Initial 50 mg/kg KG, später 50-100 mg/kg KG tgl., max. 3 g.
Neugeborene, Säuglinge: TD 10 mg/kg KG.
Dosisreduktion bei Nierenschäden.
SST: Nutzen/Risiko-Abwägung.
NW: Magen/Darm, ZNS (Kopfschmerzen, Ohnmacht, Krämpfe), Herzrasen, Hypertonie oder Hypotonie, Haut, Muskelkrämpfe, charakteristischer Körpergeruch; bei Dialysepatienten paradoxe Erhöhung der Triglyzeride und der Thrombozytenaggregation.
WW: Vorsicht: Lipidsenker (additiv), Valproinsäure, Pivmecillinam, Cephalosporine, Cisplatin, Carboplatin, Ifosfamid, Nukleosidanaloga (erhöhter Carnitinbedarf), Antidiabetika (Hypoglykämie), Cumarine (Gerinnung wiederholt kontrollieren).
WH: Vorsicht bei schweren Nierenschäden, Krampfneigung.
Kontrollen: Plasmaspiegel von L-Carnitin, freie Fettsäuren, Triglyzeride, Blutzucker bei Diabetikern. L-Carnitin ist dialysierbar.
PG: 10 ST * (EKO: N) [€ 61,35]

L-Carnitin "Fresenius" 1 g - Ampullen 20I02

(Z.Nr. 1-19352) RP. P. A16AA01
ZI: Fresenius Kabi Austria, Graz
Z: 1 Ampulle mit 5 ml enthält: L-Carnitin 1 g, Salzsäure, Wasser für Injektionszwecke.
EW: Körpereigene Substanz mit Bedeutung für den Energiestoffwechsel.
AG: Primärer systemischer Carnitinmangel, sekundärer systemischer Carnitinmangel bei Störungen des Intermediärstoffwechsels, Valproat-Therapie, totaler parenteraler Ernährung, chronischer Hämodialyse.
AA: Langsam i.v. oder als Zusatz zu Trägerlösungen.
DO: TD 1-2 g; bei chronischer Hämodialyse 1-2 g postdialytisch über max. 1-2 Monate, dann 1 g/Tag, bei Bedarf 1-5 mg/kg KG postdialytisch i.v. oder 100-150 µmol/l als Zusatz zu Dialyselösungen.
Kinder: TD 5-10 mg/kg KG.
SST: Nutzen/Risiko-Abwägung.
NW: Magen/Darm, ZNS (Kopfschmerzen, Ohnmacht, Krämpfe), Herzrasen, Hypertonie oder Hypotonie, Haut, Muskelkrämpfe, charakteristischer Körpergeruch; bei Dialysepatienten paradoxe Erhöhung der Triglyzeride und der Thrombozytenaggregation.
WW: Vorsicht: Lipidsenker (additiv), Valproinsäure, Pivmecillinam, Cephalosporine, Cisplatin, Carboplatin, Ifosfamid, Nukleosidanaloga (erhöhter Carnitinbedarf), Antidiabetika (Hypoglykämie), Cumarine (Gerinnung wiederholt kontrollieren).
WH: Vorsicht bei schweren Nierenschäden, Krampfneigung.
Kontrollen: Plasmaspiegel von L-Carnitin, freie Fettsäuren, Triglyzeride, Blutzucker bei Diabetikern. L-Carnitin ist dialysierbar.
PG: 5 ST * (EKO: N) [€ 42,10]

Lecicarbon - Zäpfchen 42J02

(Z.Nr. 0-03437) RPF. P. A06AX02
ZI: Brady, Wien
Z: 1 Zäpfchen enthält: Kalium hydrogentartrat 0,9 g, Natriumhydrogencarbonat 0,54 g, Kakao-Butter, Hartfett, Soja-Lecithin, Talkum.
EW: Entwickelt nach Einführen in den Mastdarm Kohlensäure.
AG: Verstopfung, Darmentleerung bei Maßnahmen im Rektalbereich.
AA: Rektal.
DO: 20 Minuten vor der gewünschten Entleerung 1 Zäpfchen kurz in Wasser eintauchen und tief in den Mastdarm einführen. In hartnäckigen Fällen nach 20-30 Minuten ein zweites Zäpfchen. Keine Daten an Kindern und Jugendlichen.
GA: Megacolon, Ileus.
SST: Anwendung nach Nutzen/Risiko-Abwägung möglich.
NW: Bauchschmerzen, sehr selten Allergien.
PG: 6 ST (2) (EKO: G) [€ 4,30], 12 ST * (EKO: N) [€ 7,75], 120 ST * (EKO: N) [€ 44,80]

Ledaga 160 Mikrogramm/g - Gel 22P05

(Z.Nr. EU/1/16/1171/*) NR. P. T. L01AA05
ZI: Helsinn Birex Pharmaceuticals, Dublin, Irland
Z: 1 g Gel enthält: Chlormethin 160 µg1 (entspr. Chlormethin hydrochlorid), Diethylenglycolmonoethylether, Propylenglycol, 2-Propanol, Glycerol, Milchsäure, Hyprolose, Natriumchlorid, Racementhol, Natrium edetat, Butylhydroxytoluol.
EW: Alkylans; antineoplastisch.
AG: Kutanes T-Zell-Lymphom (Mycosis fungoides).
AA: Auf der Haut. Details siehe Austria Codex - Fachinformation.
DO: 1mal tgl. dünn auf die betroffenen Hautpartien auftragen. Nicht für Kinder und Jugendliche.
SST: Nicht empfohlen.
NW: Hautreaktionen, Hautinfektionen, Überempfindlichkeit.
WH: Kontakt mit Schleimhäuten, v.a. Auge, vermeiden.
PG: 60 G * (EKO: N) [€ 3.458,95]

Ledermix - Paste 45A05

(Z.Nr. 0-12356) NR. P. A01AB13, A01AC01
ZI: Riemser Pharma, Greifswald-Insel-Riems, Deutschland
Z: 1 g Paste enthält: Demeclocyclin calcium 30,21 mg (entspr. Demeclocyclin hydrochlorid 30 mg), Triamcinolon acetonid 10 mg, Trolamin, Calcium chlorid-2-Wasser, Natrium sulfit wasserfreies 3 mg, Macrogol 400, Macrogol 3000, Zinkoxid, Natrium-calcium-edetat-x-Wasser, Siliciumdioxid, hochdisperses, Wasser, gereinigtes.
EW: Kombination Kortikosteroid + Breitbandantibiotikum.
AG: Pulpitis (Prophylaxe und Therapie), Periodontitis.
AA: Dental (Details siehe Austria-Codex - Fachinformation).
DO: Nach Art und Umfang der Anwendung. An Kindern nur unzureichende Untersuchungen.
GA: Pulpitis purulenta, Wurzelkanalbehandlung von Zähnen des Milchgebisses.
SST: Möglichst nicht anwenden.
NW: Sehr selten Allergien, Bronchialkrämpfe.
WH: Wegen des Kortikoidanteils nicht länger als 2-3 Tage auf der offenen Pulpa liegenlassen.
PG: 5 G * (EKO: N) [€ 60,30]

🐾 Ledum RemaVet - Globuli für Tiere 890A

(Z.Nr. 8-38787) RPF. P. QV03AX
ZI: Remedia Homöopathie, Eisenstadt
Z: 1 g (ca. 120 Globuli) enthält: Ledum palustre (Homöopathie) C200 10 mg, Saccharose.
EW: Homöopathikum.
AG: Rind, Pferd, Schaf, Ziege, Schwein, Kaninchen, Geflügel, Kleinnager, Hund, Katze: Unterstützend bei Stich-, Bisswunden und Wunden am Auge, Folgen von Insektenstichen, Floh- und Zeckenbissen, entzündungsbedingte Gelenkschmerzen.
AA: Zum Eingeben ins Maul oder über die Tränke (20 Globuli in 1 Liter Wasser auflösen).
DO: ED 5 - 10 Globuli.
SST: Nur nach Rücksprache mit dem Tierarzt anwenden.
PG: 10 G VN [€ 12,80]

Lefax 41,2 mg/ml - Suspension zum Einnehmen 07J, 42C01

(Z.Nr. 1-25445) RPF. P. A03AX13, V04CX
ZI: Bayer Austria, Wien
Z: 1 ml Suspension (2 Pumpstöße) enthält: Simeticon 41,2 mg, Sorbinsäure 1,2 mg, Kalium sorbat 0,402 mg, Natrium cyclamat 1,35 mg, Saccharin natrium 0,15 mg, Macrogol 6000, Magnesium Aluminium silicat, Hydroxyethylcellulose, Polyoxyethylene (25) glyceryl trioleate, Bananen-Aroma, Citronensäure, wasserfreie, Wasser, gereinigtes.
EW: Karminativum.
AG: Meteorismus, postoperative Gasbildung, Roemheld-Syndrom, Vorbereitung des Magen/Darm-Trakts für Diagnostik.
AA: Oral, kann gemeinsam mit warmen und kalten Getränken sowie in Flaschennahrung gegeben werden.
DO: Zu oder nach den Mahlzeiten, Erwachsene 2-4 Pumpstöße, Kinder und Säuglinge 1-2 Pumpstöße; vor diagnostischen Untersuchungen 4-6 Pumpstöße, bei Spülmittelvergiftungen mindestens 10 Pumpstöße.

SST: Anwendung möglich.
PG: 50 ML * (EKO: N) [€ 11,05]

Lefax 42 mg - Kautabletten 42C01
(Z.Nr. 1-25444) RPF. P. A03AX13, V04CX
ZI: Bayer Austria, Wien
Z: 1 Kautablette enthält: Simeticon 42 mg, Glucose 300 mg, Saccharose 248 mg, Glycerolmonostearat, selbstemulgierend, Aetheroleum Foeniculi, Aetheroleum Menthae piperitae, Aetheroleum Carvi.
EW: Karminativum.
AG: Meteorismus, postoperative Gasbildung, Roemheld-Syndrom, Vorbereitung des Magen/Darm-Trakts für Diagnostik.
AA: Tabletten zerkauen.
DO: 3mal täglich 1-2 Tabletten zu oder nach den Mahlzeiten. Vor diagnostischen Untersuchungen 2-3 Tabletten am Vortag nach jeder Mahlzeit und am Morgen des Untersuchungstages. Für Kinder unter 2 Jahren nicht geeignet.
SST: Anwendung möglich.
WH: Zuckergehalt einer Tablette entspricht ca. 0,05 BE.
PG: 20 ST * (EKO: N) [€ 3,90 n.l.], 50 ST * (EKO: N) [€ 8,15]

Leflunomid medac 10 mg - Filmtabletten 13A02
(Z.Nr. EU/1/10/637/*) NR. P. L04AA13
ZI: medac Gesellschaft für klinische Spezialpräparate, Wedel, Deutschland
Z: 1 Filmtablette enthält: Leflunomid 10 mg, Tablettenkern: Lactose 76 mg (entspr. Lactose monohydrat), Hyprolose (5,0-16,0% Hydroxypropoxygruppen), Weinsäure, Natriumdodecylsulfat, Magnesium stearat; Filmüberzug: (entspr. Phospholipide aus Sojabohnen, entölt 0,06 mg) (entspr. Poly(vinylalkohol)) (entspr. Talkum) (entspr. Titandioxid) (entspr. Xanthan gummi).
EW: Antirheumatisches Basistherapeutikum.
AG: Aktive rheumatoide Arthritis, Arthritis psoriatica.
AA: Unzerkaut mit Flüssigkeit.
DO: Initial: 1mal tgl. 100 mg über 3 Tage.
Erhaltungsdosis: Bei rheumatischer Arthritis 1mal tgl. 10-20 mg, bei Psoriasis-Arthritis 1mal tgl. 20 mg.
Anwendung nur unter ALT- und Blutbildkontrolle (siehe WH). Nicht für Patienten unter 18 Jahren.
GA: Schwere Immundefekte, Knochenmarksschäden, schwere Infektionen, Nieren-, Leberschäden, Hypoproteinämie.
SST: Strenge Gegenanzeige (im Tierversuch teratogen). Nach Absetzen der Therapie 2 Jahre Wartezeit bis zur Schwangerschaft erforderlich. Empfängnisschutz auch für Männer erforderlich. Details siehe Austria-Codex - Fachinformation.
NW: Blutdruckanstieg, Leber, Magen/Darm (Kolitis), Blutbild, Gewichtsverlust, ZNS, periphere Neuropathie, Sehnenscheidenentzündung, Haarausfall, Allergien (sehr selten Anaphylaxie), Haut (sehr selten schwere Reaktionen), Psoriasis pustulosa, Verschlechterung einer Psoriasis, erhöhte Anfälligkeit für Infektionen, progressive multifokale Leukoenzephalopathie.
WW: Hepato- und hämatotoxische Arzneimittel verstärkt. Cave Cholestyramin oder Aktivkohlepulver. Impfung mit attenuierten Lebendimpfstoffen nicht empfohlen. Teriflunomid nicht empfohlen. Vorsicht: Cumarine. Interaktionen mit vielen weiteren Arzneimitteln möglich. Interferenz mit der Bestimmung des ionisierten Kalziumspiegels.
WH: Kontrollen: ALT und Blutbild (zunächst alle 2 Wochen, nach 6 Monaten alle 8 Wochen), Blutdruck. Auf Infektionen achten, Tuberkuloserisiko berücksichtigen. Alkohol meiden. Verkehrshinweis. Nach Absetzen der Leflunomidtherapie zum Auswaschen 8 g Cholestyramin 3mal tgl. oder 50 g Aktivkohlepulver 4mal tgl. über 11 Tage geben.
Bei Überdosierung Cholestyramin oder Kohle geben.
PG: 30 ST IND (EKO: G) [€ 28,85]

Leflunomid medac 15 mg - Filmtabletten 13A02
(Z.Nr. EU/1/10/637/*) NR. P. nicht im Handel. L04AA13

Leflunomid medac 20 mg - Filmtabletten 13A02
(Z.Nr. EU/1/10/637/*) NR. P. L04AA13
ZI: medac Gesellschaft für klinische Spezialpräparate, Wedel, Deutschland
Z: 1 Filmtablette enthält: Leflunomid 20 mg, Tablettenkern: Lactose 152 mg (entspr. Lactose monohydrat), Hyprolose (5,0-16,0% Hydroxypropoxygruppen), Weinsäure, Natriumdodecylsulfat, Magnesium stearat; Filmüberzug: (entspr. Phospholipide aus Sojabohnen, entölt 0,12 mg) (entspr. Poly(vinylalkohol)) (entspr. Talkum) (entspr. Titandioxid) (entspr. Xanthan gummi).
Kurzinformation: siehe Leflunomid medac 10 mg - Filmtabletten, → S. 791
PG: 30 ST IND (EKO: G) [€ 28,85]

Leflunomid ratiopharm 10 mg - Filmtabletten 13A02
(Z.Nr. EU/1/10/654/*) NR. P. nicht im Handel. L04AA13

Leflunomid ratiopharm 20 mg - Filmtabletten 13A02
(Z.Nr. EU/1/10/654/*) NR. P. nicht im Handel. L04AA13

Leflunomid Stada 10 mg - Filmtabletten 13A02
(Z.Nr. 1-30332) NR. P. L04AA13
ZI: Stada Arzneimittel, Wien
Z: 1 Filmtablette enthält: Leflunomid 10 mg, Tablettenkern: Maisstärke, Povidon, Crospovidon, Siliciumdioxid, hochdisperses, Magnesium stearat, Lactose monohydrat 18,5 mg; Filmüberzug: (entspr. Talkum) (entspr. Hypromellose) (entspr. Titandioxid) (entspr. Macrogol 8000).
EW: Antirheumatisches Basistherapeutikum.
AG: Aktive rheumatoide Arthritis, Arthritis psoriatica.
AA: Unzerkaut mit Flüssigkeit.
DO: Initial: 1mal tgl. 100 mg über 3 Tage.
Erhaltungsdosis: Bei rheumatischer Arthritis 1mal tgl. 10-20 mg, bei Psoriasis-Arthritis 1mal tgl. 20 mg.
Anwendung nur unter ALT- und Blutbildkontrolle (siehe WH). Nicht für Patienten unter 18 Jahren.
GA: Schwere Immundefekte, Knochenmarksschäden, schwere Infektionen, Nieren-, Leberschäden, Hypoproteinämie.
SST: Strenge Gegenanzeige (im Tierversuch teratogen). Nach Absetzen der Therapie 2 Jahre Wartezeit bis zur Schwangerschaft erforderlich.
Empfängnisschutz auch für Männer erforderlich.
Details siehe Austria-Codex - Fachinformation.
NW: Blutdruckanstieg, Leber, Magen/Darm (Kolitis), Blutbild, Gewichtsverlust, ZNS, periphere Neuropathie, Sehnenscheidenentzündung, Haarausfall, Allergien (sehr selten Anaphylaxie), Haut (sehr selten schwere Reaktionen), Psoriasis pustulosa, Verschlechterung einer Psoriasis, erhöhte Anfälligkeit für Infektionen, progressive multifokale Leukoenzephalopathie.
WW: Hepato- und hämatotoxische Arzneimittel verstärkt. Cave Cholestyramin oder Aktivkohlepulver. Impfung mit attenuierten Lebendimpfstoffen nicht empfohlen. Teriflunomid nicht empfohlen. Vorsicht: Cumarine. Interaktionen mit vielen weiteren Arzneimitteln möglich.
WH: Kontrollen: ALT und Blutbild (zunächst alle 2 Wochen, nach 6 Monaten alle 8 Wochen), Blutdruck. Auf Infektionen achten, Tuberkuloserisiko berücksichtigen. Alkohol meiden. Verkehrshinweis. Nach Absetzen der Leflunomidtherapie zum Auswaschen 8 g Cholestyramin 3mal tgl. oder 50 g Aktivkohlepulver 4mal tgl. über 11 Tage geben.
Bei Überdosierung Cholestyramin oder Kohle geben.
PG: 30 ST IND (EKO: G) [€ 34,65]

Leflunomid Stada 20 mg - Filmtabletten 13A02
(Z.Nr. 1-30333) NR. P. L04AA13
ZI: Stada Arzneimittel, Wien
Z: 1 Filmtablette enthält: Leflunomid 20 mg, Tablettenkern: Maisstärke, Povidon, Crospovidon, Siliciumdioxid, hochdisperses, Magnesium stearat, Lactose monohydrat 37 mg; Filmüberzug: (entspr. Talkum) (entspr. Hypromellose) (entspr. Titandioxid) (entspr. Macrogol 8000) (entspr. Eisenoxid gelb).
Kurzinformation: siehe Leflunomid Stada 10 mg - Filmtabletten, → S. 791
PG: 30 ST IND (EKO: G) [€ 34,65]

Leflunomid Zentiva 10 mg - Filmtabletten 13A02
(Z.Nr. EU/1/09/604/*) NR. P. nicht im Handel. L04AA13

Leflunomid Zentiva 100 mg - Filmtabletten 13A02
(Z.Nr. EU/1/09/604/*) NR. P. nicht im Handel. L04AA13

Leflunomid Zentiva 20 mg - Filmtabletten 13A02
(Z.Nr. EU/1/09/604/*) NR. P. nicht im Handel. L04AA13

Legalon 70 mg - Kapseln 40Z01
(Z.Nr. 0-16139) RP. P. A05BA03
ZI: Meda Pharma, Wien
Z: 1 Kapsel enthält: Silymarin 70 mg, (entspr. Mariendistelfrüchte-Trockenextrakt (36-44:1); Ethylacetat 98% (Auszugsmittel) 86,5-93,3 mg) (entspr. Silybi mariani extractum siccum raffinatum et normatum), Povidon, Mannitol, Polysorbat 80, Carboxymethylstärke, Natrium Typ A, Magnesium stearat, Gelatine, Natriumdodecylsulfat, Titandioxid, Eisenoxid rot, Eisenoxid schwarz.
EW: Lebertherapeutikum.
AG: Toxische Leberschäden (Alkohol, Arzneimittel, Diabetes melli-

tus), unter- stützend bei chronisch-entzündlichen Lebererkrankungen und Leberzirrhose.
AA: Unzerkaut mit Flüssigkeit einnehmen.
DO: Initial und in schweren Fällen 3mal tgl. 2 Kapseln, sonst 3mal tgl.
1 Kapsel. Für Kinder und Jugendliche nicht empfohlen.
GA: Korbblütlerüberempfindlichkeit.
SST: Strenge Indikationsstellung, keine klinischen Erfahrungen in der Stillperiode.
NW: Selten schwach laxierend, sehr selten Überempfindlichkeit.
WH: Alkohol ausschalten. Bei Kindern nicht anwenden.
PG: 20 ST (2) (EKO: G) [€ 5,40], 100 ST (EKO: G) [€ 21,30]

Legalon 140 mg - Kapseln 40Z01
(Z.Nr. 1-18656) RP. P. A05BA03
ZI: Meda Pharma, Wien
Z: 1 Kapsel enthält: Silymarin 140 mg, (entspr. Mariendistelfrüchte-Trockenextrakt (36-44:1); Ethylacetat 98% (Auszugsmittel) 173-186,7 mg) (entspr. Silybi mariani extractum siccum raffinatum et normatum), Cellulose, mikrokristalline, Maisstärke, Carboxymethylstärke, Natrium Typ A, Natriumdodecylsulfat, Magnesium stearat, Gelatine, Titandioxid, Eisenoxid rot, Eisenoxid schwarz.
EW: Lebertherapeutikum.
AG: Toxische Leberschäden (Alkohol, Arzneimittel, Diabetes mellitus), unter- stützend bei chronisch-entzündlichen Lebererkrankungen und Leberzirrhose.
AA: Unzerkaut mit Flüssigkeit einnehmen.
DO: 3mal tgl. 1 Kapsel. Für Kinder und Jugendliche nicht empfohlen.
GA: Korbblütlerüberempfindlichkeit.
SST: Strenge Indikationsstellung, keine klinischen Erfahrungen in der Stillperiode.
NW: Selten schwach laxierend, sehr selten Überempfindlichkeit.
WH: Alkohol ausschalten. Bei Kindern nicht anwenden.
PG: 30 ST (2) (EKO: G) [€ 13,65]

Legalon SIL - Trockensubstanz zur Infusionsbereitung 07K, 37E03
(Z.Nr. 0-17730) RP. P.
A05BA03, V03AB
ZI: Meda Pharma, Wien
Z: 1 Durchstechflasche enthält: Silibinin 350 mg (entspr. Silibinin-C-2',3-bis(hydrogensuccinat) 528,5 mg), Inulin.
EW: Unterbricht enterohepatischen Kreislauf von Amatoxinen.
AG: - Leberintoxikation (Knollenblätterpilze)
- Begleittherapie der chronischen Hepatitis C bei Non-Respondern auf PegIFN/Ribavirin.
AA: I.v. Infusion (in 35 ml Glukose- oder NaCl-Lösung lösen und der Infusion zugeben).
DO: Leberintoxikation: TD 20 mg/kg KG in 4 Infusionen von je 2 Std. Dauer, dazwischen je 4 Std. behandlungsfreies Intervall.
Chronische Hepatitis C: TD 20 mg /kg KG in einer Infusion von 2 - 4 Std. über mindestens 14 Tage.
Vitale Indikationsstellung bei Kindern und Jugendlichen.
SST: Bei vitaler Indikation Anwendung möglich.
NW: Hitzegefühl, laxativ.
WH: Flüssigkeits- und Elektrolytbilanz kontrollieren.
PG: 4 ST * (EKO: N) [€ 826,15]

Leganto 1 mg/24 h - transdermales Pflaster 12D01
(Z.Nr. EU/1/11/695/*) RP. P. nicht im Handel. N04BC09

Leganto 2 mg/24 h, 4 mg/24 h, 6 mg/24 h, 8 mg/24 h - transdermales Pflaster 12B03
(Z.Nr. EU/1/11/695/*) RP. P. nicht im Handel. N04BC09

Leganto 2 mg/24 h - transdermales Pflaster 12B03, 12D01
(Z.Nr. EU/1/11/695/*) RP. P. nicht im Handel. N04BC09

Leganto 3 mg/24 h - transdermales Pflaster 12D01
(Z.Nr. EU/1/11/695/*) RP. P. nicht im Handel. N04BC09

Leganto 4 mg/24 h - transdermales Pflaster 12B03
(Z.Nr. EU/1/11/695/*) RP. P. nicht im Handel. N04BC09

Leganto 6 mg/24 h - transdermales Pflaster 12B03
(Z.Nr. EU/1/11/695/*) RP. P. nicht im Handel. N04BC09

Leganto 8 mg/24 h - transdermales Pflaster 12B03
(Z.Nr. EU/1/11/695/*) RP. P. nicht im Handel. N04BC09

Lektinol - Ampullen 55Z
(Z.Nr. 1-27327) RP. P. E. V03AX
ZI: Meda Pharma, Wien
Z: 1 Ampulle zu 0,5 ml enthält: Mistelkraut, frische nicht verholzte Zweige mit Blättern-Flüssigextrakt (1:1,1-1,5); Wasser (Auszugsmittel) 0,02-0,07 mg (entspr. Mistellektin, aktives 15 ng) Natriumchlorid, Natriummonohydrogenphosphat Dodecahydrat, Natriumdihydrogenphosphat-2-Wasser, Dinatrium edetat, Povidon K 17 PF, Wasser für Injektionszwecke.
EW: Immunmodulator.
AG: Zur Verbesserung der Lebensqualität bei Brustkrebs während und nach einer Standardtherapie.
AA: S.c. nach intrakutaner Vortestung mit 0,1 ml 1:100 verdünntem Lektinol.
DO: 2mal wöchentlich 1 Ampulle. Nach 3 Monaten 1 Monat Pause. Bei Kindern nicht anwenden.
GA: Chronisch-progrediente Infektionen.
SST: Nicht anwenden.
NW: Lokale Reaktionen, sehr selten Schüttelfrost, hohes Fieber, Kopfschmerzen, pektanginöse Beschwerden, Orthostase, Allergien.
WH: Nicht in entzündete Hautareale oder in Bestrahlungsfelder injizieren.
PG: 5 ST * (EKO: N) [€ 34,20], 25 ST * (EKO: N) [€ 134,70]

Lemocin - Lutschtabletten 45A03
(Z.Nr. 0-13263) RPF. P. R02AB, R02AD02, R02AA17, R02AB02
ZI: GSK-Gebro Consumer Healthcare, Fieberbrunn
Z: 1 Lutschtablette enthält: Tyrothricin 4 mg (entspr. Gramicidin 800 IE), Cetrimonium bromid 2 mg, Lidocain 1 mg, Siliciumdioxid, hochdisperses, Guar, Magnesium stearat, Saccharin natrium 2 mg, Sorbitol 1083,2 mg, Talkum, Zitronensäure, Pfefferminz-Aroma, Zitronen-Aroma, Chinolingelb, Farbstoff Grün.
EW: Antibiotikum + Lokalanästhetikum.
AG: Mund- und Rachenentzündungen.
AA: Langsam im Mund ohne Kauen zergehen lassen. Nicht auf nüchternen Magen anwenden. Nicht kurz vor oder nach dem Zähneputzen anwenden. Nicht während oder kurz vor dem Trinken oder Essen einnehmen.
DO: Möglichst niedrig dosiert und kurzzeitig anwenden. 1 Tablette alle 1-3 Stunden, MTD 8 Tabletten. Ohne ärztlichen Rat max. 4-5 Tage anwenden. Nicht für Kinder.
GA: Größere frische Wunden im Mund- und Rachenraum, bradykarde Herz- insuffizienz, Bronchialasthma, Radiomukositis.
SST: Nicht anwenden.
NW: Taubheit der Zunge, Nausea, Kratzen oder Brennen in Mund und Rachen, pseudomembranöse Kolitis, sehr selten systemische Überempfindlichkeit.
WW: Anionische Tenside (z.B. Zahnpaste) verringern Wirkung von Cetrimoniumbromid.
PG: 20 ST * (EKO: N) [€ 7,60], 50 ST * (EKO: N) [€ 14,70]

▼ Lemtrada 12 mg - Konzentrat zur Herstellung einer Infusionslösung 56C01
(Z.Nr. EU/1/13/869/*) NR. P. E. L04AA34
ZI: Sanofi Belgium, Diegem, Belgien
Z: 1 Durchstechflasche mit 1,2 ml enthält: Alemtuzumab 12 mg (entspr. → 10 mg/ml), hergestellt durch rekombinante DNA-Technologie in CHO, Dinatriumphosphat dihydrat, Dinatrium edetat, Kaliumchlorid, Kaliumdihydrogenphosphat, Polysorbat 80, Natriumchlorid, Wasser für Injektionszwecke.
EW: Monoklonaler Antikörper.
AG: Krankheits-modifizierende Monotherapie der hoch aktiven schubförmig- remittierenden Multiplen Sklerose.
AA: I.v. Infusion über 4 Std. nach Verdünnen.
DO: TD 12 mg an 5 aufeinander folgenden Tagen. 12 Monate nach der ersten Behandlung 12 mg/Tag an 3 aufeinander folgenden Tagen. Nach Bedarf 3. oder 4. Behandlungsphase (12 mg/Tag an 3 Tagen) nach jeweils mindestens 12 Monaten möglich.
Vorbehandlung mit Kortikosteroiden (am 1. Behandlungstag), Antihistaminika und/oder Antipyretika. Orale Herpes-Prophylaxe empfohlen.
Keine Daten an Kindern und Jugendlichen.
GA: HIV-Infektion, schwere aktive Infektionen, unkontrollierte Hypertonie, Arteriendissektion, Schlaganfall oder Herzinfarkt in der Anamnese, Koagulopathien, andere Autoimmunkrankheiten als MS.
SST: Nutzen/Risiko-Abwägung. Kontrazeption bis 4 Monate nach jeder Behandlungsphase.
NW: Autoimmunität, Leber (Autoimmunhepatitis, Reaktivierung des Epstein- Barr- Virus), akute akalkulöse Cholezystitis, idiopathische thrombozytopenische Purpura, erworbene Hämophilie A, infusionsassoziierte Reaktionen, Infektionen (CMV, Listeriose, Pneumonitis), hämophagozystische Lymphohistiozytose, progressive multifokale Leukoenzephalopathie, Perikarditis, Blutbild, ZNS, Kreislauf (pulmonale alveoläre Blutungen, Myokardinfarkt, Schlaganfall, Dissektionen zervikozephaler Arterien), Schilddrüse, Magen/Darm, Haut, Fieber, Schüttelfrost, Ermüdung. Selten schwerwiegende

NW unter Beteiligung mehrerer Organsysteme.
WW: Lebendimpfstoffe (6 Wochen Abstand).
WH: Vorsicht bei Leberschäden. Während der Infusion Patienten kontinuierlich überwachen. Kontrollen: Schilddrüse, Blutbild, Serumkreatinin, Urin mit Mikroskopie. Verkehrshinweis.
PG: 1 ST * (EKO: N) [€ 11.317,25]

▼ *Lenalidomid Accord 2,5 mg - Hartkapseln* 55L
(Z.Nr. EU/1/18/1316/*) NR. P. nicht im Handel. L04AX04

▼ *Lenalidomid Accord 5 mg - Hartkapseln* 55L
(Z.Nr. EU/1/18/1316/*) NR. P. nicht im Handel. L04AX04

▼ *Lenalidomid Accord 7,5 mg - Hartkapseln* 55L
(Z.Nr. EU/1/18/1316/*) NR. P. nicht im Handel. L04AX04

▼ *Lenalidomid Accord 10 mg - Hartkapseln* 55L
(Z.Nr. EU/1/18/1316/*) NR. P. nicht im Handel. L04AX04

▼ *Lenalidomid Accord 15 mg - Hartkapseln* 55L
(Z.Nr. EU/1/18/1316/*) NR. P. nicht im Handel. L04AX04

▼ *Lenalidomid Accord 20 mg - Hartkapseln* 55L
(Z.Nr. EU/1/18/1316/*) NR. P. nicht im Handel. L04AX04

▼ *Lenalidomid Accord 25 mg - Hartkapseln* 55L
(Z.Nr. EU/1/18/1316/*) NR. P. nicht im Handel. L04AX04

Lenalidomid Aristo 2,5 mg - Hartkapseln 55L
(Z.Nr. 1-40255) NR. P. nicht im Handel. L04AX04

Lenalidomid Aristo 5 mg - Hartkapseln 55L
(Z.Nr. 1-40260) NR. P. nicht im Handel. L04AX04

Lenalidomid Aristo 7,5 mg - Hartkapseln 55L
(Z.Nr. 1-40259) NR. P. nicht im Handel. L04AX04

Lenalidomid Aristo 10 mg - Hartkapseln 55L
(Z.Nr. 1-40258) NR. P. nicht im Handel. L04AX04

Lenalidomid Aristo 15 mg - Hartkapseln 55L
(Z.Nr. 1-40261) NR. P. nicht im Handel. L04AX04

Lenalidomid Aristo 20 mg - Hartkapseln 55L
(Z.Nr. 1-40256) NR. P. nicht im Handel. L04AX04

Lenalidomid Aristo 25 mg - Hartkapseln 55L
(Z.Nr. 1-40257) NR. P. nicht im Handel. L04AX04

Lenalidomid G.L. 2,5 mg - Hartkapseln 55L
(Z.Nr. 1-40381) NR. P. nicht im Handel. L04AX04

Lenalidomid G.L. 5 mg - Hartkapseln 55L
(Z.Nr. 1-40382) NR. P. nicht im Handel. L04AX04

Lenalidomid G.L. 7,5 mg - Hartkapseln 55L
(Z.Nr. 1-40383) NR. P. nicht im Handel. L04AX04

Lenalidomid G.L. 10 mg - Hartkapseln 55L
(Z.Nr. 1-40384) NR. P. nicht im Handel. L04AX04

Lenalidomid G.L. 15 mg - Hartkapseln 55L
(Z.Nr. 1-40385) NR. P. nicht im Handel. L04AX04

Lenalidomid G.L. 20 mg - Hartkapseln 55L
(Z.Nr. 1-40386) NR. P. nicht im Handel. L04AX04

Lenalidomid G.L. 25 mg - Hartkapseln 55L
(Z.Nr. 1-40387) NR. P. nicht im Handel. L04AX04

Lenalidomid Genericon 2,5 mg - Hartkapseln 55L
(Z.Nr. 1-40320) NR. P. nicht im Handel. L04AX04

Lenalidomid Genericon 5 mg - Hartkapseln 55L
(Z.Nr. 1-40327) NR. P. nicht im Handel. L04AX04

Lenalidomid Genericon 7,5 mg - Hartkapseln 55L
(Z.Nr. 1-40328) NR. P. nicht im Handel. L04AX04

Lenalidomid Genericon 10 mg - Hartkapseln 55L
(Z.Nr. 1-40329) NR. P. nicht im Handel. L04AX04

Lenalidomid Genericon 15 mg - Hartkapseln 55L
(Z.Nr. 1-40332) NR. P. nicht im Handel. L04AX04

Lenalidomid Genericon 20 mg - Hartkapseln 55L
(Z.Nr. 1-40333) NR. P. nicht im Handel. L04AX04

Lenalidomid Genericon 25 mg - Hartkapseln 55L
(Z.Nr. 1-40334) NR. P. nicht im Handel. L04AX04

Lenalidomid Sandoz 2,5 mg - Hartkapseln 55L
(Z.Nr. 1-39439) NR. P. nicht im Handel. L04AX04

Lenalidomid Sandoz 5 mg - Hartkapseln 55L
(Z.Nr. 1-39440) NR. P. nicht im Handel. L04AX04

Lenalidomid Sandoz 7,5 mg - Hartkapseln 55L
(Z.Nr. 1-39441) NR. P. nicht im Handel. L04AX04

Lenalidomid Sandoz 10 mg - Hartkapseln 55L
(Z.Nr. 1-39442) NR. P. nicht im Handel. L04AX04

Lenalidomid Sandoz 15 mg - Hartkapseln 55L
(Z.Nr. 1-39443) NR. P. nicht im Handel. L04AX04

Lenalidomid Sandoz 20 mg - Hartkapseln 55L
(Z.Nr. 1-39444) NR. P. nicht im Handel. L04AX04

Lenalidomid Sandoz 25 mg - Hartkapseln 55L
(Z.Nr. 1-39445) NR. P. nicht im Handel. L04AX04

Lenalidomid Stada 2,5 mg - Hartkapseln 55L
(Z.Nr. 1-40309) NR. P. nicht im Handel. L04AX04

Lenalidomid Stada 5 mg - Hartkapseln 55L
(Z.Nr. 1-40307) NR. P. nicht im Handel. L04AX04

Lenalidomid Stada 7,5 mg - Hartkapseln 55L
(Z.Nr. 1-40303) NR. P. nicht im Handel. L04AX04

Lenalidomid Stada 10 mg - Hartkapseln 55L
(Z.Nr. 1-40304) NR. P. nicht im Handel. L04AX04

Lenalidomid Stada 15 mg - Hartkapseln 55L
(Z.Nr. 1-40308) NR. P. nicht im Handel. L04AX04

Lenalidomid Stada 20 mg - Hartkapseln 55L
(Z.Nr. 1-40305) NR. P. nicht im Handel. L04AX04

Lenalidomid Stada 25 mg - Hartkapseln 55L
(Z.Nr. 1-40306) NR. P. nicht im Handel. L04AX04

Lenalidomid Zentiva 2,5 mg - Hartkapseln 55L
(Z.Nr. 1-40201) NR. P. nicht im Handel. L04AX04

Lenalidomid Zentiva 5 mg - Hartkapseln 55L
(Z.Nr. 1-40202) NR. P. nicht im Handel. L04AX04

Lenalidomid Zentiva 7,5 mg - Hartkapseln 55L
(Z.Nr. 1-40203) NR. P. nicht im Handel. L04AX04

Lenalidomid Zentiva 10 mg - Hartkapseln 55L
(Z.Nr. 1-40204) NR. P. nicht im Handel. L04AX04

Lenalidomid Zentiva 15 mg - Hartkapseln 55L
(Z.Nr. 1-40205) NR. P. nicht im Handel. L04AX04

Lenalidomid Zentiva 20 mg - Hartkapseln 55L
(Z.Nr. 1-40206) NR. P. nicht im Handel. L04AX04

Lenalidomid Zentiva 25 mg - Hartkapseln 55L
(Z.Nr. 1-40207) NR. P. nicht im Handel. L04AX04

Lencya 30 mg - Filmtabletten 31I06
(Z.Nr. 1-39075) RPF. P. G03AD02
ZI: Sandoz, Kundl
Z: 1 Filmtablette enthält: Ulipristal acetat 30 mg, Tablettenkern: Lactose 228 mg (entspr. Lactose monohydrat), Maisstärke, vorverkleistert, Natrium stärkeglykolat Typ A (entspr. Natrium < 1 mmol) (entspr. → < 23 mg), Magnesium stearat; Tablettenüberzug: Hypromellose, Hydroxypropylcellulose, Stearinsäure, Talkum, Titandioxid.
Kurzinformation: siehe ellaOne 30 mg - Filmablette, → S. 470
PG: 1 ST * (EKO: N) [€ 37,95]

Lendorm 0,25 mg - Tabletten 18B
(Z.Nr. 1-18220) NR. P1. P. N05CD09
ZI: Boehringer Ingelheim RCV, Wien
Z: 1 Tablette enthält: Brotizolam 0,25 mg, Lactose monohydrat 82,75 mg, Maisstärke, Natrium carboxymethylstärke 4 mg, Cellulose, Magnesium stearat.
EW: Diazepin; sedierend, hypnotisch, anxiolytisch.
AG: Behandlungsbedürftige Ein- und Durchschlafstörungen.
AA: Direkt vor dem Schlafengehen einnehmen oder unter der Zunge zergehen lassen. Nicht auf vollen Magen einnehmen.

DO: 1mal tgl. (½)-1 Tablette. Nicht länger als 2 Wochen behandeln. Nicht für Kinder und Jugendliche.
GA: Myasthenia gravis, Leberinsuffizienz, akute respiratorische Insuffizienz, Psychosen, Vergiftungen mit ZNS-Dämpfern, Abhängigkeitsanamnese.
SST: Gegenanzeige.
NW: Müdigkeit, Hang-over, Magen/Darm, Kopfschmerzen, Leber, Schwindel, anterograde Amnesie, Blutdrucksenkung, Sehstörungen, paradoxe Reaktionen, Allergien, Depressionen, Leber.
WW: Besondere Vorsicht: Opioide (Atemdepression). Vorsicht: Verstärkung durch ZNS-dämpfende Mittel. WW mit CYP3A4-Substraten und -Hemmern möglich. Cave Alkohol. Muskelrelaxantien verstärkt.
GE: Toleranz- und Abhängigkeitsentwicklung möglich.
WH: Verkehrshinweis. Nicht zur Monotherapie von Psychosen. Bei abruptem Absetzen Entzugs- oder Reboundphänomen. Auf anterograde Amnesie, psychiatrische und paradoxe Reaktionen achten.
Bei Überdosierung Antidot Flumazemil.
PG: 10 ST (2) (EKO: G) [€ 2,30]

Lenea 20 µg/75 µg - überzogene Tabletten 31I01

(Z.Nr. 1-29010) RP. P. G03AA10
ZI: Gynial, Wien
Z: 1 überzogene Tablette enthält: Ethinylestradiol 20 µg, Gestoden 75 µg, Tablettenüberzug: Lactose monohydrat 36,865 mg, Natriumcalciumedetat, Maisstärke, Povidon 25, Magnesium stearat; Filmüberzug: Sucrose 19,631 mg, Povidon 90F, Macrogol 6000, Calciumcarbonat, Talkum, Montanglycolwachs.
Kurzinformation: siehe Gynovin - Dragees, → S. 646
PG: 21 ST * (EKO: N) [€ 7,30], 63 ST * (EKO: N) [€ 20,50], 126 ST * (EKO: N) [€ 34,90]

▼ Lenvima 4 mg - Hartkapseln 55G

(Z.Nr. EU/1/15/1002/*) NR. P. L01EX08
ZI: Eisai, Frankfurt, Deutschland
Z: 1 Hartkapsel enthält: Lenvatinib 4 mg, (entspr. Lenvatinib mesilat), Kapselinhalt: Calciumcarbonat, Mannitol, Cellulose, mikrokristalline, Hyprolose, Hyprolose niedrig substituiert, Talkum; Kapselhülle: Hypromellose, Titandioxid, Eisen(III)-hydroxid-oxid x H2O, Eisen(III)-oxid; Druckfarbe: Schellack, Eisen(II,III)-oxid, Kaliumhydroxid, Propylenglycol.
EW: Proteinkinase-Hemmer, antineoplastisch.
AG: Differenziertes Schilddrüsenkarzinom, das nicht auf Radiojodtherapie angesprochen hat.
-Fortgeschrittenes oder inoperables hepatozelluläres Karzinom ohne zuvorige systemische Therapie.
AA: Unzerkaut mit Wasser schlucken, oder Suspension herstellen: Kapseln in einem Glas mit 1 Esslöffel Wasser oder Apfelsaft mindestens 10 min. belassen und 3 min. rühren bis Kapselhüllen aufgelöst, dann Suspension trinken. 1 weiteren Esslöffel Wasser in Glas schwenken und nachtrinken.
DO: Schilddrüsenkarzinom: 1mal tgl. 24 mg.
Dosisreduktion bei schweren Nebenwirkungen.
Bei schweren Leber- oder Nierenschäden initiale TD 14 mg.
Leberkarzinom: 1mal tgl. 8 mg (bis 60 kg KG) bzw. 12 mg (ab 60 kg KG).
Dosisreduktion bei schwerer Toxizität. Bei schwerer Leberinsuffizienz nicht empfohlen.
Keine Daten an Kindern und Jugendlichen.
SST: In der Schwangerschaft zwingende Indikationsstellung, zuverlässige Kontrazeption (Barrieremethode) bis 1 Monat nach Therapieende erforderlich. Gegenanzeige in der Stillzeit.
NW: Magen/Darm (Diarrhoe, Perforation, Fisteln), Pneumothorax, Harnwegsinfekte, Herz/Kreislauf (QT-Verlängerung, Hypertonie, Thromboembolien, Blutungen), Aneurysmen, Arteriendissektionen, Blutbild (Thrombozytopenie), Niere (Proteinurie), ZNS (Kopfschmerzen), Dysphonie, Stomatitis, Dehydrierung, Haut (Palmarplantares Erythrodysästhesie- Syndrom), Leberenzymanstieg, Stoffwechsel (Hypercholesterinämie, Hypokalzämie), Gewichtsverlust, Schilddrüse, Ödeme, Wundheilungsstörungen, erhöhtes Risiko für Fistelbildung, (Rücken)schmerzen, posteriores reversibles (Leuko)enzephalopathie-Syndrom.
WW: Sorafenib (mind. 4 Wochen Abstand). Orale Kontrazeptiva (Wirkungsminderung).
WH: Kontrollen: Blutdruck, Harn (Proteinurie), Niere, Herz (QT), Leber, Schilddrüse, Elektrolyte. Hypertonie einstellen. Diarrhoe frühzeitig behandeln. Vor Therapiebeginn Ösophagusvarizen behandeln. Verkehrshinweis.
PG: 30 ST IND (EKO: G) [€ 1.883,85], 60 ST IND (EKO: G) [€ 3.733,90]

▼ Lenvima 4 mg - Hartkapseln 55G

(Z.Nr. EU/1/15/1002/*) NR. P. L01EX08
Parallelimport. n.l.
V: Abacus Medicine, Copenhagen, Dänemark
Z: 1 Hartkapsel enthält: Lenvatinib 4 mg, (entspr. Lenvatinib mesilat), Kapselinhalt: Calciumcarbonat, Mannitol, Cellulose, mikrokristalline, Hyprolose, Hyprolose niedrig substituiert, Talkum; Kapselhülle: Hypromellose, Titandioxid, Eisen(III)-hydroxid-oxid x H2O, Eisen(III)-oxid; Druckfarbe: Schellack, Eisen(II,III)-oxid, Kaliumhydroxid, Propylenglycol.
PG: 30 ST * (EKO: N) [€ 1.893,50 n.l.]

▼ Lenvima 4 mg - Hartkapseln 55G

(Z.Nr. EU/1/15/1002/*) NR. P. L01EX08
Parallelimport.
V: Orifarm, Leverkusen, Deutschland
Z: 1 Hartkapsel enthält: Lenvatinib 4 mg, (entspr. Lenvatinib mesilat), Kapselinhalt: Calciumcarbonat, Mannitol, Cellulose, mikrokristalline, Hyprolose, Hyprolose niedrig substituiert, Talkum; Kapselhülle: Hypromellose, Titandioxid, Eisen(III)-hydroxid-oxid x H2O, Eisen(III)-oxid; Druckfarbe: Schellack, Eisen(II,III)-oxid, Kaliumhydroxid, Propylenglycol.
PG: 30 ST * (EKO: N) [€ 1.856,50]

▼ Lenvima 10 mg - Hartkapseln 55G

(Z.Nr. EU/1/15/1002/*) NR. P. L01EX08
ZI: Eisai, Frankfurt, Deutschland
Z: 1 Hartkapsel enthält: Lenvatinib 10 mg, (entspr. Lenvatinib mesilat), Kapselinhalt: Calciumcarbonat, Mannitol, Cellulose, mikrokristalline, Hyprolose, Hyprolose niedrig substituiert, Talkum; Kapselhülle: Hypromellose, Titandioxid, Eisen(III)-hydroxid-oxid x H2O, Eisen(III)-oxid; Druckfarbe: Schellack, Eisen(II,III)-oxid, Kaliumhydroxid, Propylenglycol.
Kurzinformation: siehe Lenvima 4 mg - Hartkapseln, → S. 794
PG: 30 ST * (EKO: N) [€ 2.420,05]

▼ *Lenvima 10 mg - Hartkapseln* 55G
(Z.Nr. EU/1/15/1002/*) NR. P. L01EX08
Parallelimport. nicht im Handel.

Leponex 25 mg - Tabletten 49B05

(Z.Nr. 0-15132) NR. P. N05AH02
ZI: Mylan Österreich, Wien
Z: 1 Tablette enthält: Clozapin 25 mg, Magnesium stearat, Siliciumdioxid, hochdispers, wasserfrei, Povidon K30, Talkum, Maisstärke, Lactose monohydrat 48 mg.
EW: Neuroleptikum.
AG: Therapieresistente Schizophrenie; Psychosen bei M. Parkinson nach Versagen der Standardtherapie.
AA: Oral.
DO: Therapiebeginn nur bei Leukozyten >3500/mm³ und neutrophilen Granutozyten >2000/mm³.
Schizophrenie: Initial: 1-2mal tgl. 12,5 mg, langsame Dosissteigerung bis 300 mg/Tag binnen 2-3 Wochen. Therapeutischer Dosisbereich 200-450 mg/die. MTD 900 mg. Therapie schrittweise reduzieren, ev. Wiederbeginn mit 12,5 mg 1-2mal tgl.
Psychosen bei M. Parkinson: Initial abends 12,5 mg, nach 2 Wochen abends 50 mg. MTD 100 mg in 1-2 ED.
Für Personen unter 16 Jahren nicht empfohlen.
GA: Blutbild- und Knochenmarkschäden, unkontrollierte Epilepsie, Psychosen durch Vergiftungen, Kollaps, ZNS-Depression, Leberschäden, Nieren-, Herzschäden, paralytischer Ileus.
SST: Vorsicht, nicht stillen. Erhöhtes Risiko des Neugeborenen für extrapyramidale Symptome und/oder Entzugssymptome bei Exposition im 3. Trimenon beachten.
NW: Agranulozytose (kumulative Inzidenz 0,78%), Hyperglykämie, Sedierung, Schwindel, Herz (Hypotonie, EKG-Veränderungen, Herzrhythmusstörungen, venöse Thromboembolien, Myokarditis, Myokardinfarkt, Kardiomyopathie mit Mitralklappeninsuffizienz), zerebrovaskuläre Ereignisse, Magen/Darm (bis Ileus), Angioödem, Leber (bis Leberversagen), Pankreatitis, malignes neuroleptisches Syndrom, metabolische Veränderungen, Gewichtszunahme, Stürze.
WW: Kontraindiziert: Myelodepressive Arzneimittel (Carbamazepin, Chloramphenicol, Sulfonamide, Pyrazolone, Phenylbutazon, Penicillamin), lang wirkende Depot-Neuroleptika.
Vorsicht: QT-verlängernde Substanzen, ZNS-Dämpfer, Adrenalin, CYP450-Induktoren und -Hemmer (Clozapindosis ev. reduzieren), Valproinsäure (schwere epileptische Anfälle), Anticholinergika, Blutdrucksenker verstärkt, Lithium (malignes neuroleptisches Syndrom), Omeprazol. Hormonelle Kontrazeptiva (Clozapin-Dosis ev. anpassen).
WH: Vorsicht bei Risikofaktoren für einen Schlaganfall, QT-Verlängerung.
Strenge Vorsichtsmaßnahmen zur Linderung des Agranulozytoserisikos erforderlich: Blutbildkontrollen wöchentlich über 18 Wochen, dann mindestens alle 4 Wochen. Bei Leukopenie/Agranulozytose Therapie sofort abbrechen. Auf Kardiomyopathien, erhöhtes Myokarditis-Risiko, venöse Thromboembolien, Fieber, malignes neuroleptisches Syndrom achten. Leberkontrollen. Verkehrshinweis. Ausschleichend absetzen (akute Entzugserscheinungen möglich). Nicht zur Behandlung von Verhaltensstö-

rungen durch Demenz.
Bei Überdosierung Herzversagen oder Aspirationspneumonie möglich.
PG: 50 ST (2) (EKO: G) [€ 11,95]

Leponex 100 mg - Tabletten 49B05
(Z.Nr. 0-14255) NR. P. N05AH02
ZI: Mylan Österreich, Wien
Z: 1 Tablette enthält: Clozapin 100 mg, Magnesium stearat, Siliciumdioxid, hochdispers, wasserfrei, Povidon K30, Talkum, Maisstärke, Lactose monohydrat 192 mg.
Kurzinformation: siehe Leponex 25 mg - Tabletten, → S. 794
PG: 60 ST (2) (EKO: G) [€ 45,55]

Leponex 100 mg - Tabletten 49B05
(Z.Nr. 14255-P2) NR. P. Parallelimport. N05AH02
V: Orifarm, Leverkusen, Deutschland
Z: 1 Tablette enthält: Clozapin 100 mg, Magnesium stearat, Siliciumdioxid, hochdisperses, Povidon K30, Talkum, Maisstärke, Lactose monohydrat 192 mg.
PG: 60 ST (2) (EKO: G) [€ 44,65]

Leponex 100 mg - Tabletten 49B05
(Z.Nr. 14255-P3) NR. P. Parallelimport. N05AH02
V: Eurim-Pharm, Salzburg
Z: 1 Tablette enthält: Clozapin 100 mg, Magnesium stearat, Siliciumdioxid, hochdisperses, Povidon K30, Talkum, Maisstärke, Lactose monohydrat 192 mg.
PG: 60 ST (2) (EKO: G) [€ 44,65]

Leponex 100 mg - Tabletten 49B05
(Z.Nr. 14255-P4) NR. P. Parallelimport. N05AH02
V: Abacus Medicine, Copenhagen, Dänemark
Z: 1 Tablette enthält: Clozapin 100 mg, Magnesium stearat, Siliciumdioxid, hochdisperses, Povidon K30, Talkum, Maisstärke, Lactose monohydrat 192 mg.
PG: 60 ST (2) (EKO: G) [€ 44,65]

Lercadip 10 mg - Filmtabletten 21A02
(Z.Nr. 1-30937) RP. P. C08CA13
ZI: Interpharm, Wien
Z: 1 Filmtablette enthält: Lercanidipin hydrochlorid 10 mg, (entspr. Lercanidipin 9,4 mg), Tablettenkern: Lactose monohydrat 30 mg, Cellulose, mikrokristalline, Carboxymethylstärke, Natriumsalz, Povidon K30, Magnesium stearat; Filmüberzug: Hypromellose, Talkum, Titandioxid, Macrogol 6000, Eisenoxid (E 172).
EW: Kalziumantagonist.
AG: Hypertonie.
AA: Oral mindestens 15 min vor einer Mahlzeit (Frühstück).
DO: TD initial 10 mg, Dosissteigerung bei Bedarf auf 20(-30) mg pro die. Nicht für Kinder und Jugendliche.
GA: Linksventrikuläre Obstruktion, dekompensierte Herzinsuffizienz, instabile Angina pectoris, schwere Nieren-, Leberschäden, frischer Myokardinfarkt.
SST: In der Schwangerschaft nicht empfohlen, in der Stillzeit nicht anwenden.
NW: Vasodilatation, ZNS, Magen/Darm, Haut, Gingivahypertrophie, Angina pectoris, Myokardinfarkt, Tachykardie, Ödeme, trüber peritonealer Ausfluss bei Peritonealdialyse (nicht infektiös).
WW: Gegenanzeige: Cyclosporin, Grapefruitsaft, starke CYP3A4-Hemmstoffe (Azole, Ritonavir, Erythromycin, Troleandomycin). Nicht empfohlen: CYP3A4-Induktoren (z.B. Phenytoin, Carbamazepin) mindern Lercanidipinwirkung; Alkohol.
Vorsicht: CYP3A4-Substrate, Midazolam. Beta-Blocker (Propranolol, Metoprolol), andere Blutdrucksenker verstärkt, Digoxin (Intoxikation), Cimetidin (Vorsicht in hohen Dosen).
WH: Vorsicht bei Sick sinus-Syndrom, linksventrikulärer Funktionsstörung, ischämischer Herzerkrankung. Verkehrshinweis.
PG: 28 ST * (EKO: N) [€ 23,25]

Lercadip 20 mg - Filmtabletten 21A02
(Z.Nr. 1-30938) RP. P. nicht im Handel. C08CA13

Lercanidipin Actavis 10 mg - Filmtabletten 21A02
(Z.Nr. 1-28482) RP. P. C08CA13
ZI: Actavis Group PTC, Hafnarfjördur, Island
Z: 1 Filmtablette enthält: Lercanidipin hydrochlorid 10 mg (entspr. Lercanidipin 9,4 mg), Tablettenkern: Magnesium stearat, Povidon, Carboxymethylstärke, Natrium Typ A, Lactose monohydrat 30 mg, Cellulose, mikrokristalline; Tablettenüberzug: (entspr. Macrogol) (entspr. Poly(vinylalkohol), teilweise hydrolysiert) (entspr. Talkum) (entspr. Titandioxid) (entspr. Eisenoxid gelb).
EW: Kalziumantagonist.
AG: Hypertonie.
AA: Oral mindestens 15 min vor einer Mahlzeit (Frühstück).
DO: TD initial 10 mg, Dosissteigerung bei Bedarf auf 20(-30) mg pro die.
GA: Linksventrikuläre Obstruktion, dekompensierte Herzinsuffizienz, instabile Angina pectoris, Nieren-, Leberschäden, frischer Myokardinfarkt.
SST: Gegenanzeige; Kontrazeption erforderlich.
NW: Vasodilatation, ZNS, Magen/Darm, Haut, sehr selten Gingivahyperplasien, Angina pectoris, Myokardinfarkt.
WW: Beta-Blocker (Propranolol, Metoprolol) verstärkt, Digoxin (Intoxikation), Cimetidin (Vorsicht in hohen Dosen), Cyclosporin (Gegenanzeige), Antikonvulsiva (Blutdruck überwachen), Grapefruitsaft (Lercanidipin ver- stärkt blutdrucksenkend), cave Alkohol. CYP3A4-Hemmstoffe (Azole, Rito- navir, Erythromycin, Troleandomycin) meiden. CYP3A4-Induktoren (z.B. Phenytoin, Carbamazepin) mindern Lercanidipinwirkung.
WH: Vorsicht bei Sick sinus-Syndrom. Verkehrshinweis.
PG: 14 ST (2) (EKO: G) [€ 4,85], 30 ST (2) (EKO: G) [€ 9,60]

Lercanidipin Actavis 20 mg - Filmtabletten 21A02
(Z.Nr. 1-28483) RP. P. C08CA13
ZI: Actavis Group PTC, Hafnarfjördur, Island
Z: 1 Filmtablette enthält: Lercanidipin hydrochlorid 20 mg (entspr. Lercanidipin 18,8 mg), Tablettenkern: Magnesium stearat, Povidon, Carboxymethylstärke, Natrium Typ A, Lactose monohydrat 60 mg, Cellulose, mikrokristalline; Tablettenüberzug: (entspr. Macrogol) (entspr. Poly(vinylalkohol), teilweise hydrolysiert) (entspr. Talkum) (entspr. Titandioxid) (entspr. Eisenoxid gelb) (entspr. Eisenoxid rot).
Kurzinformation: siehe Lercanidipin Actavis 10 mg - Filmtabletten, → S. 795
PG: 30 ST (2) (EKO: G) [€ 9,60]

Lercanidipin Genericon 10 mg - Filmtabletten 21A02
(Z.Nr. 1-28958) RP. P. C08CA13
ZI: Genericon Pharma, Graz
Z: 1 Filmtablette enthält: Lercanidipin hydrochlorid 10 mg (entspr. Lercanidipin 9,4 mg), Tablettenkern: Maisstärke, Carboxymethylstärke, Natrium Typ A, Siliciumdioxid, hochdispers, wasserfrei, Cellulose, mikrokristalline, Poloxamer 188, Natriumstearylfumarat, Macrogol 6000; Tablettenüberzug: (entspr. Hypromellose) (entspr. Macrogol 6000) (entspr. Eisenoxid gelb) (entspr. Titandioxid).
EW: Kalziumantagonist.
AG: Hypertonie.
AA: Oral mindestens 15 min vor einer Mahlzeit (Frühstück).
DO: TD initial 10 mg, Dosissteigerung bei Bedarf auf 20(-30) mg pro die.
GA: Linksventrikuläre Obstruktion, dekompensierte Herzinsuffizienz, instabile Angina pectoris, frischer Myokardinfarkt, schwere Nieren- oder Leberschäden.
SST: Nicht empfohlen.
NW: Vasodilatation, Ödeme, ZNS, Magen/Darm, Haut, Gingivahypertrophie, Angina pectoris, Myokardinfarkt, Überempfindlichkeit.
WW: Gegenanzeige: Starke CYP3A4-Hemmstoffe (Azole, Ritonavir, Erythromycin, Troleandomycin), Ciclosporin, Grapefruit(saft). Nicht empfohlen: CYP3A4- Induktoren, Alkohol.
Vorsicht: Andere CYP3A4- Substrate, Midazolam, Metoprolol, Digoxin. Blutdrucksenker verstärkt.
WH: Vorsicht bei Sick sinus-Syndrom. Verkehrshinweis.
PG: 10 ST (EKO: G) [€ 3,30], 30 ST (2) (EKO: G) [€ 9,55]

Lercanidipin Genericon 20 mg - Filmtabletten 21A02
(Z.Nr. 1-28959) RP. P. C08CA13
ZI: Genericon Pharma, Graz
Z: 1 Filmtablette enthält: Lercanidipin hydrochlorid 20 mg (entspr. Lercanidipin 18,8 mg), Tablettenkern: Cellulose, mikrokristalline, Maisstärke, Carboxymethylstärke, Natrium Typ A, Siliciumdioxid, hochdispers, wasserfrei, Povidon K30, Natriumstearylfumarat; Tablettenüberzug: (entspr. Hypromellose) (entspr. Macrogol 6000) (entspr. Eisenoxid rot) (entspr. Titandioxid).
Kurzinformation: siehe Lercanidipin Genericon 10 mg - Filmtabletten, → S. 795
PG: 30 ST (2) (EKO: G) [€ 9,55]

Lercanidipin ratiopharm 10 mg - Filmtabletten 21A02
(Z.Nr. 1-28876) RP. P. C08CA13
ZI: Teva, Haarlem, Niederlande
Z: 1 Filmtablette enthält: Lercanidipin hydrochlorid 10 mg (entspr. Lercanidipin 9,4 mg), Tablettenkern: Maisstärke, Carboxymethylstärke, Natrium Typ A, Siliciumdioxid, hochdisperses, Cellulose, mikrokristalline, Poloxamer 188, Natriumstearylfumarat; Filmüberzug: (entspr. Hypromellose) (entspr. Macrogol 6000) (entspr. Eisenoxid gelb) (entspr. Titandioxid).
Kurzinformation: siehe Lercanidipin Actavis 10 mg - Filmtabletten, → S. 795
PG: 10 ST (2) (EKO: G) [€ 3,20], 30 ST (2) (EKO: G) [€ 9,55]

Lercanidipin ratiopharm 20 mg - Filmtabletten 21A02
(Z.Nr. 1-28877) RP. P. C08CA13
ZI: Teva, Haarlem, Niederlande
Z: 1 Filmtablette enthält: Lercanidipin hydrochlorid 20 mg (entspr. Lercanidipin 18,8 mg), Tablettenkern: Maisstärke, Carboxymethylstärke, Natrium Typ A, Siliciumdioxid, hochdisperses, Cellulose, mikrokristalline, Poloxamer 188, Natriumstearylfumarat; Filmüberzug: (entspr. Hypromellose) (entspr. Macrogol 6000) (entspr. Eisenoxid rot) (entspr. Titandioxid).
Kurzinformation: siehe Lercanidipin Actavis 10 mg - Filmtabletten, → S. 795
PG: 30 ST (2) (EKO: G) [€ 9,55]

Lercanidipin Sandoz 10 mg - Filmtabletten 21A02
(Z.Nr. 1-28767) RP. P. n.l. C08CA13
ZI: Sandoz, Kundl
Z: 1 Filmtablette enthält: Lercanidipin hydrochlorid 10 mg (entspr. Lercanidipin 9,4 mg), Tablettenkern: Magnesium stearat, Povidon, Carboxymethylstärke, Natrium Typ A, Lactose 28,5 mg (entspr. Lactose monohydrat), Cellulose, mikrokristalline; Tablettenüberzug: Macrogol, Poly(vinylalkohol), teilweise hydrolysiert, Talkum, Titandioxid, Eisenoxid gelb.
PG: 30 ST * (EKO: N) [€ 9,70 n.l.]

Lercanidipin Sandoz 20 mg - Filmtabletten 21A02
(Z.Nr. 1-28768) RP. P. nicht im Handel. C08CA13

Lercanidipin STADA 10 mg - Filmtabletten 21A02
(Z.Nr. 1-29077) RP. P. C08CA13
ZI: Stada Arzneimittel, Wien
Z: 1 Filmtablette enthält: Lercanidipin hydrochlorid 10 mg (entspr. Lercanidipin 9,4 mg), Lactose monohydrat 36,55 mg, Maisstärke, vorverkleistert, Croscarmellose natrium, Hypromellose, Siliciumdioxid, hochdispers, wasserfrei, Magnesium stearat; Filmüberzug: Opadry gelb: (entspr. Hypromellose) (entspr. Macrogol 8000) (entspr. Titandioxid) (entspr. Talkum) (entspr. Eisenoxid gelb).
Kurzinformation: siehe Lercanidipin Actavis 10 mg - Filmtabletten, → S. 795
PG: 30 ST (2) (EKO: G) [€ 9,45]

Lercanidipin STADA 20 mg - Filmtabletten 21A02
(Z.Nr. 1-29081) RP. P. C08CA13
ZI: Stada Arzneimittel, Wien
Z: 1 Filmtablette enthält: Lercanidipin hydrochlorid 20 mg (entspr. Lercanidipin 18,8 mg), Lactose monohydrat 73,1 mg, Maisstärke, vorverkleistert, Croscarmellose natrium, Hypromellose, Siliciumdioxid, hochdispers, wasserfrei, Magnesium stearat; Filmüberzug: Opadry rosa: (entspr. Hypromellose) (entspr. Macrogol 8000) (entspr. Titandioxid) (entspr. Talkum) (entspr. Eisenoxid rot).
Kurzinformation: siehe Lercanidipin Actavis 10 mg - Filmtabletten, → S. 795
PG: 30 ST (2) (EKO: G) [€ 9,45]

Lescol MR 80 mg - Filmtabletten 41A01
(Z.Nr. 1-23741) RP. P. C10AA04
ZI: Novartis Pharma, Wien
Z: 1 Filmtablette enthält: Fluvastatin 80 mg (entspr. Fluvastatin natrium 84,24 mg), Kern: Cellulose, mikrokristalline, Hypromellose, Hydroxypropylcellulose, Magnesium stearat, Kaliumhydrogencarbonat, Povidon, Filmüberzug: Hypromellose, Macrogol 8000, Titandioxid, Eisenoxid gelb.
EW: Hemmstoff der Cholesterinsynthese.
AG: Primäre Hypercholesterinämie oder gemischte Dyslipidämie, wenn Diät und andere nichtmedikamentöse Maßnahmen nicht ausreichen. Sekundärprävention bei koronarer Herzkrankheit nach perkutaner Koronarintervention.
AA: Abends unzerkaut mit Wasser einnehmen.
DO: 1mal tgl. 20-80 mg; MTD 80 mg.
Koronare Herzkrankheit: TD 80 mg.
Kinder ab 9 Jahren und Jugendliche mit heterozygoter familiärer Hypercholesterinämie: TD 20-80 mg.
GA: Leberschäden.
SST: Gegenanzeige, Kontrazeption erforderlich.
NW: Magen/Darm, Muskel-, Gelenkschmerzen, Schlaflosigkeit, Kopfschmerzen, Schwindel, Hautausschlag, Diabetes, Transaminasenanstieg, interstitielle Lungenerkrankung, sehr selten immunvermittelte nekrotisierende Myopathie.
WW: Nicht empfohlen: Fusidinsäure (Rhabdomyolyserisiko, 7 Tage Abstand). Vorsicht: Ionenaustauscher (4 Std. Abstand), Immunsuppressiva (Myopathien), Fibrate, Niacin, Cumarin (Blutungen), Colchicin, Rifampicin, Fluconazol.
WH: Kontrollen: Transaminasen, CPK (bei Prädisposition für Rhabdomyolyse).
PG: 28 ST (2) (EKO: G) [€ 9,05]

🐾 Letifend - Lyophilisat und Lösungsmittel zur Herstellung einer Injektionslösung für Hunde 823AE
(Z.Nr. EU/2/16/195/*) NR. P. E. QI07AO01
ZI: Laboratorios LETI, Madrid, Spanien
Z: 1 Dosis zu 0,5 ml enthält: Leishmania infantum MON-1, rekombinantes Protein Q >= 36,7 ELISA-E, Lyophilisat: Natriumchlorid, Arginin hydrochlorid, Borsäure; Lösungsmittel: Wasser für Injektionszwecke.
EW: Impfstoff.
AG: Aktive Immunisierung von nicht infizierten Hunden gegen Infektionen mit Leishmania infantum.
AA: S.c.
DO: Hunde ab 6 Monate: Einmalig 1 Impfdosis (0,5 ml); Wiederholungsimpfung jährlich.
SST: Nicht empfohlen.
NW: Kratzen an der Infektionsstelle.
WH: Anwendung auch bei infizierten Hunden gefahrlos. Vor Impfung auf Leishmaniose testen. Nur gesunde Hunde impfen. Vor der Impfung befallene Hunde entwurmen.
PG: 4 ST VT [€ 205,20]

Letrofam 2,5 mg - Filmtabletten 55D04
(Z.Nr. 1-28060) NR. P. L02BG04
ZI: G.L. Pharma, Lannach
Z: 1 Filmtablette enthält: Letrozol 2,5 mg, Tablettenkern: Lactose monohydrat 61,5 mg, Cellulose, mikrokristalline, Maisstärke, vorverkleistert, Carboxymethylstärke, Natrium Typ A (entspr. Natrium 0,21 mg), Magnesium stearat, Siliciumdioxid, hochdisperses; Filmüberzug: Macrogol 8000, Talkum, Hypromellose, Titandioxid, Eisenoxid gelb.
EW: Nichtsteroidaler Aromatasehemmer, antineoplastisch.
AG: - (Erweiterte) adjuvante Therapie von hormonabhängigem primärem Brustkrebs bei postmenopausalen Frauen (auch nach vorheriger Tamoxifen-Therapie über 5 Jahre).
- First-line-Behandlung des hormonabhängigen fortgeschrittenen Mammakarzinoms bei postmenopausalen Frauen.
- Fortgeschrittener Brustkrebs bei Frauen mit postmenopausalem Hormonstatus.
- Neoadjuvante Behandlung postmenopausaler Frauen mit Hormonrezeptor-positivem, HER-2-negativem Mammakarzinom, wenn Chemotherapie oder sofortige Operation nicht in Betracht kommen.
AA: Oral.
DO: 1mal tgl. 2,5 mg. Für Kinder und Jugendliche nicht empfohlen.
GA: Prämenopausaler Hormonstatus.
SST: Strenge Gegenanzeige.
NW: Allergien, Ödeme, Haut, Magen/Darm, Schmerzen, Hitzewallungen, Palpitationen, ZNS, Auge, Thrombosen, Myalgie, Leber, Osteoporose, Tendinitis, Sehnenruptur.
WW: Nicht empfohlen: Tamoxifen, Östrogene, andere Antiöstrogene. Vorsicht: Phenytoin, Clopidogrel.
WH: Nur bei eindeutig festgestelltem postmenopausalen Status anwenden. Vorsicht bei Leberschäden. Verkehrshinweis. Auf Knochendichte achten.
PG: 30 ST (2) (EKO: G) [€ 75,55]

Letrozol Accord 2,5 mg - Filmtabletten 55D04
(Z.Nr. 1-28672) NR. P. L02BG04
ZI: Accord Healthcare, Utrecht, Niederlande
Z: 1 Filmtablette enthält: Letrozol 2,5 mg, Tablettenkern: Lactose 61,5 mg (entspr. Lactose monohydrat), Maisstärke, Hypromellose, Cellulose, mikrokristalline, Carboxymethylstärke, Natriumsalz, Siliciumdioxid, hochdispers, wasserfrei, Magnesium stearat; Tablettenüberzug: Opadry gelb 03 B 82927: (entspr. Hypromellose) (entspr. Titandioxid) (entspr. Eisenoxid gelb) (entspr. Macrogol) (entspr. Talkum).
Kurzinformation: siehe Letrofam 2,5 mg - Filmtabletten, → S. 796
PG: 30 ST (2) (EKO: G) [€ 66,50]

Letrozol Accord 2,5 mg - Filmtabletten 55D04
(Z.Nr. 1-28672-P1) NR. P. Parallelimport. L02BG04
nicht im Handel.

Letrozol Actavis 2,5 mg - Filmtabletten 55D04
(Z.Nr. 1-28981) NR. P. L02BG04
ZI: Actavis Group PTC, Hafnarfjördur, Island
Z: 1 Filmtablette enthält: Letrozol 2,5 mg, Tablettenkern: Lactose 58,4 mg (entspr. Lactose monohydrat), Maisstärke, Carboxymethylstärke, Natrium Typ A, Cellulose, mikrokristalline, Siliciumdioxid, hochdispers, wasserfrei, Magnesium stearat; Filmüberzug: (entspr. Poly(vinylalkohol)) (entspr. Talkum) (entspr. Macrogol 3350) (entspr. Titandioxid) (entspr. Eisenoxid gelb).
EW: Nichtsteroidaler Aromatasehemmer, antineoplastisch.
AG: - (Erweiterte) adjuvante Therapie von hormonabhängigem

primärem Brustkrebs bei postmenopausalen Frauen (auch nach vorheriger Tamoxifen-Therapie über 5 Jahre).
- First-line-Behandlung des hormonabhängigen fortgeschrittenen Mammakarzinoms bei postmenopausalen Frauen.
- Fortgeschrittener Brustkrebs bei Frauen mit postmenopausalem Hormonstatus.
- Neoadjuvante Behandlung postmenopausaler Frauen mit Hormonrezeptor-positivem, HER-2-negativem Mammakarzinom, wenn Chemotherapie oder sofortige Operation nicht in Betracht kommen.
AA: Oral.
DO: 1mal tgl. 2,5 mg. Für Kinder und Jugendliche nicht empfohlen.
GA: Prämenopausaler Hormonstatus.
SST: Strenge Gegenanzeige.
NW: Allergien, Ödeme, Haut, Magen/Darm, Schmerzen, Hitzewallungen, Palpitationen, ZNS, Auge, Thrombosen, Myalgie, Leber, Osteoporose, Tendinitis, Sehnenrupturen.
WW: Nicht empfohlen: Tamoxifen, Östrogene, andere Antiöstrogene. Vorsicht: Phenytoin, Clopidogrel.
WH: Nur bei eindeutig festgestelltem postmenopausalen Status anwenden. Vorsicht bei Leberschäden. Verkehrshinweis. Auf Knochendichte achten.
PG: 30 ST (2) (EKO: G) [€ 74,20], 100 ST * (EKO: N) [€ 208,80]

Letrozol Arcana 2,5 mg - Filmtabletten 55D04
(Z.Nr. 1-29866) NR. P. L02BG04
ZI: Arcana Arzneimittel, Wien
Z: 1 Filmtablette enthält: Letrozol 2,5 mg, Tablettenkern: Carboxymethylstärke, Natrium, Lactose monohydrat 61,5 mg, Maisstärke, Cellulose, mikrokristalline, Siliciumdioxid, hochdisperses, Magnesium stearat; Filmüberzug: Eisenoxid gelb, Eisenoxid rot, Hypromellose, Polydextrose, Macrogol, Chinolingelb, Triacetin, Titandioxid.
Kurzinformation: siehe Letrozol Actavis 2,5 mg - Filmtabletten, → S. 796
PG: 30 ST (2) (EKO: G) [€ 65,85]

Letrozol Bluefish 2,5 mg - Filmtabletten 55D04
(Z.Nr. 1-29266) NR. P. L02BG04
ZI: Bluefish Pharmaceuticals, Gävlegatan, Stockholm, Schweden
Z: 1 Filmtablette enthält: Letrozol 2,5 mg, Lactose monohydrat 61,5 mg, Maisstärke, Cellulose, mikrokristalline, Carboxymethylstärke, Natrium Typ A, Siliciumdioxid, hochdispers, wasserfrei, Magnesium stearat; Filmüberzug: (entspr. Macrogol) (entspr. Hypromellose) (entspr. Talkum) (entspr. Titandioxid) (entspr. Eisenoxid gelb) (entspr. Eisenoxid rot).
EW: Nichtsteroidaler Aromatasehemmer, antineoplastisch.
AG: - (Erweiterte) adjuvante Therapie von hormonabhängigem primärem Brustkrebs bei postmenopausalen Frauen (auch nach vorheriger Tamoxifen-Therapie über 5 Jahre).
- First-line-Behandlung des hormonabhängigen fortgeschrittenen Mammakarzinoms bei postmenopausalen Frauen.
- Fortgeschrittener Brustkrebs bei Frauen mit postmenopausalem Hormonstatus.
- Neoadjuvante Behandlung postmenopausaler Frauen mit Hormonrezeptor-positivem, HER-2-negativem Mammakarzinom, wenn Chemotherapie oder sofortige Operation nicht in Betracht kommen.
AA: Oral.
DO: 1mal tgl. 2,5 mg. Für Kinder und Jugendliche nicht empfohlen.
GA: Prämenopausaler Hormonstatus.
SST: Strenge Gegenanzeige.
NW: Allergien, Ödeme, Haut, Magen/Darm, Schmerzen, Hitzewallungen, Palpitationen, ZNS, Auge, Thrombosen, Myalgie, Leber, Osteoporose, Tendonitis, Sehnenrisse.
WW: Nicht empfohlen: Tamoxifen, Östrogene, andere Antiöstrogene. Vorsicht: Phenytoin, Clopidogrel.
WH: Nur bei eindeutig festgestelltem postmenopausalen Status anwenden. Vorsicht bei Leberschäden. Verkehrshinweis. Auf Knochendichte achten.
PG: 30 ST (2) (EKO: G) [€ 66,35]

Letrozol Denk 2,5 mg - Filmtabletten 55D04
(Z.Nr. 1-29653) NR. P. nicht im Handel. L02BG04

Letrozol G.L. 2,5 mg - Filmtabletten 55D04
(Z.Nr. 1-30050) NR. P. nicht im Handel. L02BG04

Letrozol Genericon 2,5 mg - Filmtabletten 55D04
(Z.Nr. 1-28042) NR. P. L02BG04
ZI: Genericon Pharma, Graz
Z: 1 Filmtablette enthält: Letrozol 2,5 mg, Tablettenkern: Lactose monohydrat 61,5 mg, Cellulose, mikrokristalline, Maisstärke, vorverkleistert, Carboxymethylstärke, Natrium Typ A, Magnesium stearat, Siliciumdioxid, kolloidales; Tablettenhülle: (entspr. Macrogol 8000) (entspr. Talkum) (entspr. Hypromellose) (entspr. Titandioxid) (entspr. Eisenoxid gelb).
EW: Nichtsteroidaler Aromatasehemmer, antineoplastisch.
AG: - (Erweiterte) adjuvante Therapie von hormonabhängigem primärem Brustkrebs bei postmenopausalen Frauen (auch nach vorheriger Tamoxifen-Therapie über 5 Jahre).
- First-line-Behandlung des hormonabhängigen fortgeschrittenen Mammakarzinoms bei postmenopausalen Frauen.
- Fortgeschrittener Brustkrebs nach Rezidiv oder Progression bei Frauen mit postmenopausalem Hormonstatus.
- Neoadjuvante Behandlung postmenopausaler Frauen mit Hormonrezeptor-positivem, HER-2-negativem Mammakarzinom, wenn Chemotherapie oder sofortige Operation nicht in Betracht kommen.
AA: Oral.
DO: 1mal tgl. 2,5 mg. Behandlung über 5 Jahre oder bis zum Auftreten eines Tumorrezidivs. Auch sequentielle Behandlung (2 Jahre Letrozol, gefolgt von 3 Jahren Tamoxifen) möglich. Keine Dosisempfehlung für Kinder und Jugendliche.
GA: Prämenopausaler Hormonstatus.
SST: Strenge Gegenanzeige.
NW: Allergien, Ödeme, Haut, Magen/Darm, Schmerzen, Hitzewallungen, Arthralgie, Alopezie, Palpitationen, Bluthochdruck, ZNS (Kopfschmerzen, Schwindel), Psyche (Depression), Auge, Thrombosen, Myalgie, Leber, Hypercholesterinämie, Anorexie oder gesteigerter Appetit, Osteoporose, Tendinitis, Sehnenruptur, vaginale Blutungen, Ödeme, Gewichtszunahme oder Gewichtsverlust.
WW: Nicht empfohlen: Tamoxifen, Östrogene, andere Antiöstrogene. Vorsicht: Phenytoin, Clopidogrel.
WH: Nur bei eindeutig festgestelltem postmenopausalen Status anwenden. Vorsicht bei Nieren- oder Leberschäden. Verkehrshinweis. Auf Knochendichte achten.
PG: 30 ST (2) (EKO: G) [€ 75,55]

Letrozol +pharma 2,5 mg - Filmtabletten 55D04
(Z.Nr. 1-28058) NR. P. L02BG04
ZI: +pharma Arzneimittel, Graz
Z: 1 Filmtablette enthält: Letrozol 2,5 mg, Tablettenkern: Lactose monohydrat 61,5 mg, Cellulose, mikrokristalline, Maisstärke, vorverkleistert, Carboxymethylstärke, Natrium Typ A, Magnesium stearat, Siliciumdioxid, hochdisperses; Filmüberzug: (entspr. Macrogol 8000) (entspr. Talkum) (entspr. Hypromellose) (entspr. Titandioxid) (entspr. Eisenoxid gelb).
EW: Nichtsteroidaler Aromatasehemmer, antineoplastisch.
AG: - (Erweiterte) adjuvante Therapie von hormonabhängigem primärem Brustkrebs bei postmenopausalen Frauen (auch nach vorheriger Tamoxifen-Therapie über 5 Jahre).
- First-line-Behandlung des hormonabhängigen fortgeschrittenen Mammakarzinoms bei postmenopausalen Frauen.
- Fortgeschrittener Brustkrebs nach Rezidiv oder Progression bei Frauen mit postmenopausalem Hormonstatus.
- Neoadjuvante Behandlung postmenopausaler Frauen mit Hormonrezeptor-positivem, HER-2-negativem Mammakarzinom, wenn Chemotherapie oder sofortige Operation nicht in Betracht kommen.
AA: Oral.
DO: 1mal tgl. 2,5 mg. Behandlung über 5 Jahre oder bis zum Auftreten eines Tumorrezidivs. Auch sequentielle Behandlung (2 Jahre Letrozol, gefolgt von 3 Jahren Tamoxifen) möglich. Keine Dosisempfehlung für Kinder und Jugendliche.
GA: Prämenopausaler Hormonstatus.
SST: Strenge Gegenanzeige.
NW: Allergien, Ödeme, Haut, Magen/Darm, Schmerzen, Hitzewallungen, Palpitationen, ZNS, Auge, Thrombosen, Myalgie, Leber, Osteoporose, Tendinitis, Sehnenruptur.
WW: Nicht empfohlen: Tamoxifen, Östrogene, andere Antiöstrogene. Vorsicht: Phenytoin, Clopidogrel.
WH: Nur bei eindeutig festgestelltem postmenopausalen Status anwenden. Vorsicht bei Nieren- oder Leberschäden. Verkehrshinweis. Auf Knochendichte achten.
PG: 30 ST (3) (EKO: G) [€ 66,50]

Letrozol ratiopharm 2,5 mg - Filmtabletten 55D04
(Z.Nr. 1-29295) NR. P. L02BG04
ZI: Teva, Haarlem, Niederlande
Z: 1 Filmtablette enthält: Letrozol 2,5 mg, Tablettenkern: Cellulose, mikrokristalline, Maisstärke, Magnesium stearat, Lactose 60,42 mg (entspr. Lactose monohydrat), Siliciumdioxid, hochdispers, wasserfrei, Carboxymethylstärke, Natrium Typ A; Filmüberzug: Opadry II 85F32723 gelb: (entspr. Eisenoxid gelb) (entspr. Macrogol 3350) (entspr. Titandioxid) (entspr. Talkum) (entspr. Indigotin-Aluminium Farblack) (entspr. Poly(vinylalkohol)) (entspr. Tartrazin-Aluminium-Farblack 0,02 mg).
Kurzinformation: siehe Letrofam 2,5 mg - Filmtabletten, → S. 796
PG: 30 ST (2) (EKO: G) [€ 83,35], 90 ST * (EKO: N) [€ 195,60]

Letrozol Sandoz 2,5 mg - Filmtabletten 55D04
(Z.Nr. 1-29863) NR. P. L02BG04
ZI: Sandoz, Kundl

Z: 1 Filmtablette enthält: Letrozol 2,5 mg, Tabletteninhalt: Lactose 58,4 mg (entspr. Lactose monohydrat), Cellulose, mikrokristalline, Maisstärke, Carboxymethylstärke, Natriumsalz (entspr. Natrium max. 0,21 mg) (entspr. → max. 0,009 mmol), Magnesium stearat, Siliciumdioxid, hochdispers, wasserfrei; Filmüberzug: Hypromellose, Talkum, Macrogol 8000, Titandioxid, Eisenoxid gelb.
Kurzinformation: siehe Letrofam 2,5 mg - Filmtabletten, → S. 796
PG: 30 ST (2) (EKO: G) [€ 83,60], 100 ST * (EKO: N) [€ 212,15]

Letrozol Sandoz 2,5 mg - Filmtabletten 55D04
(Z.Nr. 1-29863-P1) NR. P. Parallelimport. L02BG04
nicht im Handel.

Letrozol Stada 2,5 mg - Filmtabletten 55D04
(Z.Nr. 1-30114) NR. P. L02BG04
ZI: Stada Arzneimittel, Wien
Z: 1 Filmtablette enthält: Letrozol 2,5 mg, Lactose monohydrat 62 mg, Maisstärke, Cellulose, mikrokristalline, Carboxymethylstärke, Natrium Typ A (entspr. Natrium <= 0,4 mg), Hypromellose (6 mPa*s), Hydroxypropylcellulose, Magnesium stearat, Talkum, Baumwollsamenöl, Eisenoxid gelb, Eisenoxid rot, Titandioxid.
Kurzinformation: siehe Letrofam 2,5 mg - Filmtabletten, → S. 796
PG: 30 ST (2) (EKO: G) [€ 67,05]

🐾 Leucofeligen FeLV/RCP - Lyophilisat und Suspension zur Herstellung einer Injektionssuspension für Katzen 823BF
(Z.Nr. EU/2/09/097/*) NR. P. E. QI06AH07
ZI: Virbac, Carros, Frankreich
Z: 1 Dosis zu 1 ml enthält: Calicivirus, felines, lebendes, Stamm F9, attenuiert 10^4,6-10^6,1 GKID50, Rhinotracheitisvirus, felines, lebendes, Stamm F2, attenuiert 10^5,0-10^6,6 GKID50, Panleukopenievirus, felines, lebendes, Stamm LR 72, attenuiert 10^3,7-10^4,5 GKID50, p45FeLV-Oberflächenantigen, gereinigt mind. 102 µg, Adjuvanzien: Aluminiumhydroxid-Gel, 3%ig (entspr. Al 3+ 1 mg), Quillaja saponaria, gereinigter Extrakt 10 µg; Gelatine, Kaliumhydroxid, Lactose monohydrat, Glutaminsäure, Kaliumdihydrogenphosphat, Dikalium phosphat; Natriumchlorid, Dinatrium phosphat, wasserfrei, Wasser für Injektionszwecke.
EW: Impfstoff.
AG: Aktive Immunisierung von Katzen ab 8 Wochen gegen feline Calicivirose, Rhinotracheitis, Panleukopenie, Leukämie.
AA: S.c.
DO: 1 Impfdosis.
Grundimmunisierung: 1. Impfdosis im Alter ab 8 Wochen, 2. Impfdosis 3-4 Wochen später. Bei vermuteten maternalen Antikörper ev. 3. Impfdosis im Alter von 15 Wochen.
Boosterung 1 Jahr nach der Grundimmunisierung.
Wiederholungsimpfung jährlich (Leukämiekomponente alle 3 Jahre).
SST: Nicht bei trächtigen Katzen anwenden. Während der Laktation nicht empfohlen.
NW: Lokale Reaktionen, Hyperthermie, Apathie, Verdauungsstörungen, selten Anaphylaxie.
WH: Nur gesunde Tiere impfen. Tiere mind. 10 Tage vor der Impfung entwurmen. Nur felines Leukämievirus (FeLV) negative Katzen impfen (Vortest empfohlen).
PG: 10 ST VT [€ 274,20], 50 ST VT [€ 1.266,60]

🐾 Leucogen - Injektionssuspension für Katzen 823AF
(Z.Nr. EU/2/09/096/*) NR. P. E. QI06AA01
ZI: Virbac, Carros, Frankreich
Z: 1 Dosis zu 1 ml enthält: p45FeLV-Oberflächenantigen, gereinigt mind. 102 µg, Adjuvanzien: Aluminiumhydroxid-Gel, 3%ig (entspr. Al 3+ 1 mg), Quillaja saponaria, gereinigter Extrakt 10 µg; Natriumchlorid, Dinatrium phosphat, wasserfrei, Kaliumdihydrogenphosphat, Wasser für Injektionszwecke.
EW: Inaktivierter Virusimpfstoff.
AG: Aktive Immunisierung von Katzen ab 8 Wochen gegen feline Leukämie.
AA: S.c..
DO: 1 Impfdosis.
Grundimmunisierung: 1. Impfdosis im Alter ab 8 Wochen, 2. Impfdosis 3-4 Wochen später. Bei vermuteten maternalen Antikörper ev. 3. Impfdosis im Alter von 15 Wochen.
Boosterung 1 Jahr nach der Grundimmunisierung.
Wiederholungsimpfung alle 3 Jahre.
SST: Nicht bei trächtigen Katzen anwenden. Während der Laktation nicht empfohlen.
NW: Lokale Reaktionen, Hyperthermie, Apathie, Verdauungsstörungen, sehr selten Anaphylaxie.
WH: Nur gesunde Tiere impfen. Tiere mind. 10 Tage vor der Impfung entwurmen. Nur felines Leukämievirus (FeLV) negative Katzen impfen (Vortest empfohlen).
PG: 10 ST VT [€ 206,95], 50 ST VT [€ 952,05]

Leukeran 2 mg - Filmtabletten 55A
(Z.Nr. 0-10754) NR. P. E. L01AA02
ZI: Aspen Pharma, Dublin, Irland
Z: 1 Filmtablette enthält: Chlorambucil 2 mg; Tablettenkern: Cellulose, mikrokristalline, Lactose, wasserfrei 67,7 mg, Siliciumgel colloidal wasserfrei, Stearinsäure; Filmüberzug: (entspr. Hypromellose) (entspr. Titandioxid) (entspr. Eisenoxid gelb) (entspr. Eisenoxid rot) (entspr. Macrogol).
EW: Alkylierendes Zytostatikum.
AG: M. Hodgkin, niedrig-malige Non-Hodgkin-Lymphome, chronisch-lymphatische Leukämie, Waldenström-Makroglobulinämie.
AA: Auf nüchternen Magen unzerkaut einnehmen.
DO: M. Hodgkin: Alle Alter: TD 0,2 mg/kg KG über 4-8 Wochen.
Non-Hodgkin-Lymphome (alle Alter): TD 0,1-0,2 mg/kg KG über 4-8 Wochen.
Chronisch-lymphatische Leukämie: Erwachsene: TD initial 0,15 mg/kg KG, bis Leukozyten auf 10x109/l abgesunken sind; dann nach 4 Wochen ev. 0,1 mg/kg KG. Oder: Initial 0,4 mg/kg KG alle 14 Tage, ab 2. Behandlungszyklus stufenweise Dosissteigerung um 0,1 mg/kg KG bis MD 0,8 mg/kg KG.
M. Waldenström: Erwachsene: TD 6-12 mg bis zur Leukopenie, dann 2-8 mg für unbegrenzte Zeit; oder kontinuierlich (TD 0,1 mg/kg KG); oder intermittierend (TD 0,3 mg/kg KG über 7 Tage, alle 6 Wochen wiederholen; Therapiedauer mehr als 6 Monate).
Details siehe Austria-Codex - Fachinformation bzw. Fachliteratur.
SST: Gegenanzeige. Potentiell teratogen, daher Kontrazeption für Frauen und Männer bis 6 Monate nach Therapieende und bei späterem Kinderwunsch genetische Beratung.
NW: Knochenmarkdepression, Magen/Darm, Lungenfibrose, interstitielle Pneumonie, Leber, Haut, ZNS (Konvulsionen), Amenorrhoe, Azoospermie, Bewegungsstörungen; sekundäre Malignome (Leukämiegefahr), Überempfindlichkeit.
WW: Nicht empfohlen: Lebendimpfstoffe. Vorsicht: Andere Zytostatika bzw. Strahlentherapie verstärkend, Phenylbutazon verstärkt Leukeran-Toxizität, Theophyllin synergistisch.
WH: Vorsicht bei Kindern mit nephrotischem Syndrom und bei Krampfanfällen in der Anamnese. Blutbild kontrollieren.
PG: 25 ST (2) (EKO: G) [€ 104,95]

Leukichtan - Salbe 22A02
(Z.Nr. 0-04531) RPF. P. D03AA
ZI: Ichthyol-Ges. Cordes, Hamburg, Deutschland
Z: 100 g enthalten: Natrium bituminosulfonat, hell 15 g, Lebertran 12 g, Wollwachs 25 g (entspr. Butylhydroxytoluol max. 0,005 %), Titandioxid, Vaselin, gelbes.
EW: Antiinflammatorisch.
AG: Oberflächliche Hautentzündungen.
AA: Äußerlich; abdecken.
DO: Messerrückendick auftragen, Verband jeden 2. Tag wechseln.
SST: Strenge Indikationsstellung.
NW: Selten Hautunverträglichkeit.
WH: Nicht am Auge anwenden.
PG: 40 G * (EKO: N) [€ 8,80]

Leuprorelin Sandoz 5 mg - Implantat für 3 Monate 55D01, 31A
(Z.Nr. 1-28963) NR. P. L02AE02
ZI: Sandoz, Kundl
Z: 1 Implantat enthält: Leuprorelin 5 mg (entspr. Leuprorelinacetat), Polymilchsäure.
EW: Gonadotropin-Releasing-Hormon-Analogon.
AG: Palliativ beim fortgeschrittenen hormonabhängigen Prostatakarzinom.
- Behandlung des lokal fortgeschrittenen hormonsensitiven Prostatakarzinoms zur oder nach der Radiotherapie.
- Behandlung des lokalisierten, hormonabhängigen Prostatakarzinoms bei Patienten mit mittlerem und hohem Risikoprofil in Kombination mit Radiotherapie.
AA: Aseptisch s.c. in die vordere Bauchwand.
DO: 1 Implantat (5 mg) alle 3 Monate. 5 Tage vor Leuprorelin unterstützend Anti-Androgen geben.
GA: Nachgewiesene Hormonunabhängigkeit des Karzinoms, Frauen, Kinder und Jugendliche.
NW: Initialer Testosteronanstieg (Knochenschmerzen verstärkt), Hitzewallungen, vermehrtes Schwitzen, verminderte Libido und Potenz, Blutdruckveränderungen, kardiovaskuläre Störungen (QT-Verlängerung), Durchfall, Haarausfall, Gynäkomastie, Blutzuckerveränderungen, depressive Verstimmung, Kopfschmerz, Schwindel, Konvulsionen, Atembeschwerden, Gewichtszunahme, Enzymanstiege, erhöhtes Risiko für Knochenschwund.
WW: Vorsicht: QT-verlängernde Substanzen.
WH: Nur von in der Tumortherapie erfahrenen Ärzten anzuwenden Serumtestosteron, saure Phosphatase und PSA überwachen. Auf

Osteoporose bzw. erhöhtes Risiko von Depressionen achten. Diabetiker engmaschig überwachen. Verkehrshinweis.
PG: 1 ST IND (EKO: G) [€ 301,95]

Leuprorelin Sandoz 5 mg - Implantat für 3 Monate 55D01, 31A
(Z.Nr. 1-28963-P1) NR. P. Parallelimport. nicht im Handel.
L02AE02

Levact 2,5 mg/ml - Pulver für ein Konzentrat zur Herstellung einer Infusionslösung 55A
(Z.Nr. 1-29469) NR. P. n.l. L01AA09
ZI: Astellas Pharma, München, Deutschland
Z: Nach Rekonstitution enthält 1 ml Konzentrat: Bendamustin hydrochlorid 2,5 mg, Mannitol.
PG: **25** 5 ST * (EKO: N) [€ 600,20 n.l.], **100** 5 ST * (EKO: N) [€ 2.186,60 n.l.]

Levebon 250 mg - Filmtabletten 09A06
(Z.Nr. 1-30889) NR. P. nicht im Handel. N03AX14

Levebon 500 mg - Filmtabletten 09A06
(Z.Nr. 1-30890) NR. P. N03AX14
ZI: G.L. Pharma, Lannach
Z: 1 Filmtablette enthält: Levetiracetam 500 mg, Tablettenkern: Maisstärke, Povidon, Magnesium stearat, Siliciumdioxid, hochdisperses; Filmüberzug: Poly(vinylalkohol), teilweise hydrolysiert, Titandioxid, Macrogol 3350, Talkum, Eisenoxid gelb.
EW: Antiepileptikum.
AG: Monotherapie (bei Patienten ab 16 Jahren) oder Zusatzbehandlung (bei Patienten ab 1 Monat) von partiellen Anfällen mit oder ohne Generalisierung bei Epilepsie. Zusatzbehandlung myoklonischer Anfälle sowie bei idiopathischer generalisierter Epilepsie bei Patienten ab 12 Jahren.
AA: Oral mit Flüssigkeit.
DO: Monotherapie: Initial 2mal tgl. 250 mg, nach 2 Wochen 2mal tgl. 500 mg. Keine Daten zur Monotherapie bei Patienten unter 16 Jahren.
Zusatztherapie: Initial 2mal tgl. 500 mg; Dosissteigerung alle 2-4 Wochen bis 2mal tgl. 1500 mg.
Kinder ab 6 Jahren (25 kg KG): Initial 2mal tgl. 250 mg, MTD 2mal 750 mg. Bei Kindern unter 6 Jahren Levetiracetam als Lösung verabreichen.
Dosisreduktion bei Nieren- und schweren Leberschäden.
Therapie ausschleichend absetzen.
SST: Strenge Nutzen/Risiko-Abwägung; Stillen nicht empfohlen.
NW: ZNS (Somnolenz, Kopfschmerzen), Asthenie, Schwindel, Nasopharyngitis, Husten, Magen/Darm, Haut, Haarausfall, Diplopie, Psyche (Depression, anormales und aggressives Verhalten), Niere, Blutbild.
WW: Vorsicht: Macrogol (1 Std. Abstand). Methotrexat (Serumkonzentrationen überwachen).
WH: Ausschleichend absetzen. Verkehrshinweis. Auf suizidale Gedanken bzw. Depression achten.
PG: 30 ST N (EKO: G) [€ 14,30], 60 ST N (EKO: G) [€ 27,40], 100 ST N (EKO: G) [€ 44,20]

Levebon 750 mg - Filmtabletten 09A06
(Z.Nr. 1-30891) NR. P. nicht im Handel. N03AX14

Levebon 1000 mg - Filmtabletten 09A06
(Z.Nr. 1-30892) NR. P. N03AX14
ZI: G.L. Pharma, Lannach
Z: 1 Filmtablette enthält: Levetiracetam 1000 mg, Tablettenkern: Maisstärke, Povidon, Magnesium stearat, Siliciumdioxid, hochdisperses; Filmüberzug: Poly(vinylalkohol), teilweise hydrolysiert, Titandioxid, Macrogol 3350, Talkum.
Kurzinformation: siehe Levebon 500 mg - Filmtabletten, → S. 799
PG: 30 ST N (EKO: G) [€ 23,35], 60 ST N (EKO: G) [€ 44,25], 100 ST N (EKO: G) [€ 71,25]

Levebon 1500 mg - Filmtabletten 09A06
(Z.Nr. 1-39035) NR. P. N03AX14
ZI: G.L. Pharma, Lannach
Z: 1 Filmtablette enthält: Levetiracetam 1500 mg, Tablettenkern: Crospovidon Typ A, Crospovidon Typ B, Povidon K30, Siliciumdioxid, hochdisperses, Magnesium stearat; Filmüberzug: Hypromellose, Titandioxid, Talkum, Macrogol 400, Eisenoxid gelb, Indigocarmin Aluminiumlack.
EW: Antiepileptikum.
AG: Monotherapie (bei Patienten ab 16 Jahren) oder Zusatzbehandlung (bei Patienten ab 1 Monat) von partiellen Anfällen mit oder ohne Generalisierung bei Epilepsie. Zusatzbehandlung myoklonischer Anfälle sowie bei idiopathischer generalisierter Epilepsie bei Patienten ab 12 Jahren.
AA: Oral mit Flüssigkeit. TD in 2 ED.
DO: Monotherapie: Initial 2mal tgl. 250 mg, nach 2 Wochen 2mal tgl. 500 mg. Keine Daten zur Monotherapie bei Patienten unter 16 Jahren.
Zusatztherapie: Initial 2mal tgl. 500 mg; Dosissteigerung alle 2-4 Wochen bis 2mal tgl. 1500 mg.
Kinder ab 6 Jahren (25 kg KG): Initial 2mal tgl. 250 mg, MTD 2mal 750 mg. Bei Kindern unter 6 Jahren Levetiracetam als Lösung verabreichen.
Dosisreduktion bei Nieren- und schweren Leberschäden.
SST: Strenge Nutzen/Risiko-Abwägung; Stillen nicht empfohlen.
NW: ZNS (Somnolenz, Kopfschmerzen), Asthenie, Schwindel, Nasopharyngitis, Husten, Magen/Darm, Haut, Haarausfall, Diplopie, Psyche (Depression, anormales und aggressives Verhalten), Niere, Blutbild.
WW: Vorsicht: Macrogol (1 Std. Abstand). Methotrexat (Serumkonzentrationen überwachen).
WH: Ausschleichend absetzen. Verkehrshinweis. Auf suizidale Gedanken bzw. Depression achten.
PG: 30 ST N (EKO: G) [€ 27,80], 60 ST N (EKO: G) [€ 51,90]

Levebon 100 mg/ml - Konzentrat zur Herstellung einer Infusionslösung 09A06
(Z.Nr. 1-31318) NR. P. nicht im Handel. N03AX14

Levebon 100 mg/ml - Lösung zum Einnehmen 09A06
(Z.Nr. 1-30983) NR. P. N03AX14
ZI: G.L. Pharma, Lannach
Z: 1 ml Lösung enthält: Levetiracetam 100 mg, Glycerol 85%, Maltitol-Lösung 300 mg, Kalium sorbat, Citronensäure monohydrat, Natriumhydroxid, geringe Mengen Natrium, Sucralose, Pfefferminz-Aroma, Kirsch-Aroma, Wasser, gereinigtes.
EW: Antiepileptikum.
AG: Monotherapie oder Zusatzbehandlung von partiellen Anfällen mit oder ohne Generalisierung bei Epilepsie bei Patienten ab 1 Monat. Zusatzbehandlung myoklonischer Anfälle sowie bei idiopathischer generalisierter Epilepsie bei Patienten ab 12 Jahren.
AA: In einem Glas Wasser oder in einer Babyflasche verdünnt einnehmen. Dosierpipette liegt bei.
DO: Monotherapie: Initial 2mal tgl. 250 mg, nach 2 Wochen 2mal tgl. 500 mg.
Zusatztherapie: Initial 2mal tgl. 500 mg; Dosissteigerung alle 2-4 Wochen bis 2mal tgl. 1500 mg.
Säuglinge ab 6 Monaten, Kinder und Jugendliche unter 50 kg KG: Initial 2mal tgl. 10 mg/kg KG, dann 2mal tgl. bis 30 mg/kg KG.
Säuglinge (1-6 Monate): Initial 2mal tgl. 7 mg/kg KG, dann 2mal tgl. bis 21 mg/kg KG.
Dosisreduktion bei Nieren- und schweren Leberschäden.
SST: Strenge Nutzen/Risiko-Abwägung; Stillen nicht empfohlen.
NW: ZNS (Somnolenz, Kopfschmerzen), Asthenie, Schwindel, Nasopharyngitis, Husten, Magen/Darm, Haut, Haarausfall, Diplopie, Psyche (Depression, anormales und aggressives Verhalten), Niere, Blutbild.
WW: Vorsicht: Macrogol (1 Std. Abstand). Methotrexat (Serumkonzentrationen überwachen).
WH: Ausschleichend absetzen. Verkehrshinweis. Auf suizidale Gedanken bzw. Depression achten.
PG: 300 ML N (EKO: G) [€ 31,05]

Levemir FlexPen 100 Einheiten/ml - Injektionslösung in einem Fertigpen 06A02
(Z.Nr. EU/1/04/278/*) RP. P. E. A10AE05
ZI: Novo-Nordisk, Bagsvaerd, Dänemark
Z: 1 ml Injektionslösung enthält: Insulin detemir 100 E (entspr. → 14,2 mg) hergestellt durch rekombinante DNA-Technologie in Saccharomyces cerevisiae, Glycerol, Phenol, Metacresol, Zink acetat, Natriummonohydrogenphosphat-dihydrat, Natriumchlorid, Salzsäure zur pH-Wert-Einstellung, Natriumhydroxid zur pH-Wert-Einstellung, Wasser für Injektionszwecke.
EW: Insulinanalogon (als Basalinsulin angewendet), Wirkmaximum ab 3-4 bis 14 Std., Wirkdauer bis 24 Std.
AG: Diabetes mellitus bei Erwachsenen und Kindern ab 1 Jahr.
AA: S.c. im Fertigpen.
DO: In Kombination mit oralen Antidiabetika und/oder GLP-1-Rezeptor-Agonisten 1mal tgl. 10 E bzw. 0,1-0,2 E/kg KG. Dosisanpassung nach Bedarf.
SST: Anwendung möglich. Blutzucker engmaschig kontrollieren.
NW: Hypoglykämie, Haut, Augen, Bildung von Insulin-Antikörpern; Reaktionen an der Injektionsstelle (Lipodystrophie, Ödeme), sehr selten Anaphylaxie.
WW: Senkung des Insulinbedarfs durch hypoglykämische Arzneimittel: Orale Antidiabetika, MAO-Hemmer, nichtselektive Betablocker, ACE-Hemmer, Salizylate, anabole Steroide, Sulfonamide. Erhöhung des Insulinbedarfs durch hyperglykämische Arzneimittel: Orale Kontrazeptiva, Thiazide, Glukokortikoide, Schilddrüsenhormone, Beta2-Sympathomimetika, Wachstumshormone, Danazol. Vorsicht: Pioglitazon (Herzinsuffizienz). Betablocker können Hypoglykämie-Symptome verschleiern. Octreotid/Lanreotid, Clonidin,

Lithiumsalze, Alkohol können Insulinbedarf erhöhen oder senken.
WH: Auf Hyperglykämie (bei unzureichender Dosierung oder Unterbrechen der Therapie) bzw. Hypoglykämie (bei Auslassen einer Mahlzeit, anstrengender körperlicher Tätigkeit oder zu hoher Insulindosis) achten. Besondere Vorsicht bei Umstellung auf einen anderen Insulintyp/eine andere Insulinmarke. Verkehrshinweis (Hypoglykämie!).
Bei leichter Hypoglykämie Glukose oral oder zuckerhaltige Lebensmittel zuführen. Bei schwerer Hypoglykämie mit Bewusstlosigkeit Glukagon (0,5-1 mg i.m. oder s.c.) oder Glukose i.v. geben.
PG: 5 ST RE1 (EKO: Y) [€ 102,00]

Levemir FlexTouch 100 Einheiten/ml - Injektionslösung in einem Fertigpen 06A02
(Z.Nr. EU/1/04/278/*) RP. P. E. nicht im Handel. A10AE05

Levemir InnoLet 100 Einheiten/ml - Injektionslösung in einem Fertigpen 06A02
(Z.Nr. EU/1/04/278/*) RP. P. E. nicht im Handel. A10AE05

Levemir Penfill 100 Einheiten/ml - Injektionslösung in einer Patrone 06A02
(Z.Nr. EU/1/04/278/*) RP. P. E. A10AE05
ZI: Novo-Nordisk, Bagsvaerd, Dänemark
Z: 1 ml Injektionslösung enthält: Insulin detemir 100 E (entspr. → 14,2 mg), hergestellt durch rekombinante DNA-Technologie in Saccharomyces cerevisiae, Glycerol, Phenol, Metacresol, Zink acetat, Natrium monohydrogenphosphat 2-Wasser, Natriumchlorid, Salzsäure zur pH-Wert-Einstellung, Natriumhydroxid zur pH-Wert-Einstellung, Wasser für Injektionszwecke.
EW: Insulinanalogon (als Basalinsulin angewendet), Wirkmaximum ab 3-4 bis 14 Std., Wirkdauer bis 24 Std.
AG: Diabetes mellitus bei Erwachsenen und Kindern ab 1 Jahr.
AA: S.c.
DO: In Kombination mit oralen Antidiabetika und/oder GLP-1-Rezeptor-Agonisten 1mal tgl. 10 E bzw. 0,1-0,2 E/kg KG. Dosisanpassung nach Bedarf.
SST: Anwendung möglich. Blutzucker engmaschig kontrollieren.
NW: Hypoglykämie, Haut, Augen, Bildung von Insulin-Antikörpern; Reaktionen an der Injektionsstelle (Lipodystrophie, Ödeme), sehr selten Anaphylaxie.
WW: Senkung des Insulinbedarfs durch hypoglykämische Arzneimittel: Orale Antidiabetika, MAO-Hemmer, nichtselektive Betablocker, ACE-Hemmer, Salizylate, anabole Steroide, Sulfonamide.
Erhöhung des Insulinbedarfs durch hyperglykämische Arzneimittel: Orale Kontrazeptiva, Thiazide, Glukokortikoide, Schilddrüsenhormone, Beta2-Sympathomimetika, Wachstumshormone, Danazol.
Vorsicht: Pioglitazon (Herzinsuffizienz). Betablocker können Hypoglykämie-Symptome verschleiern. Octreotid/Lanreotid, Clonidin, Lithiumsalze, Alkohol können Insulinbedarf erhöhen oder senken.
WH: Auf Hyperglykämie (bei unzureichender Dosierung oder Unterbrechen der Therapie) bzw. Hypoglykämie (bei Auslassen einer Mahlzeit, anstrengender körperlicher Tätigkeit oder zu hoher Insulindosis) achten. Besondere Vorsicht bei Umstellung auf einen anderen Insulintyp/eine andere Insulinmarke. Verkehrshinweis (Hypoglykämie!).
Bei leichter Hypoglykämie Glukose oral oder zuckerhaltige Lebensmittel zuführen. Bei schwerer Hypoglykämie mit Bewusstlosigkeit Glukagon (0,5-1 mg i.m. oder s.c.) oder Glukose i.v. geben.
PG: 5 ST RE1 (EKO: Y) [€ 102,00]

🐾 *Leventa 1 mg/ml - Lösung zum Eingeben für Hunde* 822AJ
(Z.Nr. 8-00700) RP. P. E. nicht im Handel. QH03AA01

Levetiracetam 1A Pharma 500 mg - Filmtabletten 09A06
(Z.Nr. 1-30862) NR. P. N03AX14
ZI: 1A Pharma, Wien
Z: 1 Filmtablette enthält: Levetiracetam 500 mg, Tablettenkern: Povidon K25, Cellulose, mikrokristalline, Croscarmellose natrium, Crospovidon Typ A, Siliciumdioxid, hochdispers, wasserfrei, Talkum, Magnesium stearat; Filmüberzug: (entspr. Hypromellose) (entspr. Hydroxypropylcellulose) (entspr. Macrogol 6000) (entspr. Titandioxid) (entspr. Talkum) (entspr. Eisenoxid gelb).
EW: Antiepileptikum.
AG: Monotherapie (bei Patienten ab 16 Jahren) oder Zusatzbehandlung (bei Patienten ab 1 Monat) von partiellen Anfällen mit oder ohne Generalisierung bei Epilepsie. Zusatzbehandlung myoklonischer Anfälle sowie bei idiopathischer generalisierter Epilepsie bei Patienten ab 12 Jahren.
AA: Oral mit Flüssigkeit.
DO: Monotherapie: Initial 2mal tgl. 250 mg, nach 2 Wochen 2mal tgl. 500 mg. Keine Daten zur Monotherapie bei Patienten unter 16 Jahren.
Zusatztherapie: Initial 2mal tgl. 500 mg; Dosissteigerung alle 2-4 Wochen bis 2mal tgl. 1500 mg.
Kinder ab 6 Jahren (25 kg KG): Initial 2mal tgl. 250 mg, MTD 2mal 750 mg. Bei Kindern unter 6 Jahren Levetiracetam als Lösung verabreichen.
Dosisreduktion bei Nieren- und schweren Leberschäden.
Therapie ausschleichend absetzen.
SST: Strenge Nutzen/Risiko-Abwägung in der Schwangerschaft, möglichst niedrig dosieren. Stillen nicht empfohlen.
NW: ZNS (Somnolenz, Kopfschmerzen), Asthenie, Schwindel, Nasopharyngitis, Husten, Magen/Darm, Haut, Haarausfall, Diplopie, Psyche (Depression, anormales und aggressives Verhalten), Niere, Blutbild.
WW: Vorsicht: Macrogol (1 Std. Abstand). Methotrexat (Serumkonzentrationen überwachen).
WH: Ausschleichend absetzen. Verkehrshinweis. Auf suizidale Gedanken bzw. Depression achten.
PG: 60 ST N (EKO: G) [€ 31,60], 100 ST N (EKO: G) [€ 44,55]

Levetiracetam 1A Pharma 1000 mg - Filmtabletten 09A06
(Z.Nr. 1-30863) NR. P. N03AX14
ZI: 1A Pharma, Wien
Z: 1 Filmtablette enthält: Levetiracetam 1000 mg, Tablettenkern: Povidon K25, Cellulose, mikrokristalline, Croscarmellose natrium, Crospovidon Typ A, Siliciumdioxid, hochdispers, wasserfrei, Talkum, Magnesium stearat; Filmüberzug: (entspr. Hypromellose) (entspr. Hydroxypropylcellulose) (entspr. Macrogol 6000) (entspr. Titandioxid) (entspr. Talkum).
Kurzinformation: siehe Levetiracetam 1A Pharma 500 mg - Filmtabletten, → S. 800
PG: 60 ST N (EKO: G) [€ 49,30], 100 ST N (EKO: G) [€ 72,50]

Levetiracetam Accord 250 mg - Filmtabletten 09A06
(Z.Nr. EU/1/11/712/*) NR. P. N03AX14
ZI: Accord Healthcare, Barcelona, Spanien
Z: 1 Filmtablette enthält: Levetiracetam 250 mg, Tablettenkern: Croscarmellose natrium, Povidon K30, Siliciumdioxid, hochdisperses, Magnesium stearat; Filmüberzug: (entspr. Poly(vinylalkohol)) (entspr. Titandioxid) (entspr. Macrogol) (entspr. Talkum).
EW: Antiepileptikum.
AG: Monotherapie (bei Patienten ab 16 Jahren) oder Zusatzbehandlung (bei Patienten ab 1 Monat) von partiellen Anfällen mit oder ohne Generalisierung bei Epilepsie. Zusatzbehandlung myoklonischer Anfälle sowie bei idiopathischer generalisierter Epilepsie bei Patienten ab 12 Jahren.
AA: Oral mit Flüssigkeit.
DO: Monotherapie: Initial 2mal tgl. 250 mg, nach 2 Wochen 2mal tgl. 500 mg. Keine Daten zur Monotherapie bei Patienten unter 16 Jahren.
Zusatztherapie: Initial 2mal tgl. 500 mg; Dosissteigerung alle 2-4 Wochen bis 2mal tgl. 1500 mg.
Kinder ab 6 Jahren (25 kg KG): Initial 2mal tgl. 250 mg, MTD 2mal 750 mg. Bei Kindern unter 6 Jahren Levetiracetam als Lösung verabreichen.
Dosisreduktion bei Nieren- und schweren Leberschäden.
Therapie ausschleichend absetzen.
SST: Strenge Nutzen/Risiko-Abwägung in der Schwangerschaft; Stillen nicht empfohlen.
NW: ZNS (Somnolenz, Kopfschmerzen), Asthenie, Schwindel, Nasopharyngitis, Husten, Magen/Darm, Haut, Haarausfall, Diplopie, Psyche (Depression), Niere, Blutbild.
WW: Vorsicht: Macrogol (1 Std. Abstand). Methotrexat (Serumkonzentrationen überwachen).
WH: Ausschleichend absetzen. Verkehrshinweis. Auf suizidale Gedanken bzw. Depression achten.
Arzneiform nicht geeignet für Kinder unter 6 Jahren.
PG: 30 ST N (EKO: G) [€ 10,70], 60 ST N (EKO: G) [€ 18,60]

Levetiracetam Accord 500 mg - Filmtabletten 09A06
(Z.Nr. EU/1/11/712/*) NR. P. N03AX14
ZI: Accord Healthcare, Barcelona, Spanien
Z: 1 Filmtablette enthält: Levetiracetam 500 mg, Tablettenkern: Croscarmellose natrium, Povidon K30, Siliciumdioxid, hochdisperses, Magnesium stearat; Filmüberzug: (entspr. Poly(vinylalkohol)) (entspr. Titandioxid) (entspr. Macrogol) (entspr. Talkum) (entspr. Eisen(III)-hydroxid-oxid x H2O).
EW: Antiepileptikum.
AG: Monotherapie (bei Patienten ab 16 Jahren) oder Zusatzbehandlung (bei Patienten ab 1 Monat) von partiellen Anfällen mit oder ohne Generalisierung bei Epilepsie. Zusatzbehandlung myoklonischer Anfälle sowie bei idiopathischer generalisierter Epilepsie bei Patienten ab 12 Jahren.
AA: Oral mit Flüssigkeit.

DO: Monotherapie: Initial 2mal tgl. 250 mg, nach 2 Wochen 2mal tgl. 500 mg. Keine Daten zur Monotherapie bei Patienten unter 16 Jahren.
Zusatztherapie: Initial 2mal tgl. 500 mg; Dosissteigerung alle 2-4 Wochen bis 2mal tgl. 1500 mg.
Kinder ab 6 Jahren (25 kg KG): Initial 2mal tgl. 250 mg, MTD 2mal 750 mg. Bei Kindern unter 6 Jahren Levetiracetam als Lösung verabreichen.
Dosisreduktion bei Nieren- und schweren Leberschäden.
Therapie ausschleichend absetzen.
SST: Strenge Nutzen/Risiko-Abwägung in der Schwangerschaft; Stillen nicht empfohlen.
NW: ZNS (Somnolenz, Kopfschmerzen), Asthenie, Schwindel, Nasopharyngitis, Husten, Magen/Darm, Haut, Haarausfall, Diplopie, Psyche (Depression), Niere, Blutbild.
WW: Vorsicht: Macrogol (1 Std. Abstand). Methotrexat (Serumkonzentrationen überwachen).
WH: Ausschleichend absetzen. Verkehrshinweis. Auf suizidale Gedanken bzw. Depression achten.
PG: 30 ST N (EKO: G) [€ 14,75], 60 ST N (EKO: G) [€ 30,25]

Levetiracetam Accord 750 mg - Filmtabletten 09A06
(Z.Nr. EU/1/11/712/*) NR. P. N03AX14
ZI: Accord Healthcare, Barcelona, Spanien
Z: 1 Filmtablette enthält: Levetiracetam 750 mg, Tablettenkern: Croscarmellose natrium, Povidon K30, Siliciumdioxid, hochdisperses, Magnesium stearat; Filmüberzug: (entspr. Poly(vinylalkohol)) (entspr. Titandioxid) (entspr. Macrogol) (entspr. Talkum) (entspr. Eisen(III)-oxid) (entspr. Gelborange S, Aluminiumsalz 0,013 mg).
Kurzinformation: siehe Levetiracetam Accord 500 mg - Filmtabletten, → S. 800
PG: 30 ST N (EKO: G) [€ 27,50], 60 ST N (EKO: G) [€ 49,05]

Levetiracetam Accord 1000 mg - Filmtabletten 09A06
(Z.Nr. EU/1/11/712/*) NR. P. N03AX14
ZI: Accord Healthcare, Barcelona, Spanien
Z: 1 Filmtablette enthält: Levetiracetam 1000 mg, Tablettenkern: Croscarmellose natrium, Povidon K30, Siliciumdioxid, hochdisperses, Magnesium stearat; Filmüberzug: (entspr. Poly(vinylalkohol)) (entspr. Titandioxid) (entspr. Macrogol) (entspr. Talkum).
Kurzinformation: siehe Levetiracetam Accord 500 mg - Filmtabletten, → S. 800
PG: 30 ST N (EKO: G) [€ 29,60], 60 ST N (EKO: G) [€ 49,35]

Levetiracetam Accord 100 mg/ml - Lösung zum Einnehmen 09A06
(Z.Nr. 1-36190) NR. P. N03AX14
ZI: Accord Healthcare, Utrecht, Niederlande
Z: 1 ml enthält: Levetiracetam 100 mg, Natrium citrat, Citronensäure monohydrat, Methyl-parahydroxybenzoat 1,5 mg, Propyl-parahydroxybenzoat 0,18 mg, Ammonium glycyrrhizinat, Glycerol, Maltitol-Lösung 300 mg, Acesulfam kalium, Trauben-Aroma (entspr. Aromastoffe) (entspr. Propylenglycol), Wasser, gereinigtes.
EW: Antiepileptikum.
AG: Monotherapie (bei Patienten ab 16 Jahren) oder Zusatzbehandlung (bei Patienten ab 1 Monat) von partiellen Anfällen mit oder ohne Generalisierung bei Epilepsie. Zusatzbehandlung myoklonischer Anfälle sowie bei idiopathischer generalisierter Epilepsie bei Patienten ab 12 Jahren.
AA: In einem Glas Wasser oder in einer Babyflasche verdünnt einnehmen; bitterer Geschmack möglich.
DO: Monotherapie: Initial 2mal tgl. 250 mg, nach 2 Wochen 2mal tgl. 500 mg. Keine Daten zur Monotherapie bei Patienten unter 16 Jahren.
Zusatztherapie: Initial 2mal tgl. 500 mg; Dosissteigerung alle 2-4 Wochen bis 2mal tgl. 1500 mg.
Kinder ab 6 Jahren (25 kg KG): Initial 2mal tgl. 250 mg, MTD 2mal 750 mg. Bei Kindern unter 6 Jahren Levetiracetam als Lösung verabreichen.
Dosisreduktion bei Nieren- und schweren Leberschäden.
Therapie ausschleichend absetzen.
SST: Strenge Nutzen/Risiko-Abwägung in der Schwangerschaft; Stillen nicht empfohlen.
NW: ZNS (Somnolenz, Kopfschmerzen), Asthenie, Schwindel, Nasopharyngitis, Husten, Magen/Darm, Haut, Haarausfall, Diplopie, Psyche (Depression), Niere, Blutbild.
WW: Vorsicht: Macrogol (1 Std. Abstand). Methotrexat (Serumkonzentrationen überwachen).
WH: Ausschleichend absetzen. Verkehrshinweis. Auf suizidale Gedanken bzw. Depression achten.
PG: 300 ML N (EKO: G) [€ 27,95]

Levetiracetam Actavis 250 mg - Filmtabletten 09A06
(Z.Nr. EU/1/11/713/*) NR. P. N03AX14
ZI: Actavis Group PTC, Hafnarfjördur, Island
Z: 1 Filmtablette enthält: Levetiracetam 250 mg, Crospovidon, Povidon, Siliciumdioxid, hochdisperses, Magnesium stearat, Poly(vinylalkohol), partiell hydrolysiert, Macrogol 4000, Talkum, Titandioxid, Indigocarmin.
Kurzinformation: siehe Levetiracetam Accord 500 mg - Filmtabletten, → S. 800
PG: 30 ST N (EKO: G) [€ 10,70]

Levetiracetam Actavis 500 mg - Filmtabletten 09A06
(Z.Nr. EU/1/11/713/*) NR. P. N03AX14
ZI: Actavis Group PTC, Hafnarfjördur, Island
Z: 1 Filmtablette enthält: Levetiracetam 500 mg, Crospovidon, Povidon, Siliciumdioxid, hochdisperses, Magnesium stearat, Poly(vinylalkohol), partiell hydrolysiert, Macrogol 4000, Talkum, Titandioxid, Indigocarmin, Eisen(III)-hydroxid-oxid x H2O.
Kurzinformation: siehe Levetiracetam Accord 500 mg - Filmtabletten, → S. 800
PG: 30 ST N (EKO: G) [€ 14,75], 60 ST N (EKO: G) [€ 27,40], 100 ST N (EKO: G) [€ 44,20]

Levetiracetam Actavis 750 mg - Filmtabletten 09A06
(Z.Nr. EU/1/11/713/*) NR. P. nicht im Handel. N03AX14

Levetiracetam Actavis 1000 mg - Filmtabletten 09A06
(Z.Nr. EU/1/11/713/*) NR. P. N03AX14
ZI: Actavis Group PTC, Hafnarfjördur, Island
Z: 1 Filmtablette enthält: Levetiracetam 1000 mg, Crospovidon, Povidon, Siliciumdioxid, hochdisperses, Magnesium stearat, Poly(vinylalkohol), partiell hydrolysiert, Macrogol 4000, Talkum, Titandioxid.
Kurzinformation: siehe Levetiracetam Accord 500 mg - Filmtabletten, → S. 800
PG: 30 ST N (EKO: G) [€ 23,60], 100 ST N (EKO: G) [€ 71,25]

Levetiracetam Actavis Group 100 mg/ml - Lösung zum Einnehmen 09A06
(Z.Nr. EU/1/11/738/*) NR. P. nicht im Handel. N03AX14

L

Levetiracetam Aristo 500 mg - Filmtabletten 09A06
(Z.Nr. 1-30991) NR. P. N03AX14
ZI: Aristo Pharma, Berlin, Deutschland
Z: 1 Filmtablette enthält: Levetiracetam 500 mg, Tablettenkern: Crospovidon, Povidon, Siliciumdioxid, hochdisperses, Magnesium stearat; Tablettenfilm: (entspr. Poly(vinylalkohol), partiell hydrolysiert) (entspr. Titandioxid) (entspr. Macrogol 4000) (entspr. Talkum) (entspr. Indigokarmin) (entspr. Eisenoxid gelb).
Kurzinformation: siehe Levebon 500 mg - Filmtabletten, → S. 799
PG: 60 ST N (EKO: G) [€ 30,25], 100 ST N (EKO: G) [€ 44,20]

Levetiracetam Aristo 1000 mg - Filmtabletten 09A06
(Z.Nr. 1-30993) NR. P. N03AX14
ZI: Aristo Pharma, Berlin, Deutschland
Z: 1 Filmtablette enthält: Levetiracetam 1000 mg, Tablettenkern: Crospovidon, Povidon, Siliciumdioxid, hochdisperses, Magnesium stearat; Tablettenfilm: (entspr. Poly(vinylalkohol), partiell hydrolysiert) (entspr. Titandioxid) (entspr. Macrogol 4000) (entspr. Talkum).
Kurzinformation: siehe Levebon 500 mg - Filmtabletten, → S. 799
PG: 60 ST N (EKO: G) [€ 44,90], 100 ST N (EKO: G) [€ 72,70]

Levetiracetam Aristo 100 mg/ml - Lösung zum Einnehmen 09A06
(Z.Nr. 1-40389) NR. P. nicht im Handel. N03AX14

Levetiracetam Bluefish 500 mg - Filmtabletten 09A06
(Z.Nr. 1-30887) NR. P. N03AX14
ZI: Bluefish Pharmaceuticals, Gävlegatan, Stockholm, Schweden
Z: 1 Filmtablette enthält: Levetiracetam 500 mg, Tablettenkern: Croscarmellose natrium, Povidon K30, Siliciumdioxid, hochdispers, wasserfrei, Magnesium stearat; Filmüberzug: Opadry II 85F82874 Yellow: (entspr. Poly(vinylalkohol), partiell hydrolysiert) (entspr. Titandioxid) (entspr. Macrogol 3350) (entspr. Talkum) (entspr. Eisenoxid gelb).
Kurzinformation: siehe Levebon 500 mg - Filmtabletten, → S. 799
PG: 30 ST N (EKO: G) [€ 14,75], 60 ST N (EKO: G) [€ 27,25]

Levetiracetam Bluefish 1000 mg - Filmtabletten 09A06
(Z.Nr. 1-30888) NR. P. N03AX14
ZI: Bluefish Pharmaceuticals, Gävlegatan, Stockholm, Schweden
Z: 1 Filmtablette enthält: Levetiracetam 1000 mg, Tablettenkern: Croscarmellose natrium, Povidon K30, Siliciumdioxid,

hochdispers, wasserfrei, Magnesium stearat; Filmüberzug: Opadry II 85F18422 weiss: (entspr. Poly(vinylalkohol), partiell hydrolysiert) (entspr. Titandioxid) (entspr. Macrogol 3350) (entspr. Talkum).
Kurzinformation: siehe Levebon 500 mg - Filmtabletten, →S. 799
PG: 30 ST N (EKO: G) [€ 23,60], 60 ST N (EKO: G) [€ 44,10]

Levetiracetam G.L. 500 mg - Filmtabletten 09A06
(Z.Nr. 1-31145) NR. P. N03AX14
ZI: G.L. Pharma, Lannach
Z: 1 Filmtablette enthält: Levetiracetam 500 mg, Tablettenkern: Maisstärke, Povidon K30, Magnesium stearat, Siliciumdioxid, hochdisperses; Filmüberzug: (entspr. Poly(vinylalkohol), partiell hydrolysiert) (entspr. Titandioxid) (entspr. Macrogol 3350) (entspr. Talkum) (entspr. Eisenoxid gelb).
EW: Antiepileptikum.
AG: Monotherapie (bei Patienten ab 16 Jahren) oder Zusatzbehandlung (bei Patienten ab 1 Monat) von partiellen Anfällen mit oder ohne Generalisierung bei Epilepsie. Zusatzbehandlung myoklonischer Anfälle sowie bei idiopathischer generalisierter Epilepsie bei Patienten ab 12 Jahren.
AA: Oral mit Flüssigkeit.
DO: Monotherapie: Initial 2mal tgl. 250 mg, nach 2 Wochen 2mal tgl. 500 mg. Keine Daten zur Monotherapie bei Patienten unter 16 Jahren.
Zusatztherapie: Initial 2mal tgl. 500 mg; Dosissteigerung alle 2-4 Wochen bis 2mal tgl. 1500 mg.
Kinder ab 6 Jahren (25 kg KG): Initial 2mal tgl. 250 mg, MTD 2mal 750 mg. Bei Kindern unter 6 Jahren Levetiracetam als Lösung verabreichen.
Dosisreduktion bei Nieren- und schweren Leberschäden.
Therapie ausschleichend absetzen.
SST: Strenge Nutzen/Risiko-Abwägung in der Schwangerschaft, plötzliches Absetzen vermeiden; Stillen nicht empfohlen.
NW: ZNS (Somnolenz, Kopfschmerzen, Enzephalopathie), Asthenie, Schwindel, Nasopharyngitis, Husten, Magen/Darm, Haut, Haarausfall, Diplopie, Psyche (Depression, anormales und aggressives Verhalten), Niere, Blutbild.
WW: Vorsicht: Macrogol (1 Std. Abstand). Methotrexat (Serumkonzentrationen überwachen).
WH: Ausschleichend absetzen. Verkehrshinweis. Auf suizidale Gedanken bzw. Depression achten.
PG: 30 ST N (EKO: G) [€ 17,10], 60 ST N (EKO: G) [€ 31,70], 100 ST N (EKO: G) [€ 44,75]

Levetiracetam G.L. 1000 mg - Filmtabletten 09A06
(Z.Nr. 1-31146) NR. P. N03AX14
ZI: G.L. Pharma, Lannach
Z: 1 Filmtablette enthält: Levetiracetam 1000 mg, Tablettenkern: Maisstärke, Povidon K30, Magnesium stearat, Siliciumdioxid, hochdisperses; Filmüberzug: (entspr. Poly(vinylalkohol), partiell hydrolysiert) (entspr. Titandioxid) (entspr. Macrogol 3350) (entspr. Talkum).
Kurzinformation: siehe Levetiracetam G.L. 500 mg - Filmtabletten, →S. 802
PG: 30 ST N (EKO: G) [€ 23,65], 60 ST N (EKO: G) [€ 44,90], 100 ST N (EKO: G) [€ 72,70]

Levetiracetam G.L. 100 mg/ml - Konzentrat zur Herstellung einer Infusionslösung 09A06
(Z.Nr. 1-31320) NR. P. nicht im Handel. N03AX14

Levetiracetam G.L. 100 mg/ml - Lösung zum Einnehmen 09A06
(Z.Nr. 1-30984) NR. P. nicht im Handel. N03AX14

Levetiracetam Genericon 500 mg - Filmtabletten 09A06
(Z.Nr. 1-30957) NR. P. N03AX14
ZI: Genericon Pharma, Graz
Z: 1 Filmtablette enthält: Levetiracetam 500 mg, Tablettenkern: Maisstärke, Povidon, Talkum, Siliciumdioxid, hochdisperses, Magnesium stearat; Filmüberzug: Opadry II gelb 85-F-32004: (entspr. Poly(vinylalkohol), partiell hydrolysiert) (entspr. Titandioxid) (entspr. Macrogol 3350) (entspr. Talkum) (entspr. Eisenoxid gelb).
EW: Antiepileptikum.
AG: Monotherapie (bei Patienten ab 16 Jahren) oder Zusatzbehandlung (bei Patienten ab 1 Monat) von partiellen Anfällen mit oder ohne Generalisierung bei Epilepsie. Zusatzbehandlung myoklonischer Anfälle sowie bei idiopathischer generalisierter Epilepsie bei Patienten ab 12 Jahren.
AA: Oral mit Flüssigkeit.
DO: Monotherapie: Initial 2mal tgl. 250 mg, nach 2 Wochen 2mal tgl. 500 mg. Keine Daten zur Monotherapie bei Patienten unter 16 Jahren.
Zusatztherapie: Initial 2mal tgl. 500 mg; Dosissteigerung alle 2-4 Wochen bis 2mal tgl. 1500 mg.
Kinder ab 6 Jahren (25 kg KG): Initial 2mal tgl. 250 mg, MTD 2mal 750 mg. Bei Kindern unter 6 Jahren Levetiracetam als Lösung verabreichen.
Dosisreduktion bei Nieren- und schweren Leberschäden.
Therapie ausschleichend absetzen.
SST: Strenge Nutzen/Risiko-Abwägung; Stillen nicht empfohlen.
NW: ZNS (Somnolenz, Kopfschmerzen, Enzephalopathie), Asthenie, Schwindel, Nasopharyngitis, Husten, Magen/Darm, Haut, Haarausfall, Diplopie, Psyche (Depression, Verhaltensauffälligkeiten, Aggressivität), Niere, Blutbild.
WW: Vorsicht: Macrogol (1 Std. Abstand). Methotrexat (Serumkonzentrationen überwachen).
WH: Ausschleichend absetzen. Verkehrshinweis. Auf suizidale Gedanken bzw. Depression achten.
PG: 30 ST * (EKO: N) [€ 26,00 n.I.], 60 ST N (EKO: G) [€ 31,70], 100 ST N (EKO: G) [€ 45,20]

Levetiracetam Genericon 1000 mg - Filmtabletten 09A06
(Z.Nr. 1-30958) NR. P. N03AX14
ZI: Genericon Pharma, Graz
Z: 1 Filmtablette enthält: Levetiracetam 1000 mg, Tablettenkern: Maisstärke, Povidon, Talkum, Siliciumdioxid, hochdisperses, Magnesium stearat; Filmüberzug: Opadry II 85F18422 weiss: (entspr. Poly(vinylalkohol), partiell hydrolysiert) (entspr. Titandioxid) (entspr. Macrogol 3350) (entspr. Talkum).
Kurzinformation: siehe Levetiracetam Genericon 500 mg - Filmtabletten, →S. 802
PG: 60 ST N (EKO: G) [€ 56,20], 100 ST N (EKO: G) [€ 73,10]

Levetiracetam Hikma 100 mg/ml - Konzentrat zur Herstellung einer Infusionslösung 09A06
(Z.Nr. 1-35789) NR. P. N03AX14
ZI: Hikma Farmaceutica, Terrugem, Portugal
Z: Eine 5 ml Durchstechflasche enthält: Levetiracetam 500 mg, Natriumacetat, Eisessig, Natriumchlorid, Wasser für Injektionszwecke.
EW: Antiepileptikum.
AG: Monotherapie (bei Patienten ab 16 Jahren) oder Zusatzbehandlung (bei Patienten ab 4 Jahren) von partiellen Anfällen mit oder ohne Generalisierung bei Epilepsie. Zusatzbehandlung myoklonischer Anfälle sowie bei idiopathischer generalisierter Epilepsie bei Patienten ab 12 Jahren.
AA: I.v. Infusion über 15 min nach Verdünnen.
DO: Monotherapie: Initial 2mal tgl. 250 mg, nach 2 Wochen 2mal tgl. 500 mg. Keine Daten zur Monotherapie bei Patienten unter 16 Jahren.
Zusatztherapie: Initial 2mal tgl. 500 mg; Dosissteigerung alle 2-4 Wochen bis 2mal tgl. 1500 mg.
Kinder ab 6 Jahren (25 kg KG): Initial 2mal tgl. 250 mg, MTD 2mal 750 mg. Bei Kindern unter 6 Jahren Levetiracetam als Lösung verabreichen.
Dosisreduktion bei Nieren- und schweren Leberschäden.
Therapie ausschleichend absetzen.
SST: Strenge Nutzen/Risiko-Abwägung; Stillen nicht empfohlen.
NW: ZNS (Somnolenz, Kopfschmerzen), Asthenie, Schwindel, Nasopharyngitis, Husten, Magen/Darm, Haut, Haarausfall, Diplopie, Psyche (Depression), Niere, Blutbild.
WW: Vorsicht: Macrogol (1 Std. Abstand). Methotrexat (Serumkonzentrationen überwachen).
WH: Ausschleichend absetzen. Verkehrshinweis. Auf suizidale Gedanken bzw. Depression achten.
Therapie kann i.v. oder oral begonnen werden.
PG: 10 ST * (EKO: N) [€ 225,50]

Levetiracetam Hospira 100 mg/ml - Konzentrat zur Herstellung einer Infusionslösung 09A06
(Z.Nr. EU/1/13/889/*) NR. P. nicht im Handel. N03AX14

Levetiracetam Krka 250 mg - Filmtabletten 09A06
(Z.Nr. 1-30531) NR. P. nicht im Handel. N03AX14

Levetiracetam Krka 500 mg - Filmtabletten 09A06
(Z.Nr. 1-30532) NR. P. N03AX14
ZI: Krka, Novo Mesto, Slowenien
Z: 1 Filmtablette enthält: Levetiracetam 500 mg, Tablettenkern: Maisstärke, Siliciumdioxid, hochdispers, wasserfrei, Copovidon, Crospovidon, Magnesium stearat; Filmüberzug: (entspr. Hypromellose) (entspr. Talkum) (entspr. Titandioxid) (entspr. Macrogol) (entspr. Eisenoxid gelb).
EW: Antiepileptikum.
AG: Monotherapie (bei Patienten ab 16 Jahren) oder Zusatzbehandlung (bei Patienten ab 1 Monat) von partiellen Anfällen mit oder ohne Generalisierung bei Epilepsie. Zusatzbehandlung myoklonischer Anfälle sowie bei idiopathischer generalisierter Epilepsie bei Patienten ab 12 Jahren.
AA: Oral mit Flüssigkeit einnehmen. Bei Kindern unter 6 Jahren

Lösung zum Einnehmen anwenden.
DO: Monotherapie: Initial 2mal tgl. 250 mg, nach 2 Wochen 2mal tgl. 500 mg. Keine Daten zur Monotherapie bei Patienten unter 16 Jahren.
Zusatztherapie: Initial 2mal tgl. 500 mg; Dosissteigerung alle 2-4 Wochen bis 2mal tgl. 1500 mg.
Kinder ab 6 Jahren (25 kg KG): Initial 2mal tgl. 250 mg, MTD 2mal 750 mg. Bei Kindern unter 6 Jahren Levetiracetam als Lösung verabreichen.
Dosisreduktion bei Nieren- und schweren Leberschäden.
Therapie ausschleichend absetzen.
SST: Strenge Nutzen/Risiko-Abwägung; Stillen nicht empfohlen.
NW: ZNS (Somnolenz, Kopfschmerzen, Enzephalopathie), Asthenie, Schwindel, Nasopharyngitis, Husten, Magen/Darm, Haut, Haarausfall, Diplopie, Psyche (Depression, anormales und aggressives Verhalten), Niere, Blutbild.
WW: Vorsicht: Macrogol (1 Std. Abstand). Methotrexat (Serumkonzentrationen überwachen).
WH: Ausschleichend absetzen. Verkehrshinweis. Auf suizidale Gedanken bzw. Depression achten.
PG: 30 ST N (EKO: G) [€ 18,15], 60 ST N (EKO: G) [€ 34,45]

Levetiracetam Krka 1000 mg - Filmtabletten 09A06
(Z.Nr. 1-30534) NR. P. N03AX14
ZI: Krka, Novo Mesto, Slowenien
Z: 1 Filmtablette enthält: Levetiracetam 1000 mg, Tablettenkern: Maisstärke, Siliciumdioxid, hochdispers, wasserfrei, Copovidon, Crospovidon, Magnesium stearat; Filmüberzug: (entspr. Hypromellose) (entspr. Talkum) (entspr. Titandioxid) (entspr. Macrogol).
Kurzinformation: siehe Levetiracetam Krka 500 mg - Filmtabletten, → S. 802
PG: 30 ST N (EKO: G) [€ 29,60], 60 ST N (EKO: G) [€ 56,20]

Levetiracetam medicamentum 100 mg/ml - Konzentrat zur Herstellung einer Infusionslösung 09A06
(Z.Nr. 1-35789-P1) NR. P. Parallelimport. N03AX14
n.l.
V: medicamentum pharma, Allerheiligen im Mürztal
Z: Eine 5 ml Durchstechflasche enthält: Levetiracetam 500 mg, Natriumacetat, Eisessig, Natriumchlorid (entspr. Natrium 19 mg), Wasser für Injektionszwecke.
PG: 10 ST * (EKO: N) [€ 225,50 n.l.]

Levetiracetam +pharma 500 mg - Filmtabletten 09A06
(Z.Nr. 1-30900) NR. P. N03AX14
ZI: +pharma Arzneimittel, Graz
Z: 1 Filmtablette enthält: Levetiracetam 500 mg, Tablettenkern: Maisstärke, Povidon K30, Talkum, Siliciumdioxid, hochdispers, wasserfrei, Magnesium stearat; Filmüberzug: (entspr. Poly(vinylalkohol), partiell hydrolysiert) (entspr. Titandioxid) (entspr. Macrogol 3350) (entspr. Talkum) (entspr. Eisenoxid gelb).
EW: Antiepileptikum.
AG: Monotherapie (bei Patienten ab 16 Jahren) oder Zusatzbehandlung (bei Patienten ab 1 Monat) von partiellen Anfällen mit oder ohne Generalisierung bei Epilepsie. Zusatzbehandlung myoklonischer Anfälle sowie bei idiopathischer generalisierter Epilepsie bei Patienten ab 12 Jahren.
AA: Oral mit Flüssigkeit.
DO: Monotherapie: Initial 2mal tgl. 250 mg, nach 2 Wochen 2mal tgl. 500 mg. Keine Daten zur Monotherapie bei Patienten unter 16 Jahren.
Zusatztherapie: Initial 2mal tgl. 500 mg; Dosissteigerung alle 2-4 Wochen bis 2mal tgl. 1500 mg.
Kinder ab 6 Jahren (25 kg KG): Initial 2mal tgl. 250 mg, MTD 2mal 750 mg. Bei Kindern unter 6 Jahren Levetiracetam als Lösung verabreichen.
Dosisreduktion bei Nieren- und schweren Leberschäden.
Therapie ausschleichend absetzen.
SST: Strenge Nutzen/Risiko-Abwägung.
NW: ZNS (Somnolenz, Kopfschmerzen, Enzephalopathie), Asthenie, Schwindel, Nasopharyngitis, Husten, Magen/Darm, Haut, Haarausfall, Diplopie, Psyche (Depression, Verhaltensauffälligkeiten, Aggressivität), Niere, Blutbild.
WW: Vorsicht: Macrogol (1 Std. Abstand). Methotrexat (Serumkonzentrationen überwachen).
WH: Ausschleichend absetzen. Verkehrshinweis. Auf suizidale Gedanken bzw. Depression achten.
PG: 100 ST N (EKO: G) [€ 44,20]

Levetiracetam +pharma 1000 mg - Filmtabletten 09A06
(Z.Nr. 1-30902) NR. P. N03AX14
ZI: +pharma Arzneimittel, Graz
Z: 1 Filmtablette enthält: Levetiracetam 1000 mg, Tablettenkern: Maisstärke, Povidon K30, Talkum, Siliciumdioxid, hochdispers, wasserfrei, Magnesium stearat; Filmüberzug: (entspr. Poly(vinylalkohol), partiell hydrolysiert) (entspr. Titandioxid) (entspr. Macrogol 3350) (entspr. Talkum).
Kurzinformation: siehe Levetiracetam +pharma 500 mg - Filmtabletten, → S. 803
PG: 100 ST N (EKO: G) [€ 71,25]

Levetiracetam ratiopharm 250 mg - Filmtabletten 09A06
(Z.Nr. EU/1/11/702/*) NR. P. nicht im Handel. N03AX14

Levetiracetam ratiopharm 500 mg - Filmtabletten 09A06
(Z.Nr. EU/1/11/702/*) NR. P. N03AX14
ZI: ratiopharm, Ulm, Deutschland
Z: 1 Filmtablette enthält: Levetiracetam 500 mg, Tablettenkern: Macrogol 6000, Siliciumdioxid, hochdisperses, Crospovidon Typ A, Cellulosepulver, Magnesium stearat; Filmüberzug: Hypromellose, Cellulose, mikrokristalline, Macrogolstearat 2000 Typ 1, Titandioxid, Eisen(III)-hydroxid-oxid x H2O.
EW: Antiepileptikum.
AG: Monotherapie (bei Patienten ab 16 Jahren) oder Zusatzbehandlung (bei Patienten ab 1 Monat) von partiellen Anfällen mit oder ohne Generalisierung bei Epilepsie. Zusatzbehandlung myoklonischer Anfälle sowie bei idiopathischer generalisierter Epilepsie bei Patienten ab 12 Jahren.
AA: Oral mit Flüssigkeit.
DO: Monotherapie: Initial 2mal tgl. 250 mg, nach 2 Wochen 2mal tgl. 500 mg. Keine Daten zur Monotherapie bei Patienten unter 16 Jahren.
Zusatztherapie: Initial 2mal tgl. 500 mg; Dosissteigerung alle 2-4 Wochen bis 2mal tgl. 1500 mg.
Kinder ab 6 Jahren (25 kg KG): Initial 2mal tgl. 250 mg, MTD 2mal 750 mg. Bei Kindern unter 6 Jahren Levetiracetam als Lösung verabreichen.
Dosisreduktion bei Nieren- und schweren Leberschäden.
Therapie ausschleichend absetzen.
SST: Strenge Nutzen/Risiko-Abwägung; Stillen nicht empfohlen.
NW: ZNS (Somnolenz, Kopfschmerzen), Asthenie, Schwindel, Nasopharyngitis, Husten, Magen/Darm, Haut, Haarausfall, Diplopie, Psyche (Depression), Niere, Blutbild.
WW: Vorsicht: Macrogol (1 Std. Abstand). Methotrexat (Serumkonzentrationen überwachen).
WH: Ausschleichend absetzen. Verkehrshinweis. Auf suizidale Gedanken bzw. Depression achten.
PG: 60 ST N (EKO: G) [€ 27,40], 100 ST N (EKO: G) [€ 44,20]

Levetiracetam ratiopharm 750 mg - Filmtabletten 09A06
(Z.Nr. EU/1/11/702/*) NR. P. nicht im Handel. N03AX14

Levetiracetam ratiopharm 1000 mg - Filmtabletten 09A06
(Z.Nr. EU/1/11/702/*) NR. P. N03AX14
ZI: ratiopharm, Ulm, Deutschland
Z: 1 Filmtablette enthält: Levetiracetam 1000 mg, Tablettenkern: Macrogol 6000, Siliciumdioxid, hochdisperses, Crospovidon Typ A, Cellulosepulver, Magnesium stearat; Filmüberzug: Hypromellose, Cellulose, mikrokristalline, Macrogolstearat 2000 Typ 1, Titandioxid.
Kurzinformation: siehe Levetiracetam ratiopharm 500 mg - Filmtabletten, → S. 803
PG: 60 ST N (EKO: G) [€ 44,25], 100 ST N (EKO: G) [€ 71,25]

Levetiracetam ratiopharm 1500 mg - Filmtabletten 09A06
(Z.Nr. 1-38804) NR. P. N03AX14
ZI: Teva, Haarlem, Niederlande
Z: 1 Filmtablette enthält: Levetiracetam 1500 mg, Tablettenkern: Crospovidon Typ A, Crospovidon Typ B, Povidon K30, Siliciumdioxid, hochdisperses, Magnesium stearat; Filmüberzug: Hypromellose, Titandioxid, Talkum, Macrogol 400, Eisenoxid gelb, Indigocarmin-Aluminiumsalz.
EW: Antiepileptikum.
AG: Monotherapie partieller Anfälle mit und ohne Generalisierung bei Patienten ab 16 Jahren mit neu diagnostizierter Epilepsie.
Zusatzbehandlung bei
- partiellen Anfällen mit und ohne Generalisierung bei Patienten ab 1 Monat
- myoklonischen Anfällen bei Patienten ab 12 Jahren mit Juveniler Myoklonischer Epilepsie
- primär generalisierten tonisch-klonischen Anfällen bei Patienten ab 12 Jahren mit idiopathischer generalisierter Epilepsie.
AA: Oral mit Flüssigkeit. Bei Tablettenteilung bitterer Geschmack wahrnehmbar.

L

DO: **Monotherapie**: Initial 2mal tgl. 250 mg, nach 2 Wochen 2mal tgl. 500 mg. Dosissteigerung bis 2mal tgl. 1500 mg. Keine Daten zur Monotherapie bei Patienten unter 16 Jahren.
Zusatztherapie: Personen ab 12 Jahren und mind. 50 kg KG: Initial 2mal tgl. 500 mg; Dosissteigerung alle 2-4 Wochen bis 2mal tgl. 1500 mg.
Kinder ab 6 Jahren (ab 25 kg KG): Initial 2mal tgl. 250 mg, MD 2mal tgl. 750 mg. Bei Kindern unter 6 Jahren Levetiracetam als Lösung verabreichen.
Dosisreduktion bei Nieren- und schweren Leberschäden.
Therapie ausschleichend absetzen.
SST: Strenge Nutzen/Risiko-Abwägung; Stillen nicht empfohlen.
NW: ZNS (Somnolenz, Kopfschmerzen), Asthenie, Schwindel, Nasopharyngitis, Husten, Magen/Darm, Haut, Haarausfall, Diplopie, Psyche (Depression, aggressives Verhalten), Niere, Blutbild.
WW: Vorsicht: Macrogol (1 Std. Abstand). Methotrexat (Serumkonzentrationen überwachen).
WH: Ausschleichend absetzen. Verkehrshinweis. Auf suizidale Gedanken bzw. Depression achten.
PG: 30 ST N (EKO: G) [€ 27,80], 60 ST N (EKO: G) [€ 51,90]

Levetiracetam ratiopharm 100 mg/ml - Lösung zum Einnehmen 09A06

(Z.Nr. EU/1/11/702/*) NR. P. N03AX14
ZI: ratiopharm, Ulm, Deutschland
Z: 1 ml Lösung enthält: Levetiracetam 100 mg, Methyl-4-hydroxybenzoat 1,4 mg, Propyl-4-hydroxybenzoat 0,27 mg, Acesulfam kalium, (entspr. Kalium 3,1 mg), Trauben-Aroma, Citronensäure monohydrat, Natriumhydroxid, Wasser, gereinigtes.
EW: Antiepileptikum.
AG: Monotherapie (bei Patienten ab 16 Jahren) oder Zusatzbehandlung (bei Patienten ab 1 Monat) von partiellen Anfällen mit oder ohne Generalisierung bei Epilepsie. Zusatzbehandlung myoklonischer Anfälle sowie bei idiopathischer generalisierter Epilepsie bei Patienten ab 12 Jahren.
AA: In einem Glas Wasser oder in einer Babyflasche verdünnt einnehmen.
DO: Monotherapie (Personen ab 16 Jahren): Initial 2mal tgl. 250 mg, nach 2 Wochen 2mal tgl. 500 mg. MTD 2mal 1500 mg. Keine Daten zur Monotherapie bei Patienten unter 16 Jahren.
Zusatztherapie: Personen ab 50 kg KG: Initial 2mal tgl. 500 mg; Dosissteigerung alle 2-4 Wochen, MTD 2mal 1500 mg.
Bei Kindern unter 6 Jahren Levetiracetam als Lösung verabreichen: Säuglinge ab 6 Monaten, Kinder und Jugendliche bis 50 kg KG: Initial 2mal tgl. 10 mg/kg KG. MTD 2mal 30 mg/kg KG.
Säugline (1-6 Monate): Initial 2mal tgl. 7 mg/kg KG. MTD 2mal 21 mg/kg KG.
Details siehe Austria Codex - Fachinformation.
Dosisreduktion bei Nieren- und schweren Leberschäden.
Therapie ausschleichend absetzen.
SST: Strenge Nutzen/Risiko-Abwägung; Stillen nicht empfohlen.
NW: ZNS (Somnolenz, Kopfschmerzen), Asthenie, Schwindel, Nasopharyngitis, Husten, Magen/Darm, Haut, Haarausfall, Diplopie, Psyche (Depression, suizidale Gedanken), Niere, Blutbild.
WW: Vorsicht: Macrogol (1 Std. Abstand). Methotrexat (Serumkonzentrationen überwachen).
WH: Ausschleichend absetzen. Verkehrshinweis. Auf suizidale Gedanken bzw. Depression achten.
PG: 300 ML N (EKO: G) [€ 31,05]

Levetiracetam Sandoz 500 mg - Filmtabletten 09A06

(Z.Nr. 1-30865) NR. P. N03AX14
ZI: Sandoz, Kundl
Z: 1 Filmtablette enthält: Levetiracetam 500 mg, Tablettenkern: Povidon K25, Cellulose, mikrokristalline, Croscarmellose natrium, Crospovidon Typ A, Siliciumdioxid, hochdispers, wasserfrei, Talkum, Magnesium stearat; Filmüberzug: Hypromellose, Hydroxypropylcellulose, Macrogol 6000, Titandioxid, Talkum, Eisenoxid gelb.
EW: Antiepileptikum.
AG: Monotherapie (bei Patienten ab 16 Jahren) oder Zusatzbehandlung (bei Patienten ab 1 Monat) von partiellen Anfällen mit oder ohne Generalisierung bei Epilepsie. Zusatzbehandlung myoklonischer Anfälle sowie bei idiopathischer generalisierter Epilepsie bei Patienten ab 12 Jahren.
AA: Oral mit Flüssigkeit.
DO: Monotherapie: Initial 2mal tgl. 250 mg, nach 2 Wochen 2mal tgl. 500 mg. Keine Daten zur Monotherapie bei Patienten unter 16 Jahren.
Zusatztherapie: Initial 2mal tgl. 500 mg; Dosissteigerung alle 2-4 Wochen bis 2mal tgl. 1500 mg.
Kinder ab 6 Jahren (25 kg KG): Initial 2mal tgl. 250 mg, MTD 2mal 750 mg. Bei Kindern unter 6 Jahren Levetiracetam als Lösung verabreichen.
Dosisreduktion bei Nieren- und schweren Leberschäden.
Therapie ausschleichend absetzen.
SST: Strenge Nutzen/Risiko-Abwägung in der Schwangerschaft, möglichst niedrig dosieren. Stillen nicht empfohlen.
NW: ZNS (Somnolenz, Kopfschmerzen, reversible Enzephalopathie), Asthenie, Schwindel, Nasopharyngitis, Husten, Magen/Darm, Haut, Haarausfall, Diplopie, Psyche (Depression, anormales und aggressives Verhalten), Niere, Blutbild.
WW: Vorsicht: Macrogol (1 Std. Abstand). Methotrexat (Serumkonzentrationen überwachen).
WH: Ausschleichend absetzen. Verkehrshinweis. Auf suizidale Gedanken bzw. Depression achten.
PG: 30 ST N (EKO: G) [€ 16,85], 60 ST N (EKO: G) [€ 31,95], 100 ST N (EKO: G) [€ 44,55]

Levetiracetam Sandoz 1000 mg - Filmtabletten 09A06

(Z.Nr. 1-30867) NR. P. N03AX14
ZI: Sandoz, Kundl
Z: 1 Filmtablette enthält: Levetiracetam 1000 mg, Tablettenkern: Povidon K25, Cellulose, mikrokristalline, Croscarmellose natrium, Crospovidon Typ A, Siliciumdioxid, hochdispers, wasserfrei, Talkum, Magnesium stearat; Filmüberzug: Hypromellose, Hydroxypropylcellulose, Macrogol 6000, Titandioxid, Talkum.
Kurzinformation: siehe Levetiracetam Sandoz 500 mg - Filmtabletten, → S. 804
PG: 60 ST N (EKO: G) [€ 56,15], 100 ST N (EKO: G) [€ 72,50]

Levetiracetam Sandoz 100 mg/ml - Konzentrat zur Herstellung einer Infusionslösung 09A06

(Z.Nr. 1-30848) NR. P. N03AX14
ZI: Sandoz, Kundl
Z: 1 ml enthält: Levetiracetam 100 mg, Natrium acetat-Trihydrat, Natriumchlorid (entspr. Natrium 3,82 mg), Essigsäure 99%, Wasser für Injektionszwecke.
EW: Antiepileptikum.
AG: Monotherapie partieller Anfälle mit und ohne Generalisierung bei Patienten ab 16 Jahren mit neu diagnostizierter Epilepsie.
Zusatzbehandlung bei
- partiellen Anfällen mit und ohne Generalisierung bei Patienten ab 4 Jahren
- myoklonischen Anfällen bei Patienten ab 12 Jahren mit Juveniler Myoklonischer Epilepsie
- primär generalisierten tonisch-klonischen Anfällen bei Patienten ab 12 Jahren mit idiopathischer generalisierter Epilepsie.

AA: I.v. Infusion über 15 min nach Verdünnen.
DO: Monotherapie: Initial 2mal tgl. 250 mg, nach 2 Wochen 2mal tgl. 500 mg. MTD 2mal 1500 mg. Keine Daten zur Monotherapie bei Patienten unter 16 Jahren
Zusatztherapie: Initial 2mal tgl. 500 mg. Dosissteigerung alle 2-4 Wochen bis 2mal tgl. 1500 mg.
- Kinder und Jugendliche ab 4 Jahren (unter 50 kg KG): Initial 2mal tgl. 10 mg/kg KG. MTD 2mal 30 mg/kg KG.
Bei Kindern unter 25 kg Levetiracetam als orale Lösung verabreichen.
Dosisreduktion bei Nieren- und schweren Leberschäden.
Therapie ausschleichend absetzen.
SST: Strenge Nutzen/Risiko-Abwägung in der Schwangerschaft, möglichst niedrig dosieren. Stillen nicht empfohlen.
NW: ZNS (Somnolenz, Kopfschmerzen, reversible Enzephalopathie), Asthenie, Schwindel, Nasopharyngitis, Husten, Magen/Darm, Haut, Haarausfall, Diplopie, Psyche (Depression, anormales und aggressives Verhalten), Niere, Blutbild.
WW: Vorsicht: Methotrexat (Serumkonzentrationen überwachen).
WH: Therapie kann i.v. oder oral begonnen werden. Ausschleichend absetzen. Verkehrshinweis. Auf suizidale Gedanken bzw. Depression achten.
PG: 10 ST * (EKO: N) [€ 225,50]

Levetiracetam Sandoz 100 mg/ml - Lösung zum Einnehmen 09A06

(Z.Nr. 1-38520) NR. P. N03AX14
ZI: Sandoz, Kundl
Z: 1 ml Lösung zum Einnehmen enthält: Levetiracetam 100 mg, Natriumcitrat zur pH-Wert Einstellung, Citronensäure zur pH-Wert Einstellung, Methyl-4-hydroxybenzoat 2,5 mg, Glycerol, Acesulfam kalium, Maltitol-Lösung 300 mg, Himbeer-Aroma (entspr. Benzylalkohol 1,6 µg), Wasser, gereinigtes.
EW: Antiepileptikum.
AG: Monotherapie (bei Patienten ab 16 Jahren) oder Zusatzbehandlung (bei Patienten ab 1 Monat) von partiellen Anfällen mit oder ohne Generalisierung bei Epilepsie. Zusatzbehandlung myoklonischer Anfälle sowie bei idiopathischer generalisierter Epilepsie bei Patienten ab 12 Jahren.
AA: In einem Glas Wasser oder einer Babyflasche verdünnt einnehmen. Bitterer Geschmack.
DO: Monotherapie: Initial 2mal tgl. 250 mg, nach 2 Wochen 2mal tgl. 500 mg. Dosissteigerung alle 2 Wochen bis 2mal tgl. 1500 mg.

Keine Daten zur Monotherapie bei Patienten unter 16 Jahren.
Zusatztherapie bei Personen ab 12 Jahren und 50 kg KG: Initial 2mal tgl. 500 mg; Dosissteigerung alle 2-4 Wochen bis 2mal tgl. 1500 mg.
Bei Kindern unter 6 Jahren Levetiracetam als Lösung verabreichen.
Säuglinge ab 6 Monaten, Kinder und Jugendliche bis 50 kg KG: Initial 2mal tgl. 10 mg/kg KG.
Dosisanpassung nach Bedarf. MTD 2mal 30 mg/kg KG.
Säuglinge von 1 bis 6 Monaten: Initial 2mal tgl. 7 mg/kg KG.
Dosisanpassung nach Bedarf. MTD 2mal 21 mg/kg KG.
Dosisreduktion bei Nieren- und schweren Leberschäden.
SST: Strenge Nutzen/Risiko-Abwägung; Stillen nicht empfohlen.
NW: ZNS (Somnolenz, Kopfschmerzen, reversible Enzephalopathie), Asthenie, Schwindel, Nasopharyngitis, Husten, Magen/Darm, Haut, Haarausfall, Diplopie, Psyche (Depression, anormales und aggressives Verhalten), Niere, Blutbild.
WW: Vorsicht: Macrogol (1 Std. Abstand). Methotrexat (Serumkonzentrationen überwachen).
WH: Ausschleichend absetzen. Verkehrshinweis. Auf suizidale Gedanken bzw. Depression achten.
PG: 300 ML N (EKO: G) [€ 27,95]

Levetiracetam Stada 250 mg - Filmtabletten 09A06
(Z.Nr. 1-30856) NR. P. nicht im Handel. N03AX14

Levetiracetam Stada 500 mg - Filmtabletten 09A06

(Z.Nr. 1-30857) NR. P. N03AX14
ZI: Stada Arzneimittel, Wien
Z: 1 Filmtablette enthält: Levetiracetam 500 mg, Tablettenkern: Cellulose, mikrokristalline, Copovidon, Magnesium stearat, Siliciumdioxid, hochdispers, wasserfrei; Filmüberzug: Opadry II gelb: (entspr. Poly(vinylalkohol)) (entspr. Titandioxid) (entspr. Macrogol 3350) (entspr. Talkum) (entspr. Eisenoxid gelb).
EW: Antiepileptikum.
AG: Monotherapie (bei Patienten ab 16 Jahren) oder Zusatzbehandlung (bei Patienten ab 1 Monat) von partiellen Anfällen mit oder ohne Generalisierung bei Epilepsie. Zusatzbehandlung myoklonischer Anfälle sowie bei idiopathischer generalisierter Epilepsie bei Patienten ab 12 Jahren.
AA: Oral mit Flüssigkeit.
DO: Monotherapie: Initial 2mal tgl. 250 mg, nach 2 Wochen 2mal tgl. 500 mg. Keine Daten zur Monotherapie bei Patienten unter 16 Jahren.
Zusatztherapie: Initial 2mal tgl. 500 mg; Dosissteigerung alle 2-4 Wochen bis 2mal tgl. 1500 mg.
Kinder ab 6 Jahren (25 kg KG): Initial 2mal tgl. 250 mg, MTD 2mal 750 mg. Bei Kindern unter 6 Jahren Levetiracetam als Lösung verabreichen.
Dosisreduktion bei Nieren- und schweren Leberschäden.
Therapie ausschleichend absetzen.
SST: Strenge Nutzen/Risiko-Abwägung; Stillen nicht empfohlen.
NW: ZNS (Somnolenz, Kopfschmerzen, reversible Enzephalopathie), Asthenie, Schwindel, Nasopharyngitis, Husten, Magen/Darm, Haut, Haarausfall, Diplopie, Psyche (Depression, anormales und aggressives Verhalten), Niere, Blutbild.
WW: Vorsicht: Macrogol (1 Std. Abstand). Methotrexat (Serumkonzentrationen überwachen).
WH: Ausschleichend absetzen. Verkehrshinweis. Auf suizidale Gedanken bzw. Depression achten.
PG: 60 ST N (EKO: G) [€ 28,95], 100 ST N (EKO: G) [€ 44,20]

Levetiracetam Stada 1000 mg - Filmtabletten 09A06

(Z.Nr. 1-30858) NR. P. N03AX14
ZI: Stada Arzneimittel, Wien
Z: 1 Filmtablette enthält: Levetiracetam 1000 mg, Tablettenkern: Cellulose, mikrokristalline, Copovidon, Magnesium stearat, Siliciumdioxid, hochdispers, wasserfrei; Filmüberzug: Opadry II weiss: (entspr. Poly(vinylalkohol)) (entspr. Titandioxid) (entspr. Macrogol 3350) (entspr. Talkum).
Kurzinformation: siehe Levetiracetam Stada 500 mg - Filmtabletten, → S. 805
PG: 60 ST N (EKO: G) [€ 44,80], 100 ST N (EKO: G) [€ 72,05]

Levetiracetam Stada 100 mg/ml - Lösung zum Einnehmen 09A06

(Z.Nr. 1-38445) NR. P. N03AX14
ZI: Stada Arzneimittel, Wien
Z: 1 ml Lösung enthält: Levetiracetam 100 mg, Natriumcitrat zur pH-Wert Einstellung (entspr. Natrium 14,8 mg), Citronensäure zur pH-Wert Einstellung, Methyl-4-hydroxybenzoat 2,5 mg, Glycerol, Acesulfam kalium, Maltitol-Lösung 300 mg, Himbeer-Aroma (entspr. Benzylalkohol 0,0016 mg), Wasser, gereinigtes.
EW: Antiepileptikum.
AG: Monotherapie (bei Patienten ab 16 Jahren) oder Zusatzbehandlung (bei Patienten ab 1 Monat) von partiellen Anfällen mit oder ohne Generalisierung bei Epilepsie. Zusatzbehandlung myoklonischer Anfälle sowie bei idiopathischer generalisierter Epilepsie bei Patienten ab 12 Jahren.
AA: In einem Glas Wasser oder einer Babyflasche verdünnt einnehmen; Applikationsspritze liegt bei. Bitterer Geschmack von Levetiracetam möglicherweise wahrnehmbar.
DO: Monotherapie (Personen ab 16 Jahren): Initial 2mal tgl. 250 mg, nach 2 Wochen 2mal tgl. 500 mg. MTD 2mal 1500 mg. Keine Daten zur Monotherapie bei Patienten unter 16 Jahren.
Zusatztherapie: Personen ab 50 kg KG: Initial 2mal tgl. 500 mg; Dosissteigerung alle 2-4 Wochen, MTD 2mal 1500 mg.
Bei Kindern unter 6 Jahren Levetiracetam als Lösung verabreichen: Säuglinge ab 6 Monaten, Kinder und Jugendliche bis 50 kg KG: Initial 2mal tgl. 10 mg/kg KG. MTD 2mal 30 mg/kg KG.
Säugline (1-6 Monate): Initial 2mal tgl. 7 mg/kg KG. MTD 2mal 21 mg/kg KG.
Details siehe Austria Codex - Fachinformation.
Dosisreduktion bei Nieren- und schweren Leberschäden.
Therapie ausschleichend absetzen.
SST: Strenge Nutzen/Risiko-Abwägung; Stillen nicht empfohlen.
NW: ZNS (Somnolenz, Kopfschmerzen, reversible Enzephalopathie), Asthenie, Schwindel, Nasopharyngitis, Husten, Magen/Darm, Haut, Haarausfall, Diplopie, Psyche (Depression, anormales und aggressives Verhalten), Niere, Blutbild.
WW: Vorsicht: Macrogol (1 Std. Abstand). Methotrexat (Serumkonzentrationen überwachen).
WH: Verkehrshinweis. Arzneimittel enthält Benzylalkohol und sollte bei Kleinkindern unter 3 Jahren max. 1 Woche angewendet werden.
PG: 300 ML N (EKO: G) [€ 29,50]

Levetiracetam Sun 100 mg/ml - Konzentrat zur Herstellung einer Infusionslösung 09A06
(Z.Nr. EU/1/11/741/*) NR. P. nicht im Handel. N03AX14

Levetiracetam Sun 100 mg/ml - Konzentrat zur Herstellung einer Infusionslösung 09A06

(Z.Nr. EU/1/11/741/*) NR. P. Parallelimport. N03AX14
V: medicamentum pharma, Allerheiligen im Mürztal
Z: 1 Durchstechflasche mit 5 ml enthält: Levetiracetam 500 mg, Natrium acetat-Trihydrat, Essigsäure 99%, Natriumchlorid, Wasser für Injektionszwecke.
PG: 10 ST * (EKO: N) [€ 140,50]

Levetiracetam Teva 250 mg - Filmtabletten 09A06
(Z.Nr. EU/1/11/701/*) NR. P. nicht im Handel. N03AX14

Levetiracetam Teva 500 mg - Filmtabletten 09A06
(Z.Nr. EU/1/11/701/*) NR. P. nicht im Handel. N03AX14

Levetiracetam Teva 750 mg - Filmtabletten 09A06
(Z.Nr. EU/1/11/701/*) NR. P. nicht im Handel. N03AX14

Levetiracetam Teva 1000 mg - Filmtabletten 09A06
(Z.Nr. EU/1/11/701/*) NR. P. nicht im Handel. N03AX14

Levetiracetam UCB 250 mg - Filmtabletten 09A06
(Z.Nr. 1-31647) NR. P. nicht im Handel. N03AX14

Levetiracetam UCB 500 mg - Filmtabletten 09A06

(Z.Nr. 1-31648) NR. P. N03AX14
ZI: UCB Pharma, Wien
Z: 1 Filmtablette enthält: Levetiracetam 500 mg, Tablettenkern: Croscarmellose natrium, Macrogol 6000, Siliciumdioxid, hochdispers, wasserfrei, Magnesium stearat; Filmüberzug: Poly(vinylalkohol), teilweise hydrolysiert, Titandioxid, Macrogol 3350, Talkum, Eisenoxid gelb.
EW: Antiepileptikum.
AG: Monotherapie (bei Patienten ab 16 Jahren) oder Zusatzbehandlung (bei Patienten ab 1 Monat) von partiellen Anfällen mit oder ohne Generalisierung bei Epilepsie. Zusatzbehandlung myoklonischer Anfälle sowie bei idiopathischer generalisierter Epilepsie bei Patienten ab 12 Jahren.
AA: Oral mit Flüssigkeit.
DO: Monotherapie: Initial 2mal tgl. 250 mg, nach 2 Wochen 2mal tgl. 500 mg. Keine Daten zur Monotherapie bei Patienten unter 16 Jahren.
Zusatztherapie: Initial 2mal tgl. 500 mg; Dosissteigerung alle 2-4 Wochen bis 2mal tgl. 1500 mg.
Kinder ab 6 Jahren (25 kg KG): Initial 2mal tgl. 250 mg, MTD 2mal 750 mg. Bei Kindern unter 6 Jahren Levetiracetam als Lösung verabreichen.
Dosisreduktion bei Nieren- und schweren Leberschäden.

L

Therapie ausschleichend absetzen.
SST: Strenge Nutzen/Risiko-Abwägung in der Schwangerschaft, möglichst niedrig dosieren. Stillen nicht empfohlen.
NW: ZNS (Somnolenz, Kopfschmerzen), Asthenie, Schwindel, Nasopharyngitis, Husten, Magen/Darm, Haut, Haarausfall, Diplopie, Psyche (Depression, Aggression), Niere, Blutbild.
WW: Vorsicht: Macrogol (1 Std. Abstand). Methotrexat (Serumkonzentrationen überwachen).
WH: Ausschleichend absetzen. Verkehrshinweis. Auf suizidale Gedanken bzw. Depression achten.
PG: 100 ST N (EKO: G) [€ 45,55]

Levetiracetam UCB 750 mg - Filmtabletten 09A06
(Z.Nr. 1-31649) NR. P. nicht im Handel. N03AX14

Levetiracetam UCB 1000 mg - Filmtabletten 09A06

(Z.Nr. 1-31650) NR. P. N03AX14
ZI: UCB Pharma, Wien
Z: 1 Filmtablette enthält: Levetiracetam 1000 mg, Tablettenkern: Croscarmellose natrium, Macrogol 6000, Siliciumdioxid, hochdisperses, wasserfrei, Magnesium stearat; Filmüberzug: Poly(vinylalkohol), teilweise hydrolysiert, Titandioxid, Macrogol 3350, Talkum.
Kurzinformation: siehe Levetiracetam UCB 500 mg - Filmtabletten, → S. 805
PG: 100 ST N (EKO: G) [€ 73,40]

Levetiracetam UCB 100 mg/ml - Konzentrat zur Herstellung einer Infusionslösung 09A06
(Z.Nr. 1-31655) NR. P. nicht im Handel. N03AX14

Levetiracetam UCB 100 mg/ml - Lösung zum Einnehmen 09A06
(Z.Nr. 1-31652) NR. P. nicht im Handel. N03AX14

Levitra 5 mg - Filmtabletten 52F01
(Z.Nr. EU/1/03/248/*) NR. P. nicht im Handel. G04BE09

Levitra 10 mg - Filmtabletten 52F01
(Z.Nr. EU/1/03/248/*) NR. P. nicht im Handel. G04BE09

Levitra 10 mg - Filmtabletten 52F01
(Z.Nr. EU/1/03/248/*) NR. P. Parallelimport. nicht im Handel. G04BE09

Levitra 20 mg - Filmtabletten 52F01

(Z.Nr. EU/1/03/248/*) NR. P. G04BE09
ZI: Bayer, Leverkusen, Deutschland
Z: 1 Filmtablette enthält: Vardenafil 20 mg (entspr. Vardenafil-Hydrochlorid-Trihydrat); Tablettenkern: Crospovidon, Magnesium stearat, Cellulose, mikrokristalline, Siliciumdioxid, hochdisperses; Filmüberzug: Macrogol 400, Hypromellose, Titandioxid, Eisenoxidhydrat, Eisen(III)-oxid.
EW: Verbessert erektile Funktion bei Männern.
AG: Erektile Dysfunktion bei Männern.
AA: Oral, 25-60 Minuten vor dem Geschlechtsverkehr.
DO: ED 10 mg (5-20 mg), MD 20 mg (bei älteren Patienten ev. schlechter verträglich). Nicht mehr als einmal tgl. einnehmen. Bei Leberschäden ED 5 mg, MD 10 mg. Für Personen unter 18 Jahren nicht indiziert.
GA: Schwere Herz/Kreislauf-, Leber, Nierenschäden, Hypotonie, frischer Schlaganfall oder Herzinfarkt (innerhalb von 6 Monaten), Retinitis pigmentosa, nicht-arteriitische Anteriose Ischämische Optikusneuropathie (NAION) in der Anamnese.
SST: Für Frauen nicht indiziert.
NW: Flush, Kopfschmerzen, Magen/Darm, Schwindel, Rhinitis, kardiovaskuläre Ereignisse (auch schwerwiegend), Sehstörungen, Photosensibilität, nicht arteriitische anteriore ischämische Optikusneuropathie (NAION), Taubheit, Penisblutungen, Hämatospermie, Hämaturie.
WW: Kontraindiziert: Riociguat, Nitrate, Amylnitrit; Alpha-Blocker (starker Blutdruckabfall), starke CYP3A4-Inhibitoren (Ritonavir, Indinavir, Azole) bei Männern über 75 Jahren. Vorsicht: Erythromycin, Grapefruitsaft.
WH: Vor Therapiebeginn exakte Diagnose. Vorsicht bei anatomischen Penismissbildungen oder für Priapismus prädisponierenden Erkrankungen. Nicht mit Alpha-Blockern kombinieren. Verkehrshinweis.
Bei Überdosierung starke Rückenschmerzen.
PG: 4 ST * (EKO: N) [€ 80,25], 8 ST * (EKO: N) [€ 144,10]

Levitra 20 mg - Filmtabletten 52F01
(Z.Nr. EU/1/03/248/*) NR. P. Parallelimport. nicht im Handel. G04BE09

Levitra 20 mg - Filmtabletten 52F01

(Z.Nr. EU/1/03/248/*) NR. P. Parallelimport. G04BE09
V: Haemato Pharm, Schönefeld, Deutschland
Z: 1 Filmtablette enthält: Vardenafil 20 mg (entspr. Vardenafil-Hydrochlorid-Trihydrat); Tablettenkern: Crospovidon, Magnesium stearat, Cellulose, mikrokristalline, Siliciumdioxid, hochdisperses; Filmüberzug: Macrogol 400, Hypromellose, Titandioxid, Eisenoxidhydrat, Eisen(III)-oxid.
PG: 4 ST * (EKO: N) [€ 72,05], 8 ST * (EKO: N) [€ 129,25]

Levitra 10 mg - Schmelztabletten 52F01
(Z.Nr. EU/1/03/248/*) NR. P. nicht im Handel. G04BE09

Levocamed 0,5 mg/ml - Augentropfensuspension 47B03

(Z.Nr. 1-39148) RPF. P. S01GX02
ZI: Dermapharm, Wien
Z: 1 ml Suspension enthält: Levocabastin 0,5 mg (entspr. → 0,015 mg/Tr) (entspr. Levocabastin hydrochlorid 0,54 mg), Propylenglykol 50 mg, Natriummonohydrogenphosphat-dihydrat, Natriumdihydrogenphosphat-dihydrat (entspr. Phosphate 9,5 mg), Hypromellose 4000, Polysorbat 80, Benzalkonium chlorid 0,15 mg (entspr. Benzalkonium chlorid Lösung), Natrium edetat, Wasser für Injektionszwecke.
EW: H_1-Antagonist, Antiallergikum.
AG: Allergische Konjunktivitis einschl. Conjunctivitis vernalis.
AA: Am Auge.
DO: Personen ab 1 Jahr (bis 6 Jahre nur über ärztliche Verschreibung): 2(-4)mal tgl. 1 Tropfen pro Auge.
SST: Nutzen/Risiko-Abwägung in der Schwangerschaft, Vorsicht in der Stillzeit.
NW: Lokale Reaktionen, Sehstörungen, Kopfschmerzen.
WH: Kontaktlinsen entfernen und frühestens 15 min nach der Anwendung wieder einsetzen. Verkehrshinweis.
PG: 4 ML * (EKO: N) [€ 6,20]

Levocamed 0,5 mg/ml - Nasenspray, Suspension 50H07

(Z.Nr. 1-39149) RPF. P. R01AC02
ZI: Dermapharm, Wien
Z: 1 Sprühstoß (ca. 0,1 ml Suspension) enthält: Levocabastin ca. 0,05 mg (entspr. → 0,5 mg/ml) (entspr. Levocabastin hydrochlorid 0,54 mg/ml) Propylenglykol 50 mg/ml, Natriummonohydrogenphosphat-dihydrat, Natriumdihydrogenphosphat-dihydrat, Hypromellose 5, Polysorbat 80, Benzalkonium chlorid 0,15 mg/ml (entspr. Benzalkonium chlorid Lösung), Natrium edetat, Wasser für Injektionszwecke.
EW: H_1-Antagonist, Antiallergikum.
AG: Allergische Rhinitis.
AA: Nasal. Vor Gebrauch schütteln.
DO: Personen ab 1 Jahr (bis 6 Jahre nur über ärztliche Verschreibung): 2(-4)mal tgl. 2 Sprühstöße pro Nasenloch.
SST: Nutzen/Risiko-Abwägung in der Schwangerschaft, Vorsicht in der Stillzeit.
NW: Kopfschmerzen, Schläfrigkeit, Schmerzen im Rachenraum, Übelkeit, Dyspnoe, lokale Reaktionen.
WH: Vorsicht bei Niereninsuffizienz. Verkehrshinweis.
PG: 5 ML * (EKO: N) [€ 6,35]

LevoCar retard 200 mg/50 mg - Tabletten 12B02

(Z.Nr. 1-25046) RP. P. N04BA02
ZI: Stada Arzneimittel, Wien
Z: 1 Retardtablette enthält: Levodopa 200 mg, Carbidopa 50 mg, Hypromellose, Siliciumdioxid, hochdisperses, Fumarsäure, Natriumstearylfumarat, Macrogol 6000, Chinolingelb, Eisenoxid gelb, Eisenoxid rot, Titandioxid.
EW: Dopaminergikum + Dopadecarboxilasehemmer.
AG: Idiopathische Parkinson-Krankheit, insbesondere zur Verkürzung der "Off"-Phase bei zuvor mit Levodopa behandelten Patienten.
AA: Oral; Retardtabletten nicht teilen.
DO: Anfangs 2mal tgl. 1 Retardtablette; Dosisanpassung nach Bedarf, TD meist 2-8 Retardtabletten; Details siehe Austria-Codex - Fachinformation.
GA: Engwinkelglaukom, schweres Herzversagen, akuter Schlaganfall, nicht-selektive MAO-Hemmer, selektive MAO-A-Hemmer, Melanom.
SST: Nicht anwenden.
NW: Blutbild, Anorexie, ZNS (Dyskinesien, Dopamin-Dysregulationssyndrom), Impulskontrollstörungen, Auge, Palpitationen, Hypotonie oder Hypertonie, Heiserkeit, Magen/Darm, Ödeme, Haut, Myospasmen, Niere.
WW: Vorsicht: Antihypertonika, trizyklische Antidepressiva, Dopamin-D_2-Antagonisten (Neuroleptika), Benzodiazepine, Isoniazid, Phenytoin, Papaverin, Selegilin, COMT-Hemmer, Amantadin, Metoclopramid, Sympathomimetika, Eisensulfat.
WH: Patienten, die bisher nur mit Levodopa behandelt wurden,

sollen 12 Stunden vor Therapiebeginn mit Levodopa/Carbidopa die Behandlung beenden. Auf Dyskinesien achten. Auf Depressionen achten (Suizidtendenz). Verkehrshinweis (plötzliches Einschlafen möglich). Vorsicht bei Herz/Kreislauf-, Lungenerkrankungen (Asthma), Nieren-, Leberschäden, Ulcera, Krämpfen, frischem Myokardinfarkt, chronischem Engwinkelglaukom. Bei plötzlicher Absetzung Symptome wie beim malignen neuroleptischen Syndrom möglich. Kontrolle: Herz/Kreislauf, Leber, Niere, Blutbild.
PG: 30 ST (2) (EKO: G) [€ 20,40], 100 ST (EKO: G) [€ 53,80]

Levocetirizin Actavis 5 mg - Filmtabletten 05A01
(Z.Nr. 1-28464) RPF. P. R06AE09
ZI: Actavis Group PTC, Hafnarfjördur, Island
Z: 1 Filmtablette enthält: Levocetirizin dihydrochlorid 5 mg (entspr. Levocetirizin 4,2 mg), Tablettenkern: Lactose monohydrat 64 mg, Cellulose, mikrokristalline, Magnesium stearat; Filmüberzug: (entspr. Hypromellose) (entspr. Titandioxid) (entspr. Macrogol 400).
EW: H_1-Antihistaminikum.
AG: Allergische Rhinitis.
Chronisch-idiopathische Urtikaria.
AA: Unzerkaut mit Flüssigkeit einnehmen.
DO: Personen ab 6 Jahren: 1 x tgl. 5 mg. Dosisanpassung bei Nierenschäden.
GA: Schwere Niereninsuffizienz.
SST: Vorsicht.
NW: Kopfschmerzen, Somnolenz, Mundtrockenheit, Harnretention.
WW: ZNS-Dämpfer, Alkohol verstärkt.
WH: Vorsicht bei Epilepsie, Krampfrisiko und Harnverhalten. 3 Tage vor Durchführung von Hauttests absetzen. Verkehrshinweis.
PG: 10 ST (2) (EKO: G) [€ 2,00], 30 ST (3) (EKO: G) [€ 6,05]

Levocetirizin Genericon 5 mg - Filmtabletten 05A01
(Z.Nr. 1-28309) RPF. P. R06AE09
ZI: Genericon Pharma, Graz
Z: 1 Filmtablette enthält: Levocetirizin dihydrochlorid 5 mg (entspr. Levocetirizin 4,2 mg), Tablettenkern: Lactose monohydrat 64 mg, Cellulose, mikrokristalline, Magnesium stearat; Filmüberzug: (entspr. Hypromellose) (entspr. Titandioxid) (entspr. Macrogol 400).
Kurzinformation: siehe Levocetirizin Actavis 5 mg - Filmtabletten, → S. 807
PG: 10 ST (2) (EKO: G) [€ 2,70], 30 ST (EKO: G) [€ 6,75]

Levocetirizin Hexal 5 mg - Filmtabletten 05A01
(Z.Nr. 1-28477) RPF. P. R06AE09
ZI: Hexal Pharma, Wien
Z: 1 Filmtablette enthält: Levocetirizin dihydrochlorid 5 mg (entspr. Levocetirizin 4,2 mg), Tablettenkern: Lactose 60,8 mg (entspr. Lactose monohydrat), Cellulose, mikrokristalline, Magnesium stearat; Filmüberzug: Hypromellose, Titandioxid, Macrogol 400.
Kurzinformation: siehe Levocetirizin Actavis 5 mg - Filmtabletten, → S. 807
PG: 10 ST (2) (EKO: G) [€ 2,60], 30 ST (EKO: G) [€ 6,50]

Levocetirizin Krka 5 mg - Filmtabletten 05A01
(Z.Nr. 1-30839) RP. P. R06AE09
ZI: Krka, Novo Mesto, Slowenien
Z: 1 Filmtablette enthält: Levocetirizin dihydrochlorid 5 mg, Tablettenkern: Lactose 88,63 mg (entspr. Lactose monohydrat), Cellulose, mikrokristalline, Siliciumdioxid, hochdispers, hydrophob, Magnesium stearat; Filmüberzug: (entspr. Lactose monohydrat) (entspr. Hypromellose 6cP) (entspr. Titandioxid) (entspr. Macrogol 3000) (entspr. Triacetin).
Kurzinformation: siehe Levocetirizin Actavis 5 mg - Filmtabletten, → S. 807
PG: 10 ST (2) (EKO: G) [€ 2,55], 30 ST (EKO: G) [€ 6,50]

Levocetirizin +pharma 5 mg - Filmtabletten 05A01
(Z.Nr. 1-31855) RPF. P. R06AE09
ZI: +pharma Arzneimittel, Graz
Z: 1 Filmtablette enthält: Levocetirizin dihydrochlorid 5 mg (entspr. Levocetirizin 4,2 mg), Tablettenkern: Lactose monohydrat 64 mg, Cellulose, mikrokristalline, Magnesium stearat; Überzug: (entspr. Hypromellose) (entspr. Titandioxid) (entspr. Macrogol 400).
Kurzinformation: siehe Levocetirizin Actavis 5 mg - Filmtabletten, → S. 807
PG: 10 ST (2) (EKO: G) [€ 2,35], 30 ST (EKO: G) [€ 6,25]

Levocetirizin Stada 5 mg - Filmtabletten 05A01
(Z.Nr. 1-28481) RP. P. R06AE09
ZI: Stada Arzneimittel, Wien
Z: 1 Filmtablette enthält: Levocetirizin dihydrochlorid 5 mg (entspr. Levocetirizin 4,2 mg), Tablettenkern: Lactose monohydrat 64 mg, Cellulose, mikrokristalline, Magnesium stearat; Überzug: (entspr. Hypromellose) (entspr. Titandioxid) (entspr. Macrogol 400).
Kurzinformation: siehe Levocetirizin Actavis 5 mg - Filmtabletten, → S. 807
PG: 10 ST (2) (EKO: G) [€ 2,70], 30 ST (EKO: G) [€ 6,75]

Levocetirizin Synthon 5 mg - Filmtabletten 05A01
(Z.Nr. 1-28473) RP. P. nicht im Handel. R06AE09

Levodonna 1500 Mikrogramm - Tabletten 31I06
(Z.Nr. 1-35408) RPF. P. n.l. G03AD01
ZI: Sandoz, Kundl
Z: 1 Tablette enthält: Levonorgestrel 1500 µg, Cellulose, mikrokristalline, Lactose monohydrat 43,3 mg, Poloxamer 188, Croscarmellose natrium, Magnesium stearat.
PG: 1 ST * (EKO: N) [€ 13,50 n.l.]

Levodopa/Carbidopa/Entacapon Accord 50 mg/12,5 mg/ 200 mg - Filmtabletten 12B02
(Z.Nr. 1-36751) NR. P. nicht im Handel. N04BA03

Levodopa/Carbidopa/Entacapon Accord 100 mg/25 mg/ 200 mg - Filmtabletten 12B02
(Z.Nr. 1-36750) NR. P. nicht im Handel. N04BA03

Levodopa/Carbidopa/Entacapon Accord 150 mg/37,5 mg/ 200 mg - Filmtabletten 12B02
(Z.Nr. 1-36752) NR. P. nicht im Handel. N04BA03

Levodopa/Carbidopa/Entacapon ratiopharm 50 mg/12,5 mg/200 mg - Filmtabletten 12B02
(Z.Nr. 1-35802) NR. P. N04BA03
ZI: ratiopharm Arzneimittel Vertrieb, Wien
Z: 1 Filmtablette enthält: Levodopa 50 mg, Carbidopa 12,5 mg, Entacapon 200 mg, Tablettenkern: Cellulose, mikrokristalline, Lactose 80 mg, Hyprolose niedrig substituiert, Povidon K30, Siliciumdioxid, hochdispers, wasserfrei, Magnesium stearat; Filmüberzug: Titandioxid, Hypromellose, Glycerol, Eisenoxid gelb, Polysorbat 80, Eisenoxid rot, Eisenoxid schwarz, Magnesium stearat.
EW: Kombination von Antiparkinsonmitteln.
AG: Morbus Parkinson mit "end-of-dose"-Fluktuationen, die mit Levodopa + Dopadecarboxylasehemmer nicht ausreichend stabilisiert sind.
AA: Oral im Ganzen einnehmen.
DO: TD mit den vorhandenen 7 Wirkungsstärken optimieren. MTD 2000 mg Entacapon (= 10 FT).
Details zur Ein- und Umstellung siehe Austria-Codex - Fachinformation Keine Daten an Kindern und Jugendlichen.
GA: Schwere Leberschäden, Engwinkelglaukom, Phäochromozytom, malignes neuroleptisches Syndrom oder atraumatische Rhabdomyolyse in der Anamnese.
SST: Nutzen/Risiko-Abwägung, nicht stillen.
NW: Dyskinesien, Magen/Darm (bis Blutungen), Myalgie, Chromaturie (unbedenklich), Herz, orthostatische Hypotonie, Dyspnoe, Leber, Haut, Angioödem, Rhabdomyolyse, malignes neuroleptisches Syndrom, Impulskontrollstörungen.
WW: Gegenanzeige: Nichtselektive MAO-Hemmer, selektive MAO-A + MAO-B-Hemmer gleichzeitig. Vorsicht: Antihypertonika, Antidepressiva, Dopamin-Antagonisten, Phenytoin, Papaverin; Eisenpräparate (2-3 Std.
Abstand).
WH: Kontrollen: Leber, Niere, Blutbild, Herz/Kreislauf, Gewicht. Strenger Verkehrshinweis (plötzliche Schlafanfälle möglich).
PG: 30 ST (2) (EKO: G) [€ 25,80], 100 ST (EKO: G) [€ 69,95]

Levodopa/Carbidopa/Entacapon ratiopharm 75 mg/18,75 mg/200 mg - Filmtabletten 12B02
(Z.Nr. 1-35797) NR. P. N04BA03
ZI: ratiopharm Arzneimittel Vertrieb, Wien
Z: 1 Filmtablette enthält: Levodopa 75 mg, Carbidopa 18,75 mg, Entacapon 200 mg, Tablettenkern: Cellulose, mikrokristalline, Lactose 80 mg, Hyprolose niedrig substituiert, Povidon K30, Siliciumdioxid, hochdispers, wasserfrei, Magnesium stearat; Filmüberzug: Titandioxid, Hypromellose, Glycerol, Eisenoxid gelb, Polysorbat 80, Eisenoxid rot, Magnesium stearat.
Kurzinformation: siehe Levodopa/Carbidopa/Entacapon ratiopharm 50 mg/12,5 mg/200 mg - Filmtabletten, → S. 807
PG: 30 ST (2) (EKO: G) [€ 25,80], 100 ST (EKO: G) [€ 69,95]

Levodopa/Carbidopa/Entacapon ratiopharm 100 mg/25 mg/200 mg - Filmtabletten 12B02
(Z.Nr. 1-35799) NR. P. N04BA03
ZI: ratiopharm Arzneimittel Vertrieb, Wien
Z: 1 Filmtablette enthält: Levodopa 100 mg, Carbidopa 25 mg, Entacapon 200 mg, Tablettenkern: Cellulose, mikrokristalline, Lactose 80 mg, Hyprolose niedrig substituiert, Povidon K30,

Siliciumdioxid, hochdispers, wasserfrei, Magnesium stearat; Filmüberzug: Titandioxid, Hypromellose, Glycerol, Polysorbat 80, Allurarot AC Aluminiumsalz 2,1 mg (entspr. E 129), Karmin, Magnesium stearat.
Kurzinformation: siehe Levodopa/Carbidopa/Entacapon ratiopharm 50 mg/12,5 mg/200 mg - Filmtabletten, → S. 807
PG: 30 ST (2) (EKO: G) [€ 25,80], 100 ST (EKO: G) [€ 69,95]

Levodopa/Carbidopa/Entacapon ratiopharm 125 mg/31,25 mg/200 mg - Filmtabletten 12B02

(Z.Nr. 1-35796) NR. P. N04BA03
ZI: ratiopharm Arzneimittel Vertrieb, Wien
Z: 1 Filmtablette enthält: Levodopa 125 mg, Carbidopa 31,25 mg, Entacapon 200 mg, Tablettenkern: Cellulose, mikrokristalline, Lactose 80 mg, Hyprolose niedrig substituiert, Povidon K30, Siliciumdioxid, hochdispers, wasserfrei, Magnesium stearat; Filmüberzug: Titandioxid, Hypromellose, Glycerol, Eisenoxid gelb, Polysorbat 80, Eisenoxid rot, Magnesium stearat.
Kurzinformation: siehe Levodopa/Carbidopa/Entacapon ratiopharm 50 mg/12,5 mg/200 mg - Filmtabletten, → S. 807
PG: 30 ST (2) (EKO: G) [€ 25,80], 100 ST (EKO: G) [€ 69,95]

Levodopa/Carbidopa/Entacapon ratiopharm 150 mg/37,5 mg/200 mg - Filmtabletten 12B02

(Z.Nr. 1-35798) NR. P. N04BA03
ZI: ratiopharm Arzneimittel Vertrieb, Wien
Z: 1 Filmtablette enthält: Levodopa 150 mg, Carbidopa 37,5 mg, Entacapon 200 mg, Tablettenkern: Cellulose, mikrokristalline, Lactose 80 mg, Hyprolose niedrig substituiert, Povidon K30, Siliciumdioxid, hochdispers, wasserfrei, Magnesium stearat; Filmüberzug: Titandioxid, Hypromellose, Glycerol, Polysorbat 80, Eisenoxid rot, Carmoisin Aluminiumsalz 2,9 mg (entspr. E 122), Magnesium stearat.
Kurzinformation: siehe Levodopa/Carbidopa/Entacapon ratiopharm 50 mg/12,5 mg/200 mg - Filmtabletten, → S. 807
PG: 30 ST (2) (EKO: G) [€ 25,80], 100 ST (EKO: G) [€ 69,95]

Levodopa/Carbidopa/Entacapon ratiopharm 175 mg/43,75 mg/200 mg - Filmtabletten 12B02

(Z.Nr. 1-35800) NR. P. N04BA03
ZI: ratiopharm Arzneimittel Vertrieb, Wien
Z: 1 Filmtablette enthält: Levodopa 175 mg, Carbidopa 43,75 mg, Entacapon 200 mg, Tablettenkern: Cellulose, mikrokristalline, Lactose 80 mg, Hyprolose niedrig substituiert, Povidon K30, Siliciumdioxid, hochdispers, wasserfrei, Magnesium stearat; Filmüberzug: Titandioxid, Hypromellose, Glycerol, Eisenoxid gelb, Polysorbat 80, Eisenoxid rot, Eisenoxid schwarz, Magnesium stearat.
Kurzinformation: siehe Levodopa/Carbidopa/Entacapon ratiopharm 50 mg/12,5 mg/200 mg - Filmtabletten, → S. 807
PG: 30 ST (2) (EKO: G) [€ 25,80], 100 ST (EKO: G) [€ 69,95]

Levodopa/Carbidopa/Entacapon ratiopharm 200 mg/50 mg/200 mg - Filmtabletten 12B02

(Z.Nr. 1-35801) NR. P. N04BA03
ZI: ratiopharm Arzneimittel Vertrieb, Wien
Z: 1 Filmtablette enthält: Levodopa 200 mg, Carbidopa 50 mg, Entacapon 200 mg, Tablettenkern: Cellulose, mikrokristalline, Lactose 80 mg, Hyprolose niedrig substituiert, Povidon K30, Siliciumdioxid, hochdispers, wasserfrei, Magnesium stearat; Filmüberzug: Titandioxid, Hypromellose, Glycerol, Eisenoxid gelb, Polysorbat 80, Eisenoxid rot, Eisenoxid schwarz, Magnesium stearat.
Kurzinformation: siehe Levodopa/Carbidopa/Entacapon ratiopharm 50 mg/12,5 mg/200 mg - Filmtabletten, → S. 807
PG: 30 ST (2) (EKO: G) [€ 25,80], 100 ST (EKO: G) [€ 69,95]

Levodopa/Carbidopa/Entacapone Orion 50 mg/12,5 mg/200 mg - Filmtabletten 12B02
(Z.Nr. EU/1/11/706/*) NR. P. nicht im Handel. N04BA03

Levodopa/Carbidopa/Entacapone Orion 75 mg/18,75 mg/200 mg - Filmtabletten 12B02
(Z.Nr. EU/1/11/706/*) NR. P. nicht im Handel. N04BA03

Levodopa/Carbidopa/Entacapone Orion 100 mg/25 mg/200 mg - Filmtabletten 12B02
(Z.Nr. EU/1/11/706/*) NR. P. nicht im Handel. N04BA03

Levodopa/Carbidopa/Entacapone Orion 125 mg/31,25 mg/200 mg - Filmtabletten 12B02
(Z.Nr. EU/1/11/706/*) NR. P. nicht im Handel. N04BA03

Levodopa/Carbidopa/Entacapone Orion 150 mg/37,5 mg/200 mg - Filmtabletten 12B02
(Z.Nr. EU/1/11/706/*) NR. P. nicht im Handel. N04BA03

Levodopa/Carbidopa/Entacapone Orion 175 mg/43,75 mg/200 mg - Filmtabletten 12B02
(Z.Nr. EU/1/11/706/*) NR. P. nicht im Handel. N04BA03

Levodopa/Carbidopa/Entacapone Orion 200 mg/50 mg/200 mg - Filmtabletten 12B02
(Z.Nr. EU/1/11/706/*) NR. P. nicht im Handel. N04BA03

Levofloxacin 1A Pharma 250 mg - Filmtabletten 35F01

(Z.Nr. 1-28897) NR. P. J01MA12
ZI: 1A Pharma, Wien
Z: 1 Filmtablette enthält: Levofloxacin 250 mg (entspr. Levofloxacin Hemihydrat), Tablettenkern: Lactose 12,6 mg (entspr. Lactose monohydrat), Povidon K30, Carboxymethylstärke, Natrium Typ A (entspr. Natrium 0,52 mg), Talkum, Siliciumdioxid, kolloidal, wasserfrei, Croscarmellose natrium, Glycerol dibehenat; Tablettenüberzug: Hypromellose, Hydroxypropylcellulose, Macrogol 6000, Titandioxid, Eisenoxid gelb, Eisenoxid rot, Talkum.
EW: Fluorchinolon-Antibiotikum, Gyrasehemmer.
AG: Infektionen durch empfindliche Erreger: Pyelonephritis, komplizierte Harnwegsinfektionen, chronische bakterielle Prostatitis, Lungenmilzbrand.
Mittel 2. Wahl bei Sinusitis, akuter Exazerbation einer COPD (einschl. Bronchitis), ambulant erworbener Pneumonie, komplizierten Haut- und Weichteilinfektionen, unkomplizierter Zystitis.
AA: Unzerkaut mit Flüssigkeit einnehmen; mind. 2 Std. Abstand zu mehrwertigen Kationen (Resorptionsminderung).
DO: Erwachsene: 1-2mal tgl. 500 mg über 7-14 Tage.
-Zystitis: 1mal tgl. 250 mg über 3 Tage.
Behandlungsdauer bei Prostatitis 28 Tage, Lungenmilzbrand bis zu 8 Wochen.
Dosisreduktion bei Nierenschäden. Für Kinder und Jugendliche kontraindiziert.
GA: Epilepsie, Sehnenerkrankungen durch Fluorchinolone in der Anamnese, Kinder und Jugendliche in der Wachstumsphase.
SST: Gegenanzeige.
NW: Allergien (auch schwere Hautreaktionen), Magen/Darm, ZNS (Kopfschmerzen, periphere Neuropathien), Kreislauf (Schock), Bewegungsapparat (Tendinitis, Sehnenruptur), Enzymanstiege, Leber (Hepatitis), Nierenversagen, Augen (Sehstörungen), Dysglykämie, Blutbild, psychotische Reaktionen, QT-Verlängerung, lokale Reaktionen, erhöhtes Risiko für Aortenaneurysma und Aortendissektion. Sehr selten anhaltende schwere NW an mehreren Körpersystemen.
WW: Theophyllin, Antiphlogistika (senken Krampfschwelle). Vorsicht: Vitamin K-Antagonisten, Probenecid, Cimetidin, QT-verlängernden Substanzen, Ciclosporin. Labortests (Opiate falsch positiv, Tuberkulose falsch negativ).
2 Std. Abstand zu Eisensalzen, Antacida, Sucralfat (Resorptionsminderung).
WH: Vorsicht bei Krampfneigung, Myasthenie, QT-Verlängerung, Glukose-6 Phosphat-Dehydrogenase-Mangel, Nierenschäden. Bei schweren Durchfällen an pseudomembranöse Kolitis denken. Starkes Sonnenlicht oder UV-Bestrahlung meiden. Auf Sehnenentzündungen bzw. -rupturen, Superinfektionen, Sehstörungen bzw. psychotische Reaktionen achten. Achtung Diabetiker (Dysglykämie). Verkehrshinweis.
PG: 7 ST (EKO: G) [€ 11,35]

Levofloxacin 1A Pharma 500 mg - Filmtabletten 35F01

(Z.Nr. 1-28898) NR. P. J01MA12
ZI: 1A Pharma, Wien
Z: 1 Filmtablette enthält: Levofloxacin 500 mg (entspr. Levofloxacin Hemihydrat), Tablettenkern: Lactose 25,2 mg (entspr. Lactose monohydrat), Povidon K30, Carboxymethylstärke, Natrium Typ A (entspr. Natrium 1,05 mg), Talkum, Siliciumdioxid, kolloidal, wasserfrei, Croscarmellose natrium, Glycerol dibehenat; Tablettenüberzug: Hypromellose, Hydroxypropylcellulose, Macrogol 6000, Titandioxid, Eisenoxid gelb, Eisenoxid rot, Talkum.
Kurzinformation: siehe Levofloxacin 1A Pharma 250 mg - Filmtabletten, → S. 808
PG: 7 ST (EKO: G) [€ 17,70]

Levofloxacin Actavis 250 mg - Filmtabletten 35F01

(Z.Nr. 1-29349) NR. P. J01MA12

L

ZI: Actavis Group PTC, Hafnarfjördur, Island
Z: 1 Filmtablette enthält: Levofloxacin 250 mg (entspr. Levofloxacin Hemihydrat 256,23 mg), Tablettenkern: Natriumstearylfumarat, Crospovidon, Siliciumdioxid, hochdispers, wasserfrei, Copovidon, Cellulose, mikrokristallin, silikonisiert; Filmüberzug: Opadry-II pink: Lactose monohydrat 3,84 mg, (entspr. Hypromellose 15 cp) (entspr. Titandioxid) (entspr. Triacetin) (entspr. Eisenoxid rot) (entspr. Eisenoxid gelb).
EW: Fluorchinolon-Antibiotikum, Gyrasehemmer.
AG: Infektionen durch empfindliche Erreger: Pyelonephritis, komplizierte Harnwegsinfektionen, chronische bakterielle Prostatitis, ambulant erworbene Pneumonie, Lungenmilzbrand, Sinusitis, unkomplizierte Zystitis, akute Exazerbation einer COPD (einschl. Bronchitis), komplizierte Haut- und Weichteilinfektionen.
AA: Unzerkaut mit Flüssigkeit einnehmen; mind. 2 Std. Abstand zu mehrwertigen Kationen (Resorptionsminderung).
DO: Erwachsene: 1-2mal tgl. 500 mg über 7-14 Tage.
-Zystitis: 1mal tgl. 250 mg über 3 Tage.
Behandlungsdauer bei Prostatitis 28 Tage, Lungenmilzbrand bis zu 8 Wochen.
Dosisreduktion bei Nierenschäden. Für Kinder und Jugendliche kontraindiziert.
GA: Epilepsie, Sehnenerkrankungen durch Fluorchinolone in der Anamnese, Kinder und Jugendliche in der Wachstumsphase.
SST: Gegenanzeige.
NW: Allergien (auch schwere Hautreaktionen), Magen/Darm, ZNS (Kopfschmerzen, periphere Neuropathien), Kreislauf (Schock), Bewegungsapparat (Tendinitis, Sehnenruptur), Enzymanstiege, Leber (Hepatitis), Nierenversagen, Augen (Sehstörungen), Dysglykämie, Blutbild, psychotische Reaktionen, QT-Verlängerung, lokale Reaktionen, erhöhtes Risiko für Aortenaneurysma und Aortendissektion. Sehr selten anhaltende schwere NW an mehreren Körpersystemen.
WW: Theophyllin, Antiphlogistika (senken Krampfschwelle). Kombination mit Kortikosteroiden vermeiden.
Vorsicht: Vitamin K-Antagonisten, Probenecid, Cimetidin, QT-verlängernden Substanzen, Ciclosporin. Labortests (Opiate falsch positiv, Tuberkulose falsch negativ).
2 Std. Abstand zu Eisensalzen, Antacida, Sucralfat (Resorptionsminderung).
WH: Vorsicht bei Krampfneigung, Myasthenie, QT-Verlängerung, Glukose-6 Phosphat-Dehydrogenase-Mangel, Nierenschäden. Bei schweren Durchfällen an pseudomembranäse Kolitis denken. Starkes Sonnenlicht oder UV-Bestrahlung meiden. Auf Sehnenentzündungen bzw. -rupturen, Superinfektionen, Sehstörungen bzw. psychotische Reaktionen achten. Achtung Diabetiker (Dysglykämie). Verkehrshinweis.
PG: 7 ST (EKO: G) [€ 11,35]

Levofloxacin Actavis 500 mg - Filmtabletten 35F01

(Z.Nr. 1-29350) NR. P. J01MA12
ZI: Actavis Group PTC, Hafnarfjördur, Island
Z: 1 Filmtablette enthält: Levofloxacin 500 mg (entspr. Levofloxacin Hemihydrat 512,46 mg), Tablettenkern: Natriumstearylfumarat, Crospovidon, Siliciumdioxid, hochdispers, wasserfrei, Copovidon, Cellulose, mikrokristallin, silikonisiert; Filmüberzug: Opadry-II pink: Lactose monohydrat 7,68 mg, (entspr. Hypromellose 15 cp) (entspr. Titandioxid) (entspr. Triacetin) (entspr. Eisenoxid rot) (entspr. Eisenoxid gelb).
Kurzinformation: siehe Levofloxacin Actavis 250 mg - Filmtabletten, → S. 808
PG: 7 ST (EKO: G) [€ 17,80]

Levofloxacin Actavis 5 mg/ml - Infusionslösung 35F01
(Z.Nr. 1-30185) NR. P. nicht im Handel. J01MA12

Levofloxacin Bluefish 250 mg - Filmtabletten 35F01

(Z.Nr. 1-30349) NR. P. J01MA12
ZI: Bluefish Pharmaceuticals, Gävlegatan, Stockholm, Schweden
Z: 1 Filmtablette enthält: Levofloxacin 250 mg (entspr. Levofloxacin Hemihydrat), Tablettenkern: Povidon K30, Crospovidon Typ B, Cellulose, mikrokristalline, Magnesium stearat, Siliciumdioxid, hochdispers, wasserfrei; Filmüberzug: (entspr. Hypromellose) (entspr. Talkum) (entspr. Titandioxid) (entspr. Macrogol 400) (entspr. Eisenoxid gelb) (entspr. Eisenoxid rot).
Kurzinformation: siehe Levofloxacin 1A Pharma 250 mg - Filmtabletten, → S. 808
PG: 7 ST * (EKO: N) [€ 11,45]

Levofloxacin Bluefish 500 mg - Filmtabletten 35F01

(Z.Nr. 1-30350) NR. P. J01MA12
ZI: Bluefish Pharmaceuticals, Gävlegatan, Stockholm, Schweden
Z: 1 Filmtablette enthält: Levofloxacin 500 mg (entspr. Levofloxacin Hemihydrat), Tablettenkern: Povidon K30, Crospovidon Typ B, Cellulose, mikrokristalline, Magnesium stearat, Siliciumdioxid, hochdispers, wasserfrei; Filmüberzug: (entspr. Hypromellose) (entspr. Talkum) (entspr. Titandioxid) (entspr. Macrogol 400) (entspr. Eisenoxid gelb) (entspr. Eisenoxid rot).
Kurzinformation: siehe Levofloxacin 1A Pharma 250 mg - Filmtabletten, → S. 808
PG: 7 ST (EKO: G) [€ 17,65]

Levofloxacin Eberth 5 mg/ml - Infusionslösung 35F01
(Z.Nr. 1-31451) NR. P. nicht im Handel. J01MA12

Levofloxacin Hikma 5 mg/ml - Infusionslösung 35F01

(Z.Nr. 1-31491) NR. P. J01MA12
ZI: Hikma Farmaceutica, Terrugem, Portugal
Z: 1 ml Infusionslösung enthält: Levofloxacin 5 mg (entspr. Levofloxacin Hemihydrat), Natriumchlorid, Natriumhydroxid zur pH-Wert-Einstellung, Salzsäure zur pH-Wert-Einstellung, Wasser für Injektionszwecke.
EW: Fluorchinolon-Antibiotikum, Gyrasehemmer.
AG: Infektionen durch empfindliche Erreger: Akute Pyelonephritis, komplizierte Harnwegsinfektionen, chronische bakterielle Prostatitis, Lungenmilzbrand.
-Mittel 2. Wahl: Ambulant erworbene Pneumonie, komplizierte Haut- und Weichteilinfektionen,
AA: 1-2mal tgl. langsame i.v. Infusion (mindestens 60 min. pro 500 mg Infusionslösung): Nicht mit Heparin oder alkalischen Lösungen mischen.
DO: Erwachsene: 1-2mal tgl. 500 mg über 2-4 Tage; Fortsetzung oral.
Dosisreduktion bei Nierenschäden.
GA: Epilepsie, Sehnenerkrankungen durch Fluorchinolone in der Anamnese, Kinder und Jugendliche in der Wachstumsphase.
SST: Gegenanzeige.
NW: Allergien (auch schwere Hautreaktionen), Magen/Darm, ZNS (Kopfschmerzen, periphere Neuropathien), Kreislauf (Schock), Bewegungsapparat (Tendinitis, Sehnenruptur), Enzymanstiege, Leber (Hepatitis), Nierenversagen, Augen (Sehstörungen), Dysglykämie, Blutbild, Phlebitis, psychotische Reaktionen, QT-Verlängerung, lokale Reaktionen, erhöhtes Risiko für Aortenaneurysma und Aortendissektion. Sehr selten anhaltende schwere NW an mehreren Körpersystemen.
WW: Theophyllin, Antiphlogistika (senken Krampfschwelle).
Vorsicht: Vitamin K-Antagonisten, Probenecid, Cimetidin, QT-verlängernden Substanzen, Ciclosporin. Labortests (Opiate falsch positiv, Tuberkulose falsch negativ).
WH: Vorsicht bei Krampfneigung, Myasthenie, QT-Verlängerung, Glukose-6 Phosphat-Dehydrogenase-Mangel, Nierenschäden. Bei schweren Durchfällen an pseudomembranäse Kolitis denken. Starkes Sonnenlicht oder UV-Bestrahlung meiden. Auf Sehnenentzündungen bzw. -rupturen, Superinfektionen, Sehstörungen bzw. psychotische Reaktionen achten. Verkehrshinweis.
PG: **50ML** 10 ST * (EKO: N) [€ 225,15], **100ML** 10 ST * (EKO: N) [€ 372,85]

Levofloxacin Kabi 5 mg/ml - Infusionslösung 35F01

(Z.Nr. 1-29202) NR. P. J01MA12
ZI: Fresenius Kabi Austria, Graz
Z: 1 ml enthält: Levofloxacin 5 mg (entspr. Levofloxacin Hemihydrat), Natriumchlorid (entspr. Natrium 3,54 mg), Natriumhydroxid zur pH-Wert-Einstellung, Salzsäure zur pH-Wert-Einstellung, Wasser für Injektionszwecke.
EW: Fluorchinolon-Antibiotikum, Gyrasehemmer.
AG: Infektionen durch empfindliche Erreger: Ambulant erworbene Pneumonie, komplizierte Haut- und Weichteilinfektionen, komplizierte Harnwegsinfektionen, Pyelonephritis, chronische bakterielle Prostatitis, Lungenmilzbrand.
AA: 1-2mal tgl. langsame i.v. Infusion (mindestens 60 min. pro 500 mg Infusionslösung): Nicht mit Heparin oder alkalischen Lösungen mischen.
DO: Erwachsene: 1-2mal tgl. 500 mg über 2-4 Tage; Fortsetzung oral.
Dosisreduktion bei Nierenschäden.
GA: Epilepsie, Sehnenerkrankungen durch Fluorchinolone in der Anamnese, Kinder und Jugendliche in der Wachstumsphase.
SST: Gegenanzeige.
NW: Allergien (auch schwere Hautreaktionen), Magen/Darm, ZNS (Kopfschmerzen, periphere Neuropathien), Kreislauf (Schock), Bewegungsapparat (Tendinitis, Sehnenruptur), Enzymanstiege, Leber (Hepatitis), Nierenversagen, Augen (Sehstörungen), Dysglykämie, Blutbild, Phlebitis, psychotische Reaktionen, QT Verlängerung, lokale Reaktionen, erhöhtes Risiko für Aortenaneurysma und Aortendissektion. Sehr selten schwerwiegende Nebenwirkungen unter Beteiligung mehrere Körpersysteme.
WW: Theophyllin, Antiphlogistika (senken Krampfschwelle).
Vorsicht: Vitamin K-Antagonisten, Probenecid, Cimetidin, QT-verlängernden Substanzen, Ciclosporin. Labortests (Opiate falsch positiv, Tuberkulose falsch negativ).
WH: Vorsicht bei Krampfneigung, Myasthenie, QT-Verlängerung, Glukose-6 Phosphat-Dehydrogenase-Mangel, Nierenschäden. Bei schweren Durchfällen an pseudomembranäse Kolitis denken.

Starkes Sonnenlicht oder UV-Bestrahlung meiden. Auf Sehnenentzündungen bzw. -rupturen, Superinfektionen, Sehstörungen bzw. psychotische Reaktionen achten. Verkehrshinweis.
PG: 50ML 10 ST * (EKO: N) [€ 340,90], **100ML** 10 ST * (EKO: N) [€ 554,35]

Levofloxacin Krka 250 mg - Filmtabletten 35F01

(Z.Nr. 1-36074) NR. P. J01MA12
ZI: Krka, Novo Mesto, Slowenien
Z: 1 Filmtablette enthält: Levofloxacin 250 mg (entspr. Levofloxacin Hemihydrat), Tablettenkern: Cellulose, mikrokristalline, Hydroxypropylcellulose, Crospovidon Typ A, Magnesium stearat; Tablettenhülle: Hypromellose, Macrogol 4000, Indigocarmin, Gelborange S 0,02 mg, Titandioxid, Eisenoxid rot.
EW: Fluorchinolon-Antibiotikum, Gyrasehemmer.
AG: Infektionen durch empfindliche Erreger: Pyelonephritis, komplizierte Harnwegsinfektionen, chronische bakterielle Prostatitis, ambulant erworbene Pneumonie, Lungenmilzbrand, Sinusitis, unkomplizierte Zystitis, akute Exazerbation einer COPD (einschl. Bronchitis), komplizierte Haut- und Weichteilinfektionen.
AA: Unzerkaut mit Flüssigkeit einnehmen; mind. 2 Std. Abstand zu mehrwertigen Kationen (Resorptionsminderung).
DO: Erwachsene: 1-2mal tgl. 500 mg über 7-14 Tage.
-Zystitis: 1mal tgl. 250 mg über 3 Tage.
Behandlungsdauer bei Prostatitis 28 Tage, Lungenmilzbrand bis zu 8 Wochen.
Dosisreduktion bei Nierenschäden. Für Kinder und Jugendliche kontraindiziert.
GA: Epilepsie, Sehnenerkrankungen durch Fluorchinolone in der Anamnese, Kinder und Jugendliche in der Wachstumsphase.
SST: Gegenanzeige.
NW: Allergien (auch schwere Hautreaktionen), Magen/Darm, ZNS (Kopfschmerzen, periphere Neuropathien), Kreislauf (Schock), Bewegungsapparat (Tendinitis, Sehnenruptur), Enzymanstiege, Leber (Hepatitis), Nierenversagen, Augen (Sehstörungen), Dysglykämie, Blutbild, psychotische Reaktionen, QT-Verlängerung, lokale Reaktionen, erhöhtes Risiko für Aortenaneurysma und Aortendissektion. Sehr selten anhaltende schwere NW an mehreren Körpersystemen.
WW: Theophyllin, Antiphlogistika (senken Krampfschwelle).
Vorsicht: Vitamin K-Antagonisten, Probenecid, Cimetidin, QT-verlängernden Substanzen, Ciclosporin. Labortests (Opiate falsch positiv, Tuberkulose falsch negativ).
2 Std. Abstand zu Eisensalzen, Antacida, Sucralfat (Resorptionsminderung).
WH: Vorsicht bei Krampfneigung, Myasthenie, QT-Verlängerung, Glukose-6 Phosphat-Dehydrogenase-Mangel, Nierenschäden. Bei schweren Durchfällen an pseudomembranäse Kolitis denken. Starkes Sonnenlicht oder UV-Bestrahlung meiden. Auf Sehnenentzündungen bzw. -rupturen, Superinfektionen, Sehstörungen bzw. psychotische Reaktionen achten. Achtung Diabetiker (Dysglykämie). Verkehrshinweis.
PG: 7 ST (EKO: G) [€ 11,35]

Levofloxacin Krka 500 mg - Filmtabletten 35F01

(Z.Nr. 1-36075) NR. P. J01MA12
ZI: Krka, Novo Mesto, Slowenien
Z: 1 Filmtablette enthält: Levofloxacin 500 mg (entspr. Levofloxacin Hemihydrat), Tablettenkern: Cellulose, mikrokristalline, Hydroxypropylcellulose, Crospovidon Typ A, Magnesium stearat; Tablettenhülle: Hypromellose, Macrogol 4000, Indigocarmin, Gelborange S 0,038 mg, Titandioxid, Eisenoxid rot, Eisenoxid gelb.
Kurzinformation: siehe Levofloxacin Krka 250 mg - Filmtabletten, → S. 810
PG: 7 ST (EKO: G) [€ 17,80], 14 ST (EKO: G) [€ 29,15]

Levofloxacin Noridem 5 mg/ml - Infusionslösung 35F01
(Z.Nr. 1-31344) NR. P. nicht im Handel. J01MA12

Levofloxacin ratiopharm 250 mg - Filmtabletten 35F01

(Z.Nr. 1-28198) NR. P. J01MA12
ZI: Teva, Haarlem, Niederlande
Z: 1 Filmtablette enthält: Levofloxacin 250 mg (entspr. Levofloxacin Hemihydrat 256,23 mg), Tablettenkern: Siliciumdioxid, hochdispers, wasserfrei, Hydroxypropylcellulose, Carboxymethylstärke, Natrium Typ A, Talkum, Croscarmellose natrium, Magnesium stearat; Filmüberzug: (entspr. Hypromellose) (entspr. Titandioxid) (entspr. Macrogol 400) (entspr. Polysorbat 80) (entspr. Eisenoxid rot).
Kurzinformation: siehe Levofloxacin 1A Pharma 250 mg - Filmtabletten, → S. 808
PG: 7 ST (EKO: G) [€ 11,25]

Levofloxacin ratiopharm 500 mg - Filmtabletten 35F01

(Z.Nr. 1-28199) NR. P. J01MA12
ZI: Teva, Haarlem, Niederlande
Z: 1 Filmtablette enthält: Levofloxacin 500 mg (entspr. Levofloxacin Hemihydrat 512,46 mg), Tablettenkern: Siliciumdioxid, hochdispers, wasserfrei, Hydroxypropylcellulose, Carboxymethylstärke, Natrium Typ A, Talkum, Croscarmellose natrium, Magnesium stearat; Filmüberzug: (entspr. Hypromellose) (entspr. Titandioxid) (entspr. Macrogol 400) (entspr. Polysorbat 80) (entspr. Eisenoxid schwarz) (entspr. Eisenoxid gelb) (entspr. Eisenoxid rot).
Kurzinformation: siehe Levofloxacin 1A Pharma 250 mg - Filmtabletten, → S. 808
PG: 7 ST (EKO: G) [€ 17,70]

Levofloxacin Sandoz 250 mg - Filmtabletten 35F01

(Z.Nr. 1-28893) NR. P. J01MA12
ZI: Sandoz, Kundl
Z: 1 Filmtablette enthält: Levofloxacin 250 mg (entspr. Levofloxacin Hemihydrat), Tablettenkern: Lactose 12,6 mg (entspr. Lactose monohydrat), Povidon K30, Carboxymethylstärke, Natrium Typ A, Talkum, Siliciumdioxid, hochdispers, wasserfrei, Croscarmellose natrium, Glycerol dibehenat; Tablettenüberzug: Hypromellose, Hydroxypropylcellulose, Macrogol 6000, Titandioxid, Eisenoxid gelb, Eisenoxid rot, Talkum.
Kurzinformation: siehe Levofloxacin 1A Pharma 250 mg - Filmtabletten, → S. 808
PG: 7 ST (EKO: G) [€ 11,35]

Levofloxacin Sandoz 500 mg - Filmtabletten 35F01

(Z.Nr. 1-28894) NR. P. J01MA12
ZI: Sandoz, Kundl
Z: 1 Filmtablette enthält: Levofloxacin 500 mg (entspr. Levofloxacin Hemihydrat), Tablettenkern: Lactose 25,2 mg (entspr. Lactose monohydrat), Povidon K30, Carboxymethylstärke, Natrium Typ A, Talkum, Siliciumdioxid, hochdispers, wasserfrei, Croscarmellose natrium, Glycerol dibehenat; Tablettenüberzug: Hypromellose, Hydroxypropylcellulose, Macrogol 6000, Titandioxid, Eisenoxid gelb, Eisenoxid rot, Talkum.
Kurzinformation: siehe Levofloxacin 1A Pharma 250 mg - Filmtabletten, → S. 808
PG: 7 ST (EKO: G) [€ 17,80]

Levohelm 25 Mikrogramm/5 ml - Lösung zum Einnehmen 31D01
(Z.Nr. 1-38874) RP. P. nicht im Handel. H03AA01

Levohelm 50 Mikrogramm/5 ml - Lösung zum Einnehmen 31D01
(Z.Nr. 1-38875) RP. P. nicht im Handel. H03AA01

Levohelm 100 Mikrogramm/5 ml - Lösung zum Einnehmen 31D01
(Z.Nr. 1-38876) RP. P. nicht im Handel. H03AA01

Levomethadon G.L. 5 mg/ml - Konzentrat zur Herstellung einer Lösung zum Einnehmen 26C
(Z.Nr. 1-36618) RP. SG. P. nicht im Handel. N07BC05

Levo-Methasan 5 mg/ml - Konzentrat zur Herstellung einer Lösung zum Einnehmen 26C

(Z.Nr. 1-35968) NR. SG. P. N07BC05
ZI: G.L. Pharma, Lannach
Z: 1 ml enthält: Levomethadon hydrochlorid 5 mg (entspr. Levomethadon 4,473 mg), Methyl-parahydroxybenzoat 1,8 mg, Propyl-parahydroxybenzoat 0,2 mg, Zitronensäure monohydrat, Natrium citrat, Wasser, gereinigtes.
EW: Synthetisches Opioid, doppelt so wirksam wie das Razemat Methadon.
AG: Orale Substitutionsbehandlung bei Opiatabhängigkeit gemäß Suchtgiftverordnung.
AA: Orale Einnahme. Cave i.v.! Kann mit konservierten viskosen Trägerlösungen, z.B. Sirupus simplex ÖAB, sowie Aqua purificata verdünnt werden. Details siehe Austria Codex-Fachinformation.
DO: Am 1. Tag initial 10-15(-20) mg, beim Auftreten von Entzugssymptomen Dosis schrittweise um 2,5 - 5 mg erhöhen.
Erhaltungstherapie: 1mal tgl. meist 30-60 mg; MTD 60 mg.
Dosisreduktion bei älteren Patienten, Nieren-, schweren Leberschäden.
Bei Personen unter 18 Jahren nicht empfohlen.
GA: Akuter Asthmaanfall, schweres Bronchialasthma, akuter Alkoholismus, fehlende Opioidabhängigkeit, QT-Verlängerung, schwere Leberschäden, akute abdominale Erkrankungen, paralytischer Ileus.
SST: Strenge Indikationsstellung in der Schwangerschaft. Neugeborene opiatabhängiger Mütter eng auf Entzugserscheinungen überwachen. Strenge Nutzen-Risiko-Abwägung in der Stillzeit. Wenn gestillt wird, möglichst niedrige Levomethadon-Dosis geben.
NW: Opioidartig: Übelkeit, Erbrechen, Obstipation, Psyche (Euphorie, Sedierung), Herzrhythmusstörungen, ZNS, Augen (Miosis), Haut (Pruritus), Schwitzen, Harnverhaltung, Hormone (erhöhter Prolaktin-, erniedrigte Sexualhormon-Spiegel), Atemdepression.

WW: Kontraindiziert: MAO-Hemmer (2 Wochen Abstand), Opiatantagonisten (außer bei Überdosierung).
Cave Alkohol.
Besondere Vorsicht: Verstärkung durch ZNS-Dämpfer, Benzodiazepine (Atemdepression).
Vorsicht: Blutdrucksenker, starke CYP-Induktoren (Entzugserscheinungen) bzw. CYP-Inhibitoren, P-gp-Inhibitoren(verlängerte Wirkdauer). Sedativa möglichst kurzzeitig und niedrig dosiert anwenden. Peristaltik-hemmende Substanzen, QT-verlängernde, serotonerge Arzneimittel. Beeinflussung von Labortests möglich. WW mit vielen Arzneimitteln (z.B. antiretroviralen Arzneimitteln) möglich.
GE: Primäres Abhängigkeitspotential. Sucht möglich, bei abruptem Absetzen lebensbedrohliche Entzugssymptome.
WH: Levomethadon doppelt so wirksam wie Methadon! Vorsicht bei stark Suizid-gefährdeten Patienten, akuten Bauchbeschwerden, Hypotonie bei Hypovolämie, Gallenwegs-, Darmerkrankungen, Pankreatitis, Prostatahypertrophie, Phäochromozytom, verminderter Atemfunktion, schweren Herzerkrankungen, erhöhtem Hirndruck, Nebenniereninsuffizienz. Schmerzsymptome einer eventuellen Begleiterkrankung können verschleiert werden. Obstipation therapieren. Kontrolle: EKG. Verkehrshinweis zu Therapiebeginn und bei Entzugssymptomen.
Bei Vergiftungen: Opiatantagonisten (z.B. Naloxon) anwenden. Lange Wirkungsdauer von Levomethadon beachten.
PG: 100 ML RE1 (EKO: Y) [€ 19,35], 150 ML RE1 (EKO: Y) [€ 28,20], 300 ML RE1 (EKO: Y) [€ 52,10], 500 ML * (EKO: N) [€ 88,15]

Levo-Methasan 1 mg/ml - Sirup 26C
(Z.Nr. 1-36024) NR. SG. P. nicht im Handel. N07BC05

Levonora 1,5 mg - Tabletten 31I06
(Z.Nr. 1-37468) RPF. P. nicht im Handel. G03AD01

Levosert 20 Mikrogramm/24 Stunden - intrauterines Wirkstofffreisetzungssystem 29B02

(Z.Nr. 1-36091) RP. P. G02BA03
ZI: Gedeon Richter, Budapest, Ungarn
Z: 1 intrauterines Wirkstofffreisetzungssystem enthält: Levonorgestrel ca. 20 µg/24 h (entspr. → 52 mg), Polydimethylsiloxan (PDMS) Reservoir, Polydimethylsiloxan (PDMS) Membran, Polyethylen, niedriger Dichte (T-Körper) (entspr. Bariumsulfat 20-24 %), Polypropylen-Rückholfaden (entspr. Ciaftalan-Kupfer).
EW: Gestagenhältiges Intrauterinpessar.
AG: Kontrazeption, Hypermenorrhö.
AA: Von Fachärzten in das Cavum uteri einzulegen.
DO: 1 Intrauterines Wirkstofffreisetzungssystem (IUS). Wirkdauer 5 Jahre.
Bei erstmaliger Anwendung innerhalb von 7 Tagen nach Menstruationsbeginn einsetzen.
-postpartal: nicht früher als 6 Wochen nach der Geburt.
Keine Untersuchungen bei Patientinnen unter 16 Jahren. Vor der Menarche nicht anwenden.
GA: Vermutete oder bestätigte Schwangerschaft, akute oder rezidivierende entzündliche Erkrankungen des kleinen Beckens, Infektionen des unteren Genitaltraktes, Post-partum-Endometritis, septischer Abort in den vergangenen 3 Monaten, Zervizitis, Zervixdysplasie, Verdacht auf oder nachgewiesene maligne Erkrankung des Corpus oder der Zervix uteri, akute Lebererkrankung oder Lebertumor, angeborene oder erworbene Fehlbildungen des Uterus einschließlich Uterusmyome (wenn sie das Cavum uteri verformen), uterine Blutungen unbekannter Genese, erhöhte Anfälligkeit für Infektionen, Vorliegen oder Verdacht auf sexualhormonabhängige Tumoren, akute maligne Erkrankungen des Blutes oder Leukämien (außer wenn in Remission), frische trophoblastische Erkrankung bei gleichbleibend hohem hCG-Wert.
SST: In der Schwangerschaft nicht anwenden. Stillen möglich.
NW: Erkrankungen der Geschlechtsorgane (Ovarialzysten, Entzündungen, Infektionen, Unterbauchschmerzen), Änderungen des Blutungsverhaltens, Migräne, Psyche (Depression, verminderte Libido), abdominale Schmerzen, Haut (Akne), Hirsutismus, Infektionen des oberen Genitaltrakts, Gewichtszunahme.
WW: Wegen der vorwiegend lokalen Wirkung nicht bedeutend.
WH: Vorsicht bei Migräne, Ikterus, starker Hypertonie, schweren Herz- oder Gefäßerkrankungen, Thromboembolien, Diabetes. Nicht zur postkoitalen Kontrazeption. Auf Infektionen und Depressionen achten. Bei Therapieversagen Risiko für ektopische Schwangerschaften erhöht. Insertion und Entfernen nur durch Facharzt.
Details siehe Austria-Codex - Fachinformation.
PG: 1 ST * (EKO: N) [€ 183,55]

Levosimendan Carinopharm 12,5 mg - Pulver für ein Konzentrat zur Herstellung einer Infusionslösung 30E04

(Z.Nr. 1-39280) NR. P. E. C01CX08
ZI: Carinopharm, Elze, Deutschland
Z: 1 Durchstechflasche enthält: Levosimendan 12,5 mg, Sulfobutylether-beta-cyclodextrin, Natriumhydroxid-Lösung zur pH-Wert Einstellung.
EW: Erhöht Kontraktionskraft des Herzens durch erhöhte Kalziumempfindlichkeit der kontraktilen Proteine.
AG: Kurzzeitbehandlung bei akut dekompensierter schwerer chronischer Herzinsuffizienz.
AA: I.v. (peripherer oder zentraler Zugang) nach Rekonstitution und Verdünnung.
DO: Initial 6-12 mcg/kg KG über 10 min., dann kontinuierlich 0,1 mcg/kg KG/min. Dosisanpassung nach Bedarf (0,05-0,2 mcg/kg KG/min). Infusionsdauer 24 Std..
Nicht für Kinder und Jugendliche.
GA: Schwere Hypotonie, Tachykardie, Torsades de Pointes, signifikante mechanische Behinderungen des Ventrikels, schwere Nierenschäden, schwere Leberschäden.
SST: Nutzen/Risiko-Abwägung in der Schwangerschaft, nicht stillen.
NW: Herzrhythmusstörungen, Verminderung von Hämoglobin, Hypotonie, Hypokaliämie, Schwindel, Erbrechen, Übelkeit, Kopfschmerzen.
WW: Vorsicht mit anderen i.v. applizierten Blutdrucksenkern (Hypotonie-Risiko). ISMN (Verstärkung).
WH: Nur stationär anwenden. Vorsicht bei QT-Verlängerung, Arrhythmien. Hypovolämie korrigieren.
Kontrolle: Herz, Kalium, Urinausscheidung.
PG: 1 ST * (EKO: N) [€ 1.032,50]

Levostrol 30 Mikrogramm/150 Mikrogramm - Filmtabletten 31I01

(Z.Nr. 1-29899) RP. P. G03AA07
ZI: Dermapharm, Wien
Z: 1 Filmtablette enthält: Ethinylestradiol 30 µg, Levonorgestrel 150 µg, Tablettenkern: Lactose 51,98 mg (entspr. Lactose monohydrat), Maisstärke, Maltodextrin, Magnesium stearat, Carboxymethylstärke, Natrium Typ A; Überzug: Hypromellose, Titandioxid, Macrogol 400, Eisenoxid gelb.
EW: Hormonales Kontrazeptivum (fixe Kombination Estrogen + Gestagen).
AG: Orale Kontrazeption (unter Berücksichtigung der individuellen Risikofaktoren, besonders auf venöse Thromboembolien).
AA: Zum Einnehmen.
DO: Jeden Tag zur gleichen Zeit 1 Tablette an 21 aufeinander folgenden Tagen, dann 7 Tage einnahmefreies Intervall. Entzugsblutung beginnt 2-3 Tage nach der letzten Tablette.
Beginn der Einnahme am 1. Tag der Monatsblutung, bei Wechsel von Minipille oder Intrauterinpessar oder nach Abort im 1. Trimenon sofort, nach einer Geburt oder einem Abort im 2. Trimenon nach 21-28 Tagen.
Details bei überschrittenem Einnahmezeitpunkt siehe Austria Codex-Fachinformation.
Bei Erbrechen oder Durchfall innerhalb von 3-4 Std. nach der Einnahme Ersatztablette einnehmen.
Zum Verschieben der Entzugsblutung ohne Einnahmepause mit der Tabletteneinnahme fortfahren.
GA: Vorliegen oder Risiko für venöse Thromboembolie (auch Prädisposition, größere Operationen mit längerer Immobilisierung). Vorliegen oder Risiko für arterielle Thromboembolie (auch Prädisposition, Myokardinfarkt, Angina pectoris, Schlaganfall oder Vorstufen), hohes Risiko für arterielle Thromboembolie (Diabetes mit Gefäßveränderungen, schwere Hypertonie, schwere Fettstoffwechselstörungen, Prädisposition für Thrombosen), schwere Leberschäden, Lebertumore, sexualhormonabhängige maligne Tumore, nicht abgeklärte vaginale Blutungen, Migräne.
SST: In der Schwangerschaft nicht anwenden, in der Stillzeit nicht empfohlen.
Bei Eintritt einer Schwangerschaft sofort absetzen.
NW: Kopfschmerzen, Abdominalschmerzen, Brustschmerzen. Vaginale Candidiasis oder andere Pilzinfektionen, erhöhter Appetit, Depression, Migräne, Schläfrigkeit, Beinkrämpfe, Nervosität, Augenbeschwerden, Herz/Kreislauf (Hypertonie, Hypotonie, selten Thrombose/Embolie), Magen/Darm, Haut, Harnwegsinfektionen, Zwischenblutungen, Ausbleiben der Abbruchblutung, Veränderungen an der Geschlechtsorganen, Hitzewallungen, Gewichtsänderungen, Ödeme.
WW: Gegenanzeige: Ombitasvir/Paritaprevir/Ritonavir, Dasabuvir mit oder ohne Ribavirin, Glecaprevir/Pibrentasvir, Sofosbuvir/Velpatasvir/Voxilaprevir (Transaminasenanstieg; 2 Wochen Abstand).
Vorsicht: Leberenzyminduktoren können zur Wirkungsminderung

L

oraler Kontrazeptiva führen: Barbiturate, Bosentan, Carbamazepin, Phenytoin, Primidon, Rifampicin, Arzneimittel gegen HIV oder HCV (Ritonavir, Nevirapin, Efavirenz und andere), Felbamat, Griseofulvin, Oxcarbazepin, Topiramat, Johanniskraut.
Bei Kurzzeitbehandlung Barrieremethode bis 28 Tage nach dem Absetzen anwenden. Bei Langzeitbehandlung wird andere, nichthormonale Verhütungsmethode empfohlen.
Enzyminhibitoren (z.B. Etoricoxib) können die Plasmakonzentrationen von Estrogenen und/oder Progestagenen erhöhen. Ethinylestradiol kann die Plasmakonzentration von Theophyllin oder Tizanidin erhöhen.
WH: Erhöhtes Risiko für arterielle und venöse Thromboembolien beachten. Auf Symptome von apoplektischem Insult oder Myokardinfarkt achten. Blutdruck messen. Leicht erhöhtes Brustkrebsrisiko beachten. Bei Leberfunktionsstörungen orales Kontrazeptivum bis zur Normalisierung der Leberfunktion absetzen. Kein Schutz vor AIDS oder anderen sexuell übertragbaren Krankheiten. Anhaltende Blutungsunregelmäßigkeiten diagnostisch abklären. Durchbruchblutungen und/oder Verhütungsversagen als Folge von Wechselwirkungen mit anderen Arzneimitteln möglich.
PG: 21 ST * (EKO: N) [€ 4,15], 63 ST * (EKO: N) [€ 9,55], 126 ST * (EKO: N) [€ 19,20]

Levostrol mite 30 Mikrogramm/125 Mikrogramm - Filmtabletten 31I01
(Z.Nr. 1-38750) RP. P. nicht im Handel. G03AA07

Levothyroxin Accord 12,5 Mikrogramm - Tabletten 31D01
(Z.Nr. 1-40166) RP. P. nicht im Handel. H03AA01

Levothyroxin Accord 25 Mikrogramm - Tabletten 31D01
(Z.Nr. 1-40167) RP. P. nicht im Handel. H03AA01

Levothyroxin Accord 50 Mikrogramm - Tabletten 31D01
(Z.Nr. 1-40168) RP. P. nicht im Handel. H03AA01

Levothyroxin Accord 75 Mikrogramm - Tabletten 31D01
(Z.Nr. 1-40170) RP. P. nicht im Handel. H03AA01

Levothyroxin Accord 88 Mikrogramm - Tabletten 31D01
(Z.Nr. 1-40171) RP. P. nicht im Handel. H03AA01

Levothyroxin Accord 100 Mikrogramm - Tabletten 31D01
(Z.Nr. 1-40172) RP. P. nicht im Handel. H03AA01

Levothyroxin Accord 112 Mikrogramm - Tabletten 31D01
(Z.Nr. 1-40173) RP. P. nicht im Handel. H03AA01

Levothyroxin Accord 125 Mikrogramm - Tabletten 31D01
(Z.Nr. 1-40174) RP. P. nicht im Handel. H03AA01

Levothyroxin Accord 137 Mikrogramm - Tabletten 31D01
(Z.Nr. 1-40175) RP. P. nicht im Handel. H03AA01

Levothyroxin Accord 150 Mikrogramm - Tabletten 31D01
(Z.Nr. 1-40176) RP. P. nicht im Handel. H03AA01

Levothyroxin Accord 175 Mikrogramm - Tabletten 31D01
(Z.Nr. 1-40177) RP. P. nicht im Handel. H03AA01

Levothyroxin Accord 200 Mikrogramm - Tabletten 31D01
(Z.Nr. 1-40178) RP. P. nicht im Handel. H03AA01

Levothyroxin Aristo 25 Mikrogramm - Tabletten 31D01
(Z.Nr. 1-39040) RP. P. nicht im Handel. H03AA01

Levothyroxin Aristo 50 Mikrogramm - Tabletten 31D01
(Z.Nr. 1-39041) RP. P. nicht im Handel. H03AA01

Levothyroxin Aristo 100 Mikrogramm - Tabletten 31D01
(Z.Nr. 1-39042) RP. P. nicht im Handel. H03AA01

Levothyroxin Aristo 200 Mikrogramm - Tabletten 31D01
(Z.Nr. 1-39043) RP. P. nicht im Handel. H03AA01

Lexotanil 3 mg - Tabletten 18C

(Z.Nr. 0-16224) NR. P1. P. N05BA08
ZI: Cheplapharm Arzneimittel, Greifswald, Deutschland
Z: 1 Tablette enthält: Bromazepam 3 mg, Lactose monohydrat 94,4 mg, Cellulose, mikrokristalline, Talk, Magnesium stearat, Eisenoxid rot.
EW: Benzodiazepin, sedierend.
AG: Symptomatisch bei Angst-, Erregungs- und Spannungszuständen.
AA: Vor oder während der Mahlzeit mit Flüssigkeit einnehmen. Als Hypnotikum nicht auf vollen Magen einnehmen.
DO: Möglichst kurzzeitig und niedrig dosiert anwenden.
Ambulant: 3 mg 1 Std. vor dem Schlafengehen, Dosissteigerung bei Bedarf bis 6 mg abends oder bis 1,5-3 mg bis 3mal tgl.
Stationär: TD 6-12 mg in mehreren ED. Vorsichtige Dosierung (Halbe Dosierung) bei älteren, geschwächten Patienten, Leber-, Nierenschäden.
Kinder ab 6 Jahren: TD 0,15 mg/kg KG.
Max. 8-12 Wochen (einschließlich Ausschleichphase) anwenden.
GA: Abhängigkeitsanamnese, Schock, schwere Leberschäden, akute Vergiftung mit Alkohol oder ZNS-Dämpfern, erster Lebensmonat, Myasthenie, Ateminsuffizienz, Schlafapnoe-Syndrom.
SST: Strenge Indikationsstellung; Entzugssyndrom und "Floppy infant syndrome" bei Neugeborenen möglich. In der Stillzeit nicht empfohlen.
NW: Sedation (Tagessedierung), Muskelschwäche, ZNS, Hypotonie, Magen/Darm, Harninkontinenz, Haut, paradoxe Reaktionen, Psyche (Verwirrungszustände, Amnesie, Depression), Augen (Doppelbilder), erhöhtes Sturz- und Knochenbruchrisiko, Herz (Herzinsuffizienz, Hypotonie), Überempfindlichkeit.
WW: Besondere Vorsicht: Opioide (Atemdepression). Vorsicht: ZNS-Dämpfer verstärkt, starke CYP3A4-Hemmer. Cimetidin, Fluvoxamin erhöhen Bromazepam-Spiegel. Vorsicht mit Omeprazol. Cave Alkohol. Dauerbehandlung mit anderen Arzneimitteln kann WW mit Bromazepam auslösen.
GE: Abhängigkeitsentwicklung, Entzugserscheinungen, Rebound-Phänomene möglich.
WH: Keine kausale Therapie. Nicht zur primären Behandlung psychotischer Ereignisse. Vorsicht bei kardiorespiratorischer Insuffizienz, Hypotonie, Nierenschäden, Geriatrie, Ataxie. Verkehrshinweis. Nicht plötzlich absetzen. Auf Toleranz, Abhängigkeit, Entzugserscheinungen, Rebound-Effekt, anterograde Amnesie, paradoxe Reaktionen achten.
Bei Überdosierung Benzodiazepinantagonist Flumazenil (soll bei Epilepsie vermieden werden).
PG: 50 ST * (EKO: N) [€ 5,50]

🐾 Libeo 10 mg - Kautabletten für Hunde 821Z

(Z.Nr. 8-35281) RP. P. QC03CA01
ZI: Ceva Sante Animale, Libourne, Frankreich
Z: 1 Kautablette enthält: Furosemid 10 mg, Hühnerfleisch-Aroma, Hefe-Trockenextrakt (entspr. Saccharomyces cerevisiae), Maltodextrin, Magnesium stearat, Siliciumdioxid, hochdisperses, Cellulose, mikrokristalline, Croscarmellose natrium, Lactose monohydrat.
EW: Diuretikum.
AG: Aszites und Ödeme, besonders bei Herzinsuffizienz.
AA: Direkt in den Mund oder mit etwas Futter vermischt eingeben.
DO: TD 1-5 mg/kg KG in 1-2 ED. In besonders schweren Fällen kann die Dosis verdoppelt werden.
GA: Hypovolämie, Hypotension, Dehydratation, Niereninsuffizienz mit Anurie, Elektrolytmangel.
SST: Nutzen/Risiko-Bewertung durch den Tierarzt.
NW: Weicher Kot, Hämokonzentration, bei Langzeitgabe Elektrolytmangel und Dehydratation. Kreuzresistenz mit Sulfonamiden.
WW: Vorsicht: Kortikosteroide, andere Diuretika, Amphotericin B, Herzglykoside; Aminoglykoside, Cephalosporine (Nephrotoxizität), Insulin, Sulfonamide (Allergie), NSAIDs, ACE-Hemmer.
WH: Vorsicht bei Wasser- oder Elektrolytstörungen, Diabetes. Wenn möglich Trinkwassermenge während der Behandlung auf physiologische Menge beschränken. Niere und Wasserhaushalt kontrollieren.
PG: 120 ST VT [€ 38,45]

🐾 Libeo 40 mg - Kautabletten für Hunde 821Z

(Z.Nr. 8-35282) RP. P. QC03CA01
ZI: Ceva Sante Animale, Libourne, Frankreich
Z: 1 Tablette enthält: Furosemid 40 mg, Hühnerfleisch-Aroma, Hefe-Trockenextrakt (entspr. Saccharomyces cerevisiae), Maltodextrin, Magnesium stearat, Siliciumdioxid, hochdisperses, Cellulose, mikrokristalline, Croscarmellose natrium, Lactose monohydrat.
Kurzinformation: siehe Libeo 10 mg - Kautabletten für Hunde, → S. 812
PG: 120 ST VT [€ 53,90]

Liberel 0,15 mg/0,03 mg - Filmtabletten 31I01

(Z.Nr. 1-24557) RP. P. G03AA09
ZI: Kwizda Pharma, Wien
Z: 1 Filmtablette enthält: Desogestrel 0,15 mg, Ethinylestradiol 0,03 mg, Tablettenkern: Lactose monohydrat 67,66 g, Kartoffelstärke, Povidon K30, Stearinsäure, Siliciumdioxid, alpha-Tocopherol, Magnesium stearat; Tablettenfilm: (entspr. Hypromellose) (entspr. Macrogol 6000) (entspr. Propylenglycol).
Kurzinformation: siehe Desofemine 20 Mikrogramm/150 Mikrogramm - Filmtabletten, → S. 389
PG: 21 ST * (EKO: N) [€ 11,80], **3X21** 63 ST * (EKO: N) [€ 27,70]

Liberel mite 0,15 mg/0,02 mg - Filmtabletten 31I01

(Z.Nr. 1-24553) RP. P. G03AA09
ZI: Kwizda Pharma, Wien
Z: 1 Filmtablette enthält: Desogestrel 0,15 mg, Ethinylestradiol

0,02 mg, Lactose, Kartoffelstärke, Polyvidon, Stearinsäure, Siliciumdioxid, Methylhydroxypropylcellulose, Macrogol, alpha-Tocopherol, Magnesium stearat, Propylenglycol, Chinolingelb.
Kurzinformation: siehe Desofemine 20 Mikrogramm/150 Mikrogramm - Filmtabletten, → S. 389
PG: 21 ST * (EKO: N) [€ 12,30], **3X21** 63 ST * (EKO: N) [€ 29,90]

🐾 *Librela 5 mg - Injektionslösung für Hunde* 802AB
(Z.Nr. EU/2/20/261/*) NR. P. E. nicht im Handel. QN02BG91

🐾 *Librela 10 mg - Injektionslösung für Hunde* 802AB
(Z.Nr. EU/2/20/261/*) NR. P. E. nicht im Handel. QN02BG91

🐾 *Librela 15 mg - Injektionslösung für Hunde* 802AB
(Z.Nr. EU/2/20/261/*) NR. P. E. nicht im Handel. QN02BG91

🐾 *Librela 20 mg - Injektionslösung für Hunde* 802AB
(Z.Nr. EU/2/20/261/*) NR. P. E. nicht im Handel. QN02BG91

🐾 *Librela 30 mg - Injektionslösung für Hunde* 802AB
(Z.Nr. EU/2/20/261/*) NR. P. E. nicht im Handel. QN02BG91

🐾 Libromide 325 mg - Tabletten für Hunde 809C

(Z.Nr. 8-01171) RP. P. QN03AX91
ZI: Dechra Regulatory, Bladel, Niederlande
Z: 1 Tablette enthält: Kaliumbromid 325 mg, Lactose monohydrat, Cellulose, mikrokristalline, Magnesium stearat, Stearinsäure, Saccharin natrium.
EW: Antikonvulsiv.
AG: In Kombination mit Phenobarbital bei Hunden mit refraktärer Epilepsie.
AA: Mit dem Futter eingeben.
DO: Initial 2mal tgl. 15 mg/kg KG, dann alle 4 Wochen Serumbromid messen (Therapeutischer Spiegel 800-2000 µg/ml). Dosisanpassung nach Bedarf.
Dosisreduktion bei Nierenschäden. Nutzen/Risiko-Abwägung bei Hunden unter 11 kg KG.
GA: Schwere Nierenschäden.
SST: Nutzen/Risiko-Abwägung. Säugende Welpen auf Sedation überwachen.
NW: Polyurie, Polydipsie, Polyphagie, Erbrechen, Somnolenz, Ataxie, Bromausschlag, Reizbarkeit, Unruhe, Durchfall, sehr selten Pankreatitis.
WW: Kompetitive Rückresorption mit Chlorid in den Nieren. Schleifendiuretika erhöhen Bromidausscheidung. Chloridhaltige Zubereitungen senken Serumbromid. Synergismus mit anderen GABA-Agonisten (z.B. Phenobarbital).
WH: Nicht an Katzen verabreichen. Nicht plötzlich absetzen.
Bei Überdosierung 0,9%ige Kochsalzlösung i.v. geben.
PG: 100 ST VT [€ 44,25]

▼ Libtayo 350 mg - Konzentrat zur Herstellung einer Infusionslösung 55L

(Z.Nr. EU/1/19/1376/*) NR. P. E. L01XC33
ZI: Regeneron Ireland Designated Activity Company, Dublin, Irland
Z: 1 Durchstechflasche enthält in 7 ml Lösung: Cemiplimab 350 mg, mittels DNA-Technologie rekombinant aus Ovarialzellen des Chinesischen Hamsters hergestellt, Histidin, Histidin hydrochlorid monohydrat, Sucrose, Prolin, Polysorbat 80, Wasser für Injektionszwecke.
EW: Monoklonaler IgG4-Antikörper, immunmodulierend.
AG: Metastasiertes oder lokal fortgeschrittenes kutanes Plattenepithelkarzinom.
AA: I.v. Infusion über 30 min.
DO: 350 mg alle 3 Wochen. Dosisanpassungen siehe Austria Codex - Fachinformation. Keine Daten an Kindern und Jugendlichen.
SST: In der Schwangerschaft strenge Nutzen/Risiko-Abwägung. Bis mindestens 4 Monate nach Therapieende nicht stillen. Kontrazeption für Frauen bis mindestens 4 Monate nach Therapieende erforderlich.
NW: Immunvermittelte Reaktionen (z.B. Pneumonitis, Kolitis, Hepatitis, Diabetes), Arthralgie, Diarrhoe, Leberenzymanstieg. Infusionsbedingte Reaktionen, Dyspnoe.
WW: Systemische Kortikosteroide oder Immunsuppressiva vor Therapiebeginn vermeiden.
WH: Cave immunvermittelte Reaktionen, die jedes Organsystem betreffen können. Nutzen-Risiko-Abwägung bei organtransplantierten Patienten.
PG: 1 ST * (EKO: N) [€ 8.088,35]

Licolin 75 mg - Tabletten 10A08
(Z.Nr. 1-30605) RP. P. nicht im Handel. C09CA04

Licolin 150 mg - Tabletten 10A08
(Z.Nr. 1-30606) RP. P. nicht im Handel. C09CA04

Licolin 300 mg - Tabletten 10A08
(Z.Nr. 1-30607) RP. P. nicht im Handel. C09CA04

Licosil 25 mg - Filmtabletten 52F01
(Z.Nr. 1-30756) RP. P. nicht im Handel. G04BE03

Licosil 50 mg - Filmtabletten 52F01
(Z.Nr. 1-30757) RP. P. nicht im Handel. G04BE03

Licosil 100 mg - Filmtabletten 52F01
(Z.Nr. 1-30758) RP. P. nicht im Handel. G04BE03

Lidaprim forte - Filmtabletten 35D02

(Z.Nr. 0-16362) RP. P. J01EE03
ZI: Rokitan, Wien
Z: 1 Filmtablette enthält: Sulfametrol 800 mg, Trimethoprim 160 mg, Magnesium stearat, Polyvidon K 90, Maisstärke, Maisstärke, vorgelatiniert, Titandioxid, Polysorbat 80, Talkum, Hydroxypropylmethylcellulose-2910 (HP-M-603).
EW: Trimethoprim/Sulfonamid-Kombination, bakterizid.
AG: Infektionen: HNO, Atemwege, Niere und Harnwege, Genitale einschließlich Gonorrhoe, Magen/Darm (Typhus, Paratyphus A und B, Shigellose, E. coli-Diarrhoe, Salmonellenenteritis), Haut (multiresistente Staphylokokken).
AA: Oral mit reichlich Flüssigkeit, nach den Mahlzeiten (alle 12 Stunden).
DO: Standarddosis 2mal 1 Filmtablette tgl., Intensivtherapie 2mal 2 Filmtabletten tgl.. Anwendungsdauer über mindestens 5 Tage bis 2 Tage Beschwerdefreiheit.
Dosisreduktion bei Nierenschäden. Für Kinder nicht empfohlen.
GA: Schwere Leber , Nierenschäden, Blutbildschäden, Stevens-Johnson-Syndrom, Exsikkose, Früh- und Neugeborene, Hämoglobinanomalien.
SST: Gegenanzeige.
NW: Magen-Darm, Leber, Niere, ZNS, Allergien (Stevens-Johnson ,Lyell-Syndrom), Blutschäden (hämolytische Anämie bei Glukose-6 Phosphat-Dehydrogenasemangel), Hyperkaliämie, Superinfektionen.
WW: Kontraindiziert: Dofetilid, Erythromycin, Halofantrin, Pimozid, Ziprasidon.
Vorsicht: Benzocain, Procain, Tetracain, Sulfonylharnstoffe (Blutzucker überwachen), Spironolacton (Hyperkaliämie), Methenamin (Kristallurie), Methotrexat (Toxizität), Antikoagulantien (verstärkt), Pyrazolone (Blutbild), Phenytoin, Beta-Lactam-Antibiotika (antagonistisch), Rifampicin, Allopurinol (Verstärkung), Pyrimethamin (megaloblastische Anämie), ACE-Hemmer, Ciclosporin, Alkohol, Digoxin.
WH: Bei Allergie sofort absetzen, Kontrollen: Blutbild, Schilddrüse, Leber, Niere. Nicht in den Intervallen bei antineoplastischer Chemotherapie anwenden. Reichlich Flüssigkeit zuführen. Auf Superinfektionen bzw. Antibiotika-assoziierte pseudomembranöse Colitis achten. Verkehrshinweis.
PG: 10 ST (2) (EKO: G) [€ 5,80], 25 ST (EKO: G) [€ 12,30]

Lidbree 42 mg/ml - Gel zur intrauterinen Anwendung 01A, 29
(Z.Nr. 1-40367) RP. P. nicht im Handel. N01BB02

🐾 LidoBel 16 mg/ml - Injektionslösung für Pferde, Hunde und Katzen 824AC

(Z.Nr. 8-38437) RP. P. VNW. QN01BB02
ZI: Bela-Pharm, Vechta, Deutschland
Z: 1 ml Injektionslösung enthält: Lidocain hydrochlorid 20 mg (entspr. Lidocain 16,23 mg), Methyl-4-hydroxybenzoat 1,8 mg, Propyl-4-hydroxybenzoat 0,2 mg, Natrium edetat, Natriumchlorid, Propylenglycol, Natriumhydroxid zur pH-Wert-Einstellung, Salzsäure zur pH-Wert-Einstellung, Wasser für Injektionszwecke.
EW: Anästhetikum vom Amid-Typ.
AG: Infiltrationsanästhesie einschl. Leitungsanästhesie; Oberflächenanästhesie der Schleimhäute.
AA: S.c., i.m., perineural, auf Schleimhäuten. Nicht I.v.
DO: Infiltrations-/Leitungsanästhesie bei Pferden: 1 - 10 ml.
Oberflächenanästhesie: Nach Bedarf dünn auftragen. MD 2 - 4 mg Lidocain /kg KG.
GA: Entzündungen oder Gewebeinfektionen im Applikationsgebiet, neugeborene Tiere.
SST: Nutzen/Risiko-Abwägung.
NW: Tachykardie, Bradykardie, Überleitungsstörungen, Blutdruckabfall, Allergien.
WW: Wirkungsverlängerung durch Epinephrin. Opiate, Antibiotika, Antiarrhythmika, andere Anästhetika, Muskelrelaxantien.

VNW: Pferd: Essbare Gewebe, Milch 5 Tage.
PG: 100 ML VNW [€ 16,80]

Lidocain Accord 10 mg/ml - Injektionslösung 01A01
(Z.Nr. 1-36390) NR. P. nicht im Handel. N01BB02

Lidocain Accord 20 mg/ml - Injektionslösung 01A01
(Z.Nr. 1-36391) NR. P. nicht im Handel. N01BB02

Lidocain Aguettant 10 mg/ml - Injektionslösung in einer Fertigspritze 01A01
(Z.Nr. 1-38419) RP. P. nicht im Handel. N01BB02

Lidocain Aguettant 20 mg/ml - Injektionslösung in einer Fertigspritze 01A01
(Z.Nr. 1-38420) RP. P. nicht im Handel. N01BB02

Lidocain Baxter 10 mg/ml - Injektionslösung 01A01
(Z.Nr. 1-31842) RP. P. nicht im Handel. N01BB02

Lidocain Baxter 20 mg/ml - Injektionslösung 01A01
(Z.Nr. 1-31843) RP. P. nicht im Handel. N01BB02

Lidocain Walter Ritter 100 mg/ml - Spray zur Anwendung auf der Haut, Lösung 01A05
(Z.Nr. 1-37843) RP. P. nicht im Handel. N01BB02

Lidocorit 2% - Ampullen 30C01
(Z.Nr. 0-15967) RP. P. C01BB01
ZI: Gebro Pharma, Fieberbrunn
Z: 1 Ampulle mit 10 ml enthält: Lidocain hydrochlorid 200 mg, Natriumchlorid, Natriumhydroxid zur pH-Wert-Einstellung, Wasser für Injektionszwecke.
EW: Lokalanästhetikum, Antiarrhythmikum IB.
AG: Adjuvant als Antiarrhythmikum bei kardiopulmonaler Reanimation bzw. bei Digitalisintoxikation.
AA: I.v. Bolusinjektion (innerhalb von 2-4 Minuten) oder i.v. Infusion (unter ständiger EKG-Kontrolle).
DO: Injektion: 50-100 mg, ev. nach 5-10 Minuten 1 oder 2mal wiederholen; max. 200-300 mg/Std.
Infusion: 1-2(-max. 4) mg/min.
Therapeutische Serumkonzentration 2-5 µg/ml, toxisch 5-10 µg/ml.
Halbe Dosis bei Schock, Leber-, Nierenschäden.
Kinder und Jugendliche: Initial 1 mg/kg KG, dann 20-50 µg/kg KG infundieren.
GA: AV-Block II. und III. Grades (ausgenommen Schrittmacher), hypovolämischer Schock.
SST: Anwendung möglich, nicht stillen.
NW: Schwindel, Kollaps, ZNS (bis Koma, Atemlähmung), Herz/Kreislauf (bis Herzstillstand), Allergien (bis Schock).
WW: Andere Antiarrhythmika additiv. Amiodaron, Cimetidin.
WH: Vorsicht bei Leber-, Nierenschäden, anderer antiarrhythmischer Therapie, Krampfneigung, Bradykardie, Hypotonie, Herzinsuffizienz, Porphyrie, älteren Patienten. Verkehrshinweis.
Bei Überdosierung bei Krämpfen Diazepam i.v., bei Bradykardie und AV-Block Atropin bzw. Sympathomimetika (Adrenalin).
PG: 5 ST * (EKO: N) [€ 15,80]

🐾 Lidor 20 mg/ml - Injektionslösung für Pferde, Hunde und Katzen 824AC
(Z.Nr. 8-38227) RP. P. VNW. QN01BB02
ZI: Richter Pharma, Feldgasse, Wels
Z: 1 ml enthält: Lidocain 20 mg (entspr. Lidocain hydrochlorid 1-Wasser 24,65 mg), Methyl-4-hydroxybenzoat 1,3 mg, Propyl-4-hydroxybenzoat 0,2 mg, Natriumchlorid, Natriumhydroxid zur pH-Wert-Einstellung, Salzsäure, konzentriert zur pH-Wert-Einstellung, Wasser für Injektionszwecke.
EW: Lokalanästhetikum vom Amid-Typ.
AG: Pferd: Ophthalmologische Oberflächenanästhesie, Infiltrationsanästhesie, intraartikuläre Anästhesie, Leitungs-, Epiduralanästhesie.
Hund, Katze: Anästhesie bei augenärztlichen und zahnmedizinischen Eingriffen, Infiltrations-, Epiduralanästhesie.
AA: S.c., intraartikulär, (intra)okulär, perineural, epidural. Cave i.v.
DO: Max. Gesamtdosis bei Hunden 10 mg/kg KG, bei Katzen 6 mg/kg KG, bei Pferden 4 mg/kg KG.
Details siehe Austria Codex - Fachinformation.
GA: Gewebeinfektion an der Applikationsstelle, neugeborene Tiere.
SST: Nutzen/Risiko-Abwägung.
NW: ZNS, Herz/Kreislauf, Überempfindlichkeit; verzögerte Wundheilung nach Infiltrationsanästhesie.
WW: Vorsicht: Antibiotika, Antiarrhythmika, Narkotika, Muskelrelaxantien, Morphinderivate. Gefäßverengende Mittel verlängern lokalanästhetische Wirkung.
WH: Positive Dopingkontrollen möglich. Vorsicht bei Leber-, Herzschäden, Hypertonie, Hyperkaliämie, Diabetes, Azidose, neurologischen Erkrankungen, Hypovolämie, Schock, schwerer Atemdepression, Hypoxie.

VNW: Essbare Gewebe 3 Tage, Milch 72 Std.
PG: 50 ML VNW [€ 14,15]

▼ *Lifmior 50 mg - Injektionslösung im Fertigpen* 13A02, 22F01
(Z.Nr. EU/1/16/1165/*) NR. P. E. nicht im Handel. L04AB01

▼ *Lifmior 25 mg - Injektionslösung in Fertigspritze* 13A02, 22F01
(Z.Nr. EU/1/16/1165/*) NR. P. E. nicht im Handel. L04AB01

▼ *Lifmior 50 mg - Injektionslösung in Fertigspritze* 13A02, 22F01
(Z.Nr. EU/1/16/1165/*) NR. P. E. nicht im Handel. L04AB01

▼ *Lifmior 10 mg - Pulver und Lösungsmittel zur Herstellung einer Injektionslösung zur Anwendung bei Kindern und Jugendlichen* 13A02, 22F01
(Z.Nr. EU/1/16/1165/*) NR. P. E. nicht im Handel. L04AB01

▼ *Lifmior 25 mg - Pulver und Lösungsmittel zur Herstellung einer Injektionslösung* 13A02, 22F01
(Z.Nr. EU/1/16/1165/*) NR. P. E. nicht im Handel. L04AB01

Ligosan 140 mg/g - Gel zur periodontalen Anwendung 45A05
(Z.Nr. 1-35070) NR. P. E. A01AB22
ZI: Kulzer, Hanau, Deutschland
Z: 1 g Gel enthält: Doxycyclin 140 mg (entspr. Doxycyclin hyclat), Polyglycolsäure, Macrogol-DL-milchsäure/glycolsäure-Copolymer, hochviskos, Macrogol-DL-milchsäure/glycolsäure-Copolymer, niedrigviskos.
EW: Lokales Antiseptikum.
AG: Chronische und aggressive Parodontitis.
AA: Periodontal, nur durch den Zahnarzt.
DO: Abhängig von Größe, Form und Tiefe der Zahnfleischtaschen. Nicht für Kinder und Jugendliche.
GA: Akute Porphyrie, schwere Leberschäden.
SST: Nicht anwenden.
NW: Gingivaschwellung, Überempfindlichkeit.
WW: Nicht empfohlen: Bakterizide Antibiotika (Betalaktame). Methoxyfluran- Narkose (Nierenversagen). Ciclosporin A verstärkt toxisch.
PG: 2 ST * (EKO: N) [€ 176,70]

▼ LiMAxetin 4 mg/ml - Injektionslösung 24A01
(Z.Nr. 1-38125) NR. P. V04CE03
ZI: Humedics, Berlin, Deutschland
Z: 1 ml Injektionslösung enthält: Methacetin[13C] 4 mg, Natriumdihydrogenphosphat-dihydrat, Macrogol 400, Natriumhydroxid (entspr. Natrium 0,46-0,47 mg), Wasser für Injektionszwecke.
EW: Diagnostikum.
AG: Nicht-invasiver Atemtest zur Durchführung des LiMAx- Tests zur Leberfunktionsprüfung.
AA: I.v. Bolusinjektion. Patient darf 3 Std. vor dem Test keine Nahrung oder zuckerhaltige Getränke zuführen.
DO: 2 mg/kg KG. Test nicht öfter als 1mal binnen 24 Std. durchführen. Keine Daten an Kindern und Jugendlichen.
Auswertung der Messergebnisse siehe Austria Codex- Fachinformation.
SST: Vorsicht, nicht stillen.
WW: Vorsicht: Starke CYP1A2-Hemmer (Ciprofloxacin, Fluvoxamin, Enoxacin) können Testergebnisse beeinflussen.
WH: LiMAxetin wird zu Paracetamol metabolisiert. Gebrauchsanleitung der Medizinprodukte LiMAx- Atemmaske und FLIP-Messgerät strikt einhalten.
PG: 1 ST * (EKO: N) [€ 598,45], 2 ST * (EKO: N) [€ 682,40]

🐾 Linco-Spectin 50 mg/100 mg/ml - Injektionslösung für Tiere 801BE
(Z.Nr. 8-00042) NR. P. VNW. QJ01FF52
ZI: Zoetis Österreich, Wien
Z: 1 ml Injektionslösung enthält: Lincomycin 50 mg (entspr. Lincomycin hydrochlorid 1-Wasser 56,7 mg), Spectinomycin 100 mg (entspr. Spectinomycin sulfat-4-Wasser 151,2 mg), Benzylalkohol 9 mg, Aqua ad injectionem.
EW: Antibiotika-Kombination (bakteriostatisch bis bakterizid).
AG: Infektionen durch empfindliche Erreger:
Schweine: Atemwege, Verdauungstrakt (Schweinedysenterie).

Kälber: Atemwege, Magen/Darm-Trakt.
Hunde: Atemwege, Blasen- und Gebärmutterentzündungen, Abszesse, infizierte Wunden.
Katzen: Atemwege, Blasenentzündungen, Abszesse, infizierte Wunden.
AA: I.m.
DO: Schweine: TD 1 ml/10 kg KG 1mal tgl. über 3-7 Tage.
Kälber: TD 1 ml/10 kg KG über 2-4 Tage. Dosisintervall am 1. Tag 12 Std., dann 24 Std.
Katzen, Hunde: TD 1 ml/5 kg KG über 3-7 Tage. Dosisintervall 12-24 Std.
Dosisreduktion bei Nierenschäden.
GA: Andere Tierarten (schwere gastrointestinale Nebenwirkungen), schwere Leber- oder Nierenschäden.
SST: Nutzen/Risiko-Abwägung.
NW: Allergien, neuromuskuläre Blockade, Magen/Darm, Hautrötung, Unruhe, Blutbild, Leber, Herz.
WW: Kreuzresistenz von Lincomycin mit Makroliden (nicht empfohlen). Vorsicht: Neuromuskuläre Blocker verstärkt. Barbituratnarkose (Atemstillstand).
WH: Nicht bei Kaninchen, Meerschweinchen, Hamster, Chinchillas, Pferden oder Wiederkäuern anwenden. Resistenzen beachten.
VNW: Essbare Gewebe 21 Tage.
PG: 100 ML VNW [€ 34,55]

Linco-Spectin 222 mg/g + 444,7 mg/g - Pulver zum Eingeben über das Trinkwasser für Schweine und Hühner 801BE
(Z.Nr. 8-00053) NR. P. VNW. nicht im Handel. QJ01FF52

Lincophar 400 mg/ml - Lösung zum Eingeben über das Trinkwasser für Hühner 801AD
(Z.Nr. 8-37874) NR. P. VNW. nicht im Handel. QJ01FF02

Linezolid Accord 600 mg - Filmtabletten 34K
(Z.Nr. 1-36631) NR. P. J01XX08
ZI: Accord Healthcare, Utrecht, Niederlande
Z: 1 Filmtablette enthält: Linezolid 600 mg, Tablettenkern: Cellulose, mikrokristalline, Hydroxypropylcellulose-L, Natrium stärkeglykolat Typ A, Magnesium stearat; Filmüberzug: Poly(vinylalkohol), teilweise hydrolysiert, Titandioxid, Talkum, Soja-Lecithin 0,82 mg, Xanthan.
EW: Antibiotikum (Oxazolidinon), Hemmstoff der Proteinsynthese.
AG: Infektionen durch empfindliche grampositive Bakterien: Nosokomiale Pneumonie, ambulant erworbene Pneumonie, komplizierte Haut- und Weichteilinfektionen.
AA: Oral.
DO: 2mal tgl. 600 mg über 10-14 Tage, maximal 28 Tage. Keine Dosisempfehlung für Kinder und Jugendliche.
SST: Nutzen/Risiko-Abwägung, nicht stillen.
NW: Kopfschmerzen, Magen/Darm, Candidiasis, Hypertonie, Blutbild, Krämpfe, Haut, Labor, Neuropathien (peripher und optisch). Sehverschlechterung.
WW: Gegenanzeige: MAO-Hemmer A oder B.
Vorsicht: Vasopressoren, dopaminerge Substanzen, serotonerge Substanzen.
WH: Vorsicht bei schweren Nierenschäden, unkontrollierter Hypertonie, Phäochromozytom, Karzinoid, Thyreotoxikose, Psychosen. MAO-hemmende Wirkung von Linezolid berücksichtigen. Kontrollen: Blutbild wöchentlich (Myelosuppression), Niere, Leber. Auf durch Antibiotika bedingte Diarrhoe und Kolitis achten. Auf Konvulsionen, periphere oder optische Neuropathie bzw. Sehverschlechterung achten, Sehfunktion überwachen. Auf Laktatazidose achten. Verkehrshinweis.
PG: 10 ST RE1 (EKO: Y) [€ 291,85], 20 ST RE1 (EKO: Y) [€ 542,60]

Linezolid Accord 2 mg/ml - Infusionslösung 34K
(Z.Nr. 1-38023) NR. P. J01XX08
ZI: Accord Healthcare, Utrecht, Niederlande
Z: 1 ml enthält: Linezolid 2 mg, Glucose monohydrat (entspr. Glucose 45,67 mg), Natriumcitrat dihydrat (entspr. Natrium 0,38 mg), Zitronensäure monohydrat, Salzsäure zur pH-Wert-Einstellung, Natriumhydroxid zur pH-Wert-Einstellung, Wasser für Injektionszwecke; Osmolarität: 270-330 mosmol/l.
EW: Antibiotikum (Oxazolidinon), Hemmstoff der Proteinsynthese.
AG: Infektionen durch empfindliche grampositive Bakterien: Nosokomiale Pneumonie, ambulant erworbene Pneumonie, komplizierte Haut- und Weichteilinfektionen.
AA: I.v. (Initialtherapie).
DO: 2mal tgl. 600 mg über 10-14 Tage, maximal 28 Tage. Für Personen unter 18 Jahren nicht empfohlen.
SST: Nutzen/Risiko-Abwägung, nicht stillen.
NW: Kopfschmerzen, Magen/Darm, Candidiasis, Hypertonie, Blutbild, Krämpfe, Haut, Labor, Neuropathien (peripher und optisch). Sehverschlechterung.
WW: Gegenanzeige: MAO-Hemmer A oder B.
Vorsicht: Vasopressoren, dopaminerge Substanzen, serotonerge Substanzen.
WH: Vorsicht bei schweren Nierenschäden, unkontrollierter Hypertonie, Phäochromozytom, Karzinoid, Thyreotoxikose, Psychosen. MAO-hemmende Wirkung von Linezolid berücksichtigen. Kontrollen: Blutbild wöchentlich (Myelosuppression), Niere, Leber. Auf durch Antibiotika bedingte Diarrhoe und Kolitis achten. Auf Konvulsionen, periphere oder optische Neuropathie bzw. Sehverschlechterung achten, Sehfunktion überwachen. Auf Laktatazidose achten. Verkehrshinweis.
PG: 10 ST * (EKO: N) [€ 803,60]

Linezolid Baxter 2 mg/ml - Infusionslösung 34K
(Z.Nr. 1-37866) NR. P. nicht im Handel. J01XX08

Linezolid HCS 600 mg - Filmtabletten 34K
(Z.Nr. 1-36603) NR. P. J01XX08
ZI: HCS, Edegem, Belgien
Z: 1 Filmtablette enthält: Linezolid 600 mg, Tablettenkern: Cellulose, mikrokristalline, Maisstärke, Carboxymethylstärke, Natrium Typ A, Hydroxypropylcellulose Typ EF, Magnesium stearat; Filmüberzug: Hypromellose 3mPas, Titandioxid, Macrogol 6000, Talkum.
Kurzinformation: siehe Linezolid Accord 600 mg - Filmtabletten, → S. 815
PG: 10 ST RE1 (EKO: Y) [€ 291,85], 20 ST RE1 (EKO: Y) [€ 542,60]

Linezolid Kabi 2 mg/ml - Infusionslösung 34K
(Z.Nr. 1-35944) NR. P. J01XX08
ZI: Fresenius Kabi Austria, Graz
Z: 1 ml Infusionslösung enthält: Linezolid 2 mg, Glucose monohydrat (entspr. Glucose 45,67 mg), Natrium citrat (entspr. Natrium 0,38 mg), Zitronensäure, Salzsäure 36% (zur pH-Wert-Einstellung), Natriumhydroxid zur pH-Wert-Einstellung, Wasser für Injektionszwecke; Osmolarität: 285-330 mosmol/l.
Kurzinformation: siehe Linezolid Accord 2 mg/ml - Infusionslösung, → S. 815
PG: 10 ST * (EKO: N) [€ 866,45]

Linezolid Krka 2 mg/ml - Infusionslösung 34K
(Z.Nr. 1-37292) NR. P. nicht im Handel. J01XX08

Linezolid Pharmathen 600 mg - Filmtabletten 34K
(Z.Nr. 1-35817) NR. P. nicht im Handel. J01XX08

Linezolid ratiopharm 600 mg - Filmtabletten 34K
(Z.Nr. 1-36042) NR. P. J01XX08
ZI: Teva, Haarlem, Niederlande
Z: 1 Filmtablette enthält: Linezolid 600 mg, Tablettenkern: Lactose monohydrat 195,5 mg, Lactose monohydrat, sprühgetrocknet, Maisstärke, Crospovidon, Hydroxypropylcellulose, Croscarmellose natrium, Magnesium stearat; Filmüberzug: Hypromellose 2910 5cP, Macrogol 400, Titandioxid.
Kurzinformation: siehe Linezolid Accord 600 mg - Filmtabletten, → S. 815
PG: 10 ST RE1 (EKO: Y) [€ 293,45], 20 ST RE1 (EKO: Y) [€ 543,25]

Linezolid Sandoz 600 mg - Filmtabletten 34K
(Z.Nr. 1-35752) NR. P. J01XX08
ZI: Sandoz, Kundl
Z: 1 Filmtablette enthält: Linezolid 600 mg, Tablettenkern: Cellulose, mikrokristallin, silifiziert (entspr. Cellulose, mikrokristalline) (entspr. Siliciumdioxid, hochdispers, wasserfrei), Carboxymethylstärke, Natrium Typ A (entspr. Natrium <= 3,339 mg), Cellulose, mikrokristalline, Povidon K90, Magnesium stearat; Filmüberzug: Hypromellose, Propylenglycol, Titandioxid, Talkum.
EW: Antibiotikum (Oxazolidinon), Hemmstoff der Proteinsynthese.
AG: Infektionen durch empfindliche grampositive Bakterien: Nosokomiale Pneumonie, ambulant erworbene Pneumonie, schwere Haut- und Weichteilinfektionen.
AA: Oral.
DO: 2mal tgl. 600 mg über 10-14 Tage, maximal 28 Tage. Keine Dosisempfehlung für Kinder und Jugendliche.
SST: Nutzen/Risiko-Abwägung, nicht stillen.
NW: Kopfschmerzen, Magen/Darm, Candidiasis, Hypertonie, Blutbild, Krämpfe, Haut, Labor, Neuropathien (peripher und optisch). Sehverschlechterung.
WW: Gegenanzeige: MAO-Hemmer A oder B.
Vorsicht: Vasopressoren, dopaminerge Substanzen, serotonerge Substanzen.
WH: Vorsicht bei schweren Nierenschäden, unkontrollierter Hypertonie, Phäochromozytom, Karzinoid, Thyreotoxikose, Psychosen. MAO-hemmende Wirkung von Linezolid berücksichtigen. Kontrol-

len: Blutbild wöchentlich (Myelosuppression), Niere, Leber. Auf durch Antibiotika bedingte Diarrhoe und Kolitis achten. Auf Konvulsionen, periphere oder optische Neuropathie bzw. Sehverschlechterung achten, Sehfunktion überwachen. Auf Laktatazidose achten. Verkehrshinweis.
PG: 10 ST RE1 (EKO: Y) [€ 293,45], 20 ST RE1 (EKO: Y) [€ 543,25]

Linezolid Sandoz 2 mg/ml - Infusionslösung 34K
(Z.Nr. 1-36402) NR. P. nicht im Handel. J01XX08

Linezolid Stada 600 mg - Filmtabletten 34K
(Z.Nr. 1-35157) NR. P. J01XX08
ZI: Stada Arzneimittel, Wien
Z: 1 Filmtablette enthält: Linezolid 600 mg, Tablettenkern: Cellulose, mikrokristallin, silifiziert (entspr. Cellulose, mikrokristalline) (entspr. Siliciumdioxid, hochdispers, wasserfrei), Carboxymethylstärke, Natrium Typ A, Cellulose, mikrokristalline, Povidon K90, Magnesium stearat; Filmüberzug: (entspr. Hypromellose) (entspr. Propylenglycol) (entspr. Titandioxid) (entspr. Talkum).
Kurzinformation: siehe Linezolid Accord 600 mg - Filmtabletten, → S. 815
PG: 10 ST RE1 (EKO: Y) [€ 291,95], 20 ST RE1 (EKO: Y) [€ 542,65]

Linoladiol 100 Mikrogramm/g - Emulsion 29G04
(Z.Nr. 1-18868) RP. P. G03CA03
ZI: Montavit, Absam
Z: 1 g Emulsion enthält: Estradiol 100 µg (entspr. Estradiol hemihydrat 103,3 µg), Triglyceride, Hostacerin T-3, Cetylalkohol 42,5 mg, Polysorbat, Propylenglycol 50 mg, Mandelöl, Benzylalkohol 10 mg, Wasser, gereinigtes.
EW: Synthetisches 17β-Estradiol.
AG: Vaginale Atrophie durch Estrogenmangel bei postmenopausalen Frauen.
AA: Intravaginal mit Applikator. Applikator nach Gebrauch mit warmen Wasser reinigen.
DO: Vor der Nachtruhe 1 Applikatorfüllung (=2 g) initial jeden 2. Tag über 1 Woche, dann 2mal wöchentlich. Max. 4 Wochen pro Behandlungsphase anwenden. Nicht für Kinder und Jugendliche.
GA: Mammakarzinom (auch in der Anamnese), estrogenabhängige maligne Tumore (z.B. Endometriumkarzinom), nicht abgeklärte Genitalblutungen, unbehandelte Endometriumhyperplasie, venöse oder arterielle Thromboembolien (auch in der Anamnese), thrombophile Erkrankungen, Lebererkrankungen (auch in der Anamnese), Porphyrie.
SST: Nicht indiziert. Bei Eintritt einer Schwangerschaft Therapie sofort abbrechen.
NW: Depressionen, Kopfschmerzen, Magen/Darm, Krämpfe in den Beinen, Brustvergrößerung, Brustschmerzen, Ödeme, Gewichtszunahme.
Sehstörungen, venöse Embolien, Cholelithiasis, Hautausschlag. Generalisiserte Überempfindlichkeit, Hautauschläge, Verschlechterung von Migräne, Schlaganfall, Schwindel, Alopezie, Hypertonie, Myokardinfarkt, Herzinsuffizienz, vaginale Candidiasis, estrogenabhängige gutartige und bösartige Neubildungen, Schlaflosigkeit, Epilepsie, Verschlechterung von Asthma, wahrscheinliche Demenz.
Erhöhtes Risiko für Brustkrebs, venöse Thromboembolien, koronare Herzkrankheit, ischämischen Schlaganfall, Demenz (Frauen über 65 Jahre).
WW: Enzyminduktoren (Antikonvulsiva, Antiinfektiva, Johanniskraut) beschleunigen Abbau von Estrogenen und Gestagenen.
WH: Hormonersatztherapie nur bei Symptomen beginnen, die die Lebensqualität beeinträchtigen. Mindestens einmal jährlich Nutzen/Risiko-Abschätzung erforderlich. Behandlung über 4 Wochen nicht empfohlen.
Medizinische Untersuchungen vor und regelmäßig während der Therapie.
Besondere Überwachung bei Gebärmutter-Leiomyom, Endometriose, Risikofaktoren für estrogenabhängige Tumore, Hypertonie, Herz-, Nieren-, Leberschäden, Diabetes, Cholelithiasis, Migräne, Lupus erythematodes, Endometriumhyperplasie in der Anamnese, Epilepsie, Asthma, Otosklerose.
Bei Ikterus, Blutdruckanstieg, erneutes Einsetzen migräneartiger Kopfschmerzen, Schwangerschaft Behandlung sofort abbrechen.
Erhöhtes Endometriumkarzinomrisiko bei alleiniger Estrogentherapie.
Erhöhtes Brustkrebsrisiko bei kombinierter Behandlung mit Estrogen und Gestagen beachten.
Erhöhtes Risiko für venöse Thromboembolien (VTE); bei VTE sofort Therapie abbrechen. Keine Hinweise auf kardiovaskulären Nutzen einer kontinuierlichen Hormonersatztherapie, aber erhöhtes Risiko für ischämischen Schlaganfall. Erhöhtes Ovarialkarzinomrisiko bei Estrogen-Monotherapie. Erhöhtes Demenzrisiko bei Frauen, die nach dem 65. Lebensjahr mit Hormonersatztherapie beginnen.
PG: 25 G (EKO: G) [€ 10,20]

Linoseptic 1 mg/g + 10 mg/g - Gel 14F
(Z.Nr. 1-36065) RPF. P. nicht im Handel. D08AJ57

Linoseptic 1 mg/g + 20 mg/g - Spray zur Anwendung auf der Haut, Lösung 14F
(Z.Nr. 1-36066) RPF. P. nicht im Handel. D08AJ57

Lioresal 10 mg - Tabletten 46B01, 56C01
(Z.Nr. 0-14892) RP. P. M03BX01
ZI: Novartis Pharma, Wien
Z: 1 Tablette enthält: Baclofen 10 mg, Siliciumdioxid, Cellulose, mikrokristalline, Magnesium stearat, Polyvidon, Weizenstärke 61 mg.
EW: Antispastikum (GABA-Derivat).
AG: Spasmen der Skelettmuskulatur bei multipler Sklerose oder bei Rückenmarkserkrankungen, Muskelspastizität zerebralen Ursprungs.
AA: Unzerkaut zu den Mahlzeiten mit Flüssigkeit.
DO: Initial 3mal tgl. 5 mg, langsam steigern, TD 30-75 mg, stationär bis 100(-120) mg.
Dialyse: TD 5 mg. Besonders vorsichtig dosieren bei älteren Patienten oder bei Spasmen zerebraler Genese.
Kinder: Initial 0,3 mg/kg KG tgl. in (2-)4 ED, Erhaltungsdosis 0,75 bis 2 mg/kg KG tgl., MTD für Kinder unter 8 Jahren 40 mg, über 8 Jahren 60 mg. Strenge Nutzen/Risiko-Abwägung im 1. Lebensjahr.
GA: Epilepsie, terminale Niereninsuffizienz.
SST: Strenge Indikationsstellung, vor allem im 1. Trimenon; Stillen möglich. Postnatale Krämpfe nach intrauteriner Exposition möglich.
NW: ZNS (Sedation, Anfälle), Suizid, Magen/Darm, Hypotonie, Dysurie, Haut, Leber, unerwünschte Muskelhypotonie, Ovarialzysten, paradoxe Reaktion, sehr selten Hypothermie, Entzugssymptome.
WW: Vorsicht: ZNS-Dämpfer, Alkohol (verstärkt sedierend), Antidepressiva, Lithium, Blutdrucksenker verstärkt, Levodopa/Carbidopa, Arzneimittel mit starkem Einfluss auf die Nierenfunktion.
GE: Missbrauch oder Abhängigkeit möglich.
WH: Vorsicht bei Magen/Darm-Ulcera, zerebrovaskulären Erkrankungen, Lungen-, Leber-, Nierenschäden, Psychosen, Blasenstörungen, Syringomyelie, akuten Vergiftungen.
Bei abrupten Absetzen Psychosen, Rebound-Phänomen; Dosis daher stufenweise über 3 Wochen ausschleichen. Kontrollen: Atmung, Kreislauf, Leber, Blutzucker. Verkehrshinweis.
PG: 50 ST (2) (EKO: G) [€ 15,60]

Lioresal 25 mg - Tabletten 46B01, 56C01
(Z.Nr. 0-14893) RP. P. M03BX01
ZI: Novartis Pharma, Wien
Z: 1 Tablette enthält: Baclofen 25 mg, Siliciumdioxid, Cellulose, mikrokristalline, Magnesium stearat, Polyvidon, Weizenstärke 83 mg.
Kurzinformation: siehe Lioresal 10 mg - Tabletten, → S. 816
PG: 50 ST (2) (EKO: G) [€ 32,25]

Lioresal 25 mg - Tabletten 46B01, 56C01
(Z.Nr. 14.893-P5/P6) RP. P. Parallelimport. M03BX01
V: Eurim-Pharm, Salzburg
Z: 1 Tablette enthält: Baclofen 25 mg, Siliciumdioxid, Cellulose, mikrokristalline, Magnesium stearat, Polyvidon, Weizenstärke 83 mg.
PG: 50 ST (2) (EKO: G) [€ 31,65]

Lioresal 25 mg - Tabletten 46B01, 56C01
(Z.Nr. 14.893-P7) RP. P. Parallelimport. M03BX01
V: EMRAmed Arzneimittel, Trittau, Deutschland
Z: 1 Tablette enthält: Baclofen 25 mg, Siliciumdioxid, Cellulose, mikrokristalline, Magnesium stearat, Polyvidon, Weizenstärke 83 mg.
PG: 50 ST (2) (EKO: G) [€ 31,65]

Lioresal 25 mg - Tabletten 46B01, 56C01
(Z.Nr. 14.893-P8) RP. P. Parallelimport. M03BX01
V: Orifarm, Leverkusen, Deutschland
Z: 1 Tablette enthält: Baclofen 25 mg, Siliciumdioxid, Cellulose, mikrokristalline, Magnesium stearat, Polyvidon, Weizenstärke 83 mg.
PG: 50 ST (2) (EKO: G) [€ 31,65]

Lioresal intrathekal 0,05 mg/1 ml - Ampullen 46B01, 56C01
(Z.Nr. 1-21127) RP. P. M03BX01
ZI: Novartis Pharma, Wien
Z: 1 Ampulle zu 1 ml enthält: Baclofen 0,05 mg, Natriumchlorid Lösung wässrig, 0,9%ig, Wasser für Injektionszwecke.
EW: Zentrales Muskelrelaxans (GABA-Derivat).
AG: Schwere chronische Spastizität spinaler oder zerebraler Genese bei nicht ausreichender oraler Therapie.
AA: Nur intrathekal als Bolus-Testinjektion mittels Lumbalpunktion oder über Katheter subarachnoidal; chronisch über implantierbare Pumpen.
DO: Testphase: ╗Erwachsene:
Testdosis 25-50 mcg, in mindestens 24 stündigen Abständen um 25 mcg erhöhen. Max. Testdosis 100 mcg. Bei Nichtansprechen auf 100 mcg Dosis nicht weiter erhöhen.
Erhaltungsdosis: 10 bis 1400 mcg pro Tag.
-Kinder ab 4 Jahren und Jugendliche: Testdosis initial 25-50 mcg/ Tag, in mindestens 24 stündigen Abständen um 25 mcg erhöhen; max. Testdosis 100 mcg.
Erhaltungsdosis 25-200 mcg/Tag.
Nicht für Kinder < 4 Jahren.
Details siehe Austria-Codex - Fachinformation.
GA: Therapieresistente Epilepsie.
SST: Nutzen/Risiko-Abwägung in der Schwangerschaft; keine Empfehlung zur Stillzeit (geringe Datenlage).
NW: ZNS (Somnolenz, Konvulsionen), Psyche, Herz/Kreislauf (Hypotonie oder Hypertonie), Sehstörungen, Magen/Darm, Dyspnoe, Harnretention, Haut, Muskelhypotonie, Skoliose, sexuelle Dysfunktion, Entzugssymptome (bei abruptem Absetzen), entzündliche Masse an der Spitze des implantierten Katheters.
WW: Vorsicht: Morphin (Hypotonie), ZNS-Dämpfer (verstärkt), Blutdrucksenker (verstärkt), trizyklische Antidepressiva (Muskelhypotonie), Levodopa (Nebenwirkungen verstärkt), Allgemeinanästhetika.
WH: Nur von Ärzten mit entsprechendem Wissen und Erfahrung anzuwenden. Vor Implantation müssen Patienten infektionsfrei sein. Auf Entzündungen an der Spitze des implantierten Katheters achten.
Besondere Vorsicht bei Psychosen, Parkinson, Epilepsie, Dysreflexie im autonomen Nervensystem, zerebrovaskulärer oder respiratorischer Insuffizienz. Verkehrshinweis.
Therapie nicht abrupt absetzen.
PG: 5 ST * (EKO: N) [€ 13,40]

Lioresal intrathekal 10 mg/5 ml - Ampulle 46B01
(Z.Nr. 1-21123) RP. P. M03BX01
ZI: Novartis Pharma, Wien
Z: 1 Ampulle zu 5 ml enthält: Baclofen 10 mg, Natriumchlorid Lösung wässrig, 0,9%ig, Wasser für Injektionszwecke.
EW: Zentrales Muskelrelaxans (GABA-Derivat).
AG: Schwere chronische Spastizität spinaler oder zerebraler Genese bei nicht ausreichender oraler Therapie.
AA: Nur intrathekal als Bolus-Testinjektion mittels Lumbalpunktion oder über Katheter subarachnoidal; chronisch über implantierbare Pumpen.
DO: Testphase: ╗Erwachsene:
Testdosis 25-50 mcg, in mindestens 24 stündigen Abständen um 25 mcg erhöhen. Max. Testdosis 100 mcg. Bei Nichtansprechen auf 100 mcg Dosis nicht weiter erhöhen.
Erhaltungsdosis: 10 bis 1400 mcg pro Tag.
-Kinder ab 4 Jahren und Jugendliche: Testdosis initial 25-50 mcg/ Tag, in mindestens 24 stündigen Abständen um 25 mcg erhöhen; max. Testdosis 100 mcg.
Erhaltungsdosis 25-200 mcg/Tag.
Nicht für Kinder < 4 Jahren.
Details siehe Austria-Codex - Fachinformation.
GA: Therapieresistente Epilepsie.
SST: Nutzen/Risiko-Abwägung in der Schwangerschaft; keine Empfehlung zur Stillzeit (geringe Datenlage).
NW: ZNS (Somnolenz, Konvulsionen), Psyche, Herz/Kreislauf (Hypotonie oder Hypertonie), Sehstörungen, Magen/Darm, Dyspnoe, Harnretention, Haut, Muskelhypotonie, Skoliose, sexuelle Dysfunktion, Entzugssymptome (bei abruptem Absetzen), entzündliche Masse an der Spitze des implantierten Katheters.
WW: Vorsicht: Morphin (Hypotonie), ZNS-Dämpfer (verstärkt), Blutdrucksenker (verstärkt), trizyklische Antidepressiva (Muskelhypotonie), Levodopa (Nebenwirkungen verstärkt), Allgemeinanästhetika.
WH: Nur von Ärzten mit entsprechendem Wissen und Erfahrung anzuwenden. Vor Implantation müssen Patienten infektionsfrei sein. Auf Entzündungen an der Spitze des implantierten Katheters achten.
Besondere Vorsicht bei Psychosen, Parkinson, Epilepsie, Dysreflexie im autonomen Nervensystem, zerebrovaskulärer oder respiratorischer Insuffizienz. Verkehrshinweis.
Therapie nicht abrupt absetzen.
PG: 1 ST * (EKO: N) [€ 160,40]

Lioresal intrathekal 10 mg/20 ml - Ampulle 46B01
(Z.Nr. 1-21126) RP. P. M03BX01
ZI: Novartis Pharma, Wien
Z: 1 Ampulle zu 20 ml enthält: Baclofen 10 mg, Natriumchlorid Lösung wässrig, 0,9%ig, Wasser für Injektionszwecke.
Kurzinformation: siehe Lioresal intrathekal 10 mg/5 ml - Ampulle, → S. 817
PG: 1 ST * (EKO: N) [€ 160,40]

Lioton 1000 I.E./g - Gel 53B01
(Z.Nr. 1-22980) RP. P. C05BA03
ZI: Menarini Industrie Farmaceutiche Riunite, Florenz, Italien
Z: 1 g Gel enthält: Heparin natrium 1000 IE, Ethanol, Carbomer 940, Triethanolamin, Neroliöl (entspr. Linalool) (entspr. D-Limonen) (entspr. Geraniol) (entspr. Citral) (entspr. Citronellol) (entspr. Farnesol), Lavendelöl (entspr. Linalool) (entspr. D-Limonen) (entspr. Geraniol) (entspr. Cumarin), Konservierungsmittel: Methyl-4-hydroxybenzoat, Propyl-4-hydroxybenzoat, Wasser, gereinigtes.
EW: Vasoprotektor.
AG: Akute Schwellungen, stumpfe Verletzungen, oberflächliche Venenentzündungen.
DO: 2-3mal tgl. 10 cm Strang lokal auftragen und leicht einmassieren.
Nicht für Kinder und Jugendliche.
SST: Anwendung möglich.
NW: Allergien.
WW: Gerinnungshemmer verstärkt.
WH: Nicht auf offene Wunden, nässende Ekzeme, Augen, Nase, Mund auftragen. Vorsicht bei hämorrhagischen Erscheinungen.
PG: 50 G * (EKO: N) [€ 9,90]

Lipactin 175 I.E./g + 5 mg/g - Gel 22D
(Z.Nr. 1-24432) RPF. P. D06BB
ZI: Widmer Louis, Rheinfelden, Deutschland
Z: 1 g Gel enthält: Heparin natrium 175 IE, Zinksulfat-heptahydrat 5 mg, Glycerol, Carmellose natrium, Phenoxyethanol, Polysorbat 60, Polysorbat 80, Wasser, gereinigtes.
EW: Virustatisch.
AG: Symptomatisch bei Herpes labialis.
DO: Bei Auftreten von Symptomen 3-6mal tgl. dünn auf die betroffenen Stellen auftragen. Max. Behandlungsdauer 7-10 Tage. Nicht für Kinder unter 6 Jahren.
GA: Stark geschwächtes Immunsystem.
SST: In der Schwangerschaft nicht empfohlen; Stillen möglich.
NW: Lokales Brennen, Überempfindlichkeit.
WH: Nicht für Kinder unter 6 Jahren. Kontakt mit den Augen vermeiden.
PG: 3 G * (EKO: N) [€ 7,75]

Lipanthyl Nanopartikel 145 mg - Filmtabletten 41A02
(Z.Nr. 1-26345) RP. P. nicht im Handel. C10AB05

Lipcor 200 mg - Kapseln 41A02
(Z.Nr. 1-20108) RP. P. C10AB05
ZI: Mylan Österreich, Wien
Z: 1 Kapsel enthält: Fenofibrat 200 mg, Kapselinhalt: Lactose monohydrat 101 mg, Stärke, vorverkleistert, Natriumdodecylsulfat, Crospovidon, Magnesium stearat; Kapselhülle: Gelatine, Titandioxid, Eisenoxid rot, Eisenoxid gelb.
EW: Senkung des Cholesterins, der Triglyceride und der Harnsäure.
AG: Unterstützend bei schwerer Hypertriglyzeridämie, gemischter Hyperlipidämie (bei Statin- Unverträglichkeit oder zusätzlich zu Statinen bei hohem kardiovaskulärem Risiko).
AA: Oral unzerkaut mit Flüssigkeit zu einer Mahlzeit.
DO: 1 Kapsel tgl. Bei mittelschweren Niederschäden 1mal tgl. 100 mg. Für Kinder und Jugendliche nicht empfohlen.
GA: Lebererkrankungen, Gallenblasenerkrankungen, schwere Nierenschäden, Pankreatitis (ausgenommen akute Pankreatitis wegen schwerer Hypertriglyzeridämie).
SST: Nutzen/Risiko-Abwägung, nicht stillen.
NW: Magen/Darm, Gallensteine, Pankreatitis, Alopezie, Kopfschmerzen, Potenzstörungen, Laborveränderungen (Anstieg: Transaminasen, Kreatinin, Harnstoff, Homozystein), Thromboembolie, Haut (auch schwere Reaktionen), Lunge, Rhabdomyolyse.
WW: Orale Antikoagulantien verstärkt, Ciclosporin (Nierenschäden), andere Fibrate (Myopathien), Glitazone (HDL überwachen).
WH: Blutfettkontrollen (vor allem bei gleichzeitiger Östrogen-Gabe). Kreatinin kontrollieren. Bei fehlender Wirksamkeit nach 3 Monaten absetzen. Kontrollen: Leber, Niere.
PG: 30 ST (2) (EKO: G) [€ 14,75]

L

Lipidem - Emulsion zur Infusion 37F02
(Z.Nr. 1-25807) RP. P. B05BA02
ZI: B. Braun, Melsungen, Deutschland
Z: 1000 ml Emulsion enthalten: Triglyceride, mittelkettige 100 g, Sojaöl, raffiniert zur parenteralen Anwendung 80 g, Omega-3-Säurentriglyceride 20 g (entspr. Triglyceride 200 mg/ml) (entspr. → 20 %), Fettsäuren, essentiell (entspr. Linolsäure (Omega-6) 38,4-46,4 g) (entspr. alpha-Linolensäure (Omega-3) 4-8,8 g) (entspr. Omega-3-Fettsäuren 8,6-17,2 g) (entspr. Eicosapentaensäure) (entspr. Docosahexaensäure), Eiphospholipide zur Injektion, Glycerol, Natrium oleat, Palmitoylascorbinsäure, all-rac-alpha-Tocopherol, Natriumhydroxid zur pH-Wert-Einstellung (entspr. Natrium 2,6 mmol), Wasser für Injektionszwecke; Osmolalität: ca. 410 mosmol/kg.
EW: Fettemulsion.
AG: Zufuhr von Energie als Bestandteil einer parenteralen Ernährung.
AA: I.v. Infusion; max. Infusionsgeschwindigkeit 0,15 g Lipide/kg KG pro Stunde. Bei Kindern unter 2 Jahren bis zum Abschluss der Verabreichung vor Lichtexposition schützen.
DO: TD 0,7-1,5 g Lipide/kg KG. MTD 2 g Lipide/kg KG. Kinder (alle Alter) und Jugendliche: MTD 2-3 g Lipide/kg KG.
GA: Schwere Hyperlipidämie, schwere Gerinnungsstörungen, intrahepatische Cholestase, schwere Leber-, Nierenschäden, akuter Myokardinfarkt oder Schlaganfall, akute thromboembolische Erkrankung, Fettembolie, Azidose, allgemeine GA der Infusionstherapie.
SST: Nutzen/Risiko-Abwägung. Stillen während parenteraler Ernährung nicht empfohlen.
NW: Sehr selten Hyperkoagulation, Allergien, Stoffwechsel (Azidose), Dyspnoe, Magen/Darm, Schläfrigkeit, Hypertonie oder Hypotonie, Vegetativum, Fettüberladungssyndrom.
WW: Heparin, Antikoagulanzien. Beeinflussung von Labortests.
WH: Kontrolle: Serumtriglyzeride, Elektrolyte, Wasserbilanz, Säure/Basen, Blutzucker, Blutbild, Gerinnung, Leber. Vorsicht bei Erkrankungen mit Fettstoffwechselstörungen, Hyperbilirubinämie. Gleichzeitig intravenöse Kohlenhydrate zuführen.
PG: 250ML 10 ST * (EKO: N) [€ 431,30], **500ML** 10 ST * (EKO: N) [€ 645,40]

Lipiodol ultra fluid - Ampullen 24B03
(Z.Nr. 0-13106) NR. P. V08AD01
ZI: Guerbet, Roissy CdG Cedex, Frankreich
Z: 1 Ampulle zu 10 ml enthält: Aethylester der jodierten Fettsäuren von Oleum Papaveris 10 ml (entspr. Jod 4,8 g).
EW: Öliges Röntgenkontrastmittel zur Injektion in ein Lymphgefäß.
AG: - Lymphographie.
- Trans-arterielle Chemo-Embolisation von hepatozellulären Karzinomen im intermediären Stadium.
AA: Intralymphatisch oder selektiv intraarteriell.
DO: Lymphographie: 1-20 ml. Dosisreduktion bei Kindern und untergewichtigen Patienten.
Trans-arterielle Chemo-Embolisation: Max. 15 ml über eine selektive intraarterielle Katheterisierung der Leberarterie. Keine Untersuchungen bei Kindern und Jugendlichen.
GA: Jodüberempfindlichkeit, traumatische Verletzungen, Zustand nach Hämorrhagie oder Blutung, Hyperthyreose, Bronchographie. GA nur bei transarterielle Chemo-Embolisation: Leberbereiche mit erweiterten Gallengängen (ausgenommen wenn nach dem Eingriff Drainage durchgeführt werden kann).
SST: Strenge Nutzen/Risiko-Abwägung. Vorsicht in der Stillzeit (Schilddrüsenfunktion des Säuglings prüfen).
NW: Überempfindlichkeit bis Schock, Dyspnoe, Mikroembolien. Leberinsuffizienz nach trans-arterieller Chemo-Embolisation, Leberabszess, Hautnekrosen.
WW: Vorsicht: Betablocker, vasoaktive Substanzen, ACE-Hemmer, Angiotensin-Antagonisten, Interleukin II. Vor transarterieller Chemo-Embolisation nephrotoxische Arzneimittel (u.a. Metformin) vermeiden.
WH: Nicht intravenös oder intrathekal verabreichen, Vorsicht bei älteren Patienten, Allergie, schweren Allgemeinerkrankungen, Schilddrüsen-, Herz/Kreislauf-Erkrankungen, primärem Lymphödem. Auf Embolisierung der Lunge achten. Trans-arterielle Chemo-Embolisation bei Patienten mit dekompensierter Leberzirrhose (Child-Pugh =8), fortgeschrittener Leberdysfunktion, makroskopischer Invasion und/oder extrahepatischem Ausstreuen des Tumors nicht empfohlen.
PG: 1 ST * (EKO: N) [€ 344,10]

Lipocomb 10 mg/10 mg - Hartkapseln 41B02
(Z.Nr. 1-35783) NR. P. nicht im Handel. C10BA06

Lipocomb 20 mg/10 mg - Hartkapseln 41B02
(Z.Nr. 1-35782) NR. P. nicht im Handel. C10BA06

Lipocomb 40 mg/10 mg - Hartkapseln 41B02
(Z.Nr. 1-35784) NR. P. nicht im Handel. C10BA06

Liprolog 100 Einheiten/ml - Injektionslösung in Durchstechflasche 06A01
(Z.Nr. EU/1/01/195/*) RP. P. E. nicht im Handel. A10AB04

Liprolog 100 Einheiten/ml - Injektionslösung in Patrone 06A01
(Z.Nr. EU/1/01/195/*) RP. P. E. nicht im Handel. A10AB04

Liprolog 100 Einheiten/ml Junior KwikPen - Injektionslösung in einem Fertigpen 06A01
(Z.Nr. EU/1/01/195/*) RP. P. E. nicht im Handel. A10AB04

Liprolog 100 Einheiten/ml KwikPen - Injektionslösung in einem Fertigpen 06A01
(Z.Nr. EU/1/01/195/*) RP. P. E. nicht im Handel. A10AC04

Liprolog 200 Einheiten/ml KwikPen - Injektionslösung in einem Fertigpen 06A01
(Z.Nr. EU/1/01/195/*) RP. P. E. nicht im Handel. A10AB04

Liprolog-Mix25 100 Einheiten/ml - Injektionssuspension in Patronen 06A03
(Z.Nr. EU/1/01/195/*) RP. P. E. nicht im Handel. A10AB04

Liprolog Mix25 100 Einheiten/ml KwikPen - Injektionssuspension in einem Fertigpen 06A03
(Z.Nr. EU/1/01/195/*) RP. P. E. nicht im Handel. A10AC04

Liprolog-Mix50 100 Einheiten/ml - Injektionssuspension in Patronen 06A03
(Z.Nr. EU/1/01/195/*) RP. P. E. nicht im Handel. A10AB04

Liprolog Mix50 100 Einheiten/ml KwikPen - Injektionssuspension in einem Fertigpen 06A03
(Z.Nr. EU/1/01/195/*) RP. P. E. nicht im Handel. A10AC04

Lisam 10 mg/5 mg - Tabletten 10B08
(Z.Nr. 1-31503) RP. P. C09BB03
ZI: +pharma Arzneimittel, Graz
Z: 1 Tablette enthält: Lisinopril 10 mg (entspr. Lisinopril dihydrat), Amlodipin 5 mg (entspr. Amlodipin besilat), Cellulose, mikrokristalline, Carboxymethylstärke, Natrium Typ A (entspr. Natrium), Magnesium stearat (pflanzlich).
EW: ACE-Hemmer + Kalziumkanalblocker.
AG: Essentielle Hypertonie.
AA: Oral.
DO: 1mal tgl. 1 Tablette. Keine Daten an Kindern und Jugendlichen.
GA: Angioödem, schwere Hypotonie, Schock, schwere Aortenstenose, instabile Herzinsuffizienz nach akutem Myokardinfarkt.
SST: Gegenanzeige im 2. und 3. Trimenon. Im 1. Trimenon und in der Stillzeit nicht empfohlen.
NW: Kopfschmerzen, Husten, Schwindel, Palpitationen, Hypotonie, Magen/Darm, Niere, Ödeme sehr selten Leber.
WW: Gegenanzeige: Sacubitril / Valsartan (36 Std. Abstand). Nicht empfohlen: Kombination mit Aliskiren nicht empfohlen, bei Patienten mit Nierenschäden oder Diabetes kontraindiziert. Duale Blockade des Renin-Angiotensin-Aldosteron-Systems, Lithium, Dantrolen (Hyperkaliämie!). Vorsicht: Kalium, kaliumsparende Diuretika, Ciclosporin, Heparin, Trimethoprim, Cotrimoxazol (Hyperkaliämie); andere Blutdrucksenker oder Diuretika additiv, NSARs Blutdrucksenkung abgeschwächt), Gold, Antidiabetika (Hypoglykämie), Simvastatin (MTD 20 mg Simvastatin), CYP3A4-Induktoren und -Hemmer, Clarithromycin, Ciclosporin, Tacrolimus, mTOR-Inhibitoren (z.B. (Tem)sirolimus, Everolimus), Racecadotril, Vildagliptin (Angioödemneigung).
WH: Vorsicht bei Nieren- oder Leberschäden. Auf Angioödeme, anaphylaktische Reaktionen auf High-Flux-Dialysemembranen, LDL-Apherese oder bei Desensibilisierungstherapie achten. Kontrollen: Serumkalium, Blutzucker bei Diabetikern. Verkehrshinweis.
PG: 30 ST (2) (EKO: G) [€ 11,00]

Lisam 20 mg/5 mg - Tabletten 10B08
(Z.Nr. 1-31502) RP. P. C09BB03
ZI: +pharma Arzneimittel, Graz
Z: 1 Tablette enthält: Lisinopril 20 mg (entspr. Lisinopril dihydrat), Amlodipin 5 mg (entspr. Amlodipin besilat), Cellulose, mikrokristalline, Carboxymethylstärke, Natrium Typ A (entspr. Natrium), Magnesium stearat (pflanzlich).
Kurzinformation: siehe Lisam 10 mg/5 mg - Tabletten, → S. 818

PG: 30 ST (2) (EKO: G) [€ 11,00]

Lisam 20 mg/10 mg - Tabletten 10B08

(Z.Nr. 1-31885) RP. P. C09BB03
ZI: +pharma Arzneimittel, Graz
Z: 1 Tablette enthält: Lisinopril 20 mg (entspr. Lisinopril dihydrat), Amlodipin 10 mg (entspr. Amlodipin besilat), Cellulose, mikrokristalline, Carboxymethylstärke, Natrium Typ A (entspr. Natrium), Magnesium stearat (pflanzlich).
Kurzinformation: siehe Lisam 10 mg/5 mg - Tabletten, → S. 818
PG: 30 ST (2) (EKO: G) [€ 11,00]

Lisinocomp Genericon semi - Tabletten 10B05

(Z.Nr. 1-25252) RP. P. C09BA03
ZI: Genericon Pharma, Graz
Z: 1 Tablette enthält: Lisinopril 10 mg (entspr. Lisinopril dihydrat), Hydrochlorothiazid 12,5 mg, Mannitol, Calcium hydrogenphosphat dihydrat, Stärke, vorverkleistert, Croscarmellose natrium (entspr. Natrium < 1 mmol) (entspr. → < 23 mg), Magnesium stearat, Eisenoxid rot, Eisenoxid gelb.
EW: Kombination ACE-Hemmer + Diuretikum.
AG: Hypertonie bei nicht ausreichender alleiniger ACE-Hemmer-Therapie.
AA: Morgens oral mit Flüssigkeit.
DO: 1mal tgl. 1 Tablette; bei Nierenschäden Dosistitration mit Monosubstanz.
Nicht zur Initialtherpie oder Dosiseinstellung, sondern zur Erhaltungstherapie geeignet.
Für Kinder und Jugendliche nicht empfohlen.
GA: Sulfonamidüberempfindlichkeit, angioneurotisches Ödem, Anurie oder schwere Nierenschäden (< 30 ml/min.), schwere Leberschäden, Klappenstenosen.
SST: Gegenanzeige im 2. und 3. Trimenon und in der Stillzeit; im 1. Trimenon nicht empfohlen. Während einer Schwangerschaft keine ACE-Hemmer-Therapie beginnen.
NW: Überempfindlichkeit, Schwindel, Kopfschmerz, Psyche, Husten, Orthostase, Sehstörungen, Magen/Darm, Haut, Vegetativum, Niere, Stoffwechsel, Hyperglykämie, Hyperkaliämie, angioneurotisches Ödem, Lichtempfindlichkeit, Exazerbation eines Lupus erythematodes.
NW der Einzelsubstanzen beachten.
HCT: Erhöhtes Risiko für nicht-melanozytären Hautkrebs, akute Myopie, akutes Engwinkelglaukom, Aderhauterguss.
WW: Gegenanzeige: Sacubitril / Valsartan (36 Std. Abstand). Kombination mit Aliskiren nicht empfohlen, bei Patienten mit Nierenschäden oder Diabetes kontraindiziert. Duale Blockade des Renin-Angiotensin-Aldosteron-Systems nicht empfohlen. Lithium nicht empfohlen. Vorsicht: Andere Blutdrucksenker, Alkohol verstärkt, Sympathomimetika abgeschwächt, Kalium, Ciclosporin, Heparin, Kalium sparende Diuretika, , Cotrimoxazol (Hyperkaliämie), Narkotika (Hypotension). Bei Dialyse Polyacrylnitril-methalylsulfonat-high-flux-Membranen, LDL- Apherese mit Dextransulfat meiden (Schockgefahr), NSAIDs wirken abschwächend. Narkotika (Hypotension), Desensibilisierung gegen tierische Gifte (Schockgefahr), Blutzuckersenker verstärkt, Gold (nitritoide Reaktionen), Racecadotril, Vildagliptin, mTOR- Inhibitoren, z.B. Sirolimus (Angioödeme). Diuretika 2 - 3 Tage vor Therapiebeginn absetzen.
WH: Vorsicht bei koronar- oder zerebrovaskulären Schäden. Psoriasis. Kontrollen: Wasser, Elektrolyte, Glukose, Husten beachten. Kurz nach Nierentransplantation nicht empfohlen. Verkehrshinweis. Positive Dopingkontrollen möglich.
PG: 30 ST (2) (EKO: G) [€ 11,75]

Lisinocomp Genericon mite - Tabletten 10B05

(Z.Nr. 1-25253) RP. P. C09BA03
ZI: Genericon Pharma, Graz
Z: 1 Tablette enthält: Lisinopril 20 mg (entspr. Lisinopril dihydrat), Hydrochlorothiazid 12,5 mg, Mannitol, Calcium hydrogenphosphat dihydrat, Stärke, vorverkleistert, Croscarmellose natrium (entspr. Natrium < 1 mmol) (entspr. → < 23 mg), Magnesium stearat.
Kurzinformation: siehe Lisinocomp Genericon semi - Tabletten, → S. 819
PG: 30 ST (2) (EKO: G) [€ 17,30]

Lisinocomp Genericon - Tabletten 10B05

(Z.Nr. 1-25251) RP. P. C09BA03
ZI: Genericon Pharma, Graz
Z: 1 Tablette enthält: Lisinopril 20 mg (entspr. Lisinopril dihydrat), Hydrochlorothiazid 25 mg, Mannitol, Calcium hydrogenphosphat-2-Wasser, Stärke, verkleistert, Croscarmellose natrium, Magnesium stearat, Eisenoxid rot, Eisenoxid gelb.
Kurzinformation: siehe Lisinocomp Genericon semi - Tabletten, → S. 819
PG: 30 ST (2) (EKO: G) [€ 17,30]

Lisinopril 1A Pharma 5 mg - Tabletten 10A01

(Z.Nr. 1-24982) RP. P. C09AA03
ZI: 1A Pharma, Wien
Z: 1 Tablette enthält: Lisinopril 5 mg (entspr. Lisinopril dihydrat), Calcium hydrogenphosphat dihydrat, Croscarmellose natrium (entspr. Natrium 0,13 mg), Maisstärke, Mannitol, Magnesium stearat, Eisenoxid rot.
EW: ACE-Hemmer.
AG: Hypertonie, symptomatische Herzinsuffizienz, kurzzeitige Behandlung (6 Wochen) nach akuten Herzinfarkt, Nephropathie bei Typ2-diabetischen Bluthochdruckpatienten.
AA: 1mal tgl. oral.
DO: Hypertonie: TD initial 10 mg, bei Patienten mit stark aktiviertem Renin-Aldosteron-System 2,5-5 mg; Erhaltungsdosis 20 mg, MTD 80 mg.
Dosisreduktion bei Nierenschäden bzw. Diuretika-Therapie.
Kinder und Jugendliche (6-16 Jahre) mit Hypertonie: Initial 2,5 mg (20-50 kg KG) bzw. 5 mg (ab 50 kg KG). MTD 20 mg (20-50 kg KG) bzw. 40 mg (ab 50 kg KG).
Herzinsuffizienz: Initial 2,5 mg, dann Dosis langsam steigern; MTD 35 mg.
Akuter Herzinfarkt: Initial 5 mg, ab dem 3. Tag 10 mg (= Erhaltungsdosis); Dosisreduktion bei Hypotonie.
Nierenschäden bei Diabetes: 10(-20) mg.
GA: Angioneurotisches Ödem.
SST: Gegenanzeige im 2. und 3. Trimenon. Im 1. Trimenon und in der Stillzeit nicht empfohlen.
NW: Blut, ZNS, Orthostase, Herz, Husten, Magen/Darm, Haut, angioneurotisches Ödem, Niere, Impotenz, Müdigkeit, Labor.
WW: Gegenanzeige: Sacubitril / Valsartan (36 Std. Abstand). Kombination mit Aliskiren nicht empfohlen, bei Patienten mit Nierenschäden oder Diabetes kontraindiziert. Nicht empfohlen: Duale Blockade des Renin-Angiotensin-Aldosteron-Systems, Lithium. Vorsicht: Kalium sparende Diuretika, Kalium, Co-Trimoxazol, Ciclosporin, Heparin (Hyperkaliämie); NSARs, andere Blutdrucksenker, ZNS-Dämpfer, Sympathomimetika, Antidiabetika, Plasminogenaktivatoren; Racecadotril, Vildagliptin mTOR-Inhibitoren, z.B. (Tem)sirolimus, Everolimus (Angioödeme).
WH: Bei verringertem Blutvolumen höheres Risiko einer symptomatischen Hypotonie. Beim akuten Herzinfarkt nur bei hämodynamisch stabilen Patienten anwenden. Vorsicht bei Mitral- oder Aortenstenose. Bei angioneurotischem Ödem sofort absetzen und Notfallmaßnahmen einleiten. Anaphylaktische Reaktionen bei Dialyse mit High flux-Membranen, LDL-Apherese oder Desensibilisierung möglich. Selten Lebernekrose möglich. Kontrollen: Blutbild, Serumkalium, Blutzucker. Verkehrshinweis.
PG: 30 ST (3) (EKO: G) [€ 3,05]

Lisinopril 1A Pharma 10 mg - Tabletten 10A01

(Z.Nr. 1-24983) RP. P. C09AA03
ZI: 1A Pharma, Wien
Z: 1 Tablette enthält: Lisinopril 10 mg (entspr. Lisinopril dihydrat), Calcium hydrogenphosphat dihydrat, Croscarmellose natrium (entspr. Natrium 0,25 mg), Maisstärke, Mannitol, Magnesium stearat, Eisenoxid rot.
Kurzinformation: siehe Lisinopril 1A Pharma 5 mg - Tabletten, → S. 819
PG: 30 ST (3) (EKO: G) [€ 6,15]

Lisinopril 1A Pharma 20 mg - Tabletten 10A01

(Z.Nr. 1-24984) RP. P. C09AA03
ZI: 1A Pharma, Wien
Z: 1 Tablette enthält: Lisinopril 20 mg (entspr. Lisinopril dihydrat), Calcium hydrogenphosphat dihydrat, Croscarmellose natrium (entspr. Natrium 0,51 mg), Maisstärke, Mannitol, Magnesium stearat, Eisenoxid rot.
Kurzinformation: siehe Lisinopril 1A Pharma 5 mg - Tabletten, → S. 819
PG: 30 ST (3) (EKO: G) [€ 10,80]

Lisinopril Actavis 5 mg - Tabletten 10A01

(Z.Nr. 1-28087) RP. P. C09AA03
ZI: Actavis Group PTC, Hafnarfjördur, Island
Z: 1 Tablette enthält: Lisinopril 5 mg (entspr. Lisinopril dihydrat), Mannitol, Calcium hydrogenphosphat dihydrat, Maisstärke, vorverkleistert, Croscarmellose natrium (entspr. Natrium < 1 mmol) (entspr. → < 23 mg), Magnesium stearat.
EW: ACE-Hemmer.
AG: Hypertonie, symptomatische Herzinsuffizienz, kurzzeitige Behandlung (6 Wochen) nach akuten Herzinfarkt, Nephropathie bei Typ2-diabetischen Bluthochdruckpatienten.
AA: 1mal tgl. oral.
DO: Hypertonie: TD initial 10 mg, bei Patienten mit stark aktiviertem Renin-Aldosteron-System 2,5-5 mg; Erhaltungsdosis 20 mg, MTD 80 mg.
Dosisreduktion bei Nierenschäden bzw. Diuretika-Therapie.

L

Kinder und Jugendliche (6-16 Jahre) mit Hypertonie: Initial 2,5 mg (20-50 kg KG) bzw. 5 mg (ab 50 kg KG). MTD 20 mg (20-50 kg KG) bzw. 40 mg (ab 50 kg KG).
Herzinsuffizienz: Initial 2,5 mg, dann Dosis langsam steigern; MTD 35 mg.
Akuter Herzinfarkt: Initial 5 mg, ab dem 3. Tag 10 mg (= Erhaltungsdosis); Dosisreduktion bei Hypotonie.
Nierenschäden bei Diabetes: 10(-20) mg.
GA: Angioneurotisches Ödem.
SST: Gegenanzeige im 2. und 3. Trimenon. Im 1. Trimenon und in der Stillzeit nicht empfohlen.
NW: Blut, ZNS, Orthostase, Herz, Husten, Magen/Darm, Haut, angioneurotisches Ödem, Niere, Impotenz, Müdigkeit, Labor.
WW: Gegenanzeige: Sacubitril / Valsartan (Angioödem- Risiko, 36 Std. Abstand). Kombination mit Aliskiren nicht empfohlen, bei Patienten mit Nierenschäden oder Diabetes kontraindiziert.
Nicht empfohlen: Duale Blockade des Renin-Angiotensin-Aldosteron-Systems, Lithium. Vorsicht: Diuretika, Co-Trimoxazol, Ciclosporin, Heparin (Hyperkaliämie), NSARs, andere Blutdrucksenker, ZNS-Dämpfer, Sympathomimetika, Antidiabetika, Plasminogenaktivatoren, Racecadotril, Vildagliptin, mTOR-Inhibitoren, z.B. (Tem)sirolimus, Everolimus (Angioödeme).
WH: Bei verringertem Blutvolumen höheres Risiko einer symptomatischen Hypotonie. Beim akuten Herzinfarkt nur bei hämodynamisch stabilen Patienten anwenden. Vorsicht bei Mitral- oder Aortenstenose. Bei angioneurotischem Ödem sofort absetzen und Notfallmaßnahmen einleiten. Anaphylaktische Reaktionen bei Dialyse mit High flux-Membranen, LDL-Apherese oder Desensibilisierung möglich. Selten Lebernekrose möglich. Kontrollen: Blutbild, Serumkalium, Blutzucker. Verkehrshinweis.
PG: 10 ST (2) (EKO: G) [€ 1,20], 30 ST (2) (EKO: G) [€ 3,10]

Lisinopril Actavis 10 mg - Tabletten 10A01

(Z.Nr. 1-28088) RP. P. C09AA03
ZI: Actavis Group PTC, Hafnarfjördur, Island
Z: 1 Tablette enthält: Lisinopril 10 mg (entspr. Lisinopril dihydrat), Mannitol, Calcium hydrogenphosphat dihydrat, Maisstärke, vorverkleistert, Croscarmellose natrium (entspr. Natrium < 1 mmol) (entspr. → < 23 mg), Magnesium stearat, Eisenoxid rot, Eisenoxid schwarz, Eisenoxid gelb.
Kurzinformation: siehe Lisinopril Actavis 5 mg - Tabletten, → S. 819
PG: 10 ST (2) (EKO: G) [€ 2,30], 30 ST (2) (EKO: G) [€ 6,50]

Lisinopril Actavis 20 mg - Tabletten 10A01

(Z.Nr. 1-28089) RP. P. C09AA03
ZI: Actavis Group PTC, Hafnarfjördur, Island
Z: 1 Tablette enthält: Lisinopril 20 mg (entspr. Lisinopril dihydrat), Mannitol, Calcium hydrogenphosphat dihydrat, Maisstärke, vorverkleistert, Croscarmellose natrium (entspr. Natrium < 1 mmol) (entspr. → < 23 mg), Magnesium stearat, Eisenoxid rot, Eisenoxid schwarz, Eisenoxid gelb.
Kurzinformation: siehe Lisinopril Actavis 5 mg - Tabletten, → S. 819
PG: 10 ST (2) (EKO: G) [€ 3,75], 30 ST (2) (EKO: G) [€ 11,00]

Lisinopril Arcana 5 mg - Tabletten 10A01

(Z.Nr. 1-24195) RP. P. C09AA03
ZI: Arcana Arzneimittel, Wien
Z: 1 Tablette enthält: Lisinopril 5 mg (entspr. Lisinopril dihydrat), Magnesium stearat, Talkum, Mannitol, Maisstärke, Calcium hydrogenphosphat dihydrat.
EW: ACE-Hemmer.
AG: Hypertonie, symptomatische Herzinsuffizienz, kurzzeitige Behandlung (6 Wochen) nach akuten Herzinfarkt, Nephropathie bei Typ2-diabetischen Bluthochdruckpatienten.
AA: 1mal tgl. oral.
DO: Hypertonie: TD initial 10 mg, bei Patienten mit stark aktiviertem Renin-Aldosteron-System 2,5-5 mg; Erhaltungsdosis 20 mg, MTD 80 mg.
Dosisreduktion bei Nierenschäden bzw. Diuretika-Therapie.
Kinder und Jugendliche (6-16 Jahre) mit Hypertonie: Initial 2,5 mg (20-50 kg KG) bzw. 5 mg (ab 50 kg KG). MTD 20 mg (20-50 kg KG) bzw. 40 mg (ab 50 kg KG).
Herzinsuffizienz: Initial 2,5 mg, dann Dosis langsam steigern; MTD 35 mg.
Akuter Herzinfarkt: Initial 5 mg, ab dem 3. Tag 10 mg (= Erhaltungsdosis); Dosisreduktion bei Hypotonie.
Nierenschäden bei Diabetes: 10(-20) mg.
GA: Angioneurotisches Ödem.
SST: Gegenanzeige im 2. und 3. Trimenon. Im 1. Trimenon und in der Stillzeit nicht empfohlen.
NW: Blut, ZNS, Orthostase, Herz, Husten, Magen/Darm, Haut, angioneurotisches Ödem, Niere, Impotenz, Müdigkeit, Labor.
WW: Gegenanzeige: Sacubitril / Valsartan (36 Std. Abstand). Kombination mit Aliskiren nicht empfohlen, bei Patienten mit Nierenschäden oder Diabetes kontraindiziert. Nicht empfohlen: Duale Blockade des Renin-Angiotensin-Aldosteron-Systems, Lithium. Vorsicht: Kalium, Kalium sparende Diuretika, Co-Trimoxazol, Ciclosporin, Heparin (Hyperkaliämie), NSARs, andere Blutdrucksenker, ZNS-Dämpfer, Sympathomimetika, Antidiabetika; Plasminogenaktivatoren, Racecadotril, Vildagliptin, mTOR-Inhibitoren, z.B. (Tem)sirolimus, Everolimus (Angioödeme).
WH: Bei verringertem Blutvolumen höheres Risiko einer symptomatischen Hypotonie. Beim akuten Herzinfarkt nur bei hämodynamisch stabilen Patienten anwenden. Vorsicht bei Mitral- oder Aortenstenose. Bei angioneurotischem Ödem sofort absetzen und Notfallmaßnahmen einleiten. Anaphylaktische Reaktionen bei Dialyse mit High flux-Membranen, LDL-Apherese oder Desensibilisierung möglich. Selten Lebernekrose möglich. Kontrollen: Blutbild, Serumkalium, Blutzucker. Verkehrshinweis.
PG: 28 ST (2) (EKO: G) [€ 3,75]

Lisinopril Arcana 20 mg - Tabletten 10A01

(Z.Nr. 1-24197) RP. P. C09AA03
ZI: Arcana Arzneimittel, Wien
Z: 1 Tablette enthält: Lisinopril 20 mg (entspr. Lisinopril dihydrat), Magnesium stearat, Talkum, Mannitol, Maisstärke, Calcium hydrogenphosphat dihydrat.
Kurzinformation: siehe Lisinopril Arcana 5 mg - Tabletten, → S. 820
PG: 28 ST * (EKO: N) [€ 12,45]

Lisinopril Essential Pharmaceuticals 1 mg/ml - Lösung zum Einnehmen 10A01

(Z.Nr. 1-36383) RP. P. C09AA03
ZI: Essential Pharma (M), Birkirkara, Malta
Z: 1 ml Lösung zum Einnehmen enthält: Lisinopril 1 mg (entspr. Lisinopril dihydrat), Glycerin, Hydroxyethylcellulose, Natriumbenzoat (entspr. Natrium 0,24 mg) (entspr. Benzoat 1,5 mg), Zitronensäure monohydrat, Wasser, gereinigtes.
EW: ACE-Hemmer.
AG: Hypertonie, symptomatische Herzinsuffizienz, kurzzeitige Behandlung (6 Wochen) nach akuten Herzinfarkt, Nephropathie bei Typ2-diabetischen Bluthochdruckpatienten.
AA: 1mal tgl. oral.
DO: Hypertonie: TD initial 10 mg, bei Patienten mit stark aktiviertem Renin-Aldosteron-System 2,5-5 mg; Erhaltungsdosis 20 mg, MTD 80 mg.
Dosisreduktion bei Nierenschäden bzw. Diuretika-Therapie.
Kinder und Jugendliche (6-16 Jahre) mit Hypertonie: Initial 2,5 mg (20-50 kg KG) bzw. 5 mg (ab 50 kg KG). MTD 20 mg (20-50 kg KG) bzw. 40 mg (ab 50 kg KG).
Herzinsuffizienz: Initial 2,5 mg, dann Dosis langsam steigern; MTD 35 mg.
Akuter Herzinfarkt: Initial 5 mg, ab dem 3. Tag 10 mg (= Erhaltungsdosis); Dosisreduktion bei Hypotonie.
Nierenschäden bei Diabetes: 10(-20) mg.
GA: Angioneurotisches Ödem.
SST: Gegenanzeige im 2. und 3. Trimenon. Im 1. Trimenon und in der Stillzeit nicht empfohlen.
NW: Blut, ZNS, Orthostase, Herz, Husten, Magen/Darm, Haut, angioneurotisches Ödem, Niere, Impotenz, Müdigkeit, Labor.
WW: Gegenanzeige: Sacubitril / Valsartan (36 Std. Abstand). Kombination mit Aliskiren nicht empfohlen, bei Patienten mit Nierenschäden oder Diabetes kontraindiziert.
Nicht empfohlen: Duale Blockade des Renin-Angiotensin-Aldosteron-Systems, Lithium. Vorsicht: Diuretika, Co-Trimoxazol, Ciclosporin, Heparin (Hyperkaliämie), NSARs, andere Blutdrucksenker, ZNS-Dämpfer, Sympathomimetika, Antidiabetika, Plasminogenaktivatoren, mTOR-Inhibitoren, z.B. (Tem)sirolimus, Everolimus; Racecadotril, Vildagliptin (Angioödeme).
WH: Bei verringertem Blutvolumen höheres Risiko einer symptomatischen Hypotonie. Beim akuten Herzinfarkt nur bei hämodynamisch stabilen Patienten anwenden. Vorsicht bei Mitral- oder Aortenstenose. Bei angioneurotischem Ödem sofort absetzen und Notfallmaßnahmen einleiten. Anaphylaktische Reaktionen bei Dialyse mit High flux-Membranen, LDL-Apherese oder Desensibilisierung möglich. Selten Lebernekrose möglich. Kontrollen: Blutbild, Serumkalium, Blutzucker. Verkehrshinweis.
PG: 150 ML * (EKO: N) [€ 356,80]

Lisinopril Genericon 5 mg - Tabletten 10A01

(Z.Nr. 1-24257) RP. P. C09AA03
ZI: Genericon Pharma, Graz
Z: 1 Tablette enthält: Lisinopril 5 mg (entspr. Lisinopril dihydrat 5,44 mg), Calcium hydrogenphosphat dihydrat, Siliciumdioxid, hochdisperses, Magnesium stearat, Maisstärke, Mannitol, Maisstärke, vorverkleistert.
Kurzinformation: siehe Lisinopril Actavis 5 mg - Tabletten, → S. 819
PG: 30 ST (2) (EKO: G) [€ 4,00]

Lisinopril Genericon 10 mg - Tabletten 10A01
(Z.Nr. 1-24258) RP. P. C09AA03
ZI: Genericon Pharma, Graz
Z: 1 Tablette enthält: Lisinopril 10 mg (entspr. Lisinopril dihydrat 10,89 mg), Calcium hydrogenphosphat dihydrat, Siliciumdioxid, hochdisperses, Magnesium stearat, Maisstärke, Mannitol, Maisstärke, vorverkleistert.
Kurzinformation: siehe Lisinopril Actavis 5 mg - Tabletten, → S. 819
PG: 30 ST (2) (EKO: G) [€ 7,95]

Lisinopril Genericon 20 mg - Tabletten 10A01
(Z.Nr. 1-24259) RP. P. C09AA03
ZI: Genericon Pharma, Graz
Z: 1 Tablette enthält: Lisinopril 20 mg (entspr. Lisinopril dihydrat 21,78 mg), Calcium hydrogenphosphat dihydrat, Siliciumdioxid, hochdisperses, Magnesium stearat, Maisstärke, Mannitol, Maisstärke, vorverkleistert.
Kurzinformation: siehe Lisinopril Actavis 5 mg - Tabletten, → S. 819
PG: 30 ST (2) (EKO: G) [€ 13,05]

Lisinopril "Interpharm" 5 mg - Tabletten 10A01
(Z.Nr. 1-22825) RP. P. C09AA03
ZI: Interpharm, Wien
Z: 1 Tablette enthält: Lisinopril 5 mg (entspr. Lisinopril dihydrat), Mannitol, Calcium hydrogenphosphat dihydrat, Maisstärke, Stärke, vorverkleistert, Magnesium stearat.
EW: ACE-Hemmer.
AG: Hypertonie, symptomatische Herzinsuffizienz, kurzzeitige Behandlung (6 Wochen) nach akuten Herzinfarkt, Nephropathie bei Typ2-diabetischen Bluthochdruckpatienten.
AA: 1mal tgl. oral.
DO: Hypertonie: TD initial 10 mg, bei Patienten mit stark aktiviertem Renin-Aldosteron-System 2,5-5 mg; Erhaltungsdosis 20 mg, MTD 80 mg.
Dosisreduktion bei Nierenschäden bzw. Diuretika-Therapie.
Kinder und Jugendliche (6-16 Jahre) mit Hypertonie: Initial 2,5 mg (20-50 kg KG) bzw. 5 mg (ab 50 kg KG). MTD 20 mg (20-50 kg KG) bzw. 40 mg (ab 50 kg KG).
Herzinsuffizienz: Initial 2,5 mg, dann Dosis langsam steigern; MTD 35 mg.
Akuter Herzinfarkt: Initial 5 mg, ab dem 3. Tag 10 mg (= Erhaltungsdosis); Dosisreduktion bei Hypotonie.
Nierenschäden bei Diabetes: 10(-20) mg.
GA: Angioneurotisches Ödem.
SST: Gegenanzeige im 2. und 3. Trimenon. Im 1. Trimenon und in der Stillzeit nicht empfohlen.
NW: Blut, ZNS, Orthostase, Herz, Husten, Magen/Darm, Haut, angioneurotisches Ödem, Niere, Impotenz, Müdigkeit, Labor.
WW: Gegenanzeige: Sacubitril / Valsartan (36 Std. Abstand). Kombination mit Aliskiren nicht empfohlen, bei Patienten mit Nierenschäden oder Diabetes kontraindiziert. Nicht empfohlen: Duale Blockade des Renin-Angiotensin-Aldosteron-Systems, Lithium. Vorsicht: Diuretika, Co-Trimoxazol, Heparin, Ciclosporin, Cotrimoxazol (Hyperkaliämie), NSARs, andere Blutdrucksenker, ZNS-Dämpfer, Sympathomimetika, Antidiabetika, Plasminogenaktivatoren. mTOR-Inhibitoren, z.B. (Tem)sirolimus, Everolimus, Racecadotril, Vildagliptin (Angioödeme).
WH: Bei verringertem Blutvolumen höheres Risiko einer symptomatischen Hypotonie. Beim akuten Herzinfarkt nur bei hämodynamisch stabilen Patienten anwenden. Vorsicht bei Mitral- oder Aortenstenose. Bei angioneurotischem Ödem sofort absetzen und Notfallmaßnahmen einleiten. Anaphylaktische Reaktionen bei Dialyse mit High flux-Membranen, LDL-Apherese oder Desensibilisierung möglich. Selten Lebernekrose möglich. Kontrollen: Blutbild, Serumkalium, Blutzucker. Verkehrshinweis.
PG: 28 ST (2) (EKO: G) [€ 3,45]

Lisinopril "Interpharm" 10 mg - Tabletten 10A01
(Z.Nr. 1-22826) RP. P. C09AA03
ZI: Interpharm, Wien
Z: 1 Tablette enthält: Lisinopril 10 mg (entspr. Lisinopril dihydrat), Mannitol, Calcium hydrogenphosphat dihydrat, Maisstärke, Stärke, vorverkleistert, Magnesium stearat, Eisenoxid gelb.
Kurzinformation: siehe Lisinopril "Interpharm" 5 mg - Tabletten, → S. 821
PG: 28 ST (2) (EKO: G) [€ 7,45]

Lisinopril "Interpharm" 20 mg - Tabletten 10A01
(Z.Nr. 1-22827) RP. P. C09AA03
ZI: Interpharm, Wien
Z: 1 Tablette enthält: Lisinopril 20 mg (entspr. Lisinopril dihydrat), Mannitol, Calcium hydrogenphosphat dihydrat, Maisstärke, Stärke, vorverkleistert, Magnesium stearat, Eisenoxid rot, Eisenoxid gelb.
Kurzinformation: siehe Lisinopril "Interpharm" 5 mg - Tabletten, → S. 821
PG: 28 ST (2) (EKO: G) [€ 11,25]

Lisinopril-ratiopharm 5 mg - Tabletten 10A01
(Z.Nr. 1-24102) RP. P. C09AA03
ZI: Teva, Haarlem, Niederlande
Z: 1 Tablette enthält: Lisinopril 5 mg (entspr. Lisinopril dihydrat), Mannitol, Calcium hydrogenphosphat-2-Wasser, Maisstärke, vorverkleistert, Croscarmellose natrium, Magnesium stearat.
Kurzinformation: siehe Lisinopril Actavis 5 mg - Tabletten, → S. 819
PG: 30 ST (2) (EKO: G) [€ 3,80]

Lisinopril-ratiopharm 10 mg - Tabletten 10A01
(Z.Nr. 1-24103) RP. P. C09AA03
ZI: Teva, Haarlem, Niederlande
Z: 1 Tablette enthält: Lisinopril 10 mg (entspr. Lisinopril dihydrat), Mannitol, Calcium hydrogenphosphat-2-Wasser, Maisstärke, vorverkleistert, Croscarmellose natrium, Magnesium stearat, Eisen(III)-oxid, Eisenoxyde.
Kurzinformation: siehe Lisinopril Actavis 5 mg - Tabletten, → S. 819
PG: 30 ST (2) (EKO: G) [€ 7,95]

Lisinopril-ratiopharm 20 mg - Tabletten 10A01
(Z.Nr. 1-24104) RP. P. C09AA03
ZI: Teva, Haarlem, Niederlande
Z: 1 Tablette enthält: Lisinopril 20 mg (entspr. Lisinopril dihydrat), Mannitol, Calcium hydrogenphosphat-2-Wasser, Maisstärke, vorverkleistert, Croscarmellose natrium, Magnesium stearat, Eisen(III)-oxid, Eisenoxyde.
Kurzinformation: siehe Lisinopril Actavis 5 mg - Tabletten, → S. 819
PG: 30 ST (2) (EKO: G) [€ 12,25]

Lisinopril Sandoz 5 mg - Tabletten 10A01
(Z.Nr. 1-24033) RP. P. nicht im Handel. C09AA03

Lisinopril Sandoz 10 mg - Tabletten 10A01
(Z.Nr. 1-24034) RP. P. nicht im Handel. C09AA03

Lisinopril Sandoz 20 mg - Tabletten 10A01
(Z.Nr. 1-24035) RP. P. nicht im Handel. C09AA03

Lisinopril Sandoz GmbH 5 mg - Tabletten 10A01
(Z.Nr. 1-22828) RP. P. C09AA03
ZI: Sandoz, Kundl
Z: 1 Tablette enthält: Lisinopril 5 mg, Calciumhydrogenphosphat, Maisstärke, Mannitol, Croscarmellose natrium (entspr. Natrium), Magnesium stearat, Eisenoxid rot.
EW: ACE-Hemmer.
AG: Hypertonie, symptomatische Herzinsuffizienz, kurzzeitige Behandlung (6 Wochen) nach akuten Herzinfarkt.
AA: 1mal tgl. oral einnehmen.
DO: Hypertonie: TD initial 10 mg, bei Patienten mit stark aktiviertem Renin-Aldosteron-System 2,5-5 mg; Erhaltungsdosis 20 mg, MTD 80 mg.
Dosisreduktion bei Nierenschäden bzw. Diuretika-Therapie.
Kinder und Jugendliche (6-16 Jahre) mit Hypertonie: Initial 2,5 mg (20-50 kg KG) bzw. 5 mg (ab 50 kg KG). MTD 20 mg (20-50 kg KG) bzw. 40 mg (ab 50 kg KG).
Herzinsuffizienz: Initial 2,5 mg, dann Dosis langsam steigern; MTD 35 mg.
Akuter Herzinfarkt: Initial 5 mg, ab dem 3. Tag 10 mg (= Erhaltungsdosis); Dosisreduktion bei Hypotonie.
GA: Angioneurotisches Ödem.
SST: Gegenanzeige im 2. und 3. Trimenon. Im 1. Trimenon und in der Stillzeit nicht empfohlen.
NW: Blutbild, orthostatische Hypotonie, Husten, Magen/Darm, Haut, angioneurotisches Ödem, Niere, Impotenz, Müdigkeit, Labor, Leber.
WW: Gegenanzeige: Sacubitril / Valsartan (36 Std. Abstand). Kombination mit Aliskiren nicht empfohlen, bei Patienten mit Nierenschäden oder Diabetes kontraindiziert.
Nicht empfohlen: Duale Blockade des Renin-Angiotensin-Aldosteron Systems, Lithium.
Vorsicht: Diuretika, Co-Trimoxazol, Ciclosporin, Heparin (Hyperkaliämie), NSARs, Allopurinol, andere Blutdrucksenker, ZNS-Dämpfer (Hypotonie); Sympathomimetika, Antidiabetika, Plasminogenaktivatoren; Racecadotril, Vildagliptin, mTOR-Inhibitoren, z.B. (Tem)sirolimus, Everolimus (Angioödeme).
WH: Bei verringertem Blutvolumen höheres Risiko einer symptomatischen Hypotonie. Beim akuten Herzinfarkt nur bei hämodynamisch stabilen Patienten anwenden. Vorsicht bei Mitralklappen- oder Aortenstenose. Bei angioneurotischem Ödem sofort absetzen und Notfallmaßnahmen einleiten. Anaphylaktische Reaktionen bei Dialyse mit High flux-Membranen, LDL-Apherese oder Desensibili-

sierung möglich. Selten Lebernekrose möglich. Kontrollen: Niere, Serumkalium, Blutzucker. Verkehrshinweis.
PG: 30 ST (2) (EKO: G) [€ 3,40]

Lisinopril Sandoz GmbH 10 mg - Tabletten 10A01
(Z.Nr. 1-22829) RP. P. C09AA03
ZI: Sandoz, Kundl
Z: 1 Tablette enthält: Lisinopril 10 mg, Calciumhydrogenphosphat, Maisstärke, Mannitol, Croscarmellose natrium (entspr. Natrium), Magnesium stearat, Eisenoxid rot.
Kurzinformation: siehe Lisinopril Sandoz GmbH 5 mg - Tabletten, → S. 821
PG: 30 ST (2) (EKO: G) [€ 6,75]

Lisinopril Sandoz GmbH 20 mg - Tabletten 10A01
(Z.Nr. 1-22830) RP. P. C09AA03
ZI: Sandoz, Kundl
Z: 1 Tablette enthält: Lisinopril 20 mg, Calciumhydrogenphosphat, Maisstärke, Mannitol, Croscarmellose natrium (entspr. Natrium), Magnesium stearat, Eisenoxid rot.
Kurzinformation: siehe Lisinopril Sandoz GmbH 5 mg - Tabletten, → S. 821
PG: 30 ST (2) (EKO: G) [€ 11,25]

Lisinopril + HCT 1A Pharma semi - Tabletten 10B05
(Z.Nr. 1-25413) RP. P. C09BA03
ZI: 1A Pharma, Wien
Z: 1 Tablette enthält: Lisinopril 10 mg (entspr. Lisinopril dihydrat), Hydrochlorothiazid 12,5 mg, Calcium hydrogenphosphat dihydrat, Croscarmellose natrium, Mannitol, Maisstärke, Magnesium stearat, Eisenoxid rot.
EW: Kombination ACE-Hemmer + Diuretikum.
AG: Hypertonie bei nicht ausreichender alleiniger ACE-Hemmer-Therapie.
AA: Oral mit Flüssigkeit.
DO: 1mal tgl. 1 Tablette; bei Nierenschäden Dosistitration mit Monosubstanz.
Nicht zur Initialtherpie oder Dosiseinstellung, sondern zur Erhaltungstherapie geeignet.
GA: Sulfonamidüberempfindlichkeit, angioneurotisches Ödem, Anurie, Kinder, schwere Leberschäden, Klappenstenosen.
SST: Gegenanzeige im 2. und 3. Trimenon und in der Stillzeit; im 1. Trimenon nicht empfohlen. Während einer Schwangerschaft keine ACE-Hemmer-Therapie beginnen.
NW: Schwindel, Kopfschmerz, Husten, Orthostase, Magen/Darm, Haut, Vegetativum, Nieren, Hyperkaliämie, angioneurotisches Ödem.
NW der Einzelsubstanzen beachten.
HCT: Erhöhtes Risiko für nicht-melanozytären Hautkrebs.
WW: Gegenanzeige: Sacubitril / Valsartan (36 Std. Abstand). Aliskiren (Kontraindiziert bei Diabetes oder Nierenschäden, sonst nicht empfohlen). Duale Blockade des Renin-Angiotensin-Aldosteron-Systems nicht empfohlen. Vorsicht: Blutdrucksenker additiv, Narkotika (Hypotension). Bei Dialyse Polyacrylnitril-methalylsulfonat-high-flux-Membranen (Schockgefahr), Lithium (Intoxikation), Narkotika (Hypotension), Desensibilisierung gegen tierische Gifte (Schockgefahr), Blutzuckersenker verstärkt, Gold (nitritartige Reaktionen), Co-Trimoxazol, Kalium sparende Diuretika, Ciclosporin, Heparin (Hyperkaliämie); Racecadotril, mTOR- Inhibitoren, z.B. Sirolimus (Angioödeme).
WH: Vorsicht bei Herz-, zerebrovaskulären Schäden. Psoriasis. Kontrollen: Wasser, Elektrolyte, Glukose, Husten beachten (angioneurotisches Ödem). Verkehrshinweis.
PG: 30 ST (3) (EKO: G) [€ 9,05]

Lisinopril + HCT 1A Pharma mite - Tabletten 10B05
(Z.Nr. 1-25414) RP. P. C09BA03
ZI: 1A Pharma, Wien
Z: 1 Tablette enthält: Lisinopril 20 mg (entspr. Lisinopril dihydrat), Hydrochlorothiazid 12,5 mg, Calcium hydrogenphosphat dihydrat, Croscarmellose natrium, Mannitol, Maisstärke, Magnesium stearat, Eisenoxid rot.
Kurzinformation: siehe Lisinopril + HCT 1A Pharma semi - Tabletten, → S. 822
PG: 30 ST (3) (EKO: G) [€ 13,85]

Lisinopril/HCT Actavis 10 mg/12,5 mg - Tabletten 10B05
(Z.Nr. 1-27553) RP. P. C09BA03
ZI: Actavis Group PTC, Hafnarfjördur, Island
Z: 1 Tablette enthält: Lisinopril 10 mg (entspr. Lisinopril dihydrat), Hydrochlorothiazid 12,5 mg, Mannitol, Calcium hydrogenphosphat-2-Wasser, Stärke, verkleistert, Croscarmellose natrium, Magnesium stearat.
EW: Kombination ACE-Hemmer + Diuretikum.
AG: Hypertonie bei nicht ausreichender alleiniger ACE-Hemmer-Therapie.
AA: Oral mit Flüssigkeit.
DO: 1mal tgl. 1 Tablette; bei Nierenschäden Dosistitration mit Monosubstanz.
Nicht zur Initialtherpie oder Dosiseinstellung, sondern zur Erhaltungstherapie geeignet.
GA: Sulfonamidüberempfindlichkeit, angioneurotisches Ödem, Anurie, Kinder, schwere Leberschäden, Klappenstenosen.
SST: Gegenanzeige im 2. und 3. Trimenon und in der Stillzeit; im 1. Trimenon nicht empfohlen. Während einer Schwangerschaft keine ACE-Hemmer-Therapie beginnen.
NW: Schwindel, Kopfschmerz, Husten, Orthostase, Magen/Darm, Haut, Vegetativum, Nieren, Hyperkaliämie, angioneurotisches Ödem.
NW der Einzelsubstanzen beachten.
HCT: Erhöhtes Risiko für nicht-melanozytären Hautkrebs.
WW: Gegenanzeige: Sacubitril/Valsartan (36 Std. Abstand). Nicht empfohlen: Kombination mit Aliskiren nicht empfohlen, bei Patienten mit Nierenschäden oder Diabetes kontraindiziert. Duale Blockade des Renin-Angiotensin-Aldosteron- Systems nicht empfohlen. Vorsicht: Blutdrucksenker additiv, kaliumsparende Diuretika Co- Trimoxazol, Heparin, Ciclosporin (Hyperkaliämie), Lithium (Intoxikation), Narkotika (Hypotension). Bei Dialyse Polyacrylnitril-methalylsulfonat-high-flux-Membranen (Schockgefahr), Lithium (Intoxikation), Narkotika (Hypotension), Desensibilisierung gegen tierische Gifte (Schockgefahr), Blutzuckersenker verstärkt, Gold (nitritartige Reaktionen), Racecadotril, Vildagliptin, mTOR-Inhibitoren, z.B. Sirolimus (Angioödeme).
WH: Vorsicht bei Herz-, zerebrovaskulären Schäden. Psoriasis. Kontrollen: Wasser, Elektrolyte, Glukose, Husten beachten (angioneurotisches Ödem). Verkehrshinweis.
PG: 30 ST (2) (EKO: G) [€ 9,10]

Lisinopril/HCT Actavis 20 mg/12,5 mg - Tabletten 10B05
(Z.Nr. 1-27554) RP. P. C09BA03
ZI: Actavis Group PTC, Hafnarfjördur, Island
Z: 1 Tablette enthält: Lisinopril 20 mg (entspr. Lisinopril dihydrat), Hydrochlorothiazid 12,5 mg, Mannitol, Calcium hydrogenphosphat-2-Wasser, Stärke, verkleistert, Croscarmellose natrium, Magnesium stearat.
Kurzinformation: siehe Lisinopril/HCT Actavis 10 mg/12,5 mg - Tabletten, → S. 822
PG: 30 ST (2) (EKO: G) [€ 13,90]

Lisinopril-HCT G.L. 10 mg/12,5 mg - Tabletten 10B05
(Z.Nr. 1-27889) RP. P. C09BA03
ZI: G.L. Pharma, Lannach
Z: 1 Tablette enthält: Lisinopril 10 mg, Hydrochlorothiazid 12,5 mg, Mannitol, Calcium hydrogenphosphat dihydrat, Stärke, vorverkleistert, Croscarmellose natrium (entspr. Natrium 0,008 mg), Magnesium stearat, Eisenoxid rot, Eisenoxid gelb.
EW: Kombination ACE-Hemmer + Diuretikum.
AG: Hypertonie bei nicht ausreichender alleiniger ACE-Hemmer-Therapie.
AA: Oral mit Flüssigkeit.
DO: 1mal tgl. 1 Tablette; bei Nierenschäden Dosistitration mit Monosubstanz.
Nicht zur Initialtherapie oder Dosiseinstellung, sondern zur Erhaltungstherapie geeignet.
GA: Sulfonamidüberempfindlichkeit, angioneurotisches Ödem, Anurie, Kinder, schwere Leberschäden, Klappenstenosen.
SST: Gegenanzeige im 2. und 3. Trimenon und in der Stillzeit; im 1. Trimenon nicht empfohlen. Während einer Schwangerschaft keine ACE-Hemmer-Therapie beginnen.
NW: Schwindel, Kopfschmerz, Husten, Orthostase, Magen/Darm, Haut, Vegetativum, Nieren, Hyperkaliämie, angioneurotisches Ödem.
NW der Einzelsubstanzen beachten.
HCT: Erhöhtes Risiko für nicht-melanozytären Hautkrebs, Augen (Aderhauterguss, akute Myopie, akutes Engwinkelglaukom).
WW: Aliskiren (Kontraindiziert bei Diabetes oder Nierenschäden, sonst nicht empfohlen). Duale Blockade des Renin-Angiotensin-Aldosteron-Systems nicht empfohlen. Vorsicht: Blutdrucksenker additiv, Diuretika (Kalium), Lithium (Intoxikation), Narkotika (Hypotension). Bei Dialyse Polyacrylnitril-methalylsulfonat-high-flux-Membranen (Schockgefahr), Lithium (Intoxikation), Narkotika (Hypotension), Desensibilisierung gegen tierische Gifte (Schockgefahr), Blutzuckersenker verstärkt, Gold (nitritartige Reaktionen), Co-Trimoxazol (Hyperkaliämie); mTOR- Inhibitoren, z.B. Sirolimus (Angioödeme).
WH: Vorsicht bei Herz-, zerebrovaskulären Schäden. Psoriasis. Kontrollen: Wasser, Elektrolyte, Glukose, Husten beachten (angioneurotisches Ödem). Verkehrshinweis.
PG: 30 ST (2) (EKO: G) [€ 9,05]

Lisinopril-HCT G.L. 20 mg/12,5 mg - Tabletten 10B05
(Z.Nr. 1-27887) RP. P. C09BA03
ZI: G.L. Pharma, Lannach
Z: 1 Tablette enthält: Lisinopril 20 mg, Hydrochlorothiazid 12,5 mg, Mannitol, Calcium hydrogenphosphat dihydrat, Stärke, vorverkleistert, Croscarmellose natrium (entspr. Natrium 0,015 mg), Magnesium stearat.
Kurzinformation: siehe Lisinopril-HCT G.L. 10 mg/12,5 mg - Tabletten, → S. 822
PG: 30 ST (2) (EKO: G) [€ 13,85]

Lisinopril-HCT G.L. 20 mg/25 mg - Tabletten 10B05
(Z.Nr. 1-27888) RP. P. C09BA03
ZI: G.L. Pharma, Lannach
Z: 1 Tablette enthält: Lisinopril 20 mg, Hydrochlorothiazid 25 mg, Mannitol, Calcium hydrogenphosphat dihydrat, Stärke, vorverkleistert, Croscarmellose natrium (entspr. Natrium 0,016 mg), Magnesium stearat, Eisenoxid rot, Eisenoxid gelb.
Kurzinformation: siehe Lisinopril-HCT G.L. 10 mg/12,5 mg - Tabletten, → S. 822
PG: 30 ST (2) (EKO: G) [€ 13,85]

Lisinopril/HCT "Interpharm" 20 mg/12,5 mg - Tabletten 10B05
(Z.Nr. 1-25148) RP. P. C09BA03
ZI: Interpharm, Wien
Z: 1 Tablette enthält: Lisinopril 20 mg, Hydrochlorothiazid 12,5 mg, Calciumhydrogenphosphat, Mannitol, Maisstärke, Stärke, verkleistert, Magnesium stearat, Eisenoxid gelb.
EW: Kombination ACE-Hemmer + Diuretikum.
AG: Hypertonie bei nicht ausreichender alleiniger ACE-Hemmer-Therapie.
AA: Oral mit Flüssigkeit.
DO: 1mal tgl. 1 Tablette; bei Nierenschäden Dosistitration mit Monosubstanz.
Nicht zur Initialtherpie oder Dosiseinstellung, sondern zur Erhaltungstherapie geeignet.
GA: Sulfonamidüberempfindlichkeit, angioneurotisches Ödem, Anurie, Kinder, schwere Leberschäden, Klappenstenosen.
SST: Gegenanzeige im 2. und 3. Trimenon und in der Stillzeit; im 1. Trimenon nicht empfohlen. Während einer Schwangerschaft keine ACE-Hemmer-Therapie beginnen.
NW: Schwindel, Kopfschmerz, Husten, Orthostase, Magen/Darm, Haut, Vegetativum, Nieren, Hyperkaliämie, angioneurotisches Ödem.
NW der Einzelsubstanzen beachten.
HCT: Erhöhtes Risiko für nicht-melanozytären Hautkrebs, Auge (Aderhauterquss, akute Myopie, sekundäres Winkelverschlussglaukom).
WW: Gegenanzeige: Sacubitril / Valsartan (36 Std. Abstand). Aliskiren (Kontraindiziert bei Diabetes oder Nierenschäden, sonst nicht empfohlen). Duale Blockade des Renin-Angiotensin-Aldosteron-Systems nicht empfohlen. Vorsicht: Blutdrucksenker additiv, Diuretika (Kalium), Lithium (Intoxikation), Narkotika (Hypotension). Bei Dialyse Polyacrylnitril-methalylsulfonat-high-flux-Membranen (Schockgefahr), Lithium (Intoxikation), Narkotika (Hypotension), Desensibilisierung gegen tierische Gifte (Schockgefahr), Blutzuckersenker verstärkt, Gold (nitritartige Reaktionen), Co-Trimoxazol (Hyperkaliämie); mTOR- Inhibitoren, z.B. Sirolimus (Angioödeme).
WH: Vorsicht bei Herz-, zerebrovaskulären Schäden. Psoriasis. Kontrollen: Wasser, Elektrolyte, Glukose, Husten beachten (angioneurotisches Ödem). Verkehrshinweis.
PG: 28 ST (2) (EKO: G) [€ 16,15]

Lisinopril/HCT "Interpharm" 20 mg/25 mg - Tabletten 10B05
(Z.Nr. 1-25149) RP. P. C09BA03
ZI: Interpharm, Wien
Z: 1 Tablette enthält: Lisinopril 20 mg, Hydrochlorothiazid 25 mg, Calciumhydrogenphosphat, Mannitol, Maisstärke, Stärke, verkleistert, Magnesium stearat, Eisenoxid gelb, Eisenoxid rot.
Kurzinformation: siehe Lisinopril/HCT "Interpharm" 20 mg/12,5 mg - Tabletten, → S. 823
PG: 28 ST (2) (EKO: G) [€ 16,15]

Lisinopril-HCT "ratiopharm" - Tabletten 10B05
(Z.Nr. 1-25005) RP. P. C09BA03
ZI: Teva, Haarlem, Niederlande
Z: 1 Tablette enthält: Lisinopril 20 mg (entspr. Lisinopril dihydrat), Hydrochlorothiazid 25 mg, Calcium hydrogenphosphat dihydrat, Mannitol, Croscarmellose natrium (entspr. Natrium 1,65 mg), Stärke, vorverkleistert, Magnesium stearat, Eisenoxid rot, Eisenoxid gelb.
EW: Kombination ACE-Hemmer + Diuretikum.
AG: Hypertonie bei nicht ausreichender alleiniger ACE-Hemmer-Therapie.
AA: Oral mit Flüssigkeit.
DO: 1mal tgl. 1 Tablette; bei Nierenschäden Dosistitration mit Monosubstanz.
Nicht zur Initialtherpie oder Dosiseinstellung, sondern zur Erhaltungstherapie geeignet.
GA: Sulfonamidüberempfindlichkeit, angioneurotisches Ödem, Anurie, Kinder, schwere Leberschäden, Klappenstenosen.
SST: Gegenanzeige im 2. und 3. Trimenon und in der Stillzeit; im 1. Trimenon nicht empfohlen. Während einer Schwangerschaft keine ACE-Hemmer-Therapie beginnen.
NW: Schwindel, Kopfschmerz, Husten, Orthostase, Magen/Darm, Haut, Vegetativum, Nieren, Hyperkaliämie, angioneurotisches Ödem.
NW der Einzelsubstanzen beachten.
HCT: Erhöhtes Risiko für nicht-melanozytären Hautkrebs.
WW: Gegenanzeige: Sacubitril / Valsartan (36 Std. Abstand). Kombination mit Aliskiren nicht empfohlen, bei Patienten mit Nierenschäden oder Diabetes kontraindiziert. Duale Blockade des Renin-Angiotensin-Aldosteron-Systems nicht empfohlen.
Vorsicht: Blutdrucksenker additiv, Diuretika (Kalium), Lithium (Intoxikation), Narkotika (Hypotension). Bei Dialyse Polyacrylnitril-methalylsulfonat-high-flux-Membranen (Schockgefahr), Lithium (Intoxikation), Narkotika (Hypotension), Desensibilisierung gegen tierische Gifte (Schockgefahr), Blutzuckersenker verstärkt, Gold (nitritartige Reaktionen), Co-Trimoxazol, Ciclosporin, Heparin (Hyperkaliämie); Racecadotril, Vildagliptin, mTOR- Inhibitoren, z.B. Sirolimus (Angioödeme).
WH: Vorsicht bei Herz-, zerebrovaskulären Schäden. Psoriasis. Kontrollen: Wasser, Elektrolyte, Glukose, Husten beachten (angioneurotisches Ödem). Verkehrshinweis.
PG: 30 ST (2) (EKO: G) [€ 17,30]

Lisinopril-HCT "ratiopharm" mite - Tabletten 10B05
(Z.Nr. 1-25004) RP. P. C09BA03
ZI: Teva, Haarlem, Niederlande
Z: 1 Tablette enthält: Lisinopril 20 mg (entspr. Lisinopril dihydrat), Hydrochlorothiazid 12,5 mg, Calcium hydrogenphosphat dihydrat, Mannitol, Croscarmellose natrium (entspr. Natrium 1,65 mg), Stärke, vorverkleistert, Magnesium stearat.
Kurzinformation: siehe Lisinopril-HCT "ratiopharm" - Tabletten, → S. 823
PG: 30 ST (2) (EKO: G) [€ 17,30]

Lisinopril-HCT "ratiopharm" semi - Tabletten 10B05
(Z.Nr. 1-25003) RP. P. C09BA03
ZI: Teva, Haarlem, Niederlande
Z: 1 Tablette enthält: Lisinopril 10 mg (entspr. Lisinopril dihydrat), Hydrochlorothiazid 12,5 mg, Calcium hydrogenphosphat dihydrat, Mannitol, Croscarmellose natrium (entspr. Natrium 1,65 mg), Stärke, vorverkleistert, Magnesium stearat, Eisenoxid rot, Eisenoxid gelb.
Kurzinformation: siehe Lisinopril-HCT "ratiopharm" - Tabletten, → S. 823
PG: 30 ST (2) (EKO: G) [€ 11,75]

Lisinopril-HCT Sandoz 10 mg/12,5 mg - Tabletten 10B05
(Z.Nr. 1-25152) RP. P. C09BA03
ZI: Sandoz, Kundl
Z: 1 Tablette enthält: Lisinopril 10 mg (entspr. Lisinopril dihydrat), Hydrochlorothiazid 12,5 mg, Mannitol, Calcium hydrogenphosphat dihydrat, Maisstärke, vorverkleistert, Croscarmellose natrium, Magnesium stearat, Eisenoxid gelb, Eisenoxid rot.
EW: Kombination ACE-Hemmer + Diuretikum.
AG: Hypertonie bei nicht ausreichender alleiniger ACE-Hemmer-Therapie.
AA: Oral mit Flüssigkeit.
DO: 1mal tgl. 1 Tablette; bei Nierenschäden Dosistitration mit Monosubstanz.
Nicht zur Initialtherpie oder Dosiseinstellung, sondern zur Erhaltungstherapie geeignet.
GA: Sulfonamidüberempfindlichkeit, angioneurotisches Ödem, Anurie, Kinder, schwere Leberschäden, Klappenstenosen.
SST: Gegenanzeige im 2. und 3. Trimenon und in der Stillzeit; im 1. Trimenon nicht empfohlen. Während einer Schwangerschaft keine ACE-Hemmer-Therapie beginnen.
NW: Schwindel, Kopfschmerz, Husten, Orthostase, Magen/Darm, Haut, Vegetativum, Nieren, Hyperkaliämie, angioneurotisches Ödem.
NW der Einzelsubstanzen beachten.
HCT: Erhöhtes Risiko für nicht-melanozytären Hautkrebs. Augen (Aderhauterguss, akute Myopie, sekundäres Winkelverschlussglaukom).
WW: Gegenanzeige: Sacubitril/Valsartan (36 Std. Abstand). Nicht empfohlen: Kombination mit Aliskiren nicht empfohlen, bei Patien-

ten mit Nierenschäden oder Diabetes kontraindiziert. Duale Blockade des Renin-Angiotensin-Aldosteron- Systems nicht empfohlen. Vorsicht: Blutdrucksenker additiv, kaliumsparende Diuretika Co- Trimoxazol, Heparin, Ciclosporin (Hyperkaliämie), Lithium (Intoxikation), Narkotika (Hypotension). Bei Dialyse Polyacrylnitril-methalylsulfonat-high-flux-Membranen (Schockgefahr), Lithium (Intoxikation), Narkotika (Hypotension), Desensibilisierung gegen tierische Gifte (Schockgefahr), Blutzuckersenker verstärkt, Gold (nitritartige Reaktionen), Racecadotril, Vildagliptin, mTOR-Inhibitoren, z.B. Sirolimus (Angioödeme).
WH: Vorsicht bei Herz-, zerebrovaskulären Schäden. Psoriasis. Kontrollen: Wasser, Elektrolyte, Glukose, Husten beachten (angioneurotisches Ödem). Verkehrshinweis.
PG: 30 ST (2) (EKO: G) [€ 10,80]

Lisinopril-HCT Sandoz 20 mg/12,5 mg - Tabletten 10B05

(Z.Nr. 1-25153) RP. P. C09BA03
ZI: Sandoz, Kundl
Z: 1 Tablette enthält: Lisinopril 20 mg (entspr. Lisinopril dihydrat), Hydrochlorothiazid 12,5 mg, Mannitol, Calcium hydrogenphosphat dihydrat, Maisstärke, vorverkleistert, Croscarmellose natrium, Magnesium stearat.
Kurzinformation: siehe Lisinopril-HCT Sandoz 10 mg/12,5 mg - Tabletten, →S. 823
PG: 30 ST (2) (EKO: G) [€ 14,30]

Lisinopril-HCT Sandoz 20 mg/25 mg - Tabletten 10B05

(Z.Nr. 1-25154) RP. P. n.l. C09BA03
ZI: Sandoz, Kundl
Z: 1 Tablette enthält: Lisinopril 20 mg (entspr. Lisinopril dihydrat), Hydrochlorothiazid 25 mg, Mannitol, Calcium hydrogenphosphat dihydrat, Maisstärke, vorverkleistert, Croscarmellose natrium, Magnesium stearat, Eisenoxid gelb, Eisenoxid rot.
PG: 30 ST * (EKO: N) [€ 14,30 n.l.]

L

Lisinopril-HCT Sandoz GmbH 10 mg/12,5 mg - Tabletten 10B05

(Z.Nr. 1-25401) RP. P. C09BA03
ZI: Sandoz, Kundl
Z: 1 Tablette enthält: Lisinopril 10 mg (entspr. Lisinopril dihydrat), Hydrochlorothiazid 12,5 mg, Calcium hydrogenphosphat dihydrat, Croscarmellose natrium, Mannitol, Maisstärke, Magnesium stearat, Eisenoxid rot.
EW: Kombination ACE-Hemmer + Diuretikum.
AG: Hypertonie bei nicht ausreichender alleiniger ACE-Hemmer-Therapie.
AA: Oral mit Flüssigkeit.
DO: 1mal tgl. 1 Tablette; bei Nierenschäden Dosistitration mit Monosubstanz.
Nicht zur Initialtherpie oder Dosiseinstellung, sondern zur Erhaltungstherapie geeignet.
GA: Sulfonamidüberempfindlichkeit, angioneurotisches Ödem, Anurie, Kinder, schwere Leberschäden, Klappenstenosen.
SST: Gegenanzeige im 2. und 3. Trimenon und in der Stillzeit; im 1. Trimenon nicht empfohlen. Während einer Schwangerschaft keine ACE-Hemmer-Therapie beginnen.
NW: Schwindel, Kopfschmerz, Husten, Orthostase, Magen/Darm, Haut, Vegetativum, Nieren, Hyperkaliämie, angioneurotisches Ödem.
NW der Einzelsubstanzen beachten.
HCT: Erhöhtes Risiko für nicht-melanozytären Hautkrebs. Augen (Aderhauterguss, akute Myopie, sekundäres Winkelverschlussglaukom).
WW: Gegenanzeige: Sacubitril / Valsartan (36 Std. Abstand). Aliskiren (Kontraindiziert bei Diabetes oder Nierenschäden, sonst nicht empfohlen). Duale Blockade des Renin-Angiotensin-Aldosteron-Systems nicht empfohlen. Vorsicht: Blutdrucksenker additiv, Narkotika (Hypotension). Bei Dialyse Polyacrylnitril-methalylsulfonat-high-flux-Membranen (Schockgefahr), Lithium (Intoxikation), Narkotika (Hypotension), Desensibilisierung gegen tierische Gifte (Schockgefahr), Blutzuckersenker verstärkt, Gold (nitritartige Reaktionen), Co-Trimoxazol, Kalium sparende Diuretika, Ciclosporin, Heparin (Hyperkaliämie); Racecadotril, mTOR- Inhibitoren, z.B. Sirolimus (Angioödeme).
WH: Vorsicht bei Herz-, zerebrovaskulären Schäden. Psoriasis. Kontrollen: Wasser, Elektrolyte, Glukose, Husten beachten (angioneurotisches Ödem). Verkehrshinweis.
PG: 30 ST (2) (EKO: G) [€ 10,80]

Lisinopril-HCT Sandoz GmbH 20 mg/12,5 mg - Tabletten 10B05

(Z.Nr. 1-25402) RP. P. C09BA03
ZI: Sandoz, Kundl
Z: 1 Tablette enthält: Lisinopril 20 mg (entspr. Lisinopril dihydrat), Hydrochlorothiazid 12,5 mg, Calcium hydrogenphosphat dihydrat, Croscarmellose natrium, Mannitol, Maisstärke, Magnesium stearat, Eisenoxid rot.
Kurzinformation: siehe Lisinopril-HCT Sandoz GmbH 10 mg/12,5 mg - Tabletten, →S. 824
PG: 30 ST (2) (EKO: G) [€ 17,30]

Lisinopril-HCT Sandoz GmbH 20 mg/25 mg - Tabletten 10B05

(Z.Nr. 1-24921) RP. P. C09BA03
ZI: Sandoz, Kundl
Z: 1 Tablette enthält: Lisinopril 20 mg (entspr. Lisinopril dihydrat), Hydrochlorothiazid 25 mg, Calcium hydrogenphosphat dihydrat, Mannitol, Maisstärke, Croscarmellose natrium (entspr. Natrium), Magnesium stearat.
EW: Kombination ACE-Hemmer + Diuretikum.
AG: Hypertonie bei nicht ausreichender alleiniger ACE-Hemmer-Therapie.
AA: Oral mit Flüssigkeit.
DO: 1mal tgl. 1 Tablette; bei Nierenschäden Dosistitration mit Monosubstanz.
Nicht zur Initialtherpie oder Dosiseinstellung, sondern zur Erhaltungstherapie geeignet.
GA: Sulfonamidüberempfindlichkeit, angioneurotisches Ödem, Anurie, Kinder, schwere Leberschäden, Klappenstenosen.
SST: Gegenanzeige im 2. und 3. Trimenon und in der Stillzeit; im 1. Trimenon nicht empfohlen. Während einer Schwangerschaft keine ACE-Hemmer-Therapie beginnen.
NW: Schwindel, Kopfschmerz, Husten, Orthostase, Magen/Darm, Haut, Vegetativum, Nieren, Hyperkaliämie, angioneurotisches Ödem.
NW der Einzelsubstanzen beachten.
HCT: Erhöhtes Risiko für nicht-melanozytären Hautkrebs. Augen (Aderhauterguss, akute Myopie, sekundäres Winkelverschlussglaukom).
WW: Aliskiren (Kontraindiziert bei Diabetes oder Nierenschäden, sonst nicht empfohlen). Duale Blockade des Renin-Angiotensin-Aldosteron-Systems nicht empfohlen. Vorsicht: Blutdrucksenker additiv, Diuretika (Kalium), Lithium (Intoxikation), Narkotika (Hypotension). Bei Dialyse Polyacrylnitril-methalylsulfonat-high-flux-Membranen (Schockgefahr), Lithium (Intoxikation), Narkotika (Hypotension), Desensibilisierung gegen tierische Gifte (Schockgefahr), Blutzuckersenker verstärkt, Gold (nitritartige Reaktionen), Co-Trimoxazol (Hyperkaliämie); mTOR- Inhibitoren, z.B. Sirolimus (Angioödeme).
WH: Vorsicht bei Herz-, zerebrovaskulären Schäden. Psoriasis. Kontrollen: Wasser, Elektrolyte, Glukose, Husten beachten (angioneurotisches Ödem). Verkehrshinweis.
PG: 30 ST (2) (EKO: G) [€ 17,30]

Lisinostad 5 mg - Tabletten 10A01

(Z.Nr. 1-24217) RP. P. C09AA03
ZI: Stada Arzneimittel, Wien
Z: 1 Tablette enthält: Lisinopril, wasserfrei 5 mg (entspr. Lisinopril dihydrat 5,44 mg), Calcium hydrogenphosphat dihydrat, Siliciumdioxid, hochdisperses, Magnesium stearat, Maisstärke, Mannitol, Maisstärke, vorverkleistert, Siliciumdioxid, hochdispers, wasserfrei.
EW: ACE-Hemmer.
AG: Hypertonie, symptomatische Herzinsuffizienz, kurzzeitige Behandlung (6 Wochen) nach akuten Herzinfarkt, Nephropathie bei Typ2-diabetischen Bluthochdruckpatienten.
AA: 1mal tgl. oral.
DO: Hypertonie: TD initial 10 mg, bei Patienten mit stark aktiviertem Renin-Aldosteron-System 2,5-5 mg; Erhaltungsdosis 20 mg, MTD 80 mg.
Dosisreduktion bei Nierenschäden bzw. Diuretika-Therapie.
Kinder und Jugendliche (6-16 Jahre) mit Hypertonie: Initial 2,5 mg (20-50 kg KG) bzw. 5 mg (ab 50 kg KG). MTD 20 mg (20-50 kg KG) bzw. 40 mg (ab 50 kg KG).
Herzinsuffizienz: Initial 2,5 mg, dann Dosis langsam steigern; MTD 35 mg.
Akuter Herzinfarkt: Initial 5 mg, ab dem 3. Tag 10 mg (= Erhaltungsdosis); Dosisreduktion bei Hypotonie.
Nierenschäden bei Diabetes: 10(-20) mg.
GA: Angioneurotisches Ödem.
SST: Gegenanzeige im 2. und 3. Trimenon. Im 1. Trimenon und in der Stillzeit nicht empfohlen.
NW: Blut, ZNS, Orthostase, Herz, Husten, Magen/Darm, Haut, angioneurotisches Ödem, Niere, Impotenz, Müdigkeit, Labor.
WW: Gegenanzeige: Sacubitril / Valsartan (36 Std. Abstand).Kombination mit Aliskiren nicht empfohlen, bei Patienten mit Nierenschäden oder Diabetes kontraindiziert.
Nicht empfohlen: Duale Blockade des Renin-Angiotensin-Aldosteron-Systems, Lithium.
Vorsicht: Diuretika, Co-Trimoxazol, Ciclosporin, Heparin (Hyperka-

liämie), NSARs, andere Blutdrucksenker, ZNS-Dämpfer, Sympathomimetika, Antidiabetika, Plasminogenaktivatoren; Racecadotril, Vildagliptin, mTOR-Inhibitoren, z.B. (Tem)sirolimus, Everolimus (Angioödeme).
WH: Bei verringertem Blutvolumen höheres Risiko einer symptomatischen Hypotonie. Beim akuten Herzinfarkt nur bei hämodynamisch stabilen Patienten anwenden. Vorsicht bei Mitral- oder Aortenstenose. Bei angioneurotischem Ödem sofort absetzen und Notfallmaßnahmen einleiten. Anaphylaktische Reaktionen bei Dialyse mit High flux-Membranen, LDL-Apherese oder Desensibilisierung möglich. Selten Lebernekrose möglich. Kontrollen: Blutbild, Serumkalium, Blutzucker. Verkehrshinweis.
PG: 30 ST (2) (EKO: G) [€ 3,05]

Lisinostad 10 mg - Tabletten 10A01
(Z.Nr. 1-24218) RP. P. C09AA03
ZI: Stada Arzneimittel, Wien
Z: 1 Tablette enthält: Lisinopril, wasserfrei 10 mg (entspr. Lisinopril dihydrat 10,89 mg), Calcium hydrogenphosphat dihydrat, Siliciumdioxid, hochdisperses, Magnesium stearat, Maisstärke, Mannitol, Maisstärke, vorverkleistert, Siliciumdioxid, hochdispers, wasserfrei.
Kurzinformation: siehe Lisinostad 5 mg - Tabletten, → S. 824
PG: 30 ST (2) (EKO: G) [€ 6,15]

Lisinostad 20 mg - Tabletten 10A01
(Z.Nr. 1-24219) RP. P. C09AA03
ZI: Stada Arzneimittel, Wien
Z: 1 Tablette enthält: Lisinopril, wasserfrei 20 mg (entspr. Lisinopril dihydrat 21,78 mg), Calcium hydrogenphosphat dihydrat, Siliciumdioxid, hochdisperses, Magnesium stearat, Maisstärke, Mannitol, Maisstärke, vorverkleistert, Siliciumdioxid, hochdispers, wasserfrei.
Kurzinformation: siehe Lisinostad 5 mg - Tabletten, → S. 824
PG: 30 ST (2) (EKO: G) [€ 10,80]

🐾 *Lismay 444,7 mg/g + 222 mg/g - Pulver zum Eingeben über das Trinkwasser für Schweine* 801BE
(Z.Nr. 8-39336) NR. P. VNW. nicht im Handel. QJ01FF52

Litak 2 mg/ml - Injektionslösung 55C
(Z.Nr. EU/1/04/275/*) NR. P. E. L01BB04
ZI: Lipomed, Weil/Rhein, Deutschland
Z: 1 ml Lösung enthält: Cladribin 2 mg, Natriumchlorid, Natriumhydroxid zur pH-Wert-Einstellung, Salzsäure zur pH-Wert-Einstellung, Wasser für Injektionszwecke.
EW: Purinanalogon (Zytostatikum).
AG: Haarzell-Leukämie.
AA: S.c. ohne Verdünnung. Selbstapplikation möglich.
DO: 1 Zyklus = 0,14 mg/kg KG tgl. an 5 aufeinander folgenden Tagen.
GA: Patienten unter 18 Jahren, mäßige bis schwere Leber- bzw. Niereninsuffizienz.
SST: Gegenanzeige.
NW: Knochenmarksuppression, Immunsuppression, Infektion, Fieber, Haut, Magen/Darm, ZNS, progressive multifokale Leukoenzephalopathie.
WW: Andere myelotoxische Substanzen, Kortikosteroide (erhöhtes Infektionsrisiko), antivirale Mittel.
WH: Besondere Vorsicht bei erhöhtem Infektionsrisiko oder bei älteren Patienten. Auf sekundäre maligne Erkrankungen achten. Männer sollen bis 6 Monate nach der Behandlung keine Kinder zeugen. Zur Prophylaxe eines Tumorlysesyndroms Allopurinol (100-300 mg pro Tag oral über 2 Wochen) geben. Auf Knochenmarksfunktion besonders achten. Verkehrshinweis.
PG: 5 ST * (EKO: N) [€ 2.590,85]

Litalir 500 mg - Kapseln 20F06, 55L
(Z.Nr. 1-23227) NR. P. L01XX05
ZI: Bristol-Myers Squibb, Wien
Z: 1 Kapsel enthält: Hydroxycarbamid 500 mg, Kapselinhalt: Zitronensäure, Natrium monohydrogenphosphat, Magnesium stearat, Lactose monohydrat 42,2 mg, Kapselhülle: Gelatine, Eisenoxid gelb, Indigotin, Titandioxid, Erythrosin, Schellack, Soja-Lecithin, Dimeticon, Eisenoxid schwarz.
EW: Zytostatikum.
AG: Chronisch myeloische Leukämie (CML).
-Essentielle Thrombozythämie oder Polycythaemia vera mit hohem thromboembolischen Risiko.
AA: Oral, unzerkaut mit Flüssigkeit. Kapseln dürfen sich nicht im Mund auflösen.
DO: Chronisch myeloische Leukämie: TD initial 40 mg/kg KG; dann Dosis an Leukozytenzahl anpassen.
Thrombozythämie: TD initial 15 mg/kg KG; Dosisanpassung an die Thrombozytenzahl.
Polycythaemia vera: TD initial 15-20 mg/kg KG; Dosisanpassung an Hämatokrit und Thrombozytenzahl.
Keine Untersuchungen an Kindern und Jugendlichen.
GA: Schwere Knochenmarkdepression, Leukopenie, Thrombozytopenie, schwere Anämie.
SST: Gegenanzeige (gentoxisch!); zuverlässige Verhütungsmaßnahmen für Frauen und Männer erforderlich (für Männer mindestens 1 Jahr nach Therapieende).
NW: Blutbild (Knochenmarksdepression, Megaloblastose), Fieber, Magen/Darm (Mukositis), Haut (Vaskulitis, Ulzera und Gangrän, Hautkrebs), ZNS, Niere, Leber, Pankreatitis, periphere Neuropathien, interstitielle Lungenerkrankungen, Psyche (Halluzinationen), sekundäre Leukämie bei myelopoliferativen Erkrankungen.
WW: Nicht empfohlen: Lebendimpfstoffe. Didanosin, Stavudin (Pankreatitis, Leber, schwere periphere Neuropathien).
Vorsicht: Andere myelosuppressive Substanzen verstärkt; Urikosurika (Dosis anpassen). Interferon (Vaskulitis), Labor (Harnstoff, Harnsäure, Milchsäure fälschlich erhöht).
WH: Nur von im Umgang mit Zytostatika erfahrenen Ärzten anzuwenden. Vorsicht bei vorangegangener Chemo- oder Strahlentherapie, Nieren- und Leberschäden. Ausreichend Flüssigkeit zuführen. Kontrollen: Differentialblutbild (mindestens 1 mal wöchentlich!), Leber, Niere. Sonnenexposition meiden. Verkehrshinweis.
PG: 100 ST RE2 (EKO: Y) [€ 74,55]

Litalir 500 mg - Kapseln 20F06, 55L
(Z.Nr. 1-23227-P1) NR. P. Parallelimport. L01XX05
V: EMRAmed Arzneimittel, Trittau, Deutschland
Z: 1 Kapsel enthält: Hydroxycarbamid 500 mg, Kapselinhalt: Zitronensäure, Natrium monohydrogenphosphat, Magnesium stearat, Lactose monohydrat 42,2 mg, Kapselhülle: Gelatine, Eisenoxid gelb, Indigotin, Titandioxid, Erythrosin, Schellack, Soja-Lecithin, Dimeticon, Eisenoxid schwarz.
PG: 100 ST RE2 (EKO: Y) [€ 72,10]

Litalir 500 mg - Kapseln 20F06, 55L
(Z.Nr. 1-23227-P2) NR. P. Parallelimport. L01XX05
V: Eurim-Pharm, Salzburg
Z: 1 Kapsel enthält: Hydroxycarbamid 500 mg, Kapselinhalt: Zitronensäure, Natrium monohydrogenphosphat, Magnesium stearat, Lactose monohydrat 42,2 mg, Kapselhülle: Gelatine, Eisenoxid gelb, Indigotin, Titandioxid, Erythrosin, Schellack, Soja-Lecithin, Dimeticon, Eisenoxid schwarz.
PG: 100 ST RE2 (EKO: Y) [€ 72,10]

Litalir 500 mg - Kapseln 20F06, 55L
(Z.Nr. 1-23227-P3) NR. P. Parallelimport. nicht im Handel. L01XX05

Litalir 500 mg - Kapseln 20F06, 55L
(Z.Nr. 1-23227-P4) NR. P. Parallelimport. L01XX05
V: Haemato Pharm, Schönefeld, Deutschland
Z: 1 Kapsel enthält: Hydroxycarbamid 500 mg, Kapselinhalt: Zitronensäure, Natrium monohydrogenphosphat, Magnesium stearat, Lactose monohydrat 42,2 mg, Kapselhülle: Gelatine, Eisenoxid gelb, Indigotin, Titandioxid, Erythrosin, Schellack, Soja-Lecithin, Dimeticon, Eisenoxid schwarz.
PG: 100 ST RE2 (EKO: Y) [€ 72,10]

Lithiumchlorid LiDCO 0,15 mmol/ml - Injektionslösung 24C05
(Z.Nr. 1-25211) NR. P. nicht im Handel. V04CX

Liviel - Tabletten 29E02, 31H03, 38C04
(Z.Nr. 1-20657) RP. P. G03CX01
ZI: Merck Sharp & Dohme, Wien
Z: 1 Tablette enthält: Tibolon 2,5 mg, Kartoffelstärke, Magnesium stearat, Ascorbyl palmitat, Lactose monohydrat 87 mg.
EW: Synthetisches Steroid (östrogen, progestagen, leicht androgen).
AG: Klimakterische Beschwerden bei postmenopausalen Frauen (mehr als 1 Jahr nach der Menopause), Osteoporoseprävention bei Unverträglichkeit oder Kontraindikation anderer Arzneimittel zur Osteoporoseprävention.
AA: Oral mit Flüssigkeit.
DO: 1 Tablette tgl. Keine Indikation für Kinder und Jugendliche.
GA: Mammakarzinom (auch in der Anamnese), estrogenabhängige maligne Tumore (z.B. Endometriumkarzinom), nicht abgeklärte Genitalblutungen, unbehandelte Endometriumhyperplasie, venöse oder arterielle Thromboembolie (z.B. Angina pectoris, Herzinfarkt),

L

Prädisposition für Thrombosen, Lebererkrankungen (auch in der Anamnese), Porphyrie.
SST: Nicht indiziert.
NW: Häufig: Depressionen, Kopfschmerzen, Magen/Darm, Krämpfe in den Beinen, Brustvergrößerung, Brustschmerzen, Ödeme, Gewichtszunahme.
Gelegentlich: Sehstörungen, venöse Embolien, Cholelithiasis, Hautausschlag.
Häufigkeit unbekannt: Generalisiserte Überempfindlichkeit, Verschlechterung von Migräne, Schlaganfall, Schwindel, Alopezie, Hypertonie, Myokardinfarkt, Herzinsuffizienz, vaginale Candidiasis, estrogenabhängige gutartige und bösartige Neubildungen, Schlaflosigkeit, Epilepsie, Verschlechterung von Asthma, wahrscheinliche Demenz.
Erhöhtes Risiko für Brustkrebs, venöse Thromboembolien, koronare Herzkrankheit, ischämischen Schlaganfall.
WW: Enzyminduktoren (Antikonvulsiva, Antiinfektiva, Johanniskraut) beschleunigen Abbau von Estrogenen und Gestagenen.
WH: Hormonersatztherapie nur bei Symptomen beginnen, die die Lebensqualität beeinträchtigen. Mindestens einmal jährlich Nutzen/Risiko-Abschätzung erforderlich.
Medizinische Untersuchungen vor und regelmäßig während der Therapie.
Besondere Überwachung bei Gebärmutter-Leiomyom, Endometriose, Risikofaktoren für estrogenabhängige Tumore, Hypertonie, Herz-, Nieren-, Leberschäden, Diabetes, Cholelithiasis, Migräne, Lupus erythematodes, Endometriumhyperplasie in der Anamnese, Epilepsie, Asthma, Otosklerose.
Bei Ikterus, Blutdruckanstieg, erstmaligen migräneartigen Kopfschmerzen, Schwangerschaft Behandlung sofort abbrechen.
Erhöhtes Endometriumkarzinomrisiko bei alleiniger Estrogentherapie, daher bei nicht hysterektomierten Frauen über mindestens 12 Tage pro Zyklus zusätzlich Gestagen geben.
Erhöhtes Brustkrebsrisiko bei kombinierter Behandlung mit Estrogen und Gestagen beachten.
Erhöhtes Risiko für venöse Thromboembolien (VTE); bei VTE sofort Therapie abbrechen. Keine Hinweise auf kardiovaskulären Nutzen einer kontinuierlichen Hormonersatztherapie, aber erhöhtes Risiko für ischämischen Schlaganfall. Erhöhtes Ovarialkarzinomrisiko bei Estrogen-Monotherapie. Erhöhtes Demenzrisiko bei Frauen, die nach dem 65.
Lebensjahr mit Hormonersatztherapie beginnen.
Tibolon erhöht das Brustkrebsrisiko.
PG: 28 ST RE1 (EKO: Y) [€ 23,80], **3X28** 84 ST * (EKO: N) [€ 93,95]

Livipen 300 mg/ml - Injektionssuspension für Rinder, Schweine und Pferde 801AA
(Z.Nr. 8-38856) NR. P. E. VNW. nicht im Handel. QJ01CE09

▼ *Livogiva 20 Mikrogramm/80 Mikroliter - Injektionslösung im Fertigpen* 38C03
(Z.Nr. EU/1/20/1462/*) NR. P. E. nicht im Handel. H05AA02

Livopan 50%/50% - Gas zur medizinischen Anwendung, druckverdichtet 01B
(Z.Nr. 1-27658) NR. P. N01AX63
ZI: Aga, Lidingö, Schweden
Z: 1 Druckbehälter enthält: Distickstoffmonoxid 50 % (V/V), Sauerstoff 50 % (V/V).
EW: Allgemeinanästhetikum.
AG: Kurzzeitige Schmerzzustände, wenn schnelles An- und Abfluten der Analgesie gewünscht wird.
AA: Zur Inhalation mittels Gesichtsmaske beim spontan atmenden Patienten. Bei Kindern mit konstantem Gasfluss unter Überwachung durch Fachpersonal.
DO: Individuell (nur von Fachpersonal anzuwenden).
GA: Bildung von Gasemboli und Vergrößerung gasgefüllter Hohlräume beachten! Herzinsuffizienz, erhöhter intrakranieller Druck, vermindertes Bewusstsein, Vitamin-B12- oder Folsäuremangel, Gesichtsverletzungen, Kinder unter 1 Monat.
SST: Anwendung möglich. Auf Atemdepression des Neugeborenen achten
NW: Megaloblastenanämie, Leukopenie, ZNS (Schwindel, Euphorie, reversible Neurotoxizität), Magen/Darm.
WW: Andere Anästhetika, ZNS-Dämpfer, Methotrexat, lungentoxische Stoffe (Bleomycin, Amiodaron, Furadantin) verstärkt; Vitamin B12 inaktiviert.
GE: Missbrauchspotential beachten.
WH: Nur von Fachpersonal in Reanimationsbereitschaft anzuwenden. Vorsicht bei COPD. Druckerhöhung im Mittelohr und in anderen gasgefüllten Bereichen möglich. Bei wiederholter Anwendung Blutkontrollen. Verkehrshinweis.
PG: 2 L * (EKO: N) [€ 242,20], 5 L * (EKO: N) [€ 428,15], 10 L * (EKO: N) [€ 621,25]

Livostin - Augentropfen 47B03
(Z.Nr. 1-19820) RPF. P. S01GX02
ZI: Johnson & Johnson, Hallein
Z: 1 ml enthält: Levocabastin 0,5 mg (entspr. → 0,015 mg/Tr) (entspr. Levocabastin hydrochlorid), Benzalkonium chlorid 0,15 mg, Propylenglykol 50 mg, Natrium monohydrogenphosphat, Natriumdihydrogenphosphat Monohydrat, Hypromellose, Polysorbat 80, Dinatrium edetat, Wasser für Injektionszwecke.
EW: H_1-Antihistaminikum, antiallergisch.
AG: Allergische Konjunktivitis.
AA: Am Auge.
DO: Personen ab 8 Jahren: 2(-4)mal tgl. 1 Tropfen in den Bindehautsack einträufeln.
SST: Nutzen/Risiko-Abwägung.
NW: Kopfschmerzen, Augenschmerz, Haut, lokale Reaktionen.
WW: 15 min Abstand zu anderen Augentropfen.
WH: Ohne ärztliche Verordnung max. 2 Wochen anwenden. Nicht zur Behandlung von Augenreizungen durch Infektionen. Keine weichen Kontaktlinsen tragen.
Verkehrshinweis.
PG: 4 ML IND (EKO: G) [€ 12,50]

Livostin - Nasenspray 50H07
(Z.Nr. 1-19821) RPF. P. R01AC02
ZI: Johnson & Johnson, Hallein
Z: 1 Sprühstoß zu 0,1 ml enthält: Levocabastin 0,05 mg (entspr. Levocabastin hydrochlorid), Benzalkonium chlorid 0,15 mg/ml, Propylenglykol 50 mg/ml, Natrium monohydrogenphosphat, Natriumdihydrogenphosphat Monohydrat, Hypromellose, Polysorbat 80, Dinatrium edetat, Wasser, gereinigtes.
EW: H_1-Antihistaminikum, antiallergisch.
AG: Allergische Rhinitis.
AA: Nasal.
DO: Personen ab 8 Jahren: 2(-4)mal tgl. 2 Sprühstöße pro Nasenloch. Halbe Dosis bei Niereninsuffizienz.
SST: Nutzen/Risiko-Abwägung.
NW: Sinusitis, Kopfschmerzen, Palpitationen, Schwindel, Epistaxis, Husten, Nausea, Müdigkeit.
WH: Ohne ärztliche Verordnung max. 2 Wochen anwenden.
Vorsicht bei Nieren- insuffizienz. Verkehrshinweis.
PG: 10 ML IND (EKO: G) [€ 12,05]

▼ **Lixiana 15 mg - Filmtabletten** 20A03
(Z.Nr. EU/1/15/993/*) RP. P. B01AF03
ZI: Daiichi Sankyo Europe, München, Deutschland
Z: 1 Filmtablette enthält: Edoxaban 15 mg (entspr. Edoxaban tosilat), Tablettenkern: Mannitol, Stärke, vorverkleistert, Crospovidon, Hyprolose, Magnesium stearat; Filmüberzug: Hypromellose, Macrogol 8000, Titandioxid, Talkum, Carnaubawachs, Eisen(III)-hydroxid-oxid x H2O, Eisen(III)-oxid.
EW: Antithrombotisch (Selektiver Inhibitor von Faktor Xa).
AG: - Prophylaxe von Schlaganfällen und systemischen Embolien bei nicht-valvulärem Vorhofflimmern und Risikofaktoren.
- Behandlung und Prophylaxe von tiefen Venenthrombosen und Lungenembolien.
AA: Oral.
DO: 1mal tgl. 60 mg; 1mal tgl. 30 mg bei Nierenschäden, KG <60 kg, Einnahme von (P-gp)-Inhibitoren (Ciclosporin, Dronedaron, Erythromycin, Ketoconazol).
15 mg-Dosis nur während der Umstellung auf Vitamin K-Antagonisten anwenden.
2 bis 12 Std. vor Kardioversion anwenden.
Details siehe Austria Codex - Fachinformation. Keine Daten an Kindern und Jugendlichen.
GA: Akute Blutungen, Leberschäden mit Koagulopathie und Blutungsrisiko, signifikante Risiken für schwere Blutungen, schwere Hypertonie.
SST: Gegenanzeige.
NW: Blutungen, Anämie, Schwindel, Kopfschmerzen, Leberenzymanstiege, Haut.
WW: Gegenanzeige: Andere Antikoagulanzien (ASS-Gabe bis 100 mg tgl. möglich). Nicht empfohlen: Langzeitgabe von NSARs.
Vorsicht: P-gp-Induktoren, Rifampicin, SSRI/SNRI (erhöhtes Blutungsrisiko).
WH: Blutungsrisiko beachten. Kontrollen: Niere, Leber. Bei mechanischen Herzklappen oder Mitralstenose oder Antiphospholipid-Syndrom nicht empfohlen.
PG: 10 ST RE1 (EKO: Y) [€ 35,25]

▼ **Lixiana 30 mg - Filmtabletten** 20A03
(Z.Nr. EU/1/15/993/*) RP. P. B01AF03
ZI: Daiichi Sankyo Europe, München, Deutschland
Z: 1 Filmtablette enthält: Edoxaban 30 mg (entspr. Edoxaban tosilat), Tablettenkern: Mannitol, Stärke, vorverkleistert, Crospovidon, Hyprolose, Magnesium stearat; Filmüberzug: Hypromellose, Macrogol 8000, Titandioxid, Talkum,

Carnaubawachs, Eisen(III)-oxid.
Kurzinformation: siehe Lixiana 15 mg - Filmtabletten, → S. 826
PG: 14 ST RE1 (EKO: Y) [€ 47,80], 28 ST RE1 (EKO: Y) [€ 95,20], 84 ST * (EKO: N) [€ 245,55], 100 ST * (EKO: N) [€ 292,35]

▼ Lixiana 60 mg - Filmtabletten 20A03
(Z.Nr. EU/1/15/993/*) RP. P. B01AF03
ZI: Daiichi Sankyo Europe, München, Deutschland
Z: 1 Filmtablette enthält: Edoxaban 60 mg (entspr. Edoxaban tosilat), Tablettenkern: Mannitol, Stärke, vorverkleistert, Crospovidon, Hyprolose, Magnesium stearat; Filmüberzug: Hypromellose, Macrogol 8000, Titandioxid, Talkum, Carnaubawachs, Eisen(III)-hydroxid-oxid x H2O.
Kurzinformation: siehe Lixiana 15 mg - Filmtabletten, → S. 826
PG: 14 ST RE1 (EKO: Y) [€ 47,80], 28 ST RE1 (EKO: Y) [€ 95,20], 84 ST * (EKO: N) [€ 245,55], 100 ST * (EKO: N) [€ 292,35]

Lixim 70 mg - wirkstoffhaltiges Pflaster 13F04
(Z.Nr. 1-39011) RPF. P. nicht im Handel. M02AA06

Locatim - Lösung zum Einnehmen für neugeborene Kälber bis zu einem Alter von 12 Stunden 823AZ
(Z.Nr. EU/2/99/011/*) NR. P. E. nicht im Handel. QI02AT01

Loceryl - antimykotischer Nagellack 11A03
(Z.Nr. 1-19917) RPF. P. D01AE16
ZI: Galderma International, La Defense, Frankreich
Z: 1 ml enthält: Amorolfin 50 mg (entspr. Amorolfin hydrochlorid), n-Butylacetat, Ethanol, wasserfrei, Ethylacetat, Methacrylsäure-Copolymer, Triacetin.
EW: Topisches Antimykotikum.
AG: Nagelmykosen.
DO: Personen ab 13 Jahren: 1mal wöchentlich auf befallene Nägel auftragen; Behandlungsdauer 6 Monate. Nicht für Kinder.
SST: Zwingende Indikationsstellung.
NW: Lokale Reizung, Pruritus, Kontaktdermatitis, Überempfindlichkeit, Nagelveränderungen.
WH: Nicht auf die den Nagel umgebende Haut auftragen. Kosmetische Nagellacke erst 10 min nach Loceryl-Nagellack auftragen. Künstliche Nägel nicht verwenden.
PG: 2,5 ML * (EKO: N) [€ 37,50]

Lodronat 520 mg - Filmtabletten 38C01
(Z.Nr. 1-20266) RP. P. M05BA02
ZI: Riemser Pharma, Greifswald-Insel-Riems, Deutschland
Z: 1 Filmtablette enthält: Dinatrium clodronat 520 mg (entspr. Dinatrium clodronat-4-Wasser 649,73 mg), Talkum, Maisstärke, Cellulose, mikrokristalline, Magnesium stearat, Carboxymethylstärke, Natrium Typ A, Hypromellose, Poly(ethylacrylat-methylmethacrylat)-Dispersion 30%, Macrogol 10000, Lactose monohydrat 4,875 mg, Titandioxid, Polysorbat 80, Natriumcitrat dihydrat (entspr. Natrium 3,6 mmol).
EW: Bisphosphonat, hemmt Osteolyse an der Osteoklasten.
AG: Osteolyse und Hyperkalzämie infolge von Knochenmetastasen solider Tumoren (z.B. Mamma-, Prostata-, Schilddrüsen-Karzinom) oder infolge haematologischer Neoplasien (z.B. Plasmozytom). Paraneoplastische Hyperkalzämie. Fortsetzung einer mit der Infusion begonnen Therapie.
AA: Unzerkaut mit Flüssigkeit (nicht mit Milch!) 1 Std vor einer Mahlzeit auf nüchternen Magen einnehmen. Eventuelle 2. Dosis des Tages zwischen den Mahlzeiten einnehmen. Nach der Einnahme in aufrechter Position verbleiben.
DO: TD (=MED) 2 Filmtabletten, MTD 4 Filmtabletten (in 2 ED). TD in 1 oder 2 ED. Vorsicht bei Nierenschäden. Keine Daten an Kindern und Jugendlichen.
GA: Niereninsuffizienz, akute Magen/Darm-Entzündungen und Blutungen, Missbildungen der Speiseröhre.
SST: Gegenanzeige.
NW: Übelkeit, Diarrhoen, Enzymanstiege, Hypokalzämie, Haut, Niere, Knochen-, Gelenks-, Muskelschmerzen, Uveitis, Verschlechterung der Lungenfunktion, Kieferknochennekrose, Knochennekrosen des äußeren Gehörganges, atypische Femurfrakturen, Ösophagitis und Ulzera.
WW: Kontraindiziert: Andere Bisphosphonate. Vorsicht: Milch, Antacida (Resorptionshemmung), Diclofenac (Niere), Aminoglykoside, Estramustin.
WH: Vorsicht bei Patienten mit Erkrankungen im oberen Magen/ Darm-Trakt. Ausreichend Flüssigkeit zuführen. Kontrollen: Niere, Serumkalzium und -phosphat, Leber.
PG: 30 ST IND (2) (EKO: G) [€ 185,55]

Lösferron forte - Brausetabletten 20F01
(Z.Nr. 0-16100) RP. P. B03AA03
ZI: Meda Pharma, Wien
Z: 1 Brausetablette enthält: Eisen(II)-Ion 80,5 mg (entspr. Eisen(II)-gluconat dihydrat), Ascorbinsäure 100 mg, Natriumhydrogencarbonat, Natriumcarbonat 229 mg, Weinsäure, Zitronensäure, Natrium cyclamat, Saccharin natrium, Sunset yellow, Aroma Orange LF (entspr. Mannit), (entspr. Sorbit 45 mg), (entspr. Gluconsäuredeltalacton), (entspr. Dextrine), (entspr. Orangenöl), (entspr. Orangenkonzentrat natürlich), (entspr. Mandarinenöl), (entspr. Cassis Öl), (entspr. Vanillin).
EW: Eisenpräparat.
AG: Gesicherter Eisenmangel.
AA: In einem Glas Wasser auflösen und sofort (½-1 Std. vor dem Essen) trinken.
DO: TD 1-3 Brausetabletten. Nicht für Kinder.
Jugendliche (12-15 Jahre): TD 1 Brausetablette.
GA: Eiseneinbau- oder Eisenspeicherkrankheiten, Anämien ohne Eisenmangel, Oxalat-Urolithiasis.
SST: Anwendung möglich.
NW: Magen/Darm, Überempfindlichkeit.
WW: Antazida, Cholestyramin, Resorption von Penicillamin, Tetrazyklinen, Chinolonen, Levodopa, Carbidopa, Methyldopa, Thyroxin, oralen Bisphosphonaten, Chloramphenicol vermindert (2-3 Std. Abstand); injizierbare Eisenpräparate nicht gleichzeitig anwenden.
WH: Serumeisen und Hämoglobin kontrollieren. Antidot Deferoxamin.
PG: 30 ST (2) (EKO: G) [€ 6,40]

Loette - Filmtabletten 100 Mikrogramm/20 Mikrogramm 31I01
(Z.Nr. 1-23211) RP. P. G03AA07
ZI: Pfizer Corporation Austria, Wien
Z: 1 Packung enthält: Filmtablette, rosa 21 Stk: Levonorgestrel 100 µg, Ethinylestradiol 20 µg, Tablettenkern: Lactose monohydrat 39,8 mg (entspr. Lactose), Cellulose, mikrokristalline, Polacrilin kalium, Magnesium stearat; Tablettenüberzug: Opadry Pale Pink (entspr. Hydroxypropylmethylcellulose) (entspr. Titandioxid) (entspr. Eisenoxid rot), Polyethylenglycol 1450, Wax E Pharma, Wasser, destilliertes; Filmtablette, weiss 7 Stk: Tablettenkern: Lactose monohydrat 39,9 mg (entspr. Lactose), Cellulose, mikrokristalline, Polacrilin kalium, Magnesium stearat; Tablettenüberzug: Opadry-White (entspr. Hydroxypropylmethylcellulose) (entspr. Hydroxypropylcellulose) (entspr. Polyethylenglycol) (entspr. Titandioxid), Polyethylenglykol 1500, Wax E Pharma, Wasser, destilliertes.
EW: Östrogen/Gestagen-Kombination.
AG: Hormonale orale Kontrazeption.
Leichte bis mittelschwere Akne vulgaris bei prämenopausalen Frauen, die gleichzeitige Kontrazeption wünschen.
AA: Peroral unzerkaut mit Flüssigkeit.
DO: In der auf der Packung vorgegebenen Reihenfolge an 28 aufeinanderfolgenden Tagen einnehmen.
GA: Vorliegen oder Risiko für venöse Thromboembolie (auch Prädisposition, größere Operationen mit längerer Immobilisierung). Vorliegen oder Risiko für arterielle Thromboembolie (auch Prädisposition, Myokardinfarkt, Angina pectoris, Schlaganfall oder Vorstufen), hohes Risiko für arterielle Thromboembolie (Diabetes mit Gefäßveränderungen, schwere Hypertonie, schwere Fettstoffwechselstörungen, Prädisposition für Thrombosen), schwere Leberschäden, Lebertumore, sexualhormonabhängige maligne Tumore, nicht abgeklärte vaginale Blutungen, Migräne.
SST: In der Schwangerschaft nicht anwenden, in der Stillzeit nicht empfohlen.
Bei Eintritt einer Schwangerschaft sofort absetzen.
NW: Häufig: Kopfschmerzen, Abdominalschmerzen, Brustschmerzen.
Gelegentlich: Vaginale Candidiasis oder andere Pilzinfektionen, erhöhter Appetit, Depression, Migräne, Schläfrigkeit, Beinkrämpfe, Nervosität, Augenbeschwerden, Herz/Kreislauf (Hypertonie, Hypotonie, selten Thrombose/Embolie), Magen/Darm, Haut, Harnwegsinfektionen, Zwischenblutungen, Ausbleiben der Abbruchblutung, Veränderungen an der Geschlechtsorganen, Hitzewallungen, Gewichtsänderungen, Ödeme.
WW: Gegenanzeige: Ombitasvir/Paritaprevir/Ritonavir, Dasabuvir mit oder ohne Ribavirin, Glecaprevir/Pibrentasvir, Sofosbuvir/ Velpatasvir/Voxilaprevir (Transaminasenanstieg; 2 Wochen Abstand).
Vorsicht: Leberenzyminduktoren können zur Wirkungsminderung oraler Kontrazeptiva führen: Barbiturate, Bosentan, Carbamazepin, Phenytoin, Primidon, Rifampicin, Arzneimittel gegen HIV oder HCV (Ritonavir, Nevirapin, Efavirenz und andere), Felbamat, Griseofulvin, Oxcarbazepin, Topiramat, Johanniskraut.
Bei Kurzzeitbehandlung Barrieremethode bis 28 Tage nach dem Absetzen anwenden. Bei Langzeitbehandlung wird andere, nichthormonale Verhütungsmethode empfohlen.
Enzyminhibitoren (z.B. Etoricoxib) können die Plasmakonzentrationen von Estrogenen und/oder Progestagenen erhöhen. Ethinylestradiol kann die Plasmakonzentration von Theophyllin oder Tizanidin erhöhen.

WH: Erhöhtes Risiko für arterielle und venöse Thromboembolien beachten. Auf Symptome von apoplektischem Insult oder Myokardinfarkt achten. Blutdruck messen. Leicht erhöhtes Brustkrebsrisiko beachten. Bei Leberfunktionsstörungen orales Kontrazeptivum bis zur Normalisierung der Leberfunktion absetzen. Kein Schutz vor AIDS oder anderen sexuell übertragbaren Krankheiten. Anhaltende Blutungsunregelmäßigkeiten diagnostisch abklären. Durchbruchblutungen und/oder Verhütungsversagen als Folge von Wechselwirkungen mit anderen Arzneimitteln möglich.
PG: 28 ST * (EKO: N) [€ 13,00], **3X28** 84 ST * (EKO: N) [€ 32,25]

▼ Lojuxta 5 mg - Hartkapseln 41A05

(Z.Nr. EU/1/13/851/*) NR. P. C10AX12
ZI: Amryt Pharmaceuticals, Dublin 2, Irland
Z: 1 Hartkapsel enthält: Lomitapid 5 mg (entspr. Lomitapid mesilat), Kapselinhalt: Maisstärke, vorverkleistert, Carboxymethylstärke, Natrium Typ A, Cellulose, mikrokristalline, Lactose 70,12 mg (entspr. Lactose monohydrat), Siliciumdioxid, hochdisperses, Magnesium stearat; Kapselhülle: Gelatine, Titandioxid, Eisen(III)-oxid; Druckfarbe: Schellack, Eisen(II,III)-oxid, Propylenglycol.
EW: Hemmt mikrosomales Transfer-Protein.
AG: Homozygote familiäre Hypercholesterinämie.
AA: Nüchtern mindestens 2 Std. nach dem Abendessen einnehmen.
DO: Initial 1mal tgl. 5 mg, nach 2 Wochen 1mal tgl. 10 mg und dann in Mindestabständen von 4 Wochen 1mal tgl. 20 mg/40 mg/60 mg (=MTD).
MTD 40 mg bei leichten Leberschäden oder schweren Nierenschäden.
Für Kinder und Jugendliche nicht empfohlen.
GA: Schwere Leberschäden, Malabsorption, entzündliche Darmerkrankungen.
SST: Gegenanzeige, Kontrazeption erforderlich. In der Stillzeit entweder das Stillen oder die Einnahme des Arzneimittels unterbrechen.
NW: Magen/Darm, verminderter Appetit, Leber (Hepatomegalie, Anstieg der Aminotransferasen). Haut, Ermüdung, Muskelspasmen, Dehydratation.
WW: Kontraindiziert: Simvastatin ab 40 mg/d, mittelstarke oder starke CYP3A4-Hemmer (Azole, Makrolide, Proteasehemmer, Verapamil, Diltiazem, Dronedaron), Grapefruitsaft meiden.
Nicht empfohlen: Johanniskraut, Alkohol.
Vorsicht: CYP3A4-Induktoren (Wirkungsabschwächung von Lomitapid), lebertoxische Substanzen, Antikoagulantien. Gallensäurebinder (4 Std. Abstand).
Atorvastatin und andere schwache CYP3A4-Hemmer (12. Std. Abstand empfohlen, oder Lomitapid-Dosis halbieren).
CYP3A4-Induktoren (ev. Lomitapid-Dosis erhöhen).
WH: Leberkontrollen! (Details siehe Austria-Codex - Fachinformation).
PG: 28 ST * (EKO: N) [€ 29.786,75]

▼ Lojuxta 10 mg - Hartkapseln 41A05

(Z.Nr. EU/1/13/851/*) NR. P. C10AX12
ZI: Amryt Pharmaceuticals, Dublin 2, Irland
Z: 1 Hartkapsel enthält: Lomitapid 10 mg (entspr. Lomitapid mesilat), Kapselinhalt: Maisstärke, vorverkleistert, Carboxymethylstärke, Natrium Typ A, Cellulose, mikrokristalline, Lactose 140,23 mg (entspr. Lactose monohydrat), Siliciumdioxid, hochdisperses, Magnesium stearat; Kapselhülle: Gelatine, Titandioxid, Eisen(III)-oxid; Druckfarbe: Schellack, Eisen(II,III)-oxid, Propylenglycol.
Kurzinformation: siehe Lojuxta 5 mg - Hartkapseln, → S. 828
PG: 28 ST * (EKO: N) [€ 29.786,75]

▼ Lojuxta 20 mg - Hartkapseln 41A05

(Z.Nr. EU/1/13/851/*) NR. P. C10AX12
ZI: Amryt Pharmaceuticals, Dublin 2, Irland
Z: 1 Hartkapsel enthält: Lomitapid 20 mg (entspr. Lomitapid mesilat), Kapselinhalt: Maisstärke, vorverkleistert, Carboxymethylstärke, Natrium Typ A, Cellulose, mikrokristalline, Lactose 129,89 mg (entspr. Lactose monohydrat), Siliciumdioxid, hochdisperses, Magnesium stearat; Kapselhülle: Gelatine, Titandioxid; Druckfarbe: Schellack, Eisen(II,III)-oxid, Propylenglycol.
Kurzinformation: siehe Lojuxta 5 mg - Hartkapseln, → S. 828
PG: 28 ST * (EKO: N) [€ 29.786,75]

▼ *Lojuxta 30 mg - Hartkapseln* 41A05
(Z.Nr. EU/1/13/851/*) NR. P. nicht im Handel. C10AX12

▼ *Lojuxta 40 mg - Hartkapseln* 41A05
(Z.Nr. EU/1/13/851/*) NR. P. nicht im Handel. C10AX12

▼ *Lojuxta 60 mg - Hartkapseln* 41A05
(Z.Nr. EU/1/13/851/*) NR. P. nicht im Handel. C10AX12

▼ Lokelma 5 g - Pulver zur Herstellung einer Suspension zum Einnehmen 44G03

(Z.Nr. EU/1/17/1173/*) RP. P. V03AE10
ZI: AstraZeneca, Södertälje, Schweden
Z: 1 Beutel enthält: Natriumzirconiumhydrogencyclohexasilicat-Hydrat (3:2:1:1:x) 5 g.
EW: Anorganisches Pulver, das Kalium ausschließlich im GI-Trakt gegen Wasserstoff und Natrium austauscht.
AG: Hyperkaliämie.
AA: Beutelinhalt in ein Glas mit ca. 45 ml Wasser geben, gut umrühren (löst sich nicht auf) und sofort trinken.
DO: Korrekturphase: 3mal tgl. 10 g über 1 bis 2 (max. 3) Tage.
Erhaltungsphase: Kleinste wirksame Dosis zur Erhaltung der Normokalämie wählen: Anfangsdosis 1mal tgl. 5 g; Einstellung zwischen 5 g jeden 2. Tag und max. 10 g 1mal tgl..
Bei Dialysepatienten nur an Tagen ohne Dialyse geben.
Keine Daten an Kindern und Jugendlichen.
SST: In der Schwangerschaft Anwendung vermeiden, in der Stillzeit Anwendung möglich.
NW: Hypokaliämie, Ödeme, Magen/Darm, Überempfindlichkeit.
WW: 2 Stunden Abstand zu pH-Wert-abhängigen Arzneimitteln (z.B. Azole, Protease-Hemmer, Tyrosinkinase-Hemmer).
WH: Serumkalium regelmäßig überwachen.
PG: 28 ST * (EKO: R) [€ 380,10]

▼ Lokelma 10 g - Pulver zur Herstellung einer Suspension zum Einnehmen 44G03

(Z.Nr. EU/1/17/1173/*) RP. P. V03AE10
ZI: AstraZeneca, Södertälje, Schweden
Z: 1 Beutel enthält: Natriumzirconiumhydrogencyclohexasilicat-Hydrat (3:2:1:1:x) 10 g.
Kurzinformation: siehe Lokelma 5 g - Pulver zur Herstellung einer Suspension zum Einnehmen, → S. 828
PG: 28 ST * (EKO: R) [€ 840,40]

Lomaherpan - Fieberblasen-Creme 22D, 22Z02

(Z.Nr. 1-19337) RPF. P. D06BB
ZI: Infectopharm Arzneimittel und Consilium, Heppenheim, Deutschland
Z: 5 g enthalten: Melissenblätter-Extrakt 0,05 g, Benzylalkohol, Vaselin, weisses, Ethylenglycolmonodistearat, selbstemulgierend, Macrogol-cetylstearylether, Wasser, gereinigtes.
EW: Lokal virustatisch.
AG: Verkürzung der Abheilzeit bei Fieberblasen (Herpes simplex labialis).
DO: Personen ab 2 Jahren: 2-4mal tgl. auf den betroffenen Lippenbereich dünn auftragen (bis einige Tage nach Besserung).
SST: Anwendung möglich.
NW: Lokale Reizung.
WH: Bei Kindern unter 2 Jahren beim Auftreten von Fieberblasen Kinderarzt zu Rate ziehen.
PG: 5 G * (EKO: N) [€ 8,95]

Lomexin 2% - Creme 11A02

(Z.Nr. 1-21476) RP. P. D01AC12
ZI: G.L. Pharma, Lannach
Z: 1 g Creme enthält: Fenticonazol nitrat 20 mg, Propylenglykol 50 mg, Lanolin 10 mg, Mandelöl, Fettsäurepolyglycerolester, Cetylalkohol 30 mg, Glycerinmonostearat, Natrium edetat, Wasser, gereinigtes.
EW: Antimykotisch.
AG: Pilzerkrankungen der Haut, insbesondere Pityriasis versicolor, Tinea corporis und weitere Infektionen durch Dermatophyten, Hefen und sonstige Pilze.
AA: Auf der Haut auftragen.
DO: 1-2mal tgl. bis zur vollständigen Abheilung auf befallene Bereiche auftragen. Keine Daten bei Kindern bis 3 Jahren.
SST: Nicht empfohlen.
NW: Lokale Reaktionen, Allergie.
WH: Nicht am Auge anwenden. Bei genitaler Candidiasis auch Partner behandeln.
PG: 30 G (2) (EKO: G) [€ 6,25]

Lomexin 600 mg - Vaginalkapsel 29G01

(Z.Nr. 1-20244) RP. P. G01AF12
ZI: G.L. Pharma, Lannach
Z: 1 Vaginalkapsel enthält: Fenticonazol nitrat 600 mg, Natrium ethyl hydroxybenzoat 1 mg, Natrium propyl hydroxybenzoat 0,5 mg, Paraffin, flüssiges, Vaselin, weisses, Soja-Lecithin, Gelatine, Glycerin, Titandioxid.

EW: Imidazol-Antimykotikum.
AG: Vulvovaginale Candidiasis.
AA: Intravaginal.
DO: Einmal eine 600 mg Vaginalkapsel abends beim Zubettgehen. Bleiben die Symptome einer Vaginitis bestehen, kann die Behandlung nach 3 Tagen wiederholt werden. Während und 2 Tage nach der Behandlung soll kein Geschlechtsverkehr stattfinden. Keine Daten an Personen unter 14 Jahren.
SST: Nicht empfohlen.
NW: Lokale Reaktionen, Überempfindlichkeit.
WW: Nicht in Verbindung mit Barrieremethoden zur Schwangerschaftsverhütung anwenden.
WH: Partner gleichzeitig lokal behandeln. Nach versehentlicher oraler Einnahme Erbrechen auslösen.
PG: 1 ST (2) (EKO: G) [€ 5,60]

Lomusol - Augentropfen 47B02

(Z.Nr. 1-18032) RP. P. S01GX01
ZI: Sigmapharm, Wien
Z: 1 ml stabilisierte, wässrige Lösung enthält: Dinatrium cromoglicinat 20 mg, Benzalkonium chlorid 0,1 mg, Natrium edetat, Wasser, gereinigtes.
EW: Mastzellen-Stabilisator (Antiallergikum).
AG: Allergische Konjunktivitis (akut und chronisch, Vorbeugung und Intervall- behandlung).
DO: Personen ab 6 Jahren: Alle 4 Stunden 1-2 Tropfen in jedes Auge applizieren. Dosisreduktion bei schweren Nieren- oder Leberschäden.
GA: Nach chirurgischen Eingriffen mit Freilegung der Dura mater.
SST: Im ersten Trimenon möglichst nicht anwenden.
NW: Lokales Brennen, Tränenfluss, Lidschwellung.
WW: 15 min Abstand zu anderen Augentropfen.
WH: Vorsicht bei schweren Leber- und Nierenschäden. Während der Behandlung keine weichen Kontaktlinsen tragen (Verfärbung durch Benzalkonium- chlorid). Generell Kontaktlinsen frühestens 15 min nach der Anwendung wieder einsetzen.
PG: 10 ML IND (EKO: G) [€ 6,90]

Lomusol - Nasenspray 50H06

(Z.Nr. 1-18031) RP. P. R01AC01
ZI: Sigmapharm, Wien
Z: 1 ml enthält: Dinatrium cromoglicinat 20 mg, Natrium edetat, Wasser, gereinigtes.
EW: Mastzellenstabilisator (Antiallergikum). Behandlungserfolg tritt oft erst nach 2-3 Wochen ein.
AG: Allergische Rhinitis (Behandlung und Intervallbehandlung), Rhinitis vasomotorica.
DO: Alle 4 Stunden 1 Sprühstoß in jedes Nasenloch applizieren. MTD 6mal 1 Sprühstoß in jedes Nasenloch. Nicht für Kinder unter 5 Jahren.
GA: Eosinophile Pneumonie.
SST: Im ersten Trimenon nicht anwenden.
NW: Brennen der Nasenschleimhaut, Niesen, Kopfschmerzen, Husten, unangenehmer Geschmack, Allergien.
WH: Vorsicht bei schweren Leber- und Nierenschäden.
PG: 20 ML IND (EKO: G) [€ 11,35]

Lomustin (CCNU) "medac" 40 mg - Kapseln 55A

(Z.Nr. 1-17935) NR. P. L01AD02
ZI: medac Gesellschaft für klinische Spezialpräparate, Wedel, Deutschland
Z: 1 Kapsel enthält Lomustin 40 mg, Lactose 100 mg, Weizenstärke 40 mg, Talkum, Magnesium stearat, Gelatine, Titandioxid, Indigocarmin.
EW: Antineoplastisches Nitrosoharnstoffderivat.
AG: Neoplasmen (einzeln oder in Kombinationstherapie): Hirntumor, Hirnmetastasen, M. Hodgkin (resistent gegen übliche Kombinationsbehandlung), Bronchialkarzinom (kleinzellig), metastasierendes malignes Melanom.
In Kombination auch bei Nicht-Hodgkin-Lymphomen.
AA: Unzerkaut mit Flüssigkeit abends vor dem Schlafengehen oder 3 Std. nach einer Mahlzeit schlucken.
DO: Monotherapie: 100-130 mg/m² KOF als Einzeldosis alle 6 Wochen.
Polychemotherapie: 50-100 mg/m² KOF alle 4-8 Wochen.
Details siehe Austria-Codex - Fachinformation oder Gebrauchsinformation.
GA: Varicellen, Herpes zoster, schwere Nieren-, Knochenmarkschäden.
SST: Gegenanzeige in der Schwangerschaft (im Tierversuch reproduktionstoxisch, mutagen, karzinogen). Nutzen/Risiko-Abwägung in der Stillzeit. Kontrazeption für Frauen und Männer bis 6 Monate nach der Therapie.
NW: Blut (Knochenmark), Magen/Darm (vorher Antiemetikum geben), Fieber, Ödeme, ZNS, Leber, Lunge (Infiltrate), Stomatitis, Haarausfall, Nieren- schäden, Hyperurikämie, Spermatogenese- oder Ovulationsstörungen, Haut, Immunsuppression, Untersuchungen.
WW: Gegenanzeige: Gelbfieberimpfstoff oder andere Lebendimpfstoffe bei immun- supprimierten Patienten. Vorsicht: Myelosuppressive Substanzen oder Strahlentherapie (Knochenmarkschäden), Antiepileptika, Phenobarbital (Antitumorwirkung vermindert), Salizylate bzw. Alkohol (Blutungsgefahr), Theophyllin, Cimetidin; Kreuzresistenz mit Carmustin.
WH: Vorsicht bei Infekten oder vorheriger Zytostatika- oder Strahlentherapie.
Nur von erfahrenen Onkologen zu verordnen, Kapselinhalt nicht berühren oder einatmen (Bei Kontamination von Haut und Schleimhäuten gründlich mit viel Wasser spülen). Lungenuntersuchungen vor und während der Behandlung.
Kontrollen: Blut, Leber, Niere, Harnsäure. Verkehrshinweis.
PG: 20 ST * (EKO: N) [€ 830,40]

🐾 LongActon 0,07 mg/ml - Injektionslösung für Rinder und Schweine 822AD, 833AE

(Z.Nr. 8-00543) RP. P. E. QH01BB03
ZI: Vetoquinol, Magny-Vernois, Lure, Frankreich
Z: 1 ml Injektionslösung enthält: Carbetocin 0,07 mg, Chlorobutanol hemihydrat 2 mg, Essigsäure 99%, Natrium acetat-3-Wasser, Wasser für Injektionszwecke.
EW: Oxytocin-Analogon.
AG: Kuh: Uterusatonie während des Puerperiums; Nachgeburtsverhaltung als Folge der Uterusatonie; Auslösung der Milchejektion bei Streß-induzierter Agalaktie oder anderen Zuständen, die eine Euterentleerung erfordern.
Sau: Uterusatonie während des Puerperiums; Unterstützende Therapie bei Mastitis-Metritis-Agalaktie-(MMA)-Syndrom; Auslösung der Milchejektion; Verkürzung der Gesamtgeburtsdauer bei Sauen, entweder nach der Geburt des ersten Ferkels oder als Bestandteil der Geburtensynchronistaion bei solchen Sauen, die 24 Stunden nach der Anwendung eines geeigneten $PGF_{2\alpha}$ (z.B. Cloprostenol), nicht vor dem 113. Trächtigkeitstag, noch nicht geferkelt haben.
AA: Einmalig i.m. oder i.v.
DO: Kühe: 3-5 ml/Tier.
Sauen: 1,5-3 ml/Tier.
Verkürzung der Gesamtgeburtsdauer als Teil der Partussynchronisation bei Sauen: 1 ml/Tier.
Bei Anwendung zur Auslösung der Milchejektion bei Kühen und Sauen sowie beim MMA-Syndrom wiederholte Anwendung nach 1-2 Tagen möglich.
GA: Anwendung zur Beschleunigung der Geburt bei nicht geöffneter Zervix; Mechanische Geburtshindernisse, Lage-, Stellungs- und Haltungsanomalien, Krampfwehen, drohende Uterusruptur, Torsio uteri, relativ zu große Früchte sowie Mißbildungen der Geburtswege.
SST: Kann Milchejektion anregen.
WW: Oxytocin nicht gleichzeitig anwenden.
WH: Vom 5. bis 11. Tag postpartum LongActon nicht anwenden (Myometrium auf Oxytocin nicht ansprechbar).
PG: 50 ML VN [€ 52,65]

Loniten 5 mg - Tabletten 10A07

(Z.Nr. 1-18118) RP. P. C02DC01
ZI: Pfizer Corporation Austria, Wien
Z: 1 Tablette enthält: Minoxidil 5 mg, Lactose 94 mg, Zellulose, mikrokristallin, Maisstärke, Siliciumdioxid, Magnesium stearat.
EW: Vasodilator zur Blutdrucksenkung.
AG: Therapieresistente Hypertonie (immer gleichzeitig mit Diuretika und Beta-Blockern) bei Unwirksamkeit besser verträglicher Antihypertensiva.
AA: Oral mit Flüssigkeit; TD in 1 oder 2 ED.
DO: Erwachsene: Initialdosis 5 mg tgl., Dosissteigerung auf 20-40 mg tgl.
(in 1 oder 2 Dosen), empfohlene MTD 100 mg.
╗Kinder bis 12 Jahre (nur bei schwerer Hypertonie mit Zielorganschäden):
Initialdosis 0,2 mg/kg KG tgl.; wirksame Dosis 0,25-1 mg/kg KG tgl.; Höchstdosis 50 mg tgl. Dosis langsam steigern, gleichzeitig andere Blutdrucksenker geben. (Beta-Blocker, Diuretika, Clonidin, Methyldopa).
Details siehe Austria Codex - Fachinformation.
GA: Perikarderguss, akuter Herzinfarkt, labile Hypertonie, Lungenhochdruck infolge Mitralstenose, Phäochromozytom.
SST: Nicht empfohlen. In der Stillzeit Nutzen/Risiko-Abwägung.
NW: Tachykardie, Angina pectoris, Ödeme, Herzinsuffizienz, Lungenhochdruck, Tachykardie, Perikarderguss, Hämodilution, Brustschmerzen, abnorme Behaarung (reversibel), Allergie (bis Stevens-Johnson-Syndrom), Übelkeit, Kopfschmerzen, Parästhesien, Hirsutismus, Leber.
WW: Additiv mit anderen Blutdrucksenkern (Nitrate, Neuroleptika, Alpha- Blocker) oder Alkohol, orthostatische Hypotension mit

Guanethidin (nicht kombinieren), Bethanidin, Alpha-Blockern.
WH: Vorsicht bei Angina pectoris, Nierenschäden, Ödemneigung. Zur Angina pectoris- Prophylaxe Beta-Blocker gleichzeitig geben. Zur Ödemprophylaxe Diuretikum gleichzeitig geben. Einstellung in einer Spezialeinrichtung.
Kochsalzreduktion, Gewichtskontrolle. Patienten über Hypertrichose informieren. Verkehrshinweis.
Bei Überdosierung Kochsalzlösung infundieren, cave Sympathomimetika.
PG: 100 ST * (EKO: N) [€ 70,65]

Lonquex 6 mg - Injektionslösung in einer Fertigspritze 33C04
(Z.Nr. EU/1/13/856/*) NR. P. E. L03AA14
ZI: Teva, Haarlem, Niederlande
Z: 1 Fertigspritze enthält in 0,6 ml Lösung: Lipegfilgrastim 6 mg, hergestellt durch rekombinante DNA-Technologie in Escherichia coli, Essigsäure 99%, Natriumhydroxid zur pH-Wert-Einstellung, Sorbitol 30 mg, Polysorbat 20, Wasser für Injektionszwecke.
EW: Immunstimulans, koloniestimulierender Faktor.
AG: Verkürzung der Dauer von Neutropenien und Verminderung der Inzidenz febriler Neutropenien bei Patienten mit zytotoxischer Chemotherapie für maligne Erkrankungen (ausgenommen CML und myelodysplastiches Syndrom).
AA: S.c.
DO: Je Chemotherapiezyklus 1 Fertigspritze ca. 24 Std. nach der zytotoxischen Chemotherapie. Keine Dosisempfehlung für Kinder und Jugendliche.
SST: Nicht anwenden.
NW: Schmerzen des Muskel- und Skelettsystems, Übelkeit, Thrombozytopenie, Leukozytose, Überempfindlichkeit, Hypokaliämie, Lunge, Splenomegalie, Glomerulonephritis, Haut, lokale Reaktionen, Enzymanstiege, Kapillarlecksyndrom, Aortitis.
WH: Bei myeloischer Leukämie nicht anwenden. Vorsicht bei Sichelzellanämie, Hypokaliämie. Milzgröße überwachen.
PG: 1 ST (EKO: G) [€ 591,90]

▼ **Lonquex 6 mg - Injektionslösung in einer Fertigspritze** 33C04
(Z.Nr. EU/1/13/856/*) NR. P. E. L03AA14
Parallelimport.
V: Abacus Medicine, Copenhagen, Dänemark
Z: 1 Fertigspritze enthält in 0,6 ml Lösung: Lipegfilgrastim 6 mg, hergestellt durch rekombinante DNA-Technologie in Escherichia coli, Essigsäure 99%, Natriumhydroxid zur pH-Wert-Einstellung, Sorbitol 30 mg, Polysorbat 20, Wasser für Injektionszwecke.
PG: 1 ST (EKO: G) [€ 588,80]

▼ *Lonquex 6 mg - Injektionslösung in einer Fertigspritze* 33C04
(Z.Nr. EU/1/13/856/*) NR. P. E. L03AA14
Parallelimport. nicht im Handel.

▼ **Lonquex 6 mg - Injektionslösung in einer Fertigspritze** 33C04
(Z.Nr. EU/1/13/856/*) NR. P. E. L03AA14
Parallelimport.
V: Haemato Pharm, Schönefeld, Deutschland
Z: 1 Fertigspritze enthält in 0,6 ml Lösung: Lipegfilgrastim 6 mg, hergestellt durch rekombinante DNA-Technologie in Escherichia coli, Essigsäure 99%, Natriumhydroxid zur pH-Wert-Einstellung, Sorbitol 30 mg, Polysorbat 20, Wasser für Injektionszwecke.
PG: 1 ST (EKO: G) [€ 588,80]

▼ *Lonquex 6 mg - Injektionslösung in einer Fertigspritze* 33C04
(Z.Nr. EU/1/13/856/*) NR. P. E. L03AA14
Parallelimport. nicht im Handel.

▼ **Lonsurf 15 mg/6,14 mg - Filmtabletten** 55C
(Z.Nr. EU/1/16/1096/*) NR. P. L01BC59
ZI: Les Laboratoires Servier, Suresnes Cedex, Frankreich
Z: 1 Filmtablette enthält: Trifluridin 15 mg, Tipiracil 6,14 mg (entspr. Tipiracil hydrochlorid), Tablettenkern: Lactose monohydrat 90,735 mg, Maisstärke, vorverkleistert, Stearinsäure; Filmüberzug: Hypromellose, Macrogol 8000, Titandioxid, Magnesium stearat; Drucktinte: Schellack, Eisen(III)-oxid, Eisen(III)-hydroxid-oxid x H2O, Titandioxid, Indigocarmin-Aluminium-Salz (E 132), Carnaubawachs, Talkum.
EW: Antineoplastisch (Antimetabolit).
AG: Monotherapie des metastasierten kolorektalen Karzinoms oder des metastasierten Magenkarzinoms nach Behandlung mit verfügbaren Therapien.
AA: Mit Wasser innerhalb einer Stunde nach den Mahlzeiten am Morgen und am Abend einnehmen.
DO: 2mal tgl. 35 mg/m² KOF an den Tagen 1-5 und 8-12 eines 28tägigen Zyklus. Dosisreduktion bei Myelosuppression. Kein Nutzen bei Kindern und Jugendlichen.
SST: Zwingende Indikationsstellung in der Schwangerschaft, nicht stillen. Zuverlässige Kontrazeption (Barrieremethode) für Frauen und Männer bis 6 Monate nach Therapieende erforderlich.
NW: Knochenmark, Magen/Darm, Leber, Dyspnoe, Atemweginfektionen, verminderter Appetit, Ermüdung, Haut, Proteinurie, interstitielle Lungenerkrankung, Untersuchungen.
WW: Vorsicht: Zidovudin.
WH: Kontrollen: Blutbild (vor jedem Behandlungszyklus), Urin (Teststreifen auf Proteinurie). Bei schweren Nierenschäden bzw. mäßigen oder schweren Leberschäden nicht empfohlen. Verkehrshinweis.
PG: 20 ST * (EKO: N) [€ 894,45], 60 ST * (EKO: N) [€ 2.636,70]

▼ **Lonsurf 15 mg/6,14 mg - Filmtabletten** 55C
(Z.Nr. EU/1/16/1096/*) NR. P. L01BC59
Parallelimport.
V: Abacus Medicine, Copenhagen, Dänemark
Z: 1 Filmtablette enthält: Trifluridin 15 mg, Tipiracil 6,14 mg (entspr. Tipiracil hydrochlorid), Tablettenkern: Lactose monohydrat 90,735 mg, Maisstärke, vorverkleistert, Stearinsäure; Filmüberzug: Hypromellose, Macrogol 8000, Titandioxid, Magnesium stearat; Drucktinte: Schellack, Eisen(III)-oxid, Eisen(III)-hydroxid-oxid x H2O, Titandioxid, Indigocarmin-Aluminium-Salz (E 132), Carnaubawachs, Talkum.
PG: 60 ST * (EKO: N) [€ 2.636,70]

▼ *Lonsurf 15 mg/6,14 mg - Filmtabletten* 55C
(Z.Nr. EU/1/16/1096/*) NR. P. L01BC59
Parallelimport. nicht im Handel.

▼ **Lonsurf 15 mg/6,14 mg - Filmtabletten** 55C
(Z.Nr. EU/1/16/1096/*) NR. P. L01BC59
Parallelimport.
V: Orifarm, Leverkusen, Deutschland
Z: 1 Filmtablette enthält: Trifluridin 15 mg, Tipiracil 6,14 mg (entspr. Tipiracil hydrochlorid), Tablettenkern: Lactose monohydrat 90,735 mg, Maisstärke, vorverkleistert, Stearinsäure; Filmüberzug: Hypromellose, Macrogol 8000, Titandioxid, Magnesium stearat; Drucktinte: Schellack, Eisen(III)-oxid, Eisen(III)-hydroxid-oxid x H2O, Titandioxid, Indigocarmin-Aluminium-Salz (E 132), Carnaubawachs, Talkum.
PG: 20 ST * (EKO: N) [€ 893,05], 60 ST * (EKO: N) [€ 2.636,70]

▼ **Lonsurf 20 mg/8,19 mg - Filmtabletten** 55C
(Z.Nr. EU/1/16/1096/*) NR. P. L01BC59
ZI: Les Laboratoires Servier, Suresnes Cedex, Frankreich
Z: 1 Filmtablette enthält: Trifluridin 20 mg, Tipiracil 8,19 mg (entspr. Tipiracil hydrochlorid), Tablettenkern: Lactose monohydrat 120,98 mg, Maisstärke, vorverkleistert, Stearinsäure; Filmüberzug: Hypromellose, Macrogol 8000, Titandioxid, Eisen(III)-oxid, Magnesium stearat; Drucktinte: Schellack, Eisen(III)-oxid, Eisen(III)-hydroxid-oxid x H2O, Titandioxid, Indigocarmin-Aluminium-Salz (E 132), Carnaubawachs, Talkum.
Kurzinformation: siehe Lonsurf 15 mg/6,14 mg - Filmtabletten, → S. 830
PG: 20 ST * (EKO: N) [€ 1.158,50], 60 ST * (EKO: N) [€ 3.430,05]

▼ **Lonsurf 20 mg/8,19 mg - Filmtabletten** 55C
(Z.Nr. EU/1/16/1096/*) NR. P. L01BC59
Parallelimport.
V: Abacus Medicine, Copenhagen, Dänemark
Z: 1 Filmtablette enthält: Trifluridin 20 mg, Tipiracil 8,19 mg (entspr. Tipiracil hydrochlorid), Tablettenkern: Lactose monohydrat 120,98 mg, Maisstärke, vorverkleistert, Stearinsäure; Filmüberzug: Hypromellose, Macrogol 8000, Titandioxid, Eisen(III)-oxid, Magnesium stearat; Drucktinte: Schellack, Eisen(III)-oxid, Eisen(III)-hydroxid-oxid x H2O, Titandioxid, Indigocarmin-Aluminium-Salz (E 132), Carnaubawachs, Talkum.
PG: 20 ST * (EKO: N) [€ 1.158,50], 60 ST * (EKO: N) [€ 3.430,05 n.l.]

▼ *Lonsurf 20 mg/8,19 mg - Filmtabletten* 55C
(Z.Nr. EU/1/16/1096/*) NR. P. L01BC59
Parallelimport. nicht im Handel.

▼ **Lonsurf 20 mg/8,19 mg - Filmtabletten** 55C
(Z.Nr. EU/1/16/1096/*) NR. P. L01BC59
Parallelimport.
V: Haemato Pharm, Schönefeld, Deutschland
Z: 1 Filmtablette enthält: Trifluridin 20 mg, Tipiracil 8,19 mg (entspr. Tipiracil hydrochlorid), Tablettenkern: Lactose monohydrat 120,98 mg, Maisstärke, vorverkleistert, Stearinsäure; Filmüberzug: Hypromellose, Macrogol 8000, Titandioxid, Eisen(III)-oxid, Magnesium stearat; Drucktinte: Schellack, Eisen(III)-oxid, Eisen(III)-hydroxid-oxid x H2O, Titandioxid, Indigocarmin-

Aluminium-Salz (E 132), Carnaubawachs, Talkum.
PG: 20 ST * (EKO: N) [€ 1.153,50], 60 ST * (EKO: N) [€ 3.416,25]

▼ Lonsurf 20 mg/8,19 mg - Filmtabletten 55C
(Z.Nr. EU/1/16/1096/*) NR. P. L01BC59
Parallelimport.
V: Orifarm, Leverkusen, Deutschland
Z: 1 Filmtablette enthält: Trifluridin 20 mg, Tipiracil 8,19 mg (entspr. Tipiracil hydrochlorid), Tablettenkern: Lactose monohydrat 120,98 mg, Maisstärke, vorverkleistert, Stearinsäure; Filmüberzug: Hypromellose, Macrogol 8000, Titandioxid, Eisen(III)-oxid, Magnesium stearat; Drucktinte: Schellack, Eisen(III)-oxid, Eisen(III)-hydroxid-oxid x H2O, Titandioxid, Indigocarmin-Aluminium-Salz (E 132), Carnaubawachs, Talkum.
PG: 60 ST * (EKO: N) [€ 3.416,25]

Loperamid "ratiopharm" akut - Filmtabletten 42I01
(Z.Nr. 1-23965) RPF. P. A07DA03
ZI: Teva, Haarlem, Niederlande
Z: 1 Filmtablette enthält: Loperamid hydrochlorid 2 mg, Maisstärke, Lactose monohydrat 42,8 mg, Cellulose, mikrokristalline, Copolyvidon, Siliciumdioxid, hochdisperses, Magnesium stearat, Hypromellose, Macrogol 6000, Silikon Antischaumemulsion SE4.
EW: Antidiarrhoikum, bindet an Opiatrezeptoren der Darmwand.
AG: Symptomatisch bei akuten Diarrhoen.
AA: Unzerkaut mit Flüssigkeit schlucken.
DO: Akute Diarrhoe: Initial Erwachsene 2 Filmtabletten, Jugendliche 1 Filmtablette; nach jedem ungeformten Stuhlgang 1 Filmtablette. MTD 4 Filmtabletten über höchstens 2 Tage.
Chronische Diarrhoe: Initiale TD 2 Filmtabletten, Erhaltungsdosis 1-4 Fimtabletten tgl.; MTD 8 Filmtabletten.
Nicht für Kinder.
GA: Akute Dysenterie, akute Colitis ulcerosa, pseudomembranöse Colitis, chronische Diarrhoen, Ileus, bakterielle Enterokolitis.
SST: Nicht anwenden.
NW: Magen/Darm (Obstipation, Nausea, Flatulenz), ZNS, Mundtrockenheit, Hautausschläge, Überempfindlichkeit. Bei Überdosierung QT- Verlängerung, Torsades de pointes, Demaskierung eines Brugada-Syndroms.
WW: Vorsicht: Enzyminhibitoren, Ritonavir; Chinidin, Verapamil, Ketoconazol (Atemdepression).
WH: Ohne ärztliche Anordnung nicht länger als 2 Tage anwenden. Elektrolyte und Flüssigkeit substituieren. Verkehrshinweis.
Bei Überdosierung ZNS-Depression und Ileus, Antidot: Wiederholte Naloxon-Gabe.
PG: 20 ST * (EKO: N) [€ 7,00]

Loperamid Sandoz 2 mg - Kapseln 42I01
(Z.Nr. 1-24708) RPF. P. A07DA03
ZI: Sandoz, Kundl
Z: 1 Kapsel enthält: Loperamid hydrochlorid 2 mg, Lactose monohydrat 127 mg, Maisstärke, Talkum, Magnesium stearat, Gelatine, Farbstoffe: (entspr. Patentblau V), (entspr. Titandioxid), (entspr. Eisenoxid gelb), (entspr. Eisenoxid schwarz).
EW: Antidiarrhoikum, bindet an Opiatrezeptoren der Darmwand.
AG: Symptomatisch bei akuten Diarrhoen bei Fehlen einer kausalen Therapie.
AA: Unzerkaut mit Flüssigkeit schlucken.
DO: Akute Diarrhoe: Initial Erwachsene 2 Kapseln, Jugendliche 1 Kapsel; nach jedem ungeformten Stuhlgang 1 Kapsel.
MTD Erwachsene 6 Kapseln, Jugendliche 1 Kapsel / 10 kg KG, max. 4 Kapseln über höchstens 2 Tage.
Chronische Diarrhoe: Initiale TD Erwachsene 2 Kapseln, Jugendliche 1 Kapsel; Erhaltungsdosis 1-6 Kapseln tgl.; MTD 8 Kapseln.
Nicht für Kinder.
GA: Akute Dysenterie, akute Colitis ulcerosa, pseudomembranöse Colitis, chronische Diarrhoen, Ileus, bakterielle Enterokolitis.
SST: Nicht anwenden.
NW: Magen/Darm (Obstipation, Nausea, Flatulenz), ZNS, Mundtrockenheit, Hautausschläge, Überempfindlichkeit. Bei Überdosierung QT- Verlängerung, Torsades de pointes, Demaskierung eines Brugada-Syndroms.
WW: Vorsicht: Enzyminhibitoren, Ritonavir; Chinidin, Verapamil, Ketoconazol (Atemdepression).
WH: Ohne ärztliche Anordnung nicht länger als 2 Tage anwenden. Elektrolyte und Flüssigkeit substituieren. Verkehrshinweis.
Bei Überdosierung ZNS-Depression und Ileus, Antidot: Wiederholte Naloxon-Gabe.
PG: 20 ST * (EKO: N) [€ 6,60]

Lopinavir/Ritonavir Accord 200 mg/50 mg - Filmtabletten 35E04
(Z.Nr. 1-37429) NR. P. nicht im Handel. J05AR10

Lopinavir/Ritonavir Mylan 100 mg/25 mg - Filmtabletten 35E04
(Z.Nr. EU/1/15/1067/*) NR. P. nicht im Handel. J05AR10

Lopinavir/Ritonavir Mylan 200 mg/50 mg - Filmtabletten 35E04
(Z.Nr. EU/1/15/1067/*) NR. P. nicht im Handel. J05AR10

Lorano 10 mg - Schmelztabletten 05A01
(Z.Nr. 1-26792) RP. P. R06AX13
ZI: Hexal Pharma, Wien
Z: 1 Schmelztablette enthält: Loratadin 10 mg, Orangenaroma,süß, Aspartam 0,5 mg, Zitronensäure, wasserfrei, Siliciumdioxid, kolloidal, wasserfrei, Maisstärke, getrocknet, Lactose, wasserfrei 15 mg, Magnesium stearat, Croscarmellose natrium, Mannitol, Sorbitol <= 7 mg, Crospovidon, Siliciumdioxid, kolloidal, hydriert, Polysorbat 80, Povidon, Cellulose, mikrokristalline.
EW: H1-Antihistaminikum.
AG: Symptomatisch bei allergischer Rhinitis und chronischer, idiopathischer Urtikaria.
AA: Zum Einnehmen.
DO: Erwachsene und Kinder über 30 kg KG: 1mal tgl. 10 mg. Bei schweren Leberschäden initial nur jeden 2. Tag 10 mg.
SST: Nicht anwenden.
NW: Kopfschmerzen, Somnolenz, Appetitsteigerung, Schlaflosigkeit, sehr selten Anaphylaxie, Schwindel, Tachykardie, Magen/Darm, Leber, Haut, Müdigkeit, Gewichtszunahme.
WW: Alkohol potenzierend.
WH: Vorsicht bei schweren Leberschäden. Anwendung von Loratadin mindestens 48 Std. vor der Durchführung von Hauttests unterbrechen. Verkehrshinweis.
Schmelztablette auf die Zunge legen und dort belassen, bis sie sich vollständig aufgelöst hat. Nicht für Kinder unter 30 kg KG geeignet.
PG: 10 ST (2) (EKO: G) [€ 3,40], 30 ST (EKO: G) [€ 8,15]

Loratadin Alternova 10 mg - Tabletten 05A01
(Z.Nr. 1-24470) RP. P. R06AX13
ZI: Krka, Novo Mesto, Slowenien
Z: 1 Tablette enthält: Loratadin 10 mg, Lactose monohydrat, Maisstärke, Povidon, Magnesium stearat.
Kurzinformation: siehe Allernon 10 mg - Tabletten, → S. 66
PG: 10 ST (2) (EKO: G) [€ 3,55], 30 ST (EKO: G) [€ 9,05]

Loratadin Arcana 10 mg - Filmtabletten 05A01
(Z.Nr. 1-24576) RP. P. R06AX13
ZI: Arcana Arzneimittel, Wien
Z: 1 Tablette enthält: Loratadin 10 mg, Tablettenkern: Lactose monohydrat 84,5 mg, Cellulose, mikrokristalline, Maisstärke, Stärke, vorverkleistert, Siliciumdioxid, hochdisperses, Magnesium stearat; Filmüberzug: Hypromellose, Macrogol 400, Macrogol 6000, Carnaubawachs, Talkum.
EW: H1-Antihistaminikum.
AG: Symptomatisch bei allergischer Rhinitis und chronischer, idiopathischer Urtikaria.
AA: Zum Einnehmen.
DO: Erwachsene und Kinder ab 6 Jahren ab 30 kg KG: 1mal tgl. 10 mg. Bei schweren Leberschäden initial nur jeden 2. Tag 10 mg. Für Kinder unter 6 Jahren bzw. unter 30 kg KG andere Darreichungsformen verwenden.
SST: Nicht anwenden.
NW: Kopfschmerzen, Somnolenz, Appetitsteigerung, Schlaflosigkeit, sehr selten Anaphylaxie, Schwindel, Tachykardie, Magen/Darm, Leber, Haut, Müdigkeit, Gewichtszunahme.
WW: Alkohol potenzierend.
WH: Vorsicht bei schweren Leberschäden. Anwendung von Loratadin mindestens 48 Std. vor der Durchführung von Hauttests unterbrechen. Verkehrshinweis.
PG: 10 ST (2) (EKO: G) [€ 3,55], 30 ST (EKO: G) [€ 8,95]

Loratadin CADmed 10 mg - Tabletten 05A01
(Z.Nr. 1-39419) RPF. P. nicht im Handel. R06AX13

Lorazepam Aristo 1 mg - Schmelztabletten 18C
(Z.Nr. 1-38532) NR. P1. P. nicht im Handel. N05BA06

Lorazepam Aristo 2,5 mg - Schmelztabletten 18C
(Z.Nr. 1-38533) NR. P1. P. nicht im Handel. N05BA06

Lorazepam Aristo 1 mg - Tabletten 18C
(Z.Nr. 1-38527) NR. P1. P. nicht im Handel. N05BA06

Lorazepam Aristo 2,5 mg - Tabletten 18C
(Z.Nr. 1-38528) NR. P1. P. nicht im Handel. N05BA06

▼ Lorviqua 25 mg - Filmtabletten 55G
(Z.Nr. EU/1/19/1355/*) NR. P. L01ED05
ZI: Pfizer Europe, Brüssel, Belgien
Z: 1 Filmtablette enthält: Lorlatinib 25 mg, Tablettenkern: Cellulose, mikrokristalline, Calciumhydrogenphosphat, Poly(O-carboxymethyl)stärke-Natrium Salz, Magnesium stearat;

Filmüberzug: Hypromellose, Lactose monohydrat 1,58 mg, Macrogol, Triacetin, Titandioxid, Eisen(II,III)-oxid, Eisen(III)-oxid.
EW: Proteinkinase-Hemmer, antineoplastisch.
AG: Als Monotherapie zur Behandlung erwachsener Patienten mit Anaplastische-Lymphomkinase (ALK)-positivem, fortgeschrittenen nicht-kleinzelligen Lungenkarzinom (non-small cell lung cancer, NSCLC) nach Fortschreiten der Krankheit unter Alectinib oder Ceritinib oder Crizotinib und mindestens einem anderen ALK-Tyrosinkinasehemmer.
AA: Tabletten im Ganzen schlucken.
DO: 1mal tgl. 100 mg. Bei Unverträglichkeit Dosisreduktion auf 1mal tgl. 75 oder 50 mg. Keine Daten an Kindern und Jugendlichen.
SST: Zuverlässige nicht hormonelle Kontrazeption für Frauen bis 35 Tage nach Therapieende und für Männer bis mindestens 14 Wochen nach der letzten Dosis erforderlich. In der Schwangerschaft nicht empfohlen. Stillen bis 7 Tage nach der letzten Dosis unterbrechen.
NW: Hypercholesterinämie, Hypertriglyceridämie, Ödeme, periphere Neuropathie, kognitive Effekte, Fatigue, Gewichtszunahme, affektive Effekte, Atemwege (interstitielle Lungenerkrankung), Haut, Sehstörungen, Labor.
WW: Gegenanzeige: Starke CYP3A4/5- Induktoren (Rifampicin, Carbamazepin, Phenytoin, Johanniskraut). Dosisanpassng bei starken CYP3A4/5 - Hemmern und Substrate mit enger therapeutischer Breite.
Vorsicht: Hormonelle Kontrazeptiva (Wirkungsverlust) Grapefruit-Saft.
WH: Kontrollen: Cholesterin, Triglyzeride, Lipase, Amylase, EKG, LVEF. Verkehrshinweis.
PG: 90 ST RE1 (EKO: Y) [€ 6.740,95]

L

▼ Lorviqua 100 mg - Filmtabletten 55G

(Z.Nr. EU/1/19/1355/*) NR. P. L01ED05
ZI: Pfizer Europe, Brüssel, Belgien
Z: 1 Filmtablette enthält: Lorlatinib 100 mg, Tablettenkern: Cellulose, mikrokristalline, Calciumhydrogenphosphat, Poly(O-carboxymethyl)stärke-Natrium Salz, Magnesium stearat; Filmüberzug: Hypromellose, Lactose monohydrat 4,2 mg, Macrogol, Triacetin, Titandioxid, Eisen(II,III)-oxid, Eisen(III)-oxid.
Kurzinformation: siehe Lorviqua 25 mg - Filmtabletten, → S. 831
PG: 30 ST RE1 (EKO: Y) [€ 6.740,95]

Losarcomp Genericon 50 mg/12,5 mg - Filmtabletten 10B06

(Z.Nr. 1-27103) RP. P. C09DA01
ZI: Genericon Pharma, Graz
Z: 1 Filmtablette enthält: Losartan kalium 50 mg, Hydrochlorothiazid 12,5 mg, Tablettenkern: Lactose monohydrat 61,5 mg, Cellulose, mikrokristalline, Stärke, vorverkleistert, Magnesium stearat, Carboxymethylstärke, Natrium Typ A (entspr. Natrium < 1 mmol) (entspr. → < 23 mg); Tablettenüberzug: Opadry weiss (entspr. Hydroxypropylcellulose) (entspr. Hypromellose 6cP) (entspr. Titandioxid).
EW: Angiotension II-Antagonist + Diuretikum.
AG: Kombinationstherapie der essentiellen Hypertonie bei nicht ausreichender Monotherapie.
AA: Oral unzerkaut mit Flüssigkeit.
DO: 1mal tgl. 1 FT, nicht zur Initialtherapie. Nicht für Kinder und Jugendliche.
GA: Schwere Nierenschäden, Leberschäden, Gicht, Hypokaliämie, Hyperkalzämie, Hyponatriämie.
SST: Gegenanzeige im 2. und 3. Trimenon; im 1. Trimenon und in der Stillzeit nicht empfohlen.
NW: Schwindel, Hypotonie, Magen/Darm, Niere, Stoffwechsel, Labor, Überempfindlichkeit, Leber, erhöhtes Risiko von nicht-melanozytären Hautkrebs, Auge (Aderhauterguss, akute Myopie, sekundäres Winkelverschlussglaukom).
WW: Nicht empfohlen: Lithium, duale Blockade des Renin-Angiotensin-Aldosteron-Systems. Kombination mit Aliskiren nicht empfohlen, bei Patienten mit Nierenschäden oder Diabetes kontraindiziert.
Vorsicht: Andere Blutdrucksenker, hypotensive Narkotika verstärkt. Abschwächung der Blutdrucksenkung durch NSARs; Antidiabetika (Dosisanpassung), Kortikosteroide (Hypokaliämie); Ciclosporin (Hyperurikämie); Arzneimittel mit Einfluss auf Serumkalium (kaliumsparende Diuretika, Trimethoprim: Hyperkaliämie); jodhaltige Kontrastmittel (akutes Nierenversagen).
WH: Kontrollen: Niere, Elektrolyte, Blutzucker, Harnsäure; Verkehrshinweis. Vorsicht bei Herzinsuffizienz, Klappenstenosen, Kardiomyopathie, Angioödem.
PG: 30 ST (2) (EKO: G) [€ 7,30]

Losarcomp Genericon 100 mg/25 mg - Filmtabletten 10B06

(Z.Nr. 1-27107) RP. P. C09DA01
ZI: Genericon Pharma, Graz
Z: 1 Filmtablette enthält: Losartan kalium 100 mg, Hydrochlorothiazid 25 mg, Tablettenkern: Lactose monohydrat 123 mg, Cellulose, mikrokristalline, Stärke, vorverkleistert, Magnesium stearat, Carboxymethylstärke, Natrium Typ A (entspr. Natrium < 1 mmol) (entspr. → < 23 mg); Tablettenüberzug: Opadry weiss: (entspr. Hydroxypropylcellulose) (entspr. Hypromellose 6cP) (entspr. Titandioxid).
Kurzinformation: siehe Losarcomp Genericon 50 mg/12,5 mg - Filmtabletten, → S. 832
PG: 30 ST (2) (EKO: G) [€ 7,30]

Losartan 1A Pharma 50 mg - Filmtabletten 10A08

(Z.Nr. 1-27051) RP. P. C09CA01
ZI: 1A Pharma, Wien
Z: 1 Filmtablette enthält: Losartan kalium 50 mg, Tablettenkern: Cellulose, mikrokristalline, Maisstärke, vorverkleistert, Lactose monohydrat 28,52 mg, Magnesium stearat, Siliciumdioxid, hochdisperses; Tablettenüberzug: (entspr. Hypromellose) (entspr. Hydroxypropylcellulose) (entspr. Macrogol 400) (entspr. Titandioxid) (entspr. Talkum).
EW: Angiotensin II-Blocker.
AG: Essentielle Hypertonie bei Personen ab 6 Jahren, Nierenerkrankung mit Hypertonie und Typ II-Diabetes mit Proteinurie, chronische Herzinsuffizienz bei ACE-Hemmer-Unverträglichkeit, Reduktion des Schlaganfallrisikos bei Hypertonikern mit linksventrikulärer Hypertrophie.
AA: Mit Wasser einnehmen.
DO: Hypertonie: 1mal tgl. 50 mg. MTD 100 mg.
Nierenerkrankung, Reduktion des Schlaganfallrisikos: TD initial 50 mg, dann 100 mg.
Herzinsuffizienz: TD initial 12,5 mg; Dosis wöchentlich steigern, MTD 150 mg.
Kinder ab 6 Jahren und Jugendliche (20-50 kg KG): 1mal tgl. 25 (-50) mg.
Für Kinder mit schweren Nierenschäden nicht empfohlen.
GA: Schwere Leberschäden.
SST: Gegenanzeige im 2. und 3. Trimenon; im 1. Trimenon und in der Stillzeit nicht empfohlen.
NW: Schwindel, Palpitationen, Hypotonie, Obstipation, Asthenie, Ödeme, Hyperkaliämie, Überempfindlichkeit.
WW: Gegenanzeige: ACE-Hemmer bei diabetischer Nephropathie. Nicht empfohlen: Duale Blockade des Renin-Angiotensin-Aldosteron-Systems (ACE-Hemmer, Aliskiren). Vorsicht: Andere Blutdrucksenker verstärkt; Beta-Blocker, Lithium, Kalium, kaliumsparende Diuretika (Kaliumanstieg), Anästhetika (Hypotonie); Abschwächung durch nichtsteroidale Antiphlogistika. Besondere Vorsicht bei zweifacher Blockade (z.B. mit ACE-Hemmer).
WH: Kontrollen: Blutdruck (auf symptomatische Hypotonie achten), Niere, Kalium. Bei primärem Hyperaldosteronismus nicht empfohlen. Vorsicht bei Angioödem, Klappenstenosen, Volumenmangel, Nieren-, Leberschäden. Verkehrshinweis.
PG: 30 ST (2) (EKO: G) [€ 6,30]

Losartan G.L. 50 mg - Filmtabletten 10A08

(Z.Nr. 1-28727) RP. P. C09CA01
ZI: G.L. Pharma, Lannach
Z: 1 Filmtablette enthält: Losartan kalium 50 mg (entspr. Losartan 45,76 mg), Tablettenkern: Lactose monohydrat 53 mg, Cellulose, mikrokristalline, Maisstärke, Croscarmellose natrium, Magnesium stearat; Filmüberzug: Hydroxypropylcellulose, Hypromellose, Titandioxid.
Kurzinformation: siehe Losartan 1A Pharma 50 mg - Filmtabletten, → S. 832
PG: 30 ST (2) (EKO: G) [€ 6,40]

Losartan G.L. 100 mg - Filmtabletten 10A08

(Z.Nr. 1-28728) RP. P. C09CA01
ZI: G.L. Pharma, Lannach
Z: 1 Filmtablette enthält: Losartan kalium 100 mg (entspr. Losartan 91,52 mg), Tablettenkern: Lactose monohydrat 106 mg, Cellulose, mikrokristalline, Maisstärke, Croscarmellose natrium, Magnesium stearat; Filmüberzug: Hydroxypropylcellulose, Hypromellose, Titandioxid.
Kurzinformation: siehe Losartan 1A Pharma 50 mg - Filmtabletten, → S. 832
PG: 30 ST (2) (EKO: G) [€ 6,40]

Losartan Genericon 12,5 mg - Filmtabletten 10A08

(Z.Nr. 1-27688) RP. P. C09CA01
ZI: Genericon Pharma, Graz
Z: 1 Filmtablette enthält: Losartan kalium 12,5 mg, Lactose

monohydrat 25,27 mg, Maisstärke, vorverkleistert, Cellulose, mikrokristalline, Magnesium stearat, Hydroxypropylcellulose, Hypromellose, Titandioxid, Brillantblau FCF.
Kurzinformation: siehe Losartan 1A Pharma 50 mg - Filmtabletten, → S. 832
PG: 30 ST (2) (EKO: G) [€ 5,50]

Losartan Genericon 50 mg - Filmtabletten 10A08
(Z.Nr. 1-27691) RP. P. C09CA01
ZI: Genericon Pharma, Graz
Z: 1 Filmtablette enthält: Losartan kalium 50 mg, Lactose monohydrat 25,5 mg, Maisstärke, vorverkleistert, Cellulose, mikrokristalline, Magnesium stearat, Hydroxypropylcellulose, Hypromellose, Titandioxid.
Kurzinformation: siehe Losartan 1A Pharma 50 mg - Filmtabletten, → S. 832
PG: 30 ST (2) (EKO: G) [€ 7,30]

Losartan Genericon 100 mg - Filmtabletten 10A08
(Z.Nr. 1-27692) RP. P. C09CA01
ZI: Genericon Pharma, Graz
Z: 1 Filmtablette enthält: Losartan kalium 100 mg, Lactose monohydrat 51 mg, Maisstärke, vorverkleistert, Cellulose, mikrokristalline, Magnesium stearat, Hydroxypropylcellulose, Hypromellose, Titandioxid.
Kurzinformation: siehe Losartan 1A Pharma 50 mg - Filmtabletten, → S. 832
PG: 30 ST (2) (EKO: G) [€ 7,30]

Losartan Hexal 50 mg - Filmtabletten 10A08
(Z.Nr. 1-27049) RP. P. nicht im Handel. C09CA01

Losartan Krka 12,5 mg - Filmtabletten 10A08
(Z.Nr. 1-28620) RP. P. C09CA01
ZI: Krka, Novo Mesto, Slowenien
Z: 1 Filmtablette enthält: Losartan kalium 12,5 mg (entspr. Losartan 11,4 mg), Tablettenkern: Maisstärke, vorverkleistert, Maisstärke, Cellulose, mikrokristalline, Siliciumdioxid, hochdispers, wasserfrei, Magnesium stearat, Cellactose: Lactose monohydrat 13,7 mg, Cellulosepulver; Filmüberzug: (entspr. Hypromellose) (entspr. Talkum) (entspr. Propylenglycol) (entspr. Titandioxid) (entspr. Chinolingelb).
Kurzinformation: siehe Losartan 1A Pharma 50 mg - Filmtabletten, → S. 832
PG: 28 ST (2) (EKO: G) [€ 5,00]

Losartan Krka 25 mg - Filmtabletten 10A08
(Z.Nr. 1-28621) RP. P. C09CA01
ZI: Krka, Novo Mesto, Slowenien
Z: 1 Filmtablette enthält: Losartan kalium 25 mg (entspr. Losartan 22,9 mg), Tablettenkern: Maisstärke, vorverkleistert, Maisstärke, Cellulose, mikrokristalline, Siliciumdioxid, hochdispers, wasserfrei, Magnesium stearat, Cellactose: Lactose monohydrat 27,3 mg, Cellulosepulver; Filmüberzug: (entspr. Hypromellose) (entspr. Talkum) (entspr. Propylenglycol) (entspr. Titandioxid) (entspr. Chinolingelb).
Kurzinformation: siehe Losartan 1A Pharma 50 mg - Filmtabletten, → S. 832
PG: 30 ST (2) (EKO: G) [€ 6,05]

Losartan Krka 50 mg - Filmtabletten 10A08
(Z.Nr. 1-28622) RP. P. C09CA01
ZI: Krka, Novo Mesto, Slowenien
Z: 1 Filmtablette enthält: Losartan kalium 50 mg (entspr. Losartan 45,8 mg), Tablettenkern: Maisstärke, vorverkleistert, Maisstärke, Cellulose, mikrokristalline, Siliciumdioxid, hochdispers, wasserfrei, Magnesium stearat, Cellactose: Lactose monohydrat 54,7 mg, Cellulosepulver; Filmüberzug: (entspr. Hypromellose) (entspr. Talkum) (entspr. Propylenglycol) (entspr. Titandioxid).
Kurzinformation: siehe Losartan 1A Pharma 50 mg - Filmtabletten, → S. 832
PG: 30 ST (2) (EKO: G) [€ 7,10]

Losartan Krka 100 mg - Filmtabletten 10A08
(Z.Nr. 1-28623) RP. P. C09CA01
ZI: Krka, Novo Mesto, Slowenien
Z: 1 Filmtablette enthält: Losartan kalium 100 mg (entspr. Losartan 91,6 mg), Tablettenkern: Maisstärke, vorverkleistert, Maisstärke, Cellulose, mikrokristalline, Siliciumdioxid, hochdispers, wasserfrei, Magnesium stearat, Cellactose: Lactose monohydrat 109,3 mg, Cellulosepulver; Filmüberzug: (entspr. Hypromellose) (entspr. Talkum) (entspr. Propylenglycol) (entspr. Titandioxid).
Kurzinformation: siehe Losartan 1A Pharma 50 mg - Filmtabletten, → S. 832
PG: 30 ST (2) (EKO: G) [€ 7,10]

Losartan MSD 50 mg - Filmtabletten 10A08
(Z.Nr. 1-28585) RP. P. C09CA01
ZI: Merck Sharp & Dohme, Wien
Z: 1 Filmtablette enthält: Losartan 50 mg (entspr. Losartan kalium) (entspr. Kalium 4,24 mg), Cellulose, mikrokristalline, Lactose monohydrat 25,5 mg, Maisstärke, vorverkleistert, Magnesium stearat, Hydroxypropylcellulose, Hypromellose, Carnaubawachs, Titandioxid.
Kurzinformation: siehe Losartan 1A Pharma 50 mg - Filmtabletten, → S. 832
PG: 14 ST (EKO: G) [€ 3,80], 28 ST (2) (EKO: G) [€ 6,80]

Losartan +pharma 50 mg - Filmtabletten 10A08
(Z.Nr. 1-28914) RP. P. C09CA01
ZI: +pharma Arzneimittel, Graz
Z: 1 Filmtablette enthält: Losartan 50 mg (entspr. Losartan kalium), Cellulose, mikrokristalline, Lactose monohydrat 25,5 mg, Maisstärke, vorverkleistert, Magnesium stearat, Hydroxypropylcellulose, Hypromellose, Titandioxid.
Kurzinformation: siehe Losartan 1A Pharma 50 mg - Filmtabletten, → S. 832
PG: 30 ST (2) (EKO: G) [€ 6,30]

Losartan +pharma 100 mg - Filmtabletten 10A08
(Z.Nr. 1-28915) RP. P. nicht im Handel. C09CA01

Losartan ratiopharm 50 mg - Filmtabletten 10A08
(Z.Nr. 1-27321) RP. P. C09CA01
ZI: Teva, Haarlem, Niederlande
Z: 1 Filmtablette enthält: Losartan 50 mg (entspr. Losartan kalium), Tablettenkern: Lactose monohydrat 9 mg, Cellulose, mikrokristalline, Maisstärke, vorverkleistert, Magnesium stearat; Filmüberzug: (entspr. Poly(vinylalkohol)) (entspr. Titandioxid) (entspr. Macrogol) (entspr. Talkum).
EW: Angiotensin II-Blocker.
AG: Essentielle Hypertonie bei Personen ab 6 Jahren, Nierenerkrankung mit Hypertonie und Typ II-Diabetes mit Proteinurie, chronische Herzinsuffizienz bei ACE-Hemmer-Unverträglichkeit, Reduktion des Schlaganfallrisikos bei Hypertonikern mit linksventrikulärer Hypertrophie.
AA: Mit Wasser einnehmen.
DO: Hypertonie: 1mal tgl. 50 mg. MTD 100 mg.
Nierenerkrankung, Reduktion des Schlaganfallrisikos: TD initial 50 mg, dann 100 mg.
Herzinsuffizienz: TD initial 12,5 mg; Dosis wöchentlich steigern, MTD 150 mg.
Kinder ab 6 Jahren und Jugendliche (20-50 kg KG): 1mal tgl. 25 (-50) mg.
Für Kinder mit schweren Nierenschäden nicht empfohlen.
GA: Schwere Leberschäden.
SST: Gegenanzeige im 2. und 3. Trimenon; im 1. Trimenon und in der Stillzeit nicht empfohlen.
NW: Schwindel, Palpitationen, Hypotonie, Obstipation, Asthenie, Ödeme, Hyperkaliämie, Überempfindlichkeit.
WW: Gegenanzeige: ACE-Hemmer (bei diabetischer Nephropathie).
Nicht empfohlen: Duale Blockade des Renin-Angiotensin-Aldosteron-Systems (ACE-Hemmer, Aliskiren), Kalium, kaliumsparende Diuretika, Trimethoprim (Kaliumanstieg), Vorsicht: Andere Blutdrucksenker verstärkt; Beta-Blocker, Lithium, Anästhetika (Hypotonie); Abschwächung durch nichtsteroidale Antiphlogistika.
WH: Kontrollen: Blutdruck (auf symptomatische Hypotonie achten), Niere, Kalium. Bei primärem Hyperaldosteronismus nicht empfohlen. Vorsicht bei Angioödem, Klappenstenosen, Volumenmangel, Nieren-, Leberschäden. Verkehrshinweis.
PG: 30 ST (2) (EKO: G) [€ 6,40]

Losartan ratiopharm 100 mg - Filmtabletten 10A08
(Z.Nr. 1-27322) RP. P. C09CA01
ZI: Teva, Haarlem, Niederlande
Z: 1 Filmtablette enthält: Losartan 100 mg (entspr. Losartan kalium), Tablettenkern: Lactose monohydrat 18 mg, Cellulose, mikrokristalline, Maisstärke, vorverkleistert, Magnesium stearat; Filmüberzug: (entspr. Poly(vinylalkohol)) (entspr. Titandioxid) (entspr. Macrogol) (entspr. Talkum).
Kurzinformation: siehe Losartan ratiopharm 50 mg - Filmtabletten, → S. 833
PG: 30 ST (2) (EKO: G) [€ 6,40]

Losartan Sandoz 50 mg - Filmtabletten 10A08
(Z.Nr. 1-27047) RP. P. C09CA01
ZI: Sandoz, Kundl
Z: 1 Filmtablette enthält: Losartan kalium 50 mg, Tablettenkern: Cellulose, mikrokristalline, Maisstärke, vorverkleistert, Lactose monohydrat 28,52 mg, Magnesium stearat, Siliciumdioxid, hochdisperses; Tablettenüberzug: (entspr. Hypromellose) (entspr.

Hydroxypropylcellulose) (entspr. Macrogol 400) (entspr. Titandioxid) (entspr. Talkum).
Kurzinformation: siehe Losartan 1A Pharma 50 mg - Filmtabletten, → S. 832
PG: 30 ST (2) (EKO: G) [€ 7,15]

Losartan Stada 50 mg - Filmtabletten
10A08
(Z.Nr. 1-27128) RP. P. C09CA01
ZI: Stada Arzneimittel, Wien
Z: 1 Filmtablette enthält: Losartan kalium 50 mg, Tablettenkern: Lactose monohydrat 115,8 mg, Magnesium stearat, Cellulose, mikrokristalline, Stärke, verkleistert, Siliciumdioxid, hochdisperses; Tablettenfilm: (entspr. Hypromellose) (entspr. Titandioxid) (entspr. Macrogol) (entspr. Carnaubawachs).
Kurzinformation: siehe Losartan 1A Pharma 50 mg - Filmtabletten, → S. 832
PG: 30 ST (2) (EKO: G) [€ 6,30]

Losartan Stada 100 mg - Filmtabletten
10A08
(Z.Nr. 1-27129) RP. P. C09CA01
ZI: Stada Arzneimittel, Wien
Z: 1 Filmtablette enthält: Losartan kalium 100 mg, Tablettenkern: Lactose monohydrat 231,6 mg, Magnesium stearat, Cellulose, mikrokristalline, Stärke, verkleistert, Siliciumdioxid, hochdisperses; Tablettenfilm: (entspr. Hypromellose) (entspr. Titandioxid) (entspr. Macrogol) (entspr. Carnaubawachs).
Kurzinformation: siehe Losartan 1A Pharma 50 mg - Filmtabletten, → S. 832
PG: 30 ST (2) (EKO: G) [€ 7,10]

L

Losartan-HCT 1A Pharma 50 mg/12,5 mg - Filmtabletten
10B06
(Z.Nr. 1-28475) RP. P. C09DA01
ZI: 1A Pharma, Wien
Z: 1 Filmtablette enthält: Losartan kalium 50 mg, Hydrochlorothiazid 12,5 mg, Tablettenkern: Cellulose, mikrokristalline, Lactose 25,6 mg (entspr. Lactose monohydrat), Stärke, vorverkleistert, Siliciumdioxid, hochdispers, wasserfrei, Magnesium stearat; Filmüberzug: Hypromellose, Hydroxypropylcellulose, Eisen(III)-oxid, gelbes, Titandioxid.
EW: Angiotension II-Antagonist + Diuretikum.
AG: Kombinationstherapie der essentiellen Hypertonie bei nicht ausreichender Monotherapie.
AA: Oral unzerkaut mit Flüssigkeit.
DO: 1mal tgl. 1 FT, nicht zur Initialtherapie. Nicht für Kinder und Jugendliche.
GA: Schwere Nierenschäden, Leberschäden, Gicht, Hypokaliämie, Hyperkalzämie, Hyponatriämie.
SST: Gegenanzeige im 2. und 3. Trimenon; im 1. Trimenon und in der Stillzeit nicht empfohlen.
NW: Schwindel, Hypotonie, Magen/Darm, Niere, Stoffwechsel, Labor, Überempfindlichkeit, Leber, erhöhtes Risiko von nicht-melanozytären Hautkrebs.
WW: Kombination mit Aliskiren nicht empfohlen, bei Patienten mit Nierenschäden oder Diabetes kontraindiziert. Nicht empfohlen: Lithium, duale Blockade des Renin-Angiotensin-Aldosteron-Systems. Vorsicht: Andere Blutdrucksenker verstärkt. Abschwächung der Blutdrucksenkung durch NSARs; Antidiabetika (Dosisanpassung), Kortikosteroide (Hypokaliämie); Ciclosporin (Hyperurikämie); Arzneimittel mit Einfluss auf Serumkalium; jodhaltige Kontrastmittel (akutes Nierenversagen).
WH: Kontrollen: Niere, Elektrolyte, Blutzucker, Harnsäure; Verkehrshinweis. Vorsicht bei Herzinsuffizienz, Klappenstenosen, Kardiomyopathie, Angioödem.
PG: 30 ST (3) (EKO: G) [€ 5,80]

Losartan-HCT 1A Pharma 100 mg/25 mg - Filmtabletten
10B06
(Z.Nr. 1-28476) RP. P. C09DA01
ZI: 1A Pharma, Wien
Z: 1 Filmtablette enthält: Losartan kalium 100 mg, Hydrochlorothiazid 25 mg, Tablettenkern: Cellulose, mikrokristalline, Lactose 51,1 mg (entspr. Lactose monohydrat) Stärke, vorverkleistert, Siliciumdioxid, hochdispers, wasserfrei, Magnesium stearat; Filmüberzug: Hypromellose, Hydroxypropylcellulose, Eisen(III)-oxid, gelbes, Titandioxid, Macrogol 400, Talkum.
Kurzinformation: siehe Losartan-HCT 1A Pharma 50 mg/12,5 mg - Filmtabletten, → S. 834
PG: 30 ST (3) (EKO: G) [€ 5,80]

Losartan/HCT Actavis 50 mg/12,5 mg - Filmtabletten
10B06
(Z.Nr. 1-27110) RP. P. n.l. C09DA01
ZI: Actavis Group PTC, Hafnarfjördur, Island
Z: 1 Filmtablette enthält: Losartan kalium 50 mg, Hydrochlorothiazid 12,5 mg, Filmtablettenkern: Lactose monohydrat 61,5 mg, Cellulose, mikrokristalline, Stärke, vorverkleistert, Magnesium stearat, Carboxymethylstärke, Natrium Typ A; Filmtablettenüberzug: Opadry weiss (entspr. Hydroxypropylcellulose) (entspr. Hypromellose 6cP) (entspr. Titandioxid).
PG: 30 ST (2) (EKO: G) [€ 7,30 n.l.]

Losartan/HCT Actavis 100 mg/25 mg - Filmtabletten
10B06
(Z.Nr. 1-27111) RP. P. C09DA01
ZI: Actavis Group PTC, Hafnarfjördur, Island
Z: 1 Filmtablette enthält: Losartan kalium 100 mg, Hydrochlorothiazid 25 mg, Filmtablettenkern: Lactose monohydrat 123 mg, Cellulose, mikrokristalline, Stärke, vorverkleistert, Magnesium stearat, Carboxymethylstärke, Natrium Typ A; Filmtablettenüberzug: Opadry weiss (entspr. Hydroxypropylcellulose) (entspr. Hypromellose 6cP) (entspr. Titandioxid).
EW: Angiotension II-Antagonist + Diuretikum.
AG: Kombinationstherapie der essentiellen Hypertonie bei nicht ausreichender Monotherapie.
AA: Oral unzerkaut mit Flüssigkeit.
DO: 1mal tgl. 1 FT, nicht zur Initialtherapie. Nicht für Kinder und Jugendliche.
GA: Schwere Nierenschäden, Leberschäden, Gicht, Hypokaliämie, Hyperkalzämie, Hyponatriämie.
SST: Gegenanzeige im 2. und 3. Trimenon; im 1. Trimenon und in der Stillzeit nicht empfohlen.
NW: Schwindel, Hypotonie, Magen/Darm, Niere, Stoffwechsel, Labor, Überempfindlichkeit, Leber, erhöhtes Risiko von nicht-melanozytären Hautkrebs.
WW: Aliskiren (Gegenanzeige bei Diabetes oder Nierenschäden, sonst nicht empfohlen). Nicht empfohlen: Lithium, duale Blockade des Renin-Angiotensin-Aldosteron-Systems. Vorsicht: Andere Blutdrucksenker verstärkt. Abschwächung der Blutdrucksenkung durch NSARs; Antidiabetika (Dosisanpassung), Kortikosteroide (Hypokaliämie); Ciclosporin (Hyperurikämie); Arzneimittel mit Einfluss auf Serumkalium; jodhaltige Kontrastmittel (akutes Nierenversagen).
WH: Kontrollen: Niere, Elektrolyte, Blutzucker, Harnsäure; Verkehrshinweis. Vorsicht bei Herzinsuffizienz, Klappenstenosen, Kardiomyopathie, Angioödem.
PG: 30 ST (2) (EKO: G) [€ 7,30]

Losartan-HCT G.L. 50 mg/12,5 mg - Filmtabletten
10B06
(Z.Nr. 1-28689) RP. P. C09DA01
ZI: G.L. Pharma, Lannach
Z: 1 Filmtablette enthält: Losartan kalium 50 mg (entspr. Losartan 45,76 mg), Hydrochlorothiazid 12,5 mg, Tablettenkern: Lactose monohydrat 41 mg, Cellulose, mikrokristalline, Maisstärke, Magnesium stearat; Filmüberzug: Hydroxypropylcellulose, Hypromellose, Titandioxid, Chinolingelb, Eisenoxid gelb, Eisenoxid schwarz.
EW: Angiotension II-Antagonist + Diuretikum.
AG: Kombinationstherapie der essentiellen Hypertonie bei nicht ausreichender Monotherapie.
AA: Oral unzerkaut mit Flüssigkeit.
DO: 1mal tgl. 1 FT, nicht zur Initialtherapie. Nicht für Kinder und Jugendliche.
GA: Schwere Nierenschäden, Leberschäden, Gicht, Hypokaliämie, Hyperkalzämie, Hyponatriämie.
SST: Gegenanzeige im 2. und 3. Trimenon; im 1. Trimenon und in der Stillzeit nicht empfohlen.
NW: Schwindel, Hypotonie, Magen/Darm, Niere, Stoffwechsel, Labor, Überempfindlichkeit, Leber, erhöhtes Risiko von nicht-melanozytären Hautkrebs, Augen (Aderhauterguss, akute Myopie, sekundäres Engwinkelglaukom).
WW: Aliskiren (Gegenanzeige bei Diabetes oder Nierenschäden, sonst nicht empfohlen). Nicht empfohlen: Lithium, duale Blockade des Renin-Angiotensin-Aldosteron-Systems. Vorsicht: Andere Blutdrucksenker verstärkt. Abschwächung der Blutdrucksenkung durch NSARs; Antidiabetika (Dosisanpassung), Kortikosteroide (Hypokaliämie); Ciclosporin (Hyperurikämie); Arzneimittel mit Einfluss auf Serumkalium; jodhaltige Kontrastmittel (akutes Nierenversagen).
WH: Kontrollen: Niere, Elektrolyte, Blutzucker, Harnsäure; Verkehrshinweis. Vorsicht bei Herzinsuffizienz, Klappenstenosen, Kardiomyopathie, Angioödem.
PG: 30 ST (2) (EKO: G) [€ 6,15]

Losartan-HCT G.L. 100 mg/25 mg - Filmtabletten 10B06
(Z.Nr. 1-28690) RP. P. C09DA01
ZI: G.L. Pharma, Lannach
Z: 1 Filmtablette enthält: Losartan kalium 100 mg (entspr. Losartan 91,52 mg), Hydrochlorothiazid 25 mg, Tablettenkern: Lactose monohydrat 82 mg, Cellulose, mikrokristalline, Maisstärke, Magnesium stearat; Filmüberzug: Hydroxypropylcellulose, Hypromellose, Titandioxid, Chinolingelb, Eisenoxid gelb, Eisenoxid schwarz.
Kurzinformation: siehe Losartan-HCT G.L. 50 mg/12,5 mg - Filmtabletten, → S. 834
PG: 30 ST (2) (EKO: G) [€ 6,60]

Losartan-HCT Hexal 50 mg/12,5 mg - Filmtabletten 10B06
(Z.Nr. 1-28470) RP. P. nicht im Handel. C09DA01

Losartan-HCT Hexal 100 mg/25 mg - Filmtabletten 10B06
(Z.Nr. 1-28471) RP. P. nicht im Handel. C09DA01

Losartan/HCT Krka 50 mg/12,5 mg - Filmtabletten 10B06
(Z.Nr. 1-28347) RP. P. C09DA01
ZI: Krka, Novo Mesto, Slowenien
Z: 1 Filmtablette enthält: Losartan kalium 50 mg (entspr. Losartan 45,76 mg), Hydrochlorothiazid 12,5 mg, Tablettenkern: Maisstärke, vorverkleistert, Cellulose, mikrokristalline, Lactose monohydrat (entspr. Lactose 59,98 mg), Magnesium stearat; Filmüberzug: (entspr. Hypromellose) (entspr. Macrogol 4000) (entspr. Chinolingelb) (entspr. Talkum) (entspr. Titandioxid).
Kurzinformation: siehe Losartan/HCT Actavis 100 mg/25 mg - Filmtabletten, → S. 834
PG: 30 ST (2) (EKO: G) [€ 7,10]

Losartan/HCT Krka 100 mg/12,5 mg - Filmtabletten 10B06
(Z.Nr. 1-29766) RP. P. C09DA01
ZI: Krka, Novo Mesto, Slowenien
Z: 1 Filmtablette enthält: Losartan kalium 100 mg (entspr. Losartan 91,52 mg), Hydrochlorothiazid 12,5 mg, Kern: Maisstärke, vorverkleistert, Cellulose, mikrokristalline, Lactose monohydrat 83,98 mg, Magnesium stearat; Überzug: Hypromellose, Macrogol 4000, Talkum, Titandioxid.
Kurzinformation: siehe Losartan/HCT Actavis 100 mg/25 mg - Filmtabletten, → S. 834
PG: 30 ST (2) (EKO: G) [€ 7,10]

Losartan/HCT Krka 100 mg/25 mg - Filmtabletten 10B06
(Z.Nr. 1-28349) RP. P. C09DA01
ZI: Krka, Novo Mesto, Slowenien
Z: 1 Filmtablette enthält: Losartan kalium 100 mg (entspr. Losartan 91,52 mg), Hydrochlorothiazid 25 mg, Tablettenkern: Maisstärke, vorverkleistert, Cellulose, mikrokristalline, Lactose monohydrat (entspr. Lactose 119,95 mg), Magnesium stearat; Filmüberzug: (entspr. Hypromellose) (entspr. Macrogol 4000) (entspr. Chinolingelb) (entspr. Talkum) (entspr. Titandioxid).
Kurzinformation: siehe Losartan/HCT Actavis 100 mg/25 mg - Filmtabletten, → S. 834
PG: 30 ST (2) (EKO: G) [€ 7,10]

Losartan/HCT Liconsa 50 mg/12,5 mg - Filmtabletten 10B06
(Z.Nr. 1-27843) RP. P. nicht im Handel. C09DA01

Losartan/HCT Liconsa 100 mg/25 mg - Filmtabletten 10B06
(Z.Nr. 1-27844) RP. P. nicht im Handel. C09DA01

Losartan/HCT MSD 50 mg/12,5 mg - Filmtabletten 10B06
(Z.Nr. 1-28601) RP. P. C09DA01
ZI: Merck Sharp & Dohme, Wien
Z: 1 Filmtablette enthält: Losartan kalium 50 mg, (entspr. Kalium 4,24 mg), Hydrochlorothiazid 12,5 mg, Cellulose, mikrokristalline, Lactose monohydrat 63,13 mg, Maisstärke, vorverkleistert, Hydroxypropylcellulose, Hypromellose, Titandioxid, Chinolingelb, Aluminiumsalz, Carnaubawachs.
Kurzinformation: siehe Losartan/HCT Actavis 100 mg/25 mg - Filmtabletten, → S. 834
PG: 14 ST (EKO: G) [€ 3,65], 28 ST (2) (EKO: G) [€ 6,80]

Losartan/HCT ratiopharm GmbH 50 mg/12,5 mg - Filmtabletten 10B06
(Z.Nr. 1-27217) RP. P. C09DA01
ZI: ratiopharm Arzneimittel Vertrieb, Wien
Z: 1 Filmtablette enthält: Losartan kalium 50 mg, Hydrochlorothiazid 12,5 mg, Tablettenkern: Lactose monohydrat 135 mg, Cellulose, mikrokristalline, Maisstärke, vorverkleistert, Magnesium stearat; Filmüberzug: (entspr. Poly(vinylalkohol)) (entspr. Titandioxid) (entspr. Macrogol 3350) (entspr. Talkum) (entspr. Eisenoxid gelb).
EW: Angiotension II-Antagonist + Diuretikum.
AG: Kombinationstherapie der essentiellen Hypertonie bei nicht ausreichender Monotherapie.
AA: Oral unzerkaut mit Flüssigkeit.
DO: 1mal tgl. 1 FT, nicht zur Initialtherapie. Nicht für Kinder und Jugendliche.
GA: Schwere Nierenschäden, Leberschäden, Gicht, Hypokaliämie, Hyperkalzämie, Hyponatriämie.
SST: Gegenanzeige im 2. und 3. Trimenon; im 1. Trimenon und in der Stillzeit nicht empfohlen.
NW: Schwindel, Hypotonie, Magen/Darm, Niere, Stoffwechsel, Labor, Überempfindlichkeit, Leber, erhöhtes Risiko von nicht-melanozytären Hautkrebs, Augen (Aderhauterguss, akute Myopie, akutes Winkelverschlussglaukom).
WW: Aliskiren (Gegenanzeige bei Diabetes oder Nierenschäden, sonst nicht empfohlen). Nicht empfohlen: Lithium, duale Blockade des Renin-Angiotensin-Aldosteron-Systems. Vorsicht: Andere Blutdrucksenker verstärkt. Abschwächung der Blutdrucksenkung durch NSARs; Antidiabetika (Dosisanpassung), Kortikosteroide (Hypokaliämie); Ciclosporin (Hyperurikämie); Arzneimittel mit Einfluss auf Serumkalium; jodhaltige Kontrastmittel (akutes Nierenversagen).
WH: Kontrollen: Niere, Elektrolyte, Blutzucker, Harnsäure; Verkehrshinweis. Vorsicht bei Herzinsuffizienz, Klappenstenosen, Kardiomyopathie, Angioödem.
PG: 30 ST (2) (EKO: G) [€ 6,40]

Losartan/HCT ratiopharm GmbH 100 mg/25 mg - Filmtabletten 10B06
(Z.Nr. 1-27220) RP. P. C09DA01
ZI: ratiopharm Arzneimittel Vertrieb, Wien
Z: 1 Filmtablette enthält: Losartan kalium 100 mg, Hydrochlorothiazid 25 mg, Tablettenkern: Lactose monohydrat 270 mg, Cellulose, mikrokristalline, Maisstärke, vorverkleistert, Magnesium stearat; Filmüberzug: (entspr. Poly(vinylalkohol)) (entspr. Titandioxid) (entspr. Macrogol 3350) (entspr. Talkum) (entspr. Eisenoxid gelb).
Kurzinformation: siehe Losartan/HCT ratiopharm GmbH 50 mg/12,5 mg - Filmtabletten, → S. 835
PG: 30 ST (2) (EKO: G) [€ 6,40]

Losartan-HCT Sandoz 50 mg/12,5 mg - Filmtabletten 10B06
(Z.Nr. 1-28468) RP. P. n.l. C09DA01
ZI: Sandoz, Kundl
Z: 1 Filmtablette enthält: Losartan kalium 50 mg, Hydrochlorothiazid 12,5 mg, Tablettenkern: Cellulose, mikrokristalline, Lactose 25,6 mg (entspr. Lactose monohydrat), Stärke, vorverkleistert, Siliciumdioxid, hochdispers, wasserfrei, Magnesium stearat; Filmüberzug: Hypromellose, Hydroxypropylcellulose, Eisen(III)-oxid, gelbes, Titandioxid.
PG: 30 ST * (EKO: N) [€ 7,25 n.l.]

Losartan-HCT Sandoz 100 mg/25 mg - Filmtabletten 10B06
(Z.Nr. 1-28469) RP. P. n.l. C09DA01
ZI: Sandoz, Kundl
Z: 1 Filmtablette enthält: Losartan kalium 100 mg, Hydrochlorothiazid 25 mg, Tablettenkern: Cellulose, mikrokristalline, Lactose 51,1 mg (entspr. Lactose monohydrat), Stärke, vorverkleistert, Siliciumdioxid, hochdispers, wasserfrei, Magnesium stearat; Filmüberzug: Hypromellose, Hydroxypropylcellulose, Eisen(III)-oxid, gelbes, Macrogol 400, Titandioxid.
PG: 30 ST * (EKO: N) [€ 7,25 n.l.]

Losartan/HCT Stada 50 mg/12,5 mg - Filmtabletten 10B06
(Z.Nr. 1-27939) RP. P. C09DA01
ZI: Stada Arzneimittel, Wien
Z: 1 Filmtablette enthält: Losartan kalium 50 mg (entspr. Losartan 45,76 mg), Hydrochlorothiazid 12,5 mg, Tablettenkern: Lactose monohydrat 115,8 mg, Cellulose, mikrokristalline, Maisstärke, vorverkleistert, Siliciumdioxid, hochdispers, colloidal, Magnesium stearat; Tablettenüberzug: Hypromellose, Macrogol 400, Titandioxid.
Kurzinformation: siehe Losartan/HCT Actavis 100 mg/25 mg - Filmtabletten, → S. 834
PG: 30 ST (2) (EKO: G) [€ 6,05]

Losartan/HCT Stada 100 mg/12,5 mg - Filmtabletten 10B06
(Z.Nr. 1-29008) RP. P. C09DA01
ZI: Stada Arzneimittel, Wien
Z: 1 Filmtablette enthält: Losartan kalium 100 mg (entspr. Losartan 91,52 mg), Hydrochlorothiazid 12,5 mg, Tablettenkern: Lactose monohydrat 231,6 mg, Cellulose, mikrokristalline, Maisstärke, vorverkleistert, Siliciumdioxid, hochdispers, wasserfrei, Magnesium stearat; Tablettenüberzug: Hypromellose, Macrogol 400, Titandioxid.
Kurzinformation: siehe Losartan/HCT Actavis 100 mg/25 mg - Filmtabletten, → S. 834
PG: 30 ST (2) (EKO: G) [€ 7,10]

Losartan/HCT Stada 100 mg/25 mg - Filmtabletten 10B06
(Z.Nr. 1-27940) RP. P. C09DA01
ZI: Stada Arzneimittel, Wien
Z: 1 Filmtablette enthält: Losartan kalium 100 mg (entspr. Losartan 91,52 mg), Hydrochlorothiazid 25 mg, Tablettenkern: Lactose monohydrat 231,6 mg, Cellulose, mikrokristalline, Maisstärke, vorverkleistert, Siliciumdioxid, hochdispers, colloidal, Magnesium stearat; Tablettenüberzug: Hypromellose, Macrogol 400, Titandioxid.
Kurzinformation: siehe Losartan/HCT Actavis 100 mg/25 mg - Filmtabletten, → S. 834
PG: 30 ST (2) (EKO: G) [€ 6,30]

Losec 10 mg - magensaftresistente Kapseln 42E03
(Z.Nr. 1-20934) RP. P. A02BC01
ZI: AstraZeneca Österreich, Wien
Z: 1 Kapsel enthält: Omeprazol 10 mg, Kapselinhalt: Dinatriumphosphat dihydrat, Hydroxypropylcellulose, Hypromellose, Lactose, wasserfrei 4 mg, Magnesium stearat, Mannitol, Methacrylsäure-Ethylacrylat-Copolymer (1:1), 30%ige Dispersion, Cellulose, mikrokristalline, Macrogol 400, Natrium laurylsulfat, Kapselhülle: Eisenoxyde, Titandioxid, Gelatine, Magnesium stearat, Natrium laurylsulfat, Silicium colloidal wasserfrei, Paraffin, flüssiges, Druckfarbe: (entspr. Schellack) (entspr. Ammoniak) (entspr. Kaliumhydroxid) (entspr. Eisenoxid schwarz).
EW: Protonenpumpenblocker, mindert Magensäuresekretion.
AG: Erwachsene: Ulcus duodeni, Ulcus ventriculi (Behandlung und Rezidivprophylaxe), Behandlung und Prophylaxe von Ulzera im Zusammenhang mit einer Behandlung mit nichtsteroidalen Antiphlogistika (NSAID), Begleittherapie bei der Eradikation des Helicobacter pylori bei peptischem Ulcus (auch bei Kindern ab 4 Jahren), gastro-ösophageale Refluxkrankheit, Refluxösophagitis, Zollinger-Ellison Syndrom.
Kinder ab 1 Jahr: Refluxösophagitis, gastroösophageale Refluxkrankheit.
AA: Mit etwas Wasser schlucken.
DO: TD 20-40 mg für 2-8 Wochen.
Zollinger-Ellison-Syndrom: TD 60-(20-120) mg.
Rückfallprophylaxe: TD ab 10 mg.
Eradikation von Helicobacter pylori: 2mal tgl. 10-20 mg (mit Antibiotika, siehe Austria Codex - Fachinformation) über 1 Woche.
Refluxösophagitis bei Kindern: TD 10-20(-40) mg.
SST: Nutzen/Risiko-Abschätzung, nicht stillen.
NW: Magen/Darm, Kopfschmerzen, Haut (subakuter kutaner Lupus erythematosus), Pankreatitis, ZNS, Blutbild, Leber, Hypomagnesiämie, leicht erhöhtes Frakturrisiko.
WW: Kontraindiziert: Nelfinavir.
Nicht empfohlen: Clopidogrel, Atazanavir, Erlotinib.
Vorsicht: Digoxin, Azole, Tacrolimus, Methotrexat. Behandlung 5 Tage vor CgA-Bestimmung auf neuroendokrine Tumore unterbrechen.
WH: Maligne Erkrankungen ausschließen. Verkehrshinweis.
PG: 28 ST (2) (EKO: G) [€ 15,30]

Losec 20 mg - magensaftresistente Kapseln 42E03
(Z.Nr. 1-19207) RP. P. A02BC01
ZI: AstraZeneca Österreich, Wien
Z: 1 Kapsel enthält: Omeprazol 20 mg, Kapselinhalt: Dinatriumphosphat dihydrat, Hydroxypropylcellulose, Hypromellose, Lactose, wasserfrei 8 mg, Magnesium stearat, Mannitol, Methacrylsäure-Ethylacrylat-Copolymer (1:1), 30%ige Dispersion, Cellulose, mikrokristalline, Macrogol 400, Natrium laurylsulfat, Kapselhülle: Eisenoxyde, Titandioxid, Gelatine, Magnesium stearat, Natrium laurylsulfat, Silicium colloidal wasserfrei, Paraffin, flüssiges, Druckfarbe: (entspr. Schellack) (entspr. Ammoniak) (entspr. Kaliumhydroxid) (entspr. Eisenoxid schwarz).
Kurzinformation: siehe Losec 10 mg - magensaftresistente Kapseln, → S. 836
PG: 7 ST * (EKO: N) [€ 9,10], 14 ST (2) (EKO: G) [€ 8,15]

Losidinol 50 mg/12,5 mg - Filmtabletten 10B06
(Z.Nr. 1-27108) RP. P. nicht im Handel. C09DA01

Losidinol 100 mg/25 mg - Filmtabletten 10B06
(Z.Nr. 1-27109) RP. P. nicht im Handel. C09DA01

Lotemax 0,5% - Augentropfensuspension 47D01
(Z.Nr. 1-26328) NR. P. S01BA14
ZI: Mann Pharma, Berlin, Deutschland
Z: 1 ml Suspension enthält: Loteprednol etabonat 5 mg, (entspr. → 0,19 mg/Tr), Benzalkonium chlorid 0,01 %, Natrium edetat, Glycerol, Povidon, Wasser, gereinigtes, Tyloxapol, Salzsäure zur pH-Wert-Einstellung, Natriumhydroxid zur pH-Wert-Einstellung.
EW: Kortikosteroid.
AG: Postoperative Entzündungen nach chirurgischen Eingriffen am Auge.
AA: Am Auge.
DO: 4mal tgl. 1-2 Tropfen; Beginn 24 Std. nach dem Eingriff, max. 2 Wochen anwenden. Nicht für Kinder und Jugendliche.
GA: Virosen der Horn- und Bindehaut, mykobakterielle Augeninfektionen, Pilzerkrankungen des Auges, akute purulente Infektionen.
SST: Strenge Indikationsstellung, nicht stillen.
NW: Augenerkrankungen, verschhwommenes Sehen, Kopfschmerzen, erhöhter Augeninnendruck.
WW: Andere Arzneimittel mit Wirkungen auf den Augeninnendruck. Vorsicht: CYP3A4-Hemmer einschl. Cobicistat.
WH: Längerfristige Anwendung kann zu Glaukom oder Katarakt führen. Unterdrückung der Immunfunktion, Pilzerkrankungen möglich. Weiche Kontaktlinsen vermeiden. Verkehrshinweis.
PG: 5 ML AU (EKO: G) [€ 13,60]

Lovastatin Stada 20 mg - Tabletten 41A01
(Z.Nr. 1-25044) RP. P. n.l. C10AA02
ZI: Stada Arzneimittel, Wien
Z: 1 Tablette enthält: Lovastatin 20 mg, Lactose 139 mg (entspr. Lactose monohydrat), Maisstärke, vorverkleistert, Cellulose, mikrokristalline, Magnesium stearat, Butylhydroxyanisol, Maisstärke, Patentblau.
PG: 30 ST (2) (EKO: G) [€ 14,60 n.l.]

Lovenox 10.000 IE (100 mg)/10 ml - Injektionslösung in einer Durchstichflasche 20A02
(Z.Nr. 1-21700) RP. P. B01AB05
ZI: sanofi-aventis, Wien
Z: 1 Durchstechflasche mit 10 ml enthält: Enoxaparin natrium 100 mg (entspr. → 10000 IE Anti-Faktor Xa), Natriumchlorid, Wasser für Injektionszwecke 10 ml.
EW: Niedermolekulares Heparin, Gerinnungshemmer.
AG: Vorbeugung von Blutgerinnseln im extrakorporalen Kreislauf während der Hämodialyse.
AA: In den arteriellen Schenkel des Dialysekreislaufs.
DO: Bei Dialysebeginn 1 mg/kg KG, bei Bildung von Fibrinablagerungen nochmals 0,5-1 mg/kg KG. Bei hohem Blutungsrisiko Dosis auf 0,5-0,75 mg/kg KG reduzieren.
GA: Vorgeschichte einer allergisch bedingten heparininduzierten Thrombozytopenie innerhalb der letzten 100 Tage, akute Blutungen, Zustände mit hohem Blutungsrisiko, Peridural-/ Spinalanästhesien oder lokal-regionale Anästhesien bei Anwendung von Enoxaparin in den letzten 24 Stunden in therapeutischen Dosen.
SST: Strenge Indikationsstellung in der Schwangerschaft. Bei Periduralanästhesie nicht empfohlen. Stillen möglich.
NW: Blutungen, Blutungsanämie, Thrombozytopenie, Thrombozytose, Allergien, Kopfschmerzen, Leberenzymanstiege, Haut (Hautnekrosen, kutane Vaskulitis), Labor (Hyperkaliämie), lokale Hämatome, spinale Hämatome bei Spinalpunktion.
WW: Nicht empfohlen: Arzneimittel mit Wirkung auf die Hämostase: ASS, NSARs, andere Thrombolytika, Antikoagulanzien.
Vorsicht: Thrombozytenaggregationshemmer, Dextran 40, systemische Glukokortikoide. Arzneimittel, die den Kaliumspiegel erhöhen.
Nicht mit Dihydroergotamin-Injektionslösung mischen (Ausfällung).
WH: Nicht mit anderen niedermolekularen Heparinen Einheit für Einheit austauschbar. Vorsicht bei erhöhtem Blutungsrisiko. Regelmäßige Thrombozytenkontrollen. aPTT und ACT sind ungeeignet in der Überwachung der Enoxaparin-Aktivität.
Bei akuter infektiöser Endokarditis nicht empfohlen.
Serumkalium kontrollieren. Dosisanpassung bei niedrigem Körpergewicht.
Antidot bei Überdosierung: Protamin (Sulfat oder Hydrochlorid). 1 mg Protamin i.v. neutralisiert Aktivität von 1 mg Enoxaparin-Natrium. Anti-Xa-Aktivität wird durch hohe Protamindosen bis maximal 60% neutralisiert.
PG: 5 ST RE1 (EKO: Y) [€ 65,00]

Lovenox 30.000 IE (300 mg)/3 ml - Injektionslösung in einer Durchstichflasche 20A02
(Z.Nr. 1-23838) RP. P. B01AB05
ZI: sanofi-aventis, Wien
Z: 1 Durchstechflasche mit 3 ml enthält: Enoxaparin natrium 300 mg (entspr. → 30000 IE Anti-Faktor Xa), Benzylalkohol 45 mg (entspr. → 15 mg/ml), Wasser für Injektionszwecke 3 ml.
EW: Niedermolekulares Heparin, antithrombotisch.
AG: - Prophylaxe venöser thromboembolischer Erkrankungen
- Therapie tiefer Venenthrombosen und Lungenembolien
- Vorbeugung von Blutgerinnseln im extrakorporalen Kreislauf während der Hämodialyse
- Akutes Koronarsyndrom (Instabile Angina pectoris, STEMI- und NSTEMI-Myokardinfarkt).
AA: S.c., nicht i.m.. Akuter STEMI: Bolus i.v., dann s.c.
DO: Prophylaxe venöser thromboembolischer Erkrankungen: Bei mäßigem Risiko 1mal tgl. 20 mg, bei hohem Risiko 1mal tgl. 40 mg s.c.
Therapie tiefer Venenthrombosen und Lungenembolien: 1mal tgl. 1,5 mg/kg KG oder 2mal tgl. 1 mg/kg KG.
Hämodialyse: 1 mg/kg KG zu Beginn der Sitzung über den arteriellen Schenkel.
Akutes Koronarsyndrom: 1 mg/kg KG s.c. alle 12 Std. über 2-8 Tage. Akuter STEMI: 30 mg als Bolus i.v., dann 1 mg/kg KG s.c. zu Beginn und alle 12 Std.
Dosisreduktion bei stark eingeschränkter Nierenfunktion. Keine Daten an Kindern und Jugendlichen.
Details siehe Austria Codex - Fachinformation.
GA: Vorgeschichte einer allergisch bedingten heparininduzierten Thrombozytopenie innerhalb der letzten 100 Tage, akute Blutungen, Zustände mit hohem Blutungsrisiko, Peridural-/ Spinalanästhesien oder lokal-regionale Anästhesien bei Anwendung von Enoxaparin in den letzten 24 Stunden in therapeutischen Dosen.
SST: Strenge Indikationsstellung in der Schwangerschaft. Bei Periduralanästhesie nicht empfohlen. Stillen möglich.
NW: Blutungen, Blutungsanämie, Thrombozytopenie, Thrombozytose, Allergien, Kopfschmerzen, Leberenzymanstiege, Haut (Hautnekrosen, kutane Vaskulitis), Labor (Hyperkaliämie), lokale Hämatome, spinale Hämatome bei Spinalpunktion.
WW: Nicht empfohlen: Arzneimittel mit Wirkung auf die Hämostase: ASS, NSARs, andere Thrombolytika, Antikoagulanzien.
Vorsicht: Thrombozytenaggregationshemmer, Dextran 40, systemische Glukokortikoide. Arzneimittel, die den Kaliumspiegel erhöhen.
Nicht mit Dihydroergotamin-Injektionslösung mischen (Ausfällung).
WH: Nicht mit anderen niedermolekularen Heparinen Einheit für Einheit austauschbar. Vorsicht bei erhöhtem Blutungsrisiko. Regelmäßige Thrombozytenkontrollen. aPTT und ACT sind ungeeignet in der Überwachung der Enoxaparin-Aktivität.
Bei akuter infektiöser Endokarditis nicht empfohlen.
Serumkalium kontrollieren. Dosisanpassung bei niedrigem Körpergewicht.
Antidot bei Überdosierung: Protamin (Sulfat oder Hydrochlorid). 1 mg Protamin i.v. neutralisiert Aktivität von 1 mg Enoxaparin-Natrium. Anti-Xa-Aktivität wird durch hohe Protamindosen bis maximal 60% neutralisiert.
PG: 1 ST RE1 (EKO: Y) [€ 35,90]

Lovenox 50.000 IE (500 mg)/5 ml - Injektionslösung in einer Durchstichflasche 20A02
(Z.Nr. 2-37481) RP. P. nicht im Handel. B01AB05

Lovenox 100.000 IE (1000 mg)/10 ml- Injektionslösung in einer Durchstichflasche 20A02
(Z.Nr. 2-37480) RP. P. nicht im Handel. B01AB05

Lovenox 2.000 IE (20 mg)/0,2 ml - Injektionslösung in einer Fertigspritze 20A02
(Z.Nr. 1-18663) RP. P. B01AB05
ZI: sanofi-aventis, Wien
Z: 1 Fertigspritze zu 0,2 ml enthält: Enoxaparin natrium 20 mg (entspr. → 2000 IE Anti-Faktor Xa), Wasser für Injektionszwecke 0,2 ml.
Kurzinformation: siehe Lovenox 30.000 IE (300 mg)/3 ml - Injektionslösung in einer Durchstichflasche, → S. 837
PG: **0,2ML** 5 ST (EKO: G) [€ 11,15], **0,2ML** 10 ST (EKO: G) [€ 20,90], **0,2 +NS** 10 ST * (EKO: N) [€ 49,80]

Lovenox 4.000 IE (40 mg)/0,4 ml - Injektionslösung in einer Fertigspritze 20A02
(Z.Nr. 1-18662) RP. P. B01AB05
ZI: sanofi-aventis, Wien
Z: 1 Fertigspritze zu 0,4 ml enthält: Enoxaparin natrium 40 mg (entspr. → 4000 IE Anti-Faktor Xa), Wasser für Injektionszwecke 0,4 ml.
Kurzinformation: siehe Lovenox 30.000 IE (300 mg)/3 ml - Injektionslösung in einer Durchstichflasche, → S. 837
PG: **0,4ML** 2 ST * (EKO: N) [€ 16,90], **0,4ML** 5 ST (EKO: G) [€ 20,90], **0,4ML** 10 ST (EKO: G) [€ 39,70], **0,4 +NS** 10 ST * (EKO: N) [€ 80,35]

Lovenox 6.000 IE (60 mg)/0,6 ml - Injektionslösung in einer Fertigspritze 20A02
(Z.Nr. 1-21538) RP. P. B01AB05
ZI: sanofi-aventis, Wien
Z: 1 Fertigspritze zu 0,6 ml enthält: Enoxaparin natrium 60 mg (entspr. → 6000 IE Anti-Faktor Xa), Wasser für Injektionszwecke 0,6 ml.
Kurzinformation: siehe Lovenox 30.000 IE (300 mg)/3 ml - Injektionslösung in einer Durchstichflasche, → S. 837
PG: **0,6ML** 10 ST RE1 (EKO: Y) [€ 54,60], **0,6 +NS** 10 ST * (EKO: N) [€ 110,95]

Lovenox 8.000 IE (80 mg)/0,8 ml - Injektionslösung in einer Fertigspritze 20A02
(Z.Nr. 1-21539) RP. P. B01AB05
ZI: sanofi-aventis, Wien
Z: 1 Fertigspritze zu 0,8 ml enthält: Enoxaparin natrium 80 mg (entspr. → 8000 IE Anti-Faktor Xa), Wasser für Injektionszwecke 0,8 ml.
Kurzinformation: siehe Lovenox 30.000 IE (300 mg)/3 ml - Injektionslösung in einer Durchstichflasche, → S. 837
PG: **0,8ML** 10 ST RE1 (EKO: Y) [€ 72,80], **0,8ML** 30 ST * (EKO: N) [€ 307,55], **0,8 +NS** 10 ST * (EKO: N) [€ 128,65]

Lovenox 10.000 IE (100 mg)/1 ml - Injektionslösung in einer Fertigspritze 20A02
(Z.Nr. 1-21540) RP. P. B01AB05
ZI: sanofi-aventis, Wien
Z: 1 Fertigspritze zu 1 ml enthält: Enoxaparin natrium 100 mg (entspr. → 10000 IE Anti-Faktor Xa), Wasser für Injektionszwecke 1 ml.
Kurzinformation: siehe Lovenox 30.000 IE (300 mg)/3 ml - Injektionslösung in einer Durchstichflasche, → S. 837
PG: 10 ST RE1 (EKO: Y) [€ 91,00], **3X10** 30 ST * (EKO: N) [€ 385,55], **+NS** 10 ST * (EKO: N) [€ 155,20]

L

Lovenox 12.000 IE (120 mg)/0,8 ml - Injektionslösung in einer Fertigspritze 20A02
(Z.Nr. 1-23836) RP. P. B01AB05
ZI: sanofi-aventis, Wien
Z: 1 Fertigspritze zu 0,8 ml enthält: Enoxaparin natrium 120 mg (entspr. → 12000 IE Anti-Faktor Xa), Wasser für Injektionszwecke 0,8 ml.
Kurzinformation: siehe Lovenox 30.000 IE (300 mg)/3 ml - Injektionslösung in einer Durchstichflasche, → S. 837
PG: 10 ST RE1 (EKO: Y) [€ 134,25], 30 ST * (EKO: N) [€ 507,15]

Lovenox 15.000 IE (150 mg)/1 ml - Injektionslösung in einer Fertigspritze 20A02
(Z.Nr. 1-23837) RP. P. B01AB05
ZI: sanofi-aventis, Wien
Z: 1 Fertigspritze 1 ml enthält: Enoxaparin natrium 150 mg (entspr. → 15000 IE Anti-Faktor Xa), Wasser für Injektionszwecke 1 ml.
Kurzinformation: siehe Lovenox 30.000 IE (300 mg)/3 ml - Injektionslösung in einer Durchstichflasche, → S. 837
PG: 10 ST RE1 (EKO: Y) [€ 150,65]

Lovenox 10 x 4.000 IE (10 x 40 mg) - Injektionslösung im Fertigpen 20A02
(Z.Nr. 1-21761) RP. P. nicht im Handel. B01AB05

🐾 **Loxicom 5 mg/ml - Injektionslösung für Hunde und Katzen** 802AD
(Z.Nr. EU/2/08/090/*) RP. P. QM01AC06
ZI: Norbrook Laboratories (Ireland), Monaghan, Irland
Z: 1 ml enthält: Meloxicam 5 mg, Meglumin, Glycin, Ethanol 150 mg, Poloxamer 188, Natriumchlorid, alpha-Hydro-omega-[(oxolan-2yl) methoxy]oligo(oxyethylen)-(1-3), Natriumhydroxid zur pH-Wert-Einstellung, Salzsäure 36% (zur pH-Wert-Einstellung), Wasser für Injektionszwecke.
EW: Nichtsteroidales Antiphlogistikum.
AG: Erkrankungen des Bewegungsapparates bei Hunden, Verhinderung postoperativen Schmerzen bei Hunden und Katzen.
AA: Hund: I.v. oder s.c., Katze: S.c.
DO: Hunde: Einmalig 0,2 mg/kg KG i.v. (bei postoperativen Schmerzen) oder s.c. Fortsetzung oral.
Katzen: Einmalig 0,3 mg/kg KG s.c. vor dem Eingriff. Oder: Einma-

lig 0,2 mg/kg KG s.c. vor dem Eingriff, wenn Fortsetzung oral.
GA: Trächtigkeit, Laktation, Magen/Darm-, Herz-, Leber-, Nierenschäden, Gerinnungsstörungen, erste 6 Lebenswochen, dehydrierte Tiere, Katzen unter 2 kg.
NW: Magen/Darm (sehr selten blutiger Durchfall oder blutiges Erbrechen), Niere.
WW: Nicht mit anderen Entzündungshemmern verabreichen.
PG: 20 ML VT [€ 59,60]

🐾 Loxicom 20 mg/ml - Injektionslösung für Rinder, Schweine und Pferde 807AZ, 802AD

(Z.Nr. EU/2/08/090/*) RP. P. VNW. QM01AC06
ZI: Norbrook Laboratories (Ireland), Monaghan, Irland
Z: 1 ml Lösung enthält: Meloxicam 20 mg, Ethanol 150 mg, Poloxamer 188, Macrogol 300, Glycin, Natriumchlorid, Natriumhydroxid, Salzsäure, Meglumin, Wasser für Injektionszwecke.
EW: Nichtsteroidales Antiphlogistikum.
AG: Rinder: Akute Atemweginfektionen bzw, akute Mastitis (zusammen mit antibiotischer Therapie); Durchfallerkrankungen (zusammen mit oraler Flüssigkeitstherapie) bei Kälbern ab 1 Woche und bei nicht-laktierenden Jungrindern.
Schweine: Nichtinfektiöse Erkrankungen des Bewegungsapparates; Mastitis-Metritis-Agalaktie-Syndrom (unterstützend zu antibiotischer Therapie).
Pferde: Entzündungen und Schmerzen des Bewegungsapparates, Schmerzlinderung bei Kolik.
AA: S.c., i.m., i.v.
DO: Rinder: Einmalig 0,5 mg/kg KG s.c. oder i.v.
Schweine: Einmalig 0,4 mg/kg KG i.m.
Pferde: Einmalig 0,6 mg/kg KG i.v.
GA: Magen/Darm-, Herz-, Leber-, Nierenschäden, Pferde unter 6 Wochen.
SST: Anwendung bei Rindern und Schweinen möglich, aber nicht bei tragenden oder laktierenden Stuten.
NW: Lokale Reaktionen, sehr selten anaphylaktoide Reaktionen.
WW: Nicht mit anderen Entzündungshemmern oder Antikoagulantien verabreichen.
WH: Bei schwerer Dehydratation, Hypovolämie oder Hypotonie nicht anwenden.
VNW: Rinder: Essbare Gewebe 15 Tage, Milch 5 Tage.
Schweine: Essbare Gewebe 5 Tage.
Pferde: Essbare Gewebe 5 Tage.
Nicht für Stuten, deren Milch für menschlichen Verzehr vorgesehen ist.
PG: 100 ML VNW [€ 114,90]

🐾 *Loxicom 1 mg - Kautabletten für Hunde* 802AD
(Z.Nr. EU/2/08/090/*) RP. P. nicht im Handel. QM01AC06

🐾 *Loxicom 2,5 mg - Kautabletten für Hunde* 802AD
(Z.Nr. EU/2/08/090/*) RP. P. nicht im Handel. QM01AC06

🐾 *Loxicom 50 mg/g - Paste zum Eingeben für Pferde* 802AD
(Z.Nr. EU/2/08/090/*) RP. P. VNW. nicht im Handel. QM01AC06

🐾 Loxicom 0,5 mg/ml - Suspension zum Eingeben für Hunde 802AD

(Z.Nr. EU/2/08/090/*) RP. P. QM01AC06
ZI: Norbrook Laboratories (Ireland), Monaghan, Irland
Z: 1 ml enthält: Meloxicam 0,5 mg, Natriumbenzoat 1,5 mg, Glycerol, Povidon K30, Xanthan gummi, Natriummonohydrogenphosphat-dihydrat, Natriumdihydrogenphosphat-2-Wasser, Citronensäure, Simeticon-Emulsion, Wasser, gereinigtes.
EW: Nichtsteroidales Antiphlogistikum.
AG: Erkrankungen des Bewegungsapparates bei Hunden.
AA: Zum Eingeben mit dem Futter oder über das Maul; Dosierspritzen liegen bei.
DO: Initial 0,2 mg/kg KG am 1.Tag, dann tgl. 0,1 mg/kg KG.
GA: Trächtigkeit, Laktation, Magen/Darm-, Herz-, Leber-, Nierenschäden, Gerinnungsstörungen, erste 6 Lebenswochen, dehydrierte Tiere.
NW: Magen/Darm.
WW: Nicht mit anderen Entzündungshemmern verabreichen.
WH: Bei Katzen Loxicom 0,5 mg/ml-Suspension zum Eingeben für Katzen anwenden.
PG: 15 ML VT [€ 11,20]

🐾 Loxicom 1,5 mg/ml - Suspension zum Eingeben für Hunde 802AD

(Z.Nr. EU/2/08/090/*) RP. P. QM01AC06
ZI: Norbrook Laboratories (Ireland), Monaghan, Irland
Z: 1 ml enthält: Meloxicam 1,5 mg, Natriumbenzoat 1,5 mg, Glycerol, Povidon K30, Xanthan gummi, Natriummonohydrogenphosphat-dihydrat, Natriumdihydrogenphosphat-2-Wasser, Citronensäure, Simeticon-Emulsion, Wasser, gereinigtes.
EW: Nichtsteroidales Antiphlogistikum.
AG: Erkrankungen des Bewegungsapparates bei Hunden.
AA: Zum Eingeben mit dem Futter oder über das Maul; Dosierspritzen liegen bei.
DO: Initial 0,2 mg/kg KG am 1.Tag, dann tgl. 0,1 mg/kg KG.
GA: Trächtigkeit, Laktation, Magen/Darm-, Herz-, Leber-, Nierenschäden, Gerinnungsstörungen, erste 6 Lebenswochen, dehydrierte Tiere.
NW: Magen/Darm.
WW: Nicht mit anderen Entzündungshemmern verabreichen.
PG: 10 ML VT [€ 11,20], 32 ML VT [€ 20,50], 100 ML VT [€ 41,70]

🐾 Loxicom 0,5 mg/ml - Suspension zum Eingeben für Katzen 802AD

(Z.Nr. EU/2/08/090/*) RP. P. QM01AC06
ZI: Norbrook Laboratories (Ireland), Monaghan, Irland
Z: 1 ml enthält: Meloxicam 0,5 mg, Natriumbenzoat 1,5 mg, Glycerol, Povidon K30, Xanthan gummi, Natriummonohydrogenphosphat-dihydrat, Natriumdihydrogenphosphat-2-Wasser, Citronensäure, Simeticon-Emulsion, Wasser, gereinigtes.
EW: Nichtsteroidales Antiphlogistikum.
AG: Leichte bis mittelstarke postoperative Schmerzen und Entzündungen, Schmerzlinderung bei muskuloskeletalen Erkrankungen der Katzen.
AA: Oral über das Futter oder direkt in das Maul mit Dosierspritze.
DO: Postoperativ: Initialbehandlung mit Loxicom 5 mg/ml-Injektionslösung, ab 2. Tag oral 1mal tgl. 0,05 mg/kg KG bis zu 4 Tage.
Muskuloskeletale Erkrankungen:
Akut: Initial 1mal 0,2 mg/kg KG, ab dem 2. Tag 1mal tgl. 0,05 mg/kg KG.
Chronisch: Initial 1mal 0,1 mg/kg KG, ab dem 2. Tag 1mal tgl. 0,05 mg/kg.
Behandlungsdauer 7 bis max. 14 Tage.
GA: Magen/Darm-, Herz-, Leber-, Nierenschäden, Gerinnungsstörungen, erste 6 Lebenswochen, dehydrierte Tiere.
SST: Unbedenklichkeit nicht belegt.
NW: Magen/Darm, Niere, Leber.
WW: Nicht mit anderen Entzündungshemmern verabreichen.
PG: 5 ML VT [€ 11,90], 15 ML VT [€ 16,95]

L-Polamidon - Lösung zur Substitution 26C

(Z.Nr. 1-29565) NR. SG. P. N07BC05
ZI: Mundipharma, Wien
Z: 1 ml Lösung enthält: Levomethadon hydrochlorid 5 mg (entspr. Levomethadon 4,47 mg), Methyl-4-hydroxybenzoat 1,5 mg, Betain hydrochlorid, Glycerol 85%, Natriumhydroxid-Lösung zur pH-Wert Einstellung (entspr. Natrium), oder Salzsäure-Lösung zur pH-Wert-Einstellung, Wasser, gereinigtes.
EW: Synthetisches Opioid, doppelt so wirksam wie das Razemat Methadon.
AG: Orale Substitutionsbehandlung bei Opiatabhängigkeit gemäß Suchtgiftverordnung.
AA: **Orale Einnahme**. Cave i.v.! Kann mit konservierten Trägerlösungen, z.B. Sirupus simplex ÖAB, verdünnt werden. Details siehe Austria Codex-Fachinformation.
DO: Am 1. Tag morgens 15-20 mg, abends 10-25 mg. Beim Auftreten von Entzugssymptomen Dosis tgl. um 5-10 mg steigern.
Erhaltungsdosis (nach 1-6 Tagen): 1mal tgl. Einnahme; MTD 60 mg.
Dosisreduktion bei älteren Patienten, Nieren-, schweren Leberschäden.
Bei Personen unter 18 Jahren nicht empfohlen.
GA: Einnahme durch nicht opiattolerante Personen (Lebensgefahr!).
SST: Strenge Indikationsstellung in der Schwangerschaft. Neugeborene opiatabhängiger Mütter eng auf Entzugserscheinungen überwachen. Stillen nicht empfohlen. Wenn gestillt wird, muss in den ersten 3 Monaten auf jeden Fall abdosiert werden, um Effekte auf den Säugling mit zunehmender Trinkmenge auszuschließen.
NW: Initiale Opiatentzugssymptome (z.B. Angstzustände, Anorexie, Bewegungsstörungen, Depression, Diarrhö, Erbrechen, Tachykardie, starkes Schwitzen, Unruhe, Tremor), ZNS (Bewusstseinstörungen, Schlaflosigkeit), Sehstörungen, Herzrhythmusstörungen, Hautausschläge, Juckreiz, Gallenwegskrämpfe, Blasenentleerungsstörungen, Hormone (erhöhter Prolaktin-, erniedrigte Sexual-

hormon-Spiegel). Atemdepression, Hypoglykämie (bei Überdosierung).
WW: Kontraindiziert: MAO-Hemmer (2 Wochen Abstand), Opiatantagonisten (Pentazocin, Buprenorphin).
Cave Alkohol.
Besondere Vorsicht: Verstärkung durch ZNS-Dämpfer, Benzodiazepine (Atemdepression). Serotonerge Arzneimittel (Serotonin-Syndrom).
Vorsicht: Blutdrucksenker, starke CYP-Induktoren (Entzugserscheinungen) bzw. CYP-Inhibitoren (verlängerte Wirkdauer).
Sedativa möglichst kurzzeitig und niedrig dosiert anwenden.
WW mit vielen Arzneimitteln (z.B. antiretroviralen Arzneimitteln) möglich.
GE: Primäres Abhängigkeitspotential. Sucht möglich, bei abruptem Absetzen starke Entzugssymptome.
WH: Bei Einnahme durch nicht opiattolerante Personen Lebensgefahr! Vorsicht bei Patienten mit vermindeter Atemfunktion, erhöhtem Hirndruck, Hypotonie, Bewusstseinsstörungen, akuten abdominalen Krankheitszuständen, Herzrhythmusstörungen, Nebenniereninsuffizienz. Positive Dopingkontrollen möglich. Kontrolle: EKG. Verkehrshinweis.
Bei **Überdosierung:** Antidot Opiat-Antagonisten (z.B. Naloxon), lange Wirkdauer von Levomethadon beachten!
PG: 100 ML RE1 (EKO: Y) [€ 26,45], 300 ML RE1 (EKO: Y) [€ 72,95], 500 ML * (EKO: N) [€ 116,85 n.l.]

L-Polamidon 5 mg - Tabletten 26C
(Z.Nr. 1-31938) NR. SG. P. nicht im Handel. N07BC05

L-Polamidon 20 mg - Tabletten 26C
(Z.Nr. 1-31939) NR. SG. P. nicht im Handel. N07BC05

Lucentis 10 mg/ml - Injektionslösung 47L02

(Z.Nr. EU/1/06/374/*) NR. P. E. S01LA04
ZI: Novartis Europharm, Dublin, Irland
Z: 1 Einzeldosis von 0,05 ml enthält: Ranibizumab 0,5 mg, hergestellt durch rekombinante DNA-Technologie in Escherichia coli, alpha, alpha-Trehalosedihydrat, Histidin hydrochlorid monohydrat, Histidin, Polysorbat 20, Wasser für Injektionszwecke.
EW: Monoklonaler Antikörper, Ophthalmikum.
AG: Neovaskuläre (feuchte) altersabhängige Makuladegeneration.
- Visusbeeinträchtigung durch chorioidale Neovaskularisation (CNV)
- Visusbeeinträchtigung durch diabetisches Makulaödem oder durch Makulaödem wegen eines retinalen Venenverschlusses (RVV).
- Behandlung der proliferativen diabetischen Retinopathie.
- Behandlung einer Frühgeborenen-Retinopathie.

AA: Intravitreal (unter aseptischen Bedingungen).
DO: Makuladegeneration: ED 0,5 mg (0,05 ml) monatlich, bis maximaler Visus erreicht ist. Anwendung auch mindestens 30 min nach Laserphotokoagulation möglich.
Bei CNV mit 1 ED beginnen, Wiederholungen nach Bedarf 1-2mal im 1. Jahr oder häufiger. Keine Daten an Kindern, begrenzte Daten an Jugendlichen.
Frühgeborenen- Retinopathie: ED 0,2 mg (0,02 ml); bis zu 3 Injektionen pro Auge innerhalb von 6 Monaten.
GA: Schwere intraokulare Entzündung bzw. Infektion.
SST: Nutzen/Risiko-Abwägung, Stillen nicht empfohlen.
NW: Okulare Ereignisse, systemische Effekte: Nicht-okulare Hämorrhagien, arterielle Thromboembolien; Kopfschmerzen, Übelkeit, Keratose, Schmerzen, Hypertonie, Anämie, Husten, Allergien, Arthralgie, Nasopharyngitis, Überempfindlichkeit, Angst.
WH: Vorsicht bei Schlaganfall oder TIA in der Anamnese. Patienten nach der Injektion 1 Woche auf Infektionen überwachen. Intraokularen Druck (vorübergehende und anhaltende Zunahme möglich) und Perfusion der Durch- trittstelle des Nervus opticus kontrollieren. Gleichzeitige Gabe in beide Augen wurde nicht untersucht. Verkehrshinweis.
PG: 1 ST * (EKO: N) [€ 1.229,60]

Lucentis 10 mg/ml - Injektionslösung 47L02
(Z.Nr. EU/1/06/374/*) NR. P. E. S01LA04
Parallelimport. nicht im Handel.

Lucentis 10 mg/ml - Injektionslösung 47L02
(Z.Nr. EU/1/06/374/*) NR. P. E. S01LA04
Parallelimport. nicht im Handel.

Lucentis 10 mg/ml - Injektionslösung in einer Fertigspritze 47L02

(Z.Nr. EU/1/06/374/*) NR. P. E. S01LA04
ZI: Novartis Europharm, Dublin, Irland
Z: 1 Einzeldosis von 0,05 ml enthält: Ranibizumab 0,5 mg, hergestellt durch rekombinante DNA-Technologie in Escherichia coli, Trehalose-2-Wasser, Histidin hydrochlorid monohydrat, Histidin, Polysorbat 20, Wasser für Injektionszwecke.
EW: Monoklonaler Antikörper, Ophthalmikum.
AG: Neovaskuläre (feuchte) altersabhängige Makuladegeneration.
- Visusbeeinträchtigung durch chorioidale Neovaskularisation (CNV)
- Visusbeeinträchtigung durch diabetisches Makulaödem oder durch Makulaödem wegen eines retinalen Venenverschlusses (RVV).
- Behandlung der proliferativen diabetischen Retinopathie.

AA: Intravitreal (unter aseptischen Bedingungen).
DO: ED 0,5 mg (0,05 ml) monatlich, bis maximaler Visus erreicht ist. Anwendung auch mindestens 30 min nach Laserphotokoagulation möglich.
Bei CNV mit 1 ED beginnen, Wiederholungen nach Bedarf 1-2mal im 1. Jahr oder häufiger. Keine Daten an Kindern, begrenzte Daten an Jugendlichen.
GA: Schwere intraokulare Entzündung bzw. Infektion.
SST: Nutzen/Risiko-Abwägung, Stillen nicht empfohlen.
NW: Okulare Ereignisse, systemische Effekte: Nicht-okulare Hämorrhagien, arterielle Thromboembolien; Kopfschmerzen, Übelkeit, Keratose, Schmerzen, Hypertonie, Anämie, Husten, Allergien, Arthralgie, Nasopharyngitis, Überempfindlichkeit, Angst.
WH: Vorsicht bei Schlaganfall oder TIA in der Anamnese. Patienten nach der Injektion 1 Woche auf Infektionen überwachen. Intraokularen Druck (vorübergehende und anhaltende Zunahme möglich) und Perfusion der Durch- trittstelle des Nervus opticus kontrollieren. Gleichzeitige Gabe in beide Augen wurde nicht untersucht. Verkehrshinweis.
PG: 1 ST * (EKO: N) [€ 1.229,60]

Lucentis 10 mg/ml - Injektionslösung in einer Fertigspritze 47L02
(Z.Nr. EU/1/06/374/*) NR. P. E. S01LA04
Parallelimport. nicht im Handel.

Lucentis 10 mg/ml - Injektionslösung in einer Fertigspritze 47L02
(Z.Nr. EU/1/06/374/*) NR. P. E. S01LA04
Parallelimport. nicht im Handel.

Ludiomil 25 mg - Filmtabletten 49A01

(Z.Nr. 0-15240) RP. P. N06AA21
ZI: Amdipharm, Dublin, Irland
Z: 1 Filmtablette enthält: Maprotilin hydrochlorid 25 mg, Tablettenkern: Maisstärke, Siliciumdioxid, Kalziumphosphat, Lactose monohydrat 30 mg, Magnesium stearat, Stearinsäure, Talkum; Überzug: (entspr. Hypromellose) (entspr. Titandioxid) (entspr. Polysorbat 80) (entspr. Eisenoxid gelb) (entspr. Eisenoxid rot) (entspr. Talkum).
EW: Tetrazyklisches Antidepressivum.
AG: Depressive Erkrankungen.
AA: Oral unzerkaut mit Flüssigkeit.
DO: TD 25-75 mg in 1-3 ED, MTD 150 mg, bei älteren Patienten 75 mg. Für Kinder und Jugendliche nicht empfohlen.
GA: Frischer Myokardinfarkt, Epilepsie, Überleitungsstörungen (einschl. QT- Syndrom), schwere Leber- oder Nierenschäden, Engwinkelglaukom, Harn- retention, Intoxikation mit ZNS-Dämpfern, akute Delirien oder Manien, Pylorusstenose, paralytischer Ileus, schwere Durchblutungsstörungen.
SST: Strenge Nutzen/Risiko-Abwägung. Mindestens 7 Wochen vor Geburtstermin absetzen. Nicht stillen.
NW: ZNS, Müdigkeit, Psychosen, anticholinerg (Mundtrockenheit), Karies, Harnretention, verschwommenes Sehen, trockenes Auge, Haut, Lichtüber- empfindlichkeit, Magen-Darm (Ileus), Herz-Kreislauf (Hypotonie, Reiz- leitungsstörungen), Alveolitis, Endokrinium, Leber (Ikterus), Blut, Flush, Haarausfall, interstitielle Lungenerkrankung.
WW: Kontraindiziert: MAO-Hemmer (14 Tage Abstand), Chinidin, Propafenon.
Nicht empfohlen: Clonidin, Guanfacin, (Nor)adrenalin, Dopamin parenteral, Chinidin.
Vorsicht: Blutdrucksenker, Sympathomimetika, ZNS-Dämpfer, Alkohol (verstärkt), Anticholinergika, Antikoagulanzien, Antidiabetika, Neuroleptika, Methylphenidat, QT-verlängernde Substanzen, Cimetidin.
Levodopa verstärkt. Abschwächung durch Enzyminduktoren; Phenytoin-Spiegel erhöht; Disulfiram; Neuroleptika (Anfälle); CYP2D6 Hemmer, z.B.
Beta-Blocker (Propranolol), Terbinafin erhöhen Maprotilinspiegel. Antimykotika (Terbinafin: Dosisanpassung), antiretrovirale Arzneimittel, Dihydroergotamin, Baclofen.
GE: Entzugserscheinungen beim Absetzen möglich.
WH: Vorsicht bei Hyperthyreose. Kontrollen: Leber, Niere, Augeninnendruck, Herz-Kreislauf, Schilddrüse, Blutbild, Zahnstatus. Elektroschock vermeiden. Nicht abrupt absetzen. Auf suizidales Verhalten bzw. erhöhtes Knochenbruchrisiko achten. Verkehrshinweis. Aktivierung von Psychosen möglich. Direkte Sonnenbestrahlung vermeiden. Positive Dopingkontrollen möglich.
Bei Überdosierung ZNS-Effekte, kein Physostigmin geben (erhöht Anfallsrate).
PG: 50 ST (EKO: G) [€ 7,20], 100 ST (EKO: G) [€ 12,60]

Ludiomil 50 mg - Filmtabletten 49A01
(Z.Nr. 0-15241) RP. P. N06AA21
ZI: Amdipharm, Dublin, Irland
Z: 1 Filmtablette enthält: Maprotilin hydrochlorid 50 mg, Tablettenkern: Maisstärke, Siliciumdioxid, Kalziumphosphat, Lactose monohydrat 29 mg, Magnesium stearat, Stearinsäure, Talkum; Überzug: (entspr. Hypromellose) (entspr. Titandioxid) (entspr. Polysorbat 80) (entspr. Eisenoxid gelb) (entspr. Eisenoxid rot) (entspr. Talkum).
Kurzinformation: siehe Ludiomil 25 mg - Filmtabletten, →S. 839
PG: 50 ST (EKO: G) [€ 13,25], 100 ST (EKO: G) [€ 22,00]

Ludiomil 75 mg - Filmtabletten 49A01
(Z.Nr. 0-16036) RP. P. N06AA21
ZI: Amdipharm, Dublin, Irland
Z: 1 Filmtablette enthält: Maprotilin hydrochlorid 75 mg, Tablettenkern: Maisstärke, Siliciumdioxid, Kalziumphosphat, Lactose monohydrat 37 mg, Magnesium stearat, Stearinsäure, Talkum; Überzug: (entspr. Hypromellose) (entspr. Titandioxid) (entspr. Polysorbat 80) (entspr. Eisenoxid gelb) (entspr. Eisenoxid rot) (entspr. Talkum).
Kurzinformation: siehe Ludiomil 25 mg - Filmtabletten, →S. 839
PG: 20 ST (2) (EKO: G) [€ 7,70], 100 ST (EKO: G) [€ 29,60]

Luffa compositum-Heel - Tabletten 05X
(Z.Nr. 3-00106) RPF. P. V03AX
ZI: Biologische Heilmittel Heel, Baden-Baden, Deutschland
Z: 1 Tablette enthält: Aralia racemosa (Homöopathie) D1 25 mg, Arsenum iodatum (Homöopathie) D8 25 mg, Lobelia inflata (Homöopathie) D6 25 mg, Luffa operculata (Homöopathie) D12 25 mg, Lactose monohydrat 300 mg, Magnesium stearat.
EW: Homöopathikum.
AG: Heuschnupfen, allergische Rhinitis.
AA: Tabletten vor den Mahlzeiten langsam unter der Zunge zergehen lassen.
DO: Akut: 1 Tablette alle 15 min. (max. 8mal tgl.), Kinder (2-12 Jahre) max.
6mal tgl. Kinder (4 Wochen - 2 Jahre) max. 4mal tgl..
Chronisch: 3mal tgl. 1 Tablette, Kinder (2-12 Jahre) 2mal tgl. 1 Tablette, Kleinkinder (4 Wochen bis 24 Monate) 1mal tgl. 1 Tablette.
SST: Vorsicht.
NW: Allergien.
WH: Bei Kleinkindern unter 2 Jahren nicht ohne ärztlichen Rat anwenden.
PG: 50 ST * (EKO: N) [€ 8,50]

Luffeel - Nasenspray 50X04
(Z.Nr. 3-00455) RPF. P. nicht im Handel. V03AX

Luft komprimiert medizinisch Air Liquide 56B
(Z.Nr. 1-26084) RPF. P. nicht im Handel. V03AN05

Luft komprimiert medizinisch Messer 56B
(Z.Nr. 1-26096) RPF. P. nicht im Handel. V03AN05

Luft komprimiert medizinisch Siad Austria 56B
(Z.Nr. 1-26102) RPF. P. nicht im Handel. V03AN05

Luft komprimiert medizinisch Sol 56B
(Z.Nr. 1-26107) RPF. P. nicht im Handel. V03AN05

Luft synthetisch medizinisch Linde 56B
(Z.Nr. 1-26091) RPF. P. V03AN05
ZI: Linde Gas, Stadl-Paura
Z: 1 Druckbehältnis enthält: Luft, künstlich (entspr. Sauerstoff 21-22,5 % (V/V)) (entspr. Stickstoff 77,5-79 % (V/V)).
AG: Ersatz für atmosphärische Luft (z.B. zur Beatmung). Trägergas für volatile Anästhetika zur Narkose.
AA: Unverdünnt zur Inhalation und mechanischen Beatmung.
SST: Anwendung möglich.
WH: Hypoxiegefahr bei Kombination mit anderen medizinischen Gasen zur Inhalation außer Sauerstoff.
PG: 3 L * (EKO: N) [€ 79,10], 10 L * (EKO: N) [€ 79,10], 20 L * (EKO: N) [€ 119,85], 50 L * (EKO: N) [€ 140,50]

Luft synthetisch medizinisch Messer 56B
(Z.Nr. 1-26097) RPF. P. nicht im Handel. V03AN05

Luft synthetisch medizinisch Sol 56B
(Z.Nr. 1-26108) RPF. P. nicht im Handel. V03AN05

Luivac - Tabletten 33Y01, 50Y
(Z.Nr. 1-23378) RP. P. L03AX
ZI: Daiichi Sankyo Austria, Wien
Z: 1 Tablette enthält: Staphylococcus aureus-Lysat mind. 1 Mrd. Keime, Streptococcus mitis-Lysat mind. 1 Mrd. Keime, Streptococcus pyogenes-Lysat mind. 1 Mrd. Keime, Streptococcus pneumoniae-Lysat mind. 1 Mrd. Keime, Klebsiella pneumoniae-Lysat mind. 1 Mrd. Keime, Branhamella catarrhalis-Lysat mind. 1 Mrd. Keime, Haemophilus influenzae-Lysat mind. 1 Mrd. Keime (entspr. Lysat 3 mg), Mannitol, Cellulose, mikrokristalline, Carboxymethylstärke, Natriumsalz, Magnesium stearat, Siliciumdioxid.
EW: Immunstimulierend.
AG: Prophylaxe bei rezidivierenden Atemwegsinfektionen.
AA: Morgens nüchtern unzerkaut mit Flüssigkeit einnehmen. Bei Schluckbe- schwerden ev. Tablette auf einem Löffel in etwas Wasser zerfallen lassen.
DO: Personen ab 4 Jahren: 1mal tgl. 1 Tablette über 2 Perioden von je 28 Tagen mit 28 Tagen Einnahmepause.
GA: Gastroenteritis.
SST: In der Schwangerschaft nicht einnehmen. Nutzen/Risiko-Abwägung in der Stillzeit.
NW: Magen/Darm, Haut, sehr selten Nasenschleimhautschwellung, Kopfschmerzen.
WW: Immunsuppressiva (abschwächend).
WH: Kann Antibiotikatherapie bei akuten Infektionen nicht ersetzen. Zur Vorbeugung einer Pneumonie nicht empfohlen.
PG: 28 ST (EKO: G) [€ 14,40], 56 ST (EKO: G) [€ 24,45]

Lumark 80 GBq/ml - Markerzubereitung, Lösung 24F01
(Z.Nr. EU/1/15/1013/*) NR. N. nicht im Handel. V09XX

Lumigan 0,1 mg/ml - Augentropfen 47G02
(Z.Nr. EU/1/02/205/*) RP. P. S01EE03
ZI: Allergan Pharmaceuticals, Westport, Irland
Z: 1 ml Lösung enthält: Bimatoprost 0,1 mg, Benzalkonium chlorid 0,2 mg, Natriumchlorid, Dinatriumhydrogenphosphat-7-Wasser, Citronensäure monohydrat, Salzsäure zur pH-Wert-Einstellung, Natriumhydroxid zur pH-Wert-Einstellung, Wasser, gereinigtes.
EW: Synthetisches Prostaglandin-Analogon.
AG: Chronisches Offenwinkelglaukom, okuläre Hypertension (Monotherapie oder Zusatz zu Beta-Blocker).
AA: Zum Eintropfen in die Augen.
DO: 1mal tgl. (abends) 1 Tropfen in das betroffene Auge eintropfen. Für Kinder und Jugendliche nicht empfohlen.
SST: Strenge Indikationsstellung, Nutzen/Risiko-Abwägung in der Stillzeit.
NW: Lokale Reaktionen (Wachstum der Augenwimpern, Dunkelfärbung des Augenlids, verstärkte Irispigmentierung, Hyperämie der Bindehaut, Augenjucken, Überempfindlichkeit, zystoides Makulaödem), systemisch (Kopfschmerzen, Leber, Hypertonie), , Lunge (Asthma-, COPD-Verschlechterung, Dyspnoe).
WW: Andere Prostaglandinanaloga (Augeninnendruck kontrollieren).
WH: Vorsicht bei eingeschränkter Atemfunktion, Herzinsuffizienz, Bradykardie, Hypotonie, Risikofaktoren für Makulaödem, schweren Virusinfektionen des Auges in der Anamnese. Verkehrshinweis (vorübergehend verschwommenes Sehen). Kontaktlinsen vor der Anwendung heraus nehmen und 15 min nach der Anwendung wieder einsetzen. Benzalkoniumchlorid kann Keratitis auslösen.
PG: 1 ST AU (2) (EKO: G) [€ 13,75]

Lumigan 0,1 mg/ml - Augentropfen 47G02
(Z.Nr. EU/1/02/205/*) RP. P. Parallelimport. S01EE03
nicht im Handel.

Lumigan 0,3 mg/ml - Augentropfen 47G02
(Z.Nr. EU/1/02/205/*) RP. P. nicht im Handel. S01EE03

Lumigan 0,3 mg/ml - Augentropfen 47G02
(Z.Nr. EU/1/02/205/*) RP. P. Parallelimport. S01EE03
nicht im Handel.

Lumigan 0,3 mg/ml - Augentropfen, im Einzeldosisbehältnis 47G02
(Z.Nr. EU/1/02/205/*) RP. P. S01EE03
ZI: Allergan Pharmaceuticals, Westport, Irland
Z: 1 ml Lösung enthält: Bimatoprost 0,3 mg, Natriumchlorid, Dinatriumhydrogenphosphat-7-Wasser, Citronensäure monohydrat, Salzsäure zur pH-Wert-Einstellung, Natriumhydroxid zur pH-Wert-Einstellung, Wasser, gereinigtes.
EW: Synthetisches Prostaglandin-Analogon.
AG: Chronisches Offenwinkelglaukom, okuläre Hypertension (Monotherapie oder Zusatz zu Beta-Blocker).
AA: Zum Eintropfen in die Augen.
DO: 1mal tgl. (abends) 1 Tropfen in das betroffene Auge eintropfen. Für Kinder und Jugendliche nicht empfohlen.
SST: Strenge Indikationsstellung, Nutzen/Risiko-Abwägung in der Stillzeit.

NW: Lokale Reaktionen (Wachstum der Augenwimpern, Dunkelfärbung des Augenlids, verstärkte Irispigmentierung, Hyperämie der Bindehaut, Augenjucken, Überempfindlichkeit, zystoides Makulaödem), systemisch (Kopfschmerzen, Leber, Hypertonie), , Lunge (Asthma-, COPD-Verschlechterung, Dyspnoe).
WW: Andere Prostaglandinanaloga (Augeninnendruck kontrollieren).
WH: Vorsicht bei eingeschränkter Atemfunktion, Herzinsuffizienz, Bradykardie, Hypotonie, Risikofaktoren für Makulaödem, schweren Virusinfektionen des Auges in der Anamnese. Verkehrshinweis (vorübergehend verschwommenes Sehen). Kontaktlinsen vor der Anwendung heraus nehmen und 15 min nach der Anwendung wieder einsetzen. ‖ Einzeldosisbehältnis enthält kein Benzalkoniumchlorid.
PG: 30 ST RE2 (2) (EKO: Y) [€ 23,75]

Lumigan 0,3 mg/ml - Augentropfen, im Einzeldosisbehältnis 47G02
(Z.Nr. EU/1/02/205/*) RP. P. Parallelimport. nicht im Handel. S01EE03

Lumigan 0,3 mg/ml - Augentropfen, im Einzeldosisbehältnis 47G02
(Z.Nr. EU/1/02/205/*) RP. P. Parallelimport. nicht im Handel. S01EE03

Luminity 150 Mikroliter/ml - Gas und Lösungsmittel zur Herstellung einer Injektions/Infusionsdispersion 24E
(Z.Nr. EU/1/06/361/*) NR. P. E. nicht im Handel. V08DA04

Lupolac - Tropfen 50X04

(Z.Nr. 3-00007) RPF. P. V03AX
ZI: HWS-OTC Service, Mauterndorf
Z: 10 g (= 10,8 ml, 1 ml = 37 Tropfen) enthalten: Euphorbium (Homöopathie) D4 1 g, Luffa operculata (Homöopathie) D6 1 g, Schoenocaulon officinale (Homöopathie) D6 1 g, Ethanol 0,45 g/ml (entspr. Gesamtethanolgehalt 53 % (V/V)), Wasser.
EW: Homöopathikum.
AG: Heuschnupfen, Reizhusten, Bindehautentzündung.
AA: Direkt auf die Zunge tropfen oder in etwas Wasser vor den Mahlzeiten einnehmen.
DO: Akut halbstündlich bis stündlich, dann 3mal tgl. 20 Tropfen. ED für Jugendliche 10 Tropfen, für Kinder ab 7 Jahren 5 Tropfen.
SST: Vorsicht.
WH: Nicht für Alkoholkranke.
PG: 50 ML * (EKO: N) [€ 12,50], 100 ML * (EKO: N) [€ 21,95]

▼ Lutathera 370 MBq/ml - Infusionslösung 55L

(Z.Nr. EU/1/17/1226/*) NR. P. V10XX04
ZI: Advanced Accelerator Applications, Saint Genis Pouilly, Frankreich
Z: 1 ml Lösung enthält: [177Lu]Lutetium oxodotreotid 370 MBq, Essigsäure, Natriumacetat, Gentisinsäure, Ascorbinsäure, Pentetsäure, Natriumchlorid, Natriumhydroxid (entspr. Natrium 0,14 mmol) (entspr. → 3,2 mg), Wasser für Injektionszwecke.
EW: Radiotherapeutikum.
AG: Nicht resezierbare oder metastatische, progressive, gut differenzierte (G1 und G2) Somatostatinrezeptor-positive gastroenteropankreatische neuroendokrine Tumore (GEP-NETs).
AA: Langsame i.v. Infusion über 30 min; gebrauchsfertiges Arzneimittel zum Einmalgebrauch. Cave Paravasation! Details zur genauen Applikation siehe Austria Codex-Fachinformation.
DO: 4 Infusionen zu je 7.400 MBq im Abstand von 8-16 Wochen. Zum Schutz der Nieren 30 min vor Infusionsbeginn Aminosäurenlösung für 4 Std. kontralateral i. v. applizieren.
Prämedikation mit Antiemetika 30 min vor Aminosäurelösung.
Kein Nutzen bei Kindern und Jugendlichen. Details siehe Austria Codex - Fachinformation.
GA: Nierenversagen (GFR < 30 ml/min).
SST: Gegenanzeige. Vor Therapiebeginn Schwangerschaft ausschließen. Kontrazeption für Frauen und Männer bis 6 Monate nach Therapieende erforderlich. Abstillen.
NW: Magen/Darm, Knochenmark, Müdigkeit, Appetitverlust, Niere, Leber, myelodysplastisches Syndrom, akute Leukämie, Dysglykämie, Elektrolytverschiebungen, Schlafstörungen, ZNS, Herz (QT-Verlängerung), Alopezie, hormonelle Krisen, Labor, lokale Reaktionen, Tumorlysesyndrom.
WW: Lang wirkende Somatostatinanaloga 30 Tage vor Anwendung von Lutathera vermeiden. Glukokortikoide (Hochdosis) vermeiden.
WH: Strahlenschutzrichtlinien beachten! Vor jeder Infusion Leber, Niere, Hämatologie kontrollieren. Vorsicht bei Harnwegserkrankungen, Urininkontinenz (Kontaminierungsgefahr), früherer Chemotherapie, Hämatotoxizität (ausgenommen Lymphopenie), Knochenmetastasen, früheren onkologischen radiometabolischen Behandlungen, anderen malignen Tumoren in den letzten 5 Jahren.
Behandlung nicht beginnen bei: Früherer äußerer Strahlentherapie unter Einschluss von mehr als 25% des Knochenmarks, schwerer Herzinsuffizienz, schweren Blutbild- oder Leberschäden.
PG: 1 ST * (EKO: N) [€ 34.198,45]

Lutrate Depot 3,75 mg - Pulver und Lösungsmittel zur Herstellung einer Depot-Injektionssuspension 55D01, 31A
(Z.Nr. 1-31566) NR. P. nicht im Handel. L02AE02

Lutrate 3-Monats-Depot 22,5 mg - Pulver und Lösungsmittel zur Herstellung einer Depot-Injektionssuspension 55D01, 31A

(Z.Nr. 1-36252) NR. P. L02AE02
ZI: Kwizda Pharma, Wien
Z: 1 Durchstechflasche enthält: Leuprorelinacetat 22,5 mg (entspr. Leuprorelin 21,42 mg), Polysorbat 80, Mannitol, Carmellose natrium (entspr. Natrium < 1 mmol) (entspr. → 1,6-2,7 mg), Triethylcitrat, Polymilchsäure, Lösungsmittel: Mannitol, Natriumhydroxid-Lösung zur pH-Wert Einstellung, Salzsäure zur pH-Wert-Einstellung, Wasser für Injektionszwecke.
EW: Gonadotropin-Releasing-Hormon-Analogon.
AG: Palliativ bei fortgeschrittenem oder metastatischem Prostatakrebs.
AA: I.m.
DO: Alle 3 Monate 22,5 mg. Nicht für Kinder und Jugendliche.
GA: Frühere Orchiektomie, Rückenmarkkompression, spinale Metastasen, Frauen.
NW: Hitzewallungen, lokale Reaktionen, Nachtschwitzen, Kopfschmerzen, Depression, Müdigkeit, Enzymanstiege, QT-Verlängerung, interstitielle Lungenerkrankung.
WW: Vorsicht: QT-verlängernde Substanzen.
WH: Vorsicht bei Depressionen, Epilepsie, Osteoporose, QT-Verlängerung, Leberschäden, kardiovaskulären Erkrankungen, Ödemen, Blutungsstörungen. Kontrollen: Testosteron, PSA, Blutzucker bei Diabetikern. Verkehrshinweis.
PG: 1 ST IND (EKO: G) [€ 275,55]

Lutrelef 3,2 mg - Pulver und Lösungsmittel zur Herstellung einer Injektionslösung 31A

(Z.Nr. 1-18947) NR. P. H01CA01
ZI: Ferring Arzneimittel, Wien
Z: 1 Packung enthält: Gonadorelin acetat 3,2 mg (entspr. Gonadorelin 2,91 mg), Mannitol, Durchstechflasche mit Lösungsmittel: Natriumchlorid, Salzsäurelösung, Wasser für Injektionszwecke.
EW: Synthetisch hergestelltes Gonadorelin (LH-RH).
AG: Substitution des endogenen Gonadorelinmangels.
1) Gynäkologie: Hypothalamische Amenorrhoe Grad 2, 3 a-c, Unter- stützung der Lutealfunktion bis nach erfolgreicher Implantation einer befruchteten Eizelle. Nicht bei primärer Ovarinsuffizienz, Gynatresien oder anderen Ursachen der Amenorrhoe.
2) Andrologie: Idiopathischer hypothalamischer Hypogonadismus ein- schließlich Pubertas tarda.
AA: S.c. mit LutrePulse Pods.
Details siehe Austria-Codex - Fachinformation.
DO: Pulsatil (5-20 µg pro Puls) je nach Schweregrad in 90-minütigen (Frau) bzw. 120-minütigen (Mann) Intervallen. Auch als Langzeittherapie. Nicht für Kinder.
Details siehe Austria-Codex - Fachinformation.
GA: Hypophysenadenome, hormonabhängige Tumore, ovarielle Zysten, nicht hypothalamische Ursachen von Anovulation, Prolaktinom.
SST: Therapie bis Schwangerschaftseintritt möglich. Während Schwangerschaft und Stillperiode nicht indiziert.
NW: Lokale Reaktionen, Kopfschmerzen, Magen/Darm, verstärkte Monatsblutung, anaphylaktoide Reaktion, superfizielle Thrombophlebitis, lokale Reaktionen, Ovarzysten (Mehrlingsschwangerschaft oder erhöhte Abortrate möglich), ovarielles Hyperstimulationssyndrom, bei Kombination mit Protirelin neurologische Symptome bei Hypophysenadenomen (Hypophysen- apoplexie). Antikörperbildung möglich.
WW: Spironoloacton, Levodopa können Gonadotropine stimulieren. Digoxin und Sexualhormone können Gonadotropinsekretion hemmen. Phenothiazine, Dopaminantagonisten setzen Lutrelef-Wirkung herab. Protirelin (neurologische Symptome).
WH: Andere Krankheitsursachen ausschließen. Bei mehrfach wiederholter Gabe oder Dauerinfusion paradoxe Antifertilitätswirkung, tubuläre Atrophie.
Regelmäßige ärztliche Kontrollen. Positive Dopingkontrollen möglich.
PG: 1 ST RE2 (EKO: Y) [€ 473,05]

L

Luuf ätherische Öle - Balsam 50Z03, 50Z05
(Z.Nr. 0-11991) RPF. P. R05X
ZI: Apomedica Pharmazeutische Produkte, Graz
Z: 1 g enthält: Kampher 100 mg, Menthol 27,5 mg, Eukalyptus Öl ätherisch 50 mg, Terpentin Öl ätherisch 50 mg, Latschenkiefernöl, aetherisch 30 mg, Kiefernnadelöl aetherisch 25 mg, Thymol 2,5 mg, Muskatöl, ätherisch, Zedernblatt Öl, Vaselin, weisses, Hartparaffin.
EW: Phytopharmakon.
AG: Erkältungskrankheiten, unterstützend bei Bronchitis.
AA: Perkutan und zur Inhalation.
DO: 2-3mal tgl. ½ bis 1 Teelöffel auf Hals, Brust und Rücken einreiben oder haselnussgroße Menge in Gefäß mit heißem Wasser geben und Dämpfe mehrere Minuten einatmen.
GA: Säuglinge und Kinder unter 2 Jahren, Asthma, Epilepsie.
SST: Nicht empfohlen.
NW: Hautreizung, Hustenreiz, Laryngospasmus bei Kleinkindern.
WH: Nicht am Auge, auf Schleimhäuten oder geschädigten Hautpartien anwenden.
Bei Kindern Baby- bzw. Kinder-Luuf - Balsam verwenden.
PG: 30 G * (EKO: N) [€ 6,80]

Luuf Naphazolin compositum - Nasenspray 50H10
(Z.Nr. 0-12450) RPF. P. R01AB02
ZI: Apomedica Pharmazeutische Produkte, Graz
Z: 1 ml Nasenspray enthält: Naphazolin hydrochlorid 1 mg, Diphenhydramin hydrochlorid 1 mg, Benzalkonium chlorid 0,1 mg, Polysorbat 80, Natriumchlorid, Mentholum, Camphora racemia, Aetheroleum Eucalypti, Aetheroleum Myristici, Natriumdihydrogenphosphat, Dinatriumphosphat, Wasser, gereinigtes.
EW: Sympathomimetikum + Antihistaminikum.
AG: Schnupfen, Heuschnupfen, allergische Sinusitis.
AA: Sprühöffnung in ein Nasenloch einführen.
DO: Bis 4mal tgl. 1-2 Sprühstöße in jedes Nasenloch. Max. 5 Tage anwenden. Nicht für Kinder.
GA: Rhinitis sicca, Rhinitis atrophicans, Engwinkelglaukom, Epilepsie, nach Eingriffen mit Freilegung der Dura mater, Asthma.
SST: Strenge Indikationsstellung.
NW: Lokale Reaktionen, Herz, Laryngospasmus bei Kindern, Unruhe, Schlaflosigkeit. Bei Langzeitanwendung und Überdosierung Wirkungsverlust.
WW: Kontraindiziert: MAO- Hemmer, trizyklische Antidepressiva. Vorsicht: Sympathomimetika. Alpha- und Betablocker. ZNS-Dämpfer verstärkt.
WH: Vorsicht bei Hyperthyreose, Herz/Kreislauf-Erkrankungen, Prostatahypertrophie. Verkehrshinweis.
PG: 15 ML * (EKO: N) [€ 8,80]

Luuf-Efeu - Brausetabletten 50Z02
(Z.Nr. 1-24852) RPF. P. nicht im Handel. R05CA12

Luuf-Efeu - Hustenpastillen 50Z02
(Z.Nr. 1-24849) RPF. P. R05CA12
ZI: Apomedica Pharmazeutische Produkte, Graz
Z: 1 Lutschpastille enthält: Efeublätter-Trockenextrakt (4-8:1); Ethanol 30 % (m/m) (Auszugsmittel) 26 mg, Maltitol-Lösung 386,64 mg, Sorbitol-Lösung 70% 210 mg, Gummi arabisch, Citronensäure, Acesulfam kalium, Paraffin, dünnflüssiges, Wachs, gebleichtes, Kirsch-Aroma, Wasser, gereinigtes, Farbstoff: (entspr. Anthocyane).
EW: Spasmolytisch, sekretolytisch.
AG: Pflanzliches Arzneimittel zur Linderung des Hustens bei Katarrhen der Atemwege.
AA: Nach den Mahlzeiten langsam lutschen.
DO: 1 Pastille alle 1-2 Std.; MTD 6 Pastillen.
Kinder (4-11 Jahre): 1 Pastille alle 2-3 Std., MTD 4 Pastillen.
SST: Nicht empfohlen.
NW: Magen/Darm, selten Allergien.
PG: 20 ST * (EKO: N) [€ 8,90]

Luuf-Efeu - Hustensirup für Kinder 50Z02
(Z.Nr. 1-24663) RPF. P. nicht im Handel. R05CA12

Luuf Efeu - Hustentropfen für Kinder 50Z02
(Z.Nr. 1-24661) RPF. P. nicht im Handel. R05CA12

Luuf-Efeu - Kapseln 50Z02
(Z.Nr. 1-24662) RPF. P. nicht im Handel. R05CA12

Luveris 75 I.E. - Pulver und Lösungsmittel zur Herstellung einer Injektionslösung 29C01
(Z.Nr. EU/1/00/155/*) NR. P. G03GA07
ZI: Merck Europe, Amsterdam, Niederlande
Z: 1 Durchstechflasche enthält: Lutropin alfa 75 IE (entspr. Rekombinantes humanes luteinisierendes Hormon) Wirtssystem: Ovarialzellen des chinesischen Hamsters, gentechnisch, modifiziert, Sucrose, Natriummonohydrogenphosphat-dihydrat, Natriumdihydrogenphosphat-1-Wasser, Polysorbat 20, Phosphorsäure zur pH-Wert Einstellung 85 %, Natriumhydroxid zur pH-Wert-Einstellung, Methionin, racemisches, Stickstoff, Lösungsmittel: Wasser für Injektionszwecke.
EW: Gonadotropin.
AG: Stimulierung der Follikelreifung (zusammen mit FSH) bei schwerwiegendem LH- und FSH-Mangel.
AA: S.c.. Erste Injektion unter ärztlicher Aufsicht.
DO: Initial tgl. 75 I.E. Lutropin alfa und 75-150 IE FSH; schrittweise Dosiserhöhung möglich (in jedem Zyklus bis 5 Wochen). 24-48 h nach der letzten Injektion einmalig 5000 bis 10000 IE h CG. Keine Indikation für Kinder und Jugendliche.
GA: Gynäkologische Karzinome, Hypothalamus/Hypophysentumore, Vergrößerung der Ovarien oder Ovarialzysten, gynäkologische Blutungen unbekannter Ursache, Gegebenheiten, die eine normale Schwangerschaft unmöglich machen.
SST: Gegenanzeige.
NW: Lokale Reaktionen, ovarielles Überstimulationssyndrom, Magen/Darm, Kopf- schmerz, Somnolenz.
WH: Vor Therapiebeginn Ursachen der Infertilität genau abklären. Ovarien sonographisch überwachen. Vorsicht bei Porphyrie, erhöhtem thromboembo- lischen Risiko. Erhöhte Inzidenz von Fehlgeburten, Aborten, Eileiter- schwangerschaften, angeborenen Missbildungen, Genitaltumoren beachten.
PG: 1 ST RE1 (EKO: Y) [€ 105,50]

Luxerm 160 mg/g - Creme 22P01
(Z.Nr. 1-36910) NR. P. E. L01XD03
ZI: Galderma International, La Defense, Frankreich
Z: 1 g Creme enthält: Methylamino-laevulinat 160 mg (entspr. Methylamino-laevulinat hydrochlorid), Glycerolmonostearat, selbstemulgierend, Cetylstearylalkohol 40 mg, Macrogolstearat 2000, Methyl-4-hydroxybenzoat 2 mg, Propyl-4-hydroxybenzoat 1 mg, Natrium edetat, Glycerol, Vaselin, weisses, Cholesterol, Isopropyl myristat, Erdnussöl 30 mg, Mandelöl, raffiniert, Oleylalkohol, Wasser, gereinigtes.
EW: Antineoplastisch.
AG: Mittel 2. Wahl bei dünnen aktinischen Keratosen auf Gesicht und Kopfhaut.
AA: Lokal.
DO: Eine dünne Schicht auf die Behandlungsbereiche auftragen, dann 2 Std. ununterbrochen bei Tageslicht im Freien bleiben. Nicht für Kinder und Jugendliche.
GA: Erdnuss- oder Sojaallergie, Porphyrie.
SST: In der Schwangerschaft und bei Frauen im gebärfähigen Alter nicht empfohlen. Nutzen/Risiko-Abwägung in der Stillzeit.
NW: Haut (Schmerzen, Brennen, Krusten. Ödeme), Kopfschmerzen.
WH: Nicht auf die Augenlider oder Schleimhäute auftragen. Nicht zur Behandlung von dicken (hyperkeratotischen) aktinischen Keratosen. Vor der Behandlung Sonnenschutzmittel auf alle dem Tageslicht ausgesetzten Bereiche auftragen. Begrenzte Erfahrungen bei Transplantationspatienten unter immunsuppressiver Therapie.
PG: 2 G * (EKO: N) [€ 228,85]

▼ Luxturna 5 x 10^12 Vektorgenome/ml - Konzentrat und Lösungsmittel zur Herstellung einer Infusionslösung 47M05
(Z.Nr. EU/1/18/1331/*) NR. P. T. S01XA27
ZI: Novartis Europharm, Dublin, Irland
Z: 1 ml Konzentrat enthält: Voretigen neparvovec 5000 Mrd. Vg, mittels rekombinanter DNA-Technologie in Adeno-assoziiertem viralen Vektor hergestellt, Konzentrat: Natriumchlorid, Natriumdihydrogenphosphat Monohydrat, Dinatriumhydrogenphosphat dihydrat, Poloxamer 188, Wasser für Injektionszwecke; Lösungsmittel: Natriumchlorid, Natriumdihydrogenphosphat Monohydrat, Dinatriumhydrogenphosphat dihydrat, Poloxamer 188, Wasser für Injektionszwecke.
EW: Gentransfer-Vektor.
AG: Sehverlust aufgrund einer erblichen Netzhautdystrophie, die auf nachgewiesenen biallelischen RPE65-Mutationen beruht.
AA: Subretinale Injektion von 0,3 ml nach Verdünnung.
DO: 1 ED von 1,5 x 10^{11} Vg Voretigen Neparvovec pro Auge. Verabreichung pro Auge in einem kurzem Zeitintervall, aber mindestens 6 Tage Abstand. Keine Daten an Kindern unter 4 Jahren.
Details siehe Austria Codex - Fachinformation.
GA: Okulare oder periokulare Infektion, aktive intraokulare Entzündung.
SST: Nicht anwenden.
NW: Asymptomatische subretinale Präzipitate, Augenentzündung,

Netzhauterkrankung, Anstieg des Augeninnendrucks und weitere okuläre NW, Angst, Kopfschmerz, Magen/Darm, Haut, postoperative passagere Sehstörungen.
WH: Aseptische Methoden verwenden. Freisetzung des Vektors in die Tränenflüssigkeit bis 14 Tage nach dem Eingriff möglich, daher Abfälle (z.B. Verbände) in geeigneter Weise handhaben und entsorgen. Keine Blut- oder Organspenden von behandelten Patienten durchführen. Zur Verringerung der Immunogenität systemische Kortikosteroide anwenden. Verkehrshinweis.
PG: 1 ST * (EKO: N) [€ 491.021,55]

🐾 Lycopodium RemaVet - Globuli für Tiere 890A
(Z.Nr. 8-38868) RPF. P. QV03AX
ZI: Remedia Homöopathie, Eisenstadt
Z: 1 g Globuli (ca. 120 Globuli) enthält: Lycopodium clavatum (Homöopathie) C30 10 mg, Saccharose.
EW: Homöopathikum.
AG: Rind, Pferd, Schaf, Ziege, Schwein, Kaninchen, Geflügel, Kleinnager, Hund, Katze.: Leber-, Verdauungsstörungen, Stoffwechselstörungen, Appetitlosigkeit, chronische Blasenentzündungen, Ängstlichkeit, Reizbarkeit.
AA: Zum Eingeben (direkt ins Maul oder über die Tränke: 20 Globuli in 1 Liter Wasser lösen).
DO: ED 5-10 Globuli (unabhängig von der Tiergröße). Initial mehrere Gaben in kurzen Abständen alle 15 min., dann 3-4 mal tgl. 5-10 Globuli.
SST: Nur nach Rücksprache mit dem Tierarzt anwenden.
PG: 10 G VN [€ 12,80]

🐾 *Lydaxx 100 mg/ml - Injektionslösung für Rinder, Schweine und Schafe* 801AF
(Z.Nr. EU/2/20/253/*) NR. P. VNW. nicht im Handel. QJ01FA94

Lymphdiaral - Basistropfen 70X
(Z.Nr. 3-00350) RPF. P. V03AX
ZI: Pascoe Pharmazeutische Präparate, Schiffenberger Weg, Giessen, Deutschland
Z: 10 g Lösung (= 10,5 ml) enthalten: Taraxacum officinale Urt. 0,8 g, Calendula officinalis Urt. 0,45 g, Acidum arsenicosum (Homöopathie) D8 0,1 g, Chelidonium majus (Homöopathie) D8 0,05 g, Veronicastrum virginicum Urt. 0,03 g, Echinacea (Homöopathie) D3 0,03 g, Phytolacca americana (Homöopathie) D2 0,02 g, Silybum marianum (Homöopathie) D1 0,02 g, Marsdenia condurango (Homöopathie) D2 0,01 g, Hydrastis canadensis Urt. 0,01 g, Lycopodium clavatum (Homöopathie) D2 0,01 g, Sanguinaria canadensis (Homöopathie) D8 0,01 g, Ethanol (entspr. Gesamtethanolgehalt ca. 40 % (V/V)), Wasser, gereinigtes.
EW: Homöopathikum.
AG: Infektneigung (Mandeln, Ohren, Nebenhöhlen).
AA: Pur oder in etwas Wasser einnehmen.
DO: Akut halbstündlich bis stündlich (max. 6mal tgl.), chronisch 3mal tgl. 10 Tropfen (Kinder ab 7 Jahren: ED 7 Tropfen, Kinder 1-7 Jahre: ED 5 Tropfen). Bei Kindern unter 1 Jahr nicht empfohlen.
SST: Nicht empfohlen.
NW: Überempfindlichkeit.
PG: 20 ML * (EKO: N) [€ 9,20], 50 ML * (EKO: N) [€ 17,45]

Lymphdiaral - Drainagesalbe 70X
(Z.Nr. 3-00346) RPF. P. V03AX
ZI: Pascoe Pharmazeutische Präparate, Schiffenberger Weg, Giessen, Deutschland
Z: 10 g Salbe enthalten: Conium maculatum (Homöopathie) D2 0,4 g, Calendula officinalis Urt. 0,2 g, Hydrargyrum biiodatum (Homöopathie) D5 0,01 g, Stibium sulfuratum nigrum (Homöopathie) D2 0,01 g, Cetylstearylalkohol, emulgierender (Typ A) 0,8 g, Ethanol 96%, Ölsäureoleylester, Sorbitol-Lösung 70% (nicht kristallisierend), Spuren von: Lactose monohydrat, Wasser, gereinigtes.
EW: Homöopathikum.
AG: Schwellungen und Entzündungen der Lymphknoten, Störungen des Lymphabflusses.
AA: Auf die Haut auftragen.
DO: 1-3 mal tgl. 2-3 cm Salbenstrang (Kinder 1-6 Jahre: 1-2 cm Salbenstrang) zunächst im Lymphnotenbereich (Hals, Leiste), dann im Bereich der Beschwerden auftragen. Bei Kindern unter 1 Jahr nicht empfohlen.
GA: Korbblütlerallergie.
SST: Nicht empfohlen.
NW: Juckende Hautausschläge.
PG: 40 G * (EKO: N) [€ 14,70], 100 G * (EKO: N) [€ 32,80]

Lymphdiaral - Halstabletten 45X01
(Z.Nr. 3-00349) RPF. P. V03AX
ZI: Pascoe Pharmazeutische Präparate, Schiffenberger Weg, Giessen, Deutschland
Z: 1 Tablette enthält: Scrophularia nodosa (Homöopathie) 100 mg, Echinacea (Homöopathie) D3 100 mg, Hydrargyrum biiodatum (Homöopathie) D12 100 mg, Lactose monohydrat 249 mg, Maisstärke, Calcium behenat.
EW: Homöopathikum.
AG: Neigung zu Infekten im Hals-Nasen-Rachenraum mit Schwellung der Lymphknoten.
AA: Tabletten im Mund zergehen lassen oder (besonders bei Kindern unter 4 Jahren) in etwas Wasser lösen.
DO: Zu Behandlungsbeginn und bei akuten Beschwerden: Halbstündlich bis stündlich 1 Tablette (maximal 12mal täglich, Kinder ab 7 Jahren max. 8mal tgl., Kinder von 1-6 Jahren max. 6mal tgl.).
Bei beginnender Besserung und bei chronischen Beschwerden: 1 bis 3-mal täglich (Kinder 1-6 Jahre: 1-mal tgl.) 1 Tablette.
GA: Korbblütlerallergie, fortschreitende schwere Erkrankungen.
SST: Nicht empfohlen.
NW: Überempfindlichkeit.
PG: 40 ST * (EKO: N) [€ 12,45], 100 ST * (EKO: N) [€ 22,45]

Lymphomyosot - Ampullen 70X
(Z.Nr. 3-00142) RP. P. V03AX
ZI: Biologische Heilmittel Heel, Baden-Baden, Deutschland
Z: 1 Ampulle zu 1,1 ml enthält: Myosotis arvensis (Homöopathie) D3 0,55 mg, Veronica officinalis (Homöopathie) D3 0,55 mg, Teucrium scorodonia (Homöopathie) D3 0,55 mg, Pinus sylvestris (Homöopathie) D4 0,55 mg, Gentiana lutea (Homöopathie) D5 0,55 mg, Equisetum hyemale (Homöopathie) D4 0,55 mg, Smilax utilis (Homöopathie) D6 0,55 mg, Scrophularia nodosa (Homöopathie) D3 0,55 mg, Juglans regia (Homöopathie) D3 0,55 mg, Calcium phosphoricum (Homöopathie) D12 0,55 mg, Natrium sulfuricum (Homöopathie) D4 0,55 mg, Fumaria officinalis (Homöopathie) D4 0,55 mg, Levothyroxin (Homöopathie) D12 0,55 mg, Aranea diadema (Homöopathie) D6 0,55 mg, Geranium robertianum (Homöopathie) D4 1,1 mg, Nasturtium officinale (Homöopathie) D4 1,1 mg, Ferrum jodatum (Homöopathie) D12 1,1 mg, Natriumchlorid, Wasser für Injektionszwecke, Spuren von Ethanol, Lactose monohydrat.
EW: Homöopathikum.
AG: Verbesserung der Lymphdrainage, chronische Tonsillitis.
AA: I.v. (nicht bei Kindern), i.m., s.c.
DO: ED 1 Ampulle, Kinder (6-11 Jahre): 2/3 Ampulle, Kinder (2-5 Jahre): ½ Ampulle.
Akut tgl. über 3 Tage, sonst 1-3mal wöchentlich.
SST: Vorsicht.
WH: Vorsicht bei Schilddrüsenerkrankungen.
PG: 10 ST * (EKO: N) [€ 16,60], 50 ST * (EKO: N) [€ 65,80], 100 ST * (EKO: N) [€ 118,80]

Lymphomyosot - Tabletten 70X
(Z.Nr. 3-00143) RPF. P. V03AX
ZI: Biologische Heilmittel Heel, Baden-Baden, Deutschland
Z: 1 Tablette enthält: Myosotis arvensis (Homöopathie) D3 15 mg, Veronica officinalis (Homöopathie) D3 15 mg, Teucrium scorodonia (Homöopathie) D3 15 mg, Pinus sylvestris (Homöopathie) D4 15 mg, Gentiana lutea (Homöopathie) D5 15 mg, Equisetum hyemale (Homöopathie) D4 15 mg, Smilax (Homöopathie) D6 15 mg, Scrophularia nodosa (Homöopathie) D3 15 mg, Juglans regia (Homöopathie) D3 15 mg, Calcium phosphoricum (Homöopathie) D12 15 mg, Natrium sulfuricum (Homöopathie) D4 15 mg, Fumaria officinalis (Homöopathie) D4 15 mg, Levothyroxin (Homöopathie) D12 15 mg, Araneus diadematus (Homöopathie) D6 15 mg, Geranium robertianum (Homöopathie) D4 30 mg, Nasturtium officinale (Homöopathie) D4 30 mg, Ferrum jodatum (Homöopathie) D12 30 mg, Lactose monohydrat 300 mg, Magnesium stearat.
EW: Homöopathikum.
AG: Förderung der Lymphdrainage, Reduzierung lymphatischer Ödeme, Lymphdrüsenschwellungen bei chronischer Tonsillitis.
AA: Vor den Mahlzeiten Tabletten langsam unter der Zunge zergehen lassen. Für Kinder unter 6 Jahren Tablette in etwas Flüssigkeit auflösen.
DO: Jugendliche und Erwachsene: Akut alle 1-2 Std. (max. 8mal tgl.), dann 3mal tgl. 1 Tablette.
Kinder (6-12 Jahre): Akut alle 1-2 Std. (max. 8mal tgl.), dann 2mal tgl. 1 Tablette.
Kinder (2-6 Jahre): Akut alle 1-2 Std. (max. 6mal tgl.), dann 1-2mal tgl. 1 Tablette.
SST: Vorsicht.
NW: Allergien.
WH: Nicht für Alkoholkranke.
PG: 100 ST * (EKO: N) [€ 19,40], 250 ST * (EKO: N) [€ 30,90]

Lymphomyosot - Tropfen 70X
(Z.Nr. 3-00144) RPF. P. V03AX
ZI: Biologische Heilmittel Heel, Baden-Baden, Deutschland

L

Z: 100 g (= 105 ml, 1 ml = 19 Tropfen) enthalten: Veronica officinalis (Homöopathie) D3 5 g, Equisetum hyemale (Homöopathie) D4 5 g, Smilax (Homöopathie) D6 5 g, Calcium phosphoricum (Homöopathie) D12 5 g, Natrium sulfuricum (Homöopathie) D4 5 g, Fumaria officinalis (Homöopathie) D4 5 g, Levothyroxin (Homöopathie) D12 5 g, Geranium robertianum (Homöopathie) D4 10 g, Ethanol, Ferrum jodatum (Homöopathie) D12 10 g, Gentiana lutea (Homöopathie) D5 5 g, Araneus diadematus (Homöopathie) D6 5 g, Myosotis arvensis (Homöopathie) D3 5 g, Teucrium scorodonia (Homöopathie) D3 5 g, Pinus sylvestris (Homöopathie) D4 5 g, Scrophularia nodosa (Homöopathie) D3 5 g, Juglans regia (Homöopathie) D3 5 g, Nasturtium officinale (Homöopathie) D4 10 g, (entspr. Gesamtethanolgehalt 35 % (m/m)) Wasser, gereinigtes.
EW: Homöopathikum.
AG: Förderung der Lymphdrainage, chronische Tonsillitis.
AA: Vor den Mahlzeiten mit oder ohne Wasser einnehmen.
DO: 3mal tgl. 15-20 Tropfen.
Kinder (6-12 Jahre): 3mal tgl. 7 Tropfen.
Kinder (2-6 Jahre): 3mal tgl. 5 Tropfen.
SST: Keine schädlichen Wirkungen bekannt.
WH: Vorsicht bei Schilddrüsenerkrankungen. Nicht für Alkoholkranke.
PG: 30 ML * (EKO: N) [€ 11,65], 100 ML * (EKO: N) [€ 29,60]

Lymphoseek 50 Mikrogramm - Kit für ein radioaktives Arzneimittel — 24F02

(Z.Nr. EU/1/14/955/*) NR. P. — V09IA09
ZI: Norgine, Amsterdam, Niederlande
Z: 1 Durchstechflasche enthält: Tilmanocept 50 µg, Trehalose-Dihydrat, Glycin, Natrium ascorbat, Zinn(II)-chlorid-dihydrat, Natriumhydroxid, Salzsäure 36%.
EW: Radiodiagnostikum.
AG: Bildgebung und intraoperative Detektion von Wächterlymphknoten im Lymphabflussgebiet von primären Tumoren bei Mammakarzinom, Melanom oder lokalisiertem Plattenepithelkarzinom der Mundhöhle.
AA: Intradermal, s.c., intra- oder peritumoral nach radioaktiver Markierung.
DO: 50 mcg Tilmanocept, radioaktiv markiert mit 18,5 MBq Technetium-99m (Tc--99m) für einen chirurgischen Eingriff am selben Tag oder mit 74 MBq Tc-99m für einen chirurgischen Eingriff am nächsten Tag, Max.
Radioaktivität 74 MBq pro Injektion. Bildgebung frühestens 15 min nach der Injektion. Keine Daten an Kindern oder Jugendlichen.
SST: Strenge Nutzen/Risiko-Abwägung; Stillen 24 Std. unterbrechen.
NW: ZNS, Haut, Schmerzen, Harndrang, lokale Reizung.
WW: 30 min Abstand zu anderen Tracing-Agenzien.
WH: Auf Überempfindlichkeit achten.
PG: 1 ST * (EKO: N) [€ 1.964,65]

Lynparza 50 mg - Hartkapseln — 55L

(Z.Nr. EU/1/14/959/*) NR. P. E. — L01XK01
ZI: AstraZeneca, Södertälje, Schweden
Z: 1 Hartkapsel enthält: Olaparib 50 mg, Kapselinhalt: Macrogolglycerollaurate; Kapselhülle: Hypromellose, Titandioxid, Gellan Gummi, Kaliumacetat; Drucktinte: Schellack, Eisen(II,III)-oxid.
EW: Antineoplastisch.
AG: Erhaltungstherapie von erwachsenen Patientinnen mit einem Platin-sensitiven Rezidiv eines BRCA-mutierten (Keimbahn und/oder somatisch) high-grade serösen epithelialen Ovarialkarzinoms, Eileiterkarzinoms oder primären Peritonealkarzinoms bei Ansprechen auf eine Platin-basierte Chemotherapie.
AA: Mindestens 1 Std. nach einer Mahlzeit einnehmen und danach weitere 2 Std. nichts essen.
DO: 2mal tgl. 400 mg (8 Kapseln). Therapiebeginn spätestens 8 Wochen nach der letzten Dosis der Platin-basierten Therapie. Dosisreduktion bei Einnahme mit CYP3A4-Hemmern (2mal tgl. 3-4 Kapseln), bei mäßig eingeschränkter Nierenfunktion oder bei Nebenwirkungen. Keine Daten an Kindern und Jugendlichen. Lynparza-Hartkapseln und Filmtabletten sind nicht auf Milligramm-Basis austauschbar!
SST: Gegenanzeige (Teratogen!). Wirksamkeit hormoneller Kontrazeptiva kann verringert sein. Strenge Kontrazeption (2 zuverlässige Methoden) vor, während und bis 1 Monat nach Ende der Therapie erforderlich. Bis 1 Monat nach Therapieende nicht stillen.
NW: Magen/Darm, Haut, Angioödem, Schwindel, Dysgeusie, Kopfschmerzen, Blutbild, Husten, Erschöpfung, Untersuchungen.
WW: Nicht zur Kombinationstherapie mit anderen Onkologika (verstärkt myelotoxisch). Nicht empfohlen: Starke oder moderate CYP3A4-Inhibitoren und -Induktoren. Vorsicht: Impfstoffe, Immunsuppressiva, P-gp-Substrate (Statine, Dabigatran, Digoxin, Colchicin).
WH: Vor Behandlungsbeginn Nachweis über BRCA-Mutation erbringen. Blutbild vor und während der Therapie monatlich kontrollieren. Auf myelodysplastisches Syndrom/akute myeloische Leukämie bzw. Pneumonitis achten. Bei schweren Leberschäden nicht empfohlen. Verkehrshinweis.
PG: 448 ST RE1 (EKO: Y) [€ 7.233,80]

Lynparza 50 mg - Hartkapseln — 55L
(Z.Nr. EU/1/14/959/*) NR. P. E. — L01XK01
Parallelimport. nicht im Handel.

Lynparza 100 mg - Filmtabletten — 55L

(Z.Nr. EU/1/14/959/*) NR. P. — L01XK01
ZI: AstraZeneca, Södertälje, Schweden
Z: 1 Filmtablette enthält: Olaparib 100 mg, Tablettenkern: Copovidon, Siliciumdioxid, hochdisperses, Mannitol, Natriumstearylfumarat (entspr. Natrium 0,24 mg); Tablettenüberzug: Hypromellose, Macrogol 400, Titandioxid, Eisen(III)-hydroxid-oxid x H2O.
EW: Antineoplastisch.
AG: **Ovarialkarzinom:** -Erhaltungstherapie von erwachsenen Patientinnen mit einem Platin-sensitiven Rezidiv eines high-grade epithelialen Ovarialkarzinoms, Eileiterkarzinoms oder primären Peritonealkarzinoms bei Ansprechen auf eine Platin-basierte Chemotherapie.
-Erhaltungstherapie (als Monotherapie oder in Kombination mit Bevacizumab) von erwachsenen Patientinnen mit einem fortgeschrittenen (FIGO-Stadien III und IV) BRCA1/2-mutierten (in der Keimbahn und/oder somatisch) bzw. HRD-positivem Status, high-grade epithelialen Ovarialkarzinom, Eileiterkarzinom oder primären Peritonealkarzinom, die nach einer abgeschlossenen Platin-basierten Erstlinien-Chemotherapie ein Ansprechen haben.
Mammakarzinom: -Behandlung von erwachsenen Patienten mit einem BRCA1/2-mutierten, HER2-negativem, lokal fortgeschrittenem oder metastasiertem Mammakarzinom mit vorangegangener Chemotherapie mit einem Anthrazyklin und einem Taxan oder bei Nichteignung für diese Behandlung.
-Patienten mit Hormonrezeptor-positivem Mammakarzinom bei Progression oder Nichteignung einer endokrinen Therapie.
Adenokarzinom des Pankreas: -Erhaltungstherapie von erwachsenen Patienten mit einem metastasierten BRCA1/2-mutierten Adenokarzinom des Pankreas, die nach einer Platin-basierten Erstlinien-Chemotherapie ein Ansprechen hatten.
Prostatakarzinom: -Monotherapie für erwachsene Patienten mit metastasiertem kastrationsresistentem Prostatakarzinom und BRCA1/2-Mutationen (in der Keimbahn und/oder somatisch) bei Progression nach einer Behandlung mit einer neuen hormonellen Substanz (new hormonal agent).
AA: Unzerkaut schlucken.
DO: 2mal tgl. 300 mg. Therapiebeginn spätestens 8 Wochen nach der letzten Dosis der Platin- basierten Therapie. Dosisanpassung bei Nebenwirkungen, mäßig eingeschränkter Nierenfunktion oder bei Einnahme CYP3A4-Hemmern. Details siehe Austria Codex Fachinformation. Keine Daten an Kindern und Jugendlichen. Lynparza-Hartkapseln und Filmtabletten sind nicht auf Milligramm-Basis austauschbar!
SST: Gegenanzeige (Teratogen!). Wirksamkeit hormoneller Kontrazeptiva kann verringert sein. Strenge Kontrazeption (2 zuverlässige Methoden) vor, während und bis 1 Monat nach Ende der Therapie erforderlich. Bis 1 Monat nach Therapieende nicht stillen.
NW: Magen/Darm, Haut, Angioödem, Schwindel, Dysgeusie, Kopfschmerzen, Blutbild, Husten, Erschöpfung, Untersuchungen.
WW: Nicht zur Kombinationstherapie mit anderen Onkologika (verstärkt myelotoxisch). Nicht empfohlen: Starke oder moderate CYP3A4-Inhibitoren und -Induktoren. Vorsicht: Impfstoffe, Immunsuppressiva, P-gp-Substrate (Statine, Dabigatran, Digoxin, Colchicin).
WH: Vor Behandlungsbeginn BRCA1/2-Mutationsstatus bestimmen. Blutbild vor und während der Therapie monatlich kontrollieren. Auf myelodysplastisches Syndrom/akute myeloische Leukämie bzw. Pneumonitis achten. Bei mäßigen oder schweren Leberschäden nicht empfohlen. Verkehrshinweis.
PG: 112 ST RE1 (EKO: Y) [€ 7.233,80]

Lynparza 100 mg - Filmtabletten — 55L

(Z.Nr. EU/1/14/959/*) NR. P. Parallelimport. — L01XK01
V: Abacus Medicine, Copenhagen, Dänemark
Z: 1 Filmtablette enthält: Olaparib 100 mg, Tablettenkern: Copovidon, Siliciumdioxid, hochdisperses, Mannitol, Natriumstearylfumarat (entspr. Natrium 0,24 mg); Tablettenüberzug: Hypromellose, Macrogol 400, Titandioxid, Eisen(III)-hydroxid-oxid x H2O.
PG: 112 ST RE1 (EKO: Y) [€ 5.861,50]

Lynparza 100 mg - Filmtabletten — 55L

(Z.Nr. EU/1/14/959/*) NR. P. Parallelimport. — L01XK01
V: Orifarm, Leverkusen, Deutschland
Z: 1 Filmtablette enthält: Olaparib 100 mg, Tablettenkern:

Copovidon, Siliciumdioxid, hochdisperses, Mannitol, Natriumstearylfumarat (entspr. Natrium 0,24 mg); Tablettenüberzug: Hypromellose, Macrogol 400, Titandioxid, Eisen(III)-hydroxid-oxid x H2O.
PG: 112 ST RE1 (EKO: Y) [€ 5.861,50]

Lynparza 150 mg - Filmtabletten 55L
(Z.Nr. EU/1/14/959/*) NR. P. L01XK01
ZI: AstraZeneca, Södertälje, Schweden
Z: 1 Filmtablette enthält: Olaparib 150 mg, Tablettenkern: Copovidon, Siliciumdioxid, hochdisperses, Mannitol, Natriumstearylfumarat (entspr. Natrium 0,35 mg); Filmüberzug: Hypromellose, Macrogol 400, Titandioxid, Eisen(III)-hydroxid-oxid x H2O, Eisen(II,III)-oxid.
Kurzinformation: siehe Lynparza 100 mg - Filmtabletten, → S. 844
PG: 112 ST RE1 (EKO: Y) [€ 7.233,80]

Lyribastad 25 mg - Hartkapseln 02D03, 09A06, 49D04
(Z.Nr. 1-38192) RP. P. N03AX16
ZI: Stada Arzneimittel, Wien
Z: 1 Hartkapsel enthält: Pregabalin 25 mg, Kapselinhalt: Lactose monohydrat 35 mg, Maisstärke, vorverkleistert, Talkum; Kapselhülle: Gelatine, Titandioxid.
EW: Antiepileptikum (GABA-Analogon).
AG: Periphere und zentrale neuropathische Schmerzen, Zusatztherapie partieller Anfälle mit und ohne Generalisierung. Generalisierte Angststörungen.
AA: Oral.
DO: TD 150-600 mg in 2-3 ED.
Initiale TD 150 mg.
Dosisreduktion bei Nierenschäden. Keine Dosisempfehlung für Kinder und Jugendliche.
SST: Nutzen/Risiko-Abwägung. Wirksame Kontrazeption empfohlen.
NW: Benommenheit, Schläfrigkeit, ZNS, Psyche, Sehstörungen, Schwindel, Nasopharyngitis, Magen/Darm, Gewichtszunahme, reversibles Nierenversagen, Herz, Überempfindlichkeit, Allgemeinsymptome, Entzugssymptome. Erhöhte Nebenwirkungshäufigkeit (ZNS, Schläfrigkeit) bei der Behandlung zentraler neuropathischer Schmerzen.
WW: Ethanol, Lorazepam verstärkt. Opioide (verstärkte Obstipation).
WH: Diabetiker kontrollieren. Verkehrshinweis. Für Kinder und Jugendliche nicht empfohlen. Vorsicht bei Herzinsuffizienz bzw. bei Drogenmissbrauch oder Abhängigkeit. Auf verschwommenes Sehen bzw. schwere Überempfindlichkeit achten. Erhöhtes Suizidrisiko beachten.
Bei Überdosierung Somnolenz, Agitiertheit.
PG: 14 ST (EKO: G) [€ 1,00], 56 ST (EKO: G) [€ 4,05], 84 ST (EKO: G) [€ 6,15]

Lyribastad 50 mg - Hartkapseln 02D03, 09A06, 49D04
(Z.Nr. 1-38197) RP. P. N03AX16
ZI: Stada Arzneimittel, Wien
Z: 1 Hartkapsel enthält: Pregabalin 50 mg, Kapselinhalt: Lactose monohydrat 70 mg, Maisstärke, vorverkleistert, Talkum; Kapselhülle: Gelatine, Titandioxid; Drucktinte: Schellack, Eisenoxid schwarz, Propylenglycol.
Kurzinformation: siehe Lyribastad 25 mg - Hartkapseln, → S. 845
PG: 21 ST (EKO: G) [€ 3,65], 84 ST (EKO: G) [€ 14,25]

Lyribastad 75 mg - Hartkapseln 02D03, 09A06, 49D04
(Z.Nr. 1-38195) RP. P. N03AX16
ZI: Stada Arzneimittel, Wien
Z: 1 Hartkapsel enthält: Pregabalin 75 mg, Kapselinhalt: Lactose monohydrat 8,25 mg, Maisstärke, vorverkleistert, Talkum; Kapselhülle: Unterteil: Gelatine, Titandioxid; Oberteil: Gelatine, Titandioxid, Eisenoxid rot.
Kurzinformation: siehe Lyribastad 25 mg - Hartkapseln, → S. 845
PG: 14 ST (EKO: G) [€ 3,65], 56 ST (EKO: G) [€ 14,25]

Lyribastad 100 mg - Hartkapseln 02D03, 09A06, 49D04
(Z.Nr. 1-38198) RP. P. N03AX16
ZI: Stada Arzneimittel, Wien
Z: 1 Hartkapsel enthält: Pregabalin 100 mg, Kapselinhalt: Lactose monohydrat 11 mg, Maisstärke, vorverkleistert, Talkum; Kapselhülle: Gelatine, Titandioxid, Eisenoxid rot.
Kurzinformation: siehe Lyribastad 25 mg - Hartkapseln, → S. 845
PG: 21 ST (EKO: G) [€ 6,75], 84 ST (EKO: G) [€ 24,75]

Lyribastad 150 mg - Hartkapseln 02D03, 09A06, 49D04
(Z.Nr. 1-38196) RP. P. N03AX16
ZI: Stada Arzneimittel, Wien
Z: 1 Hartkapsel enthält: Pregabalin 150 mg, Kapselinhalt: Lactose monohydrat 16,5 mg, Maisstärke, vorverkleistert, Talkum; Kapselhülle: Gelatine, Titandioxid.
Kurzinformation: siehe Lyribastad 25 mg - Hartkapseln, → S. 845
PG: 14 ST (EKO: G) [€ 6,75], 56 ST (EKO: G) [€ 24,75]

Lyribastad 200 mg - Hartkapseln 02D03, 09A06, 49D04
(Z.Nr. 1-38194) RP. P. N03AX16
ZI: Stada Arzneimittel, Wien
Z: 1 Hartkapsel enthält: Pregabalin 200 mg, Kapselinhalt: Lactose monohydrat 22 mg, Maisstärke, vorverkleistert, Talkum; Kapselhülle: Gelatine, Titandioxid, Eisenoxid rot.
Kurzinformation: siehe Lyribastad 25 mg - Hartkapseln, → S. 845
PG: 21 ST (EKO: G) [€ 10,80], 84 ST (EKO: G) [€ 38,45]

Lyribastad 225 mg - Hartkapseln 02D03, 09A06, 49D04
(Z.Nr. 1-38200) RP. P. nicht im Handel. N03AX16

Lyribastad 300 mg - Hartkapseln 02D03, 09A06, 49D04
(Z.Nr. 1-38199) RP. P. N03AX16
ZI: Stada Arzneimittel, Wien
Z: 1 Hartkapsel enthält: Pregabalin 300 mg, Kapselinhalt: Lactose monohydrat 33 mg, Maisstärke, vorverkleistert, Talkum; Kapselhülle: Unterteil: Gelatine, Titandioxid; Oberteil: Gelatine, Titandioxid, Eisenoxid rot.
Kurzinformation: siehe Lyribastad 25 mg - Hartkapseln, → S. 845
PG: 14 ST (EKO: G) [€ 10,80], 56 ST (EKO: G) [€ 38,50]

Lyrica 25 mg - Hartkapseln 02D03, 09A06, 49D04
(Z.Nr. EU/1/04/279/*) RP. P. N03AX16
ZI: Upjohn Eesv, Capelle Aan Den Ijssel, Niederlande
Z: 1 Hartkapsel enthält: Pregabalin 25 mg, Kapselinhalt: Lactose monohydrat 35 mg, Maisstärke, Talkum; Kapselhülle: Gelatine, Titandioxid, Natriumdodecylsulfat, Siliciumdioxid, hochdisperses, Wasser, gereinigtes, Drucktinte: Schellack, Eisen(II,III)-oxid, Propylenglycol, Kaliumhydroxid.
EW: Antiepileptikum (GABA-Analogon).
AG: Periphere und zentrale neuropathische Schmerzen, Zusatztherapie partieller Anfälle mit und ohne Generalisierung. Generalisierte Angststörungen.
AA: Oral.
DO: TD 150-600 mg in 2-3 ED.
Initiale TD 150 mg.
Dosisreduktion bei Nierenschäden. Keine Dosisempfehlung für Kinder und Jugendliche.
SST: Nutzen/Risiko-Abwägung. Wirksame Kontrazeption empfohlen.
NW: Benommenheit, Schläfrigkeit, ZNS, Psyche, Sehstörungen, Schwindel, Nasopharyngitis, Magen/Darm, Gewichtszunahme, reversibles Nierenversagen, Herz, Überempfindlichkeit, Allgemeinsymptome, Entzugssymptome. Erhöhte Nebenwirkungshäufigkeit (ZNS, Schläfrigkeit) bei der Behandlung zentraler neuropathischer Schmerzen.
WW: Vorsicht: Opioide oder andere ZNS-Dämpfer (Ateminsuffizienz, Koma). Lorazepam, Ethanol (verstärkt).
WH: Diabetiker kontrollieren. Verkehrshinweis. Für Kinder und Jugendliche nicht empfohlen. Vorsicht bei Herzinsuffizienz bzw. bei Drogenmissbrauch oder Abhängigkeit. Auf verschwommenes Sehen bzw. schwere Überempfindlichkeit achten. Erhöhtes Suizidrisiko beachten.
Bei Überdosierung Somnolenz, Agitiertheit.
PG: 14 ST (EKO: G) [€ 1,30], 21 ST (EKO: G) [€ 2,00], 56 ST (EKO: G) [€ 5,30], 84 ST (EKO: G) [€ 7,90]

Lyrica 50 mg - Hartkapseln 02D03, 09A06, 49D04
(Z.Nr. EU/1/04/279/*) RP. P. N03AX16
ZI: Upjohn Eesv, Capelle Aan Den Ijssel, Niederlande

L

Z: 1 Hartkapsel enthält: Pregabalin 50 mg, Kapselinhalt: Lactose monohydrat 70 mg, Maisstärke, Talkum; Kapselhülle: Gelatine, Titandioxid, Natriumdodecylsulfat, Siliciumdioxid, hochdisperses, Wasser, gereinigtes, Drucktinte: Schellack, Eisen(II,III)-oxid, Propylenglycol, Kaliumhydroxid.
Kurzinformation: siehe Lyrica 25 mg - Hartkapseln, → S. 845
PG: 21 ST (EKO: G) [€ 4,75], 84 ST (EKO: G) [€ 17,85]

Lyrica 75 mg - Hartkapseln 02D03, 09A06, 49D04, N03AX16
(Z.Nr. EU/1/04/279/*) RP. P.
ZI: Upjohn Eesv, Capelle Aan Den Ijssel, Niederlande
Z: 1 Hartkapsel enthält: Pregabalin 75 mg, Kapselinhalt: Lactose monohydrat 8,25 mg, Maisstärke, Talkum Kapselhülle: Gelatine, Titandioxid, Natriumdodecylsulfat, Siliciumdioxid, hochdisperses, Eisen(III)-oxid, Wasser, gereinigtes, Drucktinte: Schellack, Eisen(II,III)-oxid, Propylenglycol, Kaliumhydroxid.
Kurzinformation: siehe Lyrica 25 mg - Hartkapseln, → S. 845
PG: 14 ST (EKO: G) [€ 4,80], 56 ST (EKO: G) [€ 17,85]

Lyrica 75 mg - Hartkapseln 02D03, 09A06, 49D04, N03AX16
(Z.Nr. EU/1/04/279/*) RP. P. Parallelimport. nicht im Handel.

Lyrica 100 mg - Hartkapseln 02D03, 09A06, 49D04, N03AX16
(Z.Nr. EU/1/04/279/*) RP. P.
ZI: Upjohn Eesv, Capelle Aan Den Ijssel, Niederlande
Z: 1 Hartkapsel enthält: Pregabalin 100 mg, Kapselinhalt: Lactose monohydrat 11 mg, Maisstärke, Talkum; Kapselhülle: Gelatine, Titandioxid, Natriumdodecylsulfat, Siliciumdioxid, hochdisperses, Eisen(III)-oxid, Wasser, gereinigtes, Drucktinte: Schellack, Eisen(II,III)-oxid, Propylenglycol, Kaliumhydroxid.
Kurzinformation: siehe Lyrica 25 mg - Hartkapseln, → S. 845
PG: 21 ST (EKO: G) [€ 8,50], 84 ST (EKO: G) [€ 30,10]

Lyrica 150 mg - Hartkapseln 02D03, 09A06, 49D04, N03AX16
(Z.Nr. EU/1/04/279/*) RP. P.
ZI: Upjohn Eesv, Capelle Aan Den Ijssel, Niederlande
Z: 1 Hartkapsel enthält: Pregabalin 150 mg, Kapselinhalt: Lactose monohydrat 16,5 mg, Maisstärke, Talkum; Kapselhülle: Gelatine, Titandioxid, Natriumdodecylsulfat, Siliciumdioxid, hochdisperses, Wasser, gereinigtes, Drucktinte: Schellack, Eisen(II,III)-oxid, Propylenglycol, Kaliumhydroxid.
Kurzinformation: siehe Lyribastad 25 mg - Hartkapseln, → S. 845
PG: 14 ST (EKO: G) [€ 8,50], 56 ST (EKO: G) [€ 30,20]

Lyrica 150 mg - Hartkapseln 02D03, 09A06, 49D04, N03AX16
(Z.Nr. EU/1/04/279/*) RP. P. Parallelimport. nicht im Handel.

Lyrica 150 mg - Hartkapseln 02D03, 09A06, 49D04, N03AX16
(Z.Nr. EU/1/04/279/*) RP. P. Parallelimport.
V: Orifarm, Leverkusen, Deutschland
Z: 1 Hartkapsel enthält: Pregabalin 150 mg, Kapselinhalt: Lactose monohydrat 16,5 mg, Maisstärke, Talkum; Kapselhülle: Gelatine, Titandioxid, Natriumdodecylsulfat, Siliciumdioxid, hochdisperses, Wasser, gereinigtes, Drucktinte: Schellack, Eisen(II,III)-oxid, Propylenglycol, Kaliumhydroxid.
PG: 56 ST (EKO: G) [€ 29,60]

Lyrica 200 mg - Hartkapseln 02D03, 09A06, 49D04, N03AX16
(Z.Nr. EU/1/04/279/*) RP. P.
ZI: Upjohn Eesv, Capelle Aan Den Ijssel, Niederlande
Z: 1 Hartkapsel enthält: Pregabalin 200 mg, Kapselinhalt: Lactose monohydrat 22 mg, Maisstärke, Talkum; Kapselhülle: Gelatine, Titandioxid, Natriumdodecylsulfat, Siliciumdioxid, hochdisperses, Eisen(III)-oxid, Wasser, gereinigtes, Drucktinte: Schellack, Eisen(II,III)-oxid, Propylenglycol, Kaliumhydroxid.
Kurzinformation: siehe Lyrica 25 mg - Hartkapseln, → S. 845
PG: 21 ST (EKO: G) [€ 12,80], 84 ST (EKO: G) [€ 45,50]

Lyrica 225 mg - Hartkapseln 02D03, 09A06, 49D04, N03AX16
(Z.Nr. EU/1/04/279/*) RP. P. nicht im Handel.

Lyrica 300 mg - Hartkapseln 02D03, 09A06, 49D04, N03AX16
(Z.Nr. EU/1/04/279/*) RP. P.
ZI: Upjohn Eesv, Capelle Aan Den Ijssel, Niederlande
Z: 1 Hartkapsel enthält: Pregabalin 300 mg, Kapselinhalt: Lactose monohydrat 33 mg, Maisstärke, Talkum; Kapselhülle: Gelatine, Titandioxid, Natriumdodecylsulfat, Siliciumdioxid, hochdisperses, Eisen(III)-oxid, Wasser, gereinigtes, Drucktinte: Schellack, Eisen(II,III)-oxid, Propylenglycol, Kaliumhydroxid.
Kurzinformation: siehe Lyrica 25 mg - Hartkapseln, → S. 845
PG: 14 ST (EKO: G) [€ 12,85], 56 ST (EKO: G) [€ 45,65]

Lyrica 300 mg - Hartkapseln 02D03, 09A06, 49D04, N03AX16
(Z.Nr. EU/1/04/279/*) RP. P. Parallelimport.
V: Orifarm, Leverkusen, Deutschland
Z: 1 Hartkapsel enthält: Pregabalin 300 mg, Kapselinhalt: Lactose monohydrat 33 mg, Maisstärke, Talkum; Kapselhülle: Gelatine, Titandioxid, Natriumdodecylsulfat, Siliciumdioxid, hochdisperses, Eisen(III)-oxid, Wasser, gereinigtes, Drucktinte: Schellack, Eisen(II,III)-oxid, Propylenglycol, Kaliumhydroxid.
PG: 56 ST (EKO: G) [€ 44,75]

Lyrica 20 mg/ml - Lösung zum Einnehmen 02D03, 09A06, 49D04, N03AX16
(Z.Nr. EU/1/04/279/*) RP. P. nicht im Handel.

LysaKare 25 g/25 g - Infusionslösung 07F06, V03AF11
(Z.Nr. EU/1/19/1381/*) NR. P. nicht im Handel.

Lysodren 500 mg - Tabletten 55L, L01XX23
(Z.Nr. EU/1/04/273/*) NR. P.
ZI: HRA Pharma Rare Diseases, Chatillon, Frankreich
Z: 1 Tablette enthält: Mitotan 500 mg, Maisstärke, Cellulose, mikrokristalline, Macrogol 3350, Siliciumdioxid, hochdisperses.
EW: Enzyminhibitor, zytotoxisch.
AG: Fortgeschrittenes Nebennierenrindenkarzinom.
AA: Mit den Mahlzeiten einnehmen.
DO: TD initial 2-3 g in 2-3 ED, dann schrittweise erhöhen, bis Plasmaspiegel von 14-20 mg/l erreicht ist (ab 20 mg/l Neurotoxizität möglich).
Kinder: Initial 1,5-3,5 g/m²/Tag, Ziel: 4 g/m²/Tag. Plasmaspiegel überwachen; Vorsicht ab 10 mg/l.
SST: Strenge Nutzen/Risiko-Abwägung, nicht stillen. Geeignete Verhütung anwenden.
NW: Blutbild, Stoffwechsel, ZNS; Sehstörungen, Kreislauf, Magen/Darm, Leber, Haut, Niere, Gynäkomastie, Makrozysten in den Eierstöcken prämenopausaler Frauen, Fieber, Labor, funktionelle Nebenniereninsuffizienz.
WW: Gegenanzeige: Spironolacton. Vorsicht: Antikoagulantien (genaue Überwachung), über CYP3A4 verstoffwechselte Substanzen.
WH: Vor Beginn der Behandlung alle verdächtigen Tumorgewebe chirurgisch entfernen. Nach Schock, schwerem Trauma oder Infektion vorübergehend absetzen. Plasmaspiegel überwachen. Leber kontrollieren. Vorsicht bei Leber- oder Nierenschäden bzw. bei Gabe von Arzneimitteln, die durch Enzyminduktion beeinflusst werden. Bei Kindern auf neuropsychologische Retardierung achten. Verkehrshinweis.
PG: 100 ST RE1 (EKO: Y) [€ 887,65]

Lysodren 500 mg - Tabletten 55L, L01XX23
(Z.Nr. EU/1/04/273/*) NR. P. Parallelimport. nicht im Handel.

Lysthenon 0,1 g/5 ml - Injektionslösung 46A02, M03AB01
(Z.Nr. 0-08594) NR. P. E.
ZI: Takeda Austria, Linz
Z: 1 Ampulle zu 5 ml enthält: Suxamethonium chlorid 100 mg, Natriumchlorid 22,5 mg, Wasser für Injektionszwecke.
EW: Skelettmuskelrelaxans; Depolarisationsblock mit initialen Kontraktionen; Wirkungseintritt 1 Minute, Wirkungsdauer 2 Minuten, völliges Abklingen nach 8-10 Minuten.
AG: Skelettmuskelrelaxation bei operativen Eingriffen, endotracheale Intubation vor operativen Eingriffen, Reposition von Frakturen und Luxationen, zur Mitigierung von Krämpfen bei der Elektroschockbehandlung.

AA: I.v. Injektion.
DO: ED zur Intubation: 1-1,5 mg/kg KG, Kinder (1-12 Jahre): 1 mg/kg KG, 1. Lebensjahr: 1-2 mg/kg KG.
GA: Leberschäden, Lungenödem, Hyperpyrexie, Cholinesterasemangel, Hyperkaliämie, neuromuskuläre Erkrankungen, Urämie, Muskelrigidität, schwere Verletzungen und Verbrennungen, penetrierende Augenverletzungen.
SST: Zwingende Indikationsstellung in der Schwangerschaft. Direkt nach einer Narkose nicht stillen.
NW: Herzrhythmusstörungen, Blutdruckschwankungen, bei Kindern vereinzelt nicht behebbarer Herzstillstand, Hypotonie oder Hypertonie, Augendruckerhöhung, intrazerebrale Druckerhöhung, erhöhter intragastraler Druck, Broncho-, Laryngospasmus, Salivation, Muskelrigidität, postoperative Muskelschmerzen, Myoglobinämie, Rhabdomyolyse, Myoglobinurie, maligne Hyperthermie, Dualblock, verlängerte Relaxation (ev. mit Apnoe) durch atypische Serumcholinesterase, hereditären oder temporären Cholinesterasemangel (z.B. durch Cholinesterasehemmstoff), Hyperkaliämie, Allergien.
WW: Vorgabe von Lysthenon verstärkt die Wirkung nicht depolarisierender Relaxantien. Vorgabe nicht-depolarisierender Relaxantien mildert oder verhindert Nebenwirkungen von Lysthenon.
Die Herz-Kreislauf-Nebenwirkungen werden verstärkt durch halogenierte Narkotika (Halothan), abgeschwächt durch Thiopental und Atropin.
Die neuromuskulär blockierende Wirkung von Lysthenon wird verstärkt durch Aminoglykosid- oder Polypeptidantibiotika. Amphotericin B, Cyclopropan, Propanidid, Chinidin und Thiotepa, Parasympathomimetika inkl. Cholesterase-Inhibitoren, Ajmalin, ß-Blocker, Calciumkanalblocker, Phenelzin, Cyclophosphamid, Thiophosphamid, Oxytocin, Cimetidin, Metoclopramid, Perphenazin, Phenothiazin, Lithium und orale Kontrazeptiva.
Unter dem Einfluss von Alkohol und anderen zentraldämpfenden Mitteln treten die Symptome einer Überdosierung verstärkt auf.
Die gleichzeitige Administration von Inhalationsanästhetika muss vermieden werden, Digitalis verstärkt (Gefahr des Auftretens von Arrhythmien).
Gleichzeitige Infusion mit Blut oder Plasma vermindert die Lysthenon-Wirkung.
WH: Vorsicht bei Herzerkrankungen, Engwinkelglaukom, Kindern und Jugendlichen.
Nur von erfahrenen und ausgerüsteten Ärzten anzuwenden! Verabreichung erst nach Einleitung einer Narkose. Vorbehandlung mit Atropin zur Vermeidung parasympathomimetischer Effekte (Bradykardie, Bronchialsekretion). Vorsicht bei Herz- oder Lungenerkrankungen. Wirkungsverlängerung durch Mangel an (Pseudo)cholinesterase. Auf maligne Hyperthermie achten. Strenger Verkehrshinweis bis 24 Std. nach der Anwendung.
Bei Überdosierung künstliche Beatmung.
PG: 25 ST * (EKO: N) [€ 57,15]

▼ Lyumjev 100 Einheiten/ml - Injektionslösung in einer Durchstechflasche 06A01

(Z.Nr. EU/1/20/1422/*) RP. P. E. A10AB04
ZI: Lilly, Eli Nederland, Utrecht, Niederlande
Z: 1 ml enthält: Insulin lispro 100 E (entspr. → 3,5 mg), hergestellt durch rekombinante DNA-Technologie in Escherichia coli, Glycerol, Magnesiumchlorid-Hexahydrat, Metacresol, Natrium citrat, Treprostinil natrium, Zinkoxid, Salzsäure zur pH-Wert-Einstellung, Natriumhydroxid zur pH-Wert-Einstellung, Wasser für Injektionszwecke.
EW: Schnell wirksames Insulin; Wirkeintritt nach 20 min, max. Wirkung nach 1 - 3 Std., Wirkdauer 5 Std.
AG: Diabetes mellitus.
AA: S.c. (auch mit Insulinpumpe) oder i.v., am Beginn oder bis 20 min nach Beginn einer Mahlzeit.
DO: Individuell nach dem Bedarf des Patienten. Keine Daten an Kindern und Jugendlichen.
GA: Hypoglykämie.
SST: Anwendung möglich; Blutzucker genau kontrollieren.
NW: Hypoglykämie oder Hyperglykämie bzw. Ketoazidose (bei unzureichender Dosis), Allergie / Anaphylaxie, lokale Reaktionen, Lipodystrophie, Ödeme.
WW: Vorsicht: Thiazolidindione (Herzinsuffizienz), Betablocker (verschleiern Hypoglykämie). Cave Alkohol.
-Verminderter Insulinbedarf durch: Antidiabetika, Salicylate, Sulfonamide, MAO-Hemmer, SSRIs, ACE-Hemmer, Angiotensin-II-Rezeptorblocker, Somatostatin-Analoga.
-Erhöhter Insulinbedarf durch: Orale Kontrazeptiva, Kortikosteroide, Schilddrüsenhormone, Danazol, Sympathomimetika, Diuretika oder Wachstumshormone.
WH: Auf Hypogylykämie bzw. Hyperglykämie achten. Anwendungsfehler vermeiden. Verkehrshinweis (Hypoglykämien vermeiden).
PG: 1 ST * (EKO: R) [€ 59,65]

▼ Lyumjev 100 Einheiten/ml - Injektionslösung in einer Patrone 06A01

(Z.Nr. EU/1/20/1422/*) RP. P. E. A10AB04
ZI: Lilly, Eli Nederland, Utrecht, Niederlande
Z: 1 ml enthält: Insulin lispro 100 E (entspr. → 3,5 mg), hergestellt durch rekombinante DNA-Technologie in Escherichia coli, Glycerol, Magnesiumchlorid-Hexahydrat, Metacresol, Natrium citrat, Treprostinil natrium, Zinkoxid, Salzsäure zur pH-Wert-Einstellung, Natriumhydroxid zur pH-Wert-Einstellung, Wasser für Injektionszwecke.
EW: Schnell wirksames Insulin; Wirkeintritt nach 20 min, max. Wirkung nach 1 - 3 Std., Wirkdauer 5 Std.
AG: Diabetes mellitus.
AA: S.c., in wiederverwendbaren Pens der Fa. Lilly, am Beginn oder bis 20 min nach Beginn einer Mahlzeit.
DO: Individuell nach dem Bedarf des Patienten. Keine Daten an Kindern und Jugendlichen.
GA: Hypoglykämie.
SST: Anwendung möglich; Blutzucker genau kontrollieren.
NW: Hypoglykämie oder Hyperglykämie bzw. Ketoazidose (bei unzureichender Dosis), Allergie / Anaphylaxie, lokale Reaktionen, Lipodystrophie, Ödeme.
WW: Vorsicht: Thiazolidindione (Herzinsuffizienz), Betablocker (verschleiern Hypoglykämie). Cave Alkohol.
-Verminderter Insulinbedarf durch: Antidiabetika, Salicylate, Sulfonamide, MAO-Hemmer, SSRIs, ACE-Hemmer, Angiotensin-II-Rezeptorblocker, Somatostatin-Analoga.
-Erhöhter Insulinbedarf durch: Orale Kontrazeptiva, Kortikosteroide, Schilddrüsenhormone, Danazol, Sympathomimetika, Diuretika oder Wachstumshormone.
WH: Auf Hypogylykämie bzw. Hyperglykämie achten. Anwendungsfehler vermeiden. Verkehrshinweis (Hypoglykämien vermeiden).
PG: 5 ST * (EKO: R) [€ 90,55]

▼ Lyumjev 100 Einheiten/ml - Junior KwikPen Injektionslösung im Fertigpen 06A01

(Z.Nr. EU/1/20/1422/*) RP. P. E. A10AB04
ZI: Lilly, Eli Nederland, Utrecht, Niederlande
Z: 1 ml enthält: Insulin lispro 100 E (entspr. → 3,5 mg), hergestellt durch rekombinante DNA-Technologie in Escherichia coli, Glycerol, Magnesiumchlorid-Hexahydrat, Metacresol, Natrium citrat, Treprostinil natrium, Zinkoxid, Salzsäure zur pH-Wert-Einstellung, Natriumhydroxid zur pH-Wert-Einstellung, Wasser für Injektionszwecke.
EW: Schnell wirksames Insulin; Wirkeintritt nach 20 min, max. Wirkung nach 1 - 3 Std., Wirkdauer 5 Std.
AG: Diabetes mellitus.
AA: S.c. mit KwikPen, am Beginn oder bis 20 min nach Beginn einer Mahlzeit.
DO: Individuell nach dem Bedarf des Patienten. Keine Daten an Kindern und Jugendlichen.
GA: Hypoglykämie.
SST: Anwendung möglich; Blutzucker genau kontrollieren.
NW: Hypoglykämie oder Hyperglykämie bzw. Ketoazidose (bei unzureichender Dosis), Allergie / Anaphylaxie, lokale Reaktionen, Lipodystrophie, Ödeme.
WW: Vorsicht: Thiazolidindione (Herzinsuffizienz), Betablocker (verschleiern Hypoglykämie). Cave Alkohol.
-Verminderter Insulinbedarf durch: Antidiabetika, Salicylate, Sulfonamide, MAO-Hemmer, SSRIs, ACE-Hemmer, Angiotensin-II-Rezeptorblocker, Somatostatin-Analoga.
-Erhöhter Insulinbedarf durch: Orale Kontrazeptiva, Kortikosteroide, Schilddrüsenhormone, Danazol, Sympathomimetika, Diuretika oder Wachstumshormone.
WH: Auf Hypogylykämie bzw. Hyperglykämie achten. Anwendungsfehler vermeiden. Verkehrshinweis (Hypoglykämien vermeiden).
PG: 5 ST * (EKO: R) [€ 93,55]

▼ Lyumjev 100 Einheiten/ml - KwikPen Injektionslösung im Fertigpen 06A01

(Z.Nr. EU/1/20/1422/*) RP. P. E. A10AB04
ZI: Lilly, Eli Nederland, Utrecht, Niederlande
Z: 1 ml enthält: Insulin lispro 100 E (entspr. → 3,5 mg), hergestellt durch rekombinante DNA-Technologie in Escherichia coli, Glycerol, Magnesiumchlorid-Hexahydrat, Metacresol, Natrium citrat, Treprostinil natrium, Zinkoxid, Wasser für Injektionszwecke, Salzsäure zur pH-Wert-Einstellung, Natriumhydroxid zur pH-Wert-Einstellung.
Kurzinformation: siehe Lyumjev 100 Einheiten/ml - Junior KwikPen Injektionslösung im Fertigpen, → S. 847
PG: 5 ST * (EKO: R) [€ 93,55]

L

▼ *Lyumjev 200 Einheiten/ml - KwikPen Injektionslösung im Fertigpen* 06A01
(Z.Nr. EU/1/20/1422/*) RP. P. E. nicht im Handel. A10AB04

Lyxumia 10 Mikrogramm - Injektionslösung 06C
(Z.Nr. EU/1/12/811/*) NR. P. E. A10BJ03
ZI: Sanofi-Aventis Groupe, Paris, Frankreich
Z: 1 Dosis (0,2 ml) enthält: Lixisenatid 10 µg (entspr. → 50 µg/ml), Glycerol 85%, Natrium acetat-Trihydrat, Methionin, Metacresol 540 µg, Salzsäure zur pH-Wert-Einstellung, Natriumhydroxid zur pH-Wert-Einstellung, Wasser für Injektionszwecke.
EW: Selektiver GLP-1-Rezeptoragonist, stimuliert Insulinsekretion bei hohem Blutzuckerspiegel.
AG: Typ-2-Diabetes in Kombination mit oralen Blutzuckersenkern und/oder Basalinsulin.
AA: S.c., nicht i.v. oder i.m.
DO: Initial 1mal tgl. in der Stunde vor einer Mahlzeit 10 µg über 14 Tage; ab dem 15. Tag 1mal tgl. 20 µg. Keine Daten an Kindern und Jugendlichen.
SST: Gegenanzeige.
NW: Magen/Darm, Hypoglykämie, Kopfschmerzen, Allergien, akute Pankreatitis, lokale Reaktionen.
WW: Nicht in Kombination mit Sulfonylharnstoff + Basalinsulin anwenden (Hypoglykämierisiko). Keine Untersuchungen mit Dipeptidylpeptidase-4-In- hibitoren. Senkung der Resorptionsrate oraler Arzneimittel durch verzögerte Magenentleerung. Antibiotika oder magensaftresistente Zubereitungen mindestens 1 Std. vor oder 4 Std. nach Lixisenatid anwenden. Kumarine engmaschig überwachen.
WH: Bei Typ-1-Diabetes oder diabetischer Ketoazidose nicht anwenden. Bei schweren Magen/Darm-Erkrankungen oder schweren Nierenschäden nicht empfohlen. Flüssigkeitsverluste ausgleichen. Verkehrshinweis (Hypoglykämie).
PG: 1 ST * (EKO: N) [€ 69,75]

Lyxumia 10 Mikrogramm und 20 Mikrogramm - Injektionslösung 06C
(Z.Nr. EU/1/12/811/*) NR. P. E. nicht im Handel. A10BJ03

Lyxumia 20 Mikrogramm - Injektionslösung 06C
(Z.Nr. EU/1/12/811/*) NR. P. E. A10BJ03
ZI: Sanofi-Aventis Groupe, Paris, Frankreich
Z: 1 Dosis (0,2 ml) enthält: Lixisenatid 20 µg (entspr. → 100 µg/ml), Glycerol 85%, Natrium acetat-Trihydrat, Methionin, Metacresol 540 µg, Salzsäure zur pH-Wert-Einstellung, Natriumhydroxid zur pH-Wert-Einstellung, Wasser für Injektionszwecke.
Kurzinformation: siehe Lyxumia 10 Mikrogramm - Injektionslösung, → S. 848
PG: 2 ST * (EKO: N) [€ 131,90]

Lyzbet 4 mg - Filmtabletten 31I03
(Z.Nr. 1-39227) RP. P. G03AC10
ZI: Exeltis Germany, Ismaning, Deutschland
Z: 1 Filmtablette enthält: Filmtablette, weiss: Drospirenon 4 mg, Tablettenkern: Cellulose, mikrokristalline, Lactose 17,5 mg, Siliciumdioxid, hochdispers, wasserfrei, Magnesium stearat; Tablettenüberzug: Poly(vinylalkohol), Titandioxid, Macrogol, Talk; Filmtablette, grün (Placebo): Tablettenkern: Lactose 55,5 mg, Maisstärke, Povidon, Siliciumdioxid, hochdispers, wasserfrei, Magnesium stearat; Tablettenüberzug: Hypromellose, Triacetin, Polysorbat 80, Titandioxid, Indigocarmin, Eisenoxid gelb.
EW: Gestagen.
AG: Orale Kontrazeption.
AA: Oral immer zur gleichen Tageszeit einnehmen.
DO: Tgl. 1 FT durchgehend in der auf der Blisterpackung angegebenen Reihenfolge. Jede Packung enthält 24 weiße wirkstoffhaltige Filmtabletten und 4 grüne Placebofilmtabletten. Beginn am 1. Tag der Regelblutung. Einnahme vor der Menarche ist nicht indiziert.
GA: Aktive venöse Thromboembolien. schwere Lebererkrankungen, schwere Niereninsuffizienz, hormonabhängige Malignome, nicht abgeklärte vaginale Blutungen.
SST: In der Schwangerschaft nicht indiziert. Bei Eintritt einer Schwangerschaft Arzneimittel absetzen. Während der Stillzeit Anwendung möglich.
NW: Blutungsunregelmäßigkeiten, Zwischenblutungen, Akne, Haarausfall, Schwitzen, Psyche (Depressionen, verminderte Libido), Kopfschmerzen, Brustschmerzen, Magen/Darm, Leberenzymanstieg, uterine Leiomyome, Gewichtszunahme.
WW: Enzyminduktoren (zusätzliche Barrieremethode empfohlen). Vorsicht: Proteasehemmer, Ciclopsporin, Lamotrigin, kaliumsparende Diuretika. Laborparameter beeinflusst.
WH: Vorsicht bei Hyperkaliämie, Kreislauferkrankungen (Bluthochdruck), Diabetes. Erhöhtes Risiko für arterielle und venöse Thromboembolien beachten. Leicht erhöhtes Brustkrebsrisiko beachten. Bei Leberfunktionsstörungen orales Kontrazeptivum bis zur Normalisierung der Leberfunktion absetzen. Kein Schutz vor AIDS oder anderen sexuell übertragbaren Krankheiten.
PG: 28 ST * (EKO: N) [€ 17,95], 84 ST * (EKO: N) [€ 49,90]

M+Pac - Emulsion zur Injektion für Schweine
823AD

(Z.Nr. 8-20248) NR. P. E. QI09AB13
ZI: Intervet, Wien
Z: 1 Impfdosis zu 1 ml enthält: Mycoplasma hyopneumoniae, inaktiviert >= 1,47 RPE, Paraffinum liquidum 0,134 ml, Aluminiumhydroxid 1 mg, Thiomersal 0,1 mg, Sorbitan oleat, Polysorbat, Ethylalkohol, Glycerol, Natriumchlorid Lösung 0,85% G/V.
EW: Impfstoff.
AG: Aktive Immunisierung gesunder Schweine ab 7 Tage gegen Lungenläsionen durch Mycoplasma hyopneumoniae.
AA: I.m. (Seitliche Nackenmuskulatur, zweite Injektion auf der Halsseite).
DO: 1 ml 2mal im Abstand von 14-28 Tagen. Bei Schweinen ab 21 Tagen auch einmalige Gabe von 2 ml möglich.
SST: Gegenanzeige.
NW: 5-10 min nach der 1. Impfung Hecheln und Taumeln; Fieber, lokale Reaktionen.
WW: 14 Tage Abstand zu anderen Impfungen.
WH: Cave Selbstinjektion! (Produkt enthält Mineralöl).
PG: **50ML** 1 ST VN [€ 50,45], **100ML** 1 ST VN [€ 100,95]

Maalox - Kautabletten
42D01

(Z.Nr. 1-18739) RP. P. A02AD01
ZI: sanofi-aventis, Wien
Z: 1 Kautablette enthält: Algeldrat 400 mg (entspr. Aluminiumoxid 200 mg), Magnesiumhydroxid 400 mg, Saccharose 245,4 mg, Sorbitol 125 mg, Mannitol, Saccharin natrium, Magnesium stearat, Pfefferminz-Aroma.
EW: Säurebindung.
AG: Als Antacidum zur symptomatischen Behandlung von Übersäuerung bei Sodbrennen sowie bei Gastritis, Refluxösophagitis, Ulcus ventriculi, Ulcus duodeni.
AA: Tabletten möglichst gut zerkauen.
DO: 1-2 Kautabletten 1 Stunde nach jeder Mahlzeit und unmittelbar vor dem Schlafengehen; MTD 8 Tabletten. Keine Daten an Kindern und Jugendlichen.
GA: Schwere Nierenschäden, Hypophosphatämie.
SST: Nutzen-Risiko-Abschätzung. Stillen möglich.
NW: Überempfindlichkeit, Diarrhoe oder Obstipation, erhöhte Magnesium- und Aluminiumserumspiegel, Hypophosphatämie, bei Langzeitgabe Osteoporose. Bei Überdosierung Ileus.
WW: Andere Arzneimittel (z.B. Tetrazykline, Penicillamin, Ketoconazol, Herzglykoside, Eisen, Rosuvastatin) 2 Stunden vor oder nach Maalox verabreichen. Chinidin-Serumspiegel erhöht. Vorsicht: Polystyrolsulfonate.
WH: Vorsicht bei Magen-Darm-Obstruktion, chronischer Diarrhoe. Malignität von Ulcera vor Behandlungsbeginn ausschließen. Bei Nierenschäden Magnesium kontrollieren (Intoxikation: Müdigkeit, Erbrechen, Muskelschwäche, Antidot: Kalziumionen), bei Dialysepatienten Enzephalopathie durch Aluminiumanreicherung im ZNS möglich.
PG: 20 ST (EKO: G) [€ 3,05], 40 ST (EKO: G) [€ 5,15]

MabThera 100 mg - Konzentrat zur Herstellung einer Infusionslösung
55I01, 13A02

(Z.Nr. EU/1/98/067/*) NR. P. E. L01XC02
ZI: Roche Registration, Grenzach-Wyhlen, Deutschland
Z: 1 Durchstechflasche zu 10 ml enthält: Rituximab 100 mg, hergestellt in Ovarialzellen des chinesischen Hamsters (CHO), Natrium citrat, Polysorbat 80, Natriumchlorid, Natriumhydroxid (entspr. Natrium 2,3 mmol) (entspr. → 52,6 mg), Salzsäure, Wasser für Injektionszwecke.
EW: Monoklonaler chimärer Antikörper (Maus/Mensch), antineoplastisch.
AG: -Non-Hodgin-Lymphom (NHL): Follikuläre Lymphome im Stadium III bis IV in Kombination mit Chemotherapie oder als Monotherapie bei Rezidiv oder Resistenz.
Erwachsene Patienten mit CD20-positivem, großzellig diffusem B-Zell-Non-Hodgkin-Lymphom in Kombination mit einer CHOP-Chemotherapie.
Kinder ab 6 Monaten und Jugendliche mit nicht vorbehandeltem fortgeschrittenem, CD20- positivem diffusem großzelligem B-Zell-Lymphom (DLBCL - diffuse large B-cell lymphoma), Burkitt-Lymphom (BL)/ Burkitt-Leukämie (reife B-Zell akute lymphatische Leukämie - BAL) oder Burkitt-like-Lymphom (BLL) in Kombination mit einer systemischen Lymphom-Malin-B(LMB)-Chemotherapie.
-Chronische lymphatische Leukämie zusammen mit Chemotherapie.
-Schwere aktive rheumatoide Arthritis (in Kombination mit Methotrexat).
-Schwere Granulomatose mit Polyangiitis und mikroskopische Polyangiitis (in Kombination mit Glucocorticoiden) bei Erwachsenen, auch zur Induktion einer Remission bei Kindern ab 2 Jahren und Jugendlichen.
-Pemphigus vulgaris.
AA: I.v. Infusion (initial 50 mg/h, dann 100 mg/h, maximal 400 mg/h). Vor jeder Infusion Prämedikation mit Antipyretikum (z.B. Paracetamol) und Antihistaminikum (z.B. Diphenhydramin).
DO: Vor jeder Anwendung Analgetikum (z.B. Paracetamol) und Antihistaminikum (z.B. Diphenhydramin) verabreichen. Ev. Prämedikation mit Glucocorticoiden.
Lymphome: Kombinationstherapie: 375 mg/m² KOF am Tag 1 jedes Chemotherapiezyklus über bis zu 8 Zyklen. Zur Erhaltungstherapie 375 mg/m² KOF einmal alle 2-3 Monate.
Monotherapie: 375 mg/m² KOF 1mal wöchentlich über 4 Wochen.
Kinder (ab 6 Monaten): 375 mg/m² KOF in Kombination mit einer systemischen Lymphom-Malin-B(LMB)-Chemotherapie.
Chronische lymphatische Leukämie: 48 Std. vor Behandlungsbeginn Hydratation + Urikostatika. Kurz vor der Infusion 100 mg Prednison/Prednisolon.
MabThera-Dosis: 375 mg/m² KOF am Tag 0 des ersten Chemotherapiezyklus, dann 500 mg/m² KOF am Tag 1 jedes folgenden Chemotherapiezyklus über insgesamt 6 Zyklen.
Rheumatoide Arthritis: 2 Infusionen zu je 1000 mg im Abstand von 2 Wochen. 30 min. vorher 100 mg Methylprednisolon i.v. geben. Nach 24 Wochen Notwendigkeit weiterer Behandlungszyklen überprüfen.
Granulomatose mit Polyangiitis: 375 mg/m² KOF einmal wöchentlich über 4 Wochen. Vorbehandlung mit Methylprednisolon (1000 mg i.v. tgl. über 1-3 Tage) empfohlen, während und nach der Behandlung Prednison 1 mg/kg KG/Tag oral empfohlen. Erhaltungstherapie: 2 Infusionen zu 500 mg im Abstand von 2 Wochen, dann 500 mg alle 6 Monate.
Kinder (ab 2 Jahren): 375 mg/m² KOF einmal wöchentlich über 4 Wochen.
Pemphigus vulgaris: 2 Infusionen zu je 1000 mg im Abstand von 2 Wochen; Erhaltungsinfusion 500 mg in den Monaten 12 und 18, anschließend alle 6 Monate.
Details siehe Austria Codex - Fachinformation.
GA: Bei NHL und CLL: Schwere Infektionen, stark geschwächte Immunabwehr. Bei anderen Indikationen: Schwere Infektionen, stark geschwächte Immunabwehr, schwere Herzinsuffizienz, schwere unkontrollierte Herzerkrankungen.
SST: Nutzen/Risiko-Abwägung in der Schwangerschaft, nicht stillen. Kontrazeption bis 12 Monate nach Behandlung.
NW: Infusionsbedingt: Blutdruckabfall, Lunge (Bronchospasmus), Allergien (auch schwere Hautreaktionen), Blut, Hepatitis B Reaktivierung, erhöhtes Infektionsrisiko, "Cytokine release-Syndrom", Herz/Kreislauf (Arrhythmien), Neutropenie (auch Spätformen), Tumor-Lyse-Syndrom, Hypogammaglobulinämie. Nebenwirkungen der CHOP-Chemotherapie beachten. Sehr selten progressive multifokale Leukencephalopathie (PML).
WW: Virale Lebendimpfstoffe nicht empfohlen.
WH: Patientenpass erforderlich. Besondere Vorsicht bei Herzerkrankungen. Blutbefund (Neutrophile) kontrollieren. Auf "Cytokine release-Syndrom" achten. Vorsicht bei Hepatitis B-Anamnese, vor Behandlungsbeginn auf Hepatitis B-Virus testen. Auf infusionsbedingte Reaktionen, schwerwiegende Infektionen bzw. schwere Hautreaktionen achten. Erhöhtes Risiko einer progressiven multifokalen Enzephalopathie beachten.
PG: 2 ST * (EKO: N) [€ 916,45]

MabThera 100 mg - Konzentrat zur Herstellung einer Infusionslösung 55I01, 13A02
(Z.Nr. EU/1/98/067/*) NR. P. E.
Parallelimport. nicht im Handel.
L01XC02

MabThera 100 mg - Konzentrat zur Herstellung einer Infusionslösung 55I01, 13A02
(Z.Nr. EU/1/98/067/*) NR. P. E.
Parallelimport. nicht im Handel.
L01XC02

MabThera 100 mg - Konzentrat zur Herstellung einer Infusionslösung
55I01, 13A02

(Z.Nr. EU/1/98/067/*) NR. P. E.
Parallelimport.
L01XC02
V: Inopha, Ludwigsfelde, Deutschland
Z: 1 Durchstechflasche zu 10 ml enthält: Rituximab 100 mg, hergestellt in Ovarialzellen des chinesischen Hamsters (CHO), Natrium citrat, Polysorbat 80, Natriumchlorid, Natriumhydroxid (entspr. Natrium 2,3 mmol) (entspr. → 52,6 mg), Salzsäure, Wasser für Injektionszwecke.
PG: 2 ST * (EKO: N) [€ 916,45]

M

MabThera 100 mg - Konzentrat zur Herstellung einer Infusionslösung 55I01, 13A02
(Z.Nr. EU/1/98/067/*) NR. P. E.
Parallelimport. nicht im Handel.
L01XC02

MabThera 500 mg - Konzentrat zur Herstellung einer Infusionslösung 55I01, 13A02
(Z.Nr. EU/1/98/067/*) NR. P. E.
L01XC02
ZI: Roche Registration, Grenzach-Wyhlen, Deutschland
Z: 1 Durchstechflasche zu 50 ml enthält: Rituximab 500 mg, hergestellt in Ovarialzellen des chinesischen Hamsters (CHO), Natrium citrat, Polysorbat 80, Natriumchlorid, Natriumhydroxid (entspr. Natrium 11,5 mmol) (entspr. → 263,2 mg), Salzsäure, Wasser für Injektionszwecke.
Kurzinformation: siehe MabThera 100 mg - Konzentrat zur Herstellung einer Infusionslösung, → S. 849
PG: 1 ST * (EKO: N) [€ 2.201,50]

MabThera 500 mg - Konzentrat zur Herstellung einer Infusionslösung 55I01, 13A02
(Z.Nr. EU/1/98/067/*) NR. P. E.
Parallelimport.
L01XC02
V: Eurim-Pharm, Salzburg
Z: 1 Durchstechflasche zu 50 ml enthält: Rituximab 500 mg, hergestellt in Ovarialzellen des chinesischen Hamsters (CHO), Natrium citrat, Polysorbat 80, Natriumchlorid, Natriumhydroxid (entspr. Natrium 11,5 mmol) (entspr. → 263,2 mg), Salzsäure, Wasser für Injektionszwecke.
PG: 1 ST * (EKO: N) [€ 2.158,20]

MabThera 500 mg - Konzentrat zur Herstellung einer Infusionslösung 55I01, 13A02
(Z.Nr. EU/1/98/067/*) NR. P. E.
Parallelimport. nicht im Handel.
L01XC02

MabThera 500 mg - Konzentrat zur Herstellung einer Infusionslösung 55I01, 13A02
(Z.Nr. EU/1/98/067/*) NR. P. E.
Parallelimport.
L01XC02
V: Inopha, Ludwigsfelde, Deutschland
Z: 1 Durchstechflasche zu 50 ml enthält: Rituximab 500 mg, hergestellt in Ovarialzellen des chinesischen Hamsters (CHO), Natrium citrat, Polysorbat 80, Natriumchlorid, Natriumhydroxid (entspr. Natrium 11,5 mmol) (entspr. → 263,2 mg), Salzsäure, Wasser für Injektionszwecke.
PG: 1 ST * (EKO: N) [€ 2.201,50]

MabThera 500 mg - Konzentrat zur Herstellung einer Infusionslösung 55I01, 13A02
(Z.Nr. EU/1/98/067/*) NR. P. E.
Parallelimport. nicht im Handel.
L01XC02

MabThera 500 mg - Konzentrat zur Herstellung einer Infusionslösung 55I01, 13A02
(Z.Nr. EU/1/98/067/*) NR. P. E.
Parallelimport.
L01XC02
V: Haemato Pharm, Schönefeld, Deutschland
Z: 1 Durchstechflasche zu 50 ml enthält: Rituximab 500 mg, hergestellt in Ovarialzellen des chinesischen Hamsters (CHO), Natrium citrat, Polysorbat 80, Natriumchlorid, Natriumhydroxid (entspr. Natrium 11,5 mmol) (entspr. → 263,2 mg), Salzsäure, Wasser für Injektionszwecke.
PG: 1 ST * (EKO: N) [€ 2.158,20]

MabThera 1400 mg - Lösung zur subkutanen Injektion 55I01
(Z.Nr. EU/1/98/067/*) NR. P. E. L01XC02
ZI: Roche Registration, Grenzach-Wyhlen, Deutschland
Z: 1 Durchstechflasche zu 11,7 ml enthält: Rituximab 1400 mg hergestellt in Ovarialzellen des chinesischen Hamsters (CHO), Hyaluronidase, rekombinant, human, L-Histidin, L-Histidin hydrochlorid-monohydrat, alpha, alpha-Trehalosedihydrat, L-Methionin, Polysorbat 80, Wasser für Injektionszwecke.
EW: Monoklonaler chimärer Antikörper (Maus/Mensch), antineoplastisch.
AG: - Follikuläres Lymphom im Stadium III bis IV (auch in Kombination mit Chemotherapie),
- CD20 positives diffuses großzelliges B-Zell-Non-Hodgkin-Lymphom zusammen mit CHOP-Chemotherapie.
AA: S.c. über 5 min in die Bauchwand.
DO: Erster Zyklus 375 mg/m² KOF i.v. am Tag 1 des Chemotherapiezyklus, folgende Zyklen 1400 mg s.c. über bis zu 8 Zyklen. Zur Erhaltungs- therapie 1400 mg s.c. einmal alle 2-3 Monate.
Keine Daten an Kindern und Jugendlichen.
GA: Schwere Infektionen, stark geschwächte Immunabwehr.
SST: Nutzen/Risiko-Abwägung, Kontrazeption bis 12 Monate nach Behandlung.
NW: Lokale Reaktionen, Blutdruckabfall, selten Blut, Lunge (Bronchospasmus), Allergien (auch schwere Hautreaktionen), Hepatitis B Reaktivierung, erhöhtes Infektionsrisiko, "Cytokine release-Syndrom", Herz, Neutropenie (auch Spätformen), Hypogammaglobulinämie. Nebenwirkungen der CHOP- Chemotherapie beachten. Sehr selten progressive multifokale Leukencephalopathie (PML).
WW: Virale Lebendimpfstoffe nicht empfohlen.
WH: Patientenpass erforderlich. Besondere Vorsicht bei Herzerkrankungen.
Blutbefund (Neutrophile) kontrollieren. Auf "Cytokine release-Syndrom" achten. Vorsicht bei Hepatitis B Anamnese, vor Behandlungsbeginn auf Hepatitis B Virus testen. Auf schwerwiegende Infektionen bzw. schwere Hautreaktionen achten. Erhöhtes Risiko einer progressiven multifokalen Enzephalopathie beachten.
PG: 1 ST * (EKO: N) [€ 2.958,00]

MabThera 1400 mg - Lösung zur subkutanen Injektion 55I01
(Z.Nr. EU/1/98/067/*) NR. P. E. L01XC02
Parallelimport. nicht im Handel.

MabThera 1400 mg - Lösung zur subkutanen Injektion 55I01
(Z.Nr. EU/1/98/067/*) NR. P. E. L01XC02
Parallelimport. nicht im Handel.

MabThera 1400 mg - Lösung zur subkutanen Injektion 55I01
(Z.Nr. EU/1/98/067/*) NR. P. E. L01XC02
Parallelimport.
V: Orifarm, Leverkusen, Deutschland
Z: 1 Durchstechflasche zu 11,7 ml enthält: Rituximab 1400 mg hergestellt in Ovarialzellen des chinesischen Hamsters (CHO), Hyaluronidase, rekombinant, human, L-Histidin, L-Histidin hydrochlorid-monohydrat, alpha, alpha-Trehalosedihydrat, L-Methionin, Polysorbat 80, Wasser für Injektionszwecke.
PG: 1 ST * (EKO: N) [€ 2.899,55]

MabThera 1600 mg - Lösung zur subkutanen Injektion 55I01
(Z.Nr. EU/1/98/067/*) NR. P. E. L01XC02
ZI: Roche Registration, Grenzach-Wyhlen, Deutschland
Z: 1 Durchstechflasche zu 13,4 ml enthält: Rituximab 1600 mg, hergestellt in Ovarialzellen des chinesischen Hamsters (CHO), Hyaluronidase, rekombinant, human, L-Histidin, L-Histidin hydrochlorid-monohydrat, alpha, alpha-Trehalosedihydrat, L-Methionin, Polysorbat 80, Wasser für Injektionszwecke.
EW: Monoklonaler chimärer Antikörper (Maus/Mensch), antineoplastisch.
AG: Chronische lymphatische Leukämie (CLL).
AA: S.c. über 7 min in die Bauchwand.
DO: 1600 mg am Tag 1 eines jeden Zyklus.
Details siehe Austria Codex - Fachinformation.
Keine Daten an Kindern und Jugendlichen.
GA: Schwere Infektionen, stark geschwächte Immunabwehr.
SST: Nutzen/Risiko-Abwägung, Kontrazeption bis 12 Monate nach Behandlung.
NW: Lokale Reaktionen, Blutdruckabfall, selten Blut, Lunge (Bronchospasmus), Allergien (auch schwere Hautreaktionen), Hepatitis B Reaktivierung, erhöhtes Infektionsrisiko, "Cytokine release-Syndrom", Herz, Neutropenie (auch Spätformen), Hypogammaglobulinämie. Nebenwirkungen der CHOP- Chemotherapie beachten. Sehr selten progressive multifokale Leukencephalopathie (PML).
WW: Virale Lebendimpfstoffe nicht empfohlen.
WH: Patientenpass erforderlich. Besondere Vorsicht bei Herzerkrankungen.
Blutbefund (Neutrophile) kontrollieren. Auf "Cytokine release-Syndrom" achten. Vorsicht bei Hepatitis B Anamnese, vor Behandlungsbeginn auf Hepatitis B Virus testen. Auf schwerwiegende Infektionen bzw. schwere Hautreaktionen achten. Erhöhtes Risiko einer progressiven multifokalen Enzephalopathie beachten.
PG: 1 ST * (EKO: N) [€ 3.927,95]

▼ *Macimorelin Aeterna Zentaris 60 mg - Granulat zur Herstellung einer Suspension zum Einnehmen in einem Beutel* 24A02
(Z.Nr. EU/1/18/1337/*) NR. P. E. nicht im Handel. V04CD06

Macrosyn 100 mg/ml - Injektionslösung für Rinder, Schweine und Schafe 801AF
(Z.Nr. 8-40341) NR. P. VNW. nicht im Handel. QJ01FA94

▼ Madinette 0,03 mg/2 mg - Filmtabletten 31I01
(Z.Nr. 1-29161) RP. P. G03AA15
ZI: Dermapharm, Wien
Z: 1 Filmtablette enthält: Ethinylestradiol 0,03 mg, Chlormadinon acetat 2 mg, Tablettenkern: Lactose monohydrat 47,17 mg, Maisstärke, Maltodextrin, Magnesium stearat; Tablettenhülle: (entspr. Hypromellose) (entspr. Titandioxid) (entspr. Macrogol 400) (entspr. Eisenoxid rot) (entspr. Eisenoxid gelb).
Kurzinformation: siehe Balanca 0,03 mg/2 mg - Filmtabletten, → S. 168
PG: 21 ST * (EKO: N) [€ 9,90], 63 ST * (EKO: N) [€ 24,80], 126 ST * (EKO: N) [€ 45,30]

Madonella 0,15 mg/0,03 mg - Dragees 31I01
(Z.Nr. 1-24754) RP. P. G03AA07
ZI: Kwizda Pharma, Wien
Z: 1 Dragee enthält: Levonorgestrel 0,15 mg, Ethinylestradiol 0,03 mg, Lactose monohydrat 33 mg, Maisstärke, Talkum, Magnesium stearat, Siliciumdioxid, hochdisperses, Saccharose 22,46 mg, Calciumcarbonat, Copovidon, Macrogol, Povidon, Carmellose natrium, Titandioxid.
EW: Östrogen + Gestagen.
AG: Orale Kontrazeption.
AA: Unzerkaut mit Flüssigkeit.
DO: Je 1 Dragee über 21 Tage (beginnend am 1. Tag des Monatszyklus), dann 7 Tage Pause.
GA: Vorliegen oder Risiko für venöse Thromboembolie (auch Prädisposition, größere Operationen mit längerer Immobilisierung). Vorliegen oder Risiko für arterielle Thromboembolie (auch Prädisposition, Myokardinfarkt, Angina pectoris, Schlaganfall oder Vorstufen), hohes Risiko für arterielle Thromboembolie (Diabetes mit Gefäßveränderungen, schwere Hypertonie, schwere Fettstoffwechselstörungen, Prädisposition für Thrombosen), schwere Leberschäden, Lebertumore, sexualhormonabhängige maligne Tumore, nicht abgeklärte vaginale Blutungen, Migräne.
SST: In der Schwangerschaft nicht anwenden, in der Stillzeit nicht empfohlen.
Bei Eintritt einer Schwangerschaft sofort absetzen.
NW: Häufig: Kopfschmerzen, Abdominalschmerzen, Brustschmerzen.
Gelegentlich: Vaginale Candidiasis oder andere Pilzinfektionen, erhöhter Appetit, Depression, Migräne, Schläfrigkeit, Beinkrämpfe, Nervosität, Augenbeschwerden, Herz/Kreislauf (Hypertonie, Hypotonie, selten Thrombose/Embolie), Magen/Darm, Haut, Harnwegsinfektionen, Zwischenblutungen, Ausbleiben der Abbruchblutung, Veränderungen an der Geschlechtsorganen, Hitzewallungen, Gewichtsänderungen, Ödeme.
WW: Gegenanzeige: Ombitasvir/Paritaprevir/Ritonavir, Dasabuvir mit oder ohne Ribavirin, Glecaprevir/Pibrentasvir, Sofosbuvir/ Velpatasvir/Voxilaprevir (Transaminasenanstieg; 2 Wochen Abstand).
Vorsicht: Leberenzyminduktoren können zur Wirkungsminderung oraler Kontrazeptiva führen: Barbiturate, Bosentan, Carbamazepin, Phenytoin, Primidon, Rifampicin, Arzneimittel gegen HIV oder HCV (Ritonavir, Nevirapin, Efavirenz und andere), Felbamat, Griseofulvin, Oxcarbazepin, Topiramat, Johanniskraut.
Bei Kurzzeitbehandlung Barrieremethode bis 28 Tage nach dem Absetzen anwenden. Bei Langzeitbehandlung wird andere, nichthormonale Verhütungsmethode empfohlen.
Enzyminhibitoren (z.B. Etoricoxib) können die Plasmakonzentrationen von Estrogenen und/oder Progestagenen erhöhen. Ethinylestradiol kann die Plasmakonzentration von Theophyllin oder Tizanidin erhöhen.
WH: Erhöhtes Risiko für arterielle und venöse Thromboembolien beachten. Auf Symptome von apoplektischem Insult oder Myokardinfarkt achten. Blutdruck messen. Leicht erhöhtes Brustkrebsrisiko beachten. Bei Leberfunktionsstörungen orales Kontrazeptivum bis zur Normalisierung der Leberfunktion absetzen. Kein Schutz vor AIDS oder anderen sexuell übertragbaren Krankheiten. Anhaltende Blutungsunregelmäßigkeiten diagnostisch abklären. Durchbruchblutungen und/oder Verhütungsversagen als Folge von Wechselwirkungen mit anderen Arzneimitteln möglich.
PG: 21 ST * (EKO: N) [€ 4,15], **3X21** 63 ST * (EKO: N) [€ 12,00]

Madonella mite 0,1 mg/0,02 mg - Filmtabletten 31I01
(Z.Nr. 1-35884) RP. P. G03AA07
ZI: Kwizda Pharma, Wien
Z: 1 Filmtablette enthält: Levonorgestrel 0,1 mg, Ethinylestradiol 0,02 mg, Lactose, wasserfrei 89,38 mg, Povidon K30, Magnesium stearat, Opadry-II pink: Poly(vinylalkohol), Talkum, Titandioxid, Polyethylenglykol 3350, Allurarot AC, Soja-Lecithin, Eisenoxid rot, Indigocarmin-Aluminiumsalz.
Kurzinformation: siehe Madonella 0,15 mg/0,03 mg - Dragees, → S. 851
PG: 21 ST * (EKO: N) [€ 7,60], **3X21** 63 ST * (EKO: N) [€ 19,85]

Madopar 50 mg/12,5 mg - Kapseln 12B02
(Z.Nr. 0-16549) RP. P. N04BA02
ZI: Roche Austria, Wien
Z: 1 Kapsel enthält: Levodopa 50 mg, Benserazid 12,5 mg (entspr. Benserazid hydrochlorid), Kapselinhalt: Cellulose, mikrokristalline, Mannitol, Talkum, Povidon K90, Magnesium stearat; Kapselhülle: Gelatine, Indigotin, Titandioxid, Eisenoxid schwarz; Drucktinte: (entspr. Schellack) (entspr. Propylenglycol) (entspr. Ammoniaklösung) (entspr. Kaliumhydroxid) (entspr. Eisenoxid schwarz).
EW: Kombination Levodopa (Dopamin-Vorstufe) und Decarboxylasehemmer.
AG: Parkinson-Syndrom ausgenommen medikamentöses Parkinsonoid.
AA: Wenn möglich 30 min vor oder 1 Std. nach den Mahlzeiten mit Flüssigkeit unzerkaut schlucken. Proteinreiche Mahlzeiten können Resorption reduzieren. Bei gastrointestinalen NW Einnahme mit proteinarmer Nahrung (z.B. Gebäck) möglich.
DO: Personen ab 25 Jahren: Initial: 3-4mal tgl. im Frühstadium 50 mg/12,5 mg, im fortgeschrittenen Stadium 100 mg/25 mg. Dosiserhöhung wöchentlich (bzw. alle 2-3 Tage unter Überwachung) bis auf TD von 300-800 mg Levodopa + 75-200 mg Benserazid. Ev. weitere Dosiserhöhung monatlich.
Durchschnittliche Erhaltungstherapie: 3-6mal tgl. 100 mg Levodopa + 25 mg Benserazid.
Keine Daten an Kindern und Jugendlichen.
GA: Dekompensierte endokrine Erkrankungen, schwere Leber-, Nieren-, Herzerkrankungen, Psychosen, Engwinkelglaukom, Patienten unter 25 Jahren.
SST: Gegenanzeige. Bei Eintritt einer Schwangerschaft schrittweise absetzen.
NW: Magen/Darm, Psyche (Depression, Verwirrtheit), Müdigkeit, Herzrhythmusstörungen, Hypotonie, Bewegungsstörungen, Restless-Legs-Syndrom, Impulskontrollstörungen, On/off-Phänomene, Blutbild, Enzymanstiege, Labor.
WW: Gegenanzeige: Reserpin, nicht-selektive MAO-Hemmer, Kombination aus MAO A- und MAO B-Hemmern.
Vorsicht: Eisen(II) sulfat, Metoclopramid, Domperidon. Antipsychotika (antagonistisch), Sympathomimetika (verstärkt), Inhalationsnarkotika (arrhythmogen), Antihypertensiva (additiv). Beeinflussung von Untersuchungen.
WH: Vorsicht bei Weitwinkelglaukom, Magengeschwüren, Osteomalazie. Kontrollen: Augendruck, Herz, Blutbild, Leber, Niere, Haut. Auf Depressionen bzw. Suizidgedanken achten. Erhöhtes Risiko für malignes Melanom. Cave Halothan-Narkose (Arrhytmien), vor Operation Madopar 12-48 Std. vorher absetzen, Dosis langsam reduzieren. Abruptes Absetzen vermeiden (neuroleptisch-malignes Syndrom möglich). Strenger Verkehrshinweis (Somnolenz, Schlafattacken).
PG: 30 ST (2) (EKO: G) [€ 7,30], 100 ST (EKO: G) [€ 19,50]

Madopar 50 mg/12,5 mg - Kapseln 12B02
(Z.Nr. 16549-P1) RP. P. Parallelimport. nicht im Handel. N04BA02

Madopar 100 mg/25 mg - lösliche Tabletten 12B02
(Z.Nr. 1-21773) RP. P. N04BA02
ZI: Roche Austria, Wien
Z: 1 lösliche Tablette enthält: Levodopa 100 mg, Benserazid 25 mg (entspr. Benserazid hydrochlorid), Zitronensäure, wasserfrei, Maisstärke, vorverkleistert, Cellulose, mikrokristalline, Magnesium stearat.
EW: Kombination Levodopa (Dopamin-Vorstufe) und Decarboxylasehemmer.
AG: Parkinson-Syndrom ausgenommen medikamentöses Parkinsonoid.
Arzneiform empfohlen für Patienten mit Dysphagie oder rascher Wirkungseintritt.
AA: Wenn möglich 30 min vor oder 1 Std. nach den Mahlzeiten in Wasser auflösen, umrühren und sofort trinken. Proteinreiche Mahlzeiten können Resorption reduzieren. Bei gastrointestinalen NW Einnahme mit proteinarmer Nahrung (z.B. Gebäck) möglich.
DO: Personen ab 25 Jahren: Initial: 3-4mal tgl. im Frühstadium 50 mg/12,5 mg, im fortgeschrittenen Stadium 100 mg/25 mg. Dosiserhöhung wöchentlich (bzw. alle 2-3 Tage unter Überwachung) bis auf TD von 300-800 mg Levodopa + 75-200 mg Benserazid. Ev. weitere Dosiserhöhung monatlich.
Durchschnittliche Erhaltungstherapie: 3-6mal tgl. 100 mg Levodopa + 25 mg Benserazid.
Keine Daten an Kindern und Jugendlichen.
GA: Dekompensierte endokrine Erkrankungen, schwere Leber-, Nieren-, Herzerkrankungen, Psychosen, Engwinkelglaukom, Pati-

M

enten unter 25 Jahren.
SST: Gegenanzeige. Bei Eintritt einer Schwangerschaft schrittweise absetzen.
NW: Magen/Darm, Psyche (Depression, Verwirrtheit), Müdigkeit, Herzrhythmusstörungen, Hypotonie, Bewegungsstörungen, Restless-Legs-Syndrom, Impulskontrollstörungen, On/off-Phänomene, Blutbild, Enzymanstiege, Labor.
WW: Gegenanzeige: Reserpin, nicht-selektive MAO-Hemmer, Kombination aus MAO A- und MAO B-Hemmern.
Vorsicht: Eisen(II) sulfat, Metoclopramid, Domperidon. Antipsychotika (antagonistisch), Sympathomimetika (verstärkt), Inhalationsnarkotika (arrhythmogen), Antihypertensiva (additiv). Beeinflussung von Untersuchungen.
WH: Vorsicht bei Weitwinkelglaukom, Magengeschwüren, Osteomalazie. Kontrollen: Augendruck, Herz, Blutbild, Leber, Niere, Haut. Auf Depressionen bzw. Suizidgedanken achten. Erhöhtes Risiko für malignes Melanom. Cave Halothan-Narkose (Arrhytmien), vor Operation Madopar 12-48 Std. vorher absetzen, Dosis langsam reduzieren. Abruptes Absetzen vermeiden (neuroleptisch-malignes Syndrom möglich). Strenger Verkehrshinweis (Somnolenz, Schlafattacken).
PG: 30 ST (2) (EKO: G) [€ 12,25], 100 ST (EKO: G) [€ 30,70]

Madopar 100 mg/25 mg - lösliche Tabletten 12B02
(Z.Nr. 1-21773-P3) RP. P. Parallelimport. N04BA02
V: Orifarm, Leverkusen, Deutschland
Z: 1 lösliche Tablette enthält: Levodopa 100 mg, Benserazid 25 mg (entspr. Benserazid hydrochlorid), Zitronensäure, wasserfrei, Maisstärke, vorverkleistert, Cellulose, mikrokristalline, Magnesium stearat.
PG: 100 ST (EKO: G) [€ 30,10]

Madopar 100 mg/25 mg - Tabletten 12B02
(Z.Nr. 1-22672) RP. P. N04BA02
ZI: Roche Austria, Wien
Z: 1 Tablette enthält: Levodopa 100 mg, Benserazid 25 mg (entspr. Benserazid hydrochlorid), Calcium hydrogenphosphat, wasserfreies, Ethylcellulose, Cellulose, mikrokristalline, Kieselsäure, Magnesium stearat, Mannitol, Docusat natrium (entspr. Natrium < 1 mmol), Crospovidon, Stärke, vorverkleistert, Eisenoxid rot.
Kurzinformation: siehe Madopar 50 mg/12,5 mg - Kapseln, → S. 851
PG: 30 ST (2) (EKO: G) [€ 12,25], 100 ST (EKO: G) [€ 30,70]

Madopar 100 mg/25 mg - Tabletten 12B02
(Z.Nr. 1-22672-P1) RP. P. Parallelimport. N04BA02
nicht im Handel.

Madopar 200 mg/50 mg - Tabletten 12B02
(Z.Nr. 0-17235) RP. P. N04BA02
ZI: Roche Austria, Wien
Z: 1 Tablette enthält: Levodopa 200 mg, Benserazid 50 mg (entspr. Benserazid hydrochlorid), Calcium hydrogenphosphat, wasserfreies, Ethylcellulose, Cellulose, mikrokristalline, Kieselsäure, Magnesium stearat, Mannitol, Docusat natrium (entspr. Natrium < 1 mmol), Crospovidon, Stärke, vorverkleistert, Eisenoxid rot.
Kurzinformation: siehe Madopar 50 mg/12,5 mg - Kapseln, → S. 851
PG: 30 ST (2) (EKO: G) [€ 20,40], 100 ST (EKO: G) [€ 54,30]

Madopar 200 mg/50 mg - Tabletten 12B02
(Z.Nr. 17.235-P3) RP. P. Parallelimport. N04BA02
V: Eurim-Pharm, Salzburg
Z: 1 Tablette enthält: Levodopa 200 mg, Benserazid 50 mg (entspr. Benserazid hydrochlorid), Calcium hydrogenphosphat, wasserfreies, Ethylcellulose, Cellulose, mikrokristalline, Kieselsäure, Magnesium stearat, Mannitol, Docusat natrium (entspr. Natrium < 1 mmol), Crospovidon, Stärke, vorverkleistert, Eisenoxid rot.
PG: 100 ST (EKO: G) [€ 53,25]

Madopar 200 mg/50 mg - Tabletten 12B02
(Z.Nr. 17.235-P4) RP. P. Parallelimport. N04BA02
V: Abacus Medicine, Copenhagen, Dänemark
Z: 1 Tablette enthält: Levodopa 200 mg, Benserazid 50 mg (entspr. Benserazid hydrochlorid), Calcium hydrogenphosphat, wasserfreies, Ethylcellulose, Cellulose, mikrokristalline, Kieselsäure, Magnesium stearat, Mannitol, Docusat natrium (entspr. Natrium < 1 mmol), Crospovidon, Stärke, vorverkleistert, Eisenoxid rot.
PG: 100 ST (EKO: G) [€ 53,25]

Madopar 200 mg/50 mg - Tabletten 12B02
(Z.Nr. 17.235-P5) RP. P. Parallelimport. N04BA02
nicht im Handel.

Madopar 200 mg/50 mg - Tabletten 12B02
(Z.Nr. 17.235-P6) RP. P. Parallelimport. N04BA02
V: Orifarm, Leverkusen, Deutschland
Z: 1 Tablette enthält: Levodopa 200 mg, Benserazid 50 mg (entspr. Benserazid hydrochlorid), Calcium hydrogenphosphat, wasserfreies, Ethylcellulose, Cellulose, mikrokristalline, Kieselsäure, Magnesium stearat, Mannitol, Docusat natrium (entspr. Natrium < 1 mmol), Crospovidon, Stärke, vorverkleistert, Eisenoxid rot.
PG: 100 ST (EKO: G) [€ 53,25]

Madopar CR 100 mg/25 mg - Kapseln 12B02
(Z.Nr. 1-19177) RP. P. N04BA02
ZI: Roche Austria, Wien
Z: 1 Kapsel enthält: Levodopa 100 mg, Benserazid 25 mg (entspr. Benserazid hydrochlorid), Kapselinhalt: Hypromellose, Pflanzenöl, hydriert, Calcium hydrogenphosphat, wasserfreies, Magnesium stearat, Mannitol, Povidon K30, Talkum; Kapselhülle: Gelatine, Indigotin, Titandioxid, Eisenoxid gelb; Drucktinte: (entspr. Schellack) (entspr. Propylenglycol) (entspr. Ammoniaklösung) (entspr. Kaliumhydroxid) (entspr. Eisenoxid rot).
EW: Kombination Levodopa (Dopamin-Vorstufe) und Decarboxylasehemmer.
AG: Parkinson-Syndrom, insbesondere bei Schwankungen der Plasmaspiegel oder nächtliche Bewegungsstörungen; nicht beim medikamentösen Parkinsonoid.
AA: Wenn möglich 30 min vor oder 1 Std. nach den Mahlzeiten mit Flüssigkeit unzerkaut schlucken. Proteinreiche Mahlzeiten können Resorption reduzieren. Bei gastrointestinalen NW Einnahme mit proteinarmer Nahrung (z.B. Gebäck) möglich.
DO: Personen ab 25 Jahren: Umstellung von bestehender Levodopa/Dekarboxylasehemmer-Therapie ohne Pause in gleicher Dosis, nach 2-3 Tagen um ca. 50% steigern; sorgfältige Dosistitration, MTD 1500 mg Levodopa.
Details siehe Austria-Codex - Fachinformation.
Keine Daten an Kindern und Jugendlichen.
GA: Dekompensierte endokrine Erkrankungen, schwere Leber-, Nieren-, Herzerkrankungen, Psychosen, Engwinkelglaukom, Patienten unter 25 Jahren.
SST: Gegenanzeige. Bei Eintritt einer Schwangerschaft schrittweise absetzen.
NW: Magen/Darm, Psyche (Depression, Verwirrtheit), Müdigkeit, Herzrhythmusstörungen, Hypotonie, Bewegungsstörungen, Restless-Legs-Syndrom, Impulskontrollstörungen, On/off-Phänomene, Blutbild, Enzymanstiege, Labor.
WW: Gegenanzeige: Reserpin, nicht-selektive MAO-Hemmer, Kombination aus MAO A- und MAO B-Hemmern.
Vorsicht: Eisen(II) sulfat, Metoclopramid, Domperidon. Antipsychotika (antagonistisch), Sympathomimetika (verstärkt), Inhalationsnarkotika (arrhythmogen), Antihypertensiva (additiv). Beeinflussung von Untersuchungen.
WH: Vorsicht bei Weitwinkelglaukom, Magengeschwüren, Osteomalazie. Kontrollen: Augendruck, Herz, Blutbild, Leber, Niere, Haut. Auf Depressionen bzw. Suizidgedanken achten. Erhöhtes Risiko für malignes Melanom. Cave Halothan-Narkose (Arrhytmien), vor Operation Madopar 12-48 Std. vorher absetzen, Dosis langsam reduzieren. Abruptes Absetzen vermeiden (neuroleptisch-malignes Syndrom möglich). Strenger Verkehrshinweis (Somnolenz, Schlafattacken).
PG: 30 ST (2) (EKO: G) [€ 12,55], 100 ST (EKO: G) [€ 31,55]

Magentee St. Severin 42Z05
(Z.Nr. 0-10075) RPF. P. A15
ZI: Gall-Reidlinger, St. Lambrecht
Z: 100 g enthalten: Herba Absinthii 15 g, Herba centaurii 15 g, Folium Taraxaci 25 g, Cortex Aurantii 10 g, Herba Hyperici 35 g.
EW: Aromatikum.
AG: Magen-, Darm-, Gallebeschwerden.
AA: 1 schwach gehäuften Esslöffel (= ca. 4 g) mit kochendem Wasser über- gießen, 20 Minuten ziehen lassen, abseihen, ungesüßt trinken.
DO: 3-4mal tgl. 15 Minuten vor den Mahlzeiten ½ Schale Tee schluckweise trinken.
GA: Ulcus ventriculi et duodeni.
SST: Im 1. Trimenon nicht einnehmen.
NW: Lichtüberempfindlichkeit.
PG: 70 G (EKO: G) [€ 2,30]

Magnesiocard i.v. - Ampullen 44D01
(Z.Nr. 1-18609) RP. P. A12CC05
ZI: Kwizda Pharma, Wien
Z: 1 Ampulle zu 10 ml enthält: Magnesium-L-aspartat-hydrochlorid

3-Wasser 737,6 mg (entspr. Magnesium 72,9 mg) (entspr. → 3 mmol) (entspr. → 6 mval), Wasser für Injektionszwecke.
EW: Lebensnotwendiges Element, Serum-Mg Normalwert 0,75-1,1 mmol/l.
AG: Magnesiummangelzustände, wenn eine orale Therapie nicht möglich ist.
DO: Alle 1-2 Tage 1 Ampulle sehr langsam i.v. (die ersten 3 ml in 3 Min.).
Patienten nach der Injektion 10-20 min ruhen lassen. Cave i.a. Injektion! Für Kinder und Jugendliche nicht empfohlen.
GA: AV-Block, ausgeprägte Bradykardie, Myasthenia gravis, schwere Nierenschäden, Exsikkose, Infektsteindiathese.
SST: Anwendung möglich.
NW: Bradykardie, Überleitungsstörungen, periphere Gefäßerweiterung.
WW: Calcium i.v. (Mg-Wirkung vermindert). Muskelrelaxantien verstärkt; Amino- glykosid-Antibiotika, ZNS-Dämpfer (Atemdepression); Herzglykoside.
WH: Vorsicht bei Hypotonie. Serum-Mg kontrollieren! Symptome überhöhter Mg-Spiegel (>1,5 mmol/l): Blutdruckabfall, Müdigkeit, Erbrechen, De- pressionen, bei schweren Vergiftungen Herz-, Atemstillstand. Antidot z.B. 10-20 ml 10% Calciumgluconat, Dialyse.
PG: 10 ST * (EKO: N) [€ 11,20]

Magnesiocard 7,5 mmol - Brausetabletten — 44D01

(Z.Nr. 1-23859) RPF. P. — A12CC05
ZI: Kwizda Pharma, Wien
Z: 1 Brausetablette enthält: Magnesium 182,3 mg (entspr. → 7,5 mmol) (entspr. Magnesium-L-aspartat-hydrochlorid 3-Wasser 1844,4 mg), Citronensäure, Natriumhydrogencarbonat, Natrium karbonat, Kaliumhydrogencarbonat, Acesulfam kalium 12,5 mg, Aspartam 12,5 mg, Macrogol 6000, Siliciumdioxid, Zitronen-Aroma, Limetten-Aroma.
EW: Mineralstoff.
AG: Prophylaxe und Behandlung von Magnesium-Mangelzuständen.
AA: Tablette in einem Glas Wasser auflösen und vor den Mahlzeiten trinken.
DO: 2mal tgl. 1 BT; Kinder (10-14 Jahre) 1mal tgl. 1 BT.
GA: Niereninsuffizienz, Exsiccose, Infektsteinneigung.
SST: Anwendung möglich.
NW: Weiche Stühle, in hohen Dosen Müdigkeit.
WW: Zeitlich 3-4 Stunden versetzt zu Tetrazyklinen oder Natriumfluorid einnehmen.
WH: Bei Nierenschäden Serum-Magnesium kontrollieren. Enthält Aspartam.
Bei Überdosierung 10-20 ml 10% Calciumglukonat i.v.
PG: 20 ST * (EKO: N) [€ 20,50]

Magnesiocard 5 mmol - Pulver — 44D01

(Z.Nr. 1-35242) RPF. P. — A12CC05
ZI: Kwizda Pharma, Wien
Z: 1 Beutel mit 5 g Pulver enthält: Magnesium 121,55 mg (entspr. → 5 mmol) (entspr. Magnesium-L-aspartat-hydrochlorid 3-Wasser 1229,6 mg), Saccharose 3,2 g (entspr. → 0,26 BE), Saccharin natrium 10 mg, Citronensäure, Macrogol 6000, Zitronen-Aroma.
EW: Mineralstoff.
AG: Prophylaxe und Behandlung eines Magnesiummangels.
AA: Beutelinhalt in Flüssigkeit auflösen und vor den Mahlzeiten trinken.
DO: Personen ab 14 Jahren: 3mal tgl. 1 Beutel.
Personen von 10-14 Jahren: 2mal tgl. 1 Beutel.
Kinder (4-9 Jahre): 1mal tgl. 1 Beutel.
Vorsicht bei Nierenschäden.
GA: Niereninsuffizienz, Exsiccose, Infektsteinneigung.
SST: Anwendung möglich.
NW: Weiche Stühle, in hohen Dosen Müdigkeit.
WW: Zeitlich 3-4 Stunden versetzt zu Tetrazyklinen oder Natriumfluorid einnehmen.
WH: Bei Nierenschäden Serum-Magnesium kontrollieren. Enthält Aspartam.
Bei Überdosierung 10-20 ml 10% Calciumglukonat i.v.
PG: 20 ST * (EKO: N) [€ 16,50]

Magnesiocard 10 mmol Orange - Pulver — 44D01

(Z.Nr. 1-31430) RPF. P. — A12CC05
ZI: Kwizda Pharma, Wien
Z: 1 Beutel mit 4 g Pulver enthält: Magnesium 243 mg (entspr. → 10 mmol) (entspr. Magnesium-L-aspartat-hydrochlorid 3-Wasser 2460 mg), Citronensäure, Macrogol 6000, Natrium cyclamat, Saccharin natrium, Siliciumdioxid, hochdisperses, Betacaroten-Zubereitung (entspr. Betacaroten) (entspr. Citronensäure) (entspr. Maltodextrin) (entspr. Arabisches Gummi) (entspr. Triglyceride, mittelkettige) (entspr. Sorbitol 4,5 mg) (entspr. Ascorbinsäure) (entspr. all-rac-alpha-Tocopherol) (entspr. Siliciumdioxid hydrat), Orangen-Aroma.
EW: Mineralstoff.
AG: Behandlung von Magnesium-Mangelzuständen.
AA: Beutelinhalt in Flüssigkeit auflösen und vor den Mahlzeiten trinken.
DO: Personen ab 14 Jahren: 1-2mal tgl. 1 Beutel. Vorsicht bei Nierenschäden. Für Kinder und Jugendliche unter 14 Jahren nicht geeignet.
GA: Niereninsuffizienz, Exsiccose, Infektsteinneigung.
SST: Anwendung möglich.
NW: Weiche Stühle, in hohen Dosen Müdigkeit.
WW: Zeitlich 3-4 Stunden versetzt zu Tetrazyklinen oder Natriumfluorid einnehmen.
WH: Bei Nierenschäden Serum-Magnesium kontrollieren. Enthält Aspartam.
Bei Überdosierung 10-20 ml 10% Calciumglukonat i.v.
PG: 20 ST * (EKO: N) [€ 27,45]

Magnesium Verla - Filmtabletten — 44D01

(Z.Nr. 0-13116) RPF. P. — A12CC30
ZI: Kwizda Pharma, Wien
Z: 1 Filmtablette enthält: Magnesium 60 mg (entspr. Magnesiumcitrat-9-Wasser 436,8 mg) (entspr. Magnesium-L-glutamat tetrahydrat 165,4 mg) Kartoffelstärke, Glycerin, Polyvidon, Macrogol 6000, Magnesium stearat, Eudragit, Talcum, Titandioxid, Hypromellose, Silikonentschäumer.
EW: Magnesiumpräparat; Tagesbedarf an Magnesium ca. 10-20 mmol.
AG: Ergänzung des Magnesiumtagesbedarfs.
AA: Vor dem Essen unzerkaut mit Flüssigkeit schlucken.
DO: 3mal tgl. 1-2 Filmtabletten, Kinder von 10-14 Jahren: 2-3mal tgl. 1 Filmtablette.
Kinder von 6- 9 Jahren: 1-2mal tgl. 1 Filmtablette.
Keine Erfahrungen bei Kindern unter 6 Jahren.
GA: Schwere Nierenschäden, Exsikkose, Anurie, Infektsteinneigung.
SST: Anwendung möglich.
NW: Weiche Stühle.
WW: Tetrazykline, Natriumfluorid (3-4 Std. Abstand).
WH: Bei Nierenschäden Magnesiumkontrolle. Bei Intoxikationen 10-20 ml 10% Kalziumglukonat i.v.
PG: 50 ST * (EKO: N) [€ 7,25], 100 ST * (EKO: N) [€ 12,45], 200 ST * (EKO: N) [€ 20,95]

Magnesium Verla - Granulat — 44D01

(Z.Nr. 0-16776) RPF. P. — A12CC05
ZI: Kwizda Pharma, Wien
Z: 1 Beutel mit 5 g Granulat enthält: Magnesium 121,5 mg (entspr. → 5 mmol), (entspr. Magnesium hydrogen-L-aspartat-2-Wasser 1622,18 mg), Saccharin natrium 10 mg, Saccharose 2,8 g, Siliciumdioxid, Zitronensäure, Mandarinen-Aroma (entspr. Lactose).
EW: Magnesiumpräparat; Tagesbedarf an Magnesium ca. 10-20 mmol.
AG: Ungenügende Magnesiumzufuhr.
AA: Granulat auflösen und trinken.
DO: 2-3mal tgl. 1 Beutel. Kinder (10-14 Jahre): 1-2mal tgl. 1 Beutel, Kinder (6-9 Jahre): 1mal tgl. ½-1 Beutel.
GA: Schwere Nierenschäden, Exsikkose, Anurie, Infektsteinneigung.
SST: Anwendung möglich.
NW: Weiche Stühle.
WW: Tetrazykline, Natriumfluorid (3-4 Std. Abstand).
WH: Bei Nierenschäden Magnesiumkontrolle. Bei Intoxikationen 10-20 ml 10% Kalziumglukonat i.v.
PG: 20 ST * (EKO: N) [€ 7,35], 50 ST * (EKO: N) [€ 15,75]

Magnesium Diasporal 300 mg - Granulat zur Herstellung einer Lösung zum Einnehmen — 44D01

(Z.Nr. 1-31918) RPF. P. — A12CC04
ZI: Protina Pharmazeutische, Ismaning, Deutschland
Z: 1 Beutel (5 g) enthält: Magnesium 300 mg (entspr. Magnesiumcitrat), Saccharose 2375,2 mg, Citronensäure, wasserfreie, Natriumhydrogencarbonat (entspr. Natrium 40 mg), Riboflavin, Orangen-Aroma.
EW: Mineralstoff.
AG: Behandlung und Vorbeugung eines Magnesiummangels.
AA: Beutelinhalt in ½ Glas Wasser auflösen und trinken.
DO: 1mal tgl. 1 Beutel. Für Kinder und Jugendliche nicht empfohlen.
GA: Schwere Nierenschäden, bradykarde Herzrhythmusstörungen,
SST: Anwendung möglich.
NW: Durchfall, sehr selten Müdigkeit.
WW: 2-3 Stunden Abstand zu anderen Arzneimitteln (Fluoride, Tetrazykline). Dosisanpassung von Magnesium: Aminoglykoside, Cisplatin, Ciclosprin A, Diuretika, Protonenpumpenhemmer, Cetuximab, Erlotinib, Foscarnet, Rapamycin, Pentamidin, Amphotericin

B.
WH: Bei Überdosierung Calcium i.v., Neostigminmetilsulfat 0,5-2 mg i.v.
PG: 50 ST * (EKO: N) [€ 50,50]

Magnesium Diasporal - Lutschtabletten 44D01
(Z.Nr. 0-14390) RPF. P. A12CC04
ZI: Protina Pharmazeutische, Ismaning, Deutschland
Z: 1 Lutschtablette enthält: Magnesium citrat, wasserfrei 610 mg (entspr. Magnesium 98,6 mg) (entspr. → 4 mmol) (entspr. → 8 mval), Saccharose 66,85 mg, Saccharin natrium, Citronensäure, Cellulosepulver, Calcium stearat, Xanthan gummi, Orangen-Aroma, Wasser, gereinigtes.
AG: Behandlung und Vorbeugung eines Magnesiummangels.
AA: Vor den Mahlzeiten im Mund zergehen lassen oder kauen.
DO: 3-4 mal tgl. 1 Lutschtablette. Keine Untersuchungen an Kindern und Jugendlichen.
GA: Schwere Nierenschäden, bradykarde Herzrhythmusstörungen.
SST: Anwendung möglich.
NW: Durchfall, sehr selten Müdigkeit.
WW: 2-3 Stunden Abstand zu anderen Arzneimitteln (Fluoride, Tetrazykline). Dosisanpassung von Magnesium: Aminoglykoside, Cisplatin, Ciclosprin A, Diuretika, Protonenpumpenhemmer, Cetuximab, Erlotinib, Foscarnet, Rapamycin, Pentamidin, Amphotericin B.
WH: Bei Überdosierung Calcium i.v., Neostigminmetilsulfat 0,5-2 mg i.v.
PG: 50 ST * (EKO: N) [€ 10,95]

Magnesium Diasporal 400 mg - Pulver zur Herstellung einer Lösung zum Einnehmen 44D01
(Z.Nr. 1-35015) RPF. P. nicht im Handel. A12CC04

Magnesium Diasporal direkt 400 mg - Granulat 44D01
(Z.Nr. 1-36883) RPF. P. nicht im Handel. A12CC30

M

Magnesium Gluconicum "G.L." - Ampullen 44D01
(Z.Nr. 0-07333) RP. P. A12CC03
ZI: G.L. Pharma, Lannach
Z: 1 Ampulle mit 10 ml enthält: Magnesium glukonat 1000 mg (entspr. Magnesium 58,3 mg), Methyl-4-hydroxybenzoat 7,2 mg, Propyl-4-hydroxybenzoat 0,8 mg, Wasser für Injektionszwecke, Natriumhydroxid zur pH-Wert-Einstellung, Salzsäure zur pH-Wert-Einstellung.
EW: Magnesiumionen.
AG: Magnesiummangel, wenn orale Therapie nicht möglich ist.
AA: Sehr langsame i.v. Injektion oder Infusion, cave intraarteriell.
DO: 1-2mal tgl. oder mehrmals wöchentlich 1 Ampulle. Keine Daten an Kindern und Jugendlichen.
GA: Myasthenie, AV-Block; Myokardschaden, Steindiathese.
SST: Anwendung möglich. Bei Anwendung kurz vor der Geburt Neugeborenes 24-48 Std. überwachen.
NW: Überleitungsstörungen, Hypotonie, Durst, Somnolenz, schlaffe Lähmungen, Atemstörungen, Herzstillstand).
WW: Vorsicht: Muskelrelaxantien verstärkt, Herzglykoside verstärkt toxisch, bestimmte Antibiotika abgeschwächt, Morphin und Narkotika verstärkt.
Kalziumsalze vermindern Magnesiumwirkung. Aminoglykoside, Cisplatin, Ciclosporin A beschleunigen Ausscheidung von Magnesium. Diuretika, Cetuximab, Erlotinib, Protonenpumpenhemmer, Foscarnet, Pentamidin, Rapamycin, Amphotericin B können Magnesiummangel verursachen.
WH: Vorsicht bei Nierenschäden. Bei Müdigkeit Dosis reduzieren. Bei Hypermagnesiämie 10-20 ml Kalziumglukonat injizieren.
PG: 5 ST * (EKO: N) [€ 10,95]

Magnesiumsulfat Kalceks 100 mg/ml - Injektions-/Infusionslösung 44D01
(Z.Nr. 1-39218) RP. P. nicht im Handel. A12CC02

Magnesiumsulfat Kalceks 200 mg/ml - Injektions-/Infusionslösung 44D01
(Z.Nr. 1-40377) RP. P. nicht im Handel. A12CC02

Magnevist 2 mmol/l - Injektionslösung 24D01
(Z.Nr. 1-25169) NR. P. V08CA01
ZI: Bayer Austria, Wien
Z: 1 ml Injektionslösung enthält: Gadopentetsäure dimeglumin 0,002 mmol (entspr. → 1,88 mg) (entspr. Gadolinium 0,32 mg), Pentetsäure, Meglumin, Natriumchlorid 3,4 mg, Wasser für Injektionszwecke.
EW: Paramagnetisches Kontrastmittel.
AG: Magnetresonanz-Arthrographie.
AA: Intraartikulär.
DO: Nur anwenden, wenn diagnostische Information mit MRT ohne Kontrastmittelverstärkung nicht erhoben werden kann.
Möglichst niedrig dosieren: Alle Gelenke: bis 20 ml, Kniegelenk bis 50 ml.
GA: Schwere oder akute Nierenschäden.
SST: Strenge Indikationsstellung, Stillen möglich.
NW: Lokale Reaktionen, ZNS, Magen/Darm, Überempfindlichkeit, nephrogene systemische Fibrose, nach i.v. Gabe Anreicherung im Gehirn und in anderen Geweben.
WH: Keine Untersuchungen an Kindern und Jugendlichen. Nicht in infizierte Gelenke injizieren. Vorsicht bei Allergieneigung.
PG: 1 ST * (EKO: N) [€ 79,10]

Magnonorm Genericon 365 mg - lösliche Tabletten 44D01
(Z.Nr. 1-22370) RP. P. A12CC30
ZI: Genericon Pharma, Graz
Z: 1 lösliche Tablette enthält: Magnesium 365 mg (entspr. → 15 mmol) (entspr. Magnesiumoxid 342 mg) (entspr. Magnesiumcarbonat 670 mg) Zitronensäure, Natriumhydrogencarbonat, Natriumcarbonat, wasserfrei, Kaliumhydrogencarbonat (entspr. Kalium 97,6 mg), Saccharin natrium, Natrium cyclamat, Natriumchlorid (entspr. Natrium 107 mg), Limetten-Aroma, Zitronen-Aroma.
EW: Orales Magnesiumpräparat.
AG: Magnesiummangel.
AA: In Wasser lösen und vor den Mahlzeiten trinken.
DO: Personen über 14 Jahren: 1x tgl. 1 lösliche Tablette. Keine Kinder- dosierung mit dieser Darreichungsform.
GA: Schwere Nierenschäden, Exsikkose, Phosphatsteinneigung.
SST: Anwendung möglich.
NW: Weiche Stühle, Durchfall, Müdigkeit.
WW: Eisen, Tetrazykline, Chlorpromazin, Digoxin, Natriumfluorid (1-3 Std. Abstand).
WH: Bei eingeschränkter Nierenfunktion Serum-Magnesium laufend kontrollieren.
Bei Überdosierung Symptome von Herz/Kreislauf und ZNS. Therapie: 10-20 ml 10% Kalziumglukonat i.v.
PG: 30 ST IND (EKO: G) [€ 7,15]

Magnosolv - Granulat 44D01
(Z.Nr. 1-19002) RP. P. A12CC30
ZI: Meda Pharma, Wien
Z: 1 Beutel zu 6,1 g enthält: Magnesiumcarbonat 670 mg (entspr. Magnesium 165 mg), Magnesiumoxid 342 mg (entspr. Magnesium 200 mg) (entspr. → 15 mmol), Citronensäure, Natriumhydrogencarbonat (entspr. Natrium 238,5 mg), Kaliumhydrogencarbonat (entspr. Kalium 195 mg), Natriumcarbonat, Natriumchlorid, Saccharin natrium, Natrium cyclamat, Zitronen-Aroma.
EW: Magnesiumpräparat.
AG: Behandlung von Magnesiummangelzuständen, die keiner parenteralen Substitution bedürfen; Adjuvans der konoraren Herzkrankheit.
AA: Beutelinhalt in 1 Glas Wasser auflösen und vor dem Essen trinken.
DO: TD 4,5-9 mg Magnesium/kg KG. Dosisrichtlinien: 1-2mal tgl. 1 Beutel, Kinder (10-14 Jahre): 1mal tgl. ½-1 Beutel.
Kinder (6-9 Jahre): Tgl. ½ Beutel, ev. in 2 ED.
GA: Schwere Nierenschäden, Exsikkose, Steindiathese.
SST: Anwendung möglich.
NW: Weiche Stühle, bei Langzeitgabe Müdigkeit.
WW: Eisen, Tetrazykline, Chlorpromazin, Digoxin, Natriumfluorid (3-4 Std. Abstand).
WH: Serummagnesiumspiegel und Kaliumspiegel bei Nierenschäden kontrollieren.
Bei Durchfällen Dosis reduzieren oder einstellen.
Bei Überdosierung starke Müdigkeit, bei > 7mmol Mg/l Plasma Herzstillstand, Atemlähmung. Bei Vergiftung 10 20 ml Kalziumglukonat 10% i.v.
PG: 30 ST IND (EKO: G) [€ 7,15]

Malarone 250 mg/100 mg - Filmtabletten 35C06
(Z.Nr. 1-21997) NR. P. P01BB51
ZI: GlaxoSmithKline Pharma, Wien
Z: 1 Filmtablette enthält: Atovaquon 250 mg, Proguanil hydrochlorid 100 mg; Tablettenkern: Poloxamer 188, Cellulose, mikrokristalline, Hydroxypropylcellulose niedrig substituiert, Povidon K30, Carboxymethylstärke, Natriumsalz, Magnesium stearat; Filmüberzug: (entspr. Hypromellose) (entspr. Titandioxid) (entspr. Eisenoxid rot) (entspr. Macrogol 400) (entspr. Macrogol 8000).
EW: Antimalariamittel (Kombination).
AG: Therapie und Prophylaxe der Plasmadium falciparum-Malaria.
AA: Oral mit einer Mahlzeit oder einem Milchprodukt.
DO: Therapie: 1mal tgl. 4 FT über 3 Tage.
Kinder: 1mal tgl. 1 FT pro 10 kg KG über 3 Tage.
Prophylaxe: 1mal tgl. 1 FT (nur für Personen über 40 kg KG) bis

7 Tage nach der Rückkehr.
SST: Nutzen/Risiko-Abwägung, nicht stillen.
NW: Magen/Darm, Kopfschmerzen, Leber, Blutbild, Allergien, Fieber, Psyche, Herz, Husten.
WW: Nicht empfohlen: Efavirenz, geboosterte Proteasehemmer, Rifampicin, Rifa- butin, Metoclopramid. Vorsicht: Antikoagulantien, Tetrazykline, Etoposid.
WH: Bei Malaria tertiana Rezidive. Vorsicht bei Nierenschäden, keine Prophy- laxe bei schweren Nierenschäden. Bei allergischen Reaktionen sofort absetzen.
PG: 12 ST * (EKO: N) [€ 64,90]

🐾 Malaseb - Shampoo für Hunde und Katzen 805BB

(Z.Nr. 8-00784) RP. P. QD01AC52
ZI: Dechra Veterinary Products, Uldum, Dänemark
Z: 1 ml Shampoo enthält: Chlorhexidinbis(D-gluconat) 20 mg (entspr. Chlorhexidin 11,26 mg), Miconazol nitrat 20 mg (entspr. Miconazol 17,37 mg), 5-Chlor-2-methyl-1,2-thiazol-3(2H)-on 0,0075 mg, 2-Methyl-1,2-thiazol-3(2H)-on 0,0025 mg, Macrogollaurylether, (3-Cocosfettsäureamidopropyl)dimethylazaniumylacetat, Natriumbenzoat 1,25 mg, N-[2-(Carboxymethoxy)ethyl]-N-[2-(cocosfettsäurenamido)ethyl]glycin Dinatriumsalz, Cetrimonium chlorid, Poly(oxyethylen)-120-methyl(D-glucopyranosid)dioleat, Zitronensäure monohydrat, Salzsäure 36%, Wasser, gereinigtes.
EW: Dermatologische Kombination.
AG: Hund: Zur Behandlung und Kontrolle der seborrhoischen Dermatitis, verursacht durch Malassezia pachydermatis und Staphylococcus intermedius.
Katze: Zur unterstützenden Behandlung der Dermatophytie verursacht durch Microsporum canis in Kombination mit Griseofulvin.
AA: Äußerlich. Shampoo 10 min einwirken lassen, dann mit sauberem Wasser ausspülen.
DO: Hund: Bis zum Abklingen der Symptome 2mal wöchentlich, dann 1mal wöchentlich oder nach Bedarf shampoonieren.
Katze: 2mal wöchentlich, max. 16 Wochen shampoonieren.
SST: Bei trächtigen Katzen nicht verabreichen. Welpen nicht mit dem säugenden Muttertier in Kontakt bringen, bis das Fell getrocknet ist.
NW: Hautreaktionen, Augenreizungen.
WH: Behandelte Tiere sollten sich nicht ablecken, bis das Fell getrocknet ist. Dermatophytie ist auf den Menschen übertragbar.
PG: 250 ML VT [€ 36,25]

🐾 Mamicillin 277,8 mg/ml - Pulver und Lösungsmittel zur Herstellung einer Injektionssuspension für Rinder 834B

(Z.Nr. 8-00964) NR. P. VNW. QJ01CE90
ZI: AniMed Service, Graz
Z: 1 Durchstechflasche enthält: Penethamat hydroiodid 1 g, (entspr. → 1 Mio. IE); Lösungsmittel 1 ml: Methyl-4-hydroxybenzoat 1,8 mg, Propyl-4-hydroxybenzoat 0,18 mg, Polysorbat 80, Citronensäure monohydrat, Natrium citrat, Wasser für Injektionszwecke.
EW: Beta-Laktamase- empflindliches Penicillin.
AG: Mastitiden und Atemwegserkrankungen durch Streptokokken, nicht Beta-Laktamase- bildende Staphylokokken und andere empfindliche Erreger.
AA: I.m., max. 20 ml Suspension pro Injektionsstelle.
DO: 10-20 mg/kg KG, kann bis zu 5mal in Abständen von 24 Std. wiederholt werden.
GA: Jodüberempfindlichkeit, Nager, Kaninchen.
SST: Anwendung möglich.
NW: Allergie/Anaphylaxie.
WW: Antiphlogistika verzögern renale Penicillin-Ausscheidung. Nicht mit bakteriostatischen Stoffen kombinieren.
VNW: Essbare Gewebe: 10 Tage.
Milch: ED 10 mg/kg KG: 4 Tage; ED 20mg/kg KG: 5 Tage.
PG: 6 ST VNW [€ 109,00]

Mannit 15% "Fresenius" - Infusionsflasche 37B

(Z.Nr. 1-20984) RP. P. B05BC01
ZI: Fresenius Kabi Austria, Graz
Z: 1000 ml enthalten: Mannit 150 g, Wasser für Injektionszwecke.
EW: Osmodiuretikum.
AG: Prophylaxe des akuten Nierenversagens prärenaler Genese (nach Operatio- nen, Schock, Blutverlusten, Verbrennungen, Traumen), Hirndrucksenkung, Augeninnendrucksenkung.
AA: I.v. Infusion.
DO: Hirndrucksenkung: 0,25-0,5 g/kg KG als Bolus in 10-30 min. Prophylaxe eines akuten Nierenversagens: Probeinfusion 0,15-0,25 g/kg KG. Dann Dauerinfusion 0,15-0,3 g/kg KGxStd. MTD 1,5 g Mannit/kg KG.
GA: Nach der Probeinfusion anhaltende Oligurie/Anurie (organisches Nieren- versagen), kardiale Dekompensation, Lungenstauung, Lungenödem, Ödeme bei erhöhter Kapillarpermeabilität, Dehydratationszustände, hämorrhagische Apoplexie, intrakranielle Blutungen.
SST: Anwendung möglich, strenge Indikationsstellung in der Stillzeit.
NW: Akute Volumenbelastung, Allergie, Elektrolytstörungen, Tachykardie, Magen/Darm, ZNS, Lunge.
WW: Digitalis (Hypokaliämie), andere Diuretika verstärkt, Lithium (Spiegel- kontrolle).
WH: Vorsicht bei Hypokaliämie, Hyponatriämie und Hypervolämie. Kontrollen: Serumionogramm, Säure/Basen, Wasserbilanz, Niere. Nicht mit anderen Arzneimitteln mischen. Vorsicht bei Hirnödem.
PG: 10 ST * (EKO: N) [€ 75,95]

🐾 *Maprelin 75 µg/ml - Injektionslösung für Schweine* 822AC
(Z.Nr. 8-00814) RP. P. E. nicht im Handel. QH01CA95

🐾 *Marbim 100 mg/ml - Injektionslösung für Rinder und Schweine* 812AD
(Z.Nr. 8-37351) NR. P. VNW. nicht im Handel. QJ01MA93

🐾 Marbocyl 20 mg/ml - Injektionslösung für Rinder und Schweine 812AD

(Z.Nr. 8-00377) NR. P. VNW. QJ01MA93
ZI: Vetoquinol, Magny-Vernois, Lure, Frankreich
Z: 1 ml Injektionslösung enthält: Marbofloxacin 20 mg, Gluconolactone, Dinatrium edetat 0,1 mg, Mannitol, 3-Mercapto-1,2-propandiol 0,5 mg (entspr. Thioglycerol), m-Cresol 2 mg, Lösung wässrig.
EW: Bakterizides Antiinfektivum (Fluorchinolon).
AG: Atemwegserkrankungen bei Rindern und Mastschweinen.
AA: Kälber und Jungrinder: S.c. oder i.m., erste Injektion auch i.v. Schweine: I.m.
DO: 1mal tgl. 2 mg/kg KG über 3-5 Tage.
SST: Nutzen/Risiko- Abwägung.
NW: Lokale Reaktionen.
WH: Nur bei unzureichendem Ansprechen auf andere Antibiotika anwenden
VNW: Essbare Gewebe: Rind 6 Tage, Schwein 4 Tage. Nicht für Tiere, deren Milch für den menschlichen Verzehr vorgesehen ist.
PG: 100 ML VNW [€ 35,80]

🐾 Marbocyl 100 mg/ml - Injektionslösung für Rinder und Schweine 812AD

(Z.Nr. 8-00376) NR. P. VNW. QJ01MA93
ZI: Vetoquinol, Magny-Vernois, Lure, Frankreich
Z: 1 ml Injektionslösung enthält: Marbofloxacin 100 mg, Natrium edetat 0,1 mg, 3-Sulfanylpropan-1,2-diol 1 mg, Metacresol 2 mg, D-Glucono-1,5-lacton, Wasser für Injektionszwecke.
EW: Bakterizides Antibiotikum (Gyrasehemmer).
AG: Atemwegserkrankungen bei Rindern, Metritis-Mastitis-Agalaktie-Syndrom bei Sauen.
AA: Rinder: s.c. oder i.m., erste Injektion auch i.v.
Sauen: i.m.
DO: Rinder: Atemwegsinfektionen durch Pasteurella multocida oder Mannheimia haemolytica: Einmalig 8 mg/kg KG i.m.
Atemwegsinfektionen durch Mycoplasma bovis: 1mal tgl. 1mal tgl. 2 mg/kg KG s.c. oder i.m. über 3-5 Tage; erste Injektion ev. i.v..
Akute Mastitiden: 1mal tgl. 2 mg/kg KG über 3 Tage s.c. oder i.m.
Sauen: 1mal tgl. 2 mg/kg KG i.m. über 3 Tage.
SST: Nutzen/Risiko-Abwägung.
NW: Lokale Reaktionen.
VNW: Rinder: 2 mg/kg KG: Essbares Gewebe 6 Tage, Milch 36 Std.
Einmalig 8 mg/kg KG: Essbare Gewebe 3 Tage, Milch 72 Std.
Sauen: Essbares Gewebe 4 Tage.
PG: 50 ML VNW [€ 84,30], 100 ML VNW [€ 143,85]

🐾 *Marbocyl Bolus 50 mg - Tabletten für Kälber* 812AD
(Z.Nr. 8-00430) NR. P. VNW. nicht im Handel. QJ01MA93

🐾 Marbocyl FD 1% - Pulver und Lösungsmittel zur Herstellung einer Injektionslösung für Hunde und Katzen 812AD

(Z.Nr. 8-00433) NR. P. QJ01MA93
ZI: Vetoquinol, Magny-Vernois, Lure, Frankreich
Z: 1 ml rekonstituierte Injektionslösung enthält: Marbofloxacin 10 mg, Dinatrium EDTA 1 mg, Benzalkonium chlorid 0,1 mg, Wasser für Injektionszwecke.
EW: Antibiotikum (Gyrasehemmer).
AG: Infektionen bei Hunden (infizierte Wunden, Harnwegsinfekte, Verhütung chirurgischer Infektionen) und Katzen (infizierte

M

Wunden, Verhütung chirurgischer Infektionen).
DO: Hunde: Infizierte Wunden: 2 mg/kg KG s.c., dann 6 Tage Tabletten oral.
Harnwegsinfekte: 4 mg/kg KG in 3 s.c. Injektionen mit 4 Tagen Abstand.
Verhütung chirurgischer Infektionen: 1mal 2 mg/kg KG i.v. knapp vor dem Eingriff.
Katzen: Infizierte Wunden: 2 mg/kg KG tgl. s.c. über 3-5 Tage.
Verhütung chirurgischer Infektionen: 1mal 2 mg/kg KG i.v. knapp vor dem Eingriff.
GA: Große Welpen bis 12-18 Monate (Gelenksschäden).
SST: Nutzen/Risiko-Abwägung.
NW: Brechen, Salivation, lokale Schmerzen.
PG: 20 ML VT [€ 28,10]

Marbocyl P 5 mg - Tabletten für Hunde und Katzen 812AD

(Z.Nr. 8-00939) NR. P. QJ01MA93
ZI: Vetoquinol Österreich, Wien
Z: 1 Tablette enthält: Marbofloxacin 5 mg, Lactose monohydrat, Povidon, Schweineleberpulver, Hefe-Pulver, Siliciumdioxid, hochdisperses, Crospovidon, Rizinusöl, hydriertes, Magnesium stearat.
EW: Antibiotikum (Gyrasehemmer).
AG: Infektionen: Haut und Weichteile bei Hund und Katze, Harnwege beim Hund.
DO: TD 1mal 2 mg/kg KG. Behandlungsdauer bei Katzen 3-5 Tage, bei Hunden mindestens 5-10(-40) Tage.
GA: Wachsende Hunde, männliche Zuchthunde, Katzen unter 6 Monaten.
SST: Gegenanzeige.
NW: Magen/Darm, Durst, Aktivitätssteigerung, Allergien, Gelenksschmerzen.
WW: Kationen reduzieren Bioverfügbarkeit von Marbofloxacin; Theophyllin-Dosis verringern. Nicht mit NSAIDs bei Hunden mit Krampfneigung kombinieren.
WH: Resistenzentwicklung beachten. Nur nach Antibiogramm anwenden.
PG: 10 ST VT [€ 13,95]

Marbocyl P 20 mg - Tabletten für Hunde 812AD

(Z.Nr. 8-00940) NR. P. QJ01MA93
ZI: Vetoquinol Österreich, Wien
Z: 1 Tablette enthält: Marbofloxacin 20 mg, Lactose monohydrat, Povidon, Schweineleberpulver, Hefe-Pulver, Siliciumdioxid, hochdisperses, Crospovidon, Rizinusöl, hydriertes, Magnesium stearat.
EW: Antibiotikum (Gyrasehemmer).
AG: Infektionen (Haut, Weichteile, Harnwege) beim Hund.
DO: TD 1mal 2 mg/kg KG über mindestens 5-10 Tage (bis 40 Tage).
GA: Wachsende Hunde.
SST: Gegenanzeige.
NW: Magen/Darm, Durst, Aktivitätssteigerung, Allergien, Gelenksschmerzen.
WW: Kationen reduzieren Bioverfügbarkeit von Marbofloxacin; Theophyllin-Dosis verringern. Nicht mit NSAIDs bei Hunden mit Krampfneigung kombinieren.
WH: Resistenzentwicklung beachten. Nur nach Antibiogramm anwenden.
PG: 10 ST VT [€ 24,70]

Marbocyl P 80 mg - Tabletten für Hunde 812AD

(Z.Nr. 8-00941) NR. P. QJ01MA93
ZI: Vetoquinol Österreich, Wien
Z: 1 Tablette enthält: Marbofloxacin 80 mg, Lactose monohydrat, Povidon, Schweineleberpulver, Hefe-Pulver, Siliciumdioxid, hochdisperses, Crospovidon, Rizinusöl, hydriertes, Magnesium stearat.
Kurzinformation: siehe Marbocyl P 20 mg - Tabletten für Hunde, → S. 856
PG: 6 ST VT [€ 43,65]

Marbodex - Ohrentropfen, Suspension für Hunde 830
(Z.Nr. 8-36384) NR. P. nicht im Handel. QS02CA06

Marbofloxacin WDT 5 mg - aromatisierte Tabletten für Katzen und Hunde 812AD

(Z.Nr. 8-35098) NR. P. QJ01MA93
ZI: Emdoka bvba, Hoogstraten, Belgien
Z: 1 Tablette enthält: Marbofloxacin 5 mg, Lactose monohydrat, Crospovidon Typ A, Siliciumdioxid, hochdisperses, Schweineleber-Trockenpulver, Hefe-Trockenextrakt, Povidon K90, Magnesium stearat, Rizinusöl, hydriertes.
EW: Chinolon-Antibiotikum.
AG: Infektionen der Haut und Weichteile sowie der Atemwege, beim Hund zusätzlich Infektionen der Harnwege.
AA: Zum Eingeben.
DO: 1mal tgl. 2 mg/kg KG (1 Tablette pro 2,5 kg KG).
GA: Hunde unter 12 Monaten bzw. bei sehr großen Rassen unter 18 Monaten, Katzen unter 16 Wochen.
SST: Nutzen/Risiko-Abwägung.
NW: Sehr selten Erbrechen, Durst, Aktivitätssteigerung.
WW: Nicht mit Tetrazyklinen oder Makroliden kombinieren. Orale Kationen setzen Bioverfügbarkeit herab. Vorsicht: Theophyllin.
WH: Vorsicht bei Jungtieren (Knorpelschäden) sowie bei Epilepsie.
PG: 100 ST VT [€ 66,75]

Marbofloxacin WDT 20 mg - aromatisierte Tabletten für Hunde 812AD

(Z.Nr. 8-35099) NR. P. QJ01MA93
ZI: Emdoka bvba, Hoogstraten, Belgien
Z: 1 Tablette enthält: Marbofloxacin 20 mg, Lactose monohydrat, Crospovidon Typ A, Siliciumdioxid, hochdisperses, Schweineleber-Trockenpulver, Hefe-Trockenextrakt, Povidon K90, Magnesium stearat, Rizinusöl, hydriertes.
EW: Chinolon-Antibiotikum.
AG: Infektionen der Haut und Weichteile, der Atemwege, oder der Harnwege.
AA: Zum Eingeben.
DO: 1mal tgl. 2 mg/kg KG (1 Tablette pro 10 kg KG).
GA: Hunde unter 12 Monaten bzw. bei sehr großen Rassen unter 18 Monaten.
SST: Nutzen/Risiko-Abwägung.
NW: Sehr selten Erbrechen, Durst, Aktivitätssteigerung.
WW: Nicht mit Tetrazyklinen oder Makroliden kombinieren. Orale Kationen setzen Bioverfügbarkeit herab. Vorsicht: Theophyllin.
WH: Vorsicht bei Jungtieren (Knorpelschäden) sowie bei Epilepsie.
PG: 100 ST VT [€ 125,30]

Marbofloxacin WDT 80 mg - aromatisierte Tabletten für Hunde 812AD

(Z.Nr. 8-35101) NR. P. QJ01MA93
ZI: Emdoka bvba, Hoogstraten, Belgien
Z: 1 Tablette enthält: Marbofloxacin 80 mg, Lactose monohydrat, Crospovidon Typ A, Siliciumdioxid, hochdisperses, Schweineleber-Trockenpulver, Hefe-Trockenextrakt, Povidon K90, Magnesium stearat, Rizinusöl, hydriertes.
EW: Chinolon-Antibiotikum.
AG: Infektionen der Haut und Weichteile, der Atemwege, oder der Harnwege.
AA: Zum Eingeben.
DO: 1mal tgl. 2 mg/kg KG (1 Tablette pro 40 kg KG).
GA: Hunde unter 12 Monaten bzw. bei großen Rassen unter 18 Monaten.
SST: Nutzen/Risiko-Abwägung.
NW: Sehr selten Erbrechen, Durst, Aktivitätssteigerung.
WW: Nicht mit Tetrazyklinen oder Makroliden kombinieren. Orale Kationen setzen Bioverfügbarkeit herab. Vorsicht: Theophyllin.
WH: Vorsicht bei Jungtieren (Knorpelschäden) sowie bei Epilepsie.
PG: 72 ST VT [€ 285,80]

Marbogen Complex - Ohrentropfen, Lösung für Hunde 830

(Z.Nr. 8-37074) NR. P. QS02AA30
ZI: Alpha-Vet, Budapest, Ungarn
Z: 1 ml enthält: Marbofloxacin 2,041 mg, Gentamicin sulfat 2,044 mg, Ketoconazol 4,081 mg, Prednisolon 1,85 mg, Dimethylsulfoxid, Polysorbat 80, Propylenglykol, Ethanol 96%, Wasser für Injektionszwecke.
EW: Antiinfektive Kombination.
AG: Akute Otitis externa bei Hunden mit gleichzeitiger Infektion mit Staphylococcus pseudintermedius und Pseudomonas aeruginosa und Malassezia pachydermatis.
AA: Nur am Ohr.
DO: 2mal tgl. 5 Tropfen in den äußeren Gehörgang über 14 Tage. Nach dem Einbringen Ohransatz massieren.
GA: Perforation des Trommelfells.
SST: Nicht empfohlen.
NW: Leichte Erytheme.
WH: Vor Behandlung Diagnose sichern.
PG: 10 ML VT [€ 19,90]

Marbokem 100 mg/ml - Injektionslösung für Rinder 812AD
(Z.Nr. 8-00848) NR. P. VNW. nicht im Handel. QJ01MA93

🐾 Marbosyva 100 mg/ml - Injektionslösung für Rinder und Schweine 812AD

(Z.Nr. 8-01130) NR. P. VNW. QJ01MA93
ZI: Laboratorios Syva, Leon, Spanien
Z: 1 ml enthält: Marbofloxacin 100 mg, Metacresol 2 mg, 3-Sulfanylpropan-1,2-diol 1 mg, D-Glucono-1,5-lacton, Natrium edetat 0,1 mg, Wasser für Injektionszwecke.
EW: Bakterizides Antibiotikum (Gyrasehemmer).
AG: Atemwegserkrankungen bzw. akute Mastitis bei Rindern, Postpartales Dysgalaktie-Syndrom oder Metritis-Mastitis-Agalaktie-Syndrom bei Sauen.
AA: Rinder: S.c., i.m. oder i.v, Sauen: i.m.
DO: Rinder: Atemwegsinfektionen: Einmalig 8 mg/kg KG i.m.
Atemwegsinfektionen durch Mycoplasma bovis, akute Mastitis: 1mal tgl. 2 mg/kg KG i.m. oder s.c. über 3 Tage. Erste Injektion ev.i.v.
Sauen: 1mal tgl. 2 mg/kg KG i.m. über 3 Tage.
SST: 2 mg/kg KG: Anwendung möglich.
8 mg/kg KG: Nutzen/Risiko-Abwägung.
NW: Lokale Reaktionen.
VNW: Rinder:
8 mg/kg KG: Essbares Gewebe 3 Tage, Milch 72 Std.
2 mg/kg KG: Essbares Gewebe 6 Tage, Milch 36 Std.
Sauen: Essbare Gewebe 4 Tage.
PG: 100 ML VNW [€ 131,05]

🐾 Marbox 100 mg/ml - Injektionslösung für Rinder und Schweine 812AD

(Z.Nr. 8-00903) NR. P. VNW. QJ01MA93
ZI: Ceva Sante Animale, Libourne, Frankreich
Z: 1 ml Injektionslösung enthält: Marbofloxacin 100 mg, D-Glucono-1,5-lacton, Wasser für Injektionszwecke.
EW: Bakterizides Antibiotikum (Gyrasehemmer).
AG: Atemwegserkrankungen bzw. akute Mastitis bei Rindern, Metritis-Mastitis-Agalaktie-Syndrom bei Sauen.
AA: Rinder: s.c. oder i.m, Sauen: i.m.
DO: Rinder: Atemwegserkrankungen: Einmalig 8 mg/kg KG i.m.
Akute Mastitis: 2 mg/kg KG tgl. s.c. über 3 Tage.
Sauen: 2 mg/kg KG i.m. tgl. über 3 Tage.
SST: Nutzen/Risiko-Abwägung.
NW: Lokale Reaktionen.
VNW: Rinder: I.m.: Essbares Gewebe 3 Tage, Milch 72 Std.
S.c.: Essbares Gewebe 6 Tage, Milch 36 Std.
Sauen: I.m.: Essbares Gewebe 4 Tage.
PG: 100 ML VNW [€ 153,80], 250 ML VNW [€ 297,65]

Marcoumar - Tabletten 20A01

(Z.Nr. 0-08096) RP. P. B01AA04
ZI: Meda Pharma, Wien
Z: 1 Tablette enthält: Phenprocoumon 3 mg, Laktose 80 mg, Maisstärke, Talk, Magnesium stearat.
EW: Gerinnungshemmer.
AG: Behandlung von Thrombose, Embolie, Myokardinfarkt:
- Therapie tiefer Venenthrombosen, Lungenembolie und TIA
- Rezidivierende tiefe Venenthrombosen, Lungenembolien
- Myokardinfarkt, wenn ein erhöhtes Risiko für thromboembolische Ereignisse gegeben ist.

Prophylaxe von arterieller und venöser Thrombose und Embolie:
- Postoperative Prophylaxe tiefer venöser Thrombosen
- Längere Immobilisation nach Hüftchirurgie und Operationen von Femurfrakturen
- Vorhofflimmern
- Herzklappenersatz, mechanisch
- Herzklappenersatz, biologisch

AA: Unzerkaut mit Flüssigkeit einnehmen.
DO: Gemäß laufender Kontrolle der Gerinnung. (INR 2,0-3,5); TD initial 6-9 mg, später 1,5-4,5 mg.
Bei Thrombosen oder Embolien initial Heparin, nach 2-10 Tagen Phenprocoumon geben.
Details siehe Austria Codex - Fachinformation.
Bei Kindern und Jugendlichen unter 14 Jahren keine ausreichenden Erkenntnisse.
GA: Erkrankungen mit erhöhtem Blutungsrisiko: Hämorrhagische Diathese, Magen/Darm-Ulzera, Endokarditis, nach neurochirurgischen Eingriffen, Arteriosklerose, schwere Hypertonie, Leberschäden, schwere Thrombozytopenie, Apoplexie, Traumen, Retinopathien, Hirnarterienaneurysma, dissezierendes Aortenaneurysma, Perikarditis, kavernöse Lungentuberkulose, Makrohämaturie nach urologischen Operationen.
SST: Gegenanzeige (teratogen, Kontrazeption bis 3 Monate nach der letzten Dosis erforderlich). Bei stillenden Müttern dem Kind prophylaktisch Vitamin K_1 geben.
NW: Hämaturie, Blutungen, Magen/Darm, Haarausfall, Hautnekrosen, sehr selten Leber.
WW: Phenprocoumon wird durch CYP 2C9 und 3A4 metabolisiert. Enge therapeutische Breite beachten.
Weitere Arzneimittel nur nach ärztlicher Rücksprache einnehmen oder absetzen. Beeinflussung durch sehr viele Arzneimittel möglich. NSAIDS (Phenylbutazon) vermeiden (Magen/Darm-Blutungen); Vorsicht: Alkohol, Grapefruitsaft, Goji-Beeren, frisches Gemüse (Vitamin K1-hältig).
WH: Vorsicht nach Operationen, bei Nephrolithiasis, Anfallsleiden, chronischem Alkoholismus, Herzdekompensation, mangelnder Compliance. Während der Behandlung keine i.m. Injektionen, Angiographien oder andere Eingriffe durchführen. Antikoagulantien-Ausweis mittragen. Besonders sorgfältige Überwachung bei älteren Patienten oder Kindern. Erhöhte Blutungsgefahr nach Traumen. Gerinnungskontrollen bei jeder zusätzlichen Pharmakotherapie. Nicht abrupt absetzen. Gerinnungskontrollen zunächst alle 1-2 Tage, dann z.B. alle 4 Wochen. Bei Behandlung 5-10 mg Vitamin K1 oral oder 10-20 mg Vitamin K1 langsam i.v. (ev. auch ED bis 20 mg oder Gesamtdosen bis 40 mg), unter bedrohlichen Verhältnissen Infusion von Prothrombinkomplex-Konzentrat oder von frisch gefrorenem Plasma.
PG: 25 ST (2) (EKO: G) [€ 4,20], 100 ST (EKO: G) [€ 14,30]

🐾 Marfloquin 20 mg/ml Injektionslösung für Rinder (Kälber) und Schweine 812AD

(Z.Nr. 8-00967) NR. P. VNW. QJ01MA93
ZI: Krka, Novo Mesto, Slowenien
Z: 1 ml Injektionslösung enthält: Marbofloxacin 20 mg, D-Glucono-1,5-lacton, Natrium edetat 0,1 mg, Mannitol, Metacresol 2 mg, 3-Sulfanylpropan-1,2-diol 0,5 mg, Wasser für Injektionszwecke.
EW: Antiinfektiv (Fluorchinolon).
AG: Präruminierende und ruminierende Kälber: Atemwegsinfektionen durch Pasteurella multocida, Mannheimia haemolytica und Mycoplasma bovis.
Schweine: Atemwegsinfektionen durch Actinobacillus pleuropneumoniae, Mycoplasma hyopneumoniae, Pasteurella multocida.
AA: Kälber i.m. oder s.c., Schweine i.m.
DO: 2 mg Marbofloxacin/kg KG einmal tgl. für 3-5 Tage.
GA: Kreuzresistenz zu anderen Fluorchinolonen, Knorpelwachstumsstörungen, Verletzungen des Bewegungsapparates.
SST: Nutzen/Risiko-Abwägung.
NW: Lokale Ödeme, Schmerzen, Entzündungen.
VNW: Essbare Gewebe: Kälber 6 Tage, Schweine 4 Tage.
PG: 100 ML VNW [€ 39,90]

🐾 Marfloquin 100 mg/ml Injektionslösung für Rinder und Schweine (Sauen) 812AD

(Z.Nr. 8-00968) NR. P. VNW. QJ01MA93
ZI: Krka, Novo Mesto, Slowenien
Z: 1 ml Injektionslösung enthält: Marbofloxacin 100 mg, D-Glucono-1,5-lacton, Natrium edetat 0,1 mg, Metacresol 2 mg, 3-Sulfanylpropan-1,2-diol 1 mg, Wasser für Injektionszwecke.
EW: Antiinfektiv (Fluorchinolon).
AG: Rind: Atemwegsinfektionen ndurch Pasteurella multocida, Mannheimia haemolytica und Mycoplasma bovis.
Mastitis während der Laktation durch empfindliche Stämme von E. coli.
Schweine: Mastitis-Metritis-Agalaktie-Syndrom.
AA: Rinder i.m. oder s.c., ev. i.v.; Schweine i.m.
DO: Rind: Atemwegsinfektionen: Einmalig 8 mg/kg KG i.m..
Akute Mastitis: 2 mg/kg KG i.m. oder s.c. (erste Injektion ev. auch i.v.) einmal tgl. über 3 Tage.
Schwein: 2 mg/kg KG i.m. einmal tgl. über 3 Tage.
GA: Kreuzresistenz zu anderen Fluorchinolonen, Knorpelwachstumsstörungen, Verletzungen des Bewegungsapparates.
SST: Nutzen/Risiko-Abwägung.
NW: Lokale Ödeme, Schmerzen, Entzündungen.
VNW: Rind: Nach Anwendung bei Atemwegsinfektionen: Essbare Gewebe 3 Tage, Milch 72 Std.; Nach Anwendung bei akuter Mastitis: Essbare Gewebe 6 Tage, Milch 36 Std.
Schwein: Essbare Gewebe 4 Tage.
PG: 100 ML VNW [€ 145,60]

🐾 Marfloquin 5 mg - Tabletten für Katzen und Hunde 812AD

(Z.Nr. 8-01142) NR. P. QJ01MA93
ZI: Krka, Novo Mesto, Slowenien
Z: 1 Tablette enthält: Marbofloxacin 5 mg, Lactose monohydrat, Povidon K90, Crospovidon, Siliciumdioxid, hochdisperses, Fleischaroma, Hefe-Trockenextrakt, Rizinusöl, hydriertes, Magnesium stearat.
EW: Antibiotikum (Gyrasehemmer).
AG: Infektionen (Haut, Weichteile, Harnwege, Atemwege) beim Hund.
Infektionen (Haut, Weichteile, obere Atemwege) bei der Katze.
AA: Zum Eingeben.

DO: TD 1mal 2 mg/kg KG; bei Katzen über 3-5 Tage, bei Hunden über mindestens 5-10 Tage (bis 40 Tage) anwenden.
GA: Wachsende Hunde (unter 12 Monaten bzw. unter 18 Monaten bei großwüchsigen Rassen), Katzen unter 16 Wochen, Chinolonresistenz.
SST: Nutzen/Risiko-Abwägung.
NW: Magen/Darm, Durst, Aktivitätssteigerung.
WW: Kationen reduzieren Bioverfügbarkeit von Marbofloxacin; Theophyllin-Dosis verringern.
WH: Resistenzentwicklung beachten. Nur nach Antibiogramm anwenden. Vorsicht bei Epilepsie.
PG: 100 ST VT [€ 62,75]

Marfloquin 20 mg - Tabletten für Hunde 812AD
(Z.Nr. 8-01143) NR. P. QJ01MA93
ZI: Krka, Novo Mesto, Slowenien
Z: 1 Tablette enthält: Marbofloxacin 20 mg, Lactose monohydrat, Povidon K90, Crospovidon, Siliciumdioxid, hochdisperses, Fleischaroma, Hefe-Trockenextrakt, Rizinusöl, hydriertes, Magnesium stearat.
EW: Antibiotikum (Gyrasehemmer).
AG: Infektionen (Haut, Weichteile, Harnwege, Atemwege) beim Hund.
AA: Zum Eingeben.
DO: TD 1mal 2 mg/kg KG über mindestens 5-10 Tage (bis 40 Tage).
GA: Wachsende Hunde(unter 12 Monaten bzw. unter 18 Monaten bei großwüchsigen Rassen), Katzen. Chinolonresistenz.
SST: Nutzen/Risiko-Abwägung.
NW: Magen/Darm, Durst, Aktivitätssteigerung.
WW: Kationen reduzieren Bioverfügbarkeit von Marbofloxacin; Theophyllin-Dosisverringern.
WH: Resistenzentwicklung beachten. Nur nach Antibiogramm anwenden. Vorsicht bei Epilepsie.
PG: 100 ST VT [€ 131,70]

Marfloquin 80 mg - Tabletten für Hunde 812AD
(Z.Nr. 8-01144) NR. P. QJ01MA93
ZI: Krka, Novo Mesto, Slowenien
Z: 1 Tablette enthält: Marbofloxacin 80 mg, Lactose monohydrat, Povidon K90, Crospovidon, Siliciumdioxid, hochdisperses, Fleischaroma, Hefe-Trockenextrakt, Rizinusöl, hydriertes, Magnesium stearat.
Kurzinformation: siehe Marfloquin 20 mg - Tabletten für Hunde, → S. 858
PG: 72 ST VT [€ 262,60]

Marfloxin 5 mg - Tabletten für Katzen und Hunde 812AD
(Z.Nr. 8-01145) NR. P. nicht im Handel. QJ01MA93

Marfloxin 20 mg - Tabletten für Hunde 812AD
(Z.Nr. 8-01146) NR. P. nicht im Handel. QJ01MA93

Marfloxin 80 mg - Tabletten für Hunde 812AD
(Z.Nr. 8-01147) NR. P. nicht im Handel. QJ01MA93

Margal 8 mg - Retardkapseln 49E01
(Z.Nr. 1-30489) RP. P. nicht im Handel. N06DA04

Margal 16 mg - Retardkapseln 49E01
(Z.Nr. 1-30490) RP. P. nicht im Handel. N06DA04

Margal 24 mg - Retardkapseln 49E01
(Z.Nr. 1-30491) RP. P. nicht im Handel. N06DA04

Marimigran - Hartkapseln 43Z
(Z.Nr. 7-38269) RPF. P. nicht im Handel. N02CX

Mariper 2 mg - Tabletten 10A01
(Z.Nr. 1-29231) RP. P. nicht im Handel. C09AA04

Mariper 4 mg - Tabletten 10A01
(Z.Nr. 1-29232) RP. P. nicht im Handel. C09AA04

Mariper 8 mg - Tabletten 10A01
(Z.Nr. 1-29233) RP. P. nicht im Handel. C09AA04

Marixino 10 mg - Filmtabletten 49E02
(Z.Nr. EU/1/13/820/*) RP. P. nicht im Handel. N06DX01

Marixino 20 mg - Filmtabletten 49E02
(Z.Nr. EU/1/13/820/*) RP. P. nicht im Handel. N06DX01

Marvelon - Tabletten 31I01
(Z.Nr. 1-18002) RP. P. G03AA09
ZI: Merck Sharp & Dohme, Wien
Z: 1 Tablette enthält: Desogestrel 150 µg, Ethinylestradiol 30 µg, Kieselsäure kolloidal, Lactose monohydrat 67,74 mg, Kartoffelstärke, Povidon, Stearinsäure, all-rac-alpha-Tocopherol.
Kurzinformation: siehe Desofemine 20 Mikrogramm/150 Mikrogramm - Filmtabletten, → S. 389
PG: 63 ST * (EKO: N) [€ 29,60]

Marvelon - Tabletten 31I01
(Z.Nr. 1-18002-P5) RP. P. Parallelimport. G03AA09
V: Eurim-Pharm, Salzburg
Z: 1 Tablette enthält: Desogestrel 150 µg, Ethinylestradiol 30 µg, Kieselsäure kolloidal, Lactose monohydrat 67,74 mg, Kartoffelstärke, Povidon, Stearinsäure, all-rac-alpha-Tocopherol.
PG: 63 ST * (EKO: N) [€ 22,50]

Masivet 50 mg - Filmtabletten für Hunde 860
(Z.Nr. EU/2/08/087/*) NR. P. QL01XE22
ZI: AB Science, Paris, Frankreich
Z: 1 Filmtablette enthält: Masitinib 50 mg (entspr. Masitinib Mesilat 59,6 mg), Cellulose, mikrokristalline, Povidon K30, Schweineleberpulver, Crospovidon, Magnesium stearat; Tablettenüberzug: (entspr. Macrogol 3350) (entspr. Poly(vinylalkohol)) (entspr. Talkum) (entspr. Titandioxid) (entspr. Gelborange S).
EW: Protein-Tyrosinkinase-Inhibitor, antineoplastisch.
AG: Nicht resezierbare Mastzelltumore des Hundes (Grad 2 und 3).
AA: Zum Eingeben.
DO: 1x tgl. 12,5 (11-14) mg/kg KG. Bei schweren Nebenwirkungen Dosis auf 9 bzw. 6 mg/kg KG reduzieren.
GA: Hunde unter 6 Monaten bzw. 4 kg KG, Leber-, Nierenschäden, Anämie, Neutropenie.
SST: Nicht anwenden.
NW: Durchfall, Erbrechen, Niere, Anämie, Neutropenie, Transaminasenanstieg, Asthenie, Anorexie, Husten, Ödeme, Lipom.
WH: Tiere sorgfältig überwachen: Kontrollen: Niere, Urinschnelltest (auf Proteinverlustsyndrom), Blutbild, Blutstatus, Leber.
PG: 30 ST VT [€ 92,30]

Masivet 150 mg - Filmtabletten für Hunde 860
(Z.Nr. EU/2/08/087/*) NR. P. QL01XE22
ZI: AB Science, Paris, Frankreich
Z: 1 Filmtablette enthält: Masitinib 150 mg (entspr. Masitinib Mesilat 178,9 mg), Cellulose, mikrokristalline, Povidon K30, Schweineleberpulver, Crospovidon, Magnesium stearat; Tablettenüberzug: (entspr. Macrogol 3350) (entspr. Poly(vinylalkohol)) (entspr. Talkum) (entspr. Titandioxid) (entspr. Gelborange S).
Kurzinformation: siehe Masivet 50 mg - Filmtabletten für Hunde, → S. 858
PG: 30 ST VT [€ 171,20]

Masterflox 40 mg/ml - Injektionslösung für Schweine 812AD
(Z.Nr. 8-35586) NR. P. VNW. QJ01MA93
ZI: Fatro, Ozzano dell´Emilia (Bologna), Italien
Z: 1 ml Injektionslösung enthält: Marbofloxacin 40 mg, Natrium edetat 0,1 mg, D-Glucono-1,5-lacton, Mannitol, Wasser für Injektionszwecke.
EW: Chinolon-Antibiotikum.
AG: Atemwegsinfektionen durch Actinobacillus pleuropneumoniae, Pasteurella multocida oder Mycoplasma hyopneumoniae beim Schwein (Mastschwein).
AA: I.m.
DO: 2 mg Marbofloxacin /kg KG tgl. über 3-5 Tage.
SST: Nutzen/Risiko-Abwägung. Tierarzneimittel ist nur für Mastschweine bestimmt.
NW: Lokale Reaktionen.
VNW: Essbare Gewebe: 6 Tage.
PG: 100 ML VNW [€ 58,90]

Masterflox 100 mg/ml - Injektionslösung für Rinder und Schweine 812AD
(Z.Nr. 8-37059) NR. P. VNW. QJ01MA93
ZI: PRO ZOON Pharma, Wels
Z: 1 ml Injektionslösung enthält: Marbofloxacin 100 mg, Metacresol 2 mg, Thioglycerol 1 mg, Natrium edetat 0,1 mg, Gluconolacton, Wasser für Injektionszwecke.
EW: Bakterizides Antibiotikum (Gyrasehemmer).
AG: Atemwegserkrankungen bzw. akute Mastitis bei Rindern, Metritis-Mastitis-Agalaktie-Syndrom bei Sauen.
AA: Rinder: s.c. oder i.m, Sauen: i.m.
DO: Rinder: Atemwegsinfektionen durch Pasteurella multocida oder Mannheimia haemolytica: Einmalig 8 mg/kg KG i.m.
Atemwegsinfektionen durch Mycoplasma bovis: 2 mg/kg KG 1mal tgl. i.m. oder s.c. über 3-5 Tage.

Akute Mastitis: 2 mg/kg KG tgl. i.m. oder s.c. über 3 Tage.
Sauen: 2 mg/kg KG i.m. tgl. über 3 Tage.
SST: Nutzen/Risiko-Abwägung.
NW: Lokale Reaktionen.
VNW: Rinder: Einzeldosis i.m.: Essbare Gewebe 3 Tage, Milch 72 Std.
Tgl. Gabe über 3-5 Tage: Essbare Gewebe 6 Tage, Milch 36 Std.
Sauen: Essbare Gewebe 4 Tage.
PG: 100 ML VNW [€ 149,95]

Masterflox 20 mg - Tabletten für Hunde 812AD
(Z.Nr. 8-36848) NR. P. QJ01MA93
ZI: PRO ZOON Pharma, Wels
Z: 1 Tablette enthält: Marbofloxacin 20 mg, Lactose, wasserfrei, Povidon K90, Crospovidon Typ A, Schweineleberaroma Pulver, Hefe-Trockenextrakt, Silicium colloidal wasserfrei, Rizinusöl, hydriertes, Magnesium stearat.
EW: Chinolon-Antibiotikum.
AG: Infektionen der Haut und Weichteile, der Atemwege, oder der Harnwege.
AA: Zum Eingeben.
DO: 1mal tgl. 2 mg/kg KG (1 Tablette pro 10 kg KG).
GA: Hunde unter 12 Monaten bzw. bei sehr großen Rassen unter 18 Monaten.
SST: Nutzen/Risiko-Abwägung.
NW: Sehr selten Erbrechen, Durst, Aktivitätssteigerung.
WW: Nicht mit Tetrazyklinen oder Makroliden kombinieren. Orale Kationen setzen Bioverfügbarkeit herab. Vorsicht: Theophyllin.
WH: Vorsicht bei Jungtieren (Knorpelschäden) sowie bei Epilepsie. Niedriger Urin-pH kann Aktivität von Marbofloxacin hemmen.
PG: 10 ST VT [€ 19,90]

Masterflox 80 mg - Tabletten für Hunde 812AD
(Z.Nr. 8-36850) NR. P. QJ01MA93
ZI: PRO ZOON Pharma, Wels
Z: 1 Tablette enthält: Marbofloxacin 80 mg, Lactose, wasserfrei, Povidon K90, Crospovidon Typ A, Schweineleberaroma Pulver, Hefe-Trockenextrakt, Silicium colloidal wasserfrei, Rizinusöl, hydriertes, Magnesium stearat.
EW: Chinolon-Antibiotikum.
AG: Infektionen der Haut und Weichteile, der Atemwege, oder der Harnwege.
AA: Zum Eingeben.
DO: 1mal tgl. 2 mg/kg KG (1 Tablette pro 40 kg KG).
GA: Hunde unter 12 Monaten bzw. bei großen Rassen unter 18 Monaten.
SST: Nutzen/Risiko-Abwägung.
NW: Sehr selten Erbrechen, Durst, Aktivitätssteigerung.
WW: Nicht mit Tetrazyklinen oder Makroliden kombinieren. Orale Kationen setzen Bioverfügbarkeit herab. Vorsicht: Theophyllin.
WH: Vorsicht bei Jungtieren (Knorpelschäden) sowie bei Epilepsie. Niedriger Urin-pH kann Aktivität von Marbofloxacin hemmen.
PG: 10 ST VT [€ 49,90]

Masterflox 5 mg - Tabletten für Katzen und Hunde 812AD
(Z.Nr. 8-36849) NR. P. nicht im Handel. QJ01MA93

Masterflox 10 mg - Tabletten für Katzen und Hunde 812AD
(Z.Nr. 8-39404) NR. P. QJ01MA93
ZI: PRO ZOON Pharma, Wels
Z: 1 Tablette enthält: Marbofloxacin 10 mg, Lactose, wasserfrei, Povidon K90, Crospovidon Typ A, Schweineleberaroma Pulver, Hefe-Trockenextrakt, Silicium colloidal wasserfrei, Rizinusöl, hydriertes, Magnesium stearat.
EW: Chinolon-Antibiotikum.
AG: Infektionen der Haut und Weichteile sowie der Atemwege, beim Hund zusätzlich Infektionen der Harnwege.
AA: Zum Eingeben.
DO: 1mal tgl. 2 mg/kg KG (1 Tablette pro 5 kg KG).
GA: Hunde unter 12 Monaten bzw. bei großen Rassen unter 18 Monaten, Katzen unter 16 Wochen.
SST: Nutzen/Risiko-Abwägung.
NW: Sehr selten Erbrechen, Durst, Aktivitätssteigerung, Allergien. In höheren Dosen Blindheit bei Katzen.
WW: Orale Kationen setzen Bioverfügbarkeit herab. Vorsicht: Theophyllin.
WH: Vorsicht bei Jungtieren (Knorpelschäden) sowie bei Epilepsie. Niedriger Urin-pH kann Aktivität von Marbofloxacin hemmen.
PG: 10 ST VT [€ 14,90]

Mastitar - Suspension zur intramammären Anwendung für Rinder 801BE
(Z.Nr. 8-00255) NR. P. VNW. nicht im Handel. QJ51RC23

Mastitistropfen "Mag. Doskar" für Tiere 890B
(Z.Nr. 8-30078) RPF. P. QV03AX
ZI: Mag. Martin Doskar pharm. Produkte, Wien
Z: 100 g (= 108 ml, 1 ml = 26 Tropfen) enthalten: Bryonia (Homöopathie) D200 33 g, Hepar sulfuris (Homöopathie) D200 33 g, Lachesis (Homöopathie) D12 32 g, Ailanthus glandulosa (Homöopathie) D3 2 g, Ethanol (entspr. Gesamtethanolgehalt 50,6 % (V/V)), Wasser.
EW: Homöopathikum.
AG: (Eitrige) Mastitis bei Pferd, Rind, Hund, Katze.
AA: Unverdünnt auf ein Stück Zucker oder mit Hilfe einer Einmalspritze (ohne Nadel) direkt in das Maul eingeben.
DO: Pferd und Rind: 1-4mal pro Stunde 30-40 Tropfen.
Hund: 1-4mal pro Stunde 15-20 Tropfen.
Katze: 1-4mal pro Stunde 10-13 Tropfen.
SST: Anwendung nach Rücksprache mit dem Tierarzt.
PG: 50 ML VT [€ 14,50]

Mastivia LC 75 mg - Salbe zur intramammären Anwendung für Rinder 801AC
(Z.Nr. 8-39129) NR. P. VNW. nicht im Handel. QJ51DE90

Mastodynon - Tabletten 29X01
(Z.Nr. 3-00242) RPF. P. V03AX
ZI: Bionorica SE, Neumarkt, Deutschland
Z: 1 Tablette enthält: Vitex agnus-castus Urt. 162 mg, Caulophyllum thalictroides (Homöopathie) D4 81 mg, Cyclamen purpurascens (Homöopathie) D4 81 mg, Strychnos ignatii (Homöopathie) D6 81 mg, Iris versicolor (Homöopathie) D2 62 mg, Lilium lancifolium (Homöopathie) D3 81 mg, Lactose monohydrat 250 mg, Kartoffelstärke, Magnesium stearat.
EW: Homöopathikum.
AG: Beschwerden vor oder während der Periodenblutung, Zyklusstörungen.
AA: Tabletten mit etwas Flüssigkeit einnehmen.
DO: 2mal tgl. 1 Tablette. Nicht für Kinder.
SST: Keine Indikation in der Schwangerschaft. In der Stillzeit nicht empfohlen.
NW: Magen/Darm, Haut, Kopfschmerzen, Unruhe, Zyklusunregelmäßigkeiten, Allergien.
WW: Vorsicht: Dopamin-Agonisten und -Antagonisten, Östrogene oder Antiöstrogene.
WH: Nicht zur Behandlung bösartiger Brusterkrankungen. Bei östrogen- sensitiven malignen Tumoren oder bei Erkrankungen der Hypophyse nur nach ärztlicher Rücksprache anwenden.
PG: 60 ST * (EKO: N) [€ 16,50]

Mastodynon - Tropfen 29X01
(Z.Nr. 3-00235) RPF. P. nicht im Handel. V03AX

Matever 250 mg - Filmtabletten 09A06
(Z.Nr. EU/1/11/711/*) NR. P. nicht im Handel. N03AX14

Matever 500 mg - Filmtabletten 09A06
(Z.Nr. EU/1/11/711/*) NR. P. nicht im Handel. N03AX14

Matever 750 mg - Filmtabletten 09A06
(Z.Nr. EU/1/11/711/*) NR. P. nicht im Handel. N03AX14

Matever 1000 mg - Filmtabletten 09A06
(Z.Nr. EU/1/11/711/*) NR. P. nicht im Handel. N03AX14

Matever 100 mg/ml - Konzentrat zur Herstellung einer Infusionslösung 09A06
(Z.Nr. EU/1/11/711/*) NR. P. nicht im Handel. N03AX14

Matrifen 12 µg/h - transdermales Pflaster 02A04
(Z.Nr. 1-26526) NR. SG. P. nicht im Handel. N02AB03

Matrifen 25 µg/h - transdermales Pflaster 02A04
(Z.Nr. 1-26527) NR. SG. P. nicht im Handel. N02AB03

Matrifen 50 µg/h - transdermales Pflaster 02A04
(Z.Nr. 1-26528) NR. SG. P. nicht im Handel. N02AB03

Matrifen 75 µg/h - transdermales Pflaster 02A04
(Z.Nr. 1-26533) NR. SG. P. nicht im Handel. N02AB03

Matrifen 100 µg/h - transdermales Pflaster 02A04
(Z.Nr. 1-26534) NR. SG. P. nicht im Handel. N02AB03

Mavenclad 10 mg - Tabletten 56C01
(Z.Nr. EU/1/17/1212/*) NR. P. L04AA40
ZI: Merck Europe, Amsterdam, Niederlande
Z: 1 Tablette enthält: Cladribin 10 mg, Hydroxypropylbetadex, Sorbitol 64 mg, Magnesium stearat.
EW: Purin-Analogon, antineoplastisch.
AG: Hochaktive schubförmige Multiple Sklerose.
AA: Tabletten unzerkaut mit Wasser schlucken.
DO: Kumulative Dosis 3,5 mg/kg Körpergewicht über 2 Jahre, angewendet als 1 Behandlungsphase von 1,75 mg/kg pro Jahr. Jede Behandlungsphase besteht aus 2 Behandlungswochen, eine zu Beginn des ersten Monats und eine zu Beginn des zweiten Monats des jeweiligen Behandlungsjahres. Jede Behandlungswoche besteht aus 4 oder 5 Tagen, an denen ein Patient abhängig vom Körpergewicht 10 mg oder 20 mg (eine oder zwei Tabletten) als tägliche Einmaldosis erhält.
GA: HIV-Infektion, aktive chronische Infektionen (Tuberkulose oder Hepatitis), immungeschwächte Patienten, aktive maligne Erkrankungen, (mittel)schwere Nierenschäden.
SST: Gegenanzeige. Kontrazeption für Frauen und Männer bis 6 Monate nach Therapieende erforderlich; bis 4 Wochen nach der letzten Dosis eines Behandlungsjahres zusätzliche Barrieremethode für Frauen empfohlen. Stillen bis 1 Woche nach der letzten Dosis kontraindiziert.
NW: Lymphopenie, Herpes Zoster, Alopezie, Hautausschlag, erhöhtes Malignomrisiko.
WW: Mindestens 3 Std. Abstand zu anderen oralen Arzneimitteln (Komplexbildung möglich). Nicht empfohlen: Interferon beta. Vorsicht: Hämatotoxische Arzneimittel (z.B. Carbamazepin). 4-6 Wochen Abstand zu Impfungen mit (abgeschwächten) Lebendimpfstoffen.
WH: Lymphozyten regelmäßig kontrollieren.
PG: 1 ST RE1 (EKO: Y) [€ 2.938,15], 4 ST RE1 (EKO: Y) [€ 11.606,80], 6 ST RE1 (EKO: Y) [€ 17.393,35]

Mavenclad 10 mg - Tabletten 56C01
(Z.Nr. EU/1/17/1212/*) NR. P. L04AA40
Parallelimport.
V: Abacus Medicine, Copenhagen, Dänemark
Z: 1 Tablette enthält: Cladribin 10 mg, Hydroxypropylbetadex, Sorbitol 64 mg, Magnesium stearat.
PG: 6 ST RE1 (EKO: Y) [€ 15.362,55]

Mavenclad 10 mg - Tabletten 56C01
(Z.Nr. EU/1/17/1212/*) NR. P. L04AA40
Parallelimport.
V: Orifarm, Leverkusen, Deutschland
Z: 1 Tablette enthält: Cladribin 10 mg, Hydroxypropylbetadex, Sorbitol 64 mg, Magnesium stearat.
PG: 6 ST RE1 (EKO: Y) [€ 15.362,55]

▼ Maviret 100 mg/40 mg - Filmtabletten 35E04
(Z.Nr. EU/1/17/1213/*) NR. P. J05AP57
ZI: AbbVie Deutschland, Ludwigshafen, Deutschland
Z: 1 Filmtablette enthält: Glecaprevir 100 mg, Pibrentasvir 40 mg, Tablettenkern: Copovidon K28, Tocofersolan, Siliciumdioxid, hochdisperses, Propylenglycol monocaprylat (Typ II), Croscarmellose natrium, Natriumstearylfumarat; Filmüberzug: Hypromellose 2910, Lactose 7,48 mg (entspr. Lactose monohydrat), Titandioxid, Macrogol 3350, Eisen(III)-oxid.
EW: Antivirale Kombination.
AG: Chronische Hepatitis-C-Virus (HCV)-Infektion bei Erwachsenen und Jugendlichen.
AA: Im Ganzen mit einer Mahlzeit schlucken.
DO: 1mal tgl. 3 Tabletten über 8-16 Wochen. Keine Daten an Kindern.
GA: Schwere Leberschäden.
SST: In der Schwangerschaft nicht empfohlen. Nutzen/Risiko-Abwägung in der Stillzeit.
NW: Kopfschmerzen, Magen/Darm, Pruritus, Asthenie.
WW: Gegenanzeige: Atazanavir, Atorvastatin, Simvastatin, Dabigatran, Ethinylestradiol, starke P-gp- und CYP3A-Induktoren. Nicht empfohlen: Mittelstarke P-gp- und CYP3A-Induktoren, Omeprazol. Vorsicht: Vitamin K- Antagonisten, Digoxin, Lovastatin oder Pravastatin (MTD 20 mg), Rosuvastatin (MTD 5 mg), Ciclosporin, Tacrolimus.
WH: Vorsicht bei Diabetes. Auf Hepatitis B-Reaktivierung achten.
PG: 84 ST RE1 (EKO: Y) [€ 17.289,15]

▼ Maviret 100 mg/40 mg - Filmtabletten 35E04
(Z.Nr. EU/1/17/1213/*) NR. P. J05AP57
Parallelimport. n.l.
V: Abacus Medicine, Copenhagen, Dänemark
Z: 1 Filmtablette enthält: Glecaprevir 100 mg, Pibrentasvir 40 mg, Tablettenkern: Copovidon K28, Tocofersolan, Siliciumdioxid, hochdisperses, Propylenglycol monocaprylat (Typ II), Croscarmellose natrium, Natriumstearylfumarat; Filmüberzug: Hypromellose 2910, Lactose 7,48 mg (entspr. Lactose monohydrat), Titandioxid, Macrogol 3350, Eisen(III)-oxid.
PG: 84 ST * (EKO: N) [€ 17.300,35 n.l.]

▼ Maviret 100 mg/40 mg - Filmtabletten 35E04
(Z.Nr. EU/1/17/1213/*) NR. P. J05AP57
Parallelimport.
V: Haemato Pharm, Schönefeld, Deutschland
Z: 1 Filmtablette enthält: Glecaprevir 100 mg, Pibrentasvir 40 mg, Tablettenkern: Copovidon K28, Tocofersolan, Siliciumdioxid, hochdisperses, Propylenglycol monocaprylat (Typ II), Croscarmellose natrium, Natriumstearylfumarat; Filmüberzug: Hypromellose 2910, Lactose 7,48 mg (entspr. Lactose monohydrat), Titandioxid, Macrogol 3350, Eisen(III)-oxid.
PG: 84 ST * (EKO: N) [€ 17.277,50]

Maxalt 5 mg - Tabletten 43F
(Z.Nr. 1-22636) RP. P. nicht im Handel. N02CC04

Maxalt 10 mg - Tabletten 43F
(Z.Nr. 1-22637) RP. P. nicht im Handel. N02CC04

Maxalt Rapitab 5 mg - Lyotabletten 43F
(Z.Nr. 1-22638) RP. P. nicht im Handel. N02CC04

Maxalt Rapitab 10 mg - Lyotabletten 43F
(Z.Nr. 1-22639) RP. P. N02CC04
ZI: Merck Sharp & Dohme, Wien
Z: 1 Lyotablette enthält: Rizatriptan 10 mg (entspr. Rizatriptan benzoat 14,53 mg), Gelatine, D-Mannitol, Glycin, Aspartam 3,75 mg, Pfefferminz-Aroma (entspr. Pfefferminzöl), (entspr. Maltodextrin), (entspr. Dextrin).
EW: Serotonin-Agonist.
AG: Akutbehandlung von Kopfschmerzen während Migräneanfällen mit oder ohne Aura.
AA: Auf die Zunge legen und mit dem Speichel schlucken.
DO: ED 10 mg, MTD=2 ED (Mindestabstand 2 Std.)
Risikogruppen (Propranolol-Behandlung, Nieren-, Leberschäden): ED 5 mg.
Keine Dosisempfehlung für Kinder und Jugendliche.
GA: Schwere Leber-, Nierenschäden, cerebrovaskuläre Ereignisse, TIA, (mittel) schwere Hypertonie, manifeste koronare Herzerkrankung, periphere Gefäßerkrankung.
SST: Strenge Nutzen/Risiko-Abwägung, 24 Std. nicht stillen.
NW: Schwindel, Schläfrigkeit, Schwäche, Bauch- oder Brustschmerzen, Tachy- kardie, selten Myokardinfarkt, Magen/Darm, Muskel, ZNS, Haut, selten Synkopen, Hypertonie, Überempfindlichkeit (Angioödeme), Kopfschmerzen durch Überdosierung.
WW: Kontraindiziert: Ergotamine und Derivate, andere Triptane, MAO-Hemmer.
Vorsicht: Propranolol, Serotonin-(Noradrenalin)-Wiederaufnahmehemmer.
WH: Nicht bei basilarer oder hemiplegischer Migräne anwenden. Herzer- krankungen ausschließen. Auf Serotoninsyndrom, Medikamenten-induzierten Kopfschmerz bzw. Angioödeme achten.
PG: 6 ST * (EKO: N) [€ 73,30]

Maxalt Rapitab 10 mg - Lyotabletten 43F
(Z.Nr. 1-22639-P1) RP. P. Parallelimport. N02CC04
nicht im Handel.

Maxi-Kalz 500 mg - Brausetabletten 44A01
(Z.Nr. 0-15997) RP. P. A12AA04
ZI: Meda Pharma, Wien
Z: 1 Brausetablette enthält: Calcium 500 mg (entspr. Calciumcarbonat), Zitronensäure, wasserfrei, Natriumhydrogencarbonat 100 mg, Äpfelsäure, Natriumcarbonat, wasserfrei 50 mg, Natrium cyclamat 55 mg, Saccharin natrium 10 mg (entspr. Natrium 56,5 mg), Orangen-Aroma MK500.
EW: Kalziumpräparat.
AG: Zur Deckung eines erhöhten Kalziumbedarfs während der Wachstumsperiode, Schwangerschaft, Stillperiode; Kalziummangel, unterstützend bei Osteoporose.
AA: 1 Brausetablette in einem Glas Wasser auflösen und trinken.
DO: TD 1 bis max. 3 Brausetabletten.
GA: Hyperkalzämie, Nierenschäden, kalziumhältige Nierensteine, Immobili- sationsosteoporose.
SST: Anwendung möglich.
NW: Magen/Darm, Hyperkalzämie, Allergien.
WW: Glykosidwirkung gesteigert. Eisen, Tetrazykline, Natriumfluorid, Magnesium (Resorptionshemmung). Thiaziddiuretika (Serumkalzium kontrollieren).
WH: Bei Langzeitgabe Kalzium und Niere kontrollieren.
Bei Überdosierung Hypervitaminose und Hyperkalzämie.
PG: 20 ST (2) (EKO: G) [€ 3,95]

Maxi-Kalz 1000 mg - Brausetabletten 44A01
(Z.Nr. 0-15996) RP. P. A12AA04
ZI: Meda Pharma, Wien
Z: 1 Brausetablette enthält: Calcium 1000 mg (entspr. Calciumcarbonat), Zitronensäure, Natrium cyclamat 40 mg, Saccharin natrium 6 mg (entspr. Natrium 5 mg), Zitronen Aroma MK 1000.
EW: Kalziumpräparat.
AG: Zur Deckung eines erhöhten Kalziumbedarfs während der Wachstumsperiode, Schwangerschaft, Stillperiode; Kalziummangel, unterstützend bei Osteoporose.
AA: 1 Brausetablette in einem Glas Wasser auflösen und trinken.
DO: 1mal tgl. 1 Brausetablette.
GA: Hyperkalzämie, Nierenschäden, kalziumhältige Nierensteine, Immobili- sationsosteoporose.
SST: Anwendung möglich.
NW: Magen/Darm, Hyperkalzämie, Allergien.
WW: Glykosidwirkung gesteigert. Eisen, Tetrazykline, Natriumfluorid, Magnesium (Resorptionshemmung). Thiaziddiuretika (Serumkalzium kontrollieren).
WH: Bei Langzeitgabe Kalzium und Niere kontrollieren.
Bei Überdosierung Hypervitaminose und Hyperkalzämie.
PG: 10 ST (2) (EKO: G) [€ 3,95], 30 ST (EKO: G) [€ 8,95]

Maxi-Kalz Vit. D3 500 mg/400 IE Kautabletten 44A02
(Z.Nr. 1-25150) RP. P. A12AX
ZI: Meda Pharma, Wien
Z: 1 Kautablette enthält: Calcium 500 mg (entspr. Calciumcarbonat 1250 mg), Vitamin D3 400 IE (entspr. Colecalciferol 10 µg), Isomalt 185 mg, Xylitol, Sorbitol 57,66 mg, Zitronensäure, wasserfrei, Natrium dihydrogencitrat (entspr. Natrium 0,6 mg), Magnesium stearat, Carmellose natrium, Siliciumdioxid, hochdisperses, Aspartam 0,5 mg, Acesulfam K, Aprikosen Pulveraroma, all-rac-alpha-Tocopherol, Stärke, modifiziert, Saccharose 847 µg, Triglyceride, mittelkettige, Natrium ascorbat.
AG: Vorbeugung und Behandlung von Vitamin D- und Calcium-Mangelzuständen bei älteren Menschen.
Ergänzende Vitamin D- und Calcium-Behandlung bei Osteoporosepatienten, für die ein Risiko von Vitamin D- und Calcium-Mangelzuständen besteht.
AA: Tabletten kauen oder lutschen.
DO: 2mal tgl. 1 Kautablette. Nicht für Kinder oder Jugendliche.
GA: Hyperkalzämie, Hyperkalzurie, Nierensteine, Nephrokalzinose, Hypervitaminose D, schwere Nierenschäden, Phenylketonurie.
SST: Anwendung möglich; während der Schwangerschaft MTD 600 I.E. Vitamin D3 (= 1 Kautablette).
NW: Hyperkalzämie, Hyperkalzurie, Magen/Darm, Haut, Überempfindlichkeit, Milch-Alkali-Syndrom. Bei eingeschränkter Nierenfunktion: Hyperphosphatämie, Nephrolithiasis, Nephrokalzinose.
WW: Herzglykoside verstärkt toxisch; Thiazid-Diuretika (Serumkalzium kontrollieren); Bisphosphonat, Eisen, Natriumfluorid (3 Std. Abstand); Tetrazykline (2 Std. vor bzw. 4-6 Std. nach Kalzium geben); Levothyroxin (4 Std. Abstand); Orlistat, Ionenaustauscher, Kortikosteroide, Oxalsäure; Rifampicin, Antikonvulsiva (erhöhter Vitamin D Bedarf). Strontiumranelat, Zink (2 Std. Abstand).
WH: Bei Langzeitanwendung Kontrollen: Kalzium in Blut und Harn, Niere. Vorsicht bei Sarkoidose, Immobilisationsosteoporose.
PG: 60 ST (2) (EKO: G) [€ 8,50]

Maxi-Kalz Vit.D3 1000 mg/880 I.E. - Granulat 44A02
(Z.Nr. 1-21503) RP. P. A12AX
ZI: Meda Pharma, Wien
Z: 1 Päckchen zu 8 g enthält: Calciumcarbonat 2500 mg (entspr. Calcium 1000 mg) (entspr. → 25 mmol), Colecalciferol 880 IE (entspr. Vitamin D3 22 µg), Citronensäure, wasserfreie, Apfelsäure, Gluconolactone, Maltodextrin, Natrium cyclamat, Saccharin natrium, Lemonen-Aroma (entspr. Sorbitol 100 mg) (entspr. Mannitol) (entspr. D-Gluconolacton) (entspr. Dextrin) (entspr. Arabisches Gummi) (entspr. Lemonenöl), Reisstärke, Kalium carbonat (entspr. Kalium 163,16 mg), alpha-Tocopherol, Sojaöl, hydriert 600 mg, Gelatine, Saccharose 3040 mg, Maisstärke.
EW: Vitamin D + Kalzium.
AG: Kombinierte Vitamin D + Kalzium-Mangel (Ältere Patienten, Osteoporose)
AA: Oral.
DO: TD 1 Beutel.
GA: Hyperkalzämie, Nierensteine.
SST: Nicht indiziert.
NW: Magen/Darm, Hyperkalzurie, Allergien.
WW: Digitalis-Wirkung verstärkt; Bisphosphonate, Natriumfluorid (2 Std. Abstand), Thiazide (Kalzium überwachen), Tetrazykline (3 Std. Abstand), Phenytoin, Glukokortikoide. Kalzium- und Alkaliaufnahme aus anderen Quellen beachten (Risiko eines Milch-Alkali-Syndroms).
WH: Vorsicht bei Nierenschäden, Sarkoidose. Bei Langzeitgabe Kalzium und Nierenfunktion überwachen.
PG: 30 ST (2) (EKO: G) [€ 9,10]

Maxipime 1 g - Trockenstechampullen 34B02
(Z.Nr. 1-20599) NR. P. nicht im Handel. J01DE01

Maxipime 2 g - Trockenstechampullen 34B02
(Z.Nr. 1-20597) NR. P. nicht im Handel. J01DE01

🐾 *Maxyl 500 mg/g - Pulver zum Eingeben über das Trinkwasser für Hühner, Puten, Enten und Schweine* 801AA
(Z.Nr. 8-35753) NR. P. VNW. nicht im Handel. QJ01CA04

Mayra 0,03 mg/2 mg - Filmtabletten 31I01, 22G02
(Z.Nr. 1-30588) RP. P. G03AA16
ZI: Meda Pharma, Wien
Z: 1 Filmtablette enthält: Ethinylestradiol 0,03 mg, Dienogest 2 mg, Tablettenkern: Lactose monohydrat 57,17 mg, Maisstärke, Povidon 30 LP, Carboxymethylstärke, Natriumsalz, Magnesium stearat; Filmüberzug: Aqua Polish White (entspr. Hypromellose) (entspr. Hydroxypropylcellulose) (entspr. Talkum) (entspr. Baumwollsamenöl, gehärtet) (entspr. Titandioxid).
EW: Hormonales Kontrazeptivum (fixe Kombination Estrogen + Gestagen).
AG: Orale Kontrazeption (unter Berücksichtigung der individuellen Risikofaktoren, besonders auf venöse Thromboembolien).
-Mittelschwere Akne.
AA: Zum Einnehmen.
DO: Jeden Tag zur gleichen Zeit 1 Tablette an 21 aufeinander folgenden Tagen, dann 7 Tage einnahmefreies Intervall. Entzugsblutung beginnt 2-3 Tage nach der letzten Tablette.
Beginn der Einnahme am 1. Tag der Monatsblutung, bei Wechsel von Minipille oder Intrauterinpessar oder nach Abort im 1. Trimenon sofort, nach einer Geburt oder einem Abort im 2. Trimenon nach 21-28 Tagen.
Details bei überschrittenem Einnahmezeitpunkt siehe Austria Codex-Fachinformation.
Bei Erbrechen oder Durchfall innerhalb von 3-4 Std. nach der Einnahme Ersatztablette einnehmen.
Zum Verschieben der Entzugsblutung ohne Einnahmepause mit der Tabletteneinnahme fortfahren.
GA: Vorliegen oder Risiko für venöse Thromboembolie (auch Prädisposition, größere Operationen mit längerer Immobilisierung). Vorliegen oder Risiko für arterielle Thromboembolie (auch Prädisposition, Myokardinfarkt, Angina pectoris, Schlaganfall oder Vorstufen), hohes Risiko für arterielle Thromboembolie (Diabetes mit Gefäßveränderungen, schwere Hypertonie, schwere Fettstoffwechselstörungen, Prädisposition für Thrombosen), schwere Leberschäden, Lebertumore, sexualhormonabhängige maligne Tumore, nicht abgeklärte vaginale Blutungen, Migräne.
SST: In der Schwangerschaft nicht anwenden, in der Stillzeit nicht empfohlen.
Bei Eintritt einer Schwangerschaft sofort absetzen.
NW: Häufig: Kopfschmerzen, Abdominalschmerzen, Brustschmerzen.
Gelegentlich: Vaginale Candidiasis oder andere Pilzinfektionen, erhöhter Appetit, Depression, Migräne, Schläfrigkeit, Beinkrämpfe, Nervosität, Augenbeschwerden, Herz/Kreislauf (Hypertonie, Hypotonie, selten Thrombose/Embolie), Magen/Darm, Haut, Harnwegsinfektionen, Zwischenblutungen, Ausbleiben der Abbruchblutung, Veränderungen an der Geschlechtsorganen, Hitzewallungen, Gewichtsänderungen, Ödeme.
WW: Gegenanzeige: Ombitasvir/Paritaprevir/Ritonavir, Dasabuvir mit oder ohne Ribavirin (Transaminasenanstieg; 2 Wochen Abstand).
Vorsicht: Leberenzyminduktoren können zur Wirkungsminderung oraler Kontrazeptiva führen: Barbiturate, Bosentan, Carbamazepin, Phenytoin, Primidon, Rifampicin, Arzneimittel gegen HIV oder HCV (Ritonavir, Nevirapin, Efavirenz und andere), Felbamat, Griseofulvin, Oxcarbazepin, Topiramat, Johanniskraut.
Bei Kurzzeitbehandlung Barrieremethode bis 28 Tage nach dem Absetzen anwenden. Bei Langzeitbehandlung wird andere, nichthormonale Verhütungsmethode empfohlen.
Enzyminhibitoren (z.B. Etoricoxib) können die Plasmakonzentrationen von Estrogenen und/oder Progestagenen erhöhen. Ethinylestradiol kann die Plasmakonzentration von Theophyllin oder Tizanidin erhöhen.
WH: Erhöhtes Risiko für arterielle und venöse Thromboembolien beachten. Auf Symptome von apoplektischem Insult oder Myokardinfarkt achten. Blutdruck messen. Leicht erhöhtes Brustkrebsrisiko beachten. Bei Leberfunktionsstörungen orales Kontrazeptivum bis zur Normalisierung der Leberfunktion absetzen. Kein Schutz vor AIDS oder anderen sexuell übertragbaren Krankheiten. Anhaltende Blutungsunregelmäßigkeiten diagnostisch abklären. Durchbruchblutungen und/oder Verhütungsversagen als Folge von

M

Wechselwirkungen mit anderen Arzneimitteln möglich.
PG: 21 ST * (EKO: N) [€ 9,45], 63 ST * (EKO: N) [€ 15,35]

▼ Mayzent 0,25 mg - Filmtabletten 56C01
(Z.Nr. EU/1/19/1414/*) NR. P. L04AA42
ZI: Novartis Europharm, Dublin, Irland
Z: 1 Filmtablette enthält: Siponimod 0,25 mg (entspr. Siponimod hemifumarat), Tablettenkern: Lactose 59,1 mg (entspr. Lactose monohydrat), Cellulose, mikrokristalline, Crospovidon, Glycerol dibehenat, Siliciumdioxid, hochdisperses; Filmüberzug: Poly(vinylalkohol), Titandioxid, Eisen(III)-oxid, Eisen(II,III)-oxid, Talkum, Phospholipide aus Sojabohnen 0,092 mg, Xanthan gummi.
EW: Immunsuppressivum; Sphingosin-1-Phosphat (S1P)-Rezeptor-Modulator.
AG: Sekundär progrediente Multiple Sklerose (SPMS) mit Krankheitsaktivität.
AA: Im Ganzen mit Wasser schlucken.
DO: Vor Behandlungsbeginn CYP2C9-Genotypisierung durchführen. Bei CYP2C9*3*3-Genotyp nicht anwenden.
Titrationsphase: Tag 1: 0,25 mg; Tag 2: 0,25 mg; Tag 3: 0,5 mg; Tag 4: 0,75 mg; Tag 5: 1,25 mg.
Erhaltungsdosis ab Tag 6: CYP2C9*2*3- oder -*1*3-Genotyp: 1mal tgl. 1 mg.
Anderer CYP2C9-Genotyp: 1mal tgl. 2 mg.
Keine Daten an Kindern und Jugendlichen.
GA: CYP2C9*3*3-Genotyp (langsame Metabolisierer); Soja-, Erdnussallergie, Immundefizienzsyndrom, anamnestische progressive multifokale Leukenzephalopathie oder Kryptokokkenmeningitis, aktive maligne Erkrankungen, schwere kardiovaskuläre Erkrankungen in der Anamnese, Reizweiterleitungsstörungen (ohne Schrittmacher), schwere Leberschäden.
SST: Gegenanzeige. Zuverlässige Kontrazeption bis mindestens 10 Tage nach Therapieende erforderlich.
NW: Erhöhtes Infektionsrisiko, Herpes zoster, Makulaödem, Kopfschmerzen, Krampfanfälle, Herz (Bradykardie, Überleitungsstörungen), Hypertonie, Magen/Darm, Blutbild (Lymphopenie), kutane Neoplasien, Ödeme, Extremitätenschmerzen, Leberenzymanstiege.
WW: Impfungen mit attenuierten Lebendimpfstoffen bis 4 Wochen nach Therapieende vermeiden. Nicht empfohlen: CYP2C9- oder CYP3A4-Hemmer.
Vorsicht: Antineoplastische, immunmodulierende oder immunsuppressive Therapie (inkl. Koritkosteroide), Antiarrhythmika, QT-verlängernde Arzneimittel, Beta-Blocker.
WH: Großes Blutbild, Blutdruck, Augen regelmäßig kontrollieren. Bei schweren Infektionen Behandlungsbeginn verschieben. Vor Therapiebeginn vollständige Varizellenimpfung durchführen. Vorsicht bei Diabetes, Uveitis, Retinaerkrankungen. UV-Exposition vermeiden. Verkehrshinweis.
PG: 12 ST RE1 (EKO: Y) [€ 240,60], 120 ST RE1 (EKO: Y) [€ 2.121,20]

▼ Mayzent 2 mg - Filmtabletten 56C01
(Z.Nr. EU/1/19/1414/*) NR. P. L04AA42
ZI: Novartis Europharm, Dublin, Irland
Z: 1 Filmtablette enthält: Siponimod 2 mg (entspr. Siponimod hemifumarat), Tablettenkern: Lactose 57,3 mg (entspr. Lactose monohydrat), Cellulose, mikrokristalline, Crospovidon, Glycerol dibehenat, Siliciumdioxid, hochdisperses; Filmüberzug: Poly(vinylalkohol), Titandioxid, Eisen(III)-hydroxid-oxid x H2O, Eisen(III)-oxid, Talkum, Phospholipide aus Sojabohnen 0,092 mg, Xanthan gummi.
Kurzinformation: siehe Mayzent 0,25 mg - Filmtabletten, → S. 862
PG: 28 ST RE1 (EKO: Y) [€ 1.982,05]

Mebeverin Aristo 200 mg - Hartkapseln mit veränderter Wirkstofffreisetzung 51C01
(Z.Nr. 1-39244) RP. P. A03AA04
ZI: Aristo Pharma, Berlin, Deutschland
Z: 1 Kapsel enthält: Mebeverin hydrochlorid 200 mg, Kern: Zucker-Stärke-Pellets (entspr. Saccharose <= 23,67 mg) (entspr. Mais), Povidon, Hypromellose; Überzug: Ethylcellulose N45, Macrogol 6000, Magnesium stearat; Kapselhülle: Gelatine, Titandioxid.
EW: Neurotrop-muskulotropes Spasmolytikum.
AG: Reizdarmsyndrom.
AA: Oral im Ganzen mit ausreichend Flüssigkeit im Abstand von 12 Std. einnehmen. Kapseln nicht öffnen oder zerkauen.
DO: 2mal tgl. 1 Kapsel. Nicht für Kinder und Jugendliche.
GA: Paralytischer Ileus.
SST: Nicht einnehmen.
NW: Haut, Überempfindlichkeit.
WW: Keine Daten.
PG: 30 ST * (EKO: N) [€ 9,55], 60 ST * (EKO: N) [€ 15,10]

Med-angin 1,5 mg/ml - Spray zur Anwendung in der Mundhöhle, Lösung 45A05
(Z.Nr. 1-38498) RPF. P. nicht im Handel. A01AD02

Med-angin 3 mg/ml - Spray zur Anwendung in der Mundhöhle, Lösung 45A05
(Z.Nr. 1-38499) RPF. P. nicht im Handel. A01AD02

🐾 Medesedan 10 mg/ml - Injektionslösung für Pferde und Rinder 802AB, 811AZ
(Z.Nr. 8-00693) NR. P. VNW. QN05CM90
ZI: CP-Pharma, Burgdorf, Deutschland
Z: 1 ml Injektionslösung enthält: Detomidin hydrochlorid 10 mg (entspr. Detomidin 8,36 mg), Methyl-4-hydroxybenzoat 1 mg, Natriumchlorid, Salzsäure zur pH-Wert-Einstellung, Natriumhydroxid zur pH-Wert-Einstellung, Wasser für Injektionszwecke.
EW: Sedativum und Analgetikum, Alpha2-Agonist.
AG: Sedation, leichte Analgesie, Narkoseprämedikation bei Pferden und Rindern.
AA: Langsam i.v. oder i.m.
DO: Leichte Sedation: 10-20 µg/kg KG.
Mittlere Sedation: 20-40 µg/kg KG Verlängerte Sedation und Analgesie: 40-80 µg/kg KG.
Narkoseprämedikation: 10-30 µg/kg KG.
GA: Kardiale oder respiratorische Erkrankungen, Nieren-, Leberinsuffizienz, dehydrierte Tiere.
SST: Im letzten Drittel der Trächtigkeit nicht anwenden, sonst Nutzen/Risiko-Abwägung.
NW: Bradykardie, Hypo-/Hypertension, Atemdepression, Blutzuckeranstieg, paradoxe Reaktionen, Ataxie; Pferd: Herzarrhythmien, ev. Koliken.
Rind: Hemmung der Pansenmotilität, Tympanie, Zungenlähmung.
WW: Nicht empfohlen: Sympathomimetika, Sulfonamide, Butorphanol (bei Tieren mit Leber- oder Herzschäden).
Vorsicht: Andere Sedativa und Anästhetika.
WH: Kopf und Hals bei abgelegten Rindern tief lagern; nach der Behandlung sollen Rinder in Sternallage verbleiben. 12 Std. vor der Anästhesie kein Futter geben.
VNW: Essbare Gewebe 2 Tage, Milch 12 Stunden.
PG: 1 ST VNW [€ 76,30]

🐾 *Medeson 1 mg/ml - Injektionslösung für Hunde und Katzen* 809Z, 811AA
(Z.Nr. 8-36718) RP. P. nicht im Handel. QN05CM91

🐾 Medetor 1 mg/ml - Injektionslösung für Hund und Katze 809Z, 811AA
(Z.Nr. 8-00690) NR. P. QN05CM91
ZI: CP-Pharma, Burgdorf, Deutschland
Z: 1 ml Injektionslösung enthält: Medetomidin hydrochlorid 1 mg (entspr. Medetomidin 0,85 mg), Methyl-parahydroxybenzoat 1 mg, Propyl-parahydroxybenzoat 0,2 mg, Natriumchlorid, Salzsäure zur pH-Wert-Einstellung, Natriumhydroxid zur pH-Wert-Einstellung, Wasser für Injektionszwecke.
EW: Sedativum und Analgetikum, Alpha2-Agonist.
AG: Sedation und Narkoseprämedikation bei Hund und Katze. In Kombination mit Ketamin zur kurzzeitigen Allgemeinanästhesie bei kleineren chirurgischen Eingriffen bei der Katze.
AA: Hund i.m. oder i.v., Katze i.m.
DO: Hund: Ruhigstellung: 750 µg/m² i.v. oder 1000 µg/m² KOF i.m.
Prämedikation: 10-40 µg/kg KG.
Katze: Ruhigstellung: 50-150 µg/ kg KG Anästhesie: 80 µg/kg KG; Nachdosierung bei längeren Eingriffen.
GA: Schwere Herz-, Lungen-, Leber-, Nierenschäden, mechanische Störungen des Verdauungstraktes, Diabetes, Schock, Kachexie.
SST: Nicht anwenden.
NW: Bradykardie, Extrasystolie, Erbrechen, Diurese, Hypothermie, Atem- depression, Zyanose, lokale Schmerzen, Muskelzittern, Hyperglykämie.
WW: Andere ZNS-Dämpfer verstärkt.
Atipamezol oder Yohimbin wirken antagonistisch.
WH: Dosis anderer Anästhetika reduzieren.
PG: 1 ST VT [€ 95,30]

🐾 *Medicyclin 200 mg/ml - Injektionslösung für Tiere* 801AE
(Z.Nr. 8-00146) NR. P. VNW. nicht im Handel. QJ01AA06

Medi-Exametazim 500 Mikrogramm - Kit für ein radioaktives Arzneimittel 24F02
(Z.Nr. 4-00051) NR. N. E. nicht im Handel. V09AA01, V09HA02

Medikinet 5 mg - Tabletten 49F01
(Z.Nr. 1-26877) NR. SG. P. N06BA04
ZI: Medice Arzneimittel Pütter, Iserlohn, Deutschland
Z: 1 Tablette enthält: Methylphenidat hydrochlorid 5 mg, (entspr. Methylphenidat 4,32 mg), Calcium hydrogenphosphat dihydrat, Lactose monohydrat 44,5 mg, Maisstärke, vorverkleistert, Cellulose, mikrokristalline, Magnesium stearat.
EW: Zentrales Stimulans.
AG: Aufmerksamkeits-Hyperaktivitäts-Störung (ADHS) bei Kindern ab 6 Jahren im Rahmen eines Therapieprogramms.
AA: Mit Flüssigkeit einnehmen.
DO: Behandlung unter Aufsicht eines erfahrenen Arztes. Initial 1-2mal tgl.
5 mg; MTD 60 mg in 2-3 ED. Letzte Dosis möglichst nicht später als 4 Std. vor dem Schlafengehen geben. Nicht für Erwachsene.
GA: Glaukom, Phäochromozytom, Hyperthyreose, Thyreotoxikose, schwere Psychosen, bipolare affektive Störungen, schwere Herz/ Kreislauf- oder zerebrovaskuläre Erkrankungen.
SST: Nutzen/Risiko-Abwägung.
NW: Nervosität, Schlaflosigkeit, Appetitlosigkeit, ZNS (Kopfschmerzen, Schwindel), Psyche, Magen/Darm, Herz/Kreislauf (Tachykardie, Arrhythmien, Blutdruckanstieg), Haut, Nasopharyngitis, Priapismus, Überempfindlichkeit.
WW: Pressorische Substanzen (Vorsicht), MAO-Hemmer (14 Tage Abstand), Blutdrucksenker abgeschwächt; cave Alkohol. Clonidin (plötzliche Todesfälle möglich), dopaminerge Wirkstoffe (Vorsicht).
WH: Verkehrshinweis. Vorsicht bei Epilepsie, Alkohol- oder Drogenab- hängigkeit, Hypertonie. Kontrollen: Herz/Kreislauf (Blutdruck, Herzfrequenz), Psyche (Tics, Suizidalität, Angst- und Spannungssymptome, bipolare Störungen), Wachstum, Blutbild, Thrombozyten. Bei Therapie über mehr als 12 Monate Präparat in regelmäßigen Abständen neu bewerten, mindestens einmal jährlich absetzen. Absetzen sorgfältig überwachen.
Nicht am Tag einer geplanten Operation anwenden. Missbrauch vermeiden.
Falsch positive Labortests auf Amphetamine möglich. Verkehrshinweis.
PG: 20 ST KNP (EKO: G) [€ 4,70], 30 ST KNP (EKO: G) [€ 6,10]

Medikinet 10 mg - Tabletten 49F01
(Z.Nr. 1-26878) NR. SG. P. N06BA04
ZI: Medice Arzneimittel Pütter, Iserlohn, Deutschland
Z: 1 Tablette enthält: Methylphenidat hydrochlorid 10 mg, (entspr. Methylphenidat 8,65 mg), Calcium hydrogenphosphat dihydrat, Lactose monohydrat 42,99 mg, Maisstärke, vorverkleistert, Cellulose, mikrokristalline, Magnesium stearat.
Kurzinformation: siehe Medikinet 5 mg - Tabletten, → S. 863
PG: 20 ST * (EKO: N) [€ 5,90], 30 ST * (EKO: N) [€ 8,55]

Medikinet 20 mg - Tabletten 49F01
(Z.Nr. 1-26879) NR. SG. P. N06BA04
ZI: Medice Arzneimittel Pütter, Iserlohn, Deutschland
Z: 1 Tablette enthält: Methylphenidat hydrochlorid 20 mg, (entspr. Methylphenidat 17300 mg), Calcium hydrogenphosphat dihydrat, Lactose monohydrat 40,5 mg, Maisstärke, vorverkleistert, Cellulose, mikrokristalline, Magnesium stearat.
Kurzinformation: siehe Medikinet 5 mg - Tabletten, → S. 863
PG: 20 ST KNP (EKO: G) [€ 12,00], 30 ST KNP (EKO: G) [€ 15,00]

▼ Medikinet retard 5 mg - Hartkapseln mit veränderter Wirkstofffreisetzung 49F01
(Z.Nr. 1-30056) NR. SG. P. N06BA04
ZI: Medice Arzneimittel Pütter, Iserlohn, Deutschland
Z: 1 Kapsel enthält: Methylphenidat hydrochlorid 5 mg (entspr. Methylphenidat 4,35 mg), Kapselinhalt: Zucker-Stärke-Pellets (entspr. Saccharose 63,57-72,71 mg) (entspr. Maisstärke), Methacrylsäure-Ethylacrylat-Copolymer (1:1), Talkum, Triethylcitrat, Poly(vinylalkohol), Macrogol 3350, Polysorbat 80, Natriumhydroxid, Natriumdodecylsulfat, Simeticon, Siliciumdioxid, hochdisperses, Methylcellulose, Sorbinsäure, Indigocarmin Aluminiumlack; Kapselhülle: Gelatine, Titandioxid, Natriumdodecylsulfat, Wasser, gereinigtes.
EW: Psychostimulans, zentrales Sympathomimetikum.
AG: Aufmerksamkeitsdefizit-Hyperaktivitäts-Störung (ADHS) bei Kindern ab 6 Jahren und Erwachsenen als Teil einer therapeutischen Gesamtstrategie.
AA: Oral mit Flüssigkeit mit oder nach dem Frühstück bzw. bei Erwachsenen mit oder nach einer Mahlzeit. Kapsel kann auch geöffnet werden, und der Kapselinhalt wird mit etwas Apfelmus oder Joghurt eingenommen.
DO: Sorgfältige Dosistitration erforderlich. Kinder: TD initial 1-2 mal 5 mg oder 1mal 10 mg, wöchentliche Dosissteigerung um 5-10 mg/d bis zur Kontrolle der Symptome. MTD 60 mg. Fortführung der Therapie im Erwachsenenalter bei Bedarf möglich.
Neueinstellung bei Erwachsenen: Initiale TD 10 mg. Dosissteigerung nach Bedarf, TD in 2 ED geben. MTD 1 mg/kg KG oder 80 mg.
GA: Glaukom, Phäochromozytom, Hyperthyreose, Thyreotoxikose, schwere Psychosen, bipolare affektive Störungen, schwere Herz/ Kreislauf- oder zerebrovaskuläre Erkrankungen.
SST: Nutzen/Risiko-Abwägung.
NW: Nervosität, Schlaflosigkeit, Appetitlosigkeit, ZNS (Kopfschmerzen, Schwindel), Psyche, Magen/Darm, Herz/Kreislauf (Tachykardie, Arrhythmien, Blutdruckanstieg), Haut, Nasopharyngitis, Priapismus, Überempfindlichkeit.
WW: Gegenanzeige: MAO-Hemmer (14 Tage Abstand). Nicht mit H_2- Blockern, Protonenpumpenhemmern oder Antazida einnehmen. Cave Alkohol.
Vorsicht: Pressorische Substanzen: Blutdrucksenker abgeschwächt; Clonidin (plötzliche Todesfälle möglich), Cumarine, dopaminerge Wirkstoffe, halogenierte Narkotika.
WH: Verkehrshinweis. Vorsicht bei Epilepsie, Alkohol- oder Drogenab- hängigkeit, Hypertonie. Kontrollen: Herz/Kreislauf (Blutdruck, Herzfrequenz), Psyche (Tics, Suizidalität, Angst- und Spannungssymptome, bipolare Störungen), Wachstum, Blutbild, Thrombozyten. Bei Therapie über mehr als 12 Monate Präparat in regelmäßigen Abständen neu bewerten, mindestens einmal jährlich absetzen. Absetzen sorgfältig überwachen.
Nicht am Tag einer geplanten Operation anwenden. Missbrauch vermeiden.
Falsch positive Labortests auf Amphetamine möglich. Verkehrshinweis.
PG: 30 ST RE1 (EKO: Y) [€ 19,25]

▼ Medikinet retard 10 mg - Hartkapseln mit veränderter Wirkstofffreisetzung 49F01
(Z.Nr. 1-26725) NR. SG. P. N06BA04
ZI: Medice Arzneimittel Pütter, Iserlohn, Deutschland
Z: 1 Kapsel enthält: Methylphenidat hydrochlorid 10 mg (entspr. Methylphenidat 8,65 mg), Kapselinhalt: Zucker-Stärke-Pellets (entspr. Saccharose 127,14-145,42 mg) (entspr. Maisstärke), Methacrylsäure-Ethylacrylat-Copolymer (1:1), Talkum, Triethylcitrat, Poly(vinylalkohol), Macrogol 3350, Polysorbat 80, Natriumhydroxid, Natriumdodecylsulfat, Simeticon, Siliciumdioxid, hochdisperses, Methylcellulose, Sorbinsäure, Indigocarmin Aluminiumlack; Kapselhülle: Gelatine, Titandioxid, Natriumdodecylsulfat, Erythrosin, Patentblau V, Wasser, gereinigtes.
Kurzinformation: siehe Medikinet retard 5 mg - Hartkapseln mit veränderter Wirkstofffreisetzung, → S. 863
PG: 30 ST RE1 (EKO: Y) [€ 21,95]

▼ Medikinet retard 20 mg - Hartkapseln mit veränderter Wirkstofffreisetzung 49F01
(Z.Nr. 1-26726) NR. SG. P. N06BA04
ZI: Medice Arzneimittel Pütter, Iserlohn, Deutschland
Z: 1 Kapsel enthält: Methylphenidat hydrochlorid 20 mg (entspr. Methylphenidat 17,3 mg), Kapselinhalt: Zucker-Stärke-Pellets (entspr. Saccharose 114,65-131,13 mg) (entspr. Maisstärke), Methacrylsäure-Ethylacrylat-Copolymer (1:1), Talkum, Triethylcitrat, Poly(vinylalkohol), Macrogol 3350, Polysorbat 80, Natriumhydroxid, Natriumdodecylsulfat, Simeticon, Siliciumdioxid, hochdisperses, Methylcellulose, Sorbinsäure, Indigocarmin Aluminiumlack; Kapselhülle: Gelatine, Titandioxid, Natriumdodecylsulfat, Erythrosin, Patentblau V, Wasser, gereinigtes.
Kurzinformation: siehe Medikinet retard 5 mg - Hartkapseln mit veränderter Wirkstofffreisetzung, → S. 863
PG: 20 ST RE1 (EKO: Y) [€ 32,20], 30 ST RE1 (EKO: Y) [€ 41,10]

▼ Medikinet retard 30 mg - Hartkapseln mit veränderter Wirkstofffreisetzung 49F01
(Z.Nr. 1-26727) NR. SG. P. N06BA04
ZI: Medice Arzneimittel Pütter, Iserlohn, Deutschland
Z: 1 Kapsel enthält: Methylphenidat hydrochlorid 30 mg (entspr. Methylphenidat 25,95 mg), Kapselinhalt: Zucker-Stärke-Pellets (entspr. Saccharose 69,6-79,61 mg) (entspr. Maisstärke), Methacrylsäure-Ethylacrylat-Copolymer (1:1), Talkum, Triethylcitrat, Poly(vinylalkohol), Macrogol 3350, Polysorbat 80, Natriumhydroxid, Natriumdodecylsulfat, Simeticon, Siliciumdioxid, hochdisperses, Methylcellulose, Sorbinsäure, Indigocarmin Aluminiumlack; Kapselhülle: Gelatine, Titandioxid, Natriumdodecylsulfat, Erythrosin, Eisenoxid schwarz, Indigocarmin, Wasser, gereinigtes.
Kurzinformation: siehe Medikinet retard 5 mg - Hartkapseln mit veränderter Wirkstofffreisetzung, → S. 863
PG: 20 ST RE1 (EKO: Y) [€ 43,25], 30 ST RE1 (EKO: Y) [€ 53,35]

▼ Medikinet retard 40 mg - Hartkapseln mit veränderter Wirkstofffreisetzung 49F01
(Z.Nr. 1-26728) NR. SG. P. N06BA04
ZI: Medice Arzneimittel Pütter, Iserlohn, Deutschland
Z: 1 Kapsel enthält: Methylphenidat hydrochlorid 40 mg (entspr. Methylphenidat 34,6 mg), Kapselinhalt: Zucker-Stärke-Pellets (entspr. Saccharose 92,8-106,14 mg) (entspr. Maisstärke), Methacrylsäure-Ethylacrylat-Copolymer (1:1), Talkum, Triethylcitrat, Poly(vinylalkohol), Macrogol 3350, Polysorbat 80, Natriumhydroxid, Natriumdodecylsulfat, Simeticon, Siliciumdioxid, hochdisperses, Methylcellulose, Sorbinsäure, Indigocarmin Aluminiumlack; Kapselhülle: Gelatine, Titandioxid, Natriumdodecylsulfat, Erythrosin, Eisenoxid schwarz, Indigocarmin, Wasser, gereinigtes.
Kurzinformation: siehe Medikinet retard 5 mg - Hartkapseln mit veränderter Wirkstofffreisetzung, → S. 863
PG: 20 ST RE1 (EKO: Y) [€ 51,50], 30 ST RE1 (EKO: Y) [€ 65,90]

▼ Medikinet retard 50 mg - Hartkapseln mit veränderter Wirkstofffreisetzung 49F01
(Z.Nr. 1-35358) NR. SG. P. N06BA04
ZI: Medice Arzneimittel Pütter, Iserlohn, Deutschland
Z: 1 Kapsel enthält: Methylphenidat hydrochlorid 50 mg (entspr. Methylphenidat 43,25 mg), Kapselinhalt: Zucker-Stärke-Pellets (entspr. Saccharose 116-132,68 mg) (entspr. Maisstärke), Methacrylsäure-Ethylacrylat-Copolymer (1:1), Talkum, Triethylcitrat, Poly(vinylalkohol), Macrogol 3350, Polysorbat 80, Natriumhydroxid, Natriumdodecylsulfat, Simeticon, Siliciumdioxid, hochdisperses, Methylcellulose, Sorbinsäure, Indigocarmin Aluminiumlack; Kapselhülle: Gelatine, Titandioxid, Natriumdodecylsulfat, Erythrosin, Eisenoxid schwarz, Indigocarmin, Wasser, gereinigtes.
Kurzinformation: siehe Medikinet retard 5 mg - Hartkapseln mit veränderter Wirkstofffreisetzung, → S. 863
PG: 30 ST * (EKO: N) [€ 84,90]

▼ Medikinet retard 60 mg - Hartkapseln mit veränderter Wirkstofffreisetzung 49F01
(Z.Nr. 1-35389) NR. SG. P. N06BA04
ZI: Medice Arzneimittel Pütter, Iserlohn, Deutschland
Z: 1 Kapsel enthält: Methylphenidat hydrochlorid 60 mg (entspr. Methylphenidat 51,9 mg), Kapselinhalt: Zucker-Stärke-Pellets (entspr. Saccharose 139,2-159,22 mg), (entspr. Maisstärke), Methacrylsäure-Ethylacrylat-Copolymer (1:1), Talkum, Triethylcitrat, Poly(vinylalkohol), Macrogol 3350, Polysorbat 80, Natriumhydroxid, Natriumdodecylsulfat, Simeticon, Siliciumdioxid, hochdisperses, Methylcellulose, Sorbinsäure, Indigocarmin Aluminiumlack; Kapselhülle: Gelatine, Titandioxid, Natriumdodecylsulfat, Erythrosin, Eisenoxid schwarz, Indigocarmin, Wasser, gereinigtes.
Kurzinformation: siehe Medikinet retard 5 mg - Hartkapseln mit veränderter Wirkstofffreisetzung, → S. 863
PG: 30 ST * (EKO: N) [€ 102,10]

Medi-MIBI 500 Mikrogramm - Kit für ein radioaktives Arzneimittel 24F02
(Z.Nr. 4-00035) NR. N. nicht im Handel. V09GA01

Meditonsin - Globuli 50X03
(Z.Nr. 3-38180) RPF. P. V03AX
ZI: Medice Arzneimittel Pütter, Iserlohn, Deutschland
Z: 10 g Globuli enthalten: Aconitinum (Homöopathie) D5 10 mg, Atropinum sulfuricum (Homöopathie) D5 50 mg, Hydrargyrum bicyanatum (Homöopathie) D8 40 mg, Sucrose.
EW: Homöopathikum.
AG: Akute Hals-, Nasen-, Rachenbeschwerden, Erkältungen.
AA: Globuli im Mund zergehen lassen.
DO: 3mal tgl. 5 Globuli, bei sehr starken Beschwerden halbstündlich bis stündlich 5 Globuli, max. 12mal tgl. für 3 Tage.
Kinder (2-5 Jahre): 3mal tgl. 2-3 Globuli, bei sehr starken Beschwerden halbstündlich bis stündlich 2-3 Globuli, max. 8mal tgl. für 3 Tage.
SST: Vorsicht.
PG: 8 G * (EKO: N) [€ 11,20]

Meditonsin - Tropfen 50X03
(Z.Nr. 3-00073) RPF. P. V03AX
ZI: Medice Arzneimittel Pütter, Iserlohn, Deutschland
Z: 100 g (1g = 14 Tropfen) Lösung enthalten: Aconitinum (Homöopathie) D5 10 g, Atropinum sulfuricum (Homöopathie) D5 50 g, Hydrargyrum bicyanatum (Homöopathie) D8 40 g, Ethanol 96% (entspr. Gesamtethanolgehalt ca. 6 % (V/V)), Glycerol 85%, Wasser, gereinigtes.
EW: Homöopathikum.
AG: Akute Hals-, Nasen-, Rachenbeschwerden, Erkältungen.
DO: Personen ab 6 Jahren: 3mal tgl. (bei sehr starken Beschwerden halbstündlich bis stündlich, max. 12mal tgl. für 3 Tage) 5 Tropfen unverdünnt einnehmen.
Kinder (2-6 Jahre): 3mal tgl. (bei sehr starken Beschwerden halbstündlich bis stündlich, max. 8mal tgl. für 3 Tage) 2-3 Tropfen unverdünnt einnehmen.
SST: Vorsicht.
NW: Speichelfluss.
PG: 35 G * (EKO: N) [€ 11,20], 70 G * (EKO: N) [€ 19,70]

Medobiotin 2,5 mg - Tabletten 22N01
(Z.Nr. 1-21212) RPF. P. A11HA05
ZI: Hübner Naturarzneimittel, Ehrenkirchen, Deutschland
Z: 1 Tablette enthält: Biotin 2,5 mg, Lactose monohydrat 80,8 mg, Cellulose, mikrokristalline, Partialglyceride, höherkettige, Crospovidon, Povidon, Carboxymethylstärke, Natriumsalz, Magnesium stearat.
EW: Vitamin H.
AG: Prophylaxe und Therapie von Biotin-Mangelzuständen; multipler Carboxylasemangel.
AA: Oral mit Flüssigkeit.
DO: TD 1-2 Tabletten, zur Therapie des multiplen Carboxylasemangels TD 2-4 Tabletten.
Zur Prophylaxe sind weniger als 0,2 mg Biotin pro Tag ausreichend.
Bei Kindern und Jugendlichen nur über ärztliche Verordnung anwenden.
SST: Anwendung möglich.
NW: Sehr selten Urtikaria.
WW: Antikonvulsiva senken Biotin-Spiegel. Rohes Hühnereiweiß reduziert die Aufnahme von Biotin stark. Biotin beeinflusst Laboruntersuchungen.
PG: 90 ST * (EKO: N) [€ 32,50]

Mefenam 500 mg - Filmtabletten 13B04
(Z.Nr. 1-27496) RP. P. M01AG01
ZI: Fresenius Kabi Austria, Graz
Z: 1 Filmtablette enthält: Mefenaminsäure 500 mg, Cellulose, mikrokristalline, Siliciumdioxid, hochdisperses, Croscarmellose natrium, Maisstärke, Povidon K30, Natriumdodecylsulfat (entspr. Natrium < 1 mmol) (entspr. → < 23 mg), Lactose, wasserfrei 32 mg, Magnesium stearat, Macrogol 6000, Hypromellose, Talkum, Eisenoxid (E 172), Titandioxid.
EW: Analgetisch, antiphlogistisch, antipyretisch.
AG: Kurzzeitbehandlung: Leichte bis mittelschwere Schmerzen bei rheumatischen Erkrankungen, Muskelschmerzen, Bandscheibenbeschwerden, nach Verletzungen oder Operationen, bei primärer Dysmenorrhoe.
AA: Unzerkaut mit Flüssigkeit zu den Mahlzeiten. TD in mehreren ED.
DO: TD 500-1500 mg; Kinder und Jugendliche (10-13 Jahre): TD 250-750 mg.
GA: Analgetika-Überempfindlichkeit, Blutungsneigung, Magen/Darm-Ulzera, Herz-, Nieren-, Leber-, Blutbildschäden.
SST: Strenge Indikationsstellung im 1. und 2. Trimenon; im 3. Trimenon Gegenanzeige (fetale Nierenfunktionsstörung möglich). In der Stillzeit nicht einnehmen.
NW: Magen/Darm (Diarrhoe oder Obstipation, Ulzera, Perforationen, Blutungen), Blutbild, ZNS, Haut, Überempfindlichkeit, Niere, Seh-, Hörstörungen, Glukoseintoleranz, Herz/Kreislauf (Hypertonie), Ödeme, Kurzatmigkeit, Analgetika-Kopfschmerz.
WW: Vorsicht: Antikoagulantien, Aspirin, Kortikosteroide (Magen/Darm-Blutungen), Methotrexat (verstärkt toxisch), Lithium, orale Antidiabetika verstärkt, Diuretika, ACE- Hemmer, Angiotensin II-Antagonisten (Niere), Ciclosporin, Tacrolimus (Nierenschäden), Chinolone (Krampfrisiko erhöht), Blutdrucksenker abgeschwächt.
WH: Bei Langzeitgabe Blutbild, Niere kontrollieren. Vorsicht bei dehydrierten Patienten, Epilepsie, schwerer Hypertonie, Ödemen. Auf leicht erhöhtes Thromboserisiko, schwere gastrointestinale Symptome, schwere Hautreaktionen achten.
PG: 10 ST (2) (EKO: G) [€ 1,55], 30 ST (EKO: G) [€ 3,80], 60 ST (EKO: G) [€ 6,70]

Meglucon Sandoz 850 mg - Filmtabletten 06B02
(Z.Nr. 1-22887) RP. P. A10BA02
ZI: Sandoz, Kundl
Z: 1 Filmtablette enthält: Metformin hydrochlorid 850 mg, Tablettenkern: Povidon, Magnesium stearat; Filmschicht: Hypromellose, Macrogol 4000, Titandioxid.
EW: Orales Antidiabetikum (Biguanid).
AG: Typ II-Diabetes, insbesondere bei übergewichtigen Patienten. (Monotherapie oder in Kombination mit anderen oralen Antidiabetika bzw.
Insulin).
AA: Unzerkaut zu oder nach den Mahlzeiten.
DO: Initial 2-3mal tgl. 500 mg; Dosisanpassung nach Bedarf, MTD 3 g Metformin. Bei GFR 45-59 ml/min MTD 2 g; bei GFR 30-44 ml/

min MTD 1 g.
Kinder ab 10 Jahren: Initial 1mal tgl. 500 oder 850 mg, Dosisanpassung nach Bedarf, MTD 2 g in 2-3 ED.
GA: Akute metabolische Azidose, diabetisches Präkoma, schwere Niereninsuffizienz (GFR < 30 ml/min), akute Niereninsuffizienz (z.B. Dehydratation, schwere Infektionen, Schock), Gewebshypoxie (dekompensierte Herzinsuffizienz, Lungenversagen, frischer Myokardinfarkt, Schock), Leberschäden, chronischer Alkoholabusus, Alkoholintoxikation.
SST: Gegenanzeige; in der Schwangerschaft Diabetes mit Insulin behandeln.
NW: Magen/Darm, Verlust der Blutzuckerkontrolle, Appetitverlust, Geschmacksstörungen, sehr selten Laktatazidose, Leber, Haut.
WW: Kontraindiziert: Jodhaltige Kontrastmittel (nach frühestens 48 Std. Metformin-Therapie wieder aufnehmen). Nicht empfohlen: Alkohol. Vorsicht: Hyperglykämische Arzneimittel: Glukokortikoide, Sympathomimetika, Diuretika, Phenothiazine, Schilddrüsenpräparate, Östrogene, orale Kontrazeptiva, Phenytoin, Nicotinsäure, Kalziumkanalblocker, Isoniazid; ACE-Hemmer (Blutzuckersenkung), AT II-Antagonisten, nephrotoxische Arzneimittel.
WH: Auf Zeichen von Laktazidose (Muskelkrämpfe mit Verdauungsstörungen) achten. Nierenkontrolle. vor Operationen mit Allgemeinnarkose unterbrechen und frühestens 48 Std. nach der Operation wieder aufnehmen. Vitamin B_{12}-Spiegel beachten. Hypoglykämierisiko in Kombination mit anderen Antidiabetika beachten.
PG: 30 ST (2) (EKO: G) [€ 2,50], 100 ST (EKO: G) [€ 8,45]

Meglucon Sandoz 1000 mg - Filmtabletten 06B02
(Z.Nr. 1-37901) RP. P. nicht im Handel. A10BA02

Mekinist 0,5 mg - Filmtabletten 55G
(Z.Nr. EU/1/14/931/*) NR. P. E. L01EE01
ZI: Novartis Europharm, Dublin, Irland
Z: 1 Filmtablette enthält: Trametinib 0,5 mg (entspr. Trametinib dimethylsulfoxid), Tablettenkern: Mannitol, Cellulose, mikrokristalline, Hypromellose, Croscarmellose natrium, Magnesium stearat, Natriumdodecylsulfat, Siliciumdioxid, hochdisperses; Filmüberzug: Hypromellose, Titandioxid, Macrogol, Eisen(III)-hydroxid-oxid x H2O.
EW: Antineoplastisch (Proteinkinasehemmer).
AG: Nicht-resezierbares oder metastasiertes Melanom mit BRAF-V600-Mutation (Monotherapie oder in Kombination mit Dabrafenib). Adjuvant bei Melanom im Stadium III mit einer BRAF-V600-Mutation nach vollständiger Resektion.
Nicht-kleinzelliges Lungenkarzinom (in Kombination mit Dabrafenib).
AA: Mindestens 1 Std. vor oder 2 Std. nach einer Mahlzeit mit Wasser unzerkaut einnehmen.
DO: 1mal tgl. 2 mg (als Monotherapie oder in Kombination mit 2mal tgl. 150 mg Dabrafenib). Dosisanpassung bei Nebenwirkungen. Keine Daten an Kindern und Jugendlichen.
SST: In der Schwangerschaft nicht empfohlen. Kontrazeption bis 16 Wochen nach Therapieende erforderlich. Nutzen/Risiko- Abwägung in der Stillzeit.
NW: Hautausschlag (sehr selten schwere Reaktionen), Magen/Darm (bis Perforation), Müdigkeit, periphere Ödeme, Herz, Augen, Bluthochdruck, tiefe Venenthrombose, Blutungen, Atemnot, Pyrexie, Leber, Niere, Pankreatitis, Blutbild, Arthralgie, Myalgie, Untersuchungen, kutanes Plattenepithelkarzinom, neues primäres Melanom.
WW: Vorsicht: Starke P-gp-Hemmer (Verapamil, Cyclosporin, Ritonavir, Chinidin, Itraconazol), Darafenib (Myokarditis).
WH: Vor Therapiebeginn BRAF-V600-Status bestimmen. Auf linksventrikuläre Dysfunktion, Bluthochdruck, Blutungen, Rhabdomyolyse, Sehstörungen, Hautausschläge, Leberschäden achten. Verkehrshinweis.
PG: 30 ST RE1 (EKO: Y) [€ 1.775,95]

Mekinist 0,5 mg - Filmtabletten 55G
(Z.Nr. EU/1/14/931/*) NR. P. E. L01EE01
Parallelimport.
V: Abacus Medicine, Copenhagen, Dänemark
Z: 1 Filmtablette enthält: Trametinib 0,5 mg (entspr. Trametinib dimethylsulfoxid), Tablettenkern: Mannitol, Cellulose, mikrokristalline, Hypromellose, Croscarmellose natrium, Magnesium stearat, Natriumdodecylsulfat, Siliciumdioxid, hochdisperses; Filmüberzug: Hypromellose, Titandioxid, Macrogol, Eisen(III)-hydroxid-oxid x H2O.
PG: 30 ST RE1 (EKO: Y) [€ 1.741,15]

Mekinist 0,5 mg - Filmtabletten 55G
(Z.Nr. EU/1/14/931/*) NR. P. E. L01EE01
Parallelimport.
V: Haemato Pharm, Schönefeld, Deutschland
Z: 1 Filmtablette enthält: Trametinib 0,5 mg (entspr. Trametinib dimethylsulfoxid), Tablettenkern: Mannitol, Cellulose, mikrokristalline, Hypromellose, Croscarmellose natrium, Magnesium stearat, Natriumdodecylsulfat, Siliciumdioxid, hochdisperses; Filmüberzug: Hypromellose, Titandioxid, Macrogol, Eisen(III)-hydroxid-oxid x H2O.
PG: 30 ST RE1 (EKO: Y) [€ 1.741,15]

Mekinist 0,5 mg - Filmtabletten 55G
(Z.Nr. EU/1/14/931/*) NR. P. E. L01EE01
Parallelimport.
V: Orifarm, Leverkusen, Deutschland
Z: 1 Filmtablette enthält: Trametinib 0,5 mg (entspr. Trametinib dimethylsulfoxid), Tablettenkern: Mannitol, Cellulose, mikrokristalline, Hypromellose, Croscarmellose natrium, Magnesium stearat, Natriumdodecylsulfat, Siliciumdioxid, hochdisperses; Filmüberzug: Hypromellose, Titandioxid, Macrogol, Eisen(III)-hydroxid-oxid x H2O.
PG: 30 ST RE1 (EKO: Y) [€ 1.741,15]

Mekinist 2,0 mg - Filmtabletten 55G
(Z.Nr. EU/1/14/931/*) NR. P. E. L01EE01
ZI: Novartis Europharm, Dublin, Irland
Z: 1 Filmtablette enthält: Trametinib 2 mg (entspr. Trametinib dimethylsulfoxid), Tablettenkern: Mannitol, Cellulose, mikrokristalline, Hypromellose, Croscarmellose natrium, Magnesium stearat, Natriumdodecylsulfat, Siliciumdioxid, hochdisperses; Filmüberzug: Hypromellose, Titandioxid, Macrogol, Polysorbat 80, Eisen(III)-oxid.
Kurzinformation: siehe Mekinist 0,5 mg - Filmtabletten, → S. 865
PG: 7 ST RE1 (EKO: Y) [€ 1.659,80], 30 ST RE1 (EKO: Y) [€ 7.002,50]

Mekinist 2,0 mg - Filmtabletten 55G
(Z.Nr. EU/1/14/931/*) NR. P. E. L01EE01
Parallelimport.
V: Abacus Medicine, Copenhagen, Dänemark
Z: 1 Filmtablette enthält: Trametinib 2 mg (entspr. Trametinib dimethylsulfoxid), Tablettenkern: Mannitol, Cellulose, mikrokristalline, Hypromellose, Croscarmellose natrium, Magnesium stearat, Natriumdodecylsulfat, Siliciumdioxid, hochdisperses; Filmüberzug: Hypromellose, Titandioxid, Macrogol, Polysorbat 80, Eisen(III)-oxid.
PG: 30 ST RE1 (EKO: Y) [€ 6.863,15]

Mekinist 2,0 mg - Filmtabletten 55G
(Z.Nr. EU/1/14/931/*) NR. P. E. L01EE01
Parallelimport.
V: Haemato Pharm, Schönefeld, Deutschland
Z: 1 Filmtablette enthält: Trametinib 2 mg (entspr. Trametinib dimethylsulfoxid), Tablettenkern: Mannitol, Cellulose, mikrokristalline, Hypromellose, Croscarmellose natrium, Magnesium stearat, Natriumdodecylsulfat, Siliciumdioxid, hochdisperses; Filmüberzug: Hypromellose, Titandioxid, Macrogol, Polysorbat 80, Eisen(III)-oxid.
PG: 30 ST RE1 (EKO: Y) [€ 6.863,15]

Mekinist 2,0 mg - Filmtabletten 55G
(Z.Nr. EU/1/14/931/*) NR. P. E. L01EE01
Parallelimport.
V: Orifarm, Leverkusen, Deutschland
Z: 1 Filmtablette enthält: Trametinib 2 mg (entspr. Trametinib dimethylsulfoxid), Tablettenkern: Mannitol, Cellulose, mikrokristalline, Hypromellose, Croscarmellose natrium, Magnesium stearat, Natriumdodecylsulfat, Siliciumdioxid, hochdisperses; Filmüberzug: Hypromellose, Titandioxid, Macrogol, Polysorbat 80, Eisen(III)-oxid.
PG: 30 ST RE1 (EKO: Y) [€ 6.863,15]

Mektix 2,5 mg/25 mg - Kautabletten für kleine Hunde und Welpen mit einem Gewicht von mindestens 0,5 kg 803A, 803B2
(Z.Nr. 8-38967) NR. P. nicht im Handel.
QP54AB51

Mektix 12,5 mg/125 mg - Kautabletten für Hunde mit einem Gewicht von mindestens 5 kg 803A, 803B2
(Z.Nr. 8-38073) NR. P. nicht im Handel.
QP54AB51

Mektix Chewable 4 mg/10 mg - Filmtabletten für kleine Katzen und Katzenwelpen mit einem Gewicht von mindestens 0,5 kg 803A, 803B2
(Z.Nr. 8-38968) NR. P. nicht im Handel.
QP54AB51

M

Mektix Chewable 16 mg/40 mg - Filmtabletten für Katzen mit einem Gewicht von mindestens 2 kg 803A, 803B2
(Z.Nr. 8-38984) NR. P. nicht im Handel. QP54AB51

▼ Mektovi 15 mg - Filmtabletten 55G
(Z.Nr. EU/1/18/1315/*) NR. P. L01EE03
ZI: Pierre Fabre Medicament, Production, Boulogne, Frankreich
Z: 1 Filmtablette enthält: Binimetinib 15 mg, Tablettenkern: Lactose monohydrat 133,5 mg, Cellulose, mikrokristalline, Siliciumdioxid, hochdisperses, Croscarmellose natrium, Magnesium stearat; Filmüberzug: Poly(vinylalkohol), Macrogol 3350, Titandioxid, Talkum, Eisen(III)-hydroxid-oxid x H2O, Eisen(II,III)-oxid.
EW: Proteinkinasehemmer, antineoplastisch.
AG: Nicht-resezierbares oder metastasiertes Melanom mit BRAF-V600-Mutation.
AA: Mit Wasser schlucken.
DO: 2mal tgl. 45 mg in Kombination mit Encorafenib. Dosisreduktion bei NW siehe Austria Codex - Fachinformation. Keine Daten an Kindern und Jugendlichen.
SST: In der Schwangerschaft nicht empfohlen; zuverlässige Kontrazeption bis 1 Monat nach Therapieende erforderlich. Nutzen/Risiko-Abwägung in der Stillzeit.
NW: Magen/Darm, Herz (linksventrikuläre Dysfunktion, QT-Verlängerung), Hypertonie, venöse Thromboembolien, Lunge, Blutungen, Anämie, Auge (Netzhautablösung), neue Neoplasien, Leber, Niere, Arthralgie, Myalgie, Rhabdomyolyse, ZNS, Haut, Müdigkeit, Fieber, Untersuchungen.
WW: Vorsicht: Rifampicin, Phenobarbital, Carbamazepin, Johanniskraut, Phenytoin, Duloxetin, Theophyllin, Pravastatin, Ciprofloxacin.
WH: Vor Therapiebeginn BRAF-V600-Mutation beim Patienten nachweisen. Kontrollen: Herz, Blutdruck, Augen, Leber, Creatinkinase, Niere. Verkehrshinweis.
PG: 84 ST RE1 (EKO: Y) [€ 2.957,70], 168 ST RE1 (EKO: Y) [€ 5.881,60]

▼ Mektovi 15 mg - Filmtabletten 55G
(Z.Nr. EU/1/18/1315/*) NR. P. L01EE03
Parallelimport.
V: Abacus Medicine, Copenhagen, Dänemark
Z: 1 Filmtablette enthält: Binimetinib 15 mg, Tablettenkern: Lactose monohydrat 133,5 mg, Cellulose, mikrokristalline, Siliciumdioxid, hochdisperses, Croscarmellose natrium, Magnesium stearat; Filmüberzug: Poly(vinylalkohol), Macrogol 3350, Titandioxid, Talkum, Eisen(III)-hydroxid-oxid x H2O, Eisen(II,III)-oxid.
PG: 168 ST RE1 (EKO: Y) [€ 5.823,05]

▼ Mektovi 15 mg - Filmtabletten 55G
(Z.Nr. EU/1/18/1315/*) NR. P. L01EE03
Parallelimport.
V: Orifarm, Leverkusen, Deutschland
Z: 1 Filmtablette enthält: Binimetinib 15 mg, Tablettenkern: Lactose monohydrat 133,5 mg, Cellulose, mikrokristalline, Siliciumdioxid, hochdisperses, Croscarmellose natrium, Magnesium stearat; Filmüberzug: Poly(vinylalkohol), Macrogol 3350, Titandioxid, Talkum, Eisen(III)-hydroxid-oxid x H2O, Eisen(II,III)-oxid.
PG: 84 ST RE1 (EKO: Y) [€ 2.957,70], 168 ST RE1 (EKO: Y) [€ 5.881,60]

Meliane - Dragees 31I01
(Z.Nr. 1-21825) RP. P. G03AA10
ZI: Bayer Austria, Wien
Z: 1 Dragees enthält: Gestoden 75 µg, Ethinylestradiol 20 µg, Lactose monohydrat 37,15 mg, Maisstärke, Povidon K25, Magnesium stearat, Saccharose 19,66 mg, Povidon K90, Macrogol 6000, Calciumcarbonat, Talkum, Montanglycolwachs.
Kurzinformation: siehe Gynovin - Dragees, → S. 646
PG: 21 ST * (EKO: N) [€ 12,45 n.l.], **3X21** 63 ST * (EKO: N) [€ 30,85]

Meliane - Dragees 31I01
(Z.Nr. 1-21825-P1) RP. P. Parallelimport. G03AA10
V: Eurim-Pharm, Salzburg
Z: 1 Dragee enthält: Gestoden 75 µg, Ethinylestradiol 20 µg, Lactose monohydrat 37,15 mg, Maisstärke, Povidon K25, Magnesium stearat, Saccharose 19,66 mg, Povidon K90, Macrogol 6000, Calciumcarbonat, Talkum, Montanglycolwachs.
PG: 63 ST * (EKO: N) [€ 28,50]

Melilotus-Homaccord - Tropfen 39X02
(Z.Nr. 3-00476) RPF. P. nicht im Handel. V03AX

Melkart 50 mg - Tabletten 06B05
(Z.Nr. 1-39437) NR. P. nicht im Handel. A10BH02

Melleva 100 Mikrogramm/20 Mikrogramm - Filmtabletten 31I01
(Z.Nr. 1-35940) RP. P. G03AA07
ZI: Exeltis Germany, Ismaning, Deutschland
Z: 1 Packung enthält: Filmtablette, rosa 21 Stk: Levonorgestrel 0,1 mg, Ethinylestradiol 0,02 mg, Lactose, wasserfrei 89,38 mg, Povidon K30, Magnesium stearat, Opadry-II pink (entspr. Poly(vinylalkohol)) (entspr. Talkum) (entspr. Titandioxid) (entspr. Polyethylenglykol 3350) (entspr. Allurarot AC) (entspr. (3-sn-Phosphatidyl)cholin (Soja)) (entspr. Eisen(III)-oxid) (entspr. Indigotin-Aluminium Farblack); Filmtablette, weiss (Placebo) 7 Stk: Lactose, wasserfrei 89,5 mg, Povidon K30, Magnesium stearat, Opadry II weiss (entspr. Poly(vinylalkohol)) (entspr. Talkum) (entspr. Titandioxid) (entspr. Polyethylenglykol 3350).
EW: Hormonales Kontrazeptivum (fixe Kombination Estrogen + Gestagen).
AG: Orale Kontrazeption (unter Berücksichtigung der individuellen Risikofaktoren, besonders auf venöse Thromboembolien).
AA: Zum Einnehmen.
DO: Täglich 1 Tablette ohne Unterbrechungen in der auf der Blisterpackung angegebenen Reihenfolge.
GA: Vorliegen oder Risiko für venöse Thromboembolie (auch Prädisposition, größere Operationen mit längerer Immobilisierung). Vorliegen oder Risiko für arterielle Thromboembolie (auch Prädisposition, Myokardinfarkt, Angina pectoris, Schlaganfall oder Vorstufen), hohes Risiko für arterielle Thromboembolie (Diabetes mit Gefäßveränderungen, schwere Hypertonie, schwere Fettstoffwechselstörungen, Prädisposition für Thrombosen), schwere Leberschäden, Lebertumore, sexualhormonabhängige maligne Tumore, nicht abgeklärte vaginale Blutungen, Migräne.
SST: In der Schwangerschaft nicht anwenden, in der Stillzeit nicht empfohlen.
Bei Eintritt einer Schwangerschaft sofort absetzen.
NW: Häufig: Kopfschmerzen, Abdominalschmerzen, Brustschmerzen.
Gelegentlich: Vaginale Candidiasis oder andere Pilzinfektionen, erhöhter Appetit, Depression, Migräne, Schläfrigkeit, Beinkrämpfe, Nervosität, Augenbeschwerden, Herz/Kreislauf (Hypertonie, Hypotonie, selten Thrombose/Embolie), Magen/Darm, Haut, Harnwegsinfektionen, Zwischenblutungen, Ausbleiben der Abbruchblutung, Veränderungen an der Geschlechtsorganen, Hitzewallungen, Gewichtsänderungen, Ödeme.
WW:
Gegenanzeige:
Ombitasvir/Paritaprevir/Ritonavir, Dasabuvir mit oder ohne Ribavirin, Glecaprevir/Pibrentasvir, Sofosbuvir/Velpatasvir/Voxilaprevir (Transaminasenanstieg; 2 Wochen Abstand).

Vorsicht:
Leberenzyminduktoren können zur Wirkungsminderung oraler Kontrazeptiva führen: Barbiturate, Bosentan, Carbamazepin, Phenytoin, Primidon, Rifampicin, Arzneimittel gegen HIV oder HCV (Ritonavir, Nevirapin, Efavirenz und andere), Felbamat, Griseofulvin, Oxcarbazepin, Topiramat, Johanniskraut.
Bei Kurzzeitbehandlung Barrieremethode bis 28 Tage nach dem Absetzen anwenden. Bei Langzeitbehandlung wird andere, nicht-hormonale Verhütungsmethode empfohlen.
Enzyminhibitoren (z.B. Etoricoxib) können die Plasmakonzentrationen von Estrogenen und/oder Progestagenen erhöhen. Ethinylestradiol kann die Plasmakonzentration von Theophyllin oder Tizanidin erhöhen.
WH: Erhöhtes Risiko für arterielle und venöse Thromboembolien beachten. Auf Symptome von apoplektischem Insult oder Myokardinfarkt achten. Blutdruck messen. Leicht erhöhtes Brustkrebsrisiko beachten. Bei Leberfunktionsstörungen orales Kontrazeptivum bis zur Normalisierung der Leberfunktion absetzen. Kein Schutz vor AIDS oder anderen sexuell übertragbaren Krankheiten. Anhaltende Blutungsunregelmäßigkeiten diagnostisch abklären. Durchbruchblutungen und/oder Verhütungsversagen als Folge von Wechselwirkungen mit anderen Arzneimitteln möglich.
PG: 28 ST * (EKO: N) [€ 12,00], 84 ST * (EKO: N) [€ 28,00]

Melleva 150 Mikrogramm/30 Mikrogramm - Filmtabletten 31I01
(Z.Nr. 1-35303) RP. P. G03AA07
ZI: Exeltis Germany, Ismaning, Deutschland
Z: 1 Packung enthält: Filmtabletten, gelb 21 Stk: Levonorgestrel 0,15 mg, Ethinylestradiol 0,03 mg; Tablettenkern: Lactose monohydrat 84,32 mg, Povidon K30, Crospovidon Typ A, Magnesium stearat; Überzug: Poly(vinylalkohol), teilweise hydrolysiert, Titandioxid, Macrogol 3350, Talkum, Eisenoxid gelb; Placebotabletten, weiss 7 Stk: Tablettenkern: Lactose, wasserfrei 89,5 mg, Povidon K30, Magnesium stearat; Überzug: Poly(vinylalkohol), teilweise hydrolysiert, Titandioxid, Macrogol 3350, Talkum.
Kurzinformation: siehe Melleva 100 Mikrogramm/20 Mikrogramm -

M

Filmtabletten, → S. 866
PG: 28 ST * (EKO: N) [€ 5,25], 84 ST * (EKO: N) [€ 14,30]

🐾 *Melosus 0,5 mg/ml - Suspension zum Eingeben für Katzen und Meerschweinchen* 802AD
(Z.Nr. EU/2/10/116/*) RP. P. nicht im Handel. QM01AC06

🐾 *Melosus 1,5 mg/ml - Suspension zum Eingeben für Hunde* 802AD
(Z.Nr. EU/2/10/116/*) RP. P. nicht im Handel. QM01AC06

🐾 Melovem 5 mg/ml - Injektionslösung für Rinder und Schweine 802AD, 807AZ

(Z.Nr. EU/2/09/098/*) RP. P. VNW. QM01AC06
ZI: Dopharma Research, Raamsdonksveer, Niederlande
Z: 1 ml enthält: Meloxicam 5 mg, Benzylalkohol 50 mg, Salzsäure, Natriumchlorid, Macrogol 400, Macrogol 1500, Meglumin, Wasser für Injektionszwecke.
EW: Nichtsteroidales Antiphlogistikum.
AG: Rinder: Akute Atemwegsinfektionen (zusammen mit Antibiotika); Durchfallerkrankungen (zusammen mit oraler Rehydratation) bei Kälbern ab 1 Woche und nicht-laktierenden Jungrindern.
Schweine: Nicht-infektiöse Erkrankungen des Bewegungsapparates.
Linderung postoperativer Schmerzen bei kleineren Weichteiloperationen (z.B. Kastration).
AA: Rinder s.c. oder i.v., Schwein i.m.
DO: Rinder: 0,5 mg Meloxicam/kg KG einmalig.
Schweine: 0,4 mg Meloxicam/kg KG, bei Bewegungsstörungen bei Bedarf nach 24 Std. wiederholen.
GA: Leber-, Herz-, Nieren-, Blutschäden, Magen/Darm-Ulzera, Schweine unter 2 Tagen.
SST: Anwendung während Trächtigkeit (Rinder, Schweine) und Laktation (Schweine möglich).
NW: Lokale Schwellung.
WW: Nicht zusammen mit Glukokortikoiden, anderen Antiphlogistika oder Antikoagulantien anwenden.
WH: Nicht bei ausgeprägter Dehydratation, Hypovolämie oder Hypotension an- wenden.
VNW: Essbare Gewebe Rinder 15 Tage, Schweine 5 Tage.
PG: 100 ML VNW [€ 34,95]

🐾 *Melovem 20 mg/ml - Injektionslösung für Rinder, Schweine und Pferde* 807AZ, 802AD
(Z.Nr. EU/2/09/098/*) RP. P. VNW. nicht im Handel. QM01AC06

🐾 Melovem 30 mg/ml - Injektionslösung für Rinder und Schweine 802AD, 807AZ

(Z.Nr. EU/2/09/098/*) RP. P. VNW. QM01AC06
ZI: Dopharma Research, Raamsdonksveer, Niederlande
Z: 1 ml enthält: Meloxicam 30 mg, Benzylalkohol 20 mg, Salzsäure, Natriumhydroxid, Macrogol 1500, Meglumin, N-Methylpyrrolidon, Wasser für Injektionszwecke.
EW: Nichtsteroidales Antiphlogistikum.
AG: Rinder: Akute Atemwegsinfektionen (in Verbindung mit Antibiotika), Durchfallerkrankungen (in Kombination mit oraler Flüssigkeitstherapie) bei Kälbern und nicht-laktierenden Jungrindern. Zusatzbehandlung der akuten Mastitis. Linderung postoperativer Schmerzen nach dem Enthornen von Kälbern.
Schweine: Nicht-infektiöse Erkrankungen des Bewegungsapparates.
Unterstützung einer Antibiotikatherapie bei puerperaler Septikämie und Toxämie (Mastitis-Metritis-Agalaktie-Syndrom).
AA:Rind: S.c. oder i.v. ; Schwein: I.m.;
AA: ind: S.c. oder i.v. ; Schwein: I.m.;
DO: Rinder: Einmalig 0,5 mg/kg KG s.c. oder i.v..
Schweine: Einmalig 0,4 mg/kg KG i.v., ev. eine weitere Gabe nach 24 Std.
GA: Leber-, Herz-, Nieren-, Blutschäden, Magen/Darm-Ulcera; Durchfälle bei Kälbern in der 1. Lebenswoche.
SST: Anwendung möglich.
NW: Lokale Schwellung, selten Anaphylaxie.
WW: Nicht mit anderen Entzündungshemmern (einschl. Glukokortikoiden) oder Antikoagulantien geben.
WH: Nicht bei Dehydratation, Hypovolämie oder Hypotension anwenden.
VNW: Rinder: Essbare Gewebe 15 Tage, Milch 5 Tage.
Schweine: Essbare Gewebe 5 Tage.
PG: 50 ML VNW [€ 69,60]

Meloxicam G.L. 15 mg/1,5 ml - Injektionslösung 13B04
(Z.Nr. 1-30946) RP. P. nicht im Handel. M01AC06

Meloxicam G.L. 7,5 mg - Tabletten 13B04

(Z.Nr. 1-25599) RP. P. n.l. M01AC06
ZI: G.L. Pharma, Lannach
Z: 1 Tablette enthält: Meloxicam 7,5 mg, Maisstärke, Stärke, verkleistert, Siliciumdioxid, hochdisperses, Natrium citrat, Lactose monohydrat 43 mg, Cellulose, mikrokristalline, Magnesium stearat.
PG: 10 ST (2) (EKO: G) [€ 2,40 n.l.], 30 ST (EKO: G) [€ 7,05 n.l.]

Meloxicam G.L. 15 mg - Tabletten 13B04

(Z.Nr. 1-25600) RP. P. M01AC06
ZI: G.L. Pharma, Lannach
Z: 1 Tablette enthält: Meloxicam 15 mg, Maisstärke, Stärke, verkleistert, Siliciumdioxid, hochdisperses, Natrium citrat, Lactose monohydrat 86 mg, Cellulose, mikrokristalline, Magnesium stearat.
EW: Nichtsteroidales Antiphlogistikum.
AG: Osteoarthrose, rheumatoide Arthritis, Spondylitis ankylosans.
AA: Einmal tgl. während einer Mahlzeit mit Flüssigkeit einnehmen.
DO: TD 7,5 (-15) mg; MTD 15 mg. Nicht für Personen unter 16 Jahren.
GA: Kreuzallergie mit Azetylsalizylsäure, Magen/Darm-Ulcera oder Blutungen, Leber-, Nierenschäden, Blutungsstörungen, Kinder, schwere Herz- insuffizienz.
SST: Gegenanzeige im 3. Trimenon; im 1. und 2. Trimenon sowie in der Stillzeit nicht empfohlen.
NW: Magen/Darm (bis Ulcera), Blutbild, Haut und Schleimhaut (bullöse Reaktionen), Asthma, ZNS, Herz/Kreislauf (Ödeme, Herzinsuffizienz, Blutdruckanstieg), Niere, Leber, Elektrolyte, Anaphylaxie, Augen.
WW: Andere Antirheumatika, Gerinnungshemmer, Lithium, Methotrexat, intra- uterine Verhütungsmittel. Vorsicht mit Diuretika, Ciclosporin, Blut- drucksenkern (ACE-Hemmer, Angiotensin II-Antagonisten), Cholestyramin.
WH: Vor Behandlungsbeginn peptische Ulcera ausschließen. Auf schwere Hautre- aktionen achten. Verkehrshinweis. Vorsicht bei Hypertonie bzw. Herzinsuf- fizienz. Nicht zur akuten Schmerzlinderung.
PG: 10 ST (2) (EKO: G) [€ 2,80 n.l.], 30 ST (EKO: G) [€ 8,35]

Meloxicam Interpharm 15 mg - Tabletten 13B04

(Z.Nr. 1-25505) RP. P. M01AC06
ZI: Interpharm, Wien
Z: 1 Tablette enthält: Meloxicam 15 mg, Lactose monohydrat 126 mg, Natriumcitrat-2-Wasser, Cellulose, mikrokristalline, Siliciumdioxid, Crospovidon, Magnesium stearat.
Kurzinformation: siehe Meloxicam G.L. 15 mg - Tabletten, → S. 867
PG: 10 ST (2) (EKO: G) [€ 3,05], 30 ST (EKO: G) [€ 8,50]

🐾 Meloxidolor 5 mg/ml - Injektionslösung für Hunde, Katzen, Rinder und Schweine 802AD, 807AZ

(Z.Nr. EU/2/13/148/*) RP. P. VNW. QM01AC06
ZI: Le Vet Beheer, Oudewater, Niederlande
Z: 1 ml enthält: Meloxicam 5 mg, Ethanol 150 mg, Poloxamer 188, Natriumchlorid, Glycin, Natriumhydroxid, Salzsäure, Glycofurol, Meglumin, Wasser für Injektionszwecke.
EW: Nichtsteroidales Antiphlogistikum.
AG: Hunde: Erkrankungen des Bewegungsapparates, postoperative Schmerzen und Entzündungen.
Katzen: Postoperative Schmerzen nach Ovariohysterektomie und kleineren Weichteiloperationen.
Rinder: Akute Atemwegsinfektionen (zusammen mit Antibiotika); Durchfallerkrankungen (zusammen mit oraler Rehydratation) bei Kälbern ab 1 Woche. Linderung postoperativer Schmerzen nach dem Enthornen von Kälbern.
Schweine: Nicht-infektiöse Erkrankungen des Bewegungsapparates.
Linderung postoperativer Schmerzen bei kleineren Weichteiloperationen (z.B. Kastration).
AA: Hunde, Rinder s.c. oder i.v., Katzen s.c., Schwein i.m.
DO: Hunde: Einmalig 0,2 mg Meloxicam/kg KG s.c. Weiterbehandlung ev. oral.
Verminderung postoperativer Schmerzen: Einmalig 0,2 mg Meloxicam/kg KG i.v. oder s.c.vor dem Eingriff.
Katzen: Einmalig 0,3 mg Meloxicam/kg KG s.c. vor dem Eingriff.
Rinder: 0,5 mg Meloxicam/kg KG einmalig i.v. oder s.c..
Schweine: 0,4 mg Meloxicam/kg KG i.m., bei Bewegungsstörungen bei Bedarf nach 24 Std. wiederholen.
GA: Leber-, Herz-, Nieren-, Blutschäden, Magen/Darm-Ulzera, Hunde und Katzen unter 6 Wochen, Katzen unter 2 kg KG, Schweine unter 2 Tagen.
SST: Anwendung während Trächtigkeit (Rinder, Schweine) und Laktation (Schweine) möglich. Bei trächtigen oder laktierenden Hunden und Katzen nicht anwenden.
NW: Lokale Schwellung. Bei Hunden und Katzen Magen/Darm (okkultes Blut), Lethargie, Niere. Sehr selten anaphylaktoide Reak-

tionen.
WW: Nicht zusammen mit Glukokortikoiden, anderen Antiphlogistika oder Antikoagulantien anwenden. Bei Hunden und Katzen nephrotoxische Arzneimittel meiden.
WH: Nicht bei ausgeprägter Dehydratation, Hypovolämie oder Hypotension anwenden.
VNW: Essbare Gewebe Rinder 15 Tage, Schweine 5 Tage.
PG: 20 ML VNW [€ 36,25], 100 ML VNW [€ 37,50]

Meloxidolor 20 mg/ml - Injektionslösung für Rinder, Schweine und Pferde
807AZ, 802AD

(Z.Nr. EU/2/13/148/*) RP. P. VNW. QM01AC06
ZI: Le Vet Beheer, Oudewater, Niederlande
Z: 1 ml enthält: Meloxicam 20 mg, Ethanol 150 mg, Poloxamer 188, Macrogol 300, Glycin, Natrium edetat, Natriumhydroxid, Salzsäure, Meglumin, Wasser für Injektionszwecke.
EW: Nichtsteroidales Antiphlogistikum.
AG: Rinder: Akute Atemwegsinfektionen (in Verbindung mit Antibiotika), Durchfallerkrankungen (in Kombination mit oraler Flüssigkeitstherapie) bei Kälbern und nicht-laktierenden Jungrindern. Zusatzbehandlung der akuten Mastitis. Linderung postoperativer Schmerzen nach dem Enthornen von Kälbern.
Schweine: Nicht-infektiöse Erkrankungen des Bewegungsapparates.
Unterstützung einer Antibiotikatherapie bei puerperaler Septikämie und Toxämie (Mastitis-Metritis-Agalaktie-Syndrom).
Pferde: Erkrankungen des Bewegungsapparates; Schmerzlinderung bei Kolik.
AA:Rind: S.c. oder i.v. ; Schwein: I.m.; Pferd: I.v.
AA: ind: S.c. oder i.v. ; Schwein: I.m.; Pferd: I.v.
DO: Rinder: Einmalig 0,5 mg/kg KG s.c. oder i.v..
Schweine: Einmalig 0,4 mg/kg KG i.v., ev. eine weitere Gabe nach 24 Std.
Pferde: Einmalig 0,6 mg/kg KG i.v.
GA: Leber-, Herz-, Nieren-, Blutschäden, Magen/Darm-Ulcera; Durchfälle bei Kälbern in der 1. Lebenswoche. Pferde unter 6 Wochen.
SST: Anwendung bei Rindern und Schweinen möglich. Nicht bei tragenden oder laktierenden Stuten anwenden.
NW: Lokale Schwellung, selten Anaphylaxie.
WW: Nicht mit anderen Entzündungshemmern (einschl. Glukokortikoiden) oder Antikoagulantien geben.
WH: Nicht bei Dehydratation, Hypovolämie oder Hypotension anwenden.
VNW: Rinder: Essbare Gewebe 15 Tage, Milch 5 Tage. Schweine, Pferde: Essbare Gewebe 5 Tage. Nicht für Stuten, deren Milch für menschlichen Verzehr vorgesehen ist.
PG: 50 ML VNW [€ 70,15], 100 ML VNW [€ 110,95]

Meloxidyl 5 mg/ml - Injektionslösung für Hunde und Katzen
802AD

(Z.Nr. EU/2/06/070/*) RP. P. QM01AC06
ZI: Ceva Sante Animale, Libourne, Frankreich
Z: 1 ml Injektionslösung enthält: Meloxicam 5 mg, Ethanol, wasserfrei 150 mg, Poloxamer 188, Glycofurol, Meglumin, Glycin, Natriumchlorid, Natriumhydroxid, Wasser für Injektionszwecke.
AG: Erkrankungen des Bewegungsapparates bei Hunden, Verhinderung post- operativen Schmerzen bei Katzen.
AA: S.c.
DO: Hunde: Einmalig 0,2 mg/kg KG. Fortsetzung oral.
Katzen: Einmalig 0,3 mg/kg KG s.c. vor dem Eingriff.
GA: Trächtigkeit, Laktation, Magen/Darm-, Herz-, Leber-, Nierenschäden, Gerinnungsstörungen, erste 6 Lebenswochen, dehydrierte Tiere, Katzen unter 2 kg.
NW: Magen/Darm.
WW: Nicht mit anderen Entzündungshemmern verabreichen.
PG: 10 ML VT [€ 41,60]

Meloxidyl 20 mg/ml - Injektionslösung für Rinder, Schweine und Pferde
807AZ, 802AD

(Z.Nr. EU/2/06/070/*) NR. P. VNW. QM01AC06
ZI: Ceva Sante Animale, Libourne, Frankreich
Z: 1 ml Injektionslösung enthält: Meloxicam 20 mg, Ethanol, wasserfrei 150 mg, Poloxamer 188, Macrogol 300, Glycin, Natrium citrat, Natriumhydroxid zur pH-Wert-Einstellung, Salzsäure zur pH-Wert-Einstellung, Meglumin, Wasser für Injektionszwecke.
EW: Nichtsteroidales Antiphlogistikum.
AG: Akute Atemwegsinfektionen (in Verbindung mit Antibiotika), bei Rindern; Durchfallerkrankungen (in Kombination mit oraler Flüssigkeitstherapie) bei Kälbern und nicht-laktierenden Jungrindern.
AA: S.c. oder i.v.
DO: Einmalig 0,5 mg/kg KG.
GA: Leber-, Herz-, Nieren-, Blutschäden, Magen/Darm-Ulcera; Durchfälle bei Kälbern in der 1. Lebenswoche.
SST: Anwendung möglich.
NW: Lokale Schwellung.
WW: Nicht mit anderen Entzündungshemmern oder Antikoagulantien geben.
WH: Nicht bei Dehydratation, Hypovolämie oder Hypotension anwenden.
PG: 50 ML VNW [€ 84,85], 100 ML VNW [€ 153,80]

Meloxidyl 1,5 mg/ml - Suspension zum Eingeben für Hunde
802AD

(Z.Nr. EU/2/06/070/*) RP. P. QM01AC06
ZI: Ceva Sante Animale, Libourne, Frankreich
Z: 1 ml enthält: Meloxicam 1,5 mg, Natriumbenzoat 2 mg, Xanthan gummi, Siliciumdioxid, hochdisperses, Sorbitol, Glycerol, Xylitol, Natriumbenzoat, Citronensäure, Wasser, gereinigtes.
EW: Nichtsteroidales Antiphlogistikum.
AG: Erkrankungen des Bewegungsapparates bei Hunden.
AA: Oral.
DO: Initial 0,2 mg/kg KG am 1.Tag, dann tgl. 0,1 mg/kg KG.
GA: Trächtigkeit, Laktation, Magen/Darm-, Herz-, Leber-, Nierenschäden, Gerinnungsstörungen, erste 6 Lebenswochen, dehydrierte Tiere.
NW: Magen/Darm.
WW: Nicht mit anderen Entzündungshemmern verabreichen.
PG: 10 ML VT [€ 11,65], 32 ML VT [€ 26,60], 100 ML VT [€ 57,05]

Meloxidyl 0,5 mg/ml - Suspension zum Eingeben für Katzen
802AD

(Z.Nr. EU/2/06/070/*) RP. P. QM01AC06
ZI: Ceva Sante Animale, Libourne, Frankreich
Z: 1 ml enthält: Meloxicam 0,5 mg, Xanthan gummi, Siliciumdioxid, hochdisperses, Sorbitlösung, Glycerol, Xylitol, Natriumbenzoat 2 mg, Citronensäure, Wasser, gereinigtes.
EW: Nichtsteroidales Antiphlogistikum.
AG: Linderung von Entzündungen und Schmerzen bei chronischen Erkrankungen des Bewegungsapparates sowie bei postoperativen Schmerzen an Katzen.
AA: Zum Eingeben mit beiliegender Dosierspritze.
DO: Postoperative Schmerzen: Initial Meloxicam 2 mg/ml-Injektionslösung, 24 Std. später Suspension 0,05 mg/kg KG 1mal tgl. über bis zu 4 Tage.
Chronische Erkrankungen des Bewegungsapparates: Am 1. Tag 0,1 mg Meloxi- cam/kg KG, dann 1x tgl. 0,05 mg Meloxicam/kg KG.
GA: Magen/Darm, Leber-, Herz-, Nieren-, Gerinnungsstörungen; Katzen unter 6 Wochen.
SST: Nicht anwenden.
NW: Magen/Darm, Apathie, Nierenversagen.
WW: Nicht mit anderen nichtsteroidalen Antiphlogistika oder Glukokortikoiden anwenden.
WH: Bei dehydrierten, hypovolämischen oder hypotonischen Tieren nicht anwenden.
PG: 5 ML VT [€ 10,20], 15 ML VT [€ 17,25]

Meloxoral 0,5 mg/ml - Suspension zum Eingeben für Katzen
802AD

(Z.Nr. EU/2/10/111/*) RP. P. QM01AC06
ZI: Le Vet, Oudewater, Niederlande
Z: 1 ml Suspension enthält: Meloxicam 0,5 mg, Natriumbenzoat 1,75 mg, Sorbitol, Glyzerin, Polysorbat 80, Dinatriumphosphat dodecahydrat, Siliciumdioxid, hochdisperses, Hydroxyethylcellulose, Zitronensäure monohydrat, Natrium cyclamat, Sucralose, Anis-Aroma, Wasser, gereinigtes.
EW: Nichtsteroidales Antiphlogistikum.
AG: Linderung von Schmerzen und Entzündungen bei chronischen Erkrankungen des Bewegungsapparates bei Katzen.
AA: Mit Dosierspritze direkt oder mit dem Futter vermischt eingeben. Vor Gebrauch schütteln.
DO: Initial 0,1 mg Meloxicam/kg KG am 1. Tag, dann 1mal tgl. 0,05 mg Meloxicam/kg KG.
GA: Katzen unter 6 Wochen, GI-Störungen oder Blutungen, Herz-, Leber-, Nieren-, Gerinnungsstörungen. Dehydrierte, hypovolämische oder hypotonische Tieren.
SST: Nicht anwenden.
NW: Magen/Darm, Blut im Kot, Apathie, Nierenversagen. Sehr selten Leberenzymanstieg.
WW: Nicht mit anderen Entzündungshemmern (einschl. Glukokortikoiden) verabreichen. Potentiell nephrotoxische Arzneimittel vermeiden.
PG: 5 ML VT [€ 11,65], 10 ML VT [€ 12,75], 25 ML VT [€ 26,30]

Meloxoral 1,5 mg/ml - Suspension zum Eingeben für Hunde 802AD
(Z.Nr. EU/2/10/111/*) RP. P. QM01AC06
ZI: Le Vet, Oudewater, Niederlande
Z: 1 ml Suspension enthält: Meloxicam 1,5 mg, Natriumbenzoat 1,75 mg, Sorbitol, Glyzerin, Polysorbat 80, Dinatriumphosphat dodecahydrat, Siliciumdioxid, hochdisperses, Hydroxyethylcellulose, Zitronensäure monohydrat, Natrium cyclamat, Sucralose, Anis-Aroma, Wasser, gereinigtes.
EW: Nichtsteroidales Antiphlogistikum.
AG: Linderung von Schmerzen und Entzündungen bei akuten und chronischen Erkrankungen des Bewegungsapparates bei Hunden.
AA: Mit Dosierspritze direkt oder mit dem Futter vermischt eingeben. Vor Gebrauch schütteln.
DO: Initial 0,2 mg Meloxicam/kg KG am 1. Tag, dann 1mal tgl. 0,1 mg Meloxicam/kg KG.
GA: Hunde unter 6 Wochen, Katzen, GI-Störungen oder Blutungen, Herz-, Leber-, Nieren-, Gerinnungsstörungen. Dehydrierte, hypovolämische oder hypotonische Tieren.
SST: Nicht anwenden.
NW: Magen/Darm, Blut im Kot, Apathie, Nierenversagen. Sehr selten hämorrhagischer Durchfall, Hämaturie, GI-Ulzera, Leberenzymanstieg.
WW: Nicht mit anderen Entzündungshemmern (einschl. Glukokortikoiden) verabreichen.
PG: 10 ML VT [€ 11,65], 25 ML VT [€ 16,80], 50 ML VT [€ 28,00], 125 ML VT [€ 52,55], 180 ML VT [€ 70,15]

Melphalan Koanaa 50 mg - Pulver und Lösungsmittel zur Herstellung einer Injektions-/Infusionslösung 55A
(Z.Nr. 1-39143) NR. P. nicht im Handel. L01AA03

Melphalan medac 50 mg - Pulver und Lösungsmittel zur Herstellung einer Injektions-/Infusionslösung 55A
(Z.Nr. 1-39152) NR. P. nicht im Handel. L01AA03

Melphalan Sun 50 mg - Pulver und Lösungsmittel zur Herstellung einer Injektions-/Infusionslösung 55A
(Z.Nr. 1-40119) NR. P. nicht im Handel. L01AA03

Melphalan Tillomed 50 mg - Pulver und Lösungsmittel zur Herstellung einer Injektions-/Infusionslösung 55A
(Z.Nr. 1-39400) NR. P. L01AA03
ZI: Tillomed Pharma, Schoenefeld, Deutschland
Z: 1 Durchstechflasche enthält: Melphalan 50 mg (entspr. Melphalan hydrochlorid), Povidon, Salzsäure verdünnt zur pH-Einstellung; Lösungsmittel: Natriumcitrat dihydrat (entspr. Natrium 53,5 mg), Propylenglycol 6,2 g, Ethanol 0,4 g, Wasser für Injektionszwecke.
EW: Zytostatikum; bifunktionelles Alkylans (Stickstofflost- Analogon).
AG: Allein oder in Kombination: Multiples Myelom, Ovarialkarzinom, Neuroblastom bei Kindern, malignes Melanom der Extremitäten, lokalisiertes Weichteilsarkom der Extremitäten.
AA: I.v. (peripher- oder zentralvenös) oder als regionale arterielle Perfusion nach Rekonstitution und Verdünnung. Details siehe Austria Codex- Fachinformation.
DO: Multiples Myelom: 0,4 mg/kg KG i.v. alle 4 Wochen. Hochdosis: 2,5 - 5 mg/kg KG i.v..
Ovarialkarzinom: Monotherapie mit 1 mg/kg KG i.v. alle 4 Wochen.
-In Kombination: 0,3 - 0,4 mg/kg KG i.v. alle 4 - 6 Wochen.
Neuroblastom: 100 - 240 mg/m² KOF i.v..
Malignes Melanom: Regionale Perfusion: Obere Extremitäten 0,6 - 1 mg/kg KG, untere Extremitäten 0,8 - 1,5 mg/kg KG.
Weichteilsarkom: Regionale Perfusion: Obere Extremitäten 0,6 - 1 mg/kg KG, untere Extremitäten 1 - 1,4 mg/kg KG.
Hochdosis > 140 mg/ m² KOF bzw. bei Kindern Hochdosierung bei Neuroblastom nur in Verbindung mit hämatopoetischer Stammzelltransplantation.
SST: Zwingende Indikationsstellung (mutagen und teratogen). Kontrazeption bis 3 Monate nach Therapieende für Frauen und Männer erforderlich. Gegenanzeige in der Stillzeit.
NW: Myelosuppression, Magen/Darm, Alopezie, Myalgie, Muskelatrophie, Hitzegefühl, Kribbeln, thromboembolische Ereignisse, Tumorlysesyndrom, sekundäre akute myeloische Leukämie, Hautauschläge, allergische Reaktionen.
WW: Nicht empfohlen: Lebendimpfstoffe, Nalidixinsäure (Enterokolitis). Vorsicht: Busulfan (verstärkt toxisch). Ciclosporin.
WH: Thromboseprophylaxe erforderlich. Tumorlyse- Syndrom vermeiden. Nicht für Alkholkranke. Blutbild kontrollieren. Patient vor Kontakt (Augen, Schleimhaut, Haut) mit Melphalan Lösung schützen! Paravasation vermeiden (Gewebenekrosen)!
PG: 1 ST * (EKO: N) [€ 250,40]

Memantin 1A Pharma 10 mg - Filmtabletten 49E02
(Z.Nr. 1-35081) RP. P. N06DX01
ZI: 1A Pharma, Wien
Z: 1 Filmtablette enthält: Memantin hydrochlorid 10 mg (entspr. Memantin 8,31 mg), Tablettenkern: Lactose 126 mg (entspr. Lactose monohydrat), Cellulose, mikrokristalline, Siliciumdioxid, hochdisperses, Magnesium stearat; Filmüberzug: Hypromellose, Lactose monohydrat, Macrogol, Triacetin, Titandioxid.
EW: Antidementivum.
AG: Mittelschwere bis schwere Alzheimer-Demenz.
AA: Oral.
DO: TD 5 mg (1. Woche), 10 mg (2. Woche), 15 mg (3. Woche); Erhaltungsdosis 20 mg tgl.
Dosisreduktion bei schweren Nierenschäden. Nutzen und Verträglichkeit der Behandlung regelmäßig überprüfen. Keine Daten an Kindern und Jugendlichen.
SST: Strenge Indikationsstellung, nicht stillen.
NW: Überempfindlichkeit, ZNS (Schwindel), Psyche (Halluzinationen, Verwirrtheit), Magen/Darm, erhöhter Blutdruck, Kopfschmerzen, Dyspnoe, Leber.
WW: L-Dopa, Dopamin-Agonisten, Anticholinergika verstärkt; Barbiturate, Neuroleptika abgeschwächt; Spasmolytika (Dosisanpassung); Amantadin, Ketamin, Dextrometorphan oder Phenytoin nicht mit Memantin kombinieren. Orale Antikoagulanzien (Gerinnung überwachen).
WH: Bei schweren Nierenschäden nicht empfohlen. Vorsicht bei Epilepsie. Patienten mit schweren Herzerkrankungen engmaschig überwachen. Verkehrshinweis. Alkalisierung des Urins reduziert die renale Eliminationsrate von Memantin.
PG: 10 ST RE2 (EKO: Y) [€ 6,50], 30 ST RE2 (2) (EKO: Y) [€ 25,45]

Memantin 1A Pharma 20 mg - Filmtabletten 49E02
(Z.Nr. 1-35083) RP. P. N06DX01
ZI: 1A Pharma, Wien
Z: 1 Filmtablette enthält: Memantin hydrochlorid 20 mg (entspr. Memantin 16,62 mg), Tablettenkern: Lactose 230,5 mg (entspr. Lactose monohydrat), Carboxymethylstärke, Natrium Typ A, Cellulose, mikrokristalline, Siliciumdioxid, hochdisperses, Magnesium stearat; Filmüberzug: Poly(vinylalkohol), Macrogol, Titandioxid, Talkum, Eisenoxid rot, Eisenoxid gelb.
Kurzinformation: siehe Memantin 1A Pharma 10 mg - Filmtabletten, → S. 869
PG: 10 ST RE2 (EKO: Y) [€ 12,75], 30 ST RE2 (2) (EKO: Y) [€ 47,80]

Memantin Accord 10 mg - Filmtabletten 49E02
(Z.Nr. EU/1/13/880/*) RP. P. N06DX01
ZI: Accord Healthcare, Barcelona, Spanien
Z: 1 Filmtablette enthält: Memantin hydrochlorid 10 mg (entspr. Memantin 8,31 mg), Tablettenkern: Lactose 183,13 mg (entspr. Lactose monohydrat), Cellulose, mikrokristalline, Siliciumdioxid, hochdisperses, Crospovidon, Magnesium stearat; Tablettenfilm: Hypromellose, Polysorbat 80, Macrogol 400, Titandioxid.
Kurzinformation: siehe Memantin 1A Pharma 10 mg - Filmtabletten, → S. 869
PG: 14 ST RE2 (EKO: Y) [€ 9,10], 28 ST RE2 (2) (EKO: Y) [€ 23,75]

Memantin Accord 20 mg - Filmtabletten 49E02
(Z.Nr. EU/1/13/880/*) RP. P. N06DX01
ZI: Accord Healthcare, Barcelona, Spanien
Z: 1 Filmtablette enthält: Memantin hydrochlorid 20 mg (entspr. Memantin 16,62 mg), Tablettenkern: Lactose 295,18 mg (entspr. Lactose monohydrat), Cellulose, mikrokristalline, Siliciumdioxid, hochdisperses, Crospovidon, Magnesium stearat; Tablettenfilm: Hypromellose, Polysorbat 80, Macrogol 400, Titandioxid, Eisen(III)-hydroxid-oxid x H2O, Eisen(III)-oxid.
Kurzinformation: siehe Memantin 1A Pharma 10 mg - Filmtabletten, → S. 869
PG: 14 ST RE2 (EKO: Y) [€ 17,15], 28 ST RE2 (2) (EKO: Y) [€ 45,65]

Memantin Accord 5 mg, 10 mg, 15 mg, 20 mg - Filmtabletten 49E02
(Z.Nr. EU/1/13/880/*) RP. P. nicht im Handel. N06DX01

Memantin Aristo 10 mg - Filmtabletten 49E02
(Z.Nr. 1-35230) RP. P. N06DX01
ZI: Aristo Pharma, Berlin, Deutschland
Z: 1 Filmtablette enthält: Memantin hydrochlorid 10 mg (entspr. Memantin 8,31 mg), Tablettenkern: Lactose 144,32 mg (entspr. Lactose monohydrat), Cellulose, mikrokristalline, Talkum, Siliciumdioxid, hochdisperses, Magnesium stearat; Tablettenfilm: Lactose monohydrat Hypromellose, Titandioxid Macrogol 4000.

Kurzinformation: siehe Memantin 1A Pharma 10 mg - Filmtabletten, → S. 869
PG: 10 ST RE2 (EKO: Y) [€ 9,20], 30 ST RE2 (2) (EKO: Y) [€ 25,65]

Memantin Aristo 20 mg - Filmtabletten 49E02
(Z.Nr. 1-35231) RP. P. N06DX01
ZI: Aristo Pharma, Berlin, Deutschland
Z: 1 Filmtablette enthält: Memantin hydrochlorid 20 mg (entspr. Memantin 16,62 mg), Tablettenkern: Lactose 288,63 mg (entspr. Lactose monohydrat), Cellulose, mikrokristalline, Talkum, Siliciumdioxid, hochdisperses, Magnesium stearat; Tablettenfilm: Lactose monohydrat, Hypromellose, Titandioxid, Macrogol 4000, Eisenoxid gelb, Eisenoxid rot.
Kurzinformation: siehe Memantin 1A Pharma 10 mg - Filmtabletten, → S. 869
PG: 10 ST RE2 (EKO: Y) [€ 17,25], 30 ST RE2 (2) (EKO: Y) [€ 47,80]

Memantin Genericon 5 mg, 10 mg, 15 mg, 20 mg - Filmtabletten (Starterpackung) 49E02
(Z.Nr. 1-35289) RP. P. N06DX01
ZI: Genericon Pharma, Graz
Z: 1 Starterpackung enthält: Filmtabletten, gelb 7 Stk: Memantin hydrochlorid 5 mg (entspr. Memantin 4,15 mg); Filmtablette, weiss 7 Stk: Memantin hydrochlorid 10 mg (entspr. Memantin 8,31 mg); Filmtablette, orange-braun 7 Stk: Memantin hydrochlorid 15 mg (entspr. Memantin 12,46 mg); Filmtablette, rosa 7 Stk: Memantin hydrochlorid 20 mg (entspr. Memantin 16,62 mg); Tablettenkern: 5 mg Tablette: Lactose 72,16 mg (entspr. Lactose monohydrat), Cellulose, mikrokristalline, Talkum, Siliciumdioxid, hochdisperses, Magnesium stearat; Tablettenfilm: 5 mg Tablette: Lactose monohydrat, Hypromellose, Titandioxid, Macrogol 4000, Eisenoxid gelb; Tablettenkern: 10 mg Tablette: Lactose 144,32 mg (entspr. Lactose monohydrat), Cellulose, mikrokristalline, Talkum, Siliciumdioxid, hochdisperses, Magnesium stearat; Tablettenfilm: 10 mg Tablette: Lactose monohydrat, Hypromellose, Titandioxid, Macrogol 4000; Tablettenkern: 15 mg Tablette: Lactose 216,48 mg (entspr. Lactose monohydrat), Cellulose, mikrokristalline, Talkum, Siliciumdioxid, hochdisperses, Magnesium stearat; Tablettenfilm: 15 mg Tablette: Lactose monohydrat, Hypromellose, Titandioxid, Macrogol 4000, Eisenoxid gelb, Eisenoxid rot; Tablettenkern: 20 mg Tablette: Lactose 288,63 mg (entspr. Lactose monohydrat), Cellulose, mikrokristalline, Talkum, Siliciumdioxid, hochdisperses, Magnesium stearat; Tablettenfilm: 20 mg Tablette: Lactose monohydrat, Hypromellose, Titandioxid, Macrogol 4000, Eisenoxid gelb, Eisenoxid rot.
Kurzinformation: siehe Memantin 1A Pharma 10 mg - Filmtabletten, → S. 869
PG: 28 ST RE2 (EKO: Y) [€ 29,60]

Memantin Genericon 10 mg - Filmtabletten 49E02
(Z.Nr. 1-35287) RP. P. N06DX01
ZI: Genericon Pharma, Graz
Z: 1 Filmtablette enthält: Memantin hydrochlorid 10 mg (entspr. Memantin 8,31 mg), Tablettenkern: Lactose 144,32 mg (entspr. Lactose monohydrat), Cellulose, mikrokristalline, Talkum, Siliciumdioxid, hochdisperses, Magnesium stearat; Tablettenfilm: Lactose monohydrat, Hypromellose, Titandioxid, Macrogol 4000.
Kurzinformation: siehe Memantin 1A Pharma 10 mg - Filmtabletten, → S. 869
PG: 30 ST RE2 (2) (EKO: Y) [€ 25,65]

Memantin Genericon 20 mg - Filmtabletten 49E02
(Z.Nr. 1-35288) RP. P. N06DX01
ZI: Genericon Pharma, Graz
Z: 1 Filmtablette enthält: Memantin hydrochlorid 20 mg (entspr. Memantin 16,62 mg), Tablettenkern: Lactose 288,63 mg (entspr. Lactose monohydrat), Cellulose, mikrokristalline, Talkum, Siliciumdioxid, hochdisperses, Magnesium stearat; Tablettenfilm: Lactose monohydrat, Hypromellose, Titandioxid, Macrogol 4000, Eisenoxid gelb.
Kurzinformation: siehe Memantin 1A Pharma 10 mg - Filmtabletten, → S. 869
PG: 30 ST RE2 (2) (EKO: Y) [€ 47,80]

Memantin HCS - 10 mg Filmtabletten 49E02
(Z.Nr. 1-31752) RP. P. N06DX01
ZI: HCS, Edegem, Belgien
Z: 1 Filmtablette enthält: Memantin hydrochlorid 10 mg (entspr. Memantin 8,31 mg), Tablettenkern: Lactose monohydrat 51,45 mg, Cellulose, mikrokristalline, Siliciumdioxid, hochdisperses, Talkum, Magnesium stearat; Filmüberzug: Methacrylsäure-Ethylacrylat-Copolymer (1:1), 30%ige Dispersion, Talkum, Natriumdodecylsulfat, Polysorbat 80, Triacetin, Simeticon-Emulsion: (entspr. Dimeticon) (entspr. Siliciumdioxid hydrat) (entspr. Macrogolstearylether) (entspr. Wasserstoffperoxid) (entspr. Sorbinsäure) (entspr. Wasser).
Kurzinformation: siehe Memantin 1A Pharma 10 mg - Filmtabletten, → S. 869
PG: 14 ST RE2 (EKO: Y) [€ 12,90], 28 ST RE2 (2) (EKO: Y) [€ 24,20], 98 ST * (EKO: N) [€ 59,70]

Memantin HCS 20 mg - Filmtabletten 49E02
(Z.Nr. 1-31753) RP. P. N06DX01
ZI: HCS, Edegem, Belgien
Z: 1 Filmtablette enthält: Memantin hydrochlorid 20 mg (entspr. Memantin 16,62 mg), Tablettenkern: Lactose monohydrat 102,9 mg, Cellulose, mikrokristalline, Siliciumdioxid, hochdisperses, Talkum, Magnesium stearat; Filmüberzug: Methacrylsäure-Ethylacrylat-Copolymer (1:1), 30%ige Dispersion, Talkum, Natriumdodecylsulfat, Polysorbat 80, Triacetin, Simeticon-Emulsion: (entspr. Dimeticon) (entspr. Siliciumdioxid hydrat) (entspr. Macrogolstearylether) (entspr. Wasserstoffperoxid) (entspr. Sorbinsäure) (entspr. Wasser).
Kurzinformation: siehe Memantin 1A Pharma 10 mg - Filmtabletten, → S. 869
PG: 14 ST RE2 (EKO: Y) [€ 24,20], 28 ST RE2 (2) (EKO: Y) [€ 45,90], 98 ST * (EKO: N) [€ 110,95]

Memantin LEK 10 mg - Filmtabletten 49E02
(Z.Nr. EU/1/13/826/*) RP. P. nicht im Handel. N06DX01

Memantin LEK 20 mg - Filmtabletten 49E02
(Z.Nr. EU/1/13/826/*) RP. P. nicht im Handel. N06DX01

Memantin Mylan 10 mg - Filmtabletten 49E02
(Z.Nr. EU/1/13/827/*) RP. P. nicht im Handel. N06DX01

Memantin Mylan 20 mg - Filmtabletten 49E02
(Z.Nr. EU/1/13/827/*) RP. P. nicht im Handel. N06DX01

Memantin ratiopharm 5 mg + 10 mg + 15 mg + 20 mg - Filmtabletten 49E02
(Z.Nr. EU/1/13/836/*) RP. P. n.l. N06DX01
ZI: ratiopharm, Ulm, Deutschland
Z: 1 Packung enthält: Filmtablette, weiss 7 Stk: Memantin hydrochlorid 5 mg (entspr. Memantin 4,15 mg), Filmtablette, weiss mit Bruchkerbe 7 Stk: Memantin hydrochlorid 10 mg (entspr. Memantin 8,31 mg), Filmtablette, weiss 7 Stk: Memantin hydrochlorid 15 mg (entspr. Memantin 12,46 mg), Filmtablette, weiss mit Bruchkerbe 7 Stk: Memantin hydrochlorid 20 mg (entspr. Memantin 16,62 mg), Tablettenkern: 5 mg Tablette: Cellulose, mikrokristalline, Maisstärke, vorverkleistert, Lactose 40 mg, Siliciumdioxid, hochdisperses, Magnesium stearat; Filmüberzug: 5 mg Tablette: Polysorbat 80, Poly(vinylalkohol), Titandioxid, Talkum, Phospholipide aus Sojabohnen 0,065 mg, Xanthan gummi; Tablettenkern: 10 mg Tablette: Cellulose, mikrokristalline, Maisstärke, vorverkleistert, Lactose 80 mg, Siliciumdioxid, hochdisperses, Magnesium stearat; Filmüberzug: 10 mg Tablette: Polysorbat 80, Poly(vinylalkohol), Titandioxid, Talkum, Phospholipide aus Sojabohnen 0,13 mg, Xanthan gummi; Tablettenkern: 15 mg Tablette: Cellulose, mikrokristalline, Maisstärke, vorverkleistert, Lactose 120 mg, Siliciumdioxid, hochdisperses, Magnesium stearat; Filmüberzug: 15 mg Tablette: Polysorbat 80, Poly(vinylalkohol), Titandioxid, Talkum, Phospholipide aus Sojabohnen 0,195 mg, Xanthan gummi; Tablettenkern: 20 mg Tablette: Cellulose, mikrokristalline, Maisstärke, vorverkleistert, Lactose 160 mg, Siliciumdioxid, hochdisperses, Magnesium stearat; Filmüberzug: 20 mg Tablette: Polysorbat 80, Poly(vinylalkohol), Titandioxid, Talkum, Phospholipide aus Sojabohnen 0,26 mg, Xanthan gummi.
PG: 28 ST RE2 (EKO: Y) [€ 29,60 n.l.]

Memantin ratiopharm 10 mg - Filmtabletten 49E02
(Z.Nr. EU/1/13/836/*) RP. P. n.l. N06DX01
ZI: ratiopharm, Ulm, Deutschland
Z: 1 Filmtablette enthält: Memantin hydrochlorid 10 mg (entspr. Memantin 8,31 mg), Tablettenkern: Cellulose, mikrokristalline, Maisstärke, vorverkleistert, Lactose 80 mg, Siliciumdioxid, hochdisperses, Magnesium stearat; Filmüberzug: Polysorbat 80, Poly(vinylalkohol), Titandioxid, Talkum, Phospholipide aus Sojabohnen 0,13 mg, Xanthan gummi.
PG: 30 ST RE2 (2) (EKO: Y) [€ 25,65 n.l.]

Memantin ratiopharm 20 mg - Filmtabletten 49E02
(Z.Nr. EU/1/13/836/*) RP. P. n.l. N06DX01
ZI: ratiopharm, Ulm, Deutschland
Z: 1 Filmtablette enthält: Memantin hydrochlorid 20 mg (entspr.

Memantin 16,62 mg), Tablettenkern: Cellulose, mikrokristalline, Maisstärke, vorverkleistert, Lactose 160 mg, Siliciumdioxid, hochdisperses, Magnesium stearat; Filmüberzug: Polysorbat 80, Poly(vinylalkohol), Titandioxid, Talkum, Phospholipide aus Sojabohnen 0,26 mg, Xanthan gummi.
PG: 30 ST RE2 (2) (EKO: Y) [€ 47,80 n.l.]

Memantin Sandoz 10 mg - Filmtabletten 49E02
(Z.Nr. 1-35088) RP. P. N06DX01
ZI: Sandoz, Kundl
Z: 1 Filmtablette enthält: Memantin hydrochlorid 10 mg (entspr. Memantin 8,31 mg), Tablettenkern: Lactose 126 mg (entspr. Lactose monohydrat), Cellulose, mikrokristalline, Siliciumdioxid, hochdisperses, Magnesium stearat; Filmüberzug: Hypromellose, Lactose monohydrat, Macrogol, Triacetin, Titandioxid.
Kurzinformation: siehe Memantin 1A Pharma 10 mg - Filmtabletten, → S. 869
PG: 10 ST RE2 (EKO: Y) [€ 9,20], 30 ST RE2 (2) (EKO: Y) [€ 25,65]

Memantin Sandoz 20 mg - Filmtabletten 49E02
(Z.Nr. 1-35089) RP. P. N06DX01
ZI: Sandoz, Kundl
Z: 1 Filmtablette enthält: Memantin hydrochlorid 20 mg (entspr. Memantin 16,62 mg), Tablettenkern: Lactose 230,5 mg (entspr. Lactose monohydrat), Carboxymethylstärke, Natrium Typ A, Cellulose, mikrokristalline, Siliciumdioxid, hochdisperses, Magnesium stearat; Filmüberzug: Poly(vinylalkohol), Macrogol, Titandioxid, Talkum, Eisenoxid rot, Eisenoxid gelb.
Kurzinformation: siehe Memantin 1A Pharma 10 mg - Filmtabletten, → S. 869
PG: 10 ST RE2 (EKO: Y) [€ 17,25], 30 ST RE2 (2) (EKO: Y) [€ 47,80]

Memantin Stada 10 mg - Filmtabletten 49E02
(Z.Nr. 1-35205) RP. P. N06DX01
ZI: Stada Arzneimittel, Wien
Z: 1 Filmtablette enthält: Memantin hydrochlorid 10 mg (entspr. Memantin 8,31 mg), Tablettenkern: Cellulose, mikrokristalline, Croscarmellose natrium, Siliciumdioxid, hochdispers, wasserfrei, Magnesium stearat; Tablettenfilm: (entspr. Poly(vinylalkohol)) (entspr. Titandioxid) (entspr. Macrogol 3350) (entspr. Talkum).
Kurzinformation: siehe Axura 20 mg - Filmtabletten, → S. 162
PG: 14 ST * (EKO: N) [€ 12,90], 28 ST RE2 (2) (EKO: Y) [€ 23,75]

Memantin Stada 20 mg - Filmtabletten 49E02
(Z.Nr. 1-35208) RP. P. N06DX01
ZI: Stada Arzneimittel, Wien
Z: 1 Filmtablette enthält: Memantin hydrochlorid 20 mg (entspr. Memantin 16,62 mg), Tablettenkern: Cellulose, mikrokristalline, Croscarmellose natrium, Siliciumdioxid, hochdisperses, Magnesium stearat; Tablettenfilm: (entspr. Poly(vinylalkohol)) (entspr. Titandioxid) (entspr. Macrogol) (entspr. Eisenoxid gelb) (entspr. Eisenoxid rot) (entspr. Talkum).
Kurzinformation: siehe Axura 20 mg - Filmtabletten, → S. 162
PG: 14 ST * (EKO: N) [€ 24,45], 28 ST RE2 (2) (EKO: Y) [€ 45,65]

Memantin Stada 5 mg/10 mg/15 mg/20 mg - Filmtabletten (Starterpackung) 49E02
(Z.Nr. 1-35209) RP. P. n.I. N06DX01
ZI: Stada Arzneimittel, Wien
Z: 1 Starterpackung enthält: Filmtablette, weiss 7 Stk: Memantin hydrochlorid 5 mg (entspr. Memantin 4,15 mg); Filmtablette, weiss mit Bruchkerbe 7 Stk: Memantin hydrochlorid 10 mg (entspr. Memantin 8,31 mg); Filmtablette, braun 7 Stk: Memantin hydrochlorid 15 mg (entspr. Memantin 12,46 mg); Filmtablette, pink 7 Stk: Memantin hydrochlorid 20 mg (entspr. Memantin 16,62 mg), Tablettenkern: Cellulose, mikrokristalline, Croscarmellose natrium, Siliciumdioxid, hochdispers, wasserfrei, Magnesium stearat; Tablettenfilm: 5 mg Tablette: Poly(vinylalkohol), Titandioxid, Macrogol 3350, Talkum; Tablettenfilm: 10 mg Tablette: Poly(vinylalkohol), Titandioxid, Macrogol 3350, Talkum; Tablettenfilm: 15 mg Tablette: Poly(vinylalkohol), Titandioxid, Macrogol 3350, Talkum, Eisenoxid gelb, Eisenoxid rot, Eisenoxid schwarz; Tablettenfilm: 20 mg Tablette: Poly(vinylalkohol), Titandioxid, Macrogol 3350, Talkum, Eisenoxid gelb, Eisenoxid rot.
PG: 28 ST RE2 (EKO: Y) [€ 29,60 n.l.]

Memantine Merz 5 mg + 10 mg + 15 mg + 20 mg - Filmtabletten 49E02
(Z.Nr. EU/1/12/799/*) RP. P. N06DX01
ZI: Merz Pharmaceuticals, Frankfurt/Main, Deutschland
Z: 1 Packung enthält: Filmtablette, weiss 7 Stk: Memantin hydrochlorid 5 mg (entspr. Memantin 4,15 mg); Filmtablette, blass gelb 7 Stk: Memantin hydrochlorid 10 mg (entspr. Memantin 8,31 mg); Filmtabletten, orange 7 Stk: Memantin hydrochlorid 15 mg (entspr. Memantin 12,46 mg); Filmtablette, rot 7 Stk: Memantin hydrochlorid 20 mg (entspr. Memantin 16,62 mg); Tablettenkern: Cellulose, mikrokristalline, Croscarmellose natrium, Siliciumdioxid, hochdisperses, Magnesium stearat; Tablettenfilm: 5 mg Tablette: Hypromellose, Macrogol 400, Titandioxid; Tablettenfilm: 10 mg Tablette: Hypromellose, Macrogol 400, Titandioxid, Eisenoxid gelb; Tablettenfilm: 15 mg Tablette: Hypromellose, Macrogol 400, Titandioxid, Eisenoxid gelb, Eisenoxid rot; Tablettenfilm: 20 mg Tablette: Hypromellose, Macrogol 400, Titandioxid, Eisenoxid gelb, Eisenoxid rot.
Kurzinformation: siehe Memantin 1A Pharma 10 mg - Filmtabletten, → S. 869
PG: 28 ST RE2 (EKO: Y) [€ 29,60]

Memantine Merz - 10 mg Filmtabletten 49E02
(Z.Nr. EU/1/12/799/*) RP. P. N06DX01
ZI: Merz Pharmaceuticals, Frankfurt/Main, Deutschland
Z: 1 Filmtablette enthält: Memantin hydrochlorid 10 mg (entspr. Memantin 8,31 mg), Tablettenkern: Cellulose, mikrokristalline, Siliciumdioxid, hochdisperses, Croscarmellose natrium, Magnesium stearat; Tablettenfilm: Hypromellose, Macrogol 400, Titandioxid, Eisenoxid gelb.
Kurzinformation: siehe Memantin 1A Pharma 10 mg - Filmtabletten, → S. 869
PG: 28 ST RE2 (2) (EKO: Y) [€ 24,20], 98 ST * (EKO: N) [€ 143,20]

Memantine Merz - 20 mg Filmtabletten 49E02
(Z.Nr. EU/1/12/799/*) RP. P. N06DX01
ZI: Merz Pharmaceuticals, Frankfurt/Main, Deutschland
Z: 1 Filmtablette enthält: Memantin hydrochlorid 20 mg (entspr. Memantin 16,62 mg), Tablettenkern: Cellulose, mikrokristalline, Croscarmellose natrium, Siliciumdioxid, hochdisperses, Magnesium stearat; Tablettenfilm: Hypromellose, Macrogol 400, Titandioxid, Eisenoxid gelb, Eisenoxid rot.
Kurzinformation: siehe Memantin 1A Pharma 10 mg - Filmtabletten, → S. 869
PG: 28 ST RE2 (2) (EKO: Y) [€ 45,90], 98 ST * (EKO: N) [€ 212,80]

Memantine Merz 5 mg/Pumpenhub - Lösung zum Einnehmen 49E02
(Z.Nr. EU/1/12/799/*) RP. P. N06DX01
ZI: Merz Pharmaceuticals, Frankfurt/Main, Deutschland
Z: 1 Pumpenhub der Lösung zu 0,5 ml enthält: Memantin hydrochlorid 5 mg (entspr. Memantin 4,16 mg), Kalium sorbat, Sorbitol, Wasser, gereinigtes.
EW: Antidementivum.
AG: Mittelschwere bis schwere Alzheimer-Demenz.
AA: Oral. 1x täglich einnehmen.
Lösung mit der Pumpe auf einen Löffel oder in ein Glas Wasser dosieren.
DO: TD 5 mg (1. Woche), 10 mg (2. Woche), 15 mg (3. Woche); Erhaltungsdosis 20 mg tgl.
Dosisreduktion bei schweren Nierenschäden. Nutzen und Verträglichkeit der Behandlung regelmäßig überprüfen. Keine Daten an Kindern und Jugendlichen.
SST: Strenge Indikationsstellung, nicht stillen.
NW: Überempfindlichkeit, ZNS (Schwindel), Psyche (Halluzinationen, Verwirrtheit), Magen/Darm, erhöhter Blutdruck, Kopfschmerzen, Dyspnoe, Leber.
WW: L-Dopa, Dopamin-Agonisten, Anticholinergika verstärkt; Barbiturate, Neuroleptika abgeschwächt; Spasmolytika (Dosisanpassung); Amantadin, Ketamin, Dextrometorphan oder Phenytoin nicht mit Memantin kombinieren. Orale Antikoagulanzien (Gerinnung überwachen).
WH: Bei schweren Nierenschäden nicht empfohlen. Vorsicht bei Epilepsie. Patienten mit schweren Herzerkrankungen engmaschig überwachen. Verkehrshinweis. Alkalisierung des Urins reduziert die renale Eliminationsrate von Memantin.
PG: 50 ML RE2 (2) (EKO: Y) [€ 27,25]

Membrana nasalium comp. "Wala" - Injektionslösung für Tiere 890B
(Z.Nr. 8-30024) RP. P. QV03AX
ZI: SaluVet, Bad Waldsee, Deutschland
Z: 1 ml enthält: Argentum metallicum aquosum (Homöopathie) D29 0,1 g, Echinacea pallida e radice ferm 33d D2 0,1 g, Membrana sinuum paranasalium bovis Gl D16 0,1 g, Natriumchlorid, Natriumhydrogencarbonat, Wasser für Injektionszwecke.
EW: Homöopathikum.
AG: Akute Pansinusitis.
AA: S.c. oder i.m.
DO: Meerschweinchen, Hamster, Ratte: 0,5 ml 1mal tgl. über 5 Tage.

Hund, Katze, Kaninchen: 1 ml 1mal tgl. über 5 Tage.
Schwein, Schaf, Ziege: 5 ml jeden 2. Tag bis zur Besserung.
Pferd, Rind: 10 ml jeden 2. Tag bis zur Besserung.
Bei chronischer Verlaufsform Wiederholung der Injektion in 2-4tägigen Abständen.
GA: Progrediente Entzündungen, Leukose, Diabetes, Korbblütler-überempfindlich- keit.
SST: Anwendung nach Rücksprache mit dem Tierarzt.
PG: 1ML 10 ST VN [€ 31,50], **10ML** 5 ST VN [€ 47,80]

Memolan 10 mg - Filmtabletten 49E02
(Z.Nr. 1-35118) RP. P. N06DX01
ZI: G.L. Pharma, Lannach
Z: 1 Filmtablette enthält: Memantin hydrochlorid 10 mg (entspr. Memantin 8,31 mg), Tablettenkern: Cellulose, mikrokristalline, Lactose monohydrat (entspr. Lactose 82,75 mg), Povidon K30, Siliciumdioxid, hochdisperses, Talkum, Magnesium stearat; Filmüberzug: Hypromellose, Titandioxid, Macrogol 400.
Kurzinformation: siehe Memantin 1A Pharma 10 mg - Filmtabletten, → S. 869
PG: 10 ST RE2 (EKO: Y) [€ 9,20], 30 ST RE2 (2) (EKO: Y) [€ 25,65]

Memolan 20 mg - Filmtabletten 49E02
(Z.Nr. 1-35119) RP. P. N06DX01
ZI: G.L. Pharma, Lannach
Z: 1 Filmtablette enthält: Memantin hydrochlorid 20 mg (entspr. Memantin 16,62 mg), Tablettenkern: Cellulose, mikrokristalline, Siliciumdioxid, hochdisperses Croscarmellose natrium, Talkum, Magnesium stearat; Filmüberzug: Hypromellose, Hydroxypropylcellulose, Talkum, Titandioxid, Eisenoxid rot, Eisenoxid schwarz.
Kurzinformation: siehe Memantin 1A Pharma 10 mg - Filmtabletten, → S. 869
PG: 10 ST RE2 (EKO: Y) [€ 17,25], 30 ST RE2 (2) (EKO: Y) [€ 47,80]

M

Memoria - Tropfen 39X02
(Z.Nr. 3-00118) RPF. P. nicht im Handel. V03AX

🐾 Menbutil 100 mg/ml - Injektionslösung für Rinder, Schweine, Pferde, Schafe und Ziegen 825C, 825K
(Z.Nr. 8-00820) RP. P. QA05AX90
ZI: aniMedica, Senden-Bösensell, Deutschland
Z: 1 ml Injektionslösung enthält: Menbuton 100 mg, Chlorocresol 2 mg, Edetinsäure, Natrium metabisulfit 2 mg, 2-Aminoethanol, Wasser für Injektionszwecke.
EW: Gallentherapeutikum.
AG: Anregung der Leberaktivität bei Verdauungsstörungen oder Leberinsuffizienz.
AA: Langsam i.v. oder i.m.
DO: Kälber, Schafe,Ziegen, Schweine: 10 mg Menbuton/kg KG tief i.m. oder i.v.
Rinder: 5-7,5 mg Menbuton/kg KG langsam i.v.
Pferde: 2,5-5 mg Menbuton/kg KG langsam i.v. Ev. nach 24 Std wiederholen.
GA: Herzerkrankungen.
SST: Im letzten Trächtigkeitsdrittel nicht anwenden.
NW: I.v. : Speicheln, Tränenfluss, Muskeltremor, spontaner Harn- und Kotabsatz, Ruhelosigkeit, erhöhte Atemfrequenz, Festliegen. I.m.: Lokale Reaktionen.
PG: 100 ML VN [€ 22,45]

🐾 *Menbuton 100 mg/ml - Injektionslösung für Rinder, Schweine, Pferde, Schafe, Ziegen* 825C, 825K
(Z.Nr. 8-36802) RP. P. nicht im Handel. QA05AX90

Mencord 10 mg - Filmtabletten 10A08
(Z.Nr. 1-24930) RP. P. C09CA08
ZI: Menarini International Operations, Luxemburg
Z: 1 Filmtablette enthält: Olmesartan medoxomil 10 mg; Tablettenkern: Cellulose, mikrokristalline, Lactose monohydrat 61,6 mg, Hydroxypropylcellulose, Hydroxypropylcellulose niedrig substituiert, Magnesium stearat; Filmüberzug: (entspr. Titandioxid) (entspr. Talkum) (entspr. Hypromellose).
EW: Angiotensin II-Antagonist.
AG: Essentielle Hypertonie. Hypertonie bei Kindern ab 6 Jahren und Jugendlichen.
AA: Unzerkaut mit Flüssigkeit einnehmen.
DO: Patienten ab 6 Jahren: Initial 1mal tgl. 10 mg; Dosissteigerung bei Bedarf auf 20 (bis max. 40) mg/die. Bei Kindern unter 35 kg KG MTD 20 mg.
GA: Gallenwegobstruktion, primärer Aldosteronismus, Kinder unter 1 Jahr.
SST: Gegenanzeige im 2. und 3. Trimenon; im 1. Trimenon und in der Stillzeit nicht empfohlen.
NW: Schwindel, Atemwege, Magen/Darm (Sprue-ähnliche Enteropathie), Haut, Schmerzen, Niere, Untersuchungen.
WW: Aliskiren (Kontraindiziert bei Diabetes oder Nierenschäden, sonst nicht empfohlen). Duale Blockade des Renin-Angiotensin-Aldosteron-Systems nicht empfohlen. Lithium nicht empfohlen. Vorsicht: Andere Blutdrucksenker verstärkt. Kalium, kaliumsparende Diuretika (Kalium-Anstieg), NSAIDs.
WH: Volumen- oder Natriummangel vor Anwendung ausgleichen. Kontrollen: Niere, Serumkalium.
Vorsicht bei Klappenfehlern, obstruktiver hypertropher Kardiomyopathie.
PG: 28 ST * (EKO: N) [€ 12,10]

Mencord 20 mg - Filmtabletten 10A08
(Z.Nr. 1-24931) RP. P. C09CA08
ZI: Menarini International Operations, Luxemburg
Z: 1 Filmtablette enthält: Olmesartan medoxomil 20 mg, Tablettenkern: Cellulose, mikrokristalline, Lactose monohydrat 123,2 mg, Hydroxypropylcellulose, Hydroxypropylcellulose niedrig substituiert, Magnesium stearat; Filmüberzug: (entspr. Titandioxid) (entspr. Talkum) (entspr. Hypromellose).
Kurzinformation: siehe Mencord 10 mg - Filmtabletten, → S. 872
PG: 28 ST * (EKO: N) [€ 14,65]

Mencord 40 mg - Filmtabletten 10A08
(Z.Nr. 1-24932) RP. P. C09CA08
ZI: Menarini International Operations, Luxemburg
Z: 1 Filmtablette enthält: Olmesartan medoxomil 40 mg, Tablettenkern: Cellulose, mikrokristalline, Lactose monohydrat 246,4 mg, Hydroxypropylcellulose, Hydroxypropylcellulose niedrig substituiert, Magnesium stearat; Filmüberzug: (entspr. Titandioxid) (entspr. Talkum) (entspr. Hypromellose).
Kurzinformation: siehe Mencord 10 mg - Filmtabletten, → S. 872
PG: 28 ST * (EKO: N) [€ 15,45]

Mencord Plus 20 mg/12,5 mg - Filmtabletten 10B06
(Z.Nr. 1-26160) RP. P. C09DA08
ZI: Menarini International Operations, Luxemburg
Z: 1 Filmtablette enthält: Olmesartan medoxomil 20 mg, Hydrochlorothiazid 12,5 mg, Tablettenkern: Cellulose, mikrokristalline, Lactose monohydrat, Hydroxypropylcellulose niedrig substituiert, Hydroxypropylcellulose, Magnesium stearat; Filmüberzug: (entspr. Talkum) (entspr. Hypromellose) (entspr. Titandioxid) (entspr. Eisen(III)-oxid, gelbes) (entspr. Eisen(III)-oxid, rotes).
EW: Angiotensin II-Antagonist+Diuretikum.
AG: Essentielle Hypertonie bei nicht ausreichender Monotherapie.
AA: Mit ausreichend Flüssigkeit einnehmen, nicht kauen.
DO: 1mal tgl. 1 Filmtablette. Keine Daten an Kindern und Jugendlichen.
GA: Schwere Leber- oder Nierenschäden, Gallenwegobstruktion, refraktäre Hypokaliämie, Hyperkalzämie, Hyponatriämie, Hyperurikämie.
SST: Gegenanzeige im 2. und 3. Trimenon; im 1. Trimenon und in der Stillzeit nicht empfohlen.
NW: Kopfschmerzen, Schwindel, Orthostase, Haut, Magen/Darm (Sprue-ähnliche Enteropathie), Ermüdung, Elektrolyte (Hypo- oder Hyperkaliämie),Augen (akute Myopie, sekundäres Engwinkelglaukom). Erhöhtes Risiko für nicht-melanozytären Hautkrebs.
WW: Aliskiren (Kontraindiziert bei Diabetes oder Nierenschäden, sonst nicht empfohlen). Duale Blockade des Renin-Angiotensin-Aldosteron-Systems nicht empfohlen. Lithium nicht empfohlen. Vorsicht: Baclofen, nichtsteroidale Antirheumatika, Amifostin, andere Blutdrucksenker, ZNS-Dämpfer.
WW der Einzelsubstanzen beachten.
WH: Nach der ersten Dosis symptomatische Hypotonie möglich. Vorsicht bei Klappenstenosen, Myokardiopathie. Kontrollen: Blutzucker, Blutfette, Elektrolyte. Verkehrshinweis. Positiver Doping-Test möglich.
PG: 28 ST * (EKO: N) [€ 14,65]

Mencord Plus 20 mg/25 mg - Filmtabletten 10B06
(Z.Nr. 1-26161) RP. P. C09DA08
ZI: Menarini International Operations, Luxemburg
Z: 1 Filmtablette enthält: Olmesartan medoxomil 20 mg, Hydrochlorothiazid 25 mg, Tablettenkern: Cellulose, mikrokristalline, Lactose monohydrat, Hydroxypropylcellulose niedrig substituiert, Hydroxypropylcellulose, Magnesium stearat; Filmüberzug: (entspr. Talkum) (entspr. Hypromellose) (entspr. Titandioxid) (entspr. Eisen(III)-oxid, gelbes) (entspr. Eisen(III)-oxid, rotes).
EW: Angiotensin II-Antagonist+Diuretikum.
AG: Essentielle Hypertonie bei nicht ausreichender Monotherapie.
AA: Mit ausreichend Flüssigkeit einnehmen, nicht kauen.

DO: 1mal tgl. 1 Filmtablette. Keine Daten an Kindern und Jugendlichen.
GA: Schwere Leber- oder Nierenschäden, Gallenwegobstruktion, refraktäre Hypokaliämie, Hyperkalzämie, Hyponatriämie, Hyperurikämie.
SST: Gegenanzeige im 2. und 3. Trimenon; im 1. Trimenon und in der Stillzeit nicht empfohlen.
NW: Kopfschmerzen, Schwindel, Orthostase, Haut, Magen/Darm (Sprue-ähnliche Enteropathie), Ermüdung, Elektrolyte (Hypo- oder Hyperkaliämie),Augen (akute Myopie, sekundäres Engwinkelglaukom).
WW: Aliskiren (Kontraindiziert bei Diabetes oder Nierenschäden, sonst nicht empfohlen). Duale Blockade des Renin-Angiotensin-Aldosteron-Systems nicht empfohlen. Lithium nicht empfohlen. Vorsicht: Baclofen, nichtsteroidale Antirheumatika, Amifostin, andere Blutdrucksenker, ZNS-Dämpfer.
WW der Einzelsubstanzen beachten.
WH: Nach der ersten Dosis symptomatische Hypotonie möglich. Vorsicht bei Klappenstenosen, Myokardiopathie. Kontrollen: Blutzucker, Blutfette, Elektrolyte. Verkehrshinweis. Positiver Doping-Test möglich.
PG: 28 ST * (EKO: N) [€ 14,65]

Mencord Plus 40 mg/12,5 mg Filmtabletten — 10B06

(Z.Nr. 1-29039) RP. P. — C09DA08
ZI: Menarini International Operations, Luxemburg
Z: 1 Filmtablette enthält: Olmesartan medoxomil 40 mg, Hydrochlorothiazid 12,5 mg, Tablettenkern: Cellulose, mikrokristalline, Lactose monohydrat 233,9 mg, Hydroxypropylcellulose niedrig substituiert, Hydroxypropylcellulose, Magnesium stearat; Filmüberzug: (entspr. Talkum) (entspr. Hypromellose) (entspr. Titandioxid) (entspr. Eisen(III)-oxid, gelbes) (entspr. Eisen(III)-oxid, rotes).
EW: Angiotensin II-Antagonist+Diuretikum.
AG: Essentielle Hypertonie bei nicht ausreichender Monotherapie.
AA: Mit ausreichend Flüssigkeit einnehmen, nicht kauen.
DO: 1mal tgl. 1 Filmtablette. Keine Daten an Kindern und Jugendlichen.
GA: Schwere Leber- oder Nierenschäden, Gallenwegobstruktion, refraktäre Hypokaliämie, Hyperkalzämie, Hyponatriämie, Hyperurikämie.
SST: Gegenanzeige im 2. und 3. Trimenon; im 1. Trimenon und in der Stillzeit nicht empfohlen.
NW: Kopfschmerzen, Schwindel, Orthostase, Haut, Magen/Darm (Sprue-ähnliche Enteropathie), Ermüdung, Elektrolyte (Hypo- oder Hyperkaliämie),Augen (akute Myopie, sekundäres Engwinkelglaukom). Erhöhtes Risiko für nicht-melanozytären Hautkrebs, Auge (Aderhauterguss, akute Myopie, sekundäres Winkelverschlussglaukom).
WW: Aliskiren (Kontraindiziert bei Diabetes oder Nierenschäden, sonst nicht empfohlen). Duale Blockade des Renin-Angiotensin-Aldosteron-Systems nicht empfohlen. Lithium nicht empfohlen. Vorsicht: Baclofen, nichtsteroidale Antirheumatika, Amifostin, andere Blutdrucksenker, ZNS-Dämpfer.
WW der Einzelsubstanzen beachten.
WH: Nach der ersten Dosis symptomatische Hypotonie möglich. Vorsicht bei Klappenstenosen, Myokardiopathie. Kontrollen: Blutzucker, Blutfette, Elektrolyte. Verkehrshinweis. Positiver Doping-Test möglich.
PG: 28 ST * (EKO: N) [€ 14,95]

Mencord Plus 40 mg/25 mg Filmtabletten — 10B06

(Z.Nr. 1-29040) RP. P. — C09DA08
ZI: Menarini International Operations, Luxemburg
Z: 1 Filmtablette enthält: Olmesartan medoxomil 40 mg, Hydrochlorothiazid 25 mg, Tablettenkern: Cellulose, mikrokristalline, Lactose monohydrat 221,4 mg, Hydroxypropylcellulose niedrig substituiert, Hydroxypropylcellulose, Magnesium stearat; Filmüberzug: (entspr. Talkum) (entspr. Hypromellose) (entspr. Titandioxid) (entspr. Eisen(III)-oxid, gelbes) (entspr. Eisen(III)-oxid, rotes).
Kurzinformation: siehe Mencord Plus 40 mg/12,5 mg Filmtabletten, → S. 873
PG: 28 ST * (EKO: N) [€ 14,95]

Menjugate 10 Mikrogramm Injektionssuspension — 36A25
(Z.Nr. 2-36132) NR. P. E. nicht im Handel. — J07AH07

Menjugate 10 Mikrogramm - Injektionssuspension in einer Fertigspritze — 36A25

(Z.Nr. 2-36131) NR. P. E. n.l. — J07AH07
ZI: GSK Vaccines, Siena, Italien
Z: Jede 0,5-ml-Dosis enthält: Meningokokken-C-Oligosaccharid-CRM-Konjugat-Impfstoff, monovalent (entspr. Neisseria meningitidis Serogruppe C (Stamm C11) 10 µg) (entspr. Corynebacterium diphtheriae CRM197-Protein 12,5-25 µg), adsorbiert an Aluminiumhydroxid (entspr. Aluminium 0,3-0,4 mg), Histidin, Natriumchlorid, Wasser für Injektionszwecke.
PG: 1 ST * (EKO: N) [€ 51,85 n.l.]

Meno Albin - Tabletten — 29Z02
(Z.Nr. 1-23874) RPF. P. nicht im Handel. — G02CX

Menopur 75/75 I.E. - Pulver und Lösungsmittel zur Herstellung einer Injektionslösung — 29C01, 31B01

(Z.Nr. 1-23705) NR. P. — G03GA02
ZI: Ferring Arzneimittel, Wien
Z: 1 Packung enthält: Menotropin (entspr. Menopausengonadotropin, human) (entspr. FSH 75 IE) (entspr. LH 75 IE), Lactose monohydrat 20 mg, Polysorbat 20, Natriumhydroxid zur pH-Wert-Einstellung, Salzsäure zur pH-Wert-Einstellung; Lösungsmittelampulle 1 ml: Natriumchlorid (entspr. Natrium ca. 0,05 mg), Salzsäure zur pH-Wert-Einstellung, Wasser für Injektionszwecke.
EW: Fördert Entwicklung und Reifung der Keimzellen.
AG: Weibliche Infertilität:
- Anovulation inklusive polyzystisches Ovarialsyndrom, hypogonadotrope Ovarialinsuffizienz bei Nichtansprechen auf Clomifenzitrat
- Kontrollierte ovarielle Hyperstimulation im Rahmen der assistieren Reproduktionsmedizin (ART: IVF/ET, GIFT, ICSI).

Männliche Infertilität: Sterilität des Mannes durch hypogonadotropen Hypogonadismus zur Anregung der Spermatogenese.
AA: I.m oder s.c. nach Zubereitung mit beigefügtem Lösungsmittel.
DO: Weibliche Infertilität: Individuell! Anovulation: Initial 75-150 IE Menopur pro Tag. Zur Ovulationsauslösung einmalig 5000 bis 10000 IE HCG.
ART: Initial 150-225 I.E. Menopur tgl. ca. 2 Wochen nach Beginn der Behandlung mit GnRH- Agonisten. MTD 450 I.E. Max. 20 Tage anwenden. Zur Ovulationsauslösung einmalig 5000 bis 10000 IE HCG.
Details siehe Austria-Codex - Fachinformation
Sterilität des Mannes: Initial bis zur Erreichung eines normalen Testosteronspiegels. Dann 3mal wöchentlich 75-150 IE Menopur über mindestens 3-4 Monate i.m. und zusätzlich 5000 IE HCG pro Woche.
Keine Indikation für Kinder und Jugendliche.
GA: **Frau:** Schwangerschaft; Ovarvergrößerung oder Zysten, die nicht auf ein polyzystisches Ovarsyndrom zurückzuführen sind; gynäkologische Blutungen unbekannter Ursache; Uterus-, Ovar- und Brusttumore; primäre Ovarialinsuffizienz; Missbildung der Sexualorgane oder massive Myome, die eine Schwangerschaft ausschließen; vorzeitige Menopause.
Mann: Prostatakarzinom; Hodentumore; primäre Hodeninsuffizienz mit hypergonadotropen Werten; jede Infertilität, die nicht auf einem hypogonadotropen Hypogonadismus beruht (normale Hypophysenhormonwerte).
Allgemein: Tumore der Hypophyse oder des Hypothalamus.
SST: Gegenanzeige.
NW: Ovarielles Hyperstimulationssyndrom, ungewollte Mehrlingsschwangerschaften, extrauterine Schwangerschaften, adnexale Torsion, tiefe Venenthrombose, Magen/Darm, Überempfindlichkeit, lokale Reaktionen, Gynäkomastie bei Männern.
WH: Nur von Spezialisten auf dem Gebiet der Infertilität anzuwenden. Vor HMG-Gabe Kontrolluntersuchungen erforderlich. Auf Überstimulierung der Ovarien (erhöhtes Risiko von Mehrlingsschwangerschaften) bzw. erhöhtes Risiko extrauteriner Schwangerschaften achten.
PG: 5 ST RE1 (EKO: Y) [€ 209,80], 10 ST RE1 (EKO: Y) [€ 362,00]

Menopur 600 I.E. - Pulver und Lösungsmittel zur Herstellung einer Injektionslösung — 29C01

(Z.Nr. 1-30545) NR. P. E. — G03GA02
ZI: Ferring Arzneimittel, Wien
Z: 1 Packung enthält: Menotropin (entspr. Menopausengonadotropin, human) (entspr. FSH 600 IE) (entspr. LH 600 IE), Lactose monohydrat, Polysorbat 20, Natriumphosphat-Heptahydrat, dibasisch, Phosphorsäure, Lösungsmittel 1 ml: Metacresol, Wasser für Injektionszwecke.
AG: Weibliche Infertilität:
- Anovulation inklusive polyzystisches Ovarialsyndrom, hypogonadotrope Ovarialinsuffizienz bei Nichtansprechen auf Clomifenzitrat
- Kontrollierte ovarielle Hyperstimulation im Rahmen der assistieren Reproduktionsmedizin (ART: IVF/ET, GIFT, ICSI).

AA: I.m oder s.c. nach Zubereitung mit beigefügtem Lösungsmittel.
DO: Individuell! Anovulation: Initial 75-150 IE Menopur pro Tag. Zur Ovulationsauslösung einmalig 5000 bis 10000 IE HCG.
ART: Initial 150-225 I.E. Menopur tgl. ca. 2 Wochen nach Beginn der Behandlung mit GnRH- Agonisten. MTD 450 I.E. Max. 20 Tage anwenden. Zur Ovulationsauslösung einmalig 5000 bis 10000 IE HCG.
Details siehe Austria-Codex - Fachinformation

Keine Indikation für Kinder und Jugendliche.
GA: Schwangerschaft; Ovarvergrößerung oder Zysten, die nicht auf ein poly- zystisches Ovarsyndrom zurückzuführen sind; gynäkologische Blutungen unbekannter Ursache; Uterus-, Ovar- und Brusttumore; primäre Ovarial- insuffizienz; Missbildung der Sexualorgane, die eine Schwangerschaft ausschließen; vorzeitige Menopause.
SST: Gegenanzeige.
NW: Ovarielles Hyperstimulationssyndrom, adnexale Torsion, ungewollte Mehr- lingsschwangerschaften, extrauterine Schwangerschaften, tiefe Venen- thrombose, Magen/Darm, Überempfindlichkeit, lokale Reaktionen.
WH: Nur von Spezialisten auf dem Gebiet der Infertilität anzuwenden. Vor HMG-Gabe Kontrolluntersuchungen erforderlich. Auf Überstimulierung der Ovarien achten.
PG: 1 ST * (EKO: N) [€ 316,60]

Menopur 1200 I.E. - Pulver und Lösungsmittel zur Herstellung einer Injektionslösung 29C01
(Z.Nr. 1-30547) NR. P. E. G03GA02
ZI: Ferring Arzneimittel, Wien
Z: 1 Packung enthält: Menotropin (entspr. Menopausengonadotropin, human) (entspr. FSH 1200 IE) (entspr. LH 1200 IE), Lactose monohydrat, Polysorbat 20, Natriumphosphat-Heptahydrat, dibasisch, Phosphorsäure, Lösungsmittel 1 ml: Metacresol, Wasser für Injektionszwecke.
Kurzinformation: siehe Menopur 600 I.E. - Pulver und Lösungsmittel zur Herstellung einer Injektionslösung, → S. 873
PG: 1 ST * (EKO: N) [€ 612,10]

▼ *MenQuadfi - Injektionslösung* 36A25
(Z.Nr. EU/1/20/1483/*) NR. P. E. nicht im Handel. J07AH08

Mensifem - Filmtabletten 29Z02
(Z.Nr. 1-35879) RPF. P. G02CX04
ZI: Bionorica SE, Neumarkt, Deutschland
Z: 1 Filmtablette enthält: Cimicifugawurzelstock-Trockenextrakt (5-10:1); Ethanol 58% (V/V) (Auszugsmittel) 2,8 mg (entspr. Cimicifuga racemosa (L.) Nutt., rhizoma), Calcium hydrogenphosphat dihydrat, Ammonium methacrylat-Copolymer, Typ A, Dispersion 30% (entspr. Eudragit RL 30 D), Eisenoxid rot, Eisenoxid gelb, Lactose monohydrat 17,2 mg, Macrogol 6000, Magnesium stearat (pflanzlich), Kartoffelstärke, Talkum (gereinigt), Natriumhydroxid, Sorbinsäure, Titandioxid.
EW: Pflanzliches Arzneimittel.
AG: Wechseljahresbeschwerden.
AA: Unzerkaut mit Flüssigkeit einnehmen.
DO: Frauen in der Menopause: 2mal tgl. 1 FT. Keine Indikation für Kinder und Jugendliche.
SST: Nicht anwenden.
NW: Haut, periphere Ödeme, Magen/Darm, Leber.
WH: Vorsicht bei Leberschäden. Bei (anamnestischen) hormonabhängigen Tumoren, Einnahme von Östrogenen nicht ohne ärztliche Rücksprache anwenden.
PG: 60 ST * (EKO: N) [€ 9,90]

Menveo - Pulver und Lösung zur Herstellung einer Injektionslösung 36A25
(Z.Nr. EU/1/10/614/*) NR. P. E. nicht im Handel. J07AH08

Mepact 4 mg - Pulver für ein Konzentrat zur Herstellung einer Infusionsdispersion 55L
(Z.Nr. EU/1/08/502/*) NR. P. E. L03AX15
ZI: Takeda France, Puteaux, Frankreich
Z: 1 Durchstechflasche enthält: Mifamurtid 4 mg, 2-Oleoyl-1-palmitoyl-sn-glycero(3)phosphocholin, 1,2 Dioleoyl-sn-glycero(3)-L-phosphoserin, Mononatriumsalz.
EW: Zytokin.
AG: Nicht metastasierte, resezierbare hoch maligne Osteosarkome bei Patienten von 2 bis 30 Jahren nach vollständiger Tumorresektion.
AA: I.v. Infusion über 1 h nach Rekonstitution, Filtration und Verdünnung.
DO: ED 2 mg/m² KOF im Anschluss an die Tumorresektion 2 mal wöchentlich über 12 Wochen und 1 mal wöchentlich über weitere 24 Wochen. Keine Daten an Kindern unter 2 Jahren.
SST: Nicht empfohlen.
NW: Infektionen, Tumorschmerzen, Blutbild, Anorexie, Psyche, ZNS, Auge, Ohr, Tachykardie, Hypertonie, Hypotonie, Atemwege, Magen/Darm, Haut, Schwitzen, Gliederschmerzen, Urogenitale, Vegetativum.
WW: Kontraindiziert: Ciclosporin, andere Calcineurin - Inhibitoren, hoch dosierte NSAIDs. Langzeitgabe von Kortikosteroiden vermeiden.
WH: Bei Asthma prophylaktisch Bronchodilatatoren geben. Blutbild kontrollieren. Vorsicht bei Autoimmunerkrankungen, Kollagenosen, schweren Leber- oder Nierenschäden, Thrombosen, instabilen kardiovaskulären Erkrankungen. Verkehrshinweis.
PG: 1 ST * (EKO: N) [€ 4.143,75]

🐾 **Mepidor 20 mg/ml - Injektionslösung für Pferde** 802AB, 811AZ
(Z.Nr. 8-38072) RP. P. VNW. QN01BB03
ZI: Richter Pharma, Feldgasse, Wels
Z: 1 ml enthält: Mepivacain hydrochlorid 20 mg (entspr. Mepivacain 17,4 mg), Natriumchlorid, Natriumhydroxid zur pH-Wert-Einstellung, Salzsäure zur pH-Wert-Einstellung, Wasser für Injektionszwecke.
EW: Lokalanästhetikum vom Amid-Typ.
AG: Intraartikuläre und epidurale Anästhesie bei Pferden.
AA: Intraartikulär oder epidural:
DO: Zur intraartikulären Anästhesie:
60-600mg Mepivacainhydrochlorid
Zur Epiduralanästhesie:
0,2-0,25 mg/kg (1,0 bis 1,25 ml/100 kg), bis zu 10 ml/Pferd.
SST: Nutzen/Risiko-Abwägung durch den Tierarzt bei geburtshilflichen Maßnahmen.
NW: Selten lokale Weichteilschwellung. Bei versehentlicher intravasaler Injektion Systemtoxizität mit ZNS-Symptomen.
WW: Vorsicht mit anderen Lokalanästhetika vom Amid-Typ.
VNW: Essbare Gewebe, Milch: 72 Std.
PG: 6 ST VNW [€ 42,50]

Mepinaest purum 0,5% - Ampullen 01A01
(Z.Nr. 1-23839) RP. P. N01BB03
ZI: Gebro Pharma, Fieberbrunn
Z: 1 ml Injektionslösung enthält: Mepivacain hydrochlorid 5 mg, Calciumchlorid dihydrat, Natriumchlorid, Natriumhydroxid zur pH-Wert-Einstellung (entspr. Natrium 0,12 mmol) (entspr. → 2,84 mg), Wasser für Injektionszwecke.
EW: Lokalanästhetikum vom Säureamidtyp.
AG: Lokalanästhesie (Infiltrations-, Leitungsanästhesie, Sympathikus- blockade).
AA: Langsam in das zu anästhesierende Gewebe injizieren. Intradermal und intramuskulär in der Infiltrationsanästhesie. Perineural und epidural in der Leitungsanästhesie.
DO: Möglichst niedrig dosieren.
Empfohlene Höchstdosen: 300 mg Mepivacain, in der HNO-Heilkunde 200 mg Mepivacain.
Kinder ab 4 Jahren: ED 0,75 mg/kg KG (0,15 ml 0,5%) pro kg KG. MD 3 mg (0,6 ml 0,5%) pro kg KG.
Lösungen mit 0,5 und 1% nicht für Spinalanästhesie und Zahnmedizin geeignet.
Infiltrationsanästhesie: 0,5%, nur bei kleinflächigen Bezirken auch 1%.
Bei wiederholten Bolusinjektionen bei schweren Leberschäden Dosis reduzieren.
GA: Parazervikalblockade in der Geburtshilfe, schwere Bradykardie und Über- leitungsstörungen, Herzinsuffizienz, schwere Hypotonie, Injektion in infiziertes Gebiet, Kinder unter 4 Jahren, spezielle GA für Peridural- anästhesie beachten.
SST: Zwingende Indikationsstellung in der Frühschwangerschaft, Stillen ca. 24 Std. nach Applikation aussetzen.
NW: ZNS, Kollaps, Krämpfe, AV-Überleitungsstörungen bis Herzstillstand, Allergien.
WW: Vorsicht: Antiarrhythmika, Aprindin, andere Lokalanästhetika, zentrale Analgetika, Ether, depolarisierende Muskelrelaxantien verstärkend; Gefäßverengende Mittel verlängern Wirkdauer von Mepivacain.
WH: Vorsicht bei älteren Patienten, Leber-, Nierenschäden, Gerinnungs- störungen, Gefäßverschlüssen, Nervenschäden (Diabetes).
Nicht zur intraartikulären Dauerinfusion.
Bei Überdosierung Notfallmedikation: Sauerstoff, bei Krämpfen Diazepan bzw. Midazolam i.v., bei Bradykardie und AV-Block Atropin bzw. Adrenergika i.v., bei Schock kolloidale Infusionslösung, Antihistaminika (H_1-Blocker), Theophyllin, Adrenalin, Glukokortikoide.
PG: 5 ST (2) (EKO: G) [€ 5,60]

Mepinaest purum 1% - Ampullen 01A01
(Z.Nr. 1-23840) RP. P. N01BB03
ZI: Gebro Pharma, Fieberbrunn
Z: 1 ml Injektionslösung enthält: Mepivacain hydrochlorid 10 mg, Calciumchlorid dihydrat, Natriumchlorid, Natriumhydroxid zur pH-Wert-Einstellung (entspr. Natrium 0,1 mmol) (entspr. → 2,47 mg), Wasser für Injektionszwecke.
Kurzinformation: siehe Mepinaest purum 0,5% - Ampullen, → S. 874

PG: 5 ST (2) (EKO: G) [€ 5,60]

Mepinaest purum 2% - Ampullen 01A01
(Z.Nr. 1-23841) RP. P. N01BB03
ZI: Gebro Pharma, Fieberbrunn
Z: 1 ml Injektionslösung enthält: Mepivacain hydrochlorid 20 mg, Calciumchlorid dihydrat, Natriumchlorid, Natriumhydroxid zur pH-Wert-Einstellung (entspr. Natrium 0,07 mmol) (entspr. → 1,69 mg), Wasser für Injektionszwecke.
EW: Lokalanästhetikum vom Säureamidtyp.
AG: Leitungsanästhesie.
Für Infiltrationsanästhesie und Sympathikusblockade sind im Normalfall 0,5% oder 1% ausreichend.
AA: Perineural und epidural.
DO: Möglichst niedrig dosieren.
Empfohlene Höchstdosen: 300 mg Mepivacain, in der HNO-Heilkunde 200 mg Mepivacain.
Kinder ab 4 Jahren: ED 0,75 mg/kg KG (0,15 ml 0,5%) pro kg KG. MD 3 mg (0,6 ml 0,5%) pro kg KG.
Lösungen mit 0,5 und 1% nicht für Spinalanästhesie und Zahnmedizin geeignet.
Infiltrationsanästhesie: 0,5%, nur bei kleinflächigen Bezirken auch 1%.
Bei wiederholten Bolusinjektionen bei schweren Leberschäden Dosis reduzieren.
GA: Parazervikalblockade in der Geburtshilfe, schwere Bradykardie und Über- leitungsstörungen, Herzinsuffizienz, schwere Hypotonie, Injektion in infiziertes Gebiet, Kinder unter 4 Jahren, spezielle GA für Peridural- anästhesie beachten.
SST: Zwingende Indikationsstellung in der Frühschwangerschaft, Stillen ca. 24 Std. nach Applikation aussetzen.
NW: ZNS, Kollaps, Krämpfe, AV-Überleitungsstörungen bis Herzstillstand, Allergien.
WW: Vorsicht: Antiarrhythmika, Aprindin, andere Lokalanästhetika, zentrale Analgetika, Ether, depolarisierende Muskelrelaxantien verstärkend; Gefäßverengende Mittel verlängern Wirkdauer von Mepivacain.
WH: Vorsicht bei älteren Patienten, Leber-, Nierenschäden, Gerinnungs- störungen, Gefäßverschlüssen, Nervenschäden (Diabetes).
Nicht zur intraartikulären Dauerinfusion.
Bei Überdosierung Notfallmedikation: Sauerstoff, bei Krämpfen Diazepan bzw. Midazolam i.v., bei Bradykardie und AV-Block Atropin bzw. Adrenergika i.v., bei Schock kolloidale Infusionslösung, Antihistaminika (H_1-Blocker), Theophyllin, Adrenalin, Glukokortikoide.
PG: 5 ST (2) (EKO: G) [€ 5,60]

Mepinaest purum 0,5% - Durchstechflaschen 01A01
(Z.Nr. 1-23842) RP. P. N01BB03
ZI: Gebro Pharma, Fieberbrunn
Z: 1 ml Injektionslösung enthält: Mepivacain hydrochlorid 5 mg, p-Hydroxybenzoesäuremethylester 1,6 mg, p-Hydroxybenzoesäurepropylester 0,2 mg, Calciumchlorid dihydrat, Natriumchlorid, Natriumhydroxid zur pH-Wert-Einstellung (entspr. Natrium 0,12 mmol) (entspr. → 2,72 mg), Salzsäure zur pH-Wert-Einstellung, Wasser für Injektionszwecke.
EW: Lokalanästhetikum vom Säureamidtyp.
AG: Lokalanästhesie (Infiltrations-, Leitungsanästhesie, Sympathikus- blockade).
AA: Langsam in das zu anästhesierende Gewebe injizieren. Intradermal und intramuskulär in der Infiltrationsanästhesie. Perineural und epidural in der Leitungsanästhesie.
DO: Möglichst niedrig dosieren.
Empfohlene Höchstdosen: 300 mg Mepivacain, in der HNO-Heilkunde 200 mg Mepivacain.
Kinder ab 4 Jahren: ED 0,75 mg/kg KG (0,15 ml 0,5%) pro kg KG. MD 3 mg (0,6 ml 0,5%) pro kg KG.
Lösungen mit 0,5 und 1% nicht für Spinalanästhesie und Zahnmedizin geeignet.
Infiltrationsanästhesie: 0,5%, nur bei kleinflächigen Bezirken auch 1%.
Bei wiederholten Bolusinjektionen bei schweren Leberschäden Dosis reduzieren.
GA: Parazervikalblockade in der Geburtshilfe, schwere Bradykardie und Über- leitungsstörungen, Herzinsuffizienz, schwere Hypotonie, Injektion in infiziertes Gebiet, Kinder unter 4 Jahren, spezielle GA für Peridural- anästhesie beachten.
SST: Zwingende Indikationsstellung in der Frühschwangerschaft, Stillen ca. 24 Std. nach Applikation aussetzen.
NW: ZNS, Kollaps, Krämpfe, AV-Überleitungsstörungen bis Herzstillstand, Allergien.
WW: Vorsicht: Antiarrhythmika, Aprindin, andere Lokalanästhetika, zentrale Analgetika, Ether, depolarisierende Muskelrelaxantien verstärkend; Gefäßverengende Mittel verlängern Wirkdauer von Mepivacain.
WH: Vorsicht bei älteren Patienten, Leber-, Nierenschäden, Gerinnungs- störungen, Gefäßverschlüssen, Nervenschäden (Diabetes).
Nicht zur intraartikulären Dauerinfusion.
Bei Überdosierung Notfallmedikation: Sauerstoff, bei Krämpfen Diazepan bzw. Midazolam i.v., bei Bradykardie und AV-Block Atropin bzw. Adrenergika i.v., bei Schock kolloidale Infusionslösung, Antihistaminika (H_1-Blocker), Theophyllin, Adrenalin, Glukokortikoide.
Höchstdosis für Durchstichflaschen: 15 ml (auf Grund des Konservierungsmittels).
PG: 5 ST * (EKO: N) [€ 35,55]

Mepinaest purum 1% - Durchstechflaschen 01A01
(Z.Nr. 1-23843) RP. P. N01BB03
ZI: Gebro Pharma, Fieberbrunn
Z: 1 ml Injektionslösung enthält: Mepivacain hydrochlorid 10 mg, p-Hydroxybenzoesäuremethylester 1,6 mg, p-Hydroxybenzoesäurepropylester 0,2 mg, Calciumchlorid dihydrat, Natriumchlorid, Natriumhydroxid zur pH-Wert-Einstellung (entspr. Natrium 0,11 mmol) (entspr. → 2,33 mg), Salzsäure zur pH-Wert-Einstellung, Wasser für Injektionszwecke.
Kurzinformation: siehe Mepinaest purum 0,5% - Durchstechflaschen, → S. 875
PG: 5 ST * (EKO: N) [€ 37,75]

Mepinaest purum 2% - Durchstechflaschen 01A01
(Z.Nr. 1-26215) RP. P. N01BB03
ZI: Gebro Pharma, Fieberbrunn
Z: 1 ml Injektionslösung enthält: Mepivacain hydrochlorid 20 mg, p-Hydroxybenzoesäuremethylester 1,6 mg, p-Hydroxybenzoesäurepropylester 0,2 mg, Calciumchlorid dihydrat, Natriumchlorid, Natriumhydroxid zur pH-Wert-Einstellung (entspr. Natrium 0,07 mmol) (entspr. → 1,63 mg), Salzsäure zur pH-Wert-Einstellung, Wasser für Injektionszwecke.
Kurzinformation: siehe Mepinaest purum 2% - Ampullen, → S. 875
PG: 5 ST * (EKO: N) [€ 43,05]

Mepivacain Accord 10 mg/ml - Injektionslösung 01A01
(Z.Nr. 1-37120) RP. P. n.l. N01BB03
ZI: Accord Healthcare, Utrecht, Niederlande
Z: 1 ml enthält: Mepivacain hydrochlorid 10 mg, Natriumchlorid, Natriumhydroxid zur pH-Wert-Einstellung, Salzsäure zur pH-Wert-Einstellung, Wasser für Injektionszwecke.
PG: 5 ST * (EKO: N) [€ 5,70 n.l.]

Mepivacain Accord 20 mg/ml - Injektionslösung 01A01
(Z.Nr. 1-37121) RP. P. N01BB03
ZI: Accord Healthcare, Utrecht, Niederlande
Z: 1 ml enthält: Mepivacain hydrochlorid 20 mg, Natriumchlorid, Natriumhydroxid zur pH-Wert-Einstellung, Salzsäure zur pH-Wert-Einstellung, Wasser für Injektionszwecke.
EW: Lokalanästhetikum vom Säureamidtyp.
AG: Lokalanästhesie durch Infiltration der Finger, Zehen, Ohren, der Nase, des Penis und in anderen Fällen, in denen Adrenalin kontraindiziert ist; periphere Nervenblockade; Kaudalanästhesie und nicht geburtshilfliche Periduralanästhesie.
AA: Langsam in das zu anästhesierende Gewebe injizieren. Cave intravaskulär!
DO: Personen ab 15 Jahren: MD bei einmaliger Anwendung: HNO: 200 mg; Perduralanästhesie und periphere Blockaden: 400 mg; Interkostalblockade: 300 mg; Plexusanästhesie: 500 mg.
Personen von 1 bis 15 Jahren: MD 5 mg/kg KG.
Details siehe Austria Codex - Fachinformation.
GA: Schwere Reizleitungsstörungen, dekompensierte Herzinsuffizienz.
SST: Vorsicht. Gegenanzeige bei Parazervikalblockaden in der Geburtshilfe.
20 mg/ml Injektionslösung bei Interkostalblockaden ohne Adrenalin nicht empfohlen.
NW: ZNS, Kollaps, Krämpfe, AV-Überleitungsstörungen bis Herzstillstand, Allergien.
WW: Vorsicht: Antiarrhythmika, Aprindin, andere Lokalanästhetika, zentrale Analgetika, Ether, depolarisierende Muskelrelaxantien verstärkend; Gefäßverengende Mittel verlängern Wirkdauer von Mepivacain.
WH: Vorsicht bei älteren Patienten, Leber-, Nierenschäden, Gerinnungs- störungen, Gefäßverschlüssen, Nervenschäden (Diabetes).
Nicht zur intraartikulären Dauerinfusion.
Bei Überdosierung Notfallmedikation: Sauerstoff, bei Krämpfen Diazepan bzw. Midazolam i.v., bei Bradykardie und AV-Block Atropin bzw. Adrenergika i.v., bei Schock kolloidale Infusionslösung, Antihistaminika (H_1-Blocker), Theophyllin, Adrenalin, Glukokortikoide.
PG: **AMP100MG 5ML** 5 ST * (EKO: N) [€ 5,70], **DFL400MG 20ML** 5 ST * (EKO: N) [€ 28,60]

Mepril 5 mg - Tabletten 10A01
(Z.Nr. 1-22238) RP. P. C09AA02
ZI: Kwizda Pharma, Wien
Z: 1 Tablette enthält: Enalapril maleat 5 mg, Lactose monohydrat 129,6 mg, Stärke, verkleistert, Talcum, Hydroxypropylcellulose, Natriumhydrogencarbonat, Magnesium stearat.
EW: Angiotensin-Conversions-Enzymhemmer.
AG: Hypertonie, symptomatische Herzinsuffizienz, auch mit asymptomatischer linksventrikulärer Dysfunktion.
AA: Unabhängig von den Mahlzeiten mit Flüssigkeit.
DO: Hypertonie: Anfangs 1mal tgl. 5-20 mg, MTD 40 mg. Kinder: Initiale ED 2,5 mg (20-50 kg KG) bzw. 5 mg (ab 50 kg KG).
Herzinsuffizienz/linksventrikuläre Dysfunktion: Initial 2,5 mg unter strenger Überwachung, Erhaltungsdosis 20 mg pro Tag.
GA: Angioneurotisches Ödem, Angioödem.
SST: Gegenanzeige im 2. und 3. Trimenon; im 1. Trimenon und in der Stillzeit nicht empfohlen.
NW: Husten, Schwindel, Kopfschmerzen, Hypotonie, Hautausschlag, Nausea, Magen/Darm, ZNS, Herz, Leber, Sinnesorgane, Niere, angioneurotisches Ödem, Hyperkaliämie, Blutbild, Anaphylaxie.
WW: Gegenanzeige: Sacubitril / Valsartan (36 Std. Abstand). Kombination mit Aliskiren nicht empfohlen, bei Patienten mit Nierenschäden oder Diabetes kontraindiziert. Duale Blockade des Renin-Angiotensin-Aldosteron-Systems nicht empfohlen. Vorsicht: Additiv mit anderen Blutdrucksenkern bzw. ZNS-Dämpfern, Hyperkaliämie bei Kaliumsubstitution, Co-Trimoxazol, Ciclosporin, Heparinoder Gabe kaliumsparender Diuretika; Antidiabetika verstärkt, Verringerung der Lithiumausscheidung. Abschwächung der antihypertensiven Wirkung durch NSAIDs. Injizierbares Gold (nitroide Reaktionen). Polyacrylnitrilmetalyl-sulfonat-Highflux-Membranen, LDL Apherese (Anaphylaxie). Racecadotril, mTOR-Inhibitoren (z.B. Sirolimus), Vildagliptin (Angioödeme).
WH: Vorsicht bei Klappenstenosen, Nierenschäden, Alter ab 70 Jahren, Diabetes, metabolischer Azidose. Vor Desensibilisierungstherapie absetzen. Bei Herzinsuffizienz strenge Überwachung nach der ersten Gabe. Bei Hypotonie Kochsalz infundieren. Verkehrshinweis. Bei angioneurotischem Ödem sofort absetzen. Elektrolytkontrolle.
PG: 28 ST (2) (EKO: G) [€ 4,50]

M

Mepril 10 mg - Tabletten 10A01
(Z.Nr. 1-22213) RP. P. C09AA02
ZI: Kwizda Pharma, Wien
Z: 1 Tablette enthält: Enalapril maleat 10 mg, Lactose monohydrat 125,1 mg, Stärke, verkleistert, Talcum, Natriumhydrogencarbonat, Magnesium stearat, Eisenoxid rot.
Kurzinformation: siehe Mepril 5 mg - Tabletten, → S. 876
PG: 28 ST (2) (EKO: G) [€ 8,95]

Mepril 20 mg - Tabletten 10A01
(Z.Nr. 1-22214) RP. P. C09AA02
ZI: Kwizda Pharma, Wien
Z: 1 Tablette enthält: Enalapril maleat 20 mg, Lactose monohydrat 118,24 mg, Stärke, verkleistert, Talcum, Natriumhydrogencarbonat, Magnesium stearat, Eisenoxid rot, Eisenoxid gelb.
Kurzinformation: siehe Mepril 5 mg - Tabletten, → S. 876
PG: 28 ST (2) (EKO: G) [€ 13,05]

▼ *Mepsevii 2 mg/ml - Konzentrat zur Herstellung einer Infusionslösung* 27A03
(Z.Nr. EU/1/18/1301/*) NR. P. E. nicht im Handel. A16AB18

Mercilon - Tabletten 31I01
(Z.Nr. 1-18576) RP. P. G03AA09
ZI: Merck Sharp & Dohme, Wien
Z: 1 Tablette enthält: Desogestrel 150 µg, Ethinylestradiol 20 µg, Kieselsäure kolloidal, Lactose monohydrat 67,75 mg, Kartoffelstärke, Povidon, Stearinsäure, all-rac-alpha-Tocopherol.
Kurzinformation: siehe Desofemine 20 Mikrogramm/150 Mikrogramm - Filmtabletten, → S. 389
PG: 21 ST * (EKO: N) [€ 13,60], **3X21** 63 ST * (EKO: N) [€ 31,95]

Mercilon - Tabletten 31I01
(Z.Nr. 1-18576-P5/P8) RP. P. Parallelimport. G03AA09
V: Eurim-Pharm, Salzburg
Z: 1 Tablette enthält: Desogestrel 150 µg, Ethinylestradiol 20 µg, Kieselsäure kolloidal, Lactose monohydrat 67,75 mg, Kartoffelstärke, Povidon, Stearinsäure, all-rac-alpha-Tocopherol.
PG: 21 ST * (EKO: N) [€ 9,00], **3X21** 63 ST * (EKO: N) [€ 23,80]

Mercurialis perennis - Salbe Weleda 22W
(Z.Nr. 3-37344) RPF. P. V03AX
ZI: Weleda, Wien
Z: 10 g enthalten: Mercurialis perennis 2b Urt. (Homöopathie) 2 g, Sesamöl, raffiniertes, Wollwachs 1,62 g, Wollwachsalkohole (entspr. Butylhydroxytoluol), Wachs, gelbes, Ethanol 96% (entspr. Gesamtethanolgehalt 7,5 % (m/m)), Wasser, gereinigtes.
EW: Homöopathikum.
AG: Zur Anregung der Heilungsvorgänge der Haut bei schlecht heilenden Prozessen.
AA: Auf der Haut.
DO: 1 - 3mal tgl. auf die betroffenen Stellen auftragen. Für Kinder unter 1 Jahr nicht empfohlen.
SST: Vorsicht.
NW: Allergien.
PG: 25 G * (EKO: N) [€ 14,30]

🐾 **Merilym 3 - Injektionssuspension für Hunde** 823BE
(Z.Nr. 8-20333) NR. P. E. QI07AB04
ZI: Merial, Lyon, Frankreich
Z: 1 Dosis (1 ml) enthält: Borrelia burgdorferi sensu lato, inaktiviert (entspr. Borrelia garinii, inaktiviert >= 1 RP) (entspr. Borrelia afzelii, inaktiviert >= 1 RP) (entspr. Borrelia burgdorferi sensu stricto, inaktiviert >= 1 RP), Adjuvans: Aluminium hydroxid, wasserhaltig (entspr. Aluminium 2 mg); Formaldehyd max. 0,5 mg, Natriumchlorid, Kaliumdihydrogenphosphat, Natriummonohydrogenphosphat Dodecahydrat, Wasser für Injektionszwecke.
EW: Inaktivierter bakterieller Impfpfstoff.
AG: Aktive Immunisierung von Hunden ab 12 Wochen gegen Borellia spp.
AA: S.c.
DO: Grundimmunisierung. 2mal 1 ml im Abstand von 3 Wochen. Jährliche Impfung vor Beginn der Zeckensaison empfohlen.
GA: Kranke Tiere, starker Parasitenbefall, Fieber, Lyme-Borreliose.
SST: Unbedenklichkeit nicht belegt.
NW: Vorübergehend Anstieg der Körpertemperatur, lokale Schwellungen. Sehr selten Überempfindlichkeit.
WH: Nur gesunde Tiere impfen.
PG: 10 ST VT [€ 333,00]

▼ **Meriofert 75 I.E. - Pulver und Lösungsmittel zur Herstellung einer Injektionslösung** 29C01
(Z.Nr. 2-36767) NR. P. G03GA02
ZI: IBSA Farmaceutici Italia, Lodi, Italien
Z: 1 Durchstechflasche enthält: Menotropin (entspr. Hormon-Aktivität, humane follikelstimulierende (FSH) 75 IE) (entspr. Hormon-Aktivität, humane luteinisierende (LH) 75 IE) (entspr. Gonadotropin, humanchorionisch (hCG)), Lactose monohydrat; Lösungsmittel: Natriumchloridlösung 0,9%.
EW: Menopausengonadotropin.
AG: Ovulationsinduktion, gesteuerte Hyperstimulation der Eierstöcke (COH) im Rahmen einer medizinischen assistierten Reproduktionstechnik (ART).
AA: S.c. (auch zur Selbstinjektion) oder i.m.
DO: Ovulationsinduktion: TD 75-150 I.E. FSH über 7-14 Tage, MTD 225 I.E. FSH. Dann Ovulation durch einmalig 5000-10000 I.E. hCG induzieren.
COH: TD 150-225 I.E. Meriofert PFS über 5-20 Tage, MTD 450 I.E.; 24-48 Std. nach der letzten Injektion einmalig 5000-10000 I.E. hCG.
Details siehe Austria Codex - Fachinformation.
Nicht für Kinder und Jugendliche.
GA: Eierstockvergrößerung ohne polyzystisches Ovarialsyndrom, unklare gynäkologische Blutungen, hormonabhängige Karzinome, Tumore von Hypothalamus/Hypophyse, mechanische Schwangerschaftshindernisse (Missbildungen der Sexualhormone, Uterusmyome).
SST: Gegenanzeige.
NW: Ovarielle Hyperstimulation (OHSS), Kopfschmerzen, Schwindel, Magen/Darm, Rücken-, Beckenschmerzen, Hitzewallungen, lokale Reaktionen.
WW: GnRH-Agonisten (Meriofert PFS ev. höher dosieren).
WH: Erste Injektion nur unter medizinischer Aufsicht. Auf OHSS, erhöhtes Risiko von Mehrlingsschwangerschaften, Fehlgeburten, Extrauteringraviditäten. Neoplasmen der Geschlechtsorgane, kongenitalen Missbildungen, thromboembolischen Ereignissen achten.
PG: 10 ST * (EKO: N) [€ 314,95]

▼ **Meriofert 150 I.E. - Pulver und Lösungsmittel zur Herstellung einer Injektionslösung** 29C01
(Z.Nr. 2-36768) NR. P. G03GA02
ZI: IBSA Farmaceutici Italia, Lodi, Italien
Z: 1 Durchstechflasche enthält: Menotropin (entspr. Hormon-Aktivität, humane follikelstimulierende (FSH) 150 IE) (entspr. Hormon-Aktivität, humane luteinisierende (LH) 150 IE) (entspr. Gonadotropin, humanchorionisch (hCG)), Lactose monohydrat; Lösungsmittel: Natriumchloridlösung 0,9%.

Kurzinformation: siehe Meriofert 75 I.E. - Pulver und Lösungsmittel zur Herstellung einer Injektionslösung, → S. 876
PG: 10 ST * (EKO: N) [€ 591,80]

▼ *Meriofert PFS 75 I.E. - Pulver und Lösungsmittel zur Herstellung einer Injektionslösung* 29C01
(Z.Nr. 2-36122) NR. P. nicht im Handel. G03GA02

▼ *Meriofert PFS 150 I.E. - Pulver und Lösungsmittel zur Herstellung einer Injektionslösung* 29C01
(Z.Nr. 2-36123) NR. P. nicht im Handel. G03GA02

Meropenem Accord 500 mg - Pulver zur Herstellung einer Injektions-/Infusionslösung 34C01
(Z.Nr. 1-38067) NR. P. nicht im Handel. J01DH02

Meropenem Accord 1 g - Pulver zur Herstellung einer Injektions-/Infusionslösung 34C01
(Z.Nr. 1-38066) NR. P. nicht im Handel. J01DH02

Meropenem AptaPharma 500 mg - Pulver zur Herstellung einer Injektions-/Infusionslösung 34C01
(Z.Nr. 1-38111) NR. P. J01DH02
ZI: Apta Medica Internacional, Ljubljana, Slowenien
Z: 1 Durchstechflasche enthält: Meropenem, wasserfrei 500 mg (entspr. Meropenem trihydrat 570 mg), Natriumcarbonat, wasserfrei 104 mg (entspr. Natrium 45 mg) (entspr. → 1,96 mmol).
EW: Betalaktam-Antibiotikum (Carbapenem).
AG: Komplizierte Infektionen: Intraabdominal, Niere und Harnwege, Haut und Weichteile.
-intra- und post-partum Infektionen.
-schwere Pneumonie einschl. HAP/VAP.
-broncho-pulmonale Infektionen bei zystischer Fibrose.
-Infektionen bei Neutropenie und Fieber bei Verdacht auf bakterielle Infektion.
-akute bakterielle Meningitis.
-Bakteriämie.
AA: I.v. Injektion oder Infusion.
DO: Erwachsene und Jugendliche: alle 8 Std. 500 mg bis 2000 mg (bei Meningitis, zystischer Fibrose).
Dosisreduktion bei Nierenschäden.
-Kinder ab 3 Monaten bis 11 Jahre und bis 50 kg KG: Alle 8 Std. 10-40 mg/kg KG.
Kinder über 50 kg KG Erwachsenendosis.
Keine Erfahrungen bei Kindern mit Nierenschäden.
GA: Schwere Überempfindlichkeit auf Carbapeneme oder andere Beta-Laktame.
SST: In der Schwangerschaft nicht empfohlen. Nutzen/Risiko-Abwägung in der Stillzeit.
NW: Lokale Reaktionen (Schmerzen, Thrombophlebitis), Magen/Darm, Blutbild, Leber, ZNS (Kopfschmerzen, Krämpfe), Candidiasis, Enzymanstiege, Haut (auch schwere Reaktionen), Anaphylaxie.
WW: Nicht empfohlen: Valproinsäure und Derivate. Vorsicht: Probenecid, orale Antikoagulantien (Wirkverstärkung).
WH: Vor Therapiebeginn antibakterielles Spektrum beachten. Bei schweren Durchfällen an pseudomembranöse Colitis denken. Auf Überempfindlichkeit achten. Leberfunktion kontrollieren. Verkehrshinweis.
PG: 10 ST * (EKO: N) [€ 232,20]

Meropenem AptaPharma 1000 mg - Pulver zur Herstellung einer Injektions-/Infusionslösung 34C01
(Z.Nr. 1-38110) NR. P. J01DH02
ZI: Apta Medica Internacional, Ljubljana, Slowenien
Z: 1 Durchstechflasche enthält: Meropenem, wasserfrei 1000 mg (entspr. Meropenem trihydrat 1140 mg), Natriumcarbonat, wasserfrei 208 mg (entspr. Natrium 90 mg) (entspr. → 3,92 mmol).
Kurzinformation: siehe Meropenem AptaPharma 500 mg - Pulver zur Herstellung einer Injektions-/Infusionslösung, → S. 877
PG: 10 ST * (EKO: N) [€ 420,20]

Meropenem Dr. F. Eberth 500 mg - Pulver zur Herstellung einer Injektionslösung oder Infusionslösung 34C01
(Z.Nr. 1-31186) NR. P. J01DH02
ZI: Dr. Eberth Friedrich Arzneimittel, Ursensollen, Deutschland
Z: 1 Durchstechflasche enthält: Meropenem, wasserfrei 500 mg (entspr. Meropenem trihydrat), Natriumcarbonat, wasserfrei 104 mg (entspr. Natrium 2 mmol) (entspr. → 45 mg).
Kurzinformation: siehe Meropenem AptaPharma 500 mg - Pulver zur Herstellung einer Injektions-/Infusionslösung, → S. 877
PG: 10 ST * (EKO: N) [€ 236,15]

Meropenem Dr. F. Eberth 1 g - Pulver zur Herstellung einer Injektionslösung oder Infusionslösung 34C01
(Z.Nr. 1-31187) NR. P. J01DH02
ZI: Dr. Eberth Friedrich Arzneimittel, Ursensollen, Deutschland
Z: 1 Durchstechflasche enthält: Meropenem, wasserfrei 1 g (entspr. Meropenem trihydrat), Natriumcarbonat, wasserfrei 208 mg (entspr. Natrium 4 mmol) (entspr. → 90 mg).
Kurzinformation: siehe Meropenem AptaPharma 500 mg - Pulver zur Herstellung einer Injektions-/Infusionslösung, → S. 877
PG: 10 ST * (EKO: N) [€ 420,30]

Meropenem Eberth 500 mg - Pulver zur Herstellung einer Injektionslösung oder Infusionslösung 34C01
(Z.Nr. 1-30934) NR. P. nicht im Handel. J01DH02

Meropenem Eberth 1 g - Pulver zur Herstellung einer Injektionslösung oder Infusionslösung 34C01
(Z.Nr. 1-30935) NR. P. nicht im Handel. J01DH02

Meropenem Hikma 500 mg - Pulver zur Herstellung einer Injektions-/Infusionslösung 34C01
(Z.Nr. 1-29760) NR. P. J01DH02
ZI: Hikma Farmaceutica, Terrugem, Portugal
Z: 1 Durchstechflasche enthält: Meropenem, wasserfrei 500 mg (entspr. Meropenem trihydrat), Natriumcarbonat, wasserfrei 104 mg (entspr. Natrium 2 mmol).
Kurzinformation: siehe Meropenem AptaPharma 500 mg - Pulver zur Herstellung einer Injektions-/Infusionslösung, → S. 877
PG: 10 ST * (EKO: N) [€ 304,85]

Meropenem Hikma 1 g - Pulver zur Herstellung einer Injektions-/Infusionslösung 34C01
(Z.Nr. 1-29759) NR. P. J01DH02
ZI: Hikma Farmaceutica, Terrugem, Portugal
Z: 1 Durchstechflasche enthält: Meropenem, wasserfrei 1 g (entspr. Meropenem trihydrat), Natriumcarbonat, wasserfrei 208 mg (entspr. Natrium 4 mmol).
Kurzinformation: siehe Meropenem AptaPharma 500 mg - Pulver zur Herstellung einer Injektions-/Infusionslösung, → S. 877
PG: 10 ST * (EKO: N) [€ 528,50]

Meropenem Kabi 500 mg - Pulver zur Herstellung einer Injektions- bzw. Infusionslösung 34C01
(Z.Nr. 1-29791) NR. P. J01DH02
ZI: Fresenius Kabi Austria, Graz
Z: 1 Durchstechflasche enthält: Meropenem, wasserfrei 500 mg (entspr. Meropenem trihydrat), Natriumcarbonat (entspr. Natrium 1,96 mmol) (entspr. → 45,13 mg).
Kurzinformation: siehe Meropenem AptaPharma 500 mg - Pulver zur Herstellung einer Injektions-/Infusionslösung, → S. 877
PG: 10 ST * (EKO: N) [€ 248,90]

Meropenem Kabi 1 g - Pulver zur Herstellung einer Injektions- bzw. Infusionslösung 34C01
(Z.Nr. 1-29792) NR. P. J01DH02
ZI: Fresenius Kabi Austria, Graz
Z: 1 Durchstechflasche enthält: Meropenem, wasserfrei 1 g (entspr. Meropenem trihydrat), Natriumcarbonat (entspr. Natrium 3,92 mmol) (entspr. → 90,25 mg).
Kurzinformation: siehe Meropenem AptaPharma 500 mg - Pulver zur Herstellung einer Injektions-/Infusionslösung, → S. 877
PG: 10 ST * (EKO: N) [€ 448,75]

Meropenem Noridem 500 mg - Pulver zur Herstellung einer Injektions- oder Infusionslösung 34C01
(Z.Nr. 1-31723) NR. P. nicht im Handel. J01DH02

Meropenem Noridem 1 g - Pulver zur Herstellung einer Injektions- oder Infusionslösung 34C01
(Z.Nr. 1-31724) NR. P. nicht im Handel. J01DH02

Mertioscan 0,2 mg - Kit für ein radioaktives Arzneimittel 24F02
(Z.Nr. 4-35112) NR. N. E. nicht im Handel. V09CA03

Mesagran 500 mg - magensaftresistentes Retardgranulat 42F
(Z.Nr. 1-24829) RP. P. nicht im Handel. A07EC02

Mesagran 1000 mg - magensaftresistentes Retardgranulat 42F
(Z.Nr. 1-24830) RP. P. A07EC02
ZI: Falk-Pharma, Freiburg, Deutschland

Z: 1 Beutel enthält: Mesalazin 1000 mg, Aspartam 2 mg, Carmellose natrium, Citronensäure, wasserfreie, Siliciumdioxid, hochdisperses, Hypromellose, Magnesium stearat, Methacrylsäure-methylmethacrylat-copolymer (1:1) (entspr. Eudragit L 100), Methylcellulose, Cellulose, mikrokristalline, Polyacrylat Dispersion 40% (entspr. Eudragit NE 40 D) (entspr. Nonoxinol 100), Povidon K25, Simeticon, Sorbinsäure, Talkum, Titandioxid, Triethylcitrat, Vanille-Custard-Aroma (entspr. Sucrose 0,04 mg).
EW: Antiinflammatorisches Darmtherapeutikum.
AG: Akutbehandlung und Rezidivprophylaxe der Colitis ulcerosa.
AA: Beutelinhalt direkt auf die Zunge geben und unzerkaut mit reichlich Flüssigkeit schlucken. TD in 1-3 ED, MED 3 g.
DO: Akuter Schub: 1mal tgl. (morgens) 1,5-3 g.
Rezidivprophylaxe: 3mal tgl. 500 mg.
Kinder ab 6 Jahren:
Akuter Schub: TD 30-50 mg/kg KG, MTD 75 mg/kg KG.
Rezidivprophylaxe: TD initial 15-30 mg/kg KG, dann anpassen.
GA: Salizylatüberempfindlichkeit, schwere Leber- und Nierenschäden.
SST: Nutzen/Risiko-Abwägung.
NW: Magen/Darm, ZNS, sehr selten Niere (Nephrolithiasis), Überempfindlichkeit, Blutbild, Leber, Alopezie.
WW: Vorsicht: Azathioprin, 6-Mercaptopurin, Tioguanin.
WH: Kontrollen: Blutbild, Leber, Niere, Urin. Vorsicht bei Asthma.
PG: 50 ST RE2 (EKO: Y) [€ 76,00], 100 ST RE2 (EKO: Y) [€ 134,55]

Mesagran 1500 mg - magensaftresistentes Retardgranulat — 42F

(Z.Nr. 1-27730) RP. P. A07EC02
ZI: Falk-Pharma, Freiburg, Deutschland
Z: 1 Beutel enthält: Mesalazin 1500 mg, Aspartam 3 mg, Carmellose natrium, Citronensäure, wasserfreie, Siliciumdioxid, hochdisperses, Hypromellose, Magnesium stearat, Methacrylsäure-methylmethacrylat-copolymer (1:1) (entspr. Eudragit L 100), Methylcellulose, Cellulose, mikrokristalline, Polyacrylat Dispersion 40% (entspr. Eudragit NE 40 D) (entspr. Nonoxinol 100), Povidon K25, Simeticon, Sorbinsäure, Talkum, Titandioxid, Triethylcitrat, Vanille-Custard-Aroma (entspr. Sucrose 0,06 mg).
Kurzinformation: siehe Mesagran 1000 mg - magensaftresistentes Retardgranulat, → S. 877
PG: 30 ST RE2 (EKO: Y) [€ 64,00]

Mesagran 3000 mg - magensaftresistentes Retardgranulat — 42F

(Z.Nr. 1-30482) RP. P. A07EC02
ZI: Falk-Pharma, Freiburg, Deutschland
Z: 1 Beutel enthält: Mesalazin 3000 mg, Aspartam 6 mg, Carmellose natrium, Citronensäure, wasserfreie, Siliciumdioxid, hochdisperses, Hypromellose, Magnesium stearat, Methacrylsäure-methylmethacrylat-copolymer (1:1) (entspr. Eudragit L 100), Methylcellulose, Cellulose, mikrokristalline, Polyacrylat Dispersion 40% (entspr. Eudragit NE 40 D) (entspr. Nonoxinol 100), Povidon K25, Simeticon, Sorbinsäure, Talkum, Titandioxid, Triethylcitrat, Vanille-Custard-Aroma (entspr. Sucrose 0,12 mg).
Kurzinformation: siehe Mesagran 1000 mg - magensaftresistentes Retardgranulat, → S. 877
PG: 30 ST RE2 (EKO: Y) [€ 121,10]

🐾 *Mesenchym comp. "Wala" - Ampullen für Tiere* 890B
(Z.Nr. 8-30031) RP. P. nicht im Handel. QV03AX

Mestinon - Dragees — 56C02

(Z.Nr. 0-08485) RP. P. N07AA02
ZI: Meda Pharma, Wien
Z: 1 Dragee enthält: Pyridostigmin bromid 60 mg, Tablettenhülle: Saccharose 161,57 mg, Hartparaffin, Paraffin, dickflüssiges, Reisstärke, Talkum, Arabisches Gummi, Eisenoxid rot, Eisenoxid gelb; Tablettenkern: Siliciumdioxid, hochdisperses, Maisstärke, Povidon K30, Talkum, Kartoffelstärke, kaltquellend, Magnesium stearat.
EW: Cholinesterasehemmer.
AG: Myasthenia gravis.
AA: Mit Flüssigkeit einnehmen.
DO: 2-4mal tgl. 60-180 mg. Kinder ab 6 Jahren: 2-4mal tgl. 60 mg. Dosisreduktion bei Nierenschäden.
GA: Mechanische Darm-, Gallenwegs- und Harnwegsobstruktionen, Asthma.
SST: Nutzen/Risiko-Abwägung in der Schwangerschaft (MTD 600 mg; Gefahr vorzeitiger Wehen), nicht knapp vor dem Geburtstermin anwenden, nicht stillen.
NW: Muskarinartige Symptome (durch Atropin antagonisierbar): Magen/Darm, Auge, Bronchialspasmen, Bradykardie, Arrhythmien, Blutdruckabfall, Schweißausbrüche, paradoxe Reaktionen.
Nikotinartige Symptome (durch Atropin nicht antagonisierbar): Muskelzucken, Spasmen, Schwächegefühl, Lähmungen; Exantheme, ZNS, Synkope.
WW: Großflächige Anwendung von DEET vermeiden. Hilfsstoff Methylcellulose vermeiden. Vorsicht: Anticholinergika (antagonistisch), Immunsuppressiva, Glukokortikoide, orale Kontrazeptiva (können Wirkung von Pyridostigmin vermindern), nicht-depolarisierende Muskelrelaxantien werden antagonisiert, Wirkungsverlängerung depolarisierender Muskelrelaxantien, Lokalanästhetika, Aminoglykoside, Narkotika, Psychopharmaka, andere Parasympathomimetika (cholinerge Krise).
WH: Vorsicht bei Ulcus pepticum, Herzschäden, Hypotonie, Niereninsuffizienz, Hyperthyreose, Parkinsonismus, Diabetes, COPD, Epilepsie, Tetanie, Myotonie.
Bei Überdosierung cholinerge Krise (Muskelschwäche), Therapie: 1-2 mg Atropinsulfat langsam i.v., Differentialdiagnose: Myasthene Krise (Muskelschwäche durch Verschlechterung der Grundkrankheit) und cholinerge Krise (durch Überdosierung von Pyridostigmin). Verkehrshinweis.
PG: 20 ST * (EKO: N) [€ 9,70], 150 ST (EKO: G) [€ 53,80]

🐾 Metacam 5 mg/ml - Injektionslösung für Hunde und Katzen — 802AD

(Z.Nr. EU/2/97/004/*) RP. P. QM01AC06
ZI: Boehringer Ingelheim-Vetmedica, Ingelheim, Deutschland
Z: 1 ml Injektionslösung enthält: Meloxicam 5 mg, Ethanol 150 mg, Poloxamer 188, Natriumchlorid, Glycin, Natriumhydroxid, Glycofurol, Meglumin, Wasser für Injektionszwecke.
Kurzinformation: siehe Meloxidyl 5 mg/ml - Injektionslösung für Hunde und Katzen, → S. 868
PG: 20 ML VT [€ 67,35]

🐾 Metacam 2 mg/ml - Injektionslösung für Katzen — 802AD

(Z.Nr. EU/2/97/007/*) RP. P. QM01AC06
ZI: Boehringer Ingelheim-Vetmedica, Ingelheim, Deutschland
Z: 1 ml Lösung enthält: Meloxicam 2 mg, Ethanol 150 mg, Poloxamer 188, Macrogol 300, Glycin, Natrium edetat, Natriumhydroxid zur pH-Wert-Einstellung, Salzsäure zur pH-Wert-Einstellung, Meglumin, Wasser für Injektionszwecke.
EW: Nichtsteroidales Antiphlogistikum.
AG: Postoperative Schmerzen und Entzündungen.
AA: S.c.
DO: Einmalig 0,3 mg/kg KG vor dem Eingriff.
GA: Magen/Darm, Herz, Leber, Nierenschäden, Gerinnungsstörungen, erste 6 Lebenswochen, dehydrierte Tiere, Katzen unter 2 kg KG.
SST: Gegenanzeige.
NW: Magen/Darm, Appetitlosigkeit, Apathie, Nierenversagen.
WW: Nicht mit anderen Entzündungshemmern oder Glukokotikoiden oder nephrotoxischen Arzneimittteln verabreichen. Vorsicht: Anästhetika.
PG: 10 ML VT [€ 30,15]

🐾 Metacam 40 mg/ml - Injektionslösung für Rinder und Pferde — 802AD, 807AZ

(Z.Nr. EU/2/97/004/*) RP. P. VNW. QM01AC06
ZI: Boehringer Ingelheim-Vetmedica, Ingelheim, Deutschland
Z: 1 ml enthält: Meloxicam 40 mg, Ethanol 150 mg, Poloxamer 188, Macrogol 300, Glycin, Natrium edetat, Natriumhydroxid, Salzsäure, Meglumin, Wasser für Injektionszwecke.
EW: Nichtsteroidales Antiphlogistikum.
AG: Rinder:
- Akute Atemwegsinfektionen (in Verbindung mit Antibiotika)
- Durchfallerkrankungen (in Kombination mit oraler Flüssigkeitstherapie) bei Kälbern und nicht-laktierenden Jungrindern.
- Zusatztherapie der akuten Mastitis.
- Postoperative Schmerzen nach dem Enthornen von Kälbern.

Pferde:
- Entzündungen und Schmerzen bei Erkrankungen des Bewegungsapparates.
- Schmerzlinderung bei Kolik.

AA: I.v.
DO: Einmalig 0,5 mg/kg KG bei Rindern bzw. 0,6 mg/kg KG bei Pferden.
GA: Leber-, Herz-, Nieren-, Blutschäden, Magen/Darm-Ulcera; Pferde unter 6 Wochen; Durchfälle bei Kälbern in der 1. Lebenswoche.
SST: Anwendung bei Rindern möglich. Bei Stuten nicht anwenden.
NW: Lokale Schwellung bei Pferden; sehr selten schwerwiegende anaphylaktoide Reaktionen.
WW: Nicht mit anderen Entzündungshemmern (einschl. Glukokortikoiden) oder Antikoagulantien geben.

WH: Nicht bei Dehydratation, Hypovolämie oder Hypotension anwenden.
VNW: Rinder: Essbare Gewebe 15 Tage, Milch 5 Tage.
Pferde: Essbare Gewebe 5 Tage. Nicht für Stuten, deren Milch für menschlichen Verzehr vorgesehen ist.
PG: 1 ST VNW [€ 118,65]

🐾 Metacam 5 mg/ml - Injektionslösung für Rinder und Schweine
802AD, 807AZ

(Z.Nr. EU/2/97/004/*) RP. P. VNW. QM01AC06
ZI: Boehringer Ingelheim-Vetmedica, Ingelheim, Deutschland
Z: 1 ml Injektionslösung enthält: Meloxicam 5 mg, Ethanol steril, wasserfrei 150 mg.
Kurzinformation: siehe Melovem 5 mg/ml - Injektionslösung für Rinder und Schweine, → S. 867
PG: 1 ST VNW [€ 22,15], 12 ST VNW [€ 240,65]

🐾 Metacam 20 mg/ml - Injektionslösung für Rinder, Schweine und Pferde
807AZ, 802AD

(Z.Nr. EU/2/97/004/*) RP. P. VNW. QM01AC06
ZI: Boehringer Ingelheim-Vetmedica, Ingelheim, Deutschland
Z: 1 ml Lösung enthält: Meloxicam 20 mg, Ethanol, absolut wasserfrei 150 mg.
EW: Nichtsteroidales Antiphlogistikum.
AG: Akute Atemwegsinfektionen (in Verbindung mit Antibiotika), bei Rindern; Durchfallerkrankungen (in Kombination mit oraler Flüssigkeitstherapie) bei Kälbern und nicht-laktierenden Jungrindern.
AA: S.c. oder i.v.
DO: Einmalig 0,5 mg/kg KG.
GA: Leber-, Herz-, Nieren-, Blutschäden, Magen/Darm-Ulcera; Durchfälle bei Kälbern in der 1. Lebenswoche.
SST: Anwendung möglich.
NW: Lokale Schwellung.
WW: Nicht mit anderen Entzündungshemmern oder Antikoagulantien geben.
WH: Nicht bei Dehydratation, Hypovolämie oder Hypotension anwenden.
VNW: Essbare Gewebe 15 Tage, Milch 5 Tage. Nicht für Stuten, deren Milch für menschlichen Verzehr vorgesehen ist.
PG: 50 ML VNW [€ 87,75]

🐾 *Metacam 1 mg - Kautabletten für Hunde* 802AD
(Z.Nr. EU/2/97/004/*) RP. P. nicht im Handel. QM01AC06

🐾 Metacam 2,5 mg - Kautabletten für Hunde
802AD

(Z.Nr. EU/2/97/004/*) RP. P. QM01AC06
ZI: Boehringer Ingelheim-Vetmedica, Ingelheim, Deutschland
Z: 1 Kautablette enthält: Meloxicam 2,5 mg, Natriumcitrat-2-Wasser, Stärke, vorverkleistert, Eisen(III)-oxid, Eisen(III)-hydroxid-oxid x H2O, Cellulose, mikrokristalline, Fleischaroma, Siliciumdioxid, hochdisperses, Magnesium stearat.
Kurzinformation: siehe Meloxidyl 1,5 mg/ml - Suspension zum Eingeben für Hunde, → S. 868
PG: 84 ST VT [€ 81,75]

🐾 *Metacam 0,5 mg/ml - Suspension zum Eingeben für Hunde* 802AD
(Z.Nr. EU/2/97/004/*) RP. P. nicht im Handel. QM01AC06

🐾 Metacam 1,5 mg/ml - Suspension zum Eingeben für Hunde
802AD

(Z.Nr. EU/2/97/004/*) RP. P. QM01AC06
ZI: Boehringer Ingelheim-Vetmedica, Ingelheim, Deutschland
Z: 1 ml Suspension enthält: Meloxicam 1,5 mg, Natriumbenzoat 1,5 mg.
Kurzinformation: siehe Meloxidyl 1,5 mg/ml - Suspension zum Eingeben für Hunde, → S. 868
PG: 10 ML VT [€ 11,30], 32 ML VT [€ 21,95], 100 ML VT [€ 46,55], 180 ML VT [€ 77,90]

🐾 Metacam 0,5 mg/ml - Suspension zum Eingeben für Katzen und Meerschweinchen
802AD

(Z.Nr. EU/2/97/004/*) RP. P. QM01AC06
ZI: Boehringer Ingelheim-Vetmedica, Ingelheim, Deutschland
Z: 1 ml Suspension enthält: Meloxicam 0,5 mg Natriumbenzoat 1,5 mg, Sorbitol, Glyzerin, Saccharin natrium, Xylitol, Natriumdihydrogenphosphat-2-Wasser, Siliciumdioxid, hochdisperses, Hydroxyethylcellulose, Zitronensäure, Honig-Aroma, Wasser, gereinigtes.
EW: Nichtsteroidales Antiphlogistikum.
AG: Katzen ab 6 Wochen: Linderung postoperativer Schmerzen; Linderung von Schmerzen und Entzündungen bei Erkrankungen des Bewegungsapparates.
Meerschweinchen ab 4 Wochen: Linderung postoperativer Schmerzen bei Weichteiloperationen (z.B. Kastrierung männlicher Tiere).
AA: Katzen: Zum Eingeben mit dem Futter oder direkt in den Fang. Verabreichung durch Auftropfen oder mit beiliegender Dosierspritze.
Meerschweinchen: Mit 1 ml-Standardspritze direkt ins Maul eingeben.
DO: Katzen: Am 1. Tag 0,1 mg/kg KG, dann alle 24 Std. 0,05 mg/kg KG.
Meerschweinchen. Vor der Operation 0,2 mg/kg KG, dann 1mal tgl. 0,1 mg/kg KG am 2. und 3. Tag. MED 0,5 mg/kg KG (Meloxicam ist bei Meerschweinchen gut verträglich).
GA: Trächtigkeit, Laktation, Magen/Darm-, Herz-, Leber-, Nierenschäden, Gerinnungsstörungen, erste 6 Lebenswochen, dehydrierte Tiere.
NW: Magen/Darm.
WW: Nicht mit anderen Entzündungshemmern verabreichen.
PG: 3 ML VT [€ 10,00], 15 ML VT [€ 18,30]

🐾 Metacam 15 mg/ml Suspension zum Eingeben für Pferde
802AD

(Z.Nr. EU/2/97/004/*) RP. P. VNW. QM01AC06
ZI: Boehringer Ingelheim-Vetmedica, Ingelheim, Deutschland
Z: 1 ml Suspension enthält: Meloxicam 15 mg, Natriumbenzoat 1,5 mg.
EW: Nichtsteroidales Antiphlogistikum.
AG: Akute und chronische Erkrankungen des Bewegungsapparates.
AA: Mit dem Futter oder direkt in das Maul mit beiliegender Dosierspritze.
DO: 0,6 mg/kg KG einmal tgl. bis zu 14 Tagen.
GA: Magen/Darm-, Leber-, Herz-, Nieren-, Gerinnungsstörungen, Tiere unter 6 Wochen.
SST: Nicht empfohlen.
NW: Vereinzelt Urtikaria, Diarrhoe.
WW: Nicht zusammen mit Glukokortikoiden, anderen nicht-steroidalen Anti- phlogistika oder Antikoagulantien anwenden.
WH: Nicht bei dehydrierten, hypovolämischen oder hypotonischen Tieren an- wenden.
VNW: Essbare Gewebe: 3 Tage.
PG: 100 ML VNW [€ 67,45], 250 ML VNW [€ 122,55]

🐾 *Metacam 15 mg/ml Suspension zum Eingeben für Schweine* 802AD
(Z.Nr. EU/2/97/004/*) RP. P. VNW. nicht im Handel. QM01AC06

Metagelan 1,0 g - Injektionslösung
02B02

(Z.Nr. 1-38375) NR. P. N02BB02
ZI: G.L. Pharma, Lannach
Z: 1 ml Injektionslösung enthält: Metamizol natrium-monohydrat 500 mg (entspr. Natrium 1,42 mmol) (entspr. → 32,7 mg), Wasser für Injektionszwecke.
EW: Analgetisch, antipyretisch, spasmolytisch.
AG: Parenterale Therapie bei akuten starken Schmerzen, Koliken, Tumorschmerzen, chronischen starken Schmerzen, hohem Fieber.
AA: Langsam i.v. oder i.m. (körperwarme Lösung).
DO: **Personen ab 15 Jahren (> 53 kg KG):** ED bis 1000 mg bis 4mal tgl.. Bei Bedarf MED 2500 mg, MTD 5000 mg. **-Kinder (ab 3 Monaten) und Jugendliche bis 14 Jahre**: ED 8 - 16 mg/kg KG, bei Fieber 10 mg/kg KG.
Für Säuglinge < 3 Monaten nicht empfohlen, andere Darreichungsform verfügbar.
GA: Pyrazolallergie, Analgetikaintoleranz, Knochenmarkschäden oder -erkrankungen, hepatische Porphyrie, Glukose-6-Phosphat-Dehydrogenasemangel.
SST: Gegenanzeige im 3. Trimenon, im 1. und 2. Trimenon strenge Indikationsstellung. In der Stillzeit wiederholte Gabe vermeiden. Nach Einzelgabe mindestens 48 Std. nicht stillen.
NW: Schock, Blutbild (Agranulozytose), Niere, Haut (auch schwer), Schleimhäute, Asthma, Hypotonie.
WW: Nicht empfohlen: Methotrexat (Hämatotoxizität). Vorsicht: Ciclosporin (Serumspiegel überwachen), Chlorpromazin (Hypothermie), ASS, Bupropion; cave Alkohol.
WH: Auf Agranulozytose und Schock achten. Kontrollen: Blutbild, Kreislauf (Hypotoniegefahr). Vorsicht bei Leber- oder Nierenschäden. Verkehrshinweis.
PG: 10 ST * (EKO: N) [€ 12,65]

Metagelan 2,5 g - Injektionslösung
02B02

(Z.Nr. 1-38376) NR. P. N02BB02
ZI: G.L. Pharma, Lannach

Z: 1 ml Injektionslösung enthält: Metamizol natrium-monohydrat 500 mg (entspr. Natrium 1,42 mmol) → 32,7 mg, Wasser für Injektionszwecke.
Kurzinformation: siehe Metagelan 1,0 g - Injektionslösung, → S. 879
PG: 5 ST (2) (EKO: G) [€ 4,65]

Metagelan 500 mg - Tabletten 02B02

(Z.Nr. 1-37504) NR. P. N02BB02
ZI: G.L. Pharma, Lannach
Z: 1Tablette enthält: Metamizol natrium-1-Wasser 500 mg (entspr. Natrium 1,42 mmol) (entspr. → 32,7 mg), Stärke, vorverkleistert, Macrogol 6000, Crospovidon Typ A, Magnesium stearat, Siliciumdioxid, hochdisperses.
EW: Analgetisch, antipyretisch, spasmolytisch.
AG: Kurzfristig bei akuten starken Schmerzen, Koliken, Tumorschmerzen, starken chronischen Schmerzen, hohem Fieber.
AA: Unzerkaut mit Flüssigkeit einnehmen.
DO: Personen ab 15 Jahren (über 53 kg KG): ED 500 mg bis 1000 mg bis 4mal tgl., MTD 4000 mg.
Für Kinder und Jugendliche andere Darreichungsformen verfügbar.
GA: Pyrazolallergie, Analgetikaintoleranz, Knochenmarkschäden oder -erkrankungen, hepatische Porphyrie, Glukose-6-Phosphat-Dehydrogenase- Mangel.
SST: Gegenanzeige im 3. Trimenon, im 1. und 2. Trimenon strenge Indikationsstellung. In der Stillzeit wiederholte Gabe vermeiden. Nach Einzelgabe mindestens 48 Std. nicht stillen.
NW: Schock, Hypotonie, Blutbild (Agranulozytose), Niere, Haut (auch schwer), Schleimhäute, Asthma,
WW: Nicht empfohlen: Methotrexat (Hämatotoxizität). Vorsicht: Ciclosporin (Serumspiegel überwachen), Chlorpromazin (Hypothermie), ASS, Bupropion; cave Alkohol.
WH: Auf Agranulozytose und Schock achten. Kontrollen: Blutbild, Kreislauf (Hypotoniegefahr). Vorsicht bei Leber- oder Nierenschäden. Verkehrshinweis.
PG: 10 ST (2) (EKO: G) [€ 1,70], 30 ST (EKO: G) [€ 5,15], 50 ST (EKO: G) [€ 6,80], 100 ST (EKO: G) [€ 13,65], 200 ST (EKO: G) [€ 25,55]

Metagelan 500 mg/ml - Tropfen 02B02

(Z.Nr. 1-37760) NR. P. N02BB02
ZI: G.L. Pharma, Lannach
Z: 1 ml (20 Tropfen) enthält: Metamizol natrium-1-Wasser 500 mg (entspr. Natrium 1,45 mmol) (entspr. → 33,4 mg), Natriumdihydrogenphosphat-dihydrat, Dinatrium phosphat, wasserfrei, Sucralose, Saccharin natrium, Himbeer-Aroma (entspr. Aromastoffe, natürlich) (entspr. Aromastoffe) (entspr. Aromaextrakte) (entspr. 1,2-Propylenglykol) (entspr. Glycerintriacetat) (entspr. Maltol), Wasser, gereinigtes.
EW: Analgetisch, antipyretisch, spasmolytisch.
AG: Kurzfristig bei akuten starken Schmerzen, Koliken, Tumorschmerzen, hohem Fieber.
AA: Mit etwas Flüssigkeit einnehmen.
DO: 1 Tropfen enthält 25 mg Metamizol.
Personen ab 15 Jahren: ED 500-1000 mg (20-40 Tropfen) bis 4mal tgl..
-Kinder und Jugendliche bis 14 Jahre: ED 8 - 16 mg/kg KG bis 4mal tgl., bei Fieber 10 mg/kg KG.
GA: Pyrazolallergie, Analgetikaintoleranz, Knochenmarkschäden, hepatische Porphyrie, Glukose-6-Phosphat- Dehydrogenase-Mangel, hämolytische Anämie, Kollaps, leichte Schmerz- und Fieberzustände.
SST: Gegenanzeige im 3. Trimenon, im 1. und 2. Trimenon strenge Indikationsstellung. In der Stillzeit wiederholte Gabe vermeiden. Nach Einzelgabe mindestens 48 Std. nicht stillen.
NW: Schock, Hypotonie, Blutbild (Agranulozytose), Niere, Haut (auch schwer), Schleimhäute, Asthma,
WW: Nicht empfohlen: Methotrexat (Hämatotoxizität). Vorsicht: Ciclosporin (Serumspiegel überwachen), Chlorpromazin (Hypothermie), ASS, Bupropion; cave Alkohol. Beeinflussung von Labortests.
WH: Auf Agranulozytose und Schock achten. Kontrollen: Blutbild, Kreislauf (Hypotoniegefahr). Vorsicht bei Leber- oder Nierenschäden. Verkehrshinweis.
PG: 10 ML (2) (EKO: G) [€ 1,70], 30 ML (2) (EKO: G) [€ 4,10], 50 ML (EKO: G) [€ 6,80], **BP5X50** 250 ML (EKO: G) [€ 30,30]

metakaveron - Tropfen 49X
(Z.Nr. 3-37552) RPF. P. nicht im Handel. V03AX

Metalyse 8.000 U - Pulver und Lösungsmittel zur Herstellung einer Injektionslösung 20C
(Z.Nr. EU/1/00/169/*) NR. P. nicht im Handel. B01AD11

Metalyse 10.000 U - Pulver und Lösungsmittel zur Herstellung einer Injektionslösung 20C

(Z.Nr. EU/1/00/169/*) NR. P. B01AD11
ZI: Boehringer Ingelheim International, Ingelheim/Rhein, Deutschland
Z: 1 Packung enthält: Tenecteplase 10000 U (entspr. → 50 mg), mittels DNA-Technologie rekombinant aus Ovarialzellen des Chinesischen Hamsters hergestellt, Arginin, Phosphorsäure 85%, Polysorbat 20, Spuren von Gentamicin; Lösungsmittel: Wasser für Injektionszwecke 10 ml.
EW: Rekombinanter Plasminogen-Aktivator.
AG: Thrombolyse bei Verdacht auf akuten Herzinfarkt binnen 6 Std. nach Symptombeginn.
AA: I.v. Bolus.
DO: Anwendung möglichst schnell nach Symptombeginn. MED 10.000 U (ca.
100 U/kg KG); zusätzlich ASS und Heparin verabreichen. Bei älteren Personen vorsichtig dosieren. Keine Daten an Kindern und Jugendlichen.
GA: Schwere Blutungen, orale Antikoagulanzientherapie, ZNS-Erkrankungen, Blutungsneigung, schwere Hypertonie, schwere Operationen oder Verletzungen, Perkarditis, Pankreatitis, Leberschäden, peptische Ulcera, Aneurysmen, Schlaganfälle, Neoplasma mit erhöhtem Blutungsrisiko.
SST: Nutzen/Risiko-Abwägung, 24 Std. nicht stillen.
NW: Blutungen, Herz/Kreislauf (Reperfusions-Arrhythmien, auch lebensbedrohlich), Thromboembolien, Überempfindlichkeit, Erbrechen, lokale Reaktionen.
WW: Gegenanzeige: Wirksame orale Antikoagulantien (z.B. Warfarin). Vorsicht: Arzneimittel mit Einfluss auf die Blutgerinnung oder die Thrombozytenfunktion.
WH: Bei primärer perkutaner Koronarintervention (PCI) Tenecteplase nicht einsetzen. Auf Blutungen achten. Vorsicht bei höherem Lebensalter bzw.
niedrigem Körpergewicht. Wiederholte Anwendung nicht empfohlen.
PG: 1 ST * (EKO: N) [€ 1.741,35]

Metalyse 10.000 U - Pulver und Lösungsmittel zur Herstellung einer Injektionslösung 20C

(Z.Nr. EU/1/00/169/*) NR. P. Parallelimport. B01AD11
V: Orifarm, Leverkusen, Deutschland
Z: 1 Packung enthält: Tenecteplase 10000 U (entspr. → 50 mg), mittels DNA-Technologie rekombinant aus Ovarialzellen des Chinesischen Hamsters hergestellt, Arginin, Phosphorsäure 85%, Polysorbat 20, Spuren von Gentamicin; Lösungsmittel: Wasser für Injektionszwecke 10 ml.
PG: 1 ST * (EKO: N) [€ 1.709,90]

Metamizol HCS 500 mg/ml - Injektions-/Infusionslösung 02B02
(Z.Nr. 1-39365) NR. P. nicht im Handel. N02BB02

Metamizol Kalceks 500 mg/ml - Injektionslösung 02B02

(Z.Nr. 1-37721) NR. P. N02BB02
ZI: AS Kalceks, Riga, Lettland
Z: 1 ml Lösung enthält: Metamizol natrium-monohydrat 500 mg (entspr. Natrium 32,71 mg), Salzsäure 1M (zur pH-Wert-Einstellung), Wasser für Injektionszwecke.
EW: Analgetisch, antipyretisch, spasmolytisch.
AG: Starke akute oder chronische Schmerzen; -Fieber, das auf andere Maßnahmen nicht anspricht.
AA: I.m. oder langsam i.v..
DO: Personen ab 15 Jahren: ED 500 mg bis 1000 mg bis 4mal tgl.. Bei Bedarf MED 2500 mg, MTD 5000 mg. **-Kinder (ab 3 Monaten) und Jugendliche bis 14 Jahre**: ED 8 - 16 mg/kg KG, bei Fieber 10 mg/kg KG.
GA: Pyrazolallergie, Analgetikaintoleranz, Knochenmarkschäden oder Störungen der Hämatopoese, hepatische Porphyrie, Glukose-6-Phosphat- Dehydrogenasemangel, Hypotonie.
SST: Gegenanzeige im 3. Trimenon, im 1. und 2. Trimenon strenge Indikationsstellung. In der Stillzeit wiederholte Gabe vermeiden. Nach Einzelgabe mindestens 48 Std. nicht stillen.
NW: Anaphylaxie, Haut (auch schwer), Blutbild (Agranulozytose), Schleimhäute, Niere, Asthma, Hypotension (besonders bei schneller i.v. Injektion), lokale Reaktionen, Schock.
WW: Nicht empfohlen: Methotrexat (Hämatotoxizität). Vorsicht: Ciclosporin (Serumspiegel überwachen), ASS, Bupropion; Cave Alkohol.
WH: Auf Agranulozytose und Schock (erhöhtes Risiko bei Asthma, Urtikaria, Alkoholintoleranz) achten. Kontrollen: Blutbild, Kreislauf (Hypotoniegefahr). Vorsicht bei Leber- oder Nierenschäden. Verkehrshinweis.
PG: **1G 2ML** 10 ST * (EKO: N) [€ 14,30], **1G 2ML** 100 ST * (EKO: N) [€ 110,95], **2,5G 5ML** 5 ST (2) (EKO: G) [€ 5,65]

metasinusit - Tropfen

50X04

(Z.Nr. 3-00305) RPF. P. V03AX

ZI: meta Fackler Arzneimittel, Springe, Deutschland
Z: 1 g (= 1,04 ml, 1 ml = 35 Tropfen) enthält: Hydrargyrum sulfuratum rubrum (Homöopathie) D6 50 mg, Hydrastis canadensis (Homöopathie) D3 30 mg, Kalium bichromicum (Homöopathie) D4 100 mg, Verbascum densiflorum Urt. 20 mg, Ethanol (entspr. Gesamtethanolgehalt 33 % (V/V)), Wasser, gereinigtes, Spuren von Lactose monohydrat.
EW: Homöopathikum.
AG: Entzündungen der Nasennebenhöhlen.
AA: Direkt auf die Zunge tropfen und mit der Zunge im Mund verteilen oder (für Kinder immer) mit etwas Flüssigkeit einnehmen.
DO: Initial halbstündlich bis stündlich 10 Tropfen (max. 12mal tgl.), bei beginnender Besserung oder chronischen Beschwerden 3mal tgl. 10-20 Tropfen pur oder in etwas Wasser einnehmen.
Kinder ab 6 Jahren: ED 5 Tropfen.
SST: Vorsicht.
NW: Speichelfluss, Hautreaktionen.
WH: Nicht für Alkoholkranke.
PG: 50 ML * (EKO: N) [€ 13,90], 100 ML * (EKO: N) [€ 19,90]

Metasol 16 mg - Pulver und Lösungsmittel zur Herstellung einer Injektions-/Infusionslösung

31F01

(Z.Nr. 1-37772) NR. P. H02AB04

ZI: Dermapharm, Wien
Z: 1 Ampulle enthält: Methylprednisolon 15,78 mg (entspr. Methylprednisolon hydrogensuccinat 20,92 mg) (entspr. Methylprednisolon hydrogensuccinat, Natriumsalz), Natriumdihydrogenphosphat-2-Wasser, Natriummonohydrogenphosphat-dihydrat, Wasser für Injektionszwecke.
EW: Systemisches Glukokortikoid.
AG: Glukokortikoidtherapie, wenn parenterale Anwendung erforderlich ist: -schwerer akuter Asthmaanfall, -schwere allergische Zustandsbilder, -akute schwere Hautkrankheiten, -akute Blutkrankheiten, -akuten Leberparenchymerkrankungen (z. B. akute Alkoholhepatitis),
- Hirnödem,
- toxischem Lungenödem,
- Addison-Krise (Mittel der ersten Wahl: Hydrocortison).
AA: Langsame i.v. Injektion oder Infusion nach Herstellen einer Lösung; nur in Ausnahmefällen i.m.-Gabe.
DO: ED allgemein 32-64 mg Methylprednisolon; Kinder: 1-2 mg/kg KG.
In **akut lebensbedrohlichen** Fällen: 250-500 mg, Kinder 4-8 mg/kg KG.
Schwerer akuter Asthmaanfall: Initial 32-96 mg, ev. alle 6h wiederholen.
Schwere Allergien, akute schwere Hautkrankheiten: einmalig 96-160 mg, bei akuten Stenosen der oberen Luftwege 250 mg.
Akute Blutkrankheiten: initial 96-160 mg i.v., Fortsetzung oral.
Akute Lebererkrankungen: Initial 16-32 mg tgl. i.v., Fortsetzung oral.
Hirnödem: Initial 250-500 mg, dann 3mal tgl. 32-64 mg über mehrere Tage.
Toxisches Lungenödem: Sofort 1000 mg, ev. nach 6/12/24 Std. wiederholen. Tag 2 und 3: 3mal tgl. 32 mg. Tag 4 und 5: 3mal tgl. 16 mg. Dann Übergang zu inhalativen Kortikoiden.
Addison-Krise: Initial 16-32 mg., dann weitere 16-32 mg als Infusion über 24 Stunden; Fortsetzung oral zusammen mit Mineralkortikoid.
Bei höheren Dosierungen Metasol 250mg oder 1000 mg verwenden.
Behandlung nicht abrupt absetzen.
SST: Strenge Nutzen/Risiko-Abwägung besonders im 1. Trimenon. Nach hohen Dosen oder bei Langzeitgabe nicht stillen.
NW: Blutbild, Anaphylaxie, Infektionen, Nebennierensuppression, Cushing-Syndrom, Lipomatosen, Ödeme, Pseudotumor cerebri, Sehstörungen (Katarakt, Glaukom, Chorioretinopathie), Herz/Kreislauf (Herzrhythmusstörungen), Niere (Sklerodermie bedingte renale Krise), Magen/Darm-Ulzera, Diabetes, Psyche (Depressionen), Störungen Sexualhormone (Hirsutismus, Amenorrhö, Impotenz), Leber, Haut, Muskelschwäche, lokale Fettgewebsatrophie, Gewichtszunahme.
WW: Kortikoidwirkung verstärkt durch: Östrogene (Ovulationshemmer), CYP3A4-Hemmer (Azole) einschl. Cobicistat, Diltiazem. Kortikoidwirkung abgeschwächt durch: CYP3A4-Induktoren (Rifampicin, bestimmte Antiepileptika), Ephedrin.
Verstärkt werden: ACE-Hemmer, Herzglykoside, Saluretika/Laxantien (Kaliumausscheidung), Antirheumatika (Magen/Darm-Ulzera), Muskelrelaxantien, Anticholinergika (Anstieg des Augeninnendrucks), Chloroquin (Kardiomyopathien), Ciclosporin (Krämpfe). Abgeschwächt werden: Antidiabetika, Cumarine, Praziquantel, Somatotropin, Protirelin, Allergietests.
WH: Vorsicht bei akuten Virusinfektionen, chronisch-aktiver Hepatitis, Systemmykosen und Parasitosen, Poliomyelitis, Lymphadenitis nach BCG-Impfung, bakteriellen Infektionen, Tuberkulose in der Anamnese, Magen/Darm-Ulzera, Osteoporose, schwerer Hypertonie, Herzinsuffizienz, thromboembolischen Erkrankungen, schwerem Diabetes, psychiatrischen Erkrankungen, Glaukom, Hornhautulzera, schwerer Colitis ulcerosa, Divertikulitis, Enteroanastomosen, Phäochromozytom, systemischer Sklerose, Myasthenie. Erhöhtes Infektionsrisiko beachten. Impfungen mit Totimpfstoffen unter Erhaltungstherapie nicht empfohlen.
Kontrollen (Langzeittherapie): Serumkalium, Längenwachstum bei Kindern, Augen. Kalzium und Vitamin D zuführen. Positive Dopingkontrollen möglich. Verkehrshinweis.
PG: AMP 3 ST * (EKO: N) [€ 9,55], **BP** 15 ST * (EKO: N) [€ 42,45]

Metasol 32 mg - Pulver und Lösungsmittel zur Herstellung einer Injektions-/Infusionslösung

31F01

(Z.Nr. 1-37773) NR. P. H02AB04

ZI: Dermapharm, Wien
Z: 1 Ampulle enthält: Methylprednisolon 31,57 mg (entspr. Methylprednisolon hydrogensuccinat 41,85 mg) (entspr. Methylprednisolon hydrogensuccinat, Natriumsalz), Natriumdihydrogenphosphat-2-Wasser, Natriummonohydrogenphosphat-dihydrat, Wasser für Injektionszwecke.
Kurzinformation: siehe Metasol 16 mg - Pulver und Lösungsmittel zur Herstellung einer Injektions-/Infusionslösung, → S. 881
PG: AMP 3 ST * (EKO: N) [€ 15,80], **BP** 15 ST * (EKO: N) [€ 72,35]

Metasol 250 mg - Pulver und Lösungsmittel zur Herstellung einer Injektions-/Infusionslösung

31F01

(Z.Nr. 1-31086) NR. P. H02AB04

ZI: Dermapharm, Wien
Z: 1 Durchstechflasche enthält: Methylprednisolon 250 mg (entspr. Methylprednisolon 21-hydrogensuccinat, Natriumsalz 331,48 mg), Natriumdihydrogenphosphat-2-Wasser, Natriummonohydrogenphosphat-dihydrat (entspr. Natrium < 1 mmol), (entspr. → 23 mg), Wasser für Injektionszwecke.
EW: Systemisches Glukokortikoid.
AG: Akut lebensbedrohliche Zustände zur systemischen Glukokortikoidtherapie zusätzlich zur jeweiligen Basistherapie.
-Akute Schübe bei multipler Sklerose.
AA: Langsame i.v. Injektion oder Infusion nach Herstellen einer Lösung; nur in Ausnahmefällen i.m.-Gabe.
DO: Akut lebensbedrohliche Zustände: ED 250-1000 mg, Kinder 4-20 mg/kg KG; Injektionsintervalle 30 min bis 24 h.
Anaphylaktischer Schock, schwerer akuter Asthmaanfall, Hirnödem: 250-500 mg.
Immunologische Krisen nach Organtransplantation: ED bis 30 mg/kg KG.
Waterhouse-Friderichsen-Syndrom: Initial 30 mg/kg KG, dann 30 mg/kg KG aufgeteilt in 4-6 ED über 24-72 Std.
Schocklunge: TD 1-2 mg/kg KG in 4 ED, max. bis zu 250 mg alle 6 Std., über mehrere Tage bis Wochen.
Toxisches Lungenödem: Sofort 1000 mg, ev. nach 6/12/24 Std. wiederholen. Tag 2 und 3: 3mal tgl. 32 mg. Tag 4 und 5: 3mal tgl. 16 mg. Dann Übergang zu inhalativen Kortikoiden.
Multiple Sklerose: TD 1000 mg i.v. an 3(-5) aufeinander folgenden Tagen.
SST: Strenge Nutzen/Risiko-Abwägung besonders im 1. Trimenon. Nach hohen Dosen oder bei Langzeitgabe nicht stillen.
NW: Blutbild, Anaphylaxie, Infektionen, Nebennierensuppression, Cushing-Syndrom, Lipomatosen, Ödeme, Pseudotumor cerebri, Sehstörungen (Katarakt, Glaukom, Chorioretinopathie), Herz/Kreislauf (Herzrhythmusstörungen), Niere (Sklerodermie bedingte renale Krise), Magen/Darm-Ulzera, Diabetes, Psyche (Depressionen), Störungen Sexualhormone (Hirsutismus, Amenorrhö, Impotenz), Leber, Haut, Muskelschwäche, lokale Fettgewebsatrophie, Gewichtszunahme.
WW: Kortikoidwirkung verstärkt durch: Östrogene (Ovulationshemmer), CYP3A4-Hemmer (Azole) einschl. Cobicistat, Diltiazem. Kortikoidwirkung abgeschwächt durch: CYP3A4-Induktoren (Rifampicin, bestimmte Antiepileptika), Ephedrin.
Verstärkt werden: ACE-Hemmer, Herzglykoside, Saluretika/Laxantien (Kaliumausscheidung), Antirheumatika (Magen/Darm-Ulzera), Muskelrelaxantien, Anticholinergika (Anstieg des Augeninnendrucks), Chloroquin (Kardiomyopathien), Ciclosporin (Krämpfe). Abgeschwächt werden: Antidiabetika, Cumarine, Praziquantel, Somatotropin, Protirelin, Allergietests.
WH: Vorsicht bei akuten Virusinfektionen, chronisch-aktiver Hepatitis, Systemmykosen und Parasitosen, Poliomyelitis, Lymphadenitis nach BCG-Impfung, bakteriellen Infektionen, Tuberkulose in der Anamnese, Magen/Darm-Ulzera, Osteoporose, schwerer Hypertonie, Herzinsuffizienz, thromboembolischen Erkrankungen, schwerem Diabetes, psychiatrischen Erkrankungen, Glaukom, Hornhautulzera, schwerer Colitis ulcerosa, Divertikulitis, Enteroanastomosen, Phäochromozytom, systemischer Sklerose, Myasthenie.

Erhöhtes Infektionsrisiko beachten. Impfungen mit Totimpfstoffen unter Erhaltungstherapie nicht empfohlen.
Kontrollen (Langzeittherapie): Serumkalium, Längenwachstum bei Kindern, Augen. Kalzium und Vitamin D zuführen. Positive Dopingkontrollen möglich. Verkehrshinweis.
PG: 5 ST (EKO: G) [€ 47,80]

Metasol 1000 mg - Pulver und Lösungsmittel zur Herstellung einer Injektions- /Infusionslösung 31F01

(Z.Nr. 1-31087) NR. P. H02AB04
ZI: Dermapharm, Wien
Z: 1 Durchstechflasche enthält: Methylprednisolon 1000 mg (entspr. Methylprednisolon hydrogensuccinat 1325,92 mg), Natriumdihydrogenphosphat-2-Wasser, Natriummonohydrogenphosphat-dihydrat (entspr. Natrium 2,9 mmol) (entspr. → 67,6 mg), Wasser für Injektionszwecke.
Kurzinformation: siehe Metasol 250 mg - Pulver und Lösungsmittel zur Herstellung einer Injektions-/Infusionslösung, → S. 881
PG: 1 ST * (EKO: N) [€ 36,90], 5 ST * (EKO: N) [€ 153,80]

Metasol 4 mg - Tabletten 31F01
(Z.Nr. 1-31773) NR. P. nicht im Handel. H02AB04

Metasol 8 mg - Tabletten 31F01
(Z.Nr. 1-31774) NR. P. nicht im Handel. H02AB04

Metasol 16 mg - Tabletten 31F01
(Z.Nr. 1-31775) NR. P. nicht im Handel. H02AB04

metasolidago - Tropfen 52X01

(Z.Nr. 3-00518) RPF. P. V03AX
ZI: meta Fackler Arzneimittel, Springe, Deutschland
Z: 1 ml (= 32 Tropfen) enthält: Anguilla anguilla (Homöopathie) D6 150 mg, Lespedeza capitata (Homöopathie) D4 50 mg, Lytta vesicatoria (Homöopathie) D6 50 mg, Ononis spinosa (Homöopathie) D2 50 mg, Solidago virgaurea (Homöopathie) D2 50 mg, Ethanol 96% (V/V) (entspr. Gesamtethanolgehalt 22 % (V/V)), Glycerol 85%, Wasser, gereinigtes.
EW: Homöopathikum.
AG: Anregung der Nierenfunktion, funktionelle Störungen der Niere und Harnwege, Reizblase, Blasenkatarrhe.
AA: Direkt auf die Zunge oder mit etwas Flüssigkeit einnehmen.
DO: Initial 3-6mal tgl., dann 3mal tgl. 10-20 Tropfen.
Kinder ab 6 Jahren: Initial halbstündlich bis stündlich (max. 6-8mal tgl.), dann 3mal tgl. 5 Tropfen.
SST: Vorsicht.
WH: Nicht für Alkoholkranke.
PG: 50 ML * (EKO: N) [€ 13,90], 100 ML * (EKO: N) [€ 19,90]

metavirulent - Tropfen 50X03

(Z.Nr. 3-00324) RPF. P. V03AX
ZI: meta Fackler Arzneimittel, Springe, Deutschland
Z: 1 g (= 1,05 ml, 1 ml = 32 Tropfen) enthält: Influencinum-Nosode (Homöopathie) D30 50 mg, Acidum L(+)-lacticum (Homöopathie) D15 30 mg, Aconitum napellus (Homöopathie) D4 20 mg, Ferrum phosphoricum (Homöopathie) D8 500 mg, Gelsemium sempervirens (Homöopathie) D4 30 mg, Luffa operculata (Homöopathie) D12 100 mg, Veratrum album (Homöopathie) D4 200 mg, Gentiana lutea (Homöopathie) D1 70 mg, Ethanol (entspr. Gesamtethanolgehalt 37 % (V/V)), Lactose monohydrat 5 mg.
EW: Homöopathikum.
AG: Grippale Infekte, Erkältungskrankheiten, Entzündungen der Atemwege.
AA: Direkt auf die Zunge tropfen oder (für Kinder immer) mit etwas Flüssigkeit einnehmen.
DO: 1-3mal tgl. 20-30 Tropfen, akut stündlich 10-20 Tropfen (max. 12mal tgl.).
Kinder (6-11 Jahre): 1-3mal tgl. so viele Tropfen wie Lebensjahre.
SST: Vorsicht.
WH: Nicht für Alkoholkranke.
PG: 50 ML * (EKO: N) [€ 13,90], 100 ML * (EKO: N) [€ 19,90]

🐾 Metaxol 20/100 mg/ml - Lösung zum Eingeben über das Trinkwasser für Schweine und Hühner 812BA

(Z.Nr. 8-36987) NR. P. VNW. QJ01EW11
ZI: Eurovet Animal Health, Bladel, Niederlande
Z: 1 ml Lösung enthält: Trimethoprim 20 mg, Sulfamethoxazol 100 mg, N-Methylpyrrolidon, Propylenglycol, Natriumhydroxid zur pH-Wert-Einstellung, Wasser, gereinigtes.
EW: Trimethoprim + Sulfonamid-Kombination.
AG: Schwein (Mastschwein): Behandlung und Metaphylaxe von Durchfällen bei Absatzferkeln oder von bakteriellen Sekundärinfektionen durch empfindliche Erreger.
Huhn (Broiler): Behandlung und Metaphylaxe von Colibazillose oder Coryza durch empfindliche Erreger.
AA: Über das Trinkwasser.
DO: Mastschweine: TD 1 ml Tierarzneimittel pro 4 kg KG über 4-7 Tage.
Broiler: TD 1 ml Tierarzneimittel pro 2,67 kg KG über 3 Tage.
GA: Schwere Leber- , Blutbild- oder Nierenschäden, Oligurie, Anurie.
SST: Unbedenklichkeit nicht belegt.
NW: Überempfindlichkeit, verringerte Wasseraufnahme bei Hühnern.
WW: Nicht gleichzeitig mit anderen Tierarzneimitteln anwenden.
WH: Wasseraufnahme regelmäßig überwachen. Auf Überempfindlichkeiten achten.
VNW: Essbare Gewebe Schweine 8 Tage, Hühner 5 Tage. Nicht für Hühner, deren Eier für menschlichen Verzehr vorgesehen sind.
PG: 1 L VNW [€ 52,50], 5 L VNW [€ 206,70]

Meteoreisen comp. Wala - Globuli velati 50W

(Z.Nr. 3-35836) RPF. P. V03AX
ZI: Wala Heilmittel, Bad Boll/Eckwälden, Deutschland
Z: 10 g enthalten: Ferrum sidereum aquosum (Homöopathie) D11 0,1 g, Phosphorus (Homöopathie) D5 0,1 g, Quarz aquosum (Homöopathie) D11 0,1 g, Sucrose, Spuren von: Lactose.
EW: Homöopathikum (anthroposophisch).
AG: Grippale Infekte, Rekonvaleszenz, Erschöpfung.
AA: Unter der Zunge zergehen lassen, bei Kleinkindern Globuli in etwas Wasser oder ungesüßtem Tee auflösen.
DO: Personen ab 12 Jahren: 1-3mal tgl. 5-10 Globuli.
Kinder (6-12 Jahre): 1-3mal tgl. 5-7 Globuli.
Kinder (1-6 Jahre): 1-3mal tgl. 3-5 Globuli.
SST: Vorsicht.
PG: 20 G * (EKO: N) [€ 11,50]

Metformin 1A Pharma 850 mg - Filmtabletten 06B02

(Z.Nr. 1-22888) RP. P. A10BA02
ZI: 1A Pharma, Wien
Z: 1 Filmtablette enthält: Metformin hydrochlorid 850 mg, Tablettenkern: Povidon, Magnesium stearat; Tablettenüberzug: Hypromellose, Macrogol 4000, Titandioxid.
EW: Orales Antidiabetikum (Biguanid).
AG: Typ II-Diabetes bei Erwachsenen (Mono- oder Kombinationstherapie mit anderen oralen Antidiabetika oder Insulin) und Kindern ab 10 Jahren (Mono- oder Kombinationstherapie mit Insulin).
AA: Unzerkaut mit Flüssigkeit zu oder nach den Mahlzeiten einnehmen.
DO: Initial 2-3mal tgl. 500 oder 850 mg; Dosisanpassung nach Bedarf; MTD 3 g in 3 ED. MTD 2 g bei GFR von 45-59 ml/min, MTD 1 g bei GFR von 30-44 ml/min. Kinder ab 10 Jahre: TD initial 500 oder 850 mg, MTD 2 g in 2-3 ED. Dosisreduktion bei Nierenschäden.
GA: Metabolische Azidose, diabetisches Präkoma, schwere Nierenschäden (GFR unter 30 ml/min), Gewebshypoxie (frischer Myokardinfarkt, Schock), akute oder instabile Herzinsuffizienz, Leberinsuffizienz, Alkoholismus.
SST: In der Schwangerschaft nicht anwenden; Diabetes in der Schwangerschaft mit Insulin behandeln. Stillen nicht empfohlen.
NW: Magen/Darm, Verlust der Blutzuckerkontrolle, Hypoglykämie (in Kombination mit Insulin oder anderen oralen Antidiabetika), Appetitverlust, Geschmacksstörungen, sehr selten Laktatazidose, Leber, Haut.
WW: Nicht empfohlen: Jodhaltige Kontrastmittel (nach frühestens 48 Std. Metformin-Therapie wieder aufnehmen), Alkohol. Vorsicht: Hyperglykämische Arzneimittel: Glukokortikoide, Sympathomimetika, Diuretika, Phenothiazine, Schilddrüsenpräparate, Östrogene, orale Kontrazeptiva, Phenytoin, Nicotinsäure, Kalziumkanalblocker, Isoniazid; ACE-Hemmer (Blutzuckersenkung), AT II-Antagonisten, nephrotoxische Arzneimittel, OCT1- Inhibitoren (Verapamil), OCT2- Inhibitoren (z.B. Cimetidin), OCT1- und OCT2- Inhibitoren (Critozinib, Olaparib).
WH: Auf Laktatazidose achten (Dyspnoe, Bauchschmerzen, Hypothermie, Koma). Nierenkontrollen.
Vor Operationen absetzen und frühestens 48 Std. nach Operationen Therapie wieder aufnehmen. Diät fortführen. Cave Alkohol.
PG: 30 ST (2) (EKO: G) [€ 2,50], 100 ST (EKO: G) [€ 8,45]

Metformin 1A Pharma 1000 mg - Filmtabletten 06B02

(Z.Nr. 1-26267) RP. P. A10BA02
ZI: 1A Pharma, Wien
Z: 1 Filmtablette enthält: Metformin hydrochlorid 1000 mg, Tablettenkern: Povidon, Magnesium stearat; Tablettenüberzug: Hypromellose, Macrogol 4000, Titandioxid.
Kurzinformation: siehe Metformin 1A Pharma 850 mg - Filmtabletten, → S. 882
PG: 20 ST (2) (EKO: G) [€ 1,40], 60 ST (EKO: G) [€ 4,15]

Metformin Arcana 850 mg - Filmtabletten 06B02
(Z.Nr. 1-19303) RP. P. A10BA02
ZI: Arcana Arzneimittel, Wien
Z: 1 Filmtablette enthält: Metformin hydrochlorid 850 mg (entspr. Metformin 663 mg), Tablettenkern: Povidon K30, Magnesium stearat; Filmschicht: Hypromellose, Hydroxypropylcellulose, Macrogol 400, Macrogol 8000, Magnesium stearat.
EW: Orales Antidiabetikum (Biguanid).
AG: Typ II-Diabetes, insbesondere bei übergewichtigen Patienten. (Monotherapie oder in Kombination mit anderen oralen Antidiabetika bzw. Insulin).
AA: Unzerkaut zu oder nach den Mahlzeiten.
DO: Initial 2-3mal tgl. 500 mg; Dosisanpassung nach Bedarf, MTD 3 g Metformin. Bei GFR 45-59 ml/min MTD 2 g; bei GFR 30-44 ml/min MTD 1 g.
Kinder ab 10 Jahren: Initial 1mal tgl. 500 oder 850 mg, Dosisanpassung nach Bedarf, MTD 2 g in 2-3 ED.
GA: Schwere Niereninsuffizienz (GFR < 30 ml/min), akute und instabile Herzinsuffizienz, akute metabolische Azidose, diabetisches Präkoma, Leberschäden, chronischer Alkoholabusus, Dehydrierung, Gewebshypoxie.
SST: Gegenanzeige; in der Schwangerschaft Diabetes mit Insulin behandeln. Stillen nicht empfohlen.
NW: Magen/Darm, Verlust der Blutzuckerkontrolle, Appetitverlust, Geschmacksstörungen, sehr selten Laktatazidose, Leber, Haut.
WW: Kontraindiziert: Jodhaltige Kontrastmittel (nach frühestens 48 Std. Metformin-Therapie wieder aufnehmen). Nicht empfohlen: Alkohol. Vorsicht: Hyperglykämische Arzneimittel: Glukokortikoide, Sympathomimetika, Diuretika, Phenothiazine, Schilddrüsenpräparate, Östrogene, orale Kontrazeptiva, Phenytoin, Nicotinsäure, Kalziumkanalblocker, Isoniazid; Rifampicin, ACE-Hemmer (Blutzuckersenkung), AT II-Antagonisten, nephrotoxische Arzneimittel, Cimetinin, Dolutegravir, Ranolazin, Trimethoprim, Vandetanib, Isavuconazol, Crizotinib, Olaparib.
WH: Auf Zeichen von Laktazidose (Muskelkrämpfe mit Verdauungsstörungen) achten. Nierenkontrolle. vor Operationen mit Allgemeinnarkose unterbrechen und frühestens 48 Std. nach der Operation wieder aufnehmen. Vitamin B_{12}-Spiegel beachten. Hypoglykämierisiko in Kombination mit anderen Antidiabetika beachten.
PG: 30 ST * (EKO: N) [€ 2,60], 100 ST * (EKO: N) [€ 8,60]

Metformin Bluefish 850 mg - Filmtabletten 06B02
(Z.Nr. 1-28266) RP. P. A10BA02
ZI: Bluefish Pharmaceuticals, Gävlegatan, Stockholm, Schweden
Z: 1 Filmtablette enthält: Metformin hydrochlorid 850 mg (entspr. Metformin 663 mg), Tablettenkern: Povidon, Magnesium stearat; Filmüberzug: (entspr. Hypromellose) (entspr. Macrogol).
EW: Orales Antidiabetikum (Biguanid).
AG: Typ II-Diabetes, insbesondere bei übergewichtigen Patienten. (Monotherapie oder in Kombination mit anderen oralen Antidiabetika bzw. Insulin).
AA: Unzerkaut zu oder nach den Mahlzeiten.
DO: Initial 2-3mal tgl. 500 mg; Dosisanpassung nach Bedarf, MTD 3 g Metformin. Bei GFR 45-59 ml/min MTD 2 g; bei GFR 30-44 ml/min MTD 1 g.
Kinder ab 10 Jahren: Initial 1mal tgl. 500 oder 850 mg, Dosisanpassung nach Bedarf, MTD 2 g in 2-3 ED.
GA: Schwere Niereninsuffizienz (GFR < 30 ml/min), Herzinsuffizienz, akute metabolische Azidose, Leberschäden, chronischer Alkoholabusus, Gewebshypoxie.
SST: Gegenanzeige; in der Schwangerschaft Diabetes mit Insulin behandeln.
NW: Magen/Darm, Verlust der Blutzuckerkontrolle, Appetitverlust, Geschmacksstörungen, sehr selten Laktatazidose, Leber, Haut.
WW: Kontraindiziert: Jodhaltige Kontrastmittel (nach frühestens 48 Std. Metformin-Therapie wieder aufnehmen). Nicht empfohlen: Alkohol. Vorsicht: Hyperglykämische Arzneimittel: Glukokortikoide, Sympathomimetika, Diuretika, Phenothiazine, Schilddrüsenpräparate, Östrogene, orale Kontrazeptiva, Phenytoin, Nicotinsäure, Kalziumkanalblocker, Isoniazid; ACE-Hemmer (Blutzuckersenkung), AT II-Antagonisten, nephrotoxische Arzneimittel.
WH: Auf Zeichen von Laktazidose (Muskelkrämpfe mit Verdauungsstörungen) achten. Nierenkontrolle. vor Operationen mit Allgemeinnarkose unterbrechen und frühestens 48 Std. nach der Operation wieder aufnehmen. Vitamin B_{12}-Spiegel beachten. Hypoglykämierisiko in Kombination mit anderen Antidiabetika beachten.
PG: 30 ST (2) (EKO: G) [€ 2,20], 100 ST (2) (EKO: G) [€ 7,25]

Metformin Bluefish 1000 mg - Filmtabletten 06B02
(Z.Nr. 1-28267) RP. P. A10BA02
ZI: Bluefish Pharmaceuticals, Gävlegatan, Stockholm, Schweden
Z: 1 Filmtablette enthält: Metformin hydrochlorid 1000 mg (entspr. Metformin 780 mg), Tablettenkern: Povidon, Magnesium stearat; Filmüberzug: (entspr. Hypromellose) (entspr. Macrogol).
Kurzinformation: siehe Metformin Bluefish 850 mg - Filmtabletten, → S. 883
PG: 20 ST (2) (EKO: G) [€ 1,30], 60 ST (2) (EKO: G) [€ 3,95]

Metformin Genericon 850 mg - Filmtabletten 06B02
(Z.Nr. 1-30503) RP. P. A10BA02
ZI: Genericon Pharma, Graz
Z: 1 Filmtablette enthält: Metformin hydrochlorid 850 mg, (entspr. Metformin 662,9 mg), Tablettenkern: Povidon K25, Stearinsäure Typ 50, Siliciumdioxid, kolloidales; Tablettenfilm: Opadry weiss OY-S-7257: (entspr. Hypromellose 5cP) (entspr. Titandioxid) (entspr. Hypromellose 15 cp) (entspr. Hypromellose 50 cP) (entspr. Macrogol 400).
Kurzinformation: siehe Metformin Bluefish 850 mg - Filmtabletten, → S. 883
PG: 30 ST (2) (EKO: G) [€ 2,20], 100 ST (2) (EKO: G) [€ 7,25]

Metformin Genericon 1000 mg - Filmtabletten 06B02
(Z.Nr. 1-30508) RP. P. A10BA02
ZI: Genericon Pharma, Graz
Z: 1 Filmtablette enthält: Metformin hydrochlorid 1000 mg, (entspr. Metformin 780 mg), Tablettenkern: Povidon K25, Stearinsäure Typ 50, Siliciumdioxid, kolloidales; Tablettenfilm: Opadry weiss OY-S-7257: (entspr. Hypromellose 5cP) (entspr. Titandioxid) (entspr. Hypromellose 15 cp) (entspr. Hypromellose 50 cP) (entspr. Macrogol 400).
Kurzinformation: siehe Metformin Bluefish 850 mg - Filmtabletten, → S. 883
PG: 20 ST (2) (EKO: G) [€ 1,30], 60 ST (2) (EKO: G) [€ 3,95]

Metformin Hexal 500 mg - Filmtabletten 06B02
(Z.Nr. 1-20785) RP. P. A10BA02
ZI: Hexal Pharma, Wien
Z: 1 Filmtablette enthält: Metformin hydrochlorid 500 mg, Tablettenkern: Povidon, Magnesium stearat; Tablettenüberzug: Hypromellose, Macrogol 4000, Titandioxid.
EW: Orales Antidiabetikum (Biguanid).
AG: Typ II-Diabetes, insbesondere bei übergewichtigen Patienten. (Monotherapie oder in Kombination mit anderen oralen Antidiabetika bzw. Insulin).
AA: Unzerkaut mit Flüssigkeit zu oder nach den Mahlzeiten einnehmen.
DO: Initial 2-3mal tgl. 500 oder 850 mg; Dosisanpassung nach Bedarf, MTD 3 g Metformin. Bei GFR 45-59 ml/min MTD 2 g; bei GFR 30-44 ml/min MTD 1 g.
Kinder ab 10 Jahren: Initial 1mal tgl. 500 oder 850 mg, Dosisanpassung nach Bedarf, MTD 2 g in 2-3 ED.
GA: Schwere Niereninsuffizienz (GFR < 30 ml/min), Herzinsuffizienz, akute metabolische Azidose, Leberinsuffizienz, Alkoholismus, Gewebshypoxie.
SST: Gegenanzeige in der Schwangerschaft; in der Schwangerschaft Diabetes mit Insulin behandeln. Nutzen/Risiko- Abwägung in der Stillzeit.
NW: Magen/Darm, Verlust der Blutzuckerkontrolle, Appetitverlust, Geschmacksstörungen, sehr selten Laktatazidose, Leber, Haut.
WW: Kontraindiziert: Jodhaltige Kontrastmittel (nach frühestens 48 Std. Metformin-Therapie wieder aufnehmen). Nicht empfohlen: Alkohol (Risiko für Laktatazidose). Vorsicht: Hyperglykämische Arzneimittel: Glukokortikoide, Sympathomimetika, Diuretika, Phenothiazine, Schilddrüsenpräparate, Östrogene, orale Kontrazeptiva, Phenytoin, Nicotinsäure, Kalziumkanalblocker, Isoniazid; ACE-Hemmer (Blutzuckersenkung), AT II-Antagonisten, nephrotoxische Arzneimittel, organische Kationentransporter.
WH: Auf Zeichen von Laktazidose (Muskelkrämpfe mit Verdauungsstörungen) achten. Nierenkontrolle. vor Operationen mit Allgemeinnarkose unterbrechen und frühestens 48 Std. nach der Operation wieder aufnehmen. Vitamin B_{12}-Spiegel beachten. Verkehrshinweis (Hypoglykämierisiko in Kombination mit anderen Antidiabetika beachten).
PG: 40 ST (2) (EKO: G) [€ 3,90], 200 ST (EKO: G) [€ 16,65]

Metformin Hexal 850 mg - Filmtabletten 06B02
(Z.Nr. 1-20788) RP. P. A10BA02
ZI: Hexal Pharma, Wien
Z: 1 Filmtablette enthält: Metformin hydrochlorid 850 mg, Tablettenkern: Povidon, Magnesium stearat; Tablettenüberzug: Hypromellose, Macrogol 4000, Titandioxid.
Kurzinformation: siehe Metformin Hexal 500 mg - Filmtabletten, → S. 883
PG: 30 ST (2) (EKO: G) [€ 2,50], 100 ST (EKO: G) [€ 8,45]

Metformin Hexal 1000 mg - Filmtabletten 06B02
(Z.Nr. 1-26266) RP. P. A10BA02

ZI: Hexal Pharma, Wien
Z: 1 Filmtablette enthält: Metformin hydrochlorid 1000 mg, Tablettenkern: Povidon, Magnesium stearat; Tablettenüberzug: Hypromellose, Macrogol 4000, Titandioxid.
Kurzinformation: siehe Metformin Hexal 500 mg - Filmtabletten, → S. 883
PG: 20 ST (2) (EKO: G) [€ 1,40], 60 ST (EKO: G) [€ 4,15]

Metformin "ratiopharm" 850 mg - Filmtabletten 06B02
(Z.Nr. 1-23693) RP. P. n.l. A10BA02
ZI: Teva, Haarlem, Niederlande
Z: 1 Filmtablette enthält: Metformin hydrochlorid 850 mg (entspr. Metformin 662,36 mg), Tablettenkern: Natriumstärkeglykolat, Maisstärke, Povidon, Siliciumdioxid, kolloidales, Magnesium stearat; Filmüberzug: (entspr. Hypromellose) (entspr. Propylenglykol) (entspr. Macrogol 6000) (entspr. Talkum) (entspr. Titandioxid).
PG: 30 ST (2) (EKO: G) [€ 2,55 n.l.], 100 ST (2) (EKO: G) [€ 8,45 n.l.]

Metformin "ratiopharm" 1000 mg - Filmtabletten 06B02
(Z.Nr. 1-25597) RP. P. n.l. A10BA02
ZI: Teva, Haarlem, Niederlande
Z: 1 Filmtablette enthält: Metformin hydrochlorid 1000 mg (entspr. Metformin 780 mg); Tablettenkern: Hypromellose, Povidon, Magnesium stearat, Siliciumdioxid, hochdispers, wasserfrei; Filmüberzug: (entspr. Hypromellose) (entspr. Macrogol 6000) (entspr. Titandioxid).
PG: 20 ST (2) (EKO: G) [€ 1,40 n.l.], 60 ST (2) (EKO: G) [€ 4,20 n.l.]

Metformin Stada 850 mg - Filmtabletten 06B02
(Z.Nr. 1-23737) RP. P. n.l. A10BA02
ZI: Stada Arzneimittel, Wien
Z: 1 Filmtablette enthält: Metformin hydrochlorid 850 mg, Tablettenkern: Hypromellose, Povidon K25, Magnesium stearat; Film: (entspr. Hypromellose) (entspr. Macrogol 6000) (entspr. Titandioxid).
PG: 30 ST (2) (EKO: G) [€ 2,55 n.l.], 100 ST * (EKO: N) [€ 8,60 n.l.]

Metformin Stada 1000 mg - Filmtabletten 06B02
(Z.Nr. 1-25943) RP. P. n.l. A10BA02
ZI: Stada Arzneimittel, Wien
Z: 1 Filmtablette enthält: Metformin hydrochlorid 1000 mg (entspr. Metformin 780 mg), Hypromellose, Macrogol 6000, Magnesium stearat, Povidon K25, Titandioxid.
PG: 15 ST * (EKO: N) [€ 1,05 n.l.], 60 ST * (EKO: N) [€ 4,25 n.l.]

Methadon G.L. 10 mg/ml - Konzentrat zur Herstellung einer Lösung zum Einnehmen 26C
(Z.Nr. 1-36571) NR. SG. P. nicht im Handel. N07BC02

Methasan 10 mg/ml - Konzentrat zur Herstellung einer Lösung zum Einnehmen 26C
(Z.Nr. 1-35881) NR. SG. P. N07BC02
ZI: G.L. Pharma, Lannach
Z: 1 ml enthält: Methadon hydrochlorid 10 mg (entspr. Methadon 8,946 mg), Methyl-parahydroxybenzoat 1,8 mg, Propyl-parahydroxybenzoat 0,2 mg, Zitronensäure monohydrat, Natrium citrat, Wasser, gereinigtes.
EW: Synthetisches Opioid: Opiatrezeptor-Agonist.
AG: Orale Substitutionsbehandlung bei Opiatabhängigkeit gemäß Suchtgiftverordnung.
AA: Orale Einnahme. Cave i.v.! Kann mit konservierten viskosen Trägerlösungen, z.B. Sirupus simplex ÖAB, sowie Aqua purificata verdünnt werden. Details siehe Austria Codex-Fachinformation.
DO: Am 1. Tag initial 20 - 30(-40) mg, beim Auftreten von Entzugssymptomen Dosis schrittweise um 5 - 10 mg erhöhen.
Erhaltungstherapie: 1mal tgl. meist 60 - 120 mg; MTD 150 mg.
Dosisreduktion bei älteren Patienten, Nieren-, schweren Leberschäden.
Bei Personen unter 15 Jahren nicht empfohlen. Keine Dosisempfehlung bei Jugendlichen ab 15 Jahren.
GA: Akuter Asthmaanfall, schweres Asthma, verminderte Atemfunktion, akuter Alkoholismus, fehlende Opioidabhängigkeit, QT-Verlängerung, paralytischer Ileus, akute abdominale Erkrankungen, schwere Leberschäden.
SST: Strenge Indikationsstellung in der Schwangerschaft. Neugeborene opiatabhängiger Mütter eng auf Entzugserscheinungen überwachen. Strenge Nutzen-Risiko-Abwägung in der Stillzeit. Wenn gestillt wird, möglichst niedrige Methadon-Dosis geben. Nicht abrupt abstillen.
NW: Opioidartig: Übelkeit, Erbrechen, Obstipation, Psyche (Euphorie, Sedierung), Herzrhythmusstörungen, ZNS, Augen (Miosis), Haut (Pruritus), Schwitzen, Harnverhaltung, Hormone (erhöhter Prolaktin-, erniedrigte Sexualhormon-Spiegel), Atemdepression.
WW: Kontraindiziert: MAO-Hemmer (2 Wochen Abstand), Opiatantagonisten (außer bei Überdosierung).
Cave Alkohol.
Besondere Vorsicht: Verstärkung durch ZNS-Dämpfer, Benzodiazepine (Atemdepression).
Vorsicht: Blutdrucksenker, starke CYP-Induktoren (Entzugserscheinungen) bzw. CYP-Inhibitoren, P-gp-Inhibitoren(verlängerte Wirkdauer). Sedativa möglichst kurzzeitig und niedrig dosiert anwenden. Peristaltik-hemmende Substanzen, QT-verlängernde, serotonerge Arzneimittel. Beeinflussung von Labortests möglich. WW mit vielen Arzneimitteln (z.B. antiretroviralen Arzneimitteln) möglich.
GE: Primäres Abhängigkeitspotential. Sucht möglich, bei abruptem Absetzen lebensbedrohliche Entzugssymptome.
WH: Vorsicht bei stark Suizid-gefährdeten Patienten, akuten Bauchbeschwerden, Hypotonie bei Hypovolämie, Gallenwegs-, Darmerkrankungen, Pankreatitis, Prostatahypertrophie, Phäochromozytom, verminderter Atemfunktion, schweren Herzerkrankungen, erhöhtem Hirndruck, Nebenniereninsuffizienz. Schmerzsymptome einer eventuellen Begleiterkrankung können verschleiert werden. Obstipation therapieren. Kontrolle: EKG. Verkehrshinweis zu Therapiebeginn und bei Entzugssymptomen.
Bei Vergiftungen: Opiatantagonisten (z.B. Naloxon) anwenden. Lange Wirkungsdauer von Methadon beachten.
PG: 100 ML RE1 (EKO: Y) [€ 17,15], 150 ML RE1 (EKO: Y) [€ 25,40], 300 ML RE1 (EKO: Y) [€ 47,75]

Methasan 2 mg/ml - Sirup 26C
(Z.Nr. 1-35882) NR. SG. P. nicht im Handel. N07BC02

🐾 **Methiocalcin - Injektionslösung für Rinder, Schafe und Ziegen** 831C, 831J
(Z.Nr. 8-14433) RP. P. VNW. QA12AX
ZI: aniMedica, Senden-Bösensell, Deutschland
Z: 100 ml enthalten: Calcium gluconat 7,5 g, Calciumborogluconat 13,6 g (entspr. Calcium 1,8 g) (entspr. → 44,9 mmol), Magnesium hypophosphit 1 g (entspr. Phosphor 0,24 g) (entspr. Magnesium 0,09 g) (entspr. → 3,7 mmol), N-Acetyl-DL-methionin 5 g, Glucose 5 g (entspr. Glucose monohydrat), Methyl-4-hydroxybenzoat 0,1 g, Natriumhydroxid-Lösung, Wasser für Injektionszwecke.
AG: Hypokalzämische Gebärparese, Hypoglykämie, unterstützend bei Lebererkrankungen. Bei Schaf und Ziege zusätzlich Trächtigkeitstoxikose, Ketose.
AA: Langsam körperwarm i.v. infundieren.
DO: 1 ml/kg KG. Wiederholung bei Bedarf (frühestens nach 6 Std., weitere Nachbehandlungen alle 24 Std.).
GA: Hyperkalziämie, Hypermagnesiämie, chronische Niereninsuffizienz, Kalzinose, Azidose, hepatoenzephales Syndrom, Herzglykosidintoxikation.
SST: Anwendung möglich.
NW: Hyperkalzämie (Bradykardie, Zittern, erhöhte Atemfrequenz). Bei zu rascher Infusion Herzrhythmusstörungen bis Herzstillstand.
WW: Herzglykoside, Beta-Adrenergika, Methylxanthine verstärkt. Glukokorti- koide erhöhen renale Kalziumausscheidung.
WH: Vorsicht bei Verdacht auf Herzschäden. Während der Infusion Atmung, Herz- frequenz und Kreislauf kontrollieren.
VNW: Essbare Gewebe 3 Tage, Milch 1 Tag.
PG: 10 ST VNW [€ 164,80]

Methofill 50 mg/ml - Injektionslösung in einer Fertigspritze 13A02, 22F01, 42F
(Z.Nr. 1-36639) NR. P. L04AX03
ZI: Accord Healthcare, Utrecht, Niederlande
Z: 1 ml Injektionslösung enthält: Methotrexat 50 mg (entspr. Methotrexat dinatrium), Natriumchlorid, Natriumhydroxid zur pH-Wert-Einstellung Wasser für Injektionszwecke.
EW: Folsäureantagonist, Antimetabolit.
AG: Aktive rheumatoide Arthritis, schwere aktive juvenile idiopathische Arthritis, therapieresistente Psoriasis vulgaris, schwere Psoriasis arthropathica, M. Crohn bei Nichtansprechen auf Thiopurine.
AA: S.c. **einmal wöchentlich**.
DO: Darf nur einmal wöchentlich verabreicht werden! Rheumatoide Arthritis: Initial 7,5 mg einmal wöchentlich. MD 25 mg/ Woche.
Juvenile Arthritis bei Kindern ab 0,75 m^2 KOF: 10-15(-20) mg/m^2 KOF einmal wöchentlich. Für Kinder unter 3 Jahren nicht empfohlen.
Psoriasis: Initial 7,5 mg einmal wöchentlich. MD 25 mg/Woche.
M. Crohn: Initial 25 mg/Woche, Erhaltungsdosis 15 mg/Woche.
Dosisreduktion bei Nierenschäden.
GA: Schwere Leber-, Nieren-, Blutbildschäden, schwere schwere Infektionen, Immundefizienz (Tuberkulose, HIV), Stomatitis,Magen/Darm-Ulcera, Alkoholabusus.

SST: Gegenanzeige (teratogen!) in der Schwangerschaft bei nicht-onkologischen Indikationen und in der Stillzeit. Nutzen/Risiko-Abwägung in der Schwangerschaft bei onkologischen Indikationen. Kontrazeption für Männer und Frauen bis 6 Monate nach Therapieende erforderlich.
NW: Blutbild, Schleimhäute, Magen/Darm, Urogenitale, Leber, Lunge, ZNS, Haut, Immunsystem, Stoffwechsel, maligne Lymphome, Tumorlysesyndrom, Osteonekrose des Kiefers, lokale Nekrose.
WW: Gegenanzeige: Lebendimpfstoffe. Lachgas meiden. Vorsicht: Hemmung der renalen Ausscheidung durch viele Pharmaka; lebertoxische Arzneimittel verstärkt toxisch, ebenso Folsäureantagonisten (z.B. Trimethoprim); myelosuppressive Substanzen; Alkohol; Cumarine verstärkt; Aciclovir (Nervensystem), Schutzimpfungen (Komplikationen), Entzündungshemmer (Vorsicht). Protonenpumpenhemmer vermeiden.
WH: Vorsicht bei allen Knochenmarkschädigungen, reduziertem Allgemeinzustand, Kindern, hohem Lebensalter, Aszites, Pleuraerguss, Diabetes. Nur von speziell erfahrenen Ärzten anzuwenden. Kontrollen: Plasmaspiegel, Niere, Leber, Blutbild. Verkehrshinweis. Calciumfolinat ist Antidot gegen toxische Methotrexat-Wirkungen (im Anschluss an Methotrexat über 100 mg/kg KOF durchzuführen).
PG: 7,5MG 0,15ML 5 ST * (EKO: N) [€ 69,75], **10MG 0,2ML** 5 ST * (EKO: N) [€ 93,00], **12,5MG 0,25ML** 5 ST * (EKO: N) [€ 112,85], **15MG 0,3ML** 5 ST * (EKO: N) [€ 137,65], **17,5MG 0,35ML** 5 ST * (EKO: N) [€ 158,20], **20MG 0,4ML** 5 ST * (EKO: N) [€ 177,85], **22,5MG 0,45ML** 5 ST * (EKO: N) [€ 192,15], **25MG 0,5ML** 5 ST * (EKO: N) [€ 205,20], **27,5MG 0,55ML** 5 ST * (EKO: N) [€ 220,10], **30MG 0,6ML** 5 ST * (EKO: N) [€ 240,55]

Methotrexat Accord 25 mg/ml - Injektionslösung 55C
(Z.Nr. 1-31600) NR. P. nicht im Handel. L01BA01

Methotrexat Accord 100 mg/ml - Konzentrat zur Herstellung einer Infusionslösung 55C
(Z.Nr. 1-35827) NR. P. nicht im Handel. L01BA01

Methotrexat Ebewe 10 mg/ml - Injektionslösung in einer Fertigspritze 13A02, 22F01

(Z.Nr. 1-27862) NR. P. L04AX03

ZI: Ebewe Pharma, Unterach
Z: 1 ml Lösung enthält: Methotrexat 10 mg (entspr. Methotrexat dinatrium 10,97 mg), Natriumchlorid, Natriumhydroxid zur pH-Wert-Einstellung (entspr. Natrium 0,16 mmol) (entspr. → 3,8 mg), Wasser für Injektionszwecke.
EW: Folsäureantagonist, Antimetabolit.
AG: - Aktive rheumatoide Arthritis bei Erwachsenen.
- Schwere aktive juvenile idiopathische Arthritis (polyarthritische Formen) bei mangelndem Ansprechen auf NSAR.
- Schwere invalidisierende, therapierefraktäre Psoriasis vulgaris und Arthritis psoriatica.
AA: I.m., I.v. oder s.c. (Selbstapplikation möglich).
DO: Arthritis bei Erwachsenen: Initial 1mal wöchentlich 7,5 mg; Dosissteigerung bei Bedarf bis max. 25 mg wöchentlich.
Psoriasis: Testdosis 5-10 mg 1 Woche vor Therapiebeginn; dann wie bei Arthritis dosieren.
Dosisreduktion bei Nierenschäden, Pleuraerguss, Aszites.
Juvenile Arthritis: 10-15(-20) mg/m^2 KOF pro Woche i.m.
Für Kinder und 3 Jahren nicht empfohlen.
GA: Leber-, Nieren-, Blutbildschäden, Alkoholabusus, schwere Infektionen, Immundefekte, Stomatitis, Magen/Darm-Ulzera.
SST: Gegenanzeige; Schwangerschaft vor Therapiebeginn ausschließen. Empfängnisschutz für Frauen und Männer bis 6 Monate nach Therapieende.
NW: Magen/Darm, Haut, ZNS (Enzephalopathie), Leber, Lunge (interstitielle Pneumonitis, pulmonale alveoläre Blutungen), Blut, Niere, Diabetes, Vaskulitis, lokale Reaktionen.
WW: Gegenanzeige: Lebendimpfstoffe. Vorsicht: Alkohol, hepato-, hämatotoxische Arzneimittel, orale Antibiotika, Entzündungshemmer; Arzneimittel, die Folatmangel verursachen (z.B. Sulfonamide), Protonenpumpenhemmer, koffein- oder theophyllinhaltige Getränke. Anästhetika auf Stickstoffmonoxid-Basis (Myelosuppression), Cholestyramin, Strahlentherapie.
WH: Patienten auf wöchentliche Verabreichung hinweisen. Vorsicht bei Insulin-abhängigem Diabetes. eingeschränkter Lungenfunktion, chronischen Infektionen. Kontrollen: Blutbild, Leber, Niere, Thoraxröntgen, Lungenfunktion. 1 Woche vor Operationen Therapie beenden. Verkehrshinweis.
Bei Überdosierung Antidot Calciumfolinat.
PG: 10MG 1ML 5 ST * (EKO: N) [€ 93,35], **15MG 1,5ML** 5 ST * (EKO: N) [€ 138,60], **20MG 2ML** 5 ST * (EKO: N) [€ 177,85]

Methotrexat "Lederle" 25 mg - Stechampulle 22F01, 55C

(Z.Nr. 0-17626) NR. P. L04AX03, L01BA01

ZI: Pfizer Corporation Austria, Wien
Z: 1 Stechampulle mit 1 ml enthält: Methotrexat 25 mg (entspr. Methotrexat dinatrium 27,41 mg), Natriumchlorid, Natriumhydroxid zur pH-Wert-Einstellung, Wasser für Injektionszwecke.
EW: Folsäureantagonist, Antimetabolit.
AG: Maligne Tumore (Blasenmole, Chorionepitheliom, Mamma-, Kopf/Hals-, Bronchialkarzinom) und Hämoblastosen (Non-Hodgkin-Lymphome, ALL), schwere Psoriasis vulgaris und Psoriasis-Arthritis.
AA: I.v., i.m., intrathekal. Kompatibel mit Glukose-, Laevulose-, Kochsalz- und Ringer-Lösung.
DO: Onkologie: Niedrig dosierte Therapie: ED unter 100 mg/m^2 KOF.
Mittelhoch dosierte Therapie: ED 100-1000 mg/m^2 KOF.
Hoch dosierte Therapie: ED über 1000 mg/m^2 KOF.
Intrathekal: 10-15 mg 2mal wöchentlich, dann einmal wöchentlich über 2-6 Wochen, dann einmal monatlich. Oder: 10 mg/m2 KOF alle 2-5 Tage, später alle 2 Wochen bzw. monatlich. MED 15 mg.
Psoriasis: Einmal **wöchentlich** 10-25 mg.
Psoriasis-Arthritis: Einmal **wöchentlich** 7,5-20 mg. Versehentliche tägliche Dosierung kann zu schweren NW und Tod führen.
Dosisanpassung bei Nierenschäden.
Details (z.B. Dosierung bei Kindern) siehe Austria-Codex - Fachinformation.
GA: Schwere Leber-, Nieren-, Blutbildschäden, schwere Infektionen, Magen/Darm-Ulcera, schwere Lungenschäden, Immundefizienz, erhöhter Alkoholkonsum.
SST: Strenge Gegenanzeige bei nicht-onkologischen Indikationen. Bei onkologischen Indikationen nicht empfohlen, strenge Nutzen/Risiko-Abwägung. Konzeptionsschutz für weibliche und männliche Patienten bis 6 Monate nach Therapie. Nicht stillen.
NW: Blutbild, Schleimhäute, Magen/Darm, Urogenitale, Leber, Lunge, ZNS, Haut, Immunsystem, Stoffwechsel, maligne Lymphome, Tumorlysesyndrom, Osteonekrose des Kiefers.
WW: Gegenanzeige: Lebendimpfstoffe. Lachgas meiden. Vorsicht: Hemmung der renalen Ausscheidung durch viele Pharmaka; lebertoxische Arzneimittel verstärkt toxisch, ebenso Folsäureantagonisten (z.B. Trimethoprim); myelosuppressive Substanzen; Alkohol; Cumarine verstärkt; Aciclovir (Nervensystem), Schutzimpfungen (Komplikationen), Entzündungshemmer (Vorsicht). Protonenpumpenhemmer vermeiden.
WH: Vorsicht bei allen Knochenmarkschädigungen, reduziertem Allgemeinzustand, Kindern, hohem Lebensalter, Aszites, Pleuraerguss, Diabetes. Nur von speziell erfahrenen Ärzten anzuwenden. Kontrollen: Plasmaspiegel, Niere, Leber, Blutbild. Verkehrshinweis. Calciumfolinat ist Antidot gegen toxische Methotrexat-Wirkungen (im Anschluss an Methotrexat über 100 mg/kg KOF durchzuführen).
PG: 1 ST (EKO: G) [€ 6,50]

Methotrexat "Lederle" 2,5 mg - Tabletten 13A02, 22F01

(Z.Nr. 0-10496) NR. P. L04AX03

ZI: Pfizer Corporation Austria, Wien
Z: 1 Tablette enthält: Methotrexat 2,5 mg (entspr. Methotrexat dinatrium 2,74 mg), Lactose monohydrat 66,17 mg, Maisstärke, prägelatiniert, Magnesium stearat, Natriumhydroxid zur pH-Wert-Einstellung.
EW: Folsäureantagonist, Antimetabolit.
AG: Aktive rheumatoide Arthritis, schwere juvenile idiopathische Arthritis (JIA), therapierefraktäre Psoriasis, schwere Psoriasis-Arthritis.
AA: Unzerkaut mit reichlich Flüssigkeit (keine Milchprodukte) einnehmen. Bei einer Dosis bis 15 mg Einnahme unabhängig von den Mahlzeiten. Bei einer Dosis ab 15 mg mindestens 1 Stunde vor oder 2 Stunden nach einer Mahlzeit einnehmen.
DO: Initial 1mal wöchentlich 7,5 mg. Dosissteigerung um 2,5 mg pro Woche möglich. MD pro Woche 20 mg. Wochentag der Einnahme auf dem Rezept festlegen. Dosierungsfehler (z.B. tägliche Dosierung) können zu schwerwiegenden NW einschließlich Tod führen Schwere Psoriasis/ Psoriasis-Arthritis: MD pro Woche 30 mg.
Kinder ab 3 Jahre und Jugendliche mit JIA: 10(-20) mg/m^2 KOF wöchentlich.
Dosisreduktion bei Nierenschäden.
GA: Schwere Leber-, Nieren-, Blutbildschäden, schwere Infektionen, Magen/Darm-Ulcera, schwere Lungenschaden, Immundefizienz, erhöhter Alkoholkonsum.
SST: Strenge Gegenanzeige bei nicht-onkologischen Indikationen. Bei onkologischen Indikationen nicht empfohlen, strenge Nutzen/Risiko-Abwägung. Konzeptionsschutz für weibliche und männliche Patienten bis 6 Monate nach Therapie. Nicht stillen.
NW: Blutbild, Schleimhäute, Magen/Darm, Urogenitale, Leber, Lunge, ZNS, Haut, Immunsystem, Stoffwechsel, maligne Lymphome, Tumorlysesyndrom, Osteonekrose des Kiefers.
WW: Gegenanzeige: Lebendimpfstoffe. Lachgas meiden. Vorsicht: Hemmung der renalen Ausscheidung durch viele Pharmaka; leber-

toxische Arzneimittel verstärkt toxisch, ebenso Folsäureantagonisten (z.B. Trimethoprim); myelosuppressive Substanzen; Alkohol; Cumarine verstärkt; Schutzimpfungen (Komplikationen), Entzündungshemmer (Vorsicht). Protonenpumpenhemmer vermeiden.
WH: Vorsicht bei allen Knochenmarkschädigungen, reduziertem Allgemeinzustand, Kindern, hohem Lebensalter, Aszites, Pleuraerguss, Diabetes. Nur von speziell erfahrenen Ärzten anzuwenden. Kontrollen: Plasmaspiegel, Niere, Leber, Blutbild. Verkehrshinweis. Calciumfolinat ist Antidot gegen toxische Methotrexat-Wirkungen (im Anschluss an Methotrexat über 100 mg/kg KOF durchzuführen).
PG: 30 ST (2) (EKO: G) [€ 21,40]

Methoxasol-T 20/100 mg/ml - Lösung zum Eingeben für Schweine und Hühner 812BA
(Z.Nr. 8-00483) NR. P. VNW. nicht im Handel. QJ01EW11

Methylphenidat Stada 10 mg - Hartkapseln mit veränderter Wirkstofffreisetzung 49F01
(Z.Nr. 1-38488) NR. SG. P. N06BA04
ZI: Stada Arzneimittel, Wien
Z: 1 Hartkapsel enthält: Methylphenidat hydrochlorid 10 mg (entspr. Methylphenidat 8,65 mg), Kapselinhalt: Cellulose, mikrokristalline, Hypromellose, Talkum, Methacrylsäure-methylmethacrylat-copolymer (1:1), Triethylcitrat, Ethylcellulose, Hydroxypropylcellulose; Kapselhülle: Gelatine, Titandioxid, Eisenoxid gelb; Drucktinte: Schellack, Eisenoxid schwarz, Propylenglycol.
EW: Psychostimulans, zentrales Sympathomimetikum.
AG: Aufmerksamkeitsdefizit-Hyperaktivitäts-Störung (ADHS) bei Kindern ab 6 Jahren, Jugendlichen und Erwachsenen als Teil einer therapeutischen Gesamtstrategie.
AA: Morgens mit oder ohne Nahrung einnehmen. Kapsel enthält 50% schnell freisetzendes und 50% retardiertes Methylphenidat. Kapsel kann auch geöffnet werden, und der Kapselinhalt wird mit etwas kalter Nahrung (z.B. Apfelmus) eingenommen.
DO: Sorgfältige Dosistitration erforderlich. Kinder und Jugendliche: TD initial (10)-20 mg; MTD 60 mg. Fortführung der Therapie im Erwachsenenalter bei Bedarf möglich.
Neueinstellung bei Erwachsenen: Initiale TD 20 mg. Wöchentliche Dosissteigerung um 20 mg tgl. nach Bedarf, MTD 80 mg.
Bei älteren Patienten nicht anwenden.
GA: Glaukom, Phäochromozytom, Hyperthyreose, schwere Psychosen, bipolare affektive Störungen, schwere Herz/Kreislauf- oder zerebrovaskuläre Erkrankungen.
SST: In der Schwangerschaft nicht empfohlen. Nutzen/Risiko-Abwägung in der Stillzeit.
NW: Nervosität, Schlaflosigkeit, Appetitlosigkeit, ZNS (Kopfschmerzen, Schwindel), Psyche, Magen/Darm, Dyspnoe, Herz/Kreislauf (Tachykardie, Arrhythmien, Blutdruckanstieg), Haut, Nasopharyngitis, Priapismus, Überempfindlichkeit, Fieber, Wachstumsverzögerung.
WW: Gegenanzeige: Nicht selektive irreversible MAO-Hemmer (2 Wochen Abstand). Vorsicht: Antikoagulanzien, Antikonvulsiva, Antidepressiva, Blutdrucksenker, Blutdruck steigernde Substanzen, halogenierte Anästhetika, Clonidin, dopaminerge Wirkstoffe, Antazida. Cave Alkohol. Falsch positive Labortests auf Amphetamine möglich.
WH: Vorsicht bei Epilepsie, Alkohol- oder Drogenabhängigkeit, Hypertonie. Regelmäßige Kontrollen: Herz/Kreislauf (Blutdruck, Herzfrequenz), Psyche (Suizidalität, Angst- und Spannungssymptome, bipolare Störungen, Tics), Wachstum und Appetit (Kinder), Blutbild, Thrombozyten. Bei Therapie über mehr als 12 Monate Präparat in regelmäßigen Abständen neu bewerten, mindestens einmal jährlich absetzen. Absetzen sorgfältig überwachen. Nicht am Tag einer geplanten Operation anwenden. Missbrauch vermeiden. Positive Ergebnisse bei Dopingtests möglich. Verkehrshinweis.
PG: 10 ST * (EKO: R) [€ 13,50], 30 ST * (EKO: R) [€ 35,10]

Methylphenidat Stada 20 mg - Hartkapseln mit veränderter Wirkstofffreisetzung 49F01
(Z.Nr. 1-38489) NR. SG. P. N06BA04
ZI: Stada Arzneimittel, Wien
Z: 1 Hartkapsel enthält: Methylphenidat hydrochlorid 20 mg (entspr. Methylphenidat 17,3 mg), Kapselinhalt: Cellulose, mikrokristalline, Hypromellose, Talkum, Methacrylsäure-methylmethacrylat-copolymer (1:1), Triethylcitrat, Ethylcellulose, Hydroxypropylcellulose; Kapselhülle: Gelatine, Titandioxid; Drucktinte: Schellack, Eisenoxid schwarz, Propylenglycol.
Kurzinformation: siehe Methylphenidat Stada 10 mg - Hartkapseln mit veränderter Wirkstofffreisetzung, → S. 886
PG: 10 ST * (EKO: R) [€ 20,85], 30 ST * (EKO: R) [€ 56,25]

Methylphenidat Stada 30 mg - Hartkapseln mit veränderter Wirkstofffreisetzung 49F01
(Z.Nr. 1-38490) NR. SG. P. N06BA04
ZI: Stada Arzneimittel, Wien
Z: 1 Hartkapsel enthält: Methylphenidat hydrochlorid 30 mg (entspr. Methylphenidat 25,95 mg), Kapselinhalt: Cellulose, mikrokristalline, Hypromellose, Talkum, Methacrylsäure-methylmethacrylat-copolymer (1:1), Triethylcitrat, Ethylcellulose, Hydroxypropylcellulose; Kapselhülle: Gelatine, Titandioxid, Eisenoxid gelb; Drucktinte: Schellack, Eisenoxid schwarz, Propylenglycol.
Kurzinformation: siehe Methylphenidat Stada 10 mg - Hartkapseln mit veränderter Wirkstofffreisetzung, → S. 886
PG: 10 ST * (EKO: R) [€ 26,40], 30 ST * (EKO: R) [€ 71,60]

Methylphenidat Stada 40 mg - Hartkapseln mit veränderter Wirkstofffreisetzung 49F01
(Z.Nr. 1-38491) NR. SG. P. N06BA04
ZI: Stada Arzneimittel, Wien
Z: 1 Hartkapsel enthält: Methylphenidat hydrochlorid 40 mg (entspr. Methylphenidat 34,6 mg), Kapselinhalt: Cellulose, mikrokristalline, Hypromellose, Talkum, Methacrylsäure-methylmethacrylat-copolymer (1:1), Triethylcitrat, Ethylcellulose, Hydroxypropylcellulose; Kapselhülle: Gelatine, Titandioxid, Eisenoxid gelb; Drucktinte: Schellack, Eisenoxid schwarz, Propylenglycol.
Kurzinformation: siehe Methylphenidat Stada 10 mg - Hartkapseln mit veränderter Wirkstofffreisetzung, → S. 886
PG: 10 ST * (EKO: R) [€ 32,25], 30 ST * (EKO: R) [€ 92,30]

Methylprednisolonaceponat Galen Lotion 1 mg/g - Emulsion zur Anwendung auf der Haut 22E01
(Z.Nr. 1-38910) NR. P. nicht im Handel. D07AC14

Methylthioniniumchlorid Cosmo 25 mg - Retardtabletten 24A03
(Z.Nr. EU/1/20/1470/*) NR. P. nicht im Handel. V04CX

Methylthioniniumchlorid Proveblue 5 mg/ml - Injektionslösung 07C
(Z.Nr. EU/1/11/682/*) RP. P. V03AB17
ZI: Provepharm, Marseille, Frankreich
Z: 1 ml enthält: Methylthioninium chlorid 5 mg, Wasser für Injektionszwecke.
EW: Antidot.
AG: Methämoglobinämie durch Arzneimittel oder Chemikalien.
AA: Sehr langsame (5 min) i,v, Injektion (ev. in 50 ml 5% Glukoselösung verdünnt), nicht s.c. oder intrathekal.
DO: ED 1-2 mg/kg KG (Säuglinge bis 3 Monate: 0,3-0,5 mg/kg KG), ev. nach 1 Std. wiederholen. Kumulative Höchstdosis 7 mg/kg KG.
GA: Glukose-6-Phosphat-Dehydrogenasemangel, Methämoglobinämie durch Nitrit (während der Behandlung einer Zyanid-Vergiftung) oder Chloratvergiftung, NAPDH-Reduktase-Mangel.
SST: Zwingende Indikationsstellung, 6 Tage nicht stillen.
NW: Magen/Darm, Schwindel, Schmerzen, lokale Reaktionen, ZNS, Dyspnoe, Herz/Kreislauf (Herzrhythmusstörungen), Haut (Photosensitivität), Entwicklung einer Methämoglobinämie, Hyperhidrosis.
WW: Nicht empfohlen: Serotonin-verstärkende Substanzen (z.B. SSRIs, SNRIs, MAO-Hemmer): Serotoninsyndrom!
WH: Vorsicht bei Anilin- oder Dapson-induzierter Methämoglobinämie (kumulative Höchstdosis 4 mg/kg KG). Sauerstoffsättigung mit CO-Oxymetrie messen. Blutdruck und EKG kontrollieren.
PG: 5 ST * (EKO: N) [€ 387,60]

Metoclopramidhydrochlorid Accord 10 mg - Tabletten 08A, 08C, 42I02
(Z.Nr. 1-36881) RP. P. nicht im Handel. A03FA01

Metohexal retard 23,75 mg - Filmtabletten 19B
(Z.Nr. 1-25605) RP. P. C07AB02
ZI: Hexal Pharma, Wien
Z: 1 Retardtablette enthält: Metoprolol succinat 23,75 mg, Pellets: Zuckerkugeln (entspr. Saccharose 8,73 mg) (entspr. Maisstärke) (entspr. Glucose-Sirup), Polyacrylat-Dispersion 30%, Talkum; Cellulose, mikrokristalline, Crospovidon, Siliciumdioxid, hochdisperses, Magnesium stearat, Opadry II (entspr. Lactose monohydrat 4,68 mg) (entspr. Hypromellose) (entspr. Titandioxid) (entspr. Macrogol 4000).
EW: Beta 1-Rezeptoren-Blocker ohne sympathomimetische Eigenwirkung.
AG: Zusatztherapie bei stabiler Herzinsuffizienz (NYHA II bis IV). -Hypertonie bei Kindern und Jugendlichen (6-18 Jahre).
AA: Unzerkaut mit Flüssigkeit einnehmen.

DO: **-Herzinsuffizienz NYHA II bis IV:** Initial 1mal tgl. 23,75 mg (NYHA II) bzw. 11,875 mg (NYHA III und IV). Dosisverdoppelung alle 2 Wochen, MTD 190 mg.
- Hypertonie bei Kindern und Jugendlichen (6 - 18 Jahre): Initial 0,5 mg/kg Metoprolol (0,48 mg/kg Metoprolol Succinat) einmal täglich. Bei Nichtansprechen Dosis auf 1,0 mg/kg (0,95 mg/kg Metoprolol Succinat) bzw.
2,0 mg/kg (1,9 mg/kg Metoprolol Succinat) erhöhen.
MTD 200 mg (190 mg/kg Metoprolol Succinat). Für Kinder unter 6 Jahren nicht empfohlen.
GA: AV-Block 2. und 3. Grades, Sick-Sinus-Syndrom, Sinusbradykardie, instabile Herzinsuffizienz, kardiogener Schock, schweres Asthma bronchiale oder COPD, unbehandeltes Phäochromozytom, metabolische Azidose, schwere periphere Durchblutungsstörungen, Hypotonie.
SST: Nutzen/Risiko-Abwägung, Föten und Neugeborene auf Betablockade überwachen.
NW: ZNS, Gewichtszunahme, Psyche, Müdigkeit, Magen/Darm, Haut (Psoriasis), Herz (Bradykardie, Hypotonie), Auge (verminderter Tränenfluss, Sehstörungen), Bronchospasmen, kalte Extremitäten, Impotenz, Verschlechterung Diabetes, Hypoglykämie, Hörstörungen, Alopezie, Agranulozytose.
WW: Gegenanzeige: MAO-Hemmer (ausgenommen MAO B-Hemmer), Kalziumantagonisten i.v. und andere Antiarrhythmika, z. B. Disopyramid i.v.
Vorsicht: Andere Antihypertensiva verstärkt, Narkotika (Kardiodepression), Alpha-Sympathomimetika (Hypertonie, Bradykardie, Herzstillstand), Ergotamin (Vasospasmen), Antidiabetika (Hypoglykämie), Muskelrelaxantien (verstärkt), Xanthine, Adrenalin (abgeschwächt), Hydralazin, Alpha-Blocker, Clonidin (Betablocker vor Clonidin absetzen).
Besondere Vorsicht: andere Bradykardie-induzierende Substanzen (z.B. Fingolimod).
WH: Vorsicht bei AV-Block 1. Grades, Diabetes, Psoriasis, schweren Überempfindlichkeitsreaktionen, Prinzmetal-Angina. Therapie ausschleichend beenden. Blutzuckerkontrollen. Verkehrshinweis.
PG: 10 ST (2) (EKO: G) [€ 0,70], 30 ST (EKO: G) [€ 1,35]

Metohexal retard 47,5 mg - Filmtabletten 19B

(Z.Nr. 1-25606) RP. P. C07AB02
ZI: Hexal Pharma, Wien
Z: 1 Retardtablette enthält: Metoprolol succinat 47,5 mg, Pellets: Zuckerkugeln (entspr. Saccharose 17,46 mg) (entspr. Maisstärke) (entspr. Glucose-Sirup), Polyacrylat-Dispersion 30%, Talkum; Cellulose, mikrokristalline, Crospovidon, Siliciumdioxid, hochdisperses, Magnesium stearat, Opadry II (entspr. Lactose monohydrat 7,56 mg) (entspr. Hypromellose) (entspr. Titandioxid) (entspr. Macrogol 4000).
EW: Beta 1-Rezeptoren-Blocker ohne sympathomimetische Eigenwirkung.
AG: Hypertonie, chronisch stabile Angina pectoris, Sekundärprävention nach Herzinfarkt, Migräneprophylaxe, Zusatztherpie bei stabiler Herzinsuffizienz NYHA II-IV.
Hypertonie bei Kindern und Jugendlichen (6-18 Jahre).
AA: Unzerkaut mit Flüssigkeit einnehmen.
DO: **Hypertonie:** Initial 1mal tgl. 47,5 mg, bei Bedarf Dosissteigerung auf 1mal tgl. 95 mg bis zu 190 mg.
-Angina pectoris, Migräneprophylaxe: 1mal tgl. 95 - 190 mg.
-Sekundärprävention nach Herzinfarkt: 1mal tgl. 190 mg über mindestens 3 Monate. ‖ -Herzinsuffizienz NYHA II bis IV: Initial 1mal tgl. 23,75 mg (NYHA II) bzw. 11,875 mg (NYHA III und IV). Dosisverdoppelung alle 2 Wochen, MTD 190 mg.
- Hypertonie bei Kindern und Jugendlichen (6 - 18 Jahre): Initial 0,5 mg/kg Metoprolol (0,48 mg/kg Metoprolol Succinat) einmal täglich. Bei Nichtansprechen Dosis auf 1,0 mg/kg (0,95 mg/kg Metoprolol Succinat) bzw.
2,0 mg/kg (1,9 mg/kg Metoprolol Succinat) erhöhen.
MTD 200 mg (190 mg/kg Metoprolol Succinat). Für Kinder unter 6 Jahren nicht empfohlen.
GA: AV-Block 2. und 3. Grades, Sick-Sinus-Syndrom, Sinusbradykardie, instabile Herzinsuffizienz, kardiogener Schock, schweres Asthma bronchiale oder COPD, unbehandeltes Phäochromozytom, metabolische Azidose, schwere periphere Durchblutungsstörungen, Hypotonie.
SST: Nutzen/Risiko-Abwägung, Föten und Neugeborene auf Betablockade überwachen.
NW: ZNS, Gewichtszunahme, Psyche, Müdigkeit, Magen/Darm, Haut (Psoriasis), Herz (Bradykardie, Hypotonie), Auge (verminderter Tränenfluss, Sehstörungen), Bronchospasmen, kalte Extremitäten, Impotenz, Verschlechterung Diabetes, Hypoglykämie, Hörstörungen, Alopezie, Agranulozytose.
WW: Gegenanzeige: MAO-Hemmer (ausgenommen MAO B-Hemmer), Kalziumantagonisten i.v. und andere Antiarrhythmika, z. B. Disopyramid i.v.
Vorsicht: Andere Antihypertensiva verstärkt, Narkotika (Kardiodepression), Alpha-Sympathomimetika (Hypertonie, Bradykardie, Herzstillstand), Ergotamin (Vasospasmen), Antidiabetika (Hypoglykämie), Muskelrelaxantien (verstärkt), Xanthine, Adrenalin (abgeschwächt), Hydralazin, Alpha-Blocker, Clonidin (Betablocker vor Clonidin absetzen).
Besondere Vorsicht: andere Bradykardie-induzierende Substanzen (z.B. Fingolimod).
WH: Vorsicht bei AV-Block 1. Grades, Diabetes, Psoriasis, schweren Überempfindlichkeitsreaktionen, Prinzmetal-Angina. Therapie ausschleichend beenden. Blutzuckerkontrollen. Verkehrshinweis.
PG: 10 ST (2) (EKO: G) [€ 0,85], 30 ST (2) (EKO: G) [€ 2,15]

Metohexal retard 95 mg - Filmtabletten 19B

(Z.Nr. 1-25607) RP. P. C07AB02
ZI: Hexal Pharma, Wien
Z: 1 Retardtablette enthält: Metoprolol succinat 95 mg, Pellets: Zuckerkugeln (entspr. Saccharose 34,9 mg) (entspr. Maisstärke) (entspr. Glucose-Sirup), Polyacrylat-Dispersion 30%, Talkum; Cellulose, mikrokristalline, Crospovidon, Siliciumdioxid, hochdisperses, Magnesium stearat, Opadry II (entspr. Lactose monohydrat 7,56 mg) (entspr. Hypromellose) (entspr. Titandioxid) (entspr. Macrogol 4000), Eisenoxid gelb.
Kurzinformation: siehe Metohexal retard 47,5 mg - Filmtabletten, → S. 887
PG: 10 ST (2) (EKO: G) [€ 1,45], 30 ST (2) (EKO: G) [€ 3,55]

Metohexal retard 142,5 mg - Filmtabletten 19B

(Z.Nr. 1-25608) RP. P. C07AB02
ZI: Hexal Pharma, Wien
Z: 1 Retardtablette enthält: Metoprolol succinat 142,5 mg, Pellets: Zuckerkugeln (entspr. Saccharose 52,36 mg) (entspr. Maisstärke) (entspr. Glucose-Sirup), Polyacrylat-Dispersion 30%, Talkum; Cellulose, mikrokristalline, Crospovidon, Siliciumdioxid, hochdisperses, Magnesium stearat, Opadry II (entspr. Lactose monohydrat 9,36 mg) (entspr. Hypromellose) (entspr. Titandioxid) (entspr. Macrogol 4000).
Kurzinformation: siehe Metohexal retard 47,5 mg - Filmtabletten, → S. 887
PG: 30 ST (2) (EKO: G) [€ 4,35]

Metohexal retard 190 mg - Filmtabletten 19B

(Z.Nr. 1-25609) RP. P. n.l. C07AB02
ZI: Hexal Pharma, Wien
Z: 1 Retardtablette enthält: Metoprolol succinat 190 mg, Pellets: Zuckerkugeln (entspr. Saccharose 69,83 mg) (entspr. Maisstärke) (entspr. Glucose-Sirup), Polyacrylat-Dispersion 30%, Talkum; Cellulose, mikrokristalline, Crospovidon, Siliciumdioxid, hochdisperses, Magnesium stearat, Opadry II (entspr. Lactose monohydrat 10,8 mg) (entspr. Hypromellose) (entspr. Titandioxid) (entspr. Macrogol 4000).
PG: 30 ST * (EKO: N) [€ 5,15 n.l.]

Metoject 50 mg/ml - Injektionslösung in einer Fertigspritze 13A02, 22F01, 42F

(Z.Nr. 1-28097) NR. P. L04AX03
ZI: medac Gesellschaft für klinische Spezialpräparate, Wedel, Deutschland
Z: 1 ml Lösung enthält: Methotrexat 50 mg (entspr. Methotrexat dinatrium), Natriumchlorid, Natriumhydroxid zur pH-Wert-Einstellung, Wasser für Injektionszwecke.
EW: Folsäureantagonist.
AG: - Aktive rheumatoide Arthritis bei erwachsenen Patienten
- Schwere aktive juvenile idiopathische Arthritis bei Nichtansprechen auf NSARs.
- Schwere therapieresistente Psoriasis
- Leichter bis mittelschwerer M. Crohn bei Erwachsenen bei Nichtansprechen auf Thiopurine.
AA: Einmal wöchentlich s.c., i.m. oder i.v.
DO: **Rheumatoide Arthritis:** Initial 7,5 mg 1mal wöchentlich; Dosiserhöhung um 2,5 mg pro Woche, max. Wochendosis 25 (-30) mg.
Psoriasis, Arthritis psoriatica: Testdosis 5-10 mg 1 Woche vor Therapiebeginn, dann wie bei rheumatoider Arthritis dosieren.
Juvenile Arthritis (3-16 Jahre): 1mal wöchentlich 10-15(-20) mg/m^2 KOF.
M. Crohn: Initial 25 mg /Woche, nach 8-12 Wochen 15 mg/Woche.
Dosisreduktion bei Leber-, Nierenschäden, älteren Patienten.
Für Kinder unter 3 Jahren nicht empfohlen.
GA: Schwere Leber-, Nierenschäden, Alkoholabusus, Blutdyskrasie, schwere Infektionen (TBC, HIV), Impfung mit Lebendimpfstoffen.
SST: Gegenanzeige (stark teratogen!), Kontrazeption für Frauen und Männer bis 6 Monate nach Therapieende erforderlich.
NW: Knochenmark, Magen/Darm, Haut (auch schwere Reaktionen), lokale Reaktionen, allgemeine Störungen, ZNS, Leber/Galle, Lunge (pulmonale alveoläre Blutungen), Blut, Niere, Bewegungs-

apparat, Osteonekrose des Kiefers, Schock, Lymphome.
WW: Lachgas vermeiden. Vorsicht: Alkohol, hepato-, hämatotoxische Arzneimittel, orale Antibiotika, Probenecid, schwache organische Säuren, Pyrazole, nichtsteroidale Antiphlogistika, myelosuppressive Substanzen, Folatmangel (Trimethoprim, Sulfonamide), anderen Antirheumatika, Protonenpumpenhemmer, Koffein- oder theophyllinhaltige Getränke.
WH: Vor Therapiebeginn: Blutbild, Leber, Niere, Brustkorbröntgen kontrollieren. Während der Therapie Mundhöhle, großes Blutbild, Leber, Niere, Lunge kontrollieren. Verkehrshinweis. Bei toxischen Nebenwirkungen Antidot Calciumfolinat.
PG: 10MG 0,2ML 6 ST * (EKO: N) [€ 112,40], **15MG 0,3ML** 6 ST * (EKO: N) [€ 162,30], **20MG 0,4ML** 6 ST * (EKO: N) [€ 210,75], **25MG 0,5ML** 6 ST * (EKO: N) [€ 245,55], **30MG 0,6ML** 6 ST * (EKO: N) [€ 292,65]

Metoject PEN 7,5 mg - Injektionslösung in einem Fertigpen 13A02, 22F01, 42F
(Z.Nr. 1-35245) NR. P. nicht im Handel. L04AX03

Metoject PEN 10 mg - Injektionslösung in einem Fertigpen 13A02, 22F01, 42F
(Z.Nr. 1-35246) NR. P. nicht im Handel. L04AX03

Metoject PEN 12,5 mg - Injektionslösung in einem Fertigpen 13A02, 22F01, 42F
(Z.Nr. 1-35247) NR. P. nicht im Handel. L04AX03

Metoject PEN 15 mg - Injektionslösung in einem Fertigpen 13A02, 22F01, 42F
(Z.Nr. 1-35248) NR. P. nicht im Handel. L04AX03

M

Metoject PEN 17,5 mg - Injektionslösung in einem Fertigpen 13A02, 22F01, 42F
(Z.Nr. 1-35249) NR. P. nicht im Handel. L04AX03

Metoject PEN 20 mg - Injektionslösung in einem Fertigpen 13A02, 22F01, 42F
(Z.Nr. 1-35250) NR. P. nicht im Handel. L04AX03

Metoject PEN 22,5 mg - Injektionslösung in einem Fertigpen 13A02, 22F01, 42F
(Z.Nr. 1-35251) NR. P. nicht im Handel. L04AX03

Metoject PEN 25 mg - Injektionslösung in einem Fertigpen 13A02, 22F01, 42F
(Z.Nr. 1-35252) NR. P. nicht im Handel. L04AX03

Metoject PEN 27,5 mg - Injektionslösung in einem Fertigpen 13A02, 22F01, 42F
(Z.Nr. 1-35254) NR. P. nicht im Handel. L04AX03

Metoject PEN 30 mg - Injektionslösung in einem Fertigpen 13A02, 22F01, 42F
(Z.Nr. 1-35255) NR. P. nicht im Handel. L04AX03

Metomotyl 2,5 mg/ml - Injektionslösung für Katzen und Hunde 825A
(Z.Nr. 8-35668) RP. P. nicht im Handel. QA03FA01

Metomotyl 5 mg/ml - Injektionslösung für Katzen und Hunde 825A

(Z.Nr. 8-35667) RP. P. QA03FA01
ZI: Le Vet, Oudewater, Niederlande
Z: 1 ml enthält: Metoclopramid hydrochlorid 5 mg (entspr. Metoclopramid 4,457 mg) (entspr. Metoclopramid hydrochlorid-monohydrat), Metacresol 2 mg, Natriumchlorid, Wasser für Injektionszwecke.
EW: Propulsivum.
AG: Symptomatisch bei Erbrechen und herabgesetzter Magen/Darm- Motilität, Vorbeugung von postoperativem Erbrechen.
AA: I.m. oder s.c.
DO: TD 0,5-1 mg Metoclopramidhydrochlorid/kg KG in 2-3 ED. Mindestens 6 Std.
Abstand zwischen 2 Anwendungen.
GA: Magen/Darm-Perforation oder Obstruktion, Magen/Darm-Blutungen.
SST: Nutzen/Risiko-Abwägung.
NW: Benommenheit, Durchfälle, sehr selten extrapyramidale Wirkungen, Allergien.
WW: Anticholinergika bei Gastritis vermeiden; Phenothiazine, Butyrophenone (extrapyramidale Wirkungen); ZNS-Dämpfer verstärkt.
WH: Bei Anfallserkrankungen, Schädel/Hirn-Traumen, scheinträchtigen Hündinnen Anwendung vermeiden. Vorsicht bei Phäochromozytom.
PG: 10 ML VT [€ 21,75]

Metoprolol Genericon 50 mg - Tabletten 19B

(Z.Nr. 1-20052) RP. P. C07AB02
ZI: Genericon Pharma, Graz
Z: 1 Filmtablette enthält: Metoprolol tartrat 50 mg, Lactose monohydrat 106 mg, Povidon, Carboxymethylstärke, Natriumsalz, Magnesium stearat, Talkum, Siliciumdioxid, hochdisperses.
EW: Beta 1-Rezeptoren-Blocker ohne sympathomimetische Eigenwirkung.
AG: Hypertonie, chronisch stabile Angina pectoris, Akutbehandlung und Sekundärprävention des Herzinfarkts, Migräneprophylaxe, tachykarde Herzrhythmusstörungen.
AA: Unzerkaut nüchtern mit ausreichend Flüssigkeit schlucken.
DO: Hypertonie: TD 2mal 50-100 mg oder 1mal 100-200 mg.
Angina pectoris, Migräne: 2mal tgl. 50-100 mg.
Myokardinfarkt-Nachbehandlung:
Akut: Nach i.v. Vorbehandlung (25-)50 mg alle 6 Std. über 48 Std.
Sekundärprävention: 2mal tgl. 100 mg.
Herzrhythmusstörungen: 2mal tgl. 50-100 mg.
Für Kinder und Jugendliche nicht empfohlen.
GA: AV-Block 2. und 3. Grades, Sick-Sinus-Syndrom (ausgenommen Schrittmacher), Bradykardie, instabile Herzinsuffizienz bei Therapie mit positiv inotropen Arzneimittel, kardiogener Schock, pulmonale Hypertonie, schweres Asthma oder COPD, unbehandeltes Phäochromozytom, metabolische Azidose, schwere periphere Durchblutungsstörungen, Hypotonie.
SST: Nutzen/Risiko-Abwägung, Föten und Neugeborene auf Betablockade überwachen.
NW: ZNS, Psyche, Müdigkeit, Magen/Darm, Haut (Psoriasis), Herz (Bradykardie, Hypotonie), Auge (verminderter Tränenfluss), Bronchospasmen, kalte Extremitäten, Stoffwechsel, Seh- und Hörstörungen, Alopezie, Agranulozytose.
WW: Gegenanzeige: MAO-Hemmer (ausgenommen MAO B-Hemmer),), i.v. Kalziumantagonisten vom Verapamil- und Diltiazem-Typ, Disopyramid (Ausnahme: Intensivmedizin). Nicht empfohlen: Klasse I-Antiarrhythmika. Vorsicht: Andere Antiarrhythmika, Antihypertensiva verstärkt, Narkotika (Kardiodepression), Sympathomimetika (Hypertonie, Bradykardie, Herzstillstand), Antidiabetika (Hypoglykämie), Xanthine, Adrenalin (abgeschwächt), Clonidin (Betablocker vor Clonidin absetzen), CYP2D6-Hemmer (z.B. SSRIs, Amiodaron, Neuroleptika) erhöhen Metoprolol-Plasmakonzentration.
WH: Vorsicht bei AV-Block 1. Grades, Diabetes, Psoriasis, Hyperthyreose, schweren Überempfindlichkeitsreaktionen, Prinzmetal-Angina. Therapie ausschleichend beenden. Blutzuckerkontrollen. Verkehrshinweis. Positive Dopingtests möglich.
PG: 20 ST (2) (EKO: G) [€ 2,80], 50 ST (EKO: G) [€ 6,75]

Metoprolol Genericon 100 mg - Tabletten 19B

(Z.Nr. 1-20053) RP. P. C07AB02
ZI: Genericon Pharma, Graz
Z: 1 Filmtablette enthält: Metoprolol tartrat 100 mg, Lactose monohydrat 212 mg, Povidon, Carboxymethylstärke, Natriumsalz, Magnesium stearat, Talkum, Siliciumdioxid, hochdisperses.
Kurzinformation: siehe Metoprolol Genericon 50 mg - Tabletten, → S. 888
PG: 20 ST (2) (EKO: G) [€ 5,05], 50 ST (EKO: G) [€ 12,20]

Metoprolol "ratiopharm" 50 mg - Tabletten 19B

(Z.Nr. 1-20526) RP. P. C07AB02
ZI: Teva, Haarlem, Niederlande
Z: 1 Tablette enthält: Metoprolol tartrat 50 mg, Cellulose, mikrokristalline, Maisstärke, Croscarmellose natrium, Copovidon, Siliciumdioxid, hochdisperses, Magnesium stearat.
EW: Beta 1-Rezeptoren-Blocker ohne sympathomimetische Eigenwirkung.
AG: Hypertonie, chronisch stabile Angina pectoris, Akutbehandlung und Sekundärprävention des Herzinfarkts, Migräneprophylaxe, tachykarde Herzrhythmusstörungen.
AA: Unzerkaut nüchtern mit ausreichend Flüssigkeit schlucken.
DO: Hypertonie: TD 2mal 50-100 mg oder 1mal 100-200 mg.
Angina pectoris, Migräne: 2mal tgl. 50-100 mg.
Myokardinfarkt-Nachbehandlung:
Akut: Nach i.v. Vorbehandlung (25-)50 mg alle 6 Std. über 48 Std.
Sekundärprävention: 2mal tgl. 100 mg.
Herzrhythmusstörungen: 2mal tgl. 50-100 mg.
Für Kinder und Jugendliche nicht empfohlen.
GA: AV-Block, Sick-Sinus-Syndrom (ausgenommen Schrittmacher), Bradykardie, instabile Herzinsuffizienz, kardiogener Schock, pulmonale Hypertonie, schweres Asthma, Phäochromozytom,

metabolische Azidose, schwere Durchblutungsstörungen, Hypotonie.
SST: Nutzen/Risiko-Abwägung, Föten und Neugeborene auf Betablockade überwachen.
NW: ZNS, Psyche, Müdigkeit, Magen/Darm, Haut (Psoriasis), Herz (Bradykardie, Hypotonie), Auge (verminderter Tränenfluss), Bronchospasmen, kalte Extremitäten, Stoffwechsel, Seh- und Hörstörungen, Alopezie, Agranulozytose.
WW: Gegenanzeige: MAO-Hemmer (ausgenommen MAO B-Hemmer). Nicht empfohlen: Klasse I-Antiarrhythmika. Vorsicht: Andere Antiarrhythmika, Antihypertensiva verstärkt, ZNS-Dämpfer (Hypertonie), Narkotika (Kardiodepression), Alpha-Sympathomimetika (Hypertonie, Bradykardie, Herzstillstand), Ergotamin (Vasospasmen), Antidiabetika (Hypoglykämie), Curare (verstärkt), Xanthine, Adrenalin (abgeschwächt), Clonidin (Betablocker vor Clonidin absetzen).
WH: Vorsicht bei AV-Block 1. Grades, Diabetes, Psoriasis, schweren Überempfindlichkeitsreaktionen, Prinzmetal-Angina. Therapie ausschleichend beenden. Blutzuckerkontrollen. Verkehrshinweis. Positive Dopingtests möglich. Bei Komplikationen Beta 1-Agonisten (Prenalterol, Dobutamin), Dopamin oder 1-10 mg Glukagon i.v., bei Bronchospasmen Beta 2-Sympathomimetika i.v., bei Bradykardie 0,5-2 mg Atropinsulfat i.v.
PG: 20 ST (2) (EKO: G) [€ 3,05], 50 ST (EKO: G) [€ 6,75]

Metoprolol "ratiopharm" 100 mg - Tabletten — 19B

(Z.Nr. 1-20528) RP. P. — C07AB02
ZI: Teva, Haarlem, Niederlande
Z: 1 Tablette enthält: Metoprolol tartrat 100 mg, Cellulose, mikrokristalline, Maisstärke, Croscarmellose natrium, Copovidon, Siliciumdioxid, hochdisperses, Magnesium stearat.
Kurzinformation: siehe Metoprolol "ratiopharm" 50 mg - Tabletten, → S. 888
PG: 20 ST (2) (EKO: G) [€ 5,25], 50 ST (EKO: G) [€ 12,25]

Metoprolol "ratiopharm" compositum - Tabletten — 10B01

(Z.Nr. 1-20008) RP. P. — C07BB02
ZI: Teva, Haarlem, Niederlande
Z: 1 Tablette enthält: Metoprolol tartrat 100 mg, Hydrochlorothiazid 12,5 mg, Maisstärke, Cellulose, mikrokristalline, Copolyvidon, Croscarmellose natrium, Talkum, Siliciumdioxid, hochdisperses, Magnesium stearat.
EW: Kombination Beta 1-Blocker + Diuretikum.
AG: Leichte bis mittelschwere Hypertonie bei nicht ausreichender Monotherapie.
DO: TD 1(-2) Tabletten. Für Kinder und Jugendliche nicht empfohlen.
GA: AV-Block 2. und 3. Grades, Sick-Sinus-Syndrom, Bradykardie, unbehandelte Herzinsuffizienz, Schock, schweres Asthma, Anurie, schwere Leberschäden, Hypokaliämie, Gicht, Phäochromozytom, Azidose, Verdacht auf akuten Herzinfarkt mit Bradykardie und/oder Hypotonie, schwere periphere Durchblutungsstörungen.
SST: Nicht empfohlen.
NW: Blutdruckabfall, ZNS, Magen/Darm, Haut (Psoriasis, Fotosensibilität), Herz, Bronchospasmen, kalte Extremitäten, Blut, Leber, Auge (Myopie, Engwinkelglaukom, verminderter Tränenfluss), Stoffwechsel (Harnsäure, Blutzucker), erhöhtes Risiko für nichtmelanozytären Hautkrebs.
WW: Kontraindiziert: MAO-Hemmer (ausgenommen MAO B-Hemmer). Nicht empfohlen: Klasse I-Antiarrhythmika, Lithium. Vorsicht: Blutdrucksenker, ZNS-Dämpfer, Kalziumantagonisten vom Verapamil- oder Diltiazemtyp verstärkt, Clonidin (zuvor Metoprolol absetzen), Vasokonstriktoren verstärkt, Xanthine abgeschwächt, Antidiabetika (Hypoglykämie), Curare (neuromuskuläre Blockade), Cimetidin (erhöhte Metoprololspiegel), Antikoagulantien abgeschwächt, Harnsäuresenker abgeschwächt, Kortikoide (Hypokaliämie), Antacida (1 Std. Abstand), Colestyramin (zeitversetzt geben), Photosensibilisierende Arzneimittel verstärkt.
WH: Vorsicht bei AV-Block 1. Grades. Prinzmetal-Angina. Nicht abrupt absetzen. Herzinsuffizienz kompensieren.
Kontrollen: Elektrolyte, Blutzucker, Leber, Niere. Kaliumreiche Ernährung. Verkehrshinweis. Positive Dopingkontrollen möglich.
Bei Überdosierung Beta 1-Agonst (Prenalterol, Dobutamin) oder Dopamin alle 2-5 min i.v. oder Glucagon (1-10 mg), bei Bradykardie 0,5-2 mg Atropinsulfat i.v., bei Bronchospasmen Beta 2 Mimetika.
PG: 20 ST (2) (EKO: G) [€ 5,55], 50 ST (EKO: G) [€ 13,25 n.l.]

Metoprolol Stada 50 mg - Tabletten — 19B

(Z.Nr. 1-20790) RP. P. — C07AB02
ZI: Stada Arzneimittel, Wien
Z: 1 Tablette enthält: Metoprolol tartrat 50 mg, Lactose monohydrat 107,375 mg, Croscarmellose natrium (entspr. Natrium < 1 mmol), Polyvidon, Magnesium stearat, Talkum, Siliciumdioxid.
Kurzinformation: siehe Metoprolol "ratiopharm" 50 mg - Tabletten, → S. 888
PG: 20 ST (2) (EKO: G) [€ 2,65], 50 ST (EKO: G) [€ 6,70]

Metoprolol Stada 100 mg - Tabletten — 19B

(Z.Nr. 1-20791) RP. P. — C07AB02
ZI: Stada Arzneimittel, Wien
Z: 1 Tablette enthält: Metoprolol tartrat 100 mg, Lactose monohydrat 214,75 mg, Croscarmellose natrium (entspr. Natrium < 1 mmol), Polyvidon, Magnesium stearat, Siliciumdioxid, Talk.
Kurzinformation: siehe Metoprolol "ratiopharm" 50 mg - Tabletten, → S. 888
PG: 20 ST (2) (EKO: G) [€ 4,90], 50 ST (EKO: G) [€ 12,20]

Metoprolol "Stada" retard 200 mg - Filmtabletten — 19B

(Z.Nr. 1-20792) RP. P. — C07AB02
ZI: Stada Arzneimittel, Wien
Z: 1 Filmtablette enthält: Metoprolol tartrat 200 mg, Lactose 66 mg, Maisstärke, Eudragit RS PM, Magnesium stearat, Siliciumdioxid, hochdisperses, Methylhydroxypropylcellulose, Polyethylenglycol, Talkum, Titandioxid.
EW: Beta 1-Rezeptoren-Blocker ohne sympathomimetische Eigenwirkung.
AG: Hypertonie, chronisch stabile Angina pectoris, Sekundärprävention nach Herzinfarkt, Migräneprophylaxe.
DO: 1 Filmtablette morgens unzerkaut mit Flüssigkeit nüchtern einnehmen.
GA: AV-Block, Sick-Sinus-Syndrom (ausgenommen Schrittmacher), Bradykardie, instabile Herzinsuffizienz, kardiogener Schock, pulmonale Hypertonie, schweres Asthma, Phäochromozytom, metabolische Azidose, schwere Durchblutungsstörungen, Hypotonie.
SST: Nutzen/Risiko-Abwägung, Föten und Neugeborene auf Betablockade überwachen.
NW: ZNS, Psyche, Müdigkeit, Magen/Darm, Haut (Psoriasis), Herz (Bradykardie, Hypotonie), Auge (verminderter Tränenfluss), Bronchospasmen, kalte Extremitäten, Stoffwechsel, Seh- und Hörstörungen, Alopezie, Agranulozytose.
WW: Gegenanzeige: MAO-Hemmer (ausgenommen MAO B-Hemmer). Nicht empfohlen: Klasse I-Antiarrhythmika. Vorsicht: Andere Antiarrhythmika, Antihypertensiva verstärkt, ZNS-Dämpfer (Hypertonie), Narkotika (Kardiodepression), Alpha-Sympathomimetika (Hypertonie, Bradykardie, Herzstillstand), Ergotamin (Vasospasmen), Antidiabetika (Hypoglykämie), Curare (verstärkt), Xanthine, Adrenalin (abgeschwächt), Clonidin (Betablocker vor Clonidin absetzen).
WH: Vorsicht bei AV-Block 1. Grades, Diabetes, Psoriasis, schweren Überempfindlichkeitsreaktionen, Prinzmetal-Angina. Therapie ausschleichend beenden. Blutzuckerkontrollen. Verkehrshinweis. Positive Dopingtests möglich. Bei Komplikationen Beta 1-Agonisten (Prenalterol, Dobutamin), Dopamin oder 1-10 mg Glukagon i.v., bei Bronchospasmen Beta 2-Sympathomimetika i.v., bei Bradykardie 0,5-2 mg Atropinsulfat i.v.
PG: 20 ST (2) (EKO: G) [€ 11,45], 50 ST (EKO: G) [€ 22,70]

Metoprololsuccinat Stada 47,5 mg - Retardtabletten — 19B

(Z.Nr. 1-28592) RP. P. — C07AB02
ZI: Stada Arzneimittel, Wien
Z: 1 Retardtablette enthält: Metoprolol succinat 47,5 mg, (entspr. Metoprolol tartrat 50 mg), Tablettenkern: Saccharose 3,68 mg, Maisstärke, Macrogol 6000, Polyacrylat-Dispersion 30%, Talkum, Povidon K90, Cellulose, mikrokristalline, Magnesium stearat, Siliciumdioxid, hochdisperses, D-Glucose; Filmüberzug: (entspr. Hypromellose) (entspr. Talkum) (entspr. Macrogol 6000) (entspr. Titandioxid).
EW: Beta 1 Rezeptoren-Blocker.
AG: Hypertonie, Angina pectoris, tachykarde Herzrhythmusstörungen, Erhaltungstherapie nach Herzinfarkt, hyperkinetisches Herzsyndrom, Migräneprophylaxe, stabile chronische geringe bis mäßige Herzinsuffizienz.
AA: Einmal tgl. morgens unzerkaut mit Flüssigkeit einnehmen.
DO: Hypertonie: 1mal tgl. 47,5 mg. Dosissteigerung auf 1mal tgl. 95-190 mg möglich.
Kinder ab 6 Jahren: 1mal tgl. 0,48-1,90 mg Metoprololsuccinat/kg KG.
Angina pectoris, Tachyarrhythmien, hyperkinetisches Herzsyndrom: 1mal tgl. 47,5-190 mg.
Migräneprophylaxe, Erhaltungstherapie nach Herzinfarkt: TD 95-190 mg.
Dosisreduktion bei schweren Leberschäden.
GA: AV-Block, Sick-Sinus-Syndrom (ausgenommen Schrittmacher), Bradykardie, instabile Herzinsuffizienz, kardiogener Schock, pulmonale Hypertonie, schweres Asthma, Phäochromozytom, metabolische Azidose, schwere Durchblutungsstörungen, Hypotonie.

SST: Nutzen/Risiko-Abwägung, Föten und Neugeborene auf Betablockade überwachen.
NW: ZNS, Psyche, Müdigkeit, Magen/Darm, Haut (Psoriasis), Herz (Bradykardie, Hypotonie), Auge (verminderter Tränenfluss), Bronchospasmen, kalte Extremitäten, Stoffwechsel, Seh- und Hörstörungen, Alopezie, Agranulozytose.
WW: Gegenanzeige: MAO-Hemmer (ausgenommen MAO B-Hemmer). Nicht empfohlen: Klasse I-Antiarrhythmika. Vorsicht: Andere Antiarrhythmika, Antihypertensiva verstärkt, ZNS-Dämpfer (Hypertonie), Narkotika (Kardiodepression), Alpha-Sympathomimetika (Hypertonie, Bradykardie, Herzstillstand), Ergotamin (Vasospasmen), Antidiabetika (Hypoglykämie), Curare (verstärkt), Xanthine, Adrenalin (abgeschwächt), Clonidin (Betablocker vor Clonidin absetzen).
WH: Vorsicht bei AV-Block 1. Grades, Diabetes, Psoriasis, schweren Überempfindlichkeitsreaktionen, Prinzmetal-Angina. Therapie ausschleichend beenden. Blutzuckerkontrollen. Verkehrshinweis. Positive Dopingtests möglich. Bei Komplikationen Beta 1-Agonisten (Prenalterol, Dobutamin), Dopamin oder 1-10 mg Glukagon i.v., bei Bronchospasmen Beta 2-Sympathomimetika i.v., bei Bradykardie 0,5-2 mg Atropinsulfat i.v.
PG: 10 ST (2) (EKO: G) [€ 0,85], 30 ST (2) (EKO: G) [€ 2,15]

Metoprololsuccinat Stada 95 mg - Retardtabletten — 19B

(Z.Nr. 1-28593) RP. P. C07AB02
ZI: Stada Arzneimittel, Wien
Z: 1 Retardtablette enthält: Metoprolol succinat 95 mg, (entspr. Metoprolol tartrat 100 mg), Tablettenkern: Saccharose 7,36 mg, Maisstärke, Macrogol 6000, Polyacrylat-Dispersion 30%, Talkum, Povidon K90, Cellulose, mikrokristalline, Magnesium stearat, Siliciumdioxid, hochdisperses, D-Glucose; Filmüberzug: (entspr. Hypromellose) (entspr. Talkum) (entspr. Macrogol 6000) (entspr. Titandioxid).
Kurzinformation: siehe Metoprololsuccinat Stada 47,5 mg - Retardtabletten, → S. 889
PG: 10 ST (2) (EKO: G) [€ 1,45], 30 ST (EKO: G) [€ 3,55]

Metoprololtartrat Hexal 50 mg - Tabletten — 19B

(Z.Nr. 1-20862) RP. P. C07AB02
ZI: Hexal Pharma, Wien
Z: 1 Tablette enthält: Metoprolol tartrat 50 mg, Lactose monohydrat 24,875 mg, Maisstärke, Cellulose, mikrokristalline, Magnesium stearat, Siliciumdioxid, kolloidal, wasserfrei, Hypromellose, Calcium hydrogenphosphat dihydrat, Crospovidon.
EW: Beta 1-Rezeptoren-Blocker ohne sympathomimetische Eigenwirkung.
AG: Hypertonie, chronisch stabile Angina pectoris, Akutbehandlung und Sekundärprävention des Herzinfarkts, Migräneprophylaxe, tachykarde Herzrhythmusstörungen.
AA: Unzerkaut nüchtern mit ausreichend Flüssigkeit schlucken.
DO: Hypertonie: TD 2mal 50-100 mg oder 1mal 100-200 mg.
Angina pectoris, Migräne: 2mal tgl. 50-100 mg.
Myokardinfarkt-Nachbehandlung: Akut: Nach i.v. Vorbehandlung (25-)50 mg alle 6 Std. über 48 Std.
Sekundärprävention: 2mal tgl. 100 mg.
Herzrhythmusstörungen: 2mal tgl. 50-100 mg.
Für Kinder und Jugendliche nicht empfohlen.
GA: AV-Block, Sick-Sinus-Syndrom (ausgenommen Schrittmacher), Bradykardie, instabile Herzinsuffizienz, kardiogener Schock, pulmonale Hypertonie, schweres Asthma, Phäochromozytom, metabolische Azidose, schwere Durchblutungsstörungen, Hypotonie.
SST: Nutzen/Risiko-Abwägung, Föten und Neugeborene auf Betablockade überwachen.
NW: ZNS, Psyche, Müdigkeit, Magen/Darm, Haut (Psoriasis), Herz (Bradykardie, Hypotonie), Auge (verminderter Tränenfluss), Bronchospasmen, kalte Extremitäten, Stoffwechsel, Seh- und Hörstörungen, Alopezie, Agranulozytose.
WW: Gegenanzeige: MAO-Hemmer (ausgenommen MAO B-Hemmer), Verapamil, Diltiazem und Antiarrhythmika als i.v. Gabe. Vorsicht: Andere Antiarrhythmika (oral), Antihypertensiva verstärkt, ZNS-Dämpfer (Hypertonie), Narkotika (Kardiodepression), Alpha-Sympathomimetika (Hypertonie, Bradykardie, Herzstillstand), Ergotamin (Vasospasmen), Antidiabetika (Hypoglykämie), Curare (verstärkt), Xanthine, Adrenalin (abgeschwächt), Clonidin (Betablocker vor Clonidin absetzen), Bradykardie induzierende Substanzen (z.B. Fingolimod), Prazosin. Vor Dipyridamol-Test nicht einnehmen.
WH: Vorsicht bei AV-Block 1. Grades, Diabetes, Psoriasis, schweren Überempfindlichkeitsreaktionen, Prinzmetal-Angina. Therapie ausschleichend beenden. Blutzuckerkontrollen. Verkehrshinweis. Positive Dopingtests möglich. Bei Komplikationen Beta 1-Agonisten (Prenalterol, Dobutamin), Dopamin oder 1-10 mg Glukagon i.v., bei Bronchospasmen Beta 2-Sympathomimetika i.v., bei Bradykardie 0,5-2 mg Atropinsulfat i.v.
PG: 20 ST (2) (EKO: G) [€ 2,75]

Metoprololtartrat Hexal 100 mg - Tabletten — 19B

(Z.Nr. 1-20865) RP. P. C07AB02
ZI: Hexal Pharma, Wien
Z: 1 Tablette enthält: Metoprolol tartrat 100 mg, Lactose monohydrat 49,75 mg, Maisstärke, Cellulose, mikrokristalline, Magnesium stearat, Siliciumdioxid, kolloidal, wasserfrei, Hypromellose, Calcium hydrogenphosphat dihydrat, Crospovidon.
Kurzinformation: siehe Metoprololtartrat Hexal 50 mg - Tabletten, → S. 890
PG: 20 ST (2) (EKO: G) [€ 4,95]

Metrissa 2 mg - Filmtabletten — 29D04, 31H05

(Z.Nr. 1-38899) RP. P. G03DB08
ZI: Gynial, Wien
Z: 1 Filmtablette enthält: Dienogest 2 mg, Tablettenkern: Lactose monohydrat 48,6 mg, Maisstärke, Maltodextrin, Magnesium stearat; Filmüberzug: Hypromellose 15 cp, Lactose monohydrat, Titandioxid, Macrogol 4000, Natrium citrat (entspr. Natrium < 1 mmol) (entspr. → < 23 mg).
EW: Gestagen.
AG: Endometriose.
AA: Oral möglichst zur gleichen Tageszeit einnehmen.
DO: 1 Filmtablette täglich ohne Unterbrechung. Nicht für Mädchen vor der Menarche. Nicht zur Kontrazeption geeignet.
GA: Venöse thromboembolische Erkrankungen, arterielle und kardiovaskuläre Erkrankungen, zerebrovaskulärer Insult, Diabetes mit Gefäßbeteiligung, schwere Leberschäden einschl. Lebertumore, sexualhormonabhängige Malignome, nicht abgeklärte vaginale Blutungen.
SST: Nicht anwenden.
NW: Blutungsstörungen, Veränderungen des menstruellen Blutungsmusters, Kopfschmerzen, Migräne, Libidoverlust, Chloasma, Brustbeschwerden, Depressionen, Schlafstörungen, Akne, Alopezie, Gewichtszunahme oder Gewichtsabnahme, Magen/Darm, Schmerzen, Ödeme.
WW: Beeinflussung des Metabolismus von Gestagenen durch CYP3A4-Induktoren und -Hemmer. Beeinflussung von Laboruntersuchungen.
WH: Hormonelle Kontrazeption vor Therapiebeginn absetzen. Vorsicht bei Extrauteringravidität in der Anamnese, Osteoporose, Diabetes, Depressionen. Bei Rezidiven von cholestatischem Ikterus oder Pruritus Behandlung absetzen. Blutdruck kontrollieren. Erhöhtes Risiko für venöse Thromboembolien beachten. Leicht erhöhtes Brustkrebsrisiko beachten. Ausreichend Kalzium und Vitamin D zuführen.
PG: 28 ST (3) (EKO: G) [€ 8,30]

Metro-Adnex-Injeel - Ampullen — 29X03

(Z.Nr. 3-00490) RP. P. V03AX
ZI: Biologische Heilmittel Heel, Baden-Baden, Deutschland
Z: 1 Ampulle mit 1,1 ml enthält: Apis mellifica (Homöopathie) D10 1,1 mg, Apis mellifica (Homöopathie) D30 1,1 mg, Apis mellifica (Homöopathie) D200 1,1 mg, Lachesis mutae (Homöopathie) D10 1,1 mg, Lachesis mutae (Homöopathie) D30 1,1 mg, Lachesis mutae (Homöopathie) D200 1,1 mg, Lachesis mutae (Homöopathie) D10 1,1 mg, Lilium lancifolium (Homöopathie) D10 1,1 mg, Lilium lancifolium (Homöopathie) D30 1,1 mg, Lilium lancifolium (Homöopathie) D200 1,1 mg, Lycopodium clavatum (Homöopathie) D10 1,1 mg, Lycopodium clavatum (Homöopathie) D30 1,1 mg, Lycopodium clavatum (Homöopathie) D200 1,1 mg, Lycopodium clavatum (Homöopathie) D1000 1,1 mg, Hydrargyrum bichloratum (Homöopathie) D10 1,1 mg, Hydrargyrum bichloratum (Homöopathie) D30 1,1 mg, Hydrargyrum bichloratum (Homöopathie) D200 1,1 mg, Pulsatilla pratensis (Homöopathie) D10 1,65 mg, Pulsatilla pratensis (Homöopathie) D30 1,65 mg, Pulsatilla pratensis (Homöopathie) D200 1,65 mg, Pulsatilla pratensis (Homöopathie) D1000 1,65 mg, Vespa crabro (Homöopathie) D10 1,65 mg, Vespa crabro (Homöopathie) D30 1,65 mg, Vespa crabro (Homöopathie) D200 1,65 mg, Cimicifuga racemosa (Homöopathie) D10 2,2 mg, Cimicifuga racemosa (Homöopathie) D30 2,2 mg, Cimicifuga racemosa (Homöopathie) D200 2,2 mg, Natriumchlorid, Wasser für Injektionszwecke, Spuren von: Ethanol.
EW: Homöopathikum.
AG: Unterstützend bei Unterleibsentzündungen.
AA: I.v., i.m., s.c. oder intradermal.
DO: Akut 1mal tgl. über 3 Tage, sonst 1-3mal wöchentlich 1 Ampulle. Für Kinder nicht empfohlen.
SST: Vorsicht.
PG: 10 ST * (EKO: N) [€ 17,10], 50 ST * (EKO: N) [€ 67,80]

🐾 Metro ReVet RV 17 - Globuli für Tiere — 890B

(Z.Nr. 8-30099) RPF. P. QV03AX

ZI: Dr. Reckeweg Pharmazeutische Fabrik, Bensheim, Deutschland
Z: 1 g (= 120 Globuli) enthält: Atropa belladonna (Homöopathie) C6 3,33 mg, Juniperus sabina (Homöopathie) C6 3,33 mg, Sepia officinalis (Homöopathie) C9 3,33 mg, Saccharose.
EW: Homöopathikum.
AG: Erkrankungen des Urogenitasystems bei Säugetieren, Vögeln und Reptilien.
AA: In Wasser aufgelöst oder mit Nahrung oder Tränke.
DO: ED abhängig vom KG: ca. 1-3 Globuli (Heimtiere, Vögel) bis ca. 30-50 Globuli (Rinder, Pferde).
Akut: 3-4mal tgl. 1 ED über 2-3 Tage.
Chronisch: 1-2mal tgl. 1 ED über einige Wochen.
Bestandsbehandlung siehe Austria Codex - Fachinformation.
SST: Keine Daten vorliegend.
PG: 42 G VN [€ 26,05]

🐾 Metrobactin 250 mg - Tabletten für Hunde und Katzen 812AZ

(Z.Nr. 8-36697) NR. P. QP51AA01, QJ01XD01
ZI: Le Vet Beheer, Oudewater, Niederlande
Z: 1 Tablette enthält: Metronidazol 250 mg, Cellulose, mikrokristalline, Carboxymethylstärke, Natrium Typ A, Hyprolose, Hefe-Trockenextrakt, Hühnerfleisch-Aroma, Magnesium stearat.
EW: Antiprotozoikum und Antibiotikum.
AG: Hunde und Katzen: Infektionen mit Giardia spp. und obligat anaeroben Bakterien (z.B. Clostridia spp.) in Magen-Darm-Trakt, Urogenitaltrakt, Maulhöhle, Rachen und an der Haut.
AA: Zum Eingeben.
DO: TD 50 mg/kg KG (in 1 oder 2 ED) über 5-7 Tage.
GA: Leberschäden.
SST: Nicht empfohlen.
NW: Erbrechen, Leber, Neutropenie, neurologische Symptome.
WW: Vorsicht: Phenytoin, Cyclosporin, Warfarin, Cimetidin, Phenobarbital.
WH: Hautkontakt vermeiden.
PG: 100 ST VT [€ 67,00]

🐾 Metrobactin 500 mg - Tabletten für Hunde und Katzen 812AZ

(Z.Nr. 8-36698) NR. P. QP51AA01, QJ01XD01
ZI: Le Vet Beheer, Oudewater, Niederlande
Z: 1 Tablette enthält: Metronidazol 500 mg, Cellulose, mikrokristalline, Carboxymethylstärke, Natrium Typ A, Hyprolose, Hefe-Trockenextrakt, Hühnerfleisch-Aroma, Magnesium stearat.
Kurzinformation: siehe Metrobactin 250 mg - Tabletten für Hunde und Katzen, → S. 891
PG: 100 ST VT [€ 110,95]

🐾 *Metrocare 250 mg - Tabletten für Hunde und Katzen* 812AZ
(Z.Nr. 8-39072) RP. P. nicht im Handel. QP51AA01, QJ01XD01

🐾 *Metrocare 500 mg - Tabletten für Hunde und Katzen* 812AZ
(Z.Nr. 8-39073) RP. P. nicht im Handel. QP51AA01, QJ01XD01

Metronidazol B.Braun 5 mg/ml - Infusionslösung 35C04

(Z.Nr. 1-28140) RP. P. J01XD01
ZI: B. Braun, Melsungen, Deutschland
Z: 1 ml Lösung enthält: Metronidazol 5 mg, Natriumchlorid, Natrium monohydrogenphosphat 12-H2O (entspr. Natrium 0,14 mmol), Citronensäure monohydrat, Wasser für Injektionszwecke.
EW: Chemotherapeutikum gegen anarerobe Erreger.
AG: Behandlung der durch anaerobe Bakterien ausgelöste Infektionen: ZNS, Atemwege, Endokarditis, Magen/Darm-Trakt, Gynäkologie, HNO, Zahn/Mund/Kiefer, Knochen und Gelenke, Gasbrand, Septikämie bei Thrombophlebitis.
-Prophylaxe bei Operationen mit hohem Risiko von Anaerobier-Infektionen.
AA: Langsame i.v. Infusion.
DO: Behandlung: Personen ab 12 Jahren: Am 1. Tag 1500 mg als ED, gefolgt von 1000 mg als ED an den folgenden Tagen.
-Alternativ-Schema: 500 mg alle 8 Std.; eventuell initiale Aufsättigungsdosis von 15 mg/kg KG.
-Kinder (8 Wochen - 12 Jahre): 1mal tgl. 20-30(-40) mg/kg KG oder 7,5 mg/kg KG alle 8 Std.
-Kinder unter 8 Wochen: TD 15 mg/kg KG in 1 oder 2 ED.
Behandlungsdauer ca. 7 Tage.
Infektionsprophylaxe: Personen ab 12 Jahren: Je 500 mg bis 1 Std. vor der Operation sowie nach 8 und 16 Stunden.
-Kinder (< 12 Jahre): ED 20-30 mg/kg KG 1-2 Std. vor der Operation.
-Neugeborene (< 40 Wochen): ED 10 mg/kg KG vor der Operation.
Bei Leberschäden niedriger dosieren.
SST: Im 1. Trimenon nur bei lebensbedrohlichen Infektionen einsetzen, dann Nutzen/Risiko-Abwägung. Nicht stillen.
NW: Superinfektionen mit Candida, Magen/Darm, Geschmacksstörungen, Blutbild, Auge, ZNS (Neuropathien), Dunkelfärbung Urin, Venenreizung, Leberversagen bei Cockayne-Syndrom, Überempfindlichkeit (auch schwere Hautreaktionen).
WW: Gleichzeitige Gabe vermeiden: Alkohol, Disulfiram, Busulfan. Vorsicht: Tacrolimus, Mycophenolat-mofetil, Cumarine, Lithium, Phenytoin, Barbiturate, Fluorouracil, Carbamazepin, Cimetidin, Ciclosporin, Amiodaron (QT-Verlängerung), 5-Fluoruracil. Versagen oraler Kontrazeptiva. Beeinflussung von Labortests.
WH: Kontrollen: Blutbild, Leber. Vorsicht bei Leber- oder Blutbildschäden, ZNS-Erkrankungen, Krämpfen. Auf schwere Durchfälle achten. Max. 10 Tage anwenden.
Dunkelfärbung von Urin möglich (Abbauprodukt). Verkehrshinweis.
PG: 20 ST * (EKO: N) [€ 47,15]

Metronidazol Bradex 5 mg/ml - Infusionslösung 35C04
(Z.Nr. 1-38762) RP. P. nicht im Handel. J01XD01

Metronidazol Genericon 0,5% - Infusionsflasche 35C04
(Z.Nr. 1-18620) RP. P. nicht im Handel. J01XD01

Metronidazol Hikma 5 mg/ml - Infusionslösung 35C04
(Z.Nr. 1-37825) RP. P. nicht im Handel. J01XD01

Metronidazol "Kabi" 0,5% - Infusionslösung 35C04

(Z.Nr. 1-18218) RP. P. J01XD01
ZI: Fresenius Kabi Austria, Graz
Z: 1 ml Infusionslösung enthält: Metronidazol 5 mg, Natriumchlorid, Wasser für Injektionszwecke, Dinatriumhydrogenphosphat-12-Wasser, Zitronensäure monohydrat.
EW: Chemotherapeutikum gegen anaerobe Mikroorganismen, Actinomyces, Entamoeba histolytica, Lamblien, Trichomonaden.
AG: Infektionen mit Metronidazol-empfindlichen Erregern: Intraabdominal, Haut- und Weichteile, Gynäkologie, bakterielle Septikämie, Knochen- und Gelenke, ZNS, Atemwege, Endokarditis.
-Vorbeugend bei bei chirurgischen und gynäkologischen Eingriffen.
- Amöbiasis.
-Bakterielle Vaginose bei Jugendlichen.
-Urogenitale Trichomoniasis.
-Lambliasis (Giardiasis) bei Kindern und Jugendlichen.
-Eradikation von Helicobacter pylori bei Kindern und Jugendlichen.
AA: Langsame i.v. Infusion.
DO: Anaerobe Infektionen: Personen ab 12 Jahren: Initiale Dosis 15 mg/kg KG, dann 3mal tgl. 500 mg.
-Kinder (8 Wochen - 12 Jahre): 1mal tgl. 20-30(-40) mg/kg KG oder 7,5 mg/kg KG alle 8 Std.
-Kinder unter 8 Wochen: TD 15 mg/kg KG in 1 oder 2 ED.
Behandlungsdauer 5-7 Tage.
Perioperative Infektionsprophylaxe: Personen ab 12 Jahren; als ED 1000 - 1500 mg prä-, intra- oder postoperativ.
-Alternativschema (Merhfachgabe): 15 mg/kg KG bis 1 Std. vor Operation Infusion beenden, postoperativ 2 weitere Gaben von 7,5 mg/kg KG im Abstand von 6-8 Stunden.
-Kinder (bis 11 Jahre): ED 20-30 mg/kg KG 1-2 Std. vor der Operation.
-Neugeborene (< 40 Wochen): ED 10 mg/kg KG vor der Operation.
Amöbiasis: Erwachsene: 3mal tgl. 750 mg.
-Kinder > 10 Jahre und Jugendliche: 3mal tgl. 400 - 800 mg.
-Kinder < 10 Jahre: TD 35 - 50 mg/kg KG in 3 ED. MTD 2400 mg.
Behandlungsdauer: 5-10 Tage.
Amöbenabszess in Leber: Jugendliche und Erwachsene: 3mal tgl. 500 - 750 mg für 5-10 Tage.
Bakterielle Vaginose: Jugendliche: ED 2000 mg oder 2mal tgl. 400 mg für 5-7 Tage.
Urogenitale Trichomoniasis: Personen ab 10 Jahren; ED 2000 mg oder 2mal tgl. 400 mg für 5-7 Tage.
-Kinder < 10 Jahre: TD 15 - 30 mg/kg KG in 2-3 ED für 7 Tage.
Lambliasis (Giardiasis): -Kinder > 10 Jahre und Jugendliche: 3mal tgl. 400 mg über 5 Tage oder 1mal tgl. 2000 mg über 3 Tage.
-Kinder (7-10 Jahre): 1mal tgl. 1000 mg über 3 Tage.
-Kinder (3 - 7 Jahre): 1mal tgl. 600 - 800 mg über 3 Tage.
-Kinder (1 - 3 Jahre): 1mal tgl. 500 mg über 3 Tage.
Eradikation Heliobacter pylori: Kinder und Jugendliche: im Rahmen einer Kombinationstherapie TD 20 mg/kg KG über 7-14 Tage. MTD 1000 mg in 2 ED.
Bei Patienten mit Leberschäden oder Ileostoma Dosis reduzieren.
GA: ZNS-Erkrankungen (z.B. Anfallsanamnese), Erkrankungen des blutbildenden Systems, Alkoholkonsum.
SST: Gegenanzeige im 1. Trimenon und in der Stillzeit. Im 2. und 3. Trimenon nur bei lebensbedrohlichen Infektionen einsetzen.

NW: Superinfektionen mit Candida, Magen/Darm, Geschmacksstörungen, Blutbild, Auge, ZNS (Neuropathien), Dunkelfärbung Urin, Venenreizung, Leberversagen bei Cockayne-Syndrom, Überempfindlichkeit (auch schwere Hautreaktionen).
WW: Gleichzeitige Gabe vermeiden: Alkohol, Disulfiram, Busulfan. Vorsicht: Tacrolimus, Mycophenolat-mofetil, Cumarine, Lithium, Phenytoin, Barbiturate, Fluorouracil, Carbamazepin, Cimetidin, Ciclosporin, Amiodaron (QT-Verlängerung). Versagen oraler Kontrazeptiva. Beeinflussung von Labortests.
WH: Kontrollen: Blutbild, Leber, Niere. Vorsicht bei Leberschäden. Auf schwere Durchfälle achten. Max. 10 Tage anwenden. Dunkelfärbung von Urin möglich (Abbauprodukt). Verkehrshinweis.
PG: 100ML 10 ST * (EKO: N) [€ 29,60], **300ML** 10 ST * (EKO: N) [€ 181,80]

Metronidazol Sandoz 250 mg - Filmtabletten 35C04
(Z.Nr. 1-18811) RP. P. nicht im Handel. P01AB01

Metronidazol Sandoz 500 mg - Filmtabletten 35C04
(Z.Nr. 1-18812) RP. P. nicht im Handel. P01AB01

Metronidazol Sandoz 500 mg - Infusionsflasche 35C04
(Z.Nr. 1-18816) RP. P. nicht im Handel. J01XD01

Metronidazol Vioser 500 mg/100 ml - Infusionslösung 35C04

(Z.Nr. 1-37833) RP. P. J01XD01
ZI: Vioser, Taxiarches, Trikala, Griechenland
Z: 100 ml Infusionslösung enthalten: Metronidazol 500 mg, Natriumchlorid, Dinatriumphosphat dodecahydrat, Citronensäure-Monohydrat zur pH-Wert Einstellung, Wasser für Injektionszwecke.
EW: Chemotherapeutikum gegen anaerobe Erreger.
AG: - Behandlung der durch anaerobe Bakterien ausgelösten Infektionen (z.B. Leberabszesse, Bauchabszesse, Peritonitis, Galleninfektionen, Entbindungs- und gynäkologische Infektionen usw.).
- Prophylaxe postoperativer Infektionen nach der durch anaerobe Bakterien ausgelösten gastrointestinalen Chirurgie.
- Schwere intestinale oder hepatische Amöbenruhr (Erwachsene und Kinder ab 1 Jahr).
AA: Langsame i.v. Infusion.
DO: Behandlung: Erwachsene: Initial 15 mg/kg KG, dann 7,5 mg/kg KG alle 8 Std. für 7-10 Tage.
Prophylaxe: Erwachsene: 15 mg/kg KG bis 1 Std. vor der Operation Infusion beenden. Nach Operation 7,5 mg/kg KG alle 8 Std. über 24 (bis max. 48) Std..
Amöbenruhr: Patienten über 10 Jahren: 3mal tgl. 500-700 mg.
Kinder (7-10 Jahre): 3mal tgl. 200-400 mg.
Kinder (3-7 Jahre): 4mal tgl. 100-200 mg.
Kinder (1-3 Jahre): 3mal tgl. 100-200 mg.
Behandlungsdauer 5-10 Tage.
SST: Im 1. Trimenon nur bei lebensbedrohlichen Infektionen einsetzen, dann Nutzen/Risiko-Abwägung. Nicht stillen.
NW: Superinfektionen mit Candida, Magen/Darm, Geschmacksstörungen, Blutbild, Auge, ZNS (Neuropathien), Dunkelfärbung Urin, Venenreizung, Leberversagen bei Cockayne-Syndrom, Überempfindlichkeit (auch schwere Hautreaktionen).
WW: Gleichzeitige Gabe vermeiden: Alkohol, Disulfiram, Busulfan. Vorsicht: Tacrolimus, Mycophenolat-mofetil, Cumarine, Lithium, Phenytoin, Barbiturate, Fluorouracil, Carbamazepin, Cimetidin, Ciclosporin, Amiodaron (QT-Verlängerung), 5-Fluoruracil. Versagen oraler Kontrazeptiva. Beeinflussung von Labortests.
WH: Kontrollen: Blutbild, Leber. Vorsicht bei Leber- oder Blutbildschäden, ZNS-Erkrankungen, Krämpfen. Auf schwere Durchfälle achten. Max. 10 Tage anwenden.
Dunkelfärbung von Urin möglich (Abbauprodukt). Verkehrshinweis.
PG: 10 ST * (EKO: N) [€ 22,65]

Metrovis 100 mg - Tabletten für Hunde und Katzen 812AZ
(Z.Nr. 8-39006) RP. P. nicht im Handel. QP51AA01

Metrovis 250 mg - Tabletten für Hunde und Katzen 812AZ
(Z.Nr. 8-39009) RP. P. nicht im Handel. QP51AA01

Metrovis 750 mg - Tabletten für Hunde 812AZ
(Z.Nr. 8-39010) RP. P. nicht im Handel. QP51AA01

Metvix 160 mg/g - Creme 22P01, 55K

(Z.Nr. 1-24668) RP. P. E. L01XD03
ZI: Galderma International, La Defense, Frankreich
Z: 1 g Creme enthält: Methyl-5-amino-4-oxopentanoat 160 mg (entspr. Methyl-5-amino-4-oxopentanoat hydrochlorid 16 %), Glycerolmonostearat, selbstemulgierend, Cetylstearylalkohol, Macrogolstearat 2000, Methyl-4-hydroxybenzoat, Propyl-4-hydroxybenzoat, Natrium edetat, Glycerol, Vaselin, weisses, Cholesterol, Isopropyl myristat, Erdnussöl, Mandelöl, raffiniert, (Z)-Octadec-9-en-1-ol, Wasser, gereinigtes.
EW: Antineoplastisch.
AG: Aktinische Keratosen im Gesicht und auf der Kopfhaut (bei Nichteignung anderer Therapien).
-Oberflächliche und/oder noduläre Basaliome.
-Plattenepithelkarzinom in situ (M. Bowen).
AA: 1 mm dicke Schicht Creme auf Läsionsstelle auftragen und 3 Std. mit fest schließendem Verband bedecken, dann Rotlichtbestrahlung (Gesamtlichtdosis 75 J/cm²).
DO: Aktinische Keratosen: 1 Sitzung, bei unvollständigem Ansprechen ev. wiederholen.
Basaliome, M. Bowen: 2 Sitzungen im Abstand von 1 Woche. Details siehe Austria Codex - Fachinformation.
GA: Morpheaformes Basaliom, Porphyrie.
SST: Nicht empfohlen; Nutzen/Risiko-Abwägung in der Stillzeit.
NW: Lokale Phototoxizitätsreaktionen (Schmerzen, Ödeme, Erytheme). Kontaktdermatitis, Augen, Übelkeit, Hypertonie. Transitorische globale Amnesie durch konventionelle photodynamische Therapie.
WH: Nicht auf die Augenlider oder Schleimhäute auftragen. Dicke aktinische Keratosen nicht mit Metvix behandeln. UV-Therapie vor der Behandlung einstellen. Blutdruck kontrollieren, besonders bei Schmerzen während der Beleuchtung.
PG: 2 G * (EKO: N) [€ 307,55]

Metycor 250 mg - Weichkapseln 24A03

(Z.Nr. 1-35615) NR. P. V04CD01
ZI: HRA Pharma Rare Diseases, Chatillon, Frankreich
Z: 1 Weichkapsel enthält: Metyrapon 250 mg, Ethyl vanillin, Gelatine, Glycerin, Macrogol 400, Macrogol 4000, p-Methoxyacetophenon, Natrium ethyl-4-hydroxybenzoat 0,71 mg, Natrium propyl-para-hydroxybenzoat 0,35 mg, Titandioxid, Wasser, gereinigtes, Drucktinte, rot: Carminsäure, Aluminiumchlorid hexahydrat, Natriumhydroxid, Hypromellose, Propylenglycol.
EW: Diagnostikum.
AG: Diagnosetest für ACTH-Insuffizienz und Differentialdiagnose des ACTH-abhängigen Cushing-Syndroms.
Therapeutisch beim endogenen Cushing-Syndrom.
AA: Kapseln mit etwas Milch oder Joghurt oder nach einer Mahlzeit einnehmen.
DO: Als Diagnostikum: Einzeldosis-Kurztest (Diagnose der ACTH-Insuffizienz). Einmalig 30 mg/kg KG (max. 3 g) um Mitternacht, Blutabnahme am frühen Morgen (7:30-8:00).
Richtwert: Anstieg des Plasma-ACTHs auf mindestens 44 pmol/l oder des 11-Desoxycortisols auf über 0,2 µmol/l.
Mehrfachdosistest (Differentialdiagnose des Cushing-Syndroms): 500-750 mg alle 4 Std. über 24 Std.. Beurteilung über 2 aufeinander folgende 24 Std.-Urinproben. Kinder: 15 mg/kg KG (mindestens 250 mg) alle 4 Std.
Als Therapeutikum: TD 500-6000 mg in 3-4 ED.
GA: Manifeste primäre Nebennierenrindeninsuffizienz.
SST: Zwingende Indikationsstellung, nicht stillen.
NW: ZNS, Hypotonie, Magen/Darm, Haut.
WW: Paracetamol erhöht toxisch. Beeinflussung des Metycor-Tests durch Antikonvulsiva, Antidepressiva, Neuroleptika, Hormonpräparate möglich.
WH: Diagnosetest nur in Spezialkliniken durchführen. Verkehrshinweis.
PG: 50 ST * (EKO: N) [€ 474,90]

Mevir 125 mg - Tabletten 35E02

(Z.Nr. 1-24530) NR. P. J05AB15
ZI: Laboratori Guidotti, Pisa, Italien
Z: 1 Tablette enthält: Brivudin 125 mg, Cellulose, mikrokristalline, Lactose monohydrat 37 mg, Povidon K24-27, Magnesium stearat.
EW: Virustatikum.
AG: Akuter Herpes zoster bei immunkompetenten Erwachsenen.
AA: Oral einnehmen.
DO: 1mal tgl. 1 Tablette über 7 Tage. Behandlung möglichst früh beginnen.
Für Kinder und Jugendliche kontraindiziert.
GA: Patienten unter Krebs-Chemotherapie mit Fluoropyrimidinen (5-Fluorouracil, Capecitabin, Tegafur), Flucytosin, immunsupprimierte Patienten, Personen unter 18 Jahren.
SST: Gegenanzeige.
NW: Hepatitis, Magen/Darm, ZNS, Psyche, Haut.
WW: Strenge Gegenanzeige (potenziell tödliche WW!): Fluoropyrimidine (z.B. 5-Fluorouracil, Tegafur, Floxuridin, Capecitabin) inkl. topischer Zubereitungen. Flucytosin (4 Wochen Abstand!). Vorsicht: Dopaminerge Arzneimittel (Chorea).
WH: Bei voll ausgeprägten Hauterscheinungen nicht mehr anwenden. Vorsicht bei Hepatitis. Verkehrshinweis.
Bei versehentlich gleichzeitiger Anwendung mit Fluoropyrimidine sofortige Notfallmaßnahmen einleiten (Vergiftungszentrale).
PG: 7 ST IND (EKO: G) [€ 98,55]

Mexalen 200 mg/5 ml - Sirup
02B01

(Z.Nr. 1-18100) RPF. W2. P. N02BE01

ZI: Teva, Haarlem, Niederlande
Z: 5 ml Sirup enthalten: Paracetamol 200 mg, Macrogol 400, Glycerol 85%, Saccharin natrium 10 mg, Natrium disulfit 0,5 mg, Citronensäure monohydrat, Natriumhydroxid 839 mg, Acesulfam kalium, Orangen-Aroma, Wasser, gereinigtes.
EW: Analgetisch, antipyretisch; Hemmung der cerebralen Prostaglandinsynthese.
AG: Schmerz- und Fieberzustände (symptomatisch).
AA: Oral mit beiliegendem Messbecher zu 5 ml.
AH: Haltbarkeit des Sirups nach Anbruch: 6 Monate.
DO: 10-15 mg Paracetamol/kg KG bis 4mal tgl.
Kinder (2-5 Jahre): 5 ml bis max. 4mal tgl.; für Kinder unter 3 Jahren nur auf ärztliche Anordnung.
Kinder (5-8 Jahre): 7,5 ml bis max. 4mal tgl.
Kinder (8-11 Jahre): 10 ml bis max. 4mal tgl.
Jugendliche und Erwachsene: 12,5 ml bis max. 4mal tgl.
GA: Schwere Leberschäden, genetischer Glukose-6-Phosphat-Dehydrogenasemangel (hämolytische Anämie), chronischer Alkoholismus.
SST: Nutzen/Risiko-Abwägung. Wenn erforderlich, möglichst kurz und niedrig dosiert anwenden.
NW: Sehr selten Knochenmark, Analgetika-Asthma, Überempfindlichkeit (auch schwere Hautreaktionen). Bei Überdosierung Nieren- und schwere Leberschäden.
WW: Leberenzym-induzierende Arzneimittel (z.B. Barbiturate, Antiepileptika, Rifampicin), Chloramphenicol, Salizylamid, Probenecid, Antikoagulantien, Metoclopramid, Zidovudin (Neutropenie), Lamotrigin, Cholestyramin. Cave Alkohol.
WH: Vorsicht bei Gilbert-Syndrom, schweren Nierenschäden, chronischer Fehl- oder Unterernährung, Oxalurie. Auf Analgetikakopfschmerz achten. Absetzsymptomatik beim abrupten Absetzen möglich. Bei Paracetamol-Vergiftung möglichst binnen 10 Stunden N-Acetyl-Cystein i.v..
PG: 100 ML F14 (2) (EKO: G) [€ 2,70]

Mexalen 500 mg - Tabletten
02B01

(Z.Nr. 1-18099) RPF. W2. P. N02BE01

ZI: Teva, Haarlem, Niederlande
Z: 1 Tablette enthält: Paracetamol 500 mg, Povidon, Croscarmellose natrium (entspr. Natrium < 1 mmol), Maisstärke, Talkum, Cellulose, mikrokristalline, Siliciumdioxid, hochdisperses, Magnesium stearat.
EW: Analgetisch, antipyretisch; Hemmung der cerebralen Prostaglandinsynthese.
AG: Schmerz- und Fieberzustände (symptomatisch).
AA: Oral mit ausreichend Flüssigkeit.
DO: 1 Tablette bis zu 4mal täglich.
Kinder (6-12 Jahre): ½ Tablette bis 3mal tgl.
Nicht für Kinder unter 6 Jahren.
GA: Schwere Leberschäden, genetischer Glukose-6-Phosphat-Dehydrogenasemangel (hämolytische Anämie), chronischer Alkoholismus.
SST: Nutzen/Risiko-Abwägung. Wenn erforderlich, möglichst kurz und niedrig dosiert anwenden.
NW: Sehr selten Knochenmark, Analgetika-Asthma, Überempfindlichkeit (auch schwere Hautreaktionen). Bei Überdosierung Nieren- und schwere Leberschäden.
WW: Leberenzym-induzierende Arzneimittel (z.B. Barbiturate, Antiepileptika, Rifampicin), Chloramphenicol, Salizylamid, Probenecid, Antikoagulantien, Metoclopramid, Zidovudin (Neutropenie), Lamotrigin, Cholestyramin. Cave Alkohol.
WH: Vorsicht bei Gilbert-Syndrom, schweren Nierenschäden, chronischer Fehl- oder Unterernährung, Oxalurie. Auf Analgetikakopfschmerz achten. Absetzsymptomatik beim abrupten Absetzen möglich. Bei Paracetamol-Vergiftung möglichst binnen 10 Stunden N-Acetyl-Cystein i.v..
PG: 30 ST * (EKO: N) [€ 4,10], 60 ST * (EKO: N) [€ 7,90]

Mexalen 125 mg - Zäpfchen
02B01

(Z.Nr. 1-18097) RP. P. N02BE01

ZI: Teva, Haarlem, Niederlande
Z: 1 Zäpfchen enthält: Paracetamol 125 mg, Siliciumdioxid, hochdisperses, Macrogol stearate, Hartfett (entspr. Witepsol H15), (entspr. Witepsol W35)
EW: Analgetisch, antipyretisch; Resorptionsrate nach rektaler Applikation 68-88%.
AG: Schmerz- und Fieberzustände.
AA: In den After einführen.
DO: Kinder (6-9 Monate): 1-3mal tgl. 1 Zäpfchen.
Kinder (9 Monate-2 Jahre): 1-4mal tgl. 1 Zäpfchen.
GA: Schwere Leberschäden, genetischer Glukose-6-Phosphat-Dehydrogenasemangel (hämolytische Anämie), chronischer Alkoholismus, Kinder unter 6 Monaten.
SST: Nutzen/Risiko-Abwägung. Wenn erforderlich, möglichst kurz und niedrig dosiert anwenden.
NW: Sehr selten Knochenmark, Analgetika-Asthma, Überempfindlichkeit (auch schwere Hautreaktionen). Bei Überdosierung Nieren- und schwere Leberschäden.
WW: Leberenzym-induzierende Arzneimittel (z.B. Barbiturate, Antiepileptika, Rifampicin), Chloramphenicol, Salizylamid, Probenecid, Antikoagulantien, Metoclopramid, Zidovudin (Neutropenie), Lamotrigin, Cholestyramin. Cave Alkohol.
WH: Vorsicht bei Gilbert-Syndrom, schweren Nierenschäden, chronischer Fehl- oder Unterernährung, Oxalurie. Auf Analgetikakopfschmerz achten. Absetzsymptomatik beim abrupten Absetzen möglich. Bei Paracetamol-Vergiftung möglichst binnen 10 Stunden N-Acetyl-Cystein i.v..
PG: 6 ST (2) (EKO: G) [€ 1,40]

Mexalen 250 mg - Zäpfchen
02B01

(Z.Nr. 1-18098) RP. P. N02BE01

ZI: Teva, Haarlem, Niederlande
Z: 1 Zäpfchen enthält: Paracetamol 250 mg, Siliciumdioxid, hochdisperses, Soja-Lecithin 0,005 g, Macrogol stearat, Hartfett (entspr. Witepsol H15), (entspr. Witepsol W35).
EW: Analgetisch, antipyretisch; Resorptionsrate nach rektaler Applikation 68-88%.
AG: Schmerz- und Fieberzustände.
AA: In den After einführen.
DO: Kinder (2-4 Jahre): 1-3mal tgl. 1 Zäpfchen.
Kinder (4-8 Jahre): 1-4mal tgl. 1 Zäpfchen.
GA: Schwere Leberschäden, genetischer Glukose-6-Phosphat-Dehydrogenasemangel (hämolytische Anämie), chronischer Alkoholismus.
SST: Nutzen/Risiko-Abwägung. Wenn erforderlich, möglichst kurz und niedrig dosiert anwenden.
NW: Sehr selten Knochenmark, Analgetika-Asthma, Überempfindlichkeit (auch schwere Hautreaktionen). Bei Überdosierung Nieren- und schwere Leberschäden.
WW: Leberenzym-induzierende Arzneimittel (z.B. Barbiturate, Antiepileptika, Rifampicin), Chloramphenicol, Salizylamid, Probenecid, Antikoagulantien, Metoclopramid, Zidovudin (Neutropenie), Lamotrigin, Cholestyramin. Cave Alkohol.
WH: Vorsicht bei Gilbert-Syndrom, schweren Nierenschäden, chronischer Fehl- oder Unterernährung, Oxalurie. Auf Analgetikakopfschmerz achten. Absetzsymptomatik beim abrupten Absetzen möglich. Bei Paracetamol-Vergiftung möglichst binnen 10 Stunden N-Acetyl-Cystein i.v..
PG: 6 ST (2) (EKO: G) [€ 1,50]

Mexalen 500 mg - Zäpfchen
02B01

(Z.Nr. 1-18096) RPF. W2. P. N02BE01

ZI: Teva, Haarlem, Niederlande
Z: 1 Zäpfchen enthält: Paracetamol 500 mg, Soja-Lecithin 0,003 g, Siliciumdioxid, hochdisperses, Hartfett (entspr. Witepsol H12).
EW: Analgetisch, antipyretisch; Resorptionsrate nach rektaler Applikation 68-88%.
AG: Schmerz- und Fieberzustände.
AA: In den After einführen.
DO: Kinder (8-12 Jahre): 1-3mal tgl. 1 Zäpfchen.
GA: Schwere Leberschäden, genetischer Glukose-6-Phosphat-Dehydrogenasemangel (hämolytische Anämie), chronischer Alkoholismus.
SST: Nutzen/Risiko-Abwägung. Wenn erforderlich, möglichst kurz und niedrig dosiert anwenden.
NW: Sehr selten Knochenmark, Analgetika-Asthma, Überempfindlichkeit (auch schwere Hautreaktionen). Bei Überdosierung Nieren- und schwere Leberschäden.
WW: Leberenzym-induzierende Arzneimittel (z.B. Barbiturate, Antiepileptika, Rifampicin), Chloramphenicol, Salizylamid, Probenecid, Antikoagulantien, Metoclopramid, Zidovudin (Neutropenie), Lamotrigin, Cholestyramin. Cave Alkohol.
WH: Vorsicht bei Gilbert-Syndrom, schweren Nierenschäden, chronischer Fehl- oder Unterernährung, Oxalurie. Auf Analgetikakopfschmerz achten. Absetzsymptomatik beim abrupten Absetzen möglich. Bei Paracetamol-Vergiftung möglichst binnen 10 Stunden N-Acetyl-Cystein i.v..
PG: 6 ST (2) (EKO: G) [€ 1,65]

Mexalen 1000 mg - Zäpfchen
02B01

(Z.Nr. 1-19325) RP. P. N02BE01

ZI: Teva, Haarlem, Niederlande
Z: 1 Zäpfchen enthält: Paracetamol 1000 mg, Soja-Lecithin 0,006 g, Siliciumdioxid, hochdisperses, Hartfett (entspr. Witepsol H12).
EW: Analgetisch, antipyretisch; Resorptionsrate nach rektaler Applikation 68-88%.
AG: Schmerz- und Fieberzustände.
AA: In den After einführen.
DO: Jugendliche und Erwachsene: 1-2mal tgl. 1 Zäpfchen.
GA: Schwere Leberschäden, genetischer Glukose-6-Phosphat-Dehydrogenasemangel (hämolytische Anämie), chronischer Alko-

holismus.
SST: Nutzen/Risiko-Abwägung. Wenn erforderlich, möglichst kurz und niedrig dosiert anwenden.
NW: Sehr selten Knochenmark, Analgetika-Asthma, Überempfindlichkeit (auch schwere Hautreaktionen). Bei Überdosierung Nieren- und schwere Leberschäden.
WW: Leberenzym-induzierende Arzneimittel (z.B. Barbiturate, Antiepileptika, Rifampicin), Chloramphenicol, Salizylamid, Probenecid, Antikoagulantien, Metoclopramid, Zidovudin (Neutropenie), Lamotrigin, Cholestyramin. Cave Alkohol.
WH: Vorsicht bei Gilbert-Syndrom, schweren Nierenschäden, chronischer Fehl- oder Unterernährung, Oxalurie. Auf Analgetikakopfschmerz achten. Absetzsymptomatik beim abrupten Absetzen möglich. Bei Paracetamol-Vergiftung möglichst binnen 10 Stunden N-Acetyl-Cystein i.v..
PG: 6 ST (2) (EKO: G) [€ 2,60]

Mexa-Vit. C ratiopharm - Brausetabletten 02B07
(Z.Nr. 1-19327) RPF. W2. P. N02BE51
ZI: Teva, Haarlem, Niederlande
Z: 1 Brausetablette enthält: Paracetamol 500 mg, Ascorbinsäure 200 mg (entspr. Vitamin C), Lactose 105 mg, Sorbitol 105 mg, Saccharin natrium 15 mg, Natriumhydrogencarbonat 1508 mg, Citronensäure, Kollidon 25, Zitronen-Aroma, Adipinsäure.
EW: Analgetikum + Vitamin C.
AG: Fieber und Schmerzen bei Erkältungskrankheiten.
AA: In Wasser vollständig auflösen und trinken.
DO: Möglichst niedrig! 1- max. 4mal tgl. 1 Brausetablette (Kinder ab 6 Jahren: ED ½ Brausetablette max. 4mal tgl.). Für Kinder unter 6 Jahren nicht empfohlen.
GA: Schwere Leberschäden, hämolytische Anämie, chronischer Alkoholismus.
SST: Nutzen/Risiko-Abwägung. Wenn erforderlich, möglichst kurz und niedrig dosiert anwenden.
NW: Sehr selten Knochenmark, Asthma, Überempfindlichkeit (auch schwere Hautreaktionen). Bei Überdosierung Nieren- und schwere Leberschäden.
WW: Leberenzym-induzierende Arzneimittel (z.B. Barbiturate, Antiepileptika, Rifampicin), Chloramphenicol, Salizylamid, Probenecid, Antikoagulantien, Metoclopramid, Alkohol, Zidovudin (Neutropenie), Lamotrigin.
WH: Vorsicht bei Gilbert-Syndrom, schweren Nierenschäden, chronischer Fehl- oder Unterernährung, Oxalurie. Auf Analgetikakopfschmerz achten.
Absetzsymptomatik beim abrupten Absetzen möglich. Bei Paracetamol- Vergiftung möglichst binnen 10 Stunden N-Acetyl-Cystein i.v.
PG: 10 ST * (EKO: N) [€ 5,95], 20 ST * (EKO: N) [€ 9,90], 30 ST * (EKO: N) [€ 13,50]

Mezavant 1200 mg - magensaftresistente Retardtabletten 42F
(Z.Nr. 1-26880) RP. P. A07EC02
ZI: Shire Pharmaceuticals Ireland, Dublin, Irland
Z: 1 Tablette enthält: Mesalazin 1200 mg, Tablettenkern: Carmellose natrium, Carnaubawachs, Stearinsäure, Siliciumdioxid hydrat, Carboxymethylstärke, Natrium Typ A, Talkum, Magnesium stearat; Filmüberzug: (entspr. Talkum) (entspr. Methacrylsäure-Ethylacrylat-Copolymer (1:1)) (entspr. Methacrylsäure-Ethylacrylat-Copolymer 1:2) (entspr. Triethylcitrat) (entspr. Titandioxid) (entspr. Eisenoxid rot) (entspr. Macrogol 6000).
EW: Aminosalizytat, entzündungshemmend.
AG: Akuttherapie und Rezidivprophylaxe einer leichten bis mittelschweren aktive Colitis ulcerosa.
AA: Mit einer Mahlzeit oral im Ganzen einnehmen; Tabletten nicht zerdrücken oder kauen.
DO: Personen ab 10 Jahren und über 50 kg KG: Akut 1mal tgl. 2,4 bis 4,8 g (= 2-4 Tbl.). MTD 4,8g.
Rezidivprophylaxe: 1mal tgl. 2,4 g (=2 Tbl.).
Keine Studien bei Leber- und Nierenschäden.
GA: Schwere Nieren- oder Leberschäden.
SST: Nutzen/Risiko- Abwägung. Vorsicht bei hohen Dosen.
NW: Magen/Darm (Blähungen, Übelkeit, Colitis), ZNS (Kopfschmerzen, erhöhter intralranieller Druck), Kreislaufstörungen, Haut (Lichtempfindlichkeit bei bestehenden Hauterkrankungen), Blutbild, Rückenschmerzen, Niere (Nephrolithiasis), Leberenzymanstieg, Überempfindlichkeit.
WW: Nephrotoxische Substanzen (NSAR, Azathioprin). 6-Mercaptopurin, Cumarine. Beeinträchtigung Labortests.
WH: Vorsicht bei Asthma, bestehenden Hauterkrankungen. Kreuzallergie gegen Sulfasalazin möglich. Auf Nierenschäden, Blutdyskrasien, Myo- und Perikarditis, akutes Unverträglichkeitssyndrom achten.
PG: 60 ST RE2 (EKO: Y) [€ 102,40]

Mhyosphere PCV ID - Emulsion zur Injektion für Schweine 823BD
(Z.Nr. EU/2/20/259/*) NR. P. E. nicht im Handel. QI09AL08

Mianserin Arcana 30 mg - Filmtabletten 49A01
(Z.Nr. 1-22698) RP. P. N06AX03
ZI: Arcana Arzneimittel, Wien
Z: 1 Filmtablette enthält: Mianserin hydrochlorid 30 mg, Tablettenkern: Maisstärke, Siliciumdioxid, Cellulose, Calciumhydrogenphosphat, Magnesium stearat; Tablettenfilm: Opadry weiss 03B28796: (entspr. Hypromellose) (entspr. Titandioxid) (entspr. Macrogol 400), (entspr. Talkum).
EW: Antidepressivum.
AG: Unipolare depressive Erkrankungen.
AA: TD als ED am Abend oder in mehreren ED unzerkaut mit Flüssigkeit schlucken.
DO: TD initial 30 mg, später meist 60 (30-90) mg über mehrere Monate. Bei fehlender Besserung nach 4-6 Wochen Behandlung abbrechen.
Nicht für Kinder und Jugendliche.
GA: Manie, Vergiftungen mit ZNS-Dämpfern, MAO-Hemmer-Therapie, Blutbild-, schwere Leberschäden, akute Delirien.
SST: Zwingende Indikationsstellung, nicht stillen.
NW: Blutbild, ZNS (Hyperkinesie, selten neuroleptisches malignes Syndrom), Leber, Haut (Exantheme), Herz (QT-Verlängerung), Stoffwechsel; Entzugssymptome beim plötzlichen Absetzen.
WW: Kontraindiziert: MAO-Hemmer (2 Wochen Abstand). Vorsicht: Antiepileptika (CYP3A4- Induktoren), Cumarine, QT-verlängernde Substanzen.
WH: Verkehrshinweis. Regelmäßige Blutbildkontrollen.
Vorsicht bei Herz- (QT-Verlängerung), Leber-, Nierenschäden, Krampfneigung, Diabetes, Engwinkelglaukom, Prostatahypertrophie.
Vorsicht bei suizidalen Tendenzen.
Hypokaliämie und Hypomagnesiämie vor Behandlungsbeginn korrigieren.
PG: 20 ST (2) (EKO: G) [€ 11,00], 60 ST (EKO: G) [€ 25,65]

Mibitec 1 mg - Kit für ein radioaktives Arzneimittel 24F02
(Z.Nr. 4-00050) NR. N. nicht im Handel. V09GA01

Micafungin ratiopharm 50 mg - Pulver für ein Konzentrat zur Herstellung einer Infusionslösung 11B02
(Z.Nr. 1-39276) NR. P. J02AX05
ZI: Teva, Haarlem, Niederlande
Z: 1 Durchstechflasche enthält: Micafungin 50 mg (entspr. Micafungin, Natriumsalz), Saccharose, Citronensäure zur pH-Wert Einstellung, Natriumhydroxid zur pH-Wert-Einstellung, Citronensäure zur pH-Wert Einstellung.
EW: Systemisches Antimykotikum.
AG: Invasive Candidose, Prophylaxe von Candida-Infektionen bei allogener Stammzelltransplantation oder Neutropenie.
Patienten ab 16 Jahren: Zusätzlich Behandlung der ösophagealen Candidose.
AA: I.v. Infusion über 1 Stunde nach Rekonstitution und Verdünnung.
DO: Kinder (ab 4 Monate), Jugendliche und Erwachsene:
Invasive Candidose: TD 100 mg (> 40 kg KG) bzw. 2 mg/kg KG (bis 40 kg KG).
Prophylaxe: TD 50 mg (> 40 kg KG) bzw. 1 mg/kg KG (bis 40 kg KG).
Kinder bis 4 Monate (wenige Daten): Therapie 4-10 mg/kg KG, Prophylaxe 2 mg/kg KG.
Ösophageale Candidose (nur Patienten ab 16 Jahren): TD 150 mg (> 40 kg KG) bzw. 3 mg/kg KG (bis 40 kg KG).
SST: Strenge Indikationsstellung in der Schwangerschaft, nicht stillen.
NW: Blutbild, Überempfindlichkeit, Elektrolytstörungen, Kopfschmerzen, Herzrhythmusstörungen, Phlebitis, Dyspnoe, Magen/Darm, Leber (Enzymanstieg, Ikterus, Lebertumore), (schwere) Hautreaktionen, Niere, Fieber, Rigor, Schock.
WW: Vorsicht: Amphotericin B-Desoxycholat, Sirolimus, Nifedipin, Itraconazol.
WH: Leberfunktion sorgfältig kontrollieren! Niere kontrollieren. Auf Hämolyse achten. Verkehrshinweis.
PG: 1 ST * (EKO: N) [€ 364,70]

Micafungin ratiopharm 100 mg - Pulver für ein Konzentrat zur Herstellung einer Infusionslösung 11B02
(Z.Nr. 1-39277) NR. P. J02AX05
ZI: Teva, Haarlem, Niederlande
Z: 1 Durchstechflasche enthält: Micafungin 100 mg (entspr.

Micafungin, Natriumsalz), Saccharose, Citronensäure zur pH-Wert Einstellung, Natriumhydroxid zur pH-Wert-Einstellung, Citronensäure zur pH-Wert Einstellung.
Kurzinformation: siehe Micafungin ratiopharm 50 mg - Pulver für ein Konzentrat zur Herstellung einer Infusionslösung, → S. 894
PG: 1 ST * (EKO: N) [€ 605,55]

Micardis 20 mg - Tabletten 10A08
(Z.Nr. EU/1/98/090/*) RP. P. nicht im Handel. C09CA07

Micardis 40 mg - Tabletten 10A08
(Z.Nr. EU/1/98/090/*) RP. P. C09CA07
ZI: Boehringer Ingelheim International, Ingelheim/Rhein, Deutschland
Z: 1 Tablette enthält: Telmisartan 40 mg, Povidon K25, Meglumin, Natriumhydroxid, Sorbitol 169 mg, Magnesium stearat.
EW: Angiotensin II-Antagonist.
AG: - Essentielle Hypertonie
- Kardiovaskuläre Prävention: Reduktion der kardiovaskulären Morbidität bei manifesten athero-thrombotischen kardiovaskulären Erkrankungen oder Typ 2-Diabetes mit Endorganschäden.
AA: Oral mit Flüssigkeit. Tablette erst kurz vor der Einnahme aus der Blisterpackung entnehmen.
DO: Hypertonie: 1mal tgl. 40 mg (20-80 mg).
Kardiovaskuläre Prävention: 1mal tgl. 80 mg.
Keine Dosisempfehlung für Kinder und Jugendliche.
GA: Schwere Leber-, Nierenschäden, obstruktive Gallenerkrankungen.
SST: Gegenanzeige im 2. und 3. Trimenon. Im 1. Trimenon und in der Stillzeit nicht empfohlen.
NW: Infektionen, Angst, Sehstörungen, Magen/Darm, Haut, Schmerzen. Selten Anaphylaxie, Angioödem, akutes Nierenversagen.
WW: Aliskiren (Kontraindiziert bei Diabetes oder Nierenschäden, sonst nicht empfohlen). Duale Blockade des Renin-Angiotensin-Aldosteron-Systems nicht empfohlen. Lithium nicht empfohlen. Vorsicht: Andere Blutdrucksenker verstärkt. Digoxinspiegel kontrollieren. Vorsicht mit Kalium und kaliumhältigen Arzneimitteln.
WH: Vorsicht bei Nierenarterienstenose, Herzklappenerkrankungen, Magen/Darm-Ulzera, Diabetes. Kontrollen: Niere, Kalium. Verkehrshinweis. Nicht dialysierbar.
PG: 28 ST * (EKO: N) [€ 23,65]

Micardis 80 mg - Tabletten 10A08
(Z.Nr. EU/1/98/090/*) RP. P. C09CA07
ZI: Boehringer Ingelheim International, Ingelheim/Rhein, Deutschland
Z: 1 Tablette enthält: Telmisartan 80 mg, Povidon K25, Meglumin, Natriumhydroxid, Sorbitol 338 mg, Magnesium stearat.
Kurzinformation: siehe Micardis 40 mg - Tabletten, → S. 895
PG: 28 ST * (EKO: N) [€ 27,50]

MicardisPlus 40 mg/12,5 mg - Tabletten 10B06
(Z.Nr. EU/1/02/213/*) RP. P. C09DA07
ZI: Boehringer Ingelheim International, Ingelheim/Rhein, Deutschland
Z: 1 Tablette enthält: Telmisartan 40 mg, Hydrochlorothiazid 12,5 mg, Lactose monohydrat 112 mg, Magnesium stearat, Maisstärke, Meglumin, Cellulose, mikrokristalline, Povidon K25, Eisen(III)-oxid, Natriumhydroxid, Carboxymethylstärke, Natrium Typ A, Sorbitol 169 mg.
EW: Angiotensin II-Antagonist +Diuretikum.
AG: Essentielle Hypertonie.
AA: 1mal tgl. oral mit Flüssigkeit, unabhängig von den Mahlzeiten. Tabletten erst kurz vor der Einnahme aus der Blisterpackung entnehmen.
DO: TD 40/12,5 mg bei nicht ausreichender Wirksamkeit von 40 mg Telmisartan.
TD 80/12,5 mg bei nicht ausreichender Wirksamkeit von 80 mg Telmisartan.
TD 80/25 mg bei nicht ausreichender Wirksamkeit von 80/12,5 mg.
Keine Studien an Kindern und Jugendlichen.
GA: Cholestase, schwere Leber, Nierenschäden, refraktäre Hypokaliämie, Hyperkalzämie.
SST: Im 1. Trimenon und in der Stillzeit nicht empfohlen. Kontraindikation im 2. und 3. Trimenon.
NW: Schwindel, Vegetativum, ZNS, Magen/Darm, Stoffwechsel, Psyche, Photosensibilität, Atemwege, Haut, Auge (akute Myopie, Engwinkelglauklom), Niere, Labor, Elektrolytstörungen, interstitielle Lungenerkrankung, selten schweres Angioödem, erhöhtes Risiko für nicht-melanozytären Hautkrebs.
WW: Aliskiren (Kontraindiziert bei Diabetes oder Nierenschäden, sonst nicht empfohlen). Duale Blockade des Renin-Angiotensin-Aldosteron-Systems nicht empfohlen. Lithium nicht empfohlen. Vorsicht: Arzneimittel mit Wirkung auf den Kaliumspiegel, andere Blutdrucksenker verstärkt, Antidiabetika, nichtsteroidale Antiphlogistika (wirkungsabschwächend).
WH: Volumenmangel ausgleichen. Vorsicht bei Klappenerkrankungen. Kontrollen: Elektrolyte, Blutzucker, Verkehrshinweis.
PG: 28 ST * (EKO: N) [€ 23,65]

MicardisPlus 80 mg/12,5 mg - Tabletten 10B06
(Z.Nr. EU/1/02/213/*) RP. P. C09DA07
ZI: Boehringer Ingelheim International, Ingelheim/Rhein, Deutschland
Z: 1 Tablette enthält: Telmisartan 80 mg, Hydrochlorothiazid 12,5 mg, Lactose monohydrat 112 mg, Magnesium stearat, Maisstärke, Meglumin, Cellulose, mikrokristalline, Povidon K25, Eisen(III)-oxid, Natriumhydroxid, Carboxymethylstärke, Natrium Typ A, Sorbitol 338 mg.
Kurzinformation: siehe MicardisPlus 40 mg/12,5 mg - Tabletten, → S. 895
PG: 28 ST * (EKO: N) [€ 27,50]

MicardisPlus 80 mg/12,5 mg - Tabletten 10B06
(Z.Nr. EU/1/02/213/*) RP. P. Parallelimport. C09DA07
nicht im Handel.

MicardisPlus 80 mg/25 mg - Tabletten 10B06
(Z.Nr. EU/1/02/213/*) RP. P. C09DA07
ZI: Boehringer Ingelheim International, Ingelheim/Rhein, Deutschland
Z: 1 Tablette enthält: Telmisartan 80 mg, Hydrochlorothiazid 25 mg, Lactose monohydrat 99 mg, Magnesium stearat, Maisstärke, Meglumin, Cellulose, mikrokristalline, Povidon K25, Eisen(III)-hydroxid-oxid x H2O, Natriumhydroxid, Carboxymethylstärke, Natrium Typ A, Sorbitol 338 mg.
Kurzinformation: siehe MicardisPlus 40 mg/12,5 mg - Tabletten, → S. 895
PG: 28 ST * (EKO: N) [€ 27,50]

MicardisPlus 80 mg/25 mg - Tabletten 10B06
(Z.Nr. EU/1/02/213/*) RP. P. Parallelimport. C09DA07
nicht im Handel.

Micetal - Creme 11A02
(Z.Nr. 1-25779) RP. P. D01AC16
ZI: Angelini Pharma Österreich, Wien
Z: 1 g Creme enthält: Flutrimazol 10 mg, Benzylalkohol 10 mg, Cetomacrogol 1000, Cetylstearylalkohol, Glycerinmonostearat, Diisopropyladipat, Dinatriumhydrogenphosphat, wasserfrei, Natriumdihydrogenphosphat-2-Wasser, Macrogol 400, Wasser, gereinigtes.
EW: Topisches Antimykotikum.
AG: Oberflächenmykosen der Haut (Tinea, kutane Candidiasis, Pityriasis versicolor).
AA: Nur äußerlich.
DO: 1mal tgl. auf betroffener Stelle auftragen und leicht einmassieren; Behandlungsdauer 1-4 Wochen. Keine Daten an Kindern und Jugendlichen.
SST: Nutzen/Risiko-Abwägung, nicht bei den Brüsten anwenden.
NW: Lokale Reaktionen, Überempfindlichkeit.
WH: Nicht im Augenbereich oder auf Schleimhäuten anwenden.
PG: 30 G (2) (EKO: G) [€ 5,60]

Micetal - Medizinisches Shampoo 11A02, 22O01
(Z.Nr. 1-25781) RP. P. n.l. D01AC16
ZI: Angelini Pharma Österreich, Wien
Z: 1 g enthält: Flutrimazol 10 mg, Polysorbat 20, Caprylyl-Capryl-glucosid 60%, Cocamidopropyl betaine 30% (entspr. Cocamidopropyl betain) (entspr. Natriumchlorid) (entspr. Glycerol) (entspr. Wasser) (entspr. Natriumbenzoat 75 mg), Acrylat-Steareth-20-methacrylat-Copolymerisat 30%, Diazolidinylharnstoff 2 mg, Dimeticon propyl-PG-betain 30% (entspr. Dimeticone-Propyl-PG-Betaine) (entspr. Propylenglycol) (entspr. Wasser) (entspr. Natriumchlorid), Natriumhydroxid-Lösung 10% (zur pH-Wert-Einstellung), Duftstoff (entspr. Benzoesäure 30 ng) (entspr. Perubalsam 14 ng), Wasser, gereinigtes.
PG: 100 G (EKO: G) [€ 7,10 n.l.]

Micetal - Pumpspray 11A02
(Z.Nr. 1-25787) RP. P. nicht im Handel. D01AC16

🐾 *Micotil 300 mg/ml - Injektionslösung für Rinder und Schafe* 801AF
(Z.Nr. 8-00230) NR. P. VNW. nicht im Handel. QJ01FA91

Microgynon 30 - Dragees 31I01
(Z.Nr. 1-15618) RP. P. G03AA07
ZI: Bayer Austria, Wien
Z: 1 Dragee enthält: Levonorgestrel 150 µg, Ethinylöstradiol 30 µg,

Lactose monohydrat 32,82 mg, Maisstärke, Povidon K25, Talkum, Magnesium stearat; Tablettenüberzug: Saccharose 19,37 mg, Povidon K90, Macrogol 6000, Calciumcarbonat, Glycerol, Titandioxid, Eisenoxid gelb, Montanglycolwachs.
EW: Hormonales Kontrazeptivum (fixe Kombination Estrogen + Gestagen).
AG: Orale Kontrazeption (unter Berücksichtigung der individuellen Risikofaktoren, besonders auf venöse Thromboembolien).
AA: Zum Einnehmen.
DO: Jeden Tag zur gleichen Zeit 1 Tablette an 21 aufeinander folgenden Tagen, dann 7 Tage einnahmefreies Intervall. Entzugsblutung beginnt 2-3 Tage nach der letzten Tablette.
Beginn der Einnahme am 1. Tag der Monatsblutung, bei Wechsel von Minipille oder Intrauterinpessar oder nach Abort im 1. Trimenon sofort, nach einer Geburt oder einem Abort im 2. Trimenon nach 21-28 Tagen.
Details bei überschrittenem Einnahmezeitpunkt siehe Austria Codex-Fachinformation.
Bei Erbrechen oder Durchfall innerhalb von 3-4 Std. nach der Einnahme Ersatztablette einnehmen.
Zum Verschieben der Entzugsblutung ohne Einnahmepause mit der Tabletteneinnahme fortfahren.
GA: Vorliegen oder Risiko für venöse Thromboembolie (auch Prädisposition, größere Operationen mit längerer Immobilisierung).
Vorliegen oder Risiko für arterielle Thromboembolie (auch Prädisposition, Myokardinfarkt, Angina pectoris, Schlaganfall oder Vorstufen), hohes Risiko für arterielle Thromboembolie (Diabetes mit Gefäßveränderungen, schwere Hypertonie, schwere Fettstoffwechselstörungen, Prädisposition für Thrombosen), schwere Leberschäden, Lebertumore, sexualhormonabhängige maligne Tumore, nicht abgeklärte vaginale Blutungen, Migräne.
SST: In der Schwangerschaft nicht anwenden, in der Stillzeit nicht empfohlen.
Bei Eintritt einer Schwangerschaft sofort absetzen.
NW: Häufig: Kopfschmerzen, Abdominalschmerzen, Brustschmerzen.
Gelegentlich: Vaginale Candidiasis oder andere Pilzinfektionen, erhöhter Appetit, Depression, Migräne, Schläfrigkeit, Beinkrämpfe, Nervosität, Augenbeschwerden, Herz/Kreislauf (Hypertonie, Hypotonie, selten Thrombose/Embolie), Magen/Darm, Haut, Harnwegsinfektionen, Zwischenblutungen, Ausbleiben der Abbruchblutung, Veränderungen an der Geschlechtsorganen, Hitzewallungen, Gewichtsänderungen, Angioödeme.
WW: Gegenanzeige: Ombitasvir/Paritaprevir/Ritonavir, Glecaprevir/Pibrentasvir, Sofosbuvir/Velpatasvir/Voxilaprevir, Dasabuvir mit oder ohne Ribavirin (Transaminasenanstieg; 2 Wochen Abstand).
Vorsicht: Leberenzyminduktoren können zur Wirkungsminderung oraler Kontrazeptiva führen: Barbiturate, Bosentan, Carbamazepin, Phenytoin, Primidon, Rifampicin, Arzneimittel gegen HIV oder HCV (Ritonavir, Nevirapin, Efavirenz und andere), Felbamat, Griseofulvin, Oxcarbazepin, Topiramat, Johanniskraut.
Bei Kurzzeitbehandlung Barrieremethode bis 28 Tage nach dem Absetzen anwenden. Bei Langzeitbehandlung wird andere, nichthormonale Verhütungsmethode empfohlen.
Enzyminhibitoren (z.B. Etoricoxib) können die Plasmakonzentrationen von Estrogenen und/oder Progestagenen erhöhen. Ethinylestradiol kann die Plasmakonzentration von Theophyllin oder Tizanidin erhöhen.
WH: Erhöhtes Risiko für arterielle und venöse Thromboembolien beachten. Auf Symptome von apoplektischem Insult oder Myokardinfarkt achten. Blutdruck messen. Leicht erhöhtes Brustkrebsrisiko beachten. Bei Leberfunktionsstörungen orales Kontrazeptivum bis zur Normalisierung der Leberfunktion absetzen. Kein Schutz vor AIDS oder anderen sexuell übertragbaren Krankheiten. Anhaltende Blutungsunregelmäßigkeiten diagnostisch abklären. Durchbruchblutungen und/oder Verhütungsversagen als Folge von Wechselwirkungen mit anderen Arzneimitteln möglich.
PG: 3X21 63 ST * (EKO: N) [€ 17,30], **6X21** 126 ST * (EKO: N) [€ 30,15]

Microgynon 30 - Dragees — 31I01

(Z.Nr. 1-15618-P3) RP. P. Parallelimport. — G03AA07
V: Eurim-Pharm, Salzburg
Z: 1 Dragee enthält: Levonorgestrel 150 µg, Ethinylöstradiol 30 µg, Lactose monohydrat 32,82 mg, Maisstärke, Povidon K25, Talkum, Magnesium stearat; Tablettenüberzug: Saccharose 19,37 mg, Povidon K90, Macrogol 6000, Calciumcarbonat, Glycerol, Titandioxid, Eisenoxid gelb, Montanglycolwachs.
PG: 3X21 63 ST * (EKO: N) [€ 14,90], **6X21** 126 ST * (EKO: N) [€ 22,30]

Micro-Kalium retard - Kapseln — 44C

(Z.Nr. 1-18711) RP. P. — A12BA01
ZI: G.L. Pharma, Lannach
Z: 1 Kapsel enthält: Kaliumchlorid 600 mg (entspr. Kalium-Ion 8 mval) (entspr. → 315 mg), Kapselinhalt: Ethylcellulose; Kapselhülle: Erythrosin, Titandioxid, Eisenoxid schwarz, Gelatine.
EW: Kaliumchlorid in Mikrokapseln, Freisetzung über 6-8 Stunden.
AG: Kaliummangelzustände, bei schweren Durchfällen, Erbrechen, Magen-, Darm- und Gallenfisteln, Leberzirrhose. Kaliumverluste bei hochdosierter Digitalistherapie, Digitalisintoxikation, Diuretika und Saluretikathera- pie, bei Behandlung mit Korticosteroiden, ACTH, bei hochdosierter Gabe von Natriumcarbonat und bei Missbrauch von Laxantien. Hypokaliämie bei hypochlorämischer Azidose.
AA: Unzerkaut zu oder nach den Mahlzeiten mit viel Flüssigkeit, nicht lutschen!
DO: Prävention eines Kaliummangels: TD 2-3 Kapseln.
Bestehender Kaliummangel: TD 5-6 Kapseln. Nicht für Kinder und Jugendliche.
GA: Hyperkaliämie, Niereninsuffizienz, metabolische Acidose, Nebennierenin- suffizienz, Dehydratation, Stenosen, Magen-Darm-Hypomotilität oder verzögerte Passage.
SST: Strenge Indikationsstellung.
NW: Magen/Darm (mit viel Flüssigkeit einnehmen), Hyperkaliämie.
WW: Hyperkaliämie durch Carboanhydrasehemmer und Kaliumsparende Diuretika (Kontraindikation). Kaliumspiegel erhöht durch Antirheumatika, Betablocker, Heparin, Digoxin. Anticholinergika (Vorsicht).
WH: Bei längerer Verabreichung Kontrollen: Serumkalium, Harnausscheidung, EKG. Bei schweren Magen/Darm-Symptomen sofort absetzen. Auf Hyperkaliämie achten.
PG: 50 ST (2) (EKO: G) [€ 6,55]

Microlax - Microklistier — 42J06

(Z.Nr. 0-11946) RPF. P. — A06AG11
ZI: Johnson & Johnson, Hallein
Z: 1 Tube zu 5 ml enthält: Natrium citrat 450 mg, Dodecyl(sulfoacetat), Natriumsalz 45 mg, Sorbitol 3125 mg, Glycerol, Sorbinsäure 5 mg, Wasser, gereinigtes.
AG: Obstipation, Erleichterung der Stuhlentleerung, Darmreinigung bei Rektoskopie.
AA: Rektal.
DO: Personen ab 3 Jahren: 1(-2) Tuben. Kinder unter 3 Jahren: ½ Tube.
SST: Anwendung möglich.
NW: Sehr selten Überempfindlichkeit, Bauchschmerzen, Beschwerden im Analbereich.
WW: Nicht gleichzeitig mit oralen oder rektalen Austauscherharzen anwenden.
WH: Vorsicht bei Hämorrhoiden, Darminfektionen, analen Blutungen.
PG: 4 ST * (EKO: N) [€ 6,45], 12 ST (EKO: G) [€ 13,95], 50 ST * (EKO: N) [€ 58,50]

Micropaque 1 g/ml - Suspension zur oralen oder rektalen Anwendung — 24B01

(Z.Nr. 0-15623) NR. P. — V08BA02
ZI: Guerbet, Roissy CdG Cedex, Frankreich
Z: 100 ml Suspension enthalten: Bariumsulfat 100 g, Carmellose natrium 2 g, Natriumcitrat-2-Wasser 0,5 g, Xanthan gummi, Kalium sorbat 0,13 g, Natrium methyl-4-hydroxybenzoat 0,09 g, Natrium propyl-4-hydroxybenzoat 0,05 g, Vanille-Karamell-Aroma 0,05 g, Saccharin natrium 0,02 g, Schwefelsäure zur pH-Wert Einstellung, Wasser, gereinigtes.
EW: Röntgenkontrastmittel für den gesamten Verdauungstrakt.
AG: Röntgendarstellung von Ösophagus, Magen und Duodenum, Dünndarm, Colon bei Patienten aller Altersstufen.
AA: Oral bzw. rektal.
DO: Siehe Austria-Codex - Fachinformation.
GA: Verdacht auf Perforation, Ileus, Fistel.
SST: Keine Röntgenuntersuchung in der Schwangerschaft.
NW: Obstipation, Barolithe, Appendizitis, Überempfindlichkeit, Flüssigkeits- überladung, Intravasation.
WH: Vorsicht bei erhöhtem Aspirationsrisiko. Erhöhtes Perforationsrisiko beachten.
PG: 2000 ML * (EKO: N) [€ 47,15]

Micropaque CT 50 mg/ml - Konzentrat für orale Suspension — 24B01

(Z.Nr. 1-20434) NR. P. — V08CX
ZI: Guerbet, Roissy CdG Cedex, Frankreich
Z: 100 ml Konzentrat enthalten: Bariumsulfat 5 g, Xanthan gummi, Sorbitol 3,33 g, Citronensäure, Natriumcitrat-2-Wasser 0,5 g, Simeticon-Emulsion 30 %, Kalium sorbat 0,14 g, Natrium methyl-4-hydroxybenzoat 0,14 g, Saccharin natrium 0,03 g, Aprikosen-Aroma, Wasser, gereinigtes.
EW: Kontrastmittel.
AG: Abgrenzung des Verdauungstraktes bei der Computertomographie.
AA: Zum Einnehmen nach Verdünnen. Mit 350 ml Wasser verdünnen, kräftig schütteln und sofort verbrauchen.
DO: 500-1000 ml Suspension in Portionen zu 250 ml trinken;

Details siehe Austria-Codex - Fachinformation.
GA: Verdacht auf Perforation, Ileus, Fistel.
SST: Keine Röntgenuntersuchung in der Schwangerschaft.
NW: Obstipation, Barolithe, Appendizitis, Überempfindlichkeit, Flüssigkeits- überladung, Intravasation.
WH: Vorsicht bei erhöhtem Aspirationsrisiko. Erhöhtes Perforationsrisiko beachten.
PG: 150 ML * (EKO: N) [€ 12,45]

Mictonorm 30 mg - Hartkapseln mit veränderter Wirkstofffreisetzung 52C
(Z.Nr. 1-30298) RP. P. nicht im Handel. G04BD06

Mictonorm 45 mg - Hartkapseln mit veränderter Wirkstofffreisetzung 52C
(Z.Nr. 1-31156) RP. P. nicht im Handel. G04BD06

▼ Midane - Dragees

22G02, 31I01
(Z.Nr. 1-25324) RP. P. G03HB01
ZI: Pelpharma, Tulbing
Z: 1 Dragee enthält: Cyproteron acetat 2 mg, Ethinylestradiol 0,035 mg, Tablettenkern: Lactose monohydrat 41,19 mg, Cellulose, mikrokristalline, Povidon, Croscarmellose natrium, Magnesium stearat; Tablettenüberzug: Hypromellose, Macrogol 400, Carnaubawachs, Wachs, gebleichtes, Schellack, Saccharose 10,36 mg; Farbstoff: Titandioxid, Indigocarmin-Aluminiumsalz, Eisen(III)-hydroxid-oxid x H2O, gelbes, Eisen(III)-oxid, rotes, Eisen(II,III)-oxid, schwarz, Chinolingelb.
EW: Antiandrogen + Estrogen.
AG: Mäßig schwere bis schwere Akne aufgrund von Androgenempfindlichkeit und/oder Hirsutismus bei Frauen im gebärfähigen Alter.
AA: Unzerkaut mit Flüssigkeit zur gleichen Tageszeit.
DO: Tgl. 1 Dragee ab 1. Zyklustag über 21 Tage, dann 7 Tage Pause. Behandlungsdauer mindestens 3 Monate.
Details siehe Austria-Codex - Fachinformation.
Nicht für Jugendliche. Nach der Menopause nicht indiziert.
GA: Venen- oder Arterienthrombose (einschließlich Risikofaktoren), zerebrovaskulärer Insult, schwere Leberschäden, Lebertumore, Meningeome, hormonabhängige Tumore, Ikterus, ungeklärte Vaginalblutungen, Migräne mit fokalen neurologischen Symptomen, Männer.
SST: Gegenanzeige.
NW: ZNS, Psyche (depressive Verstimmungen), Magen/Darm (Cholestase, Verschlechterung von M. Crohn und Colitis ulzerosa, sehr selten Lebertumore), Brustschmerzen, Zwischenblutungen, Hypertonie, erhöhtes Thromboembolierisiko, Chloasma, Augen (Kontaktlinsenunverträglichkeit), Ödeme, Haut, (multiple) Meningeome. Bei Überdosierung Entzugsblutungen.
WW: Nicht in Kombination mit anderen hormonalen Kontrazeptiva anwenden. Gegenanzeige: Andere hormonale Kontrazeptiva, Ombitasvir/Paritaprevir/Ritonavir, Dasabuvir. Vorsicht: Wirkungsabschwächung durch andere Wirkstoffe: Rifampicin, Barbiturate, Phenytoin, Mephenytoin, Bosentan, Ritonavir, Primidon, Carbamazepin, Ampicillin, Tetrazykline, Griseofulvin, Phenylbutazon, Johanniskraut.
Beeinflussung der Wirksamkeit anderer Arzneimittel: Antikoagulantien, Antidiabetika, Lipidsenker, Antihypertensiva, Antidepressiva, Glukokortikoide, Theophyllin, Diazepam, Chlordiazepoxid.
WH: Vor Therapiebeginn allgemeinmedizinische und gynäkologische Untersuchung. Erhöhtes arterielles und venöses Thromboembolierisiko beachten. Vorsicht bei Diabetes, Hypertonie, Varizen, Phlebitis, Thrombose, Lipidstoffwechselstörung, Otosklerose, multipler Sklerose, Epilepsie, Chorea minor, Depressionen, Migräne, Porphyrie, latenter Tetanie, Leber-, Herz-, Nierenschäden, Cholelithiasis, Endometriose, gutartigen Uterus- oder Brusterkrankungen. Bei Schwangerschaft, schwerer Migräne, plötzlichen Seh- oder Hörstörungen, Thrombophlebitis, Engegefühl im Brustraum, geplanten Operationen, längerer Immobilisierung, vermehrten epileptischen Anfällen, signifikanter Hypertonie, Cholestase, Ikterus, Hepatitis, generalisiertem Pruritus, Depressionen sofort absetzen.
PG: 21 ST RE2 (EKO: Y) [€ 7,10], **3X21** 63 ST * (EKO: N) [€ 17,90], **6X21** 126 ST * (EKO: N) [€ 33,50]

Midazolam Accord 1 mg/ml - Injektions- oder Infusionslösung

18B
(Z.Nr. 1-29827) NR. P1. P. N05CD08
ZI: Accord Healthcare, Utrecht, Niederlande
Z: 1 ml Injektions- oder Infusionslösung enthält: Midazolam 1 mg (entspr. Midazolam hydrochlorid), Natriumchlorid (entspr. Natrium 3,35 mg), Salzsäure zur pH-Wert-Einstellung, Natriumhydroxid zur pH-Wert-Einstellung, Wasser für Injektionszwecke.
EW: Benzodiazepin.
AG: Erwachsene: -Sedierung bei Bewusstsein vor und während diagnostischer oder therapeutischer Verfahren mit oder ohne Lokalanästhesie.
-Anästhesie; Prämedikation vor Einleitung einer Anästhesie; Einleitung einer Anästhesie; Als sedierender Bestandteil einer kombinierten Anästhesie.
-Sedierung auf der Intensivstation.
Kinder: -Sedierung bei Bewusstsein vor und während diagnostischer oder therapeutischer Verfahren mit oder ohne Lokalanästhesie.
-Anästhesie; Prämedikation vor Einleitung einer Anästhesie.
-Sedierung auf der Intensivstation.
AA: I.v., rektal, i.m.
DO: Erwachsene <60 Jahre:
Analgosedierung: i.v. Anfangsdosis: 2 - 2,5 mg; Titrationsdosis: 1 mg; Gesamtdosis: 3,5 - 7,5 mg.
Prämedikation zur Narkose: i.m 0,07 - 0,1 mg/kg.
Narkoseeinleitung: i.v. 0,15 - 0,2 mg/kg (0,3-0,35 ohne Prämedikation).
Sedierende Komponente einer Kombinationsnarkose: i.v. intermittierende Dosierung mit 0,03 - 0,1 mg/kg oder Dauerinfusion mit 0,03 - 0,1 mg/kg/h.
Sedierung auf der Intensivstation: i.v. Loading-Dose: 0,03 - 0,3 mg/kg in Schritten von 1 - 2,5 mg, Erhaltungsdosis: 0,03 - 0,2 mg/kg/h.
Erwachsene ab 60 Jahren/ Patienten mit red. Allgemeinzustand oder chron. Erkrankung:
Analgosedierung: i.v. Anfangsdosis: 0,5 - 1 mg, Titrationsdosis: 0,5 - 1 mg, Gesamtdosis: <3,5 mg.
Prämedikation zur Narkose: i.m. 0,025 - 0,05 mg/kg.
Narkoseeinleitung: i.v. 0,1 - 0,2 mg/kg (0,15-0,3 ohne Prämedikation).
Sedierende Komponente einer Kombinationsnarkose: i.v. Dosierung niedriger als bei Erwachsenen <60 Jahre empfohlen.
Sedierung auf der Intensivstation: i.v. Loading-Dose: 0,03 - 0,3 mg/kg in Schritten von 1 - 2,5 mg, Erhaltungsdosis: 0,03 - 0,2 mg/kg/h.
Kinder:
Analgosedierung: i.v. bei Patienten 6 Monaten - 5 Jahren: Anfangsdosis: 0,05 - 0,1 mg/kg, Gesamtdosis: <6 mg; i.v. Bei Patienten 6-12 Jahren: Anfangsdosis: 0,025 - 0,05 mg/kg, Gesamtdosis: <10 mg; rektal > 6 Monate: 0,3 - 0,5 mg/kg; i.m. 1-15 Jahren: 0,05 - 0,15 mg/kg.
Sedierung auf der Intensivstation: i.v. bei Neugeborenen mit Gestationsalter <32 Wochen: 0,03 mg/kg/h; i.v., bei Neugeborenen mit Gestationsalter >32 Wochen und Kinder bis 6 Monate: 0,06 mg/kg/h; i.v. bei Patienten >6 Mon.: Loading-Dose: 0,05 - 0,2 mg/kg, Erhaltungsdosis: 0,06-0,12 mg/kg/h.
GA: Zur Sedierung bei Bewusstsein nicht bei Patienten mit schwerer Ateminsuffizienz oder akuter Atemdepression anwenden.
SST: Zwingende Indikationsstellung, nicht bei Sectio anwenden. Stillen für 24 Std. nach der Anwendung unterbrechen.
NW: Haut, ZNS, Psyche, paradoxe Reaktionen, Krämpfe (bei Früh- und Neugeborenen), physische Abhängigkeit, Magen/Darm, Herz/Kreislauf, Atemdepression, lokale Reaktionen, Überempfindlichkeit.
WW: Verstoffwechslung von Midazolam erfolgt über CYP3A4. Vorsicht: Azole, Verapamil, Diltiazem, Erythromycin, Clarithromycin, Saquinavir und andere Proteasehemmer, ZNS-Dämpfer, Johanniskraut, Kalziumantagonisten.
GE: Physische Abhängigkeit möglich, besonders bei Alkohol- oder Drogenmissbrauch.
WH: Nur bei Verfügbarkeit von Reanimationseinrichtungen anwenden. Vorsicht bei Hochrisikopatienten (über 60 Jahre, Ateminsuffizienz, Nieren-, Leber-, Herzversagen, Alkohol- oder Drogenanamnese). Auf Abhängigkeit und Absetzsymptome achten. Anterograde Amnesie möglich. Verkehrshinweis (Patienten nach Hause begleiten). Bei schwerer Intoxikation Antidot Flumazenil (Vorsicht bei EKG-Anomalien).
PG: 10 ST * (EKO: N) [€ 24,15]

Midazolam Accord 1 mg/ml - Injektions-/Infusionslösung in einer Fertigspritze 18B
(Z.Nr. 1-40350) NR. P1. P. nicht im Handel. N05CD08

Midazolam Accord 5 mg/ml - Injektions- oder Infusionslösung

18B
(Z.Nr. 1-29828) NR. P1. P. N05CD08
ZI: Accord Healthcare, Utrecht, Niederlande
Z: 1 ml Injektions- oder Infusionslösung enthält: Midazolam 5 mg (entspr. Midazolam hydrochlorid), Natriumchlorid (entspr. Natrium 1,96 mg), Salzsäure zur pH-Wert-Einstellung, Natriumhydroxid zur pH-Wert-Einstellung, Wasser für Injektionszwecke.
EW: Benzodiazepin.
AG: Erwachsene:
- Sedierung bei Bewusstsein vor und während diagnostischer oder thera- peutischer Verfahren mit oder ohne Lokalanästhesie
- Anästhesie; Prämedikation vor Einleitung einer Anästhesie; Einleitung einer Anästhesie; Als sedierender Bestandteil einer kombinierten Anästhesie.

M

- Sedierung auf der Intensivstation
Kinder:
- Sedierung bei Bewusstsein vor und während diagnostischer oder thera- peutischer Verfahren mit oder ohne Lokalanästhesie.
- Anästhesie; Prämedikation vor Einleitung einer Anästhesie.
- Sedierung auf der Intensivstation.
AA: I.v., rektal, i.m.
DO: Erwachsene<60 Jahre:
Analgosedierung: i.v. Anfangsdosis: 2-2,5 mg; Titrationsdosis: 1 mg; Gesamtdosis: 3,5-7,5 mg.
Prämedikation zur Narkose: i.m 0,07-0,1 mg/kg
Narkoseeinleitung: i.v. 0,15-0,2 mg/kg (0,3-0,35 ohne Prämedikation)
Sedierende Komponente einer Kombinationsnarkose: i.v. intermittierende Dosierung mit 0,03-0,1 mg/kg oder Dauerinfusion mit 0,03-0,1 mg/kg/h
Sedierung auf der Intensivstation: i.v. Loading-Dose: 0,03-0,3 mg/kg in Schritten von 1-2,5 mg, Erhaltungsdosis: 0,03-0,2 mg/kg/h.
‖Erwachsene >=60 Jahre/Patienten mit red. Allgemeinzustand oder chron.
Erkrankung:

Analgosedierung: i.v. Anfangsdosis: 0,5-1 mg, Titrationsdosis: 0,5-1 mg, Gesamtdosis: <3,5 mg.
Prämedikation zur Narkose: i.m. 0,025-0,05 mg/kg
Narkoseeinleitung: i.v. 0,1-0,2 mg/kg (0,15-0,3 ohne Prämedikation)
Sedierende Komponente einer Kombinationsnarkose: i.v. Dosierung niedriger als bei Erwachsenen <60 Jahre empfohlen
Sedierung auf der Intensivstation: i.v. Loading-Dose: 0,03-0,3 mg/kg in Schritten von 1-2,5 mg, Erhaltungsdosis: 0,03-0,2 mg/kg/h.
Kinder:
Analgosedierung: i.v. bei Patienten 6 Mon.-5 Jahren: Anfangsdosis: 0,05-0,1 mg/kg, Gesamtdosis: <6 mg; i.v. bei Patienten 6-12 Jahren: Anfangsdosis: 0,025-0,05 mg/kg, Gesamtdosis: <10 mg; rektal >6 Mon.: 0,3-0,5 mg/kg; i.m. 1-15 Jahren: 0,05-0,15 mg/kg
Sedierung auf der Intensivstation: i.v. bei Neugeborenen mit Gestationsalter <32 Wochen: 0,03 mg/kg/h; i.v. bei Neugeborenen mit Gestationsalter >32 Wochen und Kinder bis 6 Mon.: 0,06 mg/kg/h; i.v. bei Patienten >6 Mon.: Loading-Dose: 0,05-0,2 mg/kg, Erhaltungs- dosis: 0,06-0,12 mg/kg/h.
GA: Zur Sedierung bei Bewusstsein nicht bei Patienten mit schwerer Atem- insuffizienz oder akuter Atemdepression anwenden.
SST: Zwingende Indikationsstellung, nicht bei Sectio anwenden. Stillen für 24 Std. nach der Anwendung unterbrechen.
NW: Haut, ZNS, Psyche, paradoxe Reaktionen, Krämpfe bei Früh- und Neuge- borenen, physische Abhängigkeit, Magen/Darm, Herz/Kreislauf, Atem- depression, lokale Reaktionen, Überempfindlichkeit.
WW: Verstoffwechslung von Midazolam erfolgt über CYP3A4. Vorsicht: Azole, Verapamil, Diltiazem, Erythromycin, Clarithromycin, Saquinavir und andere Proteasehemmer, ZNS-Dämpfer, Johanniskraut, Kalziumantagonisten.
GE: Physische Abhängigkeit möglich, besonders bei Alkohol- oder Drogenmiss- brauch.
WH: Nur bei Verfügbarkeit von Reanimationseinrichtungen anwenden. Vorsicht bei Hochrisikopatienten (über 60 Jahre, Ateminsuffizienz, Nieren-, Leber-, Herzversagen, Alkohol- oder Drogenanamnese). Auf Abhängigkeit und Absetzsymptome achten. Anterograde Amnesie möglich. Verkehrshinweis (Patienten nach Hause begleiten). Bei schwerer Intoxikation Antidot Flumazenil (Vorsicht bei EKG-Anomalien).
PG: 5MG 1ML 10 ST * (EKO: N) [€ 20,10], **15MG 3ML** 10 ST * (EKO: N) [€ 41,65], **50MG 10ML** 10 ST * (EKO: N) [€ 112,55]

Midazolam Kalceks 5 mg/ml - Injektions-/Infusionslösung 18B
(Z.Nr. 1-40080) NR. P1. P. nicht im Handel. N05CD08

Midazolam Orpha 15 mg - Filmtabletten 18B
(Z.Nr. 1-37241) NR. P. nicht im Handel. N05CD08

Midro - Tee 42J04

(Z.Nr. 0-14744) RPF. P. A06AB06
ZI: Midro Lörrach, Lörrach, Deutschland
Z: 1 Messlöffel (1,6 g Tee) enthält: Sennesblätter 1-1,2 g (entspr. Hydroxyanthracen-Derivate 30 mg) (entspr. Sennosid B), Kümmel, Süssholzwurzel, Pfefferminzblätter, Malvenblüten, Erdbeerblätter.
EW: Pflanzliches Laxans.
AG: Obstipation.
DO: ¼-1 Messlöffel abends, mit Flüssigkeit einnehmen oder mit kaltem oder lauwarmem Wasser ansetzen, nach 20 min abgießen und trinken.
GA: Unklares Abdomen, Ileus, Darmentzündungen, Magen/Darm-Obstruktionen, Wasser/Elektrolytstörungen, Kinder unter 12 Jahren.
SST: Gegenanzeige.
NW: Bauchschmerzen, Durchfall, Haut, bei wiederholter Anwendung Elektrolyt- verluste (Kalium), Niere.
WW: Bei Hypokaliämie Glykosidwirkung verstärkt. QT-Verlängerung möglich.
Kaliumverluste verstärkt.
GE: Wirkungsminderung bei Langzeitgabe.
WH: Weder kochen noch brühen. Ohne ärztliche Anordnung max. 1-2 Wochen anwenden. Bei Koprostase nicht ohne Rücksprache mit Arzt einnehmen.
PG: 70 G * (EKO: N) [€ 7,70]

Mifegyne 200 mg - Tabletten 29F

(Z.Nr. 1-23220) NR. P. G03XB01
ZI: Nordic Group, Hoofddorp, Niederlande
Z: 1 Tablette enthält: Mifepriston 200 mg, Siliciumdioxid, wasserfrei, Maisstärke, Povidon, Magnesium stearat, Cellulose, mikrokristalline.
EW: Antigestagen, abortiv.
AG: 1) Medikamentöser Abbruch einer frühen intrauterinen Schwangerschaft.
Bei anschließender Verwendung mit einem Prostaglandinanalogon, bis zum 63. Tag der Amenorrhoe.
2) Erweichung und Erweiterung der Cervix uteri vor dem chirurgischen Abbruch einer Schwangerschaft während des ersten Trimesters.
3) Vorbereitung für die Wirkung von Prostaglandinanalogen beim Abruch der Schwangerschaft aus medizinischen Gründen (nach dem ersten Trimester).
4) Einleitung von Wehen bei Tod des Fetus in utero.
Bei Patientinnen, bei denen Prostaglandin oder Oxytocin nicht verwendet werden können.
Zum Abbruch einer Schwangerschaft dürfen das Anti-Progesteron Mifepriston und das Prostaglandinanalogon nur in Übereinstimmung mit den aktuell gültigen Gesetzen und Bestimmungen verschrieben und verabreicht werden.
Mifegyne wird in Gegenwart des Arztes oder nach schriftlicher ärztlicher Anordnung in Gegenwart einer/eines Angehörigen des gehobenen Dienstes für Gesundheits- und Krankenpflege verabreicht.
AA: Oral.
DO: 1) Medikamentöser Abbruch einer frühen intrauterinen Schwangerschaft Art der Anwendung:
Bis zum 49. Tag der Amenorrhoe: 600 mg Mifepriston (d.h. 3 Tabletten mit je 200 mg) werden als Einzeldosis oral eingenommen, und 36-48 Stunden später folgt die Verabreichung eines Prostaglandinanalogons; Misoprostol 400 µg oral oder Gemeprost 1 mg per vaginam.
Zwischen dem 50. und 63. Tag der Amenorrhoe: 600 mg Mifepriston (d.h. 3 Tabletten mit je 200 mg) werden als Einzeldosis oral eingenommen, und 36-48 Stunden später folgt die Verabreichung des Prostaglandinanalogs Gemeprost 1 mg per vaginam.
Alternativ können auch 200 mg Mifepriston als Einzeldosis oral verwendet werden, 36 bis 48 Stunden später gefolgt von der Verabreichung des Prostaglandinanalogs Gemeprost 1 mg per vaginam.
2) Erweichung und Erweiterung der Cervix uteri vor dem chirurgischen Abbruch der Schwangerschaft während des ersten Trimesters 200 mg Mifepriston (1 Tablette), 36 bis max. 48 Stunden später gefolgt vom chirurgischen Abbruch der Schwangerschaft.
3) Vorbereitung für die Wirkung von Prostaglandinanalogen beim Abbruch der Schwangerschaft aus medizinischen Gründen 600 mg Mifepriston (d.h. 3 Tabletten mit je 200 mg) als Einzeldosis per os, 36 bis 48 Stunden vor der geplanten Verabreichung des Prostaglandinanalogons, die so oft wiederholt wird, wie es indiziert ist.
4)Einleitung von Wehen bei Tod des Fetus in utero 600 mg Mifepriston (d.h. 3 Tabletten mit je 200 mg) als tägliche Einzeldosis per os für zwei aufeinander folgende Tage.
Wenn die Wehen nicht innerhalb von 72 Stunden nach der ersten Verabreichung von Mifepriston eingesetzt haben, sollten sie durch die sonst üblichen Methoden eingeleitet werden.
Erbrechen innerhalb von 45 Minuten nach der Einnahme kann zu einer verringerten Wirksamkeit von Mifepriston führen. In diesem Fall wird die erneute Einnahme von 600 mg Mifepriston (z.B. 3 Tabletten von je 200 mg) empfohlen.
Begrenzte Erfahrungen bei Kindern und Jugendlichen.
GA: Dieses Produkt darf keinesfalls in einer der folgenden Situationen verabreicht werden.
Bei allen Indikationen: -chronisches Nebennierenversagen, -Überempfindlichkeit gegen die aktive Substanz oder einen der Bestandteile, -schweres, nicht therapeutisch kontrolliertes Asthma, -angeborene Porphyrie.
Bei der Indikation: medikamentöser Abbruch einer frühen Schwangerschaft -nicht durch Ultraschallscan oder biologische Tests bestätigte Schwangerschaft, -Schwangerschaft nach dem 63. Tag der Amenorrhoe, -vermutete extrauterine Schwangerschaft, -Kontraindikation für das ausgewählte Prostaglandinanalog.

Bei der Indikation: Erweichung und Erweiterung der Cervix uteri vor dem chirurgischen Abbruch einer Schwangerschaft -nicht durch Ultraschallscan oder biologische Tests bestätigte Schwangerschaft, -Schwangerschaft nach dem 84. Tag der Amenorrhoe, -vermutete extrauterine Schwangerschaft.
Vorbereitung für die Wirkung von Prostaglandinanalogen beim Abbruch einer Schwangerschaft aus medizinischen Gründen (nach dem ersten Trimester) -Kontraindikationen für das ausgewählte Prostaglandinanalog
SST: Schwangerschaft:
- Patientinnen müssen darüber aufgeklärt werden, dass aufgrund der Gefahr eines Misserfolgs des medikamentösen Schwangerschaftsabbruchs und des Risikos für den Fetus der Kontrolltermin zwingend erforderlich ist.
- Falls beim Kontrolltermin ein Misserfolg des Verfahrens diagnostiziert wird (lebensfähige weiter bestehende Schwangerschaft) und falls die Patientin weiterhin eine Beendigung der Schwangerschaft wünscht, sollte der Schwangerschaftsabbruch durch ein anderes Verfahren beendet werden.
- Sollte die Patientin ihre Schwangerschaft fortsetzen wollen, muss eine sorgfältige Ultraschallüberwachung der Schwangerschaft mit besonderer Beachtung der Extremitäten in einem dafür spezialisierten Zentrum erfolgen.

Stillzeit: Kleine Mengen Mifepriston gehen in die Muttermilch über. Deshalb sollte die Anwendung von Mifepriston während der Stillzeit vermieden werden.
NW: Sehr häufig: Uteruskontraktionen oder Krämpfe in den Stunden nach der Prostaglandinanwendung, Magen/Darm.
Häufig: Infektionen infolge von Schwangerschaftsabbrüchen. Krämpfe, starke Blutungen Gelegentlich: Hypotonie, Hautausschläge.
Selten: Kopfschmerzen, Uterusruptur, vagale Symptome.
Sehr selten: Toxisches oder septisches Schocksyndrom, Angioödem.
WW: Keine Studien vorliegend.
WH: Aufgrund seiner abortiven Eigenschaften darf Mifepriston keinesfalls bei Frauen eingesetzt werden, die schwanger sind und das Kind austragen wollen.
Die Schwangerschaftsdauer muss durch Befragung und klinischer Untersuchung der Patientin festgestellt werden. Eine Ultraschalluntersuchung des Uterus wird empfohlen.
Da spezifische Studien fehlen, wird Mifepriston nicht empfohlen bei Patientinnen mit:
- Unterernährung
- Leberversagen
- Nierenversagen

1)Medikamentöser Abbruch einer frühen intrauterinen Schwangerschaft: Diese Methode erfordert eine aktive Mitwirkung der Patientin, die über die entsprechenden Voraussetzungen aufgeklärt werden muss:
- die Notwendigkeit, die Behandlung mit einem Prostaglandin zu kombinieren, das bei einem zweiten Termin 36-48 Stunden nach Einnahme dieses Arzneimittels verabreicht wird,
- die Notwendigkeit einer Nachuntersuchung (3. Termin) innerhalb von 14-21 Tagen nach der Einnahme von Mifepriston zur Überprüfung der vollständigen Austreibung,
- das mögliche Versagen des Verfahrens, was zum Abbruch der Schwangerschaft durch eine andere Methode führt.

Falls eine Schwangerschaft bei einem eingesetzten Intrauterinpessar auftritt, muss das Pessar vor der Verabreichung von Mifepriston entfernt werden.
Mit dem Verfahren verbundene Risiken
-Misserfolge: Das nicht vernachlässigbare Risiko eines Misserfolgs, besteht in 1,3 bis 7,5% der Fälle und macht den Kontrolltermin unverzichtbar, um zu überprüfen, ob die Austreibung vollständig erfolgt ist. Im seltenen Fall einer unvollständigen Austreibung kann eine chirurgische Nachbehandlung notwendig sein. Die Wirksamkeit der Methode nimmt mit der Parität und mit zunehmendem Alter der Frau ab.
-Blutungen: Die Patientin muss über das Auftreten längerer und möglicherweise starker vaginaler Blutungen (durchschnittlich etwa 12 Tage oder länger nach der Einnahme von Mifegyne) aufgeklärt werden. Blutungen treten in fast allen Fällen auf und sind nicht immer ein Beweis für eine vollständige Austreibung. Die Blutungen können sehr schnell nach der Einnahme von Misoprostol auftreten, in einigen Fällen aber auch erst später:
- In 60% der Fälle tritt die Austreibung innerhalb von 4 Stunden nach Verabreichung von Misoprostol ein.
- Bei den restlichen 40% der Fälle tritt die Austreibung innerhalb von 24 bis 72 Stunden nach Verabreichung von Misoprostol ein.

In seltenen Fällen kann die Austreibung schon vor Verabreichung des Prostaglandinanalogons eintreten (etwa 3% der Fälle). Dies schließt den Kontrolltermin jedoch nicht aus, bei dem die vollständige Austreibung und Leere des Uterus überprüft wird.
Die Patientin sollte angehalten werden, keine weiteren Reisen zu unternehmen, solange die vollständige Austreibung nicht nachgewiesen wurde. Sie erhält präzise Anweisungen, wen sie kontaktieren sollte und wohin sie bei Auftreten irgendwelcher Probleme, insbesondere bei sehr starken vaginalen Blutungen, gehen sollte. Dies sind Blutungen, die länger als 12 Tage andauern und/oder stärker als die üblichen Menstruationsblutungen sind.
Innerhalb eines Zeitraums von 14 bis 21 Tagen nach Einnahme von Mifepriston muss ein Kontrolltermin wahrgenommen werden, bei dem mit geeigneten Mitteln (klinische Untersuchung zusammen mit Bestimmung von Beta-hCG oder Ultraschallscan) verifiziert wird, ob die Austreibung abgeschlossen ist und die vaginale Blutung aufgehört hat. Bei einer persistierenden Blutung (selbst in leichter Form), auch nach dem Kontrolltermin, muss deren Stillstand innerhalb einiger Tage überprüft werden.
Wenn eine weiter bestehende Schwangerschaft vermutet wird, kann eine weitere Ultraschalluntersuchung erforderlich sein.
Das Fortbestehen der vaginalen Blutung zu diesem Zeitpunkt könnte einen unvollständigen Abgang oder eine unbemerkte ektopische Schwangerschaft anzeigen, und es muss eine geeignete Therapie erwogen werden.
Da eine starke Blutung, die eine hämostatische Küretage erfordert, in 0 bis 1,4% der Fälle während des medikamentösen Schwangerschaftsabbruchs auftritt, muss besonders sorgfältig auf Patientinnen mit Blutgerinnungsstörungen und verminderter Gerinnbarkeit oder mit Anämie geachtet werden. Die Entscheidung zur Anwendung des medikamentösen oder chirurgischen Verfahrens sollte zusammen mit den behandelnden Fachärzten je nach Typ der Blutgerinnungsstörung und dem Grad der Anämie getroffen werden. Bei einer nach dem Kontrolltermin diagnostizierten weiter bestehenden Schwangerschaft wird der Patientin der Abbruch durch eine andere Methode vorgeschlagen.
Infektion: Schwere (einschließlich tödlicher) Fälle eines toxischen oder septischen Schocksyndroms infolge einer Infektion mit atypischen Pathogenen Keimen (Clostridium sordellii oder Escherichia coli) wurden nach Schwangerschaftsabbrüchen mit 200 mg Mifepriston, gefolgt von einer nicht zugelassenen vaginalen oder bukkalen Applikation von Misoprostol-Tabletten berichtet.
Ärzte sollten sich dieser potenziell tödlichen Komplikation bewusst sein.
2) Erweichung und Erweiterung der Cervix uteri vor dem chirurgischen Abbruch einer Schwangerschaft: Die Anwendung von Mifegyne muss 36 bis spätestens 48 Stunden vor dem chirurgischen Abbruch erfolgen, um den maximalen Erfolg zu erzielen.
Mit dem Verfahren verbundene Risiken: -Blutungen Die Patientin wird über das Risiko einer vaginalen Blutung, die auch stark sein kann, nach der Einnahme von Mifepriston aufgeklärt. Sie sollte über das Risiko eines Aborts vor der Operation aufgeklärt werden (wenngleich dieses minimal ist): Sie wird darüber informiert, wen sie bei einem Notfall oder zur Überprüfung der Vollständigkeit der Austreibung aufsuchen muss.
Da starke Blutungen, die eine Kürettage erfordern, bei etwa 1% der Patientinnen auftreten, muss besonders sorgfältig auf Patientinnen mit Blutgerinnungsstörungen, Hypokoagulabilität oder ausgeprägter Anämie geachtet werden.
-Andere Risiken Dies sind die Risiken des chirurgischen Eingriffs.
Vorsichtsmaßnahmen bei der Anwendung:
1) In allen Fällen: Bei einem vermuteten akuten Nebennierenversagen wird die Verabreichung von Dexamethason empfohlen. 1 mg Dexamethason neutralisiert eine Dosis von 400 mg Mifepriston.
Aufgrund der antiglukokortikoiden Wirkung von Mifepriston kann die Wirksamkeit einer Langzeittherapie mit Corticosteroiden, einschließlich inhalierter Corticosteroide bei Asthmapatienten, 3 bis 4 Tage nach der Einnahme von Mifegyne verringert sein. Die Therapie sollte angepasst werden.
Rhesus-Allo-Immunisierung: Bei einem medikamentösen Schwangerschaftsabbruch ist eine Bestimmung des Rhesus-Faktors und gegebenenfalls die Prävention einer Rhesus-Allo-Immunisierung erforderlich, ebenso wie andere allgemeine Maßnahmen, die bei jedem Schwangerschaftsabbruch durchgeführt werden müssen.
Beginn des Einsatzes von Verhütungsmitteln nach einem Schwangerschaftsabbruch Bei klinischen Studien kam es zu Schwangerschaften zwischen der Austreibung des Embryos und dem Wiedereinsetzen der Monatsblutung. Deswegen sollte nach der Bestätigung eines erfolgreichen medikamentösen Schwangerschaftsabbruchs sofort wieder mit einer kontrazeptiven Methode begonnen werden.
Anderes: Die für Prostaglandinanaloga geltenden Vorsichtsmaßnahmen müssen ebenfalls befolgt werden.
2) Medikamentöser Abbruch einer frühen intrauterinen Schwangerschaft: Es wurden seltene, aber ernste kardiovaskuläre Zwischenfälle (Myokardinfarkt und/oder Krampf der Koronararterien und schwere Hypotonie) nach der intravaginalen und intramuskulären Verabreichung von Prostaglandinanalogen in hohen Dosen berichtet. Oral verabreichtes Misoprostol kann ebenfalls ein potentielles Risiko für akute kardiovaskuläre Ereignisse darstellen. Aus diesem Grund sollten Patientinnen mit Risikofaktoren für eine kardiovaskuläre Erkrankung (z.B. Alter über 35 Jahre plus Rauchen, Hyperlipidämie, Diabetes) oder bestehender kardio-

vaskulärer Erkrankung mit erhöhter Vorsicht behandelt werden.
3) Für die sequenzielle Anwendung von Mifegyne - Prostaglandin, unabhängig von der Indikation: Falls zutreffend, sollten die Vorsichtsmaßnahmen im Zusammenhang mit dem verwendeten Prostaglandin befolgt werden.
Verfahren der Prostaglandin-Verabreichung: Während und für drei Stunden nach der Einnahme sollte die Patientin im Behandlungszentrum überwacht werden, damit mögliche akute Wirkungen der Prostaglandinanwendung nicht übersehen werden. Das Behandlungszentrum muss mit angemessener medizinischer Einrichtung ausgestattet sein.
Bei der Entlassung aus dem Behandlungszentrum sollten alle Frauen über die Anzeichen und Symptome möglicher unerwünschter Nebenwirkungen aufgeklärt werden und bei Bedarf die erforderlichen Medikamente erhalten. Jede Patientin muss die Möglichkeit des direkten oder telefonischen Kontakts mit dem Behandlungszentrum haben. Verkehrshinweis.
PG: 3 ST * (EKO: N) [€ 155,00]

Mifegyne 600 mg - Tabletten 29F

(Z.Nr. 1-38602) NR. P. G03XB01
ZI: Nordic Group, Hoofddorp, Niederlande
Z: 1 Tablette enthält: Mifepriston 600 mg, Siliciumdioxid, hochdispers, wasserfrei, Maisstärke, Povidon, Magnesium stearat, Cellulose, mikrokristalline.
EW: Antigestagen, abortiv.
AG: 1) Medikamentöser Abbruch einer frühen intrauterinen Schwangerschaft.
Bei anschließender Verwendung mit einem Prostaglandinanalogon, bis zum 63. Tag der Amenorrhoe.
2) Vorbereitung für die Wirkung von Prostaglandinanalogen beim Abruch der Schwangerschaft aus medizinischen Gründen (nach dem ersten Trimester).
3) Einleitung von Wehen bei Tod des Fetus in utero.
Bei Patientinnen, bei denen Prostaglandin oder Oxytocin nicht verwendet werden können.
Zum Abbruch einer Schwangerschaft dürfen das Anti-Progesteron Mifepriston und das Prostaglandinanalogon nur in Übereinstimmung mit den aktuell gültigen Gesetzen und Bestimmungen verschrieben und verabreicht werden.
Mifegyne wird in Gegenwart des Arztes oder nach schriftlicher ärztlicher Anordnung in Gegenwart einer/eines Angehörigen des gehobenen Dienstes für Gesundheits- und Krankenpflege verabreicht.
AA: Oral.
DO: 1) Medikamentöser Abbruch einer frühen intrauterinen Schwangerschaft Art der Anwendung:
Bis zum 49. Tag der Amenorrhoe: 600 mg Mifepriston (d.h. 1 Tablette mit 600 mg) werden als Einzeldosis oral eingenommen, und 36-48 Stunden später folgt die Verabreichung eines Prostaglandinanalogons; Misoprostol 400 µg oral oder Gemeprost 1 mg per vaginam.
Zwischen dem 50. und 63. Tag der Amenorrhoe: 600 mg Mifepriston (d.h. 1 Tablette mit 600 mg) werden als Einzeldosis oral eingenommen, und 36-48 Stunden später folgt die Verabreichung des Prostaglandinanalogs Gemeprost 1 mg per vaginam.
2) Vorbereitung für die Wirkung von Prostaglandinanalogen beim Abbruch der Schwangerschaft aus medizinischen Gründen 600 mg Mifepriston (d.h. 1 Tablette mit 600 mg) als Einzeldosis per os, 36 bis 48 Stunden vor der geplanten Verabreichung des Prostaglandinanalogons, die so oft wiederholt wird, wie es indiziert ist.
3)Einleitung von Wehen bei Tod des Fetus in utero 600 mg Mifepriston (d.h. 1 Tablette mit 600 mg) als tägliche Einzeldosis per os für zwei aufeinander folgende Tage.
Wenn die Wehen nicht innerhalb von 72 Stunden nach der ersten Verabreichung von Mifepriston eingesetzt haben, sollten sie durch die sonst üblichen Methoden eingeleitet werden.
Erbrechen innerhalb von 45 Minuten nach der Einnahme kann zu einer verringerten Wirksamkeit von Mifepriston führen. In diesem Fall wird die erneute Einnahme von 600 mg Mifepriston (1 Tablette mit 600 mg) empfohlen.
Begrenzte Erfahrungen bei Kindern und Jugendlichen.
GA: Dieses Produkt darf keinesfalls in einer der folgenden Situationen verabreicht werden.
Bei allen Indikationen:
- chronisches Nebennierenversagen,
- Überempfindlichkeit gegen den Wirkstoff oder einen der Bestandteile,
- schweres, nicht therapeutisch kontrolliertes Asthma,
- angeborene Porphyrie.
Bei der Indikation:
Medikamentöser Abbruch einer frühen Schwangerschaft
- nicht durch Ultraschallscan oder biologische Tests bestätigte Schwangerschaft,
- Schwangerschaft nach dem 63. Tag der Amenorrhoe,
- vermutete extrauterine Schwangerschaft,
- Kontraindikation für das ausgewählte Prostaglandinanalog.
Bei der Indikation:
Vorbereitung für die Wirkung von Prostaglandinanalogen beim Abbruch einer Schwangerschaft aus medizinischen Gründen (nach dem ersten Trimester)
- Kontraindikationen für das ausgewählte Prostaglandinanalogon.
SST: Schwangerschaft:
- Patientinnen müssen darüber aufgeklärt werden, dass aufgrund der Gefahr eines Misserfolgs des medikamentösen Schwangerschaftsabbruchs und des Risikos für den Fetus der Kontrolltermin zwingend erforderlich ist.
- Falls beim Kontrolltermin ein Misserfolg des Verfahrens diagnostiziert wird (lebensfähige weiter bestehende Schwangerschaft) und falls die Patientin weiterhin eine Beendigung der Schwangerschaft wünscht, sollte der Schwangerschaftsabbruch durch ein anderes Verfahren beendet werden.
- Sollte die Patientin ihre Schwangerschaft fortsetzen wollen, muss eine sorgfältige Ultraschallüberwachung der Schwangerschaft mit besonderer Beachtung der Extremitäten in einem dafür spezialisierten Zentrum erfolgen.
Stillzeit: Kleine Mengen Mifepriston gehen in die Muttermilch über. Deshalb sollte die Anwendung von Mifepriston während der Stillzeit vermieden werden.
NW: Sehr häufig: Uteruskontraktionen oder Krämpfe in den Stunden nach der Prostaglandinanwendung, Magen/Darm.
Häufig: Infektionen infolge von Schwangerschaftsabbrüchen. Krämpfe, starke Blutungen Gelegentlich: Hypotonie, Hautausschläge.
Selten: Kopfschmerzen, Uterusruptur, vagale Symptome.
Sehr selten: Toxisches oder septisches Schocksyndrom, Angioödem.
WW: Keine Studien vorliegend.
WH: Aufgrund seiner abortiven Eigenschaften darf Mifepriston keinesfalls bei Frauen eingesetzt werden, die schwanger sind und das Kind austragen wollen.
Die Schwangerschaftsdauer muss durch Befragung und klinischer Untersuchung der Patientin festgestellt werden. Eine Ultraschalluntersuchung des Uterus wird empfohlen.
Da spezifische Studien fehlen, wird Mifepriston nicht empfohlen bei Patientinnen mit:
- Unterernährung
- Leberversagen
- Nierenversagen
1)Medikamentöser Abbruch einer frühen intrauterinen Schwangerschaft: Diese Methode erfordert eine aktive Mitwirkung der Patientin, die über die entsprechenden Voraussetzungen aufgeklärt werden muss:
- die Notwendigkeit, die Behandlung mit einem Prostaglandin zu kombinieren, das bei einem zweiten Termin 36-48 Stunden nach Einnahme dieses Arzneimittels verabreicht wird,
- die Notwendigkeit einer Nachuntersuchung (3. Termin) innerhalb von 14-21 Tagen nach der Einnahme von Mifepriston zur Überprüfung der vollständigen Austreibung,
- das mögliche Versagen des Verfahrens, was zum Abbruch der Schwangerschaft durch eine andere Methode führt.
Falls eine Schwangerschaft bei einem eingesetzten Intrauterinpessar auftritt, muss das Pessar vor der Verabreichung von Mifepriston entfernt werden.
Mit dem Verfahren verbundene Risiken
-Misserfolge: Das nicht vernachlässigbare Risiko eines Misserfolgs, besteht in 1,3 bis 7,5% der Fälle und macht den Kontrolltermin unverzichtbar, um zu überprüfen, ob die Austreibung vollständig erfolgt ist. Im seltenen Fall einer unvollständigen Austreibung kann eine chirurgische Nachbehandlung notwendig sein. Die Wirksamkeit der Methode nimmt mit der Parität und mit zunehmendem Alter der Frau ab.
-Blutungen: Die Patientin muss über das Auftreten längerer und möglicherweise starker vaginaler Blutungen (durchschnittlich etwa 12 Tage oder länger nach der Einnahme von Mifegyne) aufgeklärt werden. Blutungen treten in fast allen Fällen auf und sind nicht immer ein Beweis für eine vollständige Austreibung. Die Blutungen können sehr schnell nach der Einnahme von Misoprostol auftreten, in einigen Fällen aber auch erst später:
- In 60% der Fälle tritt die Austreibung innerhalb von 4 Stunden nach Verabreichung von Misoprostol ein.
- Bei den restlichen 40% der Fälle tritt die Austreibung innerhalb von 24 bis 72 Stunden nach Verabreichung von Misoprostol ein.
In seltenen Fällen kann die Austreibung schon vor Verabreichung des Prostaglandinanalogons eintreten (etwa 3% der Fälle). Dies schließt den Kontrolltermin jedoch nicht aus, bei dem die vollständige Austreibung und Leere des Uterus überprüft wird.
Die Patientin sollte angehalten werden, keine weiteren Reisen zu unternehmen, solange die vollständige Austreibung nicht nachgewiesen wurde. Sie erhält präzise Anweisungen, wen sie kontaktieren sollte und wohin sie bei Auftreten irgendwelcher Probleme, insbesondere bei sehr starken vaginalen Blutungen, gehen sollte. Dies sind Blutungen, die länger als 12 Tage andauern und/oder

stärker als die üblichen Menstruationsblutungen sind.
Innerhalb eines Zeitraums von 14 bis 21 Tagen nach Einnahme von Mifepriston muss ein Kontrolltermin wahrgenommen werden, bei dem mit geeigneten Mitteln (klinische Untersuchung zusammen mit Bestimmung von Beta-hCG oder Ultraschallscan) verifiziert wird, ob die Austreibung abgeschlossen ist und die vaginale Blutung aufgehört hat. Bei einer persistierenden Blutung (selbst in leichter Form), auch nach dem Kontrolltermin, muss deren Stillstand innerhalb einiger Tage überprüft werden.
Wenn eine weiter bestehende Schwangerschaft vermutet wird, kann eine weitere Ultraschalluntersuchung erforderlich sein.
Das Fortbestehen der vaginalen Blutung zu diesem Zeitpunkt könnte einen unvollständigen Abgang oder eine unbemerkte ektopische Schwangerschaft anzeigen, und es muss eine geeignete Therapie erwogen werden.
Da eine starke Blutung, die eine hämostatische Küretage erfordert, in 0 bis 1,4% der Fälle während des medikamentösen Schwangerschaftsabbruchs auftritt, muss besonders sorgfältig auf Patientinnen mit Blutgerinnungsstörungen und verminderter Gerinnbarkeit oder mit Anämie geachtet werden. Die Entscheidung zur Anwendung des medikamentösen oder chirurgischen Verfahrens sollte zusammen mit den behandelnden Fachärzten je nach Typ der Blutgerinnungsstörung und dem Grad der Anämie getroffen werden. Bei einer nach dem Kontrolltermin diagnostizierten weiter bestehenden Schwangerschaft wird der Patientin der Abbruch durch eine andere Methode vorgeschlagen.
Infektion: Schwere (einschließlich tödlicher) Fälle eines toxischen oder septischen Schocksyndroms infolge einer Infektion mit atypischen Pathogenen Keimen (Clostridium sordellii oder Escherichia coli) wurden nach Schwangerschaftsabbrüchen mit 200 mg Mifepriston, gefolgt von einer nicht zugelassenen vaginalen oder bukkalen Applikation von Misoprostol-Tabletten berichtet.
Ärzte sollten sich dieser potenziell tödlichen Komplikation bewusst sein.
Vorsichtsmaßnahmen bei der Anwendung:
1) In allen Fällen: Bei einem vermuteten akuten Nebennierenversagen wird die Verabreichung von Dexamethason empfohlen. 1 mg Dexamethason neutralisiert eine Dosis von 400 mg Mifepriston.
Aufgrund der antiglukokortikoiden Wirkung von Mifepriston kann die Wirksamkeit einer Langzeittherapie mit Corticosteroiden, einschließlich inhalierter Corticosteroide bei Asthmapatienten, 3 bis 4 Tage nach der Einnahme von Mifegyne verringert sein. Die Therapie sollte angepasst werden.
Rhesus-Allo-Immunisierung: Bei einem medikamentösen Schwangerschaftsabbruch ist eine Bestimmung des Rhesus-Faktors und gegebenenfalls die Prävention einer Rhesus-Allo-Immunisierung erforderlich, ebenso wie andere allgemeine Maßnahmen, die bei jedem Schwangerschaftsabbruch durchgeführt werden müssen.
Beginn des Einsatzes von Verhütungsmitteln nach einem Schwangerschaftsabbruch Bei klinischen Studien kam es zu Schwangerschaften zwischen der Austreibung des Embryos und dem Wiedereinsetzen der Monatsblutung. Deswegen sollte nach der Bestätigung eines erfolgreichen medikamentösen Schwangerschaftsabbruchs sofort wieder mit einer kontrazeptiven Methode begonnen werden.
Anderes: Die für Prostaglandinanaloga geltenden Vorsichtsmaßnahmen müssen ebenfalls befolgt werden.
2) Medikamentöser Abbruch einer frühen intrauterinen Schwangerschaft: Es wurden seltene, aber ernste kardiovaskuläre Zwischenfälle (Myokardinfarkt und/oder Krampf der Koronararterien und schwere Hypotonie) nach der intravaginalen und intramuskulären Verabreichung von Prostaglandinanalogen in hohen Dosen berichtet. Oral verabreichtes Misoprostol kann ebenfalls ein potentielles Risiko für akute kardiovaskuläre Ereignisse darstellen. Aus diesem Grund sollten Patientinnen mit Risikofaktoren für eine kardiovaskuläre Erkrankung (z.B. Alter über 35 Jahre plus Rauchen, Hyperlipidämie, Diabetes) oder bestehender kardiovaskulärer Erkrankung mit erhöhter Vorsicht behandelt werden.
3) Für die sequenzielle Anwendung von Mifegyne - Prostaglandin, unabhängig von der Indikation: Falls zutreffend, sollten die Vorsichtsmaßnahmen im Zusammenhang mit dem verwendeten Prostaglandin befolgt werden.
Verfahren der Prostaglandin-Verabreichung: Während und für drei Stunden nach der Einnahme sollte die Patientin im Behandlungszentrum überwacht werden, damit mögliche akute Wirkungen der Prostaglandinanwendung nicht übersehen werden. Das Behandlungszentrum muss mit angemessener medizinischer Einrichtung ausgestattet sein.
Bei der Entlassung aus dem Behandlungszentrum sollten alle Frauen über die Anzeichen und Symptome möglicher unerwünschter Nebenwirkungen aufgeklärt werden und bei Bedarf die erforderlichen Medikamente erhalten. Jede Patientin muss die Möglichkeit des direkten oder telefonischen Kontakts mit dem Behandlungszentrum haben. Verkehrshinweis.
PG: 1 ST * (EKO: N) [€ 155,00]

Miflonide Breezhaler 200 Mikrogramm - Hartkapseln mit Pulver zur Inhalation — 50B01

(Z.Nr. 1-23241) NR. P. R03BA02
ZI: Novartis Pharma, Wien
Z: 1 Kapsel setzt über das Mundstück frei: Budesonid 200 µg, Lactose monohydrat 24,77 mg, Spuren von Milchproteine.
EW: Lokales Kortikosteroid.
AG: Langzeitkontrolle von persistierendem Asthma einschließlich Prophylaxe von akuten Asthmaexazerbationen.
AA: Zur Inhalation mit Inhalationssystem ("Miflonide Breezhaler"). Kapseln nicht schlucken!
DO: TD initial 1mal 200 µg, dann 200-1.600 µg in 2 ED. Kinder über 6 Jahre: TD 200-400(-800) µg in 2 ED.
GA: Aktive Lungentuberkulose, Kinder unter 6 Jahren.
SST: Zwingende Indikationsstellung, möglichst niedrig dosieren. In der Stillzeit Anwendung möglich.
NW: Rachenreizung, Candida-Infektionen im Mundraum, Husten, paradoxe Bronchospasmen, Überempfindlichkeit, bei Langzeitgabe systemische Kortikoideffekte (z.B. Psyche, Sehstörungen), Suppression der Nebennierenrinde.
WW: Starke CYP3A-Hemmer einschl. Cobicistat vermeiden.
WH: Vorsicht bei Bronchiektasien, Pneumokoniosen. Nicht zur schnellen Linderung akuter Asthmaepisoden; als Notfallmedikation kurz wirksamen inhalativen Bronchodilatator verwenden. Bei Umstellung von oralem Kortikosteroid ca. 10 Tage gleichzeitig oral und inhalatorisch behandeln, dann orale Dosis schrittweise reduzieren. Bei Kindern Körpergröße überwachen.
PG: 60 ST (2) (EKO: G) [€ 13,00]

Miflonide Breezhaler 400 Mikrogramm - Hartkapseln mit Pulver zur Inhalation — 50B01

(Z.Nr. 1-23242) NR. P. R03BA02
ZI: Novartis Pharma, Wien
Z: 1 Kapsel setzt über das Mundstück frei: Budesonid 400 µg, Lactose monohydrat 24,54 mg, Spuren von Milchproteine.
Kurzinformation: siehe Miflonide Breezhaler 200 Mikrogramm - Hartkapseln mit Pulver zur Inhalation, → S. 901
PG: 60 ST (2) (EKO: G) [€ 24,30]

M

Miglustat Dipharma 100 mg - Hartkapseln 27B01
(Z.Nr. EU/1/18/1346/*) NR. P. nicht im Handel. A16AX06

Miglustat G.L. 100 mg - Hartkapseln — 27B01

(Z.Nr. 1-35909) NR. P. A16AX06
ZI: G.L. Pharma, Lannach
Z: 1 Hartkapsel enthält: Miglustat 100 mg, Kapselinhalt: Carboxymethylstärke, Natrium Typ A (entspr. Natrium 0,23 mg), Povidon, Magnesium stearat; Kapselhülle: Titandioxid, Gelatine.
EW: Hemmt Glucosylceramidsynthase.
AG: Orale Behandlung leichter bis mittelschwerer Formen von M. Gaucher Typ I bei Erwachsenen, wenn Enzymsubstitution nicht in Frage kommt.
-Progressive neurologische Manifestationen bei Niemann-Pick-Krankheit Typ C.
AA: Oral.
DO: **M. Gaucher:** 3mal tgl. 100 mg; bei Durchfall auf 1-2mal tgl. 100 mg reduzieren. Dosisreduktion bei Nierenschäden. Keine Daten an Kindern und Jugendlichen mit M. Gaucher.
Niemann-Pick- Krankheit Typ C: Erwachsene und Jugendliche: 3mal tgl. 200 mg.
Kinder: abhängig von der KOF 1mal tgl. 100 mg bis 3mal tgl. 200 mg. Begrenzte Erfahrungen bei Kindern unter 4 Jahren. Dosisreduktion bei Nierenschäden.
SST: Nicht einnehmen. Zuverlässige Kontrazeption bei Frauen und Männern (bis 3 Monate nach Therapieende) empfohlen.
NW: Gewichtsverlust, Magen/Darm (Durchfälle), ZNS (Tremor), Psyche, Thrombozytopenie, periphere Neuropathie, Muskelkrämpfe, Erschöpfung, verzögertes Wachstum.
WH: Nutzen der Behandlung regelmäßig bewerten. Vitamin B_{12}-Gehalt überwachen. Kognitive Funktionen kontrollieren. Thrombozyten kontrollieren. Auf Wachstumsverzögerungen bei Kindern achten. Vorsicht bei Nieren- oder Leberschäden. Verkehrshinweis. Auf chronischen Durchfall achten.
PG: 84 ST RF1 (EKO: Y) [€ 5.198,55]

Miglustat Gen.Orph 100 mg - Hartkapseln 27B01
(Z.Nr. EU/1/17/1232/*) NR. P. nicht im Handel. A16AX06

Migranal 4 mg/ml-Nasalspray — 43A01

(Z.Nr. 1-22574) RP. P. N02CA01
ZI: Amdipharm, Dublin, Irland
Z: 1 Sprühstoß setzt frei: Dihydroergotamin mesilat 0,5 mg (entspr. → 4 mg/ml), Coffein, Glucose wasserfrei, Wasser, gereinigtes.

EW: Mutterkornalkaloid, Serotoninagonist.
AG: Akute Migräneanfälle mit und ohne Aura.
AA: Intranasal.
DO: 1 Sprühstoß in jede Nasenöffnung, ev. je 1 weiterer Sprühstoß nach 15 min. MED pro Anfall 4 Sprühstöße, MTD 4 Sprühstöße, max. 16 Sprühstöße pro Woche. Keine Erfahrung bei Patienten unter 16 bzw. über 65 Jahren.
GA: Zustände, die vasospastische Reaktionen begünstigen (Gefäßverschluss- krankheiten), familiäre hemiplegische Migräne, Basilarmigräne, schwere Leberschäden, gleichzeitige Gabe von CYP3A4-Hemmern oder vaso- konstriktorischen Substanzen.
SST: Gegenanzeige.
NW: Rhinitis, Nausea, Erbrechen, Geschmacksstörungen, lokale Nebenwirkungen, selten Parästhesien, Vasospasmen, Myokardischämie, Überempfindlichkeit.
WW: Cave Makrolidantibiotika, Proteasehemmer, Ergotamine, $5HT_1$-Agonisten (Vasospasmen). Vorsicht mit Nikotin, Propranolol.
WH: Nicht zur Prophylaxe. Bei Missbrauch Rebound-Kopfschmerzen. Vorsicht bei fibrotischen Erkrankungen, Rhinitis.
Bei Überdosierung Vasospasmen, Therapie: Periphere Vasodilatatoren i.v., bei Koronarkonstriktion Nitroglycerin.
PG: 1 ML IND (2) (EKO: G) [€ 8,50]

Miktiolith ReVet RV18 - Globuli für Tiere 890B
(Z.Nr. 8-30032) RPF. P. nicht im Handel. QV03AX

Miktiolith ReVet RV18 - Injektionslösung für Tiere 890B
(Z.Nr. 8-30045) RP. P. nicht im Handel. QV03AX

Milbactor 2,5 mg/25 mg - Tabletten für kleine Hunde und Welpen mit einem Gewicht von mindestens 0,5 kg
803A, 803B2
(Z.Nr. 8-35941) NR. P.
QP54AB51

M

ZI: Krka, Novo Mesto, Slowenien
Z: 1 Tablette enthält: Milbemycinoxim 2,5 mg, Praziquantel 25 mg, Cellulose, mikrokristalline, Lactose monohydrat, Povidon, Croscarmellose natrium, Siliciumdioxid, hochdisperses, Fleischaroma, Hefe, Magnesium stearat.
EW: Endektozide.
AG: Mischinfektionen mit adulten Cestoden und Nematoden bei Hunden.
AA: Zum Eingeben.
DO: Einmalig minimal 0,5 mg Milbemycinoxim und 5 mg Praziquantel/kg KG: 0,5-1 kg KG: ½ Tablette; 1-5 kg KG: 1 Tablette; 5-10 kg KG: 2 Tabletten.
GA: Welpen unter 2 Wochen und/oder unter 0,5 kg KG.
SST: Anwendung möglich.
NW: Lethargie, ZNS, Magen/Darm.
WW: Vorsicht mit anderen makrozyklischen Laktonen.
WH: Bei häufiger Anwendung Resistenzentwicklung möglich.
PG: 48 ST VT [€ 110,95]

Milbactor 4 mg/10 mg - Filmtabletten für kleine Katzen und Katzenwelpen mit einem Gewicht von mindestens 0,5 kg
803A, 803B2
(Z.Nr. 8-36211) NR. P.
QP54AB51

ZI: Krka, Novo Mesto, Slowenien
Z: 1 Filmtablette enthält: Milbemycinoxim 4 mg, Praziquantel 10 mg, Tablettenkern: Cellulose, mikrokristalline, Lactose monohydrat, Povidon, Croscarmellose natrium, Siliciumdioxid, hochdisperses, Magnesium stearat; Filmüberzug: Hypromellose, Talkum, Propylenglycol, Titandioxid 0,51 mg, Fleischaroma, Hefe-Pulver, Eisenoxid gelb 0,2 mg.
EW: Endektozide.
AG: Mischinfektionen mit unreifen und adulten Cestoden und Nematoden bei Katzen. Vorbeugung der Herzwurmkrankheit.
AA: Zum Eingeben.
DO: Einmalig minimal 2 mg Milbemycinoxim und 5 mg Praziquantel/kg KG: 0,5-1 kg KG: ½ Tablette; 1-2kg KG: 1 Tablette.
GA: Katzen unter 6 Wochen und/oder unter 0,5 kg KG.
SST: Anwendung möglich.
NW: Lethargie, ZNS, Magen/Darm.
WW: Vorsicht mit anderen makrozyklischen Laktonen.
WH: Bei häufiger Anwendung Resistenzentwicklung möglich.
PG: 48 ST VT [€ 138,30]

Milbactor 12,5 mg/125 mg - Tabletten für Hunde mit einem Gewicht von mindestens 5 kg
803A, 803B2
(Z.Nr. 8-35942) NR. P.
QP54AB51

ZI: Krka, Novo Mesto, Slowenien
Z: 1 Tablette enthält: Milbemycinoxim 12,5 mg, Praziquantel 125 mg, Cellulose, mikrokristalline, Lactose monohydrat, Povidon, Croscarmellose natrium, Siliciumdioxid, hochdisperses, Fleischaroma, Hefe, Magnesium stearat.
EW: Endektozide.
AG: Mischinfektionen mit adulten Cestoden und Nematoden bei Hunden.
AA: Zum Eingeben.
DO: Einmalig minimal 0,5 mg Milbemycinoxim und 5 mg Praziquantel/kg KG: 5-25 kg KG: 1 Tablette; 25-50 kg KG: 2 Tabletten; 50-75 kg KG: 3 Tabletten.
GA: Hunde unter 5 kg KG.
SST: Anwendung möglich.
NW: Lethargie, ZNS, Magen/Darm.
WW: Vorsicht mit anderen makrozyklischen Laktonen.
WH: Bei häufiger Anwendung Resistenzentwicklung möglich.
PG: 48 ST VT [€ 343,85]

Milbactor 16 mg/40 mg - Filmtabletten für Katzen mit einem Gewicht von mindestens 2 kg
803A, 803B2
(Z.Nr. 8-35978) NR. P.
QP54AB51

ZI: Krka, Novo Mesto, Slowenien
Z: 1 Filmtablette enthält: Milbemycinoxim 16 mg, Praziquantel 40 mg, Tablettenkern: Cellulose, mikrokristalline, Lactose monohydrat, Povidon, Croscarmellose natrium, Siliciumdioxid, hochdisperses, Magnesium stearat; Filmüberzug: Hypromellose, Talkum, Propylenglycol, Titandioxid 0,51 mg, Fleischaroma, Hefe-Pulver, Eisenoxid rot 0,2 mg.
EW: Endektozide.
AG: Mischinfektionen mit unreifen und adulten Cestoden und Nematoden bei Katzen. Vorbeugung der Herzwurmkrankheit.
AA: Zum Eingeben.
DO: Einmalig minimal 2 mg Milbemycinoxim und 5 mg Praziquantel/kg KG: 2-4 kg KG: ½ Tablette; 4-8 kg KG: 1 Tablette; 8-12 kg KG: 1 ½ Tabletten.
GA: Katzen unter 2 kg KG.
SST: Anwendung möglich.
NW: Lethargie, ZNS (Ataxie, Muskelzittern), Magen/Darm. Bei Überdosierung Speicheln.
WW: Vorsicht mit anderen makrozyklischen Laktonen.
WH: Alle Tiere eines Haushaltes gleichzeitig behandeln. Vorsicht bei schweren Leber- oder Nierenschäden. Bei häufiger Anwendung Resistenzentwicklung möglich.
PG: 48 ST VT [€ 321,15]

Milbemax - Filmtabletten für kleine Katzen und Katzenwelpen ab 0,5 kg
803A, 803B2
(Z.Nr. 8-00571) NR. P.
QP54AB51

ZI: Elanco, Cuxhaven, Deutschland
Z: 1 Filmtablette enthält: Milbemycinoxim 4 mg, Praziquantel 10 mg, Kern: Cellulose, mikrokristalline, Croscarmellose natrium, Povidon, Lactose monohydrat, Siliciumdioxid, hochdispers, wasserfrei, Magnesium stearat; Hülle: Hypromellose, Macrogol, Talkum, Rindfleisch-Aroma, künstliches.
EW: Endektozide.
AG: Mischinfektionen mit unreifen und adulten Cestoden und Nematoden bei Katzen. Vorbeugung der Herzwurmerkrankung.
AA: Zum Eingeben.
DO: Einmalig 2 mg Milbemycinoxim +5 mg Praziquantel pro kg KG. (0,5-1 kg: ½ Tablette, 1-2 kg: 1 Tablette).
GA: Katzen unter 0,5 kg oder jünger als 6 Wochen.
SST: Anwendung möglich.
NW: Sehr selten Lethargie, ZNS (Ataxie, Muskelzittern), Magen/Darm.
WW: Vorsicht mit anderen makrozyklischen Laktonen.
WH: Alle Tiere eines Haushaltes gleichzeitig behandeln. Vorsicht bei schweren Leber- oder Nierenschäden. Bei häufiger Anwendung Resistenzentwicklung möglich.
PG: 20 ST VT [€ 61,80]

Milbemax - Filmtabletten für Katzen ab 2 kg
803A, 803B2
(Z.Nr. 8-00572) NR. P.
QP54AB51

ZI: Elanco, Cuxhaven, Deutschland
Z: 1 Filmtablette enthält: Milbemycinoxim 16 mg, Praziquantel 40 mg, Kern: Cellulose, mikrokristalline, Croscarmellose natrium, Povidon, Lactose monohydrat, Siliciumdioxid, hochdispers, wasserfrei, Magnesium stearat; Hülle: Hypromellose, Macrogol, Talkum, Eisen(III)-oxid 0,288 mg, Rindfleisch-Aroma, künstliches.
EW: Endektozide.
AG: Mischinfektionen mit unreifen und adulten Cestoden und Nematoden bei Katzen. Vorbeugung der Herzwurmerkrankung.
AA: Zum Eingeben.
DO: Einmalig minimal 2 mg Milbemycinoxim und 5 mg Praziquantel/kg KG. (2-4 kg KG: ½ Tablette; 4-8 kg KG: 1 Tablette; 8-12 kg KG:

1 1/2 Tabletten).
GA: Katzen unter 2 kg KG.
SST: Anwendung möglich.
NW: Sehr selten Lethargie, ZNS (Ataxie, Muskelzittern), Magen/Darm.
WW: Vorsicht mit anderen makrozyklischen Laktonen.
WH: Alle Tiere eines Haushaltes gleichzeitig behandeln. Vorsicht bei schweren Leber- oder Nierenschäden. Bei häufiger Anwendung Resistenzentwicklung möglich.
PG: 4 ST VT [€ 35,25], 50 ST VT [€ 349,45], 96 ST VT [€ 660,90], 100 ST VT [€ 615,30]

🐾 Milbemax - Kautabletten für kleine Hunde und Welpen
803A, 803B2
(Z.Nr. 8-00845) NR. P.
QP54AB51

ZI: Elanco, Cuxhaven, Deutschland
Z: 1 Kautablette enthält: Milbemycinoxim 2,5 mg, Praziquantel 25 mg, Glycerol, Propylenglykol 0,91 mg, Eisenoxid braun 0,66 mg, Butylhydroxyanisol 0,26 mg, Propylgallat 0,09 mg, Stärke, vorverkleistert, Hähnchenaroma, natürliches, Puderzucker (entspr. Sucrose) (entspr. Maisstärke), Wasser, gereinigtes, Natriumchlorid, Citronensäure monohydrat.
EW: Makrozyklisches Lakton gegen Milben und Nematoden + Pyrazinoisoquinolin gegen Cestoden und Trematoden.
AG: Mischinfektionen mit Cestoden und Nematoden beim Hund; Prävention der Herzwurmkrankheit.
AA: Mit oder nach etwas Futter.
DO: Einmalig 0,5 mg Milbemycinoxim +5 mg Praziquantel pro kg KG. (1-5 kg KG: 1 Tablette). Bei Thelazia callipaeda-Infektion 2 Behandlungen im Abstand von 7 Tagen.
Bei Angiostrongylus vasorum-Infektion 4 Behandlungen in wöchentlichen Abständen.
GA: Hunde unter 1 kg KG.
SST: Anwendung möglich (auch bei Zuchttieren).
NW: Lethargie, Muskelzittern, Magen/Darm, Überempfindlichkeit.
WW: Vorsicht: Andere makrozyklische Laktone.
WH: Alle Hunde im selben Haushalt gleichzeitig behandeln. Therapeutische Breite bei Collies und verwandten Rassen kleiner als bei anderen Rassen.
PG: 4 ST VT [€ 11,30], 48 ST VT [€ 116,90], 96 ST VT [€ 209,05]

🐾 Milbemax - Kautabletten für Hunde
803A, 803B2
(Z.Nr. 8-00844) NR. P.
QP54AB51

ZI: Elanco, Cuxhaven, Deutschland
Z: 1 Kautablette enthält: Milbemycinoxim 12,5 mg, Praziquantel 125 mg, Glycerol, Propylenglykol 4,54 mg, Eisenoxid braun 3,29 mg, Butylhydroxyanisol 1,32 mg, Propylgallat 0,46 mg, Stärke, vorverkleistert, Hähnchenaroma, natürliches, Puderzucker (entspr. Sucrose) (entspr. Maisstärke), Wasser, gereinigtes, Natriumchlorid, Citronensäure monohydrat.
EW: Makrozyklisches Lakton gegen Milben und Nematoden + Pyrazinoisoquinolin gegen Cestoden und Trematoden.
AG: Mischinfektionen mit Cestoden und Nematoden beim Hund; Prävention der Herzwurmkrankheit.
AA: Mit oder nach etwas Futter.
DO: Einmalig 0,5 mg Milbemycinoxim +5 mg Praziquantel pro kg KG. (1 Tablette pro angebrochenen 25 kg KG). Bei Thelazia callipaeda-Infektion 2 Behandlungen im Abstand von 7 Tagen.
Bei Angiostrongylus vasorum-Infektion 4 Behandlungen in wöchentlichen Abständen.
GA: Hunde unter 5 kg KG.
SST: Anwendung möglich (auch bei Zuchttieren).
NW: Lethargie, Muskelzittern, Magen/Darm, Überempfindlichkeit.
WW: Vorsicht: Andere makrozyklische Laktone.
WH: Alle Hunde im selben Haushalt gleichzeitig behandeln. Therapeutische Breite bei Collies und verwandten Rassen kleiner als bei anderen Rassen.
PG: 4 ST VT [€ 36,25], 48 ST VT [€ 339,70], **24X1X4** 96 ST VT [€ 679,35], **24X4** 96 ST VT [€ 655,60]

🐾 Milbemax -Tabletten für kleine Hunde und Welpen ab 0,5 kg
803A, 803B2
(Z.Nr. 8-00569) NR. P.
QP54AB51

ZI: Elanco, Cuxhaven, Deutschland
Z: 1 Tablette enthält: Milbemycinoxim 2,5 mg, Praziquantel 25 mg, Cellulose, mikrokristalline, Croscarmellose natrium, Povidon, Lactose monohydrat, Siliciumdioxid, hochdispers, wasserfrei, Magnesium stearat.
EW: Makrozyklisches Lakton gegen Milben und Nematoden + Pyrazinoisoquinolin gegen Cestoden und Trematoden.
AG: Mischinfektionen mit Cestoden und Nematoden beim Hund; Prävention der Herzwurmkrankheit.
AA: Mit oder nach etwas Futter.
DO: Einmalig 0,5 mg Milbemycinoxim + 5 mg Praziquantel pro kg KG. (0,5-1 kg KG: ½ Tablette; 1-5 kg KG: 1 Tablette, 5-10 kg KG: 2 Tabletten). Bei Thelazia callipaeda-Infektion 2 Behandlungen im Abstand von 7 Tagen.
Bei Angiostrongylus vasorum-Infektion 4 Behandlungen in wöchentlichen Abständen.
GA: Hunde unter 0,5 kg KG oder jünger als 2 Wochen.
SST: Anwendung möglich (auch bei Zuchttieren).
NW: Lethargie, Muskelzittern, Magen/Darm, Überempfindlichkeit.
WW: Vorsicht: Andere makrozyklische Laktone.
WH: Alle Hunde im selben Haushalt gleichzeitig behandeln. Therapeutische Breite bei Collies und verwandten Rassen kleiner als bei anderen Rassen.
PG: 50 ST VT [€ 107,25]

🐾 Milbemax -Tabletten für Hunde ab 5 kg
803A, 803B2
(Z.Nr. 8-00570) NR. P.
QP54AB51

ZI: Elanco, Cuxhaven, Deutschland
Z: 1 Tablette enthält: Milbemycinoxim 12,5 mg, Praziquantel 125 mg, Cellulose, mikrokristalline, Croscarmellose natrium, Povidon, Lactose monohydrat, Siliciumdioxid, hochdispers, wasserfrei, Magnesium stearat.
EW: Makrozyklisches Lakton gegen Milben und Nematoden + Pyrazinoisoquinolin gegen Cestoden und Trematoden.
AG: Mischinfektionen mit Cestoden und Nematoden beim Hund; Prävention der Herzwurmkrankheit.
AA: Mit oder nach etwas Futter.
DO: Einmalig 0,5 mg Milbemycinoxim + 5 mg Praziquantel pro kg KG. (1 Tablette pro angefangene 25 kg KG). Bei Thelazia callipaeda-Infektion 2 Behandlungen im Abstand von 7 Tagen.
Bei Angiostrongylus vasorum-Infektion 4 Behandlungen in wöchentlichen Abständen.
GA: Hunde unter 5 kg KG.
SST: Anwendung möglich (auch bei Zuchttieren).
NW: Lethargie, Muskelzittern, Magen/Darm, Überempfindlichkeit.
WW: Vorsicht: Andere makrozyklische Laktone.
WH: Alle Hunde im selben Haushalt gleichzeitig behandeln. Therapeutische Breite bei Collies und verwandten Rassen kleiner als bei anderen Rassen.
PG: 4 ST VT [€ 35,25], 50 ST VT [€ 350,70], 96 ST VT [€ 660,20], 100 ST VT [€ 617,95]

Milchbildungstropfen "Similasan"
29X03
(Z.Nr. 3-00283) RPF. P.
V03AX
ZI: Sanova Pharma, Wien
Z: 1 g (= 59 Tropfen) enthält: Alfalfa D6 333,33 mg (entspr. Medicago sativa (Homöopathie)), Lac caninum (Homöopathie) D10 333,33 mg, Urtica urens (Homöopathie) D6 333,33 mg, Ethanol (entspr. Gesamtethanolgehalt 50,6 % (V/V)), Wasser.
EW: Homöopathikum.
AG: Milchmangel oder Milchüberschuss.
AA: Tropfen ½ Std. vor oder nach dem Essen mit wenig Wasser verdünnt einnehmen.
DO: 3mal tgl. 10 Tropfen.
SST: Vorsicht.
WH: Keine Indikation für Männer und Kinder. Nicht für Alkoholkranke.
PG: 50 ML * (EKO: N) [€ 16,90]

Milnacipran Rivopharm 25 mg - Hartkapseln
49A04
(Z.Nr. 1-36522) NR. P.
N06AX17
ZI: Rivopharm, Dublin, Irland
Z: 1 Hartkapsel enthält: Milnacipran hydrochlorid 25 mg (entspr. Milnacipran 21,77 mg), Calcium hydrogenphosphat dihydrat, Carmellose calcium, Povidon K30, Siliciumdioxid, hochdispers, wasserfrei, Magnesium stearat, Talkum; Kapselhülle: Eisenoxid rot, Titandioxid, Eisenoxid gelb, Gelatine.
EW: Antidepressivum; Hemmstoff der Wiederaufnahme von Serotonin und Noradrenalin.
AG: Major Depression bei Erwachsenen.
AA: Oral morgens und abends mit den Mahlzeiten einnehmen.
DO: 2mal tgl. 50 mg; MTD 100 mg.
Dosisreduktion (auf 1-2mal tgl. 25 mg) bei Nierenschäden.
Nicht für Kinder und Jugendliche.
GA: Unkontrollierte Hypertonie, schwere koronare Herzkrankheit.
SST: Nicht anwenden in der Schwangerschaft, nicht stillen.
NW: Magen/Darm, Herz/Kreislauf (Hypertonie, Tachykardie), Psyche (Agitiertheit, Panikattacken, Halluzinationen, suizidales Verhalten), ZNS (Kopfschmerzen), Haut, sexuelle Funktionsstörung, Leberenzymanstieg, Fatigue, Dysurie, Hitzewallungen, Hyperlipidämie.
WW: Kontraindiziert:
Irreversible MAO-Hemmer (Iproniazid: 2 Wochen Abstand). Serotonin-Syndrom auslösende Substanzen, selektive MAO-B-Hemmer (Selegilin). 5-HT_{1D}-Agonisten (z.B. Sumatriptan), Digitalis, Alpha- und Beta-Sympathomimetika (parenteral), selektive

MAO-A-Hemmer (Linezolid, Moclobemid, Methylenblau). Clonidin.. Vorsicht: Adrenalin (gingival und subkutan), Gerinnungshemmer, Diuretika, Lithium.
WH: Wirkungseintritt nach 1-3 Wochen. Suizidrisiko zu Behandlungsbeginn erhöht. Nicht abrupt absetzen. Alkohol meiden. Vorsicht bei Nierenschäden, Engwinkelglaukom, Epilepsie, Prostatahypertrophie, Blutungsrisiko. Auf Serotoninsyndrom achten. Kontrolle: Blutdruck, Herzfrequenz, Leber.
PG: 28 ST * (EKO: R) [€ 15,40], 56 ST * (EKO: R) [€ 25,20]

Milnacipran Rivopharm 50 mg - Hartkapseln 49A04

(Z.Nr. 1-36523) NR. P. N06AX17
ZI: Rivopharm, Dublin, Irland
Z: 1 Hartkapsel enthält: Milnacipran hydrochlorid 50 mg (entspr. Milnacipran 43,55 mg), Calcium hydrogenphosphat dihydrat, Carmellose calcium, Povidon K30, Siliciumdioxid, hochdispers, wasserfrei, Magnesium stearat, Talkum; Kapselhülle: Eisenoxid rot, Titandioxid, Eisenoxid gelb, Gelatine.
Kurzinformation: siehe Milnacipran Rivopharm 25 mg - Hartkapseln, → S. 903
PG: 28 ST * (EKO: R) [€ 23,55], 56 ST * (EKO: R) [€ 38,55]

🐾 Miloxan - Injektionssuspension für Rinder, Schafe und Ziegen 823BB, 823BC

(Z.Nr. 8-20126) NR. P. E.
QI02AB01, QI04AB01, QI03AB
ZI: Boehringer Ingelheim Animal Health France SCS, Lyon, Frankreich
Z: 1 Impfdosis zu 2 ml enthält: Clostridium perfringens Typ B,C,D-Toxoide 10 IE Beta-Antitoxin, (entspr. → 5 IE Epsilon-Antitoxin), Clostridium septicum-Toxoid 2,5 IE Antitoxin, Clostridium novyi-Toxoid 3,5 IE Antitoxin, Clostridium tetani-Toxoid 2,5 IE Antitoxin, Clostridium chauvoei, inaktiviert 90 % GP, Clostridium sordellii Toxoid 90 % GP, Aluminiumhydroxid (entspr. Al 3+ max. 4,2 mg), Formaldehyd max. 3,2 mg, Natriumchlorid, Wasser für Injektionszwecke.
EW: Inaktivierte Vakzine.
AG: Schutzimpfung empfänglicher Tiere (Rinder, Schafe, Ziegen) gegen: Clostridien (C. perfringens Typ B, C, D, C. chauvoei, C. novyi, C.
septicum, C. sordelli, C. tetani).
AA: S.c.
DO: ED: Rinder über 4 Monate: 4 ml.
Rinder unter 4 Monaten, Schafe, Ziegen: 2 ml.
Grundimmunisierung: 2 Impfungen im Abstand von 4 Wochen.
Jungtiere von nicht geimpften Muttertieren ab einem Alter von 2 Wochen, Jungtiere von geimpften Muttertieren ab einem Alter von 8 Wochen.
Wiederholungsimpfungen einmal jährlich.
Bei trächtigen Tieren sollten 2. Impfung der Grundimmunisierung bzw.
Wiederholungsimpfung 2-6 Wochen vor dem erwarteten Geburtstermin erfolgen.
GA: Kranke Tiere, Tiere in Inkubation, starker Parasitenbefall.
SST: Während der Trächtigkeit Anwendung bei Rindern und Schafen möglich, bei Ziegen nur nach strenger Nutzen/Risiko- Abwägung. Während der Laktation Anwendung möglich.
NW: Lokale Reaktionen, Überempfindlichkeitsreaktionen.
WW: Immunsuppressiva, Glukokortikoide (Impfschutz beeinträchtigt).
WH: Für anaphylaktischen Schock vorsorgen (vor allem bei Ziegen).
PG: 50 ML VN [€ 32,60]

🐾 Milpro 2,5 mg/25 mg - Filmtabletten für kleine Hunde und Welpen 803A, 803B2

(Z.Nr. 8-35592) NR. P.
QP54AB51
ZI: Virbac, Carros, Frankreich
Z: 1 Filmtablette enthält: Milbemycinoxim 2,5 mg, Praziquantel 25 mg, Kern: Cellulose, mikrokristalline, Croscarmellose natrium, Lactose monohydrat, Stärke, vorverkleistert, Povidon, Magnesium stearat, Siliciumdioxid, hochdispers, hydrophob; Filmüberzug: Leberpulver (Geflügel), Hypromellose, Cellulose, mikrokristalline, Macrogol stearat.
EW: Makrozyklisches Lakton gegen Milben und Nematoden + Pyrazinoisoquinolin gegen Cestoden und Trematoden.
AG: Mischinfektionen mit Cestoden und Nematoden beim Hund; Prävention der Herzwurmkrankheit.
AA: Mit oder nach etwas Futter eingeben.
DO: Einmalig 0,5 mg Milbemycinoxim + 5 mg Praziquantel pro kg KG. (1-5 kg KG: 1 Tablette). Bei Angiostrongylus vasorum-Infektion 4 Behandlungen in wöchentlichen Abständen.
GA: Hunde unter 0,5 kg KG oder jünger als 2 Wochen.
SST: Nutzen/Risiko-Abwägung.
NW: Lethargie, Muskelzittern, Krampfanfälle, Magen/Darm.
WW: Vorsicht: Andere makrozyklische Laktone.
WH: Therapeutische Breite bei Collies und verwandten Rassen kleiner als bei anderen Rassen.
PG: 24 ST VT [€ 53,45]

🐾 Milpro 4 mg/10 mg - Filmtabletten für kleine Katzen und Katzenwelpen 803A, 803B2

(Z.Nr. 8-35608) NR. P.
QP54AB51
ZI: Virbac, Carros, Frankreich
Z: 1 Tablette enthält: Milbemycinoxim 4 mg, Praziquantel 10 mg, Kern: Cellulose, mikrokristalline, Croscarmellose natrium, Povidon, Magnesium stearat, Siliciumdioxid, hochdispers, hydrophob; Filmüberzug: Leberpulver (Geflügel), Hypromellose, Cellulose, mikrokristalline, Macrogol stearat, Titandioxid 0,01 mg, Eisenoxid 0,3 mg.
EW: Antiparasitikum.
AG: Mischinfektionen mit Cestoden und Nematoden bei Katzen. Prävention der Herzwurmerkrankung.
AA: Mit oder nach etwas Futter eingeben.
DO: Einmalig 2 mg Milbemycinoxim + 5 mg Praziquantel pro kg KG. (0,5-1 kg KG: ½ Tablette, 1-2 kg KG: 1 Tablette).
GA: Katzen unter 0,5 kg oder jünger als 6 Wochen.
SST: Nutzen/Risiko-Abwägung.
NW: Lethargie, Ataxie, Magen/Darm.
WW: Vorsicht mit anderen makrozyklischen Laktonen.
WH: Bei Echinokokkose besondere Richtlinien beachten (Schutz von Menschen).
Keine Studien mit stark geschwächten Katzen oder Tieren mit schweren Nieren- oder Leberschäden.
PG: 24 ST VT [€ 71,05]

🐾 Milpro 12,5 mg/125 mg - Filmtabletten für Hunde 803A, 803B2

(Z.Nr. 8-35593) NR. P.
QP54AB51
ZI: Virbac, Carros, Frankreich
Z: 1 Filmtablette enthält: Milbemycinoxim 12,5 mg, Praziquantel 125 mg, Kern: Cellulose, mikrokristalline, Croscarmellose natrium, Lactose monohydrat, Stärke, vorverkleistert, Povidon, Magnesium stearat, Siliciumdioxid, hochdispers, hydrophob; Filmüberzug: Leberpulver (Geflügel), Hypromellose, Cellulose, mikrokristalline, Macrogol stearat.
EW: Makrozyklisches Lakton gegen Milben und Nematoden + Pyrazinoisoquinolin gegen Cestoden und Trematoden.
AG: Mischinfektionen mit Cestoden und Nematoden beim Hund; Prävention der Herzwurmkrankheit.
AA: Mit oder nach etwas Futter eingeben.
DO: Einmalig 0,5 mg Milbemycinoxim + 5 mg Praziquantel pro kg KG. (1 Tablette pro angefangene 25 kg KG). Bei Angiostrongylus vasorum-Infektion 4 Behandlungen in wöchentlichen Abständen. Bei Thelazia callipaeda-In- fektion 2 Behandlungen im Abstand von 7 Tagen.
GA: Hunde unter 5 kg KG.
SST: Nutzen/Risiko-Abwägung.
NW: Lethargie, Muskelzittern, Magen/Darm.
WW: Vorsicht: Andere makrozyklische Laktone.
WH: Therapeutische Breite bei Collies und verwandten Rassen kleiner als bei anderen Rassen.
PG: 4 ST VT [€ 36,80], 48 ST VT [€ 323,25]

🐾 Milpro 16 mg/40 mg - Filmtabletten für Katzen 803A, 803B2

(Z.Nr. 8-35609) NR. P.
QP54AB51
ZI: Virbac, Carros, Frankreich
Z: 1 Tablette enthält: Milbemycinoxim 16 mg, Praziquantel 40 mg, Kern: Cellulose, mikrokristalline, Croscarmellose natrium, Povidon, Magnesium stearat, Siliciumdioxid, hochdispers, hydrophob; Filmüberzug: Leberpulver (Geflügel), Hypromellose, Cellulose, mikrokristalline, Macrogol stearat, Titandioxid 0,5 mg, Allurarot 0,1 mg.
EW: Antiparasitikum.
AG: Mischinfektionen mit Cestoden und Nematoden bei Katzen. Prävention der Herzwurmerkrankung.
AA: Mit oder nach etwas Futter eingeben.
DO: Einmalig 2 mg Milbemycinoxim + 5 mg Praziquantel pro kg KG. (2-4 kg KG: ½ Tablette, 4-8 kg KG: 1 Tablette, 8-12 kg KG: 1½ Tabletten).
GA: Katzen unter 2 kg KG.
SST: Nutzen/Risiko-Abwägung.
NW: Lethargie, Ataxie, Magen/Darm.
WW: Vorsicht mit anderen makrozyklischen Laktonen.
WH: Bei Echinokokkose besondere Richtlinien beachten (Schutz von Menschen).

Keine Studien mit stark geschwächten Katzen oder Tieren mit schweren Nieren- oder Leberschäden.
PG: 4 ST VT [€ 36,80], 48 ST VT [€ 323,25]

Milrinon Carino 1 mg/ml - Injektions- oder Infusionslösung
30B03

(Z.Nr. 1-31927) RP. P. C01CE02
ZI: Carinopharm, Elze, Deutschland
Z: 1 ml Lösung enthält: Milrinon 1 mg, Milchsäure, Glucose wasserfrei, Natriumhydroxid, Wasser für Injektionszwecke.
EW: Kardiostimulans (Phosphodiesterasehemmer).
AG: Kurzzeitbehandlung einer schweren kongestiven Herzinsuffizienz bei Nichtansprechen auf konventionelle Erhaltungstherapie.
Bei Kindern außerdem zur Kurzzeitbehandlung einer akuten Herzinsuffizienz, z.B. beim Low-Cardiac-Output-Syndrom nach Herzoperationen.
AA: Nur i.v. Infusion. Max. 48 Std. infundieren. Cave Extravasation!
DO: Initial 50 µg/kg KG über 10 min, dann Dauerinfusion mit 0,5 (0,375-0,75) µg/kg KG/min. MTD 1,13 mg/kg KG.
Kinder und Jugendliche: Initial 50-75 µg/kg KG über 30-60 min, dann Dauerinfusion mit 0,25-0,75 µg/kg KG/min über 35 Std.
Dosisanpassung bei Nierenschäden.
GA: Schwere Hypovolämie.
SST: Nutzen/Risiko-Abwägung.
NW: Kopfschmerzen, Arrhythmien, Hypotonie, Leber, Thrombozytopenie, Hypokaliämie, Haut, lokale Reaktionen. Bei Kindern intraventrikuläre Hämorrhagie, persistierender Ductus arteriosus.
WW: Furosemid und Bumetanid nicht über gleichen Zugang wie Milrinon verabreichen. Positiv inotrope Substanzen verstärkt.
WH: Unmittelbar nach akutem Myokardinfarkt nicht empfohlen. Bei schwere Aortenobstruktion oder Pulmonalinsuffizienz nicht anwenden. Auf Arrhythmien achten. Kontrollen: Flüssigkeit, Elektrolyte (Kalium), Serumkreatinin. Vorsicht bei Neugeborenen mit Risiko für intraventrikuläre Hämorrhagie bzw. bei persistierendem Ductus arteriosus.
PG: 10 ST * (EKO: N) [€ 313,95]

Milrinon Hikma 1 mg/ml - Injektionslösung
30B03

(Z.Nr. 1-29405) RP. P. C01CE02
ZI: Hikma Farmaceutica, Terrugem, Portugal
Z: 1 ml enthält: Milrinon 1 mg, DL-Milchsäure, Glucose, Natriumhydroxid, Wasser für Injektionszwecke.
Kurzinformation: siehe Milrinon Carino 1 mg/ml - Injektions- oder Infusionslösung, → S. 905
PG: 10 ST * (EKO: N) [€ 392,45]

Mimpara 30 mg - Filmtabletten
31E03, 44G02

(Z.Nr. EU/1/04/292/*) NR. P. H05BX01
ZI: Amgen Europe, Zg Breda, Niederlande
Z: 1 Filmtablette enthält: Cinacalcet 30 mg (entspr. Cinacalcet hydrochlorid), Tablettenkern: Maisstärke, vorverkleistert, Cellulose, mikrokristalline, Povidon, Crospovidon, Magnesium stearat, Siliciumdioxid, hochdisperses; Tablettenfilm: (entspr. Carnaubawachs), Opadry II grün: Lactose monohydrat 2,74 mg, (entspr. Hypromellose) (entspr. Titandioxid) (entspr. Glyceroltriacetat) (entspr. Indigocarmin) (entspr. Eisen(III)-hydroxid-oxid x H2O), Opadry klar: (entspr. Hypromellose) (entspr. Macrogol).
EW: Antagonist des Nebenschilddrüsenhormons.
AG: Sekundärer Hyperparathyreoidismus bei dialysepflichtigen Patienten ab 3 Jahren mit terminaler Niereninsuffizienz.
Verminderung von Hyperkalzämie bei Erwachsenen mit Nebenschilddrüsenkarzinom oder bei primärem Hyperparathyreoidismus, wenn Parathyreoidektomie nicht angebracht ist.
AA: Oral. Tabletten mit oder kurz nach einer Mahlzeit im Ganzen einnehmen.
DO: Sekundärer Hyperparathyreoidismus: Initial 1mal tgl. 30 mg. Kinder ab 3 Jahren und Jugendliche: Initial je nach KG 1 mal tgl.: 10 bis < 12,5 kg KG: 1 mg; 12,5 bis <25 kg KG: 2,5 mg; 25 bis <50 kg KG: 5 mg; 50-75 kg KG: 10 mg; über 75 kg KG: 15 mg.
Zielwert: PTH 150-300 pg/ml.
Dosistitration alle 2-4 Wochen, MTD 180 mg, bei Kindern und Jugendlichen 2,5 mg/kg KG.
Nebenschilddrüsenkarzinom und primärer Hyperparathyreoidismus: Initial 2mal tgl. 30 mg; Dosissteigerung alle 2-4 Wochen bis 4mal tgl. 90 mg. Nicht für Kinder und Jugendliche (keine Daten).
GA: Hypokalzämie.
SST: Nutzen/Risiko-Abwägung in der Schwangerschaft. Stillen unterbrechen.
NW: Hypokalzämie und ihre Folgen (Parästhesien, Myalgien, Tetanie, Krampfanfälle, QT-Verlängerung, Arrhythmien), Übelkeit, Erbrechen, Anorexie, Rash, Asthenie, Schwindel, Hypotonie, Allergien, Labor (verminderte Testosteronwerte).
WW: Nicht empfohlen: andere den Serumkalziumspiegel senkende Arzneimittel.
CYP3A4-Induktoren oder Hemmer, CYP1A2-Hemmer, CYP2D6-metabolisierte Arzneimittel. Erniedrigte Spiegel bei Rauchern. Vorsicht bei Wechsel von Etelcalcetid zu Mimpara.
WH: Bei nicht dialysepflichtiger chronischer Niereninsuffizienz nicht anwenden. Vorsicht bei Leberschäden. Serumkalzium initial wöchentlich, nach Erreichen der Erhaltungsdosis alle 2-3 Monate kontrollieren. Verkehrshinweis (Schwindel und Krampfanfälle möglich).
Bei Überdosierung Hypokalzämie.
PG: 28 ST RE2 (EKO: Y) [€ 219,05]

Mimpara 30 mg - Filmtabletten
31E03, 44G02

(Z.Nr. EU/1/04/292/*) NR. P. Parallelimport. H05BX01
V: Haemato Pharm, Schönefeld, Deutschland
Z: 1 Filmtablette enthält: Cinacalcet 30 mg (entspr. Cinacalcet hydrochlorid), Tablettenkern: Maisstärke, vorverkleistert, Cellulose, mikrokristalline, Povidon, Crospovidon, Magnesium stearat, Siliciumdioxid, hochdisperses; Tablettenfilm: (entspr. Carnaubawachs), Opadry II grün: Lactose monohydrat 2,74 mg, (entspr. Hypromellose) (entspr. Titandioxid) (entspr. Glyceroltriacetat) (entspr. Indigocarmin) (entspr. Eisen(III)-hydroxid-oxid x H2O), Opadry klar: (entspr. Hypromellose) (entspr. Macrogol).
PG: 28 ST RE2 (EKO: Y) [€ 217,40]

Mimpara 30 mg - Filmtabletten
31E03, 44G02

(Z.Nr. EU/1/04/292/*) NR. P. Parallelimport. H05BX01
V: Orifarm, Leverkusen, Deutschland
Z: 1 Filmtablette enthält: Cinacalcet 30 mg (entspr. Cinacalcet hydrochlorid), Tablettenkern: Maisstärke, vorverkleistert, Cellulose, mikrokristalline, Povidon, Crospovidon, Magnesium stearat, Siliciumdioxid, hochdisperses; Tablettenfilm: (entspr. Carnaubawachs), Opadry II grün: Lactose monohydrat 2,74 mg, (entspr. Hypromellose) (entspr. Titandioxid) (entspr. Glyceroltriacetat) (entspr. Indigocarmin) (entspr. Eisen(III)-hydroxid-oxid x H2O), Opadry klar: (entspr. Hypromellose) (entspr. Macrogol).
PG: 28 ST RE2 (EKO: Y) [€ 219,05]

Mimpara 60 mg - Filmtabletten
31E03, 44G02

(Z.Nr. EU/1/04/292/*) NR. P. H05BX01
ZI: Amgen Europe, Zg Breda, Niederlande
Z: 1 Filmtablette enthält: Cinacalcet 60 mg (entspr. Cinacalcet hydrochlorid), Tablettenkern: Maisstärke, vorverkleistert, Cellulose, mikrokristalline, Povidon, Crospovidon, Magnesium stearat, Siliciumdioxid, hochdisperses; Tablettenfilm: (entspr. Carnaubawachs), Opadry II grün: Lactose monohydrat 5,47 mg, (entspr. Hypromellose) (entspr. Titandioxid) (entspr. Glyceroltriacetat) (entspr. Indigocarmin) (entspr. Eisen(III)-hydroxid-oxid x H2O), Opadry klar: (entspr. Hypromellose) (entspr. Macrogol).
Kurzinformation: siehe Mimpara 30 mg - Filmtabletten, → S. 905
PG: 28 ST RE2 (EKO: Y) [€ 386,25]

Mimpara 60 mg - Filmtabletten
31E03, 44G02

(Z.Nr. EU/1/04/292/*) NR. P. Parallelimport. H05BX01
V: Abacus Medicine, Copenhagen, Dänemark
Z: 1 Filmtablette enthält: Cinacalcet 60 mg (entspr. Cinacalcet hydrochlorid), Tablettenkern: Maisstärke, vorverkleistert, Cellulose, mikrokristalline, Povidon, Crospovidon, Magnesium stearat, Siliciumdioxid, hochdisperses; Tablettenfilm: (entspr. Carnaubawachs), Opadry II grün: Lactose monohydrat 5,47 mg, (entspr. Hypromellose) (entspr. Titandioxid) (entspr. Glyceroltriacetat) (entspr. Indigocarmin) (entspr. Eisen(III)-hydroxid-oxid x H2O), Opadry klar: (entspr. Hypromellose) (entspr. Macrogol).
PG: 28 ST RE2 (EKO: Y) [€ 382,40]

Mimpara 60 mg - Filmtabletten
31E03, 44G02

(Z.Nr. EU/1/04/292/*) NR. P. Parallelimport. H05BX01
V: Haemato Pharm, Schönefeld, Deutschland
Z: 1 Filmtablette enthält: Cinacalcet 60 mg (entspr. Cinacalcet hydrochlorid), Tablettenkern: Maisstärke, vorverkleistert, Cellulose, mikrokristalline, Povidon, Crospovidon, Magnesium stearat, Siliciumdioxid, hochdisperses; Tablettenfilm: (entspr. Carnaubawachs), Opadry II grün: Lactose monohydrat 5,47 mg, (entspr. Hypromellose) (entspr. Titandioxid) (entspr. Glyceroltriacetat) (entspr. Indigocarmin) (entspr. Eisen(III)-hydroxid-oxid x H2O), Opadry klar: (entspr. Hypromellose) (entspr. Macrogol).
PG: 28 ST RE2 (EKO: Y) [€ 384,65]

M

Mimpara 60 mg - Filmtabletten 31E03, 44G02
(Z.Nr. EU/1/04/292/*) NR. P. Parallelimport. H05BX01
V: Orifarm, Leverkusen, Deutschland
Z: 1 Filmtablette enthält: Cinacalcet 60 mg (entspr. Cinacalcet hydrochlorid), Tablettenkern: Maisstärke, vorverkleistert, Cellulose, mikrokristalline, Povidon, Crospovidon, Magnesium stearat, Siliciumdioxid, hochdisperses; Tablettenfilm: (entspr. Carnaubawachs), Opadry II grün: Lactose monohydrat 5,47 mg, (entspr. Hypromellose) (entspr. Titandioxid) (entspr. Glyceroltriacetat) (entspr. Indigocarmin) (entspr. Eisen(III)-hydroxid-oxid x H2O), Opadry klar: (entspr. Hypromellose) (entspr. Macrogol).
PG: 28 ST RE2 (EKO: Y) [€ 386,25]

Mimpara 90 mg - Filmtabletten 31E03, 44G02
(Z.Nr. EU/1/04/292/*) NR. P. H05BX01
ZI: Amgen Europe, Zg Breda, Niederlande
Z: 1 Filmtablette enthält: Cinacalcet 90 mg (entspr. Cinacalcet hydrochlorid), Tablettenkern: Maisstärke, vorverkleistert, Cellulose, mikrokristalline, Povidon, Crospovidon, Magnesium stearat, Siliciumdioxid, hochdisperses; Tablettenfilm: (entspr. Carnaubawachs), Opadry II grün: Lactose monohydrat 8,21 mg, (entspr. Hypromellose) (entspr. Titandioxid) (entspr. Glyceroltriacetat) (entspr. Indigocarmin) (entspr. Eisen(III)-hydroxid-oxid x H2O), Opadry klar: (entspr. Hypromellose) (entspr. Macrogol).
Kurzinformation: siehe Mimpara 30 mg - Filmtabletten, → S. 905
PG: 28 ST RE2 (EKO: Y) [€ 515,65]

Mimpara 90 mg - Filmtabletten 31E03, 44G02
(Z.Nr. EU/1/04/292/*) NR. P. Parallelimport. nicht im Handel. H05BX01

M

Mimpara 90 mg - Filmtabletten 31E03, 44G02
(Z.Nr. EU/1/04/292/*) NR. P. Parallelimport. H05BX01
V: Haemato Pharm, Schönefeld, Deutschland
Z: 1 Filmtablette enthält: Cinacalcet 90 mg (entspr. Cinacalcet hydrochlorid), Tablettenkern: Maisstärke, vorverkleistert, Cellulose, mikrokristalline, Povidon, Crospovidon, Magnesium stearat, Siliciumdioxid, hochdisperses; Tablettenfilm: (entspr. Carnaubawachs), Opadry II grün: Lactose monohydrat 8,21 mg, (entspr. Hypromellose) (entspr. Titandioxid) (entspr. Glyceroltriacetat) (entspr. Indigocarmin) (entspr. Eisen(III)-hydroxid-oxid x H2O), Opadry klar: (entspr. Hypromellose) (entspr. Macrogol).
PG: 28 ST RE2 (EKO: Y) [€ 514,05]

Mimpara 1 mg - Granulat zur Entnahme aus Kapseln 31E03, 44G02
(Z.Nr. EU/1/04/292/*) NR. P. nicht im Handel. H05BX01

Mimpara 2,5 mg - Granulat zur Entnahme aus Kapseln 31E03, 44G02
(Z.Nr. EU/1/04/292/*) NR. P. nicht im Handel. H05BX01

Mimpara 5 mg - Granulat zur Entnahme aus Kapseln 31E03, 44G02
(Z.Nr. EU/1/04/292/*) NR. P. nicht im Handel. H05BX01

Minerva - Dragees 22G02, 31I01
(Z.Nr. 1-21646) RP. P. G03HB01
ZI: Bayer Austria, Wien
Z: 1 Dragee enthält: Cyproteron acetat 2 mg, Ethinylestradiol 35 µg, Lactose monohydrat 30,96 mg, Maisstärke, Povidon 25, Magnesium stearat, Saccharose 19,37 mg, Povidon 700000, Macrogol 6000, Calciumcarbonat, Talkum, Glycerol 85%, Titandioxid, Eisenoxid gelb, Montanglycolwachs.
EW: Antiandrogen.
AG: Androgenempfindliche Akne (mit oder ohne Seborrhö) und/ oder Hirsutismus bei Frauen im gebärfähigen Alter nach Versagen einer topischen oder Antibiotika-Therapie der Akne.
AA: Unzerkaut mit Flüssigkeit einnehmen.
DO: Täglich 1 Dragee vom 1. bis zum 21. Zyklustag, dann 7 Tage Pause. Zeit bis zur Linderung der Symptome mindestens 3 Monate. Behandlungsdauer 3 bis 4 Zyklen nach Abklingen der Symptome. Keine Daten an Jugendlichen.
GA: Thrombotische/thromboembolische Ereignisse (auch in der Anamnese und bei Prädisposition), Migräne, Diabetes mit Gefäßveränderungen, schwere Leberschäden, sexualabhängige Malignome, nicht abgeklärte Genitalblutungen. Nicht an Männer verabreichen.
SST: Gegenanzeige.
NW: Erhöhtes venöses und arterielles Thromboembolierisiko, Brustschmerzen, ZNS (Kopfschmerzen), Psyche, Magen/Darm, Haut, zerebrovaskuläre Insulte, Hypertonie, Hypertriglyzeridämie, Lebertumore, Angioödem.
WW: Nicht in Kombination mit anderen hormonalen Kontrazeptiva anwenden. Vorsicht: Enzyminduktoren, Antibiotika, (z.B. Penicilline, Rifampicin, Tetrazykline), Labor. WW mit vielen Arzneimitteln möglich (Fachinformation der anderen gleichzeitig eingenommenen Arzneimittel beachten).
WH: Nach der Menopause nicht anwenden. Vorsicht bei kardiovaskulären Störungen. Erhöhtes Thromboserisiko beachten. Erhöhtes Risiko für Brustkrebs, Lebertumore, M. Crohn, Colitis ulcerosa beachten. Kontrollen: Blutdruck, somatische und gynäkologische Untersuchungen.
PG: 63 ST * (EKO: N) [€ 22,65]

Minesse 15 Mikrogramm/60 Mikrogramm - Filmtabletten 31I01
(Z.Nr. 1-23620) RP. P. G03AA10
ZI: Pfizer Corporation Austria, Wien
Z: 1 Packung enthält: Filmtablette, hellgelb: Ethinylestradiol 15 µg, Gestoden 60 µg, Lactose monohydrat, Cellulose, mikrokristalline, Magnesium stearat, Polacrilin kalium, Polyethylenglycol 1450, Montanglycolwachs, Opadry gelb (entspr. Hydroxypropylmethylcellulose) (entspr. Titandioxid) (entspr. Eisenoxid gelb) (entspr. Eisenoxid rot), Wasser, destilliertes; Filmtablette, weiss (Placebo): Lactose monohydrat, Cellulose, mikrokristalline, Magnesium stearat, Polacrilin kalium, Polyethylenglykol 1500, Montanglycolwachs, Opadry weiss (entspr. Hydroxypropylmethylcellulose) (entspr. Hydroxypropylcellulose) (entspr. Titandioxid) (entspr. Polyethylenglycol), Wasser, destilliertes.
EW: Ovulationshemmer.
AG: Hormonale Kontrazeption.
AA: Oral.
DO: Je eine hellgelbe Filmtablette über 24 Tage, dann eine weiße Filmtablette (Placebo) über 4 Tage einnehmen.
GA: Vorliegen oder Risiko für venöse Thromboembolie (auch Prädisposition, größere Operationen mit längerer Immobilisierung). Vorliegen oder Risiko für arterielle Thromboembolie (auch Prädisposition, Myokardinfarkt, Angina pectoris, Schlaganfall oder Vorstufen), hohes Risiko für arterielle Thromboembolie (Diabetes mit Gefäßveränderungen, schwere Hypertonie, schwere Fettstoffwechselstörungen, Prädisposition für Thrombosen), schwere Leberschäden, Lebertumore, sexualhormonabhängige maligne Tumore, nicht abgeklärte vaginale Blutungen, Migräne.
SST: In der Schwangerschaft nicht anwenden, in der Stillzeit nicht empfohlen.
Bei Eintritt einer Schwangerschaft sofort absetzen.
NW: Häufig: Kopfschmerzen, Abdominalschmerzen, Brustschmerzen.
Gelegentlich: Vaginale Candidiasis oder andere Pilzinfektionen, erhöhter Appetit, Depression, Migräne, Schläfrigkeit, Beinkrämpfe, Nervosität, Augenbeschwerden, Herz/Kreislauf (Hypertonie, Hypotonie, selten Thrombose/Embolie), Magen/Darm, Leber (sehr selten Leberzelltumore), Haut, Harnwegsinfektionen, Zwischenblutungen, Ausbleiben der Abbruchblutung, Veränderungen an der Geschlechtsorganen, Hitzewallungen, Gewichtsänderungen, Ödeme.
WW: Gegenanzeige: Ombitasvir/Paritaprevir/Ritonavir, Dasabuvir mit oder ohne Ribavirin (Transaminasenanstieg; 2 Wochen Abstand).
Vorsicht: Leberenzyminduktoren können zur Wirkungsminderung oraler Kontrazeptiva führen: Barbiturate, Bosentan, Carbamazepin, Phenytoin, Primidon, Rifampicin, Arzneimittel gegen HIV oder HCV (Ritonavir, Nevirapin, Efavirenz und andere), Felbamat, Griseofulvin, Oxcarbazepin, Topiramat, Johanniskraut.
Bei Kurzzeitbehandlung Barrieremethode bis 28 Tage nach dem Absetzen anwenden. Bei Langzeitbehandlung wird andere, nicht-hormonale Verhütungsmethode empfohlen.
Enzyminhibitoren (z.B. Etoricoxib) können die Plasmakonzentrationen von Estrogenen und/oder Progestagenen erhöhen. Ethinylestradiol kann die Plasmakonzentration von Theophyllin oder Tizanidin erhöhen.
WH: Erhöhtes Risiko für arterielle und venöse Thromboembolien beachten. Auf Symptome von apoplektischem Insult oder Myokardinfarkt achten. Blutdruck messen. Leicht erhöhtes Brustkrebsrisiko beachten. Bei Leberfunktionsstörungen orales Kontrazeptivum bis zur Normalisierung der Leberfunktion absetzen. Kein Schutz vor AIDS oder anderen sexuell übertragbaren Krankheiten. Anhaltende Blutungsunregelmäßigkeiten diagnostisch abklären. Durchbruchblutungen und/oder Verhütungsversagen als Folge von Wechselwirkungen mit anderen Arzneimitteln möglich.
PG: 28 ST * (EKO: N) [€ 11,60], **3X28** 84 ST * (EKO: N) [€ 29,60]

Minidiab 5 mg - Tabletten 06B01
(Z.Nr. 0-15529) RP. P. n.l. A10BB07
ZI: Pfizer Corporation Austria, Wien
Z: 1 Tablette enthält: Glipizid 5 mg, Lactose 153 mg, Maisstärke, Cellulose, mikrokristalline, Stearinsäure.
PG: 120 ST * (EKO: N) [€ 30,10 n.l.]

Minirin - Ampullen 31C
(Z.Nr. 1-19335) RP. P. E. H01BA02
ZI: Ferring Arzneimittel, Wien
Z: 1 Ampulle zu 1 ml enthält: Desmopressin acetat 4 µg, Natriumchlorid, Salzsäure, Wasser für Injektionszwecke.
EW: Strukturanalogon von ADH (Hypophylenhinterlappenhormon), antidiuretisch.
AG: -**Antidiuretikum:** Zentraler Diabetes insipidus -**Antihämorrhagikum:** Steigerung der Faktor VIII-Aktivität bei Hämophilie A und van Willebrand-Jürgens-Syndrom -**Diagnostikum:** Diabetes insipidus, Nierenschnelltest.
AA: I.v, i.m.
DO: Diabetes insipidus: Erwachsene 1-4 µg, Kinder 0,4-1 µg, Säuglinge initial 0,005 µg 1-2mal tgl.; Verdünnung mit NaCl-Lösung (Details siehe Austria-Codex - Fachinformation).
Hämophilie A, Willebrand-Jürgens: 0,3-0,4 µg/kg KG 1 Std. vor dem Eingriff 30 min langsam infundieren. Ev. alle 12 Std. über max. 7 Tage wiederholen.
Nierenschnelltest: Erwachsene 4 µg, Kinder 1-2 µg, Säuglinge 0,4 g i.m.
Details siehe Austria-Codex - Fachinformation.
GA: Schwangerschaftstoxikosen, habituelle oder psychogene Polydipsie, Hyponatriämie, SIADH, Herzinsuffizienz, Diuretikatherapie, Willebrand-Jürgens Subtyp IIb., schwere Nierenschäden, thrombotisch-thrombozytopenische Purpura.
SST: Anwendung unter sorgfältiger Überwachung möglich.
NW: Kurze Natriurese und Kaliurese; in höheren Dosen Abnahme der Osmolalität des Blutes, Konjunktivitis, Asthenie, Flush, leichte Bauchkrämpfe, Angina pectoris.
WW: Antidiurese durch Glibenclamid und Lithium verkürzt, durch Clofibrat und Oxytocin gesteigert; trizyklische Antidepressiva, SSRIs, NSARs, Loperamid; Blutdrucksteigerer (sorgfältige Kontrollen!).
WH: Vorsicht bei zystischer Fibrose, erhöhtem intrakraniellen Druck.
Wirkungslos bei renalem Diabetes insipidus, Hämophilie A mit weniger als 5% des normalen Faktor VIII- Spiegels, Hämophilie B. Beim Nierenschnelltest Flüssigkeit auf max. 0,5 Liter von 1 Std. vor bis 8 Std. nach Anwendung einschränken. Bei Anwendung als Antihämorrhagikum Wasserintoxikation bzw. Hyponatriämie vermeiden.
Bei Überdosierung Flüssigkeitsretention, Therapie: Furosemid.
PG: 10 ST * (EKO: N) [€ 179,65]

Minirin - Lösung zur intranasalen Anwendung 31C
(Z.Nr. 0-15400) RP. P. E. n.l. H01BA02
ZI: Ferring Arzneimittel, Wien
Z: 1 ml enthält: Desmopressin acetat 0,1 mg (entspr. Desmopressin 89 µg), Chlorobutanol 5 mg, Natriumchlorid, Salzsäure zur pH-Wert-Einstellung, Wasser für Injektionszwecke.
PG: 2,5 ML (2) (EKO: G) [€ 31,80 n.l.]

Minirin 0,1 mg/ml - Nasenspray 31C
(Z.Nr. 1-19332) RP. P. n.l. H01BA02
ZI: Ferring Arzneimittel, Wien
Z: 1 Sprühstoß enthält in 0,1 ml Lösung: Desmopressin acetat 10 µg (entspr. → 0,1 mg/ml), (entspr. Desmopressin 89 µg/ml) Benzalkonium chlorid 0,1 mg/ml, Citronensäure monohydrat, Dinatriumphosphat dihydrat, Natriumchlorid, Wasser für Injektionszwecke.
PG: 6 ML * (EKO: N) [€ 55,80 n.l.]

Minirin 0,1 mg - Tabletten 31C
(Z.Nr. 1-19334) RP. P. H01BA02
ZI: Ferring Arzneimittel, Wien
Z: 1 Tablette enthält: Desmopressin acetat 0,1 mg (entspr. Desmopressin 0,089 mg), Lactose, Kartoffelstärke, Magnesium stearat, Povidon.
EW: Strukturanalogon von ADH (Hypophysenhinterlappenhormon), antidiuretisch.
AG: Zentraler Diabetes insipides, Enuresis nocturna ab 5 Jahren nach Aus- schluss organischer Ursachen, Nykturie bei Erwachsenen.
AA: Oral.
DO: Diabetes insipidus: 3mal tgl. 0,1-0,2 mg.
Enuresis nocturna: TD 0,1-0,4 mg 1-2 Std. vor dem Schlafengehen (initial 0,2 mg).
Nykturie: TD initial 0,1 mg, Dosissteigerung nach Bedarf auf 0,2 bzw 0,4 mg. Bei nicht ausreichender Wirkung nach 4 Wochen absetzen.
GA: Schwangerschaftstoxikosen, habituelle oder psychogene Polydipsie, Hypo- natriämie, SIADH, Herzinsuffizienz, Diuretikatherapie, Willebrand-Jürgens Subtyp IIb., schwere Nierenschäden, thrombotisch-thrombozytopenische Purpura.
SST: Anwendung unter sorgfältiger Überwachung möglich.
NW: Hyponatriämie, Kopfschmerzen, Magen/Darm, verstopfte Nase, Rhinitis, erhöhte Körpertemperatur, Konjunktivitis, Asthenie.
WW: Antidiurese durch Glibenclamid und Lithium verkürzt, durch Clofibrat und Oxytocin gesteigert; trizyklische Antidepressiva, SSRIs, NSARs, Lopera- mid (Wasserretention); Blutdrucksteigerer (sorgfältige Kontrollen!).
WH: Nur anwenden, wenn orale Darreichungsformen nicht gegeben werden können.
Wirkungslos bei renalem Diabetes insipidus. Vorsicht bei zystischer Fibrose. Wasserintoxikation und Hyponatriämie vermeiden. Bei älteren Patienten Serumnatrium kontrollieren. Verkehrshinweis. Positive Dopingtests möglich.
Bei Überdosierung Flüssigkeitsretention, Therapie: Furosemid.
PG: 90 ST * (EKO: N) [€ 167,40]

Minirin 0,2 mg - Tabletten 31C
(Z.Nr. 1-19336) RP. P. H01BA02
ZI: Ferring Arzneimittel, Wien
Z: 1 Tablette enthält: Desmopressin acetat 0,2 mg (entspr. Desmopressin 0,178 mg), Lactose 123,7 mg, Kartoffelstärke, Magnesium stearat, Povidon.
Kurzinformation: siehe Minirin 0,1 mg - Tabletten, → S. 907
PG: 90 ST * (EKO: N) [€ 283,05]

Minirin Melt 60 µg - Lyophilisat zum Einnehmen 31C
(Z.Nr. 1-26410) RP. P. H01BA02
ZI: Ferring Arzneimittel, Wien
Z: 1 Lyophilisat enthält: Desmopressin 60 µg (entspr. Desmopressin acetat), Gelatine, Mannitol, Zitronensäure, wasserfrei.
EW: Strukturanalogon von ADH (Hypophysenhinterlappenhormon), antidiuretisch.
AG: Zentraler Diabetes insipidus, Enuresis nocturna ab 5 Jahren nach Ausschluss organischer Ursachen, Nykturie bei Erwachsenen.
AA: Sublingual.
DO: Zentraler Diabetes insipidus, Polyurie/Polydipsie: Initial 3mal tgl. 60 µg; TD 120-720 µg.
Enuresis nocturna: 120(-240) µg vor dem Zubettgehen.
Nykturie: TD vor dem Schlafengehen initial 60 mg, bei Bedarf steigern auf 120(-240) µg.
GA: Schwangerschaftstoxikosen, habituelle oder psychogene Polydipsie, Hyponatriämie, SIADH, Herzinsuffizienz, Diuretikatherapie, Willebrand-Jürgens Subtyp IIb., schwere Nierenschäden, thrombotisch-thrombozytopenische Purpura.
SST: Anwendung unter sorgfältiger Überwachung möglich.
NW: Hyponatriämie, Kopfschmerzen, Magen/Darm, verstopfte Nase, Rhinitis, erhöhte Körpertemperatur, Konjunktivitis, Asthenie.
WW: Antidiurese durch Glibenclamid und Lithium verkürzt, durch Clofibrat und Oxytocin gesteigert; trizyklische Antidepressiva, SSRIs, NSARs, Loperamid (Wasserretention); Blutdrucksteigerer (sorgfältige Kontrollen!).
WH: Nur anwenden, wenn orale Darreichungsformen nicht gegeben werden können. Wirkungslos bei renalem Diabetes insipidus. Vorsicht bei zystischer Fibrose. Wasserintoxikation und Hyponatriämie vermeiden. Bei älteren Patienten Serumnatrium kontrollieren. Verkehrshinweis. Positive Dopingtests möglich.
Bei Überdosierung Flüssigkeitsretention, Therapie: Furosemid.
PG: 30 ST RE2 (EKO: Y) [€ 45,40], 100 ST RE2 (EKO: Y) [€ 122,70]

Minirin Melt 120 µg - Lyophilisat zum Einnehmen 31C
(Z.Nr. 1-26411) RP. P. H01BA02
ZI: Ferring Arzneimittel, Wien
Z: 1 Lyophilisat enthält: Desmopressin 120 µg (entspr. Desmopressin acetat), Gelatine, Mannitol, Zitronensäure, wasserfrei.
Kurzinformation: siehe Minirin Melt 60 µg - Lyophilisat zum Einnehmen, → S. 907
PG: 30 ST RE2 (EKO: Y) [€ 76,35], 100 ST RE2 (EKO: Y) [€ 215,35]

Minirin Melt 240 µg - Lyophilisat zum Einnehmen 31C
(Z.Nr. 1-26412) RP. P. nicht im Handel. H01BA02

Minostad 50 mg - Kapseln 22G01, 34D
(Z.Nr. 1-22027) NR. P. J01AA08
ZI: Stada Arzneimittel, Wien
Z: 1 Hartkapsel enthält: Minocyclin 50 mg (entspr. Minocyclin

hydrochlorid-2-Wasser 57,93 mg), Kapselinhalt: Maisstärke, Magnesium stearat; Kapselhülle: Gelatine, Titandioxid, Eisenoxid gelb, Eisenoxid rot, Wasser, gereinigtes.
EW: Tetrazyklin, bakteriostatisch.
AG: Infektionen durch empfindliche Erreger: Haut (auch schwere Akne vulgaris und Rosazea), Atemwege, HNO, Urogenitale, Magen/Darm, Auge, seltene Infektionen, Umgebungsprävention von Meningokokken-Meningitiden.
AA: Regelmäßig mit einer Mahlzeit mit reichlich Flüssigkeit (keine Milch) einnehmen. Nicht im Liegen und nicht unmittelbar vor dem Schlafengehen einnehmen.
DO: Erwachsene: Erste Dosis 200 mg, dann 2mal tgl. 50 mg.
Kinder ab 8 Jahren: Erste Dosis 4 mg/kg KG, dann 2mal tgl. 2 mg/kg KG Strengste Indikationsstellung für Kinder unter 8 Jahren! Sonderdosierungen siehe Austria-Codex - Fachinformation.
GA: Schwere Leberschäden.
SST: Gegenanzeige.
NW: Allergien (auch schwere Überempfindlichkeit), ZNS (Vestibularis- toxizität), intrakranielle Drucksteigerung, Myopie, Magen/Darm, Ösophagusulzera (Kapseln nicht im Liegen einnehmen), Hepatitis, Haut (Hyperpigmentierungen, Photosensibilisierung), Niere, Lungeninfiltrate, Gelenkbeschwerden, Zahnverfärbung bei Anwendung während der Dentition, Untersuchungen.
WW: Vorsicht: Antazida, Eisen, medizinische Kohle, Colestyramin, Milch und Milchprodukte (2-3 Std. Abstand), Enzyminduktoren, bakterizide Anti- biotika (Penicilline, Cephalosporine), Theopyhllin, Blutzuckersenker, Gerinnungshemmer, Ciclosporin A, Methotrexat, Methoxyfluran, Cimetidin, Digoxin, Alkohol (Enzyminduktion), orale Kontrazeptiva, Labor.
WH: Vorsicht bei Myasthenie. Auf mögliche Erregerwechsel oder Pilzbefall achten. Kontrollen: Blutbild, Leber, Niere (Serumkreatinin). Bei schweren Durchfällen an pseudomembranöse Colitis denken. Verkehrshinweis.
Bei Überdosierung Leber-, Nierenschäden, Pankreatitis; Gabe von Antacida oder Calcium- und Magnesiumsalzen zur Chelatbildung empfohlen.
PG: 10 ST (2) (EKO: G) [€ 3,90], 30 ST (EKO: G) [€ 8,95]

M

Minoxidil Bio-H-Tin Pharma 20 mg/ml - Spray zur Anwendung auf der Haut (Kopfhaut), Lösung 22O03
(Z.Nr. 1-31856) RPF. P. D11AX01
ZI: BIO-H-TIN Pharma, Hallstadt, Deutschland
Z: 1 ml Lösung enthält: Minoxidil 20 mg, Ethanol 96% (V/V), Propylenglycol 208 mg, Wasser, gereinigtes.
EW: Dermatikum.
AG: Androgenetische Alopezie bei Frauen.
AA: Äußerlich auf der Kopfhaut mit Sprühkopf (großflächig) oder Pumpsprühapplikator (kleinflächig).
DO: 2mal tgl. 1 ml auf die Kopfhaut auftragen. MTD 2 ml. Keine Daten an Patienten über 65 Jahren sowie an Kindern und Jugendlichen.
GA: Haarausfall durch Zytostatika oder Ernährung, nach Absetzen hormoneller Kontrazeptiva, Verbrennungen oder Vernarbungen der Kopfhaut, Haarausfall wegen Pferdeschwanz.
SST: Nutzen/Risiko-Abwägung.
NW: Leichte Dermatitis der Kopfhaut, lokale Hautreizung, vorübergehend verstärkter Haarausfall, Kopfschmerz, Herz/Kreislauf, Kurzatmigkeit. Bei Überdosierung systemische Effekte (Gefäßerweiterung).
WW: Nicht mit anderen topischen Zubereitungen anwenden.
WH: Augenkontakt oder Einatmen vermeiden. Vorsicht bei Herz/ Kreislauf-Erkrankungen.
PG: 60 ML * (EKO: N) [€ 23,90], 180 ML * (EKO: N) [€ 47,90]

Minoxidil Bio-H-Tin Pharma 50 mg/ml - Spray zur Anwendung auf der Haut (Kopfhaut), Lösung 22O03
(Z.Nr. 1-31857) RPF. P. D11AX01
ZI: BIO-H-TIN Pharma, Hallstadt, Deutschland
Z: 1 ml Lösung enthält: Minoxidil 50 mg, Ethanol 96% (V/V), Propylenglycol 520 mg, Wasser, gereinigtes.
EW: Dermatikum.
AG: Androgenetische Alopezie bei Männern.
AA: Äußerlich auf der Kopfhaut mit Sprühkopf (großflächig) oder Pumpsprühapplikator (kleinflächig).
DO: 2mal tgl. 1 ml auf die Kopfhaut auftragen. MTD 2 ml. Keine Daten an Patienten über 65 Jahren sowie an Kindern und Jugendlichen.
GA: Haarausfall durch Zytostatika oder Ernährung, nach Absetzen hormoneller Kontrazeptiva, Verbrennungen oder Vernarbungen der Kopfhaut, Haarausfall wegen Pferdeschwanz.
SST: Nutzen/Risiko-Abwägung.
NW: Leichte Dermatitis der Kopfhaut, lokale Hautreizung, vorübergehend verstärkter Haarausfall, Kopfschmerz, Herz/Kreislauf, Kurzatmigkeit. Bei Überdosierung systemische Effekte (Gefäßerweiterung).
WW: Nicht mit anderen topischen Zubereitungen anwenden.
WH: Augenkontakt oder Einatmen vermeiden. Vorsicht bei Herz/ Kreislauf-Erkrankungen.
PG: 180 ML * (EKO: N) [€ 59,90]

Minoxidil Dermapharm 20 mg/ml - Spray zur Anwendung auf der Haut, Lösung 22O03
(Z.Nr. 1-38166) RPF. P. nicht im Handel. D11AX01

Minoxidil Dermapharm 50 mg/ml - Spray zur Anwendung auf der Haut, Lösung 22O03
(Z.Nr. 1-38167) RPF. P. nicht im Handel. D11AX01

Minoxipel 20 mg/ml - Lösung zur Anwendung auf der Haut 22O03
(Z.Nr. 1-40230) RPF. P. nicht im Handel. D11AX01

Minprog 500 Mikrogramm - Konzentrat zur Herstellung einer Infusionslösung 39D07, 31J01
(Z.Nr. 1-18290) NR. P. E. C01EA01
ZI: Pfizer Corporation Austria, Wien
Z: 1 ml enthält: Alprostadil 0,5 mg, (entspr. PGE1), Ethanol.
EW: Erweitert den Ductus Botalli bei Neugeborenen.
AG: Zur zeitweiligen Aufrechterhaltung der Durchgängigkeit des Ductus Botalli von Neugeborenen mit angeborenem zyanotischen Herzfehler bis zur Opera- tion.
AA: Kontinuierliche i.v. Infusion.
AH: Siehe Austria-Codex - Fachinformation (Verdünnungsvorschrift!)
DO: Infusionsbeginn 0,05-0,1 µg/kg KG/min. Nach Erreichen eines Effekts (verbesserte Oxygenierung) Reduktion bis auf 0,01-0,025 µg/kg KG/min.
Dosissteigerung (bis auf 0,4 µg/kg KG/min) verbessert selten die Wirksam- keit.
GA: Atemnotsyndrom. Spontan offenbleibender Ductus arteriosus, schwere Hypotonie.
NW: Apnoe, Bradykardie, Tachykardie, Hypotonie, Diarrhoe, Muskelzucken, Flushing, Fieber, reversible Hyperostose, Herzversagen, Nierenversagen, Blutungen, ZNS-, Stoffwechselveränderungen, Hyperplasie der Antrum- schleimhaut, Magenobstruktion, Gefäßschäden (vaskuläre Fragilität).
Erhöhtes NW-Risiko bei Kindern mit Geburtsgewicht unter 2000 Gramm.
WW: Alpha-Sympathomimetika können gefäßerweiternde Wirkung vermindern.
Andere Vasodilatatoren, Gerinnungshemmer verstärkt.
WH: Nur in Kinderkliniken mit kardiologischer Diagnostik und Intensivpflege anwenden. Vorsicht bei Blutungsneigung. Herz/Kreislauf, Atmung, Blutgase kontrollieren.
PG: 5 ST * (EKO: N) [€ 696,35]

Minulet - Dragees 75 Mikrogramm/30 Mikrogramm überzogene Tabletten 31I01
(Z.Nr. 1-18411) RP. P. G03AA10
ZI: Pfizer Corporation Austria, Wien
Z: 1 überzogene Tablette enthält: Gestoden 75 µg, Ethinylestradiol 30 µg, Tablettenkern: Lactose monohydrat 37,43 mg, Maisstärke, Povidon K25, Magnesium stearat, Natriumcalciumedetat; Tablettenüberzug: Saccharose 19,66 mg, Calciumcarbonat, Talkum, Polyethylenglykol 6000, Povidon K90, Montanglycolwachs.
Kurzinformation: siehe Harmonette - Dragees 75 Mikrogramm/20 Mikrogramm überzogene Tabletten, → S. 652
PG: 21 ST * (EKO: N) [€ 10,25], **3X21** 63 ST * (EKO: N) [€ 27,30]

MiPet Easecto 5 mg - Kautabletten für Hunde 1,3-2,5 kg 804A, 804B, 804D
(Z.Nr. EU/2/17/220/*) RP. P. nicht im Handel. QP53BE03

MiPet Easecto 10 mg - Kautabletten für Hunde >2,5-5 kg 804A, 804B, 804D
(Z.Nr. EU/2/17/220/*) RP. P. nicht im Handel. QP53BE03

MiPet Easecto 20 mg - Kautabletten für Hunde >5-10 kg 804A, 804B, 804D
(Z.Nr. EU/2/17/220/*) RP. P. nicht im Handel. QP53BE03

🐾 *MiPet Easecto 40 mg - Kautabletten für Hunde >10-20 kg* 804A, 804B, 804D
(Z.Nr. EU/2/17/220/*) RP. P. nicht im Handel.
QP53BE03

🐾 *MiPet Easecto 80 mg - Kautabletten für Hunde >20-40 kg* 804A, 804B, 804D
(Z.Nr. EU/2/17/220/*) RP. P. nicht im Handel.
QP53BE03

🐾 *MiPet Easecto 120 mg - Kautabletten für Hunde >40-60 kg* 804A, 804B, 804D
(Z.Nr. EU/2/17/220/*) RP. P. nicht im Handel.
QP53BE03

Miranax 550 mg - Filmtabletten 13B02
(Z.Nr. 1-19930) RP. P. M01AE02
ZI: Grünenthal, Brunn am Gebirge
Z: 1 Filmtablette enthält: Naproxen natrium 550 mg (entspr. Natrium 50 mg), Tablettenkern: Cellulose, mikrokristalline, Polyvidon K30, Talkum, Magnesium stearat, Tablettenüberzug: Hypromellose, Lactose monohydrat 3,87 mg, Macrogol 6000, Propylenglykol, Talkum, Titandioxid, Eisenoxid gelb, Eisenoxid rot, Eisenoxid braun.
EW: Nichtsteroidales Antirheumatikum.
AG: Schmerz- und Schwellungszustände, Migräne, primäre Dysmenorrhoe, Arthritis, Arthrosen, akuter Gichtanfall.
AA: Oral unzerkaut mit Flüssigkeit zu den Mahlzeiten, bei akuten Schmerzen auch nüchtern. Tablette ist teilbar.
DO: Möglichst niedrig dosiert und kurzzeitig anwenden.
TD 550-1100 mg; Dosisreduktion bei Leber-, Nierenschäden, alten Patienten.
Akute Gicht: Initial 825 mg, dann alle 8 Std. 275 mg bis zum Ende der Attacke.
Migränekopfschmerz: Bei Einsetzen der Attacke 825 mg, zusätzlich im Lauf des Tages 275 mg.
Nicht für Kinder oder für Personen unter 50 kg KG.
GA: Ulcus pepticum, Blutungsneigung, Analgetika-Asthma, schwere Herz- insuffizienz, schwere Leber-, Nieren-, Blutbildschäden.
SST: Gegenanzeige im 3. Trimenon und in der Stillzeit. Zwingende Indikationsstellung im 1. und 2. Trimenon.
NW: Magen/Darm, ZNS (Analgetika- Kopfschmerz), kognitive Dysfunktion, selten peptische Ulcera, Leber, Asthma, Haut, Allergien, Augen, Niere (Analgetika-Nephropathie), Blutbild, Ödeme, schwere Überempfindlichkeitsreaktionen, Hyperkaliämie, Psyche (Depressionen).
WW: Nicht empfohlen: Cumarine, Thrombozytenaggregationshemmer, andere NSARs, Glukokortikoide, Lithium, Alkohol.
Vorsicht: ACE-Hemmer, Antazida, Betablocker, Diuretika, Probenecid, Methotrexat, Zidovudin, Antiepileptika, Antidepressiva, Cyclosprin, Tacrolimus, Herzglykoside, Chinolone, Phenytoin, orale Antidiabetika, Antazida.
WH: Vorsicht bei Nieren-, Leber-, Herzschäden, Hypertonie, Ödemen, Porphyrie, Menorrhagie. Verkehrshinweis. Kontrollen: Blutbild, Leber, Niere. Nicht im Wochenbett anwenden. Nicht dialysierbar. Erhöhtes Risiko arterieller thromboembolischer Ereignisse beachten.
PG: 10 ST (2) (EKO: G) [€ 4,00], 30 ST (EKO: G) [€ 12,00]

Mirapexin 0,26 mg - Retardtabletten 12B03
(Z.Nr. EU/1/97/051/*) NR. P. nicht im Handel. N04BC05

Mirapexin 0,52 mg - Retardtabletten 12B03
(Z.Nr. EU/1/97/051/*) NR. P. nicht im Handel. N04BC05

Mirapexin 1,05 mg - Retardtabletten 12B03
(Z.Nr. EU/1/97/051/*) NR. P. nicht im Handel. N04BC05

Mirapexin 1,57 mg - Retardtabletten 12B03
(Z.Nr. EU/1/97/051/*) NR. P. nicht im Handel. N04BC05

Mirapexin 2,1 mg - Retardtabletten 12B03
(Z.Nr. EU/1/97/051/*) NR. P. nicht im Handel. N04BC05

Mirapexin 2,62 mg - Retardtabletten 12B03
(Z.Nr. EU/1/97/051/*) NR. P. nicht im Handel. N04BC05

Mirapexin 3,15 mg - Retardtabletten 12B03
(Z.Nr. EU/1/97/051/*) NR. P. nicht im Handel. N04BC05

Mirapexin 0,088 mg - Tabletten 12B03, 12D01
(Z.Nr. EU/1/97/051/*) NR. P. nicht im Handel.
N04BC05

Mirapexin 0,18 mg - Tabletten 12B03, 12D01
(Z.Nr. EU/1/97/051/*) NR. P. nicht im Handel.
N04BC05

Mirapexin 0,35 mg - Tabletten 12B03, 12D01
(Z.Nr. EU/1/97/051/*) NR. P. nicht im Handel.
N04BC05

Mirapexin 0,7 mg - Tabletten 12B03, 12D01
(Z.Nr. EU/1/97/051/*) NR. P. nicht im Handel.
N04BC05

🐾 *Mirataz 20 mg/g - transdermale Salbe für Katzen* 880
(Z.Nr. EU/2/19/247/*) NR. P. nicht im Handel. QN06AX11

Mircera 30 Mikrogramm/0,3 ml - Injektionslösung in einer Fertigspritze 20F06
(Z.Nr. EU/1/07/400/*) NR. P. E. nicht im Handel. B03XA03

Mircera 30 Mikrogramm/0,3 ml - Injektionslösung in einer Fertigspritze 20F06
(Z.Nr. EU/1/07/400/*) NR. P. E. Parallelimport. nicht im Handel. B03XA03

Mircera 40 Mikrogramm/0,3 ml - Injektionslösung in einer Fertigspritze 20F06
(Z.Nr. EU/1/07/400/*) NR. P. E. nicht im Handel. B03XA03

Mircera 50 Mikrogramm/0,3 ml - Injektionslösung in einer Fertigspritze 20F06
(Z.Nr. EU/1/07/400/*) NR. P. E. nicht im Handel. B03XA03

Mircera 50 Mikrogramm/0,3 ml - Injektionslösung in einer Fertigspritze 20F06
(Z.Nr. EU/1/07/400/*) NR. P. E. Parallelimport. nicht im Handel. B03XA03

Mircera 60 Mikrogramm/0,3 ml - Injektionslösung in einer Fertigspritze 20F06
(Z.Nr. EU/1/07/400/*) NR. P. E. nicht im Handel. B03XA03

Mircera 75 Mikrogramm/0,3 ml - Injektionslösung in einer Fertigspritze 20F06
(Z.Nr. EU/1/07/400/*) NR. P. E. nicht im Handel. B03XA03

Mircera 100 Mikrogramm/0,3 ml - Injektionslösung in einer Fertigspritze 20F06
(Z.Nr. EU/1/07/400/*) NR. P. E. nicht im Handel. B03XA03

Mircera 120 Mikrogramm/0,3 ml - Injektionslösung in einer Fertigspritze 20F06
(Z.Nr. EU/1/07/400/*) NR. P. E. nicht im Handel. B03XA03

Mircera 120 Mikrogramm/0,3 ml - Injektionslösung in einer Fertigspritze 20F06
(Z.Nr. EU/1/07/400/*) NR. P. E. Parallelimport. nicht im Handel. B03XA03

Mircera 150 Mikrogramm/0,3 ml - Injektionslösung in einer Fertigspritze 20F06
(Z.Nr. EU/1/07/400/*) NR. P. E. nicht im Handel. B03XA03

Mircera 200 Mikrogramm/0,3 ml - Injektionslösung in einer Fertigspritze 20F06
(Z.Nr. EU/1/07/400/*) NR. P. E. nicht im Handel. B03XA03

Mircera 250 Mikrogramm/0,3 ml - Injektionslösung in einer Fertigspritze 20F06
(Z.Nr. EU/1/07/400/*) NR. P. E. nicht im Handel. B03XA03

Mircera 360 Mikrogramm/0,6 ml - Injektionslösung in einer Fertigspritze 20F06
(Z.Nr. EU/1/07/400/*) NR. P. E. nicht im Handel. B03XA03

Mircera 360 Mikrogramm/0,6 ml - Injektionslösung in einer Fertigspritze 20F06
(Z.Nr. EU/1/07/400/*) NR. P. E. Parallelimport. nicht im Handel. B03XA03

Mirelle 15 Mikrogramm/60 Mikrogramm - Filmtabletten 31I01
(Z.Nr. 1-23621) RP. P. G03AA10
ZI: Bayer Austria, Wien
Z: 1 Packung enthält: Filmtablette, hellgelb: Ethinylestradiol 15 µg, Gestoden 60 µg; Filmtablette, weiss (Placebo); Filmtablette, hellgelb: Lactose monohydrat (entspr. Lactose 46 mg), Cellulose, mikrokristalline, Magnesium stearat, Polacrilin kalium, Opadry gelb YS-1-6386-G (entspr. Hypromellose) (entspr. Titandioxid) (entspr. Eisenoxid gelb) (entspr. Eisenoxid rot), Macrogol 1450, Wachs (entspr. Montanglycolwachs); Filmtablette, weiss: Lactose monohydrat, Cellulose, mikrokristalline, Magnesium stearat, Polacrilin kalium, Opadry weiss Y-5-18024-A (entspr. Hypromellose) (entspr. Hydroxypropylcellulose) (entspr. Titandioxid), Macrogol 400, Macrogol 1500, Wachs (entspr. Montanglycolwachs).
EW: Ovulationshemmer.
AG: Hormonale Kontrazeption.
DO: Je eine hellgelbe Filmtablette über 24 Tage, dann eine weiße Filmtablette (Placebo) über 4 Tage einnehmen.
GA: Vorliegen oder Risiko für venöse Thromboembolie (auch Prädisposition, größere Operationen mit längerer Immobilisierung). Vorliegen oder Risiko für arterielle Thromboembolie (auch Prädisposition, Myokardinfarkt, Angina pectoris, Schlaganfall oder Vorstufen), hohes Risiko für arterielle Thromboembolie (Diabetes mit Gefäßveränderungen, schwere Hypertonie, schwere Fettstoffwechselstörungen, Prädisposition für Thrombosen), schwere Leberschäden, Lebertumore, sexualhormonabhängige maligne Tumore, nicht abgeklärte vaginale Blutungen, Migräne.
SST: In der Schwangerschaft nicht anwenden, in der Stillzeit nicht empfohlen.
Bei Eintritt einer Schwangerschaft sofort absetzen.
NW: Häufig: Kopfschmerzen, Abdominalschmerzen, Brustschmerzen.
Gelegentlich: Vaginale Candidiasis oder andere Pilzinfektionen, erhöhter Appetit, Depression, Migräne, Schläfrigkeit, Beinkrämpfe, Nervosität, Augenbeschwerden, Herz/Kreislauf (Hypertonie, Hypotonie, selten Thrombose/Embolie), Magen/Darm, Haut, Harnwegsinfektionen, Zwischenblutungen, Ausbleiben der Abbruchblutung, Veränderungen an der Geschlechtsorganen, Hitzewallungen, Gewichtsänderungen, Ödeme.
WW: Gegenanzeige: Ombitasvir/Paritaprevir/Ritonavir, Dasabuvir mit oder ohne Ribavirin (Transaminasenanstieg; 2 Wochen Abstand).
Vorsicht: Leberenzyminduktoren können zur Wirkungsminderung oraler Kontrazeptiva führen: Barbiturate, Bosentan, Carbamazepin, Phenytoin, Primidon, Rifampicin, Arzneimittel gegen HIV oder HCV (Ritonavir, Nevirapin, Efavirenz und andere), Felbamat, Griseofulvin, Oxcarbazepin, Topiramat, Johanniskraut.
Bei Kurzzeitbehandlung Barrieremethode bis 28 Tage nach dem Absetzen anwenden. Bei Langzeitbehandlung wird andere, nichthormonale Verhütungsmethode empfohlen.
Enzyminhibitoren (z.B. Etoricoxib) können die Plasmakonzentrationen von Estrogenen und/oder Progestagenen erhöhen. Ethinylestradiol kann die Plasmakonzentration von Theophyllin oder Tizanidin erhöhen.
WH: Erhöhtes Risiko für arterielle und venöse Thromboembolien beachten. Auf Symptome von apoplektischem Insult oder Myokardinfarkt achten. Blutdruck messen. Leicht erhöhtes Brustkrebsrisiko beachten. Bei Leberfunktionsstörungen orales Kontrazeptivum bis zur Normalisierung der Leberfunktion absetzen. Kein Schutz vor AIDS oder anderen sexuell übertragbaren Krankheiten. Anhaltende Blutungsunregelmäßigkeiten diagnostisch abklären. Durchbruchblutungen und/oder Verhütungsversagen als Folge von Wechselwirkungen mit anderen Arzneimitteln möglich.
PG: 28 ST * (EKO: N) [€ 13,25], **3X28** 84 ST * (EKO: N) [€ 32,95]

Mirena 20 Mikrogramm/24 Stunden - Intrauterinpessar 29B02
(Z.Nr. 1-21529) RP. P. G02BA03
ZI: Bayer Austria, Wien
Z: 1 IUP enthält: Levonorgestrel 20 µg/24 h (entspr. → 52 mg), Polydimethylsiloxan elastomer (Q7-4910), Polyethylen, Bariumsulfat, Eisenoxyde.
EW: Gestagenhältiges Intrauterinpessar.
AG: Kontrazeption, Hypermenorrhoe, Endometriumprotektion während einer Östrogen-Substitutionstherapie.
AA: In das Cavum uteri einlegen. Bei Problemen mit der Insertion körperliche Untersuchung und Ultraschallkontrolle erforderlich.
DO: 1 Intrauterines Wirkstofffreisetzungssystem (IUS). Wirkdauer 5 Jahre.
Kontrazeption/Hypermenorrhoe: Bei erstmaliger Anwendung innerhalb von 7 Tagen nach Menstruationsbeginn einsetzen.
-postpartal: nicht früher als 6 Wochen nach der Geburt.
Vor der Menarche nicht anwenden.
GA: Bestehende oder vermutete Schwangerschaft, bekannte oder vermutete durch Sexualhormone beeinflusste Malignome, akute oder rekurrente Infektionen innerer Genitalorgane, Zervizitis, Infektion im unteren Genitaltrakt, postpartale Endometritis, septischer Abortus innerhalb der letzten 3 Monate, erhöhte Anfälligkeit für Infektionen, Zervixdysplasie, Malignome von Uterus bzw. Zervix, abnorme Uterus-Blutungen unklarer Genese, angeborene oder erworbene Uterus-Anomalien, sowie Myome (mit Verformungen des Cavum uteri), akute Lebererkrankungen oder Lebertumore.
SST: In der Schwangerschaft nicht anwenden. Stillen möglich.
NW: Erkrankungen der Geschlechtsorgane (Ovarialzysten, Blutungen, Entzündungen, Infektionen, Unterbauchschmerzen), Änderungen des Blutungsverhaltens (z.B. Spottings), Migräne, Psyche (Depression, verminderte Libido), abdominale Schmerzen, Haut (Akne), Hirsutismus, Infektionen des oberen Genitaltrakts, Gewichtszunahme.
WW: WW mit Enzyminduktoren-oder Enzymhemmern möglich, wegen der vorwiegend lokalen Wirkung nicht bedeutend.
WH: Vorsicht bei Migräne, Ikterus, starker Hypertonie, schweren Herz- oder Gefäßerkrankungen, Thromboembolien, Diabetes. Nicht zur postkoitalen Kontrazeption. Auf Infektionen und Depressionen achten. Bei Therapieversagen Risiko für ektopische Schwangerschaften erhöht. Leicht erhöhtes Brustkrebsrisiko beachten. Insertion und Entfernen nur durch Facharzt. Bei Schmerzen oder starker Menstruation an Expulsion denken. Details siehe Austria-Codex - Fachinformation.
PG: 1 ST * (EKO: N) [€ 216,50]

Mirena 20 Mikrogramm/24 Stunden - Intrauterinpessar 29B02
(Z.Nr. 1-21529-P3/P6) RP. P. Parallelimport. G02BA03
V: Eurim-Pharm, Salzburg
Z: 1 IUP enthält: Levonorgestrel 20 µg/24 h (entspr. → 52 mg), Polydimethylsiloxan elastomer (Q7-4910), Polyethylen, Bariumsulfat, Eisenoxyde.
PG: 1 ST * (EKO: N) [€ 197,00]

Mirena 20 Mikrogramm/24 Stunden - Intrauterinpessar 29B02
(Z.Nr. 1-21529-P5/P7/P8) RP. P. Parallelimport. G02BA03
V: Haemato Pharm, Schönefeld, Deutschland
Z: 1 IUP enthält: Levonorgestrel 20 µg/24 h (entspr. → 52 mg), Polydimethylsiloxan elastomer (Q7-4910), Polyethylen, Bariumsulfat, Eisenoxyde.
PG: 1 ST * (EKO: N) [€ 195,15]

Mirena 20 Mikrogramm/24 Stunden - Intrauterinpessar 29B02
(Z.Nr. 1-21529-P9) RP. P. Parallelimport. G02BA03
V: Orifarm, Leverkusen, Deutschland
Z: 1 IUP enthält: Levonorgestrel 20 µg/24 h (entspr. → 52 mg), Polydimethylsiloxan elastomer (Q7-4910), Polyethylen, Bariumsulfat, Eisenoxyde.
PG: 1 ST * (EKO: N) [€ 197,00]

Mirtabene 30 mg - Filmtabletten 49A01
(Z.Nr. 1-24959) NR. P. N06AX11
ZI: Teva, Haarlem, Niederlande
Z: 1 Filmtablette enthält: Mirtazapin 30 mg, Tablettenkern: Lactose monohydrat 198 mg, Maisstärke, Hyprolose, Siliciumdioxid, hochdisperses, Magnesium stearat; Tablettenfilm: Opadry beige 02F27122: (entspr. Hypromellose) (entspr. Titandioxid) (entspr. Macrogol 8000) (entspr. Eisenoxid rot) (entspr. Eisenoxid gelb) (entspr. Eisenoxid schwarz).
EW: Antidepressivum.
AG: Depressive Erkrankungen (Episoden einer Major Depression).
AA: TD vorzugsweise am Abend oder in 2 ED unzerkaut mit Flüssigkeit schlucken.
DO: TD 15-45 mg. Bei Kindern und Jugendlichen nicht anwenden.
SST: Nutzen/Risiko-Abwägung. Erhöhtes Risiko der persistieren-

den pulmonalen Hypertonie beim Neugeborenen.
NW: Appetit- und Gewichtszunahme, Schläfrigkeit, Sedierung, Kopfschmerzen, trockener Mund, Gewichtszunahme, (orthostatische) Hypotonie, Schwindel, Erschöpfung, Manie, Konvulsionen, Akathisie, Tremor, Muskelzuckungen, Ödeme, Knochenmarksdepression, vorübergehender Anstieg der Transaminasen, Exantheme, Parästhesie, Arthralgie/Myalgie, Hyponatriämie, Albträume, Serotoninsyndrom.
WW: Gegenanzeige: MAO-Hemmer (2 Wochen Abstand); Vorsicht: Benzodiazepine; Alkohol. CYP 3A-Hemmer, Cimetidin (Dosisanpassung), serotonerge Wirk- stoffe, Warfarin, QT-verlängernde Substanzen.
WH: Vorsicht bei Epilepsie und hirnorganischem Psychosyndrom; Leber- oder Niereninsuffizienz; Herzerkrankungen, QT-Verlängerung, Hypotonie, Miktionsstörungen; akutem Engwinkelglaukom; Diabetes mellitus.
Verkehrshinweis; bei Auftreten von Fieber, Halsentzündung, Stomatitis oder anderen Zeichen einer Infektion Behandlung unterbrechen und Blutbildkontrolle. Bei Gelbsucht Behandlung abbrechen. Erhöhtes Suizidrisiko beachten.
PG: 30 ST (EKO: G) [€ 12,45]

Mirtabene "ratiopharm" 45 mg - Filmtabletten — 49A01
(Z.Nr. 1-25515) NR. P. — N06AX11
ZI: Teva, Haarlem, Niederlande
Z: 1 Filmtablette enthält: Mirtazapin 45 mg (entspr. Mirtazapin hemihydrat), Kern: Lactose monohydrat 190 mg, Cellulosepulver, Carboxymethylstärke, Natrium Typ A, Maisstärke, vorverkleistert, Siliciumdioxid, hochdispers, wasserfrei, Magnesium stearat; Filmüberzug: (entspr. Hypromellose) (entspr. Titandioxid) (entspr. Talkum) (entspr. Macrogol 6000).
Kurzinformation: siehe Mirtabene 30 mg - Filmtabletten, → S. 910
PG: 30 ST (EKO: G) [€ 13,95]

Mirtazapin Actavis 15 mg - Schmelztabletten — 49A01
(Z.Nr. 1-27161) NR. P. — N06AX11
ZI: Actavis Group PTC, Hafnarfjördur, Island
Z: 1 Schmelztablette enthält: Mirtazapin 15 mg, Mannitol, Cellulose, mikrokristalline, Magnesium carbonat, schwer, basisch, Hydroxypropylcellulose, Crospovidon, Siliciumdioxid, hochdisperses, L-Methionin, Mikrokristalline Cellulose und Guar Gummi, Aspartam 6 mg, Orangengeschmack, Magnesium stearat.
EW: Antidepressivum.
AG: Major Depression.
AA: Oral. Tablette auf die Zunge legen, kann ohne Wasser geschluckt werden.
DO: TD 15-45 mg. Bei Kindern und Jugendlichen nicht anwenden.
SST: Nutzen/Risiko-Abwägung. Erhöhtes Risiko der persistierenden pulmonalen Hypertonie beim Neugeborenen.
NW: Appetit- und Gewichtszunahme, Schläfrigkeit, Sedierung, Kopfschmerzen, trockener Mund, Gewichtszunahme, (orthostatische) Hypotonie, Schwindel, Erschöpfung, Manie, Konvulsionen, Akathisie, Tremor, Muskelzuckungen, Ödeme, Knochenmarksdepression, vorübergehender Anstieg der Transaminasen, Exantheme, Parästhesie, Arthralgie/Myalgie, Hyponatriämie, Albträume, Serotoninsyndrom.
WW: Gegenanzeige: MAO-Hemmer (2 Wochen Abstand); Vorsicht: Benzodiazepine; Alkohol. CYP 3A-Hemmer, Cimetidin (Dosisanpassung), serotonerge Wirk- stoffe, Warfarin, QT-verlängernde Substanzen.
WH: Vorsicht bei Epilepsie und hirnorganischem Psychosyndrom; Leber- oder Niereninsuffizienz; Herzerkrankungen, QT-Verlängerung, Hypotonie, Miktionsstörungen; akutem Engwinkelglaukom; Diabetes mellitus.
Verkehrshinweis; bei Auftreten von Fieber, Halsentzündung, Stomatitis oder anderen Zeichen einer Infektion Behandlung unterbrechen und Blutbildkontrolle. Bei Gelbsucht Behandlung abbrechen. Erhöhtes Suizidrisiko beachten.
PG: 30 ST (EKO: G) [€ 10,20]

Mirtazapin Actavis 30 mg - Schmelztabletten — 49A01
(Z.Nr. 1-27163) NR. P. — N06AX11
ZI: Actavis Group PTC, Hafnarfjördur, Island
Z: 1 Schmelztablette enthält: Mirtazapin 30 mg, Mannitol, Cellulose, mikrokristalline, Magnesium carbonat, schwer, basisch, Hydroxypropylcellulose, Crospovidon, Siliciumdioxid, hochdisperses, L-Methionin, Mikrokristalline Cellulose und Guar Gummi, Aspartam 12 mg, Orangengeschmack, Magnesium stearat.
Kurzinformation: siehe Mirtazapin Actavis 15 mg - Schmelztabletten, → S. 911
PG: 30 ST (EKO: G) [€ 11,00]

Mirtazapin Actavis 45 mg - Schmelztabletten — 49A01
(Z.Nr. 1-27168) NR. P. — N06AX11
ZI: Actavis Group PTC, Hafnarfjördur, Island
Z: 1 Schmelztablette enthält: Mirtazapin 45 mg, Mannitol, Cellulose, mikrokristalline, Magnesium carbonat, schwer, basisch, Hydroxypropylcellulose, Crospovidon, Siliciumdioxid, hochdisperses, L-Methionin, Mikrokristalline Cellulose und Guar Gummi, Aspartam 18 mg, Orangengeschmack, Magnesium stearat.
Kurzinformation: siehe Mirtazapin Actavis 15 mg - Schmelztabletten, → S. 911
PG: 30 ST (EKO: G) [€ 12,00]

Mirtazapin Aristo 30 mg - Filmtabletten — 49A01
(Z.Nr. 1-29397) NR. P. — N06AX11
ZI: Aristo Pharma, Berlin, Deutschland
Z: 1 Filmtablette enthält: Mirtazapin 30 mg, Lactose monohydrat 203,6 mg, Stärke, vorverkleistert, Siliciumdioxid, hochdisperses, Croscarmellose natrium, Magnesium stearat; Tablettenfilm: Hypromellose, Macrogol 8000, Titandioxid, Eisenoxid gelb, Eisenoxid rot.
Kurzinformation: siehe Mirtabene 30 mg - Filmtabletten, → S. 910
PG: 30 ST (EKO: G) [€ 9,75]

Mirtazapin Bluefish 15 mg - Schmelztabletten — 49A01
(Z.Nr. 1-27571) NR. P. — N06AX11
ZI: Bluefish Pharmaceuticals, Gävlegatan, Stockholm, Schweden
Z: 1 Schmelztablette enthält: Mirtazapin 15 mg, Crospovidon Typ B, Mannitol, Cellulose, mikrokristalline, Aspartam 3 mg, Siliciumdioxid, hochdisperses, Magnesium stearat, Erdbeer-Guarana-Aroma (entspr. Maltodextrin) (entspr. Propylenglycol) (entspr. Aroma, künstlich) (entspr. Essigsäure < 1 %), Pfefferminz-Aroma (entspr. Aroma, künstlich) (entspr. Maisstärke).
EW: Antidepressivum.
AG: Major Depression.
AA: Tablette mit trockenen Fingern auf die Zunge legen und unzerkaut schlucken.
DO: TD 15-45 mg. Bei Kindern und Jugendlichen nicht anwenden.
SST: Nutzen/Risiko-Abwägung. Erhöhtes Risiko der persistierenden pulmonalen Hypertonie beim Neugeborenen.
NW: Appetit- und Gewichtszunahme, Schläfrigkeit, Sedierung, Kopfschmerzen, trockener Mund, Gewichtszunahme, (orthostatische) Hypotonie, Schwindel, Erschöpfung, Manie, Konvulsionen, Akathisie, Tremor, Muskelzuckungen, Ödeme, Knochenmarksdepression, vorübergehender Anstieg der Transaminasen, Exantheme, Parästhesie, Arthralgie/Myalgie, Hyponatriämie, Albträume, Serotoninsyndrom.
WW: Gegenanzeige: MAO-Hemmer (2 Wochen Abstand); Vorsicht: Benzodiazepine; Alkohol. CYP 3A-Hemmer, Cimetidin (Dosisanpassung), serotonerge Wirk- stoffe, Warfarin, QT-verlängernde Substanzen.
WH: Vorsicht bei Epilepsie und hirnorganischem Psychosyndrom; Leber- oder Niereninsuffizienz; Herzerkrankungen, QT-Verlängerung, Hypotonie, Miktionsstörungen; akutem Engwinkelglaukom; Diabetes mellitus.
Verkehrshinweis; bei Auftreten von Fieber, Halsentzündung, Stomatitis oder anderen Zeichen einer Infektion Behandlung unterbrechen und Blutbildkontrolle. Bei Gelbsucht Behandlung abbrechen. Erhöhtes Suizidrisiko beachten.
PG: 30 ST (EKO: G) [€ 9,60]

Mirtazapin Bluefish 30 mg - Schmelztabletten — 49A01
(Z.Nr. 1-27572) NR. P. — N06AX11
ZI: Bluefish Pharmaceuticals, Gävlegatan, Stockholm, Schweden
Z: 1 Schmelztablette enthält: Mirtazapin 30 mg, Crospovidon Typ B, Mannitol, Cellulose, mikrokristalline, Aspartam 6 mg, Siliciumdioxid, hochdisperses, Magnesium stearat, Erdbeer-Guarana-Aroma (entspr. Maltodextrin) (entspr. Propylenglycol) (entspr. Aroma, künstlich) (entspr. Essigsäure < 1 %), Pfefferminz-Aroma (entspr. Aroma, künstlich) (entspr. Maisstärke).
Kurzinformation: siehe Mirtazapin Bluefish 15 mg - Schmelztabletten, → S. 911
PG: 30 ST (EKO: G) [€ 9,60]

Mirtazapin Bluefish 45 mg - Schmelztabletten — 49A01
(Z.Nr. 1-27573) NR. P. — N06AX11
ZI: Bluefish Pharmaceuticals, Gävlegatan, Stockholm, Schweden
Z: 1 Schmelztablette enthält: Mirtazapin 45 mg, Crospovidon Typ B, Mannitol, Cellulose, mikrokristalline, Aspartam 9 mg, Siliciumdioxid, hochdisperses, Magnesium stearat, Erdbeer-Guarana-Aroma (entspr. Maltodextrin) (entspr. Propylenglycol) (entspr. Aroma, künstlich) (entspr. Essigsäure < 1 %), Pfefferminz-Aroma (entspr. Aroma, künstlich) (entspr. Maisstärke).
Kurzinformation: siehe Mirtazapin Bluefish 15 mg - Schmelztabletten, → S. 911
PG: 30 ST (EKO: G) [€ 11,00]

Mirtazapin G.L. 15 mg - Filmtabletten — 49A01
(Z.Nr. 1-25679) NR. P. nicht im Handel. — N06AX11

Mirtazapin G.L. 30 mg - Filmtabletten 49A01
(Z.Nr. 1-25680) NR. P. N06AX11
ZI: G.L. Pharma, Lannach
Z: 1 Filmtablette enthält: Mirtazapin 30 mg, Tablettenkern: Lactose monohydrat 198 mg, Maisstärke, Hydroxypropylcellulose, Siliciumdioxid, hochdisperses, Magnesium stearat; Filmüberzug: Poly(vinylalkohol), Soja-Lecithin 0,21 mg, Titandioxid, Macrogol 3350, Talkum, Eisenoxid rot, Eisenoxid gelb, Eisenoxid schwarz.
Kurzinformation: siehe Mirtabene 30 mg - Filmtabletten, → S. 910
PG: 30 ST (EKO: G) [€ 9,75]

Mirtazapin G.L. 45 mg - Filmtabletten 49A01
(Z.Nr. 1-25681) NR. P. N06AX11
ZI: G.L. Pharma, Lannach
Z: 1 Filmtablette enthält: Mirtazapin 45 mg, Tablettenkern: Lactose monohydrat 297 mg, Maisstärke, Hydroxypropylcellulose, Siliciumdioxid, hochdisperses, Magnesium stearat; Filmüberzug: Poly(vinylalkohol), Soja-Lecithin 0,315 mg, Titandioxid, (entspr. Macrogol 3350), Talkum.
Kurzinformation: siehe Mirtabene 30 mg - Filmtabletten, → S. 910
PG: 30 ST (EKO: G) [€ 11,00]

Mirtazapin HCS 15 mg - Filmtabletten 49A01
(Z.Nr. 1-25510) NR. P. nicht im Handel. N06AX11

Mirtazapin HCS 30 mg - Filmtabletten 49A01
(Z.Nr. 1-25511) NR. P. N06AX11
ZI: HCS, Edegem, Belgien
Z: 1 Filmtablette enthält: Mirtazapin 30 mg (entspr. Mirtazapin hemihydrat), Kern: Lactose monohydrat, Cellulosepulver, Natriumstärkeglykolat, Maisstärke, vorverkleistert, Siliciumdioxid, hochdispers, wasserfrei, Magnesium stearat; Filmüberzug: (entspr. Hydroxypropylmethylcellulose) (entspr. Titandioxid) (entspr. Eisenoxid gelb) (entspr. Eisenoxid rot) (entspr. Talkum) (entspr. Macrogol 6000).
Kurzinformation: siehe Mirtabene 30 mg - Filmtabletten, → S. 910
PG: 30 ST (EKO: G) [€ 9,45]

Mirtazapin HCS 45 mg - Filmtabletten 49A01
(Z.Nr. 1-25512) NR. P. nicht im Handel. N06AX11

Mirtazapin Hexal 15 mg - Filmtabletten 49A01
(Z.Nr. 1-25833) NR. P. N06AX11
ZI: Hexal Pharma, Wien
Z: 1 Filmtablette enthält: Mirtazapin 15 mg, Tablettenkern: Lactose 94,05 mg (entspr. Lactose monohydrat), Maisstärke, Hydroxypropylcellulose, Siliciumdioxid, hochdisperses, Magnesium stearat; Filmüberzug: Hypromellose, Macrogol 8000, Titandioxid, Eisenoxid gelb, Chinolingelb, Gelborange S 0,021 mg (entspr. E 110).
Kurzinformation: siehe Mirtabene 30 mg - Filmtabletten, → S. 910
PG: 30 ST (EKO: G) [€ 12,45]

Mirtazapin Hexal 30 mg - Filmtabletten 49A01
(Z.Nr. 1-25834) NR. P. N06AX11
ZI: Hexal Pharma, Wien
Z: 1 Filmtablette enthält: Mirtazapin 30 mg, Tablettenkern: Lactose 188,1 mg (entspr. Lactose monohydrat), Maisstärke, Hydroxypropylcellulose, Siliciumdioxid, hochdisperses, Magnesium stearat; Filmüberzug: Hypromellose, Macrogol 8000, Titandioxid, Eisenoxid gelb, Eisenoxid rot, Eisenoxid schwarz.
Kurzinformation: siehe Mirtabene 30 mg - Filmtabletten, → S. 910
PG: 30 ST (EKO: G) [€ 12,45]

Mirtazapin Hexal 45 mg - Filmtabletten 49A01
(Z.Nr. 1-25835) NR. P. N06AX11
ZI: Hexal Pharma, Wien
Z: 1 Filmtablette enthält: Mirtazapin 45 mg, Tablettenkern: Lactose 282,15 mg (entspr. Lactose monohydrat), Maisstärke, Hydroxypropylcellulose, Siliciumdioxid, hochdisperses, Magnesium stearat; Filmüberzug: Hypromellose, Macrogol 8000, Titandioxid.
Kurzinformation: siehe Mirtabene 30 mg - Filmtabletten, → S. 910
PG: 30 ST (EKO: G) [€ 13,95]

Mirtazapin Hexal 30 mg - Schmelztabletten 49A01
(Z.Nr. 1-26970) NR. P. nicht im Handel. N06AX11

Mirtazapin Sandoz 15 mg - Filmtabletten 49A01
(Z.Nr. 1-25708) NR. P. N06AX11
ZI: Sandoz, Kundl
Z: 1 Filmtablette enthält: Mirtazapin 15 mg, Tablettenkern: Lactose monohydrat, Maisstärke, Hydroxypropylcellulose, Siliciumdioxid, hochdisperses, Magnesium stearat; Filmüberzug: Hypromellose, Lactose monohydrat, Titandioxid, Glyceroltriacetat, Eisenoxid gelb.
Kurzinformation: siehe Mirtabene 30 mg - Filmtabletten, → S. 910
PG: 30 ST (EKO: G) [€ 12,45]

Mirtazapin Sandoz 30 mg - Filmtabletten 49A01
(Z.Nr. 1-25709) NR. P. N06AX11
ZI: Sandoz, Kundl
Z: 1 Filmtablette enthält: Mirtazapin 30 mg, Tablettenkern: Lactose monohydrat, Maisstärke, Hydroxypropylcellulose, Siliciumdioxid, hochdisperses, Magnesium stearat; Filmüberzug: Hydroxypropylcellulose, Hypromellose, Titandioxid, Eisenoxid rot, Eisenoxid schwarz.
Kurzinformation: siehe Mirtabene 30 mg - Filmtabletten, → S. 910
PG: 30 ST (EKO: G) [€ 12,45]

Mirtazapin Sandoz 45 mg - Filmtabletten 49A01
(Z.Nr. 1-25710) NR. P. N06AX11
ZI: Sandoz, Kundl
Z: 1 Filmtablette enthält: Mirtazapin 45 mg, Tablettenkern: Lactose monohydrat, Maisstärke, Hydroxypropylcellulose, Siliciumdioxid, hochdisperses, Magnesium stearat; Filmüberzug: Hypromellose, Titandioxid, Macrogol 400.
Kurzinformation: siehe Mirtabene 30 mg - Filmtabletten, → S. 910
PG: 30 ST (EKO: G) [€ 13,95]

Mirtazapin Stada 15 mg - Filmtabletten 49A01
(Z.Nr. 1-25884) NR. P. N06AX11
ZI: Stada Arzneimittel, Wien
Z: 1 Filmtablette enthält: Mirtazapin 15 mg, Tablettenkern: Lactose monohydrat 99 mg, Maisstärke, Hydroxypropylcellulose, Siliciumdioxid, hochdisperses, Magnesium stearat; Filmüberzug: (entspr. Hypromellose) (entspr. Macrogol 8000) (entspr. Titandioxid) (entspr. Chinolingelb) (entspr. Gelborange S 0,021 mg) (entspr. Eisenoxid gelb).
Kurzinformation: siehe Mirtabene 30 mg - Filmtabletten, → S. 910
PG: 30 ST (EKO: G) [€ 9,55]

Mirtazapin Stada 30 mg - Filmtabletten 49A01
(Z.Nr. 1-25885) NR. P. N06AX11
ZI: Stada Arzneimittel, Wien
Z: 1 Filmtablette enthält: Mirtazapin 30 mg, Tablettenkern: Lactose monohydrat 198 mg, Maisstärke, Hydroxypropylcellulose, Siliciumdioxid, hochdisperses, Magnesium stearat; Filmüberzug: (entspr. Hypromellose) (entspr. Macrogol 8000) (entspr. Titandioxid) (entspr. Eisenoxid gelb) (entspr. Eisenoxid schwarz) (entspr. Eisenoxid rot).
Kurzinformation: siehe Mirtabene 30 mg - Filmtabletten, → S. 910
PG: 30 ST (EKO: G) [€ 9,55]

Mirtel 15 mg - Filmtabletten 49A01
(Z.Nr. 1-25557) NR. P. nicht im Handel. N06AX11

Mirtel 30 mg - Filmtabletten 49A01
(Z.Nr. 1-25558) NR. P. N06AX11
ZI: G.L. Pharma, Lannach
Z: 1 Filmtablette enthält: Mirtazapin 30 mg, Tablettenkern: Lactose monohydrat 198 mg, Maisstärke, Hydroxypropylcellulose, Siliciumdioxid, hochdisperses, Magnesium stearat; Überzug: (entspr. Poly(vinylalkohol)) (entspr. Soja-Lecithin 0,21 mg) (entspr. Titandioxid) (entspr. Macrogol 3350) (entspr. Quinolingelb) (entspr. Talkum) (entspr. Eisenoxid rot) (entspr. Eisenoxid gelb) (entspr. Eisenoxid schwarz).
Kurzinformation: siehe Mirtabene 30 mg - Filmtabletten, → S. 910
PG: 30 ST (EKO: G) [€ 12,45]

Mirtel 45 mg - Filmtabletten 49A01
(Z.Nr. 1-25559) NR. P. N06AX11
ZI: G.L. Pharma, Lannach
Z: 1 Filmtablette enthält: Mirtazapin 45 mg, Tablettenkern: Lactose monohydrat 297 mg, Maisstärke, Hydroxypropylcellulose, Siliciumdioxid, hochdisperses, Magnesium stearat; Überzug: (entspr. Poly(vinylalkohol)) (entspr. Soja-Lecithin 0,315 mg) (entspr. Titandioxid) (entspr. Macrogol 3350) (entspr. Talkum).
Kurzinformation: siehe Mirtabene 30 mg - Filmtabletten, → S. 910
PG: 30 ST (EKO: G) [€ 13,95]

Mirvaso 3 mg/g - Gel 22P02
(Z.Nr. EU/1/13/904/*) RP. P. nicht im Handel. D11AX21

Misyo 10 mg/ml - Konzentrat zur Herstellung einer Lösung zum Einnehmen 26C
(Z.Nr. 1-35201) NR. SG. P. nicht im Handel. N07BC02

🐾 *Mitex - Ohrentropfen und Suspension zur Anwendung auf der Haut für Hunde und Katzen* 830, 805BB, 813BZ
(Z.Nr. 8-35991) NR. P. nicht im Handel. QS02CA01

Mitomycin Accord 2 mg - Pulver zur Herstellung einer Injektions-/ Infusionslösung oder Lösung zur intravesikalen Anwendung 55B
(Z.Nr. 1-36776) NR. P. nicht im Handel. L01DC03

Mitomycin Accord 10 mg - Pulver zur Herstellung einer Injektions-/ Infusionslösung oder Lösung zur intravesikalen Anwendung 55B
(Z.Nr. 1-36777) NR. P. nicht im Handel. L01DC03

Mitomycin Accord 20 mg - Pulver zur Herstellung einer Injektions-/ Infusionslösung oder Lösung zur intravesikalen Anwendung 55B
(Z.Nr. 1-37201) NR. P. nicht im Handel. L01DC03

Mitomycin medac 1 mg/ml - Pulver zur Herstellung einer Injektions- oder Infusionslösung oder einer Lösung zur intravesikalen Anwendung 55B

(Z.Nr. 1-37116) NR. P. L01DC03
ZI: medac Gesellschaft für klinische Spezialpräparate, Wedel, Deutschland
Z: 1 ml Lösung enthält: Mitomycin 1 mg, Urea.
EW: Zytostatisches Antibiotikum.
AG: Palliative Tumortherapie (Monotherapie oder in Kombination) intravenös bei Kolorektal-, Magen-, Mamma-, Ösophagus-, Zervix-, Bronchial-, Pankreaskarzinom, Kopf-Hals-Tumoren; intravesikale Instillation bei oberflächlichem Harnblasenkarzinom nach transurethraler Resektion.
AA: Streng i.v. (nicht in Mischinjektionen) oder intravesikal.
DO: I.v. 10-20 mg/m² KOF alle 6-8 Wochen oder 8-12 mg/m² KOF alle 3-4 Wochen oder 5-10 mg/m² KOF alle 3-6 Wochen.
Niedriger dosieren bei zytostatischer Kombinationstherapie.
Intravesikal: 40 mg einmal wöchentlich; andere Therapieschemata möglich.
Keine Daten an Kindern und Jugendlichen.
GA: Leukopenie, Thrombopenie, Blutungsneigung; bei intravesikaler Anwendung: Blasenwandperforation, bestehende Blasenentzündung.
SST: Kontraindikation (mutagen und embryotoxisch), nicht stillen. Kontrazeption für Frauen und Männer bis 6 Monate nach Therapieende.
NW: Knochenmark, myelodysplastisches Syndrom, Fieber, gastrointestinal, lokale Nekrosen, Nierenschäden, schwere Lungenschäden, Haut (Alopezie), selten Leberstörungen; Zystitis bei Blaseninstillation, Überempfindlichkeit.
WW: Vorsicht: Andere Myelosuppressiva (verstärkt myelotoxisch), Doxorubicin (verstärkt kardiotoxisch), Vinca-Alkaloide oder Bleomycin (verstärkt lungentoxisch). Keine Impfungen mit Lebendvakzinen.
WH: Nur von onkologisch erfahrenen Ärzten zu verwenden, Kontrollen: Blutbild, Lunge, Niere, Leber. Langsam injizieren, Nekrosegefahr bei paravenöser Injektion. Verkehrshinweis.
PG: 2MG 10 ST * (EKO: N) [€ 307,55], **10MG** 1 ST * (EKO: N) [€ 149,85]

Mitomycin medac 20 mg - Pulver und Lösungsmittel zur Herstellung einer Lösung zur intravesikalen Anwendung 55B

(Z.Nr. 1-37118) NR. P. L01DC03
ZI: medac Gesellschaft für klinische Spezialpräparate, Wedel, Deutschland
Z: 1 Durchstechflasche enthält: Mitomycin 20 mg, Urea; Lösungsmittel: Natriumchlorid, Wasser für Injektionszwecke.
EW: Zytostatisches Antibiotikum.
AG: Rezidivprophylaxe bei oberflächlichem Harnblasenkarzinom nach transurethraler Resektion.
AA: Intravesikal nach Rekonstitution. Inhalt einer Durchstechflasche für 1 Blaseninstillation. Vor Instillation Harnblase entleeren, Dauer der Instillation 1 - 2 Std.
DO: 1mal wöchentlich 20-40 mg. Andere Therapieschemata (Anwendung alle 2 Wochen oder monatlich oder alle 3 Monate) möglich. Urin-pH soll über 6 liegen. Keine Daten an Kindern.
GA: Perforation der Blasenwand, Zystitis.
SST: Reproduktionstoxisch! Strenge Gegenanzeige. Kontrazeption für Frauen und Männer bis 6 Monate nach Therapieende erforderlich.
NW: Harnblasenveränderungen (Zystitis), Hautreaktionen. Sehr selten systemische Effekte (Blutbild, Magen/Darm, Lunge, Niere).
WW: Vorsicht: Verstärkung der Toxizität anderer myelotoxischer Substanzen möglich. Verstärkte Lungentoxizität mit Vinca-Alkaloiden oder Bleomycin. Erhöhtes Risiko für hämolytisch- urämisches Syndrom mit 5-FU oder Tamoxifen. Doxorubicin verstärkt kardiotoxisch. Impfungen mit Lebendvakzinen vermeiden.
WH: Zystitis symptomatisch behandeln. Vorsicht bei Leber- oder Nierenschäden. Auf Knochenmarkdepression achten. Verkehrshinweis.
PG: 1 ST * (EKO: N) [€ 229,85]

Mitomycin medac 40 mg - Pulver und Lösungsmittel zur Herstellung einer Lösung zur intravesikalen Anwendung 55B

(Z.Nr. 1-37117) NR. P. L01DC03
ZI: medac Gesellschaft für klinische Spezialpräparate, Wedel, Deutschland
Z: 1 Durchstechflasche enthält: Mitomycin 40 mg, Urea; Lösungsmittel: Natriumchlorid, Wasser für Injektionszwecke.
EW: Zytostatisches Antibiotikum.
AG: Rezidivprophylaxe bei oberflächlichem Harnblasenkarzinom nach transurethraler Resektion.
AA: Intravesikal nach Rekonstitution. Inhalt einer Durchstechflasche für 1 Blaseninstillation. Vor Instillation Harnblase entleeren, Dauer der Instillation 1 - 2 Std.
DO: 1mal wöchentlich 40 mg. Andere Therapieschemata (Anwendung alle 2 Wochen oder monatlich oder alle 3 Monate) möglich. Urin-pH soll über 6 liegen. Keine Daten an Kindern.
GA: Perforation der Blasenwand, Zystitis.
SST: Reproduktionstoxisch! Strenge Gegenanzeige. Kontrazeption für Frauen und Männer bis 6 Monate nach Therapieende erforderlich.
NW: Harnblasenveränderungen (Zystitis), Hautreaktionen. Sehr selten systemische Effekte (Blutbild, Magen/Darm, Lunge, Niere).
WW: Vorsicht: Verstärkung der Toxizität anderer myelotoxischer Substanzen möglich. Verstärkte Lungentoxizität mit Vinca-Alkaloiden oder Bleomycin. Erhöhtes Risiko für hämolytisch- urämisches Syndrom mit 5-FU oder Tamoxifen. Doxorubicin verstärkt kardiotoxisch. Impfungen mit Lebendvakzinen vermeiden.
WH: Zystitis symptomatisch behandeln. Vorsicht bei Leber- oder Nierenschäden. Auf Knochenmarkdepression achten. Verkehrshinweis.
PG: 1 ST * (EKO: N) [€ 356,20]

Mitoxantron Accord 2 mg/ml - Konzentrat zur Herstellung einer Infusionslösung 55B
(Z.Nr. 1-36003) NR. P. nicht im Handel. L01DB07

Mivacron 2 mg/ml - Injektionslösung 46A01

(Z.Nr. 1-21455) RP. P. M03AC10
ZI: Aspen Pharma, Dublin, Irland
Z: 1 ml sterile Injektionslösung enthält: Mivacurium 2 mg (entspr. Mivacurium chlorid), Wasser für Injektionszwecke, Salzsäure zur pH-Wert-Einstellung.
EW: Kurz wirksames nicht-depolarisierendes Muskelrelaxans.
AG: Unterstützung der Allgemeinanästhesie zur Relaxierung der Skelettmuskulatur, zur Erleichterung der endotrachealen Intubation und der künstlichen Beatmung.
AA: I.v. Injektion (2 mg/ml unverdünnt) oder Infusion mit Infusionslösungen.
DO: I.v. Injektion: Bolus 0,07 mg/kg, zur Verlängerung der Wirkung 0,1 mg/kg KG. Zur Relaxation 0,07-0,25 mg/kg KG.
I.v. Infusion: Erhaltungsdosis 8-10 µg/kg/min; Dosis vorsichtig anpassen.
Kinder:
I.v. Injektion: Kinder ab 7 Monaten: Bolus 0,1-0,2 mg/kg KG, Säuglinge (2-6 Monate): 0,1-0,15 mg/kg KG.
Dosierung zur endotrachealen Intubation: Kinder ab 7 Monaten: 0,2 mg/kg KG. Säuglinge (2-6 Monate): 0,15 mg/kg KG.
I.v. Infusion: Kinder ab 2 Jahren: 0,013-0,014 mg/kg KG/ min; höhere Infusionsrate bei Säuglingen.
Keine Dosisempfehlungen für Säuglinge unter 2 Monaten.
Details siehe Austria-Codex - Fachinformation.
GA: Homozygotie für atypisches Plasmacholinesterasegen.
SST: Nicht anwenden.
NW: Histaminfreisetzung (Hautrötung, Blutdruckabfall, Tachykardie, Broncho- spasmus), sehr selten schwere Anaphylaxie.
WW: Depolarisierende Muskelrelaxantien nicht gleichzeitig anwenden.
Vorsicht: Enfluran, Isofluran, Halothan, Sevofluran (neuromuskuläre Blockade verstärkt). Interaktionen mit vielen Substanzen möglich (Verlängerung oder Verkürzung der neuromuskulären Blockade, Reduzierung der Plasmacholinesteraseaktivität). Nicht mit alkoholischen Lösungen verabreichen.
WH: Vorsicht bei Asthma, Myasthenia gravis. Nur unter Allgemeinanästhesie anwenden. Vor Verabreichung von Cholinesterasehemmern auf Spontanatmung achten. Verlängerte und verstärkte neuromuskuläre Blockade bei vermin- derter Plasmacholinesteraseaktivität möglich.
Bei Überdosierung Cholinesterasehemmer mit Atropin oder Glycopyrrolat.
PG: 5ML 5 ST * (EKO: N) [€ 31,60], **10ML** 5 ST * (EKO: N) [€ 49,25]

Mixtard 30 40 Internationale Einheiten/ml - Injektionssuspension in einer Durchstechflasche 06A03
(Z.Nr. EU/1/02/231/*) RP. P. E. nicht im Handel. A10AD01

Mixtard 30 100 Internationale Einheiten/ml - Injektionssuspension in einer Durchstechflasche 06A03
(Z.Nr. EU/1/02/231/*) RP. P. E. nicht im Handel. A10AD01

Mixtard 30 FlexPen 100 Internationale Einheiten/ml - Injektionssuspension in einem Fertigpen 06A03
(Z.Nr. EU/1/02/231/*) RP. P. E. nicht im Handel. A10AD01

Mixtard 30 InnoLet 100 Internationale Einheiten/ml - Injektionssuspension in einem Fertigpen 06A03
(Z.Nr. EU/1/02/231/*) RP. P. E. A10AD01
ZI: Novo-Nordisk, Bagsvaerd, Dänemark
Z: 1 ml Injektionssuspension enthält: Insulin human 100 IE (entspr. → 3,5 mg) (entspr. Insulin human, gelöst 30 %) (entspr. Insulin, Isophan (NPH) 70 %), hergestellt durch rekombinante DNA-Technologie in Saccharomyces cerevisiae, Zinkchlorid, Glycerol, Metacresol, Phenol, Natriummonohydrogenphosphat-dihydrat, Natriumhydroxid zur pH-Wert-Einstellung, Salzsäure zur pH-Wert-Einstellung, Protamin sulfat, Wasser für Injektionszwecke.
EW: Insulinmischung.
Wirkungseintritt binnen ½ Std. Wirkmaximum nach 2-8 Std., Wirkdauer bis 24 Std.
AG: Diabetes mellitus.
AA: S.c., cave i.v.
DO: Individuell gemäß dem Bedarf des Patienten. TD meist 0,5-1 Einheiten/kg KG.
SST: Anwendung möglich. Blutzucker engmaschig kontrollieren.
NW: Hypoglykämie, Haut, Augen, Bildung von Insulin-Antikörpern; Reaktionen an der Injektionsstelle (Lipodystrophie, Ödeme), sehr selten Anaphylaxie.
WW: Senkung des Insulinbedarfs durch hypoglykämische Arzneimittel: Orale Antidiabetika, MAO-Hemmer, nichtselektive Betablocker, ACE-Hemmer, Salizylate, anabole Steroide, Sulfonamide.
Erhöhung des Insulinbedarfs durch hyperglykämische Arzneimittel: Orale Kontrazeptiva, Thiazide, Glukokortikoide, Schilddrüsenhormone, Beta2-Sympathomimetika, Wachstumshormone, Danazol.
Vorsicht: Pioglitazon (Herzinsuffizienz). Betablocker können Hypoglykämie-Symptome verschleiern. Octreotid/Lanreotid, Clonidin, Lithiumsalze, Alkohol können Insulinbedarf erhöhen oder senken.
WH: Auf Hyperglykämie (bei unzureichender Dosierung oder Unterbrechen der Therapie) bzw. Hypoglykämie (bei Auslassen einer Mahlzeit, anstrengender körperlicher Tätigkeit oder zu hoher Insulindosis) achten. Besondere Vorsicht bei Umstellung auf einen anderen Insulintyp/eine andere Insulinmarke. Verkehrshinweis (Hypoglykämie!).
Bei leichter Hypoglykämie Glukose oral oder zuckerhaltige Lebensmittel zuführen. Bei schwerer Hypoglykämie mit Bewusstlosigkeit Glukagon (0,5-1 mg i.m. oder s.c.) oder Glukose i.v. geben.
PG: 5 ST (2) (EKO: G) [€ 56,20]

Mixtard 30 Penfill 100 Internationale Einheiten/ml - Injektionssuspension in einer Patrone 06A03
(Z.Nr. EU/1/02/231/*) RP. P. E. nicht im Handel. A10AD01

Mixtard 40 Penfill 100 Internationale Einheiten/ml - Injektionssuspension in einer Patrone 06A03
(Z.Nr. EU/1/02/231/*) RP. P. E. nicht im Handel. A10AD01

Mixtard 50 Penfill 100 Internationale Einheiten/ml - Injektionssuspension in einer Patrone 06A03
(Z.Nr. EU/1/02/231/*) RP. P. E. A10AD01
ZI: Novo-Nordisk, Bagsvaerd, Dänemark
Z: 1 ml Injektionssuspension enthält: Insulin human 100 IE (entspr. → 3,5 mg) (entspr. Insulin human, gelöst 50 %) (entspr. Insulin, Isophan (NPH) 50 %), hergestellt durch rekombinante DNA-Technologie in Saccharomyces cerevisiae, Zinkchlorid, Glycerol, Metacresol, Phenol, Natriummonohydrogenphosphat-dihydrat, Natriumhydroxid zur pH-Wert-Einstellung, Salzsäure zur pH-Wert-Einstellung, Protamin sulfat, Wasser für Injektionszwecke.
Kurzinformation: siehe Mixtard 30 InnoLet 100 Internationale Einheiten/ml - Injektionssuspension in einem Fertigpen, → S. 914
PG: 5 ST (2) (EKO: G) [€ 54,00]

M-M-RVAXPRO - Pulver und Lösungsmittel zur Herstellung einer Injektionssuspension 36B06
(Z.Nr. EU/1/06/337/*) NR. P. E. nicht im Handel. J07BD52

M-M-RVAXPRO - Pulver und Lösungsmittel zur Herstellung einer Injektionssuspension in einer Fertigspritze 36B06
(Z.Nr. EU/1/06/337/*) NR. P. E. J07BD52
ZI: MSD Vaccins, Lyon, Frankreich
Z: 1 Dosis (0,5 ml) enthält: Masern-Mumps-Röteln-Lebend-Impfstoff: Masern Virus, Stamm Enders/Edmonston (lebend, attenuiert) 1000 ZKID50, Mumps Virus, Stamm Jeryl Lynn (Level B) (lebend, attenuiert) 12500 ZKID50, Wirtssystem: Hühnerembryozellen, Röteln-Virus, Stamm WISTAR RA 27/3 (lebend, attenuiert) 1000 ZKID50, Wirtssystem: Lungenfibroblasten (WI-38), human diploid, Sorbitol 14,5 mg, Natrium phosphat, Kaliumphosphat, Saccharose, Gelatine hydrolysat, Medium 199 mit Hank's Salzen, Minimum Essential Medium/Eagle, Natrium glutamat, Neomycin, Phenolrot, Natriumhydrogencarbonat, Salzsäure zur pH-Wert-Einstellung, Natriumhydroxid zur pH-Wert-Einstellung, Lösungsmittel, Wasser für Injektionszwecke.
EW: Viraler Impfstoff.
AG: Aktive Immunisierung gegen Masern, Mumps und Röteln bei Kinder ab 12 Monaten (bei hoher Prävalenz für Masern ab 9 Monaten).
AA: I.m. oder s.c.
DO: 2mal 1 Dosis im Abstand von mindestens 4 Wochen.
GA: Fieber über 38,5°C, aktive Tuberkulose, Malignome des blutbildenden oder lymphatischen Systems, Immundefizienz.
SST: Schwangere nicht impfen; Schwangerschaft 1 Monat nach der Impfung verhindern. Für Röteln empfängliche Frauen unmittelbar nach der Entbindung impfen.
NW: Fieber, lokale Reaktionen, Exantheme, Magen/Darm, sehr selten aseptische Meningitis, Anaphylaxie, Enzephalopathien.
WW: Immunglobuline nicht gleichzeitig geben. Empfindlichkeit von Tuberkulin-Hauttestungen kann vermindert sein.
WH: Vorsicht bei Allergieneigung, Krampfanamnese, eingeschränkter Immunantwort. Bestehende Thrombopenie kann sich verschlechtern.
PG: 1 ST * (EKO: N) [€ 32,15]

M-M-RVAXPRO - Pulver und Lösungsmittel zur Herstellung einer Injektionssuspension in einer Fertigspritze 36B06
(Z.Nr. EU/1/06/337/*) NR. P. E. J07BD52
Parallelimport. nicht im Handel.

Mobiflex 1% - Schmerzspray zur Anwendung auf der Haut, Lösung 13F01
(Z.Nr. 1-18955) RPF. P. M02AA23
ZI: Stada Arzneimittel, Wien
Z: 1 ml Lösung (ca. 12 Sprühstöße) enthält: Indometacin 8 mg, Isopropyl myristat, 2-Propanol.
EW: Antiphlogistisch, analgetisch.
AG: Symptomatisch bei Schmerzen und Schwellungen nach stumpfen Verletzungen, Muskelverspannungen und Lumbago, Tendinitis, Tendovaginitis.
AA: Lokal; erkranktes Gebiet mit Lösung bedecken.
AH: Beim Sprühen aufrecht halten.
DO: 1-3mal tgl. 5-10 Sprühstöße; nicht über mehr als 3 Wochen anwenden. Nicht für Kinder und Jugendliche.
SST: Möglichst kurzfristig und kleinflächig anwenden. Im letzten Trimenon kontraindiziert.
NW: Lokale Reaktionen, Überempfindlichkeit. Bei großflächiger Anwendung systemische NW von Indometacin möglich.
WH: Vorsicht bei Magen/Darm-Ulzera, Asthma, Urticaria.
Die Lösung ist alkoholhaltig, leicht brennbar und soll nicht mit offenen Wunden, mit der Schleimhaut oder den Augen in Berührung kommen.
PG: 50 ML * (EKO: N) [€ 9,85]

Mobilat - Gel 13F03
(Z.Nr. 0-15208) RP. P. M02AC
ZI: Stada Arzneimittel, Wien
Z: 100 g enthalten: Nebennieren-Extrakt 1 g (entspr. Ketosteroide 2 %), Mucopolysaccharidpolysulfat 0,2 g, Salicylsäure 2 g, Isopropylalkohol, Propylenglycol, Polyacrylsäure, Ethanolamin, Dinatrium edetat, Rosmarin Öl ätherisch, Wasser, gereinigtes.
EW: Entzündungshemmend.
AG: Lokalbehandlung von Verstauchungen, Reizergüssen, Bewegungsschmerzen.
AA: Lokal, ev. mit Phonophorese und Iontophorese.
DO: 2-3mal tgl. 5-15 cm Gelstrang auftragen und leicht verteilen. Für Kinder und Jugendliche nicht empfohlen.
GA: Hautinfektionen, Verletzungen der Haut, Ekzeme, auf Schleimhäuten.
SST: Nicht anwenden.
NW: Allergien, Überempfindlichkeit (Asthma), Hautveränderungen,

bei Langzeit- gabe auf größeren Flächen systemische Salicylat-Effekte möglich.
WW: Verstärkung der Permeation anderer Arzneimittel: Auf behandelten Haut- stellen keine anderen Arzneimittel oder Kosmetika anwenden.
PG: 40 G * (EKO: N) [€ 3,15]

Mobilat - Salbe 13F03

(Z.Nr. 0-12033) RP. P. M02AC
ZI: Stada Arzneimittel, Wien
Z: 100 g enthält: Nebennieren-Extrakt 1 g (entspr. Ketosteroide 2 %), Mucopolysaccharidpolysulfat 0,2 g, Salicylsäure 2 g, Dinatrium edetat, Thymol, Isopropylalkohol, Ethanolamin, Myristylalkohol, Cetylstearylalkohol, emulgierender (Typ A) 8 g, Wollwachsalkoholsalbe 8,33 g (entspr. Eucerinum anhydricum): (entspr. Stearylalkohol) (entspr. Vaselin, weisses) (entspr. Wollwachsalkohole) (entspr. Cetylalkohol), Stearinsäure, Glycerol, Wasser, gereinigtes.
EW: Entzündungshemmend.
AG: Lokalbehandlung von entzündlichen Gelenkserkrankungen, Arthrosen, Verstauchungen.
AA: Lokal, ev. mit Phonophorese.
DO: 2-3mal tgl. 5-15 cm Salbenstrang lokal auftragen und leicht einmassieren.
Für Kinder und Jugendliche nicht empfohlen.
GA: Hautinfektionen, Verletzungen der Haut, Ekzeme, auf Schleimhäuten.
SST: Nicht anwenden.
NW: Allergien, Überempfindlichkeit (Asthma), Hautveränderungen, bei Langzeit- gabe auf größeren Flächen systemische Salicylat-Effekte möglich.
PG: 40 G (2) (EKO: G) [€ 3,40], 100 G * (EKO: N) [€ 13,85]

Mobilopas Injektopas - Ampullen 13X01

(Z.Nr. 3-35745) RP. P. V03AX
ZI: Pascoe Pharmazeutische Präparate, Schiffenberger Weg, Giessen, Deutschland
Z: 1 Ampulle mit 2 ml enthält: Harpagophytum procumbens (Homöopathie) D3 50 mg, Arnica montana (Homöopathie) D4 5 mg, Bryonia (Homöopathie) D2 1 mg, Calcium phosphoricum (Homöopathie) D6 0,5 mg, Acidum silicicum (Homöopathie) D6 0,5 mg, Natriumchlorid, Wasser für Injektionszwecke, Spuren von Lactose monohydrat, Spuren von: Lactose.
EW: Homöopathikum.
AG: Rheumatische Beschwerden.
AA: I.m. oder s.c.
DO: 2-3mal wöchentlich 1-2 ml. Für Kinder nicht empfohlen.
SST: Nicht empfohlen.
NW: Lokale Reaktionen.
PG: 10 ST * (EKO: N) [€ 14,75]

Modafinil Aristo 100 mg - Tabletten 49G01

(Z.Nr. 1-38860) NR. P. N06BA07
ZI: Aristo Pharma, Berlin, Deutschland
Z: 1 Tablette enthält: Modafinil 100 mg, Lactose monohydrat (entspr. Lactose 101,5 mg), Crospovidon Typ A, Lactose, wasserfrei, Povidon K30, Natriumstearylfumarat (entspr. Natrium 0,15 mg), Siliciumdioxid, Talk.
EW: Zentrales Sympathomimetikum; Steigert Vigilanz.
AG: Exzessive Schläfrigkeit mit Narkolepsie mit oder ohne Kataplexie.
AA: Unabhängig von den Mahlzeiten unzerkaut schlucken.
DO: TD initial 200 mg, dann bis 400 mg in 1-2 ED (morgens oder morgens und mittags). Halbe TD bei schweren Leberschäden. Nicht für Kinder und Jugendliche.
GA: (Mittel)schwere Hypertonie, Herzrhythmusstörungen.
SST: Nicht anwenden. Nicht-hormonelle Kontrazeption erforderlich.
NW: Kopfschmerz, verminderter Appetit, ZNS, Psyche (Nervosität, Unruhe, Suizidgedanken), Angststörungen, Haut (Ausschlag, Pruritus), Muskelzucken, Hyperkinesien, Magen/Darm, Enzymanstiege, Herz/Kreislauf (Rhythmusstörungen), Auge, Blutbild, Leber (Enzymanstiege), Vegetativum, Überempfindlichkeit (schwere Hautreaktionen, Multiorganbeteiligung).
WW: Vorsicht mit Enzyminduktoren (Carbamazepin, Phenobarbital), Phenytoin (erhöhte Plasmaspiegel), oralen Kontrazeptiva (Wirkung herabgesetzt), trizyklischen Antidepressiva, Antikoagulantien.
GE: Abhängigkeitspotential beachten.
WH: Verkehrshinweis. Bei Hautausschlag sofort absetzen. Vorsicht bei psychiatrischen Erkrankungen, schweren Angstzuständen, Leber-, Nierenschäden, Bluthochdruck, Herz/Kreislauf-Erkrankungen. Behandlung nur nach sorgfältiger klinischer Diagnose vornehmen. EKG kontrollieren. Positive Dopingkontrollen möglich.
PG: 30 ST RE1 (2) (EKO: Y) [€ 57,05], 100 ST RE1 (EKO: Y) [€ 173,30]

Modasomil 100 mg - Tabletten 49G01

(Z.Nr. 1-22670) NR. P. N06BA07
ZI: Teva Pharma, Haarlem, Niederlande
Z: 1 Tablette enthält: Modafinil 100 mg, Lactose monohydrat (entspr. Lactose 68 mg), Maisstärke, vorverkleistert, Cellulose, mikrokristalline, Croscarmellose natrium, Povidon K29-32, Magnesium stearat.
EW: Zentrales Sympathomimetikum; Steigert Vigilanz.
AG: Exzessive Schläfrigkeit mit Narkolepsie mit oder ohne Kataplexie.
AA: Unabhängig von den Mahlzeiten unzerkaut schlucken.
DO: TD initial 200 mg, dann bis 400 mg in 1-2 ED (morgens oder morgens und mittags). Halbe TD bei schweren Leberschäden. Nicht für Kinder und Jugendliche.
GA: (Mittel)schwere Hypertonie, Herzrhythmusstörungen.
SST: Nicht anwenden. Nicht-hormonelle Kontrazeption bis mindestens 2 Monate nach Therapieende erforderlich.
NW: Kopfschmerz, verminderter Appetit, ZNS, Psyche (Nervosität, Unruhe, Suizidgedanken), Angststörungen, Haut (Ausschlag, Pruritus), Muskelzucken, Hyperkinesien, Magen/Darm, Enzymanstiege, Herz/Kreislauf (Rhythmusstörungen), Auge, Blutbild, Leber (Enzymanstiege), Vegetativum, Überempfindlichkeit (schwere Hautreaktionen, Multiorganbeteiligung).
WW: Vorsicht mit Enzyminduktoren (Carbamazepin, Phenobarbital), Phenytoin (erhöhte Plasmaspiegel), oralen Kontrazeptiva (Wirkung herabgesetzt), trizyklischen Antidepressiva, Antikoagulantien.
GE: Abhängigkeitspotential beachten.
WH: Verkehrshinweis. Bei Hautausschlag sofort absetzen. Vorsicht bei psychiatrischen Erkrankungen, schweren Angstzuständen, Leber-, Nierenschäden, Bluthochdruck, Herz/Kreislauf-Erkrankungen. Behandlung nur nach sorgfältiger klinischer Diagnose vornehmen. EKG kontrollieren. Positive Dopingkontrollen möglich.
PG: 30 ST RE1 (2) (EKO: Y) [€ 85,90], 90 ST RE1 (EKO: Y) [€ 205,20]

Modigraf 0,2 mg - Granulat zur Herstellung einer Suspension zum Einnehmen 33B

(Z.Nr. EU/1/09/523/*) NR. P. L04AD02
ZI: Astellas Pharma Europe, Leiden, Niederlande
Z: 1 Beutel enthält: Tacrolimus 0,2 mg (entspr. Tacrolimus monohydrat), Lactose monohydrat (entspr. Lactose 94,7 mg), Hypromellose, Croscarmellose natrium (entspr. Natrium < 1 mmol) (entspr. → < 23 mg).
EW: Immunsuppressiv; Calcineurin-Inhibitor.
AG: Prophylaxe der Transplantatabstoßung bei Leber-, Nieren- und Herztransplantatempfängern.
Behandlung der Transplantatabstoßung bei Therapieresistenz gegenüber anderen Immunsuppressiva.
AA: Oral, nüchtern morgens und abends einnehmen. Herstellung Suspension: 2 ml Wasser pro 1 mg Tacrolimus in PVC-freien Becher mischen. Suspension mit einer Spritze aufnehmen oder direkt schlucken. Ev. in Wasser suspendiert über eine Nasensonde.
DO: Stets dieselbe Tacrolimus-Formulierung beibehalten.
Prophylaxe:
Nach Lebertranplantationen: Initial 0,1-0,2 mg/kg KG/Tag oral in 2 ED; Kinder und Jugendliche: 0,3 mg/kg KG/Tag in 2 ED.
Nach Nierentransplantationen: Initial 0,2-0,3 mg/kg KG/Tag oral in 2 ED; Kinder und Jugendliche: 0,3 mg/kg KG/Tag in 2 ED.
Nach Herztransplantation: Nach Antikörperinduktion 0,075 mg/kg KG/Tag in 2 ED.
Ohne Antikörperinduktion TD initial 2-4 mg.
Kinder und Jugendliche: 0,1-0,3 mg/kg KG/Tag in 2 ED.
Behandlung: TD 0,1-0,3 mg/kg KG/Tag.
Dosierung unter Blutspiegelbestimmung. Details siehe Austria-Codex - Fachinformation.
SST: Nutzen/Risiko-Abwägung, nicht stillen.
NW: Herz/Kreislauf (Hypertonie , Angina pectoris, Arrhythmien, Thrombosen, Herzversagen), PRCA (Pure Red Cell Aplasia), ZNS, Tremor, Niere, Psyche (Schlaflosigkeit, Depressionen), Augen (Sehverlust), Magen/Darm (Ulzera), Leber, Stoffwechselstörungen (Hyperglykämie), Lunge, Haut, Blutbild, Opportunistische Infektionen, progressive multifokale Leukoencephalopathie, Tumore, Extremitätenschmerz.
WW: Erhöhte Tacrolimus-Spiegel durch Azole, Nifedipin, Erythromycin, Proteasehemmer, Danazol, Ethinylestradiol, Omeprazol, Diltiazem, Nefazodon, Telaprevir, Boceprevir. Schisandra-Extrakte. Erniedrigte Tacrolimus-Spiegel durch Rifampicin, Phenytoin, Phenobarbital, Johanniskraut.
Verstärkte Nephrotoxizität durch Amphotericin, Ibuprofen, Ciclosporin. Lebendimpfstoffe vermeiden. Nicht mit Grapefruitsaft einnehmen. Hyperkaliämie kann durch Kalium verstärkt werden. Vorsicht: Mycophenolsäure.
WH: Nur von entsprechend erfahrenen Ärzten in entsprechenden Einrichtungen anzuwenden. Verkehrshinweis. Vorsicht bei Risiko für QT-Verlängerung. Auf Kardiomyopathien, lymphoproliferative

Erkrankungen achten. Anwendungsfehler vermeiden.
PG: 50 ST * (EKO: N) [€ 149,85]

Modigraf 1 mg - Granulat zur Herstellung einer Suspension zum Einnehmen 33B
(Z.Nr. EU/1/09/523/*) NR. P. L04AD02
ZI: Astellas Pharma Europe, Leiden, Niederlande
Z: 1 Beutel enthält: Tacrolimus 1 mg (entspr. Tacrolimus monohydrat), Lactose monohydrat (entspr. Lactose 473 mg), Hypromellose, Croscarmellose natrium (entspr. Natrium < 1 mmol) (entspr. → < 23 mg).
Kurzinformation: siehe Modigraf 0,2 mg - Granulat zur Herstellung einer Suspension zum Einnehmen, → S. 915
PG: 50 ST * (EKO: N) [€ 548,65]

Modigraf 1 mg - Granulat zur Herstellung einer Suspension zum Einnehmen 33B
(Z.Nr. EU/1/09/523/*) NR. P. Parallelimport. L04AD02
nicht im Handel.

Modigraf 1 mg - Granulat zur Herstellung einer Suspension zum Einnehmen 33B
(Z.Nr. EU/1/09/523/*) NR. P. Parallelimport. L04AD02
V: Orifarm, Leverkusen, Deutschland
Z: 1 Beutel enthält: Tacrolimus 1 mg (entspr. Tacrolimus monohydrat), Lactose monohydrat (entspr. Lactose 473 mg), Hypromellose, Croscarmellose natrium (entspr. Natrium < 1 mmol) (entspr. → < 23 mg).
PG: 50 ST * (EKO: N) [€ 538,55]

🐾 *Modulis 100 mg/ml - Lösung zum Eingeben für Hunde* 880
(Z.Nr. 8-35947) NR. P. nicht im Handel. QL04AD01

Mogadon 5 mg - Tabletten 18B
(Z.Nr. 0-13096) NR. P1. P. N05CD02
ZI: Meda Pharma, Wien
Z: 1 Tablette enthält: Nitrazepam 5 mg, Lactose monohydrat 301 mg, Maisstärke, Magnesium stearat.
EW: Benzodiazepin; Schlafdauer 6-8 Std.
AG: Kurzzeitig bei schweren Schlafstörungen.
AA: 20-30 Minuten vor dem Schlafengehen einnehmen.
DO: ED 5 mg; MED 10 (stationär bis 20) mg.
Ältere, geschwächte Personen, Leber-, Nierenschäden: ED 2,5-5 mg. Nicht für Kinder und Jugendliche.
GA: Abhängigkeit, Hyperkapnie, Schock, Vergiftung mit ZNS-Dämpfern, Myasthenie, Ataxie, schwere Leberschäden.
SST: Zwingende Indikationsstellung, nicht stillen.
NW: Psyche (Sedierung, Depression, anterograde Amnesie, paradoxe Reaktionen, Rebound-Insomnie), Muskelrelaxation, Harnretention, Leberenzymanstiege, Allergie, Blutbildschäden, Atemdepression.
WW: Cave Alkohol. Besondere Vorsicht: Opioide (Atemdepression). Vorsicht: ZNS-Dämpfer, Natriumoxybat, Muskelrelaxantien verstärkt. Theophyllin, Aminophyllin antagonistisch. CYP450-Hemmer können Benzodiazepineffekte verstärken.
GE: Toleranz sowie Entzugserscheinungen beim Abbrechen möglich.
WH: Vorsicht bei respiratorischer Insuffizienz, Epilepsie, Engwinkelglaukom, älteren Patienten. Möglichst kurzzeitig (max. 4 Wochen) anwenden. Stufenweise absetzen (Entzugserscheinungen!). Kontrollen: Blutbild, Leber. Verkehrshinweis. Nicht zur alleinigen Behandlung von Depressionen (Suizidgefahr).
Bei Überdosierung Koma, Apnoe. Antidot: Flumazenil (Benzodiazepinantagonist).
PG: 10 ST (2) (EKO: G) [€ 2,10], 50 ST * (EKO: N) [€ 9,85]

Molaxole - Pulver zur Herstellung einer Lösung zum Einnehmen 42J03
(Z.Nr. 1-28960) RPF. P. A06AD65
ZI: Meda Pharma, Wien
Z: 1 Beutel enthält: Macrogol 3350 13,125 g, Natriumchlorid 350,7 mg, Kaliumchlorid 46,6 mg, Natriumhydrogencarbonat 178,5 mg, Elektrolyte: Natrium 65 mmol/l, Kalium 5,4 mmol/l, Chlorid 53 mmol/l, Hydrogencarbonat 17 mmol/l, Acesulfam kalium, Zitronen-Aroma.
EW: Osmotisches Laxans.
AG: Chronische Obstipation, Koprostase.
AA: Oral.
AH: Inhalt eines Beutels in 125 ml Wasser lösen.
DO: Obstipation: Tgl. 1-2(-3) Beutel über max. 2 Wochen.
Koprostase: Tgl. 8 Beutel binnen 6 Std. über max. 3 Tage.
Für Kinder nicht empfohlen.
GA: Schwere Darmentzündungen, Ileus, Darmperforation, toxisches Megakolon.
SST: Anwendung möglich.
NW: Magen/Darm, Kopfschmerzen, Ödeme, sehr selten Allergien.
WW: Resorption anderer Arzneimittel kann vorübergehend vermindert werden.
WH: Nicht täglich über längere Zeit einnehmen. Anwendung bei schwerer Obstipation (bei Multipler Sklerose, M. Parkinson oder durch Arzneimittel induziert) möglich. Normale Flüssigkeitsaufnahme beibehalten. Bei Elektrolytstörungen sofort absetzen.
PG: 10 ST (EKO: G) [€ 4,20], 20 ST (EKO: G) [€ 8,10], 50 ST * (EKO: N) [€ 25,90], **2X50** 100 ST * (EKO: N) [€ 44,75]

Molsidolat 4 mg - Tabletten 30E04
(Z.Nr. 1-18224) RP. P. C01DX12
ZI: sanofi-aventis, Wien
Z: 1 Tablette enthält: Molsidomin 4 mg, Lactose monohydrat 260 mg, Crospovidon, Macrogol 6000, Magnesium stearat.
EW: Vasodilatator.
AG: Dauerbehandlung der chronisch stabilen Angina pectoris bei Unverträg- lichkeit anderer Arzneimittel.
AA: Oral.
DO: 3mal tgl. 4 mg. Niedrigere Initialdosis (2-3mal tgl. 1-2 mg) bei älteren Patienten, Leber-, Nieren-, Herzschäden.
GA: Akutes Herz/Kreislaufversagen, akuter Herzinfarkt mit niedrigen Füllungs- drücken, schwere Hypotonie, Kinder.
SST: Strenge Nutzen/Risiko-Abwägung, nicht stillen.
NW: Kreislauf (bis Kollaps), Kopfschmerzen, Übelkeit, Überempfindlichkeit.
WW: Gegenanzeige: PDE-5-Hemmer (z.B. Sildenafil), Guanylatzyklase-Agonisten (sGC). Nicht empfohlen: Ergot-Alkaloide. Vorsicht: Alkohol, Antihypertensiva, Kalziumantagonisten, Vasodilatatoren: Blutdrucksenkung verstärkt.
WH: Verkehrshinweis. Nicht zur Kupierung des akuten Angina pectoris-Anfalls.
Bei Überdosierung Blutdruck- und Frequenzabfall, Therapie: Volumen- ersatz, stimulierende Kardiaka (Dopamin, Beta-Adrenergika), bei Brady- kardie Atropin.
PG: 20 ST (2) (EKO: G) [€ 5,55], 50 ST (EKO: G) [€ 12,15]

Momecutan 1 mg/g - Creme 22E01
(Z.Nr. 1-35233) NR. P. D07AC13
ZI: Dermapharm, Wien
Z: 1 g Creme enthält: Mometason furoat 1 mg, Vaselin, weisses (entspr. all-rac-alpha-Tocopherol), Wachs, gebleichtes, Propylenglycolmonopalmitostearat 80 mg, Stearylalkohol 49 mg, Macrogol-cetylstearylether, Titandioxid, Wasser, gereinigtes, Hexylenglykol, Aluminium Stärkeoctenylsuccinat, Phosphorsäure 10% zur pH-Wert Einstellung.
EW: Stark wirksames Glukokortikoid.
AG: Entzündliche und juckende Dermatosen zur äußerlichen Kortikoidtherapie.
AA: Auf der Haut.
DO: 1mal tgl. dünn auf betroffene Hautstellen auftragen. Nicht mehr als 3 Wochen oder auf mehr als 20% der Körperoberfläche anwenden. Im Gesicht max. 5 Tage anwenden. Bei Kindern max. 3 Wochen und auf höchstens 10% der Körperoberfläche anwenden.
GA: Rosacea, Akne, Hautatrophie, periorale Dermatitis, Hautinfektionen, Wunden, Hautulzera.
SST: Nutzen/Risiko-Abwägung; in der Stillzeit nicht im Brustbereich anwenden.
NW: Lokale Reaktionen, selten systemische Kortikoideffekte (besonders bei Kindern), Sehstörungen.
WH: Kontakt mit Augen vermeiden. Auf Sensibilisierungen bzw. systemische Kortikoideffekte achten. Nicht abrupt absetzen.
PG: 15 G (2) (EKO: G) [€ 3,55]

Momecutan 1 mg/g - Lösung zur Anwendung auf der Haut 22E01, 22O02
(Z.Nr. 1-35080) NR. P. D07AC13
ZI: Dermapharm, Wien
Z: 1 g (1,07 ml) Lösung enthält: Mometason furoat 1 mg, 2-Propanol, Propylenglycol 300 mg, Natriumdihydrogenphosphat-dihydrat, Hydroxypropylcellulose, Phosphorsäure 10%, Wasser, gereinigtes.
EW: Stark wirksames Glukokortikoid.
AG: Entzündliche und juckende Erkrankungen der behaarten Kopfhaut (z.B.
Psoriasis vulgaris).
AA: Auf der Haut.
DO: 1mal tgl. ein paar Tropfen auf die betroffenen behaarten Hautstellen der Kopfhaut auftragen. Nicht mehr als 3 Wochen oder auf mehr als 20% der Körperoberfläche anwenden. Bei Kindern (nicht unter 6 Jahren) max. 3 Wochen und auf höchstens 10% der Körperoberfläche anwenden.
GA: Rosacea, Akne, Hautatrophie, periorale Dermatitis, Hautinfektionen, Wunden, Hautulzera.

SST: Nutzen/Risiko-Abwägung; in der Stillzeit nicht im Brustbereich anwenden.
NW: Lokale Reaktionen, selten systemische Kortikoideffekte (besonders bei Kindern), Sehstörungen.
WH: Kontakt mit Augen vermeiden. Auf Sensibilisierungen bzw. systemische Kortikoideffekte achten. Nicht abrupt absetzen.
PG: 20 ML (2) (EKO: G) [€ 4,40]

Momecutan 1 mg/g - Salbe 22E01
(Z.Nr. 1-35399) NR. P. D07AC13
ZI: Dermapharm, Wien
Z: 1 g Salbe enthält: Mometason furoat 1 mg, Vaselin, weisses (entspr. all-rac-alpha-Tocopherol), Wachs, gebleichtes, Propylenglycolmonopalmitostearat 20 mg, Hexylenglykol, Phosphorsäure 10% zur pH-Wert Einstellung.
Kurzinformation: siehe Momecutan 1 mg/g - Creme, → S. 916
PG: 15 G (2) (EKO: G) [€ 3,55], 100 G * (EKO: N) [€ 39,55]

Momendol 220 mg - Filmtabletten 02B04, 13B02
(Z.Nr. 1-24912) RP. P. nicht im Handel. M01AE02

Mometason Cipla 50 Mikrogramm/Sprühstoß - Nasenspray, Suspension 50H05
(Z.Nr. 1-35576) NR. P. R01AD09
ZI: Cipla Europe, Antwerpen, Belgien
Z: 1 Sprühstoß enthält: Mometason furoat 50 µg (entspr. Mometason furoat-1-Wasser), Glycerol, Cellulose, mikrokristalline, Carmellose natrium, Citronensäure monohydrat, Polysorbat 80, Benzalkonium chlorid 0,2 mg/g, Natriumcitrat dihydrat, Wasser für Injektionszwecke.
EW: Topisches Glukokortikoid.
AG: Allergische Rhinitis; nasale Polypen bei Erwachsenen.
AA: Nasal. Vor Erstanwendung Dosierpumpe 10mal betätigen.
DO: Allergische Rhinitis: 1mal tgl. 2 Sprühstöße in jedes Nasenloch, Erhaltungsdosis ev. 1mal tgl. 1 Sprühstoß pro Nasenloch. MTD 1mal tgl. 4 Sprühstöße pro Nasenloch.
Kinder (3-11 Jahre): 1mal tgl. 1 Sprühstoß pro Nasenloch.
Nasenpolypen: 1mal tgl. 2 Sprühstöße in jedes Nasenloch. Nach 5-6 Wochen evtl. 2mal tgl. 2 Sprühstöße pro Nasenloch.
GA: Unbehandelte Infektion der Nasenschleimhaut, nach Nasenoperationen oder -verletzungen.
SST: Nutzen/Risiko-Abwägung.
NW: Kopfschmerzen, Epistaxis, Pharyngitis, Brennen und Reizung der Nasenschleimhaut, Nasenseptumperforation, Sehstörungen (Glaukom, Katarakt).
WW: Vorsicht: CYP3A4-Hemmer.
WH: Vorsicht bei Tuberkulose der Atemwege, unbehandelten Infektionen. Bei Perforation der Nasenscheidewand nicht empfohlen. Beim Auftreten lokaler Pilzinfektion der Nase oder des Rachens Behandlung unterbrechen. Zusätzliche Antihistaminikagabe möglich. Vorsicht bei Umstellung von systemischen Kortikosteroiden.
Wachstum von Kindern kontrollieren. Empfohlene Dosen nicht überschreiten.
PG: 18 G IND (EKO: G) [€ 9,05]

Mometason Hexal 50 Mikrogramm/Sprühstoß - Nasenspray 50H05
(Z.Nr. 1-31526) NR. P. R01AD09
ZI: Hexal Pharma, Wien
Z: 1 Sprühstoß enthält: Mometason furoat 50 µg (entspr. Mometason furoat-1-Wasser), Cellulose, mikrokristalline, Carmellose natrium, Glycerol, Citronensäure monohydrat, Natriumcitrat-2-Wasser, Polysorbat 80, Benzalkonium chlorid 0,02 mg, Wasser für Injektionszwecke.
Kurzinformation: siehe Mometason Cipla 50 Mikrogramm/Sprühstoß - Nasenspray, Suspension, → S. 917
PG: 18 G IND (EKO: G) [€ 9,05]

Mometason ratiopharm 50 Mikrogramm/Sprühstoß - Nasenspray, Suspension 50H05
(Z.Nr. 1-35175) NR. P. R01AD09
ZI: Teva, Haarlem, Niederlande
Z: 1 Sprühstoß enthält: Mometason furoat 50 µg (entspr. Mometason furoat-1-Wasser), Cellulose, mikrokristalline, Carmellose natrium, Glycerol, Natriumcitrat dihydrat, Zitronensäure monohydrat, Polysorbat 80, Benzalkonium chlorid 20 µg Wasser, gereinigtes.
Kurzinformation: siehe Mometason Cipla 50 Mikrogramm/Sprühstoß - Nasenspray, Suspension, → S. 917
PG: 18 G IND (EKO: G) [€ 8,15]

Monactil 400 mg - Filmtabletten 02B04, 13B02
(Z.Nr. 1-35888) RP. P. M01AE14
ZI: Acino, Muenchen, Deutschland
Z: 1 Filmtablette enthält: Dexibuprofen 400 mg, Tablettenkern: Hypromellose, Cellulose, mikrokristalline, Croscarmellose natrium, Siliciumdioxid, hochdisperses, Talkum (gereinigt); Filmüberzug: Poly(vinylalkohol), Poloxamer, Talkum (gereinigt), Titandioxid, Macrogol 6000.
EW: Analgetisch, antiphlogistisch, antipyretisch.
AG: Symptomatisch bei Arthritis, Arthrosen, primärer Dysmenorrhoe, leichten bis mäßig starken Schmerzen.
AA: Unzerkaut mit Flüssigkeit zu den Mahlzeiten.
DO: Möglichst niedrig und kurzzeitig dosieren: TD 600 mg (bei Arthritis, Arthrosen, primärer Dysmenorrhoe bis 900 mg) in bis zu 3 ED; MTD 1200 mg.
Jugendliche: 1 bis 3mal tgl. 200 mg.
Kinder ab 8 Jahren: 1 bis 3mal tgl. 100 mg.
GA: Magen/Darm-Ulcera oder -Blutungen, Analgetika-Asthma, aktive Blutungen, Blutungsneigung, schwere Herzinsuffizienz, schwere Nieren-, Leberschäden, aktiver M. Crohn oder Colitis ulcerosa.
SST: Gegenanzeige ab dem 6. Monat, sonst strenge Indikationsstellung.
NW: Magen/Darm (Ulzera, Perforationen, Blutungen), ZNS, Haut (sehr selten schwere Reaktionen), Ödeme, Hypertonie, Herzinsuffizienz, Blutbild, Allergien, Niere, Überempfindlichkeit, aseptische Meningitis, Leber, Gerinnung.
WW: Nicht empfohlen: Antikoagulantien, Methotrexat über 15 mg/Woche, Lithium, andere NSARs und Salizylate, ASS.
Vorsicht: Thrombozytenaggregationshemmer, Antihypertensiva, Immunsuppresssiva, Aminoglykoside, Kortikosteroide, Digoxin, Phenytoin, SSRIs, Kalium-erhöhende Arzneimittel, orale Antidiabetika, Zidovudin, Pemetrexed. Cave Alkohol.
WH: Vorsicht bei Asthma, Hypertonie, (Risiko für) kardiovaskuläre Erkrankungen, Autoimmunerkrankungen. Kontrollen: Leber, Niere, Blutbild, Gerinnung, Kalium, Lithium. Auf schwere Hautreaktionen achten.
PG: 10 ST * (EKO: N) [€ 10,35]

Monactil 400 mg - Pulver zur Herstellung einer Suspension zum Einnehmen 02B04, 13B02
(Z.Nr. 1-35889) RP. P. M01AE14
ZI: Acino, Muenchen, Deutschland
Z: 1 Beutel enthält: Dexibuprofen 400 mg, Saccharose 2,4 g, Citronensäure, wasserfreie, Orangen-Aroma, Saccharin natrium, Siliciumdioxid, hochdisperses, Natriumdodecylsulfat.
EW: Analgetisch, antiphlogistisch, antipyretisch.
AG: Symptomatisch bei Arthritis, Arthrosen, primärer Dysmenorrhoe, leichten bis mäßig starken Schmerzen.
AA: Oral. Pulver in Wasser lösen und sofort einnehmen.
DO: Möglichst niedrig und kurzzeitig dosieren; MED 400 mg, MTD 1200 mg.
Arthritis/Arthrose, prim. Dysmenorrhoe: TD 800 mg in bis zu 3 ED.
Leichte Schmerzen: TD 600 mg in bis zu 3 ED.
Darreichungsform für Kinder und Jugendliche nicht geeignet.
GA: Magen/Darm-Ulcera oder -Blutungen, Analgetika-Asthma, aktive Blutungen, Blutungsneigung, schwere Herzinsuffizienz, schwere Nieren-, Leberschäden, aktiver M. Crohn oder Colitis ulcerosa.
SST: Gegenanzeige ab dem 6. Monat, sonst strenge Indikationsstellung.
NW: Magen/Darm (Ulzera, Perforationen, Blutungen), ZNS, Haut (sehr selten schwere Reaktionen), Ödeme, Hypertonie, Herzinsuffizienz, Blutbild, Allergien, Niere, Überempfindlichkeit, aseptische Meningitis, Leber, Gerinnung.
WW: Nicht empfohlen: Antikoagulantien, Methotrexat über 15 mg/Woche, Lithium, andere NSARs und Salizylate, ASS.
Vorsicht: Thrombozytenaggregationshemmer, Antihypertensiva, Immunsuppresssiva, Aminoglykoside, Kortikosteroide, Digoxin, Phenytoin, SSRIs, Kalium-erhöhende Arzneimittel, orale Antidiabetika, Zidovudin, Pemetrexed. Cave Alkohol.
WH: Vorsicht bei Asthma, Hypertonie, (Risiko für) kardiovaskuläre Erkrankungen, Autoimmunerkrankungen. Kontrollen: Leber, Niere, Blutbild, Gerinnung, Kalium, Lithium. Auf schwere Hautreaktionen achten.
PG: 10 ST * (EKO: N) [€ 19,45]

Mondeal 10 mg - Filmtabletten 32A04
(Z.Nr. 1-24465) NR. P1. P. N05CF02
ZI: Stada Arzneimittel, Wien
Z: 1 Filmtablette enthält: Zolpidem tartrat 2:1 10 mg; Tablettenkern: Lactose monohydrat 85,88 mg, Cellulose, mikrokristalline, Natrium stärkeglykolat Typ A, Magnesium stearat, Hypromellose; Tablettenüberzug: (entspr. Hypromellose) (entspr. Titandioxid)

(entspr. Macrogol 400).
EW: Benzodiazepin-ähnliches Hypnotikum.
AG: Kurzzeitbehandlung von schweren Schlafstörungen.
AA: Unmittelbar vor dem Schlafengehen mit Flüssigkeit einnehmen. Keine erneute Gabe in derselben Nacht.
DO: TD 10 mg, bei älteren oder geschwächten Patienten und bei Leberinsuffizienz 5 mg. MTD 10 mg. Möglichst kurz (einschließlich Absetzphase max. 4 Wochen) anwenden. Für Kinder und Jugendliche nicht empfohlen.
GA: Schwere Leberinsuffizienz, Schlafapnoe-Syndrom, Myasthenia gravis, schwere Ateminsuffizienz.
SST: In der Schwangerschaft nicht empfohlen, in der Stillzeit nicht anwenden.
NW: Schläfrigkeit und psychomotorische Störungen am folgenden Tag, ZNS-Dämpfung, Magen/Darm, Sehstörungen, Haut, anterograde Amnesie, psychiatrische und paradoxe Reaktionen, Somnambulismus, Depression, Suizidalität, Stürze, Muskelschwäche.
WW: Nicht empfohlen: Fluvoxamin, Ciprofloxacin. Besondere Vorsicht: Opioide (Atemdepression). Vorsicht: ZNS-Dämpfer verstärkt, Muskelrelaxantien, Antidepressiva (Halluzinationen). Cave Alkohol.
GE: Toleranz und Abhängigkeit möglich.
WH: Auf Abhängigkeit achten. Beim Absetzen Rebound-Insomnie möglich. Vorsicht bei Nierenschäden, chronisch respiratorischer Insuffizienz, QT- Syndrom, Depressionen, Alkohol- und Drogenmissbrauch in der Anamnese. Verkehrshinweis (mindestens 8 Std. Abstand zur Einnahme des Arzneimittels). Zur primären Behandlung von Psychosen nicht empfohlen.
Bei Überdosierung Schläfrigkeit bis Koma. Antidot: Flumazenil möglich.
PG: 10 ST * (EKO: N) [€ 2,65], 30 ST * (EKO: N) [€ 8,05]

Moniq Gynial mono 75 Mikrogramm - Filmtabletten 31I03

(Z.Nr. 1-37711) RP. P. G03AC09
ZI: Gynial, Wien
Z: 1 Filmtablette enthält: Desogestrel 75 µg, Tablettenkern: Lactose monohydrat 47,37 mg, Maisstärke, Maltodextrin, Carboxymethylstärke, Natrium Typ A, Hypromellose, Stearinsäure, Cellulose, mikrokristalline, all-rac-alpha-Tocopherol; Filmüberzug: Hypromellose, Lactose monohydrat, Titandioxid, Stearinsäure, Macrogol 4000, Cellulose, mikrokristalline, Natrium citrat.
EW: Gestagenhältige Minipille.
AG: Kontrazeption.
AA: Oral, immer zur gleichen Tageszeit (Intervall zwischen 2 Tabletten immer 24 Std.).
DO: Ab dem 1. Tag der Regelblutung tgl. 1 FT; keine Einnahmepause. Keine Daten an Jugendlichen.
GA: Aktive venöse thromboembolische Erkrankungen, schwere Leberschäden, Gestagen-abhängige Tumore, nicht abgeklärte vaginale Blutungen.
SST: Gegenanzeige in der Schwangerschaft.
NW: Unregelmäßige Blutungen, Akne, Stimmungsschwankungen, Brustschmerzen, Übelkeit, Gewichtszunahme, Kopfschmerzen, Absonderungen aus den Brüsten, ektopische Schwangerschaften.
WW: Hydantoine, Barbiturate, Primidon, Carbamazepin, Rifampicin, medizinische Kohle: Kontrazeptive Wirksamkeit verringert.
WH: Geringfügig erhöhtes Brustkrebsrisiko. Nutzen/Risiko-Abwägung bei Leberkrebs. Bei Thrombosen absetzen. Bei Chloasmaneigung direkte Sonnen- und UV-Strahlung meiden.
PG: 28 ST * (EKO: N) [€ 7,10], 84 ST * (EKO: N) [€ 19,40], 168 ST * (EKO: N) [€ 35,50]

Monodex 1 mg/ml - Augentropfen im Einzeldosisbehältnis 47D01

(Z.Nr. 1-26477) NR. P. S01BA01
ZI: Laboratoires Thea, Clermont-Ferrand, Frankreich
Z: 1 ml Lösung enthält: Dexamethason 21-dihydrogenphosphat 1 mg (entspr. Dexamethason 21-dihydrogenphosphat, Dinatriumsalz), Natrium edetat, Natrium monohydrogenphosphat 7-Wasser, Natriumchlorid, Wasser für Injektionszwecke.
EW: Kortikosteroid.
AG: Entzündliche Erkrankungen des vorderen Augenabschnittes bei Nichtansprechen auf Standardtherapie.
AA: Nur am Auge.
DO: 4-6mal tgl. 1 Tropfen in das betroffene Auge.
In schweren Fällen initial stündlich anwenden. Max. 14 Tage anwenden. Bei Kindern Langzeitanwendung vermeiden.
GA: Augeninfektionen, die nicht antiinfektiv behandelt werden, Tuberkulose, Corneaverletzungen, Kortikoid-induzierte okulare Hypertension.
SST: In der Schwangerschaft nicht empfohlen. In der Stillzeit Anwendung möglich.
NW: Erhöhung des Augeninnendrucks, lokale Augenveränderungen, verschwommenes Sehen, Kalzifikationen der Hornhaut, bei häufiger Verabreichung systemische Absorption (Cushing-Syndrom, Nebennierensuppression).
WW: Topische Betablocker (Präzipitation von Kalziumphosphat im Corneastroma). 15 min. Abstand zu anderen Augentropfen. CYP3A4-Hemmer (Ritonavir, Cobicistat) können Dexamethason-Wirkung verstärken.
WH: Starke antiinfektive Therapie bei Infektionen erforderlich. Vorsicht bei Herpes simplex-Infektionen, Glaukom. Bei nichtdiagnostiziertem "rotem Auge" nicht anwenden. Kontaktlinsen vermeiden. Augeninnendruck überwachen. Verkehrshinweis.
PG: 10 ST AU (2) (EKO: G) [€ 7,05]

▼ MonoFer 100 mg/ml - Lösung zur Injektion/ Infusion 20F02

(Z.Nr. 1-29203) RP. P. B03AC
ZI: Pharmacosmos, Holbaek, Dänemark
Z: 1 ml Lösung enthält: Eisen(III)-Ion 100 mg (entspr. Eisen(III)-Isomaltosid), Natriumhydroxid zur pH-Wert-Einstellung, Salzsäure zur pH-Wert-Einstellung, Wasser für Injektionszwecke.
EW: Parenterale Eisenzubereitung.
AG: Gesicherter Eisenmangel, wenn orale Eisenpräparate nicht gegeben werden können oder wenn schnell Eisen zugeführt werden muss.
AA: Verdünnt oder unverdünnt als i.v. Bolus (1mal bis 3mal wöchentlich bis 500 mg Eisen) oder als i.v. Infusion: MED bis 20 mg Eisen/kg KG, höhere Dosen in 2 Infusionen im Abstand von mindestens 1 Woche.
Bei Dialysepatienten direkt in den venösen Arm des Dialysiergeräts als Bolus applizieren. Cave paravenös!
DO: Ganzoni- Formel: Gesamteisendosis (mg) = KG (kg) x (Soll Hb weniger Ist Hb in g/dl) x 2,4 + Eisen für Eisenspeicher (ca. 500 mg oder mehr bei Personen ab 35 kg KG).
Eisenbedarf bei Hämoglobin über 10 g/dl: 500 mg (Patienten bis 50 kg KG), 1000 mg (Patienten von 50-70 kg KG) bzw. 1500 mg (ab 70 kg KG). Eisenbedarf bei Hämoglobin unter 10 g/dl: 500 mg (Patienten unter 50 kg KG), 1500 mg (Patienten von 50-70 kg KG) bzw. 2000 mg (ab 70 kg KG).
Für Kinder und Jugendliche nicht empfohlen.
GA: Andere Anämieformen, Eisenverwertungsstörungen, schwere bekannte Überempfindlichkeit auf andere Eisenpräparate, dekompensierte Lebererkrankungen.
SST: Strenge Nutzen/Risiko-Abwägung, im 1. Trimenon bevorzugt orales Eisen anwenden. Fetale Bradykardie beachten. In der Stillzeit Anwendung möglich.
NW: Schwere anaphylaktoide Sofort- oder Spätreaktionen, Überempfindlichkeit bis Kounis- Syndrom, Fishbane- Reaktion (Gesichtsrötungen, Brust- oder Rückenschmerzen, Engegefühl), Magen/Darm, Dyspnoe, lokale Reaktionen, Nervensystem.
WW: Orale Eisengabe frühestens 5 Tage nach der parenteralen Eisengabe beginnen. Serum-Bilirubin falsch erhöht, Serumkalzium falsch erniedrigt.
WH: Auf schwere und potentiell tödliche allergische Sofortreaktionen achten. Vorsicht bei Infektionen, Leberschäden. Bei aktueller Bakteriämie nicht anwenden.
PG: **1ML** 5 ST * (EKO: N) [€ 228,15], **5ML** 1 ST RE2 (EKO: Y) [€ 178,70], **5ML** 5 ST * (EKO: N) [€ 1.015,45], **10ML** 1 ST RE2 (EKO: Y) [€ 326,90]

Monoket retard 50 mg - Kapseln 30D02

(Z.Nr. 1-18270) RP. P. C01DA14
ZI: Merus Labs Luxco II, Luxembourg, Luxemburg
Z: 1 Retardkapsel enthält: Isosorbid-5-mononitrat 50 mg, Kapselinhalt: Saccharose 23,92 mg, Stärke, Lactose monohydrat 13,42 mg, Talkum, Ethylcellulose, Macrogol 20000, Hydroxypropylcellulose, Kapselhülle: Titandioxid, Eisenoxid rot, Gelatine.
EW: Organisches Nitrat.
AG: Prophylaxe und Langzeitbehandlung der Angina pectoris.
AA: Morgens (nach dem Frühstück) unzerkaut einnehmen.
DO: 1mal täglich 1 Retardkapsel. Keine Daten an Kindern und Jugendlichen.
GA: Niedrige Füllungsdrucke (z.B. akuter Myokardinfarkt), Aorten-/Mitralstenose, Hypotonie, akutes Kreislaufversagen, kardiogener Schock, Hypovolämie, intrakranielle Drucksteigerung, schwere Anämie, obstruktive Kardiomyopathie, konstriktive Herzerkrankungen, Engwinkelglaukom.
SST: Nur bei zwingender Indikation; nicht stillen.
NW: Kopfschmerzen, Nausea, Schwindel, Blutdruckabfall, Kollaps, Tachykardie, Angioödem, Flush, Hitzegefühl, Hypoxämie (passager).
WW: Gegenanzeige: PDE5-Hemmer (z.B. Sildenafil), Riociguat. Alkohol meiden (verstärkt Blutdrucksenkung). Vorsicht: Wirkungsverstärkung durch andere Blutdrucksenker, trizyklische Antidepressiva, Neuroleptika. Dihydroergotamin verstärkt hypertensiv. Wirkungsminderung durch ASS und Indometacin. Sapropterin (Vorsicht).

GE: Toleranzentwicklung und Kreuztoleranz zu anderen Nitraten möglich. Bei Toleranzentwicklung kurze Nitratpause.
WH: Nicht beim akuten Angina-pectoris-Anfall wirksam. Nicht abrupt absetzen. Vorsicht bei Linksherzinsuffizienz, Hypoxämie, Hypothyreose, Hypothermie, Malnutrition, schweren Leber- oder Nierenschäden, nach Myokardinfarkt. Verkehrshinweis.
Bei Überdosierung Methämoglobinämie. Antidote: Vitamin C oder Methylenblau oder Toluidinblau.
PG: 30 ST (2) (EKO: G) [€ 14,30]

Mononine 500 I.E. Pulver und Lösungsmittel zur Herstellung einer Injektions- oder Infusionslösung 20D01
(Z.Nr. 2-00314) NR. P. E. nicht im Handel. B02BD04

Mononine 1000 I.E. Pulver und Lösungsmittel zur Herstellung einer Injektions- oder Infusionslösung 20D01

(Z.Nr. 2-00315) NR. P. E. n.l. B02BD04
ZI: CSL Behring, Marburg, Deutschland
Z: 1 Durchstechflasche enthält: Blutgerinnungsfaktor IX (human) 1000 IE, Histidin, Mannitol, Natriumchlorid Natriumhydroxid zur pH-Wert-Einstellung, Salzsäure zur pH-Wert-Einstellung, Lösungsmittel: Wasser für Injektionszwecke 10 ml.
PG: 1 ST RE1 (EKO: Y) [€ 943,45 n.l.]

Monopost 50 Mikrogramm/ml - Augentropfen im Einzeldosisbehältnis 47G02

(Z.Nr. 1-31607) RP. P. S01EE01
ZI: Laboratoires Thea, Clermont-Ferrand, Frankreich
Z: 1 ml enthält: Latanoprost 50 µg (entspr. → ca. 1,5 µg/Tr), Macrogolglycerolhydroxystearat 40 50 mg (entspr. Polyoxyl-40-Rizinusöl, hydriertes), Sorbitol, Carbomer 974P, Macrogol 4000, Natrium edetat, Natriumhydroxid zur pH-Wert-Einstellung, Wasser für Injektionszwecke.
EW: Prostaglandin $F_{2\alpha}$-Analogon, senkt Augeninnendruck.
AG: Offenwinkelglaukom, okuläre Hypertension.
AA: Am Auge.
DO: 1mal tgl. (abends) 1 Tropfen in den Bindehautsack des erkrankten Auges eintropfen.
Keine Daten an Kindern und Jugendlichen.
SST: Nicht anwenden.
NW: Zunahme des braunen Pigmentanteils der Iris, Augenentzündung, Dunkelfärbung der Augenwimpern oder der Haut des Augenlids. Fremdkörpergefühl, selten Uveitis/Iritis, Makulaödem, Herpes-Keratitis; Asthma, Haut, Kopfschmerzen, Herzklopfen, Muskel- und Gelenkschmerzen.
WW: Nicht mit anderen Prostaglandinen anwenden. 5 min Abstand zu anderen Ophthalmika.
WH: Verkehrshinweis. Vorsicht bei Risiko für zystoides Makulaödem, Iritis/Uveitis, Herpes-Keratitis, Asthma. Auf bleibende Farbveränderungen der Iris achten. Kontaktlinsen nach 15 min. wieder einsetzen.
PG: 30 ST RE2 (2) (EKO: Y) [€ 21,10]

Monopost 50 Mikrogramm/ml - Augentropfen, Lösung 47G02
(Z.Nr. 1-37267) RP. P. nicht im Handel. S01EE01

Monovo 1 mg/g - Creme 22E01
(Z.Nr. 1-31136) NR. P. nicht im Handel. D07AC13

Monovo 1 mg/g - Emulsion zur Anwendung auf der Haut 22E01, 22O02
(Z.Nr. 1-31461) NR. P. nicht im Handel. D07AC13

Montadiol 100 Mikrogramm/g - Creme 29G04
(Z.Nr. 1-31691) RP. P. nicht im Handel. G03CA03

Montana - Haustropfen 42Z03

(Z.Nr. 0-02637) RPF. P. A15
ZI: Pharmonta Dr.Fischer, Gratwein
Z: 100 ml enthalten: Flüssigextrakt (Auszugsmittel: Ethanol 48% V/V) aus: Hopfenzapfen 1 g, Enzianwurzel 2 g, Ceylonzimtrinde 1 g, Bitterorangenschale 2 g, Kümmel 1 g, Löwenzahnwurzel 3 g, Pfefferminzöl ätherisch 0,06 g; Rotes Sandelholz Ethanol 96% (V/V), Wasser, gereinigtes, Zuckercouleur.
EW: Verdauungsfördernd
AG: Verdauungsbeschwerden.
DO: 1-2 Kaffeelöffel in wenig Wasser nach den Mahlzeiten, bei Appetitlosig- keit 10-20 Minuten vor den Mahlzeiten einnehmen.
Bei Verstopfung 2 Kaffeelöffel in 1 Glas lauwarmem Wasser nüchtern vor dem Frühstück.
Nicht für Alkoholkranke. Nicht für Kinder.
SST: Nicht einnehmen.
WH: Verkehrshinweis.
PG: 50 ML * (EKO: N) [€ 4,70], 200 ML * (EKO: N) [€ 13,95], 500 ML * (EKO: N) [€ 27,90], **6X20ML** 120 ML * (EKO: N) [€ 10,90]

Montana Haustropfen - Flüssigkeit zum Einnehmen 42Z03
(Z.Nr. 7-38049) RPF. P. nicht im Handel. A15

Montelukast Accord 10 mg - Filmtabletten 50A04

(Z.Nr. 1-31251) NR. P. R03DC03
ZI: Accord Healthcare, Utrecht, Niederlande
Z: 1 Filmtablette enthält: Montelukast 10 mg (entspr. Montelukast natrium 10,4 mg), Tablettenkern: Lactose monohydrat 130,95 mg, Cellulose, mikrokristalline, Hydroxypropylcellulose, Croscarmellose natrium, Magnesium stearat; Filmüberzug: (entspr. Hydroxypropylcellulose Typ LF) (entspr. Hypromellose) (entspr. Titandioxid) (entspr. Macrogol 6000) (entspr. Eisenoxid gelb) (entspr. Eisenoxid rot).
EW: Bindet an Cysteinyl-Leukotrien-Rezeptoren.
AG: Zusatztherapie bei Asthma, Vorbeugung bei Belastungsasthma.
DO: Personen ab 15 Jahren: Tgl. 1 FT vor dem Schlafengehen.
SST: Strenge Indikationsstellung.
NW: Bauchschmerzen, Kopfschmerzen, Eosinophilie, selten Vaskulitis (Churg-Strauss-Syndrom), Überempfindlichkeit, Leber, Muskulatur, ZNS (Benommenheit, Parästhesien), neuropsychiatrische Ereignisse.
WW: Mit anderen Asthmamitteln anwendbar. Vorsicht bei Gabe von Phenytoin, Phenobarbital, Rifampicin (Enzyminduktion).
WH: Nicht beim akuten Asthmaanfall anwenden, nicht als Ersatz für Kortikoide.
PG: 30 ST (2) (EKO: G) [€ 23,10]

Montelukast Accord 4 mg - Kautabletten 50A04

(Z.Nr. 1-31157) NR. P. R03DC03
ZI: Accord Healthcare, Utrecht, Niederlande
Z: 1 Kautablette enthält: Montelukast 4 mg (entspr. Montelukast natrium), Mannitol, Cellulose, mikrokristalline, Croscarmellose natrium, Kirschenaroma 501027 AP 0551, Eisenoxid rot, Aspartam 1,2 mg, Magnesium stearat.
EW: Bindet an Cysteinyl-Leukotrien-Rezeptoren.
AG: Zusatztherapie bei Asthma, Vorbeugung bei Belastungsasthma.
DO: Kinder von 2-5 Jahren: 1 Kautablette tgl. am Abend (1 Std. vor oder 2 Std. nach der Nahrung).
SST: Strenge Indikationsstellung.
NW: Bauchschmerzen, Kopfschmerzen, Eosinophilie, selten Vaskulitis (Churg-Strauss-Syndrom), Überempfindlichkeit, Leber, Muskulatur, ZNS (Benommenheit, Parästhesien), neuropsychiatrische Ereignisse.
WW: Mit anderen Asthmamitteln anwendbar. Vorsicht bei Gabe von Phenytoin, Phenobarbital, Rifampicin (Enzyminduktion).
WH: Nicht beim akuten Asthmaanfall anwenden, nicht als Ersatz für Kortikoide.
PG: 30 ST (2) (EKO: G) [€ 21,00]

Montelukast Accord 5 mg - Kautabletten 50A04

(Z.Nr. 1-31158) NR. P. R03DC03
ZI: Accord Healthcare, Utrecht, Niederlande
Z: 1 Kautablette enthält: Montelukast 5 mg (entspr. Montelukast natrium), Mannitol, Cellulose, mikrokristalline, Croscarmellose natrium, Kirschenaroma 501027 AP 0551, Eisenoxid rot, Aspartam 1,5 mg, Magnesium stearat.
EW: Bindet an Cysteinyl-Leukotrien-Rezeptoren.
AG: Zusatztherapie bei Asthma, Vorbeugung bei Belastungsasthma.
DO: Kinder von 6-14 Jahren: 1 Kautablette tgl. am Abend (mindestens 1 Std. vor oder mindestens 2 Std. nach der Nahrung).
SST: Strenge Indikationsstellung.
NW: Bauchschmerzen, Kopfschmerzen, Eosinophilie, selten Vaskulitis (Churg-Strauss-Syndrom), Überempfindlichkeit, Leber, Muskulatur, ZNS (Benommenheit, Parästhesien), neuropsychiatrische Ereignisse.
WW: Mit anderen Asthmamitteln anwendbar. Vorsicht bei Gabe von Phenytoin, Phenobarbital, Rifampicin (Enzyminduktion).
WH: Nicht beim akuten Asthmaanfall anwenden, nicht als Ersatz für Kortikoide.
PG: 30 ST (2) (EKO: G) [€ 22,85]

Montelukast Actavis 10 mg - Filmtabletten 50A04

(Z.Nr. 1-29252) NR. P. R03DC03
ZI: Actavis Group PTC, Hafnarfjördur, Island
Z: 1 Filmtablette enthält: Montelukast 10 mg (entspr. Montelukast natrium), Tablettenkern: Cellulose, mikrokristalline, Hydroxypropylcellulose, Croscarmellose natrium, Lactose monohydrat 90,7 mg, Magnesium stearat; Tablettenfilm: Lactose monohydrat, (entspr. Hypromellose 15 cp) (entspr. Titandioxid) (entspr. Macrogol 4000) (entspr. Eisenoxid gelb) (entspr. Eisenoxid rot).
EW: Bindet an Cysteinyl-Leukotrien-Rezeptoren.
AG: Zusatztherapie bei Asthma, Vorbeugung bei Belastungs-

asthma.
DO: Personen ab 15 Jahren: Tgl. 1 FT vor dem Schlafengehen.
SST: Strenge Indikationsstellung.
NW: Bauchschmerzen, Kopfschmerzen, Eosinophilie, selten Vaskulitis (Churg-Strauss-Syndrom), Überempfindlichkeit, Leber, Muskulatur, neuropsychiatrische Nebenwirkungen.
WW: Mit anderen Asthmamitteln anwendbar. Vorsicht bei Gabe von Phenytoin, Phenobarbital, Rifampicin (Enzyminduktion).
WH: Nicht beim akuten Asthmaanfall anwenden, nicht als Ersatz für Kortikoide.
PG: 30 ST (2) (EKO: G) [€ 23,45]

Montelukast Actavis 4 mg - Kautabletten 50A04
(Z.Nr. 1-29237) NR. P. R03DC03
ZI: Actavis Group PTC, Hafnarfjördur, Island
Z: 1 Kautablette enthält: Montelukast 4 mg (entspr. Montelukast natrium), Cellulose, mikrokristalline, Hydroxypropylcellulose, Croscarmellose natrium, Mannitol, Aspartam 1,2 mg, Magnesium stearat, Pigmentmischung PB-24880 (entspr. Lactose monohydrat 3,6 mg), (entspr. Eisenoxid rot), Silarom Kirsch Aroma: Aromastoffe, naturident, Aromaextrakte, natürlich, Maltodextrin (entspr. Kartoffel), Gummi arabicum (entspr. Akazie), Triacetin, Ethylmaltol, Maltol, alpha-Tocopherol.
EW: Bindet an Cysteinyl-Leukotrien-Rezeptoren.
AG: Zusatztherapie bei Asthma, Vorbeugung bei Belastungsasthma.
DO: Kinder von 2-5 Jahren: 1 Kautablette tgl. am Abend (1 Std. vor oder 2 Std. nach der Nahrung).
SST: Strenge Indikationsstellung.
NW: Bauchschmerzen, Kopfschmerzen, Eosinophilie, selten Vaskulitis (Churg-Strauss-Syndrom), Überempfindlichkeit, Leber, Muskulatur, neuropsychiatrische Nebenwirkungen.
WW: Mit anderen Asthmamitteln anwendbar. Vorsicht bei Gabe von Phenytoin, Phenobarbital, Rifampicin (Enzyminduktion).
WH: Nicht beim akuten Asthmaanfall anwenden, nicht als Ersatz für Kortikoide.
PG: 30 ST (2) (EKO: G) [€ 21,90]

Montelukast Actavis 5 mg - Kautabletten 50A04
(Z.Nr. 1-29238) NR. P. R03DC03
ZI: Actavis Group PTC, Hafnarfjördur, Island
Z: 1 Kautablette enthält: Montelukast 5 mg (entspr. Montelukast natrium), Cellulose, mikrokristalline, Hydroxypropylcellulose, Croscarmellose natrium, Mannitol, Aspartam 1,5 mg, Magnesium stearat, Pigmentmischung PB-24880 (entspr. Lactose monohydrat 4,5 mg), (entspr. Eisenoxid rot), Silarom Kirsch Aroma: Aromastoffe, naturident, Aromaextrakte, natürlich, Maltodextrin (entspr. Kartoffel), Gummi arabicum (entspr. Akazie), Triacetin, Ethylmaltol, Maltol, alpha-Tocopherol.
EW: Bindet an Cysteinyl-Leukotrien-Rezeptoren.
AG: Zusatztherapie bei Asthma, Vorbeugung bei Belastungsasthma.
DO: Kinder von 6-14 Jahren: 1 Kautablette tgl. am Abend (1 Std. vor oder 2 Std. nach der Nahrung).
SST: Strenge Indikationsstellung.
NW: Bauchschmerzen, Kopfschmerzen, Eosinophilie, selten Vaskulitis (Churg-Strauss-Syndrom), Überempfindlichkeit, Leber, Muskulatur, neuropsychiatrische Nebenwirkungen.
WW: Mit anderen Asthmamitteln anwendbar. Vorsicht bei Gabe von Phenytoin, Phenobarbital, Rifampicin (Enzyminduktion).
WH: Nicht beim akuten Asthmaanfall anwenden, nicht als Ersatz für Kortikoide.
PG: 30 ST (2) (EKO: G) [€ 23,70]

Montelukast Aristo 10 mg - Filmtabletten 50A04
(Z.Nr. 1-31553) NR. P. R03DC03
ZI: Aristo Pharma, Berlin, Deutschland
Z: 1 Filmtablette enthält: Montelukast 10 mg, Cellulose, mikrokristalline, Hydroxypropylcellulose, Croscarmellose natrium, Lactose monohydrat 90,74 mg, Magnesium stearat; Filmüberzug: (entspr. Lactose monohydrat) (entspr. Hypromellose) (entspr. Titandioxid) (entspr. Macrogol 4000) (entspr. Eisenoxid rot) (entspr. Eisenoxid gelb).
EW: Bindet an Cysteinyl-Leukotrien-Rezeptoren.
AG: Zusatztherapie bei Asthma, Vorbeugung bei Belastungsasthma.
DO: Personen ab 15 Jahren: Tgl. 1 FT vor dem Schlafengehen.
SST: Strenge Indikationsstellung.
NW: Bauchschmerzen, Kopfschmerzen, Eosinophilie, selten Vaskulitis (Churg-Strauss-Syndrom), Überempfindlichkeit, Leber, Muskulatur, neuropsychiatrische Ereignisse.
WW: Mit anderen Asthmamitteln anwendbar. Vorsicht bei Gabe von Phenytoin, Phenobarbital, Rifampicin (Enzyminduktion).
WH: Nicht beim akuten Asthmaanfall anwenden, nicht als Ersatz für Kortikoide.
PG: 10 ST (EKO: G) [€ 9,10], 30 ST (2) (EKO: G) [€ 23,10]

Montelukast Aristo 4 mg - Kautabletten 50A04
(Z.Nr. 1-31551) NR. P. R03DC03
ZI: Aristo Pharma, Berlin, Deutschland
Z: 1 Kautablette enthält: Montelukast 4 mg, Cellulose, mikrokristalline, Hydroxypropylcellulose, Croscarmellose natrium, Lactose monohydrat 3,6 mg, Eisenoxid rot, Mannitol, Magnesium stearat, Aspartam 1,2 mg, Silarom Kirsch Aroma.
EW: Bindet an Cysteinyl-Leukotrien-Rezeptoren.
AG: Zusatztherapie bei Asthma, Vorbeugung bei Belastungsasthma.
DO: Kinder von 2-5 Jahren: 1 Kautablette tgl. am Abend (1 Std. vor oder 2 Std. nach der Nahrung).
SST: Strenge Indikationsstellung.
NW: Bauchschmerzen, Kopfschmerzen, Eosinophilie, selten Vaskulitis (Churg-Strauss-Syndrom), Überempfindlichkeit, Leber, Muskulatur, neuropsychiatrische Ereignisse.
WW: Mit anderen Asthmamitteln anwendbar. Vorsicht bei Gabe von Phenytoin, Phenobarbital, Rifampicin (Enzyminduktion).
WH: Nicht beim akuten Asthmaanfall anwenden, nicht als Ersatz für Kortikoide.
PG: 30 ST (2) (EKO: G) [€ 21,45]

Montelukast Aristo 5 mg - Kautabletten 50A04
(Z.Nr. 1-31552) NR. P. R03DC03
ZI: Aristo Pharma, Berlin, Deutschland
Z: 1 Kautablette enthält: Montelukast 5 mg, Cellulose, mikrokristalline, Hydroxypropylcellulose, Croscarmellose natrium, Lactose monohydrat 4,5 mg, Eisenoxid rot, Mannitol, Magnesium stearat, Aspartam 1,5 mg, Silarom Kirsch Aroma.
EW: Bindet an Cysteinyl-Leukotrien-Rezeptoren.
AG: Zusatztherapie bei Asthma, Vorbeugung bei Belastungsasthma.
DO: Kinder von 6-14 Jahren: 1 Kautablette tgl. am Abend (1 Std. vor oder 2 Std. nach der Nahrung).
SST: Strenge Indikationsstellung.
NW: Bauchschmerzen, Kopfschmerzen, Eosinophilie, selten Vaskulitis (Churg-Strauss-Syndrom), Überempfindlichkeit, Leber, Muskulatur, neuropsychiatrische Ereignisse.
WW: Mit anderen Asthmamitteln anwendbar. Vorsicht bei Gabe von Phenytoin, Phenobarbital, Rifampicin (Enzyminduktion).
WH: Nicht beim akuten Asthmaanfall anwenden, nicht als Ersatz für Kortikoide.
PG: 10 ST (EKO: G) [€ 9,10], 30 ST (2) (EKO: G) [€ 23,20]

Montelukast Genericon 10 mg - Filmtabletten 50A04
(Z.Nr. 1-29420) NR. P. R03DC03
ZI: Genericon Pharma, Graz
Z: 1 Filmtablette enthält: Montelukast 10 mg, (entspr. Montelukast natrium), Tablettenkern: Cellulose, Lactose monohydrat 89,3 mg, Croscarmellose natrium (entspr. Natrium 0,92 mg), Hydroxypropylcellulose niedrig substituiert, Magnesium stearat; Filmüberzug: Hypromellose, Hydroxypropylcellulose, Titandioxid, Eisenoxid rot, Eisenoxid gelb.
Kurzinformation: siehe Montelukast Aristo 10 mg - Filmtabletten, → S. 920
PG: 30 ST (2) (EKO: G) [€ 23,45]

Montelukast Genericon 4 mg - Kautabletten 50A04
(Z.Nr. 1-29418) NR. P. nicht im Handel. R03DC03

Montelukast Genericon 5 mg - Kautabletten 50A04
(Z.Nr. 1-29419) NR. P. R03DC03
ZI: Genericon Pharma, Graz
Z: 1 Kautablette enthält: Montelukast 5 mg, (entspr. Montelukast natrium), Cellulose, Mannitol, Croscarmellose natrium (entspr. Natrium 0,99 mg), Hydroxypropylcellulose niedrig substituiert, Kirsch-Aroma, Aspartam 1,5 mg, Eisenoxid rot, Magnesium stearat.
EW: Bindet an Cysteinyl-Leukotrien-Rezeptoren.
AG: Zusatztherapie bei Asthma, Vorbeugung bei Belastungsasthma.
DO: Kinder von 6-14 Jahren: 1 Kautablette tgl. am Abend (1 Std. vor oder 2 Std. nach der Nahrung) einnehmen.
SST: Strenge Indikationsstellung.
NW: Bauchschmerzen, Kopfschmerzen, Eosinophilie, selten Vaskulitis (Churg-Strauss-Syndrom), Überempfindlichkeit, Leber, Muskulatur, neuropsychiatrische Ereignisse.
WW: Mit anderen Asthmamitteln anwendbar. Vorsicht bei Gabe von Phenytoin, Phenobarbital, Rifampicin (Enzyminduktion).
WH: Nicht beim akuten Asthmaanfall anwenden, nicht als Ersatz für Kortikoide.
PG: 30 ST (2) (EKO: G) [€ 23,45]

Montelukast Krka 10 mg - Filmtabletten 50A04
(Z.Nr. 1-29906) NR. P. R03DC03
ZI: Krka, Novo Mesto, Slowenien

Z: 1 Filmtablette enthält: Montelukast 10 mg (entspr. Montelukast natrium), Tablettenkern: Lactose 81,94 mg (entspr. Lactose monohydrat), Cellulosepulver, Cellulose, mikrokristalline, Croscarmellose natrium, Magnesium stearat; Filmüberzug: (entspr. Hypromellose) (entspr. Titandioxid) (entspr. Talkum) (entspr. Propylenglycol) (entspr. Eisenoxid rot) (entspr. Eisenoxid gelb).
Kurzinformation: siehe Montelukast Aristo 10 mg - Filmtabletten, → S. 920
PG: 30 ST (2) (EKO: G) [€ 25,40]

Montelukast Krka 4 mg - Kautabletten 50A04
(Z.Nr. 1-29904) NR. P. R03DC03
ZI: Krka, Novo Mesto, Slowenien
Z: 1 Kautablette enthält: Montelukast 4 mg (entspr. Montelukast natrium), Mannitol, Cellulose, mikrokristalline, Croscarmellose natrium, Hydroxypropylcellulose, Aspartam 1,2 mg, Eisenoxid rot, Schwarzkirschen-Aroma, Glycerintriacetat, Magnesium stearat.
Kurzinformation: siehe Montelukast Aristo 4 mg - Kautabletten, → S. 920
PG: 30 ST (2) (EKO: G) [€ 23,45]

Montelukast Krka 5 mg - Kautabletten 50A04
(Z.Nr. 1-29905) NR. P. R03DC03
ZI: Krka, Novo Mesto, Slowenien
Z: 1 Kautablette enthält: Montelukast 5 mg (entspr. Montelukast natrium), Mannitol, Cellulose, mikrokristalline, Croscarmellose natrium, Hydroxypropylcellulose, Aspartam 1,5 mg, Eisenoxid rot, Schwarzkirschen-Aroma, Glycerintriacetat, Magnesium stearat.
Kurzinformation: siehe Montelukast Aristo 5 mg - Kautabletten, → S. 920
PG: 30 ST (2) (EKO: G) [€ 25,40]

Montelukast MSD 10 mg - Filmtabletten 50A04
(Z.Nr. 1-29121) NR. P. nicht im Handel. R03DC03

Montelukast MSD 4 mg - Granulat 50A04
(Z.Nr. 1-30501) NR. P. nicht im Handel. R03DC03

Montelukast MSD 4 mg - Kautabletten 50A04
(Z.Nr. 1-30500) NR. P. nicht im Handel. R03DC03

Montelukast MSD 5 mg - Kautabletten 50A04
(Z.Nr. 1-29122) NR. P. nicht im Handel. R03DC03

Montelukast ratiopharm 10 mg - Filmtabletten 50A04
(Z.Nr. 1-28056) NR. P. R03DC03
ZI: Teva, Haarlem, Niederlande
Z: 1 Filmtablette enthält: Montelukast 10 mg (entspr. Montelukast natrium 10,4 mg), Kern: Natriumdodecylsulfat, Lactose 122,2 mg (entspr. Lactose monohydrat), Hydroxypropylcellulose, Maisstärke, vorverkleistert, Carboxymethylstärke, Natrium Typ A, Magnesium stearat; Filmüberzug: Opadry gelb 20 A 23676: (entspr. Hydroxypropylcellulose) (entspr. Hypromellose) (entspr. Titandioxid) (entspr. Eisenoxid gelb) (entspr. Eisenoxid rot).
Kurzinformation: siehe Montelukast Aristo 10 mg - Filmtabletten, → S. 920
PG: 30 ST (2) (EKO: G) [€ 23,40]

Montelukast ratiopharm 4 mg - Granulat 50A04
(Z.Nr. 1-31801) NR. P. R03DC03
ZI: Teva, Haarlem, Niederlande
Z: 1 Beutel enthält: Montelukast 4 mg (entspr. Montelukast natrium), Mannitol, Hydroxypropylcellulose, Natriumdodecylsulfat, Magnesium stearat.
EW: Bindet an Cysteinyl-Leukotrien-Rezeptoren.
AG: Zusatztherapie bei Asthma, Vorbeugung bei Belastungsasthma.
AA: Direkt in den Mund oder mit einem Löffel weicher Nahrung geben.
DO: Kinder (6 Monate bis 5 Jahre): Tgl. 1 Beutel am Abend.
SST: Strenge Indikationsstellung.
NW: Bauchschmerzen, Kopfschmerzen, Eosinophilie, selten Vaskulitis (Churg-Strauss-Syndrom), Überempfindlichkeit, Leber, Muskulatur, neuropsychiatrische Ereignisse.
WW: Mit anderen Asthmamitteln anwendbar. Vorsicht bei Gabe von Phenytoin, Phenobarbital, Rifampicin (Enzyminduktion).
WH: Nicht beim akuten Asthmaanfall anwenden, nicht als Ersatz für Kortikoide.
PG: 30 ST (2) (EKO: G) [€ 21,95]

Montelukast ratiopharm 4 mg - Kautabletten 50A04
(Z.Nr. 1-28030) NR. P. R03DC03
ZI: Teva, Haarlem, Niederlande
Z: 1 Kautablette enthält: Montelukast 4 mg (entspr. Montelukast natrium 4,16 mg), Mannitol, Natriumdodecylsulfat, Hydroxypropylcellulose, Eisenoxid rot, Kirsch-Aroma (entspr. Maltodextrin (Mais)), (entspr. Stärke, modifiziert), Aspartam 0,5 mg, Carboxymethylstärke, Natrium Typ A, Magnesium stearat.
Kurzinformation: siehe Montelukast Aristo 4 mg - Kautabletten, → S. 920
PG: 30 ST (2) (EKO: G) [€ 21,65]

Montelukast ratiopharm 5 mg - Kautabletten 50A04
(Z.Nr. 1-28031) NR. P. R03DC03
ZI: Teva, Haarlem, Niederlande
Z: 1 Kautablette enthält: Montelukast 5 mg (entspr. Montelukast natrium 5,2 mg), Mannitol, Natriumdodecylsulfat, Hydroxypropylcellulose, Eisenoxid rot, Kirsch-Aroma (entspr. Maltodextrin (Mais)), (entspr. Stärke, modifiziert), Aspartam 0,5 mg, Carboxymethylstärke, Natrium Typ A, Magnesium stearat.
Kurzinformation: siehe Montelukast Aristo 5 mg - Kautabletten, → S. 920
PG: 30 ST (2) (EKO: G) [€ 23,40]

Montelukast Sandoz 10 mg - Filmtabletten 50A04
(Z.Nr. 1-29222) NR. P. R03DC03
ZI: Sandoz, Kundl
Z: 1 Filmtablette enthält: Montelukast 10 mg (entspr. Montelukast natrium), Tablettenkern: Lactose 84,7 mg (entspr. Lactose monohydrat), Hydroxypropylcellulose Typ EF, Cellulose, mikrokristalline, Croscarmellose natrium (entspr. Natrium < 1 mmol) (entspr. → < 23 mg), Magnesium stearat; Überzug: Hypromellose 6cP, Titandioxid, Macrogol 400, Eisenoxid gelb, Eisenoxid rot.
EW: Bindet an Cysteinyl-Leukotrien-Rezeptoren.
AG: Zusatztherapie bei leichten bis mittelgradigen persistierenden Asthma, Vorbeugung bei Belastungsasthma.
AA: Oral einnehmen.
DO: Personen ab 15 Jahren: Tgl. 1 FT vor dem Schlafengehen.
SST: Strenge Indikationsstellung.
NW: Bauchschmerzen, Kopfschmerzen, Eosinophilie, selten Vaskulitis (Churg-Strauss-Syndrom), Überempfindlichkeit, Leber, Muskulatur, neuropsychiatrische Nebenwirkungen.
WW: Mit anderen Asthmamitteln anwendbar. Vorsicht bei Gabe von Phenytoin, Phenobarbital, Rifampicin (Enzyminduktion).
WH: Nicht beim akuten Asthmaanfall anwenden, nicht als Ersatz für Kortikoide.
PG: 10 ST (EKO: G) [€ 9,10], 30 ST (2) (EKO: G) [€ 23,60]

Montelukast Sandoz 4 mg - Granulat 50A04
(Z.Nr. 1-30200) NR. P. R03DC03
ZI: Sandoz, Kundl
Z: 1 Beutel Granulat enthält: Montelukast 4 mg (entspr. Montelukast natrium), Hydroxypropylcellulose, Mannitol, Magnesium stearat.
EW: Bindet an Cysteinyl-Leukotrien-Rezeptoren.
AG: Zusatztherapie bei leichtem bis mittelschwerem persistierendem Asthma bei Patienten zwischen 6 Monaten und 5 Jahren. -Vorbeugung bei Belastungsasthma bei Kindern ab 2 Jahren.
AA: Direkt in den Mund oder mit einem Löffel weicher Nahrung geben.
DO: 1 Beutel tgl. am Abend.
SST: Strenge Indikationsstellung.
NW: Bauchschmerzen, Kopfschmerzen, Eosinophilie, selten Vaskulitis (Churg-Strauss-Syndrom), Überempfindlichkeit, Leber, Muskulatur, neuropsychiatrische Nebenwirkungen.
WW: Mit anderen Asthmamitteln anwendbar. Vorsicht bei Gabe von Phenytoin, Phenobarbital, Rifampicin (Enzyminduktion).
WH: Nicht beim akuten Asthmaanfall anwenden, nicht als Ersatz für Kortikoide.
PG: 30 ST (2) (EKO: G) [€ 21,00]

Montelukast Sandoz 4 mg - Kautabletten 50A04
(Z.Nr. 1-29220) NR. P. R03DC03
ZI: Sandoz, Kundl
Z: 1 Kautablette enthält: Montelukast 4 mg (entspr. Montelukast natrium), Mannitol, Cellulose, mikrokristalline, Hydroxypropylcellulose, Eisenoxid rot, Croscarmellose natrium, Aroma: Kirscharoma AP0551, Kirsch Duaroma TD0990B (entspr. Saccharose 0,7 mg) (entspr. Allurarot <= 0,002 mg); Aspartam 0,96 mg, Magnesium stearat.
EW: Bindet an Cysteinyl-Leukotrien-Rezeptoren.
AG: Zusatztherapie bei leichten bis mittelgradigen persistierenden Asthma, Vorbeugung bei Belastungsasthma.
AA: Vor dem Schlucken kauen. Verabreichung nur unter Aufsicht eines Erwachsenen.
DO: Kinder von 2-5 Jahren: 1 Kautablette tgl. am Abend (1 Std. vor oder 2 Std. nach der Nahrung).
SST: Strenge Indikationsstellung.
NW: Bauchschmerzen, Kopfschmerzen, Eosinophilie, selten Vaskulitis (Churg-Strauss-Syndrom), Überempfindlichkeit, Leber, Muskulatur, neuropsychiatrische Nebenwirkungen.
WW: Mit anderen Asthmamitteln anwendbar. Vorsicht bei Gabe von Phenytoin, Phenobarbital, Rifampicin (Enzyminduktion).

WH: Nicht beim akuten Asthmaanfall anwenden, nicht als Ersatz für Kortikoide.
PG: 30 ST (2) (EKO: G) [€ 21,00]

Montelukast Sandoz 5 mg - Kautabletten 50A04
(Z.Nr. 1-29221) NR. P. R03DC03
ZI: Sandoz, Kundl
Z: 1 Kautablette enthält: Montelukast 5 mg (entspr. Montelukast natrium), Mannitol, Cellulose, mikrokristalline, Hydroxypropylcellulose, Eisenoxid rot, Croscarmellose natrium, Aroma: Kirscharoma AP0551, Kirsch Duaroma TD0990B (entspr. Saccharose 0,9 mg) (entspr. Allurarot <= 0,002 mg); Aspartam 1,2 mg, Magnesium stearat.
EW: Bindet an Cysteinyl-Leukotrien-Rezeptoren.
AG: Zusatztherapie bei leichten bis mittelgradigen persistierenden Asthma, Vorbeugung bei Belastungsasthma.
AA: Vor dem Schlucken kauen.
DO: Kinder von 6-14 Jahren: 1 Kautablette tgl. am Abend (1 Std. vor oder 2 Std. nach der Nahrung).
SST: Strenge Indikationsstellung.
NW: Bauchschmerzen, Kopfschmerzen, Eosinophilie, selten Vaskulitis (Churg-Strauss-Syndrom), Überempfindlichkeit, Leber, Muskulatur, neuropsychiatrische Nebenwirkungen.
WW: Mit anderen Asthmamitteln anwendbar. Vorsicht bei Gabe von Phenytoin, Phenobarbital, Rifampicin (Enzyminduktion).
WH: Nicht beim akuten Asthmaanfall anwenden, nicht als Ersatz für Kortikoide.
PG: 30 ST (2) (EKO: G) [€ 22,85]

Montelukast Stada 10 mg - Filmtabletten 50A04
(Z.Nr. 1-29324) NR. P. R03DC03
ZI: Stada Arzneimittel, Wien
Z: 1 Filmtablette enthält: Montelukast 10 mg (entspr. Montelukast natrium), Tablettenkern: Cellulose, mikrokristalline, Lactose monohydrat 100 mg, Croscarmellose natrium, Natrium edetat dihydrat (entspr. Natrium 0,83 mg), Magnesium stearat; Filmüberzug: Hypromellose, Hydroxypropylcellulose, Titandioxid, Eisenoxid gelb, Eisenoxid rot.
Kurzinformation: siehe Montelukast Aristo 10 mg - Filmtabletten, → S. 920
PG: 30 ST (2) (EKO: G) [€ 23,10]

Montelukast Stada 4 mg - Kautabletten 50A04
(Z.Nr. 1-29322) NR. P. R03DC03
ZI: Stada Arzneimittel, Wien
Z: 1 Kautablette enthält: Montelukast 4 mg (entspr. Montelukast natrium), Cellulose, mikrokristalline, Mannitol, Crospovidon Typ B, Eisenoxid rot, Hydroxypropylcellulose, Natrium edetat dihydrat (entspr. Natrium 0,45 mg), Kirsch-Aroma, Aspartam 4,8 mg, Talkum, Magnesium stearat.
Kurzinformation: siehe Montelukast Aristo 4 mg - Kautabletten, → S. 920
PG: 30 ST (2) (EKO: G) [€ 21,20]

Montelukast Stada 5 mg - Kautabletten 50A04
(Z.Nr. 1-29323) NR. P. R03DC03
ZI: Stada Arzneimittel, Wien
Z: 1 Kautablette enthält: Montelukast 5 mg (entspr. Montelukast natrium), Cellulose, mikrokristalline, Mannitol, Crospovidon Typ B, Eisenoxid rot, Hydroxypropylcellulose, Natrium edetat dihydrat (entspr. Natrium 0,56 mg), Kirsch-Aroma, Aspartam 6 mg, Talkum, Magnesium stearat.
Kurzinformation: siehe Montelukast Aristo 5 mg - Kautabletten, → S. 920
PG: 30 ST (2) (EKO: G) [€ 23,10]

Montelukast Unimark 10 mg - Filmtabletten 50A04
(Z.Nr. 1-31889) NR. P. nicht im Handel. R03DC03

Montelukast Unimark 4 mg - Kautabletten 50A04
(Z.Nr. 1-31887) NR. P. nicht im Handel. R03DC03

Montelukast Unimark 5 mg - Kautabletten 50A04
(Z.Nr. 1-31888) NR. P. nicht im Handel. R03DC03

Monuril 3 g - Granulat 52A04
(Z.Nr. 1-20352) NR. P. J01XX01
ZI: Zambon, Bresso, Italien
Z: 1 Beutel enthält: Fosfomycin 3 g (entspr. Fosfomycin-Trometamol 5,631 g), Saccharose 2,213 g Mandarinen-Aroma, Orangen-Aroma, Saccharin.
EW: Orales Breitbandantibiotikum, bakterizid.
AG: Behandlung akuter unkomplizierter Harnwegsinfektionen bei Frauen ab 12 Jahren (ab 50 kg KG).
Prophylaxe von Harnwegsinfekten bei diagnostischen und chirurgischen Eingriffen.
AA: Beutelinhalt in Flüssigkeit auflösen und sofort auf leeren Magen (am besten ca. 2 Std. nach dem Abendessen und nach dem Entleeren der Blase) trinken.
DO: ED 3 g.
Therapie: 1mal 1 ED.
Prophylaxe: 1 ED 3 Std. vor und 1 ED 24 Std. nach dem Eingriff.
Nicht für Männer oder Kinder.
GA: Nierenschäden.
SST: Nutzen/Risiko-Abwägung in der Schwangerschaft. In der Stillzeit Anwendung möglich.
NW: Magen/Darm (Durchfälle), Kopfschmerzen, Schwindel, Erschöpfung, Vulvovaginitis, Asthenie, Haut.
WW: Vorsicht: Metoclopramid (2-3 Std. Abstand). Kalziumsalze, Vitamin K-Antagonisten.
WH: Nicht empfohlen bei rezidivierenden Harnwegsinfekten, Diabetes, Immundefekten, Patientinnen über 65 Jahren. Bei schweren Durchfällen an Clostridium difficile-assoziierte Diarrhö denken. Auf schwere Überempfindlichkeitsreaktionen achten. Verkehrshinweis. 1 Beutel = ca. 0,18 BE.
PG: 1 ST * (EKO: N) [€ 9,30]

Morapid 10 mg - Filmtabletten 02A01
(Z.Nr. 1-20439) NR. SG. P. N02AA01
ZI: Mundipharma, Wien
Z: 1 Filmtablette enthält: Morphin sulfat 10 mg (entspr. Morphin 7,5 mg), Maisstärke, vorgelatiniert, Povidon, Magnesium stearat, Talkum, Lactose 207,5 mg; Filmüberzug: Opadry blau, (entspr. Brillantblau FCF Aluminiumlack) (entspr. Titandioxid) (entspr. Hypromellose) (entspr. Macrogol).
EW: Starkes Analgetikum, Verabreichungsintervall 4 Stunden.
AG: Starke und stärkste Schmerzen.
AA: Oral mit Flüssigkeit.
DO: Initialdosis 10-20 mg alle 4 Std., Dosiserhöhung nach Bedarf.
Kinder (3-5 Jahre): 5 mg alle 4 Std.
Kinder (6-12 Jahre): 5-10 mg alle 4 Std.
GA: Dämpfung des Atemzentrums, chronisch obstruktive Atemwegserkrankung, Asthma bronchiale, Leberschäden, Magen-Darm-Stenosen, Ileus, Kinder unter 3 Jahren.
SST: Nicht empfohlen. Atemdepression und Entzugserscheinungen des Neugeborenen möglich.
NW: Vorübergehend Übelkeit und Erbrechen, Obstipation (faserreiche Kost, ev. Laxantien), Hypotonie, Bradykardie, Schwindel, trockener Mund, Miosis, Juckreiz, zentrale Erregung. Verstärkung von Spasmen, akutes Thorax-Syndrom bei Sichelzellkrankheit, Nebenniereninsuffizienz.
Bei Überdosierung Atemdepression. Schwere NW bei Missbrauch oraler Arzneiformen durch parenterale Verabreichung.
WW: Gegenanzeige: MAO-Hemmer (14 Tage Abstand). Nicht empfohlen: Gemischte Opioid-Agonisten/Antagonisten, Cimetidin, Anticholinergika, Rifampicin. Besondere Vorsicht: Benzodiazepine (Atemdepression).
Vorsicht: Andere zentral dämpfende Arzneimittel, Alkohol. Rifampicin (Morphin-Dosis anpassen).
GE: Anhängigkeitsgefahr oder Toleranz bei längerer Anwendung und höherer Dosierung. Bei abruptem Absetzen Abstinenzsyndrom.
WH: Vorsicht bei Phäochromozytom, Gallenwegerkrankungen, Drogenanamnese, Pankreatitis, Prostatavergrößerung, Herz-, Leber-, Niereninsuffizienz, Hypothyreose, Phäochromozytom, Einengungen der Harnwege, 24 Std. nach Operationen, höherem Alter. Nach Schmerzverringerung durch Chordotomie Dosis reduzieren. Verkehrshinweis. Positive Dopingtests möglich.
Morphin-Intoxikation: Miosis, Atemdepression, Hypotension, Schock, Koma.
Therapie: Magenspülung nur binnen 2 Stunden. Bei Atemstillstand 0,8 mg Naloxon i.v. (in 2-3 minütigen Abständen). Kinder: 0,01 mg Naloxon pro kg KG.
PG: 10 ST (2) (EKO: G) [€ 4,70], 30 ST (EKO: G) [€ 9,55]

Morapid 20 mg - Filmtabletten 02A01
(Z.Nr. 1-20444) NR. SG. P. N02AA01
ZI: Mundipharma, Wien
Z: 1 Filmtablette enthält: Morphin sulfat 20 mg (entspr. Morphin 15 mg), Maisstärke, vorgelatiniert, Povidon, Magnesium stearat, Talkum, Lactose 197,5 mg; Filmüberzug: Opadry pink, (entspr. Poly(vinylalkohol), teilweise hydrolysiert) (entspr. Titandioxid) (entspr. Macrogol 3350) (entspr. Talkum) (entspr. Erythrosin Aluminiumlack) (entspr. Gelborange S 0,023 mg).
Kurzinformation: siehe Morapid 10 mg - Filmtabletten, → S. 922
PG: 10 ST (2) (EKO: G) [€ 7,15], 30 ST (EKO: G) [€ 14,60]

🐾 Morphasol 4 mg/ml - Injektionslösung für Hunde und Katzen 802AA
(Z.Nr. 8-00840) NR. P. QN02AF01
ZI: aniMedica, Senden-Bösensell, Deutschland
Z: 1 ml Injektionslösung enthält: Butorphanol 4 mg (entspr. Butorphanol[(S,S)-tartrat] 5,83 mg), Benzethonium chlorid 0,1 mg,

Citronensäure monohydrat, Natrium citrat, Natriumchlorid, Wasser für Injektionszwecke.
EW: Synthetisches Opioid.
AG: Analgesie (Linderung viszeraler Schmerzen) bei Hunden und Katzen, Sedation bei Hunden (in Kombination mit Medetomidin).
AA: I.v.
DO: Hunde:
Analgesie: 0,2-0,4 mg/kg KG.
Sedation in Kombination mit Medetomidin: 0,1-0,2 mg/kg KGW Butorphanol mit 10-30 µg/kg KG Medetomidin.
Katzen: (Korrekt dosieren)
Analgesie: 0,1-0,2 mg/kg KG.
GA: Leber-, Nierenschäden, Schädel-Hirn-Trauma, organische Hirnläsionen, obstruktive Atemwegerkrankungen, Herzerkrankungen, Krampfleiden.
SST: Nicht empfohlen.
NW: Leichte Sedation, Atem- und Kreislaufdepression, Ataxie und Verminderung der gastrointestinalen Motilität bei Hunden, Sedation, Atem- und Kreis- laufdepression, Mydriasis, Orientierungslosigkeit und Unruhe bei Katzen.
WW: ZNS-Dämpfer verstärkend; reine Opiatagonisten (Aufhebung der Analgesie durch Butorphanol). Nicht mit schleimlösenden Substanzen kombinieren.
Alpha2-Agonisten beeinträchtigen Magen/Darm-Motilität.
WH: Bei Überdosierung Atemdepression, Antidot Naloxon.
PG: 10 ML VT [€ 43,95]

Morphasol 10 mg/ml - Injektionslösung für Pferde 802AA
(Z.Nr. 8-00893) NR. P. QN02AF01
ZI: aniMedica, Senden-Bösensell, Deutschland
Z: 1 ml Injektionslösung enthält: Butorphanol 10 mg (entspr. Butorphanol[(S,S)-tartrat] 14,7 mg), Benzethonium chlorid 0,1 mg, Citronensäure monohydrat, Natrium citrat, Natriumchlorid, Wasser für Injektionszwecke.
EW: Synthetisches Opioid.
AG: Kurze Schmerzlinderung bei Magen/Darm-Koliken, Sedation in Kombination mit Alpha2-Agonisten.
AA: I.v.
DO: Analgesie: 100 µg/kg KG.
Sedation in Kombination mit Detomidin Hydrochlorid: 12 µg Detomidin Hydrochlorid/kg KG, binnen 5 min 25 µg Butorphanol/kg KG.
Sedation in Kombination mit Romifidin: 40-120 µg Romifidin/kg KG, binnen 5 min 20 µg Butorphanol/kg KG.
Sedation in Kombination mit Xylazin: 500 µg Xylazin/kg KG, dann sofort 25-50 µg Butorphanol/kg KG.
GA: Leber-, Nierenschäden, Schädel/Hirntraumen, organische Hirnläsionen, obstruktive Atemwegserkrankungen, Herzerkrankungen, Krampfleiden, Lungenemphysem.
SST: Nicht empfohlen.
NW: Milde Sedation, kardiovaskuläre Depression, Ataxie, Verminderung der gastrointestinalen Motorik, Laufbewegungen.
WW: ZNS-Dämpfer verstärkend; reine Opiatagonisten (Aufhebung der Analgesie durch Butorphanol). Nicht mit schleimlösenden Substanzen kombinieren.
Vorsicht: Alpha 2-Adrenozeptor-Agonisten.
WH: Bei Überdosierung Atemdepression, Antidot Naloxon.
PG: 20 ML VN [€ 152,55]

Morphin hydrochlorid Lannacher retard 10 mg - Filmtabletten 02A01
(Z.Nr. 1-22873) NR. SG. P. nicht im Handel. N02AA01

Morphin hydrochlorid Lannacher retard 30 mg - Filmtabletten 02A01
(Z.Nr. 1-22874) NR. SG. P. nicht im Handel. N02AA01

Morphin hydrochlorid Lannacher retard 60 mg - Filmtabletten 02A01
(Z.Nr. 1-22875) NR. SG. P. nicht im Handel. N02AA01

Morphin hydrochlorid Lannacher retard 100 mg - Filmtabletten 02A01
(Z.Nr. 1-22876) NR. SG. P. nicht im Handel. N02AA01

Morphin hydrochlorid Lannacher retard 200 mg - Filmtabletten 02A01
(Z.Nr. 1-22877) NR. SG. P. nicht im Handel. N02AA01

Motilium 10 mg - Filmtabletten 42I02
(Z.Nr. 0-17412) RP. P. A03FA03
ZI: Janssen-Cilag Pharma, Wien
Z: 1 Filmtablette enthält: Domperidon 10 mg, Lactose monohydrat, Maisstärke, Cellulose, mikrokristalline, Kartoffelstärke, vorverkleistert, Povidon, Magnesium stearat, Pflanzenöl, hydriert, Natriumdodecylsulfat, Hypromellose.
EW: Normalisiert verzögerte Magenentleerung, Prokinetikum.
AG: Übelkeit, Erbrechen.
AA: Oral vor den Mahlzeiten einnehmen.
DO: Möglichst niedrig dosiert und kurzzeitig anwenden.
1 Tablette bis 3mal tgl.. MTD 30 mg. Nicht für Kinder.
Dosisreduktion bei schweren Nierenschäden.
GA: Magen/Darm-Blutungen, mechanische Obstruktion oder Perforation, Prolaktinom, Leberschäden, QT-Verlängerung.
SST: Nutzen/Risiko-Abschätzung.
NW: Haut, erhöhte Prolaktinspiegel (Gynäkomastie), Magen/Darm, Psyche, QT-Verlängerung, sehr selten extrapyramidale Nebenwirkungen, Allergie/Anaphylaxie.
WW: Gegenanzeige: QT-verlängernde Substanzen (ausgenommen Apomorphin), starke CYP3A4-Hemmer (Azole, Makrolide, Proteasehemmer erhöhen Domperidon-Plasmaspiegel).
Nicht empfohlen: Mäßig starke CYP3A4 Hemmer (Diltiazem, Verapamil).
Vorsicht: Bradykardie oder Hypokaliämie induzierende Substanzen, Apomorphin.
WH: Risiko von QT-Verlängerung, vertrikulären Arrhythmien oder plötzlichem Herztod beachten.
PG: 10 ST (2) (EKO: G) [€ 1,95], 50 ST (EKO: G) [€ 8,05]

Motilium 1 mg/ml - Suspension zum Einnehmen 42I02
(Z.Nr. 1-20462) RP. P. A03FA03
ZI: Janssen-Cilag Pharma, Wien
Z: 1 ml enthält: Domperidon 1 mg, Methyl-4-hydroxybenzoat, Propyl-4-hydroxybenzoat, Saccharin natrium, Sorbitlösung 70%, Cellulose, mikrokristalline, Carmellose natrium, Polysorbat 20, Natriumhydroxid, Wasser, gereinigtes.
EW: Normalisiert verzögerte Magenentleerung, Prokinetikum.
AG: Übelkeit, Erbrechen.
AA: Oral vor den Mahlzeiten einnehmen.
DO: Personen ab 12 Jahren ab 35 kg KG: 10 ml bis 3mal tgl., MTD 30 ml.
Nicht für Kinder.
GA: Magen/Darm-Blutungen, mechanische Obstruktion oder Perforation, Prolaktinom, Leberschäden, QT-Verlängerung.
SST: Nutzen/Risiko-Abschätzung.
NW: Haut, erhöhte Prolaktinspiegel (Gynäkomastie), Magen/Darm, Psyche, QT-Verlängerung, sehr selten extrapyramidale Nebenwirkungen, Allergie/Anaphylaxie.
WW: Gegenanzeige: QT-verlängernde Substanzen (ausgenommen Apomorphin), starke CYP3A4-Hemmer (Azole, Makrolide, Proteasehemmer erhöhen Domperidon-Plasmaspiegel).
Nicht empfohlen: Mäßig starke CYP3A4 Hemmer (Diltiazem, Verapamil).
Vorsicht: Bradykardie oder Hypokaliämie induzierende Substanzen, Apomorphin.
WH: Risiko von QT-Verlängerung, vertrikulären Arrhythmien oder plötzlichem Herztod beachten.
PG: 200 ML (EKO: G) [€ 6,55]

Motion ratiopharm 2 mg/0,03 mg - Filmtabletten 31I01, 22G02
(Z.Nr. 1-28099) RP. P. G03AA16
ZI: Teva, Haarlem, Niederlande
Z: 1 Filmtablette enthält: Dienogest 2 mg, Ethinylestradiol 0,03 mg, Tablettenkern: Lactose monohydrat 54,6 mg, Magnesium stearat, Maisstärke, Povidon K30, Talkum; Filmüberzug: Opaglos 2 Glanz: (entspr. Croscarmellose natrium) (entspr. Glucose 0,085 mg) (entspr. Maltodextrin) (entspr. Natriumcitrat dihydrat) (entspr. Soja-Lecithin 0,031 mg).
EW: Hormonales Kontrazeptivum.
AG: Hormonale Kontrazeption; mittelschwere Akne.
AA: Zum Einnehmen.
DO: Jeden Tag zur gleichen Zeit 1 Tablette an 21 aufeinander folgenden Tagen, dann 7 Tage einnahmefreies Intervall. Entzugsblutung beginnt 2-3 Tage nach der letzten Tablette.
Beginn der Einnahme am 1. Tag der Monatsblutung, bei Wechsel von Minipille oder Intrauterinpessar oder nach Abort im 1. Trimenon sofort, nach einer Geburt oder einem Abort im 2. Trimenon nach 21-28 Tagen.
Details bei überschrittenem Einnahmezeitpunkt siehe Austria Codex-Fachinformation.
Bei Erbrechen oder Durchfall innerhalb von 3-4 Std. nach der Einnahme Ersatztablette einnehmen.
Zum Verschieben der Entzugsblutung ohne Einnahmepause mit der Tabletteneinnahme fortfahren.
GA: Vorliegen oder Risiko für venöse Thromboembolie (auch Prädisposition, größere Operationen mit längerer Immobilisierung). Vorliegen oder Risiko für arterielle Thromboembolie (auch Prädisposition, Myokardinfarkt, Angina pectoris, Schlaganfall oder Vorstufen), hohes Risiko für arterielle Thromboembolie (Diabetes mit Gefäßveränderungen, schwere Hypertonie, schwere Fettstoffwechselstörungen, Prädisposition für Thrombosen), schwere Leberschäden, Lebertumore, sexualhormonabhängige maligne Tumore, nicht abgeklärte vaginale Blutungen, Migräne.

M

SST: In der Schwangerschaft nicht anwenden, in der Stillzeit nicht empfohlen.
Bei Eintritt einer Schwangerschaft sofort absetzen.
NW: Häufig: Kopfschmerzen, Abdominalschmerzen, Brustschmerzen.
Gelegentlich: Vaginale Candidiasis oder andere Pilzinfektionen, erhöhter Appetit, Depression, Migräne, Schläfrigkeit, Beinkrämpfe, Nervosität, Augenbeschwerden, Herz/Kreislauf (Hypertonie, Hypotonie, selten Thrombose/Embolie), Magen/Darm, Haut, Harnwegsinfektionen, Zwischenblutungen, Ausbleiben der Abbruchblutung, Veränderungen an der Geschlechtsorganen, Hitzewallungen, Gewichtsänderungen, Ödeme.
WW: Gegenanzeige: Ombitasvir/Paritaprevir/Ritonavir, Dasabuvir mit oder ohne Ribavirin (Transaminasenanstieg; 2 Wochen Abstand).
Vorsicht: Leberenzyminduktoren können zur Wirkungsminderung oraler Kontrazeptiva führen: Barbiturate, Bosentan, Carbamazepin, Phenytoin, Primidon, Rifampicin, Arzneimittel gegen HIV oder HCV (Ritonavir, Nevirapin, Efavirenz und andere), Felbamat, Griseofulvin, Oxcarbazepin, Topiramat, Johanniskraut.
Bei Kurzzeitbehandlung Barrieremethode bis 28 Tage nach dem Absetzen anwenden. Bei Langzeitbehandlung wird andere, nicht-hormonale Verhütungsmethode empfohlen.
Enzyminhibitoren (z.B. Etoricoxib) können die Plasmakonzentrationen von Estrogenen und/oder Progestagenen erhöhen. Ethinylestradiol kann die Plasmakonzentration von Theophyllin oder Tizanidin erhöhen.
WH: Erhöhtes Risiko für arterielle und venöse Thromboembolien beachten. Auf Symptome von apoplektischem Insult oder Myokardinfarkt achten. Blutdruck messen. Leicht erhöhtes Brustkrebsrisiko beachten. Bei Leberfunktionsstörungen orales Kontrazeptivum bis zur Normalisierung der Leberfunktion absetzen. Kein Schutz vor AIDS oder anderen sexuell übertragbaren Krankheiten. Anhaltende Blutungsunregelmäßigkeiten diagnostisch abklären. Durchbruchblutungen und/oder Verhütungsversagen als Folge von Wechselwirkungen mit anderen Arzneimitteln möglich.
PG: 21 ST * (EKO: N) [€ 9,90], **3X21** 63 ST * (EKO: N) [€ 28,95], **6X21** 126 ST * (EKO: N) [€ 44,80]

Motrim 100 mg - Tabletten
52A01
(Z.Nr. 0-17343) RP. P. J01EA01
ZI: G.L. Pharma, Lannach
Z: 1 Tablette enthält Trimethoprim 100 mg, Carboxymethylstärke, Natriumsalz, Cellulose, mikrokristalline, Maisstärke, Lactose monohydrat 16,5 mg, Siliciumdioxid, hochdisperses, Magnesium stearat.
EW: Bakteriostatisches Chemotherapeutikum.
AG: Harnwegsinfekte durch Trimethoprin-empfindliche Keime (auch zur Langzeitprophylaxe).
AA: Unzerkaut zu einer Mahlzeit.
DO: Unkomplizierte Harnwegsinfekte: 2mal tgl. 100-200 mg, Kinder ab 6 Jahren 2mal tgl. 100 mg über 3-7 Tage.
Langzeitprophylaxe (6 Wochen bis 6 Monate und mehr): Abends 100 mg, Kinder ab 6 Jahren 2 mg/kg KG. Dosisreduktion bei Nierenschäden.
GA: Blutbildschäden, Anämien, Leber (Ikterus), Nierenschäden, fragiles X-Chromosom mit geistiger Retardierung bei Kindern.
SST: Gegenanzeige in der Schwangerschaft. Nichthormonelle Kontrazeptiva empfohlen. Vorsicht in der Stillzeit.
NW: Haut, Überempfindlichkeit, Appetitlosigkeit, Enzymanstiege, Geschmacks- störungen, Magen/Darm, Fieber.
WW: Vorsicht: Antikoagulantien verstärkt. Arzneimittel mit Neigung zu Hyperkaliämie, ACE-Hemmer, kaliumsparende Diuretika, Spironolacton. Ciclosporin (Nierenstörung), Digoxin, Procainamid, Lamivudin, Zidovudin (erhöhter Spiegel), Rosiglitazon und Repaglinid (Hypoglykämie), Methotrexat (verstärkt toxisch), Phenytoin (Blutbildstörung), Pyrimethamin (Megaloblastenanämie), Labortests.
WH: Vorsicht unter Malariaprophylaxe oder antineoplastischer Chemotherapie (Knochenmarksuppression). Kontrollen: Blutbild, Leber, Niere. Bei Knochenmarksdepression tgl. 5-15 mg Calciumfolinat geben. Bei schweren Durchfällen an pseudomembranöse Colitis denken. Intensive UV-Exposition vermeiden.
PG: 20 ST (2) (EKO: G) [€ 4,80]

Motrim 200 mg - Tabletten
52A01
(Z.Nr. 0-17344) RP. P. J01EA01
ZI: G.L. Pharma, Lannach
Z: 1 Tablette enthält: Trimethoprim 200 mg, Carboxymethylstärke, Natriumsalz, Cellulose, mikrokristalline, Maisstärke, Lactose monohydrat 33 mg, Siliciumdioxid, hochdisperses, Magnesium stearat.
Kurzinformation: siehe Motrim 100 mg - Tabletten, → S. 924
PG: 10 ST (2) (EKO: G) [€ 4,65], 25 ST (EKO: G) [€ 9,50]

Movalis 15 mg/1,5 ml - Injektionslösung
13B04
(Z.Nr. 1-24199) RP. P. M01AC06
ZI: Boehringer Ingelheim RCV, Wien
Z: 1 Ampulle mit 1,5 ml Lösung enthält: Meloxicam 15 mg, Meglumin, Glycofurol, Poloxamer 188, Natriumchlorid, Glycin, Natriumhydroxid (entspr. Natrium < 1 mmol) (entspr. → < 23 mg), Wasser für Injektionszwecke.
EW: Nichtsteroidales Antiphlogistikum.
AG: Kurzzeitbehandlung akuter Schübe von rheumatoider Arthritis und Spondylitis ankylosans.
AA: I.m.
DO: 1mal tgl. (7,5-) 15 mg, MTD 15 mg, bei Risikopatienten oder Dialysepatienten im Endstadium 7,5 mg. Nicht für Kinder und Jugendliche.
GA: Kreuzallergie mit Azetylsalizylsäure, Magen/Darm-Ulcera oder Blutungen, Leber-, Nierenschäden, Blutungsstörungen, schwere Herzinsuffizienz.
SST: Gegenanzeige im 3. Trimenon; im 1. und 2. Trimenon und in der Stillzeit nicht empfohlen.
NW: Magen/Darm (bis Ulcera), Blutbild, Haut und Schleimhaut (auch schwere Reaktionen), Asthma, ZNS, Herz/Kreislauf (Blutdruckanstieg, Herzinsuffizienz), Niere, Leber, Elektrolyte, Ödeme, Anaphylaxie, Augen.
WW: Gegenanzeige: Antikoagulantien. Nicht empfohlen: Ulzerogene Arzneimittel, andere NSAIDs einschließlich Azetylsalizylsäure, Lithium, Methotrexat in Dosen ab 15 mg/Woche. Vorsicht: Andere Antirheumatika, Kortikosteroide, intrauterine Verhütungsmittel, Diuretika, Ciclosporin, Hyperkaliämie begünstigende Arzneimittel, Thrombozytenaggregationshemmer, SSRIs, Cholestyramin. Pemetrexed (Meloxicam 5 Tage vor bis 2 Tage nach Pemetrexed nicht anwenden). Deferasirox (Magen/Darm), orale Antidiabetika.
WH: Nicht zur Linderung akuter Schmerzzustände. Vor Behandlungsbeginn peptische Ulcera ausschließen. Bei erhöhtem Risiko Blutdruckkontrolle. Auf Hypertonie, Ödeme, Herzinsuffizienz, schwere Hautreaktionen achten. Verkehrshinweis. Injektion über max. 2-3 Tage verabreichen.
PG: 3 ST (EKO: G) [€ 3,65]

Movalis 7,5 mg - Tabletten
13B04
(Z.Nr. 1-21357) RP. P. M01AC06
ZI: Boehringer Ingelheim RCV, Wien
Z: 1 Tablette enthält: Meloxicam 7,5 mg, Natrium citrat 15 mg (entspr. Natriumcitrat dihydrat), Lactose monohydrat 23,5 mg, Cellulose, mikrokristalline, Povidon K25, Siliciumdioxid, hochdisperses, Crospovidon, Magnesium stearat.
EW: Nichtsteroidales Antiphlogistikum.
AG: Osteoarthrose, rheumatoide Arthritis, Spondylitis ankylosans.
AA: Einmal tgl. während einer Mahlzeit mit Flüssigkeit einnehmen.
DO: TD 7,5(-15) mg; MTD 15 mg. Bei älteren Patienten 7,5 mg tgl. empfohlen. Bei erhöhtem Nebenwirkungsrisiko mit 7,5 mg tgl. beginnen. MTD bei Dialyse 7,5 mg. Nicht für Personen unter 16 Jahren.
GA: Kreuzallergie mit Azetylsalizylsäure, Magen/Darm-Ulcera oder Blutungen, Leber-, Nierenschäden, Blutungsstörungen, schwere Herzinsuffizienz.
SST: Gegenanzeige im 3. Trimenon; im 1. und 2. Trimenon und in der Stillzeit nicht empfohlen.
NW: Magen/Darm (bis Ulcera), Blutbild, Haut und Schleimhaut (auch schwere Reaktionen), Asthma, ZNS, Herz/Kreislauf (Blutdruckanstieg, Herzinsuffizienz), Niere, Leber, Elektrolyte, Ödeme, Anaphylaxie, Augen.
WW: Gegenanzeige: Antikoagulantien. Nicht empfohlen: Ulzerogene Arzneimittel, andere NSAIDs einschließlich Azetylsalizylsäure, Lithium, Methotrexat in Dosen ab 15 mg/Woche. Vorsicht: Andere Antirheumatika, Kortikosteroide, intrauterine Verhütungsmittel, Diuretika, Ciclosporin, Hyperkaliämie begünstigende Arzneimittel, Thrombozytenaggregationshemmer, SSRIs, Cholestyramin. Pemetrexed (Meloxicam 5 Tage vor bis 2 Tage nach Pemetrexed nicht anwenden). Deferasirox (Magen/Darm), orale Antidiabetika.
WH: Nicht zur Linderung akuter Schmerzzustände. Vor Behandlungsbeginn peptische Ulcera ausschließen. Bei erhöhtem Risiko Blutdruckkontrolle. Auf Hypertonie, Ödeme, Herzinsuffizienz, schwere Hautreaktionen achten. Verkehrshinweis. Injektion über max. 2-3 Tage verabreichen.
PG: 30 ST (2) (EKO: G) [€ 7,70], 50 ST (EKO: G) [€ 12,10]

Movalis 15 mg - Tabletten
13B04
(Z.Nr. 1-21354) RP. P. M01AC06
ZI: Boehringer Ingelheim RCV, Wien
Z: 1 Tablette enthält: Meloxicam 15 mg, Natrium citrat 30 mg (entspr. Natriumcitrat dihydrat), Lactose monohydrat 20 mg, Cellulose, mikrokristalline, Povidon K25, Siliciumdioxid, hochdisperses, Crospovidon, Magnesium stearat.
Kurzinformation: siehe Movalis 7,5 mg - Tabletten, → S. 924
PG: 10 ST (2) (EKO: G) [€ 3,05], 30 ST (EKO: G) [€ 8,50]

Moventig 12,5 mg - Filmtabletten 42J06
(Z.Nr. EU/1/14/962/*) NR. P. nicht im Handel. A06AH03

Moventig 12,5 mg - Filmtabletten 42J06
(Z.Nr. EU/1/14/962/*) NR. P. Parallelimport. A06AH03
nicht im Handel.

Moventig 25 mg - Filmtabletten 42J06
(Z.Nr. EU/1/14/962/*) NR. P. A06AH03
ZI: Kyowa Kirin Holdings, Hoofddorp, Niederlande
Z: 1 Filmtablette enthält: Naloxegol 25 mg (entspr. Naloxegol oxalat), Tablettenkern: Mannitol, Cellulose, mikrokristalline, Croscarmellose natrium, Magnesium stearat, Propylgallat; Tablettenüberzug: Hypromellose, Titandioxid, Macrogol, Eisen(III)-oxid, Eisen(II,III)-oxid.
EW: Peripherer Opioidrezeptor-Antagonist.
AG: Opioid-induzierte Obstipation bei unzureichendem Ansprechen auf ein oder mehrere Laxantien.
AA: Morgens mindestens 30 min vor oder 2 Std. nach der ersten Mahlzeit am Tag einnehmen. Tablette im Ganzen schlucken oder ev. zu einem Pulver zerstoßen und mit Wasser trinken bzw. über transnasale Magensonde geben.
DO: 1mal tgl. 25 mg, bei Einnahme moderater CYP3A4 Inhibitoren (z.B. Diltiazem, Verapamil) oder bei Niereninsuffizienz initial 1mal tgl. 12,5 mg.
Keine Untersuchungen an Kindern und Jugendlichen.
GA: Gastrointestinaler Verschluss, Krebs mit erhöhtem Risiko für Magen/Darm-Perforation.
SST: Nicht empfohlen.
NW: Magen/Darm (gastrointestinale Perforation), Kopfschmerzen, Opioid-Entzugssyndrom.
WW: Kontraindiziert: Starke CYP3A4-Hemmer (Azole, Clarithromycin, Telithromycin, Proteasehemmer, große Mengen Grapefruitsaft).
Nicht empfohlen: Starke CYPP3A4 Induktoren (z.B. Rifampicin), andere Opioidantagonisten.
Vorsicht: Moderate CYP3A4 Hemmer.
WH: Bei anhaltenden und starken Bauchschmerzen an gastrointestinale Perforation denken.
Vorsicht bei Störungen der Blut/Hirn-Schranke, kardiovaskulären Erkrankungen, Krebs-bedingten Schmerzen.
PG: 10 ST RE1 (EKO: Y) [€ 47,80], 30 ST RE1 (EKO: Y) [€ 129,20]

Moventig 25 mg - Filmtabletten 42J06
(Z.Nr. EU/1/14/962/*) NR. P. Parallelimport. A06AH03
nicht im Handel.

Moventig 25 mg - Filmtabletten 42J06
(Z.Nr. EU/1/14/962/*) NR. P. Parallelimport. A06AH03
nicht im Handel.

Movicol Liquid Orange 42J03
(Z.Nr. 1-30373) RPF. P. A06AD65
ZI: Norgine, Amsterdam, Niederlande
Z: 25 ml Konzentrat enthält: Macrogol 3350 13,125 g, Natriumchlorid 0,3507 g (entspr. Natrium 65 mmol/l) (entspr. Chlorid 53 mmol/l), Natriumhydrogencarbonat 0,1785 g (entspr. Hydrogencarbonat 17 mmol/l), Kaliumchlorid 0,0466 g (entspr. Kalium 5,4 mmol/l), Acesulfam kalium, Sucralose, Benzylalkohol 45,6 mg, Methyl-4-hydroxybenzoat 11,3 mg, Ethyl-4-hydroxybenzoat 5,6 mg, Orangen-Aroma (entspr. Aromastoff) (entspr. Aromazubereitungen) (entspr. Ethanol 74,5 mg), Wasser, gereinigtes.
EW: Osmotisches Laxans.
AG: Chronische Obstipation bei Personen über 12 Jahren.
DO: TD 1-2 (-3)mal 25 ml in 100 ml Wasser verdünnt einnehmen.
GA: Darmperforation oder -obstruktion, Ileus, schwere Darmentzündungen, toxisches Megakolon.
SST: Anwendung möglich.
NW: Darmbeschwerden, Diarrhoe, Allergien, Dyspnoe, Kopfschmerzen, Ödeme.
WH: Diagnose einer Koprostase sichern. Bei exzessivem Flüssigkeitsverlust Elektrolyte korrigieren.
PG: 500 ML * (EKO: N) [€ 16,85]

Movicol Junior aromafrei 6,9 g - Pulver zur Herstellung einer Lösung zum Einnehmen 42J03
(Z.Nr. 1-26436) RP. P. A06AD65
ZI: Norgine, Amsterdam, Niederlande
Z: 1 Beutel enthält: Macrogol 3350 6,563 g, Natriumchlorid 0,1754 g (entspr. Natrium 65 mmol/l) (entspr. Chlorid 53 mmol/l), Natriumhydrogencarbonat 0,0893 g (entspr. Hydrogencarbonat 17 mmol/l), Kaliumchlorid 0,0251 g (entspr. Kalium 5,4 mmol/l).
EW: Osmotisches Laxans.
AG: - Chronische Obstipation bei Kindern von 2-11 Jahren.
- Koprostase bei Kindern ab 5 Jahren.
AA: Beutelinhalt in ¼ Glas Wasser auflösen.
DO: Obstipation: TD 1 Beutel (Kinder 1-6 Jahre) bzw. 2 Beutel (Kinder 7-11 Jahre); MTD 4 Beutel (Kinder ab 2 Jahren) bzw. 2 Beutel (Kinder unter 2 Jahren).
-Koprostase: Tag 1: 4 Beutel Tag 2: 6 Beutel Tag 3: 8 Beutel Tag 4: 10 Beutel Tag 5-7: Je 12 Beutel. Tägliche Beutelzahl in Einzeldosen innerhalb von 12 Std. einnehmen.
Behandlung beenden, wenn erforderliche Stuhlentleerung eingesetzt hat.
GA: Darmperforation oder -obstruktion, Ileus, schwere Darmentzündungen, toxisches Megakolon.
SST: Anwendung möglich.
NW: Darmbeschwerden, Diarrhoe, Allergien, Dyspnoe, Kopfschmerzen, Ödeme.
WH: Diagnose einer Koprostase sichern. Bei exzessivem Flüssigkeitsverlust Elektrolyte korrigieren.
PG: 30 ST * (EKO: N) [€ 19,35]

Movicol - Pulver 42J03
(Z.Nr. 1-21661) RPF. P. A06AD65
ZI: Norgine, Amsterdam, Niederlande
Z: 1 Beutel enthält: Macrogol 3350 13,125 g, Natriumchlorid 0,3507 g, Natriumhydrogencarbonat 0,1785 g (entspr. Natrium 65 mmol/l) (entspr. Hydrogencarbonat 17 mmol/l), Kaliumchlorid 0,0466 g (entspr. Kalium 5,4 mmol/l) (entspr. Chlorid 53 mmol/l), Acesulfam kalium, Zitronen-Limetten-Aroma (entspr. Gummi arabisch), (entspr. Maltodextrin), (entspr. Limetten Öl), (entspr. Citronenöl), (entspr. Citral), (entspr. Citronensäure), (entspr. Wasser).
EW: Osmotisches Laxans.
AG: Chronische Obstipation, Koprostase.
DO: TD 1-3 Beutel als Einzeldosis.
Bei Koprostase tgl. 8 Beutel in 1 l Wasser auflösen und binnen 6 Std.
trinken. Für Kinder nicht empfohlen.
GA: Magen/Darm-Obstruktion, Ileus, Darmentzündungen.
SST: Anwendung möglich.
NW: Magen/Darm, Allergien, Ödeme, Kopfschmerzen.
WH: Bei Kotstau max. 3 Tage anwenden. Vorsicht bei Herzinsuffizienz (max.
2 Beutel pro Stunde anwenden). Bei leichter Diarrhoe Dosis reduzieren.
PG: 10 ST * (EKO: N) [€ 9,00], 20 ST * (EKO: N) [€ 16,85], 100 ST * (EKO: N) [€ 64,80]

Moviprep - Pulver zur Herstellung einer Lösung zum Einnehmen 42J03
(Z.Nr. 1-26774) RP. P. A06AD65
ZI: Norgine, Amsterdam, Niederlande
Z: 1000 ml enthalten: Beutel A: Macrogol 3350 100 g, Natriumsulfat, wasserfreies 7,5 g, Natriumchlorid 2,691 g, Kaliumchlorid 1,015 g; Beutel B: Ascorbinsäure 4,7 g, Natrium ascorbat 5,9 g, Gebrauchsfertige Lösung enthält: Elektrolyte: Natrium 181,6 mmol, Chlorid 59,8 mmol, Sulfat 52,8 mmol, Kalium 14,2 mmol, Ascorbat 29,8 mmol, Aspartam 0,233 g, Acesulfam kalium, Zitronen-Aroma (entspr. Maltodextrin) (entspr. Citral) (entspr. Zitronenöl) (entspr. Limetten Öl) (entspr. Xanthan gummi) (entspr. Vitamin E).
EW: Osmotisches Laxans.
AG: Vor endoskopischen oder radiologischen Darmuntersuchungen.
AA: Oral. Je 1 Beutel A und 1 Beutel B in zusammen 1 Liter Wasser lösen.
DO: - 2 Liter am Vorabend oder am frühen Morgen des Untersuchungstages
- Oder: Je 1 Liter am Vorabend und am frühen Morgen des Untersuchungs- tages.
Für Kinder und Jugendliche nicht empfohlen.
GA: Magen/Darm-Obstruktion oder -Perforation, Magenatonie, Ileus, toxisches Megakolon, bewusstlose Patienten, Phenylketonurie, Glukose-6-Phosphat- dehydrogenasemangel.
SST: Strenge Indikationsstellung.
NW: Durchfall (ist ein erwartetes Ereignis), Magen/Darm (Bauchschmerzen), Herz (schwere Arrhythmien), Allergien, Hunger, Schlafstörungen, ZNS, Durst, Rigor, Unwohlsein, Elektrolyte, Dehydratation.
WW: Oral wirksame Arzneimittel (1 Std. Abstand).
WH: Vorsicht bei schlechtem Gesundheitszustand. Auf Elektrolyt- und Flüssigkeitsverschiebungen achten. 1 Liter Lösung enthält 56,2 mmol Natrium und 14,2 mmol Kalium.
PG: 1 PK * (EKO: N) [€ 21,95]

Moviprep Orange - Pulver zur Herstellung einer Lösung zum Einnehmen 42J03
(Z.Nr. 1-29935) RP. P. A06AD65
ZI: Norgine, Amsterdam, Niederlande
Z: 1000 ml Lösung enthalten: Beutel A: Macrogol 3350 100 g, Natriumsulfat, wasserfreies 7,5 g, Natriumchlorid 2,691 g, Kaliumchlorid 1,015 g; Beutel B: Ascorbinsäure 4,7 g, Natrium

M

ascorbat 5,9 g, Gebrauchsfertige Lösung enthält 1000 ml: Elektrolyte: Natrium 181,6 mmol, Chlorid 59,8 mmol, Sulfat 52,8 mmol, Kalium 14,2 mmol, Ascorbat-Ion 29,8 mmol; Aspartam 0,175 g, Acesulfam kalium, Orangen-Aroma (entspr. Aromastoffe, natürlich) (entspr. Maltodextrin) (entspr. Glucose 0,12 g).
Kurzinformation: siehe Moviprep - Pulver zur Herstellung einer Lösung zum Einnehmen, → S. 925
PG: 1 PK * (EKO: N) [€ 21,95]

Movone 200 mg - Filmtabletten 02B04, 13B02, M01AE14
(Z.Nr. 1-23573) RP. P. nicht im Handel.

Movone 300 mg - Filmtabletten 02B04, 13B02, M01AE14
(Z.Nr. 1-23574) RP. P. nicht im Handel.

Movone 400 mg - Filmtabletten 02B04, 13B02, M01AE14
(Z.Nr. 1-23575) RP. P. nicht im Handel.

▼ Movymia 20 Mikrogramm/80 Mikroliter - Injektionslösung 38C03
(Z.Nr. EU/1/16/1161/*) NR. P. E. H05AA02
ZI: Stada Arzneimittel, Bad Vilbel, Deutschland
Z: 1 Dosis von 80 µl enthält: Teriparatid 20 µg, hergestellt durch rekombinante DNA-Technologie in Escherichia coli, Essigsäure 99%, Mannitol, Metacresol, Natrium acetat-Trihydrat, Salzsäure zur pH-Wert-Einstellung, Natriumhydroxid zur pH-Wert-Einstellung, Wasser für Injektionszwecke.
Kurzinformation: siehe Forsteo 20 Mikrogramm/80 Mikroliter - Injektionslösung im Fertigpen, → S. 591
PG: IJLSG2,4ML+NDL 1 ST RE1 (EKO: Y) [€ 258,15], **START2,4ML+PEN** 1 PK RE1 (EKO: Y) [€ 258,15]

Mowel 250 mg - Filmtabletten 33B
(Z.Nr. 1-30877) NR. P. nicht im Handel. L04AA06

Mowel 500 mg - Filmtabletten 33B
(Z.Nr. 1-30878) NR. P. nicht im Handel. L04AA06

🐾 *Moxidectin Chanelle 1 mg/ml - Lösung zum Eingeben für Schafe* 803A
(Z.Nr. 8-40340) NR. P. VNW. nicht im Handel. QP54AB02

Moxifloxacin 1A Pharma 400 mg - Filmtabletten 35F01
(Z.Nr. 1-30406) NR. P. J01MA14
ZI: 1A Pharma, Wien
Z: 1 Filmtablette enthält: Moxifloxacin 400 mg (entspr. Moxifloxacin hydrochlorid), Tablettenkern: Cellulose, mikrokristalline, Maisstärke, Carboxymethylstärke, Natrium Typ A (entspr. Natrium 4,6 mg), Siliciumdioxid, hochdisperses, Magnesium stearat; Tablettenüberzug: Hypromellose, Cellulose, mikrokristalline, Macrogolstearat Typ 1, Titandioxid, Eisenoxid rot, Carminsäure.
EW: Chinolon-Antibiotikum.
AG: Akute bakterielle Sinusitis, akute Exazerbation einer chronisch obstruktiven Lungenerkrankung einschließlich chronischer Bronchitis, ambulant erworbene Pneumonie (ausgenommen schwere Fälle), leichte bis mittelschwere Beckenentzündungen. Fortsetzung einer i.v. Moxifloxacin-Therapie bei ambulant erworbener Pneumonie (innerhalb von 4 Tagen) oder bei komplizierten Haut- und Weichteilinfektionen (innerhalb von 6 Tagen).
AA: Mit ausreichend Flüssigkeit einnehmen.
DO: 1mal tgl. 400 mg über 5 bis max. 14 Tage, Nicht für Kinder und Jugendliche.
GA: Chinolon-induzierte Sehnenerkrankungen und andere schwerwiegende Nebenwirkungen auf (Fluor)chinolone in der Anamnese, QT-Verlängerung, schwere Leberschäden.
SST: Gegenanzeige.
NW: Superinfektionen, ZNS, periphere Neuropathie, QT-Verlängerung, Magen /Darm, Leber (sehr selten fulminante Hepatitis), Augen, Haut, Niere, Psyche, Dysglykämie, Sehnenschäden (Tendinitis, Sehnenruptur), Allergie (Schock), erhöhtes Risiko für Aortenaneurysma oder Aortendissektion. Sehr selten schwerwiegende Nebenwirkungen unter Beteiligung mehrere Körpersysteme.
WW: Kontraindiziert: QT-verlängernde Substanzen.
Nicht empfohlen: Aktivkohle.
Vorsicht: Antazida (6 Std. Abstand), Gerinnungshemmer, Kaliumspiegel vermindernde oder Bradykardie verursachende Substanzen.
WH: Auf QT-Verlängerung, periphere Neuropathie, schwere Hautreaktionen, psychiatrische Reaktionen, Sehnenentzündungen, Sehstörungen, Antibiotika-assoziierte Diarrhoe achten. Vorsicht bei Krampfanamnese, Myasthenie, Nierenschäden. Verkehrshinweis.
PG: 5 ST (EKO: G) [€ 12,80], 7 ST (EKO: G) [€ 16,80]

Moxifloxacin Accord 400 mg - Filmtabletten 35F01
(Z.Nr. 1-40140) NR. P. nicht im Handel. J01MA14

Moxifloxacin Acino 400 mg - Infusionslösung 35F01
(Z.Nr. 1-35430) NR. P. J01MA14
ZI: Acino AG, Miesbach, Deutschland
Z: 1 Durchstechflasche mit 250 ml Lösung enthält: Moxifloxacin 400 mg (entspr. Moxifloxacin hydrochlorid), Propylenglycol, Wasser für Injektionszwecke.
EW: Chinolon-Antibiotikum.
AG: Ambulant erworbene Pneumonie, komplizierte Haut- und Weichteilinfektionen.
AA: I.v. Infusion über 60 min.
DO: 1mal tgl. 400 mg über 4-6 Tage, Fortsetzung oral. Kontraindiziert für Kinder und Jugendliche.
GA: (Fluor)chinolon- induzierte schwere Nebenwirkungen oder Sehnenerkrankungen in der Anamnese, QT-Verlängerung, schwere Leberschäden.
SST: Gegenanzeige.
NW: Superinfektionen, ZNS, periphere Neuropathie, QT-Verlängerung, Magen /Darm, Leber (sehr selten fulminante Hepatitis), Augen, Haut, Niere, Psyche, Dysglykämie, Sehnenschäden (Tendinitis, Ruptur), erhöhtes Risiko für Aortenaneurysma und Aortendissektion. Sehr selten anhaltende schwere NW an mehreren Körpersystemen.
WW: Kontraindiziert: QT-verlängernde Substanzen.
Nicht empfohlen: Aktivkohle.
Vorsicht: Antazida (6 Std. Abstand), Gerinnungshemmer, Kaliumspiegel vermindernde oder Bradykardie verursachende Substanzen.
WH: Auf QT-Verlängerung, periphere Neuropathie, schwere Hautreaktionen, psychiatrische Reaktionen, Sehnenentzündungen, Sehstörungen, Antibiotika-assoziierte Diarrhoe achten. Vorsicht bei Krampfanamnese, Myasthenie, Nierenschäden. Verkehrshinweis.
PG: 1 ST * (EKO: N) [€ 105,85]

Moxifloxacin Hikma 400 mg/250 ml - Infusionslösung 35F01
(Z.Nr. 1-37813) NR. P. nicht im Handel. J01MA14

Moxifloxacin Kabi 400 mg - Infusionslösung 35F01
(Z.Nr. 1-35321) NR. P. J01MA14
ZI: Fresenius Kabi Austria, Graz
Z: 1 Flasche oder 1 Beutel zu 250 ml enthalten: Moxifloxacin 400 mg (entspr. Moxifloxacin hydrochlorid), Natrium acetat-Trihydrat, Natriumsulfat, wasserfreies (entspr. Natrium 54,4 mmol), Schwefelsäure zur pH-Wert Einstellung, Wasser für Injektionszwecke.
Kurzinformation: siehe Moxifloxacin Acino 400 mg - Infusionslösung, → S. 926
PG: 10 ST * (EKO: N) [€ 535,85]

Moxifloxacin Krka 400 mg - Filmtabletten 35F01
(Z.Nr. 1-35587) NR. P. J01MA14
ZI: Krka, Novo Mesto, Slowenien
Z: 1 Filmtablette enthält: Moxifloxacin 400 mg (entspr. Moxifloxacin hydrochlorid), Tablettenkern: Cellulose, mikrokristalline, Croscarmellose natrium, Magnesium stearat; Filmüberzug: Hypromellose (6 mPa*s), Macrogol 4000, Titandioxid, Eisen(III)-oxid, rotes.
EW: Chinolon-Antibiotikum.
AG: Mittel 2. Wahl bei: Akuter bakterieller Sinusitis, akuter Exazerbation einer COPD einschließlich Bronchitis, ambulant erworbener Pneumonie (ausgenommen schwere Fälle), leichten bis mittelschweren Beckenentzündungen.
-Fortsetzung einer i.v. Moxifloxacin-Therapie bei ambulant erworbener Pneumonie (innerhalb von 4 Tagen) oder bei komplizierten Haut- und Weichteilinfektionen (innerhalb von 6 Tagen).
AA: Mit ausreichend Flüssigkeit einnehmen.
DO: 1mal tgl. 400 mg über 5 bis max. 14 Tage, Nicht für Kinder und Jugendliche.
GA: Chinolon-induzierte Sehnenerkrankungen und andere schwere Chinolon- Nebenwirkungen in der Anamnese, QT-Verlängerung, schwere Leberschäden.
SST: Gegenanzeige.
NW: Superinfektionen, ZNS, QT-Verlängerung, Magen /Darm, Leber (sehr selten fulminante Hepatitis), Augen, Haut, Niere, Psyche, Dysglykämie, Sehnenschäden (Tendinitis, Sehnenruptur), erhöhtes Risiko für Aortenaneurysma und Aortendissektion. Sehr selten schwerwiegende NW an mehreren Körpersystemen (Bewegungsapparat, Nerven, Psyche und Sinnesorgane).
WW: Kontraindiziert: QT-verlängernde Substanzen.
Nicht empfohlen: Aktivkohle.
Vorsicht: Antazida (6 Std. Abstand), Gerinnungshemmer, Kaliumspiegel vermindernde oder Bradykardie verursachende Substan-

zen.
WH: Auf QT-Verlängerung, periphere Neuropathie, schwere Hautreaktionen, psychiatrische Reaktionen, Sehnenentzündungen, Sehstörungen, Antibiotika-assoziierte Diarrhoe achten. Vorsicht bei Krampfanamnese, Myasthenie, Nierenschäden. Verkehrshinweis.
PG: 5 ST (EKO: G) [€ 12,80], 7 ST (EKO: G) [€ 16,80], 10 ST (EKO: G) [€ 23,95]

Moxifloxacin Krka 400 mg/250 ml - Infusionslösung 35F01
(Z.Nr. 1-36825) NR. P. nicht im Handel. J01MA14

Moxifloxacin Noridem 400 mg - Infusionslösung 35F01
(Z.Nr. 1-35537) NR. P. nicht im Handel. J01MA14

Moxifloxacin +pharma 400 mg - Filmtabletten 35F01

(Z.Nr. 1-35326) NR. P. J01MA14
ZI: +pharma Arzneimittel, Graz
Z: 1 Filmtablette enthält: Moxifloxacin 400 mg (entspr. Moxifloxacin hydrochlorid 436,37 mg), Tablettenkern: Cellulose, mikrokristalline, Mannitol, Siliciumdioxid, hochdisperses, Carboxymethylstärke, Natrium Typ A, Hyprolose, Talkum, Magnesium stearat (pflanzlich); Filmüberzug: Poly(vinylalkohol), Titandioxid, Macrogol, Talkum, Eisen(III)-hydroxid-oxid x H2O, Eisen(III)-oxid.
EW: Chinolon-Antibiotikum.
AG: Akute bakterielle Sinusitis, akute Exazerbation einer COPD einschließlich Bronchitis, ambulant erworbene Pneumonie (ausgenommen schwere Fälle), leichte bis mittelschwere Beckenentzündungen. Fortsetzung einer i.v. Moxifloxacin-Therapie bei ambulant erworbener Pneumonie (innerhalb von 4 Tagen) oder bei komplizierten Haut- und Weichteilinfektionen (innerhalb von 6 Tagen).
AA: Mit ausreichend Flüssigkeit einnehmen.
DO: 1mal tgl. 400 mg über 5 bis max. 14 Tage, Nicht für Kinder und Jugendliche.
GA: Chinolon-induzierte Sehnenerkrankungen in der Anamnese, QT-Verlängerung, schwere Leberschäden.
SST: Gegenanzeige.
NW: Superinfektionen, ZNS, QT-Verlängerung, Magen /Darm, Leber (sehr selten fulminante Hepatitis), Augen, (schwere) Hautreaktionen, Niere, Psyche, Dysglykämie, Sehnenschäden (bis Ruptur), erhöhtes Risiko für Aortenaneurysma oder Aortendissektion.
Sehr selten anhaltende schwere NW unter Beteiligung mehrerer Körpersysteme.
WW: Kontraindiziert: QT-verlängernde Substanzen.
Nicht empfohlen: Aktivkohle.
Vorsicht: Antazida (6 Std. Abstand), Gerinnungshemmer, Kaliumspiegel vermindernde oder Bradykardie verursachende Substanzen.
WH: Auf QT-Verlängerung, periphere Neuropathie, schwere Hautreaktionen, psychiatrische Reaktionen, Sehnenentzündungen, Sehstörungen, Antibiotika-assoziierte Diarrhoe achten. Vorsicht bei Krampfanamnese, Myasthenie, Nierenschäden. Verkehrshinweis.
PG: 5 ST (EKO: G) [€ 12,75], 7 ST (EKO: G) [€ 16,75]

Moxifloxacin Micro Labs 5 mg/ml - Augentropfen, Lösung 47C01
(Z.Nr. 1-40379) NR. P. nicht im Handel. S01AE07

Moxifloxacin ratiopharm 400 mg - Filmtabletten 35F01

(Z.Nr. 1-35074) NR. P. J01MA14
ZI: Teva, Haarlem, Niederlande
Z: 1 Filmtablette enthält: Moxifloxacin 400 mg, Tablettenkern: Cellulose, mikrokristalline, Croscarmellose natrium, Siliciumdioxid, hochdisperses, Magnesium stearat (pflanzlich); Filmüberzug: Hypromellose, Macrogol 4000, Eisen(III)-oxid, Titandioxid.
EW: Chinolon-Antibiotikum.
AG: Akute bakterielle Sinusitis, akute Exazerbation einer COPD einschließlich Bronchitis, ambulant erworbene Pneumonie (ausgenommen schwere Fälle), leichte bis mittelschwere Beckenentzündungen. Fortsetzung einer i.v. Moxifloxacin-Therapie bei ambulant erworbener Pneumonie (innerhalb von 4 Tagen) oder bei komplizierten Haut- und Weichteilinfektionen (innerhalb von 6 Tagen).
AA: Mit ausreichend Flüssigkeit einnehmen.
DO: 1mal tgl. 400 mg über 5 bis max. 14 Tage, Nicht für Kinder und Jugendliche.
GA: Chinolon-induzierte Sehnenerkrankungen in der Anamnese, QT-Verlängerung, schwere Leberschäden.
SST: Gegenanzeige.
NW: Superinfektionen, ZNS, QT-Verlängerung, Magen /Darm, Leber (sehr selten fulminante Hepatitis), Augen, , (schwere) Hautreaktionen, Niere, Psyche, Dysglykämie, Sehnenschäden (bis Ruptur). Sehr selten anhaltende schwere NW unter Beteiligung mehrerer Körpersysteme.
WW: Kontraindiziert: QT-verlängernde Substanzen.
Nicht empfohlen: Aktivkohle.
Vorsicht: Antazida (6 Std. Abstand), Gerinnungshemmer, Kaliumspiegel vermindernde oder Bradykardie verursachende Substanzen.
WH: Auf QT-Verlängerung, periphere Neuropathie, schwere Hautreaktionen, psychiatrische Reaktionen, Sehnenentzündungen, Sehstörungen, Antibiotika-assoziierte Diarrhoe achten. Vorsicht bei Krampfanamnese, Myasthenie, Nierenschäden. Verkehrshinweis.
PG: 5 ST (EKO: G) [€ 12,80], 7 ST (EKO: G) [€ 16,80], 10 ST (EKO: G) [€ 23,95], 14 ST (EKO: G) [€ 31,85]

Moxifloxacin Sandoz 400 mg - Filmtabletten 35F01

(Z.Nr. 1-30404) NR. P. J01MA14
ZI: Sandoz, Kundl
Z: 1 Filmtablette enthält: Moxifloxacin 400 mg (entspr. Moxifloxacin hydrochlorid), Tablettenkern: Cellulose, mikrokristalline, Maisstärke, Carboxymethylstärke, Natrium Typ A (entspr. Natrium 4,6 mg), Siliciumdioxid, hochdisperses, Magnesium stearat; Tablettenüberzug: Hypromellose, Cellulose, mikrokristalline, Macrogolstearat Typ 1, Titandioxid, Eisenoxid rot, Carminsäure.
EW: Chinolon-Antibiotikum.
AG: Akute bakterielle Sinusitis, akute Exazerbation einer chronisch obstruktiven Lungenerkrankung einschließlich chronischer Bronchitis, ambulant erworbene Pneumonie (ausgenommen schwere Fälle), leichte bis mittelschwere Beckenentzündungen. Fortsetzung einer i.v. Moxifloxacin-Therapie bei ambulant erworbener Pneumonie (innerhalb von 4 Tagen) oder bei komplizierten Haut- und Weichteilinfektionen (innerhalb von 6 Tagen).
AA: Mit ausreichend Flüssigkeit einnehmen.
DO: 1mal tgl. 400 mg über 5 bis max. 14 Tage, Nicht für Kinder und Jugendliche.
GA: Chinolon-induzierte Sehnenerkrankungen und andere schwerwiegende Nebenwirkungen auf (Fluor)chinolone in der Anamnese, QT-Verlängerung, schwere Leberschäden.
SST: Gegenanzeige.
NW: Superinfektionen, ZNS, periphere Neuropathie, QT-Verlängerung, Magen /Darm, Leber (sehr selten fulminante Hepatitis), Augen, (schwere) Hautreaktionen, Niere, Psyche, Dysglykämie, Sehnenschäden (Tendinitis, Sehnenruptur), Allergie (Schock), erhöhtes Risiko für Aortenaneurysma oder Aortendissektion. Sehr selten schwerwiegende Nebenwirkungen unter Beteiligung mehrere Körpersysteme.
WW: Kontraindiziert: QT-verlängernde Substanzen.
Nicht empfohlen: Aktivkohle.
Vorsicht: Antazida (6 Std. Abstand), Gerinnungshemmer, Kaliumspiegel vermindernde oder Bradykardie verursachende Substanzen.
WH: Auf QT-Verlängerung, periphere Neuropathie, schwere Hautreaktionen, psychiatrische Reaktionen, Sehnenentzündungen, Sehstörungen, Antibiotika-assoziierte Diarrhoe achten. Vorsicht bei Krampfanamnese, Myasthenie, Nierenschäden. Verkehrshinweis.
PG: 5 ST (EKO: G) [€ 12,80], 7 ST (EKO: G) [€ 16,80]

Moxifloxacin Stada 400 mg - Filmtabletten 35F01

(Z.Nr. 1-31846) NR. P. J01MA14
ZI: Stada Arzneimittel, Wien
Z: 1 Filmtablette enthält: Moxifloxacin 400 mg (entspr. Moxifloxacin hydrochlorid 436,8 mg), Tablettenkern: Cellulose, mikrokristalline, Povidon K30, Croscarmellose natrium (entspr. Natrium 3,3 mg), Siliciumdioxid, hochdispers, wasserfrei, Magnesium stearat; Filmüberzug: Hypromellose, Propylenglycol, Titandioxid, Talkum, Eisenoxid rot.
EW: Chinolon-Antibiotikum.
AG: Akute bakterielle Sinusitis, akute Exazerbation einer chronisch obstruktiven Lungenerkrankung einschließlich Bronchitis, ambulant erworbene Pneumonie (ausgenommen schwere Fälle), leichte bis mittelschwere Beckenentzündungen. Fortsetzung einer i.v. Moxifloxacin-Therapie bei ambulant erworbener Pneumonie (innerhalb von 4 Tagen) oder bei komplizierten Haut- und Weichteilinfektionen (innerhalb von 6 Tagen).
AA: Mit ausreichend Flüssigkeit einnehmen.
DO: 1mal tgl. 400 mg über 5 bis max. 14 Tage, Nicht für Kinder und Jugendliche.
GA: Chinolon-induzierte Sehnenerkrankungen und andere schwere Chinolon- Nebenwirkungen in der Anamnese, QT-Verlängerung, schwere Leberschäden.
SST: Gegenanzeige.
NW: Superinfektionen, ZNS, QT-Verlängerung, Magen /Darm, Leber (sehr selten fulminante Hepatitis), Augen, Haut, Niere, Psyche, Dysglykämie, Sehnenschäden (Tendinitis, Sehnenruptur), erhöhtes Risiko für Aortenaneurysma und Aortendissektion. Sehr selten schwerwiegende NW an mehreren Körpersystemen (Bewegungsapparat, Nerven, Psyche und Sinnesorgane).
WW: Kontraindiziert: QT-verlängernde Substanzen. Nicht empfohlen: Aktivkohle. Vorsicht: Antazida (6 Std. Abstand), Gerinnungshemmer (ev. Dosis anpassen), Kaliumspiegel vermindernde oder Bradykardie verursachende Substanzen.

M

WH: Auf QT-Verlängerung, periphere Neuropathie, schwere Hautreaktionen, psychiatrische Reaktionen, Sehnenentzündungen, Sehstörungen, Antibiotika-assoziierte Diarrhoe achten. Vorsicht bei Krampfanamnese, Myasthenie, Nierenschäden. Verkehrshinweis.
PG: 5 ST (EKO: G) [€ 12,75], 7 ST (EKO: G) [€ 16,75], 10 ST (EKO: G) [€ 23,95]

Moxonibene 0,2 mg - Filmtabletten 10A02
(Z.Nr. 1-19606) RP. P. C02AC05
ZI: Teva, Haarlem, Niederlande
Z: 1 Filmtablette enthält: Moxonidin 0,2 mg, Tablettenkern: Lactose monohydrat 94,5 mg, Povidon K25, Crospovidon, Magnesium stearat, Filmüberzug: Opadry-Y-1-7000H weiss: (entspr. Hypromellose) (entspr. Titandioxid) (entspr. Polyethylenglycol), Eisenoxid rot.
EW: Zentral wirksamer Blutdrucksenker.
AG: Leichte bis mäßige essentielle Hypertonie.
AA: Unabhängig von einer Mahlzeit mit Flüssigkeit einnehmen.
DO: Initial 0,2 mg morgens; TD meist 0,2-0,4 mg in 1 oder 2 ED. MED 0,4 mg, MTD 0,6 mg, darüber hinaus mit Diuretikum kombinieren.
Dosisreduktion bei Nierenschäden. Keine Daten an Patienten unter 16 Jahren.
GA: Sick-Sinus-Syndrom, SA- und AV-Block 2. und 3.Grades, Bradykardie, andere maligne Arrhythmien, Herzinsuffizienz NYHA IV, schwere Koronar- insuffizienz, instabile Angina pectoris, schwere Lebererkrankungen, fortgeschrittene Nierenfunktionsstörung (GFR <30 ml/min, Serumkreatinin >1,8 mg/dl), Angioödem, Claudicatio intermittens, Morbus Raynaud, Morbus Parkinson, epileptische Erkrankungen, Glaukom, Depressionen.
SST: Zwingende Indikationsstellung, nicht stillen.
NW: Mundtrockenheit, Kopfschmerzen, ZNS-Dämpfung, Schwindel, Magen/Darm, Orthostase, Allergien, Leber.
WW: Andere Blutdrucksenker, ZNS-Dämpfer verstärkt. Tolazolin antagonistisch.
WH: Vorsicht bei schwerer Zerebralinsuffizienz, frischem Myokardinfarkt und peripheren Durchblutungsstörungen. Bei kombinierter Behandlung mit Beta-Blockern zuerst Beta-Blocker und einige Tage später Moxonidin absetzen. Nicht abrupt absetzen. Verkehrshinweis.
Bei Überdosierung Antidot Alpha 2 Rezeptorenblocker, bei schwerer Bradykardie Atropin.
PG: 30 ST (2) (EKO: G) [€ 8,90]

Moxonibene 0,4 mg - Filmtabletten 10A02
(Z.Nr. 1-19608) RP. P. C02AC05
ZI: Teva, Haarlem, Niederlande
Z: 1 Filmtablette enthält: Moxonidin 0,4 mg, Tablettenkern: Lactose monohydrat 94,3 mg, Povidon K25, Crospovidon, Magnesium stearat, Filmüberzug: Opadry-Y-1-7000: (entspr. Hypromellose) (entspr. Titandioxid) (entspr. Polyethylenglycol), Eisenoxid rot.
Kurzinformation: siehe Moxonibene 0,2 mg - Filmtabletten, → S. 928
PG: 30 ST (2) (EKO: G) [€ 11,40]

Moxonidin Stada 0,2 mg - Filmtabletten 10A02
(Z.Nr. 1-25416) RP. P. C02AC05
ZI: Stada Arzneimittel, Wien
Z: 1 Filmtablette enthält: Moxonidin 0,2 mg, Tablettenkern: Lactose monohydrat 94,5 mg, Povidon K25, Crospovidon, Magnesium stearat; Filmüberzug: Hypromellose, Titandioxid, Macrogol 400, Eisenoxid rot.
Kurzinformation: siehe Moxonibene 0,2 mg - Filmtabletten, → S. 928
PG: 10 ST (2) (EKO: G) [€ 2,65], 30 ST (2) (EKO: G) [€ 6,85]

Moxonidin Stada 0,4 mg - Filmtabletten 10A02
(Z.Nr. 1-25417) RP. P. C02AC05
ZI: Stada Arzneimittel, Wien
Z: 1 Filmtablette enthält: Moxonidin 0,4 mg, Tablettenkern: Lactose monohydrat 94,3 mg, Povidon K25, Crospovidon, Magnesium stearat; Filmüberzug: Hypromellose, Titandioxid, Macrogol 400, Eisenoxid rot.
Kurzinformation: siehe Moxonibene 0,2 mg - Filmtabletten, → S. 928
PG: 10 ST (2) (EKO: G) [€ 3,40], 30 ST (2) (EKO: G) [€ 8,80]

Mozobil 20 mg/ml - Injektionslösung 33A
(Z.Nr. EU/1/09/537/*) NR. P. L03AX16
ZI: Genzyme Europe, Amsterdam, Niederlande
Z: 1 ml Lösung enthält: Plerixafor 20 mg, Natrium 0,2 mmol (entspr. → 5 mg), Natriumchlorid, Salzsäure 36%, Natriumhydroxid zur pH-Wert-Einstellung, Wasser für Injektionszwecke.
EW: Immunstimulans.
AG: In Kombination mit G-CSF zur Mobilisierung hämatopoetischer Stammzellen zur Entnahme und anschließenden autologen Transplantation bei Lymphom oder Multiplem Myelom.
-Kinder ab 1 Jahr: In Kombination mit G-CSF zur Mobilisierung hämatopoetischer Stammzellen zur Entnahme und anschließenden autologen Transplantation bei Lymphom oder soliden malignen Tumoren.
AA: S.c.
DO: Patienten bis 83 kg KG: TD 20 mg oder 0,24 mg/kg KG. Patienten über 83 kg KG: TD 0,24 mg/kg KG, max. 40 mg.
Kinder ab 1 Jahr und Jugendliche: TD 0,24 mg/kg KG.
Dosisreduktion bei Nierenschäden.
SST: Strenge Indikationsstellung (Empfängnisverhütung empfohlen), nicht stillen.
NW: Lokale Reaktionen, Psyche, ZNS, Magen/Darm (Durchfall, Übelkeit), Haut, Allergien, Arthralgie.
WH: Mobilisierung von Tumorzellen möglich. Anwendung bei Leukämie nicht empfohlen. Kontrollen: Blutbild, Milz (auf Vergrößerung). Verkehrshinweis.
PG: 1 ST * (EKO: N) [€ 8.084,10]

🐾 *MS-H Impfstoff, Augentropfen, Suspension* 823AG
(Z.Nr. EU/2/11/126/*) NR. P. T. nicht im Handel. QI01AE03

MTX-ratiopharm 7,5 mg - Injektionslösung in einer Fertigspritze 13A02, 22F01, 42F
(Z.Nr. 1-36418) NR. P. L04AX03
ZI: Teva, Haarlem, Niederlande
Z: 1 Fertigspritze mit 0,3 ml enthält: Methotrexat 7,5 mg, Natriumchlorid, Natriumhydroxid zur pH-Wert-Einstellung, Wasser für Injektionszwecke.
EW: Folsäureantagonist, Antimetabolit.
AG: Aktive rheumatoide Arthritis; -Schwere aktive juvenile idiopathische Arthritis bei mangelndem Ansprechen auf NSARs; -Schwere und generalisierte Psoriasis vulgaris und Psoriasis-Arthritis; -Leichte bis mittelschwere M. Crohn bei Nichtansprechen auf Thiopurine.
AA: 1 mal wöchentlich s.c.; nach gründlicher ärztlicher Unterweisung Selbstapplikation möglich. Bestimmten Wochentag als "Injektionstag" festlegen.
DO: Erwachsene:
-Arthritis: Initial 1mal wöchentlich 7,5 mg; Dosissteigerung bei Bedarf bis max. 25 mg wöchentlich.
-Psoriasis: Testdosis 5-10 mg 1 Woche vor Therapiebeginn; dann wie bei Arthritis dosieren.
-M. Crohn: Initial 25 mg/ Woche, Erhaltungstherapie 15 mg/ Woche.
Juvenile Arthritis: 1mal wöchentlich. 10-15 mg/ m■2 KOF. Wöchentliche MD 20 mg/ m■2 KOF. Für Kinder unter 3 Jahren nicht empfohlen.
Dosisreduktion bei eingeschränkter Nierenfunktion, Pleuraerguss, Aszites.
Wöchentliche MD 25 mg (Erwachsene) bzw. 20mg/ m■2 KOF (Kinder und Jugendliche).
GA: Schwere Leber-, Nieren-, Blutbildschäden, Alkoholabusus, schwere Infektionen (TBC, HIV), Immundefizienz, Stomatitis, Magen/Darm-Ulzera.
SST: Gegenanzeige (teratogen); Schwangerschaft vor Therapiebeginn ausschließen. Empfängnisschutz für Frauen und Männer bis 6 Monate nach Therapieende erforderlich.
NW: Magen/Darm (Stomatitis, Ulzera), Haut (auch schwere Reaktionen), ZNS, Leber, Lunge (interstitielle Pneumonitis, pulmonale alveoläre Blutungen), Blutbild, Niere, Diabetes, maligne Lymphome.
WW: Gegenanzeige: Lebendimpfstoffe. Alkohol meiden.
Vorsicht: Hepato-, hämatotoxische Arzneimittel, orale Antibiotika, NSARs (Nephrotoxizität); Lachgas, Folatmangel-induzierende Arzneimittel (z.B. Sulfonamide, Trimethoprim/Sulfamethoxazol), Sulfasalazin, Vitaminpräparate, Protonenpumpenhemmer, Mercaptopurin, Theophyllin, Koffein, Strahlentherapie.
WH: Patienten auf **1mal wöchentliche Anwendung** hinweisen. Vorsicht bei Insulin-abhängigem Diabetes, eingeschränkter Lungenfunktion, inaktiven chronischen Infektionen.
Regelmäßige Kontrollen: Mundhöhle (Ulzerationen), Blutbild, Leber, Niere, Thoraxröntgen, Lungenfunktion. Verkehrshinweis.
Bei Überdosierung Antidot Calciumfolinat.
PG: 1 ST * (EKO: N) [€ 13,95], 4 ST * (EKO: N) [€ 49,00]

MTX-ratiopharm 10 mg - Injektionslösung in einer Fertigspritze 13A02, 22F01, 42F
(Z.Nr. 1-36419) NR. P. L04AX03
ZI: Teva, Haarlem, Niederlande
Z: 1 Fertigspritze mit 0,4 ml enthält: Methotrexat 10 mg, Natriumchlorid, Natriumhydroxid zur pH-Wert-Einstellung, Wasser

für Injektionszwecke.
Kurzinformation: siehe MTX-ratiopharm 7,5 mg - Injektionslösung in einer Fertigspritze, → S. 928
PG: 4 ST * (EKO: N) [€ 65,35]

MTX-ratiopharm 15 mg - Injektionslösung in einer Fertigspritze 13A02, 22F01, 42F
(Z.Nr. 1-36421) NR. P. L04AX03
ZI: Teva, Haarlem, Niederlande
Z: 1 Fertigspritze mit 0,38 ml enthält: Methotrexat 15 mg, Natriumchlorid, Natriumhydroxid zur pH-Wert-Einstellung, Wasser für Injektionszwecke.
Kurzinformation: siehe MTX-ratiopharm 7,5 mg - Injektionslösung in einer Fertigspritze, → S. 928
PG: 4 ST * (EKO: N) [€ 102,50]

MTX-ratiopharm 20 mg - Injektionslösung in einer Fertigspritze 13A02, 22F01, 42F
(Z.Nr. 1-36423) NR. P. L04AX03
ZI: Teva, Haarlem, Niederlande
Z: 1 Fertigspritze mit 0,5 ml enthält: Methotrexat 20 mg, Natriumchlorid, Natriumhydroxid zur pH-Wert-Einstellung, Wasser für Injektionszwecke.
Kurzinformation: siehe MTX-ratiopharm 7,5 mg - Injektionslösung in einer Fertigspritze, → S. 928
PG: 4 ST * (EKO: N) [€ 133,15]

MTX-ratiopharm 25 mg - Injektionslösung in einer Fertigspritze 13A02, 22F01, 42F
(Z.Nr. 1-36425) NR. P. L04AX03
ZI: Teva, Haarlem, Niederlande
Z: 1 Fertigspritze mit 0,63 ml enthält: Methotrexat 25 mg, Natriumchlorid, Natriumhydroxid zur pH-Wert-Einstellung, Wasser für Injektionszwecke.
Kurzinformation: siehe MTX-ratiopharm 7,5 mg - Injektionslösung in einer Fertigspritze, → S. 928
PG: 4 ST * (EKO: N) [€ 153,80]

Mucoangin Johannisbeere 20 mg - Lutschtabletten 45A03
(Z.Nr. 1-24422) RPF. P. R02AD
ZI: sanofi-aventis, Wien
Z: 1 Lutschtablette enthält: Ambroxol hydrochlorid 20 mg, Johannisbeer-Aroma, Menthol Aroma, Sorbitol 1,381 g, Sucralose, Macrogol 6000, Talkum.
EW: Rachentherapeutikum (Lokalanästhetikum).
AG: Schmerzlinderung bei akuter Halsentzündung.
AA: In der Mundhöhle.
DO: Personen ab 12 Jahren: Bis 6 Tabletten über den Tag verteilt lutschen. Nicht für Kinder.
SST: Im 1. Trimenon und in der Stillzeit nicht empfohlen.
NW: Haut (auch schwere Reaktionen), veränderte Geschmacksempfindung, Magen/Darm, Diarrhoe, Überempfindlichkeit.
WH: Nicht zur Behandlung von Mundulzera. Vorsicht bei schweren Leber- oder Nierenschäden. Auf schwere Hautreaktionen achten.
PG: 18 ST * (EKO: N) [€ 9,50]

Mucoangin Mint 20 mg - Lutschtabletten 45A03
(Z.Nr. 1-24423) RPF. P. nicht im Handel. R02AD

Mucoangin Zitrone 20 mg - Lutschtabletten 45A03
(Z.Nr. 1-31241) RPF. P. nicht im Handel. R02AD

Mucobene 200 mg - lösbare Tabletten 50E03
(Z.Nr. 1-23451) RPF. P. R05CB01
ZI: Teva, Haarlem, Niederlande
Z: 1 lösbare Tablette enthält: Acetylcystein 200 mg, Aspartam 20 mg, Citronensäure, Adipinsäure, Natriumhydrogencarbonat (entspr. Natrium 190,5 mg), Povidon K25, Zitronen-Aroma.
EW: Reduziert Viskosität des Bronchialschleims.
AG: Zusatztherapie bei Störungen von Schleimbildung und -transport.
AA: In 1 Glas Wasser oder Fruchtsaft auflösen und nach den Mahlzeiten trinken.
DO: **Erwachsene:** 2-3mal tgl. 200 mg.
Kinder 6-14 Jahre: 2mal tgl. 200 mg.
Kinder 2-6 Jahre: 2-3mal tgl. 100 mg.
SST: Nutzen/Risiko-Abwägung.
NW: Magen/Darm, Haut (auch schwere Reaktionen), Blutungen, Fieber, Schläfrigkeit, Bronchospasmen, Husten, Allergien, Tinnitus.
WW: Penicilline, Cephalosporine, Aminoglykoside, Tetrazykline (2 Std.
Abstand; gilt nicht für Cefixim und Lorocarbacef). Antikoagulantien, Antitussiva (Vorsicht), Nitrate verstärkt.
WH: Vorsicht bei Asthma, Ateminsuffizienz, Leber-, Nierenschäden, gastro- intestinalen Blutungen.
Bei ungenügendem Abhusten Brustwege ev. mechanisch absaugen.
Bei Phenylketonurie nicht anwenden.
PG: 20 ST (2) (EKO: G) [€ 3,35]

Mucobene 600 mg - lösbare Tabletten 50E03
(Z.Nr. 1-23452) RPF. P. R05CB01
ZI: Teva, Haarlem, Niederlande
Z: 1 lösbare Tablette enthält: Acetylcystein 600 mg, Aspartam 20 mg, Citronensäure, Adipinsäure, Natriumhydrogencarbonat (entspr. Natrium 150,2 mg), Povidon K25, Zitronen-Aroma.
EW: Reduziert Viskosität des Bronchialschleims.
AG: Zusatztherapie bei Störungen von Schleimbildung und -transport.
AA: In 1 Glas Wasser oder Fruchtsaft auflösen und nach den Mahlzeiten trinken.
DO: 1mal tgl. 1 Brausetablette. Nicht für Personen unter 14 Jahren.
SST: Nutzen/Risiko-Abwägung.
NW: Magen/Darm, Haut (auch schwere Reaktionen), Blutungen, Fieber, Schläfrigkeit, Bronchospasmen, Husten, Allergien, Tinnitus.
WW: Penicilline, Cephalosporine, Aminoglykoside, Tetrazykline (2 Std.
Abstand; gilt nicht für Cefixim und Lorocarbacef). Antikoagulantien, Antitussiva (Vorsicht), Nitrate verstärkt.
WH: Vorsicht bei Asthma, Ateminsuffizienz, Leber-, Nierenschäden, gastro- intestinalen Blutungen.
Bei ungenügendem Abhusten Brustwege ev. mechanisch absaugen.
Bei Phenylketonurie nicht anwenden.
PG: 10 ST (2) (EKO: G) [€ 3,70], 20 ST * (EKO: N) [€ 6,70]

Mucobene 600 mg - lösliches Pulver 50E03
(Z.Nr. 1-19799) RPF. P. R05CB01
ZI: Teva, Haarlem, Niederlande
Z: 3 g Pulver (1 Beutel) enthalten: Acetylcystein 600 mg, Saccharose 2344,1 mg, Orangen-Aroma, Siliciumdioxid, hochdispers, wasserfrei, Weinsäure, Natriumchlorid.
EW: Verflüssigt zähe Sekrete.
AG: Zusatztherapie bei bronchopulmonalen Erkrankungen.
AA: Nach den Mahlzeiten in ½ Glas Wasser oder Fruchtsaft auflösen und einnehmen.
DO: Tgl. 1 Beutel. Nicht für Personen unter 14 Jahren.
GA: Phenylketonurie.
SST: Strenge Indikationsstellung.
NW: Magen/Darm, Haut (auch schwere Reaktionen), Blutungen, Fieber, Schläfrigkeit, Bronchospasmen, Husten, Allergien, Tinnitus.
WW: Penicilline, Cephalosporine, Aminoglykoside, Tetrazykline (2 Std.
Abstand; gilt nicht für Cefixim und Lorocarbacef). Antikoagulantien, Antitussiva (Vorsicht), Nitrate verstärkt.
WH: Vorsicht bei Asthma, Ateminsuffizienz, Leberschäden, Neigung zu Magen/Darm-Blutungen. Verkehrshinweis.
PG: 10 ST (2) (EKO: G) [€ 3,70], 30 ST * (EKO: N) [€ 10,95]

Mucohelix - Sirup 50Z02
(Z.Nr. 1-36807) RPF. P. nicht im Handel. R05CA12

Mucokehl D3 - Zäpfchen 53X
(Z.Nr. 3-38307) RPF. P. nicht im Handel. V03AX

Mucokehl D5 - Augentropfen 47X
(Z.Nr. 3-38287) RPF. P. nicht im Handel. V03AX

Mucokehl D5 - Injektionslösung 39X02, 53X
(Z.Nr. 3-38288) RP. P. nicht im Handel. V03AX

Mucokehl D5 - Tabletten 39X02
(Z.Nr. 3-38274) RPF. P. nicht im Handel. V03AX

Mucokehl D5 - Tropfen 39X02
(Z.Nr. 3-38206) RPF. P. nicht im Handel. V03AX

Mucoplant - Hustensaft Efeu Sirup 50Z02
(Z.Nr. 1-35876) RPF. P. R05CA12
ZI: Dr. Theiss Naturwaren, Homburg, Deutschland
Z: 1 ml Sirup enthalten: Efeublätter-Trockenextrakt (4-8:1); Ethanol 30 % (m/m) (Auszugsmittel) 1,54 mg, Kalium sorbat, Hydroxyethylcellulose, Schwarze Johannisbeere-Aroma, Maltitol-Lösung 400 mg, Citronensäure, wasserfreie, Wasser, gereinigtes.
EW: Expectorans.

M

AG: Produktiver Husten.
AA: Unverdünnt einnehmen. Messbecher liegt bei.
DO: 3mal tgl. 15 ml.
Kinder (6-12 Jahre): 2mal tgl. 15 ml.
Kinder (2-5 Jahre): 2mal tgl. 10 ml.
GA: Kinder unter 2 Jahren.
SST: Nicht empfohlen.
NW: Magen/Darm, Allergien.
WW: Gleichzeitige Einnahme von Opiat-Antitussiva ohne ärztlichen Rat nicht empfohlen.
WH: Vorsicht bei Gastritis oder Magengeschwüren.
PG: 100 ML * (EKO: N) [€ 6,95]

Mucosa compositum-Heel - Ampullen 42X, 50X05, 52X05
(Z.Nr. 3-38276) RP. P. V03AX
ZI: Biologische Heilmittel Heel, Baden-Baden, Deutschland
Z: 1 Ampulle zu 2,2 ml (= 2,2 g) enthält: Ventriculus suis (Homöopathie) D8 22 mg, Mucosa nasalis suis (Homöopathie) D8 22 mg, Mucosa oris suis (Homöopathie) D8 22 mg, Mucosa pulmonis suis (Homöopathie) D8 22 mg, Mucosa vesicae fellae suis (Homöopathie) D8 22 mg, Mucosa oculi suis (Homöopathie) D8 22 mg, Mucosa pylori suis (Homöopathie) D8 22 mg, Mucosa duodeni suis (Homöopathie) D8 22 mg, Mucosa oesophagi suis (Homöopathie) D8 22 mg, Mucosa jejuni suis (Homöopathie) D8 22 mg, Mucosa ilei suis (Homöopathie) D8 22 mg, Mucosa coli suis (Homöopathie) D8 22 mg, Mucosa recti suis (Homöopathie) D8 22 mg, Mucosa ductus choledochi suis (Homöopathie) D8 22 mg, Mucosa vesicae urinariae suis (Homöopathie) D8 22 mg, Pankreas suis (Homöopathie) D10 22 mg, Argentum nitricum (Homöopathie) D6 22 mg, Atropa belladonna (Homöopathie) D10 22 mg, Oxalis acetosella (Homöopathie) D6 22 mg, Semecarpus anacardium (Homöopathie) D6 22 mg, Phosphorus (Homöopathie) D8 22 mg, Lachesis (Homöopathie) D10 22 mg, Psychotria ipecacuanha (Homöopathie) D8 22 mg, Strychnos nux-vomica (Homöopathie) D13 22 mg, Veratrum album (Homöopathie) D4 22 mg, Pulsatilla pratensis (Homöopathie) D6 22 mg, Kreosotum (Homöopathie) D10 22 mg, Sulfur (Homöopathie) D8 22 mg, Colibacillinum-Nosode (Homöopathie) D28 22 mg, Marsdenia condurango (Homöopathie) D6 22 mg, Kalium bichromicum (Homöopathie) D8 22 mg, Hydrastis canadensis (Homöopathie) D4 22 mg, Mandragora e radice siccata (Homöopathie) D10 22 mg, Momordica balsamina (Homöopathie) D6 22 mg, Ceanothus americanus (Homöopathie) D4 22 mg, Natrium diethyloxalaceticum (Homöopathie) D8 22 mg, Natriumchlorid, Wasser für Injektionszwecke, Spuren von Ethanol, Lactose monohydrat.
EW: Homöopathikum.
AG: Erkrankungen der Schleimhäute (Magen/Darm, Atemwege, Urogenitale).
AA: I.m., s.c., intradermal, bei Personen ab 12 Jahren auch i.v.
DO: 1-3mal wöchentlich 1 Ampulle, akut tgl. 1 Ampulle über 3 Tage.
Kinder (6-11 Jahre): 1-3mal wöchentlich 1/3 Ampulle, akut tgl. 1/3 Ampulle über 3 Tage.
Kinder (2-5 Jahre): 1-3mal wöchentlich 1/4 Ampulle, akut tgl. 1/4 Ampulle über 3 Tage.
SST: Vorsicht.
NW: Haut.
PG: 10 ST * (EKO: N) [€ 44,05], 50 ST * (EKO: N) [€ 170,00], 100 ST * (EKO: N) [€ 291,30]

🐾 *Mucosa compositum Heel - Injektionslösung für Tiere* 890B
(Z.Nr. 8-30110) RP. P. nicht im Handel. QV03AX

Mucosan 15 mg - Ampullen 50D02
(Z.Nr. 1-17345) RP. P. R05CB06
ZI: sanofi-aventis, Wien
Z: 1 Ampulle mit 2 ml enthält: Ambroxol hydrochlorid 15 mg, Zitronensäure, Natrium monohydrogenphosphat 2-Wasser 3,6 mg, Natriumchlorid 14,4 mg, Wasser für Injektionszwecke.
EW: Expectorans.
AG: Zusatzmedikation beim Atemnotsyndrom bei Früh- und Neugeborenen (IRDS).
AA: I.v. Infusion und Injektion.
AH: Nicht mit Lösungen mit pH über 6,3 (Gefahr der Trübung oder Ausflockung) mischen.
DO: Behandlung des IRDS: 30 mg/kg Körpergewicht und Tag, verteilt auf 4 Einzeldosen. Die Lösung sollte mit einer Infusionspumpe als kurze i.v.-Infusion über mindestens 5 Minuten appliziert werden.
SST: Keine Indikation.
NW: Übelkeit, Erbrechen, allergische Reaktionen (bis Schock), schwere Hautreaktionen.
WH: Vorsicht bei schweren Leber- oder Nierenschäden. Auf schwere Hautreaktionen achten.
PG: 5 ST * (EKO: N) [€ 8,00]

Mucosolvan 7,5 mg/1 ml - Lösung 50E03
(Z.Nr. 1-17346) RPF. P. R05CB06
ZI: sanofi-aventis, Wien
Z: 1 ml Lösung enthält: Ambroxol hydrochlorid 7,5 mg, Benzalkonium chlorid 0,225 mg, Zitronensäure, Natrium monohydrogenphosphat 2-Wasser 4,35 mg, Natriumchlorid 6,22 mg, Wasser, gereinigtes.
EW: Sekretolytikum.
AG: Atemwegserkrankungen mit Störungen der Sekretbildung und des Sekrettransports.
AA: Mit reichlich Flüssigkeit einnehmen oder mit geeignetem Inhalationsgerät inhalieren (ev. 0,9% NaCl-Lösung 1:1 dem Respirator beimischen). Dosierung mit beiliegendem Messbecher.
AH: Nicht mit Lösungen mit pH über 6,3 (z.B. Emser-Salz Inhalationen) mischen.
DO: Zum Einnehmen: Erwachsene und Jugendliche über 12 Jahre: 3mal tgl. 4 ml für 2-3 Tage, bei längerer Gabe 3mal tgl. 2 ml.
Kinder: 0-2 Jahre (nur auf ärztliche Anordnung): 2mal tgl. 1ml, 2-6 Jahre: 3mal tgl. 1 ml, 6-12 Jahre: 2-3mal tgl. 2 ml.
Zur Inhalation: Erwachsene und Kinder über 6 Jahre: 1-2mal tgl. 2-3 ml, Kleinkinder und Kinder unter 6 Jahren: 1-2mal tgl. 2 ml.
SST: Nutzen/Risiko-Abwägung.
NW: Magen/Darm, Dysgeusie, Hautausschlag (auch schwere Reaktionen), Anaphylaxie.
WH: Vorsicht bei gestörter Bronchomotorik, schweren Nieren- oder Leberschäden, Magen/Darm-Ulcera. Auf schwere Hautreaktionen achten.
PG: 100 ML * (EKO: N) [€ 11,00]

Mucosolvan 15 mg - Lutschpastillen 50E03
(Z.Nr. 1-29408) RPF. P. R05CB06
ZI: sanofi-aventis, Wien
Z: 1 Lutschpastille enthält: Ambroxol hydrochlorid 15 mg, Gummi arabisch, Sorbitol 523 mg, Karion 83, (entspr. Sorbitol), (entspr. Mannitol 25 mg), (entspr. Hydrogenierte Oligosaccharide), Pfefferminzöl, Eukalyptus Öl ätherisch, Saccharin natrium, Paraffin, dünnflüssiges, Wasser, gereinigtes.
EW: Sekretolytikum.
AG: Unterstützend bei akuten und chronischen Atemwegserkrankungen mit gestörter Sekretbildung und erschwertem Sekrettransport.
AA: Langsam im Mund zergehen lassen.
DO: Personen ab 12 Jahren: 3mal tgl. 2 Lutschpastillen über 2-3 Tage, dann 3mal tgl. 1(-2) Lutschpastillen.
Kinder ab 6 Jahren: 2-3x tgl. 1 Lutschpastille.
SST: Nicht empfohlen.
NW: Magen/Darm, Dysgeusie, Haut (auch schwere Reaktionen), Allergische Reaktionen.
WH: Vorsicht bei schweren Nieren-, Leberschäden. Auf schwere Hautreaktionen achten. Ausreichend Flüssigkeit trinken.
PG: 20 ST * (EKO: N) [€ 8,90]

Mucosolvan 1x täglich 75 mg - Retardkapseln 50E03
(Z.Nr. 1-18234) RPF. P. R05CB06
ZI: sanofi-aventis, Wien
Z: 1 Kapsel enthält: Ambroxol hydrochlorid 75 mg, Kapselinhalt: Crospovidon, Carnaubawachs, Stearylalkohol, Magnesium stearat; Kapselhülle: Gelatine, Wasser, gereinigtes; Farbstoffe: Titandioxid, Eisenoxid gelb, Eisenoxid rot; Drucktinte, weiss: Schellack, Titandioxid, Propylenglycol.
EW: Sekretolytikum.
AG: Unterstützend bei akuten und chronischen Atemwegserkrankungen mit gestörter Sekretbildung und erschwertem Sekrettransport.
AA: Mit reichlich Flüssigkeit schlucken.
DO: Personen ab 12 Jahren: 1mal tgl. 1 Kapsel. Nicht für Kinder.
SST: Nicht empfohlen.
NW: Magen/Darm, Haut (auch schwere Reaktionen), Allergische Reaktionen.
WH: Vorsicht bei Nieren-, Leberschäden. Auf schwere Hautreaktionen achten.
PG: 20 ST * (EKO: N) [€ 14,90]

Mucosolvan 15 mg/5 ml - Saft für Kinder 50E03
(Z.Nr. 1-17347) RPF. P. R05CB06
ZI: sanofi-aventis, Wien
Z: 5 ml Saft enthalten: Ambroxol hydrochlorid 15 mg, Sucralose, Benzoesäure, Hydroxyethylcellulose, Waldbeeren-Aroma, Vanille-Aroma, Wasser, gereinigtes.
EW: Sekretolytikum.
AG: Atemwegserkrankungen mit Störungen der Sekretbildung und des Sekrettransports.
AA: Mit reichlich Flüssigkeit einnehmen. Dosierung mit beiliegendem Messbecher.
DO: Kinder: 0-2 Jahre (nur auf ärztliche Anordnung): 2mal tgl. 2,5

ml 2-6 Jahre: 3mal tgl. 2,5 ml 6-12 Jahre: 2-3mal tgl. 5 ml
Erwachsene und Jugendliche: 3mal 10 ml tgl. für 2-3 Tage, bei längerer Gabe 3mal tgl. 5(-10) ml
SST: Nutzen/Risiko-Abwägung.
NW: Magen/Darm, Dysgeusie, Hautausschlag (auch schwere Reaktionen), Anaphylaxie.
WH: Vorsicht bei gestörter Bronchomotorik, schweren Nieren- oder Leberschäden, Magen/Darm-Ulcera. Auf schwere Hautreaktionen achten.
PG: 100 ML * (EKO: N) [€ 9,80], 200 ML * (EKO: N) [€ 14,90]

Mucosolvan 30 mg/5 ml - Saft 50E03
(Z.Nr. 1-19598) RPF. P. R05CB06
ZI: sanofi-aventis, Wien
Z: 5 ml Saft enthalten: Ambroxol hydrochlorid 30 mg, Sucralose, Benzoesäure, Hydroxyethylcellulose, Erdbeer-Sahne Aroma, Vanille-Aroma, Wasser, gereinigtes.
EW: Sekretolytikum.
AG: Atemwegserkrankungen mit Störungen der Sekretbildung und des Sekrettransports.
AA: Mit reichlich Flüssigkeit einnehmen. Dosierung mit beiliegendem Messbecher.
DO: Kinder: 0-2 Jahre (nur auf ärztliche Anordnung): 2mal tgl. 1,25 ml 2-6 Jahre: 3mal tgl. 1,25 ml 6-12 Jahre: 2-3mal tgl. 2,5 ml
Erwachsene und Jugendliche: 3mal 5 ml tgl. für 2-3 Tage, bei längerer Gabe 3mal tgl. 2,5(-5) ml
SST: Nutzen/Risiko-Abwägung.
NW: Magen/Darm, Dysgeusie, Hautausschlag (auch schwere Reaktionen), Anaphylaxie.
WH: Vorsicht bei gestörter Bronchomotorik, schweren Nieren- oder Leberschäden, Magen/Darm-Ulcera. Auf schwere Hautreaktionen achten.
PG: 100 ML * (EKO: N) [€ 9,80], 200 ML * (EKO: N) [€ 14,90]

Mucospas - Saft 50A11
(Z.Nr. 1-18236) RP. P. R05CB10
ZI: sanofi-aventis, Wien
Z: 5 ml enthalten: Ambroxol hydrochlorid 7,5 mg, Clenbuterol hydrochlorid 0,005 mg, Sorbitol 1,225 g (entspr. Sorbitol-Lösung (nicht kristallisierend)), Natriumbenzoat, Hydroxyethylcellulose, Weinsäure, Glycerol 85%, Propylenglykol, Grenadine-Aroma, Wasser, gereinigtes.
EW: Ambroxol = Sekretolytikum. Clenbuterol = $ß_2$-Sympathomimetikum (Bron- chospasmolytikum).
AG: Initialbehandlung einer Bronchitis mit reversiblen Bronchospasmen, veränderter Sekretbildung und gestörtem Sekrettransport.
AA: In aufrechter Position (nicht liegen) zu den Mahlzeiten mit beiliegendem Messbecher einnehmen.
DO: Personen ab 12 Jahren: 2-3mal tgl. 15 ml.
Kinder (6-12 Jahre): 2mal tgl. 15 ml.
Kinder (4-6 Jahre): 2mal tgl. 10 ml.
Kinder (2-4 Jahre): 2mal tgl. 7,5 ml.
‖ Nicht für Kinder unter 2 Jahren.
GA: Thyreotoxikose, Tachykardien, Phäochromozytom, Kardiomyopathien.
SST: Nicht im 1. Trimenon, kurz vor und während der Geburt (Wehenhemmung!) und in der Stillperiode einnehmen.
NW: Tremor, Unruhe, Kopfschmerzen, Extrasystolen, Tachykardien, myokardiale Ischämie, Übelkeit, Erbrechen, Allergien, Haut (auch schwere Reaktionen). Hypokaliämie (durch Clenbuterol).
WW: Verstärkung durch Beta-Sympathomimetika (Vorsicht), Anticholinergika, MAO-Hemmer, halogenierte Narkotika, Theophyllin, Aufhebung durch Beta-Sympatholytika, Blutzuckersenker abgeschwächt, Antitussiva (Sekretstau).
WH: Vorsicht bei schwerem Diabetes, frischem Herzinfakt, schwerer koronarer Herzkrankheit, Aneurysmen, Hyperthyreose. Bei eingeschränkter Nierenfunktion Kumulation von Clenbuterol möglich.
Nicht zur Behandlung des akuten Asthmaanfalls. Kalium kontrollieren.
Auf schwere Hautveränderungen achten. Nicht missbräuchlich zur Leistungs- steigerung anwenden (positive Dopingtests möglich).
Verkehrshinweis.
PG: 100 ML F14 (EKO: G) [€ 4,55]

Mucospas - Tabletten 50A11
(Z.Nr. 1-18235) RP. P. R05CB10
ZI: sanofi-aventis, Wien
Z: 1 Tablette enthält: Ambroxol hydrochlorid 30 mg, Clenbuterol hydrochlorid 0,02 mg, Lactose monohydrat 70,5 mg, Maisstärke, Siliciumdioxid, hochdisperses, Magnesium stearat.
EW: Ambroxol = Sekretolytikum. Clenbuterol = ß_2 -Sympathomimetikum (Bron- chospasmolytikum).
AG: Initialbehandlung einer Bronchitis mit reversiblen Bronchospasmen, veränderter Sekretbildung und gestörtem Sekrettransport
AA: Zu den Mahlzeiten mit reichlich Flüssigkeit.
DO: Personen ab 12 Jahren: 2 (anfangs bis 3)mal täglich 1 Tablette. Nach deutlicher Besserung 2-3mal täglich ½ Tablette.
Nicht für Kinder.
Dosis nicht über 3 Tabletten erhöhen (keine Wirkungssteigerung, nur verstärkte Nebenwirkungen).
GA: Thyreotoxikose, Tachykardien, Phäochromozytom, Kardiomyopathien.
SST: Nicht im 1. Trimenon, kurz vor und während der Geburt (Wehenhemmung!) und in der Stillperiode einnehmen.
NW: Tremor, Unruhe, Kopfschmerzen, Extrasystolen, Tachykardien, myokardiale Ischämie, Übelkeit, Erbrechen, Allergien, Haut (auch schwere Reaktionen). Hypokaliämie (durch Clenbuterol).
WW: Verstärkung durch Beta-Sympathomimetika (Vorsicht), Anticholinergika, MAO-Hemmer, halogenierte Narkotika, Theophyllin, Aufhebung durch Beta-Sympatholytika, Blutzuckersenker abgeschwächt, Antitussiva (Sekretstau).
WH: Vorsicht bei schwerem Diabetes, frischem Herzinfakt, schwerer koronarer Herzkrankheit, Aneurysmen, Hyperthyreose. Bei eingeschränkter Nierenfunktion Kumulation von Clenbuterol möglich.
Nicht zur Behandlung des akuten Asthmaanfalls. Kalium kontrollieren.
Auf schwere Hautveränderungen achten. Nicht missbräuchlich zur Leistungs- steigerung anwenden (positive Dopingtests möglich).
Verkehrshinweis.
PG: 20 ST (2) (EKO: G) [€ 6,90]

Mulimen - Tropfen 29X01
(Z.Nr. 3-00114) RPF. P. nicht im Handel. V03AX

▼ *Mulpleo 3 mg - Filmtabletten* 20D03
(Z.Nr. EU/1/18/1348/*) NR. P. nicht im Handel. B02BX07

Multaq 400 mg - Filmtabletten 30C04
(Z.Nr. EU/1/09/591/*) NR. P. C01BD07
ZI: Sanofi-Aventis Groupe, Paris, Frankreich
Z: 1 Filmtablette enthält: Dronedaron 400 mg (entspr. Dronedaron hydrochlorid), Tablettenkern: Hypromellose, Maisstärke, Crospovidon, Poloxamer 407, Lactose 41,65 mg (entspr. Lactose monohydrat), Siliciumdioxid, hochdisperses, Magnesium stearat; Überzug: Hypromellose, Macrogol 6000, Titandioxid, Carnaubawachs.
EW: Antiarrhythmikum Klasse III.
AG: Zum Erhalt des Sinusrhythmus nach erfolgreicher Kardioversion bei paroxysmalem oder persistierendem Vorhofflimmern.
AA: Im Ganzen mit Wasser während einer Mahlzeit (Frühstück und Abendessen) einnehmen.
DO: 2mal tgl. 400 mg. Keine Daten an Kindern und Jugendlichen.
GA: AV Block II. und III. Grades, kompletter Schenkelblock, distaler Block, Sinusknotendysfunktion, Vorhofüberleitungsstörungen, Sick-Sinus Syndrom ohne Schrittmacher, Bradykardie, permanentes Vorhofflimmern, linksventrikuläre systolische Dysfunktion, Herzinsuffizienz, Leber- oder Lungentoxizität auf Amiodaron, QTc-Verlängerung über 500 msec., schwere Leber- oder Nierenschäden.
SST: Nicht empfohlen.
NW: Magen/Darm, Müdigkeit, Haut (Photodermatosen), Plasmakreatininanstieg, QTc-Verlängerung, Verschlechterung einer Herzinsuffizienz, interstitielle Lungenerkrankungen, Leber (bis Leberversagen), Geschmacksstörungen, Angioödem.
WW: Kontraindiziert: andere Antiarrhythmika, Torsades-de-pointes-induzierende Arzneimittel (z.B. Erythromycin), starke CYP3A4-Hemmer (z.B. Azole, Ritonavir), Dabigatran, Grapefruitsaft.
Nicht empfohlen: CYP3A4-Induktoren (z.B. Rifampicin), Rivaroxaban (erhöhtes Blutungsrisiko).
Vorsicht: Betablocker (Sotalol vor Dronedaron absetzen), Kalziumantagonisten, Digoxin (Dosisanpassung), Edoxaban (Dosisreduktion), Statine, Immunsuppressiva (z.B.Tacrolimus, Ciclosporin). Vitamin-K-Antagonisten (INR überwachen).
WH: Vorsicht bei älteren Patienten und bei koronarer Herzerkrankung. Kontrollen: Herz, Leber (regelmäßig), Lunge, Kreatinin (vor Behandlungsbeginn und nach 7 Tagen). Kalium- und Magnesiummangel vor Behandlungsbeginn beheben. Bei permanentem Vorhofflimmern Behandlung beenden. Verkehrshinweis.
PG: 20 ST IND (EKO: G) [€ 14,50], 60 ST IND (EKO: G) [€ 41,30]

Multibic kaliumfrei - Hämodialyselösung/ Hämofiltrationslösung 20I01
(Z.Nr. 1-25201) RP. P. B05ZB
ZI: Fresenius Medical Care Deutschland, Bad Homburg, Deutschland
Z: 1000 ml gebrauchsfertige Lösung enthält: Natriumchlorid 6,136 g, Natriumhydrogencarbonat 2,94 g, Calcium chlorid-2-Wasser 0,2205 g, Magnesiumchlorid-6-Wasser 0,1017 g, Glucose 1 g (entspr. Glucose monohydrat 1,1 g); (entspr. Na-Ion 140 mmol), (entspr. Ca-Ion 1,5 mmol), (entspr. Mg-Ion 0,5 mmol),

(entspr. Cl-Ion 109 mmol), (entspr. Hydrogencarbonat-Ion 35 mmol), (entspr. Glucose 5,55 mmol), Salzsäure 25%, Kohlendioxid, Natriumdihydrogenphosphat-dihydrat, Wasser für Injektionszwecke.
AG: Substitutionslösung bzw. Dialyselösung bei Hämofiltration und Hämodiafiltration. Anwendung bei akutem Nierenversagen oder bei chronischer Nierenerkrankung.
AA: I.v. Infusion.
DO: Akutes Nierenversagen: 2000 ml/h.
Chronische Nierenerkrankung: Mindestens ein Drittel des Körpergewichts pro Behandlung bei 3 Behandlungen pro Woche. MD 75 Liter pro Tag.
Keine Dosisempfehlung für Kinder.
Details siehe Austria-Codex - Fachinformation.
GA: Hypokaliämie, metabolische Alkalose, Gegenanzeigen der Hämofiltration.
SST: Nutzen/Risiko-Abwägung; in der Stillzeit nicht empfohlen.
NW: Übelkeit, Erbrechen, Muskelkrämpfe, Blutdruckabfall oder -anstieg, Hyper- oder Hypohydratation, Elektrolytstörungen, Hypophosphatämie, Hyperglykämie, metabolische Alkalose.
WW: Elektrolytinfusionen, parenterale Ernährung, reduzierte Konzentration von Arzneimitteln im Blut, Digitalis (toxische Effekte maskiert).
WH: Kontrollen: Elektrolyte im Serum (Kalium, Natrium, Kalzium, Phosphat), Blutzucker, Säure/Basen, Harnstoff, Kreatinin, Körpergewicht, Flüssigkeitsbilanz.
PG: 2 ST * (EKO: N) [€ 72,85]

Multibic 2 mmol/l Kalium - Hämodialyselösung/ Hämofiltrationslösung — 20I01

(Z.Nr. 1-25202) RP. P. B05ZB
ZI: Fresenius Medical Care Deutschland, Bad Homburg, Deutschland
Z: 1000 ml gebrauchsfertige Lösung enthält: Kaliumchlorid 0,1491 g, Natriumchlorid 6,136 g, Natriumhydrogencarbonat 2,94 g, Calciumchlorid 0,2205 g, Magnesiumchlorid-6-Wasser 0,1017 g, Glucose 1 g (entspr. Glucose monohydrat 1,1 g); (entspr. Na-Ion 140 mmol) (entspr. K-Ion 2 mmol) (entspr. Ca-Ion 1,5 mmol) (entspr. Mg-Ion 0,5 mmol) (entspr. Cl-Ion 111 mmol) (entspr. Hydrogencarbonat-Ion 35 mmol) (entspr. Glucose 5,55 mmol), Salzsäure 25%, Kohlendioxid, Natriumdihydrogenphosphat-dihydrat, Wasser für Injektionszwecke.
AG: Substitutionslösung bzw. Dialyselösung bei Hämofiltration und Hämodiafiltration. Anwendung bei akutem Nierenversagen oder bei chronischer Nierenerkrankung.
AA: I.v. Infusion.
DO: Akutes Nierenversagen: 2000 ml/h.
Chronische Nierenerkrankung: Mindestens ein Drittel des Körpergewichts pro Behandlung bei 3 Behandlungen pro Woche. MD 75 Liter pro Tag.
Keine Dosisempfehlung für Kinder.
Details siehe Austria-Codex - Fachinformation.
GA: Hypokaliämie, metabolische Alkalose, Gegenanzeigen der Hämofiltration.
SST: Nutzen/Risiko-Abwägung; in der Stillzeit nicht empfohlen.
NW: Übelkeit, Erbrechen, Muskelkrämpfe, Blutdruckabfall oder -anstieg, Hyper- oder Hypohydratation, Elektrolytstörungen, Hypophosphatämie, Hyperglykämie, metabolische Alkalose.
WW: Elektrolytinfusionen, parenterale Ernährung, reduzierte Konzentration von Arzneimitteln im Blut, Digitalis (toxische Effekte maskiert).
WH: Kontrollen: Elektrolyte im Serum (Kalium, Natrium, Kalzium, Phosphat), Blutzucker, Säure/Basen, Harnstoff, Kreatinin, Körpergewicht, Flüssigkeitsbilanz.
Lösung alle 30 min auf Ausfällungen kontrollieren.
PG: 2 ST * (EKO: N) [€ 72,85]

Multibic 3 mmol/l Kalium - Hämodialyselösung/ Hämofiltrationslösung — 20I01

(Z.Nr. 1-25203) RP. P. B05ZB
ZI: Fresenius Medical Care Deutschland, Bad Homburg, Deutschland
Z: 1000 ml gebrauchsfertige Lösung enthält: Kaliumchlorid 0,2237 g, Natriumchlorid 6,136 g, Natriumhydrogencarbonat 2,94 g, Calciumchlorid dihydrat 0,2205 g, Magnesiumchlorid-6-Wasser 0,1017 g, Glucose 1 g (entspr. Glucose monohydrat 1,1 g); (entspr. Na-Ion 140 mmol) (entspr. K-Ion 3 mmol) (entspr. Ca-Ion 1,5 mmol) (entspr. Mg-Ion 0,5 mmol) (entspr. Cl-Ion 112 mmol) (entspr. Hydrogencarbonat-Ion 35 mmol) (entspr. Glucose 5,55 mmol), Salzsäure 25%, Kohlendioxid, Natriumdihydrogenphosphat-dihydrat, Wasser für Injektionszwecke.
Kurzinformation: siehe Multibic kaliumfrei - Hämodialyselösung/ Hämofiltrationslösung, → S. 931
PG: 2 ST * (EKO: N) [€ 72,85]

Multibic 4 mmol/l Kalium - Hämodialyselösung/ Hämofiltrationslösung — 20I01

(Z.Nr. 1-25204) RP. P. B05ZB
ZI: Fresenius Medical Care Deutschland, Bad Homburg, Deutschland
Z: 1000 ml gebrauchsfertige Lösung enthält: Kaliumchlorid 0,2982 g, Natriumchlorid 6,136 g, Natriumhydrogencarbonat 2,94 g, Calciumchlorid dihydrat 0,2205 g, Magnesiumchlorid-6-Wasser 0,1017 g, Glucose wasserfrei 1 g (entspr. Glucose monohydrat 1,1 g); (entspr. Na-Ion 140 mmol) (entspr. K-Ion 4 mmol) (entspr. Ca-Ion 1,5 mmol) (entspr. Mg-Ion 0,5 mmol) (entspr. Cl-Ion 113 mmol) (entspr. Hydrogencarbonat-Ion 35 mmol) (entspr. Glucose 5,55 mmol), Salzsäure 25%, Kohlendioxid, Natriumdihydrogenphosphat-dihydrat, Wasser für Injektionszwecke.
AG: Substitutionslösung bzw. Dialyselösung bei Hämofiltration und Hämodiafiltration. Anwendung bei akutem Nierenversagen oder bei chronischer Nierenerkrankung.
AA: I.v. Infusion.
DO: Akutes Nierenversagen: 2000 ml/h.
Chronische Nierenerkrankung: Mindestens ein Drittel des Körpergewichts pro Behandlung bei 3 Behandlungen pro Woche. MD 75 Liter pro Tag.
Keine Dosisempfehlung für Kinder.
Details siehe Austria-Codex - Fachinformation.
GA: Hyperkaliämie, metabolische Alkalose.
SST: Nutzen/Risiko-Abwägung; in der Stillzeit nicht empfohlen.
NW: Übelkeit, Erbrechen, Muskelkrämpfe, Blutdruckabfall oder -anstieg, Hyper- oder Hypohydratation, Elektrolytstörungen, Hypophosphatämie, Hyperglykämie, metabolische Alkalose.
WW: Elektrolytinfusionen, parenterale Ernährung, reduzierte Konzentration von Arzneimitteln im Blut, Digitalis (toxische Effekte maskiert).
WH: Kontrollen: Elektrolyte im Serum (Kalium, Natrium, Kalzium, Phosphat), Blutzucker, Säure/Basen, Harnstoff, Kreatinin, Körpergewicht, Flüssigkeitsbilanz.
PG: 2 ST * (EKO: N) [€ 72,85]

Multihance 0,5 M - Injektionslösung — 24D01

(Z.Nr. 1-22773) NR. P. V08CA08
ZI: Bracco Imaging, Milano, Italien
Z: 1 ml Injektionslösung enthält: Gadobensäure, dimeglumin 529 mg (entspr. Gadobensäure 334 mg) (entspr. Meglumin 195 mg), Wasser für Injektionszwecke.
EW: Paramagnetisches Kontrastmittel.
AG: Magnetresonanztomographie (MRT) der Leber.
AA: I.v. unverdünnt als Bolus oder als langsame Infusion (10 ml/ min). Für MRA nur als Bolus. Paravasate vermeiden!
DO: Patienten ab 2 Jahren:
0,1 ml/kg KG.
Für Kinder unter 2 Jahren nicht empfohlen.
Besondere Vorsicht bei eingeschränkter Nierenfunktion und unmittelbar nach Lebertransplantation.
Nur anwenden, wenn diagnostische Information mit MRT ohne Kontrastmittelverstärkung nicht erhoben werden kann.
SST: Keine Erfahrungen; Ausscheidung in die Muttermilch gering.
NW: Hypertonie, lokale Reaktionen (durch Paravasate), Haut, Vegetativum, Überempfindlichkeit (anaphylaktische Reaktionen), Labor, Magen/Darm, Arrhythmien, Anreicherung in Gehirn und anderen Körpergeweben.
Bei Kindern: Erbrechen, Fieber, Hyperhidrose.
WH: Nur in entsprechenden Einrichtungen anzuwenden. Patienten 15 min nach der Injektion sorgfältig beobachten. Patient soll 1 Stunde nach der Injektion in der Einrichtung bleiben. Auf Überempfindlichkeitsreaktionen achten. Vorsicht bei Epilepsie, Hirn- oder Nierenschäden, auf nephrogene systemische Fibrose achten. Vor der Anwendung Nierenfunktionsstörung durch Labortests abklären.
PG: **10ML** 1 ST * (EKO: N) [€ 149,85], **15ML** 1 ST * (EKO: N) [€ 205,20], **20ML** 1 ST * (EKO: N) [€ 267,25]

MultiHance 0,5 mmol/ml - Injektionslösung in Fertigspritze — 24D01

(Z.Nr. 1-27519) NR. P. V08CA08
ZI: Bracco Imaging, Milano, Italien
Z: 1 ml Injektionslösung enthält: Gadobensäure, dimeglumin 529 mg (entspr. Gadobensäure 334 mg) (entspr. → 0,5 mmol) (entspr. Meglumin 195 mg), Wasser für Injektionszwecke.
Kurzinformation: siehe Multihance 0,5 M - Injektionslösung, → S. 932
PG: **10ML** 1 ST * (EKO: N) [€ 171,30], **15ML** 1 ST * (EKO: N) [€ 233,85]

Multivit B - Ampullen — 54B07

(Z.Nr. 0-08433) RP. P. A11EA

ZI: G.L. Pharma, Lannach
Z: 1 Ampulle mit 2 ml enthält: Thiamin 5,5 mg (entspr. Vit B1), Riboflavin 0,95 mg (entspr. Vit B2), Nicotinamid 27,5 mg (entspr. Vitamin B3), Dexpanthenol 2 mg (entspr. Vitamin B5), Pyridoxin 1,9 mg (entspr. Vitamin B6), Dinatrium edetat, Wasser für Injektionszwecke, Salzsäure zur pH-Wert-Einstellung, Natriumhydroxid zur pH-Wert-Einstellung.
EW: Vitamin B-Kombination.
AG: Vitamin B Mangel, der oral nicht behoben werden kann.
AA: I.m. oder vorsichtig i.v. (Schockgefahr!).
DO: 1mal tgl. 1-2 Ampullen.
Kinder (1-8 Jahre): 1 Ampulle 1x tgl. bis mehrmals wöchentlich.
SST: Anwendung möglich.
NW: Überempfindlichkeit, Anaphylaxie.
PG: 5 ST * (EKO: N) [€ 6,30]

Multivit B forte - Ampullen 54B07
(Z.Nr. 0-08301) RP. P. A11EA
ZI: G.L. Pharma, Lannach
Z: 1 Ampulle mit 2 ml enthält: Thiamin 11 mg (entspr. Vit B1), Riboflavin 3,8 mg (entspr. Vit B2), Nicotinamid 110 mg (entspr. Vitamin B3), Dexpanthenol 6 mg (entspr. Vitamin B5), Pyridoxin 3,8 mg (entspr. Vitamin B6), Dinatrium edetat, Wasser für Injektionszwecke, Salzsäure zur pH-Wert-Einstellung, Natriumhydroxid zur pH-Wert-Einstellung.
EW: Vitamin B-Kombination.
AG: Vitamin B Mangel, der oral nicht behoben werden kann.
AA: I.m. oder vorsichtig i.v. (Schockgefahr!).
DO: 1x tgl. 1 Ampulle. Nicht für Kinder unter 9 Jahren.
SST: Anwendung möglich.
NW: Überempfindlichkeit, Anaphylaxie.
PG: 5 ST * (EKO: N) [€ 6,75]

Multodrin - Salbe 22E03
(Z.Nr. 0-13232) RP. P. D07XB05
ZI: Montavit, Absam
Z: 1 g enthält: Dexamethason 1 mg, Diphenhydramin hydrochlorid 15 mg, Macrogol 600, Gelot 64, Benzylalkohol, Citronensäure, Wasser für Injektionszwecke, Natriumhydroxid zur pH-Wert-Einstellung, Salzsäure zur pH-Wert-Einstellung.
EW: Kortikosteroid + Antihistaminikum.
AG: Dermatosen zur lokalen Glukokortikoidtherapie.
AA: Auf der Haut.
DO: 3-4mal tgl. dünn auf die Haut auftragen. Möglichst kurzzeitig anwenden. MTD Erwachsene 20 g, Kinder ab 2 Jahren 3,4 g/10 kg KG.
GA: Periorale Dermatitis, Rosacea, Hauttuberkulose, Lues, Virosen.
SST: Im 1. Trimenon und in der Stillzeit nicht anwenden, sonst Nutzen/Risiko-Abwägung.
NW: Hautveränderungen, nach großflächiger Anwendung systemische NW von Dexamethason (Cushing-Syndrom, Sehstörungen) oder Diphenhydramin (Mundtrockenheit, Müdigkeit) möglich.
WW: Bei großflächiger Anwendung systemische WW von Kortikoiden möglich (z.B. mit CYP3A4-Hemmern einschl. Ritonavir).
WH: Nicht am Auge anwenden. Vorsicht bei Säuglingen und Kleinkindern, alten und geschwächten Patienten, schweren peripheren Durchblutungsstörungen, Schlafapnoe. Sonnenbestrahlung vermeiden.
PG: 15 G (EKO: G) [€ 4,20], 30 G (EKO: G) [€ 5,95]

Mund- und Halsentzündungen "Similasan" Spray 45X
(Z.Nr. 3-36988) RPF. P. V03AX
ZI: Sanova Pharma, Wien
Z: 1 g (1 Sprühstoß = 0,07 g) enthält: Arnica montana (Homöopathie) D6 200 mg, Calendula officinalis (Homöopathie) D4 200 mg, Guajacum (Homöopathie) D4 200 mg, Hydrargyrum bichloratum (Homöopathie) D12 200 mg, Thuja occidentalis (Homöopathie) D6 200 mg, Ethanol (entspr. Gesamtethanolgehalt 23 % (V/V)), Wasser, gereinigtes.
EW: Homöopathikum.
AG: Schmerzhafte Entzündungen in Mund und Hals; Mundgeruch infolge von Entzündungen.
AA: In der Mundhöhle.
DO: Personen ab 6 Jahren: Pro Anwendung 2-3 Pumpstöße. Akut viertelstündlich, zum Ausheilen 2-3mal tgl.
SST: Vorsicht.
NW: Arnika-Allergie.
PG: 15 ML * (EKO: N) [€ 16,90]

Mundidol retard 10 mg - Filmtabletten 02A01
(Z.Nr. 1-18003) NR. SG. P. N02AA01
ZI: Mundipharma, Wien
Z: 1 Filmtablette enthält: Morphin sulfat 10 mg (entspr. Morphin 7,5 mg), Tablettenkern: Lactose, wasserfrei 90 mg, Hydroxyethylcellulose, Cetylstearylalkohol, Magnesium stearat, Talkum; Tablettenüberzug: Poly(vinylalkohol), partiell hydrolysiert, Titandioxid, Macrogol 3350, Talkum, Eisenoxid gelb, Eisenoxid rot, Eisenoxid schwarz.
EW: Starkes Analgetikum; Verabreichungsintervall 12 Stunden.
AG: Starke und stärkste Schmerzen.
AA: Im Ganzen, unzerkaut mit Flüssigkeit einnehmen.
DO: 10-30 mg alle 12 Std. Dosissteigerung bei Zunahme der Schmerzen. Keine Dosisempfehlung für Kinder.
Postoperative Schmerzen: ED 20 mg (bis 70 kg KG) bzw. 30 mg (ab 70 kg KG) alle 12 Stunden. Gleichzeitige Einnahme mit Alkohol vermeiden.
GA: Dämpfung des Atemzentrums, Kopfverletzungen, Epilepsie, chronisch obstruktive Atemwegserkrankungen, akutes Abdomen, paralytischer Ileus, akute Leberschäden, Kinder unter 1 Jahr.
SST: Nicht empfohlen (Atemdepression und Entzugserscheinungen des Neugeborenen möglich). Kontrazeption für Frauen und Männer erforderlich.
NW: Atemdämpfung, Lungenödem, ZNS (Benommenheit, Hyperalgesie), Nausea, Obstipation, Allergien, Miosis, Haut, Stimmungsveränderungen, Schwitzen, Harnretention, Hormonveränderungen. Akutes Thorax-Syndrom bei Sichelzellkrankheit. Nebenniereninsuffizienz.
WW: Kontraindiziert: MAO-Hemmer (14 Tage Abstand). Nicht empfohlen: Gemischte Opioid-Agonisten/Antagonisten, zentral dämpfende Arzneimittel, Alkohol, Anticholinergika. Besondere Vorsicht: Benzodiazepine (Atemdepression). Vorsicht: Antipsychotika, Anästhetika, zentrale Blutdrucksenker, Rifampicin (Morphin-Dosis anpassen).
GE: Abhängigkeitsgefahr oder Toleranz bei Lanzeitanwendung möglich. Abstinenzsyndrom beim abrupten Absetzen.
WH: Vorsicht bei Bewusstseinsstörungen, Störungen des Atemzentrums, erhöhtem Hirndruck, Drogenabusus, Alkoholismus, Delirium tremens, Hypotonie bei Hypovolämie, Cor pulmonale, Herzinsuffizienz, Asthma, Hypothyreose, Gallenwegserkrankungen, Pankreatitis, Leber-, Nierenschäden, Harnwegsverengungen, Phäochromozytom. Nicht präoperativ oder 24 Std. postoperativ anwenden. Positive Dopingkontrollen möglich.
Verkehrshinweis. Morphin-Intoxikation: Miosis, Atemdepression, Hypotension, Schock, Koma.
Therapie: Magenspülung binnen 4 Stunden. Bei Atemstillstand 0,2-0,8 mg Naloxon i.v. (in 2-3minütigen Abständen).
Kinder: 0,01 mg Naloxon pro kg KG. Patienten bis zum Wiedereintritt der Spontanatmung überwachen.
PG: 10 ST (2) (EKO: G) [€ 5,50], 30 ST (EKO: G) [€ 13,80]

Mundidol retard 30 mg - Filmtabletten 02A01
(Z.Nr. 1-18004) NR. SG. P. N02AA01
ZI: Mundipharma, Wien
Z: 1 Filmtablette enthält: Morphin sulfat 30 mg (entspr. Morphin 22,5 mg), Tablettenkern: Lactose 70 mg, Hydroxyethylcellulose, Cetylstearylalkohol, Magnesium stearat, Talkum; Tablettenüberzug: Opadry violett OY-6708, Spuren von: Gelborange S, Aluminiumlack.
Kurzinformation: siehe Mundidol retard 10 mg - Filmtabletten, → S. 933
PG: 10 ST (2) (EKO: G) [€ 11,30], 30 ST (EKO: G) [€ 27,05]

Mundidol retard 60 mg - Filmtabletten 02A01
(Z.Nr. 1-18375) NR. SG. P. N02AA01
ZI: Mundipharma, Wien
Z: 1 Filmtablette enthält: Morphin sulfat 60 mg (entspr. Morphin 45 mg), Tablettenkern: Lactose 40 mg, Hydroxyethylcellulose, Cetylstearylalkohol, Magnesium stearat, Talkum; Tablettenüberzug: Chinolingelb, Erythrosin, Spuren von: Gelborange S, Aluminiumlack; Hypromellose, Macrogol, Titandioxid.
Kurzinformation: siehe Mundidol retard 10 mg - Filmtabletten, → S. 933
PG: 10 ST (2) (EKO: G) [€ 17,05], 30 ST (EKO: G) [€ 43,00]

Mundidol retard 100 mg - Filmtabletten 02A01
(Z.Nr. 1-18376) NR. SG. P. N02AA01
ZI: Mundipharma, Wien
Z: 1 Filmtablette enthält: Morphin sulfat 100 mg (entspr. Morphin 75 mg), Tablettenkern: Hydroxyethylcellulose, Cetylstearylalkohol, Magnesium stearat, Talkum; Tablettenüberzug: Eisenoxid gelb, Eisenoxid schwarz, Hypromellose, Indigotin I, Macrogol, Titandioxid.
Kurzinformation: siehe Mundidol retard 10 mg - Filmtabletten, → S. 933
PG: 10 ST (2) (EKO: G) [€ 25,25], 30 ST (EKO: G) [€ 61,40]

Mundidol retard 200 mg - Filmtabletten 02A01
(Z.Nr. 1-19435) NR. SG. P. N02AA01
ZI: Mundipharma, Wien

Z: 1 Filmtablette enthält: Morphin sulfat 200 mg (entspr. Morphin 150 mg), Tablettenkern: Hydroxyethylcellulose, Cetylstearylalkohol, Magnesium stearat, Talkum; Tablettenüberzug: Macrogol 400, Chinolingelb, Hypromellose, Titandioxid, Brillantblau FCF.
Kurzinformation: siehe Mundidol retard 10 mg - Filmtabletten, → S. 933
PG: 10 ST (2) (EKO: G) [€ 38,25], 30 ST (EKO: G) [€ 100,30]

Mundidol uno retard 30 mg - Kapseln 02A01
(Z.Nr. 1-22406) NR. SG. P. N02AA01
ZI: Mundipharma, Wien
Z: 1 Kapsel enthält: Morphin sulfat 30 mg, Kapselinhalt: Pflanzenöl, hydriert, Macrogol 6000, Talkum, Magnesium stearat; Kapsel: Gelatine (entspr. Natriumdodecylsulfat), Indigocarmin, Titandioxid, Markierungstinte: Schellack, Eisenoxid schwarz, Propylenglykol.
EW: Starkes Analgetikum.
AG: Anhaltende Linderung starker und stärkster Schmerzen.
AA: Kapseln im Ganzen einnehmen oder Inhalt auf weiche, kalte Speisen streuen. Kapseln oder Inhalt nicht zerkleinern oder zerkauen.
DO: Einmal tägliche Dosis nach Bedarf: Initial: ED 60 mg; bei Patienten unter 70 kg KG, gebrechlichen, älteren Patienten oder unter SSRI-Therapie ED 30 mg. Dosissteigerung nach Bedarf. Kinder ab 1 Jahr: Initiale TD 0,4-1,6 mg/kg KG.
GA: Dämpfung des Atemzentrums, Kopfverletzungen, Epilepsie, chronisch obstruktive Atemwegserkrankungen, akutes Abdomen, paralytischer Ileus, akute Leberschäden, Kinder unter 1 Jahr.
SST: Nicht empfohlen (Atemdepression und Entzugserscheinungen des Neugeborenen möglich). Kontrazeption für Frauen und Männer erforderlich.
NW: Atemdämpfung, Lungenödem, ZNS (Benommenheit, Hyperalgesie), Nausea, Obstipation, Allergien, Miosis, Haut, Stimmungsveränderungen, Schwitzen, Harnretention, Hormonveränderungen. Akutes Thorax-Syndrom bei Sichelzellkrankheit. Reversible Nebenniereninsuffizienz.
WW: Kontraindiziert: MAO-Hemmer (14 Tage Abstand). Nicht empfohlen: Gemischte Opioid-Agonisten/Antagonisten, zentral dämpfende Arzneimittel, Alkohol, Anticholinergika. Besondere Vorsicht: Benzodiazepine (Atemdepression). Vorsicht: Antipsychotika, Anästhetika, zentrale Blutdrucksenker, Rifampicin (Morphin-Dosis anpassen).
GE: Abhängigkeitsgefahr oder Toleranz bei Lanzeitanwendung möglich. Abstinenzsyndrom beim abrupten Absetzen.
WH: Vorsicht bei Bewusstseinsstörungen, Störungen des Atemzentrums, erhöhtem Hirndruck, Drogenabusus, Alkoholismus, Delirium tremens, Hypotonie bei Hypovolämie, Cor pulmonale, Herzinsuffizienz, Asthma, Hypothyreose, Gallenwegserkrankungen, Pankreatitis, Leber-, Nierenschäden, Harnwegsverengungen, Phäochromozytom. Nicht präoperativ oder 24 Std. postoperativ anwenden. Positive Dopingkontrollen möglich.
Verkehrshinweis. Morphin-Intoxikation: Miosis, Atemdepression, Hypotension, Schock, Koma.
Therapie: Magenspülung binnen 4 Stunden. Bei Atemstillstand 0,2-0,8 mg Naloxon i.v. (in 2-3minütigen Abständen).
Kinder: 0,01 mg Naloxon pro kg KG. Patienten bis zum Wiedereintritt der Spontanatmung überwachen.
PG: 10 ST (2) (EKO: G) [€ 12,00], 30 ST (EKO: G) [€ 28,70]

Mundidol uno retard 60 mg - Kapseln 02A01
(Z.Nr. 1-22407) NR. SG. P. N02AA01
ZI: Mundipharma, Wien
Z: 1 Kapsel enthält: Morphin sulfat 60 mg, Kapselinhalt: Pflanzenöl, hydriert, Macrogol 6000, Talkum, Magnesium stearat; Kapsel: Gelatine (entspr. Natriumdodecylsulfat), Indigocarmin, Eisenoxid rot, Eisenoxid gelb, Titandioxid, Markierungstinte: Schellack, Eisenoxid schwarz, Propylenglykol.
Kurzinformation: siehe Mundidol uno retard 30 mg - Kapseln, → S. 934
PG: 10 ST (2) (EKO: G) [€ 18,05], 30 ST (EKO: G) [€ 45,25]

Mundidol uno retard 120 mg - Kapseln 02A01
(Z.Nr. 1-22409) NR. SG. P. N02AA01
ZI: Mundipharma, Wien
Z: 1 Kapsel enthält: Morphin sulfat 120 mg, Kapselinhalt: Pflanzenöl, hydriert, Macrogol 6000, Talkum, Magnesium stearat; Kapsel: Gelatine (entspr. Natriumdodecylsulfat), Indigocarmin, Eisenoxid schwarz, Eisenoxid gelb, Titandioxid, Markierungstinte: Schellack, Eisenoxid schwarz, Propylenglykol.
Kurzinformation: siehe Mundidol uno retard 30 mg - Kapseln, → S. 934
PG: 10 ST (2) (EKO: G) [€ 28,70], 30 ST (EKO: G) [€ 71,35]

Mundidol uno retard 200 mg - Kapseln 02A01
(Z.Nr. 1-22411) NR. SG. P. N02AA01
ZI: Mundipharma, Wien
Z: 1 Kapsel enthält: Morphin sulfat 200 mg, Kapselinhalt: Pflanzenöl, hydriert, Macrogol 6000, Talkum, Magnesium stearat; Kapsel: Gelatine (entspr. Natriumdodecylsulfat), Eisenoxid rot, Eisenoxid gelb, Titandioxid, Markierungstinte: Schellack, Eisenoxid schwarz, Propylenglykol.
Kurzinformation: siehe Mundidol uno retard 30 mg - Kapseln, → S. 934
PG: 10 ST (2) (EKO: G) [€ 39,35], 30 ST (EKO: G) [€ 101,55]

Mundisal - Gel 45A05
(Z.Nr. 0-15079) RPF. P. A01AD11
ZI: Mundipharma, Wien
Z: 1 g enthält: Cholin salicylat 87,1 mg, Natrium cyclamat 2 mg, Menthol, Anisöl, Hypromellose, Ethanol 96% (V/V) 382 mg (entspr. → 43 Vol-%), Glycerol, Wasser, gereinigtes.
EW: Analgetisch, antiseptisch.
AG: Schmerzen und Entzündungen im Mund-, Nasen-, Rachenraum, Dentitionsbe- schwerden.
AA: Mit sauberem Finger auf die schmerzende Stelle auftragen.
DO: 1 cm Gel 3-4mal tgl.
SST: Im letzten Trimenon nicht anwenden.
NW: Leichtes Brennen.
WH: Nicht bei Alkoholkranken anwenden.
PG: 8 G * (EKO: N) [€ 8,30]

Muphoran 200 mg/4 ml - Pulver und Lösungsmittel zur Herstellung einer Infusionslösung 55A
(Z.Nr. 1-20502) NR. P. E. L01AD05
ZI: Servier Austria, Wien
Z: 1 Packung enthält: Fotemustin 208 mg; Lösungsmittelampulle: Ethanol 96% (V/V), Wasser für Injektionszwecke.
EW: Zytostatikum (Nitrosoharnstoff).
AG: Malignes Melanom, insbesondere bei gleichzeitiger Metastasierung im Gehirn.
AA: I.v. Infusion nach Auflösung und Verdünnung.
DO: Monotherapie: 100 mg/m² KOF 1mal wöchentlich über 3 Wochen, nach 4-5 Wochen Pause 1mal alle 3 Wochen.
Polychemotherapie: Gemäß Fachliteratur (beim Vertreiber anfragen).
Für Kinder und Jugendliche nicht empfohlen.
GA: Schwere Knochenmarkdepression.
SST: Gegenanzeige. Kontrazeption für Frauen und Männer bis 6 Monate nach der Therapie.
NW: Knochenmarkssuppression (dosislimitierend), Magen/Darm, Leber, lokale Reaktionen, Haut, Lunge, selten Neoplasmen, in Kombination mit Dacarbazin ARDS (Adult Respiratory Distress Syndrome).
WW: Kontraindiziert: Gelbfieber-Impfstoff. Nicht empfohlen: Phenytoin, Fosfenytoin, attenuierte Lebendimpfstoffe. Vorsicht: Immunsuppressiva, Dacarbazin, andere Zytostatika, Strahlentherapie (Myelotoxizität).
WH: Nur von Ärzten mit Erfahrung auf dem Gebiet der Chemotherapie anzu- wenden. Kontrollen: Blutbild, Leber, Niere, Konzeptionsschutz. Alkohol- gehalt beachten. Verkehrshinweis. Cave intraaterielle Injektion.
Bei Überdosierung Myelosuppression.
PG: 1 ST * (EKO: N) [€ 751,80]

Mupirocin InfectoPharm 20 mg/g - Nasensalbe 50H01
(Z.Nr. 1-38823) NR. P. nicht im Handel. D06AX09

Muse 125 Mikrogramm - Stäbchen zur Anwendung in der Harnröhre 24A03, 52F01
(Z.Nr. 1-22923) NR. P. E. nicht im Handel. G04BE01

Muse 250 Mikrogramm - Stäbchen zur Anwendung in der Harnröhre 24A03, 52F01
(Z.Nr. 1-22924) NR. P. E. nicht im Handel. G04BE01

Muse 500 Mikrogramm - Stäbchen zur Anwendung in der Harnröhre 24A03, 52F01
(Z.Nr. 1-22925) NR. P. E. G04BE01
ZI: Meda Pharma, Wien
Z: 1 transurethrales System enthält: Alprostadil 500 µg, Polyethylenglycol 1450.
EW: Erweitert Blutgefäße im erektilen Gewebe der Schwellkörper.
AG: Zur Behandlung erektiler Dysfunktion primär organischer Ätiologie.
Als Hilfsmittel für andere Untersuchungen zu Diagnose und Management der erektilen Dysfunktion.
AA: Transurethral; Details siehe Austria-Codex - Fachinformation.
DO: Personen ab 18 Jahren:

M

Erektile Dysfunktion: Initial 500 µg; Dosisanpassung zwischen 125µg und 1000 µg. Max. 2 Dosen binnen 24 Std. oder 7 Dosen binnen 7 Tagen.
Diagnose-Hilfsmittel: 500 µg Muse wirken wie 10 µg Alprostadil intracavernös.
GA: Anatomische Penisanomalie, Balanitis, Urethritis, erhöhtes Priapismus-Risiko (Bluterkrankungen); Frauen, Kinder.
SST: Bei Geschlechtsverkehr mit Schwangeren Kondom tragen.
NW: Lokale Schmerzen, Priapismus, Hypotonie, Vaginalblutung der Partnerin, Kopfschmerzen, Schwindel, Haut, Brennen in der Harnröhre.
WW: Wirkungsverringerung durch abschwellende Mittel und Appetitzügler, Gerinnungshemmer (Harnröhrenblutung).
WH: Vor Anwendung medizinische Ursachen der erektilen Dysfunktion diagnostizieren und behandeln. Kein Schutz vor Übertragung von Krankheiten. Vorsicht bei instabilen kardialen Erkrankungen. Verkehrshinweis (Ohnmacht, Hypotonie). Bei prolongierter Erektion (über 4 Stunden und mehr) medizinische Hilfe erforderlich. Details siehe Austria-Codex - Fachinformation.
PG: 2 ST * (EKO: N) [€ 47,85], 6 ST * (EKO: N) [€ 110,65]

Muse 1000 Mikrogramm - Stäbchen zur Anwendung in der Harnröhre
24A03, 52F01

(Z.Nr. 1-22926) NR. P. E. G04BE01

ZI: Meda Pharma, Wien
Z: 1 transurethrales System enthält: Alprostadil 1000 µg, Polyethylenglycol 1450.
Kurzinformation: siehe Muse 500 Mikrogramm - Stäbchen zur Anwendung in der Harnröhre, → S. 934
PG: 2 ST * (EKO: N) [€ 54,75], 6 ST * (EKO: N) [€ 136,15]

🐾 *Musteligen D - Lyophilisat und Lösungsmittel zur Herstellung einer Injektionssuspension für Frettchen* 823AZ
(Z.Nr. 8-40096) NR. P. E. nicht im Handel. QI20DD01

Mutaflor - Kapseln
42F, 42Y01

(Z.Nr. 1-24345) RP. P. E. A07FA

ZI: Ardeypharm, Herdecke/Ruhr, Deutschland
Z: 1 Kapsel enthält: E. Coli Stamm Nissle 1917, lebensfähige Bakterien 2500 Mio.-;25 Mrd. KBE (entspr. Escherichia coli-Biomasse), Maltodextrin, Talkum, Methacrylsäure-methylmethacrylat-copolymer, Macrogol, Triethylcitrat, Glycerin, Titandioxid, Eisenoxyde, Gelatine, Bienenwachs, Carnaubawachs, Schellack.
EW: Bakterienpräparat.
AG: Colitis ulcerosa in der Remissionsphase, chronische Obstipation, Erfahrungsberichte bei Colon irritabile (nach Ausschluss organischer Ursachen).
AA: TD zu einer Mahlzeit (Frühstück) unzerkaut mit Flüssigkeit einnehmen.
DO: An den ersten 4 Tagen TD 1 Kapsel Mutaflor, dann 2 Kapseln Mutaflor.
Colon irritabile: An den ersten 4 Tagen TD 1 Kapsel Mutaflor mite, an den folgenden 2 Tagen TD 2 Kapseln, dann TD 3 Kapseln Mutaflor mite.
Bei guter Verträglichkeit TD auf 1(-2) Kapseln Mutaflor steigern. Bei hartnäckiger Verstopfung TD bis 4 Kapseln Mutaflor.
Kinder: TD 1 Kapsel Mutaflor mite vom 1. bis zum 4. Tag, dann 2 Kapseln Mutaflor mite.
GA: Schwere akute Magen/Darm-Erkrankungen ohne gesicherte Diagnose.
SST: Anwendung möglich.
NW: Blähungen.
WW: Antibiotika, Sulfonamide können Wirksamkeit einschränken.
WH: Patienten ausreichend rehydrieren.
PG: 20 ST RE1 (EKO: Y) [€ 22,70], 100 ST RE1 (EKO: Y) [€ 104,00]

Mutaflor - Kapseln mite
42F, 42Y01

(Z.Nr. 1-24346) RP. P. E. A07FA

ZI: Ardeypharm, Herdecke/Ruhr, Deutschland
Z: 1 Kapsel enthält: E. Coli Stamm Nissle 1917, lebensfähige Bakterien 500 Mio.-;5 Mrd. KBE (entspr. Escherichia coli-Biomasse), Maltodextrin, Talkum, Methacrylsäure-methylmethacrylat-copolymer, Macrogol, Dibutylphthalat, Glycerin, Titandioxid, Eisenoxyde, Gelatine, Bienenwachs, Carnaubawachs, Schellack.
Kurzinformation: siehe Mutaflor - Kapseln, → S. 935
PG: 20 ST RE1 (EKO: Y) [€ 22,25]

Mutaflor - Suspension
42H, 42Y01

(Z.Nr. 2-00399) RP. P. E. A07FA

ZI: Ardeypharm, Herdecke/Ruhr, Deutschland
Z: 1 ml Suspension enthält: Escherichia coli Stamm Nissle 1917, vermehrungsfähige Zellen 100 Mio. KBE, Wasser, gereinigtes, Natriumchlorid, Kaliumchlorid, Magnesiumsulfat-7-Wasser, Calciumchlorid dihydrat, Magnesiumchlorid-Hexahydrat, Natriumhydroxid-Lösung 32%.
EW: Bakterienpräparat.
AG: Diarrhoe bei Säuglingen und Kindern (auch unter Sondenernährung).
AA: Suspension bei Säuglingen vor dem Trinken, bei Kindern nach einer Mahlzeit direkt in den Mund träufeln.
DO: 1-3mal tgl. 1 ml, unter Sondenernährung 1mal tgl. 1-5 ml. Behandlungsdauer mindestens 5 Tage, bei protrahierter Diarrhoe mindestens 15 Tage, unter Sondenernährung bis 5 Tage je Durchfallperiode.
SST: Anwendung möglich.
NW: Sehr selten Magen/Darm, Allergien, bei sehr unreifen Frühgeborenen Sepsis.
WW: Antibiotika gegen gramnegative Bakterien, Sulfonamide können Wirksamkeit einschränken.
WH: Patienten ausreichend rehydrieren.
PG: **1ML** 5 ST * (EKO: N) [€ 24,45], **1ML** 10 ST * (EKO: N) [€ 46,30], **1ML** 25 ST * (EKO: N) [€ 109,20 n.l.], **5ML** 5 ST * (EKO: N) [€ 48,40 n.l.], **5ML** 25 ST * (EKO: N) [€ 205,20 n.l.]

Mutan 20 mg - Filmtabletten
49A02

(Z.Nr. 1-20793) NR. P. N06AB03

ZI: G.L. Pharma, Lannach
Z: 1 Filmtablette enthält: Fluoxetin 20 mg (entspr. Fluoxetin hydrochlorid), Tablettenkern: Lactose monohydrat 89 mg, Cellulose, mikrokristalline, Carboxymethylstärke, Natrium Typ A (entspr. Natrium 0,168 mg), Siliciumdioxid, hochdisperses, Magnesium stearat; Tablettenüberzug: Macrogol 6000, Hypromellose, Titandioxid, Talkum, Polyacrylat-Dispersion 30%.
EW: Selektiver Serotoninwiederaufnahmehemmer.
AG: Episoden einer Major Depression (auch bei Kindern ab 8 Jahren und Jugend- lichen), Zwangsstörung, Bulimie.
AA: Oral.
DO: Major Depression, Zwangsstörung: TD initial 20, dann ev. Dosisanpassung bis 60 mg.
Bulimie: TD 60 mg. MTD für alle Indikationen 80 mg, bei älteren Patien- ten 60 mg.
Depression bei Kindern: TD initial 10 mg, dann bis 20 mg.
SST: Strenge Nutzen/Risiko-Abwägung, möglichst nicht stillen. Erhöhtes Risiko einer persistierenden pulmonalen Hypertonie bei Neugeborenen beachten.
NW: Überempfindlichkeit, Haut, Serotoninsyndorm, Magen/Darm, ZNS (Kopf- schmerzen, Schlafstörungen), Fatigue, Psyche (suizidales Verhalten), Herz (Palpitationen, QT-Verlängerung), Niere, Störungen der Sexual- funktion, Haarausfall, Sehstörungen, Hypotonie, Blutungen, Hyponatriämie, Gewichtsverlust, Atemnot, Absetzsymptome, erhöhtes Knochenbruchrisiko.
WW: Gegenanzeige: Metoprolol bei Herzinsuffizienz; irreversible MAO-Hemmer (2 Wochen Abstand bis zum Beginn einer Fluoxetin-Therapie; 5 Wochen Abstand nach Ende einer Fluoxetin-Therapie).
Nicht empfohlen: Tamoxifen, Alkohol, Mequitazin, MAO A-Hemmer einschl.
Linezolid und Methylthioniumchlorid. Vorsicht: Phenytoin; Tramadol, Triptane, Lithium, serotonerge Arzneimittel, Tryptophan (Serotonin-Syndrom); Cyproheptadin, QT-verlängernde Substanzen, Gerinnungshemmer, durch CYP2D6 metabolisierte Arzneimittel (Flecainid, Encainid, Carbamazepin, trizyklische Antidepressiva), Hyponatriämie induzierende Arzneimittel, Elektrokrampfbehandlung, Krampfschwelle senkende Arzneimittel, Johanniskraut.
WH: Vorsicht bei Krampfanfällen, Manie, Herzerkrankungen (QT-Verlängerung), Diabetes. Auf erhöhtes Suizidrisiko zu Behandlungsbeginn, Blutungen, Serotoninsyndrom achten. Verkehrshinweis.
PG: 14 ST (EKO: G) [€ 12,55], 28 ST (EKO: G) [€ 18,45]

Mutan 40 mg - Filmtabletten
49A02

(Z.Nr. 1-26154) NR. P. N06AB03

ZI: G.L. Pharma, Lannach
Z: 1 Filmtablette enthält: Fluoxetin 40 mg (entspr. Fluoxetin hydrochlorid), Tablettenkern: Lactose monohydrat 177,64 mg, Cellulose, mikrokristalline, Carboxymethylstärke, Natrium Typ A (entspr. Natrium 0,336 mg), Siliciumdioxid, hochdisperses, Magnesium stearat; Tablettenüberzug: Macrogol 6000, Hypromellose, Titandioxid, Talkum, Polyacrylat-Dispersion 30%.
Kurzinformation: siehe Mutan 20 mg - Filmtabletten, → S. 935
PG: 14 ST (EKO: G) [€ 12,80], 28 ST (EKO: G) [€ 18,45]

Mutan 60 mg - Filmtabletten
49A02

(Z.Nr. 1-30873) NR. P. N06AB03

ZI: G.L. Pharma, Lannach
Z: 1 Filmtablette enthält: Fluoxetin 60 mg (entspr. Fluoxetin

M

hydrochlorid), Tablettenkern: Lactose monohydrat 266,46 mg, Cellulose, mikrokristalline, Carboxymethylstärke, Natrium Typ A (entspr. Natrium 0,504 mg), Siliciumdioxid, hochdisperses, Magnesium stearat; Tablettenüberzug: Poly(vinylalkohol), Titandioxid, Talkum, Macrogol 3350, Lecithin (entspr. Sojaöl), Wasser, gereinigtes.
Kurzinformation: siehe Mutan 20 mg - Filmtabletten, → S. 935
PG: 14 ST (EKO: G) [€ 13,55], 28 ST (EKO: G) [€ 18,45]

Mutan 20 mg - Kapseln 49A02
(Z.Nr. 1-20794) NR. P. N06AB03
ZI: G.L. Pharma, Lannach
Z: 1 Kapsel enthält: Fluoxetin 20 mg (entspr. Fluoxetin hydrochlorid 22,4 mg), Dimeticon, Maisstärke, Titandioxid, Eisenoxid gelb, Patentblau V, Gelatine.
EW: Selektiver Serotoninwiederaufnahmehemmer.
AG: Episoden einer Major Depression, Zwangsstörung, Bulimie.
AA: Oral.
DO: Major Depression, Zwangsstörung: TD initial 20, dann ev. Dosisanpassung bis 60 mg.
Bulimie: TD 60 mg. MTD für alle Indikationen 80 mg, bei älteren Patien- ten 60 mg.
Kinder ab 8 Jahren und Jugendliche mit Major Depression: TD initial 10 mg, nach 1-2 Wochen 20 mg.
SST: Strenge Nutzen/Risiko-Abwägung, möglichst nicht stillen. Erhöhtes Risiko einer persistierenden pulmonalen Hypertonie bei Neugeborenen beachten.
NW: Überempfindlichkeit, Haut, Serotoninsyndorm, Magen/Darm, ZNS (Kopf- schmerzen, Schlafstörungen), Fatigue, Psyche (suizidales Verhalten), Herz (Palpitationen, QT-Verlängerung), Niere, Störungen der Sexual- funktion, Haarausfall, Sehstörungen, Hypotonie, Blutungen, Hyponatriämie, Gewichtsverlust, Atemnot, Absetzsymptome, erhöhtes Knochenbruchrisiko.
WW: Gegenanzeige: Metoprolol bei Herzinsuffizienz; irreversible MAO-Hemmer (2 Wochen Abstand bis zum Beginn einer Fluoxetin-Therapie; 5 Wochen Abstand nach Ende einer Fluoxetin-Therapie).
Nicht empfohlen: Tamoxifen, Alkohol, Mequitazin, MAO A-Hemmer einschl.
Linezolid und Methylthioniumchlorid. Vorsicht: Phenytoin; Tramadol, Triptane, Lithium, serotonerge Arzneimittel, Tryptophan (Serotonin-Syndrom); Cyproheptadin, QT-verlängernde Substanzen, Gerinnungshemmer, durch CYP2D6 metabolisierte Arzneimittel (Flecainid, Encainid, Carbamazepin, trizyklische Antidepressiva), Hyponatriämie induzierende Arzneimittel, Elektrokrampfbehandlung, Krampfschwelle senkende Arzneimittel, Johanniskraut.
WH: Vorsicht bei Krampfanfällen, Manie, Herzerkrankungen (QT-Verlängerung), Diabetes. Auf erhöhtes Suizidrisiko zu Behandlungsbeginn, Blutungen, Serotoninsyndrom achten. Verkehrshinweis.
PG: 14 ST (EKO: G) [€ 12,55], 28 ST (EKO: G) [€ 22,15 n.l.]

▼ *Mvabea - Injektionssuspension* 36A33
(Z.Nr. EU/1/20/1445/*) NR. P. T. nicht im Handel. J07BX02

▼ Mvasi 25 mg/ml - Konzentrat zur Herstellung einer Infusionslösung 55J02
(Z.Nr. EU/1/17/1246/*) NR. P. E. L01XC07
ZI: Amgen Technology Ireland, CO Dublin, Irland
Z: 1 ml Konzentrat enthält: Bevacizumab 25 mg mittels DNA-Technologie rekombinant aus Ovarialzellen des Chinesischen Hamsters hergestellt, alpha, alpha-Trehalosedihydrat, Natrium phosphat, Polysorbat 20, Wasser für Injektionszwecke.
Kurzinformation: siehe Aybintio 25 mg/ml - Konzentrat zur Herstellung einer Infusionslösung, → S. 163
PG: 4 ML * (EKO: N) [€ 567,15], 16 ML * (EKO: N) [€ 1.947,60]

▼ Myalepta 3 mg - Pulver zur Herstellung einer Injektionslösung 56F
(Z.Nr. EU/1/18/1276/*) NR. P. E. A16AA07
ZI: Amryt Pharmaceuticals, Dublin 2, Irland
Z: 1 Durchstechflasche enthält: Metreleptin 3 mg, hergestellt durch rekombinante DNA-Technologie in Escherichia coli, Glycin, Sucrose, Polysorbat 20, Glutaminsäure, Natriumhydroxid zur pH-Wert-Einstellung.
EW: Rekombinantes humanes Leptin-Analogon, aktiviert Leptinrezeptor.
AG: Leptin-Ersatztherapie in Kombination mit einer Diät bei: -Angeborener oder erworbener generalisierten Lipodystrophie (LD) bei Patienten ab 2 Jahren; -Familiärer oder erworbener partieller LD bei Patienten ab 12 Jahren bei Versagen der Standardbehandlungen.
AA: 1mal tgl. s.c.; Selbstinjektion nach Unterweisung möglich. Injektionsstelle wechseln.
DO: Initiale TD: Bis 40 kg KG: 0,06 mg/kg KG; Männer > 40 kg KG: 2,5 mg (0,5 ml); Frauen > 40 kg KG: 5 mg (1 ml).
Dosisanpassung nach Bedarf.
MTD: Bis 40 kg KG: 0,13 mg/kg KG; Männer und Frauen > 40 kg KG: 10 mg (2 ml).
Details siehe Austria Codex - Fachinformation.
Begrenzte Datenlage bei Kindern < 6 Jahren.
SST: In der Schwangerschaft nicht empfohlen. Nicht stillen.
NW: Überempfindlichkeit, Hypoglykämie, Kopfschmerz, Magen/Darm, Haut (Alopezie), Menorrhagie, ungeplante Schwangerschaften, T-Zell-Lymphom, neutralisierende Antikörper, lokale Reaktionen, bei abruptem Absetzen akute Pankreatitis.
WW: Keine Studien. Antidiabetika (Hypoglykämie)
WH: Bei HIV-induzierter LD nicht wirksam. Verkehrshinweis.
PG: 1 ST * (EKO: N) [€ 751,60], 30 ST * (EKO: N) [€ 21.287,90]

▼ Myalepta 5,8 mg - Pulver zur Herstellung einer Injektionslösung 56F
(Z.Nr. EU/1/18/1276/*) NR. P. E. A16AA07
ZI: Amryt Pharmaceuticals, Dublin 2, Irland
Z: 1 Durchstechflasche enthält: Metreleptin 5,8 mg, hergestellt durch rekombinante DNA-Technologie in Escherichia coli, Glycin, Sucrose, Polysorbat 20, Glutaminsäure, Natriumhydroxid zur pH-Wert-Einstellung.
Kurzinformation: siehe Myalepta 3 mg - Pulver zur Herstellung einer Injektionslösung, → S. 936
PG: 1 ST * (EKO: N) [€ 1.444,75], 30 ST * (EKO: N) [€ 42.083,40]

▼ Myalepta 11,3 mg - Pulver zur Herstellung einer Injektionslösung 56F
(Z.Nr. EU/1/18/1276/*) NR. P. E. A16AA07
ZI: Amryt Pharmaceuticals, Dublin 2, Irland
Z: 1 Durchstechflasche enthält: Metreleptin 11,3 mg, hergestellt durch rekombinante DNA-Technologie in Escherichia coli, Glycin, Sucrose, Polysorbat 20, Glutaminsäure, Natriumhydroxid zur pH-Wert-Einstellung.
Kurzinformation: siehe Myalepta 3 mg - Pulver zur Herstellung einer Injektionslösung, → S. 936
PG: 1 ST * (EKO: N) [€ 2.824,05], 30 ST * (EKO: N) [€ 83.461,85]

Myambutol 400 mg - Filmtabletten 15A03
(Z.Nr. 0-13683) RP. P. nicht im Handel. J04AK02

Mycamine 50 mg Pulver zur Herstellung einer Infusionslösung 11B02
(Z.Nr. EU/1/08/448/*) NR. P. J02AX05
ZI: Astellas Pharma Europe, Leiden, Niederlande
Z: 1 Durchstechflasche enthält: Micafungin 50 mg (entspr. Micafungin, Natriumsalz), Lactose monohydrat, Citronensäure zur pH-Wert Einstellung, Natriumhydroxid zur pH-Wert-Einstellung.
Kurzinformation: siehe Micafungin ratiopharm 50 mg - Pulver für ein Konzentrat zur Herstellung einer Infusionslösung, → S. 894
PG: 1 ST * (EKO: N) [€ 364,70]

Mycamine 100 mg Pulver zur Herstellung einer Infusionslösung 11B02
(Z.Nr. EU/1/08/448/*) NR. P. J02AX05
ZI: Astellas Pharma Europe, Leiden, Niederlande
Z: 1 Durchstechflasche enthält: Micafungin 100 mg (entspr. Micafungin, Natriumsalz), Lactose monohydrat, Citronensäure zur pH-Wert Einstellung, Natriumhydroxid zur pH-Wert-Einstellung.
Kurzinformation: siehe Micafungin ratiopharm 50 mg - Pulver für ein Konzentrat zur Herstellung einer Infusionslösung, → S. 894
PG: 1 ST * (EKO: N) [€ 605,55]

Myclausen 500 mg - Filmtabletten 33B
(Z.Nr. EU/1/10/647/*) NR. P. nicht im Handel. L04AA06

Myclausen 250 mg - Hartkapseln 33B
(Z.Nr. EU/1/10/647/*) NR. P. nicht im Handel. L04AA06

Mycobutin 150 mg - Kapseln 15A05
(Z.Nr. 1-20485) NR. P. J04AB04
ZI: Pfizer Corporation Austria, Wien
Z: 1 Kapsel enthält: Rifabutin 150 mg, Kapselinhalt: Cellulose, mikrokristalline, Natriumdodecylsulfat, Magnesium stearat, Siliciumdioxid; Kapselhülle: Gelatine, Eisenoxid rot, Titandioxid.
EW: Antibiotikum.
AG: Prophylaxe von Infektionen durch Mycobacterium Avium Komplex (MAC) bei immunsupprimierten Patienten; Kombinationstherapie einer disseminierten Mycobacterium avium-Infektion bei fortgeschrittener HIV-Infektion; Behandlung von Lungentuberkulose.
AA: Oral.

DO: Prophylaxe von MAC-Infektionen: 1mal tgl. 300 mg oder 2mal tgl. 150 mg.
Kombinationstherapie: TD 450-600 mg über bis zu 6 Monate nach Erreichen negativer Kulturen.
Lungentuberkulose: TD 150 mg über 6-9 Monate; bei Vorbehandlung mit Antituberkulostatika oder bei immunsupprimierten Patienten TD 300-450 mg.
Dosisreduktion bei schweren Nierenschäden.
Keine Daten bei Kindern.
SST: Keine Erfahrungen, nicht anwenden.
NW: Magen/Darm, Leber, Blutbild, Arthralgie, Myalgie, Haut, Überempfindlich- keit, EKG, reversible Uveitis.
WW: Vorsicht: CYP 450-Leberenzym induzierende Wirkung 2-3mal schwächer als jene von Rifampicin.
Clarithromycin (Uveitis), Antacida (3 Std. Abstand), Fluconazol, Indinavir (Dosisreduktion von Rifabutin).
WH: Vorsicht bei Leber-, Nierenschäden. Verfärbung des Harns, von Körpersekreten und weichen Kontaktlinsen möglich. Kontrollen: Blutbild, Leber, Niere. Auf Clostridium difficile-assoziierte Durchfälle achten.
PG: 30 ST RE2 (EKO: Y) [€ 157,00]

Myconormin 250 mg - Tabletten

11B02

(Z.Nr. 1-25862) RP. P. D01BA02
ZI: Almirall Hermal, Reinbek, Deutschland
Z: 1 Tablette enthält: Terbinafin 250 mg (entspr. Terbinafin hydrochlorid), Cellulose, mikrokristalline, Hypromellose, Carboxymethylstärke, Natriumsalz, Siliciumdioxid, hochdisperses, Magnesium stearat.
EW: Antimykotikum.
AG: Tinea, Onychomykosen, nicht bei Pityriasis versicolor.
AA: Oral.
DO: 1mal tgl. 250 mg. Behandlungsdauer: Tinea 2-4 Wochen (Tinea pedis bis 6 Wochen), Onychomykose 6-12 Wochen (bis 6 Monate). Bei Kindern und Jugendlichen nicht empfohlen.
GA: Schwere Nieren-, Leberschäden.
SST: Strenge Indikationsstellung, nicht stillen.
NW: Appetitlosigkeit, ZNS, Magen/Darm, Haut, Arthralgien, Myalgien, Dysgensie, selten Leber, Anaphylaxie, Quincke-Ödem.
WW: Orale Kontrazeptiva (Menstruationsstörungen). Terbinafin hemmt CYP2D6: Vorsicht mit trizyklischen Antidepressiva, Beta-Blockern, SSRIs, MAO B-Hemmern, Ciclosporin (Spiegel kontrollieren), Warfarin.
WH: Vorsicht bei Psoriasis. Bei Cholestase, Hepatitis, hohem Fieber oder Halsschmerzen Therapie abbrechen. Verkehrshinweis.
PG: 14 ST D (EKO: G) [€ 16,85], 28 ST D (EKO: G) [€ 31,00]

Mycophenolatmofetil Accord 500 mg - Filmtabletten

33B

(Z.Nr. 1-28355) NR. P. L04AA06
ZI: Accord Healthcare, Utrecht, Niederlande
Z: 1 Filmtablette enthält: Mycophenolat mofetil 500 mg, Cellulose, mikrokristalline, Povidon K90, Hydroxypropylcellulose, Talkum, Croscarmellose natrium, Magnesium stearat; Tablettenüberzug: (entspr. Hypromellose) (entspr. Titandioxid) (entspr. Macrogol 400) (entspr. Indigocarmin Aluminiumlack) (entspr. Eisenoxid rot) (entspr. Eisenoxid schwarz).
EW: Immunsuppressivum.
AG: In Kombination mit Ciclosporin und Kortikosteroiden zur Prophylaxe von akuten Transplantatabstoßungsreaktionen bei allogenen Nieren-, Herz- oder Lebertransplantationen.
AA: Oral zum Einnehmen.
DO: **Nierentransplantation:** 2mal tgl. 1 g, bei Kindern (ab 2 Jahren) und Jugendlichen 2mal tgl. 600 mg/m² KOF.
Herztransplantation: 2mal tgl. 1,5 g.
Lebertransplantation: Mycophenolat i.v. über 4 Tage, dann oral 2mal tgl. 1,5 g.
SST: Gegenanzeige (Teratogen und mutagen, Missbildungsrisiko); Zuverlässige Kontrazeption bis 6 Wochen nach Behandlungsende erforderlich. Kontrazeption für sexuell aktive Männer und deren Partnerinnen bis mindestens 90 Tage nach Therapieende erforderlich.
NW: Magen/Darm (Erbrechen, Durchfall), opportunistische Infektionen, erhöhtes Infektionsrisiko (z.B. Hepatitis B- oder C-Reaktivierung), Hautkrebs, Blutbild (Erythroblastopenie), Stoffwechsel, Psyche, ZNS, Herz/Kreislauf, Dyspnoe, Leber, Haut, Arthralgie, Niere, Ödeme, Fieber, Lunge, Untersuchungen.
WW: Lebendimpfstoffe vermeiden (Grippeimpfung kann sinnvoll sein). Nicht mit Azathioprin anwenden.
Vorsicht: Colestyramin, Ganciclovir, Rifampicin, Sevelamer, Ciprofloxacin, Amoxicillin und Clavulansäure, Isavuconazol, Telmisartan, Antazida oder Protonenpumpenhemmer.
Vorsicht bei Umstellung der Kombinationstherapie Ciclosporin und Mycophenolsäure auf z.B. Tacrolimus/Myophenolsäure (Veränderungen der Exposition gegen Mycophenolsäure).
WH: Auf erhöhtes Malignomrisiko, Infektionen, progressive multifokale Leukoenzephalopathie, Neutropenie achten. Vorsicht bei gastrointestinalen Ulzera.
PG: 150 ST (EKO: G) [€ 177,85]

Mycophenolatmofetil Accord - Pulver für ein Konzentrat zur Herstellung einer Infusionslösung

33B

(Z.Nr. 1-36109) NR. P. L04AA06
ZI: Accord Healthcare, Utrecht, Niederlande
Z: 1 Durchstechflasche enthält: Mycophenolat mofetil 500 mg (entspr. Mycophenolat mofetil hydrochlorid), Polysorbat 80, Zitronensäure, Salzsäure, Natriumchlorid, Natriumhydroxid zur pH-Wert-Einstellung.
EW: Immunsuppressivum.
AG: In Kombination mit Ciclosporin und Kortikosteroiden zur Prophylaxe von akuten Transplantatabstoßungsreaktionen bei allogenen Nieren- oder Lebertransplantationen.
AA: Langsame i.v. Infusion über 2 Std. nach Rekonstitution auf 6 mg/ml. Nicht als Bolusinjektion!
DO: Nierentransplantation: 2mal tgl. 1 g.
Lebertransplantation: 2mal tgl. 1 g i.v. über 4 Tage, dann oral 2mal tgl. 1,5 g.
Keine Daten an Kindern.
SST: Gegenanzeige (Teratogen und mutagen, Missbildungsrisiko); Schwangerschaft unbedingt vermeiden. Zuverlässige Kontrazeption bis 6 Wochen nach Behandlungsende erforderlich. Kontrazeption für sexuell aktive Männer und deren Partnerinnen bis mindestens 90 Tage nach Therapieende erforderlich.
NW: Magen/Darm (Erbrechen, Durchfall), opportunistische Infektionen, erhöhtes Infektionsrisiko (z.B. Hepatitis B- oder C-Reaktivierung), Hautkrebs, Blutbild (Erythroblastopenie), Stoffwechsel, Psyche, ZNS, Herz/Kreislauf, Dyspnoe, Leber, Haut, Arthralgie, Niere, Ödeme, Fieber, Lunge, Untersuchungen.
WW: Lebendimpfstoffe vermeiden (Grippeimpfung kann sinnvoll sein). Nicht mit Azathioprin anwenden.
Vorsicht: Colestyramin, Ganciclovir, Rifampicin, Sevelamer, Ciprofloxacin, Amoxicillin und Clavulansäure, Isavuconazol, Telmisartan, Antazida oder Protonenpumpenhemmer.
Vorsicht bei Umstellung der Kombinationstherapie Ciclosporin und Mycophenolsäure auf z.B. Tacrolimus/Myophenolsäure (Veränderungen der Exposition gegen Mycophenolsäure).
WH: Auf erhöhtes Malignomrisiko, Infektionen, progressive multifokale Leukoenzephalopathie, Neutropenie achten. Vorsicht bei gastrointestinalen Ulzera.
PG: 4 ST * (EKO: N) [€ 112,40]

Mycophenolat Mofetil Sandoz 500 mg - Filmtabletten

33B

(Z.Nr. 1-27772) NR. P. L04AA06
ZI: Sandoz, Kundl
Z: 1 Filmtablette enthält: Mycophenolat mofetil 500 mg, Tablettenkern: Cellulose, mikrokristalline, Povidon, Talkum, Magnesium stearat, Croscarmellose natrium (entspr. Natrium 0,083 mmol) (entspr. → 1,9 mg); Filmüberzug: Hypromellose, Hydroxypropylcellulose, Titandioxid, Macrogol 400, Eisenoxid schwarz, Eisenoxid rot.
EW: Immunsuppressivum.
AG: In Kombination mit Ciclosporin und Kortikosteroiden zur Prophylaxe von akuten Transplantatabstoßungsreaktionen bei allogenen Nieren-, Herz- oder Lebertransplantationen.
AA: Oral zum Einnehmen.
DO: **Nierentransplantation:** 2mal tgl. 1 g, bei Kindern (ab 2 Jahren) und Jugendlichen 2mal tgl. 600 mg/m² KOF.
Herztransplantation: 2mal tgl. 1,5 g.
Lebertransplantation: Mycophenolat i.v. über 4 Tage, dann oral 2mal tgl. 1,5 g.
SST: Gegenanzeige (Teratogen und mutagen, Missbildungsrisiko); Zuverlässige Kontrazeption bis 6 Wochen nach Behandlungsende erforderlich. Kontrazeption für sexuell aktive Männer und deren Partnerinnen bis mindestens 90 Tage nach Therapieende erforderlich.
NW: Magen/Darm (Erbrechen, Durchfall), opportunistische Infektionen, erhöhtes Infektionsrisiko (z.B. Hepatitis B- oder C-Reaktivierung), Hautkrebs, Blutbild (Erythroblastopenie), Stoffwechsel, Psyche, ZNS, Herz/Kreislauf, Dyspnoe, Leber, Haut, Arthralgie, Niere, Ödeme, Fieber, Lunge, Untersuchungen.
WW: Lebendimpfstoffe vermeiden (Grippeimpfung kann sinnvoll sein). Vorsicht: Colestyramin, Ganciclovir, Rifampicin, Umstellung von Immunsuppressiva (z.B. von Ciclosporin auf Sirolimus), Sevelamer, Ciprofloxacin, Amoxicillin und Clavulansäure, Isavuconazol, Telmisartan, Antazida oder Protonenpumpenhemmer. Nicht mit Azathioprin anwenden.
WH: Auf erhöhtes Malignomrisiko, Infektionen, progressive multifokale Leukoenzephalopathie, Neutropenie achten. Vorsicht bei gastrointestinalen Ulzera.

M

PG: 150 ST (EKO: G) [€ 177,85]

Mycophenolatmofetil Teva 500 mg - Filmtabletten 33B
(Z.Nr. EU/1/07/439/*) NR. P. nicht im Handel. L04AA06

Mycophenolatmofetil Teva 250 mg - Hartkapseln 33B
(Z.Nr. EU/1/07/439/*) NR. P. nicht im Handel. L04AA06

Mycophenolsäure Accord 180 mg - magensaftresistente Tabletten 33B

(Z.Nr. 1-36079) NR. P. L04AA06
ZI: Accord Healthcare, Utrecht, Niederlande
Z: 1 magensaftresistente Tablette enthält: Mycophenolsäure 180 mg, (entspr. Mycophenolat natrium), Tablettenkern: Cellulose, mikrokristalline, Croscarmellose natrium (entspr. Natrium 13,9 mg) (entspr. → 0,61 mmol), Povidon K30, Talkum, Siliciumdioxid, hochdispers, wasserfrei, Magnesium stearat, Filmüberzug: Methacrylsäure-Ethylacrylat-Copolymer (1:1), Talkum, Titandioxid, Triethylcitrat, Siliciumdioxid, hochdispers, wasserfrei, Natriumhydrogencarbonat, Eisenoxid gelb, Indigotin I Lack, Natriumdodecylsulfat; Drucktinte: Schellackglasur, teilweise verestert, Eisenoxid schwarz, Propylenglycol, Ammoniak.
EW: Immunsuppressivum.
AG: Prophylaxe der akuten Transplantatabstoßung bei erwachsenen Patienten nach allogener Nierentransplantation in Kombination mit Ciclosporin und Kortikosteroiden.
AA: Oral. Tabletten nicht zerstoßen.
DO: 2mal tgl. 720 mg, Beginn innerhalb von 72 Stunden nach der Transplantation.
SST: Gegenanzeige, auch für Frauen im gebärfähigen Alter ohne effektive Kontrazeption. Teratogen! Effektive Schwangerschaftsverhütung für Frauen bis 6 Wochen und für behandelte Männer und deren Partnerinnen für mindestens 90 Tage nach Therapieende erforderlich. In diesen Zeiträumen auch kein Blut oder keinen Samen spenden.
NW: Erhöhtes Malignomrisiko, opportunistische Infektionen, Blutbild, Erythroblastopenie (PRCA), ZNS, Psyche, Husten, Magen/Darm (sehr häufig Diarrhoe), Herz/Kreislauf (Hypertonie oder Hypotonie), Leber, Reaktivierung von Hepatitis B oder C, Stoffwechsel, Niere, Hypogammaglobulinämie, Bronchiektasen.
WW: Aciclovir/Ganciclovir, Antazida, Azathioprin, Colestyramin, Tacrolimus, Ciclosporin, Lebendimpfstoffe.
WH: Komplettes Blutbild regelmäßig kontrollieren. Erhöhtes Risiko opportunistischer Infektionen beachten.
PG: 120 ST (EKO: G) [€ 83,65]

Mycophenolsäure Accord 360 mg - magensaftresistente Tabletten 33B

(Z.Nr. 1-36081) NR. P. L04AA06
ZI: Accord Healthcare, Utrecht, Niederlande
Z: 1 magensaftresistente Tablette enthält: Mycophenolsäure 360 mg, (entspr. Mycophenolat natrium), Tablettenkern: Cellulose, mikrokristalline, Croscarmellose natrium (entspr. Natrium 27,9 mg) (entspr. → 1,21 mmol), Povidon K30, Talkum, Siliciumdioxid, hochdispers, wasserfrei, Magnesium stearat, Filmüberzug: Methacrylsäure-Ethylacrylat-Copolymer (1:1), Talkum, Titandioxid, Triethylcitrat, Siliciumdioxid, hochdispers, wasserfrei, Natriumhydrogencarbonat, Eisenoxid gelb, Eisenoxid rot, Natriumdodecylsulfat; Drucktinte: Schellackglasur, teilweise verestert, Eisenoxid schwarz, Propylenglycol, Ammoniak.
Kurzinformation: siehe Mycophenolsäure Accord 180 mg - magensaftresistente Tabletten, → S. 938
PG: 120 ST (EKO: G) [€ 153,80]

Mycophenolsäure Sandoz 180 mg - magensaftresistente Tabletten 33B
(Z.Nr. 1-37329) NR. P. nicht im Handel. L04AA06

Mycophenolsäure Sandoz 360 mg - magensaftresistente Tabletten 33B
(Z.Nr. 1-37330) NR. P. nicht im Handel. L04AA06

Mycostatin - Filmtabletten 11E01

(Z.Nr. 0-10701) NR. P. A07AA02
ZI: Dermapharm, Wien
Z: 1 Filmtablette enthält: Nystatin 500000 IE, Povidon K25, Magnesium stearat, Lactose monohydrat 0,102 g, Talkum, Titandioxid, Cellulosepulver, Carboxymethylstärke, Natriumsalz (entspr. Natrium < 1 mmol) (entspr. → < 23 mg), Siliciumdioxid, hochdisperses, Butylmethacrylat-Copolymer, basisch, Natriumdodecylsulfat, Carmellose natrium, Stearinsäure, Ponceau 4R-Aluminiumsalz (entspr. E 124), Azorubin, Aluminiumsalz (entspr. E 122).
EW: Antimykotikum.
AG: Intestinale Hefemykosen; Haut-, Schleimhaut- oder vaginale Mykosen bei Immunschwäche.
AA: Nach den Mahlzeiten unzerkaut mit Flüssigkeit.
DO: Therapie: 3-4mal tgl. 1-2 FT für 2 Wochen. Kinder 4mal tgl. 1 FT.
Prophylaxe: 3mal tgl. 1 FT für 2 Wochen.
SST: Nutzen/Risiko-Abwägung.
NW: Magen/Darm, Allergien (bis Stevens-Johnson-Syndrom).
PG: 20 ST RE1 (EKO: Y) [€ 12,15], 50 ST RE1 (EKO: Y) [€ 27,10]

Mycostatin - orale Suspension 11E01, 45A01

(Z.Nr. 0-10729) NR. P. A07AA02
ZI: Dermapharm, Wien
Z: 1 ml enthält: Nystatin 100000 IE, Saccharose 500 mg, Methyl-4-hydroxybenzoat 1 mg, Propyl-4-hydroxybenzoat 0,2 mg, Natrium monohydrogenphosphat, Glycerol, Carmellose natrium, Ethanol, Zimtaldehyd, Pfefferminzöl, Kirsch-Aroma, Wasser, gereinigtes.
EW: Antimykotikum.
AG: Lokalbehandlung des Mundsoors, Therapie intestinaler Hefemykosen, Prophylaxe sekundärer Mykosen.
AA: Vor Gebrauch kräftig schütteln. Mit beigefügter Pipette nach den Mahlzeiten in den Mund tropfen und bei Mundsoor mindestens 1 Minute im Mund verteilen, dann schlucken. Bei Schluckbeschwerden Verabreichung über Magensonde (auch vor den Mahlzeiten) möglich.
DO: Mundsoor: 4-6mal tgl. 1 ml.
Säuglinge und Kleinkinder: 4-6mal tgl. 0,5-1 ml.
Therapie intestinaler Mykosen: Säuglinge und Kleinkinder: 1-2ml max. 4mal tgl.
Kinder: 2-6 ml max. 4mal tgl.
Jugendliche und Erwachsene: 3-4mal tgl. 5-10 ml.
Prophylaxe: Neugeborene 1mal tgl. 1 ml Erwachsene: 3mal tgl. 5 ml.
SST: Nutzen/Risiko-Abwägung.
NW: Magen/Darm, Allergien (bis Stevens-Johnson-Syndrom).
WH: Bei Frühgeborenen nicht empfohlen.
PG: 24 ML F14 (2) (EKO: G) [€ 8,00], 50 ML F14 (EKO: G) [€ 13,95]

Mycostatin - Salbe 11A01

(Z.Nr. 0-10691) NR. P. D01AA01
ZI: Dermapharm, Wien
Z: 1 g Salbe enthält: Nystatin 100000 IE, Paraffin, dickflüssiges, Polyethylen.
EW: Topisches Antimykotikum.
AG: Hautinfektionen durch Candida albicans.
AA: Zum Auftragen auf die Haut.
DO: Alle Alter: Ein- bis mehrmals tgl. dünn auf befallene Hautbezirke auftragen (bis zur vollständigen Abheilung).
SST: Nutzen/Risiko-Abwägung.
NW: Selten Allergien.
WW: Latexprodukte (Sicherheit beeinträchtigt).
WH: Bei sehr untergewichtigen und unreifen Frühgeborenen nicht empfohlen.
PG: 20 G (EKO: G) [€ 5,15]

Mycostatin-Zinkoxid - Paste 11A04

(Z.Nr. 0-17154) RP. P. D01AA01
ZI: Dermapharm, Wien
Z: 1 g enthält: Nystatin 100000 IE, Zinkoxid 200 mg, Parfumöl, Paraffin, dickflüssiges (entspr. all-rac-alpha-Tocopherol), Polyethylen.
EW: Topisches Antimykotikum mit Adstringens.
AG: Entzündliche, nässende Candida-Infektionen der Haut und Schleimhaut.
AA: Zum Auftragen auf die Haut.
DO: Ein- bis mehrmals tgl. (bei Säuglingen nach jedem Wickeln) dünn auf befallene Bezirke auftragen (bis einige Tage nach der Abheilung).
SST: Nutzen/Risiko-Abwägung.
NW: Allergien.
WH: Bei sehr untergewichtigen und unreifen Frühgeborenen nicht empfohlen.
PG: 20 G (EKO: G) [€ 5,55], 50 G F2J (EKO: G) [€ 11,00]

Mydrane 0,2 mg/ml + 3,1 mg/ml + 10 mg/ml - Injektionslösung 47I

(Z.Nr. 1-36615) RP. P. S01FA56
ZI: Laboratoires Thea, Clermont-Ferrand, Frankreich
Z: 1 ml Injektionslösung enthält: Tropicamid 0,2 mg, Phenylephrin hydrochlorid 3,1 mg, Lidocain hydrochlorid 10 mg, Natriumchlorid, Natriummonohydrogenphosphat Dodecahydrat, Natriummonohydrogenphosphat-dihydrat, Natrium edetat, Wasser für Injektionszwecke.

EW: 2 Mydriatika + Lokalanästhetikum.
AG: Mydriasis und intraokuläre Anästhesie bei Kataraktoperation.
AA: Intrakameral.
DO: Zu Operationsbeginn 0,2 ml langsam applizieren. Nicht für Kinder und Jugendliche.
SST: Nicht anwenden.
NW: Auge (Hinterkapselbruch, zystoides Makulaödem, Keratitis, Vorderkapsel- ruptur), Kopfschmerzen, Hypertonie.
WH: Keine weitere Dosis injizieren. Bei Kataraktoperationen mit Vitrektomie, flacher Augenvorderkammer oder akutem Engwinkelglaukom nicht empfohlen.
Mögliche systemische Wirkungen von Phenylephrin oder Lidocain beachten.
Verkehrshinweis (Sehstörungen!).
PG: 20 ST * (EKO: N) [€ 267,25]

Mydriasert 0,28 mg/5,4 mg - Augeninsert

47I

(Z.Nr. 1-27374) RP. P. S01FA56
ZI: Laboratoires Thea, Clermont-Ferrand, Frankreich
Z: 1 Augeninsert enthält: Tropicamid 0,28 mg, Phenylephrin hydrochlorid 5,4 mg, Ammoniummethacrylat-Copolymer (Typ A), Polyacrylat-Dispersion 30%, Glycerol dibehenat, Ethylcellulose.
EW: Mydriatisch.
AG: Präoperative Mydriase oder zur Diagnostik.
AA: In den unteren Bindehautsack platzieren.
Details siehe Austria-Codex - Fachinformation
DO: 1 Augeninsert für jedes Auge, max. 2 Std. vor dem chirurgischen Eingriff oder vor der Untersuchung. Für Jugendliche nicht empfohlen. Bei Kindern nicht anwenden.
GA: Gefahr eines Glaukoms durch Kammerwinkelverschluss.
SST: Strenge Indikationsstellung in der Schwangerschaft; nicht stillen.
NW: Vorwiegend am Auge, aber auch systemisch (Blutdruckanstieg, Tachykardie, Herzrhythmusstörungen).
WH: Verkehrshinweis (Sehstörungen zu erwarten). Nicht länger als 2 Std. im Bindehautsack belassen. Vorsicht bei sehr trockenen Augen, Bluthochdruck, Herzbeschwerden, Schilddrüsenüberfunktion, Atherosklerose, Prostata- erkrankungen. Phenylephrin ist bei Dopingtests positiv. Keine weichen Kontaktlinsen tragen.
Bei Überdosierung durch Phenylephrin Antidot Phentolamin (2-5 mg i.v.).
Bei Überdosierung durch Tropicamid Antidot Pilocarpin oder 0,25% Physostigmin.
PG: 20 ST * (EKO: N) [€ 153,80]

Mydriaticum "Agepha" 0,5% - Augentropfen

47I

(Z.Nr. 0-12970) RP. P. S01FA06
ZI: Agepha Pharma, Senec, Slowakei
Z: 1 ml (ca. 30 Tropfen) enthält: Tropicamid 5 mg, Benzalkonium chlorid 0,1 mg, Natriumchlorid, Natrium edetat, Natriummonohydrogenphosphat Dodecahydrat, Salzsäure zur pH-Wert-Einstellung, Natriumhydroxid zur pH-Wert-Einstellung, Wasser für Injektionszwecke.
EW: Anticholinergikum.
AG: Diagnostische Pupillenerweiterung, Refraktionsbestimmung.
AA: In den Bindehautsack eintropfen.
DO: Diagnostisch 1 Tropfen, Akkomodationsparese 6 Tropfen oder mehr, Fundusuntersuchung 1-2 Tropfen. Keine Dosisempfehlung für Kinder unter 6 Jahren.
GA: Engwinkelglaukom, Rhinitis sicca, Prostatavergrößerung, Pylorusstenose, paralytischer Ileus.
SST: Strenge Nutzen / Risiko-Abwägung.
NW: Lokale Reizung, systemische Effekte (Kollaps, ZNS), Glaukom, Haut.
WW: Anticholinergika verstärkt.
WH: Vorsicht bei Herzinsuffizienz, Myasthenie, Hyperthyreose, Lungenödem, Schwangerschaftstoxikose, Down-Syndrom.
Verkehrshinweis für mindestens 6 Stunden.
PG: 10 ML * (EKO: N) [€ 18,35]

Myfenax 500 mg - Filmtabletten

33B

(Z.Nr. EU/1/07/438/*) NR. P. L04AA06
ZI: Teva, Haarlem, Niederlande
Z: 1 Filmtablette enthält: Mycophenolat mofetil 500 mg, Tablettenkern: Cellulose, mikrokristalline, Povidon K30, Magnesium stearat, Croscarmellose natrium; Tablettenüberzug: Hypromellose, Titandioxid, Macrogol 400, Talkum, Indigocarmin-Aluminiumsalz, Eisen(II,III)-oxid, Eisen(III)-oxid.
EW: Immunsuppressivum.
AG: In Kombination mit Ciclosporin und Kortikosteroiden zur Prophylaxe von akuten Transplantatabstoßungsreaktionen bei allogenen Nieren-, Herz- oder Lebertransplantationen.
AA: Oral zum Einnehmen.
DO: **Nierentransplantation:** 2mal tgl. 1 g, bei Kindern (ab 2 Jahren) und Jugendlichen 2mal tgl. 600 mg/m² KOF.
Herztransplantation: 2mal tgl. 1,5 g.
Lebertransplantation: Mycophenolat i.v. über 4 Tage, dann oral 2mal tgl. 1,5 g.
SST: Gegenanzeige (Teratogen und mutagen, Missbildungsrisiko); Zuverlässige Kontrazeption bis 6 Wochen nach Behandlungsende erforderlich. Kontrazeption für sexuell aktive Männer und deren Partnerinnen bis mindestens 90 Tage nach Therapieende erforderlich.
NW: Magen/Darm (Erbrechen, Durchfall), opportunistische Infektionen, erhöhtes Infektionsrisiko (z.B. Hepatitis B- oder C-Reaktivierung), Hautkrebs, Blutbild (Erythroblastopenie), Stoffwechsel, Psyche, ZNS, Herz/Kreislauf, Dyspnoe, Leber, Haut, Arthralgie, Niere, Ödeme, Fieber, Lunge, Untersuchungen.
WW: Lebendimpfstoffe vermeiden (Grippeimpfung kann sinnvoll sein). Nicht mit Azathioprin anwenden. Vorsicht: Colestyramin, Ganciclovir, Rifampicin, Umstellung von Immunsuppressiva (z.B. von Ciclosporin auf Sirolimus), Sevelamer, Ciprofloxacin, Amoxicillin und Clavulansäure, Isavuconazol, Telmisartan, Antazida oder Protonenpumpenhemmer, Arzneimittel mit Wirkung auf den enterohepatischen Kreislauf (z.B. bestimmte Antibiotika).
WH: Auf erhöhtes Malignomrisiko, Infektionen, progressive multifokale Leukoenzephalopathie, Neutropenie achten. Vorsicht bei gastrointestinalen Ulzera.
PG: 150 ST (EKO: G) [€ 196,60]

Myfenax 500 mg - Filmtabletten

33B

(Z.Nr. EU/1/07/438/*) NR. P. Parallelimport. L04AA06
V: Abacus Medicine, Copenhagen, Dänemark
Z: 1 Filmtablette enthält: Mycophenolat mofetil 500 mg, Tablettenkern: Cellulose, mikrokristalline, Povidon K30, Magnesium stearat, Croscarmellose natrium; Tablettenüberzug: Hypromellose, Titandioxid, Macrogol 400, Talkum, Indigocarmin-Aluminiumsalz, Eisen(II,III)-oxid, Eisen(III)-oxid.
PG: 150 ST (EKO: G) [€ 192,70]

Myfenax 500 mg - Filmtabletten 33B
(Z.Nr. EU/1/07/438/*) NR. P. Parallelimport. L04AA06
nicht im Handel.

Myfenax 250 mg - Hartkapseln

33B

(Z.Nr. EU/1/07/438/*) NR. P. L04AA06
ZI: Teva, Haarlem, Niederlande
Z: 1 Kapsel enthält: Mycophenolat mofetil 250 mg, Kapselinhalt: Maisstärke, vorverkleistert, Povidon K30, Croscarmellose natrium, Magnesium stearat; Kapselhülle: Kapseloberteil: Indigocarmin, Titandioxid, Gelatine; Kapselunterteil: Eisen(III)-oxid, Eisen(III)-hydroxid-oxid x H2O 0,022 mg, Titandioxid, Gelatine; Tinte, schwarz (modifizierter Schellack) (entspr. Schellack) (entspr. Eisen(II,III)-oxid) (entspr. Propylenglycol) (entspr. Kaliumhydroxid).
EW: Immunsuppressivum.
AG: In Kombination mit Ciclosporin und Kortikosteroiden zur Prophylaxe von akuten Transplantatabstoßungsreaktionen bei allogenen Nieren-, Herz- oder Lebertransplantationen.
AA: Oral. Kapseln nicht öffnen oder zerdrücken.
DO: **Nierentransplantation:** 2mal tgl. 1 g, bei Kindern (ab 2 Jahren) und Jugendlichen 2mal tgl. 600 mg/m² KOF.
Herztransplantation: Erwachsene: 2mal tgl. 1,5 g.
Lebertransplantation: Erwachsene: Mycophenolat i.v. über 4 Tage, dann oral 2mal tgl. 1,5 g.
SST: Gegenanzeige (Teratogen und mutagen, Missbildungsrisiko); Zuverlässige Kontrazeption bis 6 Wochen nach Behandlungsende erforderlich. Kontrazeption für sexuell aktive Männer und deren Partnerinnen bis mindestens 90 Tage nach Therapieende erforderlich.
NW: Magen/Darm (Erbrechen, Durchfall), opportunistische Infektionen, erhöhtes Infektionsrisiko (z.B. Hepatitis B- oder C-Reaktivierung), Hautkrebs, Blutbild (Erythroblastopenie), Stoffwechsel, Psyche, ZNS, Herz/Kreislauf, Dyspnoe, Leber, Haut, Arthralgie, Niere, Ödeme, Fieber, Lunge, Untersuchungen.
WW: Lebendimpfstoffe vermeiden (Grippeimpfung kann sinnvoll sein). Nicht mit Azathioprin anwenden. Vorsicht: Colestyramin, Ganciclovir, Rifampicin, Umstellung von Immunsuppressiva (z.B. von Ciclosporin auf Sirolimus), Sevelamer, Ciprofloxacin, Amoxicillin und Clavulansäure, Isavuconazol, Telmisartan, Antazida oder Protonenpumpenhemmer, Arzneimittel mit Wirkung auf den enterohepatischen Kreislauf (z.B. bestimmte Antibiotika).
WH: Auf erhöhtes Malignomrisiko, Infektionen, progressive multifokale Leukoenzephalopathie, Neutropenie achten. Vorsicht bei gastrointestinalen Ulzera.
PG: 100 ST (EKO: G) [€ 74,80]

Myfortic 180 mg - magensaftresistente Tabletten

33B

(Z.Nr. 1-25367) NR. P. L04AA06
ZI: Novartis Pharma, Wien
Z: 1 Tablette enthält: Mycophenolsäure 180 mg (entspr. Mycophenolat natrium), Tablettenkern: Maisstärke, Povidon, Crospovidon, Lactose, wasserfrei 45 mg, Siliciumdioxid,

hochdisperses, Magnesium stearat; Tablettenüberzug: (entspr. Hypromellose phthalat) (entspr. Titandioxid) (entspr. Eisenoxid gelb) (entspr. Indigocarmin).
Kurzinformation: siehe Mycophenolsäure Accord 180 mg - magensaftresistente Tabletten, → S. 938
PG: 120 ST RE2 (EKO: Y) [€ 177,85]

Myfortic 180 mg - magensaftresistente Tabletten 33B
(Z.Nr. 1-25367-P1) NR. P. Parallelimport. L04AA06
nicht im Handel.

Myfortic 360 mg - magensaftresistente Tabletten 33B

(Z.Nr. 1-25368) NR. P. L04AA06
ZI: Novartis Pharma, Wien
Z: 1 Tablette enthält: Mycophenolsäure 360 mg (entspr. Mycophenolat natrium), Tablettenkern: Maisstärke, Povidon, Crospovidon, Lactose, wasserfrei 90 mg, Siliciumdioxid, hochdisperses, Magnesium stearat; Tablettenüberzug: (entspr. Hypromellose phthalat) (entspr. Titandioxid) (entspr. Eisenoxid gelb) (entspr. Eisenoxid rot).
Kurzinformation: siehe Mycophenolsäure Accord 180 mg - magensaftresistente Tabletten, → S. 938
PG: 120 ST RE2 (EKO: Y) [€ 312,70]

Myfortic 360 mg - magensaftresistente Tabletten 33B
(Z.Nr. 1-25368-P1) NR. P. Parallelimport. L04AA06
nicht im Handel.

Myleran 2 mg - Filmtabletten 55A

(Z.Nr. 0-10775) NR. P. L01AB01
ZI: Aspen Pharma, Dublin, Irland
Z: 1 Filmtablette enthält: Busulfan 2 mg; Tablettenkern: Lactose, wasserfrei 92,5 mg, Quellstärke, Magnesium stearat; Filmüberzug: Hypromellose, Titandioxid, Triacetin.
EW: Alkylierendes Zytostatikum.
AG: Konditionierung vor einer hämatopoetischen Stammzelltransplantation; palliativ bei chronisch-myeloischer Leukämie.
AA: Während oder kurz nach einer Mahlzeit mit viel Flüssigkeit einnehmen. TD eventuell in mehreren ED. Manteltabletten nicht zerbrechen oder zerkauen. Bei Kindern oder Schluckbeschwerden Tabletten in Flüssigkeit suspendieren und sofort anwenden.
DO: Konditionierung: 1 mg/kg KG (Kinder und Jugendliche: 30-37,5 mg/m² KOF) alle 6 Std. über 4 Tage, beginnend 7 Tage vor der Transplantation.
Chronisch-myeloische Leukämie: Alle Alter:TD 0,06 mg/kg KG (max. 4 mg), bis Leukozyten 15-25x 10^9/l. Erhaltungsdosis 0,5-2 mg/Tag oder weniger. Ziel: Leukozyten 10-15x10^9/l.
GA: Busulfan-Resistenz.
SST: Gegenanzeige (bei vitaler Indikationsstellung medizinische Beratung erforderlich). Kontrazeption bis 6 Monate nach Therapieende erforderlich (teratogen!). Männer sollen bis 6 Monate nach Behandlung keine Kinder zeugen. Behandlung kann zu Sterilität bei beiden Geschlechtern führen.
NW: Myelosuppression, Leukämie, Magen/Darm, Hypoplasie der Zähne, Lunge (idiopathisches Pneumonie-Syndrom, interstitielle Lungenerkrankung); Leber/Galle (Lebervenenverschluss), Haarausfall, Amenorrhoe, Hodenatrophie, Linsenveränderungen, Epithelveränderungen, hämorrhagische Zystitis (mit Cyclophosphamid), bei Thalassämiepatienten Herzbeuteltamponade.
WW: Nicht empfohlen: Lebendimpfstoffe. Vorsicht: Andere Zytostatika (Melphalan), Strahlentherapie (verstärkt myelosuppressiv), Thioguanin (erhöht lebertoxisch), Sauerstoff, Radiotherapie (erhöhtes Lungenfibroserisiko), kutane Strahlenreaktionen, Phenytoin (vermindert myeloablative Wirkung), Paracetamol, Itraconazol und Metronidazol (Busulfan-Clearance vermindert), Cyclophosphamid, Deferasirox (Busulfan-Dosis ev. anpassen).
WH: Nur von Ärzten, die Erfahrung mit Zytostatika haben, anzuwenden. In der Blastenkrise der CML nicht wirksam. Vorsicht bei Leberschäden. Bei Lungenschädigung sofort absetzen. Strenge Indikationsstellung, Wirkstoff ist karzinogen. Harnsäure normalisieren. Herzfunktion, Transaminasen und Blutbild überwachen, besondere Vorsicht bei Thrombozytopenie. Als gefährliche Stoffe entsorgen. Bei hohen Leukozytenwerten prophylaktisch Allopurinol geben. Bei Hochdosierung prophylaktisch antikonvulsive Therapie mit Benzodiazepin (nicht mit Phenytoin) geben. Verkehrshinweis.
PG: 100 ST (2) (EKO: G) [€ 365,80]

▼ Mylotarg 5 mg - Pulver für ein Konzentrat zur Herstellung einer Infusionslösung 55I01

(Z.Nr. EU/1/18/1277/*) NR. P. E. L01XC05
ZI: Pfizer Europe, Brüssel, Belgien
Z: 1 Durchstechflasche enthält: Gemtuzumab ozogamicin 5 mg, Dextran 40, Sucrose, Natriumchlorid, Natriumdihydrogenphosphat Monohydrat, Dinatriumhydrogenphosphat, wasserfrei.
EW: Monoklonaler Antikörper, antineoplastisch.
AG: In Kombination mit Daunorubicin und Cytarabin zur Behandlung von Patienten ab 15 Jahren mit nicht vorbehandelter, de novo CD33-positiver akuter myeloischer Leukämie (AML), ausgenommen akuter Promyelozytenleukämie (APL).
AA: I.v. Infusion nach Rekonstituierung und Verdünnung.
DO: 3 mg/m² KOF (max. 5 mg) im 1. Induktionstherapiezyklus an den Tagen 1/4/7 sowie in den Konsolidierungstherapiezyklen 1 und 2 am Tag 1. Dosisanpassung bei NW. Bei Notwendigkeit einer zweiten Induktionsphase Gemtuzumab nicht verwenden. Keine Dosisempfehlung für Patienten unter 15 Jahren.
Details zur Kombinatonstherapie siehe Austria Codex - Fachinformation.
SST: Zwingende Indikationsstellung. Kontrazeption (2 Methoden) für Frauen bis 7 Monate und bei Männern bis 4 Monate nach der letzten Dosis erforderlich. Mindestens 1 Monat nach der letzten Dosis nicht stillen.
NW: Schüttelfrost, Blutungen, Magen/Darm (Erbrechen), Myelosuppression, Infektionen, Leber (venookklusive Lebererkrankung), infusionsbedingte Reaktionen, Hyperglykämie, Appetitverlust, Kopfschmerzen, Tachykardie, Dyspnoe, Haut, Ödeme, Tumorlysesyndrom, Multiorganversagen, Untersuchungen.
WW: Keine klinischen Studien vorliegend.
WH: Auf Hämato- und Lebertoxizität achten. Verkehrshinweis.
PG: 1 ST * (EKO: N) [€ 10.289,95]

Myocet 50 mg - Pulver, Dispersion und Lösungsmittel für ein Konzentrat zur Herstellung einer Infusionsdispersion 55B

(Z.Nr. EU/1/00/141/*) NR. P. E. L01DB01
ZI: Teva, Haarlem, Niederlande
Z: 1 Durchstechflasche enthält: Doxorubicin hydrochlorid, liposomal 50 mg (entspr. Doxorubicin-Citrat-Komplex, liposomenverkapselt), Lactose, Liposomen: Phosphatidylcholin, Cholesterol, Citronensäure, Natriumhydroxid (entspr. Natrium ca. 108 mg), Wasser für Injektionszwecke, Puffer: Natriumcarbonat, Wasser für Injektionszwecke.
EW: Anthrazyklin-Zytotoxikum.
AG: First line-Behandlung von metastatischem Brustkrebs bei Frauen (in Kombination mit Cyclophosphamid).
AA: I.v. Infusion (Endkonzentration 0,4-1,2 mg/ml); Zubereitung siehe Austria-Codex - Fachinformation
DO: Initial 60-75 mg/m² alle 3 Wochen. Dosisreduktion bei Leberschäden.
Keine Daten bei Kindern und Jugendlichen.
SST: Gegenanzeige (Wirkstoff zytotoxisch, embryotoxisch und mutagen).
Verhütung bis 6 Monate nach Therapieabbruch erforderlich.
NW: Blutbild, ZNS, Herz/Kreislauf, Magen/Darm, Haut, Harnwege, lokale Reaktionen, Infektionen, Alopezie.
WW: Andere zyto- oder kardiotoxische Substanzen verstärkt.
WH: Kontrollen: Blutbild, Herz (LVEF, EKG). Verkehrshinweis.
PG: 2 ST * (EKO: N) [€ 2.405,85]

Myocet 50 mg - Pulver, Dispersion und Lösungsmittel für ein Konzentrat zur Herstellung einer Infusionsdispersion 55B

(Z.Nr. EU/1/00/141/*) NR. P. E. L01DB01
Parallelimport.
V: Abacus Medicine, Copenhagen, Dänemark
Z: 1 Durchstechflasche enthält: Doxorubicin hydrochlorid, liposomal 50 mg (entspr. Doxorubicin-Citrat-Komplex, liposomenverkapselt), Lactose, Liposomen: Phosphatidylcholin, Cholesterol, Citronensäure, Natriumhydroxid (entspr. Natrium ca. 108 mg), Wasser für Injektionszwecke, Puffer: Natriumcarbonat, Wasser für Injektionszwecke.
PG: 2 ST * (EKO: N) [€ 2.358,60]

Myocet 50 mg - Pulver, Dispersion und Lösungsmittel für ein Konzentrat zur Herstellung einer Infusionsdispersion 55B
(Z.Nr. EU/1/00/141/*) NR. P. E. L01DB01
Parallelimport. nicht im Handel.

Myocet 50 mg - Pulver, Dispersion und Lösungsmittel für ein Konzentrat zur Herstellung einer Infusionsdispersion 55B

(Z.Nr. EU/1/00/141/*) NR. P. E. L01DB01
Parallelimport.
V: Inopha, Ludwigsfelde, Deutschland
Z: 1 Durchstechflasche enthält: Doxorubicin hydrochlorid, liposomal 50 mg (entspr. Doxorubicin-Citrat-Komplex, liposomenverkapselt), Lactose, Liposomen: Phosphatidylcholin, Cholesterol, Citronensäure, Natriumhydroxid (entspr. Natrium ca. 108 mg), Wasser für Injektionszwecke, Puffer: Natriumcarbonat, Wasser für Injektionszwecke.

PG: 1 ST * (EKO: N) [€ 1.224,65], 2 ST * (EKO: N) [€ 2.358,55]

Myocet 50 mg - Pulver, Dispersion und Lösungsmittel für ein Konzentrat zur Herstellung einer Infusionsdispersion 55B
(Z.Nr. EU/1/00/141/*) NR. P. E. L01DB01
Parallelimport.
V: Orifarm, Leverkusen, Deutschland
Z: 1 Durchstechflasche enthält: Doxorubicin hydrochlorid, liposomal 50 mg (entspr. Doxorubicin-Citrat-Komplex, liposomenverkapselt), Lactose, Liposomen: Phosphatidylcholin, Cholesterol, Citronensäure, Natriumhydroxid (entspr. Natrium ca. 108 mg), Wasser für Injektionszwecke, Puffer: Natriumcarbonat, Wasser für Injektionszwecke.
PG: 2 ST * (EKO: N) [€ 2.358,45]

Myocholine-Glenwood - Tabletten 10 mg 42I03, 52B
(Z.Nr. 0-17338) RP. P. N07AB02
ZI: Glenwood, München, Deutschland
Z: 1 Tablette enthält: Bethanechol chlorid 10 mg (entspr. (2-Carbamoyloxypropyl)trimethylammonium chlorid), Calciumsulfat-2-Wasser, Talkum, Maisstärke.
EW: Parasympathomimetikum.
AG: Harnverhalt durch Blasenatonie, neurogene Detrusorschwäche.
AA: Nüchtern 1 Std. vor oder 2 Std. nach einer Mahlzeit mit etwas Flüssig- keit.
DO: 20-50 mg bis 4mal tgl. Vorsichtig dosieren bei Nierenschäden. Für Kinder und Jugendliche nicht empfohlen.
GA: Harn- oder Magen-Darm-Obstruktion, nach Magen-Darm- oder Blasen- operationen, Magengeschwüre, Peritonitis, Asthma, Bradykardie, Hypotonie, Hypertonie, Koronarerkrankungen, AV-Überleitungsstörungen, Vagotonie, Hyperthyreose, Epilepsie, Parkinsonismus, externe Detrusor-Sphinkter-Dys- synergie.
SST: Nicht anwenden.
NW: Bei höherer Dosierung verstärkter Harndrang, Schwindel, Kopfschmerzen, Schleiersehen, Magen-Darm, Schwitzen, Hautrötung, substernaler Druck- schmerz, Bradykardie, Vorhofflimmern, Asthma, plötzlicher Blutdruck- abfall, Dyspnoe, orthostatische Hypotonie, Vorhofflimmern bei Schild- drüsenunterfunktion.
WW: Wirkungsverminderung durch Anticholinergika, Chinidin, Procainamid, Ver- stärkung durch Cholinergika, Ganglienblocker (kritischer Blutdruckab- fall), trizyklische Antidepressiva (Aufhebung anticholinerger Neben- wirkungen).
WH: Vorsicht bei autonomer Neuropathie. Verkehrshinweis.
Bei Überdosierung 0,5-1 mg Atropin s.c.
PG: 50 ST RE2 (EKO: Y) [€ 22,20]

Myocholine-Glenwood - Tabletten 25 mg 42I03, 52B
(Z.Nr. 0-17339) RP. P. N07AB02
ZI: Glenwood, München, Deutschland
Z: 1 Tablette enthält: Bethanechol chlorid 25 mg (entspr. (2-Carbamoyloxypropyl)trimethylammonium chlorid), Calciumsulfat-2-Wasser, Talkum, Maisstärke.
Kurzinformation: siehe Myocholine-Glenwood - Tabletten 10 mg, → S. 941
PG: 50 ST RE2 (EKO: Y) [€ 31,10]

Myodine 25 mg/ml - Injektionslösung für Hunde und Katzen 880
(Z.Nr. 8-37662) RP. P. nicht im Handel. QA14AB01

Myofer 100 mg/ml - Injektionslösung für Tiere 810B, 816A
(Z.Nr. 8-12393) RP. P. nicht im Handel. QB03AC06

Myolaxin 15% - Infusionslösung für Pferde 811AA
(Z.Nr. 8-17986) RP. P. nicht im Handel. QM03BX90

Myopridin 3 mg - Tabletten 46B01
(Z.Nr. 1-40125) NR. P. M03BX03
ZI: Dermapharm, Wien
Z: 1 Tablette enthält: Pridinol 3,02 mg (entspr. Pridinol mesilat 4 mg), Lactose monohydrat (entspr. Lactose 143,5 mg), Cellulose, mikrokristalline, Rizinusöl, hydriertes, Talkum, Povidon K30, Siliciumdioxid, hochdisperses, Magnesium stearat.
EW: Zentral wirkendes Muskelrelaxans.
AG: Zentrale und periphere Muskelspasmen.
AA: Unzerkaut mit ausreichend Flüssigkeit einnehmen. Bei Einnahme vor den Mahlzeiten tritt Wirkung schneller ein. Bei Hypotonie wird Einnahme nach den Mahlzeiten empfohlen.
DO: Erwachsene: 3mal tgl. 1,5 - 3 mg. Keine Daten an Kindern und Jugendlichen.
GA: Glaukom, Prostatahypertrophie, Harnverhalt, Magen/Darm-Obstruktionen, Herzrhythmusstörungen.
SST: Gegenzeige im 1. Trimenon, dann zwingende Indikationsstellung. In der Stillzeit nicht anwenden.
NW: Überempfindlichkeit, Psyche (Unruhe), ZNS (Schwindel, Kopfschmerzen), Sehstörungen, Tachykardie, Hypotonie (Kollaps), Magen/Darm, Ermüdung.
WW: Anticholinergika (Atropin) verstärkt.
WH: Vorsicht bei älteren Patienten, schweren Leber- oder Nierenschäden, Hypotonie. Verkehrshinweis.
PG: 20 ST * (EKO: R) [€ 31,35], 50 ST * (EKO: R) [€ 90,20]

Myoview 24F01
(Z.Nr. 4-00014) NR. N. E. nicht im Handel. V09GA02

Myozyme 50 mg - Lyophilisat für ein Konzentrat zur Herstellung einer Infusionslösung 27A03
(Z.Nr. EU/1/06/333/*) RP. P. E. A16AB07
ZI: Genzyme Europe, Amsterdam, Niederlande
Z: 1 Durchstechflasche enthält: Alglucosidase alfa 50 mg (entspr. nach Rekonstitution 5 mg/ml), Mannitol, Natriumdihydrogenphosphat Monohydrat, Dinatriumhydrogenphosphat-7-Wasser, Polysorbat 80.
EW: Rekombinantes Enzym.
AG: Enzymersatztherapie bei gesichertem Morbus Pompe in jedem Lebensalter.
AA: I.v. Infusion; Infusionsgeschwindigkeit schrittweise von 1 auf 7 mg/kg/Std. steigern.
DO: 20 mg/kg KG alle 2 Wochen.
GA: Anaphylaktische Reaktionen.
SST: Keine Daten vorliegend; nicht stillen.
NW: Tachykardie, Husten, Erbrechen, Haut (auch schwere Reaktionen), Kreislauf, Fieber, Erregung, nephrotisches Syndrom.
WW: Vorsicht: Immunsuppressiva erhöhen Risiko schwerer Atemwegsinfektionen.
WH: Auf infusionsbedingte Reaktionen bzw. anaphylaktischen Schock achten.
Verkehrshinweis.
PG: 10 ST * (EKO: N) [€ 7.870,65], 25 ST * (EKO: N) [€ 19.611,40]

Mypravac suis - Injektionssuspension für Schweine 823AD
(Z.Nr. 8-20256) NR. P. E. VNW. nicht im Handel. QI09AB13

MyRing 0,120 mg/0,015 mg pro 24 Stunden - vaginales Wirkstofffreisetzungssystem 29B04
(Z.Nr. 1-39315) RP. P. G02BB01
ZI: Gynial, Wien
Z: 1 Vaginalring enthält: Etonogestrel 0,12 mg/24 h (entspr. → 11,7 mg), Ethinylestradiol 0,015 mg/24 h (entspr. → 2,7 mg), Ethylen-Vinylacetat-Copolymer (28% Vinylacetat), Ethylen-Vinylacetat-Copolymer (9% Vinylacetat), Magnesium stearat.
EW: Intravaginales Kontrazeptivum (Gestagen + Östrogen).
AG: Kontrazeption für Frauen ab 18 Jahren.
AA: Intravaginal (kann von der Anwenderin selbst eingeführt werden).
DO: 1 Ring in die Vagina einführen und nach 3 Wochen entfernen. Nach 1 Woche Pause einen neuen Ring einführen.
Details siehe Austria Codex - Fachinformation.
Keine Daten bei Jugendlichen < 18 Jahren.
GA: Vorliegen oder Risiko für **venöse Thromboembolie** (auch Prädisposition, größere Operationen mit längerer Immobilisierung). Vorliegen oder Risiko für **arterielle Thromboembolie** (auch Prädisposition, Myokardinfarkt, Angina pectoris, Schlaganfall oder Vorstufen), hohes Risiko für arterielle Thromboembolie (Diabetes mit Gefäßveränderungen, schwere Hypertonie, schwere Fettstoffwechselstörungen, Prädisposition für Thrombosen), Pankreatitis, Migräne mit fokalen neurologischen Symptomen, schwere Lebererkrankungen, Lebertumore, sexualhormonabhängige maligne Tumore, nicht abgeklärte vaginale Blutungen.
SST: In der Schwangerschaft nicht indiziert, in der Stillzeit nicht empfohlen.
Bei Eintritt einer Schwangerschaft Ring entfernen.
NW: Häufig: Kopfschmerzen, Migräne, Ausstoßen des Rings, vaginale Infektionen, Abdominalschmerzen, Brustschmerzen, Dysmenorrhoe, Gewichtszunahme, Akne, Depression, verminderte Libido, Magen/Darm.
Gelegentlich: Infektionen, erhöhter Appetit, Stimmungsschwankungen, Sehstörungen, Herz/Kreislauf (Hypertonie, selten Thrombose/Embolie), Hautausschlag, Alopezie, Ausbleiben der Abbruchblutung, Zwischenblutungen, vulvovaginale Beschwerden, Veränderungen an der Geschlechtsorganen, Dysurie, muskuloskelettale Schmerzen, Hitzewallungen, Ödeme.
WW: **Gegenanzeige:** Ombitasvir/Paritaprevir/Ritonavir und Dasabuvir mit oder ohne Ribavirin (Transaminasenanstieg; 2 Wochen Abstand).

M

Vorsicht: Leberenzyminduktoren können zur Wirkungsminderung bzw. Therapieversagen hormonaler Kontrazeptiva führen: Barbiturate, Bosentan, Carbamazepin, Phenytoin, Primidon, Rifampicin, Arzneimittel gegen HIV oder HCV (Ritonavir, Nevirapin, Efavirenz und andere), Felbamat, Griseofulvin, Oxcarbazepin, Topiramat, Johanniskraut. Bei Kurzzeitbehandlung mit Enzyminduktoren Barrieremethode bis 28 Tage nach dem Absetzen anwenden. Bei Langzeitbehandlung mit Enzyminduktoren wird andere, nichthormonale Verhütungsmethode empfohlen.
Enzyminhibitoren können die Plasmakonzentrationen von Estrogenen und/oder Progestagenen erhöhen.
Bei gleichzeitigem Gebrauch anderer intravaginaler Präparate (Antimykotika, Antibiotika, Gleitmittel) Brechen des Ringes möglich.
WH: Vor Therapiebeginn genaue (Familien-)Anamnese, Patientin über erhöhtes Risiko für arterielle und venöse Thromboembolien sowie leicht erhöhtes Brustkrebsrisiko aufklären. Nicht gemeinsam mit einem Diaphragma, einer Zervixkappe oder einem Kondom für Frauen anwenden. Auf Symptome von apoplektischem Insult oder Myokardinfarkt achten. Blutdruck messen. Bei Leberfunktionsstörungen hormonales Kontrazeptivum bis zur Normalisierung der Leberfunktion absetzen. Kein Schutz vor AIDS oder anderen sexuell übertragbaren Krankheiten. Anhaltende Blutungsunregelmäßigkeiten diagnostisch abklären. Rauchen vermeiden.
PG: 1 ST * (EKO: N) [€ 17,40], 3 ST * (EKO: N) [€ 47,80], 6 ST * (EKO: N) [€ 87,00]

Myristica sebifera RemaVet - Globuli für Tiere 890A
(Z.Nr. 8-38784) RPF. P. QV03AX
ZI: Remedia Homöopathie, Eisenstadt
Z: 1 g (ca. 120 Globuli) enthält: Virola sebifera (Homöopathie) C30 10 mg, Saccharose.
EW: Homöopathikum.
AG: Rind, Pferd, Schaf, Ziege, Schwein, Kaninchen, Geflügel, Kleinnager, Hund, Katze: Eitrige Entzündungen, unterstützend bei Mittelohrentzündung.
AA: Zum Eingeben ins Maul oder über die Tränke (20 Globuli in 1 Liter Wasser auflösen).
DO: ED 5 - 10 Globuli.
SST: Nur nach Rücksprache mit dem Tierarzt anwenden.
PG: 10 G VN [€ 12,80]

Myrrhinil-Intest - überzogene Tabletten 42Z
(Z.Nr. 7-37688) RPF. P. nicht im Handel. A07X

Myrtendorn Arkocaps - Kapseln 53Z02
(Z.Nr. HERB-00138) RPF. P. nicht im Handel. C05

Mysildecard 20 mg - Filmtabletten 10C
(Z.Nr. EU/1/16/1134/*) RP. P. nicht im Handel. C02KX, G04BE03

▼ Mysimba 8 mg/90 mg - Retardtabletten 04C
(Z.Nr. EU/1/14/988/*) NR. P. A08AA62
ZI: Orexigen Therapeutics Ireland, Dublin, Irland
Z: 1 Retardtablette enthält: Naltrexon hydrochlorid 8 mg (entspr. Naltrexon 7,2 mg), Bupropion hydrochlorid 90 mg (entspr. Bupropion 78 mg), Tablettenkern: Cystein hydrochlorid, Cellulose, mikrokristalline, Hyprolose, Magnesium stearat, Lactose, Lactose monohydrat (entspr. Lactose 73,2 mg), Crospovidon Typ A, Indigocarmin-Aluminiumsalz, Hypromellose, Natrium edetat, Siliciumdioxid, hochdisperses; Filmüberzug: Poly(vinylalkohol), Titandioxid, Macrogol 3350, Talkum, Indigocarmin-Aluminiumsalz.
EW: Zentral wirksame antiadipöse Kombination.
AG: Gewichtsmanagement bei BMI > 30 kg/m² oder >27 kg/m² und mindestens einer gewichtsbezogenen Begleiterkrankung.
AA: Unzerkaut mit Nahrung einnehmen.
DO: - Woche 1: 1 Tablette morgens.
- Woche 2: 1 Tablette morgens und 1 Tablette abends.
- Woche 3: 2 Tabletten morgens und 1 Tablette abends.
- Woche 4 und folgende: 2 Tabletten morgens und 2 Tabletten abends.
MTD 2mal tgl. 2 Tabletten (= 4 Tabletten).
Dosisreduktion bei Nieren- oder Leberschäden.
Nicht für Kinder und Jugendliche.
GA: Unkontrollierte Hypertonie, Krampfanfälle, ZNS-Tumore, bipolare Störungen, akuter Entzug (Alkohol, Benzodiazepine, Opiate), Bulimie, Anorexie, chronische Opioidabhängigkeit, schwere Leberschäden, terminale Niereninsuffizienz.
SST: Nicht anwenden.
NW: Magen/Darm, Leberschäden, ZNS (Kopfschmerzen, Schwindel, Somnolenz, Bewusstseinsverlust, Krampfanfälle), Mundtrockenheit, Haut, Blutbild, Psyche (Angst, Schlaflosigkeit), Tinnitus, Vertigo, Tachykardie, Hitzewallungen, Hypertonie, Brustschmerzen, Arthralgie, Myalgie, (schwere) Überempfindlichkeit.
WW: Kontraindiziert: MAO-Hemmer (14 Tage Abstand), Opioidanalgetika. CAVE Alkohol.
Vorsicht: Levodopa, Amantadin, Valproat, durch CYP2D6 metabolisierte Arzneimittel (z.B. Antidepressiva, Antipsychotika, Metoprolol, Propafenon, Flecainid); CP2B6-Induktoren (z.B. Carbamazepin, Phenytoin, Ritonavir, Efavirenz), CYP2B6- Substrate (z.B. Cyclophosphamid, Ifosfamid), CYP2B6-Inhibitoren (Orphenadrin, Ticlopidin, Clopidogrel).
WH: Auf suizidales Verhalten achten. Vorsicht bei älteren Patienten (ab 75 Jahren nicht empfohlen), kardiovaskulären Erkrankungen, erhöhtem Krampfrisiko. Vorsicht bei Patienten mit Manie in Anamnese.
Kontrollen: Blutdruck, Leber. Strenger Verkehrshinweis.
PG: 28 ST * (EKO: N) [€ 55,40 n.l.], 112 ST * (EKO: N) [€ 153,80]

Mysoline - Tabletten 09A01
(Z.Nr. 0-07676) RP. P. N03AA03
ZI: Sanova Pharma, Wien
Z: 1 Tablette enthält: Primidon 250 mg, Carmellose calcium, Gelatine, Magnesium stearat, Povidon, Stearinsäure.
EW: Antikonvulsiv (Phenobarbital-ähnlich).
AG: Fokale und generalisierte Epilepsien (juvenile myoklonische Epilepsie, Aufwach-, Grand-Mal-Epilepsien) bei auf Primidon erfolgreich einge- stellten Patienten; Reservemedikation bei neu diagnostizierter Epilepsie.
AA: Unzerkaut mit Flüssigkeit einnehmen.
DO: Möglichst niedrig beginnen! Personen ab 9 Jahren: Initial 125 mg abends, alle 3 Tage um 125 mg steigern. MTD 750-1500 mg, Kinder bis 9 Jahre: Initial 50-125 mg abends, alle 3 Tage um 50-125 mg steigern, durchschnittliche tgl. Erhaltungsdosis 10-25 mg/kg KG: MTD bis 1000 mg.
GA: Akute Vergiftungen mit ZNS-Dämpfern, Porphyrien, Nieren-, Leber-, Myokardschäden.
SST: Zwingende Indikationsstellung in der Schwangerschaft (kongenitale Missbildungen vermehrt); therapeutische Alternativen bevorzugen. Stillen nicht empfohlen.
NW: ZNS, Sehstörungen, Haut, Lupus erythematodes, Schilddrüse, Enzymanstiege, Kalziumstoffwechselstörungen (Vitamin D empfohlen), bei Langzeitgabe Osteoporose und Frakturen.
WW: Primidon induziert CYP3A4.
Gegenanzeige: Cholsäure, Johanniskraut, Voriconazol Cobicistat, Daclatasvir, Dasabuvir, Delamanid, Isavuconazol, Ledipasvir, Lurasidon, Nelfinavir, Ombitasvir, Paritaprevir, Rilpivirin, Telaprevir, Sofosbuvir.
WW mit vielen Arzneimitteln möglich (Details siehe Austria Codex-Fachinformation).
GE: Abhängigkeit und Entzugssyndrom möglich.
WH: Nicht zur Behandlung kleiner epileptischer Anfälle und myoklonischer Anfälle. Vorsicht bei Kindern, älteren und geschwächten Patienten, akuten oder chronischen Schmerzen. Auf suizidales Verhalten achten, Cave Alkohol. Kontrollen: Blutbild, Labor. Verkehrshinweis.
PG: 100 ST (2) (EKO: G) [€ 30,55]

Mytra 50 mg - Hartkapseln 11B02
(Z.Nr. 1-37209) RP. P. nicht im Handel. J02AC02

❖ Nachgeburtstropfen "Mag. Doskar" für Tiere 890B
(Z.Nr. 8-30070) RPF. P. QV03AX
ZI: Mag. Martin Doskar pharm. Produkte, Wien
Z: 100 g (= 107 ml, 1 ml = 25 Tropfen) enthalten: Sepia officinalis (Homöopathie) D6 48 g, Sabina (Homöopathie) D15 48 g, Phytolacca (Homöopathie) D3 2 g, Phellandrium (Homöopathie) D3 1 g, Asa foetida (Homöopathie) D3 1 g, Ethanol (entspr. Gesamtethanolgehalt 45 % (V/V)), Wasser.
EW: Homöopathikum.
AG: Milchflussanregung, Nachgeburtsverhaltung, Unterstützung der Gebärmutterrückbildung bei Pferd, Rind, Hund, Katze.
AA: Tropfen unverdünnt auf ein Stück Zucker oder mit Hilfe einer Einmalspritze (ohne Nadel) direkt in das Maul eingeben.
DO: **Pferd und Rind:** 2mal täglich 30-40 Tropfen.
Hund: 2mal tgl. 15-20 Tropfen.
Katze: 2mal tgl. 10-13 Tropfen
SST: Nur nach Rücksprache mit dem Tierarzt anwenden.
PG: 50 ML VT [€ 14,50]

Nadixa 1% - Creme 22H03
(Z.Nr. 1-24350) NR. P. nicht im Handel. D10AF05

❖ Nafpenzal T - Salbe zur intramammären Anwendung für Rinder 801BZ, 826, 834B
(Z.Nr. 8-17427) NR. P. VNW. QJ51RC22
ZI: Intervet, Wien
Z: 1 Injektor mit 3 g Salbe enthält: Benzylpenicillin procain-1-Wasser 300 mg, Dihydrostreptomycin 100 mg (entspr. Dihydrostreptomycin sulfat), Nafcillin 100 mg (entspr. Nafcillin natrium 1-Wasser), Aluminium stearat, Paraffin, dickflüssiges, Natriumcitrat-2-Wasser.
EW: Antibiotische Kombination.
AG: Mastitis bei trächtigen Kühen während der Trockenstellzeit.
DO: 1 Injektor pro Euterviertel zu Beginn des Trockenstellens.
NW: Penicillin-Allergie.
WW: Nicht mit bakteriostatischen Stoffen kombinieren (z.B. Tetrazykline, Sulfonamide, Chloramphenicol).
WH: Während der Laktationsperiode Nafpenzal-L verwenden.
VNW: Essbares Gewebe 14 Tage.
Milch: Applikation früher als 35 Tage vor dem Abkalben: 5 Tage.
Applikationen innerhalb 35 Tage vor dem Abkalben: 40 Tage.
PG: 20 ST VNW [€ 63,40]

▼ Naglazyme 1 mg/ml - Konzentrat zur Herstellung einer Infusionslösung 27A03
(Z.Nr. EU/1/05/324/*) NR. P. E. A16AB08
ZI: BioMarin International, County Cork, Irland
Z: 1 Durchstechflasche mit 5 ml enthält: Galsulfase 5 mg (entspr. Galsulfase 1 mg/ml), mittels DNA-Technologie rekombinant aus Ovarialzellen des Chinesischen Hamsters hergestellt, Natriumchlorid, (entspr. Natrium 18,4 mg), Natrium monohydrogenphosphat, Dinatriumhydrogenphosphat, Polysorbat 80, Wasser für Injektionszwecke.
EW: Rekombinantes Enzym.
AG: Enzymersatztherapie bei Mukopolysaccharidose VI, besonders bei jungen Patienten (< 5 Jahren).
AA: I.v. Infusion über 4 Std.
DO: 1mal wöchentlich 1 mg/kg KG.
SST: Strenge Indikationsstellung, nicht stillen.
NW: Infektionen, Areflexie, Auge, Ohrenschmerzen, Hypertonie, Dyspnoe, Bauchschmerzen, Gesichtsödem, Rigor, Unwohlsein, Infusionsreaktionen (Fieber, Ausschlag), immunvermittelte Reaktionen (Glomerulonephritis), Antikörper gegen Galsulfase, Rückenmarkskompression.
WH: Vorsicht bei Atemwegserkrankungen, Hypervolämie, eingeschränkter Herz- oder Atemfunktion. Auf schwere Überempfindlichkeit bzw. Symptome einer Rückenmarkskompression achten. Vor Infusionsbeginn Antihistaminika mit oder ohne Antipyretika geben.
PG: 1 ST * (EKO: N) [€ 2.163,90]

Nalador 500 Microgramm - Trockenampullen 29D01, 31J01
(Z.Nr. 1-17577) NR. P. E. G02AD05
ZI: Bayer Austria, Wien
Z: 1 Ampulle enthält: Sulproston 500 µg, Povidon K15-<18, Trometamol hydrochlorid.
EW: Synthetisches Prostaglandin-E_2-Derivat, zervixdilatierend, uteruskontrahierend.
AG: Abortinduktion bei intakter Schwangerschaft im 1. und 2. Trimenon; Missed abortion; Blasenmole; Geburtseinleitung bei intrauterinem Fruchttod; Behandlung postpartaler atonischer Blutungen (Second line-Therapie nach Oxytocin).
AA: I.v. Infusion, möglichst über automatisches Infusionssystem. Nicht als Bolus injizieren. Nicht intraarteriell, intrazervikal oder intramyometrial injizieren.
AH: Ampulleninhalt in 250 oder 500 ml isotonischer NaCl-Lösung auflösen.
DO: Anfangsdosis 1,7 µg/min, max. 8,3 µg/min; MD 1500 µg über 24 Std. Wiederholung nach 12-24 Std. möglich.
Bei postpartaler Blutung Erhaltungsdosis 1,7 µg/min.
GA: Bronchialasthma, spastische Bronchitis, Lungenödem, vorgeschädigtes Herz (auch ohne Dekompensationszeichen), anamnestische (Koronar)gefäßerkrankungen, schwere Hypertonie, schwere Leber- oder Nierenfunktionsstörungen, dekompensierter Diabetes, zerebrale Krampfleiden, Glaukom, Thyreotoxikose, akute gynäkologische Infektionen, Colitis ulcerosa, akutes Ulcus ventrikuli, Sichelzellenanämie, Thalassämie, vorausgegangene Uterusoperationen.
SST: Geburtseinleitung bei lebensfähigem Kind kontraindiziert. Nutzen/Risiko-Abwägung in der Stillzeit.
NW: Magen-Darm, Benommenheit, Kopfschmerzen, Bronchokonstriktion, pulmonaler Druckanstieg (bis Lungenödem), Bluthochdruck (besonders bei zu rascher Infusion), Myokardischämien, Wasser- und Elektrolytstörungen, sehr selten Bradykardie, Koronarspasmen, Blutdruckabfall, Uterusrupturen; Fieber.
WW: Oxytocin (Überstimulation des Uterus, ausgenommen postpartale atonische Blutung). Mutterkornalkaloide (koronare Vasokonstriktion). Nicht-steroidale Entzündungshemmer vermeiden (Wirkungsabschwächung). Nicht mit anderen Prostaglandinen kombinieren.
WH: Nur in entsprechend ausgerüsteten Kliniken anwenden. Vorsicht bei kardiovaskulären Erkrankungen oder Risikofaktoren sowie bei Nierenschäden. Kontrolle: Atmung, Herz/Kreislauf, Wehen. Jede begonnene Behandlung ist mit Abbruch der Schwangerschaft zu beenden. Auch bei scheinbar vollständigem Abort kürettieren.
PG: 3 ST * (EKO: N) [€ 114,35]

Nalbuphin Amomed 10 mg/ml - Injektionslösung 02A01
(Z.Nr. 1-26798) NR. P. N02AF02
ZI: Amomed Pharma, Wien
Z: 1 ml Injektionslösung enthält: Nalbuphin hydrochlorid 10 mg, Citronensäure, wasserfreie, Natrium citrat, Natriumchlorid (entspr. Natrium), Salzsäure zur pH-Wert-Einstellung, Wasser für Injektionszwecke.
EW: Opioid-Analgetikum.
AG: Mittelstarke bis starke Schmerzen, z.B. nach Operationen, in der Geburtsphase und Gynäkologie, bei Herzinfarkt.
Aufhebung opioid-induzierter Atemdepression nach Narkosen, z.B. nach Fentanyl-Kombinationsnarkose.
Zur Anwendung als Teil der Kombinationsnarkose.
AA: I.v., i.m. oder s.c.
DO: **Schmerzen, Opioid-induzierte Atemdepression:** ED 10-20 mg, bei Bedarf alle 3-6 Std. wiederholen. MED 20 mg, MTD 160 mg.
Kinder: 0,1-0,25 mg/kg KG, bei Bedarf alle 3-6 Std. wieder- holen. MED 0,25 mg/kg KG, MTD 2 mg/kg KG.
Kombinationsnarkose: Zur Einleitung 1-2 mg/kg KG, zur Erhaltung 0,3-0,6 mg/kg KG.
Kinder: Zur Einleitung 0,1-1 mg/kg KG, zur Erhaltung 0,1-0,3 mg/kg KG.
Nicht zur Dauertherapie.
SST: Strenge Indikationsstellung (Atemdepression des Neugeborenen möglich).
Stillen möglich.
NW: ZNS (Sedierung), Magen/Darm, Allergien, Atemdepression, Psyche, Kreis- lauf, Schwitzen, lokale Schmerzen.
WW: Kontraindiziert: Reine µ-Agonisten.
Nicht empfohlen: Andere ZNS- Dämpfer (Risiko der Atemdepression).
Vorsicht: Phenothiazine, Penicilline.
WH: Vorsicht bei Schädel-Hirn-Traumen und erhöhtem intrakraniellen Druck, Leber-, Nierenschäden, eingeschränkter Atemfunktion. Abhängigkeit möglich. Bei abruptem Absetzen Entzugssyndrom möglich. Verkehrshinweis.
Bei Atemdepression Antidot Naloxon i.v.
PG: 10 ST * (EKO: N) [€ 51,45]

Nalgesin Akut 200 mg - Filmtabletten 13B02
(Z.Nr. 1-35030) RPF. P. nicht im Handel. M01AE02

Naloxon Amomed 0,4 mg/ml - Injektionslösung 07E
(Z.Nr. 1-27262) NR. P. V03AB15
ZI: Amomed Pharma, Wien
Z: 1 Ampulle mit 1 ml enthält: Naloxon hydrochlorid 0,4 mg, Natriumchlorid (entspr. Natrium 3,54 mg), Salzsäure zur pH-Wert-Einstellung, Wasser für Injektionszwecke.
EW: Spezifischer Opioidantagonist.
AG: Aufhebung der durch Opioide ausgelösten ZNS-Dämpfung

(Atemdepression); Diagnose bei Verdacht auf akute Opioidintoxikation; Aufhebung der Atemdepression bei Neugeborenen, wenn die Mutter Opioide erhalten hat.
AA: I.v. Injektion oder Infusion, ev. i.m. Injektion.
DO: Aufhebung von ZNS-Dämpfungen:
Erwachsene: 0,1-0,2 mg, ev. 0,1 mg alle 2 Minuten.
Kinder: Initial 0,01-0,02 mg/kg KG alle 2-3 min, bis ausreichende Vigilanz erreicht wird.
Diagnose:
Erwachsene: 0,4-2 mg, ev. alle 2-3 min; max. Gesamtdosis 10 mg.
Kinder: Initial 0,01 mg/kg KG, ev. wiederholen.
Atemdepression bei Neugeborenen: 0,01 mg/kg KG, ev. alle 2-3 min.
SST: Strenge Indikationsstellung (Entzugssyndrom bei Neugeborenen möglich); Stillen mindestens 24 Std. unterbrechen.
NW: ZNS, Allergien, Herz, Kreislauf, Magen/Darm, Haut, postoperative Schmerzen, lokale Reizung.
WW: Opioide (Entzugssyndrom), Clonidin (Hypertonie).
WH: Vorsicht bei Opioidabhängigkeit (Entzugssyndrom). Patienten engmaschig überwachen. Aufhebung der durch Bupropion induzierten Atemdepression kann unzureichend sein. Vorsicht bei Herzerkrankungen oder Einnahme kardiotoxischer Mittel. Verkehrshinweis.
PG: 10 ST * (EKO: N) [€ 81,80]

Naloxon B.Braun 0,4 mg/ml - Injektions/ Infusionslösung 07E
(Z.Nr. 1-27084) NR. P. V03AB15
ZI: B. Braun, Melsungen, Deutschland
Z: 1 Ampulle mit 1 ml enthält: Naloxon hydrochlorid 0,4 mg (entspr. Naloxon hydrochlorid dihydrat), Natriumchlorid (entspr. Natrium 3,54 mg), Salzsäure zur pH-Wert-Einstellung 3,6 %, Wasser für Injektionszwecke.
Kurzinformation: siehe Naloxon Amomed 0,4 mg/ml - Injektionslösung, → S. 943
PG: 10 ST * (EKO: N) [€ 102,85]

Naltrexin 50 mg - Filmtabletten 26C
(Z.Nr. 1-24857) NR. P. nicht im Handel. N07BC

N

Naltrexon Accord 50 mg - Filmtabletten 26A, 26C
(Z.Nr. 1-36748) NR. P. N07BB04, N07BC
ZI: Accord Healthcare, Utrecht, Niederlande
Z: 1 Filmtablette enthält: Naltrexon hydrochlorid 50 mg, Tablettenkern: Lactose 192,85 mg (entspr. Lactose monohydrat), Cellulose, mikrokristalline, Crospovidon, Siliciumdioxid, hochdispers, wasserfrei, Magnesium stearat; Filmüberzug: Hypromellose, Macrogol 400, Polysorbat 80, Eisen(III)-oxid, gelbes, Eisen(III)-oxid, rotes, Titandioxid.
EW: Opiatantagonist.
AG: Unterstützung der Abstinenz bei entwöhnten opioid- und alkoholabhängigen Patienten.
AA: Oral.
DO: Vor Therapiebeginn bei Opioidabhängigen Naloxon-Test durchführen (Details siehe Austria-Codex - Fachinformation).
Opioidabhängigkeit: Therapiebeginn mit 25 mg Naltrexon, Normaldosis 1mal tgl. 50 mg. MTD 150 mg.
Alternativ Wochenschema: TD Mo und Mi je 100 mg Naltrexon, Fr 150 mg.
Alkoholabhängigkeit: 1mal tgl. 50 mg, MTD 150 mg.
Behandlungsdauer mindestens 3 Monate. Nicht für Kinder und Jugendliche.
GA: Opiatabhängigkeit mit gegenwärtigen Opioidmissbrauch, akute Opiatentzugssymptome, positiver Naloxon-Provokationstest, schwere Nieren- oder Leberschäden, akute Hepatitis.
SST: Strenge Nutzen/Risiko-Abwägung in der Schwangerschaft, nicht stillen.
NW: Magen/Darm, Leber, ZNS (Kopfschmerzen, Unruhe, Schlafstörungen), Psyche, Auge/Ohr, Haut, Harnretention, Tachykardie, Impotenz, Gelenk- oder Muskelschmerzen, Schwäche.
WW: Gegenanzeige: Opioidhaltige Arzneimittel, Methadon (Entzugssymptome).
Nicht empfohlen: Zentrale Antihypertonika (Alpha-Methyldopa). Opioid-Derivate (Analgetika, Antitussiva, Drogenersatztherapie).
Vorsicht: ZNS-Dämpfer, Sedativa, Acamprosat.
WH: Naltrexon kann bei Opiatabhängigen ein lebensgefährliches Entzugssyndrom auslösen. Naltrexon-Behandlung erst nach ausreichendem Zeitraum seit dem Absetzen des Opioids (5-7 Tage bei Heroin, mindestens 10 Tage bei Methadon) beginnen. Leberkontrollen. Nur im Rahmen eines Therapiekonzeptes einsetzen. Verkehrshinweis. Vorsicht bei Nierenschäden.
PG: 28 ST P (EKO: G) [€ 68,65]

Namuscla 167 mg - Hartkapseln 56C06
(Z.Nr. EU/1/18/1325/*) RP. P. M09AX, C01BB02
ZI: Lupin Europe, Frankfurt am Main, Deutschland
Z: 1 Kapsel enthält: Mexiletin 166,62 mg (entspr. Mexiletin hydrochlorid), Kapselinhalt: Maisstärke, Siliciumdioxid, hochdisperses, Magnesium stearat (pflanzlich); Kapselhülle: Eisen(III)-oxid, Titandioxid, Gelatine.
EW: Antiarrhythmikum Klasse Ib.
AG: Myotonie ohne Dystrophie.
AA: Kapseln mit Wasser schlucken. Nicht im Liegen einehmen. Bei Magenunverträglichkeit während einer Mahlzeit einnehmen.
DO: Erwachsene: TD initial 167 mg (= 1 Kapsel); je nach klinischen Ansprechen Dosiserhöhung nach mindestens einer Woche auf 2 Kapseln, nach mindestens einer weiteren Behandlungswoche 3 Kapseln. MTD 500 mg (=3 Kapseln).
Keine Daten an Kindern und Jugendlichen.
GA: Ventrikuläre Tachyarrhythmie, totaler AV-Block, Myokardinfarkt, koronare Herzerkrankung, Herzinsuffizienz, Vorhofflimmern oder -flattern, Sinusknotendysfunktion.
SST: In der Schwangerschaft nicht anwenden, nicht stillen.
NW: Magen/Darm, Schwindel, Schlaflosigkeit, Herz (Arrhythmien), Haut (DRESS), Psyche (Schlaflosigkeit), Müdigkeit, Hypotonie, Akne, Gliederschmerzen.
WW: Gegenanzeige: Torsades de Pointes-induzierende Antiarrhythmika (Klassen Ia, Ic, III). Substanzen mit geringer therapeutischer Breite (Digoxin, Lithium, Phenytoin, Theophyllin, Tizanidin, Warfarin).
Nicht empfohlen: Antiarrhytmika Klassen Ib, II, IV.
Vorsicht: CYP1A2- und CYP2D6-Inhibitoren und -Induktoren (verändern Mexiletin-Exposition). OCT2-Substrate (Metformin, Dofetilid). Rauchen beeinflusst Pharmakokinetik von Mexiletin. Koffeinkonsum reduzieren.
WH: Vor Therapiebeginn und während der Therapie EKG-Kontrolle. Bei schweren Leberschäden nicht anwenden, bei schweren Nierenschäden nicht empfohlen. Vorsicht bei Epilepsie, CYP2D6-Polymorphismus. Verkehrshinweis.
PG: 100 ST * (EKO: R) [€ 7.159,05]

NanoScan 500 Mikrogramm - Kit für ein radioaktives Arzneimittel 24F02
(Z.Nr. 4-00046) NR. N. nicht im Handel. V09DB01

Nanotop 0,5 mg - Kit für ein radioaktives Arzneimittel 24F02
(Z.Nr. 4-35534) NR. N. nicht im Handel. V09DB01

Naprobene 500 mg - Filmtabletten 13B02
(Z.Nr. 1-20173) RP. P. M01AE02
ZI: Teva, Haarlem, Niederlande
Z: 1 Filmtablette enthält: Naproxen 500 mg, Tablettenkern: Cellulose, mikrokristalline, Maisstärke, Gelatine, Carboxymethylstärke, Natriumsalz, Magnesium stearat, Siliciumdioxid, hochdisperses; Filmüberzug: (entspr. Hypromellose) (entspr. Macrogol 6000) (entspr. Glycerol 85%) (entspr. Titandioxid) (entspr. Eisenoxid gelb).
EW: Nichtsteriodales Antirheumatikum.
AG: Leichte und mittelschwere Schmerzen: Entzündliche und degenerative rheumatische Erkrankungen, akute Gicht, posttraumatische Schmerzen und Schwellungen, primäre Dysmenorrhoe.
AA: Zu den Mahlzeiten mit Flüssigkeit unzerkaut einnehmen.
DO: TD 500-1000 mg in 2-3 ED.
Akuter Gichtanfall: Initial 750 mg, dann alle 8 Std. 250 mg.
Jugendliche: TD 10-15 mg/kg KG in 2 ED. Für Kinder nicht geeignet.
GA: Magen/Darm-Ulcera, Blutungen oder Perforationen in der Anamnese, Analgetika-Asthma, akute Blutungen, Hirnblutung, Blutungsneigung, Blutbildschäden. schwere Herz-, Leber-, Niereninsuffizienz.
SST: Gegenanzeige im letzten Trimenon und in der Stillperiode, sonst strenge Indikationsstellung. Nicht postpartal anwenden.
NW: Magen/Darm (bis Ulcera, Blutungen oder Perforationen), ZNS, Asthma, Haut (auch schwere Reaktionen), Niere, Leber, Blutbild, Ödeme, Hypertonie, Herzinsuffizienz, Überempfindlichkeit, Analgetika-Kopfschmerz, Labor.
WW: Nicht empfohlen: Andere NSARs, Alkohol.
Vorsicht: ACE-Hemmer, Ciclosporin verstärkt nephrotoxisch, Aggregationshemmer, Antikoagulantien verstärkt, Beta-Blocker und Diuretika abgeschwächt, Glukokortikoide, Lithium, Methotrexat verstärkt toxisch, orale Antidiabetika, Zidovudin (höhere Plasmaspiegel), Phenytoin, SSRIs (erhöhtes Blutungsrisiko), Herzglykoside.
WH: Vorsicht bei Hypertonie, Porphyrie. Verkehrshinweis. Kontrollen: Blutbild, Leber, Niere, Augen. Bei Blutungen, Seh- oder Hörstörungen sofort absetzen. Erhöhtes Risiko arterieller thrombotischer Ereignisse beachten.
PG: 30 ST (2) (EKO: G) [€ 11,80], 50 ST (EKO: G) [€ 16,05]

Naproliquid 50 mg/ml - Suspension zum Einnehmen 13B02
(Z.Nr. 1-37016) RP. P. nicht im Handel. M01AE02

Naproxen Genericon 500 mg - Tabletten 13B02

(Z.Nr. 1-20205) RP. P. M01AE02
ZI: Genericon Pharma, Graz
Z: 1 Tablette enthält: Naproxen 500 mg, Lactose monohydrat 40 mg, Maisstärke, Gelatine, Talkum, Magnesium stearat, Natrium stärkeglykolat Typ C (entspr. Natrium < 1 mmol).
EW: Nichtsteriodales Antirheumatikum.
AG: Entzündliche und degenerative rheumatische Erkrankungen, Schmerzen bei akutem Gichtanfall, posttraumatische und postoperative Schmerzen und Schwellungen, primäre Dysmenorrhoe.
AA: Zu den Mahlzeiten (bei akuten Schmerzen auch nüchtern) mit Flüssigkeit unzerkaut einnehmen.
DO: Personen ab 12 Jahren:
Initial 500 mg (beim akuten Gichtanfall oder beim Einsetzen einer Migräneattacke 750 mg), dann 250 mg alle (6-)8 Std. bei Bedarf.
MTD 1000 mg, beim akuten Gichtanfall 1250 mg am 1. Tag.
Für Kinder nicht empfohlen.
GA: Magen/Darm-Ulcera, Blutungen oder Perforationen in der Anamnese, Analgetika-Asthma, akute Blutungen, Hirnblutung, Blutungsneigung, Blutbildschäden. schwere Herz-, Leber-, Niereninsuffizienz.
SST: Gegenanzeige im letzten Trimenon und in der Stillperiode, sonst strenge Indikationsstellung. Nicht postpartal anwenden.
NW: Magen/Darm (bis Ulcera, Blutungen oder Perforationen), ZNS, Asthma, Haut (auch schwere Reaktionen), Niere, Leber, Blutbild, Ödeme, Hypertonie, Herzinsuffizienz, Überempfindlichkeit, Analgetika-Kopfschmerz, Labor.
WW: Nicht empfohlen: Andere NSARs, Alkohol.
Vorsicht: ACE-Hemmer, Ciclosporin verstärkt nephrotoxisch, Aggregationshemmer, Antikoagulantien verstärkt, Beta-Blocker und Diuretika abgeschwächt, Glukokortikoide, Lithium, Methotrexat verstärkt toxisch, orale Antidiabetika, Zidovudin (höhere Plasmaspiegel), Phenytoin, SSRIs (erhöhtes Blutungsrisiko), Herzglykoside.
WH: Vorsicht bei Hypertonie, Porphyrie. Verkehrshinweis. Kontrollen: Blutbild, Leber, Niere, Augen. Bei Blutungen, Seh- oder Hörstörungen sofort absetzen. Erhöhtes Risiko arterieller thrombotischer Ereignisse beachten.
PG: 30 ST (2) (EKO: G) [€ 11,80], 50 ST (EKO: G) [€ 16,05]

Naproxen HCS 550 mg - Filmtabletten 13B02

(Z.Nr. 1-38191) RP. P. M01AE02
ZI: HCS, Edegem, Belgien
Z: 1 Tablette enthält: Naproxen natrium 550 mg (entspr. Naproxen 500 mg) (entspr. Natrium 50 mg) (entspr. → 2,17 mmol), Tablettenkern: Povidon K30, Cellulose, mikrokristalline, Talkum, Magnesium stearat; Filmüberzug: Hypromellose, Titandioxid, Macrogol 8000, Indigocarmin.
EW: Nichtsteriodales Antirheumatikum.
AG: Leichte bis mäßige Schmerzen, rheumatoide Gelenkerkrankungen, akuter Gichtanfall, akute Migräne-Kopfschmerzen, primäres Dysmenorrhoe-Syndrom, Menorrhagie nach Einlage einer Spirale.
AA: Zu oder nach den Mahlzeiten mit Flüssigkeit unzerkaut einnehmen.
DO: Initial 550 mg, dann 275 mg alle 6-8 Std.; TD 550-1100 mg.
Akute Gicht: Initial 825 mg, dann 275 mg alle 8 Std.
Migräne: Initial 825 mg und nach ½ Std. 275 mg.
Menorrhagie: TD am ersten Tag 825-1375 mg, dann 550-1100 für max. 4 Tage.
GA: Magen/Darm-Ulcera, Blutungen oder Perforationen in der Anamnese, Analgetika-Asthma, akute Blutungen, Hirnblutung, Blutungsneigung, Blutbildschäden. schwere Herz-, Leber-, Niereninsuffizienz.
SST: Gegenanzeige im letzten Trimenon und in der Stillperiode, sonst strenge Indikationsstellung. Nicht postpartal anwenden.
NW: Magen/Darm (bis Ulcera, Blutungen oder Perforationen), ZNS, Asthma, Haut (auch schwere Reaktionen), Niere, Leber, Blutbild, Ödeme, Hypertonie, Herzinsuffizienz, Überempfindlichkeit, Analgetika-Kopfschmerz, Labor.
WW: Nicht empfohlen: Andere NSARs, Alkohol.
Vorsicht: ACE-Hemmer, Ciclosporin verstärkt nephrotoxisch, Aggregationshemmer, Antikoagulantien verstärkt, Beta-Blocker und Diuretika abgeschwächt, Glukokortikoide, Lithium, Methotrexat verstärkt toxisch, orale Antidiabetika, Zidovudin (höhere Plasmaspiegel), Phenytoin, SSRIs (erhöhtes Blutungsrisiko), Herzglykoside.
WH: Vorsicht bei Hypertonie, Porphyrie. Verkehrshinweis. Kontrollen: Blutbild, Leber, Niere, Augen. Bei Blutungen, Seh- oder Hörstörungen sofort absetzen. Erhöhtes Risiko arterieller thrombotischer Ereignisse beachten.
PG: 10 ST (2) (EKO: G) [€ 3,05], 30 ST (EKO: G) [€ 9,25], 60 ST (EKO: G) [€ 17,35]

Naproxen Saft InfectoPharm 250 mg/5 ml - Suspension zum Einnehmen 13B02

(Z.Nr. 0-17522) RP. P. M01AE02
ZI: Infectopharm Arzneimittel und Consilium, Heppenheim, Deutschland
Z: 1 Messlöffel (= 5 ml) enthält: Naproxen 250 mg, Saccharose 1500 mg, Saccharin natrium, Natrium cyclamat, Natriumchlorid (entspr. Natrium 46 mg), p-Hydroxybenzoesäuremethylester 5 mg, Kalium sorbat, Tragant, Zitronensäure, Sorbitol-Lösung 70% 643 mg, Wasser.
EW: Nichtsteriodales Antirheumatikum.
AG: Entzündliche und degenerative rheumatische Erkrankungen, akute Gicht, posttraumatische oder postoperative Schmerzen und Schwellungen, primäre Dysmenorrhoe, Migränekopfschmerzen.
AA: Mit ausreichend Flüssigkeit einnehmen.
DO: TD 500-1000 mg, MTD 1000 mg (bei akuter Gicht einmalig 1250 mg).
Kinder ab 1 Jahr (nicht beim Migränekopfschmerz): TD 10-15 mg/kg KG in 2 ED, MTD 15 mg/kg KG.
GA: Ulcus ventriculi et duodeni, Blutungsneigung, Asthma, schwere Herz-, Leber-, Niereninsuffizienz, Blutbildungsstörungen, Kinder unter 1 Jahr.
SST: Gegenanzeige im letzten Trimenon und in der Stillperiode, sonst strenge Indikationsstellung. Nicht postpartal anwenden.
NW: Magen/Darm (bis Ulcera, Blutungen oder Perforationen), ZNS, Asthma, Haut (auch schwere Reaktionen), Niere, Leber, Blutbild, Ödeme, Hypertonie, Herzinsuffizienz, Überempfindlichkeit, Analgetika-Kopfschmerz, Labor.
WW: Nicht empfohlen: Andere NSARs, Alkohol.
Vorsicht: ACE-Hemmer, Ciclosporin verstärkt nephrotoxisch, Aggregationshemmer, Antikoagulantien verstärkt, Beta-Blocker und Diuretika abgeschwächt, Glukokortikoide, Lithium, Methotrexat verstärkt toxisch, orale Antidiabetika, Zidovudin (höhere Plasmaspiegel), Phenytoin, SSRIs (erhöhtes Blutungsrisiko), Herzglykoside.
WH: Vorsicht bei Hypertonie, Porphyrie. Verkehrshinweis. Kontrollen: Blutbild, Leber, Niere, Augen. Bei Blutungen, Seh- oder Hörstörungen sofort absetzen. Erhöhtes Risiko arterieller thrombotischer Ereignisse beachten. Zuckergehalt beachten.
PG: 100 ML F14 (2) (EKO: G) [€ 11,05]

Naproxen Krka 275 mg - Filmtabletten 13B02
(Z.Nr. 1-31371) RP. P. nicht im Handel. M01AE02

Naproxen Krka 550 mg - Filmtabletten 13B02
(Z.Nr. 1-31372) RP. P. nicht im Handel. M01AE02

🐾 Naquadem 200 mg/5 mg - Granulat für Rinder und Pferde 813BZ, 815BZ

(Z.Nr. 8-37345) NR. P. VNW.
QC03AA56, QH02AB30
ZI: Ogris-Pharma, Wels
Z: 1 Beutel mit 18 g Granulat enthält: Trichlormethiazid 200 mg, Dexamethason 5 mg, Maisstärke, Stärke, vorverkleistert, Lactose monohydrat, Magnesium stearat.
EW: Diuretikum + Antiphlogistikum (Glukokortikoid).
AG: Ödeme bei Rindern und Pferden: Postoperative Ödeme; Euter- und Vulvaödeme post partum bei Rindern; Wundödeme nach Verletzungen bei Pferden.
AA: Zum Eingeben über das Futter und zur Herstellung einer Suspension.
Anwendung über 3 Tage.
DO: Am 1. Tag 2 Beutel pro Tier, am 2. und 3. Tag je 1 Beutel pro Tier
GA: Magen/Darm-Ulcera, Frakturen, Osteoporose, Virosen, Systemmykosen, Immunschwäche, Pankreatitis, schwere Nierenschäden, schwere Hypokaliämie, Sulfonamidallergie.
SST: Strenge Indikationsstellung im letzten Drittel der Trächtigkeit (frühzeitige Geburtsauslösung möglich) und bei säugenden Tieren.
NW: Kaliumverluste, verminderte Glukosetoleranz, Immunsuppression, verzögerte Wundheilung, Hypertonie, Nachgeburtsverhalten, Verminderung der Milchleistung.
WW: Vorsicht: Nichtsteroidale Antiphlogistika (Magen/Darm-Ulzera), verminderte Insulinwirkung, Anticholinergika (Augendrucksteigerung), Antikoagulantien abgeschwächt. Aktive Immunisierung (2 Wochen Abstand).
WH: Bakterielle und parasitäre Infektionen zusätzlich spezifisch behandeln.
VNW: Essbare Gewebe: Rind 5 Tage; Pferd 8 Tage, Milch (Rind) 2 Tage.
PG: 4 ST VNW [€ 24,80]

Narben Gel Wala 22X
(Z.Nr. 3-39071) RPF. P. nicht im Handel. V03AX

N

Narcostart 1 mg/ml - Injektionslösung für Hund und Katze
809Z, 811AA

(Z.Nr. 8-00867) RP. P. QN05CM91
ZI: Le Vet, Oudewater, Niederlande
Z: 1 ml enthält: Medetomidin hydrochlorid 1 mg (entspr. Medetomidin 0,85 mg), Methyl-4-hydroxybenzoat 1 mg, Propyl-4-hydroxybenzoat 0,2 mg, Natriumchlorid, Salzsäure zur pH-Wert-Einstellung, Natriumhydroxid-Lösung zur pH-Wert Einstellung, Wasser für Injektionszwecke.
EW: Analgetisches Sedativum, Alpha 2-Agonist.
AG: Hund und Katze: Sedation zu Untersuchungszwecken. Prämedikation für Injektions- und Inhalationsnarkosen.
Katze: In Kombination mit Ketamin zur kurzzeitigen Allgemeinanästhesie bei kleineren chirurgischen Eingriffen.
DO: Hund: Zur Ruhigstellung 750 µg/m² KOF i.v. oder 1000 µg/m² KOF i.m.
Prämedikation: 10-40 µg/kg KG.
Katze: Sedation: 50-150 µg/kg KG.
Anästhesie: 80 µg/kg KG; nachdosieren mit halber Dosis oder mit Ketamin.
GA: Schwere Herz/Kreislauf-, Nieren-, Leber-, Lungenschäden, mechanische Störungen des Verdauungstraktes, Diabetes, Schock, Kachexie.
SST: Nicht anwenden.
NW: Herz/Kreislauf, Erbrechen, Diurese, Hypothermie, Atemdepression, Zyanose, lokale Schmerzen, Muskelzittern, Hyperglykämie. Selten Lungenödem.
WW: Andere ZNS-Dämpfer verstärkt; Anästhetika werden gespart; Medetomidin erst 30-40 min nach Ketamin verabreichen; Wirkung kann durch Atipamezol oder Yohimbin aufgehoben werden (auch bei Überdosierung).
PG: 10 ML VT [€ 89,15]

Narcostop 5 mg/ml - Injektionslösung für Hunde und Katzen
870

(Z.Nr. 8-00870) RP. P. QV03AB90
ZI: Le Vet, Oudewater, Niederlande
Z: 1 ml Injektionslösung enthält: Atipamezol hydrochlorid 5 mg (entspr. Atipamezol 4,27 mg), Methyl-4-hydroxybenzoat 1 mg, Natriumchlorid, Salzsäure zur pH-Wert-Einstellung, Natriumhydroxid zur pH-Wert-Einstellung, Wasser für Injektionszwecke.
EW: Alpha 2 Adrenozeptor-Antagonist.
AG: Aufhebung der sedativen und kardiovaskulären Wirkung von Medetomidin oder Dexmedetomidin bei Hund und Katze.
AA: Einmalig i.m.
DO: Hunde: 5 fache Medetomidin- (bzw. 10-fache Dexmedetomidin)-Dosis.
Katzen: 2,5 fache Medetomidin-(bzw. 5-fache Dexmedetomidin)-Dosis.
GA: Trächtigkeit, Zuchttiere, Leber-, Herz-, Nierenschäden.
NW: Blutdrucksenkung, Erbrechen, Hyperaktivität.
WW: Nicht gleichzeitig mit ZNS-wirksamen Pharmaka geben.
WH: Nicht für Tiere zur Gewinnung von Lebensmitteln.
PG: 10 ML VT [€ 89,15]

Narketan 100 mg/ml - Injektionslösung für Tiere
809Z, 811AZ

(Z.Nr. 8-00223) NR. P. QN01AX03
ZI: Vetoquinol Österreich, Wien
Z: 1 ml Lösung enthält: Ketamin hydrochlorid 115,34 mg (entspr. Ketamin 100 mg), Benzethonium chlorid 0,1 mg, Natriumhydroxid, Natrium edetat dihydrat, (entspr. Natrium edetat 0,1 mg), Wasser für Injektionszwecke.
EW: Anästhetikum.
AG: Kurznarkosen bei Pferd, Rind, Schwein, Schaf, Ziege, Hund, Katze, Meerschweinchen, Hamster, Kaninchen, Echsen, Vögeln, Wildtieren.
AA: I.v., i.m., s.c., i.p.
DO: 2-200 mg/kg; ausführliche Details siehe Austria-Codex - Fachinformation.
GA: Eingriffe an den Luftwegen ohne Muskelrelaxation, Leber-, Herz-, Nieren- insuffizienz, Eklampsie, Glaukom, Epilepsie.
SST: Nutzen/Risiko-Abwägung; in der Stillzeit Anwendung möglich.
NW: Atemdepression, Tachykardie, Blutdruckanstieg, Salivation, Mydriasis, er- höhter Skelettmuskeltonus, postnarkotische Erregung, beim Hund Konvulsionen. Bei Überdosierung zentrale Erregung, Krämpfe, Atemdepression.
WW: ZNS-Dämpfer verstärkend. Insektizide, Pestizide schwächen Wirkung ab.
Adrenergika vorher absetzen. Barbiturate, Opiate können Erholungsphase verlängern. Spasmolytika (Kollaps).
WH: Bei Jungtieren (Welpen bis zum 3. Lebensmonat) nur ¼ bis ½ Dosis anwenden. Sekrethemmende Stoffe (Atropin etc.) wie gewohnt anwenden.
Nicht als Monoanästhetikum für Hund und Pferd.
VNW: Essbares Gewebe 1 Tag.
PG: 1 ST VNW [€ 83,60]

Naropin 2 mg/ml - Injektionslösung/ Infusionslösung
01A01

(Z.Nr. 1-21501) RP. P. N01BB09
ZI: Aspen Pharma, Dublin, Irland
Z: 1 ml enthält: Ropivacain hydrochlorid 2 mg (entspr. Ropivacain hydrochlorid-1-Wasser), Natriumchlorid, Salzsäure, Natriumhydroxid, Wasser für Injektionszwecke.
EW: Lokalanästhetikum vom Amid-Typ.
AG: Akute Schmerzzustände, periphere Nervenblockade, Caudalepiduralblockade, kontinuierliche Epiduralinfusion.
AA: Epidural, periphere Nervenblockade.
DO: Akute Schmerzen: Lumbal/epidural 20-30 mg oder 12-28 mg/h, thorako-epidural 12-28 mg/h, Feldblockade 2-200 mg, periphere Nervenblockade 10-20 mg/h.
Kinder: Epiduralblockade (Kinder von 0-12 Jahren): Einfache Caudal-epiduralblockade: 2 mg/kg KG.
Kontinuierliche Epiduralinfusion: 0-12 Monate: Bolus 1-2 mg/kg KG, 1-12 Jahre: Bolus 2 mg/kg KG.
Infusion: 0-6 Monate: 0,2 mg/kg KG/h, 6 Monate-12 Jahre: 0,4 mg/kg KG/h.
Periphere Nervenblockade (Kinder von 1-12 Jahren): Bolusinjektion 1-1,5 mg/kg KG, multiple Blockaden 1-3 mg/kg KG, Kontinuierliche Infusion 0,2-0,6 mg/kg KG/h.
GA: I.v. Regionalanästhesie, Parazervikalanästhesie in der Geburtshilfe, Hypovolämie, Kinder unter 1 Jahr.
SST: Anwendung möglich; keine Untersuchungen zur Stillperiode vorhanden.
NW: Allergien (bis Schock), Neuropathien, Konvulsionen, Hyper- oder Hypotonie, Bradykardie, Übelkeit, bei Überdosierung ZNS- und Herztoxizität, Herzstillstand.
WW: Andere Anästhetika, Opioide (Nebenwirkungen verstärkt); Fluvoxamin, Verapamil (erhöht Ropivacain-Spiegel).
WH: Vorsicht bei schlechtem Allgemeinzustand, Klasse III-Antiarrhytmikagabe, akuter Porphyrie, Leber , Nierenschäden. Nur von entsprechend ausgebildetem Personal und in entspechenden Einrichtungen anwenden. Nicht intraartikulär anwenden (Gefahr von Chondrolyse). Auf Herzstillstand achten. Verkehrshinweis. Keine Untersuchungen bei Frühgeborenen.
Besondere Vorsicht bei Neugeborenen.
PG: AMP 10ML 5 ST * (EKO: N) [€ 22,40], **BTL 100ML** 5 ST * (EKO: N) [€ 110,95], **BTL 200ML** 5 ST * (EKO: N) [€ 178,30]

Naropin 5 mg/ml - Injektionslösung
01A01

(Z.Nr. 1-25309) RP. P. N01BB09
ZI: Aspen Pharma, Dublin, Irland
Z: 1 ml Injektionslösung enthält: Ropivacain hydrochlorid 5 mg (entspr. Ropivacain hydrochlorid-1-Wasser), Natriumchlorid, Salzsäure zur pH-Wert-Einstellung, Natriumhydroxid zur pH-Wert-Einstellung, Wasser für Injektionszwecke.
EW: Lokalanästhetikum vom Amid-Typ.
AG: Intrathekal zur Anästhesie in der Chirurgie bei Erwachsenen, einfache periphere Nervenblockade bei Kindern ab 1 Jahr bis 12 Jahre.
DO: Intrathekal 15-25 mg.
Periphere Nervenblockade: 2,5-3 mg/kg KG.
GA: I.v. Regionalanästhesie, Parazervikalanästhesie in der Geburtshilfe, Hypovolämie, Kinder unter 1 Jahr.
SST: Anwendung möglich; keine Untersuchungen zur Stillperiode vorhanden.
NW: Allergien (bis Schock), Neuropathien, Konvulsionen, Hyper- oder Hypotonie, Bradykardie, Übelkeit, bei Überdosierung ZNS- und Herztoxizität, Herzstillstand.
WW: Andere Anästhetika, Opioide (Nebenwirkungen verstärkt); Fluvoxamin, Verapamil (erhöht Ropivacain-Spiegel).
WH: Vorsicht bei schlechtem Allgemeinzustand, Klasse III-Antiarrhytmikagabe, akuter Porphyrie, Leber , Nierenschäden. Nur von entsprechend ausgebildetem Personal und in entspechenden Einrichtungen anwenden. Nicht intraartikulär anwenden (Gefahr von Chondrolyse). Auf Herzstillstand achten. Verkehrshinweis. Keine Untersuchungen bei Frühgeborenen.
Besondere Vorsicht bei Neugeborenen.
PG: 5 ST * (EKO: N) [€ 32,45]

Naropin 7,5 mg/ml - Injektionslösung
01A01

(Z.Nr. 1-21500) RP. P. N01BB09
ZI: Aspen Pharma, Dublin, Irland
Z: 1 ml Injektionslösung enthält: Ropivacain hydrochlorid 7,5 mg (entspr. Ropivacain hydrochlorid-1-Wasser), Natriumchlorid, Salzsäure, Natriumhydroxid, Wasser für Injektionszwecke.
EW: Lokalanästhetikum vom Amid-Typ.

AG: Anästhesie in der Chirurgie (Epiduralblockade, große Leitungsblockaden, Feldblockaden).
DO: Lumbal-epidural (10 mg/ml): 150-200 mg.
Sectio caesarea (7,5 mg/ml): 113-150 mg.
Thorako-epidural (7,5 mg/ml): 38-113 mg.
Feldblockade (7,5 mg/ml): 7,5-225 mg.
GA: I.v. Regionalanästhesie, Parazervikalanästhesie in der Geburtshilfe, Hypovolämie, Kinder unter 1 Jahr.
SST: Anwendung möglich; keine Untersuchungen zur Stillperiode vorhanden.
NW: Allergien (bis Schock), Neuropathien, Konvulsionen, Hyper- oder Hypotonie, Bradykardie, Übelkeit, bei Überdosierung ZNS- und Herztoxizität, Herzstillstand.
WW: Andere Anästhetika, Opioide (Nebenwirkungen verstärkt); Fluvoxamin, Verapamil (erhöht Ropivacain-Spiegel).
WH: Vorsicht bei schlechtem Allgemeinzustand, Klasse III-Antiarrhytmikagabe, akuter Porphyrie, Leber , Nierenschäden. Nur von entsprechend ausgebildetem Personal und in entspechenden Einrichtungen anwenden. Nicht intraartikulär anwenden (Gefahr von Chondrolyse). Auf Herzstillstand achten. Verkehrshinweis. Keine Untersuchungen bei Frühgeborenen.
Besondere Vorsicht bei Neugeborenen.
PG: 5 ST * (EKO: N) [€ 38,55]

Naropin 10 mg/ml - Injektionslösung 01A01
(Z.Nr. 1-21502) RP. P. N01BB09
ZI: Aspen Pharma, Dublin, Irland
Z: 1 ml enthält: Ropivacain hydrochlorid 10 mg (entspr. Ropivacain hydrochlorid-1-Wasser), Natriumchlorid, Salzsäure, Natriumhydroxid, Wasser für Injektionszwecke.
EW: Lokalanästhetikum vom Amid-Typ.
AG: Epiduralblockade für chirurgische Eingriffe.
DO: Lumbal- epidural: 150 - 200 mg.
Bei Kindern 2 mg/ml- und 5 mg/ml-Injektionslösungen anwenden.
GA: I.v. Regionalanästhesie, Parazervikalanästhesie in der Geburtshilfe, Hypovolämie, Kinder unter 1 Jahr.
SST: Anwendung möglich; keine Untersuchungen zur Stillperiode vorhanden.
NW: Allergien (bis Schock), Neuropathien, Konvulsionen, Hyper- oder Hypotonie, Bradykardie, Übelkeit, bei Überdosierung ZNS- und Herztoxizität, Herzstillstand.
WW: Andere Anästhetika, Opioide (Nebenwirkungen verstärkt); Fluvoxamin, Verapamil (erhöht Ropivacain-Spiegel).
WH: Vorsicht bei schlechtem Allgemeinzustand, Klasse III-Antiarrhytmikagabe, akuter Porphyrie, Leber , Nierenschäden. Nur von entsprechend ausgebildetem Personal und in entspechenden Einrichtungen anwenden. Nicht intraartikulär anwenden (Gefahr von Chondrolyse). Auf Herzstillstand achten. Verkehrshinweis. Keine Untersuchungen bei Frühgeborenen.
Besondere Vorsicht bei Neugeborenen.
PG: 5 ST * (EKO: N) [€ 46,40]

Nasenöl Weleda 50H10, 50W
(Z.Nr. 3-00241) RPF. P. V03AX
ZI: Weleda, Wien
Z: 108 ml (= 100 g) enthalten: Calendula officinalis, flores cum calycibus H 10% 5 g, Hydrargyrum sulfuratum rubrum (Homöopathie) D5 10 g, Matricariae flos H 10% 10 g, Sesamöl, raffiniertes 74,4 g, D-Campher, Eucalyptusöl, Pfefferminzöl, Thymianöl.
EW: Anthroposophikum.
AG: Schnupfen, trockene Nasenschleimhäute.
DO: 2-4mal tgl. 1-2 Tropfen in jedes Nasenloch eintropfen; bei Kleinkindern (2-5 Jahre) 2mal tgl. 2 Tropfen auf einen Wattebausch geben und Naseneingang bestreichen.
GA: Vorgeschädigte Nasenschleimhaut, Asthma bronchiale, Kinder unter 2 Jahren.
SST: Vorsicht.
NW: Überempfindlichkeit, Laryngospasmus bei Kleinkindern.
PG: 10 ML * (EKO: N) [€ 15,90]

Nasiben Baby sanft 0,01% - Dosiertropfer 50H02
(Z.Nr. 1-27063) RP. P. R01AA05
ZI: P&G Health Germany, Schwalbach am Taunus, Deutschland
Z: 100 ml Lösung (1 Tropfen = 28 µl) enthalten: Oxymetazolin hydrochlorid 0,01 g (entspr. → 2,8 µg/Tr), Citronensäure monohydrat, Natriumcitrat-2-Wasser, Glycerol 85%, Wasser, gereinigtes.
EW: Alpha-Sympathomimetikum, lokal abschwellend (Vasokonstriktor).
AG: Schnupfen, Erleichterung des Sekretabflusses bei Nebenhöhlen/Tuben-Katarrh, diagnostische Schleimhautabschwellung.
AA: Kopf zurücklegen und Tropferöffnung jeweils an das Nasenloch des Babys halten und einmal drücken.
DO: Säuglinge (1. Lebensjahr): In den ersten 4 Wochen 2-3mal tgl. 1 Tropfen.
Ab der 5. Lebenswoche: 2-3mal tgl. 1-2 Tropfen in jede Nasenöffnung.
Besondere Vorsicht bei untergewichtigen Säuglingen und Frühgeborenen.
GA: Rhinitis sicca, Glaukom, Eingriffe mit Freilegung der Dura mater.
SST: Nutzen/Risiko-Abwägung.
NW: Lokale Reizungen, Überempfindlichkeit, Unruhe, Herzklopfen, Tachyphylaxie (bei Langzeitgabe), Rhinitis sicca (bei Missbrauch), Konvulsionen (bei Überdosierung).
WW: Bei systemischer Oxymetazolin-Resorption (chronischer Missbrauch): MAO-Hemmer (2 Wochen Abstand), trizyklische Antidepressiva, Blutdrucksenker, Anästhetika (Cyclopropan, Halothan).
GE: Bei Missbrauch Toleranz möglich.
WH: Vorsicht bei schweren Herz/Kreislauf-Erkrankungen, Phäochromozytom, Diabetes, Hyperthyreose, Prostatahyperplasie. Langzeitanwendung wegen Toleranzentwicklung vermeiden (Rebound-Phänomen).
PG: 5 ML * (EKO: N) [€ 12,95]

Nasiben sanft 0,025% - Nasenspray für Kleinkinder 50H02
(Z.Nr. 1-36506) RP. P. nicht im Handel. R01AA05

Nasiben sanft 0,05 % - Nasenspray 50H02
(Z.Nr. 1-36507) RPF. P. nicht im Handel. R01AA05

nasic - Nasenspray 10 mg/500 mg 50H02
(Z.Nr. 1-27713) RPF. P. R01AB06
ZI: Cassella-med, Köln, Deutschland
Z: 1 Sprühstoß (= 0,1 ml) enthält: Xylometazolin hydrochlorid 0,1 mg, Dexpanthenol 5 mg, Benzalkonium chlorid 0,02 mg (entspr. Benzalkonium chlorid Lösung), Kaliumdihydrogenphosphat, Natrium monohydrogenphosphat 12-Wasser, Wasser, gereinigtes.
EW: Alpha-Sympathomimetikum + Vitaminanalogon.
AG: Zur Abschwellung der Nasenschleimhaut bei Schnupfen, Fließschnupfen, nach operativen Eingriffen an der Nase.
DO: Erwachsene und Schulkinder: Bis 3mal tgl. je 1 Sprühstoß in jede Nasenöffnung einsprühen. Max. 7 Tage anwenden.
GA: Engwinkelglaukom, Rhinitis sicca, nach transsphenoidalen, transnasalen oder transoralen Eingriffen mit Freilegung der Dura mater.
SST: Nicht anwenden.
NW: Überempfindlichkeit, ZNS (erregend oder dämpfend), Tachykardie, lokales Brennen, sehr selten Konvulsionen bei Kindern.
WW: Antidepressiva, MAO-Hemmer (Blutdrucksteigerung), Sympathomimetika verstärkt.
WH: Vorsicht bei schweren Herz/Kreislauferkrankungen, QT-Verlängerung, Phäochromozytom, Hyperthyreose, Diabetes, älteren Menschen, Kindern. Nicht zur chronischen Anwendung (chronische Nasenschwellung bis zur Atrophie der Nasenschleimhaut möglich).
Bei Überdosierung Wirkungen auf ZNS, Kreislauf, Atmung. Zur Blutdrucksenkung Phentolamin (5 mg i.v. oder 100 mg oral). Ev. Antikonvulsiva geben.
PG: 10 ML * (EKO: N) [€ 10,20]

nasic - Nasenspray für Kinder 5 mg/500 mg 50H02
(Z.Nr. 1-27712) RPF. W1. P. R01AB06
ZI: Cassella-med, Köln, Deutschland
Z: 1 Sprühstoß (= 0,1 ml) enthält: Xylometazolin hydrochlorid 0,05 mg, Dexpanthenol 5 mg Benzalkonium chlorid 0,02 mg (entspr. Benzalkonium chlorid Lösung), Kaliumdihydrogenphosphat, Natrium monohydrogenphosphat 12-Wasser, Wasser, gereinigtes.
EW: Alpha-Sympathomimetikum + Vitaminanalogon.
AG: Zur Abschwellung der Nasenschleimhaut bei Schnupfen, Fließschnupfen, nach operativen Eingriffen an der Nase.
DO: Kinder 6 - 14 Jahre: Je 1 - 2 Sprühstöße pro Nasenöffnung bis 3mal tgl.
Kinder 2 - 6 Jahre (nur auf ärztliche Anordnung): Je 1 Sprühstoß pro Nasenöffnung bis 3mal tgl.
GA: Engwinkelglaukom, Rhinitis sicca, nach transsphenoidalen, transnasalen oder transoralen Eingriffen mit Freilegung der Dura mater.
SST: Nicht anwenden.
NW: Überempfindlichkeit, ZNS (erregend oder dämpfend), Tachykardie, lokales Brennen, sehr selten Konvulsionen bei Kindern.
WW: Antidepressiva, MAO-Hemmer (Blutdrucksteigerung), Sympathomimetika verstärkt.
WH: Vorsicht bei schweren Herz/Kreislauferkrankungen, QT-Verlängerung, Phäochromozytom, Hyperthyreose, Diabetes, älteren Menschen, Kindern. Nicht zur chronischen Anwendung (chronische Nasenschwellung bis zur Atrophie der Nasenschleimhaut möglich).
Bei Überdosierung Wirkungen auf ZNS, Kreislauf, Atmung. Zur Blutdrucksenkung Phentolamin (5 mg i.v. oder 100 mg oral). Ev.

Antikonvulsiva geben.
PG: 10 ML * (EKO: N) [€ 10,20]

nasic pur - Nasenspray 50H02
(Z.Nr. 1-27710) RPF. P. R01AB06
ZI: Cassella-med, Köln, Deutschland
Z: 1 Sprühstoß (= 0,1 ml) enthält: Xylometazolin hydrochlorid 0,1 mg, Dexpanthenol 5 mg, Kaliumdihydrogenphosphat, Natriummonohydrogenphosphat Dodecahydrat, Wasser, gereinigtes.
Kurzinformation: siehe nasic - Nasenspray 10 mg/500 mg, → S. 947
PG: 10 ML * (EKO: N) [€ 10,20]

nasic pur - Nasenspray für Kinder 50H02
(Z.Nr. 1-27711) RPF. W1. P. R01AB06
ZI: Cassella-med, Köln, Deutschland
Z: 1 Sprühstoß (= 0,1 ml) enthält: Xylometazolin hydrochlorid 0,05 mg, Dexpanthenol 5 mg, Kaliumdihydrogenphosphat, Natriummonohydrogenphosphat Dodecahydrat, Wasser, gereinigtes.
EW: Alpha-Sympathomimetikum + Vitaminanalogon.
AG: Zur Abschwellung der Nasenschleimhaut bei Schnupfen, Fließschnupfen, nach operativen Eingriffen an der Nase.
DO: Kinder (6-14 Jahre): Bis 3mal tgl. 1-2 Sprühstöße in jede Nasenöffnung.
Kinder (2-6 Jahre, nur über ärztliche Anordnung): Bis 3mal tgl. je 1 Sprühstoß in jede Nasenöffnung einsprühen. Max. 7 Tage anwenden.
GA: Engwinkelglaukom, Rhinitis sicca, nach transsphenoidalen, transnasalen oder transoralen Eingriffen mit Freilegung der Dura mater.
SST: Nicht anwenden.
NW: Überempfindlichkeit, ZNS (erregend oder dämpfend), Tachykardie, lokales Brennen, sehr selten Konvulsionen bei Kindern.
WW: Antidepressiva, MAO-Hemmer (Blutdrucksteigerung), Sympathomimetika verstärkt.
WH: Vorsicht bei schweren Herz/Kreislauferkrankungen, QT-Verlängerung, Phäochromozytom, Hyperthyreose, Diabetes, älteren Menschen, Kindern. Nicht zur chronischen Anwendung (chronische Nasenschwellung bis zur Atrophie der Nasenschleimhaut möglich).
Bei Überdosierung Wirkungen auf ZNS, Kreislauf, Atmung. Zur Blutdrucksenkung Phentolamin (5 mg i.v. oder 100 mg oral). Ev. Antikonvulsiva geben.
PG: 10 ML * (EKO: N) [€ 10,20]

N

Nasitop 20 mg - Tabletten 05A01
(Z.Nr. 1-30199) RP. P. R06AX29
ZI: Menarini International Operations, Luxemburg
Z: 1 Tablette enthält: Bilastin 20 mg, Cellulose, mikrokristalline, Carboxymethylstärke, Natrium Typ A, Siliciumdioxid, hochdispers, wasserfrei, Magnesium stearat.
EW: Antihistaminikum.
AG: Symptomatisch bei allergischer Rhinokonjunktivitis und Urtikaria.
AA: 1 Std. vor oder 2 Std. nach dem Essen Tabletten mit Wasser schlucken.
DO: 1mal tgl. 1 Tablette. Keine Dosisempfehlung für Kinder unter 6 Jahren bzw. unter 20 kg KG.
SST: In der Schwangerschaft nicht anwenden. Nutzen/Risiko-Abwägung in der Stillzeit.
NW: ZNS (Kopfschmerzen, Somnolenz, Schwindel, Ermüdung), Palpitationen, Überempfindlichkeit.
WH: Vorsicht bei Nierenschäden. Verkehrshinweis.
PG: 30 ST * (EKO: N) [€ 19,90]

Nasivin Classic 0,05% - Nasentropfen 50H02
(Z.Nr. 0-12193) RPF. P. R01AA05
ZI: P&G Health Germany, Schwalbach am Taunus, Deutschland
Z: 1 ml (= 40 Tropfen) enthält: Oxymetazolin hydrochlorid 0,5 mg (entspr. → 12,5 µg/Tr), Benzalkoniumchloridlösung 50% 0,1 mg, Citronensäure monohydrat, Natriumcitrat dihydrat, Glycerol 85%, Wasser, gereinigtes.
EW: Alpha-Sympathomimetikum, lokal abschwellend (Vasokonstriktor).
AG: Schnupfen, Erleichterung des Sekretabflusses bei Nebenhöhlen/Tuben-Katarrh, diagnostische Schleimhautabschwellung.
AA: Nasal. Bei zurückgebeugtem Kopf in beide Nasenöffnungen eintropfen.
DO: Personen ab 6 Jahren: 2-3mal tgl. 1 - 2 Tropfen pro Nasenloch.
Max. 7 Tage ohne Unterbrechung anwenden.
GA: Rhinitis sicca, Kinder unter 6 Jahren, Eingriffe mit Freilegung der Dura mater, Glaukom.
SST: Nutzen/Risiko-Abwägung.
NW: Lokale Reizungen, Überempfindlichkeit, Unruhe, Herzklopfen, Tachyphylaxie (bei Langzeitgabe), Rhinitis sicca (bei Missbrauch), Konvulsionen (bei Überdosierung).
WW: Bei systemischer Oxymetazolin-Resorption (chronischer Missbrauch): MAO-Hemmer (2 Wochen Abstand), trizyklische Antidepressiva, Blutdrucksenker, Anästhetika (Cyclopropan, Halothan).
GE: Bei Missbrauch Toleranz möglich.
WH: Vorsicht bei schweren Herz/Kreislauf-Erkrankungen, Phäochromozytom, Diabetes, Hyperthyreose, Prostatahyperplasie. Langzeitanwendung wegen Toleranzentwicklung vermeiden (Rebound-Phänomen).
PG: 10 ML * (EKO: N) [€ 8,00]

Nasivin Classic 0,05% - Spray 50H02
(Z.Nr. 0-12194) RPF. P. R01AA05
ZI: P&G Health Germany, Schwalbach am Taunus, Deutschland
Z: 1 Sprühstoß (= ca. 45 µl) enthält: Oxymetazolin hydrochlorid 22 µg (entspr. → 0,5 mg/ml), Benzalkoniumchloridlösung 50% 0,1 mg/ml, Citronensäure monohydrat, Natriumcitrat dihydrat, Glycerol 85%, Wasser, gereinigtes.
EW: Alpha-Sympathomimetikum, lokal abschwellend (Vasokonstriktor).
AG: Schnupfen, Erleichterung des Sekretabflusses bei Nebenhöhlen/Tuben-Katarrh, diagnostische Schleimhautabschwellung.
AA: Sprühöffnung in das Nasenloch einführen, 1mal sprühen und gleichzeitig durch die Nase einatmen.
DO: Personen ab 6 Jahren: 2-3mal tgl. 1 Sprühstoß pro Nasenloch. Max. 7 Tage ohne Unterbrechung anwenden.
GA: Rhinitis sicca, Kinder unter 6 Jahren, Eingriffe mit Freilegung der Dura mater, Glaukom.
SST: Nutzen/Risiko-Abwägung.
NW: Lokale Reizungen, Überempfindlichkeit, Unruhe, Herzklopfen, Tachyphylaxie (bei Langzeitgabe), Rhinitis sicca (bei Missbrauch), Konvulsionen (bei Überdosierung).
WW: Bei systemischer Oxymetazolin-Resorption (chronischer Missbrauch): MAO-Hemmer (2 Wochen Abstand), trizyklische Antidepressiva, Blutdrucksenker, Anästhetika (Cyclopropan, Halothan).
GE: Bei Missbrauch Toleranz möglich.
WH: Vorsicht bei schweren Herz/Kreislauf-Erkrankungen, Phäochromozytom, Diabetes, Hyperthyreose, Prostatahyperplasie. Langzeitanwendung wegen Toleranzentwicklung vermeiden (Rebound-Phänomen).
PG: 10 ML * (EKO: N) [€ 10,00]

Nasivin Classic sanft 0,05% - Spray 50H02
(Z.Nr. 1-22694) RPF. P. R01AA05
ZI: P&G Health Germany, Schwalbach am Taunus, Deutschland
Z: 1 Sprühstoß (= ca. 45 µl) enthält: Oxymetazolin hydrochlorid 22 µg (entspr. → 0,5 mg/ml), Citronensäure monohydrat, Natriumcitrat dihydrat, Glycerol 85%, Wasser, gereinigtes.
Kurzinformation: siehe Nasivin Classic 0,05% - Spray, → S. 948
PG: 10 ML * (EKO: N) [€ 10,50]

Nasivin Kinder 0,025% - Nasentropfen 50H02
(Z.Nr. 0-15056) RPF. W1. P. R01AA05
ZI: Merck, Wien
Z: 1 ml (= 40 Tropfen) enthält: Oxymetazolin hydrochlorid 0,25 mg Benzalkoniumchloridlösung 50% 0,1 mg, Citronensäure monohydrat, Natriumcitrat dihydrat, Glycerol 85%, Wasser, gereinigtes.
EW: Alpha-Sympathomimetikum, lokal abschwellend (Vasokonstriktor).
AG: Schnupfen, Erleichterung des Sekretabflusses bei Nebenhöhlen/Tuben-Katarrh, diagnostische Schleimhautabschwellung.
AA: Nasal. Bei zurückgebeugtem Kopf in beide Nasenöffnungen eintropfen.
DO: Kleinkinder (1-6 Jahre, nur auf ärztliche Verschreibung): 2-3mal tgl.1-2 Tropfen pro Nasenloch.
Schulkinder (6- 12 Jahre): 2-3mal tgl. 2-3 Tropfen pro Nasenloch. Max. 7 Tage ohne Unterbrechung anwenden.
GA: Rhinitis sicca, Kinder unter 1 Jahr, transsphenoidale Hypophysektomie, Glaukom.
SST: Nutzen/Risiko-Abwägung.
NW: Lokale Reizungen, Überempfindlichkeit, Unruhe, Herzklopfen, Tachyphylaxie (bei Langzeitgabe), Rhinitis sicca (bei Missbrauch), Konvulsionen (bei Überdosierung).
WW: Bei systemischer Oxymetazolin-Resorption (chronischer Missbrauch): MAO-Hemmer (2 Wochen Abstand), trizyklische Antidepressiva, Blutdrucksenker, Anästhetika (Cyclopropan, Halothan).
GE: Bei Missbrauch Toleranz möglich.
WH: Vorsicht bei schweren Herz/Kreislauf-Erkrankungen, Phäochromozytom, Diabetes, Hyperthyreose, Prostatahyperplasie. Langzeitanwendung wegen Toleranzentwicklung vermeiden (Rebound-Phänomen).
PG: 10 ML * (EKO: N) [€ 8,00]

Nasivin Kinder sanft 0,025% - Spray 50H02
(Z.Nr. 1-22717) RPF. W1. P. R01AA05
ZI: P&G Health Austria, Spittal an der Drau
Z: 1 Sprühstoß (= ca. 45 µl) enthält: Oxymetazolin hydrochlorid 11 µg (entspr. → 0,25 mg/ml), Citronensäure monohydrat, Natriumcitrat dihydrat, Glycerol 85%, Wasser, gereinigtes.
EW: Alpha-Sympathomimetikum, lokal abschwellend (Vasokonstriktor).
AG: Schnupfen, Erleichterung des Sekretabflusses bei Nebenhöhlen/Tuben-Katarrh, diagnostische Schleimhautabschwellung.
AA: Sprühöffnung in das Nasenloch einführen, 1mal sprühen und gleichzeitig durch die Nase einatmen.
DO: Kleinkinder (1-6 Jahre, nur auf ärztliche Verschreibung): 2-3mal tgl. 1 Sprühstoß pro Nasenloch.
Schulkinder (6- 12 Jahre): 2-3mal tgl. 2 Sprühstöße pro Nasenloch.
Max. 7 Tage ohne Unterbrechung anwenden.
GA: Rhinitis sicca, Kinder unter 1 Jahr, Eingriffe mit Freilegung der Dura mater, Glaukom.
SST: Nutzen/Risiko-Abwägung.
NW: Lokale Reizungen, Überempfindlichkeit, Unruhe, Herzklopfen, Tachyphylaxie (bei Langzeitgabe), Rhinitis sicca (bei Missbrauch), Konvulsionen (bei Überdosierung).
WW: Bei systemischer Oxymetazolin-Resorption (chronischer Missbrauch): MAO-Hemmer (2 Wochen Abstand), trizyklische Antidepressiva, Blutdrucksenker, Anästhetika (Cyclopropan, Halothan).
GE: Bei Missbrauch Toleranz möglich.
WH: Vorsicht bei schweren Herz/Kreislauf-Erkrankungen, Phäochromozytom, Diabetes, Hyperthyreose, Prostatahyperplasie. Langzeitanwendung wegen Toleranzentwicklung vermeiden (Rebound-Phänomen).
PG: 10 ML * (EKO: N) [€ 10,50]

Nasonex aquosum - Nasenspray 50H05
(Z.Nr. 1-22208) NR. P. R01AD09
ZI: Merck Sharp & Dohme, Wien
Z: 1 Sprühstoß enthält: Mometason furoat 50 µg (entspr. Mometason furoat-1-Wasser), Cellulose, dispersible (entspr. Cellulose, mikrokristalline), (entspr. Carmellose natrium), Glycerol, Natrium citrat, Citronensäure monohydrat, Polysorbat 80, Benzalkonium chlorid 0,02 mg, Wasser, gereinigtes.
EW: Topisches Glukokortikoid.
AG: Saisonale allergische oder perenniale Rhinitis; Polyposis nasi.
AA: Nasal. Vor der ersten Anwendung Behälter gut schütteln und 10mal betätigen.
DO: **Rhinitis:** 1mal tgl. 2 Sprühstöße in jede Nasenöffnung, Erhaltungsdosis ev. 1mal tgl. 1 Sprühstoß pro Nasenöffnung. MTD 1mal tgl. 4 Sprühstöße pro Nasenloch.
Kinder (ab 3 Jahren): 1mal tgl. 1 Sprühstoß pro Nasenöffnung.
Polyposis nasi: 1mal tgl. 2 Sprühstöße in jede Nasenöffnung. Nach 5-6 Wochen evtl. 2mal tgl. 2 Sprühstöße pro Nasenöffnung. Nicht für Kinder und Jugendliche.
GA: Unbehandelte Infektion der Nasenschleimhaut (Herpes simplex), nach Nasenoperationen oder -verletzungen.
SST: Nutzen/Risiko-Abwägung.
NW: Kopfschmerzen, Epistaxis, Pharyngitis, Reizung im Rachen, Nasenseptumperforation, Sehstörungen (Glaukom, Katarakt), Geschmacks- und Geruchsstörungen.
WW: Vorsicht: CYP3A4-Hemmer.
WH: Vorsicht bei Tuberkulose der Atemwege und bei unbehandelten Infektionen.
Bei Nasenseptumperforation nicht empfohlen. Vorsicht bei Umstellung von systemischen Kortikosteroiden.
Wachstum von Kindern kontrollieren.
PG: 18 G * (EKO: N) [€ 15,25]

Nasym - Lyophilisat und Lösungsmittel zur Herstellung einer Suspension zur Injektion oder zur intranasalen Verabreichung, für Rinder 823AB
(Z.Nr. EU/2/19/241/*) NR. P. E. nicht im Handel. QI02AD04

▼ Natpar 25 Mikrogramm/Dosis - Pulver und Lösungsmittel zur Herstellung einer Injektionslösung im Fertigpen 31E01
(Z.Nr. EU/1/15/1078/*) RP. P. E. H05AA03
ZI: Shire Pharmaceuticals Ireland, Dublin, Irland
Z: Nach Rekonstitution enthält 1 Dosis zu 71,4 µl: Parathyroidhormon, rekombiniert 25 µg, hergestellt durch rekombinante DNA-Technologie in Escherichia coli, Natriumchlorid (entspr. Natrium 0,32 mg), Mannitol, Citronensäure monohydrat, Natriumhydroxid zur pH-Wert-Einstellung; Lösungsmittel: Metacresol, Wasser für Injektionszwecke.
EW: Nebenschilddrüsenhormon, steigert Serumkalzium.
AG: Zusatztherapie bei chronischem Hypoparathyreoidismus.
AA: S.c.; Selbstinjektion nach Einschulung möglich. Nicht i.v. oder i.m..
DO: Ziel: Serumkalzium 2-2,25 mmol/l und 8-12 Std. nach der Anwendung unter 2,55 mmol/l.
Initial 1mal tgl. 50 mcg (bzw. 25 mcg bei Serumkalzium über 2,25 mmol/l oder Serumkalzium über 1,87 mmol/l und Zufuhr von aktivem Vitamin D). Dosisanpassung (TD 25-100 mcg) nach Bedarf; Details siehe Austria Codex - Fachinformation. Keine Daten an Kindern und Jugendlichen.
GA: Strahlentherapie des Skeletts, maligne Skeletterkrankungen; erhöhtes Osteosarkomrisiko, unklare Erhöhung der alkalischen Phosphatase, Pseudohypoparathyreoidismus.
SST: Nutzen/Risiko-Abwägung.
NW: Hyperkalzämie oder Hypokalzämie, ZNS, Magen/Darm, Untersuchungen, lokale Reaktionen, neutralisierende Antikörper. Bei Überdosierung Hyperkalzämie.
WW: Nicht empfohlen: Bisphosphonate. Vorsicht: Arzneimittel mit Wirkungen auf das Serumkalzium, Herzglykoside.
WH: Vorsicht bei schweren Leber- oder Nierenschäden, Urolithiasis, jungen Erwachsenen mit offener Epiphysenfuge. Verkehrshinweis.
PG: 1 PK * (EKO: R) [€ 7.525,90]

▼ Natpar 50 Mikrogramm/Dosis - Pulver und Lösungsmittel zur Herstellung einer Injektionslösung im Fertigpen 31E01
(Z.Nr. EU/1/15/1078/*) RP. P. E. H05AA03
ZI: Shire Pharmaceuticals Ireland, Dublin, Irland
Z: Nach Rekonstitution enthält 1 Dosis zu 71,4 µl: Parathyroidhormon, rekombiniert 50 µg, hergestellt durch rekombinante DNA-Technologie in Escherichia coli, Natriumchlorid (entspr. Natrium 0,32 mg), Mannitol, Citronensäure monohydrat, Natriumhydroxid zur pH-Wert-Einstellung; Lösungsmittel: Metacresol, Wasser für Injektionszwecke.
Kurzinformation: siehe Natpar 25 Mikrogramm/Dosis - Pulver und Lösungsmittel zur Herstellung einer Injektionslösung im Fertigpen, → S. 949
PG: 1 PK * (EKO: R) [€ 7.525,90]

N

▼ Natpar 75 Mikrogramm/Dosis - Pulver und Lösungsmittel zur Herstellung einer Injektionslösung im Fertigpen 31E01
(Z.Nr. EU/1/15/1078/*) RP. P. E. H05AA03
ZI: Shire Pharmaceuticals Ireland, Dublin, Irland
Z: Nach Rekonstitution enthält 1 Dosis zu 71,4 µl: Parathyroidhormon, rekombiniert 75 µg, hergestellt durch rekombinante DNA-Technologie in Escherichia coli, Natriumchlorid (entspr. Natrium 0,32 mg), Mannitol, Citronensäure monohydrat, Natriumhydroxid zur pH-Wert-Einstellung; Lösungsmittel: Metacresol, Wasser für Injektionszwecke.
Kurzinformation: siehe Natpar 25 Mikrogramm/Dosis - Pulver und Lösungsmittel zur Herstellung einer Injektionslösung im Fertigpen, → S. 949
PG: 1 PK * (EKO: R) [€ 7.525,90]

▼ Natpar 100 Mikrogramm/Dosis - Pulver und Lösungsmittel zur Herstellung einer Injektionslösung im Fertigpen 31E01
(Z.Nr. EU/1/15/1078/*) RP. P. E. H05AA03
ZI: Shire Pharmaceuticals Ireland, Dublin, Irland
Z: Nach Rekonstitution enthält 1 Dosis zu 71,4 µl: Parathyroidhormon, rekombiniert 100 µg, hergestellt durch rekombinante DNA-Technologie in Escherichia coli, Natriumchlorid (entspr. Natrium 0,32 mg), Mannitol, Citronensäure monohydrat, Natriumhydroxid zur pH-Wert-Einstellung; Lösungsmittel: Metacresol, Wasser für Injektionszwecke.
Kurzinformation: siehe Natpar 25 Mikrogramm/Dosis - Pulver und Lösungsmittel zur Herstellung einer Injektionslösung im Fertigpen, → S. 949
PG: 1 PK * (EKO: R) [€ 7.525,90]

Natriumbicarbonat "Fresenius" 1molar Infusionszusatz - Ampullen 37A04
(Z.Nr. 0-10924) RP. P. B05XA02
ZI: Fresenius Kabi Austria, Graz
Z: 1 Ampulle zu 20 ml enthält: Natriumhydrogencarbonat 1,68 g (entspr. Natrium 20 mmol), (entspr. Hydrogencarbonat 20 mmol), Wasser für Injektionszwecke.
AG: Natriummangel (hyperchlorämische Hyponatriämie), Therapie metabolischer Acidosen bei intakter Lungenfunktion (rasche und kurzandauernde Wirkung).
AA: I.v. nach Zuspritzen zu einer Kohlenhydratlösung; nicht unverdünnt injizieren.

DO: Erforderliche ml = Basendefizit in mmol/l mal 0,3 mal kg KG.
GA: Hypernatriämie, Hypokalziämie, Hypochlorhydrie, Alkalosen, respiratorische Acidose, Hypoventilation.
SST: Nutzen/Risiko-Abwägung.
NW: Hypernatriämie, Hyperosmolarität, lokale Reaktionen. Bei Überdosierung hypokalzämische Tetanie.
WW: Lithium, Salizylate, Barbiturate (erhöhte renale Clearance bei Alkalisierung des Urins).
WH: Vorsicht bei Hypokaliämie, Leberzirrhose, Hypertonie, Ödemen, Herzinsuffizienz, Kortikosteroidtherapie, Natriumrestriktion. Kontrollen: Serumionogramm, Säure-Basen, Wasser, Serum-pH. Cave paravenöse oder intraarterielle Applikation.
PG: 10 ST * (EKO: N) [€ 36,70]

Natriumbicarbonat "Fresenius" 8,4% - Konzentrat zur Infusionsbereitung 37A04

(Z.Nr. 0-13324) RP. P. B05XA02
ZI: Fresenius Kabi Austria, Graz
Z: 100 ml enthalten: Natriumhydrogencarbonat 8,4 g (entspr. Natrium 100 mmol), (entspr. Hydrogencarbonat 100 mmol), Natrium edetat dihydrat, Wasser für Injektionszwecke.
AG: Natriummangel (hyperchlorämische Hyponatriämie), Therapie metabolischer Acidosen bei intakter Lungenfunktion (rasche und kurzandauernde Wirkung), Alkalisierung bei Barbiturat- und Salicylatvergiftungen, als Beigabe zur Herz-Lungen-Maschine.
AA: Nach entsprechender Verdünnung (z.B. mit 5%igen Kohlenhydratlösungen im gleichen Volumenverhältnis) zur intravenösen Anwendung bestimmt. In Notfällen kann die Lösung auch unverdünnt i.v. gegeben werden.
DO: Erforderliche ml 1 molarer Lösung = Basendefizit (mmol/l) x0,3xkg KG, initial max. 50% der berechneten Menge geben.
GA: Hypernatriämie, Hypokalziämie, Hypochlorhydrie, Alkalosen, respiratorische Acidose, Hypoventilation.
SST: Nutzen/Risiko-Abwägung.
NW: Hypernatriämie, Hyperosmolarität, lokale Reaktionen. Bei Überdosierung hypokalzämische Tetanie.
WW: Lithium, Salizylate, Barbiturate (erhöhte renale Clearance bei Alkalisierung des Urins).
WH: Vorsicht bei Hypokaliämie, Leberzirrhose, Hypertonie, Ödemen, Herzinsuffizienz, Kortikosteroidtherapie, Natriumrestriktion. Kontrollen: Serumionogramm, Säure-Basen, Wasser, Serum-pH. Cave paravenöse oder intraarterielle Applikation.
PG: 10 ST * (EKO: N) [€ 71,25]

Natrium chloratum physiolog. "Baxter" - Infusionslösung 37A03, 37G
(Z.Nr. 0-15556) RP. P. nicht im Handel. B05BB01

Natrium chloratum physiologicum 0,9% Medipharm - Infusionslösung 37A03, 37G

(Z.Nr. 1-26812) RP. P. B05BB01
ZI: Medipharm.AT Pharmahandel, Kufstein
Z: 1 ml enthält: Natriumchlorid 9 mg (entspr. Na-Ion 154 mmol/l) (entspr. Cl-Ion 154 mmol/l), Wasser für Injektionszwecke; Osmolarität: ca. 308 mosmol/l.
EW: Isotone Lösung.
AG: Sofern eine kaliumfreie Infusionslösung erwünscht ist:
- Ersatz extrazellulärer Flüssigkeit.
- kurzfristige Volumensubstitution.
- hypochlorämische Alkalose.
- Natrium- und gleichzeitiger Chloridmangel.
- Trägerlösung für Medikamente und Zusatzampullen.

AA: I.v. Infusion.
DO: Erwachsene: 500 ml bis 3 Liter pro 24 h. Kinder: 20-100 ml/kg KG pro 24 h.
GA: Hypernatriämie, Hyperchlorämie, Azidosen, hypertone Dehydratation, Hypokaliämie, Hyperhydratation (Ödeme).
SST: Anwendung möglich. Vorsicht bei der Entbindung in Kombination mit Oxytocin (Serumnatrium!).
NW: Lokale Reaktionen, Flüssigkeitsüberladung, Elektrolytstörungen (Hyponatriämie, akute hyponatriämische Enzephalopathie).
WW: Vorsicht: Arzneimittel, die Vasopressin-Wirkung verstärken; Arzneimittel, die die Hyponatriämie-Gefahr erhöhen (z.B. Diuretika, Antiepileptika). Natrium-retinierende Arzneimittel (z.B. Kortikosteroide, NSAR).
Bei Zusatz von Arzneimitteln Kompatibilitäten beachten.
WH: Vorsicht bei Hyponatriämie (Gefahr eines Hirnödems), Hyperaldosteronismus, Hypertonie, Syndrom der inadäquaten Sekretion des antidiuretischen Hormons (SIADH), Herzinsuffizienz, Lungenödem, Nierenfunktionsstörungen und Hyperhydratation.
Kontrollen: Flüssigkeitsbilanz, Elektrolyte, Säure-Basen-Haushalt.
PG: DFL 50ML 20 ST * (EKO: N) [€ 20,50], **GLIFL 100ML** 20 ST * (EKO: N) [€ 29,05], **GLIFL 250ML** 1 ST (2) (EKO: G) [€ 2,35], **GLIFL 250ML** 10 ST RE2 (EKO: Y) [€ 11,90], **GLIFL 500ML** 1 ST (2) (EKO: G) [€ 2,45], **GLIFL 500ML** 10 ST RE2 (EKO: Y) [€ 12,70], **GLIFL 100 / 250** 1 ST * (EKO: N) [€ 5,05], **GLIFL 100 / 250** 10 ST * (EKO: N) [€ 28,60], **GLIFL 250 / 500** 1 ST * (EKO: N) [€ 6,90], **GLIFL 250 / 500** 10 ST * (EKO: N) [€ 27,60], **PLINF 100ML** 20 ST * (EKO: N) [€ 24,60], **PLINF 250ML** 1 ST (2) (EKO: G) [€ 1,70], **PLINF 250ML** 10 ST RE2 (EKO: Y) [€ 10,80], **PLINF 500ML** 1 ST (2) (EKO: G) [€ 2,10], **PLINF 500ML** 10 ST RE2 (EKO: Y) [€ 11,35], **PLINF 1000ML** 10 ST * (EKO: N) [€ 17,25]

Natrium chloratum physiologicum "Noridem" 0,9% - Infusionslösung 37A03, 37G
(Z.Nr. 1-28707) RP. P. nicht im Handel. B05BB01

🐾 Natrium chloratum RemaVet - Globuli für Tiere 890A

(Z.Nr. 8-38891) RPF. P. QV03AX
ZI: Remedia Homöopathie, Eisenstadt
Z: 1 g Globuli (ca. 120 Globuli) enthält: Natrium chloratum (Homöopathie) C200 10 mg, Saccharose.
EW: Homöopathikum.
AG: Rind, Pferd, Schaf, Ziege, Schwein, Kaninchen, Geflügel, Kleinnager, Hund, Katze: Psychisches Trauma, Abmagerung trotz gutem Appetit, Verlangen nach Salz, starke Erschöpfung und Müdigkeit, trockene Haut und Schleimhäute.
AA: Zum Eingeben (direkt ins Maul oder als Tränke: 20 Globuli in 1 Liter Wasser auflösen).
DO: ED 5-10 Globuli (unabhängiog von der Tiergröße).
SST: Nur nach Rücksprache mit dem Tierarzt anwenden.
PG: 10 G VN [€ 12,80]

Natriumchlorid B.Braun 9 mg/ml - Injektionslösung 37G

(Z.Nr. 1-18535) RP. P. V07AB
ZI: B. Braun, Melsungen, Deutschland
Z: 1 ml Lösung enthält: Natriumchlorid 9 mg (entspr. Na-Ion 154 mmol/l) (entspr. Cl-Ion 154 mmol/l), Wasser für Injektionszwecke; Osmolarität: 308 mosmol/l.
EW: Isotone Lösung.
AG: Lösungs- oder Verdünnungsmittel für kompatible Arzneimittel.
AA: I.v., i.m. oder s.c.
DO: Entsprechend dem beigemischten Arzneimittel.
GA: Schwere Hypernatriämie oder Hyperchlorämie.
SST: Anwendung möglich.
WW: Natrium retinierende Arzneimittel (z.B. Kortikosteroide, NSARs): Ödeme.
WH: Kontrollen: Serumionogramm, Flüssigkeit, Säure / Basen.
PG: DFL 50ML 20 ST * (EKO: N) [€ 24,10], **DFL 100ML** 20 ST * (EKO: N) [€ 25,15], **PLAMP 5ML** 20 ST * (EKO: N) [€ 9,70], **PLAMP 10ML BP** 100 ST * (EKO: N) [€ 76,00], **PLAMP 20ML BP** 100 ST * (EKO: N) [€ 110,95]

🐾 Natriumchlorid-Lösung 0,9 g/100 ml B.Braun Vet Care - Infusionslösung für Rinder, Pferde, Schafe, Ziegen, Schweine, Hunde und Katzen 817

(Z.Nr. 8-35161) RP. P. QB05BB01
ZI: B. Braun, Melsungen, Deutschland
Z: 100 ml Infusionslösung enthält: Natriumchlorid 0,9 g (entspr. Na-Ion 154 mmol/l) (entspr. Cl-Ion 154 mmol/l).
EW: Isotone Lösung.
AG: Dehydratation, Hypovolämie, Hyponatriämie, Hypochlorämie, hypochlorämische Alkalose, Trägerlösung für kompatible Arzneimittel, Wundspülung und Befeuchtung von Kompressen.
AA: I.v. (5-10 ml kg KG/h). Wundspülung, Befeuchtung von Kompressen.
DO: Tägliches Erhaltungsvolumen:
Bis 5 kg KG: 80-120 ml/kg KG
5-20 kg KG: 50-80 ml/kg KG
20-100 kg KG: 30-50 ml/kg KG
Über 100 kg KG: 10-30 ml/kg KG
Tägliches Volumendefizit:
Dehydratationsgrad leicht (4-6% KG): 40-60 ml/kg KG
Dehydratationsgrad mittel (6-8% KG): 60-80 ml/kg KG
Dehydratationsgrad schwer (>8% KG): 80-120 ml/kg KG Dosierung entsprechend dem beigemischten Arzneimittel.
GA: Hypertone Dehydratation, Hypernatriämie, Hyperchlorämie, Hyperhydratation, Azidose, Ödeme, Aszites.
SST: Nutzen/Risiko-Abwägung.
NW: Erhöhtes Thromboserisiko bei i.v. Gabe.
WW: Kolloide (Dosisreduktion). Natrium retinierende Substanzen (Kortikoide).
WH: Vorsicht bei Hypokaliämie, Herz-, Niereninsuffizienz, nach Operation oder Trauma. Kontrolle: Säure/Basen, Wasser, Elektrolyte.
PG: 10 ST VN [€ 26,20]

Natriumchlorid 0,9% "Baxter" Viaflo - Infusionslösung 37A03, 37G
(Z.Nr. 1-24634) RP. P. nicht im Handel. B05BB01

Natriumchlorid "Fresenius" 1molar Infusionszusatz - Ampullen 37A04
(Z.Nr. 0-10925) RP. P. B05XA03
ZI: Fresenius Kabi Austria, Graz
Z: 1 Ampulle zu 20 ml enthält: Natriumchlorid 1,169 g (entspr. Na-Ion 1 mmol/ml) (entspr. Cl-Ion 1 mmol/ml), Wasser für Injektionszwecke; Osmolarität: 2000 mosmol/l.
AG: Natrium- und Chloridmangel, geringgradige hypochlorämische Alkalose.
AA: Zur Herstellung einer gebrauchsfertigen Infusionslösung wird der Ampulleninhalt z.B. zu einer 5% Glukoselösung zugespritzt und i.v. appliziert. Nicht unverdünnt anwenden.
DO: Individuell unter Beachtung des Serumionogramms. Meist 1-3 mmol/kg KG tgl.; Säuglinge 2-3 mmol/kg KG tgl.
GA: Hypernatriämie, Hyperchlorämie, Hypertonie, Azidose, Ödemneigung, Hyperaldosteronismus, allgemeine GA der Infusionstherapie.
SST: Anwendung möglich. Vorsicht bei Eklampsie.
NW: Störungen der Hämostase, Stoffwechsel, lokale Reaktionen. Bei Überdosierung Hypernatriämie, Hyperhydratation.
WW: Kortikosteroide, ACTH (vermehrte Retention von Natrium und Chlorid).
WH: Kontrollen: Ionogramm, Säure/Basen, Wasserbilanz. Verstärkte Überwachung bei Neugeborenen.
PG: 20 ST * (EKO: N) [€ 34,85]

Natriumchlorid Noridem 0,9% - Injektionslösung oder Lösungsmittel zur Herstellung von Parenteralia 37G
(Z.Nr. 1-28379) RP. P. nicht im Handel. V07AB

Natrium Fusidat Essential Pharma 500 mg - Pulver und Lösungsmittel für ein Konzentrat zur Herstellung einer Infusionslösung 34K
(Z.Nr. 1-19846) NR. P. E. J01XC01
ZI: Essential Pharma, Birkirkara, Malta
Z: 1 Packung enthält: Fusidinsäure 500 mg (entspr. Natrium fusidat), Lösungsmittelampulle 10 ml: Lösung wässrig, gepuffert (entspr. Dinatrium edetat) (entspr. Dinatriumhydrogenphosphat) (entspr. Natrium 3,2 mmol) (entspr. → 72,6 mg) (entspr. Citronensäure monohydrat) (entspr. Wasser für Injektionszwecke).
EW: Antibiotikum gegen grampositive Bakterien.
AG: Infektionen durch empfindliche Erreger (v.a. Staphylokokken) bei oral nicht indizierter Therapie: Knochen und Gelenke, Septikämie, Endokarditis, superinfizierte zystische Fibrose, Haut und Weichteile.
AA: I.v. Infusion (in eine Vene mit starker Durchblutung oder durch einen Zentralvenenkatheter) nach Verdünnung. über mindestens 2-4 Std., nicht i.a., i.m. oder s.c..
DO: Personen über 50 kg KG: 500 mg 3mal tgl., MTD 2 g. Personen ab 1 Monat und unter 50 kg KG: 3mal tgl. 6-7 mg/kg KG.
SST: In der Schwangerschaft nicht anwenden. Nutzen/Risiko-Abwägung in der Stillzeit.
NW: Magen/Darm, Haut (auch schwere Reaktionen), ZNS (Schläfrigkeit, Schwindel), Rhabdomyolyse, Leber/Galle, Niere, Blutbild, Überempfindlichkeit.
WW: Gegenanzeige: Statine (7 Tage Abstand). Nicht empfohlen: Alkalisierende Substanzen ($NaHCO_3$, Antacida). Nicht empfohlen: Proteasehemmer.
Vorsicht: Orale Antikoagulantien.
WH: Vorsicht bei Leberschäden, Gallenerkrankungen. Leberfunktion kontrollieren. Auf Superinfektionen achten. Verkehrshinweis.
PG: 1 ST * (EKO: N) [€ 40,35]

Natriumcromoglicat Micro Labs 20 mg/ml - Augentropfen, Lösung 47B02
(Z.Nr. 1-39416) RPF. P. nicht im Handel. S01GX01

Natriumhydrogencarbonat FarmavitaR 500 mg - magensaftresistente Weichkapseln 56D01
(Z.Nr. 1-39880) RP. P. nicht im Handel. A02AH

Natriumjodid (131I) Curium - Kapsel T 55L
(Z.Nr. 4-00019) NR. N. nicht im Handel. V10XA01

Natriumoxybat Kalceks 500 mg/ml - Lösung zum Einnehmen 49G02
(Z.Nr. 1-39056) NR. SG. P. nicht im Handel. N07XX04

▼ *Natriumvalproat G.L. 300 mg - Retardtabletten* 09A05, 49C02
(Z.Nr. 1-25766) RP. P. nicht im Handel. N03AG01

▼ *Natriumvalproat G.L. 500 mg - Retardtabletten* 09A05, 49C02
(Z.Nr. 1-25767) RP. P. nicht im Handel. N03AG01

Natu prosta 600 mg - Filmtabletten 52Z02
(Z.Nr. HERB-00107) RPF. P. nicht im Handel. G04BX

Navela 1,5 mg - Tabletten 31I06
(Z.Nr. 1-35411) RPF. P. G03AD01
ZI: Exeltis Germany, Ismaning, Deutschland
Z: 1 Tablette enthält: Levonorgestrel 1,5 mg, Cellulose, mikrokristalline, Lactose monohydrat 43,3 mg, Poloxamer 188, Croscarmellose natrium, Magnesium stearat.
EW: Synthethisches Gestagen; blockiert und/oder verzögert Ovulation.
AG: Notfallverhütung innerhalb von 72 Stunden nach ungeschütztem Geschlechtsverkehr bzw. Versagen der Empfängnisverhütung.
AA: Oral; kann zu jedem Zeitpunkt eingenommen werden.
DO: 1 Tablette so früh wie möglich nach einem ungeschützten Geschlechtsverkehr einnehmen, vorzugsweise innerhalb von 12 Std., spätestens innerhalb von 72 Std..
Bei Erbrechen innerhalb von 3 Std. Einnahme wiederholen.
Bei schweren Leberschäden nicht einnehmen.
Bei Einnahme enzyminduzierende Arzneimittel in den letzten 4 Wochen doppelte Levonorgestrel-Dosis (= 2 Tabletten) einnehmen oder nicht-hormonale Notfallkontrazeption anwenden.
Keine Indikation für präpubertäre Kinder.
SST: Gegenanzeige. Levonorgestrel führt nicht zum Abbruch einer bereits bestehenden Schwangerschaft; Stillen vorübergehend aussetzen (mindestens 8 Std.). Zuverlässige Barrieremethode bis zur nächsten Menstruationsblutung empfohlen.
NW: Magen/Darm (Übelkeit), Kopfschmerzen, Schwindel, Brustspannung, Schmerzen, Schmier- und Zwischenblutungen, Überempfindlichkeit.
WW: Gleichzeitige Gabe von Ulipristalacetat nicht empfohlen. Vorsicht: starke CYP3A4-Induktoren (Rifampicin, Phenytoin, Phenobarbital, Carbamazepin, Efavirenz, Primidon, Rifabutin, Ritonavir, Johanniskraut) beschleunigen Metabolismus von Levonorgestrel. Ciclosporin (erhöhte Toxizität möglich).
WH: Kein Ersatz für regelmäßige Kontrazeption. Nicht wiederholt innerhalb eines Menstruationszyklus anwenden. Eintritt der Schwangerschaft wird nicht in jedem Fall verhindert. Nicht bei bekanntem Risiko für Extrauterinschwangerschaften anwenden. Kein Schutz vor sexuell übertragbaren Krankheiten. Bei übergewichtigen Patientinnen verringerte Wirksamkeit möglich.
PG: 1 ST * (EKO: N) [€ 17,20]

Navelbine 10 mg - Infusionskonzentrat 55F
(Z.Nr. 1-20425) NR. P. E. L01CA04
ZI: Pierre Fabre Medicament, Production, Boulogne, Frankreich
Z: 1 Durchstechflasche mit 1 ml enthält: Vinorelbin 10 mg (entspr. Vinorelbin ditartrat), Wasser für Injektionszwecke.
EW: Zytostatikum (Vinca-Alkaloid).
AG: Inoperables nicht-kleinzelliges Bronchialkarzinom, adjuvant mit Cis- platin bei vollständig entfernten nicht-kleinzelligem Bronchialkarzinom, fortgeschrittenes Mammakarzinom.
AA: Strenge i.v. Infusion nach Verdünnen mit NaCl- oder Glukoselösung.
DO: Einmal wöchentlich 25-30 mg/m². In Kombination: Navelbine 30 mg/m² am Tag 1/8/15/22 alle 4 Wochen für 16 Wochen und Cisplatin 100 mg/m² über 1 Std. an den Tagen 1/29/57/85. Für Kinder und Jugendliche nicht empfohlen.
GA: Neutrophile unter 1500/mm³, Thrombozytopenie.
SST: Strenge Nutzen/Risiko-Abwägung (im Tierversuch teratogen), nicht stillen. Kontrazeption für Frauen und Männer bis 3 Monate nach Therapieende.
NW: Blut, Magen/Darm (Stomatitis), Neuropathien, Dyspnoe, Infektionen, Leber, Herz/Kreislauf, lokale Reaktionen (Nekrosen), Alopezie, Arthralgie.
WW: Kontraindiziert: Gelbfieberimpfstoff. Nicht empfohlen: Abgeschwächte Lebendimpfstoffe, Phenytoin, Itraconazol. Vorsicht: Antikoagulantien, Ciclosporin, Tacrolimus, Mitomycin C (Bronchospasmus). CYP3A4 Induktoren und Hemmer, Glykoprotein P-Modulatoren.
WH: Nicht intrathekal verabreichen, nach der Infusion mit 250 ml NaCl-Lösung Vene spülen. Kontrollen: Neurologie, Blutbild, Leber. Kontamination der Augen vermeiden. Vorsicht bei ischämischen Herzkrankheiten. Verkehrs- hinweis.
PG: 10 ST * (EKO: N) [€ 467,80]

Navelbine 40 mg - Infusionskonzentrat 55F
(Z.Nr. 1-20427) NR. P. E. nicht im Handel. L01CA04

Navelbine 50 mg - Infusionskonzentrat 55F
(Z.Nr. 1-20428) NR. P. E. L01CA04

N

ZI: Pierre Fabre Medicament, Production, Boulogne, Frankreich
Z: 1 Durchstechflasche mit 5 ml enthält: Vinorelbin 50 mg (entspr. Vinorelbin ditartrat), Wasser für Injektionszwecke.
Kurzinformation: siehe Navelbine 10 mg - Infusionskonzentrat, → S. 951
PG: 10 ST * (EKO: N) [€ 2.142,55]

Navelbine 20 mg - Kapseln 55F
(Z.Nr. 1-24690) NR. P. E. L01CA04
ZI: Pierre Fabre Medicament, Production, Boulogne, Frankreich
Z: 1 Kapsel enthält: Vinorelbin 20 mg (entspr. Vinorelbin ditartrat), Kapselinhalt: Ethanol, wasserfrei 5 mg, Wasser, gereinigtes, Glycerol, Macrogol 400; Kapselhülle: Gelatine, Glycerol 85%, Sorbit (partiell dehydratisiert): D-Sorbitol 5,36 mg, 1,4-Sorbitan, Mannitol; Titandioxid, Eisenoxid gelb; Druckfarbe: (entspr. Carminsäure) (entspr. Hypromellose) (entspr. Propylenglykol).
EW: Zytostatikum (Vinca-Alkaloid).
AG: Inoperables nicht-kleinzelliges Bronchialkarzinom, adjuvant mit Cis- platin bei vollständig entferntem nicht-kleinzelligem Bronchialkarzinom, fortgeschrittenes Mammakarzinom.
AA: Unzerkaut mit etwas Nahrung mit Wasser schlucken. Kapseln nicht zerbeißen oder lutschen. Beschädigte Kapseln nicht schlucken.
DO: Monotherapie: 1mal wöchentlich 60 mg/m² KOF (max. 120 mg), ab der 4.
Woche 1mal wöchentlich 80 mg/m² KOF (max. 160 mg).
Dosisanpassung auf 60 mg/m² bei Neutropenie. Dosisanpassung bei Kombinationstherapie. Nicht für Kinder und Jugendliche.
GA: Frische Infektionen, Ulcus, Magen/Dünndarmresektion, Neutropenie, Throm- bozytopenie, schwere Leberinsuffizienz, Langzeit-Sauerstofftherapie.
SST: Teratogen. Strenge Nutzen/Risiko-Abwägung, nicht stillen. Kontrazeption für Frauen und Männer (bis 3 Monate nach Therapieende).
NW: Blutbild (vor allem Neutropenie, Leukopenie und Anämie), Infektionen, Magen/Darm, ZNS, Augen, Alopezie, Müdigkeit, Fieber, Schmerzen, ischä- mische Herzerkrankungen, Atemwege, Haut, Niere, allgemeines Krankheits- gefühl, Gewichtsverlust.
WW: Kontraindiziert: Gelbfieberimpfstoff.
Nicht empfohlen: Abgeschwächte Lebendimpfstoffe, Phenytoin, Itraconazol.
Vorsicht: Antikoagulantien, Ciclosporin, Tacrolimus, Mitomycin C, Glykoprotein P-Modulatoren, CYP3A4 Induktoren und -Hemmer, Cisplatin.
WH: Blutbild kontrollieren. Nicht gemeinsam mit Strahlentherapie verabreichen. Vorsicht bei ischämischen Herzerkrankungen.
Bei Überdosierung Knochenmarkshypoplasie möglich; ev. Wachstums- faktoren oder Breitbandantibiotika geben.
PG: 1 ST RE2 (EKO: Y) [€ 104,95], **BP2X1** 2 ST RE2 (EKO: Y) [€ 187,20], **BP3X1** 3 ST RE2 (EKO: Y) [€ 270,65], **BP4X1** 4 ST RE2 (EKO: Y) [€ 342,45]

Navelbine 30 mg - Kapseln 55F
(Z.Nr. 1-24691) NR. P. E. L01CA04
ZI: Pierre Fabre Medicament, Production, Boulogne, Frankreich
Z: 1 Kapsel enthält: Vinorelbin 30 mg (entspr. Vinorelbin ditartrat), Kapselinhalt: Ethanol, wasserfrei 7,5 mg, Wasser, gereinigtes, Glycerol, Macrogol 400; Kapselhülle: Gelatine, Glycerol 85%, Sorbit (partiell dehydratisiert): D-Sorbitol 8,11 mg, 1,4-Sorbitan, Mannitol; Titandioxid, Eisenoxid rot; Druckfarbe: (entspr. Carminsäure) (entspr. Hypromellose) (entspr. Propylenglykol).
Kurzinformation: siehe Navelbine 20 mg - Kapseln, → S. 952
PG: 1 ST RE2 (EKO: Y) [€ 151,70], **BP2X1** 2 ST RE2 (EKO: Y) [€ 270,65], **BP3X1** 3 ST RE2 (EKO: Y) [€ 385,25], **BP4X1** 4 ST RE2 (EKO: Y) [€ 513,70]

Navelbine 30 mg - Kapseln 55F
(Z.Nr. 1-24691-P1) NR. P. E. Parallelimport. L01CA04
V: Abacus Medicine, Copenhagen, Dänemark
Z: 1 Kapsel enthält: Vinorelbin 30 mg (entspr. Vinorelbin ditartrat), Kapselinhalt: Ethanol, wasserfrei 7,5 mg, Wasser, gereinigtes, Glycerol, Macrogol 400; Kapselhülle: Gelatine, Glycerol 85%, Sorbit (partiell dehydratisiert): D-Sorbitol 8,11 mg, 1,4-Sorbitan, Mannitol; Titandioxid, Eisenoxid rot; Druckfarbe: (entspr. Carminsäure) (entspr. Hypromellose) (entspr. Propylenglykol).
PG: 4 ST RE2 (EKO: Y) [€ 503,40]

Navelbine 80 mg - Kapseln 55F
(Z.Nr. 1-24693) NR. P. E. nicht im Handel. L01CA04

Navoban 2 mg/2 ml - Lösung zur Injektion und Infusion 08C
(Z.Nr. 1-21917) RP. P. nicht im Handel. A04AA03

Navoban 5 mg - Ampullen 08C
(Z.Nr. 1-20296) RP. P. nicht im Handel. A04AA03

Navoban 5 mg - Kapseln 08C
(Z.Nr. 1-20294) RP. P. nicht im Handel. A04AA03

🐾 Naxcel 100 mg/ml - Injektionssuspension für Schweine 801AC
(Z.Nr. EU/2/05/053/*) NR. P. VNW. QJ01DD90
ZI: Zoetis Belgium, Louvain-la-Neuve, Belgien
Z: 1 ml Suspension enthält: Ceftiofur 100 mg (entspr. Ceftiofur, kristalline freie Säure), Grundlage ölig (entspr. Pflanzenöl), Triglyceride, mittelkettige, Baumwollsamenöl.
EW: Cephalosporin-Antibiotikum der 3. Generation.
AG: Schwein: Atemwegserkrankungen, Infektionen durch Streptococcus suis.
AA: I.m.
DO: Einmalig 1 ml/20 kg KG in den Nacken.
SST: Nutzen/Risiko-Abwägung.
NW: Lokale Reaktionen.
WH: Antibiogramm durchführen.
VNW: 71 Tage.
PG: **50ML** 1 ST VNW [€ 122,65], **100ML** 1 ST VNW [€ 208,65]

🐾 Naxcel 200 mg/ml - Injektionssuspension für Rinder 801AC
(Z.Nr. EU/2/05/053/*) NR. P. VNW. QJ01DD90
ZI: Zoetis Belgium, Louvain-la-Neuve, Belgien
Z: 1 ml Suspension enthält: Ceftiofur, kristalline freie Säure 200 mg, Öliger Trägerstoff (pflanzlichen Ursprungs), Triglyceride, mittelkettige, Baumwollsamenöl.
EW: Cephalosporin-Antibiotikum der 3. Generation.
AG: Akute interdigitale Nekrobazillose des Rindes.
AA: S.c. (Ohrbasis).
DO: Einmalig 1 ml pro 30 kg KG.
SST: Nutzen/Risiko-Abwägung während der Trächtigkeit. Anwendung während der Laktation möglich.
NW: Lokale Schwellungen, sehr selten plötzliche Todesfälle.
WH: Nach Möglichkeit nur nach Überprüfung der Erregerempfindlichkeit anwenden.
VNW: Essbare Gewebe 9 Tage, Milch 0 Tage.
PG: 1 ST VNW [€ 215,65]

Nebido 1000 mg/4 ml - Injektionslösung 31H01
(Z.Nr. 1-25516) RP. P. G03BA03
ZI: Bayer Austria, Wien
Z: 4 ml Injektionslösung enthalten: Testosteron undecanoat 1000 mg (entspr. Testosteron 631,5 mg), Benzyl benzoat 2000 mg, Rizinusöl, raffiniertes zur parenteralen Anwendung.
EW: Androgen.
AG: Testosteronersatz bei männlichem Hypogonadismus.
AA: I.m. (sehr langsam).
DO: 1 Ampulle/Durchstechflasche alle 10-14 Wochen.
GA: Kinder und Jugendliche, androgenabhängige Karzinome der Prostata oder der männlichen Brustdrüse, Lebertumore.
SST: Bei Frauen nicht indiziert.
NW: Lokale Reaktionen, Durchfall, Kopfschmerzen, Brustschmerzen, Haut, Hodenschmerzen, Arthralgie, Atemstörungen, Blut (Hämatokrit, Erythrozyten, Hämoglobin erhöht), Thrombosen, pulmonale Mikroembolie öliger Lösungen; weitere Testosteroneffekte (Gewichtzunahme, Lebertumore, Libidoveränderungen, Hitzewallungen, Akne, Ödeme) möglich. Abnorme Prostatabefunde (PSA-Anstieg).
WW: Orale Antikoagulanzien verstärkt; ACTH, Kortikoide (Ödeme).
GE: Auf Missbrauch (Abhängigkeits- und Entzugssymptome) achten.
WH: Regelmäßig Testosteronspiegel kontrollieren. Testosteronmangel muss durch 2 Bestimmungen des Testosteron-Serumspiegels bestätigt werden. Vor Therapiebeginn gründliche ärztliche Untersuchung (Prostata, Brust). Kontrollen: Hämoglobin, Hämatokrit, Leber. Vorsicht bei Krebspatienten mit Hyperkalzämie-Risiko, Hypertonie, Herzinsuffizienz, Ödemneigung, Epilepsie, Migräne, Thrombophilie, Risikofaktoren für venöse Thromboembolien. Positiver Dopingtest möglich.
PG: 1 ST RE1 (EKO: Y) [€ 164,90]

Nebilan 5 mg - Tabletten 19B
(Z.Nr. 1-28256) RP. P. C07AB12
ZI: G.L. Pharma, Lannach
Z: 1 Tablette enthält: Nebivolol hydrochlorid 5,45 mg (entspr. Nebivolol 5 mg), Lactose monohydrat 143,48 mg, Maisstärke, Croscarmellose natrium, Hypromellose, Cellulose, mikrokristalline, Siliciumdioxid, hochdispers, wasserfrei, Magnesium stearat.
EW: Selektiver Beta-1-Rezeptorblocker; vasodilatorisch.
AG: Essentielle Hypertonie, chronische Herzinsuffizienz (zusätzlch zur Standardtherapie) bei Patienten ab 70 Jahren.
AA: Oral mit ausreichend Flüssigkeit einnehmen.
DO: **Hypertonie:** 1mal tgl. 1 Tablette (5 mg). Bei Nierenschäden

oder älteren Patienten Initialdosis 2,5 mg.
Herzinsuffizienz: TD initial 1,25 mg, dann steigern auf 2,5/5/10 mg.
MTD 10 mg.
Für Kinder und Jugendliche nicht empfohlen.
GA: Leberschäden, akute Herzinsuffizienz, kardiogener Schock, dekompensierte Herzinsuffizienz, Sick Sinus-Syndrom, AV-Block 2. und 3. Grades (ohne Schrittmacher), Bronchospasmen, Asthma bronchiale, unbehandeltes Phäochromozytom, metabolische Acidose, Bradykardie, Hypotonie, schwere periphere Durchblutungsstörungen.
SST: Strenge Indikationsstellung in der Schwangerschaft, Neugeborene engmaschig überwachen. Stillen nicht empfohlen.
NW: Kopfschmerzen, Schwindel, Müdigkeit, Magen/Darm, Herz (Bradykardie, AV-Block), Bronchospasmen, Hautausschlag, Sehstörungen, Psyche (Depression), Impotenz, Ödeme.
WW: Nicht empfohlen: Klasse I-Antiarrhythmika, Verapamil, Diltiazem, zentrale Blutdrucksenker.
Vorsicht: Amiodaron, halogenierte Anästhetika, Insulin, orale Antidiabetika, Digitalis, Dihydropyridine, Antipsychotika, Antidepressiva, Baclofen, Amifostin. Sympathomimetika antagonistisch. CYP2D6-Hemmer (z.B. Paroxetin).
WH: Nicht abrupt absetzen. Vorsicht bei Vollnarkose, ischämischen Herzkrankheiten, Hyperthyreose, AV-Block 1. Grades, Prinzmetal-Angina, Diabetes, Psoriasis. Verkehrshinweis.
Bei Überdosierung: Antidot Isoprenalin (5 mcg/min) oder Dobutamin (2,5 mcg/min), Glucagon (50-100 mcg/kg i.v.).
PG: 10 ST (EKO: G) [€ 2,40], 30 ST (2) (EKO: G) [€ 6,45]

Nebivolol 1A Pharma 5 mg - Tabletten — 19B
(Z.Nr. 1-27277) RP. P. — C07AB12
ZI: 1A Pharma, Wien
Z: 1 Tablette enthält: Nebivolol 5 mg (entspr. Nebivolol hydrochlorid), Croscarmellose natrium, Lactose monohydrat 142 mg, Maisstärke, Cellulose, mikrokristalline, Hypromellose 5cP, Siliciumdioxid, hochdisperses, Magnesium stearat.
Kurzinformation: siehe Nebilan 5 mg - Tabletten, → S. 952
PG: 14 ST (EKO: G) [€ 3,35], 30 ST (2) (EKO: G) [€ 6,40]

Nebivolol Actavis 5 mg - Tabletten — 19B
(Z.Nr. 1-27569) RP. P. — C07AB12
ZI: Actavis Group PTC, Hafnarfjördur, Island
Z: 1 Tablette enthält: Nebivolol 5 mg (entspr. Nebivolol hydrochlorid 5,45 mg), Siliciumdioxid, hochdisperses, Magnesium stearat, Croscarmellose natrium, Macrogol 6000, Lactose monohydrat 192,4 mg.
EW: Selektiver Beta-1-Rezeptorblocker; vasodilatorisch.
AG: Essentielle Hypertonie, chronische Herzinsuffizienz (zusätzlch zur Standardtherapie) bei Patienten ab 70 Jahren.
AA: Oral mit ausreichend Flüssigkeit einnehmen.
DO: Hypertonie: 1mal tgl. 1 Tablette (5 mg). Bei Nierenschäden oder älteren Patienten Initialdosis 2,5 mg.
Herzinsuffizienz: TD initial 1,25 mg, dann steigern auf 2,5/5/10 mg.
MTD 10 mg.
Für Kinder und Jugendliche nicht empfohlen.
GA: Leberschäden, akute Herzinsuffizienz, kardiogener Schock, dekompensierte Herzinsuffizienz, Sick Sinus-Syndrom, AV-Block 2. und 3. Grades (ohne Schrittmacher), Bronchospasmen, Asthma bronchiale, unbehandeltes Phäochromozytom, metabolische Acidose, Bradykardie, Hypotonie, schwere periphere Durchblutungsstörungen.
SST: Strenge Indikationsstellung in der Schwangerschaft, Neugeborene engmaschig überwachen. Stillen nicht empfohlen.
NW: Kopfschmerzen, Schwindel, Müdigkeit, Magen/Darm, Herz (Bradykardie, AV-Block), Bronchospasmen, Hautausschlag, Sehstörungen, Psyche (Depression), Impotenz, Ödeme.
WW: Gegenanzeige: Floctafenin, Sultoprid.
Nicht empfohlen: Klasse I-Antiarrhythmika, Verapamil, Diltiazem, zentrale Blutdrucksenker.
Vorsicht: Amiodaron, halogenierte Anästhetika, Insulin, orale Antidiabetika, Digitalis, Dihydropyridine, Antipsychotika, Antidepressiva, Baclofen, Amifostin. Sympathomimetika antagonistisch. CYP2D6-Hemmer (z.B. Paroxetin).
WH: Nicht abrupt absetzen. Vorsicht bei Vollnarkose, ischämischen Herzkrankheiten, Hyperthyreose, AV-Block 1. Grades, Prinzmetal-Angina, Diabetes, Psoriasis. Verkehrshinweis.
Bei Überdosierung: Antidot Isoprenalin (5 mcg/min) oder Dobutamin (2,5 mcg/min), Glucagon (50-100 mcg/kg i.v.).
PG: 14 ST (EKO: G) [€ 3,35], 30 ST (2) (EKO: G) [€ 6,30]

Nebivolol G.L. 5 mg - Tabletten — 19B
(Z.Nr. 1-27947) RP. P. — C07AB12
ZI: G.L. Pharma, Lannach
Z: 1 Tablette enthält: Nebivolol 5 mg (entspr. Nebivolol hydrochlorid 5,45 mg), Lactose monohydrat 143,475 mg, Maisstärke, Croscarmellose natrium, Hypromellose, Cellulose, mikrokristalline, Siliciumdioxid, hochdisperses, Magnesium stearat.
Kurzinformation: siehe Nebilan 5 mg - Tabletten, → S. 952
PG: 10 ST (EKO: G) [€ 1,85 n.l.], 30 ST (2) (EKO: G) [€ 5,55]

Nebivolol Genericon 5 mg - Tabletten — 19B
(Z.Nr. 1-28784) RP. P. — C07AB12
ZI: Genericon Pharma, Graz
Z: 1 Tablette enthält: Nebivolol 5 mg (entspr. Nebivolol hydrochlorid 5,45 mg), Lactose monohydrat 143,48 mg, Maisstärke, Croscarmellose natrium 13,8 mg, Hypromellose, Cellulose, mikrokristalline, Siliciumdioxid, hochdisperses, Magnesium stearat (pflanzlich).
Kurzinformation: siehe Nebilan 5 mg - Tabletten, → S. 952
PG: 10 ST (EKO: G) [€ 2,40], 30 ST (2) (EKO: G) [€ 6,45]

Nebivolol Krka 5 mg - Tabletten — 19B
(Z.Nr. 1-39239) RP. P. nicht im Handel. — C07AB12

Nebivolol ratiopharm 5 mg - Tabletten — 19B
(Z.Nr. 1-29165) RP. P. nicht im Handel. — C07AB12

Nebivolol ratiopharm GmbH 5 mg - Tabletten — 19B
(Z.Nr. 1-39366) RP. P. — C07AB12
ZI: Teva, Haarlem, Niederlande
Z: 1 Tablette enthält: Nebivolol 5 mg (entspr. Nebivolol hydrochlorid 5,45 mg), Siliciumdioxid, hochdisperses, Magnesium stearat, Croscarmellose natrium, Macrogol 6000, Lactose monohydrat 192,4 mg.
Kurzinformation: siehe Nebilan 5 mg - Tabletten, → S. 952
PG: 10 ST (EKO: G) [€ 1,65], 30 ST (3) (EKO: G) [€ 4,90]

Nebivolol Sandoz 5 mg - Tabletten — 19B
(Z.Nr. 1-27261) RP. P. — C07AB12
ZI: Sandoz, Kundl
Z: 1 Tablette enthält: Nebivolol 5 mg (entspr. Nebivolol hydrochlorid 5,45 mg), Croscarmellose natrium, Lactose monohydrat 142 mg, Maisstärke, Cellulose, mikrokristalline, Hypromellose 5cP, Siliciumdioxid, hochdispers, wasserfrei, Magnesium stearat.
Kurzinformation: siehe Nebilan 5 mg - Tabletten, → S. 952
PG: 14 ST (EKO: G) [€ 3,35], 30 ST (2) (EKO: G) [€ 6,40]

N

Nebivolol Stada 5 mg - Tabletten — 19B
(Z.Nr. 1-27066) RP. P. — C07AB12
ZI: Stada Arzneimittel, Wien
Z: 1 Tablette enthält: Nebivolol 5 mg (entspr. Nebivolol hydrochlorid), Povidon K30 Lactose monohydrat 167,05 mg, Maisstärke, vorverkleistert, Croscarmellose natrium, Siliciumdioxid, hochdisperses, Magnesium stearat, Crospovidon.
Kurzinformation: siehe Nebilan 5 mg - Tabletten, → S. 952
PG: 10 ST (EKO: G) [€ 2,40], 30 ST (2) (EKO: G) [€ 5,60]

Neda - Früchtewürfel — 42J04
(Z.Nr. 0-07436) RPF. P. E. — A06AB06
ZI: GSK-Gebro Consumer Healthcare, Fieberbrunn
Z: 1 Würfel enthält: Sennesblätter 0,5 g (entspr. Sennae folium), Tinnevelly-Sennesfrüchte 0,5 g (entspr. Sennae fructus angustifoliae) (entspr. Hydroxyanthracen-Derivate 30 mg) (entspr. Sennosid B), Fructus Caricae (entspr. Feigen), Zuckerrüben-Sirup, Paraffin, dickflüssiges, Glucose-Sirup (entspr. Glucose ca. 334 mg) (entspr. Fructose ca. 144 mg) (entspr. Saccharose ca. 2720 mg), Milchsäure, Weinsäure, Kalium sorbat (entspr. Kalium 50-60 mg), Orangen-Aroma, Wasser, gereinigtes.
EW: Pflanzliches Arzneimittel, Laxans.
AG: Kurzfristig bei Obstipation.
AA: Oral, gut zerkaut mit reichlich Flüssigkeit vor dem Schlafengehen einnehmen.
DO: ED ½-1 Würfel, Jugendliche ab 12 Jahren ¼-½ Würfel. Für Kinder nicht empfohlen.
GA: Unklares Abdomen, Ileus, Magen-Darm-Obstruktionen, akute Darmentzündungen, Wasser-, Elektrolytstörungen.
SST: Nicht empfohlen.
NW: Bauchschmerzen, Durchfälle, Emesis, Elektrolytverluste (Kalium), Nierenschäden, Haut.
WW: Kaliumverlust (Herzglykoside verstärkt); Carbenoxolon, Kortikosteroide, Thiazide verstärken Hypokaliämie-Neigung.
GE: Gewöhnung ist möglich.
WH: Ausreichend Flüssigkeit zuführen. Diarrhoe ist ein Zeichen von Überdosierung. Als Abmagerungsmittel ungeeignet. Ohne ärztliche Anordnung nicht mehr als 1 Woche einnehmen.
PG: 15 ST * (EKO: N) [€ 11,20], 30 ST * (EKO: N) [€ 17,40]

🐾 Nefotek 100 mg/ml - Injektionslösung für Rinder, Pferde und Schweine — 802AD, 802AC, 840A
(Z.Nr. 8-01039) RP. P. VNW. — QM01AE03
ZI: Vetpharma Animal Health, Barcelona, Spanien

Z: 1 ml enthält: Ketoprofen 100 mg, Arginin, Benzylalkohol 10 mg, Citronensäure-Monohydrat zur pH-Wert Einstellung, Wasser für Injektionszwecke.
EW: Nichtsteroidales Antiphlogistikum; analgetisch, antipyretisch.
AG: Rinder: Erkrankungen des Bewegungsapparates und des Euters.
Schweine: Mastitis-Metritis-Agalaktiesyndrom, Erkrankungen der Atemwege.
Pferde: Erkrankungen des Bewegungsapparates, symptomatisch bei Koliken, postoperativen Schmerzen und Schwellungen.
AA: I.m.oder i.v., cave intraarteriell.
DO: Rinder: 3 mg/kg KG tgl. über max. 3 Tage i.m. oder i.v.
Schweine: 3 mg/kg KG einmalig i.m.
Pferde: 2,2 mg/kg KG tgl. über 3 (-5) Tage i.v.
GA: Läsionen der Magen/Darm-Schleimhaut, Blutungsneigung, Herz-, Leber-, Nieren-, Blutbildschäden. Fohlen im 1. Lebensmonat.
SST: Anwendung bei trächtigen und laktierenden Rindern und bei laktierenden Sauen möglich. Nutzen/Risiko-Abwägung bei trächtigen Sauen. Bei trächtigen Pferden nicht anwenden.
NW: Lokale Reizung nach i.m. Gabe, Magenulzera, Appetitlosigkeit beim Schwein, Allergien.
WW: 24 Std. Abstand zu anderen Antiphlogistika. Gerinnungshemmer, Diuretika, nephrotoxische Arzneimittel meiden.
WH: Vorsicht bei Tieren unter 6 Lebenswochen und bei alten, dehydrierten oder hypotonen Tieren. Ausreichend Trinkwasser zuführen.
VNW: Essbare Gewebe 4 Tage. Kuhmilch: Keine. Nicht bei Stuten anwenden, deren Milch für menschlichen Verzehr vorgesehen ist.
PG: 100 ML VNW [€ 51,90]

Nefrocarnit 1 g/5 ml - Injektionslösung 20I02
(Z.Nr. 1-25980) RP. P. nicht im Handel. A16AA01

Nefrocarnit 1 g/3,3 ml - Lösung zum Einnehmen 20I02
(Z.Nr. 1-25981) RP. P. nicht im Handel. A16AA01

NeisVac-C - Injektionssuspension in einer Fertigspritze 36A25

(Z.Nr. 2-00261) NR. P. E. J07AH07
ZI: Pfizer Corporation Austria, Wien
Z: 1 Dosis zu 0,5 ml enthält: Meningokokken-C-Polysaccharid-T-Konjugat-Impfstoff, monovalent (entspr. Neisseria meningitidis-C (Stamm C11)-Polysaccharid (de-O-acetyliert) 10 µg) (entspr. konjugiert an) (entspr. Tetanustoxoid-Trägerprotein 10-20 µg), adsorbiert an Aluminium hydroxyd, hydratisiert, (entspr. Al 3+ 0,5 mg), Natriumchlorid, Wasser für Injektionszwecke.
EW: Impfstoff.
AG: Aktive Immunisierung von Kindern ab dem vollendeten 2. Lebensmonat, Jugendlichen und Erwachsenen zur Prävention invasiver, durch Neisseria meningitidis der Serogruppe C verursachter Erkrankung.
AA: I.m., nicht s.c. oder i.v.
DO: Grundimmunisierung:
Säuglinge (2-4 Monate): 2 Dosen zu 0,5 ml im Abstand von mindestens 2 Monaten.
Kinder ab 4 Monaten, Jugendliche und Erwachsene: 1 Dosis zu 0,5 ml.
Auffrischungsimpfung: Bei Abschluss der Grundimmunisierung im 1. Lebensjahr Auffrischungs- impfung im 12.-13. Lebensmonat empfohlen im Abstand von mindestens 6 Monaten zur letzten Impfung.
GA: Akute schwere fieberhafte Erkrankungen.
SST: Nutzen/Risiko-Abwägung.
NW: Lokale Reaktionen, Gliederschmerzen, Kopfschmerzen, Schreien und Unruhe, Schlafstörungen, verminderter Appetit, Erbrechen/Durchfälle, Fieber, Überempfindlichkeit, Krämpfe, Purpura.
WW: Nicht mit anderen Impfstoffen in einer Spritze mischen. Vorsicht: Eculizumab.
WH: Bei Frühgeborenen vor der 28. SSW impfen, aber Atmung 48-72 Std. überwachen (Apnoe- Risiko). Vorsicht bei Gerinnungsstörungen oder Antikoagulantientherapie. Erhöhtes Erkrankungsrisiko bei angeborener Komplementdefizienz.
Bei akuten klinischen Krankheitsbildern Impfung verschieben. Kein Ersatz für Tetanusimpfung.
PG: 1 ST * (EKO: N) [€ 55,30]

Nelio 5 mg - Tabletten für Hunde 821E

(Z.Nr. 8-00809) RP. P. QC09AA07
ZI: Ceva Sante Animale, Libourne, Frankreich
Z: 1 Tablette enthält: Benazepril hydrochlorid 5 mg, Schweineleberaroma, Hefe, Lactose monohydrat, Croscarmellose natrium, Siliciumdioxid, hochdisperses, Rizinusöl, hydriertes, Cellulose, mikrokristalline.
EW: ACE-Hemmer.
AG: Kongestive Herzinsuffizienz bei Hunden über 2,5 kg KG.
AA: Zum Eingeben.
DO: 0,25-0,5-1 mg Benazepril/kg KG 1x tgl.
GA: Hypotonie, Hypovolämie, Hyponatriämie, akutes Nierenversagen, Aorten- oder Pulmonalstenose.
SST: Nicht anwenden.
NW: Erbrechen, Koordinationsstörungen, Müdigkeit, Kreatininanstieg.
WW: Vorsicht: Kaliumsparende Diuretika (Plasmakalium überprüfen); andere Blutdrucksenker oder NSAIDs.
WH: Kontrolle: Niere.
PG: 100 ST VT [€ 88,95]

Nelio 20 mg - Tabletten für Hunde 821E

(Z.Nr. 8-00808) RP. P. QC09AA07
ZI: Laboratoires Sogeval, Laval Cedex, Frankreich
Z: 1 Tablette enthält: Benazepril hydrochlorid 20 mg, Schweineleberaroma, Hefe, Lactose monohydrat, Croscarmellose natrium, Siliciumdioxid, hochdisperses, Rizinusöl, hydriertes, Cellulose, mikrokristalline.
EW: ACE-Hemmer.
AG: Kongestive Herzinsuffizienz bei Hunden über 20 kg KG.
AA: Zum Eingeben.
DO: 0,25-0,5-1 mg Benazepril/kg KG 1x tgl.
GA: Hypotonie, Hypovolämie, Hyponatriämie, akutes Nierenversagen, Aorten- oder Pulmonalstenose.
SST: Nicht anwenden.
NW: Erbrechen, Koordinationsstörungen, Müdigkeit, Kreatininanstieg.
WW: Vorsicht: Kaliumsparende Diuretika (Plasmakalium überprüfen); andere Blutdrucksenker oder NSAIDs.
WH: Kontrolle: Niere.
PG: 100 ST VT [€ 165,30]

Nelio 2,5 mg - Tabletten für Katzen 821E

(Z.Nr. 8-00854) RP. P. QC09AA07
ZI: Laboratoires Sogeval, Laval Cedex, Frankreich
Z: 1 Tablette enthält: Benazepril hydrochlorid 2,5 mg, Schweineleberaroma, Hefe, Lactose monohydrat, Croscarmellose natrium, Siliciumdioxid, hochdisperses, Rizinusöl, hydriertes, Cellulose, mikrokristalline.
EW: ACE-Hemmer.
AG: Chronische Niereninsuffizienz bei Katzen über 2,5 kg KG.
AA: Zum Eingeben mit oder ohne Futter.
DO: 1mal tgl. 0,5 mg/kg KG (= 1 Tablette pro 5 kg KG).
SST: Nicht anwenden.
NW: Durchfall, Kreatininanstieg, selten Erbrechen, Appetitlosigkeit, Dehydratation, Lethargie.
WW: Kaliumsparende Diuretika (Plasma-Kalium überwachen). Vorsicht: Andere Blutdrucksenker, Sedativa, Anästhetika, NSAIDs.
WH: Kontrolle: Niere.
PG: 100 ST VT [€ 54,00]

Nelio 5 mg - Tabletten für Katzen 821E
(Z.Nr. 8-00797) RP. P. nicht im Handel. QC09AA07

Nematel-P 439 mg/g - Paste zum Eingeben für Pferde 803A

(Z.Nr. 8-00607) RP. P. QP52AF02
ZI: Le Vet Beheer, Oudewater, Niederlande
Z: 1 g Paste enthält: Pyrantel embonat 439 mg (entspr. Pyrantel 152,2 mg), Methyl-4-hydroxybenzoat 1 mg, Propyl-4-hydroxybenzoat 0,3 mg, Polysorbat 80, Siliciumdioxid, hochdispers, wasserfrei, Maisöl, raffiniert.
EW: Anthelminthikum.
AG: Spulwürmer (Ascariden und große Strongyliden), Madenwürmer und Band- würmer bei Pferden, Ponys und Fohlen (ab 8 Wochen).
AA: Oral mit Applikator.
DO: Einmalig 19 mg Pyrantelembonat/kg KG, zur Bandwurmbekämpfung 38 mg/kg KG.
SST: Anwendung möglich.
WW: Nicht gleichzeitig mit Levamisol, Piperazin oder Cholinesterasehemmern anwenden.
WH: Mögliche Resistenzentwicklungen beachten.
Bei Überdosierung Antidot Atropin.
VNW: Keine.
Nicht bei Stuten anwenden, deren Milch für den menschlichen Verzehr vorgesehen ist.
PG: 30,33 G VN [€ 14,45], 52 G VN [€ 24,05]

Nemdatine 5 mg - Filmtabletten 49E02
(Z.Nr. EU/1/13/824/*) RP. P. nicht im Handel. N06DX01

Nemdatine 10 mg - Filmtabletten 49E02
(Z.Nr. EU/1/13/824/*) RP. P. nicht im Handel. N06DX01

Nemdatine 15 mg - Filmtabletten 49E02
(Z.Nr. EU/1/13/824/*) RP. P. nicht im Handel. N06DX01

Nemdatine 20 mg - Filmtabletten 49E02
(Z.Nr. EU/1/13/824/*) RP. P. nicht im Handel. N06DX01

Nemdatine 5 mg/10 mg/15 mg/20 mg - Filmtabletten 49A02
(Z.Nr. EU/1/13/824/*) RP. P. nicht im Handel. N06DX01

Nemovac - Lyophilisat zur Herstellung einer Suspension durch Auflösen in Trinkwasser, zur Verabreichung oral und als Spray, für Hühner 823AG
(Z.Nr. 8-20252) NR. P. E. QI01CD01
ZI: Boehringer Ingelheim Animal Health France SCS, Lyon, Frankreich
Z: 1 Dosis enthält: Swollen head syndrom (SHS)-Lebendimpfstoff, gefriergetrocknet (entspr. Pneumovirus, lebend, Stamm PL21 2,3 log10 GKID50), Protein-Hydrolysat, Albumine, bovin, Povidon, Saccharose, Mannitol, Monokalium phosphat, Kaliummonohydrogenphosphat, Kalium glutamat.
EW: Impfstoff.
AG: Aktive Immunisierung von Masthühnerküken im Alter zwischen 7 und 14 Tagen gegen Infektionskrankheiten durch das aviäre Pneumovirus (Swollen Head Syndrom).
Aktive Immunisierung von Elterntieren und Junghennen ab 14 Wochen als Priming vor Impfung mit einem inaktivierten Impfstoff mit aviärem Pneumovirus zur Verminderung der respiratorischen Symptome.
AA: Oral oder durch Versprühen.
Details siehe Austria-Codex - Fachinformation.
DO: Masthühnerküken:
Niederer maternale Antikörper: 1 Impfdosis im Alter zwischen 7 und 14 Tagen.
Hohe maternale Antikörper: 1 Dosis im Alter von 14 Tagen.
Junghühner: 1 Impfdosis im Alter von 14 Wochen.
GA: Kranke Tiere, Legehennen, Betriebe mit gleichzeitiger Haltung legender Hennen.
SST: Nicht bei Hühnern während der Legeperiode anwenden.
WW: Nicht mit anderen Impfstoffen (z.B. infektiöse Bronchitis-Impfstoff) gleichzeitig geben.
WH: Nicht in Gegenwart anderer empfänglicher Arten (Perlhühner, Fasane) impfen.
PG: **1000** 10 ST VN [€ 356,40], **5000** 10 ST VN [€ 1.413,15]

neo-angin - Pastillen 45A02
(Z.Nr. 0-13315) RPF. P. R02AA20
ZI: M.C.M. Klosterfrau Healthcare, Wien
Z: 1 Pastille enthält: 2,4-Dichlorbenzylalkohol 1,2 mg, Amylmetacresol 0,6 mg, Levomenthol 5,9 mg, Glucosesirup, Trockensubstanz 1,14 g, Saccharose 1,42 g, Sternanisöl, Pfefferminzöl, Weinsäure, Cochenillerot A 0,35 mg.
EW: Rachendesinfiziens.
AG: Mund- und Rachenentzündungen.
AA: Zum Lutschen.
DO: Personen ab 6 Jahren: Alle 2-3 Stunden 1 Pastille langsam im Mund zergehen lassen. MTD 6 Pastillen.
GA: Asthma bronchiale (enthält Levomenthol).
SST: Nicht empfohlen.
NW: Allergien, Magenbeschwerden, Bronchokonstriktion, Karies .
PG: 24 ST * (EKO: N) [€ 9,55]

neo-angin zuckerfrei - Pastillen 45A02
(Z.Nr. 1-20474) RPF. P. R02AA20
ZI: M.C.M. Klosterfrau Healthcare, Wien
Z: 1 Pastille enthält: 2,4-Dichlorbenzylalkohol 1,2 mg, Levomenthol 5,72 mg, Amylmetacresol 0,6 mg, Sternanisöl, Pfefferminzöl, Isomalt 2,58 g, Weinsäure, Cochenillerot A 0,44 mg.
EW: Rachendesinfiziens.
AG: Mund- und Rachenentzündungen.
AA: Zum Lutschen.
DO: Personen ab 6 Jahren: Alle 2-3 Stunden 1 Pastille langsam im Mund zergehen lassen. MTD 6 Pastillen.
GA: Asthma bronchiale (enthält Levomenthol).
SST: Nicht empfohlen.
NW: Allergien, Magenbeschwerden, Bronchokonstriktion.
PG: 24 ST * (EKO: N) [€ 9,55], 48 ST * (EKO: N) [€ 16,50]

neo-angin Kirsche zuckerfrei - Pastillen 45A02
(Z.Nr. 1-37238) RPF. P. R02AA20
ZI: M.C.M. Klosterfrau Healthcare, Wien
Z: 1 Pastille enthält: 2,4-Dichlorbenzylalkohol 1,2 mg, Amylmetacresol 0,6 mg, Levomenthol 5,72 mg, Isomalt 2,57 g, Sucralose, Weinsäure, Cochenillerot A 0,44 mg, Kirsch-Aroma (entspr. Benzylalkohol 1,05 mg) (entspr. Butylhydroxyanisol < 0,05 mg).
Kurzinformation: siehe neo-angin zuckerfrei - Pastillen, → S. 955
PG: 24 ST * (EKO: N) [€ 9,55]

neo-angin Salbei zuckerfrei - Pastillen 45A02
(Z.Nr. 1-37335) RPF. P. R02AA20
ZI: M.C.M. Klosterfrau Healthcare, Wien
Z: 1 Pastille enthält: 2,4-Dichlorbenzylalkohol 1,2 mg, Amylmetacresol 0,6 mg, Levomenthol 5,9 mg, Weinsäure, Cochenillerot A 0,01 mg, Chinolingelb, Patentblau, Isomalt 2579 mg, Salbeiöl, Pfefferminzöl.
Kurzinformation: siehe neo-angin zuckerfrei - Pastillen, → S. 955
PG: 24 ST * (EKO: N) [€ 9,55]

Neobrufen 400 mg - Brausegranulat 02B04, 13B02
(Z.Nr. 1-31789) RPF. W10. P. M01AE01
ZI: Mylan Österreich, Wien
Z: 1 Beutel enthält: Ibuprofen 400 mg, Natriumcarbonat, wasserfrei Croscarmellose natrium, Äpfelsäure, Cellulose, mikrokristalline, Saccharin natrium, Natriumhydrogencarbonat, Saccharose 2222 mg, Povidon, Orangen-Aroma, Natriumdodecylsulfat (entspr. Natrium 131 mg).
EW: Analgetisch, antipyretisch, antiphlogistisch.
AG: Leichte bis mäßige Schmerzen, primäre Dysmenorrhoe, Fieber.
AA: In Wasser auflösen und sofort trinken. Bei empfindlichem Magen zu einer Mahlzeit einnehmen. Beutelinhalt kann nicht aufgeteilt werden.
DO: Möglichst kurzzeitig und niedrig dosiert anwenden. Personen ab 12 Jahren: 1-3mal tgl. 400 mg. MTD 1200 mg. Für Kinder nicht geeignet.
GA: Überempfindlichkeit (z.B. Analgetika-Asthma), schwere Blutungen, hämorrhagische Diathese, Magen-Darm-Ulcera, Blutbildschäden, schwere Leber-, Nieren-, Herzinsuffizienz.
SST: Kontraindiziert im letzten Trimenon, sonst strenge Indikationsstellung. In der Stillzeit kurzzeitige Anwendung möglich, aber nicht empfohlen.
NW: Gastrointestinal (selten Blutungen), Haut (akute generalisierte exanthematische Pustulose), ZNS (Cephalea, Schwindel), sehr selten aseptische Meningitis, Ödeme, selten Anämie, schwere Allergien (Stevens-Johnson, Lyell-Syndrom), Bronchospasmen, angioneurotisches Ödem, Nierenschäden, Alopezie, Beeinflussung von Laborwerten, Seh- und Hörstörungen, Leber-, Blutbildschäden, Maskierung von Infektionen, Verschlechterung infektionsbedingter Entzündungen.
WW: Nicht empfohlen: ASS, andere nichtsteroidale Antirheumatika, Ticlopidin, Alkohol.
Vorsicht: Verstärkung: Gerinnungshemmer, Kortikosteroide (Blutungen), Sulfonylharnstoffe, andere Antirheumatika, Methotrexat, Phenytoin, Digoxin, Lithium, kaliumsparende Diuretika, Voriconazol, Fluconazol, Serotonin-Wiederaufnahmehemmer, Ginkgo biloba (erhöhtes Blutungsrisiko).
Verminderung: Spironolacton, Furosemid, Urikosurika, Captopril, Mifepriston. Beeinflussung von Laborwerten. Probenecid oder Sulfinparozon können Ibuprofen-Ausscheidung vermindern. Chinolone (erhöhtes Krampfrisiko), Zidovudin (erhöhte Hämototoxizität).
WH: Vorsicht bei Autoimmunerkrankungen, Porphyrie, Asthma, Allergien, Hypertonie, Gerinnungsstörungen, starker Dehydration. Kontrolle: Blutbild, Leber, Nieren, Gerinnung, Kalium, ggf. Lithium. Verkehrshinweis. Besonderes Risiko für Magen/Darm-Blutungen, Ulzera und Perforationen beachten. Bei Seh- oder Hörstörungen sofort absetzen.
PG: 20 ST * (EKO: N) [€ 9,95]

Neo Citran - Pulver für Erwachsene 02B10, 50J01
(Z.Nr. 1-19371) RP. P. N02BE51
ZI: Novartis Pharma, Wien
Z: 1 Beutel enthält: Paracetamol 500 mg, Pheniramin maleat 20 mg, Phenylephrin hydrochlorid 10 mg, Ascorbinsäure 50 mg, Saccharose ca. 22 g, Chinolingelb, Erythrosin, Titandioxid, Grapefruit-Aroma, Äpfelsäure, Natriumcitrat dihydrat 120 mg (entspr. Natrium 28,1 mg), Calciumphosphat tribasisches, Zitronen-Aroma, Citronensäure, wasserfreie.
EW: Kombination Analgetikum + H_1-Blocker + Sympathomimetikum + Vitamin C.
AG: Symptomatische Behandlung von Grippe-, Erkältungssymptomen.
AA: Beutelinhalt in 1 Glas heißem Wasser auflösen und trinkheiß einnehmen.
DO: Personen ab 14 Jahren: 1 Beutel bis zu 3mal tgl.; MTD = 3

Beutel (1500 mg Paracetamol). Max. 5 Tage anwenden.
Nicht bei Personen unter 14 Jahren.
Keine Daten bei Leber- und Nierenschäden.
GA: Schwere Leber-, Nierenschäden, Lungenerkrankungen inkl. akutes Asthma bronchiale, Phäochromozytom, Granulozytopenie, Analgetika-Asthma, Hypertonie, Thyreotoxikose, schwere Herz-, Gefäßschäden, Herzrhythmusstörungen, Prostatahypertrophie, Blasenobstruktion, Engwinkelglaukom, Glukose-6-Phosphat-Dehydrogenasemangel, Epilepsie, obstruktive Magen- oder Darmerkrankungen, Alkoholismus.
SST: Gegenanzeige.
NW: Myelosuppression, Überempfindlichkeit, Bronchospasmus, ZNS (Müdigkeit, Benommenheit, Schlafstörungen) Hautreaktionen, Herz/Kreislauf, Niere, Leber (Leberenzymanstieg).
WW: Kontraindiziert: Trizyklische Antidepressiva, MAO-Hemmer (2 Wochen Abstand), Betablocker, andere Sympathomimetika.
Vorsicht: Barbiturate, Antiepileptika, Rifampicin (lebertoxische Metabolite), Salizylamid (Kumulation), Chloramphenicol (verlängerte Halbwertszeit), ZNS-Dämpfer, Anticholinergika (verstärkt), Psychopharmaka (Blutdruckanstieg), Digitalis (Rhythmusstörungen), Alkohol (verstärkte Hepatoxizität von Paracetamol), Zidovudin (Neutropenie), Lamotrigin, Cholestyramin, Probenecid, Ergotalkaloide.
WH: Bei leichten Leber- und Nierenschäden vorsichtig dosieren. Vorsicht bei Asthma, Diabetes, kardiovaskulären Erkrankungen, akuter Hepatitis, chronischer Unterernährung, Dehydrierung. Für Diabetiker nicht empfohlen (1 Beutel entspricht ca. 1,8 BE). Verkehrshinweis.
Bei Überdosierung Paracetamol-Antidot N-Acetyl-Cystein binnen 10 Std.
PG: 10 ST * (EKO: N) [€ 11,30]

Neoclarityn 5 mg - Filmtabletten 05A01
(Z.Nr. EU/1/00/161/*) RP. P. nicht im Handel. R06AX27

Neoclarityn 0,5 mg/ml - Lösung zum Einnehmen 05A01
(Z.Nr. EU/1/00/161/*) RP. P. nicht im Handel. R06AX27

N

Neoclarityn 2,5 mg - Schmelztabletten 05A01
(Z.Nr. EU/1/00/161/*) RP. P. nicht im Handel. R06AX27

Neoclarityn 5 mg - Schmelztabletten 05A01
(Z.Nr. EU/1/00/161/*) RP. P. nicht im Handel. R06AX27

Neocolipor - Injektionssuspension 823AD
(Z.Nr. EU/2/98/008/*) NR. P. E. nicht im Handel. QI09AB02

Neodolpasse - Infusionslösung 02B10, 13B09
(Z.Nr. 1-20916) RP. P. M01AB55
ZI: Fresenius Kabi Austria, Graz
Z: 250 ml enthalten: Diclofenac natrium 75 mg (entspr. Diclofenac 69,6 mg) (entspr. Natrium 5,4 mg), Orphenadrin citrat 30 mg, Acetylcystein, Äpfelsäure, Natrium EDTA; Natriumhydroxid, Wasser für Injektionszwecke; Elektrolyte: Natrium ca. 47,5 mmol (entspr. → ca. 1,09 g), Osmolarität: ca. 303 mosmol/l.
EW: Analgetische und spasmolytische Kombination.
AG: Postoperative Schmerzen. Akute Schmerz- und Entzündungszustände (vertebragen, radikulär, rheumatisch).
AA: I.v. Infusion.
DO: Möglichst kurzzeitig und niedrig dosiert anwenden. TD 250 ml, MTD 2mal 250 ml im Abstand von mind. 8 Stunden; Infusionsdauer 1,5-2 Std.
Behandlungsdauer 5-10 Tage.
Dosisreduktion bei Nierenschäden. Nicht für Kinder und Jugendliche.
GA: Analgetikaüberempfindlichkeit, Blutbildungsstörungen, Magen/Darm-Ulcera, Myasthemie, Bulbärparalyse, Engwinkelglaukom, Harnverhalten, Ileus, schwere Leber-, Nieren-, Herzschäden, periphere arterielle Verschluss- krankheit, allgemeine GA der Infusionstherapie.
SST: Kontraindiziert im letzten Trimenon und in der Stillzeit, sonst strenge Nutzen/Risiko-Abwägung.
NW: Schläfrigkeit, Schwindel, Mundtrockenheit, Magen/Darm, Juckreiz.
NW von Diclofenac: Magen/Darm (bis Blutungen; Anastomosenleck des Gastrointestinaltrakts), ZNS, Haut (auch schwere Reaktionen), Analgetika-Kopfschmerz, Überempfindlichkeit (Kounis-Syndrom), Anaphylaxie, Leber, Niere, Blut, erhöhtes Risiko für arterielle thrombotische Ereignisse.
NW von Orphenadrin: Parasympatholytisch (Wärmestau, Tachykardie, ZNS)
WW: Vorsicht: Glukokortikoide, Antikoagulantien (erhöhtes Blutungsrisiko), Antibiotika (Hypoglykämie), Anticholinergika verstärkt. WW mit vielen Arzneimitteln möglich.
GE: Bei kontinuierlicher Gabe von Orphenadin möglich.
WH: Vorsicht bei älteren Patienten, Hypotonie, Asthma, schwerer Hypertonie, schweren Darm-ZNS-Erkrankungen, schweren psychischen Erkrankungen, Kollagenosen, Gerinnungsstörungen.
Kontrollen: Säure/Basen, Serumionogramm, Leber, Niere, Blutbild, Gerinnung. Verkehrshinweis.
PG: 1 ST RE2 (EKO: Y) [€ 11,35], 5 ST RE2 (EKO: Y) [€ 47,70], 10 ST * (EKO: N) [€ 110,95]

Neo-Emedyl - Dragees 08B
(Z.Nr. 0-12288) RPF. P. R06AA52
ZI: Montavit, Absam
Z: 1 Dragee enthält: Dimenhydrinat 50 mg, Coffein 50 mg, Kern: Magnesium stearat, Crospovidon, Maltodextrin, Hydroxypropylcellulose, Siliciumdioxid; Drageehülle: Gummi arabicum, Saccharose 105 mg, Talk, Methylcellulose, Calciumcarbonat, Povidon, Titandioxid, Glycerol 85%, Siliciumdioxid, Gelborange S, Cochenillerot A, Montanglycolwachs.
EW: Antiemetisch, Coffein gegen Sedierung durch Dimenhydrinat.
AG: Reisekrankheit.
AA: Oral.
DO: 1 Dragee 30 min. vor Reiseantritt und alle 4-6 Std.; MTD 6 Dragees. Nicht für Kinder.
GA: Akuter Asthmaanfall, Magen/Darm- oder Blasenhalsstenosen, paralytischer Ileus, Engwinkelglaukom, Anfallsleiden.
SST: Im 3. Trimenon und in der Stillzeit nicht anwenden.
NW: Sedierung, Mundtrockenheit, ZNS, Miktionsbeschwerden. Magen/Darm, Sehstö- rungen, Glaukom, Überempfindlichkeit, paradoxe Reaktionen.
WW: Kontraindiziert: MAO-Hemmer (1-2 Wochen Abstand).
Vorsicht: ZNS-Dämpfer Anticholinergika, Alkohol verstärkend, Aminoglykoside (Ototoxizität mas- kiert). QT-verlängernde Arzneimittel.
WH: Vorsicht bei Prostatahypertrophie, Magen/Darm-Ulcera, Herz-, Kreislaufstörungen, Bradykardie. Verkehrshinweis. Bei Konvulsionen Diazepam. Möglichst kurzzeitig anwenden.
PG: 12 ST * (EKO: N) [€ 7,40]

Neoflubin 25 mg/ml - Konzentrat zur Herstellung einer Injektions- oder Infusionslösung 55C
(Z.Nr. 1-27630) NR. P. E. L01BB05
ZI: Ebewe Pharma, Unterach
Z: 1 ml enthält: Fludarabin phosphat 25 mg, Natrium monohydrogenphosphat, Natriumhydroxid, Natriumhydroxid zur pH-Wert-Einstellung, Wasser für Injektionszwecke.
EW: Zytostatikum.
AG: Therapie der chronisch-lymphatischen Leukämie (CLL) vom B-Zell-Typ bei Patienten mit ausreichender Knochenmarksreserve. First-line Therapie nur bei Patienten mit fortgeschrittener Erkrankung beginnen.
AA: I.v. Injektion oder Infusion, Details siehe Austria-Codex - Fachinformation.
DO: TD 25 mg/m² KOF an 5 konsekutiven Tagen in Abständen von 28 Tagen.
Für Kinder nicht empfohlen. Vorsicht bei älteren Patienten, Leberschäden.
GA: Niereninsuffizienz, hämolytische Anämie.
SST: Vitale Indikationsstellung (teratogen), Kontrazeption bis 6 Monate nach Therapieende für Frauen und Männer erforderlich. Nicht stillen.
NW: Myelosuppression, Fieber, schwere Infektionen, Magen/Darm, ZNS (Leukenzephalopathie), Tumor-Zerfalls-Syndrom, Lunge, Herz, Ödeme, Zystitis, Lyell-Syndrom, Sehstörungen, Hautkrebs.
WW: Pentostatin (lungentoxisch).
WH: Kontrollen: ZNS, Blutbild, Niere, Hämolyse. Nur bestrahltes Blut transfundieren (ansonsten Graft-versus-host Reaktion möglich). Keine Impfung mit Lebendvakzinen. Verkehrshinweis.
PG: 5 ST * (EKO: N) [€ 1.217,50]

Neofordex 40 mg - Tabletten 31F01
(Z.Nr. EU/1/15/1053/*) NR. P. nicht im Handel. H02AB02

Neoimmun 25 mg - Kapseln 33B
(Z.Nr. 1-25490) NR. P. L04AD01
ZI: Teva, Haarlem, Niederlande
Z: 1 Kapsel enthält: Ciclosporin 25 mg, Ethanol, wasserfrei 39,9 mg, Polyglycerol oleat, Macrogol glycerolhydroxystearat 73,7 mg, alpha-Tocopherol, Gelatine, Glycerol, Sorbitol-Lösung 70% (nicht kristallisierend) 8,6 mg, Eisenoxid gelb, Titandioxid, Glycin.
EW: Immunsuppressivum.

AG: Prophylaxe von Abstoßungsreaktionen bei Organ- oder Knochenmarktrans- plantation (z.B. Graft-Versus-Host-Disease), Autoimmunerkrankungen (endogene Uveitis, Psoriasis, nephrotisches Syndrom, rheumatoide Arthritis, atopische Dermatitis).
AA: Unzerkaut mit reichlich Flüssigkeit (nicht mit Grapefruitsaft); TD in 2 ED.
DO: Organtransplantationen: TD 10-15 mg/kg KG von 12 Std. vor der Transplantation bis 1-2 Wochen nach der Operation, dann Dosis reduzieren (z.B. 2-6 mg/kg KG tgl.).
Knochenmarktransplantationen: TD initial 12,5-15 mg/kg KG, Erhaltungstherapie über (3-)6 Monate.
Graft-Versus-Host-Disease: TD initial 10-12,5 mg/kg KG, dann die zuvor ermittelte Erhaltungsdosis.
Endogene Uveitis: TD initial 5(-7) mg/kg KG, ev. zusätzlich systemische Kortikoide.
Psoriasis: TD initial 2,5 mg/kg KG, dann bis 5 mg/kg KG.
Nephrotisches Syndrom: TD Erwachsene 5 mg/kg KG, Kinder 6 mg/kg KG, ev. mit oralen Kortikoiden.
Rheumatoide Arthritis: TD 3(-5) mg/kg KG, ev. mit niedrig dosierten Kortikoiden.
Atopische Dermatitis: TD 2,5-5 mg/kg KG.
Dosisreduktion bei Nierenschäden.
Bei Kindern (ab 1 Jahr) und Jugendlichen Erfahrungen nur bei Transplantationen und beim nephrotischen Syndrom.
Umstellung von anderen Arzneimitteln mit dem Wirkstoff Ciclosporin nur in entsprechenden medizinischen Einrichtungen und unter engmaschiger Spiegelkontrolle.
GA: Schwere Nierenschäden (ausgenommen nephrotisches Syndrom); nephrotisches Syndrom mit Serumkreatinin über 200 µmol/l (Erwachsene) bzw. über 140 µmol/l (Kinder); Autoimmunerkrankungen mit unkontrollierter Hypertonie, unkontrollierten Infekten oder Malignität; Psoriasis unter anderen Therapien (PUVA, UVB, Steinkohleteer, Bestrahlung).
SST: Nutzen/Risiko-Abwägung, nicht stillen.
NW: Infektionen, Tumore, Niere, Stoffwechsel (Hyperlipidämie), ZNS (Tremor, Kopfschmerz), Hypertonie, Magen/Darm (Gingivitis hypertrophicans), Leber, Haut (Hypertrichose), Muskelkrämpfe, Blutbild.
WW: Kontraindiziert: Johanniskraut, Bosentan, Dabigatran. Lebendimpfstoffe vermeiden. Nicht empfohlen: Tacrolimus, Aliskiren.
Vorsicht mit nephrotoxischen Substanzen, kaliumsparenden Arzneimitteln.
Erhöhte Ciclosporinspiegel u.a. durch Azole, einzelne Antibiotika, orale Kontrazeptiva, Kalziumantagonisten, Meloclopramid, Danazol, Amiodaron, Allopurinol, Cholinsäure. Erniedrigte Ciclosporinspiegel u.a. durch Barbiturate, Carbamazepin, Phenytoin, Metamizol, Rifampicin, Octreotid, Probucol.
Disulfiram-ähnliche Effekte mit Cephalosporinen. Statine (Statin-Dosis reduzieren). Lercanidipin (3 Std. Abstand).
WH: Nur in entsprechenden Zentren anwenden. Sorgfältige Überwachung auf Tumore bzw. Infektionen. Sonnen-, UV-Strahlung meiden. Kontrollen: Blutdruck, Blutfette, Kalium, Niere, Leber, Zahnstatus (Gingivahyper- plasien). Ciclosporin-Blutspiegel kontrollieren (Details siehe Austria Codex - Fachinformation).
PG: 60 ST IND (2) (EKO: G) [€ 74,60]

Neoimmun 50 mg - Kapseln
33B

(Z.Nr. 1-25491) NR. P. L04AD01
ZI: Teva, Haarlem, Niederlande
Z: 1 Kapsel enthält: Ciclosporin 50 mg, Ethanol, wasserfrei 79,8 mg, Polyglycerol oleat, Macrogol glycerolhydroxystearat 147,4 mg, alpha-Tocopherol, Gelatine, Glycerol, Sorbitol-Lösung 70% (nicht kristallisierend) 20,2 mg, Eisenoxid gelb, Titandioxid, Glycin.
Kurzinformation: siehe Neoimmun 25 mg - Kapseln, → S. 956
PG: 60 ST IND (2) (EKO: G) [€ 135,05]

Neoimmun 100 mg - Kapseln
33B

(Z.Nr. 1-25492) NR. P. L04AD01
ZI: Teva, Haarlem, Niederlande
Z: 1 Kapsel enthält: Ciclosporin 100 mg, Ethanol, wasserfrei 159,6 mg, Polyglycerol oleat, Macrogol glycerolhydroxystearat 294,7 mg, alpha-Tocopherol, Gelatine, Glycerol, Sorbitol-Lösung 70% (nicht kristallisierend) 28,7 mg, Eisenoxid braun, Titandioxid, Glycin.
Kurzinformation: siehe Neoimmun 25 mg - Kapseln, → S. 956
PG: 60 ST IND (2) (EKO: G) [€ 222,25]

Neoimmun 100 mg/ml - Lösung zum Einnehmen
33B

(Z.Nr. 1-25493) NR. P. L04AD01
ZI: Teva, Haarlem, Niederlande
Z: 1 ml enthält: Ciclosporin 100 mg, Ethanol, wasserfrei 120 mg, Polyglycerol-3 oleat, Polyglycerol-10-oleat, Macrogol glycerolhydroxystearat 280 mg.
EW: Immunsuppressivum.
AG: Prophylaxe von Abstoßungsreaktionen bei Organ- oder Knochenmarktrans- plantation (z.B. Graft-Versus-Host-Disease), Autoimmunerkrankungen (endogene Uveitis, Psoriasis, nephrotisches Syndrom, rheumatoide Arthritis, atopische Dermatitis).
AA: Lösung unmittelbar vor der Einnahme in einem Glas mit Milch oder Frucht- saft (kein Grapefruitsaft) verdünnen und sofort trinken.
DO: Organtransplantationen: TD 10-15 mg/kg KG von 12 Std. vor der Transplantation bis 1-2 Wochen nach der Operation, dann Dosis reduzieren (z.B. 2-6 mg/kg KG tgl.).
Knochenmarktransplantationen: TD initial 12,5-15 mg/kg KG, Erhaltungstherapie über (3-)6 Monate.
Graft-Versus-Host-Disease: TD initial 10-12,5 mg/kg KG, dann die zuvor ermittelte Erhaltungsdosis.
Endogene Uveitis: TD initial 5(-7) mg/kg KG, ev. zusätzlich systemische Kortikoide.
Psoriasis: TD initial 2,5 mg/kg KG, dann bis 5 mg/kg KG.
Nephrotisches Syndrom: TD Erwachsene 5 mg/kg KG, Kinder 6 mg/kg KG, ev. mit oralen Kortikoiden.
Rheumatoide Arthritis: TD 3(-5) mg/kg KG, ev. mit niedrig dosierten Kortikoiden.
Atopische Dermatitis: TD 2,5-5 mg/kg KG.
Dosisreduktion bei Nierenschäden.
Bei Kindern (ab 1 Jahr) und Jugendlichen Erfahrungen nur bei Transplantationen und beim nephrotischen Syndrom.
Umstellung von anderen Arzneimitteln mit dem Wirkstoff Ciclosporin nur in entsprechenden medizinischen Einrichtungen und unter engmaschiger Spiegelkontrolle.
GA: Schwere Nierenschäden (ausgenommen nephrotisches Syndrom); nephrotisches Syndrom mit Serumkreatinin über 200 µmol/l (Erwachsene) bzw. über 140 µmol/l (Kinder); Autoimmunerkrankungen mit unkontrollierter Hypertonie, unkontrollierten Infekten oder Malignität; Psoriasis unter anderen Therapien (PUVA, UVB, Steinkohleteer, Bestrahlung).
SST: Nutzen/Risiko-Abwägung, nicht stillen.
NW: Infektionen, Tumore, Niere, Stoffwechsel (Hyperlipidämie), ZNS (Tremor, Kopfschmerz), Hypertonie, Magen/Darm (Gingivitis hypertrophicans), Leber, Haut (Hypertrichose), Muskelkrämpfe, Blutbild.
WW: Kontraindiziert: Johanniskraut, Bosentan, Dabigatran. Lebendimpfstoffe vermeiden. Nicht empfohlen: Tacrolimus, Aliskiren.
Vorsicht mit nephrotoxischen Substanzen, kaliumsparenden Arzneimitteln.
Erhöhte Ciclosporinspiegel u.a. durch Azole, einzelne Antibiotika, orale Kontrazeptiva, Kalziumantagonisten, Meloclopramid, Danazol, Amiodaron, Allopurinol, Cholinsäure. Erniedrigte Ciclosporinspiegel u.a. durch Barbiturate, Carbamazepin, Phenytoin, Metamizol, Rifampicin, Octreotid, Probucol.
Disulfiram-ähnliche Effekte mit Cephalosporinen. Statine (Statin-Dosis reduzieren). Lercanidipin (3 Std. Abstand).
WH: Nur in entsprechenden Zentren anwenden. Sorgfältige Überwachung auf Tumore bzw. Infektionen. Sonnen-, UV-Strahlung meiden. Kontrollen: Blutdruck, Blutfette, Kalium, Niere, Leber, Zahnstatus (Gingivahyper- plasien). Ciclosporin-Blutspiegel kontrollieren (Details siehe Austria Codex - Fachinformation).
PG: 50 ML IND (2) (EKO: G) [€ 177,85]

Neo-Mix 70 mg/g - Pulver zum Eingeben für Schweine, Hühner und Puten
801AD

(Z.Nr. 8-00639) NR. P. VNW. QJ01GB05
ZI: AniMed Service, Graz
Z: 1 g Pulver enthält: Neomycin sulfat 70 mg (entspr. Neomycin 53,2 mg), Glucose monohydrat, Siliciumdioxid.
EW: Aminoglykosid-Antibiotikum; bakterizid.
AG: Darminfektionen durch empfindliche Erreger (E.coli, Campylobacter) bei Schwein, Huhn, Pute.
AA: Über das Trinkwasser eingeben, beim Schwein auch über das Futter möglich. 1 Messbecher umfasst 10 g Pulver.
DO: Schwein: TD 10mg Neomycin/kg KG.
Geflügel: TD 30 mg Neomycin/kg KG.
Behandlungsdauer meist 3 Tage.
GA: Schwere Leber-, Nierenschäden, Gehör-, Gleichgewichtsstörungen.
SST: Nicht bei trächtigen Tieren anwenden (Oto- und Nephrotoxizität bei den Feten).
NW: Gehör-, Gleichgewichtsstörungen, Niere, neuromuskuläre Blockade (Krämpfe, Atemnot, Kollaps), Magen/Darm-Schäden, Allergien.
WW: Gegenanzeige: starke Diuretika, nephrotoxische Arzneimittel, Muskelrelaxantien.
Nicht mit bakteriostatischen Substanzen, ototoxischen Arzneimitteln kombinieren. Vorsicht: Narkotika, Phenothiazine.
WH: Auf exakte Dosierung auf Grund enger therapeutischer Breite achten! Tiere ausreichend mit Wasser versorgen. Tiere mit deutlich gestörtem Allgemeinbefinden oder mit Inappetenz parenteral behandeln.
VNW: Essbare Gewebe: Schwein 21 Tage, Geflügel 7 Tage; Eier:

Null Tage.
PG: 1 KG VNW [€ 26,45], 5 KG VNW [€ 89,65], **5X1** 5 KG VNW [€ 102,00]

Neomycin-Penicillin - Injektionssuspension für Schweine und Rinder 801BA, 801BE
(Z.Nr. 8-14689) NR. P. E. VNW. QJ01RA01
ZI: Intervet, Wien
Z: 1 ml Injektionssuspension enthält: Benzylpenicillin-Procain 200 mg Neomycin sulfat (entspr. Neomycin 100 mg), Methyl-4-hydroxybenzoat 1,1 mg, Natrium citrat Puffer, Citronensäure monohydrat, (3-sn-Phosphatidyl)cholin, Simeticon, Mannitol, Povidon, Hydroxymethansulfinsäure, Natriumsalz, Wasser für Injektionszwecke.
EW: Antibiotische Kombination.
AG: Infektionen durch empfindliche Erreger bei Rindern und Schweinen.
AA: I.m.
DO: TD 1 ml/20 kg KG, Jungtiere 1 ml/10 kg KG über 1-3 Tage.
GA: Nieren-, Gehörschäden.
SST: Strenge Indikationsstellung bei trächtigen Tieren.
NW: Allergien, neuro-, nephrotoxisch, bei Schweinen Kollaps und ev. Todes- fälle durch Procain-Penicillin.
WW: Verstärkung durch nephrotoxische Substanzen; Narkotika oder Muskelrela- xantien verstärken neuromuskuläre Blockade. Nicht mit Carbenicillin oder Ticarcillin injizieren.
Bakteriostatische Verbindungen reduzieren antibakterielle Wirksamkeit.
WH: Vorsicht nach dem Abkalben (Hypokalzämiegefahr) bei Hochleistungsküken.
VNW: Essbare Gewebe Rind, Schwein: 45 Tage, Milch 4 Tage.
PG: 100 ML VNW [€ 40,35]

Neophyr 225 ppm mol/mol - Gas zur medizinischen Anwendung, druckverdichtet 56B
(Z.Nr. 1-31732) NR. P. nicht im Handel. R07AX01

Neophyr 450 ppm mol/mol - Gas zur medizinischen Anwendung, druckverdichtet 56B
(Z.Nr. 1-31731) NR. P. nicht im Handel. R07AX01

Neophyr 1000 ppm mol/mol - Gas zur medizinischen Anwendung, druckverdichtet 56B
(Z.Nr. 1-31730) NR. P. nicht im Handel. R07AX01

Neoprinil Pour-on 5 mg/ml - Lösung zum Übergießen für Rinder 803A, 804A, 804B, 804C
(Z.Nr. 8-35579) NR. P. VNW. QP54AA04
ZI: Virbac, Carros, Frankreich
Z: 1 ml Lösung enthält: Eprinomectin 5 mg, Butylhydroxytoluol 0,1 mg, all-rac-alpha-Tocopherol 0,06 mg, Propylenglycol dicaprylocaprat.
EW: Anthelminthikum, endektozid.
AG: Behandlung von Parasitenbefall: Gastrointestinale Rundwürmer, Lungenwürmer, Dasselfliegen, Räudemilben, Läuse, Haarlinge, Weidestechfliegen.
AA: Entlang einer Linie vom Widerrist bis zum Schwanzansatz aufgießen. Nicht oral anwenden oder injizieren.
DO: Einmalig 0,5 mg/kg KG (= 1 ml/10 kg KG).
SST: Anwendung möglich.
NW: Lecken, Hauttremor an der Applikationsstelle, lokale Reaktionen.
WH: Auf Resistenzen achten. Nur auf intakter Haut anwenden. Nicht auf verschmutzte Bereiche auftragen. Nicht bei anderen Tierarten anwenden.
Wirkstoff ist sehr toxisch für Dungfaune und Wasserorganismen.
VNW: Essbare Gewebe 15 Tage, Milch 0 Stunden.
PG: 1000 ML VNW [€ 190,10], 2500 ML VNW [€ 343,20]

NeoRecormon 500 I.E. - Injektionslösung in Fertigspritze 20F06
(Z.Nr. EU/1/97/031/*) NR. P. E. B03XA01
ZI: Roche Registration, Grenzach-Wyhlen, Deutschland
Z: 1 Fertigspritze zu 0,3 ml enthält: Epoetin beta 500 IE (entspr. → 4,15 µg) hergestellt durch rekombinante DNA-Technologie in CHO, Harnstoff, Natriumchlorid (entspr. Natrium < 1 mmol), Polysorbat 20, Natriumdihydrogenphosphat-dihydrat, Dinatriumhydrogenphosphat-Dodecahydrat, Calciumchlorid dihydrat, Glycin, L-Leucin, L-Isoleucin, L-Threonin, L-Glutaminsäure, L-Phenylalanin max. 0,3 mg, Wasser für Injektionszwecke.
EW: Antianämikum.
AG: Symptomatische Anämie infolge chronischer Niereninsuffizienz, Vorbeugung einer Frühgeborenenanämie bei Kindern mit Geburtsgewicht von 750-1500 g vor der 34. Schwangerschaftswoche, Anämie bei soliden Tumoren mit Chemotherapie, Eigenblutspender (Nutzen/Risiko-Abwägung).
AA: S.c. oder i.v.; Lösung ist gebrauchsfertig.
DO: Renale Anämie: Ziel: Hämoglobin 10-12 g/dl.
Korrekturphase: 3mal 20 IE/kg KG wöchentlich s.c. oder 3mal 40 IE/kg KG wöchentlich i.v. Dosissteigerung nach Bedarf, MD 720 IE/kg KG wöchentlich.
Erhaltungsphase: Individuell gemäß Hämoglobin (10-12 g/dl).
Frühgeborenenanämie: 3mal 250 IE/kg KG wöchentlich s.c. über 6 Wochen.
Anämie bei Tumoren: Initial 450 IE/kg KG wöchentlich s.c., Dosissteigerung bei Bedarf.
Eigenblutspender: 2mal wöchentlich über 4 Wochen. MD 1600 IE/kg KG wöchentlich i.v. oder 1200 IE/kg KG wöchentlich s.c. Max. Hämatokrit 48%.
GA: Schwere Hypertonie.
GA für Eigenblutspender: Herzinfarkt, Schlaganfall, instabile Angina pectoris, venöse Thromboembolien.
SST: Vorsicht in der Schwangerschaft. Nutzen/Risiko-Abwägung in der Stillzeit.
NW: Hypertonie, Blut (Thrombozytose, Shunt-Thrombosen, Abnahme des Serum-Ferritins), Hirnschlag, vereinzelt anaphylaktoide Reaktionen, grippeähnliche Symptome, Haut (auch schwere Reaktionen), Kopfschmerzen, Pure Red Cell Aplasia (PRCA).
WH: Vorsicht bei refraktärer Anämie, Epilepsie, Thrombozytose, Leberschäden, Folsäure-, Vitamin B12-Mangel, Nephrosklerose. Vorsicht bei Dosissteigerung bei chronischer Niereninsuffizienz. Serumkalium kontrollieren. Missbrauch bei Gesunden steigert Hämatokrit übermäßig (lebensbedrohliche Herz/Kreislauf-Komplikationen!) Nicht zur Behandlung von Anämie bei Hepatitis C. Regelmäßige Thrombozytenkontrollen und Hämoglobin-Kontrollen. Serumeisen bestimmen. Blutdruck kontrollieren. Erhöhtes Tumorrisiko beachten. Handelsname in der Patientenakte eindeutig dokumentieren.
PG: 6 ST * (EKO: N) [€ 52,20]

NeoRecormon 2000 I.E. - Injektionslösung in Fertigspritze 20F06
(Z.Nr. EU/1/97/031/*) NR. P. E. nicht im Handel. B03XA01

NeoRecormon 2000 I.E. - Injektionslösung in Fertigspritze 20F06
(Z.Nr. EU/1/97/031/*) NR. P. E. B03XA01
Parallelimport. nicht im Handel.

NeoRecormon 2000 I.E. - Injektionslösung in Fertigspritze 20F06
(Z.Nr. EU/1/97/031/*) NR. P. E. B03XA01
Parallelimport. nicht im Handel.

NeoRecormon 2000 I.E. - Injektionslösung in Fertigspritze 20F06
(Z.Nr. EU/1/97/031/*) NR. P. E. B03XA01
Parallelimport.
V: Orifarm, Leverkusen, Deutschland
Z: 1 Fertigspritze zu 0,3 ml enthält: Epoetin beta 2000 IE (entspr. → 16,6 µg) hergestellt durch rekombinante DNA-Technologie in CHO, Harnstoff, Natriumchlorid (entspr. Natrium < 1 mmol), Polysorbat 20, Natriumdihydrogenphosphat-dihydrat, Dinatriumhydrogenphosphat-Dodecahydrat, Calciumchlorid dihydrat, Glycin, L-Leucin, L-Isoleucin, L-Threonin, L-Glutaminsäure, L-Phenylalanin max. 0,3 mg, Wasser für Injektionszwecke.
PG: 6 ST * (EKO: N) [€ 185,45]

NeoRecormon 3000 I.E. - Injektionslösung in Fertigspritze 20F06
(Z.Nr. EU/1/97/031/*) NR. P. E. nicht im Handel. B03XA01

NeoRecormon 3000 I.E. - Injektionslösung in Fertigspritze 20F06
(Z.Nr. EU/1/97/031/*) NR. P. E. B03XA01
Parallelimport.
V: Eurim-Pharm, Salzburg
Z: 1 Fertigspritze zu 0,3 ml enthält: Epoetin beta 3000 IE (entspr. → 24,9 µg) hergestellt durch rekombinante DNA-Technologie in CHO, Harnstoff, Natriumchlorid (entspr. Natrium < 1 mmol), Polysorbat 20, Natriumdihydrogenphosphat-dihydrat, Dinatriumhydrogenphosphat-Dodecahydrat, Calciumchlorid dihydrat, Glycin, L-Leucin, L-Isoleucin, L-Threonin, L-Glutaminsäure, L-Phenylalanin max. 0,3 mg, Wasser für Injektionszwecke.
PG: 6 ST * (EKO: N) [€ 268,15]

NeoRecormon 4000 I.E. - Injektionslösung in Fertigspritze 20F06
(Z.Nr. EU/1/97/031/*) NR. P. E. n.l. B03XA01
ZI: Roche Registration, Grenzach-Wyhlen, Deutschland
Z: 1 Fertigspritze zu 0,3 ml enthält: Epoetin beta 4000 IE (entspr. → 33,2 µg) hergestellt durch rekombinante DNA-Technologie in CHO, Harnstoff, Natriumchlorid (entspr. Natrium < 1 mmol), Polysorbat 20, Natriumdihydrogenphosphat-dihydrat, Dinatriumhydrogenphosphat-Dodecahydrat, Calciumchlorid dihydrat, Glycin, L-Leucin, L-Isoleucin, L-Threonin, L-Glutaminsäure, L-Phenylalanin max. 0,3 mg, Wasser für Injektionszwecke.
PG: 6 ST * (EKO: N) [€ 346,30 n.l.]

NeoRecormon 4000 I.E. - Injektionslösung in Fertigspritze 20F06
(Z.Nr. EU/1/97/031/*) NR. P. E. B03XA01
Parallelimport. nicht im Handel.

NeoRecormon 4000 I.E. - Injektionslösung in Fertigspritze 20F06
(Z.Nr. EU/1/97/031/*) NR. P. E. B03XA01
Parallelimport.
V: Orifarm, Leverkusen, Deutschland
Z: 1 Fertigspritze zu 0,3 ml enthält: Epoetin beta 4000 IE (entspr. → 33,2 µg) hergestellt durch rekombinante DNA-Technologie in CHO, Harnstoff, Natriumchlorid (entspr. Natrium < 1 mmol), Polysorbat 20, Natriumdihydrogenphosphat-dihydrat, Dinatriumhydrogenphosphat-Dodecahydrat, Calciumchlorid dihydrat, Glycin, L-Leucin, L-Isoleucin, L-Threonin, L-Glutaminsäure, L-Phenylalanin max. 0,3 mg, Wasser für Injektionszwecke.
PG: 6 ST * (EKO: N) [€ 338,80]

NeoRecormon 5000 I.E. - Injektionslösung in Fertigspritze 20F06
(Z.Nr. EU/1/97/031/*) NR. P. E. nicht im Handel. B03XA01

NeoRecormon 5000 I.E. - Injektionslösung in Fertigspritze 20F06
(Z.Nr. EU/1/97/031/*) NR. P. E. B03XA01
Parallelimport. nicht im Handel.

NeoRecormon 5000 I.E. - Injektionslösung in Fertigspritze 20F06
(Z.Nr. EU/1/97/031/*) NR. P. E. B03XA01
Parallelimport. nicht im Handel.

NeoRecormon 5000 I.E. - Injektionslösung in Fertigspritze 20F06
(Z.Nr. EU/1/97/031/*) NR. P. E. B03XA01
Parallelimport. nicht im Handel.

NeoRecormon 5000 I.E. - Injektionslösung in Fertigspritze 20F06
(Z.Nr. EU/1/97/031/*) NR. P. E. B03XA01
Parallelimport.
V: Orifarm, Leverkusen, Deutschland
Z: 1 Fertigspritze zu 0,3 ml enthält: Epoetin beta 5000 IE (entspr. → 41,5 µg) hergestellt durch rekombinante DNA-Technologie in CHO, Harnstoff, Natriumchlorid (entspr. Natrium < 1 mmol), Polysorbat 20, Natriumdihydrogenphosphat-dihydrat, Dinatriumhydrogenphosphat-Dodecahydrat, Calciumchlorid dihydrat, Glycin, L-Leucin, L-Isoleucin, L-Threonin, L-Glutaminsäure, L-Phenylalanin max. 0,3 mg, Wasser für Injektionszwecke.
PG: 6 ST * (EKO: N) [€ 424,20]

NeoRecormon 6000 I.E. - Injektionslösung in Fertigspritze 20F06
(Z.Nr. EU/1/97/031/*) NR. P. E. nicht im Handel. B03XA01

NeoRecormon 6000 I.E. - Injektionslösung in Fertigspritze 20F06
(Z.Nr. EU/1/97/031/*) NR. P. E. B03XA01
Parallelimport. nicht im Handel.

NeoRecormon 6000 I.E. - Injektionslösung in Fertigspritze 20F06
(Z.Nr. EU/1/97/031/*) NR. P. E. B03XA01
Parallelimport. nicht im Handel.

NeoRecormon 10 000 I.E. - Injektionslösung in Fertigspritze 20F06
(Z.Nr. EU/1/97/031/*) NR. P. E. B03XA01
ZI: Roche Registration, Grenzach-Wyhlen, Deutschland
Z: 1 Fertigspritze zu 0,6 ml enthält: Epoetin beta 10000 IE (entspr. → 83 µg) hergestellt durch rekombinante DNA-Technologie in CHO, Harnstoff, Natriumchlorid (entspr. Natrium < 1 mmol), Polysorbat 20, Natriumdihydrogenphosphat-dihydrat, Dinatriumhydrogenphosphat-Dodecahydrat, Calciumchlorid dihydrat, Glycin, L-Leucin, L-Isoleucin, L-Threonin, L-Glutaminsäure, L-Phenylalanin max. 0,3 mg, Wasser für Injektionszwecke.
Kurzinformation: siehe NeoRecormon 500 I.E. - Injektionslösung in Fertigspritze, → S. 958
PG: 6 ST IND (2) (EKO: G) [€ 595,20]

NeoRecormon 10000 I.E. - Injektionslösung in Fertigspritze 20F06
(Z.Nr. EU/1/97/031/*) NR. P. E. B03XA01
Parallelimport.
V: Abacus Medicine, Copenhagen, Dänemark
Z: 1 Fertigspritze zu 0,6 ml enthält: Epoetin beta 10000 IE (entspr. → 83 µg) hergestellt durch rekombinante DNA-Technologie in CHO, Harnstoff, Natriumchlorid (entspr. Natrium < 1 mmol), Polysorbat 20, Natriumdihydrogenphosphat-dihydrat, Dinatriumhydrogenphosphat-Dodecahydrat, Calciumchlorid dihydrat, Glycin, L-Leucin, L-Isoleucin, L-Threonin, L-Glutaminsäure, L-Phenylalanin max. 0,3 mg, Wasser für Injektionszwecke.
PG: 6 ST IND (2) (EKO: G) [€ 583,95]

NeoRecormon 10000 I.E. - Injektionslösung in Fertigspritze 20F06
(Z.Nr. EU/1/97/031/*) NR. P. E. B03XA01
Parallelimport. nicht im Handel.

NeoRecormon 10 000 I.E. - Injektionslösung in Fertigspritze 20F06
(Z.Nr. EU/1/97/031/*) NR. P. E. B03XA01
Parallelimport.
V: Orifarm, Leverkusen, Deutschland
Z: 1 Fertigspritze zu 0,6 ml enthält: Epoetin beta 10000 IE (entspr. → 83 µg) hergestellt durch rekombinante DNA-Technologie in CHO, Harnstoff, Natriumchlorid (entspr. Natrium < 1 mmol), Polysorbat 20, Natriumdihydrogenphosphat-dihydrat, Dinatriumhydrogenphosphat-Dodecahydrat, Calciumchlorid dihydrat, Glycin, L-Leucin, L-Isoleucin, L-Threonin, L-Glutaminsäure, L-Phenylalanin max. 0,3 mg, Wasser für Injektionszwecke.
PG: 6 ST IND (2) (EKO: G) [€ 583,95]

NeoRecormon 20 000 I.E. - Injektionslösung in Fertigspritze 20F06
(Z.Nr. EU/1/97/031/*) NR. P. E. nicht im Handel. B03XA01

NeoRecormon 30 000 I.E. - Injektionslösung in Fertigspritze 20F06
(Z.Nr. EU/1/97/031/*) NR. P. E. B03XA01
ZI: Roche Registration, Grenzach-Wyhlen, Deutschland
Z: 1 Fertigspritze mit 0,6 ml enthält: Epoetin beta 30000 IE (entspr. → 250 µg) hergestellt durch rekombinante DNA-Technologie in CHO, Harnstoff, Natriumchlorid (entspr. Natrium < 1 mmol), Polysorbat 20, Natriumdihydrogenphosphat-dihydrat, Dinatriumhydrogenphosphat-Dodecahydrat, Calciumchlorid dihydrat, Glycin, L-Leucin, L-Isoleucin, L-Threonin, L-Glutaminsäure, L-Phenylalanin max. 0,3 mg, Wasser für Injektionszwecke.
Kurzinformation: siehe NeoRecormon 500 I.E. - Injektionslösung in Fertigspritze, → S. 958
PG: 4 ST IND (EKO: G) [€ 1.147,15]

NeoRecormon 30000 I.E. - Injektionslösung in Fertigspritze 20F06
(Z.Nr. EU/1/97/031/*) NR. P. E. B03XA01
Parallelimport. nicht im Handel.

NeoRecormon Multidose 50.000 I.E. - Lyophilisat und Lösungsmittel zur Herstellung einer Injektionslösung 20F06
(Z.Nr. EU/1/97/031/*) NR. P. E. nicht im Handel. B03XA01

Neostig 0,5 mg - Injektionslösung 07L03, 56C02
(Z.Nr. 1-31425) RP. P. N07AA01
ZI: Wabosan Arzneimittel, Wien
Z: 1 Ampulle mit 1 ml Injektionslösung enthält: Neostigmin methylsulfat 0,5 mg, Natriumchlorid (entspr. Natrium 3,4 mg), Wasser für Injektionszwecke.
EW: Cholinesterasehemmer.
AG: Antagonisierung der muskelrelaxierenden Wirkung nichtdepolarisierender Muskelrelaxantien, Myasthenia gravis.
AA: I.v., i.m., s.c.
DO: Antagonisierung von Muskelrelaxantien: 0, 5 - 2 mg (= 1 - 4 ml), im Bedarfsfall bis max. 5 mg (10 ml) langsam i.v., möglichst mit 0,6 - 1,2 mg Atropinsulfat i.v. einige Minuten vor Neostigmin.

Kinder unter 20 kg KG: 0,05 mg/kg KG.
Myasthenie: Mehrmals tgl. 0,5 - 2,5 mg (= 1 - 5 ml) s.c. oder i.m.; MD 20 mg.
Kinder: ED 0,2 - 0,5 mg.
Neonatale Myasthenie: ED 0,05 - 0,25 mg alle 4 Std. bis zum Abklingen der Symptome.
GA: Mechanische Magen/Darm- oder Harnwegsobstruktion, Peritonitis.
SST: Nicht anwenden; nach Anwendung bei der Mutter Neugeborene 10 Tage auf Myasthenie überwachen.
NW: Muskarinartig: Magen/Darm-Krämpfe, Bradykardie oder paradoxe Reaktionen (Tachykardie). Nikotinartig (Muskelspasmen). ZNS, Psyche, Auge, Arrhythmien, Bronchospasmus, Schweißsekretion, vermehrtes Harnlassen.
WW: Kontraindiziert: Depolarisierende Muskelrelaxantien.
Vorsicht: Morphin, Barbiturate verstärkt, andere Parasympathomimetika (cholinerge Krisen), Beta- Blocker (Bradykardie, Hypotonie), Kortikosteroide (Myasthenie verstärkt).
WH: Vorsicht bei Asthma, Hyperthyreose, Parkinsonismus, Epilepsie, schweren Herz-, Nierenschäden, Hypotension, Vagotonie, Magenulzera, nach Operationen am Magen/Darm- Trakt oder der Harnblase, nach Herztransplantation, Schock. Verkehrshinweis (Miosis).
Bei Überdosierung Antidot Atropinsulfat (1 - 2 - max.4 mg i.v.).
PG: 10 ST * (EKO: N) [€ 10,35]

▼ Neparvis 24 mg/26 mg - Filmtabletten 10B11
(Z.Nr. EU/1/16/1103/*) NR. P. C09DX04
ZI: Novartis Europharm, Dublin, Irland
Z: 1 Filmtablette enthält: Sacubitril 24,3 mg, Valsartan 25,7 mg (entspr. Sacubitril-Natrium - Valsartan-Dinatrium (1:1) 2,5 H2O), Tablettenkern: Cellulose, mikrokristalline, Hyprolose niedrig substituiert, Crospovidon Typ A, Magnesium stearat, Talkum, Siliciumdioxid, hochdisperses; Filmüberzug: Hypromellose 2910 (3 mPa*s), Titandioxid, Macrogol 4000, Talkum, Eisen(III)-oxid, Eisen(II,III)-oxid.
EW: Hemmstoff der neutralen Endopeptidase + Angiotensin II-Antagonist.
AG: Chronische Herzinsuffizienz mit reduzierter Auswurffraktion.
AA: Mit einem Glas Wasser einnehmen.
DO: 2mal tgl. 1 Tablette mit 49 mg/51 mg; Verdoppelung der Dosis nach 2-4 Wochen möglich.
Patienten ohne ACE-Hemmer- oder Angiotensin II-Antagonisten-Therapie: Initial 2mal tgl. 1 Tablette mit 24 mg/26 mg, Dosisverdoppelung alle 3-4 Wochen.
Dosisreduktion bei schweren Nierenschäden. Keine Daten bei Kindern und Jugendlichen.
GA: Angioödme, schwere Leberinsuffizienz, biliäre Zirrhose, Cholestase.
SST: Gegenanzeige im 2. und 3. Trimenon; im 1. Trimenon und in der Stillzeit nicht empfohlen.
NW: Hypotonie, Hyperkaliämie, Niere, Anämie, ZNS, Vertigo, Husten, Magen/Darm, Asthenie, Angioödeme.
WW: Aliskiren (Kontraindiziert bei Diabetes oder Nierenschäden, sonst nicht empfohlen).
Gegenanzeige: ACE-Hemmer (36 Std. Abstand).
Nicht empfohlen: Andere Angiotensin II-Antagonisten, Lithium.
Vorsicht: Statine, Sildenafil, Kalium und Substanzen mit Neigung zu Hyperkaliämie, NSARs.
BNP ist kein geeigneter Biomarker für Herzinsuffizienz.
WH: Vorsicht bei Hypotonie, Hyperkaliämie, Nierenarterienstenose, Leberschäden. Bei Angioödem sofort absetzen. Verkehrshinweis.
PG: 28 ST RE1 (EKO: Y) [€ 110,10]

▼ Neparvis 49 mg/51 mg - Filmtabletten 10B11
(Z.Nr. EU/1/16/1103/*) NR. P. C09DX04
ZI: Novartis Europharm, Dublin, Irland
Z: 1 Filmtablette enthält: Sacubitril 48,6 mg, Valsartan 51,4 mg (entspr. Sacubitril-Natrium - Valsartan-Dinatrium (1:1) 2,5 H2O), Tablettenkern: Cellulose, mikrokristalline, Hyprolose niedrig substituiert, Crospovidon Typ A, Magnesium stearat, Talkum, Siliciumdioxid, hochdisperses; Filmüberzug: Hypromellose 2910 (3 mPa*s), Titandioxid, Macrogol 4000, Talkum, Eisen(III)-oxid, Eisen(III)-hydroxid-oxid x H2O.
Kurzinformation: siehe Neparvis 24 mg/26 mg - Filmtabletten, → S. 960
PG: 28 ST RE1 (EKO: Y) [€ 110,10], 56 ST RE1 (EKO: Y) [€ 196,45]

▼ Neparvis 97 mg/103 mg - Filmtabletten 10B11
(Z.Nr. EU/1/16/1103/*) NR. P. C09DX04
ZI: Novartis Europharm, Dublin, Irland
Z: 1 Filmtablette enthält: Sacubitril 97,2 mg, Valsartan 102,8 mg (entspr. Sacubitril-Natrium - Valsartan-Dinatrium (1:1) 2,5 H2O), Tablettenkern: Cellulose, mikrokristalline, Hyprolose niedrig substituiert, Crospovidon Typ A, Magnesium stearat, Talkum, Siliciumdioxid, hochdisperses; Filmüberzug: Hypromellose 2910 (3 mPa*s), Titandioxid, Macrogol 4000, Talkum, Eisen(III)-oxid, Eisen(II,III)-oxid.
Kurzinformation: siehe Neparvis 24 mg/26 mg - Filmtabletten, → S. 960
PG: 56 ST RE1 (EKO: Y) [€ 196,45]

▼ *Nepexto 25 mg - Injektionslösung in einer Fertigspritze* 13A02, 22F01
(Z.Nr. EU/1/20/1436/*) NR. P. E. nicht im Handel.
L04AB01

▼ *Nepexto 50 mg - Injektionslösung in einer Fertigspritze* 13A02, 22F01
(Z.Nr. EU/1/20/1436/*) NR. P. E. nicht im Handel.
L04AB01

▼ *Nepexto 50 mg - Injektionslösung im Fertigpen* 13A02, 22F01
(Z.Nr. EU/1/20/1436/*) NR. P. E. nicht im Handel.
L04AB01

Nephrotrans 500 mg - magensaftresistente Weichkapseln 56D01
(Z.Nr. 1-36127) RP. P. A02AH
ZI: Medice Arzneimittel Pütter, Iserlohn, Deutschland
Z: 1 magensaftresistente Weichkapsel enthält: Natriumhydrogencarbonat 500 mg, Wachs, gelbes, Sojaöl, hydriert, Sojaöl, partiell hydriert, Rapsöl, raffiniertes, (3-sn-Phosphatidyl)cholin aus Sojabohnen, Eisen(II,III)-oxid, Glycerol 85%, Gelatine, Sorbitol-Lösung von partiell dehydratisiertem Sorbitol, Salzsäure 25%, Hypromellose, Hydroxypropylcellulose, Talkum, Polyethylenglycol, Methacrylsäure-Ethylacrylat-Copolymer (1:1), Polysorbat 80, Natriumdodecylsulfat, Propylenglycol, Glycerolmonostearat, Titandioxid, Wasser, gereinigtes.
EW: Antazidum.
AG: Metabolische Azidose (Behandlung und Erhaltungsbehandlung bei chronischer Niereninsuffizienz).
AA: Unzerkaut mit Flüssigkeit über den Tag verteilt einnehmen.
DO: TD 3-5 g Natriumhydrogencarbonat (= 6-10 Kapseln Nephrotrans 500 mg oder 4-6 Kapseln Nephrotrans 840 mg). Keine Daten an Kindern und Jugendlichen.
GA: Metabolische Alkalose, Hypokaliämie, Hypernatriämie, natriumarme Diät.
SST: Anwendung bei entsprechender Indikation möglich.
NW: Magen/Darm (Blähungen); Phosphatsteine in der Niere, bei Überdosierung hypokalzämische Tetanie.
WW: Resorption und Ausscheidung schwacher Säuren und Basen kann beeinflusst werden, z.B. Sympathomimetika, Anticholinergika, trizyklische Antidepressiva, Barbiturate, H2-Antagonisten, Captopril und Chinidin.
WH: Wirkung alle 1-2 Wochen kontrollieren. Plasmaelektrolyte kontrollieren.
Vorsicht bei Hypoventilation, Hypokalzämie und hyperosmolaren Zuständen.
PG: 100 ST IND (EKO: G) [€ 29,35], 500 ST IND (EKO: G) [€ 129,65]

Nephrotrans 840 mg - magensaftresistente Weichkapseln 56D01
(Z.Nr. 1-36128) RP. P. A02AH
ZI: Medice Arzneimittel Pütter, Iserlohn, Deutschland
Z: 1 magensaftresistente Kapsel enthält: Natriumhydrogencarbonat 840 mg, Wachs, gelbes, Sojaöl, hydriert, Sojaöl, partiell hydriert, Rapsöl, raffiniertes, (3-sn-Phosphatidyl)cholin aus Sojabohnen, Eisen(II,III)-oxid, Glycerol 85%, Gelatine, Sorbitol-Lösung von partiell dehydratisiertem Sorbitol, Salzsäure 25%, Hypromellose, Hydroxypropylcellulose, Talkum, Polyethylenglycol, Methacrylsäure-Ethylacrylat-Copolymer (1:1), Polysorbat 80, Natriumdodecylsulfat, Propylenglycol, Glycerolmonostearat, Wasser, gereinigtes.
Kurzinformation: siehe Nephrotrans 500 mg - magensaftresistente Weichkapseln, → S. 960
PG: 100 ST IND (EKO: G) [€ 29,35], 500 ST IND (EKO: G) [€ 129,65]

🐾 Neptra - Ohrentropfen, Lösung für Hunde 830
(Z.Nr. EU/2/19/246/*) NR. P. QS02CA91
ZI: Bayer Animal Health, Leverkusen, Deutschland
Z: 1 Dosis (= 1 ml) enthält: Florfenicol 16,7 mg, Terbinafin hydrochlorid 16,7 mg (entspr. Terbinafin 14,9 mg), Mometason furoat 2,2 mg, Propylencarbonat, Propylenglycol, Ethanol 96%, Macrogol 8000, Wasser, gereinigtes.
EW: Kombination aus 2 Antiinfektiva und Kortikosteroid.
AG: Akute Otitis externa und akute Exazerbationen einer rezidivie-

renden Otitis durch Mischinfektionen durch Staphylococcus pseudintermedius und Malassezia pachydermatis.
AA: Am Ohr.
DO: Einmalig den gesamten Inhalt von einem Einzeldosisbehältnis in äußeren Gehörgang applizieren.
GA: Perforiertes Trommelfell, generalisierte Demodikose.
SST: Nicht anwenden.
NW: Lokale Schmerzen, Kopfschütteln, Lautäußerungen, Ataxie, Innenohrstörungen, Erbrechen.
WH: Vor Behandlung Ohren reinigen. Vorsicht bei endokrinen Erkrankungen. Augenkontakt vermeiden.
PG: 2 ST VT [€ 49,35], 10 ST VT [€ 203,90]

Neradin - Tabletten 70X
(Z.Nr. 3-37543) RPF. P. V03AX
ZI: PharmaSGP, Gräfelfing, Deutschland
Z: 1 Tablette enthält: Turnera diffusa (Homöopathie) D4 100 mg, Lactose monohydrat 141,5 mg, Cellulosepulver, Siliciumdioxid, hochdispers, wasserfrei, Magnesium stearat (pflanzlich).
EW: Homöopathikum.
AG: Beschwerden durch sexuelle Schwäche.
AA: Mit Wasser einnehmen.
DO: Akut 1 Tablette alle 30-60 min. MTD 6 Tabletten.
Chronisch: 1-3mal tgl. 1 Tablette.
Für Kinder und Jugendliche nicht empfohlen.
SST: Vorsicht.
PG: 20 ST * (EKO: N) [€ 32,30], 40 ST * (EKO: N) [€ 54,95]

Nerfasin vet. 20 mg/ml - Injektionslösung für Rinder, Pferde, Hunde und Katzen 809Z
(Z.Nr. 8-01053) RP. P. VNW. QN05CM92
ZI: Le Vet, Oudewater, Niederlande
Z: 1 ml Injektionslösung enthält: Xylazin 20 mg (entspr. Xylazin hydrochlorid 23,31 mg), Methyl-parahydroxybenzoat 1 mg, Natriumchlorid, Natrium hydrogencarbonat zur Einstellung des pH-Wertes, Salzsäure zur pH-Wert-Einstellung, Wasser für Injektionszwecke.
EW: Hypnotisch, sedativ.
AG: Sedation. Prämedikation in Kombination mit Anästhetikum.
AA: Rind i.v. oder i.m., Pferd i.v., Hund i.m., Katze i.m. oder s.c.
DO: Rind: Je nach Dosisstufe 0,25-1,5 ml/100 kg KG i.m. oder 0,08-0,5 ml/ 100 kg KG i.v.
Pferd: 3-5 ml/100 kg KG i.v.,
Hund: 0,025-0,15 ml/kg KG i.m.
Katze: 0,025-0,05 ml/kg KG i.m. oder s.c.
Details siehe Austria-Codex - Fachinformation.
GA: Gastrointestinale Obstruktion, schwere Lungen-, Herz-, Leber-, Nieren- schäden, Schock, Diabetes, Krämpfe, Kälber unter 1 Woche, Fohlen unter 2 Wochen, Katzen- oder Hundewelpen unter 6 Wochen.
SST: Vor allem bei Rindern und Katzen nicht in späten Stadien der Trächtigkeit (außer bei der Geburt selbst) anwenden. Nicht bei Rindern anwenden, die Eizellen transplantiert bekommen.
NW: Blutdruckabfall, Bradykardie, reversible Arrhythmien, Erbrechen und Salivation bei Hund und Katze, Hyperglykämie, bei Rindern Durchfälle oder vorzeitige Geburt, bei Pferden Schwitzen, Bradykardie, verminderte Atmung.
WW: Sympathomimetika, Sulfonamide (Arrhythmien); ZNS-Dämpfer verstärkt.
WH: Vorsicht bei Hufrehe, dehydrierten Tieren. Besonders Rinder engmaschig überwachen. Bis zum Wirkungseintritt Tiere in Ruhe lassen.
Bei Überdosierung Alpha 2 Antagonisten (Yohimbin, Tolazolin, Atipamezol, beim Rind auch 4-Aminopyridin) geben.
VNW: Essbare Gewebe: Pferd und Rind 1 Tag. Milch 0 Tage.
PG: 25 ML VNW [€ 29,40], 50 ML VNW [€ 45,80]

Nerfasin vet. 100 mg/ml - Injektionslösung für Rinder und Pferde 809Z
(Z.Nr. 8-01054) RP. P. VNW. QN05CM92
ZI: Le Vet, Oudewater, Niederlande
Z: 1 ml Injektionslösung enthält: Xylazin 100 mg (entspr. Xylazin hydrochlorid 116,55 mg), Methyl-parahydroxybenzoat 1 mg, Natrium hydrogencarbonat zur Einstellung des pH-Wertes, Salzsäure zur pH-Wert-Einstellung, Wasser für Injektionszwecke.
EW: Hypnotisch, sedativ.
AG: Sedation. Prämedikation in Kombination mit Anästhetikum.
AA: Rind i.m., Pferd langsam i.v.
DO: Rind: Je nach Dosisstufe 0,05-0,3 ml/100 kg KG i.m.
Pferd: 0,6-1 ml/100 kg KG i.v.
Details siehe Austria-Codex - Fachinformation.
GA: Gastrointestinale Obstruktion, schwere Lungen-, Herz-, Leber-, Nieren- schäden, Schock, Diabetes, Krämpfe, Rinder unter 200 kg KG, Fohlen unter 2 Wochen.
SST: Vor allem bei Rindern nicht in späten Stadien der Trächtigkeit (außer bei der Geburt selbst) anwenden. Nicht bei Rindern anwenden, die Eizellen transplantiert bekommen.
NW: Blutdruckabfall, Bradykardie, reversible Arrhythmien, bei Rindern Durchfälle oder vorzeitige Geburt, bei Pferden Schwitzen, Bradykardie, verminderte Atmung.
WW: Sympathomimetika, Sulfonamide (Arrhythmien); ZNS-Dämpfer verstärkt.
WH: Vorsicht bei Hufrehe, dehydrierten Tieren. Besonders Rinder engmaschig überwachen. Bis zum Wirkungseintritt Tiere in Ruhe lassen.
Bei Überdosierung Alpha 2 Antagonisten (Yohimbin, Atipamezol, beim Rind auch 4-Aminopyridin) geben.
VNW: Essbare Gewebe: Pferd und Rind 1 Tag. Milch 0 Tage.
PG: 25 ML VNW [€ 75,60]

Neriforte - Fettsalbe 22E01
(Z.Nr. 0-16297) NR. P. D07AC06
ZI: Leo Pharma, Ballerup, Dänemark
Z: 1 g enthält: Diflucortolon 21-valerat 3 mg, Paraffin, flüssiges, Vaselin, weisses, Wachs mikrokristallines, Rizinusöl, hydriertes.
EW: Glukokortikoid.
AG: Zur Anfangs- und zwischenzeitlichen Behandlung von Psoriasis vulgaris, Neurodermitis, Lichen ruber planus et verrucosus, Erythematodes chronicus discoides und schweren chronischen Ekzemen.
DO: Zu Behandlungsbeginn 2 mal tgl. dünn auftragen, dann auf geringer konzentrierte Präparate übergehen. Nur kurzfristig (1 bis höchstens 2 Wochen) anwenden. Bei Kindern ab 6 Jahren max. 10% der Körperoberfläche behandeln.
GA: Tuberkulose, Lues, Virosen, periorale Dermatitis, Rosazea, Kinder bis 6 Jahre, Behandlung am Auge.
SST: Nutzen/Risiko-Abwägung, großflächige oder langfristige Gabe vermeiden (Nebenwirkungen beim Neugeborenen möglich). In der Stillzeit nicht im Brustbereich anwenden.
NW: Selten Allergie; bei längerer großflächiger Anwendung Hautveränderungen, Juckreiz, Hautinfektionen, Sehstörungen.
WW: Bei großflächiger oder langdauernder Anwendung systemische Effekte möglich.
WH: Nicht im Gesicht anwenden. Bakterielle und/oder Pilzerkrankungen zunächst spezifisch behandeln. Erhöhte Gefahr lokaler Hautinfektionen. Bei Anwendung im Genital- oder Analbereich Sicherheit von Kondomen beeinträchtigt.
PG: 15 G (2) (EKO: G) [€ 8,95], 30 G * (EKO: N) [€ 16,95], 300 G * (EKO: N) [€ 144,20]

Neriforte - Salbe 22E01
(Z.Nr. 0-16298) NR. P. D07AC06
ZI: Leo Pharma, Ballerup, Dänemark
Z: 1 g enthält: Diflucortolon 21-valerat 3 mg, Vaselin, weisses, Paraffin, dickflüssiges, Dehymuls E, Wachs, gebleichtes, Wasser, gereinigtes.
Kurzinformation: siehe Neriforte - Fettsalbe, → S. 961
PG: 15 G (2) (EKO: G) [€ 8,95], 30 G * (EKO: N) [€ 16,95], 300 G * (EKO: N) [€ 144,20]

Nerisona - Creme 22E01
(Z.Nr. 0-16179) NR. P. D07AC06
ZI: Leo Pharma, Ballerup, Dänemark
Z: 1 g enthält: Diflucortolonvalerat 1 mg, Vaselin, weisses, Paraffin, flüssiges, Stearylalkohol 80 mg, Polyoxyl 40 stearat, Polyacrylsäure (entspr. Carbomer), Natriumhydroxid, Dinatrium edetat-2-Wasser, Methyl-parahydroxybenzoat 0,7 mg, Propyl-parahydroxybenzoat 0,3 mg, Wasser, gereinigtes.
EW: Glukokortikoid, wasserhaltig, fettarm.
AG: Alle auf lokale Glukokortikoidtherapie ansprechenden Dermatosen.
AA: Dünn auf der Haut auftragen; nur in Ausnahmefällen Okklusivverband für 12-24 Stunden.
DO: Initial 2(-3)mal tgl., später 1mal tgl. über höchstens 3 Wochen (bei Kindern über höchstens 2 Wochen) behandeln. Möglichst kurz und niedrig dosiert anwenden. Keine Erfahrungen bei Kindern unter 2 Jahren.
GA: Tuberkulöse, virale oder luetische Prozesse im Behandlungsbereich.
SST: In der Schwangerschaft strenge Nutzen/Risiko-Abwägung. In der Stillzeit nicht im Brustbereich anwenden.
NW: Lokale Reaktionen. Bei großflächiger oder lang dauernder Anwendung systemische Kortikoideffekte (z.B. Sehstörungen) möglich.
WH: Creme nicht ins Auge einbringen (Glaukomgefahr) und nicht im Gesicht anwenden. Bakterielle und/oder Pilzerkrankungen zunächst spezifisch behandeln. Erhöhte Gefahr lokaler Hautinfektionen. Bei starker Austrocknung auf fetthaltigere Zubereitung übergehen. Bei Anwendung im Anogenitalbereich kann Reißfestigkeit von Kondomen beeinträchtigt werden. Positive Dopingkontrollen möglich.
PG: 15 G (EKO: G) [€ 4,50], 30 G (EKO: G) [€ 8,95], 300 G * (EKO: N) [€ 77,65]

Nerisona - Creme 22E01
(Z.Nr. 16.179-P3) NR. P. Parallelimport. D07AC06
V: Eurim-Pharm, Salzburg
Z: 1 g enthält: Diflucortolonvalerat 1 mg, Vaselin, weisses, Paraffin, flüssiges, Stearylalkohol 80 mg, Polyoxyl 40 stearat, Polyacrylsäure (entspr. Carbomer), Natriumhydroxid, Dinatrium edetat-2-Wasser, Methyl-parahydroxybenzoat 0,7 mg, Propyl-parahydroxybenzoat 0,3 mg, Wasser, gereinigtes.
PG: 300 G * (EKO: N) [€ 76,10]

Nerisona - Fettsalbe 22E01
(Z.Nr. 0-16180) NR. P. D07AC06
ZI: Leo Pharma, Ballerup, Dänemark
Z: 1 g enthält: Diflucortolonvalerat 1 mg, Vaselin, weisses, Paraffin, flüssiges, Wachs mikrokristallines, Rizinusöl, hydriertes.
EW: Glukokortikoid, wasserfrei, für sehr trockene Formen und chronische Stadien.
AG: Alle auf lokale Glukokortikoidtherapie ansprechenden Dermatosen.
AA: Dünn auf der Haut auftragen; nur in Ausnahmefällen Okklusivverband für 12-24 Stunden.
DO: Initial 2(-3)mal tgl., später 1mal tgl. über höchstens 3 Wochen (bei Kindern über höchstens 2 Wochen) behandeln. Möglichst kurz und niedrig dosiert anwenden. Keine Erfahrungen bei Kindern unter 2 Jahren.
GA: Tuberkulöse, virale oder luetische Prozesse im Behandlungsbereich.
SST: In der Schwangerschaft strenge Nutzen/Risiko-Abwägung. In der Stillzeit nicht im Brustbereich anwenden.
NW: Lokale Reaktionen. Bei großflächiger oder lang dauernder Anwendung systemische Kortikoideffekte (z.B. Sehstörungen) möglich.
WH: Creme nicht ins Auge einbringen (Glaukomgefahr) und nicht im Gesicht anwenden. Bakterielle und/oder Pilzerkrankungen zunächst spezifisch behandeln. Erhöhte Gefahr lokaler Hautinfektionen. Bei starker Austrocknung auf fetthaltigere Zubereitung übergehen. Bei Anwendung im Anogenitalbereich kann Reißfestigkeit von Kondomen beeinträchtigt werden. Positive Dopingkontrollen möglich.
PG: 15 G (EKO: G) [€ 4,50], 30 G (EKO: G) [€ 8,95]

N

Nerisona - Salbe 22E01
(Z.Nr. 0-16181) NR. P. D07AC06
ZI: Leo Pharma, Ballerup, Dänemark
Z: 1 g enthält: Diflucortolonvalerat 1 mg, Vaselin, weisses, Paraffin, dickflüssiges, Dehymuls E, Wachs, gebleichtes, Wasser, gereinigtes.
EW: Glukokortikoid mit ausgewogenem Fett- und Wasseranteil.
AG: Alle auf lokale Glukokortikoidtherapie ansprechenden Dermatosen.
AA: Dünn auf der Haut auftragen; nur in Ausnahmefällen Okklusivverband für 12-24 Stunden.
DO: Initial 2(-3)mal tgl., später 1mal tgl. über höchstens 3 Wochen (bei Kindern über höchstens 2 Wochen) behandeln. Möglichst kurz und niedrig dosiert anwenden. Keine Erfahrungen bei Kindern unter 2 Jahren.
GA: Tuberkulöse, virale oder luetische Prozesse im Behandlungsbereich.
SST: In der Schwangerschaft strenge Nutzen/Risiko-Abwägung. In der Stillzeit nicht im Brustbereich anwenden.
NW: Lokale Reaktionen. Bei großflächiger oder lang dauernder Anwendung systemische Kortikoideffekte (z.B. Sehstörungen) möglich.
WH: Creme nicht ins Auge einbringen (Glaukomgefahr) und nicht im Gesicht anwenden. Bakterielle und/oder Pilzerkrankungen zunächst spezifisch behandeln. Erhöhte Gefahr lokaler Hautinfektionen. Bei starker Austrocknung auf fetthaltigere Zubereitung übergehen. Bei Anwendung im Anogenitalbereich kann Reißfestigkeit von Kondomen beeinträchtigt werden. Positive Dopingkontrollen möglich.
PG: 15 G (EKO: G) [€ 4,50], 30 G (EKO: G) [€ 8,95], 300 G * (EKO: N) [€ 77,65]

Nerisona - Salbe 22E01
(Z.Nr. 16.181-P3) NR. P. Parallelimport. D07AC06
V: Eurim-Pharm, Salzburg
Z: 1 g enthält: Diflucortolonvalerat 1 mg, Vaselin, weisses, Paraffin, dickflüssiges, Dehymuls E, Wachs, gebleichtes, Wasser, gereinigtes.
PG: 30 G (EKO: G) [€ 8,75], 300 G * (EKO: N) [€ 76,10]

▼ Nerlynx 40 mg - Filmtabletten 55G
(Z.Nr. EU/1/18/1311/*) NR. P. L01EH02
ZI: Pierre Fabre Medicament, Production, Boulogne, Frankreich
Z: 1 Filmtablette enthält: Neratinib 40 mg (entspr. Neratinib maleat), Tablettenkern: Mannitol, Cellulose, mikrokristalline, Crospovidon, Povidon, Siliciumdioxid, hochdisperses, Magnesium stearat; Tablettenüberzug: Poly(vinylalkohol), Titandioxid, Macrogol, Talkum, Eisen(III)-oxid.
EW: Irreversibler Proteinkinasehemmer, antineoplastisch.
AG: Erweiterte adjuvante Behandlung von Hormonrezeptor-positivem, HER2-überexprimiertem/amplifiziertem Brustkrebs in einem frühen Stadium nach Abschluss einer Trastuzumab-basierten adjuvanten Therapie seit weniger als einem Jahr.
AA: Tabletten vorzugsweise morgens mit Nahrung im Ganzen einnehmen.
DO: 1mal tgl. 240 mg (6 Tabletten) über 1 Jahr.
Dosisanpassung bei NW siehe Austria Codex - Fachinformation.
Keine Indikation für Kinder und Jugendliche.
GA: Schwere Leberschäden.
SST: Fetotoxisch. Zwingende Indikationsstellung in der Schwangerschaft. Zuverlässige Kontrazeption für Frauen (bei hormonellen Kontrazeptiva zusätzliche Barrieremethode empfohlen) bis 1 Monat und für Männer bis 3 Monate nach Therapieende erforderlich. Nicht stillen.
NW: Magen /Darm (schwerer Durchfall, Erbrechen), Dehydratation, Erschöpfung, Appetitlosigkeit, Gewichtsabnahme, Nagelerkrankungen, Muskelspasmen, Leber, Haut, Harnwegsinfekte, Epistaxis.
WW: Kontraindiziert: Starke CYP3A4- /P-gp-Induktoren (Carbamazepin, Phenobarbital, Phenytoin, Johanniskraut, Rifampicin); Nicht empfohlen: starke, moderate CYP3A4- /P-gp-Hemmer (Fluconazol, Verapamil, Diltiazem, Erythromycin), Grapefruitsaft, Protonenpumpenhemmer.
Vorsicht: Antazida (3 Std. Abstand), H_2-Blocker (10 Std. Abstand).
Vorsicht: Rosuvastatin, Sulfasalazin, Irinotecan, Digoxin, Dabigatran.
WH: Prophylaktische Durchfallbehandlung empfohlen. Vorsicht bei kardialen Risikofaktoren, älteren Patienten, Nierenschäden. Auf Hautreaktionen achten. Kontrollen: Leber, LVEF. Verkehrshinweis.
PG: 180 ST * (EKO: N) [€ 7.042,35]

Nervenruh forte - Dragees 32Z02
(Z.Nr. 7-36028) RPF. P. N05CM
ZI: M.C.M. Klosterfrau Healthcare, Wien
Z: 1 Dragee enthält: Baldrianwurzel-Trockenextrakt (3-6:1); Auszugsmittel: Ethanol 70% (V/V) 30 mg, Passionsblumenkraut-Trockenextrakt (5-7:1); Methanol 60% (V/V) (Auszugsmittel) 18 mg, Hopfenblüten-Trockenextrakt (4-8:1); Ethanol 40% (V/V) (Auszugsmittel) 15 mg, Lactose monohydrat 4,59 mg, Glucose 6,375 mg (entspr. Glucose flüssig, sprühgetrocknet), Maltodextrin, Crospovidon, Talkum, Magnesium stearat, Siliciumdioxid, hochdisperses, Gummi arabicum, Saccharose 64,2 mg, Butylmethacrylat-Copolymer, basisch Eudragit E 12,5, Methylcellulose, Calciumcarbonat, Povidon, Titandioxid, Glycerol 85%, Chinolingelb (entspr. D&C Gelb No.10 Aluminium-Farblack), Montanglycolwachs.
EW: Sedierend.
AG: Traditionell pflanzlich bei leichtem mentalen Stress und nervösen Schlafstörungen.
DO: Bei mentalem Stress 1-3mal tgl. 1-2 Tabletten, bei Schlafstörungen abends 2-3 Tabletten 1 Std. vor dem Schlafengehen unzerkaut mit Flüssigkeit einnehmen. Für Kinder nicht empfohlen.
SST: Nicht empfohlen.
NW: Magen/Darm.
WH: Verkehrshinweis.
PG: 60 ST * (EKO: N) [€ 12,40], 160 ST * (EKO: N) [€ 23,90]

Nerventee St. Severin 32Z04
(Z.Nr. 0-10249) RPF. P. N05CM
ZI: Gall-Reidlinger, St. Lambrecht
Z: 100 g enthalten: Radix Valerianae 25 g, Strobuli lupuli 7,5 g, Herba Hyperici 17,5 g, Herba Menthae piperitae 25 g, Herba Callunae 20 g, Flos Calcatrippae 5 g.
EW: Sedierend.
AG: Nervosität, Einschlafstörungen.
AA: 1 Esslöffel (=4 g) mit 1 Schale kochendem Wasser übergießen, 20 Minuten bedeckt ziehen lassen, abseihen, nach Geschmack süßen.
DO: Je 1 Schale Tee früh und abends, ev. auch vor dem Schlafengehen.
SST: In den ersten Schwangerschaftsmonaten nicht einnehmen.
NW: Allergie, Lichtüberempfindlichkeit, Magen/Darm.
WW: ZNS-Dämpfer verstärkt.
WH: Verkehrshinweis. Alkohol meiden.
PG: 70 G * (EKO: N) [€ 4,20]

Nerventropfen "Similasan" 32X
(Z.Nr. 3-00202) RPF. P. V03AX
ZI: Sanova Pharma, Wien
Z: 1 g (= 60 Tropfen) enthält: Asa foetida (Homöopathie) D6 250 mg, Crataegus (Homöopathie) D4 250 mg, Lycopus virginicus (Homöopathie) D3 250 mg, Passiflora incarnata (Homöopathie) D4

250 mg, Wasser, Ethanol (entspr. Gesamtethanolgehalt 55,8 % (V/V)).
EW: Homöopathikum.
AG: Nervöse Störungen, Kreislaufschwäche.
AA: Tropfen direkt auf die Zunge geben oder mit sehr wenig Wasser verdünnt einnehmen.
DO: ED 10 Tropfen, Kinder ab 6 Jahren 5 Tropfen.
Kurmäßig 3mal tgl., bei ausgeprägten Beschwerden viertel- oder halb- stündlich, dann 3-5mal tgl.
Für Kinder unter 6 Jahren nicht empfohlen.
SST: Vorsicht.
PG: 50 ML * (EKO: N) [€ 16,90]

Nervoheel - Tabletten 32X
(Z.Nr. 3-00108) RPF. P. V03AX
ZI: Biologische Heilmittel Heel, Baden-Baden, Deutschland
Z: 1 Tablette enthält: Acidum phosphoricum (Homöopathie) D4 60 mg, Strychnos ignatii (Homöopathie) D4 60 mg, Sepia officinalis (Homöopathie) D4 60 mg, Kalium bromatum (Homöopathie) D4 30 mg, Zincum isovalerianicum (Homöopathie) D4 30 mg, Lactose monohydrat 300 mg, Magnesium stearat.
EW: Homöopathikum.
AG: Allgemeine Erschöpfung mit nervösen Beschwerden.
AA: Tabletten vor den Mahlzeiten unter der Zunge zergehen lassen.
DO: Akut alle 1-2 Std. (max. 8mal tgl.), sonst 3mal tgl. 1 Tablette.
Für Kinder nicht empfohlen.
SST: Vorsicht.
PG: 100 ST * (EKO: N) [€ 16,80]

Nesidom 16 mg - Retardtabletten 30E04
(Z.Nr. 1-35177) RP. P. nicht im Handel. C01DX12

Neulasta 6 mg - Injektionslösung 33C04
(Z.Nr. EU/1/02/227/*) NR. P. E. L03AA13
ZI: Amgen Europe, Zg Breda, Niederlande
Z: 1 Fertigspritze zu 0,6 ml enthält: Pegfilgrastim 6 mg, hergestellt durch rekombinante DNA-Technologie in Escherichia coli, Natriumacetat, Sorbitol 30 mg, Polysorbat 20, Wasser für Injektionszwecke.
EW: Granulozyten-koloniestimulierender Wachstumsfaktor.
AG: Zur Verkürzung der Dauer von Neutropenien sowie zur Verminderung der Häufigkeit neutropenischen Fiebers bei Patienten, die wegen einer malignen Erkrankung mit zytotoxischer Chemotherapie behandelt werden (mit Ausnahme von chronisch-myeloischer Leukämie und Myelodysplastischem Syndrom).
AA: S.c. mittels Fertigspritze zur manuellen Anwendung oder mittels Fertigspritze mit On-Body- Injektor zur automatischen Anwendung.
DO: 6 mg (1 Fertigspritze) pro Chemotherapiezyklus frühestens 24 Std. nach Chemotherapie.
Keine Dosisempfehlung für Kinder.
SST: In der Schwangerschaft nicht empfohlen, Stillen unterbrechen.
NW: Knochenschmerzen, Muskelschmerzen, Kopfschmerzen, Übelkeit, Enyzmanstiege, lokale Reaktionen, Überempfindlichkeit, Stevens- Johnson- Syndrom, Splenomegalie, Thrombozytopenie, Lunge (interstitielle Pneumonie, Atemnotsyndrom), Glomerulonephritis, Kapillarlecksyndrom, Aortitis.
WH: Bei akuter Leukämie nicht anwenden. Auf Atemnotsyndrom, Milzrupturen achten. Auf Geräteausfall oder Fehlfunktion des On-Body-Injektors achten (Medikationsfehler möglich). Kontrollen: Thrombozyten, Hämatokrit, Leukozyten.
PG: 1 ST (EKO: G) [€ 592,15]

Neulasta 6 mg - Injektionslösung 33C04
(Z.Nr. EU/1/02/227/*) NR. P. E. L03AA13
Parallelimport. nicht im Handel.

Neulasta 6 mg - Injektionslösung 33C04
(Z.Nr. EU/1/02/227/*) NR. P. E. L03AA13
Parallelimport. nicht im Handel.

Neulasta 6 mg - Injektionslösung 33C04
(Z.Nr. EU/1/02/227/*) NR. P. E. L03AA13
Parallelimport. nicht im Handel.

Neulasta 6 mg - Injektionslösung 33C04
(Z.Nr. EU/1/02/227/*) NR. P. E. L03AA13
Parallelimport.
V: Inopha, Ludwigsfelde, Deutschland
Z: 1 Fertigspritze mit 0,6 ml enthält: Pegfilgrastim 6 mg, hergestellt durch rekombinante DNA-Technologie in Escherichia coli, Natriumacetat, Sorbitol 30 mg, Polysorbat 20, Wasser für Injektionszwecke.
PG: 1 ST * (EKO: N) [€ 1.183,35], **+NS** 1 ST (EKO: G) [€ 592,15]

Neulasta 6 mg - Injektionslösung 33C04
(Z.Nr. EU/1/02/227/*) NR. P. E. L03AA13
Parallelimport. nicht im Handel.

Neuleptil 4% - Tropfen 49B03
(Z.Nr. 0-13123) RP. P. nicht im Handel. N05AC01

Neupro 1 mg/24 h - transdermales Pflaster 12D01
(Z.Nr. EU/1/05/331/*) RP. P. N04BC09
ZI: UCB Pharma, Brüssel, Belgien
Z: 1 Pflaster enthält: Rotigotin 1 mg/24 h (entspr. → 2,25 mg), Trägerschicht: Polyesterfilm, silikonisiert, aluminisiert, farbbeschichtet mit Pigmentschicht (entspr. Titandioxid) (entspr. Pigmentgelb 95) (entspr. Pigment rot 166), Druckfarbe (entspr. Pigment rot) (entspr. Pigmentgelb 95) (entspr. Pigment schwarz 7); Matrixschicht, selbstklebend: Poly(dimethylsiloxan, trimethylsilysilikat)-copolymerisat, Povidon K90, Natrium metabisulfit, Palmitoylascorbinsäure, all-rac-alpha-Tocopherol; Schutzfolie: Polyesterfilm fluoropolymerbeschichtet.
EW: Dopamin-Agonist.
AG: Symptomatisch bei mittelschwerem bis schwerem idiopathischem Restless-Legs-Syndrom bei Erwachsenen.
AA: 1mal tgl. über 24 Std. auf der Haut belassen.
DO: TD initial 1 mg/24 h; wöchentliche Steigerung bei Bedarf um 1 mg/24 h, MTD 3 mg/24 h. Ausschleichend absetzen. Keine Dosisempfehlung für Kinder und Jugendliche.
GA: Magnetresonanztomografie, Kardioversion.
SST: Nicht anwenden. Zuverlässige Kontrazeption erforderlich.
NW: Initial dopaminerg (Übelkeit, Erbrechen), ZNS (Kopfschmerzen, Somnolenz), Augmentation, lokale Reaktionen, Psyche (Schlafattacken, Impulskontrollstörungen, anomales Denken und Verhalten), Magen/Darm, Hypotonie oder Hypertonie, Husten, Überempfindlichkeit, Haut, periphere Ödeme, Sulfitallergie.
WW: Dopaminantagonisten schwächen Wirksamkeit ab. Vorsicht mit ZNS-Dämpfern bzw. Alkohol. Verstärkung der Nebenwirkungen von Levodopa.
WH: Pflasterbereich keiner äußeren Wärme aussetzen. Vor MRT oder Kardioversion Pflaster entfernen. Auf Synkopen, Schlafattacken, Zwangsstörungen achten. Strenger Verkehrshinweis (plötzliches Einschlafen möglich).
PG: 7 ST (2) (EKO: G) [€ 33,95], 28 ST (EKO: G) [€ 124,10]

Neupro 1 mg/24 h - transdermales Pflaster 12D01
(Z.Nr. EU/1/05/331/*) RP. P. Parallelimport. N04BC09
nicht im Handel.

Neupro 2 mg, 4 mg, 6 mg, 8 mg/24 h - transdermales Pflaster 12B03
(Z.Nr. EU/1/05/331/*) RP. P. nicht im Handel. N04BC09

Neupro 2 mg/24 h - transdermales Pflaster 12B03, 12D01
(Z.Nr. EU/1/05/331/*) RP. P. N04BC09
ZI: UCB Pharma, Brüssel, Belgien
Z: 1 Pflaster enthält: Rotigotin 2 mg/24 h (entspr. → 4,5 mg), Trägerschicht: Polyesterfilm, silikonisiert, aluminisiert, farbbeschichtet mit Pigmentschicht (entspr. Titandioxid) (entspr. Pigmentgelb 95) (entspr. Pigment rot 166), Druckfarbe (entspr. Pigment rot) (entspr. Pigmentgelb 95) (entspr. Pigment schwarz 7); Matrixschicht, selbstklebend: Poly(dimethylsiloxan, trimethylsilysilikat)-copolymerisat, Povidon K90, Natrium metabisulfit, Palmitoylascorbinsäure, all-rac-alpha-Tocopherol; Schutzfolie: Polyesterfilm fluoropolymerbeschichtet.
EW: Dopamin-Agonist.
AG: Restless-Legs-Syndrom. Monotherapie der Parkinson-Erkrankung im Frühstadium oder in Kombination mit Levodopa.
AA: 1mal tgl. über 24 Stunden auf der Haut belassen.
DO: Restless-Legs-Syndrom: TD initial 1 mg/24 h, dann bis 3 mg/24 h.
Parkinson Frühstadium: TD initial 2 mg/24 h, dann wöchentlich um 2 mg/24 h erhöhen; MTD 8 mg/24 h.
Fortgeschrittene Erkrankungen: TD initial 4 mg/24 h, dann wöchent- lich um 2 mg/24 h erhöhen, MTD 16 mg/24 h.
Ausschleichend absetzen (jeden zweiten Tag um 2 mg/24 h reduzieren).
Keine Dosisempfehlung für Kinder und Jugendliche mit Restless-Legs-Syndrom. Keine Indikation bei Kindern und Jugendlichen für M. Parkinson.
GA: Magnetresonanztomografie, Kardioversion.
SST: Nicht anwenden. Zuverlässige Kontrazeption erforderlich.
NW: Initial dopaminerg (Übelkeit, Erbrechen), ZNS (Kopfschmerzen, Somnolenz), Augmentation, lokale Reaktionen, Psyche (Schlafattacken, Impulskontrollstörungen, anomales Denken und Verhalten), Magen/Darm, Hypotonie oder Hypertonie, Husten, Überempfindlichkeit, Haut, periphere Ödeme, Sulfitallergie.
WW: Dopaminantagonisten schwächen Wirksamkeit ab. Vorsicht

mit ZNS-Dämpfern bzw. Alkohol. Verstärkung der Nebenwirkungen von Levodopa.
WH: Pflasterbereich keiner äußeren Wärme aussetzen. Vor MRT oder Kardioversion Pflaster entfernen. Auf Synkopen, Schlafattacken, Zwangsstörungen achten. Strenger Verkehrshinweis (plötzliches Einschlafen möglich).
PG: 7 ST (2) (EKO: G) [€ 35,20], 28 ST (EKO: G) [€ 128,60]

Neupro 3 mg/24 h - transdermales Pflaster 12D01

(Z.Nr. EU/1/05/331/*) RP. P. N04BC09
ZI: UCB Pharma, Brüssel, Belgien
Z: 1 Pflaster enthält: Rotigotin 3 mg/24 h (entspr. → 6,75 mg), Trägerschicht: Polyesterfilm, silikonisiert, aluminisiert, farbbeschichtet mit Pigmentschicht (entspr. Titandioxid) (entspr. Pigmentgelb 95) (entspr. Pigment rot 166), Druckfarbe (entspr. Pigment rot) (entspr. Pigmentgelb 95) (entspr. Pigment schwarz 7); Matrixschicht, selbstklebend: Poly(dimethylsiloxan, trimethylsilysilikat)-copolymerisat, Povidon K90, Natrium metabisulfit, Palmitoylascorbinsäure, all-rac-alpha-Tocopherol; Schutzfolie: Polyesterfilm fluoropolymerbeschichtet.
Kurzinformation: siehe Neupro 1 mg/24 h - transdermales Pflaster, → S. 963
PG: 7 ST (2) (EKO: G) [€ 43,40], 28 ST (EKO: G) [€ 153,80]

Neupro 3 mg/24 h - transdermales Pflaster 12D01
(Z.Nr. EU/1/05/331/*) RP. P. Parallelimport. N04BC09
nicht im Handel.

Neupro 4 mg/24 h - transdermales Pflaster 12B03

(Z.Nr. EU/1/05/331/*) RP. P. N04BC09
ZI: UCB Pharma, Brüssel, Belgien
Z: 1 Pflaster enthält: Rotigotin 4 mg/24 h (entspr. → 9 mg), Trägerschicht: Polyesterfilm, silikonisiert, aluminisiert, farbbeschichtet mit Pigmentschicht (entspr. Titandioxid) (entspr. Pigmentgelb 95) (entspr. Pigment rot 166), Druckfarbe (entspr. Pigment rot) (entspr. Pigmentgelb 95) (entspr. Pigment schwarz 7); Matrixschicht, selbstklebend: Poly(dimethylsiloxan, trimethylsilysilikat)-copolymerisat, Povidon K90, Natrium metabisulfit, Palmitoylascorbinsäure, all-rac-alpha-Tocopherol; Schutzfolie: Polyesterfilm fluoropolymerbeschichtet.
EW: Dopamin-Agonist.
AG: Monotherapie der Parkinson-Erkrankung im Frühstadium oder in Kombination mit Levodopa.
AA: 1mal tgl. über 24 Stunden auf der Haut belassen.
DO: Parkinson Frühstadium: TD initial 2 mg/24 h, dann wöchentlich um 2 mg/24 h erhöhen; MTD 8 mg/24 h.
Fortgeschrittene Erkrankungen: TD initial 4 mg/24 h, dann wöchentlich um 2 mg/24 h erhöhen, MTD 16 mg/24 h.
Ausschleichend absetzen (jeden zweiten Tag um 2 mg/24 h reduzieren).
Keine Indikation bei Kindern und Jugendlichen für M. Parkinson.
GA: Magnetresonanztomografie, Kardioversion.
SST: Nicht anwenden. Zuverlässige Kontrazeption erforderlich.
NW: Initial dopaminerg (Übelkeit, Erbrechen), ZNS (Kopfschmerzen, Somnolenz), Augmentation, lokale Reaktionen, Psyche (Schlafattacken, Impulskontrollstörungen, anomales Denken und Verhalten), Magen/Darm, Hypotonie oder Hypertonie, Husten, Überempfindlichkeit, Haut, periphere Ödeme, Sulfitallergie.
WW: Dopaminantagonisten schwächen Wirksamkeit ab. Vorsicht mit ZNS-Dämpfern bzw. Alkohol. Verstärkung der Nebenwirkungen von Levodopa.
WH: Pflasterbereich keiner äußeren Wärme aussetzen. Vor MRT oder Kardioversion Pflaster entfernen. Auf Synkopen, Schlafattacken, Zwangsstörungen achten. Strenger Verkehrshinweis (plötzliches Einschlafen möglich).
PG: 7 ST (2) (EKO: G) [€ 43,95], 28 ST (EKO: G) [€ 154,70]

Neupro 4 mg/24 h - transdermales Pflaster 12B03
(Z.Nr. EU/1/05/331/*) RP. P. Parallelimport. N04BC09
nicht im Handel.

Neupro 6 mg/24 h - transdermales Pflaster 12B03

(Z.Nr. EU/1/05/331/*) RP. P. N04BC09
ZI: UCB Pharma, Brüssel, Belgien
Z: 1 Pflaster enthält: Rotigotin 6 mg/24 h (entspr. → 13,5 mg), Trägerschicht: Polyesterfilm, silikonisiert, aluminisiert, farbbeschichtet mit Pigmentschicht (entspr. Titandioxid) (entspr. Pigmentgelb 95) (entspr. Pigment rot 166), Druckfarbe (entspr. Pigment rot) (entspr. Pigmentgelb 95) (entspr. Pigment schwarz 7); Matrixschicht, selbstklebend: Poly(dimethylsiloxan, trimethylsilysilikat)-copolymerisat, Povidon K90, Natrium metabisulfit, Palmitoylascorbinsäure, all-rac-alpha-Tocopherol; Schutzfolie: Polyesterfilm fluoropolymerbeschichtet.
Kurzinformation: siehe Neupro 4 mg/24 h - transdermales Pflaster, → S. 964
PG: 7 ST (2) (EKO: G) [€ 56,95], 28 ST (EKO: G) [€ 199,45]

Neupro 6 mg/24 h - transdermales Pflaster 12B03
(Z.Nr. EU/1/05/331/*) RP. P. Parallelimport. N04BC09
nicht im Handel.

Neupro 8 mg/24 h - transdermales Pflaster 12B03

(Z.Nr. EU/1/05/331/*) RP. P. N04BC09
ZI: UCB Pharma, Brüssel, Belgien
Z: 1 Pflaster enthält: Rotigotin 8 mg/24 h (entspr. → 18 mg), Trägerschicht: Polyesterfilm, silikonisiert, aluminisiert, farbbeschichtet mit Pigmentschicht (entspr. Titandioxid) (entspr. Pigmentgelb 95) (entspr. Pigment rot 166), Druckfarbe (entspr. Pigment rot) (entspr. Pigmentgelb 95) (entspr. Pigment schwarz 7); Matrixschicht, selbstklebend: Poly(dimethylsiloxan, trimethylsilysilikat)-copolymerisat, Povidon K90, Natrium metabisulfit, Palmitoylascorbinsäure, all-rac-alpha-Tocopherol; Schutzfolie: Polyesterfilm fluoropolymerbeschichtet.
Kurzinformation: siehe Neupro 4 mg/24 h - transdermales Pflaster, → S. 964
PG: 7 ST (2) (EKO: G) [€ 62,45], 28 ST (EKO: G) [€ 210,85]

Neupro 8 mg/24 h - transdermales Pflaster 12B03
(Z.Nr. EU/1/05/331/*) RP. P. Parallelimport. N04BC09
nicht im Handel.

Neuraceq 300 MBq/ml - Injektionslösung 24F01
(Z.Nr. EU/1/13/906/*) NR. N. nicht im Handel. V09AX06

Neuralgin - Schmerztabletten 02B08

(Z.Nr. 1-30032) RPF. W2,W10. P. N02BE51, N02BA51
ZI: Dr. Pfleger Arzneimittel, Bamberg, Deutschland
Z: 1 Tablette enthält: Acetylsalicylsäure 250 mg, Paracetamol 200 mg, Coffein 50 mg, Aluminiumoxid, Cellulose, mikrokristalline, Maisstärke, Maisstärke, vorverkleistert, Rizinusöl, hydriertes.
EW: Analgetisch, antipyretisch, antiphlogistisch.
AG: Schmerz- und Fieberzustände.
AA: Unzerkaut oder in Flüssigkeit zerfallen einnehmen.
DO: ED 1-2 Tabletten; MTD 3mal 2 Tabletten. Nicht für Kinder und Jugendliche unter 14 Jahren.
GA: Analgetika-Asthma, Magen/Darmulzera, Blutungsneigung, schwere Herz-, Leber-, Nierenschäden, Alkoholismus, Jugendliche mit Windpocken oder Grippe (Reye-Syndrom-Gefahr).
SST: Besondere Vorsicht im 1. und 2. Trimenon, Gegenanzeige im 3. Trimenon, nicht stillen.
NW: ZNS, Magen/Darm (Ulzera), Haut, Blutungen; NW der Einzelsubstanzen beachten.
WW: Kontraindiziert: Methotrexat über 15 mg/Woche, Alkohol Nicht empfohlen: NSARs, Ticlpidin, Zidovudin, Lithium, Ephedrin, Disulfiram.
Vorsicht: Herzglykoside, Kortikosteroide, Antikoagulantien, Valproinsäure, SSRIs, Diuretika,,orale Antidiabetika, Tetrazykline (1-3 Std. Abstand).
WH: Bei Migränepatienten vor Behandlungsbeginn andere Ursachen abklären, Vorsicht bei Gefahr einer Dehydrierung, Gilbert-Syndrom.
PG: 20 ST * (EKO: N) [€ 4,50], 40 ST * (EKO: N) [€ 6,90]

Neuralgo-Rheum-Injeel - Ampullen 02X

(Z.Nr. 3-00562) RP. P. V03AX
ZI: Biologische Heilmittel Heel, Baden-Baden, Deutschland
Z: 1 Ampulle zu 1,1 ml (= 1,1 g) enthält: Causticum Hahnemanni (Homöopathie) D10 1,1 mg, Causticum Hahnemanni (Homöopathie) D30 1,1 mg, Causticum Hahnemanni (Homöopathie) D200 1,1 mg, Colchicum autumnale (Homöopathie) D10 1,1 mg, Colchicum autumnale (Homöopathie) D30 1,1 mg, Colchicum autumnale (Homöopathie) D200 1,1 mg, Citrullus colocynthis (Homöopathie) D10 1,1 mg, Citrullus colocynthis (Homöopathie) D30 1,1 mg, Ferrum metallicum (Homöopathie) D10 1,1 mg, Ferrum metallicum (Homöopathie) D30 1,1 mg, Lithium benzoicum (Homöopathie) D10 1,1 mg, Lithium benzoicum (Homöopathie) D30 1,1 mg, Toxicodendrum quercifolium (Homöopathie) D10 1,1 mg, Toxicodendrum quercifolium (Homöopathie) D30 1,1 mg, Filipendula ulmaria (Homöopathie) D10 1,1 mg, Filipendula ulmaria (Homöopathie) D30 1,1 mg, Pseudognaphalium obtusifolium (Homöopathie) D6 3,3 mg, Pseudognaphalium obtusifolium (Homöopathie) D10 3,3 mg, Pseudognaphalium obtusifolium (Homöopathie) D30 3,3 mg, Natriumchlorid, Wasser für Injektionszwecke, Spuren von: Ethanol, Lactose monohydrat.
EW: Homöopathikum.
AG: Neuralgische Erkrankungen.
AA: I.v., i.m., s.c., intradermal.
DO: Akut tgl. 1 Ampulle über 3 Tage, dann 1-3mal wöchentlich 1 Ampulle. Für Kinder nicht empfohlen.
SST: Vorsicht.
NW: Allergien.

PG: 10 ST * (EKO: N) [€ 15,90], 50 ST * (EKO: N) [€ 63,30]

Neurapas - Filmtabletten 32Z02, 49Z
(Z.Nr. HERB-00005) RPF. P. N07XX
ZI: Pascoe Pharmazeutische Präparate, Schiffenberger Weg, Giessen, Deutschland
Z: 1 Filmtablette enthält: Johanniskraut-Trockenextrakt (4,6-6,5:1); Ethanol 38% (m/m) (Auszugsmittel) 60 mg (entspr. Hyperici herba), Baldrianwurzel-Trockenextrakt (3,8-5,6:1); Ethanol 40% (m/m) (Auszugsmittel) 28 mg (entspr. Valerianae radix), Passionsblumenkraut-Trockenextrakt (6,2-7,1:1); Ethanol 60% (m/m) (Auszugsmittel) 32 mg (entspr. Passiflorae herba), Povidon K30, Lactose monohydrat 90,5 mg, Glycerol, Glucose-Sirup, sprühgetrockneter 10,4 mg, Siliciumdioxid, hochdisperses, Maltodextrin, Talkum, Magnesium stearat, Croscarmellose natrium, Butylmethacrylat-Copolymer, basisch (entspr. Eudragit E), Macrogol 6000, Indigotin.
AG: Traditionell pflanzlich bei psychischen Verstimmungszuständen, nervös bedingten Ein- und Durchschlafstörungen.
AA: Unzerkaut mit Flüssigkeit.
DO: 3mal tgl. 2 FT, Jugendliche 3mal tgl. 1 FT.
Nervöse Schlafstörungen: 2 FT kurz vor dem Schlafengehen. Für Kinder nicht empfohlen.
GA: Lichtüberempfindlichkeit.
SST: Nicht empfohlen.
NW: Allergien, Magen/Darm, Unruhe, Photosensibilisierung.
WW: Kontraindiziert: Immunsuppressiva, Proteasehemmer, Irinotecan, Warfarin.
Vorsicht: Hormonale Kontrazeptiva, serotonerge Substanzen.
WH: Intensive UV-Bestrahlung vermeiden. Verkehrshinweis.
PG: 60 ST * (EKO: N) [€ 20,95], 100 ST * (EKO: N) [€ 30,95]

Neureg spag. Peka - Tropfen zum Einnehmen 16X02
(Z.Nr. 3-00399) RPF. P. V03AX
ZI: Pekana Naturheilmittel, Kißlegg, Deutschland
Z: 1 g (= 0,98 ml = 42 Tropfen) enthält: Argentum nitricum (Homöopathie) D6 20 mg, Cinchona pubescens-spag. Peka D4 28 mg (entspr. China (Homöopathie)), Conium maculatum (Homöopathie) D4 24 mg, Strychnos nux vomica-spag. Peka D4 24 mg (entspr. Nux vomica (Homöopathie)), Delphinium staphisagria-spag. Peka D6 24 mg (entspr. Staphisagria (Homöopathie)), Piper methysticum (Homöopathie) D8 32 mg, Avena sativa (Homöopathie) 24 mg, Panax Ginseng (Homöopathie) 24 mg (entspr. Ginseng (Homöopathie)), Ethanol 96% (entspr. Gesamtethanolgehalt ca. 19 % (V/V)), Likörwein (entspr. Saccharose ca. 100 mg), Wasser, gereinigtes.
EW: Homöopathikum.
AG: Unterstützend bei Entzündungen der Schleimhäute.
AA: In einem Glas Wasser verdünnt vor den Mahlzeiten einnehmen.
DO: 2mal tgl. 20 Tropfen. Nicht für Kinder.
SST: Vorsicht.
PG: 150 ML * (EKO: N) [€ 11,80]

Neurexan - Tabletten 32X
(Z.Nr. 3-36651) RPF. P. V03AX
ZI: Biologische Heilmittel Heel, Baden-Baden, Deutschland
Z: 1 Tablette enthält: Avena sativa (Homöopathie) D2 0,6 mg, Coffea arabica (Homöopathie) D12 0,6 mg, Passiflora incarnata (Homöopathie) D2 0,6 mg, Zincum isovalerianicum (Homöopathie) D4 0,6 mg, Lactose monohydrat 300 mg, Magnesium stearat.
EW: Homöopathikum.
AG: Schlafstörungen, nervöse Unruhezustände.
AA: 30 min vor oder nach einer Mahlzeit Tabletten unter der Zunge zergehen lassen.
DO: 1-3mal tgl. 1 Tablette, akut alle halbe bis ganze Stunde (bis 12mal tgl.). Für Kinder nicht empfohlen.
SST: Vorsicht.
NW: Allergien.
PG: 50 ST * (EKO: N) [€ 13,25], 100 ST * (EKO: N) [€ 22,95]

Neurobion - Ampullen 54B05
(Z.Nr. 0-11892) RP. P. E. A11DB
ZI: P&G Health Germany, Schwalbach am Taunus, Deutschland
Z: 1 Ampulle zu 3 ml enthält: Thiamin hydrochlorid 100 mg (entspr. Vit B1), Pyridoxin hydrochlorid 100 mg (entspr. Vit B6), Cyanocobalamin 1 mg (entspr. Vit B12), Natriumhydroxid zur pH-Wert-Einstellung (entspr. Natrium 1,68 mg), Kaliumcyanid (entspr. Kalium 0,06 mg), Wasser für Injektionszwecke.
EW: Vitamin B-Kombination.
AG: Neurologische Systemerkrankungen durch schweren Vitamin B-Mangel.
AA: I.m. (tief intraglutäal), nicht i.v.!
DO: Akut tgl. 1 Ampulle, dann 1-3mal wöchentlich 1 Ampulle. Fortsetzung bzw. Rezidivprophylaxe oral. Nicht für Kinder und Jugendliche.
SST: Nicht empfohlen.
NW: Magen/Darm, Überempfindlichkeit, Haut, Chromaturie, lokale Reaktionen.
WW: 5-Fluorouracil (inaktiviert Thiamin). Schleifendiuretika (reduzieren Thiaminspiegel). L-Dopa (Wirkung herabgesetzt). Pyridoxin-Antagonisten (INH, Hydralazin, D-Penicillamin, Cycloserin) erhöhen Vitamin B6-Bedarf.
WH: Vitamin B12 kann funikuläre Myelose oder perniziöse Anämie verschleiern. Bei Auftreten von peripheren sensorischen Neuropathien (Parästhesien) Dosierung überprüfen, Therapie ggf. absetzen.
PG: 3 ST (2) (EKO: G) [€ 2,60]

Neurobion forte - Dragees 54B05
(Z.Nr. 0-13292) RP. P. A11DB
ZI: P&G Health Belgium, Strombeek-Bever, Belgien
Z: 1 übergezogene Tablette enthält: Thiamin disulfid 100 mg (entspr. Vitamin B1), Pyridoxin hydrochlorid 200 mg (entspr. Vitamin B6), Cyanocobalamin 200 µg (entspr. Vitamin B12), Tablettenkern: Magnesium stearat, Methylcellulose, Natriumstärkeglykolat (entspr. Natrium < 1 mmol), Gelatine, Mannitol, Talkum, Glycerol, Siliciumdioxid, hochdisperses, Wasser, gereinigtes; Tablettenüberzug: Montanglycolwachs, Gelatine, Methylcellulose, Arabisches Gummi, Glycerol, Povidon, Calciumcarbonat, Siliciumdioxid, hochdisperses, Kaolin, Titandioxid, Talkum, Saccharose 133,22 mg.
EW: Vitamin B-Kombination.
AG: Neurologische Systemerkrankungen wegen eines Mangels an B-Vitaminen.
AA: Unzerkaut mit Flüssigkeit nach den Mahlzeiten einnehmen.
DO: 1-3 mal tgl. 1 Dragee. Nicht für Kinder und Jugendliche.
SST: Nutzen/Risiko-Abwägung in der Schwangerschaft, nicht stillen.
NW: Magen/Darm, Überempfindlichkeit, Haut, Chromaturie.
WW: 5-Fluorouracil (inaktiviert Thiamin). Schleifendiuretika (reduzieren Thiaminspiegel). L-Dopa (Wirkung herabgesetzt). Pyridoxin-Antagonisten (INH, Hydralazin, D-Penicillamin, Cycloserin) erhöhen Vitamin B6-Bedarf. Antazida, Alkohol, schwarzer Tee (reduzieren Resorption), sulfithaltige Getränke (z.B. Wein) fördern Abbau.
WH: Vitamin B12 kann funikuläre Myelose oder perniziöse Anämie verschleiern.
PG: 20 ST (2) (EKO: G) [€ 3,05], 100 ST (EKO: G) [€ 12,70]

NeuroBloc 5000 E/ml - Injektionslösung 46A04
(Z.Nr. EU/1/00/166/*) RP. P. E. M03AX01
ZI: Sloan Pharma, Bertrange, Luxemburg
Z: 1 ml enthält: Clostridium botulinum Toxin Typ B 5000 E, Natriumsuccinat, Natriumchlorid, Albuminlösung vom Menschen, Salzsäure zur pH-Wert-Einstellung, Wasser für Injektionszwecke.
EW: Neuromuskulärer Blocker.
AG: Zervikale Dystonie (Torticollis).
AA: I.m., cave intravasal.
DO: Initial 10.000 IE, auf 2-4 am stärksten betroffene Muskelpartien auf- geteilt. Wiederholung nach Bedarf (Dosierungsintervall ca. 12-16 Wochen). Keine Daten an Kindern und Jugendlichen.
GA: ALS, periphere Neuropathie, Myasthenia gravis, Lambert-Eaton-Syndrom.
SST: Nicht anwenden.
NW: Mundtrockenheit, Dysphagie, Dyspepsie, lokale Schmerzen, Verschlechterung des Torticollis, Veränderungen von Stimme und Geschmack, Myasthenie, Aspirationspneumonie.
WW: Andere neuromuskuläre Blocker (Vorsicht).
WH: Toleranzentwicklung möglich (Antikörperbildung). Vorsicht bei Gerinnungs- störungen oder bei vorbestehenden neuromuskulären Störungen.
Verkehrshinweis.
PG: 1 ST * (EKO: N) [€ 437,65]

Neurodoron - Tabletten 32X
(Z.Nr. 3-00484) RPF. P. V03AX
ZI: Weleda, Wien
Z: 1 Tablette enthält: Aurum metallicum praeparatum (Homöopathie) D10 83,3 mg, Kalium phosphoricum (Homöopathie) D6 83,3 mg, Ferrum-Quarz (Homöopathie) D2 8,3 mg, Lactose monohydrat 222,5 mg, Weizenstärke 25 mg, Calcium behenat, Spuren von: Honig.
EW: Homöopathikum (anthroposophisch).
AG: Stress, nervöse Erschöpfung.
AA: Tabletten im Mund zergehen lassen oder mit etwas Wasser einnehmen.
DO: Personen ab 12 Jahren: 1 Tablette 3-4mal tgl., bei Besserung der Beschwerden seltener anwenden.
SST: Vorsicht.
NW: Überempfindlichkeit durch Weizenstärke.
PG: 80 ST * (EKO: N) [€ 19,90], 200 ST * (EKO: N) [€ 33,90]

Neurolepsin - Tabletten 49C01
(Z.Nr. 0-14185) NR. P. n.l. N05AN01
ZI: Wabosan Arzneimittel, Wien
Z: 1 Tablette enthält: Lithiumcarbonat 300 mg (entspr. Lithium 8,1 mmol), Cellulose, mikrokristalline, Maisstärke, Magnesium stearat.
PG: 50 ST (2) (EKO: G) [€ 7,40 n.l.], 90 ST (2) (EKO: G) [€ 11,45 n.l.], 250 ST * (EKO: N) [€ 30,25 n.l.]

Neurolite - Kit für ein radioaktives Arzneimittel zur Herstellung einer [99mTc]Technetium-Bicisat-Injektionslösung 24F02
(Z.Nr. 4-00002) NR. N. nicht im Handel. V09AA02

Neuromultivit - Ampullen 54B05
(Z.Nr. 1-18025) RP. P. E. n.l. A11DB
ZI: G.L. Pharma, Lannach
Z: 1 Ampulle mit 2 ml enthält: Thiamin hydrochlorid 110 mg (entspr. Vitamin B1), Pyridoxin hydrochlorid 100 mg (entspr. Vitamin B6), Cyanocobalamin 1 mg (entspr. Vitamin B12), Diaethanolamin, Salzsäure zur pH-Wert-Einstellung, Natriumhydroxid zur pH-Wert-Einstellung (entspr. Natrium < 1 mmol) (entspr. → < 23 mg), Aqua ad injectabilia.
PG: 5 ST * (EKO: N) [€ 6,35 n.l.]

Neuromultivit - Filmtabletten 54B05
(Z.Nr. 1-19222) RP. P. A11DB
ZI: G.L. Pharma, Lannach
Z: 1 Filmtablette enthält: Thiamin hydrochlorid 100 mg (entspr. Vit B1), Pyridoxin hydrochlorid 200 mg (entspr. Vit B6), Cyanocobalamin 0,2 mg (entspr. Vit B12), Tablettenkern: Stärke, modifiziert, Natrium citrat (entspr. Natrium 0,34 mg), Citronensäure monohydrat, Siliciumdioxid, wasserfrei, Cellulose, mikrokristalline, Magnesium stearat, Povidon; Tablettenfilm: Macrogol 6000, Titandioxid, Talkum, Hypromellose, Polyacrylat Dispersion.
EW: B-Vitamine.
AG: Neurologische Erkrankungen durch Vitamin B-Mangel.
DO: 1-3mal tgl. 1 Filmtablette unzerkaut mit Flüssigkeit nach den Mahlzeiten.
Nicht für Kinder und Jugendliche.
SST: Nutzen/Risiko-Abwägung.
NW: Übelkeit, Kopfschmerzen, Schwindel, sehr selten Überempfindlichkeit. Bei Langzeitgabe hoher Dosen von Vitamin B6 periphere sensorische Neuropathie möglich.
WW: 5-Fluorouracil inaktiviert Thiamin. Furosemid erhöht Thiamin-Ausscheidung.
WH: Max. 4 Wochen anweden. Durch Vitamin B_{12} können funikuläre Myelosen oder Perniciosa verschleiert werden.
PG: 20 ST (2) (EKO: G) [€ 3,05], 100 ST (EKO: G) [€ 12,70]

Neurontin 600 mg - Filmtabletten 02D03, 09A06
(Z.Nr. 1-22737) RP. P. N03AX12
ZI: Pfizer Corporation Austria, Wien
Z: 1 Filmtablette enthält: Gabapentin 600 mg, Tablettenkern: Poloxamer 407 Copovidon, Maisstärke, Magnesium stearat; Tablettenfilm: Opadry white YS-18111: (entspr. Hyprolose) (entspr. Talkum), Poliermittel: (entspr. Candelillawachs).
EW: Antiepileptikum.
AG: Mono- oder Zusatztherapie der Epilepsie.
Neuropathischer Schmerz.
AA: 3mal täglich unzerkaut mit Flüssigkeit.
DO: **Epilepsie:** Personen ab 12 Jahren: TD initial 300 mg, Dosissteigerung in 300 mg Schritten bis zum Wirkungsoptimum. TD auf 3 ED aufteilen, MTD 3600 mg.
Kinder ab 6 Jahren (Zusatztherapie): TD initial 10-15 mg/kg KG, dann 25-35(-50) mg/kg KG.

Neuropathischer Schmerz: Erwachsene: TD initial 900 mg in 3 ED, dann auf bis 3600 mg/Tag steigern.
Dosisreduktion bei Nierenschäden und Hämodialyse.
SST: Nutzen/Risiko-Abwägung, nicht stillen.
NW: ZNS (Schwindel, Somnolenz, Sturz mit Verletzungsrisiko), Psyche, Magen/Darm, Bewegungsapparat, Atemwege (Dyspnoe, selten Atemdepression), Augen, Pruritus, Überempfindlichkeit (DRESS), Anaphylaxie, Blutbild (Leukopenie), Rash, Krämpfe, Pankreatitis, Infektionen, Gelbsucht, Fieber, Ödeme, Grippesymptome, Impotenz, Untersuchungen.
WW: Vorsicht: Antazida (2 Stunden Abstand). Opioide (Morphin erhöht Gabapentin-Konzentration: Atemdepression!).
GE: Missbrauch und Abhängigkeit möglich.
WH: Dosis allmählich reduzieren. Verkehrshinweis. Erhöhtes Suizidrisiko beachten. Auf Überempfindlichkeitsreaktionen achten. Patienten auf erhöhtes Sturzrisiko hinweisen.
PG: 100 ST IND (EKO: G) [€ 66,50]

Neurontin 600 mg - Filmtabletten 02D03, 09A06
(Z.Nr. 1-22737-P1) RP. P. Parallelimport. n.l. N03AX12
V: Orifarm, Leverkusen, Deutschland
Z: 1 Filmtablette enthält: Gabapentin 600 mg, Tablettenkern: Poloxamer 407 Copovidon, Maisstärke, Magnesium stearat; Tablettenfilm: Opadry white YS-18111: (entspr. Hyprolose) (entspr. Talkum), Poliermittel: (entspr. Candelillawachs).
PG: 100 ST * (EKO: N) [€ 66,30 n.l.]

Neurontin 600 mg - Filmtabletten 02D03, 09A06
(Z.Nr. 1-22737-P2) RP. P. Parallelimport. N03AX12
V: Abacus Medicine, Copenhagen, Dänemark
Z: 1 Filmtablette enthält: Gabapentin 600 mg, Tablettenkern: Poloxamer 407 Copovidon, Maisstärke, Magnesium stearat; Tablettenfilm: Opadry white YS-18111: (entspr. Hyprolose) (entspr. Talkum), Poliermittel: (entspr. Candelillawachs).
PG: 100 ST IND (EKO: G) [€ 65,15]

Neurontin 800 mg - Filmtabletten 02D03, 09A06
(Z.Nr. 1-22738) RP. P. N03AX12
ZI: Pfizer Corporation Austria, Wien
Z: 1 Filmtablette enthält: Gabapentin 800 mg, Tablettenkern: Poloxamer 407 Copovidon, Maisstärke, Magnesium stearat; Tablettenfilm: Opadry white YS-18111: (entspr. Hyprolose) (entspr. Talkum), Poliermittel: (entspr. Candelillawachs).
Kurzinformation: siehe Neurontin 600 mg - Filmtabletten, → S. 966
PG: 100 ST IND (EKO: G) [€ 61,10]

Neurontin 300 mg - Hartkapseln 02D03, 09A06
(Z.Nr. 1-20679) RP. P. N03AX12
ZI: Pfizer Corporation Austria, Wien
Z: 1 Kapsel enthält: Gabapentin 300 mg, Kapselinhalt: Lactose 41 mg (entspr. Lactose monohydrat), Maisstärke, Talkum; Kapselhülle: Gelatine, Wasser, gereinigtes, Natrium laurylsulfat, Farbstoffe: Titandioxid, Eisenoxid gelb; Drucktinte: Schellack, Titandioxid, Indigocarmin-Aluminiumsalz.
Kurzinformation: siehe Neurontin 600 mg - Filmtabletten, → S. 966
PG: 100 ST IND (EKO: G) [€ 61,30]

Neurontin 300 mg - Hartkapseln 02D03, 09A06
(Z.Nr. 1-20679-P2/P3) RP. P. Parallelimport. N03AX12
V: Eurim-Pharm, Salzburg
Z: 1 Kapsel enthält: Gabapentin 300 mg, Kapselinhalt: Lactose 41 mg (entspr. Lactose monohydrat), Maisstärke, Talkum; Kapselhülle: Gelatine, Wasser, gereinigtes, Natrium laurylsulfat, Farbstoffe: Titandioxid, Eisenoxid gelb; Drucktinte: Schellack, Titandioxid, Indigocarmin-Aluminiumsalz.
PG: 100 ST IND (EKO: G) [€ 60,05]

Neurontin 300 mg - Hartkapseln 02D03, 09A06
(Z.Nr. 1-20679-P5) RP. P. Parallelimport. N03AX12
V: Abacus Medicine, Copenhagen, Dänemark
Z: 1 Kapsel enthält: Gabapentin 300 mg, Kapselinhalt: Lactose 41 mg (entspr. Lactose monohydrat), Maisstärke, Talkum; Kapselhülle: Gelatine, Wasser, gereinigtes, Natrium laurylsulfat, Farbstoffe: Titandioxid, Eisenoxid gelb; Drucktinte: Schellack, Titandioxid, Indigocarmin-Aluminiumsalz.
PG: 100 ST IND (EKO: G) [€ 60,05]

Neurontin 300 mg - Hartkapseln 02D03, 09A06
(Z.Nr. 1-20679-P6) RP. P. Parallelimport. N03AX12
V: Orifarm, Leverkusen, Deutschland
Z: 1 Kapsel enthält: Gabapentin 300 mg, Kapselinhalt: Lactose 41 mg (entspr. Lactose monohydrat), Maisstärke, Talkum; Kapselhülle: Gelatine, Wasser, gereinigtes, Natrium laurylsulfat, Farbstoffe: Titandioxid, Eisenoxid gelb; Drucktinte: Schellack, Titandioxid, Indigocarmin-Aluminiumsalz.
PG: 100 ST IND (EKO: G) [€ 60,05]

Neurontin 300 mg - Hartkapseln 02D03, 09A06
(Z.Nr. 1-20679-P7) RP. P. Parallelimport. N03AX12
V: EMRAmed Arzneimittel, Trittau, Deutschland
Z: 1 Kapsel enthält: Gabapentin 300 mg, Kapselinhalt: Lactose 41 mg (entspr. Lactose monohydrat), Maisstärke, Talkum; Kapselhülle: Gelatine, Wasser, gereinigtes, Natrium laurylsulfat, Farbstoffe: Titandioxid, Eisenoxid gelb; Drucktinte: Schellack, Titandioxid, Indigocarmin-Aluminiumsalz.

PG: 100 ST IND (EKO: G) [€ 60,05]

Neurontin 400 mg - Hartkapseln 02D03, 09A06
(Z.Nr. 1-20678) RP. P. N03AX12

ZI: Pfizer Corporation Austria, Wien
Z: 1 Kapsel enthält: Gabapentin 400 mg, Kapselinhalt: Lactose 54 mg (entspr. Lactose monohydrat), Maisstärke, Talkum; Kapselhülle: Gelatine, Wasser, gereinigtes, Natriumdodecylsulfat, Farbstoffe: Titandioxid, Eisenoxid rot, Eisenoxid gelb; Drucktinte: Schellack, Titandioxid, Indigocarmin-Aluminiumsalz.
Kurzinformation: siehe Neurontin 600 mg - Filmtabletten, → S. 966
PG: 100 ST IND (EKO: G) [€ 62,70]

Neurontin 400 mg - Hartkapseln 02D03, 09A06
(Z.Nr. 1-20678-P4) RP. P. Parallelimport. N03AX12

V: Orifarm, Leverkusen, Deutschland
Z: 1 Kapsel enthält: Gabapentin 400 mg, Kapselinhalt: Lactose 54 mg (entspr. Lactose monohydrat), Maisstärke, Talkum; Kapselhülle: Gelatine, Wasser, gereinigtes, Natriumdodecylsulfat, Farbstoffe: Titandioxid, Eisenoxid rot, Eisenoxid gelb; Drucktinte: Schellack, Titandioxid, Indigocarmin-Aluminiumsalz.
PG: 100 ST IND (EKO: G) [€ 61,40]

Neurotop 200 mg - Tabletten 02D03, 09A06, 49C02
(Z.Nr. 1-17282) RP. P. N03AF01

ZI: G.L. Pharma, Lannach
Z: 1 Tablette enthält: Carbamazepin 200 mg, Lactose monohydrat 88 mg, Maisstärke, Gelatine, Natrium carboxymethylstärke, Talcum, Magnesium stearat.
EW: Antikonvulsivum.
AG: Epilepsie (Erwachsene und Kinder): Partielle, generalisierte und gemischte Formen (Mono- und Kombinationstherapie).
Nur für Erwachsene:
- Akute Manie (Behandlung und Phasenprophylaxe bei Nichtansprechen auf Lithium)
- Trigeminusneuralgie
- Diabetische Neuropathie
- Alkoholentzugssymptom (Vermeidung zerebraler Krampfanfälle)

AA: Während oder nach dem Essen mit Flüssigkeit (nicht mit Grapefruitsaft) einnehmen.
DO: Epilepsie: Personen ab 15 Jahren: Initial 2mal 200 mg tgl., langsam individuell steigern. TD meist 800-1200 mg, MTD 1600-2000 mg. Therapeutische Plasmaspiegel 3-12 µg/ml.
Kinder (4-15 Jahre): Initiale TD 100 mg, wöchentlich um bis zu 100 mg steigern.
Kinder bis 4 Jahre: Initiale TD 20-60 mg, jeden 2. Tag ansteigend. Erhaltungsdosis 10-20 mg/kg KG pro Tag.
Manie: Initiale TD 100-400 mg, dann 400-600(-1600) mg in 2-3 ED.
Trigeminusneuralgie: Initiale TD 100-400 mg, dann 600-800(-1600) mg in 3-4 ED.
Alkoholentzug: TD 600-800 mg in mehreren ED.Dosisreduktion auf 75% bei schwerer Niereninsuffizienz.
GA: Überempfindlichkeit gegen trizyklische Antidepressiva, AV-Block, schwere Leberschäden, hepatische Porphyrie, Absencen, myoklonische Anfälle.
SST: Notwendige antikonvulsive Therapie fortsetzen (Drug Monitoring: Plasma- spiegel 3-7 mg/l). Nutzen/Risiko-Abwägung in der Stillzeit.
NW: Gastrointestinal, ZNS (Ataxie, Schläfrigkeit, Kopfschmerz), Haut (bis Stevens-Johnson-Syndrom oder Lyell-Syndrom), Blutschäden (sehr häufig Leukopenie), Leber (Enzymanstiege), Ödeme.
WW: Kontraindiziert: MAO-Hemmer (2 Wochen Abstand), Voriconazol.
Nicht empfohlen: Nefazodon.
Vorsicht: CP3A4-Hemmer und -Induktoren (viele WW möglich). Trizyk- lische Antidepressiva, Alkohol, Neuroleptika, Clozapin, Serotonin-Wieder- aufnahme-Hemmer, Lithium, Schilddrüsenhormone, Levetiracetam, Isoniazid, Diuretika, Muskelrelaxantien, Isotretionin, Procarbazin, Trazodon, orale Kontrazeptiva, Paracetamol, Antiarrhythmika, Erythromycin.
WH: Vorsicht bei kardiovaskulären Erkrankungen, Glaukom, Blutbild-, Leber- und Nierenschäden, myotoner Dystrophie. Blutbild und Leber vor Therapie- beginn und dann regelmäßig prüfen. Augendruck kontrollieren. Auf schwere Hautreaktionen bzw. erhöhtes Suizidrisiko achten. Verkehrshinweis.
Alkohol vermeiden. Abruptes Absetzen oder Umstellen unter Diazepamschutz.
PG: 50 ST (EKO: G) [€ 9,15], 100 ST (2) (EKO: G) [€ 14,35]

Neurotop 400 mg - Tabletten 02D03, 09A06, 49C02
(Z.Nr. 1-18026) RP. P. N03AF01

ZI: G.L. Pharma, Lannach
Z: 1 Tablette enthält: Carbamazepin 400 mg, Lactose monohydrat 176 mg, Maisstärke, Gelatine, Natrium carboxymethylstärke, Talcum, Magnesium stearat.
Kurzinformation: siehe Neurotop 200 mg - Tabletten, → S. 967
PG: 50 ST (EKO: G) [€ 16,65], 100 ST (2) (EKO: G) [€ 27,15]

Neurotop retard 300 mg - Tabletten 09A06, 49C02, 49D04
(Z.Nr. 1-18147) RP. P. N03AF01

ZI: G.L. Pharma, Lannach
Z: 1 Retardtablette enthält: Carbamazepin 300 mg, Ammoniummethacrylat-Copolymer (Typ B), Methacrylsäure-Ethylacrylat-Copolymer (1:1), 30%ige Dispersion, Siliciumdioxid, hochdisperses, Magnesium stearat, Talcum, Natrium carboxymethylstärke, Cellulose, mikrokristalline.
EW: Antikonvulsivum.
AG: Epilepsie (Erwachsene und Kinder): Partielle, generalisierte und gemischte Formen (Mono- und Kombinationstherapie).
Nur für Erwachsene:
- Akute Manie (Behandlung und Phasenprophylaxe bei Nichtansprechen auf Lithium)
- Trigeminusneuralgie
- Diabetische Neuropathie
- Alkoholentzugssymptom (Vermeidung zerebraler Krampfanfälle)

AA: Während oder nach dem Essen mit Flüssigkeit einnehmen. Tabletten können ohne Verlust des Retardeffekts geteilt oder in Getränken (nicht in Grapefruitsaft) aufgelöst werden.
DO: Epilepsie: Personen ab 15 Jahren: Initial 2mal 200 mg tgl., langsam individuell steigern. TD meist 800-1200 mg, MTD 1600-2000 mg. Therapeutische Plasmaspiegel 3-12 µg/ml.
Kinder (4-15 Jahre): Initiale TD 100 mg, wöchentlich um bis zu 100 mg steigern.
Kinder bis 4 Jahre: Initiale TD 20-60 mg, jeden 2. Tag ansteigend. Erhaltungsdosis 10-20 mg/kg KG pro Tag.
Manie: Initiale TD 100-400 mg, dann 400-600(-1600) mg in 2-3 ED.
Trigeminusneuralgie: Initiale TD 100-400 mg, dann 600-800(-1600) mg in 3-4 ED.
Alkoholentzug: TD 600-800 mg in mehreren ED.Dosisreduktion auf 75% bei schwerer Niereninsuffizienz.
GA: Überempfindlichkeit gegen trizyklische Antidepressiva, AV-Block, schwere Leberschäden, hepatische Porphyrie, Absencen, myoklonische Anfälle.
SST: Notwendige antikonvulsive Therapie fortsetzen (Drug Monitoring: Plasma- spiegel 3-7 mg/l). Nutzen/Risiko-Abwägung in der Stillzeit.
NW: Gastrointestinal, ZNS (Ataxie, Schläfrigkeit, Kopfschmerz), Haut (bis Stevens-Johnson-Syndrom oder Lyell-Syndrom), Blutschäden (sehr häufig Leukopenie), Leber (Enzymanstiege), Ödeme.
WW: Kontraindiziert: MAO-Hemmer (2 Wochen Abstand), Voriconazol.
Nicht empfohlen: Nefazodon.
Vorsicht: CP3A4-Hemmer und -Induktoren (viele WW möglich). Trizyk- lische Antidepressiva, Alkohol, Neuroleptika, Clozapin, Serotonin-Wieder- aufnahme-Hemmer, Lithium, Schilddrüsenhormone, Levetiracetam, Isoniazid, Diuretika, Muskelrelaxantien, Isotretionin, Procarbazin, Trazodon, orale Kontrazeptiva, Paracetamol, Antiarrhythmika, Erythromycin.
WH: Vorsicht bei kardiovaskulären Erkrankungen, Glaukom, Blutbild-, Leber- und Nierenschäden, myotoner Dystrophie. Blutbild und Leber vor Therapie- beginn und dann regelmäßig prüfen. Augendruck kontrollieren. Auf schwere Hautreaktionen bzw. erhöhtes Suizidrisiko achten. Verkehrshinweis.
Alkohol vermeiden. Abruptes Absetzen oder Umstellen unter Diazepamschutz.
PG: 100 ST (2) (EKO: G) [€ 25,40]

Neurotop retard 600 mg - Tabletten 02D03, 09A06, 49C02
(Z.Nr. 1-18146) RP. P. N03AF01

ZI: G.L. Pharma, Lannach
Z: 1 Retardtablette enthält: Carbamazepin 600 mg, Ammoniummethacrylat-Copolymer (Typ B), Methacrylsäure-Ethylacrylat-Copolymer (1:1), 30%ige Dispersion, Siliciumdioxid, hochdisperses, Magnesium stearat, Talcum, Natrium carboxymethylstärke, Cellulose, mikrokristalline.
EW: Antikonvulsivum.

N

AG: Epilepsie (Erwachsene und Kinder): Partielle, generalisierte und gemischte Formen (Mono- und Kombinationstherapie).
Nur für Erwachsene:
- Akute Manie (Behandlung und Phasenprophylaxe bei Nichtansprechen auf Lithium)
- Trigeminusneuralgie
- Diabetische Neuropathie
- Alkoholentzugssymptom (Vermeidung zerebraler Krampfanfälle)
AA: Während oder nach dem Essen mit Flüssigkeit einnehmen. Tabletten können ohne Verlust des Retardeffekts geteilt oder in Getränken (nicht in Grapefruitsaft) aufgelöst werden.
DO: Epilepsie: Personen ab 15 Jahren: Initial 2mal 200 mg tgl., langsam individuell steigern. TD meist 800-1200 mg, MTD 1600-2000 mg. Therapeutische Plasmaspiegel 3-12 µg/ml.
Kinder (4-15 Jahre): Initiale TD 100 mg, wöchentlich um bis zu 100 mg steigern.
Kinder bis 4 Jahre: Initiale TD 20-60 mg, jeden 2. Tag ansteigend. Erhaltungsdosis 10-20 mg/kg KG pro Tag.
Manie: Initiale TD 100-400 mg, dann 400-600(-1600) mg in 2-3 ED.
Trigeminusneuralgie: Initiale TD 100-400 mg, dann 600-800(-1600) mg in 3-4 ED.
Alkoholentzug: TD 600-800 mg in mehreren ED.Dosisreduktion auf 75% bei schwerer Niereninsuffizienz.
GA: Überempfindlichkeit gegen trizyklische Antidepressiva, AV-Block, schwere Leberschäden, hepatische Porphyrie, Absencen, myoklonische Anfälle.
SST: Notwendige antikonvulsive Therapie fortsetzen (Drug Monitoring: Plasma- spiegel 3-7 mg/l). Nutzen/Risiko-Abwägung in der Stillzeit.
NW: Gastrointestinal, ZNS (Ataxie, Schläfrigkeit, Kopfschmerz), Haut (bis Stevens-Johnson-Syndrom oder Lyell-Syndrom), Blutschäden (sehr häufig Leukopenie), Leber (Enzymanstiege), Ödeme.
WW: Kontraindiziert: MAO-Hemmer (2 Wochen Abstand), Voriconazol.
Nicht empfohlen: Nefazodon.
Vorsicht: CP3A4-Hemmer und -Induktoren (viele WW möglich). Trizyk- lische Antidepressiva, Alkohol, Neuroleptika, Clozapin, Serotonin-Wieder- aufnahme-Hemmer, Lithium, Schilddrüsenhormone, Levetiracetam, Isoniazid, Diuretika, Muskelrelaxantien, Isotretionin, Procarbazin, Trazodon, orale Kontrazeptiva, Paracetamol, Antiarrhythmika, Erythromycin.
WH: Vorsicht bei kardiovaskulären Erkrankungen, Glaukom, Blutbild-, Leber- und Nierenschäden, myotoner Dystrophie. Blutbild und Leber vor Therapie- beginn und dann regelmäßig prüfen. Augendruck kontrollieren. Auf schwere Hautreaktionen bzw. erhöhtes Suizidrisiko achten. Verkehrshinweis.
Alkohol vermeiden. Abruptes Absetzen oder Umstellen unter Diazepamschutz.
PG: 100 ST (EKO: G) [€ 43,65]

Nevanac 1 mg/ml - Augentropfensuspension 47D02

(Z.Nr. EU/1/07/433/*) RP. P. S01BC10
ZI: Novartis Europharm, Dublin, Irland
Z: 1 ml Suspension enthält: Nepafenac 1 mg, Mannitol, Carbomer, Natriumchlorid, Tyloxapol, Natrium edetat, Benzalkonium chlorid 0,05 mg, Natriumhydroxid zur pH-Wert-Einstellung, Salzsäure zur pH-Wert-Einstellung, Wasser, gereinigtes.
EW: Nichtsteroidales Antiphlogistikum.
AG: Postoperative Schmerzen und Entzündungen bei Kataraktoperationen. Vermin- derung des postoperativen Makulaödemrisikos bei Diabetikern.
AA: Am Auge.
DO: 3mal tgl. 1 Tropfen in den Bindehautsack des betroffenen Auges (beginnend am Tag vor der Operation bis 3 Wochen postoperativ). Keine Daten an Kindern und Jugendlichen.
GA: Analgetika-Asthma.
SST: In der Schwangerschaft nicht empfohlen, in der Stillzeit Anwendung möglich.
NW: Lokale Reaktionen (Kreatitis punctata), Kopfschmerzen, Übelkeit, Überempfindlichkeit.
WW: Nicht empfohlen: Prostaglandin-Analoga. Vorsicht: Topische NSAIDs, topische Kortikosteroide, Gerinnungshemmer.
WH: Nicht zur Injektion oder zur oralen Einnahme. Vorsicht bei Blutungs- neigung. Direktes Sonnenlicht meiden. Auf korneale Nebenwirkungen achten.
Kontaktlinsen nicht empfohlen. Verkehrshinweis.
PG: 5 ML * (EKO: N) [€ 33,20]

Nevanac 3 mg/ml - Augentropfensuspension 47D02
(Z.Nr. EU/1/07/433/*) RP. P. nicht im Handel. S01BC10

Nevirapin Accord 200 mg - Tabletten 35E04

(Z.Nr. 1-38095) NR. P. J05AG01
ZI: Accord Healthcare, Utrecht, Niederlande
Z: 1 Tablette enthält: Nevirapin 200 mg (entspr. Nevirapin, wasserfrei), Cellulose, mikrokristalline, Croscarmellose natrium, Maisstärke, Povidon K30, Natrium stärkeglykolat Typ A, Siliciumdioxid, hochdisperses, Magnesium stearat.
EW: Nicht nukleosidischer Reverse-Transkriptase-Hemmer des HIV-1.
AG: Kombinationstherapie von HIV-1-Infektionen.
AA: Unzerkaut im Ganzen mit Flüssigkeit einnehmen.
DO: Patienten ab 16 Jahren: 1mal tgl. 200 mg über 14 Tage, dann 2mal tgl. 200 mg in Kombination mit mindestens 2 antiretroviralen Substanzen. Bei starkem Hautausschlag oder Leberenzymanstiegen (ausgenommen GGT) Therapie absetzen.
Dialyse: 200 mg zusätzlich nach jeder Dialyse.
GA: Schwere Haut- oder Leberreaktionen im Zusammenhang mit Nevirapin-Therapie, schwere Leberschäden.
SST: Vorsicht; nicht stillen. Orale Kontrazeptiva nicht als einzige Schwangerschaftsverhütung anwenden.
NW: Hautausschlag, Stevens-Johnson-Syndrom (SJS), toxisch epidermaler Nekrolyse (TEN), Leber (Hepatitis, Leberversagen), Granulozytopenie, Magen/Darm, Gewichtszunahme, Anstieg von Blutlipiden und Blutglukose.
In Kombinationstherapie: Pankreatitis, periphere Neuropathie, Thrombopenie, Leberversagen, Osteonekrose, Immunreaktivierungssyndrom, Autoimmunerkrankungen (z.B: M.Basedow).
WW: Nevirapin ist Induktor für CYP3A4 (und CYP2B6).
Kontraindiziert: Johanniskraut.
Nicht empfohlen: NNRTIs (Delavirdin, Etravirin, Rilpivirin), Boceprevir, Efavirenz, Azatanavir/Ritonavir, Elvitegravir/Cobicistat, Fosamprenavir, Rifampicin, Ketoconazol.
Vorsicht: Clarithromycin, Rifabutin, Lopinavir/Ritonavir, Telaprevir, Itraconazol, Warfarin, Methadon, Zidovudin (Granulozytopenie).
WH: In den ersten 18 Behandlungswochen besonders auf schwere Haut- und Leberreaktionen achten. Leberfunktion prüfen (zunächst alle 2 Wochen, dann regelmäßig). Bei AST/ALT-Anstieg auf das Fünffache Therapie sofort abbrechen. Bei Überempfindlichkeit auf Dauer absetzen. Nicht zur postexpositionellen Prophylaxe verwenden (Leberversagen möglich). Verkehrshinweis.
PG: 60 ST RE2 (EKO: Y) [€ 135,70]

Nevirapin Accord 400 mg - Retardtabletten 35E04

(Z.Nr. 1-37576) NR. P. J05AG01
ZI: Accord Healthcare, Utrecht, Niederlande
Z: 1 Retardtablette enthält: Nevirapin 400 mg (entspr. Nevirapin, wasserfrei), Lactose 375 mg (entspr. Lactose monohydrat), Hypromellose, Magnesium stearat.
EW: Nicht nukleosidischer Reverse-Transkriptase-Hemmer des HIV-1.
AG: Kombinationstherapie von HIV-1-Infektionen.
AA: Unzerkaut im Ganzen mit Flüssigkeit einnehmen.
DO: Personen ab 3 Jahren (mindestens 25 kg KG): 1mal tgl. 200 mg unverzögert freigesetztes Nevirapin über 14 Tage, dann 1mal tgl. 1 Retardtablette in Kombination mit mindestens 2 antiretroviralen Substanzen.
Dialysepatienten: zusätzliche Gabe von 200 mg unverzögert freigesetztes Nevirapin nach jeder Dialysebehandlung empfohlen.
GA: Schwere Haut- oder Leberreaktionen im Zusammenhang mit Nevirapin-Therapie, schwere Leberschäden.
SST: Vorsicht; nicht stillen. Orale Kontrazeptiva nicht als einzige Schwangerschaftsverhütung anwenden.
NW: Hautausschlag, Stevens-Johnson-Syndrom (SJS), toxisch epidermaler Nekrolyse (TEN), Leber (Hepatitis, Leberversagen), Granulozytopenie, Magen/Darm, Gewichtszunahme, Anstieg von Blutlipiden und Blutglukose.
In Kombinationstherapie: Pankreatitis, periphere Neuropathie, Thrombopenie, Leberversagen, Osteonekrose, Immunreaktivierungssyndrom, Autoimmunerkrankungen (z.B: M.Basedow).
WW: Nevirapin ist Induktor für CYP3A4 (und CYP2B6).
Kontraindiziert: Johanniskraut.
Nicht empfohlen: NNRTIs (Delavirdin, Etravirin, Rilpivirin), Boceprevir, Efavirenz, Azatanavir/Ritonavir, Elvitegravir/Cobicistat, Fosamprenavir, Rifampicin, Ketoconazol.
Vorsicht: Clarithromycin, Rifabutin, Lopinavir/Ritonavir, Telaprevir, Itraconazol, Warfarin, Methadon, Zidovudin (Granulozytopenie).
WH: In den ersten 18 Behandlungswochen besonders auf schwere Haut- und Leberreaktionen achten. Leberfunktion prüfen (zunächst alle 2 Wochen, dann regelmäßig). Bei AST/ALT-Anstieg auf das Fünffache Therapie sofort abbrechen. Bei Überempfindlichkeit auf Dauer absetzen. Nicht zur postexpositionellen Prophylaxe verwenden (Leberversagen möglich). Verkehrshinweis.
PG: 30 ST RE2 (EKO: Y) [€ 135,70]

Nevirapin Mylan 400 mg - Retardtabletten 35E04

(Z.Nr. 1-37921) NR. P. J05AG01
ZI: Arcana Arzneimittel, Wien
Z: 1 Retardtablette enthält: Nevirapin 400 mg (entspr. Nevirapin, wasserfrei), Lactose 398 mg (entspr. Lactose monohydrat), Hypromellose, Natriumstearylfumarat.

Kurzinformation: siehe Nevirapin Accord 400 mg - Retardtabletten, → S. 968
PG: 30 ST RE2 (EKO: Y) [€ 159,35]

Nevirapin Sandoz 200 mg - Tabletten 35E04
(Z.Nr. 1-31750) NR. P. nicht im Handel. J05AG01

Nevirapin Teva 200 mg - Tabletten 35E04
(Z.Nr. EU/1/09/598/*) NR. P. nicht im Handel. J05AG01

Nexavar 200 mg - Filmtabletten 55G
(Z.Nr. EU/1/06/342/*) NR. P. L01EX02
ZI: Bayer, Leverkusen, Deutschland
Z: 1 Filmtablette enthält: Sorafenib 200 mg (entspr. Sorafenib tosilat), Kern: Croscarmellose natrium, Cellulose, mikrokristalline, Hypromellose, Natriumdodecylsulfat, Magnesium stearat; Überzug: (entspr. Hypromellose) (entspr. Macrogol 3350) (entspr. Titandioxid) (entspr. Eisen(III)-oxid).
EW: Protein-Kinase-Inhibitor, antineoplastisch.
AG: Fortgeschrittenes Nierenzellkarzinom (nach Interferon-alpha- oder Interleukin-Therapie), Leberzellkarzinom, differenziertes Schilddrüsen- karzinom.
AA: Oral (bei fettreichen Mahlzeiten in 1-2 Std. Abstand zur Mahlzeit) mit Flüssigkeit.
DO: 2mal tgl. 2 Tabletten. Dosisreduktion nach Bedarf. Keine Studien an Kindern und Jugendlichen.
SST: Teratogen, nicht stillen. Ausreichende Kontrazeption erforderlich.
NW: Blutbild, Magen/Darm (Durchfall, gastrointestinale Perforation), Haut, Alopezie, Hand-Fuß-Syndrom, Blutungen, Schmerzen, Müdigkeit, Hypertonie, Herzinsuffizienz, Myokardinfarkt, Hepatitis, Lunge, Hämorrhagie, QT-Verlängerung, grippeartige Symptome, Labor (Hypokalzämie), Hypoglykämie.
WW: Antazida, CYP3A4-Induktoren (Vorsicht), Irinotecan, Cumarine, Digoxin (überwachen), Docetaxel (Vorsicht), Neomycin (reduziert Sorafenib-Ex- position). Erhöhte Mortalität mit Platin-basierten Chemotherapien.
WH: Auf kardiale Ischämie/Herzinfarkte achten. Bei Schilddrüsenkarzinom auf Hypokalzämie achten; TSH engmaschig kontrollieren. Bei Diabetikern Blutzucker kontrollieren.
PG: 112 ST IND (EKO: G) [€ 4.183,35]

Nexavar 200 mg - Filmtabletten 55G
(Z.Nr. EU/1/06/342/*) NR. P. Parallelimport. L01EX02
V: Abacus Medicine, Copenhagen, Dänemark
Z: 1 Filmtablette enthält: Sorafenib 200 mg (entspr. Sorafenib tosilat), Kern: Croscarmellose natrium, Cellulose, mikrokristalline, Hypromellose, Natriumdodecylsulfat, Magnesium stearat; Überzug: (entspr. Hypromellose) (entspr. Macrogol 3350) (entspr. Titandioxid) (entspr. Eisen(III)-oxid).
PG: 112 ST * (EKO: N) [€ 4.110,00]

Nexavar 200 mg - Filmtabletten 55G
(Z.Nr. EU/1/06/342/*) NR. P. Parallelimport. L01EX02
V: EMRAmed Arzneimittel, Trittau, Deutschland
Z: 1 Filmtablette enthält: Sorafenib 200 mg (entspr. Sorafenib tosilat), Kern: Croscarmellose natrium, Cellulose, mikrokristalline, Hypromellose, Natriumdodecylsulfat, Magnesium stearat; Überzug: (entspr. Hypromellose) (entspr. Macrogol 3350) (entspr. Titandioxid) (entspr. Eisen(III)-oxid).
PG: 112 ST IND (EKO: G) [€ 3.768,40]

Nexavar 200 mg - Filmtabletten 55G
(Z.Nr. EU/1/06/342/*) NR. P. Parallelimport. L01EX02
nicht im Handel.

Nexavar 200 mg - Filmtabletten 55G
(Z.Nr. EU/1/06/342/*) NR. P. Parallelimport. L01EX02
nicht im Handel.

Nexavar 200 mg - Filmtabletten 55G
(Z.Nr. EU/1/06/342/*) NR. P. Parallelimport. L01EX02
V: Haemato Pharm, Schönefeld, Deutschland
Z: 1 Filmtablette enthält: Sorafenib 200 mg (entspr. Sorafenib tosilat), Kern: Croscarmellose natrium, Cellulose, mikrokristalline, Hypromellose, Natriumdodecylsulfat, Magnesium stearat; Überzug: (entspr. Hypromellose) (entspr. Macrogol 3350) (entspr. Titandioxid) (entspr. Eisen(III)-oxid).
PG: 112 ST * (EKO: N) [€ 4.107,90]

Nexavar 200 mg - Filmtabletten 55G
(Z.Nr. EU/1/06/342/*) NR. P. Parallelimport. L01EX02
V: Orifarm, Leverkusen, Deutschland
Z: 1 Filmtablette enthält: Sorafenib 200 mg (entspr. Sorafenib tosilat), Kern: Croscarmellose natrium, Cellulose, mikrokristalline, Hypromellose, Natriumdodecylsulfat, Magnesium stearat; Überzug: (entspr. Hypromellose) (entspr. Macrogol 3350) (entspr. Titandioxid) (entspr. Eisen(III)-oxid).
PG: 112 ST * (EKO: N) [€ 4.107,90]

NexGard 11 mg - Kautabletten für Hunde 2-4 kg 804B, 804D
(Z.Nr. EU/2/13/159/*) RP. P. QP53BE01
ZI: Boehringer Ingelheim-Vetmedica, Ingelheim, Deutschland
Z: 1 Kautablette enthält: Afoxolaner 11,3 mg, Maisstärke, Sojaprotein, fein, Rindfleisch-Aroma, Povidon, Macrogol 400, Macrogol 4000, Macrogol-15-hydroxystearat, Glycerol, Triglyceride, mittelkettige.
EW: Ektoparasitikum.
AG: Floh- oder Zeckenbefall, Demodikose, Sarkoptesräude bei Hunden.
AA: Zum Eingeben.
DO: ED 2,7-7 mg/kg KG. Anwendung in monatlichen Abständen.
SST: Nutzen/Risiko-Abwägung.
NW: Sehr selten Magen/Darm, Juckreiz, Lethargie, Anorexie, neurologische Symptome.
WH: Vorsicht bei Welpen unter 8 Wochen bzw. unter 2 kg KG.
PG: 3 ST VT [€ 27,70]

NexGard 28 mg - Kautabletten für Hunde >4-10 kg 804B, 804D
(Z.Nr. EU/2/13/159/*) RP. P. QP53BE01
ZI: Boehringer Ingelheim-Vetmedica, Ingelheim, Deutschland
Z: 1 Kautablette enthält: Afoxolaner 28,3 mg, Maisstärke, Sojaprotein, fein, Rindfleisch-Aroma, Povidon, Macrogol 400, Macrogol 4000, Macrogol-15-hydroxystearat, Glycerol, Triglyceride, mittelkettige.
Kurzinformation: siehe NexGard 11 mg - Kautabletten für Hunde 2-4 kg, → S. 969
PG: 3 ST VT [€ 29,60]

NexGard 68 mg - Kautabletten für Hunde >10-25 kg 804B, 804D
(Z.Nr. EU/2/13/159/*) RP. P. QP53BE01
ZI: Boehringer Ingelheim-Vetmedica, Ingelheim, Deutschland
Z: 1 Kautablette enthält: Afoxolaner 68 mg, Maisstärke, Sojaprotein, fein, Rindfleisch-Aroma, Povidon, Macrogol 400, Macrogol 4000, Macrogol-15-hydroxystearat, Glycerol, Triglyceride, mittelkettige.
Kurzinformation: siehe NexGard 11 mg - Kautabletten für Hunde 2-4 kg, → S. 969
PG: 3 ST VT [€ 34,05]

NexGard 136 mg - Kautabletten für Hunde >25-50 kg 804B, 804D
(Z.Nr. EU/2/13/159/*) RP. P. QP53BE01
ZI: Boehringer Ingelheim-Vetmedica, Ingelheim, Deutschland
Z: 1 Kautablette enthält: Afoxolaner 136 mg, Maisstärke, Sojaprotein, fein, Rindfleisch-Aroma, Povidon, Macrogol 400, Macrogol 4000, Macrogol-15-hydroxystearat, Glycerol, Triglyceride, mittelkettige.
Kurzinformation: siehe NexGard 11 mg - Kautabletten für Hunde 2-4 kg, → S. 969
PG: 3 ST VT [€ 40,00]

Nexgard Spectra 9 mg/2 mg - Kautabletten für Hunde 2-3,5 kg 803CB, 804B, 804D
(Z.Nr. EU/2/14/177/*) RP. P. QP54AB51
ZI: Boehringer Ingelheim-Vetmedica, Ingelheim, Deutschland
Z: 1 Kautablette enthält: Afoxolaner 9,375 mg, Milbemycinoxim 1,875 mg, Maisstärke, Sojaprotein, fein, Rindfleisch-Aroma, Povidon, Macrogol 400, Macrogol 4000, Macrogol-15-hydroxystearat, Glycerol, Triglyceride, mittelkettige, Citronensäure monohydrat, Butylhydroxytoluol.
EW: Antiparasitische Kombination
AG: Floh- oder Zeckenbefall bei Hunden, wenn gleichzeitig Vorbeugung der Herzwurmkrankheit, der Angiostrongylose und/oder eine Behandlung gegen Magen/Darm-Nematoden angezeigt ist. Behandlung eines Flohbefalls für 5 Wochen bzw. eines Zeckenbefalls für 4 Wochen. Behandlung von Magen/Darm-Nematoden. Behandlung der Demodikose und der Sarkoptesräude. Vorbeugung der Herzwurmkrankheit oder der Angiostrongylose.
AA: Zum Eingeben (auch mit dem Futter).
DO: ED 2,5-5,36 mg Afoxolaner/kg KG + 0,5-1,07 mg Milbemycinoxim/kg KG. Behandlung nach der örtlichen epidemiologischen Situation. Einmalige Behandlung gegen Magen/Darm-Nematoden.

Bei Herzwurmerkrankung monatlich bis zu 1 Monat nach der letzten Exposition gegen Stechmücken behandeln. Zur Vorbeugung der Angiostrongylose sowie zur Behandlung der Demodikose oder der Sarkoptesräude monatlich behandeln.
SST: Nutzen/Risiko-Abwägung.
NW: Erbrechen, Durchfall, Apathie, Appetitlosigkeit, Juckreiz.
WW: Vorsicht: Andere P-Gp-Substrate (Digoxin, Doxorubicin).
WH: Vorsicht bei Welpen unter 8 Wochen bzw. unter 2 kg KG.
PG: 3 ST VT [€ 35,05]

🐾 Nexgard Spectra 19 mg/4 mg - Kautabletten für Hunde >3,5-7,5 kg
803CB, 804B, 804D

(Z.Nr. EU/2/14/177/*) RP. P. QP54AB51
ZI: Boehringer Ingelheim-Vetmedica, Ingelheim, Deutschland
Z: 1 Kautablette enthält: Afoxolaner 18,75 mg, Milbemycinoxim 3,75 mg, Maisstärke, Sojaprotein, fein, Rindfleisch-Aroma, Povidon, Macrogol 400, Macrogol 4000, Macrogol-15-hydroxystearat, Glycerol, Triglyceride, mittelkettige, Citronensäure monohydrat, Butylhydroxytoluol.
Kurzinformation: siehe Nexgard Spectra 9 mg/2 mg - Kautabletten für Hunde 2-3,5 kg, → S. 969
PG: 3 ST VT [€ 36,05]

🐾 Nexgard Spectra 38 mg/8 mg - Kautabletten für Hunde >7,5-15 kg
803CB, 804B, 804D

(Z.Nr. EU/2/14/177/*) RP. P. QP54AB51
ZI: Boehringer Ingelheim-Vetmedica, Ingelheim, Deutschland
Z: 1 Kautablette enthält: Afoxolaner 37,5 mg, Milbemycinoxim 7,5 mg, Maisstärke, Sojaprotein, fein, Rindfleisch-Aroma, Povidon, Macrogol 400, Macrogol 4000, Macrogol-15-hydroxystearat, Glycerol, Triglyceride, mittelkettige, Citronensäure monohydrat, Butylhydroxytoluol.
Kurzinformation: siehe Nexgard Spectra 9 mg/2 mg - Kautabletten für Hunde 2-3,5 kg, → S. 969
PG: 3 ST VT [€ 37,80]

🐾 Nexgard Spectra 75 mg/15 mg - Kautabletten für Hunde >15-30 kg
803CB, 804B, 804D

(Z.Nr. EU/2/14/177/*) RP. P. QP54AB51
ZI: Boehringer Ingelheim-Vetmedica, Ingelheim, Deutschland
Z: 1 Kautablette enthält: Afoxolaner 75 mg, Milbemycinoxim 15 mg, Maisstärke, Sojaprotein, fein, Rindfleisch-Aroma, Povidon, Macrogol 400, Macrogol 4000, Macrogol-15-hydroxystearat, Glycerol, Triglyceride, mittelkettige, Citronensäure monohydrat, Butylhydroxytoluol.
Kurzinformation: siehe Nexgard Spectra 9 mg/2 mg - Kautabletten für Hunde 2-3,5 kg, → S. 969
PG: 3 ST VT [€ 44,80]

🐾 Nexgard Spectra 150 mg/30 mg - Kautabletten für Hunde >30-60 kg
803CB, 804B, 804D

(Z.Nr. EU/2/14/177/*) RP. P. QP54AB51
ZI: Boehringer Ingelheim-Vetmedica, Ingelheim, Deutschland
Z: 1 Kautablette enthält: Afoxolaner 150 mg, Milbemycinoxim 30 mg, Maisstärke, Sojaprotein, fein, Rindfleisch-Aroma, Povidon, Macrogol 400, Macrogol 4000, Macrogol-15-hydroxystearat, Glycerol, Triglyceride, mittelkettige, Citronensäure monohydrat, Butylhydroxytoluol.
Kurzinformation: siehe Nexgard Spectra 9 mg/2 mg - Kautabletten für Hunde 2-3,5 kg, → S. 969
PG: 3 ST VT [€ 50,65]

Nexium 10 mg - magensaftresistentes Granulat zur Herstellung einer Suspension zum Einnehmen
42E03

(Z.Nr. 1-27570) RP. P. A02BC05
ZI: Grünenthal, Brunn am Gebirge
Z: 1 Beutel enthält: Esomeprazol 10 mg (entspr. Esomeprazol magnesium trihydrat), Glycerolmonostearat 40-55%, Hydroxypropylcellulose, Hypromellose, Magnesium stearat, Methacrylsäure-Ethylacrylat-Copolymer (1:1), Polysorbat 80, Zucker-Stärke-Pellets (entspr. Saccharose 6,8 mg) (entspr. Maisstärke), Talkum, Triethylcitrat, Granulat: Citronensäure, wasserfreie (zur pH-Einstellung), Crospovidon, Glucose 2,8 g, Hydroxypropylcellulose, Eisenoxid gelb, Xanthan gummi.
EW: S-Isomer von Omeprazol, Protonenpumpenhemmer.
AG: Erosive Refluxösophagitis, gastroösophageale Refluxkrankheit (GERD) bei Kindern von 1-11 Jahren. Zur Heilung von Duodenalulzera durch Helicobacter pylori in Kombination mit Antibiotika bei Kindern ab 4 Jahren.
AA: Oral nach Auflösen in Wasser oder über Nasen-Magen-Sonde bzw. Magensonde; Details siehe Austria-Codex - Fachinformation.
DO: Endoskopisch nachgewiesene erosive Refluxösophagitis: KG 10-20 kg: 1mal tgl. 10 mg über 8 Wochen.
KG >20 kg: 1mal tgl. 10 oder 20 mg über 8 Wochen.
Symptomatische GERD: 1mal tgl. 10 mg bis zu 8 Wochen.
Duodenalulzera durch Helicobacter pylori: Kinder unter 30 kg KG: 2mal tgl. 10 mg; Kinder ab 30 kg KG: 2mal tgl. 20 mg. Behandlungsdauer 1 Woche in Kombination mit Amoxicillin (25 mg/kg KG) und Clarithromycin (7,5 mg/kg KG).
SST: Vorsicht, nicht stillen.
NW: Kopfschmerzen, Magen/Darm, Haut, subakuter kutaner Lupus erythematosus, Vegetativum, Blutbild, Leber, Niere, Muskeln, ZNS, Überempfindlichkeit, bei Langzeitgabe leicht erhöhtes Frakturrisiko, (schwere) Hypomagnesiämie.
WW: Esomeprazol hemmt CYP2C19 und wird über CYP2C19 und CYP3A4 metabolisiert. Gegenanzeige: Nelfinavir. Nicht empfohlen: Azatanavir, Clopidogrel. Vorsicht: Digoxin, Tacrolimus, Methotrexat. Resorption von Vitamin B12 verringert.
WH: Malignität von Magengeschwüren ausschließen. Mindestens 5 Tage vor Bestimmung von Chromogranin A (Untersuchung auf neuroendokrine Tumore) Esomeprazol absetzen. Bei Langzeitgabe Magnesium kontrollieren. Verkehrshinweis.
(andere Indikationen und Dosierungen auch für Patienten mit Schluckbeschwerden)
PG: 28 ST RE1 (EKO: Y) [€ 42,15]

Nexium 20 mg - magensaftresistente Tabletten
42E03

(Z.Nr. 1-23716) RP. P. A02BC05
ZI: Grünenthal, Brunn am Gebirge
Z: 1 Tablette enthält: Esomeprazol 20 mg (entspr. Esomeprazol magnesium trihydrat 22,3 mg), Glycerolmonostearat, Hydroxypropylcellulose, Hypromellose, Eisenoxid rotbraun, Eisenoxid gelb, Magnesium stearat (pflanzlich), Methacrylsäure-Ethylacrylat-Copolymer (1:1), 30%ige Dispersion, Cellulose, mikrokristalline, Paraffin, synthetisch, Macrogol, Polysorbat 80, Crospovidon, Natriumstearylfumarat, Zuckerkügelchen (entspr. Saccharose 28 mg) (entspr. Maisstärke), Talkum, Titandioxid, Triethylcitrat.
EW: S-Isomer von Omeprazol, Protonenpumpenhemmer.
AG: Gastroösophageale Refluxkrankheit (GERD) Behandlung von erosiver Refluxösophagitis; Langzeitmanagement von Patienten mit geheilter Ösophagitis zur Verhinderung des Wiederauftretens der Erkrankung; Symptomatische Behandlung von gastroösophagealer Refluxkrankheit (GERD).
Zur Eradikation von Helicobacter pylori in Kombination mit einer geeigneten Antibiotikatherapie und zur Heilung von mit Helicobacter pylori verbundenem Ulcus duodeni; Vorbeugung des Wiederauftretens von peptischem Ulcus bei Patienten mit Helicobacter pylori verbundem Ulcus. Vorbeugung und Heilung von Ulzera bei NSAID-Therapie. Zollinger-Ellison-Syndrom. Weiterführung nach erfolgter i.v. Behandlung.
AA: Tabletten im Ganzen mit Flüssigkeit schlucken, nicht kauen oder zerdrücken. Eventuell Tabletten in kohlensäurefreiem Wasser auflösen und trinken oder durch Magensonde verabreichen.
DO: Gastroösophageale Refluxkrankheit (auch für Jugendliche): 1mal tgl. 20 mg, bei erosiver Refluxösophagitis 1mal tgl. 40 mg über 4 (und eventuell weitere 4) Wochen.
Helicobacter pylori-Eradikation (auch für Jugendliche): 2mal tgl. 20 mg Nexium + 1 g Amoxicillin + 500 mg Clarithromycin über 7 Tage.
NSAID-Therapie: 1mal tgl. 20 mg.
Nach i.v. Behandlung: 1mal tgl. 40 mg für 4 Wochen.
Zollinger-Ellison-Syndrom: 2mal tgl. 40 mg, TD meist 80-160 mg.
SST: Vorsicht, nicht stillen.
NW: Kopfschmerzen, Magen/Darm, Haut, subakuter kutaner Lupus erythematosus, Vegetativum, Blutbild, Leber, Niere, Muskeln, ZNS, Überempfindlichkeit, bei Langzeitgabe leicht erhöhtes Frakturrisiko, (schwere) Hypomagnesiämie.
WW: Esomeprazol hemmt CYP2C19 und wird über CYP2C19 und CYP3A4 metabolisiert. Gegenanzeige: Nelfinavir. Nicht empfohlen: Azatanavir, Clopidogrel. Vorsicht: Digoxin, Tacrolimus, Methotrexat. Resorption von Vitamin B12 verringert.
WH: Malignität von Magengeschwüren ausschließen. Mindestens 5 Tage vor Bestimmung von Chromogranin A (Untersuchung auf neuroendokrine Tumore) Esomeprazol absetzen. Bei Langzeitgabe Magnesium kontrollieren. Verkehrshinweis.
PG: 7 ST (EKO: G) [€ 2,35], 14 ST (2) (EKO: G) [€ 4,65]

Nexium 40 mg - magensaftresistente Tabletten
42E03

(Z.Nr. 1-23717) RP. P. A02BC05
ZI: AstraZeneca Österreich, Wien
Z: 1 Tablette enthält: Esomeprazol 40 mg (entspr. Esomeprazol magnesium trihydrat 44,5 mg), Glycerolmonostearat, Hydroxypropylcellulose, Hypromellose, Eisenoxid rotbraun, Magnesium stearat, Methacrylsäure-Ethylacrylat-Copolymer (1:1), 30%ige Dispersion, Cellulose, mikrokristalline, Paraffin,

synthetisch, Macrogol, Polysorbat 80, Crospovidon, Natriumstearylfumarat, Zuckerkügelchen (entspr. Saccharose 30 mg) (entspr. Maisstärke), Talkum, Titandioxid, Triethylcitrat.
Kurzinformation: siehe Nexium 20 mg - magensaftresistente Tabletten, → S. 970
PG: 14 ST (2) (EKO: G) [€ 9,35], 28 ST * (EKO: N) [€ 38,70]

Nexium i.v. 40 mg - Pulver zur Herstellung einer Injektions-/Infusionslösung 42E03
(Z.Nr. 1-25219) RP. P. A02BC05
ZI: Grünenthal, Brunn am Gebirge
Z: 1 Trockenstechampulle enthält: Esomeprazol 40 mg (entspr. Esomeprazol natrium), Dinatrium edetat (entspr. Natrium < 1 mmol) (entspr. → 23 mg), Natriumhydroxid zur pH-Wert-Einstellung.
EW: S-Isomer von Omeprazol, Protonenpumpenhemmer.
AG: Gastroösophageale Refluxkrankheit (GERD), Heilung und Vorbeugung von Ulcera bei NSAID-Therapie, wenn orale Einnahme nicht geeignet ist.
Vorbeugung nach endoskopischer Hämostase von peptischen Geschwüren.
Kinder ab 1 Jahr und Jugendliche: Gastroösophageale Refluxkrankheit (GERD) bei Ösophagitis oder schweren Refluxsymptomen.
AA: Langsame i.v. Injektion (8 mg/ml) oder Infusion über 10-30 min.
DO: 1mal tgl. 20-40 mg, Fortsetzung oral so bald wie möglich.
Ulcustherapie: 1mal tgl. 20 mg.
Vorbeugung: 80 mg Bolus-Infusion über 30 min, dann 8 mg/h über 72 Std.
Kinder ab 1 Jahr: Ösophagitis: 1mal tgl. 10 mg (bis 20 kg KG) bzw. 10 oder 20 mg (ab 20 kg KG). GERD-Symptome: 1mal tgl. 20 mg.
Jugendliche: Ösophagitis: 1mal tgl. 40 mg, GERD-Symptome: 1mal tgl.
20 mg.
SST: Vorsicht, nicht stillen.
NW: Kopfschmerz, Magen/Darm, Haut, subakuter kutaner Lupus erythematosus, Schwindel, trockener Mund, verschwommenes Sehen, Überempfindlichkeit, Niere, lokale Reaktionen, bei Langzeitgabe leicht erhöhtes Frakturrisiko, (schwere) Hypomagnesiämie.
WW: Esomeprazol hemmt CYP2C19 und wird über CYP2C19 und CYP3A4 metabolisiert.
Gegenanzeige: Nelfinavir. Nicht empfohlen: Atazanavir, Clopidogrel.
Vorsicht: Phenytoin, Antikoagulantien. Digoxin, Tacrolimus, Methotrexat.
Resorption von Vitamin B12 verringert.
WH: Malignität von Magengeschwüren ausschließen. Mindestens 5 Tage vor Bestimmung von Chromogranin A (Untersuchung auf neuroendokrine Tumore) Esomeprazol absetzen. Bei Langzeitgabe Magnesium kontrollieren. Verkehrs- hinweis.
PG: 10 ST * (EKO: N) [€ 131,10]

Nexium Control 20 mg - magensaftresistente Hartkapseln 42E03
(Z.Nr. EU/1/13/860/*) RP. P. nicht im Handel. A02BC05

Nexium Control 20 mg - magensaftresistente Tabletten 42E03
(Z.Nr. EU/1/13/860/*) RP. P. nicht im Handel. A02BC05

🐾 *Nexmectin 18,7 mg/g - Paste zum Eingeben für Pferde* 803A
(Z.Nr. 8-38683) NR. P. VNW. nicht im Handel. QP54AA01

▼ NexoBrid 2 g - Pulver und Gel zur Herstellung eines Gels 22A06
(Z.Nr. EU/1/12/803/*) NR. P. E. D03BA03
ZI: MediWound Germany, Rüsselsheim, Deutschland
Z: Nach dem Mischen enthalten 22 g Gel: Konzentrat proteolytischer Enzyme angereichert aus Bromelain 2 g (entspr. Ananas comosus), Ammoniumsulfat, Essigsäure, Carbomer 980, Dinatrium phosphat, wasserfrei, Natrium hydroxyd, Wasser für Injektionszwecke.
EW: Proteolytische Enzyme.
AG: Entfernung des Verbrennungsschorfs nach tiefen thermischen Verletzungen.
AA: Auf der Haut.
Details siehe Austria Codex-Fachinformation.
DO: 2 g Pulver in 20 g Gel auf Brandwunden einer Fläche von 100 cm^2 auftragen und 4 Std. auf der Wunde belassen. Keine Dosisempfehlung für Kinder und Jugendliche.
SST: Nicht empfohlen; Stillen mindestens 4 Tage unterbrechen.
NW: Lokale Schmerzen, Pyrexie, Wundkomplikationen, Infektionen, Allergie/Anaphylaxie.
WW: Vorsicht: Gerinnungshemmer. Wirkungsminderung durch topische antibakterielle Stoffe (Sulfadiazin- Silber, Povidon- Jod). Fluorouracil, Vincristin, ACE-Hemmer verstärkt. Sedative Stoffe (Benommenheit verstärkt).
WH: Nur durch geschultes Personal in Verbrennungszentren anzuwenden. Nicht empfohlen bei penetrierenden oder chemischen Brandwunden oder mit radioaktiven oder anderen Gefahrstoffen kontaminierten Wunden. Vorsicht bei Verbrennungen im Gesicht: Augen schützen. Vorsicht bei Herz/Lungen-Erkrankungen.
PG: 2 G * (EKO: N) [€ 605,55]

▼ NexoBrid 5 g - Pulver und Gel zur Herstellung eines Gels 22A06
(Z.Nr. EU/1/12/803/*) NR. P. E. D03BA03
ZI: MediWound Germany, Rüsselsheim, Deutschland
Z: Nach dem Mischen enthalten 55 g Gel: Konzentrat proteolytischer Enzyme angereichert aus Bromelain 5 g (entspr. Ananas comosus), Ammoniumsulfat, Essigsäure, Carbomer 980, Dinatrium phosphat, wasserfrei, Natrium hydroxyd, Wasser für Injektionszwecke.
Kurzinformation: siehe NexoBrid 2 g - Pulver und Gel zur Herstellung eines Gels, → S. 971
PG: 5 G * (EKO: N) [€ 1.452,35]

Nicergin 30 mg - Filmtabletten 39D02
(Z.Nr. 1-18911) RP. P. nicht im Handel. C04AE02

Nicolan 10 mg - Tabletten 30D03
(Z.Nr. 1-29248) RP. P. C01DX16
ZI: G.L. Pharma, Lannach
Z: 1 Tablette enthält: Nicorandil 10 mg, Stearinsäure, Maisstärke, vorverkleistert, Croscarmellose natrium, Mannitol 76 mg.
EW: Gefäßerweiternd (Nitratwirkung und Aktivierung der Kaliumkanäle).
AG: Mittel 2. Wahl bei stabiler Angina pectoris.
AA: Unzerkaut mit Flüssigkeit. Trocknungsmittel nicht einnehmen.
DO: Initial 2mal tgl. 10 mg (bei starken Kopfschmerzen 2mal tgl. 5 mg), dann 2mal tgl. 10-20 mg.
MTD 2mal 40 mg. Für Kinder und Jugendliche nicht empfohlen.
GA: Schock, Linksherzinsuffizienz, akutes Lungenödem, schwere Hypotonie, Hypovolämie.
SST: Nicht anwenden; in der Stillzeit nicht empfohlen.
NW: Kopfschmerzen (30%), Schwindel, Tachykardie, Hautrötung, Magen/Darm (Ulzera, Blutungen), Augen (Ulzera), Hyperkaliämie.
WW: Kontraindiziert: PDE5-Hemmer (Sildenafil, Vardenafil, Tadalafil), Riociguat.
Vorsicht: Andere Blutdrucksenker verstärkt; Dapoxetin; Kortikosteroide (Perforationen). Kaliumspiegel erhöhende Substanzen. ASS (erhöhtes Risiko gastrointestinaler Blutungen).
WH: Vorsicht bei Herzinsuffizienz NYHA 3 oder 4, Glukose-6-phosphat- Dehydrogenasemangel. Bei Ulcera Behandlung unterbrechen. Verkehrshinweis.
PG: 30 ST (EKO: G) [€ 6,15], 60 ST (EKO: G) [€ 10,75]

Nicolan 20 mg - Tabletten 30D03
(Z.Nr. 1-29249) RP. P. C01DX16
ZI: G.L. Pharma, Lannach
Z: 1 Tablette enthält: Nicorandil 20 mg, Stearinsäure, Maisstärke, vorverkleistert, Croscarmellose natrium, Mannitol 152 mg.
Kurzinformation: siehe Nicolan 10 mg - Tabletten, → S. 971
PG: 30 ST (EKO: G) [€ 10,20], 60 ST (EKO: G) [€ 16,80]

Niconex 1 mg/Sprühstoß - Spray zur Anwendung in der Mundhöhle, Lösung 26B
(Z.Nr. 1-39300) RPF. P. nicht im Handel. N07BA01

Nicorandil G.L. 10 mg - Tabletten 30D03
(Z.Nr. 1-30443) RP. P. nicht im Handel. C01DX16

Nicorandil G.L. 20 mg - Tabletten 30D03
(Z.Nr. 1-30448) RP. P. nicht im Handel. C01DX16

Nicorandil Rivopharm 10 mg - Tabletten 30D03
(Z.Nr. 1-30452) RP. P. nicht im Handel. C01DX16

Nicorandil Rivopharm 20 mg - Tabletten 30D03
(Z.Nr. 1-30458) RP. P. nicht im Handel. C01DX16

Nicorette 15 mg - Inhalationen zur Raucherentwöhnung 26B
(Z.Nr. 1-30669) RPF. P. N07BA01
ZI: Johnson & Johnson, Hallein
Z: 1 Patrone enthält: Nicotin 15 mg (entspr. → 7 mg abgegebene Dosis), Levomenthol, Poröse Kunststoffschicht aus Polyethylen.
EW: Nikotin.
AG: Raucherentwöhnung, Hilfsmittel bei temporärer Abstinenz, Reduktion des Zigarettenkonsums bei Rauchern.

AA: Zur Inhalation. Nicotinpatrone in Mundstück einlegen, Mundstück zusammenstecken. Freigesetzte Nicotindosis pro Zug geringer als bei Zigarette. Eine Patrone kann bis zu 8 mal 5 min intensiv verwendet werden.
DO: Erwachsene: ‖Raucherentwöhnung mit sofortigem Rauchstopp:
Bei Rauchverlangen 1 Patrone inhalieren (1 Patrone ersetzt bis zu 8 Zigaretten). TD 3-6 Patronen, MTD 6 Patronen. Unterdosierung vermeiden.
Kombitherapie mit Nicorette Pflaster (nur für Erwachsene): 1 Nicorette Pflaster 25 mg/16 h (bei starken Rauchern) bzw. 15 mg/16 h (bei weniger starken Rauchern) tgl. über 8 Wochen in Kombination mit Inhalationen nach Bedarf; Fortsetzung mit niedrigerer Pflasterstärke.
-Rauchreduktion: Anwendung bei Rauchverlangen zwischen Zigarettenkonsum.
Individuelle Behandlungsdauer, schrittweise reduzieren. Anwendung über 12 Monate nicht empfohlen.
Details siehe Austria Codex-Fachinformation.
Jugendliche (12 bis 17 Jahre) nur auf ärztliche Anordnung.
GA: Nichtraucher, Gelegenheitsraucher, Kinder.
SST: Vollständiger Rauchstopp empfohlen. Nur nach medizinischer Empfehlung anwenden. In der Stillzeit falls erforderlich Anwendung kurz nach dem Stillen oder 2 Stunden vor dem Stillen.
NW: Lokale Irritationen (Rachenreizung, Speichelfluss, Schluckauf, Sodbrennen), Kopfschmerzen, Dysgeusie, Palpitationen, Übelkeit, Diarrhö, Haut, Psyche.
WW: Interaktionen durch Beendigung des Rauchens möglich (reduzierte CYP1A2-Aktivität). Adenosin (verstärkt).
GE: Übertragene Abhängigkeit auf Ersatzmittel möglich.
WH: Nur unter ärztlicher Aufsicht bei schweren kardiovaskulären Erkrankungen (frischem Myokardinfarkt, instabiler Angina pectoris, schwere Arrhythmien, Schlaganfall), Phäochromozytom, Hyperthyreoidismus, Diabetes, Leber-, Nierenschäden, Magen-/Darumulzera. Rauchen völlig einstellen.
Bei Überdosierung Nikotinvergiftung, besonders bei Kleinkindern. Unverzüglich ärztliche Versorgung einleiten.
PG: 4 ST * (EKO: N) [€ 10,75], 20 ST * (EKO: N) [€ 40,95]

N

Nicorette 10 mg/16 h - transdermales Pflaster 26B

(Z.Nr. 1-27787) RPF. P. N07BA01
ZI: Johnson & Johnson, Hallein
Z: 1 Pflaster enthält: Nicotin 10 mg/16 h (entspr. → 15,8 mg), Triglyceride, mittelkettige, Butylmethacrylat-Copolymer, basisch, Poly(ethylenterephthalat)-Film, Acrylat-Matrix, Acrylklebstoff, Kaliumhydroxid, Croscarmellose natrium, Aluminiumacetylacetonat, Abziehfolie, Polyethylenterephtalatfolie, eine Seite alumisiert beidseitig silikonisiert; Drucktinte: Epoxyamin 2 Komponenten Tinte.
EW: Nikotin.
AG: Unterstützung der Raucherentwöhnung bei Rauchern; Hilfsmittel für Raucher während temporärer Abstinenz.
AA: Rauchen einstellen. Täglich nach dem Aufstehen 1 Depot-Pflaster für 16 Stunden aufkleben, dann Pflaster entfernen. Hautstelle wechseln.
DO: Starke Raucher (über 20 Zigaretten pro Tag): Tägl. ein 25 mg-Pflaster über 8 Wochen, dann ein 15 mg- Pflaster über 2 Wochen und ein 10 mg-Pflaster über weitere 2 Wochen.
Schwache Raucher: Tägl. ein 15 mg-Pflaster über 8 Wochen, dann ein 10 mg-Pflaster über 4 Wochen.
Kombination mit Kaugummi, Lutschtabletten, Spray oder Inhalationen möglich; Details siehe Austria Codex - Fachinformation.
Anwendung über 12 Monate nicht empfohlen.
Nicht für Kinder. Für Jugendliche nur auf ärztliche Anordnung.
GA: Nichtraucher, Gelegenheitsraucher, Kinder.
SST: Vollständiger Rauchstopp empfohlen. Nur nach medizinischer Empfehlung in der Schwangerschaft anwenden. In der Stillzeit nicht anwenden. Falls erforderlich Produkte mit flexibler Dosierung (wie Kaugummi, Lutschtablette, Inhalationen, Spray) bevorzugen.
NW: Kopfschmerzen, Palpitationen, Übelkeit, Diarrhö, Haut, Herz/ Kreislauf, Überempfindlichkeit, Vegetativum. Symptome der Raucherentwöhnung (Psyche, Vegetativum) berücksichtigen.
WW: Interaktionen durch Beendigung des Rauchens möglich (reduzierte CYP1A2-Aktivität). Adenosin (verstärkt).
GE: Übertragene Abhängigkeit auf Ersatzmittel möglich.
WH: Nur unter ärztlicher Aufsicht bei schweren kardiovaskulären Erkrankungen (frischem Myokardinfarkt, instabiler Angina pectoris, schwere Arrhythmien, Schlaganfall), Phäochromozytom, Hyperthyreoidismus, Diabetes, Leber-, Nierenschäden, Magen-/Darumulzera. Rauchen völlig einstellen. Gebrauchte Pflaster kindersicher beseitigen.
Bei Überdosierung Nikotinvergiftung, besonders bei Kleinkindern. Unverzüglich ärztliche Versorgung einleiten.
PG: 14 ST * (EKO: N) [€ 48,95]

Nicorette 15 mg/16 h - transdermales Pflaster 26B

(Z.Nr. 1-27792) RPF. P. N07BA01
ZI: Johnson & Johnson, Hallein
Z: 1 Pflaster enthält: Nicotin 15 mg/16 h (entspr. → 23,6 mg), Triglyceride, mittelkettige, Butylmethacrylat-Copolymer, basisch, Poly(ethylenterephthalat)-Film, Acrylat-Matrix, Acrylklebstoff, Kaliumhydroxid, Croscarmellose natrium, Aluminiumacetylacetonat, Abziehfolie, Polyethylenterephtalatfolie, eine Seite alumisiert beidseitig silikonisiert; Drucktinte, Epoxyamin 2 Komponenten Tinte.
Kurzinformation: siehe Nicorette 10 mg/16 h - transdermales Pflaster, → S. 972
PG: 14 ST * (EKO: N) [€ 49,75]

Nicorette 25 mg/16 h - transdermales Pflaster 26B

(Z.Nr. 1-27793) RPF. P. N07BA01
ZI: Johnson & Johnson, Hallein
Z: 1 Pflaster enthält: Nicotin 25 mg/16 h (entspr. → 39,4 mg), Triglyceride, mittelkettige, Butylmethacrylat-Copolymer, basisch, Poly(ethylenterephthalat)-Film, Acrylat-Matrix, Acrylklebstoff, Kaliumhydroxid, Croscarmellose natrium, Aluminiumacetylacetonat, Abziehfolie, Polyethylenterephtalatfolie, eine Seite alumisiert beidseitig silikonisiert; Drucktinte, Epoxyamin 2 Komponenten Tinte.
Kurzinformation: siehe Nicorette 10 mg/16 h - transdermales Pflaster, → S. 972
PG: 14 ST * (EKO: N) [€ 49,95]

Nicorette Classic 2 mg - Kaugummi zur Raucherentwöhnung 26B

(Z.Nr. 0-17167) RPF. P. N07BA01
ZI: Johnson & Johnson, Hallein
Z: 1 Kaugummi enthält: Nicotin 2 mg (entspr. Nicotin resinat), Kaugummibasis (entspr. Butylhydroxytoluol) (entspr. E 321), Natriumcarbonat, Natriumhydrogencarbonat, Sorbitol 202,4 mg (entspr. E 420), Glycerol, Geschmacksstoffe.
EW: Nikotin.
AG: Raucherentwöhnung, Hilfsmittel bei temporärer Abstinenz, Reduktion des Zigarettenkonsums bei Rauchern mit Konsum von bis zu 20 Zigaretten/ Tag.
AA: Rauchen einstellen. Bei Rauchverlangen 1 Stück Kaugummi sehr langsam ca. 30 Minuten kauen (mit Pausen). Bei pfeffrigem Geschmack oder leichtem Brennen Kaupausen einlegen.
DO: Erwachsene: ‖Raucherentwöhnung mit sofortigem Rauchstopp:
Initial 1 Kaugummi bei Bedarf, TD 8-12 Stück, MTD 24 Stück. Unterdosierung vermeiden.
Kombitherapie mit Nicorette Pflaster (nur für Erwachsene): 1 Nicorette Pflaster 25 mg/16 h (bei starken Rauchern) bzw. 15 mg/16 h (bei weniger starken Rauchern) tgl. über 8 Wochen in Kombination mit Kaugummi nach Bedarf; Fortsetzung mit niedrigerer Pflasterstärke.
-Rauchreduktion: Anwendung bei Rauchverlangen zwischen Zigarettenkonsum.
Individuelle Behandlungsdauer, schrittweise reduzieren. Anwendung über 12 Monate nicht empfohlen.
Details siehe Austria Codex-Fachinformation.
Jugendliche (12 bis 17 Jahre) nur auf ärztliche Anordnung.
GA: Nichtraucher, Gelegenheitsraucher, Kinder.
SST: Vollständiger Rauchstopp empfohlen. Nur nach medizinischer Empfehlung anwenden. In der Stillzeit falls erforderlich Anwendung kurz nach dem Stillen oder 2 Stunden vor dem Stillen.
NW: Lokale Irritationen (Rachenreizung, Speichelfluss, Schluckauf, Sodbrennen), Schmerzen der Kaumuskulatur, Kopfschmerzen, Dysgeusie, Palpitationen, Übelkeit, Diarrhö, Haut, Psyche.
WW: Interaktionen durch Beendigung des Rauchens möglich (reduzierte CYP1A2-Aktivität). Adenosin (verstärkt).
GE: Übertragene Abhängigkeit auf Ersatzmittel möglich.
WH: Nur unter ärztlicher Aufsicht bei schweren kardiovaskulären Erkrankungen (frischem Myokardinfarkt, instabiler Angina pectoris, schwere Arrhythmien, Schlaganfall), Phäochromozytom, Hyperthyreoidismus, Diabetes, Leber-, Nierenschäden, Magen-/Darumulzera. Rauchen völlig einstellen.
Bei Überdosierung Nikotinvergiftung, besonders bei Kleinkindern. Unverzüglich ärztliche Versorgung einleiten.
PG: 30 ST * (EKO: N) [€ 13,65], 105 ST * (EKO: N) [€ 36,95], 210 ST * (EKO: N) [€ 60,95]

Nicorette Classic 4 mg - Kaugummi zur Raucherentwöhnung 26B

(Z.Nr. 0-17168) RPF. P. N07BA01
ZI: Johnson & Johnson, Hallein
Z: 1 Kaugummi enthält: Nicotin 4 mg (entspr. Nicotin resinat), Kaugummibasis (entspr. Butylhydroxytoluol) (entspr. E 321), Natriumcarbonat, Sorbitol 190,4 mg (entspr. E 420), Glycerol, Geschmacksstoffe, Chinolingelb.
EW: Nikotin.
AG: Raucherentwöhnung, Hilfsmittel bei temporärer Abstinenz,

Reduktion des Zigarettenkonsums bei Rauchern mit Konsum von über 20 Zigaretten/ Tag.
AA: Rauchen einstellen. Bei Rauchverlangen 1 Stück Kaugummi sehr langsam ca. 30 Minuten kauen (mit Pausen). Bei pfeffrigem Geschmack oder leichtem Brennen Kaupausen einlegen.
DO: Erwachsene: ‖Raucherentwöhnung mit sofortigem Rauchstopp:
Initial 1 Kaugummi bei Bedarf, TD 8-12 Stück, MTD 24 Stück. Unterdosierung vermeiden.
-Rauchreduktion: Anwendung bei Rauchverlangen zwischen Zigarettenkonsum.
Individuelle Behandlungsdauer, schrittweise reduzieren. Anwendung über 12 Monate nicht empfohlen.
Details siehe Austria Codex-Fachinformation.
Jugendliche (12 bis 17 Jahre) nur auf ärztliche Anordnung.
GA: Nichtraucher, Gelegenheitsraucher, Kinder.
SST: Vollständiger Rauchstopp empfohlen. Nur nach medizinischer Empfehlung anwenden. In der Stillzeit falls erforderlich Anwendung kurz nach dem Stillen oder 2 Stunden vor dem Stillen.
NW: Lokale Irritationen (Rachenreizung, Speichelfluss, Schluckauf, Sodbrennen), Schmerzen der Kaumuskulatur, Kopfschmerzen, Dysgeusie, Palpitationen, Übelkeit, Diarrhö, Haut, Psyche.
WW: Interaktionen durch Beendigung des Rauchens möglich (reduzierte CYP1A2-Aktivität). Adenosin (verstärkt).
GE: Übertragene Abhängigkeit auf Ersatzmittel möglich.
WH: Nur unter ärztlicher Aufsicht bei schweren kardiovaskulären Erkrankungen (frischem Myokardinfarkt, instabiler Angina pectoris, schwere Arrhythmien, Schlaganfall), Phäochromozytom, Hyperthyreoidismus, Diabetes, Leber-, Nierenschäden, Magen-/Darumulzera. Rauchen völlig einstellen.
Bei Überdosierung Nikotinvergiftung, besonders bei Kleinkindern. Unverzüglich ärztliche Versorgung einleiten.
PG: 105 ST * (EKO: N) [€ 39,95]

Nicorette Freshfruit 2 mg - Kaugummi zur Raucherentwöhnung — 26B
(Z.Nr. 1-21549) RPF. P. N07BA01
ZI: Johnson & Johnson, Hallein
Z: 1 Kaugummi enthält: Nicotin 2 mg (entspr. Nicotin resinat), Kern: Kaugummibasis (entspr. Butylhydroxytoluol) (entspr. E 321), Xylitol 591,5 mg (entspr. E 967), Pfefferminzöl, Natriumcarbonat, wasserfrei, Natriumhydrogencarbonat, Acesulfam kalium, Levomenthol, Magnesiumoxid, leichtes; Überzug (Zwischenschicht): Tutti-Frutti-Aroma, Hypromellose, Sucralose, Polysorbat 80, Überzug (Außenschicht): Xylitol, Arabisches Gummi, Titandioxid, Tutti-Frutti-Aroma, Carnaubawachs.
Kurzinformation: siehe Nicorette Classic 2 mg - Kaugummi zur Raucherentwöhnung, → S. 972
PG: 30 ST * (EKO: N) [€ 13,65], 105 ST * (EKO: N) [€ 36,95]

Nicorette Freshfruit 4 mg - Kaugummi zur Raucherentwöhnung — 26B
(Z.Nr. 1-21550) RPF. P. N07BA01
ZI: Johnson & Johnson, Hallein
Z: 1 Kaugummi enthält: Nicotin 4 mg (entspr. Nicotin resinat), Kern: Kaugummibasis (entspr. Butylhydroxytoluol) (entspr. E 321), Xylitol 579,5 mg (entspr. E 967), Pfefferminzöl, Natriumcarbonat, wasserfrei, Acesulfam kalium, Levomenthol, Magnesiumoxid, leichtes, Chinolingelb; Überzug (Zwischenschicht): Tutti-Frutti-Aroma, Hypromellose, Sucralose, Polysorbat 80, Überzug (Außenschicht): Xylitol, Arabisches Gummi, Titandioxid, Tutti-Frutti-Aroma, Carnaubawachs, Chinolingelb.
Kurzinformation: siehe Nicorette Classic 4 mg - Kaugummi zur Raucherentwöhnung, → S. 972
PG: 105 ST * (EKO: N) [€ 39,95]

Nicorette Icemint 2 mg - Kaugummi zur Raucherentwöhnung — 26B
(Z.Nr. 1-30859) RPF. P. N07BA01
ZI: Johnson & Johnson, Hallein
Z: 1 Kaugummi enthält: Nicotin 2 mg (entspr. Nicotin resinat), Kern: Kaugummibasis (entspr. Butylhydroxytoluol) (entspr. E 321), Xylitol 591,5 mg (entspr. E 967), Pfefferminzöl, Natriumcarbonat, wasserfrei, Natriumhydrogencarbonat, Acesulfam kalium, Levomenthol, Magnesiumoxid, leichtes; Überzug (Zwischenschicht): Winterfresh, Hypromellose, Sucralose, Polysorbat 80, Überzug (Außenschicht): Xylitol, Stärke, vorgelatiniert, Titandioxid, Winterfresh, Carnaubawachs.
Kurzinformation: siehe Nicorette Classic 2 mg - Kaugummi zur Raucherentwöhnung, → S. 972
PG: 30 ST * (EKO: N) [€ 13,65], 105 ST * (EKO: N) [€ 36,95]

Nicorette Icemint 4 mg - Kaugummi zur Raucherentwöhnung — 26B
(Z.Nr. 1-30860) RPF. P. N07BA01
ZI: Johnson & Johnson, Hallein
Z: 1 Kaugummi enthält: Nicotin 4 mg (entspr. Nicotin resinat), Kern: Kaugummibasis (entspr. Butylhydroxytoluol) (entspr. E 321), Xylitol 579,5 mg (entspr. E 967), Pfefferminzöl, Natriumcarbonat, wasserfrei, Acesulfam kalium, Levomenthol, Magnesiumoxid, leichtes, Chinolingelb; Überzug (Zwischenschicht): Winterfresh, Hypromellose, Sucralose, Polysorbat 80, Überzug (Außenschicht): Xylitol, Stärke, vorgelatiniert, Titandioxid, Winterfresh, Carnaubawachs, Chinolingelb.
Kurzinformation: siehe Nicorette Classic 4 mg - Kaugummi zur Raucherentwöhnung, → S. 972
PG: 30 ST * (EKO: N) [€ 14,95], 105 ST * (EKO: N) [€ 39,95]

Nicorette Icemint 2 mg - Lutschtabletten — 26B
(Z.Nr. 1-31308) RPF. P. N07BA01
ZI: Johnson & Johnson, Hallein
Z: 1 Lutschtablette enthält: Nicotin 2 mg (entspr. Nicotin resinat), Lutschtablettenkern: Mannitol, Xanthan gummi, Winterfresh RDE4-149, sprühgetrocknet: (entspr. Gummi arabicum) (entspr. Pfefferminz-Aroma) (entspr. Menthol Aroma) (entspr. Eucalyptus-Aroma), Natriumcarbonat, wasserfrei, Sucralose, Acesulfam kalium, Magnesium stearat; Überzug: Hypromellose, Winterfresh RDE4-149 (entspr. Pfefferminz-Aroma) (entspr. Menthol Aroma) (entspr. Eucalyptus-Aroma), Titandioxid, Sucralose, Cellulose, mikrokristalline, Kaliumaluminiumsilikat, Acesulfam kalium, Polysorbat 80.
EW: Nikotin.
AG: Raucherentwöhnung, Hilfsmittel bei temporärer Abstinenz, Reduktion des Zigarettenkonsums bei Rauchern mit Konsum von bis zu 20 Zigaretten/ Tag.
AA: Lutschtablette in den Mund legen und zergehen lassen; nicht zerkauen oder im Ganzen schlucken. Während Anwendung nichts essen oder trinken.
DO: Erwachsene: Initial 1 Tablette bei Bedarf. TD meist 8-12 Lutschtabletten. MTD 15 Lutschtabletten. Behandlungsdauer mindestens 6 Wochen, dann schrittweise reduzieren. Max. 9 Monate regelmäßig anwenden.
Details siehe Austria Codex-Fachinformation.
Jugendliche (12 bis 17 Jahre) nur auf ärztliche Anordnung.
GA: Nichtraucher, Gelegenheitsraucher, Kinder.
SST: Vollständiger Rauchstopp empfohlen. Nur nach medizinischer Empfehlung anwenden. In der Stillzeit falls erforderlich Anwendung kurz nach dem Stillen oder 2 Stunden vor dem Stillen.
NW: Lokale Irritationen (Rachenreizung, Speichelfluss, Schluckauf, Sodbrennen), Kopfschmerzen, Dysgeusie, Palpitationen, Übelkeit, Diarrhö, Haut, Psyche.
WW: Interaktionen durch Beendigung des Rauchens möglich (reduzierte CYP1A2-Aktivität). Adenosin (verstärkt).
GE: Übertragene Abhängigkeit auf Ersatzmittel möglich.
WH: Nur unter ärztlicher Aufsicht bei schweren kardiovaskulären Erkrankungen (frischem Myokardinfarkt, instabiler Angina pectoris, schwere Arrhythmien, Schlaganfall), Phäochromozytom, Hyperthyreoidismus, Diabetes, Leber-, Nierenschäden, Magen-/Darumulzera. Rauchen völlig einstellen.
Bei Überdosierung Nikotinvergiftung, besonders bei Kleinkindern. Unverzüglich ärztliche Versorgung einleiten.
PG: 80 ST * (EKO: N) [€ 35,45]

Nicorette Icemint 4 mg - Lutschtabletten — 26B
(Z.Nr. 1-31309) RPF. P. N07BA01
ZI: Johnson & Johnson, Hallein
Z: 1 Lutschtablette enthält: Nicotin 4 mg (entspr. Nicotin resinat), Lutschtablettenkern: Mannitol, Xanthan gummi, Winterfresh RDE4-149, sprühgetrocknet: (entspr. Gummi arabicum) (entspr. Pfefferminz-Aroma) (entspr. Menthol Aroma) (entspr. Eucalyptus-Aroma), Natriumcarbonat, wasserfrei, Sucralose, Acesulfam kalium, Magnesium stearat; Überzug: Hypromellose, Winterfresh RDE4-149 (entspr. Pfefferminz-Aroma) (entspr. Menthol Aroma) (entspr. Eucalyptus-Aroma), Titandioxid, Sucralose, Cellulose, mikrokristalline, Kaliumaluminiumsilikat, Acesulfam kalium, Polysorbat 80.
EW: Nikotin.
AG: Raucherentwöhnung, Hilfsmittel bei temporärer Abstinenz, Reduktion des Zigarettenkonsums bei starken Rauchern mit Konsum von über 20 Zigaretten/ Tag.
AA: Lutschtablette in den Mund legen und zergehen lassen; nicht zerkauen oder im Ganzen schlucken. Während Anwendung nichts essen oder trinken.
DO: Erwachsene: Initial 1 Tablette bei Bedarf. TD meist 8-12 Lutschtabletten. MTD 15 Lutschtabletten. Behandlungsdauer mindestens 6 Wochen, dann schrittweise reduzieren. Max. 9 Monate regelmäßig anwenden.
Details siehe Austria Codex-Fachinformation.

Jugendliche (12 bis 17 Jahre) nur auf ärztliche Anordnung.
GA: Nichtraucher, Gelegenheitsraucher, Kinder.
SST: Vollständiger Rauchstopp empfohlen. Nur nach medizinischer Empfehlung anwenden. In der Stillzeit falls erforderlich Anwendung kurz nach dem Stillen oder 2 Stunden vor dem Stillen.
NW: Lokale Irritationen (Rachenreizung, Speichelfluss, Schluckauf, Sodbrennen), Kopfschmerzen, Dysgeusie, Palpitationen, Übelkeit, Diarrhö, Haut, Psyche.
WW: Interaktionen durch Beendigung des Rauchens möglich (reduzierte CYP1A2-Aktivität). Adenosin (verstärkt).
GE: Übertragene Abhängigkeit auf Ersatzmittel möglich.
WH: Nur unter ärztlicher Aufsicht bei schweren kardiovaskulären Erkrankungen (frischem Myokardinfarkt, instabiler Angina pectoris, schwere Arrhythmien, Schlaganfall), Phäochromozytom, Hyperthyreoidismus, Diabetes, Leber-, Nierenschäden, Magen-/Darumulzera. Rauchen völlig einstellen.
Bei Überdosierung Nikotinvergiftung, besonders bei Kleinkindern. Unverzüglich ärztliche Versorgung einleiten.
PG: 80 ST * (EKO: N) [€ 38,75]

Nicorette Fruit & Mint Spray 1 mg/Sprühstoß - Spray zur Anwendung in der Mundhöhle, Lösung 26B

(Z.Nr. 1-38259) RPF. P. N07BA01
ZI: Johnson & Johnson, Hallein
Z: 1 Sprühstoß zu 0,07 ml enthält: Nicotin 1 mg, Propylenglycol 12 mg, Ethanol, wasserfrei, (entspr. Ethanol 7,1 mg), Trometamol, Poloxamer 407, Glycerol, Natriumhydrogencarbonat, Levomenthol, Rote-Früchte-Aroma, Frische-Aroma, Sucralose, Acesulfam kalium, Butylhydroxytoluol 363 ng, Salzsäure zur pH-Wert-Einstellung, Wasser, gereinigtes.
EW: Nikotin.
AG: Raucherentwöhnung zur Linderung der Nikotinentzugssymptome.
AA: In den offenen Mund sprühen, dabei nicht inhalieren und für einige Sekunden nicht schlucken. Während Anwendung nichts essen und trinken.
DO: Raucherentwöhnung: Erwachsene: Wochen 1-6: ED 1 oder 2 Sprühstöße bei Bedarf (meist alle 30-60 min). Max. 4 Sprühstöße pro Stunde, MTD 64 Sprühstöße.
Wochen 7-9: Dosisreduktion auf die Hälfte.
Wochen 10-12: MTD 4 Sprühstöße. Bei Reduktion auf 2-4 Sprühstöße pro Tag Spray absetzen.
Anwendungsdauer über 6 Monate nicht empfohlen.
GA: Nichtraucher, Gelegenheitsraucher, Kinder und Jugendliche.
SST: Vollständiger Rauchstopp empfohlen. Nur nach medizinischer Empfehlung anwenden. In der Stillzeit falls erforderlich Anwendung kurz nach dem Stillen oder 2 Stunden vor dem Stillen.
NW: Lokale Irritationen (Rachenreizung, Speichelfluss, Schluckauf, Sodbrennen), Kopfschmerzen, Dysgeusie, Palpitationen, Übelkeit, Diarrhö, Haut, Psyche.
WW: Interaktionen durch Beendigung des Rauchens möglich (reduzierte CYP1A2-Aktivität). Adenosin (verstärkt).
GE: Übertragene Abhängigkeit auf Ersatzmittel möglich.
WH: Nur unter ärztlicher Aufsicht bei schweren kardiovaskulären Erkrankungen (frischem Myokardinfarkt, instabiler Angina pectoris, schwere Arrhythmien, Schlaganfall), Phäochromozytom, Hyperthyreoidismus, Diabetes, Leber-, Nierenschäden, Magen-/Darumulzera. Rauchen völlig einstellen.
Bei Überdosierung Nikotinvergiftung, besonders bei Kleinkindern. Unverzüglich ärztliche Versorgung einleiten.
PG: 1 ST * (EKO: N) [€ 41,95], 2 ST * (EKO: N) [€ 73,45]

Nicorette Mint Spray 1 mg/Sprühstoß - Spray zur Anwendung in der Mundhöhle, Lösung 26B

(Z.Nr. 1-31788) RPF. P. N07BA01
ZI: Johnson & Johnson, Hallein
Z: 1 Sprühstoß enthält: Nicotin 1 mg, Propylenglykol 12 mg, Ethanol, wasserfrei, (entspr. Ethanol 7,1 mg), Trometamol, Poloxamer 407, Glycerol, Natriumhydrogencarbonat, Levomenthol, Minz-Aroma, Frische-Aroma, Sucralose, Acesulfam kalium, Butylhydroxytoluol 363 ng, Salzsäure 10% (zur pH-Wert-Einstellung), Wasser, gereinigtes.
EW: Nikotin.
AG: Raucherentwöhnung zur Linderung der Nikotinentzugssymptome oder Reduktion des Zigarettenkonsums .
AA: In den offenen Mund sprühen, dabei nicht inhalieren und für einige Sekunden nicht schlucken. Während Anwendung nichts essen und trinken.
DO: Raucherentwöhnung mit sofortigem Rauchstopp: Erwachsene: Wochen 1-6: ED 1 oder 2 Sprühstöße bei Bedarf (meist alle 30-60 min).
Wochen 7-9: Dosisreduktion auf die Hälfte.
Wochen 10-12: MTD 4 Sprühstöße. Bei Reduktion auf 2-4 Sprühstöße pro Tag Spray absetzen.
Rauchreduktion: Zunächst eine Zigarette durch eine Dosis (1 bis 2 Sprühstöße) ersetzen. Möglichst schnell umstellen auf Rauchstopp, spätestens nach 12 Wochen. Details siehe Austria Codex-Fachinformation.
Nicht für Kinder und Jugendliche.
GA: Nichtraucher, Gelegenheitsraucher, Kinder und Jugendliche.
SST: Vollständiger Rauchstopp empfohlen. Nur nach medizinischer Empfehlung anwenden. In der Stillzeit falls erforderlich Anwendung kurz nach dem Stillen oder 2 Stunden vor dem Stillen.
NW: Lokale Irritationen (Rachenreizung, Speichelfluss, Schluckauf, Sodbrennen), Kopfschmerzen, Dysgeusie, Palpitationen, Übelkeit, Diarrhö, Haut, Psyche.
WW: Interaktionen durch Beendigung des Rauchens möglich (reduzierte CYP1A2-Aktivität). Adenosin (verstärkt).
GE: Übertragene Abhängigkeit auf Ersatzmittel möglich.
WH: Nur unter ärztlicher Aufsicht bei schweren kardiovaskulären Erkrankungen (frischem Myokardinfarkt, instabiler Angina pectoris, schwere Arrhythmien, Schlaganfall), Phäochromozytom, Hyperthyreoidismus, Diabetes, Leber-, Nierenschäden, Magen-/Darumulzera. Rauchen völlig einstellen.
Bei Überdosierung Nikotinvergiftung, besonders bei Kleinkindern. Unverzüglich ärztliche Versorgung einleiten.
PG: 1 ST * (EKO: N) [€ 41,95], 2 ST * (EKO: N) [€ 73,45]

Nicotiana comp. Wala - Globuli velati 51W

(Z.Nr. 3-35834) RPF. P. V03AX
ZI: Wala Heilmittel, Bad Boll/Eckwälden, Deutschland
Z: 10 g enthalten: Carbo vegetabilis (Homöopathie) D19 0,1 g, Matricaria recutita e radice ferm 33c D2 0,1 g, Nicotiana tabacum e foliis rec. ferm 33b D9 0,1 g, Sucrose, Spuren von: Lactose.
EW: Homöopathikum (anthroposophisch).
AG: Harmonisierend bei Blähungen, Regelschmerzen, Reizdarm, Asthma.
AA: Unter der Zunge zergehen lassen; bei Kindern Globuli in etwas Wasser oder ungesüßtem Tee auflösen.
DO: Personen ab 6 Jahren: 3-6mal tgl. 5-10 Globuli.
Kinder (1-5 Jahre) 3-6mal tgl. 3-5 Globuli.
SST: Vorsicht.
PG: 20 G * (EKO: N) [€ 11,50]

Nicotinell Fruit 2 mg - wirkstoffhaltige Kaugummis zur Raucherentwöhnung 26B

(Z.Nr. 1-25348) RPF. P. N07BA01
ZI: GSK-Gebro Consumer Healthcare, Fieberbrunn
Z: 1 Kaugummi enthält: Nicotin 2 mg (entspr. Nicotin-Polacrilin (1:4) 10 mg), Gummi Basis (entspr. Butylhydroxytoluol), Calciumcarbonat, Sorbitol 0,2 g, Natriumcarbonat, wasserfrei 11,5 mg, Natriumhydrogencarbonat, Polacrilin, Glycerol, Wasser, gereinigtes, Levomenthol, Früchte-Aroma, Saccharin, Saccharin natrium, Acesulfam kalium, Xylitol, Mannitol, Gelatine, Titandioxid, Carnaubawachs, Talkum.
EW: Nikotin.
AG: Raucherentwöhnung.
AA: Rauchen einstellen. Bei Drang zum Rauchen 1 Stück Kaugummi ca. 30 min kauen.
DO: TD 8-12 Stück, MTD 25 Stück. Behandlungsdauer 3-6 Monate. Nicht für Personen unter 18 Jahren ohne ärztliche Verordnung.
GA: Akuter Myokardinfarkt, instabile Angina pectoris, schwere Arrhythmien, Schlaganfall, Nichtraucher, Kinder und Jugendliche.
SST: Rauchen einstellen. Im 3. Trimenon Nicotin-Kaugummi nur unter medizinischer Aufsicht anwenden.
NW: Initial Rachenreizung, Speichelfluss, Schluckauf, Sodbrennen; bei übermäßigem Konsum Übelkeit, Mattigkeit, Kopfschmerzen, Magenbeschwerden, Kiefermuskelschmerzen, Palpitationen.
WW: Interaktionen durch Beendigung des Rauchens möglich.
WH: Vorsicht bei Hypertonie, stabiler Angina pectoris, peripherer arterieller Verschlusskrankheit, Herzinsuffizienz, Hyperthyreodismus, Diabetes, Leber-, Nierenschäden. Rauchen völlig einstellen.
Bei Überdosierung Nikotinvergiftung, besonders bei Kleinkindern. Therapie der Vergiftung: Erbrechen, Aktivkohle.
PG: 96 ST * (EKO: N) [€ 29,90]

Nicotinell Fruit 4 mg - wirkstoffhaltige Kaugummis zur Raucherentwöhnung 26B
(Z.Nr. 1-25349) RPF. P. nicht im Handel. N07BA01

Nicotinell Mint 1 mg - Lutschtabletten 26B

(Z.Nr. 1-23199) RPF. P. N07BA01
ZI: GSK-Gebro Consumer Healthcare, Fieberbrunn
Z: 1 Lutschtablette enthält: Nicotin 1 mg (entspr. Nicotin bi-tartrat-dihydrat 3,072 mg), Maltitol 0,9 g, Natriumcarbonat, wasserfrei, Natriumhydrogencarbonat, Polyacrylat-Dispersion 30%, Xanthan gummi, Siliciumdioxid, hochdisperses, Levomenthol, Pfefferminzöl, Aspartam 0,01 g, Magnesium stearat.
EW: Nikotin.
AG: Raucherentwöhnung.
AA: Tablette bis zum vollständigen Auflösen lutschen (ca. 30 min).

DO: Erwachsene: ‖Raucherentwöhnung mit sofortigem Rauchstopp:
Alleinige Anwendung: Initial 1 Lutschtablette bei Bedarf (alle 1-2 Std.); TD 8-12 Lutschtabletten, MTD 24 Lutschtabletten.
Anwendung zusammen mit transdermalem Pflaster: 1 Nicotinell 30 (21 mg/24 h) Pflaster + ca. 5-6 Lutschtabletten pro Tag.
-Rauchreduktion: Anzahl der Zigaretten schrittweise durch Lutschtabletten ersetzen.
Individuelle Behandlungsdauer, mindestens 6 Wochen, dann schrittweise reduzieren. Anwendung über 6 Monate nicht empfohlen.
Details siehe Austria Codex-Fachinformation.
Jugendliche (12 bis 17 Jahre) nur auf ärztliche Anordnung.
GA: Nichtraucher, Kinder.
SST: Nur nach medizinischer Empfehlung anwenden. Rauchen einstellen. In der Stillzeit falls erforderlich Anwendung kurz nach dem Stillen oder 2 Stunden vor dem Stillen.
NW: Lokale Irritationen (Rachenreizung, Speichelfluss, Schluckauf, Sodbrennen); bei übermäßigem Konsum Übelkeit, Schwächegefühl, Kopfschmerzen, Magen/Darm, Ösophagitis, Palpitationen.
WW: Interaktionen durch Beendigung des Rauchens möglich (reduzierte CYP1A2-Aktivität), z.B. Theophyllin, Olanzapin, Clozapin (erhöhte Plasmaspiegel). Insulin (eventuell Dosis reduzieren).
WH: Bei frischem Myokardinfarkt, instabiler Angina pectoris, schwere Arrhythmien, Schlaganfall nur unter ärztlicher Aufsicht. Vorsicht bei Hypertonie, stabiler Angina pectoris, peripherer arterieller Verschlusskrankheit, Herzinsuffizienz, Phäochromozytom, Hyperthyreodismus, Diabetes, Leber-, Nierenschäden. Rauchen völlig einstellen.
Bei Überdosierung Nikotinvergiftung, besonders bei Kleinkindern. Unverzüglich ärztliche Versorgung einleiten.
PG: 96 ST * (EKO: N) [€ 34,40]

Nicotinell MintFrisch 2 mg - wirkstoffhaltige Kaugummis zur Raucherentwöhnung 26B

(Z.Nr. 1-25351) RPF. P. N07BA01
ZI: GSK-Gebro Consumer Healthcare, Fieberbrunn
Z: 1 Kaugummi enthält: Nicotin 2 mg (entspr. Nicotin-Polacrilin (1:4) 10 mg), Gummi Basis: Butylhydroxytoluol; Calciumcarbonat, Sorbitol 0,1 g, Natriumcarbonat, wasserfrei 11,44 mg, Natriumhydrogencarbonat, Polacrilin, Glycerol, Wasser, gereinigtes, Levomenthol, Minz-Aroma, Minze Millicaps Mikrogranulat, Sucralose, Acesulfam kalium, Xylitol, Mannitol, Gelatine, Titandioxid, Carnaubawachs, Talkum.
EW: Nikotin.
AG: Raucherentwöhnung.
AA: Rauchen einstellen. Bei Drang zum Rauchen 1 Stück Kaugummi ca. 30 min kauen.
DO: TD 8-12 Stück, MTD 15 Stück.
GA: Akuter Myokardinfarkt, instabile Angina pectoris, schwere Arrhythmien, Schlaganfall, Nichtraucher, Kinder und Jugendliche.
SST: Rauchen einstellen. Im 3. Trimenon Nicotin-Kaugummi nur unter medizinischer Aufsicht anwenden.
NW: Initial Rachenreizung, Speichelfluss, Schluckauf, Sodbrennen; bei übermäßigem Konsum Übelkeit, Mattigkeit, Kopfschmerzen, Magenbeschwerden, Kiefermuskelschmerzen, Palpitationen.
WW: Interaktionen durch Beendigung des Rauchens möglich.
WH: Vorsicht bei Hypertonie, stabiler Angina pectoris, peripherer arterieller Verschlusskrankheit, Herzinsuffizienz, Hyperthyreodismus, Diabetes, Leber-, Nierenschäden. Rauchen völlig einstellen.
Bei Überdosierung Nikotinvergiftung, besonders bei Kleinkindern. Therapie der Vergiftung: Erbrechen, Aktivkohle.
PG: 96 ST * (EKO: N) [€ 29,90]

Nicotinell MintFrisch 4 mg - wirkstoffhaltige Kaugummis zur Raucherentwöhnung 26B
(Z.Nr. 1-25352) RPF. P. nicht im Handel. N07BA01

Nicotinell TTS 10 (7 mg/24 h) - transdermale Pflaster 26B

(Z.Nr. 1-26670) RPF. P. N07BA01
ZI: GSK-Gebro Consumer Healthcare, Fieberbrunn
Z: 1 Pflaster von 10 cm² enthält: Nicotin 7 mg/24 h (entspr. → 17,5 mg), Arzneimittellösung: Butylmethacrylat-Copolymer, basisch; Äussere Schicht: Polyesterfolie, aluminiumbeschichtet; Matrixschicht: Acrylat/Vinylacetat Copolymer, Triglyceride, mittelkettige, Butylmethacrylat-Copolymer, basisch; Vliesschicht: Papier 26 g/m²; Klebeschicht: Acrylat/Vinylacetat Copolymer, Triglyceride, mittelkettige; Schutzfilm: Polyesterfilm, silikonisiert, aluminisiert; Drucktinte, braun.
EW: Nikotin in transdermalem therapeutischem System; max. Nikotin-Plasmaspiegel nach 8-10 Std.
AG: Unterstützung der Raucherentwöhnung.
AA: Dermal; Applikationsstelle täglich wechseln.
DO: TD 1 TTS, verbleibt 24 Stunden auf der Haut. Bei mehr als 20 Zigaretten täglich mit TTS 30, bei weniger als 20 Zigaretten täglich mit TTS 20 beginnen.
Dosisreduktion (auf TTS 20 bzw. TTS 10) alle 3-4 Wochen.
Anwendungsdauer mindestens 3 Monate, höchstens 6 Monate.
GA: Nichtraucher, Gelegenheitsraucher.
SST: Generell auf Nikotin verzichten! Anwendung nach dem 6. Monat nur unter ärztlicher Aufsicht.
NW: Hautreaktionen, Husten, Infektionen der oberen Atemwege, aphthöse Stomatitis.
WW: Bei Aufgeben des Rauchens kann Metabolismus anderer Arzneimittel verlangsamt werden.
WH: Vorsicht bei Hypertonie, Angina pectoris, zerebrovaskulärer Insuffizienz, Gefäßverschlüssen, Herzinsuffizienz, Hyperthyreoidismus, Diabetes, Magen/Darm-Ulcera, Leber-, Nierenschäden, frischem Herzinfarkt.
Rauchen aufgeben. Dosisanpassung bei Reduktion der gerauchten Zigaretten. Bei schweren Hautreaktionen Therapie unterbrechen. Cave Kinder (tödliche Vergiftungen möglich); Gebrauchte Pflaster kindersicher beseitigen. Bei Vergiftung Krämpfe, Herzversagen, Atemlähmung.
PG: 7 ST * (EKO: N) [€ 26,90], 28 ST * (EKO: N) [€ 94,90]

Nicotinell TTS 20 (14 mg/24 h) - transdermale Pflaster 26B

(Z.Nr. 1-26672) RPF. P. N07BA01
ZI: GSK-Gebro Consumer Healthcare, Fieberbrunn
Z: 1 Pflaster von 20 cm² enthält: Nicotin 14 mg/24 h (entspr. → 35 mg), Arzneimittellösung: Butylmethacrylat-Copolymer, basisch; Äussere Schicht: Polyesterfolie, aluminiumbeschichtet; Matrixschicht: Acrylat/Vinylacetat Copolymer, Triglyceride, mittelkettige, Butylmethacrylat-Copolymer, basisch; Vliesschicht: Papier 26 g/m²; Klebeschicht: Acrylat/Vinylacetat Copolymer, Triglyceride, mittelkettige; Schutzfilm: Polyesterfilm, silikonisiert, aluminisiert; Drucktinte, braun.
Kurzinformation: siehe Nicotinell TTS 10 (7 mg/24 h) - transdermale Pflaster, → S. 975
PG: 7 ST * (EKO: N) [€ 26,90], 28 ST * (EKO: N) [€ 94,90]

Nicotinell TTS 30 (21 mg/24 h) - transdermale Pflaster 26B

(Z.Nr. 1-26673) RPF. P. N07BA01
ZI: GSK-Gebro Consumer Healthcare, Fieberbrunn
Z: 1 Pflaster von 30 cm² enthält: Nicotin 21 mg/24 h (entspr. → 52,5 mg), Arzneimittellösung: Butylmethacrylat-Copolymer, basisch; Äussere Schicht: Polyesterfolie, aluminiumbeschichtet; Matrixschicht: Acrylat/Vinylacetat Copolymer, Triglyceride, mittelkettige, Butylmethacrylat-Copolymer, basisch; Vliesschicht: Papier 26 g/m²; Klebeschicht: Acrylat/Vinylacetat Copolymer, Triglyceride, mittelkettige; Schutzfilm: Polyesterfilm, silikonisiert, aluminisiert; Drucktinte, braun.
Kurzinformation: siehe Nicotinell TTS 10 (7 mg/24 h) - transdermale Pflaster, → S. 975
PG: 7 ST * (EKO: N) [€ 26,90], 28 ST * (EKO: N) [€ 94,90]

Nidazea 7,5 mg/g - Gel 22P02

(Z.Nr. 1-26532) RP. P. D06BX01
ZI: Dr. August Wolff Arzneimittel, Bielefeld, Deutschland
Z: 1 g Gel enthält: Metronidazol 7,5 mg, Propylenglycol 30 mg, Phenoxyethanol, Hypromellose, Wasser, gereinigtes.
EW: Topisches Chemotherapeutikum.
AG: Entzündliche Rosacea mit Papeln und Pusteln.
DO: 2mal tgl. als dünner Film auf die betroffene Gesichtshaut auftragen; Anwendungsdauer 3-4 Monate. Für Kinder und Jugendliche nicht empfohlen.
SST: Nicht anwenden.
NW: Haut, Dysgeusie, Magen/Darm.
WW: Alkohol (Disulfiram-artig).
WH: Kontakt mit Augen oder Schleimhäuten vermeiden. Vorsicht bei Blut- dyskrasien. Starke Sonnen- oder UV-Bestrahlung meiden.
PG: 25 G * (EKO: N) [€ 11,70]

Nierentee St. Severin 52Z05

(Z.Nr. 0-10239) RP. P. G04BX
ZI: Gall-Reidlinger, St. Lambrecht
Z: 100 g enthalten: Radix Ononidis 25 g, Herba Equiseti 25 g, Herba Polygoni avicularis 37,5 g, Kaliumacetat 12,5 g.
EW: Mild diuretisch.
AG: Durchspülung bei Harnwegsentzündungen, Steinprophylaxe.
AA: 1 schwach gehäufter Eßlöffel (=ca 4 g) mit kochendem Wasser übergießen, 20 Minuten ziehen lassen, abseihen, süßen.
DO: 3mal tgl. 1 Schale zwischen den Mahlzeiten.
SST: Im 1. Trimenon nicht einnehmen.
PG: 70 G (2) (EKO: G) [€ 2,40]

Nifedipin Stada retard 20 mg - Filmtabletten 21A02
(Z.Nr. 1-20901) RP. P. nicht im Handel. C08CA05

Nifencol 100 mg/ml - Lösung zum Eingeben über das Trinkwasser für Schweine 801AZ
(Z.Nr. 8-35584) NR. P. VNW. nicht im Handel. QJ01BA90

Nifencol 300 mg/ml - Injektionslösung für Rinder und Schweine 801AZ
(Z.Nr. 8-38308) NR. P. VNW. QJ01BA90
ZI: Vetpharma Animal Health, Barcelona, Spanien
Z: 1 ml Injektionslösung enthält: Florfenicol 300 mg, N-Methylpyrrolidon, Propylenglycol, Macrogol 300.
EW: Synthetisches Antibiotikum; bakteriostatisch.
AG: Rind: Atemwegserkrankungen durch Mannheimia haemolytica, Pasteurella multocida und Histophilus somni.
Schwein: Atemwegserkrankungen durch Actinobacillus pleuropneumoniae und Pasteurella multocida.
AA: Rind: I.m. oder s.c.; Schwein: i.m.; max. 10 ml (Rind) bzw. 3 ml (Schwein) pro Injektion in den Nackenbereich applizieren.
DO: Rind: 2mal 20 mg/kg KG im Abstand von 48 Std. i.m. oder 40 mg/kg KG einmalig s.c.
Schwein: 2mal 15 mg/kg KG im Abstand von 48 Std. i.m.
GA: Zuchtbullen, Zuchteber, Ferkel unter 2 kg KG.
SST: Nutzen/Risiko-Abwägung.
NW: Rind: Lokale Reaktionen, selten Schock.
Schwein: Diarrhoe, perianale und rektale Erytheme/Ödeme, Pyrexie mit leichter Depression oder Dyspnoe, lokale Reaktionen.
VNW: Rind: Essbare Gewebe i.m. 39 Tage, s.c. 44 Tage; Nicht bei laktierenden Tieren anwenden, deren Milch für menschlichen Verzehr bestimmt ist.
Schwein: Essbare Gewebe 18 Tage.
PG: 100 ML VNW [€ 82,70]

Niften - Kapseln 10B07
(Z.Nr. 1-18626) RP. P. nicht im Handel. C07FB03

N

Nigersan D3 - Zäpfchen 50X05
(Z.Nr. 3-38350) RPF. P. nicht im Handel. V03AX

Nigersan D5 - Injektionslösung 50X05
(Z.Nr. 3-38349) RP. P. nicht im Handel. V03AX

Nigersan D5 - Tabletten 50X05
(Z.Nr. 3-38351) RPF. P. nicht im Handel. V03AX

Nigersan D5 - Tropfen 50X05
(Z.Nr. 3-38352) RPF. P. nicht im Handel. V03AX

Niglumine 50 mg/ml - Injektionslösung für Rinder, Pferde und Schweine 807A, 806AZ, 840A
(Z.Nr. 8-00754) RP. P. VNW. QM01AG90
ZI: Laboratorios Calier, Les Franqueses del Vallès, Spanien
Z: 1 ml Injektionslösung enthält: Flunixin 50 mg (entspr. Flunixin meglumin 82,9 mg), Propylenglycol, Natriumhydroxid, Phenol 5 mg, Natrium edetat, Salzsäure, Wasser für Injektionszwecke.
EW: Nichtsteroidales Antiphlogistikum.
AG: Rinder: Akute Atemwegsinfektionen (in Kombination mit Antibiotika).
Pferde: Entzündungen und Schmerzen bei Erkrankungen des Bewegungsapparates, Kolikschmerzen.
Schweine: Mastitis- Metritis-Agalaktie-Syndrom (in Kombination mit Antibiotika).
AA: Rinder und Pferde i.v., Schweine i.m..
DO: Rinder: 2,2 mg/kg KG 1mal tgl., ev. über 3 Tage.
Pferde: 1,1 mg/kg KG 1mal tgl. über max. 5 Tage.
Schweine: Einmalig (ev. 2. Dosis nach 12 Std.) 2,2 mg/kg KG.
GA: chronische Erkrankungen des Bewegungsapparats, Herz-, Leber-, Nierenschäden, Blutdyskrasien, Magen/Darm-Läsionen, Ileus, dehydrierte, hypotensive oder hypovolämische Tiere.
SST: Bei trächtigen Kühen Anwendung möglich. Bei Sauen und Stuten während der Trächtigkeit und Laktation nicht anwenden.
NW: Magen/Darm (Ulzera, Erbrechen), Niere, Blutbild, Leber, bei Schweinen lokale Reaktionen.
WW: Andere Antiphlogistika, Kortikosteroide, nephrotoxische Arzneimittel (Aminoglykoside) meiden.
WH: Vorsicht bei sehr jungen Tieren (< 6 Wochen), alten Tieren und Ponys. Ausreichend Trinkwasser zur Verfügung stellen.
VNW: Essbare Gewebe: Pferd, Schwein 28 Tage, Rind 4 Tage.. Kuhmilch 24 Std.. Nicht für Pferde, deren Milch für menschlichen Verzehr vorgesehen ist.
PG: 100 ML VNW [€ 64,90], 250 ML VNW [€ 111,70]

Nikaloz Citrus 2 mg - Pastillen 26B
(Z.Nr. 1-28452) RPF. P. nicht im Handel. N07BA01

Nikaloz Citrus 4 mg - Pastillen 26B
(Z.Nr. 1-28454) RPF. P. nicht im Handel. N07BA01

Nikaloz Spearmint 2 mg - Pastillen 26B
(Z.Nr. 1-28455) RPF. P. nicht im Handel. N07BA01

Nikaloz Spearmint 4 mg - Pastillen 26B
(Z.Nr. 1-28459) RPF. P. nicht im Handel. N07BA01

Nikaloz Toffee 2 mg - Pastillen 26B
(Z.Nr. 1-28446) RPF. P. nicht im Handel. N07BA01

Nikaloz Toffee 4 mg - Pastillen 26B
(Z.Nr. 1-28447) RPF. P. nicht im Handel. N07BA01

▼ Nilemdo 180 mg - Filmtabletten 41A05
(Z.Nr. EU/1/20/1425/*) NR. P. C10AX15
ZI: FGK Representative Services, München, Deutschland
Z: 1 Filmtablette enthält: Bempedoinsäure 180 mg, Tablettenkern: Lactose 28,5 mg (entspr. Lactose monohydrat), Cellulose, mikrokristalline, Carboxymethylstärke, Natrium Typ A, Hydroxypropylcellulose, Magnesium stearat, Siliciumdioxid, hochdisperses; Filmüberzug: Poly(vinylalkohol), Talkum, Titandioxid, Macrogol.
EW: Senkt LDL- Cholesterin.
AG: Primäre Hypercholesterinämie (heterozygot familiär und nicht-familiär) oder gemischte Dyslipidämie, adjuvant zu einer Diät, als Monotherapie oder in Kombination mit einem Statin.
AA: Im Ganzen schlucken.
DO: 1mal tgl. 1 FT. Nicht für Kinder und Jugendliche.
SST: Gegenanzeige. Zuverlässige Kontrazeption erforderlich.
NW: Stoffwechsel (Hyperurikämie), Leberenzymanstiege, Anämie, Niere, Extremitätenschmerzen.
WW: Gegenanzeige: Simvastatin TD > 40 mg.
WH: Kontrollen: Leber, Niere. In Kombination mit Statinen Myopathierisisko beachten. Verkehrshinweis.
PG: 14 ST * (EKO: R) [€ 110,95], 28 ST * (EKO: R) [€ 203,85]

Nimatek 100 mg/ml - Injektionslösung für Hunde, Katzen und Pferde 811AZ
(Z.Nr. 8-35585) NR. P. VNW. nicht im Handel. QN01AX03

Nimbex 2 mg/ml - Injektions-/Infusionslösung 46A01
(Z.Nr. 1-21326) RP. P. E. M03AC11
ZI: Aspen Pharma, Dublin, Irland
Z: 1 ml enthält: Cisatracurium 2 mg (entspr. Cisatracurium besilat 2,68 mg), Benzolsulfonsäure 32 % (m/V), Wasser für Injektionszwecke.
EW: Peripheres nicht-depolarisierendes Muskelrelaxans; mittellang wirksam.
AG: Begleitmedikation zur Allgemeinanästhesie, Sedierung in der Intensivmedizin, Unterstützung einer trachealen Intubation und einer mechanischen Beatmung.
AA: I.v. Injektion oder Infusion.
DO: I.v. Bolusinjektion: Endotracheale Intubation: initial 0,15 (0,1-0,4) mg/kg KG; Erhaltungsdosis 0,03 mg/kg KG.
Kinder ab 1 Monat: initial 0,15 mg/kg KG; Erhaltungsdosis für Kinder ab 2 Jahren: 0,02 mg/kg KG. Keine Dosisempfehlung bei Erhaltungsdosis für Kinder unter 2 Jahren.
I.v. Infusion: Aufrechterhaltung einer neuromuskulären Blockade: Erwachsene und Kinder ab 2 Jahren: Initial 3 µg/kg KG/min, dann 1-2 µg/kg KG/min.
Erwachsene Intensivpatienten: Initial 3 µg/kg KG/min, Dosisanpassung nach Bedarf.
SST: Nicht anwenden.
NW: Hautrötung, Bradykardie, Hypotonie, Bronchospasmen, sehr selten Anaphylaxie, Myopathie.
WW: Wirkungsverstärkung durch Anästhetika (Flurane, Ketamin), andere neuromuskuläre Blocker, Antibiotika, Antiarrhythmika, Diuretika, Magnesium, Lithium, Ganglienblocker. Wirkungsminderung durch Phenytoin oder Carbamazepin, Cholinesterasehemmer.
WH: Nur von entsprechend vertrauten Ärzten und mit Vorrichtungen für tracheale Intubation und künstliche Beatmung anzuwenden. Vorsicht bei Überempfindlichkeit auf andere neuromuskuläre Blocker, Myasthenie. Nicht in die Infusionsleitung einer Bluttransfusion einbringen. Infusionslösung nicht mit laktathältigen Ringer-Lösung zubereiten. Nicht mit alkalischen Lösungen, Propofol oder Ketorolac-Trometamol mischen.
PG: **5ML** 5 ST * (EKO: N) [€ 32,05], **10ML** 5 ST * (EKO: N) [€ 58,95]

Nimenrix - Pulver und Lösungsmittel zur Herstellung einer Injektionslösung in einer Ampulle 36A25
(Z.Nr. EU/1/12/767/*) NR. P. E. nicht im Handel. J07AH08

Nimenrix - Pulver und Lösungsmittel zur Herstellung einer Injektionslösung in einer Fertigspritze 36A25

(Z.Nr. EU/1/12/767/*) NR. P. E. J07AH08

ZI: Pfizer Europe, Brüssel, Belgien

Z: Nach Rekonstitution enthält 1 Dosis (0,5 ml): Meningokokken-Gruppen A, C, W135 und Y-Konjugatimpfstoff (entspr. Neisseria meningitidis-Gruppe A-Polysaccharid konjugiert an Tetanustoxoid-Trägerprotein 5 µg) (entspr. Neisseria meningitidis-Gruppe C-Polysaccharid konjugiert an Tetanustoxoid-Trägerprotein 5 µg) (entspr. Neisseria meningitidis-Gruppe W-135-Polysaccharid konjugiert Tetanustoxoid-Trägerprotein 5 µg) (entspr. Neisseria meningitidis-Gruppe Y-Polysaccharid konjugiert an Tetanustoxoid-Trägerprotein 5 µg) (entspr. Tetanustoxoid-Trägerprotein 44 µg), Saccharose, Trometamol, Lösungsmittel: Natriumchlorid, Wasser für Injektionszwecke.

EW: Impfstoff.

AG: Aktive Immunisierung gegen invasive Meningokokkenerkrankungen durch Neisseria meningitidis der Gruppen A, C, W-135 und Y.

AA: Nur i.m.; cave intravasal, intradermal oder subkutan.

DO: Grundimmunisierung bei Säuglingen (6 Wochen bis 6 Monate): 1. Dosis (0,5 ml) ab 6 Wochen, 2. Dosis 2 Monate später.
-Personen ab 6 Monaten einschließlich Jugendliche und Erwachsene: 1 Dosis (0,5 ml).
Auffrischungsimpfung bei Säuglingen: im Alter von 12 Monaten (mind.
2 Monate nach der letzten Dosis) impfen.

SST: Nutzen/Risiko-Abwägung.

NW: Lokale Reaktionen, Appetitlosigkeit, Reizbarkeit, Schläfrigkeit, Kopfschmerzen, Magen/Darm, Haut, Fieber, Müdigkeit.

WW: Gleichzeitig verabreichte andere Impfstoffe in verschiedene Gliedmaßen injizieren.

WH: Bei schwerem Fieber Impfung verschieben. Vorsicht bei Gerinnungs- störungen. Ersetzt nicht Impfung gegen Tetanus.

PG: **0,5ML** 1 ST * (EKO: N) [€ 77,35]

Nimotop 30 mg - Filmtabletten 21A01

(Z.Nr. 1-18040) RP. P. C08CA06

ZI: Bayer Austria, Wien

Z: 1 Filmtablette enthält: Nimodipin 30 mg, Crospovidon, Magnesium stearat, Maisstärke, Cellulose, mikrokristalline, Poly(1-vinyl-2-pyrrolidinon), Methylhydroxypropylcellulose, Macrogol 4000, Titandioxid, Eisenoxid gelb.

EW: Kalziumkanalblocker, gut liquorgängig. Erweiterung der Hirngefäße.

AG: Hirnleistungsstörungen im Alter.
Fortsetzung einer Nimodipin-Infusionsbehandlung zur Vorbeugung und Behandlung ischämischer neurologischer Defizite infolge zerebraler Vasospasmen nach aneurysmatischer Subarachnoidalblutung.

AA: Unzerkaut mit Flüssigkeit.

DO: Hirnleistungsstörungen: 3mal tgl. 30 mg.
Nach Subarachnoidalblutung: 6mal tgl. 60 mg über ca. 7 Tage nach vorheriger Therapie mit Nimotop-Infusionslösung. Dosisintervall von 4 Std. einhalten. Keine Daten an Kindern und Jugendlichen.

GA: Schwere Leberschäden.

SST: Nutzen/Risiko-Abwägung, nicht stillen.

NW: Kopfschmerz, Überempfindlichkeit, Nausea, Herz/Kreislauf (Tachykardie, Hypotonie), Thrombozytopenie.

WW: Kontraindiziert: Rifampicin, Phenobarbital, Phenytoin, Carbamazepin.
Nicht empfohlen: Makrolide, Grapefruit(saft). Ev. Dosisanpassung bei Begleitmedikation mit CYP3A4-Inhibitoren oder -Induktoren.
Vorsicht: andere Blutdrucksenker.

WH: Vorsicht bei generalisiertem Hirnödem, gesteigertem Hirndruck, instabiler Angina pectoris, frischem Myokardinfarkt, schweren Nierenschäden, Hypotonie.
Bei Überdosierung Blutdruckabfall, Tachy- oder Bradykardie.
Therapie: Dopamin oder Noradrenalin i.v..

PG: 50 ST RE2 (EKO: Y) [€ 38,30]

Nimotop 10 mg - Infusionsflasche 21A01

(Z.Nr. 1-18039) RP. P. C08CA06

ZI: Bayer Austria, Wien

Z: 1 Infusionsflasche zu 50 ml enthält: Nimodipin 10 mg, Ethanol 96% (entspr. Gesamtethanolgehalt 23,7 % (V/V)), Macrogol 400, Natriumcitrat-2-Wasser (entspr. Natrium 1,2 mmol) (entspr. → 27,6 mg), Zitronensäure, Wasser für Injektionszwecke.

EW: Kalziumkanalblocker, gut liquorgängig. Erweiterung der Gehirngefäße.

AG: Prophylaxe und Therapie ischämischer neurologischer Defizite infolge zerebraler Vasospasmen nach aneurysmatischer Subarachnoidalblutung.

AA: I.v. Dauerinfusion über zentralen Katheter. Nicht mit anderen Arzneimitteln mischen, nur Infusionsleitungen aus aus Polyethylen (PE) verwenden (nicht aus PVC!).
Eventuell intracisternale Instillation.

DO: I.v. Dauerinfusion: Erste 2 Stunden 1 mg Nimodipin pro Stunde, dann 2 mg Nimodipin pro Stunde. Bei niedrigem Körpergewicht oder labilem Blutdruck initial 0,5 mg Nimodipin pro Stunde
Intracisternal: 1 ml Nimotop-Infusionslösung mit 19 ml Ringer-Lösung verdünnen und sofort instillieren.
Behandlungsbeginn spätestens 4 Tage nach der Blutung, bis zum 10-14. Tag nach der Blutung fortsetzen. Fortsetzung oral.
Keine Daten an Kindern und Jugendlichen.

GA: Allgemeine GA der Infusionstherapie.

SST: Nutzen/Risiko-Abwägung, nicht stillen.

NW: Hypotonie, Tachykardie, Nausea, Allergien, Kopfschmerzen.

WW: Kontraindiziert: Rifampicin.
Vorsicht: Fluoxetin, Nortriptylin, andere Blutdrucksenker, Beta-Blocker, nephrotoxische Arzneimittel.

WH: Auf erhöhten Hirndruck achten. Vorsicht bei ausgeprägter Hypotonie, instabiler Angina pectoris, akutem Myokardinfarkt, schweren Leber- und Nierenschäden. Enthält bis zu 50 g Ethanol pro Tagesdosis.

PG: 1 ST * (EKO: N) [€ 32,35]

Nimvastid 1,5 mg - Hartkapseln 49E01

(Z.Nr. EU/1/09/525/*) RP. P. N06DA03

ZI: Krka, Novo Mesto, Slowenien

Z: 1 Kapsel enthält: Rivastigmin 1,5 mg (entspr. Rivastigmin hydrogentartrat), Kapselinhalt: Cellulose, mikrokristalline, Hypromellose, Siliciumdioxid, hochdisperses, Magnesium stearat; Kapselhülle: Titandioxid, Eisen(III)-hydroxid-oxid x H2O, Gelatine.

EW: Cholinesterasehemmer.

AG: Leichte bis mittelschwere Alzheimer-Demenz; leichte bis mittelschwere Demenz bei idiopathischem Parkinson-Syndrom.

AA: 2mal tgl. (mit dem Frühstück und dem Abendessen) Kapseln im Ganzen schlucken.

DO: Initial 2mal tgl. 1,5 mg, Erhaltungsdosis 2mal tgl. 3-6 mg, MTD 2x6 mg.
Kein Nutzen bei Kindern und Jugendlichen.

SST: Strenge Indikationsstellung, nicht stillen.

NW: ZNS (Schwindel, Tremor), Magen/Darm, Leber, Herz (Bradykardie), Haut, Hyperhidrose, schweres Erbrechen, Gewichtsverlust, Stürze.

WW: Vorsicht: Muskelrelaxantien (Succinylcholin) verstärkt; Cholinomimetika, Anticholinergika, Betablocker(Bradykardie), Torsade de Pointes-induzierende Substanzen.

WH: Verkehrshinweis. Nur nach exakten Diagnosen anwenden. Gewicht über- wachen. Vorsicht bei schweren Leberschäden, Reizleitungsstörungen, Asthma, Krampfanfällen, Körpergewicht unter 50 kg. Bei massiver Über- dosierung Antidot Atropin (initial 0,03 mg/kg i.v., dann nach Bedarf); Scopolamin nicht zu empfehlen.

PG: 30 ST RE2 (EKO: Y) [€ 35,00], 60 ST RE2 (EKO: Y) [€ 67,70]

Nimvastid 3 mg - Hartkapseln 49E01

(Z.Nr. EU/1/09/525/*) RP. P. N06DA03

ZI: Krka, Novo Mesto, Slowenien

Z: 1 Kapsel enthält: Rivastigmin 3 mg (entspr. Rivastigmin hydrogentartrat), Kapselinhalt: Cellulose, mikrokristalline, Hypromellose, Siliciumdioxid, hochdisperses, Magnesium stearat; Kapselhülle: Titandioxid, Eisen(III)-hydroxid-oxid x H2O, Eisen(III)-oxid, Gelatine.

Kurzinformation: siehe Nimvastid 1,5 mg - Hartkapseln, → S. 977

PG: 60 ST RE2 (2) (EKO: Y) [€ 67,70]

Nimvastid 4,5 mg - Hartkapseln 49E01

(Z.Nr. EU/1/09/525/*) RP. P. N06DA03

ZI: Krka, Novo Mesto, Slowenien

Z: 1 Kapsel enthält: Rivastigmin 4,5 mg (entspr. Rivastigmin hydrogentartrat), Kapselinhalt: Cellulose, mikrokristalline, Hypromellose, Siliciumdioxid, hochdisperses, Magnesium stearat; Kapselhülle: Titandioxid, Eisen(III)-hydroxid-oxid x H2O, Eisen(III)-oxid, Gelatine.

Kurzinformation: siehe Nimvastid 1,5 mg - Hartkapseln, → S. 977

PG: 60 ST RE2 (2) (EKO: Y) [€ 67,70]

Nimvastid 6 mg - Hartkapseln 49E01

(Z.Nr. EU/1/09/525/*) RP. P. N06DA03

ZI: Krka, Novo Mesto, Slowenien

Z: 1 Kapsel enthält: Rivastigmin 6 mg (entspr. Rivastigmin hydrogentartrat), Kapselinhalt: Cellulose, mikrokristalline, Hypromellose, Siliciumdioxid, hochdisperses, Magnesium stearat; Kapselhülle: Titandioxid, Eisen(III)-hydroxid-oxid x H2O, Eisen(III)-oxid, Gelatine.

Kurzinformation: siehe Nimvastid 1,5 mg - Hartkapseln, → S. 977

PG: 60 ST RE2 (2) (EKO: Y) [€ 67,70]

Nimvastid 1,5 mg - Schmelztabletten 49E01
(Z.Nr. EU/1/09/525/*) RP. P. N06DA03
ZI: Krka, Novo Mesto, Slowenien
Z: 1 Schmelztablette enthält: Rivastigmin 1,5 mg (entspr. Rivastigmin hydrogentartrat), Mannitol, Cellulose, mikrokristalline, Hyprolose, Spearmint-Aroma (entspr. Pfefferminzöl), (entspr. Maltodextrin), (entspr. Mais), Pfefferminz-Aroma (entspr. Maltodextrin), (entspr. Gummi arabisch), (entspr. Sorbitol 5,25 µg), (entspr. Ackerminzöl), (entspr. Levomenthol), Crospovidon, Calciumtrimetasilicat, Magnesium stearat.
EW: Cholinesterasehemmer.
AG: Leichte bis mittelschwere Alzheimer-Demenz; leichte bis mittelschwere Demenz bei idiopathischem Parkinson-Syndrom.
AA: Zweimal tgl. (mit dem Frühstück und dem Abendessen) in den Mund legen und schlucken. Schmelztabletten sind bioäquivalent zu Rivastigmin-Kapseln.
DO: Initial 2mal tgl. 1,5 mg, Erhaltungsdosis 2mal tgl. 3-6 mg, MTD 2x6 mg.
Kein Nutzen bei Kindern und Jugendlichen.
SST: Strenge Indikationsstellung, nicht stillen.
NW: ZNS (Schwindel, Tremor), Magen/Darm, Leber, Herz (Bradykardie), Haut, Hyperhidrose, schweres Erbrechen, Gewichtsverlust, Stürze.
WW: Vorsicht: Muskelrelaxantien (Succinylcholin) verstärkt; Cholinomimetika, Anticholinergika, Betablocker(Bradykardie), Torsade de Pointes-induzierende Substanzen.
WH: Verkehrshinweis. Nur nach exakten Diagnosen anwenden. Gewicht über- wachen. Vorsicht bei schweren Leberschäden, Reizleitungsstörungen, Asthma, Krampfanfällen, Körpergewicht unter 50 kg. Bei massiver Über- dosierung Antidot Atropin (initial 0,03 mg/kg i.v., dann nach Bedarf); Scopolamin nicht zu empfehlen.
PG: 28 ST RE2 (EKO: Y) [€ 32,60], 56 ST RE2 (EKO: Y) [€ 63,15]

Nimvastid 3 mg - Schmelztabletten 49E01
(Z.Nr. EU/1/09/525/*) RP. P. N06DA03
ZI: Krka, Novo Mesto, Slowenien
Z: 1 Schmelztablette enthält: Rivastigmin 3 mg (entspr. Rivastigmin hydrogentartrat), Mannitol, Cellulose, mikrokristalline, Hyprolose, Spearmint-Aroma (entspr. Pfefferminzöl), (entspr. Maltodextrin), (entspr. Mais), Pfefferminz-Aroma (entspr. Maltodextrin), (entspr. Gummi arabisch), (entspr. Sorbitol 10,5 µg), (entspr. Ackerminzöl), (entspr. Levomenthol), Crospovidon, Calciumtrimetasilicat, Magnesium stearat.
Kurzinformation: siehe Nimvastid 1,5 mg - Schmelztabletten, → S. 978
PG: 56 ST RE2 (2) (EKO: Y) [€ 63,15]

Nimvastid 4,5 mg - Schmelztabletten 49E01
(Z.Nr. EU/1/09/525/*) RP. P. N06DA03
ZI: Krka, Novo Mesto, Slowenien
Z: 1 Schmelztablette enthält: Rivastigmin 4,5 mg (entspr. Rivastigmin hydrogentartrat), Mannitol, Cellulose, mikrokristalline, Hyprolose, Spearmint-Aroma (entspr. Pfefferminzöl), (entspr. Maltodextrin), (entspr. Mais), Pfefferminz-Aroma (entspr. Maltodextrin), (entspr. Gummi arabisch), (entspr. Sorbitol 15,75 µg), (entspr. Ackerminzöl), (entspr. Levomenthol), Crospovidon, Calciumtrimetasilicat, Magnesium stearat.
Kurzinformation: siehe Nimvastid 1,5 mg - Schmelztabletten, → S. 978
PG: 56 ST RE2 (2) (EKO: Y) [€ 63,15]

Nimvastid 6 mg - Schmelztabletten 49E01
(Z.Nr. EU/1/09/525/*) RP. P. N06DA03
ZI: Krka, Novo Mesto, Slowenien
Z: 1 Schmelztablette enthält: Rivastigmin 6 mg (entspr. Rivastigmin hydrogentartrat), Mannitol, Cellulose, mikrokristalline, Hyprolose, Spearmint-Aroma (entspr. Pfefferminzöl), (entspr. Maltodextrin), (entspr. Mais), Pfefferminz-Aroma (entspr. Maltodextrin), (entspr. Gummi arabisch), (entspr. Sorbitol 21 µg), (entspr. Ackerminzöl), (entspr. Levomenthol), Crospovidon, Calciumtrimetasilicat, Magnesium stearat.
Kurzinformation: siehe Nimvastid 1,5 mg - Schmelztabletten, → S. 978
PG: 56 ST RE2 (2) (EKO: Y) [€ 63,15]

▼ Ninlaro 2,3 mg - Hartkapseln 55L
(Z.Nr. EU/1/16/1094/*) NR. P. L01XG03
ZI: Takeda Pharma, Taastrup, Dänemark
Z: 1 Hartkapsel enthält: Ixazomib 2,3 mg (entspr. Ixazomib citrat 3,3 mg), Kapselinhalt: Cellulose, mikrokristalline, Magnesium stearat, Talkum; Kapselhülle: Gelatine, Titandioxid, Eisen(III)-oxid; Drucktinte: Schellack, Propylenglycol, Kaliumhydroxid, Eisen(II,III)-oxid.
EW: Antineoplastisch.
AG: Mittel 2. Wahl beim Multiplen Myelom in Kombination mit Lenalidomid und Dexamethason.
AA: Spätestens 1 Std. vor oder frühestens 2 Std. nach einer Mahlzeit unzerkaut mit Wasser schlucken.
DO: Ninlaro: 4 mg 1mal wöchentlich an den Tagen 1/8/15 eines 28tägigen Behandlungszyklus. Bei Hämatotoxizität oder schwerer Magen/Darm-Toxizität Dosisreduktion auf 3 mg bzw. 2,3 mg.
Lenalidomid: 25 mg einmal tgl. an den Tagen 1-21 eines 28tägigen Behandlungszyklus.
Dexamethason: 20 mg 1mal wöchentlich an den Tagen 1/8/15/22 eines 28tägigen Behandlungszyklus.
Keine Daten an Kindern und Jugendlichen.
SST: Anwendung nicht empfohlen. Kontrazeption (Barrieremethode) für Frauen im gebärfähigen Alter bis 90 Tage nach Therapieende empfohlen.
NW: Magen/Darm (Diarrhoe, Erbrechen), Thrombozytopenie, Neutropenie, Infektionen, periphere Neuropathie, periphere Ödeme, Hypokaliämie, Haut, Augen, Leber, posteriores reversibles Enzephalopathie-Syndrom.
WW: Nicht empfohlen: Starke CYP3A4-Induktoren, orale Kontrazeptiva.
WH: Thrombozyten kontrollieren. Verkehrshinweis. Fachinformationen für Lenalidomid und Dexamethason beachten.
PG: 3 ST RE1 (EKO: Y) [€ 6.916,00]

▼ Ninlaro 2,3 mg - Hartkapseln 55L
(Z.Nr. EU/1/16/1094/*) NR. P. L01XG03
Parallelimport. n.l.
V: Orifarm, Leverkusen, Deutschland
Z: 1 Hartkapsel enthält: Ixazomib 2,3 mg (entspr. Ixazomib citrat 3,3 mg), Kapselinhalt: Cellulose, mikrokristalline, Magnesium stearat, Talkum; Kapselhülle: Gelatine, Titandioxid, Eisen(III)-oxid; Drucktinte: Schellack, Propylenglycol, Kaliumhydroxid, Eisen(II,III)-oxid.
PG: 3 ST * (EKO: N) [€ 6.925,70 n.l.]

▼ Ninlaro 3 mg - Hartkapseln 55L
(Z.Nr. EU/1/16/1094/*) NR. P. L01XG03
ZI: Takeda Pharma, Taastrup, Dänemark
Z: 1 Hartkapsel enthält: Ixazomib 3 mg (entspr. Ixazomib citrat 4,3 mg), Kapselinhalt: Cellulose, mikrokristalline, Magnesium stearat, Talkum; Kapselhülle: Gelatine, Titandioxid, Eisen(II,III)-oxid; Drucktinte: Schellack, Propylenglycol, Kaliumhydroxid, Eisen(II,III)-oxid.
Kurzinformation: siehe Ninlaro 2,3 mg - Hartkapseln, → S. 978
PG: 3 ST RE1 (EKO: Y) [€ 6.916,00]

▼ Ninlaro 3 mg - Hartkapseln 55L
(Z.Nr. EU/1/16/1094/*) NR. P. L01XG03
Parallelimport. n.l.
V: Abacus Medicine, Copenhagen, Dänemark
Z: 1 Hartkapsel enthält: Ixazomib 3 mg (entspr. Ixazomib citrat 4,3 mg), Kapselinhalt: Cellulose, mikrokristalline, Magnesium stearat, Talkum; Kapselhülle: Gelatine, Titandioxid, Eisen(II,III)-oxid; Drucktinte: Schellack, Propylenglycol, Kaliumhydroxid, Eisen(II,III)-oxid.
PG: 3 ST * (EKO: N) [€ 6.925,70 n.l.]

▼ *Ninlaro 3 mg - Hartkapseln* 55L
(Z.Nr. EU/1/16/1094/*) NR. P. L01XG03
Parallelimport. nicht im Handel.

▼ Ninlaro 3 mg - Hartkapseln 55L
(Z.Nr. EU/1/16/1094/*) NR. P. L01XG03
Parallelimport. n.l.
V: Orifarm, Leverkusen, Deutschland
Z: 1 Hartkapsel enthält: Ixazomib 3 mg (entspr. Ixazomib citrat 4,3 mg), Kapselinhalt: Cellulose, mikrokristalline, Magnesium stearat, Talkum; Kapselhülle: Gelatine, Titandioxid, Eisen(II,III)-oxid; Drucktinte: Schellack, Propylenglycol, Kaliumhydroxid, Eisen(II,III)-oxid.
PG: 3 ST * (EKO: N) [€ 6.925,70 n.l.]

▼ Ninlaro 4 mg - Hartkapseln 55L
(Z.Nr. EU/1/16/1094/*) NR. P. L01XG03
ZI: Takeda Pharma, Taastrup, Dänemark
Z: 1 Hartkapsel enthält: Ixazomib 4 mg (entspr. Ixazomib citrat 5,7 mg), Kapselinhalt: Cellulose, mikrokristalline, Magnesium stearat, Talkum; Kapselhülle: Gelatine, Titandioxid, Eisen(III)-hydroxid-oxid x H2O, Eisen(III)-oxid; Drucktinte: Schellack, Propylenglycol, Kaliumhydroxid, Eisen(II,III)-oxid.
Kurzinformation: siehe Ninlaro 2,3 mg - Hartkapseln, → S. 978
PG: 3 ST RE1 (EKO: Y) [€ 6.916,00]

▼ Ninlaro 4 mg - Hartkapseln 55L
(Z.Nr. EU/1/16/1094/*) NR. P. L01XG03
Parallelimport. n.l.

V: Abacus Medicine, Copenhagen, Dänemark
Z: 1 Hartkapsel enthält: Ixazomib 4 mg (entspr. Ixazomib citrat 5,7 mg), Kapselinhalt: Cellulose, mikrokristalline, Magnesium stearat, Talkum; Kapselhülle: Gelatine, Titandioxid, Eisen(III)-hydroxid-oxid x H2O, Eisen(III)-oxid; Drucktinte: Schellack, Propylenglycol, Kaliumhydroxid, Eisen(II,III)-oxid.
PG: 3 ST * (EKO: N) [€ 6.925,70 n.l.]

▼ *Ninlaro 4 mg - Hartkapseln* 55L
(Z.Nr. EU/1/16/1094/*) NR. P. L01XG03
Parallelimport. nicht im Handel.

▼ Ninlaro 4 mg - Hartkapseln 55L
(Z.Nr. EU/1/16/1094/*) NR. P. L01XG03
Parallelimport. n.l.
V: Orifarm, Leverkusen, Deutschland
Z: 1 Hartkapsel enthält: Ixazomib 4 mg (entspr. Ixazomib citrat 5,7 mg), Kapselinhalt: Cellulose, mikrokristalline, Magnesium stearat, Talkum; Kapselhülle: Gelatine, Titandioxid, Eisen(III)-hydroxid-oxid x H2O, Eisen(III)-oxid; Drucktinte: Schellack, Propylenglycol, Kaliumhydroxid, Eisen(II,III)-oxid.
PG: 3 ST * (EKO: N) [€ 6.925,70 n.l.]

Nipruss 60 mg - Pulver zur Herstellung einer Infusionslösung 10A07
(Z.Nr. 1-40146) NR. P. C02DD01
ZI: Altamedics, Köln, Deutschland
Z: 1 Ampulle enthält: Nitroprussidnatrium dihydrat 60 mg (entspr. Nitroprussidnatrium, wasserfrei 53 mg).
EW: Erweitert Arterien und Venen.
AG: Hypertensive Krisen, kontrollierte Hypotension bei Operationen.
AA: I.v. Infusion mit Perfusor oder Infusomat; Infusionsgeschwindigkeit 0,2 bis über 10 µg Nitroprussidnatrium /kg KG/min.
DO: Initial 0,2 µg/kg KG/min; alle 3 - 5 min verdoppeln, MD 1 - 1,5 mg/kg KG. Zur Vermeidung von Cyanidtoxizität simultan Natriumthiosulfat über separaten venösen Zugang im Verhältnis von etwa 1:10 (Nitroprussidnatrium Dihydrat : Natriumthiosulfat) infundieren. Nicht für Kinder und Jugendliche.
GA: Kompensatorische Hypertension (Aortenisthmusstenose, arteriovenöse Shunts), Lebersche Optikusatrophie, Tabakamblyopie, Vitamin B12- Mangel, metabolische Azidose, Hypothyreose, intrapulmonale arteriovenöse Shunts.
SST: Strengste Indikationsstellung.
NW: Hellrotes venöses Blut, Psychosen, ZNS, Tachykardie, schwere Hypotension, Reboundeffekt, Magen/Darm, Tachyphylaxie, Rebound- Phänomen, lokale Reaktionen, Cyanid- Intoxikation.
WW: Besondere Vorsicht: PDE- Hemmer (z.B. Sildenafil). Vorsicht: Andere Blutdrucksenker, Sedativa, Anästhetika (verstärkt Blutdruck senkend).
WH: Vorsicht bei Leber- oder Nierenschäden, erhöhtem intrakraniellen Druck. Blutdruck und EKG kontrollieren.
PG: 5 ST * (EKO: N) [€ 332,65]

NiQuitin Clear 7 mg/24 Stunden - transdermales Pflaster 26B
(Z.Nr. 1-24865) RPF. P. nicht im Handel. N07BA01

NiQuitin Clear 14 mg/24 Stunden - transdermales Pflaster 26B
(Z.Nr. 1-24866) RPF. P. nicht im Handel. N07BA01

NiQuitin Clear 21 mg/24 Stunden - transdermales Pflaster 26B
(Z.Nr. 1-24867) RPF. P. nicht im Handel. N07BA01

Nitisinon Dipharma 2 mg - Hartkapseln 27B01
(Z.Nr. 1-40148) NR. P. nicht im Handel. A16AX04

Nitisinon Dipharma 5 mg - Hartkapseln 27B01
(Z.Nr. 1-38608) NR. P. nicht im Handel. A16AX04

Nitisinon Dipharma 10 mg - Hartkapseln 27B01
(Z.Nr. 1-38609) NR. P. nicht im Handel. A16AX04

Nitisinon Dipharma 20 mg - Hartkapseln 27B01
(Z.Nr. 1-40149) NR. P. nicht im Handel. A16AX04

Nitisinone MDK 2 mg - Hartkapseln 27B01
(Z.Nr. EU/1/17/1217/*) NR. P. E. nicht im Handel. A16AX04

Nitisinone MDK 5 mg - Hartkapseln 27B01
(Z.Nr. EU/1/17/1217/*) NR. P. E. nicht im Handel. A16AX04

Nitisinone MDK 10 mg - Hartkapseln 27B01
(Z.Nr. EU/1/17/1217/*) NR. P. E. nicht im Handel. A16AX04

Nitro Pohl - Ampullen zur Infusion 30D01, 37E02
(Z.Nr. 1-21524) RP. P. C01DA02
ZI: Pohl-Boskamp, Hohenlockstedt, Deutschland
Z: 1 ml Infusionslösung enthält: Glyceroltrinitrat 1 mg, Glucose monohydrat 49 mg, Salzsäure 10%, Wasser für Injektionszwecke.
EW: Vasodilatierend.
AG: Stationäre Intensivtherapie bei akutem Myokardinfarkt, akuter Linksherz- insuffizienz, schwerer Angina pectoris.
AA: I.v. Dauerinfusion bei ständiger Überwachung; Details siehe Austria-Codex - Fachinformation.
DO: Initial 0,5-1 mg/h, MD 8(-10) mg/h. Übliche Dosis 2-8 mg/h. Keine Daten bei Kindern.
Details siehe Austria-Codex - Fachinformation.
GA: Herz-Kreislauf-Schock, schwere Hypotonie, schwere Anämie, Bradykardie, intrakranielle Drucksteigerung, Angina durch hypertrophe obstruktive Kardiomyopathie.
SST: Nutzen/Risiko-Abwägung.
NW: Hypotonie, ZNS (Kopfschmerz), Schwindelgefühl, Übelkeit, Hautrötung, Tachykardie oder paradoxe Bradykardie, Abnahme der Koronarperfusion (Angina-pectoris-Gefahr), Toleranzentwicklung, Magen/Darm, Asthenie.
WW: Kontraindiziert: Phosphodiesterase-5- Hemmer (z.B. Sildenafil). Vorsicht: Blutdrucksenker, Alkohol, N- Acetylcystein (verstärkt blutdrucksenkend), Dihydroergotamin (Blutdrucksteigerung verstärkt), Heparin (Wirkung herabgesetzt).
GE: Toleranz möglich.
WH: Vorsicht bei reduziertem linksventrikulärem Füllungsdruck, schweren Leber-, Nierenschäden, Klappenstenosen, zerebrovaskulären Erkrankungen, Fehlernährung, Hypothermie, Hypothyroidismus, Perikardtamponade, konstriktiver Perikarditis. Bei Glaukom nicht anwenden. Kontrolle: Hämodynamik, v.a. Blutdruck. Verkehrshinweis.
Bei Überdosierung Infusion sofort beenden, ggf. Beine hochlagern, bei Schock Volumensubstitution, ev. Noradrenalin und/oder Dopamin, bei Methämoglobinämie Methylenblau (1-2 mg/kg KG i.v. über 5 min).
PG: 10 ST * (EKO: N) [€ 14,30]

Nitro Pohl - Stechampullen zur Infusion 30D01, 37E02
(Z.Nr. 1-21523) RP. P. C01DA02
ZI: Pohl-Boskamp, Hohenlockstedt, Deutschland
Z: 1 ml Infusionslösung enthält: Glyceroltrinitrat 1 mg, Glucose monohydrat 49 mg, Salzsäure 10%, Wasser für Injektionszwecke.
Kurzinformation: siehe Nitro Pohl - Ampullen zur Infusion, →S. 979
PG: 1 ST * (EKO: N) [€ 14,30]

Nitroderm TTS 5 mg/24 h Depot - Pflaster 30D01
(Z.Nr. 1-18010) RP. P. C01DA02
ZI: Novartis Pharma, Wien
Z: 1 Depot-Pflaster enthält: Nitroglycerin 5 mg/24 h (entspr. → 25 mg), Laktose, Silikonöl 360, Siliciumdioxid, hochdisperses, Polyethylen terephthalat, Aluminium, Ethylen-Vinylacetat-Copolymer, Polyvinylchlorid.
EW: Protrahierte Nitroglycerin-Freisetzung.
AG: Anfallsprophylaxe der Angina pectoris (nicht beim akuten Anfall); Phlebitis-Prophylaxe.
AA: Siehe Austria-Codex - Fachinformation und Gebrauchsinformation.
DO: Angina Pectoris: Anfangs 1 TTS pro Tag, bei Bedarf und guter Verträglichkeit 1mal täglich (morgens) 2 TTS. Zur Vermeidung der Toleranz 8-12 Std.
pro Tag ohne Pflaster einlegen.
Phlebitis-Prophylaxe: 1mal tgl. 1 TTS.
Für Kinder nicht empfohlen.
GA: Glukose-6-Phosphat-Dehydrogenasemangel, akutes Kreislaufversagen, intra- kranielle Drucksteigerung, obstruktive Kardiomyopathien, schwere Hypotonie, schwere Hypovolämie.
SST: Zwingende Indikationsstellung vor allem im ersten Trimenon. Nicht stillen.
NW: Kopfschmerzen, Flush, Tachykardie, selten Orthostase, Schwindel, Übel- keit, Erbrechen, lokale Unverträglichkeit.
WW: Blutdrucksenkende Wirkung durch andere Blutdrucksenker, Phosphodiesterase-Hemmer Typ 5 (z.B. Sildenafil: Kontraindiziert!), Psychopharmaka, Alkohol, Amifostine, ASS verstärkt; erhöhte Bioverfüg- barkeit von Dihydroergotamin; Toleranz mit anderen lang wirkenden Nitraten möglich.
GE: Im Einzelfall möglich. Vermeidung durch Abnahme des Pflasters während der Nacht.
WH: Vorsicht bei Hypoxämie, schwerer Anämie, akutem Myokardinfarkt, akuter Herzinsuffizienz, Ischämie, Lungenschäden. Plötzliches Absetzen vermeiden. Wirkung kann durch Entfernen des TTS rasch beendet werden.
Vor Kardioversion, MRI, Defibrillation oder Diathermie Pflaster

entfernen. Verkehrshinweis.
Bei Überdosierung Methämoglobinämie möglich. Therapie: Toluidinblau oder Methylenblau i.v.
PG: 30 ST RE1 (EKO: Y) [€ 29,60]

Nitroderm TTS 10 mg/24 h Depot - Pflaster 30D01

(Z.Nr. 1-18011) RP. P. C01DA02
ZI: Novartis Pharma, Wien
Z: 1 Depot-Pflaster enthält: Nitroglycerin 10 mg/24 h (entspr. → 50 mg), Laktose, Silikonöl 360, Siliciumdioxid, hochdisperses, Polyethylen terephthalat, Aluminium, Ethylen-Vinylacetat-Copolymer, Polyvinylchlorid.
EW: Protrahierte Nitroglycerin-Freisetzung.
AG: Anfallsprophylaxe der Angina pectoris (nicht beim akuten Anfall); Phlebitis-Prophylaxe.
AA: Siehe Austria-Codex - Fachinformation und Gebrauchsinformation.
Nicht zur Phlebitis-Prophylaxe.
DO: Beginn mit 1 Pflaster zu 5 mg, bei Bedarf und guter Verträglichkeit 1mal täglich (morgens) 1 Pflaster zu 10 mg. Zur Vermeidung der Toleranz 8-12 Std. pro Tag ohne Pflaster einlegen. Für Kinder nicht empfohlen.
GA: Glukose-6-Phosphat-Dehydrogenasemangel, akutes Kreislaufversagen, intra- kranielle Drucksteigerung, obstruktive Kardiomyopathien, schwere Hypotonie, schwere Hypovolämie.
SST: Zwingende Indikationsstellung vor allem im ersten Trimenon. Nicht stillen.
NW: Kopfschmerzen, Flush, Tachykardie, selten Orthostase, Schwindel, Übel- keit, Erbrechen, lokale Unverträglichkeit.
WW: Blutdrucksenkende Wirkung durch andere Blutdrucksenker, Phosphodiesterase-Hemmer Typ 5 (z.B. Sildenafil: Kontraindiziert!), Psychopharmaka, Alkohol, Amifostine, ASS verstärkt; erhöhte Bioverfüg- barkeit von Dihydroergotamin; Toleranz mit anderen lang wirkenden Nitraten möglich.
GE: Im Einzelfall möglich. Vermeidung durch Abnahme des Pflasters während der Nacht.
WH: Vorsicht bei Hypoxämie, schwerer Anämie, akutem Myokardinfarkt, akuter Herzinsuffizienz, Ischämie, Lungenschäden. Plötzliches Absetzen vermeiden. Wirkung kann durch Entfernen des TTS rasch beendet werden.
Vor Kardioversion, MRI, Defibrillation oder Diathermie Pflaster entfernen. Verkehrshinweis.
Bei Überdosierung Methämoglobinämie möglich. Therapie: Toluidinblau oder Methylenblau i.v.
PG: 30 ST RE1 (EKO: Y) [€ 39,45]

N

Nitrofurantoin "Agepha" - Tabletten 52A02

(Z.Nr. 1-15045) RP. P. J01XE01
ZI: Agepha Pharma, Senec, Slowakei
Z: 1 Tablette enthält: Nitrofurantoin, makrokristalline Form 50 mg, Aerosil 200, Talcum, Kartoffelstärke, Cellulose, mikrokristalline, Lactose 28,33 mg, Magnesium stearat.
EW: Reservechemotherapeutikum. In höheren Konzentrationen bakterizid.
AG: Unkomplizierte untere Harnwegsinfekte (akute unkomplizierte Zystitis der Frau).
AA: Oral zu oder nach den Mahlzeiten.
DO: 2-3mal täglich 2 Tabletten über 6-7 Tage. Keine Daten an Kindern und Jugendlichen.
GA: Moderate bis schwere Niereninsuffizienz, Oligurie/Anurie, Glukose-6-phosphat-Dehydrogenasemangel, Leberenzymanstiege, Hepatitis, (Poly)neuritis, Frühgeborene, Säuglinge bis 3 Monate.
SST: Reproduktionstoxisch. Strenge Nutzen/Risiko-Abwägung im 1. und 2.
Trimenon. Gegenanzeige im 3. Trimenon und in der Stillzeit.
NW: Magen/Darm (Erbrechen), ZNS, Psyche, Haut (auch schwere Reaktionen), Autoimmunreaktionen, Schock, Lunge (allergisches Lungenöden, interstitielle Pneumonitis, Lungenfibrose), Leber (auch Hepatitis), Blutbild.
WW: Nicht empfohlen: Alkohol (disulfiramähnliche Reaktionen), Östrogene (Wirkung vermindert, zusätzliche Kontrazeption erforderlich), Chinolone (antibakterieller Antagonismus). Orale Typhusvakzine inaktiviert.
Vorsicht: Antazida (1 Std. Abstand), Urin-alkalisierende Pharmaka (z.B.
Acetazolamid, Thiazide): Wirkungsverminderung; Probenecid oder Sulfinpyrazon (toxische Blutspiegel). Phenytoin-Spiegel kontrollieren.
Harnzucker nach Fehling falsch positiv.
WH: Auf intakte Nierenfunktion achten. Bei alkalischem Urin (pH >8) unwirksam. Braunfärbung des Urins bedeutungslos. Kontrollen: Leber, Niere, Blutbild. Auf pulmonale, allergische, neurologische oder hämatologische Reaktionen achten. Verkehrshinweis.
PG: 20 ST * (EKO: N) [€ 10,75], 50 ST * (EKO: N) [€ 21,45]

Nitrolingual 0,4 mg - Pumpspray 30D01

(Z.Nr. 0-14908) RP. P. C01DA02
ZI: Pohl-Boskamp, Hohenlockstedt, Deutschland
Z: 1 Sprühstoß enthält: Glyceroltrinitrat 0,4 mg (entspr. Nitroglycerin), Triglyceride, mittelkettige, Partialglyceride, mittelkettige, Ethanol 9,6 mg, Pfefferminzöl, Natrium-(S)-lactat-Lösung, (S)-Milchsäure, Wasser.
EW: Vasodilatator mit raschem Wirkungseintritt.
AG: Akuter Angina pectoris-Anfall, vorbeugend unmittelbar vor körperlichen Belastung, akute Linksherzinsuffizienz, Notfallbehandlung bei akutem Lungenödem, Spasmen des Magen/Darm-Traktes.
AA: Auf die Mundschleimhaut aufsprühen, nicht inhalieren.
DO: 1-3 Sprühstöße beim Einsetzen eines Anfalls oder unmittelbar vor Belastungen. Keine Daten an Kindern.
GA: Schock, schwere Hypotonie, hypertrophe obstruktive Kardiomyopathie, erhöhter intrakranieller Druck, schwere Anämie.
SST: Nutzen/Risiko-Abschätzung.
NW: Kopfschmerzen, Gesichtsröte, Orthostase, Tachykardie, Erbrechen, Kollaps, starker Blutdruckabfall (verstärkte Angina pectoris-Symptomatik), Hypoxämie, Haut, Asthenie, Überempfindlichkeit.
WW: Kontraindiziert: Phosphodiesterasehemmer zur Behandlung der erektilen Dysfunktion (verstärkt blutdrucksenkend).
Vorsicht: Andere Blutdrucksenker, Neuroleptika, Antidepressiva, N-Ace- tylcystein verstärkt blutdrucksenkend, Dihydroergotamin verstärkt blut- drucksteigernd, Heparin abgeschwächt.
GE: Nitrattoleranz möglich.
WH: Vorsicht bei akutem Herzinfarkt, zerebrovaskulären Erkrankungen, Klappenstenosen. Bei beginnendem Glaukom nicht anwenden. Verkehrshinweis. i
Bei Überdosierung Vitamin C (1 g p.o. oder i.v.), Methylenblau (bis 50 ml 1%ig i.v.), Toluidinblau (2-4 ml/kg KG i.v.).
PG: 13,2 G (2) (EKO: G) [€ 12,25]

Nityr 10 mg - Tabletten 27B01
(Z.Nr. EU/1/18/1290/*) NR. P. nicht im Handel. A16AX04

Nivestim 12 Mio. E/0,2 ml Injektions-/Infusionslösung 33C04

(Z.Nr. EU/1/10/631/*) NR. P. E. L03AA02
ZI: Pfizer Europe, Brüssel, Belgien
Z: 1 Fertigspritze mit 0,2 ml enthält: Filgrastim 12 Mio. E (entspr. → 120 µg), hergestellt durch rekombinante DNA-Technologie in Escherichia coli, Essigsäure 99%, Natriumhydroxid, Sorbitol 50 mg/ml, Polysorbat 80, Wasser für Injektionszwecke.
EW: Gentechnologisch hergestelltes Protein, reguliert die Entstehung funktionsfähiger neutrophiler Granulozyten und deren Freisetzung aus dem Knochenmark.
AG: - Zur Verkürzung der Dauer von Neutropenien sowie zur Verminderung der Häufigkeit neutropenischen Fiebers bei Patienten, die wegen einer malignen Erkrankung mit zytotoxischer Chemotherapie behandelt werden (mit Ausnahme von chronisch-myeloischer Leukämie und myelodysplastischem Syndrom).
- Myeloablative Therapie mit Knochenmarktransplantation
- Mobilisierung von Blutstammzellen
- Schwere idiopathische, zyklische oder kongenitale Neutropenie
- Neutropenie bei fortgeschrittener HIV-Infektion.

AA: S.c. (Injektion oder Dauerinfusion über 24 Std.) oder i.v. Infusion über 30 min oder 24 Std. nach Verdünnen mit 5 %iger Glukoselösung; Details siehe Austria Codex-Fachinformation.
DO: **Zytotoxische Chemotherapie:** TD 5 (4-8,4) mcg/kg KG meist s.c.
Myeloablative Therapie: TD 10 mcg/kg KG i.v. oder s.c.
Mobilisierung von Blutstammzellen: TD 10 mcg/kg s.c.
Kongenitale Neutropenie: TD 12 mcg/kg KG s.c.
Idiopathische oder zyklische Neutropenie: TD 5 mcg/kg KG s.c.
Neutropenie bei HIV-Infektionen: TD initial 1 mcg/kg KG, dann bis 4 mcg/kg KG s.c.. Zur Erhaltung normaler Neutrophilenwerte 300 mcg/Tag jeden 2. Tag.
GA: Schwere kongenitale Neutropenie mit leukämischer Entwicklung.
SST: In der Schwangerschaft nicht empfohlen. Nutzen/Risiko-Abschätzung in der Stillzeit.
NW: Überempfindlichkeit, Splenomegalie, Milzruptur, Anämie, Thrombozytopenie, Kopf-, Knochen-, Muskelschmerzen, Pyrexie, Graft-versus-Host-Reaktion, Niere (Glomerulonephritis, Dysurie), Hypotonie, Aortitis, Allergien, Chondrokalzinose (Pseudogicht), Osteoporose, Lunge (interstitielle Pneumonie, ARDS), Magen/Darm, Enzymanstiege, Kapillarlecksyndrom, Leukämie, anaphylaktische Reaktionen, bei hohen Dosen Leukozytose, Lungeninfiltrate. Keine erhöhte Nebenwirkungsrate der Chemotherapie.
WW: Myelosuppressiva (24 Stunden Abstand), hämatopoetische Wachstumsfaktoren (bisher nicht geprüft).
WH: Nicht mit Kochsalz verdünnen. Regelmäßige Blutbildkontrollen (Leuko max. $50x10^9$/l). Filgrastim beeinflusst Thrombopenie oder

Anämie nicht. Keine überhöhten Chemotherapie-Dosen applizieren. Ampullen nicht einfrieren! Bei Selbstapplikation Patienten genauestens unterrichten. Verkehrshinweis.
PG: 5 ST F6J (EKO: G) [€ 308,65]

Nivestim 12 Mio. E/0,2 ml - Injektions-/Infusionslösung 33C04
(Z.Nr. EU/1/10/631/*) NR. P. E. L03AA02
Parallelimport. nicht im Handel.

Nivestim 30 Mio. E/0,5 ml Injektions-/Infusionslösung 33C04
(Z.Nr. EU/1/10/631/*) NR. P. E. L03AA02
ZI: Pfizer Europe, Brüssel, Belgien
Z: 1 Fertigspritze mit 0,5 ml enthält: Filgrastim 30 Mio. E (entspr. → 300 µg), hergestellt durch rekombinante DNA-Technologie in Escherichia coli, Essigsäure 99%, Natriumhydroxid, Sorbitol 50 mg/ml, Polysorbat 80, Wasser für Injektionszwecke.
Kurzinformation: siehe Nivestim 12 Mio. E/0,2 ml Injektions-/Infusionslösung, → S. 980
PG: 5 ST (EKO: G) [€ 381,15]

Nivestim 30 Mio.E/0,5 ml - Injektions-/Infusionslösung 33C04
(Z.Nr. EU/1/10/631/*) NR. P. E. L03AA02
Parallelimport. nicht im Handel.

Nivestim 30 Mio.E/0,5 ml - Injektions-/Infusionlösung 33C04
(Z.Nr. EU/1/10/631/*) NR. P. E. L03AA02
Parallelimport.
V: Orifarm, Leverkusen, Deutschland
Z: 1 Fertigspritze mit 0,5 ml enthält: Filgrastim 30 Mio. E (entspr. → 300 µg), hergestellt durch rekombinante DNA-Technologie in Escherichia coli, Essigsäure 99%, Natriumhydroxid, Sorbitol 50 mg/ml, Polysorbat 80, Wasser für Injektionszwecke.
PG: 5 ST (EKO: G) [€ 374,10]

Nivestim 48 Mio.E/0,5 ml Injektions-/Infusionslösung 33C04
(Z.Nr. EU/1/10/631/*) NR. P. E. L03AA02
ZI: Pfizer Europe, Brüssel, Belgien
Z: 1 Fertigspritze mit 0,5 ml enthält: Filgrastim 48 Mio. E (entspr. → 480 µg), hergestellt durch rekombinante DNA-Technologie in Escherichia coli, Essigsäure 99%, Natriumhydroxid, Sorbitol 50 mg/ml, Polysorbat 80, Wasser für Injektionszwecke.
Kurzinformation: siehe Nivestim 12 Mio. E/0,2 ml Injektions-/Infusionslösung, → S. 980
PG: 5 ST (EKO: G) [€ 551,55]

Nivestim 48 Mio.E/0,5 ml - Injektions-/Infusionslösung 33C04
(Z.Nr. EU/1/10/631/*) NR. P. E. L03AA02
Parallelimport. nicht im Handel.

Nivestim 48 Mio.E/0,5 ml - Injektions-/Infusionslösung 33C04
(Z.Nr. EU/1/10/631/*) NR. P. E. L03AA02
Parallelimport.
V: Orifarm, Leverkusen, Deutschland
Z: 1 Fertigspritze mit 0,5 ml enthält: Filgrastim 48 Mio. E (entspr. → 480 µg), hergestellt durch rekombinante DNA-Technologie in Escherichia coli, Essigsäure 99%, Natriumhydroxid, Sorbitol 50 mg/ml, Polysorbat 80, Wasser für Injektionszwecke.
PG: 5 ST (EKO: G) [€ 546,10]

Nizoral 2% - medizinisches Shampoo 11A02, 22O01
(Z.Nr. 1-19419) RPF. P. D01AC08
ZI: Stada Arzneimittel, Wien
Z: 1 g enthält: Ketoconazol 20 mg, Imidurea, Natrium laurylethersulfat, Dinatrium laurylsulfosuccinat, Cocosfettsäure diethanolamin, Laurdimonium hydrolized animal collagen, Polyethylenglycol(120)methyl glucose dioleate, Natriumchlorid, Salzsäure, Natriumhydroxid, Parfumbouquet, Erythrosin, Wasser, gereinigtes.
EW: Antimykotikum.
AG: Pityriasis simplex capillitii (Kopfschuppen).
AA: Auf die behaarte Kopfhaut auftragen, 3-5 Minuten einwirken lassen, spülen.
DO: 2mal wöchentlich über 2-4 Wochen, zur Vermeidung von Rückfällen 1mal alle 2 Wochen. Nicht für Kinder.
SST: Nutzen/Risiko-Abwägung. In der Stillzeit nicht im Brustbereich anwenden.
NW: Lokale Reizung, Kontaktdermatitis, Augenirritation, Dysgeusie.
WH: Lokale Kortikosteroide stufenweise absetzen. Nicht auf offene Wunden auftragen; Schaum nicht in die Augen bringen.
PG: 100 ML * (EKO: N) [€ 11,75]

Noax uno 100 mg - Retardtabletten 02A05
(Z.Nr. 1-26327) NR. S1. P. n.l. N02AX02
ZI: Angelini Pharma Österreich, Wien
Z: 1 Tablette enthält: Tramadol hydrochlorid 100 mg, Poly(vinylacetat), Povidon, Natriumdodecylsulfat, Siliciumdioxid, Xanthan gummi, Pflanzenöl, hydriert, Magnesium stearat, Siliciumdioxid, Hydroxypropyldistärkephosphat.
PG: 10 ST (2) (EKO: G) [€ 5,55 n.l.], 30 ST (EKO: G) [€ 13,75 n.l.]

Noax uno 200 mg - Retardtabletten 02A05
(Z.Nr. 1-26329) NR. S1. P. n.l. N02AX02
ZI: Angelini Pharma Österreich, Wien
Z: 1 Tablette enthält: Tramadol hydrochlorid 200 mg, Poly(vinylacetat), Povidon, Natriumdodecylsulfat, Siliciumdioxid, Xanthan gummi, Pflanzenöl, hydriert, Magnesium stearat, Siliciumdioxid, Hydroxypropyldistärkephosphat.
PG: 10 ST (2) (EKO: G) [€ 9,25 n.l.], 30 ST (EKO: G) [€ 22,00 n.l.]

Noax uno 300 mg - Retardtabletten 02A05
(Z.Nr. 1-26331) NR. S1. P. nicht im Handel. N02AX02

Nobilis E. coli inac - Emulsion zur Injektion für Hühner 823AG
(Z.Nr. 8-20237) NR. P. E. VNW. QI01AB05
ZI: Intervet, Wien
Z: 1 Impfstoffdosis zu 0,5 ml enthält: F 11 Antigen 100 µg (entspr. E. Coli Fimbrienantigen F 11), FT Antigen 100 µg (entspr. E. Coli Flagellartoxinantigen FT), Adjuvans: Paraffin, dünnflüssiges 214,42 mg; Polysorbat 80, Sorbitan monooleat, Natriumchlorid, Formalin 0,675 mg, Wasser für Injektionszwecke.
EW: Impfstoff.
AG: Partielle passive Immunisierung von Masthühnern während der ersten 7 Lebenswochen durch Impfung der Mastelterntiere als Maßnahme gegen die nach dem Schlupf auftretende Colibazillose (Luftsackentzündung und Septikämie), die durch F11-Fimbrienantigen- und FT-Flagellartoxin- positive E. coli-Stämme hervorgerufen wird.
AA: S.c. oder i.m.
DO: ED =0,5 ml; Erste Impfung 6.-12. Lebenswoche, zweite Impfung mindestens 6 Wochen später (14.-18. Lebenswoche).
SST: Nicht bei Tieren in der Legeperiode anwenden.
NW: Lokale Reaktionen.
VNW: Essbares Gewebe 35 Tage, Eier 0 Tage.
PG: 500 ML VNW [€ 242,65]

Nobilis Gumboro D 78 - Pulver zur Herstellung einer Lösung zur Verabreichung über das Trinkwasser für Hühner 823AG
(Z.Nr. 8-20059) NR. P. E. QI01AD09
ZI: Intervet, Wien
Z: 1 Dosis enthält: Bursitis-Lebend-Impfstoff für Geflügel, infektiöse 4,0 log10 GKID50, Wirtssystem: SPF Hühnereier, Saccharose, Serumalbumin (Rind), Kaliumphosphat, Dinatriumhydrogenphosphat, Natrium glutamat, Gentamicin sulfat.
EW: Impfstoff.
AG: Aktive Immunisierung von Küken gegen infektiöse Bursitis (Gumboro).
AA: Über das Trinkwasser (unter Zusatz von 0,2-0,4% Magermilch).
DO: Impfstoff pro 1000 Küken in soviel Liter sauberem, kühlem Wasser von Trinkwasserqualität lösen, wie die Tiere alt sind (also für 14 Tage alte Küken = 14 Liter Wasser, jedoch max. 35 Liter Wasser). 1-2 Std. vor der Impfung Trinkwasser entziehen. Die gesamte Impfstofflösung muss aufgenommen sein, bevor neues Trinkwasser vorgelegt wird.
GA: Kranke, geschwächte Tiere, starker Parasitenbefall.
PG: **1000** 10 ST VN [€ 159,35], **5000** 10 ST VN [€ 528,50]

Nobilis IB 4-91 - Lyophilisat zur Herstellung einer Suspension für Hühner 823AG
(Z.Nr. EU/2/98/006/*) NR. P. E. QI01AD07
ZI: Intervet International, Boxmeer, Niederlande
Z: 1 Impfdosis enthält: Bronchitis-Virus, aviär, infektiös, lebendes, attenuiertes, Stamm 4-91 ≥3,6 log10 EID50, Sorbit, Gelatine, Pankreas-verdautes Kasein, Dinatriumphosphat, Wasser für Injektionszwecke.
EW: Lebendimpfstoff.
AG: Aktive Immunisierung von Hühnern gegen infektiöse Bronchitis durch Virus-Variantenstamm 4-91.
AA: Als Spray, über das Trinkwasser oder zur okulo-nasalen Instillation.
DO: 1 Dosis pro Tier. Wiederholungsimpfungen alle 6 Wochen nach der Erstimpfung.
Details siehe Austria-Codex - Fachinformation.

GA: Nicht bei zukünftigen Lege- und Zuchttieren vor einem Lebensalter von 3 Wochen anwenden.
SST: Anwendung während der Legephase möglich.
NW: Milde respiratorische Erscheinungen.
WW: 7 Tage Abstand zu Puten-Rhinotracheitis-Impfstoff (TRT); nicht mischen (ausgenommen mit Nobilis IB Ma5).
WH: Verbreitung des Impfvirus von Impflingen auf nicht geimpfte Tiere vermeiden. Nur gesunde Tiere impfen. Bei Spray- Anwendung Schutzausrüstung tragen.
PG: 1000DS 10 ST VN [€ 229,80], **2500DS** 10 ST VN [€ 412,30], **5000DS** 10 ST VN [€ 844,85]

Nobilis IB Ma5 - Lyophilisat zur Herstellung einer Suspension für Hühner 823AG
(Z.Nr. 8-20197) NR. P. E. QI01AD07
ZI: Intervet, Wien
Z: 1 Dosis enthält: Hühnerbronchitis Virus (Stamm Massachusetts MA 5) 3,0 log10 EID50, Wirtssystem: embryonierte SPF Hühnereier, Lyophilisat: Sorbit, Gelatine, hydrolisiert, Pankreas-verdautes Kasein, Natriumdihydrogenphosphat, Wasser für Injektionszwecke; Lösungsmittel: Patentblau V, Kaliumdihydrogenphosphat, Dinatriumphosphat dihydrat, Dinatrium edetat, Natriumchlorid, Wasser für Injektionszwecke.
EW: Impfstoff.
AG: Aktive Immunisierung von Hühnern gegen die Infektiöse Bronchitis, verursacht durch Stämme vom Typ Massachusetts (H-Stämme) oder serologisch verwandte Stämme. Zur Vorimpfung (Priming) bei nachfolgender Anwendung eines inaktivierten IBV-Impfstoffes gegen Virusstämme des Typs Massachusetts oder zugelassener Kombinationsimpfstoffe, die diese IBV-Komponente enthalten (Booster).
AA: Ab 1. Lebenstag als Spray-, Trinkwasser- oder oculo-nasale Impfung.
Details siehe Austria-Codex - Fachinformation
DO: 1 Impfdosis pro Tier.
SST: Anwendung möglich.
NW: Vereinzelt verschärfte Atemgeräusche.
WW: 2 Wochen nach der Impfung keine anderen Impfungen mit Lebendimpfstoffen gegen respiratorische Erkrankungen verabreichen.
WH: Klinisch erkrankte oder geschwächte Tiere nicht impfen.
PG: 1000DS 10 ST VN [€ 163,20], **5000DS** 10 ST VN [€ 571,95]

Nobilis IB Primo QX - Lyophilisat zur Herstellung einer oculo-nasalen Suspension für Hühner 823AG
(Z.Nr. EU/2/14/174/*) NR. P. E. QI01AD07
ZI: Intervet International, Boxmeer, Niederlande
Z: 1 Dosis des rekonstituierten Impfstoffes enthält: Bronchitis-Virus, aviär, lebend, attenuiert, infektiös, Stamm D388 10^4-10^5,5 EID50, Sorbit, Gelatine, hydrolisiert, Pankreas-verdautes Kasein, Dinatriumphosphat dihydrat.
AG: Aktive Immunisierung von Hühnern gegen die aviäre Infektiöse Bronchitis, verursacht durch QX-ähnliche Varianten des Infektiösen Bronchitis-Virus IBV).
AA: Ab 1. Lebenstag als Grobspray oder oculo-nasal.
Details siehe Austria-Codex - Fachinformation.
DO: 1 Impfdosis pro Tier.
SST: Nicht in der Legephase und in den letzten 4 Wochen vor Beginn der Legephase anwenden.
NW: Sehr selten milde respiratorische Reaktion (einschließlich nasaler Ausfluss).
WH: Alle Hühner einer Anlage zum gleichen Zeitpunkt impfen.
PG: 1000DS 10 ST VN [€ 231,30], **5000DS** 10 ST VN [€ 849,20]

Nobilis IB Primo QX - Lyophilisat und Lösungsmittel zur Herstellung einer oculo-nasalen Suspension für Hühner 823AG
(Z.Nr. EU/2/14/174/*) NR. P. E. nicht im Handel. QI01AD07

Nobilis Influenza H5N2 - Emulsion zur Injektion für Hühner 823AG
(Z.Nr. EU/2/06/061/*) NR. P. E. nicht im Handel. QI01AA23

Nobilis MG 6/85 - Lyophilisat zur Herstellung einer Suspension, für Hühner 823AG
(Z.Nr. 8-20243) NR. P. E. QI01AE03
ZI: Intervet, Wien
Z: 1 Dosis enthält: Mycoplasma gallisepticum, Stamm MG6/85, lebend, attenuiert 10^6,9-10^8,5 KBE, Natriumchlorid, Dinatriumphosphat dihydrat, Kaliumdihydrogenphosphat, Natriumdihydrogenphosphat-2-Wasser, Natriumsalz der L-Glutaminsäure, Saccharose, Kasein hydrolysat, Lactalbumin-hydrolysat, Gelatine, Wasser für Injektionszwecke.
EW: Impfstoff.
AG: Aktive Immunisierung von Junghennen zur Verringerung der durch Mycoplasma galeisepticum verursachten Aerosacculitis- und Tracheitis-Läsionen.
AA: Sprühvakzination.
DO: Mindestens 1 Dosis pro Tier einmalig bei Hühnern ab einem Alter von 6 Wochen.
GA: 4 Wochen vor Legebeginn, während der Legeperiode, Zuchttiere.
WW: Keine Antibiotika oder andere Substanzen mit Wirkung gegen M. gallisepticum anwenden. Mischung mit Nobilis MS Live möglich (Abstand 5 Tage vor oder 2 Wochen nach der Impfung); andere Impfstoffe 14 Tage Abstand.
PG: 1 ST VN [€ 112,40]

Nobilis MS Live - Lyophilisat zur Herstellung einer Suspension zur oculonasalen Anwendung für Hühner 823AG
(Z.Nr. 8-35427) NR. P. E. QI01AE03
ZI: Intervet, Wien
Z: 1 Dosis des rekonstituierten Impfstoffes enthält: Mycoplasma synoviae Stamm MS1, lebend, attenuiert 10^6,5-10^8,0 KBE, Natriumdihydrogenphosphat-dihydrat, Dinatriumhydrogenphosphat dihydrat, Glutamin, Natriumchlorid, Saccharose, Pankreas-verdautes Kasein, Lactalbumin-hydrolysat, Gelatine.
EW: Impfstoff.
AG: Aktive Immunisierung von Legehennen ab 6 Wochen gegen Infektionen durch Mycoplasma synoviae.
AA: Vernebelung (Feinspray). Details siehe Austria Codex - Fachinformation.
DO: 1 Impfstoff-Dosis pro Huhn.
SST: Anwendung während der Legeperiode möglich.
WW: Keine Antibiotika gegen M. synoviae anwenden.
WH: Alle Hühner im Stall impfen. Nur gesunde Hühner impfen.
PG: 1 ST VN [€ 212,05]

Nobilis OR inac - Emulsion zur Injektion für Hühner 823AG
(Z.Nr. EU/2/02/036/*) NR. P. E. nicht im Handel. QI01AB07

Nobilis Rhino - Lyophilisat zur Herstellung einer Suspension zur oculo-nasalen Instillation oder zur Verabreichung als Spray für Hühner 823AG
(Z.Nr. 8-20272) NR. P. E. nicht im Handel. QI01CD01

Nobilis Rismavac - Konzentrat und Lösungsmittel zur Herstellung einer Injektionssuspension, für Hühner 823AG
(Z.Nr. 8-20144) NR. P. T. QI01AD03
ZI: Intervet, Wien
Z: 1 Dosis zu 0,2 ml enthält: Hühner-Herpes-Virus 3,0 log10 GKID50, Wirtssystem: HEF, Wachstumsmedium, Kälberserum, Dimethylsulfoxid, Spuren von: Amphotericin B, Neomycin, Polymyxin B.
EW: Impfstoff.
AG: Schutzimpfung von Hühner-Eintagsküken gegen die Marek'sche Krankheit.
AA: I.m. oder s.c.
DO: 0,2 ml pro Tier.
GA: Kranke Tiere.
WH: Zier- und Rassegeflügel nicht impfen.
PG: 200 ML VN [€ 55,65]

Nobilis Rismavac + CA 126 - Konzentrat und Lösungsmittel zur Herstellung einer Injektionssuspension für Hühner 823BG
(Z.Nr. 8-20245) NR. P. T. QI01AD03
ZI: Intervet, Wien
Z: 1 Dosis enthält: Putenherpesvirus, Stamm CA-126 mind. 3,0 log10 PBE, Hühnerherpesvirus, Stamm CVI-988 mind. 3,0 log10 PBE, Wirtssystem: HEF, Kälberserum, DMSO.
EW: Impfstoff.
AG: Aktive Immunisierung gegen die Marek'sche Krankheit (MD), insbesondere in Gegenwart von hoch virulenten MD-Feldstämmen (vvMDV).
AA: Zubereitung des Impfstoffes:
In-ovo-Impfung: 1000 Impfstoffdosen in 50 ml Diluent Cell Associated verdünnen.
Impfung von Eintagsküken: 1000 Impfstoffdosen in 200 ml Cell Associated verdünnen.
Details siehe Austria-Codex - Fachinformation.
DO: In ovo-Impfung: 0,05 ml des zubereiteten Impfstoffes bei 18 Tage alten Hühnerembryonen.

N

Eintagsküken: 0,2 ml Impfstoff s.c. oder i.m. unmittelbar nach dem Schlupf.
GA: Klinisch erkrankte oder geschwächte Tiere.
WH: Zier- und Rassegeflügel nicht impfen. Kühlkette für den Impfstoff nie unterbrechen.
VNW: Keine.
PG: 200 ML VN [€ 72,70]

Nobilis RT + IB Multi + G + ND - Emulsion zur Injektion für Hühner
823AG

(Z.Nr. 8-20223) NR. P. E. QI01AA06
ZI: Intervet, Wien
Z: 1 Dosis zu 0,5 ml enthält: ARTV (Stamm BUT 1#8544) 9,5 log2 ELISA-E, IBV, Stamm M41 (Massachusetts) 5,5 log2 VN-E, IBV, Stamm 249 g (D274/D207) 4,0 log2 VN-E, IBDV, Stamm D 78 14,5 log2 VN-E, NDV (Stamm Clone 30) 4,0 log2 HAH-E, Paraffin, dünnflüssiges 215 mg, Polysorbat 80, Sorbitan monooleat, Glycin, Wasser für Injektionszwecke.
EW: Inaktivierte Vakzine.
AG: Aktive Immunisierung von Elterntieren zur:
Verringerung der Infektionsrate sowie Verhinderung des Legeleistungsrückganges verursacht durch das Infektiöse Bronchitis-Virus, Serotyp Massachusetts; Verringerung des Legeleistungsrückganges sowie von Eischalendefekten verursacht durch das Infektiöse Bronchitis-Virus, Serotyp D274/D207; Verminderung von Infektionen mit dem Virus der Newcastle-Krankheit; Vorbeugung gegen respiratorische Symptome und Verringerung des Legeleistungsrückganges und von Eischalendefekten im Zusammenhang mit dem Aviären Rhinotracheitis-Virus; passive Immunisierung der Nachkommen geimpfter Elterntiere gegen die Infektiöse Bursitis mindestens für die ersten vier Lebenswochen.
AA: I.m. (Brust- oder Schenkelmuskulatur).
DO: 0,5 ml. Impfung zwischen 14. und 20. Lebenswoche, aber nicht später als 4 Wochen vor dem erwartetem Legebeginn. Mindestens 4 Wochen Abstand nach Vorimpfung mit Lebendimpfstoffen gegen die gleichen Erkrankungen.
SST: Nicht während der Legeperiode oder innerhalb von 4 Wochen vor Beginn der Legeperiode anwenden.
NW: Schwellungen an der Injektionsstelle.
PG: 500 ML VN [€ 485,25]

Nobilis RT + IBmulti + ND + EDS - Emulsion zur Injektion für Hühner
823AG

(Z.Nr. 8-20267) NR. P. E. QI01AA18
ZI: Intervet, Wien
Z: 1 Dosis zu 0,5 ml enthält: IBV, Stamm M41, inaktivierte Antigene 5,5 log2 VN-E, IBV, Stamm 249g, inaktivierte Antigene 4,0 log2 VN-E, ARTV (Stamm BUT 1#8544), inaktivierte Antigene 9,5 log2 ELISA-E, EDS 76 (Stamm BC14), inaktivierte Antigene 6,5 log2 HAH-E, NDV (Stamm Clone 30), inaktivierte Antigene 4,0 log2 HAH-E, (entspr. → mind. 50 PD50), Wirtssystem: Hühnereier, embryonierte, Wirtssystem: Entenembryozelllinie, permanente, Wirtssystem: SPF-HEF-Kulturen, Adjuvans: Paraffin, dünnflüssiges 215 mg; Polysorbat 80, Sorbitan monooleat, Glycin, Wasser für Injektionszwecke.
EW: Impfstoff.
AG: Aktive Immunisierung von Zucht- und Legetieren zur:
- Verminderung der Infektionsrate und Vorbeugung von Legeleistungsrückgang, verursacht durch Serotyp Massachusetts des infektiösen Bronchitis-Virus;
- Reduktion von Legeleistungsrückgang und Eischalendefekten, verursacht durch Serotyp D274/D207 des infektiösen Bronchitis-Virus;
- Verminderung der Infektionsrate, verursacht durch das Newcastle-Krankheit-Virus;
- Vorbeugung von respiratorischen Symptomen und Reduktion von Legeleistungsrückgang und Eischalendefekten, verursacht durch das Aviäre Rhinotracheitis-Virus
- Reduktion von Legeleistungsrückgang und Eischalendefekten, verursacht durch das EDS'76-Virus

Beginn der Immunität: 4 Wochen nach Impfung
Dauer der Immunität: eine Legeperiode.
AA: I.m.
DO: 1 Impfdosis zwischen 14. und 20. Lebenswoche, jedoch nicht später als 4 Wochen vor dem erwarteten Legebeginn.
SST: Während der Legeperiode und innerhalb von 4 Wochen vor Beginn der Legeperiode nicht anwenden.
NW: Lokale Schwellung.
WH: Enthält Mineralöl; versehentliche Selbstinjektion vermeiden.
PG: 500 ML VN [€ 306,90]

Nobilis Salenvac ETC - Injektionssuspension für Hühner
823AG

(Z.Nr. 8-39461) NR. P. E. QI01AB01
ZI: Intervet, Wien
Z: 1 Dosis zu 0,5 ml enthält: Salmonella Enteritidis, inaktiviert, Stamm PT4 1-6,6 RP, Salmonella Typhimurium, inaktiviert, Stamm DT 104 1-16,1 RP, Salmonella Infantis, inaktiviert, Stamm A, S03499-06 1-26,6 RP, Adjuvans: Aluminiumhydroxid 125 mg; TRIS (entspr. Trometamol), Maleinsäure, Natriumchlorid, Thiomersal 0,065 mg, Wasser für Injektionszwecke.
EW: Inaktivierter bakterieller Impfstoff.
AG: Aktive Immunisierung von Hühnern (Elterntieren und Legehennen) gegen Salmonellosen: S. Enteritidis (Serogruppe D), S. Typhimurium und S. Heidelberg (Serogruppe B), S. Infantis, S. Hadar und S. Virchow (Serogruppe C).
AA: I.m.
DO: ED 0,5 ml. Erste Impfung ab 6 Wochen, zweite Impfung 4 Wochen später.
SST: Nicht anwenden bei legenden Hühnern und innerhalb von 3 Wochen vor Beginn der Legeperiode.
NW: Lokale Knötchen, verringerte Aktivität und Futteraufnahme.
WH: Nur gesunde Tiere impfen.
PG: 500 ML VN [€ 215,40]

Nobilis Salenvac T - Injektionssuspension für Hühner
823AG

(Z.Nr. 8-20259) NR. P. E. QI01AB01
ZI: Intervet, Wien
Z: 1 Dosis zu 0,5 ml enthält: Salmonella Enteritidis, inaktiviert, Stamm PT4 mind. 1 RP, Salmonella Typhimurium, inaktiviert, Stamm DT 104 mind. 1 RP, Adjuvans, Aluminium hydroxid Gel, (entspr. Aluminiumhydroxid 125 mg), TRIS, Maleinsäure, Natriumchlorid, Formaldehyd, Thiomersal 0,065 mg, Wasser für Injektionszwecke.
EW: Impfstoff.
AG: Aktive Immunisierung von Hühnern und passive Immunisierung der Nachkommen gegen S. enteritidis und S. typhimurium.
AA: I.m.
DO: Aktive Immunisierung: 2mal 0,5 ml im Abstand von 4 Wochen (mit 12 und 16 Wochen).
Ausnahmeimpfung: 0,1 ml bei Eintagsküken, nach 4 Wochen Wiederholungsimpfung mit 0,5 ml.
Passive Immunisierung der Nachkommen: 2 Impfungen im Abstand von 4 Wochen (mit 6-12 bzw. 13 -16 Wochen).
SST: Nicht in der Legephase anwenden.
NW: Lokale Schwellung und Knötchen, vorübergehende Trägheit; bei Eintagsküken sind die Reaktionen ausgeprägter.
WW: Beeinflussung von serologischem Screening möglich.
PG: 500 ML VN [€ 203,20]

Nobilis SE live - Lyophilisat zum Eingeben über das Trinkwasser für Hühner
823AG

(Z.Nr. 8-38309) NR. P. E. VNW. QI01AE01
ZI: Intervet, Wien
Z: 1 Dosis enthält: Salmonella enterica subsp. enterica Serovar Enteritidis, lebend attenuiert, Stamm CAL 10 Sm+/Rif+/Ssq 100 Mio.-;600 Mio. KBE, Magermilch, Saccharose, Gelatine, Hepes Puffer, Wasser für Injektionszwecke.
EW: Impfstoff.
AG: Aktive Immunisierung von Hühnern (Junghennen der Legerichtung und Elterntiere) gegen S. enteritidis.
AA: Zum Eingeben über das Trinkwasser. Impfstoff-Lösung mit frischem Wasser auffüllen. Endkonzentration: Bis 7 Wochen: 1 Liter/1000 Hühner und Lebenstag; 7-8 Wochen: 25-35 Liter Wasser/1000 Hühner; 18-20 Wochen: 35-40 Liter Wasser/1000 Hühner.
DO: Eine ED ab dem 1. Lebenstag; 2. Impfung im Alter von 7-8 Wochen, 3. Impfung im Alter von 18-20 Wochen (mindestens 3 Wochen vor Legebeginn).
SST: Nicht innerhalb von 3 Wochen vor Beginn der Legeperiode und während der Legeperiode anwenden.
WW: Impfstoff ist sehr empfindlich gegen Chemotherapeutika (Chinolone, Erythromycin, Chloramphenicol, Doxycyclin).
VNW: Essbare Gewebe: 28 Tage.
PG: 20 ML VNW [€ 142,90]

Nobilis SG 9R - Lyophilisat und Lösungsmittel zur Herstellung einer Injektionssuspension für Hühner
823AG

(Z.Nr. 8-20209) NR. P. E. QI01AE01
ZI: Intervet, Wien
Z: 1 Dosis zu 0,2 ml enthält: Salmonella gallinarum, lebend, Stamm 9R 20 Mio. KBE, Saccharose, Natriumdihydrogenphosphat, Serumalbumin, bovines, Dinatriumhydrogenphosphat, Dikaliumhydrogenphosphat, Natrium glutamat 1-Wasser, Kaliumdihydrogenphosphat, Phenolsulfonphthalein, Natriumchlorid, Wasser für Injektionszwecke.
EW: Impfstoff.
AG: Aktive Immunisierung von Legehennen (bis 2 Wochen vor

N

Legebeginn) gegen Infektionen durch Salmonella Gallinarum.
AA: S.c.
DO: 1 Impfstoffdosis pro Tier ab der 6. Lebenswoche.
Nachimpfung nach mindestens 8 Wochen, jedoch nicht später als 2 Wochen vor dem erwarteten Legebeginn.
GA: Klinisch erkrankte oder geschwächte Tiere, Elterntiere.
SST: Während der Legeperiode oder innerhalb von 2 Wochen vor Beginn der Legeperiode nicht anwenden.
WW: Antibiotika 7 Tage vor bis 14 Tage nach der Impfung nicht anwenden. Falsch positive Reaktionen im Pullorum-Test.
PG: 1 ST VN [€ 148,75]

🐾 Nobilis TRT - Lyophilisat zur Herstellung einer Suspension, für Puten 823AG

(Z.Nr. 8-20181) NR. P. E. QI01AD01
ZI: Intervet, Wien
Z: 1 Dosis enthält: Rhinotracheitis-Virus, Infektiöse (Stamm BUT 1#8544) 2,5 log10 GKID50, Wirtssystem: Hühnerembryofibroblasten.
EW: Lebendimpfstoff.
AG: Aktive Immunisierung von Puten gegen die infektiöse Rhinotracheitis.
AA: Als Spray oder okulonasal, Nachimpfung auch über das Trinkwasser.
Details siehe Austria-Codex - Fachinformation.
DO: 1 Impfdosis pro Tier.
GA: Klinisch erkrankte oder geschwächte Tiere, legende Tiere.
SST: Nicht bei legenden Tieren anwenden.
NW: Ev. leichter Nasenausfluss möglich.
WW: Bis 2 Wochen post vacc. keine anderen Lebendimpfstoffe gegen respiratorische Erkrankungen anwenden. 14 Tage Abstand zu anderen Impfungen.
PG: 10 ST VN [€ 529,85]

🐾 Nobivac Bb - Lyophilisat und Lösungsmittel zur Herstellung einer Suspension für Katzen 823AF

(Z.Nr. EU/2/02/034/*) NR. P. E. QI06AE02
ZI: Intervet International, Boxmeer, Niederlande
Z: 1 Dosis zu 0,2 ml der rekonstituierten Suspension enthält: Bordetella bronchiseptica-Lebend-Impfstoff; Stamm B-C2 10^6,3-10^8,3 KBE, Gelatine, Sorbitol, Phosphatpuffer, Wasser für Injektionszwecke.
EW: Impfstoff.
AG: Aktive Immunisierung von mindestens 1 Monat alten Katzen zur Ver- minderung der Symptome einer Bordetella bronchiseptica-Infektion der oberen Atemwege. Beginn der Immunität nach 72 Stunden, Impfschutz hält 1 Jahr an.
AA: In die Nasenhöhle; Spritze am Eingang eines Nasenloches plazieren.
DO: 1 Dosis mindestens 72 Std. vor einer möglichen Infektionsgefahr.
SST: Nicht anwenden.
NW: Niesen, Husten, leichter Augen- oder Nasenausfluss.
WH: Nur gesunde Katzen impfen. Wenn innerhalb von 1 Woche nach der Impfung antibiotische Behandlung erfolgt, Impfung nach Abschluss der Antibiotika- Therapie wiederholen. Katzen können Erreger bis 1 Jahr nach der Impfung ausscheiden.
PG: 5 ST VT [€ 60,30]

🐾 Nobivac BbPi - Lebendimpfstoff - Lyophilisat und Lösungsmittel zur Herstellung einer intranasalen Suspension für Hunde 823BE

(Z.Nr. 8-20231) NR. P. E. QI07AF01
ZI: Intervet, Wien
Z: 1 Impfdosis zu 0,4 ml enthält: Bordetella bronchiseptica-Lebend-Impfstoff; Stamm B-C2 10^8,0-10^9,7 KBE, Parainfluenza-Virus, canines, Stamm Cornell, lebend 10^3,0-10^5,8 GKID50, Stabilisator auf Gelatinebasis, Natriumchlorid, Phosphatpuffer, Wasser für Injektionszwecke.
EW: Impfstoff.
AG: Aktive Immunisierung von Hunden gegen Bordetella bronchiseptica und canines Parainfluenza-Virus während erhöhter Infektionsgefahr. Dauer der Immunität 1 Jahr.
DO: 1 Impfstoffdosis (0,4 ml nach Resuspendierung mit dem Lösungsmittel) mit Applikator vollständig in eine Nasenöffnung geben.
Zu impfende Hunde sollen mindestens 3 Wochen alt sein. 1 Impfstoffdosis mindestens 72 Std. vor einer erhöhten Infektionsgefahr.
SST: Anwendung möglich.
NW: Leichter Augen- und Nasenfluss, Niesen, Husten, sehr selten Lethargie; Erbrechen, Überempfindlichkeit.
WW: Nicht gleichzeitig mit anderen intranasalen Behandlungen oder Anti- biotika anwenden.
Details siehe Austria-Codex - Fachinformation.
WH: Bis zu 6 Wochen nach der Impfung Kontakt zwischen immunschwachen Menschen und geimpften Tieren vermeiden.
PG: 5 ST VT [€ 82,45]

🐾 Nobivac L4 - Injektionssuspension für Hunde 823BE

(Z.Nr. EU/2/12/143/*) NR. P. E. QI07AB01
ZI: Intervet International, Boxmeer, Niederlande
Z: 1 Dosis zu 1 ml enthält: L. interrogans Serogruppe Canicola Serovar Portland-vere (Stamm Ca-12-000) 3550-7100 ELISA-E, L. interrogans Serogruppe Icterohaemorrhagiae Serovar Copenhageni (Stamm Ic-02-001) 290-1000 ELISA-E, L. interrogans Serogruppe Australis Serovar Bratislava (Stamm As-05-073) 500-1700 ELISA-E, Leptospira kirschneri, Stamm Gr-01-005, Serogruppe Grippotyphosa, Serovar Dadas, inaktiviert 650-1300 ELISA-E, Thiomersal 0,1 mg, Natriumchlorid, Kaliumchlorid, Dinatriumphosphat dihydrat, Kaliumdihydrogenphosphat, Wasser für Injektionszwecke.
EW: Impfstoff.
AG: Aktive Immunisierung von Hunden gegen Leptospirose (L. interrogans und L. kirschneri).
AA: S.c.
DO: 1. Impfung mit 6-9 Wochen, 2. Impfung 4 Wochen später. Impfung jährlich wiederholen.
SST: Anwendung möglich.
NW: Leichter Temperaturanstieg, Lokalreaktionen, Allergien (auch schwer).
PG: 10 ST VT [€ 119,85]

🐾 Nobivac Lepto - Injektionssuspension für Hunde 823BE

(Z.Nr. 8-20127) NR. P. E. QI07AB01
ZI: Intervet, Wien
Z: 1 Dosis zu 1 ml enthält: Leptospira interrogans, inaktiviert, Serogruppe Canicola, Stamm Ca-12-000 800-1900 ELISA-E, Leptospira interrogans, inaktiviert, Serogruppe Icterohaemorrhagiae, Stamm 820K 750-1500 ELISA-E, Thiomersal 0,1 mg, Natriumchlorid, Kaliumchlorid, Natrium lactat, Calciumchlorid, Wasser für Injektionszwecke.
EW: Impfstoff.
AG: Aktive Immunisierung mindestens 8 Wochen alter Hunde gegen Leptospirose.
AA: S.c.
DO: 1 ml 2mal im Abstand von 2-4 Wochen. Wiederholungsimpfung alle 6-12 Monate.
GA: Kranke und geschwächte Tiere.
SST: Anwendung möglich.
NW: Lokalreaktionen, Hyperthermie, Überempfindlichkeit.
PG: 10 ST VT [€ 58,05]

🐾 *Nobivac LeuFel - Injektionssuspension für Katzen* 823AF
(Z.Nr. EU/2/17/217/*) NR. P. E. nicht im Handel. QI06AA01

🐾 Nobivac Myxo-RHD - Lyophilisat und Lösungsmittel zur Herstellung einer Injektionssuspension für Kaninchen 823AH

(Z.Nr. EU/2/11/132/*) NR. P. E. QI08AD
ZI: Intervet International, Boxmeer, Niederlande
Z: 1 Dosis enthält: Myxomatose-Virus, lebend, mit RHD-Virus-Vektor, Stamm 009 10^3,0-10^6,1 FBE, Lyophilisat: Gelatine, hydrolisiert, Pankreas-verdautes Kasein, Sorbit, Dinatriumphosphat dihydrat; Lösungsmittel: Dinatriumphosphat dihydrat, Kaliumdihydrogenphosphat, Wasser für Injektionszwecke.
EW: Viraler Lebendimpfstoff.
AG: Aktive Immunisierung von Kaninchen gegen Myxomatose und Hämorrhagische Krankheit (RHD), ausgelöst durch klassische RHD-Virus-Stämme.
AA: S.c.. nach Rekonstitution.
Eindosenbehältnis: Mit 1 ml des Lösungsmittels rekonstituieren und gesamten Fläschcheninhalt injizieren.
Mehrdosenbehältnis (50 Dosen): Mit 10 ml Lösungsmittel rekonstituieren und 0,2 ml pro Tier impfen.
DO: 1 Impfdosis ab Lebensalter von 5 Wochen.
Einmal jährlich wiederholen.
SST: Impfung in den ersten 14 Tagen der Trächtigkeit sowie bei männlichen Zuchtkaninchen nicht empfohlen.
NW: Erhöhung der Körpertemperatur, lokale Schwellung, sehr selten schwere Überempfindlichkeit.
WH: Nur gesunde Tiere impfen.
PG: 5 ST VN [€ 84,05]

Nobivac Myxo-RHD Plus - Lyophilisat und Lösungsmittel zur Herstellung einer Injektionssuspension für Kaninchen 823AH
(Z.Nr. EU/2/19/244/*) NR. P. E. QI08AD
ZI: Intervet International, Boxmeer, Niederlande
Z: 1 Dosis (0,2 oder 0,5 ml) nach Rekonstitution enthält: Myxomatose-Virus, lebend, mit RHD-Virus-Vektor, Stamm 009 10^3,0-10^5,8 FBE, Myxomatose-Virus, lebend, mit RHD-Virus-Vektor, Stamm MK1899 10^3,0-10^5,8 FBE, Lyophilisat: Gelatine, hydrolisiert, Pankreas-verdautes Kasein, Sorbit, Dinatriumphosphat dihydrat; Lösungsmittel: Dinatriumphosphat dihydrat, Kaliumdihydrogenphosphat, Wasser für Injektionszwecke.
EW: Viraler Lebendimpfstoff.
AG: Aktive Immunisierung von Kaninchen gegen Myxomatose und Hämorrhagische Krankheit (RHD), ausgelöst durch RHDV1 und RHDV2.
AA: S.c.. Eindosenbehältnis: Mit 0,5 ml des Lösungsmittels rekonstituieren und gesamten Fläschcheninhalt injizieren. Mehrdosenbehältnis (50 Dosen): Mit 10 ml Lösungsmittel rekonstituieren und 0,2 ml pro Tier impfen.
DO: 1 Dosis ab Lebensalter von 5 Wochen, einmal jährlich wiederholen.
SST: Anwendung möglich. Impfung männlicher Zuchtkaninchen nicht empfohlen.
NW: Erhöhung der Körpertemperatur, lokale Schwellung, sehr selten Überempfindlichkeit.
WH: Nur gesunde Tiere impfen.
PG: 5 ST VN [€ 148,75]

Nobivac RC - Lyophilisat und Lösungsmittel zur Herstellung einer Injektionssuspension für Katzen 823BF
(Z.Nr. 8-20268) NR. P. E. QI06AA05
ZI: Intervet, Wien
Z: 1 Impfdosis zu 1 ml enthält: Rhinotracheitisvirus, felines, Stamm G2620, lebend, attenuiert 4,8 log10 GKID50, Calicivirus, felines, lebendes, Stamm F9, attenuiert 4,6 log10 PBE, Wirtssystem: Feline embryonale Fibroblasten, Stabilisator auf Gelatinebasis, Phosphatpuffer, Saccharose, Wasser für Injektionszwecke.
EW: Impfstoff.
AG: Aktive Immunisierung von Katzen (ab 8 Wochen) gegen feline virale Rhinotracheitis (feline Herpesviren Typ I) und feline Calicivirus-In- fektionen.
Beginn der Immunität: 4 Wochen nach der Impfung.
Dauer der Immunität: 1 Jahr.
AA: S.c. nach Rekonstituierung.
DO: Zweimal 1 Impfdosis im Abstand von 3-4 Wochen. Wiederholungsimpfung 1mal jährlich.
SST: Nicht anwenden (keine Untersuchungen).
NW: Lokale Reaktionen, passagere Lethargie, selten Überempfindlichkeit.
WH: Nasale orale Exposition vermeiden. Katzen sollen die Injektionsstelle nicht ablecken.
PG: 10 ST VT [€ 125,95]

Nobivac RCP - Lyophilisat und Lösungsmittel zur Herstellung einer Injektionssuspension für Katzen 823BF
(Z.Nr. 8-20298) NR. P. E. QI06AD04
ZI: Intervet, Wien
Z: 1 Impfdosis zu 1 ml enthält: Calicivirus, felines, lebendes, Stamm F9, attenuiert 4,6 log10 PBE, Herpesvirus Typ 1, felines, lebendes, Stamm G2620A, attenuiert 5,2 log10 PBE, Panleukopenievirus, felines, lebendes, Stamm MW-1, attenuiert 4,3 log10 GKID50, Wirtssystem: Feline embryonale Fibroblasten, Lyophilisat: Dinatriumphosphat dihydrat, Gelatine hydrolysat, Pankreas-verdautes Kasein, Sorbit, Lösungsmittel: Dinatriumphosphat dihydrat, Kaliumdihydrogenphosphat, Wasser für Injektionszwecke.
EW: Impfstoff.
AG: Aktive Immunisierung von Katzen gegen Infektionen mit felinen Calciviren (FCV), Herpesviren Typ 1 (FHV) oder Panleukopenieviren (FPLV).
AA: S.c. nach Rekonstitution.
DO: 1 Impfdosis = 1 ml.
Grundimmunisierung: Erstimpfung mit 8-9 Wochen, zweite Impfung 3-4 Wochen später.
Wiederholungsimpfungen gegen FCV bzw. FHV jährlich, gegen FPLV alle 3 Jahre.
SST: Nicht anwenden.
NW: Lokale Schwellung, Anstieg der Körpertemperatur, Atemwege, verringerter Appetit.
WH: Bei hohen maternalen Antikörperspiegeln Impfschema anpassen.
PG: 10 ST VT [€ 133,00]

Nobivac Respira Bb - Injektionssuspension in einer Fertigspritze für Hunde 823AE
(Z.Nr. 8-40265) NR. P. E. nicht im Handel. QI07AB03

Nobivac Respira Bb - Injektionssuspension in einem Mehrdosenbehältnis für Hunde 823AE
(Z.Nr. 8-40266) NR. P. E. nicht im Handel. QI07AB03

Nobivac SHP - Lyophilisat und Lösungsmittel zur Herstellung einer Injektionssuspension für Hunde 823BE
(Z.Nr. 8-20122) NR. P. E. QI07AD02
ZI: Intervet, Wien
Z: 1 Impfdosis zu 1 ml enthält: Staupe-Virus, Stamm Onderstepoort 10^4,0 GKID50, Wirtssystem: Vero-Zellen, Adenovirus canin Typ 2, MDCK; Stamm Manhattan LPV3, lebend 10^4,0 GKID50, Parvovirus canines, Stamm 154 10^7,0 GKID50, Wirtssystem: Feline embryonale Fibroblasten, Wirtssystem: A72, Sorbitol, Gelatine, Casein-Hydrolysat, Dinatriumhydrogenphosphat, Spuren von: Neomycin, Polymyxin B, Gentamicin, Amphotericin B.
EW: Impfstoff.
AG: Aktive Immunisierung gegen Staupe, Hepatitis und Parvovirose.
AA: S.c.
DO: 1 Durchstechflasche = 1 Impfdosis.
Grundimmunisierung: Ab 9. Lebenswoche 2 Impfungen im Abstand von 2-4 Wochen, ab 12. Woche einmalig impfen.
Wiederholungsimpfungen: Alle 3 Jahre.
GA: Kranke Tiere, starker Parasitenbefall.
SST: Anwendung in der Trächtigkeit möglich; laktierende Hündinnen nicht impfen.
NW: Lokale Reaktionen, Überempfindlichkeit.
WW: Immunsuppressiva: 4 Wochen Abstand.
PG: 10 ST VT [€ 129,45]

N

Nobivac SHPPi - Lyophilisat und Lösungsmittel zur Herstellung einer Injektionssuspension für Hunde 823BE
(Z.Nr. 8-20124) NR. P. E. QI07AD04
ZI: Intervet, Wien
Z: 1 Impfdosis zu 1 ml enthält: Staupe-Virus, Stamm Onderstepoort 10000-1 Mio. GKID50, Wirtssystem: Vero-Zellen, Adenovirus canin Typ 2, MDCK; Stamm Manhattan LPV3, lebend 10^4,0-10^6,5 GKID50, Parvovirus canines, Stamm 154 10^7,0-10^8,4 GKID50, Parvovirus canines, Stamm 154 10^7,0-10^8,4 GKID50, Wirtssystem: Feline embryonale Fibroblasten, Parainfluenzavirus, canin, VERO; Stamm Cornell 10^5,5-10^7,0 GKID50, Wirtssystem: Vero-Zellen, Sorbit, Gelatine, hydrolisiert, Pankreas-verdautes Kasein, Dinatriumhydrogenphosphat dihydrat, Kaliumdihydrogenphosphat, Wasser für Injektionszwecke, Spuren von: Neomycin, Polymyxin B, Gentamicin, Amphotericin B.
EW: Impfstoff.
AG: Zur aktiven Immunisierung von mindestens 9 Wochen alten Hunden gegen Staupe, Hepatitis, Parvovirose und Parainfluenza.
Impfprogramm: Erstimpfung ab 8 Wochen mit Wiederholungsimpfung ab 12 Wochen; ab i 12 Wochen genügt eine einmalige Impfung.
Wo besonders früher Schutz gegen Staupe und Paravovirose erforderlich ist, kann ab 4 Wochen mit einem Kleintierimpfstoff gegen Staupe und Parvovirose geimpft werden. Danach wird ab 8 oder 12 Wochen das oben erwähnte Impfprogramm angewendet.
Wiederholungsimpfungen:
- Staupe, Hepatitis, Parvovirose: alle 3 Jahre.
- Canine Parainfluenza: 1-2mal jährlich.
AA: S.c.
DO: 1 Durchstechflasche = 1 Impfdosis.
Grundimmunisierung: Ab 9. Lebenswoche 2 Impfungen im Abstand von 2-4 Wochen, ab 12. Woche einmalig impfen.
Wiederholungsimpfungen: Alle 3 Jahre.
GA: Kranke Tiere, starker Parasitenbefall.
SST: Anwendung in der Trächtigkeit möglich; laktierende Hündin nen nicht impfen.
NW: Lokale Reaktionen, Überempfindlichkeit.
WW: Immunsuppressiva: 4 Wochen Abstand.
PG: 10 ST VT [€ 140,95]

🐾 Nobivac SP - Lyophilisat und Lösungsmittel zur Herstellung einer Injektionssuspension für Hunde 823BE

(Z.Nr. 8-20123) NR. P. E. QI07AD03

ZI: Intervet, Wien

Z: 1 Dosis zu 1 ml enthält: Parvovirus canines, Stamm 154 7,0-8,3 log10 GKID50, Staupe-Virus, Stamm Onderstepoort 5,0-6,1 log10 GKID50, Wirtssystem: Feline embryonale Fibroblasten, Wirtssystem: A72, Wirtssystem: Vero-Zellen, Lösungsmittel: Nobivac Solvens, phosphat-gepufferte wässrige Lösung; Spuren von: Neomycin, Polymyxin B, Gentamicin, Amphotericin B; Sorbitol, Gelatine, Casein-Hydrolysat, Dinatriumhydrogenphosphat.

EW: Impfstoff.

AG: Zur aktiven Immunisierung gegen die Parvovirose und Staupe des Hundes.

AA: S.c.

DO: ED = 1 Impfdosis. Grundimmunisierung: Ab 4 Wochen 3, ab 8 Wochen 2 Impfungen im Abstand von 4 Wochen. Ab 12 Wochen: 1 Impfung.
Wiederholungsimpfung: Alle 3 Jahre.

GA: Kranke Tiere, starker Parasitenbefall.

SST: Anwendung in der Trächtigkeit möglich; laktierende Hündinnen nicht impfen.

NW: Lokale Reaktionen, Überempfindlichkeit.

WW: Immunsuppressiva: 4 Wochen Abstand.

PG: LYOPH . +LSM 10 ST VT [€ 96,80], **PUPPY** 10 ST VT [€ 93,90]

🐾 Nobivac T - Injektionssuspension für Tiere 823A

(Z.Nr. 8-20136) NR. P. E. QI07AA02

ZI: Intervet, Wien

Z: 1 Impfdosis zu 1 ml enthält: Tollwut-Virus; Stamm Pasteur RIV, inaktiviert (BHK) mind. 2 IE, Aluminiumphosphat 3 mg, Zellkulturmedium, Dinatriumphosphat dihydrat, Natriumdihydrogenphosphat-dihydrat, Thiomersal 0,1 mg, Wasser für Injektionszwecke.

EW: Inaktivierte Tollwutvakzine.

AG: Aktive Immunisierung von gesunden Pferden, Rindern, Hunden, Katzen und Frettchen gegen Tollwut.
Impfschema:
Erstimpfung: Hund, Katze, Frettchen ab 3 Monaten, Rind, Pferd ab 6 Monaten.
Wiederholungsimpfungen: Hund, Katze alle 3 Jahre; Rind alle 2 Jahre; Pferd, Frettchen jährlich.

AA: I.m. oder s.c.

DO: Grundimmunisierung: Einmalig 1 Impfdosis mit 12 Wochen, Rinder und Pferde mit 6 Monaten. Wiederholungsimpfungen bei Pferd und Frettchen jährlich, beim Rind alle 2 Jahre, bei Hund und Katze alle 3 Jahre.

GA: An Tollwut erkrankte Tiere, Inkubation, schlechter Allgemeinzustand, starker Parasitenbefall.

SST: Anwendung möglich.

NW: Lokale Schwellung, Überempfindlichkeit.

PG: 10 ST VN [€ 84,30]

Noctamid - Tabletten 18B
(Z.Nr. 0-17186) NR. P1. P. nicht im Handel. N05CD06

Noctor 50 mg - Dragees 05A01, 32A01

(Z.Nr. 1-23850) RP. P. R06AA02, N05CM

ZI: Wabosan Arzneimittel, Wien

Z: 1 Dragee enthält: Diphenhydramin hydrochlorid 50 mg, Crospovidon, Siliciumdioxid, Maltodextrin, Copovidon, Cellulose, mikrokristalline, Magnesium stearat, Gummi arabicum, Sucrose 54 mg, Methylcellulose, Calciumcarbonat, Povidon, Talk, Titandioxid, Glycerol 85%, Montanglycolwachs.

EW: H_1-Rezeptoren-Blocker.

AG: Unterstützend bei allergischen Reaktionen, Kurzzeitbehandlung von Schlafstörungen.

AA: Mit Flüssigkeit einnehmen.

DO: 3mal tgl. 1-2 Dragees, als Hypnotikum 1-2 Dragees 15-30 min vor dem Schlafengehen. MED 2 Dragees. Nicht für Kinder.

GA: Akuter Asthmaanfall, Phäochomozytom, Engwinkelglaukom, Epilepsie, Eklampsie, Magen/Darm-Stenosen, QT-Verlängerungen, Prostatahypertrophie.

SST: Gegenanzeige (erhöhte Missbildungsrate, Entzugssymptome bei Neugeborenen).

NW: ZNS (Müdigkeit, paradoxe Reaktionen), Vegetativum, Muskelschwäche, Magen/Darm, Mundtrockenheit, Allergien, selten Leber.

WW: Gegenanzeige: MAO-Hemmer, QT-verlängernde Substanzen, Alkohol. Nicht empfohlen: Andere H1-Antihistaminika. Vorsicht: ZNS-Dämpfer, Blutdrucksenker, Anticholinergika (Atropin, Biperiden, Antidepressiva) verstärkt. Allergietests falsch negativ (72 Std. Abstand).

GE: Bei Langzeitgabe Abhängigkeit möglich.

WH: Strenger Verkehrshinweis!. Vorsicht bei Atembeschwerden, Magen/Duodenalobstruktion, Prostatahypertrophie, kardialer Dysfunktion, Tachykardie, Hyperthyreose, Leber-, Nierenschäden, alten Patienten, erhöhtem Augendruck.
Bei Überdosierung Vasopressoren oder Physostigmin geben, cave Adrenalin oder Stimulantien.

PG: 20 ST (EKO: G) [€ 3,30]

Nocutil 0,1 mg/ml - Nasenspray 31C

(Z.Nr. 1-22890) RP. P. H01BA02

ZI: Gebro Pharma, Fieberbrunn

Z: 1 Sprühstoß enthält: Desmopressin acetat 10 µg (entspr. → 0,1 mg/ml) (entspr. Desmopressin 0,089 mg), Benzalkonium chlorid 0,1 mg/ml, Äpfelsäure, Natriumhydroxid, Natriumchlorid, Wasser, gereinigtes.

EW: Strukturanalogon von Arginin-Vasopressin, länger antidiuretisch, ver- mindert vasopressorisch.

AG: Zur Behandlung des Vasopressin-sensitiven zentralen Diabetes insipidus.

AA: Nasal.

DO: 1-2mal tgl. 10-20 µg. Kinder ab 5 Jahren : TD 10 µg.

GA: Säuglinge und Kleinkinder unter 5 Jahren. Schwangerschaftsgestose, primäre und psychogene Polydipsie, von Willebrand-Jürgens-Syndrom Subtyp II, Herzinsuffizienz, Hyponatriämie, Syndrom der inadäquaten ADH-Sekretion, Niereninsuffizienz.

SST: Anwendung möglich.

NW: Wasserretention, Hirnödem, Allergie/Anaphylaxie, Angina pectoris-Anfälle, Hypertonie, Magen/Darm, Epistaxis, Konjunktivitis, Kopfschmerzen, Krämpfe.

WW: Vorsicht: Wirkungsverstärkung durch Indomethacin, Clofibrat, Oxytocin.
ADH-freisetzende Substanzen (Antidepressiva, SSRI, Chlorpromazin, Carbamazepin). Wirkungsabschwächung durch Glibenclamid oder Lithium.

WH: Vorsicht bei zystischer Fibrose, koronarer Herzkrankheit, Hypertonie, chronischen Nierenleiden, Präeklampsie. Flüssigkeitsaufnahme reduzieren.
Bei Erbrechen und Durchfall nicht anwenden. Körpergewicht kontrollieren.
Auf Krämpfe achten. Verkehrshinweis.

PG: 6 ML IND (EKO: G) [€ 49,85]

Nocutil 0,1 mg - Tabletten 31C

(Z.Nr. 1-25872) RP. P. H01BA02

ZI: Gebro Pharma, Fieberbrunn

Z: 1 Tablette enthält: Desmopressin acetat 0,1 mg (entspr. Desmopressin 0,089 mg), Lactose monohydrat 60 mg, Kartoffelstärke, Povidon K25, Magnesium stearat, Siliciumdioxid, hochdispers.

EW: Strukturanalogon von Arginin-Vasopressin, länger antidiuretisch, ver- mindert vasopressorisch.

AG: Enuresis nocturna bei Kindern ab 5 Jahren nach Ausschluss organischer Ursachen.
Vasopressin-sensitiver zentraler Diabetes insipidus, Nykturie mit nächtlicher Polyurie bei Erwachsenen.

AA: Oral.

DO: Enuresis nocturna: Initial 0,2 mg vor dem Schlafengehen; ev. Dosissteigerung bis 0,4 mg.
Diabetes insipidus: Initial 3mal tgl. 0,1 mg; Erhaltungsdosis 0,2-1,2 mg tgl.
Nykturie: Initial 0,1 mg abends; Dosissteigerung auf 0,2 bzw. 0,4 mg möglich.

GA: Kinder unter 5 Jahren, primäre und psychogene Polydipsie, Polydipsie bei Alkoholikern, Herzinsuffizienz, Hyponatriämie, Demenz, schwere Nierenschäden, Syndrom der inadäquaten ADH-Sekretion.

SST: Vorsicht.

NW: Kopfschmerzen, Bauchschmerzen, Hyponatriämie (vor allem bei älteren Patienten), Ödeme, häufige Miktion, emotionale Störungen bei Kindern, Allergien.

WW: Verstärkung durch Indometacin, Oxytocin, ADH-freisetzende Substanzen (Antidepressiva, Chlorpromazin, Carbamazepin), Loperamid.
Abschwächung durch Glibenclamid, Lithium, Dimeticon.

WH: Vorsicht bei zystischer Fibrose, koronarer Herzkrankheit, Hypertonie.
Übermäßige Flüssigkeitsaufnahme vermeiden. Gewichtskontrolle.
Bei Überdosierung Überwässerung; bei Wasserintoxikation Saluretikum (Furosemid) geben.

PG: 30 ST RE2 (EKO: Y) [€ 31,80]

Nocutil 0,2 mg - Tabletten 31C

(Z.Nr. 1-25873) RP. P. H01BA02

ZI: Gebro Pharma, Fieberbrunn

Z: 1 Tablette enthält: Desmopressin acetat 0,2 mg (entspr.

Desmopressin 0,178 mg), Lactose monohydrat 120 mg, Kartoffelstärke, Povidon K25, Magnesium stearat, Siliciumdioxid, hochdisperses.
Kurzinformation: siehe Nocutil 0,1 mg - Tabletten, → S. 986
PG: 15 ST RE2 (EKO: Y) [€ 31,80], 60 ST RE2 (EKO: Y) [€ 115,80]

Nodisen 50 mg - Tabletten 32A01
(Z.Nr. 1-38789) RPF. P. nicht im Handel. N05CM

Nolpaza Control 20 mg - magensaftresistente Tabletten 42E03
(Z.Nr. 1-35487) RPF. P. nicht im Handel. A02BC02

Nolvadex 20 mg - Filmtabletten 55D03
(Z.Nr. 1-18179) NR. P. L02BA01
ZI: AstraZeneca Österreich, Wien
Z: 1 Filmtablette enthält: Tamoxifen 20 mg (entspr. Tamoxifen citrat), Tablettenkern: Lactose monohydrat 234 mg, Maisstärke, Gelatine, Croscarmellose natrium, Magnesium stearat; Tablettenüberzug: Hypromellose, Macrogol 300, Titandioxid.
EW: Antiöstrogen.
AG: Palliative oder adjuvante Behandlung des Mammakarzinoms.
AA: Unzerkaut mit Flüssigkeit zu einer Mahlzeit.
DO: TD: 20-40 mg in 1-2 ED. Nicht für Kinder und Jugendliche.
GA: Schwere Thrombozytopenie, Leukopenie, Hyperkalzämie.
SST: Gegenanzeige. Nicht-hormonelle Kontrazeption bis 3 Monate nach Therapie- ende empfohlen.
NW: Übelkeit, Schwindel, Erbrechen, Müdigkeit, Benommenheit, Kopfschmerzen, antiöstrogen (Wallungen, Pruritus vulvae, Fluor, Vaginalblutungen, zystische Ovarialvergrößerungen), Hyperplasien und Polypen des Endometriums, Endometriumkarzinome und Uterussarkome, Verstärkung von Knochen- oder Tumorschmerzen, Haarwuchsstörungen, verstärkte Erytheme um die Hautläsionen, Anämie, Leuko- und Thrombopenien, Leber, Haut, Myalgie, Sehstörungen, zerebrovaskuläre Ischämie, Thromboembolien, Flüssigkeitsretention, Angioödem.
WW: "Pille" wirkt unzuverlässig. Coumarine: Gerinnungshemmung verstärkt.
Chemotherapie (Thromboembolierisiko). Starke CYP2D6-Inhibitoren (z.B.
Paroxetin, Fluoxetin, Chiinidin, Cinacalcet, Bupropion) möglichst meiden.
WH: Kontrolle: Leber, Blutbild, Augen, Serumkalzium. Verkehrshinweis.
PG: 30 ST (2) (EKO: G) [€ 34,55]

Nolvadex 20 mg - Filmtabletten 55D03
(Z.Nr. 1-18179-P3) NR. P. Parallelimport. L02BA01
V: Orifarm, Leverkusen, Deutschland
Z: 1 Filmtablette enthält: Tamoxifen 20 mg (entspr. Tamoxifen citrat), Tablettenkern: Lactose monohydrat 234 mg, Maisstärke, Gelatine, Croscarmellose natrium, Magnesium stearat; Tablettenüberzug: Hypromellose, Macrogol 300, Titandioxid.
PG: 30 ST (2) (EKO: G) [€ 33,85]

Nolvadex 20 mg - Filmtabletten 55D03
(Z.Nr. 1-18179-P4) NR. P. Parallelimport. L02BA01
V: Abacus Medicine, Copenhagen, Dänemark
Z: 1 Filmtablette enthält: Tamoxifen 20 mg (entspr. Tamoxifen citrat), Tablettenkern: Lactose monohydrat 234 mg, Maisstärke, Gelatine, Croscarmellose natrium, Magnesium stearat; Tablettenüberzug: Hypromellose, Macrogol 300, Titandioxid.
PG: 30 ST (2) (EKO: G) [€ 33,85]

Nolvadex 20 mg - Filmtabletten 55D03
(Z.Nr. 1-18179-P5) NR. P. Parallelimport. L02BA01
nicht im Handel.

Nomexor 5 mg - Tabletten 19B
(Z.Nr. 1-21520) RP. P. C07AB12
ZI: Menarini International Operations, Luxemburg
Z: 1 Tablette enthält: Nebivolol 5 mg (entspr. Nebivolol hydrochlorid) (entspr. D-Nebivolol 2,5 mg), (entspr. L-Nebivolol 2,5 mg), Polysorbat 80, Hypromellose, Lactose monohydrat 141,75 mg, Maisstärke, Croscarmellose natrium, Cellulose, mikrokristalline, Siliciumdioxid, hochdisperses, Magnesium stearat (pflanzlich).
Kurzinformation: siehe Nebilan 5 mg - Tabletten, → S. 952
PG: 28 ST (2) (EKO: G) [€ 6,00]

Nomexor plus HCT 5 mg/12,5 mg - Filmtabletten 10B01
(Z.Nr. 1-28414) RP. P. C07BB12
ZI: Menarini International Operations, Luxemburg
Z: 1 Filmtablette enthält: Nebivolol 5 mg (entspr. Nebivolol hydrochlorid) (entspr. D-Nebivolol 2,5 mg) (entspr. L-Nebivolol 2,5 mg), Hydrochlorothiazid 12,5 mg, Tablettenkern: Polysorbat 80, Hypromellose, Lactose 129,25 mg (entspr. Lactose monohydrat), Maisstärke, Croscarmellose natrium, Cellulose, mikrokristalline, Siliciumdioxid, hochdispers, wasserfrei, Magnesium stearat; Überzug: (entspr. Hypromellose) (entspr. Cellulose, mikrokristalline) (entspr. Macrogolstearat 40) (entspr. Titandioxid) (entspr. Carmine).
EW: Beta-Blocker + Diuretikum.
AG: Essentielle Hypertonie bei nicht ausreichender Monotherapie.
AA: Oral mit den Mahlzeiten.
DO: Tgl. 1 FT; für Kinder und Jugendliche nicht empfohlen.
GA: Sulfonamidallergie, Leberschäden, schwere Nierenschäden, Herzinsuffizienz, kardiogener Schock, Sick-Sinus-Syndrom, AV-Block zweiten oder dritten Grades (ohne Herzschrittmacher), Bradykardie, Hypotonie, schwere periphere Durchblutungsstörungen. Bronchospasmen und Bronchialasthma, unbehandeltes Phäochromozytom, metabolische Azidose, refraktorische Hypokaliämie, Hyperkalzämie, Hyponatriämie und symptomatische Hyperuricämie.
SST: Zwingende Indikationsstellung.
NW: Kopfschmerzen, Schwindel, Parästhesien, Dyspnoe, Bronchospasmen, Magen/Darm, Müdigkeit, Ödeme, Blutbild, Labor, Psyche, Augen, Leber, Niere, Haut, erhöhtes Risiko für nicht-melanozytären Hautkrebs.
WW: Nebivolol:
Nicht empfohlen: Klasse-1 Antiarrhythmika, Kalziumkanalantagonisten vom Verapamil-/Diltiazem-Typ, zentral wirkende Antihypertonika, Baclofen, Amifostin (stärkere Blutdrucksenkung).
Vorsicht: Klasse-III-Antiarrhythmika, Anästhetika-halogenierte Volatile, Insulin und orale Antidiabetika, Digitalisglykoside, Kalziumkanalantagonisten vom Dihydropyridin-Typ, Antipsychotika, nichtsteroidale entzündungshemmende Arzneimittel (NSAR, Sympathikomimetika.
Hydrochlorothiazid:
Nicht empfohlen: Lithium, Arzneimittel, die den Kaliumspiegel beeinflussen.
Vorsicht: Nichtsteroidale Antirheumatika (NSAR), Kalziumsalze, nicht-depolarisierende Skelettmuskelrelaxantien, Antidiabetika (orale und Insulin), Noradrenalin, Gichtmittel, Amantadin, Salicylate, Cyclosporin, jodhältige Kontrastmittel, andere Antihypertonika.
WH: 24 h vor Anästhesie absetzen. Vorsicht bei peripheren Durchblutungsstörungen (Morbus Raynaud oder Raynaud Syndrom, Claudicatio intermittens), AV-Block 1. Grades, Prinzmetal-Angina, Diabetes, chronisch-obstruktiven Atemwegserkrankungen, Psoriasis.
Hydrochlorothiazid kann bei einem Anti-Doping Test ein positives Resultat ergeben. Verkehrshinweis.
PG: 28 ST (2) (EKO: G) [€ 9,65]

Nomexor plus HCT 5 mg/25 mg - Filmtabletten 10B01
(Z.Nr. 1-28415) RP. P. C07BB12
ZI: Menarini International Operations, Luxemburg
Z: 1 Filmtablette enthält: Nebivolol 5 mg (entspr. Nebivolol hydrochlorid) (entspr. D-Nebivolol 2,5 mg) (entspr. L-Nebivolol 2,5 mg), Hydrochlorothiazid 25 mg, Tablettenkern: Polysorbat 80, Hypromellose, Lactose 116,75 mg (entspr. Lactose monohydrat), Maisstärke, Croscarmellose natrium, Cellulose, mikrokristalline, Siliciumdioxid, hochdispers, wasserfrei, Magnesium stearat; Überzug: (entspr. Hypromellose) (entspr. Cellulose, mikrokristalline) (entspr. Macrogolstearat 40) (entspr. Titandioxid) (entspr. Carmine).
Kurzinformation: siehe Nomexor plus HCT 5 mg/12,5 mg - Filmtabletten, → S. 987
PG: 28 ST (2) (EKO: G) [€ 9,65]

Noradrenalin Aguettant 0,08 mg/ml - Infusionslösung 39A01
(Z.Nr. 1-38966) RP. P. nicht im Handel. C01CA03

Noradrenalin Aguettant 0,25 mg/ml - Infusionslösung 39A01
(Z.Nr. 1-36609) RP. P. C01CA03
ZI: Laboratoire Aguettant, Lyon, Frankreich
Z: 1 ml Infusionslösung enthält: Noradrenalin 0,25 mg (entspr. Noradrenalin-Tartrat 0,5 mg), Natriumchlorid, Dinatrium edetat (entspr. Natrium 3,5 mg) (entspr. → 0,2 mmol), Salzsäure zur pH-Wert-Einstellung, Natriumhydroxid zur pH-Wert-Einstellung, Wasser für Injektionszwecke.
EW: Adrenerg.
AG: Hypotensive Notfälle mit steigendem Noradrenalin-Bedarf.
AA: I.v. Infusion. Lösung ist gebrauchsfertig.
DO: Initial 0,05-0,15 µg/kg KG/min. Erhaltungsdosis 0,05-1,5 µg /kg KG/min.
Ziel: Systolischer Blutdruck 100-120 mm Hg oder arterieller Mitteldruck über 65 mm Hg. Für Kinder und Jugendliche nicht empfohlen.
SST: Nutzen/Risiko-Abwägung. Stillen möglich.
NW: Herzrhythmusstörungen, Bradykardie, Dyspnoe, Magen/Darm, Niere, Hypertonie, periphere Ischämie, Angst, Kopfschmerzen, Hyperglykämie, ischämische Nekrosen im Anwendungsgebiet.
WW: Vorsicht: Inhalationsnarkotika, Digitalis, Diuretika. Wirkungs-

verstärkung durch Antidepressiva, Atropin, Antihistaminika, Methyldopa, Alkohol, MAO-Hemmer, COMT-Hemmer, Theophyllin. Abschwächung durch Betablocker, Phenothiazine. Blutdruckumkehr durch Alpha-Blocker.
WH: Vorsicht bei Diabetes, Hyperkalzämie, Hypokaliämie. Positive Dopingkontrollen möglich.
PG: 10 ST * (EKO: N) [€ 190,65]

Noradrenalin Orpha 1 mg/ml - Konzentrat zur Herstellung einer Infusionslösung 39A01
(Z.Nr. 1-31880) RP. P. C01CA03
ZI: Orpha-Devel, Purkersdorf
Z: 1 ml Konzentrat enthält: Noradrenalin 1 mg (entspr. Noradrenalinbitartrat-monohydrat 2 mg), Natriumchlorid 8,5 mg, EDTA (entspr. Ethylendiamintetraessigsäure), Wasser für Injektionszwecke.
EW: Katecholamin, wirkt alpha- und beta1-mimetisch.
AG: Notfallarzneimittel zur Wiederherstellung des Blutdrucks bei akuter Hypotonie (z.B. Schock).
AA: I.v. Infusion nach Verdünnen (5 ml Konzentrat mit Kochsalz- oder Glukoselösung auf 50 ml verdünnen). Cave Extravasation!
DO: 1-20 mcg/min. Für Kinder und Jugendliche nicht empfohlen.
GA: Hypertonie, Hyperthyreose, Phäochromozytom, Engwinkelglaukom, Prostataadenom, absolute Arrhythmie, schwere Herz-, Nierenerkrankungen, Cor pulmonale, Gefäßsklerose.
SST: Nutzen/Risiko-Abwägung. Stillen möglich.
NW: Herzrhythmusstörungen, Bradykardie, Dyspnoe, Magen/Darm, Niere, Hypertonie, periphere Ischämie, Angst, Kopfschmerzen, Hyperglykämie, ischämische Nekrosen im Anwendungsgebiet.
WW: Vorsicht: Inhalationsnarkotika, Digitalis, Diuretika. Wirkungsverstärkung durch Antidepressiva, Atropin, Antihistaminika, Methyldopa, Alkohol, MAO-Hemmer, COMT-Hemmer, Theophyllin. Abschwächung durch Betablocker, Phenothiazine. Blutdruckumkehr durch Alpha-Blocker.
WH: Vorsicht bei Diabetes, Hyperkalzämie, Hypokaliämie. Positive Dopingkontrollen möglich.
PG: **1ML** 10 ST * (EKO: N) [€ 20,70], **5ML** 5 ST * (EKO: N) [€ 26,50], **10ML** 5 ST * (EKO: N) [€ 40,15]

N

Nordimet 7,5 mg - Injektionslösung in einem Fertigpen 13A02, 22F01
(Z.Nr. EU/1/16/1124/*) NR. P. nicht im Handel.
L04AX03

Nordimet 10 mg - Injektionslösung in einem Fertigpen 13A02, 22F01
(Z.Nr. EU/1/16/1124/*) NR. P. nicht im Handel.
L04AX03

Nordimet 12,5 mg - Injektionslösung in einem Fertigpen 13A02, 22F01
(Z.Nr. EU/1/16/1124/*) NR. P. nicht im Handel.
L04AX03

Nordimet 15 mg - Injektionslösung in einem Fertigpen 13A02, 22F01
(Z.Nr. EU/1/16/1124/*) NR. P.
L04AX03
ZI: Nordic Group, Hoofddorp, Niederlande
Z: 1 Fertigpen zu 0,6 ml enthält: Methotrexat 15 mg, Natriumchlorid, Natriumhydroxid zur pH-Wert-Einstellung, Wasser für Injektionszwecke.
EW: Folsäureantagonist, Antimetabolit.
AG: Aktive rheumatoide Arthritis, schwere aktive juvenile idiopathische Arthritis, therapieresistente Psoriasis vulgaris und Psoriasis-Arthritis.
AA: S.c.
DO: 1mal wöchentlich 7,5 mg. MD 25 mg pro Woche.
Juvenile Arthritis: 1mal wöchentlich 10-15 mg/m² KOF. Keine Daten an Kindern unter 3 Jahren.
GA: Schwere Leber-, Blutbild- oder Nierenschäden, Alkoholabusus, Immundefizienz, Tuberkulose, HIV, Stomatitis, Magen/Darm-Ulzera.
SST: Gegenanzeige in der Schwangerschaft bei nicht- onkologischen Indikationen und in der Stillzeit; Kontrazeption für Frauen und Männer (und deren Partner) bis 6 Monate nach Therapieende erforderlich.
NW: Magen/Darm (Mund- und Rachenulzera), Leber, Blutbild, ZNS, Lunge (Pneumonie, Eosinophilie, pulmonale alveoläre Blutungen), Haut.
WW: Cave Alkohol. Gegenanzeige: Lebendimpfstoffe. Vorsicht: Hämatotoxische und hepatotoxische Arzneimittel, Immunmodulatoren, Protonenpumpenhemmer, Theophyllin; WW mit vielen Arzneimitteln möglich.
WH: Patienten auf die einmal wöchentliche Anwendung hinweisen. Kontrollen: Blutbild, Niere, Thoraxröntgen, Leber, Niere, Lungenfunktion. Verkehrshinweis. Bei Vergiftung Antidot Kalziumfolinat i.v. oder i.m.
PG: 1 ST * (EKO: N) [€ 30,75], **1X4** 4 ST * (EKO: N) [€ 112,40]

Nordimet 17,5 mg - Injektionslösung in einem Fertigpen 13A02, 22F01
(Z.Nr. EU/1/16/1124/*) NR. P.
L04AX03
ZI: Nordic Group, Hoofddorp, Niederlande
Z: 1 Fertigpen zu 0,7 ml enthält: Methotrexat 17,5 mg, Natriumchlorid, Natriumhydroxid zur pH-Wert-Einstellung, Wasser für Injektionszwecke.
Kurzinformation: siehe Nordimet 15 mg - Injektionslösung in einem Fertigpen, → S. 988
PG: 1 ST * (EKO: N) [€ 36,95], **1X4** 4 ST * (EKO: N) [€ 135,00]

Nordimet 20 mg - Injektionslösung in einem Fertigpen 13A02, 22F01
(Z.Nr. EU/1/16/1124/*) NR. P.
L04AX03
ZI: Nordic Group, Hoofddorp, Niederlande
Z: 1 Fertigpen zu 0,8 ml enthält: Methotrexat 20 mg, Natriumchlorid, Natriumhydroxid zur pH-Wert-Einstellung, Wasser für Injektionszwecke.
Kurzinformation: siehe Nordimet 15 mg - Injektionslösung in einem Fertigpen, → S. 988
PG: 1 ST * (EKO: N) [€ 43,10], **1X4** 4 ST * (EKO: N) [€ 153,80]

Nordimet 22,5 mg - Injektionslösung in einem Fertigpen 13A02, 22F01
(Z.Nr. EU/1/16/1124/*) NR. P.
L04AX03
ZI: Nordic Group, Hoofddorp, Niederlande
Z: 1 Fertigpen zu 0,9 ml enthält: Methotrexat 22,5 mg, Natriumchlorid, Natriumhydroxid zur pH-Wert-Einstellung, Wasser für Injektionszwecke.
Kurzinformation: siehe Nordimet 15 mg - Injektionslösung in einem Fertigpen, → S. 988
PG: 1 ST * (EKO: N) [€ 46,65], **1X4** 4 ST * (EKO: N) [€ 164,25]

Nordimet 25 mg - Injektionslösung in einem Fertigpen 13A02, 22F01
(Z.Nr. EU/1/16/1124/*) NR. P.
L04AX03
ZI: Nordic Group, Hoofddorp, Niederlande
Z: 1 Fertigpen zu 1 ml enthält: Methotrexat 25 mg, Natriumchlorid, Natriumhydroxid zur pH-Wert-Einstellung, Wasser für Injektionszwecke.
Kurzinformation: siehe Nordimet 15 mg - Injektionslösung in einem Fertigpen, → S. 988
PG: 1 ST * (EKO: N) [€ 48,45], **1X4** 4 ST * (EKO: N) [€ 176,70]

Nordimet 7,5 mg - Injektionslösung in einer Fertigspritze 13A02, 22F01
(Z.Nr. EU/1/16/1124/*) NR. P. nicht im Handel.
L04AX03

Nordimet 10 mg - Injektionslösung in einer Fertigspritze 13A02, 22F01
(Z.Nr. EU/1/16/1124/*) NR. P. nicht im Handel.
L04AX03

Nordimet 12,5 mg - Injektionslösung in einer Fertigspritze 13A02, 22F01
(Z.Nr. EU/1/16/1124/*) NR. P. nicht im Handel.
L04AX03

Nordimet 15 mg - Injektionslösung in einer Fertigspritze 13A02, 22F01
(Z.Nr. EU/1/16/1124/*) NR. P.
L04AX03
ZI: Nordic Group, Hoofddorp, Niederlande
Z: 1 Fertigspritze zu 0,6 ml enthält: Methotrexat 15 mg, Natriumchlorid, Natriumhydroxid zur pH-Wert-Einstellung, Wasser für Injektionszwecke.
Kurzinformation: siehe Nordimet 15 mg - Injektionslösung in einem Fertigpen, → S. 988
PG: 1 ST * (EKO: N) [€ 30,75], **4X1** 4 ST * (EKO: N) [€ 112,40]

Nordimet 17,5 mg - Injektionslösung in einer Fertigspritze 13A02, 22F01
(Z.Nr. EU/1/16/1124/*) NR. P.
L04AX03
ZI: Nordic Group, Hoofddorp, Niederlande
Z: 1 Fertigspritze zu 0,7 ml enthält: Methotrexat 17,5 mg,

Natriumchlorid, Natriumhydroxid zur pH-Wert-Einstellung, Wasser für Injektionszwecke.
Kurzinformation: siehe Nordimet 15 mg - Injektionslösung in einem Fertigpen, → S. 988
PG: 1 ST * (EKO: N) [€ 36,95], **4X1** 4 ST * (EKO: N) [€ 135,00]

Nordimet 20 mg - Injektionslösung in einer Fertigspritze 13A02, 22F01
(Z.Nr. EU/1/16/1124/*) NR. P. L04AX03
ZI: Nordic Group, Hoofddorp, Niederlande
Z: 1 Fertigspritze zu 0,8 ml enthält: Methotrexat 20 mg, Natriumchlorid, Natriumhydroxid zur pH-Wert-Einstellung, Wasser für Injektionszwecke.
Kurzinformation: siehe Nordimet 15 mg - Injektionslösung in einem Fertigpen, → S. 988
PG: 1 ST * (EKO: N) [€ 43,10], **4X1** 4 ST * (EKO: N) [€ 153,80]

Nordimet 22,5 mg - Injektionslösung in einer Fertigspritze 13A02, 22F01
(Z.Nr. EU/1/16/1124/*) NR. P. L04AX03
ZI: Nordic Group, Hoofddorp, Niederlande
Z: 1 Fertigspritze zu 0,9 ml enthält: Methotrexat 22,5 mg, Natriumchlorid, Natriumhydroxid zur pH-Wert-Einstellung, Wasser für Injektionszwecke.
Kurzinformation: siehe Nordimet 15 mg - Injektionslösung in einem Fertigpen, → S. 988
PG: 1 ST * (EKO: N) [€ 46,65], **4X1** 4 ST * (EKO: N) [€ 164,25]

Nordimet 25 mg - Injektionslösung in einer Fertigspritze 13A02, 22F01
(Z.Nr. EU/1/16/1124/*) NR. P. L04AX03
ZI: Nordic Group, Hoofddorp, Niederlande
Z: 1 Fertigspritze zu 1 ml enthält: Methotrexat 25 mg, Natriumchlorid, Natriumhydroxid zur pH-Wert-Einstellung, Wasser für Injektionszwecke.
Kurzinformation: siehe Nordimet 15 mg - Injektionslösung in einem Fertigpen, → S. 988
PG: 1 ST * (EKO: N) [€ 48,45], **4X1** 4 ST * (EKO: N) [€ 176,70]

Norditropin FlexPro 5 mg/1,5 ml - Injektionslösung in einem Fertigpen 31B01
(Z.Nr. 2-00367) RP. P. E. H01AC01
ZI: Novo-Nordisk Pharma, Wien
Z: 1 ml Lösung enthält: Somatropin 3,3 mg, hergestellt durch rekombinante DNA-Technologie in Escherichia coli Mannitol, Histidin, Poloxamer 188, Phenol, Wasser für Injektionszwecke, Salzsäure zur pH-Wert-Einstellung, Natriumhydroxid zur pH-Wert-Einstellung.
EW: Gentechnologisch hergestelltes Wachstumshormon.
AG: Kinder: Wachstumsstörungen durch Wachstumshormonmangel, Ullrich-Turner-Syndrom oder chronische Nierenerkrankung, Wachstumsstörungen infolge einer intrauterinen Wachstumsverzögerung (SGA).
Wachstumsstörung aufgrund eines Noonan-Syndroms.
Erwachsene: Zur Substitution bei ausgeprägtem Wachstumshormonmangel.
Details siehe Austria-Codex - Fachinformation
AA: s.c. täglich am Abend, Injektionsstelle täglich wechseln.
DO: Kinder:
Unzureichende Wachstumshormonausschüttung: TD 0,025-0,035 mg/kg KG Bei Wachstumshormonmangel nach Ende des Längenwachstums Behandlung fortführen.
Ullrich-Turner-Syndrom: TD 0,045-0,067 mg/kg KG.
Chronische Nierenerkrankung: TD 0,05 mg/kg KG.
SGA: TD 0,035 mg/kg KG.
Noonan- Syndrom: TD (0,033) - 0,066 mg/kg KG.
Erwachsene: Beginn des Wachstumshormonmangels in der Kindheit: TD initial 0,2-0,5 mg, Dosisanpassung nach Bedarf.
Beginn des Wachstumshormonmangels im Erwachsenenalter: TD initial 0,1-0,3 mg; Erhaltungsdosis selten höher als 1 mg.
GA: Anzeichen für Tumoraktivität, longitudinale Wachstumsförderung bei Kindern mit geschlossenen Epiphysenfugen.
SST: Anwendung in der Schwangerschaft abgeraten. Vorsicht in der Stillzeit.
NW: Wasserretention, lokale Reaktionen, Karpaltunnelsyndrom, Kopfschmerzen bei Kindern, Diabetes mellitus Typ 2, Lösung der Femoralepiphyse, Ödeme, Haut, Leukämie, Hypothyreose, akute Nebenniereninsuffizienz, Epiphyseolyse am Os femoris, Legg-Calve-Perthes-Krankheit, plötzliche Todesfälle bei Prader-Willi-Syndrom mit Risikofaktoren (schwere Adipositas, Atemwegserkrankungen), leichter Anstieg sekundärer Neoplasien.
WW: Niedrigere Plasmaspiegel von durch CYP3A4 metabolisierten Substanzen (z.B. Sexualsteroide, Kortikosteroide, Antikonvulsiva, Ciclosporin). Beeinflussung durch andere Hormone (orale Estrogene).
WH: Nur von entsprechend qualifizierten Ärzten anzuwenden. Kontrollen: Schilddrüse, Diabeteseinstellung (bei Ullrich-Turner-Syndrom oder SGA Glukosetoleranztest). Auf Tumorrezidive achten. Bei SGA bis zum Erreichen der Endgröße behandeln, IGF-I-Spiegel zweimal jährlich messen. Bei Ulrich-Turner-Syndrom Wachstum von Händen und Füßen überwachen. Vorsicht bei Nierenerkrankungen. Auf benigne intrakranielle Hypertension, Skoliose achten. Positive Dopingkontrollen möglich.
PG: 1 ST RE1 (EKO: Y) [€ 292,40]

Norditropin FlexPro 10 mg/1,5 ml - Injektionslösung in einem Fertigpen 31B01
(Z.Nr. 2-00368) RP. P. E. H01AC01
ZI: Novo-Nordisk Pharma, Wien
Z: 1 ml Lösung enthält: Somatropin 6,7 mg, hergestellt durch rekombinante DNA-Technologie in Escherichia coli Mannitol, Histidin, Poloxamer 188, Phenol, Wasser für Injektionszwecke, Salzsäure zur pH-Wert-Einstellung, Natriumhydroxid zur pH-Wert-Einstellung.
Kurzinformation: siehe Norditropin FlexPro 5 mg/1,5 ml - Injektionslösung in einem Fertigpen, → S. 989
PG: 1 ST RE1 (EKO: Y) [€ 541,20]

Norditropin FlexPro 15 mg/1,5 ml - Injektionslösung in einem Fertigpen 31B01
(Z.Nr. 2-00369) RP. P. E. H01AC01
ZI: Novo-Nordisk Pharma, Wien
Z: 1 ml Lösung enthält: Somatropin 10 mg, hergestellt durch rekombinante DNA-Technologie in Escherichia coli Mannitol, Histidin, Poloxamer 188, Phenol, Wasser für Injektionszwecke, Salzsäure zur pH-Wert-Einstellung, Natriumhydroxid zur pH-Wert-Einstellung.
Kurzinformation: siehe Norditropin FlexPro 5 mg/1,5 ml - Injektionslösung in einem Fertigpen, → S. 989
PG: 1 ST RE1 (EKO: Y) [€ 794,90]

Norditropin NordiFlex 5 mg/1,5 ml - Injektionslösung in einem Fertigpen 31B01
(Z.Nr. 1-25554) RP. P. E. nicht im Handel. H01AC01

Norditropin NordiFlex 10 mg/1,5 ml - Injektionslösung in einem Fertigpen 31B01
(Z.Nr. 1-25555) RP. P. E. nicht im Handel. H01AC01

Norditropin NordiFlex 15 mg/1,5 ml - Injektionslösung in einem Fertigpen 31B01
(Z.Nr. 1-25556) RP. P. E. nicht im Handel. H01AC01

Norditropin SimpleXx 5 mg/1,5 ml - Injektionslösung in einer Patrone 31B01
(Z.Nr. 1-23440) RP. P. E. H01AC01
ZI: Novo-Nordisk Pharma, Wien
Z: 1 ml Lösung enthält: Somatropin 3,3 mg, hergestellt durch rekombinante DNA-Technologie in Escherichia coli Mannitol, Histidin, Poloxamer 188, Phenol, Wasser für Injektionszwecke, Salzsäure zur pH-Wert-Einstellung, Natriumhydroxid zur pH-Wert-Einstellung.
Kurzinformation: siehe Norditropin FlexPro 5 mg/1,5 ml - Injektionslösung in einem Fertigpen, → S. 989
PG: 1 ST RE1 (EKO: Y) [€ 292,40]

Norditropin SimpleXx 10 mg/1,5 ml - Injektionslösung in einer Patrone 31B01
(Z.Nr. 1-23441) RP. P. E. H01AC01
ZI: Novo-Nordisk Pharma, Wien
Z: 1 ml Lösung enthält: Somatropin 6,7 mg, hergestellt durch rekombinante DNA-Technologie in Escherichia coli Mannitol, Histidin, Poloxamer 188, Phenol, Wasser für Injektionszwecke, Salzsäure zur pH-Wert-Einstellung, Natriumhydroxid zur pH-Wert-Einstellung.
Kurzinformation: siehe Norditropin FlexPro 5 mg/1,5 ml - Injektionslösung in einem Fertigpen, → S. 989
PG: 1 ST RE1 (EKO: Y) [€ 541,20]

Norditropin SimpleXx 10 mg/1,5 ml - Injektionslösung in einer Patrone 31B01
(Z.Nr. 1-23441-P1) RP. P. E. Parallelimport. H01AC01
nicht im Handel.

Norditropin SimpleXx 15 mg/1,5 ml - Injektionslösung in einer Patrone 31B01
(Z.Nr. 1-23443) RP. P. E. H01AC01
ZI: Novo-Nordisk Pharma, Wien
Z: 1 ml Lösung enthält: Somatropin 10 mg, hergestellt durch rekombinante DNA-Technologie in Escherichia coli Mannitol, Histidin, Poloxamer 188, Phenol, Wasser für Injektionszwecke, Salzsäure zur pH-Wert-Einstellung, Natriumhydroxid zur pH-Wert-Einstellung.
Kurzinformation: siehe Norditropin FlexPro 5 mg/1,5 ml - Injektionslösung in einem Fertigpen, → S. 989
PG: 1 ST RE1 (EKO: Y) [€ 794,90]

Norditropin SimpleXx 15 mg/1,5 ml - Injektionslösung in einer Patrone 31B01
(Z.Nr. 1-23443-P2) RP. P. E. Parallelimport. H01AC01
nicht im Handel.

Norepinephrin Kalceks 1 mg/ml - Konzentrat zur Herstellung einer Infusionslösung 39A01
(Z.Nr. 1-40103) RP. P. nicht im Handel. C01CA03

Norfloxacin Sandoz 400 mg - Filmtabletten 52A03
(Z.Nr. 1-20252) NR. P. nicht im Handel. J01MA06

Norgesic 35 mg/450 mg - Tabletten 46B02
(Z.Nr. 0-12948) RP. P. M03BC51
ZI: Meda Pharma, Wien
Z: 1 Tablette enthält: Orphenadrin citrat 35 mg, Paracetamol 450 mg, Cellulose, mikrokristalline, Stärke, prägelatiniert, Magnesium stearat, Siliciumdioxid, kolloidales.
EW: Muskelrelaxans + Analgetikum.
AG: Kurzfristig bei schmerzhaften Muskelaffektionen (Muskelspasmen).
AA: Unzerkaut mit Flüssigkeit.
DO: 2mal tgl. 2 Tabletten. MTD 4 Tabletten. Dosisreduktion bei Leber- oder Nierenschäden. Nicht für Kinder und Jugendliche.
GA: Myasthenie, Engwinkelglaukom, Prostataadenom, Alkoholismus, schwere Leber- oder Nierenschäden, Glukose-6-Phosphat-Dehydrogenasemangel, Magen/Darm-Stenosen, Megacolon.
SST: Gegenanzeige.
NW: Magen/Darm, Vegetativum, Allergien (vereinzelt Schock), Asthma, Leber-, Nierenschäden, Euphorie, Gedächtnisstörungen, ZNS, Sehstörungen, Absetzsymptomatik.
WW: Nicht empfohlen: Chlorpromazin. Vorsicht: Anticholinergika verstärkt, Levodopa verstärkt, Leberenzyminduktoren (verstärkt toxische Metabolite), Chloramphenicol, Salizylamid (Kumulation), Alkohol (lebertoxisch), Zidovudin (Neutropenie). Opioide (ZNS-Dämpfung verstärkt).
GE: Euphorisierende Wirkung von Orphenadrin beachten.
WH: Vorsicht bei Fehl- oder Unterernährung, Gilbert-Syndrom, Oxalurie, Abhängigkeitsanamnese. Max. 10 Tage anwenden. Verkehrshinweis. Bei Paracetamolvergiftung N-Acetyl-Cystein i.v. geben. Antidot bei Vergiftungen mit Orphenadrin: Physostigminsalizylat.
PG: 30 ST (2) (EKO: G) [€ 5,30]

Norit Carbomix 50 g - Granulat zur Herstellung einer Suspension zum Einnehmen 07H
(Z.Nr. 1-21951) RPF. P. V03AB
ZI: Cabot Norit Nederland, Amersfoort, Niederlande
Z: 1 Flasche enthält: Kohle, medizinische 50 g, Citronensäure monohydrat, Glycerol, Gummi arabisch.
AG: Akute orale Vergiftungen.
AA: Oral nach Zubereiten der Suspension. Flasche hat Aufsatz als Adapter zum direkten Anschluss einer Magensonde.
DO: 50-100 g möglichst bald verabreichen.
Kinder: 1 g/kg KG.
Bei Kindern unter 12 Jahren ½ Flasche, bei Kindern unter 4 Jahren ¼ Flasche initial verabreichen und ev. einige Male wiederholen. Kann auch bei Erbrechen oder Magenspülungen angewendet werden.
GA: Vergiftungen durch ätzende Stoffe.
SST: Anwendung möglich. Interaktion mit oralen Kontrazeptiva möglich.
NW: Magen/Darm, in hoher Dosierung Dünndarmverschluss.
WW: Furosemid, Ovulationshemmer abgeschwächt. Antiperistaltische Arzneimittel nicht empfohlen.
WH: Bei Vergiftungen sofort Arzt zu Rate ziehen und danach Suspension verabreichen. Nicht wirksam bei Vergiftungen durch Cyanid, Eisen, Lithium, Methanol, Ethylenglykol, Petroleum.
PG: 1 ST * (EKO: N) [€ 21,30]

Normakut 2 mg - Brausetabletten 42I01
(Z.Nr. 1-24707) RPF. P. nicht im Handel. A07DA03

Normastigmin 2,5 mg - Ampullen 07L03, 52C, 56C02
(Z.Nr. 0-10293) RP. P. N07AA01
ZI: Sigmapharm, Wien
Z: 1 Ampulle zu 1 ml enthält: Neostigmin methylsulfat 2,5 mg, Kochsalzlösung physiologisch, Natriumchlorid (entspr. Natrium 3 mg), Aqua ad injectionem.
EW: Cholinesterasehemmstoff.
AG: Atonie des Darmes oder der Harnwege (postoperativ), Myasthenia gravis, Aufhebung einer nicht depolarisierenden Muskelrelaxation.
AA: S.c., i.m. oder i.v.
DO: Postoperative Darmatonie: Prophylaxe: 0,25 mg s.c. oder i.m., Therapie 0,5 mg s.c. oder i.m. oder langsam i.v., Wiederholung nach 4 Std.; Kinder und Jugendliche 0,125-0,25 mg s.c. oder i.m.
Postoperative Harnretention: 0,5 mg s.c. oder i.m. oder langsam i.v., Kinder und Jugendliche 0,125-0,25 mg s.c. oder i.m.
Myasthenie: TD 0,5-2,5 mg, ev. mit 0,3 mg Atropinsulfat. Kinder und Jugendliche: 0,025-0,4 mg/kg KG.
Aufhebung von Muskelrelaxantien: 1,25-2,5 (- max. 5) mg langsam i.v., zusätzlich mit Atropinsulfat (0,6-1,2 mg i.v. getrennt und vor Neostigmin spritzen). Kinder ab 2 Jahren und Jugendliche: 0,05 mg/kg KG (max. 2,5 mg).
GA: Darm- oder Harnwegverschluss, Peritonitis, Iritis, Myotonie, Hypotonie, schwere Herzrhythmusstörungen, Herzinsuffizienz, frischer Herzinfarkt, Herztransplantation.
SST: Strengste Indikationsstellung, Neugeborene 10 Tage auf Myasthenie überwachen.
NW: Speichelfluss, Bauchkrämpfe, Harndrang, Sehstörungen, Bronchialverengung, Schwitzen, Bradykardie, Blutdruckabfall, Zuckungen der Skelettmuskulatur, bei Überdosierung Lähmung.
WW: Curare abgeschwächt, Beta-Blocker, andere cholinerge Agonisten, Suxamethonium, Opiate, Barbiturate verstärkt. Abschwächung von Neostigmin durch Streptomycin, Narkotika (Cyclopropan oder Halothan meiden), Lokalanästhetika. Atropin antagonisiert muskarinische Wirkungen von Neostigmin.
WH: Vorsicht bei Magen/Darm-Ulcera, Epilepsie, Asthma, Koliken, Parkinsonismus.
1 Stunde nach erfolgloser Neostigmin-Gabe Harnblase katheterisieren.
Verkehrshinweis.
Bei Überdosierung Lähmungen (cholinerge Krise). Antidot Atropinsulfat (1-2 mg i.v.). Myasthenische Krise wird durch Neostigmin gebessert.
Neostigmin-Test nur bei Beatmungsmöglichkeit durchführen.
PG: 5 ST * (EKO: N) [€ 11,05], 50 ST * (EKO: N) [€ 80,70]

Normhydral - lösliches Pulver 42G04
(Z.Nr. 1-21601) RPF. P. A07CA
ZI: Gebro Pharma, Fieberbrunn
Z: 1 Beutel zu 13,1 g enthält: Glucose wasserfrei 10 g, Natriumchlorid 0,875 g, Natriumcitrat-2-Wasser 1,475 g, Kaliumchlorid 0,75 g (entspr. Glucose 111 mmol/l), (entspr. Natrium 60 mmol/l), (entspr. Kalium 20 mmol/l), (entspr. Citrat 10 mmol/l), (entspr. Chlorid 50 mmol/l), Siliciumdioxid.
EW: Elektrolytlösung.
AG: Elektrolyt- und Flüssigkeitszufuhr bei akuten Durchfallerkrankungen mit und ohne Erbrechen bei Jugendlichen und Erwachsenen.
AA: Oral, in 500 ml Wasser oder Tee gelöst.
DO: Ca. 50 ml/kg KG.
GA: Unstillbares Erbrechen, Bewusstlosigkeit, Schock, schwere Nierenschäden, metabolische Alkalose, Anurie, Monosaccharid-Malabsorption, Diabetes. i
SST: Anwendung möglich.
NW: Bei Überdosierung Elektrolytentgleisung.
WW: Lebensmittel oder mit Kohlenhydraten gesüßte Flüssigkeiten (Hypernatriämie), Digitalis (Kalium!).
WH: Vorsicht bei Herzinsuffizienz, Hypertonie, Nierenschäden.
Bei Überdosierung sofort Flüssigkeit geben, Elektrolyte messen.
1 Beutel entspricht 0,8 BE.
PG: 5 ST (EKO: G) [€ 8,50]

Normohex 0,2 mg - Filmtabletten 10A02
(Z.Nr. 1-25212) RP. P. C02AC05
ZI: Hexal Pharma, Wien
Z: 1 Filmtablette enthält: Moxonidin 0,2 mg, Tablettenkern: Lactose 89,5 mg (entspr. Lactose monohydrat), Crospovidon, Povidon K25, Magnesium stearat; Filmschicht Hypromellose, Titandioxid, Macrogol 400, Eisenoxid rot.
EW: Zentral wirksamer Blutdrucksenker.
AG: Leichte und mittelschwere Hypertonie.
AA: Oral mit Flüssigkeit einnehmen.
DO: Initial 0,2 mg morgens; TD meist 0,2-0,4 mg in 1 oder 2 ED.

MED 0,4 mg, MTD 0,6 mg.
Dosisreduktion bei mäßig eingeschränkter Nierenfunktion. Nicht für Kinder und Jugendliche unter 16 Jahren.
GA: Sick-Sinus-Syndrom, AV-Block 2. und 3. Grades, Ruhebradykardie, Herzinsuffizienz.
SST: Zwingende Indikationsstellung in der Schwangerschaft, nicht stillen.
NW: Mundtrockenheit, Kopfschmerzen, ZNS-Dämpfung, Schwindel, Schläfrigkeit, Magen/Darm, Orthostase, Allergien, Leber.
WW: Nicht empfohlen: Trizyklische Antidepressiva. Vorsicht: Andere Blutdrucksenker, ZNS-Dämpfer verstärkt.
WH: Vorsicht bei älteren Patienten, AV-Block 1. Grades, frischem Myokardinfarkt und peripheren Durchblutungsstörungen. Bei kombinierter Behandlung mit Beta-Blockern zuerst Beta-Blocker und einige Tage später Moxonidin absetzen. Nicht abrupt absetzen. Verkehrshinweis.
Bei Überdosierung bei schwerer Bradykardie Atropin, bei paradoxer Blutdrucksteigerung Alpha-Blocker.
PG: 10 ST (2) (EKO: G) [€ 2,65], 30 ST (2) (EKO: G) [€ 6,90]

Normohex 0,3 mg - Filmtabletten 10A02

(Z.Nr. 1-25213) RP. P. C02AC05
ZI: Hexal Pharma, Wien
Z: 1 Filmtablette enthält: Moxonidin 0,3 mg, Tablettenkern: Lactose 89,4 mg (entspr. Lactose monohydrat), Crospovidon, Povidon K25, Magnesium stearat; Filmschicht Hypromellose, Titandioxid, Macrogol 400, Eisenoxid rot.
Kurzinformation: siehe Normohex 0,2 mg - Filmtabletten, → S. 990
PG: 10 ST (2) (EKO: G) [€ 3,40 n.l.], 30 ST (2) (EKO: G) [€ 8,85]

Normohex 0,4 mg - Filmtabletten 10A02

(Z.Nr. 1-25214) RP. P. n.l. C02AC05
ZI: Hexal Pharma, Wien
Z: 1 Filmtablette enthält: Moxonidin 0,4 mg, Tablettenkern: Lactose 89,3 mg (entspr. Lactose monohydrat), Crospovidon, Povidon K25, Magnesium stearat; Filmschicht Hypromellose, Titandioxid, Macrogol 400, Eisenoxid rot.
PG: 10 ST (2) (EKO: G) [€ 3,40 n.l.], 30 ST (2) (EKO: G) [€ 8,85 n.l.]

Normolyt für Kinder - lösliches Pulver 42G04

(Z.Nr. 1-18775) RP. P. A07CA
ZI: Gebro Pharma, Fieberbrunn
Z: 1 Beutel zu 5,4 g enthält: Glucose wasserfrei 4 g, Natriumchlorid 0,35 g, Natrium citrat 0,59 g, Kaliumchlorid 0,3 g, Saccharin natrium 0,015 g (entspr. Natrium 60 mmol/l), (entspr. Kalium 20 mmol/l), (entspr. Citrat 10 mmol/l), (entspr. Chlorid 50 mmol/l).
EW: Elektrolytlösung.
AG: Elektrolyt- und Flüssigkeitszufuhr bei akuten Durchfallerkrankungen, mit und ohne Erbrechen bei Säuglingen und Kindern.
AA: Oral, in 200 ml Wasser oder Tee gelöst.
DO: Rehydrierung: Bis 50 ml/kg KG in mittelschweren und schweren Fällen bis 100 ml/kg KG.
Realimentationsphase: Nach Bedarf (1 Durchfallportion entspricht etwa 50-100 ml). Max. 36 Stunden mit Normolyt behandeln.
GA: Unstillbares Erbrechen, Bewusstseinstrübungen, Schock, schwere Nieren- schäden, metabolische Alkalose, Anurie, Monosaccharid-Malabsorption, Diabetes
SST: Anwendung möglich.
NW: Bei Überdosierung Elektrolytentgleisung.
WW: Lebensmittel oder mit Kohlenhydraten gesüßte Flüssigkeiten (Hypernatriämie), Digitalis (Kalium!).
WH: Säuglingstoxikose ärztlich behandeln. Bei Cholera und schwerer Hyponatri- ämie Glukose-Elektrolytlösung mit höherer Natrium-Konzentration (90 mmol/l) verwenden.
Bei Überdosierung sofort Wasser trinken, i.v. Korrektur der Elektrolytverschiebungen.
1 Beutel entspricht 0,8 BE.
PG: 10 ST F14 (EKO: G) [€ 8,50]

Normosang 25 mg/ml - Konzentrat zur Herstellung einer Infusionslösung 27D03

(Z.Nr. 1-27260) NR. P. E. B06AB01
ZI: Recordati Rare Diseases, Puteaux, Frankreich
Z: 1 Ampulle zu 10 ml enthält: Haemin 250 mg, Arginin, Ethanol 96% (V/V) 1 g, Propylenglycol, Wasser für Injektionszwecke.
EW: Hämatologikum.
AG: Akute Schübe hepatischer Porphyrien.
AA: I.v. Infusion (auch zentralvenös) über mindestens 30 min.
DO: 1mal tgl. 3 mg/kg KG für 4 Tage. MTD 250 mg.
SST: Klare Indikationsstellung.
NW: Lokale Reaktionen, Überempfindlichkeit, Serumferritinanstieg, Venen- reizung, Thrombose am Infusionsort.
WW: CYP450-Aktivität erhöht.
WH: Klare Diagnosestellung, dann frühzeitig mit der Therapie beginnen. Ethanolgehalt (1 g/Ampulle) beachten. Nicht zur Prävention. Extravasationen vermeiden.
PG: 4 ST * (EKO: N) [€ 4.943,25]

🐾 Norocarp 50 mg/ml - Injektionslösung für Hunde und Katzen 806AZ

(Z.Nr. 8-00779) RP. P. QM01AE91
ZI: Norbrook Laboratories (Ireland), Monaghan, Irland
Z: 1 ml Injektionslösung enthält: Carprofen 50 mg, Benzylalkohol 10 mg, Natrium formaldehydsulfoxylat 2,5 mg, L-Arginin, Poloxamer 188 (entspr. Lutrol F68), Wasser für Injektionszwecke.
EW: Nichtsteroidales Antiphlogistikum.
AG: Postoperative Schmerzen beim Hund und nach Ovariohysterektomie bei Katzen.
AA: Hund: I.v. oder s.c.; Katze: i.v.
DO: Hund: 4 mg/kg KG präoperativ, ev. weitere 2 mg/kg KG binnen 24 Std.
Ev. Fortführung oral (4 mg/kg KG tgl. bis zu 5 Tage).
Katze: ED 4 mg/kg KG mindestens 30 min. vor Beginn der Anästhesie.
GA: Herz-, Leber-, Nierenschäden, Magen/Darm-Ulzera oder Blutungen, Katzen unter 5 Monaten, Hunde unter 10 Monaten, Operationen mit großem Blut- verlust.
SST: Nicht anwenden.
NW: Magen/Darm, Lethargie, Niere, Leber, lokale Schwellungen.
WW: Andere nichtsteroidale Antiphlogistika oder Glukokortikoide (24 Std.
Abstand), potenziell nephrotoxische Arzneimittel.
WH: Vorsicht bei älteren Tieren. Nicht bei dehydrierten oder hypotonen Tieren anwenden. Bakterielle Infektionen gleichzeitig antimikrobiell behandeln.
PG: 20 ML VT [€ 59,60]

🐾 Norocarp 50 mg/ml - Injektionslösung für Rinder 806AZ, 807AZ

(Z.Nr. 8-00821) RP. P. VNW. QM01AE91
ZI: Norbrook Laboratories (Ireland), Monaghan, Irland
Z: 1 ml Injektionslösung enthält: Carprofen 50 mg, Ethanol, wasserfrei 0,1 ml, Natrium formaldehydsulfoxylat 2 mg, Polyethylenglykol 600, Polyethylenglykol 4000, L-Arginin, Natriumhydroxid, Wasser für Injektionszwecke.
EW: Nichtsteroidales Antiphlogistikum.
AG: Zusatz zu antimikrobieller Therapie bei Rindern zur Reduktion der Symptome bei akuten infektiösen Atemwegserkrankungen.
AA: S.c. oder i.v.
DO: Einmalig 1,4 mg/kg KG (=1 ml je 35 kg KG).
GA: Herz-, Leber-, Nierenschäden, Magen/Darm-Ulzera, Blutungsneigung, Blut- dyskrasie.
SST: Nutzen/Risiko-Abwägung.
NW: Lokale Schwellung.
WW: Nicht gleichzeitig mit anderen nichtsteroidalen Antiphlogistika oder Kortikosteroiden anwenden. Antikoagulantien (Gerinnung überwachen).
Potentiell nephrotoxische Arzneimittel vermeiden.
WH: Nicht bei dehydrierten, hypovolämischen oder hypotonischen Tieren anwenden.
VNW: Essbare Gewebe: 21 Tage. Milch: 0 Tage.
PG: 50 ML VNW [€ 65,75]

🐾 Norocarp 20 mg - Tabletten für Hunde 806AZ

(Z.Nr. 8-00621) RP. P. QM01AE91
ZI: Norbrook Laboratories (Ireland), Monaghan, Irland
Z: 1 Tablette enthält: Carprofen 20 mg, Cellulose, mikrokristalline, Lactose monohydrat, Croscarmellose natrium, Povidon K30, Natrium laurylsulfat, Magnesium stearat.
EW: Nichtsteroidaler Entzündungshemmer.
AG: Schmerzen und Entzündungen durch Erkrankungen des Bewegungsapparates beim Hund. Orale Weiterbehandlung von postoperativen Schmerzen.
AA: Zum Eingeben.
DO: TD 4 mg/kg KG in 1 oder 2 ED.
GA: Katzen, Welpen unter 4 Monaten, Hunde mit Herz-, Leber-, Nierenschäden, Gefahr von Magen/Darm-Geschwüren, Gerinnungsstörungen, Blutungsneigung, Blutdyskrasie.
SST: Nicht anwenden.
NW: Magen/Darm, Lethargie, Niere, Leber.
WW: 24 Std. Abstand zu anderen nichtsteroidalen oder steroidalen Entzündungs- hemmern; potentiell nephrotoxische Arzneimittel meiden.
WH: Vorsicht bei älteren Tieren. Bei Hypovolämie, Dehydratation oder Hypotension nicht anwenden. Bakterielle Infektionen gleichzeitig antimikrobiell behandeln.
PG: 100 ST VT [€ 39,00]

🐾 Norocarp 50 mg - Tabletten für Hunde 806AZ

(Z.Nr. 8-00622) RP. P. QM01AE91
ZI: Norbrook Laboratories (Ireland), Monaghan, Irland
Z: 1 Tablette enthält: Carprofen 50 mg, Cellulose, mikrokristalline, Lactose monohydrat, Croscarmellose natrium, Povidon K30, Natrium laurylsulfat, Magnesium stearat.
Kurzinformation: siehe Norocarp 20 mg - Tabletten für Hunde, → S. 991
PG: 100 ST VT [€ 59,00]

🐾 Norocarp 100 mg - Tabletten für Hunde 806AZ

(Z.Nr. 8-00811) RP. P. QM01AE91
ZI: Norbrook Laboratories (Ireland), Monaghan, Irland
Z: 1 Tablette enthält: Carprofen 100 mg, Tartrazin 1,2 mg, Cellulose, mikrokristalline, Lactose monohydrat, Croscarmellose natrium, Povidon K30, Natrium laurylsulfat, Magnesium stearat.
Kurzinformation: siehe Norocarp 20 mg - Tabletten für Hunde, → S. 991
PG: 100 ST VT [€ 110,00]

🐾 Noroclav Flavour 50 mg - Tabletten für Hunde und Katzen 801BA

(Z.Nr. 8-00610) NR. P. QJ01CR02
ZI: Norbrook Laboratories (Ireland), Monaghan, Irland
Z: 1 Tablette enthält: Amoxicillin 40 mg (entspr. Amoxicillin trihydrat), Clavulansäure 10 mg (entspr. Clavulansäure, Kaliumsalz), Natriumstärkeglykolat, Carmoisin Lake 0,245 mg, Copovidon, Magnesium stearat, Cellulose, mikrokristalline, Silikon dioxid, Calciumcarbonat, Magnesium carbonat, schwer, Roast Beef Aroma.
EW: Betalaktam-Antibiotikum.
AG: Infektionen bei Hunden und Katzen durch empfindliche Bakterien: Haut (Pyodermien), Harnwege, Atemwege, Enteritiden durch E. coli.
AA: Oral.
DO: 2mal tgl. 12,5 mg der Wirkstoffkombination pro kg KG.
GA: Schwere Nierenschäden; Kaninchen, Meerschweinchen, Hamster, Rennmäuse, Pferde, Wiederkäuer.
SST: Nutzen/Risiko-Abwägung.
NW: Allergien, Magen/Darm.
WW: Bakteriostatische Substanzen (Chloramphenicol, Markrolide, Sulfonamide, Tetrazykline) können Penicillin-Wirkung hemmen. Penicilline können die Wirkung von Aminoglykosiden steigern.
WH: Vorsicht bei Leber- und Nierenschäden. Nicht bei Pseudomonaden-Infektion anwenden.
PG: 100 ST VT [€ 40,00]

🐾 Noroclav Flavour 250 mg - Tabletten für Hunde 801BA

(Z.Nr. 8-00611) NR. P. QJ01CR02
ZI: Norbrook Laboratories (Ireland), Monaghan, Irland
Z: 1 Filmtablette enthält: Amoxicillin 200 mg (entspr. Amoxicillin trihydrat), Clavulansäure 50 mg (entspr. Clavulansäure, Kaliumsalz), Natriumstärkeglykolat, Carmoisin Lake 1,225 mg, Copovidon, Magnesium stearat, Cellulose, mikrokristalline, Silikon dioxid, Calciumcarbonat, Magnesium carbonat, schwer, Roast Beef Aroma.
EW: Antiinfektiv.
AG: Infektionen gegen empfindliche Erreger (Staphylokokken, E.coli): Haut, Harnwege, Atemwege, Enteritiden.
AA: Oral.
DO: 2mal tgl. 12,5 mg/kg KG.
GA: Kaninchen, Meerschweinchen, Hamster, Rennmäuse, schwere Nierenschäden.
SST: Nutzen/Risiko-Abwägung.
NW: Überempfindlichkeit, Allergien, Magen/Darm.
WW: Bakteriostatische Antibiotika.
WH: Nicht bei Pferden oder Wiederkäuern anwenden. Auf Resistenzen achten.
PG: 250 ST VT [€ 167,50]

🐾 Noroclav Flavour 500 mg - Tabletten für Hunde 801BA

(Z.Nr. 8-00734) NR. P. QJ01CR02
ZI: Norbrook Laboratories (Ireland), Monaghan, Irland
Z: 1 Tablette enthält: Amoxicillin 400 mg (entspr. Amoxicillin trihydrat), Clavulansäure 100 mg (entspr. Clavulansäure, Kaliumsalz), Natriumstärkeglykolat, Carmoisin Lake 2,45 mg, Copovidon K24-36, Magnesium stearat, Cellulose, mikrokristalline, Siliciumdioxid, Calciumcarbonat, Magnesium carbonat, schwer, Roast Beef Aroma.
Kurzinformation: siehe Noroclav Flavour 250 mg - Tabletten für Hunde, → S. 992
PG: 100 ST VT [€ 122,00]

🐾 *Noroclav LC - Suspension zur intramammären Anwendung für laktierende Kühe* 801BK

(Z.Nr. 8-38479) NR. P. VNW. nicht im Handel. QJ51RV01

🐾 Noromectin - Injektionslösung für Rinder, Schafe und Schweine 803A, 804A, 804B

(Z.Nr. 8-00481) NR. P. VNW. QP54AA01
ZI: Norbrook Laboratories (Ireland), Monaghan, Irland
Z: 1 ml Injektionslösung enthält: Ivermectin 10 mg, Glycerinformal, Polyethylenglycol.
EW: Antiparasitär.
AG: Magen- und Darmrundwürmer, Lungenwürmer, Dasselfliegen, Läuse, Räude- milben bei Rindern, Schafen und Schweinen.
AA: S.c., nicht i.v. oder i.m.
DO: Einmalig 0,2 mg/kg KG bei Rind und Schaf bzw. 0,3 mg/kg KG beim Schwein.
SST: Anwendung möglich, wenn Milch nicht zum menschlichen Verzehr vorge- sehen ist. Nicht bei tragenden Färsen innerhalb von 60 Tagen vor dem Kalbetermin einsetzen.
NW: Inappetenz, lokale Reaktionen.
WH: Nicht bei anderen Tierarten (Hunden, Katzen) anwenden. Bei Rindern am Ende der Schwärmzeit der Dasselfliegen anwenden.
VNW: Essbare Gewebe: Rinder 49 Tage, Schafe 35 Tage, Schweine 18 Tage.
Nicht bei laktierenden oder trockenstehenden Rindern oder Schafen anwenden.
PG: 100 ML VNW [€ 64,90], 250 ML VNW [€ 134,75], 500 ML VNW [€ 172,80]

🐾 Noromectin 1,87% - orale Paste für Pferde 803A

(Z.Nr. 8-00529) NR. P. VNW. QP54AA01
ZI: Norbrook Laboratories (Ireland), Monaghan, Irland
Z: 1 g enthält: Ivermectin 18,7 mg.
EW: Antiparasitär.
AG: Magen- und Darmrundwürmer, Mikrofilarien, Lungenwürmer, Magendasseln.
AA: Oral mit Injektor.
DO: Einmalig 200 µg/kg KG.
GA: Hunde und Katzen.
SST: Anwendung in der Trächtigkeit möglich. Muttermilch behandelter Stuten nicht an Jungtiere verfüttern. Nicht für Stuten, deren Milch für den menschlichen Verzehr bestimmt ist.
NW: Bei starkem Mikrofilarienbefall Ödeme, Juckreiz (durch Abtötung der Parasiten).
WH: Nicht bei anderen Tierarten anwenden. Behandelte Tiere sollen keinen direkten Eingang zu Gewässern oder Gräben haben.
PG: 7,49 G VNW [€ 19,30]

🐾 Noromectin 5 mg/ml - Lösung zum Übergießen für Rinder 803A, 804A, 804B

(Z.Nr. 8-00480) NR. P. VNW. QP54AA01
ZI: Norbrook Laboratories (Ireland), Monaghan, Irland
Z: 1 ml Lösung enthält: Ivermectin 5 mg, Crodamol CAP, Isopropylalkohol, Patentblau V 0,005 mg, Triethanolamin.
EW: Antiparasitär.
AG: Magen- und Darmrundwürmer, Lungenwürmer, Augenwürmer, Dassellarven, Räudemilben, Läuse und Haarlinge bei Rindern (Mastrindern und nicht laktierenden Milchrindern).
AA: Entlang der Mittellinie des Rückens zwischen Widerrist und Schwanzansatz übergießen.
DO: Einmalig 500 µg Ivermectin / kg KG (=1 ml pro 10 kg KG).
SST: Anwendung möglich, wenn Milch nicht zum menschlichen Verzehr vorge- sehen ist. Nicht bei tragenden Färsen innerhalb von 60 Tagen vor dem Kalbetermin einsetzen.
WW: GABA- Antagonisten verstärkt.
WH: Nicht zu häufig oder über einen längeren Zeitraum anwenden, nicht unterdosieren.
VNW: Essbares Gewebe 28 Tage.
PG: 250 ML VNW [€ 46,45], 1000 ML VNW [€ 154,70]

🐾 Noromectin Praziquantel Duo 18,7 mg/g + 140,3 mg/g - Paste zum Eingeben für Pferde 803A, 803B2

(Z.Nr. 8-35116) NR. P. VNW. QP54AA51
ZI: Norbrook Laboratories (Ireland), Monaghan, Irland
Z: 1 g enthält: Ivermectin 18,7 mg, Praziquantel 140,3 mg, Hyprolose, Rizinusöl, hydriertes, Hydroxypropylcellulose, Titandioxid 20 mg, Apfel-Aroma, Propylenglycol.
EW: Endektozid.
AG: Mischinfektionen mit Zestoden und Nematoden oder Arthropoden bei Pferden.

AA: Nur zum Eingeben mit Applikationsspritze.
DO: Einmalig 1,07 g Paste pro 100 kg KG.
GA: Fohlen unter 2 Wochen.
SST: Anwendung möglich.
NW: Ödeme, Juckreiz, weiche Fäzes, sehr selten Allergien.
WH: Auf Resistenzen achten. Nur bei Pferden anwenden. Behandlung bei Fohlen unter 2 Monaten nicht notwendig. Unverträglichkeit bei Hunden und Schildkröten.
VNW: Essbare Gewebe 35 Tage.
Nicht für Stuten, deren Milch für den menschlichen Verzehr vorgesehen ist.
PG: 7,49 G VNW [€ 35,95]

🐾 Noroseal 2,6 g - Suspension zur intramammären Anwendung bei Rindern 834D
(Z.Nr. 8-35032) RP. P. QG52X
ZI: Norbrook Laboratories (Ireland), Monaghan, Irland
Z: 1 Euterinjektor mit 4 g Suspension enthält: Bismutnitrat, schweres, basisches 2,6 g, Aluminium(di/tri)stearat, Povidon, iodidiert, Paraffin, dickflüssiges.
EW: Verschließt Zitzenkanal und verhindert Eindringen von Bakterien.
AG: Vorbeugung von Neuinfektionen des Euters während der Trockenstehzeit.
AA: Intramammär.
DO: Inhalt eines Injektors unmittelbar nach dem letzten Melken in jedes Euterviertel einbringen. Nach dem Einbringen Zitzen und Euter nicht massieren!
GA: Subklinische oder klinische Mastitis in der Trockenstehperiode.
SST: Anwendung während der Trächtigkeit möglich. Während der Laktation nicht anwenden.
WH: Tiere regelmäßig auf klinische Mastitis beobachten. Keine weiteren intramammären Präparate verwenden.
PG: 24 ST VN [€ 84,90]

🐾 *Norotril Max 100 mg/ml - Injektionslösung für Rinder* 812AD
(Z.Nr. 8-00908) NR. P. VNW. nicht im Handel. QJ01MA90

Norprolac 0,025 mg und 0,050 mg - Tabletten (Startpackung) 29F, 31B02
(Z.Nr. 1-20873) RP. P. G02CB04
ZI: Ferring Arzneimittel, Wien
Z: 1 Packung enthält: Tablette, rosa 0,025 mg: Quinagolid hydrochlorid 27,3 µg (entspr. Quinagolid 25 µg), Lactose monohydrat 89,91 mg, Cellulose, Maisstärke, Hypromellose, Magnesium stearat, Siliciumdioxid, Eisenoxid rot; Tablette, hellblau 0,05 mg: Quinagolid hydrochlorid 54,6 µg (entspr. Quinagolid 50 µg), Lactose monohydrat 89,82 mg, Cellulose, Maisstärke, Hypromellose, Magnesium stearat, Siliciumdioxid, Indigocarmin.
EW: Dopamin-D_2-Agonist, hemmt Prolaktinsekretion.
AG: Hyperprolaktinämie.
AA: Vor dem Schlafengehen mit etwas Essen einnehmen.
DO: Beginn 1mal tgl. 25 mcg über 3 Tage, dann 1mal tgl. 50 mcg über weitere Tage, ab dem 7. Tag 1mal tgl. 75 mcg. Erhaltungsdosis 1mal tgl.
75-150 mcg, selten bis 300 mcg oder mehr. Keine Dosisempfehlung für Kinder und Jugendliche.
GA: EPH-Gestose (Präeklampsie), schwere Leber- oder Nierenschäden.
SST: Bei Eintritt einer Schwangerschaft absetzen. Laktation wird unterdrückt.
Kontrazeption für Frauen im gebärfähigen Alter ohne Kinderwunsch empfohlen.
NW: Magen/Darm (Erbrechen), ZNS (Schwindel, Kopfschmerzen, Somnolenz), Hypotonie (bis Kollaps), Impulskontrollstörungen (Spielsucht, Libido- steigerung, Hypersexualität).
WW: Cave Alkohol.
WH: Ursache der Hyperprolaktinämie diagnostizieren. Initiale Blutdruck- kontrollen. Vorsicht bei Psychosen. Auf plötzliche Schlafepisoden achten.
Strenger Verkehrshinweis (Somnolenz).
PG: 6 ST IND (EKO: G) [€ 8,25]

Norprolac 0,075 mg - Tabletten 29F, 31B02
(Z.Nr. 1-20874) RP. P. G02CB04
ZI: Ferring Arzneimittel, Wien
Z: 1 Tablette enthält: Quinagolid hydrochlorid 81,9 µg (entspr. Quinagolid 75 µg), Lactose monohydrat 86,99 mg, Cellulose, Maisstärke, Hypromellose, Magnesium stearat, Siliciumdioxid.
Kurzinformation: siehe Norprolac 0,025 mg und 0,050 mg - Tabletten (Startpackung), → S. 993
PG: 30 ST IND (EKO: G) [€ 50,10]

Norspan 5 Mikrogramm/Stunde - transdermales Pflaster 02A01
(Z.Nr. 1-26640) NR. SG. P. nicht im Handel. N02AE01

Norspan 10 Mikrogramm/Stunde - transdermales Pflaster 02A01
(Z.Nr. 1-26641) NR. SG. P. nicht im Handel. N02AE01

Norspan 20 Mikrogramm/Stunde - transdermales Pflaster 02A01
(Z.Nr. 1-26642) NR. SG. P. nicht im Handel. N02AE01

Norvasc 5 mg - Tabletten 21A02
(Z.Nr. 1-19247) RP. P. C08CA01
ZI: Pfizer Corporation Austria, Wien
Z: 1 Tablette enthält: Amlodipin 5 mg (entspr. Amlodipin besilat), Cellulose, mikrokristalline, Calcium hydrogenphosphat, wasserfreies, Carboxymethylstärke, Natrium Typ A, Magnesium stearat.
EW: Kalziumantagonist (Dihydropyridin).
AG: Hypertonie, koronare Herzkrankheit: Chronisch-stabile Angina pectoris, vasospastische (Prinzmetal-) Angina.
AA: Oral.
DO: 1mal tgl. 5 mg (nach 2-4 Wochen bis 10 mg), MTD 10 mg. Kinder ab 6 Jahren und Jugendliche: Anfangs 1mal tgl. 2,5 mg, dann ev. 5 mg.
GA: Schock, hochgradige Aortenstenose, instabile Herzinsuffizienz nach akutem Herzinfarkt, schwere Hypotonie.
SST: Nutzen/Risiko-Abwägung.
NW: Ödeme, Kopfschmerzen, Müdigkeit, Herz/Kreislauf (Tachykardie, Angina pectoris-Anfälle), Haut, Muskel, Schläfrigkeit, Schwindel, Vegetativum, Magen/Darm, Augen, Gelbsucht, Allergien, Knöchelschwellungen.
WW: Vorsicht: CYP3A4-Induktoren oder -Hemmer. Blutdrucksenker, Psychopharmaka (verstärkt blutdrucksenkend). Ciclosporin. Tacrolimus und andere mTor-Inhibitoren. Dantrolen oder Grapefruitsaft meiden.
WH: Vorsicht bei älteren Patienten, Herzinsuffizienz, Leberschäden. Verkehrshinweis.
PG: 28 ST (2) (EKO: G) [€ 5,85]

Norvasc 10 mg - Tabletten 21A02
(Z.Nr. 1-19248) RP. P. nicht im Handel. C08CA01

Norvir 100 mg - Filmtabletten 35E04
(Z.Nr. EU/1/96/016/*) NR. P. J05AE03
ZI: AbbVie Deutschland, Ludwigshafen, Deutschland
Z: 1 Filmtablette enthält: Ritonavir 100 mg, Copovidon, Sorbitan laurat, Calcium hydrogenphosphat, wasserfreies, Siliciumdioxid, hochdisperses, Natriumstearylfumarat; Filmüberzug: Hypromellose, Titandioxid, Macrogol, Hyprolose, Talkum, Siliciumdioxid, hochdisperses, Polysorbat 80.
EW: Antiviraler Proteasehemmer, hemmt CYP3A-vermittelten Stoffwechsel.
AG: HIV-Infektionen bei Erwachsenen und Kinder ab 2 Jahren in Kombination mit anderen antiretroviralen Arzneimitteln.
AA: Mit einer Mahlzeit einnehmen.
DO: Ritonavir 100 mg 2mal tgl. mit
- Amprenavir 600 mg 2mal tgl.
- Fosamprenavir 700 mg 2mal tgl.
- Lopinavir 400 mg 2mal tgl.
- Saquinavir 1000 mg 2mal tgl. bei vorbehandelten Patienten, sonst über die ersten 7 Tage Saquinavir 500 mg 2mal tgl. mit Ritonavir 100 mg 2mal tgl.
- Darunavir 600 mg 2mal tgl. bei vorbehandelten Patienten, sonst Darunavir 800 mg 1mal tgl. mit Ritonavir 100 mg 1mal tgl.
Ritonavir 100 mg 1mal tgl. mit Atazanavir 300 mg 1mal tgl.
Ritonavir 200 mg 2mal tgl. mit Tipranavir 500 mg 2mal tgl.
Ritonavir als antiretrovirales Arzneimittel: 2mal tgl. 600 mg.
Kinder ab 2 Jahren: 2mal tgl. 250-350 mg/m² KOF.
GA: Schwere Leberschäden.
SST: Nutzen/Risiko-Abwägung, nicht stillen. Orale Kontrazeptiva werden beeinflusst, daher alternative Empfängnisverhütung anwenden.
NW: Allergien, Blutbild, Stoffwechsel, ZNS, Seh-, Geschmacksstörungen, Vasodilatation, Husten, Magen/Darm, Leber (Enzymanstiege, Hepatitis, Ikterus), Haut (Juckreiz, Akne, selten schwere Reaktionen), Asthenie, Fieber, Gewichtszunahme, Anstieg von Blutfetten und Blutglukose, Infektionen, Pankreatitis, Ostenekrose, Autoimmunerkrankungen (z.B. M. Basedow) im Rahmen eines Immun-Reaktivierungs-Syndroms.
WW: Kontraindiziert: Alfuzosin, Analgetika, Antiarrhythmika (Amiodaron, Bepridil, Dronedaron, Encainid, Flecainid, Propafenon, Chinidin), Fusidinsäure, Buproprion, Voriconazol, Astemizol, Terfenadin, Rifabutin, Clozapin, Pimozid, Ergotamine, Cisaprid, Lovastatin, Simvastatin, Lomitapid, Triazolam, orales Midazolam, Clorazepat, Diazepam, Estazolam, Flurazepam, Johanniskraut, Avanafil, Vardenafil, Alfuzosin, Pethidin, Piroxicam, Propoxyphen, Quetiapin, Ranolazin, Neratinib, Lurasidon, Sildenafil zur Behandlung der pulmonalen Hypertonie, Venetoclax (Tumorlysesyndrom).

N

Nicht empfohlen: Rivaroxaban, Simeprevir. Vorsicht: PDE5-Hemmer, Theophyllin, Dasatinib, Nilitinib, Vincristin, Vinblastin, Warfarin, Carbamazepin, Lamotrigin, Phenytoin, Antidepressiva, Digoxin, Ethinylöstradiol, Glukokortikoide, Trazodon, Salmeterol, Atorvastatin, Rosuvastatin (Pravastatin oder Fluvastatin empfohlen), Immunsuppressiva, Colchicin, Bedaquilin, Delamanid, Tipranivir, Riociguat, Vorapaxar, Abemaciclib, Glecaprevir / Pibrentasvir.
Viele WW mit anderen anti-retroviralen und nicht anti-retroviralen Arzneimitteln; Details siehe Austria-Codex - Fachinformation.
WH: Vorsicht bei PR-Verlängerung. Vorsichtsmaßnahmen der Kombinationsarzneimittel beachten. Auf Durchfall, Hämophilie, Diabetes, Pankreatitis, Immun-Reaktivierungs-Syndrom, Lebererkrankungen achten.
PG: 30 ST RE2 (EKO: Y) [€ 45,60]

Norvir 100 mg - Filmtabletten 35E04
(Z.Nr. EU/1/96/016/*) NR. P. Parallelimport. J05AE03
nicht im Handel.

Norvir 100 mg - Pulver zur Herstellung einer Suspension zum Einnehmen 35E04
(Z.Nr. EU/1/96/016/*) NR. P. nicht im Handel. J05AE03

Notakehl D3 - Zäpfchen 70X
(Z.Nr. 3-38905) RPF. P. nicht im Handel. V03AX

Notakehl D5 - Ampullen 70X
(Z.Nr. 3-38896) RPF. P. nicht im Handel. V03AX

Notakehl D5 - Tabletten 70X
(Z.Nr. 3-38904) RPF. P. nicht im Handel. V03AX

Notakehl D5 - Tropfen zum Einnehmen 70X
(Z.Nr. 3-38903) RPF. P. nicht im Handel. V03AX

Notta - Tabletten 32X
(Z.Nr. 3-00212) RPF. P. nicht im Handel. V03AX

N

Notta - Tropfen 32X

(Z.Nr. 3-00087) RPF. P. V03AX
ZI: Bittner Richard, Wien
Z: 100 ml (1 ml = 25 Tropfen) enthalten: Avena sativa (Homöopathie) D1 20 ml, Phosphorus (Homöopathie) D12 10 ml, Matricaria recutita (Homöopathie) D12 10 ml (entspr. Chamomilla recutita (Homöopathie)), Coffea arabica (Homöopathie) D12 10 ml, Zincum isovalerianicum (Homöopathie) D12 10 ml, (entspr. Zincum valerianicum (Homöopathie)), Ethanol (entspr. Gesamtethanolgehalt 43 % (m/m)), Wasser, gereinigtes.
EW: Homöopathikum.
AG: Unruhezustände, Gereiztheit, Schlafstörungen, nervöses Herzklopfen.
AA: Pur oder in etwas Wasser verdünnt bis 30 min vor dem Essen oder 1 Std.
nach dem Essen.
DO: Akut halbstündlich bis stündlich (max. 8mal tgl.), chronisch 3mal tgl.
10 Tropfen. Kinder ab 2 Jahren: ED 5 Tropfen.
SST: Vorsicht.
WH: Nicht für Alkoholkranke.
PG: 50 ML * (EKO: N) [€ 15,70]

🐾 Novacoc forte - Infusionslösung für Tiere 802B

(Z.Nr. 8-00520) RP. P. E. VNW. QN02BB02
ZI: Richter Pharma, Feldgasse, Wels
Z: 100 ml Lösung enthalten: Metamizol natrium 4 g, Coffein 0,35 g, Calcium gluconat 10 g, Magnesium glukonat 1 g, Natriumdihydrogenphosphat-2-Wasser 0,402 g, Acetylmethionin 4 g, Glucose 18,182 g (entspr. Glucose monohydrat), Benzylalkohol 1,05 g, Borsäure, Natriumhydroxid, Wasser für Injektionszwecke.
EW: Mischinfusion: Analgetisch, antipyretisch, energetisch, tonisierend.
AG: Unterstützend bei Festliegen, Schmerzen, Fieber durch Infektionen und Intoxikationen (zusätzlich zur antiinfektiösen Therapie) bei Pferden, Rindern und Schweinen.
AA: Langsame i.v. Infusion.
DO: Rind, Pferd: 50 ml/100 kg KG.
Schwein: 4,5 ml/10 kg KG.
GA: Schwere Leber-, Nierenschäden, Blutbildungsstörungen, Bronchialasthma, Magen/Darm-Ulzera, Hyperkalzämie, Koagulopathien, Herzinsuffizienz, Arrhythmien.
SST: Strenge Indikationsstellung in der Spätphase der Trächtigkeit.
NW: Magen/Darm-Blutungen, Niere, Blutbild, Bronchospasmen. Bei zu hoher Infusionsgeschwindigkeit Arrhythmien.
WW: Herzglykoside, Adrenergika verstärkt. Inhalationsnarkotika (Arrhythmien). Antikoagulantien verstärkt, Furosemid abgeschwächt. Neuroleptika (Hypothermie). Glukokortikoide (Magen/Darm-Blutungen).
WH: Bei Langzeitgabe Blutbild kontrollieren.
VNW: Essbare Gewebe: Schwein: 3 Tage, Rind: 13 Tage, Pferd: 6 Tage; Milch: 2,5 Tage (5 Gemelke). Nicht für Stuten, deren Milch für den menschlichen Verzehr vorgesehen ist.
PG: 250 ML VNW [€ 19,40]

Novain 0,4% - Augentropfen 47A01

(Z.Nr. 1-21369) NR. P. S01HA02
ZI: Agepha Pharma, Senec, Slowakei
Z: 1 ml (= ca. 30 Tropfen) enthält: Oxybuprocain hydrochlorid 4 mg, Chlorhexidin diacetat, Borsäure, Salzsäurelösung, Wasser für Injektionszwecke.
EW: Oberflächenanästhetikum.
AG: Oberflächenanästhesie am Auge.
AA: In das zu untersuchende Auge eintropfen.
AH: Nach Erstgebrauch nur 4 Wochen verwenden.
DO: Tonometrie: 1 Tropfen.
Kontaktglasuntersuchungen: 2mal 1 Tropfen im Abstand von 90 sec, Untersuchung nach 1 Minute.
Entfernung oberflächlicher Fremdkörper: 3mal 1 Tropfen im Abstand von ì 90 sec, Wartezeit bis zur Untersuchung 5 min.
Für Kinder und Jugendliche nicht empfohlen.
SST: Strenge Indikationsstellung, in der Frühschwangerschaft nicht empfohlen.
NW: Lokale Reizung, Allergie, Sensibilisierung; **bei Überdosierung** systemische Wirkung möglich (Kreislauf, ZNS).
WW: Sulfonamide (antimikrobieller Effekt vermindert), Cholinesterasehemmer (Lokalanästhesie verstärkt).
WH: Nur äußerlich und nur vom Arzt anzuwenden. Kontaktlinsen herausnehmen und frühestens nach 1 Stunde wieder einsetzen. Nicht zur längerfristigen Behandlung. Vorsicht bei Allergien, Herzerkrankungen, Asthma, Hyperthyreose, Leberschäden, älteren Patienten. Verkehrshinweis.
PG: 10 ML * (EKO: N) [€ 18,35]

Novalgin 1,0 g - Ampullen 02B02

(Z.Nr. 0-03191) NR. P. N02BB02
ZI: sanofi-aventis, Wien
Z: 1 ml Injektionslösung enthält: Metamizol natrium-1-Wasser 500 mg, Wasser für Injektionszwecke.
EW: Analgetisch, antipyretisch, spasmolytisch.
AG: Parenterale Therapie bei akuten starken Schmerzen, Koliken, Tumorschmerzen, chronischen starken Schmerzen, hohem Fieber.
AA: I.m. oder langsam i.v..
DO: Personen ab 15 Jahren (> 53 kg KG): ED bis 1000 mg bis 4mal tgl.. Bei Bedarf MED 2500 mg, MTD 5000 mg. **-Kinder (ab 3 Monaten) und Jugendliche bis 14 Jahre**: ED 8 - 16 mg/kg KG, bei Fieber 10 mg/kg KG.
Für Säuglinge < 3 Monaten nicht empfohlen, andere Darreichungsform verfügbar.
GA: Pyrazolallergie, Analgetikaintoleranz, Knochenmarkschäden oder -erkrankungen, hepatische Porphyrie, Glukose-6-Phosphat-Dehydrogenasemangel, Hypotonie.
SST: Gegenanzeige im 3. Trimenon, im 1. und 2. Trimenon strenge Indikationsstellung. In der Stillzeit wiederholte Gabe vermeiden. Nach Einzelgabe mindestens 48 Std. nicht stillen.
NW: Anaphylaxie, Haut (auch schwer), Blutbild (Agranulozytose), Schleimhäute, Niere, Asthma, Hypotension (besonders bei schneller i.v. Injektion), lokale Reaktionen, Schock.
WW: Nicht empfohlen: Methotrexat (Hämatotoxizität). Vorsicht: Ciclosporin (Serumspiegel überwachen), Chlorpromazin (Hypothermie), ASS, Bupropion; cave Alkohol. Beeinflussung von Labortests.
WH: Auf Agranulozytose und Schock achten. Kontrollen: Blutbild, Kreislauf (Hypotoniegefahr). Vorsicht bei Leber- oder Nierenschäden. Verkehrshinweis.
PG: 10 ST * (EKO: N) [€ 14,30], **BP** 100 ST * (EKO: N) [€ 110,95 n.l.]

Novalgin 2,5 g - Ampullen 02B02

(Z.Nr. 0-05139) NR. P. N02BB02
ZI: sanofi-aventis, Wien
Z: 1 ml enthält: Metamizol natrium-1-Wasser 500 mg, Wasser für Injektionszwecke.
Kurzinformation: siehe Novalgin 1,0 g - Ampullen, → S. 994
PG: 5 ST (2) (EKO: G) [€ 6,05], **BP20X5** 100 ST * (EKO: N) [€ 152,15]

Novalgin - Filmtabletten 02B02

(Z.Nr. 0-03192) NR. P. N02BB02
ZI: sanofi-aventis, Wien
Z: 1 Filmtablette enthält: Metamizol natrium-1-Wasser 500 mg, Tablettenkern: Macrogol 4000, Magnesium stearat; Tablettenüberzug: Methylhydroxypropylcellulose, Saccharin

natrium-2-Wasser, Macrogol 8000, Titandioxid, Talkum.
EW: Analgetisch, antipyretisch, spasmolytisch.
AG: Kurzfristig bei akuten starken Schmerzen, Koliken, Tumorschmerzen, starken chronischen Schmerzen, hohem Fieber.
AA: Unzerkaut mit Flüssigkeit einnehmen.
DO: Personen ab 15 Jahren (über 53 kg KG): ED 500 mg bis 1000 mg bis 4mal tgl., MTD 4000 mg.
Für Kinder und Jugendliche andere Darreichungsformen verfügbar.
GA: Pyrazolallergie, Analgetikaintoleranz, Knochenmarkschäden oder -erkrankungen, hepatische Porphyrie, Glukose-6-Phosphat-Dehydrogenase- Mangel.
SST: Gegenanzeige im 3. Trimenon, im 1. und 2. Trimenon strenge Indikationsstellung. In der Stillzeit wiederholte Gabe vermeiden. Nach Einzelgabe mindestens 48 Std. nicht stillen.
NW: Schock, Hypotonie, Blutbild (Agranulozytose), Niere, Haut (auch schwer), Schleimhäute, Asthma,
WW: Nicht empfohlen: Methotrexat (Hämatotoxizität). Vorsicht: Ciclosporin (Serumspiegel überwachen), Chlorpromazin (Hypothermie), ASS, Bupropion; cave Alkohol. Beeinflussung von Labortests.
WH: Auf Agranulozytose und Schock achten. Kontrollen: Blutbild, Kreislauf (Hypotoniegefahr). Vorsicht bei Leber- oder Nierenschäden. Verkehrshinweis.
PG: 10 ST (2) (EKO: G) [€ 1,75], 30 ST (EKO: G) [€ 5,30], 50 ST (EKO: G) [€ 8,90], 100 ST (EKO: G) [€ 16,60]

Novalgin - Tropfen
02B02

(Z.Nr. 0-06704) NR. P. N02BB02
ZI: sanofi-aventis, Wien
Z: 1 ml (ca. 20 Tropfen) enthält: Metamizol natrium-1-Wasser 500 mg, Saccharin natrium-2-Wasser, Natriumdihydrogenphosphat, Natrium monohydrogenphosphat, Halb und Halb Bitter Essenz, Wasser, gereinigtes.
EW: Analgetisch, antipyretisch, spasmolytisch.
AG: Kurzfristig bei akuten starken Schmerzen, Koliken, Tumorschmerzen, hohem Fieber.
AA: Mit etwas Flüssigkeit einnehmen.
DO: 1 Tropfen enthält 25 mg Metamizol.
Personen ab 15 Jahren: ED 500-1000 mg (20-40 Tropfen) bis 4mal tgl..
-Kinder und Jugendliche bis 14 Jahre: ED 8 - 16 mg/kg KG bis 4mal tgl., bei Fieber 10 mg/kg KG.
GA: Pyrazolallergie, Analgetikaintoleranz, Knochenmarkschäden oder -erkrankungen, hepatische Porphyrie, Glukose-6-Phosphat-Dehydrogenase- Mangel.
SST: Gegenanzeige im 3. Trimenon, im 1. und 2. Trimenon strenge Indikationsstellung. In der Stillzeit wiederholte Gabe vermeiden. Nach Einzelgabe mindestens 48 Std. nicht stillen.
NW: Schock, Hypotonie, Blutbild (Agranulozytose), Niere, Haut (auch schwer), Schleimhäute, Asthma,
WW: Nicht empfohlen: Methotrexat (Hämatotoxizität). Vorsicht: Ciclosporin (Serumspiegel überwachen), Chlorpromazin (Hypothermie), ASS, Bupropion; cave Alkohol. Beeinflussung von Labortests.
WH: Auf Agranulozytose und Schock achten. Kontrollen: Blutbild, Kreislauf (Hypotoniegefahr). Vorsicht bei Leber- oder Nierenschäden. Verkehrshinweis.
PG: 10 ML (EKO: G) [€ 1,75], 20 ML (2) (EKO: G) [€ 3,55], 50 ML (EKO: G) [€ 8,90], **BP5X50** 250 ML (EKO: G) [€ 39,40]

Novamune - Konzentrat und Lösungsmittel zur Herstellung einer Injektionssuspension für Hühner 823AG
(Z.Nr. 8-38438) NR. P. nicht im Handel. QI01AD09

Novanaest purum 1 % - Ampullen
01A01

(Z.Nr. 0-17966) RP. P. N01BA02
ZI: Gebro Pharma, Fieberbrunn
Z: 1 ml Lösung enthält: Procain hydrochlorid 10 mg, Natriumchlorid 5,5-7 mg, Wasser für Injektionszwecke.
EW: Lokalanästhetikum vom Ester-Typ.
AG: Infiltrationsanästhesie.
AA: Langsam in das zu anästhesierende Gewebe injizieren, wiederholt aspirieren. Nicht zur intraarteriellen, periduralen oder spinalen Injektion.
DO: Möglichst niedrig dosieren, meist etwas größere Menge als z.B. bei Lidocain. MTD 7 mg/kg KG. MED im Kopf-, Hals und Genitalbereich 200 mg.
Niedriger dosieren bei älteren und geschwächten Patienten, Kindern, akut Erkrankten, HNO-Bereich.
GA: Sulfonamidüberempfindlichkeit, Myasthenie, Cholinesterasemangel, Behand- lung mit Sulfonamiden und Cholinesterasehemmern, Bradykardie, AV-Block, Herzinsuffizienz, Hypotonie.
SST: Strenge Indikationsstellung.
NW: Schwindel, Kollaps, ZNS (bis Krämpfe, Atemlähmung), Herz/ Kreislauf (bis AV-Block, Herzstillstand), Allergien (bis anaphylaktischer Schock).
WW: Sulfonamide abgeschwächt, Muskelrelaxantien verstärkt, Cholinesterase- hemmstoffe und Acetazolamid verstärkend, andere Antiarrhythmika additiv.
Nicht mit anderen Arzneimitteln mischen.
WH: Vorsicht bei Leber-, Nierenschäden, älteren Patienten, Kindern, Therapie mit Antiarrhythmika, Gerinnungsstörungen. Nicht in entzündetes Gewebe injizieren. Verkehrshinweis.
Bei Überdosierung bei Krämpfen Diazepam oder Midazolam i.v., bei AV-Block Atropin bzw. Sympathomimetika i.v, bei Bedarf Schocktherapie.
PG: 10 ST (EKO: G) [€ 13,60]

Novanaest purum 2 % - Ampullen
01A01

(Z.Nr. 0-17968) RP. P. N01BA02
ZI: Gebro Pharma, Fieberbrunn
Z: 1 ml Lösung enthält: Procain hydrochlorid 20 mg, Natriumchlorid 4,5-5,5 mg, Wasser für Injektionszwecke.
Kurzinformation: siehe Novanaest purum 1 % - Ampullen, → S. 995
PG: **2ML** 10 ST * (EKO: N) [€ 8,35 n.l.], **5ML** 10 ST (EKO: G) [€ 13,60]

Novaquin 15 mg/ml - Suspension zum Eingeben für Pferde
802AD

(Z.Nr. EU/2/15/186/*) RP. P. VNW. QM01AC06
ZI: Le Vet Beheer, Oudewater, Niederlande
Z: 1 ml enthält: Meloxicam 15 mg, Natriumbenzoat 1,75 mg, Glycerin, Polysorbat 80, Hydroxyethylcellulose, Siliciumdioxid, hochdisperses, Dinatriumhydrogenphosphat-12-Wasser, Zitronensäure monohydrat, Natrium cyclamat, Sorbitol-Lösung, Sucralose, Anis-Aroma, Wasser, gereinigtes.
EW: Nichtsteroidales Antiphlogistikum.
AG: Akute und chronische Erkrankungen des Bewegungsapparates.
AA: Mit einer kleinen Futtermenge oder direkt in das Maul mit beiliegender Dosierspritze. Vor Gebrauch mind. 20mal kräftig schütteln.
DO: 0,6 mg/kg KG einmal tgl. bis zu 14 Tagen.
GA: Magen/Darm-, Leber-, Herz-, Nieren-, Gerinnungsstörungen, Tiere unter 6 Wochen.
SST: Nicht anwenden.
NW: Urtikaria, Diarrhoe.
WW: Nicht zusammen mit Glukokortikoiden, anderen nicht-steroidalen Antiphlogistika oder Antikoagulantien anwenden.
WH: Nicht bei dehydrierten, hypovolämischen oder hypotonischen Tieren anwenden.
VNW: Essbare Gewebe: 3 Tage. Nicht bei Stuten anwenden, deren Milch für den menschlichen Verzehr vorgesehen ist.
PG: 125 ML VNW [€ 54,35], 336 ML VNW [€ 96,55]

Novasul 500 mg/ml - Injektionslösung für Tiere
802AB, 825H, 832A

(Z.Nr. 8-13661) RP. P. VNW. QN02BB02
ZI: Richter Pharma, Feldgasse, Wels
Z: 1 ml enthält: Metamizol natrium 500 mg, Benzylalkohol 10 mg, Wasser für Injektionszwecke.
EW: Analgetisch, antipyretisch, spasmolytisch.
AG: Schmerzen, Spasmen, Fieber, rheumatische Zustände.
AA: Tief i.m. oder langsam i.v.
DO: Pferde 20-50 ml i.v.; Fohlen 5-15 ml i.v.; Schweine 10-30 ml; Rinder 20-40 ml; Ferkel, Hunde 1-3 ml; Kälber 5-10 ml.
Wiederholte Injektionen können erforderlichenfalls auch am gleichen Tag vorgenommen werden.
GA: Nicht bei Katzen anwenden. Magen/Darm-Ulzera, Leber-, Herz-, Nierenin- suffizienz.
SST: Keine eindeutige Aussage.
NW: Überempfindlichkeit.
WH: Verfärbte Lösungen nicht anwenden. Nicht s.c. anwenden.
VNW: Essbares Gewebe: Schwein: 3 Tage, Rind: 13 Tage, Pferd (nur i.v.): 6 Tage; Milch: 2,5 Tage (5 Gemelke). Nicht für Stuten, deren Milch für menschlichen Verzehr vorgesehen ist.
PG: 1 ST VNW [€ 14,30], 5 ST VNW [€ 64,55]

Novatax 6 mg/ml - Konzentrat zur Herstellung einer Infusionslösung 55F
(Z.Nr. 1-28824) NR. P. nicht im Handel. L01CD01

Novem 5 mg/ml - Injektionslösung für Rinder und Schweine 802AD, 807AZ
(Z.Nr. EU/2/04/042/*) RP. P. VNW. nicht im Handel. QM01AC06

N

🐾 *Novem 20 mg/ml - Injektionslösung für Rinder und Schweine* 807AZ, 802AD
(Z.Nr. EU/2/04/042/*) RP. P. VNW. nicht im Handel.
QM01AC06

🐾 *Novem 40 mg/ml - Injektionslösung für Rinder* 802AD, 807AZ
(Z.Nr. EU/2/04/042/*) RP. P. VNW. nicht im Handel.
QM01AC06

Novidin 0,1 mg - Tabletten 31C
(Z.Nr. 1-25874) RP. P. nicht im Handel. H01BA02

Novidin 0,2 mg - Tabletten 31C
(Z.Nr. 1-25875) RP. P. nicht im Handel. H01BA02

NovoEight 250 I.E. - Pulver und Lösungsmittel zur Herstellung einer Injektionslösung 20D01
(Z.Nr. EU/1/13/888/*) NR. P. E. B02BD02
ZI: Novo-Nordisk, Bagsvaerd, Dänemark
Z: 1 Durchstechflasche enthält: Turoctocog alfa 250 IE (entspr. Blutgerinnungsfaktor VIII (human), rekombinant), hergestellt durch rekombinante DNA-Technologie in CHO, Natriumchlorid, L-Histidin, Sucrose, Polysorbat 80, L-Methionin, Calciumchlorid dihydrat, Natriumhydroxid, Salzsäure; Lösungsmittel: Natriumchlorid, Wasser für Injektionszwecke.
EW: Blutgerinnungsfaktor VIII; antihämorrhagisch.
AG: Behandlung und Prophylaxe von Blutungen bei Hämophilie A.
AA: I.v. (1-2 ml/min).
DO: Nach Bedarf.
Erforderliche Einheiten = Körpergewicht (kg) x erwünschter Faktor VIII-Anstieg (%)(I.E./dl) x 0,5 (I.E./kg KG pro I.E./dl).
Details siehe Austria-Codex - Fachinformation.
Langzeitprophylaxe: 20-40 I.E./kg KG alle 2 Tage oder 20-50 I.E./kg KG 3mal wöchentlich oder 40-60 I.E./kg KG jeden 3. Tag oder 2mal wöchentlich.
Kinder: 25-50 I.E./kg KG alle 2 Tage oder 25-60 I.E./kg KG 3mal wöchentlich.
GA: Überempfindlichkeit gegen Hamsterprotein.
SST: Keine Erfahrungen, strenge Indikationsstellung.
NW: Allergie (bis Schock), neutralisierende Antikörper, lokale Reaktionen, Leberenzymanstiege, Katheter-bezogene Komplikationen.
WH: Auf Hemmkörper achten, besonders bei Produktwechsel. Jede Verabreichung dokumentieren.
PG: 1 ST RE1 (EKO: Y) [€ 238,00]

NovoEight 500 I.E. - Pulver und Lösungsmittel zur Herstellung einer Injektionslösung 20D01
(Z.Nr. EU/1/13/888/*) NR. P. E. B02BD02
ZI: Novo-Nordisk, Bagsvaerd, Dänemark
Z: 1 Durchstechflasche enthält: Turoctocog alfa 500 IE (entspr. Blutgerinnungsfaktor VIII (human), rekombinant), hergestellt durch rekombinante DNA-Technologie in CHO, Natriumchlorid, L-Histidin, Sucrose, Polysorbat 80, L-Methionin, Calciumchlorid dihydrat, Natriumhydroxid, Salzsäure; Lösungsmittel: Natriumchlorid, Wasser für Injektionszwecke.
Kurzinformation: siehe NovoEight 250 I.E. - Pulver und Lösungsmittel zur Herstellung einer Injektionslösung, → S. 996
PG: 1 ST RE1 (EKO: Y) [€ 451,70]

NovoEight 1000 I.E. - Pulver und Lösungsmittel zur Herstellung einer Injektionslösung 20D01
(Z.Nr. EU/1/13/888/*) NR. P. E. B02BD02
ZI: Novo-Nordisk, Bagsvaerd, Dänemark
Z: 1 Durchstechflasche enthält: Turoctocog alfa 1000 IE (entspr. Blutgerinnungsfaktor VIII (human), rekombinant), hergestellt durch rekombinante DNA-Technologie in CHO, Natriumchlorid, L-Histidin, Sucrose, Polysorbat 80, L-Methionin, Calciumchlorid dihydrat, Natriumhydroxid, Salzsäure; Lösungsmittel: Natriumchlorid, Wasser für Injektionszwecke.
Kurzinformation: siehe NovoEight 250 I.E. - Pulver und Lösungsmittel zur Herstellung einer Injektionslösung, → S. 996
PG: 1 ST RE1 (EKO: Y) [€ 859,70]

NovoEight 1500 I.E. - Pulver und Lösungsmittel zur Herstellung einer Injektionslösung 20D01
(Z.Nr. EU/1/13/888/*) NR. P. E. B02BD02
ZI: Novo-Nordisk, Bagsvaerd, Dänemark
Z: 1 Durchstechflasche enthält: Turoctocog alfa 1500 IE (entspr. Blutgerinnungsfaktor VIII (human), rekombinant), hergestellt durch rekombinante DNA-Technologie in CHO, Natriumchlorid, L-Histidin, Sucrose, Polysorbat 80, L-Methionin, Calciumchlorid dihydrat, Natriumhydroxid, Salzsäure; Lösungsmittel: Natriumchlorid, Wasser für Injektionszwecke.
Kurzinformation: siehe NovoEight 250 I.E. - Pulver und Lösungsmittel zur Herstellung einer Injektionslösung, → S. 996
PG: 1 ST RE1 (EKO: Y) [€ 1.272,70]

NovoEight 2000 I.E. - Pulver und Lösungsmittel zur Herstellung einer Injektionslösung 20D01
(Z.Nr. EU/1/13/888/*) NR. P. E. B02BD02
ZI: Novo-Nordisk, Bagsvaerd, Dänemark
Z: 1 Durchstechflasche enthält: Turoctocog alfa 2000 IE (entspr. Blutgerinnungsfaktor VIII (human), rekombinant), hergestellt durch rekombinante DNA-Technologie in CHO, Natriumchlorid, L-Histidin, Sucrose, Polysorbat 80, L-Methionin, Calciumchlorid dihydrat, Natriumhydroxid, Salzsäure; Lösungsmittel: Natriumchlorid, Wasser für Injektionszwecke.
Kurzinformation: siehe NovoEight 250 I.E. - Pulver und Lösungsmittel zur Herstellung einer Injektionslösung, → S. 996
PG: 1 ST RE1 (EKO: Y) [€ 1.685,65]

NovoEight 3000 I.E. - Pulver und Lösungsmittel zur Herstellung einer Injektionslösung 20D01
(Z.Nr. EU/1/13/888/*) NR. P. E. B02BD02
ZI: Novo-Nordisk, Bagsvaerd, Dänemark
Z: 1 Durchstechflasche enthält: Turoctocog alfa 3000 IE (entspr. Blutgerinnungsfaktor VIII (human), rekombinant), hergestellt durch rekombinante DNA-Technologie in CHO, Natriumchlorid, L-Histidin, Sucrose, Polysorbat 80, L-Methionin, Calciumchlorid dihydrat, Natriumhydroxid, Salzsäure; Lösungsmittel: Natriumchlorid, Wasser für Injektionszwecke.
Kurzinformation: siehe NovoEight 250 I.E. - Pulver und Lösungsmittel zur Herstellung einer Injektionslösung, → S. 996
PG: 1 ST RE1 (EKO: Y) [€ 2.511,60]

Novolizer Budesonid Meda 200 Mikrogramm - Pulver zur Inhalation 50B01
(Z.Nr. 1-25536) NR. P. R03BA02
ZI: Meda Pharma, Wien
Z: 1 Dosis enthält: Budesonid 200 µg, Lactose monohydrat 10,7 mg.
EW: Glukokortikoid zur Inhalation.
AG: Dauerbehandlung des persistierenden Asthmas.
AA: Zur Inhalation;
Details (auch zur Umstellung von oralen Steroiden) siehe Austria-Codex - Fachinformation.
DO: 1-2mal tgl. 200-400 mcg, MTD 2mal 800 mcg.
Kinder (6-12 Jahre): 2mal tgl. 200 mcg oder 1mal tgl. 200-400 mcg, MTD 2mal 400 mcg.
SST: Nutzen/Risiko-Abwägung in der Schwangerschaft. Anwendung in der Stillzeit möglich.
NW: Häufig: Oropharyngeale Candidiasis, Heiserkeit, Husten, Rachenreizung.
Selten: Angioneurotische Ödeme, paradoxer Bronchospasmus, Haut, Psyche, Wachstumsverzögerung, Sehstörungen (Katarakt, Glaukom).
WW: Besondere Vorsicht: Starke CYP3A4-Hemmer (Ketoconazol, Itraconazol, Proteasehemmer, Cobicistat).
WH: Nicht beim Status asthmaticus anwenden. Vorsicht bei aktiver Lungentuberkulose, schweren Leberschäden.
Bei Langzeitgabe oder in hohen Dosen systemische Kortikoideffekte möglich. Körpergröße von Kindern überwachen. Besondere Vorsicht bei Umstellung von systemisch aktiven Kortikosteroiden auf Inhalationstherapie. Nicht abrupt absetzen. Positive Dopingkontrollen möglich.
PG: 200MCG+INHA 200 HB (EKO: G) [€ 37,35], **200MCG PATR** 200 HB (EKO: G) [€ 29,60]

Novolizer Budesonid Meda 400 Mikrogramm - Pulver zur Inhalation 50B01
(Z.Nr. 1-26081) NR. P. R03BA02
ZI: Meda Pharma, Wien
Z: 1 Dosis enthält: Budesonid 400 µg, Lactose monohydrat 10,5 mg.
Kurzinformation: siehe Novolizer Budesonid Meda 200 Mikrogramm - Pulver zur Inhalation, → S. 996
PG: 400MCG+INHA 100 HB (EKO: G) [€ 37,35], **400MCG PATR** 100 HB (EKO: G) [€ 29,60]

Novolizer Formoterol Meda 12 Mikrogramm - Pulver zur Inhalation 50A02
(Z.Nr. 1-26573) RP. P. R03AC13
ZI: Meda Pharma, Wien
Z: 1 Einzeldosis (1 Hub) enthält: Formoterol fumarat-Dihydrat 12 µg (entspr. → 10,2 µg abgegebene Dosis), Lactose monohydrat.
EW: Selektiver Beta 2-Agonist.

AG: Dauerbehandlung von Asthma in Kombination mit inhalierbarer anti- inflammatorischer Therapie. Chronisch obstruktive Atemwegserkrankung (COPD).
AA: Zur Inhalation.
DO: Erwachsene und Kinder ab 6 Jahre: 2mal tgl. 12 µg, bei schwerer Krankheit 2mal tgl. 24 µg.
SST: Nutzen/Risiko-Abwägung.
NW: Palpitationen, Kopfschmerzen, Tremor, ZNS, Muskelkrämpfe, oropharyngeale Reizung, selten Arrhythmien, Nausea, Überempfindlichkeit.
WW: Andere Sympathomimetika verstärkt. Xanthine, Steroide, Diuretika (Hypokaliämie verstärkt), halogenierte Anästhetika (Arrhythmien), Beta-Blocker (antagonistisch).
WH: Nicht zur Initialtherapie des Asthmas. Gleichzeitige antiinflammatorische Erhaltungstherapie mit Kortikosteroiden. Vorsicht bei Thyreotoxikose, Phäochromozytom, hypertropher obstruktiver Kardiomyopathie, Aorten- stenose, Hypertonie, schweren Herzerkrankungen, QT-Verlängerung.
Kontrollen: Serum-Kalium, Blutzucker. Auf paradoxen Bronchospasmus achten.
Bei Überdosierung vorsichtig kardioselektive Beta-Blocker.
PG: 12MCG+INHA 60 HB IND (EKO: G) [€ 26,85], **12MCG PATR** 60 HB IND (2) (EKO: G) [€ 26,85]

Novolizer Salbutamol Meda 100 Mikrogramm/ Dosis - Pulver zur Inhalation — 50A02

(Z.Nr. 1-25976) RP. P. — R03AC02
ZI: Meda Pharma, Wien
Z: 1 Dosis enthält: Salbutamol 100 µg (entspr. Salbutamol sulfat 120 µg), Lactose monohydrat 11,42 mg.
EW: Beta 2-Sympathomimetikum, broncholytisch.
AG: Reversible Lungenwegsobstruktion (Asthma, COPD); Vorbeugung von Asthmaanfällen durch körperliche Belastung oder Exposition gegenüber Allergenen.
AA: Zur Inhalation mit Novolizer Pulverinhalator. Mindestens 1 Minute Zeitintervall zwischen 2 Inhalationen.
DO: ED 1 Inhalation; 2 Inhalationen 10-15 min vor Belastung; MTD 8 Inhalationen. Kinder (6-12 Jahre): ED 1 Inhalation; 1-2 Inhalationen 10-15 min vor Belastung; MTD 4 Inhalationen.
SST: In der Schwangerschaft zwingende Indikationsstellung; in der Stillzeit Nutzen/Risiko-Abwägung.
NW: Geschmacksveränderungen, lokale Reaktionen, Zittern, Übelkeit, Kopf- schmerzen, paradoxer Bronchospasmus, Überempfindlichkeit, Tachykardie, Herzrhythmusstörungen, ZNS-Stimulation.
WW: Nicht-selektive Beta-Blocker; halogenierte Anästhetika (Hypotonie), Kalium ausscheidende Substanzen (Hypokaliämie), MAO-Hemmer, trizyklische Antidepressiva.
WH: Vorsicht bei schweren Herzerkrankungen, schwerer Hypertonie, Hyper- thyreose, Diabetes, Phäochronozytom, Aneurysma. Auf Hypokaliämie achten. Kontrollen des Blutzuckers. Krankheitsverlauf laufend beobachten.
PG: 100MCG+INHA 200 HB (EKO: G) [€ 12,70], **100MCG PATR** 200 HB (2) (EKO: G) [€ 9,85]

Novomate 277,8 mg/ml - Pulver und Lösungsmittel zur Herstellung einer Injektionssuspension für Rinder — 801AA, 834B
(Z.Nr. 8-36706) NR. P. VNW. nicht im Handel.
QJ01CE90

NovoMix 30 FlexPen 100 Einheiten/ml - Injektionssuspension in einem Fertigpen — 06A03

(Z.Nr. EU/1/00/142/*) RP. P. E. — A10AD05
ZI: Novo-Nordisk, Bagsvaerd, Dänemark
Z: 1 ml Injektionssuspension enthält: Insulin aspart/Insulin aspart-Protamin-Kristalle 100 E (entspr. → 3,5 mg) (entspr. Insulin aspart 30 E) (entspr. Insulin aspart-Protamin-Kristalle 70 E), hergestellt durch rekombinante DNA-Technologie in Saccharomyces cerevisiae, Glycerol, Phenol, Metacresol, Zinkchlorid, Natriummonohydrogenphosphat-dihydrat, Natriumchlorid, Protamin sulfat, Salzsäure zur pH-Wert-Einstellung, Natriumhydroxid zur pH-Wert-Einstellung, Wasser für Injektionszwecke.
EW: Biphasische Suspension von schnell und intermediär wirkendem Human- insulin-Analogon. Wirkungseintritt nach 10-20 min, Wirkmaximum nach 1-4 Std., Wirkdauer bis 24 Std.
AG: Diabetes mellitus bei Personen ab 10 Jahren.
AA: S.c. (mit NovoFine oder NovoTwist-Nadeln), cave i.v.
DO: Individuell gemäß dem Bedarf des Patienten. TD meist 0,5-1 Einheiten/kg KG.
SST: Anwendung möglich. Blutzucker engmaschig kontrollieren.
NW: Hypoglykämie, Haut, Augen, Bildung von Insulin-Antikörpern; Reaktionen an der Injektionsstelle (Lipodystrophie, Ödeme), sehr selten Anaphylaxie.
WW: Senkung des Insulinbedarfs durch hypoglykämische Arzneimittel: Orale Antidiabetika, MAO-Hemmer, nichtselektive Betablocker, ACE-Hemmer, Salizylate, anabole Steroide, Sulfonamide. Erhöhung des Insulinbedarfs durch hyperglykämische Arzneimittel: Orale Kontrazeptiva, Thiazide, Glukokortikoide, Schilddrüsenhormone, Beta2-Sympathomimetika, Wachstumshormone, Danazol. Vorsicht: Pioglitazon (Herzinsuffizienz). Betablocker können Hypoglykämie-Symptome verschleiern. Octreotid/Lanreotid, Clonidin, Lithiumsalze, Alkohol können Insulinbedarf erhöhen oder senken.
WH: Auf Hyperglykämie (bei unzureichender Dosierung oder Unterbrechen der Therapie) bzw. Hypoglykämie (bei Auslassen einer Mahlzeit, anstrengender körperlicher Tätigkeit oder zu hoher Insulindosis) achten. Besondere Vorsicht bei Umstellung auf einen anderen Insulintyp/eine andere Insulinmarke. Verkehrshinweis (Hypoglykämie!).
Bei leichter Hypoglykämie Glukose oral oder zuckerhaltige Lebensmittel zuführen. Bei schwerer Hypoglykämie mit Bewusstlosigkeit Glukagon (0,5-1 mg i.m. oder s.c.) oder Glukose i.v. geben.
PG: 5 ST (2) (EKO: G) [€ 59,65]

NovoMix 30 Penfill 100 Einheiten/ml - Injektionssuspension in einer Patrone — 06A03

(Z.Nr. EU/1/00/142/*) RP. P. E. — A10AD05
ZI: Novo-Nordisk, Bagsvaerd, Dänemark
Z: 1 ml Injektionssuspension enthält: Insulin aspart/Insulin aspart-Protamin-Kristalle 100 E (entspr. → 3,5 mg) (entspr. Insulin aspart 30 E) (entspr. Insulin aspart-Protamin-Kristalle 70 E), hergestellt durch rekombinante DNA-Technologie in Saccharomyces cerevisiae, Glycerol, Phenol, Metacresol, Zinkchlorid, Natriummonohydrogenphosphat-dihydrat, Natriumchlorid, Protamin sulfat, Salzsäure zur pH-Wert-Einstellung, Natriumhydroxid zur pH-Wert-Einstellung, Wasser für Injektionszwecke.
Kurzinformation: siehe NovoMix 30 FlexPen 100 Einheiten/ml - Injektionssuspension in einem Fertigpen, → S. 997
PG: 5 ST (2) (EKO: G) [€ 57,35]

NovoMix 50 FlexPen 100 Einheiten/ml - Injektionssuspension in einem Fertigpen — 06A03

(Z.Nr. EU/1/00/142/*) RP. P. E. — A10AD05
ZI: Novo-Nordisk, Bagsvaerd, Dänemark
Z: 1 ml Injektionssuspension enthält: Insulin aspart/Insulin aspart-Protamin-Kristalle 100 E (entspr. → 3,5 mg) (entspr. Insulin aspart 50 E) (entspr. Insulin aspart-Protamin-Kristalle 50 E), hergestellt durch rekombinante DNA-Technologie in Saccharomyces cerevisiae, Glycerol, Phenol, Metacresol, Zinkchlorid, Natriummonohydrogenphosphat-dihydrat, Natriumchlorid, Protamin sulfat, Salzsäure zur pH-Wert-Einstellung, Natriumhydroxid zur pH-Wert-Einstellung, Wasser für Injektionszwecke.
EW: Suspension aus 50% schnell wirkendem und 50% intermediär wirkendem Insulin-Analogon. Wirkungseintritt nach 10-20 min, Wirkungsmaximum nach 1-4 Std., Wirkdauer 14-24 Std.
AG: Diabetes mellitus bei Erwachsenen.
AA: S.c. (mit NovoFine oder NovoTwist-Nadeln), cave i.v.
DO: Individuell gemäß dem Bedarf des Patienten. TD meist 0,5-1 Einheiten/kg KG.
SST: Anwendung möglich. Blutzucker engmaschig kontrollieren.
NW: Hypoglykämie, Haut, Augen, Bildung von Insulin-Antikörpern; Reaktionen an der Injektionsstelle (Lipodystrophie, Ödeme), sehr selten Anaphylaxie.
WW: Senkung des Insulinbedarfs durch hypoglykämische Arzneimittel: Orale Antidiabetika, MAO-Hemmer, nichtselektive Betablocker, ACE-Hemmer, Salizylate, anabole Steroide, Sulfonamide. Erhöhung des Insulinbedarfs durch hyperglykämische Arzneimittel: Orale Kontrazeptiva, Thiazide, Glukokortikoide, Schilddrüsenhormone, Beta2-Sympathomimetika, Wachstumshormone, Danazol. Vorsicht: Pioglitazon (Herzinsuffizienz). Betablocker können Hypoglykämie-Symptome verschleiern. Octreotid/Lanreotid, Clonidin, Lithiumsalze, Alkohol können Insulinbedarf erhöhen oder senken.
WH: Auf Hyperglykämie (bei unzureichender Dosierung oder Unterbrechen der Therapie) bzw. Hypoglykämie (bei Auslassen einer Mahlzeit, anstrengender körperlicher Tätigkeit oder zu hoher Insulindosis) achten. Besondere Vorsicht bei Umstellung auf einen anderen Insulintyp/eine andere Insulinmarke. Verkehrshinweis (Hypoglykämie!).
Bei leichter Hypoglykämie Glukose oral oder zuckerhaltige Lebensmittel zuführen. Bei schwerer Hypoglykämie mit Bewusstlosigkeit Glukagon (0,5-1 mg i.m. oder s.c.) oder Glukose i.v. geben.
PG: 5 ST (2) (EKO: G) [€ 59,65]

NovoMix 50 Penfill 100 Einheiten/ml - Injektionssuspension in einer Patrone — 06A03

(Z.Nr. EU/1/00/142/*) RP. P. E. — A10AD05
ZI: Novo-Nordisk, Bagsvaerd, Dänemark
Z: 1 ml Injektionssuspension enthält: Insulin aspart/Insulin aspart-Protamin-Kristalle 100 E (entspr. → 3,5 mg) (entspr. Insulin aspart

50 E) (entspr. Insulin aspart-Protamin-Kristalle 50 E), hergestellt durch rekombinante DNA-Technologie in Saccharomyces cerevisiae, Glycerol, Phenol, Metacresol, Zinkchlorid, Natriummonohydrogenphosphat-dihydrat, Natriumchlorid, Protamin sulfat, Salzsäure zur pH-Wert-Einstellung, Natriumhydroxid zur pH-Wert-Einstellung, Wasser für Injektionszwecke.
Kurzinformation: siehe NovoMix 50 FlexPen 100 Einheiten/ml - Injektionssuspension in einem Fertigpen, → S. 997
PG: 5 ST * (EKO: N) [€ 58,40]

NovoMix 70 FlexPen 100 Einheiten/ml - Injektionssuspension in einem Fertigpen 06A03
(Z.Nr. EU/1/00/142/*) RP. P. E. A10AD05
ZI: Novo-Nordisk, Bagsvaerd, Dänemark
Z: 1 ml Injektionssuspension enthält: Insulin aspart/Insulin aspart-Protamin-Kristalle 100 E (entspr. → 3,5 mg) (entspr. Insulin aspart 70 E) (entspr. Insulin aspart-Protamin-Kristalle 30 E), hergestellt durch rekombinante DNA-Technologie in Saccharomyces cerevisiae, Glycerol, Phenol, Metacresol, Zinkchlorid, Natriummonohydrogenphosphat-dihydrat, Natriumchlorid, Protamin sulfat, Salzsäure zur pH-Wert-Einstellung, Natriumhydroxid zur pH-Wert-Einstellung, Wasser für Injektionszwecke.
EW: Kombination aus schnell wirkender und verzögert freigesetzter Insulin aspart-Formulierung. Wirkungseintritt njach 10-20 min, Wirkmaximum nach 1-4 Std., Wirkdauer 14-24 Std.
AG: Diabetes mellitus bei Erwachsenen.
AA: S.c. (mit NovoFine oder NovoTwist-Nadeln), cave i.v.. Keine Daten an Kindern und Jugendlichen.
DO: Individuell gemäß dem Bedarf des Patienten. TD meist 0,5-1 Einheiten/kg KG.
SST: Anwendung möglich. Blutzucker engmaschig kontrollieren.
NW: Hypoglykämie, Haut, Augen, Bildung von Insulin-Antikörpern; Reaktionen an der Injektionsstelle (Lipodystrophie, Ödeme), sehr selten Anaphylaxie.
WW: Senkung des Insulinbedarfs durch hypoglykämische Arzneimittel: Orale Antidiabetika, MAO-Hemmer, nichtselektive Betablocker, ACE-Hemmer, Salizylate, anabole Steroide, Sulfonamide. Erhöhung des Insulinbedarfs durch hyperglykämische Arzneimittel: Orale Kontrazeptiva, Thiazide, Glukokortikoide, Schilddrüsenhormone, Beta2-Sympathomimetika, Wachstumshormone, Danazol. Vorsicht: Pioglitazon (Herzinsuffizienz). Betablocker können Hypoglykämie-Symptome verschleiern. Octreotid/Lanreotid, Clonidin, Lithiumsalze, Alkohol können Insulinbedarf erhöhen oder senken.
WH: Auf Hyperglykämie (bei unzureichender Dosierung oder Unterbrechen der Therapie) bzw. Hypoglykämie (bei Auslassen einer Mahlzeit, anstrengender körperlicher Tätigkeit oder zu hoher Insulindosis) achten. Besondere Vorsicht bei Umstellung auf einen anderen Insulintyp/eine andere Insulinmarke. Verkehrshinweis (Hypoglykämie!).
Bei leichter Hypoglykämie Glukose oral oder zuckerhaltige Lebensmittel zuführen. Bei schwerer Hypoglykämie mit Bewusstlosigkeit Glukagon (0,5-1 mg i.m. oder s.c.) oder Glukose i.v. geben.
PG: 5 ST (2) (EKO: G) [€ 59,65]

N

NovoMix 70 Penfill 100 Einheiten/ml - Injektionssuspension in einer Patrone 06A03
(Z.Nr. EU/1/00/142/*) RP. P. E. A10AD05
ZI: Novo-Nordisk, Bagsvaerd, Dänemark
Z: 1 ml Injektionssuspension enthält: Insulin aspart/Insulin aspart-Protamin-Kristalle 100 E (entspr. → 3,5 mg) (entspr. Insulin aspart 70 E) (entspr. Insulin aspart-Protamin-Kristalle 30 E), hergestellt durch rekombinante DNA-Technologie in Saccharomyces cerevisiae, Glycerol, Phenol, Metacresol, Zinkchlorid, Natriummonohydrogenphosphat-dihydrat, Natriumchlorid, Protamin sulfat, Salzsäure zur pH-Wert-Einstellung, Natriumhydroxid zur pH-Wert-Einstellung, Wasser für Injektionszwecke.
Kurzinformation: siehe NovoMix 70 FlexPen 100 Einheiten/ml - Injektionssuspension in einem Fertigpen, → S. 998
PG: 5 ST (2) (EKO: G) [€ 57,35]

Novonorm 0,5 mg - Tabletten 06B05
(Z.Nr. EU/1/98/076/*) NR. P. nicht im Handel. A10BX02

Novonorm 1,0 mg - Tabletten 06B05
(Z.Nr. EU/1/98/076/*) NR. P. nicht im Handel. A10BX02

Novonorm 2,0 mg - Tabletten 06B05
(Z.Nr. EU/1/98/076/*) NR. P. nicht im Handel. A10BX02

NovoRapid 100 Einheiten/ml - Injektionslösung in einer Durchstechflasche 06A01
(Z.Nr. EU/1/99/119/*) RP. P. E. A10AB05
ZI: Novo-Nordisk, Bagsvaerd, Dänemark
Z: 1 ml Injektionslösung enthält: Insulin aspart 100 E (entspr. → 3,5 mg), hergestellt durch rekombinante DNA-Technologie in Saccharomyces cerevisiae, Glycerol, Phenol, Metacresol, Zinkchlorid, Natriummonohydrogenphosphat-dihydrat, Natriumchlorid, Salzsäure zur pH-Wert-Einstellung, Natriumhydroxid zur pH-Wert-Einstellung, Wasser für Injektionszwecke.
EW: Schnellwirksames Humaninsulin-Analogon; Wirkungseintritt nach 10-20 min, Wirkungsmaximum nach 1-3 h, Wirkdauer 3-5 h.
AG: Diabetes mellitus bei Erwachsenen und Kindern ab 1 Jahr.
AA: S.c. ev. auch i.v.
DO: Individuell gemäß dem Bedarf des Patienten. TD meist 0,5-1 Einheiten/kg KG.
SST: Anwendung möglich. Blutzucker engmaschig kontrollieren.
NW: Hypoglykämie, Haut, Augen, Bildung von Insulin-Antikörpern; Reaktionen an der Injektionsstelle (Lipodystrophie, Ödeme), sehr selten Anaphylaxie.
WW: Senkung des Insulinbedarfs durch hypoglykämische Arzneimittel: Orale Antidiabetika, MAO-Hemmer, nichtselektive Betablocker, ACE-Hemmer, Salizylate, anabole Steroide, Sulfonamide. Erhöhung des Insulinbedarfs durch hyperglykämische Arzneimittel: Orale Kontrazeptiva, Thiazide, Glukokortikoide, Schilddrüsenhormone, Beta2-Sympathomimetika, Wachstumshormone, Danazol. Vorsicht: Pioglitazon (Herzinsuffizienz). Betablocker können Hypoglykämie-Symptome verschleiern. Octreotid/Lanreotid, Clonidin, Lithiumsalze, Alkohol können Insulinbedarf erhöhen oder senken.
WH: Auf Hyperglykämie (bei unzureichender Dosierung oder Unterbrechen der Therapie) bzw. Hypoglykämie (bei Auslassen einer Mahlzeit, anstrengender körperlicher Tätigkeit oder zu hoher Insulindosis) achten. Besondere Vorsicht bei Umstellung auf einen anderen Insulintyp/eine andere Insulinmarke. Verkehrshinweis (Hypoglykämie!).
Bei leichter Hypoglykämie Glukose oral oder zuckerhaltige Lebensmittel zuführen. Bei schwerer Hypoglykämie mit Bewusstlosigkeit Glukagon (0,5-1 mg i.m. oder s.c.) oder Glukose i.v. geben.
PG: 1 ST (2) (EKO: G) [€ 38,80]

NovoRapid 100 Einheiten/ml - Injektionslösung in einer Durchstechflasche 06A01
(Z.Nr. EU/1/99/119/*) RP. P. E. A10AB05
Parallelimport. nicht im Handel.

NovoRapid FlexPen 100 Einheiten/ml - Injektionslösung in einem Fertigpen 06A01
(Z.Nr. EU/1/99/119/*) RP. P. E. A10AB05
ZI: Novo-Nordisk, Bagsvaerd, Dänemark
Z: 1 ml Injektionslösung enthält: Insulin aspart 100 E (entspr. → 3,5 mg), hergestellt durch rekombinante DNA-Technologie in Saccharomyces cerevisiae, Glycerol, Phenol, Metacresol, Zinkchlorid, Natriummonohydrogenphosphat-dihydrat, Natriumchlorid, Salzsäure zur pH-Wert-Einstellung, Natriumhydroxid zur pH-Wert-Einstellung, Wasser für Injektionszwecke.
EW: Schnellwirksames Humaninsulin-Analogon; Wirkungseintritt nach 10-20 min, Wirkungsmaximum nach 1-3 h, Wirkdauer 3-5 h.
AG: Diabetes mellitus bei Erwachsenen und Kindern ab 1 Jahr.
AA: S.c..
DO: Individuell gemäß dem Bedarf des Patienten. TD meist 0,5-1 Einheiten/kg KG.
SST: Anwendung möglich. Blutzucker engmaschig kontrollieren.
NW: Hypoglykämie, Haut, Augen, Bildung von Insulin-Antikörpern; Reaktionen an der Injektionsstelle (Lipodystrophie, Ödeme), sehr selten Anaphylaxie.
WW: Senkung des Insulinbedarfs durch hypoglykämische Arzneimittel: Orale Antidiabetika, MAO-Hemmer, nichtselektive Betablocker, ACE-Hemmer, Salizylate, anabole Steroide, Sulfonamide. Erhöhung des Insulinbedarfs durch hyperglykämische Arzneimittel: Orale Kontrazeptiva, Thiazide, Glukokortikoide, Schilddrüsenhormone, Beta2-Sympathomimetika, Wachstumshormone, Danazol. Vorsicht: Pioglitazon (Herzinsuffizienz). Betablocker können Hypoglykämie-Symptome verschleiern. Octreotid/Lanreotid, Clonidin, Lithiumsalze, Alkohol können Insulinbedarf erhöhen oder senken.
WH: Auf Hyperglykämie (bei unzureichender Dosierung oder Unterbrechen der Therapie) bzw. Hypoglykämie (bei Auslassen einer Mahlzeit, anstrengender körperlicher Tätigkeit oder zu hoher Insulindosis) achten. Besondere Vorsicht bei Umstellung auf einen anderen Insulintyp/eine andere Insulinmarke. Verkehrshinweis (Hypoglykämie!).
Bei leichter Hypoglykämie Glukose oral oder zuckerhaltige Lebensmittel zuführen. Bei schwerer Hypoglykämie mit Bewusstlosigkeit Glukagon (0,5-1 mg i.m. oder s.c.) oder Glukose i.v. geben.
PG: 5 ST * (EKO: N) [€ 70,95]

NovoRapid FlexPen 100 Einheiten/ml - Injektionslösung in einem Fertigpen 06A01
(Z.Nr. EU/1/99/119/*) RP. P. E. A10AB05
Parallelimport. nicht im Handel.

NovoRapid FlexTouch 100 Einheiten/ml Injektionslösung in einem Fertigpen 06A01
(Z.Nr. EU/1/99/119/*) RP. P. E. nicht im Handel. A10AB05

NovoRapid InnoLet 100 Einheiten/ml - Injektionslösung in einem Fertigpen 06A01
(Z.Nr. EU/1/99/119/*) RP. P. E. nicht im Handel. A10AB05

NovoRapid Penfill 100 Einheiten/ml - Injektionslösung in einer Patrone 06A01
(Z.Nr. EU/1/99/119/*) RP. P. E. A10AB05
ZI: Novo-Nordisk, Bagsvaerd, Dänemark
Z: 1 ml Injektionslösung enthält: Insulin aspart 100 E (entspr. → 3,5 mg), hergestellt durch rekombinante DNA-Technologie in Saccharomyces cerevisiae, Glycerol, Phenol, Metacresol, Zinkchlorid, Natriummonohydrogenphosphat-dihydrat, Natriumchlorid, Salzsäure zur pH-Wert-Einstellung, Natriumhydroxid zur pH-Wert-Einstellung, Wasser für Injektionszwecke.
EW: Humaninsulin-Analogon; Wirkungseintritt nach 10-20 Min., Wirkungsmaximum nach 1-3 Std., Wirkdauer 3-5 Std.
AG: Diabetes mellitus bei Erwachsenen und Kindern ab 1 Jahr.
AA: S.c. mit geeignetem Pen.
DO: Individuell gemäß dem Bedarf des Patienten. TD meist 0,5-1 Einheiten/kg KG.
SST: Anwendung möglich. Blutzucker engmaschig kontrollieren.
NW: Hypoglykämie, Haut, Augen, Bildung von Insulin-Antikörpern; Reaktionen an der Injektionsstelle (Lipodystrophie, Ödeme), sehr selten Anaphylaxie.
WW: Senkung des Insulinbedarfs durch hypoglykämische Arzneimittel: Orale Antidiabetika, MAO-Hemmer, nichtselektive Betablocker, ACE-Hemmer, Salizylate, anabole Steroide, Sulfonamide. Erhöhung des Insulinbedarfs durch hyperglykämische Arzneimittel: Orale Kontrazeptiva, Thiazide, Glukokortikoide, Schilddrüsenhormone, Beta2-Sympathomimetika, Wachstumshormone, Danazol. Vorsicht: Pioglitazon (Herzinsuffizienz). Betablocker können Hypoglykämie-Symptome verschleiern. Octreotid/Lanreotid, Clonidin, Lithiumsalze, Alkohol können Insulinbedarf erhöhen oder senken.
WH: Auf Hyperglykämie (bei unzureichender Dosierung oder Unterbrechen der Therapie) bzw. Hypoglykämie (bei Auslassen einer Mahlzeit, anstrengender körperlicher Tätigkeit oder zu hoher Insulindosis) achten. Besondere Vorsicht bei Umstellung auf einen anderen Insulintyp/eine andere Insulinmarke. Verkehrshinweis (Hypoglykämie!).
Bei leichter Hypoglykämie Glukose oral oder zuckerhaltige Lebensmittel zuführen. Bei schwerer Hypoglykämie mit Bewusstlosigkeit Glukagon (0,5-1 mg i.m. oder s.c.) oder Glukose i.v. geben.
PG: 5 ST (2) (EKO: G) [€ 57,35]

NovoRapid Penfill 100 Einheiten/ml - Injektionslösung in einer Patrone 06A01
(Z.Nr. EU/1/99/119/*) RP. P. E. A10AB05
Parallelimport. nicht im Handel.

NovoRapid PumpCart 100 Einheiten/ml - Injektionslösung in einer Patrone 06A01
(Z.Nr. EU/1/99/119/*) RP. P. E. A10AB05
ZI: Novo-Nordisk, Bagsvaerd, Dänemark
Z: 1 ml Lösung enthält: Insulin aspart 100 E (entspr. → 3,5 mg), hergestellt durch rekombinante DNA-Technologie in Saccharomyces cerevisiae, Glycerol, Phenol, Metacresol, Zinkchlorid, Natriummonohydrogenphosphat-dihydrat, Natriumchlorid, Salzsäure zur pH-Wert-Einstellung, Natriumhydroxid zur pH-Wert-Einstellung, Wasser für Injektionszwecke.
EW: Humaninsulin-Analogon; Wirkungseintritt nach 10-20 Min., Wirkungsmaximum nach 1-3 Std., Wirkdauer 3-5 Std.
AG: Diabetes mellitus bei Erwachsenen und Kindern ab 1 Jahr.
AA: Kontinuierliche s.c. Infusion in die Bauchdecke mit Accu-Chek Insight oder YpsoPump Insulinpumpe.
DO: Individuell gemäß dem Bedarf des Patienten. TD meist 0,5-1 Einheiten/kg KG.
SST: Anwendung möglich. Blutzucker engmaschig kontrollieren.
NW: Hypoglykämie, Haut, Augen, Bildung von Insulin-Antikörpern; Reaktionen an der Injektionsstelle (Lipodystrophie, Ödeme), sehr selten Anaphylaxie.
WW: Senkung des Insulinbedarfs durch hypoglykämische Arzneimittel: Orale Antidiabetika, MAO-Hemmer, nichtselektive Betablocker, ACE-Hemmer, Salizylate, anabole Steroide, Sulfonamide. Erhöhung des Insulinbedarfs durch hyperglykämische Arzneimittel: Orale Kontrazeptiva, Thiazide, Glukokortikoide, Schilddrüsenhormone, Beta2-Sympathomimetika, Wachstumshormone, Danazol. Vorsicht: Pioglitazon (Herzinsuffizienz). Betablocker können Hypoglykämie-Symptome verschleiern. Octreotid/Lanreotid, Clonidin, Lithiumsalze, Alkohol können Insulinbedarf erhöhen oder senken.
WH: Auf Hyperglykämie (bei unzureichender Dosierung oder Unterbrechen der Therapie) bzw. Hypoglykämie (bei Auslassen einer Mahlzeit, anstrengender körperlicher Tätigkeit oder zu hoher Insulindosis) achten. Besondere Vorsicht bei Umstellung auf einen anderen Insulintyp/eine andere Insulinmarke. Verkehrshinweis (Hypoglykämie!).
Bei leichter Hypoglykämie Glukose oral oder zuckerhaltige Lebensmittel zuführen. Bei schwerer Hypoglykämie mit Bewusstlosigkeit Glukagon (0,5-1 mg i.m. oder s.c.) oder Glukose i.v. geben.
PG: 5 ST (2) (EKO: G) [€ 31,70]

NovoRapid PumpCart 100 Einheiten/ml - Injektionslösung in einer Patrone 06A01
(Z.Nr. EU/1/99/119/*) RP. P. E. A10AB05
Parallelimport. nicht im Handel.

NovoSeven 1 mg (50 kIE) - Pulver und Lösungsmittel zur Herstellung einer Injektionslösung 20D01
(Z.Nr. EU/1/96/006/*) NR. P. B02BD08
ZI: Novo-Nordisk, Bagsvaerd, Dänemark
Z: 1 Durchstechflasche enthält: Eptacog alfa (aktiviert) 1 mg (entspr. → 50 kI.E.), hergestellt durch rekombinante DNA-Technologie in Babyhamster-Kidney (BHK)- Zellen, Natriumchlorid, Calciumchlorid dihydrat, N-Glycylglycin, Polysorbat 80, Mannitol, Sucrose, Methionin, Salzsäure zur pH-Wert-Einstellung, Natriumhydroxid zur pH-Wert-Einstellung, Lösungsmittel: Histidin, Salzsäure zur pH-Wert-Einstellung, Natriumhydroxid zur pH-Wert-Einstellung, Wasser für Injektionszwecke.
EW: Blutgerinnungsfaktor zur Einleitung der Hämostase.
AG: Behandlung von Blutungen und Prophylaxe von Blutungen im Zusammenhang mit invasiven oder chirurgischen Eingriffen
- bei Patienten mit angeborener Hämophilie mit Hemmkörpern gegen Blutgerinnungsfaktoren VIII oder IX >5 Bethesda-Einheiten (BE)
- bei Patienten mit angeborener Hämophilie, bei denen mit einem starken Anstieg des Hemmkörpers bei Verabreichung von Faktor VIII oder Faktor IX zu rechnen ist
- bei Patienten mit erworbener Hämophilie.
- bei angeborenem Faktor VII-Mangel
- bei Thrombasthenie Glanzmann bei Refraktärzustand auf Transfusionen von Thrombozytenkonzentraten oder wenn Thrombozyten nicht leicht verfügbar sind.

AA: I.v. Bolusinjektion nach Rekonstitution.
DO: ED initial 90 µg/kg KG, weitere Dosen nach Bedarf. Auch Einzeldosen von 270 µg/kg KG möglich. Faktor VII-Mangel: 15-30 µg/kg KG alle 4-6 Std.
Begrenzte klinische Erfahrungen bei Kindern.
Details siehe Austria-Codex - Fachinformation.
SST: Anwendung aus Vorsichtsgründen vermeiden. Nutzen/Risiko-Abwägung in der Stillzeit.
NW: Thrombotische Ereignisse, Hämorrhagie, Haut, Fieber, verringertes Ansprechen, Überempfindlichkeit. Inhibitorische Antikörper bei Faktor VII-Mangel.
WW: Nicht empfohlen: rFXIII.
WH: Überempfindlichkeit gegen Mäuse-, Hamster- oder Rindereiweiß möglich. Risiko thromboembolischer Komplikationen beachten. Bei schweren Blutungen nur in Hämophiliezentren anwenden, sonst nur in enger Zusammenarbeit mit Hämophiliezentren anwenden. Auf Antikörperbildung gegen Faktor VII/Faktor VIIa achten.
PG: 1 ST * (EKO: N) [€ 1.004,05]

NovoSeven 2 mg (100 kIE) - Pulver und Lösungsmittel zur Herstellung einer Injektionslösung 20D01
(Z.Nr. EU/1/96/006/*) NR. P. B02BD08
ZI: Novo-Nordisk, Bagsvaerd, Dänemark
Z: 1 Durchstechflasche enthält: Eptacog alfa (aktiviert) 2 mg → 100 kI.E., hergestellt durch rekombinante DNA-Technologie in Babyhamster-Kidney (BHK)- Zellen, Natriumchlorid, Calciumchlorid dihydrat, N-Glycylglycin, Polysorbat 80, Mannitol, Sucrose, Methionin, Salzsäure zur pH-Wert-Einstellung, Natriumhydroxid zur pH-Wert-Einstellung, Lösungsmittel: Histidin, Salzsäure zur pH-Wert-Einstellung, Natriumhydroxid zur pH-Wert-Einstellung, Wasser für Injektionszwecke.
Kurzinformation: siehe NovoSeven 1 mg (50 kIE) - Pulver und Lösungsmittel zur Herstellung einer Injektionslösung, → S. 999
PG: 1 ST * (EKO: N) [€ 1.964,65]

NovoSeven 5 mg (250 kIE) - Pulver und Lösungsmittel zur Herstellung einer Injektionslösung 20D01
(Z.Nr. EU/1/96/006/*) NR. P. B02BD08
ZI: Novo-Nordisk, Bagsvaerd, Dänemark
Z: 1 Durchstechflasche enthält: Eptacog alfa (aktiviert) 5 mg (entspr. → 250 kI.E.), hergestellt durch rekombinante DNA-Technologie in Babyhamster-Kidney (BHK)- Zellen, Natriumchlorid, Calciumchlorid dihydrat, N-Glycylglycin, Polysorbat 80, Mannitol, Sucrose, Methionin, Salzsäure zur pH-Wert-Einstellung, Natriumhydroxid zur pH-Wert-Einstellung, Lösungsmittel: Histidin, Salzsäure zur pH-Wert-Einstellung, Natriumhydroxid zur pH-Wert-Einstellung, Wasser für Injektionszwecke.
Kurzinformation: siehe NovoSeven 1 mg (50 kIE) - Pulver und Lösungsmittel zur Herstellung einer Injektionslösung, → S. 999
PG: 1 ST * (EKO: N) [€ 4.846,50]

NovoSeven 8 mg (400 kIE) - Pulver und Lösungsmittel zur Herstellung einer Injektionslösung 20D01
(Z.Nr. EU/1/96/006/*) NR. P. nicht im Handel. B02BD08

NovoThirteen 2500 I.E. - Pulver und Lösungsmittel zur Herstellung einer Injektionslösung 20D01
(Z.Nr. EU/1/12/775/*) NR. P. E. nicht im Handel. B02BD11

Novothyral - Tabletten 31D01
(Z.Nr. 0-15364) RP. P. H03AA03
ZI: Merck, Wien
Z: 1 Tablette enthält: Levothyroxin natrium 100 µg (entspr. T4) (entspr. L-Thyroxin natrium), Liothyronin natrium 20 µg (entspr. T3) (entspr. L-Triiodothyronin natrium), Lactose monohydrat 65,88 mg, Maisstärke, Gelatine, Croscarmellose natrium (entspr. Natrium 0,0212 mg), Magnesium stearat.
EW: Synthetische Schilddrüsenhormone.
N **AG:** Non- oder Low-Responder unter L-Thyroxin-Therapie bei allen Formen der Hypothyreose.
Bei Patienten mit Struma oder Rezidivprophylaxe nach Strumektomie bzw. Supressionstherapie nach Therapie eines Schilddrüsenkarzinoms, bei denen eine Störung der Konversion von T_4 zu T_3 in der Körperperipherie auf Grund von niedrigen T_3 Konzentrationen im Serum vermutet wird.
AA: TD morgens nüchtern ½ Stunde vor dem Frühstück mit etwas Flüssigkeit.
DO: Euthyreote Struma: TD ½-1 Tablette (auch für Kinder).
Hypothyreose: TD initial ½ Tablette über 14 Tage, Steigerung alle 2 Wochen um ½ Tablette bis zur Erhaltungsdosis (½-2 Tabletten tgl.), lebenslange Therapie.
Rezidivprophylaxe: TD ½-1 Tablette.
Schilddrüsenmalignom (nach Thyroidektomie): TD 1-2(-3) Tabletten, lebenslange Therapie.
GA: Hyperthyreose, schwere Herzschäden.
SST: Schilddrüsentherapie konsequent weiterführen, in der Schwangerschaft nicht mit Schilddrüsenhemmern kombinieren. In der Schwangerschaft Umstellung auf Levothyroxin-Monotherapie empfohlen. In der Stillzeit Anwendung möglich.
NW: Tachyarrhythmien, Tremor, Unruhe, Gewichtsabnahme, Diarrhoe (Dosisreduktion), Angina pectoris, Überempfindlichkeit.
WW: Vorsicht: Colestyramin (Resorptionshemmung); Aluminium-, Eisen-, Kalziumsalze (2 Std. Abstand); Orlistat (Hypothyreose), Antidiabetika (verminderte Blutzuckersenkung), Cumarine (verstärkte Blutungsneigung), Phenytoin (cave i.v.); Salizylat, Dicumarol, Furosemid, Clofibrat: Verdrängung von Schilddrüsenhormon aus der Plasmaeiweißbindung. Proteasehemmer (Schilddrüse kontrollieren). Sevelamer, Tyrosinkinasehemmer.
WH: Nicht zur Gewichtsreduktion geben. Vor Therapiebeginn Koronarinsuffizienz bzw. NNR-Insuffizienz behandeln. Vorsicht bei Psychosen. Blutzuckerkontrolle bei Diabetikern. Bei Hypophyseninsuffizienz Nebennierenstatus erheben. Vor Therapiebeginn TRH-Test oder Suppressionsdiagramm bei Verdacht auf Schilddrüsenautonomie.
PG: 20 ST (2) (EKO: G) [€ 2,45], 100 ST (EKO: G) [€ 10,35]

Noxafil 300 mg - Konzentrat zur Herstellung einer Infusionslösung 11B02
(Z.Nr. EU/1/05/320/*) RP. P. E. J02AC04
ZI: Merck Sharp & Dohme, Haarlem, Niederlande
Z: 1 Durchstechflasche mit 16,7 ml enthält: Posaconazol 300 mg, Hexakis- und Heptakis-O-(4-sulfobutyl)cyclomaltoseheptaose-Natriumsalz (1:6,2-6,9), Natrium edetat (entspr. Natrium 462 mg) (entspr. → 20 mmol), Salzsäure 36% (zur pH-Wert-Einstellung), Natriumhydroxid zur pH-Wert-Einstellung, Wasser für Injektionszwecke.
EW: Azol-Antimykotikum.
AG: Invasive Mykosen (Aspergillose, Fusariose, Chromoblastomykose, Myzetom, Kokzidioidomykose), bei Therapieresistenz gegen andere Antimykotika.
Prophylaxe invasiver Mykosen bei Chemotherapie oder Stammzellentransplantation.
AA: Langsame i.v. Infusion (bevorzugt über Zentralvenenkatheter) nach Verdünnung.
DO: Therapie und Prophylaxe: Am 1. Tag 2mal tgl. 300 mg, dann 1mal tgl.
300 mg.
Nicht für Kinder und Jugendliche.
Bei schweren Nierenschäden orale Darreichungsformen bevorzugen.
SST: Nutzen/Risiko-Abwägung, nicht stillen.
NW: Übelkeit, Kopfschmerzen, Überempfindlichkeit, Fieber, Blutbild, Haut, Stoffwechsel, ZNS, Augen, Ohren, Herzrhythmusstörungen, Kreislauf, Magen/Darm, Leber, Niere, Vegetativum, Thrombophlebitis.
WW: Gegenanzeige: Mutterkornalkaloide, CYP3A4-Substrate (Terfenadin, Astemizol, Cisaprid, Pimozid, Halofantin, Chinidin, QT_C-verlängernde Substanzen), Simvastatin, Lovastatin, Atorvastatin. Nicht empfohlen: Sirolimus.
Vorsicht: P-gp-Induktoren, P-gp-Inihibitoren, Rifabutin, Phenytoin, Proteasehemmer, Vinca-Alkaloide (Vincristin: Neurotoxizität), Ciclosporin, Tacrolimus, Sirolimus, antivirale Arzneimittel, Fosamprenavir, Benzodiazepine, Kalziumantagonisten, Digoxin, Sulfonylharnstoffe.
WH: Auf Überempfindlichkeit, Lebertoxizität, QT-Verlängerung achten. Verkehrshinweis.
PG: 1 ST * (EKO: N) [€ 817,60]

Noxafil 300 mg - Konzentrat zur Herstellung einer Infusionslösung 11B02
(Z.Nr. EU/1/05/320/*) RP. P. E. J02AC04
Parallelimport.
V: Orifarm, Leverkusen, Deutschland
Z: 1 Durchstechflasche mit 16,7 ml enthält: Posaconazol 300 mg, Hexakis- und Heptakis-O-(4-sulfobutyl)cyclomaltoseheptaose-Natriumsalz (1:6,2-6,9), Natrium edetat (entspr. Natrium 462 mg) (entspr. → 20 mmol), Salzsäure 36% (zur pH-Wert-Einstellung), Natriumhydroxid zur pH-Wert-Einstellung, Wasser für Injektionszwecke.
PG: 1 ST * (EKO: N) [€ 803,40]

Noxafil 100 mg - magensaftresistente Tabletten 11B02
(Z.Nr. EU/1/05/320/*) RP. P. J02AC04
ZI: Merck Sharp & Dohme, Haarlem, Niederlande
Z: 1 magensaftresistente Tablette enthält: Posaconazol 100 mg, Tablettenkern: Hypromellose acetatsuccinat, Cellulose, mikrokristalline, Hyprolose, Siliciumdioxid zur dentalen Anwendung, Croscarmellose natrium, Magnesium stearat; Tablettenmantel: Poly(vinylalkohol), Macrogol 3350, Titandioxid, Talkum, Eisen(III)-hydroxid-oxid.
EW: Azol-Antimykotikum.
AG: Invasive Mykosen (Aspergillose, Fusariose, Chromoblastomykose, Myzetom, Kokzidioidomykose), bei Therapieresistenz gegen andere Antimykotika.
Prophylaxe invasiver Mykosen bei Chemotherapie oder Stammzellentransplantation.
AA: Tabletten im Ganzen mit Wasser schlucken.
DO: Therapie und Prophylaxe: Am 1. Tag 2mal tgl. 3 Tabletten, dann 1mal tgl. 3 Tabletten.
Keine Dosisempfehlung für Kinder und Jugendliche.
Tabletten und Suspension sind nicht austauschbar.
SST: Nutzen/Risiko-Abwägung, nicht stillen.
NW: Übelkeit, Kopfschmerzen, Fieber, Blutbild, Haut, Stoffwechsel, ZNS, Augen, Ohren, Herz, Kreislauf, Magen/Darm, Leber, Niere, Vegetativum.
WW: Gegenanzeige: Mutterkornalkaloide, CYP3A4-Substrate (Terfenadin, Astemizol, Cisaprid, Pimozid, Halofantin, Chinidin, QT_C-verlängernde Substanzen), Simvastatin, Lovastatin, Atorvastatin. Nicht empfohlen: Sirolimus, H_2-Blocker.
Vorsicht: P-gp-Induktoren und -Inhibitoren, Rifabutin, Phenytoin, Proteasehemmer, Protonenpumpenhemmer, Vinca-Alkaloide (Vincristin: Neurotoxizität), Ciclosporin, Tacrolimus, antivirale Arzneimittel, Fosamprenavir, Benzodiazepine, Kalziumantagonisten, Digoxin, Sulfonylharnstoffe.
WH: Auf Überempfindlichkeit, Lebertoxizität, QT-Verlängerung achten. Begrenzte Erfahrungen bei schweren Magen/Darm-Störungen. Verkehrshinweis.
PG: 24 ST RE1 (EKO: Y) [€ 791,75], 96 ST RE1 (EKO: Y) [€ 2.978,60]

Noxafil 100 mg - magensaftresistente Tabletten 11B02
(Z.Nr. EU/1/05/320/*) RP. P. Parallelimport. J02AC04
V: Abacus Medicine, Copenhagen, Dänemark

Z: 1 magensaftresistente Tablette enthält: Posaconazol 100 mg, Tablettenkern: Hypromellose acetatsuccinat, Cellulose, mikrokristalline, Hyprolose, Siliciumdioxid zur dentalen Anwendung, Croscarmellose natrium, Magnesium stearat; Tablettenmantel: Poly(vinylalkohol), Macrogol 3350, Titandioxid, Talkum, Eisen(III)-hydroxid-oxid.
PG: 96 ST RE1 (EKO: Y) [€ 2.949,15]

Noxafil 100 mg - magensaftresistente Tabletten 11B02
(Z.Nr. EU/1/05/320/*) RP. P. Parallelimport. J02AC04
V: Orifarm, Leverkusen, Deutschland
Z: 1 magensaftresistente Tablette enthält: Posaconazol 100 mg, Tablettenkern: Hypromellose acetatsuccinat, Cellulose, mikrokristalline, Hyprolose, Siliciumdioxid zur dentalen Anwendung, Croscarmellose natrium, Magnesium stearat; Tablettenmantel: Poly(vinylalkohol), Macrogol 3350, Titandioxid, Talkum, Eisen(III)-hydroxid-oxid.
PG: 24 ST RE1 (EKO: Y) [€ 791,75], 96 ST RE1 (EKO: Y) [€ 2.978,60]

Noxafil 40 mg/ml - Suspension zum Einnehmen 11B02, 45A01
(Z.Nr. EU/1/05/320/*) RP. P. J02AC04
ZI: Merck Sharp & Dohme, Haarlem, Niederlande
Z: 1 ml Suspension enthält: Posaconazol 40 mg, Polysorbat 80, Simeticon, Natriumbenzoat, Natriumcitrat-2-Wasser, Zitronensäure monohydrat, Glycerol, Xanthan gummi, Glucose flüssig 1,75 g, Titandioxid, Kirscharoma künstlich, Benzylalkohol, Propylenglycol, Wasser, gereinigtes.
EW: Azol-Antimykotikum.
AG: Invasive Mykosen (Aspergillose, Fusariose, Chromoblastomykose, Myzetom, Kokzidioidomykose), bei Therapieresistenz gegen andere Antimykotika.
Oropharyngeale Candidose.
Prophylaxe invasiver Mykosen bei Chemotherapie oder Stammzellentransplantation.
AA: Oral zu oder unmittelbar nach den Mahlzeiten. Suspension kräftig schütteln. Nahrung erhöht die Resorption von Posaconazol.
DO: Invasive Mykosen: 4mal tgl. 200 mg (ohne Nahrung) oder 2mal tgl. 400 mg (mit Nahrung).
Oropharyngeale Candidose: Am 1.Tag 1mal 200 mg, dann 1mal tgl. 100 mg für 13 Tage.
Prophylaxe invasiver Mykosen: 3mal tgl. 200 mg.
Keine Dosisempfehlung für Kinder und Jugendliche.
Tabletten und Suspension sind nicht austauschbar.
SST: Nutzen/Risiko-Abwägung, nicht stillen.
NW: Übelkeit, Kopfschmerzen, Fieber, Blutbild, Haut, Stoffwechsel, ZNS, Augen, Ohren, Herz, Kreislauf, Magen/Darm, Leber, Niere, Vegetativum.
WW: Gegenanzeige: Mutterkornalkaloide, CYP3A4-Substrate (Terfenadin, Astemizol, Cisaprid, Pimozid, Halofantin, Chinidin, QT_C-verlängernde Substanzen), Simvastatin, Lovastatin, Atorvastatin. Nicht empfohlen: Sirolimus, H_2-Blocker.
Vorsicht: P-gp-Induktoren und -Inhibitoren, Rifabutin, Phenytoin, Proteasehemmer, Protonenpumpenhemmer, Vinca-Alkaloide (Vincristin: Neurotoxizität), Ciclosporin, Tacrolimus, antivirale Arzneimittel, Fosamprenavir, Benzodiazepine, Kalziumantagonisten, Digoxin, Sulfonylharnstoffe.
WH: Auf Überempfindlichkeit, Lebertoxizität, QT-Verlängerung achten. Begrenzte Erfahrungen bei schweren Magen/Darm-Störungen. Verkehrshinweis.
PG: 1 ST RE1 (EKO: Y) [€ 875,75]

Noxafil 40 mg/ml - Suspension zum Einnehmen 11B02, 45A01
(Z.Nr. EU/1/05/320/*) RP. P. Parallelimport. J02AC04
nicht im Handel.

Noxafil 40 mg/ml - Suspension zum Einnehmen 11B02, 45A01
(Z.Nr. EU/1/05/320/*) RP. P. Parallelimport. J02AC04
V: Haemato Pharm, Schönefeld, Deutschland
Z: 1 ml Suspension enthält: Posaconazol 40 mg, Polysorbat 80, Simeticon, Natriumbenzoat, Natriumcitrat-2-Wasser, Zitronensäure monohydrat, Glycerol, Xanthan gummi, Glucose flüssig 1,75 g, Titandioxid, Kirscharoma künstlich, Benzylalkohol, Propylenglycol, Wasser, gereinigtes.
PG: 1 ST RE1 (EKO: Y) [€ 858,90]

Nozinan 25 mg - Filmtabletten 49B03
(Z.Nr. 0-10816) RP. P. N05AA02
ZI: G.L. Pharma, Lannach
Z: 1 Filmtablette enthält: Levomepromazin 25 mg (entspr. Levomepromazin maleat), Tablettenkern: Lactose monohydrat 130 mg, Maisstärke, Siliciumdioxid, kolloidales, Polyvidon, Magnesium stearat; Tablettenüberzug: Hydroxypropylmethylcellulose, Macrogol 20000.
EW: Dämpfendes Neuroleptikum.
AG: Agitierte Psychosen, psychomotorische Erregungszustände, reaktive Psychosen.
AA: Unzerkaut mit Flüssigkeit zu den Mahlzeiten.
DO: TD 25-200 mg, MTD 400 mg. Nicht für Kinder und Jugendliche.
GA: Vergiftung mit ZNS-Dämpfern, Harnverhalten, Prostatahypertrophie, Glaukom, Blutbildschäden, Koma.
SST: Im 1. Trimenon und in der Stillzeit nicht anwenden; im 2. und 3. Tri- menon zwingende Indikationsstellung. Erhöhtes Risiko für Neugeborene für extrapyramidale Symptome und/oder Entzugssymptome nach der Geburt bei Anwendung im 3. Trimenon.
NW: Sedation, Somnolenz, Herz (QT-Verlängerung), Blutdruckabfall, ZNS (Dys- kinesien, malignes neuroleptisches Syndrom), Psyche, anticholinerg, Magen/Darm, Blutbild, Haut (Photosensibilisierung), Ikterus, Endokrinium, Auge, Miktionsstörungen, Sulfit-Überempfindlichkeit, plötzlicher Tod.
WW: Kontraindiziert: Dopaminerge Agonisten (außer bei M. Parkinson); Substan- zen mit Potential für ventrikuläre Arrhythmien (Sultoprid, Benzamid- Neuroleptika); Vorsicht: Bradykardie auslösende Substanzen, Kalium senkende Substanzen, Anticholinergika, Disulfiram, ZNS-Dämpfer, Blutdrucksenker, Muskel- relaxantien, Lithium, Substrate für CYP2D6, Antazida (2 Std. Abstand).
WH: Vorsicht bei M. Parkinson, älteren Patienten, Herz-, Leber-, Nieren- schäden, QT-Verlängerung, Glaukom, Epilepsie, Prostatahypertrophie, Mamma-Tumoren, thromboembolischem Risiko. Kontrollen: Blutbild, EKG, Leber. Cave Alkohol. Sonneneinstrahlung meiden. Verkehrshinweis.
Erhöhtes Schlaganfallrisiko und erhöhte Mortalität bei älteren Patienten mit Demenz beachten.
Antidote: Bei anticholinergen Reaktionen Physostigmin, bei extrapyramidalen Störungen Biperiden.
PG: 50 ST (EKO: G) [€ 8,55], 100 ST (EKO: G) [€ 14,05]

Nozinan 100 mg - Filmtabletten 49B03
(Z.Nr. 0-13131) RP. P. N05AA02
ZI: G.L. Pharma, Lannach
Z: 1 Filmtablette enthält: Levomepromazin 100 mg (entspr. Levomepromazin maleat), Tablettenkern: Lactose monohydrat 215 mg, Maisstärke, Siliciumdioxid, kolloidales, Polyvidon, Magnesium stearat; Tablettenüberzug: Hydroxypropylmethylcellulose, Macrogol 20000.
Kurzinformation: siehe Nozinan 25 mg - Filmtabletten, → S. 1001
PG: 100 ST RE2 (EKO: Y) [€ 40,25]

Nozinan 4% - Tropfen 49B03
(Z.Nr. 0-13132) RP. P. n.l. N05AA02
ZI: G.L. Pharma, Lannach
Z: 1 ml (= 40 Tropfen) enthält: Levomepromazin 40 mg (entspr. Levomepromazin hydrochlorid), Saccharose 200 mg, Glycerol, Ethanol 130 mg, Zitronensäure, Ascorbinsäure, Orangenessenz, Vanille-Aroma, Zuckercouleur, Wasser, gereinigtes.
PG: 20 ML * (EKO: N) [€ 6,65 n.l.], 100 ML * (EKO: N) [€ 28,00 n.l.]

Nplate 125 Mikrogramm - Pulver zur Herstellung einer Injektionslösung 20D03
(Z.Nr. EU/1/08/497/*) NR. P. E. nicht im Handel. B02BX04

Nplate 250 Mikrogramm - Pulver zur Herstellung einer Injektionslösung 20D03
(Z.Nr. EU/1/08/497/*) NR. P. E. nicht im Handel. B02BX04

Nplate 500 Mikrogramm - Pulver zur Herstellung einer Injektionslösung 20D03
(Z.Nr. EU/1/08/497/*) NR. P. E. nicht im Handel. B02BX04

Nplate 250 Mikrogramm - Pulver und Lösungsmittel zur Herstellung einer Injektionslösung 20D03
(Z.Nr. EU/1/08/497/*) NR. P. E. B02BX04
ZI: Amgen Europe, Zg Breda, Niederlande
Z: 1 Durchstechflasche enthält: Romiplostim 250 µg, Mannitol, Sucrose, Histidin, Salzsäure zur pH-Wert-Einstellung, Polysorbat 20, Lösungsmittel: Wasser für Injektionszwecke.
EW: Antihämorrhagikum.
AG: Chronische, therapierefraktäre immunthrombozytopenische Purpura (ITP).
AA: S.c.; Spritze mit 0,01 ml-Skalierung verwenden.
DO: Dosis exakt berechnen! Initial 1mal wöchentlich 1 µg/kg KG. Dosisanpassung nach Bedarf, bis Thrombozytenzahl =>$50x10^9$/l für mindestens 4 Wochen erreicht wird. MD 10 µg/kg KG 1mal wöchentlich.
Keine Selbstinjektion bei Personen unter 18 Jahren.

Details siehe Austria-Codex - Fachinformation
SST: Nicht empfohlen. Nutzen/Risiko-Abwägung in der Stillzeit.
NW: Überempfindlichkeit, Angioödem, ZNS, Kopfschmerzen, Knochenmark (Progression myelodysplastischer Syndrome), Schlaflosigkeit, Thromboembolien, Magen/Darm, Haut, Schmerzen, lokale Reaktionen, Medikationsfehler, Thrombopenie und Blutungen nach Absetzen. Bei Überdosierung Thrombozytose.
WW: Bei gleichzeitiger Anwendung anderer Arzneimittel zur ITP-Behandlung Thrombozytenzahl überwachen.
WH: Vorsicht bei Leberschäden. Myelodysplastisches Syndrom ausschließen. Auf erneutes Auftreten von Thrombozytopenie und Blutungen nach Ende der Behandlung, thrombotische Komplikationen, Progression maligner Erkrankungen der Hämatopoese oder myelodysplastischer Syndrome, Erhöhung von Retikulin im Knochenmark achten. Verkehrshinweis.
PG: 1 ST RE1 (EKO: Y) [€ 891,20], 4 ST RE1 (EKO: Y) [€ 3.463,50]

Nplate 500 Mikrogramm - Pulver und Lösungsmittel zur Herstellung einer Injektionslösung 20D03
(Z.Nr. EU/1/08/497/*) NR. P. E. B02BX04
ZI: Amgen Europe, Zg Breda, Niederlande
Z: 1 Durchstechflasche enthält: Romiplostim 500 µg, Mannitol, Sucrose, Histidin, Salzsäure zur pH-Wert-Einstellung, Polysorbat 20, Lösungsmittel: Wasser für Injektionszwecke.
Kurzinformation: siehe Nplate 250 Mikrogramm - Pulver und Lösungsmittel zur Herstellung einer Injektionslösung, →S. 1001
PG: 1 ST RE1 (EKO: Y) [€ 1.748,65], 4 ST RE1 (EKO: Y) [€ 6.893,25]

Nplate 500 Mikrogramm - Pulver und Lösungsmittel zur Herstellung einer Injektionslösung 20D03
(Z.Nr. EU/1/08/497/*) NR. P. E. B02BX04
Parallelimport. nicht im Handel.

Nr. 1 - Verdauungs-, Galle- und Lebertropfen "Mag. Doskar" 40X
(Z.Nr. 3-00512) RPF. P. V03AX
ZI: Mag. Martin Doskar pharm. Produkte, Wien
Z: 100 g Tropfen enthalten: Silybum marianum (Homöopathie) D2 33,33 g, Chelidonium majus (Homöopathie) D3 33,33 g, Taraxacum officinale (Homöopathie) D3 33,33 g, Ethanol (entspr. Gesamtethanolgehalt 49,2 % (m/m)), Wasser.
EW: Homöopathikum.
AG: Verdauungs-, Galle- und Leberbeschwerden.
AA: Möglichst unverdünnt auf die Zunge oder mit etwas Wasser nüchtern einnehmen.
DO: 10-12 Tropfen ca. 15 min vor dem Essen. Für Kinder nicht empfohlen.
SST: Nicht anwenden.
WH: Nicht für Alkoholkranke.
PG: 50 ML * (EKO: N) [€ 14,50]

Nr. 2 Wirbelsäulen- und Gelenkstropfen "Mag. Doskar" 13X01
(Z.Nr. 3-00230) RPF. P. V03AX
ZI: Mag. Martin Doskar pharm. Produkte, Wien
Z: 100 g (= 110 ml, 1 ml = 24 Tropfen) enthalten: Symphytum officinale (Homöopathie) D8 20 g (entspr. Symphytum (Homöopathie)), Ruta graveolens (Homöopathie) D2 20 g, Aesculus hippocastanum (Homöopathie) D3 20 g, Hypericum perforatum (Homöopathie) D3 20 g, Rhus toxicodendron (Homöopathie) D4 20 g (entspr. Toxicodendrum quercifolium (Homöopathie)), Ethanol 0,48 g/ml (entspr. Gesamtethanolgehalt 60,3 % (V/V)), Wasser, gereinigtes.
EW: Homöopathikum.
AG: Verstauchungen, Verrenkungen, Knochen- und Nervenschmerzen.
AA: Unverdünnt oder mit etwas Wasser verdünnt einnehmen.
DO: 3-5mal tgl. (akut bis 1-2mal stündlich) 20 Tropfen. Für Kinder und Jugendliche nicht empfohlen.
SST: Nicht empfohlen.
WH: Nicht für Alkoholkranke.
PG: 50 ML * (EKO: N) [€ 14,50]

Nr. 3 Nieren- und Blasentropfen "Mag. Doskar" 52X05
(Z.Nr. 3-00493) RPF. P. V03AX
ZI: Mag. Martin Doskar pharm. Produkte, Wien
Z: 100 g enthalten: Berberis vulgaris (Homöopathie) D3 50 g, Solidago virgaurea (Homöopathie) D3 50 g, Ethanol (entspr. Gesamtethanolgehalt 62 % (m/m)), Wasser.
EW: Homöopathikum.
AG: Nieren- und Blasenbeschwerden.
AA: Möglichst unverdünnt auf die Zunge tropfen, ev. in Wasser verdünnt vor dem Essen einnehmen.
DO: 3-5mal tgl. 10-12 Tropfen. Nicht für Kinder.
SST: Nicht anwenden.
WH: Nicht für Alkoholkranke.
PG: 50 ML * (EKO: N) [€ 14,50]

Nr. 4 Beruhigungs- und Schlaftropfen für Kinder "Mag. Doskar" 70
(Z.Nr. 3-00221) RPF. P. V03AX
ZI: Mag. Martin Doskar pharm. Produkte, Wien
Z: 100 g (= 108 ml, 1 ml = 24 Tropfen) enthalten: Zincum isovalerianicum (Homöopathie) D30 33,33 g, Coffea arabica (Homöopathie) D12 33,33 g, Helleborus niger (Homöopathie) D4 33,33 g, Ethanol 0,45 g/ml (entspr. Gesamtethanolgehalt 52,5 % (V/V)), Wasser, gereinigtes.
EW: Homöopathikum.
AG: Schlaflosigkeit, Beruhigung bei Kindern von 6 bis 12 Jahren.
AA: Möglichst unverdünnt auf die Zunge direkt einnehmen.
DO: 1-2mal tgl. und vor dem Schlafengehen 10-12 Tropfen.
SST: Nicht empfohlen.
WH: Nicht für Alkoholkranke.
PG: 50 ML * (EKO: N) [€ 14,50]

Nr. 5 Bettnässertropfen "Mag. Doskar" 52X05
(Z.Nr. 3-00248) RPF. P. V03AX
ZI: Mag. Martin Doskar pharm. Produkte, Wien
Z: 100 g (= 108 ml, 1 ml = 21 Tropfen) enthalten: Ferrum metallicum (Homöopathie) D12 50 g, Atropa belladonna (Homöopathie) D6 50 g, Ethanol (entspr. Gesamtethanolgehalt 50,2 % (V/V)), Wasser, gereinigtes, Spuren von: Lactose monohydrat.
EW: Homöopathikum.
AG: Bettnässen.
AA: Vor dem Essen mit etwas Wasser verdünnt einnehmen.
DO: 3-5mal tgl. 5 Tropfen. Nicht für Kinder unter 6 Jahren.
SST: Nicht empfohlen.
WH: Nicht für Alkoholkranke.
PG: 50 ML * (EKO: N) [€ 14,50]

Nr. 6 Heuschnupfentropfen "Mag. Doskar" 05X
(Z.Nr. 3-00243) RPF. P. V03AX
ZI: Mag. Martin Doskar pharm. Produkte, Wien
Z: 100 g (= 108 ml; 1 ml = 21 Tropfen) enthalten: Gelsemium sempervirens (Homöopathie) D6 25 g, Euphorbium (Homöopathie) D6 25 g, Echinacea (Homöopathie) D1 25 g, Alumen chromicum D4 25 g, Ethanol (entspr. Gesamtethanolgehalt 54,2 % (V/V)), Wasser, gereinigtes.
EW: Homöopathikum.
AG: Heuschnupfen.
AA: Vor dem Essen mit etwas Wasser verdünnt einnehmen.
DO: Akut 3mal tgl. 5-10 Tropfen, bei sehr heftigen Beschwerden halbstündlich bis stündlich 5-10 Tropfen. Nicht für Kinder und Jugendliche.
SST: Nicht empfohlen.
WH: Nicht für Alkoholkranke.
PG: 50 ML * (EKO: N) [€ 14,50]

Nr. 7 Bronchialtropfen für Kinder "Mag. Doskar" 50X01
(Z.Nr. 3-00253) RPF. P. V03AX
ZI: Mag. Martin Doskar pharm. Produkte, Wien
Z: 100 g (= 108 ml, 1 ml = 22 Tropfen) enthalten: Psychotria ipecacuanha (Homöopathie) D12 33,33 g (entspr. Cephaelis ipecacuanha (Homöopathie)), Cuprum aceticum (Homöopathie) D4 33,33 g, Calcium phosphoricum (Homöopathie) D12 33,33 g, Ethanol (entspr. Gesamtethanolgehalt 50,2 % (V/V)), Spuren von: Lactose monohydrat; Wasser, gereinigtes.
EW: Homöopathikum.
AG: Leichte Atemwegserkrankungen bei Kindern ab 6 Jahren und Jugendlichen.
AA: Vor dem Essen mit etwas Wasser verdünnt einnehmen.
DO: Anfangs alle 1-2 Stunden, dann bis 3mal tgl. 5-10 Tropfen.
SST: Nicht empfohlen.
WH: Nicht für Alkoholkranke.
PG: 50 ML * (EKO: N) [€ 14,50]

Nr. 8 Blasentropfen "Mag. Doskar" 52X01
(Z.Nr. 3-00249) RPF. P. V03AX
ZI: Mag. Martin Doskar pharm. Produkte, Wien
Z: 100 g enthalten: Solanum dulcamara (Homöopathie) D3 25 g, Equisetum arvense (Homöopathie) D1 25 g, Petroselinum (Homöopathie) D1 25 g, Sepia nach Gruner D6 25 g, Ethanol (entspr. Gesamtethanolgehalt 47 % (m/m)), Wasser.
EW: Homöopathikum.
AG: Blasenschwäche chronisch rezidivierender Harnwegskatarrh.
AA: Möglichst unverdünnt oder mit etwas Wasser verdünnt einnehmen.
DO: Im Akutstadium bis halbstündlich, dann 3-5mal tgl. 15-20 Trop-

fen.
SST: Nicht empfohlen.
WH: Nicht für Alkoholkranke.
PG: 50 ML * (EKO: N) [€ 14,50]

Nr. 9 Tropfen zur unspezifischen Abwehrsteigerung "Mag. Doskar" 33X01

(Z.Nr. 3-00232) RPF. P. V03AX
ZI: Mag. Martin Doskar pharm. Produkte, Wien
Z: 100 g (= 111 ml, 1 ml = 23 Tropfen) enthalten: Echinacea angustifolia (Homöopathie) D1 25 g, Hydrargyrum biiodatum (Homöopathie) D4 25 g, Sulfur iodatum (Homöopathie) D4 25 g, Vincetoxicum (Homöopathie) D12 25 g, Ethanol 0,58 g/ml (entspr. Gesamtethanolgehalt 66 % (V/V)), Wasser, gereinigtes.
EW: Homöopathikum.
AG: Chronisch rezidivierende Infekte nach einer Antibiotikatherapie, unspezifische Abwehrsteigerung.
AA: Unverdünnt oder mit etwas Wasser verdünnt einnehmen.
DO: Akut 3-5mal tgl. 15 Tropfen Vorbeugend: 1-2mal tgl. 15 Tropfen.
Nach Antibiotikatherapie: 2-3mal tgl. 20 Tropfen über 3-4 Wochen.
SST: Nicht empfohlen.
WH: Nicht für Alkoholkranke.
PG: 50 ML * (EKO: N) [€ 14,50]

Nr. 10 Sklerosetropfen "Mag. Doskar" 20X

(Z.Nr. 3-00506) RPF. P. V03AX
ZI: Mag. Martin Doskar pharm. Produkte, Wien
Z: 100 g enthalten: Barium carbonicum (Homöopathie) D6 14,29 g, Barium iodatum (Homöopathie) D4 14,29 g, Ambra grisea (Homöopathie) D3 14,29 g, Panax Ginseng (Homöopathie) D1 14,29 g, Hyoscyamus niger (Homöopathie) D30 14,29 g, Helleborus niger (Homöopathie) D4 14,29 g, Zincum metallicum (Homöopathie) D12 14,29 g, Ethanol (entspr. Gesamtethanolgehalt 56 % (m/m)), Wasser.
EW: Homöopathikum.
AG: Unterstützend bei Arterienverkalkung.
AA: Möglichst unverdünnt direkt auf die Zunge oder in etwas Wasser verdünnt einnehmen.
DO: 2-3mal tgl. 25 Tropfen. Nicht für Kinder und Jugendliche.
SST: Nicht anwenden.
WH: Nicht für Alkoholkranke. Bei Schilddrüsenerkrankungen nicht ohne ärzt- lichen Rat einnehmen.
PG: 50 ML * (EKO: N) [€ 14,50]

Nr. 11 Migränetropfen für Frauen "Mag. Doskar" 43X

(Z.Nr. 3-00492) RPF. P. V03AX
ZI: Mag. Martin Doskar pharm. Produkte, Wien
Z: 100 g enthalten: Iris versicolor (Homöopathie) D6 20 g, Strychnos ignatii (Homöopathie) D4 20 g, Cimicifuga racemosa (Homöopathie) D6 20 g, Secale cornutum (Homöopathie) D4 20 g, Cephaelis ipecacuanha (Homöopathie) D4 20 g, Ethanol (entspr. Gesamtethanolgehalt 47 % (m/m)), Wasser.
EW: Homöopathikum.
AG: Migränebeschwerden bei Frauen.
AA: Möglichst unverdünnt auf die Zunge tropfen, ev. in Wasser verdünnt vor dem Essen einnehmen.
DO: 3mal tgl. 20 Tropfen, im Anfall alle ¼ Std. 15 Tropfen. Nicht für Kinder und Jugendliche.
SST: Nicht anwenden.
WH: Nicht für Alkoholkranke.
PG: 50 ML * (EKO: N) [€ 14,50]

Nr. 12 Migränetropfen für Männer "Mag. Doskar" 43X

(Z.Nr. 3-00491) RPF. P. V03AX
ZI: Mag. Martin Doskar pharm. Produkte, Wien
Z: 100 g enthalten: Strychnos ignatii (Homöopathie) D4 20 g, Iris versicolor (Homöopathie) D6 20 g, Strychnos nux-vomica (Homöopathie) D12 20 g, Secale cornutum (Homöopathie) D4 20 g, Cephaelis ipecacuanha (Homöopathie) D4 20 g, Ethanol (entspr. Gesamtethanolgehalt 48 % (m/m)), Wasser.
EW: Homöopathikum.
AG: Migränebeschwerden bei Männern
AA: Möglichst unverdünnt auf die Zunge tropfen, ev. in Wasser verdünnt vor dem Essen einnehmen.
DO: 3mal tgl. 20 Tropfen, im Anfall alle ¼ Std. 15 Tropfen. Nicht für Kinder und Jugendliche.
SST: Keine Untersuchungen.
WH: Nicht für Alkoholkranke.
PG: 50 ML * (EKO: N) [€ 14,50]

Nr. 13 Nerventropfen für Männer "Mag. Doskar" 32X

(Z.Nr. 3-00494) RPF. P. V03AX
ZI: Mag. Martin Doskar pharm. Produkte, Wien
Z: 100 g enthalten: Ambra grisea (Homöopathie) D3 20 g, Aurum metallicum (Homöopathie) D12 20 g, Lycopodium clavatum (Homöopathie) D6 20 g, Strychnos nux-vomica (Homöopathie) D12 20 g, Sulfur (Homöopathie) D12 20 g, Ethanol (entspr. Gesamtethanolgehalt 53 % (m/m)), Wasser.
EW: Homöopathikum.
AG: Nervliche Überlastung bei Männern.
AA: Unverdünnt oder mit etwas Wasser verdünnt einnehmen.
DO: 3mal tgl. 20-25 Tropfen. Nicht für Kinder und Jugendliche.
WH: Nicht für Alkoholkranke.
PG: 50 ML * (EKO: N) [€ 14,50]

Nr. 14 Nerven- und Examentropfen "Mag. Doskar" 49X

(Z.Nr. 3-00505) RPF. P. V03AX
ZI: Mag. Martin Doskar pharm. Produkte, Wien
Z: 100 g Tropfen enthalten: Coffea arabica (Homöopathie) D12 20 g, Gelsemium sempervirens (Homöopathie) D30 20 g, Argentum nitricum (Homöopathie) D12 20 g, Ambra grisea (Homöopathie) D3 20 g, Strophantus gratus (Homöopathie) D4 20 g, Ethanol 0,47 g/ml (entspr. Gesamtethanolgehalt 52 % (m/m)), Wasser.
EW: Homöopathikum.
AG: Prüfungsangst, mentale Überlastung.
AA: Möglichst unverdünnt direkt auf die Zunge oder in etwas Wasser verdünnt vor dem Essen einnehmen.
DO: 3mal tgl. 15-20 Tropfen. Für Kinder nicht empfohlen.
SST: Nicht anwenden.
WH: Nicht für Alkoholkranke.
PG: 50 ML * (EKO: N) [€ 14,50]

Nr. 15 Herz- und Kreislauftropfen mild "Mag. Doskar" 30X

(Z.Nr. 3-00496) RPF. P. V03AX
ZI: Mag. Martin Doskar pharm. Produkte, Wien
Z: 100 g enthalten: Selenicereus grandiflorus (Homöopathie) D3 33,33 g, Crataegus (Homöopathie) D3 33,33 g, Veratrum album (Homöopathie) D3 33,33 g, Ethanol (entspr. Gesamtethanolgehalt 56 % (m/m)), Wasser.
EW: Homöopathikum.
AG: Unterstützend bei leichten Herz/Kreislauf-Beschwerden.
AA: Unverdünnt oder mit etwas Wasser verdünnt einnehmen.
DO: 3mal tgl. bei Bedarf stündlich 15 Tropfen. Nicht für Kinder und Jugendliche.
SST: Nicht anwenden.
WH: Nicht für Alkoholkranke.
PG: 50 ML * (EKO: N) [€ 14,50]

Nr. 16 Herz- und Kreislauftropfen "Mag. Doskar" 30X

(Z.Nr. 3-00509) RPF. P. V03AX
ZI: Mag. Martin Doskar pharm. Produkte, Wien
Z: 100 g (1 ml Lösung = 23 Tropfen) Tropfen enthalten: Crataegus (Homöopathie) D1 75 g, Auri solutio colloidalis (Homöopathie) D4 5 g, Strophantus gratus (Homöopathie) D4 5 g, Selenicereus grandiflorus (Homöopathie) D2 5 g, Camphora (Homöopathie) D2 5 g, Valeriana officinalis (Homöopathie) D1 5 g, Ethanol (entspr. Gesamtethanolgehalt 43 % (m/m)), Wasser.
EW: Homöopathikum.
AG: Leichte Herz-/Kreislaufbeschwerden.
AA: Möglichst unverdünnt direkt auf die Zunge oder in etwas Wasser verdünnt einnehmen.
DO: Akut stündlich bis zu 20 Tropfen, vorbeugend 3mal tgl. 20-25 Tropfen.
Für Kinder und Jugendliche nicht empfohlen.
GA: Asthma bronchiale (enthält Campher).
SST: Nicht anwenden.
WH: Nicht für Alkoholkranke.
PG: 50 ML * (EKO: N) [€ 14,50]

Nr. 17 Schultropfen für Jugendliche "Mag. Doskar" 32X

(Z.Nr. 3-00251) RPF. P. V03AX
ZI: Mag. Martin Doskar pharm. Produkte, Wien
Z: 100 g (= 115 ml, 1 ml = 37 Tropfen) enthalten: Strophantus gratus (Homöopathie) D4 50 g, Ambra grisea (Homöopathie) D3 50 g, Ethanol, (entspr. Gesamtethanolgehalt 76,2 % (V/V)), Wasser, gereinigtes.
EW: Homöopathikum.
AG: Leichte nervöse Verstimmungen, Erwartungsangst.
AA: Vor dem Essen mit etwas Wasser verdünnt einnehmen.
DO: Akut bis viertelstündlich, dann 5mal tgl. 5-10 Tropfen.
SST: Nicht empfohlen.
WH: Nicht für Alkoholkranke.
PG: 50 ML * (EKO: N) [€ 14,50]

N

Nr. 18 Frauentropfen "Mag. Doskar" 29X03
(Z.Nr. 3-00226) RPF. P. V03AX
ZI: Mag. Martin Doskar pharm. Produkte, Wien
Z: 100 g (= 112 ml, 1 ml = 24 Tropfen) enthalten: Cimicifuga racemosa (Homöopathie) D3 25 g (entspr. Cimicifuga (Homöopathie)), Pulsatilla pratensis (Homöopathie) D3 25 g (entspr. Pulsatilla (Homöopathie)), Sepia nach Gruner D3 25 g, Ambra grisea (Homöopathie) D3 25 g (entspr. Ambra (Homöopathie)), Ethanol 0,63 g/ml (entspr. Gesamtethanolgehalt 72,9 % (V/V)), Wasser, gereinigtes.
EW: Homöopathikum.
AG: Wechselbeschwerden, Regelstörungen.
AA: Unverdünnt oder mit etwas Wasser verdünnt einnehmen.
DO: 3mal tgl. 15-20 Tropfen. Für Kinder und Jugendliche nicht empfohlen.
SST: Nicht empfohlen.
WH: Nicht für Alkoholkranke.
PG: 50 ML * (EKO: N) [€ 14,50]

Nr. 19 Aknetropfen "Mag. Doskar" 22X
(Z.Nr. 3-00252) RPF. P. V03AX
ZI: Mag. Martin Doskar pharm. Produkte, Wien
Z: 100 g (= 111 ml, 1 ml = 40 Tropfen) enthalten: Kalium iodatum (Homöopathie) D3 33,33 g, Juglans regia (Homöopathie) D2 33,33 g, Berberis vulgaris (Homöopathie) D3 33,33 g, Ethanol (entspr. Gesamtethanolgehalt 63,6 % (V/V)), Wasser, gereinigtes.
EW: Homöopathikum.
AG: Unterstützend bei Akne.
AA: Vor dem Essen mit etwas Wasser verdünnt einnehmen.
DO: 3-5mal tgl. 5-10 Tropfen. Für Kinder nicht empfohlen.
SST: Nicht empfohlen.
WH: Nicht für Alkoholkranke.
PG: 50 ML * (EKO: N) [€ 14,50]

Nr. 20 Grippetropfen "Mag. Doskar" 50X03
(Z.Nr. 3-00227) RPF. P. V03AX
ZI: Mag. Martin Doskar pharm. Produkte, Wien
Z: 100 g (= 110 ml, 1 ml = 22 Tropfen) enthalten: Aconitum napellus (Homöopathie) D6 14,286 g, Gelsemium sempervirens (Homöopathie) D3 14,286 g, Lachesis muta (Homöopathie) D12 14,286 g, Bryonia (Homöopathie) D3 14,286 g, Hydrargyrum biiodatum (Homöopathie) D4 14,286 g, Eupatorium perfoliatum (Homöopathie) D2 14,286 g, Phosphorus (Homöopathie) D6 14,286 g, Wasser, gereinigtes, Ethanol 0,49 g/ml (entspr. Gesamtethanolgehalt 61,6 % (V/V)).
EW: Homöopathikum.
AG: Grippale Infekte.
AA: Unverdünnt oder mit etwas Wasser verdünnt einnehmen.
DO: Erwachsene: 3mal tgl. (akut 1-2mal stündlich) 15-20 Tropfen. Jugendliche: 3mal tgl. 8-12 Tropfen. Für Kinder nicht empfohlen.
SST: Nicht empfohlen.
WH: Nicht für Alkoholkranke.
PG: 50 ML * (EKO: N) [€ 14,50]

Nr. 21 Halstropfen "Mag. Doskar" 50X03
(Z.Nr. 3-00224) RPF. P. V03AX
ZI: Mag. Martin Doskar pharm. Produkte, Wien
Z: 100 g (= 108 ml; 1 ml = 25 Tropfen) enthalten: Atropa belladonna (Homöopathie) D4 25 g, Hydrargyrum biiodatum (Homöopathie) D4 25 g (entspr. Mercurius biiodatus (Homöopathie)), Causticum Hahnemanni (Homöopathie) D6 25 g (entspr. Causticum (Homöopathie)), Apis mellifica (Homöopathie) D4 25 g, Ethanol 0,47 g/ml (entspr. Gesamtethanolgehalt 51,7 % (V/V)), Wasser, gereinigtes.
EW: Homöopathikum.
AG: Unterstützend bei Halsschmerzen.
AA: Unverdünnt oder mit etwas Wasser verdünnt (Kinder, Jugendliche) ein- nehmen.
DO: Viertel- bis halbstündlich, max. 8mal tgl. 12-15 Tropfen (Erwachsene), 8-10 Tropfen (Jugendliche).
SST: Nicht empfohlen.
WH: Darf Alkoholkranken nicht gegeben werden. Vorsicht bei Lebererkrankungen oder Epilepsie.
PG: 50 ML * (EKO: N) [€ 14,50]

Nr. 22 Stärkungstropfen für Kinder "Mag. Doskar" 16X02
(Z.Nr. 3-00247) RPF. P. V03AX
ZI: Mag. Martin Doskar pharm. Produkte, Wien
Z: 100 g (= 108 ml, 1 ml = 42 Tropfen) enthalten: Ferrum phosphoricum (Homöopathie) D12 33,33 g, Calcium phosphoricum (Homöopathie) D12 33,33 g, Cinchona pubescens (Homöopathie) D4 33,33 g, Ethanol (entspr. Gesamtethanolgehalt 50,7 % (V/V)), Wasser, gereinigtes, Spuren von: Lactose monohydrat.
EW: Homöopathikum.
AG: Infektanfälligkeit, Appetitlosigkeit, leichte Kraftlosigkeit.
AA: Vor dem Essen mit etwas Wasser verdünnt einnehmen.
DO: 3mal tgl. 5-10 Tropfen. Für Kinder unter 6 Jahren nicht empfohlen.
SST: Nicht empfohlen.
WH: Nicht für Alkoholkranke.
PG: 50 ML * (EKO: N) [€ 14,50]

Nr. 23 Prostatatropfen "Mag. Doskar" 52X03
(Z.Nr. 3-00255) RPF. P. V03AX
ZI: Mag. Martin Doskar pharm. Produkte, Wien
Z: 100 g (= 109 ml; 1 ml = 42 Tropfen) enthalten: Chimaphila umbellata (Homöopathie) D1 25 g, Digitalis purpurea (Homöopathie) D4 25 g, Serenoa repens (Homöopathie) D1 25 g, Selenium (Homöopathie) D6 25 g, Ethanol 0,43 g/ml (entspr. Gesamtethanolgehalt 54,3 % (V/V)), Spuren von: Lactose monohydrat; Wasser, gereinigtes.
EW: Homöopathikum.
AG: Unterstützend bei Prostatavergrößerung.
AA: Verdünnt mit Tee oder Wasser einnehmen.
DO: 3mal tgl. 20-25 Tropfen. Nicht für Kinder und Jugendliche.
WH: Nicht für Alkoholkranke. Vorsicht bei Lebererkrankungen, Epilepsie.
PG: 50 ML * (EKO: N) [€ 14,50]

Nr. 24 Hustentropfen "Mag. Doskar" 50X02
(Z.Nr. 3-00231) RPF. P. V03AX
ZI: Mag. Martin Doskar pharm. Produkte, Wien
Z: 100 g (= 111 ml, 1 ml = 24 Tropfen) enthalten: Ammonium bromatum (Homöopathie) D3 20 g, Psychotria ipecacuanha (Homöopathie) D2 20 g (entspr. Cephaelis ipecacuanha (Homöopathie)), Rumex crispus (Homöopathie) D2 20 g, Phosphorus (Homöopathie) D5 20 g, Drosera rotundifolia (Homöopathie) D4 20 g, Ethanol 0,5 g/ml (entspr. Gesamtethanolgehalt 63,9 % (V/V)), Wasser, gereinigtes.
EW: Homöopathikum.
AG: Reizhusten, Husten bei leichten Entzündungen der Atemwege.
AA: Unverdünnt oder mit etwas Wasser verdünnt einnehmen.
DO: Erwachsene: Akut halbstündlich, dann 3-5mal tgl. 20 Tropfen.
Jugendliche: Akut halbstündlich, dann 3-5mal tgl. 8-10 Tropfen verdünnt.
Kinder (6-12 Jahre): Akut halbstündlich, dann 3-5mal tgl. 5-7 Tropfen verdünnt.
SST: Nicht empfohlen.
WH: Nicht für Alkoholkranke.
PG: 50 ML * (EKO: N) [€ 14,50]

Nr. 25 Verletzungstropfen "Mag. Doskar" 13X01
(Z.Nr. 3-00250) RPF. P. V03AX
ZI: Mag. Martin Doskar pharm. Produkte, Wien
Z: 100 g (= 114 ml, 1 ml = 32 Tropfen) enthalten: Arnica montana (Homöopathie) D3 20 g, Ruta graveolens (Homöopathie) D3 20 g, Calendula officinalis (Homöopathie) D1 20 g, Ledum palustre (Homöopathie) D2 20 g, Hypericum perforatum (Homöopathie) D3 20 g, Ethanol 0,59 g/ml (entspr. Gesamtethanolgehalt 74,4 % (V/V)), Wasser.
EW: Homöopathikum.
AG: Sturz, Verstauchungen, Verrenkungen, Rissquetschwunden, Abschürfungen.
AA: Möglichst unverdünnt oder mit etwas Wasser verdünnt einnehmen.
DO: Bei akuten Verletzungen bis zu stündlich 15-20 Tropfen, nach Operationen 3mal tgl. 15-20 Tropfen. Für Kinder und Jugendliche nicht empfohlen.
SST: Nicht empfohlen.
WH: Nicht für Alkoholkranke.
PG: 50 ML * (EKO: N) [€ 14,50]

Nr. 26 Nebenhöhlen-Tropfen "Mag. Doskar" 50X04
(Z.Nr. 3-00228) RPF. P. V03AX
ZI: Mag. Martin Doskar pharm. Produkte, Wien
Z: 100 g (= 108 ml, 1 ml = 25 Tropfen) enthalten: Kalium bichromicum (Homöopathie) D4 16,67 g, Hydrastis canadensis (Homöopathie) D3 16,67 g, Hepar sulfuris (Homöopathie) D10 16,67 g, Hydrargyrum biiodatum (Homöopathie) D3 16,67 g (entspr. Mercurius biiodatus (Homöopathie)), Calcium fluoratum (Homöopathie) D12 16,67 g, Acidum silicicum (Homöopathie) D12 16,67 g, Ethanol 0,49 g/ml (entspr. Gesamtethanolgehalt 53,9 % (V/V)), Wasser, gereinigtes, Spuren von: Lactose monohydrat.
EW: Homöopathikum.
AG: Linderung der Symptome bei Erkrankungen der Stirn- und Nasennebenhöhlen.
AA: Unverdünnt oder mit etwas Wasser verdünnt einnehmen.
DO: Erwachsene: Akut stündlich, chronisch 3-5mal tgl. 20 Tropfen.
Jugendliche: Akut stündlich, chronisch 3mal tgl. 8-10 Tropfen.

SST: Nicht empfohlen.
WH: Nicht für Alkoholkranke.
PG: 50 ML * (EKO: N) [€ 14,50]

Nr. 27 Stoffwechseltropfen "Mag. Doskar" 42X
(Z.Nr. 3-00302) RPF. P. V03AX
ZI: Mag. Martin Doskar pharm. Produkte, Wien
Z: 100 g Tropfen enthalten: Lycopodium clavatum (Homöopathie) D6 10 g, Natrium sulfuricum (Homöopathie) D6 10 g, Calcium carbonicum Hahnemanni D15 10 g, Sulfur (Homöopathie) D15 10 g, Acidum silicicum (Homöopathie) D15 10 g, Thuja occidentalis (Homöopathie) D6 10 g, Magnesium phosphoricum (Homöopathie) D12 10 g, Hedera helix (Homöopathie) D6 10 g, Acidum hydrofluoricum (Homöopathie) D15 10 g, Natrium phosphoricum (Homöopathie) D6 10 g, Ethanol 96% (entspr. Gesamtethanolgehalt ca. 50 % (V/V)), Wasser, gereinigtes, Spuren von: Lactose monohydrat.
EW: Homöopathikum.
AG: Haut- und Bindegewebserkrankungen.
AA: Mit der Zunge auf die umliegende Mundschleimhaut verteilen oder mit Wasser verdünnt einnehmen.
DO: 3 bis 5mal tgl. 5-10 Tropfen. Für Kinder nicht empfohlen.
SST: Nicht empfohlen.
PG: 50 ML * (EKO: N) [€ 14,50]

Nr. 28 Venentropfen "Mag. Doskar" 53X
(Z.Nr. 3-00507) RPF. P. V03AX
ZI: Mag. Martin Doskar pharm. Produkte, Wien
Z: 100 g Tropfen enthalten: Aesculus hippocastanum (Homöopathie) D3 16,67 g, Prunus laurocerasus (Homöopathie) D4 16,67 g, Strophantus gratus (Homöopathie) D4 16,67 g, Secale cornutum (Homöopathie) D4 16,67 g, Calcium fluoratum (Homöopathie) D12 16,67 g, Acidum silicicum (Homöopathie) D12 16,67 g, Ethanol (entspr. Gesamtethanolgehalt 53,5 % (m/m)), Wasser.
EW: Homöopathikum.
AG: Venöse Durchblutungsstörungen, Krampfadern, Hämorrhoiden.
AA: Möglichst unverdünnt oder mit etwas Wasser verdünnt einnehmen.
DO: 3mal tgl. 20-25 Tropfen. Nicht für Kinder und Jugendliche.
SST: Nicht anwenden.
WH: Nicht für Alkoholkranke.
PG: 50 ML * (EKO: N) [€ 14,50]

Nr. 29 Neuralgietropfen "Mag. Doskar" 02X
(Z.Nr. 3-00303) RPF. P. V03AX
ZI: Mag. Martin Doskar pharm. Produkte, Wien
Z: 100 g (= 109 ml, 1 ml = 42 Tropfen) enthalten: Aconitum napellus (Homöopathie) D6 20 g, Verbascum densiflorum (Homöopathie) D2 20 g, Citrullus colocynthis (Homöopathie) D4 20 g (entspr. Colocynthis (Homöopathie)), Magnesium phosphoricum (Homöopathie) D12 20 g, Plantago major (Homöopathie) D1 20 g, Ethanol (entspr. Gesamtethanolgehalt 54,7 % (V/V)), Wasser, gereinigtes, Spuren von: Lactose monohydrat.
EW: Homöopathikum.
AG: Neuralgiforme Schmerzen.
AA: Vor dem Essen mit etwas Wasser verdünnt einnehmen.
DO: Akut halb- bis stündlich 5-10 Tropfen, dann 3-5mal tgl. 5-10 Tropfen. Für Kinder und Jugendliche nicht empfohlen.
SST: Nicht empfohlen.
WH: Nicht für Alkoholkranke.
PG: 50 ML * (EKO: N) [€ 14,50]

Nr. 30 Schlaftropfen "Mag. Doskar" 32X
(Z.Nr. 3-00225) RPF. P. V03AX
ZI: Mag. Martin Doskar pharm. Produkte, Wien
Z: 100 g (= 111 ml, 1 ml = 23 Tropfen) enthalten: Ambra grisea (Homöopathie) D3 20 g, Coffea arabica (Homöopathie) D12 20 g, Strophantus gratus (Homöopathie) D2 20 g, Zincum metallicum (Homöopathie) D30 20 g, Avena sativa (Homöopathie) D1 20 g, Ethanol 0,57 g/ml (entspr. Gesamtethanolgehalt 64,7 % (V/V)), Wasser, gereinigtes.
EW: Homöopathikum.
AG: Schlafstörungen.
AA: Unverdünnt oder mit etwas Wasser verdünnt vor dem Essen einnehmen.
DO: Erwachsene: 1 Std. vor dem Schlafen und beim Zubettgehen jeweils 20 Tropfen.
SST: Nicht empfohlen.
WH: Darf Alkoholkranken nicht gegeben werden. Vorsicht bei Lebererkrankungen oder Epilepsie.
PG: 50 ML * (EKO: N) [€ 14,50]

Nr. 31 Schwindeltropfen "Mag. Doskar" 08X
(Z.Nr. 3-00244) RPF. P. V03AX
ZI: Mag. Martin Doskar pharm. Produkte, Wien
Z: 100 g (= 109 ml, 1 ml = 23 Tropfen) enthalten: Conium maculatum (Homöopathie) D4 20 g, Veratrum album (Homöopathie) D4 20 g, Anamirta cocculus (Homöopathie) D4 20 g, Secale cornutum (Homöopathie) D4 20 g, Cinchona pubescens (Homöopathie) D3 20 g, Ethanol (entspr. Gesamtethanolgehalt 58 % (V/V)), Wasser, gereinigtes.
EW: Homöopathikum.
AG: Schwindelgefühle (Reisekrankheit, psychische Belastung).
AA: Vor dem Essen mit etwas Wasser verdünnt einnehmen.
DO: 3-5mal tgl. 5-10 Tropfen. Für Kinder nicht empfohlen.
SST: Nicht empfohlen.
WH: Nicht für Alkoholkranke.
PG: 50 ML * (EKO: N) [€ 14,50]

Nr. 32 Neurasthenietropfen "Mag. Doskar" 49X
(Z.Nr. 3-00301) RPF. P. V03AX
ZI: Mag. Martin Doskar pharm. Produkte, Wien
Z: 100 g (= 108 ml; 1 ml = 39 Tropfen) enthalten: Acidum phosphoricum (Homöopathie) D3 20 g, Kalium phosphoricum (Homöopathie) D6 20 g, Strychnos nux-vomica (Homöopathie) D12 20 g, Semecarpus anacardium (Homöopathie) D12 20 g, Strychnos ignatii (Homöopathie) D12 20 g, Ethanol (entspr. Gesamtethanolgehalt 50 % (V/V)), Wasser, gereinigtes.
EW: Homöopathikum.
AG: Neurasthenie.
AA: Vor dem Essen mit etwas Wasser verdünnt einnehmen.
DO: Akut 5mal tgl., dann 3mal tgl. 5-10 Tropfen. Für Kinder und Jugendliche nicht empfohlen.
SST: Nicht empfohlen.
WH: Nicht für Alkoholkranke.
PG: 50 ML * (EKO: N) [€ 14,50]

Nr. 33 Entwöhnungstropfen "Mag. Doskar" 26X
(Z.Nr. 3-00304) RPF. P. V03AX
ZI: Mag. Martin Doskar pharm. Produkte, Wien
Z: 100 g (= 110 ml, 1 ml = 44 Tropfen) enthalten: Nicotiana tabacum (Homöopathie) D30 20 g, Strychnos nux-vomica (Homöopathie) D30 20 g, Magnesium phosphoricum (Homöopathie) D12 20 g, Acidum phosphoricum (Homöopathie) D3 20 g, Ambra grisea (Homöopathie) D3 20 g, Ethanol (entspr. Gesamtethanolgehalt 60,7 % (V/V)), Wasser, gereinigtes, Spuren von: Lactose monohydrat.
EW: Homöopathikum.
AG: Unterstützung bei Entwöhnungskuren (z.B. Rauchen).
AA: Vor dem Essen mit etwas Wasser einnehmen.
DO: 3-5mal tgl. 5-10 Tropfen. Für Kinder und Jugendliche nicht empfohlen.
SST: Nicht empfohlen.
WH: Nicht für Alkoholkranke.
PG: 50 ML * (EKO: N) [€ 14,50]

Nr. 34 Stärkungstropfen "Mag. Doskar" 16X02
(Z.Nr. 3-00254) RPF. P. V03AX
ZI: Mag. Martin Doskar pharm. Produkte, Wien
Z: 100 g (= 110 ml, 1 ml = 42 Tropfen) enthalten: Avena sativa (Homöopathie) D1 20 g, Panax Ginseng (Homöopathie) D1 20 g, Cinchona pubescens (Homöopathie) D2 20 g, Acidum phosphoricum (Homöopathie) D3 20 g, Turnera diffusa (Homöopathie) D4 20 g, Ethanol (entspr. Gesamtethanolgehalt 61,5 % (V/V)), Wasser, gereinigtes.
EW: Homöopathikum.
AG: Schwäche- oder Erschöpfungszustände.
AA: Vor dem Essen mit etwas Wasser verdünnt einnehmen.
DO: 3-5mal tgl. 5-10 Tropfen. Für Kinder nicht empfohlen.
SST: Nicht empfohlen.
WH: Nicht für Alkoholkranke.
PG: 50 ML * (EKO: N) [€ 14,50]

Nr. 35 Reizblasentropfen "Mag. Doskar" 52X01
(Z.Nr. 3-00245) RPF. P. V03AX
ZI: Mag. Martin Doskar pharm. Produkte, Wien
Z: 100 g (= 109 ml, 1 ml = 21 Tropfen) enthalten: Petroselinum crispum convar. crispum (Homöopathie) D1 25 g, Causticum Hahnemanni (Homöopathie) D6 25 g, Solanum dulcamara (Homöopathie) D3 25 g, Lytta vesicatoria (Homöopathie) D6 25 g, Ethanol (entspr. Gesamtethanolgehalt 54,2 % (V/V)), Wasser, gereinigtes.
EW: Homöopathikum.
AG: Reizblase, Blasenentzündung.
AA: Vor dem Essen mit etwas Wasser verdünnt einnehmen.
DO: Akut bis zu stündlich, chronisch 3-5mal tgl. 5-10 Tropfen. Für Kinder unter 6 Jahren nicht empfohlen.
SST: Nicht empfohlen.
WH: Nicht für Alkoholkranke.
PG: 50 ML * (EKO: N) [€ 14,50]

Nr. 36 Tropfen bei Regelbeschwerden "Mag. Doskar" 29X01
(Z.Nr. 3-00229) RPF. P. V03AX
ZI: Mag. Martin Doskar pharm. Produkte, Wien
Z: 100 g (= 111 ml, 1 ml = 21 Tropfen) enthalten: Magnesium phosphoricum (Homöopathie) D12 20 g, Atropa belladonna (Homöopathie) D3 20 g, Viburnum opulus (Homöopathie) D1 20 g, Caulophyllum thalictroides (Homöopathie) D3 20 g, Matricaria recutita (Homöopathie) D2 20 g (entspr. Chamomilla (Homöopathie)), Ethanol 0,49 g/ml (entspr. Gesamtethanolgehalt 62,3 % (V/V)), Spuren von: Lactose monohydrat; Wasser, gereinigtes.
EW: Homöopathikum.
AG: Regelbeschwerden.
AA: Unverdünnt oder mit etwas Wasser verdünnt einnehmen.
DO: Akut ¼ stündlich 10-20 Tropfen, Vorbeugend 3mal tgl. 20 Tropfen. Für Kinder und Jugendliche nicht empfohlen.
SST: Nicht empfohlen.
WH: Nicht für Alkoholkranke.
PG: 50 ML * (EKO: N) [€ 14,50]

Nr. 37 Magen- und Verdauungsstörungstropfen "Mag. Doskar" 42X
(Z.Nr. 3-00498) RPF. P. V03AX
ZI: Mag. Martin Doskar pharm. Produkte, Wien
Z: 100 g enthalten: Myristica fragrans (Homöopathie) D3 16,67 g, Asa foetida (Homöopathie) D3 16,67 g, Iris versicolor (Homöopathie) D3 16,67 g, Atropinum sulfuricum (Homöopathie) D6 16,67 g, Strychnos nux-vomica (Homöopathie) D6 16,67 g, Acidum arsenicosum (Homöopathie) D6 16,67 g, Ethanol (entspr. Gesamtethanolgehalt 61 % (m/m)).
EW: Homöopathikum.
AG: Magen- und Verdauungsstörungen.
AA: Möglichst unverdünnt oder mit etwas Wasser verdünnt einnehmen.
DO: 3mal tgl. 20 Tropfen. Für Kinder nicht empfohlen.
SST: Nicht anwenden.
WH: Nicht für Alkoholkranke.
PG: 50 ML * (EKO: N) [€ 14,50]

N

Nr. 38 Durchfalltropfen "Mag. Doskar" 42X
(Z.Nr. 3-00503) RPF. P. V03AX
ZI: Mag. Martin Doskar pharm. Produkte, Wien
Z: 100 g Tropfen enthalten: Ferrum phosphoricum (Homöopathie) D12 33,33 g, Acidum arsenicosum (Homöopathie) D6 33,33 g, Veratrum album (Homöopathie) D4 33,33 g, Ethanol 0,37 g/ml (entspr. Gesamtethanolgehalt 43 % (m/m)), Wasser.
EW: Homöopathikum.
AG: Symptomatisch bei leichten Durchfällen.
AA: Möglichst unverdünnt oder mit etwas Wasser verdünnt einnehmen.
DO: Akut stündlich, dann 3mal tgl. 20 Tropfen. Für Kinder nicht empfohlen.
SST: Nicht anwenden.
WH: Nicht für Alkoholkranke.
PG: 50 ML * (EKO: N) [€ 14,50]

Nr. 39 Durchblutungstropfen "Mag. Doskar" 30X
(Z.Nr. 3-00508) RPF. P. V03AX
ZI: Mag. Martin Doskar pharm. Produkte, Wien
Z: 100 g Tropfen enthalten: Crataegus (Homöopathie) D1 20 g, Selenicereus grandiflorus (Homöopathie) D1 20 g, Iberis amara (Homöopathie) D2 20 g, Spigelia anthelmia (Homöopathie) D2 20 g, Kalium carbonicum (Homöopathie) D3 20 g, Ethanol (entspr. Gesamtethanolgehalt 59 % (m/m)), Wasser.
EW: Homöopathikum.
AG: Durchblutungsstörungen des Herzens.
AA: Möglichst unverdünnt oder mit etwas Wasser verdünnt einnehmen.
DO: Akut viertelstündlich 20 Tropfen, vorbeugend 3mal tgl. 20-25 Tropfen.
Nicht für Kinder und Jugendliche.
SST: Nicht anwenden.
WH: Nicht für Alkoholkranke.
PG: 50 ML * (EKO: N) [€ 14,50]

Nr. 40 Gelenksentzündungstropfen "Mag. Doskar" 13X01
(Z.Nr. 3-00246) RPF. P. V03AX
ZI: Mag. Martin Doskar pharm. Produkte, Wien
Z: 100 g (= 110 ml, 1 ml = 42 Tropfen) enthalten: Bryonia (Homöopathie) D4 20 g, Colchicum (Homöopathie) D4 20 g, Toxicodendrum quercifolium (Homöopathie) D4 20 g, Echinacea (Homöopathie) D1 20 g, Apis mellifica (Homöopathie) D3 20 g, Ethanol (entspr. Gesamtethanolgehalt 58,3 % (V/V)), Wasser, gereinigtes.
EW: Homöopathikum.
AG: Unterstützend bei rheumatischen Erkrankungen, Gicht.
AA: Vor dem Essen mit etwas Wasser verdünnt einnehmen.
DO: Akut stündlich, sonst 3-5mal tgl. 5-10 Tropfen. Für Kinder nicht empfohlen.
SST: Nicht empfohlen.
WH: Nicht für Alkoholkranke.
PG: 50 ML * (EKO: N) [€ 14,50]

Nubain 10 mg/ml - Injektionslösung 02A01
(Z.Nr. 1-40200) NR. P. N02AF02
ZI: Altamedics, Köln, Deutschland
Z: 1 ml Injektionslösung enthält: Nalbuphin hydrochlorid 10 mg, Citronensäure monohydrat, Natriumcitrat dihydrat, Natriumchlorid, Wasser für Injektionszwecke.
EW: Opioid-Analgetikum.
AG: Kurzzeitbehandlung mittelstarker bis starker Schmerzen, prä- oder postoperative Analgesie.
AA: I.v., i.m. oder s.c.
DO: ED 10-20 mg (0,1 - 0,3 mg/kg KG), bei Bedarf alle 3-6 Std. wiederholen. MED 20 mg.
Kinder: ED 0,1 - 0,2 mg/kg KG, bei Bedarf alle 3-6 Std. wiederholen. MED 0,2 mg/kg KG.
GA: Schwere Nierenschäden, Leberschäden.
SST: Strenge Indikationsstellung, besonders bei der Geburt (Atemdepression des Neugeborenen möglich). Stillen 24 Std. unterbrechen.
NW: ZNS (Sedierung), Magen/Darm, Allergien, Atemdepression, Psyche (Dysphorie), Kreislauf, Schwitzen, lokale Schmerzen.
WW: Kontraindiziert: Reine μ-Agonisten (Morphin, Pethidin, Dextromoramid, Dihydrocodein, Dextropropoxyphen, Methadon, Levacethylmethadol).
Nicht empfohlen: Alkohol. Vorsicht: Andere ZNS- Dämpfer.
GE: Abhängigkeit und Entzugserscheinungen möglich.
WH: Vorsicht bei Schädel-Hirn-Traumen und erhöhtem intrakraniellen Druck, eingeschränkter Atemfunktion. Nicht zur Substitutionstherapie. Strenger Verkehrshinweis. Bei Atemdepression Antidot Naloxon.
PG: 10 ST * (EKO: N) [€ 52,45]

▼ Nubeqa 300 mg - Filmtabletten 55D06
(Z.Nr. EU/1/20/1432/*) NR. P. L02BB06
ZI: Bayer, Leverkusen, Deutschland
Z: 1 Filmtablette enthält: Darolutamid 300 mg, Tablettenkern: Calciumhydrogenphosphat, Croscarmellose natrium, Lactose monohydrat 186 mg, Magnesium stearat, Povidon; Filmüberzug: Hypromellose, Lactose monohydrat, Macrogol, Titandioxid.
EW: Androgenrezeptor- Inhibitor.
AG: Nicht-metastasiertes kastrationsresistentes Prostatakarzinom mit hohem Risiko für Metastasen.
AA: Oral im Ganzen zu einer Mahlzeit einnehmen.
DO: 2mal tgl. 600 mg. Medikamentöse Kastration mit einem LHRH-Analogon bei nicht chirurgisch kastrierten Patienten fortführen.
Bei schweren NW Dosis auf 2mal tgl. 300 mg reduzieren.
Bei schweren Leber- und Nierenschäden Anfangsdosis 2mal tgl. 300 mg.
Kein Nutzen bei Kindern und Jugendlichen.
GA: Frauen.
SST: Nicht für Frauen indiziert. Kontrazeption bis 1 Woche nach Therapieende für behandelte Männer sowie für Frauen im gebärfähigen Alter nach Geschlechtsverkehr mit behandelten Männern erforderlich.
NW: Erschöpfung, Herz, Hautauschlag, muskuloskelettale Schmerzen, Labor.
WW: Nicht empfohlen: starke CYP3A4-Induktoren und P-gp-Induktoren (z. B. Rifampicin), Rosuvastatin.
Vorsicht: starke CYP3A4- und P-gp-Inhibitoren (z.B. Itraconazol). BCRP-, OATP1B1-, OATP1B3-Substrate (Methotrexat, Sulfasalazin, Fluvastatin, Atorvastatin, Pitavastatin). QT- verlängernde Substanzen.
WH: Vorsicht bei Leber- oder Nierenschäden, frischen kardiovaskulären Erkrankungen, QT- Verlängerung.
PG: 112 ST RE1 (2) (EKO: Y) [€ 4.043,25]

Nucala 100 mg - Injektionslösung in einer Fertigspritze 50A07
(Z.Nr. EU/1/15/1043/*) NR. P. E. R03DX09
ZI: Glaxosmithkline Trading Services Limited, Dublin, Irland
Z: 1 Fertigspritze zu 1 ml enthält: Mepolizumab 100 mg, mittels DNA-Technologie rekombinant aus Ovarialzellen des Chinesischen Hamsters hergestellt, Saccharose, Dinatriumhydrogenphosphat-7-Wasser, Citronensäure monohydrat, Polysorbat 80, Natrium edetat, Wasser für Injektionszwecke.

EW: Monoklonaler Antikörper, hemmt Bioaktivität von Interleukin-5.
AG: Zusatzbehandlung von schwerem refraktärem eosinophilem Asthma.
AA: S.c.. Selbstinjektion nach Schulung möglich.
DO: Personen ab 12 Jahren: 100 mg alle 4 Wochen. Für Kinder (6 - 11 Jahre) Pulver für Injektionslösung verwenden. Keine Daten bei Kindern unter 6 Jahren.
SST: Strenge Nutzen/Risiko-Abwägung in der Schwangerschaft, nicht stillen.
NW: Kopfschmerzen, Rückenschmerzen, lokale Reaktionen, Infektionen, Schmerzen im Oberbauch, Ekzeme, Überempfindlichkeit (Anaphylaxie).
WW: Keine bekannt.
WH: Nicht zur Behandlung von akutem Asthma. Kortikosteroide nicht abrupt absetzen. Auf Überempfindlichkeit (auch vom verzögerten Typ) achten. Vorsicht bei bestehenden Helmintheninfektionen.
PG: 1 ST RE1 (EKO: Y) [€ 1.360,90]

Nucala 100 mg - Injektionslösung im Fertigpen 50A07

(Z.Nr. EU/1/15/1043/*) NR. P. E. R03DX09
ZI: Glaxosmithkline Trading Services Limited, Dublin, Irland
Z: 1 Fertigpen zu 1 ml enthält: Mepolizumab 100 mg, mittels DNA-Technologie rekombinant aus Ovarialzellen des Chinesischen Hamsters hergestellt, Saccharose, Dinatriumhydrogenphosphat-7-Wasser, Citronensäure monohydrat, Polysorbat 80, Natrium edetat, Wasser für Injektionszwecke.
Kurzinformation: siehe Nucala 100 mg - Injektionslösung in einer Fertigspritze, → S. 1006
PG: 1 ST RE1 (EKO: Y) [€ 1.360,90]

Nucala 100 mg - Pulver zur Herstellung einer Injektionslösung 50A07

(Z.Nr. EU/1/15/1043/*) NR. P. R03DX09
ZI: Glaxosmithkline Trading Services Limited, Dublin, Irland
Z: 1 Durchstechflasche enthält: Mepolizumab 100 mg, mittels DNA-Technologie rekombinant aus Ovarialzellen des Chinesischen Hamsters hergestellt, Saccharose, Dinatriumhydrogenphosphat-7-Wasser, Polysorbat 80.
EW: Monoklonaler Antikörper, hemmt Bioaktivität von Interleukin 5.
AG: Zusatzbehandlung von schwerem refraktärem eosinophilem Asthma.
AA: S.c. nach Rekonstituierung.
DO: Personen ab 12 Jahren: 100 mg alle 4 Wochen. Kinder ab 6 Jahren: 40 mg alle 4 Wochen.
Keine Daten bei Kindern unter 6 Jahren.
SST: Strenge Nutzen/Risiko-Abwägung in der Schwangerschaft, nicht stillen.
NW: Kopfschmerzen, Rückenschmerzen, lokale Reaktionen, Infektionen, Schmerzen im Oberbauch, Ekzeme, Überempfindlichkeit (Anaphylaxie).
WW: Keine bekannt.
WH: Nicht zur Behandlung von akutem Asthma. Kortikosteroide nicht abrupt absetzen. Auf Überempfindlichkeit (auch vom verzögerten Typ) achten. Vorsicht bei bestehenden Helmintheninfektionen.
PG: 1 ST RE1 (EKO: Y) [€ 1.360,90]

Nucala 100 mg - Pulver zur Herstellung einer Injektionslösung 50A07
(Z.Nr. EU/1/15/1043/*) NR. P. R03DX09
Parallelimport. nicht im Handel.

▼ *Nuceiva 100 Einheiten - Pulver zur Herstellung einer Injektionslösung* 46A04
(Z.Nr. EU/1/19/1364/*) NR. P. E. nicht im Handel. M03AX01

🐾 Nuflor 300 mg/ml - Injektionslösung für Rinder und Schafe 801AZ

(Z.Nr. 8-00231) NR. P. VNW. QJ01BA90
ZI: Intervet, Wien
Z: 1 ml Injektionslösung enthält: Florfenicol 300 mg, N-Methylpyrrolidon, Propylenglycol, Macrogol.
EW: Bakteriostatisch.
AG: Atemwegserkrankungen bei Rindern und Schafen durch empfindliche Erreger (Mannheimia haemolytica, Pasteurella multocida, Haemophilus somnus).
AA: I.m. oder s.c.
DO: Rind: I.m. 20 mg/kg KG. 2mal im Abstand von 48 Std; S.c.: Einmalig 40 mg/kg KG (auch metaphylaktisch).
Schaf: I.m. 20 mg/kg KG tgl. über 3 Tage.
GA: Zuchtbullen, Schafböcke für die Zucht.
SST: Nutzen-Risiko-Abwägung.
NW: Lokale Reaktionen, verminderte Futteraufnahme, bei Rindern weicher Kot.
VNW: Rind: Essbare Gewebe i.m. 30 Tage, s.c. 44 Tage. Schaf: 39 Tage. Nicht für laktierende oder trächtige Tiere, deren Milch für menschlichen Verzehr vorgesehen ist.
PG: 50 ML VNW [€ 57,80], 100 ML VNW [€ 110,95]

🐾 Nuflor 300 mg/ml - Injektionslösung für Schweine 801AZ

(Z.Nr. 8-00472) NR. P. VNW. QJ01BA90
ZI: Intervet, Wien
Z: 1 ml Injektionslösung enthält: Florfenicol 300 mg, N-Methylpyrrolidon, Propylenglycol, Macrogol 300.
EW: Breitbandantibiotikum.
AG: Atemweginfektionen durch empfindliche Erreger (Actinobacillus pleuro- pneumoniae, Pasteurella multocida) beim Schwein.
DO: 15 mg/kg KG (=1 ml für 20 kg KG) i.m. 2mal im Abstand von 48 Stunden, max. 5 ml pro Injektionsstelle.
GA: Ferkel unter 2 kg KG, Zuchteber.
SST: Nicht empfohlen.
NW: Diarrhoe, perianales Erythem/Ödem, lokale Schwellungen, Fieber mit leichter Depression oder leichter Dyspnoe.
WH: Anwendung unter Berücksichtigung eines Resistenztests.
VNW: Essbares Gewebe 18 Tage.
PG: 50 ML VNW [€ 58,30], 100 ML VNW [€ 110,95]

Nulojix 250 mg - Pulver für ein Konzentrat zur Herstellung einer Infusionslösung 33B

(Z.Nr. EU/1/11/694/*) NR. P. E. L04AA28
ZI: Bristol-Myers Squibb Pharma, Dublin, Irland
Z: 1 Durchstechflasche enthält: Belatacept 250 mg, nach Rekonstitution 25 mg/ml, hergestellt durch rekombinante DNA-Technologie in Babyhamster-Kidney (BHK)- Zellen, Sucrose, Natriumdihydrogenphosphat-1-Wasser, Natriumchlorid, Natriumhydroxid zur pH-Wert-Einstellung (entspr. Natrium 0,65 mmol), Salzsäure zur pH-Wert-Einstellung.
EW: Immunsuppressivum (Fusionsprotein).
AG: Prophylaxe einer Abstoßung bei Nierentransplantation.
AA: Nur i.v.
DO: Einleitungstherapie: Je 10 mg/kg KG am Tag der Transplantation (vor der Implantation), an den Tagen 5, 14, 28, am Ende der Wochen 8 und 12.
Erhaltungsphase: Alle 4 Wochen 5 mg/kg KG.
In Kombination mit Basiliximab-Induktion, Mycophenolat-Mofetil oder Kortikosteroiden einsetzen.
Keine Studien an Kindern und Jugendlichen.
GA: Seronegativität gegen Epstein-Barr-Virus.
SST: Strenge Indikationsstellung, nicht stillen.
NW: Infektionen, Pyrexie, Niere, Magen/Darm, Dysfunktion des Transplantats, Transplantatthrombose, Leukopenie, Pneumonie, Basalzellkarzinom, Anämie, Dehydratation.
WW: Impfungen mit Lebendvakzinen vermeiden.
WH: Auf Post-Transplantations-Lymphoproliferationsstörung, erhöhtes Infektionsrisiko, progressive multifokale Leukoenzephalopathie, erhöhtes Malignomrisiko, Transplantatthrombosen achten. Bei Lebertransplantationen nicht empfohlen. Verkehrshinweis.
PG: 1 ST * (EKO: N) [€ 618,40], 2 ST * (EKO: N) [€ 1.193,30]

Numeta G 13% E - Emulsion zur Infusion 37F02, 37F04

(Z.Nr. 1-36880) RP. P. B05BA10
ZI: Baxter Healthcare, Wien
Z: 300 ml (= aktivierter 3 KB) gebrauchsfertige Emulsion enthalten: Glucoselösung 50% 80 ml (entspr. Glucose monohydrat 44 g) (entspr. Glucose wasserfrei 40 g); Lipidemulsion 12,5% 60 ml (entspr. Oliven-Öl, raffiniert zur parenteralen Anwendung ca. 80 %) (entspr. Sojaöl, raffiniert zur parenteralen Anwendung ca. 20 %) (entspr. Lipide 7,5 g); Aminosäurelösung mit Elektrolyten 5,9% 160 ml (entspr. Stickstoff 1,4 g) (entspr. Aminosäuren 9,4 g): Alanin 0,75 g, Arginin 0,78 g, Asparaginsäure 0,56 g, Cystein 0,18 g, Glutaminsäure 0,93 g, Glycin 0,37 g, Histidin 0,35 g, Isoleucin 0,62 g, Leucin 0,93 g, Lysin monohydrat 1,15 g (entspr. Lysin 1,03 g), Methionin 0,22 g, Ornithin hydrochlorid 0,3 g (entspr. Ornithin 0,23 g), Phenylalanin 0,39 g, Prolin 0,28 g, Serin 0,37 g, Taurin 0,06 g, Threonin 0,35 g, Tryptophan 0,19 g, Tyrosin 0,07 g, Valin 0,71 g, Kaliumacetat 0,61 g, Calciumchlorid dihydrat 0,55 g, Magnesium acetat-4-Wasser 0,1 g, Natriumglycerophosphat hydrat 0,98 g; Elektrolyte: Natrium 6,6 mmol, Kalium 6,2 mmol, Magnesium 0,47 mmol, Calcium 3,8 mmol, Phosphat 3,8 mmol, Acetat 7,2 mmol, Malat 3,2 mmol, Chlorid 9,3 mmol; L-Äpfelsäure zur pH-Einstellung, Salzsäure zur pH-Wert-Einstellung, Phospholipide aus Eiern zur Injektion, Glycerol, Natrium oleat, Natriumhydroxid zur pH-Wert-Einstellung, Wasser für Injektionszwecke; Osmolarität: 1150 mosmol/l.
EW: Glukose + Aminosäuren + Lipide.
AG: Parenterale Ernährung von frühgeborenen Säuglingen.
AA: Unverdünnt zentral venös, verdünnt auch peripher venös.

Paravasate vermeiden. Lösung vor Lichtexposition schützen.
DO: Aktivierter 2-Kammerbeutel (KB): max. 5,1 ml/kg KG/h.
Aktivierter 3-KB: max. 6,4 ml/kg KG/h.
Details siehe Austria Codex-Fachinformation.
GA: Ei-, Soja-, Ernussallergie, Aminosäurestoffwechselstörungen, erhöhte Elektrolyte, schwere Hyperglykämie. Bei Verwendung als Dreikammerbeutel auch schwere Fettstoffwechselstörungen.
SST: Nicht zutreffend.
NW: Stoffwechsel (Elektrolytverschiebungen, Hypermagnesiämie), Fettüberladungssyndrom, Cholestase, Präzipitate in den Lungengefäßen, Hautnekrosen, Paravasate.
WW: Nicht gleichzeitig mit Blut durch dasselbe Infusionsset verabreichen. Auch Infusionsset und Katheter auf Präzipitate kontrollieren. Nicht mit Ceftriaxon gemischt oder gleichzeitig verabreichen (Präzipitate). Bei Neugeborenen (bis 28 Tage) ist Ceftriaxon kontraindiziert.
Vorsicht: Kaliumsparende Diuretika, ACE-Hemmer, Sartane, Tacrolimus, Ciclosporin.
WH: Vorsicht bei Herzinsuffizienz, Lungenödem, Nierenschäden, Gerinnungsstörungen, Maisallergie. Kontrollen: Wasser, Elektrolyte (Magnesium), Triglyceride, Säure/Basen, Blutzucker, Leber, Niere, Blutbild, Gerinnung.
PG: 10 ST * (EKO: N) [€ 1.325,65]

Numeta G 16% E - Emulsion zur Infusion 37F02, 37F04
(Z.Nr. 1-30165) RP. P. B05BA10
ZI: Baxter Healthcare, Wien
Z: 500 ml (= aktivierter 3 KB) gebrauchsfertige Emulsion enthalten: Glucoselösung 50% 155 ml (entspr. Glucose monohydrat 85,25 g) (entspr. Glucose wasserfrei 77,5 g); Lipidemulsion 12,5% 124 ml (entspr. Oliven-Öl, raffiniert zur parenteralen Anwendung ca. 80 %) (entspr. Sojaöl, raffiniert zur parenteralen Anwendung ca. 20 %) (entspr. Lipide 15,5 g); Aminosäurelösung mit Elektrolyten 5,9% 221 ml (entspr. Stickstoff 2 g) (entspr. Aminosäuren 13 g): Alanin 1,03 g, Arginin 1,08 g, Asparaginsäure 0,77 g, Cystein 0,24 g, Glutaminsäure 1,29 g, Glycin 0,51 g, Histidin 0,49 g, Isoleucin 0,86 g, Leucin 1,29 g, Lysin monohydrat 1,59 g (entspr. Lysin 1,42 g), Methionin 0,31 g, Ornithin hydrochlorid 0,41 g (entspr. Ornithin 0,32 g), Phenylalanin 0,54 g, Prolin 0,39 g, Serin 0,51 g, Taurin 0,08 g, Threonin 0,48 g, Tryptophan 0,26 g, Tyrosin 0,1 g, Valin 0,98 g, Natriumchlorid 0,3 g, Kaliumacetat 1,12 g, Calciumchlorid dihydrat 0,46 g, Magnesium acetat-4-Wasser 0,33 g, Natrium glycerophosphat, hydratisiert 0,98 g; Elektrolyte: Natrium 12 mmol, Kalium 11,4 mmol, Magnesium 1,6 mmol, Calcium 3,1 mmol, Phosphat 4,4 mmol, Acetat 14,5 mmol, Malat 4,3 mmol, Chlorid 13,8 mmol; L-Äpfelsäure zur pH-Einstellung, Salzsäure zur pH-Wert-Einstellung, Phospholipide aus Eiern zur Injektion, Glycerol, Natrium oleat, Natriumhydroxid zur pH-Wert-Einstellung, Wasser für Injektionszwecke; Osmolarität: 1230 mosmol/l.
EW: Glukose + Aminosäuren + Lipide.
AG: Parenterale Ernährung von reifen Neugeborenen und Kindern bis 2 Jahren.
AA: Unverdünnt zentral venös, verdünnt auch peripher venös. Paravasate vermeiden. Lösung vor Lichtexposition schützen.
DO: Aktivierter 2-Kammerbeutel (KB): max. 5,8 ml/kg KG/h.
Aktivierter 3KB: max.5,5 ml/kg KG/h.
Details siehe Austria Codex-Fachinformation.
GA: Ei-, Soja-, Ernussallergie, Aminosäurestoffwechselstörungen, erhöhte Elektrolyte, schwere Hyperglykämie. Bei Verwendung als Dreikammerbeutel auch schwere Fettstoffwechselstörungen.
SST: Nicht zutreffend.
NW: Stoffwechsel (Elektrolytverschiebungen, Hypermagnesiämie), Fettüberladungssyndrom, Cholestase, Präzipitate in den Lungengefäßen, Hautnekrosen, Paravasate.
WW: Nicht gleichzeitig mit Blut durch dasselbe Infusionsset verabreichen. Auch Infusionsset und Katheter auf Präzipitate kontrollieren. Nicht mit Ceftriaxon gemischt oder gleichzeitig verabreichen (Präzipitate). Bei Neugeborenen (bis 28 Tage) ist Ceftriaxon kontraindiziert.
Vorsicht: Kaliumsparende Diuretika, ACE-Hemmer, Sartane, Tacrolimus, Ciclosporin.
WH: Vorsicht bei Herzinsuffizienz, Lungenödem, Nierenschäden, Gerinnungsstörungen, Maisallergie. Kontrollen: Wasser, Elektrolyte (Magnesium), Triglyceride, Säure/Basen, Blutzucker, Leber, Niere, Blutbild, Gerinnung.
PG: 6 ST * (EKO: N) [€ 953,65]

Numeta G 19% E - Emulsion zur Infusion 37F02, 37F04
(Z.Nr. 1-30166) RP. P. B05BA10
ZI: Baxter Healthcare, Wien
Z: 1000 ml (= aktivierter 3 KB) gebrauchsfertige Emulsion enthalten: Glucoselösung 50% 383 ml (entspr. Glucose monohydrat 210,65 g) (entspr. Glucose wasserfrei 191,5 g); Lipidemulsion 12,5% 225 ml (entspr. Oliven-Öl, raffiniert zur parenteralen Anwendung ca. 80 %) (entspr. Sojaöl, raffiniert zur parenteralen Anwendung ca. 20 %) (entspr. Lipide 28,1 g); Aminosäurelösung mit Elektrolyten 5,9% 392 ml (entspr. Stickstoff 3,5 g) (entspr. Aminosäuren 23 g): Alanin 1,83 g, Arginin 1,92 g, Asparaginsäure 1,37 g, Cystein 0,43 g, Glutaminsäure 2,29 g, Glycin 0,91 g, Histidin 0,87 g, Isoleucin 1,53 g, Leucin 2,29 g, Lysin monohydrat 2,82 g (entspr. Lysin 2,51 g), Methionin 0,55 g, Ornithin hydrochlorid 0,73 g (entspr. Ornithin 0,57 g), Phenylalanin 0,96 g, Prolin 0,69 g, Serin 0,91 g, Taurin 0,14 g, Threonin 0,85 g, Tryptophan 0,46 g, Tyrosin 0,18 g, Valin 1,74 g, Natriumchlorid 1,79 g, Kaliumacetat 3,14 g, Calciumchlorid dihydrat 0,56 g, Magnesium acetat-4-Wasser 0,55 g, Natrium glycerophosphat, hydratisiert 2,21 g; Elektrolyte: Natrium 45,8 mmol, Kalium 32 mmol, Magnesium 2,6 mmol, Calcium 3,8 mmol, Phosphat 9,4 mmol, Acetat 37,1 mmol, Malat 8,8 mmol, Chlorid 42,6 mmol; L-Äpfelsäure zur pH-Einstellung, Salzsäure zur pH-Wert-Einstellung, Phospholipide aus Eiern zur Injektion, Glycerol, Natrium oleat, Natriumhydroxid zur pH-Wert-Einstellung, Wasser für Injektionszwecke; Osmolarität: 1460 mosmol/l.
EW: Glukose + Aminosäuren + Lipide.
AG: Parenterale Ernährung bei Kindern und Jugendlichen (2-18 Jahre).
AA: Unverdünnt zentral venös, verdünnt auch peripher venös. Paravasate vermeiden. Lösung vor Lichtexposition schützen.
DO: Aktivierter 2-Kammerbeutel (KB): max. 4,7 ml/kg KG/h.
Aktivierter 3KB: max. 4,6 ml/kg KG/h.
Details siehe Austria Codex Fachinformation.
GA: Ei-, Soja-, Ernussallergie, Aminosäurestoffwechselstörungen, erhöhte Elektrolyte, schwere Hyperglykämie. Bei Verwendung als Dreikammerbeutel auch schwere Fettstoffwechselstörungen.
SST: Nutzen/Risiko-Abwägung.
NW: Stoffwechsel (Elektrolytverschiebungen, Hypermagnesiämie), Fettüberladungssyndrom, Cholestase, Präzipitate in den Lungengefäßen, Hautnekrosen, Paravasate.
WW: Nicht gleichzeitig mit Blut durch dasselbe Infusionsset verabreichen. Auch Infusionsset und Katheter auf Präzipitate kontrollieren. Nicht mit Ceftriaxon gemischt oder gleichzeitig verabreichen (Präzipitate). Bei Neugeborenen (bis 28 Tage) ist Ceftriaxon kontraindiziert.
Vorsicht: Kaliumsparende Diuretika, ACE-Hemmer, Sartane, Tacrolimus, Ciclosporin.
WH: Vorsicht bei Herzinsuffizienz, Lungenödem, Nierenschäden, Gerinnungsstörungen, Maisallergie. Kontrollen: Wasser, Elektrolyte (Magnesium), Triglyceride, Säure/Basen, Blutzucker, Leber, Niere, Blutbild, Gerinnung.
PG: 6 ST * (EKO: N) [€ 982,70]

Nuperal 10 mg/10 mg - Hartkapseln mit veränderter Wirkstofffreisetzung 08A
(Z.Nr. 1-38024) RP. P. nicht im Handel. A04AD, R06AA59

Nureflex 20 mg/ml - orale Suspension für Kinder 02B04
(Z.Nr. 1-23256) RP. P. M01AE01
ZI: Reckitt Benckiser Deutschland, Heidelberg, Deutschland
Z: 1 ml Suspension enthält: Ibuprofen 20 mg, Polysorbat 80, Glycerol, Maltitol-Lösung 0,4452 mg, Xanthan gummi, Saccharin natrium, Citronensäure, Natrium citrat, Natriumchlorid (entspr. Natrium 1,85 mg), Orangen-Aroma, Domiphen bromid, Wasser, gereinigtes.
EW: Nichtsteroidales Antiphlogistikum.
AG: Leichte bis mäßig starke Schmerzen, Fieber.
AA: Oral mit beiliegendem Dosierlöffel oder -spritze. Vor Gebrauch kräftig schütteln.
DO: Kinder (ab 3 Monaten bis 12 Jahre): TD 20-30 mg/kg KG in 3-4 ED.
GA: Analgetika-Asthma, Überempfindlichkeitsanamnese, Magen/Darm-Ulcera, Blutbildungsstörungen, schwere Leber-, Nieren-, Herzschäden, schwere Dehydratation.
SST: Gegenanzeige im 3. Trimenon, sonst strenge Indikationsstellung. Bei Kurzzeitanwendung Stillen möglich.
NW: Magen/Darm (Blutungen, Perforationen), ZNS, Niere, Leber, Blutbild, Haut (auch schwere Reaktionen), Verschlechterung von Infektionen, Überempfindlichkeit, Asthma, Analgetika-Kopfschmerz oder -Nephropathie, Ödeme, Herzinsuffizienz, Hypertonie.
WW: Nicht empfohlen: Andere Antiphlogistika, ASS (außer in niedrigen Dosen). Vorsicht: Blutdrucksenker, Diuretika, Antikoagulanzien, Lithium, Methotrexat, Zidovudin, Sulfonylharnstoffe, Ciclosporin, Digoxin, Tacrolimus, Probenecid, Sulfinpyrazon, CYP2C9-Hemmer (z.B. Voriconazol).
WH: Vorsicht bei Lupus erythematodes, Porphyrie, Darmentzündungen, Hypertonie, Herzinsuffizienz, nach größeren chirurgischen Eingriffen, bei Risiko für Allergien. Während einer Varizelleninfektion nicht anwenden. Auf gastrointestinale, kardiovaskuläre oder zerebrovaskuläre Risiken bzw. auf Hautreaktionen achten.
PG: 100 ML * (EKO: N) [€ 5,30]

Nureflex 60 mg - Zäpfchen für Kinder

02B04

(Z.Nr. 1-26592) RP. P. M01AE01

ZI: Reckitt Benckiser Deutschland, Heidelberg, Deutschland
Z: 1 Zäpfchen enthält: Ibuprofen 60 mg, Hartfett.
EW: Nichtsteroidales Antiphlogistikum.
AG: Leichte bis mäßig starke Schmerzen, Fieber.
AA: Rektal.
DO: Möglichst kurzfristig und niedrig dosiert anwenden. Kinder ab 3 Monaten (6 kg KG): TD 20-30 mg/kg KG in 3-4 ED.
1 Zäpfchen bei Bedarf, MTD 3-4 Zäpfchen.
GA: Analgetika-Asthma, Überempfindlichkeitsanamnese, Magen/Darm-Ulcera, Blutbildungsstörungen, schwere Leber-, Nieren-, Herzschäden, schwere Dehydratation.
SST: Gegenanzeige im 3. Trimenon, sonst strenge Indikationsstellung. Bei Kurzzeitanwendung Stillen möglich.
NW: Magen/Darm (Blutungen, Perforationen), ZNS, Niere, Leber, Blutbild, Haut (auch schwere Reaktionen), Verschlechterung von Infektionen, Überempfindlichkeit, Asthma, Analgetika-Kopfschmerz oder -Nephropathie, Ödeme, Herzinsuffizienz, Hypertonie.
WW: Nicht empfohlen: Andere Antiphlogistika, ASS (außer in niedrigen Dosen). Vorsicht: Blutdrucksenker, Diuretika, Antikoagulanzien, Lithium, Methotrexat, Zidovudin, Sulfonylharnstoffe, Ciclosporin, Digoxin, Tacrolimus, Probenecid, Sulfinpyrazon, CYP2C9-Hemmer (z.B. Voriconazol).
WH: Vorsicht bei Lupus erythematodes, Porphyrie, Darmentzündungen, Hypertonie, Herzinsuffizienz, nach größeren chirurgischen Eingriffen, bei Risiko für Allergien. Während einer Varizelleninfektion nicht anwenden. Auf gastrointestinale, kardiovaskuläre oder zerebrovaskuläre Risiken bzw. auf Hautreaktionen achten.
PG: 10 ST * (EKO: N) [€ 4,25]

Nureflex 125 mg - Zäpfchen für Kinder

02B04

(Z.Nr. 1-25537) RP. P. M01AE01

ZI: Reckitt Benckiser Deutschland, Heidelberg, Deutschland
Z: 1 Zäpfchen enthält: Ibuprofen 125 mg, Hartfett.
EW: Nichtsteroidales Antiphlogistikum.
AG: Leichte bis mäßig starke Schmerzen, Fieber.
AA: Rektal.
DO: Kinder ab 2 Jahre (12,5 kg KG): TD 20-30 mg Ibuprofen/kg KG in 3-4 ED.
1 Zäpfchen bei Bedarf, MTD 3-4 Zäpfchen.
GA: Analgetika-Asthma, Überempfindlichkeitsanamnese, Magen/Darm-Ulcera, Blutbildungsstörungen, schwere Leber-, Nieren-, Herzschäden, schwere Dehydratation.
SST: Gegenanzeige im 3. Trimenon, sonst strenge Indikationsstellung. Bei Kurzzeitanwendung Stillen möglich.
NW: Magen/Darm (Blutungen, Perforationen), ZNS, Niere, Leber, Blutbild, Haut (auch schwere Reaktionen), Verschlechterung von Infektionen, Überempfindlichkeit, Asthma, Analgetika-Kopfschmerz oder -Nephropathie, Ödeme, Herzinsuffizienz, Hypertonie.
WW: Nicht empfohlen: Andere Antiphlogistika, ASS (außer in niedrigen Dosen). Vorsicht: Blutdrucksenker, Diuretika, Antikoagulanzien, Lithium, Methotrexat, Zidovudin, Sulfonylharnstoffe, Ciclosporin, Digoxin, Tacrolimus, Probenecid, Sulfinpyrazon, CYP2C9-Hemmer (z.B. Voriconazol).
WH: Vorsicht bei Lupus erythematodes, Porphyrie, Darmentzündungen, Hypertonie, Herzinsuffizienz, nach größeren chirurgischen Eingriffen, bei Risiko für Allergien. Während einer Varizelleninfektion nicht anwenden. Auf gastrointestinale, kardiovaskuläre oder zerebrovaskuläre Risiken bzw. auf Hautreaktionen achten.
PG: 10 ST * (EKO: N) [€ 4,70]

Nureflex Junior Erdbeer 40 mg/ml - Suspension zum Einnehmen

02B04

(Z.Nr. 1-30062) RP. P. M01AE01

ZI: Reckitt Benckiser Deutschland, Heidelberg, Deutschland
Z: 1 ml Suspension enthält: Ibuprofen 40 mg, Citronensäure monohydrat, Natrium citrat, Natriumchlorid, Saccharin natrium (entspr. Natrium 1,87 mg), Polysorbat 80, Domiphen bromid, Maltitol-Lösung 0,442 g, Glycerol, Xanthan gummi, Erdbeer-Aroma (entspr. Propylenglycol), Wasser, gereinigtes.
EW: Nichtsteroidales Antiphlogistikum.
AG: Leichte bis mäßig starke Schmerzen, Fieber.
AA: Oral mit beiliegendem Dosierlöffel oder -spritze. Vor Gebrauch kräftig schütteln.
DO: Kinder (ab 6 Monaten bis 12 Jahre): TD 20-30 mg/kg KG in 3-4 ED.
GA: Analgetika-Asthma, Überempfindlichkeitsanamnese, Magen/Darm-Ulcera, Blutbildungsstörungen, schwere Leber-, Nieren-, Herzschäden, schwere Dehydratation.
SST: Gegenanzeige im 3. Trimenon, sonst strenge Indikationsstellung. Bei Kurzzeitanwendung Stillen möglich.
NW: Magen/Darm (Blutungen, Perforationen), ZNS, Niere, Leber, Blutbild, Haut (auch schwere Reaktionen), Verschlechterung von Infektionen, Überempfindlichkeit, Asthma, Analgetika-Kopfschmerz oder -Nephropathie, Ödeme, Herzinsuffizienz, Hypertonie.
WW: Nicht empfohlen: Andere Antiphlogistika, ASS (außer in niedrigen Dosen). Vorsicht: Blutdrucksenker, Diuretika, Antikoagulanzien, Lithium, Methotrexat, Zidovudin, Sulfonylharnstoffe, Ciclosporin, Digoxin, Tacrolimus, Probenecid, Sulfinpyrazon, CYP2C9-Hemmer (z.B. Voriconazol).
WH: Vorsicht bei Lupus erythematodes, Porphyrie, Darmentzündungen, Hypertonie, Herzinsuffizienz, nach größeren chirurgischen Eingriffen, bei Risiko für Allergien. Während einer Varizelleninfektion nicht anwenden. Auf gastrointestinale, kardiovaskuläre oder zerebrovaskuläre Risiken bzw. auf Hautreaktionen achten.
PG: 100 ML * (EKO: N) [€ 8,15]

Nureflex Junior Orange 40 mg/ml Suspension zum Einnehmen

02B04

(Z.Nr. 1-30061) RP. P. M01AE01

ZI: Reckitt Benckiser Deutschland, Heidelberg, Deutschland
Z: 1 ml Suspension enthält: Ibuprofen 40 mg, Citronensäure monohydrat, Natrium citrat, Natriumchlorid, Saccharin natrium (entspr. Natrium 1,87 mg), Polysorbat 80, Domiphen bromid, Maltitol-Lösung 0,442 g, Glycerol, Xanthan gummi, Orangen-Aroma (entspr. Weizenstärke 3,1 mg), Wasser, gereinigtes.
Kurzinformation: siehe Nureflex Junior Erdbeer 40 mg/ml - Suspension zum Einnehmen, → S. 1009
PG: 150 ML * (EKO: N) [€ 11,30]

Nureflex Junior Orange 100 mg - Weichkapseln zum Zerbeißen 02B04
(Z.Nr. 1-37572) RP. P. nicht im Handel. M01AE01

Nurofen 200 mg - Dragees

02B04, 13B02

(Z.Nr. 0-14712) RPF. W10. P. M01AE01

ZI: Reckitt Benckiser Deutschland, Heidelberg, Deutschland
Z: 1 überzogene Tablette enthält: Ibuprofen 200 mg, Kern: Croscarmellose natrium, Natriumdodecylsulfat, Natrium citrat (entspr. Natrium 12,55 mg) (entspr. → 0,55 mmol), Stearinsäure, Siliciumdioxid, hochdisperses; Überzug: Carmellose natrium, Talkum, Gummi arabisch, Sucrose 116,1 mg (entspr. → 0,34 mmol), Titandioxid, Macrogol 6000; Drucktinte: Opacode S-1-8152HV black (entspr. Schellack) (entspr. Eisenoxid schwarz) (entspr. Lecithinum vegetabile (Soja)) (entspr. Antifoam DC 1510) oder Black Printing Ink S-1-277001 (entspr. Schellack) (entspr. Eisenoxid schwarz) (entspr. Propylenglycol).
EW: Nichtsteroidales Antiphlogistikum.
AG: Leichte bis mäßig starke Schmerzzustände;
- Akuten Kopfschmerzphase bei Migräne mit und ohne Aura, Spannungskopfschmerzen;
- Schmerzen bei Erkältungskrankheiten und grippalen Infekten.
AA: Unzerkaut mit Flüssigkeit einnehmen.
DO: Möglichst kurzzeitig und niedrig dosiert anwenden. Bei Bedarf initial 1-2 Dragees, MTD 6 Dragees (1200 mg).
Für Kinder unter 12 Jahren nur auf ärztliche Verschreibung.
GA: Akute Magen/Darm-Ulcera, Blutungen oder Perforationen oder in Anamnese, Analgetika-Asthma, aktive Blutungen, ungeklärte Blutbildungsstörungen, starke Dehydrierung, schwere Herz-, Leber- oder Niereninsuffizienz.
SST: Kontraindiziert im letzten Trimenon, sonst strenge Indikationsstellung. In der Stillzeit kurzfristige Anwendung möglich.
NW: Überempfindlichkeitsreaktionen, Magen/Darm (abdominale Schmerzen, Blutungen, Ulzera, Perforation), ZNS (Kopfschmerzen, Sehstörungen) aseptische Meningitis, Haut (sehr selten Lyell- und Stevens-Johnson-Syndrom), Niereninsuffizienz, Ödeme, Herzinsuffizienz, Verschlimmerung einer Colitis/M.Crohn.
WW: ASS und andere NSARs vermeiden.
Vorsicht:
Verstärkung: Gerinnungshemmer, Kortikoide (Blutungsrisiko), Sulfonylharnstoffe, Methotrexat, Phenytoin, Digoxin, Lithium, SSRIs, kaliumsparende Diuretika, Alkohol.
Verminderung: Diuretika, andere Antihypertensiva (Vorsicht bei Nierenschäden).
Ciclosporin, Tacrolimus (Nephrotoxizität). Chinolone, Mifepriston, Zidovudin, starke CYP2C9-Hemmer.
WW mit vielen anderen Arzneimitteln möglich.
WH: Vorsicht bei Risikofaktoren für kardiovaskuläre Ereignisse, Hypertonie, Porphyrie, chronisch entzündlichen Darmerkrankungen, Allergikern, Lupus erythematodes, Mischkollagenosen, nach größeren chirurgischen Eingriffen.
Bei Langzeitanwendung: Blutbild, Leber, Nieren, Gerinnung kontrollieren.
Auf gastrointestinale Komplikationen bzw. schwere Hautreaktionen achten.
PG: 24 ST * (EKO: N) [€ 5,60]

Nurofen 200 mg - Schmelztabletten Lemon

02B04, 13B02

(Z.Nr. 1-24788) RPF. W10. P. M01AE01

N

ZI: Reckitt Benckiser Deutschland, Heidelberg, Deutschland
Z: 1 Tablette enthält: Ibuprofen 200 mg, Ethylcellulose, Siliciumdioxid, gefällt, Hypromellose, Mannitol, Aspartam 15 mg, Croscarmellose natrium, Magnesium stearat, Zitronen-Aroma.
EW: Nichtsteroidales Antiphlogistikum.
AG: Symptomatisch bei leichten bis mäßig starken Schmerzen, Fieber.
AA: Tablette auf die Zunge legen, zergehen lassen und schlucken.
DO: Personen ab 12 Jahren: Initial 1-2 Tabletten, ev. alle 4-6 Stunden wiederholen. MTD 6 Tabletten (= 1200 mg).
Nicht bei Kindern unter 12 Jahren anwenden.
GA: Akute Magen/Darm-Ulcera, Blutungen oder Perforationen oder in Anamnese, Analgetika-Asthma, aktive Blutungen, ungeklärte Blutbildungsstörungen, starke Dehydrierung, schwere Herz-, Leber- oder Niereninsuffizienz. Kinder unter 12 Jahren.
SST: Kontraindiziert im letzten Trimenon, sonst strenge Indikationsstellung. In der Stillzeit kurzfristige Anwendung möglich.
NW: Überempfindlichkeitsreaktionen, Magen/Darm (abdominale Schmerzen, Blutungen, Ulzera, Perforation), ZNS (Kopfschmerzen, Sehstörungen) aseptische Meningitis, Haut (sehr selten Lyell- und Stevens-Johnson-Syndrom), Niereninsuffizienz, Ödeme, Herzinsuffizienz, Verschlimmerung einer Colitis/M.Crohn.
WW: ASS und andere NSARs vermeiden.
Vorsicht:
Verstärkung: Gerinnungshemmer, Kortikoide (Blutungsrisiko), Sulfonylharnstoffe, Methotrexat, Phenytoin, Digoxin, Lithium, SSRIs, kaliumsparende Diuretika, Alkohol.
Verminderung: Diuretika, andere Antihypertensiva (Vorsicht bei Nierenschäden).
Ciclosporin, Tacrolimus (Nephrotoxizität). Chinolone, Mifepriston, Zidovudin, starke CYP2C9-Hemmer.
WW mit vielen anderen Arzneimitteln möglich.
WH: Vorsicht bei Risikofaktoren für kardiovaskuläre Ereignisse, Hypertonie, Porphyrie, chronisch entzündlichen Darmerkrankungen, Allergikern, Lupus erythematodes, Mischkollagenosen, nach größeren chirurgischen Eingriffen.
Bei Langzeitanwendung: Blutbild, Leber, Nieren, Gerinnung kontrollieren.
Auf gastrointestinale Komplikationen bzw. schwere Hautreaktionen achten.
PG: 12 ST * (EKO: N) [€ 7,15]

N

Nurofen 24-Stunden Schmerzpflaster 200 mg - wirkstoffhaltiges Pflaster
13F01

(Z.Nr. 1-38593) RPF. P. M02AA13

ZI: Reckitt Benckiser Deutschland, Heidelberg, Deutschland
Z: 1 wirkstoffhaltiges Pflaster enthält: Ibuprofen 200 mg, Klebeschicht: Macrogol 20000, Macrogol 400, Levomenthol, Polystyrol-block-polyisopren-block-polystyrol (11:78:11), Polyisobutylen, Kolophoniumglycerolester, hydriert, Paraffin, dickflüssiges; Trägerschicht: Poly(ethylenterephtalat), gewebt; Schutzfolie, abziehbar: Polyethylenterephthalat, silikonisiert.
EW: Nichtsteroidales Antiphlogistikum.
AG: Kurzzeitig bei lokalen Schmerzen bei akuten Muskelzerrungen, verstauchten Gliedmaßen nach stumpfem Trauma.
AA: Auf schmerzende Hautpartie kleben. Nur auf intakter Haut anwenden. Pflaster nicht teilen und nicht unter einem Okklusivverband anwenden.
DO: Personen ab 16 Jahren: 1mal tgl. 1 Pflaster. Nach 24 Std. Pflaster wechseln. Max. Behandlungsdauer: 5 Tage.
Nicht für Kinder und Jugendliche unter 16 Jahren.
GA: Analgetika-Überempfindlichkeit. Nicht auf verletzter oder beschädigter Haut, an Augen, Lippen oder Schleimhäuten anwenden.
SST: Zwingende Indikationsstellung in 1. und 2. Trimenon, Gegenanzeige im 3.Trimenon. Stillen möglich, aber Pflaster nicht auf der Brust aufbringen.
NW: Lokale Reaktionen, Überempfindlichkeit, Dyspepsie, Niere.
WW: Bei topischer Anwendung Wahrscheinlichkeit für WW gering.
WH: Nicht auf verletzter oder beschädigter Haut, an Augen, Lippen oder Schleimhäuten anwenden. Bei Hautausschlag Pflaster sofort entfernen. An der behandelten Stelle Sonnenlicht oder UV- Strahlung vermeiden.
PG: 2 ST * (EKO: N) [€ 9,95], 4 ST * (EKO: N) [€ 17,95]

Nurofen 400 mg - überzogene Tabletten 02B04, 13B02
(Z.Nr. 1-29918) RPF. P. nicht im Handel. M01AE01

Nurofen Liquid 200 mg - Kapseln 02B04, 13B02
(Z.Nr. 1-24589) RP. P. nicht im Handel. M01AE01

Nurofen Meltlets Mint 200 mg - Schmelztabletten 02B04, 13B02
(Z.Nr. 1-24789) RPF. P. nicht im Handel. M01AE01

Nurofen rapid 400 mg - Filmtabletten
02B04, 13B02

(Z.Nr. 1-23773) RPF. W10. P. M01AE01

ZI: Reckitt Benckiser Deutschland, Heidelberg, Deutschland
Z: 1 Filmtablette enthält: Ibuprofen 400 mg (entspr. Ibuprofen lysin 684 mg), Tablettenkern: Povidon K30, Carboxymethylstärke, Natrium Typ A, Magnesium stearat; Überzug: (entspr. Hypromellose) (entspr. Talkum), Opaspray white M-1-7111B (entspr. Hypromellose) (entspr. Titandioxid), Drucktinte: Opacode S-1-277001 Black: (entspr. Eisenoxid schwarz) (entspr. Schellack) (entspr. Propylenglycol).
EW: Nichtsteroidales Antiphlogistikum.
AG: Schmerzzustände, akute Kopfschmerzen bei Migräne oder Spannungskopfschmerz.
-Schmerzen bei Erkältungen und grippalen Infekten.
AA: Unzerkaut mit Flüssigkeit einnehmen.
DO: Personen ab 12 Jahren: Möglichst niedrig und kurzzeitig dosieren. Initial 400 mg, MTD 1200 mg.
Nicht für Kinder geeignet.
GA: Akute Magen/Darm-Ulcera, Blutungen oder Perforationen oder in Anamnese, Analgetika-Asthma, aktive Blutungen, ungeklärte Blutbildungsstörungen, starke Dehydrierung, schwere Herz-, Leber- oder Niereninsuffizienz.
SST: Kontraindiziert im letzten Trimenon, sonst strenge Indikationsstellung. In der Stillzeit kurzfristige Anwendung möglich.
NW: Überempfindlichkeitsreaktionen, Magen/Darm (abdominale Schmerzen, Blutungen, Ulzera, Perforation), ZNS (Kopfschmerzen, Sehstörungen) aseptische Meningitis, Haut (sehr selten Lyell- und Stevens-Johnson-Syndrom), Niereninsuffizienz, Ödeme, Herzinsuffizienz, Verschlimmerung einer Colitis/M.Crohn.
WW: ASS und andere NSARs vermeiden.
Vorsicht:
Verstärkung: Gerinnungshemmer, Kortikoide (Blutungsrisiko), Sulfonylharnstoffe, Methotrexat, Phenytoin, Digoxin, Lithium, SSRIs, kaliumsparende Diuretika, Alkohol.
Verminderung: Diuretika, andere Antihypertensiva (Vorsicht bei Nierenschäden).
Ciclosporin, Tacrolimus (Nephrotoxizität). Chinolone, Mifepriston, Zidovudin, starke CYP2C9-Hemmer.
WW mit vielen anderen Arzneimitteln möglich.
WH: Vorsicht bei Risikofaktoren für kardiovaskuläre Ereignisse, Hypertonie, Porphyrie, chronisch entzündlichen Darmerkrankungen, Allergikern, Lupus erythematodes, Mischkollagenosen, nach größeren chirurgischen Eingriffen.
Bei Langzeitanwendung: Blutbild, Leber, Nieren, Gerinnung kontrollieren.
Auf gastrointestinale Komplikationen bzw. schwere Hautreaktionen achten.
PG: 12 ST * (EKO: N) [€ 5,15]

Nurofen rapid 200 mg - Weichkapseln
02B04, 13B02

(Z.Nr. 1-29414) RPF. P. M01AE01

ZI: Reckitt Benckiser Deutschland, Heidelberg, Deutschland
Z: 1 Kapsel enthält: Ibuprofen 200 mg, Kapselfüllung: Macrogol 600, Kaliumhydroxid, Wasser, gereinigtes, Kapselhülle: Sorbitol flüssig, teilweise dehydriert 9,89 mg, Gelatine, Ponceau 4R (E 124) 0,485 mg, Drucktinte: Opacode WB white NS-78-18011 (entspr. Titandioxid) (entspr. Propylenglycol) (entspr. Hypromellose).
EW: Nichtsteroidales Antiphlogistikum.
AG: Leichte bis mäßig starke Schmerzen, Fieber und Schmerzen bei Erkältungen.
AA: Zum Einnehmen; Kapseln nicht zerkauen.
DO: Personen ab 40 kg KG: Initial 200 oder 400 mg, MTD 1200 mg.
Kinder (20-29 kg KG): ED 200 mg, MTD 600 mg.
Kinder (30-39 kg KG): ED 200 mg, MTD 800 mg.
Nicht für Kinder unter 20 kg KG.
GA: Akute Magen/Darm-Ulcera, Blutungen oder Perforationen oder in Anamnese, Analgetika-Asthma, aktive Blutungen, ungeklärte Blutbildungsstörungen, starke Dehydrierung, schwere Herz-, Leber- oder Niereninsuffizienz. Kinder unter 20 kg KG.
SST: Kontraindiziert im letzten Trimenon, sonst strenge Indikationsstellung. In der Stillzeit kurzfristige Anwendung möglich.
NW: Überempfindlichkeitsreaktionen, Magen/Darm (abdominale Schmerzen, Blutungen, Ulzera, Perforation), ZNS (Kopfschmerzen, Sehstörungen) aseptische Meningitis, Haut (sehr selten Lyell- und Stevens-Johnson-Syndrom), Niereninsuffizienz, Ödeme, Herzinsuffizienz, Verschlimmerung einer Colitis/M.Crohn.
WW: ASS und andere NSARs vermeiden.
Vorsicht:
Verstärkung: Gerinnungshemmer, Kortikoide (Blutungsrisiko), Sulfonylharnstoffe, Methotrexat, Phenytoin, Digoxin, Lithium, SSRIs, kaliumsparende Diuretika, Alkohol.
Verminderung: Diuretika, andere Antihypertensiva (Vorsicht bei Nierenschäden).

Ciclosporin, Tacrolimus (Nephrotoxizität). Chinolone, Mifepriston, Zidovudin, starke CYP2C9-Hemmer.
WW mit vielen anderen Arzneimitteln möglich.
WH: Vorsicht bei Risikofaktoren für kardiovaskuläre Ereignisse, Hypertonie, Porphyrie, chronisch entzündlichen Darmerkrankungen, Allergikern, Lupus erythematodes, Mischkollagenosen, nach größeren chirurgischen Eingriffen.
Bei Langzeitanwendung: Blutbild, Leber, Nieren, Gerinnung kontrollieren.
Auf gastrointestinale Komplikationen bzw. schwere Hautreaktionen achten.
PG: 20 ST * (EKO: N) [€ 7,95]

Nurofen rapid 400 mg - Weichkapseln 02B04, 13B02
(Z.Nr. 1-31144) RPF. P. M01AE01
ZI: Reckitt Benckiser Deutschland, Heidelberg, Deutschland
Z: 1 Kapsel enthält: Ibuprofen 400 mg, Füllung: Macrogol 600, Kaliumhydroxid, Wasser, gereinigtes; Überzug: Gelatine, Sorbitol flüssig, teilweise dehydriert 16,27 mg, Ponceau 4R (E 124) 0,79 mg; Drucktinte: Titandioxid, Propylenglycol, Hypromellose, Triglyceride, mittelkettige, Lecithin.
EW: Nichtsteroidales Antiphlogistikum.
AG: Leichte bis mäßig starke Schmerzen, Fieber und Schmerzen bei Erkältungen.
AA: Zum Einnehmen; Kapseln nicht zerkauen.
DO: Personen ab 40 kg KG: Initial 400 mg, MTD 1200 mg.
Nicht für Kinder und Jugendliche unter 40 kg KG.
GA: Akute Magen/Darm-Ulcera, Blutungen oder Perforationen oder in Anamnese, Analgetika-Asthma, aktive Blutungen, ungeklärte Blutbildungsstörungen, starke Dehydrierung, schwere Herz-, Leber- oder Niereninsuffizienz.
SST: Kontraindiziert im letzten Trimenon, sonst strenge Indikationsstellung. In der Stillzeit kurzfristige Anwendung möglich.
NW: Überempfindlichkeitsreaktionen, Magen/Darm (abdominale Schmerzen, Blutungen, Ulzera, Perforation), ZNS (Kopfschmerzen, Sehstörungen) aseptische Meningitis, Haut (sehr selten Lyell- und Stevens-Johnson-Syndrom), Niereninsuffizienz, Ödeme, Herzinsuffizienz, Verschlimmerung einer Colitis/M.Crohn.
WW: ASS und andere NSARs vermeiden.
Vorsicht:
Verstärkung: Gerinnungshemmer, Kortikoide (Blutungsrisiko), Sulfonylharnstoffe, Methotrexat, Phenytoin, Digoxin, Lithium, SSRIs, kaliumsparende Diuretika, Alkohol.
Verminderung: Diuretika, andere Antihypertensiva (Vorsicht bei Nierenschäden).
Ciclosporin, Tacrolimus (Nephrotoxizität). Chinolone, Mifepriston, Zidovudin, starke CYP2C9-Hemmer.
WW mit vielen anderen Arzneimitteln möglich.
WH: Vorsicht bei Risikofaktoren für kardiovaskuläre Ereignisse, Hypertonie, Porphyrie, chronisch entzündlichen Darmerkrankungen, Allergikern, Lupus erythematodes, Mischkollagenosen, nach größeren chirurgischen Eingriffen.
Bei Langzeitanwendung: Blutbild, Leber, Nieren, Gerinnung kontrollieren.
Auf gastrointestinale Komplikationen bzw. schwere Hautreaktionen achten.
PG: 20 ST * (EKO: N) [€ 10,95], 40 ST * (EKO: N) [€ 19,90]

▼ Nustendi 180 mg/10 mg - Filmtabletten 41B02
(Z.Nr. EU/1/20/1424/*) NR. P. C10BA10
ZI: Daiichi Sankyo Europe, München, Deutschland
Z: 1 Filmtablette enthält: Bempedoinsäure 180 mg, Ezetimib 10 mg, Tablettenkern: Lactose 71,6 mg (entspr. Lactose monohydrat), Cellulose, mikrokristalline, Carboxymethylstärke, Natrium Typ A, Hydroxypropylcellulose, Magnesium stearat, Siliciumdioxid, hochdisperses, Natriumdodecylsulfat, Povidon K30; Filmüberzug: Poly(vinylalkohol), Talkum, Titandioxid, Indigocarmin-Aluminiumsalz, Glycerolmonocaprylocaprat, Natriumdodecylsulfat, Brillantblau FCF, Aluminiumsalz.
EW: LDL- Cholesterin senkende Kombination.
AG: Primäre Hypercholesterinämie (heterozygot familiär und nicht-familiär) oder gemischte Dyslipidämie, adjuvant zu einer Diät, als Monotherapie oder in Kombination mit einem Statin.
AA: Im Ganzen schlucken.
DO: 1mal tgl. 1 FT. Nicht für Kinder und Jugendliche.
GA: Akute Leberschäden (in Kombination mit Statin).
SST: Gegenanzeige. Zuverlässige Kontrazeption erforderlich.
NW: Stoffwechsel (Hyperurikämie), Magen / Darm (Obstipation oder Diarrhö), Leberenzymanstiege, vermindertes Hämoglobin, Niere, Muskelkrämpfe, Schwindel, Kopfschmerzen, Husten.
WW: Gegenanzeige: Simvastatin TD > 40 mg.
Vorsicht: 2 Std. vor oder 4 Std. nach Gallensäurebinder anwenden. Fibrate, Ciclosporin, Antikoagulanzien.
WH: Vorsicht bei schweren Nierenschäden. Bei Leberschäden Child-Pugh Klassen B und C nicht empfohlen. In Kombination mit Statinen Myopathierisiko beachten. Verkehrshinweis.
PG: 14 ST * (EKO: R) [€ 110,95], 28 ST * (EKO: R) [€ 203,85]

Nutriflex peri - Infusionslösung 37F03, 37F04
(Z.Nr. 1-25052) RP. P. B05BA10
ZI: B. Braun, Melsungen, Deutschland
Z: 1000 ml gebrauchsfertige Infusionslösung enthalten: Aminosäurenlösung (entspr. Aminosäuren 40 g) (entspr. Stickstoff 5,7 g): Isoleucin 2,34 g, Leucin 3,13 g, L-Lysin hydrochlorid 2,84 g (entspr. Lysin 2,27 g), Methionin 1,96 g, Phenylalanin 3,51 g, Threonin 1,82 g, Tryptophan 0,57 g, Valin 2,6 g, Arginin glutamat 4,98 g (entspr. Arginin 2,7 g) (entspr. Glutaminsäure 2,28 g), Histidin hydrochlorid monohydrat 1,69 g (entspr. Histidin 1,25 g), Glycin 1,65 g, Alanin 4,85 g, Prolin 3,4 g, Aspartinsäure 1,5 g, L-(+)-Glutaminsäure 1,22 g, Serin 3 g, Natrium acetat-3-Wasser 1,56 g, Kaliumdihydrogenphosphat 0,78 g, Magnesium acetat-4-Wasser 0,86 g, Kaliumhydroxid 0,52 g, Natriumhydroxid 0,5 g; Glucoselösung (entspr. Kohlenhydrate 80 g): Glucose monohydrat 88 g (entspr. Glucose 80 g), Natriumchlorid 0,17 g, Calcium chlorid-2-Wasser 0,37 g; Elektrolyte: Natrium 27 mmol, Kalium 15 mmol, Magnesium 4 mmol, Phosphat 5,7 mmol, Acetat 19,5 mmol, Chlorid 31,6 mmol, Calcium 2,5 mmol, Osmolarität: 900 mosmol/l; Zitronensäure monohydrat, Wasser für Injektionszwecke.
EW: Infusionslösung mit Glukose, Aminosäuren und Elektrolyten.
AG: Hypokalorische parenterale Ernährung von Patienten mit leichtem bis moderatem Katabolismus.
AA: I.v. über periphere oder zentrale Venen. Max. Infusionsgeschwindigkeit 2,5 ml/kg KG/h.
DO: Erwachsene: MTD 40 ml/kg KG.
Kinder ab 2 Jahren und Jugendliche: MTD 50 ml/kg KG.
Nicht für Kinder unter 2 Jahren.
GA: Aminosäurestoffwechselstörungen, insulinrefraktäre Hyperglykämie, Azidose, Koma, schwere Leber- oder Niereninsuffizienz, Hirn- und Rückenmarksblutungen, akuter Myokardinfarkt und Schlaganfall, instabiler lebensbedrohlicher Kreislaufstatus (z. B. Kollaps, Schock, Hypervolämie, Lungenödem), instabiler metabolischer Status, Kinder unter 2 Jahren.
SST: Strenge Indikationsstellung in der Schwangerschaft. Nicht stillen.
NW: Übelkeit, Erbrechen, lokale Venenreaktionen.
WW: Vorsicht: Kortikosteroide, ACTH, kaliumsparende Diuretika, Kalium-hältige Lösungen, ACE-Hemmer, Angiotensin II-Antagonisten, Ciclosporin, Tacrolimus.
Nicht mit Blut über dasselbe Infusionssystem verabreichen.
WH: Vorsicht bei erhöhter Serumosmolarität. Kontrollen: Blutzucker, Säure/Basen- und Flüssigkeitshaushalt, Elektrolyte, Blutbild, Gerinnung, Leber, Niere.
PG: 5 ST * (EKO: N) [€ 153,40]

Nutriflex plus - Infusionslösung 37F03, 37F04
(Z.Nr. 1-19766) RP. P. B05BA10
ZI: B. Braun, Melsungen, Deutschland
Z: 1000 ml gebrauchsfertige Infusionslösung enthalten: Aminosäurenlösung (entspr. Aminosäuren 48 g) (entspr. Stickstoff 6,8 g): Isoleucin 2,82 g, Leucin 3,76 g, Lysin hydrochlorid 3,41 g (entspr. Lysin 2,73 g), Methionin 2,35 g, Phenylalanin 4,21 g, Threonin 2,18 g, Tryptophan 0,68 g, Valin 3,12 g, Arginin monoglutamat 5,98 g (entspr. Arginin 3,24 g) (entspr. Glutaminsäure 2,74 g), Histidin hydrochlorid monohydrat 2,03 g (entspr. Histidin 1,5 g), Asparaginsäure 1,8 g, Alanin 5,82 g, Glutaminsäure 1,47 g, Glycin 1,98 g, Prolin 4,08 g, Serin 3,6 g, Magnesium acetat-4-Wasser 1,23 g, Natrium acetat-3-Wasser 1,56 g, Natriumdihydrogenphosphat-2-Wasser 3,12 g, Kaliumhydroxid 1,4 g, Natriumhydroxid 0,23 g; Glucoselösung (entspr. Kohlenhydrate 150 g): Glucose monohydrat 165 g (entspr. Glucose 150 g), Calcium chlorid-2-Wasser 0,53 g; Elektrolyte: Natrium 37,2 mmol, Kalium 25 mmol, Magnesium 5,7 mmol, Phosphat 20 mmol, Acetat 22,9 mmol, Chlorid 35,5 mmol, Calcium 3,6 mmol, Osmolarität: 1400 mosmol/l; Zitronensäure monohydrat, Wasser für Injektionszwecke.
EW: Infusionslösung mit Glukose, Aminosäuren und Elektrolyten.
AG: Parenterale Ernährung bei mittelschwer katabolen Patienten.
AA: Nur zur zentralvenösen Infusion. Max. Infusionsgeschwindigkeit 1,6ml/kg KG/h.
DO: Erwachsene: MTD 40 ml/kg KG.
Kinder ab 2 Jahren und Jugendliche: MTD 42 ml/kg KG.
Nicht für Kinder unter 2 Jahren.
GA: Aminosäurestoffwechselstörungen, insulinrefraktäre Hyperglykämie, Azidose, Koma, schwere Leber- oder Niereninsuffizienz, Hirn- und Rückenmarksblutungen, akuter Myokardinfarkt und Schlaganfall, instabiler lebensbedrohlicher Kreislaufstatus (z. B. Kollaps, Schock, Hypervolämie, Lungenödem), instabiler metabolischer Status, Kinder unter 2 Jahren.
SST: Strenge Indikationsstellung in der Schwangerschaft. Nicht stillen.

N

NW: Übelkeit, Erbrechen, lokale Venenreaktionen.
WW: Vorsicht: Kortikosteroide, ACTH, kaliumsparende Diuretika, Kalium-hältige Lösungen, ACE-Hemmer, Angiotensin II-Antagonisten, Ciclosporin, Tacrolimus.
Nicht mit Blut über dasselbe Infusionssystem verabreichen.
WH: Vorsicht bei erhöhter Serumosmolarität. Kontrollen: Blutzucker, Säure/Basen- und Flüssigkeitshaushalt, Elektrolyte, Blutbild, Gerinnung, Leber, Niere.
PG: 5 ST * (EKO: N) [€ 152,70]

Nutriflex special - Infusionslösung

37F03, 37F04

(Z.Nr. 1-19767) RP. P.

B05BA10

ZI: B. Braun, Melsungen, Deutschland
Z: 1000 ml gebrauchsfertige Infusionslösung enthalten: Aminosäurenlösung (entspr. Aminosäuren 70 g) (entspr. Stickstoff 10 g): Isoleucin 4,11 g, Leucin 5,48 g, Lysin hydrochlorid 4,97 g (entspr. Lysin 3,98 g), Methionin 3,42 g, Phenylalanin 6,15 g, Threonin 3,18 g, Tryptophan 1 g, Valin 4,54 g, Arginin monoglutamat 8,72 g (entspr. Arginin 4,73 g) (entspr. Glutaminsäure 3,99 g), Histidin hydrochlorid monohydrat 2,96 g (entspr. Histidin 2,19 g), Alanin 8,49 g, Asparaginsäure 2,63 g, Glutaminsäure 2,15 g, Glycin 2,89 g, Prolin 5,95 g, Serin 5,25 g, Magnesium acetat-4-Wasser 1,08 g, Natrium acetat-3-Wasser 1,63 g, Kaliumdihydrogenphosphat 2 g, Kaliumhydroxid 0,62 g, Natriumhydroxid 1,14 g; Glucoselösung (entspr. Kohlenhydrate 240 g): Glucose monohydrat 264 g (entspr. Glucose 240 g), Calcium chlorid-2-Wasser 0,6 g; Elektrolyte: Natrium 40,5 mmol, Kalium 25,7 mmol, Magnesium 5 mmol, Phosphat 14,7 mmol, Acetat 22 mmol, Chlorid 49,5 mmol, Calcium 4,1 mmol, Osmolarität: 2100 mosmol/l; Zitronensäure monohydrat, Wasser für Injektionszwecke.
EW: Infusionslösung mit Glukose, Aminosäuren und Elektrolyten.
AG: Parenterale Ernährung bei moderat bis schwer katabolen Patienten.
AA: Nur zur zentralvenösen Infusion. Max. Infusionsgeschwindigkeit 1 ml/kg KG/h.
DO: Erwachsene: MTD 25 ml/kg KG.
Kinder ab 2 Jahren und Jugendliche: MTD 29 ml/kg KG.
Nicht für Kinder unter 2 Jahren.
GA: Aminosäurestoffwechselstörungen, insulinrefraktäre Hyperglykämie, Azidose, Koma, schwere Leber- oder Niereninsuffizienz, Hirn- und Rückenmarksblutungen, akuter Myokardinfarkt und Schlaganfall, instabiler lebensbedrohlicher Kreislaufstatus (z. B. Kollaps, Schock, Hypervolämie, Lungenödem), instabiler metabolischer Status, Kinder unter 2 Jahren.
SST: Strenge Indikationsstellung in der Schwangerschaft. Nicht stillen.
NW: Übelkeit, Erbrechen, lokale Venenreaktionen.
WW: Vorsicht: Kortikosteroide, ACTH, kaliumsparende Diuretika, Kalium-hältige Lösungen, ACE-Hemmer, Angiotensin II-Antagonisten, Ciclosporin, Tacrolimus.
Nicht mit Blut über dasselbe Infusionssystem verabreichen.
WH: Vorsicht bei erhöhter Serumosmolarität. Kontrollen: Blutzucker, Säure/Basen- und Flüssigkeitshaushalt, Elektrolyte, Blutbild, Gerinnung, Leber, Niere.
PG: 5 ST * (EKO: N) [€ 177,85]

NuTRIflex Lipid peri - Emulsion zur Infusion 37F02, 37F04
(Z.Nr. 1-23497) RP. P. nicht im Handel. B05BA10

Nutriflex Lipid peri B. Braun - Emulsion zur Infusion

37F02, 37F04

(Z.Nr. 1-37868) RP. P.

B05BA10

ZI: B. Braun, Melsungen, Deutschland
Z: 1000 ml gebrauchsfertige Emulsion enthalten: Glucoselösung (entspr. Kohlenhydrate 64 g): Glucose monohydrat 70,4 g (entspr. Glucose 64 g), Natriumdihydrogenphosphat-dihydrat 0,936 g, Zink acetat 2-Wasser 5,28 mg; Fettemulsion (entspr. Fette 40 g): Sojaöl, raffiniert zur parenteralen Anwendung 20 g, Triglyceride, mittelkettige 20 g; Aminosäurenlösung (entspr. Aminosäuren 32 g) (entspr. Stickstoff 4,6 g): Isoleucin 1,872 g, Leucin 2,504 g, Lysin hydrochlorid 2,272 g (entspr. Lysin 1,818 g), Methionin 1,568 g, Phenylalanin 2,808 g, Threonin 1,456 g, Tryptophan 0,456 g, Valin 2,08 g, Arginin 2,16 g, Histidin hydrochlorid monohydrat 1,352 g (entspr. Histidin 1 g), Alanin 3,88 g, Asparaginsäure 1,2 g, Glutaminsäure 2,8 g, Glycin 1,32 g, Prolin 2,72 g, Serin 2,4 g, Natriumhydroxid 0,64 g, Natriumchlorid 0,865 g, Natrium acetat-Trihydrat 0,435 g, Kaliumacetat 2,354 g, Magnesium acetat-4-Wasser 0,515 g, Calciumchlorid dihydrat 0,353 g; Elektrolyte: Natrium 40 mmol, Kalium 24 mmol, Magnesium 2,4 mmol, Calcium 2,4 mmol, Zink 0,024 mmol, Chlorid 38 mmol, Acetat 32 mmol, Phosphat 6 mmol, Osmolarität: 840 mosmol/l; Citronensäure-Monohydrat zur pH-Wert Einstellung, Glycerol, Ei-Lecithin, Natrium oleat, all-rac-alpha-Tocopherol, Wasser für Injektionszwecke.
EW: Infusionslösung mit Glukose, Fettsäuren, Aminosäuren und Elektrolyten.
AG: Parenterale Ernährung bei leichtem bis mittelschwerem Katabolismus.
AA: Zentral- oder peripher-venöse Infusion, max. Infusionsgeschwindigkeit 2,5 ml/kg KG und Std. Infusionsdauer pro Beutel max. 24 Std.
DO: Personen ab 14 Jahren: MTD 40 ml/kg KG.
Kinder (2-4 Jahre): TD 45 ml/kg KG.
Kinder (5-13 Jahre): TD 30 ml/kg KG.
Anwendungsdauer max. 7 Tage.
GA: Aminosäurestoffwechselstörungen, schwere Hypertriglyzeridämie, schwere Koagulopathie, insulinrefraktäre Hyperglykämie, die einen Einsatz von mehr als 6 Einheiten Insulin/Stunde erforderlich macht, Acidose, intrahepatische Cholestase, schwere Leberinsuffizienz, schwere Niereninsuffizienz, sich verschlechternde hämorrhagische Diathesen, akute thromboembolische Ereignisse, Fettembolie, bekannte Überempfindlichkeit gegen Soja-, Erdnuss-, Eiproteine oder gegen andere Bestandteile.
Nicht bei Neugeborenen, Säuglingen und Kindern bis zu einem Alter von 2 Jahren anwenden.
Allgemeine Gegenanzeigen einer parenteralen Ernährung sind: Instabile Kreislaufverhältnisse mit vitaler Bedrohung (Kollaps- und Schockzustände); Akutphasen des Herzinfarktes und Schlaganfalls; instabiler Stoffwechsel; unzureichende zelluläre Sauerstoffversorgung; Störungen des Elektrolyt- und Flüssigkeitshaushaltes; akutes Lungenödem, dekompensierte Herzinsuffizienz.
SST: Strenge Indikationsstellung; Stillen nicht empfohlen.
NW: Überempfindlichkeit, Kreislauf, Thrombophlebitis, Leukopenie, Thrombozytopenie, Cholestase, Temperaturanstieg, Erbrechen, Schmerzen, Fettüberladungssyndrom.
WW: Kumarine (Patienten überwachen). Nicht mit Blut über dasselbe Infusionssystem verabreichen.
Vorsicht: Kaliumsparende Diuretika, ACE-Hemmer, Sartane, Tacrolimus, Ciclosporin.
WH: Vorsicht bei Fettstoffwechselstörungen, erhöhter Serumosmolarität, Herz-, Nierenschäden. Vor Anwendung Elektrolyt-, Flüssigkeits- und Säure/Basen-Störungen korrigieren. Kontrollen: Serumtriglyzeride, Serumelektrolyte, Flüssigkeitshaushalt, Säure/Basen, Blutbild, Gerinnung, Blutzucker, Leber, Niere. Zusätzlich Spurenelemente und Vitamine substituieren.
PG: 1250 5 ST * (EKO: N) [€ 307,55], **1875** 5 ST * (EKO: N) [€ 352,60], **2500** 5 ST * (EKO: N) [€ 431,55]

NuTRIflex Lipid plus - Emulsion zur Infusion 37F02, 37F04
(Z.Nr. 1-23498) RP. P. nicht im Handel. B05BA10

Nutriflex Lipid plus B. Braun - Emulsion zur Infusion

37F02, 37F04

(Z.Nr. 1-37867) RP. P.

B05BA10

ZI: B. Braun, Melsungen, Deutschland
Z: 1000 ml gebrauchsfertige Emulsion enthalten: Glucoselösung (entspr. Kohlenhydrate 120 g): Glucose monohydrat 132 g (entspr. Glucose 120 g), Natriumdihydrogenphosphat-dihydrat 1,872 g, Zink acetat 2-Wasser 5,264 mg; Fettemulsion (entspr. Fette 40 g): Sojaöl, raffiniert zur parenteralen Anwendung 20 g, Triglyceride, mittelkettige 20 g; Aminosäurenlösung (entspr. Aminosäuren 38 g) (entspr. Stickstoff 5,4 g): Isoleucin 2,256 g, Leucin 3,008 g, Lysin hydrochlorid 2,278 g (entspr. Lysin 2,184 g), Methionin 1,88 g, Phenylalanin 3,368 g, Threonin 1,744 g, Tryptophan 0,544 g, Valin 2,496 g, Arginin 2,592 g, Histidin hydrochlorid monohydrat 1,624 g (entspr. Histidin 1,202 g), Alanin 4,656 g, Asparaginsäure 1,44 g, Glutaminsäure 3,368 g, Glycin 1,584 g, Prolin 3,264 g, Serin 2,88 g, Natriumhydroxid 0,781 g, Natriumchlorid 0,402 g, Natrium acetat-Trihydrat 0,222 g, Kaliumacetat 2,747 g, Magnesium acetat-4-Wasser 0,686 g, Calciumchlorid dihydrat 0,47 g; Elektrolyte: Natrium 40 mmol, Kalium 28 mmol, Magnesium 3,2 mmol, Calcium 3,2 mmol, Zink 0,024 mmol, Chlorid 36 mmol, Acetat 36 mmol, Phosphat 12 mmol, Osmolarität: 1215 mosmol/l; Citronensäure-Monohydrat zur pH-Wert Einstellung, Glycerol, Ei-Lecithin, Natrium oleat, all-rac-alpha-Tocopherol, Wasser für Injektionszwecke.
EW: Infusionslösung mit Glukose, Fettsäuren, Aminosäuren und Elektrolyten.
AG: Parenterale Ernährung bei mittelschwerem Katabolismus.
AA: Zentralvenöse Infusion, max. Infusionsgeschwindigkeit 2 ml/kg KG/h..
DO: Personen ab 14 Jahren: MTD 40 ml/kg KG.
Kinder (2-4 Jahre): TD 40 ml/kg KG.
Kinder (5-13 Jahre): TD 25 ml/kg KG.
GA: Aminosäurestoffwechselstörungen, schwere Hypertriglyzeridämie, schwere Koagulopathie, insulinrefraktäre Hyperglykämie, die einen Einsatz von mehr als 6 Einheiten Insulin/Stunde erforderlich

macht, Acidose, intrahepatische Cholestase, schwere Leberinsuffizienz, schwere Niereninsuffizienz, sich verschlechternde hämorrhagische Diathesen, akute thromboembolische Ereignisse, Fettembolie, bekannte Überempfindlichkeit gegen Soja- oder Eiproteine oder gegen andere Bestandteile.
Nicht bei Neugeborenen, Säuglingen und Kindern bis zu einem Alter von 2 Jahren anwenden.
Allgemeine Gegenanzeigen einer parenteralen Ernährung sind: Instabile Kreislaufverhältnisse mit vitaler Bedrohung (Kollaps- und Schockzustände); unzureichende zelluläre Sauerstoffversorgung; Hyperhydrationszustände; Störungen des Elektrolyt- und Flüssigkeitshaushaltes; instabiler Stoffwechsel (z.B. schweres Postaggressionssyndrom, entgleiste diabetische Stoffwechsellage, Koma ungeklärter Genese), akutes Lungenödem, Akutphasen des Herzinfarktes und Schlaganfalls, dekompensierte Herzinsuffizienz.
SST: Strenge Indikationsstellung; Stillen nicht empfohlen.
NW: Überempfindlichkeit, Kreislauf, Körpertemperaturanstieg, Erbrechen, Schmerzen, Fettüberladungssyndrom.
WW: Kumarine (Patienten überwachen).
WH: Vorsicht bei erhöhter Serumosmolarität, Herz-, Nierenschäden. Nicht mit Blut über dasselbe Infusionssystem verabreichen. Vor Anwendung Elektrolyt-, Flüssigkeits- und Säure/Basen-Störungen korrigieren. Kontrollen: Serumtriglyzeride, Serumelektrolyte, Flüssigkeitshaushalt, Säure/Basen, Blutbild, Gerinnung, Blutzucker, Leber.
PG: 1250 5 ST * (EKO: N) [€ 352,60], **1875** 5 ST * (EKO: N) [€ 413,70]

NuTRIflex Lipid special - Emulsion zur Infusion 37F02, 37F04
(Z.Nr. 1-23499) RP. P. nicht im Handel.
B05BA10

Nutriflex Lipid special B. Braun - Emulsion zur Infusion 37F02, 37F04

(Z.Nr. 1-37869) RP. P.
B05BA10

ZI: B. Braun, Melsungen, Deutschland
Z: 1000 ml gebrauchsfertige Emulsion enthalten: Glucoselösung (entspr. Kohlenhydrate 144 g): Glucose monohydrat 158,4 g (entspr. Glucose 144 g), Natriumdihydrogenphosphat-dihydrat 2,496 g, Zink acetat 2-Wasser 7,024 mg; Fettemulsion (entspr. Fette 40 g): Sojaöl, raffiniert zur parenteralen Anwendung 20 g, Triglyceride, mittelkettige 20 g; Aminosäurenlösung (entspr. Aminosäuren 56 g) (entspr. Stickstoff 8 g): Isoleucin 3,284 g, Leucin 4,384 g, Lysin hydrochlorid 3,98 g (entspr. Lysin 3,186 g), Methionin 2,736 g, Phenylalanin 4,916 g, Threonin 2,54 g, Tryptophan 0,8 g, Valin 3,604 g, Arginin 3,78 g, Histidin hydrochlorid monohydrat 2,368 g (entspr. Histidin 1,753 g), Alanin 6,792 g, Asparaginsäure 2,1 g, Glutaminsäure 4,908 g, Glycin 2,312 g, Prolin 4,76 g, Serin 4,2 g, Natriumhydroxid 1,171 g, Natriumchlorid 0,378 g, Natrium acetat-Trihydrat 0,25 g, Kaliumacetat 3,689 g, Magnesium acetat-4-Wasser 0,91 g, Calciumchlorid dihydrat 0,623 g; Elektrolyte: Natrium 53,6 mmol, Kalium 37,6 mmol, Magnesium 4,2 mmol, Calcium 4,2 mmol, Zink 0,03 mmol, Chlorid 48 mmol, Acetat 48 mmol, Phosphat 16 mmol, Osmolarität: 1545 mosmol/l; Citronensäure-Monohydrat zur pH-Wert Einstellung, Glycerol, Ei-Lecithin, Natrium oleat, all-rac-alpha-Tocopherol, Wasser für Injektionszwecke.
EW: Infusionslösung mit Glukose, Fettsäuren, Aminosäuren und Elektrolyten.
AG: Parenterale Ernährung bei mittelschwerem bis schwerem Katabolismus.
AA: Zentralvenöse Infusion, max. Infusionsgeschwindigkeit 1,7 ml/kg KG/h..
DO: Personen ab 14 Jahren: MTD 35 ml/kg KG.
Kinder (2-4 Jahre): TD 25 ml/kg KG.
Kinder (5-13 Jahre): TD 17,5 ml/kg KG.
GA: Aminosäurestoffwechselstörungen, schwere Hypertriglyzeridämie, schwere Koagulopathie, insulinrefraktäre Hyperglykämie, die einen Einsatz von mehr als 6 Einheiten Insulin/Stunde erforderlich macht, Acidose, intrahepatische Cholestase, schwere Leberinsuffizienz, schwere Niereninsuffizienz, sich verschlechternde hämorrhagische Diathesen, akute thromboembolische Ereignisse, Fettembolie, bekannte Überempfindlichkeit gegen Soja- oder Eiproteine oder gegen andere Bestandteile.
Nicht bei Neugeborenen, Säuglingen und Kindern bis zu einem Alter von 2 Jahren anwenden.
Allgemeine Gegenanzeigen einer parenteralen Ernährung sind: Instabile Kreislaufverhältnisse mit vitaler Bedrohung (Kollaps- und Schockzustände); unzureichende zelluläre Sauerstoffversorgung; Hyperhydrationszustände; Störungen des Elektrolyt- und Flüssigkeitshaushaltes; instabiler Stoffwechsel (z.B. schweres Postaggressionssyndrom, entgleiste diabetische Stoffwechsellage, Koma ungeklärter Genese), akutes Lungenödem, Akutphasen des Herzinfarktes und Schlaganfalls, dekompensierte Herzinsuffizienz.
SST: Strenge Indikationsstellung; Stillen nicht empfohlen.
NW: Überempfindlichkeit, Kreislauf, Körpertemperaturanstieg, Erbrechen, Schmerzen, Fettüberladungssyndrom.
WW: Kumarine (Patienten überwachen).
WH: Vorsicht bei erhöhter Serumosmolarität, Herz-, Nierenschäden. Nicht mit Blut über dasselbe Infusionssystem verabreichen. Vor Anwendung Elektrolyt-, Flüssigkeits- und Säure/Basen-Störungen korrigieren. Kontrollen: Serumtriglyzeride, Serumelektrolyte, Flüssigkeitshaushalt, Säure/Basen, Blutbild, Gerinnung, Blutzucker, Leber.
PG: 625ML 5 ST * (EKO: N) [€ 317,15], **1250ML** 5 ST * (EKO: N) [€ 399,30], **1875ML** 5 ST * (EKO: N) [€ 482,25]

NuTRIflex Lipid special ohne Elektrolyte - Emulsion zur Infusion 37F02, 37F03
(Z.Nr. 1-23500) RP. P. nicht im Handel.
B05BA10

Nutriflex Lipid special ohne Elektrolyte B. Braun - Emulsion zur Infusion 37F02, 37F03

(Z.Nr. 1-37870) RP. P.
B05BA10

ZI: B. Braun, Melsungen, Deutschland
Z: 1000 ml gebrauchsfertige Emulsion enthalten: Glucoselösung (entspr. Kohlenhydrate 144 g): Glucose monohydrat 158,4 g (entspr. Glucose 144 g); Fettemulsion (entspr. Fette 40 g): Sojaöl, raffiniert zur parenteralen Anwendung 20 g, Triglyceride, mittelkettige 20 g; Aminosäurenlösung (entspr. Aminosäuren 56 g) (entspr. Stickstoff 8 g): Isoleucin 3,284 g, Leucin 4,384 g, Lysin monohydrat 3,576 g (entspr. Lysin 3,184 g), Methionin 2,736 g, Phenylalanin 4,916 g, Threonin 2,54 g, Tryptophan 0,8 g, Valin 3,604 g, Arginin 3,78 g, Histidin 1,752 g, Alanin 6,792 g, Asparaginsäure 2,1 g, Glutaminsäure 4,908 g, Glycin 2,312 g, Prolin 4,76 g, Serin 4,2 g, Osmolarität: 1330 mosmol/l; Citronensäure-Monohydrat zur pH-Wert Einstellung, Glycerol, Ei-Lecithin, Natrium oleat (entspr. Natrium 0,2 mmol), all-rac-alpha-Tocopherol, Wasser für Injektionszwecke.
EW: Infusionslösung mit Glukose, Fettsäuren und Aminosäuren.
AG: Parenterale Ernährung bei mittelschwerem bis schwerem Katabolismus.
AA: Zentralvenöse Infusion, max. Infusionsgeschwindigkeit 1,7 ml/kg KG/h..
DO: Personen ab 14 Jahren: MTD 35 ml/kg KG.
Kinder (2-4 Jahre): TD 25 ml/kg KG.
Kinder (5-13 Jahre): TD 17,5 ml/kg KG.
GA: Aminosäurestoffwechselstörungen, schwere Hypertriglyzeridämie, schwere Koagulopathie, insulinrefraktäre Hyperglykämie, die einen Einsatz von mehr als 6 Einheiten Insulin/Stunde erforderlich macht, Acidose, intrahepatische Cholestase, schwere Leberinsuffizienz, schwere Niereninsuffizienz, sich verschlechternde hämorrhagische Diathesen, akute thromboembolische Ereignisse, Fettembolie, bekannte Überempfindlichkeit gegen Soja- oder Eiproteine oder gegen andere Bestandteile.
Nicht bei Neugeborenen, Säuglingen und Kindern bis zu einem Alter von 2 Jahren anwenden.
Allgemeine Gegenanzeigen einer parenteralen Ernährung sind: Instabile Kreislaufverhältnisse mit vitaler Bedrohung (Kollaps- und Schockzustände); unzureichende zelluläre Sauerstoffversorgung; Hyperhydrationszustände; Störungen des Elektrolyt- und Flüssigkeitshaushaltes; instabiler Stoffwechsel (z.B. schweres Postaggressionssyndrom, entgleiste diabetische Stoffwechsellage, Koma ungeklärter Genese), akutes Lungenödem, Akutphasen des Herzinfarktes und Schlaganfalls, dekompensierte Herzinsuffizienz.
SST: Strenge Indikationsstellung; Stillen nicht empfohlen.
NW: Überempfindlichkeit, Kreislauf, Körpertemperaturanstieg, Erbrechen, Schmerzen, Fettüberladungssyndrom.
WW: Kumarine (Patienten überwachen).
WH: Vorsicht bei erhöhter Serumosmolarität, Herz-, Nierenschäden. Nicht mit Blut über dasselbe Infusionssystem verabreichen. Vor Anwendung Elektrolyt-, Flüssigkeits- und Säure/Basen-Störungen korrigieren. Kontrollen: Serumtriglyzeride, Serumelektrolyte, Flüssigkeitshaushalt, Säure/Basen, Blutbild, Gerinnung, Blutzucker, Leber.
PG: E1250 5 ST * (EKO: N) [€ 399,25], **E1875** 5 ST * (EKO: N) [€ 482,25]

Nutriflex Omega peri B. Braun - Emulsion zur Infusion 37F02, 37F04

(Z.Nr. 1-38153) RP. P.
B05BA10

ZI: B. Braun, Melsungen, Deutschland
Z: 1000 ml gebrauchsfertige Emulsion enthalten: Glucoselösung (entspr. Kohlenhydrate 64 g): Glucose monohydrat 70,4 g (entspr. Glucose 64 g), Natriumdihydrogenphosphat-dihydrat 0,936 g, Zink acetat 2-Wasser 5,28 mg; Fettemulsion (entspr. Fette 40 g):

N

Triglyceride, mittelkettige 20 g, Sojaöl, raffiniert zur parenteralen Anwendung 16 g, Omega-3-Säurentriglyceride 4 g; Aminosäurenlösung (entspr. Aminosäuren 32 g) (entspr. Stickstoff 4,6 g): Isoleucin 1,872 g, Leucin 2,504 g, Lysin hydrochlorid 2,272 g (entspr. Lysin 1,818 g), Methionin 1,568 g, Phenylalanin 2,808 g, Threonin 1,456 g, Tryptophan 0,456 g, Valin 2,08 g, Arginin 2,16 g, Histidin hydrochlorid monohydrat 1,352 g (entspr. Histidin 1 g), Alanin 3,88 g, Asparaginsäure 1,2 g, Glutaminsäure 2,8 g, Glycin 1,32 g, Prolin 2,72 g, Serin 2,4 g, Natriumhydroxid 0,64 g, Natriumchlorid 0,865 g, Natrium acetat-Trihydrat 0,435 g, Kaliumacetat 2,354 g, Magnesium acetat-4-Wasser 0,515 g, Calciumchlorid dihydrat 0,353 g; Elektrolyte: Natrium 40 mmol, Kalium 24 mmol, Magnesium 2,4 mmol, Calcium 2,4 mmol, Zink 0,024 mmol, Chlorid 38 mmol, Acetat 32 mmol, Phosphat 6 mmol, Osmolarität: 840 mosmol/l; Citronensäure-Monohydrat zur pH-Wert Einstellung, Glycerol, Ei-Lecithin, Natrium oleat, Natriumhydroxid zur pH-Wert-Einstellung, all-rac-alpha-Tocopherol, Wasser für Injektionszwecke.

EW: Infusionslösung mit Glukose, essentiellen Fettsäuren (einschließlich Omega-3 und Omega-6-Fettsäuren), Aminosäuren und Elektrolyten.

AG: Parenterale Ernährung bei leichtem bis mittelschwerem Katabolismus.

AA: Peripher- oder zentralvenöse Infusion. Infusionsdauer pro Beutel max. 24 Std.

DO: Erwachsene: MTD 40 ml/kg KG, max. Infusionsgeschwindigkeit 2,5 ml/kg KG/h. Keine Untersuchungen an Kindern und Jugendlichen.

GA: Aminosäurestoffwechselstörungen, schwere Hypertriglyzeridämie, schwere Koagulopathie, insulinrefraktäre Hyperglykämie, die einen Einsatz von mehr als 6 Einheiten Insulin/Stunde erforderlich macht, Acidose, intrahepatische Cholestase, schwere Leberinsuffizienz, schwere Niereninsuffizienz, sich verschlechternde hämorrhagische Diathesen, akute thromboembolische Ereignisse, Fettembolie, bekannte Überempfindlichkeit gegen Soja-, Erdnuss-, Eiproteine oder gegen andere Bestandteile.
Nicht bei Neugeborenen, Säuglingen und Kindern bis zu einem Alter von 2 Jahren anwenden.
Allgemeine Gegenanzeigen einer parenteralen Ernährung sind: Instabile Kreislaufverhältnisse mit vitaler Bedrohung (Kollaps- und Schockzustände); Akutphasen des Herzinfarktes und Schlaganfalls; instabiler Stoffwechsel; unzureichende zelluläre Sauerstoffversorgung; Störungen des Elektrolyt- und Flüssigkeitshaushaltes; akutes Lungenödem, dekompensierte Herzinsuffizienz.

SST: Strenge Indikationsstellung; Stillen nicht empfohlen.

NW: Überempfindlichkeit, Kreislauf, Thrombophlebitis, Leukopenie, Thrombozytopenie, Cholestase, Temperaturanstieg, Erbrechen, Schmerzen, Fettüberladungssyndrom.

WW: Kumarine (Patienten überwachen). Nicht mit Blut über dasselbe Infusionssystem verabreichen.
Vorsicht: Kaliumsparende Diuretika, ACE-Hemmer, Sartane, Tacrolimus, Ciclosporin.

WH: Vorsicht bei Fettstoffwechselstörungen, erhöhter Serumosmolarität, Herz-, Nierenschäden. Vor Anwendung Elektrolyt-, Flüssigkeits- und Säure/Basen-Störungen korrigieren. Kontrollen: Serumtriglyzeride, Serumelektrolyte, Flüssigkeitshaushalt, Säure/Basen, Blutbild, Gerinnung, Blutzucker, Leber, Niere. Zusätzlich Spurenelemente und Vitamine substituieren.

PG: PERI1250ML 5 ST * (EKO: N) [€ 369,05], **PERI1875ML** 5 ST * (EKO: N) [€ 419,65]

NuTRIflex Omega plus Emulsion zur Infusion 37F02, 37F04

(Z.Nr. 1-30284) RP. P.

B05BA10

ZI: B. Braun, Melsungen, Deutschland

Z: 1000 ml gebrauchsfertige Emulsion enthält: Glucoselösung (entspr. Kohlenhydrate 120 g): Glucose monohydrat 132 g (entspr. Glucose 120 g), Natriumdihydrogenphosphat-dihydrat 1,872 g, Zink acetat 2-Wasser 5,264 mg; Fettemulsion (entspr. Fette 40 g): Triglyceride, mittelkettige 20 g, Sojaöl, raffiniert zur parenteralen Anwendung 16 g, Omega-3-Säurentriglyceride 4 g; Aminosäurenlösung (entspr. Aminosäuren 38 g) (entspr. Stickstoff 5,4 g): Isoleucin 2,256 g, Leucin 3,008 g, Lysin hydrochlorid 2,728 g (entspr. Lysin 2,184 g), Methionin 1,88 g, Phenylalanin 3,368 g, Threonin 1,744 g, Tryptophan 0,544 g, Valin 2,496 g, Arginin 2,592 g, Histidin hydrochlorid monohydrat 1,624 g (entspr. Histidin 1,202 g), Alanin 4,656 g, Asparaginsäure 1,44 g, Glutaminsäure 3,368 g, Glycin 1,584 g, Prolin 3,264 g, Serin 2,88 g, Natriumhydroxid 0,781 g, Natriumchlorid 0,402 g, Natrium acetat-Trihydrat 0,222 g, Kaliumacetat 2,747 g, Magnesium acetat-4-Wasser 0,686 g, Calciumchlorid dihydrat 0,47 g; Elektrolyte: Natrium 40 mmol, Kalium 28 mmol, Magnesium 3,2 mmol, Calcium 3,2 mmol, Zink 0,024 mmol, Chlorid 36 mmol, Acetat 36 mmol, Phosphat 12 mmol, Osmolarität: 1215 mosmol/l; Citronensäure-Monohydrat zur pH-Wert Einstellung, Glycerol, Ei-Lecithin, Natrium oleat, Natriumhydroxid zur pH-Wert-Einstellung, all-rac-alpha-Tocopherol, Wasser für Injektionszwecke.

EW: Infusionslösung mit essentiellen Fettsäuren (einschließlich Omega-3 und Omega-6-Fettsäuren), Aminosäuren und Elektrolyten.

AG: Parenterale Ernährung bei mittelschwerem bis schwerem Katabolismus.

AA: Zentralvenöse Infusion. Infusionsdauer pro Beutel max. 24 Std.

DO: MTD 40 ml/kg KG, max. Infusionsgeschwindigkeit 2,0 ml/kg KG/h. Keine Daten an Kindern und Jugendlichen.

GA: Aminosäurestoffwechselstörungen, schwere Hypertriglyzeridämie, schwere Koagulopathie, insulinrefraktäre Hyperglykämie, die einen Einsatz von mehr als 6 Einheiten Insulin/Stunde erforderlich macht, Acidose, intrahepatische Cholestase, schwere Leberinsuffizienz, schwere Niereninsuffizienz, sich verschlechternde hämorrhagische Diathesen, akute thromboembolische Ereignisse, Fettembolie, bekannte Überempfindlichkeit gegen Soja- oder Eiproteine oder gegen andere Bestandteile.
Nicht bei Neugeborenen, Säuglingen und Kindern bis zu einem Alter von 2 Jahren anwenden.
Allgemeine Gegenanzeigen einer parenteralen Ernährung sind: Instabile Kreislaufverhältnisse mit vitaler Bedrohung (Kollaps- und Schockzustände); unzureichende zelluläre Sauerstoffversorgung; Hyperhydrationszustände; Störungen des Elektrolyt- und Flüssigkeitshaushaltes; instabiler Stoffwechsel (z.B. schweres Postaggressionssyndrom, entgleiste diabetische Stoffwechsellage, Koma ungeklärter Genese), akutes Lungenödem, Akutphasen des Herzinfarktes und Schlaganfalls, dekompensierte Herzinsuffizienz.

SST: Strenge Indikationsstellung; Stillen nicht empfohlen.

NW: Überempfindlichkeit, Kreislauf, Thrombophlebitis, Leukopenie, Thrombozytopenie, Cholestase, Temperaturanstieg, Erbrechen, Schmerzen, Fettüberladungssyndrom.

WW: Kumarine (Patienten überwachen). Nicht mit Blut über dasselbe Infusionssystem verabreichen.

WH: Vorsicht bei Fettstoffwechselstörungen, erhöhter Serumosmolarität, Herz-, Nierenschäden. Vor Anwendung Elektrolyt-, Flüssigkeits- und Säure/Basen-Störungen korrigieren. Kontrollen: Serumtriglyzeride, Serumelektrolyte, Flüssigkeitshaushalt, Säure/Basen, Blutbild, Gerinnung, Blutzucker, Leber.

PG: 5 ST * (EKO: N) [€ 575,70]

Nutriflex Omega plus B. Braun - Emulsion zur Infusion 37F02, 37F04

(Z.Nr. 1-38155) RP. P.

B05BA10

ZI: B. Braun, Melsungen, Deutschland

Z: 1000 ml gebrauchsfertige Emulsion enthalten: Glucoselösung (entspr. Kohlenhydrate 120 g): Glucose monohydrat 132 g (entspr. Glucose 120 g), Natriumdihydrogenphosphat-dihydrat 1,872 g, Zink acetat 2-Wasser 5,264 mg; Fettemulsion (entspr. Fette 40 g): Triglyceride, mittelkettige 20 g, Sojaöl, raffiniert zur parenteralen Anwendung 16 g, Omega-3-Säurentriglyceride 4 g; Aminosäurenlösung (entspr. Aminosäuren 38 g) (entspr. Stickstoff 5,4 g): Isoleucin 2,256 g, Leucin 3,008 g, Lysin hydrochlorid 2,728 g (entspr. Lysin 2,184 g), Methionin 1,88 g, Phenylalanin 3,368 g, Threonin 1,744 g, Tryptophan 0,544 g, Valin 2,496 g, Arginin 2,592 g, Histidin hydrochlorid monohydrat 1,624 g (entspr. Histidin 1,202 g), Alanin 4,656 g, Asparaginsäure 1,44 g, Glutaminsäure 3,368 g, Glycin 1,584 g, Prolin 3,264 g, Serin 2,88 g, Natriumhydroxid 0,781 g, Natriumchlorid 0,402 g, Natrium acetat-Trihydrat 0,222 g, Kaliumacetat 2,747 g, Magnesium acetat-4-Wasser 0,686 g, Calciumchlorid dihydrat 0,47 g; Elektrolyte: Natrium 40 mmol, Kalium 28 mmol, Magnesium 3,2 mmol, Calcium 3,2 mmol, Zink 0,024 mmol, Chlorid 36 mmol, Acetat 36 mmol, Phosphat 12 mmol, Osmolarität: 1215 mosmol/l; Citronensäure-Monohydrat zur pH-Wert Einstellung, Glycerol, Ei-Lecithin, Natrium oleat, Natriumhydroxid zur pH-Wert-Einstellung, all-rac-alpha-Tocopherol, Wasser für Injektionszwecke.

Kurzinformation: siehe NuTRIflex Omega plus Emulsion zur Infusion, → S. 1014

PG: PLUS1250ML 5 ST * (EKO: N) [€ 434,15], **PLUS1875ML** 5 ST * (EKO: N) [€ 509,65]

NuTRIflex Omega special Emulsion zur Infusion 37F02, 37F04
(Z.Nr. 1-30281) RP. P. nicht im Handel.
B05BA10

Nutriflex Omega special B. Braun - Emulsion zur Infusion 37F02, 37F04

(Z.Nr. 1-38154) RP. P.

B05BA10

ZI: B. Braun, Melsungen, Deutschland

Z: 1000 ml gebrauchsfertige Emulsion enthalten: Glucoselösung (entspr. Kohlenhydrate 144 g): Glucose monohydrat 158,4 g (entspr. Glucose 144 g), Natriumdihydrogenphosphat-dihydrat 2,496 g, Zink acetat 2-Wasser 7,024 mg; Fettemulsion (entspr.

Fette 40 g): Triglyceride, mittelkettige 20 g, Sojaöl, raffiniert zur parenteralen Anwendung 16 g, Omega-3-Säurentriglyceride 4 g; Aminosäurenlösung (entspr. Aminosäuren 56 g) (entspr. Stickstoff 8 g): Isoleucin 3,284 g, Leucin 4,384 g, Lysin hydrochlorid 3,98 g (entspr. Lysin 3,186 g), Methionin 2,736 g, Phenylalanin 4,916 g, Threonin 2,54 g, Tryptophan 0,8 g, Valin 3,604 g, Arginin 3,78 g, Histidin hydrochlorid monohydrat 2,368 g (entspr. Histidin 1,753 g), Alanin 6,792 g, Asparaginsäure 2,1 g, Glutaminsäure 4,908 g, Glycin 2,312 g, Prolin 4,76 g, Serin 4,2 g Natriumhydroxid 1,171 g, Natrium acetat-Trihydrat 0,25 g, Natriumchlorid 0,378 g, Kaliumacetat 3,689 g, Magnesium acetat-4-Wasser 0,91 g, Calciumchlorid dihydrat 0,623 g; Elektrolyte: Natrium 53,6 mmol, Kalium 37,6 mmol, Magnesium 4,2 mmol, Calcium 4,2 mmol, Zink 0,03 mmol, Chlorid 48 mmol, Acetat 48 mmol, Phosphat 16 mmol, Osmolarität: 1545 mosmol/l; Citronensäure-Monohydrat zur pH-Wert Einstellung, Glycerol, Ei-Lecithin, Natrium oleat, Natriumhydroxid zur pH-Wert-Einstellung, all-rac-alpha-Tocopherol, Wasser für Injektionszwecke.
EW: Infusionslösung mit Glukose, essentiellen Fettsäuren (einschließlich Omega-3 und Omega-6-Fettsäuren), Aminosäuren und Elektrolyten.
AG: Parenterale Ernährung bei mittelschwerem bis schwerem Katabolismus.
AA: Zentralvenöse Infusion. Infusionsdauer pro Beutel max. 24 Std.
DO: Erwachsene: MTD 35 ml/kg KG, max. Infusionsgeschwindigkeit 1,7 ml/kg KG/h. Keine Daten an Kindern und Jugendlichen.
GA: Aminosäurestoffwechselstörungen, schwere Hypertriglyzeridämie, schwere Koagulopathie, insulinrefraktäre Hyperglykämie, die einen Einsatz von mehr als 6 Einheiten Insulin/Stunde erforderlich macht, Acidose, intrahepatische Cholestase, schwere Leberinsuffizienz, schwere Niereninsuffizienz, sich verschlechternde hämorrhagische Diathesen, akute thromboembolische Ereignisse, Fettembolie, bekannte Überempfindlichkeit gegen Soja- oder Eiproteine oder gegen andere Bestandteile.
Nicht bei Neugeborenen, Säuglingen und Kindern bis zu einem Alter von 2 Jahren anwenden.
Allgemeine Gegenanzeigen einer parenteralen Ernährung sind: Instabile Kreislaufverhältnisse mit vitaler Bedrohung (Kollaps- und Schockzustände); unzureichende zelluläre Sauerstoffversorgung; Hyperhydrationszustände; Störungen des Elektrolyt- und Flüssigkeitshaushaltes; instabiler Stoffwechsel (z.B. schweres Postaggressionssyndrom, entgleiste diabetische Stoffwechsellage, Koma ungeklärter Genese), akutes Lungenödem, Akutphasen des Herzinfarktes und Schlaganfalls, dekompensierte Herzinsuffizienz.
SST: Strenge Indikationsstellung; Stillen nicht empfohlen.
NW: Überempfindlichkeit, Kreislauf, Thrombophlebitis, Leukopenie, Thrombozytopenie, Cholestase, Temperaturanstieg, Erbrechen, Schmerzen, Fettüberladungssyndrom.
WW: Kumarine (Patienten überwachen). Nicht mit Blut über dasselbe Infusionssystem verabreichen.
WH: Vorsicht bei Fettstoffwechselstörungen, erhöhter Serumosmolarität, Herz-, Nierenschäden. Vor Anwendung Elektrolyt-, Flüssigkeits- und Säure/Basen-Störungen korrigieren. Kontrollen: Serumtriglyzeride, Serumelektrolyte, Flüssigkeitshaushalt, Säure/Basen, Blutbild, Gerinnung, Blutzucker, Leber.
PG: **625ML** 5 ST * (EKO: N) [€ 314,60], **1250ML** 5 ST * (EKO: N) [€ 491,90], **1875ML** 5 ST * (EKO: N) [€ 576,55]

Nutriflex Omega special ohne Elektrolyte B. Braun - Emulsion zur Infusion — 37F02, 37F03

(Z.Nr. 1-38156) RP. P. — B05BA10

ZI: B. Braun, Melsungen, Deutschland
Z: 1000 ml gebrauchsfertige Emulsion enthalten: Glucoselösung (entspr. Kohlenhydrate 144 g): Glucose monohydrat 158,4 g (entspr. Glucose 144 g); Fettemulsion (entspr. Fette 40 g): Triglyceride, mittelkettige 20 g, Sojaöl, raffiniert zur parenteralen Anwendung 16 g, Omega-3-Säurentriglyceride 4 g; Aminosäurenlösung (entspr. Aminosäuren 56 g) (entspr. Stickstoff 8 g): Isoleucin 3,284 g, Leucin 4,384 g, Lysin monohydrat 3,576 g (entspr. Lysin 3,184 g), Methionin 2,736 g, Phenylalanin 4,916 g, Threonin 2,54 g, Tryptophan 0,8 g, Valin 3,604 g, Arginin 3,78 g, Histidin 1,752 g, Alanin 6,792 g, Asparaginsäure 2,1 g, Glutaminsäure 4,908 g, Glycin 2,312 g, Prolin 4,76 g, Serin 4,2 g, Osmolarität: 1330 mosmol/l; Citronensäure-Monohydrat zur pH-Wert Einstellung, Glycerol, Ei-Lecithin, Natrium oleat, Natriumhydroxid zur pH-Wert-Einstellung (entspr. Natrium max. 0,5 mmol), all-rac-alpha-Tocopherol, Wasser für Injektionszwecke.
EW: Infusionslösung mit Glukose, essentiellen Fettsäuren (einschließlich Omega-3 und Omega-6-Fettsäuren) und Aminosäuren.
AG: Parenterale Ernährung bei mittelschwerem bis schwerem Katabolismus.
AA: Zentralvenöse Infusion. Infusionsdauer pro Beutel max. 24 Std.
DO: Erwachsene: MTD 35 ml/kg KG, max. Infusionsgeschwindigkeit 1,7 ml/kg KG/h. Keine Daten an Kindern und Jugendlichen.
GA: Aminosäurestoffwechselstörungen, schwere Hypertriglyzeridämie, schwere Koagulopathie, insulinrefraktäre Hyperglykämie, die einen Einsatz von mehr als 6 Einheiten Insulin/Stunde erforderlich macht, Acidose, intrahepatische Cholestase, schwere Leberinsuffizienz, schwere Niereninsuffizienz, sich verschlechternde hämorrhagische Diathesen, akute thromboembolische Ereignisse, Fettembolie, bekannte Überempfindlichkeit gegen Soja- oder Eiproteine oder gegen andere Bestandteile.
Nicht bei Neugeborenen, Säuglingen und Kindern bis zu einem Alter von 2 Jahren anwenden.
Allgemeine Gegenanzeigen einer parenteralen Ernährung sind: Instabile Kreislaufverhältnisse mit vitaler Bedrohung (Kollaps- und Schockzustände); unzureichende zelluläre Sauerstoffversorgung; Hyperhydrationszustände; Störungen des Elektrolyt- und Flüssigkeitshaushaltes; instabiler Stoffwechsel (z.B. schweres Postaggressionssyndrom, entgleiste diabetische Stoffwechsellage, Koma ungeklärter Genese), akutes Lungenödem, Akutphasen des Herzinfarktes und Schlaganfalls, dekompensierte Herzinsuffizienz.
SST: Strenge Indikationsstellung; Stillen nicht empfohlen.
NW: Überempfindlichkeit, Kreislauf, Thrombophlebitis, Leukopenie, Thrombozytopenie, Cholestase, Temperaturanstieg, Erbrechen, Schmerzen, Fettüberladungssyndrom.
WW: Kumarine (Patienten überwachen). Nicht mit Blut über dasselbe Infusionssystem verabreichen.
WH: Vorsicht bei Fettstoffwechselstörungen, erhöhter Serumosmolarität, Herz-, Nierenschäden. Vor Anwendung Elektrolyt-, Flüssigkeits- und Säure/Basen-Störungen korrigieren. Kontrollen: Serumtriglyzeride, Serumelektrolyte, Flüssigkeitshaushalt, Säure/Basen, Blutbild, Gerinnung, Blutzucker, Leber.
PG: **E1250** 5 ST * (EKO: N) [€ 491,90], **E1875** 5 ST * (EKO: N) [€ 576,55], **E 625** 5 ST * (EKO: N) [€ 314,60]

Nutrineal PD4 mit 1,1 % Aminosäuren - Peritonealdialyselösung — 20I01
(Z.Nr. 1-23686) RP. P. nicht im Handel. — B05DB

NutropinAq 10 mg/2 ml (30 I.E.) - Injektionslösung — 31B01

(Z.Nr. EU/1/00/164/*) RP. P. E. — H01AC01

ZI: Ipsen Pharma, Boulogne, Frankreich
Z: 1 Zylinderampulle mit 2 ml enthält: Somatropin 10 mg (entspr. → 30 IE), Natriumchlorid, Phenol, verflüssigtes, Polysorbat 20, Natrium citrat, Citronensäure, wasserfreie, Wasser für Injektionszwecke.
EW: Rekombinantes Wachstumshormon.
AG: Wachstumshormonmangel bei Kindern und Erwachsenen, Langzeitbehandlung von Mädchen ab 2 Jahren mit Turner-Syndrom, Wachstumsstörungen von Kindern mit chronischer Niereninsuffizienz.
AA: Täglich s.c. mit Nutropin Aq Pen.
DO: Kinder: 0,025-0,05 mg/kg KG. Fortführung der Behandlung bis zum Epiphysenschluss.
Erwachsene: Anfangs 0,15-0,3 mg; Dosissteigerung nach Bedarf. Frauen können höhere Dosen benötigen als Männer.
GA: Anzeichen für Tumoraktivität, Wachstumsförderung bei Patienten mit geschlossener Epiphyse, aktive Neoplasmen. Bei Patienten mit akuten kritischen Erkrankungen Therapie nicht beginnen.
SST: In der Schwangerschaft Präparat absetzen. Vorsicht in der Stillzeit.
NW: Lokale Schmerzen, Kopfschmerzen, Hypertonie, Knochenbeschwerden, Arthralgie, Myalgie, Ödeme, Hypothyreose.
WW: Bei Hypoadrenalismus Glukokortikoide anpassen. Bei Diabetikern antidiabetische Therapie anpassen. Orale Östrogene (Somatropin-Dosis ev. erhöhen).
WH: Therapie darf nur von Ärzten mit entsprechender Erfahrung durchgeführt werden. Auf Epiphysenlösung des Hüftkopfes, intrakraniellen Hochdruck oder Schilddrüsenunterfunktion achten. Bei Prader-Willi-Syndrom nicht indiziert. Nicht für Diabetiker mit schwerer Retinopathie. Bei chronischer Niereninsuffizienz auf renale Osteodystrophie achten.
PG: 1 ST RE1 (EKO: Y) [€ 486,40], 6 ST RE1 (EKO: Y) [€ 2.701,95]

NutropinAq 10 mg/2 ml (30 I.E.) - Injektionslösung — 31B01

(Z.Nr. EU/1/00/164/*) RP. P. E. — H01AC01
Parallelimport.
V: Abacus Medicine, Copenhagen, Dänemark
Z: 1 Zylinderampulle mit 2 ml enthält: Somatropin 10 mg (entspr. → 30 IE), Natriumchlorid, Phenol, verflüssigtes, Polysorbat 20, Natrium citrat, Citronensäure, wasserfreie, Wasser für Injektionszwecke.
PG: 6 ST RE1 (EKO: Y) [€ 2.648,50]

N

NutropinAq 10 mg/2 ml (30 I.E.) - Injektionslösung 31B01
(Z.Nr. EU/1/00/164/*) RP. P. E. Parallelimport. H01AC01
V: Eurim-Pharm, Salzburg
Z: 1 Zylinderampulle mit 2 ml enthält: Somatropin 10 mg (entspr. → 30 IE), Natriumchlorid, Phenol, verflüssigtes, Polysorbat 20, Natrium citrat, Citronensäure, wasserfreie, Wasser für Injektionszwecke.
PG: 6 ST RE1 (EKO: Y) [€ 2.648,50]

NutropinAq 10 mg/2 ml (30 I.E.) - Injektionslösung 31B01
(Z.Nr. EU/1/00/164/*) RP. P. E. Parallelimport. H01AC01
V: Haemato Pharm, Schönefeld, Deutschland
Z: 1 Zylinderampulle mit 2 ml enthält: Somatropin 10 mg (entspr. → 30 IE), Natriumchlorid, Phenol, verflüssigtes, Polysorbat 20, Natrium citrat, Citronensäure, wasserfreie, Wasser für Injektionszwecke.
PG: 6 ST RE1 (EKO: Y) [€ 2.648,50]

NutropinAq 10 mg/2 ml (30 I.E.) - Injektionslösung 31B01
(Z.Nr. EU/1/00/164/*) RP. P. E. Parallelimport. H01AC01
V: Orifarm, Leverkusen, Deutschland
Z: 1 Zylinderampulle mit 2 ml enthält: Somatropin 10 mg (entspr. → 30 IE), Natriumchlorid, Phenol, verflüssigtes, Polysorbat 20, Natrium citrat, Citronensäure, wasserfreie, Wasser für Injektionszwecke.
PG: 6 ST RE1 (EKO: Y) [€ 2.648,50]

Nutryelt - Konzentrat zur Herstellung einer Infusionslösung 37F05, 44F
(Z.Nr. 1-36765) RP. P. B05XA31
ZI: Laboratoire Aguettant, Lyon, Frankreich
Z: 1 Ampulle zu 10 ml enthält: Zink gluconat 69700 µg (entspr. Zn-Ion 153 µmol), Kupfer gluconat 2142,4 µg (entspr. Cu-Ion 4,7 µmol), Mangan gluconat 445,69 µg (entspr. Mn-Ion 1 µmol), Natriumfluorid 2099,5 µg (entspr. F-Ion 50 µmol), Kaliumiodid 170,06 µg (entspr. I-Ion 1 µmol), Natriumselenit 153,32 µg (entspr. Se-Ion 0,9 µmol), Natrium molybdat 42,93 µg (entspr. Mo-Ion 0,21 µmol), Chromchlorid 30,45 µg (entspr. Cr-Ion 0,19 µmol), Eisen gluconat 7988,2 µg (entspr. Fe(II)-Ion 18 µmol), Natrium 1,2 mg (entspr. → 0,052 mmol), Kalium 0,039 mg (entspr. → 0,001 mmol), Salzsäure zur pH-Wert-Einstellung, Wasser für Injektionszwecke; Osmolalität: 60-100 mosmol/kg, Osmolarität: 60-100 mosmol/l.
EW: Elektrolytlösung.
AG: Zufuhr von Spurenelementen bei parenteraler Ernährung.
AA: I.v., nur nach Verdünnen!
DO: TD 1(-2) Ampullen. Nicht für Kinder und Jugendliche.
GA: Cholestase, M. Wilson, Hämochromatose.
SST: Nutzen/Risiko-Abwägung.
NW: Lokale Schmerzen.
WW: Nicht empfohlen: Orale Eisensalze. Vorsicht: Insulin (Blutzucker kontrollieren).
WH: Vorsicht bei verringerter biliärer Ausscheidung, Nierenschäden, Hyperthyreose.
PG: 10 ST * (EKO: N) [€ 129,25]

NuvaRing 0,120 mg/0,015 mg pro 24 Stunden - Vaginalring 29B04
(Z.Nr. 1-24265) RP. P. E. G02BB01
ZI: Merck Sharp & Dohme, Wien
Z: 1 Vaginalring enthält: Etonogestrel 0,12 mg/24 h (entspr. → 11,7 mg), Ethinylestradiol 0,015 mg/24 h (entspr. → 2,7 mg), Ethylen-Vinylacetat-Copolymer (28% Vinylacetat), Ethylen-Vinylacetat-Copolymer (9% Vinylacetat), Magnesium stearat.
EW: Intravaginales Kontrazeptivum (Gestagen + Östrogen).
AG: Kontrazeption für Frauen ab 18 Jahren.
AA: Intravaginal: Kann von der Anwenderin selbst zusammengedrückt oder mit NuvaRing- Applikator (seperat erhältlich) in die Vagina eingeführt werden.
DO: 1 Ring in die Vagina einführen und nach 3 Wochen entfernen. Nach 1 Woche Pause einen neuen Ring einführen.
Details siehe Austria Codex - Fachinformation.
Keine Daten bei Jugendlichen < 18 Jahren.
GA: Vorliegen oder Risiko für **venöse Thromboembolie** (auch Prädisposition, größere Operationen mit längerer Immobilisierung). Vorliegen oder Risiko für **arterielle Thromboembolie** (auch Prädisposition, Myokardinfarkt, Angina pectoris, Schlaganfall oder Vorstufen), hohes Risiko für arterielle Thromboembolie (Diabetes mit Gefäßveränderungen, schwere Hypertonie, schwere Fettstoffwechselstörungen, Prädisposition für Thrombosen), Pankreatitis, Migräne mit fokalen neurologischen Symptomen, schwere Lebererkrankungen, Lebertumore, sexualhormonabhängige maligne Tumore, nicht abgeklärte vaginale Blutungen.
SST: In der Schwangerschaft nicht indiziert, in der Stillzeit nicht empfohlen.
Bei Eintritt einer Schwangerschaft Ring sofort entfernen.
NW: Häufig: Kopfschmerzen, Migräne, Ausstoßen des Rings, vaginale Infektionen, Abdominalschmerzen, Brustschmerzen, Dysmenorrhoe, Gewichtszunahme, Akne, Depression, verminderte Libido, Magen/Darm.
Gelegentlich: Infektionen, erhöhter Appetit, Stimmungsschwankungen, Sehstörungen, Herz/Kreislauf (Hypertonie, selten Thrombose/Embolie), Hautausschlag, Alopezie, Ausbleiben der Abbruchblutung, Zwischenblutungen, vulvovaginale Beschwerden, Veränderungen an der Geschlechtsorganen, Dysurie, muskuloskelettale Schmerzen, Hitzewallungen, Ödeme.
WW: Gegenanzeige: Ombitasvir/Paritaprevir/Ritonavir und Dasabuvir mit oder ohne Ribavirin (Transaminasenanstieg; 2 Wochen Abstand).
Vorsicht: Leberenzyminduktoren können zur Wirkungsminderung bzw. Therapieversagen hormonaler Kontrazeptiva führen: Barbiturate, Bosentan, Carbamazepin, Phenytoin, Primidon, Rifampicin, Arzneimittel gegen HIV oder HCV (Ritonavir, Nevirapin, Efavirenz und andere), Felbamat, Griseofulvin, Oxcarbazepin, Topiramat, Johanniskraut. Bei Kurzzeitbehandlung mit Enzyminduktoren Barrieremethode bis 28 Tage nach dem Absetzen anwenden. Bei Langzeitbehandlung mit Enzyminduktoren wird andere, nichthormonale Verhütungsmethode empfohlen.
Enzyminhibitoren können die Plasmakonzentrationen von Estrogenen und/oder Progestagenen erhöhen.
WH: Vor Therapiebeginn genaue (Familien-)Anamnese, Patientin über erhöhtes Risiko für arterielle und venöse Thromboembolien sowie leicht erhöhtes Brustkrebsrisiko aufklären. Nicht gemeinsam mit einem Diaphragma, einer Zervixkappe oder einem Kondom für Frauen anwenden. Auf Symptome von apoplektischem Insult oder Myokardinfarkt achten. Blutdruck messen. Bei Leberfunktionsstörungen hormonales Kontrazeptivum bis zur Normalisierung der Leberfunktion absetzen. Kein Schutz vor AIDS oder anderen sexuell übertragbaren Krankheiten. Anhaltende Blutungsunregelmäßigkeiten diagnostisch abklären. Rauchen vermeiden.
PG: 1 ST * (EKO: N) [€ 22,15], 3 ST * (EKO: N) [€ 57,60]

NuvaRing 0,120 mg/0,015 mg pro 24 Stunden - Vaginalring 29B04
(Z.Nr. 1-24265-P1) RP. P. E. Parallelimport. G02BB01
nicht im Handel.

Nuwiq 250 I.E. - Pulver und Lösungsmittel zur Herstellung einer Injektionslösung 20D01
(Z.Nr. EU/1/14/936/*) NR. P. E. B02BD02
ZI: Octapharma, Stockholm, Schweden
Z: 1 Durchstechflasche enthält: Simoctocog alfa 250 IE (entspr. Blutgerinnungsfaktor VIII (human), rekombinant), mittels rekombinanter DNS-Technologie in genetisch veränderten, menschlichen, embryonalen Nierenzellen (HEK) der Zelllinie HEK-293F hergestellt, Saccharose, Natriumchlorid (entspr. Natrium 18,4 mg) (entspr. → 7,35 mg/ml), Calciumchlorid dihydrat, Arginin hydrochlorid, Natriumcitrat-2-Wasser, Poloxamer 188; Lösungsmittel: Wasser für Injektionszwecke.
EW: Rekombinanter humaner Blutgerinnungsfaktor VIII; Antihämorrhagisch.
AG: Behandlung und Prophylaxe von Blutungen bei Patienten mit Hämophilie A (angeborener Faktor VIII-Mangel).
AA: I.v. (max. 4 ml/min).
DO: Alle Alter:
Bedarfstherapie: Erforderliche Einheiten = Körpergewicht (kg) x erwünschter Faktor VIII-Anstieg (%) (I.E./dl) x 0,5 (I.E./kg pro I.E./dl)
Erwarteter Faktor VIII-Anstieg (%) = 2x verabreichte I.E. durch Körpergewicht (kg)
Blutungen: Erforderlicher Faktor VIII- Spiegel 20-100 I.E./dl.
Chirurgische Eingriffe: Erforderlicher Faktor VIII-Spiegel 30-100 I.E./dl.
Prophylaxe: Alle 2-3 Tage 20-40 I.E./kg KG.
SST: Strenge Indikationsstellung.
NW: Überempfindlichkeit, Anaphylaxie, Schock, Kopfschmerzen, Haut, Dyspnoe, Tachykardie, Fieber, neutralisierende und nicht-neutralisierende Antikörper, lokale Reaktionen.
WW: Keine Studien.
WH: Faktor VIII-Spiegel laufend kontrollieren. Auf Überempfindlichkeit, neutralisierende Antikörper (Inhibitoren), Katheter-assoziierte Komplikationen achten.
PG: 1 ST RE1 (EKO: Y) [€ 264,40]

Nuwiq 500 I.E. - Pulver und Lösungsmittel zur Herstellung einer Injektionslösung 20D01
(Z.Nr. EU/1/14/936/*) NR. P. E. B02BD02
ZI: Octapharma, Stockholm, Schweden
Z: 1 Durchstechflasche enthält: Simoctocog alfa 500 IE (entspr. Blutgerinnungsfaktor VIII (human), rekombinant), mittels rekombinanter DNS-Technologie in genetisch veränderten, menschlichen, embryonalen Nierenzellen (HEK) der Zelllinie HEK-293F hergestellt, Saccharose, Natriumchlorid (entspr. Natrium 18,4 mg) (entspr. → 7,35 mg/ml), Calciumchlorid dihydrat, Arginin hydrochlorid, Natriumcitrat-2-Wasser, Poloxamer 188; Lösungsmittel: Wasser für Injektionszwecke.
Kurzinformation: siehe Nuwiq 250 I.E. - Pulver und Lösungsmittel zur Herstellung einer Injektionslösung, → S. 1016
PG: 1 ST RE1 (EKO: Y) [€ 501,90]

Nuwiq 1000 I.E. - Pulver und Lösungsmittel zur Herstellung einer Injektionslösung 20D01
(Z.Nr. EU/1/14/936/*) NR. P. E. B02BD02
ZI: Octapharma, Stockholm, Schweden
Z: 1 Durchstechflasche enthält: Simoctocog alfa 1000 IE (entspr. Blutgerinnungsfaktor VIII (human), rekombinant), mittels rekombinanter DNS-Technologie in genetisch veränderten, menschlichen, embryonalen Nierenzellen (HEK) der Zelllinie HEK-293F hergestellt, Saccharose, Natriumchlorid (entspr. Natrium 18,4 mg) (entspr. → 7,35 mg/ml), Calciumchlorid dihydrat, Arginin hydrochlorid, Natriumcitrat-2-Wasser, Poloxamer 188; Lösungsmittel: Wasser für Injektionszwecke.
Kurzinformation: siehe Nuwiq 250 I.E. - Pulver und Lösungsmittel zur Herstellung einer Injektionslösung, → S. 1016
PG: 1 ST RE1 (EKO: Y) [€ 951,50]

Nuwiq 2000 I.E. - Pulver und Lösungsmittel zur Herstellung einer Injektionslösung 20D01
(Z.Nr. EU/1/14/936/*) NR. P. E. B02BD02
ZI: Octapharma, Stockholm, Schweden
Z: 1 Durchstechflasche enthält: Simoctocog alfa 2000 IE (entspr. Blutgerinnungsfaktor VIII (human), rekombinant), mittels rekombinanter DNS-Technologie in genetisch veränderten, menschlichen, embryonalen Nierenzellen (HEK) der Zelllinie HEK-293F hergestellt, Saccharose, Natriumchlorid (entspr. Natrium 18,4 mg) (entspr. → 7,35 mg/ml), Calciumchlorid dihydrat, Arginin hydrochlorid, Natriumcitrat-2-Wasser, Poloxamer 188; Lösungsmittel: Wasser für Injektionszwecke.
Kurzinformation: siehe Nuwiq 250 I.E. - Pulver und Lösungsmittel zur Herstellung einer Injektionslösung, → S. 1016
PG: 1 ST RE1 (EKO: Y) [€ 1.869,20]

Nuwiq 2500 I.E. - Pulver und Lösungsmittel zur Herstellung einer Injektionslösung 20D01
(Z.Nr. EU/1/14/936/*) NR. P. E. nicht im Handel. B02BD02

Nuwiq 3000 I.E. - Pulver und Lösungsmittel zur Herstellung einer Injektionslösung 20D01
(Z.Nr. EU/1/14/936/*) NR. P. E. B02BD02
ZI: Octapharma, Stockholm, Schweden
Z: 1 Durchstechflasche enthält: Simoctocog alfa 3000 IE (entspr. Blutgerinnungsfaktor VIII (human), rekombinant), mittels rekombinanter DNS-Technologie in genetisch veränderten, menschlichen, embryonalen Nierenzellen (HEK) der Zelllinie HEK-293F hergestellt, Saccharose, Natriumchlorid (entspr. Natrium 18,4 mg) (entspr. → 7,35 mg/ml), Calciumchlorid dihydrat, Arginin hydrochlorid, Natriumcitrat dihydrat, Poloxamer 188; Lösungsmittel: Wasser für Injektionszwecke.
Kurzinformation: siehe Nuwiq 250 I.E. - Pulver und Lösungsmittel zur Herstellung einer Injektionslösung, → S. 1016
PG: 1 ST * (EKO: R) [€ 2.796,55]

Nuwiq 4000 I.E. - Pulver und Lösungsmittel zur Herstellung einer Injektionslösung 20D01
(Z.Nr. EU/1/14/936/*) NR. P. E. nicht im Handel. B02BD02

Nux vomica - Homaccord - Ampullen 42X
(Z.Nr. 3-00094) RP. P. V03AX
ZI: Biologische Heilmittel Heel, Baden-Baden, Deutschland
Z: 1 Ampulle zu 1,1 ml enthält: Strychnos nux-vomica (Homöopathie) D4 2,2 mg, Strychnos nux-vomica (Homöopathie) D10 2,2 mg, Strychnos nux-vomica (Homöopathie) D15 2,2 mg, Strychnos nux-vomica (Homöopathie) D30 2,2 mg, Strychnos nux-vomica (Homöopathie) D200 2,2 mg, Strychnos nux-vomica (Homöopathie) D1000 2,2 mg, Bryonia cretica (Homöopathie) D4 2,2 mg, Bryonia cretica (Homöopathie) D6 2,2 mg, Bryonia cretica (Homöopathie) D10 2,2 mg, Bryonia cretica (Homöopathie) D15 2,2 mg, Bryonia cretica (Homöopathie) D30 2,2 mg, Bryonia cretica (Homöopathie) D200 2,2 mg, Bryonia cretica (Homöopathie) D1000 2,2 mg, Lycopodium clavatum (Homöopathie) D5 3,3 mg, Lycopodium clavatum (Homöopathie) D10 3,3 mg, Lycopodium clavatum (Homöopathie) D30 3,3 mg, Lycopodium clavatum (Homöopathie) D200 3,3 mg, Lycopodium clavatum (Homöopathie) D1000 3,3 mg, Citrullus colocynthis (Homöopathie) D5 3,3 mg, Citrullus colocynthis (Homöopathie) D10 3,3 mg, Citrullus colocynthis (Homöopathie) D30 3,3 mg, Citrullus colocynthis (Homöopathie) D200 3,3 mg, Natriumchlorid, Wasser für Injektionszwecke, Spuren von: Ethanol.
EW: Homöopathikum.
AG: Funktionsstörungen im Magen/Darm-Bereich.
AA: I.v. oder i.m.
DO: 1 Ampulle 1-3mal wöchentlich, bei akuten Beschwerden 1mal tgl. über 3 Tage. Für Kinder nicht empfohlen.
SST: Vorsicht.
PG: 10 ST * (EKO: N) [€ 17,10], 50 ST * (EKO: N) [€ 65,60]

Nux Vomica - Homaccord - Tropfen 42X
(Z.Nr. 3-00083) RPF. P. V03AX
ZI: Biologische Heilmittel Heel, Baden-Baden, Deutschland
Z: 100 g (= 105 ml, 1 ml = 19 Tropfen) enthalten: Strychnos nux-vomica (Homöopathie) D2 0,2 g, Strychnos nux-vomica (Homöopathie) D10 0,2 g, Strychnos nux-vomica (Homöopathie) D15 0,2 g, Strychnos nux-vomica (Homöopathie) D30 0,2 g, Strychnos nux-vomica (Homöopathie) D200 0,2 g, Strychnos nux-vomica (Homöopathie) D1000 0,2 g, Bryonia (Homöopathie) D2 0,2 g, Bryonia (Homöopathie) D6 0,2 g, Bryonia (Homöopathie) D10 0,2 g, Bryonia (Homöopathie) D15 0,2 g, Bryonia (Homöopathie) D30 0,2 g, Bryonia (Homöopathie) D200 0,2 g, Bryonia (Homöopathie) D1000 0,2 g, Lycopodium clavatum (Homöopathie) D3 0,3 g, Lycopodium clavatum (Homöopathie) D10 0,3 g, Lycopodium clavatum (Homöopathie) D30 0,3 g, Lycopodium clavatum (Homöopathie) D200 0,3 g, Lycopodium clavatum (Homöopathie) D1000 0,3 g, Citrullus colocynthis (Homöopathie) D3 0,3 g, Citrullus colocynthis (Homöopathie) D10 0,3 g, Citrullus colocynthis (Homöopathie) D30 0,3 g, Citrullus colocynthis (Homöopathie) D200 0,3 g, Ethanol (entspr. Gesamtethanolgehalt 35 % (V/V)), Wasser, gereinigtes.
EW: Homöopathikum.
AG: Magen/Darm/Leber-Störungen, Blähungen.
AA: Mit oder ohne Wasser vor den Mahlzeiten.
DO: Akut alle halbe bis ganze Stunde, max. 8mal tgl. 10 Tropfen, Kinder (6-12 Jahre) ED 7 Tropfen, Kinder (2-6 Jahre) ED 5 Tropfen.
Chronisch 3mal tgl. 10 Tropfen, Kinder (6-12 Jahre) ED 7 Tropfen, Kinder (2-6 Jahre) ED 5 Tropfen.
SST: Vorsicht.
WH: Nicht für Alkoholkranke.
PG: 50 ML * (EKO: N) [€ 15,75]

🐾 *Nux vomica-Homaccord - Injektionslösung für Tiere* 890B
(Z.Nr. 8-30094) RP. P. nicht im Handel. QV03AX

🐾 **Nux vomica comp. "Wala" - Injektionslösung für Tiere** 832B
(Z.Nr. 8-30006) RP. P. QV03AX
ZI: SaluVet, Bad Waldsee, Deutschland
Z: 1 ml Lösung enthält: Carbo vegetabilis (Homöopathie) D19 0,1 g, Chamomilla e radice ferm 33c D2 0,1 g, Nicotiana tabacum ferm 33b D9 0,1 g, Renes bovis Gl D6 0,1 g, Strychnos nux-vomica ferm 35b D7 0,1 g, Natriumchlorid, Natriumhydrogencarbonat, Wasser für Injektionszwecke.
EW: Homöopathikum.
AG: Meteorismus, Spasmen des Magen/Darm-Trakts und andere Spasmen.
DO: Meerschweinchen, Hamster, Ratte: 0,5 ml s.c. oder i.m. 1mal tgl. über 5 Tage.
Hund, Katze, Kaninchen: 1 ml s.c. oder i.m. 1mal täglich über 5 Tage.
Schwein, Schaf, Ziege: 5 ml s.c. oder i.m. jeden 2. Tag bis zur Besserung.
Pferd, Rind: 10 ml s.c. oder i.m. jeden 2. Tag bis zur Besserung. Therapie langsam absetzen.
Bei lokalen Erkrankungen empfiehlt sich die örtliche subcutane Injektion. Bei chronischer Verlaufsform Wiederholung der Injektion in 2-4tägigen Abständen.
SST: Nur nach Rücksprache mit dem Tierarzt anwenden.
PG: **1ML** 10 ST VN [€ 31,50], **10ML** 5 ST VN [€ 47,80]

🐾 **Nux vomica RemaVet - Globuli für Tiere** 890A
(Z.Nr. 8-38029) RPF. P. QV03AX
ZI: Remedia Homöopathie, Eisenstadt
Z: 1 g Globuli (ca. 120 Globuli) enthält: Nux vomica (Homöopathie)

C200 10 mg, Saccharose.
EW: Homöopathikum.
AG: Rind, Pferd, Schaf, Ziege, Schwein, Kaninchen, Geflügel, Kleinnager, Hund, Katze: Störungen des Magen/Darm-Traktes, Geräusch- und Berührungsüberempfindlichkeit, unterstützend bei Gebärmuttervorfall.
AA: Zum Eingeben, bei Einzeltierhaltung direkt ins Maul.
DO: ED 5-10 Globuli. Behandlung einer Gruppe von Tieren: 20 Globuli in 1 Liter Wasser auflösen und in die Tränke geben.
SST: Nur nach Rücksprache mit dem Tierarzt anwenden.
PG: 10 G VN [€ 12,80]

Nympho ReVet RV20 - Globuli für Tiere 890B
(Z.Nr. 8-30033) RPF. P. QV03AX
ZI: Dr. Reckeweg Pharmazeutische Fabrik, Bensheim, Deutschland
Z: 1 g (= 120 Globuli) enthält: Aurum metallicum (Homöopathie) C9 2,5 mg, Bufo (Homöopathie) C9 2,5 mg, Origanum majorana (Homöopathie) C6 2,5 mg, Platinum metallicum (Homöopathie) C9 2,5 mg, Saccharose.
EW: Homöopathikum.
AG: Kaninchen, Kleinnager, Marderartige, Reptilien, Ziervögel, Tauben, Geflügel, Hunde, Katzen, Schafe, Ziegen, Kälber, Schweine, Rinder, Pferde: Sexualstörungen.
AA: In Wasser, Nahrung oder Tränke aufgelöst geben.
DO: Je nach Körpergewicht: ED für Kleintiere 3 Globuli; für Pferde, Rinder ca. 15-20 Globuli.
Akut: 2mal tgl. 1 Dosis über 1-2 Wochen.
Chronisch: 1mal tgl. über 2-3 Wochen.
Bestandsbehandlung siehe Austria-Codex - Fachinformation
SST: Nur nach Rücksprache mit dem Tierarzt anwenden.
PG: 10 G VN [€ 16,70]

Nympho ReVet RV20 - Injektionslösung für Tiere 890B
(Z.Nr. 8-30044) RP. P. nicht im Handel. QV03AX

▼ *Nyvepria 6 mg - Injektionslösung* 33C04
(Z.Nr. EU/1/20/1486/*) NR. P. E. nicht im Handel. L03AA13

Nyxoid 1,8 mg - Nasenspray, Lösung im Einzeldosisbehältnis 07E
(Z.Nr. EU/1/17/1238/*) NR. P. V03AB15
ZI: Mundipharma Corporation (Ireland), Dublin, Irland
Z: 1 Nasenspray-Behältnis gibt ab: Naloxon 1,8 mg (entspr. Naloxon hydrochlorid dihydrat), Natrium citrat, Natriumchlorid, Salzsäure, Natrium hydroxyd, Wasser, gereinigtes.
EW: Opioid-Antagonist.
AG: Notfalltherapie der Opioid-Überdosierung.
AA: Nasal. Packungsbeilage beachten!
DO: 1 Dosis in ein Nasenloch. Ev. eine 2. Dosis umgehend oder nach 2-3 Minuten. Weitere Dosen abwechselnd in das linke oder rechte Nasenloch. Patienten bis zum Eintreffen des Notarztes überwachen. Keine Daten an Kindern und Jugendlichen unter 14 Jahren.
SST: Strenge Indikationsstellung in der Schwangerschaft, Entzugserscheinungen beim Neugeborenen möglich. Vorsicht in der Stillzeit.
NW: Übelkeit, Erbrechen, Schwindel, Kopfschmerz, Tachykardie, Hypotonie oder Hypertonie, Opioid- Entzugssyndrom.
WW: Opioide (Abschwächung der Analgesie, Entzugssyndrom).
WH: Erst nach Feststellung der Eignung und Kompetenz einer Person Präparat aushändigen. Kein Ersatz für eine Behandlung durch den Notarzt. Verkehrshinweis über mindestens 24 Std.
PG: 2 ST * (EKO: N) [€ 67,75]

Nyzoc 5 mg - Filmtabletten 41A01
(Z.Nr. 1-24585) RP. P. nicht im Handel. C10AA01

Nyzoc 10 mg - Filmtabletten 41A01
(Z.Nr. 1-24586) RP. P. nicht im Handel. C10AA01

Nyzoc 20 mg - Filmtabletten 41A01
(Z.Nr. 1-24587) RP. P. C10AA01
ZI: Takeda Austria, Linz
Z: 1 Filmtablette enthält: Simvastatin 20 mg; Tablettenkern: Lactose, wasserfrei 149 mg, Cellulose, mikrokristalline, Maisstärke, prägelatiniert, Butylhydroxyanisol, Magnesium stearat, Talkum; Tablettenfilm: (entspr. Hydroxypropylzellulose) (entspr. Hypromellose) (entspr. Titandioxid) (entspr. Talkum).
EW: HMG-CoA-Reduktase-Hemmer.
AG: Hypercholesterinämie, kardiovaskuläre Prävention.
AA: Oral mit Wasser.
DO: Hypercholesterinämie: TD initial 10-20 mg, dann 20-40 mg
Homozygote familiäre Hypercholesterinämie: TD 40-80 mg
Kardiovaskuläre Prävention: TD 20-40 mg Bei Gabe von Ciclosporin, Gemfibrozil, Fibraten oder Niacin MTD 10 mg Simvastatin. Bei Gabe von Amiodaron oder Verapamil MTD 20 mg Simvastatin. Bei Gabe von Amlodipin oder Diltiazem MTD 40 mg.
Kinder und Jugendliche ab 10 Jahren: TD 10-40 mg, MTD 40 mg.
GA: Leberschäden, Porphyrie, Myopathie.
SST: Gegenanzeige.
NW: Magen/Darm, ZNS, selten Leber, Pankreas, Haut, (immunvermittelte nekrotisierende) Myopathie, Myalgie, Rhabdomyolyse (dosisabhängig), Asthenie, interstitielle Lungenerkrankung.
WW: Gegenanzeige: Starke CYP3A4 Hemmer: Ketoconazol, Itraconazol, HIV-Pro- teasehemmer, Makrolide, Nefazodon.
Nicht empfohlen: Fibrate, Niacin (>1 g/die), Grapefruitsaft.
Vorsicht: Cumarine, Danazol, Fusidinsäure.
WH: Auf Myopathie/Rhabdomyolyse achten. Leber kontrollieren. Vorsicht bei übermäßigem Alkoholkonsum.
PG: 30 ST (2) (EKO: G) [€ 10,70]

Nyzoc 40 mg - Filmtabletten 41A01
(Z.Nr. 1-24588) RP. P. C10AA01
ZI: Takeda Austria, Linz
Z: 1 Filmtablette enthält: Simvastatin 40 mg; Tablettenkern: Lactose, wasserfrei 298 mg, Cellulose, mikrokristalline, Maisstärke, prägelatiniert, Butylhydroxyanisol, Magnesium stearat, Talkum; Tablettenfilm: (entspr. Hydroxypropylzellulose) (entspr. Hypromellose) (entspr. Titandioxid) (entspr. Talkum).
Kurzinformation: siehe Nyzoc 20 mg - Filmtabletten, → S. 1018
PG: 30 ST (2) (EKO: G) [€ 10,70]

▼ *Obiltoxaximab SFL 100 mg/ml - Konzentrat zur Herstellung einer Infusionslösung* 36C17
(Z.Nr. EU/1/20/1485/*) NR. P. E. nicht im Handel. J06BB22

▼ Obizur 500 E - Pulver und Lösungsmittel zur Herstellung einer Injektionslösung 20D01
(Z.Nr. EU/1/15/1035/*) NR. P. E. B02BD14
ZI: Baxalta Innovations, Wien
Z: 1 Durchstechflasche enthält: Susoctocog alfa 500 E (entspr. Antihämophiliefaktor VIII, rekombinant, porcine Sequenz ohne B-Domäne), Polysorbat 80, Natriumchlorid, Calciumchlorid dihydrat, Saccharose, TRIS, TRIS HCl, Trinatrium citrat 2 H2O; Lösungsmittel: Wasser für Injektionszwecke, sterilisiertes.
EW: Antihämorrhagikum.
AG: Erworbene Hämophilie durch Antikörper gegen Faktor VIII.
AA: I.v. nach Rekonstituierung, 1-2 ml/min verabreichen.
DO: Initial 200 E/kg KG. Faktor VIII-Aktivität überwachen Heilungsphase: FVIII-Aktivität soll bei 30-40% liegen.
Nicht für Kinder und Jugendliche.
SST: Zwingende Indikationsstellung.
NW: Überempfindlichkeit, Antikörper gegen porcinen FVIII.
WH: Nur stationär anwenden. Auf Überempfindlichkeit, Entwicklung von hemmenden Antikörpern achten.
PG: 1 ST * (EKO: N) [€ 2.078,50], 5 ST * (EKO: N) [€ 10.218,80], 10 ST * (EKO: N) [€ 20.394,15]

▼ Ocaliva 5 mg - Filmtabletten 40B01
(Z.Nr. EU/1/16/1139/*) NR. P. A05AA04
ZI: Intercept Pharma International, Dublin, Irland
Z: 1 Filmtablette enthält: Obeticholsäure 5 mg, Tablettenkern: Cellulose, mikrokristalline, Poly(O-carboxymethyl)stärke-Natriumsalz (Typ A), Magnesium stearat; Tablettenüberzug: Poly(vinylalkohol), partiell hydrolysiert, Titandioxid, Macrogol 3350, Talkum, Eisen(III)-hydroxid-oxid x H2O.
EW: Gallensäure-haltige Zubereitung.
AG: Primäre biliäre Cholangitis (Primäre biliäre Zirrhose).
AA: Oral.
DO: Nicht zirrhotisch oder Child-Pugh A: Initial 1mal tgl. 5 mg, nach 6 Monaten ev. auf 1mal tgl. 10 mg (= MD) erhöhen.
Child-Pugh B oder C, dekompensierte Zirrhose: Initial 1mal wöchentlich 5 mg, nach 3 Monaten ev. auf 2mal wöchentlich 5 mg und anschließend auf 2mal wöchentlich 10 mg (= MD) erhöhen.
Dosisreduktion bei starkem Pruritus. Keine Indikation für Kinder und Jugendliche.
GA: Totaler Gallengangverschluss.
SST: In der Schwangerschaft nicht anwenden. Nutzen/Risiko-Abwägung in der Stillzeit.
NW: Pruritus, Müdigkeit, Magen/Darm, Schmerzen, Herzklopfen, Schilddrüse, Ödeme, Fieber.
WW: Vorsicht: Warfarin (INR überwachen). Gallensäure bindende Harze (4-6 Std. Abstand).
WH: Patienten streng überwachen. Auf Transferasenanstiege achten.
PG: 30 ST RE1 (EKO: Y) [€ 3.818,50]

▼ *Ocaliva 5 mg - Filmtabletten* 40B01
(Z.Nr. EU/1/16/1139/*) NR. P. Parallelimport. nicht im Handel. A05AA04

▼ Ocaliva 10 mg - Filmtabletten 40B01
(Z.Nr. EU/1/16/1139/*) NR. P. A05AA04
ZI: Intercept Pharma International, Dublin, Irland
Z: 1 Filmtablette enthält: Obeticholsäure 10 mg, Tablettenkern: Cellulose, mikrokristalline, Poly(O-carboxymethyl)stärke-Natriumsalz (Typ A), Magnesium stearat; Tablettenüberzug: Poly(vinylalkohol), partiell hydrolysiert, Titandioxid, Macrogol 3350, Talkum, Eisen(III)-hydroxid-oxid x H2O.
Kurzinformation: siehe Ocaliva 5 mg - Filmtabletten, → S. 1019
PG: 30 ST RE1 (EKO: Y) [€ 3.818,50]

▼ *Ocaliva 10 mg - Filmtabletten* 40B01
(Z.Nr. EU/1/16/1139/*) NR. P. Parallelimport. nicht im Handel. A05AA04

▼ Ocrevus 300 mg - Konzentrat zur Herstellung einer Infusionslösung 56C01
(Z.Nr. EU/1/17/1231/*) NR. P. E. L04AA36
ZI: Roche Registration, Grenzach-Wyhlen, Deutschland
Z: 1 Durchstechflasche mit 10 ml enthält: Ocrelizumab 300 mg, Natrium acetat-Trihydrat, Essigsäure 99%, Trehalose-Dihydrat, Polysorbat 20, Wasser für Injektionszwecke.
EW: Monoklonaler Antikörper.
AG: Schubförmige Multiple Sklerose (RMS); frühe primär progrediente Multiple Sklerose (PPMS).
AA: I.v. Infusion; nicht als Druck- oder Bolusinjektion. 30-60 min vor jeder Infusion Vorbehandlung mit 100 mg i.v. Methylprednisolon (oder Äquivalent), einem Antihistaminikum und ev. einem Antipyretikum (Paracetamol). Details siehe Austria Codex - Fachinformation.
DO: Initial 2 Infusionen zu 300 mg im Abstand von 2 Wochen; Folgedosen 600 mg einmal alle 6 Monate. Keine Daten an Kindern und Jugendlichen.
GA: Akute aktive Infektionen, schwere Immunsuppression, bekannte aktive Malignome.
SST: Strenge Nutzen/Risiko-Abwägung, nicht stillen. Kontrazeption bis 12 Monate nach der letzten Behandlung erforderlich.
NW: Atemwegsinfektionen, Herpesinfektionen, infusionsbedingte Reaktionen (IRR), Untersuchungen (Abnahme der Gesamt-Immunglobuline, Lymphopenie, Neutropenie).
WW: Immunsuppressiva nicht empfohlen. Patienten mit inaktiviertem saisonalen Influenza-Impfstoff impfen. Bei Neugeborenen und Säuglingen, die im Mutterleib Ocrevus ausgesetzt waren, Impfungen mit Lebendimpfstoffe aufschieben.
WH: Auf infusionsbedingte Reaktionen, Infektionen (Hepatitis B-Reaktivierung), Malignome achten.
PG: 1 ST RE1 (EKO: Y) [€ 7.149,40]

🐾 Octacillin 800 mg/g - Pulver zum Eingeben über das Trinkwasser für Schweine 801AA
(Z.Nr. 8-00914) NR. P. VNW. QJ01CA04
ZI: Eurovet Animal Health, Bladel, Niederlande
Z: 1 g Pulver enthält: Amoxicillin trihydrat 800 mg, (entspr. Amoxicillin 697 mg), Natrium carbonat-Monohydrat, Natrium citrat, Siliciumdioxid, hochdisperses.
EW: Beta-Laktam - Antibiotikum.
AG: Pleuropneumonie durch Actinobacillus pleuropneumoniae, Meningitis durch Streptococcus suis.
AA: Über das Trinkwasser (Pulsmedikation über 2 Stunden pro Tag oder kontinuierlich). Details siehe Austria Codex - Fachinformation.
DO: TD 14 mg Amoxicillin/kg KG (= 1 g Pulver pro 50 kg KG).
GA: Kaninchen, Nagetiere.
SST: Nutzen/Risiko-Abwägung.
NW: Überempfindlichkeit.
WW: Bakteriostatische Arzneimittel heben bakterizide Wirkung von Amoxicillin auf.
VNW: Essbare Gewebe 2 Tage.
PG: 500 G VNW [€ 64,70]

O

Octagam 100 mg/ml - Infusionslösung 36C02
(Z.Nr. 2-00346) NR. P. E. J06BA02
ZI: Octapharma Pharmazeutika, Wien
Z: 1 ml enthält: Immunglobulin vom Menschen, normales 100 mg (entspr. IgG mind. 95 %) (entspr. IgG1 ca. 60 %) (entspr. IgG2 ca. 32 %) (entspr. IgG3 ca. 7 %) (entspr. IgG4 ca. 1 %) (entspr. IgA max. 400 µg), hergestellt aus dem Plasma menschlicher Spender, Maltose, Wasser für Injektionszwecke.
EW: Immunglobulin (IgG).
AG: **Substitution** bei primärem Immunmangelsyndrom (PID) mit eingeschränkter Antikörperproduktion; sekundärem Immunmangel (SID) bei Patienten mit schweren oder rezidivierenden Infektionen, unwirksamer antimikrobieller Behandlung und entweder nachgewiesenem Versagen spezifischer Antikörper (PSAF) oder einer IgG-Konzentration im Blut von < 4 g/l.
Immunmodulation bei: primärer Immunthrombozytopenie (ITP), Guillain-Barré-Syndrom, Kawasaki-Syndrom, chronischer inflammatorischer demyelinisierender Polyneuropathie (CIDP), multifokaler motorischer Neuropathie (MMN).
AA: Langsame i.v. Infusion, Beginn mit ca. 1 ml/ kg KG pro Stunde. Max. Infusionsrate 5 ml/ kg KG pro Stunde.
DO: Jedes Lebensalter: Primäre Immunmangelsyndrome: Initial 0,4 - 0,8 g/kg KG, dann 0,2 g/kg KG alle 3 - 4 Wochen.
Ziel: IgG-Plasma-Talspiegel von 5-6 g/l.
-Sekundärer Immunmangel: 0,2 - 0,4 g/kg KG alle 3 oder 4 Wochen.
-ITP: 0,8 - 1 g/kg KG am 1. Tag, einmal wiederholen binnen 3 Tagen; oder: 0,4 g/kg KG tgl. über 2 - 5 Tage.
-Guillain-Barré-Syndrom: 0,4 g/kg KG tgl. über 5 Tage.
-Kawasaki- Syndrom: Einmalig 2 g/kg KG; Begleittherapie mit ASS.
-CIDP: Initial 2 g /kg KG, verteilt auf 2 - 5 Tage. Erhaltungsdosis 1 g/kg KG über 1 - 2 Tage alle 3 Wochen.
-MMN: Initial 2 g/kg KG über 2 - 5 Tage. Erhaltungsdosis 1 g/kg KG alle 2 - 4 Wochen oder 2 g/kg KG alle 4 - 8 Wochen.
Details siehe Austria-Codex - Fachinformation.
GA: Überempfindlichkeit gegen Immunglobuline vom Menschen, insbesondere bei Antikörpern gegen IgA.
SST: Keine schädlichen Wirkungen zu erwarten.
NW: Fieber, Schüttelfrost, Überempfindlichkeit, Übelkeit, Kopfschmerzen, Schwindel, aseptische Meningitis, Niere, Schock, hämolytische Anämie, transfusionsassoziierte akute Lungeninsuffi-

zienz, Kreislaufvolumenüberlastung, lokale Reaktionen.
WW: Abgeschwächte Lebendimpfstoffe (Abstand 3 Monate, bei Masernimpfung bis 1 Jahr). Serologische Tests (Glukose) falsch positiv.
WH: Auf Überempfindlichkeit, Nierenversagen bzw. thromboembolische Ereignisse achten. Ausreichend Flüssigkeit zuführen. Kontrollen: Urinausscheidung, Serumkreatinin. Schleifendiuretika meiden. Verkehrshinweis.
PG: 2G 20ML 1 ST RE1 (EKO: Y) [€ 163,10], **5G 50ML** 1 ST RE1 (EKO: Y) [€ 358,50], **10G 100ML** 1 ST RE1 (EKO: Y) [€ 689,30], **20G 200ML** 1 ST RE1 (EKO: Y) [€ 1.344,85]

Octagam 5% - Infusionslösung 36C02

(Z.Nr. 2-38569) NR. P. J06BA02
ZI: Octapharma Pharmazeutika, Wien
Z: 1 ml Lösung enthält: Immunglobulin vom Menschen, normales 50 mg (entspr. IgG mind. 95 %) (entspr. IgG1 ca. 60 %) (entspr. IgG2 ca. 32 %) (entspr. IgG3 ca. 7 %) (entspr. IgG4 ca. 1 %) (entspr. IgA max. 200 µg), hergestellt aus dem Plasma menschlicher Spender, Maltose 100 mg, Wasser für Injektionszwecke.
Kurzinformation: siehe Octagam 100 mg/ml - Infusionslösung, →S. 1019
PG: DFL 1G 20ML 1 ST RE1 (EKO: Y) [€ 89,50], **FL 2,5G 50ML** 1 ST RE1 (EKO: Y) [€ 196,00], **FL 5G 100ML** 1 ST RE1 (EKO: Y) [€ 358,50], **FL 10G 200ML** 1 ST RE1 (EKO: Y) [€ 689,30]

Octanate 50 I.E./ml - Pulver und Lösungsmittel zur Herstellung einer Injektionslösung 20D01

(Z.Nr. 2-00251) NR. P. E. B02BD02
ZI: Octapharma Pharmazeutika, Wien
Z: 1 ml rekonstituierte Lösung enthält: Blutgerinnungsfaktor VIII (human) ca. 50 IE (entspr. Von Willebrand-Faktor (human) <= 30 IE), Natrium citrat, Natriumchlorid, Calciumchlorid, Glycin; Lösungsmittel: Wasser für Injektionszwecke.
EW: Blutgerinnungsfaktor VIII.
AG: Behandlung und Prophylaxe von Blutungen bei Patienten mit Hämophilie A (angeborener Faktor VIII-Mangel).
AA: I.v. nach Auflösen; nicht mehr als 2-3 ml/min verabreichen.
DO: Alle Alter:
Bedarfsbehandlung: Erforderliche Einheiten = Körpergewicht (kg) x gewünschter Faktor VIII-Anstieg (%) (IE/dl) x 0,5.
Prophylaxe:
20-40 I.E. Faktor VIII/kg KG alle 2-3 Tage.
Details siehe Austria-Codex - Fachinformation
SST: Sehr strenge Indikationsstellung.
NW: Fieber, Allergie, Überempfindlichkeit, neutralisierende Antikörper gegen Faktor VIII, Katheter-assoziierte Komplikationen.
WH: Faktor VIII- Spiegel regelmäßig bestimmen. Vorsicht bei kardiovaskulären Risikofaktoren. Übertragung von Erregern nicht völlig auszuschließen. Generelle Hepatitis A- und B-Impfung empfohlen.
Auf Entwicklung von neutralisierenden Antikörper achten.
PG: 5ML 1 ST RE1 (EKO: Y) [€ 268,20], **10ML** 1 ST * (EKO: N) [€ 535,70]

Octanate 100 I.E./ml - Pulver und Lösungsmittel zur Herstellung einer Injektionslösung 20D01

(Z.Nr. 2-00252) NR. P. E. B02BD02
ZI: Octapharma Pharmazeutika, Wien
Z: 1 ml rekonstituierte Lösung enthält: Blutgerinnungsfaktor VIII (human) ca. 100 IE (entspr. Von Willebrand-Faktor (human) <= 60 IE), Natrium citrat, Natriumchlorid, Calciumchlorid, Glycin; Lösungsmittel: Wasser für Injektionszwecke.
Kurzinformation: siehe Octanate 50 I.E./ml - Pulver und Lösungsmittel zur Herstellung einer Injektionslösung, →S. 1020
PG: 1 ST * (EKO: N) [€ 1.018,55]

Octanate LV 100 I.E./ml - Pulver und Lösungsmittel zur Herstellung einer Injektionslösung 20D01

(Z.Nr. 2-35961) NR. P. E. B02BD02
ZI: Octapharma Pharmazeutika, Wien
Z: 1 ml rekonstituierte Lösung enthält: Blutgerinnungsfaktor VIII (human) ca. 100 IE (entspr. Von Willebrand-Faktor (human) <= 60 IE), Natrium citrat, Natriumchlorid, Calciumchlorid, Glycin; Lösungsmittel: Wasser für Injektionszwecke.
Kurzinformation: siehe Octanate 50 I.E./ml - Pulver und Lösungsmittel zur Herstellung einer Injektionslösung, →S. 1020
PG: 1 ST RE1 (EKO: Y) [€ 528,50]

Octanate LV 200 I.E./ml - Pulver und Lösungsmittel zur Herstellung einer Injektionslösung 20D01

(Z.Nr. 2-35962) NR. P. E. B02BD02
ZI: Octapharma Pharmazeutika, Wien
Z: 1 ml rekonstituierte Lösung enthält: Blutgerinnungsfaktor VIII (human) ca. 200 IE (entspr. Von Willebrand-Faktor (human) <= 120 IE), Natrium citrat, Natriumchlorid, Calciumchlorid, Glycin; Lösungsmittel: Wasser für Injektionszwecke.
Kurzinformation: siehe Octanate 50 I.E./ml - Pulver und Lösungsmittel zur Herstellung einer Injektionslösung, →S. 1020
PG: 1 ST RE1 (EKO: Y) [€ 1.008,90]

Octanine F 50 I.E./ml - Pulver und Lösungsmittel zur Herstellung einer Injektionslösung 20D01
(Z.Nr. 2-00254) NR. P. E. nicht im Handel. B02BD04

Octanine F 100 I.E./ml - Pulver und Lösungsmittel zur Herstellung einer Injektionslösung 20D01

(Z.Nr. 2-00374) NR. P. B02BD04
ZI: Octapharma Pharmazeutika, Wien
Z: 1 ml rekonstituierte Lösung enthält: Blutgerinnungsfaktor IX (human) 100 IE, Heparin, Natriumchlorid, Natrium citrat, Arginin hydrochlorid, Lysin hydrochlorid; Lösungsmittel: Wasser für Injektionszwecke.
EW: Antihämorrhagisch.
AG: Blutungen bei Hämophilie B (angeborener Faktor IX-Mangel).
AA: I.v. nach Auflösen, max. 2-3 ml/min.
DO: Dosis =Körpergewicht (kg) x gewünschter Faktor IX-Anstieg (%) (I.E./dl) x 0,8. Dosierung entsprechend der Bestimmung der Faktor IX-Spiegel.
Langzeitprophylaxe: 20-30 IE/kg KG zweimal wöchentlich.
Kinder unter 6 Jahren: TD 35-40 mg/kg KG.
GA: Thrombozytopenie Typ II auf Heparin.
SST: Strenge Indikationsstellung.
NW: Überempfindlichkeit, sehr selten anaphylaktischer Schock, nephrotisches Syndrom, Fieber, Katheter-assoziierte Komplikationen, neutralisierende Antikörper.
WH: Auf Allergien achten. Auf Hemmkörper untersuchen. Auf Frühzeichen thrombotischer Ereignisse achten.
PG: 5ML 1 ST * (EKO: N) [€ 525,05], **10ML** 1 ST * (EKO: N) [€ 922,25]

Octaplas LG 45-70 mg/ml - Infusionslösung 36C18

(Z.Nr. 2-36510) NR. P. T. B05AA
ZI: Octapharma Pharmazeutika, Wien
Z: 1 ml enthält: Plasmaprotein (human) 45-70 mg (entspr. Plasmaprotein (human), Blutgruppe A) oder (entspr. Plasmaprotein (human), Blutgruppe B) oder (entspr. Plasmaprotein (human), Blutgruppe AB) oder (entspr. Plasmaprotein (human), Blutgruppe 0); Natriumcitrat dihydrat, Natriumdihydrogenphosphat-dihydrat, Glycin.
EW: Gefrorene Blutgruppenspezifische Infusionslösung.
AG: - Komplexer Mangel an Gerinnungsfaktoren, wie z.B. Koagulopathie auf Grund eines schweren Leberversagens oder massiver Transfusion.
- Substitutionstherapie bei Gerinnungsstörungen, wenn ein bestimmter Gerinnungsfaktor wie z.B. Faktor V oder Faktor XI nicht verfügbar ist oder wenn eine genaue Labordiagnostik nicht möglich ist.
- Rasche Umkehr der Wirkung cumarinartiger oder indanedionartiger oraler Antikoagulantien, wenn ein Prothrombinkomplex-Konzentrat nicht verfügbar ist oder wenn Vitamin K auf Grund einer eingeschränkten Leberfunktion nicht ausreicht oder in Notfällen.
- Therapeutische Plasma-Austauschverfahren, auch bei thrombotisch-thrombozytopenische Purpura (TTP).
AA: I.v. über Infusionsbesteck mit Filter; blutgruppenspezifisch Details siehe Austria-Codex - Fachinformation.
DO: Nach dem Ergebnis von Gerinnungstests: Initial 12-15 ml/kg KG, bei Gerinnungsfaktormangel 5-20 ml/kg KG.
Begrenzte Daten an Kindern und Jugendlichen (Nutzen/Risiko-Abwägung).
GA: IgA-Mangel mit Antikörpern gegen IgA, schwerer Mangel an Protein S.
SST: Strenge Indikationsstellung.
NW: Haut (Urtikaria, Pruritus), Fieber, Ödeme, Übelkeit, Lunge, Hypokalzämie, selten Überempfindlichkeit, Zitratoxizität, hämolytische Transfusionsreaktion. Verfälschte Laborparameter beim Empfänger durch passive Übertragung von Plasmakomponenten.
WW: Kalziumhaltige Lösungen nicht im selben Schlauchsystem geben. Nicht mischen.
WH: Nicht als Volumenexpander verwenden. Vorsicht bei IgA-Mangel, Plasmaproteinunverträglichkeit, kardialer Dekompensa-

tion, erhöhtem Thromboserisiko, Lungenödem. Bei Nebenwirkungen Schocktherapie. Aktive Immunisierung gegen Hepatitis A und B empfohlen.
PG: 0 200 ML * (EKO: N) [€ 134,85], **A** 200 ML * (EKO: N) [€ 134,85], **AB** 200 ML * (EKO: N) [€ 134,85], **B** 200 ML * (EKO: N) [€ 134,85]

Octaplas SD Blutgruppe A zur Infusion 36C18

(Z.Nr. 2-00137) NR. P. T. B05AA02
ZI: Octapharma Pharmazeutika, Wien
Z: 1 ml Infusionslösung enthält: Plasmaprotein (human), Blutgruppe A 45-70 mg, Natriumcitrat dihydrat, Natriumdihydrogenphosphat-dihydrat, Glycin.
EW: Virusinaktiviertes gepooltes humanes blutgruppenspezifisches Plasma.
AG: Die Indikationen für Octaplas sind mit jenen für gefrorenes Frisch- plasma identisch:
- Komplexer Mangel an Gerinnungsfaktoren, wie z.B. Koagulopathie auf Grund eines schweren Leberversagens oder massiver Transfusion.
- Substitutionstherapie bei Gerinnungsstörungen, in Notfällen, wenn ein bestimmter Gerinnungsfaktor wie z.B. Faktor V oder Faktor XI nicht verfügbar ist oder wenn eine genaue Labordiagnostik nicht möglich ist.
- Aufhebung bzw. rasche Umkehr der Wirkung cumarinartiger oraler Anti- koagulantien auf die Fibrinolyse, wenn Vitamin K auf Grund einer eingeschränkten Leberfunktion nicht ausreicht oder in Notfällen.
- Thrombotisch-thrombozytopenische Purpura (TTP), meist in Verbindung mit Plasmaaustausch.
- Bei intensiven Plasma-Austauschverfahren sollte Octaplas nur zur Korrektur einer Gerinnungsstörung bei abnormaler Blutung verwendet werden.

AA: I.v. über Infusionsbesteck mit Filter; Details siehe Austria-Codex - Fachinformation.
DO: Nach dem Ergebnis von Gerinnungstests: Initial 12-15 ml/kg KG, bei Gerinnungsfaktormangel 5-20 ml/kg KG.
Begrenzte Erfahrungen bei Kindern und Jugendlichen.
GA: Patienten mit Anti-IgA, schwerer Mangel an Protein S.
SST: Strenge Indikationsstellung.
NW: Haut, Fieber, Ödeme, Übelkeit, Lunge, Hypokalzämie, Unverträglichkeit, Zitrattoxizität, hämolytische Transfusionsreaktion.
WW: Kalziumhaltige Lösungen nicht im selben Schlauchsystem geben. Nicht mischen.
WH: Vorsicht bei IgA-Mangel, Plasmaproteinunverträglichkeit, kardialer De- kompensation, erhöhtem Thromboserisiko, Lungenödem. Bei Nebenwirkungen Schocktherapie. Aktive Immunisierung gegen Hepatitis A und B empfohlen.
PG: 200 ML * (EKO: N) [€ 120,05]

Octaplas SD Blutgruppe AB zur Infusion 36C18

(Z.Nr. 2-00139) NR. P. T. B05AA02
ZI: Octapharma Pharmazeutika, Wien
Z: 1 ml Infusionslösung enthält: Plasmaprotein (human), Blutgruppe AB 45-70 mg, Natriumcitrat dihydrat, Natriumdihydrogenphosphat-dihydrat, Glycin.
Kurzinformation: siehe Octaplas SD Blutgruppe A zur Infusion, → S. 1021
PG: 200 ML * (EKO: N) [€ 125,50]

Octaplas SD Blutgruppe B zur Infusion 36C18

(Z.Nr. 2-00138) NR. P. T. B05AA02
ZI: Octapharma Pharmazeutika, Wien
Z: 1 ml Infusionslösung enthält: Plasmaprotein (human), Blutgruppe B 45-70 mg, Natriumcitrat dihydrat, Natriumdihydrogenphosphat-dihydrat, Glycin.
Kurzinformation: siehe Octaplas SD Blutgruppe A zur Infusion, → S. 1021
PG: 200 ML * (EKO: N) [€ 120,05]

Octaplas SD Blutgruppe 0 zur Infusion 36C18

(Z.Nr. 2-00140) NR. P. T. B05AA02
ZI: Octapharma Pharmazeutika, Wien
Z: 1 ml Infusionslösung enthält: Plasmaprotein (human), Blutgruppe 0 45-70 mg, Natriumcitrat dihydrat, Natriumdihydrogenphosphat-dihydrat, Glycin.
Kurzinformation: siehe Octaplas SD Blutgruppe A zur Infusion, → S. 1021
PG: 200 ML * (EKO: N) [€ 120,05]

Octaplex 500 I.E - Pulver und Lösungsmittel zur Herstellung einer Infusionslösung 20D01

(Z.Nr. 2-00307) NR. P. B02BD01
ZI: Octapharma Pharmazeutika, Wien
Z: 1 Durchstechflasche enthält: Blutgerinnungsfaktor II (human) 280-760 IE, Blutgerinnungsfaktor VII (human) 180-480 IE, Blutgerinnungsfaktor IX (human) 500 IE, Blutgerinnungsfaktor X (human) 360-600 IE, Protein C 260-620 IE, Protein S 240-640 IE (entspr. Proteine 260-820 mg), Heparin 100-250 IE, Trinatrium citrat 2 H2O, (entspr. Natrium 75-125 mg), Lösungsmittel: Wasser für Injektionszwecke.
EW: Gerinnungsfaktor-Konzentrat.
AG: Blutungen bei erworbenem Mangel an Prothrombinkomplex-Gerinnungsfaktoren; Blutungen und perioperative Prophylaxe bei angeborenem Mangel eines Vitamin-K-abhängigen Gerinnungsfaktors, wenn gereinigte spezifische Gerinnungskonzentrate nicht zur Verfügung stehen.
AA: I.v. Infusion (zunächst 1 ml/min, dann 2-3 ml/min).
DO: Individuell.
Erworbener Mangel: 0,9 bis >1,9 ml/kg KG.
Angeborener Mangel: 1 IE/kg KG erhöht die Aktivitäten der Faktoren II und X um 0,017 IE/ml.
Keine Daten bei Kindern und Jugendlichen.
GA: Heparin-Überempfindlichkeit, IgA-Mangel, Antikörper gegen IgA.
SST: Strenge Indikationsstellung.
NW: Zirkulierende Antikörper, Herz/Kreislauf, Venenthrombosen, Hypertonie, Dyspnoe, selten Allergie/Anaphylaxie, Kopfschmerzen, Transaminasenanstieg.
WW: Orale Antikoagulantien.
WH: Bei erworbenem Mangel nur verwenden, wenn schnelle Korrektur erforderlich; ansonsten Vitamin K und/oder Plasma verabreichen und/oder Dosis des Vitamin K-Antagonisten reduzieren. Chargendokumentationspflicht. Thromboserisiko beachten.
PG: 1 ST * (EKO: N) [€ 356,80]

Octaplex 1000 I.E. - Pulver und Lösungsmittel zur Herstellung einer Infusionslösung 20D01

(Z.Nr. 2-36525) NR. P. B02BD01
ZI: Octapharma Pharmazeutika, Wien
Z: 1 Durchstechflasche enthält: Blutgerinnungsfaktor II (human) 560-1520 IE, Blutgerinnungsfaktor VII (human) 360-960 IE, Blutgerinnungsfaktor IX (human) 1000 IE, Blutgerinnungsfaktor X (human) 720-1200 IE, Protein C 520-1240 IE, Protein S 480-1280 IE (entspr. Proteine 520-1640 mg), Heparin 200-500 IE, Trinatrium citrat 2 H2O, (entspr. Natrium 150-250 mg); Lösungsmittel: Wasser für Injektionszwecke.
Kurzinformation: siehe Octaplex 500 I.E - Pulver und Lösungsmittel zur Herstellung einer Infusionslösung, → S. 1021
PG: 1 ST * (EKO: N) [€ 683,85]

O

Octeniderm - Lösung zur Hautdesinfektion 14F

(Z.Nr. 1-24370) RPF. P. D08AJ57
ZI: Schülke & Mayr, Wien
Z: 100 g Lösung enthalten: 1-Propanol 30 g, 2-Propanol 45 g, Octenidin dihydrochlorid 0,1 g, Wasser, gereinigtes.
EW: Antiseptikum.
AG: Hautdesinfektion vor operativen Eingriffen, Katheterisierungen, Blut- und Liquorentnahmen, Injektionen, Punktionen, Exzisionen, Kanülierungen, Biopsien, zur zeitlich begrenzten Nahtversorgung, zur zeitlich begrenzten Prävention katheterassoziierter Infektionen.
AA: Auf die Haut auftragen oder aufsprühen.
DO: Einwirkdauer: Mindestens 15 sec vor Punktionen, Exzisionen und Injektionen.
Mindestens 1 min vor Punktion von Gelenken, Körperhöhlen, Hohlorganen, vor operativen Eingriffen, zur Nahtversorgung.
2 min vor Eingriffen an talgdrüsenreicher Haut.
GA: Frühgeborene, Neugeborene mit unreifer Haut.
SST: Vorsicht. Stillen möglich.
NW: Hautreizungen, Allergien.
WW: Nicht mit Antiseptika auf PVP-Jod-Basis auf benachbarten Hautarealen anwenden.
WH: Nicht in Augen, am Ohr oder auf Schleimhäuten anwenden, nicht einnehmen.
Nicht in Kontakt mit offener Flamme oder eingeschalteten Heizquellen bringen. Vorsicht mit Thermokautern. Nach Verschütten Maßnahmen gegen Brand- und Explosionsgefahr treffen.
PG: 250 ML * (EKO: N) [€ 8,40], 1000 ML * (EKO: N) [€ 12,65]

Octenidin Cassella-med antisept 2,6 mg - Lutschtabletten 45A02
(Z.Nr. 1-38394) RPF. P. nicht im Handel. R02AA21

Octenisept - Lösung zur Wund- und Schleimhautdesinfektion 14F

(Z.Nr. 1-20402) RPF. P. D08AJ57
ZI: Schülke & Mayr, Wien
Z: 100 g enthalten: Octenidin dihydrochlorid 0,1 g, 2-Phenoxyethanol 2 g, (3-Cocosfettsäureamidopropyl)dimethylazaniumylacetat, Natrium-D-gluconat, Glycerol 85%, Natriumchlorid, Natriumhydroxid, Wasser, gereinigtes.
EW: Antimikrobiell.

AG: Antiseptische Behandlung von Schleimhaut und Übergangsepithel vor operativen Eingriffen (Mundhöhle, Urogenitale, Rektalbereich), Wund- und Nahtversorgung.
AA: Auf Haut und Schleimhaut (auch vaginal).
DO: Alle Lebensalter: Areale vollständig benetzen und 1 min einwirken lassen.
Spülung der Mundhöhle: 20 sec intensiv mit ca. 20 ml.
GA: Spülungen in der Bauchhöhle, der Harnblase oder am Trommelfell.
SST: Anwendung möglich.
NW: Bei Mundspülungen bitterer Geschmack. Lokales Brennen, Kontaktallergien.
WW: Antiseptika auf PVP-Jod-Basis.
WH: Nicht verschlucken, nicht am Auge anwenden, nicht zur Daueranwendung. Nicht mit PVP-Jod anwenden. Bei Wundspülungen Präparat nicht unter Druck ins Gewebe einbringen.
PG: 250 ML RE2 (EKO: Y) [€ 9,05], 500 ML RE2 (EKO: Y) [€ 13,75], 1000 ML * (EKO: N) [€ 25,60], **+SPRUEHK .** 50 ML * (EKO: N) [€ 7,15]

Octostim 15 µg/ml - Ampullen 31C
(Z.Nr. 1-22011) RP. P. E. H01BA02
ZI: Ferring Arzneimittel, Wien
Z: 1 Ampulle mit 1 ml Injektionslösung enthält: Desmopressin acetat 15 µg, Natriumchlorid, Salzsäure zur pH-Wert-Einstellung, Wasser für Injektionszwecke.
EW: Vasopressin-Analogon.
AG: Blutungen bei Patienten mit leichter Hämophilie A, Willebrand-Jürgens-Er- krankungen, Thrombozytenfunktionsstörungen.
AA: 30 Minuten vor dem Eingriff s.c. injizieren oder langsam über 15-30 min in NaCl-Lösung infundieren.
DO: 0,3-0,4 µg/kg KG.
GA: Polydipsie, Herzinsuffizienz, Hyponatriämie, Willebrand-Jürgens-Syndrom Subtyp II B, Faktor VIII-Strukturanomalien, schwerer Willebrand-Jürgens-Subtyp I, Hämophilie B, Faktor VIII-Antikörper, Schwangerschaftstoxikosen.
SST: Vorsicht.
NW: Hyponatriämie, ZNS, Rhinitis, Haut, Tachykardie, lokale Reaktionen, Allergien, Angina pectoris.
WW: Antidiuretische Wirkung durch Glibenclamid und Lithium verkürzt, durch Clofibrat und Oxytocin gesteigert. Vorsicht mit blutdruckwirksamen Substanzen. Erhöhte Wasserretention durch NSARs, trizyklische Antidepressiva, SSRIs, Chlorpromazin, Carbamazepin, Loperamid.
WH: Flüssigkeitsaufnahme einschränken, Gewicht kontrollieren, auf Flüssig- keitsretention achten. Verkehrshinweis. Verlängerte Blutungszeit bei Thrombozytopenie wird nicht reduziert. Bei akuten Erkrankungen Behand- lung unterbrechen oder vorsichtig anpassen. Vorsicht bei erhöhtem intra- kraniellen Druck oder bei Nierenschäden.
PG: 10 ST * (EKO: N) [€ 430,25]

Octostim 1,5 mg/ml - Nasalspray 31C
(Z.Nr. 1-22010) RP. P. n.I. H01BA02
ZI: Ferring Arzneimittel, Wien
Z: 1 Sprühstoß (= 0,1 ml) enthält: Desmopressin acetat 150 µg (entspr. → 1,5 mg/ml) (entspr. Desmopressin 1,34 mg/ml), Benzalkonium chlorid 0,1 mg/ml, Zitronensäure monohydrat, Dinatriumphosphat dihydrat, Natriumchlorid, Wasser, gereinigtes.
PG: 2,5 ML * (EKO: N) [€ 443,90 n.I.]

Octreoscan - Pulver zur Herstellung einer Injektionslösung 24F01
(Z.Nr. 4-00007) NR. N. nicht im Handel. V09IB01

Octreotid ratiopharm, lang wirksam, 10 mg - Pulver und Lösungsmittel zur Herstellung einer Injektionssuspension 31A, 55D01
(Z.Nr. 1-39154) RP. P. E. nicht im Handel. H01CB02

Octreotid ratiopharm, lang wirksam, 20 mg - Pulver und Lösungsmittel zur Herstellung einer Injektionssuspension 31A, 55D01
(Z.Nr. 1-39155) RP. P. E. nicht im Handel. H01CB02

Octreotid ratiopharm, lang wirksam, 30 mg - Pulver und Lösungsmittel zur Herstellung einer Injektionssuspension 31A, 55D01
(Z.Nr. 1-39156) RP. P. E. nicht im Handel. H01CB02

Oculoheel - Einmalaugentropfen 47X
(Z.Nr. 3-00105) RPF. P. V03AX
ZI: Biologische Heilmittel Heel, Baden-Baden, Deutschland
Z: 1 Einzeldosisbehältnis zu 0,45 ml enthält: Euphrasia (Homöopathie) D5 110,7 mg, Cochlearia officinalis (Homöopathie) D5 110,7 mg, Pilocarpus (Homöopathie) D5 110,7 mg, Echinacea (Homöopathie) D5 110,7 mg, Natriumchlorid, Natriumdihydrogenphosphat-2-Wasser, Natriummonohydrogenphosphat-dihydrat, Wasser für Injektionszwecke, Spuren von: Ethanol.
EW: Homöopathikum.
AG: Augenreizung.
AA: In den Bindehautsack einträufeln.
DO: Personen ab 6 Jahren: 3mal tgl. 1 Tropfen. Für Kinder unter 6 Jahren nicht empfohlen.
SST: Vorsicht.
NW: Allergien.
PG: 15 ST * (EKO: N) [€ 12,75]

Oculoheel - Tabletten 47X
(Z.Nr. 3-00542) RPF. P. nicht im Handel. V03AX

Oculotect Fluid - Augentropfen 47M01
(Z.Nr. 1-21275) RPF. P. S01XA20
ZI: Laboratoires Thea, Clermont-Ferrand, Frankreich
Z: 1 ml Lösung enthält: Povidon K25 50 mg (entspr. → 1,5 mg/Tr), Benzalkonium chlorid 0,05 mg, Natriumchlorid, Kaliumchlorid, Borsäure, Magnesiumchlorid-Hexahydrat, Calciumchlorid dihydrat, Natrium lactat, Natriumhydroxid-Lösung 1N zur pH-Einstellung, Wasser für Injektionszwecke.
AG: Trockene Augen, Reizerscheinungen beim Tragen von Kontaktlinsen.
AA: In den Bindehautsack eintropfen.
DO: 4mal tgl. oder häufiger 1 Tropfen. Keine Daten an Kindern und Jugendlichen.
SST: Anwendung möglich.
NW: Selten leichtes Brennen.
WW: Bei Anwendung anderer Augentropfen Oculotect immer zuletzt und in einem Abstand von 5 min. eintropfen.
WH: Weiche Kontaktlinsen frühestens 30 Minuten nach dem Eintropfen wieder einsetzen. Verkehrshinweis.
PG: 10 ML (EKO: G) [€ 3,10]

▼ Odefsey 200 mg/25 mg/25 mg - Filmtabletten 35E04
(Z.Nr. EU/1/16/1112/*) NR. P. J05AR19
ZI: Gilead Sciences Ireland, Carrigtohill County Cork, Irland
Z: 1 Filmtablette enthält: Emtricitabin 200 mg, Rilpivirin 25 mg (entspr. Rilpivirin hydrochlorid), Tenofovir alafenamid 25 mg (entspr. Tenofovir alafenamid fumarat), Tablettenkern: Croscarmellose natrium, Lactose (entspr. Lactose monohydrat 189,8 mg), Magnesium stearat, Cellulose, mikrokristalline, Polysorbat 20, Povidon; Filmüberzug: Macrogol, Poly(vinylalkohol), Talkum, Titandioxid, Eisen(II,III)-oxid.
EW: Antivirale Kombination.
AG: HIV-1-Infektionen ohne Resistenzen gegen die Wirkstoffe.
AA: Unzerkaut zum Essen einnehmen.
DO: Personen ab 12 Jahren (35 kg KG): 1mal tgl. 1 Tablette. Besondere Vorsicht bei schweren Nierenschäden.
SST: In der Schwangerschaft aus Vorsichtsgründen Anwendung vermeiden, in der Stillzeit nicht anwenden. Zuverlässige Kontrazeption empfohlen.
NW: Magen/Darm, Kopfschmerzen, Schwindel, Psyche (Schlaflosigkeit, Depression), Blutbild, Untersuchungen (Anstieg von Cholesterin, Blutlipiden, Transaminasen; Kreatinin), Gewichtszunahme, Haut (auch schwere Reaktionen), Immun-Reaktivierungs-Syndrom, Osteonekrose.
WW: Gegenanzeige: CYP3A4-Induktoren (Carbamazepin, Oxcarbazepin, Phenobarbital, Phenytoin, Rifampicin, Rifabutin, Rifapentin, Protonenpumpenhemmer, Dexamethason zur Mehrdosisbehandlung, Johanniskraut). Nicht mit anderen antiretroviralen Arzneimitteln einnehmen.
Nicht empfohlen: Azole, Erythromycin, Clarithromycin, Boceprevir, Ciclosporin.
Vorsicht: CYP3A4-Hemmer, QT-verlängernde Substanzen, H2-Blocker, Antazida (Abstand), P-gp-Induktoren und -Hemmer, Dabigatran.
WH: Kontrollen: EKG (QTc), Leber, Gewicht, Stoffwechsel (Blutlipide, Blutglukose). Verkehrshinweis.
PG: 30 ST RE1 (EKO: Y) [€ 1.143,80]

▼ Odefsey 200 mg/25 mg/25 mg - Filmtabletten 35E04
(Z.Nr. EU/1/16/1112/*) NR. P. Parallelimport. J05AR19
V: Abacus Medicine, Copenhagen, Dänemark
Z: 1 Filmtablette enthält: Emtricitabin 200 mg, Rilpivirin 25 mg (entspr. Rilpivirin hydrochlorid), Tenofovir alafenamid 25 mg (entspr. Tenofovir alafenamid fumarat), Tablettenkern: Croscarmellose natrium, Lactose (entspr. Lactose monohydrat 189,8 mg), Magnesium stearat, Cellulose, mikrokristalline, Polysorbat 20, Povidon; Filmüberzug: Macrogol, Poly(vinylalkohol), Talkum, Titandioxid, Eisen(II,III)-oxid.
PG: 30 ST RE1 (EKO: Y) [€ 1.142,40]

▼ Odefsey 200 mg/25 mg/25 mg - Filmtabletten 35E04
(Z.Nr. EU/1/16/1112/*) NR. P. Parallelimport. J05AR19
V: Haemato Pharm, Schönefeld, Deutschland
Z: 1 Filmtablette enthält: Emtricitabin 200 mg, Rilpivirin 25 mg (entspr. Rilpivirin hydrochlorid), Tenofovir alafenamid 25 mg (entspr. Tenofovir alafenamid fumarat), Tablettenkern: Croscarmellose natrium, Lactose (entspr. Lactose monohydrat 189,8 mg), Magnesium stearat, Cellulose, mikrokristalline, Polysorbat 20, Povidon; Filmüberzug: Macrogol, Poly(vinylalkohol), Talkum, Titandioxid, Eisen(II,III)-oxid.
PG: 30 ST RE1 (EKO: Y) [€ 1.142,40]

▼ Odefsey 200 mg/25 mg/25 mg - Filmtabletten 35E04
(Z.Nr. EU/1/16/1112/*) NR. P. Parallelimport. J05AR19
V: Orifarm, Leverkusen, Deutschland
Z: 1 Filmtablette enthält: Emtricitabin 200 mg, Rilpivirin 25 mg (entspr. Rilpivirin hydrochlorid), Tenofovir alafenamid 25 mg (entspr. Tenofovir alafenamid fumarat), Tablettenkern: Croscarmellose natrium, Lactose (entspr. Lactose monohydrat 189,8 mg), Magnesium stearat, Cellulose, mikrokristalline, Polysorbat 20, Povidon; Filmüberzug: Macrogol, Poly(vinylalkohol), Talkum, Titandioxid, Eisen(II,III)-oxid.
PG: 30 ST RE1 (EKO: Y) [€ 1.142,40]

▼ Odefsey 200 mg/25 mg/25 mg - Filmtabletten 35E04
(Z.Nr. EU/1/16/1112/*) NR. P. Parallelimport. J05AR19
V: Eurim-Pharm, Salzburg
Z: 1 Filmtablette enthält: Emtricitabin 200 mg, Rilpivirin 25 mg (entspr. Rilpivirin hydrochlorid), Tenofovir alafenamid 25 mg (entspr. Tenofovir alafenamid fumarat), Tablettenkern: Croscarmellose natrium, Lactose (entspr. Lactose monohydrat 189,8 mg), Magnesium stearat, Cellulose, mikrokristalline, Polysorbat 20, Povidon; Filmüberzug: Macrogol, Poly(vinylalkohol), Talkum, Titandioxid, Eisen(II,III)-oxid.
PG: 30 ST RE1 (EKO: Y) [€ 1.142,40]

🐾 Odimar 20 mg/ml - Injektionslösung für Rinder und Schweine 812AD
(Z.Nr. 8-01133) NR. P. VNW. QJ01MA93
ZI: Emdoka bvba, Hoogstraten, Belgien
Z: 1 ml Injektionslösung enthält: Marbofloxacin 20 mg, Natrium edetat 0,1 mg, Metacresol 2 mg, 3-Sulfanylpropan-1,2-diol 0,5 mg, D-Glucono-1,5-lacton, Mannitol, Wasser für Injektionszwecke.
EW: Bakterizides Antibiotikum (Gyrasehemmer).
AG: Atemwegsinfektionen bei präruminierenden Rindern (bis 100 kg KG) und bei Schweinen.
AA: Rinder: S.c. oder i.m.; Schweine: i.m.
DO: 1mal tgl. 2 mg/kg KG über 3-5 Tage.
GA: Knorpelwachstumsstörungen, Verletzungen des Bewegungsapparates.
SST: Anwendung möglich.
NW: Lokale Reaktionen.
VNW: Essbare Gewebe: Rinder 6 Tage, Schweine 4 Tage.
PG: 1 ST VNW [€ 35,95]

🐾 Odimar 100 mg/ml - Injektionslösung für Rinder und Schweine 812AD
(Z.Nr. 8-01134) NR. P. VNW. QJ01MA93
ZI: Emdoka bvba, Hoogstraten, Belgien
Z: 1 ml Injektionslösung enthält: Marbofloxacin 100 mg, Natrium edetat 0,1 mg, Metacresol 2 mg, 3-Sulfanylpropan-1,2-diol 1 mg, D-Glucono-1,5-lacton, Wasser für Injektionszwecke.
EW: Bakterizides Antibiotikum (Gyrasehemmer).
AG: Atemwegserkrankungen bzw. akute Mastitis bei Rindern, Metritis-Mastitis- Agalaktie-Syndrom bei Sauen.
AA: Rinder: S.c., i.m. oder i.v, Sauen: i.m.
DO: Rinder: Atemwegsinfektionen: Einmalig 8 mg/kg KG i.m.
Atemwegsinfektionen durch Mycoplasma bovis, akute Mastitis: 1mal tgl. 2 mg/kg KG i.m. oder s.c. über 3 Tage. Erste Injektion ev.i.v.
Sauen: 1mal tgl. 2 mg/kg KG i.m. über 3 Tage.
SST: 2 mg/kg KG: Anwendung möglich.
8 mg/kg KG: Nutzen/Risiko-Abwägung.
NW: Lokale Reaktionen.
VNW: Rinder:
8 mg/kg KG: Essbares Gewebe 3 Tage, Milch 72 Std.
2 mg/kg KG: Essbares Gewebe 6 Tage, Milch 36 Std.
Sauen: Essbare Gewebe 4 Tage.
PG: 1 ST VNW [€ 126,50]

Odomzo 200 mg - Hartkapseln 55L
(Z.Nr. EU/1/15/1030/*) NR. P. L01XJ02
ZI: Sun Pharmaceutical Ind.Europe, Hoofddorp, Niederlande
Z: 1 Hartkapsel enthält: Sonidegib 200 mg (entspr. Sonidegib phosphat), Kapselinhalt: Crospovidon Typ A, Lactose monohydrat 38,6 mg, Magnesium stearat (pflanzlich), Poloxamer 188, Siliciumdioxid, hochdisperses, Natriumdodecylsulfat; Kapselhülle: Gelatine, Eisen(III)-oxid, rotes, Titandioxid; Drucktinte: Eisen(II,III)-oxid, schwarz, Propylenglycol, Schellack.
EW: Antineoplastisch; Hedgehog (Hh)- Signalweg-Inhibitor.
AG: Lokal fortgeschrittenes Basalzellkarzinom, wenn kurative Operation oder Strahlentherapie nicht in Frage kommen.
AA: Kapseln mindestens 2 Std. nach einer Mahlzeit und 1 Std. vor der nächsten Mahlzeit im Ganzen schlucken.
DO: 1mal tgl. 200 mg Sonidegib (=1 Kapsel).
Dosisreduktion bei Kreatinkinase (CK)-Anstieg und muskulären Nebenwirkungen. Keine Daten an Kindern und Jugendlichen.
SST: Strenge Gegenanzeige! Teratogen und fetotoxisch. Schwangerschaftsverhütungsprogramm beachten! Sonidegib kann ins Sperma übergehen. Zuverlässige Kontrazeption (inkl. Kondom) für Frauen bis 20 Monate und für Männer bis 6 Monate nach Behandlungsende erforderlich.
NW: Muskelkrämpfe und -schmerzen, Labor (CK-Erhöhung, Lipase), Alopezie, Pruritus, verfrühtes Schließen der Epiphysenfugen (bei Kindern), Magen/Darm, Kopfschmerzen, Fatigue, Gewichtsabnahme, Amenorrhoe.
WW: Sonidegib ist Substrat für CYP3A4.
Kombination meiden: Starke CYP3A4-Induktoren (z.B. Carbamazepin, Rifampicin, Phenytoin, Johanniskraut). BCRP-Substrate mit geringer therapeutischer Breite (Methotrexat, Mitoxantron, Irinotecan, Topotecan).
Dosisreduktion bei Gabe starker CYP3A4-Hemmer (z.B. Azol-Antimykotika).
Vorsicht: Statine (erhöhte muskuläre NW-Rate). Nicht gemeinsam mit Nahrung einnehmen.
WH: Auf Muskelschmerzen achten, CK-Wert regelmäßig kontrollieren. Vorsicht bei neuromuskulären Erkrankungen. Auf Entwicklung kutaner Plattenepithelkarzinome achten.
PG: 30 ST * (EKO: R) [€ 8.249,20]

Ofev 100 mg - Weichkapseln 55G
(Z.Nr. EU/1/14/979/*) NR. P. L01EX09
ZI: Boehringer Ingelheim International, Ingelheim/Rhein, Deutschland
Z: 1 Kapsel enthält: Nintedanib 100 mg (entspr. Nintedanib esilat), Kapselinhalt: Triglyceride, mittelkettige, Hartfett, Phospholipide (Sojabohne) 1,2 mg; Kapselhülle: Gelatine, Glycerol 85%, Titandioxid, Eisen(III)-oxid, Eisen(III)-hydroxid-oxid x H2O; Drucktinte: Schellack, Eisen(II,III)-oxid, Propylenglycol.
EW: Proteinkinaseinhibitor, antineoplastisch.
AG: Idiopathische Lungenfibrose (IPF).
Andere progredient fibrosierende interstitielle Lungenerkrankungen (ILD).
-Interstitielle Lungenerkrankung mit systemischer Sklerose (SSc-ILD).
AA: Kapseln im Ganzen zu einer Mahlzeit mit Wasser schlucken.
DO: 2mal tgl. 150 mg; bei Intoleranz ev. 2mal tgl. 100 mg. Keine Daten an Kindern und Jugendlichen.
GA: Erdnuss- oder Sojaallergie. Schwere pulmonale Hypertonie.
SST: Gegenanzeige. Kontrazeption (Barrieremethode) bis 3 Monate nach Therapieende erforderlich.
NW: Magen/Darm (Diarrhoe, Perforationen), Gewichtsverlust, Leberenzymanstiege (auch schwere Leberschäden), Blutungen, arterielle thromboembolische Ereignisse, Begünstigung von Aneurysmen und Arteriendissektionen, Niere (bis Nierenversagen).
WW: Vorsicht: Ketoconazol und andere P-gp-Hemmer, Pirfenidon.
WH: Bei mittelschweren und schweren Leberschäden nicht empfohlen. Auf Blutungen, arterielle thrombotische Ereignisse achten. Vorsicht bei QT-Verlängerung oder nach abdominalchirurgischen Eingriffen. Blutdruck kontrollieren. Verkehrshinweis.
PG: 60 ST RE1 (EKO: Y) [€ 1.570,75]

Ofev 100 mg - Weichkapseln 55G
(Z.Nr. EU/1/14/979/*) NR. P. Parallelimport. L01EX09
nicht im Handel.

Ofev 150 mg - Weichkapseln 55G
(Z.Nr. EU/1/14/979/*) NR. P. L01EX09
ZI: Boehringer Ingelheim International, Ingelheim/Rhein, Deutschland
Z: 1 Kapsel enthält: Nintedanib 150 mg (entspr. Nintedanib esilat), Kapselinhalt: Triglyceride, mittelkettige, Hartfett, Phospholipide (Sojabohne) 1,8 mg; Kapselhülle: Gelatine, Glycerol 85%, Titandioxid, Eisen(III)-oxid, Eisen(III)-hydroxid-oxid x H2O; Drucktinte: Schellack, Eisen(II,III)-oxid, Propylenglycol.
Kurzinformation: siehe Ofev 100 mg - Weichkapseln, →S. 1023
PG: 30 ST RE1 (EKO: Y) [€ 1.570,75], 60 ST RE1 (EKO: Y) [€ 3.107,75]

Ofloxacin Stada 200 mg - Filmtabletten 35F01
(Z.Nr. 1-24854) NR. P. J01MA01
ZI: Stada Arzneimittel, Wien

Z: 1 Filmtablette enthält: Ofloxacin 200 mg, Lactose 80 mg, Maisstärke, Hydroxypropylcellulose, Magnesium stearat, Hydroxypropylmethylcellulose, Carboxymethylstärke, Natrium Typ A (entspr. Natrium 1,3 mg), Polysorbat 80, Titandioxid, Macrogol 400, Talkum.
EW: Chinolon-Antibiotikum.
AG: Bakterielle Infektionen durch empfindliche Erreger: Atemwegsinfektionen (Sinusitis, Otitis media), komplizierte intraabominale Infektionen, akute Pyelonephritis, komplizierte Harnwegsinfektionen, gonorrhoische Urethritis und Zervizitis. Mittel 2. Wahl bei akuten Exazerbationen der COPD, ambulant erworbener Pneumonie, Reisediarrhoe, unkomplizierter akuter Zystitis.
AA: Unzerkaut mit Flüssigkeit.
DO: TD meist 400 mg in (1-)2 ED. Dosisreduktion bei Nierenschäden.
Anwendungsdauer 7-10 Tage. Nicht für Kinder und Jugendliche.
GA: Epilepsie, Wachstumsalter, vorangegangene Sehnenschäden nach Chinolontherapie.
SST: Gegenanzeige.
NW: Magen/Darm (einschl. pseudomembranöse Kolitis), Leber, ZNS (Psychosen, Krämpfe), periphere Neuropathie, Herz/Kreislauf, Blut, Niere, Haut (auch schwere Reaktionen), Lichtempfindlichkeit, Anaphylaxie, Sehnenentzündungen, Porphyrie, Hypoglykämie, Schweißausbrüche, Sehstörungen, Hörverlust, erhöhtes Risiko für Aortenaneurysma und Aortendissektion. Sehr selten anhaltende schwere NW an mehreren Körpersystemen.
WW: Nicht empfohlen: Kortikosteroide (Risiko für Tendinitis und Sehnenrupturen). Vorsicht: Antazida, Sucralfat (2 Std. Abstand), Cumarine verstärkt, Glibenclamid (Kontrollen), Krampfschwelle senkende Arzneimittel (Fenbufen, Theopyllin), QT-verlängernde Substanzen.
WH: Vorsicht bei QT-Verlängerung (besonders bei älteren Patienten und Frauen), Krampfanfällen. Nicht bei Mykoplasma-Pneumonien oder akuter Angina tonsillaris als erste Wahl einsetzen. Gegen Methicillin-resistenten S. aureus nur nach Empfindlichkeitsprüfung einsetzen. Besondere Vorsicht bei schweren NW auf Chinolone in der Anamnese. Auf Tendinitis und Sehnenrupturen, psychotische Reaktionen Krampfanfälle, Glukose-6-Phosphat-Dehydrogenasemangel, übermäßiges Wachstum unempfindlicher Organismen achten. Starkes Sonnenlicht oder künstliche UV-Bestrahlung meiden. Myasthenie kann verschlechtert werden. Bei Verdacht auf pseudomembranöse Kolitis Ofloxacin sofort absetzen. Verkehrshinweis. Kontrollen: Leber, Niere, Blut.
PG: 10 ST (EKO: G) [€ 13,10], 20 ST (EKO: G) [€ 21,60]

Ofloxacin Stada 400 mg - Filmtabletten 35F01
(Z.Nr. 1-24855) NR. P. J01MA01
ZI: Stada Arzneimittel, Wien
Z: 1 Filmtablette enthält: Ofloxacin 400 mg, Lactose 160 mg, Maisstärke, Hydroxypropylcellulose, Magnesium stearat, Hydroxypropylmethylcellulose, Carboxymethylstärke, Natrium Typ A (entspr. Natrium 2,5 mg), Polysorbat 80, Titandioxid, Macrogol 400, Talkum.
Kurzinformation: siehe Ofloxacin Stada 200 mg - Filmtabletten, → S. 1023
PG: 10 ST (EKO: G) [€ 17,85]

Ofloxacin Stulln 3 mg/ml - Augentropfen 47C01
(Z.Nr. 1-31663) NR. P. nicht im Handel. S01AE01

Ofloxacin Stulln 3 mg/ml - Augentropfen im Einzeldosisbehältnis 47C01
(Z.Nr. 1-31664) NR. P. nicht im Handel. S01AE01

Ofloxa-Vision 3 mg/g - Augensalbe 47C01
(Z.Nr. 1-37160) NR. P. S01AE01
ZI: OmniVision, Puchheim, Deutschland
Z: 1 g Augensalbe enthält: Ofloxacin 3 mg, Wollwachs 5 mg, Paraffin, dickflüssiges, Vaselin, weisses, Spuren von: Butylhydroxytoluol < 0,001 µg.
EW: Antibiotikum (Gyrasehemmer).
AG: Infektionen des vorderen Augenabschnitts durch empfindliche Erreger, Chlamydieninfektionen.
AA: Am Auge.
DO: 1 cm Salbenstrang 3mal tgl. (Chlamydieninfektionen: 5mal tgl.) in den Bindehautsack einbringen, max. 14 Tage anwenden.
SST: In der Schwangerschaft nicht anwenden. Nutzen/Risiko-Abwägung in der Stillzeit.
NW: Lokale Reaktionen, Hornhautablagerungen, Geruchs- und Geschmacks- störungen, Schwindel, Übelkeit, QT-Verlängerung, Gesichtsschwellung, Überempfindlichkeit (sehr selten bis Schock). Bei systemischer Anwendung Sehnenrupturen.
WW: Vorsicht: QT-verlängernde Arzneimittel. Mindestens 15 min Abstand zu anderen Augentropfen/Augensalben. Augensalben als Letztes anwenden.
WH: Vorsicht bei Epitheldefekten der Hornhaut. Bei Infektionen tieferer Augenstrukturen nicht anwenden. Übermäßiges Sonnen- und UV-Licht vermeiden. Keine Kontaktlinsen tragen. Zur Behandlung einer Ophthalmia neonatorum durch Neisseria gonorrhoeae oder Chlamydia trachomatis nicht empfohlen. Verkehrshinweis.
PG: 3 G (EKO: G) [€ 5,40]

Ofloxa-Vision sine 3 mg/ml - Augentropfen, Lösung im Einzeldosisbehältnis 47C01
(Z.Nr. 1-31917) NR. P. S01AE01
ZI: OmniVision, Puchheim, Deutschland
Z: 1 ml Lösung enthält: Ofloxacin 3 mg (entspr. → ca. 100 µg/Tr), Natriumchlorid, Natriumhydroxid zur pH-Wert-Einstellung, Salzsäure zur pH-Wert-Einstellung, Wasser für Injektionszwecke.
EW: Antiinfektiv (Gyrasehemmer).
AG: Infektionen der vorderen Augenabschnitte durch empfindliche Erreger.
AA: Am Auge.
DO: 4mal tgl. 1 Tropfen in den Bindehautsack des betroffenen Auges eintropfen. Max. 14 Tage anwenden. Keine Untersuchungen bei Kindern unter 1 Jahr. Begrenzte Daten zur Behandlung der Konjunktivitis bei Neugeborenen.
SST: In der Schwangerschaft nicht anwenden. Nutzen/Risiko-Abwägung in der Stillzeit.
NW: Lokale Reaktionen, Hornhautablagerungen, Geruchs- und Geschmacks- störungen, Schwindel, Übelkeit, QT-Verlängerung, Gesichtsschwellung, Überempfindlichkeit (sehr selten bis Schock). Bei systemischer Anwendung Sehnenrupturen.
WW: Vorsicht: QT-verlängernde Arzneimittel. Mindestens 15 min Abstand zu anderen Augentropfen/Augensalben. Augensalben als Letztes anwenden.
WH: Vorsicht bei Epitheldefekten der Hornhaut. Bei Infektionen tieferer Augenstrukturen nicht anwenden. Übermäßiges Sonnen- und UV-Licht vermeiden. Keine Kontaktlinsen tragen. Zur Behandlung einer Ophthalmia neonatorum durch Neisseria gonorrhoeae oder Chlamydia trachomatis nicht empfohlen. Verkehrshinweis.
PG: 10 ST IND (2) (EKO: G) [€ 6,15]

Oftaquix 5 mg/ml - Augentropfen, Lösung 47C01
(Z.Nr. 1-24655) NR. P. nicht im Handel. S01AE05

▼ Ogivri 150 mg - Pulver für ein Konzentrat zur Herstellung einer Infusionslösung 55L
(Z.Nr. EU/1/18/1341/*) NR. P. E. L01XC03
ZI: Mylan, Saint Priest, Frankreich
Z: 1 Durchstechflasche enthält: Trastuzumab 150 mg, L-Histidin hydrochlorid, L-Histidin, L-Histidin, Sorbitol 115,2 mg (entspr. E 420), Macrogol 3350, Salzsäure zur pH-Wert-Einstellung, Natriumhydroxid zur pH-Wert-Einstellung.
EW: Monoklonaler Antikörper; antineoplastisch.
AG: HER2-positiver metastasierter Brustkrebs (MBC): Monotherapie oder in Kombination mit Paclitaxel, Docetaxel oder Aromatasehemmer.
HER2-positiver Brustkrebs im Frühstadium (EBC): auch adjuvant in Kombination mit neoadjuvanter Chemotherapie.
HER2-positives metastasierendes Magenkarzinom (MGC).
AA: I.v. Infusion, nicht als Bolus. Nicht zur s.c. Injektion.
DO: Vor Therapiebeginn HER2-Test durchführen.
Brustkrebs: Initial 4 mg/kg KG, dann wöchentlich 2 mg/kg KG. Oder: Initial 8 mg/kg KG, dann alle 3 Wochen 6 mg/kg KG.
Magenkarzinom: Initial 8 mg/kg KG, dann alle 3 Wochen 6 mg/kg KG.
Für Kinder und Jugendliche nicht empfohlen.
GA: Schwere Ruhedyspnoe.
SST: Nutzen/Risiko-Abwägung: bis 7 Monate nach der letzten Dosis Trastuzumab nicht stillen. Kontrazeption bis mindestens 7 Monate nach Therapieende erforderlich.
NW: Allgemein (Fieber, Schüttelfrost), Infektionen, Magen/Darm (Diarrhoe, Erbrechen, geschwollene Lippen), Arthralgie/Myalgie, Haut, Herz/Kreislauf (Herzinsuffizienz; vermehrte kardiale Nebenwirkungen nach Anthrazyklingabe), Blutbild, (Neutropenie, Anämie), ZNS (Tremor, Schwindel, Kopfschmerzen), Augen, Lunge (Dyspnoe, Lungenödem), interstitielle Lungenerkrankungen, infusionsbedingte Reaktionen, Überempfindlichkeit, Leber, Niere.
WW: Anthrazykline bei metastasiertem Brustkrebs und bei adjuvanter Behandlung nicht gleichzeitig mit Trastuzumab verabreichen. Bei anderen Indikationen Anthrazykline nur mit besonderer Vorsicht verabreichen (Kardiotoxizität).
WH: HER2-Test in Speziallabor durchführen. Herzfunktion (LVEF) regelmäßig überwachen. Verwechslung mit Trastuzumab-Emtansin ausschließen. Verkehrshinweis.
PG: 1 ST * (EKO: N) [€ 829,00]

▼ Ogivri 420 mg - Pulver für ein Konzentrat zur Herstellung einer Infusionslösung 55L
(Z.Nr. EU/1/18/1341/*) NR. P. E. L01XC03

ZI: Mylan, Saint Priest, Frankreich
Z: 1 Durchstechflasche enthält: Trastuzumab 420 mg, L-Histidin hydrochlorid, L-Histidin, L-Histidin, Sorbitol 322,6 mg (entspr. E 420), Macrogol 3350, Salzsäure zur pH-Wert-Einstellung, Natriumhydroxid zur pH-Wert-Einstellung.
Kurzinformation: siehe Ogivri 150 mg - Pulver für ein Konzentrat zur Herstellung einer Infusionslösung, → S. 1024
PG: 1 ST * (EKO: N) [€ 2.243,00]

Ohrentropfen "Similasan" 48X

(Z.Nr. 3-00207) RPF. P. S02DC
ZI: Sanova Pharma, Wien
Z: 1 g (= 21 Tropfen) enthält: Matricaria recutita (Homöopathie) D10 333,3 mg, Mercurius solubile Hahnemanni Dil. D15 333,3 mg, Sulfur (Homöopathie) D12 333,3 mg, Glycerol, Wasser, gereinigtes, Spuren von: Ethanol 96%.
EW: Homöopathikum.
AG: Ohrenschmerzen bei Erkältung, Schmerzen im äußeren Gehörgang.
AA: Am Ohr.
DO: Patienten ab 6 Jahren: 1- bis 3mal tgl. 4 Tropfen ins schmerzende Ohr eintropfen.
GA: Geschädigtes Trommelfell.
SST: Vorsicht.
WH: Ohrenschmerzen bei Kindern ärztlich abklären.
PG: 10 ML * (EKO: N) [€ 16,90]

🐾 Okoubaka RemaVet - Globuli für Tiere 890A

(Z.Nr. 8-38893) RPF. P. QV03AX
ZI: Remedia Homöopathie, Eisenstadt
Z: 1 g Globuli (ca. 120 Globuli) enthält: Okoubaka aubrevillei (Homöopathie) C30 10 mg, Saccharose.
EW: Homöopathikum.
AG: Rind, Pferd, Schaf, Ziege, Schwein, Kaninchen, Geflügel, Kleinnager, Hund, Katze: Erkrankungen des Darmtrakts oder der Atemwege (unterstützend zur Entgiftung), alimentäre Intoxikationen, unterstützend bei Vergiftungen durch Insektizide.
AA: Zum Eingeben (direkt ins Maul oder als Tränke: 20 Globuli in 1 Liter Wasser auflösen).
DO: ED 5-10 Globuli (unabhängig von der Tiergröße).
SST: Nur nach Rücksprache mit dem Tierarzt anwenden.
PG: 10 G VN [€ 12,80]

Olanzapin 1A Pharma 2,5 mg - Filmtabletten 49B05

(Z.Nr. 1-27447) NR. P. N05AH03
ZI: 1A Pharma, Wien
Z: 1 Filmtablette enthält: Olanzapin 2,5 mg, Tablettenkern: Lactose 74,11 mg (entspr. Lactose monohydrat), Hydroxypropylcellulose, Crospovidon, Cellulose, mikrokristalline, Magnesium stearat; Tablettenfilm: Poly(vinylalkohol), Macrogol 3350, Titandioxid, Talkum.
EW: Neuroleptikum.
AG: Schizophrenie, manische Episoden, Phasenprophylaxe bei bipolarer Störung.
AA: Oral, einmal täglich.
DO: Schizophrenie: TD 5-20 mg, initial 10 mg, Niedrige Anfangsdosis (5 mg) bei Leber- oder Nierenschäden.
Manische Episoden: TD initial bei Monotherapie 15 mg, bei Kombinationstherapie 10 mg.
Bipolare Störung: TD initial 10 mg.
Bei Rauchern ev. Dosis steigern.
Für Kinder und Jugendliche nicht empfohlen.
GA: Engwinkelglaukom.
SST: Nutzen/Risiko-Abwägung, nicht stillen. Erhöhtes Risiko von Neugeborenen für extrapyramidale und/oder Entzugssymptome bei Exposition im 3. Trimenon.
NW: Schläfrigkeit, Gewichtszunahme, ZNS (selten Krämpfe), QT-Verlängerung, Hypotonie, anticholinerg, Leber, Lipidveränderungen, Hyperglykämie, Lichtüberempfindlichkeit, malignes neuroleptisches Syndrom, Verschlechterung der Parkinson-Symptome, Thromboembolien, plötzlicher Herztod, erektile Dysfunktion, Brustvergrößerung.
WW: Vorsicht: QT-verlängernde Substanzen, Fluvoxamin (Olanzapin-Anfangsdosis reduzieren), Aktivkohle (2 Std. Abstand), Valproat (Neutropenie). Cave Alkohol.
WH: Vorsicht bei Prostatahypertrophie, paralytischem Ileus, Neutropenie, Krampfleiden, Leberkontrollen.
Auf Spätdyskinesien, malignes neuroleptisches Syndrom, Hyperglykämie, Blutfette achten. Blutglukose und Blutfette kontrollieren. Verkehrshinweis. QT-Strecken-Verlängerung möglich. Nicht zur Behandlung von Psychosen bei Demenz anwenden (Mortalität und Risiko zerebrovaskulärer Zwischenfälle erhöht). Nicht zur Behandlung von Psychosen durch dopaminerge Arzneimittel bei M. Parkinson empfohlen.
PG: 7 ST (2) (EKO: G) [€ 5,25], 28 ST (2) (EKO: G) [€ 18,05]

Olanzapin 1A Pharma 5 mg - Filmtabletten 49B05

(Z.Nr. 1-27448) NR. P. N05AH03
ZI: 1A Pharma, Wien
Z: 1 Filmtablette enthält: Olanzapin 5 mg, Tablettenkern: Lactose 148,22 mg (entspr. Lactose monohydrat), Hydroxypropylcellulose, Crospovidon, Cellulose, mikrokristalline, Magnesium stearat; Tablettenfilm: Poly(vinylalkohol), Macrogol 3350, Titandioxid, Talkum.
Kurzinformation: siehe Olanzapin 1A Pharma 2,5 mg - Filmtabletten, → S. 1025
PG: 7 ST (2) (EKO: G) [€ 10,40], 28 ST (2) (EKO: G) [€ 37,10]

Olanzapin 1A Pharma 10 mg - Filmtabletten 49B05

(Z.Nr. 1-27450) NR. P. N05AH03
ZI: 1A Pharma, Wien
Z: 1 Filmtablette enthält: Olanzapin 10 mg, Tablettenkern: Lactose 296,44 mg (entspr. Lactose monohydrat), Hydroxypropylcellulose, Crospovidon, Cellulose, mikrokristalline, Magnesium stearat; Tablettenfilm: Poly(vinylalkohol), Macrogol 3350, Titandioxid, Talkum.
Kurzinformation: siehe Olanzapin 1A Pharma 2,5 mg - Filmtabletten, → S. 1025
PG: 7 ST (2) (EKO: G) [€ 19,70], 28 ST (2) (EKO: G) [€ 70,00]

Olanzapin Accord 2,5 mg - Filmtabletten 49B05

(Z.Nr. 1-31232) NR. P. N05AH03
ZI: Accord Healthcare, Utrecht, Niederlande
Z: 1 Filmtablette enthält: Olanzapin 2,5 mg, Tablettenkern: Lactose monohydrat 58,61 mg, Cellulose, mikrokristalline, Crospovidon, Hydroxypropylcellulose, Magnesium stearat; Tablettenfilm: (entspr. Hypromellose) (entspr. Macrogol) (entspr. Titandioxid) (entspr. Polysorbat 80).
Kurzinformation: siehe Olanzapin 1A Pharma 2,5 mg - Filmtabletten, → S. 1025
PG: 15 ST (EKO: G) [€ 8,80], 30 ST (2) (EKO: G) [€ 16,40]

Olanzapin Accord 5 mg - Filmtabletten 49B05

(Z.Nr. 1-31233) NR. P. N05AH03
ZI: Accord Healthcare, Utrecht, Niederlande
Z: 1 Filmtablette enthält: Olanzapin 5 mg, Tablettenkern: Lactose monohydrat 56,24 mg, Cellulose, mikrokristalline, Crospovidon, Hydroxypropylcellulose, Magnesium stearat; Tablettenfilm: (entspr. Hypromellose) (entspr. Macrogol) (entspr. Titandioxid) (entspr. Polysorbat 80).
Kurzinformation: siehe Olanzapin 1A Pharma 2,5 mg - Filmtabletten, → S. 1025
PG: 15 ST (EKO: G) [€ 16,40], 30 ST (2) (EKO: G) [€ 30,55]

Olanzapin Accord 10 mg - Filmtabletten 49B05

(Z.Nr. 1-31235) NR. P. N05AH03
ZI: Accord Healthcare, Utrecht, Niederlande
Z: 1 Filmtablette enthält: Olanzapin 10 mg, Tablettenkern: Lactose monohydrat 112,48 mg, Cellulose, mikrokristalline, Crospovidon, Hydroxypropylcellulose, Magnesium stearat; Tablettenfilm: (entspr. Hypromellose) (entspr. Macrogol) (entspr. Titandioxid) (entspr. Polysorbat 80).
Kurzinformation: siehe Olanzapin 1A Pharma 2,5 mg - Filmtabletten, → S. 1025
PG: 15 ST (EKO: G) [€ 31,05], 30 ST (2) (EKO: G) [€ 59,45]

Olanzapin Accord 15 mg - Filmtabletten 49B05

(Z.Nr. 1-31236) NR. P. N05AH03
ZI: Accord Healthcare, Utrecht, Niederlande
Z: 1 Filmtablette enthält: Olanzapin 15 mg, Tablettenkern: Lactose monohydrat 168,72 mg, Cellulose, mikrokristalline, Crospovidon, Hydroxypropylcellulose, Magnesium stearat; Tablettenfilm: (entspr. Hypromellose) (entspr. Macrogol) (entspr. Titandioxid) (entspr. Polysorbat 80), (entspr. Indigocarmin Aluminiumlack).
Kurzinformation: siehe Olanzapin 1A Pharma 2,5 mg - Filmtabletten, → S. 1025
PG: 15 ST (EKO: G) [€ 42,10], 30 ST (2) (EKO: G) [€ 80,85]

Olanzapin Actavis 2,5 mg - Filmtabletten 49B05

(Z.Nr. 1-28236) NR. P. N05AH03
ZI: Actavis Group PTC, Hafnarfjördur, Island
Z: 1 Filmtablette enthält: Olanzapin 2,5 mg, Tablettenkern: Lactose, wasserfrei 58,3 mg, Cellulose, mikrokristalline, Crospovidon, Magnesium stearat; Tablettenfilm: Poly(vinylalkohol), Titandioxid, Talkum, Soja-Lecithin 0,064 mg, Xanthan.
Kurzinformation: siehe Olanzapin 1A Pharma 2,5 mg - Filmtabletten, → S. 1025
PG: 10 ST (2) (EKO: G) [€ 7,60], 28 ST (2) (EKO: G) [€ 20,00]

Olanzapin Actavis 5 mg - Filmtabletten 49B05

(Z.Nr. 1-28237) NR. P. N05AH03

ZI: Actavis Group PTC, Hafnarfjördur, Island
Z: 1 Filmtablette enthält: Olanzapin 5 mg, Tablettenkern: Lactose, wasserfrei 116,6 mg, Cellulose, mikrokristalline, Crospovidon, Magnesium stearat; Tablettenfilm: Poly(vinylalkohol), Titandioxid, Talkum, Soja-Lecithin 0,128 mg, Xanthan.
Kurzinformation: siehe Olanzapin 1A Pharma 2,5 mg - Filmtabletten, → S. 1025
PG: 10 ST (2) (EKO: G) [€ 14,30], 28 ST (2) (EKO: G) [€ 35,85]

Olanzapin Actavis 10 mg - Filmtabletten 49B05
(Z.Nr. 1-28239) NR. P. N05AH03
ZI: Actavis Group PTC, Hafnarfjördur, Island
Z: 1 Filmtablette enthält: Olanzapin 10 mg, Tablettenkern: Lactose, wasserfrei 233,2 mg, Cellulose, mikrokristalline, Crospovidon, Magnesium stearat; Tablettenfilm: Poly(vinylalkohol), Titandioxid, Talkum, Soja-Lecithin 0,256 mg, Xanthan.
Kurzinformation: siehe Olanzapin 1A Pharma 2,5 mg - Filmtabletten, → S. 1025
PG: 10 ST (2) (EKO: G) [€ 27,65], 28 ST (2) (EKO: G) [€ 57,70]

Olanzapin Actavis 15 mg - Filmtabletten 49B05
(Z.Nr. 1-28240) NR. P. N05AH03
ZI: Actavis Group PTC, Hafnarfjördur, Island
Z: 1 Filmtablette enthält: Olanzapin 15 mg, Tablettenkern: Lactose, wasserfrei 228,2 mg, Cellulose, mikrokristalline, Crospovidon, Magnesium stearat; Tablettenfilm: Poly(vinylalkohol), Titandioxid, Talkum, Soja-Lecithin 0,256 mg, Xanthan, Indigocarmin Aluminiumlack.
Kurzinformation: siehe Olanzapin 1A Pharma 2,5 mg - Filmtabletten, → S. 1025
PG: 10 ST (2) (EKO: G) [€ 30,90], 28 ST (2) (EKO: G) [€ 82,80]

Olanzapin Actavis 5 mg - Schmelztabletten 49B05
(Z.Nr. 1-28394) NR. P. N05AH03
ZI: Actavis Group PTC, Hafnarfjördur, Island
Z: 1 Schmelztablette enthält: Olanzapin 5 mg, Magnesium stearat, L-Methionin, Siliciumdioxid, hochdisperses, Hydroxypropylcellulose gering substituiert, Crospovidon, Aspartam 2,8 mg, Cellulose, mikrokristalline, Guar Gummi, Magnesium carbonat, schwer, basisch, Orangenaroma Silesia.
Kurzinformation: siehe Olanzapin 1A Pharma 2,5 mg - Filmtabletten, → S. 1025
PG: 7 ST (2) (EKO: G) [€ 10,45], 28 ST (2) (EKO: G) [€ 35,85]

Olanzapin Actavis 10 mg - Schmelztabletten 49B05
(Z.Nr. 1-28395) NR. P. N05AH03
ZI: Actavis Group PTC, Hafnarfjördur, Island
Z: 1 Schmelztablette enthält: Olanzapin 10 mg, Magnesium stearat, L-Methionin, Siliciumdioxid, hochdisperses, Hydroxypropylcellulose gering substituiert, Crospovidon, Aspartam 5,6 mg, Cellulose, mikrokristalline, Guar Gummi, Magnesium carbonat, schwer, basisch, Orangenaroma Silesia.
Kurzinformation: siehe Olanzapin 1A Pharma 2,5 mg - Filmtabletten, → S. 1025
PG: 7 ST (2) (EKO: G) [€ 19,70], 28 ST (2) (EKO: G) [€ 57,70]

Olanzapin Actavis 15 mg - Schmelztabletten 49B05
(Z.Nr. 1-28396) NR. P. N05AH03
ZI: Actavis Group PTC, Hafnarfjördur, Island
Z: 1 Schmelztablette enthält: Olanzapin 15 mg, Magnesium stearat, L-Methionin, Siliciumdioxid, hochdisperses, Hydroxypropylcellulose gering substituiert, Crospovidon, Aspartam 8,4 mg, Cellulose, mikrokristalline, Guar Gummi, Magnesium carbonat, schwer, basisch, Orangenaroma Silesia.
Kurzinformation: siehe Olanzapin 1A Pharma 2,5 mg - Filmtabletten, → S. 1025
PG: 7 ST (2) (EKO: G) [€ 22,80], 28 ST (2) (EKO: G) [€ 82,80]

Olanzapin Apotex 2,5 mg - Filmtabletten 49B05
(Z.Nr. EU/1/10/635/*) NR. P. nicht im Handel. N05AH03

Olanzapin Apotex 5 mg - Filmtabletten 49B05
(Z.Nr. EU/1/10/635/*) NR. P. nicht im Handel. N05AH03

Olanzapin Apotex 7,5 mg - Filmtabletten 49B05
(Z.Nr. EU/1/10/635/*) NR. P. nicht im Handel. N05AH03

Olanzapin Apotex 10 mg - Filmtabletten 49B05
(Z.Nr. EU/1/10/635/*) NR. P. nicht im Handel. N05AH03

Olanzapin Apotex 5 mg - Schmelztabletten 49B05
(Z.Nr. EU/1/10/635/*) NR. P. nicht im Handel. N05AH03

Olanzapin Apotex 10 mg - Schmelztabletten 49B05
(Z.Nr. EU/1/10/635/*) NR. P. nicht im Handel. N05AH03

Olanzapin Apotex 15 mg - Schmelztabletten 49B05
(Z.Nr. EU/1/10/635/*) NR. P. nicht im Handel. N05AH03

Olanzapin Apotex 20 mg - Schmelztabletten 49B05
(Z.Nr. EU/1/10/635/*) NR. P. nicht im Handel. N05AH03

Olanzapin Aristo 2,5 mg - Filmtabletten 49B05
(Z.Nr. 1-28844) NR. P. N05AH03
ZI: Aristo Pharma, Berlin, Deutschland
Z: 1 Filmtablette enthält: Olanzapin 2,5 mg, Tablettenkern: Lactose, wasserfrei 58,3 mg, Cellulose, mikrokristalline, Crospovidon, Magnesium stearat; Tablettenfilm: (entspr. Poly(vinylalkohol), partiell hydrolysiert) (entspr. Titandioxid) (entspr. Talkum) (entspr. Soja-Lecithin 0,064 mg) (entspr. Xanthan gummi).
Kurzinformation: siehe Olanzapin 1A Pharma 2,5 mg - Filmtabletten, → S. 1025
PG: 10 ST (2) (EKO: G) [€ 7,60], 30 ST (2) (EKO: G) [€ 16,60]

Olanzapin Aristo 5 mg - Filmtabletten 49B05
(Z.Nr. 1-28845) NR. P. N05AH03
ZI: Aristo Pharma, Berlin, Deutschland
Z: 1 Filmtablette enthält: Olanzapin 5 mg, Tablettenkern: Lactose, wasserfrei 116,6 mg, Cellulose, mikrokristalline, Crospovidon, Magnesium stearat; Tablettenfilm: (entspr. Poly(vinylalkohol), partiell hydrolysiert) (entspr. Titandioxid) (entspr. Talkum) (entspr. Soja-Lecithin 0,128 mg) (entspr. Xanthan gummi).
Kurzinformation: siehe Olanzapin 1A Pharma 2,5 mg - Filmtabletten, → S. 1025
PG: 10 ST (2) (EKO: G) [€ 14,30], 30 ST (2) (EKO: G) [€ 30,80]

Olanzapin Aristo 10 mg - Filmtabletten 49B05
(Z.Nr. 1-28847) NR. P. N05AH03
ZI: Aristo Pharma, Berlin, Deutschland
Z: 1 Filmtablette enthält: Olanzapin 10 mg, Tablettenkern: Lactose, wasserfrei 233,2 mg, Cellulose, mikrokristalline, Crospovidon, Magnesium stearat; Tablettenfilm: (entspr. Poly(vinylalkohol), partiell hydrolysiert) (entspr. Titandioxid) (entspr. Talkum) (entspr. Soja-Lecithin 0,256 mg) (entspr. Xanthan gummi).
Kurzinformation: siehe Olanzapin 1A Pharma 2,5 mg - Filmtabletten, → S. 1025
PG: 10 ST (2) (EKO: G) [€ 27,65], 30 ST (2) (EKO: G) [€ 61,85]

Olanzapin Aristo 15 mg - Filmtabletten 49B05
(Z.Nr. 1-28846) NR. P. N05AH03
ZI: Aristo Pharma, Berlin, Deutschland
Z: 1 Filmtablette enthält: Olanzapin 15 mg, Tablettenkern: Lactose, wasserfrei 228,2 mg, Cellulose, mikrokristalline, Crospovidon, Magnesium stearat; Tablettenfilm: (entspr. Poly(vinylalkohol), partiell hydrolysiert) (entspr. Titandioxid) (entspr. Talkum) (entspr. Soja-Lecithin 0,256 mg) (entspr. Indigotin-Aluminium Farblack) (entspr. Xanthan gummi).
Kurzinformation: siehe Olanzapin 1A Pharma 2,5 mg - Filmtabletten, → S. 1025
PG: 10 ST (2) (EKO: G) [€ 30,90], 30 ST (2) (EKO: G) [€ 80,85]

Olanzapin Aristo 5 mg - Schmelztabletten 49B05
(Z.Nr. 1-28890) NR. P. nicht im Handel. N05AH03

Olanzapin Aristo 10 mg - Schmelztabletten 49B05
(Z.Nr. 1-28891) NR. P. nicht im Handel. N05AH03

Olanzapin Aristo 15 mg - Schmelztabletten 49B05
(Z.Nr. 1-28892) NR. P. nicht im Handel. N05AH03

Olanzapin Bluefish 5 mg - Schmelztabletten 49B05
(Z.Nr. 1-30440) NR. P. N05AH03
ZI: Bluefish Pharmaceuticals, Gävlegatan, Stockholm, Schweden
Z: 1 Schmelztablette enthält: Olanzapin 5 mg, Calciumcarbonat, Maisstärke, vorverkleistert, Maisstärke, Lactose monohydrat 94,2 mg, Crospovidon, Aspartam 1,25 mg, Magnesium stearat.
EW: Neuroleptikum.
AG: Schizophrenie, manische Episoden, Phasenprophylaxe bei bipolarer Störung.
AA: Oral. Tablette auf die Zunge legen oder in ein Glas Flüssigkeit auflösen.
DO: Schizophrenie: TD 5-20 mg, initial 10 mg, Niedrige Anfangsdosis (5 mg) bei Leber- oder Nierenschäden.
Manische Episoden: TD initial bei Monotherapie 15 mg, bei Kombinationstherapie 10 mg.
Bipolare Störung: TD initial 10 mg.
Bei Rauchern ev. Dosis steigern.

Für Kinder und Jugendliche nicht empfohlen.
GA: Engwinkelglaukom.
SST: Nutzen/Risiko-Abwägung, nicht stillen. Erhöhtes Risiko von Neugeborenen für extrapyramidale und/oder Entzugssymptome bei Exposition im 3. Trimenon.
NW: Schläfrigkeit, Gewichtszunahme, ZNS (selten Krämpfe), QT-Verlängerung, Hypotonie, anticholinerg, Leber, Lipidveränderungen, Hyperglykämie, Lichtüberempfindlichkeit, malignes neuroleptisches Syndrom, Verschlechterung der Parkinson-Symptome, Thromboembolien, plötzlicher Herztod, erektile Dysfunktion, Brustvergrößerung.
WW: Vorsicht: QT-verlängernde Substanzen, Fluvoxamin (Olanzapin-Anfangsdosis reduzieren), Aktivkohle (2 Std. Abstand), Valproat (Neutropenie). Cave Alkohol.
WH: Vorsicht bei Prostatahypertrophie, paralytischem Ileus, Neutropenie, Krampfleiden, Leberkontrollen.
Auf Spätdyskinesien, malignes neuroleptisches Syndrom, Hyperglykämie, Blutfette achten. Blutglukose und Blutfette kontrollieren. Verkehrshinweis. QT-Strecken-Verlängerung möglich. Nicht zur Behandlung von Psychosen bei Demenz anwenden (Mortalität und Risiko zerebrovaskulärer Zwischenfälle erhöht). Nicht zur Behandlung von Psychosen durch dopaminerge Arzneimittel bei M. Parkinson empfohlen.
PG: 14 ST (EKO: G) [€ 15,30], 28 ST (2) (EKO: G) [€ 29,50]

Olanzapin Bluefish 10 mg - Schmelztabletten 49B05
(Z.Nr. 1-30441) NR. P. N05AH03
ZI: Bluefish Pharmaceuticals, Gävlegatan, Stockholm, Schweden
Z: 1 Schmelztablette enthält: Olanzapin 10 mg, Calciumcarbonat, Maisstärke, vorverkleistert, Maisstärke, Lactose monohydrat 188,4 mg, Crospovidon, Aspartam 2,5 mg, Magnesium stearat.
Kurzinformation: siehe Olanzapin Bluefish 5 mg - Schmelztabletten, → S. 1026
PG: 14 ST (EKO: G) [€ 29,60], 28 ST (2) (EKO: G) [€ 55,20]

Olanzapin Bluefish 15 mg - Schmelztabletten 49B05
(Z.Nr. 1-30442) NR. P. N05AH03
ZI: Bluefish Pharmaceuticals, Gävlegatan, Stockholm, Schweden
Z: 1 Schmelztablette enthält: Olanzapin 15 mg, Calciumcarbonat, Maisstärke, vorverkleistert, Maisstärke, Lactose monohydrat 282,6 mg, Crospovidon, Aspartam 3,75 mg, Magnesium stearat.
Kurzinformation: siehe Olanzapin Bluefish 5 mg - Schmelztabletten, → S. 1026
PG: 14 ST (EKO: G) [€ 39,30], 28 ST (2) (EKO: G) [€ 75,45]

Olanzapin G.L. 2,5 mg - Filmtabletten 49B05
(Z.Nr. 1-30140) NR. P. N05AH03
ZI: G.L. Pharma, Lannach
Z: 1 Filmtablette enthält: Olanzapin 2,5 mg, Tablettenkern: Lactose monohydrat 40 mg, Cellulose, mikrokristalline, Crospovidon, Hydroxypropylcellulose, Talkum, Magnesium stearat; Tablettenfilm: Soja-Lecithin 0,048 mg, Poly(vinylalkohol), teilweise hydrolysiert, Talkum, Xanthan gummi, Titandioxid.
Kurzinformation: siehe Olanzapin 1A Pharma 2,5 mg - Filmtabletten, → S. 1025
PG: 10 ST (2) (EKO: G) [€ 5,85], 30 ST (2) (EKO: G) [€ 16,45]

Olanzapin G.L. 5 mg - Filmtabletten 49B05
(Z.Nr. 1-30141) NR. P. N05AH03
ZI: G.L. Pharma, Lannach
Z: 1 Filmtablette enthält: Olanzapin 5 mg, Tablettenkern: Lactose monohydrat 80 mg, Cellulose, mikrokristalline, Crospovidon, Hydroxypropylcellulose, Talkum, Magnesium stearat; Tablettenfilm: Soja-Lecithin 0,096 mg, Poly(vinylalkohol), teilweise hydrolysiert, Talkum, Xanthan gummi, Titandioxid.
Kurzinformation: siehe Olanzapin 1A Pharma 2,5 mg - Filmtabletten, → S. 1025
PG: 10 ST (2) (EKO: G) [€ 14,00], 30 ST (2) (EKO: G) [€ 39,30]

Olanzapin G.L. 7,5 mg - Filmtabletten 49B05
(Z.Nr. 1-30142) NR. P. nicht im Handel. N05AH03

Olanzapin G.L. 10 mg - Filmtabletten 49B05
(Z.Nr. 1-30143) NR. P. N05AH03
ZI: G.L. Pharma, Lannach
Z: 1 Filmtablette enthält: Olanzapin 10 mg, Tablettenkern: Lactose monohydrat 160 mg, Cellulose, mikrokristalline, Crospovidon, Hydroxypropylcellulose, Talkum, Magnesium stearat; Tablettenfilm: Soja-Lecithin 0,192 mg, Poly(vinylalkohol), teilweise hydrolysiert, Talkum, Xanthan gummi, Titandioxid.
Kurzinformation: siehe Olanzapin 1A Pharma 2,5 mg - Filmtabletten, → S. 1025
PG: 10 ST (2) (EKO: G) [€ 22,15], 30 ST (2) (EKO: G) [€ 61,85]

Olanzapin G.L. 15 mg - Filmtabletten 49B05
(Z.Nr. 1-30144) NR. P. N05AH03
ZI: G.L. Pharma, Lannach
Z: 1 Filmtablette enthält: Olanzapin 15 mg, Tablettenkern: Lactose monohydrat 240 mg, Cellulose, mikrokristalline, Crospovidon, Hydroxypropylcellulose, Talkum, Magnesium stearat; Tablettenfilm: Soja-Lecithin 0,288 mg, Poly(vinylalkohol), teilweise hydrolysiert, Talkum, Xanthan gummi, Titandioxid, Indigotin I, Eisenoxid gelb, Eisenoxid schwarz.
Kurzinformation: siehe Olanzapin 1A Pharma 2,5 mg - Filmtabletten, → S. 1025
PG: 10 ST (2) (EKO: G) [€ 30,15], 30 ST (2) (EKO: G) [€ 88,65]

Olanzapin G.L. 20 mg - Filmtabletten 49B05
(Z.Nr. 1-30145) NR. P. nicht im Handel. N05AH03

Olanzapin G.L. 5 mg - Schmelztabletten 49B05
(Z.Nr. 1-29566) NR. P. N05AH03
ZI: G.L. Pharma, Lannach
Z: 1 Schmelztablette enthält: Olanzapin 5 mg, Crospovidon Typ A, Lactose 57,6 mg (entspr. Lactose monohydrat), Siliciumdioxid, hochdispers, wasserfrei, Hydroxypropylcellulose, Minz-Aroma, Talkum, Magnesium stearat.
Kurzinformation: siehe Olanzapin Bluefish 5 mg - Schmelztabletten, → S. 1026
PG: 10 ST (2) (EKO: G) [€ 14,30 n.l.], 30 ST (2) (EKO: G) [€ 39,15]

Olanzapin G.L. 10 mg - Schmelztabletten 49B05
(Z.Nr. 1-29567) NR. P. N05AH03
ZI: G.L. Pharma, Lannach
Z: 1 Schmelztablette enthält: Olanzapin 10 mg, Crospovidon Typ A, Lactose 115,1 mg (entspr. Lactose monohydrat), Siliciumdioxid, hochdispers, wasserfrei, Hydroxypropylcellulose, Minz-Aroma, Talkum, Magnesium stearat.
Kurzinformation: siehe Olanzapin Bluefish 5 mg - Schmelztabletten, → S. 1026
PG: 10 ST (2) (EKO: G) [€ 27,65 n.l.], 30 ST (2) (EKO: G) [€ 61,85]

Olanzapin G.L. 15 mg - Schmelztabletten 49B05
(Z.Nr. 1-29568) NR. P. N05AH03
ZI: G.L. Pharma, Lannach
Z: 1 Schmelztablette enthält: Olanzapin 15 mg, Crospovidon Typ A, Lactose 172,7 mg (entspr. Lactose monohydrat), Siliciumdioxid, hochdispers, wasserfrei, Hydroxypropylcellulose, Minz-Aroma, Talkum, Magnesium stearat.
Kurzinformation: siehe Olanzapin Bluefish 5 mg - Schmelztabletten, → S. 1026
PG: 10 ST (2) (EKO: G) [€ 29,70], 30 ST (2) (EKO: G) [€ 88,65]

Olanzapin Genericon 2,5 mg - Filmtabletten 49B05
(Z.Nr. 1-39382) NR. P. N05AH03
ZI: Genericon Pharma, Graz
Z: 1 Filmtablette enthält: Olanzapin 2,5 mg, Tablettenkern: Lactose, wasserfrei 58,3 mg, Cellulose, mikrokristalline, Crospovidon, Magnesium stearat; Tablettenfilm: Poly(vinylalkohol), Titandioxid, Talk, Soja-Lecithin 0,064 mg, Xanthan.
EW: Atypisches Neuroleptikum: antipsychotisch, stimmungsstabilisierend.
AG: Schizophrenie, manische Episoden, Phasenprophylaxe bei bipolarer Störung.
AA: Oral 1mal tgl. einnehmen.
DO: Alle Indikationen: TD 5-20 mg, individuell nach klinischem Zustand. Niedrige Anfangsdosis (5 mg) bei Leber- oder Nierenschäden.
Schizophrenie: TD initial 10 mg.
Manische Episoden: TD initial bei Monotherapie 15 mg, bei Kombinationstherapie 10 mg.
Bipolare Störung: TD initial 10 mg.
Bei Rauchern ev. Dosis steigern.
Für Kinder und Jugendliche nicht empfohlen.
GA: Soja-, Erdnussallergie, Engwinkelglaukom.
SST: Nutzen/Risiko-Abwägung in der Schwangerschaft, nicht stillen. Erhöhtes Risiko von Neugeborenen für extrapyramidale und/oder Entzugssymptome bei Exposition im 3. Trimenon.
NW: Schläfrigkeit, ZNS (Akathisie, Krämpfe), QT-Verlängerung, Hypotonie, anticholinerge Effekte (Mundtrockenheit, Verstopfung), Leberenzymanstieg, Stoffwechsel (Lipidveränderungen, Hyperglykämie, Gewichtszunahme), Blutbild, Arthralgie, Lichtüberempfindlichkeit, malignes neuroleptisches Syndrom, Verschlechterung von Parkinson-Symptome, Thromboembolien, plötzlicher Herztod, erektile Dysfunktion, Brustvergrößerung, Labor (Prolaktinanstieg).
WW: Vorsicht: QT-verlängernde Substanzen, CYP1A2-Induktoren (Carbamazepin, Rauchen), CYP1A2-Hemmer (Fluvoxamin, Ciprofloxacin), Aktivkohle (2 Std. Abstand), Valproat (Neutropenie). ZNS-Dämpfer, Alkohol.
WH: Vorsicht bei Prostatahypertrophie, paralytischem Ileus, Neutropenie, Krampfleiden.
Auf Spätdyskinesien, malignes neuroleptisches Syndrom, Hyperglykämie, erhöhte Blutfette achten. QT-Verlängerung möglich.

O

Kontrolle: Blutglukose, Blutfette, Körpergewicht. Nicht zur Behandlung von Psychosen bei Demenz anwenden (Mortalität und Risiko zerebrovaskulärer Zwischenfälle erhöht). Nicht empfohlen zur Behandlung von Psychosen, ausgelöst durch dopaminerge Arzneimittel, bei M. Parkinson. Nicht abrupt absetzen. Verkehrshinweis.
PG: 10 ST (2) (EKO: G) [€ 5,65], 30 ST (2) (EKO: G) [€ 15,85]

Olanzapin Genericon 5 mg - Filmtabletten 49B05
(Z.Nr. 1-39383) NR. P. N05AH03
ZI: Genericon Pharma, Graz
Z: 1 Filmtablette enthält: Olanzapin 5 mg, Tablettenkern: Lactose, wasserfrei 116,6 mg, Cellulose, mikrokristalline, Crospovidon, Magnesium stearat; Tablettenfilm: Poly(vinylalkohol), Titandioxid, Talk, Soja-Lecithin 0,128 mg, Xanthan.
Kurzinformation: siehe Olanzapin Genericon 2,5 mg - Filmtabletten, → S. 1027
PG: 10 ST (2) (EKO: G) [€ 11,30], 30 ST (2) (EKO: G) [€ 30,05]

Olanzapin Genericon 7,5 mg - Filmtabletten 49B05
(Z.Nr. 1-39384) NR. P. nicht im Handel. N05AH03

Olanzapin Genericon 10 mg - Filmtabletten 49B05
(Z.Nr. 1-39385) NR. P. N05AH03
ZI: Genericon Pharma, Graz
Z: 1 Filmtablette enthält: Olanzapin 10 mg, Tablettenkern: Lactose, wasserfrei 233,2 mg, Cellulose, mikrokristalline, Crospovidon, Magnesium stearat; Tablettenfilm: Poly(vinylalkohol), Titandioxid, Talk, Soja-Lecithin 0,256 mg, Xanthan.
Kurzinformation: siehe Olanzapin Genericon 2,5 mg - Filmtabletten, → S. 1027
PG: 10 ST (2) (EKO: G) [€ 21,15], 30 ST (2) (EKO: G) [€ 58,05]

Olanzapin Genericon 5 mg - Schmelztabletten 49B05
(Z.Nr. 1-28398) NR. P. N05AH03
ZI: Genericon Pharma, Graz
Z: 1 Schmelztablette enthält: Olanzapin 5 mg, Magnesium stearat, L-Methionin, Siliciumdioxid, hochdisperses, Hydroxypropylcellulose niedrig substituiert, Crospovidon, Aspartam 2,8 mg, Cellulose, mikrokristalline, Guar Gummi, Magnesium carbonat, schwer, basisch, Orangenaroma Silesia.
EW: Atypisches Neuroleptikum: antipsychotisch, stimmungsstabilisierend.
AG: Schizophrenie, manische Episoden, Phasenprophylaxe bei bipolarer Störung.
AA: Oral. Tablette auf die Zunge legen, zergehen lassen und schlucken. Alternativ in einem Glas Flüssigkeit auflösen und trinken.
DO: Alle Indikationen: TD 5-20 mg, individuell nach klinischem Zustand. Niedrige Anfangsdosis (5 mg) bei Leber- oder Nierenschäden.
Schizophrenie: TD initial 10 mg.
Manische Episoden: TD initial bei Monotherapie 15 mg, bei Kombinationstherapie 10 mg.
Bipolare Störung: TD initial 10 mg.
Bei Rauchern ev. Dosis steigern.
Für Kinder und Jugendliche nicht empfohlen.
GA: Engwinkelglaukom.
SST: Nutzen/Risiko-Abwägung in der Schwangerschaft, nicht stillen. Erhöhtes Risiko von Neugeborenen für extrapyramidale und/ oder Entzugssymptome bei Exposition im 3. Trimenon.
NW: Schläfrigkeit, ZNS (Akathisie, Krämpfe), QT-Verlängerung, Hypotonie, anticholinerge Effekte (Mundtrockenheit, Verstopfung), Leberenzymanstieg, Stoffwechsel (Lipidveränderungen, Hyperglykämie, Gewichtszunahme), Blutbild, Arthralgie, Lichtüberempfindlichkeit, malignes neuroleptisches Syndrom, Verschlechterung von Parkinson-Symptome, Thromboembolien, plötzlicher Herztod, erektile Dysfunktion, Brustvergrößerung, Labor (Prolaktinanstieg).
WW: Vorsicht: QT-verlängernde Substanzen, CYP1A2-Induktoren (Carbamazepin, Rauchen), CYP1A2-Hemmer (Fluvoxamin, Ciprofloxacin), Aktivkohle (2 Std. Abstand), Valproat (Neutropenie). ZNS-Dämpfer, Alkohol.
WH: Vorsicht bei Prostatahypertrophie, paralytischem Ileus, Neutropenie, Krampfleiden.
Auf Spätdyskinesien, malignes neuroleptisches Syndrom, Hyperglykämie, erhöhte Blutfette achten. QT-Verlängerung möglich. Kontrolle: Blutglukose, Blutfette, Körpergewicht. Nicht zur Behandlung von Psychosen bei Demenz anwenden (Mortalität und Risiko zerebrovaskulärer Zwischenfälle erhöht). Nicht empfohlen zur Behandlung von Psychosen, ausgelöst durch dopaminerge Arzneimittel, bei M. Parkinson. Nicht abrupt absetzen. Verkehrshinweis.
PG: 10 ST (2) (EKO: G) [€ 14,30], 30 ST (2) (EKO: G) [€ 39,80]

Olanzapin Genericon 10 mg - Schmelztabletten 49B05
(Z.Nr. 1-28399) NR. P. N05AH03
ZI: Genericon Pharma, Graz
Z: 1 Schmelztablette enthält: Olanzapin 10 mg, Magnesium stearat, L-Methionin, Siliciumdioxid, hochdisperses, Hydroxypropylcellulose niedrig substituiert, Crospovidon, Aspartam 5,6 mg, Cellulose, mikrokristalline, Guar Gummi, Magnesium carbonat, schwer, basisch, Orangenaroma Silesia.
Kurzinformation: siehe Olanzapin Genericon 5 mg - Schmelztabletten, → S. 1028
PG: 10 ST (2) (EKO: G) [€ 27,65], 30 ST (2) (EKO: G) [€ 75,10]

Olanzapin Genericon 2,5 mg - Tabletten 49B05
(Z.Nr. 1-27534) NR. P. N05AH03
ZI: Genericon Pharma, Graz
Z: 1 Tabl enthält: Olanzapin 2,5 mg, Calciumhydrogenphosphat, Cellulose, mikrokristalline, Magnesium stearat, Carboxymethylstärke, Natrium Typ A.
EW: Atypisches Neuroleptikum: antipsychotisch, stimmungsstabilisierend.
AG: Schizophrenie, manische Episoden, Phasenprophylaxe bei bipolarer Störung.
AA: Oral 1mal tgl. einnehmen.
DO: Alle Indikationen: TD 5-20 mg, individuell nach klinischem Zustand. Niedrige Anfangsdosis (5 mg) bei Leber- oder Nierenschäden.
Schizophrenie: TD initial 10 mg.
Manische Episoden: TD initial bei Monotherapie 15 mg, bei Kombinationstherapie 10 mg.
Bipolare Störung: TD initial 10 mg.
Bei Rauchern ev. Dosis steigern.
Für Kinder und Jugendliche nicht empfohlen.
GA: Engwinkelglaukom.
SST: Nutzen/Risiko-Abwägung in der Schwangerschaft, nicht stillen. Erhöhtes Risiko von Neugeborenen für extrapyramidale und/ oder Entzugssymptome bei Exposition im 3. Trimenon.
NW: Schläfrigkeit, ZNS (Akathisie, Krämpfe), QT-Verlängerung, Hypotonie, anticholinerge Effekte (Mundtrockenheit, Verstopfung), Leberenzymanstieg, Stoffwechsel (Lipidveränderungen, Hyperglykämie, Gewichtszunahme), Blutbild, Arthralgie, Lichtüberempfindlichkeit, malignes neuroleptisches Syndrom, Verschlechterung von Parkinson-Symptome, Thromboembolien, plötzlicher Herztod, erektile Dysfunktion, Brustvergrößerung, Labor (Prolaktinanstieg).
WW: Vorsicht: QT-verlängernde Substanzen, CYP1A2-Induktoren (Carbamazepin, Rauchen), CYP1A2-Hemmer (Fluvoxamin, Ciprofloxacin), Aktivkohle (2 Std. Abstand), Valproat (Neutropenie). ZNS-Dämpfer, Alkohol.
WH: Vorsicht bei Prostatahypertrophie, paralytischem Ileus, Neutropenie, Krampfleiden.
Auf Spätdyskinesien, malignes neuroleptisches Syndrom, Hyperglykämie, erhöhte Blutfette achten. QT-Verlängerung möglich. Kontrolle: Blutglukose, Blutfette, Körpergewicht. Nicht zur Behandlung von Psychosen bei Demenz anwenden (Mortalität und Risiko zerebrovaskulärer Zwischenfälle erhöht). Nicht empfohlen zur Behandlung von Psychosen, ausgelöst durch dopaminerge Arzneimittel, bei M. Parkinson. Nicht abrupt absetzen. Verkehrshinweis.
PG: 10 ST (2) (EKO: G) [€ 5,65], 30 ST (2) (EKO: G) [€ 15,85]

Olanzapin Genericon 5 mg - Tabletten 49B05
(Z.Nr. 1-27535) NR. P. N05AH03
ZI: Genericon Pharma, Graz
Z: 1 Tablette enthält: Olanzapin 5 mg, Calciumhydrogenphosphat, Cellulose, mikrokristalline, Magnesium stearat, Carboxymethylstärke, Natrium Typ A.
Kurzinformation: siehe Olanzapin Genericon 2,5 mg - Tabletten, → S. 1028
PG: 10 ST (2) (EKO: G) [€ 11,30], 30 ST (2) (EKO: G) [€ 30,05]

Olanzapin Genericon 7,5 mg - Tabletten 49B05
(Z.Nr. 1-27537) NR. P. nicht im Handel. N05AH03

Olanzapin Genericon 10 mg - Tabletten 49B05
(Z.Nr. 1-27536) NR. P. N05AH03
ZI: Genericon Pharma, Graz
Z: 1 Tablette enthält: Olanzapin 10 mg, Calciumhydrogenphosphat, Cellulose, mikrokristalline, Magnesium stearat, Carboxymethylstärke, Natrium Typ A.
Kurzinformation: siehe Olanzapin Genericon 2,5 mg - Tabletten, → S. 1028
PG: 10 ST (2) (EKO: G) [€ 21,15], 30 ST (2) (EKO: G) [€ 58,05]

Olanzapin Glenmark 2,5 mg - Tabletten 49B05
(Z.Nr. EU/1/09/587/*) NR. P. nicht im Handel. N05AH03

Olanzapin Glenmark 5 mg - Tabletten 49B05
(Z.Nr. EU/1/09/587/*) NR. P. nicht im Handel. N05AH03

Olanzapin Glenmark 7,5 mg - Tabletten 49B05
(Z.Nr. EU/1/09/587/*) NR. P. nicht im Handel. N05AH03

Olanzapin Glenmark 10 mg - Tabletten 49B05
(Z.Nr. EU/1/09/587/*) NR. P. nicht im Handel. N05AH03

Olanzapin Glenmark 15 mg - Tabletten 49B05
(Z.Nr. EU/1/09/587/*) NR. P. nicht im Handel. N05AH03

Olanzapin Glenmark 20 mg - Tabletten 49B05
(Z.Nr. EU/1/09/587/*) NR. P. nicht im Handel. N05AH03

Olanzapin Glenmark Europe 5 mg - Schmelztabletten 49B05
(Z.Nr. EU/1/09/588/*) NR. P. nicht im Handel. N05AH03

Olanzapin Glenmark Europe 10 mg - Schmelztabletten 49B05
(Z.Nr. EU/1/09/588/*) NR. P. nicht im Handel. N05AH03

Olanzapin Glenmark Europe 15 mg - Schmelztabletten 49B05
(Z.Nr. EU/1/09/588/*) NR. P. nicht im Handel. N05AH03

Olanzapin Glenmark Europe 20 mg - Schmelztabletten 49B05
(Z.Nr. EU/1/09/588/*) NR. P. nicht im Handel. N05AH03

Olanzapin Mylan 2,5 mg - Filmtabletten 49B05
(Z.Nr. EU/1/08/475/*) NR. P. nicht im Handel. N05AH03

Olanzapin Mylan 5 mg - Filmtabletten 49B05
(Z.Nr. EU/1/08/475/*) NR. P. nicht im Handel. N05AH03

Olanzapin Mylan 7,5 mg - Filmtabletten 49B05
(Z.Nr. EU/1/08/475/*) NR. P. nicht im Handel. N05AH03

Olanzapin Mylan 10 mg - Filmtabletten 49B05
(Z.Nr. EU/1/08/475/*) NR. P. nicht im Handel. N05AH03

Olanzapin Mylan 15 mg - Filmtabletten 49B05
(Z.Nr. EU/1/08/475/*) NR. P. nicht im Handel. N05AH03

Olanzapin Mylan 20 mg - Filmtabletten 49B05
(Z.Nr. EU/1/08/475/*) NR. P. nicht im Handel. N05AH03

Olanzapin +pharma 2,5 mg - Filmtabletten 49B05
(Z.Nr. 1-39376) NR. P. N05AH03
ZI: +pharma Arzneimittel, Graz
Z: 1 Filmtablette enthält: Olanzapin 2,5 mg, Tablettenkern: Lactose, wasserfrei 58,3 mg, Cellulose, mikrokristalline, Crospovidon, Magnesium stearat; Tablettenfilm: Poly(vinylalkohol), Titandioxid, Talk, Soja-Lecithin 0,064 mg, Xanthan.
EW: Atypisches Neuroleptikum: antipsychotisch, stimmungsstabilisierend.
AG: Schizophrenie, manische Episoden, Phasenprophylaxe bei bipolarer Störung.
AA: Oral 1mal tgl. einnehmen.
DO: Alle Indikationen: TD 5-20 mg, individuell nach klinischem Zustand. Niedrige Anfangsdosis (5 mg) bei Leber- oder Nierenschäden.
Schizophrenie: TD initial 10 mg.
Manische Episoden: TD initial bei Monotherapie 15 mg, bei Kombinationstherapie 10 mg.
Bipolare Störung: TD initial 10 mg.
Bei Rauchern ev. Dosis steigern.
Für Kinder und Jugendliche nicht empfohlen.
GA: Soja-, Erdnussallergie, Engwinkelglaukom.
SST: Nutzen/Risiko-Abwägung in der Schwangerschaft, nicht stillen. Erhöhtes Risiko von Neugeborenen für extrapyramidale und/ oder Entzugssymptome bei Exposition im 3. Trimenon.
NW: Schläfrigkeit, ZNS (Akathisie, Krämpfe), QT-Verlängerung, Hypotonie, anticholinerge Effekte (Mundtrockenheit, Verstopfung), Leberenzymanstieg, Stoffwechsel (Lipidveränderungen, Hyperglykämie, Gewichtszunahme), Blutbild, Arthralgie, Lichtüberempfindlichkeit, malignes neuroleptisches Syndrom, Verschlechterung von Parkinson-Symptome, Thromboembolien, plötzlicher Herztod, erektile Dysfunktion, Brustvergrößerung, Labor (Prolaktinanstieg).
WW: Vorsicht: QT-verlängernde Substanzen, CYP1A2-Induktoren (Carbamazepin, Rauchen), CYP1A2-Hemmer (Fluvoxamin, Ciprofloxacin), Aktivkohle (2 Std. Abstand), Valproat (Neutropenie). ZNS-Dämpfer, Alkohol.
WH: Vorsicht bei Prostatahypertrophie, paralytischem Ileus, Neutropenie, Krampfleiden.
Auf Spätdyskinesien, malignes neuroleptisches Syndrom, Hyperglykämie, erhöhte Blutfette achten. QT-Verlängerung möglich. Kontrolle: Blutglukose, Blutfette, Körpergewicht. Nicht zur Behandlung von Psychosen bei Demenz anwenden (Mortalität und Risiko zerebrovaskulärer Zwischenfälle erhöht). Nicht zur Behandlung von Psychosen, ausgelöst durch dopaminerge Arzneimittel, bei M. Parkinson empfohlen. Nicht abrupt absetzen. Verkehrshinweis.
PG: 10 ST (2) (EKO: G) [€ 5,65], 30 ST (2) (EKO: G) [€ 15,85]

Olanzapin +pharma 5 mg - Filmtabletten 49B05
(Z.Nr. 1-39377) NR. P. N05AH03
ZI: +pharma Arzneimittel, Graz
Z: 1 Filmtablette enthält: Olanzapin 5 mg, Tablettenkern: Lactose, wasserfrei 116,6 mg, Cellulose, mikrokristalline, Crospovidon, Magnesium stearat; Tablettenfilm: Poly(vinylalkohol), Titandioxid, Talk, Soja-Lecithin 0,128 mg, Xanthan.
Kurzinformation: siehe Olanzapin +pharma 2,5 mg - Filmtabletten, → S. 1029
PG: 10 ST (2) (EKO: G) [€ 11,30], 30 ST (2) (EKO: G) [€ 30,05]

Olanzapin +pharma 7,5 mg - Filmtabletten 49B05
(Z.Nr. 1-39378) NR. P. nicht im Handel. N05AH03

Olanzapin +pharma 10 mg - Filmtabletten 49B05
(Z.Nr. 1-39379) NR. P. N05AH03
ZI: +pharma Arzneimittel, Graz
Z: 1 Filmtablette enthält: Olanzapin 10 mg, Tablettenkern: Lactose, wasserfrei 233,2 mg, Cellulose, mikrokristalline, Crospovidon, Magnesium stearat; Tablettenfilm: Poly(vinylalkohol), Titandioxid, Talk, Soja-Lecithin 0,256 mg, Xanthan.
Kurzinformation: siehe Olanzapin +pharma 2,5 mg - Filmtabletten, → S. 1029
PG: 10 ST (2) (EKO: G) [€ 21,15], 30 ST (2) (EKO: G) [€ 58,05]

Olanzapin ratiopharm 2,5 mg - Tabletten 49B05
(Z.Nr. 1-27309) NR. P. N05AH03
ZI: Teva, Haarlem, Niederlande
Z: 1 Tablette enthält: Olanzapin 2,5 mg, Cellactose: Lactose 40,44 mg (entspr. Lactose monohydrat) (entspr. Cellulosepulver), Maisstärke, vorverkleistert, Maisstärke, Siliciumdioxid, hochdispers, wasserfrei, Magnesium stearat.
EW: Neuroleptikum.
AG: Schizophrenie, manische Episoden, Phasenprophylaxe bei bipolarer Störung.
AA: Oral, einmal täglich.
DO: Schizophrenie: TD 5-20 mg, initial 10 mg, Niedrige Anfangsdosis (5 mg) bei Leber- oder Nierenschäden.
Manische Episoden: TD initial bei Monotherapie 15 mg, bei Kombinationstherapie 10 mg.
Bipolare Störung: TD initial 10 mg.
Bei Rauchern ev. Dosis steigern.
Für Kinder und Jugendliche nicht empfohlen.
GA: Engwinkelglaukom.
SST: Nutzen/Risiko-Abwägung, nicht stillen. Erhöhtes Risiko von Neugeborenen für extrapyramidale und/oder Entzugssymptome bei Exposition im 3. Trimenon.
NW: Schläfrigkeit, Gewichtszunahme, ZNS (selten Krämpfe), QT-Verlängerung, Hypotonie, anticholinerg, Leber, Lipidveränderungen, Hyperglykämie, Lichtüberempfindlichkeit, malignes neuroleptisches Syndrom, Verschlechterung der Parkinson-Symptome, Thromboembolien, plötzlicher Herztod, erektile Dysfunktion, Brustvergrößerung, Hypersalivation..
WW: Vorsicht: QT-verlängernde Substanzen, Fluvoxamin (Olanzapin-Anfangsdosis reduzieren), Aktivkohle (2 Std. Abstand), Valproat (Neutropenie). Cave Alkohol.
WH: Vorsicht bei Prostatahypertrophie, paralytischem Ileus, Neutropenie, Krampfleiden.
Auf Spätdyskinesien, malignes neuroleptisches Syndrom, Hyperglykämie, erhöhte Blutfette achten. QT-Verlängerung möglich. Kontrolle: Blutglukose, Blutfette, Körpergewicht. Nicht zur Behandlung von Psychosen bei Demenz anwenden (Mortalität und Risiko zerebrovaskulärer Zwischenfälle erhöht). Nicht empfohlen zur Behandlung von Psychosen, ausgelöst durch dopaminerge Arzneimittel, bei M. Parkinson. Nicht abrupt absetzen. Verkehrshinweis.
PG: 7 ST (2) (EKO: G) [€ 4,85], 28 ST (2) (EKO: G) [€ 18,10]

Olanzapin ratiopharm 5 mg - Tabletten 49B05
(Z.Nr. 1-27311) NR. P. N05AH03
ZI: Teva, Haarlem, Niederlande
Z: 1 Tablette enthält: Olanzapin 5 mg, Cellactose: Lactose 80,87 mg (entspr. Lactose monohydrat) (entspr. Cellulosepulver), Maisstärke, vorverkleistert, Maisstärke, Siliciumdioxid, hochdispers, wasserfrei, Magnesium stearat.
Kurzinformation: siehe Olanzapin ratiopharm 2,5 mg - Tabletten, → S. 1029
PG: 7 ST (2) (EKO: G) [€ 8,05], 28 ST (2) (EKO: G) [€ 29,60]

O

Olanzapin ratiopharm 7,5 mg - Tabletten 49B05

(Z.Nr. 1-27314) NR. P. N05AH03
ZI: Teva, Haarlem, Niederlande
Z: 1 Tablette enthält: Olanzapin 7,5 mg, Cellactose: Lactose 121,31 mg (entspr. Lactose monohydrat) (entspr. Cellulosepulver), Maisstärke, vorverkleistert, Maisstärke, Siliciumdioxid, hochdispers, wasserfrei, Magnesium stearat.
Kurzinformation: siehe Olanzapin ratiopharm 2,5 mg - Tabletten, → S. 1029
PG: 7 ST (2) (EKO: G) [€ 12,15], 28 ST (2) (EKO: G) [€ 43,10]

Olanzapin ratiopharm 10 mg - Tabletten 49B05

(Z.Nr. 1-27316) NR. P. N05AH03
ZI: Teva, Haarlem, Niederlande
Z: 1 Tablette enthält: Olanzapin 10 mg, Cellactose: Lactose 161,74 mg (entspr. Lactose monohydrat) (entspr. Cellulosepulver), Maisstärke, vorverkleistert, Maisstärke, Siliciumdioxid, hochdispers, wasserfrei, Magnesium stearat.
Kurzinformation: siehe Olanzapin ratiopharm 2,5 mg - Tabletten, → S. 1029
PG: 7 ST (2) (EKO: G) [€ 15,15], 28 ST (2) (EKO: G) [€ 55,55]

Olanzapin ratiopharm 15 mg - Tabletten 49B05

(Z.Nr. 1-27317) NR. P. N05AH03
ZI: Teva, Haarlem, Niederlande
Z: 1 Tablette enthält: Olanzapin 15 mg, Cellactose: Lactose 242,62 mg (entspr. Lactose monohydrat) (entspr. Cellulosepulver), Maisstärke, vorverkleistert, Maisstärke, Siliciumdioxid, hochdispers, wasserfrei, Magnesium stearat.
Kurzinformation: siehe Olanzapin ratiopharm 2,5 mg - Tabletten, → S. 1029
PG: 7 ST (2) (EKO: G) [€ 20,60], 28 ST (2) (EKO: G) [€ 75,45]

Olanzapin ratiopharm 20 mg - Tabletten 49B05

(Z.Nr. 1-27319) NR. P. N05AH03
ZI: Teva, Haarlem, Niederlande
Z: 1 Tablette enthält: Olanzapin 20 mg, Cellactose: Lactose 323,49 mg (entspr. Lactose monohydrat) (entspr. Cellulosepulver), Maisstärke, vorverkleistert, Maisstärke, Siliciumdioxid, hochdispers, wasserfrei, Magnesium stearat.
Kurzinformation: siehe Olanzapin ratiopharm 2,5 mg - Tabletten, → S. 1029
PG: 7 ST (2) (EKO: G) [€ 22,25], 28 ST (2) (EKO: G) [€ 81,50]

Olanzapin ratiopharm GmbH 5 mg - Schmelztabletten 49B05

(Z.Nr. 1-36276) NR. P. N05AH03
ZI: Teva, Haarlem, Niederlande
Z: 1 Schmelztablette enthält: Olanzapin 5 mg, Mannitol, Aspartam 2,25 mg, Magnesium stearat, Crospovidon Typ B, Lactose 47,5 mg (entspr. Lactose monohydrat), Hyprolose, Zitronen-Aroma (entspr. Aromazubereitungen) (entspr. Maltodextrin) (entspr. Saccharose 0,2625 mg) (entspr. Gummi arabisch) (entspr. Triacetin) (entspr. all-rac-alpha-Tocopherol).
EW: Neuroleptikum.
AG: Schizophrenie, manische Episoden, Phasenprophylaxe bei bipolarer Störung.
AA: Oral. Tablette auf die Zunge legen oder in ein Glas Flüssigkeit auflösen.
DO: Schizophrenie: TD 5-20 mg, initial 10 mg, Niedrige Anfangsdosis (5 mg) bei Leber- oder Nierenschäden.
Manische Episoden: TD initial bei Monotherapie 15 mg, bei Kombinationstherapie 10 mg.
Bipolare Störung: TD initial 10 mg.
Bei Rauchern ev. Dosis steigern.
Für Kinder und Jugendliche nicht empfohlen.
GA: Engwinkelglaukom.
SST: Nutzen/Risiko-Abwägung, nicht stillen. Erhöhtes Risiko von Neugeborenen für extrapyramidale und/oder Entzugssymptome bei Exposition im 3. Trimenon.
NW: Schläfrigkeit, Gewichtszunahme, ZNS (selten Krämpfe), QT-Verlängerung, Hypotonie, anticholinerg, Leber, Lipidveränderungen, Hyperglykämie, Lichtüberempfindlichkeit, malignes neuroleptisches Syndrom, Verschlechterung der Parkinson-Symptome, Thromboembolien, plötzlicher Herztod, erektile Dysfunktion, Brustvergrößerung, Hypersalivation..
WW: Vorsicht: QT-verlängernde Substanzen, Fluvoxamin (Olanzapin-Anfangsdosis reduzieren), Aktivkohle (2 Std. Abstand), Valproat (Neutropenie). Cave Alkohol.
WH: Vorsicht bei Prostatahypertrophie, paralytischem Ileus, Neutropenie, Krampfleiden.
Auf Spätdyskinesien, malignes neuroleptisches Syndrom, Hyperglykämie, erhöhte Blutfette achten. QT-Verlängerung möglich. Kontrolle: Blutglukose, Blutfette, Körpergewicht. Nicht zur Behandlung von Psychosen bei Demenz anwenden (Mortalität und Risiko zerebrovaskulärer Zwischenfälle erhöht). Nicht empfohlen zur Behandlung von Psychosen, ausgelöst durch dopaminerge Arzneimittel, bei M. Parkinson. Nicht abrupt absetzen. Verkehrshinweis.
PG: 7 ST (2) (EKO: G) [€ 8,05], 28 ST (2) (EKO: G) [€ 29,60]

Olanzapin ratiopharm GmbH 10 mg - Schmelztabletten 49B05

(Z.Nr. 1-36280) NR. P. N05AH03
ZI: Teva, Haarlem, Niederlande
Z: 1 Schmelztablette enthält: Olanzapin 10 mg, Mannitol, Aspartam 4,5 mg, Magnesium stearat, Crospovidon Typ B, Lactose 95 mg (entspr. Lactose monohydrat), Hyprolose, Zitronen-Aroma (entspr. Aromazubereitungen) (entspr. Maltodextrin) (entspr. Saccharose 0,525 mg) (entspr. Gummi arabisch) (entspr. Triacetin) (entspr. all-rac-alpha-Tocopherol).
Kurzinformation: siehe Olanzapin ratiopharm GmbH 5 mg - Schmelztabletten, → S. 1030
PG: 7 ST (2) (EKO: G) [€ 15,15], 28 ST (2) (EKO: G) [€ 55,55]

Olanzapin ratiopharm GmbH 15 mg - Schmelztabletten 49B05

(Z.Nr. 1-36277) NR. P. N05AH03
ZI: Teva, Haarlem, Niederlande
Z: 1 Schmelztablette enthält: Olanzapin 15 mg, Mannitol, Aspartam 6,75 mg, Magnesium stearat, Crospovidon Typ B, Lactose 142,5 mg (entspr. Lactose monohydrat), Hyprolose, Zitronen-Aroma (entspr. Aromazubereitungen) (entspr. Maltodextrin) (entspr. Saccharose 0,7875 mg) (entspr. Gummi arabisch) (entspr. Triacetin) (entspr. all-rac-alpha-Tocopherol).
Kurzinformation: siehe Olanzapin ratiopharm GmbH 5 mg - Schmelztabletten, → S. 1030
PG: 7 ST (2) (EKO: G) [€ 20,60], 28 ST (2) (EKO: G) [€ 75,45]

Olanzapin ratiopharm GmbH 20 mg - Schmelztabletten 49B05

(Z.Nr. 1-36281) NR. P. N05AH03
ZI: Teva, Haarlem, Niederlande
Z: 1 Schmelztablette enthält: Olanzapin 20 mg, Mannitol, Aspartam 9 mg, Magnesium stearat, Crospovidon Typ B, Lactose 190 mg (entspr. Lactose monohydrat), Hyprolose, Zitronen-Aroma (entspr. Aromazubereitungen) (entspr. Maltodextrin) (entspr. Saccharose 1,05 mg) (entspr. Gummi arabisch) (entspr. Triacetin) (entspr. all-rac-alpha-Tocopherol).
Kurzinformation: siehe Olanzapin ratiopharm GmbH 5 mg - Schmelztabletten, → S. 1030
PG: 7 ST (2) (EKO: G) [€ 22,25], 28 ST (2) (EKO: G) [€ 81,50]

Olanzapin Sandoz 2,5 mg - Filmtabletten 49B05

(Z.Nr. 1-27433) NR. P. N05AH03
ZI: Sandoz, Kundl
Z: 1 Filmtablette enthält: Olanzapin 2,5 mg, Tablettenkern: Lactose 74,11 mg (entspr. Lactose monohydrat), Hydroxypropylcellulose, Crospovidon, Cellulose, mikrokristalline, Magnesium stearat; Tablettenfilm: Poly(vinylalkohol), Macrogol 3350, Titandioxid, Talkum.
Kurzinformation: siehe Olanzapin 1A Pharma 2,5 mg - Filmtabletten, → S. 1025
PG: 7 ST (2) (EKO: G) [€ 5,30], 28 ST (2) (EKO: G) [€ 19,95]

Olanzapin Sandoz 5 mg - Filmtabletten 49B05

(Z.Nr. 1-27432) NR. P. N05AH03
ZI: Sandoz, Kundl
Z: 1 Filmtablette enthält: Olanzapin 5 mg, Tablettenkern: Lactose 148,22 mg (entspr. Lactose monohydrat), Hydroxypropylcellulose, Crospovidon, Cellulose, mikrokristalline, Magnesium stearat; Tablettenfilm: Poly(vinylalkohol), Macrogol 3350, Titandioxid, Talkum.
Kurzinformation: siehe Olanzapin 1A Pharma 2,5 mg - Filmtabletten, → S. 1025
PG: 7 ST (2) (EKO: G) [€ 10,40], 28 ST (2) (EKO: G) [€ 37,10]

Olanzapin Sandoz 10 mg - Filmtabletten 49B05

(Z.Nr. 1-27434) NR. P. N05AH03
ZI: Sandoz, Kundl
Z: 1 Filmtablette enthält: Olanzapin 10 mg, Tablettenkern: Lactose 296,44 mg (entspr. Lactose monohydrat), Hydroxypropylcellulose, Crospovidon, Cellulose, mikrokristalline, Magnesium stearat; Tablettenfilm: Poly(vinylalkohol), Macrogol 3350, Titandioxid, Talkum.
Kurzinformation: siehe Olanzapin 1A Pharma 2,5 mg - Filmtabletten, → S. 1025
PG: 7 ST (2) (EKO: G) [€ 19,70], 28 ST (2) (EKO: G) [€ 70,00]

Olanzapin Sandoz 15 mg - Filmtabletten 49B05
(Z.Nr. 1-27436) NR. P. N05AH03
ZI: Sandoz, Kundl
Z: 1 Filmtablette enthält: Olanzapin 15 mg, Tablettenkern: Lactose 169,31 mg (entspr. Lactose monohydrat), Hydroxypropylcellulose, Crospovidon, Cellulose, mikrokristalline, Magnesium stearat; Tablettenfilm: Poly(vinylalkohol), Macrogol 3350, Titandioxid, Talkum, Indigocarmin (entspr. Natrium).
Kurzinformation: siehe Olanzapin 1A Pharma 2,5 mg - Filmtabletten, → S. 1025
PG: 7 ST (2) (EKO: G) [€ 22,80], 28 ST (2) (EKO: G) [€ 83,25]

Olanzapin Sandoz 20 mg - Filmtabletten 49B05
(Z.Nr. 1-27437) NR. P. N05AH03
ZI: Sandoz, Kundl
Z: 1 Filmtablette enthält: Olanzapin 20 mg, Tablettenkern: Lactose 225,75 mg (entspr. Lactose monohydrat), Hydroxypropylcellulose, Crospovidon, Cellulose, mikrokristalline, Magnesium stearat; Tablettenfilm: Poly(vinylalkohol), Macrogol 3350, Titandioxid, Talkum, Eisenoxid rot.
Kurzinformation: siehe Olanzapin 1A Pharma 2,5 mg - Filmtabletten, → S. 1025
PG: 7 ST (2) (EKO: G) [€ 24,55], 28 ST (2) (EKO: G) [€ 90,05]

Olanzapin Sandoz 5 mg - Schmelztabletten 49B05
(Z.Nr. 1-30620) NR. P. n.l. N05AH03
ZI: Sandoz, Kundl
Z: 1 Schmelztablette enthält: Olanzapin 5 mg, Crospovidon Typ A, Lactose 57,57 mg (entspr. Lactose monohydrat), Siliciumdioxid, hochdisperses, Hydroxypropylcellulose, Pfefferminzöl, Terpenloses Pfefferminzöl, Eucalyptol, Menthon, Isomenthon, Methylenacetat, Menthol, Talkum, Magnesium stearat.
PG: 7 ST * (EKO: N) [€ 8,20 n.l.]

Olanzapin Sandoz 10 mg - Schmelztabletten 49B05
(Z.Nr. 1-30621) NR. P. n.l. N05AH03
ZI: Sandoz, Kundl
Z: 1 Schmelztablette enthält: Olanzapin 10 mg, Crospovidon Typ A, Lactose 115,15 mg (entspr. Lactose monohydrat), Siliciumdioxid, hochdisperses, Hydroxypropylcellulose, Pfefferminzöl, Terpenloses Pfefferminzöl, Eucalyptol, Menthon, Isomenthon, Methylenacetat, Menthol, Talkum, Magnesium stearat.
PG: 7 ST * (EKO: N) [€ 15,45 n.l.], 28 ST (2) (EKO: G) [€ 55,55 n.l.]

Olanzapin Sandoz 15 mg - Schmelztabletten 49B05
(Z.Nr. 1-30622) NR. P. n.l. N05AH03
ZI: Sandoz, Kundl
Z: 1 Schmelztablette enthält: Olanzapin 15 mg, Crospovidon Typ A, Lactose 172,72 mg (entspr. Lactose monohydrat), Siliciumdioxid, hochdisperses, Hydroxypropylcellulose, Pfefferminzöl, Terpenloses Pfefferminzöl, Eucalyptol, Menthon, Isomenthon, Methylenacetat, Menthol, Talkum, Magnesium stearat.
PG: 7 ST (2) (EKO: G) [€ 20,60 n.l.], 28 ST (2) (EKO: G) [€ 75,45 n.l.]

Olanzapin Sandoz 20 mg - Schmelztabletten 49B05
(Z.Nr. 1-30623) NR. P. n.l. N05AH03
ZI: Sandoz, Kundl
Z: 1 Schmelztablette enthält: Olanzapin 20 mg, Crospovidon Typ A, Lactose 230,29 mg (entspr. Lactose monohydrat), Siliciumdioxid, hochdisperses, Hydroxypropylcellulose, Pfefferminzöl, Terpenloses Pfefferminzöl, Eucalyptol, Menthon, Isomenthon, Methylenacetat, Menthol, Talkum, Magnesium stearat.
PG: 7 ST * (EKO: N) [€ 22,65 n.l.]

Olanzapin Stada 2,5 mg - Filmtabletten 49B05
(Z.Nr. 1-29654) NR. P. N05AH03
ZI: Stada Arzneimittel, Wien
Z: 1 Filmtablette enthält: Olanzapin 2,5 mg, Tablettenkern: Lactose, wasserfrei 58,3 mg, Cellulose, mikrokristalline, Crospovidon Typ A (entspr. Polyplasdon XL), Magnesium stearat; Tablettenfilm: (entspr. Poly(vinylalkohol)) (entspr. Titandioxid) (entspr. Talkum) (entspr. Soja-Lecithin 0,064 mg) (entspr. Xanthan gummi).
Kurzinformation: siehe Olanzapin 1A Pharma 2,5 mg - Filmtabletten, → S. 1025
PG: 10 ST (2) (EKO: G) [€ 7,60], 30 ST (2) (EKO: G) [€ 16,40]

Olanzapin Stada 5 mg - Filmtabletten 49B05
(Z.Nr. 1-29655) NR. P. N05AH03
ZI: Stada Arzneimittel, Wien
Z: 1 Filmtablette enthält: Olanzapin 5 mg, Tablettenkern: Lactose, wasserfrei 116,6 mg, Cellulose, mikrokristalline, Crospovidon Typ A (entspr. Polyplasdon XL), Magnesium stearat; Tablettenfilm: (entspr. Poly(vinylalkohol)) (entspr. Titandioxid) (entspr. Talkum) (entspr. Soja-Lecithin 0,128 mg) (entspr. Xanthan gummi).
Kurzinformation: siehe Olanzapin 1A Pharma 2,5 mg - Filmtabletten, → S. 1025
PG: 10 ST (2) (EKO: G) [€ 14,30], 30 ST (2) (EKO: G) [€ 30,55]

Olanzapin Stada 10 mg - Filmtabletten 49B05
(Z.Nr. 1-29656) NR. P. N05AH03
ZI: Stada Arzneimittel, Wien
Z: 1 Filmtablette enthält: Olanzapin 10 mg, Tablettenkern: Lactose, wasserfrei 233,2 mg, Cellulose, mikrokristalline, Crospovidon Typ A (entspr. Polyplasdon XL), Magnesium stearat; Tablettenfilm: (entspr. Poly(vinylalkohol)) (entspr. Titandioxid) (entspr. Talkum) (entspr. Soja-Lecithin 0,256 mg) (entspr. Xanthan gummi).
Kurzinformation: siehe Olanzapin 1A Pharma 2,5 mg - Filmtabletten, → S. 1025
PG: 10 ST (2) (EKO: G) [€ 27,65], 30 ST (2) (EKO: G) [€ 59,45]

Olanzapin Teva 2,5 mg - Filmtabletten 49B05
(Z.Nr. EU/1/07/427/*) NR. P. nicht im Handel. N05AH03

Olanzapin Teva 5 mg - Filmtabletten 49B05
(Z.Nr. EU/1/07/427/*) NR. P. nicht im Handel. N05AH03

Olanzapin Teva 7,5 mg - Filmtabletten 49B05
(Z.Nr. EU/1/07/427/*) NR. P. nicht im Handel. N05AH03

Olanzapin Teva 10 mg - Filmtabletten 49B05
(Z.Nr. EU/1/07/427/*) NR. P. nicht im Handel. N05AH03

Olanzapin Teva 15 mg - Filmtabletten 49B05
(Z.Nr. EU/1/07/427/*) NR. P. nicht im Handel. N05AH03

Olanzapin Teva 20 mg - Filmtabletten 49B05
(Z.Nr. EU/1/07/427/*) NR. P. nicht im Handel. N05AH03

Olanzapin Teva 5 mg - Schmelztabletten 49B05
(Z.Nr. EU/1/07/427/*) NR. P. nicht im Handel. N05AH03

Olanzapin Teva 10 mg - Schmelztabletten 49B05
(Z.Nr. EU/1/07/427/*) NR. P. nicht im Handel. N05AH03

Olanzapin Teva 15 mg - Schmelztabletten 49B05
(Z.Nr. EU/1/07/427/*) NR. P. nicht im Handel. N05AH03

Olanzapin Teva 20 mg - Schmelztabletten 49B05
(Z.Nr. EU/1/07/427/*) NR. P. nicht im Handel. N05AH03

Olazax 5 mg - überzogene Tabletten 49B05
(Z.Nr. EU/1/09/597/*) NR. P. nicht im Handel. N05AH03

Olazax 7,5 mg - Tabletten 49B05
(Z.Nr. EU/1/09/597/*) NR. P. nicht im Handel. N05AH03

Olazax 10 mg - Tabletten 49B05
(Z.Nr. EU/1/09/597/*) NR. P. nicht im Handel. N05AH03

Olazax 15 mg - Tabletten 49B05
(Z.Nr. EU/1/09/597/*) NR. P. nicht im Handel. N05AH03

Olazax 20 mg - Tabletten 49B05
(Z.Nr. EU/1/09/597/*) NR. P. nicht im Handel. N05AH03

Olazax Disperzi 5 mg - Schmelztabletten 49B05
(Z.Nr. EU/1/09/592/*) NR. P. nicht im Handel. N05AH03

Olazax Disperzi 7,5 mg - Schmelztabletten 49B05
(Z.Nr. EU/1/09/592/*) NR. P. nicht im Handel. N05AH03

Olazax Disperzi 10 mg - Schmelztabletten 49B05
(Z.Nr. EU/1/09/592/*) NR. P. nicht im Handel. N05AH03

Olazax Disperzi 15 mg - Schmelztabletten 49B05
(Z.Nr. EU/1/09/592/*) NR. P. nicht im Handel. N05AH03

Olazax Disperzi 20 mg - Schmelztabletten 49B05
(Z.Nr. EU/1/09/592/*) NR. P. nicht im Handel. N05AH03

Olbetam - Kapseln 41A03
(Z.Nr. 1-19221) RP. P. nicht im Handel. C10AD06

Oleovit D3 Tropfen 54D01
(Z.Nr. 0-10989) RP. P. A11CC05
ZI: Fresenius Kabi Austria, Graz
Z: 1 ml (= 36 Tropfen) enthält: Colecalciferol 14400 IE (entspr. Vitamin D3 400 IE/Tr), Triglyceride, mittelkettige.
EW: Vitamin D_3.
AG: Rachitisprophylaxe und -therapie; -Vorbeugung und Therapie von Vitamin D-Mangel; -Unterstützung einer Osteoporosetherapie; -Hypoparathyreoidismus.
AA: Direkt in den Mund oder auf Löffel mit Flüssigkeit tropfen.
DO: Rachitisprophylaxe (ab der 2. Lebenswoche, im 1. Lebensjahr und in der sonnenarmen Zeit der folgenden 2 Jahre): TD 1-2 Tropfen.
Rachitistherapie: Initial 200 000 I.E., dann tgl. 1000-5000 I.E. (2-12 Tropfen).
Vorbeugung von Vitamin D-Mangel: TD 1-2 Tropfen (0-3 Jahre), 1-3 Tropfen (4-18 Jahre), 1-4 Tropfen (19-70 Jahre), 2-4 Tropfen (ab 70 Jahren).
Behandlung von Vitamin D-Mangel: Erwachsene: TD 15 Tropfen für 8 Wochen, dann 3-5 Tropfen.
Kinder und Jugendliche: TD 5 Tropfen für 6 Wochen, dann 1-3 Tropfen.
Osteoporose: Erwachsene: TD 2-4 Tropfen.
Hypoparathyreoidismus: TD 25000-100 000 I.E. (höher dosierte Darreichungsformen empfohlen).
GA: Hyperkalzämie, Hyperkalzurie, Nierensteine, schwere Nierenschäden, schwere Arteriosklerose, Tuberkulose, Hypervitaminose D.
SST: Anwendung möglich. MTD 4000 IE Vitamin D.
NW: Hyperkalzämie, Hyperkalzurie, Magen/Darm.
WW: Nicht empfohlen: Magnesium (Hypermagnesiämie).
Vorsicht: Cholestyramin (Resorptionshemmung), Herzglykoside, Thiaziddiuretika (Hyperkalzämie, Rhythmusstörungen).
WH: Ausmaß eines Vitamin D-Mangels über die Bestimmung von 25-Hydroxy-Vitamin D feststellen (max. 80 ng/ml, Gesundheitsgefährdung ab 150 ng/ml). Vorsicht bei zusätzlicher Vitamin D Gabe, bei Sarkoidose oder Immobilisationsosteoporose.
Kontrollen: Kalzium (in Serum und Urin), Nierenfunktion.
Bei Vergiftung: kalziumarme Diät, Calcitonin, Glukokortikoide.
PG: 12,5 ML (2) (EKO: G) [€ 7,85], 25 ML * (EKO: N) [€ 14,75]

Oleunor 3,3% mit Elektrolyten - Emulsion zur Infusion 37F02, 37F04
(Z.Nr. 1-39267) RP. P. nicht im Handel. B05BA10

Oleunor 4,4% mit Elektrolyten - Emulsion zur Infusion 37F02, 37F04
(Z.Nr. 1-39269) RP. P. nicht im Handel. B05BA10

Oleunor 5,7% mit Elektrolyten - Emulsion zur Infusion 37F02, 37F04
(Z.Nr. 1-39265) RP. P. nicht im Handel. B05BA10

Oleunor Peri 2,5% mit Elektrolyten - Emulsion zur Infusion 37F02, 37F04
(Z.Nr. 1-39268) RP. P. nicht im Handel. B05BA10

Olmeblo 5 mg - Filmtabletten 10A08
(Z.Nr. 1-37112) RP. P. nicht im Handel. C09CA08

Olmeblo 10 mg - Filmtabletten 10A08
(Z.Nr. 1-37113) RP. P. nicht im Handel. C09CA08

Olmeblo 20 mg - Filmtabletten 10A08
(Z.Nr. 1-37115) RP. P. nicht im Handel. C09CA08

Olmeblo 40 mg - Filmtabletten 10A08
(Z.Nr. 1-37114) RP. P. nicht im Handel. C09CA08

Olmeblo HCT 20 mg/12,5 mg - Filmtabletten 10B06
(Z.Nr. 1-37225) RP. P. nicht im Handel. C09DA08

Olmeblo HCT 20 mg/25 mg - Filmtabletten 10B06
(Z.Nr. 1-37226) RP. P. nicht im Handel. C09DA08

Olmeblo HCT 40 mg/12,5 mg - Filmtabletten 10B06
(Z.Nr. 1-37227) RP. P. nicht im Handel. C09DA08

Olmeblo HCT 40 mg/25 mg - Filmtabletten 10B06
(Z.Nr. 1-37228) RP. P. n.l. C09DA08
ZI: G.L. Pharma, Lannach
Z: 1 Filmtablette enthält: Olmesartan medoxomil 40 mg, Hydrochlorothiazid 25 mg, Tablettenkern: Lactose monohydrat 279,87 mg, Hydroxypropylcellulose niedrig substituiert, Hydroxypropylcellulose, Cellulose, mikrokristalline Typ 102, Magnesium stearat; Filmüberzug: Opadry-II pink (entspr. Hypromellose 6cP) (entspr. Titandioxid) (entspr. Lactose monohydrat) (entspr. Macrogol 3350) (entspr. Triacetin) (entspr. Eisenoxid gelb) (entspr. Eisenoxid rot).
PG: 30 ST * (EKO: N) [€ 5,85 n.l.]

Olmesarcomp 20 mg/12,5 mg - Filmtabletten 10B06
(Z.Nr. 1-37456) RP. P. nicht im Handel. C09DA08

Olmesarcomp 20 mg/25 mg - Filmtabletten 10B06
(Z.Nr. 1-37457) RP. P. nicht im Handel. C09DA08

Olmesarcomp 40 mg/12,5 mg - Filmtabletten 10B06
(Z.Nr. 1-37458) RP. P. nicht im Handel. C09DA08

Olmesarcomp 40 mg/25 mg - Filmtabletten 10B06
(Z.Nr. 1-37460) RP. P. nicht im Handel. C09DA08

Olmesartan Actavis 5 mg - Filmtabletten 10A08
(Z.Nr. 1-37247) RP. P. nicht im Handel. C09CA08

Olmesartan Actavis 10 mg - Filmtabletten 10A08
(Z.Nr. 1-37248) RP. P. C09CA08
ZI: Actavis, Hafnarfjördur, Island
Z: 1 Filmtablette enthält: Olmesartan medoxomil 10 mg, Tablettenkern: Cellulose, mikrokristalline, Lactose monohydrat, Hydroxypropylcellulose, Hydroxypropylcellulose niedrig substituiert, Magnesium stearat; Filmüberzug: Opadry II white 33G28435 (entspr. Titandioxid) (entspr. Hypromellose 6cP) (entspr. Lactose monohydrat 75,53 mg) (entspr. Macrogol 3350) (entspr. Triacetin).
EW: Angiotensin II-Antagonist.
AG: Essentielle Hypertonie. Hypertonie bei Kindern ab 6 Jahren und Jugendlichen.
AA: Unzerkaut mit Flüssigkeit einnehmen.
DO: Patienten ab 6 Jahren: Initial 1mal tgl. 10 mg; Dosissteigerung bei Bedarf auf 20 (bis max. 40) mg/die. Bei Kindern unter 35 kg KG MTD 20 mg.
GA: Gallenwegobstruktion, Kinder unter 1 Jahr.
SST: Gegenanzeige im 2. und 3. Trimenon, im 1. Trimenon und in der Stillzeit nicht empfohlen.
NW: Schwindel, Atemwege, Magen/Darm (sehr selten Sprueähnliche Enteropathie), Haut, Bewegungsapparat (Schmerzen), Harnwege, allgemeine Symptome, Stoffwechsel, Enzymanstiege.
WW: Aliskiren (Kontraindiziert bei Diabetes oder Nierenschäden, sonst nicht empfohlen). Duale Blockade des Renin-Angiotensin-Aldosteron-Systems nicht empfohlen. Lithium nicht empfohlen.
Vorsicht: Andere Blutdrucksenker verstärkt. Kalium, kaliumsparende Diuretika (Kalium-Anstieg), NSAIDs.
WH: Volumen- oder Natriummangel vor Anwendung ausgleichen.
Kontrollen: Niere, Serumkalium.
Vorsicht bei Klappenfehlern, obstruktiver hypertropher Kardiomyopathie.
Bei schweren Leberschäden nicht empfohlen. Verkehrshinweis.
PG: 30 ST * (EKO: N) [€ 28,85]

Olmesartan Actavis 20 mg - Filmtabletten 10A08
(Z.Nr. 1-37249) RP. P. C09CA08
ZI: Actavis, Hafnarfjördur, Island
Z: 1 Filmtablette enthält: Olmesartan medoxomil 20 mg, Tablettenkern: Cellulose, mikrokristalline, Lactose monohydrat, Hydroxypropylcellulose, Hydroxypropylcellulose niedrig substituiert, Magnesium stearat; Filmüberzug: Opadry II white 33G28435 (entspr. Titandioxid) (entspr. Hypromellose 6cP) (entspr. Lactose monohydrat 151,06 mg) (entspr. Macrogol 3350) (entspr. Triacetin).
Kurzinformation: siehe Olmesartan Actavis 10 mg - Filmtabletten, → S. 1032
PG: 30 ST * (EKO: N) [€ 34,35]

Olmesartan Actavis 40 mg - Filmtabletten 10A08
(Z.Nr. 1-37250) RP. P. C09CA08
ZI: Actavis, Hafnarfjördur, Island
Z: 1 Filmtablette enthält: Olmesartan medoxomil 40 mg, Tablettenkern: Cellulose, mikrokristalline, Lactose monohydrat, Hydroxypropylcellulose, Hydroxypropylcellulose niedrig substituiert, Magnesium stearat; Filmüberzug: Opadry II white 33G28435 (entspr. Titandioxid) (entspr. Hypromellose 6cP) (entspr. Lactose monohydrat 302,12 mg) (entspr. Macrogol 3350) (entspr. Triacetin).

Kurzinformation: siehe Olmesartan Actavis 10 mg - Filmtabletten, → S. 1032
PG: 30 ST * (EKO: N) [€ 37,10]

Olmesartan G.L. 5 mg - Filmtabletten 10A08
(Z.Nr. 1-39893) RP. P. nicht im Handel. C09CA08

Olmesartan G.L. 10 mg - Filmtabletten 10A08
(Z.Nr. 1-39894) RP. P. nicht im Handel. C09CA08

Olmesartan G.L. 20 mg - Filmtabletten 10A08
(Z.Nr. 1-39895) RP. P. nicht im Handel. C09CA08

Olmesartan G.L. 40 mg - Filmtabletten 10A08
(Z.Nr. 1-39896) RP. P. nicht im Handel. C09CA08

Olmesartan Genericon 10 mg - Filmtabletten 10A08
(Z.Nr. 1-37272) RP. P. nicht im Handel. C09CA08

Olmesartan Genericon 20 mg - Filmtabletten 10A08
(Z.Nr. 1-37273) RP. P. nicht im Handel. C09CA08

Olmesartan Genericon 40 mg - Filmtabletten 10A08
(Z.Nr. 1-37274) RP. P. nicht im Handel. C09CA08

Olmesartan Krka 10 mg - Filmtabletten 10A08
(Z.Nr. 1-37221) RP. P. nicht im Handel. C09CA08

Olmesartan Krka 20 mg - Filmtabletten 10A08
(Z.Nr. 1-37222) RP. P. nicht im Handel. C09CA08

Olmesartan Krka 40 mg - Filmtabletten 10A08
(Z.Nr. 1-37223) RP. P. nicht im Handel. C09CA08

Olmesartan/Amlodipin Accord 20 mg/5 mg - Filmtabletten 10B09
(Z.Nr. 1-38207) RP. P. nicht im Handel. C09DB02

Olmesartan/Amlodipin Accord 40 mg/5 mg - Filmtabletten 10B09
(Z.Nr. 1-38208) RP. P. nicht im Handel. C09DB02

Olmesartan/Amlodipin Accord 40 mg/10 mg - Filmtabletten 10B09
(Z.Nr. 1-38209) RP. P. nicht im Handel. C09DB02

Olmesartan/Amlodipin Krka 20 mg/5 mg - Filmtabletten 10B09
(Z.Nr. 1-37885) RP. P. nicht im Handel. C09DB02

Olmesartan/Amlodipin Krka 40 mg/5 mg - Filmtabletten 10B09
(Z.Nr. 1-37886) RP. P. nicht im Handel. C09DB02

Olmesartan/Amlodipin Krka 40 mg/10 mg - Filmtabletten 10B09
(Z.Nr. 1-37887) RP. P. nicht im Handel. C09DB02

Olmesartan/HCT 1A Pharma 20 mg/12,5 mg - Filmtabletten 10B06
(Z.Nr. 1-36271) RP. P. nicht im Handel. C09DA08

Olmesartan/HCT 1A Pharma 20 mg/25 mg - Filmtabletten 10B06
(Z.Nr. 1-36270) RP. P. nicht im Handel. C09DA08

Olmesartan/HCT 1A Pharma 40 mg/12,5 mg - Filmtabletten 10B06
(Z.Nr. 1-36269) RP. P. nicht im Handel. C09DA08

Olmesartan/HCT 1A Pharma 40 mg/25 mg - Filmtabletten 10B06
(Z.Nr. 1-36268) RP. P. nicht im Handel. C09DA08

Olmesartan/HCT Krka 20 mg/12,5 mg - Filmtabletten 10B06
(Z.Nr. 1-37162) RP. P. nicht im Handel. C09DA08

Olmesartan/HCT Krka 20 mg/25 mg - Filmtabletten 10B06
(Z.Nr. 1-37163) RP. P. nicht im Handel. C09DA08

Olmesartan/HCT Krka 40 mg/12,5 mg - Filmtabletten 10B06
(Z.Nr. 1-37164) RP. P. nicht im Handel. C09DA08

Olmesartan/HCT Krka 40 mg/25 mg - Filmtabletten 10B06
(Z.Nr. 1-37165) RP. P. nicht im Handel. C09DA08

Olmesartan/HCT Sandoz 20 mg/12,5 mg - Filmtabletten 10B06
(Z.Nr. 1-36275) RP. P. n.l. C09DA08
ZI: Sandoz, Kundl
Z: 1 Filmtablette enthält: Olmesartan medoxomil 20 mg, Hydrochlorothiazid 12,5 mg, Tablettenkern: Lactose monohydrat 139,1 mg, Cellulose, mikrokristalline, Hydroxypropylcellulose niedrig substituiert, Hydroxypropylcellulose, Magnesium stearat; Tablettenüberzug: Macrogol, Hydroxypropylmethylcellulose, Titandioxid, Eisenoxid gelb.
PG: 30 ST * (EKO: N) [€ 6,10 n.l.]

Olmesartan/HCT Sandoz 20 mg/25 mg - Filmtabletten 10B06
(Z.Nr. 1-36274) RP. P. n.l. C09DA08
ZI: Sandoz, Kundl
Z: 1 Filmtablette enthält: Olmesartan medoxomil 20 mg, Hydrochlorothiazid 25 mg, Tablettenkern: Lactose monohydrat 298,2 mg, Cellulose, mikrokristalline, Hydroxypropylcellulose niedrig substituiert, Hydroxypropylcellulose, Magnesium stearat; Tablettenüberzug: Macrogol, Hydroxypropylmethylcellulose, Titandioxid, Eisenoxid gelb.
PG: 30 ST * (EKO: N) [€ 6,10 n.l.]

Olmesartan/HCT Sandoz 40 mg/12,5 mg - Filmtabletten 10B06
(Z.Nr. 1-36273) RP. P. n.l. C09DA08
ZI: Sandoz, Kundl
Z: 1 Filmtablette enthält: Olmesartan medoxomil 40 mg, Hydrochlorothiazid 12,5 mg, Tablettenkern: Lactose monohydrat 290,7 mg, Cellulose, mikrokristalline, Hydroxypropylcellulose niedrig substituiert, Hydroxypropylcellulose, Magnesium stearat; Tablettenüberzug: Macrogol, Hydroxypropylmethylcellulose, Titandioxid, Eisenoxid gelb.
PG: 30 ST * (EKO: N) [€ 6,10 n.l.]

Olmesartan/HCT Sandoz 40 mg/25 mg - Filmtabletten 10B06
(Z.Nr. 1-36272) RP. P. n.l. C09DA08
ZI: Sandoz, Kundl
Z: 1 Filmtablette enthält: Olmesartan medoxomil 40 mg, Hydrochlorothiazid 25 mg, Tablettenkern: Lactose monohydrat 278,2 mg, Cellulose, mikrokristalline, Hydroxypropylcellulose niedrig substituiert, Hydroxypropylcellulose, Magnesium stearat; Tablettenüberzug: Macrogol, Hydroxypropylmethylcellulose, Titandioxid, Eisenoxid gelb.
PG: 30 ST * (EKO: N) [€ 6,10 n.l.]

Olmesartanmedoxomil Accord 10 mg - Filmtabletten 10A08
(Z.Nr. 1-37256) RP. P. nicht im Handel. C09CA08

Olmesartanmedoxomil Accord 20 mg - Filmtabletten 10A08
(Z.Nr. 1-37255) RP. P. nicht im Handel. C09CA08

Olmesartanmedoxomil Accord 40 mg - Filmtabletten 10A08
(Z.Nr. 1-37254) RP. P. nicht im Handel. C09CA08

Olmesartan Medoxomil/Hydrochlorothiazid Accord 20 mg/12,5 mg - Filmtabletten 10B06
(Z.Nr. 1-37693) RP. P. nicht im Handel. C09DA08

Olmesartan Medoxomil/Hydrochlorothiazid Accord 20 mg/25 mg - Filmtabletten 10B06
(Z.Nr. 1-37692) RP. P. nicht im Handel. C09DA08

Olmesartan Medoxomil/Hydrochlorothiazid Accord 40 mg/12,5 mg - Filmtabletten 10B06
(Z.Nr. 1-37690) RP. P. nicht im Handel. C09DA08

Olmesartan Medoxomil/Hydrochlorothiazid Accord 40 mg/25 mg - Filmtabletten 10B06
(Z.Nr. 1-37691) RP. P. nicht im Handel. C09DA08

Olmetec 10 mg - Filmtabletten 10A08
(Z.Nr. 1-24926) RP. P. C09CA08
ZI: Daiichi Sankyo Austria, Wien
Z: 1 Filmtablette enthält: Olmesartan medoxomil 10 mg, Tablettenkern: Cellulose, mikrokristalline, Lactose monohydrat 61,6 mg, Hydroxypropylcellulose, Hydroxypropylcellulose niedrig substituiert, Magnesium stearat; Filmüberzug: (entspr. Titandioxid) (entspr. Talkum) (entspr. Hypromellose).
Kurzinformation: siehe Olmesartan Actavis 10 mg - Filmtabletten, → S. 1032
PG: 28 ST * (EKO: N) [€ 26,95]

Olmetec 20 mg - Filmtabletten 10A08
(Z.Nr. 1-24927) RP. P. C09CA08
ZI: Daiichi Sankyo Austria, Wien
Z: 1 Filmtablette enthält: Olmesartan medoxomil 20 mg, Tablettenkern: Cellulose, mikrokristalline, Lactose monohydrat 123,2 mg, Hydroxypropylcellulose, Hydroxypropylcellulose niedrig substituiert, Magnesium stearat; Filmüberzug: (entspr. Titandioxid) (entspr. Talkum) (entspr. Hypromellose).
Kurzinformation: siehe Olmesartan Actavis 10 mg - Filmtabletten, → S. 1032
PG: 28 ST * (EKO: N) [€ 32,05]

Olmetec 40 mg - Filmtabletten 10A08
(Z.Nr. 1-24928) RP. P. C09CA08
ZI: Daiichi Sankyo Austria, Wien
Z: 1 Filmtablette enthält: Olmesartan medoxomil 40 mg, Tablettenkern: Cellulose, mikrokristalline, Lactose monohydrat 246,4 mg, Hydroxypropylcellulose, Hydroxypropylcellulose niedrig substituiert, Magnesium stearat; Filmüberzug: (entspr. Titandioxid) (entspr. Talkum) (entspr. Hypromellose).
Kurzinformation: siehe Olmesartan Actavis 10 mg - Filmtabletten, → S. 1032
PG: 28 ST * (EKO: N) [€ 34,65]

Olmetec Plus 20 mg/12,5 mg - Filmtabletten 10B06
(Z.Nr. 1-26158) RP. P. C09DA08
ZI: Daiichi Sankyo Austria, Wien
Z: 1 Filmtablette enthält: Olmesartan medoxomil 20 mg, Hydrochlorothiazid 12,5 mg, Tablettenkern: Cellulose, mikrokristalline, Lactose monohydrat 110,7 mg, Hydroxypropylcellulose niedrig substituiert, Hydroxypropylcellulose, Magnesium stearat; Filmüberzug: (entspr. Talkum) (entspr. Hypromellose) (entspr. Titandioxid) (entspr. Eisen(III)-oxid, gelbes) (entspr. Eisen(III)-oxid, rotes).
EW: Angiotensin II-Antagonist+Diuretikum.
AG: Essentielle Hypertonie bei nicht ausreichender Monotherapie.
AA: Unzerkaut mit ausreichend Flüssigkeit einnehmen.
DO: 1mal tgl. 1 Filmtablette. Keine Daten an Kindern und Jugendlichen.
GA: Schwere Leber- oder Nierenschäden, Gallenwegobstruktion, refraktäre Hypokaliämie, Hyperkalzämie, Hyponatriämie, Hyperurikämie.
SST: Gegenanzeige im 2. und 3. Trimenon; im 1. Trimenon und in der Stillzeit nicht empfohlen.
NW: Schwindel, Orthostase, Haut, Magen/Darm (sehr selten Sprue-ähnliche Enteropathie), Ermüdung, Hypo- oder Hyperkaliämie, Flüssigkeitsverlust, Augen (akute Myopie, sekundäres Engwinkelglaukom), erhöhtes Risiko für nicht-melanozytären Hautkrebs.
WW: Aliskiren (Kontraindiziert bei Diabetes oder Nierenschäden, sonst nicht empfohlen). Duale Blockade des Renin-Angiotensin-Aldosteron-Systems nicht empfohlen. Lithium nicht empfohlen. Vorsicht: Baclofen, nichtsteroidale Antirheumatika, Amifostin, andere Blutdrucksenker, ZNS-Dämpfer.
WW der Einzelsubstanzen beachten.
WH: Nach der ersten Dosis symptomatische Hypotonie möglich. Vorsicht bei Klappenstenosen, Myokardiopathie. Kontrollen: Blutzucker, Blutfette, Elektrolyte. Verkehrshinweis. Positiver Doping-Test möglich.
PG: 28 ST * (EKO: N) [€ 32,05]

O

Olmetec Plus 20 mg/25 mg - Filmtabletten 10B06
(Z.Nr. 1-26159) RP. P. C09DA08
ZI: Daiichi Sankyo Austria, Wien
Z: 1 Filmtablette enthält: Olmesartan medoxomil 20 mg, Hydrochlorothiazid 25 mg, Tablettenkern: Cellulose, mikrokristalline, Lactose monohydrat 98,2 mg, Hydroxypropylcellulose niedrig substituiert, Hydroxypropylcellulose, Magnesium stearat; Filmüberzug: (entspr. Talkum) (entspr. Hypromellose) (entspr. Titandioxid) (entspr. Eisen(III)-oxid, gelbes) (entspr. Eisen(III)-oxid, rotes).
Kurzinformation: siehe Olmetec Plus 20 mg/12,5 mg - Filmtabletten, → S. 1034
PG: 28 ST * (EKO: N) [€ 32,05]

Olmetec Plus 40 mg/12,5 mg - Filmtabletten 10B06
(Z.Nr. 1-29037) RP. P. C09DA08
ZI: Daiichi Sankyo Austria, Wien
Z: 1 Filmtablette enthält: Olmesartan medoxomil 40 mg, Hydrochlorothiazid 12,5 mg, Tablettenkern: Cellulose, mikrokristalline, Lactose monohydrat 233,9 mg, Hydroxypropylcellulose niedrig substituiert, Hydroxypropylcellulose, Magnesium stearat; Filmüberzug: (entspr. Talkum) (entspr. Hypromellose) (entspr. Titandioxid) (entspr. Eisen(III)-oxid, gelbes) (entspr. Eisen(III)-oxid, rotes).
Kurzinformation: siehe Olmetec Plus 20 mg/12,5 mg - Filmtabletten, → S. 1034
PG: 28 ST * (EKO: N) [€ 34,65]

Olmetec Plus 40 mg/25 mg - Filmtabletten 10B06
(Z.Nr. 1-29038) RP. P. C09DA08
ZI: Daiichi Sankyo Austria, Wien
Z: 1 Filmtablette enthält: Olmesartan medoxomil 40 mg, Hydrochlorothiazid 25 mg, Tablettenkern: Cellulose, mikrokristalline, Lactose monohydrat 221,4 mg, Hydroxypropylcellulose niedrig substituiert, Hydroxypropylcellulose, Magnesium stearat; Filmüberzug: (entspr. Talkum) (entspr. Hypromellose) (entspr. Titandioxid) (entspr. Eisen(III)-oxid, gelbes) (entspr. Eisen(III)-oxid, rotes).
Kurzinformation: siehe Olmetec Plus 20 mg/12,5 mg - Filmtabletten, → S. 1034
PG: 28 ST * (EKO: N) [€ 34,65]

Olopatadin Micro Labs 1 mg/ml - Augentropfen, Lösung 47B03
(Z.Nr. 1-39405) RP. P. nicht im Handel. S01GX09

Olopatadin Unimed Pharma 1 mg/ml - Augentropfen, Lösung 47B03
(Z.Nr. 1-40079) RP. P. S01GX09
ZI: Unimed Pharma, Bratislava, Slowakei
Z: 1 ml Augentropfen enthält: Olopatadin 1 mg (entspr. Olopatadin hydrochlorid 1,11 mg), Natriumchlorid, Natriummonohydrogenphosphat Dodecahydrat 2,991 mg (entspr. Phosphate 0,8 mg), Salzsäure-Lösung zur pH-Wert-Einstellung, Natriumhydroxid-Lösung zur pH-Wert Einstellung, Wasser für Injektionszwecke.
EW: H_1-Antihistaminikum; antiallergisch.
AG: Saisonale allergischen Konjunktivitis.
AA: Am Auge, in den Bindehautsack eintropfen.
DO: Personen ab 3 Jahren: 2mal tgl. 1 Tropfen (im Abstand von 8 Std.).
SST: In der Schwangerschaft nicht empfohlen, in der Stillzeit nicht anwenden.
NW: Kopfschmerz, Geschmackstörung, Augenreizungen, trockene Nasenschleimhaut, Haut, Ermüdung. Sehr selten Hornhautkalzifizierungen.
WW: Keine Studien.
WH: Bei Kontaktüberempfindlichkeit gegen Silber nicht anwenden. Kontaktlinsen vor der Anwendung entfernen und frühestens 15 min nach dem Eintropfen wieder einsetzen. Verkehrshinweis.
PG: 5 ML * (EKO: N) [€ 13,50]

Olopeg - Konzentrat zur Herstellung einer Lösung zum Einnehmen 42J03
(Z.Nr. 1-31683) RP. P. A06AD15
ZI: MIP Pharma Austria, Innsbruck
Z: 1 ml Konzentrat (5 ml gebrauchsfertige Lösung) enthält: Macrogol 4000 525 mg, Natrium citrat 19,5 mg, Zitronensäure, wasserfrei 16,5 mg, Natriumchlorid 7,3 mg, Kaliumchlorid 1,9 mg; Elektrolyte: Natrium 64,8 mmol/l, Kalium 10,1 mmol/l, Chlorid 30,1 mmol/l, Citrat 30,5 mmol/l; Himbeer-Aroma, Acesulfam kalium, Wasser, gereinigtes.
EW: Osmotisches Laxans.
AG: Verstopfung, Darmreinigung vor diagnostischen und chirurgischen Eingriffen am Darm.
AA: Mit der vierfachen Wassermenge mischen und einnehmen.
DO: **Verstopfung:** 2-3mal tgl. (ältere Patienten anfangs 1mal tgl.) 25 ml Konzentrat.
TD für 2-4 Jahre: 7,5-15 ml Konzentrat.
TD für 4-8 Jahre: 15-30 ml Konzentrat.
TD für 8-18 Jahre: 20-35 ml Konzentrat.
Darmreinigung (nur für Erwachsene): 3-4 Liter Lösung trinken. Details siehe Austria Codex - Fachinformation.
GA: Unklares Abdomen, Ileus, Magen/Darm-Stenosen oder Perforationen, Störungen der Magenentleerung, akutes Magen/Darm-Geschwür, schwere Darmentzündungen, Bewusstlosigkeit.
SST: Strenge Indikationsstellung.
NW: Magen/Darm, Unwohlsein, Schlaflosigkeit, sehr selten Allergien.
WW: 2 Std. Abstand zu anderen Arzneimitteln.
WH: Bei schweren Herz-, Leber-, Nierenschäden, Neigung zu Aspiration oder Regurgitation, schwerer Dehydratation nicht anwenden. 1 Dosis (25 ml Konzentrat) enthält 49 mg Kalium und 186 mg Natrium.
PG: 200 ML * (EKO: N) [€ 5,35], 500 ML * (EKO: N) [€ 15,00]

▼ Olumiant 2 mg - Filmtabletten 13A02
(Z.Nr. EU/1/16/1170/*) NR. P. L04AA37
ZI: Lilly, Eli Nederland, Utrecht, Niederlande
Z: 1 Filmtablette enthält: Baricitinib 2 mg, Tablettenkern: Cellulose, mikrokristalline, Croscarmellose natrium, Magnesium stearat, Mannitol; Filmüberzug: Eisen(III)-oxid, Phospholipide (Sojabohne), Macrogol, Poly(vinylalkohol), Talkum, Titandioxid.
EW: Selektives Immunsuppressivum.
AG: Mittelschwere bis schwere aktive rheumatoide Arthritis bei unzureichendem Ansprechen auf andere Antirheumatika (DMARDs).
AA: Oral.
DO: 1mal tgl. 4 mg. Bei Patienten über 75 Jahren, chronischen Infekten, mittelschweren Nierenschäden bzw. anhaltender Kontrolle der Krankheit ev. 1mal tgl. 2 mg. Keine Daten an Kindern und Jugendlichen.
SST: Teratogen! Gegenanzeige in der Schwangerschaft. Kontrazeption für Frauen bis 1 Woche nach Therapieende erforderlich. Nutzen/Risiko-Abwägung in der Stillzeit.

NW: Infektionen, Überempfindlichkeit, Magen/Darm, Transaminasenanstieg, Blutbild (Neutropenie, Thrombozytose), tiefe Venenthrmbosen, Lungenembolien, Lipidanstieg (Hypercholesterinämie), CPK-Anstieg.
WW: Nicht empfohlen: Attenuierte Lebendimpfstoffe, Immunsuppressiva.
Vorsicht: Leflunomid, Teriflunomid.
WH: Vor Therapiebeginn Patienten auf Tuberkulose testen, alle Immunisierungen auf den aktuellen Stand bringen. Auf Virusreaktivierung (Herpes, Hepatitis) bzw. erhöhtes Malignomrisiko achten. Vorsicht bei Risikofaktoren für tiefe Venenthrombosen/Lungenembolien. Kontrollen: Lebertransaminasen, Lipide, Blutbild, Hämoglobin.
PG: 14 ST RE1 (EKO: Y) [€ 528,50], 28 ST RE1 (EKO: Y) [€ 1.012,20]

▼ *Olumiant 2 mg - Filmtabletten* 13A02
(Z.Nr. EU/1/16/1170/*) NR. P. Parallelimport. L04AA37
nicht im Handel.

▼ Olumiant 4 mg - Filmtabletten 13A02
(Z.Nr. EU/1/16/1170/*) NR. P. L04AA37
ZI: Lilly, Eli Nederland, Utrecht, Niederlande
Z: 1 Filmtablette enthält: Baricitinib 4 mg, Tablettenkern: Cellulose, mikrokristalline, Croscarmellose natrium, Magnesium stearat, Mannitol; Filmüberzug: Eisen(III)-oxid, Phospholipide (Sojabohne), Macrogol, Poly(vinylalkohol), Talkum, Titandioxid.
Kurzinformation: siehe Olumiant 2 mg - Filmtabletten, → S. 1034
PG: 14 ST RE1 (EKO: Y) [€ 528,50], 28 ST RE1 (EKO: Y) [€ 1.012,20]

▼ *Olumiant 4 mg - Filmtabletten* 13A02
(Z.Nr. EU/1/16/1170/*) NR. P. Parallelimport. L04AA37
nicht im Handel.

Omacor 1000 mg - Weichkapseln 41A05
(Z.Nr. 1-21530) RP. P. C10AX06
ZI: Basf, Lysaker, Norwegen
Z: 1 Kapsel enthält: Omega-3-Säurenethylester 90 1000 mg (entspr. Eicosapentaensäure Ethylester 460 mg), (entspr. Docosahexaensäure Ethylester 380 mg), D-alpha-Tocopherol 4 mg, Sojaöl; Kapselhülle: Gelatine, Glycerol, Wasser, gereinigtes, Triglyceride, mittelkettige, Soja-Lecithin.
EW: Lipidsenker.
AG: Hypertriglyzeridämie (ergänzend zu einer Diät).
AA: Oral mit den Mahlzeiten.
DO: TD 2-4 Kapseln.
Bei Kindern nicht anwenden. Keine Daten bei Jugendlichen.
GA: Soja- oder Erdnussallergie.
SST: Nutzen/Risiko-Abwägung in der Schwangerschaft, in der Stillzeit nicht einnehmen.
NW: Magen/Darm, ZNS, Hyperglykämie, Epistaxis, Gicht, Haut, Leberenzymanstieg.
WW: Orale Antikoagulantien (Blutungszeit verlängert).
WH: Vorsicht bei Fischallergie. Leberkontrollen. Nicht bei exogener oder sekundärer endogener Hypertriglyzeridämie anwenden.
PG: 28 ST * (EKO: N) [€ 39,70], 100 ST * (EKO: N) [€ 133,00]

Omacor 1000 mg - Weichkapseln 41A05
(Z.Nr. 1-21530-P1) RP. P. Parallelimport. C10AX06
V: Abacus Medicine, Copenhagen, Dänemark
Z: 1 Kapsel enthält: Omega-3-Säurenethylester 90 1000 mg (entspr. Eicosapentaensäure Ethylester 460 mg), (entspr. Docosahexaensäure Ethylester 380 mg), D-alpha-Tocopherol 4 mg, Sojaöl; Kapselhülle: Gelatine, Glycerol, Wasser, gereinigtes, Triglyceride, mittelkettige, Soja-Lecithin.
PG: 100 ST * (EKO: N) [€ 129,15]

Omacor 1000 mg - Weichkapseln 41A05
(Z.Nr. 1-21530-P2) RP. P. Parallelimport. C10AX06
V: Haemato Pharm, Schönefeld, Deutschland
Z: 1 Kapsel enthält: Omega-3-Säurenethylester 90 1000 mg (entspr. Eicosapentaensäure Ethylester 460 mg), (entspr. Docosahexaensäure Ethylester 380 mg), D-alpha-Tocopherol 4 mg, Sojaöl; Kapselhülle: Gelatine, Glycerol, Wasser, gereinigtes, Triglyceride, mittelkettige, Soja-Lecithin.
PG: 100 ST * (EKO: N) [€ 119,75]

Omacor 1000 mg - Weichkapseln 41A05
(Z.Nr. 1-21530-P3) RP. P. Parallelimport. C10AX06
V: Orifarm, Leverkusen, Deutschland
Z: 1 Kapsel enthält: Omega-3-Säurenethylester 90 1000 mg (entspr. Eicosapentaensäure Ethylester 460 mg), (entspr. Docosahexaensäure Ethylester 380 mg), D-alpha-Tocopherol 4 mg, Sojaöl; Kapselhülle: Gelatine, Glycerol, Wasser, gereinigtes, Triglyceride, mittelkettige, Soja-Lecithin.
PG: 100 ST * (EKO: N) [€ 129,15]

Omacor 1000 mg - Weichkapseln 41A05
(Z.Nr. 1-21530-P4) RP. P. Parallelimport. C10AX06
V: Eurim-Pharm, Salzburg
Z: 1 Kapsel enthält: Omega-3-Säurenethylester 90 1000 mg (entspr. Eicosapentaensäure Ethylester 460 mg), (entspr. Docosahexaensäure Ethylester 380 mg), D-alpha-Tocopherol 4 mg, Sojaöl; Kapselhülle: Gelatine, Glycerol, Wasser, gereinigtes, Triglyceride, mittelkettige, Soja-Lecithin.
PG: 100 ST * (EKO: N) [€ 129,15]

Omec Hexal 10 mg - Kapseln 42E03
(Z.Nr. 1-24150) RP. P. A02BC01
ZI: Hexal Pharma, Wien
Z: 1 Kapsel enthält: Omeprazol 10 mg, Granulat: Zucker-Stärke-Pellets, Hypromellose, Natriumdodecylsulfat, Magnesiumoxid, schweres, Povidon K25, Talkum, Methylacrylsäure-Ethylacrylat-Copolymer, Triethylcitrat; Kapselhülle: Zusammensetzung 1: Gelatine, Titandioxid, Eisenoxid gelb, Eisenoxid rot, Zusammensetzung 2: Gelatine, Titandioxid, Eisenoxid gelb, Eisenoxid rot, Eisenoxid schwarz.
EW: Protonenpumpenblocker, mindert Magensäuresekretion.
AG: Ulcus duodeni oder ventriculi (Therapie und Rezidivprophylaxe), Eradikation von Helicobacter pylori bei peptischem Ulcus in Kombination mit Antibiotika, gastroduodenale Ulzera durch Behandlung mit NSARs (Behandlung und Prophylaxe), (Langzeit)behandlung von Refluxösophagitis, gastroösophageale Refluxkrankheit, Zollinger-Ellison Syndrom.
Kinder ab 1 Jahr: Refluxösophagitis, gastroösophageale Refluxkrankheit.
Kinder ab 4 Jahren und Jugendliche: Ulcus duodeni durch H. pylori.
AA: Morgens unzerkaut mit etwas Wasser schlucken. Bei Kindern oder Schluckbeschwerden ev. Kapseln öffnen und Kapselinhalt mit Wasser schlucken oder in leicht saurer Flüssigkeit dispergieren. Pellets nicht zerkauen.
DO: Meist 1mal tgl. 20-40 mg, Rückfallprophylaxe, Refluxkrankheut oder Langzeitbehandlung nach ausgeheilter Refluxösophagitis: TD ab 10 mg.
Helicobacter pylori-Eradikation: 2mal tgl. 20 mg (mit Amoxicillin oder Metronidazol und Clarithromycin).
Ulzera durch NSARs: 1mal tgl. 20 mg.
Zollinger-Ellison-Syndrom: TD 60 (20-120) mg.
Kinder: TD 10-20 (-40) mg.
Eingeschränkte Leberfunktion: TD 10-20 mg.
Details siehe Austria Codex - Fachinformation.
SST: Anwendung möglich.
NW: Magen/Darm, Kopfschmerzen, Haut, ZNS, Psyche, Leber, Hypomagnesiämie, erhöhtes Frakturrisiko, sehr selten subakuter kutaner Lupus erythematosus.
WW: Kontraindiziert: Nelfinavir.
Nicht empfohlen: Atazanavir, Posaconazol, Clopidogrel.
Vorsicht: Beeinflussung der Resorption anderer Arzneimittel möglich. Omeprazol wird in der Leber über CYP2C19 metabolisiert (Interaktionen möglich). Digoxin, Phenytoin, Saquinavir, Tacrolimus, Voriconazol, Methotrexat. Vor Bestimmung von Chromogranin A Omeprazol-Behandlung 5 Tage unterbrechen.
WH: Maligne Erkrankungen ausschließen. Leicht erhöhtes Risiko von Magen/Darm-Infektionen beachten. Bei Langzeitgabe Magnesium kontrollieren. Verkehrshinweis.
PG: 28 ST (2) (EKO: G) [€ 15,05]

Omec Hexal 20 mg - Kapseln 42E03
(Z.Nr. 1-24151) RP. P. A02BC01
ZI: Hexal Pharma, Wien
Z: 1 Kapsel enthält: Omeprazol 20 mg, Granulat: Zucker-Stärke-Pellets, Hypromellose, Natriumdodecylsulfat, Magnesiumoxid, schweres, Povidon K25, Talkum, Methylacrylsäure-Ethylacrylat-Copolymer, Triethylcitrat; Kapselhülle: Gelatine, Titandioxid.
Kurzinformation: siehe Omec Hexal 10 mg - Kapseln, → S. 1035
PG: 14 ST (EKO: G) [€ 8,15], 28 ST (EKO: G) [€ 15,30]

Omec Hexal 40 mg - Kapseln 42E03
(Z.Nr. 1-24153) RP. P. A02BC01
ZI: Hexal Pharma, Wien
Z: 1 Kapsel enthält: Omeprazol 40 mg, Granulat: Zucker-Stärke-Pellets, Hypromellose, Natriumdodecylsulfat, Magnesiumoxid, schweres, Povidon K25, Talkum, Methylacrylsäure-Ethylacrylat-Copolymer, Triethylcitrat; Kapselhülle: Zusammensetzung 1: Gelatine, Titandioxid, Eisenoxid gelb, Eisenoxid rot, Zusammensetzung 2: Gelatine, Titandioxid, Eisenoxid gelb, Eisenoxid rot, Eisenoxid schwarz.
Kurzinformation: siehe Omec Hexal 10 mg - Kapseln, → S. 1035
PG: 14 ST (EKO: G) [€ 8,15], 28 ST (EKO: G) [€ 15,30]

Omegaven "Fresenius" - Emulsion zur Infusion 37F02
(Z.Nr. 1-22544) RP. P. B05BA02
ZI: Fresenius Kabi Austria, Graz
Z: 100 ml Emulsion enthalten: Öl von Hochseefischen zur parenteralen Anwendung 10 g (entspr. Icosapent 1,25-2,82 g), (entspr. Doconexent 1,44-3,09 g) alpha-Tocopherol 0,015-0,0296 g, Glycerol 2,5 g, Phosphatidylcholin 1,2 g, Natrium oleat, Natriumhydroxid, Wasser für Injektionszwecke.
AG: Supplementierung von Omega-3 Fettsäuren, wenn orale oder enterale Aufnahme nicht möglich ist.
AA: Zentral- oder peripher venöse Infusion.
DO: TD 1-2 ml/kg KG; max. Infusionsgeschwindigkeit 0,5 ml/kg KG. Std. Max. 4 Wochen anwenden.
GA: Überempfindlichkeit gegen Fisch- oder Eiprotein, Gerinnungsstörungen, Kollaps, Schock, frischer Herzinfarkt, Schlaganfall, Koma, Schwere Leber- oder Nierenschäden, Kinder. Allgemeine GA einer parenteralen Ernährung beachten.
SST: Zwingende Indikationsstellung.
NW: Blutungszeit verlängert, Thrombozytenaggregationshemmung, Überempfind- lichkeit, Magen/Darm, Fieber, Kopfschmerzen, Übersättigungssyndrom.
WW: Antikoagulantien; cave Alkohol.
WH: Kontrollen: Serumtrigylzeride (täglich, max. 3 mmol/l), Blutzucker, Säure, Basen, Elektrolyte, Wasser, Blutbild, Gerinnung.
PG: 50ML 10 ST * (EKO: N) [€ 242,90], **100ML** 10 ST * (EKO: N) [€ 385,95]

Omepralan 10 mg - Kapseln 42E03
(Z.Nr. 1-25466) RP. P. A02BC01
ZI: G.L. Pharma, Lannach
Z: 1 Kapsel enthält: Omeprazol 10 mg, Kapselinhalt: Zuckerpellets (entspr. Saccharose 15,823 mg), Hypromellose, Natrium laurylsulfat, Magnesiumoxid, schweres, Povidon K25, Talkum, Methacrylsäure-Ethylacrylat-Copolymer (1:1), 30%ige Dispersion, Triethylcitrat; Kapselhülle: Gelatine, Titandioxid, Eisenoxid gelb, Eisenoxid rot, Eisenoxid schwarz.
Kurzinformation: siehe Omec Hexal 10 mg - Kapseln, → S. 1035
PG: 28 ST (2) (EKO: G) [€ 15,25]

Omepralan 20 mg - Kapseln 42E03
(Z.Nr. 1-24979) RP. P. A02BC01
ZI: G.L. Pharma, Lannach
Z: 1 Kapsel enthält: Omeprazol 20 mg, Kapselinhalt: Zuckerpellets (entspr. Saccharose 31,646 mg), Hypromellose, Natrium laurylsulfat, Magnesiumoxid, schweres, Povidon K25, Talkum, Methacrylsäure-Ethylacrylat-Copolymer (1:1), 30%ige Dispersion, Triethylcitrat; Kapselhülle: Gelatine, Titandioxid.
Kurzinformation: siehe Omec Hexal 10 mg - Kapseln, → S. 1035
PG: 14 ST (EKO: G) [€ 8,15], 28 ST (EKO: G) [€ 15,30]

Omepralan 40 mg - Kapseln 42E03
(Z.Nr. 1-24980) RP. P. A02BC01
ZI: G.L. Pharma, Lannach
Z: 1 Kapsel enthält: Omeprazol 40 mg, Kapselinhalt: Zuckerpellets (entspr. Saccharose 63,291 mg), Hypromellose, Natrium laurylsulfat, Magnesiumoxid, schweres, Povidon K25, Talkum, Methacrylsäure-Ethylacrylat-Copolymer (1:1), 30%ige Dispersion, Triethylcitrat; Kapselhülle: Gelatine, Titandioxid, Eisenoxid gelb, Eisenoxid rot, Eisenoxid schwarz.
Kurzinformation: siehe Omec Hexal 10 mg - Kapseln, → S. 1035
PG: 14 ST (EKO: G) [€ 8,15], 28 ST (EKO: G) [€ 15,30]

Omeprazol 1A Pharma 10 mg - Kapseln 42E03
(Z.Nr. 1-24871) RP. P. A02BC01
ZI: 1A Pharma, Wien
Z: 1 Kapsel enthält: Omeprazol 10 mg, Granulat: Zucker-Stärke-Pellets, Hypromellose, Natriumdodecylsulfat, Magnesiumoxid, schweres, Povidon K25, Talkum, Methylacrylsäure-Ethylacrylat-Copolymer, Triethylcitrat; Kapselhülle: Zusammensetzung 1: Gelatine, Titandioxid, Eisenoxid gelb, Eisenoxid rot, Zusammensetzung 2: Gelatine, Titandioxid, Eisenoxid gelb, Eisenoxid rot, Eisenoxid schwarz.
Kurzinformation: siehe Omec Hexal 10 mg - Kapseln, → S. 1035
PG: 28 ST (2) (EKO: G) [€ 15,05]

Omeprazol 1A Pharma 20 mg - Kapseln 42E03
(Z.Nr. 1-24869) RP. P. A02BC01
ZI: 1A Pharma, Wien
Z: 1 Kapsel enthält: Omeprazol 20 mg, Granulat: Zucker-Stärke-Pellets, Hypromellose, Natriumdodecylsulfat, Magnesiumoxid, schweres, Povidon K25, Talkum, Methylacrylsäure-Ethylacrylat-Copolymer, Triethylcitrat; Kapselhülle: Gelatine, Titandioxid.
Kurzinformation: siehe Omec Hexal 10 mg - Kapseln, → S. 1035
PG: 14 ST (EKO: G) [€ 8,15], 28 ST (EKO: G) [€ 15,30]

Omeprazol 1A Pharma 40 mg - Kapseln 42E03
(Z.Nr. 1-24870) RP. P. A02BC01
ZI: 1A Pharma, Wien
Z: 1 Kapsel enthält: Omeprazol 40 mg, Granulat: Zucker-Stärke-Pellets, Hypromellose, Natriumdodecylsulfat, Magnesiumoxid, schweres, Povidon K25, Talkum, Methylacrylsäure-Ethylacrylat-Copolymer, Triethylcitrat; Kapselhülle: Zusammensetzung 1: Gelatine, Titandioxid, Eisenoxid gelb, Eisenoxid rot, Zusammensetzung 2: Gelatine, Titandioxid, Eisenoxid gelb, Eisenoxid rot, Eisenoxid schwarz.
Kurzinformation: siehe Omec Hexal 10 mg - Kapseln, → S. 1035
PG: 14 ST (EKO: G) [€ 8,15], 28 ST (EKO: G) [€ 15,30]

Omeprazol Alternova 20 mg - magensaftresistente Kapseln 42E03
(Z.Nr. 1-25805) RP. P. n.l. A02BC01
ZI: Krka, Novo Mesto, Slowenien
Z: 1 Kapsel enthält: Omeprazol 20 mg, Kapselinhalt: Zuckerkügelchen, Maisstärke, Saccharose 102-116 mg, Natriumdodecylsulfat, Natriummonohydrogenphosphat, wasserfrei, Mannitol, Hypromellose, Macrogol 6000, Talkum, Polysorbat 80, Titandioxid, Methacrylsäure-Ethylacrylat-Copolymer (1:1); Kapselhülle: Gelatine, Chinolingelb, Titandioxid.
PG: 30 ST (EKO: G) [€ 16,40 n.l.]

Omeprazol Alternova 40 mg - magensaftresistente Kapseln 42E03
(Z.Nr. 1-25806) RP. P. A02BC01
ZI: Krka, Novo Mesto, Slowenien
Z: 1 Kapsel enthält: Omeprazol 40 mg, Kapselinhalt: Zuckerkügelchen: Maisstärke, Saccharose 203-233 mg; Natriumdodecylsulfat, Natriummonohydrogenphosphat, wasserfrei, Mannitol, Hypromellose, Macrogol 6000, Talkum, Polysorbat 80, Titandioxid, Methacrylsäure-Ethylacrylat-Copolymer (1:1); Kapselhülle: Gelatine, Indigocarmin, Titandioxid.
Kurzinformation: siehe Omec Hexal 10 mg - Kapseln, → S. 1035
PG: 30 ST (EKO: G) [€ 16,40]

Omeprazol Aristo 20 mg - Kapseln 42E03
(Z.Nr. 1-28836) RP. P. A02BC01
ZI: Aristo Pharma, Berlin, Deutschland
Z: 1 Kapsel enthält: Omeprazol 20 mg, Kapselinhalt: Zucker-Stärke-Pellets 86,98 mg: Saccharose 80,02 mg, Maisstärke; Carboxymethylstärke, Natrium Typ A, Natriumdodecylsulfat, Povidon K30, Trinatriumphosphat-12-Wasser, Hypromellose, Methacrylsäure-Ethylacrylat-Copolymer (1:1), Polysorbat 80, Triethylcitrat, Natriumhydroxid, Titandioxid, Talkum; Kapselhülle: Erythrosin, Indigotin, Titandioxid, Chinolingelb, Gelatine, Wasser, gereinigtes; Drucktinte (entspr. Schellack) (entspr. Propylenglykol) (entspr. Povidon) (entspr. Natriumhydroxid) (entspr. Titandioxid).
Kurzinformation: siehe Omec Hexal 10 mg - Kapseln, → S. 1035
PG: 14 ST (EKO: G) [€ 8,15], 28 ST (EKO: G) [€ 14,55]

Omeprazol Aristo 40 mg - Kapseln 42E03
(Z.Nr. 1-28837) RP. P. A02BC01
ZI: Aristo Pharma, Berlin, Deutschland
Z: 1 Kapsel enthält: Omeprazol 40 mg, Kapselinhalt: Zucker-Stärke-Pellets 173,97 mg: Saccharose 160,05 mg, Maisstärke; Carboxymethylstärke, Natrium Typ A, Natriumdodecylsulfat, Povidon K30, Trinatriumphosphat-12-Wasser, Hypromellose, Methacrylsäure-Ethylacrylat-Copolymer (1:1), Polysorbat 80, Triethylcitrat, Natriumhydroxid, Titandioxid, Talkum; Kapselhülle: Erythrosin, Indigotin, Titandioxid, Chinolingelb, Gelatine, Wasser, gereinigtes; Drucktinte (entspr. Schellack) (entspr. Propylenglykol) (entspr. Povidon) (entspr. Natriumhydroxid) (entspr. Titandioxid).
Kurzinformation: siehe Omec Hexal 10 mg - Kapseln, → S. 1035
PG: 14 ST (EKO: G) [€ 8,15], 28 ST (EKO: G) [€ 14,55]

Omeprazol Biosan 10 mg - Kapseln 42E03
(Z.Nr. 1-27665) RPF. P. nicht im Handel. A02BC01

Omeprazol Biosan 20 mg - Kapseln 42E03
(Z.Nr. 1-27666) RPF. P. nicht im Handel. A02BC01

Omeprazol G.L. 40 mg - Kapseln 42E03
(Z.Nr. 1-27667) RP. P. nicht im Handel. A02BC01

Omeprazol Genericon 10 mg - magensaftresistente Kapseln 42E03
(Z.Nr. 1-27207) RP. P. A02BC01
ZI: Genericon Pharma, Graz
Z: 1 Kapsel enthält: Omeprazol 10 mg, Zuckerkügelchen (Saccharose-Maisstärke) (entspr. Maisstärke) (entspr. Saccharose 51-58 mg), Natriumdodecylsulfat, Natrium monohydrogenphosphat, Mannitol, Hypromellose, Macrogol 6000,

Talkum, Polysorbat 80, Titandioxid, Methacrylsäure-Ethylacrylat-Copolymer (1:1), Gelatine, Titandioxid, Chinolingelb.
Kurzinformation: siehe Omec Hexal 10 mg - Kapseln, → S. 1035
PG: 30 ST (2) (EKO: G) [€ 16,40]

Omeprazol Genericon 20 mg - magensaftresistente Kapseln 42E03
(Z.Nr. 1-27208) RP. P. A02BC01
ZI: Genericon Pharma, Graz
Z: 1 Kapsel enthält: Omeprazol 20 mg, Zuckerkügelchen (Saccharose-Maisstärke) (entspr. Maisstärke), (entspr. Saccharose 102-116 mg), Natriumdodecylsulfat, Natrium monohydrogenphosphat, Mannitol, Hypromellose, Macrogol 6000, Talkum, Polysorbat 80, Titandioxid, Methacrylsäure-Ethylacrylat-Copolymer (1:1), Gelatine, Titandioxid, Chinolingelb.
Kurzinformation: siehe Omec Hexal 10 mg - Kapseln, → S. 1035
PG: 14 ST (EKO: G) [€ 8,15], 30 ST (EKO: G) [€ 16,40]

Omeprazol Genericon 40 mg - magensaftresistente Kapseln 42E03
(Z.Nr. 1-27209) RP. P. A02BC01
ZI: Genericon Pharma, Graz
Z: 1 Kapsel enthält: Omeprazol 40 mg, Zuckerkügelchen (Saccharose-Maisstärke) (entspr. Maisstärke) (entspr. Saccharose 203-233 mg), Natriumdodecylsulfat, Natrium monohydrogenphosphat, Mannitol, Hypromellose, Macrogol 6000, Talkum, Polysorbat 80, Titandioxid, Methacrylsäure-Ethylacrylat-Copolymer (1:1), Gelatine, Titandioxid, Indigokarmin.
Kurzinformation: siehe Omec Hexal 10 mg - Kapseln, → S. 1035
PG: 14 ST (EKO: G) [€ 8,15], 30 ST (EKO: G) [€ 16,40]

Omeprazol ratiopharm 10 mg - magensaftresistente Hartkapseln 42E03
(Z.Nr. 1-25634) RP. P. A02BC01
ZI: Teva, Haarlem, Niederlande
Z: 1 Kapsel enthält: Omeprazol 10 mg, Kapselinhalt: Zuckerkügelchen (entspr. Sucrose 40 mg) (entspr. Maisstärke), Natriumstärkeglykolat, Natrium laurylsulfat, Povidon K30, Trinatriumphosphat-12-Wasser, Hypromellose, Methacrylsäure-Ethylacrylat-Copolymer (1:1), Triethylcitrat, Natriumhydroxid (entspr. Natrium 0,89 mg), Titandioxid, Talkum; Kapseloberteil: Eisenoxid rot, Erythrosin, Titandioxid, Wasser, Gelatine; Kapselunterteil: Chinolingelb, Erythrosin, Titandioxid, Wasser, Gelatine; Drucktinte: Schellack, Polyvinylpyrrolidon, Propylenglykol, Natriumhydroxid, Titandioxid.
Kurzinformation: siehe Omec Hexal 10 mg - Kapseln, → S. 1035
PG: 28 ST (2) (EKO: G) [€ 15,30]

Omeprazol ratiopharm 20 mg - magensaftresistente Hartkapseln 42E03
(Z.Nr. 1-25076) RP. P. A02BC01
ZI: Teva, Haarlem, Niederlande
Z: 1 Kapsel enthält: Omeprazol 20 mg, Kapselinhalt: Zuckerkügelchen (entspr. Sucrose 80 mg) (entspr. Maisstärke), Natriumstärkeglykolat, Natrium laurylsulfat, Povidon K30, Trinatriumphosphat-12-Wasser, Hypromellose, Methacrylsäure-Ethylacrylat-Copolymer (1:1), Triethylcitrat, Natriumhydroxid (entspr. Natrium 1,78 mg), Titandioxid, Talkum; Kapseloberteil: Erythrosin, Indigocarmin, Titandioxid, Wasser, Gelatine; Kapselunterteil: Chinolingelb, Erythrosin, Titandioxid, Wasser, Gelatine; Drucktinte: Schellack, Polyvinylpyrrolidon, Propylenglykol, Natriumhydroxid, Titandioxid.
Kurzinformation: siehe Omec Hexal 10 mg - Kapseln, → S. 1035
PG: 14 ST (EKO: G) [€ 8,15], 28 ST (EKO: G) [€ 15,30]

Omeprazol ratiopharm 40 mg - magensaftresistente Hartkapseln 42E03
(Z.Nr. 1-25635) RP. P. A02BC01
ZI: Teva, Haarlem, Niederlande
Z: 1 Kapsel enthält: Omeprazol 40 mg, Kapselinhalt: Zuckerkügelchen (entspr. Sucrose 160 mg) (entspr. Maisstärke), Natriumstärkeglykolat, Natrium laurylsulfat, Povidon K30, Trinatriumphosphat-12-Wasser, Hypromellose, Methacrylsaure-Ethylacrylat-Copolymer (1:1), Triethylcitrat, Natriumhydroxid (entspr. Natrium 3,59 mg), Titandioxid, Talkum; Kapseloberteil: Erythrosin, Indigocarmin, Titandioxid, Wasser, Gelatine; Kapselunterteil: Chinolingelb, Erythrosin, Titandioxid, Wasser, Gelatine; Drucktinte: Schellack, Polyvinylpyrrolidon, Propylenglykol, Natriumhydroxid, Titandioxid.
Kurzinformation: siehe Omec Hexal 10 mg - Kapseln, → S. 1035
PG: 14 ST (EKO: G) [€ 8,15], 28 ST (EKO: G) [€ 15,30]

Omeprazol Sandoz 10 mg - Kapseln 42E03
(Z.Nr. 1-24872) RP. P. A02BC01
ZI: Sandoz, Kundl
Z: 1 Kapsel enthält: Omeprazol 10 mg, Granulat: Zucker-Stärke-Pellets, Hypromellose, Natriumdodecylsulfat, Magnesiumoxid, schweres, Povidon K25, Talkum, Methylacrylsäure-Ethylacrylat-Copolymer, Triethylcitrat; Kapselhülle: Zusammensetzung 1: Gelatine, Titandioxid, Eisenoxid gelb, Eisenoxid rot; Zusammensetzung 2: Gelatine, Titandioxid, Eisenoxid gelb, Eisenoxid rot, Eisenoxid schwarz.
Kurzinformation: siehe Omec Hexal 10 mg - Kapseln, → S. 1035
PG: 28 ST (2) (EKO: G) [€ 15,30]

Omeprazol Sandoz 20 mg - Kapseln 42E03
(Z.Nr. 1-24873) RP. P. A02BC01
ZI: Sandoz, Kundl
Z: 1 Kapsel enthält: Omeprazol 20 mg, Granulat: Zucker-Stärke-Pellets, Hypromellose, Natriumdodecylsulfat, Magnesiumoxid, schweres, Povidon K25, Talkum, Methylacrylsäure-Ethylacrylat-Copolymer, Triethylcitrat; Kapselhülle: Gelatine, Titandioxid.
Kurzinformation: siehe Omec Hexal 10 mg - Kapseln, → S. 1035
PG: 14 ST (EKO: G) [€ 8,15], 28 ST (EKO: G) [€ 15,30]

Omeprazol Sandoz 40 mg - Kapseln 42E03
(Z.Nr. 1-24874) RP. P. A02BC01
ZI: Sandoz, Kundl
Z: 1 Kapsel enthält: Omeprazol 40 mg, Granulat: Zucker-Stärke-Pellets, Hypromellose, Natriumdodecylsulfat, Magnesiumoxid, schweres, Povidon K25, Talkum, Methylacrylsäure-Ethylacrylat-Copolymer, Triethylcitrat; Kapselhülle: Zusammensetzung 1: Gelatine, Titandioxid, Eisenoxid gelb, Eisenoxid rot; Zusammensetzung 2: Gelatine, Titandioxid, Eisenoxid gelb, Eisenoxid rot, Eisenoxid schwarz.
Kurzinformation: siehe Omec Hexal 10 mg - Kapseln, → S. 1035
PG: 14 ST (EKO: G) [€ 8,15], 28 ST (EKO: G) [€ 15,30]

Omeprazol Stada 10 mg - magensaftresistente Hartkapseln 42E03
(Z.Nr. 1-28532) RP. P. A02BC01
ZI: Stada Arzneimittel, Wien
Z: 1 Kapsel enthält: Omeprazol 10 mg, Kapselinhalt: Zuckerpellets: Maisstärke, Saccharose 51-58 mg; Natriumdodecylsulfat, Natriummonohydrogenphosphat, wasserfrei, Mannitol, Hypromellose, Macrogol 6000, Talkum, Polysorbat 80, Titandioxid, Methacrylsäure-Ethylacrylat-Copolymer (1:1); Kapselhülle: Gelatine, Titandioxid, Drucktinte: (entspr. Schellack) (entspr. Eisenoxid schwarz) (entspr. Propylenglycol) (entspr. Ammoniaklösung).
Kurzinformation: siehe Omec Hexal 10 mg - Kapseln, → S. 1035
PG: 30 ST (2) (EKO: G) [€ 13,50]

Omeprazol Stada 20 mg - magensaftresistente Hartkapseln 42E03
(Z.Nr. 1-28533) RP. P. A02BC01
ZI: Stada Arzneimittel, Wien
Z: 1 Kapsel enthält: Omeprazol 20 mg, Kapselinhalt: Zuckerpellets: Maisstärke, Saccharose 102-116 mg; Natriumdodecylsulfat, Natriummonohydrogenphosphat, wasserfrei, Mannitol, Hypromellose, Macrogol 6000, Talkum, Polysorbat 80, Titandioxid, Methacrylsäure-Ethylacrylat-Copolymer (1:1); Kapselhülle: Gelatine, Titandioxid, Drucktinte: (entspr. Schellack) (entspr. Eisenoxid schwarz) (entspr. Propylenglycol) (entspr. Ammoniaklösung).
Kurzinformation: siehe Omec Hexal 10 mg - Kapseln, → S. 1035
PG: 7 ST (EKO: G) [€ 3,80], 14 ST (EKO: G) [€ 6,75], 30 ST (EKO: G) [€ 13,50]

Omeprazol Stada 40 mg - magensaftresistente Hartkapseln 42E03
(Z.Nr. 1-28534) RP. P. A02BC01
ZI: Stada Arzneimittel, Wien
Z: 1 Kapsel enthält: Omeprazol 40 mg, Kapselinhalt: Zuckerpellets: Maisstärke, Saccharose 203-233 mg; Natriumdodecylsulfat, Natriummonohydrogenphosphat, wasserfrei, Mannitol, Hypromellose, Macrogol 6000, Talkum, Polysorbat 80, Titandioxid, Methacrylsäure-Ethylacrylat-Copolymer (1:1); Kapselhülle: Gelatine, Titandioxid, Drucktinte: (entspr. Schellack) (entspr. Eisenoxid schwarz) (entspr. Propylenglycol) (entspr. Ammoniaklösung).
Kurzinformation: siehe Omec Hexal 10 mg - Kapseln, → S. 1035
PG: 14 ST (EKO: G) [€ 6,70], 30 ST (EKO: G) [€ 13,50]

Omeproshield 370 mg/g - Paste zum Eingeben für Pferde 825Z
(Z.Nr. 8-36149) RP. P. nicht im Handel. QA02BC01

Omidria 10 mg/ml + 3 mg/ml - Konzentrat zur Herstellung einer intraokularen Anwendung 47D02, 47I
(Z.Nr. EU/1/15/1018/*) RP. P. nicht im Handel. S01FB51

Omniflora - Kapseln 42Y01
(Z.Nr. 1-23657) RPF. P. A07FA01
ZI: GSK-Gebro Consumer Healthcare, Fieberbrunn
Z: 1 Kapsel enthält: Lactobacillus gasseri, Lyophilisat 25 mg, Bifidobacterium longum-Kulturlyophilisat 25 mg, Siliciumdioxid, Lactose, wasserfrei 25 mg, Gelatine, Sucrose (entspr. Rest-Kulturmedium).
EW: Bakterienpräparat.
AG: Adjuvans bei unspezifischen Darmentzündungen und Verdauungsstörungen (z.B. nach Antibiotikatherapie).
AA: Zu den Mahlzeiten unzerkaut mit Flüssigkeit.
DO: 3mal tgl. 1 Kapsel, Kinder ab 6 Jahren und Jugendliche (nur nach ärztlicher Beratung): 1-2mal tgl. 1 Kapsel, meist über 7-10 Tage.
GA: Akuter Durchfall mit hohem Fieber oder Blutbeimengungen, geschwächte Immunabwehr.
SST: Nicht empfohlen.
NW: Überempfindlichkeit, Ausschlag.
WW: Antibiotika können Wirksamkeit von Omniflora herabsetzen (2 Stunden Abstand).
WH: Vorsicht bei Autoimmunerkrankungen und schweren organischen Magen/Darm-Erkrankungen, akuter Pankreatitis. Bei Durchfall Flüssigkeit und Elektrolyte ausreichend ersetzen.
PG: 30 ST (EKO: G) [€ 8,85]

Omnitrope 5 mg/1,5 ml - Injektionslösung 31B01
(Z.Nr. EU/1/06/332/*) RP. P. E. nicht im Handel. H01AC01

Omnitrope 5 mg/1,5 ml - Injektionslösung 31B01
(Z.Nr. EU/1/06/332/*) RP. P. E. H01AC01
ZI: Sandoz, Kundl
Z: 1 Patrone mit 1,5 ml enthält: Somatropin 5 mg (entspr. → 15 IE) (entspr. → 3,3 mg/ml), hergestellt durch rekombinante DNA-Technologie in Escherichia coli, Dinatriumhydrogenphosphat-7-Wasser, Natriumdihydrogenphosphat-dihydrat, Mannitol, Poloxamer 188, Benzylalkohol 9 mg/ml, Wasser für Injektionszwecke.
EW: Gentechnologisch hergestelltes Wachstumshormon.
AG: Kinder: Kleinwuchs durch Wachstumshormonmangel, Ullrich-Turner-Syndrom oder chronische Niereninsuffizienz (Nierenfunktion unter 50% der Norm), Wachstumsstörung infolge einer intrauterinen Wachstumsverzögerung (SGA), Prader-Willi-Syndrom.
Erwachsene: Zur Substitution bei ausgeprägtem Wachstumshormonmangel.
AA: S.c., Injektionsstelle wechseln.
DO: Kinder:
Unzureichende Wachstumshormonausschüttung: TD 0,025-0,035 mg/kg KG oder 0,7-1 mg/m² KOF.
Prader-Willi-Syndrom, SGA TD 0,035 mg/kg oder 1 mg/m² KOF.
Ullrich-Turner-Syndrom, chronische Niereninsuffizienz: TD 0,045-0,050 mg/kg KG oder 1,4 mg/m² KOF.
Erwachsene: TD initial 0,15-0,3 mg, bei Patienten über 60 Jahren 0,1-0,2 mg, bei Fortführung einer Wachstumshormontherapie nach Manifestation in der Kindheit 0,2-0,5 mg; Erhaltungsdosis selten höher als 1 mg.
GA: Anzeichen einer Tumoraktivität, Kinder mit geschlossenen Epiphysenfugen, Komplikationen nach akuten kritischen Erkrankungen.
SST: In der Schwangerschaft nicht empfohlen, Vorsicht in der Stillzeit. Kontrazeption bei Frauen im gebärfähigen Alter empfohlen.
NW: Wasserretention (Ödeme, Steifheit der Skelettmuskulatur, Arthralgie, Myalgie), lokale Reaktionen, Karpaltunnelsyndrom, selten Diabetes mellitus Typ 2, verminderte Insulinsensitivität, Pankreatitis, benigne intrakranielle Hypertension, Epiphyseolysis capitis femoris, M. Perthes, Antikörperbildung, erhöhtes Risiko zweiter Neoplasien, sehr selten Leukämie.
WW: Niedrige Plasmaspiegel von durch CYP3A4 metabolisierten Substanzen (z.B. Sexualsteroide, Kortikosteroide, Antikonvulsiva, Ciclosporin). Vorsicht: Glukokortikoide hemmen wachstumsfördernde Wirkung (Wachstum engmaschig überwachen). Orale Östrogen (Somatropin ev. erhöhen).
WH: Nur von entsprechend qualifizierten Ärzten anzuwenden. Zu Therapiebeginn auf zentralen Hypoadrenalismus achten. Kontrollen: Schilddrüse, Diabeteseinstellung. Auf Tumorrezidive, benigne intrakranielle Hypertension achten. Bei Atemwegsobstruktion Therapie unterbrechen. Bei SGA bis zum Erreichen der Endgröße behandeln.
PG: 1 ST RE1 (EKO: Y) [€ 179,05], 5 ST RE1 (EKO: Y) [€ 782,40]

Omnitrope 5 mg/1,5 ml - Injektionslösung 31B01
(Z.Nr. EU/1/06/332/*) RP. P. E. H01AC01
Parallelimport. nicht im Handel.

Omnitrope 10 mg/1,5 ml - Injektionslösung 31B01
(Z.Nr. EU/1/06/332/*) RP. P. E. nicht im Handel. H01AC01

Omnitrope 10 mg/1,5 ml - Injektionslösung 31B01
(Z.Nr. EU/1/06/332/*) RP. P. E. H01AC01
ZI: Sandoz, Kundl
Z: 1 Patrone mit 1,5 ml enthält: Somatropin 10 mg (entspr. → 30 IE) (entspr. → 6,7 mg/ml), hergestellt durch rekombinante DNA-Technologie in Escherichia coli, Dinatriumhydrogenphosphat-7-Wasser, Natriumdihydrogenphosphat-dihydrat, Glycin, Poloxamer 188, Phenol, Wasser für Injektionszwecke.
Kurzinformation: siehe Omnitrope 5 mg/1,5 ml - Injektionslösung, → S. 1038
PG: 1 ST RE1 (EKO: Y) [€ 327,55], 5 ST RE1 (EKO: Y) [€ 1.531,05]

Omnitrope 10 mg/1,5 ml - Injektionslösung 31B01
(Z.Nr. EU/1/06/332/*) RP. P. E. H01AC01
Parallelimport. nicht im Handel.

Omnitrope 15 mg/1,5 ml - Injektionslösung 31B01
(Z.Nr. EU/1/06/332/*) RP. P. E. H01AC01
ZI: Sandoz, Kundl
Z: 1 Patrone mit 1,5 ml enthält: Somatropin 15 mg, (entspr. → 45 IE), hergestellt durch rekombinante DNA-Technologie in Escherichia coli, Dinatriumhydrogenphosphat-7-Wasser, Natriumdihydrogenphosphat-2-Wasser, Natriumchlorid, Poloxamer 188, Phenol, Wasser für Injektionszwecke.
Kurzinformation: siehe Omnitrope 5 mg/1,5 ml - Injektionslösung, → S. 1038
PG: 1 ST RE1 (EKO: Y) [€ 491,30], 5 ST RE1 (EKO: Y) [€ 2.279,70]

Omnitrope 15 mg/1,5 ml - Injektionslösung 31B01
(Z.Nr. EU/1/06/332/*) RP. P. E. H01AC01
Parallelimport. nicht im Handel.

Omnitrope 1,3 mg/ml - Lyophilisat und Lösungsmittel zur Herstellung einer Injektionslösung 31B01
(Z.Nr. EU/1/06/332/*) RP. P. E. nicht im Handel. H01AC01

Omnitrope 5 mg/ml - Lyophilisat und Lösungsmittel zur Herstellung einer Injektionslösung 31B01
(Z.Nr. EU/1/06/332/*) RP. P. E. nicht im Handel. H01AC01

Onbrez Breezhaler 150 Mikrogramm - Hartkapseln mit Pulver zur Inhalation 50A02
(Z.Nr. EU/1/09/593/*) RP. P. nicht im Handel. R03AC18

Onbrez Breezhaler 150 Mikrogramm - Hartkapseln mit Pulver zur Inhalation 50A02
(Z.Nr. EU/1/09/593/*) RP. P. Parallelimport. nicht im Handel. R03AC18

Onbrez Breezhaler 150 Mikrogramm - Hartkapseln mit Pulver zur Inhalation 50A02
(Z.Nr. EU/1/09/593/*) RP. P. Parallelimport. nicht im Handel. R03AC18

Onbrez Breezhaler 300 Mikrogramm - Hartkapseln mit Pulver zur Inhalation 50A02
(Z.Nr. EU/1/09/593/*) RP. P. nicht im Handel. R03AC18

▼ *Oncaspar 750 E/ml - Injektions-/Infusionslösung* 55L
(Z.Nr. EU/1/15/1070/*) NR. P. E. nicht im Handel. L01XX24

▼ Oncaspar 750 E/ml - Pulver zur Herstellung einer Injektions-/Infusionslösung 55L
(Z.Nr. EU/1/15/1070/*) NR. P. E. L01XX24
ZI: Les Laboratoires Servier, Suresnes Cedex, Frankreich
Z: Nach der Rekonstitution enthält 1 ml Lösung: Pegaspargase (E. coli) 750 E, (entspr. kovalentes Konjugat einer von Escherichia coli abgeleiteten L-Asparaginase mit Monomethoxypolyethylenglycol), Dinatriumhydrogenphosphat-7-Wasser, Natriumdihydrogenphosphat-1-Wasser, Natriumchlorid, Sucrose, Natriumhydroxid zur pH-Wert-Einstellung, Salzsäure zur pH-Wert-

Einstellung.
EW: Immunmodulierend, antineoplastisch.
AA: Akute lymphatische Leukämie (in Kombination mit anderen Wirkstoffen).
DO: Personen ab 21 Jahren: 2000 E (entsprechend 2,67 ml)/m² KOF alle 14 Tage.
Personen bis 21 Jahre mit KOF ab 0,6 m²: 2500 E (entsprechend 3,3 ml)/m² KOF alle 14 Tage.
Kinder mit KOF unter 0,6 m²: 82,5 E (entsprechend 0,1 ml)/kg KG alle 14 Tage.
GA: Schwere Leberschäden. Schwere Thrombose, Pankreatitis in der Anamnese, Pankreatitis oder Hämorrhagie bei früherer Asparaginase-Therapie.
SST: Zwingende Indikationsstellung, nicht stillen. Kontrazeption für Männer und Frauen bis 6 Monate nach Therapieende erforderlich.
NW: Überempfindlichkeit, Haut, Blutbild (febrile Neutropenie), Hyperglykämie, Pankreatitis, Leber, Magen/Darm, ZNS (Krämpfe, periphere motorische Neuropathie), Extremitätenschmerzen, verminderter Appetit, Hypoxie, Myelosuppression, Thrombosen, Embolien, Untersuchungen (Enzymanstiege, Hyperammonämie).
WW: Nicht empfohlen: Lebendimpfstoffe (3 Monate Abstand), orale Kontrazeptiva. Vorsicht: Methotrexat, Cytarabin, Vincristin (mindestens 12 Std. Abstand), Antikoagulantien, Glukokortikoide, lebertoxische oder myelosuppressive Arzneimittel, Tyrosinkinasehemmer, z.B. Imatinib (erhöhte Toxizität).
WH: Auf Überempfindlichkeit, Symptome einer Pankreatitis achten. Kontrollen: Gerinnung, Leber (Bilirubin). Strenger Verkehrshinweis.
PG: 1 ST * (EKO: N) [€ 2.673,35]

🐾 *Oncept IL-2 - Lyophilisat und Lösungsmittel zur Herstellung einer Injektionssuspension für Katzen* 880
(Z.Nr. EU/2/13/150/*) NR. P. E. nicht im Handel. QL03AX90

OncoTice zur intravesikalen Instillation 55L
(Z.Nr. 2-00074) RP. P. E. L03AX03
ZI: Merck Sharp & Dohme, Wien
Z: 1 Durchstechflasche enthält: Mycobacterium bovis, abgeschwächte Bazillen 200 Mio.-;800 Mio. CFU (entspr. BCG-Lebend-Impfstoff; Stamm Tice), Lactose, Asparagin, Citronensäure, Kaliumhydrogenphosphat (entspr. Kalium 0,056 mg), Magnesium sulfat, Eisen-ammonium-citrat, Glycerin, Ammoniumhydroxid, Zinkformat.
EW: Gefriergetrockenetes Präparat mit abgeschwächten Mycobacterium bovis- Bazillen.
AG: Flaches Urothelialzellkarzinom der Harnblase in situ (CIS); Adjuvans bei superfiziellen Urothelzellkarzinomen der Harnblase nach transurethraler Resektion.
AA: Intravesikale Instillation.
AH: Siehe Austria-Codex - Fachinformation; jede Flüssigkeitszufuhr muß 4 Std.
vor der Instillation und während der Instillation (2 Stunden) unterbleiben.
DO: Pro Instillation 50 ml gebrauchsfertige Suspension. Therapie 1mal wöchentlich über 6 Wochen, dann Erhaltungstherapie 1mal wöchentlich über 3 Wochen nach 3, 6 und 12 Monaten. Therapiebeginn binnen 10-15 Tagen nach der transurethralen Resektion. Keine Untersuchungen an Kindern und Jugendlichen.
GA: Gestörte Immunantwort, HIV-positive Patienten, aktive Tuberkulose, Harn- weginfektionen.
SST: Absolute Gegenanzeige.
NW: Systemische BCG-Infektionen (Therapie: Tuberkulostatika), Pneumonitis, Miktionsstörungen, Zystitis, Dysurie, Hämaturie, Influenza-Syndrom, Rigor, Fieber, Gelenksbeschwerden, Hautausschlag.
WW: Tuberkulostatika heben Wirkung auf. Immunsuppressiva nicht anwenden.
WH: Nicht i.v., s.c. oder i.m. anwenden; vor Erstanwendung Tuberkulintest durchführen, ev. HIV-Test; Suspension aseptisch herstellen; bei Harnröhren- oder Prostataläsion beim Katheterismus nachfolgende BCG- Instillation unterlassen. Personen mit Immunschwäche dürfen nicht mit OncoTice hantieren.
PG: 1 ST RE2 (EKO: Y) [€ 161,90]

Oncovin 1 mg - Injektionslösung 55F
(Z.Nr. 0-17579) NR. P. E. L01CA02
ZI: Stada Arzneimittel, Wien
Z: 1 Durchstechflasche mit 1 ml enthält: Vincristin sulfat 1 mg, p-Hydroxybenzoesäuremethylester 1,3 mg, p-Hydroxybenzoesäurepropylester 0,2 mg, Mannit, Essigsäure, Natriumacetat 4,5 mg, Wasser für Injektionszwecke.
EW: Zytostatikum (Mitosehemmstoff).
AG: Akute lymphatische Leukämie, maligne Lymphome, multiples Myelom, solide Tumore, Sarkome, idiopathische thrombozytopenische Purpura.
AA: I.v., cave paravenös oder intrathekal.
DO: Wöchentliche Applikation: ED 1,4 (max. 2) mg/m² KOF, Kinder: 1,5-2 mg/m² KOF.
Kinder unter 10 kg KG: 0,05 mg/kg KG.
Dosisreduktion bei Leberschäden.
GA: Neuromuskuläre Erkrankungen, schwere Leberschäden, Ileus, Strahlentherapie unter Einbeziehung der Leber, schwere Myelosuppression.
SST: Nicht anwenden. Kontrazeption für Männer und Frauen bis 6 Monate nach Therapieende.
NW: Neurotoxizität (autonome und sensomotorische Neuropathien, Polyneuropathien mit Atemlähmung, Stimmbandparalyse), Knochen- und Gliederschmerzen, reversible Alopezie, Magen/Darm (paralytischer Ileus), Niere, Herzinfarkt, Blut, Haut, Endokrinium, Augen (bis Blind- heit), Taubheit, Anorexie, Dyspnoe, Azoospermie, lokale Reizung.
WW: Nicht empfohlen: Phenytoin.
mit zytostatischer Therapie anzuwenden.
Vorsicht: Neurotoxische Arzneimittel, Impfstoffe, Digoxin, Mitomycin C, Strahlentherapie, Ciclosporin, Tacrolimus, Antikoagulantien, CYP3A4 Hemmer, P-Glykoproteinhemmer, Dactinomycin, Bleomycin, koloniestimulierende Faktoren. Vincristin 12 - 24 Std. vor L-Asparaginase anwenden.
WH: Nur von Ärzten mit Erfahrung mit zytostatischer Therapie anzuwenden.
Vorsicht bei ischämischen Herzerkrankungen. Kontrollen: Blutbild, Harnsäure. Nicht in die Augen bringen. Verkehrshinweis. Nicht dialysierbar. Intrathekale Injektion ist letal; bei fälschlicher intrathekaler Injektion Notfallplan beachten (siehe Austria Codex-Fachinformation).
PG: 1 ST * (EKO: N) [€ 18,80]

Oncovin 2 mg - Injektionslösung 55F
(Z.Nr. 0-17580) NR. P. E. L01CA02
ZI: Stada Arzneimittel, Wien
Z: 1 Durchstechflasche mit 2 ml enthalten: Vincristin sulfat 2 mg, p-Hydroxybenzoesäuremethylester 2,6 mg, p-Hydroxybenzoesäurepropylester 0,4 mg, Mannit, Essigsäure, Natriumacetat 4,5 mg, Wasser für Injektionszwecke.
Kurzinformation: siehe Oncovin 1 mg - Injektionslösung, → S. 1039
PG: 1 ST * (EKO: N) [€ 33,15]

Ondansan i.v. 4 mg - Ampullen 08C
(Z.Nr. 1-27823) RP. P. A04AA01
ZI: G.L. Pharma, Lannach
Z: 1 Ampulle zu 2 ml enthält: Ondansetron 4 mg, Natriumchlorid, Natriumcitrat-2-Wasser, Citronensäure monohydrat, Wasser für Injektionszwecke.
EW: Serotoninantagonist, antiemetisch.
AG: Prophylaxe und/oder Behandlung von Übelkeit und Erbrechen durch Chemotherapie oder Strahlentherapie, Vorbeugung und Behandlung von postoperativer Übelkeit und Erbrechen.
Kinder: Behandlung von Übelkeit und Erbrechen durch Chemotherapie bei Kindern ab 6 Monaten. Vorbeugung und Behandlung von postoperativer Übelkeit und Erbrechen bei Kindern ab 1 Monat.
AA: I.v. oder i.m. Injektion oder nach Verdünnung i.v. Infusion.
DO: Emetogene Chemotherapie: 8 mg i.v. unmittelbar vor der Behandlung, dann 8 mg oral alle 12 Stunden.
Hochemetogene Chemotherapie: 8 mg als Injektion oder Infusion oder 16 mg (= MED) nach Verdünnung in 50-100 ml NaCl-Lösung unmittelbar vor Chemotherapie; MTD 32 mg in mehreren ED. Fortsetzung oral über bis zu 5 Tage.
Kinder ab 6 Monaten: 5 mg/m² KOF (oder bis zu 3mal 0,15 mg/kg KG alle 4 Std.) i.v. unmittelbar vor Chemotherapie, 12 Std. später 2-4-8 mg oral (alle 12 Std. über bis zu 5 Tage).
Postoperative Übelkeit und Erbrechen: Erwachsene 4 mg als i.v. Injektion; Kinder ab 1 Monat: 0,1 mg/kg KG bis max. 4 mg. i.v.
SST: Anwendung vermeiden, besonders im 1. Trimenon; nicht stillen.
NW: Kopfschmerzen, Hitzewallungen, Obstipation, Überempfindlichkeit, Leber, lokale und Allgemeinreaktionen, vorübergehende Sehstörungen, Herz (QT-Verlängerung).
WW: Kontraindiziert: Apomorphin. Vorsicht: Tramadol (abgeschwächt), QT-verlängernde Arzneimittel, serotonerge Substanzen (Serotoninsyndrom).
WH: Vorsicht bei Darmverschluss, Herzerkrankungen (QT-Verlängerung). Nicht nach intraabdominellen Operationen bei Kindern angezeigt. Nach adenotonsillären Operationen auf okkulte Blutungen achten.
PG: 5 ST * (EKO: N) [€ 140,50]

Ondansan i.v. 8 mg - Ampullen 08C
(Z.Nr. 1-27824) RP. P. A04AA01
ZI: G.L. Pharma, Lannach
Z: 1 Ampulle zu 4 ml enthält: Ondansetron 8 mg, Natriumchlorid, Natriumcitrat-2-Wasser, Citronensäure monohydrat, Wasser für Injektionszwecke.
Kurzinformation: siehe Ondansan i.v. 4 mg - Ampullen, → S. 1039

O

PG: 5 ST * (EKO: N) [€ 183,75]

Ondansan 4 mg - Filmtabletten 08C

(Z.Nr. 1-25890) RP. P. A04AA01
ZI: G.L. Pharma, Lannach
Z: 1 Filmtablette enthält: Ondansetron 4 mg (entspr. Ondansetron hydrochlorid-2-Wasser 5 mg), Lactose monohydrat 80,8 mg, Magnesium stearat, Maisstärke, Cellulose, mikrokristalline, Povidon, Talkum, Hypromellose, Macrogol 6000, Titandioxid, Eisenoxid rot.
EW: Serotoninantagonist, antiemetisch.
AG: Übelkeit und Erbrechen durch zytotoxische Chemotherapie und Strahlentherapie, Prävention und Therapie von postoperativer Übelkeit und Erbrechen.
AA: Oral unzerkaut mit Flüssigkeit.
DO: Erwachsene:
Übelkeit und Erbrechen durch Chemo- und Strahlentherapie: 8 mg 1-2 Std. vor der Therapie sowie 12 Std. später. Bei stark emetischer Chemotherapie bis 24 mg zusammen mit 12 mg Dexamethason-Natrium 1-2 Std. vor der Chemotherapie.
Fortführung mit 2mal tgl. 8 mg über 5 Tage.
Prävention von postoperativer Nausea und Emesis: 16 mg oral 1 Std. vor der Narkoseeinleitung.
Therapie von postoperativer Übelkeit: I.v. Gabe empfohlen.
Kinder ab 6 Monaten und Jugendliche mit Nausea und Erbrechen durch Chemotherapie: Unmittelbar vor der Behandlung 5 mg/m2 oder 0,15 mg/kg KG i.v., nach 12 Std. 2-8 mg oral (2mal tgl. über 5 Tage).
Prävention und Therapie von postoperativer Nausea und Emesis bei Kindern ab 1 Monat: I.v. 0,1 mg/kg KG, max. 4 mg.
SST: Anwendung vermeiden, besonders im 1. Trimenon; nicht stillen.
NW: Überempfindlichkeit (Atembeschwerden), Haut, unwillkürliche Bewegungsstörungen, Obstipation, Allgemeinbeschwerden, Krämpfe, Hitzegefühl, Hypotonie, QT-Verlängerung, Sehstörungen.
WW: Gegenanzeige: Apomorphin (Hypotonie). Vorsicht: Phenytoin, Carbamazepim, Rifampicin (Ondansetron-Spiegel vermindert), Tramadol (Analgesie abgeschwächt). Andere serotonerge Substanzen (Serotoninsyndrom). QT-verlängernde Substanzen.
WH: Patienten mit Darmobstruktion oder Atembeschwerden überwachen. Vorsicht bei Arrhythmien oder antiarrhythmischer Therapie.
PG: 10 ST IND (EKO: G) [€ 38,40]

O

Ondansan 8 mg - Filmtabletten 08C

(Z.Nr. 1-25891) RP. P. A04AA01
ZI: G.L. Pharma, Lannach
Z: 1 Filmtablette enthält: Ondansetron 8 mg (entspr. Ondansetron hydrochlorid-2-Wasser 10 mg), Lactose monohydrat 80,8 mg, Magnesium stearat, Maisstärke, Cellulose, mikrokristalline, Povidon, Talkum, Hypromellose, Macrogol 6000, Titandioxid, Eisenoxid gelb.
Kurzinformation: siehe Ondansan 4 mg - Filmtabletten, → S. 1040
PG: 10 ST IND (EKO: G) [€ 57,45]

Ondansetron Accord 2 mg/ml - Injektions- oder Infusionslösung 08C

(Z.Nr. 1-30240) RP. P. A04AA01
ZI: Accord Healthcare, Utrecht, Niederlande
Z: 1 ml Lösung enthält: Ondansetron 2 mg (entspr. Ondansetron hydrochlorid-2-Wasser), Citronensäure monohydrat, Natrium citrat, Natriumchlorid, Natriumhydroxid zur pH-Wert-Einstellung (entspr. Natrium 3,62 mg), Salzsäure zur pH-Wert-Einstellung, Wasser für Injektionszwecke.
EW: Serotoninantagonist, antiemetisch.
AG: Prophylaxe und/oder Behandlung von Übelkeit und Erbrechen durch Chemotherapie oder Strahlentherapie, Vorbeugung und Behandlung von postoperativer Übelkeit und Erbrechen.
Kinder: Behandlung von Übelkeit und Erbrechen durch Chemotherapie bei Kindern ab 6 Monaten. Vorbeugung und Behandlung von postoperativer Übelkeit und Erbrechen bei Kindern ab 1 Monat.
AA: I.v. oder i.m. Injektion oder nach Verdünnung i.v. Infusion.
DO: Emetogene Chemotherapie: 8 mg i.v. unmittelbar vor der Behandlung, dann 8 mg oral alle 12 Stunden.
Hochemetogene Chemotherapie: 8 mg als Injektion oder Infusion oder 16 mg (= MED) nach Verdünnung in 50-100 ml NaCl-Lösung unmittelbar vor Chemotherapie; MTD 32 mg in mehreren ED. Fortsetzung oral über bis zu 5 Tage.
Kinder ab 6 Monaten: 5 mg/m^2 KOF (oder bis zu 3mal 0,15 mg/kg KG alle 4 Std.) i.v. unmittelbar vor Chemotherapie, 12 Std. später 2-4-8 mg oral (alle 12 Std. über bis zu 5 Tage).
Postoperative Übelkeit und Erbrechen: Erwachsene 4 mg als i.v. Injektion; Kinder ab 1 Monat: 0,1 mg/kg KG bis max. 4 mg. i.v.
SST: Im 1. Trimenon nicht anwenden, nicht stillen.
NW: Kopfschmerzen, Hitzewallungen, Obstipation, Überempfindlichkeit, Leber, lokale und Allgemeinreaktionen, vorübergehende Sehstörungen, Herz (QT-Verlängerung).
WW: Kontraindiziert: Apomorphin. Vorsicht: Tramadol (abgeschwächt), QT-verlängernde Arzneimittel, serotonerge Substanzen (Serotoninsyndrom).
WH: Vorsicht bei Darmverschluss, Herzerkrankungen (QT-Verlängerung). Nicht nach intraabdominellen Operationen bei Kindern angezeigt. Nach adenotonsillären Operationen auf okkulte Blutungen achten.
PG: 4MG 2ML 5 ST * (EKO: N) [€ 101,50], **8MG 4ML** 5 ST * (EKO: N) [€ 144,15]

Ondansetron Accord 4 mg - Injektions-/Infusionslösung in einer Fertigspritze 08C
(Z.Nr. 1-40299) RP. P. nicht im Handel. A04AA01

Ondansetron Accord 8 mg - Injektions-/Infusionslösung in einer Fertigspritze 08C
(Z.Nr. 1-40300) RP. P. nicht im Handel. A04AA01

Ondansetron B.Braun 2 mg/ml - Injektionslösung 08C

(Z.Nr. 1-27392) RP. P. A04AA01
ZI: B. Braun, Melsungen, Deutschland
Z: 1 ml Injektionslösung enthält: Ondansetron 2 mg (entspr. Ondansetron hydrochlorid-2-Wasser), Natriumchlorid, Natriumcitrat-2-Wasser 3,34 mg, Citronensäure monohydrat, Wasser für Injektionszwecke.
EW: Serotoninantagonist, antiemetisch.
AG: Prophylaxe und/oder Behandlung von Übelkeit und Erbrechen durch Chemotherapie oder Strahlentherapie, Vorbeugung und Behandlung von postoperativer Übelkeit und Erbrechen.
Kinder: Behandlung von Übelkeit und Erbrechen durch Chemotherapie bei Kindern ab 6 Monaten. Vorbeugung und Behandlung von postoperativer Übelkeit und Erbrechen bei Kindern ab 1 Monat.
AA: I.v. oder i.m. Injektion oder nach Verdünnung i.v. Infusion.
DO: Emetogene Chemotherapie: 8 mg i.v. unmittelbar vor der Behandlung, dann 8 mg oral alle 12 Stunden.
Hochemetogene Chemotherapie: 8 mg als Injektion oder Infusion oder 16 mg (= MED) nach Verdünnung in 50-100 ml NaCl-Lösung unmittelbar vor Chemotherapie; MTD 32 mg in mehreren ED. Fortsetzung oral über bis zu 5 Tage.
Kinder ab 6 Monaten: 5 mg/m^2 KOF (oder bis zu 3mal 0,15 mg/kg KG alle 4 Std.) i.v. unmittelbar vor Chemotherapie, 12 Std. später 2-4-8 mg oral (alle 12 Std. über bis zu 5 Tage).
Postoperative Übelkeit und Erbrechen: Erwachsene 4 mg als i.v. Injektion; Kinder ab 1 Monat: 0,1 mg/kg KG bis max. 4 mg. i.v.
SST: Im 1. Trimenon der Schwangerschaft nicht anwenden. Kontrazeption für Frauen im gebärfähigen Alter empfohlen. Nicht stillen.
NW: Kopfschmerzen, Hitzewallungen, Obstipation, Überempfindlichkeit, Leber, lokale und Allgemeinreaktionen, vorübergehende Sehstörungen, Herz (QT-Verlängerung).
WW: Kontraindiziert: Apomorphin. Vorsicht: Tramadol (abgeschwächt), QT-verlängernde Arzneimittel, serotonerge Substanzen (Serotoninsyndrom).
WH: Vorsicht bei Darmverschluss, Herzerkrankungen (QT-Verlängerung). Nicht nach intraabdominellen Operationen bei Kindern angezeigt. Nach adenotonsillären Operationen auf okkulte Blutungen achten.
PG: 2ML 10 ST * (EKO: N) [€ 142,35], **4ML** 20 ST * (EKO: N) [€ 307,55]

Ondansetron Bluefish 4 mg - Schmelztabletten 08C

(Z.Nr. 1-38924) RP. P. A04AA01
ZI: Bluefish Pharmaceuticals, Gävlegatan, Stockholm, Schweden
Z: 1 Schmelztablette enthält: Ondansetron 4 mg, Aspartam 0,88 mg, Crospovidon Typ B, Magnesium stearat, Cellulose, mikrokristalline, Mannitol, Sorbitol <= 8,442 mg, Crospovidon Typ A, Siliciumdioxid, hochdisperses, Erdbeergeschmack (entspr. Glucose) (entspr. Maltodextrin) (entspr. Arabisches Gummi) (entspr. Schwefeldioxid), Natriumstearylfumarat.
EW: Serotonin-(5 HT_3)-Rezeptorantagonist; antiemetisch.
AG: Emesis und Nausea durch zytotoxische Chemotherapie und Strahlentherapie sowie postoperativ.
AA: Schmelztablette auf die Zunge legen, wo sie innerhalb von Sekunden zerfällt.
DO: Erwachsene:
Übelkeit und Erbrechen durch Chemo- und Strahlentherapie: 8 mg 1-2 Std. vor der Therapie sowie 12 Std. später. Bei stark emetischer Chemotherapie bis 24 mg zusammen mit 12 mg Dexamethason-Natrium 1-2 Std. vor der Chemotherapie.
Fortführung mit 2mal tgl. 8 mg über max. 5 Tage.
Prävention von postoperativer Nausea und Emesis: 16 mg oral 1 Std. vor der Narkoseeinleitung.
Therapie von postoperativer Übelkeit: I.v. Gabe.

Kinder ab 6 Monaten und Jugendliche:
Nausea und Erbrechen durch Chemotherapie: Unmittelbar vor der Behandlung 5 mg/m² oder 0,15 mg/kg KG i.v., nach 12 Std. 2-8 mg oral. Fortführung oral mit 2mal tgl. 2-8 mg über max. 5 Tage.
Prävention und Therapie von postoperativer Nausea und Emesis bei Kindern ab 1 Monat: I.v. Gabe.
SST: Kontrazeption für Frauen im gebärfähigen Alter empfohlen. Im 1. Trimenon der Schwangerschaft nicht anwenden, nicht stillen.
NW: Überempfindlichkeit (Atembeschwerden), Kopfschmerzen, Flush, Hitzegefühl, Schluckauf, Obstipation, Sehstörungen (vorübergehende Blindheit), Leber, Krämpfe, extrapyramidale Reaktionen, Serotoninsyndrom (bei versehentlicher Überdosierung bei Säuglingen), Hypotonie, Brustschmerzen, QT-Verlängerung.
WW: Gegenanzeige: Apomorphin. Vorsicht: QT-verlängernde Arzneimittel, kardiotoxische Substanzen (Arrhythmien), starke CYP3A4-Induktoren (Phenytoin, Carbamazepin, Rifampicin) vermindern Ondansetron-Spiegel. Tramadol (analgetischer Effekt abgeschwächt). Serotonerge Arzneimittel (Serotoninsyndrom).
WH: Vorsicht bei Arrhythmien bzw. antiarrhythmischer Therapie, QT-Verlängerung, intestinaler Obstruktion. Auf Atembeschwerden (Überempfindlichkeitsreaktion) bzw. verborgene Blutungen nach adenotonsillären Eingriffen achten. Bei Kindern auf Leberschäden nach Gabe hepatotoxischer Chemotherapeutika achten. Hypokaliämie und Hypomagnesiämie vor Ondansetron korrigieren.
PG: 10 ST IND (EKO: G) [€ 35,50]

Ondansetron Bluefish 8 mg - Schmelztabletten 08C
(Z.Nr. 1-38925) RP. P. A04AA01
ZI: Bluefish Pharmaceuticals, Gävlegatan, Stockholm, Schweden
Z: 1 Schmelztablette enthält: Ondansetron 8 mg, Aspartam 1,76 mg, Crospovidon Typ B, Magnesium stearat, Cellulose, mikrokristalline, Mannitol, Sorbitol <= 16,884 mg, Crospovidon Typ A, Siliciumdioxid, hochdisperses, Erdbeergeschmack (entspr. Glucose) (entspr. Maltodextrin) (entspr. Arabisches Gummi) (entspr. Schwefeldioxid), Natriumstearylfumarat.
Kurzinformation: siehe Ondansetron Bluefish 4 mg - Schmelztabletten, → S. 1040
PG: 10 ST IND (EKO: G) [€ 57,25]

Ondansetron Hikma 4 mg/2 ml - Injektionslösung 08C
(Z.Nr. 1-26530) RP. P. A04AA01
ZI: Hikma Farmaceutica, Terrugem, Portugal
Z: 1 Ampulle zu 2 ml enthält: Ondansetron 4 mg (entspr. Ondansetron hydrochlorid-2-Wasser), Natriumchlorid, Citronensäure monohydrat, Natrium citrat (entspr. Natrium 3,6 mg/ml), Wasser für Injektionszwecke.
Kurzinformation: siehe Ondansetron B.Braun 2 mg/ml - Injektionslösung, → S. 1040
PG: 5 ST * (EKO: N) [€ 129,25]

Ondansetron Hikma 8 mg/4 ml - Injektionslösung 08C
(Z.Nr. 1-26531) RP. P. A04AA01
ZI: Hikma Farmaceutica, Terrugem, Portugal
Z: 1 Ampulle zu 4 ml enthält: Ondansetron 8 mg (entspr. Ondansetron hydrochlorid-2-Wasser), Natriumchlorid, Citronensäure monohydrat, Natrium citrat (entspr. Natrium 3,6 mg/ml), Wasser für Injektionszwecke.
Kurzinformation: siehe Ondansetron B.Braun 2 mg/ml - Injektionslösung, → S. 1040
PG: 5 ST * (EKO: N) [€ 179,30]

Ondansetron Noridem 2 mg/ml - Injektionslösung 08C
(Z.Nr. 1-27753) RP. P. nicht im Handel. A04AA01

Ondansetron Pharma Resources 2 mg/ml - Injektionslösung 08C
(Z.Nr. 1-28759) RP. P. nicht im Handel. A04AA01

Ondansetron Sandoz 4 mg - Filmtabletten 08C
(Z.Nr. 1-26307) RP. P. nicht im Handel. A04AA01

Ondansetron Sandoz 8 mg - Filmtabletten 08C
(Z.Nr. 1-26308) RP. P. nicht im Handel. A04AA01

▼ Ondexxya 200 mg - Pulver zur Herstellung einer Infusionslösung 07L02
(Z.Nr. EU/1/18/1345/*) NR. P. E. V03AB38
ZI: Portola Netherlands, Amsterdam, Niederlande
Z: 1 Durchstechflasche enthält: Andexanet alfa 200 mg, mittels DNA-Technologie rekombinant aus Ovarialzellen des Chinesischen Hamsters hergestellt, Tris-Base, Tris-Hydrochlorid, L-Arginin hydrochlorid, Sucrose, Mannitol, Polysorbat 80.
EW: Antidot; Hebt die Wirkung von FXa-Inhibitoren spezifisch auf.
AG: Aufhebung der durch Apixaban oder Rivaroxaban induzierten Antikoagulation bei lebensbedrohlichen Blutungen.
AA: I.v. Kurz- und Dauerinfusion.
DO: Niedrige Dosis: 400 mg Bolus (30 mg/min), dann 4 mg/min über 120 min. Hohe Dosis: 800 mg Bolus (30 mg/min), dann 8 mg/min über 120 min.
GA: Allergie gegen Hamsterproteine.
SST: In der Schwangerschaft nicht empfohlen. Stillen unterbrechen.
NW: Thrombotische Ereignisse, infusionsbedingte Reaktionen, Urtikaria, Schwindel, Kopfschmerz, Palpitationen, Dyspnoe, Magen/Darm, Pruritus, Hitzewallungen, Hyperhidrosis, Fieber.
WW: Keine Studien.
WH: Nicht zur Vorbereitung einer dringenden Operation. Zur Aufhebung der Wirkungen von Edoxaban oder Enoxaparin nicht empfohlen.
PG: 4 ST * (EKO: N) [€ 18.259,45]

▼ *Ongentys 25 mg - Hartkapseln* 12B04
(Z.Nr. EU/1/15/1066/*) NR. P. nicht im Handel. N04BX04

▼ Ongentys 50 mg - Hartkapseln 12B04
(Z.Nr. EU/1/15/1066/*) NR. P. N04BX04
ZI: Bial Portela, Mamede do Coronado, Portugal
Z: 1 Hartkapsel enthält: Opicapon 50 mg, Kapselinhalt: Lactose 148,2 mg (entspr. Lactose monohydrat), Carboxymethylstärke, Natrium Typ A, Maisstärke, vorverkleistert, Magnesium stearat; Kapselhülle: Gelatine, Indigocarmin-Aluminiumsalz, Erythrosin, Titandioxid; Drucktinte: Schellack, Titandioxid, Propylenglycol, Ammoniaklösung, Simeticon.
EW: Antiparkinsonmittel (COMT-Hemmer).
AG: Zusatztherapie zu Levodopa/DOPA-Decarboxylase-Hemmern (DDCI) bei Morbus Parkinson mit motorischen "End-of-dose"-Fluktuationen.
AA: Im Ganzen mit Wasser schlucken.
DO: 50 mg 1mal tgl. vor dem Zubettgehen (mindestens 1 Std. vor oder nach Levodopa-Kombinationspräparaten). Kein Nutzen bei Kindern und Jugendlichen.
GA: Phäochromozytom, Paragangliom, malignes neuroleptisches Syndrom und/oder atraumatische Rhabdomyolyse in der Anamnese.
SST: Nicht empfohlen.
NW: ZNS (Dyskinesien), Psyche (Halluzinationen), Hypotonie oder Hypertonie, Magen/Darm, Muskelspasmen, Untersuchungen (CK-Anstieg).
WW: Gegenanzeige MAO-Hemmer (ausgenommen Antiparkinsonmittel wie Rasagilin bis 1 mg/d oder Seleginin bis 10 mg/d oral oder bis 1,25 mg/d buccal).
Vorsicht: Durch COMP metabolisierte Arzneimittel (Adrenergika), trizyklische Antidepressiva, Noradrenalin-Wiederaufnahmehemmer, Repaglinid.
WH: Dosierung von Levodopa anpassen. Auf Verhaltensauffälligkeiten achten.
Leber kontrollieren. Strenger Verkehrshinweis.
PG: 10 ST * (EKO: R) [€ 69,25], 30 ST * (EKO: R) [€ 182,00]

▼ Ongentys 50 mg - Hartkapseln 12B04
(Z.Nr. EU/1/15/1066/*) NR. P. N04BX04
Parallelimport.
V: Abacus Medicine, Copenhagen, Dänemark
Z: 1 Hartkapsel enthält: Opicapon 50 mg, Kapselinhalt: Lactose 148,2 mg (entspr. Lactose monohydrat), Carboxymethylstärke, Natrium Typ A, Maisstärke, vorverkleistert, Magnesium stearat; Kapselhülle: Gelatine, Indigocarmin-Aluminiumsalz, Erythrosin, Titandioxid; Drucktinte: Schellack, Titandioxid, Propylenglycol, Ammoniaklösung, Simeticon.
PG: 30 ST * (EKO: R) [€ 180,15]

Onglyza 2,5 mg - Filmtabletten 06B05
(Z.Nr. EU/1/09/545/*) NR. P. A10BH03
ZI: AstraZeneca, Södertälje, Schweden
Z: 1 Tablette enthält: Saxagliptin 2,5 mg (entspr. Saxagliptin hydrochlorid), Tablettenkern: Lactose 99 mg (entspr. Lactose monohydrat), Cellulose, mikrokristalline, Croscarmellose natrium (entspr. Natrium < 1 mmol) (entspr. → < 23 mg), Magnesium stearat; Filmüberzug: Poly(vinylalkohol), Macrogol 3350, Titandioxid, Talkum, Eisen(III)-hydroxid-oxid x H2O; Drucktinte: Schellack, Indigocarmin-Aluminiumsalz.
EW: Orales Antidiabeikum, DPP (Dipeptidyl-Peptidase)-4-Inhibitor.
AG: Diabetes mellitus Typ 2 als Monotherapie bei Metformin-Kontraindikationen oder in Kombination mit anderen Antidiabetika einschließlich Insulin.
AA: Oral. Tabletten nicht teilen.
DO: 1mal tgl. 5 mg als Add-on-Kombinationstherapie. Bei GFR <45 ml/min 1mal tgl. 2,5 mg. Dosis von Insulin oder Sulfonylharnstoff ev. reduzieren. Keine Daten an Kindern und Jugendlichen.
SST: Strenge Indikationsstellung, nicht stillen.

NW: Hypoglykämie, Haut, Infektionen, Kopfschmerzen, Erbrechen, akute Pankreatitis, Schwindel, Müdigkeit, Arthralgie.
WW: Vorsicht: Starke CYP3A4-Induktoren (Blutzucker sorgfältig kontrollieren).
WH: Nicht bei Typ 1-Diabetes oder diabetischer Ketoazidose anwenden. Bei schweren Leberschäden nicht empfohlen. Vorsicht bei Herzinsuffizienz. Auf schwere Überempfindlichkeitsreaktionen bzw. Zeichen von akuter Pankreatitis achten. Verkehrshinweis.
PG: 14 ST RE1 (EKO: Y) [€ 33,95], 28 ST RE1 (EKO: Y) [€ 65,55]

Onglyza 5 mg - Filmtabletten 06B05
(Z.Nr. EU/1/09/545/*) NR. P. A10BH03
ZI: AstraZeneca, Södertälje, Schweden
Z: 1 Filmtablette enthält: Saxagliptin 5 mg (entspr. Saxagliptin hydrochlorid), Tablettenkern: Lactose 99 mg (entspr. Lactose monohydrat), Cellulose, mikrokristalline, Croscarmellose natrium (entspr. Natrium < 1 mmol) (entspr. → < 23 mg), Magnesium stearat; Filmüberzug: Poly(vinylalkohol), Macrogol 3350, Titandioxid, Talkum, Eisen(III)-oxid; Drucktinte: Schellack, Indigocarmin-Aluminiumsalz.
Kurzinformation: siehe Onglyza 2,5 mg - Filmtabletten, → S. 1041
PG: 14 ST RE1 (EKO: Y) [€ 33,95], 28 ST RE1 (EKO: Y) [€ 65,55]

Onivyde pegylated liposomal 4,3 mg/ml - Konzentrat zur Herstellung einer Infusionsdispersion 55E
(Z.Nr. EU/1/16/1130/*) NR. P. E. L01CE02
ZI: Les Laboratoires Servier, Suresnes Cedex, Frankreich
Z: 1 ml Konzentrat enthält: Irinotecan, PEG-liposomal 4,3 mg (entspr. Irinotecan sucrosofat in pegylierter liposomaler Formulierung), Vesikelbildende Lipide: Colfosceryl stearat, Cholesterol, Alpha-{2-[1,2-Distearoyl-sn-glycero(3)phosphooxy]ethylcarbamoyl}-omega-methoxypoly(oxyethylen)-2000; Sucrosofat, 2-[4-(2-Hydroxyethyl)-1-piperazinyl]ethansulfonsäure, Natriumchlorid (entspr. Natrium 0,144 mmol) (entspr. → 3,31 mg), Wasser für Injektionszwecke.
EW: Antineoplastisch (Topoisomerase-I-Hemmer).
AG: Metastasierendes Adenokarzinom des Pankreas nach Fortschreiten unter Gemcitabin-Therapie.
AA: I.v. Infusion über 90 min. nach Verdünnen.
DO: Onivyde 70 mg/m² KOF i.v. über 90 min, gefolgt von Leucovorin 400 mg/m² KOF i.v. über 30 min und 5-Fluorouracil 2400 mg/m² KOF über 46 Stunden in Abständen von 2 Wochen. Dosisreduktion bei schwerer Toxizität.
Reduzierte Anfangsdosis bei Träger der UGT1A1*28-Variante.
Prämedikation mit Antiemetika (Dexamethason, 5-HT3-Antagonisten).
Keine Daten bei Kindern und Jugendlichen.
SST: Zwingende Indikationsstellung in der Schwangerschaft, Gegenanzeige in der Stillzeit. Kontrazeption für Frauen im gebärfähigen Alter bis 1 Monat nach der Behandlung und für Männer bis 4 Monate nach der Behandlung.
NW: Magen/Darm (Diarrhoe, Erbrechen), Myelosuppression, Infektionen (Sepsis), Lunge (interstitielle Lungenkrankheit, Pneumonie), Hypokaliämie, Schlaflosigkeit, Schwindel, Hypotonie, Dyspnoe, Alopezie, Nierenversagen, Fieber, thrombotische Ereignisse (Embolie), Gewichtsabnahme, Untersuchungen, infusionsbedingte Reaktionen.
WW: Lebendimpfstoffe meiden. Vorsicht: Starke CYP3A4-Induktoren erniedrigen Irinotecan-Exposition; starke CYP3A4-Hemmer, UGT1A1-Hemmer erhöhen Irinotecan-Exposition.
WH: Nicht als Monotherapie verabreichen. Nicht gegen andere (nicht-liposomale) Formulierungen von Irinotecan austauschen. Blutbild kontrollieren. Auf thromboemoblische Ereignisse und Diarrhoe (auch verzögert) achten. Vorsicht bei Whipple-OP in Anamnese.
PG: **DFL** 10 ML * (EKO: N) [€ 1.217,50], **KILSG** 10 ML * (EKO: N) [€ 1.217,50]

▼ Onpattro 2 mg/ml - Konzentrat zur Herstellung einer Infusionslösung 56E05
(Z.Nr. EU/1/18/1320/*) NR. P. E. N07XX12
ZI: Alnylam Netherlands, Amsterdam, Niederlande
Z: 1 ml enthält: Patisiran als Lipid-Nanopartikel 2 mg (entspr. Patisiran natrium, Lipid-Nanopartikel) (entspr. Natrium 3,99 mg), [(all-Z)-Heptatriaconta-6,9,28,31-tetraen-19-yl]4-(dimethylamino)butanoat], [(2R)-2,3-Bis(tetradecyloxy)propyl]-N-{3-[omega-methoxypoly(oxyethylen) <n>-alpha-yl]propyl}carbamat (n=ca 47), Colfosceril stearat, Cholesterol, Dinatriumhydrogenphosphat-7-Wasser, Kaliumdihydrogenphosphat, Natriumchlorid, Wasser für Injektionszwecke.
EW: Reduziert Transthyretin.
AG: Hereditäre Transthyretin-Amyloidose (hATTR-Amyloidose) bei Polyneuropathie der Stadien 1 oder 2.
AA: I.v. Infusion über ca. 80 min nach Verdünnung.
DO: Alle 3 Wochen 300 µg/kg KG. MD 30 mg. Prämedikation: I.v. Kortikosteroide, orales Paracetamol, i.v. H1- und H2-Blocker. Keine Daten an Kindern und Jugendlichen.
SST: In der Schwangerschaft zwingende Indikationsstellung (Vitamin A und TSH messen), Zuverlässige Kontrazeption erforderlich. Nutzen/Risiko-Abwägung in der Stillzeit.
NW: Periphere Ödeme, infusionsbedingte Reaktionen, Infektionen der Atemwege, Dyspnoe, Dyspepsie, Arthralgie.
WW: Labortests auf Vitamin A nicht als Grundlage für Vitamin A-Ergänzung heranziehen.
WH: Vitamin A (ca. 2500 IE/d) ergänzen.
PG: 1 ST * (EKO: N) [€ 12.181,85]

🐾 Onsior 20 mg/ml - Injektionslösung für Katzen und Hunde 802A
(Z.Nr. EU/2/08/089/*) RP. P. E. QM01AH91
ZI: Elanco, Cuxhaven, Deutschland
Z: 1 ml enthält: Robenacoxib 20 mg Macrogol 400, Ethanol, wasserfrei, Poloxamer 188, Citronensäure monohydrat, Natrium metabisulfit, Natriumhydroxid, Wasser für Injektionszwecke.
EW: Nichtsteroidaler Entzündungshemmer.
AG: Schmerzen und Entzündungen bei orthopädischen oder Weichteiloperationen bei Hund und Katze.
AA: S.c., ca. 30 min. vor Beginn einer Operation.
DO: 1 ml/10 kg KG. Nach der Operation 1mal tgl. gleiche Dosis für 2 weitere Tage.
GA: Gastrointestinale Ulzera.
SST: Nicht anwenden.
NW: Magen/Darm (Erbrechen), lokale Reaktionen.
WW: Nicht mit anderen NSAIDs anwenden. Potentiell nephrotoxische Substanzen meiden. Vorsicht: Diuretika, ACE-Hemmer.
WH: Keine Untersuchungen bei Katzen unter 4 Monaten und Hunden unter 2 Monaten sowie bei Tieren unter 2,5 kg KG. Vorsicht bei Herz-, Leber-, Nierenschäden, dehydrierten, hypovolämischen oder hypotensiven Tieren.
PG: 20 ML VT [€ 47,80]

🐾 *Onsior 5 mg - Tabletten für Hunde* 802A
(Z.Nr. EU/2/08/089/*) RP. P. nicht im Handel. QM01AH91

🐾 Onsior 10 mg - Tabletten für Hunde 802A
(Z.Nr. EU/2/08/089/*) RP. P. QM01AH91
ZI: Elanco, Cuxhaven, Deutschland
Z: 1 Tablette enthält: Robenacoxib 10 mg Trockenhefe aus Saccharomyces cerevisiae, Cellulose, mikrokristalline, Fleischaroma, Cellulosepulver, Povidon K30, Crospovidon, Siliciumdioxid, hochdisperses, Magnesium stearat.
EW: Nichtsteroidaler Entzündungshemmer.
AG: Schmerzen und Entzündungen bei chronischer Osteoarthritis oder bei Weichteiloperationen bei Hunden.
AA: Oral, mindestens 30 min. vor oder nach den Mahlzeiten.
DO: Osteoarthritis: 1mal tgl. 1(-2) mg/kg KG für max. 10 Tage. -Weichteiloperation: 2 (- 4) mg/kg KG einmalig vor der Operation.
GA: Magen/Darm-Ulzera, Leberschäden.
SST: Nicht anwenden.
NW: Magen/Darm, Leberenzymanstiege.
WW: Nicht mit anderen NSAIDs oder Kortikosteroiden anwenden. Potentiell nephrotoxische Substanzen meiden. Vorsicht: Diuretika, ACE-Hemmer.
WH: Keine Untersuchungen bei Hunden unter 3 Monaten bzw. 2,5 kg KG. Leber- enzyme regelmäßig kontrollieren. Vorsicht bei Herz-, Nierenschäden, dehydrierten, hypovolämischen oder hypotensiven Tieren.
PG: 28 ST VT [€ 25,35], 30 ST VT [€ 27,15]

🐾 Onsior 20 mg - Tabletten für Hunde 802A
(Z.Nr. EU/2/08/089/*) RP. P. QM01AH91
ZI: Elanco, Cuxhaven, Deutschland
Z: 1 Tablette enthält: Robenacoxib 20 mg Trockenhefe aus Saccharomyces cerevisiae, Cellulose, mikrokristalline, Fleischaroma, Cellulosepulver, Povidon K30, Crospovidon, Siliciumdioxid, hochdisperses, Magnesium stearat.
Kurzinformation: siehe Onsior 10 mg - Tabletten für Hunde, → S. 1042
PG: 28 ST VT [€ 36,80], 30 ST VT [€ 39,45], 60 ST VT [€ 70,75], 70 ST VT [€ 82,55]

🐾 Onsior 40 mg Tabletten - für Hunde 802A
(Z.Nr. EU/2/08/089/*) RP. P. QM01AH91
ZI: Elanco, Cuxhaven, Deutschland
Z: 1 Tablette enthält: Robenacoxib 40 mg Trockenhefe aus Saccharomyces cerevisiae, Cellulose, mikrokristalline,

Fleischaroma, Cellulosepulver, Povidon K30, Crospovidon, Siliciumdioxid, hochdisperses, Magnesium stearat.
Kurzinformation: siehe Onsior 10 mg - Tabletten für Hunde, → S. 1042
PG: 28 ST VT [€ 52,55], 30 ST VT [€ 56,35], 60 ST VT [€ 103,55], 70 ST VT [€ 116,45]

Onsior 6 mg - Tabletten für Katzen
802A
(Z.Nr. EU/2/08/089/*) RP. P. QM01AH91
ZI: Elanco, Cuxhaven, Deutschland
Z: 1 Tablette enthält: Robenacoxib 6 mg Trockenhefe aus Saccharomyces cerevisiae, Cellulose, mikrokristalline, Povidon K30, Crospovidon, Siliciumdioxid, hochdisperses, Magnesium stearat.
EW: Nichtsteroidaler Entzündungshemmer.
AG: Schmerzen und Entzündungen bei Erkrankungen des Bewegungsapparates oder bei orthopädischen Operationen bei Katzen.
AA: Oral ohne Futter oder mit einer kleinen Menge Futter.
DO: 1mal tgl. 1 (-2,4) mg/kg KG: 1 Tablette bei 2,5 - 6 kg KG, 2 Tabletten bei 6 - 12 kg KG. Nach der Operation bis 2 Tage, bei akuten Erkrankungen des Bewegungsapparates über bis zu 6 Tage, bei chronischen Erkrankungen 3 - 6 Wochen anwenden.
GA: Magen/Darm-Ulzera.
SST: Nicht anwenden.
NW: Milde Diarrhoen, weiche Fäzes, Erbrechen, Lethargie.
WW: Nicht mit anderen NSAIDs oder Kortikosteroiden anwenden. Potentiell nephrotoxische Arzneimittel meiden. Vorsicht: Diuretika, ACE-Hemmer.
WH: Keine Untersuchungen bei Katzen unter 4 Monaten bzw. 2,5 kg KG.
Vorsicht bei Herz-, Nieren-, Leberschäden, dehydrierten, hypovolämischen oder hypotensiven Tieren.
PG: 30 ST VT [€ 26,95], 60 ST VT [€ 46,80]

▼ Ontruzant 150 mg - Pulver für ein Konzentrat zur Herstellung einer Infusionslösung
55L
(Z.Nr. EU/1/17/1241/*) NR. P. E. L01XC03
ZI: Samsung Bioepis NL, Delft, Niederlande
Z: 1 Durchstechflasche enthält: Trastuzumab 150 mg, hergestellt in Ovarialzellen des chinesischen Hamsters (CHO), L-Histidin hydrochlorid-monohydrat, L-Histidin, alpha, alpha-Trehalosedihydrat, Polysorbat 20.
EW: Monoklonaler Antikörper; antineoplastisch.
AG: HER2-positiver metastasierter Brustkrebs (MBC): Monotherapie oder in Kombination mit Paclitaxel, Docetaxel oder Aromatasehemmer.
HER2-positiver Brustkrebs im Frühstadium (EBC): auch adjuvant in Kombination mit neoadjuvanter Chemotherapie.
HER2-positives metastasierendes Magenkarzinom (MGC).
AA: I.v. Infusion, nicht als Bolus. Nicht zur s.c. Injektion.
DO: Vor Therapiebeginn HER2-Test durchführen.
Brustkrebs: Initial 4 mg/kg KG, dann wöchentlich 2 mg/kg KG. Oder: Initial 8 mg/kg KG, dann alle 3 Wochen 6 mg/kg KG.
Magenkarzinom: Initial 8 mg/kg KG, dann alle 3 Wochen 6 mg/kg KG.
Für Kinder und Jugendliche nicht empfohlen.
GA: Schwere Ruhedyspnoe.
SST: Nutzen/Risiko-Abwägung: bis 7 Monate nach der letzten Dosis Trastuzumab nicht stillen. Kontrazeption bis mindestens 7 Monate nach Therapieende erforderlich.
NW: Allgemein (Fieber, Schüttelfrost), Infektionen, Magen/Darm (Diarrhoe, Erbrechen, geschwollene Lippen), Arthralgie/Myalgie, Haut (Haarausfall), Herz/Kreislauf (Herzinsuffizienz; vermehrte kardiale Nebenwirkungen nach Anthrazyklingabe), Leber, Blutbild, (Neutropenie, Anämie), ZNS (Tremor, Schwindel, Kopfschmerzen), Augen, Lunge (Dyspnoe, Lungenödem), interstitielle Lungenerkrankungen, infusionsbedingte Symptome, Überempfindlichkeit, Leber, Niere.
WW: Anthrazykline bei metastasiertem Brustkrebs und bei adjuvanter Behandlung nicht gleichzeitig mit Trastuzumab verabreichen. Bei anderen Indikationen Anthrazykline nur mit besonderer Vorsicht verabreichen (Kardiotoxizität).
WH: HER2-Test in Speziallabor durchführen. Herzfunktion (LVEF) regelmäßig überwachen. Verwechslung mit Trastuzumab-Emtansin ausschließen. Verkehrshinweis.
PG: 1 ST * (EKO: N) [€ 1.025,40]

▼ Ontruzant 420 mg - Pulver für ein Konzentrat zur Herstellung einer Infusionslösung
55L
(Z.Nr. EU/1/17/1241/*) NR. P. E. L01XC03
ZI: Samsung Bioepis NL, Delft, Niederlande
Z: 1 Durchstechflasche enthält: Trastuzumab 420 mg, hergestellt in Ovarialzellen des chinesischen Hamsters (CHO), L-Histidin hydrochlorid-monohydrat, L-Histidin, alpha, alpha-Trehalosedihydrat, Polysorbat 20.
Kurzinformation: siehe Ontruzant 150 mg - Pulver für ein Konzentrat zur Herstellung einer Infusionslösung, → S. 1043
PG: 1 ST * (EKO: N) [€ 2.792,90]

Opatanol 1 mg/ml - Augentropfen 47B03
(Z.Nr. EU/1/02/217/*) RP. P. nicht im Handel. S01GX09

OP-Derm farblos Lösung zur Anwendung auf der Haut 14F
(Z.Nr. 1-27021) RPF. P. nicht im Handel. D08AX03

Opdivo 10 mg/ml - Konzentrat zur Herstellung einer Infusionslösung
55I01
(Z.Nr. EU/1/15/1014/*) NR. P. E. L01XC17
ZI: Bristol-Myers Squibb Pharma, Dublin, Irland
Z: 1 ml Konzentrat enthält: Nivolumab 10 mg, mittels DNA-Technologie rekombinant aus Ovarialzellen des Chinesischen Hamsters hergestellt, Natriumcitrat dihydrat, Natriumchlorid (entspr. Natrium 2,5 mg) (entspr. → 0,1 mmol), Mannitol, Diethylentriaminpentaessigsäure, Polysorbat 80, Natriumhydroxid zur pH-Wert-Einstellung, Salzsäure zur pH-Wert-Einstellung, Wasser für Injektionszwecke.
EW: Monoklonaler Antikörper, antineoplastisch.
AG: Fortgeschrittenes (nicht resezierbares oder metastasiertes) Melanom (Monotherapie oder in Kombination mit Ipilimumab); adjuvante Behandlung des Melanoms; nicht-kleinzelliges Lungenkarzinom nach vorheriger Chemotherapie; fortgeschrittenes Nierenzellkarzinom nach Vortherapie oder in Kombination mit Ipilimumab bei intermediärem/ungünstigem Risikoprofil; Urothelkarzinom nach Vortherapie.
Klassisches Hodgkin-Lymphom nach autologer Stammzelltransplantation und Behandlung mit Brentuximab Vedotin. Plattenepithelkarzinom des Kopf-Hals-Bereiches.
AA: I.v. Infusion über 30-60 min, nicht als Bolus.
DO: 240 mg alle 2 Wochen oder 480 mg alle 4 Wochen.
Adjuvante Behandlung des Melanoms: 3 mg/kg KG i.v. über 60 min alle 2 Wochen für max. 12 Monate.
Kombinationstherapie des Nierenzellkarzinoms: Nivolumab 3 mg/kg KG über 30 min + Ipilimumab 1 mg/kg KG über 30 min alle 3 Wochen für 4 Dosierungszyklen.
Dosisanpassung bei hoher Toxizität.
Keine Daten an Kindern und Jugendlichen.
SST: Strenge Nutzen/Risiko-Abwägung.
NW: Infektionen der oberen Atemwege, Infusionsreaktionen, Endokrinium, ZNS (Neuropathien), Arrhythmie, Uveitis, Hypertonie, Dyspnoe, Magen/Darm, Leber, Haut (auch schwere Reaktionen), Muskel- und Skelettschmerzen, Myokarditis, Müdigkeit, Fieber, Ödeme, Untersuchungen, immunvermittelte Reaktionen (Pneumonitis, Kolitis, Hepatitis, Nephritis, Endokrinopathien, Hautausschlag), Abstoßung von Organtransplantaten (auch schwere Reaktionen).
WW: Vor Behandlungsbeginn systemische Kortikoide und andere Immmunsuppressiva vermeiden. Vorsicht: Ipilimumab (Myotoxizität).
WH: Patienten bis 5 Monate nach Behandlungsende auf NW überwachen. Patientenkarte aushändigen. Kortikoide über mindestens 1 Monat ausschleichen. Bei schweren NW Behandlung aufschieben oder dauerhaft absetzen. Verkehrshinweis.
PG: 4 ML * (EKO: N) [€ 857,45], 10 ML * (EKO: N) [€ 2.078,50], 24 ML * (EKO: N) [€ 4.927,60]

Opdivo 10 mg/ml - Konzentrat zur Herstellung einer Infusionslösung
55I01
(Z.Nr. EU/1/15/1014/*) NR. P. E. L01XC17
Parallelimport.
V: Abacus Medicine, Copenhagen, Dänemark
Z: 1 ml Konzentrat enthält: Nivolumab 10 mg, mittels DNA-Technologie rekombinant aus Ovarialzellen des Chinesischen Hamsters hergestellt, Natriumcitrat dihydrat, Natriumchlorid (entspr. Natrium 2,5 mg) (entspr. → 0,1 mmol), Mannitol, Diethylentriaminpentaessigsäure, Polysorbat 80, Natriumhydroxid zur pH-Wert-Einstellung, Salzsäure zur pH-Wert-Einstellung, Wasser für Injektionszwecke.
PG: 10 ML * (EKO: N) [€ 2.037,80]

Opdivo 10 mg/ml - Konzentrat zur Herstellung einer Infusionslösung
55I01
(Z.Nr. EU/1/15/1014/*) NR. P. E. L01XC17
Parallelimport.
V: Haemato Pharm, Schönefeld, Deutschland
Z: 1 ml Konzentrat enthält: Nivolumab 10 mg, mittels DNA-Technologie rekombinant aus Ovarialzellen des Chinesischen Hamsters hergestellt, Natriumcitrat dihydrat, Natriumchlorid (entspr. Natrium 2,5 mg) (entspr. → 0,1 mmol), Mannitol, Diethylentriaminpentaessigsäure, Polysorbat 80, Natriumhydroxid zur pH-Wert-Einstellung, Salzsäure zur pH-Wert-Einstellung, Wasser für Injektionszwecke.

PG: 4 ML * (EKO: N) [€ 841,10], 10 ML * (EKO: N) [€ 2.037,25]

Opdivo 10 mg/ml - Konzentrat zur Herstellung einer Infusionslösung 55I01
(Z.Nr. EU/1/15/1014/*) NR. P. E. L01XC17
Parallelimport.
V: Orifarm, Leverkusen, Deutschland
Z: 1 ml Konzentrat enthält: Nivolumab 10 mg, mittels DNA-Technologie rekombinant aus Ovarialzellen des Chinesischen Hamsters hergestellt, Natriumcitrat dihydrat, Natriumchlorid (entspr. Natrium 2,5 mg) (entspr. → 0,1 mmol), Mannitol, Diethylentriaminpentaessigsäure, Polysorbat 80, Natriumhydroxid zur pH-Wert-Einstellung, Salzsäure zur pH-Wert-Einstellung, Wasser für Injektionszwecke.
PG: 4 ML * (EKO: N) [€ 841,20], 10 ML * (EKO: N) [€ 2.037,80]

Ophthaguttal "Agepha" - Augentropfen 47E02
(Z.Nr. 0-10826) RPF. P. S01GA51
ZI: Agepha Pharma, Senec, Slowakei
Z: 1 ml enthält: Naphazolin hydrochlorid 0,4 mg, Zinksulfat-heptahydrat 2 mg, Borsäure, Benzalkonium chlorid 0,1 mg, Hypromellose, Natrium tetraborat-10-Wasser, Glycin, Glucose wasserfrei, Wasser für Injektionszwecke.
EW: Ophthalmikum.
AG: Nicht-infektiöse Bindehautreizung.
AH: Nach Erstgebrauch höchstens 4 Wochen verwenden.
DO: 3 - 6mal tgl. 2-3 Tropfen in den Bindehautsack des erkrankten Auges eintropfen. MTD 18 Tropfen pro erkranktem Auge.
Kinder (6 - 12 Jahre): Nach Nutzen/Risiko-Abwägung ED 2 Tropfen.
Kinder (2 - 6 Jahre): Nicht empfohlen.
GA: Keratokonjunktivitis sicca, Engwinkelglaukom, schwere Hypertonie, nach Operationen mit Freilegung der Dura mater, Kinder unter 2 Jahren.
SST: Nicht anwenden.
NW: Lokale Reaktionen. Gewöhnungseffekte und Rebound- Effekt nach zu langer Anwendung. ZNS (Schlaflosigkeit), Herz. Bei Kindern ZNS-Dämpfung, Atem- und Bewusstseinsstörung.
WW: Kontraindiziert: MAO-Hemmer.
Nicht empfohlen: Tri- und tetrazyklische Antidepressiva.
Vorsicht: Sympathomimetika. WW mit vielen Substanzen möglich.
WH: Über mehr als 2 Tage nur nach ärztlicher Untersuchung anwenden. Vorsicht bei kardiovaskulären Erkrankungen, Durchblutungsstörungen, Hyperthyreose, Prostatahypertrophie, Phäochromozytom. Kontaktlinsen frühestens 15 min nach der Anwendung wieder einsetzen. Verkehrshinweis.
Bei Überdosierung bei Reflexbradykardie Atropin, bei Hypertonie Phentolamin.
PG: 10 ML (2) (EKO: G) [€ 3,15]

Ophtocycline 10 mg/g - Augensalbe für Hunde, Katzen und Pferde 808A
(Z.Nr. 8-37889) NR. P. VNW. QS01AA02
ZI: Le Vet, Oudewater, Niederlande
Z: 1 g enthält: Chlortetracyclin hydrochlorid 10 mg (entspr. Chlortetracyclin 9,3 mg), Paraffin, dünnflüssiges, Wollwachs, Vaselin, weisses.
EW: Tetrazyklin-Antibiotikum.
AG: Bakterielle Keratitis, Konjunktivitis und Blepharitis bei Hunden, Katzen und Pferden.
AA: Am Auge.
DO: ED: Pferde: 2-3 cm Salbenstrang; Hunde, Katzen: 0,5-2 cm Salbenstrang. 4mal tgl. über 5 Tage in den Bindehautsack einbringen.
SST: Nutzen/Risiko-Bewertung durch den Tierarzt.
VNW: Pferd: Essbare Gewebe 1 Tag. Nicht für Stuten, deren Milch für menschlichen Verzehr vorgesehen ist.
PG: 5 G VNW [€ 16,85]

Oprymea Starterpackung - Retardtabletten 0,26 mg, 0,52 mg, 1,05 mg 12B03
(Z.Nr. EU/1/08/469/*) NR. P. nicht im Handel. N04BC05

Oprymea 0,26 mg - Retardtabletten 12B03
(Z.Nr. EU/1/08/469/*) NR. P. nicht im Handel. N04BC05

Oprymea 0,52 mg - Retardtabletten 12B03
(Z.Nr. EU/1/08/469/*) NR. P. nicht im Handel. N04BC05

Oprymea 1,05 mg - Retardtabletten 12B03
(Z.Nr. EU/1/08/469/*) NR. P. nicht im Handel. N04BC05

Oprymea 1,57 mg - Retardtabletten 12B03
(Z.Nr. EU/1/08/469/*) NR. P. nicht im Handel. N04BC05

Oprymea 2,1 mg - Retardtabletten 12B03
(Z.Nr. EU/1/08/469/*) NR. P. nicht im Handel. N04BC05

Oprymea 2,62 mg - Retardtabletten 12B03
(Z.Nr. EU/1/08/469/*) NR. P. nicht im Handel. N04BC05

Oprymea 3,15 mg - Retardtabletten 12B03
(Z.Nr. EU/1/08/469/*) NR. P. nicht im Handel. N04BC05

Oprymea 0,088 mg - Tabletten 12B03, 12D01
(Z.Nr. EU/1/08/469/*) NR. P. nicht im Handel. N04BC05

Oprymea 0,18 mg - Tabletten 12B03, 12D01
(Z.Nr. EU/1/08/469/*) NR. P. nicht im Handel. N04BC05

Oprymea 0,35 mg - Tabletten 12B03, 12D01
(Z.Nr. EU/1/08/469/*) NR. P. nicht im Handel. N04BC05

Oprymea 0,7 mg - Tabletten 12B03, 12D01
(Z.Nr. EU/1/08/469/*) NR. P. nicht im Handel. N04BC05

Oprymea 1,1 mg - Tabletten 12B03, 12D01
(Z.Nr. EU/1/08/469/*) NR. P. nicht im Handel. N04BC05

Opsonat spag. Peka - Tropfen zum Einnehmen 70X
(Z.Nr. 3-00389) RPF. P. V03AX
ZI: Pekana Naturheilmittel, Kißlegg, Deutschland
Z: 1 g (= 1,03 ml = 32 Tropfen) enthält: Acidum nitricum (Homöopathie) D4 160 mg, Acidum sulfuricum (Homöopathie) D4 125 mg, Bellis perennis-spag. Peka D1 115 mg, Lytta vesicatoria (Homöopathie) D4 115 mg (entspr. Cantharis (Homöopathie)), Gratiola officinalis (Homöopathie) D4 125 mg, Hydrastis canadensis (Homöopathie) D4 55 mg, Lachesis (Homöopathie) D7 140 mg, Glechoma hederacea-spag. Peka Urt. 165 mg, Ethanol 96% (entspr. Gesamtethanolgehalt ca. 25 % (V/V)), Wasser, gereinigtes.
EW: Homöopathikum.
AG: Unterstützend bei Entzündungen der Schleimhäute.
AA: Abgezählte Tropfen in warmem Wasser oder Tee verdünnt vor den Mahlzeiten schluckweise einnehmen.
DO: 3mal tgl. 20 Tropfen.
Kinder 2-11 Jahre: 3mal tgl. 10 Tropfen.
SST: Vorsicht.
PG: 150 ML * (EKO: N) [€ 23,50]

Opsumit 10 mg - Filmtabletten 10C
(Z.Nr. EU/1/13/893/*) NR. P. C02KX04
ZI: Janssen-Cilag International, Beerse, Belgien
Z: 1 Filmtablette enthält: Macitentan 10 mg, Tablettenkern: Lactose 37 mg (entspr. Lactose monohydrat), Cellulose, mikrokristalline, Carboxymethylstärke, Natrium Typ A, Povidon K30, Magnesium stearat, Polysorbat 80; Filmüberzug: Poly(vinylalkohol), Titandioxid, Talkum, Phospholipide aus Sojabohnen ca. 0,06 mg, Xanthan gummi.
EW: Endothelin-Rezeptor-Antagonist, antihypertonisch.
AG: Langzeitbehandlung der pulmonal arteriellen Hypertonie (PAH) bei WHO-/NYHA-Klasse II bis III.
AA: Oral im Ganzen mit Wasser einnehmen.
DO: 1mal tgl. 10 mg. Keine Daten an Kindern und Jugendlichen.
GA: Schwere Leberschäden.
SST: Gegenanzeige. Kontrazeption bis 1 Monat nach Therapieende erforderlich.
NW: Infektionen, Anämie, Abfall von Leukozyten und Thrombozyten, Kopfschmerzen, Hypotonie, Ödeme, Aminotransferasenanstiege, Überempfindlichkeit.
WW: Nicht empfohlen: Starke CYP3A4-Induktoren (z.B. Rifampicin). Vorsicht: Starke CYP3A4-Hemmer (z.B. Ketoconazol).
WH: Bei schwerer Anämie oder Dialyse nicht empfohlen. Kontrollen: Leberenzyme, Hämoglobin. Verkehrshinweis.
PG: 30 ST RE1 (EKO: Y) [€ 3.361,00]

Optiderm - Creme 22N02

(Z.Nr. 1-22391) RPF. P. D02AE51

ZI: Almirall Hermal, Reinbek, Deutschland
Z: 100 g enthalten: Harnstoff 5 g, Polidocanol 3 g, Benzylalkohol 1 g, Dimeticon, Poly(methylphenylsiloxan), Paraffin, Cetylpalmitat, Stearinpalmitinsäure, 2-octyl-1-dodecanol, Polysorbat, Carbomer, Glycerol, Trometamol, Wasser, gereinigtes.
EW: Dermatikum + Oberflächenanästhetikum, juckreizstillend.
AG: Unterstützend bei Dermatosen mit trockener und/oder juckender Haut.
DO: 2mal tgl. dünn auf die Haut auftragen.
GA: Akute Erythrodermie, akut entzündliche, nässende und infizierte Haut- prozesse.
SST: Anwendung möglich, aber nicht im Brustbereich während der Laktation.
NW: Lokale Reaktionen, Pustel, Urtikaria. Bei Kindern kurzzeitiges Brennen auf der Haut möglich.
WW: Keine anderen Topika oder Kosmetika auf die gleichen Hautbezirke auf- tragen.
WH: Nicht mit Augen oder Schleimhäuten in Berührung bringen. Bei Nieren- insuffizienz nicht großflächig anwenden.
PG: 50 G (EKO: G) [€ 5,30]

Optiderm Fett - Creme 22N02

(Z.Nr. 1-23723) RPF. P. D02AE51

ZI: Almirall Hermal, Reinbek, Deutschland
Z: 100 g enthalten: Harnstoff 5 g, Polidocanol 3 g, Triglyceride, mittelkettige, Paraffin, dickflüssiges, Isopropyl palmitat, Cetylalkohol, Polyoxyethylen-21-stearylether, Polyoxyethylen-(2)-stearylether, 1,3-Butylenglycol, Natrium lactat-Lösung, Milchsäure, Dinatrium edetat, Wasser, gereinigtes.
Kurzinformation: siehe Optiderm - Creme, → S. 1045
PG: 50 G (EKO: G) [€ 5,30]

Optiglobin 100 mg/ml - Infusionslösung 36C02
(Z.Nr. 2-40342) NR. P. nicht im Handel. J06BA02

🐾 Optimmune Augensalbe 2,0 mg/g für Hunde 808Z

(Z.Nr. 8-00302) NR. P. QS01XA18

ZI: Intervet, Wien
Z: 1 g Augensalbe enthält: Ciclosporin 2 mg, Vaselin, weisses, Maiskeimöl, Sterine und Alkohole aus Wollwachs in Vaselin.
EW: Immunsuppressivum.
AG: Chronische idiopathische Keratokonjunctivitis sicca und chronische Keratitis superficialis bei Hunden.
DO: 0,5-1 cm Salbenstrang alle 12 Std. in den Bindehautsack des betroffenen Auges applizieren.
SST: Gegenanzeige.
NW: Lokale Reizung, Juckreiz, sehr selten systemische Reaktionen.
WH: Nicht auf Augenlider oder Augenumgebung auftragen.
PG: 3,5 G VT [€ 44,10]

Optiray 240 mg J/ml - (nichtionische) parenterale Röntgenkontrastmittellösung 24B03

(Z.Nr. 1-19421) NR. P. V08AB07

ZI: Guerbet, Roissy CdG Cedex, Frankreich
Z: 1 ml Lösung enthält: Jod 240 mg (entspr. Ioversol 509 mg), Trometamol, Trometamol hydrochlorid, Natriumcalciumedetat, Natronlauge 1N, Salzsäure 1N, Wasser für Injektionszwecke; Osmolalität: 530 mosmol/kg.
EW: Nichtionisches Röntgenkontrastmittel.
Physikalische Eigenschaften: Viskosität bei 37° C 3,0 m Pa s; Viskosität bei 25° C 4,6 m Pa s; Osmolalität 530 mOsm/kg H_2O; pH 6,0-7,4.
AG: Zerebralarteriografie, Venografie, i.v. Ausscheidungsurografie, Kontrastverstärkung bei CT.
AA: I.v. oder intraarteriell.
AH: Vor Verabreichung auf Körpertemperatur erwärmen. Auf ausreichende Flüssigkeitszufuhr achten.
DO: - Zerebralarteriografie: 2-12 ml, bei Bedarf wiederholen, im Aortenbogen 20-50 ml.
DSA: 50-80 ml, bei Bedarf wiederholen.
- Venografie: Pro Extremität 50-100 ml.
- Kraniale CT: 65-200 ml.
- Ganzkörper-CT: Bolusinjektion 30-100 ml, Kurzinfusion 65-200 ml.
- I.v. Urografie: 65-100 ml, max. 200 ml.
MTD 250 ml.
Für Kinder und Jugendliche nicht empfohlen.
GA: Hyperthyreose.
SST: Sorgfältige Indikationsstellung. Stillen mindestens 24 Std. unterbrechen.
NW: Hitzegefühl, Herz/Kreislauf (Angina pectoris), vasovagale Reaktionen, Magen/Darm, Niere, lokale Reaktionen (cave paravasale Injektion), Nervensystem (bis Lähmungen), Atmung (Atemnot), Haut, schwere Überempfindlichkeit, selten Labor; Kontrastmittelzwischenfälle möglich, Thromboembolien.
WW: Metformin (Laktatazidose, 48 Std. Abstand). Schilddrüsendiagnostik mit Jodisotopen 16 Tage beeinflusst; nicht unmittelbar nach Gallenblasen- kontrastmitteln anwenden; nicht nach Vasopressoren anwenden, intra- arteriell nicht mischen. Interleukin (NW vermehrt). Arzneimittel, die die Krampfschwelle erniedrigen.
WH: Vorsicht bei Herz-, Leber-, Nierenschäden, Paraproteinosen, Phäochromo- zytom, Lungenemphysem, Krampfleiden, Homozygotie für Sichelzellanämie.
2-5 IE Heparin/ml Kontrastmittel hat blutgerinnungshemmenden Effekt.
Sorgfältige Untersuchungstechnik erforderlich (Thromboembolierisiko!).
Mindestens 1 Stunde nachbeobachten.
Siehe auch "Kontrastmittelzwischenfälle allgemein".
PG: FSPR 50ML 1 ST * (EKO: N) [€ 41,70 n.l.], **FSPR 50ML** 10 ST * (EKO: N) [€ 361,35], **IFL 50ML** 1 ST * (EKO: N) [€ 40,35 n.l.], **IFL 50ML** 10 ST * (EKO: N) [€ 349,75 n.l.], **IFL 100ML** 1 ST * (EKO: N) [€ 76,10 n.l.], **IFL 100ML** 10 ST * (EKO: N) [€ 590,75 n.l.]

Optiray 300 mg J/ml - (nichtionische) parenterale Röntgenkontrastmittellösung 24B03

(Z.Nr. 1-20010) NR. P. V08AB07

ZI: Guerbet, Roissy CdG Cedex, Frankreich
Z: 1 ml enthält: Jod 300 mg (entspr. Ioversol 636 mg), Trometamol, Trometamol hydrochlorid, Natriumcalciumedetat, Natronlauge 1N, Salzsäure 1N, Wasser für Injektionszwecke; Osmolalität: 645 mosmol/kg.
EW: Nichtionisches Röntgenkontrastmittel.
Physikalische Eigenschaften: Viskose bei 37°C 5,5 m Pa s Viskose bei 25°C 8,2 m Pa s Osmolalität 645 mOsm/kg H_2O ph 6,0-7,4
AG: Zerebral-, Peripher-, Abdominalarteriografie, incl. DSA und Venografie, i.v. Ausscheidungsurografie, Kontrastverstärkung bei CT.
Kinder: Zerebral-, Peripher-, Abdominalarteriografie, i.v. Ausscheidungsurografie.
AA: I.v. oder intraarteriell.
DO: Zerebralarteriografie 2-12 ml, im Aortenbogen 20-50 ml.
Periphere Arteriografie: 10- 90 ml, Kinder 1-3 ml/kg KG.
Abdominalarteriografie: 6- 60 ml, Kinder 1-3 ml/kg KG.
Venografie: 50-100 ml.
CT: 50-100 ml. Ganzkörper-CT: Bolus 25-75 ml, Kurzinfusion 50-150 ml.
I.v Urografie: 50-100 ml, Säuglinge 3 ml/kg KG, Kleinkinder bis 5 Jahre 2 ml/kg KG.
DSA: I.v. 30-50 ml, i.a. 5-80 ml. Kinder: 1-3 ml/kg KG.
MTD 250 ml, für Kinder 100 ml.
GA: Hyperthyreose.
SST: Sorgfältige Indikationsstellung. Stillen mindestens 24 Std. unterbrechen.
NW: Hitzegefühl, Herz/Kreislauf (Angina pectoris), vasovagale Reaktionen, Magen/Darm, Niere, lokale Reaktionen (cave paravasale Injektion), Nervensystem (bis Lähmungen), Atmung (Atemnot), Haut, schwere Überempfindlichkeit, selten Labor; Kontrastmittelzwischenfälle möglich, Thromboembolien.
WW: Metformin (Laktatazidose, 48 Std. Abstand). Schilddrüsendiagnostik mit Jodisotopen 16 Tage beeinflusst; nicht unmittelbar nach Gallenblasen- kontrastmitteln anwenden; nicht nach Vasopressoren anwenden, intra- arteriell nicht mischen. Interleukin (NW vermehrt). Arzneimittel, die die Krampfschwelle erniedrigen.
WH: Vorsicht bei Herz-, Leber-, Nierenschäden, Paraproteinosen, Phäochromo- zytom, Lungenemphysem, Krampfleiden, Homozygotie für Sichelzellanämie.
2-5 IE Heparin/ml Kontrastmittel hat blutgerinnungshemmenden Effekt.
Sorgfältige Untersuchungstechnik erforderlich (Thromboembolierisiko!).
Mindestens 1 Stunde nachbeobachten.
Siehe auch "Kontrastmittelzwischenfälle allgemein".
PG: FSPR 50ML 1 ST R (2) (EKO: G) [€ 48,15 n.l.], **FSPR 50ML** 10 ST * (EKO: N) [€ 440,10], **IFL 50ML** 1 ST * (EKO: N) [€ 53,15 n.l.], **IFL 50ML** 10 ST * (EKO: N) [€ 425,90], **IFL 75ML** 1 ST * (EKO: N) [€ 75,10 n.l.], **IFL 75ML** 10 ST * (EKO: N) [€ 583,80 n.l.], **IFL 100ML** 1 ST * (EKO: N) [€ 86,10 n.l.], **IFL 100ML** 10 ST * (EKO: N) [€ 737,30], **IFL 200ML** 10 ST * (EKO: N) [€ 1.361,75], **IFL 500ML** 5 ST * (EKO: N) [€ 1.630,35], **IJFSPR 50** 1 ST * (EKO: N) [€ 55,75 n.l.], **IJFSPR 50** 10 ST * (EKO: N) [€ 446,70 n.l.], **IJFSPR 75** 10 ST * (EKO: N) [€ 616,40], **IJFSPR 100** 1 ST * (EKO: N) [€ 100,45 n.l.], **IJFSPR 100** 10 ST * (EKO: N) [€ 766,25], **IJFSPR 125** 1 ST * (EKO: N) [€ 119,50 n.l.], **IJFSPR 125** 10 ST * (EKO: N) [€ 951,55], **STAMP 20ML** 1 ST * (EKO: N) [€ 25,60 n.l.], **STAMP 20ML** 10 ST * (EKO: N) [€ 205,20 n.l.]

Optiray 320 mg J/ml - (nichtionische) parenterale Röntgenkontrastmittellösung 24B03
(Z.Nr. 1-19416) NR. P. V08AB07
ZI: Guerbet, Roissy CdG Cedex, Frankreich
Z: 1 ml Lösung enthält: Jod 320 mg (entspr. Ioversol 678 mg), Trometamol, Trometamol hydrochlorid, Natriumcalciumedetat, Natronlauge 1N, Salzsäure 1N, Wasser für Injektionszwecke; Osmolalität: 695 mosmol/kg.
EW: Nichtionisches Röntgenkontrastmittel.
Physikalische Eigenschaften: Viskosität bei 37° C 5,8 m Pa s; Viskosität bei 25° C 9,9 m Pa s; Osmolalität 695 mOsm/kg H_2O; pH 6,0-7,4.
AG: Zerebral-, Koronar-, Peripher-, Abdominalarteriografie, Aortografie, linksseitige Ventrikulografie, Venografie, i.v. Ausscheidungsurografie, Kontrastmittelverstärkung bei CT.
AA: I.v. oder intraarteriell.
AH: Zur Verabreichung auf Körpertemperatur erwärmen. Auf ausreichende Flüssigkeitszufuhr achten.
DO: Zerebrtalarteriografie: 2-12 ml, bei Injektion in den Aortenbogen 20-50 ml.
Periphere Arteriografie: 15-90 ml.
Aortografie: 10-80 ml.
Abdominalarteriografie: 6-60 ml.
Koronararteriografie: 1-10 ml.
Ventrikulografie: 30-50 ml.
Venografie: Pro Extremität 50-100 ml.
Kraniale CT: 50-100 ml.
Ganzkörper-CT: Bolusinjektion 25-75 ml, Kurzinfusion 50-150 ml.
I.v. Urografie: 50-75 (max. 150) ml.
DSA: I.v. 30-50 ml, intraarteriell 5-80 ml.
MTD 250 ml.
Für Kinder und Jugendliche nicht empfohlen.
GA: Hyperthyreose.
SST: Sorgfältige Indikationsstellung. Stillen mindestens 24 Std. unterbrechen.
NW: Hitzegefühl, Herz/Kreislauf (Angina pectoris), vasovagale Reaktionen, Magen/Darm, Niere, lokale Reaktionen (cave paravasale Injektion), Nervensystem (bis Lähmungen), Atmung (Atemnot), Haut, schwere Überempfindlichkeit, selten Labor; Kontrastmittelzwischenfälle möglich, Thromboembolien.
WW: Metformin (Laktatazidose, 48 Std. Abstand). Schilddrüsendiagnostik mit Jodisotopen 16 Tage beeinflusst; nicht unmittelbar nach Gallenblasen- kontrastmitteln anwenden; nicht nach Vasopressoren anwenden, intra- arteriell nicht mischen. Interleukin (NW vermehrt). Arzneimittel, die die Krampfschwelle erniedrigen.
WH: Vorsicht bei Herz-, Leber-, Nierenschäden, Paraproteinosen, Phäochromo- zytom, Lungenemphysem, Krampfleiden, Homozygotie für Sichelzellanämie.
2-5 IE Heparin/ml Kontrastmittel hat blutgerinnungshemmenden Effekt.
Sorgfältige Untersuchungstechnik erforderlich (Thromboembolierisiko!).
Mindestens 1 Stunde nachbeobachten.
Siehe auch "Kontrastmittelzwischenfälle allgemein".
PG: **FSPR 50ML** 1 ST * (EKO: N) [€ 52,05 n.l.], **FSPR 50ML** 10 ST * (EKO: N) [€ 467,25], **IFL 50ML** 1 ST * (EKO: N) [€ 50,60 n.l.], **IFL 50ML** 10 ST * (EKO: N) [€ 454,30 n.l.], **IFL 75ML** 1 ST * (EKO: N) [€ 68,55 n.l.], **IFL 75ML** 10 ST * (EKO: N) [€ 595,95], **IFL 100ML** 1 ST * (EKO: N) [€ 108,95 n.l.], **IFL 100ML** 10 ST * (EKO: N) [€ 841,30 n.l.], **IFL 200ML** 1 ST * (EKO: N) [€ 188,35 n.l.], **IFL 200ML** 10 ST * (EKO: N) [€ 1.589,80 n.l.], **IFL 500ML** 5 ST * (EKO: N) [€ 1.804,10], **IJFSPR 125** 1 ST * (EKO: N) [€ 124,80 n.l.], **IJFSPR 125** 10 ST * (EKO: N) [€ 991,75]

Optiray 350 mg J/ml - (nichtionische) parenterale Röntgenkontrastmittellösung 24B03
(Z.Nr. 1-20009) NR. P. V08AB07
ZI: Guerbet, Roissy CdG Cedex, Frankreich
Z: 1 ml enthält: Jod 350 mg (entspr. Ioversol 741 mg), Trometamol, Trometamol hydrochlorid, Natriumcalciumedetat, Natronlauge 1N, Salzsäure 1N, Wasser für Injektionszwecke; Osmolalität: 780 mosmol/kg.
EW: Nichtionisches Röntgenkontrastmittel.
Physikalische Eigenschaften: Viskose bei 37°C 9,0 m Pa s Viskose bei 25°C 14,3 m Pa s Osmolalität 780 mOsm/kg H_2O ph 6,0-7,4
AG: Koronar-, Peripher-, Abdominalarteriografie, Aortografie, linksseitige Ventrikulografie, Venografie, i.v. Ausscheidungsurografie, Kontrast- verstärkung bei CT.
AA: I.v. oder i.a.
DO: Periphere Arteriografie: 15-90 ml.
Abdominalarteriografie: 6-80 ml.
Koronararteriografie: 1-10 ml.
Ventrikulografie: 30-50 ml.
Venografie: Pro Extremität 50-100 ml.
CT: 50-100 ml.
I.v. Urografie: 50-75 ml, max. 140 ml.
DSA: I.v. 30-50 ml, i.a. 5-80 ml.
MTD 250 ml.
Für Kinder und Jugendliche nicht empfohlen.
GA: Hyperthyreose.
SST: Sorgfältige Indikationsstellung. Stillen mindestens 24 Std. unterbrechen.
NW: Hitzegefühl, Herz/Kreislauf (Angina pectoris), vasovagale Reaktionen, Magen/Darm, Niere, lokale Reaktionen (cave paravasale Injektion), Nervensystem (bis Lähmungen), Atmung (Atemnot), Haut, schwere Überempfindlichkeit, selten Labor; Kontrastmittelzwischenfälle möglich, Thromboembolien.
WW: Metformin (Laktatazidose, 48 Std. Abstand). Schilddrüsendiagnostik mit Jodisotopen 16 Tage beeinflusst; nicht unmittelbar nach Gallenblasen- kontrastmitteln anwenden; nicht nach Vasopressoren anwenden, intra- arteriell nicht mischen. Interleukin (NW vermehrt). Arzneimittel, die die Krampfschwelle erniedrigen.
WH: Vorsicht bei Herz-, Leber-, Nierenschäden, Paraproteinosen, Phäochromo- zytom, Lungenemphysem, Krampfleiden, Homozygotie für Sichelzellanämie.
2-5 IE Heparin/ml Kontrastmittel hat blutgerinnungshemmenden Effekt.
Sorgfältige Untersuchungstechnik erforderlich (Thromboembolierisiko!).
Mindestens 1 Stunde nachbeobachten.
Siehe auch "Kontrastmittelzwischenfälle allgemein".
PG: **IFL 50ML** 1 ST * (EKO: N) [€ 60,90 n.l.], **IFL 50ML** 10 ST * (EKO: N) [€ 488,25 n.l.], **IFL 100ML** 1 ST * (EKO: N) [€ 111,90 n.l.], **IFL 100ML** 10 ST * (EKO: N) [€ 893,65], **IFL 200ML** 1 ST * (EKO: N) [€ 200,90 n.l.], **IFL 200ML** 10 ST * (EKO: N) [€ 1.692,90], **IFL 500ML** 5 ST * (EKO: N) [€ 1.988,80], **IJFSPR 50** 1 ST * (EKO: N) [€ 62,00 n.l.], **IJFSPR 50** 10 ST * (EKO: N) [€ 497,05], **IJFSPR 75** 10 ST * (EKO: N) [€ 732,50], **IJFSPR 100** 1 ST * (EKO: N) [€ 115,70 n.l.], **IJFSPR 100** 10 ST * (EKO: N) [€ 922,60], **IJFSPR 125** 10 ST * (EKO: N) [€ 1.147,75]

Optison 0,19 mg/ml - Injektionsdispersion 24E
(Z.Nr. EU/1/98/065/*) NR. P. E. V08DA01
ZI: GE Healthcare, Oslo, Norwegen
Z: 1 ml enthält: Perflutren 0,19 mg (entspr. Mikrosphären, perflutrenhaltig, aus hitzebehandeltem Albumin vom Menschen 500 Mio.-;800 Mio. Mikrosphären), Albuminlösung vom Menschen 1 %, Natriumchlorid (entspr. Natrium 3,45 mg), N2-Acetyl-DL-Tryptophan, Octansäure, Natriumhydroxid zur pH-Wert-Einstellung, Wasser für Injektionszwecke.
EW: Ultraschallkontrastmittel für Echokardiographie.
AG: Zur Kontrastverstärkung bei Herzerkrankungen (Darstellung der linken Herzkammer).
AA: I.v.
DO: 0,5-3 ml pro Patient; MD 8,7 ml pro Patienten. Keine Dosisempfehlungen für Kinder und Jugendliche.
GA: Lungenhochdruck.
SST: Nutzen/Risiko-Abwägung.
NW: Geschmacksveränderung, Kopfschmerzen, Wärmeempfindungen, Dyspnoe, selten Anaphylaxie, Sehstörungen.
WH: Nur von Ärzten mit Ultraschall-Erfahrung anzuwenden. Untersuchungen unter EKG-Überwachung durchführen.
PG: 1 ST * (EKO: N) [€ 176,90 n.l.], 5 ST * (EKO: N) [€ 678,45]

Optruma 60 mg - Filmtabletten 31H04, 38C04
(Z.Nr. EU/1/98/074/*) RP. P. nicht im Handel.
G03XC01

Orabloc 40 mg/ml + 5 Mikrogramm/ml - Injektionslösung 01A03
(Z.Nr. 1-31914) RP. P. N01BB58
ZI: Pierrel Pharma, Capua, Italien
Z: 1 ml Injektionslösung enthält: Articain hydrochlorid 40 mg, Adrenalin 0,005 mg (entspr. Epinephrin hydrogentartrat), Natriumchlorid, Natrium metabisulfit 0,5 mg (entspr. Natrium 4,5 mg), Salzsäure 2% zur pH-Wert Einstellung, Wasser für Injektionszwecke.
EW: Lokalanästhetikum vom Säureamid-Typ.
AG: Infiltrations- und Leitungsanästhesie in der Zahnheilkunde bei Routineeingriffen.
AA: Nur dental. Vor Injektion in 2 Ebenen aspirieren. Cave i.v.
DO: Extraktion; Meist 1,8 ml pro Zahn. Präparationen: 0,5-1,8 ml pro Zahn.
Nachinjektion nach Bedarf. Max. 7 mg Articain/kg KG im Laufe einer Behandlung. Nicht für Kinder unter 4 Jahren.
GA: Schwere Reizleitungsstörungen, akute Herzinsuffizienz, schwere Hypotonie, Engwinkelglaukom, Schilddrüsenüberfunktion, frischer Myokardinfarkt, frische Bypass-Operation, Phäochromozytom, schwere Hypertonie, Sulfitüberempfindlichkeit.
SST: Strenge Nutzen/Risiko-Abwägung in der Schwangerschaft;

Stillen möglich.
NW: Überempfindlichkeit, ZNS, Nervenläsionen, Sehstörungen, Tachykardie, Herzversagen, respiratorische Dysfunktion, Erbrechen, Ischämie durch versehentliche intravasale Injektion.
WW: Kontraindiziert: MAO-Hemmer, trizyklische Antidepressiva, nicht kardioselektive Beta-Blocker. Nicht empfohlen: Phenothiazine. Vorsicht: Andere Lokalanästhetika additiv. Orale Antidiabetika abgeschwächt.
Halothan (Arrhythmien). Gerinnungshemmer.
WH: Vorsicht bei Cholinesterasemangel, Gerinnungsstörungen, Leber-, Nierenschäden, Epilepsie, Arteriosklerose, Schlaganfall, chronischer Bronchitis, Diabetes, schweren Angststörungen. Nicht in infiziertes Gewebe injizieren. Bereitschaft für Reanimation. Verkehrshinweis.
Bei schweren Kreislaufstörungen Schocktherapie (250-1000 mg Prednisolon), bei Bradykardie Adrenalin 0,025-0,1 mg langsam i.v.
PG: INJEKT 50 ST * (EKO: N) [€ 105,40], **PAT** 50 ST * (EKO: N) [€ 35,55]

Orabloc 40 mg/ml + 10 Mikrogramm/ml - Injektionslösung 01A03

(Z.Nr. 1-31913) RP. P. N01BB58
ZI: Pierrel Pharma, Capua, Italien
Z: 1 ml Injektionslösung enthält: Articain hydrochlorid 40 mg, Adrenalin 0,01 mg (entspr. Epinephrin hydrogentartrat), Natriumchlorid, Natrium metabisulfit 0,5 mg (entspr. Natrium 4,5 mg), Salzsäure 2% zur pH-Wert Einstellung, Wasser für Injektionszwecke.
EW: Lokalanästhetikum vom Säureamid-Typ.
AG: Infiltrations- und Leitungsanästhesie in der Zahnheilkunde bei großen Eingriffen.
AA: Nur dental. Vor Injektion in 2 Ebenen aspirieren. Cave i.v.
DO: Extraktion; Meist 1,8 ml pro Zahn. Nachinjektion nach Bedarf. Max. 7 mg (Kinder: 5 mg) Articain/kg KG im Laufe einer Behandlung. Nicht für Kinder unter 4 Jahren.
GA: Schwere Reizleitungsstörungen, akute Herzinsuffizienz, schwere Hypotonie, Engwinkelglaukom, Schilddrüsenüberfunktion, frischer Myokardinfarkt, frische Bypass-Operation, Phäochromozytom, schwere Hypertonie, Sulfitüberempfindlichkeit.
SST: Strenge Nutzen/Risiko-Abwägung in der Schwangerschaft; Stillen möglich.
NW: Überempfindlichkeit, ZNS, Nervenläsionen, Sehstörungen, Tachykardie, Herzversagen, respiratorische Dysfunktion, Erbrechen, Ischämie durch versehentliche intravasale Injektion.
WW: Kontraindiziert: MAO-Hemmer, trizyklische Antidepressiva, nicht kardioselektive Beta-Blocker. Nicht empfohlen: Phenothiazine. Vorsicht: Andere Lokalanästhetika additiv. Orale Antidiabetika abgeschwächt.
Halothan (Arrhythmien). Gerinnungshemmer.
WH: Vorsicht bei Cholinesterasemangel, Gerinnungsstörungen, Leber-, Nierenschäden, Epilepsie, Arteriosklerose, Schlaganfall, chronischer Bronchitis, Diabetes, schweren Angststörungen. Nicht in infiziertes Gewebe injizieren. Bereitschaft für Reanimation. Verkehrshinweis.
Bei schweren Kreislaufstörungen Schocktherapie (250-1000 mg Prednisolon), bei Bradykardie Adrenalin 0,025-0,1 mg langsam i.v.
PG: INJEKT 50 ST * (EKO: N) [€ 105,40], **PAT** 50 ST * (EKO: N) [€ 35,55]

Oralair 100 IR + 300 IR - Sublingualtabletten Einleitungsbehandlung 05E01

(Z.Nr. 2-00361) RP. P. V01AA02
ZI: Stallergenes, Antony, Frankreich
Z: 1 Packung enthält: Sublingualtablette 100 IR 3 Stk, Allergen-Extrakt aus Gräserpollen 100 IR: Allergen-Extrakt aus Wiesenknäuelgraspollen, Allergen-Extrakt aus Ruchgraspollen, Allergen-Extrakt aus Weidelgraspollen, Allergen-Extrakt aus Wiesenrispengraspollen, Allergen-Extrakt aus Wiesenlieschgraspollen, Mannitol, Cellulose, mikrokristalline, Croscarmellose natrium, Siliciumdioxid, hochdisperses, Magnesium stearat, Lactose monohydrat 83,1-83,6 mg; Sublingualtablette 300 IR 28 Stk, Allergen-Extrakt aus Gräserpollen 300 IR: Allergen-Extrakt aus Wiesenknäuelgraspollen, Allergen-Extrakt aus Ruchgraspollen, Allergen-Extrakt aus Weidelgraspollen, Allergen-Extrakt aus Wiesenrispengraspollen, Allergen-Extrakt aus Wiesenlieschgraspollen, Mannitol, Cellulose, mikrokristalline, Croscarmellose natrium, Siliciumdioxid, hochdisperses, Magnesium stearat, Lactose monohydrat 81,8-83,1 mg.
EW: Allergen-Extrakt.
AG: Allergische Rhinitis mit oder ohne Konjunktivitis bei Personen über 5 Jahren mit klinisch relevanten Symptomen.
AA: Tablette bis zur vollständigen Auflösung (mind. 1 min) unter der Zunge behalten und dann schlucken.
DO: TD am 1. Tag 100 mg, am 2. Tag 200 mg, ab dem 3. Tag bis Ende der Pollensaison 300 mg. Nicht für Kinder unter 5 Jahren.
GA: Schweres Asthma, Autoimmunerkrankungen, Malignome, orale Entzündungen.
SST: Einleitung der Therapie vermeiden. Weiterführung der Therapie unter engmaschiger Überwachung möglich. Nutzen/Risiko-Abwägung in der Stillzeit.
NW: Lokale und systemische allergische Reaktionen. Kopfschmerzen, Auge, Ohr, Atemwege, Rachenreizung, oraler Pruritus, Magen/Darm, eosinophile Ösophagitis, Gesichtsödeme, Rhinitis, Ermüdung.
WH: Bei chirurgischen Eingriffen in der Mundhöhle Behandlung bis zur vollständigen Abheilung unterbrechen.
PG: 31 ST DSX (EKO: G) [€ 126,35]

Oralair 300 IR - Sublingualtabletten Fortsetzungsbehandlung 05E01

(Z.Nr. 2-00362) RP. P. V01AA02
ZI: Stallergenes, Antony, Frankreich
Z: 1 Sublingualtablette enthält: Allergen-Extrakt aus Gräserpollen 300 IR: Allergen-Extrakt aus Wiesenknäuelgraspollen, Allergen-Extrakt aus Ruchgraspollen, Allergen-Extrakt aus Weidelgraspollen, Allergen-Extrakt aus Wiesenrispengraspollen, Allergen-Extrakt aus Wiesenlieschgraspollen, Mannitol, Cellulose, mikrokristalline, Croscarmellose natrium, Siliciumdioxid, hochdisperses, Magnesium stearat, Lactose monohydrat 81,8-83,1 mg.
Kurzinformation: siehe Oralair 100 IR + 300 IR - Sublingualtabletten Einleitungsbehandlung, → S. 1047
PG: 30 ST DSX (2) (EKO: G) [€ 126,35], 90 ST * (EKO: N) [€ 342,50]

Oramorph 2 mg/ml - Lösung zum Einnehmen 02A01
(Z.Nr. 1-20700) NR. SG. P. nicht im Handel. N02AA01

Oramorph 10 mg - orale Lösung in Einzeldosisbehältern 02A01
(Z.Nr. 1-20673) NR. SG. P. nicht im Handel. N02AA01

Oramorph 30 mg - orale Lösung in Einzeldosisbehältern 02A01
(Z.Nr. 1-20668) NR. SG. P. nicht im Handel. N02AA01

Oramorph 100 mg - orale Lösung in Einzeldosisbehältern 02A01
(Z.Nr. 1-20666) NR. SG. P. nicht im Handel. N02AA01

Oramorph 20 mg/ml - Tropfen zum Einnehmen, Lösung 02A01
(Z.Nr. 1-20704) NR. SG. P. nicht im Handel. N02AA01

Oraycea 40 mg - Hartkapseln mit veränderter Wirkstofffreisetzung 34D

(Z.Nr. 1-28434) NR. P. J01AA02
ZI: Galderma International, La Defense, Frankreich
Z: 1 Kapsel enthält: Doxycyclin 40 mg (entspr. Doxycyclin monohydrat), Kapselinhalt: Hypromellose, Methacrylsäure-Ethylacrylat-Copolymer (1:1), Triethylcitrat, Talkum, Titandioxid, Macrogol 400, Eisenoxid gelb, Eisenoxid rot, Polysorbat 80, Zucker-Stärke-Pellets: Maisstärke, Saccharose 102-150 mg; Kapselhülle: Gelatine, Eisenoxid schwarz, Eisenoxid rot, Eisenoxid gelb, Titandioxid, Drucktinte: (entspr. Schellack) (entspr. Propylenglycol) (entspr. Eisenoxid schwarz) (entspr. Indigocarmin) (entspr. Allurarot 26,6-29,4 µg) (entspr. Brillantblau FCF) (entspr. Chinolingelb).
EW: Breitbandantibiotikum (Tetrazyklin).
AG: Reduktion papulopustulöser Läsionen bei Rosazea im Gesicht.
AA: Kapsel am Morgen mindestens 1 Std. vor oder 2 Std. nach dem Essen mit ausreichend Wasser einnehmen.
DO: TD 1 Kapsel. Beobachtung nach 6 Wochen Behandlung und 4 Wochen nach Behandlungsende. Bei Kindern kontraindiziert.
SST: Gegenanzeige im 2. und 3. Trimenon (Zahnverfärbungen). In der Stillzeit nicht als Langzeitgabe anwenden.
NW: Nasopharyngitis, Diarrhoe, Hypertonie, Schmerzen. Jarisch-Herxheimer- Reaktion nach Spirochäteninfektion.
WW: Bi- oder trivalente Ionen (2 bis 3 Stunden Abstand). Quinapril, Rifampicin, Barbiturate, Carbamazepin, Diphenylhydantoin, Primidon, Phenytoin, Cyclosporin Isotretinoin. Nicht mit Betalaktamen kombinieren. Methoxyfluran (Nierentoxizität), orale Antidiabetika, Antikoagulanzien verstärkt.
WH: Plasmaspiegel liegen unterhalb des antimikrobiell wirksamen Schwellenwertes. Nicht zur Behandlung von Infektionen durch bekannte oder vermutete Doxycyclin-empfindliche Erreger. Vorsicht bei Risiko für Candidiasis, Leberfunktionsstörungen, Myasthenia gravis. Ausgedehnte Sonnenbäder oder Bestrahlungen mit künstlichem UV-Licht vermeiden. An pseudomembranöse Kolitis denken. Bei okulären Manifestationsformen der Rosacea nicht anwenden.
PG: 56 ST * (EKO: N) [€ 62,05]

Orbactiv 400 mg - Pulver für ein Konzentrat zur Herstellung einer Infusionslösung 34I
(Z.Nr. EU/1/15/989/*) NR. P. n.l. J01XA05
ZI: Menarini International Operations, Luxemburg
Z: 1 Durchstechflasche enthält: Oritavancin 400 mg (entspr. Oritavancin diphosphat), Mannitol, Phosphorsäure zur pH-Wert Einstellung.
PG: 3 ST * (EKO: N) [€ 3.373,55 n.l.]

🐾 Orbenin 1000 mg - Suspension zur intramammären Anwendung für Rinder (trockenstehende Milchkühe) 801AB
(Z.Nr. 8-00329) NR. P. VNW. QJ51CF02
ZI: Zoetis Österreich, Wien
Z: 1 Injektor (6 g ölige Suspension) enthält: Cloxacillin-Benzathin (2:1) 1,28 g (entspr. Cloxacillin 1 g), Paraffin, dickflüssiges 4,54 g, Stearinsäure 0,04 g, Aluminium stearat 0,14 g.
EW: Bakterizid.
AG: Behandlung und Metaphylaxe von Euterentzündungen.
AA: Intramammär.
DO: Einmalig 1 Injektor pro Euterviertel nach dem letzten Ausmelken. Alle Viertel behandeln.
GA: Klinische Mastitis, Penicillin- oder Cephalosporin-, Überempfindlichkeit.
SST: Nicht bei laktierenden Kühen anwenden.
NW: Allergien.
WW: Nicht mit bakteriostatischen Stoffen kombinieren.
VNW: Essbare Gewebe: 21 Tage.
Milch: 5 Tage nach Beginn der Laktation bei trockenstehenden Kühen, die früher als 42 Tage vor dem Geburtstermin behandelt werden.
47 Tage nach der Anwendung an trockenstehenden Tieren, die innerhalb von 42 Tagen vor dem Geburtstermin behandelt werden
PG: 24 ST VNW [€ 153,80]

🐾 Orbeseal 2,6 g - Suspension zur intramammären Anwendung für Rinder 834D
(Z.Nr. 8-00558) RP. P. QG52X
ZI: Zoetis Österreich, Wien
Z: 1 Euterinjektor mit 4 g Suspension enthält: Bismutnitrat, schweres 2,6 g (entspr. Bismuth, schweres 1,858 g), Paraffin, dickflüssiges, Aluminium-hydroxid-distearat, Siliciumdioxid, hochdisperses.
EW: Verschließt Zitzenkanal und verhindert das Eindringen von Bakterien.
AG: Zur Vorbeugung von Neuinfektionen des Euters während der Trockenstehzeit bei Milchkühen.
AA: Nur intramammär.
DO: Inhalt eines Injektors unmittelbar nach dem letzten Melken (beim Trocken- stellen) in jedes Euterviertel einbringen. Nach dem Einbringen Zitzen oder Euter nicht massieren!
GA: Kühe mit Mastitis während des Trockenstellens.
SST: Nicht während der Laktation anwenden. Bei trächtigen Tieren Anwendung möglich.
WW: Nicht in Kombination mit anderen intramammär zu verabreichenden Arznei- mitteln anwenden.
WH: Injektor nur einmal verwenden und nicht in Wasser eintauchen.
PG: 24 ST VN [€ 103,75], 120 ST VN [€ 307,55]

Orencia 50 mg - Injektionslösung in einer Fertigspritze 13A02
(Z.Nr. EU/1/07/389/*) NR. P. E. nicht im Handel. L04AA24

Orencia 87,5 mg - Injektionslösung in einer Fertigspritze 13A02
(Z.Nr. EU/1/07/389/*) NR. P. E. nicht im Handel. L04AA24

Orencia 125 mg - Injektionslösung in einer Fertigspritze 13A02
(Z.Nr. EU/1/07/389/*) NR. P. E. L04AA24
ZI: Bristol-Myers Squibb Pharma, Uxbridge, Vereinigtes Königreich
Z: 1 Fertigspritze zu 1 ml enthält: Abatacept 125 mg, mittels DNA-Technologie rekombinant aus Ovarialzellen des Chinesischen Hamsters hergestellt, Sucrose, Poloxamer 188, Natriumdihydrogenphosphat-1-Wasser, Dinatriumhydrogenphosphat, Wasser für Injektionszwecke.
EW: Selektives Immunsuppressivum; unterbindet Costimulation von T-Lymphozyten.
AG: - In Kombination mit Methotrexat zur Second line-Behandlung der aktiven rheumatoiden Arthritis bei Erwachsenen.
- Progressive rheumatoide Arthritis bei vorher nicht mit Methotrexat behandelten Erwachsenen.
- Psoriasis-Arthritis bei Erwachsenen allein oder in Kombination mit Methotrexat.
Polyartikuläre juvenile idiopathische Arthritis in Kombination mit Methotrexat bei Kindern ab 2 Jahren und Jugendlichen bei Nichtansprechen auf vorherige DMARD-Therapie.
AA: S.c.; Selbstinjektion nach Einschulung möglich.
DO: **Rheumatoide Arthritis:** Nach i.v. Aufsättigungsdosis 125 mg s.c. innerhalb eines Tages, dann 125 mg s.c. 1mal wöchentlich. Ohne i.v. Aufsättigung: 1mal wöchentlich 125 mg s.c..
Psoriasis-Arthritis: 1mal wöchentlich 125 mg s.c..
Juvenile Arthritis: 10 bis < 25 kg KG: 1mal wöchentlich 50 mg s.c..
25 bis < 50 kg KG: 1mal wöchentlich 87,5 mg s.c..
Ab 50 kg KG: 1mal wöchentlich 125 mg s.c.
GA: Sepsis, opportunistische Infektionen.
SST: Verhütungsmaßnahmen bis 14 Wochen nach letzter Anwendung. Strenge Indikationsstellung in der Schwangerschaft, bis 14 Wochen nach Behandlungsende nicht stillen. Keine Impfung von Säuglingen mit Lebendimpfstoffen bis 14 Wochen nach Ende der Behandlung der Mutter mit Abatacept während der Schwangerschaft.
NW: Labor, Herz, Blutbild, ZNS (Kopfschmerzen), Auge, Atemwege, Magen/Darm, Haut, Allergien, Fieber, Infektionen (Sepsis, Pneumonie), Malignome, Kreislauf, Psyche, infusionsbedingte Ereignisse, Anaphylaxie.
WW: Kombination mit TNF-Blockern nicht empfohlen. Lebendvakzine (3 Monate Abstand). Vorsicht: Andere Immunsuppressiva, Immunmodulatoren.
WH: Auf Allergien, Infektionen bzw. Malignome achten. Verkehrshinweis.
PG: 4 ST RE1 (EKO: Y) [€ 1.269,05]

Orencia 125 mg - Injektionslösung in einer Fertigspritze 13A02
(Z.Nr. EU/1/07/389/*) NR. P. E. L04AA24
Parallelimport. nicht im Handel.

Orencia 125 mg - Injektionslösung in einer Fertigspritze 13A02
(Z.Nr. EU/1/07/389/*) NR. P. E. L04AA24
Parallelimport. nicht im Handel.

Orencia 125 mg - Injektionslösung im Fertigpen 13A02
(Z.Nr. EU/1/07/389/*) NR. P. E. nicht im Handel. L04AA24

Orencia 125 mg - Injektionslösung im Fertigpen 13A02
(Z.Nr. EU/1/07/389/*) NR. P. E. L04AA24
Parallelimport. nicht im Handel.

Orencia 250 mg - Pulver für ein Konzentrat zur Herstellung einer Infusionslösung 13A02
(Z.Nr. EU/1/07/389/*) NR. P. E. L04AA24
ZI: Bristol-Myers Squibb Pharma, Uxbridge, Vereinigtes Königreich
Z: 1 Durchstechflasche enthält: Abatacept 250 mg, nach Rekonstitution 25 mg/ml, mittels DNA-Technologie rekombinant aus Ovarialzellen des Chinesischen Hamsters hergestellt, Maltose, Natriumdihydrogenphosphat-1-Wasser, Natriumchlorid (entspr. Natrium 0,375 mmol) (entspr. → 8,625 mg).
EW: Selektives Immunsuppressivum; unterbindet Costimulation von T-Lymphozyten.
AG: - In Kombination mit Methotrexat zur Second line-Behandlung der aktiven rheumatoiden Arthritis bei Erwachsenen.
- Progressive rheumatoide Arthritis bei vorher nicht mit Methotrexat behandelten Erwachsenen.
- Psoriasis-Arthritis bei Erwachsenen allein oder in Kombination mit Methotrexat.
Polyartikuläre juvenile idiopathische Arthritis in Kombination mit Methotrexat bei Kindern ab 6 Jahren und Jugendlichen bei Nichtansprechen auf vorherige DMARD-Therapie.
AA: I.v. Infusion über 30 min.
DO: Erwachsene: Bis 60 kg KG: 500 mg.
60-100 kg KG: 750 mg.
Über 100 kg KG: 1000 mg.
Kinder ab 6 Jahren und Jugendliche: 10 mg/kg KG.
Anwendung nach 0/2/4 Wochen und dann alle 4 Wochen.
GA: Sepsis, opportunistische Infektionen.
SST: Verhütungsmaßnahmen bis 14 Wochen nach letzter Anwendung. Strenge Indikationsstellung in der Schwangerschaft, bis 14 Wochen nach Behandlungsende nicht stillen. Keine Impfung von Säuglingen mit Lebendimpfstoffen bis 14 Wochen nach Ende der Behandlung der Mutter mit Abatacept während der Schwangerschaft.
NW: Labor, Herz, Blutbild, ZNS (Kopfschmerzen), Auge, Atemwege, Magen/Darm, Haut, Allergien, Fieber, Infektionen (Sepsis, Pneumonie), Malignome, Kreislauf, Psyche, infusionsbedingte Ereignisse, Anaphylaxie.
WW: Kombination mit TNF-Blockern nicht empfohlen. Lebendvakzine (3 Monate Abstand). Vorsicht: Andere Immunsuppressiva, Immunmodulatoren.

WH: Auf Allergien, Infektionen bzw. Malignome achten. Verkehrshinweis.
PG: 2 ST RE1 (EKO: Y) [€ 1.027,70], 3 ST RE1 (EKO: Y) [€ 1.524,65]

Orencia 250 mg - Pulver für ein Konzentrat zur Herstellung einer Infusionslösung 13A02
(Z.Nr. EU/1/07/389/*) NR. P. E. L04AA24
Parallelimport.
V: Abacus Medicine, Copenhagen, Dänemark
Z: 1 Durchstechflasche enthält: Abatacept 250 mg, nach Rekonstitution 25 mg/ml, mittels DNA-Technologie rekombinant aus Ovarialzellen des Chinesischen Hamsters hergestellt, Maltose, Natriumdihydrogenphosphat-1-Wasser, Natriumchlorid (entspr. Natrium 0,375 mmol) (entspr. → 8,625 mg).
PG: 3 ST RE1 (EKO: Y) [€ 1.517,20]

Orencia 250 mg - Pulver für ein Konzentrat zur Herstellung einer Infusionslösung 13A02
(Z.Nr. EU/1/07/389/*) NR. P. E. L04AA24
Parallelimport. nicht im Handel.

Orfadin 2 mg - Hartkapseln 27B01
(Z.Nr. EU/1/04/303/*) NR. P. E. A16AX04
ZI: Swedish Orphan Biovitrum International AB, Stockholm, Schweden
Z: 1 Kapsel enthält: Nitisinon 2 mg, Kapselinhalt: Maisstärke, vorverkleistert; Kapselhülle: Gelatine, Titandioxid, Drucktinte: Eisen(II,III)-oxid, Schellack, Propylenglykol, Ammoniumhydroxid.
EW: Beeinflusst Tyrosinstoffwechsel.
AG: Angeborene Tyrosinämie Typ 1 (HT-1) in Kombination mit eingeschränkter Aufnahme von Tyrosin und Phenylalanin in der Nahrung.
AA: Oral; Kapsel kann geöffnet und Inhalt suspendiert werden.
DO: Erwachsene und Kinder: TD initial 1 mg/kg KG in 1 ED (bei Kindern unter 20 kg KG in 2 ED); MTD 2 mg/kg KG.
SST: Strenge Indikationsstellung, nicht stillen.
NW: Blutbild, Augen, Haut, erhöhte Tyrosinkonzentration.
WW: Vorsicht: Über CYP2C9 metabolisierte Arzneimittel (z.B. Warfarin, Phenytoin).
WH: Vor Behandlungsbeginn sowie mindestens einmal pro Jahr Spaltlampen-Augenuntersuchung durchführen. Verkehrshinweis. Kontrollen: Leberfunktion, Alpha-Fetoprotein-Serumspiegel, Thrombozyten, Leukozyten.
PG: 60 ST * (EKO: N) [€ 1.324,25]

Orfadin 5 mg - Hartkapseln 27B01
(Z.Nr. EU/1/04/303/*) NR. P. E. A16AX04
ZI: Swedish Orphan Biovitrum International AB, Stockholm, Schweden
Z: 1 Kapsel enthält: Nitisinon 5 mg, Kapselinhalt: Maisstärke, vorverkleistert; Kapselhülle: Gelatine, Titandioxid, Drucktinte: Eisen(II,III)-oxid, Schellack, Propylenglykol, Ammoniumhydroxid.
Kurzinformation: siehe Orfadin 2 mg - Hartkapseln, → S. 1049
PG: 60 ST * (EKO: N) [€ 2.605,05]

Orfadin 5 mg - Hartkapseln 27B01
(Z.Nr. EU/1/04/303/*) NR. P. E. A16AX04
Parallelimport. nicht im Handel.

Orfadin 10 mg - Hartkapseln 27B01
(Z.Nr. EU/1/04/303/*) NR. P. E. A16AX04
ZI: Swedish Orphan Biovitrum International AB, Stockholm, Schweden
Z: 1 Kapsel enthält: Nitisinon 10 mg, Kapselinhalt: Maisstärke, vorverkleistert; Kapselhülle: Gelatine, Titandioxid, Drucktinte: Eisen(II,III)-oxid, Schellack, Propylenglykol, Ammoniumhydroxid.
Kurzinformation: siehe Orfadin 2 mg - Hartkapseln, → S. 1049
PG: 60 ST * (EKO: N) [€ 4.654,35]

Orfadin 10 mg - Hartkapseln 27B01
(Z.Nr. EU/1/04/303/*) NR. P. E. A16AX04
Parallelimport. nicht im Handel.

Orfadin 20 mg - Hartkapseln 27B01
(Z.Nr. EU/1/04/303/*) NR. P. E. A16AX04
ZI: Swedish Orphan Biovitrum International AB, Stockholm, Schweden
Z: 1 Hartkapsel enthält: Nitisinon 20 mg, Kapselinhalt: Maisstärke, vorverkleistert; Kapselhülle: Gelatine, Titandioxid; Drucktinte: Eisen(II,III)-oxid, Schellack, Propylenglycol, Ammoniumhydroxid.
Kurzinformation: siehe Orfadin 2 mg - Hartkapseln, → S. 1049
PG: 60 ST * (EKO: N) [€ 9.265,30]

Orfadin 4 mg/ml - Suspension zum Einnehmen 27B01
(Z.Nr. EU/1/04/303/*) NR. P. E. A16AX04
ZI: Swedish Orphan Biovitrum International AB, Stockholm, Schweden
Z: 1 ml enthält: Nitisinon 4 mg, Hypromellose, Glycerol 500 mg, Polysorbat 80, Natriumbenzoat 1 mg (entspr. Natrium 0,7 mg) (entspr. → 0,03 mmol), Citronensäure monohydrat, Natrium citrat, Erdbeer-Aroma, künstlich, Wasser, gereinigtes.
EW: Beeinflusst Tyrosinstoffwechsel.
AG: Angeborene Tyrosinämie Typ 1 (HT-1) in Kombination mit eingeschränkter Aufnahme von Tyrosin und Phenylalanin in der Nahrung.
AA: Unverdünnt mit einer Applikationsspritze zum Einnehmen über den Mund mit Mahlzeiten.
DO: Erwachsene und Kinder: TD initial 1 mg/kg KG in 1 ED (bei Kindern unter 20 kg KG in 2 ED); MTD 2 mg/kg KG.
SST: Strenge Indikationsstellung, nicht stillen.
NW: Blutbild, Augen, Haut, erhöhte Tyrosinkonzentration.
WW: Vorsicht: Über CYP2C9 metabolisierte Arzneimittel (z.B. Warfarin, Phenytoin).
WH: Vor Behandlungsbeginn sowie mindestens einmal pro Jahr Spaltlampen-Augenuntersuchung durchführen. Verkehrshinweis. Kontrollen: Leberfunktion, Alpha-Fetoprotein-Serumspiegel, Thrombozyten, Leukozyten.
PG: 90 ML * (EKO: N) [€ 3.885,90]

Orgafem - Tropfen 16X02, 29X02
(Z.Nr. 3-00012) RPF. P. V03AX
ZI: HWS-OTC Service, Mauterndorf
Z: 10 g (= 11 ml, 1 ml = 40 Tropfen) enthalten: Panax Ginseng (Homöopathie) D3 1 g, Sepia officinalis (Homöopathie) D7 1 g, Cimicifuga racemosa (Homöopathie) D3 1 g, Crocus sativus (Homöopathie) D3 1 g, Turnera diffusa (Homöopathie) D3 1 g, Ethanol 0,55 g/ml (entspr. Gesamtethanolgehalt 62,5 % (V/V)), Wasser.
EW: Homöopathikum.
AG: Klimakterische Beschwerden, Regelbeschwerden.
AA: Direkt auf die Zunge tropfen oder in etwas Wasser vor den Mahlzeiten einnehmen.
DO: 3mal tgl. (bei akuten Beschwerden bis 1-2 stündlich, max. 12mal tgl.) 20 Tropfen. Nicht für Kinder und Jugendliche.
SST: Vorsicht.
NW: Leberschäden.
WH: Nicht für Alkoholkranke. Bei Zeichen einer Leberschädigung Behandlung sofort beenden.
PG: 50 ML * (EKO: N) [€ 15,20], 100 ML * (EKO: N) [€ 27,45]

O

Orgalutran 0,25 mg/0,5 ml - Injektionslösung 29C03
(Z.Nr. EU/1/00/130/*) NR. P. H01CC01
ZI: Merck Sharp & Dohme, Haarlem, Niederlande
Z: 1 Fertigspritze zu 0,5 ml enthält: Ganirelix 0,25 mg, Essigsäure, Mannitol, Natriumhydroxid (entspr. Natrium < 1 mmol) (entspr. → < 23 mg), Wasser für Injektionszwecke.
EW: GnRH-Antagonist.
AG: Vermeidung eines vorzeitigen LH-Anstieges bei Frauen unter kontrollierter ovarieller Hyperstimulation (COH) im Rahmen einer assistierten Reproduktionstechnik (ART).
AA: s.c.
DO: 1mal tgl. 0,25 mg, beginnend am 5. oder 6. Tag der FSH- oder Corifollitropin alfa-Gabe (abhängig von der ovariellen Reaktion) bis zum Tag der Ovulationsauslösung (bei morgendlicher Injektion) bzw. bis am Nachmittag vor dem Tag der Ovulationsauslösung (bei nachmittägiger Injektion). Kein Nutzen für Kinder und Jugendliche.
GA: Leber- oder Nierenschäden.
SST: Gegenanzeige.
NW: Lokale Reaktionen (sehr häufig), ZNS, Übelkeit, sehr selten Überempfindlichkeit.
WH: Nur von Spezialisten mit Erfahrung in der Behandlung der Fertilität anwenden. Vorsicht bei Allergieneigung. Auf ovarielles Hyperstimulationssyndrom achten. Keine Untersuchungen bei Frauen unter 50 kg oder über 90 kg KG. Erhöhtes Missbildungsrisiko möglich.
PG: 1 ST * (EKO: N) [€ 66,45], 5 ST * (EKO: N) [€ 280,65]

Orgalutran 0,25 mg/0,5 ml - Injektionslösung 29C03
(Z.Nr. EU/1/00/130/*) NR. P. Parallelimport. H01CC01
nicht im Handel.

Orgalutran 0,25 mg/0,5 ml - Injektionslösung 29C03
(Z.Nr. EU/1/00/130/*) NR. P. Parallelimport. H01CC01
V: EMRAmed Arzneimittel, Trittau, Deutschland
Z: 1 Fertigspritze zu 0,5 ml enthält: Ganirelix 0,25 mg, Essigsäure, Mannitol, Natriumhydroxid (entspr. Natrium < 1 mmol) (entspr. → < 23 mg), Wasser für Injektionszwecke.
PG: 1 ST * (EKO: N) [€ 63,00], 5 ST * (EKO: N) [€ 272,20]

Orgalutran 0,25 mg/0,5 ml - Injektionslösung 29C03
(Z.Nr. EU/1/00/130/*) NR. P. Parallelimport. H01CC01
nicht im Handel.

Orgalutran 0,25 mg/0,5 ml - Injektionslösung 29C03
(Z.Nr. EU/1/00/130/*) NR. P. Parallelimport. H01CC01
nicht im Handel.

Orgametril - Tabletten 29D04, 31H05
(Z.Nr. 0-12352) RP. P. G03DC03
ZI: Merck Sharp & Dohme, Wien
Z: 1 Tablette enthält: Lynestrenol 5 mg, Kartoffelstärke, alpha-Tocopherol, Glycerin, Magnesium stearat, Talkum, Lactose monohydrat 71 mg.
EW: Progestagen.
AG: Endometriose (Mittel der 2. Wahl).
AA: Oral mit etwas Flüssigkeit.
DO: 1-2 Tabletten tgl. über mindestens 6 Monate.
Nicht für Kinder und Jugendliche.
GA: Mammakarzinom (auch in der Anamnese), estrogenabhängige maligne Tumore (z.B. Endometriumkarzinom), nicht abgeklärte Genitalblutungen, unbehandelte Endometriumhyperplasie, venöse oder arterielle Thromboembolie (z.B. Angina pectoris, Herzinfarkt), Prädisposition für Thrombosen, Lebererkrankungen (auch in der Anamnese), Porphyrie.
SST: Nicht indiziert.
NW: Häufig: Depressionen, Kopfschmerzen, Magen/Darm, Krämpfe in den Beinen, Brustvergrößerung, Brustschmerzen, Ödeme, Gewichtszunahme.
Gelegentlich: Sehstörungen, venöse Embolien, Cholelithiasis, Hautausschlag.
Häufigkeit unbekannt: Generalisiserte Überempfindlichkeit, Verschlechterung von Migräne, Schlaganfall, Schwindel, Alopezie, Hypertonie, Myokardinfarkt, Herzinsuffizienz, vaginale Candidiasis, estrogenabhängige gutartige und bösartige Neubildungen, Schlaflosigkeit, Epilepsie, Verschlechterung von Asthma, wahrscheinliche Demenz.
Erhöhtes Risiko für Brustkrebs, venöse Thromboembolien, koronare Herzkrankheit, ischämischen Schlaganfall.
WW: Enzyminduktoren (Antikonvulsiva, Antiinfektiva, Johanniskraut) beschleunigen Abbau von Estrogenen und Gestagenen.
WH: Hormonersatztherapie nur bei Symptomen beginnen, die die Lebensqualität beeinträchtigen. Mindestens einmal jährlich Nutzen/Risiko-Abschätzung erforderlich.
Medizinische Untersuchungen vor und regelmäßig während der Therapie.
Besondere Überwachung bei Gebärmutter-Leiomyom, Endometriose, Risikofaktoren für estrogenabhängige Tumore, Hypertonie, Herz-, Nieren-, Leberschäden, Diabetes, Cholelithiasis, Migräne, Lupus erythematodes, Endometriumhyperplasie in der Anamnese, Epilepsie, Asthma, Otosklerose.
Bei Ikterus, Blutdruckanstieg, erstmaligen migräneartigen Kopfschmerzen, Schwangerschaft Behandlung sofort abbrechen.
Erhöhtes Endometriumkarzinomrisiko bei alleiniger Estrogentherapie, daher bei nicht hysterektomierten Frauen über mindestens 12 Tage pro Zyklus zusätzlich Gestagen geben.
Erhöhtes Brustkrebsrisiko bei kombinierter Behandlung mit Estrogen und Gestagen beachten.
Erhöhtes Risiko für venöse Thromboembolien (VTE); bei VTE sofort Therapie abbrechen. Keine Hinweise auf kardiovaskulären Nutzen einer kontinuierlichen Hormonersatztherapie, aber erhöhtes Risiko für ischämischen Schlaganfall. Erhöhtes Ovarialkarzinomrisiko bei Estrogen-Monotherapie. Erhöhtes Demenzrisiko bei Frauen, die nach dem 65.
Lebensjahr mit Hormonersatztherapie beginnen.
PG: 30 ST (EKO: G) [€ 7,30]

Organosol - Kardioplege Lösung/ Organkonservierungslösung 37I
(Z.Nr. 1-39355) RP. P. E. nicht im Handel. B05XA16

Orgaran - Ampullen 20A02
(Z.Nr. 1-22450) RP. P. B01AB09
ZI: Aspen Pharma, Dublin, Irland
Z: 1 Ampulle (0,6 ml) enthält: Danaparoid natrium 750 E Anti-Faktor Xa, Natrium sulfit 0,9 mg, Natriumchlorid, Wasser für Injektionszwecke, Salzsäure zur pH-Wert-Einstellung.
EW: Antithrombotisch.
AG: Parenterale Antikoagulation bei Heparininduzierter Thrombozytopenie (HIT); Vorbeugung der tiefen Beinvenenthrombose (DVT).
AA: I.v. oder s.c., nicht i.m.
DO: HIT: TD 2250 bis 3750 Anti-Xa-Einheiten; Kinder. TD 5-144 E/kg KG.
DVT: 2mal tgl. 750 Anti-Xa-Einheiten über max. 14 Tage.
Details siehe Austria-Codex-Fachinformation.
GA: Hämorrhagischer zerebraler Insult, unkontrollierbare Blutungen, schwere Hypertonie, diabetische Retinopathie, akute bakterielle Endokarditis.
SST: Anwendung nur wenn keine Alternativen möglich.
NW: Blutungen, Blutbild, Haut, Überempfindlichkeit (Sulfit!).
WW: Vorsicht mit anderen Gerinnungshemmern.
WH: Vorsicht bei schweren Nieren- oder Leberschäden, akuten Magen/Darm- Ulcera, Spinal- oder Periduralanästhesie.
Während Herz/Lungen-Operationen nur beim Fehlen einer alternativen antithrombotischen Behandlung einsetzen. Kontrolle: Thrombozyten. Bei schwerer Blutung absetzen, Transfusion mit Fresh Frozen Plasma oder Plasmapherese durchführen. Protamin nicht empfohlen.
PG: 10 ST RE2 (EKO: Y) [€ 298,00]

Original Schwedenbitter Riviera - Lösung zum Einnehmen 42B03
(Z.Nr. HERB-00019) RPF. D. A09
ZI: Riviera, Wien
Z: 100 ml Lösung enthalten: Flüssiges Extrakt 71,5 ml (entspr. Kräuter-Mischung 2,01 g): Wermutkraut 66 mg, Enzianwurzel 180 mg, Angelikawurzel 328 mg, Myrrhe 367 mg, Löwenzahnwurzel 260 mg, Zitwerwurzelstock 294 mg, Walnussblätter 260 mg, Kalmuswurzelstock 38 mg, Tormentillwurzelstock 50 mg, Andornkraut 323 mg, Baldrianwurzel 54 mg, Zimtrinde 54 mg, Kardamomenfrüchte 27 mg, Auszugsmittel: Ethanol 96,3 % (V/V) / Wasser (1:1), DEV 1:33-37, Ethanol (entspr. Gesamtethanolgehalt 38 % (V/V)), Muskatnuss-Aroma, Zuckercouleur, einfaches, Wasser, gereinigtes.
EW: Digestivum.
AG: Traditionell pflanzlich bei leichten Verdauungsbeschwerden und Appetitlosigkeit.
AA: Mit dem beiliegenden Messbecher unverdünnt oder in etwas Tee oder Wasser verdünnt einnehmen.
DO: 2-3mal tgl. 5 ml. Max. 2 Monate pro Jahr anwenden. Für Kinder und Jugendliche nicht geeignet.
GA: Magen/Darm-Geschwüre, Leber-/Gallenerkrankungen.
SST: Nicht empfohlen.
WH: Nicht für Alkoholkranke. Verkehrshinweis.
PG: 250 ML * (EKO: N) [€ 8,60], 500 ML * (EKO: N) [€ 14,30], 1000 ML * (EKO: N) [€ 26,50]

▼ Orkambi 100 mg/125 mg - Filmtabletten 50D03
(Z.Nr. EU/1/15/1059/*) NR. P. R07AX30
ZI: Vertex Pharmaceuticals (Ireland), Dublin, Irland
Z: 1 Filmtablette enthält: Lumacaftor 100 mg, Ivacaftor 125 mg, Tablettenkern: Cellulose, mikrokristalline, Croscarmellose natrium, Hypromellose acetatsuccinat, Povidon K30, Natriumdodecylsulfat, Magnesium stearat; Filmüberzug: Poly(vinylalkohol), Titandioxid, Macrogol 3350, Talkum, Carminsäure, Brillantblau FCF, Aluminiumsalz, Indigocarmin-Aluminiumsalz; Drucktinte: Schellack, Eisen(II,III)-oxid, Propylenglycol, Ammoniumhydroxid.
EW: Lungentherapeutikum; Kombination aus selektiven Korrektor und Potentiator des CFTR-Proteins.
AG: Zystische Fibrose bei für die F508del-Mutation im CFTR-Gen homozygoten Patienten.
AA: Unzerkaut schlucken. Mit fetthaltigen Speisen einnehmen.
DO: Patienten ab 12 Jahren: 2mal tgl. 2 Filmtabletten Orkambi 200mg/125mg (Lumacaftor 200 mg/Ivacaftor 125 mg) im Abstand von 12 Stunden.
Kinder von 6 bis 11 Jahren: 2mal tgl. 2 Filmtabletten Orkambi 100mg/125mg (Lumacaftor 100 mg/Ivacaftor 125 mg-Tabletten) im Abstand von 12 Stunden.
Vor Behandlungsbeginn Genotypisierung durchführen.
Bei gleichzeitiger Anwendung von CYP3A4-Hemmern in der 1. Woche nur 1mal tgl. 1 Tablette, ab der 2. Woche normal dosieren.
Dosisanpassung bei Leberschäden. Keine Daten an Kindern unter 6 Jahren.
SST: Nutzen/Risiko-Abwägung.
NW: Dyspnoe, Diarrhö, Übelkeit, Infektionen, Ohr, Blutdruckanstieg, Leber (Transaminasenanstieg), Haut, Menstruationsstörungen, Katarakt.
WW: Nicht empfohlen: Starke CYP3A4-Induktoren (Carbamazepin, Phenobarbital, Phenytoin, Triazolam, Midazolam, Immunsuppressiva, Johanniskraut). Vorsicht: Starke CYP3A4-Hemmer, Fexofenadin, Clarithromycin, Telithromycin, Azole, Ibuprofen, Protonenpumpenhemmer, Digoxin, Dabigatran, Warfarin, Antidepressiva, systemische Kortikoide, Ranitidin, Repaglinid. Wirksamkeit hormonaler Kontrazeptiva verringert. Falsch positive Urintests auf THC.
WH: Nicht wirksam bei für die F508del-Mutation im CFTR-Gen heterozygoten Patienten. Bei Transplantationspatienten nicht empfohlen. Vorsicht bei Leber- oder schweren Nierenschäden. Kontrollen: Blutdruck, Leber, Augen (Katarakt bei Kindern und Jugendlichen). Verkehrshinweis.
PG: 112 ST RE1 (EKO: Y) [€ 15.096,15]

▼ Orkambi 200 mg/125 mg - Filmtabletten 50D03
(Z.Nr. EU/1/15/1059/*) NR. P. R07AX30
ZI: Vertex Pharmaceuticals (Ireland), Dublin, Irland
Z: 1 Filmtablette enthält: Lumacaftor 200 mg, Ivacaftor 125 mg, Tablettenkern: Cellulose, mikrokristalline, Croscarmellose natrium, Hypromellose acetatsuccinat, Povidon K30, Natriumdodecylsulfat, Magnesium stearat; Filmüberzug: Poly(vinylalkohol), Titandioxid, Macrogol 3350, Talkum, Carminsäure, Brillantblau FCF, Aluminiumsalz, Indigocarmin-Aluminiumsalz; Drucktinte: Schellack, Eisen(II,III)-oxid, Propylenglycol, Ammoniumhydroxid.
Kurzinformation: siehe Orkambi 100 mg/125 mg - Filmtabletten, → S. 1050
PG: 112 ST RE1 (EKO: Y) [€ 15.096,15]

▼ Orkambi 100 mg/125 mg - Granulat im Beutel 50D03
(Z.Nr. EU/1/15/1059/*) NR. P. R07AX30
ZI: Vertex Pharmaceuticals (Ireland), Dublin, Irland
Z: 1 Beutel enthält: Lumacaftor 100 mg, Ivacaftor 125 mg, Cellulose, mikrokristalline, Croscarmellose natrium, Hypromellose acetatsuccinat, Povidon K30, Natriumdodecylsulfat.
EW: Lungentherapeutikum; Kombination aus selektiven Korrektor und Potentiator des CFTR-Proteins.
AG: Zystische Fibrose bei für die F508del-Mutation im CFTR-Gen homozygoten Patienten.
AA: Beutelinhalt mit einem Teelöffel (5 ml) einer weichen Speise oder Flüssigkeit vermischen und vollständig einnehmen.
DO: Kinder von 2 bis 5 Jahren:
Unter 14 kg KG: 1 Beutel Lumacaftor 100 mg/Ivacaftor 125 mg alle 12 Stunden.
Ab 14 kg KG: 1 Beutel Lumacaftor 150 mg/Ivacaftor 188 mg alle 12 Stunden.
Vor Behandlungsbeginn Genotypisierung durchführen.
Bei gleichzeitiger Anwendung von starken CYP3A4-Hemmern in der 1. Woche nur jeden 2. Tag 1 Beutel, ab der 2. Woche normal dosieren. Dosisanpassung bei Leberschäden. Für Kindern ab 6 Jahren stehen Orkambi Filmtabletten zur Verfügung.
Keine Daten an Kindern unter 2 Jahren.
SST: Nutzen/Risiko-Abwägung.
NW: Dyspnoe, Diarrhö, Übelkeit, Infektionen, Ohr, Blutdruckanstieg, Leber (Transaminasenanstieg), Haut, Menstruationsstörungen.
WW: Nicht empfohlen: Starke CYP3A4-Induktoren (Carbamazepin, Phenobarbital, Phenytoin, Triazolam, Midazolam, Immunsuppressiva, Johanniskraut). Vorsicht: Starke CYP3A4-Hemmer, Fexofenadin, Clarithromycin, Telithromycin, Azole, Ibuprofen, Protonenpumpenhemmer, Digoxin, Dabigatran, Warfarin, Antidepressiva, systemische Kortikoide, Ranitidin, Repaglinid. Wirksamkeit hormonaler Kontrazeptiva verringert. Falsch positive Urintests auf THC.
WH: Nicht wirksam bei für die F508del-Mutation im CFTR-Gen heterozygoten Patienten. Bei Transplantationspatienten nicht empfohlen. Vorsicht bei Leber- oder schweren Nierenschäden. Kontrollen: Blutdruck, Leber, Augen (Katarakt). Verkehrshinweis.
PG: 56 ST RE1 (EKO: Y) [€ 14.965,55]

▼ Orkambi 150 mg/188 mg - Granulat im Beutel 50D03
(Z.Nr. EU/1/15/1059/*) NR. P. R07AX30
ZI: Vertex Pharmaceuticals (Europe), London, Grossbritannien
Z: 1 Beutel enthält: Lumacaftor 150 mg, Ivacaftor 188 mg, Cellulose, mikrokristalline, Croscarmellose natrium, Hypromellose acetatsuccinat, Povidon K30, Natriumdodecylsulfat.
Kurzinformation: siehe Orkambi 100 mg/125 mg - Granulat im Beutel, → S. 1051
PG: 56 ST RE1 (EKO: Y) [€ 14.965,55]

Oroxine 25 Mikrogramm - Tabletten 31D01
(Z.Nr. 1-36601) RP. P. nicht im Handel. H03AA01

Oroxine 50 Mikrogramm - Tabletten 31D01
(Z.Nr. 1-36600) RP. P. nicht im Handel. H03AA01

Oroxine 75 Mikrogramm - Tabletten 31D01
(Z.Nr. 1-36599) RP. P. nicht im Handel. H03AA01

Oroxine 88 Mikrogramm - Tabletten 31D01
(Z.Nr. 1-36598) RP. P. nicht im Handel. H03AA01

Oroxine 100 Mikrogramm - Tabletten 31D01
(Z.Nr. 1-36597) RP. P. nicht im Handel. H03AA01

Oroxine 112 Mikrogramm - Tabletten 31D01
(Z.Nr. 1-36596) RP. P. nicht im Handel. H03AA01

Oroxine 125 Mikrogramm - Tabletten 31D01
(Z.Nr. 1-36592) RP. P. nicht im Handel. H03AA01

Oroxine 137 Mikrogramm - Tabletten 31D01
(Z.Nr. 1-36595) RP. P. nicht im Handel. H03AA01

Oroxine 150 Mikrogramm - Tabletten 31D01
(Z.Nr. 1-36594) RP. P. nicht im Handel. H03AA01

Oroxine 175 Mikrogramm - Tabletten 31D01
(Z.Nr. 1-36593) RP. P. nicht im Handel. H03AA01

Oroxine 200 Mikrogramm - Tabletten 31D01
(Z.Nr. 1-36591) RP. P. nicht im Handel. H03AA01

▼ *Orphacol 50 mg - Hartkapseln* 40B01
(Z.Nr. EU/1/13/870/*) RP. P. nicht im Handel. A05AA03

▼ *Orphacol 250 mg - Hartkapseln* 40B01
(Z.Nr. EU/1/13/870/*) RP. P. nicht im Handel. A05AA03

Osa Grippalsirup mit Vitamin C 33Z01
(Z.Nr. 7-37313) RPF. P. R05X
ZI: Schmidgall, Wien
Z: 5 ml (= 6,55 g) enthalten: Aloe arborescens, frische Blätter-Flüssigextrakt (1:4); Wasser (Auszugsmittel) 1,92 g, Ascorbinsäure 0,051 g, Saccharose 3,93 g, Aroniasaft, eingedickter (entspr. Sorbitol ca. 60 mg) (entspr. Glucose ca. 20 mg) (entspr. Fructose ca. 20 mg), Natriumbenzoat 6,6 mg, (entspr. Natrium < 1 mmol) (entspr. → < 23 mg), Wasser, gereinigtes.
AG: Traditionell pflanzlich unterstützend bei Infektionen der oberen Atemwege (grippalen Infekten).
AA: Vor den Mahlzeiten einnehmen.
DO: Kinder ab 6 Jahren, Jugendliche und Erwachsene: 3mal tgl. 5 ml.
Kinder (3-5 Jahre): 2mal tgl. 5 ml.
GA: Oxalatsteine, Eisenspeicherkrankheit.
SST: Nicht empfohlen.
WW: Keine Studien.
PG: 100 ML * (EKO: N) [€ 13,85]

Osa Zahnungshilfe Gel zur Anwendung am Zahnfleisch 45C
(Z.Nr. HERB-00104) RPF. P. A01AD11
ZI: Schmidgall, Wien
Z: 100 g enthalten: Kamillenöl, aetherisch 0,4 g, Nelkenöl ätherisch 0,15 g, Benzoesäure 0,2 g, Xylit, Pfefferminzöl ätherisch, Hydroxyethylcellulose, Carmellose natrium, Polysorbat 20, Glycerol, Saccharin natrium, Wasser, gereinigtes.
AG: Traditionell pflanzlich bei Zahnungsbeschwerden bei Kindern von 3 Monaten bis 3 Jahren.
DO: Bei den ersten Anzeichen einer beginnenden Zahnung 1-2 cm Gel (bei Kindern ab 2 Jahren 2-3 cm Gel) auf die betroffene Stelle des Zahnfleisches aufbringen und leicht einmassieren. Wiederholung bis 6mal innerhalb von 24 Std. möglich.
GA: Korbblütlerallergie.
NW: Leichte Reizungen der Schleimhäute, Überempfindlichkeit.
PG: 30 G * (EKO: N) [€ 13,90]

Osanit Blähungskügelchen 42X
(Z.Nr. 3-36214) RPF. P. V03AX
ZI: Schmidgall, Wien
Z: 10 g (1 g = 120 Globuli) enthalten: Matricaria recutita (Homöopathie) D12 100 mg, Xylit, Hypromellose.
EW: Homöopathikum.
AG: Blähungen, Bauchschmerzen bei Kindern ab dem Säuglingsalter.
AA: Unter der Zunge zergehen lassen.
DO: Kinder 2 Wochen bis 23 Monate (bei Kindern unter 2 Monaten nur auf ärztliche Empfehlung): ED 1 Kügelchen.
Kinder 2-5 Jahre: ED 3 Kügelchen.
Kinder 6-11 Jahre: ED 5 Kügelchen.
Am 1. und 2. Tag 4-5mal tgl., ab dem 3. Tag 2mal tgl. anwenden.
PG: 7,5 G * (EKO: N) [€ 10,40]

Osanit Grippalkügelchen 50X03
(Z.Nr. 3-36923) RPF. P. V03AX
ZI: Schmidgall, Wien
Z: 10 g (1 g = 120 Globuli) enthalten: Atropa belladonna (Homöopathie) D12 100 mg, Xylitol, Hypromellose.
EW: Homöopathikum.
AG: Akute Atemwegsentzündungen bei grippalen Infekten.
AA: Unter der Zunge zergehen lassen.
DO: ED 5 Kügelchen, Kinder (2-5 Jahre) 3 Kügelchen, Kinder 12-23 Monate (nur auf ärztliche Empfehlung) 1 Kügelchen. Am 1. und 2. Tag ED 4-5mal tgl., ab dem 3. Tag 2mal tgl. verabreichen.
SST: Vorsicht.

PG: 7,5 G * (EKO: N) [€ 10,40]

Osanit Hustenkügelchen 50X02
(Z.Nr. 3-00570) RPF. P. V03AX
ZI: Schmidgall, Wien
Z: 10 g (1 g = 120 Globuli) enthalten: Drosera (Homöopathie) D6 100 mg, Xylit, Hypromellose.
EW: Homöopathikum.
AG: Husten.
AA: Auf der Zunge zergehen lassen.
DO: ED 1 Kügelchen (Säuglinge ab 28 Tagen bis Kleinkinder Ende 2. Lebens- jahr), ED 3 Kügelchen (Kinder 2-6 Jahre). ED 5 Kügelchen (Personen ab 6 Jahren). Am 1. Tag alle 1-2 Std. (max. 8mal tgl.), bei eintretender Besserung auf 1 bis 5mal tgl. reduzieren.
SST: Nicht empfohlen.
WH: Bei Kindern unter 2 Jahren nur unter ärztlicher Aufsicht anwenden.
PG: 7,5 G * (EKO: N) [€ 10,40]

Osanit Schnupfenkügelchen 50X04
(Z.Nr. 3-00458) RPF. P. V03AX
ZI: Schmidgall, Wien
Z: 10 g (1 g = 120 Globuli) enthalten: Sambucus nigra (Homöopathie) D3 100 mg, Xylitol, Calciumcarbonat.
EW: Homöopathikum.
AG: Zähflüssiger und glasiger Schnupfen bei Kindern.
AA: Auf der Zunge zergehen lassen.
DO: ED 1 Kügelchen (Säuglinge ab 28 Tagen bis Kleinkinder Ende 2. Lebensjahr), ED 3 Kügelchen (Kinder 2-5 Jahre). Am 1. Tag alle 1-2 Std. (max. 12mal tgl.), am 2. Tag alle 2 Std., ab dem 3. Tag 3mal tgl.
PG: 7,5 G * (EKO: N) [€ 10,40]

Osanit Verletzungskügelchen 13X01
(Z.Nr. 3-37733) RPF. P. V03AX
ZI: Schmidgall, Wien
Z: 10 g enthält: Arnica montana (Homöopathie) D6 100 mg, Xylitol, Hypromellose.
EW: Homöopathikum.
AG: Zur Förderung der Wundheilung.
AA: Zum Zergehenlassen unter die Zunge legen.
DO: ED 5 Kügelchen; Kinder (2-5 Jahre): 3 Kügelchen; Kinder (1-23 Monate): 1 Kügelchen. Bei Verletzungen Einnahme alle 1-2 Std. (bei heftigen Beschwerden alle 15 min 3-4mal, maximal 12mal tgl.), am 2. Tag alle 2 Std., ab dem 3. Tag 3mal tgl.
Vor und nach operativen Eingriffen: 1mal tgl. 1 Gabe vom Tag vor der Operation bis zum Abklingen der Wundschmerzen.
SST: Vorsicht.
PG: 7,5 G * (EKO: N) [€ 10,40]

Osanit Zahnungskügelchen 45X02
(Z.Nr. 3-00329) RPF. P. V03AX
ZI: Schmidgall, Wien
Z: 1 g (ca. 120 Globuli) enthält: Matricaria recutita (Homöopathie) D6 3,8 mg, Calcium phosphoricum (Homöopathie) D12 3,8 mg, Magnesium phosphoricum (Homöopathie) C6 0,8 mg, Calcium carbonicum Hahnemanni C8 0,8 mg, Ferrum phosphoricum (Homöopathie) C8 0,8 mg, Xylit, Hypromellose, Spuren von: Lactose monohydrat.
EW: Homöopathikum.
AG: Zahnungsbeschwerden bei Kindern im Zahnungsalter (bis 6 Jahre).
AA: Auf der Zunge zergehen lassen.
DO: Kinder (4 Monate bis 6 Jahre): Viertel- bis halbstündlich ca. 8 Streukügelchen.
PG: 7,5 G * (EKO: N) [€ 10,40]

Osanit Zahnungszäpfchen 45X02
(Z.Nr. 3-00300) RPF. P. V03AX
ZI: Schmidgall, Wien
Z: 1 Zäpfchen (1,1 g) enthält: Chamomilla recutita (Homöopathie) D6 110 mg, Hartfett, Cellulose, mikrokristalline.
EW: Homöopathikum.
AG: Zahnungsbeschwerden bei Kleinkindern.
AA: Rektal.
DO: 2mal tgl. 1 Zäpfchen bei Bedarf.
PG: 12 ST * (EKO: N) [€ 12,95]

Oslif Breezhaler 150 Mikrogramm - Hartkapseln mit Pulver zur Inhalation 50A02
(Z.Nr. EU/1/09/586/*) RP. P. nicht im Handel. R03AC18

Oslif Breezhaler 300 Mikrogramm - Hartkapseln mit Pulver zur Inhalation 50A02
(Z.Nr. EU/1/09/586/*) RP. P. nicht im Handel. R03AC18

Ospamox 500 mg - Filmtabletten 34A04
(Z.Nr. 0-17659) NR. P. J01CA04
ZI: Sandoz, Kundl
Z: 1 Filmtablette enthält: Amoxicillin 500 mg (entspr. Amoxicillin trihydrat), Magnesium stearat, Povidon, Carboxymethylstärke, Natrium (entspr. Natrium < 1 mmol) (entspr. → 23 mg), Cellulose, Talkum, Titandioxid, Hypromellose.
EW: Bakterizides Aminobenzylpenicillin.
AG: Bakterielle Infektionen: Akute Otitis media, akute Streptokokken-Tonsillitis und -Pharyngitis, akute Verschlimmerung einer chronischen Bronchitis, ambulant erworbene Pneumonie, asymptomatische Bakteriurie in der Schwangerschaft, akute Pyelonephritis, typhoides und paratyphoides Fieber, Zahnabszesse mit Cellulitis, prothetische Infektionen der Gelenke, Helicobacter pylori-Eradikation, Lyme-Borreliose, Prophylaxe von Endokarditis.
AA: Unzerkaut mit Flüssigkeit.
DO: **Standard:** 250-500 mg alle 8 Std. bzw. 750 mg bis 1 g alle 12 Std.
Schwere Infektionen: 750 mg-1 g alle 8 Std.
Akute Zystitis: 3 g 2mal tgl. für 1 Tag.
Endokarditisprophylaxe: 2 g 30-60 min präoperativ.
Helicobacter-Eradikation: 2mal tgl. 750 mg-1 g Amoxicillin + Protonenpumpenhemmer + andere Antibiotika für 7 Tage.
Lyme-Borreliose: Frühstadium: 500 mg-1 g alle 8 Std. (MTD 4 g) für 14 (10-21) Tage. Spätstadium: 500 mg-2 g alle 8 Std. (MTD 6 g) für 10-30 Tage.
Kinder unter 40 kg KG: TD 20-90 mg/kg KG in 3 ED.
Typhoides Fieber: TD 100 mg/kg KG in 3 ED.
Endokarditis-Prophylaxe: 50 mg/kg KG als ED 30-60 min vor dem Eingriff, Lyme-Borreliose: Frühstadium: TD 25-50 mg/kg KG in 3 ED für 10-21 Tage. Spätstadium: TD 100 mg/kg KG in 3 ED für 10-30 Tage.
Dosisreduktion bei schweren Nierenschäden.
Hämodialyse: 1mal tgl. 15 mg/kg KG.
Peritonealdialyse: MTD 500 mg.
GA: Beta-Lactam-Überempfindlichkeit.
SST: Nutzen/Risiko-Abwägung.
NW: Häufig Haut (sehr selten schwere Reaktionen), Magen/Darm, sehr selten angioneurotisches Ödem, ZNS, Überempfindlichkeit bis Schock; Leber, Niere (Kristallurie), Blutbild, Superinfektionen.
WW: Nicht empfohlen: Allopurinol, Probenecid, bakteriostatische Antibiotika (Tetrazykline).
Vorsicht: Methotrexat, Antikoagulanzien (Kontrollen).
Beeinflussung von Labortests.
WH: Bei Viruserkrankungen (Pfeifferschem Drüsenfieber) oder nach generalisierter exanthematischer Pustulose auf Amoxicillin nicht anwenden. Vorsicht bei Allergien, Asthma, Nierenschäden, Krämpfen. Auf Antibiotika-assoziierte Kolitis achten. Bei längerfristiger Therapie Kontrollen: Leber, Niere, Blutbild. Verkehrshinweis.
PG: 10 ST (2) (EKO: G) [€ 5,60]

Ospamox 750 mg - Filmtabletten 34A04
(Z.Nr. 0-17657) NR. P. J01CA04
ZI: Sandoz, Kundl
Z: 1 Filmtablette enthält: Amoxicillin 750 mg (entspr. Amoxicillin trihydrat), Magnesium stearat, Povidon, Carboxymethylstärke, Natrium (entspr. Natrium < 1 mmol) (entspr. → 23 mg), Cellulose, Talkum, Titandioxid, Hypromellose.
Kurzinformation: siehe Ospamox 500 mg - Filmtabletten, → S. 1052
PG: 10 ST (2) (EKO: G) [€ 7,10]

Ospamox 1000 mg - Filmtabletten 34A04
(Z.Nr. 0-17653) NR. P. J01CA04
ZI: Sandoz, Kundl
Z: 1 Filmtablette enthält: Amoxicillin 1000 mg (entspr. Amoxicillin trihydrat), Magnesium stearat, Povidon, Carboxymethylstärke, Natrium (entspr. Natrium < 1 mmol) (entspr. → 23 mg), Cellulose, Talkum, Titandioxid, Hypromellose.
Kurzinformation: siehe Ospamox 500 mg - Filmtabletten, → S. 1052
PG: 10 ST (2) (EKO: G) [€ 8,65], 14 ST (EKO: G) [€ 12,10]

Ospamox 250 mg - lösbare Tabletten 34A04
(Z.Nr. 1-37432) NR. P. J01CA04
ZI: Sandoz, Kundl
Z: 1 lösbare Tablette enthält: Amoxicillin 250 mg (entspr. Amoxicillin trihydrat), Pfirsich-Aprikosen-Aroma, pulverisiert, Orangen-Aroma, pulverisiert, Magnesium stearat, Aspartam 1,2 mg (entspr. E 951), Croscarmellose natrium, Mannitol granuliert, Talk, Siliciumdioxid, kolloidal, wasserfrei, Cellulose, mikrokristalline, Mannitol,

Maltodextrin, Hydroxypropyl-Erbsenstärke, pregelatinisierte, Titandioxid.
EW: Aminobenzylpenicillin-Antibiotikum, bakterizid.
AG: Bakterielle Infektionen durch empfindliche Erreger: Akute Sinusitis, akute Otitis media, Streptokokken-Tonsillitis und -Pharyngitis, ambulant erworbene Pneumonie, akute Zystitis, asymptomatische Bakteriurie in der Schwangerschaft, akute Pyelonephritis, typhoides und paratyphoides Fieber, Zahnabszesse, prothetische Infektionen der Gelenke, Helicobacter pylori-Eradikation, Lyme-Borreliose, Endokarditis-Prophylaxe.
AA: Tabletten in Wasser auflösen und dann trinken oder direkt mit Wasser einnehmen.
DO: 3mal tgl. 250-500 mg oder 2mal tgl. 750-1000 mg.
Schwere Infektionen: 3mal tgl. 750-1000 mg.
Akute Zystitis: 2mal tgl. 3000 mg für 1 Tag.
Endokarditisprophylaxe: Einmalig 2000 mg 30-60 min vor dem Eingriff.
Helicobacter pylori-Eradikation: 2mal tgl. 750-1000 mg in Kombination mit Protonenpumpenhemmern und anderen Antibiotika.
Kinder bis 40 kg KG: TD 20-100 mg/kg KG in mehreren ED.
Endokarditisprophylaxe: 50 mg/kg KG einmalig 30-60 min vor dem Eingriff.
Dosisreduktion bei Nierenschäden.
GA: Beta-Lactam-Überempfindllichkeit.
SST: Nutzen/Risiko-Abwägung.
NW: Häufig Haut (sehr selten schwere Reaktionen), Magen/Darm, sehr selten angioneurotisches Ödem, ZNS, Überempfindlichkeit bis Schock; Leber, Niere (Kristallurie), Blutbild, Superinfektionen.
WW: Nicht empfohlen: Allopurinol, Probenecid, bakteriostatische Antibiotika (Tetrazykline).
Vorsicht: Methotrexat, Antikoagulanzien (Kontrollen).
Beeinflussung von Labortests.
WH: Bei Viruserkrankungen (Pfeifferschem Drüsenfieber) oder nach generalisierter exanthematischer Pustulose auf Amoxicillin nicht anwenden. Vorsicht bei Allergien, Asthma, Nierenschäden, Krämpfen. Auf Antibiotika-assoziierte Kolitis achten. Bei längerfristiger Therapie Kontrollen: Leber, Niere, Blutbild. Verkehrshinweis.
PG: 100 ST * (EKO: N) [€ 39,05]

Ospamox 125 mg/5 ml - Pulver für orale Suspension 34A04
(Z.Nr. 0-17661) NR. P. L. nicht im Handel. J01CA04

Ospamox 250 mg/5 ml - Pulver für orale Suspension 34A04

(Z.Nr. 0-17663) NR. P. L. J01CA04
ZI: Sandoz, Kundl
Z: 5 ml zubereitete Suspension enthalten: Amoxicillin 250 mg (entspr. Amoxicillin trihydrat 57,4 mg/ml), Citronensäure, wasserfreie, Natriumbenzoat 7,1 mg, Aspartam 8,5 mg, Talkum, Trinatrium citrat, wasserfrei, Guarkernmehl, Siliciumdioxid, gefällt, Zitrone Pulveraroma (entspr. Sorbitol 0,14 mg) (entspr. Schwefeldioxid 0,1 µg) (entspr. Glucose 0,68 mg), Pfirsich Aprikose Pulveraroma (entspr. Sorbitol) (entspr. Schwefeldioxid) (entspr. Ethanol) (entspr. Benzyl benzoat <= 0,44 mg), Orange Pulveraroma (entspr. Benzylalkohol <= 3 mg).
EW: Bakterizides Aminobenzylpenicillin.
AG: Bakterielle Infektionen: Akute Otitis media, akute Streptokokken-Tonsillitis und -Pharyngitis, akute Verschlimmerung einer chronischen Bronchitis, ambulant erworbene Pneumonie, asymptomatische Bakteriurie in der Schwangerschaft, akute Pyelonephritis, typhoides und paratyphoides Fieber, Zahnabszesse mit Cellulitis, prothetische Infektionen der Gelenke, Helicobacter pylori-Eradikation, Lyme-Borreliose, Prophylaxe von Endokarditis.
AA: Oral unabhängig von den Mahlzeiten. Zubereitung der Suspension durch Arzt oder Apotheker. Vor jedem Gebrauch gut schütteln.
DO: Standard: 250-500 mg alle 8 Std. bzw. 750 mg bis 1 g alle 12 Std.
Schwere Infektionen: 750 mg-1 g alle 8 Std.
Akute Zystitis: 3 g 2mal tgl. für 1 Tag.
Endokarditisprophylaxe: 2 g 30-60 min präoperativ.
Helicobacter-Eradikation: 2mal tgl. 750 mg-1 g Amoxicillin + Protonenpumpenhemmer + andere Antibiotika für 7 Tage.
Lyme-Borreliose: Frühstadium: 500 mg-1 g alle 8 Std. (MTD 4 g) für 14 (10-21) Tage. Spätstadium: 500 mg-2 g alle 8 Std. (MTD 6 g) für 10-30 Tage.
Kinder unter 40 kg KG: TD 20-90 mg/kg KG in 3 ED.
Typhoides Fieber: TD 100 mg/kg KG in 3 ED.
Endokarditis-Prophylaxe: 50 mg/kg KG als ED 30-60 min vor dem Eingriff, Lyme-Borreliose: Frühstadium: TD 25-50 mg/kg KG in 3 ED für 10-21 Tage. Spätstadium: TD 100 mg/kg KG in 3 ED für 10-30 Tage.
Dosisreduktion bei schweren Nierenschäden.
Hämodialyse: 1mal tgl. 15 mg/kg KG.
Peritonealdialyse: MTD 500 mg.
GA: Beta-Lactam-Überempfindllichkeit.
SST: Nutzen/Risiko-Abwägung.
NW: Häufig Haut (sehr selten schwere Reaktionen), Magen/Darm, sehr selten angioneurotisches Ödem, ZNS, Überempfindlichkeit bis Schock; Leber, Niere (Kristallurie), Blutbild, Superinfektionen.
WW: Nicht empfohlen: Allopurinol, Probenecid, bakteriostatische Antibiotika (Tetrazykline).
Vorsicht: Methotrexat, Antikoagulanzien (Kontrollen).
Beeinflussung von Labortests.
WH: Bei Viruserkrankungen (Pfeifferschem Drüsenfieber) oder nach generalisierter exanthematischer Pustulose auf Amoxicillin nicht anwenden. Vorsicht bei Allergien, Asthma, Nierenschäden, Krämpfen. Auf Antibiotika-assoziierte Kolitis achten. Bei längerfristiger Therapie Kontrollen: Leber, Niere, Blutbild. Verkehrshinweis.
PG: 100 ML F14 (2L) (EKO: G) [€ 7,15]

Ospamox 500 mg/5 ml - Pulver für orale Suspension 34A04

(Z.Nr. 1-24881) NR. P. L. J01CA04
ZI: Sandoz, Kundl
Z: 5 ml zubereitete Suspension enthalten: Amoxicillin 500 mg (entspr. Amoxicillin trihydrat 114,8 mg/ml), Citronensäure, wasserfreie, Natriumbenzoat 7,1 mg, Aspartam 8,5 mg, Talkum, Trinatrium citrat, wasserfrei, Guarkernmehl, Siliciumdioxid, gefällt, Zitrone Pulveraroma (entspr. Sorbitol 0,14 mg) (entspr. Schwefeldioxid 0,1 µg) (entspr. Glucose 0,68 mg), Pfirsich Aprikose Pulveraroma (entspr. Sorbitol) (entspr. Schwefeldioxid) (entspr. Ethanol) (entspr. Benzyl benzoat <= 0,44 mg), Orange Pulveraroma (entspr. Benzylalkohol <= 3 mg).
Kurzinformation: siehe Ospamox 250 mg/5 ml - Pulver für orale Suspension, → S. 1053
PG: 100 ML F14 (2L) (EKO: G) [€ 12,10]

Ospen 1,0 - Filmtabletten 34A02
(Z.Nr. 0-15060) NR. P. nicht im Handel. J01CE02

Ospen 1,5 - Filmtabletten 34A02
(Z.Nr. 0-15535) NR. P. nicht im Handel. J01CE02

Ospen 250 mg - Filmtabletten 34A02
(Z.Nr. 1-18783) NR. P. nicht im Handel. J01CE02

Ospen 500 mg - Filmtabletten 34A02
(Z.Nr. 1-18782) NR. P. nicht im Handel. J01CE02

O

Ospen 1000 - Filmtabletten 34A02

(Z.Nr. 0-13904) NR. P. J01CE02
ZI: Sandoz, Kundl
Z: 1 Fimtablette enthält: Phenoxymethylpenicillin 1 Mio. IE (entspr. → ca. 600 mg), Saccharin natrium, Magnesium stearat, Macrogol 6000, Povidon, Lactose monohydrat 34,4 mg, Formaldehyd-Casein, Pfefferminzöl, Titandioxid, Talk, Hypromellose.
EW: Orales Penicillin, nicht Betalaktamase-fest; bakterizid..
AG: Leichte bis mittelschwere Infektionen durch Penicillin-empfindliche Erreger: Obere und untere Atemwege, Haut, Lyme- Borreliose, Bissverletzungen, Verbrennungen.
-Endokarditis- Prophylaxe vor und nach kleineren chirurgischen Eingriffen bei Herzerkrankungen.
AA: Oral unzerkaut mit Flüssigkeit einnehmen.
DO: Personen ab 12 Jahren: TD 3-4,5 Mio I.E. in 3-4 ED, bei HNO-Infektionen in 2 ED aufteilen. MTD bis 6 Mio IE.
Kinder: TD 50.000-100.000 I.E./kg KG in 3-4 ED, bei HNO-Infektionen in 2 ED aufteilen.
Anwendungsdauer bis 3 Tage nach Abklingen der Symptome, bei β-hämolysierenden Streptokokken mind. 10 Tage.
-Endokarditis-Prophylaxe: 1 Std. vor dem Eingriff 3 Mio IE, dann 1,5- 2 Mio IE 6 Std. nach der Operation.
Dosisreduktion bei Anurie.
SST: Nutzen/Risiko-Abwägung in der Schwangerschaft. Wenn gestillt wird, Säugling überwachen (Diarrhoe, Candidose).
NW: Überempfindlichkeit (bis anaphylaktischer Schock), Magen/Darm, ZNS (Krämpfe), Haut, Nephropathie.
WW: Nicht mit bakteriostatischen Antibiotika kombinieren.
Vorsicht: NSAIDs, Probenecid (Ausscheidung vermindert). Methotrexat, Antikoagulantien (Überwachung). Orale Typhusimpfstoffe (Inaktivierung). Beeinflussung von Labortests.
Nahrungsmittel (u.a. Guarkernmehl) reduzieren Resorption.
WH: Vorsicht bei Asthma, Allergieneigung, Mononukleose, akuter lymphatischer Leukämie.
Bei Langzeitgabe Kontrollen: Blutbild, Leber, Niere. Auf Superinfektionen achten. Bei schweren Durchfällen an pseudomembranöse Colitis denken.
PG: 12 ST (2) (EKO: G) [€ 8,55], 30 ST (EKO: G) [€ 17,60]

Ospen 1500 - Filmtabletten 34A02

(Z.Nr. 0-15203) NR. P. J01CE02
ZI: Sandoz, Kundl
Z: 1 Filmtablette enthält: Phenoxymethylpenicillin 1500000 IE (entspr. → ca. 900 mg), Saccharin natrium, Magnesium stearat,

Macrogol 6000, Povidon, Lactose monohydrat 51,6 mg, Formaldehyd-Casein, Pfefferminzöl, Titandioxid, Talk, Hypromellose.
Kurzinformation: siehe Ospen 1000 - Filmtabletten, → S. 1053
PG: 12 ST (2) (EKO: G) [€ 11,25], 30 ST (EKO: G) [€ 23,10]

Ospen 400 - Saft 34A02
(Z.Nr. 0-15094) NR. P. E. J01CE10
ZI: Sandoz, Kundl
Z: 5 ml Suspension (= 1 Messlöffel) enthalten: Phenoxymethylpenicillin-Benzathin 400000 IE (entspr. → ca. 250 mg), p-Hydroxybenzoesäuremethylester 0,0025 g (entspr. E 218), p-Hydroxybenzoesäurepropylester 0,0012 g (entspr. E 216), Saccharin natrium, Sorbitol 1,33 g (entspr. E 420), Simeticon, Eisenoxid gelb, Tutti-Frutti-Aroma (entspr. Benzylalkohol) (entspr. Ethanol), Citronensäure monohydrat, Carmellose natrium, (entspr. Natrium < 1 mmol) (entspr. → 23 mg), Magnesium Aluminium silicat, Trinatrium citrat 2 H2O, Wasser, gereinigtes, Phospholipide aus Sojabohnen.
EW: Orales Penicillin, nicht Betalaktamase-fest; bakterizid..
AG: Leichte bis mittelschwere Infektionen durch Penicillin-empfindliche Erreger: Obere und untere Atemwege, Haut, Lyme- Borreliose, Bissverletzungen, Verbrennungen.
-Endokarditis- Prophylaxe vor und nach kleineren chirurgischen Eingriffen bei Herzerkrankungen.
AA: Zur oralen Einnahme mit beiliegendem Messlöffel.
DO: Kinder: TD 50.000-100.000 I.E./kg KG. 1 Messlöffel (= 5 ml) enthält 400.000 I.E.
-Kleinkinder 3-12 Monate (6 - 10 kg): 3mal tgl. ½ Messlöffel.
-Kinder 1-6 Jahre (10 - 22 kg): 3mal tgl. 1 Messlöffel.
-Kinder 6-12 Jahre (22 - 38 kg): 3mal tgl. 2 Messlöffel.
Anwendungsdauer bis 3 Tage nach Abklingen der Symptome, bei β-hämolysierenden Streptokokken mind. 10 Tage.
-Endokarditis-Prophylaxe: 1 Std. vor dem Eingriff 1 Messlöffel pro 8 kg KG, dann 6 Std. nach der Operation die halbe Dosis.
Dosisreduktion bei Anurie.
Für Personen ab 12 Jahren höher dosierte Darreichungsform verwenden.
GA: Soja-, Erdnussallergie.
SST: Nutzen/Risiko-Abwägung in der Schwangerschaft. Wenn gestillt wird, Säugling überwachen (Diarrhoe, Candidose).
NW: Überempfindlichkeit (bis anaphylaktischer Schock), Magen/Darm, ZNS (Krämpfe), Haut, Nephropathie.
WW: Nicht mit bakteriostatischen Antibiotika kombinieren.
Vorsicht: NSAIDs, Probenecid (Ausscheidung vermindert). Methotrexat, Antikoagulantien (Überwachung). Orale Typhusimpfstoffe (Inaktivierung). Beeinflussung von Labortests.
Nahrungsmittel (u.a. Guarkernmehl) reduzieren Resorption.
WH: Vorsicht bei Asthma, Allergieneigung, Mononukleose, akuter lymphatischer Leukämie.
Bei Langzeitgabe Kontrollen: Blutbild, Leber, Niere. Auf Superinfektionen achten. Bei schweren Durchfällen an pseudomembranöse Colitis denken.
PG: 60 ML F14 (2) (EKO: G) [€ 5,95], 150 ML F14 (EKO: G) [€ 13,10]

Ospen 750 - Saft 34A02
(Z.Nr. 0-16263) NR. P. E. J01CE10
ZI: Sandoz, Kundl
Z: 5 ml Suspension (= 1 Messlöffel) enthalten: Phenoxymethylpenicillin-Benzathin 750000 IE (entspr. → ca. 450 mg), p-Hydroxybenzoesäuremethylester 0,0025 g (entspr. E 218), p-Hydroxybenzoesäurepropylester 0,0012 g, (entspr. E 216), Saccharin natrium, Natrium cyclamat, Sorbitol 1,67 g, (entspr. E 420), Simeticon, Eisenoxid gelb, Tutti-Frutti-Aroma (entspr. Benzylalkohol) (entspr. Ethanol), Citronensäure monohydrat, Carmellose natrium, (entspr. Natrium < 1 mmol) (entspr. → 23 mg), Magnesium Aluminium silicat, Trinatrium citrat 2 H2O, Wasser, gereinigtes, Phospholipide aus Sojabohnen.
EW: Orales Penicillin, nicht Betalaktamase-fest; bakterizid..
AG: Leichte bis mittelschwere Infektionen durch Penicillin-empfindliche Erreger: Obere und untere Atemwege, Haut, Lyme- Borreliose, Bissverletzungen, Verbrennungen.
-Endokarditis- Prophylaxe vor und nach kleineren chirurgischen Eingriffen bei Herzerkrankungen.
AA: Zur oralen Einnahme mit beiliegendem Messlöffel.
DO: Kinder: TD 50.000-100.000 I.E./kg KG. 1 Messlöffel (= 5 ml) enthält 750.000 I.E. TD in 3-4 ED, bei HNO-Infektionen in 2 ED aufteilen.
-Kinder 1-6 Jahre (10 - 22 kg): 3mal tgl. ½ Messlöffel.
-Kinder 6-12 Jahre (22 - 38 kg): 3mal tgl. 1 Messlöffel.
-Jugendliche und Erwachsene: 3mal tgl. 2 Messlöffel.
Anwendungsdauer bis 3 Tage nach Abklingen der Symptome, bei β-hämolysierenden Streptokokken mind. 10 Tage.
-Endokarditis-Prophylaxe: 1 Std. vor dem Eingriff 1 Messlöffel pro 15 kg KG, dann 6 Std. nach der Operation die halbe Dosis.
Dosisreduktion bei Anurie.
GA: Soja-, Erdnussallergie.
SST: Nutzen/Risiko-Abwägung in der Schwangerschaft. Wenn gestillt wird, Säugling überwachen (Diarrhoe, Candidose).
NW: Überempfindlichkeit (bis anaphylaktischer Schock), Magen/Darm, ZNS (Krämpfe), Haut, Nephropathie.
WW: Nicht mit bakteriostatischen Antibiotika kombinieren.
Vorsicht: NSAIDs, Probenecid (Ausscheidung vermindert). Methotrexat, Antikoagulantien (Überwachung). Orale Typhusimpfstoffe (Inaktivierung). Beeinflussung von Labortests.
Nahrungsmittel (u.a. Guarkernmehl) reduzieren Resorption.
WH: Vorsicht bei Asthma, Allergieneigung, Mononukleose, akuter lymphatischer Leukämie.
Bei Langzeitgabe Kontrollen: Blutbild, Leber, Niere. Auf Superinfektionen achten. Bei schweren Durchfällen an pseudomembranöse Colitis denken.
PG: 60 ML F14 (2) (EKO: G) [€ 11,15], 150 ML F14 (EKO: G) [€ 22,90]

Ospexin 500 mg - Filmtabletten 34B01
(Z.Nr. 0-16134) NR. P. J01DB01
ZI: Sandoz, Kundl
Z: 1 Filmtablette enthält: Cefalexin 500 mg, Kern: Macrogol 6000, Magnesium stearat, Carboxymethylstärke, Natrium (entspr. Natrium), Povidon, Lactose monohydrat ca. 0,135 g; Überzug: Saccharin natrium, Pfefferminzöl, Titandioxid, Talk, Hypromellose.
EW: Halbsynthetisches Cephalosporin (Breitbandantibiotikum).
AG: Leichte bis mittelschwere Infektionen durch empfindliche Keime (Harn- und Geschlechtsorgane, Haut und Weichteile, Knochen und Gelenke, Atemwege, HNO, Zähne).
AA: Unzerkaut mit einem Glas Wasser einnehmen.
DO: TD 1-4 g, in 2-4 ED, bei unkomplizierten Infektionen 500 mg alle 12 Std.
Kinder: 25-50(-100) mg/kg KG tgl. in 2-4 ED. Nach Abklingen der Symptome 2-5 Tage weiterbehandeln.
Chronische Infektionen mindestens 2 Wochen behandeln. Bei Infektionen mit ß-hämolysierenden Streptokokken mindestens 10 Tage behandeln.
Dosisreduktion bei Nierenschäden.
Dialysepatienten: 250 mg 1-2mal tgl. und zusätzlich 500 mg nach jeder Dialyse. Schwere Allgemeininfektionen akut nicht oral behandeln.
SST: Nutzen/Risiko-Abwägung in der Schwangerschaft, Vorsicht in der Stillzeit.
NW: Magen/Darm, ZNS, Blutbild, Niere (reversibel), Hepatitis, Allergien (äußerst selten bis Anaphylaxie), Haut (akute generalisierte exanthematische Pustulose), Candidose der Scheide, vereinzelt interstitielle Nephritis.
WW: Nicht mit bakteriostatischen Antibiotika kombinieren. Vorsicht: Probenecid hemmt renale Elimination. Diuretika oder andere nephrotoxische Antibiotika (Aminoglykoside, Polymyxin, Colistin): Erhöhte Nephrotoxizität; Interferenz mit Laborproben. Gerinnungshemmer, Metformin.
WH: Nicht zur Behandlung bakterieller Erkrankungen des Gehirns oder des Rückgrats. Vorsicht bei Penicillinallergie, schweren Nierenschäden. Kontrollen: Niere, Blutbild, Leber; auf Superinfektionen achten. Bei schweren Durchfällen an pseudomembranöse Colitis denken.
PG: 12 ST (2) (EKO: G) [€ 12,10]

Ospexin 1000 mg - Filmtabletten 34B01
(Z.Nr. 0-16135) NR. P. J01DB01
ZI: Sandoz, Kundl
Z: 1 Filmtablette enthält: Cefalexin 1000 mg, Kern: Macrogol 6000, Magnesium stearat, Carboxymethylstärke, Natrium (entspr. Natrium), Povidon, Lactose monohydrat ca. 0,12 g; Überzug: Saccharin natrium, Pfefferminzöl, Titandioxid, Talk, Hypromellose.
Kurzinformation: siehe Ospexin 500 mg - Filmtabletten, → S. 1054
PG: 12 ST (2) (EKO: G) [€ 18,80]

Ospexin 125 mg/5 ml - Granulat für orale Suspension 34B01
(Z.Nr. 0-17676) NR. P. L. nicht im Handel. J01DB01

Ospexin 250 mg/5 ml - Granulat für orale Suspension 34B01
(Z.Nr. 0-16132) NR. P. L. J01DB01
ZI: Sandoz, Kundl
Z: 5 ml (= 1 Messlöffel) der gebrauchsfertigen Suspension enthalten: Cefalexin 250 mg, Natriumbenzoat 7,1 mg, Saccharin natrium, Saccharose, Eisenoxid gelb, Simeticon, Citronensäure, Erdbeer Pulveraroma (entspr. Benzylalkohol) (entspr. Natrium), Himbeer Pulveraroma (entspr. Ethanol) (entspr. Natrium), Apfel-Trockenaroma (entspr. Citral) (entspr. Linalool) (entspr. Ethanol) (entspr. Lactose), Guar galactomannan, Tutti-Frutti-Aroma (entspr. Benzylalkohol) (entspr. Ethanol).
EW: Halbsynthetisches Cephalosporin (Breitbandantibiotikum).
AG: Leichte bis mittelschwere Infektionen durch empfindliche

Keime (Harn- und Geschlechtsorgane, Haut und Weichteile, Knochen und Gelenke, Atemwege, HNO, Zähne).
AA: Oral unabhängig von den Mahlzeiten. Zubereitung der Suspension durch Arzt oder Apotheker. Vor jedem Gebrauch gut schütteln.
DO: TD 1-4 g, in 2-4 ED, bei unkomplizierten Infektionen 500 mg alle 12 Std.
Kinder: 25-50(-100) mg/kg KG tgl. in 2-4 ED. Nach Abklingen der Symptome 2-5 Tage weiterbehandeln.
Chronische Infektionen mindestens 2 Wochen behandeln. Bei Infektionen mit ß-hämolysierenden Streptokokken mindestens 10 Tage behandeln.
Dosisreduktion bei Nierenschäden.
Dialysepatienten: 250 mg 1-2mal tgl. und zusätzlich 500 mg nach jeder Dialyse. Schwere Allgemeininfektionen akut nicht oral behandeln.
SST: Nutzen/Risiko-Abwägung in der Schwangerschaft, Vorsicht in der Stillzeit.
NW: Magen/Darm, ZNS, Blutbild, Niere (reversibel), Hepatitis, Allergien (äußerst selten bis Anaphylaxie), Haut (akute generalisierte exanthematische Pustulose), Candidose der Scheide, vereinzelt interstitielle Nephritis.
WW: Nicht mit bakteriostatischen Antibiotika kombinieren. Vorsicht: Probenecid hemmt renale Elimination. Diuretika oder andere nephrotoxische Antibiotika (Aminoglykoside, Polymyxin, Colistin): Erhöhte Nephrotoxizität; Interferenz mit Laborproben. Gerinnungshemmer, Metformin.
WH: Nicht zur Behandlung bakterieller Erkrankungen des Gehirns oder des Rückgrats. Vorsicht bei Penicillinallergie, schweren Nierenschäden. Kontrollen: Niere, Blutbild, Leber; auf Superinfektionen achten. Bei schweren Durchfällen an pseudomembranöse Colitis denken.
PG: 60 ML F14 (2L) (EKO: G) [€ 8,00]

Ospexin 250 mg - Kapseln 34B01
(Z.Nr. 0-17677) NR. P. nicht im Handel. J01DB01

Osphos 51 mg/ml - Injektionslösung für Pferde 840A

(Z.Nr. 8-36453) RP. P. QM05BA02
ZI: Dechra Regulatory, Bladel, Niederlande
Z: 1 ml Injektionslösung enthält: Clodronsäure 51 mg, (entspr. Dinatrium clodronat-4-Wasser 74,98 mg), Natriumhydroxid zur pH-Wert-Einstellung, Wasser für Injektionszwecke.
EW: Bisphosphonat, hemmt Knochenabbau.
AG: Vorderbeinlahmheit bei knochenabbauenden Prozessen im distalen Sesambein bei ausgewachsenen Pferden.
AA: I.m.
DO: 1,53 mg/kg KG (= 3 ml Ophos/100 kg KG) auf 2-3 Injektionsstellen aufteilen. MD 765 mg Clodronsäure pro Pferd (=15 ml auch bei >500 kg KG).
GA: Pferde unter 4 Jahren, Nierenschäden.
SST: Nicht empfohlen.
NW: Schreckhaftigkeit, Maullecken, Gähnen, Koliken, lokale Schwellungen, ruckartige Kopfbewegungen, Scharren, Nesselausschlag, Juckreiz.
WW: Aminoglykoside, Tetrazykline (72 Std. Abstand). Vorsicht: NSAIDs (Nierentoxizität).
WH: Anwendung nur nach korrekter Diagnostik. Vorsicht bei Hypokalzämie, hyperkaliämischer periodischer Paralyse. Wasseraufnahme und Harnausscheidung überwachen.
VNW: Keine. Nicht für Tiere, deren Milch für menschlichen Verzehr vorgesehen ist.
PG: 1 ST VN [€ 359,60]

Ospocard 5 mg - Sublingualspray 21A02
(Z.Nr. 1-18932) RP. P. nicht im Handel. C08CA05

Ospolot 50 mg - Filmtabletten 09A06

(Z.Nr. 1-23703) RP. P. N03AX03
ZI: AOP Orphan Pharmaceuticals, Wien
Z: 1 Filmtablette enthält: Sultiam 50 mg, Maisstärke, Lactose 12,5 mg, Talkum, Siliciumdioxid, hochdisperses, Gelatine, Magnesium stearat, Methylhydroxypropylcellulose, Macrogol 4000, Titandioxid.
EW: Carboanhydrasehemmer, antikonvulsiv.
AG: Rolando-Epilepsie.
AA: Unzerkaut mit reichlich Flüssigkeit.
DO: TD 5-10 mg/kg KG in 3 ED.
GA: Sulfonamidüberempfindlichkeit, ältere Patienten, akute Porphyrie, Hyperthyreose, arterielle Hypertonie.
SST: Nicht anwenden.
NW: Magen, ZNS, Psyche, Herz, Atmung, Niere, Überempfindlichkeit, Blutbild, Leber.
WW: Vorsicht: Phenytoin, Lamotrigin (erhöhte Spiegel), Primidon (Nebenwirkungen von Sultiam verstärkt). Carbamazepin. Cave Alkohol.
WH: Nicht plötzlich absetzen.
Blutbild und Niere vor Therapiebeginn, dann wöchentlich, nach 6 Monaten 2-4mal pro Jahr kontrollieren. Verkehrshinweis. Auf klinische Symptome von Blutbildstörungen (Fieber, Halsschmerzen) achten. Auf suizidales Verhalten achten.
PG: 50 ST RE2 (EKO: Y) [€ 29,75]

Ospolot 200 mg - Filmtabletten 09A06

(Z.Nr. 1-23704) RP. P. N03AX03
ZI: AOP Orphan Pharmaceuticals, Wien
Z: 1 Filmtablette enthält: Sultiam 200 mg, Maisstärke, Lactose 50 mg, Talkum, Siliciumdioxid, hochdisperses, Gelatine, Magnesium stearat, Methylhydroxypropylcellulose, Macrogol 4000, Titandioxid.
Kurzinformation: siehe Ospolot 50 mg - Filmtabletten, → S. 1055
PG: 50 ST RE2 (EKO: Y) [€ 110,40]

Osseor 2 g - Granulat zur Herstellung einer Suspension zum Einnehmen 38C05
(Z.Nr. EU/1/04/287/*) RP. P. nicht im Handel. M05BX03

Ossop - Tropfen 44X

(Z.Nr. 3-00092) RPF. P. V03AX
ZI: HWS-OTC Service, Mauterndorf
Z: 100 g (= 105 ml, 1 ml = 25 Tropfen) enthalten: Acidum silicicum (Homöopathie) D12 25 g, Calcium carbonicum Hahnemanni D12 25 g, Calcium phosphoricum (Homöopathie) D12 25 g, Symphytum officinale (Homöopathie) D8 25 g, Ethanol 0,25 g/ml, (entspr. Gesamtethanolgehalt ca. 36 % (V/V)), Wasser, gereinigtes, Spuren von: Lactose monohydrat.
EW: Homöopathikum.
AG: Unterstützung der Knochenbildung bei Verletzungen, Operationen im Kieferbereich, Verkalkungsstörungen bei Knochenimplantaten, Schmerzen bei Skoliose, Osteoporose, Wachstumsschmerzen.
AA: Mit Wasser verdünnt einnehmen.
DO: ED 10 Tropfen, Kinder (6 - 11 Jahre) 5 Tropfen, Kinder (2 - 5 Jahre) 3 Tropfen.
Akut alle halbe bis ganze Stunde (max. 12mal tgl.), chronisch 1 - 3mal tgl. einnehmen.
SST: Vorsicht.
WH: Nicht für Alkoholkranke.
PG: 100 ML * (EKO: N) [€ 19,85]

Oss-regen spag. Peka - Tropfen zum Einnehmen 38W

(Z.Nr. 3-00388) RPF. P. V03AX
ZI: Pekana Naturheilmittel, Kißlegg, Deutschland
Z: 1 g (= 1,05 ml = 54 Tropfen) enthält: Acidum phosphoricum (Homöopathie) D3 135 mg, Galipea officinalis-spag. Peka (Homöopathie) D4 120 mg, Asa foetida (Homöopathie) D3 35 mg, Bellis perennis-spag. Peka D3 155 mg, Bryonia spag. Peka D4 145 mg, Guajacum (Homöopathie) D3 145 mg, Ruta graveolens-spag. Peka D3 135 mg, Equisetum arvense Urt. 130 mg, Ethanol 96% (entspr. Gesamtethanolgehalt ca. 37 % (V/V)), Wasser, gereinigtes.
EW: Homöopathikum.
AG: Unterstützend bei Knochenerkrankungen und Bandscheibenbeschwerden.
AA: In etwas Wasser verdünnt nach den Mahlzeiten einnehmen.
DO: 3-4mal tgl. 20 Tropfen.
Kinder 2-11 Jahre: 2-3mal tgl. 10 Tropfen.
SST: Vorsicht.
PG: 50 ML * (EKO: N) [€ 14,05]

Osteoheel - Tabletten 70X

(Z.Nr. 3-00543) RPF. P. V03AX
ZI: Biologische Heilmittel Heel, Baden-Baden, Deutschland
Z: 1 Tablette enthält: Asa foetida (Homöopathie) D4 30 mg, Stillingia sylvatica (Homöopathie) D4 30 mg, Araneus diadematus (Homöopathie) D6 30 mg, Hekla lava (Homöopathie) D6 30 mg, Kalium iodatum (Homöopathie) D4 30 mg, Natrium sulfuricum (Homöopathie) D4 30 mg, Hydrargyrum oxydatum rubrum (Homöopathie) D9 60 mg, Calcium phosphoricum (Homöopathie) D6 60 mg, Lactose monohydrat 300 mg, Magnesium stearat.
EW: Homöopathikum.
AG: Entzündungen der Knochenhaut, Exostosen, Tinnitus infolge Otosklerose.
AA: Tabletten vor den Mahlzeiten unter der Zunge zergehen lassen.
DO: 3mal tgl. 1 Tablette. Nicht für Kinder und Jugendliche.
SST: Vorsicht.
NW: Speichelfluss.
PG: 50 ST * (EKO: N) [€ 7,85]

Osteonat 50 mg - Filmtabletten 38C01
(Z.Nr. 1-31173) NR. P. nicht im Handel. M05BA06

Osteopen 100 mg/ml - Injektionslösung für Hunde 840A
(Z.Nr. 8-39186) NR. P. QM01AX90
ZI: Chanelle Pharmaceuticals Manufacturing, Galway, Irland
Z: 1 ml enthält: Natrium pentosan polysulfat 100 mg, Benzylalkohol 10,45 mg, Dinatriumphosphat dodecahydrat, Natriumdihydrogenphosphat-dihydrat, Natriumhydroxid zur pH-Wert-Einstellung, Salzsäure zur pH-Wert-Einstellung, Wasser für Injektionszwecke.
EW: Nichtsteroidales Antirheumatikum.
AG: Lahmheit und Schmerzen bei nicht-infektiösen degenerativen Gelenkerkrankungen/Osteoarthrose bei ausgewachsenen Hunden.
AA: Nur s.c.
DO: 3 mg/kg KG 4mal im Abstand von 5-7 Tagen. Max. 3 Behandlungszyklen mit 4 Injektionen pro Jahr.
GA: Septische Arthritis, schwere Leber- oder Nierenschäden, Infektionen, Wachstumsphase, Blutungen, Blutbildstörungen, Verletzungen, Tumore, perioperativ (weniger als 6 - 8 Std. zu einer Operation), rheumatoide Arthritis.
SST: Nicht empfohlen.
NW: Erbrechen, Durchfall, Lethargie, Anorexie, Blutungen.
WW: Nicht empfohlen: NSAIDs (v.a. ASS), Kortikosteroide, Heparin, Gerinnungshemmer.
WH: Auf Blutungen achten.
PG: 10 ML VT [€ 84,40]

Osteoteri 20 Mikrogramm/80 Mikroliter - Injektionslösung im Fertigpen 38C03
(Z.Nr. 1-40324) NR. P. E. nicht im Handel. H05AA02

Osteoviva 150 mg - Filmtabletten 38C01
(Z.Nr. 1-31174) NR. P. M05BA06
ZI: G.L. Pharma, Lannach
Z: 1 Filmtablette enthält: Ibandronsäure 150 mg (entspr. Ibandronsäure, Mononatriumsalz, Monohydrat), Tablettenkern: Lactose monohydrat 162,77 mg, Cellulose, mikrokristalline, Crospovidon Typ A, Siliciumdioxid, hochdisperses, Natriumstearylfumarat; Tablettenüberzug: (entspr. Poly(vinylalkohol)) (entspr. Titandioxid) (entspr. Macrogol 3350) (entspr. Talkum).
EW: Bisphosphonat, hemmt Osteoklasten.
AG: Osteoporose bei postmenopausalen Frauen mit erhöhtem Frakturrisiko.
AA: Tabletten unzerkaut mit einem vollen Glas Wasser (nicht mit hohem Kalziumgehalt) aufrecht sitzend oder stehend schlucken (nicht kauen oder lutschen), nach der Einnahme 60 min nicht hinlegen. Tabletten nach nächtlicher Nüchternperiode einnehmen und noch 30 min nüchtern bleiben.
DO: 1mal monatlich 1 FT. Keine Erfahrungen bei Kindern und Jugendlichen.
GA: Hypokalzämie; Missbildungen der Speiseröhre; Unvermögen, 60 min. zu stehen oder aufrecht zu sitzen.
SST: Nicht anwenden.
NW: Hypokalzämie, Magen/Darm (Ösophagus, Magen, Darmulzera), Asthenie, Geschmacksverfälschung, Pruritus, Kieferknochennekrosen, Knochennekrosen des äußeren Gehörgangs, atypische Femurfrakturen, Anaphylaxie, Augen.
WW: Resorptionshemmung durch Kalzium und andere mehrwertige Kationen enthaltende Produkte. Vorsicht: ASS, NSARs, Aminoglykoside.
WH: Ausreichend Calcium und Vitamin D zuführen. Auf ösophageale Reaktionen achten. Vorsicht bei Magen/Darm-Reizungen. Kontrollen: Niere, Kalzium, Phosphat, Magnesiumspiegel, Zahnstatus (Mundhygiene beachten).
PG: 1 ST (2) (EKO: G) [€ 9,35]

Osurnia - Ohrengel für Hunde 830
(Z.Nr. EU/2/14/170/*) NR. P. E. QS02CA90
ZI: Elanco, Cuxhaven, Deutschland
Z: 1 Dosis (1,2 g) enthält: Terbinafin 10 mg, Florfenicol 10 mg, Betamethason acetat 1 mg (entspr. Betamethason 0,9 mg), Butylhydroxytoluol 1 mg, Hypromellose, Lecithin, Ölsäure, Propylencarbonat, Glycerinformal.
EW: Kombination Kortikosteroid + Antimykotikum + Antibiotikum.
AG: Akute Otitis externa und akute Exazerbationen einer rezidivierenden Otitis externa beim Hund.
AA: Am Ohr. Vor Erstbehandlung Ohren reinigen (z.B. mit Kochsalzlösung). Erneute Ohrenreinigung frühestens 3 Wochen nach 2. Verabreichung.
DO: 1 Tube pro infiziertem Ohr. Nach 7 Tagen wiederholen.
GA: Perforiertes Trommelfell, generalisierte Demodikose.
SST: Nicht anwenden (auch nicht bei Zuchttieren).
NW: Schlechtes Hörvermögen.
WH: Vorsicht bei endokrinen Erkrankungen (Diabetes, Hyper- oder Hypothyreose). Bei parasitären Otitis geeignete akarizide Behandlung durchführen. Augenexposition beim Hund und Anwender vermeiden (Augenreizungen).
PG: 2 ST VT [€ 33,35], 20 ST VT [€ 205,20], 40 ST VT [€ 373,10]

OsvaRen 435 mg/235 mg - Filmtabletten 44G01
(Z.Nr. 1-27248) RP. P. V03AE04
ZI: Fresenius Medical Care Nephrologica Deutschland, Bad Homburg, Deutschland
Z: 1 Filmtablette enthält: Calcium acetat 435 mg (entspr. Calcium 110 mg), Magnesium carbonat, schwer 235 mg (entspr. Magnesium 60 mg), Tablettenkern: Maisstärke, modifiziert, Maisstärke, Sucrose 50 mg, Gelatine, Croscarmellose natrium (entspr. Natrium 5,6 mg), Magnesium stearat; Filmüberzug: Rizinusöl, raffiniertes, Hypromellose.
EW: Mineralergänzungsmittel.
AG: Hyperphosphatämie bei Dialysepatienten.
AA: Mit Flüssigkeit einnehmen.
DO: TD 3-10 FT, MTD 12 FT. Für Kinder und Jugendliche nicht empfohlen.
GA: Hypophosphatämie, Hyperkalzämie, erhöhtes Serummagnesium, AV-Block III, Myasthenie.
SST: Zwingende Indikationsstellung; Stillen nicht empfohlen.
NW: Magen/Darm, Hyperkalzämie, Hypermagnesiämie.
WW: Keine anderen oralen Arzneimittel 2 Std. vor bis 3 Std. nach OsvaRen einnehmen.
WH: Vorsicht bei Behandlungsresistenz, resistenter Hyperkaliämie, Bradykardie oder AV-Block II. Kontrollen: Serumphosphat, Magnesium, Kalzium. Auf Weichteilkalzifikationen achten. Herzglykoside nur unter EKG-Kontrolle verabreichen. Anwendung bei Kindern und Jugendlichen nicht empfohlen.
PG: 180 ST IND (2) (EKO: G) [€ 42,00]

Otanol 1 mg - Ohrentropfen, Lösung 48A01
(Z.Nr. 1-25103) NR. P. S02AA15
ZI: Gebro Pharma, Fieberbrunn
Z: 1 Einzeldosis zu 0,5 ml enthält: Ciprofloxacin 1 mg (entspr. Ciprofloxacin hydrochlorid), Glycerol, Polysorbat 20, Natriumacetat, Essigsäure, Methylcellulose, Natriumhydroxid zur pH-Wert-Einstellung, Salzsäure zur pH-Wert-Einstellung, Wasser für Injektionszwecke.
EW: Antiinfektivum.
AG: Otitis media und akute Otitis externa durch empfindliche Erreger.
AA: Einzeldosis in das infizierte Ohr entleeren; Details siehe Austria-Codex - Fachinformation.
DO: Erwachsene und Kinder ab 2 Jahren: 1 Einzeldosis alle 12 Std. über 7 Tage (Otitis externa) bzw. 10 Tage (Otitis media).
SST: Nutzen/Risiko-Abwägung.
NW: Allergien, lokale Reaktionen, Kopfschmerzen, Schwindel.
WW: Nicht gleichzeitig mit anderen lokalen Otologika verwenden.
WH: Ohr nach der Anwendung nicht zustopfen. Keine Erfahrungen bei Kindern unter 2 Jahren. Verkehrshinweis.
PG: 20 ST RE2 (EKO: Y) [€ 15,25]

Otezla 10 mg, 20 mg, 30 mg - Filmtabletten 13A02, 22F01
(Z.Nr. EU/1/14/981/*) NR. P. L04AA32
ZI: Amgen Europe, Zg Breda, Niederlande
Z: 1 Packung enthält: Filmtablette, rosa 4 Stk: Apremilast 10 mg, Lactose 57 mg, Filmtablette, braun 4 Stk: Apremilast 20 mg, Lactose 114 mg, Filmtablette, beige 19 Stk: Apremilast 30 mg, Lactose 171 mg; Tablettenkern: Cellulose, mikrokristalline, Lactose monohydrat, Croscarmellose natrium, Magnesium stearat; Filmüberzug: 10 mg: Poly(vinylalkohol), Titandioxid, Macrogol 3350, Talkum, Eisen(III)-oxid; Filmüberzug: 20 mg: Poly(vinylalkohol), Titandioxid, Macrogol 3350, Talkum, Eisen(III)-oxid, Eisen(III)-hydroxid-oxid x H2O; Filmüberzug: 30 mg: Poly(vinylalkohol), Titandioxid, Macrogol 3350, Talkum, Eisen(III)-oxid, Eisen(III)-hydroxid-oxid x H2O, Eisen(II,III)-oxid.
EW: Immunsuppressiv.
AG: Aktive Psoriasis-Arthritis, chronische Plaque-Psoriasis, Behçet-Syndrom.
AA: Tabletten im Ganzen schlucken.
DO: Initiale Dosistitration mit 10 mg am Tag 1 und Dosissteigerung um 10 mg tgl. bis zum Tag 6, dann Erhaltungsdosis 2mal tgl. 30 mg, bei schweren Nierenschäden 1mal tgl. 30 mg.
Keine Daten an Kindern und Jugendlichen.
SST: Gegenanzeige; zuverlässige Kontrazeption erforderlich.
NW: Magen/Darm (schwere Diarrhö, Übelkeit, Erbrechen), Atemwegsinfektionen, (Spannungs)kopfschmerz, Psyche (Schlaflosigkeit, Depression, suizidales Verhalten), Gewichtsverlust.
WW: Nicht empfohlen: Starke CYP3A4-Induktoren (z.B. Rifampicin).
WH: Körpergewicht kontrollieren.

PG: 27 ST RE1 (EKO: Y) [€ 509,10]

Otezla 10 mg, 20 mg, 30 mg - Filmtabletten 13A02, 22F01
(Z.Nr. EU/1/14/981/*) NR. P. Parallelimport. nicht im Handel.
L04AA32

Otezla 30 mg - Filmtabletten
13A02, 22F01
(Z.Nr. EU/1/14/981/*) NR. P.
L04AA32
ZI: Amgen Europe, Zg Breda, Niederlande
Z: 1 Filmtablette enthält: Apremilast 30 mg, Tablettenkern: Cellulose, mikrokristalline, Lactose 171 mg (entspr. Lactose monohydrat), Croscarmellose natrium, Magnesium stearat; Filmüberzug: Poly(vinylalkohol), Titandioxid, Macrogol 3350, Talkum, Eisen(III)-oxid, Eisen(III)-hydroxid-oxid x H2O, Eisen(II,III)-oxid.
Kurzinformation: siehe Otezla 10 mg, 20 mg, 30 mg - Filmtabletten, → S. 1056
PG: 56 ST RE1 (EKO: Y) [€ 999,20]

Otezla 30 mg - Filmtabletten 13A02, 22F01
(Z.Nr. EU/1/14/981/*) NR. P. Parallelimport. nicht im Handel.
L04AA32

Otezla 30 mg - Filmtabletten
13A02, 22F01
(Z.Nr. EU/1/14/981/*) NR. P. Parallelimport.
L04AA32
V: Haemato Pharm, Schönefeld, Deutschland
Z: 1 Filmtablette enthält: Apremilast 30 mg, Tablettenkern: Cellulose, mikrokristalline, Lactose 171 mg (entspr. Lactose monohydrat), Croscarmellose natrium, Magnesium stearat; Filmüberzug: Poly(vinylalkohol), Titandioxid, Macrogol 3350, Talkum, Eisen(III)-oxid, Eisen(III)-hydroxid-oxid x H2O, Eisen(II,III)-oxid.
PG: 56 ST RE1 (EKO: Y) [€ 987,30]

Otezla 30 mg - Filmtabletten 13A02, 22F01
(Z.Nr. EU/1/14/981/*) NR. P. Parallelimport. nicht im Handel.
L04AA32

Otidoron - Ohrentropfen
48X
(Z.Nr. 3-00519) RPF. P. V03AX
ZI: Weleda, Wien
Z: 10 ml Lösung enthalten: Levisticum, radix sicc. H 10% 10 ml, Oleum olivae virginale (entspr. Olivenöl, nativ).
EW: Homöopathikum (anthroposophisch).
AG: Ohrenschmerzen, begleitend bei Tubenkatarrh.
AA: In den Gehörgang einbringen.
DO: Personen ab 1 Jahr: 2-3mal tgl. 3 Tropfen.
GA: Trommelfellperforation.
SST: Keine Risiken bekannt.
PG: 10 ML * (EKO: N) [€ 14,90]

Otiflox 1,5 mg/0,5 ml - Ohrentropfen im Einzeldosenbehältnis 48A01
(Z.Nr. 1-35917) NR. P. nicht im Handel. S02AA16

Otimectin vet. 1 mg/g - Ohrengel für Katzen
804A
(Z.Nr. 8-00791) NR. P. QS02QA03
ZI: Le Vet, Oudewater, Niederlande
Z: 1 g enthält: Ivermectin 1 mg, Hydroxyethylcellulose, Propylenglycol.
EW: Antiparasitäres Otologikum.
AG: Ohrmilbenbefall (Otodecters cynotis) bei Katzen.
AA: Lokal im äußeren Gehörgang.
DO: Äußeren Gehörgang mit ca. 1 g des Arzneimittels füllen. Behandlung nach 7 und 14 Tagen wiederholen. Stets beide Ohren behandeln.
GA: Trommelfellperforation, nicht vollständig einsehbares Trommelfell, durch chronische Entzündung verlegter äußerer Gehörgang, systemische Erkrankungen.
SST: Nutzen/Risiko-Bewertung.
NW: Bei versehentlicher Anwendung bei perforiertem Trommelfell oder verlegtem äußerem Gehörgang ZNS-Dämpfung.
WW: Selamectin, Piperazin vermeiden. Wirkungssteigerung von GABA-Agonisten.
WH: Alle zusammen gehaltenen Katzen gleichzeitig behandeln. Mögliche Unver- träglichkeit bei Nichtzieltieren (Hunden, Schildkröten) beachten.
PG: 10 G VT [€ 18,65]

Otodolor - Ohrentropfen
48X
(Z.Nr. 3-00327) RPF. P. V03AX
ZI: Schmidgall, Wien
Z: 10 g (= 10,5 ml) Lösung enthält: Capsicum annuum (Homöopathie) D4 1 g, Chamomilla recutita (Homöopathie) D4 1 g, Pulsatilla pratensis (Homöopathie) D4 1 g, Acidum silicicum (Homöopathie) D12 1 g, Acidum boricum (Homöopathie) D2 5 g, Glycerol 85%, Ethanol (entspr. Gesamtethanolgehalt 35 % (m/m)), Spuren von: Lactose monohydrat.
EW: Homöopathikum.
AG: Reizungen der äußeren Gehörgänge.
DO: Alle 2-4 Std. ca. 3-5 Tropfen in das Ohr eintropfen. Max. 14 Tage anwenden.
Nicht für Kinder unter 6 Jahren.
GA: Trommelfellperforation.
SST: Vorsicht.
PG: 10 ML * (EKO: N) [€ 13,80]

Otodolor forte - Ohrentropfen
48X
(Z.Nr. 3-00328) RPF. P. V03AX
ZI: Schmidgall, Wien
Z: 10 g (= 11 ml) Lösung enthalten: Capsicum annuum (Homöopathie) D4 1 g, Matricaria recutita (Homöopathie) D4 1 g, Pulsatilla pratensis (Homöopathie) D4 1 g, Acidum silicicum (Homöopathie) D12 1 g, Acidum boricum (Homöopathie) D2 5 g, Glycerol 85%, Ethanol 86% (entspr. Gesamtethanolgehalt 57,5 % (m/m)), Wasser, gereinigtes, Spuren von: Lactose monohydrat.
EW: Homöopathikum.
AG: Reizungen der äußeren Gehörgänge.
AA: In das Ohr eintropfen.
DO: Alle 2-4 Std. ca. 3-5 Tropfen in das Ohr eintropfen. Max. 14 Tage anwenden. Für Kinder nicht empfohlen.
GA: Trommelfellperforation.
SST: Vorsicht.
PG: 10 ML * (EKO: N) [€ 14,00]

Otomax Ohrentropfen - Ohrentropfen Suspension
830
(Z.Nr. 8-00403) NR. P. QS02CA
ZI: Intervet, Wien
Z: 1 ml enthält: Gentamicin 2640 IE (entspr. Gentamicin sulfat), Betamethason valerat (entspr. Betamethason 0,88 mg), Clotrimazol 8,8 mg, Paraffin, dünnflüssiges, Kohlenwasserstoffgel, weich.
EW: Aminoglykosid-Antibiotikum + Antimykotikum + Glukokortikoid.
AG: Otitis externa des Hundes durch Hefen und/oder Bakterien.
AA: Nur am Ohr.
DO: 2mal tgl. 4 Tropfen (bei Hunden über 15 kg KG: 2mal tgl. 8 Tropfen) in den Gehörgang eintropfen. Behandlungsdauer 7 Tage.
GA: Trommelfellperforation.
SST: Gegenanzeige.
NW: Lokale Erytheme, ev. Taubheit, Kortikoideffekte.
WW: Nicht mit anderen ototoxischen Arzneimitteln geben.
WH: Vor Anwendung äußeren Gehörgang gründlich untersuchen.
PG: 14 ML VT [€ 20,75], 34 ML VT [€ 35,25]

Ototop - Ohrentropfen und Suspension zur Anwendung auf der Haut für Hunde, Katzen und Meerschweinchen 830, 805BB
(Z.Nr. 8-40106) NR. P. nicht im Handel.
QS02CA01

Otovowen - Tropfen
50X03
(Z.Nr. 3-00363) RPF. P. V03AX
ZI: Weber & Weber, Inning/Ammersee, Deutschland
Z: 100 ml (1 ml = 27 Tropfen) enthalten: Aconitum napellus (Homöopathie) D6 0,75 ml, Capsicum annuum (Homöopathie) D4 0,75 ml, Chamomilla recutita Urt. 2,25 ml, Echinacea purpurea Urt. 7,5 ml, Hydrargyrum bicyanatum (Homöopathie) D6 0,75 ml, Hydrastis canadensis (Homöopathie) D4 0,75 ml, Jodum (Homöopathie) D4 0,75 ml, Natrium tetraborat D4 0,75 ml, Sambucus nigra Urt. 2,25 ml, Sanguinaria canadensis Urt. 0,75 ml, Ethanol (entspr. Gesamtethanolgehalt ca. 53 % (V/V)), Wasser, gereinigtes.
EW: Homöopathikum.
AG: Erkältungskrankheiten, Ohrenschmerzen.
AA: In einem Glas mit etwas Wasser verdünnt einnehmen.
DO: Akut alle halbe bis ganze Stunde (max. 6x tgl.), chronisch 1-3x tgl. 12-15 Tropfen, Kinder (6-12 Jahre) 5-20 Tropfen, Kleinkinder (1-6 Jahre) 4-7 Tropfen, Kleinkinder (6-12 Monate, nur auf ärztlichen Rat) 2-4 Tropfen über höchstens 2 Wochen.
SST: Nicht empfohlen.
WH: Nicht für Alkoholkranke.
PG: 30 ML * (EKO: N) [€ 15,60]

Otoxolan - Ohrentropfen, Suspension für Hunde 830
(Z.Nr. 8-37428) NR. P. nicht im Handel. QS02CA06

Otrivin 0,1 % - Nasengel 50H02
(Z.Nr. 0-16306) RPF. W1. P. R01AA07
ZI: GSK-Gebro Consumer Healthcare, Fieberbrunn
Z: 1 g (1 Tropfen = ca. 30 mg Gel) enthält: Xylometazolin hydrochlorid 1 mg Benzalkonium chlorid 0,2 mg, Macrogol glycerolhydroxystearat 10 mg, Hypromellose 4000, Aroma, Natriumdihydrogenphosphat-dihydrat, Natriummonohydrogenphosphat Dodecahydrat, Natriumchlorid, Natrium edetat dihydrat, Sorbitlösung 70%, Wasser.
EW: Vasokonstriktor.
AG: Schnupfen, Adjuvans bei Otitis media und Sinusitis.
AA: Nasal.
AH: Nach erstmaligem Öffnen der Packung nur 1 Monat lang verwenden.
DO: Ein- bis max. 3mal tgl. 1 Tropfen Gel tief in jedes Nasenloch; ohne ärztliche Anordnung max. 7 Tage anwenden. Nicht für Kinder unter 12 Jahren.
GA: Rhinitis sicca, Rhinitis atrophicans, nach Eingriffen mit Freilegung der Dura mater, Engwinkelglaukom.
SST: Vorsorglich nicht anwenden.
NW: Lokale Reizung, Nausea, Kopfschmerzen, Herz/Kreislauf.
WW: Sympathomimetika verstärkt, Sympatholytika abgeschwächt. Beta-Blocker (Bronchokonstriktion, Hypertonie).Verstärkung durch tri-/tetrazyklische Antidepressiva, MAO-Hemmer (2 Wochen Abstand).
GE: Bei längerer Anwendung und Überdosierung Rhinitis medicamentosa, Rhinitis sicca (Schleimhautatrophie), Rebound Effekt möglich.
WH: Nicht chronisch anwenden (max. 7 Tage, dann mehrtägige Behandlungspause). Vorsicht bei Hypertonie, Koronarinsuffizienz, QT-Syndrom, Hyperthyreose, Diabetes, Porphyrie, Prostatahypertrophie, Phäochromozytom.
PG: 10 G * (EKO: N) [€ 8,10]

Otrivin Menthol 0,1% - Nasenspray 50H02
(Z.Nr. 1-21923) RPF. W1. P. R01AA07
ZI: GSK-Gebro Consumer Healthcare, Fieberbrunn
Z: 1 ml (1 Sprühstoß = 0,07 ml Lösung) enthält: Xylometazolin hydrochlorid 1 mg, Sprühstoß: 0,07 ml, Benzalkonium chlorid 0,1 mg, Cineol, Menthol, Natriumdihydrogenphosphat-dihydrat, Natriummonohydrogenphosphat Dodecahydrat, Natriumchlorid, Natrium edetat dihydrat, Sorbitol, Macrogol glycerolhydroxystearat 2,5 mg, Wasser, gereinigtes.
EW: Vasokonstriktor (Sympathomimetikum).
AG: Schnupfen, Affektionen der Nasennebenhöhlen.
AA: Nasal.
DO: Personen ab 12 Jahren: 1 (bis max. 3)mal tgl. 1-2 Sprühstöße in jedes Nasenloch.
GA: Rhinitis sicca, Rhinitis atrophicans, Status nach Freilegung der Dura mater, Engwinkelglaukom, Asthma bronchiale.
SST: Nicht anwenden.
NW: Lokale Reaktionen, trockene Nasenschleimhaut, Kopfschmerzen, Allergien, selten Herz. Bei Überdosierung ZNS-Stimulation, wechselnd mit ZNS- und kardiovaskulärer Dämpfung.
WW: Antidepressiva, MAO-Hemmer verstärkend (14 Tage Abstand). Beta-Blocker (Bronchokonstriktion, Hypertension).
GE: Bei längerer Anwendung und Überdosierung Rhinitis medicamentosa, Rhinitis sicca (Schleimhautatrophie), Rebound Effekt möglich.
WH: Nicht chronisch anwenden (max. 7 Tage, dann mehrtägige Behandlungspause). Vorsicht bei Hypertonie, Koronarinsuffizienz, QT-Syndrom, Hyperthyreose, Diabetes, Porphyrie, Prostatahypertrophie, Phäochromozytom.
PG: 15 ML * (EKO: N) [€ 9,90]

Otrivin 0,05% - Nasenspray ohne Konservierungsmittel 50H02
(Z.Nr. 1-23655) RPF. W1. P. R01AA07
ZI: GSK-Gebro Consumer Healthcare, Fieberbrunn
Z: 1 ml (1 Sprühstoß = 0,07 ml Lösung) enthält: Xylometazolin hydrochlorid 0,5 mg, Sprühstoß: 0,07 ml, Natriumdihydrogenphosphat-dihydrat, Natriummonohydrogenphosphat Dodecahydrat, Natriumchlorid, Natrium edetat dihydrat, Wasser, gereinigtes.
EW: Vasokonstriktor.
AG: Schnupfen, Adjuvans bei Affektionen der Nasennebenhöhle, Otitis media, Rhinoskopie.
AA: Nasal.
DO: Kinder von 2-12 Jahren: 1 Sprühstoß 1 (bis 3)mal tgl. in jedes Nasenloch.
GA: Rhinitis sicca, Rhinitis atrophicans, Status nach Freilegung der Dura mater, Engwinkelglaukom, Asthma bronchiale.
SST: Nicht anwenden.
NW: Lokale Reaktionen, trockene Nasenschleimhaut, Kopfschmerzen, Allergien, selten Herz. Bei Überdosierung ZNS-Stimulation, wechselnd mit ZNS- und kardiovaskulärer Dämpfung.
WW: Antidepressiva, MAO-Hemmer verstärkend (14 Tage Abstand). Beta-Blocker (Bronchokonstriktion, Hypertension).
GE: Bei längerer Anwendung und Überdosierung Rhinitis medicamentosa, Rhinitis sicca (Schleimhautatrophie), Rebound Effekt möglich.
WH: Nicht chronisch anwenden (max. 7 Tage, dann mehrtägige Behandlungspause). Vorsicht bei Hypertonie, Koronarinsuffizienz, QT-Syndrom, Hyperthyreose, Diabetes, Porphyrie, Prostatahypertrophie, Phäochromozytom.
PG: 10 ML * (EKO: N) [€ 8,90]

Otrivin 0,1% - Nasenspray ohne Konservierungsmittel 50H02
(Z.Nr. 1-23656) RPF. W1. P. R01AA07
ZI: GSK-Gebro Consumer Healthcare, Fieberbrunn
Z: 1 ml (1 Sprühstoß = 0,07 ml Lösung) enthält: Xylometazolin hydrochlorid 1 mg, Sprühstoß: 0,07 ml, Natriumdihydrogenphosphat-dihydrat, Natriummonohydrogenphosphat Dodecahydrat, Natriumchlorid, Natrium edetat dihydrat, Wasser, gereinigtes.
EW: Vasokonstriktor.
AG: Schnupfen, Adjuvans bei Affektionen der Nasennebenhöhle, Otitis media, Rhinoskopie.
DO: Erwachsene und Jugendliche: 1(-3)mal tgl. 1-2 Sprühstöße in jedes Nasenloch. Nach 1 Woche Behandlung mehrtägige Pause.
GA: Rhinitis sicca, Rhinitis atrophicans, Status nach Freilegung der Dura mater, Engwinkelglaukom, Asthma bronchiale.
SST: Nicht anwenden.
NW: Lokale Reaktionen, trockene Nasenschleimhaut, Kopfschmerzen, Allergien, selten Herz. Bei Überdosierung ZNS-Stimulation, wechselnd mit ZNS- und kardiovaskulärer Dämpfung.
WW: Antidepressiva, MAO-Hemmer verstärkend (14 Tage Abstand). Beta-Blocker (Bronchokonstriktion, Hypertension).
GE: Bei längerer Anwendung und Überdosierung Rhinitis medicamentosa, Rhinitis sicca (Schleimhautatrophie), Rebound Effekt möglich.
WH: Nicht chronisch anwenden (max. 7 Tage, dann mehrtägige Behandlungspause). Vorsicht bei Hypertonie, Koronarinsuffizienz, QT-Syndrom, Hyperthyreose, Diabetes, Porphyrie, Prostatahypertrophie, Phäochromozytom.
PG: 10 ML * (EKO: N) [€ 9,90]

Otrivin Duo 0,5 mg/ml + 0,6 mg/ml - Nasenspray, Lösung 50H02
(Z.Nr. 1-28286) RPF. P. R01AB06
ZI: GSK-Gebro Consumer Healthcare, Fieberbrunn
Z: 1 Sprühstoß (= ca. 140 µl) enthält: Xylometazolin hydrochlorid 70 µg (entspr. → 0,5 mg/ml), Ipratropium bromid 84 µg (entspr. → 0,6 mg/ml), Natrium edetat, Glycerol 85%, Salzsäure zur pH-Wert-Einstellung, Natriumhydroxid zur pH-Wert-Einstellung, Wasser, gereinigtes.
EW: Sympathomimetikum und Anticholinergikum.
AG: Verstopfte Nase und rinnende Nase bei Schnupfen.
AA: Intranasal. Vor der ersten Anwendung Pumpe durch 4maliges Betätigen befüllen.
DO: Bis 3x tgl. 1 Sprühstoß in jedes Nasenloch. Möglichst kurzzeitig (max. 7 Tage) anwenden. Für Kinder und Jugendliche nicht empfohlen.
GA: Rhinitis sicca, Rhinitis atrophicans, Status nach Freilegung der Dura mater, Engwinkelglaukom, Asthma bronchiale.
SST: Nicht anwenden.
NW: Lokale Reaktionen, trockene Nasenschleimhaut, Kopfschmerzen, Allergien, selten Herz. Bei Überdosierung ZNS-Stimulation, wechselnd mit ZNS- und kardiovaskulärer Dämpfung.
WW: Antidepressiva, MAO-Hemmer verstärkend (14 Tage Abstand). Beta-Blocker (Bronchokonstriktion, Hypertension).
GE: Bei längerer Anwendung und Überdosierung Rhinitis medicamentosa, Rhinitis sicca (Schleimhautatrophie), Rebound Effekt möglich.
WH: Nicht chronisch anwenden (max. 7 Tage, dann mehrtägige Behandlungspause). Vorsicht bei Hypertonie, Koronarinsuffizienz, QT-Syndrom, Hyperthyreose, Diabetes, Porphyrie, Prostatahypertrophie, Phäochromozytom.
PG: 10 ML * (EKO: N) [€ 10,40]

Otrivin plus Dexpanthenol 1 mg/ml + 50 mg/ml - Nasenspray, Lösung 50H02
(Z.Nr. 1-38424) RPF. P. n.l. R01AB06
ZI: GSK-Gebro Consumer Healthcare, Fieberbrunn
Z: 1 Dosis (= 0,1 ml Spraylösung) enthält: Xylometazolin hydrochlorid 0,1 mg (entspr. → 1 mg/ml), Dexpanthenol 5 mg (entspr. → 50 mg/ml), Dinatriumphosphat dodecahydrat, Kaliumdihydrogenphosphat, Benzalkonium chlorid Lösung (entspr. Benzalkonium chlorid 0,2 mg/ml), Wasser, gereinigtes.
PG: 10 ML * (EKO: N) [€ 9,90 n.l.]

Otrivin 0,05 % - Nasentropfen

50H02

(Z.Nr. 0-11546) RPF. W1. P. R01AA07

ZI: GSK-Gebro Consumer Healthcare, Fieberbrunn
Z: 1 ml (1 Tropfen = ca. 0,023 ml Lösung) enthält: Xylometazolin hydrochlorid 0,5 mg, Benzalkonium chlorid 0,1 mg, Natriumdihydrogenphosphat-dihydrat, Natriummonohydrogenphosphat Dodecahydrat, Natriumchlorid, Natrium edetat dihydrat, Wasser, gereinigtes.
EW: Vasokonstriktor.
AG: Schnupfen, Adjuvans bei Otitis media, Affektionen der Nasennebenhöhlen, zur Erleichterung der Rhinoskopie.
AA: Zum Eintropfen in die Nase.
DO: Kinder von 7 bis 12 Jahren: 1-2 (- max. 3)mal tgl. 1-2 Tropfen. Kinder von 2 bis 6 Jahren: 1-2 (- max. 3)mal tgl. 1 Tropfen. Mindestens 8 Std. Abstand zwischen 2 Anwendungen. Bei Kindern unter 6 Jahren nur auf ärztliche Verschreibung.
GA: Rhinitis sicca, Rhinitis atrophicans, nach Eingriffen mit Freilegung der Dura mater, Engwinkelglaukom.
SST: Vorsorglich nicht anwenden.
NW: Lokale Reizung, Nausea, Kopfschmerzen, Herz/Kreislauf.
WW: Sympathomimetika verstärkt, Sympatholytika abgeschwächt. Beta-Blocker (Bronchokonstriktion, Hypertonie).Verstärkung durch tri-/tetrazyklische Antidepressiva, MAO-Hemmer (2 Wochen Abstand).
GE: Bei längerer Anwendung und Überdosierung Rhinitis medicamentosa, Rhinitis sicca (Schleimhautatrophie), Rebound Effekt möglich.
WH: Nicht chronisch anwenden (max. 7 Tage, dann mehrtägige Behandlungspause). Vorsicht bei Hypertonie, Koronarinsuffizienz, QT-Syndrom, Hyperthyreose, Diabetes, Porphyrie, Prostatahypertrophie, Phäochromozytom.
PG: 10 ML * (EKO: N) [€ 6,70]

Ovaleap 300 I.E./0,5 ml - Injektionslösung

29C01, 31B01

(Z.Nr. EU/1/13/871/*) NR. P. E. G03GA05

ZI: Theramex Ireland, Dublin, Irland
Z: 1 Patrone mit 0,5 ml Injektionslösung enthält: Follitropin alfa 300 IE (entspr. → 22 µg), hergestellt durch rekombinante DNA-Technologie in CHO, Natriumdihydrogenphosphat-dihydrat, Natriumhydroxid (2M) (zur pH-Einstellung), Mannitol, Methionin, Polysorbat 20, Benzylalkohol, Benzalkonium chlorid, Wasser für Injektionszwecke.
EW: Synthestisches Follikelstimulierendes Hormon (FSH).
AG: Erwachsene Frauen:
- Anovulation bei Nichtansprechen auf Clomiphen.
- Stimulation einer multifollikulären Entwicklung (Superovulation) bei Frauen zur Vorbereitung auf eine Technik der assistierten Reproduktion (ART), wie In-vitro-Fertilisation (IVF), Intratubarem Gametentransfer oder Intratubarem Zygotentransfer.
- Zusammen mit lutenisierendem Hormon(LH) zur Stimulation der Follikelreifung bei schwerem LH- und FSH-Mangel.

Erwachsene Männer:
- Zusammen mit humanem Choriongonadotropin (hCG) zur Stimulation der Spermatogenese bei angeborenem oder erworbenem hypogonadotropem Hypogonadismus.

AA: S.c.; Selbstinjektion nach fachkundiger Einweisung möglich.
DO: Anovulation: Beginn innerhalb der ersten 7 Tage des Menstruationszyklus. TD 75-150 I.E., MTD 225 I.E.. Nach 4 Wochen Stimulation abbrechen. Nach erfolgreicher Stimulation einmalig 5.000-10.000 I.E. hCG 24-48 Stunden nach der letzten Follitropin alfa-Injektion.
In vitro-Fertilisation: Beginn am 2. oder 3. Zyklustag mit 150-225 I.E. täglich etwa bis zum 10. Behandlungstag (5-20 Tage möglich). MTD 450 I.E. Dann 250 µg r-hCG oder 5.000-10.000 I.E. hCG einmalig 24-48 Stunden nach der letzten Follitropin alfa-Injektion.
Anovulation durch schweren LH- und FSH-Mangel: Initial tgl. 75 I.E. Lutropin alfa und 75-150 I.E. FSH. Dosiserhöhung nach Bedarf bis über 5 Wochen. Dann 250 µg r-hCG oder 5.000-10.000 I.E. hCG einmalig 24-48 Stunden nach der letzten Follitropin alfa- und Lutropin alfa-Injektion.
Männer mit Hypogonadismus: 3mal wöchentlich 150 I.E. Follitropin alfa + hCG über mindestens 4 Monate.
GA: Ovarvergrößerung oder Ovarialzysten, gynäkologische Blutungen unbekannter Ursache, gynäkologische Karzinome, Hypothalamus/Hypophysentumore, primäre Ovarialinsuffizienz, mechanische Schwangerschaftshindernisse, primäre testikuläre Insuffizienz.
SST: Keine Indikation.
NW: Lokale Reaktionen, Kopfschmerzen, Ovarialzysten, ovarielle Überstimulation (OHSS), Thromboembolien, Gewichtszunahme, Akne, Gynäkomastie.
WH: Vor Behandlungsbeginn Ursachen für Infertilität des Paares genau abklären. Sonographische Überwachung. Auf ovarielles Hyperstimulationssyndrom achten. Vorsicht bei Porphyrie, thromboembolischen Ereignissen. Erhöhtes Risiko für Mehrlingsschwangerschaften, Fehlgeburten oder ektope Schwangerschaften beachten. Bei Männern 4-6 Monate nach Behandlungsbeginn Sperma untersuchen.
PG: 1 ST RE1 (EKO: Y) [€ 125,35]

Ovaleap 450 I.E./0,75 ml - Injektionslösung

29C01, 31B01

(Z.Nr. EU/1/13/871/*) NR. P. E. G03GA05

ZI: Theramex Ireland, Dublin, Irland
Z: 1 Patrone mit 0,75 ml Injektionslösung enthält: Follitropin alfa 450 IE (entspr. → 33 µg), hergestellt durch rekombinante DNA-Technologie in CHO, Natriumdihydrogenphosphat-dihydrat, Natriumhydroxid (2M) (zur pH-Einstellung), Mannitol, Methionin, Polysorbat 20, Benzylalkohol, Benzalkonium chlorid, Wasser für Injektionszwecke.
Kurzinformation: siehe Ovaleap 300 I.E./0,5 ml - Injektionslösung, → S. 1059
PG: 1 ST RE1 (EKO: Y) [€ 177,85]

Ovaleap 900 I.E./1,5 ml - Injektionslösung

29C01, 31B01

(Z.Nr. EU/1/13/871/*) NR. P. E. G03GA05

ZI: Theramex Ireland, Dublin, Irland
Z: 1 Patrone mit 1,5 ml Injektionslösung enthält: Follitropin alfa 900 IE (entspr. → 66 µg), hergestellt durch rekombinante DNA-Technologie in CHO, Natriumdihydrogenphosphat-dihydrat, Natriumhydroxid (2M) (zur pH-Einstellung), Mannitol, Methionin, Polysorbat 20, Benzylalkohol, Benzalkonium chlorid, Wasser für Injektionszwecke.
Kurzinformation: siehe Ovaleap 300 I.E./0,5 ml - Injektionslösung, → S. 1059
PG: 1 ST RE1 (EKO: Y) [€ 318,25]

Ovarelin 50 µg/ml - Injektionslösung für Rinder

822AC

(Z.Nr. 8-00704) RP. P. QH01CA01

ZI: Ceva Sante Animale, Libourne, Frankreich
Z: 1 ml Injektionslösung enthält: Gonadorelin 50 µg (entspr. Gonadorelin diacetat tetrahydrat), Benzylalkohol 15 mg, Kaliumdihydrogenphosphat, Kaliummonohydrogenphosphat, Natriumchlorid, Wasser für Injektionszwecke.
EW: Stimuliert hypophysäre Gonadotropine.
AG: Induktion und Synchronisation von Brunst und Ovulation im Rahmen einer terminorientierten künstlichen Besamung. Verzögerte Ovulation (wiederholtes Umrindern).
AA: I.m.
DO: ╗Induktion und Synchronisation von Brunst und Ovulation in Kombination mit Prostaglandin F2 (PGF2a) oder einem Analogon:

- Tag 0: erste Injektion von Gonadorelin (2 ml des Tierarzneimittels),
- Tag 7: Injektion von Prostaglandin(PGF2a) oder Analogon,
- Tag 9: zweite Injektion von Gonadorelin (2 ml des Tierarzneimittels).

Das Tier sollte innerhalb von 16-20 Stunden nach der letzten Injektion des Tierarzneimittels besamt werden, oder früher, sofern die Brunst eher einsetzt.
╗Induktion und Synchronisation von Brunst und Ovulation in Kombination mit Prostaglandin F2 (PGF2a) oder einem Analogon und einem intravaginalen Progesteron-Freisetzungssystem:

- Führen Sie ein intravaginales Progesteron-freisetzendes System über 7 Tage ein.
- Injizieren Sie Gonadorelin (2 ml des Tierarzneimittels) beim Einsetzen des Progesteron-freisetzenden Systems.
- Injizieren Sie Prostaglandin (PGF2a) oder ein Analogon 24 Stunden bevor Sie das intravaginale System herausnehmen.
- Die terminierte künstliche Besamung sollte 56 Stunden nach Entfernung des vaginalen Systems erfolgen oder
- Injizieren Sie Gonadorelin (2 ml des Tierarzneimittels) 36 Stunden nach der Entfernung des intravaginalen Progesteron-Freisetzungssystems.

Die terminierte künstliche Besamung sollte 16-20 Stunden später erfolgen.
Verzögerte Ovulation: Einmalig 2 ml pro Tier, zwischen 4 und 10 Std.
nach Einsetzen der Brunstsymptome; mindestens 2 Std. Intervall zwischen der Injektion von Gonadorelin und der künstlichen Besamung.
SST: Keine negativen Auswirkungen.
WH: Schwangere Frauen dürfen das Tierarzneimittel nicht handhaben. Vorsicht bei Handhabung durch Frauen im gebärfähigen Alter.
PG: 10 ML VN [€ 40,00], 20 ML VN [€ 70,35], 50 ML VN [€ 159,60]

Ovarium compositum-Heel - Ampullen

70X

(Z.Nr. 3-36463) RP. P. V03AX

O

ZI: Biologische Heilmittel Heel, Baden-Baden, Deutschland
Z: 1 Ampulle zu 2,2 ml (= 2,2 g) enthält: Ovarium suis (Homöopathie) D8 22 mg, Placenta suis (Homöopathie) D10 22 mg, Uterus suis (Homöopathie) D10 22 mg, Tuba uterina suis (Homöopathie) D10 22 mg, Hypophysis suis (Homöopathie) D13 22 mg, Cypripedium calceolus var. pubescens (Homöopathie) D6 22 mg, Lilium lancifolium (Homöopathie) D4 22 mg, Pulsatilla pratensis (Homöopathie) D18 22 mg, Aquilegia vulgaris (Homöopathie) D4 22 mg, Sepia officinalis (Homöopathie) D10 22 mg, Lachesis muta (Homöopathie) D10 22 mg, Apisinum (Homöopathie) D8 22 mg, Kreosotum (Homöopathie) D8 22 mg, Calvatia gigantea (Homöopathie) D6 22 mg, Cephaelis ipecacuanha (Homöopathie) D6 22 mg, Mercurius solubilis Hahnemanni (Homöopathie) D10 22 mg, Hydrastis canadensis (Homöopathie) D4 22 mg, Acidum cis-aconiticum (Homöopathie) D10 22 mg, Magnesium phosphoricum (Homöopathie) D10 22 mg, Natriumchlorid, Wasser für Injektionszwecke, Spuren von: Ethanol, Lactose monohydrat.
EW: Homöopathikum.
AG: Hormonelle Dysfunktionen der Eierstöcke.
AA: I.m., s.c., i.v.
DO: Akut 1 Ampulle tgl. über 3 Tage, sonst 1-3mal wöchentlich 1 Ampulle.
Für Kinder nicht empfohlen.
SST: Vorsicht.
NW: Speichelfluss.
PG: 10 ST * (EKO: N) [€ 44,05], 50 ST * (EKO: N) [€ 170,00], 100 ST * (EKO: N) [€ 291,30]

🐾 *Ovarium compositum Heel - Injektionslösung für Tiere* 890B
(Z.Nr. 8-30108) RP. P. nicht im Handel. QV03AX

Ovestin - Creme

29G04
(Z.Nr. 0-17453) RP. P. G03CA04
ZI: Aspen Pharma, Dublin, Irland
Z: 1 g Creme enthält: Estriol 1 mg, Octyldodecanol, Cetylpalmitat, Glycerol, Cetylalkohol 36,7 mg, Stearylalkohol 88,4 mg, Polysorbat 60, Sorbitan stearat, Milchsäure, Chlorhexidin dihydrochlorid, Natriumhydroxid-Lösung zur pH-Wert Einstellung, Wasser, gereinigtes.
EW: Kurz wirksames weibliches Sexualhormon.
AG: Vaginale Symptome bei Estrogenmangel:
- Vaginale Atrophie bei postmenopausalen Frauen
- Prä- und postoperativ bei postmenopausalen Frauen vor vaginalen Operationen
- Diagnostisches Hilfsmittel bei unklarem atrophischen Zervixabstrich.

AA: Intravaginal mit kalibriertem Applikator vor der Nachtruhe.
Anwendung zusammen mit einem Gestagen empfohlen.
DO: **Hormonersatztherapie:** 1 Anwendung (0,5 mg Estriol) pro Tag über max. 4 Wochen, dann Häufigkeit reduzieren (z.B. 2mal pro Woche).
Vaginale Operationen:1 Anwendung pro Tag in den 2 Wochen vor der Operation; 1 Anwendung 2 x pro Woche in den 2 Wochen nach der Operation
Diagnostisch:1 Anwendung jeden zweiten Tag in der Woche vor dem nächsten Abstrich.
Zusätzliche Gestagengabe nicht empfohlen. Keine Indikation für Kinder und Jugendliche.
GA: Mammakarzinom (auch in der Anamnese), estrogenabhängige maligne Tumore (z.B. Endometriumkarzinom), nicht abgeklärte Genitalblutungen, unbehandelte Endometriumhyperplasie, venöse oder arterielle Thromboembolie (z.B. Angina pectoris, Herzinfarkt), Prädisposition für Thrombosen, Lebererkrankungen (auch in der Anamnese), Porphyrie.
SST: Nicht indiziert.
NW: Depressionen, Kopfschmerzen, Magen/Darm, Krämpfe in den Beinen, Brustvergrößerung, Brustschmerzen, Ödeme, Gewichtszunahme, Sehstörungen, venöse Embolien, Cholelithiasis, Hautausschlag, generalisiserte Überempfindlichkeit, Verschlechterung von Migräne, Schlaganfall, Schwindel, Alopezie, Hypertonie, Herzinsuffizienz, vaginale Candidiasis, estrogenabhängige gutartige und bösartige Neubildungen, Schlaflosigkeit, Epilepsie, Verschlechterung von Asthma, wahrscheinliche Demenz. Erhöhtes Risiko für Brustkrebs, venöse Thromboembolien, ischämischen Schlaganfall.
WW: Systemische WW bei vaginaler Anwendung unwahrscheinlich. WW mit anderen vaginal applizierten Substanzen möglich.
WH: Hormonersatztherapie möglichst kurz und niedrig und nur bei Symptomen beginnen, die die Lebensqualität beeinträchtigen. Mindestens einmal jährlich Nutzen/Risiko-Abschätzung erforderlich.
Medizinische Untersuchungen vor und regelmäßig während der Therapie.
Besondere Überwachung bei Gebärmutter-Leiomyom, Endometriose, Risikofaktoren für estrogenabhängige Tumore, Hypertonie, Herz-, Nieren-, Leberschäden, Diabetes, Cholelithiasis, Migräne, Lupus erythematodes, Endometriumhyperplasie in der Anamnese, Epilepsie, Asthma, Otosklerose.
Bei Ikterus, Blutdruckanstieg, erstmaligen migräneartigen Kopfschmerzen, Schwangerschaft Behandlung sofort abbrechen.
Erhöhtes Endometriumkarzinomrisiko bei alleiniger Estrogentherapie, daher bei nicht hysterektomierten Frauen über mindestens 12 Tage pro Zyklus zusätzlich Gestagen geben.
Erhöhtes Brustkrebsrisiko bei kombinierter Behandlung mit Estrogen und Gestagen beachten.
Erhöhtes Risiko für venöse Thromboembolien (VTE); bei VTE sofort Therapie abbrechen. Keine Hinweise auf kardiovaskulären Nutzen einer kontinuierlichen Hormonersatztherapie, aber erhöhtes Risiko für ischämischen Schlaganfall. Erhöhtes Ovarialkarzinomrisiko bei Estrogen-Monotherapie. Erhöhtes Demenzrisiko bei Frauen, die nach dem 65.
Lebensjahr mit Hormonersatztherapie beginnen.
PG: 30 G (2) (EKO: G) [€ 11,35]

Ovestin - Ovula

29G04, 31H03
(Z.Nr. 1-18286) RP. P. G03CA04
ZI: Aspen Pharma, Dublin, Irland
Z: 1 Ovulum enthält: Estriol 0,5 mg, Fett, gehärtet.
EW: Kurz wirksames weibliches Sexualhormon.
AG: Vaginale Symptome bei Estrogenmangel:
- Vaginale Atrophie bei postmenopausalen Frauen
- Prä- und postoperativ bei postmenopausalen Frauen vor vaginalen Operationen
- Diagnostisches Hilfsmittel bei unklarem atrophischen Zervixabstrich.

AA: Intravaginal mit kalibriertem Applikator vor der Nachtruhe.
Anwendung zusammen mit einem Gestagen empfohlen.
DO: **Hormonersatztherapie:** 1 Anwendung (0,5 mg Estriol) pro Tag über max. 4 Wochen, dann Häufigkeit reduzieren (z.B. 2mal pro Woche).
Vaginale Operationen:1 Ovulum pro Tag in den 2 Wochen vor der Operation; 1 Ovulum 2x pro Woche in den 2 Wochen nach der Operation.
Diagnostisch:1 Ovulum jeden zweiten Tag in der Woche vor dem nächsten Abstrich.
Zusätzliche Gestagengabe nicht empfohlen. Keine Indikation für Kinder und Jugendliche.
GA: Mammakarzinom (auch in der Anamnese), estrogenabhängige maligne Tumore (z.B. Endometriumkarzinom), nicht abgeklärte Genitalblutungen, unbehandelte Endometriumhyperplasie, venöse oder arterielle Thromboembolie (z.B. Angina pectoris, Herzinfarkt), Prädisposition für Thrombosen, Lebererkrankungen (auch in der Anamnese), Porphyrie.
SST: Nicht indiziert.
NW: Depressionen, Kopfschmerzen, Magen/Darm, Krämpfe in den Beinen, Brustvergrößerung, Brustschmerzen, Ödeme, Gewichtszunahme, Sehstörungen, venöse Embolien, Cholelithiasis, Hautausschlag, generalisiserte Überempfindlichkeit, Verschlechterung von Migräne, Schlaganfall, Schwindel, Alopezie, Hypertonie, Herzinsuffizienz, vaginale Candidiasis, estrogenabhängige gutartige und bösartige Neubildungen, Schlaflosigkeit, Epilepsie, Verschlechterung von Asthma, wahrscheinliche Demenz. Erhöhtes Risiko für Brustkrebs, venöse Thromboembolien, ischämischen Schlaganfall.
WW: Systemische WW bei vaginaler Anwendung unwahrscheinlich. WW mit anderen vaginal applizierten Substanzen möglich.
WH: Hormonersatztherapie möglichst kurz und niedrig und nur bei Symptomen beginnen, die die Lebensqualität beeinträchtigen. Mindestens einmal jährlich Nutzen/Risiko-Abschätzung erforderlich.
Medizinische Untersuchungen vor und regelmäßig während der Therapie.
Besondere Überwachung bei Gebärmutter-Leiomyom, Endometriose, Risikofaktoren für estrogenabhängige Tumore, Hypertonie, Herz-, Nieren-, Leberschäden, Diabetes, Cholelithiasis, Migräne, Lupus erythematodes, Endometriumhyperplasie in der Anamnese, Epilepsie, Asthma, Otosklerose.
Bei Ikterus, Blutdruckanstieg, erstmaligen migräneartigen Kopfschmerzen, Schwangerschaft Behandlung sofort abbrechen.
Erhöhtes Endometriumkarzinomrisiko bei alleiniger Estrogentherapie, daher bei nicht hysterektomierten Frauen über mindestens 12 Tage pro Zyklus zusätzlich Gestagen geben.
Erhöhtes Brustkrebsrisiko bei kombinierter Behandlung mit Estrogen und Gestagen beachten.
Erhöhtes Risiko für venöse Thromboembolien (VTE); bei VTE sofort Therapie abbrechen. Keine Hinweise auf kardiovaskulären Nutzen einer kontinuierlichen Hormonersatztherapie, aber erhöhtes Risiko für ischämischen Schlaganfall. Erhöhtes Ovarialkarzinomrisiko bei Estrogen-Monotherapie. Erhöhtes Demenzrisiko bei Frauen, die nach dem 65.
Lebensjahr mit Hormonersatztherapie beginnen.

PG: 15 ST (EKO: G) [€ 11,45]

Ovestin 1 mg - Tabletten 29E02, 31H03
(Z.Nr. 0-10382) RP. P. G03CA04

ZI: Aspen Pharma, Dublin, Irland
Z: 1 Tablette enthält Estriol 1 mg, Amylopektin, Magnesium stearat, Kartoffelstärke, Lactose monohydrat 86,5 mg.
EW: Kurz wirksames Estrogen.
AG: Hormonersatztherapie bei postmenopausalen Frauen mit Estrogenmangel- symptomen.
AA: Mit Flüssigkeit einnehmen. TD auf einmal einnehmen.
DO: Estrogenmangel: Tgl. 3 Tabletten in der 1. Woche, tgl. 2 Tabletten in der 2. Woche, ab der 3. Woche 1 Tablette tgl.
Atrophische Erscheinungen am Genitale: Tgl. 1 Tablette. Nach jeweils 4 Behandlungswochen ev. 1 Woche Pause.
GA: Mammakarzinom (auch in der Anamnese), estrogenabhängige maligne Tumore (z.B. Endometriumkarzinom), nicht abgeklärte Genitalblutungen, unbehandelte Endometriumhyperplasie, venöse oder arterielle Thromboembolie (z.B. Angina pectoris, Herzinfarkt), Prädisposition für Thrombosen, Lebererkrankungen (auch in der Anamnese), Porphyrie.
SST: Nicht indiziert.
NW: Häufig: Depressionen, Kopfschmerzen, Magen/Darm, Krämpfe in den Beinen, Brustvergrößerung, Brustschmerzen, Ödeme, Gewichtszunahme.
Gelegentlich: Sehstörungen, venöse Embolien, Cholelithiasis, Hautausschlag.
Häufigkeit unbekannt: Generalisiserte Überempfindlichkeit, Verschlechterung von Migräne, Schlaganfall, Schwindel, Alopezie, Hypertonie, Myokardinfarkt, Herzinsuffizienz, vaginale Candidiasis, estrogenabhängige gutartige und bösartige Neubildungen, Schlaflosigkeit, Epilepsie, Verschlechterung von Asthma, wahrscheinliche Demenz.
Erhöhtes Risiko für Brustkrebs, venöse Thromboembolien, koronare Herzkrankheit, ischämischen Schlaganfall.
WW: Enzyminduktoren (Antikonvulsiva, Antiinfektiva, Johanniskraut) beschleunigen Abbau von Estrogenen und Gestagenen.
WH: Hormonersatztherapie nur bei Symptomen beginnen, die die Lebensqualität beeinträchtigen. Mindestens einmal jährlich Nutzen/Risiko-Abschätzung erforderlich.
Medizinische Untersuchungen vor und regelmäßig während der Therapie.
Besondere Überwachung bei Gebärmutter-Leiomyom, Endometriose, Risikofaktoren für estrogenabhängige Tumore, Hypertonie, Herz-, Nieren-, Leberschäden, Diabetes, Cholelithiasis, Migräne, Lupus erythematodes, Endometriumhyperplasie in der Anamnese, Epilepsie, Asthma, Otosklerose.
Bei Ikterus, Blutdruckanstieg, erstmaligen migräneartigen Kopfschmerzen, Schwangerschaft Behandlung sofort abbrechen.
Erhöhtes Endometriumkarzinomrisiko bei alleiniger Estrogentherapie, daher bei nicht hysterektomierten Frauen über mindestens 12 Tage pro Zyklus zusätzlich Gestagen geben.
Erhöhtes Brustkrebsrisiko bei kombinierter Behandlung mit Estrogen und Gestagen beachten.
Erhöhtes Risiko für venöse Thromboembolien (VTE); bei VTE sofort Therapie abbrechen. Keine Hinweise auf kardiovaskulären Nutzen einer kontinuierlichen Hormonersatztherapie, aber erhöhtes Risiko für ischämischen Schlaganfall. Erhöhtes Ovarialkarzinomrisiko bei Estrogen-Monotherapie. Erhöhtes Demenzrisiko bei Frauen, die nach dem 65.
Lebensjahr mit Hormonersatztherapie beginnen.
PG: 30 ST (2) (EKO: G) [€ 6,00]

Ovitrelle 250 Mikrogramm - Injektionslösung in einem Fertigpen 29C01
(Z.Nr. EU/1/00/165/*) NR. P. E. nicht im Handel. G03GA08

Ovitrelle 250 Mikrogramm/0,5 ml - Injektionslösung in einer Fertigspritze 29C01
(Z.Nr. EU/1/00/165/*) NR. P. E. G03GA08

ZI: Merck Europe, Amsterdam, Niederlande
Z: 1 Fertigspritze mit 0,5 ml enthält: Choriogonadotropin alfa 250 µg (entspr. → 6500 IE), hergestellt durch rekombinante DNA Technologie in CHO, Mannitol 27,3 mg, L-Methionin 0,1 mg, Poloxamer 188 0,05 mg, Phosphorsäure zur pH-Wert Einstellung, Natriumhydroxid zur pH-Wert-Einstellung, Wasser für Injektionszwecke.
EW: Rekombinantes Choriongonadotropin.
AG: Superovulation zur Vorbereitung auf eine Technik der assistierten Konzeption wie In-vitro-Fertilisation (IVF); anovulatorische oder oligo- ovulatorische Frauen.
AA: S.c.
DO: 1 Durchstechflasche 24-48 Std. nach der letzten Verabreichung eines FSH- oder hMG-Präparates bzw. nach Einreichen der optimalen Stimulation des Follikelwachstums.
GA: Hypothalamus/Hypophysentumore, Ovarvergrößerung, gynäkologische Blutungen unbekannter Ursache, gynäkologische Karzinome, extrauterine Schwanger- schaft in den vorhergehenden 3 Monaten, akute Thromboembolien, primäre Ovarialinsuffizienz, Uterus myomatosus, Frauen nach der Menopause.
SST: Nicht anwenden.
NW: Ovarielle Überstimulation, Kopfschmerzen, Erbrechen, Übelkeit, lokale Reaktionen, ZNS, Allergien.
WW: Immunologische Bestimmung von hCG im Serum/Urin bis 10 Tage beein- trächtigt (falsch positiver Schwangerschaftstest möglich).
WH: Vor Behandlungsbeginn Ursachen für die Infertilität des Paares abklären.
Erhöhtes Risio eines ovariellen Überstimulationssyndroms beachten. Er- höhtes Risiko für Mehrlingsschwangerschaften, Extrauteringravidität, kongenitale Missbildungen.
PG: 1 ST RE1 (EKO: Y) [€ 63,00]

Ovitrelle 250 Mikrogramm/0,5 ml - Injektionslösung in einer Fertigspritze 29C01
(Z.Nr. EU/1/00/165/*) NR. P. E. G03GA08
Parallelimport. nicht im Handel.

Ovitrelle 250 Mikrogramm/0,5 ml - Injektionslösung in einer Fertigspritze 29C01
(Z.Nr. EU/1/00/165/*) NR. P. E. G03GA08
Parallelimport. nicht im Handel.

Oxaliplatin Accord 5 mg/ml - Konzentrat zur Herstellung einer Infusionslösung 55A
(Z.Nr. 1-29637) NR. P. L01XA03

ZI: Accord Healthcare, Utrecht, Niederlande
Z: 1 ml Konzentrat enthält: Oxaliplatin 5 mg, Wasser für Injektionszwecke.
EW: Platinderivat, antineoplastisch.
AG: Metastasierendes Kolorektalkarzinom oder Adjuvans beim Kolonkarzinom Stadium III (Dukes C) nach vollständiger Entfernung des primären Tumors in Kombination mit 5-FU und Folinsäure.
AA: I.v. Infusion nach Verdünnung mit 5% Glukoselösung.
DO: 85 mg Oxaliplatin/m² KOF alle 2 Wochen; immer vor 5-FU geben! Als Adjuvans 12 Zyklen. Dosisreduktion auf 65 bzw. 75 mg/m² KOF bei schweren Belastungen oder schweren Nebenwirkungen. Keine Indikation bei Kindern.
GA: Myelosuppression, periphere sensorische Neuropathie, schwere Nierenschäden.
SST: Reproduktionstoxisch! In der Schwangerschaft und bei Frauen im gebärfähigen Alter ohne Kontrazeption nicht empfohlen. Kontrazeption bei Frauen bis 4 und bei Männern bis 6 Monate nach Anwendung erforderlich. Nicht stillen.
NW: Infektionen, Blutbild, Allergien, Stoffwechsel, Neuropathien und andere Erkrankungen des Nervensystems, reversibles posteriores Leukoenzephalopathie-Syndrom (RPLS), Atmung, Herz (QT-Verlängerung), Magen/Darm (Ulzera mit Blutung und Perforation), intestinale Ischämie, Haut, Alopezie, Schmerzen, Labor, Leber, Rhabdomyolyse, Allgemein- und lokale Reaktionen.
WW: Lebendimpfstoffe nicht empfohlen. Vorsicht: QT verlängernde Substanzen.
WH: Nur in onkologischen Fachabteilungen anwenden. Vorsicht bei Allergien. Verkehrshinweis.
Kontrollen: Niere, Nervensystem, Blutbild. Bei neurologischen Symptomen Dosis anpassen. Symptome können persistieren.
PG: 50MG 1 ST * (EKO: N) [€ 162,30], **ILSG100MG** 1 ST * (EKO: N) [€ 307,55], **ILSG200MG** 1 ST * (EKO: N) [€ 459,85]

Oxaliplatin Ebewe 5 mg/ml - Konzentrat zur Herstellung einer Infusionslösung 55A
(Z.Nr. 1-30057) NR. P. L01XA03

ZI: Ebewe Pharma, Unterach
Z: 1 ml Konzentrat enthält: Oxaliplatin 5 mg, Wasser für Injektionszwecke.
Kurzinformation: siehe Oxaliplatin Accord 5 mg/ml - Konzentrat zur Herstellung einer Infusionslösung, → S. 1061
PG: 50 5 ST * (EKO: N) [€ 1.125,00], **100** 1 ST * (EKO: N) [€ 182,05]

Oxaliplatin Ebewe 5 mg/ml - Pulver zur Herstellung einer Infusionslösung 55A
(Z.Nr. 1-26435) NR. P. nicht im Handel. L01XA03

Oxaliplatin Kabi 5 mg/ml - Konzentrat zur Herstellung einer Infusionslösung 55A
(Z.Nr. 1-30553) NR. P. L01XA03

ZI: Fresenius Kabi Austria, Graz
Z: 1 ml Konzentrat enthält: Oxaliplatin 5 mg, Wasser für Injektionszwecke.

EW: Platinderivat, antineoplastisch.
AG: Metastasierendes Kolorektalkarzinom oder Adjuvans beim Kolonkarzinom Stadium III (Dukes C) nach vollständiger Entfernung des primären Tumors in Kombination mit 5-FU und Folinsäure.
AA: I.v. Infusion nach Verdünnung mit 5% Glukoselösung.
DO: 85 mg Oxaliplatin/m² KOF alle 2 Wochen; immer vor 5-FU geben! Als Adjuvans 12 Zyklen. Dosisreduktion auf 65 bzw. 75 mg/m² KOF bei schweren Belastungen oder schweren Nebenwirkungen. Keine Indikation bei Kindern.
GA: Myelosuppression, periphere sensorische Neuropathie, schwere Nierenschäden.
SST: Reproduktionstoxisch! In der Schwangerschaft und bei Frauen im gebärfähigen Alter ohne Kontrazeption nicht empfohlen. Kontrazeption bei Frauen bis 4 Monate und bei Männern bis 6 Monate nach Anwendung erforderlich. Nicht stillen.
NW: Infektionen, Blutbild, Allergien, Stoffwechsel, Neuropathien und andere Erkrankungen des Nervensystems, reversibles posteriores Leukoenzephalopathie-Syndrom (RPLS), hämolytisches urämisches Syndrom (HUS), Atmung, Herz (QT-Verlängerung), Magen/Darm (Ulzera mit Blutung und Perforation), intestinale Ischämie, Haut, Alopezie, Schmerzen, Labor, Leber, Rhabdomyolyse, Allgemein- und lokale Reaktionen.
WW: Lebendimpfstoffe nicht empfohlen. Vorsicht: QT verlängernde Substanzen.
WH: Nur in onkologischen Fachabteilungen anwenden. Vorsicht bei Allergien. Verkehrshinweis.
Kontrollen: Niere, Nervensystem, Blutbild. Bei neurologischen Symptomen Dosis anpassen. Symptome können persistieren.
PG: **50MG** 1 ST * (EKO: N) [€ 162,30], **100MG** 1 ST * (EKO: N) [€ 307,55], **200MG** 1 ST * (EKO: N) [€ 459,85]

Oxaliplatin Qilu 5 mg/ml - Konzentrat zur Herstellung einer Infusionslösung 55A
(Z.Nr. 1-37276) NR. P. nicht im Handel. L01XA03

▼ *Oxervate 20 Mikrogramm/ml - Augentropfen, Lösung* 47M05
(Z.Nr. EU/1/17/1197/*) NR. P. T. nicht im Handel. S01XA24

Oxis Turbohaler 6 µg - Dosier-Pulverinhalator 50A02

(Z.Nr. 1-21897) RP. P. R03AC13
ZI: AstraZeneca Österreich, Wien
Z: 1 abgemessene Dosis enthält: Formoterol fumarat-Dihydrat 6 µg (entspr. → 4,5 µg abgegebene Dosis), Lactose monohydrat (entspr. → 895,5 µg abgegebene Dosis) (entspr. Milchproteine).
EW: Beta 2-Adrenomimetikum.
AG: Asthma bronchiale bei nicht ausreichender Kortikosteroidtherapie.
Chronisch-obstruktive Atemwegserkrankung (COP).
AA: Orale Inhalation.
DO: Erwachsene:
Asthma: 1-2mal tgl. oder vor Belastung 1-2 Inhalationen; MED 6 Hübe, MTD 12 Hübe (Kinder ab 6 Jahren: MED 4 Hübe, MTD 8 Hübe).
COPD (nur für Erwachsene): 1-2mal tgl. 2 Inhalationen; MED 4 Hübe, MTD 8 Hübe.
SST: Nutzen/Risiko-Abwägung.
NW: ZNS, Tachykardie, Rhythmusstörungen, Tremor, Muskelkrämpfe, Haut, Bronchospasmen, Hypo/Hyperkalämie, QT-Verlängerung.
WW: Verstärkung der Hypokaliämie durch Xanthine, Steroide, Diuretika. Ver- längerung des QT-Intervalls durch herzwirksame Substanzen; MAO-Hemmer (Hypertension), halogenierte Anästhetika (erhöhtes Arrhythmie-Risiko), Beta-Blocker antagonistisch.
WH: Vorsicht bei Thyreotoxikose, Phäochromozytom, schweren Herz/Kreislauf- erkrankungen, Diabetes, Hypokaliämie. Nicht für Kinder unter 6 Jahren.
Nur anwenden, wenn Langzeittherapie benötigt wird. Nicht zur Erst- behandlung von Asthma bronchiale.
Bei Überdosierung Antidot kardioselektive Beta-Blocker.
PG: 1 ST IND (2) (EKO: G) [€ 26,85]

Oxis Turbohaler 12 µg - Dosier-Pulverinhalator 50A02

(Z.Nr. 1-21896) RP. P. R03AC13
ZI: AstraZeneca Österreich, Wien
Z: 1 abgemessene Dosis enthält: Formoterol fumarat-Dihydrat 12 µg (entspr. → 9 µg abgegebene Dosis), Lactose monohydrat (entspr. → 891 µg abgegebene Dosis) (entspr. Milchproteine).
EW: Beta 2-Adrenomimetikum.
AG: Asthma bronchiale bei nicht ausreichender Kortikosteroidtherapie.
AA: Orale Inhalation.
DO: 1-2mal tgl. 1 Inhalation, MED 3 Hübe, MTD 6 Hübe, bei Kindern 2 Inhalationen.
SST: Nutzen/Risiko-Abwägung.
NW: ZNS, Tachykardie, Rhythmusstörungen, Tremor, Muskelkrämpfe, Haut, Bronchospasmen, Hypo/Hyperkalämie, QT-Verlängerung.
WW: Verstärkung der Hypokaliämie durch Xanthine, Steroide, Diuretika. Ver- längerung des QT-Intervalls durch herzwirksame Substanzen; MAO-Hemmer (Hypertension), halogenierte Anästhetika (erhöhtes Arrhythmie-Risiko), Beta-Blocker antagonistisch.
WH: Vorsicht bei Thyreotoxikose, Phäochromozytom, schweren Herz/Kreislauf- erkrankungen, Diabetes, Hypokaliämie. Nicht für Kinder unter 6 Jahren.
Nur anwenden, wenn Langzeittherapie benötigt wird. Nicht zur Erst- behandlung von Asthma bronchiale.
Bei Überdosierung Antidot kardioselektive Beta-Blocker.
PG: 1 ST IND (2) (EKO: G) [€ 29,55]

▼ Oxlumo 94,5 mg/0,5 ml - Injektionslösung 27B03

(Z.Nr. EU/1/20/1496/*) NR. P. A16AX18
ZI: Alnylam Netherlands, Amsterdam, Niederlande
Z: 1 Durchstechflasche mit 0,5 ml enthält: Lumasiran 94,5 mg (entspr. Lumasiran natrium), Natriumhydroxid zur pH-Wert-Einstellung, Phosphorsäure 85% zur pH-Wert Einstellung, Wasser für Injektionszwecke.
EW: Senkt den Glykolat-Oxidase (GO)- Enzymspiegel.
AG: Behandlung der primären Hyperoxalurie Typ 1 (PH1).
AA: S.c. durch med. Fachpersonal. Max. 1,5 ml pro Injektionsstelle applizieren. Injektionsstelle wechseln.
DO: Alle Alter:
Initialdosis: Patienten bis 20 kg KG: 6 mg/kg KG einmal monatlich für 3 Monate. Patienten ab 20 kg KG: 3 mg/kg KG einmal monatlich für 3 Monate.
Erhaltungsdosis: Patienten unter 10 kg KG: 3 mg/kg KG einmal monatlich. Patienten mit 10-20 kg KG: 6 mg/kg KG einmal alle 3 Monate. Patienten ab 20 kg KG: 3 mg/kg KG einmal alle 3 Monate.
Begrenzte Daten bei Kindern im 1. Lebensjahr.
SST: Nutzen/Risiko- Abwägung in der Schwangerschaft. Abstillen.
NW: Lokale Reaktionen, Abdominalschmerz.
WW: Keine Studien.
WH: Vorsicht bei schwerer Niereninsuffizienz bzw. bei Leberschäden.
PG: 1 ST * (EKO: N) [€ 96.679,45]

Oxsoralen 10 mg - Kapseln 22F01

(Z.Nr. 0-15892) RP. P. D05BA02
ZI: G.L. Pharma, Lannach
Z: 1 Kapsel enthält: 8-Methoxypsoralen 10 mg, Macrogol 400, 1,2-Propylenglykol, Anidrisorb 85/70 55,08 mg (entspr. Trockensubstanz) (entspr. Sorbitol) (entspr. Mannitol) (entspr. Sorbitan) (entspr. Stärke, teilhydrolisiert), Glycerol 85%, Gelatine, Titandioxid.
EW: Photosensibilisierend.
AG: Schwere und schwerste Fälle von Psoriasis vulgaris (PUVA-Therapie).
AA: Mit 1 Glas Milch oder 1 trockenen Semmel einnehmen, nach 1 Stunde Phototestung.
DO: (0,3-) 0,6 mg/kg KG. Gesamtdosis von 8-Methoxypsoralen und UV-A-Strahlen möglichst gering halten. Nicht für Kinder.
GA: Schwere Leber- oder Nierenschäden, Lichtüberempfindlichkeit, Lupus erythematodes, Albinismus, Hautkrebs, Zytostatika- oder Strahlentherapie, Aphakie.
SST: Gegenanzeige.
NW: ZNS, Magen-Darm, Haut (phototoxisch), Katarakt, Blutbild, sehr selten Leber-, Nierenschäden, bei Überdosierung Hautverbrennungen, ev.
Hautkrebs, speziell im Genitalbereich.
WW: Kontraindiziert: Zytostatika, ionisierende Strahlen. Bei vorheriger Exposition gegenüber anderen Hautkrebs-Risikofaktoren (Teer-, UV-B-, Arsen-, Röntgenbehandlung) PUVA-Therapie möglichst vermeiden. Vorsicht: Photosensibilisierende Arzneimittel verstärkt. Phenytoin, Antipyrin, Cumarine, Paracetamol. Gleichzeitige Retinoidgabe ist möglich.
WH: Vorsicht bei Augen-, Herz-Kreislauf-Erkrankungen, jungen Patienten, Hauttyp I und II, früheren Hauttumoren. Nur von Spezialisten durchzuführen! Genitalbereich abdecken.
Details siehe Austria-Codex - Fachinformation oder Gebrauchsinformation.
Verkehrshinweis.
PG: 50 ST (2) (EKO: G) [€ 28,80]

Oxsoralen 20 Mikrogramm/ml - Lösung zur Modifikation einer Blutfraktion 55K

(Z.Nr. 1-35270) RP. P. L03AX
ZI: G.L. Pharma, Lannach
Z: 1 ml Lösung enthält: Methoxsalen 20 µg, Natriumchlorid Ethanol 96%, Wasser für Injektionszwecke.
EW: Photosensibilisierend.
AG: Fortgeschrittenes kutanes T-Zell-Lymphom bei Nichtansprechen auf andere Therapieformen.

AA: Extrakorporale Photochemotherapie (Photopherese). Niemals dem Patienten direkt injizieren.
Details siehe Austria Codex - Fachinformation.
DO: Behandlungsvolumen x 0,017 ml Oxsoralen für jede Behandlung. Initial an 2 Tagen alle 2-4 Wochen, dann alle 3-4 Wochen behandlen.
Erhaltungstherapie alle 8 Wochen. Keine Untersuchungen an Kindern und Jugendlichen.
GA: Maligner Hauttumor. Photosensibilitätserkrankungen, Aphakie.
GA für Photopherese: Unfähigkeit zur Toleranz des transienten Volumenverlustes, Splenektomie, Gerinnungsstörung, Leukozyten >25000/mm^3.
SST: Gegenanzeige. Kontrazeption während und nach der Therapie erforderlich.
NW: Phototoxische Reaktionen, Infekte, Hypotonie, Schwindel, Magen/Darm, leichtes Fieber, venöse Komplikationen.
WW: Vorsicht: Phenytoin, Tolbutamid, CYP1A2-metabolisierte Substenzen (Melatonin, Xanthine), zytotoxische oder andere photosensibilisierende Substanzen.
WH: Nur von für Photochemotherapie ausgebildeten Personen und in geeigneten Einrichtungen durchführen. Verkehrshinweis unmittelbar nach der Photopherese.
PG: 50 ST * (EKO: N) [€ 5.166,70]

🐾 *Oxtra 100 mg/ml - Injektionslösung für Rinder, Schafe, Schweine, Pferde, Hunde und Katzen* 801AE
(Z.Nr. 8-40237) NR. P. VNW. nicht im Handel. QJ01AA06

🐾 *Oxuvar 5,7%, 41,0 mg/ml - Konzentrat zur Herstellung einer Lösung für Honigbienen* 804E
(Z.Nr. 8-37304) RPF. D. nicht im Handel. QP53AG03

🐾 *Oxybee - Pulver und Lösung zur Herstellung einer Dispersion (39,4 mg/ml) zur Anwendung im Bienenstock für Honigbienen* 804E
(Z.Nr. EU/2/17/216/*) RPF. P. nicht im Handel. QP53AG03

Oxybutynin Hexal 5 mg - Tabletten
52C
(Z.Nr. 1-23198) RP. P. G04BD04
ZI: Hexal Pharma, Wien
Z: 1 Tablette enthält: Oxybutynin hydrochlorid 5 mg, Crospovidon, Cellulose, mikrokristalline, Lactose monohydrat 119 mg, Magnesium stearat.
EW: Spasmolytisch.
AG: Harninkontinenz, akuter Harndrang, erhöhte Miktionshäufigkeit bei in- stabilem Blasenleiden auf Grund von Detrusorinstabilität oder Detrusorhyperreflexie.
Kinder ab 5 Jahre: Harninkontinenz, Harndrang und Pollakisurie bei Blaseninstabilität durch Detrusorüberaktivität. Nächtliche Enuresis bei Detrusorüberaktivität.
AA: Mit viel Flüssigkeit schlucken.
DO: Initial 3mal tgl. 2,5 mg.
TD 10-15(bis max. 20) mg in 2-3(-4) ED.
Kinder (5-9 Jahre): 3mal tgl. 2,5 mg.
Kinder (9-12 Jahre): 2mal tgl. 5 mg.
GA: Engwinkelglaukom, Myasthenie, Magen/Darm-Obstruktion, paralytischer Ileus, Darmatonie, obstruktive Harnwegserkrankungen, schwere Colitis ulcerosa, toxisches Megacolon.
SST: Zwingende Indikationsstellung, während der Stillperiode nicht empfohlen.
NW: Anticholinerg: Benommenheit, Kopfschmerzen, Schläfrigkeit, trockene Augen, Glaukom, Tachykardie, trockener Mund, Magen/ Darm, Harnretention, Psyche (Verwirrtheit), Flush, trockene Haut.
WW: Vorsicht: Andere Anticholinergika verstärkt. Phenothiazine, Amantadin, Butyrophenone, Levodopa, Clozapin, Chinidin, Digitalis, trizyklische Antidepressiva, Dipyridamol; CYP3A4-Hemmer (Azole, Makrolide, prokinetische Substanzen). Cave Alkohol.
WH: Vorsicht bei älteren Patienten (besonders mit kognitiven Störungen), autonomer Neuropathie, schweren Magen/Darm-Störungen, Leber- und Nierenschäden, Hyperthyreose, Herzerkrankungen, Prostatahyperplasie. Auf Sehstörungen achten (Glaukom!). Bei Kindern unter 5 Jahren nicht empfohlen. Verkehrshinweis.
Bei Überdosierung ZNS- und Kreislaufstörungen. Antidot Physostigmin langsam i.v. (Erwachsene 0,5-2(-max. 5) mg; Kinder 30 µg/kg KG bis max. 2 mg).
PG: 20 ST (2) (EKO: G) [€ 9,70], 50 ST (EKO: G) [€ 20,70]

Oxycodon G.L. 5 mg - Retardtabletten 02A01
(Z.Nr. 1-29627) NR. SG. P. nicht im Handel. N02AA05

Oxycodon G.L. 10 mg - Retardtabletten 02A01
(Z.Nr. 1-29628) NR. SG. P. nicht im Handel. N02AA05

Oxycodon G.L. 20 mg - Retardtabletten 02A01
(Z.Nr. 1-29629) NR. SG. P. nicht im Handel. N02AA05

Oxycodon G.L. 40 mg - Retardtabletten 02A01
(Z.Nr. 1-29630) NR. SG. P. nicht im Handel. N02AA05

Oxycodon G.L. 80 mg - Retardtabletten 02A01
(Z.Nr. 1-29631) NR. SG. P. nicht im Handel. N02AA05

---

oxyCODON-hameln 10 mg/ml - Injektions-/Infusionslösung
02A01
(Z.Nr. 1-38547) NR. SG. P. N02AA05
ZI: hameln pharma, Hameln, Deutschland
Z: 1 ml Lösung enthält: Oxycodon hydrochlorid 10 mg (entspr. Oxycodon 9 mg), Citronensäure monohydrat, Natriumcitrat dihydrat, Natriumchlorid (entspr. Natrium < 1 mmol) (entspr. → < 23 mg), Salzsäure, Natriumhydroxid, Wasser für Injektionszwecke.
EW: Opioid-Agonist.
AG: Mittelstarke bis starke Schmerzen.
AA: S.c. oder i.v. Infusion oder Injektion.
DO:
I.v. (Bolus):
1-10 mg (der auf 1 mg/ml verdünnten Lösung), nicht häufiger als alle 4 Std.

I.v. (Infusion):
Initial 2 mg/h.

I.v. (PCA):
Bolus 0,03 mg/kg KG mit einer Sperrzeit von mindestens 5 min.

S.c. (Bolus):
Initial 5 mg (ev. alle 4 Std. wiederholen).

S.c. (Infusion):
Initial 7,5 mg/Tag, dann Dosisanpassung bis zur Schmerzfreiheit.
Umstellung von oraler auf parenterale Anwendung von Oxycodon: 2 mg oral entspricht 1 mg parenteral.
Keine Daten für Patienten unter 18 Jahren.
Dosisanpassung bei Nieren- und Leberschäden.
GA: Schwere Atemdepression, paralytischer Ileus, akutes Abdomen, schwere obstruktive Atemwegserkrankung, schweres Bronchialasthma, Cor pulmonale, Hyperkapnie, chronische Verstopfung.
SST: Möglichst nicht anwenden, nicht stillen.
NW: Übelkeit, Obstipation, Atemdepression, Ödeme, ZNS, Hyperalgesie, Psyche, Sehstörungen (Miosis), Vertigo, Hypotonie, Palpitationen, Bronchospasmus, Magen/Darm, Haut, Harnwege, Impotenz, Fieber, Allergien.
WW: Cave Alkohol. Besondere Vorsicht: Benzodiazepine (Atemdepression). Vorsicht: MAO-Hemmer, andere ZNS-Dämpfer, serotonerge Substanzen (Serotoninsyndrom), Anticholinergika verstärkt. WW mit CYP3A4-Induktoren und -Hemmern oder CYP2D6-Hemmern möglich.
GE: Toleranz und Abhängigkeit möglich. Bei abruptem Absetzen Entzugssyndrom möglich.
WH: Vorsicht bei opiatabhängigen Patienten, toxischer Psychose, erhöhtem Hirndruck, Kopfverletzungen, Krämpfen, Hypovolämie, Gallen-, Harnleiterkoliken, Pankreatitis, entzündliche Darmerkrankungen, Prostatahyperplasie, Nebennierenrindeninsuffizienz, Hypothyreose, stark eingeschränkter Lungenfunktion, Alkoholismus, Leber-, Nierenschäden, geschwächten oder älteren Patienten, nach Bauchoperationen. Bei vermuteten paralytischem Ileus Therapie sofort abbrechen. Missbrauchsprofil beachten. Verkehrshinweis.

Bei Überdosierung
Naloxon (0,8 mg i.v., ev. alle 2-3 Minuten oder 2 mg als Infusion; bei weniger schweren Fällen 0,2 mg i.v. dann 0,1 mg alle 2 min. nach Bedarf).
PG: **1ML** 10 ST * (EKO: N) [€ 39,55], **2ML** 10 ST * (EKO: N) [€ 71,85]

---

oxyCODON-hameln 50 mg/ml - Injektions-/Infusionslösung 02A01
(Z.Nr. 1-38548) NR. SG. P. nicht im Handel. N02AA05

Oxycodon-HCl ratiopharm 20 mg - Retardtabletten
02A01
(Z.Nr. 1-27779) NR. SG. P. N02AA05
ZI: Teva, Haarlem, Niederlande
Z: 1 Retardtablette enthält: Oxycodon hydrochlorid 20 mg (entspr. Oxycodon 17,9 mg), Tablettenkern: Zucker-Stärke-Pellets: Saccharose 6 mg, Maisstärke; Hypromellose, Macrogol 6000, Talkum, Ethylcellulose, Hyprolose, Propylenglycol, Magnesium stearat, Cellulose, mikrokristalline, Siliciumdioxid, hochdisperses;

Filmüberzug: (entspr. Hypromellose) (entspr. Talkum) (entspr. Macrogol 6000) (entspr. Titandioxid) (entspr. Eisenoxid rot).
EW: Opioid-Agonist.
AG: Starke bis sehr starke Schmerzen.
AA: 2mal tgl. mit ausreichend Flüssigkeit (kein Alkohol) einnehmen. Im Ganzen oder zerteilt schlucken, nicht zerkauen.
DO: Initial 10 mg alle 12 Std. (10-13 mg Oxycodon-hydrochlorid entspricht 20 mg Morphinsulfat, jeweils retardiert). Dosisanpassung nach Bedarf (bei Tumorschmerzen bis 400 mg tgl.). Nicht für Kinder unter 12 Jahren.
GA: Schwere Atemdepression, schwere chronisch obstruktive Lungenerkrankungen, Cor pulmonale, schweres Asthma bronchiale, paralytischer Ileus, akutes Abdomen, verzögerte Magenentleerung.
SST: Anwendung nach Möglichkeit vermeiden (Entzugssymptome und Atemdepression des Neugeborenen).
NW: Opioidartig: Atemdepression, Miosis, Krämpfe der glatten Muskulatur (Bronchialmuskel), Übelkeit, Obstipation, Dämpfung des Hustenreflexes, Psyche, ZNS-Dämpfung, aber auch Krämpfe, Hyperalgesie, Kreislauf, Dyspnoe, Haut (Juckreiz), Überempfindlichkeit, Harnwege, Schwitzen, hormonelle Veränderungen.
WW: Alkohol meiden. Besondere Vorsicht: Benzodiazepine (Atemdepression). Vorsicht: ZNS-Dämpfer, Anticholinergika, MAO-Hemmer, SSRIs und SNRIs (Serotoninsyndrom).
CYP3A4-Induktoren und -Hemmer, CYP2D6-Hemmer (Paroxetin, Fluoxetin, Chinidin).
GE: Toleranz, Abhängigkeit und Entzugssymptome möglich (auch Kreuztoleranz zu anderen Opioiden).
WH: Bei Verdacht auf paralytischen Ileus sofort absetzen. Auf Atemdepression achten. Cave Alkohol. Vorsicht bei jeder anderen schweren Organerkrankung, Schilddrüsenunterfunktion, Hypotonie, toxisch bedingten Psychosen, Prostatahypertrophie, Kopfverletzungen, älteren oder geschwächten Patienten. Verkehrshinweis; bei stabiler Therapie generelles Fahrverbot nicht erforderlich. Missbrauchspotential beachten. Positive Dopingkontrollen.
Bei Überdosierung Antidot Opiatantagonist (z.B. 0,4-2 mg Naloxon i.v. bei Erwachsenen, 0,01 mg/kg KG bei Kindern).
PG: 10 ST (2) (EKO: G) [€ 8,70], 30 ST (EKO: G) [€ 21,30], 60 ST (EKO: G) [€ 33,25]

Oxycodon-HCl ratiopharm 40 mg - Retardtabletten — 02A01

(Z.Nr. 1-27780) NR. SG. P. — N02AA05
ZI: Teva, Haarlem, Niederlande
Z: 1 Retardtablette enthält: Oxycodon hydrochlorid 40 mg (entspr. Oxycodon 35,9 mg), Tablettenkern: Zucker-Stärke-Pellets: (entspr. Saccharose 12 mg) (entspr. Maisstärke); Hypromellose, Macrogol 6000, Talkum, Ethylcellulose, Hyprolose, Propylenglycol, Magnesium stearat, Cellulose, mikrokristalline, Siliciumdioxid, hochdisperses; Filmüberzug: (entspr. Hypromellose) (entspr. Talkum) (entspr. Macrogol 6000) (entspr. Titandioxid) (entspr. Eisenoxid rot) (entspr. Eisenoxid gelb).
Kurzinformation: siehe Oxycodon-HCl ratiopharm 20 mg - Retardtabletten, → S. 1063
PG: 10 ST (2) (EKO: G) [€ 14,15], 30 ST (EKO: G) [€ 33,40], 60 ST (EKO: G) [€ 53,25]

Oxycodon-HCl ratiopharm 80 mg - Retardtabletten — 02A01

(Z.Nr. 1-27781) NR. SG. P. — N02AA05
ZI: Teva, Haarlem, Niederlande
Z: 1 Retardtablette enthält: Oxycodon hydrochlorid 80 mg (entspr. Oxycodon 71,7 mg), Tablettenkern: Zucker-Stärke-Pellets: (entspr. Saccharose 23 mg) (entspr. Maisstärke); Hypromellose, Macrogol 6000, Talkum, Ethylcellulose, Hyprolose, Propylenglycol, Magnesium stearat, Cellulose, mikrokristalline, Siliciumdioxid, hochdisperses; Filmüberzug: (entspr. Hypromellose) (entspr. Talkum) (entspr. Macrogol 6000) (entspr. Titandioxid) (entspr. Eisenoxid gelb).
Kurzinformation: siehe Oxycodon-HCl ratiopharm 20 mg - Retardtabletten, → S. 1063
PG: 10 ST (2) (EKO: G) [€ 21,65], 30 ST (EKO: G) [€ 53,30], 60 ST (EKO: G) [€ 88,55]

Oxycodon/Naloxon Acino 5 mg/2,5 mg - Retardtabletten — 02A07
(Z.Nr. 1-37145) NR. SG. P. nicht im Handel. — N02AA55

Oxycodon/Naloxon Acino 10 mg/5 mg - Retardtabletten — 02A07
(Z.Nr. 1-37146) NR. SG. P. nicht im Handel. — N02AA55

Oxycodon/Naloxon Acino 20 mg/10 mg - Retardtabletten — 02A07
(Z.Nr. 1-37147) NR. SG. P. nicht im Handel. — N02AA55

Oxycodon/Naloxon Acino 40 mg/20 mg - Retardtabletten — 02A07
(Z.Nr. 1-37148) NR. SG. P. nicht im Handel. — N02AA55

OxyContin retard 5 mg - Filmtabletten — 02A01

(Z.Nr. 1-26041) NR. SG. P. — N02AA05
ZI: Mundipharma, Wien
Z: 1 Filmtablette enthält: Oxycodon hydrochlorid 5 mg (entspr. Oxycodon 4,5 mg), Tablettenkern: Lactose monohydrat 77,3 mg (entspr. Lactose), Povidon, Ammoniummethacrylat-Polymer-Dispersion, Sorbinsäure, Triacetin, Stearylalkohol, Talkum, Magnesium stearat; Filmüberzug: (entspr. Hypromellose) (entspr. Titandioxid) (entspr. Macrogol) (entspr. Brillantblau).
EW: Opioid-Agonist.
AG: Starke Schmerzen.
AA: Unzerkaut einnehmen. Nicht zerbrechen, zerkauen oder zerkleinern, nicht parenteral missbrauchen (potentiell letal).
DO: Einnahme alle 12 Std., versäumte Einnahmen nach max. 4 Std. nachholen; Anfangsdosis (5-)10 mg (10 mg orales Oxycodon entspricht 20 mg oralem Morphin); Dosissteigerung nach Bedarf. Dosen ab 60 mg nur bei Opioid-toleranten Patienten anwenden. Nicht empfohlen für Personen unter 20 Jahren.
GA: Kontraindikationen für Opioide: Atemdepression, Kopfverletzung, paralytischer Ileus, akutes Abdomen, verzögerte Magenentleerung, schweres Lungenemphysem, schweres Bronchialasthma, Cor pulmonale, bekannte Überempfindlichkeit gegenüber Morphin oder anderen Opioiden.
SST: Möglichst nicht anwenden (Atemdepression und Entzugserscheinungen des Neugeborenen möglich).
NW: Atemdepression, Magen/Darm, ZNS, Erbrechen, Juckreiz, Ödeme, Kreislauf, Harnwege, Fieber, Dyspnoe.
WW: Besondere Vorsicht: Benzodiazepine (Atemdepression). Vorsicht: MAO-Hemmer-Therapie während der letzten 2 Wochen; ZNS-Dämpfer verstärkt. Serotonerge Substanzen (Serotoninsyndrom), Anticholinergika (verstärkt anticholinerge NW). Alkohol meiden. CYP3A4-Hemmer (Makrolide, Azole, Proteasehemmer) können Oxycodon-Plasmaspiegel anheben. CYP3A4-Induktoren (Rifampicin, Carbamazepin, Johanniskraut, Phenytoin) können Oxycodon-Plasmaspiegel senken.
GE: Abhängigkeit bzw. Hyperalgesie möglich; Entzugssymptome beim Absetzen.
WH: Vorsicht bei eingeschränkter Leber-, Nieren-, Lungenfunktion, Myxödem, Hypothyreose, M. Addison, toxischer Psychose, Kopfverletzungen (erhöhtem Hirndruck), Hypotonie, Konvulsionen, Delirium tremens, Hypovolämie, Gallenwegserkrankungen, Pankreatitis, Darmentzündungen, nach Bauchoperationen, Prostatahypertrophie, Nebennierenrindeninsuffizienz, akutem Alkoholismus, geschwächten Patienten. Präoperativ oder 12-24 Std. postoperativ nicht empfohlen. Verkehrshinweis.
Bei **Überdosierung** stecknadelkopfgroße Pupillen, Atemdepression, Kollaps. Antidot Naloxon (0,8 mg i.v., alle 2-3 min nach Bedarf wiederholen).
PG: 30 ST * (EKO: N) [€ 30,20]

OxyContin retard 10 mg - Filmtabletten — 02A01

(Z.Nr. 1-23358) NR. SG. P. — N02AA05
ZI: Mundipharma, Wien
Z: 1 Filmtablette enthält: Oxycodon hydrochlorid 10 mg (entspr. Oxycodon 9 mg), Lactose monohydrat 69,25 mg (entspr. Lactose), Povidon, Ammoniummethacrylat-Polymer-Dispersion, Sorbinsäure, Triacetin, Stearylalkohol, Talkum, Magnesium stearat; Filmüberzug: (entspr. Hypromellose) (entspr. Titandioxid) (entspr. Macrogol) (entspr. Hydroxypropylcellulose).
Kurzinformation: siehe OxyContin retard 5 mg - Filmtabletten, → S. 1064
PG: 30 ST * (EKO: N) [€ 30,65]

OxyContin retard 20 mg - Filmtabletten — 02A01

(Z.Nr. 1-23359) NR. SG. P. — N02AA05
ZI: Mundipharma, Wien
Z: 1 Filmtablette enthält: Oxycodon hydrochlorid 20 mg (entspr. Oxycodon 18 mg), Lactose monohydrat 59,25 mg (entspr. Lactose), Povidon, Ammoniummethacrylat-Polymer-Dispersion, Sorbinsäure, Triacetin, Stearylalkohol, Talkum, Magnesium stearat; Filmüberzug: (entspr. Hypromellose) (entspr. Titandioxid) (entspr. Macrogol) (entspr. Polysorbat 80) (entspr. Eisenoxyde).
Kurzinformation: siehe OxyContin retard 5 mg - Filmtabletten, → S. 1064
PG: 30 ST * (EKO: N) [€ 49,05]

OxyContin retard 40 mg - Filmtabletten — 02A01

(Z.Nr. 1-23360) NR. SG. P. — N02AA05
ZI: Mundipharma, Wien
Z: 1 Filmtablette enthält: Oxycodon hydrochlorid 40 mg (entspr. Oxycodon 36 mg), Lactose monohydrat 35,25 mg (entspr. Lactose), Povidon, Ammoniummethacrylat-Polymer-Dispersion, Sorbinsäure, Triacetin, Stearylalkohol, Talkum, Magnesium stearat; Filmüberzug: (entspr. Hypromellose) (entspr. Titandioxid) (entspr. Macrogol) (entspr. Polysorbat 80) (entspr. Eisenoxyde).
Kurzinformation: siehe OxyContin retard 5 mg - Filmtablet-

ten, → S. 1064
PG: 30 ST * (EKO: N) [€ 81,50]

OxyContin retard 80 mg - Filmtabletten 02A01
(Z.Nr. 1-23361) NR. SG. P. N02AA05
ZI: Mundipharma, Wien
Z: 1 Filmtablette enthält: Oxycodon hydrochlorid 80 mg (entspr. Oxycodon 72 mg), Lactose monohydrat 78,5 mg (entspr. Lactose), Povidon, Ammoniummethacrylat-Polymer-Dispersion, Sorbinsäure, Triacetin, Stearylalkohol, Talkum, Magnesium stearat; Filmüberzug: (entspr. Hypromellose) (entspr. Titandioxid) (entspr. Macrogol) (entspr. Hydroxypropylcellulose) (entspr. Eisenoxyde) (entspr. Indigocarmin Aluminiumlack).
Kurzinformation: siehe OxyContin retard 5 mg - Filmtabletten, → S. 1064
PG: 30 ST * (EKO: N) [€ 140,75]

🐾 *Oxyfluke 34 mg/ml - Suspension zum Eingeben für Rinder und Schafe* 803B1
(Z.Nr. 8-38127) RP. P. VNW. nicht im Handel. QP52AG06

Oxygerolan 5 mg - Filmtabletten 02A01
(Z.Nr. 1-30177) NR. SG. P. N02AA05
ZI: G.L. Pharma, Lannach
Z: 1 Filmtablette enthält: Oxycodon hydrochlorid 5 mg (entspr. Oxycodon 4,48 mg), Tablettenkern: Carboxymethylstärke, Natrium Typ A, Lactose 32,24 mg (entspr. Lactose monohydrat), Cellulose, mikrokristalline, Siliciumdioxid, hochdispers, wasserfrei, Magnesium stearat; Tablettenüberzug: Poly(vinylalkohol), Talkum, Titandioxid, Macrogol 3350, Soja-Lecithin 0,105 mg, Indigocarmin Aluminiumlack, Ponceau 4R Lack 0,0024 mg.
EW: Opioid-Agonist.
AG: Starke Schmerzen.
AA: Alle 4-6 Std. mit ausreichend Flüssigkeit (kein Alkohol) einnehmen.
DO: Anfangsdosis 5 mg alle 6 Std.; Dosissteigerung nach Bedarf. (10-13 mg OxycodonHCl entsprechen 20 mg Morphinsulfat als Filmtablette). Für Kinder nicht empfohlen.
GA: Schwere Atemdepression, schwere chronisch obstruktive Lungenerkrankungen, Cor pulmonale, schweres Asthma bronchiale, paralytischer Ileus, akutes Abdomen, verzögerte Magenentleerung.
SST: Anwendung nach Möglichkeit vermeiden (Entzugssymptome und Atemdepression des Neugeborenen möglich).
NW: Opioidartig: Atemdepression, Miosis, Krämpfe der glatten Muskulatur (Bronchialmuskel), Übelkeit, Obstipation, Dämpfung des Hustenreflexes, Psyche, ZNS-Dämpfung, aber auch Krämpfe, Hyperalgesie, Kreislauf, Dyspnoe, Haut (Juckreiz), Überempfindlichkeit, Harnwege, Schwitzen, hormonelle Veränderungen.
WW: Alkohol meiden. Besondere Vorsicht: Benzodiazepine (Atemdepression). Vorsicht: ZNS-Dämpfer, Anticholinergika, MAO-Hemmer, CYP3A4-Induktoren und -Hemmer, CYP2D6-Hemmer (Paroxetin, Fluoxetin, Chinidin). Arzneimittel mit serotonerger Wirkung (Serotoninsyndrom).
GE: Toleranz, Abhängigkeit und Entzugssymptome möglich (auch Kreuztoleranz zu anderen Opioiden).
WH: Bei Verdacht auf paralytischen Ileus sofort absetzen. Auf Atemdepression achten. Cave Alkohol. Vorsicht bei jeder anderen schweren Organerkrankung, Schilddrüsenunterfunktion, Hypotonie, toxisch bedingten Psychosen, Prostatahypertrophie, Kopfverletzungen, älteren oder geschwächten Patienten. Verkehrshinweis; bei stabiler Therapie generelles Fahrverbot nicht erforderlich. Missbrauchspotential beachten. Positive Dopingkontrollen.
Bei Überdosierung Antidot Opiatantagonist (z.B. 0,4-2 mg Naloxon i.v. bei Erwachsenen, 0,01 mg/kg KG bei Kindern).
PG: 10 ST (2) (EKO: G) [€ 4,25], 30 ST (EKO: G) [€ 8,65]

Oxygerolan 10 mg - Filmtabletten 02A01
(Z.Nr. 1-30178) NR. SG. P. N02AA05
ZI: G.L. Pharma, Lannach
Z: 1 Filmtablette enthält: Oxycodon hydrochlorid 10 mg (entspr. Oxycodon 8,97 mg), Tablettenkern: Carboxymethylstärke, Natrium Typ A, Lactose 64,48 mg (entspr. Lactose monohydrat), Cellulose, mikrokristalline, Siliciumdioxid, hochdispers, wasserfrei, Magnesium stearat; Tablettenüberzug: Poly(vinylalkohol), Talkum, Titandioxid, Macrogol 3350, Soja-Lecithin 0,21 mg, Indigocarmin Aluminiumlack.
Kurzinformation: siehe Oxygerolan 5 mg - Filmtabletten, → S. 1065
PG: 10 ST (2) (EKO: G) [€ 6,45], 30 ST (EKO: G) [€ 13,55]

Oxygerolan 20 mg - Filmtabletten 02A01
(Z.Nr. 1-37551) NR. SG. P. nicht im Handel. N02AA05

Oxygerolan 10 mg/ml - Injektions-/Infusionslösung 02A01
(Z.Nr. 1-38492) NR. SG. P. nicht im Handel. N02AA05

Oxygerolan 1 mg/ml - Lösung zum Einnehmen 02A01
(Z.Nr. 1-38494) NR. SG. P. nicht im Handel. N02AA05

Oxygerolan 10 mg/ml - Lösung zum Einnehmen 02A01
(Z.Nr. 1-38493) NR. SG. P. nicht im Handel. N02AA05

Oxygerolan 5 mg - Retardtabletten 02A01
(Z.Nr. 1-29619) NR. SG. P. N02AA05
ZI: G.L. Pharma, Lannach
Z: 1 Retardtablette enthält: Oxycodon hydrochlorid 5 mg (entspr. Oxycodon 4,48 mg), Tablettenkern: Kollidon SR: (entspr. Poly(vinylacetat)) (entspr. Povidon) (entspr. Natriumdodecylsulfat) (entspr. Siliciumdioxid), Cellulose, mikrokristalline, Siliciumdioxid, hochdispers, wasserfrei, Magnesium stearat (pflanzlich); Tablettenüberzug: Poly(vinylalkohol), Talkum, Titandioxid, Macrogol 3350, Soja-Lecithin 0,105 mg, Eisenoxid gelb, Eisenoxid schwarz, Indigocarmin Aluminiumlack.
EW: Opioid-Agonist.
AG: Starke Schmerzen, die Opioid-Analgetika bedürfen.
AA: 2mal tgl. mit ausreichend Flüssigkeit im Ganzen einnehmen.
DO: Initial 10 mg alle 12 Std. (10-13 mg Oxycodon-hydrochlorid entspricht 20 mg Morphinsulfat, jeweils retardiert). Dosisanpassung nach Bedarf (bei Tumorschmerzen bis 400 mg tgl.). Nicht für Kinder unter 12 Jahren.
GA: Schwere Atemdepression, schwere chronisch obstruktive Lungenerkrankungen, Cor pulmonale, schweres Asthma bronchiale, paralytischer Ileus, akutes Abdomen, verzögerte Magenentleerung.
SST: Anwendung nach Möglichkeit vermeiden (Entzugssymptome und Atemdepression des Neugeborenen möglich).
NW: Opioidartig: Atemdepression, Miosis, Krämpfe der glatten Muskulatur (Bronchialmuskel), Übelkeit, Obstipation, Dämpfung des Hustenreflexes, Psyche, ZNS-Dämpfung, aber auch Krämpfe, Hyperalgesie, Kreislauf, Dyspnoe, Haut (Juckreiz), Überempfindlichkeit, Harnwege, Schwitzen, hormonelle Veränderungen.
WW: Alkohol meiden. Besondere Vorsicht: Benzodiazepine (Atemdepression). Vorsicht: ZNS-Dämpfer, Anticholinergika, MAO-Hemmer, CYP3A4-Induktoren und -Hemmer, CYP2D6-Hemmer (Paroxetin, Fluoxetin, Chinidin). Arzneimittel mit serotonerger Wirkung (Serotoninsyndrom).
GE: Toleranz, Abhängigkeit und Entzugssymptome möglich (auch Kreuztoleranz zu anderen Opioiden).
WH: Bei Verdacht auf paralytischen Ileus sofort absetzen. Auf Atemdepression achten. Cave Alkohol. Vorsicht bei jeder anderen schweren Organerkrankung, Schilddrüsenunterfunktion, Hypotonie, toxisch bedingten Psychosen, Prostatahypertrophie, Kopfverletzungen, älteren oder geschwächten Patienten. Verkehrshinweis; bei stabiler Therapie generelles Fahrverbot nicht erforderlich. Missbrauchspotential beachten. Positive Dopingkontrollen.
Bei Überdosierung Antidot Opiatantagonist (z.B. 0,4-2 mg Naloxon i.v. bei Erwachsenen, 0,01 mg/kg KG bei Kindern).
PG: 10 ST (2) (EKO: G) [€ 3,55], 30 ST (EKO: G) [€ 8,55], 60 ST (EKO: G) [€ 13,85]

Oxygerolan 10 mg - Retardtabletten 02A01
(Z.Nr. 1-29620) NR. SG. P. N02AA05
ZI: G.L. Pharma, Lannach
Z: 1 Retardtablette enthält: Oxycodon hydrochlorid 10 mg (entspr. Oxycodon 8,97 mg), Tablettenkern: Kollidon SR: (entspr. Poly(vinylacetat)) (entspr. Povidon) (entspr. Natriumdodecylsulfat) (entspr. Siliciumdioxid), Cellulose, mikrokristalline, Siliciumdioxid, hochdispers, wasserfrei, Magnesium stearat (pflanzlich); Tablettenüberzug: Poly(vinylalkohol), Talkum, Titandioxid, Macrogol 3350, Soja-Lecithin 0,21 mg.
Kurzinformation: siehe Oxygerolan 5 mg - Retardtabletten, → S. 1065
PG: 10 ST (2) (EKO: G) [€ 5,50], 30 ST (EKO: G) [€ 13,85], 60 ST (EKO: G) [€ 25,45]

Oxygerolan 20 mg - Retardtabletten 02A01
(Z.Nr. 1-29621) NR. SG. P. N02AA05
ZI: G.L. Pharma, Lannach
Z: 1 Retardtablette enthält: Oxycodon hydrochlorid 20 mg (entspr. Oxycodon 17,93 mg), Tablettenkern: Kollidon SR: (entspr. Poly(vinylacetat)) (entspr. Povidon) (entspr. Natriumdodecylsulfat) (entspr. Siliciumdioxid), Cellulose, mikrokristalline, Siliciumdioxid, hochdispers, wasserfrei, Magnesium stearat (pflanzlich); Tablettenüberzug: Poly(vinylalkohol), Talkum, Titandioxid, Macrogol 3350, Soja-Lecithin 0,105 mg, Eisenoxid gelb, Eisenoxid schwarz, Eisenoxid rot.
Kurzinformation: siehe Oxygerolan 5 mg - Retardtabletten, → S. 1065
PG: 10 ST (2) (EKO: G) [€ 8,80], 30 ST (EKO: G) [€ 21,35], 60 ST (EKO: G) [€ 33,45]

Oxygerolan 40 mg - Retardtabletten 02A01
(Z.Nr. 1-29622) NR. SG. P. N02AA05
ZI: G.L. Pharma, Lannach
Z: 1 Retardtablette enthält: Oxycodon hydrochlorid 40 mg (entspr. Oxycodon 35,86 mg), Tablettenkern: Kollidon SR: (entspr. Poly(vinylacetat)) (entspr. Povidon) (entspr. Natriumdodecylsulfat) (entspr. Siliciumdioxid), Cellulose, mikrokristalline, Siliciumdioxid, hochdispers, wasserfrei, Magnesium stearat (pflanzlich); Tablettenüberzug: Poly(vinylalkohol), Talkum, Titandioxid, Macrogol 3350, Soja-Lecithin 0,21 mg, Eisenoxid gelb, Eisenoxid schwarz, Eisenoxid rot.
Kurzinformation: siehe Oxygerolan 5 mg - Retardtabletten, → S. 1065
PG: 10 ST (2) (EKO: G) [€ 14,25], 30 ST (EKO: G) [€ 33,50], 60 ST (EKO: G) [€ 53,60]

Oxygerolan 80 mg - Retardtabletten 02A01
(Z.Nr. 1-29624) NR. SG. P. N02AA05
ZI: G.L. Pharma, Lannach
Z: 1 Retardtablette enthält: Oxycodon hydrochlorid 80 mg (entspr. Oxycodon 71,72 mg), Tablettenkern: Kollidon SR: (entspr. Poly(vinylacetat)) (entspr. Povidon) (entspr. Natriumdodecylsulfat) (entspr. Siliciumdioxid), Cellulose, mikrokristalline, Siliciumdioxid, hochdispers, wasserfrei, Magnesium stearat (pflanzlich); Tablettenüberzug: Poly(vinylalkohol), Talkum, Titandioxid, Macrogol 3350, Soja-Lecithin 0,525 mg, Eisenoxid gelb, Eisenoxid schwarz, Indigocarmin Aluminiumlack.
Kurzinformation: siehe Oxygerolan 5 mg - Retardtabletten, → S. 1065
PG: 10 ST (2) (EKO: G) [€ 21,70], 30 ST (EKO: G) [€ 53,60], 60 ST (EKO: G) [€ 94,50]

Oxyglobin 130 mg/ml - Infusionslösung für Hunde 810B
(Z.Nr. EU/2/99/015/*) NR. P. nicht im Handel. QB05AA

Oxylanox 5 mg/2,5 mg - Retardtabletten 02A07
(Z.Nr. 1-38009) NR. SG. P. nicht im Handel. N02AA55

Oxylanox 10 mg/5 mg - Retardtabletten 02A07
(Z.Nr. 1-38010) NR. SG. P. nicht im Handel. N02AA55

Oxylanox 20 mg/10 mg - Retardtabletten 02A07
(Z.Nr. 1-38011) NR. SG. P. nicht im Handel. N02AA55

Oxylanox 30 mg/15 mg - Retardtabletten 02A07
(Z.Nr. 1-38012) NR. SG. P. nicht im Handel. N02AA55

Oxylanox 40 mg/20 mg - Retardtabletten 02A07
(Z.Nr. 1-38013) NR. SG. P. nicht im Handel. N02AA55

OxyNorm 10 mg/ml - Injektions-/Infusionslösung 02A01
(Z.Nr. 1-28001) NR. SG. P. nicht im Handel. N02AA05

OxyNorm 5 mg - Kapseln 02A01
(Z.Nr. 1-25659) NR. SG. P. N02AA05
ZI: Mundipharma, Wien
Z: 1 Kapsel enthält: Oxycodon hydrochlorid 5 mg (entspr. Oxycodon 4,5 mg), Cellulose, mikrokristalline, Magnesium stearat, Titandioxid, Eisenoxyde, Indigokarmin, Natrium laurylsulfat, Gelatine, Gelborange S 0,019 mg, Markierungstinte: Schellack, Eisenoxid (E 172), Propylenglycol.
EW: Opioid-Agonist.
AG: Starke Schmerzen.
AA: Oral alle 4-6 Stunden. Kapseln im Ganzen mit ausreichend Wasser schlucken.
DO: Initial 5 mg; Dosistitration nach Bedarf. 20 mg orale Morphin entsprechen 10 mg oralem Oxycodon. Für Personen unter 20 Jahren nicht empfohlen.
GA: Schwere Atemdepression, Kopfverletzung, paralytischer Ileus, akutes Abdomen, verzögerte Magenentleerung, schwere obstruktive Atemwegserkrankung, schweres Bronchialasthma, Cor pulmonale, Hyperkapnie, akute Leberschäden.
SST: Möglichst nicht anwenden, nicht stillen.
NW: Übelkeit, Obstipation, Atemdepression, Ödeme, ZNS, Hyperalgesie, Psyche, Sehstörungen (Miosis), Tinnitus, Hypotonie, Palpitationen, Bronchospasmus, Magen/Darm, Haut, Niere, Impotenz, Fieber, Allergien.
WW: Besondere Vorsicht: Benzodiazepine (Atemdepression). Vorsicht: MAO-Hemmer-Therapie während der letzten 2 Wochen; ZNS-Dämpfer verstärkt. Serotonerge Substanzen (Serotoninsyndrom), Anticholinergika (verstärkt anticholinerge NW). Alkohol meiden. CYP3A4-Hemmer (Makrolide, Azole, Proteasehemmer) können Oxycodon-Plasmaspiegel anheben. CYP3A4-Induktoren (Rifampicin, Carbamazepin, Johanniskraut, Phenytoin) können Oxycodon-Plasmaspiegel senken.
GE: Toleranz und Abhängigkeit möglich. Bei abruptem Absetzen Entzugssyndrom möglich.
WH: Vorsicht bei opiatabhängigen Patienten, toxischer Psychose, erhöhtem Hirndruck, Krämpfen, Hypovolämie, Gallen-, Harnleiterkoliken, Pankreatitis, Darmerkrankungen, Prostatahyperplasie, Nebennierenrindeninsuffizienz, Hypothyreose, Erkrankungen der Atemwege, Alkoholismus, Leber-, Nierenschäden, geschwächten oder älteren Patienten, paralytischem Ileus, nach Bauchoperationen. Missbrauchsprofil beachten. Verkehrshinweis.
Bei Überdosierung Naloxon (0,8 mg i.v., ev. alle 2-3 Minuten oder 2 mg als Infusion; bei weniger schweren Fällen 0,2 mg i.v. dann 0,1 mg alle 2 min. nach Bedarf).
PG: 30 ST * (EKO: N) [€ 14,90]

OxyNorm 10 mg - Kapseln 02A01
(Z.Nr. 1-25660) NR. SG. P. n.l. N02AA05
ZI: Mundipharma, Wien
Z: 1 Kapsel enthält: Oxycodon hydrochlorid 10 mg (entspr. Oxycodon 9 mg), Cellulose, mikrokristalline, Magnesium stearat, Titandioxid, Eisenoxyde, Indigokarmin, Natrium laurylsulfat, Gelatine, Markierungstinte: Schellack, Eisenoxid (E 172), Propylenglycol.
PG: 30 ST * (EKO: N) [€ 28,00 n.l.]

OxyNorm 20 mg - Kapseln 02A01
(Z.Nr. 1-25661) NR. SG. P. N02AA05
ZI: Mundipharma, Wien
Z: 1 Kapsel enthält: Oxycodon hydrochlorid 20 mg (entspr. Oxycodon 18 mg), Cellulose, mikrokristalline, Magnesium stearat, Titandioxid, Eisenoxyde, Indigokarmin, Natrium laurylsulfat, Gelatine, Markierungstinte: Schellack, Eisenoxid (E 172), Propylenglycol.
Kurzinformation: siehe OxyNorm 5 mg - Kapseln, → S. 1066
PG: 30 ST * (EKO: N) [€ 51,20]

Oxytetracyclin "Agrar Service" 371 mg/g - Pulver zum Eingeben für Tiere 801AE
(Z.Nr. 8-00399) NR. P. VNW. QJ01AA06
ZI: AniMed Service, Graz
Z: 1 g enthält: Oxytetracyclin 371 mg (entspr. Oxytetracyclin hydrochlorid), Siliciumdioxid, Glucose monohydrat.
EW: Tetrazyklin-Antibiotikum; bakteriostatisch.
AG: Bakteriell bedingte Infektionen (insbesondere des Respirationstraktes) bei Schweinen, Kälbern, Hühnern und Puten.
AA: Zum Eingeben über Trinkwasser, Tränke oder Futter.
DO: Schwein, Kalb: TD 40 mg Oxytetracyclin-HCl/ kg KG. Huhn, Pute: TD 80 mg Oxytetracyclin-HCl/ kg KG. Anwendungsdauer: Schwein, Kalb 7-10 Tage, Geflügel 4-6 Tage. TD auf 2 ED aufteilen.
GA: Schwere Leber- und Nierenschäden, ruminierende Wiederkäuer, Infektionen mit Tetrazyklin-resistenten Erregern.
SST: Im letzten Drittel der Trächtigkeit nicht empfohlen (Zahnverfärbungen, Störungen der Kalzifizierung). Anwendung bei Legetieren möglich.
NW: Allergie/Anaphylaxie, Leber, Niere, Photodermatitis, bei Überdosierung Schäden der Darmflora, Meteorismus.
WW: Nicht mit bakteriziden Verbindungen kombinieren. Nicht mit polyvalenten Kationen mischen. Heparin (antagonisiert), Muskelrelaxantien, Narkotika (Atemlähmung).
WH: Vor der Behandlung Sensitivität der Erreger überprüfen. Ausreichende Wasserversorgung gewährleisten.
VNW: Essbare Gewebe, Eier: 14 Tage.
PG: 1 KG VNW [€ 51,05], 5 KG VNW [€ 196,15], 10 KG VNW [€ 350,60], **5X1** 5 KG VNW [€ 203,90]

Oxytetracyclin "AniMed Service" 371 mg/g - Pulver zum Eingeben für Tiere 801AE
(Z.Nr. 8-00616) NR. P. VNW. nicht im Handel. QJ01AA06

Oxytetracyclin 371 mg/g "Chevita" Arzneimittel-Vormischung zur Herstellung von Fütterungsarzneimittel für Schweine 801AE
(Z.Nr. 8-70013) NR. P. VNW. QJ01AA06
ZI: Chevita Tierarzneimittel, Wels
Z: 1 g enthält: Oxytetracyclin hydrochlorid 400 mg (entspr. Oxytetracyclin 371 mg), Dextrose Monohydrat, Siliciumdioxid.
EW: Bakteriostatisch.
AG: Bakteriell bedingte Erkrankungen des Atmungs- und Verdauungstraktes und des Urogenitalapparates beim Schwein.
AA: Zum Eingeben nach Vermischen mit Futter oder Wasser.
DO: 40 mg/kg KG tgl. über 7-10 (max. 14) Tage.
GA: Leber , Blutbild-, Nierenschäden.
SST: Nutzen/Risiko-Abwägung, Unbedenklichkeit während Laktation nicht belegt.
NW: Störung der Darmflora, Niere, Leber, Photodermatitis, Allergie.

WW: Polyvalente Kationen (verminderte Resorption), Antikoagulantien antagonisiert, bakterizide Antibiotika beeinträchtigt.
WH: Deutlich gestörte Tiere parenteral behandeln. Ausreichend Trinkwasser zuführen.
VNW: Essbare Gewebe 14 Tage.
PG: 5000 G VNW [€ 189,80]

🐾 Oxytetracyclin "Chevita" 371 mg/g - Pulver zum Eingeben für Kälber und Schweine 801AE

(Z.Nr. 8-00609) NR. P. VNW. QJ01AA06
ZI: Chevita Tierarzneimittel, Wels
Z: 1 g Pulver enthält: Oxytetracyclin hydrochlorid 400 mg (entspr. Oxytetracyclin 371 mg/g), Dextrose Monohydrat, Siliciumdioxid.
EW: Tetrazyklin, bakteriostatisch.
AG: Bakterielle Infektionskrankheiten der Atemwege, des Urogenitalapparates und des Verdauungstraktes bei Kälbern und Schweinen.
AA: Zum Eingeben mit Futter, Tränke oder Trinkwasser.
DO: TD 10 g Pulver/100 kg KG in 2 ED.
Anwendungsdauer: 7-10(-14) Tage.
GA: Schwere Leber-, Nierenschäden, Blutbildschäden, Tetrazyklinresistenz, ruminierende Kälber.
SST: Nutzen/Risiko-Abwägung.
NW: Magen/Darm, Niere, Leber, Photodermatitis, Allergien.
WW: Polyvalente Kationen (Kalzium, Magnesium, Eisen) nicht kombinieren: Verminderte Resorption. Antikoagulantien verstärkt. Nicht mit bakteriziden Verbindungen verabreichen.
VNW: Essbare Gewebe 14 Tage. Nicht für Tiere, deren Milch für menschlichen Verzehr vorgesehen ist.
PG: 1000 G VNW [€ 49,40], 5000 G VNW [€ 189,80]

🐾 Oxytetra-Mix 185 mg/g - Pulver zum Eingeben für Schweine, Hühner und Puten 801AE

(Z.Nr. 8-70023) NR. P. VNW. QJ01AA06
ZI: AniMed Service, Graz
Z: 1 g Pulver enthält: Oxytetracyclin 185 mg (entspr. Oxytetracyclin hydrochlorid 200 mg), Siliciumdioxid, Glucose monohydrat.
EW: Bakteriostatisches Antibiotikum.
AG: Infektionen der Atemwege durch Pasteurella multocida oder Mycoplasma spp. bei Schweinen, Hühner und Puten.
AA: Zum Eingeben über Futter oder Tränke. TD auf Morgen- und Abendfütterung aufteilen.
DO: **Schwein:** 40 mg Oxytetracyclin-HCl/ kg KG/ Tag.
Hühner, Puten: 80 mg Oxytetracyclin-HCl/ kg KG/ Tag.
Anwendungsdauer 7- 10 Tage (Schwein) bzw. 4- 6 Tage (Geflügel).
GA: Schwere Leber-, Nierenschäden.
SST: Bei trächtigen oder laktierenden Säuen nicht anwenden. Anwendung bei Legetieren möglich.
NW: Allergische Reaktionen, Meteorismus, Leber, Photodermatitis, Superinfektionen.
WW: Nicht mit bakteriziden Verbindungen kombinieren. Polyvalente Kationen(Resorptionshemmung). Muskelrelaxantien, Narkotika (Atemlähmung). Vorsicht: Antikoagulantien.
WH: Auf ausreichende Wasserversorgung achten.
VNW: Essbares Gewebe: Schwein, Geflügel: 14 Tage. Eier: 14 Tage.
PG: 1 KG VNW [€ 31,05], 5 KG VNW [€ 127,15], 10 KG VNW [€ 219,20], **5X1** 5 KG VNW [€ 135,60]

🐾 *Oxytocin "Gräub" 10 I.E./ml - Injektionslösung für Tiere* 822AD, 833AE
(Z.Nr. 8-00120) RP. P. E. nicht im Handel.
QH01BB02

🐾 Oxytocin "Vana" 10 IE/ml - Injektionslösung für Tiere 822AD, 833AE

(Z.Nr. 8-00340) RP. P. E.
QH01BB02
ZI: Vana, Wien
Z: 1 ml enthält: Oxytocin 10 IE (entspr. → 16,6 µg), Chlorbutanol 5 mg, Essigsäure, Natriumchlorid, Wasser für Injektionszwecke.
EW: Synthetisches Oxytocin.
AG: Zur Anregung der Uteruskontraktionen während des Partus bei komplett geöffneter Zervix und im Frühpuerperium, Wehenschwäche, Unterstützung der Uterusinvolution, Retentio secundinarum, Kontrolle von Uterusblutungen post partum, Agalaktie post partum, zur Entfernung der Residualmilch bei Mastitistherapie.
AA: I.m., s.c., i.v.
DO: I.m. und s.c.: Stute, Kuh: 1-4 ml (10-40 I.E. pro Tier) Schaf, Ziege: 0,2-1 ml (2-10 I.E. pro Tier) Sau: 1-1,5 ml (10-15 I.E. pro Tier) Hündin: 0,2-1 ml (2-10 I.E. pro Tier) Katze: 0,2-0,5 ml (2 - 5 I.E. pro Tier) I.v.: Ein Viertel der i.m. oder s.c. Dosis 1:10 verdünnt injizieren.
GA: Mechanische Geburtshindernisse, nicht geöffnete Zervix, nicht zur Geburt vorbereitete Stuten.
SST: Siehe AG und GA.
NW: Geburtskomplikationen, Dauerkontraktion des Uterus, Uterusruptur, Tachykardie, Blutdruckabfall, Geburtsverhalten beim Schwein, Ferkeldiarrhoe.
WW: Beta-Adrenolytika, Prostaglandine verstärkend.
PG: 10 ML VN [€ 6,95], 25 ML VN [€ 9,90], 50 ML VN [€ 10,40]

Ozased 2 mg/ml - Lösung zum Einnehmen im Einzeldosisbehältnis 18B

(Z.Nr. 1-39462) NR. P1. P. N05CD08
ZI: Primex Pharmaceuticals, Helsinki, Finnland
Z: 1 ml enthält: Midazolam 2 mg, Citronensäure monohydrat, Gammacyclodextrin, Sucralose, Orangengeschmack (entspr. Ethanol 70-80 %), Natriumhydroxid zur pH-Wert-Einstellung, Wasser für Injektionszwecke.
EW: Benzodiazepin; sedierend.
AG: Mäßige Sedierung vor Eingriffen, Narkoseprämedikation.
AA: **Oral zum Einnehmen** mit speziellem Applikator ca. 30 min. vor dem Eingriff oder der Narkose. Verabreichung nur durch medizinisches Fachpersonal.
DO: Kinder ab 6 Monaten und Jugendliche: ED 0,25 mg/kg KG. MD 20 mg (= 2 Ampullen).
GA: Myasthenie, schwere Ateminsuffizienz, anatomische Anomalien der Atemwege, Lungenerkrankungen, Schlafapnoe- Syndrom, schwere Leberschäden.
SST: Keine Daten bei Schwangeren, Risiko für das Neugeborene beachten. Stillen 24 Std. unterbrechen.
NW: Psyche (paradoxe Reaktionen), anterograde Amnesie, ZNS (Übersedierung), Atemwege, Magen/Darm, Haut, Diplopie, Überempfindlichkeit.
WW: Cave Alkohol! Nicht empfohlen: Andere Sedativa / Hypnotika. Vorsicht: CYP3A4- Hemmer (z.B. Azole, Makrolide, Kalziumkanalblocker, Aprepitant, Cimetidin, Ranitidin, Fluvoxamin, Propiverin, Grapefruitsaft), CYP3A4- Induktoren (z.B. Rifampicin, Efavirenz, Johanniskraut).
WH: Vorsicht bei chronischer respiratorischer Insuffizienz, Herz-, Niereninsuffizienz, schlechtem Allgemeinzustand, Alkoholismus oder Dogenabhängigkeit. Strenger Verkehrshinweis.
Bei Überdosierung: Antidot Flumazenil.
PG: 10 ST * (EKO: N) [€ 347,25]

O

▼ Ozempic 0,25 mg - Injektionslösung in einem Fertigpen 06C

(Z.Nr. EU/1/17/1251/*) NR. P. E. A10BJ06
ZI: Novo-Nordisk, Bagsvaerd, Dänemark
Z: 1 Dosis enthält in 0,19 ml Lösung: Semaglutid 0,25 mg, hergestellt durch rekombinante DNA-Technologie in Saccharomyces cerevisiae, Natriummonohydrogenphosphat-dihydrat, Propylenglycol, Phenol, Salzsäure zur pH-Wert-Einstellung, Natriumhydroxid zur pH-Wert-Einstellung, Wasser für Injektionszwecke.
EW: Antidiabetikum, Glucagon-like-Peptid-1 (GLP-1)-Rezeptoragonist.
AG: Diabetes mellitus Typ 2 (Mono- oder Kombinationstherapie).
AA: S.c., nicht i.v. oder i.m.
DO: Initial 1mal wöchentlich 0,25 mg, nach 4 Wochen 1mal wöchentlich 0,5 mg, nach weiteren 4 Wochen ev. 1mal wöchentlich 1 mg (= MD). Keine Daten an Kindern und Jugendlichen.
SST: Nicht anwenden. Kontrazeption für Frauen im gebärfähigen Alter empfohlen. Reproduktionstoxisch, daher mindestens 2 Monate vor einer geplanten Schwangerschaft absetzen.
NW: Magen/Darm (Übelkeit oder Durchfall sehr häufig), Hypoglykämie, Ketoazidose, akute Pankreatitis, Cholelithiasis, Komplikationen bei diabetischer Retinopathie, Anstieg der Herzfrequenz, lokale Reaktionen.
WW: Semaglutid verzögert Magenentleerung. Vorsicht: Warfarin (INR häufig überwachen).
WH: Bei Diabetes mellitus Typ 1 oder diabetischer Ketoazidose nicht anwenden. Kein Ersatz für Insulin. Verkehrshinweis (Hypoglykämie- Risiko).
PG: 1 ST * (EKO: R) [€ 207,95]

▼ Ozempic 0,25 mg - Injektionslösung in einem Fertigpen 06C

(Z.Nr. EU/1/17/1251/*) NR. P. E. A10BJ06
Parallelimport.
V: Orifarm, Leverkusen, Deutschland
Z: 1 Dosis enthält in 0,19 ml Lösung: Semaglutid 0,25 mg, hergestellt durch rekombinante DNA-Technologie in Saccharomyces cerevisiae, Natriummonohydrogenphosphat-dihydrat, Propylenglycol, Phenol, Salzsäure zur pH-Wert-Einstellung, Natriumhydroxid zur pH-Wert-Einstellung, Wasser für Injektionszwecke.
PG: 1 ST * (EKO: R) [€ 205,20]

▼ Ozempic 0,5 mg - Injektionslösung in einem Fertigpen 06C
(Z.Nr. EU/1/17/1251/*) NR. P. E. A10BJ06
ZI: Novo-Nordisk, Bagsvaerd, Dänemark
Z: 1 Dosis enthält in 0,37 ml Lösung: Semaglutid 0,5 mg, hergestellt durch rekombinante DNA-Technologie in Saccharomyces cerevisiae, Natriummonohydrogenphosphat-dihydrat, Propylenglycol, Phenol, Salzsäure zur pH-Wert-Einstellung, Natriumhydroxid zur pH-Wert-Einstellung, Wasser für Injektionszwecke.
Kurzinformation: siehe Ozempic 0,25 mg - Injektionslösung in einem Fertigpen, → S. 1067
PG: 1 ST * (EKO: R) [€ 207,95]

▼ Ozempic 0,5 mg - Injektionslösung in einem Fertigpen 06C
(Z.Nr. EU/1/17/1251/*) NR. P. E. A10BJ06
Parallelimport.
V: Orifarm, Leverkusen, Deutschland
Z: 1 Dosis enthält in 0,37 ml Lösung: Semaglutid 0,5 mg, hergestellt durch rekombinante DNA-Technologie in Saccharomyces cerevisiae, Natriummonohydrogenphosphat-dihydrat, Propylenglycol, Phenol, Salzsäure zur pH-Wert-Einstellung, Natriumhydroxid zur pH-Wert-Einstellung, Wasser für Injektionszwecke.
PG: 1 ST * (EKO: R) [€ 205,20]

▼ Ozempic 1 mg - Injektionslösung in einem Fertigpen 06C
(Z.Nr. EU/1/17/1251/*) NR. P. E. A10BJ06
ZI: Novo-Nordisk, Bagsvaerd, Dänemark
Z: 1 Dosis enthält in 0,74 ml Lösung: Semaglutid 1 mg, hergestellt durch rekombinante DNA-Technologie in Saccharomyces cerevisiae, Natriummonohydrogenphosphat-dihydrat, Propylenglycol, Phenol, Salzsäure zur pH-Wert-Einstellung, Natriumhydroxid zur pH-Wert-Einstellung, Wasser für Injektionszwecke.
Kurzinformation: siehe Ozempic 0,25 mg - Injektionslösung in einem Fertigpen, → S. 1067
PG: 1 ST * (EKO: R) [€ 207,95]

▼ Ozempic 1 mg - Injektionslösung in einem Fertigpen 06C
(Z.Nr. EU/1/17/1251/*) NR. P. E. A10BJ06
Parallelimport.
V: Orifarm, Leverkusen, Deutschland
Z: 1 Dosis enthält in 0,74 ml Lösung: Semaglutid 1 mg, hergestellt durch rekombinante DNA-Technologie in Saccharomyces cerevisiae, Natriummonohydrogenphosphat-dihydrat, Propylenglycol, Phenol, Salzsäure zur pH-Wert-Einstellung, Natriumhydroxid zur pH-Wert-Einstellung, Wasser für Injektionszwecke.
PG: 1 ST * (EKO: R) [€ 205,20]

Ozurdex 700 Mikrogramm - intravitreales Implantat in einem Applikator 47D01
(Z.Nr. EU/1/10/638/*) NR. P. S01BA01
ZI: Allergan Pharmaceuticals, Westport, Irland
Z: 1 Implantat enthält: Dexamethason 700 µg, Poly(D,L-Lactid-co-Glycolid) 50:50 mit Ester-Endgruppen, Poly(D,L-Lactid-co-Glycolid) 50:50 mit Säure-Endgruppen.
EW: Antiphlogistisch.
AG: - Diabetisches Makulaödem.
- Makulaödem infolge eines retinalen Venenastverschlusses oder retinalen Zentralvenenverschlusses.
- Entzündungen des posterioren Augensegments (nicht infektiöse Uveitis).
AA: Intravitreal nach Desinfektion und Lokalanästhesie.
DO: 1 Implantat in das betroffene Auge implantieren. Wiederholungs- behandlungen beim diabetischen Makulaödem nach 6 Monaten. Keine Studien an Kindern und Jugendlichen.
GA: Augeninfektionen, aktiver okulärer Herpes simplex, fortgeschrittenes Glaukom, aphake Augen mit rupturierter posteriorer Linsenkapsel, Augen mit Vorderkammer-Intraokularlinse, Iris- oder transskleral fixierter Intraokularlinse und rupturierter posteriorer Linsenkapsel.
SST: Nutzen/Risiko-Abwägung.
NW: Erhöhter Augeninnendruck, konjunktivale Blutung, Katarakt, Dislokation des Implantats, Hypotonia bulbi, nekrotisierende Retinitis, Netzhaut- ablösung, Retinariss, Kopfschmerzen, Migräne, injektionsbedingte lokale Reaktionen.
WH: Patienten überwachen (u.a. Augeninnendruck). Vorsicht bei Risiko einer Implantatmigration. Bei signifikanter retinaler Ischämie nicht empfohlen.
Verkehrshinweis.
PG: 1 ST * (EKO: N) [€ 1.601,75]

Ozurdex 700 Mikrogramm - intravitreales Implantat in einem Applikator 47D01
(Z.Nr. EU/1/10/638/*) NR. P. Parallelimport. S01BA01
V: Abacus Medicine, Copenhagen, Dänemark
Z: 1 Implantat enthält: Dexamethason 700 µg, Poly(D,L-Lactid-co-Glycolid) 50:50 mit Ester-Endgruppen, Poly(D,L-Lactid-co-Glycolid) 50:50 mit Säure-Endgruppen.
PG: 1 ST * (EKO: N) [€ 1.569,15]

Ozurdex 700 Mikrogramm - intravitreales Implantat in einem Applikator 47D01
(Z.Nr. EU/1/10/638/*) NR. P. Parallelimport. S01BA01
n.l.
V: Haemato Pharm, Schönefeld, Deutschland
Z: 1 Implantat enthält: Dexamethason 700 µg, Poly(D,L-Lactid-co-Glycolid) 50:50 mit Ester-Endgruppen, Poly(D,L-Lactid-co-Glycolid) 50:50 mit Säure-Endgruppen.
PG: 1 ST * (EKO: N) [€ 1.567,75 n.l.]

Ozurdex 700 Mikrogramm - intravitreales Implantat in einem Applikator 47D01
(Z.Nr. EU/1/10/638/*) NR. P. Parallelimport. S01BA01
nicht im Handel.

P.G. 600 - Pulver und Lösungsmittel zur Herstellung einer Injektionslösung für Schweine 822BC

(Z.Nr. 8-14615) NR. P. E. QG03GA99
ZI: Intervet, Wien
Z: 1 Durchstechflasche mit 6,8 mg Pulver enthält: Serumgonadotropin 400 IE, Choriogonadotropin 200 IE, Mannitol 5 mg; Dinatriumhydrogenphosphat-2-Wasser 0,315 mg, Natriumdihydrogenphosphat-2-Wasser 0,33 mg, Lösungsmittel: (entspr. Dinatriumhydrogenphosphat-2-Wasser 0,63 mg), (entspr. Natriumdihydrogenphosphat-2-Wasser 0,66 mg), (entspr. Wasser für Injektionszwecke 998,71 mg).
EW: Gonadotropin-Kombination.
AG: Brunstinduktion nach dem Absetzen der Ferkel, auch bei länger bestehender Brunstlosigkeit; Steigerung der Wurfgröße; Feststellung der Trächtigkeit; Brunstinduktion und -synchronisation bei präpuberalen Jungsauen.
AA: S.c.
DO: 1 Dosis als Einzelinjektion.
Details siehe Austria-Codex - Fachinformation.
GA: Während der Rausche, in der ersten Zyklushälfte, Azyklie infolge follikulärer Zysten und genetischer oder haltungsbedingter Mängel, Pyometra.
NW: Selten Anaphylaxie.
WW: Gn-RH, Prostaglandine.
WH: Nicht von schwangeren Frauen anzuwenden.
PG: 5 ST VN [€ 56,25]

Pabal 100 Mikrogramm/ml - Injektionslösung 29D05

(Z.Nr. 1-26452) NR. P. H01BB03
ZI: Ferring Arzneimittel, Wien
Z: 1 ml enthält: Carbetocin 100 µg, L-Methionin, Bernsteinsäure, Mannitol, Natriumhydroxid zur pH-Wert-Einstellung, Wasser für Injektionszwecke.
EW: Oxytocin, stimuliert Uterus.
AG: Prävention von postpartalen Blutungen aufgrund einer Uterusatonie.
AA: Langsam i.v. oder i.m..
DO: Einmalig 100 µg i.v.
nach einer Kaiserschnittgeburt unter epiduraler oder spinaler Anästhesie.
Oder: Einmalig 100 µg i.v. oder i.m. nach vaginaler Geburt in der Klinik.
Anwendung vorzugsweise vor der Entfernung der Placenta.
Keine Dosisempfehlung für Jugendliche.
GA: Nieren-, Lebeschäden, schwere Herz/Kreislauf-Erkrankungen, Epilepsie.
SST: In der Schwangerschaft kontraindiziert; nicht zur Einleitung der Wehentätigkeit anwenden. Stillen möglich.
NW: Magen/Darm, Kopfschmerzen, Wärmegefühl, Pruritus, Tachykardie, Hypotonie, Hitzewallungen.
WW: Nicht empfohlen: Prostaglandine. Vorsicht: Vasokonstriktoren mit Kaudalanästhesie (Hypertonie), Mutterkornalkaloide, Inhalationsanästhetika (Abschwächung der Uteruswirkung, Arrhythmien).
WH: Nur in geburtshilflichen Kliniken mit erfahrenem Personal anwenden. Nicht vor der Geburt des Kindes anwenden. Kein zweites Mal anwenden. Keine Daten bei (Prä)eklampsie. Vorsicht bei Migräne, Asthma. Positive Dopingkontrollen möglich.
PG: 5 ST * (EKO: N) [€ 205,20]

Paclitaxel Accord 6 mg/ml - Konzentrat zur Herstellung einer Infusionslösung 55F

(Z.Nr. 1-29690) NR. P. L01CD01
ZI: Accord Healthcare, Utrecht, Niederlande
Z: 1 ml enthält: Paclitaxel 6 mg, Ethanol, wasserfrei 391 mg, Macrogolglycerolricinoleat 527 mg (entspr. Poly(oxyethylen)-35-Rizinusöl).
EW: Zytostatikum.
AG: Ovarialkarzinom (First- und Second line-Chemotherapie), Mammakarzinom, fortgeschrittenes nicht-kleinzelliges Bronchialkarzinom, AIDS-assoziiertes Kaposi-Sarkom.
AA: I.v. Infusion über In-Line-Filter mit Mikroporen-Membran (Porendurchmesser max. 0,22 µm).
DO: First line Chemotherapie des Ovarialkarzinoms: 135 mg/m² als 24 stündige Infusion, dann 75 mg/m² Cisplatin. Oder: 175 mg/m² über 3 Std., dann 75 mg/m² Cisplatin.
First oder Second-line-Chemotherapie des Ovarial- und Second-line-Therapie des Mammakarzinoms: 175 mg/m² KOF über 3 Stunden.
First-line-Chemotherapie des Mammakarzinoms: 220 mg/m² KOF 24 Std. nach Doxorubicin (50 mg/m² KOF).
Bronchialkarzinom: 175 mg/m² über 3 Stunden, dann 80 mg/m² Cisplatin. Nach jeder Behandlung 3 Wochen therapiefreies Intervall.
Kaposi-Sarkom: 100 mg/m² KOF über 3 Std. alle 2 Wochen. Prämedikation mit Kortikosteroiden, Antihistaminika und H²-Antagonisten.
Für Kinder und Jugendliche nicht empfohlen.
GA: Neutrophile <1500 Zellen/mm³ (bei Kaposi-Sarkom <1000 Zellen/mm³), schwere Leberschäden, schwere Infektionen bei Kaposi-Sarkom-Patienten.
SST: Zwingende Indikationsstellung (zytotoxisch!). Kontrazeption für Frauen und Männer bis 6 Monate nach der Behandlung erforderlich. Nicht stillen.
NW: Infektionen, Blutbild, Überempfindlichkeit, peripherer Neuropathien, ZNS, Seh-, Hörstörungen, Herz (Hypotonie, Thrombosen, Rhythmusstörungen), Magen/Darm, Leber/Galle, Alopezie, Haut, Mucositis, Arthralgien, Myalgien, disseminierte intravaskuläre Koagulation, Reaktionen an der Injektionsstelle.
WW: Nicht empfohlen: CYP2C8- oder CYP3A4- Induktoren (z.B. Rifampicin, Carbamazepin, Phenytoin). Vorsicht: Andere zytotoxische Substanzen verstärkt myelosuppressiv; keine Impfungen mit Lebendvirusvaccine. Paclitaxel vor Cisplatin applizieren.
WH: Nur von speziell ausgebildeten und erfahrenen Ärzten anzuwenden. Notfallausrüstung für anaphylaktische Reaktionen bereithalten. Kontrollen: Herzfunktion, Blutbild. Vorsicht bei schweren Herzerkrankungen, Alkoholkranken, Epilepsie, Hirnschäden.
PG: 30MG 1 ST * (EKO: N) [€ 121,75], **100MG** 1 ST * (EKO: N) [€ 317,15], **300MG** 1 ST * (EKO: N) [€ 890,20]

Paclitaxel Ebewe 6 mg/ml - Konzentrat zur Herstellung einer Infusionslösung 55F
(Z.Nr. 1-25861) NR. P. nicht im Handel. L01CD01

Paclitaxel Kabi 6 mg/ml - Konzentrat zur Herstellung einer Infusionslösung 55F

(Z.Nr. 1-28438) NR. P. L01CD01
ZI: Fresenius Kabi Austria, Graz
Z: 1 ml Konzentrat enthält: Paclitaxel 6 mg, Ethanol 393 mg, Macrogolglycerolricinoleat (30-35) 530 mg, Citronensäure zur pH-Wert Einstellung.
Kurzinformation: siehe Paclitaxel Accord 6 mg/ml - Konzentrat zur Herstellung einer Infusionslösung, → S. 1069
PG: 100MG 16,7ML 1 ST * (EKO: N) [€ 317,15], **300MG 50ML** 1 ST * (EKO: N) [€ 890,20]

Padma Circosan - Kapseln 39Z02

(Z.Nr. HERB-00037) RPF. P. C04A
ZI: Padma Europe, Wien
Z: 1 Kapsel enthält: Himalayaschartenwurzel 40 mg, Isländisches Moos 40 mg, Nimbaumfrüchte 35 mg, Kardamomenfrüchte 30 mg, Myrobalanenfrüchte 30 mg, Rotes Sandelholz 30 mg, Nelkenpfeffer 25 mg, Marmelosfrüchte 20 mg, Calcium sulfat-Hemihydrat 20 mg, Akeleikraut 15 mg, Süssholzwurzel 15 mg, Spitzwegerichblätter 15 mg, Vogelknöterichkraut 15 mg, Goldfingerkraut 15 mg, Gewürznelken 12 mg, Kaempferia galanga Rhizom 10 mg, Sidakraut 10 mg, Baldrianwurzel 10 mg, Gartenlattichblätter 6 mg, Ringelblumenblütenköpfchen 5 mg, D-Campher 4 mg, Siliciumdioxid, hochdisperses, Hartgelatine.
AG: Traditionell pflanzlich bei kalten Händen und Füßen, Beschwerden beim Gehen, leichten Durchblutungsstörungen.
AA: Oral mit Flüssigkeit ½-1 Std. vor den Mahlzeiten.
DO: Initial 3x 2 Kapseln tgl., dann 1-2 Kapseln tgl. Für Kinder und Jugendliche nicht empfohlen.
GA: Asthma (enthält Campher).
SST: Nicht empfohlen.
NW: Magen/Darm, Haut.
PG: 60 ST * (EKO: N) [€ 27,80], 200 ST * (EKO: N) [€ 65,85]

Padviram 600 mg/200 mg/245 mg - Filmtabletten 35E02
(Z.Nr. 1-37853) NR. P. nicht im Handel. J05AR06

Pädamin - Infusionslösung 37F01

(Z.Nr. 1-19217) RP. P. B05BA01
ZI: Fresenius Kabi Austria, Graz
Z: 1000 ml enthalten: L-Isoleucin 3,5 g, L-Leucin 6,4 g, L-Lysin-L-glutamat-2-Wasser 11,27 g (entspr. L-Lysin 5 g) (entspr. L-Glutaminsäure 5,03 g), L-Methionin 1,2 g, L-Phenylalanin 2,85 g, L-Threonin 3 g, L-Tryptophan 1,38 g, L-Valin 4,5 g, N-Acetyl-L-Cystein 1,48 g (entspr. L-Cystein 1,1 g), L-Arginin 3,9 g, L-Histidin 4,25 g, L-Alanin 8 g, L-Asparaginsäure 0,81 g, L-Glutaminsäure 2,42 g, Aminoessigsäure 3,1 g, L-Ornithin-L-aspartat 3,014 g (entspr. L-Asparaginsäure 1,51 g) (entspr. L-Ornithin 1,5 g), L-Prolin 6,95 g, L-Serin 2,95 g, L-Tyrosin 0,6 g, N-Acetyl-L-Tyrosin 3,26 g (entspr. L-Tyrosin 2,65 g), Taurin 0,75 g, Wasser für Injektionszwecke.
EW: Aminosäurenlösung.
AG: Parenterale Aminosäurensubstitution.
AA: Zentralvenös oder periphervenös, nicht als Trägerlösung für Pharmaka. Bei der Verabreichung an Kinder unter 2 Jahren bis zum Abschluss der Verabreichung vor Umgebungslicht schützen.

DO: Initial 7-13 ml/kg KG tgl., nach Bedarf steigern, MTD 33 ml/kg KG, max.
Infusionsgeschwindigkeit 2 ml/kg KG und Stunde, Richtwert 1-1,6 ml/kg KG und Stunde.
GA: Aminosäurestoffwechselstörungen, Herz-, Leberinsuffizienz, metabolische Azidose, Schock, allgemeine GA der Infusionstherapie (Nierenschäden, Lungen-, Hirnödem).
NW: Thrombophlebitis. Bei zu hoher Infusionsgeschwindigkeit Erbrechen, Schüttelfrost, Hyperammonämie, Acidosen, renale Aminosäurenverluste, lokale Venenreizung.
WW: Beim Mischen auf Kompatibilitäten achten!
WH: Vorsicht bei Hyponatriämie, Hypokaliämie.
Kontrollen: Wasser, Ionen, Säure/Basen, Harnstoff, Ammoniak. Kohlen- hydrate und Elektrolyte bei Bedarf zuführen.
PG: 10 ST * (EKO: N) [€ 214,15]

Paeonia-Heel - Salbe 53X
(Z.Nr. 3-35969) RPF. P. nicht im Handel. V03AX

Palexia 50 mg - Filmtabletten 02A06

(Z.Nr. 1-31061) NR. SG. P. N02AX06
ZI: Grünenthal, Brunn am Gebirge
Z: 1 Filmtablette enthält: Tapentadol 50 mg (entspr. Tapentadol hydrochlorid), Tablettenkern: Cellulose, mikrokristalline, Lactose 24,74 mg (entspr. Lactose monohydrat), Croscarmellose natrium, Povidon K30, Magnesium stearat; Tablettenüberzug: Poly(vinylalkohol), Titandioxid, Macrogol 3350, Talkum.
EW: Opioid-Analgetikum.
AG: Mäßig starke bis starke akute Schmerzen.
AA: Oral mit Flüssigkeit.
DO: Initial 50 mg alle 4-6 Std. (am 1. Tag schon ab 1 Stunde nach der 1. Dosis). MTD 700 mg am 1. Tag und 600 mg als Erhaltungsdosis. Dosis schrittweise ausschleichen. Für Kinder und Jugendliche nicht empfohlen.
GA: Schwere Atemdepression, akutes Asthma, Hyperkapnie, erhöhter intrakranieller Druck, Koma, paralytischer Ileus, akute Intoxikationen mit ZNS-Dämpfern.
SST: Nutzen/Risiko-Abwägung, auf Atemdepression des Neugeborenen achten; nicht stillen.
NW: ZNS, Psyche, Serotoninsyndrom, Magen/Darm, Haut, Atemdepression, Angioödem, Schock.
WW: Gegenanzeige: MAO-Hemmer (14 Tage Abstand). Besondere Vorsicht: Benzodiazepine (Atemdepression). Vorsicht: ZNS-Dämpfer, die Krampfschwelle herabsetzende Arzneimittel, SSRIs, gemischte Opioid-Agonisten/Antagonisten, starke Enzyminduktoren.
WH: Missbrauchs- und Abhängigkeitspotential beachten. Auf Atemdepression achten. Vorsicht bei Schädelverletzungen, Hirntumoren, Krämpfen, Gallenwegerkrankungen. Bei schweren Leber- oder Nierenschäden nicht empfohlen. Verkehrshinweis.
Bei Überdosierung Antidot Naloxon.
PG: 10 ST * (EKO: N) [€ 15,60]

Palexia 75 mg - Filmtabletten 02A06
(Z.Nr. 1-31062) NR. SG. P. nicht im Handel. N02AX06

Palexia 100 mg - Filmtabletten 02A06
(Z.Nr. 1-31063) NR. SG. P. nicht im Handel. N02AX06

Palexia 4 mg/ml - Lösung zum Einnehmen 02A06
(Z.Nr. 1-37823) NR. SG. P. nicht im Handel. N02AX06

Palexia 20 mg/ml - Lösung zum Einnehmen 02A06

(Z.Nr. 1-37824) NR. SG. P. N02AX06
ZI: Grünenthal, Brunn am Gebirge
Z: 1 ml Lösung zum Einnehmen enthält: Tapentadol 20 mg (entspr. Tapentadol hydrochlorid), Citronensäure monohydrat, Sucralose, Himbeer-Aroma (entspr. Propylenglykol 2 mg), Natriumhydroxid zur pH-Wert-Einstellung, Wasser, gereinigtes.
EW: Opioid-Analgetikum; μ-Rezeptor-Agonist.
AG: Mäßig starke bis starke akute Schmerzen.
AA: Oral unverdünnt oder verdünnt einnehmen, Applikationsspritze liegt bei; auch über Nasensonde aus Polyurethan, Silikon oder PVC verabreichbar.
DO: Erwachsene: ED 50 mg alle 4-6 Std., dann Dosis unter Überwachung einstellen. MTD 700 mg (am ersten Tag), dann MTD 600 mg als Erhaltungsdosis. Dosis schrittweise ausschleichen.
Kinder ab 2 Jahren und Jugendliche (nur zur stationären Anwendung): ED 1,25 mg/kg KG alle 4 Std.; MTD 7,5 mg/kg KG (= 6 ED).
Keine Dosisempfehlung für Kinder unter 2 Jahren.
Lösung nur zur Kurzzeitbehandlung geeignet.
20 mg/ml-Lösung für Dosierungen ab 20 mg empfohlen.
GA: Schwere Atemdepression, akutes Asthma, Hyperkapnie,paralytischer Ileus, akute Intoxikationen mit ZNS-Dämpfern, Alkohol.
SST: Nutzen/Risiko-Abwägung in der Schwangerschaft, Atmung bei Neugeborenem überwachen; nicht stillen.
NW: ZNS, Psyche, Serotoninsyndrom, Magen/Darm, Haut, Atemdepression, Angioödem, Schock.
WW: Gegenanzeige: MAO-Hemmer (14 Tage Abstand). Besondere Vorsicht: Benzodiazepine (Atemdepression). Vorsicht: ZNS-Dämpfer, die Krampfschwelle herabsetzende Arzneimittel, SSRIs, gemischte Opioid-Agonisten/Antagonisten, starke Enzyminduktoren.
GE: Missbrauchs- und Abhängigkeitspotential beachten.
WH: Missbrauchs- und Abhängigkeitspotential beachten. Auf Atemdepression achten. Vorsicht bei Schädelverletzungen, Hirntumoren, Krämpfen, Gallenwegerkrankungen. Bei schweren Leber- oder Nierenschäden nicht empfohlen. Verkehrshinweis.
Bei Überdosierung Antidot Naloxon.
PG: 100 ML * (EKO: N) [€ 119,45]

Palexia retard 25 mg - Retardtabletten 02A06
(Z.Nr. 1-37814) NR. SG. P. nicht im Handel. N02AX06

Palexia retard 50 mg - Retardtabletten 02A06

(Z.Nr. 1-31064) NR. SG. P. N02AX06
ZI: Grünenthal, Brunn am Gebirge
Z: 1 Retardtablette enthält: Tapentadol 50 mg (entspr. Tapentadol hydrochlorid), Tablettenkern: Hypromellose, Cellulose, mikrokristalline, Siliciumdioxid, hochdisperses, Magnesium stearat; Tablettenüberzug: Lactose 3,026 mg (entspr. Lactose monohydrat), Hypromellose, Talkum, Macrogol 6000, Propylenglycol, Titandioxid.
EW: Opioid-Analgetikum.
AG: Mäßig starke bis starke akute Schmerzen.
AA: Oral unzerkaut und ungeteilt mit Flüssigkeit.
DO: Initial 2mal tgl. 50 mg. Steigerung um 50 mg 2mal tgl. alle 3 Tage möglich. MTD 500 mg. Dosis schrittweise ausschleichen. Für Kinder und Jugendliche nicht empfohlen.
GA: Schwere Atemdepression, akutes Asthma, Hyperkapnie, erhöhter intrakranieller Druck, Koma, paralytischer Ileus, akute Intoxikationen mit ZNS-Dämpfern.
SST: Nutzen/Risiko-Abwägung, auf Atemdepression des Neugeborenen achten; nicht stillen.
NW: ZNS, Psyche, Serotoninsyndrom, Magen/Darm, Haut, Atemdepression, Angioödem, Schock.
WW: Gegenanzeige: MAO-Hemmer (14 Tage Abstand). Besondere Vorsicht: Benzodiazepine (Atemdepression). Vorsicht: ZNS-Dämpfer, die Krampfschwelle herabsetzende Arzneimittel, SSRIs, gemischte Opioid-Agonisten/Antagonisten, starke Enzyminduktoren.
WH: Missbrauchs- und Abhängigkeitspotential beachten. Auf Atemdepression achten. Vorsicht bei Schädelverletzungen, Hirntumoren, Krämpfen, Gallenwegerkrankungen. Bei schweren Leber- oder Nierenschäden nicht empfohlen. Verkehrshinweis.
Bei Überdosierung Antidot Naloxon.
PG: 10 ST * (EKO: N) [€ 15,60], 30 ST * (EKO: N) [€ 43,35]

Palexia retard 100 mg - Retardtabletten 02A06

(Z.Nr. 1-31065) NR. SG. P. N02AX06
ZI: Grünenthal, Brunn am Gebirge
Z: 1 Retardtablette enthält: Tapentadol 100 mg (entspr. Tapentadol hydrochlorid), Tablettenkern: Hypromellose, Cellulose, mikrokristalline, Siliciumdioxid, hochdisperses, Magnesium stearat; Tablettenüberzug: Lactose 3,026 mg (entspr. Lactose monohydrat), Hypromellose, Talkum, Macrogol 6000, Propylenglykol, Titandioxid, Eisenoxid gelb.
Kurzinformation: siehe Palexia retard 50 mg - Retardtabletten, → S. 1070
PG: 10 ST * (EKO: N) [€ 30,10], 30 ST * (EKO: N) [€ 83,10]

Palexia retard 150 mg - Retardtabletten 02A06

(Z.Nr. 1-31066) NR. SG. P. N02AX06
ZI: Grünenthal, Brunn am Gebirge
Z: 1 Retardtablette enthält: Tapentadol 150 mg (entspr. Tapentadol hydrochlorid), Tablettenkern: Hypromellose, Cellulose, mikrokristalline, Siliciumdioxid, hochdisperses, Magnesium stearat; Tablettenüberzug: Lactose 3,026 mg (entspr. Lactose monohydrat), Hypromellose, Talkum, Macrogol 6000, Propylenglycol, Titandioxid, Eisenoxid gelb, Eisenoxid rot.
Kurzinformation: siehe Palexia retard 50 mg - Retardtabletten, → S. 1070
PG: 10 ST * (EKO: N) [€ 43,35], 30 ST * (EKO: N) [€ 117,75]

Palexia retard 200 mg - Retardtabletten 02A06

(Z.Nr. 1-31067) NR. SG. P. N02AX06
ZI: Grünenthal, Brunn am Gebirge
Z: 1 Retardtablette enthält: Tapentadol 200 mg (entspr. Tapentadol hydrochlorid), Tablettenkern: Hypromellose, Cellulose, mikrokristalline, Siliciumdioxid, hochdisperses, Magnesium stearat; Tablettenüberzug: Lactose 3,026 mg (entspr. Lactose monohydrat), Hypromellose, Talkum, Macrogol 6000, Propylenglycol, Titandioxid, Eisenoxid gelb, Eisenoxid rot.
Kurzinformation: siehe Palexia retard 50 mg - Retardtablet-

ten, → S. 1070
PG: 10 ST * (EKO: N) [€ 55,60], 30 ST * (EKO: N) [€ 154,45]

Palexia retard 250 mg - Retardtabletten 02A06
(Z.Nr. 1-31068) NR. SG. P. N02AX06
ZI: Grünenthal, Brunn am Gebirge
Z: 1 Retardtablette enthält: Tapentadol 250 mg (entspr. Tapentadol hydrochlorid), Tablettenkern: Hypromellose, Cellulose, mikrokristalline, Siliciumdioxid, hochdisperses, Magnesium stearat, Tablettenüberzug: Lactose 3,026 mg (entspr. Lactose monohydrat), (entspr. Hypromellose) (entspr. Talkum) (entspr. Macrogol 6000) (entspr. Propylenglycol) (entspr. Titandioxid) (entspr. Eisenoxid gelb) (entspr. Eisenoxid rot) (entspr. Eisenoxid schwarz).
Kurzinformation: siehe Palexia retard 50 mg - Retardtabletten, → S. 1070
PG: 10 ST * (EKO: N) [€ 69,35], 30 ST * (EKO: N) [€ 181,30]

Paliperidon ratiopharm 3 mg - Retardtabletten 49B06
(Z.Nr. 1-38676) RP. P. N05AX13
ZI: Teva, Haarlem, Niederlande
Z: 1 Retardtablette enthält: Paliperidon 3 mg, Tablettenkern: Macrogol, Butylhydroxytoluol, Povidon, Natriumchlorid (entspr. Natrium 15,7 mg), Cellulose, mikrokristalline, Magnesium stearat, Eisenoxid rot, Hydroxypropylcellulose, Celluloseacetat; Tablettenüberzug: Hypromellose, Titandioxid, Talcum, Propylenglycol; Drucktinte: Schellack, Eisenoxid schwarz, Propylenglycol.
EW: Antipsychotikum, aktiver Metabolit von Risperidon.
AG: Schizophrenie, psychoaffektive Störungen (nur bei Erwachsenen).
AA: Im Ganzen und einheitlich immer zur Nahrungsaufnahme oder immer nüchtern mit Flüssigkeit schlucken.
DO: Schizophrenie: 1mal tgl. (morgens) 6 mg (Bereich: 3-12 mg).
Jugendliche ab 15 Jahre: 1mal tgl. (morgens) 3 mg, MTD 6-12 mg.
Schizoaffektive Störung: Erwachsene 1mal tgl. 6(-12) mg.
Keine Studien an Kindern.
Dosisreduktion bei schweren Nierenschäden.
SST: Strenge Indikationsstellung, nicht stillen.
NW: Kopfschmerz, ZNS, Psyche, Infektionen, Sehstörungen, Herzrhythmusstörungen, orthostatische Hypotonie, Arthralgien, Magen/Darm, extrapyramidale Störungen, Geschlechtsorgane, Blutbild, Diabetes, Gewichtszunahme, intraoperatives Floppy Iris-Syndrom bei Kataraktoperationen; NW von Risperidon möglich.
WW: Vorsicht mit QT-verlängernden Substanzen, ZNS-Dämpfern, Valproinsäure, Carbamazepin, Levodopa, Dopaminagonisten, Blutdrucksenkern, die Krampfschwelle senkende Substanzen, Psychostimulanzien (z. B. Methylphenidat): Extrapyramidale Symptome.
Nicht gleichzeitig mit oralem Risperidon anwenden.
WH: Bei schizoaffektiven Störungen auf möglichen Wechsel von manischen zu depressiven Symptomen achten. Auf malignes neuroleptisches Syndrom, Spätdyskinesie, Hyperglykämie, orthostatische Hypotonie, Krämpfe, Gewichtszunahme, Priapismus, venöse Thromboembolie achten.
Nicht bei Dysphagie oder Magen/Darm-Stenosen anwenden.
Vorsicht bei Prolaktin-abhängigen Tumoren. Bei Jugendlichen endokrinologischen Status kontrollieren. Verkehrshinweis.
PG: 10 ST (2) (EKO: G) [€ 7,60], 30 ST (2) (EKO: G) [€ 21,45]

Paliperidon ratiopharm 6 mg - Retardtabletten 49B06
(Z.Nr. 1-38677) RP. P. N05AX13
ZI: Teva, Haarlem, Niederlande
Z: 1 Retardtablette enthält: Paliperidon 6 mg, Tablettenkern: Macrogol, Butylhydroxytoluol, Povidon, Natriumchlorid (entspr. Natrium 15,7 mg), Cellulose, mikrokristalline, Magnesium stearat, Eisenoxid rot, Hydroxypropylcellulose, Celluloseacetat; Tablettenüberzug: Hypromellose, Titandioxid, Talcum, Propylenglycol, Eisenoxid gelb; Drucktinte: Schellack, Eisenoxid schwarz, Propylenglycol.
Kurzinformation: siehe Paliperidon ratiopharm 3 mg - Retardtabletten, → S. 1071
PG: 10 ST (2) (EKO: G) [€ 12,75], 30 ST (2) (EKO: G) [€ 34,00]

Paliperidon ratiopharm 9 mg - Retardtabletten 49B06
(Z.Nr. 1-38681) RP. P. N05AX13
ZI: Teva, Haarlem, Niederlande
Z: 1 Retardtablette enthält: Paliperidon 9 mg, Tablettenkern: Macrogol, Butylhydroxytoluol, Povidon, Natriumchlorid (entspr. Natrium 15,7 mg), Cellulose, mikrokristalline, Magnesium stearat, Eisenoxid rot, Hydroxypropylcellulose, Celluloseacetat; Tablettenüberzug: Hypromellose, Titandioxid, Talcum, Propylenglycol, Eisenoxid rot; Drucktinte: Schellack, Eisenoxid schwarz, Propylenglycol.
Kurzinformation: siehe Paliperidon ratiopharm 3 mg - Retardtabletten, → S. 1071
PG: 10 ST (2) (EKO: G) [€ 16,10], 30 ST (2) (EKO: G) [€ 45,85]

Paliperidone Janssen-Cilag International 25 mg - Depot-Injektionssuspension 49B06
(Z.Nr. EU/1/20/1453/*) RP. P. nicht im Handel. N05AX13

Paliperidone Janssen-Cilag International 50 mg - Depot-Injektionssuspension 49B06
(Z.Nr. EU/1/20/1453/*) RP. P. nicht im Handel. N05AX13

Paliperidone Janssen-Cilag International 75 mg - Depot-Injektionssuspension 49B06
(Z.Nr. EU/1/20/1453/*) RP. P. nicht im Handel. N05AX13

Paliperidone Janssen-Cilag International 100 mg - Depot-Injektionssuspension 49B06
(Z.Nr. EU/1/20/1453/*) RP. P. nicht im Handel. N05AX13

Paliperidone Janssen-Cilag International 150 mg - Depot-Injektionssuspension 49B06
(Z.Nr. EU/1/20/1453/*) RP. P. nicht im Handel. N05AX13

Paliperidone Janssen-Cilag International 150 mg und 100 mg - Depot-Injektionssuspension 49B06
(Z.Nr. EU/1/20/1453/*) RP. P. nicht im Handel. N05AX13

Palladia 10 mg - Filmtabletten für Hunde 860
(Z.Nr. EU/2/09/100/*) NR. P. QL01XE91
ZI: Zoetis Belgium, Louvain-la-Neuve, Belgien
Z: 1 Filmtablette enthält: Toceranib 10 mg (entspr. Toceranib phosphat), Tablettenkern: Lactose monohydrat, Cellulose, mikrokristalline, Magnesium stearat, Siliciumdioxid, hochdisperses, Crospovidon; Überzug: (entspr. Macrogol) (entspr. Titandioxid) (entspr. Lactose monohydrat) (entspr. Triacetin) (entspr. Hypromellose) (entspr. Indigokarmin).
EW: Antineoplastisch (Proteinkinasehemmer).
AG: Nicht resezierbare rezidivierende kutane Mastzelltumore Grad II und III nach Patnaik bei Hunden.
AA: Zum Eingeben mit oder ohne Futter.
DO: Initial 3,25 mg/kg KG jeden 2. Tag. Dosisanpassung auf der Basis klinischer Zeichen nach Bedarf.
Details siehe Austria Codex Fachinformation.
GA: Hunde unter 2 Jahren oder unter 3 kg KG, gastrointestinale Blutungen SST: Nicht anwenden.
NW: Magen/Darm (bis Perforation), Bewegungsapparat, Haut, Blut, vaskuläre Dysfunktion, Labor.
WW: Nichtsteroidale Antiphlogistika (Vorsicht).
WH: Bei chirurgisch behandelbaren Mastzelltumoren ist Resektion Mittel der Wahl. Behandlung in den ersten 6 Wochen wöchentlich und dann regelmäßig überwachen. Vorsicht bei Leber- oder Nierenschäden.
PG: 20 ST VT [€ 108,45]

Palladia 15 mg - Filmtabletten für Hunde 860
(Z.Nr. EU/2/09/100/*) NR. P. QL01XE91
ZI: Zoetis Belgium, Louvain-la-Neuve, Belgien
Z: 1 Filmtablette enthält: Toceranib 15 mg (entspr. Toceranib phosphat), Tablettenkern: Lactose monohydrat, Cellulose, mikrokristalline, Magnesium stearat, Siliciumdioxid, hochdisperses, Crospovidon; Überzug: (entspr. Macrogol) (entspr. Titandioxid) (entspr. Lactose monohydrat) (entspr. Triacetin) (entspr. Hypromellose) (entspr. Gelborange S) (entspr. Eisen(III)-oxid).
Kurzinformation: siehe Palladia 10 mg - Filmtabletten für Hunde, → S. 1071
PG: 20 ST VT [€ 144,35]

Palladia 50 mg - Filmtabletten für Hunde 860
(Z.Nr. EU/2/09/100/*) NR. P. QL01XE91
ZI: Zoetis Belgium, Louvain-la-Neuve, Belgien
Z: 1 Filmtablette enthält: Toceranib 50 mg (entspr. Toceranib phosphat), Tablettenkern: Lactose monohydrat, Cellulose, mikrokristalline, Magnesium stearat, Siliciumdioxid, hochdisperses, Crospovidon; Überzug: (entspr. Macrogol) (entspr. Titandioxid) (entspr. Lactose monohydrat) (entspr. Triacetin) (entspr. Hypromellose) (entspr. Talkum) (entspr. Eisen(III)-oxid).
Kurzinformation: siehe Palladia 10 mg - Filmtabletten für Hunde, → S. 1071
PG: 20 ST VT [€ 337,50]

P

Palonosetron Accord 250 Mikrogramm - Injektionslösung 08C
(Z.Nr. EU/1/16/1104/*) RP. P. A04AA05
ZI: Accord Healthcare, Barcelona, Spanien
Z: 1 Durchstechflasche mit 5 ml enthält: Palonosetron 250 µg (entspr. Palonosetron hydrochlorid), Mannitol, Citronensäure monohydrat, Natrium citrat, Natrium edetat, Natriumhydroxid zur pH-Wert-Einstellung, Salzsäure 36% (zur pH-Wert-Einstellung), Wasser für Injektionszwecke.
Kurzinformation: siehe Aloxi 250 Mikrogramm - Injektionslösung, → S. 68
PG: 1 ST * (EKO: N) [€ 118,00]

▼ Palynziq 2,5 mg - Injektionslösung in einer Fertigspritze 27A03
(Z.Nr. EU/1/19/1362/*) NR. P. E. A16AB19
ZI: BioMarin International, County Cork, Irland
Z: 1 Fertigspritze mit 0,5 ml Lösung enthält: Pegvaliase 2,5 mg, hergestellt durch rekombinante DNA-Technologie in Escherichia coli, Trometamol, Trometamol hydrochlorid, Natriumchlorid, trans-Zimtsäure, Wasser für Injektionszwecke.
EW: PEGyliertes Phenylalanin-Ammoniak-Lyase-Enzym, wandelt Phenylalanin in Ammoniak und trans-Zimtsäure um.
AG: Phenylketonurie.
AA: S.c. Erste Verabreichung(en) unter ärztlicher Beobachtung und unter Prämedikation mit H1-, H2-Antagonisten und Antipyretikum.
DO: Initial 2,5 mg 1mal wöchentlich für 4 Wochen. Titration nach Bedarf auf Phenylalaninwert im Blut zwischen 120 und 600 µmol/l. Keine Daten an Kindern und Jugendlichen unter 16 Jahren.
GA: Schwere oder wiederholte Überempfindlichkeit gegen Pegvaliase.
SST: Nutzen/Risiko-Abwägung.
NW: Lokale Reaktionen, Arthralgie, Überempfindlichkeitsreaktionen bei 75% (Angioödem, Serumkrankheit), Lymphadenopathie, Kopfschmerz, Husten, Magen/Darm, Haut, Untersuchungen (Hypophenylalaninämie).
WW: Keine Studien.
WH: Auf Überempfindlichkeit genau achten. Phenyalaninwert im Blut monatlich überwachen. Patienten müssen immer Adrenalin-Injektor bei sich haben. Verkehrshinweis.
PG: 1 ST * (EKO: N) [€ 612,70]

▼ Palynziq 10 mg - Injektionslösung in einer Fertigspritze 27A03
(Z.Nr. EU/1/19/1362/*) NR. P. E. A16AB19
ZI: BioMarin International, County Cork, Irland
Z: 1 Fertigspritze mit 0,5 ml Lösung enthält: Pegvaliase 10 mg, hergestellt durch rekombinante DNA-Technologie in Escherichia coli, Trometamol, Trometamol hydrochlorid, Natriumchlorid, trans-Zimtsäure, Wasser für Injektionszwecke.
Kurzinformation: siehe Palynziq 2,5 mg - Injektionslösung in einer Fertigspritze, → S. 1072
PG: 1 ST * (EKO: N) [€ 612,70]

▼ Palynziq 20 mg - Injektionslösung in einer Fertigspritze 27A03
(Z.Nr. EU/1/19/1362/*) NR. P. E. A16AB19
ZI: BioMarin International, County Cork, Irland
Z: 1 Fertigspritze mit 1 ml Lösung enthält: Pegvaliase 20 mg, hergestellt durch rekombinante DNA-Technologie in Escherichia coli, Trometamol, Trometamol hydrochlorid, Natriumchlorid, trans-Zimtsäure, Wasser für Injektionszwecke.
Kurzinformation: siehe Palynziq 2,5 mg - Injektionslösung in einer Fertigspritze, → S. 1072
PG: 1 ST * (EKO: N) [€ 612,70], 10 ST * (EKO: N) [€ 5.735,95]

Pamidronat Dinatrium Pfizer 3 mg/ml - Konzentrat zur Herstellung einer Infusionslösung 38C01
(Z.Nr. 1-25977) RP. P. M05BA03
ZI: Pfizer Corporation Austria, Wien
Z: 1 ml Konzentrat enthält: Dinatrium pamidronat 3 mg, Mannitol, Phosphorsäure, Natriumhydroxid-Lösung, Wasser für Injektionszwecke.
EW: Bisphosphonat, hemmt Knochenresorption.
AG: Tumorindizierte Hyperkalzämie, Prävention von Skelettkomplikationen bei Knochenmetastasen infolge von Brustkrebs bzw. bei Knochenläsionen bei Multiplem Myelom.
AA: Nur zur i.v. Infusion nach Verdünnung; nicht als Bolus. Max. 60 mg/h (bei Nierenschäden 20 mg/h) infundieren.
DO: Tumorinduzierte Hyperkalzämie: Je nach Serumkalzium 15-90 mg (15-30 mg bei Serumkalzium unter 3 mmol/l, 90 mg bei Serumkalzium über 4 mmol/l).
Knochenmetastasen, Multiples Myelom: 90 mg alle 4 Wochen.
Keine Erfahrungen bei Kindern und Jugendlichen.
SST: Strenge Indikationsstellung; Stillen nicht empfohlen.
NW: Fieber, lokale Reaktionen, allgemeine Schmerzen, Magen/Darm, Kopf- schmerzen, Blutbild, Kreislauf, Niere; Hypokalzämie, Hypophosphatämie, atypische Femurfrakturen, Osteonekrose des Kiefers, Knochennekrosen des äußeren Gehörgangs.
WW: Nicht gleichzeitig mit anderen Bisphosphonaten anwenden. Andere Arzneimittel gegen Hyperkalzämie, Calcitonin (Hypokalzämie). Vorsicht: Nephrotoxische Arzneimittel, angiogenetische Arzneimittel.
WH: Vorsicht nach Schilddrüsenoperationen (Hypokalzämierisiko). Kontrollen: Elektrolyte, Kalzium, Phosphat, Blutbild, Niere, Zahnstatus. Patienten ausreichend hydratisieren. Verkehrshinweis. An Patienten Packungsbeilage und Erinnerungskarte aushändigen.
PG: 1 ST IND (2) (EKO: G) [€ 78,20]

Pamidronat Dinatrium Pfizer 6 mg/ml - Konzentrat zur Herstellung einer Infusionslösung 38C01
(Z.Nr. 1-25978) RP. P. nicht im Handel. M05BA03

Pamidronat Dinatrium Pfizer 9 mg/ml - Konzentrat zur Herstellung einer Infusionslösung 38C01
(Z.Nr. 1-25979) RP. P. M05BA03
ZI: Pfizer Corporation Austria, Wien
Z: 1 ml Konzentrat enthält: Dinatrium pamidronat 9 mg, Mannitol, Phosphorsäure, Natriumhydroxid-Lösung, Wasser für Injektionszwecke.
Kurzinformation: siehe Pamidronat Dinatrium Pfizer 3 mg/ml - Konzentrat zur Herstellung einer Infusionslösung, → S. 1072
PG: 1 ST IND (2) (EKO: G) [€ 161,05]

Pamorelin LA 3,75 mg - Pulver und Lösungsmittel zur Herstellung einer Depot-Injektionssuspenion 55D01, 31A
(Z.Nr. 1-26714) NR. P. L02AE04
ZI: Ipsen Pharma, München, Deutschland
Z: 1 Durchstechflasche enthält: Triptorelin 3,75 mg (entspr. Triptorelin embonat) Poly(glycolsäure-co-milchsäure), Mannitol, Carmellose natrium Polysorbat 80, Lösungsmittel: Wasser für Injektionszwecke.
EW: LH-RH-Agonist, hemmt Gonadotropin-Ausschüttung.
AG: Lokal fortgeschrittenes oder metastasierendes, hormonabhängiges Prostatakarzinom, auch in Kombination mit Strahlentherapie. Hormonrezeptor-positiver Brustkrebs im Frühstadium und mit hohem Rezidivrisiko, in Kombination mit Tamoxifen oder einem Aromatasehemmer.
AA: S.c. oder i.m., cave intravaskulär!
DO: Prostatakarzinom: 1 Durchstechflasche 1mal monatlich über 2-3 Jahre.
Mammakarzinom: 1 Durchstechflasche 1mal monatlich i.m. in Kombination mit Tamoxifen oder einem Aromatasehemmer. Behandlungsdauer bis 5 Jahre.
Nicht für Kinder und Jugendliche.
SST: Gegenanzeige.
NW: Hitzewallungen, Parästhesien, Sehstörungen, Hyperhidrose, Asthenie, Impotenz, verminderte Libido, lokale Reaktionen, immunallergische Reaktionen, Abnahme der Knochenmineraldichte, Osteoporose, Skelettschmerzen, Psyche (Depressionen), Atemwege, Haut, Aufflammen des Tumors, Harntrakt, Herz/Kreislauf (QT-Verlängerung), Magen/Darm, Gewichtszunahme, Untersuchungen.
WW: Vorsicht: Arzneimittel, die die Gonadotropinsekretion beeinflussen. QT-verlängernde Substanzen.
WH: Mit Aromatasehemmer nicht beginnen, bevor ausreichende Ovarsuppression mit Triptorelin erreicht wurde. Vorsicht bei zusätzlichem Osteoporoserisiko (Knochendichte messen), QT-Verlängerung, Depressionen. Auf Rückenmarkskompression achten. Initial kurzzeitige Verschlechterung der Symptomatik möglich. Verkehrshinweis.
PG: 1 ST IND (2) (EKO: G) [€ 184,65]

Pamorelin LA 11,25 mg - Pulver und Lösungsmittel zur Herstellung einer Depot-Injektionssuspension 55D01, 31A
(Z.Nr. 1-25892) NR. P. L02AE04
ZI: Ipsen Pharma, München, Deutschland
Z: 1 Durchstechflasche enthält: Triptorelin 11,25 mg (entspr. Triptorelin embonat), Poly(glycolsäure-co-milchsäure), Mannitol, Carmellose natrium, Polysorbat 80, Lösungsmittel: Wasser für Injektionszwecke.

EW: LH-RH-Agonist, hemmt Gonadotropin-Ausschüttung.
AG: Lokal fortgeschrittenes oder metastasierendes, hormonabhängiges Prostatakarzinom, auch in Kombination mit Strahlentherapie. Hormonrezeptor-positiver Brustkrebs im Frühstadium und mit hohem Rezidivrisiko, in Kombination mit Tamoxifen oder einem Aromatasehemmer.
AA: S.c. oder i.m., cave intravaskulär!
DO: 11,25 mg (1 Durchstechflasche) alle 3 Monate (12 Wochen) über 2-3 Jahre.
Nicht für Kinder und Jugendliche.
SST: Gegenanzeige.
NW: Hitzewallungen, Parästhesien, Sehstörungen, Hyperhidrose, Asthenie, Impotenz, verminderte Libido, lokale Reaktionen, immunallergische Reaktionen, Abnahme der Knochenmineraldichte, Osteoporose, Skelettschmerzen, Psyche (Depressionen), Atemwege, Haut, Aufflammen des Tumors, Harntrakt, Herz/Kreislauf (QT-Verlängerung), Magen/Darm, Gewichtszunahme, Untersuchungen.
WW: Vorsicht: Arzneimittel, die die Gonadotropinsekretion beeinflussen. QT-verlängernde Substanzen.
WH: Mit Aromatasehemmer nicht beginnen, bevor ausreichende Ovarsuppression mit Triptorelin erreicht wurde. Vorsicht bei zusätzlichem Osteoporoserisiko (Knochendichte messen), QT-Verlängerung, Depressionen. Auf Rückenmarkskompression achten. Initial kurzzeitige Verschlechterung der Symptomatik möglich. Verkehrshinweis.
PG: 1 ST IND (EKO: G) [€ 452,65]

Pamorelin LA 11,25 mg - Pulver und Lösungsmittel zur Herstellung einer Depot-Injektionssuspension
55D01, 31A

(Z.Nr. 1-25892-P1) NR. P. Parallelimport. L02AE04
V: Abacus Medicine, Copenhagen, Dänemark
Z: 1 Durchstechflasche enthält: Triptorelin 11,25 mg (entspr. Triptorelin embonat), Poly(glycolsäure-co-milchsäure), Mannitol, Carmellose natrium, Polysorbat 80, Lösungsmittel: Wasser für Injektionszwecke.
PG: 1 ST IND (EKO: G) [€ 448,10]

Pamorelin LA 22,5 mg - Pulver und Lösungsmittel zur Herstellung einer Depot-Injektionssuspension
55D01, 31A

(Z.Nr. 1-29049) NR. P. n.l. L02AE04
ZI: Ipsen Pharma, München, Deutschland
Z: 1 Durchstechflasche enthält: Triptorelin 22,5 mg (entspr. Triptorelin embonat), Poly(glycolsäure-co-milchsäure), Mannitol, Carmellose natrium, Polysorbat 80, Lösungsmittel: Wasser für Injektionszwecke.
PG: 1 ST * (EKO: N) [€ 1.075,20 n.l.]

🐾 Panacur - Granulat für Rinder und Pferde
803CA

(Z.Nr. 8-16255) RP. P. VNW. QP52AC13
ZI: Intervet, Wien
Z: 1 g enthält: Fenbendazol 222,22 mg, Maisstärke, Lactose monohydrat, Povidon 25000.
EW: Wurmmittel.
AG: Magen-Darm-Nematoden (Pferd, Rind), Lungenwürmer (Rind).
AA: Zum Eingeben über das Futter.
DO: Einmalig 7,5 mg/kg KG.
Pferde bei Befall mit Parascaris equorum: Einmalig 10 mg/kg KG.
Saugfohlen mit Befall mit Strongyloides westeri: Einmalig 50 mg/kg KG.
SST: Keine Angaben.
WH: Direkten Kontakt mit Haut/Schleimhaut und Augen des Anwenders vermeiden.
VNW: Essbares Gewebe Pferd 20 Tage, Rind 10 Tage, Milch 5 Tage. Nicht für Stuten, deren Milch für menschlichen Verzehr vorgesehen ist.
PG: 10 ST VNW [€ 76,25]

🐾 Panacur 4% - Pulver für Schweine
803CA

(Z.Nr. 8-16639) RP. P. VNW. QP52AC13
ZI: Intervet, Wien
Z: 1 g Pulver enthält: Fenbendazol 40 mg, Calciumcarbonat, Maisstärke, Lactose monohydrat, Siliciumdioxid, hochdisperses.
EW: Wurmmittel.
AG: Magen-Darm-Nematoden, Nierenwürmer, Lungenwürmer bei Schweinen.
AA: Mit dem Futter zur selbständigen Aufnahme oder für Fütterungsarzneimittel.
DO: Einmaldosis von 5 mg/kg KG, bei Befall mit Stephanurus dentatus 10 mg/kg KG. Als Fütterungsarzneimittel. 5 mg/kg KG in die Futterration für 5-15 Tage einmischen.
Details (Einzel- und Massenbehandlung) siehe Austria-Codex - Fachinformation.
SST: Anwendung möglich.
WH: Diät nicht erforderlich.
VNW: Essbare Gewebe 7 Tage.
PG: 1 ST VNW [€ 150,85]

🐾 Panacur 100 mg/ml - Suspension zum Eingeben für Pferde und Rinder
803CA

(Z.Nr. 8-16270) RP. P. VNW. QP52AC13
ZI: Intervet, Wien
Z: 1 ml enthält: Fenbendazol 100 mg, Natrium methyl-4-hydroxybenzoat 2 mg, Natrium propyl-4-hydroxybenzoat 0,216 mg, Benzylalkohol 4,835 mg, Natriumcitrat-2-Wasser, Citronensäure monohydrat, Carmellose natrium, Siliciumdioxid, hochdisperses, Povidon, Wasser, gereinigtes.
EW: Wurmmittel.
AG: Magen-Darm-Nematoden (Pferd, Rind), Lungenwürmer (Rind).
AA: Oral mit Applikationsgeräten zur Herden- oder Einzelbehandlung.
DO: Einmalig 7,5 mg/kg KG.
Pferde bei Befall mit Parascaris equorum: Einmalig 10 mg/kg KG.
Saugfohlen mit Befall mit Strongyloides westeri: Einmalig 50 mg/kg KG.
SST: Keine Angaben.
WH: Direkten Kontakt mit Haut/Schleimhaut und Augen des Anwenders vermeiden.
VNW: Essbares Gewebe Pferd 20 und Rind 10 Tage, Milch 6 Tage.
PG: 1000 ML VNW [€ 201,95]

🐾 Panacur 2,5% - Suspension zum Eingeben für Schafe
803CA

(Z.Nr. 8-16546) RP. P. VNW. QP52AC13
ZI: Intervet, Wien
Z: 1 ml enthält: Fenbendazol 25 mg, Natrium methyl-4-hydroxybenzoat 2 mg, Natrium propyl-4-hydroxybenzoat 0,216 mg, Benzylalkohol 4,835 mg, Natriumcitrat-2-Wasser 31,59 mg, Citronensäure monohydrat 1,35 mg, Carmellose natrium 14,5 mg, Siliciumdioxid, hochdisperses 30 mg, Povidon 25000 19,342 mg, Wasser, gereinigtes 925 mg.
EW: Wurmmittel.
AG: Befall von Schafen mit Magen/Darm-Nematoden und Lungenwürmern und Bandwürmern.
AA: Oral mit Applikationsgeräten zur Herden- oder Einzelbehandlung.
DO: Magen/Darm-Nematoden, Lungenwürmer: 5 mg/kg KG. Bandwürmer: 10 mg/kg KG.
SST: Anwendung möglich.
WH: Keine Diät erforderlich.
VNW: Essbare Gewebe 16 Tage, Milch 8 Tage.
PG: 1000 ML VNW [€ 110,95]

🐾 Panacur 250 mg - Tabletten für Hunde und Katzen
803CA

(Z.Nr. 8-00126) RP. P. QP52AC13
ZI: Intervet, Wien
Z: 1 Tablette enthält: Fenbendazol 250 mg, Lactose 1-Wasser, Maisstärke, Siliciumdioxid, Hydroxyaethylcellulose, Natriumamylopectinglycolat, Magnesium stearat.
EW: Wurmmittel.
AG: Befall von Hunden und Katzen mit Magen/Darm- Rund- und Bandwürmern.
AA: Ins Futter einmischen, nicht gleichzeitig Milch verabreichen.
DO: 50 mg/kg KG an 3 aufeinanderfolgenden Tagen.
GA: Tragende Tiere.
NW: Selten Magen/Darm, beim Hund Allergien.
WH: Nicht für Tiere zur Gewinnung von Lebens- oder Arzneimitteln.
PG: 20 ST VT [€ 24,20]

🐾 Panacur 250 mg - Tabletten für Schafe
803A, 803B2

(Z.Nr. 8-16545) RP. P. VNW. QP52AC13
ZI: Intervet, Wien
Z: 1 Tablette enthält: Fenbendazol 250 mg, Lactose 1-Wasser, Maisstärke, Siliciumdioxid, hochdisperses, Hydroxyethylcellulose, Poly(O-carboxymethyl)amylopektin, Natriumsalz, Magnesium stearat.
EW: Wurmmittel.
AG: Befall von Schafen mit Magen/Darm-Nematoden und Lungenwürmern und Bandwürmern.
AA: Zur einmaligen Eingabe (mit Pilleneingeber).
DO: Magen/Darm-Nematoden, Lungenwürmer: 5 mg/kg KG. Bandwürmer: 10 mg/kg KG.
SST: Anwendung möglich.
WH: Keine Diät erforderlich.

P

VNW: Essbare Gewebe 19 Tage, Milch 7 Tage.
PG: 20 ST VNW [€ 24,30]

🐾 Panacur 500 mg - Tabletten für Hunde 803CA

(Z.Nr. 8-00361) RP. P. QP52AC13
ZI: Intervet, Wien
Z: 1 Tablette enthält: Fenbendazol 500 mg, Lactose, Maisstärke, Siliciumdioxid, Hydroxyethylcellulose, Natriumamylopectinglycolat, Magnesium stearat.
EW: Wurmmittel.
AG: Befall von Hunden mit reifen Stadien von Magen-Darm-Rundwürmern und Bandwürmern.
AA: Ins Futter einmischen.
DO: 50 mg/kg KG an 3 aufeinanderfolgenden Tagen.
SST: Gegenanzeige bis Tag 39 der Trächtigkeit, dann Nutzen/Risiko-Abwägung. Anwendung bei laktierenden Hündinnen möglich.
NW: Magen/Darm, Allergien.
WH: Nicht für Tiere zur Gewinnung von Lebens- oder Arzneimitteln.
PG: 20 ST VT [€ 42,10]

🐾 Panacur AquaSol 200 mg/ml Suspension zum Eingeben über das Trinkwasser für Schweine und Hühner 803A

(Z.Nr. EU/2/11/135/*) RP. P. VNW. QP52AC13
ZI: Intervet International, Boxmeer, Niederlande
Z: 1 ml Suspension enthält: Fenbendazol 200 mg, Benzylalkohol 20 mg, Polysorbat 80, Simeticon-Emulsion, Wasser, gereinigtes.
EW: Wurmmittel.
AG: Magen/Darm-Nematoden bei Schweinen (Ascaris suum, Oesophagostomum spp., Trichuris suis) und Hühnern (Ascaridia galli, Heterakis gallinarum, Capillaria spp.).
AA: Im Trinkwasser (Im Tank oder in einer Dosierpumpe).
DO: Schweine: TD 2,5 mg/kg KG über 2 Tage, zur Bekämpfung von Trichuris suis über 3 Tage.
Hühner: TD 1 mg/kg KG über 5 Tage. Capillaria spp.: TD 2 mg/kg KG über 5 Tage.
Details siehe Austria-Codex - Fachinformation.
SST: Anwendung möglich.
WH: Nutzen/Risiko-Abwägung bei Hühnern unter 3 Wochen. Sollte nicht in Oberflächengewässer gelangen.
VNW: Essbare Gewebe: Schweine 4 Tage, Hühner 6 Tage bei Dosis von 1 mg/kg KG, 9 Tage bei Dosis von 2 mg/kg KG. Eier 0 Tage.
PG: 1 L VNW [€ 309,20]

P

🐾 Panacur PetPaste 187,5 mg/g - Paste zum Eingeben für Hunde und Katzen 803A

(Z.Nr. 8-00634) RP. P. QP52AC13
ZI: Intervet, Wien
Z: 1 g Paste enthält: Fenbendazol 187,5 mg, Methyl-4-hydroxybenzoat 1,7 mg, Propyl-4-hydroxybenzoat 0,16 mg, Carbomer, Propylenglycol, Glycerol 85%, Sorbitol, Natriumhydroxid, Wasser, gereinigtes.
EW: Wurmmittel.
AG: Infektionen mit Magen-Darm-Nematoden bei Hunden und Katzen (einschließlich Welpen). Giardia bei Hunden.
AA: Nach der Fütterung Paste aus dem Injektor auf den Zungengrund drücken; alternativ Paste in das Futter mischen.
DO: **Erwachsene Katzen:** 75 mg Febendazol/kg KG und Tag über 2 Tage. Eine TD für 2 kg KG entspricht 3 Skaleneinteilungen auf dem Injektorstempel.
Katzenwelpen, Hundewelpen, erwachsene Hunde: 50 mg Febendazol/kg KG und Tag über 3 Tage.
SST: Nicht bei trächtigen Katzen anwenden. Nicht bei trächtigen Hündinnen bis Tag 39 anwenden, dann strenge Nutzen/Risiko-Bewertung.
Anwendung bei laktierenden Tieren möglich.
NW: Erbrechen, leichter Durchfall.
WH: Nicht bei Welpen unter 1 kg KG anwenden. Bei wiederholter Gabe Resistenzentwicklung möglich.
PG: 10 ST VT [€ 110,95]

🐾 Panacur SR Bolus 12 g - intraruminales System für Rinder 803A

(Z.Nr. 8-00262) RP. P. VNW. QP52AC13
ZI: Intervet, Wien
Z: 1 Bolus enthält: Fenbendazol 12 g, Saccharose, Graphit, Stahlkügelchen; Mantel: Magnesium, Aluminium, Kupfer; Plastikringe: Polyvinylchlorid, Eisen(III)-oxid.
EW: Wurmmittel.
AG: Magen/Darm-Nematoden bei Jungrindern (100-300 kg).
AA: Oral mit Panacur SR Bolus-Applikator.
DO: 1 Bolus für 1 Jungrind; Wirkungsdauer bis 140 Tage. Alle Tiere einer Herde behandeln.
GA: Milchkühe, Rinder unter 3 Monaten, Tiere unter 100 kg KG bzw. über 300 kg KG.
SST: Nicht bei tragenden und laktierenden Tieren zur Milchgewinnung einsetzen.
WW: Nicht gleichzeitig mit anderen Bolus-Produkten verabreichen. 14 Tage Abstand zu Lungenwurmvakzination.
VNW: Essbare Gewebe: 200 Tage nach Verabreichung.
PG: 10 ST VNW [€ 296,15]

Panchol 10 mg - Tabletten 41A01
(Z.Nr. 1-25440) RP. P. nicht im Handel. C10AA03

Panchol 20 mg - Tabletten 41A01

(Z.Nr. 1-25441) RP. P. C10AA03
ZI: G.L. Pharma, Lannach
Z: 1 Tablette enthält: Pravastatin natrium 20 mg, Siliciumdioxid, hochdisperses, Lactose monohydrat 10 mg, Povidon, Natriumdodecylsulfat, Croscarmellose natrium, Cellulose, mikrokristalline, Magnesium stearat, Natrium monohydrogenphosphat, Eisenoxid braun.
EW: Lipidsenker, hemmt Cholesterin-Biosynthese (HMG-CoA-Reduktase-Hemmer).
AG: Primäre Hypercholesterinämie oder gemischte Dyslipidämie zusätzlich zu einer Diät. Primäre und sekundäre Prävention der kardiovaskulären Mortalität und Morbidität. Post- Transplantations-Hyperlipidämie .
AA: Oral abends einnehmen.
DO: Hypercholesterinämie: TD 10-40 mg.
Kardiovaskuläre Prävention: TD 40 mg.
Nach Transplantation: TD 20(-40) mg.
Kinder (8-13 Jahre) mit heterozygoter familiärer Hypercholesterinämie: TD 10-20 mg.
GA: Akute Lebererkrankungen.
SST: Gegenanzeige!
NW: ZNS (Angstgefühl, Nervosität), Leber (Transaminasenanstieg), Muskelenzymanstiege, immunvermittelte nekrotisierende Myopathie, Myalgien, Rhabdomyolyse, Angina pectoris, Hautausschläge, Atemwegs- infektionen, interstitielle Lungenerkrankung, Diabetes.
WW: Keine relevanten Interaktionen mit dem Cytochrom P 450 3A4-System.
Gegenanzeige: Fusidinsäure (Rhabdomyolyse; 7 Tage Abstand).
Vorsicht: Ciclosporin, Fibrate, Colestyramin, Colestipol (Pravastatin 1 Std. vor oder 4 Std. nach Colestyramin bzw. 1 Std. vor Colestipol geben), Vitamin K-Antagonisten.
WH: Vorsicht bei Alkoholismus.
Kontrollen: Transaminasen, Creatinkinase. Diabetiker überwachen.
Verkehrshinweis.
PG: 30 ST (2) (EKO: G) [€ 13,35]

Panchol 40 mg - Tabletten 41A01

(Z.Nr. 1-25442) RP. P. C10AA03
ZI: G.L. Pharma, Lannach
Z: 1 Tablette enthält: Pravastatin natrium 40 mg, Siliciumdioxid, hochdisperses, Lactose monohydrat 20 mg, Povidon, Natriumdodecylsulfat, Croscarmellose natrium, Cellulose, mikrokristalline, Magnesium stearat, Natrium monohydrogenphosphat, Eisenoxid braun.
Kurzinformation: siehe Panchol 20 mg - Tabletten, → S. 1074
PG: 30 ST (2) (EKO: G) [€ 13,35]

Pancrin 10.000 Einheiten - Kapseln 42B02
(Z.Nr. 1-20624) RP. P. nicht im Handel. A09AA02

Pancrin 25.000 Einheiten - Kapseln 42B02
(Z.Nr. 1-20007) RP. P. nicht im Handel. A09AA02

Pancrin 40.000 Einheiten - Kapseln 42B02
(Z.Nr. 1-26141) RP. P. nicht im Handel. A09AA02

▼ *Pandemic influenza vaccine H5N1 AstraZeneca - Nasenspray, Suspension* 36B15
(Z.Nr. EU/1/16/1089/*) NR. P. E. nicht im Handel. J07BB03

Pandemic Influenza Vaccine H5N1 Baxter - Injektionssuspension (Einzeldosis) 36A23
(Z.Nr. EU/1/09/571/*) NR. P. E. nicht im Handel. J07BB01

Pandemic Influenza Vaccine H5N1 Baxter - Injektionssuspension (Mehrdosenbehältnis) 36A23
(Z.Nr. EU/1/09/571/*) NR. P. E. nicht im Handel. J07BB01

Pankreoflat - Dragees 42B02, 42C02
(Z.Nr. 0-13968) RPF. P. A09AA02
ZI: Pharmaselect International, Wien
Z: 1 Dragee enthält: Pankreatin (Schwein) 170 mg (entspr. Lipase 6500 E) (entspr. Amylase 5500 E) (entspr. Protease 400 E), Dimeticon 80 mg, Kern: Siliciumdioxid, gefällt, Sorbinsäure, Methyl-4-hydroxybenzoat, Propyl-4-hydroxybenzoat, Magermilchpulver, Hypromellose, Gummi arabisch, Copovidon; Drageehülle: Gummi arabisch, Copovidon, Magnesiumoxid, Saccharose 227,2 mg, Siliciumdioxid, hochdisperses, Povidon, Schellack, Talkum, Titandioxid, Macrogol, Carmellose natrium, Carnaubawachs, Wachs, gebleichtes.
EW: Verdauungsenzyme des Pankreas; Dimeticon beseitigt Schaum im Magen/Darm-Trakt.
AG: Zur Unterstützung der Verdauung, vor Ultraschall und Röntgen im Magen/ Darmtrakt.
AA: Unzerkaut mit Flüssigkeit zu den Mahlzeiten.
DO: 3mal tgl. 1 Dragee oder mehr.
Vor Darmdiagnostik: 3-4mal 2 Dragees an den 2 vorangehenden Tagen, 2 Dragees vor der Untersuchung.
GA: Akute Pankreatitis.
SST: Nicht anwenden.
NW: Allergie (Haut), Magen/Darm.
WW: Chymotrypsin-Bestimmung (3 Tage vorher absetzen); Antazida.
WH: Dragees nicht zerkauen; dabei werden aktive Enzyme freigesetzt.
PG: 50 ST * (EKO: N) [€ 13,90]

Panolog - Suspension zur Anwendung auf der Haut oder Schleimhaut für Hunde und Katzen 801BK, 806BB, 813BA
(Z.Nr. 8-17824) NR. P. nicht im Handel. QD01AA20

Panprabene 20 mg - magensaftresistente Tabletten 42E03
(Z.Nr. 1-27511) RP. P. A02BC02
ZI: Teva, Haarlem, Niederlande
Z: 1 Tablette enthält: Pantoprazol 20 mg (entspr. Pantoprazol natrium sesquihydrat), Tablettenkern: Maltitol 38,425 mg, Crospovidon Typ B, Carmellose natrium, Natriumcarbonat, Calcium stearat; Tablettenüberzug: Poly(vinylalkohol), Talkum, Titandioxid, Macrogol 3350, Soja-Lecithin 0,345 mg, Eisenoxid gelb, Natriumcarbonat, Methacrylsäure-Ethylacrylat-Copolymer (1:1), Polysorbat 80, Natrium laurylsulfat, Triethylcitrat.
Kurzinformation: siehe Gastroloc Hexal 20 mg - magensaftresistente Tabletten, → S. 619
PG: 14 ST (EKO: G) [€ 1,60], 30 ST (2) (EKO: G) [€ 3,40]

Panprabene 40 mg - magensaftresistente Tabletten 42E03
(Z.Nr. 1-27512) RP. P. A02BC02
ZI: Teva, Haarlem, Niederlande
Z: 1 Tablette enthält: Pantoprazol 40 mg (entspr. Pantoprazol natrium sesquihydrat), Tablettenkern: Maltitol 76,85 mg, Crospovidon Typ B, Carmellose natrium, Natriumcarbonat, Calcium stearat; Tablettenüberzug: Poly(vinylalkohol), Talkum, Titandioxid, Macrogol 3350, Soja-Lecithin 0,69 mg, Eisenoxid gelb, Natriumcarbonat, Methacrylsäure-Ethylacrylat-Copolymer (1:1), Polysorbat 80, Natrium laurylsulfat, Triethylcitrat.
Kurzinformation: siehe Gastroloc Hexal 40 mg - magensaftresistente Tabletten, → S. 619
PG: 7 ST (EKO: G) [€ 1,60], 14 ST (EKO: G) [€ 3,25], 30 ST (EKO: G) [€ 6,90]

Panretin Gel 0,1% 22H01
(Z.Nr. EU/1/00/149/*) NR. P. nicht im Handel. L01XX22

Pantelmin 100 mg - Tabletten 03B
(Z.Nr. 0-15800) RP. P. P02CA01
ZI: Janssen-Cilag Pharma, Wien
Z: 1 Tablette enthält: Mebendazol 100 mg, Saccharin natrium, Cellulose, mikrokristalline, Natriumstärkeglykolat, Talk, Maisstärke, Magnesium stearat, Baumwollsamenöl, Siliciumdioxid, hochdisperses, Natrium laurylsulfat (entspr. Natrium < 1 mmol) (entspr. → < 23 mg), Orangengeschmack, Gelborange S 0,06 mg.
EW: Breitband-Anthelminthikum.
AG: Wurmbefall.
AA: Mit Flüssigkeit während der Mahlzeiten zerkaut oder zerdrückt einnehmen.
DO: Enterobiasis: Personen ab 2 Jahren: 1mal tgl. 1 Tablette über 3 Tage, nach 2-4 Wochen wiederholen.
Ascariasis, Trichuriasis, Ankylostomiasis: Personen ab 2 Jahren: 2mal tgl. 1 Tablette über 3 Tage.
Taeniasis, Strongyloidiasis: Erwachsene: 2mal tgl. 2 Tabletten über 3 Tage. Kinder ab 2 Jahren, Jugendliche: 2mal tgl. 1 Tablette über 3 Tage.
Für Kinder unter 2 Jahren nicht empfohlen.
SST: Sehr strenge Indikationsstellung in der Schwangerschaft, Nutzen/Risiko- Abwägung in der Stillzeit. Kontrazeption für Frauen und Männer empfohlen.
NW: Magen/Darm, Überempfindlichkeit, Haut (auch schwere Reaktionen), Konvulsionen, Leberschäden, Neutropenie, Glomerulonephritis.
WW: Cimetidin erhöht Mebendazol-Spiegel. Enzyminduktoren mindern Plasmaspiegel von Mebendazpol. Metronidazol meiden (Stevens-Johnson-Syndrom möglich).
WH: Für Kinder unter 2 Jahren nicht empfohlen. Vorsicht bei Leberinsuffizienz. Kontrollen bei Langzeitbehandlung: Blutbild, Leber, Niere.
PG: 6 ST (EKO: G) [€ 4,80]

Pantip 20 mg - magensaftresistente Tabletten 42E03
(Z.Nr. 1-27481) RP. P. A02BC02
ZI: G.L. Pharma, Lannach
Z: 1 magensaftresistente Tablette enthält: Pantoprazol 20 mg (entspr. Pantoprazol natrium sesquihydrat), Tablettenkern: Maltitol 38,425 mg, Crospovidon, Carmellose natrium, Natriumcarbonat, wasserfrei (entspr. Natrium 1,7 mg), Calcium stearat; Tablettenüberzug: Poly(vinylalkohol), Talkum, Titandioxid, Macrogol 3350, Soja-Lecithin 0,345 mg, Eisenoxid gelb, Natriumcarbonat, wasserfrei, Methacrylsäure-Ethylacrylat-Copolymer (1:1), Triethylcitrat.
Kurzinformation: siehe Gastroloc Hexal 20 mg - magensaftresistente Tabletten, → S. 619
PG: 14 ST (EKO: G) [€ 1,60], 30 ST (2) (EKO: G) [€ 3,40], 90 ST * (EKO: N) [€ 9,90]

Pantip 40 mg - magensaftresistente Tabletten 42E03
(Z.Nr. 1-27482) RP. P. A02BC02
ZI: G.L. Pharma, Lannach
Z: 1 magensaftresistente Tablette enthält: Pantoprazol 40 mg (entspr. Pantoprazol natrium sesquihydrat), Tablettenkern: Maltitol 76,85 mg, Crospovidon, Carmellose natrium, Natriumcarbonat, wasserfrei (entspr. Natrium 3,4 mg), Calcium stearat; Tablettenüberzug: Poly(vinylalkohol), Talkum, Titandioxid, Macrogol 3350, Soja-Lecithin 0,69 mg, Eisenoxid gelb, Natriumcarbonat, wasserfrei, Methacrylsäure-Ethylacrylat-Copolymer (1:1), Triethylcitrat.
Kurzinformation: siehe Gastroloc Hexal 40 mg - magensaftresistente Tabletten, → S. 619
PG: 14 ST (EKO: G) [€ 3,25], 30 ST (EKO: G) [€ 6,90], 90 ST * (EKO: N) [€ 14,90]

Pantogar 60 mg - Kapseln 22N01
(Z.Nr. 1-18177) RPF. P. D11AX
ZI: Merz Pharma Austria, Wien
Z: 1 Kapsel enthält: Calcium-DL-panthothenat 60 mg, L-Cystein 220 mg, Cellulose, Povidon, Talkum, Magnesium stearat, Siliciumdioxid, Gelatine, Farbstoffe (entspr. Titandioxid), (entspr. Eisenoxyde).
EW: Haar- und Nageltherapeutikum.
AG: Strukturverbesserung des Haares, unterstützend bei Haarausfall, Haar- und Nagelwachstumsstörungen.
AA: Unzerkaut mit Flüssigkeit einnehmen.
DO: 3mal täglich 1 Kapsel über 3-6 Monate. Kein Nutzen für Kinder und Jugendliche.
SST: Nicht empfohlen.
NW: Sehr selten Magen/Darm, Haut, Kopfschmerzen, Tachykardie.
WH: Nicht bei narbigem Haarausfall oder der männlichen Glatze indiziert.
PG: 90 ST * (EKO: N) [€ 34,00], **2X150** 300 ST * (EKO: N) [€ 84,90]

Pantoloc 20 mg - Filmtabletten 42E03
(Z.Nr. 1-22885) RP. P. A02BC02
ZI: Takeda Pharma, Wien
Z: 1 Filmtablette enthält: Pantoprazol 20 mg (entspr. Pantoprazol natrium sesquihydrat), Korn: Natriumcarbonat, wasserfrei, Mannitol, Crospovidon, Povidon K90, Calcium stearat; Überzug: Hypromellose, Povidon K25, Titandioxid, Eisenoxid gelb, Propylenglycol, Methacrylsäure-Ethylacrylat-Copolymer (1:1), Polysorbat 80, Natriumdodecylsulfat, Triethylcitrat, Drucktinte: Schellack, Eisenoxid rot, Eisenoxid schwarz, Eisenoxid gelb, Ammoniak konzentriert.
Kurzinformation: siehe Gastroloc Hexal 20 mg - magensaftresistente Tabletten, → S. 619
PG: 14 ST (EKO: G) [€ 1,60], 28 ST (2) (EKO: G) [€ 3,20]

P

Pantoloc 40 mg - Filmtabletten 42E03
(Z.Nr. 1-21015) RP. P. A02BC02
ZI: Takeda Pharma, Wien
Z: 1 Filmtablette enthält: Pantoprazol 40 mg (entspr. Pantoprazol natrium sesquihydrat), Kern: Natriumcarbonat, wasserfrei, Mannitol, Crospovidon, Povidon K90, Calcium stearat; Überzug: Hypromellose, Povidon K25, Titandioxid, Eisenoxid gelb, Propylenglycol, Methacrylsäure-Ethylacrylat-Copolymer (1:1), Polysorbat 80, Natriumdodecylsulfat, Triethylcitrat, Drucktinte: Schellack, Eisenoxid rot, Eisenoxid schwarz, Eisenoxid gelb, Ammoniak konzentriert.
Kurzinformation: siehe Gastroloc Hexal 40 mg - magensaftresistente Tabletten, →S. 619
PG: 7 ST (EKO: G) [€ 1,60], 14 ST (EKO: G) [€ 3,25], 28 ST (EKO: G) [€ 6,50]

Pantoloc 40 mg - Trockenstechampulle 42E03
(Z.Nr. 1-22441) RP. P. A02BC02
ZI: Takeda Pharma, Wien
Z: 1 Durchstechflasche enthält: Pantoprazol 40 mg Natrium edetat 1 mg, Natriumhydroxid zur pH-Wert-Einstellung 0,24 mg (entspr. Natrium 23 mg) (entspr. → < 1 mmol).
EW: Protonenpumpenhemmer.
AG: Ulcus duodeni/ventriculi, Refluxösophagitis, Zollinger-Ellison-Syndrom.
AA: I.v. nach Herstellen der Lösung.
DO: 1mal tgl. 40 mg; Fortsetzung oral.
Leberschäden: TD 20 mg.
Zollinger-Ellison-Snydrom: TD initial 80 mg. Dosisanpassung nach Bedarf (bis 160 mg und mehr).
Bei Patienten unter 18 Jahren nicht empfohlen.
SST: In der Schwangerschaft Anwendung vermeiden. Nutzen/ Risiko-Abwägung in der Stillzeit.
NW: Kopfschmerz, Magen/Darm (Diarrhoe), erhöhtes Risiko bakterieller gastrointestinaler Infektionen, Haut, Ödem, Fieber, ZNS, Depression, verschwommenes Sehen, Leberschäden, Maskierung bösartiger Magenerkrankungen, Schock, Hypomagnesiämie, leicht erhöhtes Frakturrisiko, sehr selten subakuter kutaner Lupus erythematodes.
WW: Nicht empfohlen: HIV-Proteasehemmer wie Atazanavir (Bioverfügbarkeit reduziert).
Vorsicht: Cumarine (Gerinnungskontrollen empfohlen), Methotrexat in hohen Dosen. Resorption anderer Arzneimittel (z.B. Azole, Erlotinib) kann pH-abhängig beeinträchtigt sein. Cumarine (INR überwachen). Hohe Dosen Methotrexat. 5 Tage vor Chromogranin A-Messung Pantoprazol absetzen.
WH: Leberkontrolle. Vor Therapiebeginn Malignität ausschließen.
PG: 1 ST * (EKO: N) [€ 21,15], **10X1** 10 ST * (EKO: N) [€ 159,25]

Pantoloc Control 20 mg - magensaftresistente Tabletten 42E03
(Z.Nr. EU/1/09/519/*) RPF. P. nicht im Handel. A02BC02

Pantoprazol 1A Pharma 20 mg - magensaftresistente Tabletten 42E03
(Z.Nr. 1-27069) RP. P. A02BC02
ZI: 1A Pharma, Wien
Z: 1 Tablette enthält: Pantoprazol 20 mg (entspr. Pantoprazol natrium sesquihydrat), Tablettenkern: Calcium stearat, Cellulose, mikrokristalline, Crospovidon Typ A, Hyprolose Typ EXF, Natriumcarbonat, wasserfrei, Siliciumdioxid, hochdisperses; Überzug: Hypromellose, Eisenoxid gelb, Macrogol 400, Methacrylsäure-Ethylacrylat-Copolymer (1:1), Polysorbat 80, Ponceau 4R-Aluminiumsalz 1 µg, Chinolingelb, Aluminiumsalz, Natriumdodecylsulfat, Titandioxid, Triethylcitrat.
Kurzinformation: siehe Gastroloc Hexal 20 mg - magensaftresistente Tabletten, →S. 619
PG: 14 ST (EKO: G) [€ 1,55], 30 ST (2) (EKO: G) [€ 3,30]

Pantoprazol 1A Pharma 40 mg - magensaftresistente Tabletten 42E03
(Z.Nr. 1-27071) RP. P. A02BC02
ZI: 1A Pharma, Wien
Z: 1 Tablette enthält: Pantoprazol 40 mg (entspr. Pantoprazol natrium sesquihydrat), Tablettenkern: Calcium stearat, Cellulose, mikrokristalline, Crospovidon Typ A, Hyprolose Typ EXF, Natriumcarbonat, wasserfrei, Siliciumdioxid, hochdisperses; Filmüberzug: Hypromellose, Eisenoxid gelb, Macrogol 400, Methacrylsäure-Ethylacrylat-Copolymer (1:1), Polysorbat 80, Ponceau 4R-Aluminiumsalz 2 µg, Chinolingelb, Aluminiumsalz, Natriumdodecylsulfat, Titandioxid, Triethylcitrat.
Kurzinformation: siehe Gastroloc Hexal 40 mg - magensaftresistente Tabletten, →S. 619
PG: 7 ST (EKO: G) [€ 1,55], 14 ST (EKO: G) [€ 3,20], 30 ST (EKO: G) [€ 6,80]

Pantoprazol Accord 40 mg - Pulver zur Herstellung einer Injektionslösung 42E03
(Z.Nr. 1-35992) RP. P. n.l. A02BC02
ZI: Accord Healthcare, Utrecht, Niederlande
Z: 1 Durchstechflasche enthält: Pantoprazol 40 mg (entspr. Pantoprazol natrium sesquihydrat), Natriumhydroxid zur pH-Wert-Einstellung (entspr. Natrium < 1 mmol) (entspr. → < 23 mg).
PG: 10 ST * (EKO: N) [€ 129,25 n.l.]

Pantoprazol Actavis 20 mg - magensaftresistente Tabletten 42E03
(Z.Nr. 1-27472) RP. P. A02BC02
ZI: Actavis Group PTC, Hafnarfjördur, Island
Z: 1 Tablette enthält: Pantoprazol 20 mg (entspr. Pantoprazol natrium sesquihydrat 22,58 mg), Tablettenkern: Mannitol, Natriumcarbonat, wasserfrei, Natrium stärkeglykolat Typ A, Methacrylsäure-Copolymer, Calcium stearat; Erster Überzug: Opadry White OY-D-7233: (entspr. Hypromellose 3cP) (entspr. Titandioxid) (entspr. Talkum) (entspr. Macrogol 400) (entspr. Natriumdodecylsulfat); Zweiter Überzug: Kollicoat MAE 30DP yellow: (entspr. Methacrylsäure-Ethylacrylat-Copolymer (1:1)) (entspr. Polysorbat 80) (entspr. Natriumdodecylsulfat) (entspr. Propylenglycol) (entspr. Eisenoxid gelb) (entspr. Titandioxid) (entspr. Talkum).
Kurzinformation: siehe Gastroloc Hexal 20 mg - magensaftresistente Tabletten, →S. 619
PG: 14 ST (EKO: G) [€ 1,60], 28 ST (2) (EKO: G) [€ 3,20]

Pantoprazol Actavis 40 mg - magensaftresistente Tabletten 42E03
(Z.Nr. 1-27480) RP. P. A02BC02
ZI: Actavis Group PTC, Hafnarfjördur, Island
Z: 1 Tablette enthält: Pantoprazol 40 mg (entspr. Pantoprazol natrium sesquihydrat 45,16 mg), Tablettenkern: Mannitol, Natriumcarbonat, wasserfrei, Natrium stärkeglykolat Typ A, (entspr. Methacrylsäure-Copolymer), (entspr. Calcium stearat), Erster Überzug: Opadry White OY-D-7233: (entspr. Hypromellose 3cP) (entspr. Titandioxid) (entspr. Talkum) (entspr. Macrogol 400) (entspr. Natriumdodecylsulfat); Zweiter Überzug: Kollicoat MAE 30DP yellow (entspr. Methacrylsäure-Ethylacrylat-Copolymer (1:1)) (entspr. Polysorbat 80) (entspr. Natriumdodecylsulfat) (entspr. Propylenglycol) (entspr. Eisenoxid gelb) (entspr. Titandioxid) (entspr. Talkum).
Kurzinformation: siehe Gastroloc Hexal 40 mg - magensaftresistente Tabletten, →S. 619
PG: 7 ST (EKO: G) [€ 1,60], 14 ST (EKO: G) [€ 3,25], 30 ST (EKO: G) [€ 6,90]

Pantoprazol Alternova 20 mg - magensaftresistente Tabletten 42E03
(Z.Nr. 1-28221) RP. P. A02BC02
ZI: Krka, Novo Mesto, Slowenien
Z: 1 magensaftresistente Tablette enthält: Pantoprazol 20 mg (entspr. Pantoprazol natrium sesquihydrat), Tablettenkern: Mannitol, Crospovidon Typ B, Natriumcarbonat, Sorbitol 18 mg, Calcium stearat; Tablettenfilm: Hypromellose, Povidon K25, Titandioxid, Eisenoxid gelb, Propylenglycol, Methacrylsäure-Ethylacrylat-Copolymer (1:1), Natriumdodecylsulfat (entspr. Natrium < 1 mmol) (entspr. → < 23 mg), Polysorbat 80, Macrogol 6000, Talkum.
Kurzinformation: siehe Gastroloc Hexal 20 mg - magensaftresistente Tabletten, →S. 619
PG: 7 ST (EKO: G) [€ 0,80], 14 ST (EKO: G) [€ 1,60], 30 ST (2) (EKO: G) [€ 3,40], 250 ST * (EKO: N) [€ 26,50]

Pantoprazol Alternova 40 mg - magensaftresistente Tabletten 42E03
(Z.Nr. 1-28228) RP. P. A02BC02
ZI: Krka, Novo Mesto, Slowenien
Z: 1 magensaftresistente Tablette enthält: Pantoprazol 40 mg (entspr. Pantoprazol natrium sesquihydrat), Tablettenkern: Mannitol, Crospovidon Typ B, Natriumcarbonat, Sorbitol 36 mg, Calcium stearat; Tablettenfilm: Hypromellose, Povidon K25, Titandioxid, Eisenoxid gelb, Propylenglycol, Methacrylsäure-Ethylacrylat-Copolymer (1:1), Natriumdodecylsulfat (entspr. Natrium < 1 mmol) (entspr. → < 23 mg), Polysorbat 80, Macrogol 6000, Talkum.
Kurzinformation: siehe Gastroloc Hexal 40 mg - magensaftresistente Tabletten, →S. 619
PG: 7 ST (EKO: G) [€ 1,60], 14 ST (EKO: G) [€ 3,25], 30 ST (EKO: G) [€ 6,90], 250 ST * (EKO: N) [€ 49,45]

Pantoprazol A-Med 20 mg - magensaftresistente Tabletten 42E03
(Z.Nr. 1-29687) RP. P. A02BC02
ZI: A-Med, Salzburg
Z: 1 Tablette enthält: Pantoprazol 20 mg (entspr. Pantoprazol natrium sesquihydrat), Tablettenkern: Cellulose, mikrokristalline, Lactose 18,1 mg (entspr. Lactose monohydrat), Croscarmellose natrium, Siliciumdioxid, hochdispers, wasserfrei, Magnesium stearat; Farbüberzug: Poly(vinylalkohol), Macrogol 3350, Titandioxid, Talkum, Eisenoxid gelb, Chinolingelb, Aluminiumsalz; Magensaftresistenter Tablettenüberzug: Methacrylsäure-Ethylacrylat-Copolymer, Natriumdodecylsulfat, Polysorbat 80, Triethylcitrat, Talkum.
Kurzinformation: siehe Gastroloc Hexal 20 mg - magensaftresistente Tabletten, → S. 619
PG: 14 ST (EKO: G) [€ 1,50], 30 ST (2) (EKO: G) [€ 3,30]

Pantoprazol A-Med 40 mg - magensaftresistente Tabletten 42E03
(Z.Nr. 1-29689) RP. P. A02BC02
ZI: A-Med, Salzburg
Z: 1 Tablette enthält: Pantoprazol 40 mg (entspr. Pantoprazol natrium sesquihydrat), Tablettenkern: Cellulose, mikrokristalline, Lactose 36,2 mg (entspr. Lactose monohydrat), Croscarmellose natrium, Siliciumdioxid, hochdispers, wasserfrei, Magnesium stearat; Farbüberzug: Poly(vinylalkohol), Macrogol 3350, Titandioxid, Talkum, Eisenoxid gelb; Magensaftresistenter Tablettenüberzug: Methacrylsäure-Ethylacrylat-Copolymer, Natriumdodecylsulfat, Polysorbat 80, Triethylcitrat, Talkum.
Kurzinformation: siehe Gastroloc Hexal 40 mg - magensaftresistente Tabletten, → S. 619
PG: 14 ST (EKO: G) [€ 3,20], 30 ST (EKO: G) [€ 6,80]

Pantoprazol AptaPharma 40 mg - Pulver zur Herstellung einer Injektions-/Infusionslösung 42E03
(Z.Nr. 1-38070) RP. P. A02BC02
ZI: Apta Medica Internacional, Ljubljana, Slowenien
Z: 1 Durchstechflasche enthält: Pantoprazol 40 mg (entspr. Pantoprazol natrium sesquihydrat), Natriumhydroxid zur pH-Wert-Einstellung 0,317 mg (entspr. Natrium < 1 mmol), (entspr. → 23 mg).
EW: Protonenpumpenhemmer.
AG: Ulcus duodeni/ventriculi, Refluxösophagitis, Zollinger-Ellison-Syndrom.
AA: I.v. nach Rekonstitution/ Verdünnung als Injektion oder Infusion über 2-15 min.
DO: Ulcus/Refluxösophagitis: 1mal tgl. 40 mg; Fortsetzung oral. Leberschäden: TD 20 mg.
Zollinger-Ellison-Snydrom: TD initial 80 mg. Individuelle Dosisanpassung nach Bedarf (160 mg und mehr).
Bei Patienten unter 18 Jahren nicht empfohlen.
SST: In der Schwangerschaft Anwendung vermeiden. Stillen unterbrechen.
NW: Kopfschmerz, Schwindel, Magen/Darm (Diarrhoe, Bauchschmerzen), erhöhtes Risiko bakterieller gastrointestinaler Infektionen, Haut, Psyche (Schlafstörungen, Depression), verschwommenes Sehen, Leberschäden, Maskierung bösartiger Magenerkrankungen, Schock, Hypomagnesiämie, Frakturen. Sehr selten subakuter kutaner Lupus erythematodes.
WW: Resorption anderer Arzneimittel (z.B. Azole, Erlotinib) kann pH-abhängig beeinträchtigt sein.
Nicht empfohlen: HIV-Proteasehemmer wie Atazanavir (Bioverfügbarkeit reduziert).
Vorsicht: Cumarine (Gerinnungskontrollen empfohlen), Methotrexat (hohen Dosen).
Mindestens 5 Tage vor Chromogranin A-Messung Pantoprazol absetzen.
WH: Vor Therapiebeginn maligne Magenerkrankungen ausschließen. Leberkontrolle bei Vorschädigung. Bei Langzeittherapie Vit-B_{12}-Mangel, Hypomagnesiämie möglich. Erhöhtes Frakturrisiko und Risiko für bakterielle gastrointestinale Infektionen beachten.
PG: 10 ST * (EKO: N) [€ 66,30]

Pantoprazol Biosan 20 mg - magensaftresistente Tabletten 42E03
(Z.Nr. 1-29990) RPF. P. nicht im Handel. A02BC02

Pantoprazol Bluefish 20 mg - magensaftresistente Tabletten 42E03
(Z.Nr. 1-29326) RP. P. A02BC02
ZI: Bluefish Pharmaceuticals, Gävlegatan, Stockholm, Schweden
Z: 1 magensaftresistente Tablette enthält: Pantoprazol 20 mg (entspr. Pantoprazol natrium sesquihydrat 22,55 mg), Dinatriumhydrogenphosphat, wasserfrei, Mannitol, Cellulose, mikrokristalline, Croscarmellose natrium, Magnesium stearat, Hypromellose, Triethylcitrat, Carboxymethylstärke, Natrium Typ A, Methacrylsäure-Ethylacrylat-Copolymer (1:1), Eisenoxid gelb.
Kurzinformation: siehe Gastroloc Hexal 20 mg - magensaftresistente Tabletten, → S. 619
PG: 14 ST (EKO: G) [€ 1,50], 28 ST (2) (EKO: G) [€ 2,90]

Pantoprazol Bluefish 40 mg - magensaftresistente Tabletten 42E03
(Z.Nr. 1-29327) RP. P. A02BC02
ZI: Bluefish Pharmaceuticals, Gävlegatan, Stockholm, Schweden
Z: 1 magensaftresistente Tablette enthält: Pantoprazol 40 mg (entspr. Pantoprazol natrium sesquihydrat 45,1 mg), Dinatriumhydrogenphosphat, wasserfrei, Mannitol, Cellulose, mikrokristalline, Croscarmellose natrium, Magnesium stearat, Hypromellose, Triethylcitrat, Carboxymethylstärke, Natrium Typ A, Methacrylsäure-Ethylacrylat-Copolymer (1:1), Eisenoxid gelb.
Kurzinformation: siehe Gastroloc Hexal 40 mg - magensaftresistente Tabletten, → S. 619
PG: 7 ST (EKO: G) [€ 1,50], 14 ST (EKO: G) [€ 2,90], 28 ST (EKO: G) [€ 5,90]

Pantoprazol CADmed 20 mg - magensaftresistente Tabletten 42E03
(Z.Nr. 1-36110) RP. P. nicht im Handel. A02BC02

Pantoprazol CADmed 40 mg - magensaftresistente Tabletten 42E03
(Z.Nr. 1-36111) RP. P. nicht im Handel. A02BC02

Pantoprazol G.L. 20 mg - magensaftresistente Tabletten 42E03
(Z.Nr. 1-27407) RP. P. A02BC02
ZI: G.L. Pharma, Lannach
Z: 1 Tablette enthält: Pantoprazol 20 mg (entspr. Pantoprazol natrium sesquihydrat 22,6 mg), Tablettenkern: Maltitol 38,425 mg, Crospovidon Typ B, Carmellose natrium, Natriumcarbonat, wasserfrei (entspr. Natrium 1,7 mg), Calcium stearat; Tablettenfilm: Poly(vinylalkohol), Talkum, Titandioxid, Macrogol 3350, Soja-Lecithin 0,345 mg, Eisenoxid gelb, Natriumcarbonat, wasserfrei, Methacrylsäure-Ethylacrylat-Copolymer (1:1), Natriumdodecylsulfat, Polysorbat 80, Triethylcitrat.
Kurzinformation: siehe Gastroloc Hexal 20 mg - magensaftresistente Tabletten, → S. 619
PG: 14 ST (EKO: G) [€ 1,55], 30 ST (2) (EKO: G) [€ 3,35]

P

Pantoprazol G.L. 40 mg - magensaftresistente Tabletten 42E03
(Z.Nr. 1-27408) RP. P. A02BC02
ZI: G.L. Pharma, Lannach
Z: 1 Tablette enthält: Pantoprazol 40 mg (entspr. Pantoprazol natrium sesquihydrat 45,1 mg), Tablettenkern: Maltitol 76,85 mg, Crospovidon Typ B, Carmellose natrium, Natriumcarbonat, wasserfrei (entspr. Natrium 3,4 mg), Calcium stearat; Tablettenfilm: Poly(vinylalkohol), Talkum, Titandioxid, Macrogol 3350, Soja-Lecithin 0,69 mg, Eisenoxid gelb, Natriumcarbonat, wasserfrei, Methacrylsäure-Ethylacrylat-Copolymer (1:1), Natriumdodecylsulfat, Polysorbat 80, Triethylcitrat.
Kurzinformation: siehe Gastroloc Hexal 40 mg - magensaftresistente Tabletten, → S. 619
PG: 14 ST (EKO: G) [€ 3,20], 30 ST (EKO: G) [€ 6,90]

Pantoprazol Genericon 20 mg - magensaftresistente Tabletten 42E03
(Z.Nr. 1-27541) RP. P. A02BC02
ZI: Genericon Pharma, Graz
Z: 1 Tablette enthält: Pantoprazol 20 mg (entspr. Pantoprazol natrium sesquihydrat 22,6 mg), Tablettenkern: Maltitol 38,425 mg, Crospovidon Typ B, Carmellose natrium, Natriumcarbonat, wasserfrei, Calcium stearat; Tablettenfilm: Poly(vinylalkohol), Talkum, Titandioxid, Macrogol 3350, Soja-Lecithin (entspr. Lecithin 0,345 mg), Eisenoxid gelb, Natriumcarbonat, wasserfrei, Methacrylsäure-Ethylacrylat-Copolymer (1:1), Natriumdodecylsulfat, Polysorbat 80, Triethylcitrat.
Kurzinformation: siehe Gastroloc Hexal 20 mg - magensaftresistente Tabletten, → S. 619
PG: 14 ST (EKO: G) [€ 1,60], 30 ST (2) (EKO: G) [€ 3,40]

Pantoprazol Genericon 40 mg - magensaftresistente Tabletten 42E03
(Z.Nr. 1-27543) RP. P. A02BC02
ZI: Genericon Pharma, Graz
Z: 1 Tablette enthält: Pantoprazol 40 mg (entspr. Pantoprazol natrium sesquihydrat), Tablettenkern: Maltitol 76,85 mg,

Crospovidon Typ B, Carmellose natrium, Natriumcarbonat, wasserfrei, Calcium stearat; Tablettenfilm: Poly(vinylalkohol), Talkum, Titandioxid, Macrogol 3350, Soja-Lecithin (entspr. Lecithin 0,69 mg), Eisenoxid gelb, Natriumcarbonat, wasserfrei, Methacrylsäure-Ethylacrylat-Copolymer (1:1), Natriumdodecylsulfat, Polysorbat 80, Triethylcitrat.
Kurzinformation: siehe Gastroloc Hexal 40 mg - magensaftresistente Tabletten, → S. 619
PG: 7 ST (EKO: G) [€ 1,60], 14 ST (EKO: G) [€ 3,25], 30 ST (EKO: G) [€ 6,90]

Pantoprazol Hikma 40 mg - Pulver zur Herstellung einer Injektionslösung 42E03
(Z.Nr. 1-39059) RP. P. A02BC02
ZI: Hikma Farmaceutica, Terrugem, Portugal
Z: 1 Durchstechflasche enthält: Pantoprazol 40 mg (entspr. Pantoprazol natrium-1,5-H2O), Natriumhydroxid zur pH-Wert-Einstellung (entspr. Natrium 2,44 mg).
Kurzinformation: siehe Pantoprazol AptaPharma 40 mg - Pulver zur Herstellung einer Injektions-/Infusionslösung, → S. 1077
PG: 10 ST * (EKO: N) [€ 67,65]

Pantoprazol Merck 20 mg - magensaftresistente Tabletten 42E03
(Z.Nr. 1-27094) RP. P. nicht im Handel. A02BC02

Pantoprazol Merck 40 mg - magensaftresistente Tabletten 42E03
(Z.Nr. 1-27095) RP. P. nicht im Handel. A02BC02

Pantoprazol Mylan 20 mg - magensaftresistente Tabletten 42E03
(Z.Nr. 1-30020) RP. P. A02BC02
ZI: Arcana Arzneimittel, Wien
Z: 1 magensaftresistente Tablette enthält: Pantoprazol 20 mg (entspr. Pantoprazol natrium sesquihydrat 22,5 mg), Tablettenkern: Natriumcarbonat, wasserfrei, Mannitol, Crospovidon, Povidon K90, Calcium stearat; Magensaftresistenter Überzug: Methacrylsäure-Ethylacrylat-Copolymer (1:1), Natriumdodecylsulfat, Polysorbat 80, Triethylcitrat; Filmüberzug: Hypromellose, Titandioxid, Macrogol 400, Eisenoxid gelb.
Kurzinformation: siehe Gastroloc Hexal 20 mg - magensaftresistente Tabletten, → S. 619
PG: 14 ST (EKO: G) [€ 1,60], 30 ST (2) (EKO: G) [€ 3,40]

Pantoprazol Mylan 40 mg - magensaftresistente Tabletten 42E03
(Z.Nr. 1-30021) RP. P. A02BC02
ZI: Arcana Arzneimittel, Wien
Z: 1 magensaftresistente Tablette enthält: Pantoprazol 40 mg (entspr. Pantoprazol natrium sesquihydrat 45,1 mg), Tablettenkern: Natriumcarbonat, wasserfrei, Mannitol, Crospovidon, Povidon K90, Calcium stearat; Magensaftresistenter Überzug: Methacrylsäure-Ethylacrylat-Copolymer (1:1), Natriumdodecylsulfat, Polysorbat 80, Triethylcitrat; Filmüberzug: Hypromellose, Titandioxid, Macrogol 400, Eisenoxid gelb.
Kurzinformation: siehe Gastroloc Hexal 40 mg - magensaftresistente Tabletten, → S. 619
PG: 7 ST (EKO: G) [€ 1,60], 14 ST (EKO: G) [€ 3,25], 30 ST (EKO: G) [€ 6,90]

Pantoprazol Noridem 40 mg - Pulver zur Herstellung einer Injektionslösung 42E03
(Z.Nr. 1-30960) RP. P. nicht im Handel. A02BC02

Pantoprazol "Nycomed" 20 mg - magensaftresistente Tabletten 42E03
(Z.Nr. 1-28492) RP. P. A02BC02
ZI: Takeda, Konstanz, Deutschland
Z: 1 Tablette enthält: Pantoprazol 20 mg (entspr. Pantoprazol natrium sesquihydrat), Kern: Natriumcarbonat, wasserfrei, Mannitol, Crospovidon, Povidon K90, Calcium stearat; Überzug: (entspr. Hypromellose) (entspr. Povidon K25) (entspr. Titandioxid) (entspr. Eisenoxid gelb) (entspr. Propylenglycol) (entspr. Methacrylsäure-Ethylacrylat-Copolymer (1:1)) (entspr. Polysorbat 80) (entspr. Natriumdodecylsulfat) (entspr. Triethylcitrat), Drucktinte: (entspr. Schellack) (entspr. Eisenoxid rot) (entspr. Eisenoxid schwarz) (entspr. Eisenoxid gelb) (entspr. Ammoniak konzentriert).
Kurzinformation: siehe Gastroloc Hexal 20 mg - magensaftresistente Tabletten, → S. 619
PG: 15 ST (EKO: G) [€ 1,70], 30 ST (2) (EKO: G) [€ 3,40]

Pantoprazol "Nycomed" 40 mg - magensaftresistente Tabletten 42E03
(Z.Nr. 1-28493) RP. P. A02BC02
ZI: Takeda, Konstanz, Deutschland
Z: 1 Tablette enthält: Pantoprazol 40 mg (entspr. Pantoprazol natrium sesquihydrat), Kern: Natriumcarbonat, wasserfrei, Mannitol, Crospovidon, Povidon K90, Calcium stearat; Überzug: (entspr. Hypromellose) (entspr. Povidon K25) (entspr. Titandioxid) (entspr. Eisenoxid gelb) (entspr. Propylenglycol) (entspr. Methacrylsäure-Ethylacrylat-Copolymer (1:1)) (entspr. Polysorbat 80) (entspr. Natriumdodecylsulfat) (entspr. Triethylcitrat), Drucktinte: (entspr. Schellack) (entspr. Eisenoxid rot) (entspr. Eisenoxid schwarz) (entspr. Eisenoxid gelb) (entspr. Ammoniak konzentriert).
Kurzinformation: siehe Gastroloc Hexal 40 mg - magensaftresistente Tabletten, → S. 619
PG: 7 ST (EKO: G) [€ 1,60], 15 ST (EKO: G) [€ 3,45], 30 ST (EKO: G) [€ 6,90]

Pantoprazol +pharma 20 mg - magensaftresistente Tabletten 42E03
(Z.Nr. 1-31213) RP. P. A02BC02
ZI: +pharma Arzneimittel, Graz
Z: 1 Tablette enthält: Pantoprazol 20 mg (entspr. Pantoprazol natrium sesquihydrat), Tablettenkern: Maltitol 38,425 mg, Crospovidon Typ B, Carmellose natrium, Natriumcarbonat, wasserfrei, Calcium stearat, Tablettenfilm: (entspr. Poly(vinylalkohol)) (entspr. Talkum) (entspr. Titandioxid) (entspr. Macrogol 3350) (entspr. Soja-Lecithin 0,345 mg) (entspr. Eisenoxid gelb) (entspr. Natriumcarbonat, wasserfrei) (entspr. Methacrylsäure-Ethylacrylat-Copolymer (1:1)) (entspr. Triethylcitrat).
Kurzinformation: siehe Gastroloc Hexal 20 mg - magensaftresistente Tabletten, → S. 619
PG: 14 ST (EKO: G) [€ 1,50], 30 ST (2) (EKO: G) [€ 3,20]

Pantoprazol +pharma 40 mg - magensaftresistente Tabletten 42E03
(Z.Nr. 1-31214) RP. P. A02BC02
ZI: +pharma Arzneimittel, Graz
Z: 1 Tablette enthält: Pantoprazol 40 mg (entspr. Pantoprazol natrium sesquihydrat), Tablettenkern: Maltitol 76,85 mg, Crospovidon Typ B, Carmellose natrium, Natriumcarbonat, wasserfrei, Calcium stearat, Tablettenfilm: (entspr. Poly(vinylalkohol)) (entspr. Talkum) (entspr. Titandioxid) (entspr. Macrogol 3350) (entspr. Soja-Lecithin 0,69 mg) (entspr. Eisenoxid gelb) (entspr. Natriumcarbonat, wasserfrei) (entspr. Methacrylsäure-Ethylacrylat-Copolymer (1:1)) (entspr. Triethylcitrat).
Kurzinformation: siehe Gastroloc Hexal 40 mg - magensaftresistente Tabletten, → S. 619
PG: 7 ST (EKO: G) [€ 1,50], 14 ST (EKO: G) [€ 3,10], 30 ST (EKO: G) [€ 6,60]

Pantoprazol ratiopharm GmbH 20 mg - magensaftresistente Tabletten 42E03
(Z.Nr. 1-31636) RP. P. A02BC02
ZI: Teva, Haarlem, Niederlande
Z: 1 magensaftresistente Tablette enthält: Pantoprazol 20 mg (entspr. Pantoprazol natrium sesquihydrat), Tablettenkern: Dinatriumhydrogenphosphat, Mannitol, Cellulose, mikrokristalline, Croscarmellose natrium, Magnesium stearat; Isolierüberzug: Hypromellose, Triethylcitrat, Carboxymethylstärke, Natrium Typ A; Überzug: Methacrylsäure-Ethylacrylat-Copolymer (1:1), 30%ige Dispersion, Triethylcitrat, Eisenoxid gelb.
Kurzinformation: siehe Gastroloc Hexal 20 mg - magensaftresistente Tabletten, → S. 619
PG: 14 ST (EKO: G) [€ 1,60], 30 ST (2) (EKO: G) [€ 3,40]

Pantoprazol ratiopharm GmbH 40 mg - magensaftresistente Tabletten 42E03
(Z.Nr. 1-31637) RP. P. A02BC02
ZI: Teva, Haarlem, Niederlande
Z: 1 magensaftresistente Tablette enthält: Pantoprazol 40 mg (entspr. Pantoprazol natrium sesquihydrat), Tablettenkern: Dinatriumhydrogenphosphat, Mannitol, Cellulose, mikrokristalline, Croscarmellose natrium, Magnesium stearat; Isolierüberzug: Hypromellose, Triethylcitrat, Carboxymethylstärke, Natrium Typ A; Überzug: Methacrylsäure-Ethylacrylat-Copolymer (1:1), 30%ige Dispersion, Triethylcitrat, Eisenoxid gelb.
Kurzinformation: siehe Gastroloc Hexal 40 mg - magensaftresistente Tabletten, → S. 619
PG: 7 ST (EKO: G) [€ 1,60], 14 ST (EKO: G) [€ 3,25], 30 ST (EKO: G) [€ 6,90]

Pantoprazol Sandoz 20 mg - magensaftresistente Tabletten 42E03
(Z.Nr. 1-27064) RP. P. A02BC02
ZI: Sandoz, Kundl
Z: 1 Tablette enthält: Pantoprazol 20 mg (entspr. Pantoprazol natrium sesquihydrat), Tablettenkern: Calcium stearat, Cellulose, mikrokristalline, Crospovidon Typ A, Hyprolose Typ EXF, Natriumcarbonat, wasserfrei, Siliciumdioxid, hochdisperses; Überzug: Hypromellose, Eisenoxid gelb, Macrogol 400, Methacrylsäure-Ethylacrylat-Copolymer (1:1), Polysorbat 80, Ponceau 4R-Aluminiumsalz 1 µg, Chinolingelb, Aluminiumsalz, Natriumdodecylsulfat, Titandioxid, Triethylcitrat.
Kurzinformation: siehe Gastroloc Hexal 20 mg - magensaftresistente Tabletten, → S. 619
PG: 14 ST (EKO: G) [€ 1,60], 30 ST (2) (EKO: G) [€ 3,40]

Pantoprazol Sandoz 40 mg - magensaftresistente Tabletten 42E03
(Z.Nr. 1-27065) RP. P. A02BC02
ZI: Sandoz, Kundl
Z: 1 Tablette enthält: Pantoprazol 40 mg (entspr. Pantoprazol natrium sesquihydrat), Tablettenkern: Calcium stearat, Cellulose, mikrokristalline, Crospovidon Typ A, Hyprolose Typ EXF, Natriumcarbonat, wasserfrei, Siliciumdioxid, hochdisperses; Überzug: Hypromellose, Eisenoxid gelb, Macrogol 400, Methacrylsäure-Ethylacrylat-Copolymer (1:1), Polysorbat 80 2 µg, Ponceau 4R-Aluminiumsalz, Chinolingelb, Aluminiumsalz, Natriumdodecylsulfat, Titandioxid, Triethylcitrat.
Kurzinformation: siehe Gastroloc Hexal 40 mg - magensaftresistente Tabletten, → S. 619
PG: 7 ST (EKO: G) [€ 1,60], 14 ST (EKO: G) [€ 3,25], 30 ST (EKO: G) [€ 6,90]

Pantoprazol Sandoz 40 mg - Pulver zur Herstellung einer Injektionslösung 42E03
(Z.Nr. 1-26982) RP. P. nicht im Handel. A02BC02

Pantoprazol Stada 20 mg - magensaftresistente Tabletten 42E03
(Z.Nr. 1-27402) RP. P. A02BC02
ZI: Stada Arzneimittel, Wien
Z: 1 Tablette enthält: Pantoprazol 20 mg (entspr. Pantoprazol natrium sesquihydrat 22,6 mg), Tablettenkern: Maltitol 38,425 mg, Crospovidon Typ B, Carmellose natrium (entspr. Natrium 1,84 mg), Natriumcarbonat, wasserfrei, Calcium stearat; Tablettenfilm: Poly(vinylalkohol), Talkum, Titandioxid, Macrogol 3350, Soja-Lecithin 0,345 mg, Eisenoxid gelb, Natriumcarbonat, wasserfrei, Methacrylsäure-Ethylacrylat-Copolymer (1:1), Triethylcitrat.
Kurzinformation: siehe Gastroloc Hexal 20 mg - magensaftresistente Tabletten, → S. 619
PG: 14 ST (EKO: G) [€ 1,60], 30 ST (2) (EKO: G) [€ 3,40]

Pantoprazol Stada 40 mg - magensaftresistente Tabletten 42E03
(Z.Nr. 1-27403) RP. P. A02BC02
ZI: Stada Arzneimittel, Wien
Z: 1 Tablette enthält: Pantoprazol 40 mg (entspr. Pantoprazol natrium sesquihydrat 45,1 mg), Tablettenkern: Maltitol 76,85 mg, Crospovidon Typ B, Carmellose natrium (entspr. Natrium 3,68 mg), Natriumcarbonat, wasserfrei, Calcium stearat; Tablettenfilm: Poly(vinylalkohol), Talkum, Titandioxid, Macrogol 3350, Soja-Lecithin 0,69 mg, Eisenoxid gelb, Natriumcarbonat, wasserfrei, Methacrylsäure-Ethylacrylat-Copolymer (1:1), Triethylcitrat.
Kurzinformation: siehe Gastroloc Hexal 40 mg - magensaftresistente Tabletten, → S. 619
PG: 7 ST (EKO: G) [€ 1,60], 14 ST (EKO: G) [€ 3,25], 30 ST (EKO: G) [€ 6,90]

Pantoprazol SUN 40 mg - Pulver zur Herstellung einer Injektionslösung 42E03
(Z.Nr. 1 36108) RP. P. nicht im Handel. A02BC02

Pantothen Pharmaselect 5% - Salbe 22A04
(Z.Nr. 0-11397) RPF. P. D03AX03
ZI: Pharmaselect International, Wien
Z: 1 g Salbe enthält: Dexpanthenol 50 mg, p-Hydroxybenzoesäuremethylester 2 mg, Butylhydroxytoluol 0,2 mg, Vaselin, weisses, Cera alba, Lanolin 80 mg, Cetylstearylalkohol 6 mg, Erdnussöl 28 mg (entspr. Erdnussöl, raffiniert) (entspr. Erdnussöl, hydriert), Paraffinum solidum, Paraffinum liquidum, Wollwachsalkohole, Imwitor 780K, Cetiol V, Wasser, gereinigtes.
EW: Provitamin B5.
AG: Wunden und Entzündungen von Haut und Schleimhäuten.
AA: Auf der Haut.
DO: 1-2mal tgl. dünn auf die erkrankten Stellen auftragen. Wunde Brustwarzen nach jedem Stillen mit Salbenkompressen bedecken. In der Säuglingspflege nach jedem Trockenlegen auftragen.
SST: Anwendung möglich.
NW: Sehr selten Kontaktallergien.
WH: Bei Anwendung im Genital- oder Analbereich Beeinträchtigung der Sicherheit von Kondomen möglich.
PG: 30 G * (EKO: N) [€ 4,90], 130 G * (EKO: N) [€ 11,90]

Pantovit Vitamin - Dragees 54H01
(Z.Nr. 0-11891) RPF. P. nicht im Handel. A11BA

Pantozol Control 20 mg - magensaftresistente Tabletten 42E03
(Z.Nr. EU/1/09/517/*) RPF. P. A02BC02
ZI: Takeda, Konstanz, Deutschland
Z: 1 Tablette enthält: Pantoprazol 20 mg (entspr. Pantoprazol natrium-1,5-Wasser), Kern: Natriumcarbonat, Mannitol, Crospovidon, Povidon K90, Calcium stearat; Überzug: (entspr. Hypromellose) (entspr. Povidon K25) (entspr. Titandioxid) (entspr. Eisen(III)-hydroxid-oxid x H2O) (entspr. Propylenglycol) (entspr. Methacrylsäure-Ethylacrylat-Copolymer (1:1)) (entspr. Natriumdodecylsulfat) (entspr. Polysorbat 80) (entspr. Triethylcitrat), Drucktinte: (entspr. Schellack) (entspr. Eisen(III)-oxid) (entspr. Eisen(II,III)-oxid) (entspr. Eisen(III)-hydroxid-oxid x H2O) (entspr. Ammoniak konzentriert).
EW: Protonenpumpenhemmer.
AG: Kurzzeitig bei Refluxsymptomen (z.B. Sodbrennen, saures Aufstoßen) bei Erwachsenen.
AA: Im Ganzen mit Flüssigkeit vor einer Mahlzeit einnehmen.
DO: 1mal tgl. 1 Tablette über 2-3 Tage. Für Kinder und Jugendliche nicht empfohlen.
SST: In der Schwangerschaft Anwendung vermeiden. Nutzen/ Risiko-Abwägung in der Stillzeit.
NW: Kopfschmerz, Magen/Darm (Diarrhoe), erhöhtes Risiko bakterieller gastrointestinaler Infektionen, Haut, Ödem, Fieber, ZNS, Depression, verschwommenes Sehen, Leberschäden, Maskierung bösartiger Magenerkrankungen, Schock, Hypomagnesiämie, leicht erhöhtes Frakturrisiko, sehr selten subakuter kutaner Lupus erythematodes.
WW: Nicht empfohlen: HIV-Proteasehemmer wie Atazanavir (Bioverfügbarkeit reduziert).
Vorsicht: Cumarine (Gerinnungskontrollen empfohlen), Methotrexat in hohen Dosen. Resorption anderer Arzneimittel (z.B. Azole, Erlotinib) kann pH-abhängig beeinträchtigt sein. Cumarine (INR überwachen). Hohe Dosen Methotrexat. 5 Tage vor Chromogranin A-Messung Pantoprazol absetzen.
WH: Leberkontrolle. Vor Therapiebeginn Malignität ausschließen.
PG: 7 ST * (EKO: N) [€ 10,25], 14 ST * (EKO: N) [€ 16,95]

▼ *Panzyga 100 mg/ml - Infusionslösung* 36C02
(Z.Nr. 2-36803) NR. P. E. nicht im Handel. J06BA02

Paracetamol Accord 10 mg/ml - Infusionslösung 02B01
(Z.Nr. 1-38212) NR. P. N02BE01
ZI: Accord Healthcare, Utrecht, Niederlande
Z: 1 ml Infusionslösung enthält: Paracetamol 10 mg, Mannitol, Natriummonohydrogenphosphat-dihydrat (entspr. Natrium 0,02 mg), Povidon K12, Natriumhydroxid zur pH-Wert-Einstellung, Wasser für Injektionszwecke.
EW: Analgetisch, antipyretisch.
AG: Kurzzeitbehandlung von mittelstarken Schmerzen (besonders nach Operationen); -Fieber, wenn andere Form der Verabreichung nicht möglich ist.
AA: I.v. Infusion über 15 min.
DO: Personen über 50 kg KG: ED 1 g (= 100 ml) bis 4mal tgl. (im Abstand von mindestens 4 Std.); MTD 4 g.
Personen über 33 kg bis 50 kg KG: ED 15 mg/kg KG (= 1,5 ml/kg KG) bis 4mal tgl. (im Abstand von mindestens 4 Std.); MTD 3 g (= 60 mg/kg KG).
Bei Personen mit Risikofaktoren für Lebertoxizität: MTD 3 g.
Bei schwerer Niereninsuffizienz Dosisintervall auf 6 Std. verlängern.
Nicht für Personen bis 33 kg KG.
GA: Schwere Leberschäden.
SST: Nutzen/Risiko-Abwägung in der Schwangerschaft; Stillen möglich.
NW: Lokale Reaktionen, Unwohlsein, Überempfindlichkeit (bis Schock), Leberenzymanstieg, Blutdruckabfall, Blutbild.
WW: Probenecid, Salicylamid. Vorsicht: Enzyminduktoren, orale Antikoagluantien (INR-Überwachung).
WH: Dosierungsfehler (Verwechslung von mg und ml) vermeiden! Vorsicht bei Nieren-, Leberschäden, Alkoholismus, chronischer Mangelernährung, Dehydration. Möglichst bald auf orale analgetische Therapie umstellen.

P

Bei Überdosierung lebensbedrohliche Leberschäden. Antidot N-Acetylcystein i.v. oder p.o. möglichst innerhalb von 10 Stunden.
PG: 20 ST * (EKO: N) [€ 56,60]

Paracetamol Accord 500 mg - Tabletten 02B01

(Z.Nr. 1-36582) RP. P. N02BE01
ZI: Accord Healthcare, Utrecht, Niederlande
Z: 1 Tablette enthält: Paracetamol 500 mg, Maisstärke, Gelatine, Siliciumdioxid, hochdisperses, Talkum, Carboxymethylstärke, Natrium Typ A, Magnesium stearat.
EW: Analgetisch, antipyretisch.
AG: Leichte bis mäßig starke Schmerzen, Fieber.
AA: Mit reichlich Wasser schlucken, ev. in Wasser auflösen.
DO: ED 1-2 Tabletten, MTD 6 Tabletten.
Jugendliche (12-15 Jahre): ED 1 Tablette, MTD 4-6 Tabletten.
Kinder (9-12 Jahre); ED 1 Tablette, MTD 3-4 Tabletten.
Kinder (6-9 Jahre): ED ½ Tablette, MTD 2-3 Tabletten.
GA: Leberinsuffizienz, Glukose-6-Phosphat-Dehydrogenasemangel, Alkoholismus.
SST: Möglichst kurzzeitig und niedrig dosiert anwenden.
NW: Überempfindlichkeit (bis Schock), Blutbild, Methämoglobinämie, Analgeti- ka-Asthma, Analgetika- Kopfschmerz, Transaminasenanstieg, bei Hochdosie- rung schwere Leber-, Nierenschäden.
WW: Chloramphenicol, Leberenzyminduktoren (erhöhte Toxizität), Metoclopramid (erhöhte Resorption), Salicylamid, orale Antikoagulantien, Zidovudin (Neutropenie), Alkohol (erhöhte Lebertoxizität).
WH: Vorsicht bei Gilbert- Syndrom, schweren Nierenschäden, Fehl- und Unter- ernährung, Oxalurie. Bei Vergiftung Antidot N Acetyl-Cystein i.v.
PG: 10 ST (2) (EKO: G) [€ 0,85], 30 ST (EKO: G) [€ 2,50], 60 ST * (EKO: N) [€ 5,40]

Paracetamol Altan 10 mg/ml - Infusionslösung 02B01
(Z.Nr. 1-31185) RP. P. nicht im Handel. N02BE01

Paracetamol B.Braun 10 mg/ml - Infusionslösung 02B01

(Z.Nr. 1-31280) RP. P. N02BE01
ZI: B. Braun, Melsungen, Deutschland
Z: 1 ml Infusionslösung enthält: Paracetamol 10 mg, Mannitol, Natrium citrat Essigsäure 99% (zur pH-Wert Einstellung), Wasser für Injektionszwecke.
EW: Analgetisch, antipyretisch.
AG: Kurzzeitbehandlung von mittelstarken Schmerzen (besonders nach Operationen); -Fieber, wenn andere Form der Verabreichung nicht möglich ist.
AA: I.v. Infusion über 15 min.
Bei Kindern bis 10 kg KG nicht unverdünnt anwenden. Maximales Volumen von 7,5 ml pro Dosis nicht überschreiten.
Korrekte Dosis **(Verwechslungsgefahr mg und ml!)** verabreichen.
DO: Je nach Körpergewicht Arzneiform wählen: **10 ml Ampulle** (enthält 100 mg Paracetamol) für reife Neugeborene, Säuglinge und Kleinkinder bis 10 kg KG. **50 ml Flasche** (enthält 500 mg) für (Klein)kinder über 10 kg bis 33 kg KG. **100 ml Flasche** (enthält 1000 mg) für Patienten über 33 kg KG.
-Personen über 50 kg KG: ED 1 g bis 4mal tgl. (im Abstand von mindestens 4 Std.); MTD 4 g. Bei Risiko für Lebertoxizität MTD 3 g.
-Personen über 33 kg bis 50 kg KG: ED 15 mg/kg KG bis 4mal tgl. (im Abstand von mindestens 4 Std.); MTD 60 mg/kg KG bzw. 3 g..
-Personen über 10 bis 33 kg KG: ED 15 mg/kg KG bis 4mal tgl. (im Abstand von mindestens 4 Std.); MTD 60 mg/kg KG bzw. 2 g.
-Personen bis 10 kg KG: ED 7,5 mg/kg KG bis 4mal tgl. (im Abstand von mindestens 4 Std.); MTD 30 mg/kg KG.
Bei schwerer Niereninsuffizienz Dosisintervall auf 6 Std. verlängern.
Keine Daten zur Anwendung bei Frühgeborenen.
GA: Schwere Leberschäden.
SST: Kurzfristige und niedrig dosierte Anwendung in der Schwangerschaft möglich. Stillen erlaubt.
NW: Lokale Reaktionen, Unwohlsein, Überempfindlichkeit (bis Schock), Leberenzymanstieg, Blutdruckabfall, Blutbild.
WW: Probenecid, Salicylamid. Vorsicht: Enzyminduktoren, orale Antikoagluantien (INR-Überwachung).
WH: Dosierungsfehler (Verwechslung von mg und ml) vermeiden! Vorsicht bei Nieren-, Leberschäden, Alkoholismus, chronischer Mangelernährung, Dehydration, genetisch bedingtem G-6-PD-Mangel. Möglichst bald auf orale analgetische Therapie umstellen.
Bei Überdosierung lebensbedrohliche Leberschäden. Antidot N-Acetylcystein i.v. oder p.o. möglichst innerhalb von 10 Stunden.
PG: 100ML 10 ST * (EKO: N) [€ 32,65], **ML 10ML** 20 ST * (EKO: N) [€ 70,60], **ML 50ML** 10 ST * (EKO: N) [€ 25,70]

Paracetamol Basi 40 mg/ml - Suspension zum Einnehmen 02B01
(Z.Nr. 1-31782) RP. P. nicht im Handel. N02BE01

Paracetamol Genericon 500 mg - Tabletten 02B01

(Z.Nr. 1-18726) RPF. W2. P. N02BE01
ZI: Genericon Pharma, Graz
Z: 1 Tablette enthält: Paracetamol 500 mg, Polyvinylpyrrolidon, Siliciumdioxid, hochdisperses, Magnesium stearat, Carboxymethylstärke, Natriumsalz (entspr. Natrium < 1 mmol).
EW: Analgetisch, antipyretisch; Hemmung der zerebralen Prostaglandinsynthese.
AG: Leichte bis mäßig starke Schmerz- und Fieberzustände (symptomatisch).
AA: Oral mit ausreichend Flüssigkeit einnehmen.
DO: 1 Tablette bis zu 4mal täglich.
Kinder (6-12 Jahre): ½ Tablette bis 3mal tgl.
Nicht für Kinder unter 6 Jahren.
GA: Schwere Leberschäden, genetischer Glukose-6-Phosphat-Dehydrogenasemangel (hämolytische Anämie), chronischer Alkoholismus.
SST: Nutzen/Risiko-Abwägung. Wenn erforderlich, möglichst kurz und niedrig dosiert anwenden.
NW: Sehr selten Knochenmark, Analgetika-Asthma, Überempfindlichkeit (auch schwere Hautreaktionen). Bei Hochdosierung Nieren- und schwere Leberschäden.
WW: Leberenzym-induzierende Arzneimittel (z.B. Barbiturate, Antiepileptika, Rifampicin), Chloramphenicol, Salizylamid, Probenecid, Antikoagulantien, Metoclopramid, Zidovudin (Neutropenie), Lamotrigin, Cholestyramin. Cave Alkohol.
WH: Vorsicht bei Gilbert-Syndrom, schweren Nierenschäden, chronischer Fehl- oder Unterernährung, Oxalurie, Glutathionmangel. Auf Analgetikakopfschmerz achten. Absetzsymptomatik beim abrupten Absetzen möglich. Bei Paracetamol-Vergiftung möglichst binnen 10 Stunden N-Acetyl-Cystein i.v..
PG: 10 ST * (EKO: N) [€ 1,80], 20 ST * (EKO: N) [€ 3,55], 60 ST * (EKO: N) [€ 9,20]

Paracetamol Kabi 10 mg/ml - Infusionslösung 02B01

(Z.Nr. 1-30043) RP. P. N02BE01
ZI: Fresenius Kabi Austria, Graz
Z: 1 ml enthält: Paracetamol 10 mg, Cystein, Mannitol, Wasser für Injektionszwecke.
EW: Analgetisch, antipyretisch.
AG: Kurzzeitbehandlung von mittelstarken Schmerzen (besonders nach Operationen); -Fieber, wenn andere Form der Verabreichung nicht möglich ist.
AA: I.v. Infusion über 15 min.
Bei Kindern bis 10 kg KG nicht unverdünnt anwenden. Maximales Volumen von 7,5 ml pro Dosis nicht überschreiten.
Korrekte Dosis **(Verwechslungsgefahr mg und ml!)** verabreichen.
DO: Je nach Körpergewicht Arzneiform wählen: **10 ml Ampulle** (enthält 100 mg Paracetamol) für reife Neugeborene, Säuglinge und Kleinkinder bis 10 kg KG. **50 ml Flasche od. Beutel** (enthält 500 mg) für (Klein)kinder über 10 kg bis 33 kg KG. **100 ml Flasche od. Beutel** (enthält 1000 mg) für Patienten über 33 kg KG.
-Personen über 50 kg KG: ED 1 g bis 4mal tgl. (im Abstand von mindestens 4 Std.); MTD 4 g. Bei Risiko für Lebertoxizität MTD 3 g.
-Personen über 33 kg bis 50 kg KG: ED 15 mg/kg KG bis 4mal tgl. (im Abstand von mindestens 4 Std.); MTD 60 mg/kg KG bzw. 3 g..
-Personen über 10 bis 33 kg KG: ED 15 mg/kg KG bis 4mal tgl. (im Abstand von mindestens 4 Std.); MTD 60 mg/kg KG bzw. 2 g.
-Personen bis 10 kg KG: ED 7,5 mg/kg KG bis 4mal tgl. (im Abstand von mindestens 4 Std.); MTD 30 mg/kg KG.
Bei schwerer Niereninsuffizienz Dosisintervall auf 6 Std. verlängern, bei Dialyse-Patienten auf mind, 8 Std.
Keine Daten zur Anwendung bei Frühgeborenen.
GA: Schwere Leberschäden.
SST: Kurzfristige und niedrig dosierte Anwendung in der Schwangerschaft möglich. Stillen erlaubt.
NW: Lokale Reaktionen, Unwohlsein, Überempfindlichkeit (bis Schock), Leberenzymanstieg, Blutdruckabfall, Blutbild.
WW: Probenecid, Salicylamid. Alkohol (Hepatotoxizität), Zidovudin (Neutropenie).
Vorsicht: Flucloxacillin (metabolische Azidose), Chloramphenicol, Enzyminduktoren, orale Antikoagluantien (INR-Überwachung). Beeinflussung Bkutzuckertests.
WH: Dosierungsfehler (Verwechslung von mg und ml) vermeiden! Vorsicht bei Nieren-, Leberschäden, Alkoholismus, chronischer Mangelernährung, totaler parenteraler Ernhährung, Dehydration, genetisch bedingtem G-6-PD-Mangel. Möglichst bald auf orale analgetische Therapie umstellen.
Bei Überdosierung lebensbedrohliche Leberschäden. Antidot N-Acetylcystein i.v. oder p.o. möglichst innerhalb von 10 Stunden.

PG: 50ML 10 ST * (EKO: N) [€ 25,45], **100ML** 10 ST * (EKO: N) [€ 32,60]

Paracetamol Sandoz 10 mg/ml - Infusionslösung 02B01
(Z.Nr. 1-31550) RP. P. nicht im Handel. N02BE01

Paracetamol Sandoz 500 mg - Tabletten 02B01

(Z.Nr. 1-31845) RP. P. N02BE01
ZI: Sandoz, Kundl
Z: 1 Tablette enthält: Paracetamol 500 mg, Povidon K30, Maisstärke, vorverkleistert, Carboxymethylstärke, Natrium Typ A (entspr. Natrium <= 1,87 mg), Stearinsäure.
EW: Analgetisch, antipyretisch.
AG: Leichte bis mäßig starke Schmerzen, Fieber.
AA: Mit einem Glas Wasser schlucken oder in Wasser auflösen.
DO: ED 1-2 Tabletten, MTD 6 Tabletten.
Jugendliche (12-15 Jahre): ED 1 Tablette, MTD 4-6 Tabletten.
Kinder (9-12 Jahre): ED 1 Tablette, MTD 3-4 Tabletten.
Nicht für Kinder unter 9 Jahren.
Dosisreduktion bei Nieren- oder Leberschäden.
GA: Leberinsuffizienz, Glukose-6-Phosphat-Dehydrogenasemangel, Alkoholismus.
SST: Kurzfristige und niedrig dosierte Anwendung möglich.
NW: Überempfindlichkeit (bis Schock), Blutbild, Methämoglobinämie, Analgeti- ka-Asthma, Analgetika- Kopfschmerz, Transaminasenanstieg, bei Hochdosie- rung schwere Leber-, Nierenschäden.
WW: Vorsicht: Chloramphenicol, Barbiturate, trizyklische Antidepressiva, Leberenzyminduktoren (erhöhte Toxizität), Metoclopramid (erhöhte Resorption), Salicylamid, Isoniazid, orale Antikoagulantien, Probenecid, Lamotrigin, Zidovudin (Neutropenie), Alkohol (erhöhte Lebertoxizität).
WH: MTD 2 g: bei KG < 50 kg, leichten oder mittelschweren Leberschäden, Gilbert- Syndrom, Alkoholismus, Dehydratation, chronischer Unterernährung.
Bei Vergiftung Antidot N Acetyl-Cystein i.v..
PG: 10 ST (2) (EKO: G) [€ 0,85], 30 ST (EKO: G) [€ 2,50], 50 ST * (EKO: N) [€ 5,40 n.l.]

Paracetamol/Ibuprofen Vale 10 mg/ml + 3 mg/ml - Infusionslösung 02B09
(Z.Nr. 1-40348) RP. P. nicht im Handel. N02BE51

🐾 Paracillin 800 mg/g - Pulver zum Eingeben für Schweine und Hühner 801AA

(Z.Nr. 8-00456) NR. P. VNW. QJ01CA04
ZI: Intervet, Wien
Z: 1 g Pulver enthält: Amoxicillin trihydrat 800 mg (entspr. Amoxicillin 697 mg), Macrogol 6000, Natriumglycincarbonat.
EW: Aminopenicillin-Antibiotikum, bakterizid.
AG: Bakterielle Infektionen durch empfindliche Erreger bei Schweinen und Hühnern.
Schweine: Atemwege, Verdauungstrakt, MMA-Syndrom, Meningitis, Arthritis, Sekundärinfektionen.
Hühner: Atemwege, Colibazillose.
AA: Mit dem Trinkwasser.
DO: Huhn: TD 20 mg Paracillin/kg KG über 5 Tage. Hühner bis 4 Wochen: 12 g Paracillin/100 l Tageswasserverbrauch.
Schwein: TD 20 mg Paracillin/kg KG über 5 Tage. Schweine bis 4 Monate: 20 g Paracillin/100 l Tageswasserverbrauch.
Details siehe Austria-Codex - Fachinformation
GA: Schwere Nierenschäden, Legehennen, andere Tierarten.
SST: Anwendung möglich.
NW: Allergien, Magen/Darm.
WW: Bakteriostatische Antibiotika (potentieller Antagonismus); Salizylate verzögern Ausscheidung von Amoxicillin.
VNW: Essbare Gewebe: Huhn 1 Tag, Schwein 2 Tage. Nicht für Legehennen, deren Eier für menschlichen Verzehr vorgesehen sind. Nicht innerhalb von 3 Wochen vor Legebeginn anwenden.
PG: 250 G VNW [€ 153,80]

Paracodin - Tabletten 50E01

(Z.Nr. 0-02975) NR. S1. P. R05DA
ZI: Teofarma, Valle Salimbene (PV), Italien
Z: 1 Tablette enthält: Dihydrocodein hydrogentartrat 10 mg (entspr. Dihydrocodein 6,7 mg), Lactose monohydrat 67,3 mg, Cellulose, mikrokristalline, Carboxymethylstärke, Natrium, Magnesium stearat.
EW: Antitussivum; Opioidalkaloid.
AG: Kurzzeitanwendung bei Reizhusten.
AA: Zu oder kurz nach den Mahlzeiten einnehmen.
DO: Personen ab 12 Jahren: 3mal tgl. 1-3 Tabletten.
Kinder (6 - 9 Jahre): 3mal tgl. ½ Tablette.
Kinder (9 - 12 Jahre): 3mal tgl. ½ - 1 Tablette.
Anwendungsdauer einige Tage, max. 3 Wochen.
GA: Asthma, Ateminsuffizienz, -depression, Koma, drohende Fehlgeburt.
SST: Gegenanzeige im 3. Trimenon, sonst strenge Nutzen/Risiko-Abwägung. Entzugssyndrom und Atemdepression beim Neugeborenen möglich. Nicht stillen.
NW: Magen/Darm, ZNS, (Kopfschmerzen, Müdigkeit, Schwindel), Haut (Pruritus), Überempfindlichkeit, Dyspnoe, Atemdepression, Sehstörungen.
WW: Nicht gleichzeitig mit MAO-Hemmern geben (2 Wochen Abstand). Vorsicht: Opioide und andere ZNS-Dämpfer verstärkt, Alkohol, Antihistaminika verstärkt sedierend.
GE: Bei längerem Gebrauch Toleranz und Abhängigkeitsentwicklung möglich.
WH: Bei persistierendem Husten über 3 Wochen Ursache abklären. Vorsicht bei produktivem Husten, Neigung zur Arzneimittelabhängigkeit, Cholezystektomie, Anfallsleiden, eingeschränkter Atemfunktion, Hypothyreose. Verkehrshinweis.
Intoxikation gleicht Morphinergiftung. Antidot: Naloxon i.v.
PG: 20 ST (EKO: G) [€ 4,60]

Paracodin - Tropfen 50E01

(Z.Nr. 0-08202) NR. S1. P. R05DA
ZI: Teofarma, Valle Salimbene (PV), Italien
Z: 1 g (= 20 Tropfen) enthält: Dihydrocodein hydrorhodanid 10 mg (entspr. Dihydrocodein 8,3 mg), Benzoesäure 2 mg, Saccharin natrium (entspr. Natrium 0,55 mg), Glycerol, Zuckercouleur, Natriumchlorid, Thymian-Aroma, Eucalyptus-Aroma, Wasser, gereinigtes.
EW: Antitussivum; Opioidalkaloid.
AG: Kurzzeitanwendung bei Reizhusten.
AA: Oral zum Einnehmen.
DO: Personen ab 12 Jahren: 3mal tgl. 16-48 Tropfen
Kinder (9-12 Jahre): 3mal tgl. 8-16 Tropfen.
Kinder (6-9 Jahre): 3mal tgl. 8 Tropfen.
Kinder (4-6 Jahre): 3mal tgl. 4-8 Tropfen.
Anwendungsdauer einige Tage, max. 3 Wochen.
Nicht für Kinder unter 4 Jahren.
GA: Asthma, Ateminsuffizienz, -depression, Koma, drohende Fehlgeburt.
SST: Gegenanzeige im 3. Trimenon, sonst strenge Nutzen/Risiko-Abwägung. Entzugssyndrom und Atemdepression beim Neugeborenen möglich. Nicht stillen.
NW: Magen/Darm, ZNS, (Kopfschmerzen, Müdigkeit, Schwindel), Haut (Pruritus), Überempfindlichkeit, Dyspnoe, Atemdepression, Sehstörungen.
WW: Nicht gleichzeitig mit MAO-Hemmern geben (2 Wochen Abstand). Vorsicht: Opioide und andere ZNS-Dämpfer verstärkt, Alkohol, Antihistaminika verstärkt sedierend.
GE: Bei längerem Gebrauch Toleranz und Abhängigkeitsentwicklung möglich.
WH: Bei persistierendem Husten über 3 Wochen Ursache abklären. Vorsicht bei produktivem Husten, Neigung zur Arzneimittelabhängigkeit, Cholezystektomie, Anfallsleiden, eingeschränkter Atemfunktion, Hypothyreose. Verkehrshinweis.
Intoxikation gleicht Morphinergiftung. Antidot: Naloxon i.v.
PG: 15 G (EKO: G) [€ 4,20], 30 G (EKO: G) [€ 6,50]

🐾 Paracox 5 - Suspension zur Herstellung einer oralen Suspension für Hühner 823AG

(Z.Nr. 8-20215) NR. P. E. QI01AN01
ZI: Intervet, Wien
Z: 1 Impfdosis zu 0,004 ml enthält: Kokzidienstämme, "frühreif" attenuiert (entspr. Eimeria acervulina HP 500-650 Oozysten) (entspr. Eimeria maxima CP 200-260 Oozysten) (entspr. Eimeria maxima MFP 100-130 Oozysten) (entspr. Eimeria mitis HP 1000-1300 Oozysten) (entspr. Eimeria tenella HP 500-650 Oozysten), Salzlösung, phosphatgepuffert; Lösungsmittel: Natriumchlorid, Cochenillerot, Xanthan, Wasser für Injektionszwecke.
EW: Impfstoff.
AG: Alle Anwendungsarten: Zur aktiven Immunisierung von Broilerküken, um Infektionen und klinische Symptome einer Kokzidiose, - verursacht durch Eimeria acervulina, E. maxima, E. mitis und E. tenella - zu verringern.
Bei Anwendung als Spray: Aktive Immunisierung von Hühnerküken gegen Kokzidiose - verursacht durch Eimeria acervulina, E. maxima, E. mitis und E. tenella - um die Ausscheidung von Oozyten der Erreger und Gewichtsverlust zu reduzieren
AA: Nach Verdünnen auf das Futter sprühen (Küken ab 1 Tag) oder über das Trinkwasser (Küken ab 3 Tage) oder durch Versprühen auf die Küken (Küken ab 1 Tag).
DO: Einmalige Anwendung:
Über Futter: ca. 5000 Dosen auf bis zu 3 l Wasser verdünnen und auf das Futter sprayen.
Über Trinkwasser: Impfstoff auf 2-4 ml pro Impfdosis verdünnen.
Als Spray: 0,21-0,28 ml pro Küken. Für 5000 Dosen 20 ml Impfstoff + 500 ml Lösungsmittel mit Leitungswasser auf 1050 ml auffüllen.

P

Details siehe Austria Codex - Fachinformation.
SST: In der Legeperiode nicht anwenden.
WW: Keine antikokzidialen Wirkstoffe (z.B. Sulfonamide) anwenden.
WH: Nur gesunde Küken impfen. Stallungen sorgfältig reinigen.
PG: 1000D 5 ST VN [€ 528,50], **5000D** 5 ST VN [€ 2.380,40]

Paracox 8 - Suspension zur Herstellung einer oralen Suspension für Hühner 823AG

(Z.Nr. 8-20214) NR. P. E. QI01AN01
ZI: Intervet, Wien
Z: 1 Impfdosis zu 0,1 ml enthält: Kokzidienstämme, "frühreif" attenuiert (entspr. E. acervulina HP 500 Oozysten), (entspr. E. brunetti HP 100 Oozysten) (entspr. E. maxima CP 200 Oozysten) (entspr. E. maxima MFP 100 Oozysten) (entspr. E. mitis HP 1000 Oozysten) (entspr. E. necatrix HP 500 Oozysten) (entspr. E. praecox HP 100 Oozysten) (entspr. E. tenella HP 500 Oozysten), Xanthan, Wasser, gereinigtes; Lösungsmittel: Natriumchlorid, Cochenillerot, Xanthan, Wasser für Injektionszwecke.
EW: Impfstoff.
AG: Im Trinkwasser: Aktive Immunisierung gesunder Hühner gegen Kokzidiose, verursacht durch die 7 für Hühner pathogenen Eimeria-Spezies.
Als Spray: Aktive Immunisierung von Hühnerküken gegen Kokzidiose, verursacht durch die 7 für Hühner pathogenen Eimeria-Spezies.
AA: Über das Trinkwasser oder durch Besprühen.
DO: Einmalig 1 Dosis an 1-9 Tage alte Küken verabreichen.
Über das Trinkwasser: Anzahl der Küken pro Stall x 0,1 durch Anzahl der Tränken pro Stall = Impfstoffmenge (ml) pro Tränke. Pro Tränke 100-250 Küken impfen.
Als Spray: 0,21 ml pro Küken. Für 5000 Dosen 500 ml Impfstoff + 500 ml Lösungsmittel mit Leitungswasser auf 1050 ml auffüllen.
Details siehe Austria Codex - Fachinformation.
SST: Während der Legeperiode nicht anwenden.
WW: Keine Arzneimittel gegen Kokzidien (z.B. Sulfonamide) anwenden.
PG: 1000D 100 ML VN [€ 324,20], **5000D** 500 ML VN [€ 1.217,20]

Paradolor Erdbeer-Vanille 250 mg Granulat 02B01

(Z.Nr. 1-30444) RPF. W2. P. N02BE01
ZI: Stada Arzneimittel, Wien
Z: 1 Beutel enthält: Paracetamol 250 mg, Butyl-Methacryl-Polymer (entspr. Eudragit), Natriumdodecylsulfat, Stearinsäure, Talkum, Titandioxid, Simeticon, Hypromellose, Sorbitol 600,575 mg, Natrium carboxymethylcellulose (entspr. Natrium < 1 mmol), Sucralose, Magnesiumoxid, leichtes, Magnesium stearat, Vanille-Aroma, Erdbeer-Aroma.
EW: Analgetisch, antipyretisch.
AG: Leichte bis mäßig starke Schmerzen, Fieber und Schmerzen bei Erkältungskrankheiten.
AA: Granulat ohne Wasser direkt auf die Zunge geben und schlucken.
DO: Personen ab 12 Jahren (mind. 43 kg KG): ED 1-2 Beutel bis 4mal tgl.
Kinder ab 6 Jahren: ED 1 Beutel bis 4mal tgl.
Nicht für Kinder unter 6 Jahren bzw. Personen unter 43 kg KG.
GA: Leberinsuffizienz, Glukose-6-Phosphat-Dehydrogenasemangel, Alkoholismus.
SST: Nutzen/Risiko-Abwägung. Möglichst niedrig dosiert und kurzzeitig anwenden.
NW: Überempfindlichkeit (bis Schock), Blutbild, Methämoglobinämie, Analgeti- ka-Asthma, Analgetika- Kopfschmerz, Transaminasenanstieg, bei Hochdosie- rung schwere Leber-, Nierenschäden.
WW: Vorsicht: Chloramphenicol, Leberenzyminduktoren (erhöhte Toxizität), Metoclopramid (erhöhte Resorption), Salicylamid, orale Antikoagulantien, Zidovudin (Neutropenie), Alkohol (erhöhte Lebertoxizität).
WH: Vorsicht bei Gilbert- Syndrom, schweren Nierenschäden, Fehl- und Unter- ernährung, Oxalurie. Bei Vergiftung Antidot N Acetyl-Cystein i.v.
PG: 16 ST * (EKO: N) [€ 6,25]

Paradolor Erdbeer-Vanille 500 mg Granulat 02B01

(Z.Nr. 1-30446) RPF. W2. P. N02BE01
ZI: Stada Arzneimittel, Wien
Z: 1 Beutel enthält: Paracetamol 500 mg, Butyl-Methacryl-Polymer (entspr. Eudragit), Natriumdodecylsulfat, Stearinsäure, Talkum, Titandioxid, Simeticon, Hypromellose, Sorbitol 801,3 mg, Natrium carboxymethylcellulose (entspr. Natrium < 1 mmol), Sucralose, Magnesiumoxid, leichtes, Magnesium stearat, Vanille-Aroma, Erdbeer-Aroma, Butanamid.
EW: Analgetisch, antipyretisch.
AG: Leichte bis mäßig starke Schmerzen, Fieber und Schmerzen bei Erkältungskrankheiten.
AA: Granulat ohne Wasser direkt auf die Zunge geben und schlucken.
DO: ED 1 Beutel bis 4mal tgl. Nicht für Kinder oder Personen unter 43 kg KG.
GA: Leberinsuffizienz, Glukose-6-Phosphat-Dehydrogenasemangel, Alkoholismus.
SST: Nutzen/Risiko-Abwägung. Möglichst niedrig dosiert und kurzzeitig anwenden.
NW: Überempfindlichkeit (bis Schock), Blutbild, Methämoglobinämie, Analgeti- ka-Asthma, Analgetika- Kopfschmerz, Transaminasenanstieg, bei Hochdosie- rung schwere Leber-, Nierenschäden.
WW: Vorsicht: Chloramphenicol, Leberenzyminduktoren (erhöhte Toxizität), Metoclopramid (erhöhte Resorption), Salicylamid, orale Antikoagulantien, Zidovudin (Neutropenie), Alkohol (erhöhte Lebertoxizität).
WH: Vorsicht bei Gilbert- Syndrom, schweren Nierenschäden, Fehl- und Unter- ernährung, Oxalurie. Bei Vergiftung Antidot N Acetyl-Cystein i.v.
PG: 16 ST * (EKO: N) [€ 7,95]

Paricalcitol Accord 5 Mikrogramm/ml - Injektionslösung 31E03, 54D02

(Z.Nr. 1-36112) RP. P. H05BX02
ZI: Accord Healthcare, Utrecht, Niederlande
Z: 1 ml Injektionslösung enthält: Paricalcitol 5 µg, Ethanol, wasserfrei 35 % (V/V) (entspr. → 276,15 mg), Propylenglycol 30 % (V/V) (entspr. → 310,8 mg), Wasser für Injektionszwecke.
EW: Synthetisches Vitamin D-Derivat.
AG: Prävention und Therapie eines sekundären Hyperparathyroidismus bei chronischer Nierenerkrankung im Stadium 5 (Hämodialyse).
AA: I.v. über Hämodialyse-Zugang.
DO: Initialdosis (mcg)=Basis-iPTH-Spiegel (pg/ml)/80; MD 40 mcg. Titrationsdosis: 1,5 bis 3facher nicht-urämischer oberer Grenzwert des Normalwerts für iPTH (150 pg/ml). Paricalcitol jeweils um 2-4 mcg erhöhen oder reduzieren. Keine Dosisempfehlung für Kinder und Jugendliche.
GA: Hyperkalzämie, Vitamin D-Intoxikation.
SST: In der Schwangerschaft nicht empfohlen. In der Stillzeit Nutzen/Risiko-Abwägung.
NW: Überempfindlichkeit, Kopfschmerzen, Haut, Hyperkalzämie, Hyperphosphatämie, Hyper- oder Hypoparathyreoidismus, Juckreiz, Geschmacksveränderungen, lokale Reaktionen, gelegentlich Beeinflussung anderer Organsysteme.
WW: Nicht empfohlen: Phosphate, Vitamin D-Präparate, Magnesiumhaltige Arzneimittel. Aluminiumhaltige Arzneimittel nicht dauerhaft anwenden. Vorsicht: Digitalis, Ketoconazol, hoch dosiertes Kalzium. Thiaziddiuretika (Hyperkalzämie).
WH: Bei akuter Überdosierung Hyperkalzämie. Kontrollen: Serum-Kalzium und Serum-Phosphat. Ethanolgehalt von 20% beachten. Verkehrshinweis.
PG: 5 ST * (EKO: N) [€ 149,75]

Paricalcitol Fresenius 5 Mikrogramm/ml - Injektionslösung 31E03, 54D02

(Z.Nr. 1-30717) RP. P. H05BX02
ZI: Fresenius Medical Care Nephrologica Deutschland, Bad Homburg, Deutschland
Z: 1 ml Lösung enthält: Paricalcitol 5 µg, Ethanol 0,11 ml (entspr. → 11 % (V/V)), Propylenglycol, Wasser für Injektionszwecke.
Kurzinformation: siehe Paricalcitol Accord 5 Mikrogramm/ml - Injektionslösung, → S. 1082
PG: 5 ST * (EKO: N) [€ 149,75]

Pariet 10 mg - Filmtabletten 42E03

(Z.Nr. 1-22777) RP. P. A02BC04
ZI: Janssen-Cilag Pharma, Wien
Z: 1 Filmtablette enthält: Rabeprazol natrium 10 mg (entspr. Rabeprazol 9,42 mg), Tablettenkern: Mannitol, Magnesiumoxid, Hydroxypropylcellulose niedrig substituiert, Hydroxypropylcellulose, (entspr. Magnesium stearat); Filmmantel: Ethylcellulose, Magnesiumoxid; Überzug: Hypromellose phthalat, Monoglyceride, diacetylierte, Talkum, Titandioxid, Eisenoxid rot, Carnaubawachs; Drucktinte: Schellack, Eisenoxid schwarz, Ethanol, wasserfrei, 1-Butanol.
EW: Protonenpumpenhemmer.
AG: Akutes Ulcus duodeni bzw. benignes Ulcus ventriculi, gastroösophageale Refluxkrankheit (auch zur Langzeitbehandlung), Helicobacter pylori-Eradikation, Zollinger-Ellison-Syndrom.
AA: Oral morgens vor dem Essen. Nicht zerkauen oder zerdrücken.
DO: TD 20 mg über 4-8 Wochen. Langzeitbehandlung: 1mal tgl. 10-20 mg.
Helicobacter pylori-Eradikation: 2mal tgl. 20 mg +Antibiotika.

Zollinger-Ellison-Syndrom: TD inital 60 mg, MTD 120 mg. Nicht für Kinder.
SST: Gegenanzeige.
NW: Kopfschmerzen, Magen/Darm, unspezifische Symptome (Haut, Mundtrockenheit, selten erhöhte Leberenzyme), Blutbild, Hypomagnesiämie, erhöhtes Frakturrisiko, sehr selten schwere Hautsymptome, subakuter kutaner Lupus erythematodes.
WW: Vorsicht: Ketoconazol, Itraconazol, Atazanavir (Abnahme der Plasmaspiegel). Vitamin B12-Resorption reduziert. Methotrexat-Toxizität erhöht. 5 Tage vor Chromogranin A-Messung Rabeprazol absetzen.
WH: Vor Therapiebeginn Malignität ausschließen. Für Kinder nicht empfohlen. Vorsicht bei Leberschäden. Erhöhtes Risiko gastrointestinaler Infektionen beachten.
PG: 28 ST (2) (EKO: G) [€ 20,00]

Pariet 20 mg - Filmtabletten 42E03

(Z.Nr. 1-22778) RP. P. A02BC04
ZI: Janssen-Cilag Pharma, Wien
Z: 1 Filmtablette enthält: Rabeprazol natrium 20 mg (entspr. Rabeprazol 18,85 mg), Tablettenkern: Mannitol, Magnesiumoxid, Hydroxypropylcellulose niedrig substituiert, Hydroxypropylcellulose, Magnesium stearat; Filmmantel: Ethylcellulose, Magnesiumoxid; Überzug: Hypromellose phthalat, Monoglyceride, diacetylierte, Talkum, Titandioxid, Eisenoxid rot, Carnaubawachs; Drucktinte: Schellack, Eisenoxid rot, Carnaubawachs, Glyzerin, Fettsäureester, Ethanol, wasserfrei, 1-Butanol.
Kurzinformation: siehe Pariet 10 mg - Filmtabletten, → S. 1082
PG: 7 ST (EKO: G) [€ 6,75], 14 ST (2) (EKO: G) [€ 13,55]

Parkemed 500 mg - Filmtabletten 13B04

(Z.Nr. 0-16288) RP. P. M01AG01
ZI: Pfizer Corporation Austria, Wien
Z: 1 Filmtablette enthält: Mefenaminsäure 500 mg, Tablettenkern: Maisstärke, Natriumdodecylsulfat (entspr. Natrium 0,2 mg), Methylcellulose, Cellulose, Siliciumdioxid, hochdisperses, Magnesium stearat; Tablettenüberzug: Wasser, Vanillin, Talk, Hypromellose, Macrogol, Titandioxid, Eisenoxid gelb.
EW: Analgetisch, antiphlogistisch, antipyretisch.
AG: Leichte bis mittelschwere Schmerzen bei rheumatischen Erkrankungen, Muskelschmerzen, Bandscheibenbeschwerden, nach Verletzungen oder Operationen, bei primärer Dysmenorrhoe.
AA: Unzerkaut mit Flüssigkeit zu den Mahlzeiten. TD in mehreren ED.
DO: TD 500-1500 mg;
Kinder ab 10 Jahren und Jugendliche (12-14 Jahre): TD 250-1000 mg.
GA: Analgetika-Überempfindlichkeit, Blutungsneigung, Magen/Darm-Ulzera, Herz-, Nieren-, Leber-, Blutbildschäden, postoperative Schmerzen nach koronarer Bypassoperation.
SST: Gegenanzeige im 3. Trimenon; im 1. und 2. Trimenon nicht empfohlen. In der Stillzeit nicht einnehmen.
NW: Magen/Darm, Blutbild, ZNS, Haut, Überempfindlichkeit, Niere, Seh-, Hörstörungen, Glukoseintoleranz, Herz/Kreislauf, Kurzatmigkeit, Ödeme.
WW: Gleichzeitige Gabe anderer NSARs (einschließlich ASS oder COX-2-Hemmern) vermeiden. Vorsicht: Antikoagulantien (Gerinnung überwachen), Kortikosteroide (Magen/Darm-Blutungen), Methotrexat (verstärkt toxisch), Lithium, orale Antidiabetika verstärkt; ACE-Hemmer, AT II-Antagonisten, Diuretika (Nephrotoxizität verstärkt), Ciclosporin, Tacrolimus (Nierenschäden), Chinolone (Krampfrisiko erhöht), Blutdrucksenker abgeschwächt.
WH: Bei Langzeitgabe Blutbild, Niere kontrollieren. Vorsicht bei dehydrierten Patienten, Epilepsie, schwerer Hypertonie. Erhöhtes kardiovaskuläres Risiko beachten. Auf gastrointestinale Blutungen bzw. Hautreaktionen achten.
PG: 10 ST * (EKO: N) [€ 4,55], 30 ST * (EKO: N) [€ 7,40], 50 ST * (EKO: N) [€ 10,35]

Parkemed 250 mg - Kapseln 13B04

(Z.Nr. 0-12949) RP. P. M01AG01
ZI: Pfizer Corporation Austria, Wien
Z: 1 Kapsel enthält: Mefenaminsäure 250 mg, Lactose monohydrat 77,61 mg, Natriumdodecylsulfat (entspr. Natrium 0,09 mg), Gelatine; Kapselhülle: Gelatine, Titandioxid, Eisenoxid gelb, Indigotin; Drucktinte: Schellack, Eisenoxid schwarz, Propylenglycol, Ammoniaklösung.
Kurzinformation: siehe Parkemed 500 mg - Filmtabletten, → S. 1083
PG: 10 ST (2) (EKO: G) [€ 1,45], 30 ST (2) (EKO: G) [€ 3,05], 50 ST (EKO: G) [€ 4,40]

Parkemed 125 mg - Suppositorien 13B04

(Z.Nr. 0-14290) RP. P. M01AG01
ZI: Pfizer Corporation Austria, Wien
Z: 1 Suppositorium enthält: Mefenaminsäure 125 mg, Adeps neutralis.
EW: Analgetisch, antiphlogistisch und antipyretisch.
AG: Leichte bis mittelschwere Schmerzen v.a. bei rheumatischen Erkrankungen, Muskelschmerzen, Bandscheibenschmerzen, Schmerzen nach Verletzungen und Operationen, **Fieber sowie bei banalen Infektionen im Kindesalter.**
AA: Rektal.
DO: Basisdosierung 12 mg/kg KG bis 3mal tgl.; max. 7 Tage anwenden. ED ½-1 Jahr 2-(3)mal tgl. 1 Suppositorium.
1-3 Jahre 3mal tgl. 1 Suppositorium.
4-8 Jahre 3mal tgl. 2 Suppositorien.
GA: Analgetika-Überempfindlichkeit, Blutungsneigung, Magen/Darm-Ulzera, Herz-, Nieren-, Leber-, Blutbildschäden, postoperative Schmerzen nach koronarer Bypassoperation.
SST: Gegenanzeige im 3. Trimenon; im 1. und 2. Trimenon nicht empfohlen. In der Stillzeit nicht einnehmen.
NW: Magen/Darm, Blutbild, ZNS, Haut, Überempfindlichkeit, Niere, Seh-, Hörstörungen, Glukoseintoleranz, Herz/Kreislauf, Kurzatmigkeit, Ödeme.
WW: Gleichzeitige Gabe anderer NSARs (einschließlich ASS oder COX-2-Hemmern) vermeiden. Vorsicht: Antikoagulantien (Gerinnung überwachen), Kortikosteroide, SSRI (Magen/Darm-Blutungen), Methotrexat (verstärkt toxisch), Lithium, orale Antidiabetika verstärkt; ACE-Hemmer, AT II-Antagonisten, Diuretika (Nephrotoxizität verstärkt), Ciclosporin, Tacrolimus (Nierenschäden), Chinolone (Krampfrisiko erhöht), Blutdrucksenker abgeschwächt.
WH: Bei Langzeitgabe Blutbild, Niere kontrollieren. Vorsicht bei dehydrierten Patienten, Epilepsie, schwerer Hypertonie. Erhöhtes kardiovaskuläres Risiko beachten. Auf gastrointestinale Blutungen bzw. Hautreaktionen achten.
PG: 6 ST (2) (EKO: G) [€ 3,40]

Parkemed 500 mg - Suppositorien 13B04

(Z.Nr. 0-14291) RP. P. M01AG01
ZI: Pfizer Corporation Austria, Wien
Z: 1 Suppositorium enthält: Mefenaminsäure 500 mg, Adeps neutralis.
EW: Analgetisch, antiphlogistisch, antipyretisch.
AG: Leichte bis mittelschwere Schmerzen bei rheumatischen Erkrankungen, Muskelschmerzen, Bandscheibenbeschwerden, nach Verletzungen oder Operationen.
AA: Rektal.
DO: Personen ab 14 Jahren: TD 500-1500 mg in mehreren ED; Kinder und Jugendliche < 14 Jahre: andere Darreichungsform anwenden.
GA: Analgetika-Überempfindlichkeit, Blutungsneigung, Magen/Darm-Ulzera, Herz-, Nieren-, Leber-, Blutbildschäden, postoperative Schmerzen nach koronarer Bypassoperation.
SST: Gegenanzeige im 3. Trimenon; im 1. und 2. Trimenon nicht empfohlen. In der Stillzeit nicht einnehmen.
NW: Magen/Darm, Blutbild, ZNS, Haut, Überempfindlichkeit, Niere, Seh-, Hörstörungen, Glukoseintoleranz, Herz/Kreislauf, Kurzatmigkeit, Ödeme.
WW: Gleichzeitige Gabe anderer NSARs (einschließlich ASS oder COX-2-Hemmern) vermeiden. Vorsicht: Antikoagulantien (Gerinnung überwachen), Kortikosteroide, SSRI (Magen/Darm-Blutungen), Methotrexat (verstärkt toxisch), Lithium, orale Antidiabetika verstärkt; ACE-Hemmer, AT II-Antagonisten, Diuretika (Nephrotoxizität verstärkt), Ciclosporin, Tacrolimus (Nierenschäden), Chinolone (Krampfrisiko erhöht), Blutdrucksenker abgeschwächt.
WH: Bei Langzeitgabe Blutbild, Niere kontrollieren. Vorsicht bei dehydrierten Patienten, Epilepsie, schwerer Hypertonie. Erhöhtes kardiovaskuläres Risiko beachten. Auf gastrointestinale Blutungen bzw. Hautreaktionen achten.
PG: 6 ST (2) (EKO: G) [€ 3,95]

Parofor 140 mg/ml - Lösung zum Eingeben über Trinkwasser, Milch oder Milchaustauscher für Kälber und Schweine 801AD

(Z.Nr. 8-37730) NR. P. VNW. QA07AA06
ZI: Huvepharma, Antwerpen, Belgien
Z: 1 ml Lösung enthält: Paromomycin 140 mg (entspr. Paromomycin sulfat 200 mg), Methyl-p-Hydroxybenzoat 1 mg, Propyl-p-Hydroxybenzoat 0,1 mg, Natrium disulfit 4 mg, Wasser, gereinigtes.
EW: Aminoglykosid-Antibiotikum.
AG: Magen/Darm-Infektionen durch E. coli bei Kalb (nicht wiederkäuend) und Schwein.
AA: Zum Eingeben. Verabreichung in Milch/Milchaustauscher (Kälber) bzw. im Trinkwasser (Schweine).
DO: Kälber: TD 25-50 mg/kg KG über 3-5 Tage. Schweine: TD 25-40 mg/kg KG über 3-5 Tage.
GA: Neugeborene Kälber, Leber-, Nierenschäden, ruminierende Tiere, Puten.
SST: Nicht empfohlen.

P

NW: Selten weicher Kot, Oto- und Nephrotoxizität.
WW: Allgemeinanästhetika, Muskelrelaxantien verstärkt neuroblockierend.
Nicht mit starken Diuretika, potentiell oto- oder nephrotoxischen Arzneimitteln anwenden.
VNW: Essbare Gewebe Kalb 20 Tage, Schwein 3 Tage.
PG: 125 ML VNW [€ 51,70], 250 ML VNW [€ 95,30], 1000 ML VNW [€ 282,25]

Parofor 70 000 IE/g - Pulver zum Eingeben über Trinkwasser, Milch oder Milchaustauscher für Saugkälber und Schweine 801AD
(Z.Nr. 8-35811) NR. P. VNW. QA07AA06
ZI: Huvepharma, Antwerpen, Belgien
Z: 1 g Pulver enthält: Paromomycin-Aktivität 70000 IE (entspr. Paromomycin sulfat), Siliciumdioxid, hochdisperses, Glucose monohydrat.
EW: Aminoglykosid-Antibiotikum.
AG: Magen/Darm-Infektionen durch E. coli bei Saugkälbern und Schweinen.
AA: Zum Eingeben. Verabreichung in Milch/Milchaustauscher (Saugkälber) bzw. im Trinkwasser (Schweine).
DO: Saugkälber: TD 17500 - 35000 IE /kg KG (= 2, 5 - 5 g Tierarzneimittel / 10 kg KG) über 3-5 Tage.
-Schweine: TD 17500 - 28000 IE/kg KG (= 2,5 - 4 g Tierarzneimittel / 10 kg KG) über 3-5 Tage.
GA: Neugeborene Kälber, Leber-, Nierenschäden, ruminierende Tiere, Puten.
SST: Nicht empfohlen.
NW: Selten weicher Kot, Oto- und Nephrotoxizität.
WW: Allgemeinanästhetika, Muskelrelaxantien verstärkt neuroblockierend. Nicht mit Schleifendiuretika, potentiell oto- oder nephrotoxischen Arzneimitteln anwenden.
VNW: Essbare Gewebe Saugkalb 20 Tage, Schwein 3 Tage.
PG: 1000 G VNW [€ 171,20]

Parofor Crypto 140 000 IE/ml - Lösung zum Eingeben für Saugkälber 801AD
(Z.Nr. 8-38890) NR. P. VNW. QA07AA06
ZI: Huvepharma, Antwerpen, Belgien
Z: 1 ml enthält: Paromomycin-Aktivität 140000 IE, Methyl-p-Hydroxybenzoat 1 mg, Propyl-p-Hydroxybenzoat 0,1 mg, Natrium disulfit 4 mg, Wasser, gereinigtes.
EW: Aminoglykosid-Antibiotikum.
AG: Reduzierung des Auftretens von Durchfall bei Kälbern durch eine nachgewiesene Infektion mit Cryptosporidium parvum.
AA: Oral.
DO: 35 000 IE Paromomycin/kg KG/Tag an 7 aufeinanderfolgenden Tagen.
GA: Nieren-, Leberschäden, ruminierende Tiere.
NW: Oto- und Nephrotoxizität.
WW: Anästhetika, Muskelrelaxantien verstärken neuromuskuläre Blockade. Nicht mit starken Diuretika, oto- oder nephrotoxischen Substanzen verwenden.
WH: Nicht länger als 7 Tage verwenden (gastrointestinale Läsionen möglich).
VNW: Essbare Gewebe: 62 Tage.
PG: 125 ML VNW [€ 51,35], 250 ML VNW [€ 93,90]

Parofor crypto 140 000 IE/ml - Lösung zum Eingeben für Schafe und Ziegen 801AD
(Z.Nr. 8-39281) NR. P. VNW. nicht im Handel. QA07AA06

Parosept 1,2 mg/ml - Mundwasser 45A04
(Z.Nr. 1-37943) RPF. P. nicht im Handel. A01AB03

Paroxat Hexal 10 mg - Filmtabletten 49A02
(Z.Nr. 1-26608) NR. P. N06AB05
ZI: Hexal Pharma, Wien
Z: 1 Filmtablette enthält: Paroxetin 10 mg, (entspr. Paroxetin hydrochlorid), Tablettenkern: Mannitol, Cellulose, mikrokristalline, Copovidon K28, Carboxymethylstärke, Natrium Typ A, Siliciumdioxid, kolloidal, wasserfrei, Magnesium stearat; Tablettenhülle: Hypromellose 5 cps, Talkum, mikronisiert, Titandioxid.
EW: Antidepressivum; selektiver Hemmer der Serotonin-Wiederaufnahme.
AG: Major Depression, Zwangsstörung, Panikstörung mit oder ohne Agoraphobie, Sozialphobie, generalisierte Angststörung, posttraumatische Belastungsstörung.
AA: Morgens mit dem Frühstück mit Flüssigkeit unzerkaut einnehmen.
DO: Depression TD initial 20 mg, MTD 50 mg.
Zwangsstörung: TD initial 20 mg, dann 40 mg; MTD 60 mg.
Panikstörung: TD initial 10 mg, dann 40 mg; MTD 60 mg.
Sozialphobie, Angststörung, Belastungsstörung: TD initial 20 mg, MTD 50 mg.
Dosisreduktion bei älteren Patienten (MTD 40 mg), Nieren- oder Leberschäden.
Nicht bei Kindern und Jugendlichen anwenden.
SST: Zwingende Indikationsstellung. Nutzen/Risiko-Abwägung in der Stillzeit.
NW: Blut, ZNS, (Konzentrationsstörungen), Psyche, suizidales Verhalten, extrapyramidale Störungen, sexuelle Dysfunktionen, Serotoninsyndrom, Sinnesorgane, Kreislauf (Hypotonie, Tachykardie), schwere Allergien, Magen/Darm, Leber, Stoffwechsel, Haut, Gewichtszunahme, Augen, Schwitzen, erhöhtes Knochenbruchrisiko, Absetzsymptome, sexuelle Funktionsstörungen.
WW: Kontraindiziert: Pimozid (QT-Verlängerung), MAO-Hemmer.
Nicht empfohlen: Metoprolol bei Herzinsuffizienz; Tamoxifen (Wirkung abgeschwächt), Alkohol.
Vorsicht: Serotonerge Substanzen (Serotoninsyndrom), Fosamprenavir/Ritonavir, Procyclidin, orale Antikoagulantien, NSARs (erhöhte Blutungsneigung), Pravastatin (Anstieg des Blutzuckers), neuromuskuläre Blocker, Substrate für CYP2D6 (z.B. trizyklische Antidepressiva, Phenothiazine).
WH: Erhöhtes Suizidrisiko bei Behandlungsbeginn sowie bei Kindern und Jugendlichen; Absetzsymptome möglich.
Auf Serotoninsymptome achten. Vorsicht bei Manie, Epilepsie, Engwinkelglaukom, Elektrokrampftherapie, Blutungen. Alkohol vermeiden. Verkehrshinweis.
PG: 14 ST (2) (EKO: G) [€ 11,40], 30 ST (EKO: G) [€ 21,30]

Paroxat Hexal 20 mg - Filmtabletten 49A02
(Z.Nr. 1-24135) NR. P. N06AB05
ZI: Hexal Pharma, Wien
Z: 1 Filmtablette enthält: Paroxetin 20 mg, (entspr. Paroxetin hydrochlorid), Tablettenkern: Mannitol, Cellulose, mikrokristalline, Copovidon K28, Carboxymethylstärke, Natrium Typ A, Siliciumdioxid, kolloidal, wasserfrei, Magnesium stearat; Tablettenhülle: Hypromellose 5 cps, Talkum, mikronisiert, Titandioxid.
Kurzinformation: siehe Paroxat Hexal 10 mg - Filmtabletten, → S. 1084
PG: 14 ST (2) (EKO: G) [€ 11,40], 30 ST (EKO: G) [€ 21,30]

Paroxat Hexal 30 mg - Filmtabletten 49A02
(Z.Nr. 1-26609) NR. P. N06AB05
ZI: Hexal Pharma, Wien
Z: 1 Filmtablette enthält: Paroxetin 30 mg, (entspr. Paroxetin hydrochlorid), Tablettenkern: Mannitol, Cellulose, mikrokristalline, Copovidon K28, Carboxymethylstärke, Natrium Typ A, Siliciumdioxid, kolloidal, wasserfrei, Magnesium stearat; Tablettenhülle: Hypromellose 5 cps, Talkum, mikronisiert, Titandioxid, Eisenoxid rot, Indigotin I Lack.
Kurzinformation: siehe Paroxat Hexal 10 mg - Filmtabletten, → S. 1084
PG: 14 ST (2) (EKO: G) [€ 12,65], 30 ST (EKO: G) [€ 22,35]

Paroxat Hexal 40 mg - Filmtabletten 49A02
(Z.Nr. 1-24136) NR. P. N06AB05
ZI: Hexal Pharma, Wien
Z: 1 Filmtablette enthält: Paroxetin 40 mg, (entspr. Paroxetin hydrochlorid), Tablettenkern: Mannitol, Cellulose, mikrokristalline, Copovidon K28, Carboxymethylstärke, Natrium Typ A, Siliciumdioxid, kolloidal, wasserfrei, Magnesium stearat; Tablettenhülle: Hypromellose 5 cps, Talkum, mikronisiert, Titandioxid.
Kurzinformation: siehe Paroxat Hexal 10 mg - Filmtabletten, → S. 1084
PG: 14 ST (2) (EKO: G) [€ 12,65], 30 ST (EKO: G) [€ 22,35]

Paroxetin 1A Pharma 20 mg - Filmtabletten 49A02
(Z.Nr. 1-24994) NR. P. N06AB05
ZI: 1A Pharma, Wien
Z: 1 Filmtablette enthält: Paroxetin 20 mg (entspr. Paroxetin hydrochlorid), Tablettenkern: Mannitol, Cellulose, mikrokristalline, Copovidon, Carboxymethylstärke, Natrium Typ A (entspr. Natrium < 1 mmol) (entspr. → < 23 mg), Siliciumdioxid, kolloidal, wasserfrei, Magnesium stearat; Tablettenhülle: Hypromellose 5 cps, Talkum, mikronisiert, Titandioxid.
EW: Antidepressivum; selektiver Hemmer der Serotonin-Wiederaufnahme.
AG: Major Depression, Zwangsstörung, Panikstörung mit oder ohne Agoraphobie, Sozialphobie, generalisierte Angststörung, posttraumatische Belastungsstörung.
AA: Morgens mit dem Frühstück mit Flüssigkeit unzerkaut einnehmen.
DO: Depression TD initial 20 mg, MTD 50 mg.
Zwangsstörung: TD initial 20 mg, dann 40 mg; MTD 60 mg.

Panikstörung: TD initial 10 mg, dann 40 mg; MTD 60 mg.
Sozialphobie, Angststörung, Belastungsstörung: TD initial 20 mg, MTD 50 mg.
Dosisreduktion bei älteren Patienten (MTD 40 mg), Nieren- oder Leberschäden.
Nicht bei Kindern und Jugendlichen anwenden.
SST: Zwingende Indikationsstellung. Nutzen/Risiko-Abwägung in der Stillzeit.
NW: Blut, ZNS, (Konzentrationsstörungen), Psyche, suizidales Verhalten, extrapyramidale Störungen, sexuelle Dysfunktionen, Serotoninsyndrom, Sinnesorgane, Kreislauf (Hypotonie, Tachykardie), schwere Allergien, Magen/Darm, Leber, Stoffwechsel, Haut, Gewichtszunahme, Augen, Schwitzen, erhöhtes Knochenbruchrisiko, Absetzsymptome.
WW: Kontraindiziert: Pimozid (QT-Verlängerung), MAO-Hemmer.
Nicht empfohlen: Metoprolol bei Herzinsuffizienz; Tamoxifen (Wirkung abgeschwächt), Alkohol.
Vorsicht: Serotonerge Substanzen (Serotoninsyndrom), Fosamprenavir/Ritonavir, Procyclidin, orale Antikoagulantien, NSARs (erhöhte Blutungsneigung), Pravastatin (Anstieg des Blutzuckers), neuromuskuläre Blocker, Substrate für CYP2D6 (z.B. trizyklische Antidepressiva, Phenothiazine).
WH: Erhöhtes Suizidrisiko bei Behandlungsbeginn sowie bei Kindern und Jugendlichen; Absetzsymptome möglich.
Auf Serotoninsymptome achten. Vorsicht bei Manie, Epilepsie, Engwinkelglaukom, Elektrokrampftherapie, Blutungen. Alkohol vermeiden. Verkehrshinweis.
PG: 14 ST (2) (EKO: G) [€ 11,40], 30 ST (EKO: G) [€ 20,90]

Paroxetin Aristo 20 mg - Filmtabletten 49A02

(Z.Nr. 1-28070) NR. P. N06AB05
ZI: Aristo Pharma, Berlin, Deutschland
Z: 1 Filmtablette enthält: Paroxetin 20 mg (entspr. Paroxetin hydrochlorid), Magnesium stearat, Carboxymethylstärke, Natriumsalz, Mannitol, Cellulose, mikrokristalline, Tablettenfilm: Butylmethacrylat-Copolymer, basisch (entspr. Eudragit E 100) (entspr. Poly(vinylalkohol), partiell hydrolysiert) (entspr. Titandioxid) (entspr. Talcum) (entspr. Soja-Lecithin 0,24 mg) (entspr. Xanthan gummi).
Kurzinformation: siehe Paroxetin 1A Pharma 20 mg - Filmtabletten, → S. 1084
PG: 10 ST (2) (EKO: G) [€ 7,90], 30 ST (EKO: G) [€ 20,75]

Paroxetin Genericon 20 mg - Filmtabletten 49A02

(Z.Nr. 1-28383) NR. P. N06AB05
ZI: Genericon Pharma, Graz
Z: 1 Filmtablette enthält: Paroxetin 20 mg (entspr. Paroxetin hydrochlorid), Tablettenkern: Magnesium stearat, Carboxymethylstärke, Natrium Typ A, Mannitol, Cellulose, mikrokristalline; Tablettenüberzug: (entspr. Butylmethacrylat-Copolymer, basisch), Opadry AMB weiss: (entspr. Poly(vinylalkohol), partiell hydrolysiert) (entspr. Titandioxid) (entspr. Talkum) (entspr. Soja-Lecithin) (entspr. Xanthan gummi).
Kurzinformation: siehe Paroxat Hexal 10 mg - Filmtabletten, → S. 1084
PG: 10 ST (2) (EKO: G) [€ 7,90], 30 ST (EKO: G) [€ 21,25]

Paroxetin +pharma 20 mg - Filmtabletten 49A02

(Z.Nr. 1-28382) NR. P. N06AB05
ZI: +pharma Arzneimittel, Graz
Z: 1 Filmtablette enthält: Paroxetin 20 mg (entspr. Paroxetin hydrochlorid), Tablettenkern: Magnesium stearat, Carboxymethylstärke, Natrium Typ A, Mannitol, Cellulose, mikrokristalline; Tablettenüberzug: (entspr. Butylmethacrylat-Copolymer, basisch), Opadry AMB weiss: (entspr. Poly(vinylalkohol), partiell hydrolysiert) (entspr. Titandioxid) (entspr. Talkum) (entspr. Soja-Lecithin) (entspr. Xanthan gummi).
Kurzinformation: siehe Paroxat Hexal 10 mg - Filmtabletten, → S. 1084
PG: 10 ST (2) (EKO: G) [€ 7,80], 30 ST (EKO: G) [€ 20,75]

Paroxetin ratiopharm 40 mg - Tabletten 49A02

(Z.Nr. 1-26740) NR. P. N06AB05
ZI: Teva, Haarlem, Niederlande
Z: 1 Tablette enthält: Paroxetin 40 mg (entspr. Paroxetin hydrochlorid), Cellulose, mikrokristalline, Calcium hydrogenphosphat dihydrat, Croscarmellose natrium, Siliciumdioxid, hochdisperses, Magnesium stearat.
EW: Antidepressivum; selektiver Hemmer der Serotonin-Wiederaufnahme.
AG: Major Depression, Zwangsstörung, Panikstörung mit oder ohne Agoraphobie, Sozialphobie, generalisierte Angststörung, posttraumatische Belastungsstörung.
AA: Morgens mit dem Frühstück mit reichlich Wasser unzerkaut einnehmen.
DO: Depression TD initial 20 mg, MTD 50 mg.
Zwangsstörung: TD initial 20 mg, dann 40 mg; MTD 60 mg.
Panikstörung: TD initial 10 mg, dann 40 mg; MTD 60 mg.
Sozialphobie, Angststörung, Belastungsstörung: TD initial 20 mg, MTD 50 mg.
Dosisreduktion bei älteren Patienten (MTD 40 mg), Nieren- oder Leberschäden.
Nicht bei Kindern und Jugendlichen anwenden.
SST: Zwingende Indikationsstellung. Nutzen/Risiko-Abwägung in der Stillzeit.
NW: Blut, ZNS, (Konzentrationsstörungen), Psyche, suizidales Verhalten, extrapyramidale Störungen, sexuelle Dysfunktionen, Serotoninsyndrom, Sinnesorgane, Kreislauf (Hypotonie, Tachykardie), schwere Allergien, Magen/Darm, Leber, Stoffwechsel, Haut, Gewichtszunahme, Augen, Schwitzen, erhöhtes Knochenbruchrisiko, Absetzsymptome, sexuelle Funktionsstörungen.
WW: Kontraindiziert: Pimozid (QT-Verlängerung), MAO-Hemmer.
Nicht empfohlen: Metoprolol bei Herzinsuffizienz; Tamoxifen (Wirkung abgeschwächt), Alkohol.
Vorsicht: Serotonerge Substanzen (Serotoninsyndrom), Fosamprenavir/Ritonavir, Procyclidin, orale Antikoagulantien, NSARs (erhöhte Blutungsneigung), Pravastatin (Anstieg des Blutzuckers), neuromuskuläre Blocker, Substrate für CYP2D6 (z.B. trizyklische Antidepressiva, Phenothiazine).
WH: Erhöhtes Suizidrisiko bei Behandlungsbeginn sowie bei Kindern und Jugendlichen; Absetzsymptome möglich.
Auf Serotoninsymptome achten. Vorsicht bei Manie, Epilepsie, Engwinkelglaukom, Elektrokrampftherapie, Blutungen. Alkohol vermeiden. Verkehrshinweis.
PG: 10 ST (2) (EKO: G) [€ 7,75], 30 ST (EKO: G) [€ 20,95]

▼ Parsabiv 2,5 mg - Injektionslösung 31E03

(Z.Nr. EU/1/16/1142/*) NR. P. E. H05BX04
ZI: Amgen Europe, Zg Breda, Niederlande
Z: 1 Durchstechflasche enthält in 0,5 ml Lösung: Etelcalcetid 2,5 mg (entspr. Etelcalcetid hydrochlorid), Natriumchlorid, Bernsteinsäure, Salzsäure zur pH-Wert-Einstellung, Natriumhydroxid zur pH-Wert-Einstellung, Wasser für Injektionszwecke.
EW: Nebenschilddrüsen-Antagonist.
AG: Sekundärer Hyperparathyreoidismus bei chronischer Nierenerkrankung mit Hämodialyse.
AA: Unverdünnt am Ende der Dialyse über den venösen Zugang des Dialysekreislaufs während des Rückflusses oder i.v. nach dem Rückfluss.
DO: Initial 3mal wöchentlich 5 mg. Dosistitration gemäß Parathormon- und Serumkalzium-Spiegeln; MD 15 mg 3mal wöchentlich. Keine Daten an Kindern und Jugendlichen.
GA: Korrigiertes Serumkalzium unter 8,3 mg/dl (2,08 mmol/l).
SST: In der Schwangerschaft nicht anwenden. Nutzen/Risiko-Abwägung in der Stillzeit.
NW: Überempfindlichkeit, Krampfanfälle, Hypokalzämie, Muskelkrämpfe, Magen/Darm, Kopfschmerzen, Herz (QT-Verlängerung), Hypotonie.
WW: Vorsicht: Den Serumkalziumspiegel senkende Substanzen. Nicht mit Cinacalcet anwenden.
WH: Vorsicht bei Herzinsuffizienz. Auf Hypokalzämie, Krämpfe achten. Verkehrshinweis.
PG: 6 ST * (EKO: N) [€ 173,10]

P

▼ Parsabiv 5 mg - Injektionslösung 31E03

(Z.Nr. EU/1/16/1142/*) NR. P. E. H05BX04
ZI: Amgen Europe, Zg Breda, Niederlande
Z: 1 Durchstechflasche enthält in 1 ml Lösung: Etelcalcetid 5 mg (entspr. Etelcalcetid hydrochlorid), Natriumchlorid, Bernsteinsäure, Salzsäure zur pH-Wert-Einstellung, Natriumhydroxid zur pH-Wert-Einstellung, Wasser für Injektionszwecke.
Kurzinformation: siehe Parsabiv 2,5 mg - Injektionslösung, → S. 1085
PG: 6 ST * (EKO: N) [€ 307,55]

▼ Parsabiv 10 mg - Injektionslösung 31E03

(Z.Nr. EU/1/16/1142/*) NR. P. E. H05BX04
ZI: Amgen Europe, Zg Breda, Niederlande
Z: 1 Durchstechflasche enthält in 2 ml Lösung: Etelcalcetid 10 mg (entspr. Etelcalcetid hydrochlorid), Natriumchlorid, Bernsteinsäure, Salzsäure zur pH-Wert-Einstellung, Natriumhydroxid zur pH-Wert-Einstellung, Wasser für Injektionszwecke.
Kurzinformation: siehe Parsabiv 2,5 mg - Injektionslösung, → S. 1085
PG: 6 ST * (EKO: N) [€ 589,90]

🐾 *Parvoduk - Konzentrat und Verdünnungsmittel zur Herstellung einer Injektionssuspension für Moschusenten* 823AG
(Z.Nr. EU/2/14/162/*) NR. P. E. nicht im Handel. QI01BD03

🐾 Parvoruvac - Injektionssuspension für Schweine 823BD

(Z.Nr. 8-20066) NR. P. E. QI09AL01

ZI: Ceva Sante Animale, Libourne, Frankreich

Z: 1 ml enthält: Parvovirus porcines, inaktiviert, Stamm K22 2 HAH-E (entspr. Wirtssystem: Schweinehoden-Zellinie), Erysipelothrix rhusiopathiae, lysiert, Serotyp 2, Stamm IM 950 >= 1 ppd Adjuvans: Aluminium 4,2 mg (entspr. Aluminiumhydroxid), Thiomersal max. 0,2 mg, Kochsalzlösung physiologisch.

EW: Impfstoff.

AG: Schutzimpfung gesunder Schweine gegen porcine Parvovirose und Rotlauf.
Mindestimpfalter 6 Monate. Zweitimpfung 2-4 Wochen später, halbjährliche Wiederholungsimpfungen.

AA: I.m. am Ohrgrund.

DO: 2 ml.

GA: Kranke, mit Parasiten befallene Tiere, tragende Sauen.

NW: Lokale Schwellung.

WW: Immunsuppressiva, Glukokortikoide beeinträchtigen Impfschutz.

PG: 50 ML VN [€ 74,40]

Pascallerg - Tabletten 05X

(Z.Nr. 3-00347) RPF. P. V03AX

ZI: Pascoe Pharmazeutische Präparate, Schiffenberger Weg, Giessen, Deutschland

Z: 1 Tablette enthält: Kalium chromosulfuricum (Homöopathie) D1 25 mg, Acidum formicicum (Homöopathie) D2 2,5 mg, Gelsemium sempervirens (Homöopathie) D2 2,5 mg, Lactose monohydrat 252 mg, Maisstärke, Calcium behenat.

EW: Homöopathikum.

AG: Heuschnupfen.

AA: Tabletten zu einer Mahlzeit einnehmen.

DO: Initial halbstündlich bis stündlich 1 Tablette (MTD: 12 Tabletten, bei Kindern ab 7 Jahren 8 Tabletten, bei Kleinkindern von 1 bis 6 Jahren 6 Tabletten), bei chronischen Beschwerden 1-3 x tgl. 1 Tablette (Kinder 7-12 Jahre: 1-2 x tgl. 1 Tablette, Kleinkinder 1-6 Jahre: 1 x tgl. 1 Tablette). Nicht für Kinder unter 1 Jahr.

GA: Chromüberempfindlichkeit.

SST: Vorsicht.

NW: Sehr selten Hautreaktionen.

PG: 100 ST * (EKO: N) [€ 14,30]

P

Pascofemin - Tropfen 29X01

(Z.Nr. 3-00258) RPF. P. V03AX

ZI: Pascoe Pharmazeutische Präparate, Schiffenberger Weg, Giessen, Deutschland

Z: 10 g (= 10,4 ml, 1 g = 40 Tropfen) enthalten: Vitex agnus castus (Homöopathie) D2 2 g, Cimicifuga racemosa (Homöopathie) D3 2 g, Caulophyllum thalictroides (Homöopathie) D2 0,75 g, Fraxinus americana (Homöopathie) D3 0,75 g, Senecio aureus (Homöopathie) D5 0,75 g, Pulsatilla pratensis (Homöopathie) D4 0,75 g, Lilium lancifolium (Homöopathie) D3 0,75 g, Strychnos ignatii (Homöopathie) D4 0,75 g, Aletris farinosa (Homöopathie) D3 0,75 g, Chamaelirium luteum (Homöopathie) D3 0,75 g, Ethanol (entspr. Gesamtethanolgehalt 34 % (V/V)), Wasser, gereinigtes.

EW: Homöopathikum.

AG: Störungen der Regelblutung, prämenstruelles Syndrom, Wechselbeschwerden, nervöse Beschwerden.

AA: Direkt auf die Zunge tropfen oder in etwas Wasser verdünnt einnehmen.

DO: 3mal tgl. 10-15 Tropfen. Keine Indikation für Kinder.

SST: Nicht empfohlen.

NW: Leber.

WH: Nicht für Alkoholkranke. Bei Leberschäden sofort absetzen. Bei starken Blutungen Arzt aufsuchen.

PG: 50 ML * (EKO: N) [€ 20,60]

Pascoflair 425 mg - überzogene Tabletten 32Z03

(Z.Nr. HERB-00002) RPF. P. N05CM

ZI: Pascoe Pharmazeutische Präparate, Schiffenberger Weg, Giessen, Deutschland

Z: 1 Tablette enthält: Passionsblumenkraut-Trockenextrakt (5-7:1); Ethanol 50% (V/V) (Auszugsmittel) 425 mg (entspr. Passiflorae herba), Maltodextrin, Siliciumdioxid, hochdisperses, Cellulosepulver, Croscarmellose natrium, Magnesium stearat, Stearinsäure, Talkum, Saccharose 187 mg, Calciumcarbonat, Gummi arabisch, Tragant, Glucose-Sirup 5,1 mg, Hypromellose, Wachs, gebleichtes, Carnaubawachs, Schellack, Farbstoffe: (entspr. Titandioxid) (entspr. Eisenoxid gelb).

AG: Traditionell pflanzlich bei nervösen Unruhezuständen und Schlafstörungen.

AA: Unzerkaut mit Flüssigkeit.

DO: TD 2-3 Tabletten, bei Schlafstörungen 1-2 Tabletten ½ Std. vor dem Schlafengehen. Für Kinder nicht empfohlen.

SST: Nicht empfohlen.

NW: Überempfindlichkeit (Vaskulitis), Übelkeit, Tachykardie.

WW: Synthetische Sedativa können verstärkt werden.

PG: 30 ST * (EKO: N) [€ 13,95], 90 ST * (EKO: N) [€ 28,60]

Pascoflex - Filmtabletten 13Z01

(Z.Nr. HERB-00026) RPF. P. M09AX

ZI: Pascoe Pharmazeutische Präparate, Schiffenberger Weg, Giessen, Deutschland

Z: 1 Filmtablette enthält: Teufelskrallenwurzel-Trockenextrakt (4,4-5:1); Ethanol 60% (V/V) (Auszugsmittel) 240 mg, Maisstärke, Cellulose, mikrokristalline, Lactose monohydrat 113,04 mg, Siliciumdioxid, hochdisperses, Magnesium stearat, Hypromellose, Macrogol 6000, Talkum.

AG: Traditionell pflanzlich, unterstützend bei Rücken-, Nacken-, Muskel-, Sehnen-, Gelenkschmerzen.

AA: Unzerkaut mit Flüssigkeit zu oder nach einer Mahlzeit einnehmen.

DO: 2mal tgl. 2 FT oder 4mal tgl. 1 FT über 4 bis 8 Wochen (dann ärztliche Beratung). Für Kinder und Jugendliche nicht empfohlen.

GA: Peptische Ulzera, Gallensteinleiden.

SST: Nicht empfohlen.

NW: Magen/Darm, Kopfschmerzen, Haut.

WH: Vorsicht bei Herz/Kreislauf-Erkrankungen, Diabetes.

PG: 100 ST * (EKO: N) [€ 31,40]

Pascomucil - Pulver zur Herstellung einer Suspension zum Einnehmen 42J02

(Z.Nr. 1-30348) RPF. P. A06AC01

ZI: Pascoe Pharmazeutische Präparate, Schiffenberger Weg, Giessen, Deutschland

Z: 5 g Pulver enthalten: Flohsamenschalen, indische 2,5 g, Lactose monohydrat 2,5 g.

EW: Quellstoff.

AG: Chronische Verstopfung, zur Erleichterung der Darmentleerung, erhöhte Aufnahme von Ballaststoffen bei Reizdarmsyndrom oder Hypercholesterinämie.

AA: Beutelinhalt mit mindestens 75 ml Flüssigkeit mischen und zügig einnehmen. Bei der Vorbereitung für die Anwendung Pulver nicht einatmen (Allergiegefahr).

DO: Verstopfung, Erleichterung der Darmentleerung: 3mal tgl. 1 Beutel oder 1 gestichener Messlöffel, Kinder (6-12 Jahre) 2mal tgl. 1 Beutel oder 1 gestichener Messlöffel.
Reizdarm, Hypercholesterinämie: 3mal tgl. 2 Beutel oder 2 gestichene Messlöffel, nicht für Kinder.

GA: Rektalblutungen, Magen/Darmstenosen, Darmverschluss, Darmparalyse, schwer einstellbarer Diabetes, Schluckbeschwerden.

SST: Anwendung möglich.

NW: Blähungen, Magen/Darm, Überempfindlichkeit (allergische Sensibilisierung).

WW: Mindestens ½ bis 1 Std. Abstand zu anderen Arzneimitteln. Vorsicht: Insulin, Schilddrüsenhormon, Opiate, Loperamid.

WH: Ausreichend Flüssigkeit zuführen. Unterstützende Behandlung einer Hypercholesterinämie ärztlich überwachen. 1 Beutel enthält ca. 0,2 BE.

PG: 200 G * (EKO: N) [€ 14,65]

Pasconal - Nerventropfen 32X

(Z.Nr. 3-00345) RPF. P. V03AX

ZI: Pascoe Pharmazeutische Präparate, Schiffenberger Weg, Giessen, Deutschland

Z: 10 g (= 10,6 ml, 1 g = 46 Tropfen) enthalten: Avena sativa Urt. 2,5 g, Valeriana officinalis Urt. 2,5 g, Strychnos ignatii (Homöopathie) D4 2,5 g, Lycosa (Homöopathie) D5 0,25 g, Ethanol (entspr. Gesamtethanolgehalt ca. 48 % (V/V)), Wasser, gereinigtes.

EW: Homöopathikum.

AG: Schlafstörungen bei Nervosität.

AA: Pur oder in etwas Wasser einnehmen.

DO: Akut halbstündlich bis stündlich, dann 1-3mal tgl. einnehmen:
Erwachsene: ED 5-10 Tropfen (max. 12mal tgl.)
Kinder (7-11 Jahre): ED 4-8 Tropfen (max. 10mal tgl.)
Kleinkinder (1-6 Jahre): ED 3-5 Tropfen (max. 10mal tgl.).

SST: Vorsicht.

WH: Nicht für Kinder unter 1 Jahr.

PG: 50 ML * (EKO: N) [€ 20,85]

Paspertin 10 mg - Ampullen 08A, 08C, 42I02

(Z.Nr. 0-13762) RP. P. A03FA01

ZI: Mylan Österreich, Wien

Z: 1 Ampulle (= 2 ml) enthält: Metoclopramid hydrochlorid 10 mg (entspr. Metoclopramid hydrochlorid-monohydrat), Natriumchlorid 16 mg (entspr. Natrium 6,29 mg) (entspr. → 0,27 mmol), Wasser

für Injektionszwecke.
EW: Prokinetikum, Dopamin D2-Antagonist.
AG: Übelkeit und Erbrechen: Symptomatische Behandlung (auch durch akute Migräne bedingt) und Vorbeugung (nach Operationen oder durch Strahlen- therapie).
Kinder und Jugendliche: Mittel 2. Wahl bei postoperativer Übelkeit und Erbrechen sowie zur Vorbeugung von verzögerter Übelkeit und Erbrechen nach Chemotherapie.
AA: I.m. und i.v. (über mindestens 3 Minuten am liegenden Patienten; Ampulleninhalt mit Kochsalzlösung auf 10 ml verdünnen). Bei Kindern unter 6 Jahren nur i.m..
AH: Nicht mit alkalischen Lösungen mischen.
DO: ED 10 mg.
Kinder ab 1 Jahr: ED 0,1-0,15 mg/kg KG.
MTD 0,5 mg/kg KG (max. 30 mg).
Dosisreduktion bei Nieren- oder schweren Leberschäden. Bei Kindern unter 1 Jahr nicht anwenden.
GA: Phäochromozytom, Epilepsie, Magen/Darm-Blutungen, -Obstruktionen, Prolaktin-abhängige Tumore (Mamma, Hypophyse), M. Parkinson, Spät- dyskinesien, extrapyramidale Störungen, Methämoglobinämie durch Metoclopramid.
SST: Strenge Indikationsstellung (extrapyramidales Syndrom beim Neugeborenen möglich). Stillen nicht empfohlen.
NW: Müdigkeit, Schlaflosigkeit, Schwindel, Kopfschmerzen, Psyche (Depres- sionen), Durchfall, malignes neuroleptisches Syndrom, extrapyramidale Störungen vor allem bei Kindern, bei Langzeitgabe Spätdyskinesien, Parkinson-Syndrom; Gynäkomastie, Störungen der Regelblutung, Hypotonie, Überempfindlichkeit, sehr selten Methämoglobinämie, Bradykardie, Herzstillstand.
WW: Kontraindiziert: Levodopa und dopaminerge Agonisten. Alkohol vermeiden.
Vorsicht: Neuroleptika, SSRIs (extrapyramidale Störungen, Serotoninsyn- drom), ZNS-Dämpfer verstärkt, Anticholinergika (Wirkung abgeschwächt), orale Kontrazeptiva (zusätzliche Empfängnisverhütung empfohlen).
Muskelrelaxantien verlängert wirksam. Digoxin, Ciclosporin, Fluoxetin, Paroxetin.
WH: Mindestens 6 Std. Abstand zwischen den Dosierungen einhalten. Max. 3 Mo- nate anwenden (Gefahr von Spätdyskinesien). Vorsicht bei QT-Verlängerung.
Verkehrshinweis.
PG: 5 ST (2) (EKO: G) [€ 2,80]

Paspertin - Filmtabletten 08A, 08C, 42I02

(Z.Nr. 0-13764) RP. P. A03FA01
ZI: Mylan Österreich, Wien
Z: 1 Filmtablette enthält: Metoclopramid hydrochlorid 10 mg (entspr. Metoclopramid hydrochlorid-monohydrat), Tablettenkern: Mannitol 76 mg, Cellulose, mikrokristalline, Siliciumdioxid, hochdisperses, Carboxymethylstärke, Natrium Typ C 3,6 mg (entspr. Natrium 0,18 mg) (entspr. → 0,01 mmol), Stearinsäure, Magnesium stearat; Filmüberzug: Hypromellose, Macrogol 6000, Talkum, Titandioxid.
EW: Prokinetikum, Dopamin D2-Antagonist.
AG: Übelkeit und Erbrechen: Symptomatische Behandlung (auch durch akute Migräne bedingt) und Vorbeugung (nach Chemo- oder Strahlentherapie).
Kinder ab 9 Jahren und Jugendliche: Mittel 2. Wahl zur Vorbeugung von verzögerter Übelkeit und Erbrechen nach Chemotherapie.
AA: 30 min vor der Mahlzeit unzerkaut mit Flüssigkeit einnehmen.
DO: ED 10 mg.
Kinder ab 9 Jahren: ED 0,1-0,15 mg/kg KG.
MTD 0,5 mg/kg KG (max. 30 mg).
Dosisreduktion bei Nieren- oder schweren Leberschäden. Für Kinder unter 9 Jahren nicht geeignet.
GA: Phäochromozytom, Epilepsie, Magen/Darm-Blutungen, -Obstruktionen, Prolaktin-abhängige Tumore (Mamma, Hypophyse), M. Parkinson, Spät- dyskinesien, extrapyramidale Störungen, Methämoglobinämie durch Metoclopramid.
SST: Strenge Indikationsstellung (extrapyramidales Syndrom beim Neugeborenen möglich). Stillen nicht empfohlen.
NW: Müdigkeit, Schlaflosigkeit, Schwindel, Kopfschmerzen, Psyche (Depres- sionen), Durchfall, malignes neuroleptisches Syndrom, extrapyramidale Störungen vor allem bei Kindern, bei Langzeitgabe Spätdyskinesien, Parkinson-Syndrom; Gynäkomastie, Störungen der Regelblutung, Hypotonie, Überempfindlichkeit, sehr selten Methämoglobinämie, Bradykardie, Herzstillstand.
WW: Kontraindiziert: Levodopa und dopaminerge Agonisten. Alkohol vermeiden.
Vorsicht: Neuroleptika, SSRIs (extrapyramidale Störungen, Serotoninsyn- drom), ZNS-Dämpfer verstärkt, Anticholinergika (Wirkung abgeschwächt), orale Kontrazeptiva (zusätzliche Empfängnisverhütung empfohlen).
Muskelrelaxantien verlängert wirksam. Digoxin, Ciclosporin, Fluoxetin, Paroxetin.
WH: Mindestens 6 Std. Abstand zwischen den Dosierungen einhalten. Max. 3 Mo- nate anwenden (Gefahr von Spätdyskinesien). Vorsicht bei QT-Verlängerung.
Verkehrshinweis.
PG: 10 ST (2) (EKO: G) [€ 1,30], 50 ST (EKO: G) [€ 6,40]

Passedan - Tropfen 32Z03

(Z.Nr. HERB-00114) RPF. P. N05CM
ZI: Schwabe Austria, Wien
Z: 100 g (= 111 ml, 1 ml = 20 Tropfen) enthalten: Passionsblumenkraut-Flüssigextrakt 50 g (entspr. Passiflorae herba), Glycerin 4 % (m/m), Ethanol ca. 50 % (m/m), Saccharin natrium, Orangenschalen, Zimtrinde, Melissenblätter, Wasser, gereinigtes.
AG: Traditionell pflanzlich bei nervöser Unruhe und bei Einschlafstörungen.
AA: Unverdünnt oder mit etwas Wasser verdünnt einnehmen.
DO: Bei nervöser Unruhe 3-5mal tgl. 20(-60) Tropfen, Jugendliche 3mal tgl.
20 Tropfen; bei Einschlafbeschwerden 20 Tropfen nach dem Abendessen und 30 Tropfen (Jugendliche: 20 Tropfen) vor dem Schlafengehen. Für Kinder nicht empfohlen.
SST: Nicht empfohlen.
NW: Überempfindlichkeit, Übelkeit, Tachykardie.
WW: ZNS-Dämpfer verstärkt sedativ.
WH: Nicht für Alkoholkranke.
PG: 30 ML * (EKO: N) [€ 5,40], 100 ML * (EKO: N) [€ 12,40]

Passiflora Arkocaps Kapseln 32Z03
(Z.Nr. HERB-00134) RPF. P. nicht im Handel. N05CM

Pasta Cool 13F06

(Z.Nr. 0-15164) RPF. P. B01AB51, M02AC
ZI: Apomedica Pharmazeutische Produkte, Graz
Z: 100 g enthalten: Heparin natrium 5000 IE, Salicylsäure 1 g, Rosmarinöl 0,4 g, Latschenkiefernöl 0,4 g, Melissenöl, Methyl-4-hydroxybenzoat 0,06 g, Sorbinsäure 0,1 g, Ethylalkohol, Kieselsaure Tonerde, Glucose-Sirup, Glycerin, Siliciumdioxid, Natriumhydroxid, Wasser, gereinigtes.
EW: Gerinnungs- und entzündungshemmend.
AG: Schwellungen und Hämatome nach stumpfen Traumen.
AA: Messerrückendick auf der erkrankten Hautstelle auftragen.
DO: 1-2mal tgl. bis zum Abklingen der Beschwerden auftragen. Für Kinder nicht empfohlen.
SST: Kleinflächige Anwendung möglich.
NW: Überempfindlichkeitsreaktionen.
WW: Bei wiederholter Anwendung auf großen Flächen systemische WW möglich (Antidiabetika, Antikoagulantien, Methotrexat, Kortikoide, Diuretika, orale NSARs).
WH: Nicht in die Augen, auf Schleimhäute oder offene Wunden bringen.
PG: 190 G * (EKO: N) [€ 12,90]

Pazenir 5 mg/ml - Pulver zur Herstellung einer Infusionsdispersion 55F
(Z.Nr. EU/1/18/1317/*) NR. P. nicht im Handel. L01CD01

PecFent 100 Mikrogramm/Sprühstoß - Nasenspray, Lösung 02A04
(Z.Nr. EU/1/10/644/*) NR. SG. P. nicht im Handel. N02AB03

PecFent 400 Mikrogramm/Sprühstoß - Nasenspray, Lösung 02A04
(Z.Nr. EU/1/10/644/*) NR. SG. P. nicht im Handel. N02AB03

Pedea 5 mg/ml - Injektionslösung 30E04

(Z.Nr. EU/1/04/284/*) RP. P. C01EB16
ZI: Recordati Rare Diseases, Puteaux, Frankreich
Z: 1 ml Lösung enthält: Ibuprofen 5 mg, Trometamol, Natriumchlorid 7,5 mg, Natriumhydroxid zur pH-Wert-Einstellung, Salzsäure zur pH-Wert-Einstellung 25 %, Wasser für Injektionszwecke.
EW: Hemmt Prostaglandinsynthese.
AG: Behandlung eines hämodynamisch wirksamen offenen Ductus arteriosus Botalli bei Frühgeborenen vor der 34. Schwangerschaftswoche.
AA: I.v. Kurzinfusion (unverdünnt) über 15 min.
DO: 3 Dosen im Abstand von 24 Stunden:
1. Injektion (nach den ersten 6 Stunden des Lebens): 10 mg/kg.
2. und 3. Injektion: 5 mg/kg.
GA: Lebensbedrohliche Infektionen, aktive Blutungen, Koagulationsstörungen, schwere Nierenschäden, angeborene Herzerkrankungen mit der Notwendigkeit eines offenen Ductus arteriosus

(z.B. Pulmonalatresie, Fallot-Tetralogie, schwere Aortenisthmusstenose), nekrotisierende Enterokolitis.
NW: Thrombozytopenie, Neutropenie, intraventrikuläre oder pulmonale Blutungen, bronchopulmonale Dysplasie, nekrotisierende Enterokolitis, Niere, Hypoxämie.
WW: Diuretika abgeschwächt, Antikoagulanzien verstärkt, Corticosteroide (er- höhtes Risiko für Magen-Darm-Blutungen), andere NSAR, Aminoglykoside.
WH: Vor der Anwendung echokardiographische Untersuchung erforderlich. Nicht prophylaktisch anwenden. Überwachung: Niere, Magen/Darm, Anzeichen für Blutungen.
PG: 4 ST * (EKO: N) [€ 784,90]

Pediaven Glucose 10% - Infusionslösung 37F03, 37F04
(Z.Nr. 1-35830) RP. P. nicht im Handel. B05BA10

Pediaven Glucose 10% kaliumfrei - Infusionslösung 37F03, 37F04
(Z.Nr. 1-35829) RP. P. nicht im Handel. B05BA10

Pediaven Glucose 15% - Infusionslösung 37F03, 37F04
(Z.Nr. 1-35833) RP. P. nicht im Handel. B05BA10

Pediaven Glucose 20% - Infusionslösung 37F03, 37F04
(Z.Nr. 1-35832) RP. P. nicht im Handel. B05BA10

Pediaven Glucose 25% - Infusionslösung 37F03, 37F04
(Z.Nr. 1-35831) RP. P. nicht im Handel. B05BA10

Peditrace - Infusionszusatz 37F05, 44F
(Z.Nr. 1-20857) RP. P. B05XA31
ZI: Fresenius Kabi Austria, Graz
Z: 1 Stechampulle zu 10 ml enthält: Zinkchlorid 5,21 mg (entspr. Zn-Ion 38,2 µmol), Kupferchlorid-2-Wasser 537 µg (entspr. Cu-Ion 3,15 µmol), Manganchlorid-Tetrahydrat 36 µg (entspr. Mn-Ion 0,182 µmol), Natriumselenit, wasserfrei 43,8 µg (entspr. Se-Ion 0,253 µmol), Natriumfluorid 1,26 mg (entspr. F-Ion 30 µmol), Kaliumiodid 13,1 µg (entspr. I-Ion 78,8 nmol), Salzsäure, Wasser für Injektionszwecke; Osmolarität:.
EW: Konzentrierte Spurenelementlösung.
AG: Zur Substitution unkompensierter Tagesverluste von Spurenelementen und zur Deckung des Tagesbedarfs im Rahmen der parenteralen Ernährung.
AA: Zur intravenösen Infusion nach Zusatz zur Nährlösung.
DO: Säuglinge und Kinder bis 15 kg KG: TD 1 ml/kg KG.
Kinder über 15 kg KG: TD 15 ml.
GA: Morbus Wilson, Cholestase, erhöhte Serumspiegel von Spurenelementen, allgemeine GA der Infusionstherapie.
WW: Erst unmittelbar vor Infusion der Aminosäurelösung zuführen (Komplexbildung möglich). Zink vermindert Resorption von Fluorochinolonen, Tetrazyklinen und Penicillaminen. Ascorbinsäure antagonistisch zu Kupfer.
WH: Vorsicht bei Leber- und Nierenschäden, Hyperthyreoidismus, Jod- Überempfindlichkeit. Kontrollen: Serumionogramm, Säure-Basen, Wasserbilanz. Nach 4 Wochen Manganspiegel überprüfen. Nicht unverdünnt verabreichen. Inkompatibilitäten beachten.
PG: 10 ST * (EKO: N) [€ 112,40]

Pefrakehl D3 - Zäpfchen 70X
(Z.Nr. 3-38906) RPF. P. nicht im Handel. V03AX

Pefrakehl D5 - Tropfen zum Einnehmen 70X
(Z.Nr. 3-38898) RPF. P. nicht im Handel. V03AX

Pefrakehl D6 - Ampullen 70X
(Z.Nr. 3-38897) RPF. P. nicht im Handel. V03AX

Pegasys 90 Mikrogramm - Injektionslösung in einer Fertigspritze 33C02
(Z.Nr. EU/1/02/221/*) NR. P. E. L03AB11
ZI: Roche Registration, Grenzach-Wyhlen, Deutschland
Z: 1 Fertigspritze mit 0,5 ml Lösung enthält: Peginterferon alfa-2a 90 µg hergestellt durch rekombinante DNA-Technologie in Escherichia coli, Natriumchlorid, Polysorbat 80, Benzylalkohol 10 mg/ml, Natriumacetat, Essigsäure, Wasser für Injektionszwecke.
EW: Immunstimulans, antiviral und antiproliferativ.
AG: Chronische Hepatitis B, chronische Hepatitis C (in Kombination mit Ribavirin, aber auch als Monotherapie).
AA: S.c.
DO: Hepatitis B: 1mal wöchentlich 180 Mikrogramm über 48 Wochen. Kinder ab 3 Jahren und Jugendliche mit chronischer Hepatitis B: Dosierung je nach KOF (ab 0,54 m^2) 65-180 mg wöchentlich.
Hepatitis C: 1mal wöchentlich 180 Mikrogramm Pegasys s.c. zusammen mit tgl. 800-1200 mg Ribavirin oral.
Behandlungsdauer (24-)48 Wochen. Bei Nebenwirkungen (Blut) Dosisreduktion auf 135/90/45 Mikrogramm Pegasys.
Kinder ab 5 Jahren und Jugendliche mit chronischer Hepatitis C: Dosierung je nach KOF (ab 0,71 m^2) 65-180 mg wöchentlich.
Details siehe Austria Codex - Fachinformation.
GA: Hepatitis als Autoimmunerkrankung, schwere Leberdysfunktion, Kinder mit schweren psychischen Erkrankungen, Kleinkinder bis 3 Jahre (enthält Benzylalkohol), schwere Herzerkrankungen.
SST: Nutzen/Risiko-Abwägung, nicht stillen. Strenge Indikationsstellung für Ribavirin!
NW: Müdigkeit, Fieber, Rigor, lokale Reaktionen, Schwäche, Schmerzen, Magen/Darm, Anorexie, Psychosen, Muskel/Gelenkschmerzen, ZNS, Kurzatmigkeit, Husten, Haut, Labor, Neutropenie, Augen. Anämie (abhängig von Ribavirin-Dosis), Antikörper, Schilddrüse, Zahnverlust, pulmonale arterielle Hypertonie, Transplantatabstoßungen der Leber und Niere, bei Kindern Gewichtsverlust und Wachstumsverzögerung.
WW: Kontraindiziert: Telbivudin.
Nicht empfohlen: Zidovudin, Azathioprin, Didanosin.
Vorsicht: Theophyllin (Spiegel überwachen).
WH: Vor Therapiebeginn Blutwerte und Biochemie bestimmen; Wiederholung nach (2-)4 Wochen. Auf Neutro-, Thrombopenie, Anämie, hepatische Dekompensation, schwerwiegende psychiatrische Störungen (Suizidalität), Wachstum und Entwicklung von Kindern und Jugendlichen achten. Verkehrshinweis.
PG: 1 ST * (EKO: N) [€ 219,50]

Pegasys 90 Mikrogramm - Injektionslösung in einer Fertigspritze 33C02
(Z.Nr. EU/1/02/221/*) NR. P. E. L03AB11
Parallelimport.
V: Eurim-Pharm, Salzburg
Z: 1 Fertigspritze mit 0,5 ml Lösung enthält: Peginterferon alfa-2a 90 µg hergestellt durch rekombinante DNA-Technologie in Escherichia coli, Natriumchlorid, Polysorbat 80, Benzylalkohol 10 mg/ml, Natriumacetat, Essigsäure, Wasser für Injektionszwecke.
PG: 1 ST * (EKO: N) [€ 215,10]

Pegasys 90 Mikrogramm - Injektionslösung in einer Fertigspritze 33C02
(Z.Nr. EU/1/02/221/*) NR. P. E. L03AB11
Parallelimport.
V: Orifarm, Leverkusen, Deutschland
Z: 1 Fertigspritze mit 0,5 ml Lösung enthält: Peginterferon alfa-2a 90 µg hergestellt durch rekombinante DNA-Technologie in Escherichia coli, Natriumchlorid, Polysorbat 80, Benzylalkohol 10 mg/ml, Natriumacetat, Essigsäure, Wasser für Injektionszwecke.
PG: 1 ST * (EKO: N) [€ 215,05]

Pegasys 135 Mikrogramm - Injektionslösung in einem Fertigpen 33C02
(Z.Nr. EU/1/02/221/*) NR. P. E. nicht im Handel. L03AB11

Pegasys 135 Mikrogramm - Injektionslösung in einer Fertigspritze 33C02
(Z.Nr. EU/1/02/221/*) NR. P. E. L03AB11
ZI: Roche Registration, Grenzach-Wyhlen, Deutschland
Z: 1 Fertigspritze mit 0,5 ml enthält: Peginterferon alfa-2a 135 µg, hergestellt durch rekombinante DNA-Technologie in Escherichia coli, Natriumchlorid, Polysorbat 80, Benzylalkohol 10 mg/ml, Natriumacetat, Essigsäure, Wasser für Injektionszwecke.
Kurzinformation: siehe Pegasys 90 Mikrogramm - Injektionslösung in einer Fertigspritze, → S. 1088
PG: 4 ST RE2 (EKO: Y) [€ 1.022,55]

Pegasys 135 Mikrogramm - Injektionslösung in einer Fertigspritze 33C02
(Z.Nr. EU/1/02/221/*) NR. P. E. L03AB11
Parallelimport.
V: Abacus Medicine, Copenhagen, Dänemark
Z: 1 Fertigspritze mit 0,5 ml enthält: Peginterferon alfa-2a 135 µg, hergestellt durch rekombinante DNA-Technologie in Escherichia coli, Natriumchlorid, Polysorbat 80, Benzylalkohol 10 mg/ml, Natriumacetat, Essigsäure, Wasser für Injektionszwecke.
PG: 4 ST RE2 (EKO: Y) [€ 1.002,65]

Pegasys 135 Mikrogramm - Injektionslösung in einer Fertigspritze 33C02
(Z.Nr. EU/1/02/221/*) NR. P. E. L03AB11
Parallelimport.
V: Eurim-Pharm, Salzburg
Z: 1 Fertigspritze mit 0,5 ml enthält: Peginterferon alfa-2a 135 µg, hergestellt durch rekombinante DNA-Technologie in Escherichia coli, Natriumchlorid, Polysorbat 80, Benzylalkohol 10 mg/ml, Natriumacetat, Essigsäure, Wasser für Injektionszwecke.
PG: 4 ST RE2 (EKO: Y) [€ 1.002,55]

Pegasys 135 Mikrogramm - Injektionslösung in einer Fertigspritze 33C02
(Z.Nr. EU/1/02/221/*) NR. P. E. L03AB11
Parallelimport. nicht im Handel.

Pegasys 135 Mikrogramm - Injektionslösung in einer Fertigspritze 33C02
(Z.Nr. EU/1/02/221/*) NR. P. E. L03AB11
Parallelimport.
V: Orifarm, Leverkusen, Deutschland
Z: 1 Fertigspritze mit 0,5 ml enthält: Peginterferon alfa-2a 135 µg, hergestellt durch rekombinante DNA-Technologie in Escherichia coli, Natriumchlorid, Polysorbat 80, Benzylalkohol 10 mg/ml, Natriumacetat, Essigsäure, Wasser für Injektionszwecke.
PG: 4 ST RE2 (EKO: Y) [€ 1.002,55]

Pegasys 180 Mikrogramm - Injektionslösung 33C02
(Z.Nr. EU/1/02/221/*) NR. P. E. nicht im Handel. L03AB11

Pegasys 180 Mikrogramm - Injektionslösung in einem Fertigpen 33C02
(Z.Nr. EU/1/02/221/*) NR. P. E. nicht im Handel. L03AB11

Pegasys 180 Mikrogramm - Injektionslösung in einer Fertigspritze 33C02
(Z.Nr. EU/1/02/221/*) NR. P. E. L03AB11
ZI: Roche Registration, Grenzach-Wyhlen, Deutschland
Z: 1 Fertigspritze mit 0,5 ml enthält: Peginterferon alfa-2a 180 µg, hergestellt durch rekombinante DNA-Technologie in Escherichia coli, Natriumchlorid, Polysorbat 80, Benzylalkohol 10 mg/ml, Natriumacetat, Essigsäure, Wasser für Injektionszwecke.
Kurzinformation: siehe Pegasys 90 Mikrogramm - Injektionslösung in einer Fertigspritze, → S. 1088
PG: 4 ST RE2 (EKO: Y) [€ 1.200,75]

Pegasys 180 Mikrogramm - Injektionslösung in einer Fertigspritze 33C02
(Z.Nr. EU/1/02/221/*) NR. P. E. L03AB11
Parallelimport.
V: Abacus Medicine, Copenhagen, Dänemark
Z: 1 Fertigspritze mit 0,5 ml enthält: Peginterferon alfa-2a 180 µg, hergestellt durch rekombinante DNA-Technologie in Escherichia coli, Natriumchlorid, Polysorbat 80, Benzylalkohol 10 mg/ml, Natriumacetat, Essigsäure, Wasser für Injektionszwecke.
PG: 4 ST RE2 (EKO: Y) [€ 1.177,30]

Pegasys 180 Mikrogramm - Injektionslösung in einer Fertigspritze 33C02
(Z.Nr. EU/1/02/221/*) NR. P. E. L03AB11
Parallelimport. nicht im Handel.

Pegasys 180 Mikrogramm - Injektionslösung in einer Fertigspritze 33C02
(Z.Nr. EU/1/02/221/*) NR. P. E. L03AB11
Parallelimport. nicht im Handel.

Pegasys 180 Mikrogramm - Injektionslösung in einer Fertigspritze 33C02
(Z.Nr. EU/1/02/221/*) NR. P. E. L03AB11
Parallelimport. nicht im Handel.

Pegasys 180 Mikrogramm - Injektionslösung in einer Fertigspritze 33C02
(Z.Nr. EU/1/02/221/*) NR. P. E. L03AB11
Parallelimport.
V: Orifarm, Leverkusen, Deutschland
Z: 1 Fertigspritze mit 0,5 ml enthält: Peginterferon alfa-2a 180 µg, hergestellt durch rekombinante DNA-Technologie in Escherichia coli, Natriumchlorid, Polysorbat 80, Benzylalkohol 10 mg/ml, Natriumacetat, Essigsäure, Wasser für Injektionszwecke.
PG: 4 ST RE2 (EKO: Y) [€ 1.177,30]

PegIntron 50 Mikrogramm - Pulver und Lösungsmittel zur Herstellung einer Injektionslösung 33C02
(Z.Nr. EU/1/00/131/*) NR. P. E. nicht im Handel. L03AB10

PegIntron 50 Mikrogramm - Pulver und Lösungsmittel zur Herstellung einer Injektionslösung in einem Fertigpen 33C02
(Z.Nr. EU/1/00/131/*) NR. P. E. nicht im Handel. L03AB10

PegIntron 80 Mikrogramm - Pulver und Lösungsmittel zur Herstellung einer Injektionslösung 33C02
(Z.Nr. EU/1/00/131/*) NR. P. E. nicht im Handel. L03AB10

PegIntron 80 Mikrogramm - Pulver und Lösungsmittel zur Herstellung einer Injektionslösung in einem Fertigpen 33C02
(Z.Nr. EU/1/00/131/*) NR. P. E. nicht im Handel. L03AB10

PegIntron 100 Mikrogramm - Pulver und Lösungsmittel zur Herstellung einer Injektionslösung 33C02
(Z.Nr. EU/1/00/131/*) NR. P. E. nicht im Handel. L03AB10

PegIntron 100 Mikrogramm - Pulver und Lösungsmittel zur Herstellung einer Injektionslösung in einem Fertigpen 33C02
(Z.Nr. EU/1/00/131/*) NR. P. E. nicht im Handel. L03AB10

PegIntron 120 Mikrogramm - Pulver und Lösungsmittel zur Herstellung einer Injektionslösung 33C02
(Z.Nr. EU/1/00/131/*) NR. P. E. nicht im Handel. L03AB10

PegIntron 120 Mikrogramm - Pulver und Lösungsmittel zur Herstellung einer Injektionslösung in einem Fertigpen 33C02
(Z.Nr. EU/1/00/131/*) NR. P. E. nicht im Handel. L03AB10

PegIntron 150 Mikrogramm - Pulver und Lösungsmittel zur Herstellung einer Injektionslösung 33C02
(Z.Nr. EU/1/00/131/*) NR. P. E. nicht im Handel. L03AB10

PegIntron 150 Mikrogramm - Pulver und Lösungsmittel zur Herstellung einer Injektionslösung in einem Fertigpen 33C02
(Z.Nr. EU/1/00/131/*) NR. P. E. nicht im Handel. L03AB10

Pekana Ohrentropfen spag. Peka - Ohrentropfen 48X
(Z.Nr. 3-00427) RPF. P. V03AX
ZI: Pekana Naturheilmittel, Kißlegg, Deutschland
Z: 1 g (= 0,88 ml = 20 Tropfen) enthält: Atropa belladonna-spag. Peka D4 70 mg, Matricaria recutita (Homöopathie) D4 75 mg (entspr. Chamomilla recutita (Homöopathie)), Echinacea-spag. Peka D5 90 mg, Phytolacca americana (Homöopathie) D4 65 mg, Plantago major spag. Peka D6 85 mg, Pulsatilla pratensis-spag. Peka D4 35 g, Ethanol 96% (entspr. Gesamtethanolgehalt ca. 9 % (V/V)), Glycerol, Wasser.
EW: Homöopathikum.
AG: Unterstützend bei Ohrenschmerzen, entzündlichen Beschwerden im Bereich der Ohren.
AA: In das Ohr träufeln und mit Watte verschließen.
DO: Mehrmals tgl. 1 Tropfen. Für Kinder unter 1 Jahr nicht empfohlen.
SST: Vorsicht.
PG: 10 ML * (EKO: N) [€ 11,95]

Pelargonium Phytopharm - Sirup 50Z07
(Z.Nr. 7-38525) RPF. P. nicht im Handel. R05X

Pelargonium Schwabe 20 mg - Filmtabletten 50Z07
(Z.Nr. HERB-00011) RPF. P. nicht im Handel. R05X

Pelargonium Schwabe - Tropfen zum Einnehmen, Lösung 50Z07
(Z.Nr. HERB-00004) RPF. P. nicht im Handel. R05X

▼ Pelgraz 6 mg - Injektionslösung in einem Fertiginjektor 33C04
(Z.Nr. EU/1/18/1313/*) NR. P. E. L03AA13
ZI: Accord Healthcare, Barcelona, Spanien
Z: 1 Fertiginjektor zu 0,6 ml enthält: Pegfilgrastim 6 mg, hergestellt durch rekombinante DNA-Technologie in Escherichia coli, Natriumacetat, Sorbitol 30 mg, Polysorbat 20, Wasser für

P

Injektionszwecke.
EW: Granulozyten-koloniestimulierender Wachstumsfaktor.
AG: Zur Verkürzung der Dauer von Neutropenien sowie zur Verminderung der Häufigkeit neutropenischen Fiebers bei Patienten, die wegen einer malignen Erkrankung mit zytotoxischer Chemotherapie behandelt werden (mit Ausnahme von chronisch-myeloischer Leukämie und Myelodysplastischem Syndrom).
AA: S.c., frühestens 24 Std. nach Chemotherapie.
DO: 6 mg (1 Fertiginjektor) pro Chemotherapiezyklus. Keine Dosisempfehlung für Kinder und Jugendliche.
SST: In der Schwangerschaft nicht empfohlen, Stillen unterbrechen.
NW: Knochenschmerzen, Muskelschmerzen, Kopfschmerzen, Übelkeit, Enyzmanstiege, lokale Reaktionen, Überempfindlichkeit, Stevens- Johnson- Syndrom, Splenomegalie, Milzruptur, Thrombozytopenie, Lunge (interstitielle Pneumonie, Atemnotsyndrom), Glomerulonephritis, Kapillarlecksyndrom.
WW: Keine Studien.
WH: Bei akuter Leukämie mit Vorsicht anwenden. Auf Atemnotsyndrom, Milzrupturen achten. Kontrollen: Thrombozyten, Hämatokrit, Leukozyten.
PG: 1 ST (EKO: G) [€ 590,10]

▼ Pelgraz 6 mg - Injektionslösung in einer Fertigspritze 33C04

(Z.Nr. EU/1/18/1313/*) NR. P. E. L03AA13
ZI: Accord Healthcare, Barcelona, Spanien
Z: 1 Fertigspritze zu 0,6 ml enthält: Pegfilgrastim 6 mg, hergestellt durch rekombinante DNA-Technologie in Escherichia coli, Natriumacetat, Sorbitol 30 mg, Polysorbat 20, Wasser für Injektionszwecke.
EW: Granulozyten-koloniestimulierender Wachstumsfaktor.
AG: Zur Verkürzung der Dauer von Neutropenien sowie zur Verminderung der Häufigkeit neutropenischen Fiebers bei Patienten, die wegen einer malignen Erkrankung mit zytotoxischer Chemotherapie behandelt werden (mit Ausnahme von chronisch-myeloischer Leukämie und Myelodysplastischem Syndrom).
AA: S.c., frühestens 24 Std. nach Chemotherapie.
DO: 6 mg (1 Fertigspritze) pro Chemotherapiezyklus. Keine Dosisempfehlung für Kinder und Jugendliche.
SST: In der Schwangerschaft nicht empfohlen, Stillen unterbrechen.
NW: Knochenschmerzen, Muskelschmerzen, Kopfschmerzen, Übelkeit, Enyzmanstiege, lokale Reaktionen, Überempfindlichkeit, Stevens- Johnson- Syndrom, Splenomegalie, Milzruptur, Thrombozytopenie, Lunge (interstitielle Pneumonie, Atemnotsyndrom), Glomerulonephritis, Kapillarlecksyndrom.
WW: Keine Studien.
WH: Bei akuter Leukämie mit Vorsicht anwenden. Auf Atemnotsyndrom, Milzrupturen achten. Kontrollen: Thrombozyten, Hämatokrit, Leukozyten.
PG: 1 ST (EKO: G) [€ 590,10]

▼ Pelgraz 6 mg - Injektionslösung in einer Fertigspritze 33C04

(Z.Nr. EU/1/18/1313/*) NR. P. E. L03AA13
Parallelimport.
V: Abacus Medicine, Copenhagen, Dänemark
Z: 1 Fertigspritze zu 0,6 ml enthält: Pegfilgrastim 6 mg, hergestellt durch rekombinante DNA-Technologie in Escherichia coli, Natriumacetat, Sorbitol 30 mg, Polysorbat 20, Wasser für Injektionszwecke.
PG: 1 ST (EKO: G) [€ 578,95]

Peliette 0,03 mg/2 mg - Filmtabletten 31I01

(Z.Nr. 1-31518) RP. P. G03AA16
ZI: Pelpharma, Tulbing
Z: 1 Filmtablette enthält: Ethinylestradiol 0,03 mg, Dienogest 2 mg, Kern: Lactose monohydrat 46,92 mg, Maisstärke, Maltodextrin, Magnesium stearat; Tablettenhülle: (entspr. Hypromellose) (entspr. Macrogol 6000) (entspr. Povidon K25) (entspr. Titandioxid).
EW: Hormonales Kontrazeptivum (fixe Kombination Estrogen + Gestagen).
AG: Orale Kontrazeption (unter Berücksichtigung der individuellen Risikofaktoren, besonders auf venöse Thromboembolien).
AA: Zum Einnehmen.
DO: Jeden Tag zur gleichen Zeit 1 Tablette an 21 aufeinander folgenden Tagen, dann 7 Tage einnahmefreies Intervall. Entzugsblutung beginnt 2-3 Tage nach der letzten Tablette.
Beginn der Einnahme am 1. Tag der Monatsblutung, bei Wechsel von Minipille oder Intrauterinpessar oder nach Abort im 1. Trimenon sofort, nach einer Geburt oder einem Abort im 2. Trimenon nach 21-28 Tagen.
Details bei überschrittenem Einnahmezeitpunkt siehe Austria Codex-Fachinformation.
Bei Erbrechen oder Durchfall innerhalb von 3-4 Std. nach der Einnahme Ersatztablette einnehmen.
Zum Verschieben der Entzugsblutung ohne Einnahmepause mit der Tabletteneinnahme fortfahren.
GA: Vorliegen oder Risiko für venöse Thromboembolie (auch Prädisposition, größere Operationen mit längerer Immobilisierung). Vorliegen oder Risiko für arterielle Thromboembolie (auch Prädisposition, Myokardinfarkt, Angina pectoris, Schlaganfall oder Vorstufen), hohes Risiko für arterielle Thromboembolie (Diabetes mit Gefäßveränderungen, schwere Hypertonie, schwere Fettstoffwechselstörungen, Prädisposition für Thrombosen), schwere Leberschäden, Lebertumore, sexualhormonabhängige maligne Tumore, nicht abgeklärte vaginale Blutungen, Migräne.
SST: In der Schwangerschaft nicht anwenden, in der Stillzeit nicht empfohlen.
Bei Eintritt einer Schwangerschaft sofort absetzen.
NW: Häufig: Kopfschmerzen, Abdominalschmerzen, Brustschmerzen.
Gelegentlich: Vaginale Candidiasis oder andere Pilzinfektionen, erhöhter Appetit, Depression, Migräne, Schläfrigkeit, Beinkrämpfe, Nervosität, Augenbeschwerden, Herz/Kreislauf (Hypertonie, Hypotonie, selten Thrombose/Embolie), Magen/Darm, Haut, Harnwegsinfektionen, Zwischenblutungen, Ausbleiben der Abbruchblutung, Veränderungen an der Geschlechtsorganen, Hitzewallungen, Gewichtsänderungen, Ödeme.
WW: Gegenanzeige: Ombitasvir/Paritaprevir/Ritonavir, Dasabuvir mit oder ohne Ribavirin (Transaminasenanstieg; 2 Wochen Abstand).
Vorsicht: Leberenzyminduktoren können zur Wirkungsminderung oraler Kontrazeptiva führen: Barbiturate, Bosentan, Carbamazepin, Phenytoin, Primidon, Rifampicin, Arzneimittel gegen HIV oder HCV (Ritonavir, Nevirapin, Efavirenz und andere), Felbamat, Griseofulvin, Oxcarbazepin, Topiramat, Johanniskraut.
Bei Kurzzeitbehandlung Barrieremethode bis 28 Tage nach dem Absetzen anwenden. Bei Langzeitbehandlung wird andere, nichthormonale Verhütungsmethode empfohlen.
Enzyminhibitoren (z.B. Etoricoxib) können die Plasmakonzentrationen von Estrogenen und/oder Progestagenen erhöhen. Ethinylestradiol kann die Plasmakonzentration von Theophyllin oder Tizanidin erhöhen.
WH: Erhöhtes Risiko für arterielle und venöse Thromboembolien beachten. Auf Symptome von apoplektischem Insult oder Myokardinfarkt achten. Blutdruck messen. Leicht erhöhtes Brustkrebsrisiko beachten. Bei Leberfunktionsstörungen orales Kontrazeptivum bis zur Normalisierung der Leberfunktion absetzen. Kein Schutz vor AIDS oder anderen sexuell übertragbaren Krankheiten. Anhaltende Blutungsunregelmäßigkeiten diagnostisch abklären. Durchbruchblutungen und/oder Verhütungsversagen als Folge von Wechselwirkungen mit anderen Arzneimitteln möglich.
PG: 21 ST * (EKO: N) [€ 8,30], 63 ST * (EKO: N) [€ 18,15], 126 ST * (EKO: N) [€ 29,70]

▼ Pelmeg 6 mg - Injektionslösung in einer Fertigspritze 33C04

(Z.Nr. EU/1/18/1328/*) NR. P. E. L03AA13
ZI: Mundipharma Corporation (Ireland), Dublin, Irland
Z: 1 Fertigspritze zu 0,6 ml enthält: Pegfilgrastim 6 mg, hergestellt durch rekombinante DNA-Technologie in Escherichia coli, Natriumacetat, Sorbitol 30 mg, Polysorbat 20, Salzsäure zur pH-Wert-Einstellung, Natriumhydroxid zur pH-Wert-Einstellung, Wasser für Injektionszwecke.
EW: Granulozyten-koloniestimulierender Wachstumsfaktor.
AG: Zur Verkürzung der Dauer von Neutropenien sowie zur Verminderung der Häufigkeit neutropenischen Fiebers bei Patienten, die wegen einer malignen Erkrankung mit zytotoxischer Chemotherapie behandelt werden (mit Ausnahme von chronisch-myeloischer Leukämie und Myelodysplastischem Syndrom).
AA: S.c..
DO: 6 mg (1 Fertigspritze) pro Chemotherapiezyklus frühestens 24 Std. nach Chemotherapie.
Keine Dosisempfehlung für Kinder.
SST: Nicht empfohlen.
NW: Knochenschmerzen, Muskelschmerzen, Kopfschmerzen, Übelkeit, Enyzmanstiege, lokale Reaktionen, Überempfindlichkeit, Haut (selten Stevens- Johnson- Syndrom), Splenomegalie, Milzruptur, Thrombozytopenie, Lunge (interstitielle Pneumonie, Atemnotsyndrom), Glomerulonephritis, Kapillarlecksyndrom, Aortitis.
WH: Bei akuter myeloischer Leukämie mit Vorsicht anwenden. Auf Atemnotsyndrom, Milzrupturen achten. Kontrollen: Thrombozyten, Hämatokrit, Leukozyten.
PG: 1 ST (EKO: G) [€ 590,10]

▼ Pelmeg 6 mg - Injektionslösung in einer Fertigspritze 33C04

(Z.Nr. EU/1/18/1328/*) NR. P. E. L03AA13
Parallelimport.
V: Abacus Medicine, Copenhagen, Dänemark

Z: 1 Fertigspritze zu 0,6 ml enthält: Pegfilgrastim 6 mg, hergestellt durch rekombinante DNA-Technologie in Escherichia coli, Natriumacetat, Sorbitol 30 mg, Polysorbat 20, Salzsäure zur pH-Wert-Einstellung, Natriumhydroxid zur pH-Wert-Einstellung, Wasser für Injektionszwecke.
PG: 1 ST (EKO: G) [€ 578,95]

▼ Pelmeg 6 mg - Injektionslösung in einer Fertigspritze 33C04
(Z.Nr. EU/1/18/1328/*) NR. P. E. L03AA13
Parallelimport.
V: Haemato Pharm, Schönefeld, Deutschland
Z: 1 Fertigspritze zu 0,6 ml enthält: Pegfilgrastim 6 mg, hergestellt durch rekombinante DNA-Technologie in Escherichia coli, Natriumacetat, Sorbitol 30 mg, Polysorbat 20, Salzsäure zur pH-Wert-Einstellung, Natriumhydroxid zur pH-Wert-Einstellung, Wasser für Injektionszwecke.
PG: 1 ST (EKO: G) [€ 578,95]

▼ Pelmeg 6 mg - Injektionslösung in einer Fertigspritze 33C04
(Z.Nr. EU/1/18/1328/*) NR. P. E. L03AA13
Parallelimport.
V: Orifarm, Leverkusen, Deutschland
Z: 1 Fertigspritze zu 0,6 ml enthält: Pegfilgrastim 6 mg, hergestellt durch rekombinante DNA-Technologie in Escherichia coli, Natriumacetat, Sorbitol 30 mg, Polysorbat 20, Salzsäure zur pH-Wert-Einstellung, Natriumhydroxid zur pH-Wert-Einstellung, Wasser für Injektionszwecke.
PG: 1 ST (EKO: G) [€ 578,95]

Peloide-Tropfen 50Z07
(Z.Nr. HERB-00046) RPF. P. nicht im Handel. R05

Pelsana med - Badeemulsion 60A
(Z.Nr. 7-35365) RPF. P. nicht im Handel. D11AX

Pelsana med Dexpanthenol - Salbe 22A04
(Z.Nr. 1-31692) RPF. P. D03AX03
ZI: Schmidgall, Wien
Z: 100 g Salbe enthalten: Dexpanthenol 5,5 g, Propylenglycol 3 g, Stearylalkohol 3 g, Methyl-4-hydroxybenzoat 0,2 g, Propyl-4-hydroxybenzoat 0,1 g, Wasser, gereinigtes, Oleum Helianthi (entspr. Sonnenblumenöl), Vaselin, weisses, Lecithinum vegetabile (entspr. Soja-Lecithin), Sorbitan stearat, Macrogol-40-stearate (entspr. Polyoxyl 40 stearat), Carbomer, Natriumhydroxid, alpha-Tocopherol.
EW: Fördert Wundheilung.
AG: Leichte Verletzungen, Hautreizungen, begleitend bei Neurodermitis, Säuglingspflege, wunde Brustwarzen.
DO: Mehrmals tgl. wunde Stellen bestreichen. Stillende Frauen: Nach jedem Anlegen Salbe auf Gaze aufbringen und die Brustwarzen damit bedecken.
GA: Paragruppenallergie.
SST: Anwendung möglich.
NW: Sehr selten Überempfindlichkeit.
PG: 100 G * (EKO: N) [€ 14,90]

Pemegerolan 25 mg/ml - Konzentrat zur Herstellung einer Infusionslösung 55C
(Z.Nr. 1-38955) NR. P. nicht im Handel. L01BA04

Pemetrexed Accord 100 mg - Pulver für ein Konzentrat zur Herstellung einer Infusionslösung 55C
(Z.Nr. EU/1/15/1071/*) NR. P. nicht im Handel. L01BA04

Pemetrexed Accord 500 mg - Pulver für ein Konzentrat zur Herstellung einer Infusionslösung 55C
(Z.Nr. EU/1/15/1071/*) NR. P. nicht im Handel. L01BA04

Pemetrexed Accord 1000 mg - Pulver für ein Konzentrat zur Herstellung einer Infusionslösung 55C
(Z.Nr. EU/1/15/1071/*) NR. P. nicht im Handel. L01BA04

Pemetrexed BioOrganics 25 mg/ml - Konzentrat zur Herstellung einer Infusionslösung 55C
(Z.Nr. 1-38264) NR. P. nicht im Handel. L01BA04

Pemetrexed BioOrganics 100 mg - Pulver für ein Konzentrat zur Herstellung einer Infusionslösung 55C
(Z.Nr. 1-36811) NR. P. nicht im Handel. L01BA04

Pemetrexed BioOrganics 500 mg - Pulver für ein Konzentrat zur Herstellung einer Infusionslösung 55C
(Z.Nr. 1-36812) NR. P. nicht im Handel. L01BA04

Pemetrexed BioOrganics 1000 mg - Pulver für ein Konzentrat zur Herstellung einer Infusionslösung 55C
(Z.Nr. 1-36813) NR. P. nicht im Handel. L01BA04

Pemetrexed Fresenius Kabi 25 mg/ml - Konzentrat zur Herstellung einer Infusionslösung 55C
(Z.Nr. EU/1/16/1115/*) NR. P. nicht im Handel. L01BA04

Pemetrexed Fresenius Kabi 100 mg - Pulver für ein Konzentrat zur Herstellung einer Infusionslösung 55C
(Z.Nr. EU/1/16/1115/*) NR. P. nicht im Handel. L01BA04

Pemetrexed Fresenius Kabi 500 mg - Pulver für ein Konzentrat zur Herstellung einer Infusionslösung 55C
(Z.Nr. EU/1/16/1115/*) NR. P. nicht im Handel. L01BA04

Pemetrexed Hospira 25 mg/ml - Konzentrat zur Herstellung einer Infusionslösung 55C
(Z.Nr. EU/1/15/1057/*) NR. P. nicht im Handel. L01BA04

Pemetrexed Hospira 100 mg - Pulver für ein Konzentrat zur Herstellung einer Infusionslösung 55C
(Z.Nr. EU/1/15/1057/*) NR. P. nicht im Handel. L01BA04

Pemetrexed Hospira 500 mg - Pulver für ein Konzentrat zur Herstellung einer Infusionslösung 55C
(Z.Nr. EU/1/15/1057/*) NR. P. nicht im Handel. L01BA04

Pemetrexed Hospira 1.000 mg - Pulver für ein Konzentrat zur Herstellung einer Infusionslösung 55C
(Z.Nr. EU/1/15/1057/*) NR. P. nicht im Handel. L01BA04

Pemetrexed Krka 100 mg - Pulver für ein Konzentrat zur Herstellung einer Infusionslösung 55C
(Z.Nr. EU/1/18/1283/*) NR. P. nicht im Handel. L01BA04

Pemetrexed Krka 500 mg - Pulver für ein Konzentrat zur Herstellung einer Infusionslösung 55C
(Z.Nr. EU/1/18/1283/*) NR. P. nicht im Handel. L01BA04

Pemetrexed Lilly 100 mg - Pulver für ein Konzentrat zur Herstellung einer Infusionslösung 55C
(Z.Nr. EU/1/15/1034/*) NR. P. nicht im Handel. L01BA04

Pemetrexed Lilly 500 mg - Pulver für ein Konzentrat zur Herstellung einer Infusionslösung 55C
(Z.Nr. EU/1/15/1034/*) NR. P. nicht im Handel. L01BA04

Pemetrexed medac 100 mg - Pulver für ein Konzentrat zur Herstellung einer Infusionslösung 55C
(Z.Nr. EU/1/15/1038/*) NR. P. nicht im Handel. L01BA04

Pemetrexed medac 500 mg - Pulver für ein Konzentrat zur Herstellung einer Infusionslösung 55C
(Z.Nr. EU/1/15/1038/*) NR. P. nicht im Handel. L01BA04

Pemetrexed medac 1.000 mg - Pulver für ein Konzentrat zur Herstellung einer Infusionslösung 55C
(Z.Nr. EU/1/15/1038/*) NR. P. nicht im Handel. L01BA04

Pemetrexed Pfizer 100 mg - Pulver für ein Konzentrat zur Herstellung einer Infusionslösung 55C
(Z.Nr. EU/1/17/1183/*) NR. P. nicht im Handel. L01BA04

Pemetrexed Pfizer 500 mg - Pulver für ein Konzentrat zur Herstellung einer Infusionslösung 55C
(Z.Nr. EU/1/17/1183/*) NR. P. nicht im Handel. L01BA04

Pemetrexed Pfizer 1000 mg - Pulver für ein Konzentrat zur Herstellung einer Infusionslösung 55C
(Z.Nr. EU/1/17/1183/*) NR. P. nicht im Handel. L01BA04

Pemetrexed ratiopharm 25 mg/ml - Konzentrat zur Herstellung einer Infusionslösung 55C
(Z.Nr. 1-37783) NR. P. E. nicht im Handel. L01BA04

Pemetrexed Sandoz 25 mg/ml - Konzentrat zur Herstellung einer Infusionslösung 55C
(Z.Nr. 1-40192) NR. P. nicht im Handel. L01BA04

Pemetrexed Sandoz 100 mg - Pulver für ein Konzentrat zur Herstellung einer Infusionslösung 55C
(Z.Nr. EU/1/15/1037/*) NR. P. nicht im Handel. L01BA04

Pemetrexed Sandoz 500 mg - Pulver für ein Konzentrat zur Herstellung einer Infusionslösung 55C
(Z.Nr. EU/1/15/1037/*) NR. P. nicht im Handel. L01BA04

Pemetrexed Sandoz 1000 mg - Pulver für ein Konzentrat zur Herstellung einer Infusionslösung 55C
(Z.Nr. EU/1/15/1037/*) NR. P. nicht im Handel. L01BA04

Pemetrexed Stada 25 mg/ml - Konzentrat zur Herstellung einer Infusionslösung 55C
(Z.Nr. 1-36717) NR. P. E. nicht im Handel. L01BA04

Pemetrexed Synthon Hispania 25 mg/ml - Konzentrat zur Herstellung einer Infusionslösung 55C
(Z.Nr. 1-38263) NR. P. nicht im Handel. L01BA04

Penbene 1 Mio. I.E. - Filmtabletten 34A02
(Z.Nr. 1-20037) NR. P. J01CE02
ZI: Teva, Haarlem, Niederlande
Z: 1 Filmtablette enthält: Phenoxymethylpenicillin kalium 654 mg (entspr. → 1 Mio. IE), Kern: Magnesium stearat, Macrogol 6000, Talkum, Maltodextrin, Povidon; Überzug: (entspr. Saccharin natrium) (entspr. Pfefferminzöl) (entspr. Titandioxid) (entspr. Talkum) (entspr. Hypromellose).
EW: Orales Penicillin, nicht Betalaktamase-fest; bakterizid..
AG: Leichte bis mittelschwere Infektionen durch Penicillin-empfindliche Erreger: HNO, Atemwege, Haut, Lyme- Borreliose, Bissverletzungen, Verbrennungen.
-Prophylaxe von Streptokokken-Infektionen, Pneumokokken-Infektionen bei Sichelzellenanämie.
-Endokarditis- Prophylaxe vor und nach kleineren chirurgischen Eingriffen bei Herzerkrankungen.
AA: Oral unzerkaut mit Flüssigkeit 1 Std. vor den Mahlzeiten einnehmen.
DO: Personen ab 12 Jahren: TD 3-4,5 Mio I.E. in 3-4 ED, bei HNO-Infektionen in 2 ED aufteilen. MTD bis 6 Mio IE.
Kinder über 6 Jahre: TD 50.000-100.000 I.E./kg KG in 3-4 ED, bei HNO-Infektionen in 2 ED aufteilen.
Anwendungsdauer bis 3 Tage nach Abklingen der Symptome, bei β-hämolysierenden Streptokokken mind. 10 Tage.
-Endokarditis-Prophylaxe: 1 Std. vor dem Eingriff 3 Mio IE (= 3 Tbl.), dann 1 Mio IE (= 1 Tbl.) alle sechs Stunden bis 2 Tage nach der Operation.
Dosisreduktion bei Anurie.
SST: Nutzen/Risiko-Abwägung in der Schwangerschaft. Wenn gestillt wird, Säugling überwachen (Diarrhoe, Candidose).
NW: Überempfindlichkeit (bis anaphylaktischer Schock), Magen/Darm, ZNS (Krämpfe), Haut, Nephropathie.
WW: Nicht mit bakteriostatischen Antibiotika kombinieren.
Vorsicht: NSAIDs, Probenecid (Ausscheidung vermindert).
Methotrexat, Antikoagulantien (Überwachung). Orale Kontrazeptiva. Orale Typhusimpfstoffe (Inaktivierung). Beeinflussung von Labortests.
Nahrungsmittel (u.a. Guarkernmehl) reduzieren Resorption.
WH: Vorsicht bei Asthma, Allergieneigung, Mononukleose, akuter lymphatischer Leukämie.
Bei Langzeitgabe Kontrollen: Blutbild, Leber, Niere. Auf Superinfektionen achten. Bei schweren Durchfällen an pseudomembranöse Colitis denken. Kalium-Gehalt des Präparats beachten (Vorsicht bei Herzerkrankungen, Elektrolytstörungen).
PG: 12 ST (2) (EKO: G) [€ 8,20], 30 ST (EKO: G) [€ 16,85]

Penbene 1,5 Mio. I.E. - Filmtabletten 34A02
(Z.Nr. 1-21521) NR. P. J01CE02
ZI: Teva, Haarlem, Niederlande
Z: 1 Filmtablette enthält: Phenoxymethylpenicillin kalium 981 mg (entspr. → 1500000 IE), Kern: Magnesium stearat, Macrogol 6000, Talkum, Maltodextrin, Povidon; Überzug: (entspr. Saccharin natrium) (entspr. Pfefferminzöl) (entspr. Titandioxid) (entspr. Talkum) (entspr. Hypromellose).
EW: Orales Penicillin, nicht Betalaktamase-fest; bakterizid..
AG: Leichte bis mittelschwere Infektionen durch Penicillin-empfindliche Erreger: HNO, Atemwege, Haut, Lyme- Borreliose, Bissverletzungen, Verbrennungen.
-Prophylaxe von Streptokokken-Infektionen, Pneumokokken-Infektionen bei Sichelzellenanämie.
-Endokarditis- Prophylaxe vor und nach kleineren chirurgischen Eingriffen bei Herzerkrankungen.
AA: Oral unzerkaut mit Flüssigkeit 1 Std. vor den Mahlzeiten einnehmen.
DO: Personen ab 12 Jahren: TD 3-4,5 Mio I.E. in 3-4 ED, bei HNO-Infektionen in 2 ED aufteilen. MTD bis 6 Mio IE.
Kinder über 6 Jahre: TD 50.000-100.000 I.E./kg KG in 3-4 ED, bei HNO-Infektionen in 2 ED aufteilen.
Anwendungsdauer bis 3 Tage nach Abklingen der Symptome, bei β-hämolysierenden Streptokokken mind. 10 Tage.
-Endokarditis-Prophylaxe: 1 Std. vor dem Eingriff 3 Mio IE (= 2 Tbl.), dann ½ Tbl. alle sechs Stunden bis 2 Tage nach der Operation.
Dosisreduktion bei Anurie.
SST: Nutzen/Risiko-Abwägung in der Schwangerschaft. Wenn gestillt wird, Säugling überwachen (Diarrhoe, Candidose).
NW: Überempfindlichkeit (bis anaphylaktischer Schock), Magen/Darm, ZNS (Krämpfe), Haut, Nephropathie.
WW: Nicht mit bakteriostatischen Antibiotika kombinieren.
Vorsicht: NSAIDs, Probenecid (Ausscheidung vermindert).
Methotrexat, Antikoagulantien (Überwachung). Orale Kontrazeptiva. Orale Typhusimpfstoffe (Inaktivierung). Beeinflussung von Labortests.
Nahrungsmittel (u.a. Guarkernmehl) reduzieren Resorption.
WH: Vorsicht bei Asthma, Allergieneigung, Mononukleose, akuter lymphatischer Leukämie.
Bei Langzeitgabe Kontrollen: Blutbild, Leber, Niere. Auf Superinfektionen achten. Bei schweren Durchfällen an pseudomembranöse Colitis denken. Kalium-Gehalt des Präparats beachten (Vorsicht bei Herzerkrankungen, Elektrolytstörungen).
PG: 12 ST (2) (EKO: G) [€ 10,20], 30 ST (EKO: G) [€ 21,00]

Penethaone 236,3 mg/ml - Pulver und Lösungsmittel zur Herstellung einer Injektionssuspension für Rinder 801AA, 826, 834B
(Z.Nr. 8-36399) NR. P. VNW. QJ01CE90
ZI: Divasa-Farmavic, Gurb-Vic, Spanien
Z: 1 ml der rekonstituierten Suspension enthält: Penethamat hydroiodid 236,3 mg (entspr. → 250000 IE) (entspr. Penethamat 182,5 mg), Siliciumdioxid, hochdisperses; Lösungsmittel: Kaliumdihydrogenphosphat (zur Einstellung des pH-Werts), Natriumcitrat zur pH-Wert Einstellung, Povidon, Wasser für Injektionszwecke.
EW: Beta-Laktam-Antibiotikum (Penicillin).
AG: Mastitis bei laktierenden Kühen durch Streptococcus uberis, Streptococcus dysgalactiae, Streptococcus agalactiae und (nicht Beta-Laktamase-bildende) Staphylococcus aureus.
AA: Tief i.m.
DO: 15.000 IE (14,2 mg) Penethamathydroiodid pro kg Körpergewicht/Tag (entsprechend 6 ml des rekonstituierten Tierarzneimittels/100 kg Körper- gewicht) an 3-4 aufeinander folgenden Tagen.
GA: Hasenartige, Kleinnager, Nierenschäden.
SST: Anwendung möglich. Behandlung soll während der Laktation erfolgen.
NW: Haut, anaphylaktischer Schock, Sekundärinfektionen.
WW: Nicht mit bakteriostatischen Antibiotika anwenden. Entzündungshemmer (Salizylate) erhöhen Eliminationshalbwertszeit von Penethamat.
VNW: Essbare Gewebe 4 Tage, Milch 60 Stunden.
PG: 10 ST VNW [€ 174,50]

Penicillin G-Natrium Sandoz 500.000 IE - Trockenstechampulle 34A01
(Z.Nr. 0-12784) NR. P. nicht im Handel. J01CE01

Penicillin G-Natrium Sandoz 1 Mega IE - Trockenstechampulle 34A01
(Z.Nr. 0-12785) NR. P. J01CE01
ZI: Sandoz, Kundl
Z: 1 Trockenstechampulle enthält: Benzylpenicillin-Natrium 1 Mio. IE (entspr. → ca. 0,6 g) (entspr. Natrium 1,68 mmol) (entspr. → 38,6 mg).
EW: Wasserlösliches Penicillin.
AG: Infektionen durch penicillinempfindliche Erreger: Septikämie, Haut und Wunden, ambulant erworbene Pneumonie, Empyem, Erysipel, bakterielle Endokarditis, Peritonitis, Meningitis, Hirnabszess, Osteomyelitis, Genitale (Fusobakterien), Milzbrand, Teta-

nus, Gasbrand, Listeriose, Pasteurellose, Rattenbissfieber, Fusospirochätose, Aktinomykose, Gonorrhoe- und Syphilis-Komplikationen, Lyme-Borreliose (auch in der Schwangerschaft).
AA: I.v. (als Injektion oder Kurzinfusion), i.m., intrapleural, intraartikulär, intralumbal.
AH: - I.v.: 1 Mega IE in 10 ml Wasser ad inj. oder 5% Glukoselösung oder 0,9% Kochsalzlösung lösen.
- I.m.: Bis max. 10 Mega IE in 6-10 ml Aqua ad inj. bis 2mal tgl.; max. 5 ml pro Injektionsstelle.
DO: Normaldosis (i.v. oder i.m.): 30 000 IE/kg KG tgl. in 4-6 ED.
Hochdosis (i.v.): 300 000 IE/kg KG tgl, in 4-6 ED
Kinder (1 Monat bis 12 Jahre): Normaldosis (i.v. oder i.m.): 30 000-100 000 IE/kg KG tgl. in 4-6 ED.
Hochdosis (i.v.): 0,1-0,5(-1,0) Mega IE/kg KG tgl, in 4-6 ED
Neugeborene (2.-4. Lebenswoche): Normaldosis (i.v. oder i.m.): 30 000-100 000 IE/kg KG tgl. in 3-4 ED.
Hochdosis (i.v.): 0,2-0,5(-1,0) Mega IE/kg KG tgl, in 3-4 ED
Früh- und Neugeborene (bis 2. Lebenswoche): Normaldosis (i.v. oder i.m.): 30 000-100 000 IE/kg KG tgl. in 2 ED.
Hochdosis (i.v.): 0,2-0,5(-1,0) Mega IE/kg KG tgl, in 2 ED Dosisreduktion bei Nierenschäden.
Spezielle Dosierungen:
- Bakterielle Endokarditis: 10-80 Mega IE/d i.v. in Kombination mit Aminoglykosiden.
- Meningitis: Max. 20-30 Mega IE/d, Kinder 12 Mega IE/d.
- Lyme-Borreliose: Erwachsene 20-30 Mega IE/ d i.v. in 2-3 ED, Kinder 0,5 Mega IE/kg/d i.v. in 2-3 ED über 14 Tage.
Besondere Anwendungsarten: Intrapleural: Bis 0,2 Mega IE (5000 IE/ml) Intraartikulär: Bis 0,1 Mega IE (25000 IE/ml) Intralumbal: 10000-20000 IE; Kinder (6-12 Jahre): 8000 IE; Kinder (2-6 Jahre): 5000 I.E.; 1. und 2. Lebensjahr: 2500 IE.
GA: Penicillinallergie; Überempfindlichkeit auf andere Betalaktame.
SST: Nutzen/Risiko-Abwägung in der Schwangerschaft, aber nicht zur Behandlung einer Syphilis. Wenn gestillt wird, Säugling überwachen (Diarrhoe, Candidose).
NW: Überempfindlichkeit (bis Anaphylaxie), Magen/Darm, Blutbild, Jarisch-Herxheimer-Reaktion bei Syphilis oder Lyme-Borreliose, schwere lokale Reaktionen bei i.m. Gabe an Säuglingen; bei Infusion von mehr als 20 Mega IE Krampfreaktionen, selten Nephropathie.
WW: Nicht mit bakteriostatischen Antibiotika gleichzeitig geben.
Vorsicht: Digoxin; Methotrexat (erhöhte Toxizität); orale Antikoagulanzien. Ausscheidungshemmung durch Antiphlogistika, Probenecid. Beeinflussung von labortechnischen Verfahren. Keine Mischspritzen (auch nicht mit Kohlenhydraten) verwenden.
WH: Vorsicht bei Allergieneigung, schweren Herzerkrankungen, schweren Elektrolytstörungen, Nieren-, Leberschäden, Epilepsie, Hirnödem, Meningitis, Mononukleose, Begleitinfektionen bei akuter lymphatischer Leukämie, Dermatomykosen.
Bei Säuglingen möglichst i.v. geben.
Bei schweren Durchfällen an pseudomembranöse Colitis denken.
Verkehrshinweis.
PG: 1 ST * (EKO: N) [€ 3,05]

Penicillin G-Natrium Sandoz 5 Mega IE - Trockenstechampulle
34A01

(Z.Nr. 0-12786) NR. P. J01CE01
ZI: Sandoz, Kundl
Z: 1 Trockenstechampulle enthält: Benzylpenicillin-Natrium 5 Mio. IE (entspr. → ca. 3 g) (entspr. Natrium 8,42 mmol) (entspr. → 193 mg).
Kurzinformation: siehe Penicillin G-Natrium Sandoz 1 Mega IE - Trockenstechampulle, → S. 1092
PG: 25 ST * (EKO: N) [€ 155,25]

Penicillin G-Natrium Sandoz 10 Mega IE - Trockenstechampulle
34A01

(Z.Nr. 0-12787) NR. P. J01CE01
ZI: Sandoz, Kundl
Z: 1 Trockenstechampulle enthält: Benzylpenicillin-Natrium 10 Mio. IE (entspr. → ca. 6 g) (entspr. Natrium 16,84 mmol) (entspr. → 386 mg).
Kurzinformation: siehe Penicillin G-Natrium Sandoz 1 Mega IE - Trockenstechampulle, → S. 1092
PG: 1 ST * (EKO: N) [€ 10,50 n.l.], 25 ST * (EKO: N) [€ 201,05]

Penicillin G-Natrium Sandoz 10 Mega IE - Trockensubstanz zur Infusionsbereitung
34A01

(Z.Nr. 0-15886) NR. P. J01CE01
ZI: Sandoz, Kundl
Z: 1 Durchstechflasche enthält: Benzylpenicillin-Natrium 10 Mio. IE (entspr. → ca. 6 g) (entspr. Natrium 16,84 mmol) (entspr. → 386 mg).
EW: Wasserlösliches Penicillin.
AG: Infektionen durch penicillinempfindliche Erreger: Septikämie, Haut und Wunden, ambulant erworbene Pneumonie, Empyem, Erysipel, bakterielle Endokarditis, Peritonitis, Meningitis, Hirnabszess, Osteomyelitis, Genitale (Fusobakterien), Milzbrand, Tetanus, Gasbrand, Listeriose, Pasteurellose, Rattenbissfieber, Fusospirochätose, Aktinomykose, Gonorrhoe- und Syphilis-Komplikationen, Lyme-Borreliose (auch in der Schwangerschaft).
AA: I.v. Infusion.
AH: 10 Mega IE in 100 ml Wasser ad inj. lösen. Kurzinfusion (10-20 Mega IE über 15-30 Minuten), Dauerinfusion (bis 100 Mega IE und mehr, ev. auch in 3-5%iger Glukoselösung gelöst über mehrere Stunden).
DO: Normaldosis: 30 000 IE/kg KG tgl. in 2-3 ED.
Hochdosis: 300 000 IE/kg KG tgl. in 4-6 ED
Kinder (1 Monat bis 12 Jahre):
Normaldosis: 30 000-100 000 IE/kg KG tgl. in 4-6 ED.
Hochdosis: 0,1-0,5(-1,0) Mega IE/kg KG tgl. in 4-6 ED
Neugeborene (2.-4. Lebenswoche):
Normaldosis: 30 000-100 000 IE/kg KG tgl. in 3-4 ED.
Hochdosis: 0,2-0,5(-1,0) Mega IE/kg KG tgl. in 3-4 ED
Früh- und Neugeborene (bis 2. Lebenswoche):
Normaldosis: 30 000-100 000 IE/kg KG tgl. in 2 ED.
Hochdosis: 0,2-0,5(-1,0) Mega IE/kg KG tgl. in 2 ED Dosisreduktion bei Nierenschäden.
Spezielle Dosierungen:
- Bakterielle Endokarditis: 10-80 Mega IE/d i.v. in Kombination mit Aminoglykosiden.
- Meningitis: Max. 20-30 Mega IE/d, Kinder 12 Mega IE/d.
- Lyme-Borreliose: Erwachsene 20-30 Mega IE/d i.v. in 2-3 ED, Kinder 0,5 Mega IE/kg/d i.v. in 2-3 ED über 14 Tage.
GA: Penicillinallergie; Überempfindlichkeit auf andere Betalaktame.
SST: Nutzen/Risiko-Abwägung in der Schwangerschaft, aber nicht zur Behandlung einer Syphilis. Wenn gestillt wird, Säugling überwachen (Diarrhoe, Candidose).
NW: Überempfindlichkeit (bis Anaphylaxie), Magen/Darm, Blutbild, Jarisch-Herxheimer-Reaktion bei Syphilis oder Lyme-Borreliose, schwere lokale Reaktionen bei i.m. Gabe an Säuglingen; bei Infusion von mehr als 20 Mega IE Krampfreaktionen, selten Nephropathie.
WW: Nicht mit bakteriostatischen Antibiotika gleichzeitig geben.
Vorsicht: Digoxin; Methotrexat (erhöhte Toxizität); orale Antikoagulanzien. Ausscheidungshemmung durch Antiphlogistika, Probenecid. Beeinflussung von labortechnischen Verfahren. Keine Mischspritzen (auch nicht mit Kohlenhydraten) verwenden.
WH: Vorsicht bei Allergieneigung, schweren Herzerkrankungen, schweren Elektrolytstörungen, Nieren-, Leberschäden, Epilepsie, Hirnödem, Meningitis, Mononukleose, Begleitinfektionen bei akuter lymphatischer Leukämie, Dermatomykosen.
Bei Säuglingen möglichst i.v. geben.
Bei schweren Durchfällen an pseudomembranöse Colitis denken.
Verkehrshinweis.
PG: 10 ST * (EKO: N) [€ 108,95]

Peni-Strepto 200/200 mg/ml - Injektionssuspension für Tiere
801BA, 801BE, 801BZ

(Z.Nr. 8-17007) NR. P. E. VNW. QJ01RA01
ZI: Virbac, Carros, Frankreich
Z: 1 ml enthält: Benzylpenicillin procain-1-Wasser 200 mg (entspr. Benzylpenicillin 114 mg), Dihydrostreptomycin sulfat 200 mg (entspr. Dihydrostreptomycin 164 mg), Lecithin, Procain hydrochlorid 10 mg, Natrium methyl-para-hydroxybenzoat 0,9 mg, Natrium propyl-para-hydroxybenzoat 0,1 mg, Natrium formaldehydsulfoxylat, Natrium edetat, Natrium citrat, Harnstoff, Povidon, Wasser für Injektionszwecke.
EW: Antibiotische Kombination.
AG: Bakterielle Infektionen der Atemwege mit empfindlichen Erregern bei Rindern und Schweinen.
AA: I.m., nicht i.v.
DO: Rind, Schwein: 1 ml/25 kg KG 1mal tgl. über 3 Tage.
GA: Schwere Nierenschäden, Störungen des Gehör- und Gleichgewichtssinns.
SST: Nutzen/Risiko-Abwägung.
NW: Allergien, neuro-, nephro-, ototoxisch. Bei Schweinen Kollaps, ev.
Todesfälle.
WW: Antagonismus gegen bakteriostatische Antibiotika (Tetrazykline, Erythromycin, Lincomycin). Antirheumatika verzögern Penicillinaus- scheidung; Cholinesterasehemmer verzögern Abbau von Procain. Diuretika, andere nephrotoxische Arzneimittel; Narkotika und Muskelrelaxantien (neuromuskulär blockierend).
VNW: Essbare Gewebe: Rind, Schwein: 21 Tage, Milch: 6 Tage.
PG: 100 ML VNW [€ 29,60]

Penstad V 1 Mio. I.E. - Tabletten
34A02

(Z.Nr. 1-22127) NR. P. J01CE02
ZI: Stada Arzneimittel, Wien

P

Z: 1 Tablette enthält: Phenoxymethylpenicillin kalium 653,6 mg (entspr. → 1 Mio. IE), (entspr. Kalium 65,78 mg) (entspr. → 1679 mmol), Cellulose, Copovidon, Rizinusöl, hydriertes 9,28 mg, Magnesium stearat, Maisstärke, Crospovidon.
EW: Orales Penicillin, nicht Betalaktamase-fest; bakterizid..
AG: Leichte bis mittelschwere Infektionen durch Penicillin-empfindliche Erreger: Obere und untere Atemwege, Haut, Lyme- Borreliose, Bissverletzungen, Verbrennungen.
-Endokarditis- Prophylaxe vor und nach kleineren chirurgischen Eingriffen bei Herzerkrankungen.
AA: Oral unzerkaut mit Flüssigkeit 1 Std. vor den Mahlzeiten einnehmen.
DO: Personen ab 12 Jahren: TD 3-4,5 Mio I.E. in 3-4 ED, bei HNO-Infektionen in 2 ED aufteilen. MTD bis 6 Mio IE.
Kinder: TD 50.000-100.000 I.E./kg KG in 3-4 ED, bei HNO-Infektionen in 2 ED aufteilen.
Anwendungsdauer bis 3 Tage nach Abklingen der Symptome, bei β-hämolysierenden Streptokokken mind. 10 Tage.
-Endokarditis-Prophylaxe: 1 Std. vor dem Eingriff 3 Mio IE (= 3 Tbl.), dann 1 Mio IE (= 1 Tbl.) alle sechs Stunden bis 2 Tage nach der Operation.
Dosisreduktion bei Anurie.
SST: Nutzen/Risiko-Abwägung in der Schwangerschaft. Wenn gestillt wird, Säugling überwachen (Diarrhoe, Candidose).
NW: Überempfindlichkeit (bis anaphylaktischer Schock), Magen/Darm, ZNS (Krämpfe), Haut, Nephropathie.
WW: Nicht mit bakteriostatischen Antibiotika kombinieren.
Vorsicht: NSAIDs, Probenecid (Ausscheidung vermindert).
Methotrexat, Antikoagulantien (Überwachung). Orale Kontrazeptiva. Orale Typhusimpfstoffe (Inaktivierung). Beeinflussung von Labortests.
Nahrungsmittel (u.a. Guarkernmehl) reduzieren Resorption.
WH: Vorsicht bei Asthma, Allergieneigung, Mononukleose, akuter lymphatischer Leukämie.
Bei Langzeitgabe Kontrollen: Blutbild, Leber, Niere. Auf Superinfektionen achten. Bei schweren Durchfällen an pseudomembranöse Colitis denken. Kalium-Gehalt des Präparats beachten (Vorsicht bei Herzerkrankungen, Elektrolytstörungen).
PG: 12 ST (2) (EKO: G) [€ 7,75], 30 ST (EKO: G) [€ 16,00]

Penstad V 1,5 Mio I.E. - Tabletten 34A02

(Z.Nr. 1-23032) NR. P. J01CE02
ZI: Stada Arzneimittel, Wien
Z: 1 Tablette enthält: Phenoxymethylpenicillin kalium 980,4 mg (entspr. → 1500000 IE), (entspr. Kalium 98,63 mg) (entspr. → 2519 mmol), Cellulose, Copovidon, Rizinusöl, hydriertes 10,75 mg, Magnesium stearat, Maisstärke, Crospovidon.
EW: Orales Penicillin, nicht Betalaktamase-fest; bakterizid..
AG: Leichte bis mittelschwere Infektionen durch Penicillin-empfindliche Erreger: Obere und untere Atemwege, Haut, Lyme- Borreliose, Bissverletzungen, Verbrennungen.
-Endokarditis- Prophylaxe vor und nach kleineren chirurgischen Eingriffen bei Herzerkrankungen.
AA: Oral unzerkaut mit Flüssigkeit 1 Std. vor den Mahlzeiten einnehmen.
DO: Personen ab 12 Jahren: TD 3-4,5 Mio I.E. in 3-4 ED, bei HNO-Infektionen in 2 ED aufteilen. MTD bis 6 Mio IE.
Kinder: TD 50.000-100.000 I.E./kg KG in 3-4 ED, bei HNO-Infektionen in 2 ED aufteilen.
Anwendungsdauer bis 3 Tage nach Abklingen der Symptome, bei β-hämolysierenden Streptokokken mind. 10 Tage.
-Endokarditis-Prophylaxe: 1 Std. vor dem Eingriff 3 Mio IE (= 2 Tbl.), dann ½ Tbl. alle sechs Stunden bis 2 Tage nach der Operation.
Dosisreduktion bei Anurie.
SST: Nutzen/Risiko-Abwägung in der Schwangerschaft. Wenn gestillt wird, Säugling überwachen (Diarrhoe, Candidose).
NW: Überempfindlichkeit (bis anaphylaktischer Schock), Magen/Darm, ZNS (Krämpfe), Haut, Nephropathie.
WW: Nicht mit bakteriostatischen Antibiotika kombinieren.
Vorsicht: NSAIDs, Probenecid (Ausscheidung vermindert).
Methotrexat, Antikoagulantien (Überwachung). Orale Kontrazeptiva. Orale Typhusimpfstoffe (Inaktivierung). Beeinflussung von Labortests.
Nahrungsmittel (u.a. Guarkernmehl) reduzieren Resorption.
WH: Vorsicht bei Asthma, Allergieneigung, Mononukleose, akuter lymphatischer Leukämie.
Bei Langzeitgabe Kontrollen: Blutbild, Leber, Niere. Auf Superinfektionen achten. Bei schweren Durchfällen an pseudomembranöse Colitis denken. Kalium-Gehalt des Präparats beachten (Vorsicht bei Herzerkrankungen, Elektrolytstörungen).
PG: 12 ST (2) (EKO: G) [€ 10,20], 30 ST (EKO: G) [€ 20,95]

Pen-Strep 200/250 mg/ml - Injektionssuspension für Tiere 801BE

(Z.Nr. 8-00451) NR. P. E. VNW. QJ01RA01
ZI: Univet, Cavan, Ireland
Z: 1 ml enthält: Benzylpenicillin-Procain 200 mg, (entspr. Benzylpenicillin 200000 IE), Dihydrostreptomycin sulfat 250 mg (entspr. Dihydrostreptomycin 200000 mg), Methyl-4-hydroxybenzoat 1 mg, Natriumhydroxymethansulfinat 0,432 mg, Natrium citrat, Kaliumphosphat, Silikonentschäumer, Edetinsäure, Povidon, Wasser für Injektionszwecke.
EW: Antibiotische Kombination.
AG: Bakterielle Atemwegsinfektionen bei Rind und Schwein.
AA: I.m.
DO: 4 ml pro 100 kg KG.
GA: Schwere Nierenschäden, Störungen des Gehör- und Gleichgewichtssinns, Infektionen mit Beta-Laktamase-bildenden Erregern.
SST: Nutzen/Risiko-Abwägung.
NW: Allergien, bei Schweinen Kollaps; Aminoglykoside neuro-, nephro- und ototoxisch. Bei Überdosierung Atemnot, Kreislaufdepression.
WW: Vorsicht: Schleifendiuretika (verstärkt nephrotoxisch), Narkotika, Muskelrelaxantien (Atemlähmung), Magnesium verstärkt muskelrelaxierend.
Nephrotoxische Arzneimittel. Antiphlogistika verzögern Nierenausscheidung der Penicilline. Nicht mit bakteriostatischen Substanzen kombinieren.
WH: Auf Überempfindlichkeitsreaktionen achten. Vorsicht bei postpartalen Kühen.
VNW: Essbares Gewebe: Rind, Schwein: 21 Tage, Milch: Rind 6 Tage.
PG: 100 ML VNW [€ 18,85]

Pentaglobin 50 g/l - Infusionslösung 36C02

(Z.Nr. 2-00365) NR. P. E. J06BA02
ZI: Biotest Austria, Wien
Z: 1 ml Lösung enthält: Plasmaprotein (human) 50 mg (entspr. Immunglobuline mind. 95 %), (entspr. IgM 6 mg) (entspr. IgA 6 mg) (entspr. IgG 38 mg) (entspr. IgG - Subklassen) (entspr. IgG1 ca. 63 %) (entspr. IgG2 ca. 26 %) (entspr. IgG3 ca. 4 %) (entspr. IgG4 ca. 7 %) Glucose 25 mg (entspr. Glucose monohydrat), Natriumchlorid (entspr. Natrium 0,078 mmol) (entspr. → 1,79 mg), Wasser für Injektionszwecke.
EW: Immunglobulin.
AG: Schwere systemische bakterielle Infektionen bei gleichzeitiger Antibiotikatherapie.
AA: I.v. Infusion (0,4 ml/kg KG/h).
DO: Alle Alter: Tgl. 5 ml/kg KG über 3 Tage. Wiederholung je nach klinischem Verlauf.
GA: Selektiver IgA-Mangel.
SST: Nutzen/Risiko-Abwägung in der Schwangerschaft. In der Stillzeit Anwendung möglich.
NW: Überempfindlichkeit, Schmerzen (Kopf, Gelenke), Übelkeit, Fieber, Haut, Blutdruckabfall, Schock, reversible aseptische Meningitis, hämolytische Anämie, Neutropenie / Leukopenie, Nierenversagen, Infusionsreaktionen, transfusionsassoziierte akute Lungeninsuffizienz (TRALI-Syndrom), sehr selten thromboembolische Reaktionen.
WW: Attenuierte Lebendimpfstoffe (3 Monate Wartezeit; Antikörperstatus bei Patienten zur Masernimpfung überprüfen). Bei Säuglingen nicht gleichzeitig mit Kalziumglukonat geben. Schleifendiuretika vermeiden.
WH: Infusionsgeschwindigkeit nicht überschreiten. Vorsicht bei Risiko für thrombotische Ereignisse oder für akutes Nierenversagen. Patienten ausreichend hydrieren. Kontrolle: Niere, Urinausscheidung, Serumkreatinin. Verkehrshinweis.
PG: 10 ML * (EKO: N) [€ 77,90], 50 ML RE1 (EKO: Y) [€ 279,20], 100 ML RE1 (EKO: Y) [€ 524,15]

Pentasa retard 1 g - Granulat 42F

(Z.Nr. 1-22009) RP. P. A07EC02
ZI: Ferring Arzneimittel, Wien
Z: 1 Beutel enthält: Mesalazin 1 g (entspr. 5-Aminosalicylsäure) (entspr. 5-ASA), Ethylcellulose, Povidon.
EW: Entzündungshemmend an der Darmwand.
AG: Leichte bis mittelschwere Colitis ulcerosa, M. Crohn.
AA: Mit reichlich Flüssigkeit einnehmen, Granulat nicht kauen.
DO: **Erwachsene:** Colitis ulcerosa: TD akut bis 4 g, Dauertherapie 1mal tgl. 2 g.
M. Crohn: TD bis 4 g.
Kinder ab 6 Jahren (Nutzen/Risiko-Abwägung): Akut: TD initial 30-50 mg/kg KG in 2-3 ED, MTD 75 mg/kg KG bzw. 4g.
Dauertherapie: TD 15-30 mg/kg KG in 2-3 ED, MTD 2g.
Kinder ab 40 kg Erwachsenendosis, für Kinder bis 40 kg KG halbe Erwachsenendosis(begrenzte Daten).
Keine Untersuchungen an Kindern unter 6 Jahren.
GA: Salizylatüberempfindlichkeit, schwere Leber-, Nierenschäden, Kleinkinder unter 2 Jahren.
SST: Nutzen/Risiko-Abwägung.
NW: Magen/Darm, Kopfschmerzen, Haut (Lichtempfindlichkeit), Myo- und Perikarditis, Pankreatitis, Nephritis, Nephrolithiasis,

Hepatitis.
WW: Azathioprin, 6-Mercaptopurin, Thioguanin (Leukopenie).
WH: Kontrolle der Nierenfunktion und des Blutbildes. Ausreichend Flüssigkeit zuführen.
PG: 50 ST RE2 (EKO: Y) [€ 79,85], 100 ST RE2 (EKO: Y) [€ 151,10]

Pentasa retard 2 g - Granulat 42F
(Z.Nr. 1-26559) RP. P. A07EC02
ZI: Ferring Arzneimittel, Wien
Z: 1 Beutel enthält: Mesalazin 2 g (entspr. 5-Aminosalicylsäure), Ethylcellulose, Povidon.
EW: Entzündungshemmend an der Darmwand.
AG: Leichte bis mittelschwere Colitis ulcerosa, M. Crohn.
AA: Mit reichlich Flüssigkeit einnehmen, Granulat nicht kauen.
DO: **Erwachsene:** Colitis ulcerosa: TD akut bis 4 g, Dauertherapie 1mal tgl. 2 g.
M. Crohn: TD bis 4 g.
Kinder ab 6 Jahren (Nutzen/Risiko-Abwägung): Akut: TD initial 30-50 mg/kg KG, MTD 75 mg/kg KG.
Dauertherapie: TD 15-30 mg/kg KG. Halbe Erwachsenendosis für Kinder bis 40 kg KG (begrenzte Daten). Keine Untersuchungen an Kindern unter 6 Jahren.
GA: Salizylatüberempfindlichkeit, schwere Leber-, Nierenschäden, Kleinkinder unter 2 Jahren.
SST: Nutzen/Risiko-Abwägung.
NW: Magen/Darm, Kopfschmerzen, Haut (Lichtempfindlichkeit), Myo- und Perikarditis, Pankreatitis, Nephritis, Nephrolithiasis, Hepatitis.
WW: Azathioprin, 6-Mercaptopurin, Thioguanin (Leukopenie).
WH: Kontrolle der Nierenfunktion und des Blutbildes. Ausreichend Flüssigkeit zuführen.
PG: 60 ST RE2 (EKO: Y) [€ 151,45]

Pentasa retard 4 g - Granulat 42F
(Z.Nr. 1-39055) RP. P. A07EC02
ZI: Ferring Arzneimittel, Wien
Z: 1 Beutel enthält: Mesalazin 4 g (entspr. 5-Aminosalicylsäure), Ethylcellulose, Povidon.
EW: Entzündungshemmend an der Darmwand.
AG: Leichte bis mittelschwere Colitis ulcerosa, M. Crohn.
AA: Mit reichlich Flüssigkeit einnehmen, Granulat nicht kauen.
DO: Colitis ulcerosa: TD akut bis 4 g, Dauertherapie 1mal tgl. 2 g.
M. Crohn: TD bis 4 g.
Arzneiform für Kinder und Jugendliche nicht geeignet.
GA: Salizylatüberempfindlichkeit, schwere Leber- oder Nierenschäden, Kleinkinder unter 2 Jahren.
SST: Nutzen/Risiko-Abwägung.
NW: Magen/Darm, Kopfschmerzen, Haut (Lichtempfindlichkeit), Myo- und Perikarditis, Pankreatitis, Nephritis, Nephrolithiasis, Hepatitis.
WW: Vorsicht: Azathioprin, 6-Mercaptopurin, Thioguanin (Leukopenie).
WH: Kontrolle der Nierenfunktion und des Blutbildes. Ausreichend Flüssigkeit zuführen.
PG: 30 ST * (EKO: N) [€ 136,75]

Pentasa 1 g - Klysma 42F
(Z.Nr. 1-19907) RP. P. A07EC02
ZI: Ferring Arzneimittel, Wien
Z: 1 Klysma mit 100 ml enthält: Mesalazin 1 g (entspr. 5-Aminosalicylsäure), Natrium metabisulfit 100 mg, Natrium edetat, Natrium acetat-Trihydrat (entspr. Natrium 190 mg) (entspr. → ca. 8,3 mmol), Salzsäure zur pH-Wert-Einstellung, Wasser, gereinigtes.
EW: Entzündungshemmend an der Darmwand.
AG: Distale Formen der Colitis ulcerosa (ulzeröse Proktosigmoiditis).
AA: Rektal als Einlauf in den Darm.
DO: 1 g (= 1 Klysma) tgl. vor dem Schlafengehen über mindestens 2 Wochen. Wenig Erfahrungen bei Kindern und Jugendlichen; keine Untersuchungen bei Kindern unter 6 Jahren.
GA: Salizylatüberempfindlichkeit, schwere Leber-, Nierenschäden, Kleinkinder unter 2 Jahren.
SST: Nutzen/Risiko-Abwägung.
NW: Magen/Darm, Kopfschmerzen, Haut (Lichtempfindlichkeit), Myo- und Perikarditis, Pankreatitis, Nephritis, Nephrolithiasis, Hepatitis.
WW: Azathioprin, 6-Mercaptopurin, Thioguanin (Leukopenie).
WH: Kontrolle der Nierenfunktion und des Blutbildes. Ausreichend Flüssigkeit zuführen.
PG: 7 ST RE2 (EKO: Y) [€ 58,45]

Pentasa retard 500 mg - Tabletten 42F
(Z.Nr. 1-20047) RP. P. A07EC02
ZI: Ferring Arzneimittel, Wien
Z: 1 Retardtablette enthält: Mesalazin 500 mg (entspr. 5-Aminosalicylsäure) (entspr. 5-ASA), Magnesium stearat, Talk, Ethylcellulose, Povidon, Cellulose, mikrokristalline.
EW: Entzündungshemmend an der Darmwand.
AG: Leichte bis mittelschwere Colitis ulcerosa, M. Crohn.
AA: Tabletten mit reichlich Flüssigkeit einnehmen, nicht kauen. Für erleichtertes Schlucken Tabletten in 50 ml kaltes Wasser gegeben, Gemisch umrühren und sofort trinken.
DO: **Erwachsene:** Colitis ulcerosa: TD akut bis 4 g, Dauertherapie 1mal tgl. 2 g.
M. Crohn: TD bis 4 g.
Kinder ab 6 Jahren (Nutzen/Risiko-Abwägung): Akut: TD initial 30-50 mg/kg KG in 2-3 ED, MTD 75 mg/kg KG bzw. 4g.
Dauertherapie: TD 15-30 mg/kg KG in 2-3 ED, MTD 2g.
Kinder ab 40 kg Erwachsenendosis, für Kinder bis 40 kg KG halbe Erwachsenendosis(begrenzte Daten).
Keine Untersuchungen an Kindern unter 6 Jahren.
GA: Salizylatüberempfindlichkeit, schwere Leber-, Nierenschäden, Kleinkinder unter 2 Jahren.
SST: Nutzen/Risiko-Abwägung.
NW: Magen/Darm, Kopfschmerzen, Haut (Lichtempfindlichkeit), Myo- und Perikarditis, Pankreatitis, Nephritis, Nephrolithiasis, Hepatitis.
WW: Azathioprin, 6-Mercaptopurin, Thioguanin (Leukopenie).
WH: Kontrolle der Nierenfunktion und des Blutbildes. Ausreichend Flüssigkeit zuführen.
PG: 50 ST (EKO: G) [€ 32,40], 100 ST (2) (EKO: G) [€ 57,05]

Pentasa retard 1 g - Tabletten 42F
(Z.Nr. 1-31050) RP. P. A07EC02
ZI: Ferring Arzneimittel, Wien
Z: 1 Tablette enthält: Mesalazin 1 g (entspr. 5-Aminosalicylsäure) (entspr. 5-ASA), Magnesium stearat, Talk, Ethylcellulose, Povidon, Cellulose, mikrokristalline.
Kurzinformation: siehe Pentasa retard 500 mg - Tabletten, → S. 1095
PG: 60 ST * (EKO: N) [€ 110,95]

Pentasa 1 g - Zäpfchen 42F
(Z.Nr. 1-20055) RP. P. A07EC02
ZI: Ferring Arzneimittel, Wien
Z: 1 Zäpfchen enthält: Mesalazin 1 g (entspr. 5-Aminosalicylsäure), (entspr. 5-ASA), Magnesium stearat, Talk, Povidon, Macrogol 6000.
EW: Entzündungshemmend an der Darmwand.
AG: Distale Colitis ulcerosa (ulceröse Proktitis).
AA: Rektal.
DO: Tägl. 1-2 Zäpfchen über mindestens 2 Wochen. Wenig Erfahrungen bei Kindern und Jugendlichen; keine Untersuchungen bei Kindern unter 6 Jahren.
GA: Salizylatüberempfindlichkeit, schwere Leber-, Nierenschäden, Kleinkinder unter 2 Jahren.
SST: Nutzen/Risiko-Abwägung.
NW: Magen/Darm, Kopfschmerzen, Haut (Lichtempfindlichkeit), Myo- und Perikarditis, Pankreatitis, Nephritis, Nephrolithiasis, Hepatitis.
WW: Azathioprin, 6-Mercaptopurin, Thioguanin (Leukopenie).
WH: Kontrolle der Nierenfunktion und des Blutbildes. Ausreichend Flüssigkeit zuführen.
PG: 28 ST RE2 (EKO: Y) [€ 110,95]

▼ Penthrop 99,9%, 3 ml - Flüssigkeit zur Herstellung eines Dampfs zur Inhalation 02C03
(Z.Nr. 1-38129) NR. P. N02BG09
ZI: Mundipharma, Wien
Z: 1 Flasche mit 3 ml enthält: Methoxyfluran 99,9 %, Butylhydroxytoluol 0,01 % (m/m).
EW: Inhalationsanästhetikum mit analgetischen Eigenschaften.
AG: Notfallmäßige Linderung von mäßigen bis starken Schmerzen bei bewusstseinsklaren erwachsenen Patienten mit Trauma und damit verbundenen Schmerzen.
AA: Zur Inhalation mit Penthrop-Inhalator. Anwendung durch Fachpersonal oder durch den Patienten selbst nach entsprechender Schulung. Details siehe Austria Codex - Fachinformation.
DO: ED 1 Flasche zu 3 ml; eine zweite Flasche nur bei Bedarf. MD 6 ml pro Tag bzw. 15 ml pro Woche. Nicht für Kinder und Jugendliche.
GA: Anwendung als Anästhetikum, maligne Hyperthermie, bekannte schwere NW nach Inhalationsanäthetika, Leberschäden durch Methoxyfluran oder halogenierte Kohlenwasserstoffe, schwere Nierenschäden, Bewusstseinseinschränkungen (Kopfverletzungen, Drogen, Alkohol), kardiovaskuläre Instabilität, manifeste Atemdepression.
SST: Vorsicht.
NW: ZNS und Psyche (Schwindel, Schläfrigkeit, Euphorie, Depression, Amnesie, Gefühl des Betrunkenseins), Hypotonie, Husten.

P

Magen/Darm, Hyperhidrose, Sehstörungen.
WW: Keine WW in der analgetischen Dosierung.
WH: Beachtung der Arbeitsschutzrichtlinien durch medizinisches Fachpersonal erforderlich. Positive Dopingkontrollen möglich. Verkehrshinweis.
PG: 3 ML * (EKO: N) [€ 61,40]

Pentiro 50 mg/12,5 mg/200 mg - Filmtabletten 12B02
(Z.Nr. 1-35932) NR. P. N04BA03
ZI: Stada Arzneimittel, Wien
Z: 1 Filmtablette enthält: Levodopa 50 mg, Carbidopa 12,5 mg (entspr. Carbidopa 1-Wasser), Entacapon 200 mg, Tablettenkern: Croscarmellose natrium, Hydroxypropylcellulose, Trehalose-2-Wasser, Cellulosepulver, Natriumsulfat, wasserfreies, Cellulose, mikrokristalline, Magnesium stearat; Filmüberzug: Poly(vinylalkohol), teilweise hydrolysiert, Talkum, Titandioxid, Macrogol, Eisen(III)-oxid, rotes, Lecithin (Sojabohne) 0,48 mg, Eisenoxid gelb.
EW: Kombination gegen M. Parkinson.
AG: Morbus Parkinson mit "end-of-dose"-Fluktuationen.
AA: Oral, Tablette nicht teilen.
DO: Optimale Dosis vorsichtig titrieren. Pro Anwendung nur 1 Tablette ein- nehmen. MTD 2000 mg Entacapon (= 10 Tabletten). Hinweise zur Umstellung siehe Austria-Codex - Fachinformation. Keine Daten an Kindern und Jugendlichen.
GA: Leberschäden, Engwinkelglaukom, Phäochromozytom, nichtselektive MAO-Hemmer-Therapie, malignes neuroleptisches Syndrom oder atraumatische Rhabdomyolyse in der Anamnese.
SST: Strenge Nutzen/Risiko-Abschätzung, nicht stillen.
NW: Kombinierte Anwendung: Psyche, ZNS (Dyskinesie), Impulskontrollstörungen, Magen/Darm (Diarrhoe), Schmerzen, Herz, Leber, Haut, Verfärbung des Urins, Müdigkeit, Schwitzen, Stürze, übermäßige Schläfrigkeit, Dopamin- Dysregulationssyndrom.
WW: Vorsicht: Antidepressiva, Blutdrucksenker, Antipsychotika, Antiemetika, Phenytoin, Papaverin, Eisen (2-3 Std. Abstand).
WH: Nicht zur Behandlung Arzneimittel-induzierter extrapyramidaler Reaktionen. Vorsicht bei schweren Herz/Kreislauf-, Lungenerkrankungen, Bronchialasthma, Nierenschäden, endokrinen Erkrankungen, Hypotonie, peptischen Ulzera, Krampfanfällen, Psychosen. Auf pathologisches Spielen, Libidosteigerung, Hypersexualität, Depressionen (Suizidneigung) achten.
Nicht abrupt absetzen. Auf malignes neuroleptisches Syndrom achten.
Kontrollen: Leber, Niere, Blutbild, Herz/Kreislauf. Verkehrshinweis (auf plötzlich einsetzende Schlafanfälle achten). Auf Gewichtsverlust achten.
PG: 30 ST (2) (EKO: G) [€ 25,85], 100 ST (EKO: G) [€ 69,65]

Pentiro 100 mg/25 mg/200 mg - Filmtabletten 12B02
(Z.Nr. 1-35933) NR. P. N04BA03
ZI: Stada Arzneimittel, Wien
Z: 1 Filmtablette enthält: Levodopa 100 mg, Carbidopa 25 mg (entspr. Carbidopa 1-Wasser), Entacapon 200 mg, Tablettenkern: Croscarmellose natrium, Hydroxypropylcellulose, Trehalose-2-Wasser, Cellulosepulver, Natriumsulfat, wasserfreies, Cellulose, mikrokristalline, Magnesium stearat; Filmüberzug: Poly(vinylalkohol), teilweise hydrolysiert, Talkum, Titandioxid, Macrogol, Eisen(III)-oxid, rotes, Lecithin (Sojabohne) 0,6 mg, Eisenoxid gelb.
Kurzinformation: siehe Pentiro 50 mg/12,5 mg/200 mg - Filmtabletten, →S. 1096
PG: 100 ST (EKO: G) [€ 69,65]

Pentiro 150 mg/37,5 mg/200 mg - Filmtabletten 12B02
(Z.Nr. 1-35934) NR. P. N04BA03
ZI: Stada Arzneimittel, Wien
Z: 1 Filmtablette enthält: Levodopa 150 mg, Carbidopa 37,5 mg (entspr. Carbidopa 1-Wasser), Entacapon 200 mg, Tablettenkern: Croscarmellose natrium, Hydroxypropylcellulose, Trehalose-2-Wasser, Cellulosepulver, Natriumsulfat, wasserfreies, Cellulose, mikrokristalline, Magnesium stearat; Filmüberzug: Poly(vinylalkohol), teilweise hydrolysiert, Talkum, Titandioxid, Macrogol, Eisen(III)-oxid, rotes, Lecithin (Sojabohne) 0,72 mg, Eisenoxid gelb.
Kurzinformation: siehe Pentiro 50 mg/12,5 mg/200 mg - Filmtabletten, →S. 1096
PG: 100 ST (EKO: G) [€ 69,65]

Pentiro 175 mg/43,75 mg/200 mg - Filmtabletten 12B02
(Z.Nr. 1-35935) NR. P. nicht im Handel. N04BA03

Pentiro 200 mg/50 mg/200 mg - Filmtabletten 12B02
(Z.Nr. 1-35936) NR. P. nicht im Handel. N04BA03

Pentohexal retard 600 mg - Tabletten 39D07
(Z.Nr. 1-22292) RP. P. C04AD03
ZI: Hexal Pharma, Wien
Z: 1 Tablette enthält: Pentoxifyllin 600 mg, Copovidon, Hypromellose, Magnesium stearat, Talkum.
EW: Xanthinderivat, vasodilatierend.
AG: Periphere arterielle Durchblutungsstörungen (Claudicatio intermittens) mit erhaltener Durchblutungsreserve.
AA: Nach den Mahlzeiten unzerkaut mit Flüssigkeit einnehmen.
DO: 1-2mal tgl. 1 Retardtablette. Dosisreduktion bei Nierenschäden. Nicht für Kinder und Jugendliche.
GA: Frischer Herzinfarkt, größere Blutungen, akute Netzhautblutungen, Magen/Darm-Ulzera, Blutungsneigung, erhöhtes Blutungsrisiko.
SST: Nicht anwenden.
NW: Magen/Darm, Kopfschmerzen, Schwindel, Haut (auch schwere Überempfindlich- keit), Hypotonie, Angina pectoris-artige Zustände, Blutbild, Blutungen, aseptische Meningitis.
WW: Vorsicht: Blutdrucksenker, Antidiabetika, Gerinnungshemmer verstärkt.
Ciprofloxacin erhöht Pentoxifyllin-Spiegel.
WH: Vorsicht bei Koronar-, Zerebralsklerose mit Hochdruck, Herzrhythmus- störungen, Diabetes, Kollagenosen, Hypotonie, Leber-, Nierenschäden, Lupus erythematodes, nach Herzinfarkt oder Operationen. Bei Netzhautblutung Therapie sofort abbrechen. Verkehrshinweis.
Herzinsuffizienz kompensieren. Blutbild kontrollieren.
PG: 20 ST (2) (EKO: G) [€ 6,60]

Pentomer retard 400 mg - Filmtabletten 39D07
(Z.Nr. 1-20392) RP. P. C04AD03
ZI: Teva, Haarlem, Niederlande
Z: 1 Filmtablette enthält: Pentoxifyllin 400 mg, Tablettenkern: Povidon, Eudragit RS 100, Cellulose, mikrokristalline, Talkum, Magnesium stearat, Siliciumdioxid, hochdisperses; Filmüberzug: (entspr. Hypromellose) (entspr. Titandioxid) (entspr. Macrogol 6000) (entspr. Eudragit NE 30 D).
EW: Peripherer Vasodilatator, fördert Durchblutung.
AG: Periphere arterielle Durchblutungsstörungen (Claudicatio intermittens) bei erhaltener Durchblutungsreserve.
AA: Unzerkaut nach den Mahlzeiten mit Flüssigkeit.
DO: 2-3mal tgl. 1 Tablette.
GA: Akuter Myokardinfarkt, Massen-, Netzhautblutungen, Magen/ Darm-Ulzera, Blutungsneigung.
SST: Nicht anwenden (keine Erfahrungen).
NW: Magen/Darm, Kopfschmerzen, Fieber, ZNS (Tremor, Schwindel), Flush.
WW: Insulin oder orale Antidiabetika, Blutdrucksenker, Gerinnungshemmer, Theopyhllin verstärkt.
WH: Vorsicht bei Diabetes, Hypertonie, Gefäßsklerose, Lupus erythematodes, Mischkollagenosen, schweren Herzrhythmusstörungen, Nierenschäden, Leber- schäden, Hypotonie. Blutbild, Blutzucker kontrollieren. Verkehrshinweis.
PG: 20 ST (2) (EKO: G) [€ 5,55], 50 ST (EKO: G) [€ 12,70]

Pentomer retard 600 mg - Filmtabletten 39D07
(Z.Nr. 1-20391) RP. P. C04AD03
ZI: Teva, Haarlem, Niederlande
Z: 1 Filmtablette enthält: Pentoxifyllin 600 mg, Tablettenkern: Cellulose, mikrokristalline, Lactose monohydrat 120 mg, Hypromellose, Magnesium stearat, Siliciumdioxid, hochdisperses; Filmüberzug: (entspr. Macrogol 6000) (entspr. Titandioxid) (entspr. Eudragit NE 30 D) (entspr. Hypromellose) (entspr. Hydroxypropylmethylcellulosephthalat).
EW: Peripherer Vasodilatator, fördert Durchblutung.
AG: Periphere arterielle Durchblutungsstörungen (Claudicatio intermittens) bei erhaltener Durchblutungsreserve.
AA: Unzerkaut nach den Mahlzeiten mit Flüssigkeit.
DO: 1(-2)mal tgl. 1 Tablette.
GA: Akuter Myokardinfarkt, Massen-, Netzhautblutungen, Magen/ Darm-Ulzera, Blutungsneigung.
SST: Nicht anwenden (keine Erfahrungen).
NW: Magen/Darm, Kopfschmerzen, Fieber, ZNS (Tremor, Schwindel), Flush.
WW: Insulin oder orale Antidiabetika, Blutdrucksenker, Gerinnungshemmer, Theopyhllin verstärkt.
WH: Vorsicht bei Diabetes, Hypertonie, Gefäßsklerose, Lupus erythematodes, Mischkollagenosen, schweren Herzrhythmusstörungen, Nierenschäden, Leber- schäden, Hypotonie. Blutbild, Blutzucker kontrollieren. Verkehrshinweis.
PG: 20 ST (2) (EKO: G) [€ 7,00], 50 ST (EKO: G) [€ 14,30]

Pentoxi "Genericon" retard 400 mg - Filmtabletten 39D07
(Z.Nr. 1-22688) RP. P. C04AD03
ZI: Genericon Pharma, Graz
Z: 1 Filmtablette enthält: Pentoxifyllin 400 mg, Tablettenkern: Hydroxyethylcellulose, Povidon, Siliciumdioxid, hochdisperses, Cellulose, mikrokristalline, Magnesium stearat; Überzug: (entspr.

Macrogol 6000) (entspr. Talkum) (entspr. Titandioxid) (entspr. Hypromellose) (entspr. Polyacrylat-Dispersion 30%) (entspr. Trockensubstanz 1,384 mg) (entspr. Eisenoxid rot).
EW: Xanthinderivat, vasodilatierend.
AG: Claudicatio intermittens bei erhaltener Durchblutungsreserve.
AA: Nach dem Essen unzerkaut mit Flüssigkeit.
DO: 2 (-3)mal tgl. 1 Filmtablette. Dosisreduktion bei Leber- oder Nierenschäden. Nicht für Kinder und Jugendliche.
GA: Akuter Myokardinfarkt, Massen-, Netzhautblutungen, Magen/ Darm-Ulzera, Blutungsneigung.
SST: Nicht anwenden (keine Erfahrungen).
NW: Magen/Darm, Kopfschmerzen, Fieber, ZNS (Tremor, Schwindel), Flush.
WW: Insulin oder orale Antidiabetika, Blutdrucksenker, Gerinnungshemmer, Theopyhllin verstärkt.
WH: Vorsicht bei Diabetes, Hypertonie, Gefäßsklerose, Lupus erythematodes, Mischkollagenosen, schweren Herzrhythmusstörungen, Nierenschäden, Leber- schäden, Hypotonie. Blutbild, Blutzucker kontrollieren. Verkehrshinweis.
PG: 20 ST (2) (EKO: G) [€ 5,50], 50 ST (EKO: G) [€ 12,60]

Pentoxi Genericon retard 600 mg - Filmtabletten 39D07

(Z.Nr. 1-19164) RP. P. C04AD03
ZI: Genericon Pharma, Graz
Z: 1 Filmtablette enthält: Pentoxifyllin 600 mg, Kern: Hypromellose, Crospovidon, Cellulose, mikrokristalline, Siliciumdioxid, hochdisperses, Magnesium stearat, Überzug: Macrogol 6000, Hypromellose, Titandioxid, Talkum, Polyacrylat-Dispersion 30%.
EW: Xanthinderivat, vasodilatierend.
AG: Claudicatio intermittens bei erhaltener Durchblutungsreserve.
DO: 1-2mal tgl. 1 Filmtablette nach den Mahlzeiten unzerkaut mit Flüssig- keit einnehmen. MTD 2 Filmtabletten. Nicht für Kinder und Jugendliche.
GA: Akuter Myokardinfarkt, Massen-, Netzhautblutungen, Magen/ Darm-Ulzera, Blutungsneigung.
SST: Nicht anwenden (keine Erfahrungen).
NW: Magen/Darm, Kopfschmerzen, Fieber, ZNS (Tremor, Schwindel), Flush.
WW: Insulin oder orale Antidiabetika, Blutdrucksenker, Gerinnungshemmer, Theopyhllin verstärkt.
WH: Vorsicht bei Diabetes, Hypertonie, Gefäßsklerose, Lupus erythematodes, Mischkollagenosen, schweren Herzrhythmusstörungen, Nierenschäden, Leber- schäden, Hypotonie. Blutbild, Blutzucker kontrollieren. Verkehrshinweis.
PG: 20 ST (2) (EKO: G) [€ 6,60], 50 ST (EKO: G) [€ 13,75]

Pen-V G.L. 1 Mio I.E. - Filmtabletten 34A02
(Z.Nr. 1-20504) NR. P. nicht im Handel. J01CE02

Pen-V G.L. 1,5 Mio I.E. - Filmtabletten 34A02
(Z.Nr. 1-20505) NR. P. nicht im Handel. J01CE02

Pen-V Genericon 1 Mio. I.E. - Filmtabletten 34A02

(Z.Nr. 1-20490) NR. P. J01CE02
ZI: Genericon Pharma, Graz
Z: 1 Filmtablette enthält: Phenoxymethylpenicillin kalium 657,9 mg (entspr. → 1 Mio. IE), (entspr. Kalium 66,2 mg), Tablettenkern: Povidon, Maisstärke, Copovidon, Crospovidon, Rizinusöl, hydriertes, Siliciumdioxid, hochdisperses, Magnesium stearat; Tablettenfilm: (entspr. Hypromellose) (entspr. Titandioxid) (entspr. Macrogol 400) (entspr. Macrogol 6000) (entspr. Zitronensäure) (entspr. Orangen-Aroma) (entspr. Aspartam 0,167 mg).
EW: Orales Penicillin, nicht Betalaktamase-fest; bakterizid..
AG: Leichte bis mittelschwere Infektionen durch Penicillin-empfindliche Erreger: Obere und untere Atemwege, Haut, Lyme- Borreliose, Bissverletzungen, Verbrennungen.
-Endokarditis- Prophylaxe vor und nach kleineren chirurgischen Eingriffen bei Herzerkrankungen.
AA: Oral unzerkaut mit Flüssigkeit einnehmen.
DO: Personen ab 12 Jahren: TD 3-4,5 Mio I.E. in 3-4 ED, bei HNO-Infektionen in 2 ED aufteilen. MTD bis 6 Mio IE.
Kinder: TD 50.000-100.000 I.E./kg KG in 3-4 ED, bei HNO-Infektionen in 2 ED aufteilen.
Anwendungsdauer bis 3 Tage nach Abklingen der Symptome, bei β-hämolysierenden Streptokokken mind. 10 Tage.
-Endokarditis-Prophylaxe: 1 Std. vor dem Eingriff 3 Mio IE, dann 1,5- 2 Mio IE 6 Std. nach der Operation.
Dosisreduktion bei Anurie.
SST: Nutzen/Risiko-Abwägung in der Schwangerschaft. Wenn gestillt wird, Säugling überwachen (Diarrhoe, Candidose).
NW: Überempfindlichkeit (bis anaphylaktischer Schock), Magen/ Darm, ZNS (Krämpfe), Haut, Nephropathie.
WW: Nicht mit bakteriostatischen Antibiotika kombinieren.
Vorsicht: NSAIDs, Probenecid (Ausscheidung vermindert). Methotrexat, Antikoagulantien (Überwachung). Orale Typhusimpfstoffe (Inaktivierung). Beeinflussung von Labortests.
Nahrungsmittel (u.a. Guarkernmehl) reduzieren Resorption.
WH: Vorsicht bei Asthma, Allergieneigung, Mononukleose, akuter lymphatischer Leukämie.
Bei Langzeitgabe Kontrollen: Blutbild, Leber, Niere. Auf Superinfektionen achten. Bei schweren Durchfällen an pseudomembranöse Colitis denken. Kalium-Gehalt des Präparats beachten (Vorsicht bei Herzerkrankungen, Elektrolytstörungen).
PG: 12 ST (2) (EKO: G) [€ 7,75], 30 ST (EKO: G) [€ 16,00]

Pen-V Genericon 1,5 Mio. I.E. - Filmtabletten 34A02

(Z.Nr. 1-20487) NR. P. J01CE02
ZI: Genericon Pharma, Graz
Z: 1 Filmtablette enthält: Phenoxymethylpenicillin kalium 986,85 mg (entspr. → 1500000 IE), (entspr. Kalium 99,3 mg), Tablettenkern: Povidon, Maisstärke, Copovidon, Crospovidon, Rizinusöl, hydriertes, Siliciumdioxid, hochdisperses, Magnesium stearat; Tablettenfilm: (entspr. Hypromellose) (entspr. Titandioxid) (entspr. Macrogol 400) (entspr. Macrogol 6000) (entspr. Zitronensäure) (entspr. Orangen-Aroma) (entspr. Aspartam 0,25 mg).
Kurzinformation: siehe Pen-V Genericon 1 Mio. I.E. - Filmtabletten, → S. 1097
PG: 12 ST (2) (EKO: G) [€ 10,20], 30 ST (EKO: G) [€ 20,95]

🐾 Peptizole 370 mg/g - Paste zum Eingeben für Pferde 825Z

(Z.Nr. 8-35051) RP. P. VNW. QA02BC01
ZI: Norbrook Laboratories (Ireland), Monaghan, Irland
Z: 1 g Paste enthält: Omeprazol 370 mg, Eisenoxid gelb 2 mg, Aminoethanol, Zimtblätteröl, Paraffin, dünnflüssiges.
EW: Protonenpumpenhemmer.
AG: Magengeschwüre (Behandlung und Rezidivvorbeugung).
AA: Zum Eingeben mit Applikationsspritze.
DO: Behandlung: Tgl. 4 mg Omeprazol/kg KG über 28 Tage, dann tgl. 1 mg Omeprazol/kg KG über 28 Tage. Bei erneutem Auftreten von Magengeschwüren 4 mg Omeprazol/kg KG.
Vorbeugung: TD 1 mg Omeprazol/kg KG.
SST: Nicht empfohlen.
WW: Elimination von Warfarin verzögert.
WH: Tiere unter 4 Wochen bzw. unter 70 kg KG nicht behandeln.
VNW: Essbare Gewebe 1 Tag. Nicht für Stuten, deren Milch zum menschlichen Verzehr vorgesehen ist.
PG: 7 ST VNW [€ 219,10]

🐾 Peracef 10 mg/ml - Suspension zur intramammären Anwendung für Rinder 801AC, 826, 834B

(Z.Nr. 8-00137) NR. P. VNW. QJ51DD12
ZI: Zoetis Österreich, Wien
Z: 1 Injektor mit 10 ml Suspension enthält: Cefoperazon 100 mg (entspr. Cefoperazon-2-Wasser), alpha-Tocopherol, Glycerolmonostearat 40-50%, Sorbitan stearat, Erdnussöl.
EW: Cephalosporin-Antibiotikum, bakterizid.
AG: Akute Mastitis in der Laktationsperiode.
AA: Intramammär.
DO: Inhalt von 1 Injektor pro Euterviertel zweimal im Abstand von 24 Stunden.
GA: Schwere Nierenschäden.
SST: Bei laktierenden Kühen indiziert.
NW: Allergie.
WW: Inkompatibel mit Aminoglykosid-Antibiotika; nicht mit bakteriostatischen Substanzen kombinieren.
Vorsicht bei parenteraler Gabe nephrotoxischer Arzneimittel.
WH: Stets alle Euterviertel behandeln. Fieberhafte, phlegmonöse Mastitiden zusätzlich parenteral behandeln.
VNW: Essbares Gewebe 2 Tage, Milch 5 Tage.
PG: 10 ST VNW [€ 64,55]

Perflux - Infusionsflasche 37E05

(Z.Nr. 0-16083) RP. P. B05BB02
ZI: Fresenius Kabi Austria, Graz
Z: 1000 ml enthalten: Calcium chlorid-2-Wasser 0,22 g, Glucose 1-phosphat, Dinatriumsalz 4-Wasser 0,282 g, Kaliumchlorid 0,895 g, Magnesiumchlorid-6-Wasser 0,152 g, Natrium acetat-3-Wasser 0,68 g, Natriumchlorid 6,926 g; Elektrolyte: Na-Ion 125 mmol, K-Ion 12 mmol, Ca-Ion 1,5 mmol, Mg-Ion 0,75 mmol, Cl-Ion 135 mmol, Acetat-Ion 5 mmol, Glucose-1-phosphat 0,75 mmol; Salzsäure zur pH-Wert Einstellung, Wasser für Injektionszwecke.
EW: Elektrolytlösung mit Kohlenhydraten.
AG: "Standardisierte forcierte Diurese" bei schweren exogenen Vergiftungen und in der Urologie.
AA: Zentralvenöse, in der Urologie auch peripher venöse Infusion.
DO: Vergiftungen: 2 Liter/Std. bis zum völligen Erwachen des Patienten; gleichzeitig Harnfluss durch Diuretikum (z.B. Furosemid) erzwingen. Infusionsgeschwindigkeit 30-35 ml/min.
Urologie: Tgl. 2 Liter innerhalb von ca. 2 Std. bei gleichzeitiger

Injektion eines Diuretikums (z.B. Furosemid). Infusionsgeschwindigkeit 15-17 ml/min.
Keine Studien an Kindern und Jugendlichen.
GA: Herz-, Niereninsuffizienz, Lungen-, Hirnödem, Harnwegsverschlüsse, allgemeine GA der Infusionstherapie.
SST: Nutzen/Risiko-Abwägung.
WW: Ceftriaxon (Kontraindiziert bei Neugeborenen; bei Personen älter als 28 Tage nicht über denselben Infusionsschlauch verabreichen). WW von Natrium, Kalium, Kalzium und Magnesium beachten. Nicht mit phosphat- oder karbonathältigen Lösungen mischen.
WH: Vorsicht bei Hyperkaliämie. Kontrollen: Serumionogramm, Säure/Basen, Wasserbilanz, stündliche Harnmenge. Stabilisierter Kreislauf erforderlich.
Bei Überdosierung Ödeme.
PG: 6 ST * (EKO: N) [€ 81,90]

Pergoquin 1 mg - Tabletten für Pferde 827Z
(Z.Nr. 8-39081) RP. P. nicht im Handel. QN04BC02

Pergoveris 150 I.E./75 I.E. - Pulver und Lösungsmittel zur Herstellung einer Injektionslösung 29C01
(Z.Nr. EU/1/07/396/*) NR. P. G03GA30
ZI: Merck Europe, Amsterdam, Niederlande
Z: 1 Durchstechflasche enthält: Follitropin alfa 150 IE (entspr. → 11 µg), Lutropin alfa 75 IE (entspr. → 3 µg), Wirtssystem: Gentechnologisch hergestellt aus chinesischer Hamsterzellinie (CHO-K1), Sucrose, Polysorbat 20, Methionin, Natriummonohydrogenphosphat-dihydrat, Natriumdihydrogenphosphat-1-Wasser, Phosphorsäure zur pH-Wert Einstellung, Natriumhydroxid zur pH-Wert-Einstellung, Lösungsmittel: Wasser für Injektionszwecke.
EW: Gonadotropine.
AG: Stimulation der Follikelreifung bei Frauen mit schwerem LH- und FSH-Mangel.
AA: S.c. nach Auflösen im beigefügten Lösungsmittel.
DO: Individuell:
Initial 1 Durchstechflasche tgl.;
Erhöhung der FSH-Dosis in Intervallen von 7-14 Tagen in Schritten von 37,5-75 IE. Nach erfolgter Stimulation 24-48 Std. nach der letzten Pergoveris-Injektion einmalig 5000 bis 10000 I.E. hCG.
Keine Indikation für Kinder und Jugendliche.
GA: Hypothalamus/Hypophysentumore, Ovarialzysten (ausgenommen polyzystisches Ovarialsyndrom), gynäkologische Blutungen, Ovarial-, Uterus-, Mammakarzinom; Zustände, die eine Schwangerschaft unmöglich machen (primäre Ovarialinsuffizienz, Missbildungen der Geschlechtsorgane, fibröse Tumore der Gebärmutter).
SST: Gegenanzeige.
NW: Kopfschmerzen, Magen/Darm, lokale Reaktionen, Brust-, Beckenschmerzen, Ovarialzysten, ovarielles Überstimulationssyndrom.
WW: Außer mit Follitropin alfa nicht mit anderen Arzneimitteln in derselben Spritze mischen.
WH: Nur von mit Fertilitätsproblemen und deren Behandlung vertrauten Ärzten anzuwenden. Vor Behandlungsbeginn Ursache der Infertilität des Paares abklären. Vorsicht bei Porphyrie, thromboembolischen Risiko. Auf ovarielles Hyperstimulationssyndrom (OHSS) achten.
PG: 1 ST * (EKO: N) [€ 135,35]

Pergoveris 150 I.E./75 I.E. - Pulver und Lösungsmittel zur Herstellung einer Injektionslösung 29C01
(Z.Nr. EU/1/07/396/*) NR. P. Parallelimport. G03GA30
nicht im Handel.

Pergoveris 150 I.E./75 I.E. - Pulver und Lösungsmittel zur Herstellung einer Injektionslösung 29C01
(Z.Nr. EU/1/07/396/*) NR. P. Parallelimport. G03GA30
nicht im Handel.

Pergoveris (300 I.E.+ 150 I.E.)/0,48 ml - Injektionslösung im Fertigpen 29C01
(Z.Nr. EU/1/07/396/*) NR. P. E. G03GA30
ZI: Merck Europe, Amsterdam, Niederlande
Z: 1 Fertigpen enthält in 0,48 ml Lösung: Follitropin alfa 300 IE (entspr. → 22 µg), Lutropin alfa 150 IE (entspr. → 6 µg), mittels DNA-Technologie rekombinant aus Ovarialzellen des Chinesischen Hamsters hergestellt, Sucrose, Argininmonohydrochlorid, Poloxamer 188, Methionin, Phenol, Natriummonohydrogenphosphat-dihydrat, Natriumdihydrogenphosphat-1-Wasser, Natriumhydroxid zur pH-Wert-Einstellung, Phosphorsäure 85% zur pH-Wert Einstellung, Wasser für Injektionszwecke.
EW: Gonadotropine.
AG: Stimulation der Follikelreifung bei Frauen mit schwerem LH- und FSH-Mangel.
AA: S.c.
DO: Individuell:
Initial 150 I.E. / 75 I.E.
tgl.;
Erhöhung der FSH-Dosis in Intervallen von 7-14 Tagen in Schritten von 37,5-75 IE. Nach erfolgter Stimulation 24-48 Std. nach der letzten Pergoveris-Injektion einmalig 5000 bis 10000 I.E. hCG.
Keine Indikation für Kinder und Jugendliche.
GA: Hypothalamus/Hypophysentumore, Ovarialzysten (ausgenommen polyzystisches Ovarialsyndrom), gynäkologische Blutungen, Ovarial-, Uterus-, Mammakarzinom; Zustände, die eine Schwangerschaft unmöglich machen (primäre Ovarialinsuffizienz, Missbildungen der Geschlechtsorgane, fibröse Tumore der Gebärmutter).
SST: Gegenanzeige.
NW: Kopfschmerzen, Magen/Darm, lokale Reaktionen, Brust-, Beckenschmerzen, Ovarialzysten, ovarielles Überstimulationssyndrom.
WW: Außer mit Follitropin alfa nicht mit anderen Arzneimitteln in derselben Spritze mischen.
WH: Nur von mit Fertilitätsproblemen und deren Behandlung vertrauten Ärzten anzuwenden. Vor Behandlungsbeginn Ursache der Infertilität des Paares abklären. Vorsicht bei Porphyrie, thromboembolischen Risiko. Auf ovarielles Hyperstimulationssyndrom (OHSS) achten.
PG: 1 ST * (EKO: N) [€ 241,40]

Pergoveris (450 I.E.+ 225 I.E.)/0,72 ml - Injektionslösung im Fertigpen 29C01
(Z.Nr. EU/1/07/396/*) NR. P. E. G03GA30
ZI: Merck Europe, Amsterdam, Niederlande
Z: 1 Fertigpen enthält in 0,72 ml Lösung: Follitropin alfa 450 IE (entspr. → 33 µg), Lutropin alfa 225 IE (entspr. → 9 µg), mittels DNA-Technologie rekombinant aus Ovarialzellen des Chinesischen Hamsters hergestellt, Sucrose, Argininmonohydrochlorid, Poloxamer 188, Methionin, Phenol, Natriummonohydrogenphosphat-dihydrat, Natriumdihydrogenphosphat-1-Wasser, Natriumhydroxid zur pH-Wert-Einstellung, Phosphorsäure 85% zur pH-Wert Einstellung, Wasser für Injektionszwecke.
Kurzinformation: siehe Pergoveris (300 I.E.+ 150 I.E.)/0,48 ml - Injektionslösung im Fertigpen, → S. 1098
PG: 1 ST * (EKO: N) [€ 343,75]

Pergoveris (900 I.E.+ 450 I.E.)/1,44 ml - Injektionslösung im Fertigpen 29C01
(Z.Nr. EU/1/07/396/*) NR. P. E. G03GA30
ZI: Merck Europe, Amsterdam, Niederlande
Z: 1 Fertigpen enthält in 1,44 ml Lösung: Follitropin alfa 900 IE (entspr. → 66 µg), Lutropin alfa 450 IE (entspr. → 18 µg), mittels DNA-Technologie rekombinant aus Ovarialzellen des Chinesischen Hamsters hergestellt, Sucrose, Argininmonohydrochlorid, Poloxamer 188, Methionin, Phenol, Natriummonohydrogenphosphat-dihydrat, Natriumdihydrogenphosphat-1-Wasser, Natriumhydroxid zur pH-Wert-Einstellung, Phosphorsäure 85% zur pH-Wert Einstellung, Wasser für Injektionszwecke.
Kurzinformation: siehe Pergoveris (300 I.E.+ 150 I.E.)/0,48 ml - Injektionslösung im Fertigpen, → S. 1098
PG: 1 ST * (EKO: N) [€ 660,45]

Periochip 2,5 mg - Insert für Parodontaltaschen 45D
(Z.Nr. 1-22538) RPF. P. nicht im Handel. A01AB03

PeriOLIMEL 2,5% mit Elektrolyten - Emulsion zur Infusion 37F02, 37F04
(Z.Nr. 1-29001) RP. P. B05BA10
ZI: Baxter Healthcare, Wien
Z: 1000 ml gebrauchsfertige Emulsion enthalten: Glucose 75 g (entspr. Glucose monohydrat 82,5 g) (entspr. Glucoselösung 18,75% 400 ml); Lipide 30 g (entspr. Lipidemulsion 15% 200 ml): (entspr. Oliven-Öl, raffiniert zur parenteralen Anwendung ca. 24 g) (entspr. Sojaöl, raffiniert zur parenteralen Anwendung ca. 6 g); Aminosäuren 25,3 g (entspr. Stickstoff 4 g) (entspr. Aminosäurenlösung 6,3% 400 ml): Alanin 3,66 g, Arginin 2,48 g, Asparaginsäure 0,73 g, Glutaminsäure 1,26 g, Glycin 1,76 g, Histidin 1,51 g, Isoleucin 1,26 g, Leucin 1,76 g, Lysin 1,99 g (entspr. Lysin acetat 2,81 g), Methionin 1,26 g, Phenylalanin 1,76 g, Prolin 1,51 g, Serin 1 g, Threonin 1,26 g, Tryptophan 0,42 g, Tyrosin 0,06 g, Valin 1,62 g, Natrium acetat-Trihydrat 1,16 g, Natrium glycerophosphat, hydratisiert 1,91 g, Kaliumchlorid 1,19 g, Magnesiumchlorid-Hexahydrat 0,45 g, Calciumchlorid dihydrat 0,3 g, Elektrolyte: Natrium 21 mmol, Kalium 16 mmol, Magnesium 2,2 mmol, Calcium 2 mmol, Phosphat 8,5 mmol, Acetat 27 mmol, Chlorid 24 mmol, Osmolarität: 760 mosmol/l;

Kammer mit Lipidemulsion: Phospholipide aus Eiern, gereinigte, Glycerol, Natrium oleat, Natriumhydroxid zur pH-Wert-Einstellung, Wasser für Injektionszwecke; Kammer mit Aminosäurenlösung mit Elektrolyten: Essigsäure zur pH-Wert-Einstellung, Wasser für Injektionszwecke; Kammer mit Glucoselösung mit Calcium: Salzsäure zur pH-Wert-Einstellung, Wasser für Injektionszwecke.
AG: Parenterale Ernährung.
AA: I.v. Infusion (peripher- oder zentralvenös), max. Infusionsrate 3,2 ml/kg/h.
DO: Tagesbedarf Erwachsene 20-40 ml/kg KG, Jugendliche 50-80 ml/kg KG, Kinder ab 2 Jahren 60-120 ml/kg KG.
GA: Überempfindlichkeit gegen Ei-, Soja-, Erdnussproteine oder Mais(produkte); Kinder unter 2 Jahren, schwere Fett- oder Aminosäurestoffwechselstörungen, schwere Gerinnungsstörungen, schwere Hyperglykämie, pathologisch erhöhte Plasmaelektrolyte.
SST: Anwendung nach sorgfältiger Abwägung möglich.
NW: Überempfindlichkeit, Tachykardie, Hypertonie, Magen/Darm, Leber/Galle, Untersuchungen, Fat-Overload-Syndrom.
WW: Nicht mit Blut durch dasselbe Infusionsset verabreichen. Ceftriaxon nicht gleichzeitig verabreichen (Präzipitate). Kaliumgehalt beachten.
WH: Vorsicht bei Leber-, Nierenschäden, Anämie, metabolischer Azidose, Diabetes, Tendenz zur Elektrolytretention. Kontrollen: Wasser, Elektrolyte, Triglyceride, Säure/Basen, Blutzucker, Niere, Leber, Gerinnung, Blutbild. Vitamine oder Spurenelemente ergänzen. Auf Fettüberladungssyndrom achten. Regelmäßig auf Paravasate achten.
PG: 1000ML 6 ST * (EKO: N) [€ 493,35], **1500ML** 4 ST * (EKO: N) [€ 416,85]

Perisol 1,5 % - Peritonealdialyselösung 20I01
(Z.Nr. 1-35363) RP. P. nicht im Handel. B05DB

Perisol 4 % - Peritonealdialyselösung 20I01
(Z.Nr. 1-35364) RP. P. nicht im Handel. B05DB

Peritrast 36% - Lösung zur rektalen Anwendung 24B03

(Z.Nr. 1-21593) NR. P. V08AA01
ZI: Dr. Franz Köhler Chemie, Bensheim, Deutschland
Z: 1 ml enthält: L-Lysin amidotrizoat 359,39 mg (entspr. Jod 180 mg/ml), Dinatrium edetat, Simeticon, Salzsäure zur pH-Wert-Einstellung, Natriumhydroxid zur pH-Wert-Einstellung, Wasser für Injektionszwecke; Osmolalität: 730-770 mosmol/kg.
EW: Nierengängiges ionisches Röntgenkontrastmittel.
AG: Rektale Kolondarstellung bei Erwachsenen.
AA: Rektal.
DO: 250-500 ml. Nicht für Kinder und Jugendliche.
GA: Hyperthyreose. Säuglinge und Kinder.
SST: Vitale Indikationsstellung; Muttermilch 3 Tage verwerfen.
NW: Magen/Darm, Schilddrüse, Überempfindlichkeit, Schwindel.
WW: Schilddrüsendiagnostik 2-6 Wochen beeinflusst. Interferone (24 Std.
beobachten).
WH: Vorsicht bei Asthmatikern, Herz/Kreislauf- Schäden. Einlauf muss unter Durchleuchtungskontrolle erfolgen.
PG: 10 ST * (EKO: N) [€ 528,50]

Peritrast 180 mg Iod/ml - Lösung zur parenteralen Anwendung 24B03

(Z.Nr. 1-24113) NR. P. V08AA01
ZI: Dr. Franz Köhler Chemie, Bensheim, Deutschland
Z: 1 ml Lösung enthält: Jod 180 mg (entspr. Lysin amidotrizoat 71 mg) (entspr. Natrium amidotrizoat 240 mg), Natrium edetat, Natriumhydroxid (entspr. Natrium 0,38 mmol), Wasser für Injektionszwecke; Osmolalität: 795-860 mosmol/kg.
EW: Nierengängiges ionisches Röntgenkontrastmittel.
AG: Intravenöse Ausscheidungsurographie, retrograde Pyelographie, Urethro- Zystographie, Darstellung von Körperhöhlen mit Ausnahme des Spinal- kanals und der Hirnhohlräume.
AA: Einmalig i.v.
DO: 0,3 g Jod/kg KG (= 1,66 ml/kg KG). Nicht für Kinder und Jugendliche.
GA: Hyperthyreose, ausgedehnte degenerative Parenchymschäden von Nieren und Leber. Bei akuter Thrombophlebitis ist die Venographie kontraindiziert.
SST: Vitale Indikation nach Ausschöpfung aller sonstigen Möglichkeiten.
Stillen möglich.
NW: Überempfindlichkeit (Anaphylaxie), lokale Reaktionen an der Injektions- stelle, Beeinträchtigung der Schilddrüsenfunktion, ZNS, Blutdruckabfall, Magen/Darm, Niere.
WW: Schilddrüsendiagnostik 2-6 Wochen beeinträchtigt. Verfälschung von Laborwerten möglich. Biguanide (Metformin) 48 Std. vor Untersuchung absetzen. Nephrotoxische Substanzen meiden. Neuroleptika und Antidepressiva 48 Std. vor Untersuchung absetzen und frühestens 24 Std.
nach der Untersuchung wieder beginnen.
Vorsicht: Betablocker.
WH: Im Einzelfall müssen unter Berücksichtigung folgender Risikofaktoren die Vor- und Nachteile von hoch- und niederosmolaren Röntgenkontrastmitteln gegeneinander abgewogen werden:
- Kontrastmittelunverträglichkeit in der Anamnese
- Allergische Diathese (Urtikaria, atopische Dermatitis, Asthma, Nahrungsmittelallergie, Pollinose)
- Alter >70 Jahre (Multimorbidität), Säuglinge und Kleinkinder
- schwere Herz-Kreislauferkrankungen (Herzinsuffizienz, Koronarsklerose, rezenter Infarkt, ausgeprägte Rhythmusstörungen, schwere Hypertonie usw.)
- schlechter Allgemeinzustand, Exsiccose
- Niereninsuffizienz, Leberversagen
- Diabetes mellitus
- schwere Lungenkrankheiten (respiratorische Insuffizienz, pulmonaler Hochdruck, Lungenembolie usw.)
- Hirnschäden (rezenter cerebrovaskulärer Insult, Krampfanfälle, Schädel-Hirn-Trauma)
- Paraproteinämie
- Gicht
- Starke Ängstlichkeit des Patienten.

Verkehrshinweis (1 Std. nach Anwendung kein Fahrzeug lenken).
PG: AMP 10ML 5 ST * (EKO: N) [€ 28,95], **DFL 50ML** 10 ST * (EKO: N) [€ 178,50], **DFL 100ML** 10 ST * (EKO: N) [€ 246,60], **DFL 250ML** 10 ST * (EKO: N) [€ 357,70], **DFL 500ML** 10 ST * (EKO: N) [€ 534,30]

Peritrast 300 mg Iod/ml - Lösung zur parenteralen Anwendung 24B03

(Z.Nr. 1-24112) NR. P. V08AA01
ZI: Dr. Franz Köhler Chemie, Bensheim, Deutschland
Z: 1 ml Lösung enthält: Jod 300 mg (entspr. Lysin amidotrizoat 600 mg), Natriumcalciumedetat, Wasser für Injektionszwecke; Osmolalität: 1370-1520 mosmol/kg.
EW: Nierengängiges ionisches Röntgenkontrastmittel.
AG: Intravenöse Urographie, viszerale Arteriographie, Computertomographie, Spleno-Portographie, intraoperative Cholangiographie. Bei folgenden radiologischen Untersuchungen sollen nur niederosmolare Kontrastmittel (unter 800 mOsm/l) verwendet werden:
- Zerebrale, koronare, pulmonale und Extremitäten-Arteriographie
- Verwendung hoher KM-Dosen (>1 ml/kg einer Lösung mit 0,3 g Jod/ml).

AA: I.v.
DO: Ausscheidungsurographie: 0,3 g Jod/kg KG (= 1 ml/kg KG).
Pyelographie: 10-20 ml.
Computertomographie: 1 ml/kg KG.
Nicht für Kinder und Jugendliche.
GA: Hyperthyreose, ausgedehnte degenerative Parenchymschäden von Nieren und Leber. Bei akuter Thrombophlebitis ist die Venographie kontraindiziert.
SST: Vitale Indikation nach Ausschöpfung aller sonstigen Möglichkeiten.
Stillen möglich.
NW: Überempfindlichkeit (Anaphylaxie), lokale Reaktionen an der Injektions- stelle, Beeinträchtigung der Schilddrüsenfunktion, ZNS, Blutdruckabfall, Magen/Darm, Niere.
WW: Schilddrüsendiagnostik 2-6 Wochen beeinträchtigt. Verfälschung von Laborwerten möglich. Biguanide (Metformin) 48 Std. vor Untersuchung absetzen. Nephrotoxische Substanzen meiden. Neuroleptika und Antidepressiva 48 Std. vor Untersuchung absetzen und frühestens 24 Std.
nach der Untersuchung wieder beginnen.
Vorsicht: Betablocker.
WH: Im Einzelfall müssen unter Berücksichtigung folgender Risikofaktoren die Vor- und Nachteile von hoch- und niederosmolaren Röntgenkontrastmitteln gegeneinander abgewogen werden:
- Kontrastmittelunverträglichkeit in der Anamnese
- Allergische Diathese (Urtikaria, atopische Dermatitis, Asthma, Nahrungsmittelallergie, Pollinose)
- Alter >70 Jahre (Multimorbidität), Säuglinge und Kleinkinder
- schwere Herz-Kreislauferkrankungen (Herzinsuffizienz, Koronarsklerose, rezenter Infarkt, ausgeprägte Rhythmusstörungen, schwere Hypertonie usw.)
- schlechter Allgemeinzustand, Exsiccose
- Niereninsuffizienz, Leberversagen
- Diabetes mellitus
- schwere Lungenkrankheiten (respiratorische Insuffizienz, pulmonaler Hochdruck, Lungenembolie usw.)
- Hirnschäden (rezenter cerebrovaskulärer Insult, Krampfanfälle, Schädel-Hirn-Trauma)
- Paraproteinämie
- Gicht
- Starke Ängstlichkeit des Patienten.

Verkehrshinweis (1 Std. nach Anwendung kein Fahrzeug lenken).
PG: 50ML 10 ST * (EKO: N) [€ 205,20], **100ML** 10 ST * (EKO: N) [€ 346,50]

P

Peritrast CT - Lösung zum Einnehmen 24B02
(Z.Nr. 1-24059) NR. P. V08AA01
ZI: Dr. Franz Köhler Chemie, Bensheim, Deutschland
Z: 1 ml Lösung enthält: Jod 400 mg (entspr. L-Lysin amidotrizoat 400 mg) (entspr. Natrium amidotrizoat 330 mg), Natrium edetat, Natriumhydroxid, Mono-Ammoniumglycyrrhinat, Natrium methyl-4-hydroxybenzoat 1,58 mg, Natrium propyl-4-hydroxybenzoat 0,68 mg, Xylitol, Polysorbat 80, Pfefferminz-Aroma, Wasser für Injektionszwecke.
EW: Röntgenkontrastmittel.
AG: Computertomographische Diagnostik im Abdominalbereich.
AA: Oral.
DO: 30 ml Kontrastmittel mit Wasser auf 1000 ml verdünnen, Patient soll jeweils 100 ml über 15 min trinken.
Nicht für Kinder und Jugendliche.
GA: Kontrastmittelallergien, manifeste Hyperthyreose. Knotenstrumen, Allergien, Aspirationsgefahr.
SST: Strenge Nutzen/Risiko-Abwägung in der Schwangerschaft. Stillen möglich.
NW: Überempfindlichkeit, Magen/Darm (Durchfälle), ZNS, Psyche, Dyspnoe, Herz- rhythmusstörungen, Schilddrüse, bei Aspiration Lungenödem.
WW: Betablocker, Interferone, Interleukine.
Aufnahmefähigkeit der Schilddrüse für Radioisotope 2-6 Wochen vermindert.
Metformin, Neuroleptika, Antidepressiva 48 Std. vor Kontrastmittel absetzen. Bei Nierenschäden nephrotoxische Substanzen absetzen.
PG: **30ML** 20 ST * (EKO: N) [€ 203,45], **100ML** 20 ST * (EKO: N) [€ 422,10]

Peritrast-GI - Lösung zum Einnehmen 24B02
(Z.Nr. 1-23593) NR. P. V08AA01
ZI: Dr. Franz Köhler Chemie, Bensheim, Deutschland
Z: 1 ml Lösung enthält: Jod 300 mg (entspr. L-Lysin amidotrizoat 600 mg), Natrium edetat, Ammonium glycyrrhizat, Natrium methyl-4-hydroxybenzoat 1,05 mg, Natrium propyl-4-hydroxybenzoat 0,45 mg, Xylitol, Natrium cyclamat, Orangen-Aroma, Zitronen-Aroma, Kräuter Aroma, Polysorbat 80, Wasser für Injektionszwecke.
EW: Röntgenkontrastmittel.
AG: Röntgendiagnostik im Verdauungstrakt; nach Verdünnung auch für Computer- tomographie im abdominalen Bereich.
AA: Oral; cave intravasal.
DO: Oesophagus/Magenaufnahme 50-60 ml unverdünnt, Magen/ Darm-Passage 80-100 ml unverdünnt.
Computertomografie: 20-40 ml auf 1000 ml mit Wasser verdünnt. Patient soll jeweils 100 ml über 15 min trinken.
Nicht für Kinder und Jugendliche.
GA: Kontrastmittelallergien, manifeste Hyperthyreose. Knotenstrumen, Allergien, Aspirationsgefahr.
SST: Strenge Nutzen/Risiko-Abwägung in der Schwangerschaft. Stillen möglich.
NW: Überempfindlichkeit, Magen/Darm (Durchfälle), ZNS, Psyche, Dyspnoe, Herz- rhythmusstörungen, Schilddrüse, bei Aspiration Lungenödem.
WW: Betablocker, Interferone, Interleukine.
Aufnahmefähigkeit der Schilddrüse für Radioisotope 2-6 Wochen vermindert.
Metformin, Neuroleptika, Antidepressiva 48 Std. vor Kontrastmittel absetzen. Bei Nierenschäden nephrotoxische Substanzen absetzen.
WH: Vorsicht bei Leber-, Nieren-, Herzschäden, Bluthochdruck, Phäochromo- zytom, Sichelzellanämie, Epilepsie. Wasser- und Elektrolytstörungen ausgleichen. Auf Überempfindlichkeit achten. Siehe auch Kontrastmittelzwischenfälle allgemein.
PG: **30ML** 20 ST * (EKO: N) [€ 203,45], **100ML** 20 ST * (EKO: N) [€ 324,15]

Perjeta 420 mg - Konzentrat zur Herstellung einer Infusionslösung 55L
(Z.Nr. EU/1/13/813/*) NR. P. E. L01XC13
ZI: Roche Registration, Grenzach-Wyhlen, Deutschland
Z: 1 Durchstechflasche mit 14 ml Konzentrat enthält: Pertuzumab 420 mg, mittels DNA-Technologie rekombinant aus Ovarialzellen des Chinesischen Hamsters hergestellt, Essigsäure 99%, L-Histidin, Sucrose, Polysorbat 20, Wasser für Injektionszwecke.
EW: Monoklonaler Antikörper, antineoplastisch.
AG: In Kombination mit Trastuzumab und Chemotherapie bei HER2-positivem metastasiertem inoperablem Brustkrebs.
In Kombination mit Trastuzumab und Chemotherapie zur neoadjuvanten Behandlung bei HER2 positivem lokal fortgeschrittenem, entzündlichem oder frühem Brustkrebs mit hohem Rezidivrisiko oder zur adjuvanten Behandlung bei HER2-positivem frühem Brustkrebs mit hohem Rezidivrisiko.
AA: I.v. Infusion: Erste Infusion über 60 min, weitere Infusionen über 30-60 min.
DO: Initial 840 mg; Erhaltungsdosis 420 mg alle 3 Wochen.
Zur neoadjuvanten Behandlung über 3-6 Zyklen verabreichen. Details siehe Austria Codex - Fachinformation. Keine relevante Indikation bei Kindern und Jugendlichen.
SST: Nicht empfohlen. Kontrazeption für Frauen im gebärfähigen Alter bis 6 Monate nach der letzten Dosis erforderlich.
NW: Überempfindlichkeit, Magen/Darm (schwere Diarrhoe), Haut (Alopezie), (febrile) Neutropenie, linksventrikuläre Dysfunktion, Infektionen, Schlaflosigkeit, Neuropathie, Husten, Myalgie, Arthralgie, Mukositis, Infusionsreaktionen.
WH: Vorsicht bei linksventrikulärer Dysfunktion. Auf Überempfindlichkeit bzw. Neutropenie achten.
PG: 1 ST * (EKO: N) [€ 4.028,20]

Perjeta 420 mg - Konzentrat zur Herstellung einer Infusionslösung 55L
(Z.Nr. EU/1/13/813/*) NR. P. E. L01XC13
Parallelimport.
V: Abacus Medicine, Copenhagen, Dänemark
Z: 1 Durchstechflasche mit 14 ml Konzentrat enthält: Pertuzumab 420 mg, mittels DNA-Technologie rekombinant aus Ovarialzellen des Chinesischen Hamsters hergestellt, Essigsäure 99%, L-Histidin, Sucrose, Polysorbat 20, Wasser für Injektionszwecke.
PG: 1 ST * (EKO: N) [€ 3.948,50]

Perjeta 420 mg - Konzentrat zur Herstellung einer Infusionslösung 55L
(Z.Nr. EU/1/13/813/*) NR. P. E. L01XC13
Parallelimport.
V: Haemato Pharm, Schönefeld, Deutschland
Z: 1 Durchstechflasche mit 14 ml Konzentrat enthält: Pertuzumab 420 mg, mittels DNA-Technologie rekombinant aus Ovarialzellen des Chinesischen Hamsters hergestellt, Essigsäure 99%, L-Histidin, Sucrose, Polysorbat 20, Wasser für Injektionszwecke.
PG: 1 ST * (EKO: N) [€ 3.948,50]

Perjeta 420 mg - Konzentrat zur Herstellung einer Infusionslösung 55L
(Z.Nr. EU/1/13/813/*) NR. P. E. L01XC13
Parallelimport.
V: Orifarm, Leverkusen, Deutschland
Z: 1 Durchstechflasche mit 14 ml Konzentrat enthält: Pertuzumab 420 mg, mittels DNA-Technologie rekombinant aus Ovarialzellen des Chinesischen Hamsters hergestellt, Essigsäure 99%, L-Histidin, Sucrose, Polysorbat 20, Wasser für Injektionszwecke.
PG: 1 ST * (EKO: N) [€ 3.948,50]

Perlutex 5 mg - Tabletten für Hunde und Katzen 822AB, 833AB
(Z.Nr. 8-15871) RP. P. QG03DA02
ZI: Dechra Veterinary Products, Uldum, Dänemark
Z: 1 Tablette enthält: Medroxyprogesteron acetat 5 mg, Gelatine, Lactose monohydrat, Maisstärke, Talkum, Magnesium stearat.
EW: Gestagen.
AG: Zur Verhinderung der Brunst bei Katzen, zur Unterbrechung der Läufigkeit bzw. Brunst bei Hunden.
AA: Oral.
DO: Hündin 1-2 Tabletten täglich, zur Unterbrechung der Brunst 2-4 Tabletten/Tier pro Tag über 4 Tage, dann 1-2 Tabletten/Tier pro Tag über 12 Tage; Katzen 1 Tablette pro Woche.
GA: Entzündungen in Gebärmutter und Scheide, Mammatumore, Diabetes, Akromegalie, hochgradige Verfettung (Hypothyreoidismus), pathologischer Zyklusverlauf, vorausgegangene Nidationsverhütung mit Östrogenen, vor der Geschlechtsreife, Zuchttiere.
SST: Nicht anwenden.
NW: Verstärkter Appetit, Gesäugetumore, Scheinträchtigkeit nach dem Absetzen, Metropathie, Pyometra, Diabetes (Insulinresistenz).
PG: 20 ST VT [€ 21,85]

Permacyl 236,3 mg/ml - Pulver und Lösungsmittel zur Herstellung einer Injektionssuspension für Rinder 801AA, 826, 834B
(Z.Nr. 8-36400) NR. P. VNW. QJ01CE90
ZI: Divasa-Farmavic, Gurb-Vic, Spanien
Z: 1 ml der rekonstituierten Suspension enthält: Penethamat hydroiodid 236,3 mg (entspr. → 250000 IE) (entspr. Penethamat 182,5 mg), Siliciumdioxid, hochdisperses; Lösungsmittel: Kaliumdihydrogenphosphat (zur Einstellung des pH-Werts), Natriumcitrat zur pH-Wert Einstellung, Povidon, Wasser für

Injektionszwecke.
Kurzinformation: siehe Penethaone 236,3 mg/ml - Pulver und Lösungsmittel zur Herstellung einer Injektionssuspension für Rinder, → S. 1092
PG: 10 ST VNW [€ 190,65]

Peroxyderm - Suspension zur Anwendung auf der Haut für Hunde 814
(Z.Nr. 8-00187) RP. P. nicht im Handel. QD08A

Persantin - Ampullen 20B, 30E01
(Z.Nr. 0-10818) RP. P. B01AC07

ZI: Boehringer Ingelheim RCV, Wien
Z: 1 Ampulle mit 2 ml enthält: Dipyridamol 10 mg, Lösung wässrig, Weinsäure, Polyethylenglykol 600, Salzsäure, Wasser für Injektionszwecke.
EW: Koronarerweiternd.
AG: Diagnostik einer koronaren Herzkrankheit bei Myokard-Szintigraphien (Thallium-201).
AA: Langsam streng i.v.
DO: 0,142 mg/kg KG/min über 4 Minuten. Thallium-201 2-4 min nach Persantin injizieren. Erste Szintigraphie 5 min nach Thallium-Injektion, weitere Szintigraphien 2,5 bis 4 Std. später.
Bei Kindern und Jugendlichen nicht anwenden.
GA: Schock, Hypotonie, übliche GA für Belastungstests bei Myokardszinti- graphien.
SST: Strenge Indikationsstellung vor allem im 1. Trimenon. Wirkstoff tritt in die Muttermilch über.
NW: Schwindel, Kopfschmerz, Angina pectoris, Arrhythmien, zerebrovaskuläre Ereignisse, Hypotonie, Magen/Darm, Haut, Überempfindlichkeit, selten Myokardinfarkt, sehr selten Herzstillstand, Herztod.
WW: Xanthin-Derivate (Theophyllin, Koffein) schwächen Wirkung ab.
Blutdrucksenker, Adenosin, orale Antikoagulantien verstärkt.
Anticholinesterasewirkung von Cholinesterasehemmern aufgehoben. Orales Dipyridamol 24 Std. vor Test aussetzen.
WH: Vor Testdurchführung Nutzen/Risiko abwägen. Vorsicht bei instabiler Angina pectoris, frischem Herzinfarkt, dekompensierter Leberinsuffizienz, Arrhythmien, Bronchospasmen, Gerinnungsstörungen. Verkehrshinweis.
Bei Überdosierung Aminophyllin (50-100 mg über 30-60 sec, Dosis 50-250 mg) langsam i.v., bei nicht ausreichender Wirkung von 250 mg Aminophyllin Nitroglyzerin sublingual geben.
PG: 5 ST * (EKO: N) [€ 5,85]

Perscleran 20 mg/ml - Injektionslösung in einer Fertigspritze 56C01
(Z.Nr. 1-36854) NR. P. E. L03AX13
ZI: G.L. Pharma, Lannach
Z: 1 Fertigspritze mit 1 ml Injektionslösung enthält: Glatiramer acetat 20 mg (entspr. Glatiramer 18 mg), Mannitol, Wasser für Injektionszwecke.
EW: Immunmodulierend.
AG: Schubförmige Multiple Sklerose.
AA: S.c. (zur Selbstinjektion, auch mit Perscleran- Einspritzvorrichtung), nicht i.v. oder i.m.
DO: 1mal tgl. 1 Fertigspritze. Nicht für Kinder.
SST: Nutzen/Risiko-Abwägung.
NW: Lokale Reaktionen, systemische Sofortreaktionen, Psyche, ZNS, Dyspnoe, Übelkeit, Ausschlag, Rückenschmerzen, Überempfindlichkeit.
WH: Nicht bei primär oder sekundär progredienter MS anwenden. Vorsicht bei Herzerkrankungen. Bei Nierenschäden Niere überwachen.
PG: 4 ST * (EKO: N) [€ 131,85], 30 ST RE2 (EKO: Y) [€ 534,65]

Perscleran 40 mg/ml - Injektionslösung in einer Fertigspritze 56C01
(Z.Nr. 1-37986) NR. P. E. L03AX13
ZI: G.L. Pharma, Lannach
Z: 1 Fertigspritze mit 1 ml Injektionslösung enthält: Glatiramer acetat 40 mg (entspr. Glatiramer 36 mg), Mannitol, Wasser für Injektionszwecke.
EW: Immunmodulierend.
AG: Schubförmige Multiple Sklerose.
AA: S.c. (zur Selbstinjektion, auch mit Perscleran- Einspritzvorrichtung), nicht i.v. oder i.m.
DO: 3mal wöchentlich 1 Fertigspritze. Nicht für Kinder und Jugendliche.
SST: Nutzen/Risiko-Abwägung.
NW: Lokale Reaktionen, systemische Sofortreaktionen, Psyche, ZNS, Dyspnoe, Übelkeit, Ausschlag, Rückenschmerzen, Überempfindlichkeit.
WH: Nicht bei primär oder sekundär progredienter MS anwenden. Vorsicht bei Herzerkrankungen. Bei Nierenschäden Niere überwachen.
PG: 2 ST * (EKO: N) [€ 194,15], 12 ST RE2 (EKO: Y) [€ 365,25]

Persovac - Lyophilisat und Lösungsmittel zur Herstellung einer Injektionssuspension für Schweine 823AD
(Z.Nr. 8-39401) NR. P. E. nicht im Handel. QI09AD03

Pestigon 50 mg - Lösung zum Auftropfen für Katzen 804B, 804D
(Z.Nr. 8-01092) RPF. P. QP53AX15
ZI: Norbrook Laboratories (Ireland), Monaghan, Irland
Z: 1 Pipette mit 0,5 ml enthält: Fipronil 50 mg, Butylhydroxyanisol 0,1 mg, Butylhydroxytoluol 0,05 mg, Povidon K12, Polysorbat 80, Butylalkohol, Diethylenglycolmonoethylether.
EW: Lokales Ektoparasitikum.
AG: Floh- und Zeckenbefall (insektizid bis 5 Wochen).
AA: Äußerlich.
DO: 1 Pipette pro Tier.
GA: Katzenwelpen unter 2 Monaten bzw. 1 kg KG, kranke oder genesende Tiere, Kaninchen.
SST: Nutzen/Risiko-Abwägung.
NW: Speichelfluss, Haut, neurologische Symptome, Erbrechen.
WH: Kontakt mit Augen vermeiden. Nicht auf Wunden oder Hautläsionen anwenden.
Häufiges Schwimmen oder Shampoonieren des Tieres vermeiden.
PG: 2 ST VT [€ 10,90]

Pestigon 67 mg - Lösung zum Auftropfen für kleine Hunde 804B, 804D
(Z.Nr. 8-01088) RPF. P. QP53AX15
ZI: Norbrook Laboratories (Ireland), Monaghan, Irland
Z: 1 Pipette mit 0,67 ml enthält: Fipronil 67 mg, Butylhydroxyanisol 0,134 mg, Butylhydroxytoluol 0,067 mg, Povidon K12, Polysorbat 80, Butylalkohol, Diethylenglycolmonoethylether.
EW: Lokales Ektoparasitikum.
AG: Floh- und Zeckenbefall (insektizid bis 5 Wochen).
AA: Äußerlich.
DO: 1 Pipette pro Tier (2-10 kg KG).
GA: Hundewelpen unter 2 Monaten bzw. 2 kg KG, kranke oder genesende Tiere, Kaninchen.
SST: Nutzen/Risiko-Abwägung.
NW: Speichelfluss, Haut, neurologische Symptome, Erbrechen.
WH: Kontakt mit Augen vermeiden. Nicht auf Wunden oder Hautläsionen anwenden.
Häufiges Schwimmen oder Shampoonieren des Tieres vermeiden.
PG: 2 ST VT [€ 11,90]

Pestigon 134 mg - Lösung zum Auftropfen für mittelgroße Hunde 804B, 804D
(Z.Nr. 8-01089) RPF. P. QP53AX15
ZI: Norbrook Laboratories (Ireland), Monaghan, Irland
Z: 1 Pipette mit 1,34 ml enthält: Fipronil 134 mg, Butylhydroxyanisol 0,268 mg, Butylhydroxytoluol 0,134 mg, Povidon K12, Polysorbat 80, Butylalkohol, Diethylenglycolmonoethylether.
EW: Lokales Ektoparasitikum.
AG: Floh- und Zeckenbefall (insektizid bis 5 Wochen).
AA: Äußerlich.
DO: 1 Pipette pro Tier (10-20 kg KG).
GA: Hundewelpen unter 2 Monaten bzw. 2 kg KG, kranke oder genesende Tiere, Kaninchen.
SST: Nutzen/Risiko-Abwägung.
NW: Speichelfluss, Haut, neurologische Symptome, Erbrechen.
WH: Kontakt mit Augen vermeiden. Nicht auf Wunden oder Hautläsionen anwenden.
Häufiges Schwimmen oder Shampoonieren des Tieres vermeiden.
PG: 2 ST VT [€ 13,95]

Pestigon 268 mg - Lösung zum Auftropfen für große Hunde 804B, 804D
(Z.Nr. 8-01090) RPF. P. QP53AX15
ZI: Norbrook Laboratories (Ireland), Monaghan, Irland
Z: 1 Pipette mit 2,68 ml enthält: Fipronil 268 mg, Butylhydroxyanisol 0,536 mg, Butylhydroxytoluol 0,268 mg, Povidon K12, Polysorbat 80, Butylalkohol, Diethylenglycolmonoethylether.
EW: Lokales Ektoparasitikum.
AG: Floh- und Zeckenbefall (insektizid bis 5 Wochen).
AA: Äußerlich.
DO: 1 Pipette pro Tier (20-40 kg KG).
GA: Hundewelpen unter 2 Monaten bzw. 2 kg KG, kranke oder

genesende Tiere, Kaninchen.
SST: Nutzen/Risiko-Abwägung.
NW: Speichelfluss, Haut, neurologische Symptome, Erbrechen.
WH: Kontakt mit Augen vermeiden. Nicht auf Wunden oder Hautläsionen anwenden.
Häufiges Schwimmen oder Shampoonieren des Tieres vermeiden.
PG: 2 ST VT [€ 17,50]

🐾 Pestigon 402 mg - Lösung zum Auftropfen für sehr große Hunde 804B, 804D
(Z.Nr. 8-01091) RPF. P. QP53AX15
ZI: Norbrook Laboratories (Ireland), Monaghan, Irland
Z: 1 Pipette mit 4,02 ml enthält: Fipronil 402 mg, Butylhydroxyanisol 0,804 mg, Butylhydroxytoluol 0,402 mg, Povidon K12, Polysorbat 80, Butylalkohol, Diethylenglycolmonoethylether.
EW: Lokales Ektoparasitikum.
AG: Floh- und Zeckenbefall (insektizid bis 5 Wochen).
AA: Äußerlich.
DO: 1 Pipette pro Tier (40-60 kg KG).
Hunde über 60 kg KG: 2 Pipetten zu 2,68 ml.
GA: Hundewelpen unter 2 Monaten bzw. 2 kg KG, kranke oder genesende Tiere, Kaninchen.
SST: Nutzen/Risiko-Abwägung.
NW: Speichelfluss, Haut, neurologische Symptome, Erbrechen.
WH: Kontakt mit Augen vermeiden. Nicht auf Wunden oder Hautläsionen anwenden.
Häufiges Schwimmen oder Shampoonieren des Tieres vermeiden.
PG: 2 ST VT [€ 19,90]

Petinimid - Kapseln 09A04
(Z.Nr. 0-12017) RP. P. N03AD01
ZI: G.L. Pharma, Lannach
Z: 1 Kapsel enthält: Ethosuximid 250 mg, Natrium ethyl-4-hydroxybenzoat 0,725 mg, Natrium propyl-4-hydroxybenzoat 0,36 mg, Polyethylenglykol 400, Gelatine, Glycerin, Ethyl vanillin, Titandioxid, Eisenoxid gelb.
EW: Succinimid, Antiepileptikum.
AG: Petit mal mit Absencen. Zur Beseitigung von Petit mals bei Mischformen der Epilepsie.
AA: Unzerkaut mit Flüssigkeit während einer Mahlzeit. TD meist in 2 ED.
DO: Patienten ab 6 Jahren: TD initial 500 mg (10 ml), alle 5-7 Tage steigern um 250 mg bis zur Erhaltungsdosis (1000-1500 mg): MTD 2000 mg.
Therapeutische Plasmaspiegel 40-100 µg/ml.
Kinder (0-6 Jahre): TD initial 250 mg (5 ml), langsam steigern bis zur Erhaltungsdosis (20 mg/kg KG tgl.). MTD 1000 mg.
Höhere TD auf 2-3 ED aufteilen.
SST: Sorgfältige Nutzen/Risiko-Abwägung.
NW: Magen/Darm, ZNS, Haut (bis Stevens-Johnson-Syndrom), Blutbild, Psyche.
WW: Vorsicht: Isoniazid (Psychosen), Alkohol, ZNS-Dämpfer (verstärkt); orale Kontrazeptiva (herabgesetzte Wirkung).
WH: Vorsicht bei Leber , Nierenschäden, Porphyrie, psychiatrischen Erkrankungen. Kontrollen: Blutbild, Harn, Leber. Cave Alkohol. Verkehrshinweis. Nicht abrupt absetzen. Kombination mit anderen Antikonvulsiva zur Vermeidung von Grand mal möglich. Auf erhöhte Suizidalität achten.
PG: 100 ST (2) (EKO: G) [€ 22,60]

Petinimid - Sirup 09A04
(Z.Nr. 0-11686) RP. P. N03AD01
ZI: G.L. Pharma, Lannach
Z: 1 ml Sirup enthält: Ethosuximid 50 mg, Methyl-4-hydroxybenzoat 0,8 mg, Saccharose 300 mg, Sorbitol 325,5 mg, Methyl-4-hydroxybenzoat, Wasser, gereinigtes.
EW: Succinimid, Antiepileptikum.
AG: Petit mal mit Absencen. Zur Beseitigung von Petit mals bei Mischformen der Epilepsie.
AA: Während einer Mahlzeit einnehmen. TD meist in 2 ED.
DO: Patienten ab 6 Jahren: TD initial 500 mg (10 ml), alle 5-7 Tage steigern um 250 mg bis zur Erhaltungsdosis (1000-1500 mg): MTD 2000 mg.
Therapeutische Plasmaspiegel 40-100 µg/ml.
Kinder (0-6 Jahre): TD initial 250 mg (5 ml), langsam steigern bis zur Erhaltungsdosis (20 mg/kg KG tgl.). MTD 1000 mg.
Höhere TD auf 2-3 ED aufteilen.
SST: Sorgfältige Nutzen/Risiko-Abwägung.
NW: Magen/Darm, ZNS, Haut (bis Stevens-Johnson-Syndrom), Blutbild, Psyche.
WW: Vorsicht: Isoniazid (Psychosen), Alkohol, ZNS-Dämpfer (verstärkt); orale Kontrazeptiva (herabgesetzte Wirkung).
WH: Vorsicht bei Leber , Nierenschäden, Porphyrie, psychiatrischen Erkrankungen. Kontrollen: Blutbild, Harn, Leber. Cave Alkohol. Verkehrshinweis. Nicht abrupt absetzen. Kombination mit anderen Antikonvulsiva zur Vermeidung von Grand mal möglich. Auf erhöhte Suizidalität achten.
PG: 250 ML F14 (2) (EKO: G) [€ 22,60]

Pevaryl 10 mg/g - Creme 11A02
(Z.Nr. 0-16032) RPF. P. D01AC03
ZI: Trimb Healthcare, Stockholm, Schweden
Z: 1 g Creme enthält: Econazol nitrat 10 mg, Butylhydroxyanisol 0,052 mg, Benzoesäure 2 mg, PEG 6, PEG 32, Glycol stearat, Macrogolglyceroloieat, Paraffinöl, Parfum, Wasser, gereinigtes.
EW: Antimykotikum.
AG: Fußpilzerkrankungen durch Dermatophyten und Hefen.
AA: Auf der Haut.
DO: 2mal tgl. dünn auf erkrankte Stellen auftragen, leicht einreiben. Behandlungsdauer 2-5 Wochen. Keine Daten an Kindern und Jugendlichen.
SST: Nutzen/Risiko-Abwägung. In der Stillzeit nicht im Brustbereich anwenden.
NW: Lokale Reaktionen, Schmerzen.
WW: Nicht gleichzeitig mit Latexkondom oder Diaphragma anwenden. Vorsicht: Antikoagulantien.
WH: Nur zur äußerlichen Anwendung. Nicht in die Augen bringen.
PG: 30 G (EKO: G) [€ 6,70]

Pevisone - Creme 11A05
(Z.Nr. 1-19289) NR. P. D01AC20
ZI: Janssen-Cilag Pharma, Wien
Z: 100 g Creme enthalten: Econazol nitrat 1 g, Triamcinolon acetonid 0,1 g, Benzoesäure, Butylhydroxyanisol, Pegoxol 7 stearate, Peglicol 5 oleate, Paraffin, Dinatrium edetat-2-Wasser, Wasser, gereinigtes.
EW: Kombination topisches Antimykotikum + Glukokortikoid.
AG: Hautinfektionen durch Dermatophyten oder Candida spp.
AA: Äußerlich.
DO: Morgens und abends auf erkrankte Hautstellen auftragen und leicht einreiben. Anwendungsdauer max. 1 Woche, dann mit kortikoidfreier antimykotischer Creme weiterbehandeln. Bei Kindern ab 2 Jahren und Jugendlichen nur kleinflächig anwenden (max.10 % der KOF). Nicht für Kinder unter 2 Jahren.
GA: Hautinfektionen durch Tuberkulose, Lues oder Viren, Hauterscheinungen durch Impfungen, periorale Dermatitis, Rosacea, Akne; großflächige Anwendung (mehr als 20% der KOF); nicht am Auge, im Mund, auf Schleim- häuten oder unter Okklusivverbänden anwenden.
SST: Strenge Indikationsstellung; möglichst kurzfristig und kleinflächig und nicht an der Brust stillender Mütter anwenden.
NW: Überempfindlichkeit, Hautatrophie; bei Langzeitgabe und unter Okklusivverband Steroid-induzierte Hautveränderungen. Systemische Steroidwirkungen (z. B. Sehstörungen) auch bei topischer Anwendung möglich.
WW: Antikoagulanzien (Vorsicht). Gleichzeitige Anwendung anderer Arzneimittel auf der Haut nicht empfohlen.
WH: Auf sekundäre Hautinfektionen achten.
PG: 15 G (2) (EKO: G) [€ 4,25]

🐾 Pexion 100 mg - Tabletten für Hunde 809C
(Z.Nr. EU/2/12/147/*) RP. P. QN03AX90
ZI: Boehringer Ingelheim-Vetmedica, Ingelheim, Deutschland
Z: 1 Tablette enthält: Imepitoin 100 mg, Lactose monohydrat, Cellulose, mikrokristalline, Hypromellose, Magnesium stearat, Natrium carboxymethylstärke.
EW: Antiepileptikum.
AG: Reduktion der Häufigkeit generalisierter Anfälle bei idiopathischer Epilepsie bei Hunden.
Reduktion von Angst und Furcht bei Geräuschphobie von Hunden.
AA: Oral. Erhöhte Bioverfügbarkeit bei nüchternen Tieren.
DO: Epilepsie: Initial 2mal tgl. 10 mg/kg KG; Dosissteigerung bei Bedarf, MD 2mal tgl. 30 mg/kg KG.
Geräuschphobie: 30 mg/kg KG 2mal tgl., Therapiebeginn 2 Tage vor dem erwarteten Lärmereignis.
GA: Schwere Leber-, Nieren-, Herzschäden.
SST: Nicht empfohlen.
NW: Polyphagie, Polyurie, Polydipsie, Hyperaktivität, Somnolenz, Lethargie, Magen/Darm, ZNS, Aggressivität, eingeschränktes Sehvermögen, erhöhte Geräuschempfindlichkeit. Bei Geräuschphobie vorübergehende Ataxie.
WH: Nicht zur primären Therapie von Cluster-Anfällen oder im Status epilepticus. Keine Untersuchungen bei Hunden unter 5 kg KG. Wirksamkeit als Zusatztherapie nicht belegt. Nutzen/Risiko-Bewertung bei Aggressionsproblemen in der Anamnese.
PG: 100 ST VT [€ 46,80]

🐾 Pexion 400 mg - Tabletten für Hunde 809C
(Z.Nr. EU/2/12/147/*) RP. P. QN03AX90
ZI: Boehringer Ingelheim-Vetmedica, Ingelheim, Deutschland
Z: 1 Tablette enthält: Imepitoin 400 mg, Lactose monohydrat,

P

Cellulose, mikrokristalline, Hypromellose, Magnesium stearat, Natrium carboxymethylstärke.
Kurzinformation: siehe Pexion 100 mg - Tabletten für Hunde, → S. 1102
PG: 100 ST VT [€ 90,40]

Peyona 20 mg/ml - Infusionslösung und Lösung zum Einnehmen 50D01
(Z.Nr. EU/1/09/528/*) NR. P. N06BC01
ZI: Chiesi Farmaceutici, Via Palermo, Parma, Italien
Z: 1 ml Lösung enthält: Coffein-Citronensäure-Gemisch (1:1) 20 mg (entspr. Coffein 10 mg) (entspr. Coffein citrat), Citronensäure monohydrat, Natrium citrat, Wasser für Injektionszwecke.
EW: Xanthin-Derivat.
AG: Primäre Apnoe bei Frühgeborenen.
AA: I.v. Infusion oder oral.
DO: Initialdosis 20 mg Coffeincitrat/kg KG über 30 min, nach 24 Std.
Erhaltungsdosis 5 mg Coffeincitrat/kg KG als i.v. Infusion über 10 min oder oral (über nasogastrale Sonde) alle 24 Std.
Bei Nichtansprechen auf die Initialdosis nach 24 Std. zweite Initialdosis von 10-20 mg/kg KG.
Therapeutischer Coffeinspiegel 8-30 mg/l.
Details siehe Austria Codex - Fachinformation.
SST: Stillende Mütter sollen keine coffeinhaltigen Nahrungs- oder Arzneimittel zu sich nehmen.
NW: ZNS-Stimulation, Krämpfe, Tachykardie, Hypertonie, Hyperglykämie, lokale Reaktionen.
WW: Coffein und Theophyllin nicht gleichzeitig anwenden (Interconversion bei Frühgeborenen). Doxapram (Vorsicht).
WH: Sonstige Ursachen einer Apnoe ausschließen. Vorsicht bei Neugeborenen mit Krampfleiden, Nieren-, Leberschäden, gastroösophagealem Reflux. Auf nekrotisierende Enterokolitis achten. Flüssigkeit und Elektrolyte kontrollieren.
PG: 10 ST * (EKO: N) [€ 396,45]

Pfefferminzöl Tillotts 187 mg - magensaftresistente Hartkapseln 42Z03
(Z.Nr. 1-38252) RPF. P. nicht im Handel. A03AX15

🐾 *PGF Veyx 0,0875 mg/ml - Injektionslösung für Rinder und Schweine* 822AI
(Z.Nr. 8-01093) RP. P. VNW. nicht im Handel. QG02AD90

🐾 *PGF Veyx forte 0,250 mg/ml - Injektionslösung für Rinder und Schweine* 822AI
(Z.Nr. 8-01094) RP. P. VNW. nicht im Handel. QG02AD90

Pharma Wernigerode Kamillan - Flüssigkeit 22Z02, 42Z03, 45Z
(Z.Nr. 7-35610) RPF. D. A01AD11, A03AX, D03AX
ZI: Aristo Pharma, Berlin, Deutschland
Z: 10 ml (= 9,4 g) enthalten: Misch-Extrakt aus Kamillenblüten und Schafgarbenkraut (2,4:1) Ethanol 96% : Wasser, gereinigtes : Ammoniak-Lösung 10% : Macrogolglycerolhydroxystearat (52,1:50,8:1:0,25) (Auszugsmittel) 10 ml, Ethanol 96% (entspr. → ca. 50 % (V/V)), Ammoniaklösung 10%, Macrogol glycerolhydroxystearat, Wasser, gereinigtes.
AG: Traditionell pflanzlich zur Förderung der Wundheilung an Haut und Schleimhäuten. Innerlich bei Verdauungsstörungen mit krampfartigen Beschwerden.
AA: Auf der Haut; zum Gurgeln und zur Mundspülung, Pinselung des Zahnfleisches; zum Einnehmen.
DO: In der Mundhöhle: Personen ab 6 Jahren: 5 ml auf 1 Glas lauwarmes Wasser, bis 3mal tgl. nach den Mahlzeiten.
Auf der Haut: Personen ab 2 Jahren: Umschläge: 5 ml auf 1 Glas lauwarmes Wasser, bis 3mal tgl..
Teilbäder: 7,5-15 ml auf 1 l körperwarmes Wasser, Extremität darin 10-15 min baden. Nicht als Badezusatz für ein Vollbad.
Zum Einnehmen: Personen ab 18 Jahren: 1-3mal tgl. 2,5-5 ml auf 1 Glas Wasser oder Tee zu den Mahlzeiten.
Nicht für Kinder und Jugendliche.
GA: Korbblütlerallergie, Kinder unter 2 Jahren.
SST: Nicht empfohlen.
NW: Allergische Reaktionen.
WH: Als Badezusatz nicht bei offenen Wunden, hohem Fieber und schweren Infektionen anwenden. Nicht für Alkoholkranke.
PG: 10 ML * (EKO: N) [€ 3,50], 100 ML * (EKO: N) [€ 6,40]

🐾 *Pharmasin 100 mg/g - Arzneimittel-Vormischung zur Herstellung von Fütterungsarzneimitteln für Schweine, Masthühner und Junghennen* 801AF
(Z.Nr. 8-70066) NR. P. VNW. nicht im Handel. QJ01FA90

🐾 **Pharmasin 250 mg/g - Arzneimittel-Vormischung zur Herstellung von Fütterungsarzneimitteln für Schweine, Masthühner, Junghennen** 801AF
(Z.Nr. 8-70067) NR. P. VNW. QJ01FA90
ZI: Huvepharma, Antwerpen, Belgien
Z: 1 g enthält: Tylosin 250 mg (entspr. Tylosin phosphat) (entspr. → 250000 IE), Weizen-Mehl, Kaliumdihydrogenphosphat, Stärke, vorgelatiniert.
EW: Makrolid-Antibiotikum.
AG: Schweine:
- Porcine proliferative Enteritis, assoziiert mit Lawsovia intracellularis.

Masthühner und Junghennen:
- Respiratorische Infektionen durch Mycoplasma gallisepticum und Mycoplasma synoviae.
- Nekrotische Enteritis durch Clostridium perfringens.

AA: Zum Eingeben über das Futter.
DO: Schweine: 4-5 mg Tylosin/kg KG für 3 Wochen.
Hühner: Respiratorische Infektionen: 127 mg Tylosin/kg KG während der ersten 5 Lebenstage, nach 3-4 Wochen wiederholen. Enteritis: 10-20 mg Tylosin/kg KG für 7 Tage.
GA: Kreuzresistenz zu anderen Makroliden, Leberschäden, Pferde.
SST: Nutzen/Risiko-Abwägung.
NW: Schweine: Durchfall, Juckreiz, Erythem, Rektalödem und -Vorfall.
WW: Lincosamid-, Aminoglykosidantibiotika antagonistisch; Tylosinempfindliche Impfstoffe (1 Woche Abstand).
WH: Empfindlichkeitsprüfung empfohlen; wiederholte Anwendung vermeiden.
VNW: Essbare Gewebe: Schweine 0 Tage, Hühner 1 Tag.
Nicht für Legehennen, deren Eier für menschlichen Verzehr vorgesehen sind.
PG: 1000 G VNW [€ 118,50]

🐾 **Pharmasin 20 mg/g - Granulat zum Eingeben für Schweine** 801AF
(Z.Nr. 8-00806) NR. P. VNW. QJ01FA90
ZI: Huvepharma, Antwerpen, Belgien
Z: 1 g enthält: Tylosin 20 mg (entspr. Tylosin phosphat) (entspr. → 20000 IE), Kaliummonohydrogenphosphat, Kartoffelstärke, vorverkleistert, Weizen-Mehl.
EW: Makrolidantibiotikum.
AG: Porcine proliferative Enteritis durch Lawsonia intracellularis.
AA: In das Futter einmischen.
DO: 5 mg Tylosin/kg KG tgl. über 3 Wochen.
GA: Kreuzresistenz zu anderen Makroliden, Leberschäden, Pferde.
SST: Nutzen/Risiko-Abwägung.
NW: Durchfall, Juckreiz, Erythem, Rektalödem und -vorfall.
WW: Lincosamide, Aminoglykoside antagonistisch; 1 Woche Abstand zu Tylosin empfindlichen Impfstoffen.
WH: Empfindlichkeitsprüfung empfohlen; wiederholte Anwendung vermeiden.
VNW: Essbare Gewebe: 1 Tag.
PG: 5000 G VNW [€ 60,50]

🐾 **Pharmasin 1 g/g - Granulat zum Eingeben über das Trinkwasser für Schweine, Hühner, Puten und Kälber** 801AF
(Z.Nr. 8-00959) NR. P. VNW. QJ01FA90
ZI: Huvepharma, Antwerpen, Belgien
Z: 1,1 g Granulat enthält: Tylosin 1000 mg, (entspr. Tylosin tartrat 1100 mg).
EW: Makrolid-Antibiotikum.
AG: Kälber: Pneumonien durch Mycoplasma spp.
Schweine:
- Enzootische Pneumonie durch Mycoplasma hyopneumoniae und Mycoplasma hyorhinis
- Porcine intestinale Adenomatose (Ileitis) durch Lawsonia intracellu- laris.

Hühner:
- Respiratorische Infektionen durch Mycoplasma gallisepticum und Mycoplasma synoviae.
- Nekrotische Enteritis durch Clostridium perfringens.

Puten: Infektiöse Sinusitis durch Mycoplasma gallisepticum.
AA: Zum Eingeben über das Trinkwasser.
DO: Kälber: 2mal tgl. 10-20 mg Tylosin/kg KG über 7-14 Tage.

Schweine: Enzootische Pneumonie: TD 20 mg Tylosin/kg KG über 10 Tage.
Ileitis: TD 5-10 mg/kg KG über 7 Tage.
Hühner:
Atemwegserkrankungen: TD 75-100 mg Tylosin/kg KG über 3-5 Tage.
Enteritis: TD 20 mg Tylosin/kg KG für 3 Tage.
Puten: TD 75-100 mg Tylosin/kg KG über 3-5 Tage.
GA: Kreuzresistenz zu anderen Makroliden, Leberschäden, Pferde.
SST: Nutzen/Risiko-Abwägung.
NW: Schweine: Durchfall, Juckreiz, Erythem, rektale Ödeme, Mastdarmvorfall.
WW: Lincosamid, Aminoglykosidantibiotika antagonistisch.
VNW: Essbare Gewebe: Kälber 12 Tage, Puten 2 Tage, Schweine und Hühner 1 Tag.
Eier: 0 Tage.
PG: 1100 G VNW [€ 323,10]

Pharmasin 200 mg/ml - Injektionslösung für Rinder, Schafe, Ziegen und Schweine 801AF
(Z.Nr. 8-01159) NR. P. VNW. nicht im Handel. QJ01FA90

Pharmaton - Kapseln 16A01
(Z.Nr. 1-22032) RPF. P. nicht im Handel. A11AB

Pheburane 483 mg/g - Granulat 27D01
(Z.Nr. EU/1/13/822/*) NR. P. A16AX03
ZI: Eurocept International, Ankeveen, Niederlande
Z: 1 g Granulat enthält: Natrium(4-phenylbutanoat) 483 mg (entspr. Natrium 124 mg) (entspr. → 5,4 mmol), Zucker-Stärke-Pellets (entspr. Sucrose) (entspr. Maisstärke), Hypromellose, Ethylcellulose N7, Macrogol 1500, Povidon K25.
EW: Prodrug von Phenylacetat.
AG: Zusatztherapie bei der Langzeitbehandlung von Störungen des Harnstoffzyklus.
AA: TD oral zu den Mahlzeiten aufgeteilt verabreichen. Nicht über Nasensonde oder Gastrostomiesonde.
DO: Kinder unter 20 kg KG: TD 450-600 mg/kg Kinder über 20 kg KG: TD 9,9-13,0 g/m² KOF.
SST: Gegenanzeige. Zuverlässige Kontrazeption für Frauen im gebärfähigen Alter.
NW: Amenorrhoe, verminderter Appetit, Körpergeruch, Blut, ZNS, Niere, Stoffwechsel, Magen/Darm, Herz, Haut, Geschmacksstörungen, Labor.
WW: Probenecid, Haloperidol, Valproat, Kortikoide (Plasmaammoniak engmaschig überwachen).
WH: Natriumgehalt von 124 mg pro Gramm Granulat beachten. Vorsicht bei Leber-, Herz- oder Nierenschäden. Kontrollen: Ammoniak, Arginin, essentielle Aminosäuren, Serumproteine im Plasma. Zusätzlich protein- reduzierte Diät einhalten.
PG: 174 G * (EKO: N) [€ 792,40]

Phenocillin 800 mg/g - Pulver zum Eingeben über das Trinkwasser für Hühner 801AA
(Z.Nr. 8-36787) NR. P. VNW. QJ01CE02
ZI: Eurovet Animal Health, Bladel, Niederlande
Z: 1 g Pulver enthält: Phenoxymethylpenicillin 800 mg (entspr. Phenoxymethylpenicillin kalium 887 mg), Kaliumdihydrogenphosphat, Siliciumdioxid, hochdispers, wasserfrei.
EW: Betalaktam-Antibiotikum.
AG: Nekrotische Enteritis beim Huhn durch Clostridium perfringens.
AA: Zum Eingeben über das Trinkwasser.
DO: TD 17-25 mg des Tierarzneimittels/kg KG über 5 Tage.
SST: Keine negativen Auswirkungen bekannt.
NW: Magen/Darm.
WW: Nicht mit bakteriostatischen Antibiotika kombinieren.
VNW: Essbare Gewebe: 2 Tage; Eier: Keine.
PG: 1 KG VNW [€ 193,55]

Phenoleptil 12,5 mg - Tabletten für Hunde 809C
(Z.Nr. 8-00986) NR. P. nicht im Handel. QN03AA02

Phenoleptil 25 mg - Tabletten für Hunde 809C
(Z.Nr. 8-01139) NR. P. QN03AA02
ZI: Le Vet, Oudewater, Niederlande
Z: 1 Tablette enthält: Phenobarbital 25 mg, Hefe, getrocknet, Hühnerfleisch-Aroma, Lactose monohydrat, Cellulose, mikrokristalline, Carboxymethylstärke, Natrium Typ A, Siliciumdioxid, hochdisperses, Magnesium stearat.
EW: Antiepileptisch.
AG: Prävention von Krämpfen aufgrund von generalisierter Epilepsie bei Hunden.
AA: Zum Eingeben. Tabletten nicht teilen.
DO: Initial 2mal tgl. 2,5 mg Phenobarbital/kg KG, Dosisanpassung nach Bedarf (therapeutische Serumkonzentration von Phenobarbital 15-40 µg/ml).
GA: Schwere Leber-, Nieren-, Herz/Kreislauf-Erkrankungen, Barbiturat-Überempfindlichkeit, Hunde unter 5 kg KG.
SST: Nutzen/Risiko-Abwägung.
NW: Initial Ataxie, Schläfrigkeit, Schlaffheit, Schwindel, aber auch paradoxe Übererregbarkeit. In höheren Dosen Polyurie, Polydipsie, Polyphagie, in hohen Dosen Leber, Knochenmark (reversibel).
WW: Nicht empfohlen: Primidon. Vorsicht: Phenobarbital induziert Plasmaproteine, daher WW mit vielen Arzneimitteln möglich. Verminderte Plasmaspiegel von Cyclosporin, Schilddrüsenhormon, Theophyllin; erhöhte Phenobarbitalspiegel durch Cimetidin und Ketoconazol. Kaliumbromid (Pankreatitis). Orale Kontrazeptiva beeinträchtigt. Herabsetzung der Krampfschwelle durch Chinolone, Beta-Laktam-Antibiotika, Theophyllin, Aminophyllin, Cyclosporin, Propofol.
WH: Therapie langsam absetzen oder umstellen. Vorsicht bei Hypovolämie, Anämie, Atemwegserkrankungen. Leber kontrollieren. Arzneimittel kindersicher aufbewahren (Vergiftungsgefahr!).
PG: 100 ST VT [€ 45,90], 500 ST VT [€ 119,95]

Phenoleptil 50 mg - Tabletten für Hunde 809C
(Z.Nr. 8-00987) NR. P. nicht im Handel. QN03AA02

Phenoleptil 100 mg - Tabletten für Hunde 809C
(Z.Nr. 8-01140) NR. P. QN03AA02
ZI: Le Vet, Oudewater, Niederlande
Z: 1 Tablette enthält: Phenobarbital 100 mg, Hefe, getrocknet, Hühnerfleisch-Aroma, Lactose monohydrat, Cellulose, mikrokristalline, Carboxymethylstärke, Natrium Typ A, Siliciumdioxid, hochdisperses, Magnesium stearat.
Kurzinformation: siehe Phenoleptil 25 mg - Tabletten für Hunde, → S. 1104
PG: 100 ST VT [€ 67,85]

Phenotab Flavoured 25 mg - Tabletten für Hunde 809C
(Z.Nr. 8-40262) NR. P. nicht im Handel. QN03AA02

Phenotab Flavoured 60 mg - Tabletten für Hunde 809C
(Z.Nr. 8-40263) NR. P. nicht im Handel. QN03AA02

Phenotab Flavoured 100 mg - Tabletten für Hunde 809C
(Z.Nr. 8-40264) NR. P. nicht im Handel. QN03AA02

Phenovet 60 mg - Tabletten für Hunde 809C
(Z.Nr. 8-38265) NR. P. nicht im Handel. QN03AA02

Phenoxymethylpenicillin Kalium Sandoz 330 mg - Filmtabletten 34A02
(Z.Nr. 1-18790) NR. P. nicht im Handel. J01CE02

Phenoxypen WSP 325 mg/g - Pulver zur Herstellung einer Lösung zum Eingeben für Hühner 801AA
(Z.Nr. 8-00684) NR. P. VNW. QJ01CE02
ZI: Dopharma Research, Raamsdonksveer, Niederlande
Z: 1 g Pulver enthält: Phenoxymethylpenicillin 293 mg (entspr. Phenoxymethylpenicillin kalium 325 mg), Lactose monohydrat.
EW: Penicillin, bakterizid.
AG: Prävention der Mortalität auf Gruppenebene infolge einer nekrotischen Enteritis bei Hühnern, hervorgerufen durch empfindliche Stämme von Clostridium perfringens.
AA: Zum Eingeben über das Trinkwasser.
DO: 46-68 mg Tierarzneimittel / kg KG pro Tag für 5 Tage. Details siehe Austria-Codex - Fachinformation.
SST: Anwendung möglich.
NW: Erbrechen, Durchfall.
WW: Nicht mit bakteriostatisch wirkenden Antibiotka anwenden.
WH: Vor Anwendung Erregersensitivität prüfen.
VNW: Essbare Gewebe 2 Tage.
Nicht für Hühner, deren Eier für den menschlichen Verzehr vorgesehen sind.
PG: 1000 G VNW [€ 120,25]

Phen-Pred 50 mg + 1,5 mg - Tabletten für Hunde 806B
(Z.Nr. 8-00444) NR. P. QM01BA01
ZI: Alvetra u. Werfft, Wien
Z: 1 Tablette enthält: Phenylbutazon 50 mg, Prednisolon 1,5 mg, Lactose monohydrat, Cellulose, mikrokristalline, Maisstärke, Carboxymethylstärke, Natriumsalz, Siliciumdioxid, hochdisperses, Magnesium stearat.
EW: Glukokortikoid + nichtsteroidales Antiphlogistikum.
AG: Nicht-infektiöse entzündlich-schmerzhafte Erkrankungen des Bewegungsapparates beim Hund.

AA: Zum Eingeben.
DO: Kurzzeitig anwenden: 2mal tgl. 1 Tablette/15 kg KG über max. 7 Tage.
GA: Magen/Darm-Ulzera und andere Magen/Darm-Erkrankungen, Nieren-, Leber-, Blutbild-, Herz-, Schilddrüsenerkrankungen, Infektionen, Pankreatitis, Abwehrschwäche, Diabetes, Hyperadrenokortizismus, Blutungsneigung, erste 12 Lebensmonate.
SST: Gegenanzeige.
NW: NW von Pyrazolonen und Kortikosteroiden: Magen/Darm, Niere, Knochenmark, Anaphylaxie, Bronchokonstriktion, Haut, Leber, Wachstumsverzögerungen, Hypertonie, Glaukom.
WW: Hohe Plasmaproteinbindung von Phenylbutazon berücksichtigen (WW mit Cumarinen, Sulfonamiden, Thiopental, Sulfonylharnstoffen möglich). Kaliumsparende Diuretika (Hyperkaliämie). Gentamicin verstärkt nephrotoxisch. Penicillin-Elimination verzögert.
VNW: Nicht für Tiere zur Gewinnung von Lebensmitteln.
PG: 100 ST VT [€ 47,80]

🐾 Phenylbutariem 100 mg/ml - Suspension zum Eingeben für Pferde und Ponys — 802AD

(Z.Nr. 8-01048) NR. P. QM01AA01
ZI: Ecuphar, Oostkamp, Belgien
Z: 1 ml Suspension enthält: Phenylbutazon 100 mg, Natriumbenzoat 2 mg, Sorbitol, Povidon K17, Natrium cyclamat, Hyetellose, Citronensäure, Wasser, gereinigtes.
EW: Nichtsteroidales Antiphlogistikum.
AG: Entzündlich- schmerzhafte Erkrankungen des Bewegungsapparates, z.B. Lahmheit infolge Osteoarthritis oder Podotrochlose.
AA: Direkt in das Maul eingeben.
DO: **Pferd:** Am 1. Tag 2x4,5 mg/kg KG, dann 2mal tgl. 2,5 mg/kg KG.
Pony: Am 1. Tag 2x4,5 mg/kg KG, dann 1mal tgl. 3,5 mg/kg KG bis zum 8. Tag und bei Bedarf am 10. und 12. Tag.
GA: Neugeborene, Magen/Darm-Ulzera, Leber-, Herz-, Nieren-, Blutschäden, Blutungsneigung, schwere Hypertonie.
SST: Nicht anwenden.
NW: Magen/Darm, Gewichtsverlust, Niere, Blutbild. Ponys sind empfindlicher als Pferde.
WW: Vorsicht: Glukokortikoide, andere nichtsteroidale Antiphlogistika, nephrotoxische Arzneimittel, Enzyminduktoren, Diuretika.
WH: Möglichst kurzzeitig anwenden. Vorsicht bei unter 6 Wochen alten Tieren, dehydrierten, hypovolämischen oder hypotonen Tieren, Bei Anwendung über mehr als eine Woche Blutbild und Niere kontrollieren.
VNW: Nicht für Tiere zur Gewinnung von Lebens- oder Arzneimitteln.
PG: 250 ML VN [€ 41,80]

Phenylephrin Aguettant 100 Mikrogramm/ml - Injektions-/Infusionslösung 39A02
(Z.Nr. 1-39374) RP. P. nicht im Handel. C01CA06

Phenylephrin Aguettant 50 Mikrogramm/ml - Injektionslösung in einer Fertigspritze — 39A02

(Z.Nr. 1-36728) RP. P. C01CA06
ZI: Laboratoire Aguettant, Lyon, Frankreich
Z: 1 ml Injektionslösung enthält: Phenylephrin 50 µg (entspr. Phenylephrin hydrochlorid), Natriumchlorid, Natrium citrat, Citronensäure monohydrat, Natriumhydroxid (entspr. Natrium 3,72 mg) (entspr. → 0,162 mmol), Wasser für Injektionszwecke.
EW: Alpha 1-Adrenergikum, Vasokonstriktor.
AG: Hypotonie bei Spinal-, Epidural- oder Vollanästhesie.
AA: I.v. Bolus. Fertigspritze nicht mit Spritzenpumpe verwenden.Cave Extravasation.
DO: ED 50-100 mcg, ev. wiederholen.
Dosisreduktion bei Nierenschäden, Dosiserhöhung bei Leberzirrhose. Keine Daten an Kindern und Jugendlichen.
GA: Schwere Hypertonie, periphere Gefäßerkrankungen, schwere Hyperthyreose.
SST: Anwendung möglich.
NW: Herz, Gefäße, ZNS, Psyche, Augen, Magen/Darm, Haut.
WW: Gegenanzeige: Nicht-selektive MAO- Hemmer (Iproniazid, Nialamid).
Nicht empfohlen: Ergotalkaloide, Antidepressiva, selektive MAO-A-Hemmer, Linezolid, Guanethidin, Herzglykoside, Chinidin, Sibutramin, halogenierte Anästhetika.
Vorsicht: Wehenmittel.
WH: Vorsicht bei Diabetes, koronarer Herzerkrankung, Arteriosklerose, reduzierter Herzleistung, Arrhythmien, Aneurysma, Engwinkelglaukom.
PG: 10 ST * (EKO: N) [€ 233,85]

🐾 *Phlegmone - Salbe "Jacoby" für Tiere* 806BA, 806BB
(Z.Nr. 8-09558) RP. P. VNW. nicht im Handel. QD08AX

🐾 Phlegmovet - Salbe für Tiere — 806BA, 806BB

(Z.Nr. 8-14448) RP. P. QD02AX
ZI: Richter Pharma, Feldgasse, Wels
Z: 100 g enthalten: Ammoniumbituminosulfonat 10 g, Campher, racemischer 3,5 g, Methyl salicylat 2,5 g, Wollwachs, Vaselin, gelbes, Paraffin hart.
EW: Hyperämisierend, antiphlogistisch.
AG: Abszessreifung, Furunkulose, Phlegmone, Panaritium, Ödeme durch Entzündungen, Hämatome, entzündliche Erkrankungen.
AA: Auf der Haut.
DO: 1-2mal tgl. einreiben und anschließend messerrückendick auftragen.
GA: Chronische, flächenhafte Hautveränderungen.
SST: Anwendung möglich.
NW: Allergien.
WH: Nicht in die Augen bringen, nach Anwendung Hände waschen. Nicht auf große offene Wunden bringen.
Nicht für Tiere, deren Milch für den menschlichen Verzehr gewonnen wird.
PG: 210 G VN [€ 18,40], 700 G VN [€ 58,10]

Phlogenzym - Filmtabletten — 27A04

(Z.Nr. 1-22763) RP. P. M09AB52
ZI: Mucos Pharma, Berlin, Deutschland
Z: 1 Filmtablette enthält: Bromelain 450 FIP-E, Trypsin 1440 FIP-E (entspr. → 24 µkat), Rutosid-3-Wasser 100 mg, Tablettenkern: Lactose monohydrat max. 0,15 g, Wasser, gereinigtes, Magnesium stearat, Maisstärke, Siliciumdioxid, hochdisperses, Stearinsäure, Talkum, Maltodextrin; Tablettenüberzug: Methacrylsäure-methylmethacrylat-copolymer (1:1), Natrium laurylsulfat, Macrogol 6000, Talkum, Triethylcitrat, Vanillin.
EW: Antiödematös.
AG: Unterstützend bei: Posttraumatischen Schwellungen, Thrombophlebitis, Urogenitalentzündungen, schmerzhafte Arthrosen, Weichteilrheumatismus.
AA: Unzerkaut mit reichlich Flüssigkeit mindestens 30 min vor oder 90 min nach einer Mahlzeit einnehmen.
DO: TD 6 Tabletten über den Tag verteilt bis zum Verschwinden der Symptome. MTD 12 Tabletten. Keine Daten bei Kindern und Jugendlichen.
GA: Gerinnungsstörungen, schwere Leber- oder Nierenschäden, 4 Tage vor Operationen.
SST: Nicht empfohlen.
NW: Magen/Darm, Kopfschmerz, Hunger, Schwitzen, Allergien, Gerinnungsstörungen.
WW: Vorsicht: Serumspiegel von Antibiotika erhöht, Gerinnungshemmer verstärkt.
PG: 40 ST * (EKO: N) [€ 16,35], 200 ST * (EKO: N) [€ 71,35], **BP2X200** 400 ST * (EKO: N) [€ 120,75]

Phönix Antitox - Tropfen — 70X

(Z.Nr. 3-00372) RPF. P. V03AX
ZI: Phönix Laboratorium, Bondorf, Deutschland
Z: 100 ml (1ml = 34 Tropfen) enthalten: Acidum arsenicosum-spag. Glückselig D4 5 ml, Arnica montana e floribus sicc. Glückselig D2 7 ml, Aurum chloratum (Homöopathie) D5 4 ml, Bolus alba-spag. Glückselig Urt. 10 ml, Camphora (Homöopathie) D3 6 ml, Cuprum sulfuricum (Homöopathie) D4 11 ml, Digitalis purpurea-spag. Glückselig D4 4 ml, Dryopteris filix-mas ex herba-spag. Glückselig D4 3 ml, Euspongia officinalis Glückselig Urt. 2 ml, Filipendula ulmaria ex herba rec. Glückselig Urt. 3 ml, Hydrargyrum bichloratum-spag. Glückselig D6 6 ml, Hypericum perforatum ex herba Glückselig Urt. 3 ml, Juniperus communis e fructibus sicc. Glückselig Urt. 3 ml, Kalium nitricum (Homöopathie) D3 6 ml, Orthosiphon stamineum e foliis sicc. Glückselig Urt. 2 ml, Solidago virgaurea ex herba rec. Glückselig Urt. 3 ml, Stibium sulfuratum nigrum (Homöopathie) D8 6 ml, Tartarus depuratus spag. Glückselig Urt. 3 ml, Urtica urens Glückselig D2 2 ml, Zincum metallicum (Homöopathie) D8 2 ml, Ethanol (entspr. Gesamtethanolgehalt ca. 28 % (V/V)), Wasser, gereinigtes, Spuren von: Lactose monohydrat.
EW: Homöopathikum (spagyrisch).
AG: Infekte, rheumatische Beschwerden, Hauterkrankungen.
AA: In etwas Wasser einnehmen.
DO: Personen ab 10 Jahren (unter 12 Jahren nur auf ärztlichen Rat): 3-4mal tgl. 20 Tropfen.
GA: Korbblütlerüberempfindlichkeit, Asthma (enthält Campher).
SST: Vorsicht.
WH: Bei Schilddrüsenerkrankungen nicht ohne ärztlichen Rat einnehmen. Bei der Einnahme keine Löffel oder Becher aus Metall

verwenden.
Nicht für Alkoholkranke.
PG: 50 ML * (EKO: N) [€ 15,05], 100 ML * (EKO: N) [€ 26,20]

Phönix Argentum - Tropfen zum Einnehmen 32X
(Z.Nr. 3-00429) RPF. P. V03AX
ZI: Phönix Laboratorium, Bondorf, Deutschland
Z: 100 ml (1 ml = 36 Tropfen) enthalten: Argentum nitricum (Homöopathie) D5 35 ml, Cuprum sulfuricum et Sulfur et Tartarus depuratus spag. Glückselig Urt. 35 ml, Zincum metallicum (Homöopathie) D8 10 ml, Ethanol 96% (entspr. Gesamtethanolgehalt ca. 33 % (V/V)), Wasser, gereinigtes, Spuren von: Lactose monohydrat.
EW: Homöopathikum.
AG: Spannungszustände, Nervosität, Konzentrations- und Schlafstörungen.
AA: In etwas Wasser einnehmen.
DO: Personen ab 10 Jahren: 3-4mal tgl. 20 Tropfen.
SST: Vorsicht.
PG: 50 ML * (EKO: N) [€ 15,05], 100 ML * (EKO: N) [€ 26,20]

Phönix Ferrum - Tropfen 70X
(Z.Nr. 3-00431) RPF. P. V03AX
ZI: Phönix Laboratorium, Bondorf, Deutschland
Z: 100 ml (1 ml = 29 Tropfen) enthalten: Acidum arsenicosum-spag. Glückselig D4 10 ml, Arnica montana e floribus sicc. Glückselig D2 4 ml, Aurum chloratum (Homöopathie) D5 4 ml, Kaolinum ponderosum spag. Glückselig Urt. 7 ml, Chelidonium majus ex herba rec. spag. Glückselig D7 9 ml, Cuprum sulfuricum (Homöopathie) D4 9 ml, Digitalis purpurea Glückselig D4 3 ml, Dryopteris filix-mas ex herba rec. Glückselig D4 3 ml, Ferrum chloratum solutum (Homöopathie) D3 20 ml, Hydrargyrum bichloratum-spag. Glückselig D6 3 ml, Rosmarinus officinalis Glückselig Urt. 3 ml, Stibium sulfuratum nigrum (Homöopathie) D8 9 ml, Tartarus depuratus spag. Glückselig Urt. 3 ml, Valeriana officinalis Glückselig Urt. 3 ml, Zincum metallicum (Homöopathie) D8 3 ml, Ethanol 96% (entspr. Gesamtethanolgehalt ca. 25 % (V/V)), Wasser, gereinigtes, Spuren von: Lactose monohydrat.
EW: Homöopathikum (spagyrisch).
AG: Anregung des Eisenstoffwechsels, Förderung der Leber- und Darmfunktion bei Appetit- und Verdauungsstörungen.
AA: Tropfen in etwas Wasser einnehmen.
DO: Personen ab 10 Jahren: 3-4mal tgl. 20 Tropfen. Nicht für Kinder unter 10 Jahren. Bei Kindern unter 12 Jahren nur nach ärztlicher Rücksprache anwenden.
GA: Korbblütlerüberempfindlichkeit.
SST: Vorsicht.
WH: Bei der Einnahme keine Löffel oder Becher aus Metall verwenden. Nicht für Alkoholkranke.
PG: 50 ML * (EKO: N) [€ 15,05], 100 ML * (EKO: N) [€ 26,20]

P

Phönix Hydrargyrum - Tropfen 70X
(Z.Nr. 3-00332) RPF. P. V03AX
ZI: Phönix Laboratorium, Bondorf, Deutschland
Z: 100 ml (1 ml = 34 Tropfen) enthalten: Arnica montana e floribus sicc. Glückselig D2 8 ml, Bolus alba-spag. Glückselig Urt. 18 ml, Cuprum sulfuricum (Homöopathie) D4 18 ml, Hydrargyrum bichloratum-spag. Glückselig D6 23 ml, Stibium sulfuratum nigrum (Homöopathie) D8 18 ml, Wasser, gereinigtes, Ethanol 96% (entspr. Gesamtethanolgehalt 28 % (V/V)), Spuren von: Lactose monohydrat.
EW: Homöopathikum (spagyrisch).
AG: Entzündungen des Bewegungsapparates (Verletzungen, rheumatische Prozesse).
AA: In etwas Wasser einnehmen.
DO: 3-4mal tgl. 20 Tropfen. Nicht für Kinder unter 10 Jahren.
GA: Korbblütlerüberempfindlichkeit.
SST: Vorsicht.
WH: Bei der Einnahme keine Löffel oder Becher aus Metall verwenden. Nicht für Alkoholkranke.
PG: 50 ML * (EKO: N) [€ 15,05], 100 ML * (EKO: N) [€ 26,20]

Phönix Lymphophön - Tropfen zum Einnehmen 70X
(Z.Nr. 3-00371) RPF. P. V03AX
ZI: Phönix Laboratorium, Bondorf, Deutschland
Z: 100 ml (1 ml = 38 Tropfen) enthalten: Arnica montana e floribus sicc. Glückselig D2 6 ml, Bolus alba-spag. Glückselig Urt. 13 ml, Cuprum sulfuricum (Homöopathie) D4 6 ml, Dryopteris filix-mas ex herba-spag. Glückselig D4 9 ml, Echinacea angustifolia e planta tota rec. spag. Glückselig D2 9 ml, Hydrargyrum bichloratum-spag. Glückselig D6 6 ml, Iodum (Homöopathie) D4 9 ml, Lachesis (Homöopathie) D7 5 ml, Stibium sulfuratum nigrum (Homöopathie) D8 13 ml, Thuja occidentalis (Homöopathie) D2 5 ml, Verbena officinalis ex herba sicc. Glückselig Urt. 5 ml, Zincum metallicum (Homöopathie) D8 5 ml, Ethanol 96%, (entspr. Gesamtethanolgehalt ca. 32 % (V/V)), Wasser, gereinigtes, Spuren von: Lactose monohydrat, Glycerol 85%.
EW: Homöopathikum (spagyrisch).
AG: Zur Anregung der Lymphfunktion bei Infekten im Hals- und Rachenbereich.
AA: Tropfen in etwas Wasser einnehmen.
DO: Personen ab 10 Jahren: 3-4mal tgl. 20 Tropfen in etwas Wasser einnehmen.
GA: Korbblütlerüberempfindlichkeit.
SST: Vorsicht.
WH: Bei der Einnahme keine Löffel oder Becher aus Metall verwenden.
PG: 50 ML * (EKO: N) [€ 15,05], 100 ML * (EKO: N) [€ 26,20]

Phönix Phönohepan - Tropfen 40Y01
(Z.Nr. 3-00408) RPF. P. V03AX
ZI: Phönix Laboratorium, Bondorf, Deutschland
Z: 100 ml (1 ml = 33 Tropfen) enthalten: Acidum arsenicosum-spag. Glückselig D4 5 ml, Aesculus hippocastanum e semine sicc. Glückselig Urt. 1 ml, Arnica montana e floribus sicc. Glückselig D2 5 ml, Atropa bella-donna e foliis rec. Glückselig D4 2 ml, Aurum chloratum (Homöopathie) D5 7 ml, Kaolinum ponderosum spag. Glückselig Urt. 9 ml, Camphora (Homöopathie) D3 4 ml, Chelidonium majus ex herba rec. spag. Glückselig D7 1 ml, Crataegus e foliis cum flores rec. Glückselig Urt. 4 ml, Cuprum sulfuricum (Homöopathie) D4 12 ml, Digitalis purpurea Glückselig D4 4 ml, Filipendula ulmaria ex herba rec. Glückselig Urt. 1 ml, Hydrargyrum bichloratum-spag. Glückselig D6 6 ml, Juniperus communis e fructibus sicc. Glückselig Urt. 3 ml, Kalium nitricum (Homöopathie) D3 5 ml, Orthosiphon stamineum e foliis sicc. Glückselig Urt. 2 ml, Paeonia officinalis e floribus sicc. Glückselig Urt. 2 ml, Silybum marianum (Homöopathie) D2 4 ml, Solidago virgaurea ex herba rec. Glückselig Urt. 2 ml, Stibium sulfuratum nigrum (Homöopathie) D8 6 ml, Tartarus depuratus spag. Glückselig Urt. 2 ml, Zincum metallicum (Homöopathie) D8 1 ml, Ethanol 96% (entspr. Gesamtethanolgehalt ca. 30 % (V/V)), Wasser, gereinigtes, Spuren von: Lactose monohydrat.
EW: Homöopathikum (spagyrisch).
AG: Personen ab 10 Jahren: 3-4mal tgl. 20 Tropfen. Nicht für Kinder unter 10 Jahren. Bei Kindern unter 12 Jahren nur nach ärztlicher Rücksprache anwenden.
AA: Tropfen in etwas Wasser einnehmen.
DO: 3-4mal tgl. 20 Tropfen in etwas Wasser einnehmen. Nicht für Kinder unter 10 Jahren.
GA: Korbblütlerüberempfindlichkeit, Asthma.
SST: Vorsicht.
WH: Bei der Einnahme keine Löffel oder Becher aus Metall verwenden. Nicht für Alkoholkranke.
PG: 50 ML * (EKO: N) [€ 15,05], 100 ML * (EKO: N) [€ 26,20]

Phönix Plumbum - Tropfen 42X
(Z.Nr. 3-00433) RPF. P. V03AX
ZI: Phönix Laboratorium, Bondorf, Deutschland
Z: 100 ml (1 ml = 37 Tropfen) enthalten: Arnica montana e floribus sicc. Glückselig D2 6 ml, Kaolinum ponderosum spag. Glückselig Urt. 12 ml, Camphora (Homöopathie) D3 7 ml, Chelidonium majus ex herba rec. spag. Glückselig D7 7 ml, Cuprum sulfuricum (Homöopathie) D4 12 ml, Kalium nitricum (Homöopathie) D3 20 ml, Plumbum aceticum spag. Glückselig D4 7 ml, Stibium sulfuratum nigrum (Homöopathie) D8 8 ml, Valeriana officinalis Glückselig Urt. 7 ml, Zincum metallicum (Homöopathie) D8 7 ml, Ethanol 96% (entspr. Gesamtethanolgehalt ca. 31 % (V/V)), Wasser, gereinigtes, Spuren von: Lactose monohydrat.
EW: Homöopathikum (spagyrisch).
AG: Entzündungen und Krämpfe im Verdauungssystem.
AA: Tropfen in etwas Wasser einnehmen.
DO: 3-4mal tgl. 20 Tropfen in etwas Wasser einnehmen. Nicht für Kinder unter 10 Jahren.
GA: Korbblütlerüberempfindlichkeit.
SST: Vorsicht.
WH: Bei der Einnahme keine Löffel oder Becher aus Metall verwenden. Nicht für Alkoholkranke.
PG: 50 ML * (EKO: N) [€ 15,05], 100 ML * (EKO: N) [€ 26,20]

Phönix Solidago - Tropfen 70X
(Z.Nr. 3-00370) RPF. P. V03AX
ZI: Phönix Laboratorium, Bondorf, Deutschland
Z: 100 ml (1 ml = 31 Tropfen) enthalten: Arnica montana e floribus sicc. Glückselig D2 6 ml, Aurum chloratum (Homöopathie) D5 7 ml, Bolus alba-spag. Glückselig Urt. 11 ml, Camphora (Homöopathie) D3 8 ml, Cuprum sulfuricum (Homöopathie) D4 11 ml, Digitalis purpurea-spag. Glückselig D4 6 ml, Filipendula ulmaria ex herba rec. Glückselig Urt. 7 ml, Hydrargyrum bichloratum-spag. Glückselig D6 6 ml, Juniperus communis e fructibus sicc. Glückselig Urt. 9 ml, Solidago virgaurea ex herba rec. Glückselig Urt. 10 ml, Stibium sulfuratum nigrum (Homöopathie) D8 7 ml, Urtica urens Glückselig D2 6 ml, Ethanol 96%, (entspr. Gesamtethanolgehalt ca. 25 % (V/V)), Wasser,

gereinigtes, Spuren von: Lactose monohydrat.
EW: Homöopathikum (spagyrisch).
AG: Anregung der Nierenfunktion.
AA: In etwas Wasser einnehmen.
DO: Personen ab 10 Jahren: 3-4mal tgl. 20 Tropfen.
GA: Korbblütlerüberempfindlichkeit, Asthma.
SST: Vorsicht.
WH: Bei der Einnahme keine Löffel oder Becher aus Metall verwenden.
Nicht für Alkoholkranke.
PG: 50 ML * (EKO: N) [€ 15,05], 100 ML * (EKO: N) [€ 26,20]

Phosphor - Homaccord - Tropfen 50X05
(Z.Nr. 3-00096) RPF. P. V03AX
ZI: Biologische Heilmittel Heel, Baden-Baden, Deutschland
Z: 100 g (= 105 ml, 1 ml = 19 Tropfen) enthalten: Phosphorus (Homöopathie) D10 0,4 g, Phosphorus (Homöopathie) D30 0,4 g, Phosphorus (Homöopathie) D200 0,4 g, Argentum nitricum (Homöopathie) D10 0,3 g, Argentum nitricum (Homöopathie) D30 0,3 g, Argentum nitricum (Homöopathie) D200 0,3 g, Paris quadrifolia (Homöopathie) D6 0,3 g, Paris quadrifolia (Homöopathie) D10 0,3 g, Paris quadrifolia (Homöopathie) D30 0,3 g, Paris quadrifolia (Homöopathie) D200 0,3 g, Ethanol 96%, (entspr. Gesamtethanolgehalt ca. 35 % (V/V)), Wasser, gereinigtes.
EW: Homöopathikum.
AG: Heiserkeit.
AA: Mit oder ohne Wasser vor den Mahlzeiten einnehmen.
DO: ED 10 Tropfen, Kinder (6-11 Jahre): 7 Tropfen, Kinder (2-5 Jahre): 5 Tropfen. Akut alle halbe bis ganze Stunde (max. 8mal tgl.), sonst 3mal tgl.
SST: Nicht empfohlen.
WH: Nicht für Alkoholkranke.
PG: 30 ML * (EKO: N) [€ 12,00]

Phosphorus RemaVet - Globuli für Tiere 890A
(Z.Nr. 8-38783) RPF. P. QV03AX
ZI: Remedia Homöopathie, Eisenstadt
Z: 1 g (ca. 120 Globuli) enthält: Phosphorus (Homöopathie) C200 10 mg, Saccharose.
EW: Homöopathikum.
AG: Rind, Pferd, Schaf, Ziege, Schwein, Kaninchen, Geflügel, Kleinnager, Hund, Katze: Angstzustände, Entzündungen der Atemwege, Erbrechen, Durchfall, Blut im Kot, Nasenbluten.
AA: Zum Eingeben ins Maul oder über die Tränke (20 Globuli in 1 Liter Wasser auflösen).
DO: ED 5 - 10 Globuli.
SST: Nur nach Rücksprache mit dem Tierarzt anwenden.
PG: 10 G VN [€ 12,80]

Phoxilium 1,2 mmol/l Phosphat - Hämodialyse-/Hämofiltrationslösung 20I01
(Z.Nr. 1-28490) RP. P. nicht im Handel. B05ZB

Physiologische Kochsalzlösung "Fresenius" - Infusionslösung 37A03, 37G
(Z.Nr. 1-16417) RP. P. B05BB01
ZI: Fresenius Kabi Austria, Graz
Z: 1000 ml enthalten: Natriumchlorid 9 g (entspr. Natrium 154 mmol) (entspr. Chlorid 154 mmol), Salzsäure, Natriumhydroxid, Wasser für Injektionszwecke; Osmolarität: 309 mosmol/l.
EW: Elektrolytlösung.
AG: Natrium- und Chloridmangel, geringgradige hypochlorämische Alkalose, kurzzeitige Volumensubstitution in Notfällen, isotone und hypotone Dehydratation, wenn eine Kontraindikation für kaliumhaltige Lösungen besteht. Vehikel- und Spüllösung.
AA: I.v. Infusion.
DO: TD 500 ml-3 l bzw. 40 ml/kg KG.
Kinder: TD 20-100 ml/kg KG.
GA: Hypernatriämie, Hyperchlorämie, Acidose, Hypokaliämie, hypertone Dehydra- tation.
SST: Anwendung möglich.
NW: Lokale Reaktionen. Bei unkontrollierter Anwendung Störungen der Homöo- stase.
Bei Überdosierung Hypernatriämie, Hyperchlorämie, Hyperhydratation, Hyperosmolarität, metabolische Azidose.
WW: Kortikosteroide, Carbenoxolon (Natrium- und Wasserretention). Kompatibi- litäten beachten.
WH: Allgemeine GA der Infusionstherapie beachten.
Vorsicht bei Hypertonie, Herzinsuffizienz, Nierenschäden, Präeklampsie, Aldosteronismus. Kontrollen: Ionen, Säure/Basen-Haushalt.
PG: **DFL 50ML** 20 ST * (EKO: N) [€ 31,95], **FREEFL 50ML** 60 ST * (EKO: N) [€ 169,85], **FREEFL 100ML** 50 ST * (EKO: N) [€ 153,80], **FREEFL 250ML** 30 ST * (EKO: N) [€ 106,25], **FREEFL 500ML** 20 ST * (EKO: N) [€ 75,15], **FREEFL 1000ML** 10 ST * (EKO: N) [€ 47,80], **FREEFL+ 100ML** 50 ST * (EKO: N) [€ 162,30], **FREEFL+ 250ML** 30 ST * (EKO: N) [€ 110,95], **FREEFL+ 500ML** 20 ST * (EKO: N) [€ 80,70], **FREEFL+1000ML** 10 ST * (EKO: N) [€ 48,45], **GLIFL 100ML** 20 ST * (EKO: N) [€ 37,30], **GLIFL 250ML** 10 ST RE2 (EKO: Y) [€ 12,00], **GLIFL 500ML** 10 ST RE2 (EKO: Y) [€ 12,55], **GLIFL 1000ML** 6 ST RE2 (EKO: Y) [€ 15,65], **GLIFL 250 / 500** 10 ST * (EKO: N) [€ 32,80], **PLAMP 5ML** 20 ST * (EKO: N) [€ 9,90], **PLAMP 10ML** 20 ST * (EKO: N) [€ 17,45], **PLAMP 20ML** 20 ST * (EKO: N) [€ 30,35], **PLINF 100ML** 40 ST * (EKO: N) [€ 70,40], **PLINF 250ML** 1 ST (2) (EKO: G) [€ 2,35], **PLINF 250ML** 10 ST RE2 (EKO: Y) [€ 12,70], **PLINF 250ML** 20 ST * (EKO: N) [€ 40,15], **PLINF 500ML** 1 ST (2) (EKO: G) [€ 2,45], **PLINF 500ML** 10 ST RE2 (EKO: Y) [€ 13,75], **PLINF 1000ML** 10 ST * (EKO: N) [€ 33,80], **PLINF 100 / 250** 20 ST * (EKO: N) [€ 57,40], **PLINF 200 / 250** 20 ST * (EKO: N) [€ 59,35]

Physioneal 35 Glucose 1,36% w/v/13,6 mg/ml Clear-Flex - Peritonealdialyselösung 20I01
(Z.Nr. 1-25585) RP. P. nicht im Handel. B05DB

Physioneal 35 Glucose 1,36% w/v/13,6 mg/ml - Peritonealdialyselösung 20I01
(Z.Nr. 1-25182) RP. P. nicht im Handel. B05DB

Physioneal 35 Glucose 2,27% w/v/22,7 mg/ml Clear-Flex - Peritonealdialyselösung 20I01
(Z.Nr. 1-25586) RP. P. nicht im Handel. B05DB

Physioneal 35 Glucose 2,27% w/v/22,7 mg/ml - Peritonealdialyselösung 20I01
(Z.Nr. 1-25184) RP. P. nicht im Handel. B05DB

Physioneal 35 Glucose 3,86% w/v/38,6 mg/ml Clear Flex - Peritonealdialyselösung 20I01
(Z.Nr. 1-25587) RP. P. nicht im Handel. B05DB

Physioneal 35 Glucose 3,86% w/v/38,6 mg/ml - Peritonealdialyselösung 20I01
(Z.Nr. 1-25183) RP. P. nicht im Handel. B05DB

Physioneal 40 Glucose 1,36% w/v/13,6 mg/ml Clear-Flex - Peritonealdialyselösung 20I01
(Z.Nr. 1-25588) RP. P. nicht im Handel. B05DB

Physioneal 40 Glucose 1,36% w/v/13,6 mg/ml - Peritonealdialyselösung 20I01
(Z.Nr. 1-23332) RP. P. nicht im Handel. B05DB

Physioneal 40 Glucose 2,27% w/v/22,7 mg/ml Clear-Flex - Peritonealdialyselösung 20I01
(Z.Nr. 1-25589) RP. P. nicht im Handel. B05DB

Physioneal 40 Glucose 2,27% w/v/22,7 mg/ml - Peritonealdialyselösung 20I01
(Z.Nr. 1-23333) RP. P. nicht im Handel. B05DB

Physioneal 40 Glucose 3,86% w/v/38,6 mg/ml Clear-Flex - Peritonealdialyselösung 20I01
(Z.Nr. 1-25590) RP. P. nicht im Handel. B05DB

Physioneal 40 Glucose 3,86% w/v/38,6 mg/ml - Peritonealdialyselösung 20I01
(Z.Nr. 1-23334) RP. P. nicht im Handel. B05DB

PhytoCalm - überzogene Tabletten 32Z03
(Z.Nr. 7-39123) RPF. P. nicht im Handel. N05CM

Phytodolor - Rheumatropfen 13Z01
(Z.Nr. 1-18397) RPF. P. M01AX
ZI: Bayer Austria, Wien
Z: 100 ml (1 ml = 20 Tropfen) enthalten: Zitterpappelblätter-, -rinde-Frischpflanzenextrakt (1:2); Ethanol 60% (V/V) (Auszugsmittel) 60 ml (entspr. Salicin 1,2 mg/ml) (entspr. Populus tremula L.), Eschenrinde-Frischpflanzenextrakt (1:2); Ethanol 60% (V/V) (Auszugsmittel) 20 ml (entspr. Isofraxidin 0,08 mg/ml) (entspr. Fraxinus excelsior L.), Goldrutenkraut-Frischpflanzenextrakt (1:2); Ethanol 60% (V/V) (Auszugsmittel) 20 ml (entspr. Rutin 0,04 mg/ml) (entspr. Solidago virgaurea L.), Ethanol, (entspr. Gesamtethanolgehalt 45,6 % (V/V)).
EW: Phytopharmakon: Analgetisch, antirheumatisch.
AG: Rheumatische Erkrankungen, chronische Bewegungsschmerzen.
DO: 3mal tgl. 20-30(-40) Tropfen in etwas Flüssigkeit. Für Kinder und Jugendliche nicht empfohlen.
SST: Nicht empfohlen.
NW: Blähungen, Durchfall, Schwindel, Überempfindlichkeit, Transaminasen- oder Blutzuckeranstieg.
WW: Reduktion der Dosis synthetischer Antirheumatika häufig

P

möglich.
WH: Alkoholgehalt beachten. Blutzuckerkontrolle bei Diabetikern.
PG: 100 ML * (EKO: N) [€ 20,85]

Phytolacca RemaVet - Globuli für Tiere 890A
(Z.Nr. 8-38048) RPF. P. QV03AX
ZI: Remedia Homöopathie, Eisenstadt
Z: 1 g Globuli (ca. 120 Globuli) enthält: Phytolacca americana (Homöopathie) C30 10 mg, Saccharose.
EW: Homöopathikum.
AG: Rind, Pferd, Schaf, Ziege, Schwein, Hund, Katze, Kaninchen, Kleinnager. Mastitis, Milchsekretionsstörungen.
AA: Zum Eingeben. Bei Einzeltierhaltung direkt ins Maul eingeben, bei Gruppenbehandlung 20 Globuli in 1 Liter Wasser auflösen und in die Tränke geben.
DO: ED 5-10 Globuli. Initial alle 15 min, dann 3-4mal tgl. bzw. seltener.
SST: Nur nach Rücksprache mit dem Tierarzt anwenden.
PG: 10 G VN [€ 12,80]

Phytovir - Creme 22D, 22Z02
(Z.Nr. 1-28501) RPF. P. nicht im Handel. D06BB

Picoprep - Pulver zur Herstellung einer Lösung zum Einnehmen 42J06
(Z.Nr. 1-29491) RP. P. A06AB58
ZI: Ferring Arzneimittel, Wien
Z: 1 Beutel enthält: Natrium picosulfat 10 mg, Magnesiumoxid, leichtes 3,5 g, Citronensäure, wasserfreie 12 g, Kaliumhydrogencarbonat 0,5 g, (entspr. Kalium 5 mmol), (entspr. → 195 mg), Saccharin natrium, Orangen-Aroma, natürlich, sprühgetrocknet (entspr. Gummi arabisch) (entspr. Lactose) (entspr. Ascorbinsäure) (entspr. Butylhydroxyanisol).
EW: Kontaktlaxans.
AG: Darmeinigung vor Untersuchungen oder chirurgischen Eingriffen.
AA: Oral. Beutelinhalt in 1 Tasse (150 ml) Wasser auflösen, 2-3 min umrühren und trinken. 1 Messlöffel = ¼ Beutel. Erste Gabe 10-18 Std., zweite Gabe 4-6 Std. vor der Untersuchung.
DO: Personen ab 9 Jahren: Je 1 Beutel.
Kinder 4-9 Jahre: Erste Gabe 1 Beutel, zweite Gabe 2 Messlöffel.
Kinder 2-4 Jahre: Je 2 Messlöffel.
Kinder 1-2 Jahre: Je 1 Messlöffel.
GA: Herzinsuffizienz, Magen/Darm-Ulzera, Ileus, Erbrechen, akutes Abdomen, akute Magen/Darm-Entzündungen, Magen/Darm-Obstruktion oder -Perforation, schwere Dehydratation, Rhabdomyolyse, Hypermagnesiämie, schwere Nierenschäden.
SST: In der Schwangerschaft möglichst nicht anwenden. Anwendung in der Stillzeit möglich.
NW: Magen/Darm (schwere Diarrhoe), ZNS (Kopfschmerzen, Epilepsie), Haut, Elektrolyte.
WW: Durch Beschleunigung der Darmpassage Beeinflussung der Resorption anderer Arzneimittel möglich. Hypokaliämierisiko beachten (Diuretika, Kortikosteroide, Herzglykoside).
WH: Nutzen/Risiko-Abwägung der Anwendung vor geplanten offenen kolorektalen Operationen. Mindestens 8mal 250 ml klare Flüssigkeit trinken (bis 2 Std. vor der Untersuchung). Am Tag vor der Darmreinigung ballaststoff- arme Kost empfohlen. Wasser- und Elektrolytstatus beachten.
PG: 2 ST * (EKO: N) [€ 19,95], **50X2** 100 ST * (EKO: N) [€ 536,05 n.l.]

▼ Pifeltro 100 mg - Filmtabletten 35E04
(Z.Nr. EU/1/18/1332/*) NR. P. J05AG06
ZI: Merck Sharp & Dohme, Haarlem, Niederlande
Z: 1 Filmtablette enthält: Doravirin 100 mg, Tablettenkern: Croscarmellose natrium, Hypromellose acetatsuccinat, Lactose 222 mg (entspr. Lactose monohydrat), Magnesium stearat, Cellulose, mikrokristalline, Siliciumdioxid, hochdisperses; Filmüberzug: Carnaubawachs, Hypromellose, Lactose monohydrat, Titandioxid, Triacetin.
EW: Nicht-nukleosidischer HIV-1-Reverse-Transkriptasehemmer, antiviral.
AG: Kombinationstherapie von HIV-1-Infektionen.
AA: Oral im Ganzen schlucken.
DO: 1mal tgl. 1 Tablette. 2mal tgl. 1 Tablette bei gleichzeitiger Einnahme von Rifabutin. Keine Daten an Kindern und Jugendlichen.
SST: In der Schwangerschaft Anwendung vermeiden, nicht stillen.
NW: Übelkeit, Kopfschmerzen, Somnolenz, Psyche, Haut, Immunreaktivierungssyndrom, Niere, Untersuchungen.
WW: Gegenanzeige: Starke CYP3A4-Induktoren (Carbamazepin, Oxcarbazepin, Phenobarbital, Phenytoin, Rifampicin, Rifapentin, Johanniskraut, Mitotan, Enzalutamid, Lumacaftor).
Nicht empfohlen: Nafcillin, Telotristat, Lesinurad, Thioridazin, Bosentan, Dabrafenib, Modafinil: In diesen Fällen 2mal tgl. 100 mg Doravirin applizieren.
Vorsicht: Rifabutin und andere moderate CYP3A4-Induktoren. Tacrolimus, Sirolimus.
WH: Verkehrshinweis.
PG: 30 ST RE2 (EKO: Y) [€ 433,60]

▼ Pifeltro 100 mg - Filmtabletten 35E04
(Z.Nr. EU/1/18/1332/*) NR. P. J05AG06
Parallelimport. n.l.
V: Orifarm, Leverkusen, Deutschland
Z: 1 Filmtablette enthält: Doravirin 100 mg, Tablettenkern: Croscarmellose natrium, Hypromellose acetatsuccinat, Lactose 222 mg (entspr. Lactose monohydrat), Magnesium stearat, Cellulose, mikrokristalline, Siliciumdioxid, hochdisperses; Filmüberzug: Carnaubawachs, Hypromellose, Lactose monohydrat, Titandioxid, Triacetin.
PG: 30 ST * (EKO: N) [€ 441,75 n.l.]

Pigfen 40 mg/g - Arzneimittel-Vormischung zur Herstellung von Fütterungsarzneimitteln für Schweine 803CA
(Z.Nr. 8-37337) RP. P. VNW. nicht im Handel. QP52AC13

Pigfen 40 mg/g - Granulat für Schweine 803CA
(Z.Nr. 8-36486) RP. P. VNW. QP52AC13
ZI: Huvepharma, Antwerpen, Belgien
Z: 1 g enthält: Fenbendazol 40 mg, Stärke, vorverkleistert, Maisstärke.
EW: Anthelminthikum (Benzimidazol).
AG: Infektionen mit Ascaris suum bei Schweinen.
AA: Zum Eingeben über das Futter.
DO: - Migrierende und intestinale Larvenstadien, adulte Stadien: Einmalig 5 mg Fenbendazol/(= 125 mg Tierarzneimittel) pro kg KG.
- Intestinale Larvenstadien, adulte Stadien: 0,72 mg Fenbendazol (= 18 mg Tierarzneimittel) pro kg KG an 7 aufeinander folgenden Tagen
- Intestinale Larvenstadien, adulte Stadien: 0,36 mg Fenbendazol (= 9 mg Tierarzneimittel) pro kg KG an 14 aufeinander folgenden Tagen
SST: Anwendung bei trächtigen Tieren möglich; Nutzen/Risiko-Abwägung bei laktierenden Tieren.
WW: Lebertoxizität von Paracetamol verstärkt.
WH: Nicht zu häufig und nicht unterdosiert anwenden (Resistenzgefahr). Darf nicht in Oberflächengewässer gelangen.
VNW: Essbare Gewebe 4 Tage.
PG: 1000 G VNW [€ 61,35]

Pigfen 200 mg/ml - Suspension zum Eingeben über das Trinkwasser für Schweine 803CA
(Z.Nr. 8-38257) RP. P. VNW. nicht im Handel. QP52AC13

Pilka Thymian - Tropfen zum Einnehmen 50Z02
(Z.Nr. HERB-00030) RPF. P. R05CA
ZI: GSK-Gebro Consumer Healthcare, Fieberbrunn
Z: 1 g (= 1 ml = 20 Tropfen) enthält: Thymian-Flüssigextrakt (1:2-2,5); Ammoniak 10% (m/m), Glycerol 85% (m/m), Ethanol 90% (V/V), Wasser (1:20:70:109) (Auszugsmittel) 972,2 mg, Glycerin, Povidon, Saccharin natrium, Ethanol 272 mg Gesamtethanolgehalt 33 % (V/V).
EW: Expectorans.
AG: Traditionell pflanzlich bei Husten mit Erkältung.
AA: Unverdünnt oder mit Wasser verdünnt einnehmen.
DO: 3- 4mal tgl. 40 Tropfen.
Kinder (4-11 Jahre): 3-4mal tgl. 20 Tropfen.
Kinder (2 4 Jahre): 3-4mal tgl. 10 Tropfen.
SST: Nicht empfohlen.
NW: Überempfindlichkeit, Magen.
WH: Nicht für Alkoholkranke.
PG: 50 ML * (EKO: N) [€ 6,90]

Pilocarpin "Agepha" 1% - Augensalbe 47G01
(Z.Nr. 0-08236) RP. P. nicht im Handel. S01EB01

Pilocarpin "Agepha" 2% - Augensalbe 47G01
(Z.Nr. 0-05986) RP. P. nicht im Handel. S01EB01

Pilocarpin Puroptal - Augentropfen 1% 47G01
(Z.Nr. 0-10758) RP. P. S01EB01
ZI: Agepha Pharma, Senec, Slowakei
Z: 1 g (= ca. 30 Tropfen) enthält: Pilocarpin hydrochlorid 10 mg, Benzalkonium chlorid 0,2 mg, Hydroxypropylmethylcellulose, Natriumchlorid, Kaliumchlorid, Magnesiumchlorid-6-Wasser, Calcium chlorid-2-Wasser, Wasser für Injektionszwecke.
EW: Parasympathomimetikum.

AG: Glaukom, akuter Glaukomanfall.
AA: In den Bindehautsack des erkrankten Augen eintropfen.
DO: Chronisches Glaukom: 2-4mal tgl. 1 Tropfen.
Akuter Glaukomanfall: Innerhalb von 1 Stunde 2-3mal 1 Tropfen. Nach Erreichen des erforderlichen Druckes Tropfen an beiden Augen applizieren. Nicht weiterbehandeln, wenn sich unter Pilocarpin- Augentropfen die Pupille nicht verengt. MTD 1 Tropfen alle 15 min für 1-2 Std., dann stündlich für 4-6 Std. Keine Untersuchungen an Kindern und Jugendlichen.
GA: Malignes Glaukom, linsenbedingte Sekundärglaukome, Rubeosis iridis, nach Glaukom-Drainage-Operationen; Erkrankungen, bei denen eine Pupillenverengung unerwünscht ist (Iritis, Uveitis).
SST: Nutzen/Risiko-Abwägung.
NW: Sehstörungen (Kurzsichtigkeit), lokale Reizung, Augenerkrankungen, Kopfschmerzen, Allergien, systemische parasympathomimetische Effekte (Erbrechen, Bronchialspasmen, Krämpfe).
WW: Vorsicht: Wirkungsminderung durch Parasympatholytika, Antihistaminika, Antipsychotika, Chinidin, Procainamid. Verstärkung durch Cholinesterase- hemmer. Depolarisierende Muskelrelaxantien, orale Parasympathominetika verstärkt, stabilisierende Muskelrelaxantien abgeschwächt. Aufhebung der Mydriasis von Sympathomimetika. Andere Augendrucksenker verstärkt, Herzglykoside (verstärkt negativ chronotrop).
WH: Untersuchungen: Augeninnendruck, Hornhaut (Spaltlampe). Vorsicht bei Asthma bronchiale, Herzinsuffizienz, Schilddrüsenüberfunktion, Magen/ Darm-Ulzera, Blasenentleerungsstörungen, Parkinson, Patienten ohne Alterssichtigkeit, Netzhautablösung, Schäden der Kornea oder Konjunktiva.
Unwirksam bei Mydriasis durch Antimuskarine. Verkehrshinweis, Kontakt- linsen vor dem Einbringen herausnehmen und erst nach 15 min wieder einsetzen. Bei Intoxikation Antidot Atropinsulfat i.v., bei Krämpfen Diazepam.
PG: 10 G * (EKO: N) [€ 9,45]

Pilocarpin Puroptal - Augentropfen 2% — 47G01
(Z.Nr. 0-10759) RP. P. — S01EB01
ZI: Agepha Pharma, Senec, Slowakei
Z: 1 g (= ca. 30 Tropfen) enthält: Pilocarpin hydrochlorid 20 mg, Benzalkonium chlorid 0,2 mg, Hydroxypropylmethylcellulose, Natriumchlorid, Kaliumchlorid, Magnesiumchlorid-6-Wasser, Calcium chlorid-2-Wasser, Wasser für Injektionszwecke.
Kurzinformation: siehe Pilocarpin Puroptal - Augentropfen 1%, → S. 1108
PG: 10 G (2) (EKO: G) [€ 13,75]

🐾 *Pimobendan "Boehringer" 1,25 mg - Kautabletten für Hunde* — 821A, 821C
(Z.Nr. 8-00740) RP. P. nicht im Handel. — QC01CE90

🐾 *Pimobendan "Boehringer" 2,5 mg - Kautabletten für Hunde* — 821A, 821C
(Z.Nr. 8-00742) RP. P. nicht im Handel. — QC01CE90

🐾 *Pimobendan "Boehringer" 5 mg - Kautabletten für Hunde* — 821A, 821C
(Z.Nr. 8-00741) RP. P. nicht im Handel. — QC01CE90

🐾 *Pimotab 1,25 mg - Kautabletten für Hunde* — 821A, 821C
(Z.Nr. 8-39432) RP. P. nicht im Handel. — QC01CE90

🐾 *Pimotab 2,5 mg - Kautabletten für Hunde* — 821A, 821C
(Z.Nr. 8-39433) RP. P. nicht im Handel. — QC01CE90

🐾 *Pimotab 5 mg - Kautabletten für Hunde* — 821A, 821C
(Z.Nr. 8-39434) RP. P. nicht im Handel. — QC01CE90

🐾 *Pimotab 10 mg - Kautabletten für Hunde* — 821A, 821C
(Z.Nr. 8-39435) RP. P. nicht im Handel. — QC01CE90

🐾 *Pimotab 15 mg - Kautabletten für Hunde* — 821A, 821C
(Z.Nr. 8-39436) RP. P. nicht im Handel. — QC01CE90

Pioglitazon Accord 15 mg - Tabletten — 06B04
(Z.Nr. EU/1/11/722/*) NR. P. — A10BG03
ZI: Accord Healthcare, Barcelona, Spanien
Z: 1 Tablette enthält: Pioglitazon 15 mg (entspr. Pioglitazon hydrochlorid), Carmellose calcium, Hydroxypropylcellulose, Lactose monohydrat 37,24 mg, Magnesium stearat.
EW: Orales Antidiabetikum.
AG: Mittel 2. oder 3. Wahl bei Typ 2 Diabetes mellitus als Monotherapie oder in Kombination mit Insulin oder Metformin und/oder einem Sulfonylharnstoff.
AA: Mit einem Glas Wasser schlucken. Keine Daten an Kindern und Jugendlichen.
DO: 1mal tgl. 15-30(-45) mg. Keine Daten an Kindern und Jugendlichen.
GA: Herzinsuffizienz, Leberschäden, diabetische Ketoazidose, Blasenkrebs, nicht abgeklärte Hämaturie.
SST: Nicht anwenden.
NW: Infektionen, Hypästhesie, Gewichtszunahme, periphere Ödeme, Herzinsuffizienz, Sehstörungen, Knochenbrüche, Blasenkrebs.
WW: Vorsicht: Gemfibrozil, Rifampicin.
WH: 3 bis 6 Monate nach Behandlungsbeginn Nutzen/Risiko der Therapie überprüfen. Auf Ödeme, Risiko für Harnblasenkrebs, Frakturrisiko achten.
Kontrollen: Leber, Körpergewicht, Blutbild, Blutzucker, Augen. Verkehrshinweis (Sehstörungen).
PG: 30 ST IND (EKO: G) [€ 13,65]

Pioglitazon Accord 30 mg - Tabletten — 06B04
(Z.Nr. EU/1/11/722/*) NR. P. — A10BG03
ZI: Accord Healthcare, Barcelona, Spanien
Z: 1 Tablette enthält: Pioglitazon 30 mg (entspr. Pioglitazon hydrochlorid), Carmellose calcium, Hydroxypropylcellulose, Lactose monohydrat 74,46 mg, Magnesium stearat.
Kurzinformation: siehe Pioglitazon Accord 15 mg - Tabletten, → S. 1109
PG: 30 ST IND (EKO: G) [€ 13,65]

Pioglitazon Accord 45 mg - Tabletten — 06B04
(Z.Nr. EU/1/11/722/*) NR. P. — A10BG03
ZI: Accord Healthcare, Barcelona, Spanien
Z: 1 Tablette enthält: Pioglitazon 45 mg (entspr. Pioglitazon hydrochlorid), Carmellose calcium, Hydroxypropylcellulose, Lactose monohydrat 111,7 mg, Magnesium stearat.
Kurzinformation: siehe Pioglitazon Accord 15 mg - Tabletten, → S. 1109
PG: 30 ST IND (EKO: G) [€ 13,65]

Pioglitazon G.L. 15 mg - Tabletten — 06B04
(Z.Nr. 1-31287) RP. P. nicht im Handel. — A10BG03

Pioglitazon G.L. 30 mg - Tabletten — 06B04
(Z.Nr. 1-31290) RP. P. nicht im Handel. — A10BG03

Pioglitazon G.L. 45 mg - Tabletten — 06B04
(Z.Nr. 1-31292) RP. P. nicht im Handel. — A10BG03

Pioglitazon Hexal 15 mg - Tabletten — 06B04
(Z.Nr. 1-30918) NR. P. — A10BG03
ZI: Hexal Pharma, Wien
Z: 1 Tablette enthält: Pioglitazon 15 mg, (entspr. Pioglitazon hydrochlorid), Lactose monohydrat 77 mg, Hydroxypropylcellulose, Carmellose calcium, Magnesium stearat.
Kurzinformation: siehe Pioglitazon Accord 15 mg - Tabletten, → S. 1109
PG: 30 ST IND (EKO: G) [€ 14,30]

Pioglitazon Hexal 30 mg - Tabletten — 06B04
(Z.Nr. 1-30919) NR. P. — A10BG03
ZI: Hexal Pharma, Wien
Z: 1 Tablette enthält: Pioglitazon 30 mg, (entspr. Pioglitazon hydrochlorid), Lactose monohydrat 154 mg, Hydroxypropylcellulose, Carmellose calcium, Magnesium stearat.
Kurzinformation: siehe Pioglitazon Accord 15 mg - Tabletten, → S. 1109
PG: 30 ST IND (EKO: G) [€ 14,30]

Pioglitazon Hexal 45 mg - Tabletten — 06B04
(Z.Nr. 1-30920) NR. P. — A10BG03
ZI: Hexal Pharma, Wien
Z: 1 Tablette enthält: Pioglitazon 45 mg, (entspr. Pioglitazon hydrochlorid), Lactose monohydrat 231 mg, Hydroxypropylcellulose, Carmellose calcium, Magnesium stearat.
Kurzinformation: siehe Pioglitazon Accord 15 mg - Tabletten, → S. 1109
PG: 30 ST IND (EKO: G) [€ 14,30]

Pioglitazon Teva 15 mg - Tabletten — 06B04
(Z.Nr. EU/1/12/757/*) NR. P. — A10BG03
ZI: Teva, Haarlem, Niederlande
Z: 1 Tablette enthält: Pioglitazon 15 mg (entspr. Pioglitazon

hydrochlorid), Mannitol, Carmellose calcium, Hyprolose, Magnesium stearat.
Kurzinformation: siehe Pioglitazon Accord 15 mg - Tabletten, → S. 1109
PG: 28 ST IND (EKO: G) [€ 13,00]

Pioglitazon Teva 30 mg - Tabletten 06B04
(Z.Nr. EU/1/12/757/*) NR. P. A10BG03
ZI: Teva, Haarlem, Niederlande
Z: 1 Tablette enthält: Pioglitazon 30 mg (entspr. Pioglitazon hydrochlorid), Mannitol, Carmellose calcium, Hyprolose, Magnesium stearat.
Kurzinformation: siehe Pioglitazon Accord 15 mg - Tabletten, → S. 1109
PG: 28 ST IND (EKO: G) [€ 13,00]

Pioglitazon Teva 45 mg - Tabletten 06B04
(Z.Nr. EU/1/12/757/*) NR. P. A10BG03
ZI: Teva, Haarlem, Niederlande
Z: 1 Tablette enthält: Pioglitazon 45 mg (entspr. Pioglitazon hydrochlorid), Mannitol, Carmellose calcium, Hyprolose, Magnesium stearat.
Kurzinformation: siehe Pioglitazon Accord 15 mg - Tabletten, → S. 1109
PG: 28 ST IND (EKO: G) [€ 13,00]

Pioglitazon Teva Pharma 15 mg - Tabletten 06B04
(Z.Nr. EU/1/12/758/*) NR. P. nicht im Handel. A10BG03

Pioglitazon Teva Pharma 30 mg - Tabletten 06B04
(Z.Nr. EU/1/12/758/*) NR. P. nicht im Handel. A10BG03

Pioglitazon Teva Pharma 45 mg - Tabletten 06B04
(Z.Nr. EU/1/12/758/*) NR. P. nicht im Handel. A10BG03

Pioglitazone Actavis 15 mg - Tabletten 06B04
(Z.Nr. EU/1/12/755/*) NR. P. nicht im Handel. A10BG03

Pioglitazone Actavis 30 mg - Tabletten 06B04
(Z.Nr. EU/1/12/755/*) NR. P. nicht im Handel. A10BG03

P

Pioglitazone Actavis 45 mg - Tabletten 06B04
(Z.Nr. EU/1/12/755/*) NR. P. nicht im Handel. A10BG03

Piperacillin/Tazobactam Astro 4,0 g/0,5 g - Pulver zur Herstellung einer Infusionslösung 34A06
(Z.Nr. 1-28159-P1) NR. P. Parallelimport. nicht im Handel. J01CR05

Piperacillin/Tazobactam Ibigen 2 g/0,25 g - Pulver zur Herstellung einer Infusionslösung 34A06
(Z.Nr. 1-27551) NR. P. nicht im Handel. J01CR05

Piperacillin/Tazobactam Ibigen 4 g/0,5 g - Pulver zur Herstellung einer Infusionslösung 34A06
(Z.Nr. 1-27552) NR. P. n.l. J01CR05
ZI: Ibigen, Aprilia, Italien
Z: 1 Durchstechflasche enthält: Piperacillin 4 g (entspr. Piperacillin natrium), Tazobactam 0,5 g (entspr. Tazobactam natrium) (entspr. Natrium 216 mg) (entspr. → 9,39 mmol).
PG: 10 ST * (EKO: N) [€ 283,60 n.l.]

Piperacillin/Tazobactam Kabi 4 g/0,5 g - Pulver zur Herstellung einer Infusionslösung 34A06
(Z.Nr. 1-27840) NR. P. J01CR05
ZI: Fresenius Kabi Austria, Graz
Z: 1 Durchstechflasche enthält: Piperacillin 4 g (entspr. Piperacillin natrium), Tazobactam 0,5 g (entspr. Tazobactam natrium), (entspr. Natrium 224 mg), (entspr. → 9,7 mmol).
EW: Antibiotische Kombination.
AG: Infektionen durch Betalaktamase produzierende Bakterien: Nosokomiale Pneumonien, komplizierte Harnwegsinfekte, intraabdominelle Infektionen (auch bei Kindern ab 2 Jahren), Haut und Weichteile, Infektionen bei neutropenischen Erwachsenen und Kindern (ab 2 Jahren).
AA: Langsame i.v. Injektion und Infusion.
DO: ED 4000/500 mg alle 8 Std., bei Neutropenie alle 6 Std.
Kinder ab 2 Jahren: Intraabdominelle Infektionen: 100/12,5 mg/kg KG alle 8 Std.; Neutropenie: 80/10 mg/kg KG alle 6 Std. Dosisreduktion bei Nierenschäden.
GA: Anamnestisch bekannte schwere Beta-Laktam-Allergie.
SST: Nutzen/Risiko-Abwägung.
NW: Candida-Superinfektionen, Blut, Überempfindlichkeit, ZNS, Kreislauf, Magen/Darm, Leber, Haut (auch schwere Reaktionen), Niere, Fieber, lokale Reaktionen.
WW: Vorsicht: Antikoagulantien (Gerinnung kontrollieren), Vecuronium (Verlängerung der neuromuskulären Blockade), Methotrexat (Spiegel überwachen), Labor.
WH: Vorsicht bei Niereninsuffizienz oder Dialyse. Auf Überempfindlichkeit, schwere Durchfälle, Superinfektionen achten. Kontrollen: Blutbild, Gerinnung, Elektrolyte (Kalium). Verkehrshinweis.
PG: 10 ST * (EKO: N) [€ 410,70]

Piperacillin/Tazobactam Noridem 2 g/0,25 g - Pulver zur Herstellung einer Infusionslösung 34A06
(Z.Nr. 1-31011) NR. P. nicht im Handel. J01CR05

Piperacillin/Tazobactam Noridem 4 g/0,5 g - Pulver zur Herstellung einer Infusionslösung 34A06
(Z.Nr. 1-31012) NR. P. nicht im Handel. J01CR05

Piperacillin/Tazobactam Sandoz 4,0 g/0,5 g - Pulver zur Herstellung einer Infusionslösung 34A06
(Z.Nr. 1-27822) NR. P. J01CR05
ZI: Sandoz, Kundl
Z: 1 Durchstechflasche enthält: Piperacillin 4 g (entspr. Piperacillin natrium), Tazobactam 0,5 g (entspr. Tazobactam natrium) (entspr. Natrium 217 mg) (entspr. → 9,44 mmol).
Kurzinformation: siehe Piperacillin/Tazobactam Kabi 4 g/0,5 g - Pulver zur Herstellung einer Infusionslösung, → S. 1110
PG: 10 ST * (EKO: N) [€ 389,95]

Piperacillin/Tazobactam Stravencon 4 g/0,5 g - Pulver zur Herstellung einer Infusionslösung 34A06
(Z.Nr. 1-35758) NR. P. nicht im Handel. J01CR05

Pipetazan 4,0 g/0,5 g - Pulver zur Herstellung einer Infusionslösung 34A06
(Z.Nr. 1-28159-P2) NR. P. Parallelimport. J01CR05
V: Astro-Pharma, Wien
Z: 1 Durchstechflasche enthält: Piperacillin 4 g (entspr. Piperacillin natrium), Tazobactam 0,5 g (entspr. Tazobactam natrium) (entspr. Natrium 204 mg) (entspr. → 8,87 mmol).
PG: 10 ST * (EKO: N) [€ 286,80]

Pipitaz 4,0 g/0,5 g - Trockenstechampullen 34A06
(Z.Nr. 1-28159) NR. P. J01CR05
ZI: Astro-Pharma, Wien
Z: 1 Durchstechflasche enthält: Piperacillin 4 g (entspr. Piperacillin natrium), Tazobactam 0,5 g (entspr. Tazobactam natrium) (entspr. Natrium 204 mg) (entspr. → 8,87 mmol).
Kurzinformation: siehe Piperacillin/Tazobactam Kabi 4 g/0,5 g - Pulver zur Herstellung einer Infusionslösung, → S. 1110
PG: 10 ST * (EKO: N) [€ 286,80]

▼ Piqray 50 mg + 200 mg - Filmtabletten 55G
(Z.Nr. EU/1/20/1455/*) NR. P. L01EM03
ZI: Novartis Europharm, Dublin, Irland
Z: 1 Filmtablette enthält: Filmtablette, hellrosa: Alpelisib 50 mg; Filmtablette, hellrot: Alpelisib 200 mg, Tablettenkern: Cellulose, mikrokristalline, Mannitol, Carboxymethylstärke, Natrium Typ A, Hypromellose, Magnesium stearat (pflanzlich); Filmüberzug: Hypromellose, Eisen(III)-oxid, Eisen(II,III)-oxid, Titandioxid, Macrogol 4000, Talkum.
EW: Antineoplastisch; α-spezifischer Phosphatidylinositol-3-Kinase (PI3Kα)-Hemmer der Klasse I.
AG: Mammakarzinom.
In Kombination mit Fulvestrant zur Behandlung von postmenopausalen Frauen und Männern mit einem Hormonrezeptor (HR)-positiven, humanen epidermalen Wachstumsfaktor-Rezeptor-2 (HER2)-negativen, lokal fortgeschrittenen oder metastasierten Mammakarzinom mit PIK3CA-Mutation bei Fortschreiten der Erkrankung nach endokriner Therapie als Monotherapie.
AA: Unzerkaut unmittelbar nach einer Mahlzeit einnehmen.
DO: 1mal tgl. 300 mg Alpelisib (= MTD) in Kombination mit Fulvestrant (500 mg i.m. an den Tagen 1, 15 und 29 und danach einmal monatlich).
Dosisanpassung bei schweren NW siehe AC-Fachinformation.
Keine Daten an Kindern und Jugendlichen.
SST: Gegenanzeige. Zuverlässige Kontrazeption für Frauen im gebärfähigen Alter und für männliche Patienten bis mindestens 1 Woche nach Therapieende erforderlich.
NW: Schwere Überempfindlichkeit, schwere Hyperglykämie, Ketoazidose, schwere Hautreaktionen, Alopezie, Blutbild, Ermüdung, Harnwegsinfektionen, Kopfschmerzen, Pneumonitis, Magen/Darm (schwere Diarrhö), Osteonekrose des Kiefers, Gewichtsverlust, Sehstörungen, Labor.

WW: Vorsicht: Bisphosphonate, Denosumab, BCRP-Inhibitoren (z. B. Eltrombopag, Lapatinib, Pantoprazol), Rifampicin, Ribociclib, Encorafenib, Warfarin, Bupropion. P-gp-Substrate.
WH: Therapie nur für Patienten mit PIK3CA-Mutation. Vorsicht bei schweren Nierenschäden. Kontrollen: Nüchternglukose, HbA1c. Verkehrshinweis.
PG: 56 ST * (EKO: N) [€ 4.597,45]

▼ Piqray 150 mg - Filmtabletten 55G

(Z.Nr. EU/1/20/1455/*) NR. P. L01EM03
ZI: Novartis Europharm, Dublin, Irland
Z: 1 Filmtablette enthält: Alpelisib 150 mg, Tablettenkern: Cellulose, mikrokristalline, Mannitol, Carboxymethylstärke, Natrium Typ A, Hypromellose, Magnesium stearat (pflanzlich); Filmüberzug: Hypromellose, Eisen(III)-oxid, Eisen(II,III)-oxid, Titandioxid, Macrogol 4000, Talkum.
Kurzinformation: siehe Piqray 50 mg + 200 mg - Filmtabletten, → S. 1110
PG: 56 ST * (EKO: N) [€ 4.597,45]

▼ Piqray 200 mg - Filmtabletten 55G

(Z.Nr. EU/1/20/1455/*) NR. P. L01EM03
ZI: Novartis Europharm, Dublin, Irland
Z: 1 Filmtablette enthält: Alpelisib 200 mg, Tablettenkern: Cellulose, mikrokristalline, Mannitol, Carboxymethylstärke, Natrium Typ A, Hypromellose, Magnesium stearat (pflanzlich); Filmüberzug: Hypromellose, Eisen(III)-oxid, Eisen(II,III)-oxid, Titandioxid, Macrogol 4000, Talkum.
Kurzinformation: siehe Piqray 50 mg + 200 mg - Filmtabletten, → S. 1110
PG: 28 ST * (EKO: N) [€ 4.597,45]

Piritramid-hameln 7,5 mg/ml - Injektionslösung 02A03

(Z.Nr. 1-30412) NR. SG. P. N02AC03
ZI: hameln pharma, Hameln, Deutschland
Z: 1 ml Injektionslösung enthält: Piritramid 7,5 mg, Weinsäure, Wasser für Injektionszwecke.
EW: Opiod-Analgetikum.
AG: Starke und stärkste Schmerzen.
AA: I.m., s.c. oder i.v.
DO: ED 15-30 mg s.c. oder i.m. bzw. 7,5-22,5 mg langsam i.v. Kinder: ED 0,05-0,2 mg/kg KG i.m. oder s.c. bzw. 0,05-0,1 mg/kg KG i.v.
ED bei nachlassender analgetischer Wirkung alle 6-8 Std. wiederholen. Dosiserhöhungen vorsichtig durchführen.
GA: Atemdepression, Koma.
SST: Zwingende Indikationsstellung; Entzugserscheinungen beim Neugeborenen möglich. Stillen 24 Std. unterbrechen.
NW: Tachykardie, Hypotonie, Stupor, Sedierung, Schwindel, Magen/Darm, Haut, Ateminsuffizienz, Entzugssymptome beim Absetzen.
WW: Wird über CYP3A4 metabolisiert, CYP3A4- Hemmer erhöhen Risiko für Atemdepression. MAO-Hemmer (mindestens 14 Tage vor Piritramid absetzen). Besondere Vorsicht: Benzodiazepine (Atemdepression). Vorsicht: Andere ZNS-Dämpfer, Alkohol. Serotonerge Arzneimittel (Serotoninsyndrom). CYP3A4- Hemmer erhöhen Piritramid- Konzentration. Pentazocin antagonisiert Wirkungen von Piritramid.
GE: Physische und psychische Abhängigkeit möglich.
WH: Vorsicht bei allen Zuständen, bei denen die Anwendung von Opiaten kritisch ist: Akute Alkoholintoxikation, Konvulsionen, Kopfverletzungen, eingeschränkte Atemfunktion, erhöhter Hirndruck, Hypothyreose, Nebennierenrindeninsuffizienz, Prostatahypertrophie, ältere Patienten, reduzierter Allgemeinzustand, Bradykardie, Leber- oder Nierenschäden. Strenger Verkehrshinweis für mindestens 24 Stunden. Bei hohen Dosen Ausrüstung für Intubation und Beatmung bereithalten.
Bei Überdosierung Atemdepression; Antidot Opioidantagonisten.
PG: 1ML 10 ST * (EKO: N) [€ 11,65], **2ML** 10 ST * (EKO: N) [€ 14,20], **6ML** 10 ST * (EKO: N) [€ 37,50]

Piroxistad 20 mg Tabs - lösbare Tabletten 13B04

(Z.Nr. 1-21607) RP. P. M01AC01
ZI: Stada Arzneimittel, Wien
Z: 1 lösbare Tablette enthält: Piroxicam 20 mg, Cellulose, mikrokristalline, Crospovidon, Lactose monohydrat 156 mg, Magnesium stearat, Natriumdodecylsulfat (entspr. Natrium < 1 mmol).
EW: Nichtsteroidales Antiphlogistikum (Oxicam), Serumhalbwertszeit 50 (30-60) Stunden.
AG: Aktivierte Arthrose, rheumatoide Arthritis, M.Bechterew (nicht 1. Wahl).
AA: Zu den Mahlzeiten unzerkaut mit Flüssigkeit.
DO: TD (10-)20 mg, MTD 20 mg.
Dosisreduktion bei schweren Leber- oder Nierenschäden.
GA: Kreuzallergie mit Acetylsalizylsäure und anderen nichtsteroidalen Anti- rheumatika, schwere Allergieanamnese, frische Magen-Darm-Ulcera, gastrointestinale Blutungen oder Perforationen in der Anamnese, Blu- tungsneigung. Blutbildungsstörungen, schwere Leber-, Nieren-, Herz- insuffizienz, Kinder und Jugendliche.
SST: Gegenanzeige; Verzögerung des Geburtsvorganges.
NW: Gastrointestinal (Ulcera, Perforationen, Blutungen), ZNS, Ödeme, Rash, Pruritus. Allergien (Bronchospasmus, Anaphylaxie, Angioödem), Nieren- insuffizienz, Hepatitis, Störungen der Hämatopoese, Ödeme, Bluthochdruck, Herzinsuffizienz, Stoffwechsel, grippeartige Symptome. Alopecie, Stevens-Johnsons- oder Lyell-Syndrom, Schock, Herzschwäche, Pankreatitis.
WW: Sulfonylharnstoffe (Hypoglykämie), Lithium, Zytostatika (Toxizität), Kortikoide und Gerinnungshemmer (Blutungsneigung), Antihypertensiva und Diuretika (Wirkungsverminderung, Hyperkaliämie), Alkohol, Antidiabetika, Phenytoin, Ciclosporin.
WH: Nicht gleichzeitig mit anderen NSARs anwenden. Vorsicht bei Porphyrie, Asthma, Hypertonie. Auf Magen/Darm-Komplikationen, kardio- und zerebro- vaskuläre Ereignisse, schwere Hautreaktionen achten. Dosis nicht über- schreiten. Verkehrshinweis. Kontrollen: Blut, Leber, Niere, Augen.
Bei Überdosierung Tierkohle.
PG: 10 ST (2) (EKO: G) [€ 5,75], 30 ST (EKO: G) [€ 13,25]

🐾 *Pirsue 5 mg/ml - Lösung zur intramammären Anwendung* 801AZ
(Z.Nr. EU/2/00/027/*) RP. P. VNW. nicht im Handel. QJ51FF90

Pixuvri 29 mg - Pulver für ein Konzentrat zur Herstellung einer Infusionslösung 55B

(Z.Nr. EU/1/12/764/*) NR. P. E. L01DB11
ZI: Les Laboratoires Servier, Suresnes Cedex, Frankreich
Z: 1 Durchstechflasche enthält: Pixantron 29 mg (entspr. Pixantron dimaleat), Natriumchlorid (entspr. Natrium 39 mg), Lactose monohydrat, Natriumhydroxid zur pH-Wert-Einstellung, Salzsäure zur pH-Wert-Einstellung.
EW: Antineoplastisch.
AG: Aggressives Non-Hodgkin-B-Zell-Lymphom.
AA: Langsam i.v. (über mindestens 60 Minuten), nicht intrathekal oder paravenös.
DO: 50 mg Base/m² KOF an den Tagen 1, 8, 15 von bis zu sechs 28-Tage-Zyklen.
Dosisanpassung je nach Myelosuppression. Keine Daten an Kindern und Jugendlichen.
GA: Schwere Knochenmarkdepression, schwere Leberschäden.
SST: In der Schwangerschaft nicht empfohlen, Stillen unterbrechen. Kontrazeption für Frauen und Männer bis 6 Monate nach der Behandlung erforderlich.
NW: Knochenmark, Herz, Magen/Darm, Atemwege, Haut, Niere, Knochenschmerzen, ZNS; Augen, sekundäre Malignome, Untersuchungen.
WW: Kontraindiziert: Lebendimpfstoffe.
WH: Kontrollen: Blutbild, Bilirubin, Kreatinin, Herz (LVEF).
PG: 1 ST * (EKO: N) [€ 1.011,95]

PK-Merz-Schoeller 100 mg - Filmtabletten 12C

(Z.Nr. 0-15018) RP. P. N04BB01
ZI: Merz Pharma Austria, Wien
Z: 1 Filmtablette enthält: Amantadin sulfat 100 mg (entspr. 1-Adamantanaminsulfat), Kern: Lactose 108,4 mg, Cellulose, mikrokristalline, Kartoffelstärke, Gelatine, Polyvidon, Talk, Magnesium stearat, Siliciumdioxid, hochdisperses, Carboxymethyl cellulose natrium; Überzug: (entspr. Eudragit E 100) (entspr. Gelborange S) (entspr. Titandioxid) (entspr. Talk) (entspr. Magnesium stearat).
EW: Erhöht Verfügbarkeit von Dopamin.
AG: Parkinson, extrapyramidale Symptome durch Neuroleptika.
AA: Unzerkaut mit etwas Flüssigkeit nach dem Essen einnehmen. Letzte Tagesdosis nicht nach 16 Uhr.
DO: TD in den ersten 4-7 Tagen 1 FT, wöchentlich um 1 FT steigern, Erhaltungsdosis 2mal tgl. 1-3 FT.
Dosisreduktion bei Nierenschäden. Kein Nutzen bei Kindern und Jugendlichen.
GA: Schwere Herzschäden (Arrhythmien), Kardiomyopathien, Hypokaliämie, Hypomagnesiämie.
SST: Gegenanzeige.
NW: Magen/Darm, ZNS, Impulskontrollstörungen, Herz (Arrhythmien), Haut, Auge.
WW: Gleichzeitige Anwendung vermeiden: Budipin oder andere QT-verlängernde Arzneimittel, Diuretika, Alkohol.
Vorsicht: L-Dopa, Neuroleptika, Memantin, Anticholinergika, indirekte zentrale Sympathomimetika, Benzodiazepine, trizyklische Thymoleptika.
WH: Kontrollen: EKG, QT-Zeit, Elektrolyte (Kalium, Magnesium). Vorsicht bei Prostatahypertrophie, Engwinkelglaukom, Leber- oder

Nierenschäden, Delirien, Anfallsleiden. Verkehrshinweis.
Bei Überdosierung Physostigmin i.v. (1-2 mg alle 2 Std., bei Kindern 0,5 mg 2mal in Abständen von 5-10 min. bis max. 2 mg).
PG: 30 ST (2) (EKO: G) [€ 7,25], 100 ST (EKO: G) [€ 18,85]

PK-Merz-Schoeller 0,4 mg/ml - Infusionslösung 12C

(Z.Nr. 0-15234) RP. P. N04BB01
ZI: Merz Pharma Austria, Wien
Z: 1 Plastikinfusionsflasche mit 500 ml enthält: Amantadin sulfat 200 mg, Natriumchlorid, Wasser für Injektionszwecke.
EW: Erhöht Verfügbarkeit von Dopamin.
AG: Intensiv- und Initialbehandlung der akinetischen Krise bei akuter Verschlechterung der Parkinsonsymptomatik.
Vigilanzminderung bei postkomatösen Zuständen unterschiedlicher Genese im Rahmen eines therapeutischen Gesamtkonzeptes unter stationären Bedingungen.
AA: I.v. Tropfinfusion (3 Std. für 500 ml).
DO: **Parkinson:** TD 1-3mal 500 ml (200 mg) oder 2-6mal 250 ml.
Vigilanzminderung: TD 500 ml (200 mg) über 3-5 Tage, Fortsetzung oral.
Dosisreduktion bei Nierenschäden.
Kein relevanter Nutzen für Kinder und Jugendliche.
GA: Schwere Herzschäden (Arrhythmien), Kardiomyopathien, Hypokaliämie, Hypomagnesiämie.
SST: Gegenanzeige.
NW: Magen/Darm, ZNS, Impulskontrollstörungen, Herz (Arrhythmien), Haut, Auge.
WW: Gleichzeitige Anwendung vermeiden: Budipin oder andere QT-verlängernde Arzneimittel, Diuretika, Alkohol.
Vorsicht: L-Dopa, Neuroleptika, Memantin, Anticholinergika, indirekte zentrale Sympathomimetika, Benzodiazepine, trizyklische Thymoleptika.
WH: Kontrollen: EKG, QT-Zeit, Elektrolyte (Kalium, Magnesium). Vorsicht bei Prostatahypertrophie, Engwinkelglaukom, Leber- oder Nierenschäden, Delirien, Anfallsleiden. Verkehrshinweis.
Bei Überdosierung Physostigmin i.v. (1-2 mg alle 2 Std., bei Kindern 0,5 mg 2mal in Abständen von 5-10 min. bis max. 2 mg).
PG: 1 ST * (EKO: N) [€ 30,30], 10 ST * (EKO: N) [€ 210,95]

Planta Lax Tee - Arzneitee im Filterbeutel 42J04

(Z.Nr. 0-16124) RPF. P. A06AB56
ZI: Hoeveler Mag., Wien
Z: 1 Filterbeutel enthält: Sennesblätter 0,6 g, Sennesfrüchte 0,5 g, Faulbaumrinde 0,34 g, Brombeerblätter, Kamillenblüten, Bitterer Fenchel, Koriander.
EW: Laxans.
AG: Kurzfristig bei Obstipation.
AA: 1 Filterbeutel mit ¼ Liter kochendem Wasser überbrühen, 3-4 Minuten ziehen lassen, trinken.
DO: ED 1 Filterbeutel. MTD 3 Filterbeutel. Nicht für Kinder.
GA: Darmverschluss, akut-entzündliche Erkrankungen des Darmes, abdominale Schmerzen unbekannter Ursache.
SST: Gegenanzeige.
NW: Magen/Darm (Durchfall), in hohen Dosen Elektrolytverluste (Kalium), Nierenschäden, Überempfindlichkeit.
WW: Bei Missbrauch Kaliummangel: Herzglykoside, Antiarrhythmika, Chinidin, QT-verlängernde Arzneimittel, Diuretika, Kortikoide, Süßholzwurzel.
GE: Möglich.
WH: Ohne ärztliche Anordnung max. 1-2 Wochen anwenden.
PG: 20 ST * (EKO: N) [€ 4,80]

Plasma Protein Lösung 5% - Infusionsflasche 20G01
(Z.Nr. 2-00275) NR. P. nicht im Handel. B05AA01

Plasmalyt - Infusionslösung 37A01
(Z.Nr. 1-26225) RP. P. nicht im Handel. B05BB01

Plavix 75 mg - Filmtabletten 20B

(Z.Nr. EU/1/98/069/*) RP. P. B01AC04
ZI: Sanofi-Aventis Groupe, Paris, Frankreich
Z: 1 Filmtablette enthält: Clopidogrel 75 mg (entspr. Clopidogrel hydrogensulfat), Kern: Mannitol, Macrogol 6000, Cellulose, mikrokristalline, Rizinusöl, hydriertes 3,3 mg, Hyprolose (5,0-16,0% Hydroxypropoxygruppen); Überzug: Lactose 3 mg (entspr. Lactose monohydrat), Hypromellose, Triacetin, Titandioxid, Eisen(III)-oxid; Poliermittel: (entspr. Carnaubawachs).
EW: Thrombozytenaggregationshemmer; ADP-Rezeptorantagonist.
AG: - Sekundärprävention atherothrombotischer Ereignisse bei Herzinfarkt (wenige Tage bis weniger als 35 Tage zurückliegend), ischämischem Schlaganfall (7 Tage bis weniger als 6 Monate zurückliegend) oder peripherer arterieller Verschlusskrankheit.
- Akutes Koronarsyndrom ohne ST-Strecken-Hebung, einschließlich Stentimplantation, in Kombination mit ASS.
- Akuter Myokardinfarkt mit ST-Strecken-Hebung, in Kombination mit ASS.
- Prävention atherothrombotischer und thromboembolischer Ereignisse bei Vorhofflimmern (in Kombination mit tgl. 75 bis 100 mg ASS).
AA: Oral unabhängig von den Mahlzeiten einnehmen.
DO: 1mal tgl. 75 mg.
Akutes Koronarsyndrom oder Myokardinfarkt: einmalig 300 mg, dann 1mal tgl. 75 mg (in Kombination mit tgl. 75 bis 325 mg ASS).
Bei Kindern und Jugendlichen nicht anwenden.
GA: Schwere Leberschäden, akute Blutungen.
SST: Nicht anwenden.
NW: Blutungen, erworbene Hämophilie, Blutbild (Neutropenie, Thrombopenie), Magen/Darm (Diarrhoe, Ulcera), Haut (auch schwere Reaktionen), ZNS, allergische Kreuzreaktionen gegen Ticlopidin oder Prasugrel, sehr selten allergische vasospastische Angina/allergischer Myokardinfarkt, thrombotisch-thrombozytopenische Purpura.
WW: Nicht empfohlen: Orale Antikoagulanzien.
Vorsicht: Arzneimittel mit Blutungsrisiko: Acetylsalizylsäure, Fibrinolytika, Heparin, NSAR, SSRIs. CYP2C19 Hemmer (z.B. Protonenpumpenhemmer) vermindern Wirksamkeit von Clopidogrel. (Es)omeprazol nicht empfohlen. CYP2C8-Substrate (Repaglinid, Paclitaxel).
Kreuzreaktion mit Thienopyridinen (Ticlopidin, Prasugrel) möglich.
Vorsicht: Opioidagonisten (vermindern Clopidogrel- Resorption).
WH: Keine Daten bei akutem ischämischen Schlaganfall. 7 Tage vor Operationen absetzen. Vorsicht bei Blutungsneigung, Leberschäden, Nierenschäden, gleichzeitiger Anwendung von Arzneimitteln mit erhöhtem Blutungsrisiko (ASS, Heparin, Fibrinolytika, nichtsteroidalen Antiphlogistika). Kreuzreaktionen gegen Thienopyridine (Ticlopidin, Prasugrel) beachten.
PG: 7 ST IND (EKO: G) [€ 4,75], 28 ST IND (2) (EKO: G) [€ 17,80], 84 ST * (EKO: N) [€ 82,95]

Plavix 75 mg - Filmtabletten 20B

(Z.Nr. EU/1/98/069/*) RP. P. Parallelimport. B01AC04
V: EMRAmed Arzneimittel, Trittau, Deutschland
Z: 1 Filmtablette enthält: Clopidogrel 75 mg (entspr. Clopidogrel hydrogensulfat), Kern: Mannitol, Macrogol 6000, Cellulose, mikrokristalline, Rizinusöl, hydriertes 3,3 mg, Hyprolose (5,0-16,0% Hydroxypropoxygruppen); Überzug: Lactose 3 mg (entspr. Lactose monohydrat), Hypromellose, Triacetin, Titandioxid, Eisen(III)-oxid; Poliermittel: (entspr. Carnaubawachs).
PG: 28 ST IND (2) (EKO: G) [€ 17,80]

Plavix 75 mg - Filmtabletten 20B
(Z.Nr. EU/1/98/069/*) RP. P. Parallelimport. B01AC04
nicht im Handel.

Plavix 75 mg - Filmtabletten 20B

(Z.Nr. EU/1/98/069/*) RP. P. Parallelimport. B01AC04
V: Haemato Pharm, Schönefeld, Deutschland
Z: 1 Filmtablette enthält: Clopidogrel 75 mg (entspr. Clopidogrel hydrogensulfat), Kern: Mannitol, Macrogol 6000, Cellulose, mikrokristalline, Rizinusöl, hydriertes 3,3 mg, Hyprolose (5,0-16,0% Hydroxypropoxygruppen); Überzug: Lactose 3 mg (entspr. Lactose monohydrat), Hypromellose, Triacetin, Titandioxid, Eisen(III)-oxid; Poliermittel: (entspr. Carnaubawachs).
PG: 28 ST IND (2) (EKO: G) [€ 17,40], 84 ST * (EKO: N) [€ 81,30]

Plavix 75 mg - Filmtabletten 20B

(Z.Nr. EU/1/98/069/*) RP. P. Parallelimport. B01AC04
n.l.
V: Orifarm, Leverkusen, Deutschland
PG: 84 ST * (EKO: N) [€ 81,30 n.l.]

Plavix 300 mg - Filmtabletten 20B

(Z.Nr. EU/1/98/069/*) RP. P. B01AC04
ZI: Sanofi-Aventis Groupe, Paris, Frankreich
Z: 1 Filmtablette enthält: Clopidogrel 300 mg (entspr. Clopidogrel hydrogensulfat), Kern: Mannitol, Macrogol 6000, Cellulose, mikrokristalline, Rizinusöl, hydriertes 13,2 mg, Hyprolose (5,0-16,0% Hydroxypropoxygruppen); Überzug: Lactose 12 mg (entspr. Lactose monohydrat), Hypromellose, Triacetin, Titandioxid, Eisen(III)-oxid; Poliermittel: (entspr. Carnaubawachs).
Kurzinformation: siehe Plavix 75 mg - Filmtabletten, →S. 1112
PG: 30 ST * (EKO: N) [€ 312,00]

Plegridy 63 Mikrogramm + 94 Mikrogramm - Injektionslösung in einem Fertigpen 33C02, 56C01

(Z.Nr. EU/1/14/934/*) NR. P. E. L03AB13
ZI: Biogen Netherlands, Badhoevedorp, Niederlande
Z: 1 Packung enthält: Fertigpen: Peginterferon beta-1a 63 µg, Fertigpen: Peginterferon beta-1a 94 µg, hergestellt in Ovarialzellen des chinesischen Hamsters (CHO), Natrium acetat-Trihydrat, Essigsäure 99%, Arginin hydrochlorid, Polysorbat 20, Wasser für Injektionszwecke.

EW: Immunstimulans (Interferon).
AG: Schubförmig remittierende Multiple Sklerose.
AA: S.c. (auch zur Selbstinjektion).
DO: Dosis 1: 63 µg. Nach 2 Wochen Dosis 2: 94 µg. Dann alle 2 Wochen 125 µg.
Keine Daten an Kindern und Jugendlichen.
GA: Schwere Depression, Suizidgedanken.
SST: Gegenanzeige. Zuverlässige Kontrazeption erforderlich. Behandlung nicht während der Schwangerschaft beginnen.
NW: Myalgie, Arthralgie, Überempfindlichkeit (auch schwere Reaktionen), lokale Reaktionen, Magen/Darm, Haut, Depression, Suizidgedanken, ZNS (Krämpfe), grippeähnliche Symptome, Untersuchungen (Transaminasenanstieg), Blutbild, pulmonale arterielle Hypertonie.
WW: Vorsicht: Antiepileptika, Antidepressiva.
WH: Vorsicht bei Krämpfen, schweren Herz- oder Lebererkrankungen. Auf Leberschäden, Depression, Suizidgedanken, lokale Reaktionen, nephrotisches Syndrom achten. Kontrollen: Blutbild, Niere, Thrombozyten, Labor. Verkehrshinweis.
PG: 2 ST RE1 (EKO: Y) [€ 1.080,80]

Plegridy 63 Mikrogramm + 94 Mikrogramm - Injektionslösung in einer Fertigspritze 33C02, 56C01
(Z.Nr. EU/1/14/934/*) NR. P. E. L03AB13
ZI: Biogen Netherlands, Badhoevedorp, Niederlande
Z: 1 Packung enthält: Fertigspritze: Peginterferon beta-1a 63 µg, Fertigspritze: Peginterferon beta-1a 94 µg, hergestellt in Ovarialzellen des chinesischen Hamsters (CHO), Natrium acetat-Trihydrat, Essigsäure 99%, Arginin hydrochlorid, Polysorbat 20, Wasser für Injektionszwecke.
Kurzinformation: siehe Plegridy 63 Mikrogramm + 94 Mikrogramm - Injektionslösung in einem Fertigpen, → S. 1112
PG: 2 ST RE1 (EKO: Y) [€ 1.080,80]

Plegridy 125 Mikrogramm - Injektionslösung in einem Fertigpen 33C02, 56C01
(Z.Nr. EU/1/14/934/*) NR. P. E. L03AB13
ZI: Biogen Netherlands, Badhoevedorp, Niederlande
Z: 1 Fertigpen mit 0,5 ml enthält: Peginterferon beta-1a 125 µg, hergestellt in Ovarialzellen des chinesischen Hamsters (CHO), Natrium acetat-Trihydrat, Essigsäure 99%, Arginin hydrochlorid, Polysorbat 20, Wasser für Injektionszwecke.
Kurzinformation: siehe Plegridy 63 Mikrogramm + 94 Mikrogramm - Injektionslösung in einem Fertigpen, → S. 1112
PG: 2 ST RE1 (EKO: Y) [€ 1.080,80]

Plegridy 125 Mikrogramm - Injektionslösung in einem Fertigpen 33C02, 56C01
(Z.Nr. EU/1/14/934/*) NR. P. E.
Parallelimport. L03AB13
V: Abacus Medicine, Copenhagen, Dänemark
Z: 1 Fertigpen mit 0,5 ml enthält: Peginterferon beta-1a 125 µg, hergestellt in Ovarialzellen des chinesischen Hamsters (CHO), Natrium acetat-Trihydrat, Essigsäure 99%, Arginin hydrochlorid, Polysorbat 20, Wasser für Injektionszwecke.
PG: 2 ST RE1 (EKO: Y) [€ 1.075,50]

Plegridy 125 Mikrogramm - Injektionslösung in einem Fertigpen 33C02, 56C01
(Z.Nr. EU/1/14/934/*) NR. P. E.
Parallelimport. nicht im Handel. L03AB13

Plegridy 125 Mikrogramm - Injektionslösung in einem Fertigpen 33C02, 56C01
(Z.Nr. EU/1/14/934/*) NR. P. E.
Parallelimport n.l. L03AB13
V: Orifarm, Leverkusen, Deutschland
Z: 1 Fertigpen mit 0,5 ml enthält: Peginterferon beta-1a 125 µg, hergestellt in Ovarialzellen des chinesischen Hamsters (CHO), Natrium acetat-Trihydrat, Essigsäure 99%, Arginin hydrochlorid, Polysorbat 20, Wasser für Injektionszwecke.
PG: 2 ST * (EKO: N) [€ 1.085,15 n.l.]

Plegridy 125 Mikrogramm - Injektionslösung in einer Fertigspritze 33C02, 56C01
(Z.Nr. EU/1/14/934/*) NR. P. E. L03AB13
ZI: Biogen Netherlands, Badhoevedorp, Niederlande
Z: 1 Fertigspritze mit 0,5 ml enthält: Peginterferon beta-1a 125 µg, hergestellt in Ovarialzellen des chinesischen Hamsters (CHO), Natrium acetat-Trihydrat, Essigsäure 99%, Arginin hydrochlorid, Polysorbat 20, Wasser für Injektionszwecke.
Kurzinformation: siehe Plegridy 63 Mikrogramm + 94 Mikrogramm - Injektionslösung in einem Fertigpen, → S. 1112
PG: 2 ST RE1 (EKO: Y) [€ 1.080,80]

Plegridy 125 Mikrogramm - Injektionslösung in einer Fertigspritze 33C02, 56C01
(Z.Nr. EU/1/14/934/*) NR. P. E.
Parallelimport. nicht im Handel. L03AB13

Pleinvue - Pulver zur Herstellung einer Lösung zum Einnehmen 42J03
(Z.Nr. 1-38079) RP. P. A06AD65
ZI: Norgine, Amsterdam, Niederlande
Z: 500 ml enthalten: Dosis 1: Macrogol 3350 100 g, Natriumsulfat, wasserfreies 9 g, Natriumchlorid 2 g, Kaliumchlorid 1 g; Gebrauchsfertige Lösung enthält 500 ml: Elektrolyte: Natrium 160,9 mmol, Sulfat 63,4 mmol, Chlorid 47,6 mmol, Kalium 13,3 mmol; Dosis 2: Beutel A: Macrogol 3350 40 g, Natriumchlorid 3,2 g, Kaliumchlorid 1,2 g; Beutel B: Natrium ascorbat 48,11 g, Ascorbinsäure 7,54 g; Gebrauchsfertige Lösung enthält 500 ml: Elektrolyte: Natrium 297,6 mmol, Ascorbat-Ion 285,7 mmol, Chlorid 70,9 mmol, Kalium 16,1 mmol; Sucralose 0,79 g, Aspartam 0,88 g, Citronensäure, verkapselt (entspr. Citronensäure) (entspr. Maltodextrin), Mango-Aroma (entspr. Glycerol) (entspr. Aromazubereitungen) (entspr. Gummi arabicum) (entspr. Maltodextrin) (entspr. Aromasubstanzen, naturidentisch), Fruchtcocktail-Aroma (entspr. Aromazubereitungen) (entspr. Gummi arabicum) (entspr. Maltodextrin) (entspr. Aromasubstanzen, naturidentisch).
EW: Osmotisches Laxans.
AG: Darmreinigung vor klinischen Maßnahmen.
AA: Zum Einnehmen.
Dosis 1: 1 Beutel mit 500 ml Wasser mischen und binnen 30 min trinken, gefolgt von 500 ml klarer Flüssigkeit innerhalb der nächsten 30 min.
Dosis 2: Inhalt beider Beutel zusammen mit 500 ml Wasser mischen und binnen 30 min trinken, gefolgt von 500 ml klarer Flüssigkeit innerhalb der nächsten 30 min.
DO: 2-Tages-Plan: Einnahme von Dosis 1 am Vorabend und von Dosis 2 am Morgen des Tages der klinischen Maßnahme.
Oder 1-Tages-Plan: Einnahme beider Dosen am Vorabend oder am Morgen des Tages der klinischen Maßnahme im Abstand von mindestens 1 Stunde.
Details siehe Austria Codex - Fachinformation.
Für Kinder und Jugendliche nicht empfohlen.
GA: Gastrointestinale Obstruktion oder Perforation, Ileus, Störungen der Magenentleerung, Phenylketonurie, Glukose-6-Phosphat-Dehydrogenasemangel, toxisches Megakolon.
SST: In der Schwangerschaft Anwendung vermeiden. Nutzen/Risiko-Abwägung in der Stillzeit.
NW: Magen/Darm (Durchfall zu erwarten), Dehydratation, ZNS, Durst, Palpitationen, Blutdruckanstieg, Elektrolytstörungen.
WW: Innerhalb von 1 Std. vor Beginn der Darmspülung eingenommene Arzneimittel (z.B. orale Kontrazeptiva) können unresorbiert ausgespült werden.
WH: Adäquate Flüssigkeitszufuhr aufrechterhalten. Vorsicht bei eingeschränktem Würgereflex, getrübtem Bewusstseinszustand, schwerer Nieren- oder Herzinsuffizienz, Gefahr von Arrhythmien, Dehydrataion, schweren akuten Darmentzündungen.
PG: 1 PK * (EKO: N) [€ 21,95]

Plenadren 5 mg - Tabletten mit veränderter Wirkstofffreisetzung 31F01
(Z.Nr. EU/1/11/715/*) NR. P. nicht im Handel. H02AB09

Plenadren 20 mg - Tabletten mit veränderter Wirkstofffreisetzung 31F01
(Z.Nr. EU/1/11/715/*) NR. P. nicht im Handel. H02AB09

Plenadren 20 mg - Tabletten mit veränderter Wirkstofffreisetzung 31F01
(Z.Nr. EU/1/11/715/*) NR. P. Parallelimport. nicht im Handel. H02AB09

Plendil retard 2,5 mg - Filmtabletten 21A02
(Z.Nr. 1-20523) RP. P. C08CA02
ZI: AstraZeneca Österreich, Wien
Z: 1 Filmtablette enthält: Felodipin 2,5 mg, Tablettenkern: Hyprolose, Hypromellose (50 mPa*s), Hypromellose (10000 mPa*s), Lactose 28 mg Cellulose, mikrokristalline; Macrogol glycerolhydroxystearat 2,5 mg, Propylgallat, Aluminium natrium

silicat, Natriumstearylfumarat; Tablettenüberzug: Carnaubawachs, Eisen(III)-hydroxid-oxid x H2O, Hypromellose (6 mPa*s), Macrogol 6000, Titandioxid.
EW: Kalziumantagonist (Dihydropyridin).
AG: Hypertonie, stabile Angina pectoris.
AA: Morgens im Ganzen schlucken.
DO: Hypertonie: TD initial 1x5 mg, dann meist 5 (2,5-10) mg, MTD 10 mg.
Angina pectoris: Initial 1mal tgl. 5 mg, dann ev. 1mal tgl. bis 10 mg.
Begrenzte Erfahrungen bei Kindern und Jugendlichen mit Hypertonie.
GA: Herzklappenobstruktion, instabile Angina pectoris, akuter Herzinfarkt, schwere Herzinsuffizienz, hypertrophische obstruktive Kardiomyopathie.
SST: In der Schwangerschaft nicht einnehmen. In der Stillzeit nicht empfohlen.
NW: Gefäßerweiterung (Kopfschmerzen, Flush, periphere Ödeme), Magen/Darm, Myalgie, ZNS, Zahnfleischschwellung; Tachykardie, Laborveränderungen.
WW: Verstärkung durch andere Antihypertonika. Starke CYP3A4 Hemmer (Cimetidin, Azole, Makrolide, Proteasehemmer, Grapefruitsaft) vermeiden.
Verringerte Felodipinspiegel durch CYP3A4-Induktoren (Carbamazepin, Phenytoin, Barbiturate, Efavirenz, Nevirapin, Rifampicin, Johanniskraut: Anwendung vermeiden). Tacrolimus-Spiegel erhöht.
WH: Keine Untersuchungen bei hypertensiven Notfällen. Verkehrshinweis.
Bei Überdosierung Alpha1-Sympathomimetika, bei Bradykardie Atropin 0,5-1 mg i.v..
PG: 30 ST (2) (EKO: G) [€ 12,85]

Plendil retard 5 mg - Filmtabletten 21A02

(Z.Nr. 1-18766) RP. P. C08CA02
ZI: AstraZeneca Österreich, Wien
Z: 1 Filmtablette enthält: Felodipin 5 mg, Tablettenkern: Hyprolose, Hypromellose (50 mPa*s), Hypromellose (10000 mPa*s), Lactose 28 mg Cellulose, mikrokristalline; Macrogol glycerolhydroxystearat 5 mg, Propylgallat, Aluminium natrium silicat, Natriumstearylfumarat; Tablettenüberzug: Carnaubawachs, Eisen(III)-oxid, Eisen(III)-hydroxid-oxid x H2O, Hypromellose (6 mPa*s), Macrogol 6000, Titandioxid.
Kurzinformation: siehe Plendil retard 2,5 mg - Filmtabletten, → S. 1113
PG: 30 ST (2) (EKO: G) [€ 14,30]

P

Plenix LC 75 mg - Salbe zur intramammären Anwendung für laktierende Kühe 801AC
(Z.Nr. 8-37769) NR. P. VNW. nicht im Handel. QJ51DE90

Plerion - Kautabletten für Hunde ab 5 kg 803A, 803B2, 803CB
(Z.Nr. 8-00778) RP. P. nicht im Handel. QP52AA51

Pliaglis 70 mg/g + 70 mg/g - Creme 01A05
(Z.Nr. 1-31484) RP. P. E. nicht im Handel. N01BB52

Pneumodog - Injektionssuspension für Hunde 823BE
(Z.Nr. 8-20103) NR. P. E. nicht im Handel. QI07AL05

Pneumodoron Nr. 1 - Tropfen 50W

(Z.Nr. 0-02050) RP. P. V03AX
ZI: Weleda, Wien
Z: 100 g (= 105 ml, 1 ml = 46 Tropfen) enthalten: Aconitum napellus (Homöopathie) D2 5 g, Bryonia (Homöopathie) D2 10 g, Ethanol (entspr. Gesamtethanolgehalt 30 % (m/m)), Wasser, gereinigtes.
EW: Anthroposophikum.
AG: Grippale Infekte, Bronchitis, unterstützend bei Pneumonie.
AA: Mit Wasser verdünnt einnehmen.
DO: Grippale Infekte: Personen ab 6 Jahren: Akute ED 5-10 Tropfen (max. 6mal tgl.) Kinder (1-5 Jahre): Akute ED 3-5 mg (max. 6mal tgl.)
Bronchitis, Pneumonie: Personen ab 6 Jahren: Akut im Wechsel mit Pneumodoron Nr. 2 stündlich 5-10 Tropfen; Kinder (1-5 Jahre): ED 3-5 Tropfen.
SST: Nicht empfohlen.
WH: Bei Fieber über 39°, blutigem oder eitrigem Auswurf Arzt aufsuchen.
PG: 20 ML * (EKO: N) [€ 15,90]

Pneumodoron Nr. 2 - Tropfen 50W

(Z.Nr. 0-02051) RP. P. V03AX
ZI: Weleda, Wien
Z: 100 g (= 111 ml, 1 ml = 29 Tropfen) enthalten: Phosphorus (Homöopathie) D4 10 g, Kalium stibyltartaricum (Homöopathie) D2 10 g, Ethanol (entspr. Gesamtethanolgehalt 57 % (m/m)), Wasser, gereinigtes.
EW: Anthroposophikum.
AG: Bronchitis, unterstützend bei Pneumonie.
AA: Mit Wasser verdünnt einnehmen.
DO: Personen ab 6 Jahren: Akut im Wechsel mit Pneumodoron Nr. 1 stündlich 5-10 Tropfen; Kinder (1-5 Jahre): ED 3-5 Tropfen.
SST: Nicht anwenden.
WH: Bei Fieber über 39°, blutigem oder eitrigem Auswurf Arzt aufsuchen.
PG: 20 ML * (EKO: N) [€ 15,90]

Pneumovax 23 - Injektionslösung in einer Durchstechflasche 36A28
(Z.Nr. 2-00263) NR. P. E. nicht im Handel. J07AL01

Pneumovax 23 - Injektionslösung in einer Fertigspritze 36A28

(Z.Nr. 2-36231) NR. P. E. J07AL01
ZI: Merck Sharp & Dohme, Wien
Z: 1 Dosis zu 0,5 ml enthält: Pneumokokken-Polysaccharid-Impfstoff, 23-valent (entspr. Pneumokokken-Polysaccharid, Serotyp 1 25 µg) (entspr. Pneumokokken-Polysaccharid, Serotyp 2 25 µg) (entspr. Pneumokokken-Polysaccharid, Serotyp 3 25 µg) (entspr. Pneumokokken-Polysaccharid, Serotyp 4 25 µg) (entspr. Pneumokokken-Polysaccharid, Serotyp 5 25 µg) (entspr. Pneumokokken-Polysaccharid, Serotyp 6B 25 µg) (entspr. Pneumokokken-Polysaccharid, Serotyp 7F 25 µg) (entspr. Pneumokokken-Polysaccharid, Serotyp 8 25 µg) (entspr. Pneumokokken-Polysaccharid, Serotyp 9N 25 µg) (entspr. Pneumokokken-Polysaccharid, Serotyp 9V 25 µg) (entspr. Pneumokokken-Polysaccharid, Serotyp 10A 25 µg) (entspr. Pneumokokken-Polysaccharid, Serotyp 11A 25 µg) (entspr. Pneumokokken-Polysaccharid, Serotyp 12F 25 µg) (entspr. Pneumokokken-Polysaccharid, Serotyp 14 25 µg) (entspr. Pneumokokken-Polysaccharid, Serotyp 15B 25 µg) (entspr. Pneumokokken-Polysaccharid, Serotyp 17F 25 µg) (entspr. Pneumokokken-Polysaccharid, Serotyp 18C 25 µg) (entspr. Pneumokokken-Polysaccharid, Serotyp 19F 25 µg) (entspr. Pneumokokken-Polysaccharid, Serotyp 19A 25 µg) (entspr. Pneumokokken-Polysaccharid, Serotyp 20 25 µg) (entspr. Pneumokokken-Polysaccharid, Serotyp 22F 25 µg) (entspr. Pneumokokken-Polysaccharid, Serotyp 23F 25 µg) (entspr. Pneumokokken-Polysaccharid, Serotyp 33F 25 µg), Phenol, Natriumchlorid (entspr. Natrium < 1 mmol) (entspr. → < 23 mg), Wasser für Injektionszwecke.
EW: Impfstoff.
AG: Aktive Immunisierung gegen eine Pneumokokken-Infektion bei Personen ab 2 Jahren.
AA: I.m. (oder s.c.), nicht i.v.
DO: Erstimpfung: 1mal 1 Dosis (0,5 ml). Eventuelle Wiederholungsimpfungen gemäß offiziellen Impfempfehlungen.
Details siehe Austria Codex - Fachinformation.
SST: Strenge Indikationsstellung.
NW: Lokale Reaktionen, Überempfindlichkeit, Fieber.
WH: Impfstoff schützt nicht gegen akute Otitis media, Sinusitis oder andere verbreitete Atemwegsinfektionen. Bei Patienten mit Fieber oder akuten Erkrankungen Impfung verschieben. Bei Gerinnungsstörungen nicht i.m. anwenden. Impfung mindestens 2 Wochen vor Splenektomie oder Einleitung einer immunsuppressiven Therapie durchführen. Während einer Chemo- oder Strahlentherapie nicht impfen.
PG: 1 ST * (EKO: N) [€ 44,95]

Polio Salk "Merieux" - Fertigspritze 36A29

(Z.Nr. 2-00068) RP. P. E. J07BF03
ZI: Sanofi Pasteur Europe, Lyon, Frankreich
Z: 1 Impfdosis zu 0,5 ml enthält: Poliomyelitis Viren, inaktiviert (entspr. Poliomyelitis-Virus,Typ 1 (Mahoney), inaktiviert 40 D-Antigen-E) (entspr. Poliomyelitis-Virus Typ 2 (Mef-1), inaktiviert 8 D-Antigen-E) (entspr. Poliomyelitis-Virus Typ 3 (Saukett), inaktiviert 32 D-Antigen-E), hergestellt in Vero-Zellen, 2-Phenoxyethanol 2-3 µl, Formaldehyd 2-20 µl, Medium 199 0,5 ml, Salzsäure zur pH-Wert-Einstellung, Natriumhydroxid zur pH-Wert-Einstellung.
EW: Viraler Impfstoff (inaktivierte Poliomyelitisviren).
AG: Aktive Immunisierung gegen Poliomyelitis zur Grundimmunisierung und Auffrischungsimpfung für Säuglinge ab vollendetem 2. Lebensmonat, Kinder, Erwachsene sowie für immunsupprimierte Patienten und Personen im gleichen Haushalt.
AA: I.m., ev. s.c.; cave i.v.!
DO: ED 0,5 ml.
Grundimmunisierung: Kinder ab vollendetem 2. Lebensmonat: 3 Teilimpfungen im Abstand von 1-2 Monaten.
Ungeimpfte Erwachsene: 2 Teilimpfungen im Abstand von 1-2 Monaten.

Auffrischungsimpfung: Kleinkinder: 1 Impfdosis 1 Jahr nach 3. Teilimpfung.
Kinder und Jugendliche: 1 Impfdosis alle 5 Jahre.
Erwachsene: 1 Impfdosis 1 Jahr nach 2. Teilimpfung, dann alle 10 Jahre.
GA: Akute fieberhafte Erkrankungen, schwerwiegende Reaktionen bei früheren Poliomyelitis-Impfung.
SST: Strenge Indikationsstellung in der Schwangerschaft, Stillen möglich.
NW: Lokale Schmerzen und Reaktionen, Allergie/Anaphylaxie, Reizbarkeit, Schlaflosigkeit, Fieber, Myalgie, Arthralgie, Nervensystem (Kopfschmerzen, Schwindel), Magen/Darm (Erbrechen, Diarrhoe), Apnoe (bei unreifen Frühgeborenen).
WW: Kein zeitlicher Abstand zu anderen Impfungen erforderlich. Bei immunsuppressiver Therapie oder Immunschwäche Impferfolg abgeschwächt.
WH: Bei sehr unreifen Frühgeborenen auf Apnoe achten, trotzdem impfen. Vorsicht bei Gerinnungsstörungen. Verkehrshinweis.
PG: 1 ST * (EKO: N) [€ 26,15]

▼ Polivy 140 mg - Pulver zur Herstellung eines Infusionslösungskonzentrats 55I01
(Z.Nr. EU/1/19/1388/*) NR. P. E. L01XC37
ZI: Roche Registration, Grenzach-Wyhlen, Deutschland
Z: 1 Durchstechflasche enthält: Polatuzumab vedotin 140 mg, hergestellt durch rekombinante DNA-Technologie in CHO, Bernsteinsäure, Natriumhydroxid zur pH-Wert-Einstellung, Sucrose, Polysorbat 20.
EW: Antineoplastisch; Antikörper-Wirkstoff-Konjugat (Monoklonaler Antikörper + Mitosehemmstoff).
AG: Rezidivierendes oder refraktäres diffuses großzelliges B-Zell-Lymphom, wenn Patienten nicht für eine hämatopoetische Stammzelltransplantation in Frage kommen.
AA: I.v. Infusion über 90 min., bei guter Verträglichkeit über 30 min..
DO: 1,8 mg/kg KG alle 21 Tage in Kombination mit Bendamustin und Rituximab über 6 Zyklen. Dosisanpassung bei schwerwiegenden NW.
Prämedikation mit Antipyretikum und Antihistaminikum.
Keine Daten an Kindern und Jugendlichen.
GA: Aktive schwere Infektionen.
SST: In der Schwangerschaft strenge Nutzen/Risiko-Abwägung, nicht stillen. Fertilitätsstörungen beim Mann möglich. Kontrazeption für Frauen bis mindestens 9 Monate und für Männer bis mindestens 6 Monate nach Therapieende erforderlich.
NW: Myelosuppression, Magen/Darm, Fieber, periphere Neuropathie, schwere Infektionen (Pneumonie), Leber, progressive multifokale Enzephalopathie, Tumorlysesyndrom, infusionsbedingte Reaktionen, Untersuchungen (Elektrolytverschiebungen, Leberenzymanstieg).
WW: (Attenuierte) Lebendimpfstoffe nicht gleichzeitig anwenden. Vorsicht: Starke CYP3A4-Hemmer.
WH: Kontrollen: großes Blutbild, Leber. Auf schwere Überempfindlichkeit achten. Verkehrshinweis.
PG: 1 ST * (EKO: N) [€ 13.990,05]

Poltechnet 8.0-175 GBq - Radionuklidgenerator 24F01
(Z.Nr. 4-36188) NR. N. nicht im Handel. V09FX01

🐾 PolyVar Yellow 275 mg - imprägnierter Streifen für den Bienenstock 804E
(Z.Nr. 8-37582) RPF. P. QP53AC05
ZI: Bayer Animal Health, Leverkusen, Deutschland
Z: 1 Streifen enthält: Flumethrin 275 mg, Dibutyl adipat, Propylenglycol dicaprylocaprat, Sojabohnenöl epoxidiert, Stearinsäure, Polyvinylchlorid, Titandioxid, Eisen(III)-hydroxid-oxid x H2O.
EW: Ektoparasitikum.
AG: Varroose bei Honigbienen durch Flumethrin-empfindliche Varroa destructor-Milben.
AA: Zur Anwendung im Bienenstock. Zum Anbringen am Flugloch als Bienenschleuse.
Details siehe Austria Codex - Fachinformation.
DO: 2 Streifen für Standardbeuten.
GA: Pyrethroid-Resistenz.
SST: Nicht während der Tracht anwenden.
WW: Nicht gleichzeitig mit anderen Akariziden gegen Varroose anwenden.
WH: Alle Völker eines Bienenstandes gleichzeitig behandeln.
VNW: Honig: 0 Tage.
PG: 10 ST VT [€ 38,40]

Pontuc "Sanabo" - Filmtabletten 10B11
(Z.Nr. 1-19431) RP. P. nicht im Handel. C08CA55

PONVeridol 1,25 mg/ml - Injektionslösung 08A
(Z.Nr. 1-30514) NR. P. N05AD08
ZI: Amomed Pharma, Wien
Z: 1 Ampulle zu 1 ml enthält: Droperidol 1,25 mg, Mannitol, Weinsäure, Natriumhydroxid zur pH-Wert-Einstellung, (entspr. Natrium 1 mmol), Wasser für Injektionszwecke.
EW: Neuroleptikum (Butyrophenon).
AG: Postoperative Übelkeit und Erbrechen, Morphin-induzierte Übelkeit und Erbrechen während postoperativer Patienten-kontrollierter Analgesie.
AA: I.v.
DO: Erwachsene: 0,625-1,25 mg.
Ältere Patienten, Leber-, Niereninsuffizienz: 0,625 mg.
Kinder ab 2 Jahren und Jugendliche: 20-50 µg/kg KG, max. 1,25 mg.
Anwendung 30 min vor dem Operationsende, dann nach Bedarf alle 6 Std.
PCA: 15-50 µg Droperidol pro mg Morphin, MTD 5 mg Droperidol. Infusionsspritze kann mit Droperidol und Morphin aufgezogen werden.
Bei Kindern und Jugendlichen nicht indiziert.
GA: QTc-Verlängerung, Hypokaliämie, Hypomagnesiämie, Bradykardie, Phäochromozytom, Koma, Parkinson, schwere Depression.
SST: Nicht empfohlen. In der Stillzeit nicht wiederholt anwenden. Erhöhtes Risiko des Neugeborenen für extrapyramidale und/oder Entzugssyndrome bei Anwendung im 3. Trimenon.
NW: ZNS, Müdigkeit, Hypotonie, venöse Thromboembolie, Arrhythmien, malignes neuroleptisches Syndrom, Dyskinesie.
WW: QT-verlängernde Medikamente nicht gleichzeitig anwenden. Kombination mit Medikamenten vermeiden, die extrapyramidale Symptome hervorrufen.
Cave Alkohol. Blutdrucksenker, Sedativa verstärkt. Dopamin-Agonisten abgeschwächt.
WH: Nicht in die Schlauchleitung einer Bluttransfusion verabreichen. Vorsicht bei Epilepsie, Hypotonie, Risiko für kardiale Arrhythmien. Bei Hyperthermie abbrechen. Verkehrshinweis. Bei extrapyramidalen Reaktionen Anticholinergika geben.
PG: 10 ST * (EKO: N) [€ 68,55]

🐾 *Porceptal 4 Mikrogramm/ml - Injektionslösung für Schweine* 822AC, 833AC
(Z.Nr. 8-35275) NR. P. E. nicht im Handel.
QH01CA90

🐾 Porcilis AR-T DF - Injektionssuspension für Schweine 823BD
(Z.Nr. EU/2/00/026/*) NR. P. E. QI09AB04
ZI: Intervet International, Boxmeer, Niederlande
Z: 1 Dosis zu 2 ml enthält: Pasteurella multocida, dermonekrotisches Toxin >=6,2 log2 TN-Titer, Bordetella bronchiseptica, inaktiviert >=5,5log2 Aggl-Titer, Adjuvans: DL-alpha-Tocopherol acetat 150 mg; Formaldehyd max. 1 mg, Natriumchlorid, Phosphatpuffer, Simeticon, Polysorbat 80, Wasser für Injektionszwecke.
EW: Inaktivierter Bakterien-Impfstoff.
AG: Zur Verringerung klinischer Symptome der progressiven atrophischen Rhinitis bei Ferkeln durch passive orale Immunisierung mit Kolostrum von Muttertieren, die mit dem Impfstoff aktiv immunisiert wurden.
AA: I.m.
DO: 1 Impfdosis =2 ml. Mindestimpfalter 18 Wochen.
Grundimmunisierung: 2 Impfungen im Abstand von 4 Wochen; erste Impfung 6 Wochen vor Abferkeltermin.
Wiederholungsimpfung: 2-4 Wochen vor jedem Abferkeltermin.
SST: Anwendung möglich.
NW: Fieber, lokale Schwellung, reduzierte Aktivität, sehr selten Überempfindlichkeit.
WW: 14 Tage Abstand zu anderen Impfungen.
PG: 50 ML VN [€ 110,95]

🐾 Porcilis ColiClos - Injektionssuspension für Schweine 823BD
(Z.Nr. EU/2/12/141/*) NR. P. E. QI09AB08
ZI: Intervet International, Boxmeer, Niederlande
Z: 1 Dosis zu 2 ml enthält: Fimbrien Adhäsin F4ab von E. Coli >= 9,7 log2 AK-T, Fimbrien Adhäsin F4ac von E. Coli >= 8,1 log2 AK-T, Fimbrien Adhäsin F5 von E. coli >= 8,4 log2 AK-T, Fimbrien Adhäsin F6 von E. coli >= 7,8 log2 AK-T, LT Toxoid >= 10,9 log2 AK-T, Clostridium perfringens Typ C (Stamm 578) beta Toxoid >= 20 IE, Adjuvans: DL-alpha-Tocopherol acetat 150 mg; Natriumchlorid, Kaliumchlorid, Dinatriumhydrogenphosphat, Kaliumdihydrogenphosphat, Simeticon, Polysorbat 80, Wasser für Injektionszwecke.
EW: Inaktivierter bakterieller Impfstoff.
AG: Passive Immunisierung von Ferkeln gegen E. coli und C. perfringens durch aktive Immunisierung von Sauen und Jungsauen.

AA: I.m.
DO: ED 2 ml. Grundimmunisierung 6-8 Wochen vor dem erwarteten Abferkeltermin sowie 4 Wochen später. Einmalige Wiederholung 2-4 Wochen vor dem erwarteten Abferkeltermin.
SST: Anwendung möglich.
NW: Kurz dauernder Temperaturanstieg, lokale Schwellung, sehr selten Überempfindlichkeit.
PG: 50 ML VN [€ 147,15]

Porcilis Ery - Injektionssuspension für Schweine 823AD
(Z.Nr. 8-20021) NR. P. E. nicht im Handel. QI09AB03

Porcilis Ery + Parvo - Injektionssuspension für Schweine 823BD

(Z.Nr. 8-20185) NR. P. E. QI09AL01
ZI: Intervet, Wien
Z: 1 Dosis zu 2 ml enthält: Erysipelothrix rhusiopathiae, Serotyp 2 (Stamm M2), inaktivi >= 1 ppd, Parvovirus porcines, Stamm O14, inaktiviert >= 552 ELISA-E, Wirtssystem: Schweinenierenzellen, Adjuvans: DL-alpha-Tocopherol acetat 150 mg; Polysorbat 80, Tris(hydroxymethyl)aminomethan, Natriumchlorid, Simeticon, Wasser für Injektionszwecke.
EW: Impfstoff.
AG: Aktive Immunisierung von Sauen und Jungsauen gegen Rotlauf und Parvovirose.
AA: I.m. hinter dem Ohr.
DO: 1 Impfdosis =2 ml.
Grundimmunisierung: Einmalige Impfung spätestens 2 Wochen vor der Belegung. Zusätzlich 1 alleinige Impfung gegen Rotlauf 4 Wochen vor oder 4 Wochen nach der Kombinationsimpfung.
Wiederholungsimpfung: Alle 12 Monate gegen PPV und alle 6 Monate gegen Rotlauf.
GA: Kranke Tiere.
SST: Anwendung möglich.
NW: Leichte Erhöhung der Körpertemperatur, lokale Schwellung, Bewegungsunlust, sehr selten Überempfindlichkeit.
PG: 50 ML VN [€ 95,55]

Porcilis Ery+Parvo+Lepto - Injektionssuspension für Schweine 823AD

(Z.Nr. 8-37110) NR. P. E. QI09AL07
ZI: Intervet, Wien
Z: 1 Dosis (2 ml) enthält: Erysipelothrix rhusiopathiae, Serotyp 2 (Stamm M2), inaktivi >= 1 ppd, Parvovirus porcines, Stamm O14, inaktiviert >= 130 ELISA-E, L. interrogans Serogruppe Canicola Serovar Portland-vere (Stamm Ca-12-000) >= 2816 ELISA-E, L. interrogans Serogruppe Icterohaemorrhagiae Serovar Copenhageni (Stamm Ic-02-001) >= 210 ELISA-E, L. interrogans Serogruppe Australis Serovar Bratislava (Stamm As-05-073) >= 1310 ELISA-E, Leptospira kirschneri, Stamm Gr-01-005, Serogruppe Grippotyphosa, Serovar Dadas, inaktiviert >= 648 ELISA-E, Leptospira interrogans, Serogruppe Pomona, Serovar Pomona, Stamm Po-01-000, inaktiviert >= 166 ELISA-E, Leptospira santarosai, Serogruppe Tarassovi, Serovar Gatuni, Stamm S1148/02, inaktiviert >= 276 ELISA-E, DL-alpha-Tocopherol acetat 150 mg, Polysorbat 80, Simeticon, Natriumchlorid, Kaliumchlorid, Kaliumdihydrogenphosphat, Dinatriumphosphat dihydrat, Wasser für Injektionszwecke.
EW: Inaktivierter viraler und bakterieller Impfstoff.
AG: Aktive Immunisierung gesunder Schweine gegen Rotlauf, Parvovirose und Leptospirose.
AA: I.m.
DO: 2 ml. Erstinjektion 6-8 Wochen vor dem erwarteten Besamungstermin, 2. Impfung 4 Wochen später. Wiederholung einmal jährlich. Gegen Rotlauf alle 6 Monate impfen.
SST: Anwendung möglich.
NW: Kurz dauernder Temperaturanstieg, lokale Reaktionen.
WH: Nur gesunde Tiere impfen.
PG: 50 ML VN [€ 149,25]

Porcilis Glässer - Injektionssuspension für Schweine 823AD

(Z.Nr. 8-20260) NR. P. E. QI09AB07
ZI: Intervet, Wien
Z: 1 Dosis zu 2 ml enthält: Haemophilus parasuis Serotyp 5 Stamm 4800 0,05 mg, Adjuvans, DL-alpha-Tocopherol acetat 150 mg, Phosphatpuffer, Simeticon, Wasser für Injektionszwecke, Polysorbat 80.
EW: Impfstoff.
AG: Schweine: Aktive Immunisierung von Schweinen zur Verminderung typischer Läsionen der durch Haemophilus parasuis Serotyp 5 verursachten Glässer'schen Krankheit.
Beginn der Immunität: 2 Wochen nach der zweiten Impfung.
Dauer der Immunität: 14 Wochen nach der zweiten Impfung.
Sauen: Passive Immunisierung der Nachkommen geimpfter Sauen und Jungsauen gegen Haemophilus parasuis Serotyp 5 und 4 Infektionen.
DO: 2 ml i.m. in den Nacken des Schweines verabreichen.
Schweine: Ab Lebensalter von 5 Wochen 2 Impfungen im Abstand von 2 Wochen.
Sauen: 2 Impfungen im Abstand von 4 Wochen 6-8 Wochen vor dem Abferkeln; Wiederholungsimpfung einmalig 4 bis 2 Wochen vor dem Abferkeln.
SST: Anwendung möglich.
NW: Temperaturerhöhung, Störung des Allgemeinbefindens, lokale Reaktionen.
WH: Nur gesunde Tiere impfen.
PG: 50 ML VN [€ 68,20]

Porcilis Lawsonia - Lyophilisat und Lösungsmittel zur Herstellung einer Emulsion zur Injektion für Schweine 823AD
(Z.Nr. 8-39083) NR. P. E. nicht im Handel. QI09AB18

Porcilis M Hyo - Injektionssuspension für Schweine 823AD

(Z.Nr. 8-20284) NR. P. E. QI09AB13
ZI: Intervet, Wien
Z: 1 Dosis zu 2 ml enthält: Mycoplasma hyopneumoniae, Stamm 11, inaktiviert >= 7,0 log2 AK-Titer, DL-alpha-Tocopherol acetat 150 mg, Polysorbat 80, Simeticon, Natriumchlorid, Natriumdihydrogenphosphat, Dinatriumhydrogenphosphat, Wasser für Injektionszwecke.
EW: Inaktivierter Impfstoff.
AG: Aktive Immunisierung von Mastschweinen gegen Lungenläsionen durch Mycoplasma hyopneumoniae.
AA: I.m. (im Nackenbereich hinter dem Ohr).
DO: 2mal 2 ml im Abstand von 3 Wochen. Gleichzeitige Anwendung mit Porcilis PRRS (Mischspritze) möglich.
NW: Vorübergehender Temperaturanstieg, lokale Reaktionen, Überempfindlichkeit.
WH: Nur gesunde Tiere impfen.
PG: 1 ST VN [€ 47,80]

Porcilis M Hyo ID ONCE - Emulsion zur Injektion für Schweine 823AD

(Z.Nr. 8-20328) NR. P. E. QI09AB13
ZI: Intervet, Wien
Z: 1 Dosis (0,2 ml) enthält: Mycoplasma hyopneumoniae, Stamm 11, inaktiviert >= 6,5 log2 AK-Titer, Adjuvans: Paraffin, dünnflüssiges 34,6 mg, DL-alpha-Tocopherol acetat 2,5 mg; Polysorbat 80, Simeticon, Natriumdihydrogenphosphat-dihydrat, Dinatriumhydrogenphosphat dihydrat, Wasser für Injektionszwecke.
EW: Inaktivierter bakterieller Impfstoff.
AG: Aktive Immunisierung von Mastschweinen gegen Lungenläsionen und verringerte Tageszunahmen in der Endmast durch Infektion mit Mycoplama hyopneumoniae.
AA: Intradermal (Nacken oder Rücken) mit Mehrdosen-Applikator.
DO: Einmalig 0,2 ml ab Lebensalter von 2 Wochen.
NW: Lokale Reaktionen, Temperaturanstieg.
WW: Gleichzeitige Gabe von Porcilis PCV ID ab einem Alter von 3 Wochen möglich, aber nicht mischen und nicht an der gleichen Stelle injizieren. (Mindestabstand 3 cm).
WH: Nur gesunde Tiere impfen. Cave Selbstinjektion!
PG: 10 ST VN [€ 733,30]

Porcilis Parvo - Injektionssuspension für Schweine 823AD
(Z.Nr. 8-20262) NR. P. E. nicht im Handel. QI09AA02

Porcilis PCV - Injektionsemulsion für Schweine 823AD

(Z.Nr. EU/2/08/091/*) NR. P. E. QI09AA07
ZI: Intervet International, Boxmeer, Niederlande
Z: 1 Dosis zu 2 ml enthält: Circovirus Typ 2, povines, Antigen der ORF2-Untereinheit >= 4,5 log2 ELISA-E, DL-alpha-Tocopherol acetat 25 mg, Paraffin, dünnflüssiges 346 mg, Polysorbat 80, Simeticon Antischaumemulsion, Wasser für Injektionszwecke.
EW: Impfstoff.
AG: Aktive Immunisierung von Schweinen gegen PCV-Infektion in der Mastperiode.
AA: I.m. (Ohrgrund).
DO: 1 Impfdosis =2 ml.
Niedrige bis mittlere Titer maternaler Antikörper gegen PCV2: Einmalige Impfung ab 3 Wochen.
Höhere Titer: Erste Impfung mit 3-5 Tagen, zweite Impfung 2-3 Wochen später.
SST: Nicht anwenden.
NW: Lokale Reaktionen, systemische Überempfindlichkeit, Anaphylaxie.
WH: Keine Daten bei Zuchtebern. Nur gesunde Tiere impfen. Tier-

arzneimittel enthält Mineralöl.
PG: 100 ML VN [€ 110,95]

Porcilis PCV ID - Emulsion zur Injektion für Schweine
823AD

(Z.Nr. EU/2/15/187/*) NR. P. E. QI09AA07
ZI: Intervet International, Boxmeer, Niederlande
Z: 1 Dosis zu 0,2 ml enthält: Circovirus Typ 2, povines, Antigen der ORF2-Untereinheit >= 1436 Antigen-E, Adjuvanzien: DL-alpha-Tocopherol acetat 0,6 mg, Paraffin, dünnflüssiges 8,3 mg; Polysorbat 80, Simeticon, Natriumchlorid, Kaliumchlorid, Dinatriumphosphat dihydrat, Kaliumdihydrogenphosphat, Wasser für Injektionszwecke.
EW: Impfstoff.
AG: Aktive Immunisierung von zur Mast bestimmten Schweinen gegen PCV2-Infektion in der Mastperiode.
AA: Intradermal.
DO: Einmalig 0,2 ml ab einem Lebensalter von 3 Wochen.
NW: Lokale Reaktionen, passagerer Temperaturanstieg.
WH: Tierarzneimittel enthält Mineralöl.
PG: 10 ST VN [€ 941,70]

Porcilis PCV M Hyo - Emulsion zur Injektion für Schweine
823BD

(Z.Nr. EU/2/14/175/*) NR. P. E. QI09AL08
ZI: Intervet International, Boxmeer, Niederlande
Z: 1 Dosis (2 ml) enthält: Circovirus Typ 2, povines, Antigen der ORF2-Untereinheit >= 2,828 Antigen-E, Mycoplasma hyopneumoniae J-Stamm, inaktiviert >= 2,69 RPE, Adjuvanzien: Paraffin, dünnflüssiges 0,268 ml, Aluminium 2 mg (entspr. Aluminiumhydroxid); Sorbitan monooleat, Polysorbat 80, Ethanol, Glyzerin, Natriumchlorid, Wasser für Injektionszwecke.
EW: Impfstoff.
AG: Aktive Immunisierung von zur Mast bestimmten Schweinen gegen Lungenläsionen bzw. Gewichtsverluste in der Mastperiode durch Infektionen mit Mycoplasma hyopneumoniae und/oder PCV2 (Porcines Circovirus Typ 2).
AA: I.m. (Nacken).
DO: Einmalig 2 ml im Alter ab 3 Wochen.
Oder: 2mal 1 ml bei Schweinen ab 3 Tagen, Mindestabstand 18 Tage.
SST: Nicht zutreffend.
NW: Lokale oder systemische Reaktionen, Anaphylaxie.
WH: Nur gesunde Tiere impfen. Tierarzneimittel enthält Mineralöl.
PG: 50 ML VN [€ 121,95], 100 ML VN [€ 217,45]

Porcilis Porcoli Diluvac Forte
823AD

(Z.Nr. EU/2/96/001/*) NR. P. E. QI09AB02
ZI: Intervet International, Boxmeer, Niederlande
Z: 1 Dosis zu 2 ml enthält: E. Coli F4ab (K88ab) Adhäsin >= 9,0 log2 Ak-Titer, E. Coli F4ac (K88ac) Adhäsin >= 5,4 log2 Ak-Titer, E. Coli F5 (K99) Adhäsin >= 6,8 log2 Ak-Titer, E. Coli F6 (987 P) Adhäsin >= 7,1 log2 Ak-Titer, Toxoid LT >= 6,8 log2 Ak-Titer, Polysorbat 80, Kaliumchlorid, Kaliumdihydrogenphosphat, Simeticon-Emulsion, Natriumchlorid, Dinatriumphosphat dihydrat, DL-alpha-Tocopherol acetat 150 mg, Wasser für Injektionszwecke.
EW: Inaktivierter bakterieller Impfstoff.
AG: Passive Immunisierung von Ferkeln durch aktive Immunisierung von Sauen und Jungsauen mit dem Ziel der Verhütung einer neonatalen Enterotoxikose durch E. coli mit den Adhäsionen F4ab, F4ac, F5 und F6.
AA: I.m.
DO: 2 ml pro Tier (Sau oder Jungsau).
Grundimmunisierung: 2mal im Abstand von 6 Wochen.
Wiederholung vor jedem Abferkeln (ca. alle 5-6 Monate, nicht später als 2 Wochen vor dem erwarteten Geburtstermin).
SST: Anwendung während der Trächtigkeit möglich.
NW: Lokale Reaktionen, Fieber, Mattigkeit.
WW: Nicht gleichzeitig mit anderen Impfstoffen anwenden.
WH: Selbstinjektion vermeiden!
PG: **20ML** 1 ST VN [€ 39,25], **50ML** 1 ST VN [€ 87,90]

Porcilis PRRS - Lyophilisat und Lösungsmittel zur Herstellung einer Injektionssuspension für Schweine
823AD

(Z.Nr. 8-20227) NR. P. E. QI09AD03
ZI: Intervet, Wien
Z: 1 Dosis des rekonstituierten Imfstoffes enthält: PRRS-Virus, lebend, attenuiert, Stamm DV 4,0-6,3 log10 GKID50; Kulturmedium, Patentierter Stabilisator CD#279; Lösungsmittel: Adjuvans: DL-alpha-Tocopherol acetat 75 mg/ml; Polysorbat 80, Natriumchlorid, Kaliumdihydrogenphosphat, Dinatriumhydrogenphosphat dihydrat, Simeticon, Wasser für Injektionszwecke.
EW: Impfstoff.
AG: Aktive Immunisierung gesunder Schweine in einer PRRS-Virus-kontaminierten Umgebung und zur Verringerung der Virämie nach Infektion mit europäischen Stämmen des PRRS-Virus.
AA: I.m. oder intradermal nach Resuspendierung des Impfstoffes im Lösungsmittel.
DO: i.m. 2 ml, intradermal 0,2 ml. Schwein ab 2 Wochen einmal impfen. Wiederholungsimpfung 2-4 Wochen vor der Belegung. Gleichzeitige Anwendung mit Porcilis M Hyo (Mischspritze) möglich, aber keine Erfahrungen bei Zuchtschweinen oder während der Trächtigkeit.
SST: PRRSV-naive Tiere in der Trächtigkeit nicht impfen.
NW: Vorübergehende Temperaturerhöhung, Überempfindlichkeit, Dekubitus.
WH: Nur in mit PRRS-Virus befallenen Gebieten verwenden.
PG: **20ML** 1 ST VN [€ 29,60], **50ML** 1 ST VN [€ 70,25], **100ML** 1 ST VN [€ 135,55]

▼ Portrazza 800 mg - Konzentrat zur Herstellung einer Infusionslösung
55I01

(Z.Nr. EU/1/15/1084/*) NR. P. E. L01XC22
ZI: Lilly, Eli Nederland, Utrecht, Niederlande
Z: 1 Durchstechflasche mit 50 ml enthält: Necitumumab 800 mg, (entspr. → 16 mg/ml), mittels rekombinanter DNS-Technologie in Mäusezellen (NS0) hergestellt, Natriumcitrat dihydrat (entspr. Natrium 244,4 mg), Zitronensäure, wasserfrei, Natriumchlorid, Glycin, Mannitol, Polysorbat 80, Wasser für Injektionszwecke.
EW: Monoklonaler Antikörper, antineoplastisch.
AG: Nicht-kleinzelliges Lungenkarzinom (EFGR exprimierend).
AA: I.v. Infusion über 60 min nach Verdünnen mit Kochsalzlösung (nicht mit Glukoselösung).
DO: 800 mg an den Tagen 1 und 8 eines 3wöchigen Zyklus, zusätzlich zu Gemcitabin und Cisplatin. Bis zu 6 Zyklen möglich. Dosisreduktion bei Überempfindlichkeits- oder infusionsbedingten Reaktionen (Details siehe Austria Codex - Fachinformation). Kein Nutzen bei Kindern und Jugendlichen.
SST: Strenge Nutzen/Risiko-Abwägung. Kontrazeption für Frauen im gebärfähigen Alter bis 3 Monate nach Therapieende. Nach der letzten Gabe mindestens 4 Monate nicht stillen.
NW: Hautreaktionen (>70%), venöse und arterielle thromboembolische Ereignisse, erhöhte Infektionsrate, ZNS, Herz- oder Atemstillstand, Magen/Darm, Überempfindlichkeits- und infusionsbedingte Reaktionen, Fieber, Untersuchungen (Hypomagnesiämie, Hypokalziämie, Hypopphosphatämie, Hypokaliämie, Gewichtsabnahme).
WH: Serumelektrolyte kontrollieren. Verkehrshinweis.
PG: 1 ST * (EKO: N) [€ 2.000,25]

Posaconazol 1A Pharma 100 mg - magensaftresistente Tabletten 11B02
(Z.Nr. 1-39198) RP. P. nicht im Handel. J02AC04

Posaconazol Accord 100 mg - magensaftresistente Tabletten
11B02

(Z.Nr. EU/1/19/1379/*) RP. P. J02AC04
ZI: Accord Healthcare, Barcelona, Spanien
Z: 1 magensaftresistente Tablette enthält: Posaconazol 100 mg, Tablettenkern: Methacrylsäure-Ethylacrylat-Copolymer (1:1), Triethylcitrat, Xylitol, Hyprolose, Propylgallat, Cellulose, mikrokristalline, Siliciumdioxid, hochdisperses, Croscarmellose natrium, Natriumstearylfumarat; Tablettenüberzug: Poly(vinylalkohol), Titandioxid, Macrogol, Talkum, Eisen(III)-hydroxid-oxid.
EW: Azol-Antimykotikum.
AG: Invasive Mykosen (Aspergillose, Fusariose, Chromoblastomykose, Myzetom, Kokzidioidomykose), bei Therapieresistenz gegen andere Antimykotika.
Prophylaxe invasiver Mykosen bei Chemotherapie oder Stammzellentransplantation.
AA: Tabletten im Ganzen mit Wasser schlucken.
DO: Therapie und Prophylaxe: Am 1. Tag 2mal tgl. 300 mg , dann 1mal tgl. 300 mg.
Keine Dosisempfehlung für Kinder und Jugendliche.
Tabletten und Suspension sind nicht austauschbar.
SST: Strenge Nutzen/Risiko-Abwägung in der Schwangerschaft, nicht stillen.
NW: Übelkeit, Kopfschmerzen, Fieber, Blutbild, Haut, Stoffwechsel, ZNS, Augen, Ohren, Herz, Kreislauf, Magen/Darm, Leber, Niere, Vegetativum.
WW: Gegenanzeige: Mutterkornalkaloide, CYP3A4-Substrate (Terfenadin, Astemizol, Cisaprid, Pimozid, Halofantin, Chinidin, QT_C-verlängernde Substanzen), Simvastatin, Lovastatin, Atorvastatin. Nicht empfohlen: Sirolimus, H_2-Blocker.
Vorsicht: P-gp-Induktoren und -Inhibitoren, Rifabutin, Phenytoin, Proteasehemmer, Protonenpumpenhemmer, Vinca-Alkaloide (Vincristin: Neurotoxizität), Ciclosporin, Tacrolimus, antivirale

P

Arzneimittel, Fosamprenavir, Benzodiazepine, Kalziumantagonisten, Digoxin, Sulfonylharnstoffe.
WH: Auf Überempfindlichkeit, Lebertoxizität, QT-Verlängerung achten. Begrenzte Erfahrungen bei schweren Magen/Darm-Störungen. Verkehrshinweis.
PG: 24 ST * (EKO: N) [€ 1.017,95], 96 ST * (EKO: N) [€ 3.829,65]

Posaconazol AHCL 40 mg/ml - Suspension zum Einnehmen
11B02, 45A01

(Z.Nr. EU/1/19/1380/*) RP. P. J02AC04
ZI: Accord Healthcare, Barcelona, Spanien
Z: 1 ml Suspension zum Einnehmen enthält: Posaconazol 40 mg, Macrogol glycerolhydroxystearat, Natrium citrat, Citronensäure monohydrat, Simeticon-Emulsion (entspr. Polydimethylsiloxan) (entspr. Polyethylenglycol) (entspr. Sorbitan tristearat) (entspr. Methylcellulose) (entspr. Silica gel) (entspr. Polyethylenglycolstearat) (entspr. Sorbinsäure) (entspr. Benzoesäure) (entspr. Schwefelsäure), Xanthan, Natriumbenzoat, Glucose-Sirup, Glycerol, Titandioxid, Erdbeer-Aroma (entspr. Propylenglycol), Wasser, gereinigtes.
EW: Azol-Antimykotikum.
AG:
Invasive Mykosen (Aspergillose, Fusariose, Chromoblastomykose, Myzetom, Kokzidioidomykose), bei Therapieresistenz gegen andere Antimykotika.
Oropharyngeale Candidose.
Prophylaxe invasiver Mykosen bei Chemotherapie oder Stammzellentransplantation.
AA: Oral zu oder unmittelbar nach den Mahlzeiten. Suspension kräftig schütteln. Nahrung erhöht die Resorption von Posaconazol.
DO: Invasive Mykosen: 4mal tgl. 200 mg (ohne Nahrung) oder 2mal tgl. 400 mg (mit Nahrung).
Oropharyngeale Candidose: Am 1.Tag 1mal 200 mg, dann 1mal tgl. 100 mg für 13 Tage.
Prophylaxe invasiver Mykosen: 3mal tgl. 200 mg.
Keine Dosisempfehlung für Kinder und Jugendliche.
Tabletten und Suspension sind nicht austauschbar.
SST: Strenge Nutzen/Risiko-Abwägung in der Schwangerschaft, nicht stillen.
NW: Übelkeit, Kopfschmerzen, Fieber, Blutbild, Haut, Stoffwechsel, ZNS, Augen, Ohren, Herz, Kreislauf, Magen/Darm, Leber, Niere, Vegetativum.
WW: Gegenanzeige: Mutterkornalkaloide, CYP3A4-Substrate (Terfenadin, Astemizol, Cisaprid, Pimozid, Halofantin, Chinidin, QT_C-verlängernde Substanzen), Simvastatin, Lovastatin, Atorvastatin. Nicht empfohlen: Sirolimus, H_2-Blocker.
Vorsicht: P-gp-Induktoren und -Inhibitoren, Rifabutin, Phenytoin, Proteasehemmer, Protonenpumpenhemmer, Vinca-Alkaloide (Vincristin: Neurotoxizität), Ciclosporin, Tacrolimus, antivirale Arzneimittel, Fosamprenavir, Benzodiazepine, Kalziumantagonisten, Digoxin, Sulfonylharnstoffe.
WH: Auf Überempfindlichkeit, Lebertoxizität, QT-Verlängerung achten. Begrenzte Erfahrungen bei schweren Magen/Darm-Störungen. Verkehrshinweis.
PG: 105 ML RE2 (EKO: Y) [€ 291,10]

Posaconazol ratiopharm 100 mg - magensaftresistente Tabletten
11B02

(Z.Nr. 1-39176) RP. P. J02AC04
ZI: Teva, Haarlem, Niederlande
Z: 1 magensaftresistente Tablette enthält: Posaconazol 100 mg, Tablettenkern: Methacrylsäure-Ethylacrylat-Copolymer (1:1), Typ B, Triethylcitrat, Xylitol, Hydroxypropylcellulose, Propylgallat, Cellulose, mikrokristalline, Siliciumdioxid, hochdispers, wasserfrei, Croscarmellose natrium, Natriumstearylfumarat (entspr. Natrium 1,25 mg); Tablettenüberzug: Poly(vinylalkohol), Titandioxid, Macrogol 3350, Talkum, Eisenoxid gelb.
Kurzinformation: siehe Posaconazol Accord 100 mg - magensaftresistente Tabletten, → S. 1117
PG: 24 ST RE2 (EKO: Y) [€ 345,10], 96 ST RE2 (EKO: Y) [€ 1.295,85]

Posaconazol Stada 100 mg - magensaftresistente Tabletten
11B02

(Z.Nr. 1-39174) RP. P. J02AC04
ZI: Stada Arzneimittel, Wien
Z: 1 magensaftresistente Tablette enthält: Posaconazol 100 mg, Tablettenkern: Methacrylsäure-Ethylacrylat-Copolymer (1:1), Typ B, Triethylcitrat, Xylitol, Hydroxypropylcellulose, Propylgallat, Cellulose, mikrokristalline, Siliciumdioxid, hochdispers, wasserfrei, Croscarmellose natrium, Natriumstearylfumarat (entspr. Natrium 1,25 mg); Tablettenüberzug: Poly(vinylalkohol), Titandioxid, Macrogol 3350, Talkum, Eisenoxid gelb.
Kurzinformation: siehe Posaconazol Accord 100 mg - magensaftresistente Tabletten, → S. 1117
PG: 24 ST RE2 (EKO: Y) [€ 268,35], 96 ST RE2 (EKO: Y) [€ 965,15]

Posaconazol Stada 40 mg/ml - Suspension zum Einnehmen 11B02, 45A01
(Z.Nr. 1-38141) RP. P. nicht im Handel. J02AC04

🐾 Posatex - Ohrentropfensuspension für Hunde
830

(Z.Nr. EU/2/08/081/*) NR. P. QS02CA91
ZI: Intervet International, Boxmeer, Niederlande
Z: 1 ml enthält: Orbifloxacin 8,5 mg, Mometason furoat 0,9 mg, Posaconazol 0,9 mg, Dodecansäure, Paraffin, dickflüssiges, Kohlenwasserstoffgel, weich, (entspr. Polyethylen 5 %), (entspr. Mineralöl 95 %).
EW: Antiinfektiva + Kortikosteroid.
AG: Akute Otitis externa und Verschlimmerung einer rezidivierenden Otitis externa, verursacht durch empfindliche Erreger.
AA: Im Ohr.
DO: Unter 2 kg KG: 1mal tgl. 2 Tropfen.
2-15 kg KG: 1mal tgl. 4 Tropfen.
Über 15 kg KG: 1mal tgl. 8 Tropfen.
Behandlungsdauer 7 Tage.
GA: Perforiertes Trommelfell.
SST: Nicht anwenden.
WH: Ursache der Infektion feststellen und behandeln. Nicht bei Tieren unter 4 Monaten anwenden.
PG: 8,8 ML VT [€ 18,75], 17,5 ML VT [€ 30,15]

Positivum - Kapseln
49A02

(Z.Nr. 1-22958) NR. P. N06AB03
ZI: Wabosan Arzneimittel, Wien
Z: 1 Kapsel enthält: Fluoxetin 20 mg (entspr. Fluoxetin hydrochlorid), Cellulose, mikrokristalline, Gelatine, Kieselsäure, hochdisperse, Lactose monohydrat 146,6 mg, Magnesium stearat; Kapselhülle: Farbstoff (entspr. E 104), (entspr. E 132), (entspr. E 171), (entspr. E 172).
EW: Antidepressivum (Hemmstoff der Serotoninaufnahme).
AG: Depressive Verstimmungen (z.B. endogen, neurotisch, Altersdepression, reaktiv), Bulimia nervosa, Zwangsstörung.
AA: Oral.
DO: Depression, Zwangsstörung: TD 20 mg, bei Bedarf Erhöhung bis MTD 60 mg.
Vorsichtig dosieren bei älteren Patienten.
Bulimia nervosa: TD 60 mg, MTD 80 mg. Bei Kindern und Jugendlichen nicht anwenden.
GA: Sehr schwere Nierenschäden.
SST: Strenge Nutzen/Risiko-Abwägung. Erhöhtes Risiko einer persistierenden pulmonalen Hypertonie beim Neugeborenen. Stillen nicht empfohlen.
NW: Magen/Darm (Diarrhö), ZNS (Schlafstörungen, Kopfschmerzen), Sehstörungen, Absetzreaktionen, Kreislauf, Haut, Hautblutungen, Hyperhidrose, Allergien (bis Lyell-Syndrom), Hyperprolaktinämie, Hyponatriämie, Serotoninsyndrom, erhöhtes Frakturrisiko, sexuelle Funktionsstörung.
WW: Kontraindiziert: Irreversible, nicht-selektive MAO-Hemmer z.B. Iproniazid (Therapiebeginn frühestens 5 Wochen nach Absetzen von Fluoxetin).
Kombination mit Metoprolol bei Herzinsuffizienz.
Nicht empfohlen: MAO A Hemmer (einschließlich Linezolid und Methylenblau), Mequitazin, Tamoxifen, Alkohol.
Vorsicht: MAO B Hemmer, Phenytoin , Carbamazepin-Spiegel erhöht, serotonerge Substanzen (Serotoninsyndrom), Lithium (Spiegelkontrolle), Tryptophan, Johanniskraut, andere Antidepressiva (Dosisanpassung), orale Antikoagulanzien (Blutungen), andere ZNS-aktive Substanzen, QT-verlängernde Substanzen.
WH: Verkehrshinweis. Nicht plötzlich absetzen. Suizidrisiko zu Behandlungsbeginn erhöht. Auf suizidale Ereignisse achten. Bei Serotoninsyndrom Präparat absetzen. Vorsicht bei Herz/Kreislauf-Er- krankungen (QT-Verlängerung), Epilepsie, Elektrokrampfbehandlung, Manie, Glaukom, Diabetes, Leberschäden. Alkohol meiden. Erhöhtes Knochenbruchrisiko beachten.
PG: 14 ST (EKO: G) [€ 11,85], 28 ST (EKO: G) [€ 22,60]

Postinor 1500 Mikrogramm - Tablette 31I06
(Z.Nr. 1-26693) RPF. P. nicht im Handel. G03AD01

Potaba Glenwood Pulver 3 g
22P05

(Z.Nr. 0-16927) RP. P. D11AX23
ZI: Cheplapharm Arzneimittel, Greifswald, Deutschland
Z: 1 Säckchen enthält: Kalium-4-aminobenzoat 3 g.
EW: Dermatikum.
AG: Verminderung des Fortschreitens der Penisdeviation bei noch aktiver Induratio penis plastica.
AA: In reichlich gut gekühlter Flüssigkeit gelöst während einer

Mahlzeit einnehmen.
DO: 4mal tgl. 1 Säckchen. Keine Untersuchungen an Kindern und Jugendlichen.
GA: Nierenschäden, Hyperkaliämie, Leberschäden.
SST: Keine Indikation für Frauen.
NW: Magen/Darm, Fieber, Haut, Leukopenie, Hypoglykämie, Hyperkaliämie, Leber.
WW: Gegenanzeige: Sulfonamidwirkung aufgehoben. Vorsicht: Methotrexatspiegel erhöht. Herzglykoside abgeschwächt. Erhöhter Kaliumspiegel durch Aldosteronantagonisten, ACE-Hemmer, kaliumsparende Diuretika.
WH: Vorsicht bei Allergien. Leber kontrollieren. Nie nüchtern einnehmen. Bei Emesis Therapie unterbrechen. Kaliumgehalt beachten.
PG: 40 ST RE2 (EKO: Y) [€ 52,45]

Potactasol 1 mg - Pulver für ein Konzentrat zur Herstellung einer Infusionslösung 55E
(Z.Nr. EU/1/10/660/*) NR. P. nicht im Handel. L01CE01

Potactasol 4 mg - Pulver für ein Konzentrat zur Herstellung einer Infusionslösung 55E
(Z.Nr. EU/1/10/660/*) NR. P. nicht im Handel. L01CE01

▼ Poteligeo 4 mg/ml - Konzentrat zur Herstellung einer Infusionslösung 55I01
(Z.Nr. EU/1/18/1335/*) NR. P. E. L01XC25
ZI: Kyowa Kirin Holdings, Hoofddorp, Niederlande
Z: 1 Durchstechflasche mit 5 ml Konzentrat enthält: Mogamulizumab 20 mg, mittels DNA-Technologie rekombinant aus Ovarialzellen des Chinesischen Hamsters hergestellt, Zitronensäure monohydrat, Glycin, Polysorbat 80, Natriumhydroxid zur pH-Wert-Einstellung, Salzsäure zur pH-Wert-Einstellung, Wasser für Injektionszwecke.
EW: Monoklonaler Antikörper, antineoplastisch und immunmodulierend.
AG: Mycosis fungoides oder Sézary-Syndrom nach mindestens einer vorherigen systemischen Therapie.
AA: I.v. Infusion über mindestens 60 min.
DO: 1 mg/kg KG wöchentlich über 4 Wochen (Tag 1, 8, 15 und 22) eines 28-tägigen Behandlungszyklus. Anschließend alle 2 Wochen.
Bei ersten Infusion Prämedikation (Antipyretikum und Antihistaminikum) empfohlen Keine Daten an Kindern und Jugendlichen.
SST: In der Schwangerschaft Anwendung vermeiden. Kontrazeption für Frauen und Männer bis 6 Monate nach Therapieende erforderlich. In den ersten Tagen nach der Geburt nicht anwenden, danach in der Stillzeit Anwendung möglich.
NW: Pneumonie, Fieber, Zellulitis, Blutbild, Hypothyreose, Magen/Darm, Kopfschmerz, Haut (schwere Reaktionen), akute Infusionsreaktionen, erhöhtes Infektionsrisiko, Komplikationen bei Stammzelltransplantationen, Tumorlyse-Syndrom, Labor.
WW: Keine Studien.
WH: Vor Therapiebeginn auf Hepatitis B testen. Vorsicht bei Herzerkrankungen. Auf Infusionsreaktionen bzw. (schwere) Hautreaktionen achten. Erhöhtes Infektionsrisiko (Virusreaktivierung) beachten.
Verkehrshinweis.
PG: 1 ST * (EKO: N) [€ 2.283,70]

🐾 *Poulvac AE - Lyophilisat zur Suspension in Trinkwasser für Hühner* 823AG
(Z.Nr. 8-20310) NR. P. E. nicht im Handel. QI01AD02

🐾 *Poulvac E. coli - Lyophilisat zur Herstellung einer Suspension zur Impfung von Hühnern und Puten mittels Sprayapplikation oder über das Trinkwasser f. Hühner* 823AG
(Z.Nr. EU/2/12/140/*) NR. P. E. nicht im Handel. QI01AE04

🐾 *Poulvac IB Primer - Lyophilisat zur Herstellung einer Suspension zur Anwendung als Spray, als Augentropfen oder über das Trinkwasser für Hühner* 823AG
(Z.Nr. 8-37376) NR. P. E. nicht im Handel. QI01AD07

🐾 *Poulvac IB QX - Lyophilisat zur Herstellung einer Suspension zur Sprayapplikation für Hühner* 823AG
(Z.Nr. 8-20336) NR. P. E. nicht im Handel. QI01AD07

🐾 *Poulvac TRT - Lyophilisat zur Herstellung einer Suspension zur Anwendung als Spray, als Augentropfen oder als Nasentropfen, für Puten* 823AG
(Z.Nr. 8-20235) NR. P. E. nicht im Handel. QI01CD01

🐾 **Powdox 500 mg/g - Pulver zum Eingeben über das Trinkwasser für Schweine, Hühner und Puten** 801AE
(Z.Nr. 8-37609) NR. P. VNW. QJ01AA02
ZI: Vetpharma Animal Health, Barcelona, Spanien
Z: 1 g Pulver enthält: Doxycyclin 500 mg (entspr. Doxycyclin hyclat 580 mg), Citronensäure, Lactose monohydrat.
EW: Tetrazyklin-Antibiotikum; bakteriostatisch.
AG: Atemwegsinfektionen durch Mycoplasma hyopneumoniae und Pasteurella multocida bei Schweinen.
-Atemwegsinfektionen durch Mycoplasma gallisepticum bei Hühnern und Puten.
AA: Zum Eingeben über das Trinkwasser.
DO: Schweine, Hühner: 40 mg Tierarzneimittel/kg KG tgl. über 5 Tage.
Puten: 50 mg Tierarzneimittel/kg KG tgl. über 5 Tage.
GA: Leberschäden.
SST: Nicht anwenden. Nicht bei Legetieren und innerhalb von 4 Wochen vor Beginn der Legeperiode anwenden.
NW: Allergie, Photosensibilität.
WW: Nicht anwenden: Polyvalente Kationen (1-2 Std. Abstand), Eisen (Komplexbildung), Antazida, Kaolin, bakterizide Antibiotika. Vorsicht: Antikoagulantien.
WH: Kreuzresistenzen beachten.
VNW: Essbare Gewebe: Schweine 4 Tage, Hühner 5 Tage, Puten 12 Tage. Nicht bei Tieren, deren Eier zum menschlichen Verzehr bestimmt sind.
PG: 1 KG VNW [€ 219,20]

🐾 **Powerflox 50 mg/ml - Injektionslösung für Rinder, Schweine, Hunde und Katzen** 812AD
(Z.Nr. 8-00795) NR. P. VNW. QJ01MA90
ZI: Virbac, Carros, Frankreich
Z: 1 ml Injektionslösung enthält: Enrofloxacin 50 mg, Butan-1-ol 30 mg, Kaliumhydroxid, Wasser für Injektionszwecke.
EW: Fluorchinolon-Antibiotikum.
AG: Kälber: Infektionen des Respirationstraktes durch Pasteurella multocida, Mannheimia haemolytica und Mycoplasma spp.
Infektionen des Verdauungstraktes oder Septikämie durch Escherichia coli.
Akute Mycoplasma-assoziierte Arthritis durch Mycoplasma bovis.
Schweine: Infektionen des Respirationstraktes durch Pasteurella multocida, Mycoplasma spp. und Actinobacillus pleuropneumoniae.
Infektionen des Verdauungstraktes oder Septikämie durch Escherichia coli.
Hunde: Infektionen des Verdauungs-, Respirations- und Urogenitaltraktes (einschließlich Prostatitis sowie als antibiotische Begleitbehandlung von Pyometra), Haut- und Wundinfektionen sowie Otitis (externa/media) durch Staphylococcus spp., Escherichia coli, Pasteurella spp., Klebsiella spp., Bordetella spp., Pseudomonas spp. und Proteus spp.
Katzen: Infektionen des Verdauungs-, Respirations- und Urogenitaltraktes (als antibiotische Begleitbehandlung von Pyometra), Haut- und Wundinfektionen durch z.B. Staphylococcus spp., Escherichia coli, Pasteurella spp., Klebsiella spp., Bordetella spp., Pseudomonas.
AA: S.c., i.m. (bei Rind und Schwein im Nackenbereich), i.v..
DO: Kälber: 5 mg/kg KG 1mal tgl. über 3-5 Tage s.c. oder i.v.
Schwein: 2,5 mg/ kg KG (bei Infektionen des Verdauungstraktes oder Septikämie 5 mg/kg KG) 1mal tgl. über 3 Tage i.m.
Hund, Katze: 5 mg/kg KG 1mal tgl. über bis zu 5 Tage s.c.
GA: Prophylaxe, Knorpelwachstumsstörungen, Hunde unter 1 Jahr (große Rassen unter 18 Monaten) oder mit ZNS-Störungen, Katzen unter 8 Wochen., Pferde im Wachstum.
SST: Bei Hündinnen oder Katzen nicht anwenden.
NW: Lokale Reaktionen, Magen/Darm, im Wachstum (Kälber, Lämmer) Gelenkknorpelschäden.
WW: Makrolide, Tetrazykline, Chloramphenicol (antagonistisch); Theophyllin-Ausscheidung verzögert. Flunixin (Vorsicht bei Hunden).
WH: Anwendung nach Empfindlichkeitsprüfung durchführen.
Bei Überdosierung bei Katzen retinotoxische Effekte möglich.
VNW: Essbare Gewebe: Rind i.v. 14 Tage, s.c. 12 Tage Schwein 13 Tage.
Nicht für Tiere, deren Milch für menschlichen Verzehr vorgesehen ist.
PG: 100 ML VNW [€ 58,40]

🐾 **Powerflox 100 mg/ml - Injektionslösung für Rinder und Schweine** 812AD
(Z.Nr. 8-00796) NR. P. VNW. QJ01MA90
ZI: Virbac, Carros, Frankreich
Z: 1 ml Injektionslösung enthält: Enrofloxacin 100 mg, Butan-1-ol

P

30 mg, Kaliumhydroxid, Wasser für Injektionszwecke.
EW: Fluorchinolon-Antibiotikum.
AG: Kälber: Infektionen des Respirationstraktes durch Pasteurella multocida, Mannheimia haemolytica und Mycoplasma spp.
Infektionen des Verdauungstraktes oder Septikämie durch Escherichia coli.
Akute Mycoplasma-assoziierter Arthritis durch Mycoplasma bovis.
Schweine: Infektionen des Respirationstraktes durch Pasteurella multocida, Mycoplasma spp. und Actinobacillus pleuropneumoniae.
Infektionen des Verdauungstraktes oder Septikämie durch Escherichia coli.
AA: S.c., i.m., i.v..
DO: Kälber: 5 mg/kg KG 1mal tgl. über 3-5 Tage s.c. oder i.v.
Schwein: 2,5 mg/ kg KG (bei Infektionen des Verdauungstraktes oder Septikämie 5 mg/kg KG) 1mal tgl. über 3 Tage i.m.
GA: Prophylaxe, Knorpelwachstumsstörungen.
SST: Anwendung möglich.
NW: Lokale Reaktionen, Magen/Darm, im Wachstum (Kälber, Lämmer) Gelenkknorpelschäden.
WW: Makrolide, Tetrazykline, Chloramphenicol (antagonistisch); Theophyllin-Ausscheidung verzögert.
WH: Anwendung nach Empfindlichkeitsprüfung durchführen.
VNW: Rind: Essbare Gewebe 12 Tage (s.c.), 5 Tage (i.v.); Milch 4 Tage (s.c.), 3 Tage (i.v.).
Schwein: Essbare Gewebe 13 Tage (i.m.).
PG: 100 ML VNW [€ 110,95]

Pracetam 200 mg/ml - Lösung zum Eingeben über das Trinkwasser für Schweine 802AC
(Z.Nr. 8-00855) RP. P. nicht im Handel. QN02BE01

Pracetam 400 mg/ml - Lösung zum Eingeben über das Trinkwasser für Schweine 802AC
(Z.Nr. 8-36951) RP. P. QN02BE01
ZI: Ceva Sante Animale, Libourne, Frankreich
Z: 1 ml Lösung enthält: Paracetamol 400 mg, Dimethylsulfoxid, Ponceau 4R (E 124), Macrogol 300.
EW: Analgetisch, antipyretisch.
AG: Fieber bei Atemwegsinfektionen (in Kombination mit Antiinfektiva) bei Schweinen. Wirkungseintritt nach 12-24 Stunden zu erwarten.
AA: Zum Eingeben über das Trinkwasser.
DO: TD 30 mg Paracetamol/kg KG über 5 Tage.
GA: Schwere Leber- oder Nierenschäden, Dehydrierung, Hypovolämie.
SST: Anwendung möglich.
NW: Weiche Fäzes.
WW: Nephrotoxische Substanzen meiden.
WH: Tiere mit reduzierter Wasseraufnahme und/oder gestörtem Allgemeinbefinden parenteral behandeln.
PG: 5 L VN [€ 234,30]

Pracetam 200 mg/g - Pulver zum Eingeben über das Trinkwasser für Schweine 802AC
(Z.Nr. 8-00827) RP. P. QN02BE01
ZI: Ceva Sante Animale, Libourne, Frankreich
Z: 1 g Pulver enthält: Paracetamol 200 mg, Lactose monohydrat.
Kurzinformation: siehe Pracetam 400 mg/ml - Lösung zum Eingeben über das Trinkwasser für Schweine, → S. 1120
PG: 10 KG VN [€ 197,00]

Prac-tic 56,25 mg - Lösung zum Auftropfen für sehr kleine Hunde 804D
(Z.Nr. EU/2/06/066/*) RP. P. QP53AX26
ZI: Elanco, Cuxhaven, Deutschland
Z: 1 Pipette mit 0,45 ml Lösung enthält: Pyriprol 56,25 mg, Butylhydroxytoluol 0,1 %, Diethylenglycolmonoethylether.
EW: Ektoparasitikum.
AG: Behandlung und Vorbeugung von Floh- und Zeckenbefall bei Hunden.
AA: Zum Auftropfen auf die Haut an Körperstellen, die der Hund nicht ablecken kann.
DO: Mindestdosierung 12,5 mg Pyriprol (= 0,1 ml Lösung) pro kg KG.
GA: Hunde unter 8 Wochen bzw. unter 2 kg KG, kranke oder rekonvaleszente Tiere, Katzen, Kaninchen.
SST: Nutzen/Risiko-Abwägung.
NW: Fellverfärbungen, lokaler Haarausfall, Juckreiz, Speicheln nach Ablecken, Magen/Darm, Ataxie, Krämpfe, Lethargie.
WH: Alle Hunde in einem Haushalt behandeln. Hunde 48 Std. vor der Behandlung nicht schamponieren oder baden. Hautkontakt mit dem Tierarzneimittel vermeiden.
PG: 3 ST VT [€ 23,85]

Prac-tic 137,5 mg - Lösung zum Auftropfen für kleine Hunde 804D
(Z.Nr. EU/2/06/066/*) RP. P. QP53AX26
ZI: Elanco, Cuxhaven, Deutschland
Z: 1 Pipette mit 1,1 ml Lösung enthält: Pyriprol 137,5 mg, Butylhydroxytoluol 0,1 %, Diethylenglycolmonoethylether.
Kurzinformation: siehe Prac-tic 56,25 mg - Lösung zum Auftropfen für sehr kleine Hunde, → S. 1120
PG: 3 ST VT [€ 27,60]

Prac-tic 275 mg - Lösung zum Auftropfen für mittelgroße Hunde 804D
(Z.Nr. EU/2/06/066/*) RP. P. QP53AX26
ZI: Elanco, Cuxhaven, Deutschland
Z: 1 Pipette mit 2,2 ml Lösung enthält: Pyriprol 275 mg, Butylhydroxytoluol 0,1 %, Diethylenglycolmonoethylether.
Kurzinformation: siehe Prac-tic 56,25 mg - Lösung zum Auftropfen für sehr kleine Hunde, → S. 1120
PG: 3 ST VT [€ 29,60]

Prac-tic 625 mg - Lösung zum Auftropfen für große Hunde 804D
(Z.Nr. EU/2/06/066/*) RP. P. QP53AX26
ZI: Elanco, Cuxhaven, Deutschland
Z: 1 Pipette mit 5,0 ml Lösung enthält: Pyriprol 625 mg, Butylhydroxytoluol 0,1 %, Diethylenglycolmonoethylether.
Kurzinformation: siehe Prac-tic 56,25 mg - Lösung zum Auftropfen für sehr kleine Hunde, → S. 1120
PG: 3 ST VT [€ 37,25]

Pradaxa 75 mg - Hartkapseln 20A03
(Z.Nr. EU/1/08/442/*) RP. P. B01AE07
ZI: Boehringer Ingelheim International, Ingelheim/Rhein, Deutschland
Z: 1 Hartkapsel enthält: Dabigatran etexilat 75 mg (entspr. Dabigatran etexilat-mesilat), Kapselinhalt: Weinsäure, Arabisches Gummi, Hypromellose, Dimeticon 350, Talkum, Hyprolose; Kapselhülle: Carrageenan, Kaliumchlorid, Titandioxid, Hypromellose; Drucktinte, schwarz: Schellack, entwachst, Eisen(II,III)-oxid, Kaliumhydroxid.
EW: Direkter Thrombinhemmer.
AG: Primärprävention von venösen thromboembolischen Ereignissen bei erwachsenen Patienten nach elektivem chirurgischen Hüft- oder Kniegelenkersatz.
AA: Unzerkaut mit Wasser. Kapseln nicht öffnen (erhöhtes Blutungsrisiko).
DO: Nach Kniegelenksersatz: 110 mg postoperativ nach 1-4 Std., ab dem 1. Tag nach dem Eingriff 1mal tgl. 220 mg über 10 Tage. Nach Hüftgelenksersatz: 110 mg postoperativ nach 1-4 Std., ab dem 1. Tag nach dem Eingriff 1mal tgl. 220 mg über 28-35 Tage. Patienten >75 Jahre, mittelschwere Nierenschäden, Amiodaron-, Chinidin- oder Verapamil-Therapie: 75 mg postoperativ nach 1-4 Std., ab dem 1. Tag nach dem Eingriff 1mal tgl. 150 mg. Für Kinder und Jugendliche nicht empfohlen.
GA: Schwere Nierenschäden, akute Blutung, hohes Blutungsrisiko, Leberschäden, künstliche Herzklappen.
SST: Strenge Indikationsstellung, nicht stillen.
NW: Erhöhtes Risiko von Blutungen, Magen/Darm, Leber, Überempfindlichkeit.
WW: Kontraindiziert: Heparine (ausgenommen unfraktioniertes Heparin zur Erhaltung der Durchgängigkeit eines zentralvenösen oder arteriellen Katheters oder bei der Katheterablation von Vorhofflimmern), orale Antikoagulantien, Ketoconazol, Itraconazol, Ciclosporin, Dronedaron, Glecaprevir + Pibrentasvir.
Nicht empfohlen: Starke P-Glykoproteininduktoren (Rifampicin, Johanniskraut, Carbamazepin, Phenytoin, Ritonavir sowie Kombinationen mit anderen Proteasehemmern, Tacrolimus).
Vorsicht: Nichtsteroidale Antiphlogistika, ASS, Thrombolytika, Thrombozytenaggregationshemmer, Amiodaron, Chinidin, Verapamil, Clarithromycin, Posaconazol. Ticagrelor, SSRIs und SNRIs erhöhen Blutungsrisiko.
WH: Vorsicht bei erhöhtem Blutungsrisiko, vor allem bei medizinischen Eingriffen. Engmaschige Überwachung auf Blutungen und Anämie. Nierenfunktion vor und während der Behandlung überprüfen. Bei schweren Blutungen Behandlung absetzen. Nach Entfernen eines Epiduralkatheters 2 Std. Abstand einhalten. Bei Operation nach Hüftfraktur nicht empfohlen. INR sollte nicht gemessen werden (unzuverlässig). Gebrauch von Fibrinolytika zur Behandlung des akuten ischämischen Schlaganfalls möglich. Bei Antiphospholipid- Syndrom nicht empfohlen. Mindestens 24 Std. vor elektiven Operationen absetzen. Zur raschen Aufhebung der antikoagulatorischen Wirkung in Notfällen Antidot Praxbind (Idarucizumab) anwenden.
PG: 10 ST RE2 (2) (EKO: Y) [€ 20,55], 30 ST RE2 (EKO: Y) [€ 56,55]

Pradaxa 75 mg - Hartkapseln 20A03
(Z.Nr. EU/1/08/442/*) RP. P. Parallelimport. B01AE07
nicht im Handel.

Pradaxa 110 mg - Hartkapseln 20A03
(Z.Nr. EU/1/08/442/*) RP. P. B01AE07
ZI: Boehringer Ingelheim International, Ingelheim/Rhein, Deutschland
Z: 1 Hartkapsel enthält: Dabigatran etexilat 110 mg (entspr. Dabigatran etexilat-mesilat), Kapselinhalt: Weinsäure, Arabisches Gummi, Hypromellose, Dimeticon 350, Talkum, Hyprolose; Kapselhülle: Carrageenan, Kaliumchlorid, Titandioxid, Indigocarmin, Hypromellose; Drucktinte, schwarz: Schellack, entwachst, Eisen(II,III)-oxid, Kaliumhydroxid.
EW: Direkter Thrombinhemmer.
AG: - Primärprävention von venösen thromboembolischen Ereignissen bei erwachsenen Patienten nach elektivem chirurgischen Hüft- oder Kniegelenkersatz.
- Prävention von Schlaganfall und systemischer Embolie bei nicht valvulärem Vorhofflimmern mit Risikofaktoren.
- Behandlung und Prävention tiefer Venenthrombosen und Lungenembolien.
AA: Unzerkaut mit Wasser. Kapseln nicht öffnen (erhöhtes Blutungsrisiko).
DO: Nach Kniegelenksersatz: 110 mg postoperativ nach 1-4 Std., ab dem 1. Tag nach dem Eingriff 1mal tgl. 220 mg über 10 Tage.
Nach Hüftgelenksersatz: 110 mg postoperativ nach 1-4 Std., ab dem 1. Tag nach dem Eingriff 1mal tgl. 220 mg über 28-35 Tage.
Patienten >75 Jahre, mittelschwere Nierenschäden, Amiodaron-, Chinidin- oder Verapamil-Therapie: 75 mg postoperativ nach 1-4 Std., ab dem 1. Tag nach dem Eingriff 1mal tgl. 150 mg.
Schlaganfallprävention, tiefe Venenthrombosen/Lungenembolie: 2mal tgl. 150 mg.
Patienten ab 80 Jahren, Verapamil-Therapie: 2mal tgl. 110 mg.
Patienten 75-80 Jahre, mittelschwere Nierenschäden, Gastritis/Ösophagitis, erhöhtes Blutungsrisiko: 2mal tgl. 110 oder 150 mg.
Für Kinder und Jugendliche nicht empfohlen.
GA: Schwere Nierenschäden, akute Blutung, hohes Blutungsrisiko, Leberschäden, künstliche Herzklappen.
SST: Strenge Indikationsstellung, nicht stillen.
NW: Erhöhtes Risiko von Blutungen, Magen/Darm, Leber, Überempfindlichkeit.
WW: Kontraindiziert: Heparine (ausgenommen unfraktioniertes Heparin zur Erhaltung der Durchgängigkeit eines zentralvenösen oder arteriellen Katheters oder bei der Katheterablation von Vorhofflimmern), orale Antikoagulantien, Ketoconazol, Itraconazol, Ciclosporin, Dronedaron, Glecaprevir + Pibrentasvir.
Nicht empfohlen: Starke P-Glykoproteininduktoren (Rifampicin, Johanniskraut, Carbamazepin, Phenytoin, Ritonavir sowie Kombinationen mit anderen Proteasehemmern, Tacrolimus).
Vorsicht: Nichtsteroidale Antiphlogistika, ASS, Thrombolytika, Thrombozytenaggregationshemmer, Amiodaron, Chinidin, Verapamil, Clarithromycin, Posaconazol. Ticagrelor, SSRIs und SNRIs erhöhen Blutungsrisiko.
WH: Vorsicht bei erhöhtem Blutungsrisiko, vor allem bei medizinischen Eingriffen. Engmaschige Überwachung auf Blutungen und Anämie. Nierenfunktion vor und während der Behandlung überprüfen. Bei schweren Blutungen Behandlung absetzen. Nach Entfernen eines Epiduralkatheters 2 Std. Abstand einhalten. Bei Operation nach Hüftfraktur nicht empfohlen. INR sollte nicht gemessen werden (unzuverlässig). Gebrauch von Fibrinolytika zur Behandlung des akuten ischämischen Schlaganfalls möglich. Bei Antiphospholipid- Syndrom nicht empfohlen. Mindestens 24 Std. vor elektiven Operationen absetzen. Zur raschen Aufhebung der antikoagulatorischen Wirkung in Notfällen Antidot Praxbind (Idarucizumab) anwenden.
PG: 10 ST RE2 (2) (EKO: Y) [€ 20,55], 30 ST RE2 (EKO: Y) [€ 56,55], 60 ST RE1 (EKO: Y) [€ 110,95]

Pradaxa 110 mg - Hartkapseln 20A03
(Z.Nr. EU/1/08/442/*) RP. P. Parallelimport. B01AE07
nicht im Handel.

Pradaxa 110 mg - Hartkapseln 20A03
(Z.Nr. EU/1/08/442/*) RP. P. Parallelimport. B01AE07
nicht im Handel.

Pradaxa 150 mg - Hartkapseln 20A03
(Z.Nr. EU/1/08/442/*) RP. P. B01AE07
ZI: Boehringer Ingelheim International, Ingelheim/Rhein, Deutschland
Z: 1 Kapsel enthält: Dabigatran etexilat 150 mg (entspr. Dabigatran etexilat-mesilat), Kapselinhalt: Weinsäure, Arabisches Gummi, Hypromellose, Dimeticon 350, Talkum, Hyprolose; Kapselhülle: Carrageenan, Kaliumchlorid, Titandioxid, Indigocarmin, Hypromellose; Drucktinte, schwarz: Schellack, entwachst, Eisen(II,III)-oxid, Kaliumhydroxid.
EW: Direkter Thrombinhemmer.
AG: - Prävention von Schlaganfall und systemischer Embolie bei nicht valvulärem Vorhofflimmern mit Risikofaktoren.
- Behandlung und Prävention tiefer Venenthrombosen und Lungenembolien.
AA: Unzerkaut mit Wasser. Kapseln nicht öffnen (erhöhtes Blutungsrisiko).
DO: 2mal tgl. 150 mg.
Patienten ab 80 Jahren, Verapamil-Therapie: 2mal tgl. 110 mg.
Patienten 75-80 Jahre, mittelschwere Nierenschäden, Gastritis/Ösophagitis, erhöhtes Blutungsrisiko: 2mal tgl. 110 oder 150 mg.
Für Kinder und Jugendliche nicht empfohlen.
GA: Schwere Nierenschäden, akute Blutung, hohes Blutungsrisiko, Leberschäden, künstliche Herzklappen.
SST: Strenge Indikationsstellung, nicht stillen.
NW: Erhöhtes Risiko von Blutungen, Magen/Darm, Leber, Überempfindlichkeit.
WW: Kontraindiziert: Heparine (ausgenommen unfraktioniertes Heparin zur Erhaltung der Durchgängigkeit eines zentralvenösen oder arteriellen Katheters oder bei der Katheterablation von Vorhofflimmern), orale Antikoagulantien, Ketoconazol, Itraconazol, Ciclosporin, Dronedaron, Glecaprevir + Pibrentasvir.
Nicht empfohlen: Starke P-Glykoproteininduktoren (Rifampicin, Johanniskraut, Carbamazepin, Phenytoin, Ritonavir sowie Kombinationen mit anderen Proteasehemmern, Tacrolimus).
Vorsicht: Nichtsteroidale Antiphlogistika, ASS, Thrombolytika, Thrombozytenaggregationshemmer, Amiodaron, Chinidin, Verapamil, Clarithromycin, Posaconazol. Ticagrelor, SSRIs und SNRIs erhöhen Blutungsrisiko.
WH: Vorsicht bei erhöhtem Blutungsrisiko, vor allem bei medizinischen Eingriffen. Engmaschige Überwachung auf Blutungen und Anämie. Nierenfunktion vor und während der Behandlung überprüfen. Bei schweren Blutungen Behandlung absetzen. Nach Entfernen eines Epiduralkatheters 2 Std. Abstand einhalten. Bei Operation nach Hüftfraktur nicht empfohlen. INR sollte nicht gemessen werden (unzuverlässig). Gebrauch von Fibrinolytika zur Behandlung des akuten ischämischen Schlaganfalls möglich. Bei Antiphospholipid- Syndrom nicht empfohlen. Mindestens 24 Std. vor elektiven Operationen absetzen. Zur raschen Aufhebung der antikoagulatorischen Wirkung in Notfällen Antidot Praxbind (Idarucizumab) anwenden.
PG: 30 ST RE1 (EKO: Y) [€ 56,55], 60 ST RE1 (EKO: Y) [€ 110,95]

Pradaxa 150 mg - Hartkapseln 20A03
(Z.Nr. EU/1/08/442/*) RP. P. Parallelimport. B01AE07
nicht im Handel.

Pradaxa 150 mg - Hartkapseln 20A03
(Z.Nr. EU/1/08/442/*) RP. P. Parallelimport. B01AE07
nicht im Handel.

Praluent 75 mg - Injektionslösung in einem Fertigpen 41A05
(Z.Nr. EU/1/15/1031/*) NR. P. E. C10AX14
ZI: Sanofi-Aventis Groupe, Paris, Frankreich
Z: 1 Fertigpen enthält in 1 ml Lösung: Alirocumab 75 mg, mittels DNA-Technologie rekombinant aus Ovarialzellen des Chinesischen Hamsters hergestellt, Histidin, Saccharose, Polysorbat 20, Wasser für Injektionszwecke.
EW: Monoklonaler Antikörper, senkt LDL-C-Spiegel.
AG: Primäre Hypercholesterinämie oder gemischte Dyslipidämie in Kombination mit Statinen oder bei Statin-Unverträglichkeit.
Bestehende atherosklerotische kardiovaskuläre Erkrankung.
AA: S.c.; Selbstinjektion nach Einweisung möglich.
DO: Initial 75(-150) mg alle 2 Wochen oder 300 mg (300 mg Injektion oder 2mal 150 mg an verschiedenen Einstichstellen) alle 4 Wochen.
Dosisanpassung gemäß LDL-C-Spiegel.
Keine Daten an Kindern und Jugendlichen.
SST: Nicht empfohlen.
NW: Lokale Reaktionen, Pruritus, Überempfindlichkeit.
WH: Vorsicht bei schweren Leber- oder Nierenschäden. Auf Allergien achten.
PG: 1 ST * (EKO: N) [€ 444,80], 2 ST RE1 (EKO: Y) [€ 561,65]

Praluent 75 mg - Injektionslösung in einem Fertigpen 41A05
(Z.Nr. EU/1/15/1031/*) NR. P. E. C10AX14
Parallelimport. nicht im Handel.

Praluent 75 mg - Injektionslösung in einer Fertigspritze 41A05
(Z.Nr. EU/1/15/1031/*) NR. P. E. nicht im Handel. C10AX14

Praluent 150 mg - Injektionslösung in einem Fertigpen 41A05
(Z.Nr. EU/1/15/1031/*) NR. P. E. C10AX14
ZI: Sanofi-Aventis Groupe, Paris, Frankreich

P

Z: 1 Fertigpen enthält in 1 ml Lösung: Alirocumab 150 mg, mittels DNA-Technologie rekombinant aus Ovarialzellen des Chinesischen Hamsters hergestellt, Histidin, Saccharose, Polysorbat 20, Wasser für Injektionszwecke.
Kurzinformation: siehe Praluent 75 mg - Injektionslösung in einem Fertigpen, →S. 1121
PG: 1 ST * (EKO: N) [€ 444,80], 2 ST RE1 (EKO: Y) [€ 561,65]

Praluent 150 mg - Injektionslösung in einer Fertigspritze 41A05
(Z.Nr. EU/1/15/1031/*) NR. P. E. nicht im Handel. C10AX14

Praluent 300 mg - Injektionslösung in einem Fertigpen 41A05
(Z.Nr. EU/1/15/1031/*) NR. P. E. nicht im Handel. C10AX14

Pram 10 mg - Filmtabletten 49A02
(Z.Nr. 1-24597) NR. P. N06AB04
ZI: G.L. Pharma, Lannach
Z: 1 Filmtablette enthält: Citalopram 10 mg (entspr. Citalopram hydrobromid 12,495 mg), Tablettenkern: Mannitol, Zellulose, mikrokristallin, Siliciumdioxid, hochdisperses, Magnesium stearat; Filmüberzug: (entspr. Hypromellose) (entspr. Titandioxid) (entspr. Macrogol 6000).
EW: Antidepressivum (Hemmer der Serotonin-Aufnahme).
AG: Depressive Störungen. Depressive Verstimmungen bei dementiellen Störungen. Angst- und Panikstörungen, Phobien, Panikattacken mit und ohne Agoraphobie, Zwangsstörungen.
AA: 1mal tgl. unzerkaut mit Flüssigkeit einnehmen.
DO: TD 20 mg, ev. erhöhen auf MTD bis 40 mg.
Panikstörungen: TD initial 10 mg, dann 20 mg; MTD 40 mg.
Bei älteren Patienten TD 10-20 mg. Nicht für Kinder und Jugendliche.
GA: QT-Verlängerung.
SST: Vorsicht, nicht abrupt absetzen. Erhöhtes Risiko einer persistierenden pulmonalen Hypertonie bei Neugeborenen beachten.
NW: Magen/Darm, Schlafstörungen, Sedation, Tremor, Augen, Schwitzen, Kopfschmerz, Schwindel, Vegetativum, suizidales Verhalten, erhöhtes Knochenbruchrisiko, QT-Verlängerung (ventrikuläre Arrhythmie), sexuelle Funktionsstörungen.
WW: Gegenanzeige: MAO-Hemmer (14 Tage Abstand). QT-verlängernde Substanzen, Pimozid. Nicht empfohlen: Alkohol.
Vorsicht: Arzneimittel, die Hypokaliämie/Hypomagnesiämie herbeiführen; Selegilin, serotonerge Arzneimittel, Lithium, Tryptophan, Hypericum, Gerinnungshemmer.
WH: Vorsicht bei Engwinkelglaukom. Verkehrshinweis. Suizidgefahr depressiver Patienten bis zur Remission. Auf suizidale Ereignisse achten. Auf QT-Verlängerung achten.
Bei Übergang in manische Phase mit Neuroleptikum behandeln.
Bei Über- dosierung bei Konvulsionen Diazepam.
PG: 14 ST (EKO: G) [€ 5,25], 28 ST (EKO: G) [€ 10,45]

Pram 20 mg - Filmtabletten 49A02
(Z.Nr. 1-24598) NR. P. N06AB04
ZI: G.L. Pharma, Lannach
Z: 1 Filmtablette enthält: Citalopram 20 mg (entspr. Citalopram hydrobromid 24,99 mg), Tablettenkern: Mannitol, Zellulose, mikrokristallin, Siliciumdioxid, hochdisperses, Magnesium stearat; Filmüberzug: (entspr. Hypromellose) (entspr. Titandioxid) (entspr. Macrogol 6000).
Kurzinformation: siehe Pram 10 mg - Filmtabletten, →S. 1122
PG: 14 ST (EKO: G) [€ 7,60], 28 ST (EKO: G) [€ 14,30]

Pram 40 mg - Filmtabletten 49A02
(Z.Nr. 1-24599) NR. P. N06AB04
ZI: G.L. Pharma, Lannach
Z: 1 Filmtablette enthält: Citalopram 40 mg (entspr. Citalopram hydrobromid 49,98 mg), Tablettenkern: Mannitol, Zellulose, mikrokristallin, Siliciumdioxid, hochdisperses, Magnesium stearat; Filmüberzug: (entspr. Hypromellose) (entspr. Titandioxid) (entspr. Macrogol 6000).
Kurzinformation: siehe Pram 10 mg - Filmtabletten, →S. 1122
PG: 14 ST (EKO: G) [€ 7,85], 28 ST (EKO: G) [€ 14,70]

Pram 20 mg - Konzentrat zur Herstellung einer Infusionslösung 49A02
(Z.Nr. 1-29270) NR. P. nicht im Handel. N06AB04

Pram 40 mg - Konzentrat zur Herstellung einer Infusionslösung 49A02
(Z.Nr. 1-29271) NR. P. nicht im Handel. N06AB04

Pramipexol Accord 0,088 mg - Tabletten 12B03, 12D01
(Z.Nr. EU/1/11/728/*) NR. P. nicht im Handel. N04BC05

Pramipexol Accord 0,18 mg - Tabletten 12B03, 12D01
(Z.Nr. EU/1/11/728/*) NR. P. nicht im Handel. N04BC05

Pramipexol Accord 0,35 mg - Tabletten 12B03, 12D01
(Z.Nr. EU/1/11/728/*) NR. P. nicht im Handel. N04BC05

Pramipexol Accord 0,7 mg - Tabletten 12B03, 12D01
(Z.Nr. EU/1/11/728/*) NR. P. nicht im Handel. N04BC05

Pramipexol Accord 1,1 mg - Tabletten 12B03, 12D01
(Z.Nr. EU/1/11/728/*) NR. P. nicht im Handel. N04BC05

Pramipexol Actavis 0,088 mg - Tabletten 12B03, 12D01
(Z.Nr. 1-28348) NR. P. N04BC05
ZI: Actavis Group PTC, Hafnarfjördur, Island
Z: 1 Tablette enthält: Pramipexol 0,088 mg, (entspr. Pramipexol dihydrochlorid 1 H2O 0,125 mg), Maisstärke, vorverkleistert, Mannitol, Cellulose, mikrokristalline, Povidon K27-32,4, Talkum, Magnesium stearat.
EW: Dopaminagonist.
AG: M.Parkinson (allein oder in Kombination mit Levodopa). Idiopathisches Restless-Legs- Syndrom.
AA: Oral mit Wasser; TD in 3 ED.
DO: M. Parkinson: TD initial 0,264 mg, wöchentlich auf nächste Stärke nach Bedarf erhöhen, MTD 3,3 mg.
Dauerbehandlung: TD 0,264-3,3 mg.
Restless-Legs-Syndrom: Initial 0,088 1mal tgl. 2-3 Std. vor dem Zubettgehen. Titration alle 4-7 Tage bis MTD von 0,54 mg möglich.
Nicht für Kinder und Jugendliche.
SST: Nutzen/Risiko-Abwägung, nicht stillen.
NW: Magen/Darm, Somnolenz (plötzliches Einschlafen), malignes neuroleptisches Syndrom, Halluzinationen, Dyskinesien, initial Hypotonie, Impulskontrollstörungen, Störung der Libido, pathologisches Spielen, Hypersexualität. Augmentation bei Restless-Legs-Syndrom. Dopaminagonistenentzugssyndrom.
WW: Dosisreduktion von Pramipexol bei gleichzeitiger Gabe von Arzneimitteln, die die aktive renale Tubulussekretion hemmen (Cimetidin, Diltiazem, Chinidin, Chinin, Ranitidin, Triamteren, Verapamil, Digoxin, Procainamid, Trimethoprim). Andere ZNS-Dämpfer, Alkohol, Antipsychotika meiden.
WH: Vorsicht bei Nierenschäden, Psychosen, schweren Herz/Kreislauf-Erkrankungen. Augenärztliche Untersuchungen empfohlen. Keine Kraftfahrzeuge lenken oder Maschinen bedienen. Dosis langsam reduzieren, nicht plötzlich absetzen (Malignes neuroleptisches Syndrom oder Dopaminagonistenentzugssyndrom möglich). Auf plötzliches Einschlafen, Verhaltensänderungen, Halluzinationen, Dyskinesien achten. Für Kinder und Jugendliche nicht empfohlen.
PG: 30 ST (2) (EKO: G) [€ 5,40]

Pramipexol Actavis 0,18 mg - Tabletten 12B03, 12D01
(Z.Nr. 1-28350) NR. P. N04BC05
ZI: Actavis Group PTC, Hafnarfjördur, Island
Z: 1 Tablette enthält: Pramipexol 0,18 mg, (entspr. Pramipexol dihydrochlorid 1 H2O 0,25 mg), Maisstärke, vorverkleistert, Mannitol, Cellulose, mikrokristalline, Povidon K27-32,4, Talkum, Magnesium stearat.
Kurzinformation: siehe Pramipexol Actavis 0,088 mg - Tabletten, →S. 1122
PG: 30 ST (2) (EKO: G) [€ 10,75], 100 ST (EKO: G) [€ 32,50]

Pramipexol Actavis 0,35 mg - Tabletten 12B03, 12D01
(Z.Nr. 1-28351) NR. P. N04BC05
ZI: Actavis Group PTC, Hafnarfjördur, Island
Z: 1 Tablette enthält: Pramipexol 0,35 mg, (entspr. Pramipexol dihydrochlorid 1 H2O 0,5 mg), Maisstärke, vorverkleistert, Mannitol, Cellulose, mikrokristalline, Povidon K27-32,4, Talkum, Magnesium stearat.
Kurzinformation: siehe Pramipexol Actavis 0,088 mg - Tabletten, →S. 1122
PG: 30 ST (2) (EKO: G) [€ 16,80], 100 ST (EKO: G) [€ 52,00]

Pramipexol Actavis 0,7 mg - Tabletten 12B03, 12D01
(Z.Nr. 1-28352) NR. P. N04BC05
ZI: Actavis Group PTC, Hafnarfjördur, Island

Z: 1 Tablette enthält: Pramipexol 0,7 mg, (entspr. Pramipexol dihydrochlorid 1 H2O 1 mg), Maisstärke, vorverkleistert, Mannitol, Cellulose, mikrokristalline, Povidon K27-32,4, Talkum, Magnesium stearat.
Kurzinformation: siehe Pramipexol Actavis 0,088 mg - Tabletten, → S. 1122
PG: 30 ST (2) (EKO: G) [€ 28,05], 100 ST (EKO: G) [€ 87,70]

Pramipexol G.L. 0,26 mg - Retardtabletten 12B03
(Z.Nr. 1-35035) NR. P. nicht im Handel. N04BC05

Pramipexol G.L. 0,52 mg - Retardtabletten 12B03
(Z.Nr. 1-35036) NR. P. nicht im Handel. N04BC05

Pramipexol G.L. 1,05 mg - Retardtabletten 12B03
(Z.Nr. 1-35037) NR. P. nicht im Handel. N04BC05

Pramipexol G.L. 1,57 mg - Retardtabletten 12B03
(Z.Nr. 1-35038) NR. P. nicht im Handel. N04BC05

Pramipexol G.L. 2,1 mg - Retardtabletten 12B03
(Z.Nr. 1-35039) NR. P. nicht im Handel. N04BC05

Pramipexol G.L. 2,62 mg - Retardtabletten 12B03
(Z.Nr. 1-35040) NR. P. nicht im Handel. N04BC05

Pramipexol G.L. 3,15 mg - Retardtabletten 12B03
(Z.Nr. 1-35041) NR. P. nicht im Handel. N04BC05

Pramipexol G.L. 0,088 mg - Tabletten 12B03, 12D01
(Z.Nr. 1-30120) NR. P. nicht im Handel. N04BC05

Pramipexol G.L. 0,18 mg - Tabletten 12B03, 12D01
(Z.Nr. 1-30121) NR. P. nicht im Handel. N04BC05

Pramipexol G.L. 0,35 mg - Tabletten 12B03, 12D01
(Z.Nr. 1-30122) NR. P. nicht im Handel. N04BC05

Pramipexol G.L. 0,54 mg - Tabletten 12B03, 12D01
(Z.Nr. 1-30123) NR. P. nicht im Handel. N04BC05

Pramipexol G.L. 0,7 mg - Tabletten 12B03, 12D01
(Z.Nr. 1-30124) NR. P. nicht im Handel. N04BC05

Pramipexol G.L. 1,1 mg - Tabletten 12B03, 12D01
(Z.Nr. 1-30125) NR. P. nicht im Handel. N04BC05

Pramipexol Genericon 0,26 mg - Retardtabletten 12B03

(Z.Nr. 1-35064) NR. P. N04BC05
ZI: Genericon Pharma, Graz
Z: 1 Retardtablette enthält: Pramipexol 0,26 mg (entspr. Pramipexoldihydrochlorid-Monohydrat 0,375 mg), Hypromellose, Calcium hydrogenphosphat, wasserfreies, Magnesium stearat, Siliciumdioxid, hochdispers, wasserfrei.
EW: Dopaminagonist.
AG: M. Parkinson (allein oder in Kombination mit Levodopa).
AA: Oral mit Wasser im Ganzen einnehmen. Tabletten nicht teilen.
DO: Initialdosis 1mal tgl. 0,26 mg; Dosis alle 5-7 Tage erhöhen. MTD 3,15 mg.
Dauerbehandlung: TD 0,26 - 3,15 mg. Nicht abrupt absetzen.
Umstellung von nicht retardierten Pramipexol-Tabletten mit der gleichen Dosis möglich.
Nicht für Kinder und Jugendliche.
Angabe der Dosis als Base.
Dosisreduktion bei Nierenschäden.
SST: Nutzen/Risiko-Abwägung in der Schwangerschaft. Abstillen.
NW: Magen/Darm, Somnolenz (plötzliches Einschlafen), Halluzinationen, Delir, Dyskinesien, initial Hypotonie, Impulskontrollstörungen, Störung der Libido, zwanghaftes Verhalten, Hypersexualität. Haut, Sehstörungen, Herzversagen, Gewichtsveränderungen, Dopaminagonistenentzugssyndrom (bei Dosisreduktion), Augmentation bei Restless-Legs-Syndrom.
WW: Kombination meiden: Antipsychotika.
Dosisreduktion von Pramipexol: bei gleichzeitiger Gabe von Arzneimitteln, die die aktive renale Tubulussekretion hemmen (z.B. Cimetidin, Amantadin, Zidovudin, Mexiletin, Cisplatin, Chinin, Procainamid).
Vorsicht: andere ZNS-Dämpfer, Alkohol.
WH: Vorsicht bei Nierenschäden, Psychosen, schweren Herz/Kreislauf-Erkrankungen. Augenärztliche Untersuchungen empfohlen. Keine Kraftfahrzeuge lenken oder Maschinen bedienen. Auf plötzliches Einschlafen, Verhaltensänderungen, Halluzinationen, Dyskinesien achten. Dosis langsam reduzieren, nicht plötzlich absetzen (Malignes neuroleptisches Syndrom möglich).
PG: 10 ST (2) (EKO: G) [€ 8,35]

Pramipexol Genericon 0,52 mg - Retardtabletten 12B03

(Z.Nr. 1-35065) NR. P. N04BC05
ZI: Genericon Pharma, Graz
Z: 1 Retardtablette enthält: Pramipexol 0,52 mg (entspr. Pramipexoldihydrochlorid-Monohydrat 0,75 mg), Hypromellose, Calcium hydrogenphosphat, wasserfreies, Magnesium stearat, Siliciumdioxid, hochdispers, wasserfrei.
Kurzinformation: siehe Pramipexol Genericon 0,26 mg - Retardtabletten, → S. 1123
PG: 10 ST (2) (EKO: G) [€ 13,65], 30 ST (EKO: G) [€ 37,40]

Pramipexol Genericon 1,05 mg - Retardtabletten 12B03

(Z.Nr. 1-35066) NR. P. N04BC05
ZI: Genericon Pharma, Graz
Z: 1 Retardtablette enthält: Pramipexol 1,05 mg (entspr. Pramipexoldihydrochlorid-Monohydrat 1,5 mg), Hypromellose, Calcium hydrogenphosphat, wasserfreies, Magnesium stearat, Siliciumdioxid, hochdispers, wasserfrei.
Kurzinformation: siehe Pramipexol Genericon 0,26 mg - Retardtabletten, → S. 1123
PG: 10 ST (2) (EKO: G) [€ 22,10], 30 ST (EKO: G) [€ 60,85]

Pramipexol Genericon 2,1 mg - Retardtabletten 12B03

(Z.Nr. 1-35067) NR. P. N04BC05
ZI: Genericon Pharma, Graz
Z: 1 Retardtablette enthält: Pramipexol 2,1 mg (entspr. Pramipexoldihydrochlorid-Monohydrat 3 mg), Hypromellose, Calcium hydrogenphosphat, wasserfreies, Magnesium stearat, Siliciumdioxid, hochdispers, wasserfrei.
Kurzinformation: siehe Pramipexol Genericon 0,26 mg - Retardtabletten, → S. 1123
PG: 10 ST (2) (EKO: G) [€ 34,50], 30 ST (EKO: G) [€ 99,90]

Pramipexol Genericon 3,15 mg - Retardtabletten 12B03

(Z.Nr. 1-35068) NR. P. N04BC05
ZI: Genericon Pharma, Graz
Z: 1 Retardtablette enthält: Pramipexol 3,15 mg (entspr. Pramipexoldihydrochlorid-Monohydrat 4,5 mg), Hypromellose, Calcium hydrogenphosphat, wasserfreies, Magnesium stearat, Siliciumdioxid, hochdispers, wasserfrei.
Kurzinformation: siehe Pramipexol Genericon 0,26 mg - Retardtabletten, → S. 1123
PG: 30 ST (EKO: G) [€ 123,25]

Pramipexol Genericon 0,088 mg - Tabletten 12B03, 12D01

(Z.Nr. 1-28223) NR. P. N04BC05
ZI: Genericon Pharma, Graz
Z: 1 Tablette enthält: Pramipexol 0,088 mg (entspr. Pramipexol dihydrochlorid 1 H2O 0,125 mg), Mannitol, Maisstärke, Siliciumdioxid, hochdisperses, Povidon K29-32, Magnesium stearat.
EW: Dopaminagonist.
AG: M.Parkinson (allein oder in Kombination mit Levodopa). Idiopathisches Restless-Legs-Syndrom.
AA: Oral mit Wasser einnehmen.
DO: M. Parkinson: TD auf 3 ED aufgeteilt einnehmen. TD initial 0,264 mg, wöchentlich auf die nächste Stärke nach Bedarf erhöhen. MTD 3,3 mg.
Dauerbehandlung: TD 0,264-3,3 mg.
Restless-Legs-Syndrom: Initial 1mal tgl. 0,088 mg 2-3 Std. vor dem Zubettgehen. Titration alle 4-7 Tage bis MTD von 0,54 mg möglich.
Nicht für Kinder und Jugendliche.
Angabe der Dosis als Base.
Dosisreduktion bei Nierenschäden.
SST: Nutzen/Risiko-Abwägung in der Schwangerschaft. Abstillen.
NW: Magen/Darm, Somnolenz (plötzliches Einschlafen), Halluzinationen, Delir, axiale Dystonie, Dyskinesien, initial Hypotonie, Impulskontrollstörungen, Störung der Libido, zwanghaftes Verhalten, Hypersexualität. Haut, Sehstörungen, Herzversagen, Gewichtsveränderungen, Dopaminagonistenentzugssyndrom (bei Dosisreduktion), Augmentation bei Restless-Legs-Syndrom.
WW: Kombination meiden: Antipsychotika.
Dosisreduktion von Pramipexol: bei gleichzeitiger Gabe von Arzneimitteln, die die aktive renale Tubulussekretion hemmen (z.B. Cimetidin, Amantadin, Zidovudin, Mexiletin, Cisplatin, Chinin, Procainamid).

P

Vorsicht: andere ZNS-Dämpfer, Alkohol.
WH: Vorsicht bei Nierenschäden, Psychosen, schweren Herz/Kreislauf-Erkrankungen. Augenärztliche Untersuchungen empfohlen. Keine Kraftfahrzeuge lenken oder Maschinen bedienen. Auf plötzliches Einschlafen, Verhaltensänderungen, Halluzinationen, Dyskinesien achten. Dosis langsam reduzieren, nicht plötzlich absetzen (Malignes neuroleptisches Syndrom möglich).
PG: 30 ST (2) (EKO: G) [€ 5,75]

Pramipexol Genericon 0,18 mg - Tabletten 12B03, 12D01
(Z.Nr. 1-28224) NR. P. N04BC05
ZI: Genericon Pharma, Graz
Z: 1 Tablette enthält: Pramipexol 0,18 mg (entspr. Pramipexol dihydrochlorid 1 H2O 0,25 mg), Mannitol, Maisstärke, Siliciumdioxid, hochdisperses, Povidon K29-32, Magnesium stearat.
Kurzinformation: siehe Pramipexol Genericon 0,088 mg - Tabletten, → S. 1123
PG: 30 ST (2) (EKO: G) [€ 11,20], 100 ST (EKO: G) [€ 33,50]

Pramipexol Genericon 0,35 mg - Tabletten 12B03, 12D01
(Z.Nr. 1-28225) NR. P. N04BC05
ZI: Genericon Pharma, Graz
Z: 1 Tablette enthält: Pramipexol 0,35 mg (entspr. Pramipexol dihydrochlorid 1 H2O 0,5 mg), Mannitol, Maisstärke, Siliciumdioxid, hochdisperses, Povidon K29-32, Magnesium stearat.
Kurzinformation: siehe Pramipexol Genericon 0,088 mg - Tabletten, → S. 1123
PG: 30 ST (2) (EKO: G) [€ 17,25], 100 ST (EKO: G) [€ 52,60]

Pramipexol Genericon 0,7 mg - Tabletten 12B03, 12D01
(Z.Nr. 1-28226) NR. P. N04BC05
ZI: Genericon Pharma, Graz
Z: 1 Tablette enthält: Pramipexol 0,7 mg (entspr. Pramipexol dihydrochlorid 1 H2O 1 mg), Mannitol, Maisstärke, Siliciumdioxid, hochdisperses, Povidon K29-32, Magnesium stearat.
Kurzinformation: siehe Pramipexol Genericon 0,088 mg - Tabletten, → S. 1123
PG: 30 ST (2) (EKO: G) [€ 28,35], 100 ST (EKO: G) [€ 88,50]

P

Pramipexol +pharma 0,26 mg - Retardtabletten 12B03
(Z.Nr. 1-37948) NR. P. N04BC05
ZI: +pharma Arzneimittel, Graz
Z: 1 Retardtablette enthält: Pramipexol 0,26 mg (entspr. Pramipexoldihydrochlorid-Monohydrat 0,375 mg), Hypromellose, Calcium hydrogenphosphat, wasserfreies, Magnesium stearat, Siliciumdioxid, hochdispers, wasserfrei.
Kurzinformation: siehe Pramipexol Genericon 0,26 mg - Retardtabletten, → S. 1123
PG: 10 ST (2) (EKO: G) [€ 7,70]

Pramipexol +pharma 0,52 mg - Retardtabletten 12B03
(Z.Nr. 1-37949) NR. P. N04BC05
ZI: +pharma Arzneimittel, Graz
Z: 1 Retardtablette enthält: Pramipexol 0,52 mg (entspr. Pramipexoldihydrochlorid-Monohydrat 0,75 mg), Hypromellose, Calcium hydrogenphosphat, wasserfreies, Magnesium stearat, Siliciumdioxid, hochdispers, wasserfrei.
Kurzinformation: siehe Pramipexol Genericon 0,26 mg - Retardtabletten, → S. 1123
PG: 10 ST (2) (EKO: G) [€ 12,85], 30 ST (2) (EKO: G) [€ 34,25]

Pramipexol +pharma 1,05 mg - Retardtabletten 12B03
(Z.Nr. 1-37950) NR. P. N04BC05
ZI: +pharma Arzneimittel, Graz
Z: 1 Retardtablette enthält: Pramipexol 1,05 mg (entspr. Pramipexoldihydrochlorid-Monohydrat 1,5 mg), Hypromellose, Calcium hydrogenphosphat, wasserfreies, Magnesium stearat, Siliciumdioxid, hochdispers, wasserfrei.
Kurzinformation: siehe Pramipexol Genericon 0,26 mg - Retardtabletten, → S. 1123
PG: 10 ST (2) (EKO: G) [€ 20,25], 30 ST (2) (EKO: G) [€ 55,60]

Pramipexol +pharma 2,1 mg - Retardtabletten 12B03
(Z.Nr. 1-37951) NR. P. N04BC05
ZI: +pharma Arzneimittel, Graz
Z: 1 Retardtablette enthält: Pramipexol 2,1 mg (entspr. Pramipexoldihydrochlorid-Monohydrat 3 mg), Hypromellose, Calcium hydrogenphosphat, wasserfreies, Magnesium stearat, Siliciumdioxid, hochdispers, wasserfrei.
Kurzinformation: siehe Pramipexol Genericon 0,26 mg - Retardtabletten, → S. 1123
PG: 10 ST (2) (EKO: G) [€ 32,05], 30 ST (2) (EKO: G) [€ 92,85]

Pramipexol +pharma 3,15 mg - Retardtabletten 12B03
(Z.Nr. 1-37952) NR. P. N04BC05
ZI: +pharma Arzneimittel, Graz
Z: 1 Retardtablette enthält: Pramipexol 3,15 mg (entspr. Pramipexoldihydrochlorid-Monohydrat 4,5 mg), Hypromellose, Calcium hydrogenphosphat, wasserfreies, Magnesium stearat, Siliciumdioxid, hochdispers, wasserfrei.
Kurzinformation: siehe Pramipexol Genericon 0,26 mg - Retardtabletten, → S. 1123
PG: 30 ST (2) (EKO: G) [€ 118,60]

Pramipexol ratiopharm 0,26 mg - Retardtabletten 12B03
(Z.Nr. 1-36011) NR. P. N04BC05
ZI: Teva, Haarlem, Niederlande
Z: 1 Retardtablette enthält: Pramipexol 0,26 mg (entspr. Pramipexol dihydrochlorid 1 H2O 0,375 mg), Hypromellose, Calcium hydrogenphosphat, wasserfreies, Magnesium stearat, Siliciumdioxid, hochdispers, wasserfrei.
Kurzinformation: siehe Pramipexol Genericon 0,26 mg - Retardtabletten, → S. 1123
PG: 10 ST (2) (EKO: G) [€ 8,25]

Pramipexol ratiopharm 0,52 mg - Retardtabletten 12B03
(Z.Nr. 1-36012) NR. P. N04BC05
ZI: Teva, Haarlem, Niederlande
Z: 1 Retardtablette enthält: Pramipexol 0,52 mg (entspr. Pramipexol dihydrochlorid 1 H2O 0,75 mg), Hypromellose, Calcium hydrogenphosphat, wasserfreies, Magnesium stearat, Siliciumdioxid, hochdispers, wasserfrei.
Kurzinformation: siehe Pramipexol Genericon 0,26 mg - Retardtabletten, → S. 1123
PG: 10 ST (2) (EKO: G) [€ 13,05], 30 ST (EKO: G) [€ 37,35]

Pramipexol ratiopharm 1,05 mg - Retardtabletten 12B03
(Z.Nr. 1-36013) NR. P. N04BC05
ZI: Teva, Haarlem, Niederlande
Z: 1 Retardtablette enthält: Pramipexol 1,05 mg (entspr. Pramipexol dihydrochlorid 1 H2O 1,5 mg), Hypromellose, Calcium hydrogenphosphat, wasserfreies, Magnesium stearat, Siliciumdioxid, hochdispers, wasserfrei.
Kurzinformation: siehe Pramipexol Genericon 0,26 mg - Retardtabletten, → S. 1123
PG: 10 ST (2) (EKO: G) [€ 20,90], 30 ST (EKO: G) [€ 60,80]

Pramipexol ratiopharm 1,57 mg - Retardtabletten 12B03
(Z.Nr. 1-36014) NR. P. N04BC05
ZI: Teva, Haarlem, Niederlande
Z: 1 Retardtablette enthält: Pramipexol 1,57 mg (entspr. Pramipexol dihydrochlorid 1 H2O 2,25 mg), Hypromellose, Calcium hydrogenphosphat, wasserfreies, Magnesium stearat, Siliciumdioxid, hochdispers, wasserfrei.
Kurzinformation: siehe Pramipexol Genericon 0,26 mg - Retardtabletten, → S. 1123
PG: 10 ST (2) (EKO: G) [€ 29,60], 30 ST (EKO: G) [€ 85,15]

Pramipexol ratiopharm 2,1 mg - Retardtabletten 12B03
(Z.Nr. 1-36015) NR. P. N04BC05
ZI: Teva, Haarlem, Niederlande
Z: 1 Retardtablette enthält: Pramipexol 2,1 mg (entspr. Pramipexol dihydrochlorid 1 H2O 3 mg), Hypromellose, Calcium hydrogenphosphat, wasserfreies, Magnesium stearat, Siliciumdioxid, hochdispers, wasserfrei.
Kurzinformation: siehe Pramipexol Genericon 0,26 mg - Retardtabletten, → S. 1123
PG: 10 ST (2) (EKO: G) [€ 33,10], 30 ST (EKO: G) [€ 99,85]

Pramipexol ratiopharm 2,62 mg - Retardtabletten 12B03
(Z.Nr. 1-36016) NR. P. N04BC05
ZI: Teva, Haarlem, Niederlande
Z: 1 Retardtablette enthält: Pramipexol 2,62 mg (entspr. Pramipexol dihydrochlorid 1 H2O 3,75 mg), Hypromellose, Calcium hydrogenphosphat, wasserfreies, Magnesium stearat, Siliciumdioxid, hochdispers, wasserfrei.
Kurzinformation: siehe Pramipexol Genericon 0,26 mg - Retardtabletten, → S. 1123

PG: 10 ST (2) (EKO: G) [€ 42,95], 30 ST (EKO: G) [€ 117,70]

Pramipexol ratiopharm 3,15 mg - Retardtabletten 12B03
(Z.Nr. 1-36017) NR. P. N04BC05
ZI: Teva, Haarlem, Niederlande
Z: 1 Retardtablette enthält: Pramipexol 3,15 mg (entspr. Pramipexol dihydrochlorid 1 H2O 4,5 mg), Hypromellose, Calcium hydrogenphosphat, wasserfreies, Magnesium stearat, Siliciumdioxid, hochdispers, wasserfrei.
Kurzinformation: siehe Pramipexol Genericon 0,26 mg - Retardtabletten, → S. 1123
PG: 30 ST (EKO: G) [€ 123,15]

Pramipexol ratiopharm 0,088 mg - Tabletten 12B03, 12D01
(Z.Nr. 1-29297) NR. P. N04BC05
ZI: Teva, Haarlem, Niederlande
Z: 1 Tablette enthält: Pramipexol 0,088 mg (entspr. Pramipexoldihydrochlorid-Monohydrat 0,125 mg), Povidon K30, Cellulose, mikrokristalline, Maisstärke, Magnesium stearat, Siliciumdioxid, hochdispers, wasserfrei.
EW: Dopaminagonist.
AG: M.Parkinson (allein oder in Kombination mit Levodopa). Idiopathisches Restless-Legs- Syndrom.
AA: Oral mit Wasser; TD in 3 ED.
DO: M. Parkinson: TD initial 0,264 mg, wöchentlich auf nächste Stärke nach Bedarf erhöhen, MTD 3,3 mg.
Dauerbehandlung: TD 0,264-3,3 mg.
Restless-Legs-Syndrom: Initial 0,088 1mal tgl. 2-3 Std. vor dem Zubettgehen. Titration alle 4-7 Tage bis MTD von 0,54 mg möglich.
Nicht für Kinder und Jugendliche.
SST: Nutzen/Risiko-Abwägung in der Schwangerschaft. Abstillen.
NW: Magen/Darm, Somnolenz (plötzliches Einschlafen), Halluzinationen, Delir, Dyskinesien, initial Hypotonie, Impulskontrollstörungen, Störung der Libido, zwanghaftes Verhalten, Hypersexualität. Haut, Sehstörungen, Herzversagen, Gewichtsveränderungen, Dopaminagonistenentzugssyndrom (bei Dosisreduktion), Augmentation bei Restless-Legs-Syndrom.
WW: Kombination meiden: Antipsychotika.
Dosisreduktion von Pramipexol: bei gleichzeitiger Gabe von Arzneimitteln, die die aktive renale Tubulussekretion hemmen (z.B. Cimetidin, Amantadin, Zidovudin, Mexiletin, Cisplatin, Chinin, Procainamid).
Vorsicht: andere ZNS-Dämpfer, Alkohol.
WH: Vorsicht bei Nierenschäden, Psychosen, schweren Herz/Kreislauf-Erkrankungen. Augenärztliche Untersuchungen empfohlen. Keine Kraftfahrzeuge lenken oder Maschinen bedienen. Auf plötzliches Einschlafen, Verhaltensänderungen, Halluzinationen, Dyskinesien achten. Dosis langsam reduzieren, nicht plötzlich absetzen (Malignes neuroleptisches Syndrom möglich).
PG: 30 ST (2) (EKO: G) [€ 5,40]

Pramipexol ratiopharm 0,18 mg - Tabletten 12B03, 12D01
(Z.Nr. 1-29298) NR. P. N04BC05
ZI: Teva, Haarlem, Niederlande
Z: 1 Tablette enthält: Pramipexol 0,18 mg (entspr. Pramipexoldihydrochlorid-Monohydrat 0,25 mg), Povidon K30, Cellulose, mikrokristalline, Maisstärke, Magnesium stearat, Siliciumdioxid, hochdispers, wasserfrei.
Kurzinformation: siehe Pramipexol ratiopharm 0,088 mg - Tabletten, → S. 1125
PG: 30 ST (2) (EKO: G) [€ 12,35], 100 ST (EKO: G) [€ 32,50]

Pramipexol ratiopharm 0,35 mg - Tabletten 12B03, 12D01
(Z.Nr. 1-29299) NR. P. N04BC05
ZI: Teva, Haarlem, Niederlande
Z: 1 Tablette enthält: Pramipexol 0,35 mg (entspr. Pramipexoldihydrochlorid-Monohydrat 0,5 mg), Povidon K30, Cellulose, mikrokristalline, Maisstärke, Magnesium stearat, Siliciumdioxid, hochdispers, wasserfrei.
Kurzinformation: siehe Pramipexol ratiopharm 0,088 mg - Tabletten, → S. 1125
PG: 30 ST (2) (EKO: G) [€ 18,90], 100 ST (EKO: G) [€ 52,00]

Pramipexol ratiopharm 0,7 mg - Tabletten 12B03, 12D01
(Z.Nr. 1-29302) NR. P. N04BC05
ZI: Teva, Haarlem, Niederlande
Z: 1 Tablette enthält: Pramipexol 0,7 mg (entspr. Pramipexoldihydrochlorid-Monohydrat 1 mg), Povidon K30, Cellulose, mikrokristalline, Maisstärke, Magnesium stearat, Siliciumdioxid, hochdispers, wasserfrei.
Kurzinformation: siehe Pramipexol ratiopharm 0,088 mg - Tabletten, → S. 1125
PG: 30 ST (2) (EKO: G) [€ 30,00], 100 ST (EKO: G) [€ 87,70]

Pramipexol Sandoz 0,26 mg - Retardtabletten 12B03
(Z.Nr. 1-35715) NR. P. N04BC05
ZI: Sandoz, Kundl
Z: 1 Retardtablette enthält: Pramipexol 0,26 mg (entspr. Pramipexol dihydrochlorid 1 H2O 0,375 mg), Hypromellose, Calcium hydrogenphosphat, wasserfreies, Magnesium stearat, Siliciumdioxid, hochdispers, wasserfrei.
EW: Dopaminagonist.
AG: M. Parkinson (allein oder in Kombination mit Levodopa).
AA: 1mal tgl. oral mit Wasser unzerkaut einnehmen. Tabletten nicht teilen.
DO: TD initial 0,26 mg Base; Dosis alle 5-7 Tage erhöhen.
Dauerbehandlung: TD bis 3,15 mg Base. Nicht abrupt absetzen.
Umstellung von nicht retardierten Pramipexol-Tabletten mit der gleichen Dosis möglich.
Dosisreduktion bei Nierenschäden.
Kein Nutzen bei Kindern und Jugendlichen.
SST: Nutzen/Risiko-Abwägung, nicht stillen.
NW: Magen/Darm, Somnolenz (plötzliches Einschlafen), Halluzinationen, Delir, Dyskinesien, initial Hypotonie, Impulskontrollstörungen, Störung der Libido, zwanghaftes Verhalten, Hypersexualität. Haut, Sehstörungen, Herzversagen, Gewichtsveränderungen, Dopaminagonistenentzugssyndrom (bei Dosisreduktion), Augmentation bei Restless-Legs-Syndrom.
WW: Dosisreduktion von Pramipexol bei gleichzeitiger Gabe von Arzneimitteln, die die aktive renale Tubulussekretion hemmen (Cimetidin, Diltiazem, Chinidin, Chinin, Ranitidin, Triamteren, Verapamil, Digoxin, Procainamid, Trimethoprim). Andere ZNS-Dämpfer, Alkohol, Antipsychotika meiden.
WH: Vorsicht bei Nierenschäden, Psychosen, schweren Herz/Kreislauf-Erkrankungen. Augenärztliche Untersuchungen empfohlen. Keine Kraftfahrzeuge lenken oder Maschinen bedienen. Auf plötzliches Einschlafen, Verhaltensänderungen, Halluzinationen, Dyskinesien achten. Dosis langsam reduzieren, nicht plötzlich absetzen (Malignes neuroleptisches Syndrom möglich).
PG: 10 ST (2) (EKO: G) [€ 8,35]

Pramipexol Sandoz 0,52 mg - Retardtabletten 12B03
(Z.Nr. 1-35712) NR. P. N04BC05
ZI: Sandoz, Kundl
Z: 1 Retard-Tablette enthält: Pramipexol 0,52 mg (entspr. Pramipexol dihydrochlorid 1 H2O 0,75 mg), Hypromellose, Calcium hydrogenphosphat, wasserfreies, Magnesium stearat, Siliciumdioxid, hochdispers, wasserfrei.
Kurzinformation: siehe Pramipexol Sandoz 0,26 mg - Retardtabletten, → S. 1125
PG: 10 ST (2) (EKO: G) [€ 13,60], 30 ST (EKO: G) [€ 37,40]

P

Pramipexol Sandoz 1,05 mg - Retardtabletten 12B03
(Z.Nr. 1-35713) NR. P. N04BC05
ZI: Sandoz, Kundl
Z: 1 Retardtablette enthält: Pramipexol 1,05 mg (entspr. Pramipexol dihydrochlorid 1 H2O 1,5 mg), Hypromellose, Calcium hydrogenphosphat, wasserfreies, Magnesium stearat, Siliciumdioxid, hochdispers, wasserfrei.
Kurzinformation: siehe Pramipexol Sandoz 0,26 mg - Retardtabletten, → S. 1125
PG: 10 ST (2) (EKO: G) [€ 22,10], 30 ST (EKO: G) [€ 60,85]

Pramipexol Sandoz 2,1 mg - Retardtabletten 12B03
(Z.Nr. 1-35714) NR. P. N04BC05
ZI: Sandoz, Kundl
Z: 1 Retardtablette enthält: Pramipexol 2,1 mg (entspr. Pramipexol dihydrochlorid 1 H2O 3 mg), Hypromellose, Calcium hydrogenphosphat, wasserfreies, Magnesium stearat, Siliciumdioxid, hochdispers, wasserfrei.
Kurzinformation: siehe Pramipexol Sandoz 0,26 mg - Retardtabletten, → S. 1125
PG: 10 ST (2) (EKO: G) [€ 34,50], 30 ST (EKO: G) [€ 99,90]

Pramipexol Sandoz 3,15 mg - Retardtabletten 12B03
(Z.Nr. 1-35709) NR. P. N04BC05
ZI: Sandoz, Kundl
Z: 1 Retardtablette enthält: Pramipexol 3,15 mg (entspr. Pramipexol dihydrochlorid 1 H2O 4,5 mg), Hypromellose, Calcium hydrogenphosphat, wasserfreies, Magnesium stearat, Siliciumdioxid, hochdispers, wasserfrei.
Kurzinformation: siehe Pramipexol Sandoz 0,26 mg - Retardtabletten, → S. 1125
PG: 30 ST (EKO: G) [€ 123,25]

Pramipexol Stada 0,26 mg - Retardtabletten 12B03
(Z.Nr. 1-38937) NR. P. N04BC05

ZI: Stada Arzneimittel, Wien
Z: 1 Retardtablette enthält: Pramipexol 0,26 mg (entspr. Pramipexoldihydrochlorid-Monohydrat 0,375 mg), Hypromellose, Calcium hydrogenphosphat, wasserfreies, Magnesium stearat, Siliciumdioxid, hochdisperses.
EW: Dopaminagonist.
AG: M. Parkinson (allein oder in Kombination mit Levodopa).
AA: Oral mit Wasser im Ganzen einnehmen. Tabletten nicht teilen.
DO: Initialdosis 1mal tgl. 0,26 mg; Dosis alle 5-7 Tage erhöhen. MTD 3,15 mg.
Dauerbehandlung: TD 0,26 - 3,15 mg. Nicht abrupt absetzen.
Umstellung von nicht retardierten Pramipexol-Tabletten mit der gleichen Dosis möglich.
Nicht für Kinder und Jugendliche.
Angabe der Dosis als Base.
Dosisreduktion bei Nierenschäden.
SST: Nutzen/Risiko-Abwägung in der Schwangerschaft. Abstillen.
NW: Magen/Darm, Somnolenz (plötzliches Einschlafen), Halluzinationen, Delir, Dyskinesien, initial Hypotonie, Impulskontrollstörungen, Störung der Libido, zwanghaftes Verhalten, Hypersexualität. Haut, Sehstörungen, Herzversagen, Gewichtsveränderungen, Dopaminagonistenentzugssyndrom (bei Dosisreduktion), Augmentation bei Restless-Legs-Syndrom.
WW: Kombination meiden: Antipsychotika.
Dosisreduktion von Pramipexol: bei gleichzeitiger Gabe von Arzneimitteln, die die aktive renale Tubulussekretion hemmen (z.B. Cimetidin, Amantadin, Zidovudin, Mexiletin, Cisplatin, Chinin, Procainamid).
Vorsicht: andere ZNS-Dämpfer, Alkohol.
WH: Vorsicht bei Nierenschäden, Psychosen, schweren Herz/Kreislauf-Erkrankungen. Augenärztliche Untersuchungen empfohlen. Keine Kraftfahrzeuge lenken oder Maschinen bedienen. Auf plötzliches Einschlafen, Verhaltensänderungen, Halluzinationen, Dyskinesien achten. Dosis langsam reduzieren, nicht plötzlich absetzen (Malignes neuroleptisches Syndrom oder Dopaminagonistenentzugssyndrom möglich).
PG: 10 ST (2) (EKO: G) [€ 7,50]

Pramipexol Stada 0,52 mg - Retardtabletten 12B03
(Z.Nr. 1-38938) NR. P. N04BC05
ZI: Stada Arzneimittel, Wien
Z: 1 Retardtablette enthält: Pramipexol 0,52 mg (entspr. Pramipexoldihydrochlorid-Monohydrat 0,75 mg), Hypromellose, Calcium hydrogenphosphat, wasserfreies, Magnesium stearat, Siliciumdioxid, hochdisperses.
Kurzinformation: siehe Pramipexol Stada 0,26 mg - Retardtabletten, → S. 1125
PG: 10 ST (2) (EKO: G) [€ 12,60], 30 ST (3) (EKO: G) [€ 33,65]

Pramipexol Stada 1,05 mg - Retardtabletten 12B03
(Z.Nr. 1-38939) NR. P. N04BC05
ZI: Stada Arzneimittel, Wien
Z: 1 Retardtablette enthält: Pramipexol 1,05 mg (entspr. Pramipexoldihydrochlorid-Monohydrat 1,5 mg), Hypromellose, Calcium hydrogenphosphat, wasserfreies, Magnesium stearat, Siliciumdioxid, hochdisperses.
Kurzinformation: siehe Pramipexol Stada 0,26 mg - Retardtabletten, → S. 1125
PG: 10 ST (2) (EKO: G) [€ 19,85], 30 ST (3) (EKO: G) [€ 54,60]

Pramipexol Stada 1,57 mg - Retardtabletten 12B03
(Z.Nr. 1-38940) NR. P. nicht im Handel. N04BC05

Pramipexol Stada 2,10 mg - Retardtabletten 12B03
(Z.Nr. 1-38941) NR. P. N04BC05
ZI: Stada Arzneimittel, Wien
Z: 1 Retardtablette enthält: Pramipexol 2,1 mg (entspr. Pramipexoldihydrochlorid-Monohydrat 3 mg), Hypromellose, Calcium hydrogenphosphat, wasserfreies, Magnesium stearat, Siliciumdioxid, hochdisperses.
Kurzinformation: siehe Pramipexol Stada 0,26 mg - Retardtabletten, → S. 1125
PG: 10 ST (2) (EKO: G) [€ 31,45], 30 ST (3) (EKO: G) [€ 91,20]

Pramipexol Stada 2,62 mg - Retardtabletten 12B03
(Z.Nr. 1-38942) NR. P. nicht im Handel. N04BC05

Pramipexol Stada 3,15 mg - Retardtabletten 12B03
(Z.Nr. 1-38943) NR. P. N04BC05
ZI: Stada Arzneimittel, Wien
Z: 1 Retardtablette enthält: Pramipexol 3,15 mg (entspr. Pramipexoldihydrochlorid-Monohydrat 4,5 mg), Hypromellose, Calcium hydrogenphosphat, wasserfreies, Magnesium stearat, Siliciumdioxid, hochdisperses.
Kurzinformation: siehe Pramipexol Stada 0,26 mg - Retardtabletten, → S. 1125
PG: 30 ST (3) (EKO: G) [€ 116,50]

Pramipexol Stada 0,18 mg - Tabletten 12B03, 12D01
(Z.Nr. 1-29601) NR. P. N04BC05
ZI: Stada Arzneimittel, Wien
Z: 1 Tablette enthält: Pramipexol 0,18 mg (entspr. Pramipexol dihydrochlorid 1 H2O 0,25 mg), Betadex, Maisstärke, Povidon K30, Cellulose, mikrokristalline, Siliciumdioxid, hochdisperses, Magnesium stearat.
EW: Dopaminagonist.
AG: M.Parkinson (allein oder in Kombination mit Levodopa). Idiopathisches Restless-Legs-Syndrom.
AA: Oral mit Wasser einnehmen.
DO: M. Parkinson: TD auf 3 ED aufgeteilt einnehmen. TD initial 0,264 mg, wöchentlich auf die nächste Stärke nach Bedarf erhöhen. MTD 3,3 mg.
Dauerbehandlung: TD 0,264-3,3 mg.
Restless-Legs-Syndrom: Initial 1mal tgl. 0,088 mg 2-3 Std. vor dem Zubettgehen. Titration alle 4-7 Tage bis MTD von 0,54 mg möglich.
Nicht für Kinder und Jugendliche.
Angabe der Dosis als Base.
Dosisreduktion bei Nierenschäden.
SST: Nutzen/Risiko-Abwägung in der Schwangerschaft. Abstillen.
NW: Magen/Darm, Somnolenz (plötzliches Einschlafen), Halluzinationen, Delir, Dyskinesien, initial Hypotonie, Impulskontrollstörungen, Störung der Libido, zwanghaftes Verhalten, Hypersexualität. Haut, Sehstörungen, Herzversagen, Gewichtsveränderungen, Dopaminagonistenentzugssyndrom (bei Dosisreduktion), Augmentation bei Restless-Legs-Syndrom.
WW: Kombination meiden: Antipsychotika.
Dosisreduktion von Pramipexol: bei gleichzeitiger Gabe von Arzneimitteln, die die aktive renale Tubulussekretion hemmen (z.B. Cimetidin, Amantadin, Zidovudin, Mexiletin, Cisplatin, Chinin, Procainamid).
Vorsicht: andere ZNS-Dämpfer, Alkohol.
WH: Vorsicht bei Nierenschäden, Psychosen, schweren Herz/Kreislauf-Erkrankungen. Augenärztliche Untersuchungen empfohlen. Keine Kraftfahrzeuge lenken oder Maschinen bedienen. Auf plötzliches Einschlafen, Verhaltensänderungen, Halluzinationen, Dyskinesien achten. Dosis langsam reduzieren, nicht plötzlich absetzen (Malignes neuroleptisches Syndrom möglich).
PG: 30 ST (2) (EKO: G) [€ 10,45], 100 ST (EKO: G) [€ 32,10]

Pramipexol Stada 0,35 mg - Tabletten 12B03, 12D01
(Z.Nr. 1-29602) NR. P. N04BC05
ZI: Stada Arzneimittel, Wien
Z: 1 Tablette enthält: Pramipexol 0,35 mg (entspr. Pramipexol dihydrochlorid 1 H2O 0,5 mg), Betadex, Maisstärke, Povidon K30, Cellulose, mikrokristalline, Siliciumdioxid, hochdisperses, Magnesium stearat.
Kurzinformation: siehe Pramipexol Stada 0,18 mg - Tabletten, → S. 1126
PG: 30 ST (2) (EKO: G) [€ 16,50], 100 ST (EKO: G) [€ 51,60]

Pramipexol Stada 0,7 mg - Tabletten 12B03, 12D01
(Z.Nr. 1-29603) NR. P. N04BC05
ZI: Stada Arzneimittel, Wien
Z: 1 Tablette enthält: Pramipexol 0,7 mg (entspr. Pramipexoldihydrochlorid-Monohydrat 1 mg), Betadex, Maisstärke, Povidon K30, Cellulose, mikrokristalline, Siliciumdioxid, hochdisperses, Magnesium stearat.
Kurzinformation: siehe Pramipexol Stada 0,18 mg - Tabletten, → S. 1126
PG: 30 ST (2) (EKO: G) [€ 27,80], 100 ST (EKO: G) [€ 87,25]

Pramipexol Teva 0,088 mg - Tabletten 12B03, 12D01
(Z.Nr. EU/1/08/490/*) NR. P. nicht im Handel. N04BC05

Pramipexol Teva 0,18 mg - Tabletten 12B03, 12D01
(Z.Nr. EU/1/08/490/*) NR. P. nicht im Handel. N04BC05

Pramipexol Teva 0,35 mg - Tabletten 12B03, 12D01
(Z.Nr. EU/1/08/490/*) NR. P. nicht im Handel. N04BC05

Pramipexol Teva 0,7 mg - Tabletten 12B03, 12D01
(Z.Nr. EU/1/08/490/*) NR. P. nicht im Handel. N04BC05

Pramulex 5 mg - Filmtabletten 49A02
(Z.Nr. 1-29117) NR. P. N06AB10
ZI: G.L. Pharma, Lannach
Z: 1 Filmtablette enthält: Escitalopram 5 mg (entspr. Escitalopram oxalat), Tablettenkern: Cellulose, mikrokristalline, Croscarmellose natrium, Siliciumdioxid, hochdisperses, Magnesium stearat; Tablettenfilm: (entspr. Hypromellose) (entspr. Titandioxid) (entspr. Macrogol 400).
EW: Antidepressivum (Serotonin-Wiederaufnahmehemmer).
AG: Major Depression, Panikstörungen, Sozialphobie, generalisierte Angststörung, Zwangsstörung.
AA: 1mal tgl. unabhängig von den Mahlzeiten.
DO: Depression, Zwangsstörung: TD 10 (-20) mg.
Panikstörungen: TD initial 5, dann 10 mg. MTD 20 mg.
Sozialphobie, generalisierte Angststörung: TD 10 (5-20) mg.
Ältere Patienten: TD initial 5 mg, dann 10 mg.
Nicht für Kinder und Jugendliche.
GA: QT-Verlängerung.
SST: Nutzen/Risiko-Abwägung, nicht stillen. Erhöhtes Risiko einer persistierenden pulmonalen Hypertonie bei Neugeborenen beachten.
NW: Appetitlosigkeit, Libidoabnahme, ZNS, Magen/Darm, Kreislauf, verstärktes Schwitzen, Impotenz, Absetzsymptome, Fieber, erhöhtes Knochenbruchrisiko, QT-Verlängerung, ventrikuläre Arrhythmien, Leber, sexuelle Funktionsstörungen.
WW: Kontraindiziert: Nicht selektive MAO-Hemmer (2 Wochen Abstand), selektive MAO-Hemmer, Linezolid, QT-verlängernde Arzneimittel.
Vorsicht: Selegilin, serotonerge Arzneimittel, Lithium, Tryptophan, Johanniskraut, Gerinnungshemmer, Cimetidin, Alkohol.
WH: Auf paradoxe Angstsymptome, Krampfanfälle achten, bei Krämpfen absetzen.
Vorsicht bei Manie, Diabetes. Auf Suizidgefahr achten. Auf Serotonin- Syndrom achten. Ausschleichend absetzen. Verkehrshinweis. Vorsicht bei koronarer Herzerkrankung. Bei Kindern und Jugendlichen nicht anwenden.
PG: 14 ST (2) (EKO: G) [€ 3,40], 30 ST (EKO: G) [€ 7,30]

Pramulex 10 mg - Filmtabletten 49A02
(Z.Nr. 1-29118) NR. P. N06AB10
ZI: G.L. Pharma, Lannach
Z: 1 Filmtablette enthält: Escitalopram 10 mg (entspr. Escitalopram oxalat), Tablettenkern: Cellulose, mikrokristalline, Croscarmellose natrium, Siliciumdioxid, hochdisperses, Magnesium stearat; Tablettenfilm: (entspr. Hypromellose) (entspr. Titandioxid) (entspr. Macrogol 400).
Kurzinformation: siehe Pramulex 5 mg - Filmtabletten, → S. 1127
PG: 14 ST (2) (EKO: G) [€ 5,60], 30 ST (EKO: G) [€ 12,00]

Pramulex 15 mg - Filmtabletten 49A02
(Z.Nr. 1-29119) NR. P. N06AB10
ZI: G.L. Pharma, Lannach
Z: 1 Filmtablette enthält: Escitalopram 15 mg (entspr. Escitalopram oxalat), Tablettenkern: Cellulose, mikrokristalline, Croscarmellose natrium, Siliciumdioxid, hochdisperses, Magnesium stearat; Tablettenfilm: (entspr. Hypromellose) (entspr. Titandioxid) (entspr. Macrogol 400).
Kurzinformation: siehe Pramulex 5 mg - Filmtabletten, → S. 1127
PG: 14 ST (2) (EKO: G) [€ 5,65], 30 ST (EKO: G) [€ 12,10]

Pramulex 20 mg - Filmtabletten 49A02
(Z.Nr. 1-29120) NR. P. N06AB10
ZI: G.L. Pharma, Lannach
Z: 1 Filmtablette enthält: Escitalopram 20 mg (entspr. Escitalopram oxalat), Tablettenkern: Cellulose, mikrokristalline, Croscarmellose natrium, Siliciumdioxid, hochdisperses, Magnesium stearat; Tablettenfilm: (entspr. Hypromellose) (entspr. Titandioxid) (entspr. Macrogol 400).
Kurzinformation: siehe Pramulex 5 mg - Filmtabletten, → S. 1127
PG: 14 ST (2) (EKO: G) [€ 5,65], 30 ST (EKO: G) [€ 12,10]

Prandin 0,5 mg - Tabletten 06B05
(Z.Nr. EU/1/00/162/*) NR. P. nicht im Handel. A10BX02

Prandin 1 mg - Tabletten 06B05
(Z.Nr. EU/1/00/162/*) NR. P. nicht im Handel. A10BX02

Prandin 2 mg - Tabletten 06B05
(Z.Nr. EU/1/00/162/*) NR. P. nicht im Handel. A10BX02

🐾 **Prascend 1 mg - Tabletten für Pferde** 827Z
(Z.Nr. 8-01073) RP. P. QN04BC02
ZI: Boehringer Ingelheim-Vetmedica, Ingelheim, Deutschland
Z: 1 Tablette enthält: Pergolid 1 mg (entspr. Pergolid mesilat 1,31 mg), Lactose monohydrat, Croscarmellose natrium, Povidon K30, Magnesium stearat, Eisen(III)-oxid.
EW: Dopaminagonist.
AG: Equines Cushing-Syndrom.
AA: Tablette in wenig Wasser auflösen und/oder mit Süßstoff mischen; aufge- löste Tabletten sofort mit einer Spritze eingeben.
DO: Initial 2 (1,3-2,4) µg/kg KG; Dosisanpassung nach Bedarf; Erhaltungsdosis 2(-10) µg/kg KG.
GA: Pferde unter 2 Jahren.
SST: Nutzen/Risiko-Abwägung in der Trächtigkeit; Anwendung bei säugenden Pferden nicht empfohlen.
NW: Schwindel, Schwitzen, Inappetenz, Anorexie, Lethargie, ZNS-Störung, Diarrhoe, Koliken.
WW: Nicht mit Dopaminantagonisten (Phenothiazine, Domperidon, Metoclopramid) anwenden.
WH: Diagnose durch geeignete Laboruntersuchungen sichern.
VNW: Nicht für Pferde zur Gewinnung von Lebensmitteln. Nicht für Stuten, deren Milch für menschlichen Verzehr vorgesehen ist.
PG: 160 ST VN [€ 307,55]

Prasugrel Aristo 5 mg - Filmtabletten 20B
(Z.Nr. 1-38442) RP. P. nicht im Handel. B01AC22

Prasugrel Aristo 10 mg - Filmtabletten 20B
(Z.Nr. 1-38440) RP. P. nicht im Handel. B01AC22

Prasugrel HCS 5 mg - Filmtabletten 20B
(Z.Nr. 1-38430) RP. P. B01AC22
ZI: HCS, Edegem, Belgien
Z: 1 Filmtablette enthält: Prasugrel 5 mg, Tablettenkern: Cellulose, mikrokristalline, Macrogol 4000, Poloxamer 188, Fumarsäure zur pH-Wert Einstellung, Croscarmellose natrium (entspr. Natrium 0,28 mg), Siliciumdioxid, hochdispers, hydrophob, Mannitol, Magnesium stearat; Filmüberzug: Hypromellose, Lactose 1,5 mg (entspr. Lactose monohydrat), Titandioxid, Triacetin, Eisenoxid gelb.
EW: Thrombozytenaggregationshemmer.
AG: In Kombination mit Acetylsalicylsäure (ASS) zur Prävention atherothrombotischer Ereignisse bei akutem Koronarsyndrom (instabiler Angina pectoris, Nicht-ST-Hebungsinfarkt oder ST-Hebungsinfarkt) mit primärer oder verzögerter perkutaner Koronarintervention.
AA: Oral, bevorzugt nüchtern im Ganzen einnehmen.
DO: Aufsättigungsdosis einmalig 60 mg, dann 1mal tgl. 10 mg mit ASS (75-325 mg tgl.) Bei UA/NSTEMI-Patienten Aufsättigungsdosis erst zum Zeitpunkt der PCI geben.
Erhaltungsdosis 1mal tgl. 5 mg bei Patienten unter 60 kg KG oder bei Patienten über 75 Jahren. Kein Wirksamkeitsnachweis an Kindern und Jugendlichen.
GA: Aktive Blutung, Schlaganfall oder TIA in der Anamnese, schwere Leberschäden.
SST: Nutzen/Risiko-Abwägung, in der Stillzeit nicht empfohlen.
NW: Blutungen, Anämie, Haut, Hämaturie, Allergien.
WW: Vorsicht: Cumarine, NSAIDs, Wirkungsminderung durch Opioide.
WH: Vorsicht bei erhöhtem Blutungsrisiko (Patienten über 75 Jahre, Blutungsneigung, KG unter 60 kg), Nierenschäden. Vor jeder Operation ist Arzt über die Einnahme von Prasugrel zu informieren.
PG: 30 ST IND (2) (EKO: G) [€ 25,65]

Prasugrel HCS 10 mg - Filmtabletten 20B
(Z.Nr. 1-38431) RP. P. B01AC22
ZI: HCS, Edegem, Belgien
Z: 1 Filmtablette enthält: Prasugrel 10 mg, Tablettenkern: Cellulose, mikrokristalline, Macrogol 4000, Poloxamer 188, Fumarsäure zur pH-Wert Einstellung, Croscarmellose natrium (entspr. Natrium 0,56 mg), Siliciumdioxid, hochdispers, hydrophob, Mannitol, Magnesium stearat; Filmüberzug: Hypromellose, Lactose 3 mg (entspr. Lactose monohydrat), Titandioxid, Triacetin, Eisenoxid rot.
Kurzinformation: siehe Prasugrel HCS 5 mg - Filmtabletten, → S. 1127
PG: 30 ST IND (2) (EKO: G) [€ 25,65]

Prasugrel Mylan 5 mg - Filmtabletten 20B
(Z.Nr. EU/1/18/1273/*) RP. P. nicht im Handel. B01AC22

Prasugrel Mylan 10 mg - Filmtabletten 20B
(Z.Nr. EU/1/18/1273/*) RP. P. nicht im Handel. B01AC22

Prasugrel ratiopharm 5 mg - Filmtabletten 20B
(Z.Nr. 1-38285) RP. P. n.l. B01AC22
ZI: Teva, Haarlem, Niederlande
Z: 1 Filmtablette enthält: Prasugrel 5 mg (entspr. Prasugrel

P

hydrobromid), Tablettenkern: Cellulose, mikrokristalline, Mannitol, Hypromellose, Hydroxypropylcellulose niedrig substituiert, Glycerin behenat, Sucrose stearat 2,75 mg (entspr. Sucrose 0,11 mg); Filmüberzug: Poly(vinylalkohol), partiell hydrolysiert, Titandioxid, Macrogol 3350, Talkum, Eisenoxid gelb, Eisenoxid rot, Eisenoxid schwarz.
PG: 30 ST IND (2) (EKO: G) [€ 25,50 n.l.]

Prasugrel ratiopharm 10 mg - Filmtabletten 20B
(Z.Nr. 1-38286) RP. P. B01AC22
ZI: Teva, Haarlem, Niederlande
Z: 1 Filmtablette enthält: Prasugrel 10 mg (entspr. Prasugrel hydrobromid), Tablettenkern: Cellulose, mikrokristalline, Mannitol, Hypromellose, Hydroxypropylcellulose niedrig substituiert, Glycerin behenat, Sucrose stearat 5,5 mg (entspr. Sucrose 0,22 mg); Filmüberzug: Poly(vinylalkohol), partiell hydrolysiert, Titandioxid, Macrogol 3350, Talkum, Eisenoxid gelb, Eisenoxid rot.
EW: Thrombozytenaggregationshemmer.
AG: In Kombination mit Acetylsalicylsäure (ASS) zur Prävention atherothrombotischer Ereignisse bei akutem Koronarsyndrom (instabiler Angina pectoris, Nicht-ST-Hebungsinfarkt oder ST-Hebungsinfarkt) mit primärer oder verzögerter perkutaner Koronarintervention.
AA: Oral, bevorzugt nüchtern im Ganzen einnehmen.
DO: Aufsättigungsdosis einmalig 60 mg, dann 1mal tgl. 10 mg mit ASS (75-325 mg tgl.) Bei UA/NSTEMI-Patienten Aufsättigungsdosis erst zum Zeitpunkt der PCI geben.
Erhaltungsdosis 1mal tgl. 5 mg bei Patienten unter 60 kg KG oder bei Patienten über 75 Jahren. Kein Wirksamkeitsnachweis an Kindern und Jugendlichen.
GA: Aktive Blutung, Schlaganfall oder TIA in der Anamnese, schwere Leberschäden.
SST: Nutzen/Risiko-Abwägung, in der Stillzeit nicht empfohlen.
NW: Blutungen, Anämie, Haut, Hämaturie, Allergien.
WW: Vorsicht: Cumarine, NSAIDs. Morphin reduziert Wirksamkeit von Prasugrel.
WH: Vorsicht bei erhöhtem Blutungsrisiko (Patienten über 75 Jahre, Blutungsneigung, KG unter 60 kg), Nierenschäden. Vor jeder Operation ist Arzt über die Einnahme von Prasugrel zu informieren.
PG: 30 ST IND (2) (EKO: G) [€ 25,50], 90 ST * (EKO: N) [€ 68,65]

Prasugrel Sandoz 5 mg - Filmtabletten 20B
(Z.Nr. 1-38413) RP. P. nicht im Handel. B01AC22

Prasugrel Sandoz 10 mg - Filmtabletten 20B
(Z.Nr. 1-38412) RP. P. nicht im Handel. B01AC22

Prasugrel Stada 5 mg - Filmtabletten 20B
(Z.Nr. 1-38887) RP. P. nicht im Handel. B01AC22

Prasugrel Stada 10 mg - Filmtabletten 20B
(Z.Nr. 1-38886) RP. P. nicht im Handel. B01AC22

Prasulan 5 mg - Filmtabletten 20B
(Z.Nr. 1-38587) RP. P. B01AC22
ZI: G.L. Pharma, Lannach
Z: 1 Filmtablette enthält: Prasugrel 5 mg, Tablettenkern: Crospovidon, Lactose monohydrat 55,69 mg, Croscarmellose natrium, Cellulose, mikrokristalline, Saccharose stearat; Filmüberzug: Opadry II 32K220036 gelb (entspr. Hypromellose) (entspr. Lactose monohydrat) (entspr. Titanium dioxid) (entspr. Triacetin) (entspr. Talcum) (entspr. Eisenoxid gelb).
EW: Thrombozytenaggregationshemmer.
AG: In Kombination mit Acetylsalicylsäure (ASS) zur Prävention atherothrombotischer Ereignisse bei akutem Koronarsyndrom (instabiler Angina pectoris, Nicht-ST-Hebungsinfarkt oder ST-Hebungsinfarkt) mit primärer oder verzögerter perkutaner Koronarintervention (PCI).
AA: Oral im Ganzen schlucken. Initialdosis bevorzugt nüchtern einnehmen.
DO: Aufsättigungsdosis einmalig 60 mg, dann 1mal tgl. 10 mg mit ASS (75-325 mg tgl.) Bei UA/NSTEMI-Patienten Aufsättigungsdosis erst zum Zeitpunkt der PCI geben.
Erhaltungsdosis 1mal tgl. 5 mg bei Patienten unter 60 kg KG. Kein Wirksamkeitsnachweis an Kindern und Jugendlichen.
GA: Aktive Blutung, Schlaganfall oder TIA in der Anamnese, schwere Leberschäden.
SST: Nutzen/Risiko-Abwägung, in der Stillzeit nicht empfohlen.
NW: Blutungen, Anämie, Haut, Hämaturie, Allergien, sehr selten thrombotisch-thrombozytopenische Purpura (TTP).
WW: Vorsicht: Cumarine, NSAIDs. Wirkungsminderung durch Opioide.
WH: Vorsicht bei erhöhtem Blutungsrisiko (Patienten über 75 Jahre, Blutungsneigung, KG unter 60 kg), Nierenschäden. Vor jeder Operation ist Arzt über die Einnahme von Prasugrel zu informieren.
PG: 10 ST IND (EKO: G) [€ 9,30], 30 ST IND (2) (EKO: G) [€ 25,45]

P

Prasulan 10 mg - Filmtabletten 20B
(Z.Nr. 1-38588) RP. P. B01AC22
ZI: G.L. Pharma, Lannach
Z: 1 Filmtablette enthält: Prasugrel 10 mg, Tablettenkern: Crospovidon, Lactose monohydrat 111,38 mg, Croscarmellose natrium, Cellulose, mikrokristalline, Saccharose stearat; Filmüberzug: Opadry II 32K230012 orange (entspr. Hypromellose) (entspr. Lactose monohydrat) (entspr. Titanium dioxid) (entspr. Triacetin) (entspr. Talcum) (entspr. Eisenoxid gelb) (entspr. Eisenoxid rot).
Kurzinformation: siehe Prasulan 5 mg - Filmtabletten, → S. 1128
PG: 10 ST IND (EKO: G) [€ 9,30 n.l.], 30 ST IND (2) (EKO: G) [€ 25,45]

Pravafenix 40 mg/160 mg - Hartkapseln 41B01
(Z.Nr. EU/1/11/679/*) RP. P. nicht im Handel. C10BA03

Pravastatin 1A Pharma 20 mg - Tabletten 41A01
(Z.Nr. 1-25462) RP. P. C10AA03
ZI: 1A Pharma, Wien
Z: 1 Tablette enthält: Pravastatin natrium 20 mg, Calcium hydrogenphosphat, wasserfreies, Natrium stärkeglykolat Typ A (entspr. Natrium 0,1332 mmol) (entspr. → 3,064 mg), Cellulose, mikrokristalline, Trometamol, Natriummonohydrogenphosphat-dihydrat, Povidon K30, Magnesium stearat, Eisenoxid gelb.
EW: Lipidsenker (HMG-CoA-Reduktase-Hemmer).
AG: Hypercholesterinämie, primäre und sekundäre Prävention der kardiovaskulären Mortalität und Morbidität, Verringerung einer Post-Transplantations-Hyperlipidämie.
AA: Einmal tgl. (vorzugsweise abends) mit oder ohne Essen einnehmen
DO: Hypercholesterinämie: TD 10-40 mg, MTD 40 mg.
Kardiovaskuäre Prävention: TD 40 mg.
Nach Transplantation: TD 20 (-40) mg.
Alter 14-18 Jahre: TD 10-40 mg.
Alter 8-13 Jahre (Nutzen/Risiko-Abwägung): TD 10-20 mg.
Bei Leber- oder Nierenschäden: TD initial 10 mg.
GA: Akute Leberschäden (Transaminasen >3 ULN).
SST: Gegenanzeige.
NW: Nervensystem, Sehstörungen, Magen/Darm, Haut, Miktionsstörungen, sexuelle Dysfunktion, Müdigkeit, Skelettmuskulatur (erhöhte CK-Spiegel), Sehnenstörungen, Leber (sehr selten Lerbenekrose), Hyperglykämie, Polyneuropathie, Überempfindlichkeit, sehr selten immunvermittelte nekrotisierende Myopathie, interstitielle Lungenerkrankung.
WW: Gegenanzeige: Fusidinsäure (7 Tage Abstand). Vorsicht: Fibrate, Colchicin, Makrolide, Nicotinsäure, Lenalidomid (erhöhtes Myopathierisiko), Colestyramin/Colestipol (zeitlichen Abstand einhalten), Rifampicin (2 Std. Abstand), Ciclosporin, Vitamin K-Antagonisten.
WH: Nicht bei Hypercholesterinämie aufgrund erhöhter HDL-Cholesterinwerte anwenden. Kontrollen: Leber, Creatinkinase. Verkehrshinweis (Sehstörungen).
PG: 30 ST (2) (EKO: G) [€ 11,55]

Pravastatin 1A Pharma 30 mg - Tabletten 41A01
(Z.Nr. 1-25463) RP. P. C10AA03
ZI: 1A Pharma, Wien
Z: 1 Tablette enthält: Pravastatin natrium 30 mg, Calcium hydrogenphosphat, wasserfreies, Natrium stärkeglykolat Typ A (entspr. Natrium 0,1998 mmol) (entspr. → 4,596 mg), Cellulose, mikrokristalline, Trometamol, Natriummonohydrogenphosphat-dihydrat, Povidon K30, Magnesium stearat, Eisenoxid gelb.
Kurzinformation: siehe Pravastatin 1A Pharma 20 mg - Tabletten, → S. 1128
PG: 30 ST (2) (EKO: G) [€ 11,55]

Pravastatin 1A Pharma 40 mg - Tabletten 41A01
(Z.Nr. 1-25464) RP. P. C10AA03
ZI: 1A Pharma, Wien
Z: 1 Tablette enthält: Pravastatin natrium 40 mg, Calcium hydrogenphosphat, wasserfreies, Natrium stärkeglykolat Typ A (entspr. Natrium 0,2664 mmol) (entspr. → 6,128 mg), Cellulose, mikrokristalline, Trometamol, Natriummonohydrogenphosphat-dihydrat, Povidon K30, Magnesium stearat, Eisenoxid gelb.
Kurzinformation: siehe Pravastatin 1A Pharma 20 mg - Tabletten, → S. 1128
PG: 30 ST (2) (EKO: G) [€ 11,55]

Pravastatin Genericon 20 mg - Filmtabletten 41A01
(Z.Nr. 1-25712) RP. P. C10AA03
ZI: Genericon Pharma, Graz
Z: 1 Filmtablette enthält: Pravastatin natrium 20 mg, Tablettenkern: Cellulose, mikrokristalline, Croscarmellose natrium (entspr. Natrium < 1 mmol), Macrogol 8000, Copovidon, Magnesium carbonat, schwer, Lactose monohydrat 104,6 mg, Magnesium

stearat, Siliciumdioxid, hochdispers, wasserfrei, Eisenoxid gelb; Tablettenüberzug: Opadry clear YS-5-7044 (entspr. Hydroxypropylcellulose) (entspr. Macrogol 400) (entspr. Macrogol 3350) (entspr. Hypromellose).
EW: Lipidsenker (HMG-CoA-Reduktase-Hemmer).
AG: Hypercholesterinämie, primäre und sekundäre Prävention der kardiovaskulären Mortalität und Morbidität, Verringerung einer Post-Transplantations-Hyperlipidämie.
AA: Einmal tgl. (vorzugsweise abends) mit oder ohne Essen einnehmen
DO: Hypercholesterinämie: TD 10-40 mg, MTD 40 mg.
Kardiovaskuäre Prävention: TD 40 mg.
Nach Transplantation: TD 20 (-40) mg.
Alter 14-18 Jahre: TD 10-40 mg.
Alter 8-13 Jahre (Nutzen/Risiko-Abwägung): TD 10-20 mg.
Bei Leber- oder Nierenschäden: TD initial 10 mg.
GA: Akute Leberschäden (Transaminasen >3 ULN).
SST: Gegenanzeige.
NW: Nervensystem, Sehstörungen, Magen/Darm, Haut, Miktionsstörungen, sexuelle Dysfunktion, Müdigkeit, Skelettmuskulatur (erhöhte CK-Spiegel), Sehnenstörungen, Leber (sehr selten Lerbenekrose), Hyperglykämie, Polyneuropathie, Überempfindlichkeit, sehr selten immunvermittelte nekrotisierende Myopathie, interstitielle Lungenerkrankung.
WW: Gegenanzeige: Fusidinsäure (7 Tage Abstand). Nicht empfohlen: Fibrate.
Vorsicht: Colchicin, Makrolide, Nicotinsäure, Lenalidomid (erhöhtes Myopathierisiko), Colestyramin/Colestipol (zeitlichen Abstand einhalten), Rifampicin (2 Std. Abstand), Ciclosporin, Vitamin K-Antagonisten.
WH: Nicht bei Hypercholesterinämie aufgrund erhöhter HDL-Cholesterinwerte anwenden. Kontrollen: Leber, Creatinkinase. Verkehrshinweis (Sehstörungen).
PG: 30 ST (2) (EKO: G) [€ 14,30]

Pravastatin Genericon 40 mg - Filmtabletten 41A01

(Z.Nr. 1-25713) RP. P. C10AA03
ZI: Genericon Pharma, Graz
Z: 1 Filmtablette enthält: Pravastatin natrium 40 mg, Tablettenkern: Cellulose, mikrokristalline, Croscarmellose natrium (entspr. Natrium < 1 mmol), Macrogol 8000, Copovidon, Magnesium carbonat, schwer, Lactose monohydrat 207,36 mg, Magnesium stearat, Siliciumdioxid, hochdispers, wasserfrei, Eisenoxid gelb; Tablettenüberzug: Opadry clear YS-5-7044 (entspr. Hydroxypropylcellulose) (entspr. Macrogol 400) (entspr. Macrogol 3350) (entspr. Hypromellose).
Kurzinformation: siehe Pravastatin Genericon 20 mg - Filmtabletten, → S. 1128
PG: 30 ST (2) (EKO: G) [€ 14,30]

Pravastatin Hexal 20 mg - Tabletten 41A01

(Z.Nr. 1-25458) RP. P. C10AA03
ZI: Hexal Pharma, Wien
Z: 1 Tablette enthält: Pravastatin natrium 20 mg, Calcium hydrogenphosphat, wasserfreies, Natrium stärkeglykolat Typ A (entspr. Natrium 0,1332 mmol) (entspr. → 3,064 mg), Cellulose, mikrokristalline, Trometamol, Natriummonohydrogenphosphat-dihydrat, Povidon K30, Magnesium stearat, Eisenoxid gelb.
Kurzinformation: siehe Pravastatin 1A Pharma 20 mg - Tabletten, → S. 1128
PG: 30 ST (2) (EKO: G) [€ 12,90]

Pravastatin Hexal 30 mg - Tabletten 41A01

(Z.Nr. 1-25459) RP. P. C10AA03
ZI: Hexal Pharma, Wien
Z: 1 Tablette enthält: Pravastatin natrium 30 mg, Calcium hydrogenphosphat, wasserfreies, Natrium stärkeglykolat Typ A (entspr. Natrium 0,1998 mmol) (entspr. → 4,596 mg), Cellulose, mikrokristalline, Trometamol, Natriummonohydrogenphosphat-dihydrat, Povidon K30, Magnesium stearat, Eisenoxid gelb.
Kurzinformation: siehe Pravastatin 1A Pharma 20 mg - Tabletten, → S. 1128
PG: 30 ST (2) (EKO: G) [€ 12,90]

Pravastatin Hexal 40 mg - Tabletten 41A01

(Z.Nr. 1-25460) RP. P. C10AA03
ZI: Hexal Pharma, Wien
Z: 1 Tablette enthält: Pravastatin natrium 40 mg, Calcium hydrogenphosphat, wasserfreies, Natrium stärkeglykolat Typ A (entspr. Natrium 0,2664 mmol) (entspr. → 6,128 mg), Cellulose, mikrokristalline, Trometamol, Natriummonohydrogenphosphat-dihydrat, Povidon K30, Magnesium stearat, Eisenoxid gelb.
Kurzinformation: siehe Pravastatin 1A Pharma 20 mg - Tabletten, → S. 1128
PG: 30 ST (2) (EKO: G) [€ 12,90]

Pravastatin +pharma 20 mg - Filmtabletten 41A01

(Z.Nr. 1-26125) RP. P. C10AA03
ZI: +pharma Arzneimittel, Graz
Z: 1 Filmtablette enthält: Pravastatin natrium 20 mg, Tablettenkern: Cellulose, mikrokristalline, Croscarmellose natrium (entspr. Natrium < 1 mmol), Macrogol 8000, Copovidon, Magnesium carbonat, schwer, Lactose monohydrat 104,6 mg, Magnesium stearat, Siliciumdioxid, hochdispers, wasserfrei, Eisenoxid gelb; Tablettenüberzug: Opadry clear YS-5-7044 (entspr. Hydroxypropylcellulose) (entspr. Macrogol 400) (entspr. Macrogol 3350) (entspr. Hypromellose).
Kurzinformation: siehe Pravastatin 1A Pharma 20 mg - Tabletten, → S. 1128
PG: 30 ST (2) (EKO: G) [€ 11,55]

Pravastatin +pharma 40 mg - Filmtabletten 41A01

(Z.Nr. 1-26126) RP. P. C10AA03
ZI: +pharma Arzneimittel, Graz
Z: 1 Filmtablette enthält: Pravastatin natrium 40 mg, Tablettenkern: Cellulose, mikrokristalline, Croscarmellose natrium (entspr. Natrium < 1 mmol), Macrogol 8000, Copovidon, Magnesium carbonat, schwer, Lactose monohydrat 207,36 mg, Magnesium stearat, Siliciumdioxid, hochdispers, wasserfrei, Eisenoxid gelb; Tablettenüberzug: Opadry clear YS-5-7044 (entspr. Hydroxypropylcellulose) (entspr. Macrogol 400) (entspr. Macrogol 3350) (entspr. Hypromellose).
Kurzinformation: siehe Pravastatin 1A Pharma 20 mg - Tabletten, → S. 1128
PG: 30 ST (2) (EKO: G) [€ 11,45]

Pravastatin ratiopharm GmbH 20 mg - Tabletten 41A01

(Z.Nr. 1-36026) RP. P. C10AA03
ZI: Teva, Haarlem, Niederlande
Z: 1 Tablette enthält: Pravastatin natrium 20 mg, Lactose 105,46 mg, Povidon K30, Crospovidon, Calciumhydrogenphosphat, Eisen(III)-hydroxid-oxid x H2O, Natriumstearylfumarat, Cellulose, mikrokristalline, Croscarmellose natrium.
Kurzinformation: siehe Pravastatin 1A Pharma 20 mg - Tabletten, → S. 1128
PG: 30 ST (2) (EKO: G) [€ 11,65]

Pravastatin ratiopharm GmbH 40 mg - Tabletten 41A01

(Z.Nr. 1-36027) RP. P. C10AA03
ZI: Teva, Haarlem, Niederlande
Z: 1 Tablette enthält: Pravastatin natrium 40 mg, Lactose 210,9 mg, Povidon K30, Crospovidon, Calciumhydrogenphosphat, Chinolingelb, Brillantblau FCF, Natriumstearylfumarat, Cellulose, mikrokristalline, Croscarmellose natrium.
Kurzinformation: siehe Pravastatin 1A Pharma 20 mg - Tabletten, → S. 1128
PG: 30 ST (2) (EKO: G) [€ 11,65]

Pravastatin Sandoz 20 mg - Tabletten 41A01

(Z.Nr. 1-25501) RP. P. C10AA03
ZI: Sandoz, Kundl
Z: 1 Tablette enthält: Pravastatin natrium 20 mg, Siliciumdioxid, hochdisperses, Lactose monohydrat 10 mg, Povidon K25, Natriumdodecylsulfat, Croscarmellose natrium (entspr. Natrium 8,923 mg), Cellulose, mikrokristalline, Magnesium stearat, Natriummonohydrogenphosphat, wasserfrei, Eisenoxid braun.
Kurzinformation: siehe Pravastatin 1A Pharma 20 mg - Tabletten, → S. 1128
PG: 30 ST (2) (EKO: G) [€ 13,55]

Pravastatin Sandoz 40 mg - Tabletten 41A01

(Z.Nr. 1-25503) RP. P. C10AA03
ZI: Sandoz, Kundl
Z: 1 Tablette enthält: Pravastatin natrium 40 mg, Siliciumdioxid, hochdisperses, Lactose monohydrat 20 mg, Povidon K25, Natriumdodecylsulfat, Croscarmellose natrium (entspr. Natrium 17,845 mg), Cellulose, mikrokristalline, Magnesium stearat, Natriummonohydrogenphosphat, wasserfrei, Eisenoxid braun.
Kurzinformation: siehe Pravastatin 1A Pharma 20 mg - Tabletten, → S. 1128
PG: 30 ST (2) (EKO: G) [€ 13,55]

Pravastatin Stada 40 mg - Filmtabletten 41A01

(Z.Nr. 1-25748) RP. P. C10AA03
ZI: Stada Arzneimittel, Wien
Z: 1 Filmtablette enthält: Pravastatin natrium 40 mg, Tablettenkern: Cellulose, mikrokristalline, Croscarmellose natrium (entspr. Natrium 2,12 mg), Macrogol 8000, Copovidon, Magnesium carbonat, schwer, Lactose monohydrat 207,36 mg, Magnesium stearat, Siliciumdioxid, hochdisperses, Eisenoxid gelb;

Tablettenüberzug: Opadry clear YS-5-7044 (entspr. Hyprolose) (entspr. Macrogol 400) (entspr. Macrogol 3350) (entspr. Hypromellose).
Kurzinformation: siehe Pravastatin 1A Pharma 20 mg - Tabletten, → S. 1128
PG: 30 ST (2) (EKO: G) [€ 11,45]

Praxbind 2,5 g/50 ml - Injektions-/Infusionslösung 07L03
(Z.Nr. EU/1/15/1056/*) NR. P. E. V03AB37
ZI: Boehringer Ingelheim International, Ingelheim/Rhein, Deutschland
Z: 1 Durchstechflasche mit 50 ml enthält: Idarucizumab 2,5 g, hergestellt durch rekombinante DNA-Technologie in CHO, Natrium acetat-Trihydrat (entspr. Natrium 25 mg), Essigsäure zur pH-Wert-Einstellung, Sorbitol 2 g, Polysorbat 20, Wasser für Injektionszwecke.
EW: Spezifisches Antidot für Dabigatran: humanisiertes monoklonales Antikörperfragment (Fab).
AG: Zur raschen Aufhebung der antikoagulatorischen Wirkung von Dabigatran (Pradaxa).
AA: 2 Durchstechflaschen zu je 2,5 g/ 50 ml i.v. als zwei aufeinanderfolgende Infusionen über je 5 bis 10 Minuten oder als Bolusinjektion.
DO: Erwachsene: 5 g Idarucizumab (2 Durchstechflaschen zu je 2,5 g/ 50 ml). Bei erneuten Blutungen ev. wiederholen. Keine Daten an Kindern und Jugendlichen.
SST: Nutzen/Risiko-Abwägung in der Schwangerschaft. Keine Aussage zur Stillzeit.
NW: Reversible Proteinurie.
WW: Keine bekannt.
WH: Keine Aufhebung der Wirkung anderer Antikoagulantien. Erhöhtes Risiko thromboembolischer Ereignisse beachten. Nutzen-Risiko-Abwägung bei Patienten mit hereditärer Fructose-Intoleranz.
PG: 2 ST * (EKO: N) [€ 3.665,30]

Praxiten 15 mg - Tabletten 18B, 18C
(Z.Nr. 0-13465) NR. P1. P. N05BA04
ZI: Meda Pharma, Wien
Z: 1 Tablette enthält: Oxazepam 15 mg, Lactose monohydrat 64,1 mg, Maisstärke, Magnesium stearat, Stärke, löslich.
EW: Benzodiazepin, sedierend.
AG: Symptomatisch bei schweren Angst-, Spannungs- und Erregungszuständen.
AA: Oral mit ausreichend Flüssigkeit. Tablette kann geteilt werden.
DO: Möglichst kurzzeitig (max. 4 Wochen) und niedrig dosiert behandeln. 1-2mal tgl. 15 mg, MTD 50 mg. Für Kinder und Jugendliche nicht empfohlen.
GA: Myasthenie, Intoxikation mit Alkohol oder ZNS-Dämpfern, schwere Ateminsuffizienz, spinale oder zerebrale Ataxie, Schlaf-Apnoe-Syndrom, schwere Leberschäden.
SST: Nicht anwenden, nicht stillen.
NW: Sedierung, ZNS, Depression, Hypotonie, Konvulsionen, Magen/Darm, Haut, Sehstörungen, paradoxe Reaktionen, anterograde Amnesie, Blutbild, Überempfindlichkeit, Atemdepression.
WW: Besondere Vorsicht: Opioide (Atemdepression). Vorsicht: ZNS-Dämpfer, Alkohol verstärkt. Natriumoxybat (Atemdepression).
GE: Toleranzentwicklung, Absetzerscheinungen (Rebound-Symptome) und Entzugssymptome möglich.
WH: Vorsicht bei Hypotonie, Epilepsie, Engwinkelglaukom, Schilddrüsenerkrankungen, Nierenschäden, älteren und geschwächten Patienten, hirnorganischen Veränderungen, Kreislauf- und Atmungsschwäche. Nicht zur primären Behandlung von Psychosen. Nicht zur alleinigen Behandlung von Depressionen. Verkehrshinweis. Kontrollen: Blutbild, Leber. Antidot Benzodiazepinantagonist Flumazenil (auf Krampfanfälle achten).
PG: 20 ST (2) (EKO: G) [€ 3,55], 50 ST (EKO: G) [€ 8,10]

Praxiten 50 mg - Tabletten 18B, 18C
(Z.Nr. 0-13963) NR. P1. P. N05BA04
ZI: Meda Pharma, Wien
Z: 1 Tablette enthält: Oxazepam 50 mg, Lactose monohydrat 130,5 mg, Maisstärke, Magnesium stearat, Stärke, löslich.
Kurzinformation: siehe Praxiten 15 mg - Tabletten, → S. 1130
PG: 20 ST (2) (EKO: G) [€ 9,55], 100 ST * (EKO: N) [€ 44,00 n.l.]

🐾 **Prazitel Plus - Tabletten für Hunde** 803A, 803B2, 803CB
(Z.Nr. 8-00846) RP. P. QP52AA51
ZI: Chanelle Pharmaceuticals Manufacturing, Galway, Irland
Z: 1 Tablette enthält: Praziquantel 50 mg, Pyrantel 50 mg (entspr. Pyrantel embonat 144 mg), Febantel 150 mg, Cellulose, mikrokristalline, Lactose monohydrat, Natriumdodecylsulfat, Croscarmellose natrium, Magnesium stearat, Siliciumdioxid, hochdisperses, Schweinefleischaroma.
EW: Anthelminthische Kombination.
AG: Hunde mit Mischinfestationen mit Rund- und Bandwürmern.
AA: Zum Eingeben (direkt oder mit dem Futter).
DO: Einmalig 1 Tablette pro 10 kg KG.
SST: Nutzen/Risiko-Abwägung, in den ersten 4 Wochen der Trächtigkeit nicht verwenden.
NW: Sehr selten Magen/Darm.
WW: Piperazin nicht gleichzeitig anwenden; Cholinergika (Toxizität).
WH: Maßnahmen gegen Zwischenwirte (Flöhe, Mäuse etc.) setzen.
PG: 16 ST VT [€ 74,75]

🐾 *Prazitel Plus XL - Tabletten für Hunde* 803A, 803B2, 803CB
(Z.Nr. 8-01114) RP. P. nicht im Handel. QP52AA51

🐾 **Prednicortone 5 mg - Tabletten für Hunde und Katzen** 813AB
(Z.Nr. 8-36320) NR. P. QH02AB06
ZI: Le Vet Beheer, Oudewater, Niederlande
Z: 1 Tablette enthält: Prednisolon 5 mg, Hefe, getrocknet, Hühneraroma, Lactose monohydrat, Cellulosepulver, Natrium Carboxymethylstärke Typ A, Magnesium stearat.
EW: Systemisches Glukokortikoid.
AG: Zur symptomatischen Behandlung oder als Zusatzbehandlung bei entzündlichen und immunvermittelten Erkrankungen bei Hunden und Katzen.
AA: Zum Eingeben. Hunde morgens und Katzen abends behandeln.
DO: Initiale TD 0,5-4 mg/kg KG. Dosisreduktion nach Bedarf (halbe Dosis oder nur jeden 2. Tag geben).
GA: Virusinfektionen, Mykosen, Diabetes, Osteoporose, Herz-, Nieren- erkrankungen, Hornhautulzera, Magen/Darm- Ulzera, Verbrennungen, Glaukom.
SST: Während der Trächtigkeit nicht anwenden; Nutzen/Risiko-Abwägung während der Laktation.
NW: Kortikoideffekte: Cushing-Syndrom (Triglyzeridanstieg), Untersuchungen, Polyurie, Polydipsie. Polyphagie, Calcinosis cutis, Diabetes, Euphorie, Pankreatitis, Magen/Darm- Ulzera, Nebenniereninsuffizienz nach Ende der Behandlung.
WW: Verringerte Wirksamkeit von Phenytoin, Barbituraten, Ephedrin und Rifampicin. Nichtsteroidale Antirheumatika (Magen/Darm-Ulzera). 2 Wochen Abstand zu Impfungen. Herzglykoside (Hypokaliämie).
WH: Vorsicht bei geschwächtem Immunsystem, Hypertonie.
PG: 100 ST VT [€ 15,60]

🐾 **Prednicortone 20 mg - Tabletten für Hunde und Katzen** 806A
(Z.Nr. 8-36321) NR. P. QH02AB06
ZI: Le Vet Beheer, Oudewater, Niederlande
Z: 1 Tablette enthält: Prednisolon 20 mg, Hefe, getrocknet, Hühneraroma, Lactose monohydrat, Cellulosepulver, Natrium Carboxymethylstärke Typ A, Magnesium stearat.
EW: Systemisches Glukokortikoid.
AG: Zur symptomatischen Behandlung oder als Zusatzbehandlung bei entzündlichen und immunvermittelten Erkrankungen bei Hunden und Katzen.
AA: Zum Eingeben. Hunde morgens und Katzen abends behandeln.
DO: Initiale TD 0,5-4 mg/kg KG. Dosisreduktion nach Bedarf (halbe Dosis oder nur jeden 2. Tag geben).
GA: Virusinfektionen, Mykosen, Diabetes, Osteoporose, Herz-, Nieren- erkrankungen, Hornhautulzera, Magen/Darm- Ulzera, Verbrennungen, Glaukom.
SST: Während der Trächtigkeit nicht anwenden; Nutzen/Risiko-Abwägung während der Laktation.
NW: Kortikoideffekte: Cushing-Syndrom (Triglyzeridanstieg), Untersuchungen, Polyurie, Polydipsie. Polyphagie, Calcinosis cutis, Diabetes, Euphorie, Pankreatitis, Magen/Darm- Ulzera, Nebenniereninsuffizienz nach Ende der Behandlung.
WW: Verringerte Wirksamkeit von Phenytoin, Barbituraten, Ephedrin und Rifampicin. Nichtsteroidale Antirheumatika (Magen/Darm-Ulzera). 2 Wochen Abstand zu Impfungen. Herzglykoside (Hypokaliämie).
WH: Vorsicht bei geschwächtem Immunsystem, Hypertonie.
PG: 30 ST VT [€ 15,10], 100 ST VT [€ 46,90]

Prednifluid 10 mg/ml - Augentropfensuspension 47D01
(Z.Nr. 1-35756) NR. P. S01BA04

ZI: Dermapharm, Wien
Z: 1 ml Augentropfensuspension enthält: Prednisolon acetat 10 mg, Borsäure, Natrium citrat, Natriumchlorid, Hypromellose, Polysorbat 80, Natrium edetat, Benzalkonium chlorid 0,06 mg, Natriumhydroxid zur pH-Wert-Einstellung, Salzsäure zur pH-Wert-Einstellung, Wasser für Injektionszwecke.
EW: Glukokortikoid.
AG: Kurzzeitbehandlung schwerer nicht infektiöser Entzündungen des vorderen Augenabschnittes.
AA: In den Bindehautsack des Auges tropfen.
DO: 4mal tgl. (bei Bedarf initial stündlich) 1 Tropfen.
GA: Akuter Herpes simplex und andere Virosen des Auges, bakterielle und mykotische Augeninfektionen ohne antibiotische Begleittherapie, Engwinkelglaukom oder medikamentös nicht beherrschbares fortgeschrittenes Glaukom.
SST: Nutzen/Risiko-Abwägung, Stillen nicht empfohlen.
NW: Überempfindlichkeit, Kopfschmerz, erhöhter Augeninnendruck, Dysgeusie, Haut, Keratitis, Hornhautgeschwüre, Sehstörungen (Katarakt, Glaukom).
WW: Anticholinergika (steigern zusätzlich Augeninnendruck).
WH: Infektionen spezifisch behandeln. Kontrollen: Hornhaut, Augeninnendruck (besonders bei Kindern). Kontaktlinsen erst 15 min nach der Anwendung von Prednifluid wieder einsetzen. Verkehrshinweis.
PG: 5 ML AU (EKO: G) [€ 8,45]

Prednisolon ad us.vet. 10 mg/ml - Injektionssuspension für Rinder, Pferde, Hunde und Katzen 813AB
(Z.Nr. 8-38487) NR. P. VNW. nicht im Handel. QH02AB06

Prednisolon "Agepha" 5 mg - Tabletten 31F01

(Z.Nr. 0-10596) NR. P. H02AB06
ZI: Agepha Pharma, Senec, Slowakei
Z: 1 Tablette enthält: Prednisolon 0,005 g, Cellulose, mikrokristalline, Lactose monohydrat 40 mg, Maisstärke, Magnesium stearat, Siliciumdioxid.
EW: Glukokortikoid.
AG: Systemische Glukokortikoidtherapie: Substitutionstherapie, Pharmakotherapie (Rheumatologie, Pneumonologie, Dermatologie, Hämatologie/Onkologie, Infektiologie, Augen, Gastroenterologie, Magen/Darm, Nephrologie; Details siehe Austria Codex-Fachinformation).
AA: Oral.
DO: Initial bei akuten Erkrankungen 50-75 mg, bei chronischen Erkrankungen weniger. Erhaltungsdosis 5-25 mg. Substitutionstherapie: TD 5-7,5 mg in 2 ED. Bei besonderen Belastungen Dosissteigerung auf das 2-3 (- 10)fache.
Pharmakotherapie: TD Hochdosierung 80-100 (-250) mg, mittlere Dosierung 40-80 mg, niedrige Dosierung 10-40 mg, sehr niedrige Dosierung 1-5 (-7,5) mg.
Kinder ab 6 Jahren und Jugendliche: TD Hochdosierung 2-3 mg/kg KG, mittlere Dosierung 1 mg/kg KG, Erhaltungsdosis möglichst niedrig (unter 0,2 mg/kg KG jeden 2. Tag).
GA: Systemmykosen, Impfungen mit Lebendimpfstoffen, bei länger dauernder Therapie: Ulcera, schwere Osteoporose, schwere Myopathien (ausgenommen Myasthenia gravis), psychiatrische Anamnese, akute Virosen, aktive Hepatitis, Glaukom, Poliomyelitis, Lymphadenitis nach BCG-Impfung.
SST: Nutzen/Risiko-Abwägung.
NW: Erhöhtes Infektionsrisiko, Blutbild, Immunsystem, Endokrimum (adrenale Insuffizienz, Steroiddiabetes, Cushing-Syndrom), Psychosen, ZNS, Sehstörungen (Glaukom, Katarakt), Hypertonie, Kardiomyopathie, Lungenabszess bei Lungenkrebs, Candidaisis, Magen/Darm-Ulzera, Haut, Schleimhautmykosen, Osteoporose, Myopathie, Niere (Sklerodermie bedingte renale Krise).
WW: Vorsicht: CYP3A4-Hemmer einschl. Cobicistat (Nutzen/Risiko-Abwägung). Blutzuckersenker, Kalium-reduzierende Diuretika, Herzglykoside, ACE-Hemmer, orale Kontrazeptiva, Rifampicin, Amphotericin B,Ketoconazol, Aspirin, nichtsteroidale Entzündungshemmer, Barbiturate, Phenytoin, Bupropion (Krämpfe), Methotrexat, Ciclosporin, Lebendimpfstoffe, Cumarine, Theophyllin, Cyclophosphamid, Thalidomid, Praziquantel, Atropin, Lakritze, Muskelrelaxantien, Quetiapin, Ephedrin, Laxantien, Chloroquin, Beta-Mimetika, Fluorchinolone (Sehnenerkrankungen).
WH: Bei Nebennierenrindeninsuffizienz nicht Mittel der 1. Wahl (1. Wahl sind Hydrocortison und Cortison). Auf Suppression der Hypothalamus - Hypophysen - NNR-Achse achten. Nach längerer Anwendung ausschleichend beenden. Erhöhtes Tuberkuloserisiko beachten. Bei Kindern auf Wachstumsretardierung achten.
Vorsicht bei Magen/Darm-Erkrankungen, Bluthochdruck, Osteoporose, Leberschäden, Hypothyreose, Myasthenia gravis, zerebraler Malaria, latenter Epilepsie, Hyperparathyreoidismus. Augen kontrollieren.
PG: 10 ST (2) (EKO: G) [€ 1,45], 40 ST (EKO: G) [€ 4,70]

Prednisolon "Nycomed" 5 mg - Tabletten 31F01

(Z.Nr. 0-11046) NR. P. H02AB06
ZI: Takeda Austria, Linz
Z: 1 Tablette enthält: Prednisolon 5 mg, Lactose monohydrat 62 mg, Magnesium stearat, Maisstärke, Stärke, vorgelatiniert, Talkum.
EW: Glukokortikoid.
AG: Systemische Glukokortikoidtherapie (pharmakodynamische und Substitutionstherapie).
AA: Oral mit Flüssigkeit nach dem Essen.
DO: Inflammatorische Erkrankungen: TD 5-60 mg morgens zwischen 6 und 8 Uhr.
Substitutionstherapie: Initial TD 5 mg in 2 ED.
Kinder und Jugendliche: (Zirkadiane oder alternierende Therapie empfohlen):
Inflammatorische oder immunsuppressive Therapie: TD 0,1-2 mg/kg KG in 1-4 ED.
Akutes Asthma: TD 1-2 mg/kg KG in 1-2 ED.
Substitutionstherapie: TD 4-5 mg/m² KOF.
Nephrotisches Syndrom: TD 2 mg/kg KG, MTD 60-80 mg in 2-4 ED.
GA: Systemmykosen, Impfungen mit Lebendimpfstoffen, bei länger dauernder Therapie: Ulcera, schwere Osteoporose, schwere Myopathien (ausgenommen Myasthenia gravis), psychiatrische Anamnese, akute Virosen, aktive Hepatitis, Glaukom, Poliomyelitis, Lymphadenitis nach BCG-Impfung.
SST: Nutzen/Risiko-Abwägung.
NW: Erhöhtes Infektionsrisiko, Blutbild, Immunsystem, Endokrimum (adrenale Insuffizienz, Steroiddiabetes, Cushing-Syndrom), Psychosen, ZNS, Sehstörungen (Glaukom, Katarakt), Hypertonie, Kardiomyopathie, Lungenabszess bei Lungenkrebs, Candidaisis, Magen/Darm-Ulzera, Haut, Schleimhautmykosen, Osteoporose, Myopathie, Niere (Sklerodermie bedingte renale Krise).
WW: Vorsicht: CYP3A4-Hemmer einschl. Cobicistat (Nutzen/Risiko-Abwägung). Blutzuckersenker, Kalium-reduzierende Diuretika, Herzglykoside, ACE-Hemmer, orale Kontrazeptiva, Rifampicin, Amphotericin B,Ketoconazol, Aspirin, nichtsteroidale Entzündungshemmer, Barbiturate, Phenytoin, Bupropion (Krämpfe), Methotrexat, Ciclosporin, Lebendimpfstoffe, Cumarine, Theophyllin, Cyclophosphamid, Thalidomid, Praziquantel, Atropin, Lakritze, Muskelrelaxantien, Quetiapin, Ephedrin, Laxantien, Chloroquin, Beta-Mimetika, Fluorchinolone (Sehnenerkrankungen).
WH: Bei Nebennierenrindeninsuffizienz nicht Mittel der 1. Wahl (1. Wahl sind Hydrocortison und Cortison). Auf Suppression der Hypothalamus - Hypophysen - NNR-Achse achten. Nach längerer Anwendung ausschleichend beenden. Erhöhtes Tuberkuloserisiko beachten. Bei Kindern auf Wachstumsretardierung achten.
Vorsicht bei Magen/Darm-Erkrankungen, Bluthochdruck, Osteoporose, Leberschäden, Hypothyreose, Myasthenia gravis, zerebraler Malaria, latenter Epilepsie, Hyperparathyreoidismus. Augen kontrollieren.
PG: 10 ST (2) (EKO: G) [€ 1,45], 40 ST (EKO: G) [€ 4,55], 100 ST RE2 (EKO: Y) [€ 11,00]

Prednisolon "Nycomed" 25 mg - Tabletten 31F01

(Z.Nr. 0-16904) NR. P. H02AB06
ZI: Takeda Austria, Linz
Z: 1 Tablette enthält: Prednisolon 25 mg, Lactose monohydrat 53,8 mg, Cellulose, mikrokristalline, Natrium carboxymethylcellulose Typ A, quervernetzt, Siliciumdioxid, hochdisperses, Polyvidon K 25, Talk, Magnesium stearat.
Kurzinformation: siehe Prednisolon "Nycomed" 5 mg - Tabletten, → S. 1131
PG: 10 ST (2) (EKO: G) [€ 4,35], 40 ST (EKO: G) [€ 13,40], 100 ST * (EKO: N) [€ 47,05]

Prednisolut 25 mg - Pulver und Lösungsmittel zur Herstellung einer Injektions-/Infusionslösung 31F01

(Z.Nr. 1-35058) NR. P. H02AB06
ZI: Dermapharm, Wien
Z: 1 Packung (Pulver und Lösungsmittel) enthält: Prednisolon 21-hydrogensuccinat 25 mg (entspr. Prednisolon 19,6 mg), Natriummonohydrogenphosphat-dihydrat (entspr. Natrium < 1 mmol) (entspr. → < 23 mg), Natriumdihydrogenphosphat-dihydrat, Natriumhydrogencarbonat; Lösungsmittel: Wasser für Injektionszwecke.
EW: Systemisches Glukokortikoid.
AG: Personen ab 6 Jahren: Anaphylaktischer Schock, Lungenödem, schwerer akuter Asthmaanfall, Hirnödem, Abstoßungskrisen nach Nierentransplantation, Anfangsbehandlung akuter schwerer Dermatosen, akute Blutkrankheiten (autoimmunhämolytische Anämie, thrombozytopenische Purpura), Postmyokardinfarkt-Syndrom, toxische Zustände bei schweren Infektionskrankheiten (Tuberkulose, Typhus) neben entsprechender antiinfektiöser

Therapie, Addison-Krise, Pseudokrupp.
AA: I.v. Injektion (oder Infusion) nach Rekonstitution, ausnahmsweise i.m.
DO: Anaphylaktischer Schock: Nach primärer i.v. Epinephrin-Injektion 1000 mg Prednisolon (Kinder 250 mg).
Lungenödem: Initial 1000 mg, ev. nach 6/12/24 Std. wiederholen. Dann 2 Tage je 150 mg und 2 Tage je 75 mg über den Tag verteilt (Kinder: 2 mg/kg KG bzw. 1 mg/kg KG).
Schwerer Asthmaanfall: Initial 100-500 mg ev. alle 6 Std., dann Dosis langsam reduzieren. Kinder: Initial 2 mg/kg KG, dann 1-2 mg/kg KG alle 6 Std. bis zur Besserung.
Hirnödem: Initial 250-1000 mg, dann 8-16 mg Dexamethasondihydrogenphosphat i.v. alle 2-6 Std.
Abstoßungskrisen nach Nierentransplantation: Zusätzlich zur Basistherapie 1000 mg an 3-7 Folgetagen.
Postmyokardinfarkt-Syndrom: Initial 50 mg, dann Dosis vorsichtig reduzieren.
Schwere Infektionskrankheiten, toxische Zustände: 100-500 mg tgl. zusätzlich zur Antibiotikatherapie.
Addison-Krise: Initial 25-50 mg, Fortsetzung oral.
Pseudokrupp: Sofort 3-5 mg/kg KG, ev. alle 2-3 Std. wiederholen.
SST: Nutzen/Risiko-Abwägung, bei Gabe höherer Dosen abstillen.
NW: Maskierung von Infektionen, Blutbild, Allergie/Anaphylaxie, adrenale Suppression, Cushing-Syndrom, Ödeme, vermehrte Kaliumausscheidung, Niere (Sklerodermie-bedingte renale Krise), Diabetes, Psyche, Epilepsie, Sehstörungen (Katarakt, Glaukom), Hypertonie, Magen/Darm-Ulzera, Haut, Myopathie, Osteoporose, Sehnenrupturen, aseptische Knochennekrosen, Amenorrhoe/ Impotenz.
WW: Vorsicht: Verstärkung der Wirkung durch Östrogene, CYP3A4-Hemmer (z.B. Azole; erhöhtes NW-Risiko), Immunsuppressiva, Süßholz.
Abschwächung der Wirkung durch CYP3A4-Induktoren (z.B. Rifampicin, Phenytoin, Carbamazepin), Ephedrin.
Verstärkung der Wirkung von ACE-Hemmern, Herzglykosiden (durch Kaliummangel), Laxantien, nichtsteroidalen Antiphlogistika, Muskelrelaxantien, Anticholinergika, Chloroquin (Myopathien), Ciclosporin (Krämpfe), Fluorochinolonen (Sehnenbeschwerden).
Abschwächung der Wirkung von Antidiabetika, Cumarinen, Praziquantel, Protirelin, Somatropin.
WH: Vorsicht bei akuten Virosen, Systemmykosen, Parasitosen, Poliomyelitis, Lymphadenitis nach BCG-Impfung, bakteriellen Infektionen, Tuberkulose in der Anamnese, Magen/Darm-Ulzera, Osteoporose, schwerer Herz-, Leber-, Niereninsuffizienz, schwerer Hypertonie, Hypothreoidismus, psychiatrischen Erkrankungen (Suizidalität), Glaukom, Hornhautverletzungen, schwerer Colitis ulcerosa, Divertikulitis, Enteroanastomosen (postoperativ), systemischer Sklerose. Nutzen/Risiko-Abwägung bei Kindern in der Wachstumsphase und bei älteren Patienten (Osteoporosegefahr). Positive Dopingkontrollen möglich. Verkehrshinweis.
PG: 1 ST * (EKO: N) [€ 2,55], 3 ST * (EKO: N) [€ 7,75]

P

Prednisolut 50 mg - Pulver und Lösungsmittel zur Herstellung einer Injektions-/Infusionslösung — 31F01

(Z.Nr. 1-35059) NR. P. H02AB06
ZI: Dermapharm, Wien
Z: 1 Packung (Pulver und Lösungsmittel) enthält: Prednisolon 21-hydrogensuccinat 50 mg (entspr. Prednisolon 39,1 mg), Natriummonohydrogenphosphat-dihydrat (entspr. Natrium < 1 mmol) (entspr. → < 23 mg), Natriumdihydrogenphosphat-dihydrat, Natriumhydrogencarbonat; Lösungsmittel: Wasser für Injektionszwecke.
Kurzinformation: siehe Prednisolut 25 mg - Pulver und Lösungsmittel zur Herstellung einer Injektions-/Infusionslösung, → S. 1131
PG: 1 ST * (EKO: N) [€ 4,50], 3 ST * (EKO: N) [€ 14,30]

Prednisolut 100 mg - Pulver und Lösungsmittel zur Herstellung einer Injektions-/Infusionslösung — 31F01
(Z.Nr. 1-35060) NR. P. nicht im Handel. H02AB06

Prednisolut 250 mg - Pulver und Lösungsmittel zur Herstellung einer Injektions-/Infusionslösung — 31F01

(Z.Nr. 1-35061) NR. P. H02AB06
ZI: Dermapharm, Wien
Z: 1 Packung (Pulver und Lösungsmittel) enthält: Prednisolon 21-hydrogensuccinat 250 mg (entspr. Prednisolon 195,7 mg), Natriummonohydrogenphosphat-dihydrat (entspr. Natrium 23,94 mg), Natriumdihydrogenphosphat-dihydrat, Natriumhydrogencarbonat; Lösungsmittel: Wasser für Injektionszwecke.
Kurzinformation: siehe Prednisolut 25 mg - Pulver und Lösungsmittel zur Herstellung einer Injektions-/Infusionslösung, → S. 1131
PG: 1 ST * (EKO: N) [€ 23,70], 3 ST * (EKO: N) [€ 64,60]

Prednisolut 500 mg - Pulver und Lösungsmittel zur Herstellung einer Injektions-/Infusionslösung — 31F01

(Z.Nr. 1-35062) NR. P. H02AB06
ZI: Dermapharm, Wien
Z: 1 Packung (Pulver und Lösungsmittel) enthält: Prednisolon 21-hydrogensuccinat 500 mg (entspr. Prednisolon 391,3 mg), Natriummonohydrogenphosphat-dihydrat (entspr. Natrium 31,41 mg), Natriumdihydrogenphosphat-dihydrat, Natriumhydrogencarbonat; Lösungsmittel: Wasser für Injektionszwecke.
Kurzinformation: siehe Prednisolut 25 mg - Pulver und Lösungsmittel zur Herstellung einer Injektions-/Infusionslösung, → S. 1131
PG: 1 ST * (EKO: N) [€ 51,25]

Prednisolut 1000 mg - Pulver und Lösungsmittel zur Herstellung einer Injektions-/Infusionslösung — 31F01

(Z.Nr. 1-35063) NR. P. H02AB06
ZI: Dermapharm, Wien
Z: 1 Packung (Pulver und Lösungsmittel) enthält: Prednisolon 21-hydrogensuccinat 1000 mg (entspr. Prednisolon 782,7 mg), Natriummonohydrogenphosphat-dihydrat (entspr. Natrium 59,11 mg), Natriumdihydrogenphosphat-dihydrat, Natriumhydrogencarbonat; Lösungsmittel: Wasser für Injektionszwecke.
Kurzinformation: siehe Prednisolut 25 mg - Pulver und Lösungsmittel zur Herstellung einer Injektions-/Infusionslösung, → S. 1131
PG: 1 ST * (EKO: N) [€ 91,85]

Pregabalin Accord 25 mg - Hartkapseln — 02D03, 09A06, 49D04

(Z.Nr. EU/1/15/1027/*) RP. P. N03AX16
ZI: Accord Healthcare, Barcelona, Spanien
Z: 1 Hartkapsel enthält: Pregabalin 25 mg, Kapselinhalt: Stärke, vorverkleistert, Talkum; Kapselhülle: Gelatine, Titandioxid, Natriumdodecylsulfat; Drucktinte: Schellack, Eisen(II,III)-oxid, Propylenglycol, Kaliumhydroxid.
EW: Antiepileptikum (GABA-Analogon).
AG: Neuropathische Schmerzen.
Epilepsie: Zusatztherapie partieller Anfälle mit und ohne Generalisierung. Generalisierte Angststörungen.
AA: Oral.
DO: TD 150-600 mg in 2-3 ED.
Initiale TD 150 mg. Dosisreduktion bei Nierenschäden. Keine Dosisempfehlung bei Kindern und Jugendlichen.
SST: Nutzen/Risiko-Abwägung, nicht stillen. Wirksame Kontrazeption empfohlen.
NW: Benommenheit, Schläfrigkeit, ZNS, Psyche, Sehstörungen, Schwindel, Magen/Darm, Leber, Gewichtszunahme, reversibles Nierenversagen, Überempfindlichkeit, Allgemeinsymptome, Entzugssymptome. Erhöhte Nebenwirkungshäufigkeit (ZNS, Schläfrigkeit) bei der Behandlung zentraler neuropathischer Schmerzen.
WW: Ethanol, Lorazepam (verstärkt). Opioide (ZNS-Depression).
WH: Diabetiker kontrollieren. Verkehrshinweis. Für Kinder und Jugendliche nicht empfohlen. Vorsicht bei Herzinsuffizienz bzw. bei Drogenmissbrauch. Auf verschwommenes Sehen bzw. schwere Überempfindlichkeit achten. Erhöhtes Suizidrisiko beachten.
Bei Überdosierung Somnolenz, Agitiertheit.
PG: 14 ST (EKO: G) [€ 1,00], 21 ST (EKO: G) [€ 1,55], 60 ST (EKO: G) [€ 4,40], 90 ST (EKO: G) [€ 6,55]

Pregabalin Accord 50 mg - Hartkapseln — 02D03, 09A06, 49D04

(Z.Nr. EU/1/15/1027/*) RP. P. N03AX16
ZI: Accord Healthcare, Barcelona, Spanien
Z: 1 Hartkapsel enthält: Pregabalin 50 mg, Kapselinhalt: Stärke, vorverkleistert, Talkum; Kapselhülle: Gelatine, Titandioxid, Natriumdodecylsulfat; Drucktinte: Schellack, Eisen(II,III)-oxid, Propylenglycol, Kaliumhydroxid.
Kurzinformation: siehe Pregabalin Accord 25 mg - Hartkapseln, → S. 1132
PG: 21 ST (EKO: G) [€ 3,65], 90 ST (EKO: G) [€ 14,75]

Pregabalin Accord 75 mg - Hartkapseln — 02D03, 09A06, 49D04

(Z.Nr. EU/1/15/1027/*) RP. P. N03AX16
ZI: Accord Healthcare, Barcelona, Spanien

Z: 1 Hartkapsel enthält: Pregabalin 75 mg, Kapselinhalt: Stärke, vorverkleistert, Talkum; Kapselhülle: Gelatine, Titandioxid, Eisen(III)-oxid, Natriumdodecylsulfat; Drucktinte: Schellack, Eisen(II,III)-oxid, Propylenglycol, Kaliumhydroxid.
Kurzinformation: siehe Pregabalin Accord 25 mg - Hartkapseln, → S. 1132
PG: 14 ST (EKO: G) [€ 3,65], 60 ST (EKO: G) [€ 14,75]

Pregabalin Accord 100 mg - Hartkapseln 02D03, 09A06, 49D04 N03AX16
(Z.Nr. EU/1/15/1027/*) RP. P.

ZI: Accord Healthcare, Barcelona, Spanien
Z: 1 Hartkapsel enthält: Pregabalin 100 mg, Kapselinhalt: Stärke, vorverkleistert, Talkum; Kapselhülle: Gelatine, Titandioxid, Eisen(III)-oxid, Natriumdodecylsulfat; Drucktinte: Schellack, Eisen(II,III)-oxid, Propylenglycol, Kaliumhydroxid.
Kurzinformation: siehe Pregabalin Accord 25 mg - Hartkapseln, → S. 1132
PG: 21 ST (EKO: G) [€ 6,75], 90 ST (EKO: G) [€ 26,50]

Pregabalin Accord 150 mg - Hartkapseln 02D03, 09A06, 49D04 N03AX16
(Z.Nr. EU/1/15/1027/*) RP. P.

ZI: Accord Healthcare, Barcelona, Spanien
Z: 1 Kapsel enthält: Pregabalin 150 mg, Kapselinhalt: Stärke, vorverkleistert, Talkum; Kapselhülle: Gelatine, Titandioxid, Natriumdodecylsulfat; Drucktinte: Schellack, Eisen(II,III)-oxid, Propylenglycol, Kaliumhydroxid.
Kurzinformation: siehe Pregabalin Accord 25 mg - Hartkapseln, → S. 1132
PG: 14 ST (EKO: G) [€ 6,75], 60 ST (EKO: G) [€ 26,50]

Pregabalin Accord 200 mg - Hartkapseln 02D03, 09A06, 49D04 N03AX16
(Z.Nr. EU/1/15/1027/*) RP. P.

ZI: Accord Healthcare, Barcelona, Spanien
Z: 1 Hartkapsel enthält: Pregabalin 200 mg, Kapselinhalt: Stärke, vorverkleistert, Talkum; Kapselhülle: Gelatine, Titandioxid, Eisen(III)-oxid, Natriumdodecylsulfat; Drucktinte: Schellack, Eisen(II,III)-oxid, Propylenglycol, Kaliumhydroxid.
Kurzinformation: siehe Pregabalin Accord 25 mg - Hartkapseln, → S. 1132
PG: 21 ST (EKO: G) [€ 10,80], 90 ST (EKO: G) [€ 41,25]

Pregabalin Accord 225 mg - Hartkapseln 02D03, 09A06, 49D04 N03AX16
(Z.Nr. EU/1/15/1027/*) RP. P. nicht im Handel.

Pregabalin Accord 300 mg - Hartkapseln 02D03, 09A06, 49D04 N03AX16
(Z.Nr. EU/1/15/1027/*) RP. P.

ZI: Accord Healthcare, Barcelona, Spanien
Z: 1 Hartkapseln enthält: Pregabalin 300 mg, Kapselinhalt: Stärke, vorverkleistert, Talkum; Kapselhülle: Gelatine, Titandioxid, Eisen(III)-oxid, Natriumdodecylsulfat; Drucktinte: Schellack, Eisen(II,III)-oxid, Propylenglycol, Kaliumhydroxid.
Kurzinformation: siehe Pregabalin Accord 25 mg - Hartkapseln, → S. 1132
PG: 14 ST (EKO: G) [€ 10,80], 60 ST (EKO: G) [€ 41,25]

Pregabalin G.L. 25 mg - Hartkapseln 02D03, 09A06, 49D04 N03AX16
(Z.Nr. 1-36359) RP. P. nicht im Handel.

Pregabalin G.L. 50 mg - Hartkapseln 02D03, 09A06, 49D04 N03AX16
(Z.Nr. 1-36361) RP. P. nicht im Handel.

Pregabalin G.L. 75 mg - Hartkapseln 02D03, 09A06, 49D04 N03AX16
(Z.Nr. 1-36360) RP. P. nicht im Handel.

Pregabalin G.L. 100 mg - Hartkapseln 02D03, 09A06, 49D04 N03AX16
(Z.Nr. 1-36362) RP. P. nicht im Handel.

Pregabalin G.L. 150 mg - Hartkapseln 02D03, 09A06, 49D04 N03AX16
(Z.Nr. 1-36364) RP. P. nicht im Handel.

Pregabalin G.L. 200 mg - Hartkapseln 02D03, 09A06, 49D04 N03AX16
(Z.Nr. 1-36363) RP. P. nicht im Handel.

Pregabalin G.L. 225 mg - Hartkapseln 02D03, 09A06, 49D04 N03AX16
(Z.Nr. 1-36365) RP. P. nicht im Handel.

Pregabalin G.L. 300 mg - Hartkapseln 02D03, 09A06, 49D04 N03AX16
(Z.Nr. 1-36366) RP. P. nicht im Handel.

Pregabalin Genericon 25 mg - Hartkapseln 02D03, 09A06, 49D04 N03AX16
(Z.Nr. 1-36552) RP. P.

ZI: Genericon Pharma, Graz
Z: 1 Hartkapsel enthält: Pregabalin 25 mg, Kapselinhalt: Stärke, vorverkleistert, Talkum; Kapselhülle: Gelatine, Titandioxid; Drucktinte: Schellack, Eisenoxid (E 172).
EW: Antiepileptikum (GABA-Analogon).
AG: Neuropathische Schmerzen.
Epilepsie: Zusatztherapie partieller Anfälle mit und ohne Generalisierung. Generalisierte Angststörungen.
AA: Oral.
DO: TD 150-600 mg in 2-3 ED.
Initiale TD 150 mg. Dosisreduktion bei Nierenschäden. Keine Dosisempfehlung bei Kindern und Jugendlichen.
SST: Nutzen/Risiko-Abwägung, nicht stillen. Wirksame Kontrazeption empfohlen.
NW: Benommenheit, Schläfrigkeit, ZNS, Psyche, Sehstörungen, Schwindel, Magen/Darm, Leber, Gewichtszunahme, reversibles Nierenversagen, Überempfindlichkeit, Allgemeinsymptome, Entzugssymptome. Erhöhte Nebenwirkungshäufigkeit (ZNS, Schläfrigkeit) bei der Behandlung zentraler neuropathischer Schmerzen.
WW: Ethanol, Lorazepam verstärkt. Opioide (verstärkte Obstipation).
WH: Diabetiker kontrollieren. Verkehrshinweis. Für Kinder und Jugendliche nicht empfohlen. Vorsicht bei Herzinsuffizienz bzw. bei Drogenmissbrauch. Auf verschwommenes Sehen bzw. schwere Überempfindlichkeit achten. Erhöhtes Suizidrisiko beachten.
Bei Überdosierung Somnolenz, Agitiertheit.
PG: 20 ST (EKO: G) [€ 1,90], 60 ST (EKO: G) [€ 5,65], 90 ST (EKO: G) [€ 8,50]

Pregabalin Genericon 50 mg - Hartkapseln 02D03, 09A06, 49D04 N03AX16
(Z.Nr. 1-36553) RP. P.

ZI: Genericon Pharma, Graz
Z: 1 Hartkapsel enthält: Pregabalin 50 mg, Kapselinhalt: Stärke, vorverkleistert, Talkum; Kapselhülle: Gelatine, Titandioxid; Drucktinte: Schellack, Eisenoxid (E 172).
Kurzinformation: siehe Pregabalin Genericon 25 mg - Hartkapseln, → S. 1133
PG: 30 ST (EKO: G) [€ 5,80], 90 ST (EKO: G) [€ 16,15]

Pregabalin Genericon 75 mg - Hartkapseln 02D03, 09A06, 49D04 N03AX16
(Z.Nr. 1-36554) RP. P.

ZI: Genericon Pharma, Graz
Z: 1 Hartkapsel enthält: Pregabalin 75 mg, Kapselinhalt: Stärke, vorverkleistert, Talkum; Kapselhülle: Gelatine, Titandioxid, Eisenoxid rot; Drucktinte: Schellack, Eisenoxid (E 172).
Kurzinformation: siehe Pregabalin Genericon 25 mg - Hartkapseln, → S. 1133
PG: 20 ST (EKO: G) [€ 6,40], 60 ST (EKO: G) [€ 18,05]

Pregabalin Genericon 100 mg - Hartkapseln 02D03, 09A06, 49D04 N03AX16
(Z.Nr. 1-36555) RP. P.

ZI: Genericon Pharma, Graz
Z: 1 Hartkapsel enthält: Pregabalin 100 mg, Kapselinhalt: Stärke,

P

vorverkleistert, Talkum; Kapselhülle: Gelatine, Titandioxid, Eisenoxid rot; Drucktinte: Schellack, Eisenoxid (E 172).
Kurzinformation: siehe Pregabalin Genericon 25 mg - Hartkapseln, → S. 1133
PG: 30 ST (EKO: G) [€ 10,80], 90 ST (EKO: G) [€ 29,60]

Pregabalin Genericon 150 mg - Hartkapseln 02D03, 09A06, 49D04
(Z.Nr. 1-36556) RP. P. N03AX16
ZI: Genericon Pharma, Graz
Z: 1 Hartkapsel enthält: Pregabalin 150 mg, Kapselinhalt: Stärke, vorverkleistert, Talkum; Kapselhülle: Gelatine, Titandioxid; Drucktinte: Schellack, Eisenoxid (E 172).
Kurzinformation: siehe Pregabalin Genericon 25 mg - Hartkapseln, → S. 1133
PG: 20 ST (EKO: G) [€ 10,80], 60 ST (EKO: G) [€ 29,60]

Pregabalin Genericon 200 mg - Hartkapseln 02D03, 09A06, 49D04
(Z.Nr. 1-36557) RP. P. N03AX16
ZI: Genericon Pharma, Graz
Z: 1 Hartkapsel enthält: Pregabalin 200 mg, Kapselinhalt: Stärke, vorverkleistert, Talkum; Kapselhülle: Gelatine, Titandioxid, Eisenoxid rot; Drucktinte: Schellack, Eisenoxid (E 172).
Kurzinformation: siehe Pregabalin Genericon 25 mg - Hartkapseln, → S. 1133
PG: 30 ST (EKO: G) [€ 16,25], 90 ST (EKO: G) [€ 46,30]

Pregabalin Genericon 225 mg - Hartkapseln 02D03, 09A06, 49D04
(Z.Nr. 1-36558) RP. P. nicht im Handel. N03AX16

Pregabalin Genericon 300 mg - Hartkapseln 02D03, 09A06, 49D04
(Z.Nr. 1-36559) RP. P. N03AX16
ZI: Genericon Pharma, Graz
Z: 1 Hartkapsel enthält: Pregabalin 300 mg, Kapselinhalt: Stärke, vorverkleistert, Talkum; Kapselhülle: Gelatine, Titandioxid, Eisenoxid rot; Drucktinte: Schellack, Eisenoxid (E 172).
Kurzinformation: siehe Pregabalin Genericon 25 mg - Hartkapseln, → S. 1133
PG: 20 ST (EKO: G) [€ 16,25], 60 ST (EKO: G) [€ 46,30]

Pregabalin Krka 25 mg - Hartkapseln 02D03, 09A06, 49D04
(Z.Nr. 1-35949) RP. P. N03AX16
ZI: Krka, Novo Mesto, Slowenien
Z: 1 Hartkapsel enthält: Pregabalin 25 mg, Kapselinhalt: Maisstärke, vorverkleistert, Talkum; Kapselhülle: Titandioxid, Gelatine, Drucktinte, schwarz (entspr. Schellack) (entspr. Eisenoxid schwarz) (entspr. Propylenglycol).
Kurzinformation: siehe Pregabalin Genericon 25 mg - Hartkapseln, → S. 1133
PG: 14 ST (EKO: G) [€ 1,10], 20 ST (EKO: G) [€ 1,60], 60 ST (EKO: G) [€ 4,80], 90 ST (EKO: G) [€ 7,25]

Pregabalin Krka 50 mg - Hartkapseln 02D03, 09A06, 49D04
(Z.Nr. 1-35950) RP. P. N03AX16
ZI: Krka, Novo Mesto, Slowenien
Z: 1 Hartkapsel enthält: Pregabalin 50 mg, Kapselinhalt: Maisstärke, vorverkleistert, Talkum; Kapselhülle: Titandioxid, Gelatine, Eisenoxid gelb, Drucktinte, schwarz (entspr. Schellack) (entspr. Eisenoxid schwarz) (entspr. Propylenglycol).
Kurzinformation: siehe Pregabalin Genericon 25 mg - Hartkapseln, → S. 1133
PG: 20 ST (EKO: G) [€ 3,60], 90 ST (EKO: G) [€ 15,15]

Pregabalin Krka 75 mg - Hartkapseln 02D03, 09A06, 49D04
(Z.Nr. 1-35951) RP. P. N03AX16
ZI: Krka, Novo Mesto, Slowenien
Z: 1 Hartkapsel enthält: Pregabalin 75 mg, Kapselinhalt: Maisstärke, vorverkleistert, Talkum; Kapselhülle: Titandioxid, Gelatine, Eisenoxid gelb, Drucktinte, schwarz (entspr. Schellack) (entspr. Eisenoxid schwarz) (entspr. Propylenglycol).
Kurzinformation: siehe Pregabalin Genericon 25 mg - Hartkapseln, → S. 1133
PG: 14 ST (EKO: G) [€ 3,75], 60 ST (EKO: G) [€ 15,15], 100 ST * (EKO: N) [€ 25,85]

Pregabalin Krka 100 mg - Hartkapseln 02D03, 09A06, 49D04
(Z.Nr. 1-35952) RP. P. N03AX16
ZI: Krka, Novo Mesto, Slowenien
Z: 1 Hartkapsel enthält: Pregabalin 100 mg, Kapselinhalt: Maisstärke, vorverkleistert, Talkum; Kapselhülle: Titandioxid, Gelatine, Eisenoxid rot, Drucktinte, weiss (entspr. Schellack) (entspr. Propylenglykol) (entspr. Kaliumhydroxid) (entspr. Titandioxid).
Kurzinformation: siehe Pregabalin Genericon 25 mg - Hartkapseln, → S. 1133
PG: 20 ST (EKO: G) [€ 6,50], 90 ST (EKO: G) [€ 27,05]

Pregabalin Krka 150 mg - Hartkapseln 02D03, 09A06, 49D04
(Z.Nr. 1-35953) RP. P. N03AX16
ZI: Krka, Novo Mesto, Slowenien
Z: 1 Hartkapsel enthält: Pregabalin 150 mg, Kapselinhalt: Maisstärke, vorverkleistert, Talkum; Kapselhülle: Titandioxid, Gelatine, Eisenoxid gelb, Drucktinte, schwarz (entspr. Schellack) (entspr. Eisenoxid schwarz) (entspr. Propylenglycol).
Kurzinformation: siehe Pregabalin Genericon 25 mg - Hartkapseln, → S. 1133
PG: 14 ST (EKO: G) [€ 6,80], 60 ST (EKO: G) [€ 27,05], 100 ST * (EKO: N) [€ 44,45]

Pregabalin Krka 200 mg - Hartkapseln 02D03, 09A06, 49D04
(Z.Nr. 1-35954) RP. P. N03AX16
ZI: Krka, Novo Mesto, Slowenien
Z: 1 Hartkapsel enthält: Pregabalin 200 mg, Kapselinhalt: Maisstärke, vorverkleistert, Talkum; Kapselhülle: Titandioxid, Gelatine, Eisenoxid rot, Eisenoxid gelb, Eisenoxid schwarz, Drucktinte, schwarz (entspr. Schellack) (entspr. Eisenoxid schwarz) (entspr. Propylenglycol).
Kurzinformation: siehe Pregabalin Genericon 25 mg - Hartkapseln, → S. 1133
PG: 20 ST (EKO: G) [€ 10,90], 90 ST (EKO: G) [€ 43,65]

Pregabalin Krka 225 mg - Hartkapseln 02D03, 09A06, 49D04
(Z.Nr. 1-35955) RP. P. nicht im Handel. N03AX16

Pregabalin Krka 300 mg - Hartkapseln 02D03, 09A06, 49D04
(Z.Nr. 1-35956) RP. P. N03AX16
ZI: Krka, Novo Mesto, Slowenien
Z: 1 Hartkapsel enthält: Pregabalin 300 mg, Kapselinhalt: Maisstärke, vorverkleistert, Talkum; Kapselhülle: Titandioxid, Gelatine, Eisenoxid rot, Eisenoxid gelb, Eisenoxid schwarz, Drucktinte, weiss (entspr. Schellack) (entspr. Propylenglycol) (entspr. Kaliumhydroxid) (entspr. Titandioxid).
Kurzinformation: siehe Pregabalin Genericon 25 mg - Hartkapseln, → S. 1133
PG: 14 ST (EKO: G) [€ 10,90], 60 ST (EKO: G) [€ 43,65]

Pregabalin Mylan 25 mg - Hartkapseln 02D03, 09A06, 49D04
(Z.Nr. EU/1/15/997/*) RP. P. N03AX16
ZI: Mylan, Saint Priest, Frankreich
Z: 1 Hartkapsel enthält: Pregabalin 25 mg, Kapselinhalt: Hyprolose, Maisstärke, Talkum; Kapselhülle: Eisen(III)-hydroxid-oxid x H2O, Titandioxid, Erythrosin, Gelatine, Natriumdodecylsulfat, Wasser, gereinigtes; Drucktinte: Schellack, Propylenglycol, Eisen(II,III)-oxid, Ammoniaklösung, konzentriert, Kaliumhydroxid, Wasser, gereinigtes.
EW: Antiepileptikum (GABA-Analogon).
AG: Neuropathische Schmerzen.
-Epilepsie: Zusatztherapie partieller Anfälle mit und ohne Generalisierung.
-Generalisierte Angststörungen.
AA: Oral einnehmen.
DO: TD 150-600 mg in 2-3 ED.
Initiale TD 150 mg; wöchentlich Dosissteigerung nach klin. Ansprechen.

Dosisreduktion bei Nierenschäden. Keine Dosisempfehlung bei Kindern und Jugendlichen.
SST: Nutzen/Risiko-Abwägung in der Schwangerschaft, nicht stillen. Wirksame Kontrazeption empfohlen.
NW: Benommenheit, Schläfrigkeit, ZNS (kognitive Störungen), Psyche, Sehstörungen, Schwindel, Magen/Darm, Leber (Enzymanstieg), Nasopharyngitis, Ödeme, Gewichtszunahme, reversibles Nierenversagen, Überempfindlichkeit, Enzephalopathie, Grippesymptome, Entzugssymptome, sexuelle Funktionsstörung. Erhöhte Nebenwirkungshäufigkeit (ZNS, Schläfrigkeit) bei der Behandlung zentraler neuropathischer Schmerzen.
WW: Ethanol, Lorazepam verstärkt. Opioide (ZNS- und Atemdepression, verstärkte Obstipation).
GE: Entzugssymptome möglich.
WH: Diabetiker kontrollieren. Verkehrshinweis. Vorsicht bei Herzinsuffizienz bzw. bei Drogenmissbrauch. Auf verschwommenes Sehen bzw. schwere Überempfindlichkeit achten. Erhöhtes Suizidrisiko beachten.
Bei Überdosierung Somnolenz, Agitiertheit.
PG: 14 ST (EKO: G) [€ 1,15 n.l.], 56 ST (EKO: G) [€ 4,55]

Pregabalin Mylan 50 mg - Hartkapseln 02D03, 09A06, 49D04
(Z.Nr. EU/1/15/997/*) RP. P. N03AX16

ZI: Mylan, Saint Priest, Frankreich
Z: 1 Hartkapsel enthält: Pregabalin 50 mg, Kapselinhalt: Hyprolose, Maisstärke, Talkum; Kapselhülle: Eisen(III)-hydroxid-oxid x H2O, Titandioxid, Erythrosin, Gelatine, Natriumdodecylsulfat, Wasser, gereinigtes; Drucktinte: Schellack, Propylenglycol, Eisen(II,III)-oxid, Ammoniaklösung, konzentriert, Kaliumhydroxid, Wasser, gereinigtes.
Kurzinformation: siehe Pregabalin Mylan 25 mg - Hartkapseln, → S. 1134
PG: 21 ST (EKO: G) [€ 3,80], 84 ST (EKO: G) [€ 14,30]

Pregabalin Mylan 75 mg - Hartkapseln 02D03, 09A06, 49D04
(Z.Nr. EU/1/15/997/*) RP. P. N03AX16

ZI: Mylan, Saint Priest, Frankreich
Z: 1 Hartkapsel enthält: Pregabalin 75 mg, Kapselinhalt: Hyprolose, Maisstärke, Talkum; Kapselhülle: Eisen(III)-hydroxid-oxid x H2O, Titandioxid, Erythrosin, Gelatine, Natriumdodecylsulfat, Wasser, gereinigtes; Drucktinte: Schellack, Propylenglycol, Eisen(II,III)-oxid, Ammoniaklösung, konzentriert, Kaliumhydroxid, Wasser, gereinigtes.
Kurzinformation: siehe Pregabalin Mylan 25 mg - Hartkapseln, → S. 1134
PG: 14 ST (EKO: G) [€ 3,80], 56 ST (EKO: G) [€ 14,30]

Pregabalin Mylan 100 mg - Hartkapseln 02D03, 09A06, 49D04
(Z.Nr. EU/1/15/997/*) RP. P. N03AX16

ZI: Mylan, Saint Priest, Frankreich
Z: 1 Hartkapsel enthält: Pregabalin 100 mg, Kapselinhalt: Hyprolose, Maisstärke, Talkum; Kapselhülle: Eisen(III)-hydroxid-oxid x H2O, Titandioxid, Erythrosin, Gelatine, Natriumdodecylsulfat, Wasser, gereinigtes; Drucktinte: Schellack, Propylenglycol, Eisen(II,III)-oxid, Ammoniaklösung, konzentriert, Kaliumhydroxid, Wasser, gereinigtes.
Kurzinformation: siehe Pregabalin Mylan 25 mg - Hartkapseln, → S. 1134
PG: 21 ST (EKO: G) [€ 6,90 n.l.], 84 ST (EKO: G) [€ 25,65]

Pregabalin Mylan 150 mg - Hartkapseln 02D03, 09A06, 49D04
(Z.Nr. EU/1/15/997/*) RP. P. N03AX16

ZI: Mylan, Saint Priest, Frankreich
Z: 1 Hartkapsel enthält: Pregabalin 150 mg, Kapselinhalt: Hyprolose, Maisstärke, Talkum; Kapselhülle: Eisen(III)-hydroxid-oxid x H2O, Titandioxid, Erythrosin, Gelatine, Natriumdodecylsulfat, Wasser, gereinigtes; Drucktinte: Schellack, Propylenglycol, Eisen(II,III)-oxid, Ammoniaklösung, konzentriert, Kaliumhydroxid, Wasser, gereinigtes.
Kurzinformation: siehe Pregabalin Mylan 25 mg - Hartkapseln, → S. 1134
PG: 14 ST (EKO: G) [€ 6,90], 56 ST (EKO: G) [€ 25,65]

Pregabalin Mylan 200 mg - Hartkapseln 02D03, 09A06, 49D04
(Z.Nr. EU/1/15/997/*) RP. P. N03AX16

ZI: Mylan, Saint Priest, Frankreich
Z: 1 Hartkapsel enthält: Pregabalin 200 mg, Kapselinhalt: Hyprolose, Maisstärke, Talkum; Kapselhülle: Eisen(III)-hydroxid-oxid x H2O, Titandioxid, Erythrosin, Gelatine, Natriumdodecylsulfat, Wasser, gereinigtes; Drucktinte: Schellack, Propylenglycol, Eisen(II,III)-oxid, Ammoniaklösung, konzentriert, Kaliumhydroxid, Wasser, gereinigtes.
Kurzinformation: siehe Pregabalin Mylan 25 mg - Hartkapseln, → S. 1134
PG: 21 ST (EKO: G) [€ 11,50], 84 ST (EKO: G) [€ 40,75]

Pregabalin Mylan 225 mg - Hartkapseln 02D03, 09A06, 49D04
(Z.Nr. EU/1/15/997/*) RP. P. nicht im Handel. N03AX16

Pregabalin Mylan 300 mg - Hartkapseln 02D03, 09A06, 49D04
(Z.Nr. EU/1/15/997/*) RP. P. n.l. N03AX16

ZI: Mylan, Saint Priest, Frankreich
Z: 1 Hartkapsel enthält: Pregabalin 300 mg, Kapselinhalt: Hyprolose, Maisstärke, Talkum; Kapselhülle: Eisen(III)-hydroxid-oxid x H2O, Titandioxid, Erythrosin, Gelatine, Natriumdodecylsulfat, Wasser, gereinigtes; Drucktinte: Schellack, Propylenglycol, Eisen(II,III)-oxid, Ammoniaklösung, konzentriert, Kaliumhydroxid, Wasser, gereinigtes.
PG: 14 ST (EKO: G) [€ 11,50 n.l.], 56 ST (EKO: G) [€ 40,75 n.l.]

Pregabalin Mylan Pharma 25 mg - Hartkapseln 09A06, 49D04
(Z.Nr. EU/1/15/998/*) RP. P. nicht im Handel. N03AX16

Pregabalin Mylan Pharma 50 mg - Hartkapseln 09A06, 49D04
(Z.Nr. EU/1/15/998/*) RP. P. nicht im Handel. N03AX16

Pregabalin Mylan Pharma 75 mg - Hartkapseln 09A06, 49D04
(Z.Nr. EU/1/15/998/*) RP. P. nicht im Handel. N03AX16

Pregabalin Mylan Pharma 100 mg - Hartkapseln 09A06, 49D04
(Z.Nr. EU/1/15/998/*) RP. P. nicht im Handel. N03AX16

Pregabalin Mylan Pharma 150 mg - Hartkapseln 09A06, 49D04
(Z.Nr. EU/1/15/998/*) RP. P. nicht im Handel. N03AX16

Pregabalin Mylan Pharma 200 mg - Hartkapseln 09A06, 49D04
(Z.Nr. EU/1/15/998/*) RP. P. nicht im Handel. N03AX16

Pregabalin Mylan Pharma 225 mg - Hartkapseln 09A06, 49D04
(Z.Nr. EU/1/15/998/*) RP. P. nicht im Handel. N03AX16

Pregabalin Mylan Pharma 300 mg - Hartkapseln 09A06, 49D04
(Z.Nr. EU/1/15/998/*) RP. P. nicht im Handel. N03AX16

Pregabalin Pfizer 25 mg - Hartkapseln 02D03, 09A06, 49D04
(Z.Nr. EU/1/14/916/*) RP. P. N03AX16

ZI: Upjohn Eesv, Capelle Aan Den Ijssel, Niederlande
Z: 1 Hartkapsel enthält: Pregabalin 25 mg, Kapselinhalt: Lactose monohydrat 35 mg, Maisstärke, Talkum; Kapselhülle: Gelatine, Titandioxid, Natriumdodecylsulfat, Siliciumdioxid, hochdisperses, Wasser, gereinigtes; Drucktinte: Schellack, Eisen(II,III)-oxid, Propylenglycol, Kaliumhydroxid.
EW: Antiepileptikum (GABA-Analogon).
AG: Neuropathische Schmerzen.
Epilepsie: Zusatztherapie partieller Anfälle mit und ohne Generalisierung. Generalisierte Angststörungen.

AA: Oral.
DO: TD 150-600 mg in 2-3 ED.
Initiale TD 150 mg. Dosisreduktion bei Nierenschäden. Keine Dosisempfehlung bei Kindern und Jugendlichen.
SST: Nutzen/Risiko-Abwägung, nicht stillen. Wirksame Kontrazeption empfohlen.
NW: Benommenheit, Schläfrigkeit, ZNS, Psyche, Sehstörungen, Schwindel, Magen/Darm, Leber, Gewichtszunahme, reversibles Nierenversagen, Überempfindlichkeit, Allgemeinsymptome, Entzugssymptome. Erhöhte Nebenwirkungshäufigkeit (ZNS, Schläfrigkeit) bei der Behandlung zentraler neuropathischer Schmerzen.
WW: Vorsicht: Ethanol, Lorazepam verstärkt. Opioide (ZNS-Depression, verstärkte Obstipation).
WH: Diabetiker kontrollieren. Verkehrshinweis. Für Kinder und Jugendliche nicht empfohlen. Missbrauchpotenzial beachten. Vorsicht bei Herzinsuffizienz bzw. bei Drogenmissbrauch. Auf verschwommenes Sehen bzw. schwere Überempfindlichkeit achten. Erhöhtes Suizidrisiko beachten.
Bei Überdosierung Somnolenz, Agitiertheit.
PG: 14 ST * (EKO: N) [€ 2,45], 21 ST * (EKO: N) [€ 3,70], 56 ST * (EKO: N) [€ 9,85], 84 ST * (EKO: N) [€ 14,30]

Pregabalin Pfizer 50 mg - Hartkapseln 02D03, 09A06, 49D04
(Z.Nr. EU/1/14/916/*) RP. P. N03AX16

ZI: Upjohn Eesv, Capelle Aan Den Ijssel, Niederlande
Z: 1 Hartkapsel enthält: Pregabalin 50 mg, Kapselinhalt: Lactose monohydrat 70 mg, Maisstärke, Talkum; Kapselhülle: Gelatine, Titandioxid, Natriumdodecylsulfat, Siliciumdioxid, hochdisperses, Wasser, gereinigtes; Drucktinte: Schellack, Eisen(II,III)-oxid, Propylenglycol, Kaliumhydroxid.
Kurzinformation: siehe Pregabalin Pfizer 25 mg - Hartkapseln, → S. 1135
PG: 21 ST * (EKO: N) [€ 6,05], 84 ST * (EKO: N) [€ 22,65]

Pregabalin Pfizer 75 mg - Hartkapseln 02D03, 09A06, 49D04
(Z.Nr. EU/1/14/916/*) RP. P. N03AX16

ZI: Upjohn Eesv, Capelle Aan Den Ijssel, Niederlande
Z: 1 Hartkapsel enthält: Pregabalin 75 mg, Kapselinhalt: Lactose monohydrat 8,25 mg, Maisstärke, Talkum; Kapselhülle: Gelatine, Titandioxid, Natriumdodecylsulfat, Siliciumdioxid, hochdisperses, Eisen(III)-oxid, Wasser, gereinigtes; Drucktinte: Schellack, Eisen(II,III)-oxid, Propylenglycol, Kaliumhydroxid.
Kurzinformation: siehe Pregabalin Pfizer 25 mg - Hartkapseln, → S. 1135
PG: 14 ST * (EKO: N) [€ 4,90], 56 ST * (EKO: N) [€ 18,35]

Pregabalin Pfizer 100 mg - Hartkapseln 02D03, 09A06, 49D04
(Z.Nr. EU/1/14/916/*) RP. P. N03AX16

ZI: Upjohn Eesv, Capelle Aan Den Ijssel, Niederlande
Z: 1 Hartkapsel enthält: Pregabalin 100 mg, Kapselinhalt: Lactose monohydrat 11 mg, Maisstärke, Talkum; Kapselhülle: Gelatine, Titandioxid, Natriumdodecylsulfat, Siliciumdioxid, hochdisperses, Eisen(III)-oxid, Wasser, gereinigtes; Drucktinte: Schellack, Eisen(II,III)-oxid, Propylenglycol, Kaliumhydroxid.
Kurzinformation: siehe Pregabalin Pfizer 25 mg - Hartkapseln, → S. 1135
PG: 21 ST * (EKO: N) [€ 8,60], 84 ST * (EKO: N) [€ 30,65]

Pregabalin Pfizer 150 mg - Hartkapseln 02D03, 09A06, 49D04
(Z.Nr. EU/1/14/916/*) RP. P. N03AX16

ZI: Upjohn Eesv, Capelle Aan Den Ijssel, Niederlande
Z: 1 Hartkapsel enthält: Pregabalin 150 mg, Kapselinhalt: Lactose monohydrat 16,5 mg, Maisstärke, Talkum; Kapselhülle: Gelatine, Titandioxid, Natriumdodecylsulfat, Siliciumdioxid, hochdisperses, Wasser, gereinigtes; Drucktinte: Schellack, Eisen(II,III)-oxid, Propylenglycol, Kaliumhydroxid.
Kurzinformation: siehe Pregabalin Pfizer 25 mg - Hartkapseln, → S. 1135
PG: 14 ST * (EKO: N) [€ 8,65], 56 ST * (EKO: N) [€ 30,75]

Pregabalin Pfizer 200 mg - Hartkapseln 02D03, 09A06, 49D04
(Z.Nr. EU/1/14/916/*) RP. P. N03AX16

ZI: Upjohn Eesv, Capelle Aan Den Ijssel, Niederlande
Z: 1 Hartkapsel enthält: Pregabalin 200 mg, Kapselinhalt: Lactose monohydrat 22 mg, Maisstärke, Talkum; Kapselhülle: Gelatine, Titandioxid, Natriumdodecylsulfat, Siliciumdioxid, hochdisperses, Eisen(III)-oxid, Wasser, gereinigtes; Drucktinte: Schellack, Eisen(II,III)-oxid, Propylenglycol, Kaliumhydroxid.
Kurzinformation: siehe Pregabalin Pfizer 25 mg - Hartkapseln, → S. 1135
PG: 21 ST * (EKO: N) [€ 13,00], 84 ST * (EKO: N) [€ 46,30]

Pregabalin Pfizer 225 mg - Hartkapseln 02D03, 09A06, 49D04
(Z.Nr. EU/1/14/916/*) RP. P. nicht im Handel. N03AX16

Pregabalin Pfizer 300 mg - Hartkapseln 02D03, 09A06, 49D04
(Z.Nr. EU/1/14/916/*) RP. P. N03AX16

ZI: Upjohn Eesv, Capelle Aan Den Ijssel, Niederlande
Z: 1 Hartkapsel enthält: Pregabalin 300 mg, Kapselinhalt: Lactose monohydrat 33 mg, Maisstärke, Talkum; Kapselhülle: Gelatine, Titandioxid, Natriumdodecylsulfat, Siliciumdioxid, hochdisperses, Eisen(III)-oxid, Wasser, gereinigtes; Drucktinte: Schellack, Eisen(II,III)-oxid, Propylenglycol, Kaliumhydroxid.
Kurzinformation: siehe Pregabalin Pfizer 25 mg - Hartkapseln, → S. 1135
PG: 14 ST * (EKO: N) [€ 13,05], 56 ST * (EKO: N) [€ 46,50]

Pregabalin ratiopharm 25 mg - Hartkapseln 02D03, 09A06, 49D04
(Z.Nr. 1-36080) RP. P. N03AX16

ZI: Teva, Haarlem, Niederlande
Z: 1 Hartkapsel enthält: Pregabalin 25 mg, Kapselinhalt: Mannitol, Maisstärke, vorverkleistert, Talkum; Kapselhülle: Titandioxid, Gelatine, Eisen(III)-hydroxid-oxid, gelb; Drucktinte: Schellack, Propylenglycol, Ammoniaklösung, konzentriert, Eisen(II,III)-oxid, schwarz, Kaliumhydroxid.
Kurzinformation: siehe Pregabalin Accord 25 mg - Hartkapseln, → S. 1132
PG: 14 ST (EKO: G) [€ 1,30], 21 ST (EKO: G) [€ 2,00], 56 ST (EKO: G) [€ 5,30], 84 ST (EKO: G) [€ 7,90]

Pregabalin ratiopharm 50 mg - Hartkapseln 02D03, 09A06, 49D04
(Z.Nr. 1-36082) RP. P. N03AX16

ZI: Teva, Haarlem, Niederlande
Z: 1 Hartkapsel enthält: Pregabalin 50 mg, Kapselinhalt: Mannitol, Maisstärke, vorverkleistert, Talkum; Kapselhülle: Titandioxid, Gelatine, Eisen(III)-hydroxid-oxid, gelb; Drucktinte: Schellack, Propylenglycol, Ammoniaklösung, konzentriert, Eisen(II,III)-oxid, schwarz, Kaliumhydroxid.
Kurzinformation: siehe Pregabalin Accord 25 mg - Hartkapseln, → S. 1132
PG: 21 ST (EKO: G) [€ 4,45], 84 ST (EKO: G) [€ 17,25]

Pregabalin ratiopharm 75 mg - Hartkapseln 02D03, 09A06, 49D04
(Z.Nr. 1-36083) RP. P. N03AX16

ZI: Teva, Haarlem, Niederlande
Z: 1 Hartkapsel enthält: Pregabalin 75 mg, Kapselinhalt: Mannitol, Maisstärke, vorverkleistert, Talkum; Kapselhülle: Titandioxid, Gelatine, Eisen(III)-hydroxid-oxid, gelb, Eisen(III)-oxid, rotes; Drucktinte: Schellack, Propylenglycol, Ammoniaklösung, konzentriert, Eisen(II,III)-oxid, schwarz, Kaliumhydroxid.
Kurzinformation: siehe Pregabalin Accord 25 mg - Hartkapseln, → S. 1132
PG: 14 ST (EKO: G) [€ 4,45], 56 ST (EKO: G) [€ 17,15]

Pregabalin ratiopharm 100 mg - Hartkapseln 02D03, 09A06, 49D04
(Z.Nr. 1-36084) RP. P. N03AX16

ZI: Teva, Haarlem, Niederlande
Z: 1 Kapsel enthält: Pregabalin 100 mg, Kapselinhalt: Mannitol, Maisstärke, vorverkleistert, Talkum; Kapselhülle: Titandioxid, Gelatine, Eisen(III)-oxid, rotes; Drucktinte: Schellack, Propylenglycol, Ammoniaklösung, konzentriert, Eisen(II,III)-oxid, schwarz, Kaliumhydroxid.
Kurzinformation: siehe Pregabalin Accord 25 mg - Hartkapseln, → S. 1132
PG: 21 ST (EKO: G) [€ 7,60], 84 ST (EKO: G) [€ 28,45]

Pregabalin ratiopharm 150 mg - Hartkapseln 02D03, 09A06, 49D04
(Z.Nr. 1-36085) RP. P. N03AX16

ZI: Teva, Haarlem, Niederlande
Z: 1 Hartkapsel enthält: Pregabalin 150 mg, Kapselinhalt: Mannitol, Maisstärke, vorverkleistert, Talkum; Kapselhülle: Titandioxid, Gelatine, Eisen(III)-hydroxid-oxid, gelb; Drucktinte: Schellack, Propylenglycol, Ammoniaklösung, konzentriert, Eisen(II,III)-oxid, schwarz, Kaliumhydroxid.
Kurzinformation: siehe Pregabalin Accord 25 mg - Hartkapseln, → S. 1132
PG: 14 ST (EKO: G) [€ 7,60], 56 ST (EKO: G) [€ 28,45]

Pregabalin ratiopharm 200 mg - Hartkapseln 02D03, 09A06, 49D04
(Z.Nr. 1-36087) RP. P. N03AX16

ZI: Teva, Haarlem, Niederlande
Z: 1 Hartkapsel enthält: Pregabalin 75 mg, Kapselinhalt: Mannitol, Maisstärke, vorverkleistert, Talkum; Kapselhülle: Titandioxid, Gelatine, Eisen(III)-oxid, rotes; Drucktinte: Schellack, Propylenglycol, Ammoniaklösung, konzentriert, Eisen(II,III)-oxid, schwarz, Kaliumhydroxid.
Kurzinformation: siehe Pregabalin Accord 25 mg - Hartkapseln, → S. 1132
PG: 21 ST (EKO: G) [€ 12,05], 84 ST (EKO: G) [€ 43,70]

Pregabalin ratiopharm 225 mg - Hartkapseln 02D03, 09A06, 49D04
(Z.Nr. 1-36086) RP. P. N03AX16

ZI: Teva, Haarlem, Niederlande
Z: 1 Hartkapsel enthält: Pregabalin 225 mg, Kapselinhalt: Mannitol, Maisstärke, vorverkleistert, Talkum; Kapselhülle: Titandioxid, Gelatine, Eisen(III)-hydroxid-oxid, gelb, Eisen(III)-oxid, rotes; Drucktinte: Schellack, Propylenglycol, Ammoniaklösung, konzentriert, Eisen(II,III)-oxid, schwarz, Kaliumhydroxid.
Kurzinformation: siehe Pregabalin Accord 25 mg - Hartkapseln, → S. 1132
PG: 14 ST (EKO: G) [€ 10,30], 56 ST (EKO: G) [€ 36,60]

Pregabalin ratiopharm 300 mg - Hartkapseln 02D03, 09A06, 49D04
(Z.Nr. 1-36088) RP. P. N03AX16

ZI: Teva, Haarlem, Niederlande
Z: 1 Hartkapsel enthält: Pregabalin 300 mg, Kapselinhalt: Mannitol, Maisstärke, vorverkleistert, Talkum; Kapselhülle: Titandioxid, Gelatine, Eisen(III)-hydroxid-oxid, gelb, Eisen(III)-oxid, rotes; Drucktinte: Schellack, Propylenglycol, Ammoniaklösung, konzentriert, Eisen(II,III)-oxid, schwarz, Kaliumhydroxid.
Kurzinformation: siehe Pregabalin Accord 25 mg - Hartkapseln, → S. 1132
PG: 14 ST (EKO: G) [€ 12,05], 56 ST (EKO: G) [€ 43,70]

Pregabalin Sandoz 25 mg - Hartkapseln 02D03, 09A06, 49D04
(Z.Nr. EU/1/15/1011/*) RP. P. N03AX16

ZI: Sandoz, Kundl
Z: 1 Hartkapsel enthält: Pregabalin 25 mg, Kapselinhalt: Maisstärke, vorverkleistert, Maisstärke, Talkum; Kapselhülle: Gelatine, Titandioxid, Eisen(III)-hydroxid-oxid x H2O, Eisen(III)-oxid, Eisen(II,III)-oxid.
Kurzinformation: siehe Pregabalin Accord 25 mg - Hartkapseln, → S. 1132
PG: 14 ST (EKO: G) [€ 1,00], 56 ST (EKO: G) [€ 4,05]

Pregabalin Sandoz 50 mg - Hartkapseln 02D03, 09A06, 49D04
(Z.Nr. EU/1/15/1011/*) RP. P. N03AX16

ZI: Sandoz, Kundl
Z: 1 Hartkapsel enthält: Pregabalin 50 mg, Kapselinhalt: Maisstärke, vorverkleistert, Maisstärke, Talkum; Kapselhülle: Gelatine, Titandioxid, Eisen(III)-hydroxid-oxid x H2O.
Kurzinformation: siehe Pregabalin Accord 25 mg - Hartkapseln, → S. 1132
PG: 21 ST (EKO: G) [€ 3,65], 84 ST (EKO: G) [€ 14,30]

Pregabalin Sandoz 75 mg - Hartkapseln 02D03, 09A06, 49D04
(Z.Nr. EU/1/15/1011/*) RP. P. N03AX16

ZI: Sandoz, Kundl
Z: 1 Hartkapsel enthält: Pregabalin 75 mg, Kapselinhalt: Maisstärke, vorverkleistert, Maisstärke, Talkum; Kapselhülle: Gelatine, Titandioxid, Eisen(III)-hydroxid-oxid x H2O, Eisen(II,III)-oxid.
Kurzinformation: siehe Pregabalin Accord 25 mg - Hartkapseln, → S. 1132
PG: 14 ST (EKO: G) [€ 3,65], 56 ST (EKO: G) [€ 14,30]

Pregabalin Sandoz 100 mg - Hartkapseln 02D03, 09A06, 49D04
(Z.Nr. EU/1/15/1011/*) RP. P. N03AX16

ZI: Sandoz, Kundl
Z: 1 Hartkapsel enthält: Pregabalin 100 mg, Kapselinhalt: Maisstärke, vorverkleistert, Maisstärke, Talkum; Kapselhülle: Gelatine, Titandioxid, Eisen(III)-hydroxid-oxid x H2O, Eisen(III)-oxid.
Kurzinformation: siehe Pregabalin Accord 25 mg - Hartkapseln, → S. 1132
PG: 21 ST (EKO: G) [€ 6,75], 84 ST (EKO: G) [€ 25,20]

Pregabalin Sandoz 150 mg - Hartkapseln 02D03, 09A06, 49D04
(Z.Nr. EU/1/15/1011/*) RP. P. N03AX16

ZI: Sandoz, Kundl
Z: 1 Hartkapsel enthält: Pregabalin 150 mg, Kapselinhalt: Maisstärke, vorverkleistert, Maisstärke, Talkum; Kapselhülle: Gelatine, Titandioxid.
Kurzinformation: siehe Pregabalin Accord 25 mg - Hartkapseln, → S. 1132
PG: 14 ST (EKO: G) [€ 6,75], 56 ST (EKO: G) [€ 25,20]

Pregabalin Sandoz 200 mg - Hartkapseln 02D03, 09A06, 49D04
(Z.Nr. EU/1/15/1011/*) RP. P. N03AX16

ZI: Sandoz, Kundl
Z: 1 Hartkapsel enthält: Pregabalin 200 mg, Kapselinhalt: Maisstärke, vorverkleistert, Maisstärke, Talkum; Kapselhülle: Gelatine, Titandioxid, Eisen(III)-hydroxid-oxid x H2O, Eisen(III)-oxid.
Kurzinformation: siehe Pregabalin Accord 25 mg - Hartkapseln, → S. 1132
PG: 21 ST (EKO: G) [€ 10,80], 84 ST (EKO: G) [€ 38,50]

Pregabalin Sandoz 225 mg - Hartkapseln 02D03, 09A06, 49D04
(Z.Nr. EU/1/15/1011/*) RP. P. nicht im Handel. N03AX16

Pregabalin Sandoz 300 mg - Hartkapseln 02D03, 09A06, 49D04
(Z.Nr. EU/1/15/1011/*) RP. P. N03AX16

ZI: Sandoz, Kundl
Z: 1 Hartkapsel enthält: Pregabalin 300 mg, Kapselinhalt: Maisstärke, vorverkleistert, Maisstärke, Talkum; Kapselhülle: Gelatine, Titandioxid, Eisen(III)-hydroxid-oxid x H2O, Eisen(III)-oxid, Eisen(II,III)-oxid.
Kurzinformation: siehe Pregabalin Accord 25 mg - Hartkapseln, → S. 1132
PG: 14 ST (EKO: G) [€ 10,80], 56 ST (EKO: G) [€ 38,50]

Pregabalin Sandoz GmbH 25 mg - Hartkapseln 09A06, 49D04
(Z.Nr. EU/1/15/1012/*) RP. P. nicht im Handel. N03AX16

Pregabalin Sandoz GmbH 50 mg - Hartkapseln 09A06, 49D04
(Z.Nr. EU/1/15/1012/*) RP. P. nicht im Handel. N03AX16

Pregabalin Sandoz GmbH 75 mg - Hartkapseln 09A06, 49D04
(Z.Nr. EU/1/15/1012/*) RP. P. nicht im Handel. N03AX16

Pregabalin Sandoz GmbH 100 mg - Hartkapseln 09A06, 49D04
(Z.Nr. EU/1/15/1012/*) RP. P. nicht im Handel.
N03AX16

Pregabalin Sandoz GmbH 150 mg - Hartkapseln 09A06, 49D04
(Z.Nr. EU/1/15/1012/*) RP. P. nicht im Handel.
N03AX16

Pregabalin Sandoz GmbH 200 mg - Hartkapseln 09A06, 49D04
(Z.Nr. EU/1/15/1012/*) RP. P. nicht im Handel.
N03AX16

Pregabalin Sandoz GmbH 225 mg - Hartkapseln 09A06, 49D04
(Z.Nr. EU/1/15/1012/*) RP. P. nicht im Handel.
N03AX16

Pregabalin Sandoz GmbH 300 mg - Hartkapseln 09A06, 49D04
(Z.Nr. EU/1/15/1012/*) RP. P. nicht im Handel.
N03AX16

Pregabalin Stada 25 mg - Hartkapseln 02D03, 09A06, 49D04
(Z.Nr. 1-36409) RP. P. nicht im Handel.
N03AX16

Pregabalin Stada 50 mg - Hartkapseln 02D03, 09A06, 49D04
(Z.Nr. 1-36410) RP. P.
N03AX16

ZI: Stada Arzneimittel, Wien
Z: 1 Hartkapsel enthält: Pregabalin 50 mg, Kapselinhalt: Mannitol, Stärke, modifiziert (entspr. Stärke, vorgelatiniert) (entspr. Maisstärke), Talkum; Kapselhülle: Gelatine, Titandioxid; Drucktinte: Schellack, Eisenoxid schwarz, Kaliumhydroxid.
Kurzinformation: siehe Pregabalin Genericon 25 mg - Hartkapseln, → S. 1133
PG: 21 ST * (EKO: N) [€ 3,80], 84 ST * (EKO: N) [€ 14,40]

Pregabalin Stada 75 mg - Hartkapseln 02D03, 09A06, 49D04
(Z.Nr. 1-36411) RP. P. nicht im Handel.
N03AX16

Pregabalin Stada 100 mg - Hartkapseln 02D03, 09A06, 49D04
(Z.Nr. 1-36412) RP. P.
N03AX16

ZI: Stada Arzneimittel, Wien
Z: 1 Hartkapsel enthält: Pregabalin 100 mg, Kapselinhalt: Mannitol, Stärke, modifiziert (entspr. Stärke, vorgelatiniert) (entspr. Maisstärke), Talkum; Kapselhülle: Gelatine, Titandioxid, Eisenoxid rot; Drucktinte: Schellack, Eisenoxid schwarz, Kaliumhydroxid.
Kurzinformation: siehe Pregabalin Genericon 25 mg - Hartkapseln, → S. 1133
PG: 21 ST * (EKO: N) [€ 6,95], 84 ST * (EKO: N) [€ 25,65]

Pregabalin Stada 150 mg - Hartkapseln 02D03, 09A06, 49D04
(Z.Nr. 1-36413) RP. P.
N03AX16

ZI: Stada Arzneimittel, Wien
Z: 1 Hartkapsel enthält: Pregabalin 150 mg, Kapselinhalt: Mannitol, Stärke, modifiziert (entspr. Stärke, vorgelatiniert) (entspr. Maisstärke), Talkum; Kapselhülle: Gelatine, Titandioxid; Drucktinte: Schellack, Eisenoxid schwarz, Kaliumhydroxid.
Kurzinformation: siehe Pregabalin Genericon 25 mg - Hartkapseln, → S. 1133
PG: 14 ST * (EKO: N) [€ 6,85], 56 ST * (EKO: N) [€ 25,60]

Pregabalin Stada 200 mg - Hartkapseln 02D03, 09A06, 49D04
(Z.Nr. 1-36414) RP. P. nicht im Handel.
N03AX16

Pregabalin Stada 300 mg - Hartkapseln 02D03, 09A06, 49D04
(Z.Nr. 1-36416) RP. P.
N03AX16

ZI: Stada Arzneimittel, Wien
Z: 1 Hartkapsel enthält: Pregabalin 300 mg, Kapselinhalt: Mannitol, Stärke, modifiziert (entspr. Stärke, vorgelatiniert) (entspr. Maisstärke), Talkum; Kapselhülle: Gelatine, Titandioxid, Eisenoxid rot; Drucktinte: Schellack, Eisenoxid schwarz, Kaliumhydroxid.
Kurzinformation: siehe Pregabalin Genericon 25 mg - Hartkapseln, → S. 1133
PG: 14 ST * (EKO: N) [€ 11,00], 56 ST * (EKO: N) [€ 41,40]

Pregabalin Zentiva 25 mg - Hartkapseln 02D03, 09A06, 49D04
(Z.Nr. EU/1/15/1021/*) RP. P. nicht im Handel.
N03AX16

Pregabalin Zentiva 50 mg - Hartkapseln 02D03, 09A06, 49D04
(Z.Nr. EU/1/15/1021/*) RP. P. nicht im Handel.
N03AX16

Pregabalin Zentiva 75 mg - Hartkapseln 02D03, 09A06, 49D04
(Z.Nr. EU/1/15/1021/*) RP. P. nicht im Handel.
N03AX16

Pregabalin Zentiva 100 mg - Hartkapseln 02D03, 09A06, 49D04
(Z.Nr. EU/1/15/1021/*) RP. P. nicht im Handel.
N03AX16

Pregabalin Zentiva 150 mg - Hartkapseln 02D03, 09A06, 49D04
(Z.Nr. EU/1/15/1021/*) RP. P. nicht im Handel.
N03AX16

Pregabalin Zentiva 200 mg - Hartkapseln 02D03, 09A06, 49D04
(Z.Nr. EU/1/15/1021/*) RP. P. nicht im Handel.
N03AX16

Pregabalin Zentiva 225 mg - Hartkapseln 02D03, 09A06, 49D04
(Z.Nr. EU/1/15/1021/*) RP. P. nicht im Handel.
N03AX16

Pregabalin Zentiva 300 mg - Hartkapseln 02D03, 09A06, 49D04
(Z.Nr. EU/1/15/1021/*) RP. P. nicht im Handel.
N03AX16

Pregabalin Zentiva k.s. 25 mg - Hartkapseln 02D03, 09A06, 49D04
(Z.Nr. EU/1/16/1166/*) RP. P. nicht im Handel.
N03AX16

Pregabalin Zentiva k.s. 50 mg - Hartkapseln 02D03, 09A06, 49D04
(Z.Nr. EU/1/16/1166/*) RP. P. nicht im Handel.
N03AX16

Pregabalin Zentiva k.s. 75 mg - Hartkapseln 02D03, 09A06, 49D04
(Z.Nr. EU/1/16/1166/*) RP. P. nicht im Handel.
N03AX16

Pregabalin Zentiva k.s. 100 mg - Hartkapseln 02D03, 09A06, 49D04
(Z.Nr. EU/1/16/1166/*) RP. P. nicht im Handel.
N03AX16

Pregabalin Zentiva k.s. 150 mg - Hartkapseln 02D03, 09A06, 49D04
(Z.Nr. EU/1/16/1166/*) RP. P. nicht im Handel.
N03AX16

Pregabalin Zentiva k.s. 200 mg - Hartkapseln 02D03, 09A06, 49D04
(Z.Nr. EU/1/16/1166/*) RP. P. nicht im Handel.
N03AX16

Pregabalin Zentiva k.s. 225 mg - Hartkapseln 02D03, 09A06, 49D04
(Z.Nr. EU/1/16/1166/*) RP. P. nicht im Handel.
N03AX16

Pregabalin Zentiva k.s. 300 mg - Hartkapseln 02D03, 09A06, 49D04
(Z.Nr. EU/1/16/1166/*) RP. P. nicht im Handel.
N03AX16

Pregamid 25 mg - Hartkapseln 02D03, 09A06, 49D04
(Z.Nr. 1-36254) RP. P.
N03AX16

P

ZI: G.L. Pharma, Lannach
Z: 1 Hartkapsel enthält: Pregabalin 25 mg, Kapselinhalt: Lactose monohydrat 35 mg, Maisstärke, Talkum; Kapselhülle: Gelatine, Titandioxid; Drucktinte: Schellack, Eisenoxid schwarz, Propylenglycol, Kaliumhydroxid.
Kurzinformation: siehe Pregabalin Genericon 25 mg - Hartkapseln, → S. 1133
PG: 20 ST (EKO: G) [€ 1,90], 60 ST (EKO: G) [€ 5,65], 90 ST (EKO: G) [€ 8,50]

Pregamid 50 mg - Hartkapseln 02D03, 09A06, 49D04, N03AX16
(Z.Nr. 1-36255) RP. P.

ZI: G.L. Pharma, Lannach
Z: 1 Hartkapsel enthält: Pregabalin 50 mg, Kapselinhalt: Lactose monohydrat 70 mg, Maisstärke, Talkum; Kapselhülle: Gelatine, Titandioxid, Eisenoxid rot, Eisenoxid gelb; Drucktinte: Schellack, Eisenoxid schwarz, Propylenglycol, Kaliumhydroxid.
Kurzinformation: siehe Pregabalin Genericon 25 mg - Hartkapseln, → S. 1133
PG: 30 ST (EKO: G) [€ 5,80], 90 ST (EKO: G) [€ 16,15]

Pregamid 75 mg - Hartkapseln 02D03, 09A06, 49D04, N03AX16
(Z.Nr. 1-36256) RP. P.

ZI: G.L. Pharma, Lannach
Z: 1 Harkapsel enthält: Pregabalin 75 mg, Kapselinhalt: Lactose monohydrat 8,25 mg, Maisstärke, Talkum; Kapselhülle: Gelatine, Titandioxid, Eisenoxid rot; Drucktinte: Schellack, Eisenoxid schwarz, Propylenglycol, Kaliumhydroxid.
Kurzinformation: siehe Pregabalin Genericon 25 mg - Hartkapseln, → S. 1133
PG: 20 ST (EKO: G) [€ 5,80], 60 ST (EKO: G) [€ 16,25]

Pregamid 100 mg - Hartkapseln 02D03, 09A06, 49D04, N03AX16
(Z.Nr. 1-36257) RP. P.

ZI: G.L. Pharma, Lannach
Z: 1 Hartkapsel enthält: Pregabalin 100 mg, Kapselinhalt: Lactose monohydrat 11 mg, Maisstärke, Talkum; Kapselhülle: Gelatine, Titandioxid, Eisenoxid rot; Drucktinte: Schellack, Eisenoxid schwarz, Propylenglycol, Kaliumhydroxid.
Kurzinformation: siehe Pregabalin Genericon 25 mg - Hartkapseln, → S. 1133
PG: 30 ST (EKO: G) [€ 10,20], 90 ST (EKO: G) [€ 28,10]

Pregamid 150 mg - Hartkapseln 02D03, 09A06, 49D04, N03AX16
(Z.Nr. 1-36258) RP. P.

ZI: G.L. Pharma, Lannach
Z: 1 Hartkapsel enthält: Pregabalin 150 mg, Kapselinhalt: Lactose monohydrat 16,5 mg, Maisstärke, Talkum; Kapselhülle: Gelatine, Titandioxid; Drucktinte: Schellack, Eisenoxid schwarz, Propylenglycol, Kaliumhydroxid.
Kurzinformation: siehe Pregabalin Genericon 25 mg - Hartkapseln, → S. 1133
PG: 20 ST (EKO: G) [€ 10,35], 60 ST (EKO: G) [€ 28,30]

Pregamid 200 mg - Hartkapseln 02D03, 09A06, 49D04, N03AX16
(Z.Nr. 1-36259) RP. P.

ZI: G.L. Pharma, Lannach
Z: 1 Hartkapsel enthält: Pregabalin 200 mg, Kapselinhalt: Lactose monohydrat 22 mg, Maisstärke, Talkum; Kapselhülle: Gelatine, Titandioxid, Eisenoxid rot, Eisenoxid gelb; Drucktinte: Schellack, Eisenoxid schwarz, Propylenglycol, Kaliumhydroxid.
Kurzinformation: siehe Pregabalin Genericon 25 mg - Hartkapseln, → S. 1133
PG: 30 ST (EKO: G) [€ 15,75], 90 ST (EKO: G) [€ 44,55]

Pregamid 225 mg - Hartkapseln 02D03, 09A06, 49D04, N03AX16
(Z.Nr. 1-36260) RP. P. nicht im Handel.

Pregamid 300 mg - Hartkapseln 02D03, 09A06, 49D04, N03AX16
(Z.Nr. 1-36261) RP. P.

ZI: G.L. Pharma, Lannach
Z: 1 Hartkapsel enthält: Pregabalin 300 mg, Kapselinhalt: Lactose monohydrat 33 mg, Maisstärke, Talkum; Kapselhülle: Gelatine, Titandioxid, Eisenoxid rot; Drucktinte: Schellack, Eisenoxid schwarz, Propylenglycol, Kaliumhydroxid.
Kurzinformation: siehe Pregabalin Genericon 25 mg - Hartkapseln, → S. 1133
PG: 20 ST (EKO: G) [€ 16,05], 60 ST (EKO: G) [€ 44,65]

PregaTab 25 mg - Tabletten 02D03, 09A06, 49D04, N03AX16
(Z.Nr. 1-39467) RP. P.

ZI: neuraxpharm, Langenfeld, Deutschland
Z: 1 Tablette enthält: Pregabalin 25 mg, Cellulose, mikrokristalline, Magnesium stearat.
EW: Antiepileptikum (GABA-Analogon).
AG: Neuropathische Schmerzen.
-Epilepsie: Zusatztherapie partieller Anfälle mit und ohne Generalisierung.
-Generalisierte Angststörungen.
AA: Oral einnehmen.
DO: TD 150-600 mg in 2-3 ED.
Initiale TD 150 mg; wöchentlich Dosissteigerung nach klin. Ansprechen.
Dosisreduktion bei Nierenschäden. Keine Dosisempfehlung bei Kindern und Jugendlichen.
SST: Nutzen/Risiko-Abwägung in der Schwangerschaft, nicht stillen. Wirksame Kontrazeption empfohlen.
NW: Benommenheit, Schläfrigkeit, ZNS (kognitive Störungen), Psyche, Sehstörungen, Schwindel, Magen/Darm, Leber (Enzymanstieg), Nasopharyngitis, Ödeme, Gewichtszunahme, reversibles Nierenversagen, Überempfindlichkeit, Enzephalopathie, Grippesymptome, Entzugssymptome, sexuelle Funktionsstörung. Erhöhte Nebenwirkungshäufigkeit (ZNS, Schläfrigkeit) bei der Behandlung zentraler neuropathischer Schmerzen.
WW: Ethanol, Lorazepam verstärkt. Opioide (verstärkte Obstipation, ZNS-Depression).
GE: Entzugssymptome möglich.
WH: Diabetiker kontrollieren. Verkehrshinweis. Vorsicht bei Herzinsuffizienz bzw. bei Drogenmissbrauch. Auf verschwommenes Sehen bzw. schwere Überempfindlichkeit achten. Erhöhtes Suizidrisiko beachten.
Bei Überdosierung Somnolenz, Agitiertheit.
PG: 14 ST (EKO: G) [€ 0,80], 56 ST (EKO: G) [€ 3,20]

PregaTab 50 mg - Tabletten 02D03, 09A06, 49D04, N03AX16
(Z.Nr. 1-39468) RP. P.

ZI: neuraxpharm, Langenfeld, Deutschland
Z: 1 Tablette enthält: Pregabalin 50 mg, Cellulose, mikrokristalline, Magnesium stearat.
Kurzinformation: siehe PregaTab 25 mg - Tabletten, → S. 1139
PG: 21 ST (EKO: G) [€ 3,45], 84 ST (EKO: G) [€ 13,75]

PregaTab 75 mg - Tabletten 02D03, 09A06, 49D04, N03AX16
(Z.Nr. 1-39469) RP. P.

ZI: neuraxpharm, Langenfeld, Deutschland
Z: 1 Tablette enthält: Pregabalin 75 mg, Cellulose, mikrokristalline, Magnesium stearat.
Kurzinformation: siehe PregaTab 25 mg - Tabletten, → S. 1139
PG: 14 ST (EKO: G) [€ 3,45], 56 ST (EKO: G) [€ 13,75]

PregaTab 100 mg - Tabletten 02D03, 09A06, 49D04, N03AX16
(Z.Nr. 1-39470) RP. P.

ZI: neuraxpharm, Langenfeld, Deutschland
Z: 1 Tablette enthält: Pregabalin 100 mg, Cellulose, mikrokristalline, Magnesium stearat.
Kurzinformation: siehe PregaTab 25 mg - Tabletten, → S. 1139
PG: 21 ST (EKO: G) [€ 5,75], 84 ST (EKO: G) [€ 21,55]

PregaTab 150 mg - Tabletten 02D03, 09A06, 49D04, N03AX16
(Z.Nr. 1-39472) RP. P.

ZI: neuraxpharm, Langenfeld, Deutschland
Z: 1 Tablette enthält: Pregabalin 150 mg, Cellulose, mikrokristalline, Magnesium stearat.
Kurzinformation: siehe PregaTab 25 mg - Tabletten, → S. 1139
PG: 14 ST (EKO: G) [€ 5,75], 56 ST (EKO: G) [€ 21,55]

PregaTab 200 mg - Tabletten 02D03, 09A06, 49D04
(Z.Nr. 1-39473) RP. P. N03AX16
ZI: neuraxpharm, Langenfeld, Deutschland
Z: 1 Tablette enthält: Pregabalin 200 mg, Cellulose, mikrokristalline, Magnesium stearat.
Kurzinformation: siehe PregaTab 25 mg - Tabletten, → S. 1139
PG: 21 ST (EKO: G) [€ 9,60], 84 ST (EKO: G) [€ 34,15]

PregaTab 225 mg - Tabletten 02D03, 09A06, 49D04
(Z.Nr. 1-39471) RP. P. nicht im Handel. N03AX16

PregaTab 300 mg - Tabletten 02D03, 09A06, 49D04
(Z.Nr. 1-39474) RP. P. N03AX16
ZI: neuraxpharm, Langenfeld, Deutschland
Z: 1 Tablette enthält: Pregabalin 300 mg, Cellulose, mikrokristalline, Magnesium stearat.
Kurzinformation: siehe PregaTab 25 mg - Tabletten, → S. 1139
PG: 14 ST (EKO: G) [€ 9,60], 56 ST (EKO: G) [€ 34,15]

Pregnyl 5000 I.E. - Pulver und Lösungsmittel zur Herstellung einer Injektionslösung 29C01, 31B01
(Z.Nr. 0-05989) RP. P. E. G03GA01
ZI: Merck Sharp & Dohme, Wien
Z: 1 Packung enthält: Choriogonadotropin 5000 IE, Mannitol, Natriumdihydrogenphosphat, Natrium monohydrogenphosphat (entspr. Natrium 3,7 mg), Carmellose natrium, Lösungsmittel: Natriumchlorid 9 mg, (entspr. Natrium 3,54 mg), Wasser für Injektionszwecke 1 ml.
EW: Fördert Produktion von Testosteron bzw. von Östrogenen und Progesteron.
AG: Bei der erwachsenen Frau: Ovarielle Hyperstimulation zur Vorbereitung auf eine assistierte Reproduktion wie In-vitro Fertilisation (IVF), um die abschließende Follikelreifung und Luteinisierung nach Stimulation des Follikelwachstums auszulösen.
Ovulationsauslösung und Luteinisierung bei anovulatorischen oder oligoovulatorischen Frauen nach Stimulation des Follikelwachstums.
Beim erwachsenen Mann: Hypogonadotroper Hypogonadismus (auch in Fällen idiopathischer Dysspermie gibt es positive Reaktionen auf Gonadotropine).
Bei männlichen Kindern und Jugendlichen: Pubertas tarda in Verbindung mit unzureichender gonadotroper Funktion der Hypophyse.
Nicht anatomisch bedingter Kryptorchismus.
AA: I.m. nach Rekonstruktion.
DO: Beim Mann: Hypogonadotroper Hypogonadismus: 1000-2000 I.E. 2-3mal pro Woche.
Pubertas tarda: 1500 IE 2-3mal wöchentlich über 8-12 Wochen.
Kryptorchismus: Je nach Alter 2 wöchentliche Injektionen zu 250 IE (bei Kindern von 6 Monaten bis 2 Jahren) -1500 IE (bei Kindern ab 6 Jahren) über 5 Wochen.
Bei der Frau: Gewöhnlich eine Injektion von 5000-10000 I.E. im Anschluss an eine Behandlung mit einem FSH-Präparat.
GA: Schilddrüsen-, Nebennierenrinden-, Hypophysenstörungen, aktue Thrombophlebitis, hormonabhängige Neoplasien, hypergonadotrope Störungen, Hodenektopie, Leistenbruch, Pubertas praecox, Ovarialvergrößerungen, ungeklärte gynäkologische Blutungen, Haut, Allergien, Uterusmyome, Thromboembolien bei der Frau, Gynäkomastie beim Mann.
SST: Gegenanzeige.
NW: Haut, ZNS, Magen/Darm, Gewichtszunahme, Ödeme, Überstimulation der Ovarien (Östrogenspiegel messen), vorübergehende Vergrößerung von Penis und Hoden, lokale Überempfindlichkeit, Anaphylaxie, Antikörperbildung, thromboembolische Ereignisse.
WW: Laborparameter (Steroide im Harn). Schwangerschaftstest bis 10 Tage nach Anwendung falsch positiv.
WH: Vorsicht bei Herz-, Nierenschäden, Bluthochdruck, Epilepsie, Migräne. Nur von endokrinologisch erfahrenen Ärzten anzuwenden. Nicht zur Gewichtsabnahme anwenden.
PG: 1 ST (2) (EKO: G) [€ 7,75]

Prepandrix - Suspension und Emulsion zur Herstellung einer Emulsion zur Injektion 36A23
(Z.Nr. EU/1/08/453/*) NR. P. E. nicht im Handel. J07BB02

Prepidil - Gel zur intrazervikalen Anwendung 29D01, 31J01
(Z.Nr. 1-18931) NR. P. E. G02AD02
ZI: Pfizer Corporation Austria, Wien
Z: 3 g enthalten: Dinoproston 0,5 mg (entspr. Prostaglandin E2), Triacetin, Siliciumdioxid, hochdisperses.
EW: Erhöht Zervixdurchblutung.
AG: Zervixerweichung und -erweiterung am Termin oder in Terminnähe bei gesicherter Schwangerschaft in Scheitellage.
AA: Intrazervikal mit beigefügtem Applikator.
Details siehe Austria-Codex - Fachinforamtion.
DO: Der gesamte Applikatorinhalt (0,5 mg Dinoproston) wird in den Zervikal- kanal genau unterhalb der Höhe des inneren Muttermundes verabreicht.
Danach soll die Patientin mindestens 15 Minuten in dorsaler Lage verharren, um ein Ausfließen des Gels zu verhindern. Wiederholung alle 6 Std. möglich. Maximale kumulative Dosis über 24 Std: 1,5 mg Dinoproston.
GA: Überempfindlichkeit gegen Oxytocica. Nach Sectio oder großen Uterus- operationen, bei cephalopelvischer Disproportion, bei anamnestischen Geburtsschwierigkeiten, Mehrlingsschwangerschaften, Multiparae mit 6 oder mehr Entbindungen, nach Blasensprung, Vaginalblutungen, geburtsungünstige Kindslagen, Placenta praevia.
NW: Fetale Herzfrequenzveränderungen, fetaler Notstand. Selten Hyperkontrak- tionen des Uterus, niedriger Apgar-Index, Erbrechen, Diarrhoe, Fieber, Rückenschmerzen. NSAR, peri/postpartale Blutungen, Überempfindlichkeit, selten Fruchtwasserembolie (Anaphylactoid Syndrome of Pregnancy).
WW: Oxytocin potenziert (nicht gleichzeitig anwenden); Oxytocin frühestens 6-12 Stunden nach Prepidil anwenden. Nichtsteroidale Antirheumatika.
WH: Vorsicht bei Asthma, Glaukom, Diabetes, Herz-, Leber-, Nierenschäden, Epilepsie, Ruptur der chorioamniotischen Membran.
Nur auf geburtshilflichen Stationen mit durchgehender ärztlicher Über- wachung anzuwenden.
Details siehe Austria-Codex - Fachinformation. Bei Uterushyperaktivität Antidot Tokolytikum.
PG: 3 G * (EKO: N) [€ 51,75]

Preterax-Arginin 2,5 mg/0,625 mg - Filmtabletten 10B05
(Z.Nr. 1-26835) RP. P. C09BA04
ZI: Servier Austria, Wien
Z: 1 Filmtablette enthält: Perindopril arginin 2,5 mg (entspr. Perindopril 1,6975 mg), Indapamid 0,625 mg, Kern: Lactose monohydrat 74,455 mg, Magnesium stearat, Maltodextrin, Siliciumdioxid, hochdisperses, Carboxymethylstärke, Natrium Typ A; Filmüberzug: (entspr. Glycerol) (entspr. Hypromellose) (entspr. Macrogol 6000) (entspr. Magnesium stearat) (entspr. Titandioxid).
EW: ACE-Hemmer + Diuretikum.
AG: Essentielle Hypertonie.
AA: Morgens und vor einer Mahlzeit einnehmen.
DO: TD 1 Tablette; bei Bedarf nach 1 Monat Dosiserhöhung auf 2 Tabletten. Dosisreduktion bei Nierenschäden. Keine Daten an Kindern und Jugendlichen.
GA: Angioneurotisches Ödem, schwere Nierenschäden, Nierenarterienstenose, Leberinsuffizienz, hepatische Enzephalopathie, dekompensierte Herzinsuffizienz, Dialyse.
SST: Gegenanzeige im 2. und 3. Trimenon und in der Stillzeit; im 1. Trimenon nicht empfohlen.
NW: Hypokaliämie, ZNS, Kreislauf, Haut, Magen/Darm, trockener Husten, Quincke-Ödem, Fotosensibilisierung, Lebernekrose, Herz (QT-Verlängerung), Pankreatitis, Labor (Hyperkalzämie, Hyperkaliämie, Hyponatriämie), Blutbild, Auge (akute Myopie, akutes Winkelblockglaukom). Bei Überdosierung Hypotonie.
WW: Gegenanzeige: Sacubitril/Valsartan (Angioödem), extrakorporale Behandlungen wie Hämofiltration mit High-Flux-Membranen oder Lipoprotein-Apherese. Aliskiren (Kontraindiziert bei Diabetes oder Nierenschäden, sonst nicht empfohlen).
Nicht empfohlen: Duale Blockade des Renin-Angiotensin-Aldosteron-Systems, Lithium. Vorsicht: Anästhetika, Kalium sparende Diuretika, Co-Trimoxazol (Hyperkaliämie), Immunsuppressiva (Leukopenie), Blutdrucksenker (verstärkt), QT-verlängernde Arzneimittel, Herzglykoside, Antidiabetika (Gliptine: Angioödem), Baclofen, trizyklische Antidepressiva, Neuroleptika, jodhaltige Kontrastmittel, Kalzium, Ciclosporin, Kortikosteroide, Tetracosactid, Gold. NSARs (Blutdrucksenkung abgeschwächt, Verschlechterung der Nierenfunktion), (Tem)sirolimus, Everolimus (Angioödeme), Allopurinol.
WH: Bei primärem Hyperaldosteronismus nicht anwenden. Bei angioneurotischem Ödem sofort absetzen. Kontrollen: Kalium, Natrium, Kreatinin, Blut (Hämoglobin), Kalzium. Blutzucker. Verkehrshinweis. Positive Ergebnisse bei Dopingkontrollen. Auf anaphylaktische Reaktionen bei Desensibilisierung achten.

Vorsicht bei Kollagenosen.
PG: 30 ST * (EKO: N) [€ 38,15]

▼ *Pretomanid FGK 200 mg - Tablette* 15A05
(Z.Nr. EU/1/20/1437/*) NR. P. nicht im Handel. J04AK08

Prevenar 13 - Injektionssuspension 36A28

(Z.Nr. EU/1/09/590/*) NR. P. E. J07AL02
ZI: Pfizer Europe, Brüssel, Belgien
Z: 1 Dosis zu 0,5 ml enthält: Pneumokokken-Polysaccharid-CRM-Konjugat-Impfstoff, 13-valent (entspr. Pneumokokkenpolysaccharid-Serotyp 1-CRM 197-Trägerprotein-Konjugat 2,2 µg) (entspr. Pneumokokkenpolysaccharid-Serotyp 3-CRM 197-Trägerprotein-Konjugat 2,2 µg) (entspr. Pneumokokkenpolysaccharid-Serotyp 4-CRM 197-Trägerprotein-Konjugat 2,2 µg) (entspr. Pneumokokkenpolysaccharid-Serotyp 5-CRM 197-Trägerprotein-Konjugat 2,2 µg) (entspr. Pneumokokkenpolysaccharid-Serotyp 6A-CRM 197-Trägerprotein-Konjugat 2,2 µg) (entspr. Pneumokokkenpolysaccharid-Serotyp 6B-CRM 197-Trägerprotein-Konjugat 4,4 µg) (entspr. Pneumokokkenpolysaccharid-Serotyp 7F-CRM 197-Trägerprotein-Konjugat 2,2 µg) (entspr. Pneumokokkenpolysaccharid-Serotyp 9V-CRM 197-Trägerprotein-Konjugat 2,2 µg) (entspr. Pneumokokkenpolysaccharid-Serotyp 14-CRM 197-Trägerprotein-Konjugat 2,2 µg) (entspr. Pneumokokkenpolysaccharid-Serotyp 18C-CRM 197-Trägerprotein-Konjugat 2,2 µg) (entspr. Pneumokokkenpolysaccharid-Serotyp 19A-CRM 197-Trägerprotein-Konjugat 2,2 µg) (entspr. Pneumokokkenpolysaccharid-Serotyp 19F-CRM 197-Trägerprotein-Konjugat 2,2 µg) (entspr. Pneumokokkenpolysaccharid-Serotyp 23F-CRM 197-Trägerprotein-Konjugat 2,2 µg) (entspr. CRM-197-Trägerprotein ca. 32 µg), adsorbiert an: Aluminiumphosphat (entspr. Aluminium 0,125 mg), Natriumchlorid, Bernsteinsäure, Polysorbat 80, Wasser für Injektionszwecke.
EW: Impfstoff.
AG: Aktive Immunisierung zur Prävention von invasiven Erkrankungen, Pneumonie und akuter Otitis media durch Streptococcus pneumoniae bei Säuglingen und Kindern von 6 Wochen bis 17 Jahren.
- Aktive Immunisierung zur Prävention invasiver Erkrankungen und Pneumonien durch Streptococcus pneumoniae bei Erwachsenen ab 18 Jahren und ältere Personen.
AA: I.m., bei Gerinnungsstörungen ev. s.c. Cave i.v.!
DO: Frühgeborene (< 37. SSW): ab 6 Wochen: 3 Dosen in mindestens monatlichen Abständen, 4. (Booster)-Dosis mit 11-15 Monaten.
6 Wochen-6 Monate: ab 6 Wochen: 3 Dosen in mindestens monatlichen Abständen, 4. (Booster)-Dosis mit 11-15 Monaten.
Alternativschema: ab 2 Monaten: 2 Dosen im Abstand von 2 Monaten, 3. (Booster)-Dosis mit 11-15 Monaten.
7-11 Monate: 2 Dosen im Abstand von mindestens 1 Monat; 3. Dosis im 2. Lebensjahr empfohlen.
12-23 Monate: 2 Dosen im Abstand von mindestens 2 Monaten.
2-17 Jahre: 1 Einzeldosis.
Umstellung von Prevenar auf Prevenar 13 jederzeit möglich. Vollständig mit Prevenar immunisierte Kinder und Jugendliche (1-17 Jahre) sollen 1 Dosis Prevenar 13 mindestens 8 Wochen nach der letzten Dosis Prevenar erhalten.
Erwachsene: 1 Einzeldosis (besonders bei Patienten mit Sichelzellkrankheit oder HIV-Infektion, die Pneumokokken-Infektion begünstigen können).
Nach hämatopoetischer Stammzelltransplantation (HSZT): 3 Dosen in monatlichen Abständen, davon 1. Dosis 3-6 Monate nach HSZT; 4. Dosis 6 Monate nach der 3. Dosis.
GA: Schwere akute fieberhafte Erkrankungen.
SST: Nicht anwenden.
NW: Lokale Reaktionen, Kälteschauer, Durchfall, Erbrechen Fieber, Kopfschmerzen, Reizbarkeit, Arthralgie, Myalgie, verminderter Appetit, Schlafstörungen, selten Überempfindlichkeit, Krämpfe.
WW: Infanrix-hexa-Impfstoff (vermehrt Krämpfe, hypoton-hyporesponsive Episoden).
WH: Vorsicht bei Thrombozytopenie. Bei unreifen Frühgeborene Atmung überwachen (auf Apnoe achten). Verkehrshinweis.
PG: INJ . SUS130,5ML+NAD 1 ST * (EKO: N) [€ 108,00]

Prevenar 13 - Injektionssuspension 36A28
(Z.Nr. EU/1/09/590/*) NR. P. E. J07AL02
Parallelimport. nicht im Handel.

Prevenar 13 - Injektionssuspension 36A28
(Z.Nr. EU/1/09/590/*) NR. P. E. J07AL02
Parallelimport. nicht im Handel.

Prevenar 13 - Injektionssuspension in Einzeldosis-Durchstechflasche 36A28
(Z.Nr. EU/1/09/590/*) NR. P. E. nicht im Handel. J07AL02

Prevenar 13 - Injektionssuspension in Mehrdosenbehältnis 36A28
(Z.Nr. EU/1/09/590/*) NR. P. E. nicht im Handel. J07AL02

Prevendog 0,636 g - wirkstoffhaltiges Halsband für sehr kleine Hunde 804D, 804C
(Z.Nr. 8-38824) RPF. P. nicht im Handel.
QP53AC11

Prevendog 1,056 g - wirkstoffhaltiges Halsband für kleine bis mittelgroße Hunde 804D, 804C

(Z.Nr. 8-38829) RPF. P.
QP53AC11
ZI: Vetpharma Animal Health, Barcelona, Spanien
Z: 1 Halsband von 60 cm (26,4 g) enthält: Deltamethrin 1,056 g, Polyvinylchlorid, Calcium stearat, Sojabohnenöl epoxidiert, Bis(6-methylheptyll)adipat, Titandioxid 0,376 g, Kohle, medizinische 0,02 g, Triphenylphosphat, Calcium stearat, Zink stearat.
EW: Ektoparasitikum.
AG: Verhinderung des Befalls mit Zecken, Sandmücken und Stechmücken.
AA: Halsband dem Hals der Tiere anpassen.
DO: 1 Halsband pro Hund für kleine bis mittelgroße Hunde (0-25 kg KG).
GA: Hundewelpen unter 7 Wochen, Hunde mit Hautläsionen, Katzen.
SST: Während der Trächtigkeit nicht empfohlen. Während der Laktation Anwendung möglich.
NW: Lokale Reaktionen, Überempfindlichkeit, Verhaltensänderungen, Magen/Darm, Ataxie, Tremor.
WW: Nicht zusammen mit anderen Ektoparasitika (Pyrethroide oder Organophosphate) anwenden.
WH: Halsband vorzugsweise 1 Woche vor einem möglichen Befall der Tiere anlegen.
PG: 1 ST VT [€ 29,60]

Prevendog 1,304 g - wirkstoffhaltiges Halsband für große bis sehr große Hunde 804D, 804C

(Z.Nr. 8-38830) RPF. P.
QP53AC11
ZI: Vetpharma Animal Health, Barcelona, Spanien
Z: 1 Halsband von 75 cm (32,6 g) enthält: Deltamethrin 1,304 g, Polyvinylchlorid, Calcium stearat, Sojabohnenöl epoxidiert, Bis(6-methylheptyll)adipat, Titandioxid 0,465 g, Kohle, medizinische 0,024 g, Triphenylphosphat, Calcium stearat, Zink stearat.
EW: Ektoparasitikum.
AG: Verhinderung des Befalls mit Zecken, Sandmücken und Stechmücken.
AA: Halsband dem Hals der Tiere anpassen.
DO: 1 Halsband pro Hund für große bis sehr große Hunde (ab 25 kg KG).
GA: Hundewelpen unter 7 Wochen, Hunde mit Hautläsionen, Katzen.
SST: Während der Trächtigkeit nicht empfohlen. Während der Laktation Anwendung möglich.
NW: Lokale Reaktionen, Überempfindlichkeit, Verhaltensänderungen, Magen/Darm, Ataxie, Tremor.
WW: Nicht zusammen mit anderen Ektoparasitika (Pyrethroide oder Organophosphate) anwenden.
WH: Halsband vorzugsweise 1 Woche vor einem möglichen Befall der Tiere anlegen.
PG: 1 ST VT [€ 32,60]

Prevexxion RN - Konzentrat und Lösungsmittel zur Herstellung einer Injektionssuspension für Hühner 823AG
(Z.Nr. EU/2/20/254/*) NR. P. T. nicht im Handel. QI01AD03

Prevexxion RN+HVT+IBD - Konzentrat und Lösungsmittel zur Herstellung einer Injektionssuspension für Hühner 823BG
(Z.Nr. EU/2/20/255/*) NR. P. T. nicht im Handel. QI01AD15

Previcox 57 mg - Kautabletten für Hunde 806A

(Z.Nr. EU/2/04/045/*) RP. P. QM01AH90
ZI: Boehringer Ingelheim-Vetmedica, Ingelheim, Deutschland

Z: 1 Tablette enthält: Firocoxib 57 mg, Lactose monohydrat, Cellulose, mikrokristalline, Chartor-Hickory-Räucheraroma, Hyprolose, Croscarmellose natrium, Magnesium stearat, Ammonsulfit-Zuckerkulör, Siliciumdioxid, hochdisperses, Eisenoxyde.
EW: Nichtsteroidales Antiphlogistikum.
AG: Osteoarthritis, postoperative Schmerzen und Entzündungen.
AA: Zum Eingeben mit oder ohne Futter.
DO: 1mal tgl. 5 mg/kg KG.
GA: Tiere unter 10 Wochen oder unter 3 kg KG, Magen/Darm-Blutungen, Blutbild- schäden, Gerinnungsstörungen.
SST: Gegenanzeige.
NW: Erbrechen, Durchfall, okkultes Blut im Kot, Niere, Leber, neurologische Symptome.
WW: Andere Entzündungshemmer verstärkt; nicht zusammen mit anderen NSAIDs oder Glukokortikoiden geben. Nephrotoxische Arzneimittel vermeiden.
WH: Vorsicht bei Herz-, Leber-, Nierenschäden. Nicht bei dehydrierten, hypovolämischen oder hypotensiven Tieren anwenden.
PG: 30 ST VT [€ 43,00], **DS** 60 ST VT [€ 70,60]

🐾 Previcox 227 mg - Kautabletten für Hunde — 806A

(Z.Nr. EU/2/04/045/*) RP. P. QM01AH90
ZI: Boehringer Ingelheim-Vetmedica, Ingelheim, Deutschland
Z: 1 Tablette enthält: Firocoxib 227 mg, Lactose monohydrat, Cellulose, mikrokristalline, Chartor-Hickory-Räucheraroma, Hyprolose, Croscarmellose natrium, Magnesium stearat, Ammonsulfit-Zuckerkulör, Siliciumdioxid, hochdisperses, Eisenoxyde.
Kurzinformation: siehe Previcox 57 mg - Kautabletten für Hunde, → S. 1141
PG: 30 ST VT [€ 92,25], 180 ST VT [€ 344,20], **DS** 60 ST VT [€ 150,10]

🐾 *Previron 200 mg/ml - Injektionslösung für Schweine* — 810B, 816A
(Z.Nr. 8-37260) RP. P. nicht im Handel. QB03AC

🐾 Prevomax 10 mg/ml - Injektionslösung für Hunde und Katzen — 825A

(Z.Nr. EU/2/17/211/*) RP. P. QA04AD90
ZI: Le Vet Beheer, Oudewater, Niederlande
Z: 1 ml enthält: Maropitant 10 mg, Betadex-Sulfobutylether-Natrium, Benzylalkohol 11,1 mg, Citronensäure, wasserfreie, Natriumhydroxid, Wasser für Injektionszwecke.
EW: Antiemetisch (Neurokinin-1-Rezeptorantagonist).
AG: Hunde: Behandlung und Vorbeugung von Übelkeit durch Chemotherapie; Vorbeugung von Erbrechen (ausgenommen bei Reisekrankheit); Behandlung von Erbrechen zusammen mit anderen unterstützenden Maßnahmen. Vorbeugung von perioperativer Übelkeit und Erbrechen, Verbesserung von der Erholung von der Vollnarkose nach Morphin.
Katzen: Vorbeugung von Erbrechen und Linderung von Übelkeit (ausgenommen bei Reisekrankheit); Behandlung von Erbrechen zusammen mit anderen unterstützenden Maßnahmen.
AA: S.c. oder i.v.
DO: 1mal tgl. 1 ml/10 kg KG (an 5 aufeinander folgenden Tagen). Zur Vorbeugung mehr als 1 Stunde im Voraus applizieren.
SST: Nutzen/Risiko-Abwägung.
NW: Lokale Reaktionen, sehr selten Anaphylaxie.
WW: Nicht mit Kalziumkanalblockern anwenden; hohe Plasmaproteinbindung berücksichtigen.
WH: Bei Reisekrankheit nicht empfohlen. Vorsicht bei Leber- oder Herzerkrankungen. Bei Langzeitgabe Leber kontrollieren.
PG: 20 ML VT [€ 108,15]

▼ Prevymis 240 mg - Filmtabletten — 35E04

(Z.Nr. EU/1/17/1245/*) NR. P. J05AX18
ZI: Merck Sharp & Dohme, Haarlem, Niederlande
Z: 1 Filmtablette enthält: Letermovir 240 mg, Tablettenkern: Cellulose, mikrokristalline, Croscarmellose natrium, Povidon, Siliciumdioxid, Magnesium stearat; Filmüberzug: Lactose 4 mg (entspr. Lactose monohydrat), Hypromellose, Titandioxid, Triacetin, Eisen(III)-hydroxid-oxid, Carnaubawachs.
EW: Antiviral.
AG: Prophylaxe einer Cytomegalievirus (CMV)- Reaktivierung und -Erkrankung bei CMV- seropositiven Empfängern einer allogenen hämatopoetischen Stammzelltransplantation.
AA: Tabletten im Ganzen schlucken.
DO: 1mal tgl. 480 mg Letermovir über 100 Tage ab dem Tag der Transplantation; spätestens 28 Tage nach der Transplantation Therapie beginnen. In Kombination mit Ciclosporin 1mal tgl. 240 mg Letermovir. Keine Daten an Kindern und Jugendlichen. Tabletten und Infusionskonzentrat sind austauschbar, keine Dosisanpassung erforderlich.
SST: Nicht empfohlen.
NW: Magen/Darm, Überempfindlichkeit, Kopfschmerz, Schwindel, Untersuchungen.
WW: Gegenanzeige: Pimozid, Mutterkornalkaloide, Johanniskraut. Bei gleichzeitiger Gabe mit Ciclosporin: Dabigatran, Atorvastatin, Simvastatin, Rosuvastatin, Pitavastatin.
Nicht empfohlen: Repaglinid, Nafcillin, Rifabutin, Rifampicin, Thioridazin, Bosentan, Ritonavir, Lopinavir, Efavirenz, Etravirin, Nevirapin, Carbamazepin, Phenobarbital, Modafinil.
Vorsicht: CYP3A-Substrate mit enger therapeutischer Breite (z.B. Alfentanil, Fentanyl, Chinidin). Starke CYP-Induktoren (z.B. Rifampicin, Phenytoin, Voriconazol) können zu subtherapeutischen Spiegeln von Letermovir führen. Weitere WW mit vielen Arzneimitteln möglich.
WH: Verkehrshinweis.
PG: 28 ST * (EKO: N) [€ 6.661,30]

▼ Prevymis 480 mg - Filmtabletten — 35E04

(Z.Nr. EU/1/17/1245/*) NR. P. J05AX18
ZI: Merck Sharp & Dohme, Haarlem, Niederlande
Z: 1 Filmtablette enthält: Letermovir 480 mg, Tablettenkern: Cellulose, mikrokristalline, Croscarmellose natrium, Povidon, Siliciumdioxid, Magnesium stearat; Filmüberzug: Lactose 6,4 mg (entspr. Lactose monohydrat), Hypromellose, Titandioxid, Triacetin, Eisen(III)-hydroxid-oxid, Eisen(III)-oxid, Carnaubawachs.
Kurzinformation: siehe Prevymis 240 mg - Filmtabletten, → S. 1142
PG: 28 ST * (EKO: N) [€ 13.279,20]

▼ Prevymis 240 mg - Konzentrat zur Herstellung einer Infusionslösung — 35E04

(Z.Nr. EU/1/17/1245/*) NR. P. J05AX18
ZI: Merck Sharp & Dohme, Haarlem, Niederlande
Z: 1 Durchstechflasche mit 12 ml enthält: Letermovir 240 mg (entspr. → 20 mg/ml), Hydroxypropylbetadex 1800 mg (entspr. Cyclodextrin), Natriumchlorid, Natriumhydroxid (entspr. Natrium 23 mg) (entspr. → 1 mmol), Wasser für Injektionszwecke.
EW: Antiviral.
AG: Prophylaxe einer Cytomegalievirus (CMV)- Reaktivierung und -Erkrankung bei CMV- seropositiven Empfängern einer allogenen hämatopoetischen Stammzelltransplantation.
AA: I.v. Infusion über ca. 60 min nach Verdünnung, nicht als Bolus. Anwendung nur mittels sterilem 0,2 µm oder 0,22 µm Polyethersulfon(PES)-Inline-Filters.
DO: 1mal tgl. 480 mg Letermovir über 100 Tage ab dem Tag der Transplantation; spätestens 28 Tage nach der Transplantation Therapie beginnen. In Kombination mit Ciclosporin 1mal tgl. 240 mg Letermovir. Keine Daten an Kindern und Jugendlichen. Tabletten und Infusionskonzentrat sind austauschbar, keine Dosisanpassung erforderlich.
SST: Nicht empfohlen.
NW: Magen/Darm, Überempfindlichkeit, Kopfschmerz, Schwindel, Untersuchungen.
WW: Gegenanzeige: Pimozid, Mutterkornalkaloide, Johanniskraut. Bei gleichzeitiger Gabe mit Ciclosporin: Dabigatran, Atorvastatin, Simvastatin, Rosuvastatin, Pitavastatin.
Nicht empfohlen: Repaglinid, Nafcillin, Rifabutin, Rifampicin, Thioridazin, Bosentan, Ritonavir, Lopinavir, Efavirenz, Etravirin, Nevirapin, Carbamazepin, Phenobarbital, Modafinil.
Vorsicht: CYP3A-Substrate mit enger therapeutischer Breite (z.B. Alfentanil, Fentanyl, Chinidin). Starke CYP-Induktoren (z.B. Rifampicin, Phenytoin, Voriconazol) können zu subtherapeutischen Spiegeln von Letermovir führen. Weitere WW mit vielen Arzneimitteln möglich.
WH: Verkehrshinweis.
PG: 1 ST * (EKO: N) [€ 303,50]

▼ Prevymis 480 mg - Konzentrat zur Herstellung einer Infusionslösung — 35E04

(Z.Nr. EU/1/17/1245/*) NR. P. J05AX18
ZI: Merck Sharp & Dohme, Haarlem, Niederlande
Z: 1 Durchstechflasche mit 24 ml enthält: Letermovir 480 mg (entspr. → 20 mg/ml), Hydroxypropylbetadex 3600 mg (entspr. Cyclodextrin), Natriumchlorid, Natriumhydroxid (entspr. Natrium 46 mg) (entspr. → 2 mmol), Wasser für Injektionszwecke.
Kurzinformation: siehe Prevymis 240 mg - Konzentrat zur Herstellung einer Infusionslösung, → S. 1142
PG: 1 ST * (EKO: N) [€ 562,75]

Prezista 75 mg - Filmtabletten — 35E04

(Z.Nr. EU/1/06/380/*) NR. P. J05AE10
ZI: Janssen-Cilag International, Beerse, Belgien
Z: 1 Filmtablette enthält: Darunavir 75 mg (entspr. Darunavir ethanolat), Tablettenkern: Cellulose, mikrokristalline, Siliciumdioxid, hochdisperses, Crospovidon, Magnesium stearat; Tablettenüberzug: Poly(vinylalkohol), teilweise hydrolysiert,

Macrogol 3350, Titandioxid, Talkum.
EW: Antiviral (Proteasehemmer).
AG: Kombinationstherapie von HIV-1 Infektionen bei antiretroviral vorbehandelten Erwachsenen und bei Kindern ab 3 Jahren (ab 15 kg KG).
AA: Innerhalb von 30 min nach Beendigung einer Mahlzeit einnehmen.
DO: 2mal tgl. 600 mg Darunavir zusammen mit 2mal tgl. 100 mg Ritonavir, oder: 1mal tgl. 800 mg Darunavir zusammen mit 1mal tgl. 100 mg Ritonavir.
Kinder ab 3 Jahren und Jugendliche:
15-30 kg KG: 2mal tgl. 375 mg Darunavir + 50 mg Ritonavir oder 1mal tgl. 600 mg Darunavir + 100 mg Ritonavir.
30-40 kg KG: 2mal tgl. 450 mg Darunavir + 60 mg Ritonavir oder 1mal tgl. 675 mg Darunavir + 100 mg Ritonavir.
Ab 40 kg KG: Erwachsenendosis.
Einmal tgl. Gabe mit dem Essen für ART-naive Kinder empfohlen.
GA: Schwere Leberschäden (Child-Pugh-Klasse C).
SST: Nutzen/Risiko-Abwägung in der Schwangerschaft, nicht stillen.
NW: Magen/Darm (sehr häufig Diarrhoe, häufig Erbrechen, Übelkeit), Immunrekonstitutionssyndrom, Autoimmunerkrankungen (z.B. M. Basedow) bei Immun-Reaktivierung, Hepatitis, Pyrexie, Hautausschlag (auch schwer), Blut, ZNS, Herz/Kreislauf, Atemwege, Bewegungsapparat, Niere, Gewichtszunahme, Untersuchungen (Anstieg von Blutlipiden und Blutglukose), Hautausschlag (zusammen mit Raltegravir).
WW: Kontraindiziert: Rifampicin, Johanniskraut, Lopinavir/Ritonavir, CYP3A4-abhängige Substanzen wie Amiodaron, Bepridil, Dronedaron, Ivabradin, systemisches Lidocain, Chinidin, Ranolazin, Astemizol, Alfuzosin, Terfenadin, Colchicin bei Nieren- oder Leberschäden, Ergotderivate, Elbasvir/Grazoprevir, Cisaprid, Dapoxetin, Domperidon, Naloxegol, Lurasidon, Pimozid, Sertindol, Quetiapin, Triazolam, orales Midazolam, Sildenafil (zur Behandlung der pulmonalen Hypertonie), Avanafil, Simvastatin, Lovastatin, Lomitapid, Dabigatran, Ticagrelor.
Nicht empfohlen: Everolimus und niedrig dosiertes Ritonavir, schwache bis mäßige CYP3A4- Induktoren.
WW mit vielen anderen Arzneimitteln möglich. Vorsicht mit parenteralem Midazolam, Colchicin, Efavirenz, Rosuvastatin, Paroxetin, Sertralin, Digoxin.
Details siehe Austria-Codex - Fachinformation.
WH: Immer in Kombination mit Cobicistat oder niedrig dosiertem Ritonavir anwenden. Virologisches Ansprechen überprüfen. Vorsicht bei älteren Patienten, Sulfonamidallergie, Blutern, Diabetes. Leberwerte kontrollieren. Umverteilung von Körperfett, Osteonekrose, Immunrekonstitutionssyndrom möglich. Verkehrshinweis.
PG: 480 ST * (EKO: N) [€ 982,70]

Prezista 150 mg - Filmtabletten
35E04
(Z.Nr. EU/1/06/380/*) NR. P. J05AE10
ZI: Janssen-Cilag International, Beerse, Belgien
Z: 1 Filmtablette enthält: Darunavir 150 mg (entspr. Darunavir ethanolat), Tablettenkern: Cellulose, mikrokristalline, Siliciumdioxid, hochdisperses, Crospovidon, Magnesium stearat; Tablettenüberzug: Poly(vinylalkohol), teilweise hydrolysiert, Macrogol 3350, Titandioxid, Talkum.
Kurzinformation: siehe Prezista 75 mg - Filmtabletten, → S. 1142
PG: 240 ST * (EKO: N) [€ 982,70]

Prezista 400 mg - Filmtabletten 35E04
(Z.Nr. EU/1/06/380/*) NR. P. nicht im Handel. J05AE10

Prezista 400 mg - Filmtabletten 35E04
(Z.Nr. EU/1/06/380/*) NR. P. Parallelimport. J05AE10
nicht im Handel.

Prezista 400 mg - Filmtabletten 35E04
(Z.Nr. EU/1/06/380/*) NR. P. Parallelimport. J05AE10
nicht im Handel.

Prezista 400 mg - Filmtabletten
35E04
(Z.Nr. EU/1/06/380/*) NR. P. Parallelimport. J05AE10
V: Inopha, Ludwigsfelde, Deutschland
Z: 1 Filmtablette enthält: Darunavir 400 mg (entspr. Darunavir ethanolat), Tablettenkern: Cellulose, mikrokristalline, Siliciumdioxid, hochdisperses, Crospovidon, Magnesium stearat; Tablettenüberzug: Poly(vinylalkohol), teilweise hydrolysiert, Macrogol 3350, Titandioxid, Talkum, Gelborange S 0,834 mg.
PG: 60 ST * (EKO: N) [€ 648,00]

Prezista 600 mg - Filmtabletten
35E04
(Z.Nr. EU/1/06/380/*) NR. P. J05AE10
ZI: Janssen-Cilag International, Beerse, Belgien
Z: 1 Filmtablette enthält: Darunavir 600 mg (entspr. Darunavir ethanolat), Tablettenkern: Cellulose, mikrokristalline, Siliciumdioxid, hochdisperses, Crospovidon, Magnesium stearat; Tablettenüberzug: Poly(vinylalkohol), teilweise hydrolysiert, Macrogol 3350, Titandioxid, Talkum, Gelborange S max. 2,75 mg.
Kurzinformation: siehe Prezista 75 mg - Filmtabletten, → S. 1142
PG: 60 ST RE1 (EKO: Y) [€ 616,70]

Prezista 600 mg - Filmtabletten 35E04
(Z.Nr. EU/1/06/380/*) NR. P. Parallelimport. J05AE10
nicht im Handel.

Prezista 600 mg - Filmtabletten 35E04
(Z.Nr. EU/1/06/380/*) NR. P. Parallelimport. J05AE10
nicht im Handel.

Prezista 600 mg - Filmtabletten
35E04
(Z.Nr. EU/1/06/380/*) NR. P. Parallelimport. J05AE10
V: Haemato Pharm, Schönefeld, Deutschland
Z: 1 Filmtablette enthält: Darunavir 600 mg (entspr. Darunavir ethanolat), Tablettenkern: Cellulose, mikrokristalline, Siliciumdioxid, hochdisperses, Crospovidon, Magnesium stearat; Tablettenüberzug: Poly(vinylalkohol), teilweise hydrolysiert, Macrogol 3350, Titandioxid, Talkum, Gelborange S max. 2,75 mg.
PG: 60 ST RE1 (EKO: Y) [€ 596,30]

Prezista 600 mg - Filmtabletten
35E04
(Z.Nr. EU/1/06/380/*) NR. P. Parallelimport. J05AE10
V: Orifarm, Leverkusen, Deutschland
Z: 1 Filmtablette enthält: Darunavir 600 mg (entspr. Darunavir ethanolat), Tablettenkern: Cellulose, mikrokristalline, Siliciumdioxid, hochdisperses, Crospovidon, Magnesium stearat; Tablettenüberzug: Poly(vinylalkohol), teilweise hydrolysiert, Macrogol 3350, Titandioxid, Talkum, Gelborange S max. 2,75 mg.
PG: 60 ST RE1 (EKO: Y) [€ 605,00]

Prezista 800 mg - Filmtabletten
35E04
(Z.Nr. EU/1/06/380/*) NR. P. J05AE10
ZI: Janssen-Cilag International, Beerse, Belgien
Z: 1 Filmtablette enthält: Darunavir 800 mg (entspr. Darunavir ethanolat), Tablettenkern: Cellulose, mikrokristalline, Siliciumdioxid, hochdisperses, Crospovidon, Magnesium stearat, Hypromellose; Tablettenüberzug: Poly(vinylalkohol), teilweise hydrolysiert, Macrogol 3350, Titandioxid, Talkum, Eisen(III)-oxid.
EW: Antiviral (Proteasehemmer).
AG: Kombinationstherapie von HIV-1 Infektionen.
AA: Innerhalb von 30 min nach einer Mahlzeit einnehmen.
DO: Erwachsene: -ART-naive oder ART-vorbehandelte Patienten (ohne Virusmutation): 1mal tgl. 800 mg Darunavir zusammen mit 1mal tgl. 150 mg Cobicistat oder 1mal tgl. 100 mg Ritonavir.
-ART-vorbehandelte Patienten mit Virusmutationen oder ohne HIV1-Genotypisierung: 2mal tgl. 600 mg Darunavir zusammen mit 2mal tgl. 100 mg Ritonavir.
Kinder ab 3 Jahren und Jugendliche ab 40 kg KG: -ART-naive und vorbehandelte Patienten: 1mal tgl. 800 mg Darunavir zusammen mit 1mal tgl. 100 mg Ritonavir oder mit 1mal tgl. 150 mg Cobicistat (nur bei Patienten ab 12 Jahren).
Cobicistat: Anwendung nur für einmal tägliches Therapieregime und für Personen ab 12 Jahren und mind. 40 kg KG.
GA: Schwere Leberschäden (Child-Pugh-Klasse C).
SST: Nutzen/Risiko-Abwägung, nicht stillen. Während der Schwangerschaft keine Behandlung mit Darunavir/Cobicistat 800 mg/150 mg beginnen.
NW: Magen/Darm (sehr häufig Diarrhoe, häufig Erbrechen, Übelkeit), Immunrekonstitutionssyndrom, Autoimmunerkrankungen (z.B. M. Basedow) bei Immun-Reaktivierung, Hepatitis, Pyrexie, Hautausschlag (auch schwer), Blut, ZNS, Herz/Kreislauf, Atemwege, Bewegungsapparat, Niere, Gewichtszunahme, Untersuchungen (Anstieg von Blutlipiden und Blutglukose), Hautausschlag (zusammen mit Raltegravir).
WW: Kontraindiziert: Rifampicin, Johanniskraut, Lopinavir/Ritonavir, CYP3A4-abhängige Substanzen wie Amiodaron, Bepridil, Dronedaron, Ivabradin, systemisches Lidocain, Chinidin, Ranolazin, Astemizol, Alfuzosin, Terfenadin, Colchicin bei Nieren- oder Leberschäden, Ergotderivate, Elbasvir/Grazoprevir, Cisaprid, Dapoxetin, Domperidon, Naloxegol, Lurasidon, Pimozid, Sertindol, Quetiapin, Triazolam, orales Midazolam, Sildenafil (zur Behandlung der pulmonalen Hypertonie), Avanafil, Simvastatin, Lovastatin, Lomitapid, Dabigatran, Ticagrelor.
Nicht empfohlen: Everolimus und niedrig dosiertes Ritonavir, schwache bis mäßige CYP3A4- Induktoren.
WW mit vielen anderen Arzneimitteln möglich. Vorsicht mit parenteralem Midazolam, Colchicin, Efavirenz, Rosuvastatin, Paroxetin, Sertralin, Digoxin.
Details siehe Austria-Codex - Fachinformation.
WH: Immer in Kombination mit Cobicistat oder niedrig dosiertem Ritonavir anwenden. Virologisches Ansprechen überprüfen. Vorsicht bei älteren Patienten, Sulfonamidallergie, Blutern, Diabetes. Leberwerte kontrollieren. Umverteilung von Körperfett, Osteo-

P

nekrose, Immunrekonstitutionssyndrom möglich. Verkehrshinweis.
PG: 30 ST RE2 (EKO: Y) [€ 241,95]

Prezista 800 mg - Filmtabletten 35E04
(Z.Nr. EU/1/06/380/*) NR. P. Parallelimport. J05AE10
nicht im Handel.

Prezista 800 mg - Filmtabletten 35E04
(Z.Nr. EU/1/06/380/*) NR. P. Parallelimport. J05AE10
nicht im Handel.

Prezista 100 mg/ml - Suspension zum Einnehmen 35E04
(Z.Nr. EU/1/06/380/*) NR. P. J05AE10
ZI: Janssen-Cilag International, Beerse, Belgien
Z: 1 ml Suspension enthält: Darunavir 100 mg (entspr. Darunavir ethanolat), Hyprolose, Cellulose, mikrokristalline, Carmellose natrium, Citronensäure monohydrat, Sucralose, Erdbeer-Sahne Aroma, Aroma, maskierend, Natrium methyl-4-hydroxybenzoat, Salzsäure zur pH-Wert-Einstellung, Wasser, gereinigtes.
EW: Antiviral (Proteasehemmer).
AG: Kombinationstherapie von HIV-1 Infektionen bei Erwachsenen und bei Kindern ab 3 Jahren (ab 15 kg KG).
AA: Oral mit Dosierungspipette innerhalb von 30 min nach Ende einer Mahlzeit. Vor Gebrauch kräftig schütteln.
DO: ART-naive erwachsene Patienten: 1mal tgl. 800 mg Darunavir, zusammen mit 1mal tgl. 150 mg Cobicistat oder 100 mg Ritonavir.
ART-vorbehandelte erwachsene Patienten: 2mal tgl. 600 mg Darunavir zusammen mit 2mal tgl. 100 mg Ritonavir, oder: 1mal tgl. 800 mg Darunavir zusammen mit 1mal tgl. 150 mg Cobicistat oder 1mal tgl. 100 mg Ritonavir.
ART-naive Kinder ab 3 Jahren und Jugendliche:
15 bis <30 kg KG: 1mal tgl. 600 mg Darunavir/100 mg Ritonavir.
30 bis <40 kg KG: 1mal tgl. 675 mg Darunavir/100 mg Ritonavir.
Ab 40 kg KG: 1mal tgl. 800 mg Darunavir/100 mg Ritonavir oder 150 mg Cobicistat.
ART-vorbehandelte Kinder ab 3 Jahren und Jugendliche:
15 bis <30 kg KG: 1mal tgl. 600 mg Darunavir/100 mg Ritonavir oder 2mal tgl. 380 mg Darunavir/50 mg Ritonavir.
30 bis <40 kg KG: 1mal tgl. 675 mg Darunavir/100 mg Ritonavir oder 2mal tgl. 460 mg Darunavir/60 mg Ritonavir.
Ab 40 kg KG: 1mal tgl. 800 mg Darunavir/100 mg Ritonavir oder 150 mg Cobicistat oder 2mal tgl. 600 mg Darunavir/100 mg Ritonavir.
GA: Schwere Leberschäden (Child-Pugh-Klasse C).
SST: Nutzen/Risiko-Abwägung in der Schwangerschaft, nicht stillen.
NW: Magen/Darm (sehr häufig Diarrhoe, häufig Erbrechen, Übelkeit), Immunrekonstitutionssyndrom, Autoimmunerkrankungen (z.B. M. Basedow) bei Immun-Reaktivierung, Hepatitis, Pyrexie, Hautausschlag (auch schwer), Blut, ZNS, Herz/Kreislauf, Atemwege, Bewegungsapparat, Niere, Gewichtszunahme, Untersuchungen (Anstieg von Blutlipiden und Blutglukose), Hautausschlag (zusammen mit Raltegravir).
WW: Kontraindiziert: Rifampicin, Johanniskraut, Lopinavir/Ritonavir, CYP3A4-abhängige Substanzen wie Amiodaron, Bepridil, Dronedaron, Ivabradin, systemisches Lidocain, Chinidin, Ranolazin, Astemizol, Alfuzosin, Terfenadin, Colchicin bei Nieren- oder Leberschäden, Ergotderivate, Elbasvir/Grazoprevir, Cisaprid, Dapoxetin, Domperidon, Naloxegol, Lurasidon, Pimozid, Sertindol, Quetiapin, Triazolam, orales Midazolam, Sildenafil (zur Behandlung der pulmonalen Hypertonie), Avanafil, Simvastatin, Lovastatin, Lomitapid, Dabigatran, Ticagrelor.
Nicht empfohlen: Everolimus und niedrig dosiertes Ritonavir, schwache bis mäßige CYP3A4- Induktoren.
WW mit vielen anderen Arzneimitteln möglich. Vorsicht mit parenteralem Midazolam, Colchicin, Efavirenz, Rosuvastatin, Paroxetin, Sertralin, Digoxin.
Details siehe Austria-Codex - Fachinformation.
WH: Immer in Kombination mit Cobicistat oder niedrig dosiertem Ritonavir anwenden. Virologisches Ansprechen überprüfen.
Vorsicht bei älteren Patienten, Sulfonamidallergie, Blutern, Diabetes. Leberwerte kontrollieren. Umverteilung von Körperfett, Osteonekrose, Immunrekonstitutionssyndrom möglich. Verkehrshinweis.
PG: 200 ML * (EKO: N) [€ 565,25]

Prialt 25 Mikrogramm/ml - Infusionslösung 02C02
(Z.Nr. EU/1/04/302/*) NR. P. E. nicht im Handel. N02BG08

Prialt 100 Mikrogramm/ml - Infusionslösung 02C02
(Z.Nr. EU/1/04/302/*) NR. P. E. N02BG08
ZI: Riemser Pharma, Greifswald-Insel-Riems, Deutschland
Z: 1 ml Lösung enthält: Ziconotid 100 µg (entspr. Ziconotid acetat), Methionin, Natriumchlorid, Wasser für Injektionszwecke, Salzsäure zur pH-Wert-Einstellung, Natriumhydroxid zur pH-Wert-Einstellung.
EW: Analgetikum.
AG: Starke chronische Schmerzen bei Patienten, die intrathekale Analgesie benötigen.
AA: Nur intrathekale Dauerinfusion.
DO: TD initial 2,4 µg; langsame Dosissteigerung (alle 24-48 Std.), MTD 21,6 µg. Vorsicht bei Leber- oder Nierenschäden. Keine Daten an Kindern und Jugendlichen.
SST: In der Schwangerschaft nicht empfohlen. Nutzen/Risiko-Abwägung in der Stillzeit.
NW: ZNS, Infektionen (Sepsis, Meningitis), Magen/Darm, Psyche (Verwirrung), Sinnesorgane, Haut, Niere, Gangstörungen, Asthenie, CPK-Anstieg.
WW: Nicht mit intrathekaler Chemotherapie kombinieren. Vorsicht bei systemischer Chemotherapie. Abgeraten: Systemisches Baclofen, Clonidin, Bupivacain, Propofol.
WH: Vorsicht bei Langzeitanwendung. Risiko schwerer Infektionen (Meningitis) beachten. Keine Interaktion mit Opiatrezeptoren. Verkehrshinweis.
PG: **1ML** 1 ST * (EKO: N) [€ 653,25], **5ML** 1 ST * (EKO: N) [€ 2.854,10]

Prick Test Histamin LETI Positivkontrolle 10 mg/ml - Pricktestlösung 24C05
(Z.Nr. 1-39373) NR. P. E. nicht im Handel. V04CL

Prick Test LETI Negativkontrolle - Pricktestlösung 24C05
(Z.Nr. 1-39372) NR. P. E. nicht im Handel. V04CL

🐾 *Prid alpha 1,55 g - Vaginales Wirkstofffreisetzungssystem für Rinder* 822A
(Z.Nr. 8-00669) RP. P. nicht im Handel. QG03DA04

🐾 **Prid delta 1,55 g - Vaginales Wirkstofffreisetzungssystem für Rinder** 822A
(Z.Nr. 8-00883) RP. P. QG03DA04
ZI: Ceva Sante Animale, Libourne, Frankreich
Z: 1 vaginales Wirkstofffreisetzungssystem enthält: Progesteron 1,55 g, Poly(ethylen-co-vinylacetat), Poly(epsilon-caprolactam), Plastik-Schnur.
EW: Sexualhormon (Progestagen).
AG: Kontrolle des Brunstzyklus bei Kühen und Färsen.
AA: Vaginal.
DO: 1,55 g Progesteron pro Tier. Die Vaginalspirale soll 7 Tage eingesetzt bleiben.
Bei zyklischen Kühen muss die Spirale in Kombination mit Prostaglandin verwendet werden, das 24 Stunden vor Entnahme der Spirale injiziert wird.
Bei nicht-zyklischen Kühen muss 24 Stunden vor dem Entfernen der Spirale eine Prostaglandin-Injektion und beim Entfernen eine eCG-Injektion erfolgen.
Besamung 56 Std. nach Entfernen der Spirale.
GA: Trächtige Rinder, unreife Färsen, fehlentwickelter Genitaltrakt (Freemartin- Syndrom), vor Ablauf von 35 Tagen nach dem Abkalben, infektiöse und nicht-infektiöse Genitalkrankheiten.
SST: Während der Laktation Anwendung möglich.
NW: Lokale Reaktionen (beeinträchtigt die Besamung nicht).
PG: 10 ST VN [€ 56,35]

Pridax 20 Mikrogramm/ml - Konzentrat zur Herstellung einer Infusionslösung 39D07, 31J01
(Z.Nr. 1-22020) NR. P. E. C01EA01
ZI: Gebro Pharma, Fieberbrunn
Z: 1 Ampulle zu 1 ml enthält: Alprostadil 20 µg, Ethanol, wasserfrei 788 mg, Äpfelsäure.
EW: Steigert die Durchblutung.
AG: Periphere arterielle Verschlusskrankheit Stadium III-IV, wenn lumen-erweiternde Therapie nicht möglich ist.
AA: I.v. Infusion nach Verdünnung mit NaCl- oder Glukoselösung.
DO: 2mal tgl. 40 mcg oder 1mal tgl. 60 mcg in 50-250 ml NaCl-Lösung über 2 Std. (40 mcg) bzw. 3 Std. (60 mcg) infundieren. Max. 4 Wochen behandeln. Dosisreduktion bei Nierenschäden. Nicht für Kinder und Jugendliche.
GA: Herzschwäche NYHA III und IV, hämodynamisch wirksame Herzrhythmusstörungen, nicht hinreichend behandelte koronare Herzkrankheit, Klappenschäden, Myokardinfarkt oder Schlaganfall in den letzten 6 Monaten, schwere Hypotonie, akutes Lungenödem, schwere COPD, Blutungskomplikationen, Nieren- oder akute Leberschäden, postpartal.
Allgemeine GA einer Infusionstherapie beachten.
SST: Gegenanzeige. Kontrazeption für gebärfähige Frauen erforderlich.
NW: Kopfschmerz, Schwindel, Herzinsuffizienz, Schlaganfall, Apnoe, Magen/Darm, Haut, lokale Reaktionen.
WW: Vorsicht: Blutdrucksenker, Gerinnungshemmer, andere Vasodilatatoren verstärkt.

WH: Nur von angiologisch erfahrenen Ärzten anzuwenden. Vorsicht bei Diabetes, Thrombozytose, Polyneuropathie, Gallensteinen, Ulkusanamnese, Glaukom, Epilepsie, in der prä-, intra- oder postoperativen Phase. Alkoholgehalt beachten. Kontrollen: Herz/Kreislauf, Gewicht, Flüssigkeitshaushalt. Verkehrshinweis (Blutdruckabfall!).
Bei Überdosierung Blutdruckabfall und reflektorische Tachykardie.
PG: 10 ST RE1 (EKO: Y) [€ 147,35]

🐾 Prifinial - Injektionslösung für Hunde und Katzen 825J, 828A

(Z.Nr. 8-17852) RP. P. QA03AB18
ZI: Vetoquinol Österreich, Wien
Z: 1 ml enthält: Prifinium bromid 7,5 mg, Methyl-4-hydroxybenzoat 0,8 mg, Propyl-4-hydroxybenzoat 0,2 mg, Natriumchlorid, Aqua ad injectabilia.
EW: Anticholinergikum, spasmolytisch.
AG: Krampflösung der glatten Muskulatur (Magen/Darm), Entzündungen der Harnwege.
AA: I.v., i.m., s.c.
DO: - Hund 1 ml/8-10 kg KG;
- Katze 0,5 ml/3 kg KG.
Entsprechend dem Krankheitsverlauf kann die Behandlung nach 6-12 Stunden über 1-2 Tage wiederholt werden.
GA: Paralytischer Ileus, mechanische Magen/Darm-Stenosen, Glaukom, Prostatahypertrophie, tachykarde Arrhythmien.
NW: Lokale Reizung, Mundtrockenheit, Mydriasis.
WW: Anticholinergika (Phenothiazine, Antihistaminika) verstärkt.
WH: Vorsicht bei Fieber, Leber-, Nierenschäden.
Bei Überdosierung Tachykardie, Atemdepression. Antidot: Pilocarpin, Neostigmin. Nicht bei Tieren anwenden, die der Gewinnung von Lebensmitteln oder Arzneimittel dienen.
PG: 1 ST VT [€ 82,40]

🐾 Prilactone Next 10 mg - Kautabletten für Hunde 821Z

(Z.Nr. 8-01103) RP. P. QC03DA01
ZI: Ceva Sante Animale, Libourne, Frankreich
Z: 1 Kautablette enthält: Spironolacton 10 mg, Hühnerfleisch-Aroma, Hefe, Crospovidon Typ A, Natriumdodecylsulfat, Maltodextrin, Magnesium stearat, Siliciumdioxid, hochdisperses, Cellulose, mikrokristalline, Siliciumdioxid-beschichtet, Lactose monohydrat.
EW: Aldosteron-Antagonist.
AG: Kongestive Herzinsuffizienz durch valvuläre Regurgitation bei Hunden zusammen mit einer Standardtherapie.
AA: Zum Eingeben mit dem Futter.
DO: 1mal tgl. 2 mg Spironolacton/kg KG.
GA: Zuchttiere, Unterfunktion der Nebennierenrinde, Hyperkaliämie, Hypo- natriämie; nicht in Verbindung mit NSAIDs bei Niereninsuffizienz anwenden.
SST: Nicht anwenden.
NW: Prostataatrophie bei unkastrierten männlichen Hunden.
WW: Vorsicht: Digoxin, Desoxicorticosteron, NSAIDs, ACE-Hemmer, Kaliumsparer.
WH: Vorsicht bei Leberschäden. Bei heranwachsenden Hunden nicht empfohlen (antiandrogen). Bei ACE-Hemmer-Therapie Nierenfunktion und Serumkalium kontrollieren.
PG: 100 ST VT [€ 56,35]

🐾 Prilactone Next 50 mg - Kautabletten für Hunde 821Z

(Z.Nr. 8-01104) RP. P. QC03DA01
ZI: Ceva Sante Animale, Libourne, Frankreich
Z: 1 Kautablette enthält: Spironolacton 50 mg, Hühnerfleisch-Aroma, Hefe, Crospovidon Typ A, Natriumdodecylsulfat, Maltodextrin, Magnesium stearat, Siliciumdioxid, hochdisperses, Cellulose, mikrokristalline, Siliciumdioxid-beschichtet, Lactose monohydrat.
Kurzinformation: siehe Prilactone Next 10 mg - Kautabletten für Hunde, → S. 1145
PG: 100 ST VT [€ 112,80]

🐾 Prilactone Next 100 mg - Kautabletten für Hunde 821Z

(Z.Nr. 8-01105) NR. P. QC03DA01
ZI: Ceva Sante Animale, Libourne, Frankreich
Z: 1 Kautablette enthält: Spironolacton 100 mg, Hühnerfleisch-Aroma, Hefe, Crospovidon Typ A, Natriumdodecylsulfat, Maltodextrin, Magnesium stearat, Siliciumdioxid, hochdisperses, Cellulose, mikrokristalline, Siliciumdioxid-beschichtet, Lactose monohydrat.
Kurzinformation: siehe Prilactone Next 10 mg - Kautabletten für Hunde, → S. 1145
PG: 80 ST VT [€ 136,20]

🐾 *Prilenal 1 mg - Tabletten für Hunde* 821E
(Z.Nr. 8-00648) RP. P. nicht im Handel. QC09AA02

🐾 *Prilenal 2,5 mg - Tabletten für Hunde* 821E
(Z.Nr. 8-00649) RP. P. nicht im Handel. QC09AA02

🐾 *Prilenal 5 mg - Tabletten für Hunde* 821E
(Z.Nr. 8-00650) RP. P. nicht im Handel. QC09AA02

🐾 *Prilenal 10 mg - Tabletten für Hunde* 821E
(Z.Nr. 8-00651) RP. P. nicht im Handel. QC09AA02

🐾 *Prilenal 20 mg - Tabletten für Hunde* 821E
(Z.Nr. 8-00652) RP. P. nicht im Handel. QC09AA02

Priligy 30 mg - Filmtabletten 52F05

(Z.Nr. 1-28010) NR. P. G04BX14
ZI: Berlin Chemie, Berlin, Deutschland
Z: 1 Filmtablette enthält: Dapoxetin 30 mg (entspr. Dapoxetin hydrochlorid), Tablettenkern: Lactose 45,88 mg (entspr. Lactose monohydrat), Cellulose, mikrokristalline, Croscarmellose natrium, Siliciumdioxid, hochdisperses, Magnesium stearat; Tablettenfilm: Lactose monohydrat (entspr. Hypromellose) (entspr. Titandioxid) (entspr. Triacetin) (entspr. Eisenoxid schwarz) (entspr. Eisenoxid gelb).
EW: Urologikum.
AG: Vorzeitige Ejakulation bei Männern zwischen 18 und 64 Jahren.
AA: Mit mindestens 1 Glas Wasser im Ganzen einnehmen.
DO: Vor Behandlungsbeginn Orthostasetest durchführen. TD initial 30 mg (1-3 Std. vor der sexuellen Aktiviät). MTD 60 mg. Kein Nutzen bei Kindern und Jugendlichen.
GA: Kardiale Vorerkrankungen, Manie oder Depression in der Anamnese, Leberschäden.
SST: Bei Frauen nicht indiziert.
NW: Synkopen, orthostatische Hypotonie, Psyche, ZNS, Auge (Mydriasis, Augenschmerzen), Ohr, Magen/Darm, erektile Dysfunktion, Vegetativum, Kreislauf (auch erhöhter Blutdruck), Entzugserscheinungen.
WW: Kontraindiziert: MAO-Hemmer, Thioridazin, serotonerge Arzneimittel (14 Tage Abstand), potente CYP3A4-Hemmer, Grapefruitsaft.
Nicht empfohlen: PDE-5-Hemmer (z.B. Sildenafil).
Vorsicht: ZNS-aktive Arzneimittel, potente CYP2D6-Hemmer, Gerinnungshemmer, Alpha-Blocker. Alkohol meiden.
WH: Nicht ohne vorherige exakte Diagnose verschreiben. Vorsicht bei kardiovaskulären Risikofaktoren, erhöhtem Augeninnendruck. Auf Synkopen, orthostatische Hypotonie, Krämpfe, begleitende Depression, erhöhte Suizidalität, Nierenschäden. Entzugserscheinungen achten.
Verkehrshinweis.
PG: 3 ST * (EKO: N) [€ 29,90], 6 ST * (EKO: N) [€ 53,90]

Priligy 60 mg - Filmtabletten 52F05

(Z.Nr. 1-28011) NR. P. G04BX14
ZI: Berlin Chemie, Berlin, Deutschland
Z: 1 Filmtablette enthält: Dapoxetin 60 mg (entspr. Dapoxetin hydrochlorid), Tablettenkern: Lactose 91,75 mg (entspr. Lactose monohydrat), Cellulose, mikrokristalline, Croscarmellose natrium, Siliciumdioxid, hochdisperses, Magnesium stearat; Tablettenfilm: Lactose monohydrat (entspr. Hypromellose) (entspr. Titandioxid) (entspr. Triacetin) (entspr. Eisenoxid schwarz) (entspr. Eisenoxid gelb).
Kurzinformation: siehe Priligy 30 mg - Filmtabletten, → S. 1145
PG: 3 ST * (EKO: N) [€ 38,90], 6 ST * (EKO: N) [€ 69,90]

🐾 Prilium 75 mg - Pulver zur Herstellung einer Lösung zum Eingeben für Hunde 821E

(Z.Nr. 8-00554) RP. P. QC09AA16
ZI: Vetoquinol, Magny-Vernois, Lure, Frankreich
Z: 1 Flasche mit 805 mg Pulver enthält: Imidapril hydrochlorid 75 mg, Natriumbenzoat 30 mg, Mannitol.
EW: ACE-Hemmer.
AG: Herzinsuffizienz infolge Mitralklappeninsuffizienz oder dilatativer Kardiomyopathie beim Hund.
AA: Oral (direkt ins Maul oder mit dem Futter).
DO: Nach Herstellen der gebrauchsfertigen Lösung 1mal tgl. 0,25 mg/kg KG.
GA: Hypotonie, akute Niereninsuffizienz, angeborene Herzerkrankung, hämo- dynamische Stenosen, hypertrophisch-obstruktive Kardiomyopathie.
SST: Nicht anwenden (auch nicht bei Zuchthunden), da keine

P

Daten vorliegen.
NW: Diarrhoe, Hypotonie.
WW: Diuretika, salzarme Diäten verstärken ACE-Hemmer; Kaliumsparende Diuretika (Serumkalium überwachen).
WH: Kontrollen: Nieren, Wasser, Elektrolyte.
PG: 1 ST VT [€ 40,35]

Prilium 150 mg - Pulver zur Herstellung einer Lösung zum Eingeben für Hunde 821E
(Z.Nr. 8-00552) RP. P. QC09AA16
ZI: Vetoquinol, Magny-Vernois, Lure, Frankreich
Z: 1 Flasche mit 880 mg Pulver enthält: Imidapril hydrochlorid 150 mg, Natriumbenzoat 30 mg, Mannitol.
Kurzinformation: siehe Prilium 75 mg - Pulver zur Herstellung einer Lösung zum Eingeben für Hunde, → S. 1145
PG: 1 ST VT [€ 50,35]

Prilium 300 mg - Pulver zur Herstellung einer Lösung zum Eingeben für Hunde 821E
(Z.Nr. 8-00553) RP. P. QC09AA16
ZI: Vetoquinol, Magny-Vernois, Lure, Frankreich
Z: 1 Flasche mit 1,03 g Pulver enthält: Imidapril hydrochlorid 300 mg, Natriumbenzoat 30 mg, Mannitol.
Kurzinformation: siehe Prilium 75 mg - Pulver zur Herstellung einer Lösung zum Eingeben für Hunde, → S. 1145
PG: 1 ST VT [€ 70,00]

Primene 10% pur - Infusionslösung 37F01
(Z.Nr. 1-22760) RP. P. B05BA01
ZI: Baxter Healthcare, Wien
Z: 1000 ml Infusionslösung enthalten: L-Isoleucin 6,7 g, L-Leucin 10 g, L-Valin 7,6 g, L-Lysin 11 g, L-Methionin 2,4 g, L-Phenylalanin 4,2 g, L-Threonin 3,7 g, L-Tryptophan 2 g, L-Arginin 8,4 g, L-Histidin 3,8 g, L-Alanin 8 g, L-Aspartinsäure 6 g, L-Cystein 1,89 g, L-Glutaminsäure 10 g, Glycin 4 g, L-Prolin 3 g, L-Serin 4 g, L-Tyrosin 0,45 g, L-Ornithin hydrochlorid 3,18 g, Taurin 0,6 g, L-Äpfelsäure, Wasser für Injektionszwecke.
EW: Aminosäure - Infusionslösung.
AG: Parenterale Ernährung bei Kindern.
AA: Zentral - oder peripher - venöse Infusion, max. Infusionsgeschwindigkeit bis 0,1 g Aminosäuren/kg KG und Std. Bei Verabreichung an Kinder unter 2 Jahren Lösung bis zum Abschluss der Verabreichung vor Umgebungslicht schützen.
DO: Frühgeborene: TD 1,5-2(-2,5)g Aminosäuren/kg KG.
Säuglinge : 1-1,5 g Aminosäuren/kg KG.
Kleinkinder: 1 g Aminosäuren/kg KG.
Ältere Kinder: 0,5-1 g Aminosäuren/kg KG.
GA: Schock; angeborene Störungen im Aminosäurenstoffwechsel, Hyperhydratation, Hypokaliämie. Allgemeine GA der Infusionstherapie berücksichtigen.
NW: Metabolische Azidose, (Hyper)azotämie, Refeeding-Syndrom, Überempfindlichkeit, Leber, Präzipitate in den Lungengefäßen, Infektionen, lokale Reaktionen durch Paravasate (Nekrosen), Thrombophlebitis.
WH: Nicht zum Flüssigkeits- oder Volumenersatz. Vorsicht bei Hyperhydratation, Aminosäure-Stoffwechselstörungen, Hyponatriämie, Hypokaliämie, Herz-, Leber-, Ateminsuffizienz, erhöhter Serumosmolarität.
Kontrollen: Wasser, Säure-Basen, Serumionogramm, Blutglukose.
Bei Langzeitgabe auf Eosinophilie-Myalgiesyndrom achten.
PG: **100ML** 20 ST * (EKO: N) [€ 254,95], **250ML** 10 ST * (EKO: N) [€ 195,25]

Primovist 0,25 mmol/ml - Injektionslösung, Fertigspritze 24D01
(Z.Nr. 1-25757) NR. P. V08CA10
ZI: Bayer Austria, Wien
Z: 1 ml Injektionslösung enthält: Dinatriumgadoxetat 0,25 mmol (entspr. Gd-EOB-DTPA, dinatrium 181,43 mg) (entspr. Natrium 11,7 mg), Trinatriumcaloxetat, Trometamol, Salzsäure zur pH-Wert-Einstellung, Natriumhydroxid zur pH-Wert-Einstellung, Wasser für Injektionszwecke.
EW: Paramagnetisches Kontrastmittel.
AG: Zur Erkennung fokaler Leberläsionen mittels Magnetresonanztomographie (MRT).
Nur anwenden, wenn diagnostische Information mit MRT ohne Kontrastmittelverstärkung nicht erhoben werden kann.
AA: I.v. Bolus (ca. 2 ml/sec); cave i.m..
DO: Möglichst niedrig! Erwachsene: 0,1 ml/kg KG;
Details zur Bildgebung siehe Austria-Codex - Fachinformation. Für Kinder und Jugendliche nicht empfohlen.
SST: Zwingende Indikationsstellung, Stillen ev. 24 Std. unterbrechen.
NW: ZNS, Hypertonie, Erbrechen, selten Herz (Arrhythmien), Dyspnoe, Haut, lokale Reaktionen, Labor, sehr selten Schock. Anreicherung im Gehirn und in anderen Körpergeweben. Nephrogene systemische Fibrose bei Nierenschäden.
WW: Erhöhte Bilirubin- oder Ferritinspiegel können Leberkontrasteffekt reduzieren; Serumeisenbestimmung mit komplexometrischen Methoden 24 Std. beeinflusst.
WH: Bei schweren Nierenschäden und in der perioperativen Phase einer Lebertransplantation nicht anwenden. Sicherheitsvorkehrungen für MRT beachten. Vorsicht bei schweren Herz/Kreislauferkrankungen, unbehandelter Hypertonie, QT-Verlängerung, allergischer Disposition. Auf Überempfindlichkeit achten.
PG: 1 ST * (EKO: N) [€ 300,65]

Primovist 0,25 mmol/ml - Injektionslösung, Fertigspritze 24D01
(Z.Nr. 1-25757-P1) NR. P. Parallelimport. V08CA10
nicht im Handel.

Primucell FIP - Lyophilisat und Lösungsmittel zur Herstellung einer intranasalen Suspension für Katzen 823AF
(Z.Nr. 8-20099) NR. P. E. QI06AD02
ZI: Zoetis Österreich, Wien
Z: 1 Dosis (0,5 ml) enthält: Feline infektiöse Peritonitis, lebend Impfstoff, abgeschwächt, Stamm DF2-ts 10^4,8 GKID50, Wirtssystem: Katzennierenzellen, Wasser für Injektionszwecke 0,5 ml, Spuren von: Gentamicin.
EW: Impfstoff.
AG: Aktive Immunisierung gesunder Katzen gegen Feline Infektiöse Peritonitis (FIP).
AA: Intranasal (mit 0,5 ml Lösungsmittel).
DO: 1 Impfdosis je zur Hälfte in jedes Nasenloch. Grundimmunisierung ab der 16. Woche (2 Dosen im Abstand von 3 Wochen), jährlich wiederholen.
GA: Kranke Tiere, Tiere in Inkubation, Parasitenbefall.
SST: Nicht anwenden.
NW: Sehr selten lokale oder systemische Reaktionen.
PG: 25 ST VT [€ 491,15]

Prinocate 40 mg/4 mg - Lösung zum Auftropfen für kleine Katzen und Frettchen 803A, 804A, 804B
(Z.Nr. 8-39375) NR. P. nicht im Handel. QP54AB52

Prinocate 40 mg/10 mg - Lösung zum Auftropfen für kleine Hunde 803A, 804A, 804B
(Z.Nr. 8-39391) NR. P. nicht im Handel. QP54AB52

Prinocate 80 mg/8 mg - Lösung zum Auftropfen für große Katzen 803A, 804A, 804B
(Z.Nr. 8-39386) NR. P. nicht im Handel. QP54AB52

Prinocate 100 mg/25 mg - Lösung zum Auftropfen für mittelgroße Hunde 803A, 804A, 804B
(Z.Nr. 8-39392) NR. P. nicht im Handel. QP54AB52

Prinocate 250 mg/62,5 mg - Lösung zum Auftropfen für große Hunde 803A, 804A, 804B
(Z.Nr. 8-39393) NR. P. nicht im Handel. QP54AB52

Prinocate 400 mg/100 mg - Lösung zum Auftropfen für sehr große Hunde 803A, 804A, 804B
(Z.Nr. 8-39394) NR. P. nicht im Handel. QP54AB52

Priorix - Pulver in einer Durchstechflasche und Lösungsmittel in einer Fertigspritze zur Herstellung einer Injektionslösung 36B06
(Z.Nr. 2-00224) NR. P. E. J07BD52
ZI: GlaxoSmithKline Pharma, Wien
Z: 1 Dosis (0,5 ml) des rekonstituierten Impfstoffs enthält: Masern-Mumps-Röteln-Lebend-Impfstoff: Masernvirus, Stamm Schwarz (lebend attenuiert) 1000 ZKID50, Mumps-Virus, Stamm RIT 4385, abgeleitet vom Jeryl-Lynn Stamm (lebend, attenuiert) 1000 ZKID50, Wirtssystem: embryonale Hühnerzellen, Röteln-Virus, Stamm WISTAR RA 27/3 (lebend, attenuiert) 1000 ZKID50, hergestellt in humanen, diploiden Zellen (MRC-5), Aminosäuren, Lactose, wasserfrei, Mannitol, Sorbitol 9 mg, Lösungsmittel: Wasser für Injektionszwecke; Spuren von Neomycin;.
EW: Lebendimpfstoff.
AG: Aktive Immunisierung von Personen ab dem vollendeten 9. Lebensmonat gegen Masern, Mumps und Röteln.
AA: S.c., ev. i.m., nicht intravasal!

P

DO: 1 Impfdosis = 0,5 ml.
Personen ab 1 Jahr: 1 Impfdosis. Auffrischungsimpfung entsprechend nationalen Impfempfehlungen.
Bei Impfung im 1. Lebensjahr ev. eine 2. Dosis innerhalb von 3 Monaten (mindestens 4 Wochen Abstand) nach der 1. Impfdosis geben.
GA: Akute schwere fieberhafte Erkrankungen, Hühnereiweißallergie, systemische Überempfindlichkeit gegen Neomycin, schwere humorale oder zelluläre Immundefizienz (z.B. Agammaglobulinämie, AIDS).
SST: Gegenanzeige in der Schwangerschaft. Konzeptionsschutz für 1 Monat nach der Impfung erforderluich. Begrenzte Erfahrungen in der Stillzeit, Nutzen-Risiko-Abwägung bei Kindern mit Immunschwäche.
NW: Lokale Reaktionen, Hautausschlag, Fieber, Infektionen der oberen Atemwege, Mumps-ähnliches Syndrom, neurologische Störungen, Thrombozytopenie.
WW: Mind. 4 Wochen Abstand zu anderen Lebendimpfstoffen. Tuberkulintest nicht innerhalb von 6 Wochen nach der Impfung durchführen. Immunglobuline, Bluttransfusionen (Impfung mindestens 3 Monate verschieben).
WH: Vorsicht bei Thrombopenie nach der ersten Dosis. Nutzen/ Risiko-Abwägung der Impfung bei eingeschränkter Immunantwort. Vorsicht bei Krampfneigung.
PG: 1 ST * (EKO: N) [€ 29,70]

Priorix - Pulver und Lösungsmittel zur Herstellung einer Injektionslösung 36B06
(Z.Nr. 2-00379) NR. P. E. nicht im Handel. J07BD52

Priorix-Tetra - Pulver in einer Durchstechflasche und Lösungsmittel in einer Fertigspritze zur Herstellung einer Injektionslösung 36B07
(Z.Nr. 2-00333) NR. P. E. nicht im Handel. J07BD54

Priorix-Tetra - Pulver und Lösungsmittel zur Herstellung einer Injektionslösung 36B07
(Z.Nr. 2-00334) NR. P. E. nicht im Handel. J07BD54

Prismasol 2 mmol/l Kalium - Lösung für Hämofiltration und Hämodialyse 20I01

(Z.Nr. 1-25099) RP. P. B05ZB
ZI: Gambro Lundia, Lund, Schweden
Z: 1000 ml Lösung enthält: Kammer A: Calciumchlorid dihydrat 5,145 g, Magnesiumchlorid-Hexahydrat 2,033 g, Glucose 22 g (entspr. Glucose monohydrat), (S)-Milchsäure 5,4 g (entspr. Milchsäurelösung 90%), Wasser für Injektionszwecke; Kammer B: Natriumchlorid 6,45 g, Kaliumchlorid 0,157 g, Natriumhydrogencarbonat 3,09 g, Kohlendioxid, Wasser für Injektionszwecke, Gebrauchsfertige Lösung enthält 1000 ml: Ca-Ion 1,75 mmol, Mg-Ion 0,5 mmol, Na-Ion 140 mmol, Cl-Ion 111,5 mmol, Lactat 3 mmol, Hydrogencarbonat 32 mmol, K-Ion 2 mmol, Glucose 6,1 mmol; Osmolarität: 297 mosmol/l.
EW: Hämofiltrat, insbesondere bei Hyperkaliämie.
AG: - Substitutionslösung für Hämofiltration und Hämodiafiltration bei Niereninsuffizienz; — Dialyselösung für kontinuierliche Hämodialyse und Hämodiafiltration — Behandlung von Vergiftungen mit dialysier- oder filtrierbaren Substanzen.
AA: I.v., Hämodialyse.
DO: Flussraten bei Hämofiltration und Hämodiafiltration: 500-3000 ml/Std., Kinder: 15-35 ml/kg/Std.
Flussraten bei Dialyselösung: 500-2500 ml/Std., Kinder: 1000-2000 (bei Kleinkindern bis 4000) ml/h/1,73 m^2 KOF
GA: Hypokaliämie, metabolische Alkalose, Allergie gegen Mais und Maisprodukte.
SST: Nutzen/Risiko-Abwägung.
NW: Hyper- oder Dehydratation, Elektrolytstörungen, Hypophosphatämie, Hyperglykämie, metabolische Alkalose. Magen/Darm, Muskelkrämpfe.
WW: Blutkonzentration filtrierbarer/dialysierbarer Arzneimittel herabgesetzt. Digitalis (Herzarrhythmien bei Hypokaliämie); Vitamin D und Analoga, Kalzium enthaltende Arzneimittel (Hyperkalzämie); Natriumhydrogencarbonat (metabolische Alkalose).
WH: Nur von erfahrenen Ärzten anzuwenden. Kontrollen: Hämodynamik, Flüssigkeit-, Elektrolytstatus, Serumkalium, anorganisches Phosphat, Blutglukose.
PG: 2 ST * (EKO: N) [€ 72,45]

Prismasol 4 mmol/l Kalium - Lösung für Hämofiltration und Hämodialyse 20I01

(Z.Nr. 1-25100) RP. P. B05ZB
ZI: Gambro Lundia, Lund, Schweden
Z: 1000 ml Lösung enthält: Kammer A: Calciumchlorid dihydrat 5,145 g, Magnesiumchlorid-Hexahydrat 2,033 g, Glucose 22 g (entspr. Glucose monohydrat), (S)-Milchsäure 5,4 g (entspr. Milchsäurelösung 90%), Wasser für Injektionszwecke, Kammer B: Natriumchlorid 6,45 g, Kaliumchlorid 0,314 g, Natriumhydrogencarbonat 3,09 g, Kohlendioxid, Wasser für Injektionszwecke, Gebrauchsfertige Lösung enthält 1000 ml: Ca-Ion 1,75 mmol, Mg-Ion 0,5 mmol, Na-Ion 140 mmol, Cl-Ion 113,5 mmol, Lactat 3 mmol, Hydrogencarbonat 32 mmol, K-Ion 4 mmol, Glucose 6,1 mmol; Osmolarität: 297 mosmol/l.
EW: Hämofiltrat, insbesondere bei Normokaliämie.
AG: - Substitutionslösung für Hämofiltration und Hämodiafiltration bei Niereninsuffizienz; — Dialyselösung für kontinuierliche Hämodialyse und Hämodiafiltration — Behandlung von Vergiftungen mit dialysier- oder filtrierbaren Substanzen.
AA: I.v., Hämodialyse.
DO: Flussraten bei Hämofiltration und Hämodiafiltration: 500-3000 ml/Std., Kinder: 15-35 ml/kg/Std.
Flussraten bei Dialyselösung: 500-2500 ml/Std., Kinder: 1000-2000 (bei Kleinkindern bis 4000) ml/h/1,73 m^2 KOF
GA: Hyperkaliämie, metabolische Alkalose, Allergie gegen Mais und Maisprodukte.
SST: Nutzen/Risiko-Abwägung.
NW: Hyper- oder Dehydratation, Elektrolytstörungen, Hypophosphatämie, Hyperglykämie, metabolische Alkalose. Magen/Darm, Muskelkrämpfe.
WW: Blutkonzentration filtrierbarer/dialysierbarer Arzneimittel herabgesetzt. Digitalis (Herzarrhythmien bei Hypokaliämie); Vitamin D und Analoga, Kalzium enthaltende Arzneimittel (Hyperkalzämie); Natriumhydrogencarbonat (metabolische Alkalose).
WH: Nur von erfahrenen Ärzten anzuwenden. Kontrollen: Hämodynamik, Flüssigkeit-, Elektrolytstatus, Serumkalium, anorganisches Phosphat, Blutglukose.
PG: 2 ST * (EKO: N) [€ 72,45]

🐾 *Prisulfan 400 mg/g - Granulat für Pferde* 812BA
(Z.Nr. 8-00306) RP. P. VNW. nicht im Handel. QJ01EW10

🐾 Prisulfan 24% - Injektionslösung für Tiere 812BA

(Z.Nr. 8-00247) RP. P. VNW. QJ01EW10
ZI: Norbrook Laboratories, Armagh Road, Newry, United Kingdom
Z: 1 ml enthält: Trimethoprim 40 mg, Sulfadiazin 200 mg, Chlorokresol 1 mg, Natriumhydroxymethansulfinat 1 mg, Natriumhydroxid, Natrium edetat, N-Methylpyrrolidon, Wasser für Injektionszwecke.
EW: Antibakteriell.
AG: Bakterielle Infektionen (Respirationstrakt, Urogenitale, Magen/ Darm, Haut, Panaritium, Mastitis, Auge, Ohr, Maul).
AA: I.m., i.v., s.c.
DO: Rind, Schaf, Schwein, Pferd: 1 ml per (10-)16 kg KG tgl. i.m. oder i.v.
Hund: 1 ml per 8 kg KG tgl. nur s.c.
Behandlungsdauer 5 Tage.
GA: Leber-, Nieren-, Blutbildschäden, Acidurie, Katzen, Pferd i.v. (vitale Indikation).
SST: Nutzen/Risiko-Bewertung.
NW: Allergien, Blutbild.
WH: Ausreichend Flüssigkeit zuführen.
VNW: Essbare Gewebe: Pferd 10 Tage, Rind, Schwein 12 Tage, Schaf 18 Tage.
Milch: Rind 5 Tage, Schaf 3 Tage. Nicht für Stuten deren Milch für den menschlichen Verzehr vorgesehen ist.
PG: 1 ST VNW [€ 21,25]

Pritor 20 mg - Tabletten 10A08
(Z.Nr. EU/1/98/089/*) RP. P. nicht im Handel. C09CA07

Pritor 40 mg - Tabletten 10A08
(Z.Nr. EU/1/98/089/*) RP. P. nicht im Handel. C09CA07

Pritor 80 mg - Tabletten 10A08
(Z.Nr. EU/1/98/089/*) RP. P. nicht im Handel. C09CA07

PritorPlus 40 mg/12,5 mg - Tabletten 10B06
(Z.Nr. EU/1/02/215/*) RP. P. nicht im Handel. C09DA07

PritorPlus 80 mg/12,5 mg - Tabletten 10B06
(Z.Nr. EU/1/02/215/*) RP. P. nicht im Handel. C09DA07

PritorPlus 80 mg/25 mg - Tabletten 10B06
(Z.Nr. EU/1/02/215/*) RP. P. nicht im Handel. C09DA07

Privigen 100 mg/ml - Infusionslösung 36C02

(Z.Nr. EU/1/08/446/*) NR. P. J06BA02
ZI: CSL Behring, Marburg, Deutschland
Z: 1 ml Infusionslösung enthält: Immunglobulin vom Menschen,

P

normales 100 mg (entspr. IgG mind. 98 %), (entspr. IgG1 ca. 69 %) (entspr. IgG2 ca. 26 %) (entspr. IgG3 ca. 3 %) (entspr. IgG4 ca. 2 %) (entspr. IgA max. 25 µg), hergestellt aus dem Plasma menschlicher Spender, L-Prolin ca. 250 mmol/l, Wasser für Injektionszwecke.
EW: Immunglobulin (IVIg)
AG: Substitutionstherapie bei:
- Primären Immunmangelsyndromen (PID) mit eingeschränkter Antikörperbildung.
- Sekundären Immundefekten (SID) bei schweren Infektionen.
Immunmodulation:
- Primäre Immunthrombozytopenie (ITP) bei hohem Blutungsrisiko oder zur Korrektur der Thrombozytenzahlen vor Operationen.
- Guillain-Barré-Syndrom.
- Kawasaki-Syndrom.
- Chronisch inflammatorische demyelinisierende Polyneuropathie (CIDP).
- Multifokale motorische Neuropathie (MMN).
AA: I.v. Infusion (0,3-4,8 ml/kg KG/h), Infusionsrate vorsichtig schrittweise erhöhen bis max. 7,2 ml/kg KG/h. Ev. mit 5% Glukoselösung auf 50 mg/ml verdünnen.
DO: Alle Lebensalter: PID: Einmalig 0,4 - 0,8 g/kg KG, dann mindestens 0,2 g/kg KG alle 3 -4 Wochen.
Sekundäre Immundefekte: 0,2 - 0,4 g/kg KG alle 3 - 4 Wochen.
ITP: 0,8 - 1 g/kg KG am Tag 1, einmal innerhalb von 3 Tagen wiederholen. Oder Alternativschema: 0,4 g/kg KG tgl. über 2 - 5 Tage.
Guillain-Barré-Syndrom: 0,4 g/kg KG/Tag über 5 Tage.
Kawasaki-Syndrom: 1,6 bis 2,0 g/kg KG in geteilten Dosen über 2 bis 5 Tage oder 2,0 g/kg KG als ED.
CIDP: Initial 2 g/kg KG, in geteilten Dosen über 2 bis 5 aufeinander folgende Tage, dann 1 g/kg KG über 1 bis 2 aufeinander folgende Tage alle 3 Wochen.
MMN: Initial 2 g/kg KG in geteilten Dosen über 2 bis 5 aufeinanderfolgende Tage, dann 1 g/kg KG alle 2 bis 4 Wochen oder 2 g/kg KG alle 4 bis 8 Wochen.
Details siehe Austria-Codex - Fachinformation.
GA: Überempfindlichkeit gegen Immunglobuline vom Menschen, insbesondere bei Antikörpern gegen IgA. Hyperpolinämie Typ I und II.
SST: Keine schädlichen Wirkungen zu erwarten.
NW: Fieber, Schüttelfrost, Überempfindlichkeit, Übelkeit, Kopfschmerzen, Schwindel, aseptische Meningitis, Niere (akute Niereninsuffizienz), Rückenschmerzen, Vegetativum, Schock, reversible hämolytische Anämie, transfusionsassoziierte akute Lungeninsuffizienz (TRALI-Snydrom), Kreislaufvolumenüberlastung, lokale Reaktionen, Untersuchungen.
WW: Lebendimpfstoffe (3 Monate Abstand, bei Masernimpfstoff bis 1 Jahr). Serologische Tests falsch positiv. Schleifendiuretika meiden.
WH: Auf Unverträglichkeitsreaktionen, Hämolyse, Nierenversagen bzw. thromboembolische Ereignisse achten. Ausreichend Flüssigkeit zuführen. Kontrollen: Urinausscheidung, Serumkreatinin. Schleifendiuretika meiden.
Bei Überdosierung Hypervolämie, Hyperviskosität.
PG: **2,5G** 1 ST RE1 (EKO: Y) [€ 196,00], **5G** 1 ST RE1 (EKO: Y) [€ 358,50], **10G** 1 ST RE1 (EKO: Y) [€ 689,30], **20G** 1 ST RE1 (EKO: Y) [€ 1.344,85], **40G** 1 ST RE1 (EKO: Y) [€ 2.655,85]

Privigen 100 mg/ml - Infusionslösung 36C02
(Z.Nr. EU/1/08/446/*) NR. P. Parallelimport. J06BA02
nicht im Handel.

Proactive 0,15% w/w - Zitzentauchmittel, Spraylösung 814
(Z.Nr. 8-00516) RPF. D. nicht im Handel. QD08AG03

Proal spag. Peka - Globuli 05X
(Z.Nr. 3-00468) RPF. P. V03AX
ZI: Pekana Naturheilmittel, Kißlegg, Deutschland
Z: 10 g Streukügelchen werden hergestellt unter Verwendung von: Ailanthus altissima (Homöopathie) D4 12 mg (entspr. Ailanthus glandulosa (Homöopathie)), Okoubaka aubrevillei (Homöopathie) D3 15 mg, Euphrasia officinalis-spag. Peka D3 16 mg, Gratiola officinalis (Homöopathie) D4 15 mg, Juglans regia-spag. Peka D6 15 mg, Smilax (Homöopathie) D8 15 mg (entspr. Sarsaparilla (Homöopathie)), Taraxacum officinale-spag. Peka D12 12 mg, Saccharose 10 g.
EW: Homöopathikum (spagyrisch).
AG: Unterstützend bei Allergien, Heuschnupfen, Juckreiz, Neurodermitis, Milchschorf.
AA: Im Mund zergehen lassen.
DO: 4-5mal tgl. 10 Globuli; Kinder (6-11 Jahre): 3-4mal tgl. 8 Globuli.
Kinder (1 - 5 Jahre): 3-4mal tgl. 5 Globuli.
SST: Vorsicht.
PG: 10 G * (EKO: N) [€ 10,75]

Proal spag. Peka - Tropfen zum Einnehmen 05X
(Z.Nr. 3-00469) RPF. P. V03AX
ZI: Pekana Naturheilmittel, Kißlegg, Deutschland
Z: 1 g (= 1,03 ml = 35 Tropfen) enthält: Ailanthus altissima (Homöopathie) D4 120 mg (entspr. Ailanthus glandulosa (Homöopathie)), Okoubaka aubrevillei (Homöopathie) D3 150 mg, Euphrasia officinalis-spag. Peka D3 160 mg, Gratiola officinalis (Homöopathie) D4 150 mg, Juglans regia-spag. Peka D6 150 mg, Smilax (Homöopathie) D8 150 mg (entspr. Sarsaparilla (Homöopathie)), Taraxacum officinale-spag. Peka D12 120 mg, Ethanol 96% (entspr. Gesamtethanolgehalt ca. 28 % (V/V)), Wasser, gereinigtes.
EW: Homöopathikum (spagyrisch).
AG: Unterstützend bei Allergien, Heuschnupfen, Juckreiz, Neurodermitis, Milchschorf.
AA: In etwas Wasser verdünnt außerhalb von den Mahlzeiten einnehmen.
DO: 3mal tgl. 20 Tropfen; Kinder (2-11 Jahre): 3mal tgl. 10 Tropfen; Kleinkinder (1 Jahr bis 23 Monate): 3mal tgl. 5 Tropfen.
SST: Vorsicht.
PG: 50 ML * (EKO: N) [€ 14,05]

Procain Penicillin G "aniMedica" 300 mg/ml - Injektionssuspension für Tiere 801AA
(Z.Nr. 8-00147) NR. P. E. VNW. QJ01CE09
ZI: aniMedica, Senden-Bösensell, Deutschland
Z: 1 ml enthält: Procain-Benzylpenicillin 300 mg (entspr. → 300000 IE), Methyl-4-hydroxybenzoat 2,84 mg, Propyl-4-hydroxybenzoat 0,32 mg, Povidon, Lecithin, Propylenglycol, Natrium edetat dihydrat, Natriumcitrat-2-Wasser, Kaliumdihydrogenphosphat, Natrium thiosulfat 5-Wasser, Wasser für Injektionszwecke.
EW: Betalaktamantibiotikum.
AG: Infektionen durch Penicillin-empfindliche Erreger bei Rind, Pferd, Schwein: Atmungsorgane, Harn- und Geschlechtsapparat, Haut und Klauen, Gelenke.
AA: I.m., nicht i.v. oder intrathekal.
DO: **ED** Rinder, Schweine, Läufer/Ferkel: 1 ml/15 kg KG.
Kälber: 0,75-1 ml/15 kg KG.
Pferde/Fohlen: 0,75 ml/15 kg KG.
Behandlungsdauer: 3 Tage in 24 stündigem Abstand sowie 2 Tage nach Abklingen der Krankheitszeichen.
GA: Penicillinallergie oder -resistenz, schwere Nierenschäden, Kaninchen, Meerschweinchen, Chinchilla, Stubenvögel.
SST: Nutzen/Risiko-Abwägung; nicht am Ende der Trächtigkeit anwenden.
NW: Bei Rindern Anaphylaxie, bei Schweinen Krämpfe, Kollaps, bei Überdosierung Krämpfe.
WW: Bakteriostatische Substanzen. Inkompatibel mit Metallionen, Aminosäuren, Ascorbinsäure, Heparin, Vitamin B-Komplex.
WH: Bei fehlender Besserung nach 3 Tagen Behandlung überprüfen. Positive Dopingkontrollen bei Pferden möglich.
VNW: Essbares Gewebe: Pferd, Rind 10 Tage, Schwein 15 Tage. Milch: Rind 6 Tage. Nicht bei Stuten anwenden, deren Milch für menschlichen Verzehr vorgesehen ist.
PG: 12 ST VNW [€ 153,80]

Procain Penicillin G "Ogris" 300 mg/ml - Suspension zur intramammären Anwendung für Kühe 801AA, 834B
(Z.Nr. 8-00157) NR. P. E. VNW. QJ51CE09
ZI: Ogris-Pharma, Wels
Z: 1 ml enthält: Benzylpenicillin-Procain 300 mg (entspr. → 300000 IE), Natriumcitrat-2-Wasser, Propylenglycol, Povidon K25, Kaliumdihydrogenphosphat, Wasser für Injektionszwecke.
EW: Penicillin, bakterizid.
AG: Mastitiden bei Kühen während der Laktationsperiode.
AA: Intramammär.
DO: 1 Injektor (10 ml) pro Euterviertel intrazisternal 3mal im Abstand von 24 Std.
GA: Schwere Nierenschäden.
SST: Anwendung möglich.
NW: Allergien/Anaphylaxie.
WW: Bakteriostatische Pharmaka.
WH: Alle Euterviertel behandeln, nur bei laktierenden Kühen anwenden. Ent- leerte Applikatoren als Sondermüll beseitigen.
VNW: Essbares Gewebe, Milch 5 Tage.
PG: 24 ST VNW [€ 51,70]

Procamidor 20 mg/ml - Injektionslösung für Tiere 824BZ, 811A
(Z.Nr. 8-01119) RP. P. QN01BA02

ZI: Richter Pharma, Feldgasse, Wels
Z: 1 ml Injektionslösung enthält: Procain hydrochlorid 20 mg (entspr. Procain 17,3 mg), Natrium methyl-4-hydroxybenzoat 1,14 mg, Natrium metabisulfit 1 mg, Natrium edetat, Natriumchlorid, Salzsäure zur pH-Wert-Einstellung, Wasser für Injektionszwecke.
EW: Lokalanästhetikum.
AG: Infiltrationsanästhesie bei Pferd, Rind, Schwein, Schaf, Hund, Katze.
Leitungsanästhesie bei Hund und Katze.
Epiduralanästhesie bei Rind, Schwein, Schaf, Hund.
AA: S.c., perineural, epidural. Nicht intravasal oder intraartikulär.
DO: **Infiltrationsanästhesie:** 5-20 ml (Hund, Katze: 1-5 ml) s.c.
Epiduralanästhesie: Rind: Operationen am Schwanz: 5-10 ml; Geburtshilfe: 12-15 ml; hohe Epiduralanästhesie: 15-40 ml.
Schaf: 3-5 ml, hohe Epiduralanästhesie max. 15 ml.
Schwein: 1 ml/4,5 kg KG, max. 20 ml.
Hund: 2 ml/5 kg KG.
Leitungsanästhesie: Hund und Katze 2-5 ml.
GA: Schock, kardiovaskuläre Erkrankungen, Entzündungen im Applikationsgebiet.
SST: Nutzen/Risiko-Abwägung.
NW: Hypotension, zentrale Erregung, Allergie/Anaphylaxie.
WW: Kontraindiziert: Phenothiazine als Tranquilizer bei Epiduralanästhesie (verstärkt hypotensiv).
Vorsicht: Sulfonamide abgeschwächt, Muskelrelaxantien verlängert, Antiarrhythmika (Procainamid) verstärkt.
VNW: Keine.
PG: 1 ST VN [€ 12,40]

🐾 Procamidor Duo 40 mg/ml + 0,036 mg/ml - Injektionslösung für Tiere 824BZ

(Z.Nr. 8-39016) RP. P. QN01BA52
ZI: Richter Pharma, Feldgasse, Wels
Z: 1 ml Injektionslösung enthält: Procain hydrochlorid 40 mg (entspr. Procain 34,65 mg), Epinephrin hydrogentartrat 0,036 mg (entspr. Epinephrin 0,02 mg), Natrium methyl-4-hydroxybenzoat 1,14 mg, Natrium metabisulfit 1 mg, Natriumchlorid, Natrium edetat, Salzsäure zur pH-Wert-Einstellung, Wasser für Injektionszwecke.
EW: Lokalanästhetikum mit Epinephrin.
AG: Lokalanästhesie (Infiltrations- und Perineuralanästhesie) bei Pferd, Rind, Schwein und Schaf.
AA: S.c. und perineural.
Cave i.v. und intraartikulär!
DO: Wirkdauer 1 bis 2 Std..
Lokal- oder Infiltrationsanästhesie: 2,5-10 ml/Tier.
Perineuralanästhesie: 5-10 ml/Tier.
GA: Schock, Herz/Kreislauf-Erkrankungen, Änästhesie in arteriellen Endstromgebieten.
SST: Nutzen/Risiko-Abwägung.
NW: Hypotonie, ZNS-Erregung (bei Pferd), Allergien, Tachykardie.
WW: Gegenanzeige: Sulfonamide, Phenothiazine. Anästhetika auf Cyclopropan- oder Halothan-Basis, andere Sympathomimetika.
Vorsicht: Wehen-anregende Mittel, Herzglykoside, Antihistaminika.
WH: Vorsicht bei Epilepsie, Reizleitungsstörungen, Atem- oder Nierenfunktionsstörungen. Vorsicht bei Anwendung an den unteren Extremitäten (Gefahr einer Klauenischämie).
PG: 1 ST VN [€ 21,75]

Procoralan 5 mg - Filmtabletten 30E04

(Z.Nr. EU/1/05/316/*) NR. P. C01EB17
ZI: Les Laboratoires Servier, Suresnes Cedex, Frankreich
Z: 1 Filmtablette enthält: Ivabradin 5 mg (entspr. Ivabradin hydrochlorid 5,39 mg), Kern: Lactose monohydrat, Magnesium stearat, Maisstärke, Maltodextrin, Siliciumdioxid, hochdisperses; Tablettenfilm: (entspr. Hypromellose) (entspr. Titandioxid) (entspr. Macrogol 6000) (entspr. Glycerol) (entspr. Magnesium stearat) (entspr. Eisen(III)-hydroxid-oxid x H2O) (entspr. Eisen(III)-oxid).
Kurzinformation: siehe Ivabradin Genericon 5 mg - Filmtabletten, → S. 733
PG: 28 ST * (EKO: N) [€ 33,65], 56 ST * (EKO: N) [€ 58,15]

Procoralan 5 mg - Filmtabletten 30E04
(Z.Nr. EU/1/05/316/*) NR. P. Parallelimport. C01EB17
nicht im Handel.

Procoralan 7,5 mg - Filmtabletten 30E04

(Z.Nr. EU/1/05/316/*) NR. P. C01EB17
ZI: Les Laboratoires Servier, Suresnes Cedex, Frankreich
Z: 1 Filmtablette enthält: Ivabradin 7,5 mg (entspr. Ivabradin hydrochlorid 8,085 mg), Kern: Lactose monohydrat, Magnesium stearat, Maisstärke, Maltodextrin, Siliciumdioxid, hochdisperses; Tablettenfilm: (entspr. Hypromellose) (entspr. Titandioxid) (entspr. Macrogol 6000) (entspr. Glycerol) (entspr. Magnesium stearat) (entspr. Eisen(III)-hydroxid-oxid x H2O) (entspr. Eisen(III)-oxid).
Kurzinformation: siehe Ivabradin Genericon 5 mg - Filmtabletten, → S. 733
PG: 28 ST * (EKO: N) [€ 33,65], 56 ST * (EKO: N) [€ 58,15]

Procoralan 7,5 mg - Filmtabletten 30E04

(Z.Nr. EU/1/05/316/*) NR. P. Parallelimport. C01EB17
n.I.
V: Orifarm, Leverkusen, Deutschland
Z: 1 Filmtablette enthält: Ivabradin 7,5 mg (entspr. Ivabradin hydrochlorid 8,085 mg), Kern: Lactose monohydrat, Magnesium stearat, Maisstärke, Maltodextrin, Siliciumdioxid, hochdisperses; Tablettenfilm: (entspr. Hypromellose) (entspr. Titandioxid) (entspr. Macrogol 6000) (entspr. Glycerol) (entspr. Magnesium stearat) (entspr. Eisen(III)-hydroxid-oxid x H2O) (entspr. Eisen(III)-oxid).
PG: 56 ST * (EKO: N) [€ 57,25 n.I.]

🐾 *Procox 0,9 mg/ml + 18 mg/ml - Suspension zum Eingeben für Hunde* 803A, 804Z
(Z.Nr. EU/2/11/123/*) RP. P. nicht im Handel.
QP52AX60

Procysbi 25 mg - magensaftresistente Hartkapseln 27D03

(Z.Nr. EU/1/13/861/*) NR. P. E. A16AA04
ZI: Chiesi Farmaceutici, Via Palermo, Parma, Italien
Z: 1 Hartkapsel enthält: Mercaptamin 25 mg (entspr. Cysteamin) (entspr. Mercaptamin[(R,R)-tartrat]), Kapselinhalt: Cellulose, mikrokristalline, Methacrylsäure-Ethylacrylat-Copolymer (1:1), Hypromellose, Talkum, Triethylcitrat, Natriumdodecylsulfat; Kapselhülle: Gelatine, Titandioxid, Indigocarmin; Drucktinte: Schellack, Povidon K17, Titandioxid.
EW: Abbauprodukt von Cystin, verringert intrazelluläre Cystin-Konzentration.
AG: Nephropathische Cystinose.
AA: Oral alle 12 Stunden mit Wasser oder saurem Fruchtsaft einnehmen. Nicht mit fett- oder proteinreichen oder gefrorenen Nahrungsmitteln einnehmen. Milchprodukte mindestens 1 Stunde vor und 1 Stunde nach Procysbi Gabe meiden.
Bei Kindern unter 6 Jahren Kapselinhalt auf Apfelmus oder Beerengelee streuen. Kapselinhalt nicht zermahlen oder zerkauen.
Eingabe auch über Magensonde mit weicher Nahrung möglich.
DO: Therapieziel: Mercaptaminkonzentration im Plasma über 0,1 mg/l 30 min nach der Einnahme.
-Umstellung von sofort freisetzenden Mercaptamin-Hartkapseln: MTD 1,95 g/m² KOF in 2 ED.
-Neu diagnostizierte Patienten: Initial 1/6 bis ¼ der angestrebten Erhaltungsdosis.
Tgl. Erhaltungsdosis (auch für Kinder und Jugendliche): 1,3 g/m² KOF in 2 ED. MTD 1,95 g/m² KOF.
SST: Zwingende Indikationsstellung, nicht stillen.
NW: Magen/Darm (Übelkeit, Ulzera), Anorexie, ZNS, benigne intrakranielle Hypertonie, abnormaler Körpergeruch, Haut (auch schwere Reaktionen), Lethargie, Pyrexie, Leber, Knochenerkrankungen (X-Bein, Osteopenie).
WW: Bicarbonat mindestens 1 Stunde Abstand zu Procysbi-Gabe.
WH: Auf Hautläsionen, Magengeschwüre, Krämpfe, Symptome einer benignen intrakraniellen Hypertonie achten. Kontrollen: Leukozyten, Leber. Verkehrshinweis.
PG: 60 ST * (EKO: N) [€ 709,50]

Procysbi 75 mg - magensaftresistente Hartkapseln 27D03

(Z.Nr. EU/1/13/861/*) NR. P. E. A16AA04
ZI: Chiesi Farmaceutici, Via Palermo, Parma, Italien
Z: 1 Hartkapsel enthält: Mercaptamin 75 mg (entspr. Cysteamin) (entspr. Mercaptamin[(R,R)-tartrat]), Kapselinhalt: Cellulose, mikrokristalline, Methacrylsäure-Ethylacrylat-Copolymer (1:1), Hypromellose, Talkum, Triethylcitrat, Natriumdodecylsulfat; Kapselhülle: Gelatine, Titandioxid, Indigocarmin; Drucktinte: Schellack, Povidon, Titandioxid.
Kurzinformation: siehe Procysbi 25 mg - magensaftresistente Hartkapseln, → S. 1149
PG: 250 ST * (EKO: N) [€ 8.369,05]

Prodafem 5 mg - Tabletten 29D05, 29E02, 31H05
(Z.Nr. 1-19462) RP. P. nicht im Handel.
G03DA02

Prodafem 10 mg - Tabletten 29D05, 29E02, 31H05
(Z.Nr. 1-19465) RP. P. nicht im Handel.
G03DA02

🐾 Profender 30 mg/7,5 mg - Lösung zum Auftropfen für kleine Katzen
803A, 803B2

(Z.Nr. EU/2/05/054/*) RP. P.

QP52AA51

ZI: Bayer Animal Health, Leverkusen, Deutschland
Z: 1 Pipette mit 0,35 ml Lösung enthält: Emodepsid 7,5 mg, Praziquantel 30 mg, Butylhydroxyanisol 5,4 mg/ml, Isopropylidene glycerol, Milchsäure.
EW: Anthelminthische Kombination.
AG: Parasitäre Mischinfektionen durch Rund-, Lungen- und Bandwümer bei Katzen.
AA: Äußerlich zum Auftragen auf gesunde Haut (oberer Nackenbereich).
DO: Einmalige Anwendung.
Mindestdosis 0,14 ml Profender/kg KG.
Lungenwurm: 2 Anwendungen im Abstand von 2 Wochen.
GA: Katzenwelpen unter 8 Wochen bzw. 0,5 kg KG.
SST: Anwendung möglich.
NW: Speicheln, Erbrechen, Ataxie, Tremor.
WH: Nicht oral oder parenteral anwenden. Applikationsstelle darf nicht abgeleckt werden. Vorsicht bei kranken und geschwächten Tieren.
PG: 2 ST VT [€ 15,60], 4 ST VT [€ 27,55]

🐾 Profender 60 mg/15 mg - Lösung zum Auftropfen für mittelgroße Katzen
803A, 803B2

(Z.Nr. EU/2/05/054/*) RP. P.

QP52AA51

ZI: Bayer Animal Health, Leverkusen, Deutschland
Z: 1 Pipette mit 0,7 ml Lösung enthält: Emodepsid 15 mg, Praziquantel 60 mg, Butylhydroxyanisol 5,4 mg/ml, Isopropylidene glycerol, Milchsäure.
Kurzinformation: siehe Profender 30 mg/7,5 mg - Lösung zum Auftropfen für kleine Katzen, → S. 1150
PG: 2 ST VT [€ 22,25], 4 ST VT [€ 37,65], 40 ST VT [€ 252,15]

🐾 Profender 85 mg/ml/21,4 mg/ml - Lösung zum Auftropfen für Katzen
803A, 803B2

(Z.Nr. EU/2/05/054/*) RP. P.

QP52AA51

ZI: Bayer Animal Health, Leverkusen, Deutschland
Z: 1 Pipette mit 1 ml Lösung enthält: Emodepsid 21,4 mg, Praziquantel 85,8 mg, Butylhydroxyanisol 5,4 mg, Isopropylidene glycerol, Milchsäure.
Kurzinformation: siehe Profender 30 mg/7,5 mg - Lösung zum Auftropfen für kleine Katzen, → S. 1150
PG: 14 ML VT [€ 145,65]

P

🐾 Profender 96 mg/24 mg - Lösung zum Auftropfen für große Katzen
803A, 803B2

(Z.Nr. EU/2/05/054/*) RP. P.

QP52AA51

ZI: Bayer Animal Health, Leverkusen, Deutschland
Z: 1 Pipette mit 1,12 ml Lösung enthält: Emodepsid 24 mg, Praziquantel 96 mg, Butylhydroxyanisol 5,4 mg/ml, Isopropylidene glycerol, Milchsäure.
Kurzinformation: siehe Profender 30 mg/7,5 mg - Lösung zum Auftropfen für kleine Katzen, → S. 1150
PG: 2 ST VT [€ 23,80], 4 ST VT [€ 40,25], 40 ST VT [€ 269,70]

🐾 Profender 15 mg/3 mg - Tabletten mit veränderter Wirkstofffreisetzung für kleine Hunde
803A, 803B2

(Z.Nr. EU/2/05/054/*) RP. P.

QP52AA51

ZI: Bayer Animal Health, Leverkusen, Deutschland
Z: 1 Tablette enthält: Emodepsid 3 mg, Praziquantel 15 mg, Calciumhydrogenphosphat, Cellulose, mikrokristalline, Siliciumdioxid, hochdisperses, Croscarmellose natrium, Magnesium stearat, Povidon, Rindfleisch-Aroma, künstliches.
EW: Anthelminthische Kombination.
AG: Mischinfektion durch Rund- und Bandwürmer.
AA: Zum Eingeben bei nüchternen Tieren. Nach der Behandlung Tiere 4 Std. nicht füttern.
DO: ED mindestens 1 mg Emodepsid/kg KG + 5 mg Praziquantel/kg KG.
GA: Welpen unter 12 Wochen bzw. unter 1 kg KG.
SST: Anwendung möglich.
NW: Magen/Darm, Zittern, Konvulsionen.
WW: Vorsicht: P-gp-Substrate, -Inhibitoren (Ivermectin, Prednisolon).
WH: Resistenzbildung nach wiederholter Anwendung möglich. Vorsicht bei geschwächten Tieren, schweren Leber- oder Nierenschäden.
Bei Überdosierung Muskelzittern, Koordinationsstörungen, Trägheit.
PG: 24 ST VT [€ 82,70]

🐾 Profender 50 mg/10 mg - Tabletten mit veränderter Wirkstofffreisetzung für mittelgroße Hunde
803A, 803B2

(Z.Nr. EU/2/05/054/*) RP. P.

QP52AA51

ZI: Bayer Animal Health, Leverkusen, Deutschland
Z: 1 Tablette enthält: Emodepsid 10 mg, Praziquantel 50 mg, Calciumhydrogenphosphat, Cellulose, mikrokristalline, Siliciumdioxid, hochdisperses, Croscarmellose natrium, Magnesium stearat, Povidon, Rindfleisch-Aroma, künstliches.
Kurzinformation: siehe Profender 15 mg/3 mg - Tabletten mit veränderter Wirkstofffreisetzung für kleine Hunde, → S. 1150
PG: 24 ST VT [€ 103,75], 102 ST VT [€ 318,20]

🐾 Profender 150 mg/30 mg - Tabletten mit veränderter Wirkstofffreisetzung für große Hunde
803A, 803B2

(Z.Nr. EU/2/05/054/*) RP. P.

QP52AA51

ZI: Bayer Animal Health, Leverkusen, Deutschland
Z: 1 Tablette enthält: Emodepsid 30 mg, Praziquantel 150 mg, Calciumhydrogenphosphat, Cellulose, mikrokristalline, Siliciumdioxid, hochdisperses, Croscarmellose natrium, Magnesium stearat, Povidon, Rindfleisch-Aroma, künstliches.
Kurzinformation: siehe Profender 15 mg/3 mg - Tabletten mit veränderter Wirkstofffreisetzung für kleine Hunde, → S. 1150
PG: 24 ST VT [€ 259,40]

Profenid 100 mg - Ampullen
13B02

(Z.Nr. 1-19749) RP. P. M01AE03

ZI: sanofi-aventis, Wien
Z: 1 Ampulle zu 2 ml enthält: Ketoprofen 100 mg, Benzylalkohol 50 mg, Arginin, Citronensäure monohydrat, Wasser für Injektionszwecke.
EW: Nichtsteroidales Antirheumatikum.
AG: Akute starke Schmerzen bei akuten und chronischen Arthritiden, M. Bechterew, Arthrosen, Spondylarthrosen, Weichteilrheumatismus, Schwellungen und Entzündungen nach Verletzungen
AA: Tief i.m.
DO: Möglichst kurzzeitig und niedrig dosiert anwenden. MTD 200 mg. Initial möglichst einmalig als Injektion, Fortsetzung oral. Nicht für Kinder und Jugendliche.
GA: Analgetikaintoleranz, Magen/Darm-Ulcera (auch nach vorheriger NSAR-Therapie), schwere Nieren-, Leber-, Blutbildungsstörungen, Porphyrie, schwere Hypertonie, schwere Herzinsuffizienz, Blutungen.
SST: Gegenanzeige im letzten Trimenon, sonst zwingende Indikationsstellung.
Stillen nicht empfohlen.
NW: Magen/Darm (bis Geschwüre), ZNS, Allergie/Anaphylaxie (bis Stevens-Johnson- und Lyell-Syndrom), Asthma, Haut, lokale Reaktionen, Herz/Kreislauf (Vorhofflimmern), Ödeme, Leber, Blutbild, Niere, Blutungen, Stoffwechsel (Hyperkaliämie).
WW: Kontraindiziert: Gerinnungshemmer. Nicht empfohlen: Andere Entzündungs- hemmer, hoch dosierte Salizylate, Alkohol.
Vorsicht: Digoxin, Phenytoin, Lithium, Methotrexat (über 15 mg/Woche), Diuretika, ACE-Hemmer, Angiotensin II-Antagonisten, Schleifendiuretika, Blutdrucksenker, Probenecid, Sulfinpyrzon, orale Antidiabetika, Ciclosporin, Antazida, hyperkalämische Substanzen, Kalium sparende Diuretika, Kortikosteroide, Pentoxifyllin, Tenofovir; Arzneimittel mit Blutungsneigung, Nicorandil; Labortests beeinflusst.
WH: Vorsicht bei Hyperkaliämie, älteren Patienten, Psychosen, M. Parkinson, Gerinnungsstörungen, ZNS-Störungen, Asthma, schweren kardiovaskulären Erkrankungen. Auf schwere Hautreaktionen bzw. Infektionen achten. Bei Sehstörungen Behandlung abbrechen.
Kontrollen: Blutbild, Gerinnung, Niere, Leber, Säure/Basen, Serumkalium.
Verkehrshinweis.
PG: 5 ST (EKO: G) [€ 5,05]

Profenid 50 mg - Kapseln
13B02

(Z.Nr. 0-15652) RP. P. M01AE03

ZI: sanofi-aventis, Wien
Z: 1 Kapsel enthält: Ketoprofen 50 mg, Kapselinhalt: Lactose monohydrat 93 mg, Magnesium stearat; Kapselhülle: Gelatine, Eisenoxid gelb, Titandioxid.
EW: Nichtsteroidales Antirheumatikum.
AG: Akute und chronische Arthritis, M. Bechterew, Arthrosen,

Weichteilrheuma- tismus, postoperative Schwellungen, Dysmenorrhö.
AA: Unzerkaut mit viel Flüssigkeit zu oder nach den Mahlzeiten.
DO: Möglichst kurzzeitig und niedrig dosiert anwenden. TD 1-4 Kapseln in 1-2 ED, MTD 200 mg.
Dosisreduktion bei Nieren- oder Leberschäden.
Nicht für Kinder und Jugendliche.
GA: Analgetikaintoleranz, Magen/Darm-Ulcera (auch nach vorheriger NSAR-Therapie), schwere Nieren-, Leber-, Blutbildungsstörungen, Porphyrie, schwere Hypertonie, schwere Herzinsuffizienz, Blutungen.
SST: Gegenanzeige im letzten Trimenon, sonst zwingende Indikationsstellung.
Stillen nicht empfohlen.
NW: Magen/Darm (bis Geschwüre), ZNS, Allergie/Anaphylaxie (bis Stevens-Johnson- und Lyell-Syndrom), Asthma, Haut, lokale Reaktionen, Herz/Kreislauf (Vorhofflimmern), Ödeme, Leber, Blutbild, Niere, Blutungen, Stoffwechsel (Hyperkaliämie).
WW: Kontraindiziert: Gerinnungshemmer. Nicht empfohlen: Andere Entzündungs- hemmer, hoch dosierte Salizylate, Alkohol.
Vorsicht: Digoxin, Phenytoin, Lithium, Methotrexat (über 15 mg/ Woche), Diuretika, ACE-Hemmer, Angiotensin II-Antagonisten, Schleifendiuretika, Blutdrucksenker, Probenecid, Sulfinpyrzon, orale Antidiabetika, Ciclosporin, Antazida, hyperkalämische Substanzen, Kalium sparende Diuretika, Kortikosteroide, Pentoxifyllin, Tenofovir; Arzneimittel mit Blutungsneigung, Nicorandil; Labortests beeinflusst.
WH: Vorsicht bei Hyperkaliämie, älteren Patienten, Psychosen, M. Parkinson, Gerinnungsstörungen, ZNS-Störungen, Asthma, schweren kardiovaskulären Erkrankungen. Auf schwere Hautreaktionen bzw. Infektionen achten. Bei Sehstörungen Behandlung abbrechen.
Kontrollen: Blutbild, Gerinnung, Niere, Leber, Säure/Basen, Serumkalium.
Verkehrshinweis.
PG: 30 ST (2) (EKO: G) [€ 4,80]

Profenid 100 mg - Kapseln

13B02

(Z.Nr. 1-19745) RP. P. M01AE03
ZI: sanofi-aventis, Wien
Z: 1 Kapsel enthält: Ketoprofen 100 mg, Kapselinhalt: Lactose monohydrat 186 mg, Magnesium stearat; Kapselhülle: Gelatine, Eisenoxid gelb, Titandioxid.
EW: Nichtsteroidales Antirheumatikum.
AG: Akute und chronische Arthritis, M. Bechterew, Arthrosen, Weichteilrheuma- tismus, postoperative Schwellungen, Dysmenorrhö.
AA: Unzerkaut mit viel Flüssigkeit zu oder nach den Mahlzeiten.
DO: Möglichst kurzzeitig und niedrig dosiert anwenden. TD 1-2 Kapseln in 1-2 ED, MTD 200 mg.
Dosisreduktion bei Nieren- oder Leberschäden.
Nicht für Kinder und Jugendliche.
GA: Analgetikaintoleranz, Magen/Darm-Ulcera (auch nach vorheriger NSAR-Therapie), schwere Nieren-, Leber-, Blutbildungsstörungen, Porphyrie, schwere Hypertonie, schwere Herzinsuffizienz, Blutungen.
SST: Gegenanzeige im letzten Trimenon, sonst zwingende Indikationsstellung.
Stillen nicht empfohlen.
NW: Magen/Darm (bis Geschwüre), ZNS, Allergie/Anaphylaxie (bis Stevens-Johnson- und Lyell-Syndrom), Asthma, Haut, lokale Reaktionen, Herz/Kreislauf (Vorhofflimmern), Ödeme, Leber, Blutbild, Niere, Blutungen, Stoffwechsel (Hyperkaliämie).
WW: Kontraindiziert: Gerinnungshemmer. Nicht empfohlen: Andere Entzündungs- hemmer, hoch dosierte Salizylate, Alkohol.
Vorsicht: Digoxin, Phenytoin, Lithium, Methotrexat (über 15 mg/ Woche), Diuretika, ACE-Hemmer, Angiotensin II-Antagonisten, Schleifendiuretika, Blutdrucksenker, Probenecid, Sulfinpyrzon, orale Antidiabetika, Ciclosporin, Antazida, hyperkalämische Substanzen, Kalium sparende Diuretika, Kortikosteroide, Pentoxifyllin, Tenofovir; Arzneimittel mit Blutungsneigung, Nicorandil; Labortests beeinflusst.
WH: Vorsicht bei Hyperkaliämie, älteren Patienten, Psychosen, M. Parkinson, Gerinnungsstörungen, ZNS-Störungen, Asthma, schweren kardiovaskulären Erkrankungen. Auf schwere Hautreaktionen bzw. Infektionen achten. Bei Sehstörungen Behandlung abbrechen.
Kontrollen: Blutbild, Gerinnung, Niere, Leber, Säure/Basen, Serumkalium.
Verkehrshinweis.
PG: 10 ST (2) (EKO: G) [€ 2,95], 30 ST (2) (EKO: G) [€ 8,30], 50 ST (2) (EKO: G) [€ 12,30]

Profenid retard 200 mg - Kapseln

13B02

(Z.Nr. 1-19744) RP. P. M01AE03
ZI: sanofi-aventis, Wien
Z: 1 Kapsel enthält Ketoprofen 200 mg, Kapselinhalt: Saccharose 42,9 mg, Maisstärke, Siliciumdioxid, Schellack, Ethylcellulose, Talkum; Kapselhülle: Gelatine, Erythrosin (entspr. FD&C Red 3), Natrium laurylsulfat, Titandioxid, Indigotin-Lack.
EW: Nichtsteroidales Antirheumatikum.
AG: Akute und chronische Arthritis, M. Bechterew, Arthrosen, Weichteilrheuma- tismus, postoperative Schwellungen, Dysmenorrhö.
AA: Unzerkaut mit viel Flüssigkeit zu oder nach den Mahlzeiten.
DO: Möglichst kurzzeitig und niedrig dosiert anwenden. Tgl. 1 Retardkapsel.
MTD 200 mg.
Dosisreduktion bei Nieren- oder Leberschäden.
Nicht für Kinder und Jugendliche.
GA: Analgetikaintoleranz, Magen/Darm-Ulcera (auch nach vorheriger NSAR-Therapie), schwere Nieren-, Leber-, Blutbildungsstörungen, Porphyrie, schwere Hypertonie, schwere Herzinsuffizienz, Blutungen.
SST: Gegenanzeige im letzten Trimenon, sonst zwingende Indikationsstellung.
Stillen nicht empfohlen.
NW: Magen/Darm (bis Geschwüre), ZNS, Allergie/Anaphylaxie (bis Stevens-Johnson- und Lyell-Syndrom), Asthma, Haut, lokale Reaktionen, Herz/Kreislauf (Vorhofflimmern), Ödeme, Leber, Blutbild, Niere, Blutungen, Stoffwechsel (Hyperkaliämie).
WW: Kontraindiziert: Gerinnungshemmer. Nicht empfohlen: Andere Entzündungs- hemmer, hoch dosierte Salizylate, Alkohol.
Vorsicht: Digoxin, Phenytoin, Lithium, Methotrexat (über 15 mg/ Woche), Diuretika, ACE-Hemmer, Angiotensin II-Antagonisten, Schleifendiuretika, Blutdrucksenker, Probenecid, Sulfinpyrzon, orale Antidiabetika, Ciclosporin, Antazida, hyperkalämische Substanzen, Kalium sparende Diuretika, Kortikosteroide, Pentoxifyllin, Tenofovir; Arzneimittel mit Blutungsneigung, Nicorandil; Labortests beeinflusst.
WH: Vorsicht bei Hyperkaliämie, älteren Patienten, Psychosen, M. Parkinson, Gerinnungsstörungen, ZNS-Störungen, Asthma, schweren kardiovaskulären Erkrankungen. Auf schwere Hautreaktionen bzw. Infektionen achten. Bei Sehstörungen Behandlung abbrechen.
Kontrollen: Blutbild, Gerinnung, Niere, Leber, Säure/Basen, Serumkalium.
Verkehrshinweis.
PG: 30 ST (2) (EKO: G) [€ 12,45]

Profenid 50 mg - Konzentrat zur Infusionsbereitung

02B04, 13B02

(Z.Nr. 1-20909) RP. P.
M01AE03
ZI: sanofi-aventis, Wien
Z: 1 Ampulle zu 10 ml enthält: Ketoprofen 50 mg, Arginin, Citronensäure monohydrat, Natriumchlorid (entspr. Natrium 31,5 mg), Wasser für Injektionszwecke.
EW: Nichtsteroidales Antirheumatikum.
AG: Akute starke Schmerzen bei akutem Gichtanfall, akuter Nierenkolik, nach Operationen.
AA: Langsam i.v. Bolus (25 mg über 3-5 min) oder Dauerinfusion über 24 Std.
Bei akuten Schmerzen auch i.v. Kurzinfusion.
AH: 1 Ampulle mit 250 ml NaCl- oder Glukoselösung verdünnen.
DO: **Postoperativ:** Initial 25 mg als Bolus, dann Dauerinfusion von 175 mg/24 Std. MTD 200 mg. Niedriger dosieren bei Nieren- und Leberschäden.
Akute Schmerzen: Einmalig 50-200 mg als Kurzinfusion (45 120 min.).
MTD 200 mg. Fortsetzung oral.
Nicht für Kinder und Jugendliche.
GA: Analgetikaintoleranz, Magen/Darm-Ulcera (auch nach vorheriger NSAR-Therapie), schwere Nieren-, Leber-, Blutbildungsstörungen, Porphyrie, schwere Hypertonie, schwere Herzinsuffizienz, Blutungen.
SST: Gegenanzeige im letzten Trimenon, sonst zwingende Indikationsstellung.
Stillen nicht empfohlen.
NW: Magen/Darm (bis Geschwüre), ZNS, Allergie/Anaphylaxie (bis Stevens-Johnson- und Lyell-Syndrom), Asthma, Haut, lokale Reaktionen, Herz/Kreislauf (Vorhofflimmern), Ödeme, Leber, Blutbild, Niere, Blutungen, Stoffwechsel (Hyperkaliämie).
WW: Kontraindiziert: Gerinnungshemmer. Nicht empfohlen: Andere Entzündungs- hemmer, hoch dosierte Salizylate, Alkohol.
Vorsicht: Digoxin, Phenytoin, Lithium, Methotrexat (über 15 mg/ Woche), Diuretika, ACE-Hemmer, Angiotensin II-Antagonisten, Schleifendiuretika, Blutdrucksenker, Probenecid, Sulfinpyrzon, orale Antidiabetika, Ciclosporin, Antazida, hyperkalämische Substanzen, Kalium sparende Diuretika, Kortikosteroide, Pentoxifyllin, Tenofovir; Arzneimittel mit Blutungsneigung, Nicorandil; Labortests beeinflusst.
WH: Vorsicht bei Hyperkaliämie, älteren Patienten, Psychosen, M. Parkinson, Gerinnungsstörungen, ZNS-Störungen, Asthma,

schweren kardiovaskulären Erkrankungen. Auf schwere Hautreaktionen bzw. Infektionen achten. Bei Sehstörungen Behandlung abbrechen.
Kontrollen: Blutbild, Gerinnung, Niere, Leber, Säure/Basen, Serumkalium.
Verkehrshinweis.
PG: 5 ST * (EKO: N) [€ 9,90]

proff Schmerzcreme, 50 mg/g - Creme 13F01
(Z.Nr. 1-20032) RPF. P. M02AA13
ZI: Dolorgiet, St.Augustin, Deutschland
Z: 100 g enthalten: Ibuprofen 5 g, Natrium methyl-4-hydroxybenzoat 150 mg, Triglyceride, mittelkettige, Glycerolmonostearat 40-55%, Macrogol 1500 stearat, Macrogol-5000-stearat, Propylenglycol 5 g, Xanthan gummi, Lavendelöl, Orangenblüten Öl, Wasser, gereinigtes.
EW: Analgetisch, antiphlogistisch.
AG: Äußerlich bei Lumbago, Muskelverspannungen, stumpfen Traumen.
AA: Auf die Haut auftragen und großflächig einreiben.
DO: 3-4mal tgl. 4-10 cm Cremestrang. Gleichzeitige Iontophorese verbessert Penetration. Bei Personen unter 14 Jahren nicht anwenden.
GA: Offene Wunden, erkrankte Hautareale, Schleimhäute.
SST: Gegenanzeige im 3. Trimenon, sonst Nutzen/Risiko-Abwägung. In der Stillzeit nur kurzfristig und nicht im Brustbereich anwenden.
NW: Hautreizung, Photoallergie, Bronchospasmen, Analgetika-Asthma.
WH: Nur auf intakte Haut auftragen. 2 Stunden Sonne, Solarien meiden.
PG: 50 G * (EKO: N) [€ 8,30], 100 G * (EKO: N) [€ 14,40]

proff Schmerzgel, 50 mg/g - Gel 13F01
(Z.Nr. 1-21736) RPF. P. nicht im Handel. M02AA13

Progedex 25 mg - Injektionslösung 31H05, 29C03
(Z.Nr. 1-31810) RP. P. G03DA04
ZI: IBSA Farmaceutici Italia, Lodi, Italien
Z: 1 Durchstechflasche (1,112 ml) enthält: Progesteron 25 mg, Hydroxypropylbetadex, Wasser für Injektionszwecke.
EW: Gestagen.
AG: Unterstützung der Lutealphase bei assistierter Reproduktion.
AA: I.m. oder s.c.
DO: 1mal tgl. 25 mg ab dem Tag der Eizellgewinnung bis zur 12. Woche einer bestätigten Schwangerschaft.
GA: Mammakarzinom, Genitalkarzinome, nicht abgeklärte Genitalblutungen, verhaltene Fehlgeburt oder ektopische Schwangerschaft, venöse oder arterielle Thromboembolie, Lebererkrankungen, Porphyrie.
SST: In der Stillzeit nicht anwenden.
NW: Beschwerden im Brust- und im Vaginalbereich, lokale Reaktionen, Magen/Darm, Kopfschmerzen, Depression, Schlaflosigkeit, Gelbsucht, Haut, Gewichtszunahme.
WW: Enzyminduktoren (Antikonvulsiva, Antiinfektiva, Johanniskraut) beschleunigen Abbau von Gestagenen. Ciclosporinspiegel können ansteigen.
Antidiabetika-Dosis anpassen.
WH: Bei Myokardinfarkt, zerebrovaskulären Erkrankungen, Thromboembolie, Thrombophlebitis, Retinathrombose absetzen. Vorsicht bei Depressionen, Diabetes, Frauen über 35 Jahren, Raucherinnen, Risikofaktoren für Atherosklerose. Vor Behandlungsbeginn Ursachen der Unfruchtbarkeit feststellen. Verkehrshinweis.
PG: 7 ST * (EKO: N) [€ 77,55], 14 ST * (EKO: N) [€ 146,85]

Progona - Filmtabletten 13D
(Z.Nr. 1-25128) RP. P. nicht im Handel. M01AX05

Prograf 0,5 mg - Hartkapseln 33B
(Z.Nr. 1-23376) NR. P. L04AD02
ZI: Astellas Pharma, Wien
Z: 1 Kapsel enthält: Tacrolimus 0,5 mg (entspr. Tacrolimus monohydrat), Kapselinhalt: Hypromellose, Croscarmellose natrium (entspr. Natrium < 1 mmol) (entspr. → < 23 mg), Lactose monohydrat 62,85 mg, Magnesium stearat; Kapselhülle: Titandioxid, Eisen(III)-oxid, Gelatine; Drucktinte: Schellack, Phospholipide aus Sojabohnen, entölt, Hyprolose, Simeticon, Eisen(III)-oxid.
EW: Calcineurin-Inhibitor, immunsuppressiv.
AG: Prophylaxe der Transplantatabstoßung bei Leber-, Nieren- und Herztransplantatempfängern.
Behandlung der Transplantatabstoßung bei Therapieresistenz gegenüber anderen Immunsuppressiva.
AA: TD in 2 ED unzerkaut 1 Std. vor oder 2-3 Std. nach einer Mahlzeit mit Wasser (nicht mit Grapefruitsaft) einnehmen.
DO: Stets dieselbe Tacrolimus-Formulierung beibehalten.
Prophylaxe:
Nach Lebertransplantationen: Initial 0,1-0,2 mg/kg KG/Tag oral in 2 ED; Kinder: initial 0,3 mg/kg KG/Tag in 2 ED.
Nach Nierentransplantationen: Initial 0,2-0,3 mg/kg KG/Tag oral in 2 ED; Kinder: initial 0,3 mg/kg KG/Tag in 2 ED.
Nach Herztransplantation: Nach Antikörperinduktion 0,075 mg/kg KG/Tag in 2 ED.
Ohne Antikörperinduktion TD initial 2-4 mg.
Kinder: 0,1-0,3 mg/kg KG/Tag in 2 ED.
Behandlung der Transplantatabstoßung: initial 0,15 mg/kg KG/Tag in 2 ED; Kinder: initial 0,2-0,3 mg/kg KG/Tag in 2 ED.
Dosierung unter Blutspiegelbestimmung.
Details siehe Austria-Codex - Fachinformation.
SST: Nutzen/Risiko-Abwägung, nicht stillen.
NW: Herz/Kreislauf (Hypertonie, Angina pectoris, QT-Verlängerung, Arrhythmien, Blutungen, Thrombosen, Infarkt), ZNS, Psyche (Schlaflosigkeit), Niere, Magen/Darm (bis Perforationen), Leber/Galle, Stoffwechsel (Hyperglykämie), Lunge, Haut, Blut (Pure Red Cell Aplasia, fiebrige Neutropenie), erhöhtes Infektionsrisiko, progressive multifokale Leukoencephalopathie, posteriores reversibles Enzephalopathiesyndrom, lymphoproliferative Erkrankungen und Malignome.
WW: Nicht empfohlen: Ciclosporin, abgeschwächte Lebendimpfstoffe, Johanniskraut, Kalium, kaliumsparende Diuretika.
Vorsicht: CYP3A4-Induktoren und -Hemmer. Erhöhte Tacrolimus-Spiegel durch Azole, Erythromycin, Proteasehemmer, Letermovir, Cobicistat, Nilotinib, Imatinib, Lansoprazol, Prokinetika.
Erniedrigte Tacrolimus-Spiegel durch Rifampicin, Phenytoin, Phenobarbital. Carbamazepin, Metamizol, Isoniazid.
Verstärkte Nephrotoxizität durch Amphotericin B, Ibuprofen.
Vorsicht mit QT-verlängernden Substanzen.
Hohe Plasmaproteinbindung von Tacrolimus beachten.
Vorsicht bei Umstellung der Kombinationstherapie Ciclosporin und Mycophenolsäure auf Tacrolimus/Myophenolsäure (Veränderungen der Exposition gegen Mycophenolsäure).
WH: Nur von entsprechend erfahrenen Ärzten in entsprechenden Einrichtungen anzuwenden. Therapieumstellungen nur unter engmaschiger Kontrolle durchführen. Anwendungsfehler vermeiden. Sonnen- oder UV-Licht meiden. Verkehrshinweis. Auf Kardiomyopathien, lymphoproliferative Erkrankungen achten.
PG: 50 ST IND (2) (EKO: G) [€ 78,15]

Prograf 1 mg - Hartkapseln 33B
(Z.Nr. 1-21633) NR. P. L04AD02
ZI: Astellas Pharma, Wien
Z: 1 Kapsel enthält: Tacrolimus 1 mg (entspr. Tacrolimus monohydrat), Kapselinhalt: Hypromellose, Croscarmellose natrium (entspr. Natrium < 1 mmol) (entspr. → < 23 mg), Lactose monohydrat 61,35 mg, Magnesium stearat; Kapselhülle: Titandioxid, Gelatine; Drucktinte: Schellack, Phospholipide aus Sojabohnen, entölt 0,48 %, Hyprolose, Simeticon, Eisen(III)-oxid.
Kurzinformation: siehe Prograf 0,5 mg - Hartkapseln, → S. 1152
PG: 50 ST IND (2) (EKO: G) [€ 123,55]

Prograf 5 mg - Hartkapseln 33B
(Z.Nr. 1-21634) NR. P. L04AD02
ZI: Astellas Pharma, Wien
Z: 1 Kapsel enthält: Tacrolimus 5 mg (entspr. Tacrolimus monohydrat), Kapselinhalt: Hypromellose, Croscarmellose natrium (entspr. Natrium < 1 mmol) (entspr. → < 23 mg), Lactose monohydrat 123,6 mg, Magnesium stearat; Kapselhülle: Titandioxid, Eisen(III)-oxid, Gelatine; Drucktinte: Schellack, Titandioxid, Propylenglycol.
Kurzinformation: siehe Prograf 0,5 mg - Hartkapseln, → S. 1152
PG: 50 ST IND (2) (EKO: G) [€ 343,90]

Prograf 5 mg/ml - Konzentrat zur Herstellung einer Infusionslösung 33B
(Z.Nr. 1-21635) NR. P. L04AD02
ZI: Astellas Pharma, Wien
Z: 1 ml Konzentrat enthält: Tacrolimus 5 mg, Macrogolglycerolricinoleat 60 200 mg, Ethanol 96% (V/V) 638 mg.
EW: Calcineurin-Inhibitor, immunsuppressiv.
AG: Prophylaxe der Transplantatabstoßung bei Leber-, Nieren- und Herztransplantatempfängern.
Behandlung der Transplantatabstoßung bei Therapieresistenz gegenüber anderen Immunsuppressiva.
AA: I.v. Infusion nach Verdünnung, nicht als Bolus. Details siehe Austria-Codex - Fachinformation.
DO: Parenterale Therapie über max. 7 Tage.
Prophylaxe:
Nach Lebertransplantation: Initial 0,01-0,05 mg/kg/Tag als kontinuierliche Infusion über 24 Std; Kinder: initial 0,05 mg/kg/Tag
Nach Nierentransplantation: Initial 0,05-0,10 mg/kg/Tag als kontinuierliche Infusion über 24 Std; Kinder: initial 0,075-0,10 mg/kg/Tag

Nach Herztransplantation: Initial 0,01-0,02 mg/kg/Tag über 24 Std; Kinder: Initial 0,03-0,05 mg/kg/Tag über 24 Std.
Behandlung: Es wurden auch höhere Dosen gegeben.
Dosierung unter Blutspiegelbestimmung.
Max. 7 Tage i.v. behandeln, möglichst bald auf orale Therapie umstellen.
Details siehe Austria-Codex - Fachinformation.
SST: Nutzen/Risiko-Abwägung, nicht stillen.
NW: Herz/Kreislauf (Hypertonie, Angina pectoris, QT-Verlängerung, Arrhythmien, Blutungen, Thrombosen, Infarkt), ZNS, Psyche (Schlaflosigkeit), Niere, Magen/Darm (bis Perforationen), Leber/ Galle, Stoffwechsel (Hyperglykämie), Lunge, Haut, Blut (Pure Red Cell Aplasia, fiebrige Neutropenie), erhöhtes Infektionsrisiko, progressive multifokale Leukoencephalopathie, posteriores reversibles Enzephalopathiesyndrom, lymphoproliferative Erkrankungen und Malignome.
WW: Nicht empfohlen: Ciclosporin, abgeschwächte Lebendimpfstoffe, Johanniskraut, Kalium, kaliumsparende Diuretika.
Vorsicht: CYP3A4-Induktoren und -Hemmer. Erhöhte Tacrolimus-Spiegel durch Azole, Erythromycin, Proteasehemmer, Letermovir, Cobicistat, Nilotinib, Imatinib, Lansoprazol, Prokinetika.
Erniedrigte Tacrolimus-Spiegel durch Rifampicin, Phenytoin, Phenobarbital. Carbamazepin, Metamizol, Isoniazid.
Verstärkte Nephrotoxizität durch Amphotericin B, Ibuprofen.
Vorsicht mit QT-verlängernden Substanzen.
Hohe Plasmaproteinbindung von Tacrolimus beachten.
Vorsicht bei Umstellung der Kombinationstherapie Ciclosporin und Mycophenolsäure auf Tacrolimus/Myophenolsäure (Veränderungen der Exposition gegen Mycophenolsäure).
WH: Nur von entsprechend erfahrenen Ärzten in entsprechenden Einrichtungen anzuwenden. Therapieumstellungen nur unter engmaschiger Kontrolle durchführen. Anwendungsfehler vermeiden. Sonnen- oder UV-Licht meiden. Verkehrshinweis. Auf Kardiomyopathien, lymphoproliferative Erkrankungen achten.
PG: 10 ST * (EKO: N) [€ 1.065,75]

Program 40 mg - Suspension zur Injektion für Katzen 804B

(Z.Nr. 8-00351) RP. P. QP53BC01
ZI: Elanco, Cuxhaven, Deutschland
Z: 1 Fertigspritze mit 0,4 ml enthält: Lufenuron 40 mg, Polysorbat 21, Povidon 12, Natriumchlorid, Wasser für Injektionszwecke.
EW: Hemmt Insektenentwicklung.
AG: Prävention der Flohvermehrung bei Katzen.
AA: S.c.
DO: 10 mg/kg KG. (1 Program 40-Spritze bei Katzen bis 4 kg KG und entwöhnten Katzen, 1 Program 80-Spritze bei Katzen ab 4 kg KG).
GA: Hunde (Schwere Reaktionen!).
SST: Anwendung möglich.
NW: Leichte lokale Reaktionen, sehr selten Lethargie.
WH: Alle Katzen in einem Haushalt behandeln.
PG: 10 ST VT [€ 347,30]

Program 80 mg - Suspension zur Injektion für Katzen 804B

(Z.Nr. 8-00352) RP. P. QP53BC01
ZI: Elanco, Cuxhaven, Deutschland
Z: 1 Fertigspritze mit 0,8 ml enthält: Lufenuron 80 mg, Polysorbat 21, Povidon 12, Natriumchlorid, Wasser für Injektionszwecke.
Kurzinformation: siehe Program 40 mg - Suspension zur Injektion für Katzen, → S. 1153
PG: 10 ST VT [€ 399,10]

Program 133 mg - Suspension zum Eingeben für Katzen 804B

(Z.Nr. 8-00281) RPF. P. QP53BC01
ZI: Elanco, Cuxhaven, Deutschland
Z: 1 Ampulle enthält: Lufenuron 133 mg, Methyl-4-hydroxybenzoat 2,28 mg, Propyl-4-hydroxybenzoat 0,57 mg, Glycerol, Cellulose, mikrokristallin/Carmellose natrium, Wasser, gereinigtes.
EW: Antiinfektiv.
AG: Flohbefall (Hunde- und Katzonfloh) bei Katzen.
AA: Oral direkt oder mit dem Futter.
DO: Einmal monatlich 30 mg/kg KG.
Katzen bis 4,5 kg: 1 Ampulle pro Monat.
Katzen über 4,5 kg: 2 Ampullen pro Monat. Behandlung über mindestens 6 Monate ab dem Frühjahr.
SST: Anwendung möglich.
WH: Nicht für Tiere zur Gewinnung von Lebensmitteln.
PG: 6 ST VT [€ 47,00]

Program Plus 5,75 mg/115 mg - Tabletten für Hunde 803CB, 804B

(Z.Nr. 8-00500) NR. P. QP53BC51
ZI: Elanco, Cuxhaven, Deutschland
Z: 1 Tablette enthält: Milbemycinoxim 5,75 mg, Lufenuron 115 mg, Titandioxid, Macrogol 8000, Hyprolose, Cellulose, mikrokristalline, Lactose monohydrat, Maisstärke, vorverkleistert, Croscarmellose natrium, Hypromellose, Talkum, Magnesium stearat.
EW: Kombination von Floh- und Wurmmittel.
AG: Prävention des Flohbefalls und gleichzeitige Prävention der Herzwurm- erkrankung und/oder Behandlung adulter Stadien gastrointestinaler Nematoden bei Hunden.
AA: Zum Eingeben.
DO: ED mindestens 0,5 mg Milbemycinoxim und 10 mg Lufenuron pro kg KG.
1 Tablette pro Monat.
Schachtelfarbe Rot: bis 4,5 kg Körpergewicht Schachtelfarbe Grün: 5-11 kg Körpergewicht Schachtelfarbe Gelb: 12-22 kg Körpergewicht Schachtelfarbe Weiß: 23-45 kg Körpergewicht.
SST: Anwendung möglich.
NW: Blasse Schleimhäute, erhöhte Peristaltik, Überempfindlichkeitsreaktionen durch Freisetzung von Eiweiß aus absterbenden Mikrofilarien.
WW: Keine anderen antiparasitären makrozystischen Laktone verabreichen.
PG: 6 ST VT [€ 53,20]

Program Plus 11,5 mg/230 mg - Tabletten für Hunde 803CB, 804B
(Z.Nr. 8-00501) NR. P. nicht im Handel. QP53BC51

Program Plus 23 mg/460 mg - Tabletten für Hunde 803CB, 804B

(Z.Nr. 8-00502) NR. P. QP53BC51
ZI: Elanco, Cuxhaven, Deutschland
Z: 1 Tablette enthält: Milbemycinoxim 23 mg, Lufenuron 460 mg, Titandioxid, Macrogol 8000, Hyprolose, Cellulose, mikrokristalline, Lactose monohydrat, Maisstärke, vorverkleistert, Croscarmellose natrium, Hypromellose, Talkum, Magnesium stearat.
Kurzinformation: siehe Program Plus 5,75 mg/115 mg - Tabletten für Hunde, → S. 1153
PG: 6 ST VT [€ 61,45]

Progressis - Emulsion zur Injektion für Schweine 823AD

(Z.Nr. 8-20229) NR. P. E. QI09AA05
ZI: Ceva Sante Animale, Libourne, Frankreich
Z: 1 Dosis zu 2 ml enthält: Porcines respiratorisches und reproduktives Syndrom (PRRS)-Virus, inaktiviertes, Stamm P120 >= 2,5 log 10 IF E., Adjuvans: Polyisobuten, hydriert, Fettsäuren von Polyoxyethylen, Ether von Fettalkoholen und Polyolen, Benzylalkohol, Triethanolamin, Kaliumchlorid, Natriumchlorid, Kaliumdihydrogenphosphat, Natriummonohydrogenphosphat-dihydrat, Magnesiumchlorid, Calciumchlorid, Wasser für Injektionszwecke.
EW: Impfstoff.
AG: Reduktion von Fruchtbarkeitsstörungen durch das Porcine Respiratorische und Reproduktive Syndrom-Virus (europäischer Stamm) bei Sauen und Jungsauen.
AA: I.m. (in die Nackenmuskulatur hinter dem Ohr).
DO: 1 Dosis = 2 ml.
Grundimmunisierung: 2 Impfungen im Abstand von 3-4 Wochen, bei Jungsauen mindestens 3 Wochen vor dem ersten Belegen.
Wiederholungsimpfungen: 1 Impfung zwischen 60. und 70. Tag jeder Trächtigkeit.
SST: Anwendung möglich.
NW: Lokale Reaktionen, selten Überempfindlichkeit.
WH: Enthält Mineralöl; Selbstinjektion vermeiden.
PG: 50 ML VN [€ 112,30]

Progynova mite - Dragees 29E02, 31H03, 38C04

(Z.Nr. 0-14422) RP. P. n.l. G03CA03
ZI: Bayer Austria, Wien
Z: 1 Dragee enthält: Estradiol valerat 1 mg, Lactose monohydrat 47,22 mg, Maisstärke, Polyvidon 25000, Talkum, Magnesium stearat, Saccharose 33,5 mg, Polyvidon 700000, Macrogol 6000, Calciumcarbonat, Glycerol, Titandioxid, Eisenoxid-Pigment gelb, Montanglycolwachs.
PG: 60 ST * (EKO: N) [€ 5,30 n.l.]

ProHance - Injektionslösung 24D01
(Z.Nr. 1-22234) NR. P. V08CA04
ZI: Bracco Imaging, Milano, Italien
Z: 1 ml enthält: Gadoteridol 279,3 mg (entspr. → 0,5 mmol) (entspr. Gadolinium 78,61 mg), Calteridol calcium, Trometamol, Salzsäure zur pH-Wert-Einstellung, Natriumhydroxid zur pH-Wert-Einstellung, Wasser für Injektionszwecke.
EW: Nicht-ionisches paramagnetisches Kontrastmittel.
AG: Magnetresonanz-Tomographie (Gehirn, Rückenmark, pathologische Prozesse im gesamten Körper).
AA: I.v. unverdünnt.
DO: Möglichst niedrig! Alle Alter: ED 0,1 mmol/kg KG (0,2 ml/kg KG), bei Bedarf nach 30 Minuten wiederholen. Halbe Dosis zur Darstellung der Niere. Bei Verdacht auf Gehirnmetastasen ED 0,3 mmol/kg KG.
Anwendung nur wenn diagnostische Information mit MRT ohne Kontrastmittelverstärkung nicht erhoben werden kann.
SST: Strenge Indikationsstellung.
NW: Metallischer Geschmack, Übelkeit, lokale Schmerzen und Reaktionen, ZNS, Haut, Anaphylaxie, vasovagale Reaktionen.
WH: Vor der Anwendung Nierenfunktion kontrollieren. Strenge Indikations- stellung im Lebensjahr. Vorsicht bei Epilepsie. Auf Überempfindlich- keits reaktionen achten. Notfallausrüstung für anaphylaktische Reaktionen bereithalten. Auf nephrogene systemische Fibrose (NSF) achten.
Verkehrshinweis bis ½ Std. nach Verabreichung.
PG: DFL 100ML 1 ST * (EKO: N) [€ 581,25], **FSPR 17ML** 1 ST * (EKO: N) [€ 94,40], **STAMP 15ML** 10 ST * (EKO: N) [€ 949,40], **STAMP 20ML** 10 ST * (EKO: N) [€ 1.160,40], **STAMP 50ML** 1 ST * (EKO: N) [€ 307,55]

Prolastin 1000 mg - Pulver und Lösungsmittel zur Herstellung einer Infusionslösung 50D04
(Z.Nr. 2-00324) NR. P. B02AB02
ZI: Grifols Deutschland, Frankfurt, Deutschland
Z: 1 Packung enthält: Alpha-1-Proteinase-Inhibitor, vom Menschen 1000 mg, hergestellt aus dem Plasma menschlicher Spender, Natriumchlorid (entspr. Natrium), Natriumdihydrogenphosphat, Durchstechflasche mit Lösungsmittel: Wasser für Injektionszwecke.
EW: Hemmt neutrophile Elastase.
AG: Zur Dauersubstitutionstherapie bei Alpha-1 Proteinaseinhibitormangel (Phänotyp PiZZ, PiZ(Null), Pi(Null, Null) und PiSZ) bei mittelgradiger Störung der Lungenfunktion und nach Überprüfung des klinischen Zustandes.
AA: I.v. Infusion nach Auflösen in 40 ml Wasser ad inj. (max. Infusionsgeschwindigkeit 0,08 ml/kg KG/min.).
DO: Erwachsene: 1mal wöchentlich 60 mg/kg KG. Keine Erfahrungen bei Kindern und Jugendlichen.
GA: Selektiver IgA-Mangel mit bekannten IgA-Antikörper.
SST: Vorsicht in der Schwangerschaft, nicht stillen.
NW: Fieber, Schüttelfrost, Urtikaria, Atemnot, Übelkeit, anaphyalaktische Reaktionen.
WW: Nicht bekannt.
WH: Bei anaphylaktischer Reaktion Infusion sofort unterbrechen. Vorsicht bei schwerer Herzinsuffizienz. Zigarettenkonsum meiden.
PG: 1 ST RE1 (EKO: Y) [€ 421,85]

Proleukin 18 x 10^6 IE - Pulver zur Herstellung einer Injektions- oder Infusionslösung 33C01, 55H
(Z.Nr. 1-22475) NR. P. E. L03AC01
ZI: Clinigen Healthcare, Schiphol, Niederlande
Z: Nach Auflösung mit 1,2 ml Wasser für Injektionszwecke enthält 1 ml Lösung: Aldesleukin 18 Mio. IE (entspr. → 1,1 mg), mittels gentechnologischer Methoden (E. coli) hergestellt; Mannitol, Natriumdodecylsulfat, Natriumdihydrogenphosphat-dihydrat, Dinatrium monohydrogenphosphat-dihydrat (entspr. Natrium 23 mg).
EW: Immunregulator mit tumorhemmenden Wirkungen.
AG: Metastasiertes Nierenzellkarzinom.
AA: S.c. oder kontinuierliche i.v. Infusion.
DO: I.v. Infusion: Tgl. 18 x 10^6 IE über 5 Tage, dann 2-6 Tage Pause, dann 18 x 10^6 IE über 5 Tage, dann 3 Wochen Pause. Bis zu 4 Erhaltungszyklen möglich.
S.c.: Tgl. 18 x 10^6 IE über 5 Tage, dann 2 Tage Pause.
Woche 2-4: 18 x 10^6 IE an den Tagen 1 und 2, 9 x 10^6 IE an den Tagen 3-5; Pause an den Tagen 6 und 7.
Wiederholung nach 1 Woche ohne Proleukin.
Keine Untersuchungen an Kindrn und Jugendlichen.
GA: Schlechter Allgemeinzustand, schwere Herzerkrankungen, schwere Infektionen, schwere Organleiden, ZNS-Metastasen, Autoimmunkrankheiten, allogene Organtransplantate, schwere Leber- oder Nierenschäden.
SST: Gegenanzeige, strenge Kontrazeption erforderlich.
NW: Herz/Kreislauf, Niere, Atemwege, Leber, Verdauungstrakt, Blut (Lymphozytopenie, Eosinophilie), ZNS, (Exazerbation von ZNS-Metastasen), Leukoenzephalopathie, Myalgie, Rhabdomyolyse, Kapillarlecksyndrom, Exazerbation von Autoimmunkrankheiten, Endokrinium, Störungen der Blutglukose, Haut, Fieber, lokale Reaktionen.
WW: ZNS-aktive Substanzen; Organtoxizität anderer Arzneimittel gesteigert; Blutdrucksenker verstärkt; Kontrastmittel (erneutes Auftreten der Proleukin-Toxizität), Interferon-alpha.
WH: Verkehrshinweis. Fieber mit Paracetamol behandeln. Vor Behandlungsbeginn ZNS-Metastasen diagnostizieren und behandeln. Infektionen vor Behandlungsbeginn behandeln. "Capillary leak syndrom" seltener als nach Dauerinfusion. Vorsicht bei Diabetes. Kontrollen: Blutchemie, Thoraxröntgen, EKG, Kreislauf, Lunge.
PG: 1 ST * (EKO: N) [€ 408,00]

Prolia 60 mg - Injektionslösung in einer Fertigspritze 38C09
(Z.Nr. EU/1/10/618/*) NR. P. E. M05BX04
ZI: Amgen Europe, Zg Breda, Niederlande
Z: 1 Fertigspritze enthält in 1 ml Lösung: Denosumab 60 mg mittels DNA-Technologie rekombinant aus Ovarialzellen des Chinesischen Hamsters hergestellt, Essigsäure 99%, Natriumhydroxid zur pH-Wert-Einstellung, Sorbitol 47 mg, Polysorbat 20, Wasser für Injektionszwecke.
EW: Monoklonaler Antikörper.
AG: - Osteoporose bei postmenopausalen Frauen mit erhöhtem Frakturrisiko.
- Knochenschwund im Zusammenhang mit Hormonablation bei Männern mit Prostatakarzinom mit erhöhtem Frakturrisiko.
- Knochenschwund bei systemischer Glukokortikoid-Langzeittherapie mit erhöhtem Frakturrisiko.
AA: S.c.
DO: 60 mg alle 6 Monate. Für Kinder und Jugendliche nicht empfohlen.
GA: Hypokalzämie.
SST: In der Schwangerschaft nicht empfohlen. Kontrazeption für Frauen bis 5 Monate nach Therapieende erforderlich. Nutzen/ Risiko-Abwägung in der Stillzeit.
NW: Muskuloskelettale Schmerzen, Extremitätenschmerzen, Infektionen, Ischiassyndrom, Obstipation, Haut, Überempfindlichkeit, Kieferosteonekrose, Osteonekrose des äußeren Gehörgangs, schwere Hypokalzämie (besonders bei Nierenschäden), atypische Femurfrakturen.
WW: Nicht gleichzeitig mit anderen Denosumab enthaltenden Arzneimitteln anwenden.
WH: Ausreichend Kalzium und Vitamin D zuführen. Auf Hautinfektionen, Hypokalzämie, Osteonekrose im Kieferbereich achten. Gute Mundhygiene beachten.
PG: 1 ST RE1 (EKO: Y) [€ 294,50]

Prolia 60 mg - Injektionslösung in einer Fertigspritze 38C09
(Z.Nr. EU/1/10/618/*) NR. P. E. M05BX04
Parallelimport. nicht im Handel.

Proluton - Depot 250 mg - Ampullen 31H05, 29D05
(Z.Nr. 0-16765) RP. P. G03DA03
ZI: Bayer Austria, Wien
Z: 1 Ampulle zu 1 ml enthält: Hydroxyprogesteron caproat 250 mg, Benzyl benzoat 517,7 mg, Rizinusöl für Injektionszwecke 297,3 mg.
EW: Lang wirkendes Gestagen.
AG: Habitueller Abort durch Gelbkörperinsuffizienz.
AA: Sehr langsam i.m.
DO: Wöchentlich 1-2 Ampullen während der ersten Schwangerschaftsmonate, im Einzelfall auch länger. Keine Indikation für Kinder und Jugendliche.
GA: Venöse oder arterielle thromboembolische Ereignisse, Diabetes mit Gefäßveränderungen, schwere Leberschäden oder Lebertumore, Sexualhormon- abhängige Malignome, Genitalblutungen unklarer Genese, verhaltener oder unvollständiger Abort, Herpes gestationis in der Anamnese.
SST: Bei bestehender Schwangerschaft nur bei dringendem Kinderwunsch anwenden, wenn Gelbkörperinsuffizienz und Abortanamnese vorliegen.
Nutzen/Risiko-Abwägung in der Stillzeit.
NW: Lebertumore, Allergien, lokale Reaktionen, Chloasma, thromboembolische Erkrankungen.
WW: Wirkungsminderung durch viele Enzyminduktoren möglich. Geänderter Bedarf an Insulin oder oralen Antidiabetika.
WH: Gründliche Untersuchung vor Behandlungsbeginn. Erhöhtes thrombo- embolisches Risiko beachten. Gravidität muss diagnostisch gesichert sein.
Vorsicht bei Depressionen.
PG: 3 ST (EKO: G) [€ 13,65]

Prometax 1,5 mg - Hartkapseln 49E01
(Z.Nr. EU/1/98/092/*) RP. P. nicht im Handel. N06DA03

Prometax 3 mg - Hartkapseln 49E01
(Z.Nr. EU/1/98/092/*) RP. P. nicht im Handel. N06DA03

Prometax 4,5 mg - Hartkapseln 49E01
(Z.Nr. EU/1/98/092/*) RP. P. nicht im Handel. N06DA03

Prometax 6 mg - Hartkapseln 49E01
(Z.Nr. EU/1/98/092/*) RP. P. nicht im Handel. N06DA03

Prometax 2 mg/ml - Lösung zum Einnehmen 49E01
(Z.Nr. EU/1/98/092/*) RP. P. nicht im Handel. N06DA03

Prometax 4,6 mg/24 Stunden - transdermales Pflaster 49E01
(Z.Nr. EU/1/98/092/*) RP. P. nicht im Handel. N06DA03

Prometax 9,5 mg/24 Stunden - transdermales Pflaster 49E01
(Z.Nr. EU/1/98/023/*) RP. P. nicht im Handel. N06DA03

Prometax 13,3 mg/24 Stunden - transdermales Pflaster 49E01
(Z.Nr. EU/1/98/092/*) RP. P. nicht im Handel. N06DA03

Pronerv - Kapseln 54B05

(Z.Nr. 1-18087) RP. P. A11DB
ZI: G.L. Pharma, Lannach
Z: 1 Kapsel enthält: Thiamin mononitrat 110 mg (entspr. Vitamin B1), Pyridoxin hydrochlorid 200 mg (entspr. Vitamin B6), Cyanocobalamin 0,5 mg (entspr. Vitamin B12), Magnesium stearat, Talkum, Gelatine, Wasser, gereinigtes, Erythrosin, Titandioxid, Eisenoxid gelb, Eisenoxid rot.
EW: Vitamin B-Kombination.
AG: Neurologische Erkrankungen durch Vitamin B-Mangel.
AA: Unzerkaut mit Flüssigkeit nach den Mahlzeiten.
DO: 1 (-3)mal täglich 1 Kapsel.
Nicht für Kinder und Jugendliche.
SST: Nicht empfohlen.
NW: Kutane Überempfindlichkeit, bei hohen Vitamin-B_6-Dosen Nervenschäden.
WW: Inaktivierung durch 5-Fluorouracil. Resorptionshemmung durch Antazida, Alkohol und schwarzen Tee.
WH: Beeinflussung des klinischen Bildes und der Laborbefunde einer funikulären Myelose oder perniziösen Anämie möglich.
PG: 20 ST (2) (EKO: G) [€ 3,10], 100 ST (EKO: G) [€ 13,35]

Pronestesic 40 mg/ml / 0,036 mg/ml - Injektionslösung für Pferde, Rinder, Schweine und Schafe 824BZ

(Z.Nr. 8-36934) RP. P. QN01BA52
ZI: Fatro, Ozzano dell´Emilia (Bologna), Italien
Z: 1 ml enthält: Procain hydrochlorid 40 mg (entspr. Procain 34,65 mg), Epinephrin hydrogentartrat 0,036 mg (entspr. Epinephrin 0,02 mg), Natrium metabisulfit 1 mg, Natrium methyl-4-hydroxybenzoat 1,15 mg, Natrium edetat 0,1 mg, Natriumchlorid, Salzsäure 10% (zur pH-Wert-Einstellung), Wasser für Injektionszwecke.
EW: Lokalanästhetikum.
AG: Infiltrations- und Perineuralanästhesie bei Pferd, Rind, Schwein und Schaf.
AA: S.c. und perineural. Cave intravaskulär!
DO: Lokalanästhesie oder Infiltrationsanästhesie: In die Subkutis oder um den betroffenen Bereich injizieren.
Pferde, Rinder, Schweine und Schafe. 2,5-10 ml des Tierarzneimittels/Tier (entspricht 100-400 mg Procainhydrochlorid + 0,09-0,36 mg Epinephrinhydrogentartrat).
Perineuralanästhesie: Nahe dem Nervenast injizieren Pferde, Rinder, Schweine und Schafe. 5-10 ml des Tierarzneimittels/Tier (entspricht 200-400 mg Procainhydrochlorid + 0,18-0,36 mg Epinephrinhydrogentartrat).
GA: Schock, Herz/Kreislauf-Erkrankungen, Kreuzresistenz gegen Para-Aminobenzoesäure oder Sulfonamide.
SST: Nutzen/Risiko-Abwägung.
NW: Blutdruckabfall, Überempfindlichkeit, ZNS-Erregung, sehr selten Tachykardie (bei versehentlicher intravaskulärer Injektion).
WW: Gegenanzeige: Sulfonamide, Phenothiazin, Anästhetika auf Zyklopropan- oder Halothanbasis. Vorsicht: Muskelrelaxantien verlängert, Antiarrhythmika verstärkt.
WH: Vorsicht bei Epilepsie, Atem-, Nierenstörungen. Nicht in arteriellen Endgebieten anwenden.
PG: 10 ST VN [€ 153,80]

Prontobario Colon - Dickdarmkontrastmittel 24B01

(Z.Nr. 0-17198) NR. P. V08BA02
ZI: Bracco Österreich, Wien
Z: 1 Klisterbeutel (397 g) enthält: Bariumsulfat 383,02 g, Sorbitol, Natriumcitrat-2-Wasser, Pektin, Tragant, Simeticon, Polysorbat 80, Citronensäure.
EW: Bariumhaltiges Röntgenkontrastmittel.
AG: Radiologische Dickdarmuntersuchung.
AA: Rektal nach Herstellung einer Suspension. Nicht in trockener Form anwenden.
DO: Abhängig von Untersuchungstechnik und Größe des Patienten. Erwachsene meist 400-700 ml einer 60-115% (Gew./Vol.) Suspension. Vorsicht bei Kindern.
GA: Verdacht auf Perforation, schwerer Ileus, nach Magen- und Darmresektionen, akute Blutungen, Megakolon, bis 4 Wochen nach Strahlen- therapie von Rektum oder Prostata.
SST: Strahlenbelastung in der Schwangerschaft sorgfältig abwägen!
NW: Obstipation, Barolithe, Appendizitis, ev. Darmperforation, Lungenembolie.
WH: Radiologische Dickdarmuntersuchung nicht im Anschluss an eine Rektoskopie durchführen.
PG: 397 G * (EKO: N) [€ 19,75]

Prontobario HD - Magenkontrastmittel hochkonzentriert 334,74g - Pulver zur Herstellung einer Suspension zum Einnehmen 24B01

(Z.Nr. 0-16906) NR. P. V08BA02
ZI: Bracco Österreich, Wien
Z: 1 Dose (340 g) enthält: Bariumsulfat 334,74 g, Sorbitol 1,89 g, Gummi arabisch, Natriumcitrat-2-Wasser, (entspr. Natrium 310 mg), Simeticon, Citronensäure, Polysorbat 80, Carrageenan, Ethylmaltol, Saccharin natrium, Erdbeer-Aroma, Kirsch-Aroma.
EW: Bariumhaltiges Röntgenkontrastmittel.
AG: Doppelkontrastuntersuchung von Ösophagus, Magen und Duodenum bei gleich- zeitiger Verwendung eines gasbildenden Mittels.
AA: Oral nach Herstellung einer Suspension.
DO: Erwachsene: 1 Becher Prontobario HD (= 135 ml) + gasbildendes Mittel.
Dosierung bei Kindern und Jugendlichen nach Alter und Körpergewicht.
GA: Verdacht auf Perforation, tracheoösophageale Fistel, schwerer Ileus, nach Magen- und Darmresektionen, Magen/Darm-Blutungen, Megakolon, bis 4 Wochen nach Strahlentherapie von Rektum oder Prostata.
SST: Strahlenbelastung in der Schwangerschaft sorgfältig abwägen!
NW: Obstipation, Barolithe, Appendizitis, ev. Darmperforation, Lungenembolie.
WH: Radiologische Dickdarmuntersuchung nicht im Anschluss an eine Rektoskopie durchführen.
PG: 24 ST * (EKO: N) [€ 195,70]

Propafenon Accord 150 mg - Filmtabletten 30C01

(Z.Nr. 1-37761) RP. P. C01BC03
ZI: Accord Healthcare, Utrecht, Niederlande
Z: 1 Filmtablette enthält: Propafenon hydrochlorid 150 mg, Tablettenkern: Maisstärke, Hypromellose E5, Cellulose, mikrokristalline, Croscarmellose natrium, Magnesium stearat; Filmüberzug: Talkum, Hypromellose E5, Titandioxid, Macrogol 6000.
EW: Antiarrhythmikum Ic.
AG: Lebensbedrohliche supraventrikuläre und ventrikuläre Tachyarrhythmien.
AA: Unzerkaut nach dem Essen mit Flüssigkeit.
DO: Einstellung unter kardiologischer Überwachung (QTc-Zeit). TD 450-600(-900) mg. Kinder und Jugendliche: TD 10-20 mg/kg KG in 3-4 ED. Vorsicht bei höherem Lebensalter, Myokard-, Nieren- oder Leberschäden.
GA: Brugada-Syndrom, unkontrollierte Herzinsuffizienz, kardiogener Schock, schwere Bradykardie, erste 3 Monate nach Myokardinfarkt, schwere strukturelle Herzerkrankungen, schwere Erregungsleitungsstörungen ohne Schrittmacher, Digitalisüberdosierung, schwere Elektrolytstörungen (Kalium), schwere Lungenobstruktion, ausgeprägte Hypotonie, Myasthenie.
SST: Strenge Indikationsstellung.
NW: Schwindel, Herzleitungsstörungen, Palpitationen, Magen/Darm, ZNS, Haut, Augen, Cholestase, Blutbild, Herz/Kreislauf (Orthostase).
WW: Gegenanzeige: Ritonavir.
Vorsicht: Betablocker, Lokalanästhetika, Amiodaron, andere Antiarrhythmika, trizyklische Antidepressiva, orale Antikoagulan-

tien, Digoxin, Anästhetika, Muskelrelaxantien, Neuroleptika, SSRIs, CYP450-Induktoren und -Hemmer, Venlafaxin, Phenobarbital, Theophyllin.
WH: Verkehrshinweis. EKG- und Kreislaufkontrolle. Schrittmacher ev. neu programmieren. Vorsicht bei Asthma. Bei Bradykardie Antidot Atropin, Orciprenalin.
PG: 30 ST (EKO: G) [€ 6,50], 60 ST (2) (EKO: G) [€ 11,35]

Propafenon Accord 300 mg - Filmtabletten 30C01

(Z.Nr. 1-37762) RP. P. C01BC03
ZI: Accord Healthcare, Utrecht, Niederlande
Z: 1 Filmtablette enthält: Propafenon hydrochlorid 300 mg, Tablettenkern: Maisstärke, Hypromellose E5, Cellulose, mikrokristalline, Croscarmellose natrium, Magnesium stearat; Filmüberzug: Talkum, Hypromellose E5, Titandioxid, Macrogol 6000.
Kurzinformation: siehe Propafenon Accord 150 mg - Filmtabletten, → S. 1155
PG: 30 ST (EKO: G) [€ 11,35], 60 ST (EKO: G) [€ 18,55]

🐾 Propalin - Sirup 833AH

(Z.Nr. 8-00573) RP. P. QG04BX91
ZI: Vetoquinol Österreich, Wien
Z: 1 ml Sirup enthält: Phenylpropanolamin hydrochlorid 50 mg, Sorbitol-Lösung 70% (nicht kristallisierend).
EW: Sympathomimetikum.
AG: Harninkontinenz infolge Schließmuskelschwäche der Harnröhre bei der Hündin.
AA: Mit dem Futter; Dosierung mit Tropfenzähler.
DO: 3mal tgl. 1 mg Wirkstoff/kg KG (=0,1 ml Sirup/5 kg KG).
GA: Harndrang durch Verhaltensstörung.
SST: Gegenanzeige.
NW: Durchfall, verminderter Appetit, Herzrhythmusstörungen, Unruhe, Kreislaufschwäche.
WW: Gegenanzeige: Nicht-selektive MAO-Hemmer. Vorsicht: Andere Sympathomimetika, Anticholinergika, trizyklische Antidepressiva, selektive MAO-Hemmer Typ B.
WH: Vorsicht bei Herz/Kreislauf-Erkrankungen, schwere Nieren-, Leberschäden, Diabetes, Nebennierenüberfunktion, Glaukom, Hyperthyreose. An anatomische Missbildungen als Ursache der Harninkontinenz denken.
Bei Überdosierung Alpha-Rezeptoren-Blocker geben.
PG: 30 ML VT [€ 24,10], 100 ML VT [€ 42,55]

P

Propecia 1 mg - Filmtabletten 22N01

(Z.Nr. 1-24532) RP. P. D11AX10
ZI: Merck Sharp & Dohme, Wien
Z: 1 Filmtablette enthält: Finasterid 1 mg, Tablettenkern: Lactose monohydrat 110,4 mg, Cellulose, mikrokristalline, Stärke, verkleistert, Poly(O-carboxymethyl)stärke-Natrium Salz, Docusat natrium (entspr. Natrium < 1 mmol), Magnesium stearat; Tablettenüberzug: Talkum, Hypromellose, Hyprolose, Titandioxid, Eisen(III)-oxid, Eisenoxidhydrat.
EW: Blockiert periphere Umwandlung von Testosteron in Dihydrotestosteron.
AG: Frühe Stadien der androgenetischen Alopezie bei Männern von 18 bis 41 Jahren.
AA: Oral mit oder ohne Nahrung.
DO: Tgl. 1 FT. Kontinuierliche Anwendung empfohlen. Keine Daten an Kindern und Jugendlichen.
GA: Frauen.
SST: Gegenanzeige. Zerkleinerte oder zerbrochene Filmtabletten dürfen von Schwangeren nicht berührt werden.
NW: Erektile Dysfunktion, verminderte Libido, Überempfindlichkeit, Psyche (Depression, Angstgefühl), Brustvergrößerung, Brustkrebs bei Männern, Hodenschmerzen, Angioödem, PSA-Abfall.
PG: 28 ST * (EKO: N) [€ 80,40]

🐾 Pro-Pen 300 mg/g - Suspension zur intramammären Anwendung für Rinder 801AA, 834B

(Z.Nr. 8-00540) NR. P. K. VNW. QJ51CE09
ZI: aniMedica, Senden-Bösensell, Deutschland
Z: 1 Injektor zu 10 g enthält: Procain benzylpenicillin 1-Wasser 3 g → 3 Mio. IE, Procain hydrochlorid 200 mg, Methyl-4-hydroxybenzoat 18 mg, Propyl-4-hydroxybenzoat 2 mg, Natrium citrat, Siliciumdioxid, hochdisperses, Aluminium monostearat, Polysorbat 80, Wasser für Injektionszwecke.
EW: Depotpenicillin, bakterizid.
AG: Euterentzündungen beim Rind während der Laktationsperiode.
DO: 2mal im Abstand von 24 Std. Inhalt eines Injektors pro Euterviertel instillieren.
GA: Allergie gegen Penicilline und Cephalosporine, schwere Nieren- schäden.
SST: Wird während der Laktation eingesetzt.
NW: Allergien.
WW: Potentieller Antagonismus mit bakteriostatischen Antibiotika.
VNW: Essbares Gewebe 5 Tage, Milch 6 Tage.
PG: 100 ST VNW [€ 152,90]

Propess 10 mg - vaginales Freisetzungssystem 29D01, 31J01

(Z.Nr. 1-22193) NR. P. T. G02AD02
ZI: Ferring Arzneimittel, Wien
Z: 1 vaginales Freisetzungssystem enthält: Dinoproston 10 mg (entspr. → ca. 0,3 mg/h), (entspr. Prostaglandin E2), Macrogol (entspr. Hydrogel), Polyestergarn.
EW: Lokales Hormon.
AG: Einleitung der Zervixreifung bei Patientinnen in der Spätschwangerschaft (ab Vollendung der 37. Schwangerschaftswoche).
AA: Intravaginal; erst unmittelbar vor der Anwendung aus dem Tiefkühlschrank nehmen, Auftauen nicht erforderlich.
DO: 1 Insert tief in das hintere Scheidengewölbe einführen und in jedem Fall nach 24 Stunden entfernen. Keine Daten bei Schwangeren unter 18 Jahren.
GA: Wehenbeginn, Blasensprung; wenn starke Uteruskontraktionen unerwünscht sind; Beckenentzündung, Placenta praevia.
SST: Nicht vor Vollendung der 37. Schwangerschaftswoche anwenden. Stillen möglich.
NW: Veränderungen der fetalen Herzfrequenz, abnorme Wehentätigkeit, abnorme Uteruskontraktionen, Veränderungen beim Neugeborenen (Fetal distress-Syndrom).
WW: Oxytocin (frühestens 30 min nach Entfernen des Vaginal-Inserts an- wenden).
WH: Vorsicht bei Blasensprung, Glaukom. Asthma, ungeklärten Genitalblutungen.
Regelmäßige Überprüfung der Uterusaktivität und des Zustandes des Fetus erforderlich. Therapie mit nichtsteroidalen Entzündungshemmern abbrechen.
Vorsicht bei Mehrlingsschwangerschaften, bei Frauen mit mehr als 3 termingerechten Entbindungen, bei Frauen ab 35 Jahren oder bei Schwangerschaftskomplikationen. Keine Untersuchungen bei Lungen-, Leber-, Nierenschäden.
Vaginal-Insert sofort entfernen bei Wehenbeginn, Fruchtblasenruptur, Uterushyperstimulation, fetalem Distress, systemischen Nebenwirkungen.
PG: 5 ST * (EKO: N) [€ 541,55]

🐾 *Propodine 10 mg/ml - Emulsion zur Injektion/Infusion für Hunde und Katzen* 811AA
(Z.Nr. 8-39177) RP. P. nicht im Handel. QN01AX10

Propofol Baxter 1% (10 mg/ml) MCT - Emulsion zur Injektion/Infusion 01C

(Z.Nr. 1-31303) RP. P. N01AX10
ZI: Baxter Holding, Utrecht, Niederlande
Z: 1 ml Emulsion enthält: Propofol 10 mg, Sojaöl, raffiniert 50 mg, Triglyceride, mittelkettige, Glycerol, Lecithin ex ovo, Natrium oleat (entspr. Natrium 0,035 mg), Natriumhydroxid zur pH-Wert-Einstellung, Wasser für Injektionszwecke.
EW: Kurz wirksames i.v. Anästhetikum.
AG: Einleitung und Aufrechterhaltung einer Allgemeinanästhesie bei Erwachsenen und Kindern über 1 Monat.
- Sedierung bei diagnostischen und chirurgischen Eingriffen bei Erwachsenen und Kindern über 1 Monat.
- Sedierung von beatmeten Patienten über 16 Jahre bei Intensivbehandlung.
AA: I.v. (unverdünnt oder mit Glukoselösung und/oder Natriumchloridlösung verdünnt); Details siehe Austria-Codex - Fachinformation.
DO: Allgemeinanästhesie bei Erwachsenen: Narkoseeinleitung: 20-40 mg alle 10 Sekunden, Gesamtdosis 1,5-2,5 mg/kg KG. Narkoseaufrechterhaltung: 4-12 mg/kg KG/h; bei wiederholten Bolusinjektionen 25-50 mg nachinjizieren.
Allgemeinanästhesie bei Kindern über 1 Monat: Narkoseeinleitung: Kinder über 8 Jahre: 2,5 mg/kg KG; Jüngere Kinder: 2,5-4 mg/kg KG.
Narkoseaufrechterhaltung: 9-15 mg/kg KG/h.
Sedierung bei diagnostischen und chirurgischen Eingriffen: Erwachsene: Einleitung mit 0,5-1 mg/kg KG über 1-5 min. Aufrechterhaltung mit 1,5-4,5 mg/kg KG/h.
Kinder ab 1 Monat: Einleitung mit 1-2 mg/kg KG.
Aufrechterhaltung 1,5-9 mg/kg KG/h.
Sedierung von Patienten über 16 Jahren bei Intensivbehandlung: 0,3-4 mg/kg KG/h.
Geringere Dosierungen bei Patienten mit eingeschränkter Herzfunktion. Details siehe Austria-Codex - Fachinformation.
GA: Soja- oder Erdnussallergie, Kinder und Jugendliche bis 16 Jahren zur Sedierung bei Intensivbehandlung.
SST: Zwingende Indikationsstellung in der Schwangerschaft, 24 Std. nicht stillen.

NW: Blutdruckabfall, Anaphylaxie, Psyche (Euphorie, Abhängigkeit), ZNS (Kopfschmerzen, Krämpfe), Hypertriglyzeridämie, Bradykardie, Tachykardie, Magen/Darm (Übelkeit, Erbrechen), Atmung (vorübergehende Apnoe, Husten, Schluckauf, Atemdepression), lokale Reaktionen (Schmerzen an der Injektionsstelle), postoperatives Fieber.
WW: Vorsicht: ZNS-Dämpfer verstärkt (Apnoe); Suxamethonium, Neostigmin (Bradykardie, Herzstillstand); Ciclosporin (Leukoenzephalopathien möglich), Valproat. Zentral depressiv wirksame Arzneimittel, Inhalationsanästhetika, Opioide (verstärkt anästhetisch, kardiovaskuläre NW).
GE: Missbrauch möglich.
WH: Vorsicht bei Risikopatienten (u.a. bei Epilepsie, schweren Myokardschäden, Fettstoffwechselstörungen, erhöhtem intrakraniellen Druck); erhöhter Vagotonus möglich. Bei Elektroschocktherapie nicht empfohlen. Auf aseptische Arbeiten achten (unkonservierte Emulsion). Verkehrshinweis.
Bei Überdosierung Atem- und Kreislaufdepression.
PG: BAX 20ML 5 ST * (EKO: N) [€ 40,80], **BAX 50ML** 10 ST * (EKO: N) [€ 153,80], **CLARIS 20ML** 5 ST * (EKO: N) [€ 40,80], **CLARIS 50ML** 10 ST * (EKO: N) [€ 153,80]

Propofol Baxter 2% (20 mg/ml) MCT - Emulsion zur Injektion/Infusion 01C

(Z.Nr. 1-31304) RP. P. N01AX10
ZI: Baxter Holding, Utrecht, Niederlande
Z: 1 ml Emulsion enthält: Propofol 20 mg, Sojaöl, raffiniert 50 mg, Triglyceride, mittelkettige, Glycerol, Lecithin ex ovo, Natrium oleat (entspr. Natrium 0,035 mg), Natriumhydroxid zur pH-Wert-Einstellung, Wasser für Injektionszwecke.
EW: Kurz wirksames i.v. Anästhetikum.
AG: Einleitung und Aufrechterhaltung einer Allgemeinanästhesie bei Erwachsenen und Kindern über 3 Jahren.
- Sedierung bei diagnostischen und chirurgischen Eingriffen bei Erwachsenen und Kindern über 3 Jahren.
- Sedierung von beatmeten Patienten über 16 Jahre bei Intensivbehandlung.

AA: I.v. unverdünnt als kontinuierliche Infusion.
Details siehe Austria-Codex - Fachinformation.
DO: Allgemeinanästhesie bei Erwachsenen: Narkoseeinleitung: 20-40 mg alle 10 Sekunden, Gesamtdosis 1,5-2,5 mg/kg KG.
Narkoseaufrechterhaltung: 4-12 mg/kg KG/h.
Allgemeinanästhesie bei Kindern über 3 Jahren: Narkoseeinleitung: Kinder über 8 Jahre: 2,5 mg/kg KG; Jüngere Kinder: 2,5-4 mg/kg KG.
Narkoseaufrechterhaltung: 9-15 mg/kg KG/h.
Sedierung bei diagnostischen und chirurgischen Eingriffen: Erwachsene: Einleitung mit 0,5-1 mg/kg KG über 1-5 min.
Aufrechterhaltung mit 1,5-4,5 mg/kg KG/h.
Kinder ab 3 Jahren: Einleitung mit 1-2 mg/kg KG.
Aufrechterhaltung 1,5-9 mg/kg KG/h.
Sedierung von Patienten über 16 Jahren bei Intensivbehandlung: 0,3-4 mg/kg KG/h.
Geringere Dosierungen bei Patienten mit eingeschränkter Herzfunktion. Details siehe Austria-Codex - Fachinformation.
GA: Soja- oder Erdnussallergie, Kinder und Jugendliche bis 16 Jahren zur Sedierung bei Intensivbehandlung.
SST: Zwingende Indikationsstellung in der Schwangerschaft, 24 Std. nicht stillen.
NW: Blutdruckabfall, Anaphylaxie, Psyche (Euphorie, Abhängigkeit), ZNS (Kopfschmerzen, Krämpfe), Hypertriglyzeridämie, Bradykardie, Tachykardie, Magen/Darm (Übelkeit, Erbrechen), Atmung (vorübergehende Apnoe, Husten, Schluckauf, Atemdepression), lokale Reaktionen (Schmerzen an der Injektionsstelle), postoperatives Fieber.
WW: Vorsicht: ZNS-Dämpfer verstärkt (Apnoe); Suxamethonium, Neostigmin (Bradykardie, Herzstillstand); Ciclosporin (Leukoenzephalopathien möglich), Valproat. Zentral depressiv wirksame Arzneimittel, Inhalationsanästhetika, Opioide (verstärkt anästhetisch, kardiovaskuläre NW).
GE: Missbrauch möglich.
WH: Vorsicht bei Risikopatienten (u.a. bei Epilepsie, schweren Myokardschäden, Fettstoffwechselstörungen, erhöhtem intrakraniellen Druck; erhöhter Vagotonus möglich. Bei Elektroschocktherapie nicht empfohlen. Auf aseptische Arbeiten achten (unkonservierte Emulsion). Verkehrshinweis.
Bei Überdosierung Atem- und Kreislaufdepression.
PG: BAX 10 ST * (EKO: N) [€ 258,90], **CLARIS** 1 ST * (EKO: N) [€ 31,75]

Propofol "Fresenius" 1% mit MCT - Emulsion zur Injektion oder Infusion in einer Fertigspritze 01C

(Z.Nr. 1-31915) RP. P. N01AX10
ZI: Fresenius Kabi Austria, Graz
Z: 1 ml Emulsion enthält: Propofol 10 mg, Sojaöl, raffiniert 50 mg, Triglyceride, mittelkettige, Ei-Lecithin, Glycerol, Ölsäure, Natriumhydroxid (entspr. Natrium max. 0,06 mg), Wasser für Injektionszwecke.
EW: Kurz wirksames i.v. Anästhetikum.
AG: Einleitung und Aufrechterhaltung einer Allgemeinanästhesie bei Erwachsenen und Kindern über 1 Monat.
- Sedierung bei diagnostischen und chirurgischen Eingriffen bei Erwachsenen und Kindern über 1 Monat.
- Sedierung von beatmeten Patienten über 16 Jahre bei Intensivbehandlung.

AA: I.v. (unverdünnt oder mit Glukoselösung und/oder Natriumchloridlösung verdünnt); bei Narkosen von Erwachsenen auch mit Target-Controlled-Infusionssystemen möglich. Details siehe Austria-Codex - Fachinformation.
DO: Allgemeinanästhesie bei Erwachsenen: Narkoseeinleitung: 20-40 mg alle 10 Sekunden, Gesamtdosis 1,5-2,5 mg/kg KG.
Narkoseaufrechterhaltung: 4-12 mg/kg KG/h; bei wiederholten Bolusinjektionen 25-50 mg nachinjizieren.
Allgemeinanästhesie bei Kindern über 1 Monat: Narkoseeinleitung: Kinder über 8 Jahre: 2,5 mg/kg KG; Jüngere Kinder: 2,5-4 mg/kg KG.
Narkoseaufrechterhaltung: 9-15 mg/kg KG/h.
Sedierung bei diagnostischen und chirurgischen Eingriffen: Erwachsene: Einleitung mit 0,5-1 mg/kg KG über 1-5 min.
Aufrechterhaltung mit 1,5-4,5 mg/kg KG/h.
Kinder ab 1 Monat: Einleitung mit 1-2 mg/kg KG.
Aufrechterhaltung 1,5-9 mg/kg KG/h.
Sedierung von Patienten über 16 Jahren bei Intensivbehandlung: 0,3-4 mg/kg KG/h.
Geringere Dosierungen bei Patienten mit eingeschränkter Herzfunktion. Details siehe Austria-Codex - Fachinformation.
GA: Soja- oder Erdnussallergie, Kinder und Jugendliche bis 16 Jahren zur Sedierung bei Intensivbehandlung.
SST: Zwingende Indikationsstellung in der Schwangerschaft, 24 Std. nicht stillen.
NW: Blutdruckabfall, Anaphylaxie, Psyche (Euphorie, Abhängigkeit), ZNS (Kopfschmerzen, Krämpfe), Hypertriglyzeridämie, Bradykardie, Tachykardie, Magen/Darm (Übelkeit, Erbrechen), Atmung (vorübergehende Apnoe, Husten, Schluckauf, Atemdepression), lokale Reaktionen (Schmerzen an der Injektionsstelle), postoperatives Fieber.
WW: Vorsicht: ZNS-Dämpfer verstärkt (Apnoe); Rifampicin (Hypotonie); Suxamethonium, Neostigmin (Bradykardie, Herzstillstand); Ciclosporin (Leukoenzephalopathien möglich), Valproat. Zentral depressiv wirksame Arzneimittel, Inhalationsanästhetika, Opioide (verstärkt anästhetisch, kardiovaskuläre NW).
GE: Missbrauch möglich.
WH: Vorsicht bei Risikopatienten (u.a. bei Epilepsie, schweren Myokardschäden, Fettstoffwechselstörungen, erhöhtem intrakraniellen Druck, Mitochondriopathie); erhöhter Vagotonus möglich. Bei Elektroschocktherapie nicht empfohlen. Auf aseptische Arbeiten achten (unkonservierte Emulsion). Verkehrshinweis.
Bei Überdosierung Atem- und Kreislaufdepression.
PG: 10ML 6 ST * (EKO: N) [€ 81,90], **20ML** 6 ST * (EKO: N) [€ 139,60]

Propofol "Fresenius" 1% mit MCT - Emulsion zur Injektion oder Infusion 01C

(Z.Nr. 1-25830) RP. P. N01AX10
ZI: Fresenius Kabi Austria, Graz
Z: 1 ml enthält: Propofol 10 mg, Sojaöl, raffiniert 50 mg, Triglyceride, mittelkettige, Ei-Lecithin, Glycerol, Ölsäure, Natriumhydroxid, (entspr. Natrium max. 0,06 mg), Wasser für Injektionszwecke.
Kurzinformation: siehe Propofol "Fresenius" 1% mit MCT - Emulsion zur Injektion oder Infusion in einer Fertigspritze, → S. 1157
PG: AMP 20ML 5 ST * (EKO: N) [€ 43,85], **DFL 20ML** 10 ST * (EKO: N) [€ 85,65], **DFL 50ML** 10 ST * (EKO: N) [€ 192,75]

Propofol "Fresenius" 2% mit MCT - Emulsion zur Injektion oder Infusion in einer Fertigspritze 01C

(Z.Nr. 1-31916) RP. P. N01AX10
ZI: Fresenius Kabi Austria, Graz
Z: 1 ml Emulsion enthält: Propofol 20 mg, Sojaöl, raffiniert 50 mg, Triglyceride, mittelkettige, Ei-Lecithin, Glycerol, Ölsäure, Natriumhydroxid (entspr. Natrium max. 0,06 mg), Wasser für Injektionszwecke.
EW: Kurz wirksames i.v. Anästhetikum.
AG: Einleitung und Aufrechterhaltung einer Allgemeinanästhesie bei Erwachsenen und Kindern über 3 Jahren.
- Sedierung bei diagnostischen und chirurgischen Eingriffen bei Erwachsenen und Kindern über 3 Jahren.
- Sedierung von beatmeten Patienten über 16 Jahre bei Intensivbehandlung.

AA: I.v. unverdünnt als kontinuierliche Infusion. Bei Narkosen von Erwachsenen auch mit Target-Controlled-Infusionssystemen möglich. Details siehe Austria-Codex - Fachinformation.

DO: Allgemeinanästhesie bei Erwachsenen: Narkoseeinleitung: 20-40 mg alle 10 Sekunden, Gesamtdosis 1,5-2,5 mg/kg KG. Narkoseaufrechterhaltung: 4-12 mg/kg KG/h.
Allgemeinanästhesie bei Kindern über 3 Jahren: Narkoseeinleitung: Kinder über 8 Jahre: 2,5 mg/kg KG; Jüngere Kinder: 2,5-4 mg/kg KG.
Narkoseaufrechterhaltung: 9-15 mg/kg KG/h.
Sedierung bei diagnostischen und chirurgischen Eingriffen: Erwachsene: Einleitung mit 0,5-1 mg/kg KG über 1-5 min. Aufrechterhaltung mit 1,5-4,5 mg/kg KG/h.
Kinder ab 3 Jahren: Einleitung mit 1-2 mg/kg KG.
Aufrechterhaltung 1,5-9 mg/kg KG/h.
Sedierung von Patienten über 16 Jahren bei Intensivbehandlung: 0,3-4 mg/kg KG/h.
Geringere Dosierungen bei Patienten mit eingeschränkter Herzfunktion. Details siehe Austria-Codex - Fachinformation.
GA: Soja- oder Erdnussallergie, Kinder und Jugendliche bis 16 Jahren zur Sedierung bei Intensivbehandlung.
SST: Zwingende Indikationsstellung in der Schwangerschaft, 24 Std. nicht stillen.
NW: Blutdruckabfall, Anaphylaxie, Psyche (Euphorie, Abhängigkeit), ZNS (Kopfschmerzen, Krämpfe), Hypertriglyzeridämie, Bradykardie, Tachykardie, Magen/Darm (Übelkeit, Erbrechen), Atmung (vorübergehende Apnoe, Husten, Schluckauf, Atemdepression), lokale Reaktionen (Schmerzen an der Injektionsstelle), postoperatives Fieber.
WW: Vorsicht: ZNS-Dämpfer verstärkt (Apnoe); Rifampicin (Hypotonie); Suxamethonium, Neostigmin (Bradykardie, Herzstillstand); Ciclosporin (Leukoenzephalopathien möglich), Valproat. Zentral depressiv wirksame Arzneimittel, Inhalationsanästhetika, Opioide (verstärkt anästhetisch, kardiovaskuläre NW).
GE: Missbrauch möglich.
WH: Vorsicht bei Risikopatienten (u.a. bei Epilepsie, schweren Myokardschäden, Fettstoffwechselstörungen, erhöhtem intrakraniellen Druck, Mitochondriopathie); erhöhter Vagotonus möglich. Bei Elektroschocktherapie nicht empfohlen. Auf aseptische Arbeiten achten (unkonservierte Emulsion). Verkehrshinweis.
Bei Überdosierung Atem- und Kreislaufdepression.
PG: 1 ST * (EKO: N) [€ 57,10]

Propofol "Fresenius" 2% mit MCT - Emulsion zur Injektion oder Infusion 01C

(Z.Nr. 1-25831) RP. P. N01AX10
ZI: Fresenius Kabi Austria, Graz
Z: 1 ml enthält: Propofol 20 mg, Sojaöl, raffiniert 50 mg, Triglyceride, mittelkettige, (3-sn-Phosphatidyl)cholin (entspr. Ei-Lecithin), Glycerol, Ölsäure, Natriumhydroxid, (entspr. Natrium max. 0,06 mg), Wasser für Injektionszwecke.
Kurzinformation: siehe Propofol "Fresenius" 2% mit MCT - Emulsion zur Injektion oder Infusion in einer Fertigspritze, → S. 1157
PG: 10 ST * (EKO: N) [€ 333,00]

Propofol-Lipuro 5 mg/ml - Emulsion zur Injektion oder Infusion 01C

(Z.Nr. 1-27991) RP. P. N01AX10
ZI: B. Braun, Melsungen, Deutschland
Z: 1 ml enthält: Propofol 5 mg, Sojabohnenöl, raffiniert 50 mg, Triglyceride, mittelkettige, Glycerol, Ei-Lecithin, Natrium oleat, (entspr. Natrium 0,03 mg), Wasser für Injektionszwecke.
EW: Kurz wirksames i.v. Anästhetikum.
AG: Induktion einer Allgemeinnarkose sowie Einleitung einer Sedierung bei chirurgischen oder diagnostischen Maßnahmen bei Erwachsenen oder Kindern ab 1 Monat, kurzfristige Sedierung bei diagnostischen oder chirurgischen Maßnahmen nur bei Erwachsenen.
AA: Nur zur i.v. Injektion oder Infusion.
AH: Infusion unverdünnt oder mit 5% Glukoselösung oder mit 0,9% NaCl-Lösung (max. 4 Teile auf 1 Teil Propofol) verdünnt. Keine anderen Mischungen. Kontrollierbares Infusionssystem erforderlich. Applikation mit Lidocain (1 Teil einer 1%igen Lösung mit 40 Teilen Propofol) möglich.
DO: Narkoseeinleitung: 1,5-2,5 mg/kg KG, bei jüngeren Kindern 2,5 bis 4 mg/kg KG.
Einleitung einer Sedierung: 1-2 mg/kg KG.
Sedierung bei Erwachsenen: Initial 0,5-1 mg/kg KG über 1-5 Minuten, zur Aufrechterhaltung 1,5-4,5 mg/kg KG x Std.
Dosisreduktion bei Risikopatienten.
GA: Aufrechterhaltung einer Narkose, Kinder zur Sedierung bei chirurgischen und diagnostischen Maßnahmen, Sedierung im Rahmen einer Intensivbehandlung.
SST: Strenge Indikationsstellung, 24 Std. nicht stillen.
NW: Hypotonie, Erregung; lokale Schmerzen und vorübergehende Apnoe während der Einleitung; Kopfschmerzen, Übelkeit und Erbrechen in der Aufwachphase, Bradykardie, selten Krämpfe, Propofol-Infusions-Syndrom (insbesondere bei Kindern). Bei Überdosierung Atemstillstand.
WW: Vorsicht: Valproat (Propofol-Dosis ggf. reduzieren).
WH: Vorsicht bei Fettstoffwechselstörungen, Mitochondriopathien. Bei Bradykardie Anticholinergikum (Atropin) geben. Aseptisch anwenden. Für Zwischenfälle Vorsorge tragen, nur in entsprechend ausgerüsteten Abteilungen anwenden. Herz-, Kreislauf-, Ateminsuffizienz möglichst vor der Narkose kompensieren. Verkehrshinweis.
PG: 5 ST * (EKO: N) [€ 31,55]

Propofol-Lipuro 10 mg/ml - Emulsion zur Injektion oder Infusion 01C

(Z.Nr. 1-23864) RP. P. N01AX10
ZI: B. Braun, Melsungen, Deutschland
Z: 1 ml enthält: Propofol 10 mg, Sojaöl, raffiniert 50 mg, Triglyceride, mittelkettige, Glycerol, Ei-Lecithin, Natrium oleat 0,03 mg, Wasser für Injektionszwecke.
EW: Kurz wirksames i.v. Anästhetikum.
AG: Induktion einer Allgemeinnarkose sowie Einleitung einer Sedierung bei chirurgischen oder diagnostischen Maßnahmen bei Erwachsenen oder Kindern ab 1 Monat, kurzfristige Sedierung bei diagnostischen oder chirurgischen Maßnahmen nur bei Erwachsenen.
AA: Nur zur i.v. Injektion oder Infusion.
AH: Infusion unverdünnt oder mit 5% Glukoselösung oder mit 0,9% NaCl-Lösung oder mit 4% Glukose/0,18% NaCl-Lösung (max. 4 Teile auf 1 Teil Propofol) verdünnt. Keine anderen Mischungen. Kontrollierbares Infusionssystem erforderlich. Applikation mit Lidocain (1 Teil einer 1%igen Lösung mit 20 Teilen Propofol) möglich.
DO: Narkoseeinleitung: 1,5-2,5 mg/kg KG, bei jüngeren Kindern 2,5 bis 4 mg/kg KG.
Narkoseaufrechterhaltung: 4-12 mg/kg KG x Std. Kinder: 9-15 mg/kg KG x Std.
Sedierung bei diagnostischen und chirurgischen Maßnahmen:
Erwachsene: Initial 0,5-1 mg/kg KG über 1-5 min, dann 1,5-4,5 kg/kg KG x Std.
Kinder: Initial 1-2 mg/kg KG, dann 1,5-9 mg/kg KG x Std.
Sedierung Erwachsener während Intensivbehandlung: 0,3-4 mg/kg/h.
Dosisreduktion bei Risikopatienten.
GA: Kinder und Jugendliche unter 16 Jahren zur Sedierung im Rahmen einer Intensivbehandlung.
SST: Strenge Indikationsstellung, 24 Std. nicht stillen.
NW: Hypotonie, Erregung; lokale Schmerzen und vorübergehende Apnoe während der Einleitung; Kopfschmerzen, Übelkeit und Erbrechen in der Aufwachphase, Bradykardie, selten Krämpfe, Propofol-Infusions-Syndrom (insbesondere bei Kindern). Bei Überdosierung Atemstillstand.
WW: Vorsicht: Valproat (Propofol-Dosis ggf. reduzieren).
WH: Vorsicht bei Fettstoffwechselstörungen, Mitochondriopathien. Bei Bradykardie Anticholinergikum (Atropin) geben. Aseptisch anwenden. Für Zwischenfälle Vorsorge tragen, nur in entsprechend ausgerüsteten Abteilungen anwenden. Herz-, Kreislauf-, Ateminsuffizienz möglichst vor der Narkose kompensieren. Verkehrshinweis.
PG: **AMP 10** 10 ST * (EKO: N) [€ 63,30], **AMP 20** 5 ST * (EKO: N) [€ 43,95], **DFL 20** 10 ST * (EKO: N) [€ 75,15], **DFL 50** 10 ST * (EKO: N) [€ 162,30], **DFL 100** 10 ST * (EKO: N) [€ 300,65]

Propofol-Lipuro 20 mg/ml - Emulsion zur Injektion oder Infusion 01C

(Z.Nr. 1-24488) RP. P. N01AX10
ZI: B. Braun, Melsungen, Deutschland
Z: 1 ml enthält: Propofol 20 mg, Sojaöl, raffiniert 50 mg, Triglyceride, mittelkettige, Glycerol, Ei-Lecithin, Natrium oleat, (entspr. Natrium 0,03 mg), Wasser für Injektionszwecke.
EW: Kurz wirksames i.v. Anästhetikum.
AG: Induktion bzw. Erhaltung einer Allgemeinnarkose sowie Sedierung bei diagnostischen und chirurgischen Maßnahmen bei Erwachsenen und Kindern ab 3 Jahren, Sedierung von beatmeten Patienten über 16 Jahre im Rahmen einer Intensivbehandlung.
AA: Unverdünnt zur i.v. Injektion oder Infusion. Zur Reduzierung des Injek- tionsschmerzes kann Lidocain unmittelbar vor Propofol-Lipuro injiziert werden.
DO: Narkoseeinleitung: 1,5-2,5 mg/kg KG, bei jüngeren Kindern 2,5 bis 4 mg/kg KG.
Narkoseaufrechterhaltung: 4-12 mg/kg KG x Std. Kinder: 9-15 mg/kg KG x Std.
Sedierung bei diagnostischen und chirurgischen Maßnahmen:
Erwachsene: Initial 0,5-1 mg/kg KG über 1-5 min, dann 1,5-4,5 kg/kg KG x Std.
Kinder: Initial 1-2 mg/kg KG, dann 1,5-9 mg/kg KG x Std.
Sedierung Erwachsener während Intensivbehandlung: 0,3-4 mg/kg/h.
Dosisreduktion bei Risikopatienten.

GA: Kinder und Jugendliche unter 16 Jahren zur Sedierung im Rahmen einer Intensivbehandlung.
SST: Strenge Indikationsstellung, 24 Std. nicht stillen.
NW: Hypotonie, Erregung; lokale Schmerzen und vorübergehende Apnoe während der Einleitung; Kopfschmerzen, Übelkeit und Erbrechen in der Aufwachphase, Bradykardie, selten Krämpfe, Propofol-Infusions-Syndrom (insbesondere bei Kindern). Bei Überdosierung Atemstillstand.
WW: Vorsicht: Valproat (Propofol-Dosis ggf. reduzieren).
WH: Vorsicht bei Fettstoffwechselstörungen, Mitochondriopathien. Bei Bradykardie Anticholinergikum (Atropin) geben. Aseptisch anwenden. Für Zwischenfälle Vorsorge tragen, nur in entsprechend ausgerüsteten Abteilungen anwenden. Herz-, Kreislauf-, Ateminsuffizienz möglichst vor der Narkose kompensieren. Verkehrshinweis.
PG: 10 ST * (EKO: N) [€ 267,25]

🐾 Proposure 10 mg/ml - Emulsion zur Injektion für Hunde und Katzen 811AA
(Z.Nr. 8-37413) RP. P. QN01AX10
ZI: Axience, Pantin, Frankreich
Z: 1 ml Injektionsemulsion enthält: Propofol 10 mg, Ei-Lecithin, Glycerol, Sojaöl, raffiniert, Natriumhydroxid zur pH-Wert-Einstellung, Wasser für Injektionszwecke.
EW: Allgemeinanästhetikum.
AG: Kurze Eingriffe mit einer Dauer bis zu 5 Minuten; Einleitung und Erhaltung einer Allgemeinanästhesie; Einleitung einer Vollnarkose.
AA: I.v.
DO: Individuell: Einleitung: Leitdosis für Hunde ohne Prämedikation 6,5 mg/kg KG, mit Prämedikation 3,0-4,5 mg/kg KG.
-Leitdosis für Katzen ohne Prämedikation 8,0 mg/kg KG, mit Prämedikation 2,0-6,0 mg/kg KG.
Erhaltung: Zusätzlich 1,5 mg/kg KG bei Hunden bzw. 2,0 mg/kg KG bei Katzen.
SST: Nutzen/Risiko-Abwägung.
NW: Geringe Zeichen von Erregung bei der Einleitung. In der Aufwachphase Niesen, Würgen, Erbrechen, Erregung. Bei Überdosierung kardiorespiratorische Depression.
WW: Andere Sedativa oder Analgetika (Propofol- Dosis verringern). Opioide (verlängerte Aufwachphase, Atemdepression), Alfentanil (Herzstillstand bei Hunden).
WH: Vorsicht bei Herz-, Atemwegs-, Nieren- oder Leberschäden, hypovolämischen oder geschwächten Tieren. Besondere Vorsicht bei Hunden > 8 Jahren (Abbau verlangsamt).
PG: 100 ML VT [€ 58,05]

🐾 PropoVet Multidose 10 mg/ml - Emulsion zur Injektion für Hunde und Katzen 811AA
(Z.Nr. 8-01074) RP. P. QN01AX10
ZI: Zoetis Österreich, Wien
Z: 1 ml Emulsion enthält: Propofol 10 mg, Benzylalkohol 20 mg, Sojaöl, raffiniert, Ei-Lecithin, Glycerol, Ölsäure, Natriumhydroxid zur pH-Wert-Einstellung, Wasser für Injektionszwecke.
EW: Kurz wirksames Narkotikum.
AG: Vollnarkose für kurze Eingriffe (nicht mehr als 5 min) bei Hunden und Katzen; Einleitung einer Vollnarkose und Aufrechterhaltung durch Mehrfachdosen; Einleitung einer Vollnarkose, die durch Inhalationsnarkotika aufrecht erhalten wird.
AA: I.v.
DO: Narkoseeinleitung: Hunde ohne Prämedikation 6,5 mg/kg KG, mit Prämedikation 4 mg/kg KG, mit Alpha 2-Agonisten 1 mg/kg KG Katzen ohne Prämedikation 8 mg/kg KG, mit Prämedikation 6 mg/kg KG, mit Alpha 2-Agonisten 1,2 mg/kg
Aufrechterhaltung einer Narkose: 1,25-2,5 mg/kg KG nach Bedarf.
SST: Nutzen/Risiko-Bewertung.
NW: Bei der Einleitung minimale Exzitation, Apnoe, in der Aufwachphase Erbrechen, Exzitation, bei Katzen Würgen, Lecken der Pfoten, Gesichtslecken.
WW: Sedativa, Analgetika verringern erforderliche Dosis des Narkotikums.
WH: Einrichtungen für künstliche Beatmung und Sauerstoffzufuhr bereithalten.
Vorsicht bei Herz-, Lungen-, Nieren-, Leberschäden, hypovolämischen oder geschwächten Tieren.
PG: 5 ST VT [€ 64,60]

ProQuad - Pulver und Lösungsmittel zur Herstellung einer Injektionssuspension 36B07
(Z.Nr. EU/1/05/323/*) NR. P. E. nicht im Handel. J07BD54

ProQuad - Pulver und Lösungsmittel zur Herstellung einer Injektionssuspension in einer Fertigspritze 36B07
(Z.Nr. EU/1/05/323/*) NR. P. E. J07BD54
ZI: MSD Vaccins, Lyon, Frankreich
Z: 1 Dosis (0,5 ml) enthält: Masern-Mumps-Röteln-Varizellen-Lebend-Impfstoff: Masern Virus, Stamm Enders/Edmonston (lebend, attenuiert) 3,00 log10 ZKID50, Mumps Virus, Stamm Jeryl Lynn (Level B) (lebend, attenuiert) 4,30 log10 ZKID50, Wirtssystem: Hühnerembryozellen, Röteln-Virus, Stamm WISTAR RA 27/3 (lebend, attenuiert) 3,00 log10 ZKID50, Wirtssystem: Lungenfibroblasten (WI-38), human diploid, Varicella-Virus, Stamm Oka/Merck (lebend, attenuiert) 3,99 log10 PBE, Wirtssystem: menschliche diploide Zellen (MRC-5), Saccharose, Gelatine, hydrolisiert, Natriumchlorid, Sorbitol 16 mg, Natrium glutamat, Natrium phosphat, Natriumhydrogencarbonat, Kaliumphosphat, Kaliumchlorid, Medium 199 mit Hank's Salzen, Minimum Essential Medium/Eagle, Phenolrot, Salzsäure zur pH-Wert-Einstellung, Natriumhydroxid zur pH-Wert-Einstellung, Harnstoff; Lösungsmittel: Wasser für Injektionszwecke; Spuren von Humanalbumin, rekombinant (rHA), Neomycin.
EW: Virusimpfstoff.
AG: Gleichzeitige Impfung gegen Masern, Mumps, Röteln und Varizellen bei Personen ab 12 Monaten (in Ausnahmefällen ab 9 Monaten).
AA: I.m. oder s.c. (bei Gerinnungsstörungen). Nicht intravasal!
DO: 2 Dosen ProQuad (im Abstand von 1-3 Monaten) oder 1 Dosis ProQuad, gefolgt von einer zweiten Dosis eines monovalenten Varizellen-Impfstoffs.
GA: Pathologische Blutbildveränderungen (Leukämie, Lymphome etc.), Immundefizienz, aktive Tuberkulose, Fieber >38,5° C, Therapie mit Kortikoiden oder Immunsuppressiva.
SST: Schwangere nicht impfen, nach der Impfung Schwangerschaft 1 Monat verhindern. Nutzen/Risiko-Abwägung in der Stillzeit.
NW: Fieber, Krämpfe, Masern-artiger Ausschlag, Arthralgie, Psyche, ZNS, lokale Reaktionen.
Komplikationen mit Varizellen (Impfstamm): Herpes Zoster, aseptische Meningitis, Enzephalitis.
WW: Mindestens 1 Monat Abstand zu anderen Virus-Lebendimpfstoffen. Gleichzeitige Anwendung mit Prevenar oder Hepatitis A-Impfstoff (an verschiedenen Stellen) möglich. Salicylate (6 Wochen Abstand), Immunglobuline, Blutprodukte mit Varicella-Zoster-Virus-Antikörpern, Tuberkulintest.
WH: Auf seltene anaphylaktische Reaktionen bzw. Thrombozytopenie achten. Vorsicht bei Krämpfen in der Anamnese. Enge Kontakte mit für Varicellen empfänglichen Hochrisikopersonen bis zu 6 Wochen nach der Impfung vermeiden.
PG: 1 ST * (EKO: N) [€ 112,20]

Proscar 5 mg - Filmtabletten 52D01
(Z.Nr. 1-19689) RP. P. G04CB01
ZI: Merck Sharp & Dohme, Wien
Z: 1 Filmtablette enthält: Finasterid 5 mg, Tablettenkern: Lactose monohydrat 106,4 mg Cellulose, mikrokristalline, Stärke, vorverkleistert, Carboxymethylstärke, Natriumsalz, Docusat natrium, Magnesium stearat, Eisenoxid gelb; Tablettenüberzug: Hypromellose, Hydroxypropylcellulose, Talkum, Titandioxid, Indigotin I.
EW: 5-Alpha-Reduktasehemmer, hemmt Umwandlung von Testosteron zum Dihydrotestosteron.
AG: Benigne Prostata-Hyperplasie (BPH).
AA: Unzerkaut mit Flüssigkeit einnehmen. Cave: Nicht zerkleinern oder zerbrechen, bei Berührung der Tablettenteile durch Schwangere besteht Risiko für Missbildungen bei männliche Föten!
DO: 1mal tgl. 5mg.
Dauertherapie erforderlich.
Nicht indiziert bei Frauen, Kindern und Jugendlichen.
SST: Gegenanzeige (Missbildungen der fötalen äußeren männlichen Geschlechtsorgane möglich).
NW: Impotenz, verminderte Libido, vermindertes Ejakulatvolumen, Gynäkomastie, Brustkrebs bei Männern, Psyche (Depressionen), Überempfindlichkeit, Haut.
WH: Regelmäßige urologische Kontrollen. Patienten auf obstruktive Uropathie sorgfältig überwachen. Kein klinischer Nutzen bei Prostatakarzinom. Regelmäßige Untersuchungen (rektal, PSA) auf Prostatakarzinom erforderlich. PSA-Spiegel fallen unter Finasterid. Auf Veränderung des Brustgewebes achten. Vorsicht bei Leberschäden.
PG: 30 ST U (2) (EKO: G) [€ 11,55]

Proscenat spag. Peka - Tropfen zum Einnehmen 52X03
(Z.Nr. 3-00470) RPF. P. V03AX
ZI: Pekana Naturheilmittel, Kißlegg, Deutschland
Z: 1 g (= 1,09 ml = 58 Tropfen) enthält: Acidum sulfuricum

P

(Homöopathie) D4 105 mg, Lytta vesicatoria (Homöopathie) D4 135 mg (entspr. Cantharis (Homöopathie)), Conium maculatum (Homöopathie) D4 150 mg, Selenium amorphum (Homöopathie) D8 150 mg, Delphinium staphisagria-spag. Peka D4 150 mg (entspr. Staphisagria (Homöopathie)), Nasturtium officinale Urt. 130 mg (entspr. Nasturtium aquaticum), Ononis spinosa Urt. 180 mg, Ethanol 96% (entspr. Gesamtethanolgehalt ca. 40 % (V/V)), Wasser, gereinigtes, Spuren von Lactose monohydrat.
EW: Homöopathikum (spagyrisch).
AG: Unterstützend bei gutartiger Prostatavergrößerung, schmerzhaftem Harndrang, unvollständiger Blasenentleerung.
AA: In einem Glas mit etwas Wasser nach den Mahlzeiten einnehmen.
DO: 3mal tgl. 20 Tropfen Nicht für Kinder und Jugendliche.
SST: Keine Indikation.
PG: 100 ML * (EKO: N) [€ 21,75]

Prosfortil - Tropfen 52X05
(Z.Nr. 3-00330) RPF. P. nicht im Handel. V03AX

Prosicca - Augentropfen 47M01
(Z.Nr. 0-15658) RPF. P. S01XA20
ZI: Agepha Pharma, Senec, Slowakei
Z: 1 ml enthält: Hydroxypropylmethylcellulose 5 mg (entspr. Hypromellose), Benzalkonium chlorid 0,07 mg, Glycerin 85%, Natriumchlorid, Kaliumchlorid, Magnesiumchlorid-6-Wasser, Calcium chlorid-2-Wasser, Wasser für Injektionszwecke.
EW: Erhöht Viskosität der Tränenflüssigkeit.
AG: Trockenes Auge, nicht-entzündliche Augenreizung, Herstellung von Augentropfen nach ärztlichem Rezept.
DO: 3-5mal tgl. in den Bindehautsack einträufeln. Keine Daten an Kindern und Jugendlichen.
SST: Anwendung möglich.
NW: Selten leichtes Brennen; bei anhaltender Rötung Therapie abbrechen.
WH: Kontakt mit weichen Kontaktlinsen vermeiden. Verkehrshinweis.
PG: 10 ML (EKO: G) [€ 4,75]

Prosicca sine - Einmalaugentropfen 47M01
(Z.Nr. 1-22380) RPF. P. nicht im Handel. S01XA20

🐾 *Prosolvin 7,5 mg/ml - Injektionslösung für Tiere* 822AI, 833AC, 833AE
(Z.Nr. 8-17573) NR. P. nicht im Handel. QG02AD91

P

Prospan akut - Brausetabletten 50Z02
(Z.Nr. 1-23596) RPF. P. R05CA12
ZI: Sanova Pharma, Wien
Z: 1 Brausetablette enthält: Efeublätter-Trockenextrakt (5-7,5:1); Ethanol 30% (m/m) (Auszugsmittel) 65 mg, Zitronensäure, wasserfrei, Natriumhydrogencarbonat, Natriumcarbonat, Mannitol, Simeticon, Saccharin natrium, Natrium cyclamat, Natriumcitrat-2-Wasser (entspr. Natrium 151,33 mg), Sorbitol 202 mg, Triglyceride, mittelkettige, Macrogol glycerolhydroxystearat 0,2 mg, Orangen-Aroma: Lactose 29,7 mg.
EW: Sekretolytisches pflanzliches Arzneimittel.
AG: Zur Schleimlösung bei Husten mit Erkältungen.
AA: In 1 Glas kaltem oder heißem Wasser auflösen und trinken.
DO: 2mal tgl. 1 Brausetablette.
Kinder (4-12 Jahre): 3mal tgl. ½ Brausetablette.
SST: Nicht empfohlen.
NW: Magen/Darm, Allergien.
WH: Antitussiva gleichzeitig nicht ohne ärztliche Anweisung einnehmen.
Vorsicht bei Gastritis oder Magengeschwüren.
PG: 20 ST * (EKO: N) [€ 12,50]

Prospan Hustenliquid - Flüssigkeit zum Einnehmen 50Z02
(Z.Nr. 1-27294) RPF. P. R05CA12
ZI: Sanova Pharma, Wien
Z: 5 ml Flüssigkeit enthalten: Efeublätter-Trockenextrakt (5-7,5:1); Ethanol 30% (m/m) (Auszugsmittel) 35 mg, Kalium sorbat, Zitronensäure, wasserfrei, Xanthan gummi, Sorbitol 1,926 g (entspr. Sorbitol-Lösung 70% (kristallisierend)), Aromastoff, Levomenthol, Wasser, gereinigtes.
EW: Sekretolytisches pflanzliches Arzneimittel.
AG: Zur Schleimlösung bei Husten mit Erkältungen.
AA: Flüssigkeit aus der Flasche mit beigefügtem Messbecher oder aus dem Portionsbeutel entnehmen und unverdünnt einnehmen.
DO: 3mal tgl. 5 ml oder 1 Beutel; Kinder (6-11 Jahre): 2mal tgl. 5 ml oder 1 Beutel.
GA: Asthma bronchiale.
SST: Nicht empfohlen.
NW: Magen/Darm, Allergien.
WH: Antitussiva gleichzeitig nicht ohne ärztliche Anweisung einnehmen. Vorsicht bei Gastritis oder Magengeschwüren.
PG: **BTL 5ML** 21 ST * (EKO: N) [€ 8,80], **FL** 100 ML * (EKO: N) [€ 8,80]

Prospan - Hustenpastillen 50Z02
(Z.Nr. 1-28022) RPF. P. R05CA12
ZI: Sanova Pharma, Wien
Z: 1 Lutschpastille enthält: Efeublätter-Trockenextrakt (5-7,5:1); Ethanol 30% (m/m) (Auszugsmittel) 26 mg, Maltitol 526,11 mg (entspr. Maltitol-Lösung), Arabisches Gummi, Citronensäure, Acesulfam kalium, Sorbitol 526,11 mg (entspr. Sorbitol-Lösung 70% (nicht kristallisierend)), Triglyceride, mittelkettige, Orangen-Aroma, Menthol Aroma, Wasser, gereinigtes.
EW: Pflanzliches Arzneimittel: Sekretolytisch, spasmolytisch.
AG: Zur Schleimlösung bei Husten mit Erkältungen.
AA: Unabhängig von den Mahlzeiten lutschen.
DO: Alle 1-2 Stunden 1 Lutschpastille, MTD 6 Lutschpastillen.
Kinder (4-11 Jahre): Alle 2-3 Stunden 1 Lutschpastille, MTD 4 Lutsch- pastillen.
SST: Nicht empfohlen.
NW: Allergien, Magen/Darm.
WH: Antitussiva gleichzeitig nicht ohne ärztliche Anweisung einnehmen.
Vorsicht bei Gastritis oder Magengeschwüren.
PG: 20 ST * (EKO: N) [€ 9,95]

Prospan - Hustensaft 50Z02
(Z.Nr. 1-22362) RPF. P. R05CA12
ZI: Sanova Pharma, Wien
Z: 2,5 ml Saft enthalten: Efeublätter-Trockenextrakt (5-7,5:1); Ethanol 30% (m/m) (Auszugsmittel) 17,5 mg, Sorbitol 963 mg (entspr. Sorbitol-Lösung 70% (kristallisierend)), Kalium sorbat, Zitronensäure, wasserfrei, Xanthan gummi, Kirsch-Aroma, Wasser, gereinigtes.
EW: Sekretolytisches pflanzliches Arzneimittel.
AG: Zur Schleimlösung bei Husten mit Erkältungen.
AA: Zum Einnehmen mit beigefügtem Messbecher.
DO: Personen ab 6 Jahren: 3-5mal tgl. 5 ml. Kinder (1-5 Jahre): 3-5mal tgl.
2,5 ml. Säuglinge (1-12 Monate, nur nach Rücksprache mit Arzt): 1-2mal tgl. 2,5 ml.
SST: Nicht empfohlen.
NW: Magen/Darm, Allergien.
WH: Antitussiva gleichzeitig nicht ohne ärztliche Anweisung einnehmen.
Vorsicht bei Gastritis oder Magengeschwüren.
PG: 100 ML * (EKO: N) [€ 8,80], 200 ML * (EKO: N) [€ 14,75]

Prospan - Hustentropfen 50Z02
(Z.Nr. 0-11754) RPF. P. R05CA12
ZI: Sanova Pharma, Wien
Z: 1 ml (= 29 Tropfen) enthält: Efeublätter-Trockenextrakt (5-7,5:1); Ethanol 30% (m/m) (Auszugsmittel) 20 mg, Saccharin natrium, Anisöl, Bitterfenchelöl, Pfefferminzöl, Ethanol 96% (V/V) 371 mg, Wasser, gereinigtes.
EW: Sekretolytisches pflanzliches Arzneimittel.
AG: Zur Schleimlösung bei Husten mit Erkältungen.
AA: Oral mit Flüssigkeit.
DO: 3-5mal tgl. 20 Tropfen. Kinder (6-12 Jahre): 2-3mal tgl. 15 Tropfen.
Kinder (2-5 Jahre): 2-3mal tgl. 10 Tropfen.
GA: Asthma bronchiale, Kinder unter 2 Jahren.
SST: Nicht empfohlen.
NW: Magen/Darm, Allergien.
WH: Für Alkoholkranke nicht geeignet. Antitussiva gleichzeitig nicht ohne ärztliche Anweisung einnehmen. Vorsicht bei Gastritis oder Magengeschwüren.
PG: 20 ML * (EKO: N) [€ 6,90], 50 ML * (EKO: N) [€ 11,40], 100 ML * (EKO: N) [€ 18,20]

Prosta Urgenin - Kapseln 52Z03
(Z.Nr. 1-23379) RPF. P. G04CX02
ZI: Meda Pharma, Wien
Z: 1 Weichkapsel enthält: Sägepalmenfrucht-Dickextrakt (8-9,52:1); Ethanol 90% (V/V) (Auszugsmittel) 320 mg (entspr. Sabalis serrulatae fructus), Gelatine, succinyliert, Glycerol 85%, Wasser, gereinigtes, Spuren von Triglyceride, mittelkettige, Phosal 53 MCT.
EW: Pflanzliches Arzneimittel.
AG: Unterstützend bei leichten Beschwerden beim Harnlassen bei Männern.
AA: Oral einnehmen.
DO: 1mal tgl. 1 Kapsel. Keine Indikation für Frauen, Kinder und Jugendliche.
NW: Magen/Darm, Allergien, Kopfschmerzen.
WW: Warfarin (INR- Anstieg).

PG: 30 ST U (EKO: G) [€ 13,00]

Prostaflor Novum - Filmtabletten 52Z03
(Z.Nr. 1-38168) RPF. P. G04CX
ZI: Ab Cernelle, Ängelholm, Schweden
Z: 1 Filmtablette enthält: Pollen, rohe, getrocknete-Trockenextrakt von Secale cereale L., Phleum pratense L., Zea mays L. 30:1,5:1, DERgenuine: (2,7-7,5):1; Wasser : Aceton :Natriumlaurylsulfat (96:4:0,022 m/m/m) (Auszugsmittel) 40 mg, Pollen, rohe, getrocknete-Dickextrakt von Secale cereale L., Phleum pratense L ,Zea mays L. 30:1,5:1, DER (12-28):1; Wasser : Aceton : Natriumlaurylsulfat (96:4:0,022 m/m/m) (Erstes Auszugsmittel); Aceton (Zweites Auszugsmittel) 6,6 mg, Cellulose, mikrokristalline, Maltodextrin, Croscarmellose natrium, Siliciumdioxid, kolloidal, wasserfrei, Poly(vinylalkohol), Titandioxid, Siliciumdioxid, kolloidal, hydrophob, Macrogol, Talkum.
EW: Pflanzliches Arzneimittel.
AG: Beschwerden bei benigner Prostatahyperplasie (BPH).
AA: Oral unzerkaut mit Flüssigkeit einnehmen.
DO: 3mal tgl. 1 Tablette. Keine Indikation für Frauen, Kinder und Jugendliche.
SST: Keine Indikation.
NW: Magen/Darm, Überempfindlichkeit, Labor (Abnahme PSA-Wert).
WW: Keine Studien.
WH: Vor Behandlungsbeginn und während Therapie regelmäßige fachärztliche Kontrolle erforderlich. PSA-Serumwert kann abnehmen.
PG: 150 ST * (EKO: N) [€ 71,50]

Prostagutt duo - Kapseln 52Z03
(Z.Nr. 1-23581) RPF. P. G04CX
ZI: Dr. Willmar Schwabe, Karlsruhe, Deutschland
Z: 1 Kapsel enthält: Sägepalmenfrucht-Dickextrakt (10-14,3:1); Ethanol 90% (Auszugsmittel) 160 mg, Brennnesselwurzel-Trockenextrakt (7,6-12,5:1); Ethanol 60% (m/m) (Auszugsmittel) 120 mg, Gelatine polysuccinat, Glycerol, Hartfett, Siliciumdioxid, hochdisperses, Sojaöl, hydriert 10-63,68 mg, Patentblau V, Eisenoxid gelb, Eisenoxid schwarz.
EW: Pflanzliche Kombination.
AG: Beschwerden bei benigner Prostatahypertrophie (BPH).
AA: Oral unzerkaut mit Flüssigkeit zu oder nach den Mahlzeiten einnehmen.
DO: 2mal tgl. 1 Kapsel. Keine Indikation für Frauen, Jugendliche und Kinder.
GA: Soja-, Erdnussallergie.
SST: Keine Indikation.
NW: Magen/Darm, Hautreaktionen.
WW: Keine Studien.
WH: Regelmäßige fachärztliche Kontrolle erforderlich.
PG: 60 ST * (EKO: N) [€ 34,85]

Prostasan - Kapseln 52Z03
(Z.Nr. 1-26809) RPF. P. G04CX02
ZI: guterrat Gesundheitsprodukte, Innsbruck
Z: 1 Kapsel enthält: Sägepalmenfrucht-Dickextrakt (9-12:1); Ethanol 96% (V/V) (Auszugsmittel) 320 mg (entspr. Sabalis serrulatae fructus), Gelatine, Glycerol, Sorbitol-Lösung 70% 7,7 mg, Eisenoxid gelb, Eisenoxid rot, Eisenoxid schwarz, Wasser, gereinigtes.
EW: Pflanzliches Urologikum.
AG: Unterstützend bei leichten Beschwerden beim Harnlassen bei Männern.
AA: Unzerkaut mit Wasser nach dem Essen einnehmen.
DO: 1mal tgl. 1 Kapsel. Behandlungszyklus 4-8 Wochen. Nicht für Frauen, Kinder und Jugendliche.
NW: Übelkeit, Allergien, Kopfschmerzen.
WH: Bei Fortbestand der Beschwerden in jedem Fall ärztliche Untersuchung erforderlich.
PG: 30 ST * (EKO: N) [€ 22,00], 90 ST * (EKO: N) [€ 36,60]

Prostata Gastreu R25 - Tropfen zum Einnehmen 52X03
(Z.Nr. 3-39049) RPF. P. nicht im Handel. V03AX

Prostavasin 20 µg - Trockensubstanz zur Infusionsbereitung 39D07, 31J01
(Z.Nr. 1-19299) NR. P. C01EA01
ZI: UCB Pharma, Wien
Z: 1 Ampulle zu 48,2 mg enthält: Alprostadil 20 µg (entspr. Alprostadil alfadex), Alfadex, Lactose monohydrat.
EW: Steigert die Durchblutung, hemmt Thrombozytenaktivierung.
AG: Chronische Verschlusskrankheit Stadien III und IV, wenn Revaskularisation nicht möglich.
AA: I.v. oder intraarterielle Infusion nach Rekonstitution bzw. Verdünnung, nicht als Bolus. Keine anderen Arzneimittel der Infusionslösung zusetzen.
DO: **I.v. (nur im Stadium III; im Stadium IV i.v. Anwendung nicht empfohlen):** Inhalt von 2 Ampullen in 50-250 ml Kochsalzlösung lösen, 2 Std. infundieren. Anwendung 1(-2mal tgl.). Alternativ 1mal tgl. 3 Ampullen in 50-250 ml Kochsalzlösung über 3 Std. infundieren. Dosisreduktion (2mal tgl. 1 Ampulle) bei Nierenschäden.
I.a. (in den Stadien III und IV): 1 Ampulle in 50 ml Kochsalzlösung lösen. Initial ½ Ampulle mittels Perfusor über 60-120 min, bei Bedarf auf 1 Ampulle 1mal tgl. steigern. Nicht länger als 4 Wochen behandeln.
Für Kinder und Jugendliche nicht empfohlen.
GA: Schwere Herzschäden (Herzinsuffizienz NYHA III und IV), Schlaganfall, schwere Hypotonie, Lungenödem, schwere Ventilationsstörung, schwere Leber- oder Nierenschäden, Blutungsneigung, aktive Magen- oder Duodenalulzera, intrazerebrale Blutungen, allgemeine GA der Infusionstherapie.
SST: Gegenanzeige. Zuverlässige Kontrazeption erforderlich.
NW: Lokal (bis Phlebitis, Thrombose), systemisch (Fieber, Kopfschmerzen, Flush, Magen/Darm, Leber, Haut, Gelenke, Hypotension, Arrhythmien, Myokardinfarkt, Schlaganfall, ZNS), Hyperostosen, Labor.
WW: Vorsicht: Blutdrucksenker, Gerinnungshemmer, Thrombozytenaggregationshemmer verstärkt, Vasodilatatoren.
WH: Vorsicht bei Nierenschäden, Diabetes, zerebrovaskulärer Insuffizienz, Thrombozytose, Polyneuropathie, Gallensteinen, peptischen Ulcera, Glaukom, Epilepsie. Anwendung nur durch angiologisch erfahrene Ärzte. Kontrolle: Herz, Flüssigkeitsbilanz, Gewicht. Verkehrshinweis.
Bei Überdosierung Blutdrucksenkung, Tachykardie.
PG: 10 ST RE1 (EKO: Y) [€ 183,55]

Prostin E2 3 mg - Vaginaltabletten 29D01, 31J01
(Z.Nr. 1-18362) NR. P. E. G02AD02
ZI: Pfizer Corporation Austria, Wien
Z: 1 Vaginaltablette enthält: Dinoproston 3 mg, Lactose 742 mg, Cellulose, mikrokristalline, Siliciumdioxid, kolloidales, Maisstärke, Magnesium stearat.
EW: Auslösung rhythmischer Uteruskontraktionen.
AG: Geburtseinleitung.
DO: 1 Vaginaltablette in das hintere Scheidengewölbe einbringen. Eine 2. Tablette kann nach 6-8 Stunden eingeführt werden. MTD 2 Tabletten, nicht über mehr als 2 Tage anwenden.
GA: Vorausgegangene Sectio oder andere große Uterusoperationen, cephalo- pelvische Disproportion, Verdacht auf fetale Gefahrenzustände, Mehrlingsschwangerschaften, Multi- parae mit mehr als 6 Geburten, nach Blasensprung, anamnestische Geburtsschwierigkeiten.
SST: Nur zur Geburtseinleitung, sonst Kontraindikation.
NW: Übelkeit, Erbrechen, Hyperkontraktionen des Uterus, fetale Bradykardie, schnelle Zervixerweiterung mit niedrigem Apgar-Score, Kopfschmerzen, peri/postpartale Blutungen, Überempfindlichkeit, selten Anaphylactoid Syndrome of Pregnancy (Fruchtwasserembolie).
WW: Oxytocin (wird potenziert) frühestens 6-12 Std. nach Prostaglandin E_2 verwenden. NSAR vor Dinoproston absetzen.
WH: Nur auf geburtshilflichen Stationen mit durchgehender ärztlicher Über- wachung verwenden. Kardiotokogramm durchführen.
Bei Überdosierung Therapie symptomatisch (Tablettenrückstände aus der Scheide entfernen).
PG: 4 ST * (EKO: N) [€ 155,10]

🐾 Prosync 250 µg/ml - Injektionslösung für Rinder, Pferde und Schweine 822AI, 833AC, 833AE
(Z.Nr. 8-00842) NR. P. VNW. QG02AD90
ZI: AniMed Service, Graz
Z: 1 ml Injektionslösung enthält: Cloprostenol natrium 263 µg (entspr. Cloprostenol 250 µg), Chlorocresol 1 mg, Ethanol 96% (V/V), Natrium citrat, Natriumchlorid, Citronensäure monohydrat, Wasser für Injektionszwecke.
EW: Prostaglandin.
AG: **Rind:** Zyklussynchronisation, Gebärmuttererkrankungen bei Progesteron bedingter Zyklusblockade, Aborteinleitung bis Tag 150. Ausstoßung mumifizierter Feten. Eihautwassersucht, Geburtseinleitung.
Pferd: Auslösung der Luteolyse und Rosseinduktion bei funktionellem Corpus luteum.
Schwein: Geburtseinleitung ab Tag 114 der Trächtigkeit.
AA: I.m.
DO: Einmalig Rind 2 ml, Pferd 0,3 ml, Schwein 0,7 ml. Zur Brunstsynchronisation von Rindern Behandlung nach 11 Tagen wiederholen.
GA: Spasmen des Magen/Darm-Trakts oder der Atemwege.
SST: Nicht bei tragenden Tieren anwenden (ausgenommen zur Einleitung eines Aborts oder einer Geburt).

P

NW: Rind: Nachgeburtsverhaltungen.
Pferd: Schwitzen, Durchfall, leichte Koliken, erschwertes Atmen.
Sauen: Unruhe, Kot- und Harndrang.
WW: Oxytocin (Wirkung auf den Uterus verstärkt).
WH: Beim Schwein nur anwenden, wenn Decktermin bekannt.
VNW: Essbare Gewebe: Rind, Schwein 2 Tage, Pferd 4 Tage.
PG: 5 ST VNW [€ 155,10]

Protagent - Augentropfen 47M01
(Z.Nr. 1-18088) RPF. P. S01XA20
ZI: Alcon Ophthalmika, Wien
Z: 1 ml (= ca. 30 Tropfen) enthält: Povidon 20 mg (entspr. Poly(1-vinyl-2-pyrrolidinon)), Benzalkonium chlorid, Borsäure 0,05 mg, Natriumchlorid, Natriumhydroxid zur pH-Wert-Einstellung, Wasser, gereinigtes.
EW: Künstliche Tränenflüssigkeit.
AG: Reizung des Auges durch fehlende oder ungenügende Tränenproduktion ("Trockene Augen") oder durch Kontaktlinsen.
AH: Nach Erstentnahme 4 Wochen verwendbar.
DO: In das zu behandelnde Auge 4-5mal tgl. oder nach Bedarf 1-2 Tropfen eintropfen. Keine Untersuchungen an Kindern und Jugendlichen.
SST: Anwendung möglich.
NW: Lokale Reaktionen, sehr selten Überempfindlichkeit.
WW: Mindestens 5 min nach anderen Augentropfen anwenden. Augensalben zuletzt anwenden.
WH: Weiche Kontaktlinsen erst 30 Minuten nach dem Einträufeln wieder einsetzen. Verkehrshinweis.
PG: 10 ML (EKO: G) [€ 2,75]

Protagent - Einmalaugentropfen 47M01
(Z.Nr. 1-20437) RPF. P. S01XA20
ZI: Alcon Ophthalmika, Wien
Z: 1 ml (ca. 30 Tropfen) enthält: Povidon K25 20 mg Borsäure, Natriumchlorid, Natriumhydroxid zur pH-Wert-Einstellung, Wasser, gereinigtes.
Kurzinformation: siehe Protagent - Augentropfen, → S. 1162
PG: 20 ST * (EKO: N) [€ 11,35]

Protamin Meda 1000 I.E./ml - Injektionslösung 07L02, 20D03
(Z.Nr. 0-08137) RP. P. V03AB14
ZI: Meda Pharma, Wien
Z: 1 Ampulle zu 5 ml enthält: Protamin hydrochlorid 50 mg, (entspr. → 5000 IE), Natriumchlorid 41 mg, Salzsäure 25% zur pH-Einstellung, Natriumhydroxid zur pH-Wert-Einstellung, Wasser für Injektionszwecke.
AG: Inaktivierung von Heparin bei stärkeren Blutungen sowie nach Anwendung des extrakorporalen Kreislaufes und der künstlichen Niere.
AA: Sehr langsame i.v. Injektion oder Infusion (in NaCl-Lösung).
DO: In Abhängigkeit von der im Blut kreisenden Heparinmenge und den Gerinnungsbestimmungen. Protamindosis entspricht 50% der letzten applizierten Heparindosis (in I.E.). 1000 I.E. Protaminhydrochlorid antagonisieren ca. 1000 I.E. unfraktioniertes Heparin. Unzureichende Daten bei Kindern.
Details siehe Austria-Codex - Fachinformation.
SST: Nutzen/Risiko-Abwägung, nicht stillen.
NW: Blutdruckabfall, Wärmegefühl, Allergien. Magen/Darm, Bronchospasmus.
WW: Nicht mischen (Ausfällungen).
WH: Max. 5 ml Protamin in 10 Minuten geben. Protamin allein gerinnungs- hemmend, daher Überschuss vermeiden. Auf Überempfindlichkeit bzw.
kardiovaskuläre Reaktionen achten. Kreislauf überwachen.
PG: 5 ST * (EKO: N) [€ 24,20]

Protaminsulfat Leo Pharma 1400 I.E. Heparin Antidot/ml - Injektions- und Infusionslösung 07L02, 20D03
(Z.Nr. 1-26730) RP. P. nicht im Handel. V03AB14

Protaminsulfat Novo - Durchstichflasche 07L02, 20D03
(Z.Nr. 0-08346) RP. P. nicht im Handel. V03AB14

Protaphane 40 Internationale Einheiten/ml - Injektionssuspension in einer Durchstechflasche 06A02
(Z.Nr. EU/1/02/234/*) RP. P. E. nicht im Handel. A10AC01

Protaphane 100 Internationale Einheiten/ml - Injektionssuspension in einer Durchstechflasche 06A02
(Z.Nr. EU/1/02/234/*) RP. P. E. nicht im Handel. A10AC01

Protaphane FlexPen 100 Internationale Einheiten/ml - Injektionssuspension in einem Fertigpen 06A02
(Z.Nr. EU/1/02/234/*) RP. P. E. nicht im Handel. A10AC01

Protaphane InnoLet 100 Internationale Einheiten/ml - Injektionssuspension in einem Fertigpen 06A02
(Z.Nr. EU/1/02/234/*) RP. P. E. nicht im Handel. A10AC01

Protaphane Penfill 100 Internationale Einheiten/ml - Injektionssuspension in einer Patrone 06A02
(Z.Nr. EU/1/02/234/*) RP. P. E. nicht im Handel. A10AC01

Protecor - Kapseln 30Z02
(Z.Nr. HERB-00056) RPF. P. nicht im Handel. C01EX

Protelos 2 g - Granulat zur Herstellung einer Suspension zum Einnehmen 38C05
(Z.Nr. EU/1/04/288/*) RP. P. nicht im Handel. M05BX03

Proteq West Nile - Injektionssuspension für Pferde 823AA
(Z.Nr. EU/2/11/129/*) NR. P. E. QI05AA10
ZI: Boehringer Ingelheim-Vetmedica, Ingelheim, Deutschland
Z: 1 Dosis zu 1 ml enthält: West Nile-Rekombinante des Kanarienpockenvirus (vCP2017) 6,0-7,8 log10 GKID50, Adjuvans: Carbomer 4 mg, Natriumchlorid, Natriummonohydrogenphosphat-dihydrat, Kaliumdihydrogenphosphat, Wasser für Injektionszwecke.
EW: Immunologikum.
AG: Aktive Immunisierung von Pferden ab 5 Monaten gegen West-Nile Erkrankung.
AA: I.m. (am Hals).
DO: Je 1 Dosis ab 5 Monaten und 4-6 Wochen später; jährliche Auffrischungs- impfung.
SST: Anwendung möglich.
NW: Lokale Reaktionen, Schmerzen, (lokale) Hyperthermie, Apathie.
PG: 2 ST VN [€ 127,50]

ProteqFlu - Injektionssuspension für Pferde 823AA
(Z.Nr. EU/2/03/037/*) NR. P. E. QI05AD02
ZI: Boehringer Ingelheim-Vetmedica, Ingelheim, Deutschland
Z: 1 Dosis zu 1 ml enthält: Influenza A/eq/Ohio/03 (H3N8) Rekombinante des Kanarienpockenvirus (Stamm vCP2242) >= 5,3 log10 FAID, Influenza A/eq/Richmond/1/07 (H3N8) Rekombinante des Kanarienpockenvirus (Stamm vCP3011) >= 5,3 log10 FAID, Adjuvans: Carbomer 4 mg; Natriumchlorid, Natrium monohydrogenphosphat, Monokalium phosphat, wasserfrei, Wasser für Injektionszwecke.
EW: Impfstoff.
AG: Aktive Immunisierung von Pferden ab 4 Monaten gegen Pferdeinfluenza.
Beginn der Immunität: 14 Tage nach Grundimmunisierung.
Dauer der Immunität: 5 Monate nach der Grundimmunisierung und 1 Jahr nach der dritten Impfung.
AA: I.m.
DO: 1 Dosis = 1 ml.
Impfschema 1 - Impfung gegen Equine Influenza: Grundimmunisierung: 1. Injektion ab 5-6 Monaten, 2. Injektion 4-6 Wochen später.
Wiederholungsimpfungen: 5 Monate nach der Grundimmunisierung, dann jährlich.
Bei erhöhtem Infektionsrisiko zusätzliche Injektion im Alter von 4 Monaten.
Impfschema 2 - Impfung gegen Equine Influenza und Tetanus:
- Grundimmunisierung mit ProteqFlu-Te: erste Injektion ab einem Alter von 5-6 Monaten, zweite Injektion 4-6 Wochen später.
- Wiederholungsimpfungen: • 5 Monate nach der Grundimmunisierung mit ProteqFlu-Te • danach: o gegen Tetanus: Injektion mit 1 Dosis ProteqFlu-Te in einem Abstand von maximal 2 Jahren.
o gegen Equine Influenza: jährliche Injektion mit 1 Dosis, alternierend mit ProteqFlu oder ProteqFlu-Te, wobei ein Injektionsintervall von maximal 2 Jahren für die Tetanus-Komponente berücksichtigt werden soll.
Bei erhöhtem Infektionsrisiko 1 zusätzliche Injektion mit ProteqFlu-Te im Alter von 4 Monaten. Danach wird das vollständige Impfprogramm durchgeführt.
SST: Anwendung möglich.
NW: Lokale Schwellung, Anstieg der Körpertemperatur, vereinzelt Apathie, Überempfindlichkeit.
WH: Nur gesunde Tiere impfen.
PG: 10 ST VN [€ 172,15]

ProteqFlu-Te - Injektionssuspension für Pferde 823AA
(Z.Nr. EU/2/03/038/*) NR. P. E. QI05AI01
ZI: Boehringer Ingelheim-Vetmedica, Ingelheim, Deutschland
Z: 1 Dosis zu 1 ml enthält: Influenza A/eq/Ohio/03 (H3N8) Rekombinante des Kanarienpockenvirus (Stamm vCP2242) >= 5,3 log10 FAID, Influenza A/eq/Richmond/1/07 (H3N8) Rekombinante des Kanarienpockenvirus (Stamm vCP3011) >= 5,3 log10 FAID, Clostridium tetani-Toxoid >= 30 IE, Adjuvans: Carbomer 4 mg; Natriumchlorid, Natrium monohydrogenphosphat, Monokalium phosphat, wasserfrei, Wasser für Injektionszwecke.
EW: Impfstoff.
AG: Aktive Immunisierung von Pferden ab einem Alter von 4 Monaten gegen Pferdeinfluenza sowie gegen Tetanus.
Beginn der Immunität: 14 Tage nach Grundimmunisierung.
Dauer der Immunität: 5 Monate nach der Grundimmunisierung und 1 Jahr nach der dritten Impfung.
AA: I.m.
DO: ED = 1 Impfdosis.
Grundimmunisierung: erste Injektion ab einem Alter von 5 bis 6 Monaten, zweite Injektion 4-6 Wochen später.
Wiederholungsimpfungen: 5 Monate nach der Grundimmunisierung, danach jährliche Injektionen zur Auffrischung.
Ev. zu Beginn eine zusätzliche Injektion im Alter von 4 Monaten, danach vollständiges Impfprogramm.
SST: Anwendung möglich.
NW: Lokale Schwellung, Schmerzen, Temperaturanstieg, verminderter Appetit, Überempfindlichkeit.
WH: Nur gesunde Tiere impfen.
PG: 10 ST VN [€ 177,85]

Prothiucil - Tabletten 31D02
(Z.Nr. 0-06066) NR. P. H03BA02
ZI: Phafag Pharma Research & Trading, Linz
Z: 1 Tablette enthält: Propylthiouracil 20 mg, Laktose 102,5 mg, Maisstärke, Talkum, Aerosil, Magnesium stearat.
EW: Hemmt Thyroxinsynthese in der Schilddrüse.
AG: Schilddrüsenüberfunktion, Vorbereitung von Thyreoidektonien.
AA: Unzerkaut mit Flüssigkeit mit dem Essen.
DO: TD initial 8(-15) Tabletten in mehreren ED; dann reduzieren auf 1-4 Tabletten, Erhaltungsdosis 1-2 Tabletten tgl. Präoperativ in gleicher Dosierung, dann abbrechen und während der letzten 14 Tage vor der Thyreoidektonie Jod (nach Plummer) geben.
GA: Substernale Struma, Leber-, Knochenmarkschäden.
SST: Nutzen/Risiko-Abwägung, nicht stillen.
NW: Allergien, Kopfschmerzen, Magen/Darm, Leukopenie.
WW: Jod vermindert thyreostatische Wirkung; Cumarine, Propranolol verstärkt.
WH: Vorsicht bei Trachealobstruktion. Bei akuten Infektionen nicht anwenden.
Blutbildkontrollen.
PG: 50 ST (EKO: G) [€ 10,20]

Prothromplex Partiell 600 I.E. - Pulver und Lösungsmittel zur Herstellung einer Injektionslösung 20D01
(Z.Nr. 2-00332) NR. P. E. nicht im Handel. B02BD

Prothromplex Total 600 I.E. - Pulver und Lösungsmittel zur Herstellung einer Injektionslösung 20D01
(Z.Nr. 2-00312) NR. P. E. B02BD01
ZI: Baxter, Wien
Z: 1 Durchstechflasche enthält: Blutgerinnungsfaktor II (human) 480-900 IE, Blutgerinnungsfaktor VII (human) 500 IE, Blutgerinnungsfaktor IX (human) 600 IE, Blutgerinnungsfaktor X (human) 600 IE, Natriumchlorid 80 mg, Natriumcitrat-2-Wasser, Heparin natrium max. 0,2-0,5 IE, Antithrombin III 15-30 IE, Lösungsmittel: Wasser für Injektionszwecke.
EW: Prothrombin-Komplex-Faktoren vom Menschen.
AG: Blutungen und perioperative Prophylaxe bei Mangel der Prothrombin- komplex-Gerinnungsfaktoren (z.B. durch Behandlung mit Vitamin K- Antagonisten) oder bei angeborenem Mangel der Vitamin K-abhängigen Gerinnungsfaktoren.
AA: Langsam i.v. nach Lösen.
DO: Nach Schweregrad der Gerinnungsstörung: Während der Behandlung mit Vitamin K-Antagonisten Normalwerte anstreben (1 IE/kg KG hebt Quick-Wert um ca. 1% an). INR 2,0-3,9: 25 I.E./kg KG; INR 4,0-6,0: 35 I.E./kg KG; INR >6,0: 50 I.E./kg KG.
Angeborener Gerinnungsfaktormangel: Benötigte Einheiten (IE)=KG (kg) x gewünschter Faktor X-Anstieg (I.E./ml) x 60. Für Kinder nicht empfohlen.
GA: Heparinallergie, Heparin-induzierte Thrombozytopenie.
SST: Strenge Indikationsstellung.
NW: Dissemnierte intravasale Gerinnung, Überempfindlichkeit, Herz/Kreislauf, Überempfindlichkeit, Thromboembolien, Dyspnoe, Magen/Darm, Haut, Fieber, nephrotisches Syndrom, lokale Reaktionen, zirkulierende Antikörper.
WW: Vitamin K-Antagonisten (Aufhebung der Wirkung).
WH: Von Spezialisten in der Behandlung von Gerinnungsstörungen anzuwenden.
INR während der Behandlung überwachen. Vorsicht bei koronarer Herzerkrankung in der Anamnese, Leberschäden, prä- und postoperativ, Neugeborenen, Risiko für thromboembolische Ereignisse. Bei wiederholter Anwendung erhöhtes Thromboserisiko. Bei Patienten mit Heparin-induzierten Allergien in der Anamnese nicht anwenden.
Bei Überdosierung Risiko thromboembolischer Komplikationen oder einer Verbrauchskoagulapathie.
PG: 1 ST * (EKO: N) [€ 437,65]

Protopic 0,03% - Salbe 22P05
(Z.Nr. EU/1/02/201/*) NR. P. D11AH01
ZI: Leo Pharma, Ballerup, Dänemark
Z: 1 g Salbe enthält: Tacrolimus 0,3 mg (entspr. Tacrolimus monohydrat), Vaselin, weisses, Paraffin, dickflüssiges, Propylencarbonat, Wachs, gebleichtes, Hartparaffin, Butylhydroxytoluol 15 µg, all-rac-alpha-Tocopherol.
EW: Immunsuppressiv.
AG: Behandlung des mittelschweren bis schweren atopischen Ekzems bei Erwachsenen, die auf herkömmliche Therapie (z.B. topische Kortikoide) nicht ausreichend ansprechen oder diese nicht vertragen. Behandlung des mittelschweren bis schweren atopischen Ekzems bei Kindern (ab 2 Jahren), die nicht ausreichend auf eine herkömmliche Therapie angesprochen haben.
Erhaltungstherapie des mittelschweren bis schweren atopischen Ekzems bei häufigen Exazerbationen (mindestens 4mal/Jahr) und Ansprechen auf Tacrolimus nach spätestens 6 Wochen.
AA: Dünn auf erkrankten Hautbereich auftragen. Intermittierend anwenden.
DO: Behandlung:
Kinder (ab 2 Jahre): 2mal tgl. über bis zu 3 Wochen 0,03%-Salbe, dann 1mal tgl. 0,03%-Salbe.
Erwachsene (ab 16 Jahre): 2mal tgl. 0,1%-Salbe bis zur Abheilung, dann 2mal tgl. 0,03%-Salbe.
Erhaltungstherapie: 2mal wöchentlich Kinder (ab 2 Jahre): 0,03%-Salbe, Erwachsene (ab 16 Jahre) 0,1%-Salbe. Nachuntersuchung nach 12 Monaten.
SST: Strenge Indikationsstellung, Stillen nicht empfohlen.
NW: Hautreizungen, Alkoholunverträglichkeit, Dysästhesie, Herpesvirus-In- fektion, Rosacea, Hauttumore.
WW: Impfungen (2-4 Wochen Abstand). Hautpflegemittel 2 Std. Abstand.
WH: Auswirkungen auf das Immunsystem bei Kindern nicht bekannt. Sonnen-, UV-Bestrahlung meiden. Klinische Infektionen vor Tacrolimus-Behandlung abheilen lassen. Kontakt mit Augen und Schleimhäuten vermeiden. Bei Schädigung der Hautbarriere nicht empfohlen. Okklusivverbände nicht empfohlen. Vorsicht bei Leberschäden. Auf erhöhtes Infektionsrisiko mit Herpesviren achten. Bei Immunschwäche oder immunsuppressiver Therapie nicht anwenden. Nicht auf maligne Hautläsionen auftragen.
PG: 10 G D K (2) (EKO: G) [€ 21,40], 30 G D K (2) (EKO: G) [€ 53,50]

Protopic 0,03% - Salbe 22P05
(Z.Nr. EU/1/02/201/*) NR. P. Parallelimport. D11AH01
nicht im Handel.

Protopic 0,1% - Salbe 22P05
(Z.Nr. EU/1/02/201/*) NR. P. D11AH01
ZI: Leo Pharma, Ballerup, Dänemark
Z: 1 g Salbe enthält: Tacrolimus 1 mg (entspr. Tacrolimus monohydrat), Vaselin, weisses, Paraffin, dickflüssiges, Propylencarbonat, Wachs, gebleichtes, Hartparaffin, Butylhydroxytoluol 15 µg, all-rac-alpha-Tocopherol.
Kurzinformation: siehe Protopic 0,03% - Salbe, → S. 1163
PG: 10 G D K (2) (EKO: G) [€ 23,80], 30 G D K (2) (EKO: G) [€ 59,45]

Protopic 0,1% - Salbe 22P05
(Z.Nr. EU/1/02/201/*) NR. P. Parallelimport. D11AH01
V: Abacus Medicine, Copenhagen, Dänemark
Z: 1 g Salbe enthält: Tacrolimus 1 mg (entspr. Tacrolimus monohydrat), Vaselin, weisses, Paraffin, dickflüssiges, Propylencarbonat, Wachs, gebleichtes, Hartparaffin, Butylhydroxytoluol 15 µg, all-rac-alpha-Tocopherol.
PG: 30 G D K (2) (EKO: G) [€ 59,15]

Protopic 0,1% - Salbe 22P05
(Z.Nr. EU/1/02/201/*) NR. P. Parallelimport. D11AH01
V: Eurim-Pharm, Salzburg
Z: 1 g Salbe enthält: Tacrolimus 1 mg (entspr. Tacrolimus monohydrat), Vaselin, weisses, Paraffin, dickflüssiges,

Propylencarbonat, Wachs, gebleichtes, Hartparaffin, Butylhydroxytoluol 15 µg, all-rac-alpha-Tocopherol.
PG: 30 G D K (2) (EKO: G) [€ 59,25]

Protopic 0,1% - Salbe 22P05
(Z.Nr. EU/1/02/201/*) NR. P. Parallelimport. D11AH01
V: Orifarm, Leverkusen, Deutschland
Z: 1 g Salbe enthält: Tacrolimus 1 mg (entspr. Tacrolimus monohydrat), Vaselin, weisses, Paraffin, dickflüssiges, Propylencarbonat, Wachs, gebleichtes, Hartparaffin, Butylhydroxytoluol 15 µg, all-rac-alpha-Tocopherol.
PG: 30 G D K (2) (EKO: G) [€ 59,15]

Proxen 500 mg - Filmtabletten 13B02
(Z.Nr. 0-17231) RP. P. M01AE02
ZI: Grünenthal, Brunn am Gebirge
Z: 1 Filmtablette enthält: Naproxen 500 mg, Tablettenkern: Maisstärke, Polyvidon K30, Magnesium stearat; Tablettenüberzug: Hydroxypropylmethylcellulose, Lactose monohydrat 3,37 mg, Macrogol 6000, Propylenglycol, Talkum, Silikon-Antischaumemulsion, Eisenoxid gelb, Titandioxid.
EW: Nichtsteroidales Antirheumatikum.
AG: Entzündliche und degenerative rheumatische Erkrankungen, akute Gicht, posttraumatische oder postoperative Schmerzen und Schwellungen, primäre Dysmenorrhoe, Migränekopfschmerzen.
AA: Zu den Mahlzeiten mit ausreichend Flüssigkeit unzerkaut einnehmen.
DO: Personen ab 12 Jahren (ab 50 kg KG): TD 500-1000 mg, MTD 1000 mg (beim akuten Gichtanfall am 1. Tag 1250 mg).
Rheuma: TD 500-1000 mg in 2 ED.
Gicht: Initial einmal 750 mg, dann alle 8 Std. 250 mg.
Posttraumatisch: Initial einmal 500 mg, dann alle 8 Std. 250 mg.
Migränekopfschmerzen: Bei Einsetzen der Attacke 750 mg, dann 250 mg.
MTD 1000 mg.
Dysmenorrhoe: Initial einmal 500 mg, dann alle 6-8 Std. 250 mg über 3-5 Tage.
GA: Ulcus ventriculi et duodeni, Blutungsneigung, Asthma, schwere Herz-, Leber-, Niereninsuffizienz, Blutbildungsstörungen.
SST: Gegenanzeige im 3. Trimenon, sonst möglichst niedrig und kurz dosieren.
Nicht stillen.
NW: Magen/Darm (auch Ulcera mit Perforation), ZNS, Psyche (Depression), Überempfindlichkeit, Haut (auch schwere Reaktionen), Ödeme, Hypertonie, Herzinsuffizienz, Leber, Haarausfall, Herz, Photodermatitis, Asthma, Sehstörungen, Bronchospasmen, Hämaturie, Niere (bis Nierenversagen), Hyperkaliämie, Blutbild.
WW: Nicht empfohlen: Andere NSARs, Kortikosteroide, Thrombozytenaggregations- hemmer, Antikoagulantien, Lithium, Tacrolimus, Alkohol.
Vorsicht: Herzglykoside, Chinolone (Krämpfe), Zidovudine, Phenytoin, selektive Serotonin-Wiederaufnahmehemmer, Probenecid, Sulfinpyrazon, Diuretika, Antihypertensiva (Niere!), ACE-Hemmer, Angiotensin II-Antagonisten, Methotrexat, Ciclosporin, orale Antidiabetika, Antazida.
ì WH: Vorsicht bei Ulcus-Anamnese, akuten Magen/Darm-Entzündungen, Porphyrie.
Verkehrshinweis. Auf Überempfindlichkeit, Sehstörungen achten. Kontrollen: Niere, Blutbild, Leber.
PG: 30 ST (2) (EKO: G) [€ 12,00], 50 ST (EKO: G) [€ 17,65]

P

Prozinc 40 IE/ml - Injektionssuspension für Katzen und Hunde 850AB
(Z.Nr. EU/2/13/152/*) RP. P. E. QA10AC01
ZI: Boehringer Ingelheim-Vetmedica, Ingelheim, Deutschland
Z: 1 ml enthält: Insulin human 40 IE (entspr. Insulin-Zink-Protamin), Protamin sulfat 0,466 mg, Zinkoxid 0,088 mg, Glycerol, Dinatriumhydrogenphosphat-7-Wasser, Phenol 2,5 mg, Salzsäure zur pH-Wert-Einstellung, Natriumhydroxid zur pH-Wert-Einstellung, Wasser für Injektionszwecke.
EW: Depotinsulin; max. Wirkung nach 6 (3-9) Std., Wirkdauer mindestens 9 Std.
AG: Diabetes mellitus bei Katzen und Hunden.
AA: S.c. mit U-40 Insulinspritze.
DO: Katzen: Initial 0,2-0,4 IE/kg KG alle 12 Std., bei schon mit Insulin behandelten Tieren bis 0,7 IU/kg KG. Dosisanpassung nach Bedarf. Hunde: Initial 0,5 - 1 IE/kg KG 1mal tgl. (morgens). Dosisanpassung nach Bedarf.
GA: Ketoazidose.
SST: Nutzen/Risiko-Abwägung, Glukose regelmäßig überwachen.
NW: Hypoglykämie (Hunger, Ängstlichkeit, Zittern, Schwäche, Orientierungslosigkeit; sofort Glukose haltige Lösung oder Gel und/oder Futter verabreichen).
WW: Kortikoide, Gestagene, proteinreiche/kohlenhydratarme Diät können Insulin-Bedarf ändern.
WH: Glukose regelmäßig überwachen, besonders bei Verdacht auf Hypoglykämie bei Hunden.
Bei Überdosierung Hypoglykämie.
PG: 1 ST VT [€ 62,85]

Psorcutan - Creme 22F02
(Z.Nr. 1-21371) RP. P. D05AX02
ZI: Leo Pharma, Wien
Z: 1 g Creme enthält: Calcipotriol 0,05 mg (entspr. Calcipotriol hydrat), Macrogol-cetylstearylether, Cetostearyl alcohol 72 mg, Diazolidinylharnstoff 3 mg, 2,4-Dichlorbenzylalkohol, Dinatrium edetat, Dinatriumphosphat dihydrat, Glycerol 85%, Paraffin, flüssiges, Vaselin, weisses, all-rac-alpha-Tocopherol, Natriumhydroxid, Wasser, destilliertes.
EW: Vitamin D-Derivat.
AG: Kleinflächig bei Plaque-Psoriasis.
AA: Auf erkrankte Hautpartien dünn auftragen und leicht einreiben.
DO: Initial 2mal tgl, nach Ansprechen 1mal tgl. anwenden. Maximal 100 g pro Woche. Keine Erfahrungen bei schweren Leber- oder Nierenschäden, daher nicht anwenden. Keine Daten an Kindern und Jugendlichen.
GA: Kalziumstoffwechselstörungen, Anwendung im Gesicht.
SST: Nutzen/Risiko-Abwägung; in der Stillzeit nicht auf den Brüsten anwenden.
NW: Hautreizung, Pruritus, Erythem, Dermatitis, Photosensibilität, Hyperkalzämie, Hyperkalziurie.
WW: Salicylsäure inaktiviert Calcipotriol (nicht gleichzeitig anwenden).
WH: Nach jedem Auftragen Hände waschen, nicht auf die Gesichtshaut oder auf die Augen übertragen. Serumcalcium kontrollieren. Exzessive Bestrahlung mit Sonnenlicht meiden. Kombination mit UV-Phototherapie möglich.Bei Anwendung im Anogenitalbereich kann Reißfestigkeit von Kondomen herabgesetzt werden.
PG: 30 G D (2) (EKO: G) [€ 22,55], 100 G D (EKO: G) [€ 59,95]

Psorcutan - Salbe 22F02
(Z.Nr. 1-20045) RP. P. D05AX02
ZI: Leo Pharma, Wien
Z: 1 g Salbe enthält: Calcipotriol (wasserfrei) 0,05 mg, Wasser, gereinigtes 2,6 %, Natrium edetat, Natrium monohydrogenphosphat 2-Wasser, alpha-Tocopherol, Paraffin, dickflüssiges, Polyoxyethylen-(2)-stearylether, Propylenglykol 100 mg, Vaselin, weisses.
EW: Vitamin D-Derivat.
AG: Kleinflächig bei Plaque-Psoriasis.
AA: Auf erkrankte Hautpartien dünn auftragen und leicht einreiben.
DO: Initial 2mal tgl., bei Erwachsenen nach Ansprechen 1mal tgl. anwenden. Maximal 100 g pro Woche. Jugendliche von 12 bis 16 Jahren: Max. 75 mg/Woche. Kinder ab 6 Jahren: Max. 50 mg/ Woche. Geringe Erfahrungen bei Kindern unter 6 Jahren.
Keine Erfahrungen bei schweren Leber- oder Nierenschäden, daher nicht anwenden.
GA: Kalziumstoffwechselstörungen, Anwendung im Gesicht.
SST: Nutzen/Risiko-Abwägung; in der Stillzeit nicht auf den Brüsten anwenden.
NW: Hautreizung, Pruritus, Erythem, Dermatitis, Photosensibilität, Hyperkalzämie, Hyperkalziurie.
WW: Salicylsäure inaktiviert Calcipotriol (nicht gleichzeitig anwenden).
WH: Nach jedem Auftragen Hände waschen, nicht auf die Gesichtshaut oder auf die Augen übertragen. Serumcalcium kontrollieren. Exzessive Bestrahlung mit Sonnenlicht meiden. Kombination mit UV-Phototherapie möglich.Bei Anwendung im Anogenitalbereich kann Reißfestigkeit von Kondomen herabgesetzt werden.
PG: 30 G D (2) (EKO: G) [€ 22,55], 100 G D (EKO: G) [€ 59,95]

Psorinoheel - Tropfen 22X
(Z.Nr. 3-37333) RPF. P. nicht im Handel. V03AX

Psta spag. Peka - Globuli 32X
(Z.Nr. 3-00432) RPF. P. V03AX
ZI: Pekana Naturheilmittel, Kißlegg, Deutschland
Z: 10 g Streukügelchen werden hergestellt unter Verwendung von: Acidum phosphoricum (Homöopathie) D3 5 mg, Amanita muscaria (Homöopathie) D6 6 mg, Semecarpus anacardium (Homöopathie) D10 14 mg, Avena sativa-spag. Peka D1 16 mg, Cinchona pubescens-spag. Peka D3 14 mg, Strychnos ignatii-spag. Peka D4 14 mg, Schoenocaulon officinale (Homöopathie) D4 19 mg, Piper methysticum-spag. Peka D8 12 mg, Saccharose 10 g.
EW: Homöopathikum (spagyrisch).
AG: Unterstützend bei Erwartungs-, Prüfungs- und anderen Tagesängsten.
AA: Im Mund zergehen lassen.
DO: 4-5mal tgl. 10 Streukügelchen.
Kinder (6-11 Jahre): 3-4mal tgl. 8 Streukügelchen.
SST: Vorsicht.

NW: Überempfindlichkeit.
WH: Für Kinder unter 6 Jahren nicht empfohlen.
PG: 10 G * (EKO: N) [€ 10,75]

Psta spag. Peka - Tropfen zum Einnehmen 49X

(Z.Nr. 3-00407) RPF. P. V03AX
ZI: Pekana Naturheilmittel, Kißlegg, Deutschland
Z: 1 g (= 1,03 ml = 43 Tropfen) enthält: Acidum phosphoricum (Homöopathie) D3 50 mg, Amanita muscaria (Homöopathie) D6 60 mg (entspr. Agaricus (Homöopathie)), Semecarpus anacardium (Homöopathie) D10 140 mg, Avena sativa-spag. Peka D1 160 mg, Cinchona pubescens-spag. Peka D3 140 mg, Strychnos ignatii-spag. Peka D4 140 mg, Schoenocaulon officinale (Homöopathie) D4 190 mg, Piper methysticum-spag. Peka D8 120 mg, Ethanol 96% (entspr. Gesamtethanolgehalt ca. 21 % (V/V)), Wasser, gereinigtes.
EW: Homöopathikum (spagyrisch).
AG: Unterstützend bei Erwartungs-, Prüfungs- und anderen Tagesängsten.
AA: Oral in einem Glas Wasser vor den Mahlzeiten.
DO: Ab 12 Jahren: 3-4mal tgl. 15 Tropfen.
Kinder 6 - 11 Jahre: 2mal tgl. 10 Tropfen.
SST: Vorsicht.
NW: Überempfindlichkeit.
PG: 50 ML * (EKO: N) [€ 14,05], 100 ML * (EKO: N) [€ 21,75]

Psychopax - Tropfen 18B, 18C, 18D

(Z.Nr. 0-15968) NR. P1. P. N05BA01
ZI: Sigmapharm, Wien
Z: 1 ml (= 37 Tropfen) enthält: Diazepam 12,5 mg, Aromen, Ethanol 96% (V/V) 0,4 ml, Propylenglycol, Saccharin.
EW: Benzodiazepin (Tranquilizer).
AG: Angst- und Spannungszustände, Schlafstörungen, Adjuvans bei Muskelspasmen, Sedativum vor kleinerern chrurgischen oder zahnärztlichen Eingriffen.
AA: Mit Flüssigkeit oder auf Zucker einnehmen.
DO: **Angst- und Spannungszustände:** 3mal tgl. 6-15 Tropfen, bei stationärer Behandlung 3mal tgl. bis 30 Tropfen.
Schlafstörungen: 7-15(-30) Tropfen ½ Std. vor dem Einschlafen.
Muskelspasmen: ED 15 Tropfen, anfangs 2- bis 4mal tgl., dann 1-2mal tgl.
Kinder ab 6 Jahre und Jugendliche: TD 0,1-0,3 mg/kg KG.
Halbe Dosis bei älteren oder geschwächten Patienten.
GA: Medikamentenabhängigkeit (inkl. Alkohol), schwere Hyperkapnie, schwerer Schock, Koma, Vergiftung mit Alkohol oder ZNS-dämpfenden Substanzen, 1. Lebensmonat.
SST: Im ersten und dritten Trimenon nur bei zwingender Indikation geben (teratogenes Risiko nicht mit Sicherheit auszuschließen). Bei Neugeborenen Entzugssyndrom, Hypotonie, Atem- und Saugstörungen, Beeinflussung der fetalen Herzfrequenz möglich. In der Stillzeit nicht anwenden.
NW: Müdigkeit, Muskelschwäche, unerwünscht starke Sedierung, ZNS (Dyskinesien, Depressionen, Sehstörungen, paradoxe Reaktionen), Kreislauf (Bradykardie, Hypotonie), Atemdepression, Magen-Darm (Mundtrockenheit), Leber (Enzymanstiege, Ikterus), Miktionsstörungen, Haut-, Libido- und Potenzstörungen, vereinzelt Atmung (Bronchospasmus), Blutbild, Purpura, Zyklusstörungen.
WW: Besondere Vorsicht: Opioide (Atemdepression). Vorsicht: Zentral dämpfende Substanzen (verstärkt), Cimetidin, Disulfiram, Tuberkulostatika, orale Kontrazeptiva (erhöhte Diazepam-Plasmaspiegel).
GE: Bei länger dauernder Anwendung und/oder hoher Dosierung möglich.
WH: Vorsicht bei kardiorespiratorischer Insuffizienz, Leber- und Nierenschäden, Myasthenie, Alter. Verkehrshinweis. Cave Alkoholgenuss. Nur zur symptomatischen Anwendung, Dosis stufenweise reduzieren (Gefahr des Entzugssyndroms: Krämpfe!). Entzugserscheinungen bis 4-8 Tage nach letzter Medikation möglich. Nicht zur Primärbehandlung von Psychosen.
Bei Überdosierung Antidot Flumazenil.
PG: 20 ML (2) (EKO: G) [€ 7,90]

Pulmagil Hevert - Grippe- und Hustentropfen zum Einnehmen 50X01

(Z.Nr. 3-00098) RPF. P. V03AX
ZI: Hevert-Arzneimittel, Nussbaum, Deutschland
Z: 100 g (= 107 ml, 1 ml = 31 Tropfen) enthalten: Atropa belladonna (Homöopathie) D4 25 g, Cephaelis ipecacuanha (Homöopathie) D4 25 g, Cuprum aceticum (Homöopathie) D4 25 g, Drosera (Homöopathie) D4 25 g, Ethanol 0,46 g/ml (entspr. Gesamtethanolgehalt 51 % (V/V)), Wasser, gereinigtes.
EW: Homöopathikum.
AG: Grippale Infekte, krampfhafter Husten.
AA: Vor den Mahlzeiten mit Flüssigkeit.
DO: **Akut:** Erwachsene: 10-20 Tropfen alle 2 Std., MTD 60 Tropfen. Jugendliche: 5-10 Tropfen alle 2 Std., MTD 30 Tropfen.
Chronisch: Erwachsene 3mal tgl. 20 Tropfen, Jugendliche 3mal tgl. 10 Tropfen.
Für Kinder nicht empfohlen.
SST: Nicht empfohlen.
WH: Nicht für Alkoholkranke.
PG: **GRIPAGIL HU+BRONCHIAL** 50 ML * (EKO: N) [€ 9,15], **GRIPAGIL HU+BRONCHIAL** 100 ML * (EKO: N) [€ 13,70], **PULMAGIL HEVERT GRIPPE+HU** 50 ML * (EKO: N) [€ 13,30]

Pulmicort 0,5 mg - Suspension zur Inhalation 50B01

(Z.Nr. 1-20318) NR. P. R03BA02
ZI: AstraZeneca Österreich, Wien
Z: 1 Einzeldosisbehältnis enthält pro 2 ml: Budesonid 0,5 mg, Polysorbat 80, Dinatrium edetat, Natriumchlorid, Citronensäure, Natrium citrat, Wasser für Injektionszwecke.
EW: Glukokortikoid zur Inhalation.
AG: Persistierendes Asthma bronchiale, chronisch obstruktive Atemwegserkrankung (COPD), wenn Glukokortikoid indiziert ist. Lebensbedrohlicher Pseudokrupp.
AA: Zur Inhalation mittels Vernebler.
Details siehe Austria-Codex - Fachinformation oder Gebrauchsinformation.
DO: Initiale TD 1-2 mg, Kinder ab 6 Monaten und Jugendliche 0,25-0,5 mg.
Erhaltungstagesdosis: 0,5-4 mg (oder mehr), Kinder ab 6 Monaten und Jugendliche 0,25-2 mg.
TD in 1 oder 2 ED.
Pseudokrupp: 2 mg in 1 oder 2 ED (im Abstand von 30 min), ev. alle 12 Stunden über max. 36 Std.
GA: Unbehandelte Lungenmykosen und Lungentuberkulose, schwere bakterielle und virale Atemwegsinfektionen; unwirksam im Status asthmaticus.
SST: Strenge Indikationsstellung, im Bedarfsfall sind inhalative Glukokortikoide gegenüber oralen Glukokortikoiden zu bevorzugen; Anwendung in der Stillzeit möglich.
NW: Schleimhautreizung, Husten, Heiserkeit, Soorbefall, Psyche, Sehstörungen, selten Bronchospasmus; erhöhtes Pneumonierisiko bei COPD-Patienten, bei Langzeitgabe systemische Kortikoid-Effekte.
WW: Vorsicht: CYP3A4-Hemmer einschl. Cobicistat (erhöhtes Risiko systemischer NW).
WH: Vorsicht bei Umstellung (schrittweise!) von systemischer auf inhalatorische Glukokortikoidtherapie (Todesfälle durch Nebennierenrindeninsuffizienz wurden beobachtet). Adäquate Antibiotikatherapie. Bei starker Verschleimung kurzzeitig systemische Kortikoide empfohlen. Bei Heranwachsenden Wachstum kontrollieren.
Bei Überdosierung systemische Kortikoidwirkungen möglich.
PG: 20 ST F6J (EKO: G) [€ 45,85]

Pulmicort 1 mg - Suspension zur Inhalation 50B01

(Z.Nr. 1-20319) NR. P. R03BA02
ZI: AstraZeneca Österreich, Wien
Z: 1 Einzeldosisbehältnis enthält pro 2 ml: Budesonid 1 mg, Polysorbat 80, Dinatrium edetat, Natriumchlorid, Citronensäure, Natrium citrat, Wasser für Injektionszwecke.
Kurzinformation: siehe Pulmicort 0,5 mg - Suspension zur Inhalation, → S. 1165
PG: 20 ST RE1 (EKO: Y) [€ 66,20]

Pulmicort 1 mg - Suspension zur Inhalation 50B01

(Z.Nr. 1-20319-P1) NR. P. Parallelimport. R03BA02
V: Orifarm, Leverkusen, Deutschland
Z: 1 Einzeldosisbehältnis enthält pro 2 ml: Budesonid 1 mg, Polysorbat 80, Dinatrium edetat, Natriumchlorid, Citronensäure, Natrium citrat, Wasser für Injektionszwecke.
PG: 20 ST RE1 (EKO: Y) [€ 64,90]

Pulmicort 1 mg - Suspension zur Inhalation 50B01
(Z.Nr. 1-20319-P2) NR. P. Parallelimport. R03BA02
nicht im Handel.

Pulmicort Turbohaler 0,1 mg - Dosier-Pulverinhalator 50B01

(Z.Nr. 1-21109) NR. P. R03BA02
ZI: AstraZeneca Österreich, Wien
Z: 1 Dosis enthält: Budesonid 0,1 mg.
EW: Glukokortikoid zur Inhalation.
AG: Asthma bronchiale; chronisch-obstruktive Lungenerkrankung (COPD), wenn Glukokortikoid indiziert ist.
AA: Zur Inhalation.
DO: Initiale TD 0,2-1,6 mg, Kinder ab 5 Jahren und Jugendliche 0,2-0,8 mg.
Erhaltungstagesdosis 0,1-1,6 mg, Kinder ab 5 Jahre und Jugendliche 0,1-0,8 mg.

TD in 1-2 (in schweren Fällen bis 4) ED.
GA: Unbehandelte Lungenmykosen und Lungentuberkulose, schwere bakterielle und virale Atemwegsinfektionen; unwirksam im Status asthmaticus.
SST: Strenge Indikationsstellung, im Bedarfsfall sind inhalative Glukokortikoide gegenüber oralen Glukokortikoiden zu bevorzugen; Anwendung in der Stillzeit möglich.
NW: Schleimhautreizung, Husten, Heiserkeit, Soorbefall, Psyche, Sehstörungen, selten Bronchospasmus; erhöhtes Pneumonierisiko bei COPD-Patienten, bei Langzeitgabe systemische Kortikoid-Effekte.
WW: Vorsicht: CYP3A4-Hemmer einschl. Cobicistat (erhöhtes Risiko systemischer NW).
WH: Vorsicht bei Umstellung (schrittweise!) von systemischer auf inhalatorische Glukokortikoidtherapie (Todesfälle durch Nebennierenrindeninsuffizienz wurden beobachtet). Adäquate Antibiotikatherapie. Bei starker Verschleimung kurzzeitig systemische Kortikoide empfohlen. Bei Heranwachsenden Wachstum kontrollieren. **Bei Überdosierung** systemische Kortikoidwirkungen möglich.
PG: 1 ST (2) (EKO: G) [€ 26,20]

Pulmicort Turbohaler 0,2 mg - Dosier-Pulverinhalator 50B01
(Z.Nr. 1-19463) NR. P. R03BA02
ZI: AstraZeneca Österreich, Wien
Z: 1 Dosis enthält: Budesonid 0,2 mg.
Kurzinformation: siehe Pulmicort Turbohaler 0,1 mg - Dosier-Pulverinhalator, → S. 1165
PG: 1 ST (2) (EKO: G) [€ 24,65]

Pulmicort Turbohaler 0,4 mg - Dosier-Pulverinhalator 50B01
(Z.Nr. 1-19464) NR. P. R03BA02
ZI: AstraZeneca Österreich, Wien
Z: 1 Dosis enthält: Budesonid 0,4 mg.
Kurzinformation: siehe Pulmicort Turbohaler 0,1 mg - Dosier-Pulverinhalator, → S. 1165
PG: 1 ST (2) (EKO: G) [€ 20,70]

Pulmo/Bryonia comp. "Wala" - Injektionslösung für Tiere 807BZ
(Z.Nr. 8-30022) RP. P. nicht im Handel. QV03AX

Pulmo/Stibium comp. "Wala" - Injektionslösung für Tiere 890B
(Z.Nr. 8-30030) RP. P. QV03AX
ZI: SaluVet, Bad Waldsee, Deutschland
Z: 1 ml enthält: Pulmo bovis-Glycerolauszug D5 0,1 g, Stannum metallicum (Homöopathie) D9 0,1 g, Tartarus stibiatus aquosum (Homöopathie) D7 0,1 g, Natriumchlorid, Natriumhydrogencarbonat, Wasser für Injektionszwecke.
EW: Homöopathikum.
AG: Lungenemphysem.
DO: Meerschweinchen, Hamster, Ratte: 0,5 ml s.c. oder i.m. 1mal tgl. über 5 Tage.
Hund, Katze, Kaninchen: 1 ml s.c. oder i.m. 1mal tgl. über 5 Tage.
Schwein, Schaf, Ziege: 5 ml s.c. oder i.m. jeden 2. Tag bis zur Besserung.
Pferd, Rind: 10 ml s.c. oder i.m. jeden 2. Tag bis zur Besserung. Therapie langsam absetzen. Die Behandlung ist bis zur Besserung jeden 2. Tag zu wiederholen. Bei perakutem bzw. akutem Verlauf der Erkrankung kann die Injektion mehrmals täglich wiederholt werden. Bei chronischer Verlaufsform Wiederholung der Injektion in 2-4tägigen Abständen.
SST: Nur nach Rücksprache mit dem Tierarzt anwenden.
PG: 5 ST VN [€ 47,80]

Pulmocis 2 mg - Kit für ein radioaktives Arzneimittel 24F01
(Z.Nr. 4-40343) RP. N. E. nicht im Handel. V09EB01

Pulmodox 500 mg/g - Granulat zur Herstellung einer Lösung zum Eingeben für Schweine, Hühner und Puten 801AE
(Z.Nr. 8-00715) NR. P. VNW. QJ01AA02
ZI: Lavet Pharmaceuticals, Budapest, Ungarn
Z: 1 g Granulat enthält: Doxycyclin 500 mg (entspr. Doxycyclin hyclat), Citronensäure, Lactose monohydrat.
EW: Tetrazyklin.
AG: Atemwegserkrankungen beim Schwein durch Mycoplasma hyopneumoniae und Pasteurella multocida.
Atemwegserkrankungen bei Hühnern und Puten durch Mycoplasma gallisepticum.
AA: Zum Eingeben über das Trinkwasser.
DO: Schweine und Hühner: 20 mg Doxycyclin/kg KG pro Tag über 5 Tage.
Puten: 25 mg Doxycyclin/kg KG pro Tag über 5 Tage.
GA: Leberschäden.
SST: Nicht empfohlen. 4 Wochen vor Beginn und während der Legeperiode nicht anwenden.
NW: Allergien, Photosensibilität.
WW: Polyvalente Kationen, Antazida, Kaoline, Eisen (1-2 Std. Abstand), bakterizide Antibiotika, Antikoagulantien.
WH: Bei unzureichender Wasseraufnahme Tiere parenteral behandeln.
VNW: Essbare Gewebe: Schwein 4 Tage, Huhn 5 Tage, Pute 12 Tage.
Nicht für legende Tiere, deren Eier für menschlichen Verzehr bestimmt sind.
PG: 1 KG VNW [€ 205,20]

Pulmodox 5% Premix - Arzneimittel-Vormischung zur Herstellung von Fütterungsarzneimittel für Schweine 801AE
(Z.Nr. 8-70049) NR. P. VNW. QJ01AA02
ZI: Virbac, Carros, Frankreich
Z: 1 g enthält: Doxycyclin 50 mg (entspr. Doxycyclin hyclat), Weizen-Mehl.
EW: Bakteriostatisch.
AG: Atemwegserkrankungen durch Doxycyclin-empfindliche Erreger bei Schweinen.
AA: Dem fertigen Futter beimischen.
DO: 12,5 mg Doxycyclin/kg KG tgl. über 8 Tage (= 250 mg/kg Gesamtfutter).
GA: Leberschäden.
SST: Nicht empfohlen.
NW: Lichtempfindlichkeit, Allergien.
WW: Keinem Futtermittel beimischen, das mit polyvalenten Kationen (Ca^{2+}, Fe^{3+}) angereichert wurde. Nicht mit bakteriziden Antibiotika anwenden. Antikoagulantien verstärkt.
WH: Bei nicht ausreichender Futteraufnahme Tiere parenteral behandeln.
VNW: Essbare Gewebe 7 Tage.
PG: 5 KG VNW [€ 188,10], 25 KG VNW [€ 596,30]

Pulmolan 20 mg - Filmtabletten 10C
(Z.Nr. 1-37405) RP. P. C02KX, G04BE03
ZI: G.L. Pharma, Lannach
Z: 1 Filmtablette enthält: Sildenafil 20 mg (entspr. Sildenafil citrat), Tablettenkern: Lactose 49,9 mg (entspr. Lactose monohydrat), Cellulose, mikrokristalline, Povidon, Croscarmellose natrium, Magnesium stearat; Filmüberzug: Hypromellose, Titandioxid, Macrogol.
EW: Hemmstoff der CGMP-Spezifischen PDE5.
AG: Pulmonale arterielle Hypertonie II und III.
AA: Oral.
DO: 3mal tgl. 20 mg. Kinder ab 1 Jahr und Jugendliche: 3mal tgl. 10 mg (bis 20 kg KG) bzw. 3mal tgl. 20 mg (ab 20 kg KG).
GA: Kürzlicher Schlaganfall oder Herzinfarkt, schwere Hypotonie.
SST: Nicht anwenden.
NW: Kopfschmerzen, Dyspepsie, Hautrötung, Hypotonie, Rücken/Muskelschmerzen, Augenschmerzen, verstopfte Nase. Überempfindlichkeit, schwere kardiovaskuläre Ereignisse, Sehstörungen (NAION), Tinnitus.
WW: Kontraindiziert: Organische Nitrate, Riociguat.
Nicht empfohlen: Andere PDE5-Hemmer, Alpha1-Blocker (Doxazosin), Rifampicin, Ketoconazol, Ritonavir.
Vorsicht: Plasmaspiegel von Sildenafil durch CYP3A4 Inhibitoren erhöht, durch CYP3A4 Induktoren gesenkt. Andere Blutdrucksenker (Hypotonie). Prostazyklin, Bosentan.
WH: Bei schweren kardiovaskulären Erkrankungen nicht empfohlen. Vorsicht bei schwerer Nieren- oder Leberinsuffizienz. Auf plötzliche Sehstörungen achten.
PG: 30 ST * (EKO: N) [€ 177,85], 90 ST RE1 (EKO: Y) [€ 298,25]

Pulmopresil 20 mg - Filmtabletten 10C
(Z.Nr. 1-37382) RP. P. C02KX, G04BE03
ZI: Rivopharm, Dublin, Irland
Z: 1 Filmtablette enthält: Sildenafil 20 mg (entspr. Sildenafil citrat), Tablettenkern: Lactose 49,9 mg (entspr. Lactose monohydrat), Cellulose, mikrokristalline, Povidon, Croscarmellose natrium, Magnesium stearat; Filmüberzug: Hypromellose, Titandioxid, Macrogol.
Kurzinformation: siehe Pulmolan 20 mg - Filmtabletten, → S. 1166
PG: 90 ST RE1 (EKO: Y) [€ 298,00]

Pulmotec - Graphittiegel zur Bereitung von Technegas zur Inhalation 24F02
(Z.Nr. 4-00009) NR. N. nicht im Handel. V09EA02

Pulmotil G 200 g/kg Arzneimittel-Vormischung zur Herstellung von Fütterungsarzneimitteln für Schweine und Kaninchen
801AF

(Z.Nr. 8-70042) NR. P. VNW. QJ01FA91
ZI: Richter Pharma, Feldgasse, Wels
Z: 1 kg enthält: Tilmicosin 200 g (entspr. Tilmicosin phosphat), Maisspindelmehl, Sojaöl.
EW: Makrolidantibiotikum.
AG: Therapie und Metaphylaxe von Atemwegserkrankungen durch empfindliche Erreger bei Schweinen oder Kaninchen.
AA: Oral.
DO: **Schwein:** TD 8-16 mg/kg KG über 15-21 Tage.
Kaninchen: 12,5 mg/kg KG über 7 Tage.
GA: Pferde.
SST: Unbedenklichkeit für Zuchteber nicht untersucht.
NW: Futterverweigerung.
WH: Auf Resistenzen achten.
VNW: Essbare Gewebe: Schwein: 21 Tage, Kaninchen: 4 Tage.
PG: 1 KG VNW [€ 144,45]

Pulmozyme 2.500 E./2,5 ml - Lösung für einen Vernebler
50D03

(Z.Nr. 1-20192) NR. P. E. R05CB13
ZI: Roche Austria, Wien
Z: 1 Ampulle zu 2,5 ml enthält: Dornase alfa 2500 E (entspr. → 2,5 mg) (entspr. rhDNase), Natriumchlorid, Calcium chlorid-2-Wasser, Wasser für Injektionszwecke.
EW: Gentechnisch hergestelltes Enzym, spaltet extrazelluläre DNA, setzt dadaurch die Sputumviskosität herab.
AG: Zur symptomatischen Behandlung der zystischen Fibrose bei Patienten mit forcierter Vitalkapazität von über 40% des Normalwertes.
AA: Nur zur Inhalation mit empfohlenem Verneblergerät.
Details siehe Austria-Codex - Fachinformation.
DO: Erwachsene und Kinder über 5 Jahren: 1 mal tgl. 1 Ampulle. Im Einzelfall bei Patienten über 21 Jahren bis 2 Ampullen tgl. von Vorteil.
SST: Vorsicht.
NW: Pharyngitis, Laryngitis, Heiserkeit, Haut, Konjunktivitis, Brustschmerzen.
WW: Standardtherapeutika gleichzeitig anwendbar, aber nicht im Inhaliergerät mischen.
PG: 30 ST RE1 (EKO: Y) [€ 1.052,50]

Pulmozyme 2.500 E./2,5 ml - Lösung für einen Vernebler
50D03

(Z.Nr. 1-20192-P2/P3) NR. P. E. R05CB13
Parallelimport.
V: Haemato Pharm, Schönefeld, Deutschland
Z: 1 Ampulle zu 2,5 ml enthält: Dornase alfa 2500 E (entspr. → 2,5 mg) (entspr. rhDNase), Natriumchlorid, Calcium chlorid-2-Wasser, Wasser für Injektionszwecke.
PG: 30 ST RE1 (EKO: Y) [€ 1.031,95]

Pulmozyme 2.500 E./2,5 ml - Lösung für einen Vernebler
50D03

(Z.Nr. 1-20192-P4) NR. P. E. Parallelimport. R05CB13
V: Abacus Medicine, Copenhagen, Dänemark
Z: 1 Ampulle zu 2,5 ml enthält: Dornase alfa 2500 E (entspr. → 2,5 mg) (entspr. rhDNase), Natriumchlorid, Calcium chlorid-2-Wasser, Wasser für Injektionszwecke.
PG: 30 ST RE1 (EKO: Y) [€ 1.032,00]

Pulmozyme 2.500 E./2,5 ml - Lösung für einen Vernebler
50D03

(Z.Nr. 1-20192-P5) NR. P. E. Parallelimport. R05CB13
V: Orifarm, Leverkusen, Deutschland
Z: 1 Ampulle zu 2,5 ml enthält: Dornase alfa 2500 E (entspr. → 2,5 mg) (entspr. rhDNase), Natriumchlorid, Calcium chlorid-2-Wasser, Wasser für Injektionszwecke.
PG: 30 ST RE1 (EKO: Y) [€ 1.031,95]

Pulsatilla RemaVet - Globuli für Tiere
890A

(Z.Nr. 8-38030) RPF. P. QV03AX
ZI: Remedia Homöopathie, Eisenstadt
Z: 1 g Globuli (ca. 120 Globuli) enthält: Pulsatilla pratensis (Homöopathie) C200 10 mg, Saccharose.
EW: Homöopathikum.
AG: Rind, Pferd, Schaf, Ziege, Schwein, Kaninchen, Geflügel, Kleinnager, Hund, Katze: Wehenschwäche, Orchitis, Angst bei Alleinsein, Eifersucht, Konjunktivitis, Entzündungen der Atemwege, unterstützend bei Kolik.
AA: Zum Eingeben: Bei Einzeltierhaltung direkt ins Maul eingeben, bei Gruppenbehandlung 20 Globuli in 1 Liter Wasser auflösen und in die Tränke geben.
DO: ED 5-10 Globuli. Initial alle 15 min, dann 3-4mal tgl. bzw. seltener.
SST: Nur nach Rücksprache mit dem Tierarzt anwenden.
PG: 10 G VN [€ 12,80]

Pumpan - Tabletten 30X
(Z.Nr. 3-00214) RP. P. nicht im Handel. V03AX

Pumpan - Tropfen
30X

(Z.Nr. 3-00086) RP. P. n.l. V03AX
ZI: Bittner Richard, Wien
Z: 100 ml (1ml = 25 Tropfen) enthalten: Crataegus (Homöopathie) D1 20 ml, Arnica montana (Homöopathie) D6 10 ml, Kalium carbonicum (Homöopathie) D6 10 ml, Digitalis purpurea (Homöopathie) D12 10 ml, Convallaria majalis (Homöopathie) D12 10 ml, Ethanol (entspr. Gesamtethanolgehalt 43 % (m/m)), Wasser, gereinigtes.
PG: 50 ML * (EKO: N) [€ 15,45 n.l.]

Puregon 150 IE/0,18 ml - Injektionslösung 29C01, 31B01
(Z.Nr. EU/1/96/008/*) NR. P. E. nicht im Handel.
G03GA06

Puregon 300 IE/0,36 ml - Injektionslösung
29C01, 31B01

(Z.Nr. EU/1/96/008/*) NR. P. E.
G03GA06
ZI: Merck Sharp & Dohme, Haarlem, Niederlande
Z: 1 Patrone mit 0,36 ml Lösung enthält: Follitropin beta 300 IE (entspr. Follikelstimulierendes Hormon, human, rekombinant), gentechnologisch mittels einer Ovarialzellinie des chinesischen Hamsters (CHO) hergestellt, Sucrose, Natrium citrat, Methionin, Polysorbat 20, Natriumhydroxid zur pH-Wert-Einstellung (entspr. Natrium < 1 mmol) (entspr. → < 23 mg), Salzsäure zur pH-Wert-Einstellung, Wasser für Injektionszwecke.
EW: Rekombinantes FSH, für Follikelreifung erforderlich.
AG: Frauen: Weibliche Unfruchtbarkeit bei Anovulation, bzw. kontrollierte ovarielle Hyperstimualation.
Männer: Unzureichende Spermatogenese durch hypogonadotropen Hypo- gonadismus.
AA: S.c. im Puregon Pen.
DO: Frauen: Individuell unter Kontrolle des Estradiolspiegels und Ultraschalluntersuchungen.
Anovulation: Initial 50 I.E. über mindestens 7 Tage, Dosissteigerung nach Bedarf.
Kontrollierte ovarielle Überstimulation: Initial 100-225 I.E. an den ersten 4 Tagen, dann individuell anpassen.
Männer: 3mal wöchentlich 150 IE mit hCG über mindestens 3-4 Monate.
Kein Nutzen bei Kindern und Jugendlichen.
GA: Tumoren der Ovarien, der Mammae, des Uterus, der Hypophyse oder des Hypothalamus. Schwangerschaft oder Stillzeit. Nicht abgeklärte vaginale Blutungen. Primäre Ovarialinsuffizienz. Ovarialzysten oder vergrößerte Ovarien, außer bei dem Syndrom polyzystischer Ovarien (PCOD).
Missbildungen von Geschlechtsorganen, die eine Schwangerschaft nicht zu- lassen. Uterusmyome in der Gebärmutter, die eine Schwangerschaft nicht zulassen.
SST: Nicht indiziert.
NW: Unerwünschte Überstimulation, lokale Reaktionen, thromboembolische Ereignisse, Ovarialtorsion, Gynäkomastie und Akne bei Männern.
WW: Clomifen (verstärkte Reaktion).
WH: Erhöhtes Mehrlingsschwangerschaftsrisiko. Erhöhte Inzidenz von ektopischen Schwangerschaften oder von Spontanaborten. Auf unerwünschte Überstimulation der Ovarien achten (Übelkeit, Unterleibsschmerzen).
Bei Männern nach 4-6 Monaten Samenflüssigkeit untersuchen. Männer mit erhöhten endogenen FSH-Spiegeln sprechen nicht auf Puregon an.
PG: 1 ST RE1 (EKO: Y) [€ 192,95]

Puregon 300 IE/0,36 ml - Injektionslösung 29C01, 31B01
(Z.Nr. EU/1/96/008/*) NR. P. E. Parallelimport. nicht im Handel.
G03GA06

Puregon 300 IE/0,36 ml - Injektionslösung
29C01, 31B01

(Z.Nr. EU/1/96/008/*) NR. P. E. Parallelimport.
G03GA06
V: EMRAmed Arzneimittel, Trittau, Deutschland
Z: 1 Patrone mit 0,36 ml Lösung enthält: Follitropin beta 300 IE

P

(entspr. Follikelstimulierendes Hormon, human, rekombinant), gentechnologisch mittels einer Ovarialzellinie des chinesischen Hamsters (CHO) hergestellt, Sucrose, Natrium citrat, Methionin, Polysorbat 20, Natriumhydroxid zur pH-Wert-Einstellung (entspr. Natrium < 1 mmol) (entspr. → < 23 mg), Salzsäure zur pH-Wert-Einstellung, Wasser für Injektionszwecke.
PG: 1 ST RE1 (EKO: Y) [€ 189,05]

Puregon 300 IE/0,36 ml - Injektionslösung 29C01,
(Z.Nr. EU/1/96/008/*) NR. P. E. 31B01
Parallelimport. nicht im Handel.
G03GA06

Puregon 300 IE/0,36 ml - Injektionslösung 29C01,
(Z.Nr. EU/1/96/008/*) NR. P. E. 31B01
Parallelimport. nicht im Handel.
G03GA06

Puregon 300 IE/0,36 ml - Injektionslösung 29C01,
(Z.Nr. EU/1/96/008/*) NR. P. E. 31B01
Parallelimport.
G03GA06
V: Haemato Pharm, Schönefeld, Deutschland
Z: 1 Patrone mit 0,36 ml Lösung enthält: Follitropin beta 300 IE (entspr. Follikelstimulierendes Hormon, human, rekombinant), gentechnologisch mittels einer Ovarialzellinie des chinesischen Hamsters (CHO) hergestellt, Sucrose, Natrium citrat, Methionin, Polysorbat 20, Natriumhydroxid zur pH-Wert-Einstellung (entspr. Natrium < 1 mmol) (entspr. → < 23 mg), Salzsäure zur pH-Wert-Einstellung, Wasser für Injektionszwecke.
PG: 1 ST RE1 (EKO: Y) [€ 188,90]

Puregon 300 IE/0,36 ml - Injektionslösung 29C01,
(Z.Nr. EU/1/96/008/*) NR. P. E. 31B01
Parallelimport.
G03GA06
V: Orifarm, Leverkusen, Deutschland
Z: 1 Patrone mit 0,36 ml Lösung enthält: Follitropin beta 300 IE (entspr. Follikelstimulierendes Hormon, human, rekombinant), gentechnologisch mittels einer Ovarialzellinie des chinesischen Hamsters (CHO) hergestellt, Sucrose, Natrium citrat, Methionin, Polysorbat 20, Natriumhydroxid zur pH-Wert-Einstellung (entspr. Natrium < 1 mmol) (entspr. → < 23 mg), Salzsäure zur pH-Wert-Einstellung, Wasser für Injektionszwecke.
PG: 1 ST RE1 (EKO: Y) [€ 188,90]

Puregon 600 IE/0,72 ml - Injektionslösung 29C01,
(Z.Nr. EU/1/96/008/*) NR. P. E. 31B01
G03GA06
ZI: Merck Sharp & Dohme, Haarlem, Niederlande
Z: 1 Patrone mit 0,72 ml Lösung enthält: Follitropin beta 600 IE (entspr. Follikelstimulierendes Hormon, human, rekombinant), gentechnologisch mittels einer Ovarialzellinie des chinesischen Hamsters (CHO) hergestellt, Sucrose, Natrium citrat, Methionin, Polysorbat 20, Natriumhydroxid zur pH-Wert-Einstellung (entspr. Natrium < 1 mmol) (entspr. → < 23 mg), Salzsäure zur pH-Wert-Einstellung, Wasser für Injektionszwecke.
Kurzinformation: siehe Puregon 300 IE/0,36 ml - Injektionslösung, → S. 1167
PG: 1 ST RE1 (EKO: Y) [€ 352,95]

Puregon 600 IE/0,72 ml - Injektionslösung 29C01,
(Z.Nr. EU/1/96/008/*) NR. P. E. 31B01
Parallelimport.
G03GA06
V: Abacus Medicine, Copenhagen, Dänemark
Z: 1 Patrone mit 0,72 ml Lösung enthält: Follitropin beta 600 IE (entspr. Follikelstimulierendes Hormon, human, rekombinant), gentechnologisch mittels einer Ovarialzellinie des chinesischen Hamsters (CHO) hergestellt, Sucrose, Natrium citrat, Methionin, Polysorbat 20, Natriumhydroxid zur pH-Wert-Einstellung (entspr. Natrium < 1 mmol) (entspr. → < 23 mg), Salzsäure zur pH-Wert-Einstellung, Wasser für Injektionszwecke.
PG: 1 ST RE1 (EKO: Y) [€ 343,75]

Puregon 600 IE/0,72 ml - Injektionslösung 29C01,
(Z.Nr. EU/1/96/008/*) NR. P. E. 31B01
Parallelimport.
G03GA06
V: EMRAmed Arzneimittel, Trittau, Deutschland
Z: 1 Patrone mit 0,72 ml Lösung enthält: Follitropin beta 600 IE (entspr. Follikelstimulierendes Hormon, human, rekombinant), gentechnologisch mittels einer Ovarialzellinie des chinesischen Hamsters (CHO) hergestellt, Sucrose, Natrium citrat, Methionin, Polysorbat 20, Natriumhydroxid zur pH-Wert-Einstellung (entspr. Natrium < 1 mmol) (entspr. → < 23 mg), Salzsäure zur pH-Wert-Einstellung, Wasser für Injektionszwecke.
PG: 1 ST RE1 (EKO: Y) [€ 344,00]

Puregon 600 IE/0,72 ml - Injektionslösung 29C01,
(Z.Nr. EU/1/96/008/*) NR. P. E. 31B01
Parallelimport. nicht im Handel.
G03GA06

Puregon 600 IE/0,72 ml - Injektionslösung 29C01,
(Z.Nr. EU/1/96/008/*) NR. P. E. 31B01
Parallelimport.
G03GA06
V: Haemato Pharm, Schönefeld, Deutschland
Z: 1 Patrone mit 0,72 ml Lösung enthält: Follitropin beta 600 IE (entspr. Follikelstimulierendes Hormon, human, rekombinant), gentechnologisch mittels einer Ovarialzellinie des chinesischen Hamsters (CHO) hergestellt, Sucrose, Natrium citrat, Methionin, Polysorbat 20, Natriumhydroxid zur pH-Wert-Einstellung (entspr. Natrium < 1 mmol) (entspr. → < 23 mg), Salzsäure zur pH-Wert-Einstellung, Wasser für Injektionszwecke.
PG: 1 ST RE1 (EKO: Y) [€ 343,75]

Puregon 600 IE/0,72 ml - Injektionslösung 29C01,
(Z.Nr. EU/1/96/008/*) NR. P. E. 31B01
Parallelimport.
G03GA06
V: Orifarm, Leverkusen, Deutschland
Z: 1 Patrone mit 0,72 ml Lösung enthält: Follitropin beta 600 IE (entspr. Follikelstimulierendes Hormon, human, rekombinant), gentechnologisch mittels einer Ovarialzellinie des chinesischen Hamsters (CHO) hergestellt, Sucrose, Natrium citrat, Methionin, Polysorbat 20, Natriumhydroxid zur pH-Wert-Einstellung (entspr. Natrium < 1 mmol) (entspr. → < 23 mg), Salzsäure zur pH-Wert-Einstellung, Wasser für Injektionszwecke.
PG: 1 ST RE1 (EKO: Y) [€ 343,75]

Puregon 900 IE/1,08 ml - Injektionslösung 29C01,
(Z.Nr. EU/1/96/008/*) NR. P. E. 31B01
G03GA06
ZI: Merck Sharp & Dohme, Haarlem, Niederlande
Z: 1 Patrone mit 1,08 ml Lösung enthält: Follitropin beta 900 IE (entspr. Follikelstimulierendes Hormon, human, rekombinant), gentechnologisch mittels einer Ovarialzellinie des chinesischen Hamsters (CHO) hergestellt, Sucrose, Natrium citrat, Methionin, Polysorbat 20, Natriumhydroxid zur pH-Wert-Einstellung (entspr. Natrium < 1 mmol) (entspr. → < 23 mg), Salzsäure zur pH-Wert-Einstellung, Wasser für Injektionszwecke.
Kurzinformation: siehe Puregon 300 IE/0,36 ml - Injektionslösung, → S. 1167
PG: 1 ST * (EKO: N) [€ 528,50]

Puregon 900 IE/1,08 ml - Injektionslösung 29C01,
(Z.Nr. EU/1/96/008/*) NR. P. E. 31B01
Parallelimport. nicht im Handel.
G03GA06

Puregon 900 IE/1,08 ml - Injektionslösung 29C01,
(Z.Nr. EU/1/96/008/*) NR. P. E. 31B01
Parallelimport. nicht im Handel.
G03GA06

Puregon 900 IE/1,08 ml - Injektionslösung 29C01,
(Z.Nr. EU/1/96/008/*) NR. P. E. 31B01
Parallelimport. nicht im Handel.
G03GA06

Puregon 900 IE/1,08 ml - Injektionslösung 29C01,
(Z.Nr. EU/1/96/008/*) NR. P. E. 31B01
Parallelimport. nicht im Handel.
G03GA06

Puregon 900 IE/1,08 ml - Injektionslösung 29C01,
(Z.Nr. EU/1/96/008/*) NR. P. E. 31B01
Parallelimport.
G03GA06
V: Haemato Pharm, Schönefeld, Deutschland
Z: 1 Patrone mit 1,08 ml Lösung enthält: Follitropin beta 900 IE (entspr. Follikelstimulierendes Hormon, human, rekombinant), gentechnologisch mittels einer Ovarialzellinie des chinesischen Hamsters (CHO) hergestellt, Sucrose, Natrium citrat, Methionin, Polysorbat 20, Natriumhydroxid zur pH-Wert-Einstellung (entspr. Natrium < 1 mmol) (entspr. → < 23 mg), Salzsäure zur pH-Wert-Einstellung, Wasser für Injektionszwecke.
PG: 1 ST * (EKO: N) [€ 528,15]

Puregon 900 IE/1,08 ml - Injektionslösung 29C01, 31B01

(Z.Nr. EU/1/96/008/*) NR. P. E.
Parallelimport.
G03GA06

V: Orifarm, Leverkusen, Deutschland
Z: 1 Patrone mit 1,08 ml Lösung enthält: Follitropin beta 900 IE (entspr. Follikelstimulierendes Hormon, human, rekombinant), gentechnologisch mittels einer Ovarialzellinie des chinesischen Hamsters (CHO) hergestellt, Sucrose, Natrium citrat, Methionin, Polysorbat 20, Natriumhydroxid zur pH-Wert-Einstellung (entspr. Natrium < 1 mmol) (entspr. → < 23 mg), Salzsäure zur pH-Wert-Einstellung, Wasser für Injektionszwecke.
PG: 1 ST * (EKO: N) [€ 528,15]

🐾 Purevax FeLV - Injektionssuspension 823AF

(Z.Nr. EU/2/00/019/*) NR. P. E. QI06AD
ZI: Boehringer Ingelheim-Vetmedica, Ingelheim, Deutschland
Z: 1 Dosis zu 1 ml enthält: FeLV-Rekombinante des Kanarienpockenvirus (Stamm vCP97) >=10^7,2 GKID50, Kaliumchlorid, Natriumchlorid, Kaliumdihydrogenphosphat, Natriummonohydrogenphosphat-dihydrat, Magnesiumchlorid-Hexahydrat, Calciumchlorid dihydrat, Wasser für Injektionszwecke.
EW: Impfstoff.
AG: Aktive Immunisierung von Katzen ab 8 Wochen gegen Katzenleukose.
AA: 1 Impfdosis s.c.
DO: Grundimmunisierung: 1. Injektion ab 8 Wochen, 2. Injektion 3-5 Wochen später, Wiederholungsimpfungen jährlich.
SST: Nicht anwenden.
NW: Überempfindlichkeit, lokale Reaktionen, vorübergehende Lethargie oder Hyperthermie.
PG: 10 ST VT [€ 248,50]

🐾 Purevax Rabies - Injektionssuspension 823AF

(Z.Nr. EU/2/10/117/*) NR. P. E. QI06AD08, QI06AX
ZI: Boehringer Ingelheim-Vetmedica, Ingelheim, Deutschland
Z: 1 Dosis zu 1 ml enthält: Tollwut-Rekombinante des Kanarienpockenvirus (Stamm vCP65) 10^6,8 FAID50, Kaliumchlorid, Natriumchlorid, Kaliumdihydrogenphosphat, Natriummonohydrogenphosphat-dihydrat, Magnesiumchlorid-Hexahydrat, Calciumchlorid dihydrat, Wasser für Injektionszwecke.
EW: Impfstoff.
AG: Aktive Immunisierung von Katzen ab 12 Wochen gegen Tollwut.
AA: S.c.
DO: Grundimmunisierung: 1 Injektion ab 12 Wochen. Wiederholungsimpfung 1 Jahr später, dann alle 3 Jahre.
SST: Unbedenklichkeit nicht belegt.
NW: Apathie, Anorexie, Hyperthermie, lokale Reaktionen, Überempfindlichkeit.
WH: Nut gesunde Tiere impfen.
PG: 10 ST VT [€ 102,25]

🐾 Purevax RC - Lyophilisat und Lösungsmittel zur Herstellung einer Injektionssuspension 823AF

(Z.Nr. EU/2/04/051/*) NR. P. E. QI06AH08
ZI: Boehringer Ingelheim-Vetmedica, Ingelheim, Deutschland
Z: 1 Dosis zu 1 ml enthält: Rhinotracheitis-Virus, felines, attenuiertes (Herpesvirus Stamm FHV F2) >=10^4,9 GKID50, Gentamicin max. 16,5 µg, Saccharose, Sorbitol, Dextran 40, Casein-Hydrolysat, Kollagenhydrolysat, Kaliummonohydrogenphosphat, Kaliumdihydrogenphosphat, Kaliumhydroxid, Natriumchlorid, Natrium monohydrogenphosphat, Monokalium phosphat, wasserfrei, Wasser für Injektionszwecke.
EW: Impfstoff.
AG: Aktive Immunisierung von Katzen ab 8 Wochen gegen feline Rhinotracheitis und Calicivirus-Infektion.
AA: S.c..
DO: ED = 1 Impfdosis. Grundimmunisierung: 1. Injektion ab 8 Wochen, 2. Injektion 3-4 Wochen später, Wiederholungsimpfungen 1 Jahr nach der Grundimmunisierung und dann in Abständen bis zu 3 Jahren.
SST: Nicht anwenden.
NW: Apathie, Anorexie, Hyperthermie, lokale Reaktionen, Überempfindlichkeit.
PG: 10 ST VT [€ 85,10]

🐾 Purevax RCP - Lyophilisat und Lösungsmittel zur Herstellung einer Injektionssuspension 823BF

(Z.Nr. EU/2/04/052/*) NR. P. E. QI06AH09
ZI: Boehringer Ingelheim-Vetmedica, Ingelheim, Deutschland
Z: 1 Dosis zu 1 ml enthält: Rhinotracheitis-Virus, felines, attenuiertes (Herpesvirus Stamm FHV F2) >= 10^4,9 GKID50, Caliciviren Antigene, inaktiviert, felin (Stämme FCV 431 und G1) >= 2 ELISA-E, Panleukopenievirus, felin attenuiert, (Stamm PLI IV) >= 10^3,5 GKID50, Gentamicin max. 16,5 µg, Saccharose, Sorbitol, Dextran 40, Casein-Hydrolysat, Kollagenhydrolysat, Kaliummonohydrogenphosphat, Kaliumdihydrogenphosphat, Kaliumhydroxid, Natriumchlorid, Natrium monohydrogenphosphat, Monokalium phosphat, wasserfrei; Lösungsmittel: Wasser für Injektionszwecke.
EW: Impfstoff.
AG: Aktive Immunisierung von Katzen ab 8 Wochen gegen feline Rhinotracheitis, Calicivirus-Infektion und feline Panleukopenie.
AA: 1 Impfdosis s.c.
DO: Grundimmunisierung: 1. Injektion ab 8 Wochen, 2. Injektion 3-4 Wochen später, Wiederholungsimpfung jährlich.
SST: Nicht anwenden.
NW: Apathie, Anorexie, Hyperthermie, lokale Reaktionen, Überempfindlichkeit.
PG: 10 ST VT [€ 92,95]

🐾 Purevax RCP FeLV - Lyophilisat und Lösungsmittel zur Herstellung einer Injektionssuspension 823BF

(Z.Nr. EU/2/04/048/*) NR. P. E. QI06AH10
ZI: Boehringer Ingelheim-Vetmedica, Ingelheim, Deutschland
Z: 1 Dosis zu 1 ml enthält: Rhinotracheitis-Virus, felines, attenuiertes (Herpesvirus Stamm FHV F2) >= 10^4,9 GKID50, Caliciviren Antigene, inaktiviert, felin (Stämme FCV 431 und G1) >= 2 ELISA-E, Panleukopenievirus, felin attenuiert, (Stamm PLI IV) >= 10^3,5 GKID50, Gentamicin max. 23 µg, Saccharose, Sorbitol, Dextran 40, Casein-Hydrolysat, Kollagenhydrolysat, Kaliummonohydrogenphosphat, Kaliumdihydrogenphosphat, Kaliumhydroxid, Natriumchlorid, Natrium monohydrogenphosphat, Monokalium phosphat, wasserfrei, Kaliumchlorid, Natriummonohydrogenphosphat-dihydrat, Magnesiumchlorid-6-Wasser, Lösungsmittel: Felv-A-rekombinante des Kanarienpockenvirus (Stamm vCP97) >=10^7,2 GKID, Calciumchlorid dihydrat.
EW: Impfstoff.
AG: Aktive Immunisierung von Katzen ab 8 Wochen gegen feline Rhinotracheitis, Calicivirus-Infektion, feline Panleukopenie und feline Leukose.
AA: 1 Impfdosis s.c.
DO: Grundimmunisierung: 1. Injektion ab 8 Wochen, 2. Injektion 3-4 Wochen später, Wiederholungsimpfung jährlich.
SST: Nicht anwenden.
NW: Apathie, Anorexie, Hyperthermie, lokale Reaktionen, Überempfindlichkeit.
PG: 10 ST VT [€ 309,30]

P

🐾 Purevax RCPCh - Lyophilisat und Lösungsmittel zur Herstellung einer Injektionssuspension 823BF

(Z.Nr. EU/2/04/050/*) NR. P. E. QI06AJ03
ZI: Boehringer Ingelheim-Vetmedica, Ingelheim, Deutschland
Z: 1 Dosis zu 1 ml enthält: Rhinotracheitis-Virus, felines, attenuiertes (Herpesvirus Stamm FHV F2) >= 10^4,9 GKID50, Caliciviren Antigene, inaktiviert, felin (Stämme FCV 431 und G1) >= 2 ELISA-E, Chlamydophila felis, Stamm (905), attenuiert >= 1000 EID50, Panleukopenievirus, felin attenuiert, (Stamm PLI IV) >= 10^3,5 GKID50, Gentamicin max. 28 µg, Saccharose, Sorbitol, Dextran 40, Casein-Hydrolysat, Kollagenhydrolysat, Kaliummonohydrogenphosphat, Kaliumdihydrogenphosphat, Kaliumhydroxid, Natriumchlorid, Natrium monohydrogenphosphat, Monokalium phosphat, wasserfrei; Lösungsmittel: Wasser für Injektionszwecke.
EW: Impfstoff.
AG: Aktive Immunisierung von Katzen ab 8 Wochen gegen feline Rhinotracheitis, Calicivirus-Infektion, Chlamydophila felis-Infektion und feline Panleukopenie.
AA: 1 Impfdosis s.c.
DO: Grundimmunisierung: 1. Injektion ab 8 Wochen, 2. Injektion 3-4 Wochen später, Wiederholungsimpfung jährlich.
SST: Nicht anwenden.
NW: Apathie, Anorexie, Hyperthermie, lokale Reaktionen, Überempfindlichkeit.
PG: 10 ST VT [€ 113,25]

🐾 Purevax RCPCh FeLV - Lyophilisat und Lösungsmittel zur Herstellung einer Injektionssuspension 823BF

(Z.Nr. EU/2/04/047/*) NR. P. E. QI06AJ05
ZI: Boehringer Ingelheim-Vetmedica, Ingelheim, Deutschland
Z: 1 Dosis zu 1 ml enthält: Rhinotracheitis-Virus, felines, attenuiertes (Herpesvirus Stamm FHV F2) >= 10^4,9 GKID50,

Caliciviren Antigene, inaktiviert, felin (Stämme FCV 431 und G1) >= 2 ELISA-E, Chlamydophila felis, Stamm (905), attenuiert >= 1000 EID50, Panleukopenievirus, felin attenuiert, (Stamm PLI IV) >= 10^3,5 GKID50, Gentamicin max. 34 µg, Saccharose, Sorbitol, Dextran 40, Casein-Hydrolysat, Kollagenhydrolysat, Kaliummonohydrogenphosphat, Kaliumdihydrogenphosphat, Kaliumhydroxid, Natriumchlorid, Natrium monohydrogenphosphat, Monokalium phosphat, wasserfrei, Kaliumchlorid, Natriummonohydrogenphosphat-dihydrat, Magnesiumchlorid-6-Wasser, Calciumchlorid dihydrat, Lösungsmittel: Felv-A-rekombinante des Kanarienpockenvirus (Stamm vCP97) >=10^7,2 GKID.
EW: Impfstoff.
AG: Aktive Immunisierung von Katzen ab 8 Wochen gegen feline Rhinotracheitis, Calicivirus-, Chlamydophila felis - Infektion, feline Panleukopenie und feline Leukose.
AA: 1 Impfdosis s.c.
DO: Grundimmunisierung: 1. Injektion ab 8 Wochen, 2. Injektion 3-4 Wochen später, Wiederholungsimpfung jährlich.
SST: Nicht anwenden.
NW: Apathie, Anorexie, Hyperthermie, lokale Reaktionen, Überempfindlichkeit.
PG: 10 ST VT [€ 310,30]

Puri-Nethol 50 mg - Tabletten — 55C

(Z.Nr. 0-08931) NR. P. — L01BB02
ZI: Aspen Pharma, Dublin, Irland
Z: 1 Tablette enthält: Mercaptopurin Monohydrat 50 mg (entspr. Mercaptopurin 44,7 mg), Lactose monohydrat 59 mg, Maisstärke, Maisstärke, modifiziert, Stearinsäure, Magnesium stearat.
EW: Zytostatikum (Antimetabolit).
AG: Akute lymphoblastische Leukämie (ALL). Akute Promyelozytenleukämie (APL)/akute myeloische Leukämie M3 (AML M3).
AA: Mit oder ohne Mahlzeit, aber immer auf die gleiche Art einnehmen. Nicht mit Milch oder Milchprodukten einnehmen. Mindestens 1 Std. vor oder 2 Std. nach Milch(produkten) einnehmen.
DO: Alle Alter: 1mal tgl. (abends) 2,5 mg/kg KG oder 50-75 mg/m^2 KOF (abhängig von der Kombination mit anderen Zytostatika individuell anpassen). Dosisreduktion bei angeborenem Thiopurin-S-Methyltransferase (TPMT)-Mangel, Leber- oder Nierenschäden.
GA: Resistenz gegen Mercaptopurin oder Thioguanin.
SST: Strenge Nutzen/Risiko-Abwägung besonders im 1. Trimenon (embryotoxisch), nicht stillen. Schwangerschaftsverhütung für weibliche und männliche Patienten bis 3 Monate nach Therapieende erforderlich.
NW: Knochenmarksuppression, Anämie, Leber, Magen/Darm, Haut, Hypoglykämie bei Kindern, Neoplasien, sehr selten sekundäre Leukämie und Myelodysplasie, erhöhte Neigung zu Infektionen, Makrophagen-Aktivierungssyndrom.
WW: Keine Impfungen mit Lebendimpfstoffen (bis 3 Monate nach Ende der Chemotherapie).
Nicht empfohlen: Ribavirin, Febuxostat.
Vorsicht: Allopurinol, Oxipurinol, Thiopurinol (Puri-Nethol-Dosis auf ein Viertel verringern), andere Myelosuppressiva, Aminosalicylate, Methotrexat, Infliximab. Warfarin, Acenocoumarol (Antikoagulanzien ev. höher dosieren). Bei angeborenen Mangel an Thiopurin-Methyltransferase (TPMT) massive Knochenmarksuppression unter Mercaptopurin; Verstärkung durch Olsalazin, Mesalazin oder Sulfasalazin möglich.
WH: Nur von im Umgang mit Zytostatika erfahrenen Ärzten anzuwenden. Vor Behandlungsbeginn serologische Tests auf Varicella-Zoster-Virus und Hepatitis B-Virus durchführen. Bei Lesch-Nyhan-Syndrom nicht wirksam. Erhöhtes Risiko für Mercaptopurin-Toxizität bei angeborenem, mutiertem NUDT15-Gen. Sonnen- oder UV-Licht meiden.
Kontrollen: Blutbild (häufig kontrollieren), Leber, Harnsäure. Schutzmaßnahmen für Betreuungspersonen einhalten. Verkehrshinweis.
PG: 25 ST (2) (EKO: G) [€ 119,55]

Puri-Nethol 50 mg - Tabletten — 55C
(Z.Nr. 8931-P1) NR. P. Parallelimport. nicht im Handel. — L01BB02

Purinol 100 mg - Tabletten — 28A01

(Z.Nr. 1-19725) RP. P. — M04AA01
ZI: Teva, Haarlem, Niederlande
Z: 1 Tablette enthält: Allopurinol 100 mg, Carboxymethylstärke, Natriumsalz, Cellulosepulver, Gelatine, Magnesium stearat, Maisstärke, Siliciumdioxid, hochdisperses, Talkum.
EW: Urikostatikum (Xanthinoxidasehemmer).
AG: - Erwachsene: Primäre Hyperurikämie (Serum-Harnsäure ab 9 mg/100 ml), manifeste Gicht, Urat-Nephropathie, Harnsäuresteine, Kalziumoxalatsteine bei gleichzeitiger Hyperurikämie.
- Erwachsene und Kinder ab 15 kg KG: Sekundäre Hyperurikämie.
Kinder ab 15 kg KG: Urat-Nephropathie bei Leukämiebehandlung; Lesch-Nyhan-Syndrom, Adenin-Phosphoribosyl-Transferasemangel.
AA: Nach den Mahlzeiten unzerkaut mit reichlich Flüssigkeit einnehmen.
DO: TD initial 100 mg; Erhöhung in Abhängigkeit vom Serumharnsäurespiegel: TD 100 bis 900 mg (2-10 mg/kg KG); MED 300 mg. Kinder ab 15 kg KG und Jugendliche: TD 10 mg/kg KG (max. 400 mg) in 3 ED.
Dosisreduktion bei Nieren- oder Leberschäden.
GA: Kinder unter 15 kg KG.
SST: Strenge Indikationsstellung, in der Stillzeit nicht empfohlen.
NW: Haut (4%), generalisierte Überempfindlichkeit (Stevens-Johnson Syndrom, toxische epidermale Nekrolyse, besonders bei Nierenschäden), Blutbild, Magen/Darm, Leber, Schilddrüse (TSH-Anstieg).
WW: Nicht empfohlen: Ampicillin, Amoxicillin.
Vorsicht: 6-Mercaptopurin, Azathioprin (Dosis reduzieren), Vidarabin, Salizylate, Chlorpropamid, Cumarine, Theophyllin, Zytostatika (Blutbild kontrollieren), Cyclosporin, Didanosin, Captopril. Aluminiumhydroxid (3 Std. Abstand).
WH: Serumharnsäure unter 9 mg/100 ml und ohne Nierenschäden mit Diät behandeln. Erhöhtes Risiko für Hypersensitivitätssyndrom bei HLA-B*5801-Allel-Trägern. Bei Überempfindlichkeit sofort absetzen und Behandlung mit Allopurinol nie wieder aufnehmen. Vorsicht bei Leber-, Nieren-, Blutbildschäden. Harnmenge mindestens 2 Liter/Tag. Erst nach dem vollständigen Abklingen akuter Gichtanfälle mit Allopurinol behandeln. Verkehrshinweis.
PG: 30 ST (2) (EKO: G) [€ 2,80], 100 ST (EKO: G) [€ 7,60]

Purinol 300 mg - Tabletten — 28A01

(Z.Nr. 1-19726) RP. P. — M04AA01
ZI: Teva, Haarlem, Niederlande
Z: 1 Tablette enthält: Allopurinol 300 mg, Maisstärke, Cellulose, mikrokristalline, Carboxymethylstärke, Natriumsalz, Siliciumdioxid, hochdisperses, Talkum, Gelatine, Magnesium stearat.
Kurzinformation: siehe Purinol 100 mg - Tabletten, → S. 1170
PG: 30 ST (2) (EKO: G) [€ 6,25]

Pylera 140 mg/125 mg/125 mg - Hartkapseln — 42E07

(Z.Nr. 1-35697) NR. P. — A02BD08
ZI: Allergan Pharmaceuticals International, Dublin, Irland
Z: 1 Kapsel enthält: Bismutsubcitrat kalium 140 mg (entspr. Bismut(III)-oxid 40 mg) (entspr. Kalium 32 mg), Metronidazol 125 mg, Tetracyclin hydrochlorid 125 mg, Magnesium stearat, Talkum, Lactose monohydrat 61 mg; Kapselhülle: Titandioxid, Gelatine; Drucktinte: Eisen(III)-oxid, rotes, Schellack, Propylenglycol.
EW: Antimikrobielle Dreifachkombination (Wismut + Metronidazol + Tetracyclin) gegen Heliobacter pylori.
AG: In Kombination mit Omeprazol zur Eradikation von Helicobacter pylori und zur Prävention von rezidivierenden, durch H. pylori induzierten peptischen Ulzera.
AA: Nach der Mahlzeit mit einem vollen Glas Wasser unzerkaut im Sitzen einnehmen.
DO: 4mal tgl. 3 Kapseln über 10 Tage. Zusätzlich 2mal tgl. 1 Kapsel Omeprazol 20 mg.
Für Kinder kontraindiziert, für Jugendliche nicht empfohlen.
GA: Nieren- oder Leberschäden.
SST: Gegenanzeige.
NW: Magen/Darm (Diarrhoe, Stuhlveränderung), Dysgeusie, Anorexie, Kopfschmerzen, Leberenzymanstiege, Haut (auch schwere Reaktionen), Schwächezustände. Sehr selten Enzephalopathie und periphere Neuropathie., pseudomembranöse Kolitis.
NW der Einzelsubstanzen beachten. Schwere Lebertoxizität durch Metronidazol bei Cockayne-Syndrom.
WW: Wismut: Steigerung der Resorption durch Ranitidin oder Omeprazol.
Metronidazol: Cave Alkohol (Disulfiram- ähnliche Reaktionen). Vorsicht. Lithium, Antikoagulantien, Phenytoin, Phenobarbital, 5-Fluorouracil, Ciclosporin, Busulfan.
Tetracyclin: Nicht empfohlen: Methoxyfluran, Penicillin, Retinoide. Vorsicht: Gerinnungshemmer, Atovaquon, Resorptionshemmung durch Antazida, Eisen, Milchprodukte.
WH: Auf Enzephalopathien, neurologische Zeichen achten. Vorsicht bei Blutbildschäden. Verkehrshinweis.
PG: 120 ST * (EKO: N) [€ 140,50]

Pylera 140 mg/125 mg/125 mg - Hartkapseln — 42E07

(Z.Nr. 1-35697-P1) NR. P. Parallelimport. — A02BD08
V: Haemato Pharm, Schönefeld, Deutschland
Z: 1 Kapsel enthält: Bismutsubcitrat kalium 140 mg (entspr. Bismut(III)-oxid 40 mg) (entspr. Kalium 32 mg), Metronidazol 125 mg, Tetracyclin hydrochlorid 125 mg, Magnesium stearat, Talkum, Lactose monohydrat 61 mg; Kapselhülle: Titandioxid, Gelatine; Drucktinte: Eisen(III)-oxid, rotes, Schellack, Propylenglycol.
PG: 120 ST * (EKO: N) [€ 137,50]

Pylera 140 mg/125 mg/125 mg - Hartkapseln 42E07
(Z.Nr. 1-35697-P2) NR. P. Parallelimport. A02BD08
V: Orifarm, Leverkusen, Deutschland
Z: 1 Kapsel enthält: Bismutsubcitrat kalium 140 mg (entspr. Bismut(III)-oxid 40 mg) (entspr. Kalium 32 mg), Metronidazol 125 mg, Tetracyclin hydrochlorid 125 mg, Magnesium stearat, Talkum, Lactose monohydrat 61 mg; Kapselhülle: Titandioxid, Gelatine; Drucktinte: Eisen(III)-oxid, rotes, Schellack, Propylenglycol.
PG: 120 ST * (EKO: N) [€ 137,50]

Pylera 140 mg/125 mg/125 mg - Hartkapseln 42E07
(Z.Nr. 1-35697-P3) NR. P. Parallelimport. A02BD08
V: Eurim-Pharm, Salzburg
Z: 1 Kapsel enthält: Bismutsubcitrat kalium 140 mg (entspr. Bismut(III)-oxid 40 mg) (entspr. Kalium 32 mg), Metronidazol 125 mg, Tetracyclin hydrochlorid 125 mg, Magnesium stearat, Talkum, Lactose monohydrat 61 mg; Kapselhülle: Titandioxid, Gelatine; Drucktinte: Eisen(III)-oxid, rotes, Schellack, Propylenglycol.
PG: 120 ST * (EKO: N) [€ 137,50]

Pylobactell 100 mg - Tablette zur Herstellung einer Trinklösung 24C05
(Z.Nr. EU/1/98/064/*) NR. P. nicht im Handel. V04CX05

Pyrafat 500 mg - Tabletten 15A01
(Z.Nr. 0-17448) RP. P. J04AK01
ZI: Riemser Pharma, Greifswald-Insel-Riems, Deutschland
Z: 1 Tablette enthält: Pyrazinamid 500 mg, Cellulose, mikrokristalline, Copovidon, Croscarmellose natrium, Crospovidon Typ A, Hypromellose, Lactose monohydrat, Magnesium stearat (pflanzlich), Siliciumdioxid, hochdisperses.
EW: Antituberkulotikum.
AG: Kombinationstherapie der Tuberkulose.
AA: TD als Einzelgabe unzerkaut vor oder nach einer Mahlzeit mit Flüssigkeit einnehmen.
DO: Personen ab 15 Jahren: TD 25 (20-30) mg/kg KG; TD min. 1,5 g , max. 2,5 g.
Oder in Ausnahmefällen intermittierend: 3mal wöchentlich 35 (30-40) mg/kg KG, MTD 3,5 g.
Kinder (3 Monate-14 Jahre): TD 35 (30-40) mg/kg KG, MTD 2 g.
Bei Nierenschäden (GFR < 30 ml/min.) 3mal wöchentlich 25 mg/kg KG.
Anwendungsdauer mind. 8 Wochen bis zu mehreren Monaten.
GA: Schwere Leberschäden, akute Lebererkrankungen, bis 6 Monate nach überstandener Hepatitis, Porphyrie.
SST: Nutzen/Risiko-Abwägung.
NW: Leber, Niere, Magen/Darm, Überempfindlichkeit, Blutbild, ZNS (Kopfschmerzen, Schlaflosigkeit), Nebenniere, Arthralgie, Hyperurikämie, Pellagra, Photosensibilisierung.
WW: Vorsicht: ASS, Antidiabetika, Ciclosporin, Probenecid, Allopurinol, Rifampicin, Zidovudin. Beeinflussung Labortests.
WH: Nicht gegen Mycobacterium bovis einsetzen. Vorsicht bei Gicht, Nierenschäden, Alkoholismus. Kontrollen: Leber, Niere, Harnsäure, Blutzucker bei Diabetikern. Cave Alkohol. Starke Sonneneinwirkung meiden. Vorsicht bei langsamen Azetylierern (erhöhte Lebertoxizität). Verkehrshinweis.
PG: 50 ST (EKO: G) [€ 25,65], 100 ST (2) (EKO: G) [€ 47,80]

Pyralvex pur - Lösung 45A05
(Z.Nr. 7-38564) RPF. P. A01AD11
ZI: Meda Pharma, Wien
Z: 1 ml (=0,925 g) enthält: Rhabarberwurzel-Trockenextrakt: Rhei radix (30-70 T), Rheum emodi (30-70 T); Ethanol 90% (V/V) (Auszugsmittel) 33,6-62,4 mg (entspr. Hydroxyanthracen-Derivate 4,3-5,3 mg) (entspr. Rhein), Natriumdihydrogenphosphat-dihydrat, Phosphorsäure-Wassergemisch 75%, Ethanol 96%, Wasser, gereinigtes.
EW: Stomatologikum; antiphlogistisch, antibakteriell.
AG: Traditionell pflanzlich bei Entzündungen der Mund- und Rachenschleimhaut und des Zahnfleisches, Zahnprothesendruckstellen, als Adjuvans bei Pharyngitiden (auf ärztliche Anordnung).
AA: In der Mundhöhle. Direkt nach der Anwendung nichts essen und trinken.
DO: Personen ab 12 Jahren: 3-4mal tgl. mit dem Pinsel auf entzündete Stellen auftragen. Für Kinder nicht empfohlen.
SST: Vorsicht in der Schwangerschaft. Nicht stillen.
NW: Lokales Brennen, Gelbfärbung der Zähne, der Mundschleimhaut und des Zahnersatzes, sehr selten Allergien.
PG: 10 ML * (EKO: N) [€ 8,80]

Pyrit-Zinnober - Tabletten Weleda 45X01, 50X05
(Z.Nr. 3-00504) RPF. P. V03AX
ZI: Weleda, Wien
Z: 1 Tablette enthält: Pyrit (Homöopathie) D2 20 mg, Zinnober (Homöopathie) D20 176 mg, Lactose monohydrat 196 mg, Weizenstärke 22 mg, Calcium behenat.
EW: Homöopathikum (anthroposophisch).
AG: Leichte entzündliche Beschwerden der Atemwege.
AA: Im Mund zergehen lassen oder in etwas Wasser lösen.
DO: 2-6mal tgl. 1 Tablette.
Kinder (6-11 Jahre): 2-4mal tgl. 1 Tablette.
Kinder (1-5 Jahre): 3mal tgl. 1 Tablette.
Im 1. Lebensjahr nicht empfohlen.
SST: Vorsicht.
NW: Überempfindlichkeit durch Weizenstärke.
PG: 80 ST * (EKO: N) [€ 17,90]

🐾 **Pyrogenium compositum - Injektionslösung für Rinder** 890B
(Z.Nr. 8-30027) RP. P. QV03AX
ZI: SaluVet, Bad Waldsee, Deutschland
Z: 1 ml Injektionslösung enthält: Pyrogenium (Homöopathie) D15 333 mg, Lachesis (Homöopathie) D8 333 mg, Argentum metallicum (Homöopathie) D30 333 mg, Natriumchlorid Lösung isotonisch, Ethanol (entspr. Gesamtethanolgehalt 20 % (m/m)).
EW: Homöopathikum.
AG: Aktivierung der körpereigenen Abwehrkräfte bei Infektionen bei Rindern (Kälbern).
AA: S.c; nicht ins Euter injizieren.
DO: ED 10 ml initial 1mal täglich, nach Besserung im Abstand von mehreren Tagen wiederholen.
SST: Anwendung nur nach Rücksprache mit dem Tierarzt.
NW: Lokale Reaktionen.
PG: 100 ML VN [€ 28,85]

▼ *Qarziba 4,5 mg/ml - Konzentrat zur Herstellung einer Infusionslösung* 55I01
(Z.Nr. EU/1/17/1191/*) NR. P. E. nicht im Handel. L01XC16

Qivitan 25 mg/ml - Injektionssuspension für Rinder und Schweine 801AC
(Z.Nr. 8-37357) NR. P. VNW. QJ01DE90
ZI: Livisto Int'l, Cerdanyola del Valles, Spanien
Z: 1 ml enthält: Cefquinom 25 mg (entspr. Cefquinom sulfat 29,64 mg), Ethyl oleat.
EW: Cephalosporin-Antibiotikum.
AG: Bakterielle Infektionen: Rind: Atemwege, Dermatitis digitalis, Ballenfäule, Panaritium, akute E.coli-Mastitis, Septikämie des Kalbes.
Schwein: Atemwege, Metritis-Mastitis-Agalaktie-Syndrom.
Ferkel: Meningitis durch Streptococcus suis, bakterielle Arthritis, Epidermitis.
AA: I.m.
DO: Rind: 1 mg/kg KG tgl. an 2-5 Tagen Kalb: 2 mg/kg KG tgl. an 3-5 Tagen Schwein: 2 mg/kg KG tgl. an 2-3 Tagen.
Ferkel: 2 mg/kg KG tgl. an 5 Tagen.
GA: Tiere unter 1,25 kg KG, Geflügel.
SST: Nutzen/Risiko-Abwägung.
NW: Lokale Reaktionen.
WW: Nicht mit bakteriostatischen Arzneimitteln verabreichen.
WH: Nicht zur Prophylaxe.
VNW: Rind: Essbare Gewebe 5 Tage, Milch 1 Tag.
Schwein: Essbare Gewebe 3 Tage.
PG: 1 ST VNW [€ 64,80]

Qivitan LC 75 mg - Salbe zur intramammären Anwendung für laktierende Kühe 801AC
(Z.Nr. 8-38342) NR. P. VNW. QJ51DE90
ZI: Livisto Int'l, Cerdanyola del Valles, Spanien
Z: 1 vorgefüllter Euterinjektor zu 8 g enthält: Cefquinom 75 mg (entspr. Cefquinom sulfat 88,92 mg), Vaselin, weisses, Paraffin, dünnflüssiges.
EW: Cephalosporin-Antibiotikum.
AG: Klinische Mastitiden bei laktierenden Kühen durch empfindliche Erreger: Streptococcus uberis, Streptococcus dysgalactiae, Staphylococcus aureus und Escherichia coli.
AA: Intramammär.
DO: Inhalt eines Injektors alle 12 Std. an 3 aufeinander folgenden Melkzeiten schonend in die Zitze des infizierten Viertels injizieren.
SST: Zur Anwendung während der Laktation vorgesehen.
NW: Sehr selten Anaphylaxie.
VNW: Essbare Gewebe 4 Tage, Milch 5 Tage.
PG: 24 ST VNW [€ 118,65]

Qlaira - Filmtabletten 31I02
(Z.Nr. 1-28003) RP. P. G03AB08
ZI: Bayer Austria, Wien
Z: Jede Packung (28 Filmtabletten) enthält: Filmtablette, dunkelgelb 2 Stk: Estradiol valerat 3 mg; Filmtablette, mittelrot 5 Stk: Estradiol valerat 2 mg, Dienogest 2 mg; Filmtablette, hellgelb 17 Stk: Estradiol valerat 2 mg, Dienogest 3 mg; Filmtablette, dunkelrot 2 Stk: Estradiol valerat 1 mg; Filmtablette, weiss (Placebo) 2 Stk, Filmtabletten (wirkstoffhaltige): Tablettenkern: Lactose monohydrat max. 50 mg, Maisstärke, Maisstärke, vorverkleistert, Povidon K25, Magnesium stearat, Tablettenüberzug: Hypromellose 2910, Macrogol 6000, Talkum, Titandioxid, Eisenoxid gelb, und/oder Eisenoxid rot, Filmtabletten (wirkstofffreie) Tablettenkern: Lactose monohydrat, Maisstärke, Povidon K25, Magnesium stearat, Tablettenüberzug: Hypromellose 2910, Talkum, Titandioxid.
EW: Orales Kontrazeptivum (Estrogen + Gestagen).
AG: Orale Kontrazeption. Starke Menstruationsblutungen bei Frauen ohne organische Erkrankung, die orale Kontrazeption anwenden möchten.
DO: Durchgehend tgl. 1 Tablette in der auf der Packung angegebenen Reihenfolge.
GA: Vorliegen oder Risiko für venöse Thromboembolie (auch Prädisposition, größere Operationen mit längerer Immobilisierung). Vorliegen oder Risiko für arterielle Thromboembolie (auch Prädisposition, Myokardinfarkt, Angina pectoris, Schlaganfall oder Vorstufen), hohes Risiko für arterielle Thromboembolie (Diabetes mit Gefäßveränderungen, schwere Hypertonie, schwere Fettstoffwechselstörungen, Prädisposition für Thrombosen), schwere Leberschäden, Lebertumore, sexualhormonabhängige maligne Tumore, nicht abgeklärte vaginale Blutungen, Migräne.
SST: In der Schwangerschaft nicht anwenden, in der Stillzeit nicht empfohlen.
Bei Eintritt einer Schwangerschaft sofort absetzen.
NW: Häufig: Kopfschmerzen, Abdominalschmerzen, Brustschmerzen.
Gelegentlich: Vaginale Candidiasis oder andere Pilzinfektionen, erhöhter Appetit, Depression, Migräne, Schläfrigkeit, Beinkrämpfe, Nervosität, Augenbeschwerden, Herz/Kreislauf (Hypertonie, Hypotonie, selten Thrombose/Embolie), Magen/Darm, Haut, Harnwegsinfektionen, Zwischenblutungen, Ausbleiben der Abbruchblutung, Veränderungen an der Geschlechtsorganen, Hitzewallungen, Gewichtsänderungen, Ödeme.
WW: Gegenanzeige: Ombitasvir/Paritaprevir/Ritonavir, Dasabuvir mit oder ohne Ribavirin (Transaminasenanstieg; 2 Wochen Abstand).
Vorsicht: Leberenzyminduktoren können zur Wirkungsminderung oraler Kontrazeptiva führen: Barbiturate, Bosentan, Carbamazepin, Phenytoin, Primidon, Rifampicin, Arzneimittel gegen HIV oder HCV (Ritonavir, Nevirapin, Efavirenz und andere), Felbamat, Griseofulvin, Oxcarbazepin, Topiramat, Johanniskraut.
Bei Kurzzeitbehandlung Barrieremethode bis 28 Tage nach dem Absetzen anwenden. Bei Langzeitbehandlung wird andere, nichthormonale Verhütungsmethode empfohlen.
Enzyminhibitoren (z.B. Etoricoxib) können die Plasmakonzentrationen von Estrogenen und/oder Progestagenen erhöhen. Ethinylestradiol kann die Plasmakonzentration von Theophyllin oder Tizanidin erhöhen.
WH: Erhöhtes Risiko für arterielle und venöse Thromboembolien beachten. Auf Symptome von apoplektischem Insult oder Myokardinfarkt achten. Blutdruck messen. Leicht erhöhtes Brustkrebsrisiko beachten. Bei Leberfunktionsstörungen orales Kontrazeptivum bis zur Normalisierung der Leberfunktion absetzen. Kein Schutz vor AIDS oder anderen sexuell übertragbaren Krankheiten. Anhaltende Blutungsunregelmäßigkeiten diagnostisch abklären. Durchbruchblutungen und/oder Verhütungsversagen als Folge von Wechselwirkungen mit anderen Arzneimitteln möglich.
PG: 28 ST * (EKO: N) [€ 17,95], **3X28** 84 ST * (EKO: N) [€ 49,90], **6X28** 168 ST * (EKO: N) [€ 97,90 n.l.]

Qtern 5 mg/10 mg - Filmtabletten 06B06
(Z.Nr. EU/1/16/1108/*) NR. P. A10BD21
ZI: AstraZeneca, Södertälje, Schweden
Z: 1 Filmtablette enthält: Saxagliptin 5 mg (entspr. Saxagliptin hydrochlorid), Dapagliflozin 10 mg (entspr. Dapagliflozin-[(2S)-Propan-1,2-diol] (1:1)-1-Wasser), Tablettenkern: Cellulose, mikrokristalline, Croscarmellose natrium, Lactose, wasserfrei 40 mg, Magnesium stearat, Siliciumdioxid zur dentalen Anwendung; Filmüberzug: Poly(vinylalkohol), Macrogol 3350, Titandioxid, Talkum, Eisen(III)-hydroxid-oxid x H2O, Eisen(III)-oxid; Drucktinte: Schellack, Indigocarmin-Aluminiumsalz.
EW: Antidiabetische Kombination.
AG: Diabetes mellitus Typ 2.
AA: Unzerkaut schlucken.
DO: 1mal tgl. 1 Tablette. Keine Daten an Kindern und Jugendlichen.
SST: Nicht anwenden.
NW: Infektionen, Hypoglykämie (bei Anwendung mit Sulfonylharnstoffen), Kopfschmerzen, Schwindel, Magen/Darm, Pankreatitis, Niere, Haut, Volumenmangel, Fournier- Gangrän.
WW: Vorsicht: Diuretika verstärkt. Starke CYP3A4-Induktoren (Blutzucker kontrollieren). 1,5-AG- Assay zur Überwachung der glykämischen Kontrolle nicht empfohlen.
WH: Nicht zur Behandlung des Typ 1-Diabetes oder einer diabetischen Ketoazidose. Bei Volumenmangel oder bei schweren Leberschäden nicht empfohlen. Vorsicht bei Hypotonie. Niere kontrollieren. Bei GFR <60 ml/min Behandlung nicht beginnen, bei GFR < 45 ml/min absetzen. Auf akute Pankreatitis achten. Verkehrshinweis (Schwindel, Hypoglykämie).
PG: 14 ST * (EKO: N) [€ 55,40], 28 ST RE2 (EKO: Y) [€ 106,85]

Qtrilmet 850 mg/2,5 mg/5 mg - Tabletten mit veränderter Wirkstofffreisetzung 06B06
(Z.Nr. EU/1/19/1401/*) NR. P. nicht im Handel. A10BD25

Qtrilmet 1000 mg/2,5 mg/5 mg - Tabletten mit veränderter Wirkstofffreisetzung 06B06
(Z.Nr. EU/1/19/1401/*) NR. P. nicht im Handel. A10BD25

Quadramet 1,3 GBq/ml - Injektionslösung 02C03
(Z.Nr. EU/1/97/057/*) NR. P. T. nicht im Handel. V10BX02

Quadrisol 100 mg/ml - Gel zum Eingeben für Pferde 806AZ, 840A
(Z.Nr. EU/2/97/005/*) RP. P. VNW. nicht im Handel.
QM01AE90

Quanifen (50 mg Praziquantel/500 mg Fenbendazol) - Tabletten für Hunde und Katzen 803A, 803B2, 803CB
(Z.Nr. 8-00659) RP. P. nicht im Handel. QP52AA51

Quantalan zuckerfrei - Pulver 41A04
(Z.Nr. 0-15992) RP. P. C10AC01
ZI: Cheplapharm Arzneimittel, Greifswald, Deutschland
Z: 1 Beutel enthält: Cholestyramin 4 g, Aspartam 0,03 g, Kelcoloid, Xanthan gummi, Citronensäure, wasserfreie, Siliciumdioxid, hochdisperses, Orangen-Aroma.
EW: Anionenaustauscher.
AG: Anionenaustausch bei:
- Reiner Hypercholesterinämie (Hyperlipidämie-Typ II) als Adjuvans einer diätetischen Behandlung bzw. mit einem Statin.
- Chologenen Diarrhoen (z. B. nach Ileumresektion).
- Pruritus infolge partieller biliärer Obstruktion (primäre biliäre Zirrhose).

AA: Mit Flüssigkeit oder Weichspeise gemischt 1 Stunde vor den Mahlzeiten oder zu den Mahlzeiten einnehmen.
DO: Einschleichend beginnen (1 Beutel pro Tag), TD 2-4 Beutel, bei Pruritus 1-2 Beutel. MTD 6 Beutel.
Kinder: kg KG durch 70 mal Erwachsenendosis.
Details siehe Austria-Codex - Fachinformation
GA: Gallenwegobstruktion, schwere Nierenschäden, Nephrokalzinose, Hyperparathyreoidismus.
SST: Strenge Indikationsstellung.
NW: Magen-Darm-Beschwerden, hyperchlorämische Azidose, Hypovitaminosen (D, K), Überempfindlichkeiten, Kopfschmerz, Darmobstruktionen.
WW: Resorptionshemmung: Phenylbutazon, Cumarine, fettlösliche Vitamine, Tetrazyklin, Phenobarbital, Eisen, Schilddrüsenpräparate, Digitalis, Kontrazeptiva.
WH: Nie in trockener Form einnehmen.
Vorsicht bei Ulcusanamnese und anderen schweren Magen/Darm-Erkrankungen.
Bei Langzeitgabe fettlösliche Vitamine (A, D, E, K) bzw. Folsäure geben.
Andere Medikamente 1 Stunde vor oder 4-6 Stunden nach Cholestyramin geben.
Vorsicht beim Absetzen (Digitalistoxizität erhöht). Obstipation kann verstärkt werden. Kontrolle der Triglyzeride.
PG: 50 ST IND (2) (EKO: G) [€ 40,80]

Quator 2,5 mg - Filmtabletten 52F01
(Z.Nr. 1-38960) RP. P. nicht im Handel. G04BE08

Quator 5 mg - Filmtabletten 52F01
(Z.Nr. 1-38961) RP. P. nicht im Handel. G04BE08

Quator 10 mg - Filmtabletten 52F01
(Z.Nr. 1-38962) RP. P. nicht im Handel. G04BE08

Quator 20 mg - Filmtabletten 52F01
(Z.Nr. 1-38963) RP. P. nicht im Handel. G04BE08

Quentakehl D5 - Tropfen zum Einnehmen 70X
(Z.Nr. 3-38901) RPF. P. nicht im Handel. V03AX

Quetheorie 50 mg - Retardtabletten 49A07, 49B05
(Z.Nr. 1-35049) NR. P. nicht im Handel. N05AH04

Quetheorie 200 mg - Retardtabletten 49A07, 49B05
(Z.Nr. 1-31656) NR. P. nicht im Handel. N05AH04

Quetheorie 300 mg - Retardtabletten 49A07, 49B05
(Z.Nr. 1-31657) NR. P. nicht im Handel. N05AH04

Quetheorie 400 mg - Retardtabletten 49A07, 49B05
(Z.Nr. 1-31658) NR. P. nicht im Handel. N05AH04

Quetialan 4 Tage Startpackung - Filmtabletten 49A07, 49B05
(Z.Nr. 1-27152) NR. P. nicht im Handel. N05AH04

Quetialan 25 mg - Filmtabletten 49A07, 49B05
(Z.Nr. 1-27147) NR. P. N05AH04
ZI: G.L. Pharma, Lannach
Z: 1 Filmtablette enthält: Quetiapin 25 mg (entspr. Quetiapin fumarat), Tablettenkern: Calcium hydrogenphosphat, wasserfreies, Lactose monohydrat 1 mg, Cellulose, mikrokristalline, Carboxymethylstärke, Natrium Typ A, Povidon, Magnesium stearat; Tablettenüberzug: (entspr. Poly(vinylalkohol)) (entspr. Soja-Lecithin 0,07 mg) (entspr. Titandioxid) (entspr. Macrogol 3350) (entspr. Talkum) (entspr. Eisenoxid gelb) (entspr. Eisenoxid rot).
EW: Atypisches Antipsychotikum.
AG: Schizophrenie, bipolare Störungen (Mittelgradige bis schwere manische Episoden, schwere depressive Episoden, Rückfallprävention).
AA: 2mal tgl. oral. Bei depressiven Episoden nur 1mal tgl. vor dem Schlafengehen anwenden.
DO: Schizophrenie: TD 1.Tag 50 mg, 2.Tag 100 mg, 3.Tag 200 mg, 4.Tag 300 mg.
Üblich wirksame Dosis 300-450 (150-750) mg pro die.
Manie: TD 1.Tag 100 mg, 2.Tag 200 mg, 3.Tag 300 mg, 4.Tag 400 mg.
Übliche TD (200-)400-800 mg.
Depression: TD 1.Tag 50 mg, 2.Tag 100 mg, 3.Tag 200 mg, 4.Tag 300 mg.
Üblich wirksame Dosis 300(-600) mg pro die.
Rückfallprävention: TD 300-800 mg in 2 ED.
Dosisreduktion bei Leberschäden: TD initial 25 mg, dann tgl. um 25-50 mg bis zur wirksamen Dosis steigern.
Für Kinder und Jugendliche nicht empfohlen.
GA: Überempfindlichkeit gegen Erdnuss oder Soja.
SST: Nutzen/Risiko-Abwägung, nicht stillen. Erhöhtes Risiko des Neugeborenen für extrapyramidale und/oder Entzugssyndrome bei Exposition im 3. Trimenon.
NW: ZNS, Magen/Darm (Obstipation, Darmverschluss), Dysphagie, Rhinitis, Gewichtszunahme, Palpitationen, QT-Verlängerung, orthostatische Hypotonie, anticholinerge Effekte, Krampfanfälle, extrapyramidale Symptome, Spätdyskinesie, malignes neuroleptisches Syndrom, Psyche (Albträume, Suizidverhalten), Schlaf-Apnoe-Syndrom, Sehstörungen, Leukopenie/Neutropenie, Hämoglobin reduziert, Überempfindlichkeit (auch schwere Reaktionen), Endokrinium, Enzymanstiege, Verschlechterung des Stoffwechsels (Hyperglykämie), Pankreatitis, Absetzsymptome.
WW: Kontraindiziert: CYP3A4 Inhibitoren (z.B. Ketoconazol, Proteasehemmer, Erythromycin, Clarithromycin, Nefazodon), Grapefruitsaft. Phenytoin erhöht Quetiapin-Clearance. Vorsicht: Lithium, Anticholinergika.
GE: Missbrauch und Abhängigkeit möglich.
WH: Vorsicht bei kardiovaskulären oder zerebrovaskulären Erkrankungen (Hypotonie!), Krampfanfällen, Alkohol- oder Drogenabusus, Glaukom, Prostatahypertrophie. Auf Hyperglykämie, malignes neuroleptisches Syndrom, venöse Thromboembolien bzw. suizidales Verhalten achten.
Kontrollen: Gewicht, Stoffwechsel. Verkehrshinweis.
Bei Überdosierung QT-Verlängerung.
PG: 10 ST (EKO: G) [€ 4,20], 60 ST (EKO: G) [€ 20,55]

Quetialan 100 mg - Filmtabletten 49A07, 49B05
(Z.Nr. 1-27149) NR. P. N05AH04
ZI: G.L. Pharma, Lannach
Z: 1 Filmtablette enthält: Quetiapin 100 mg (entspr. Quetiapin fumarat), Tablettenkern: Calcium hydrogenphosphat, wasserfreies, Lactose monohydrat 4 mg, Cellulose, mikrokristalline, Carboxymethylstärke, Natrium Typ A, Povidon, Magnesium stearat; Tablettenüberzug: (entspr. Poly(vinylalkohol)) (entspr. Soja-Lecithin 0,21 mg) (entspr. Titandioxid) (entspr. Macrogol 3350) (entspr. Talkum) (entspr. Eisenoxid gelb).
Kurzinformation: siehe Quetialan 25 mg - Filmtabletten, → S. 1173
PG: 30 ST (EKO: G) [€ 28,60], 60 ST (2) (EKO: G) [€ 52,55], 90 ST (EKO: G) [€ 78,90]

Quetialan 200 mg - Filmtabletten 49A07, 49B05
(Z.Nr. 1-27150) NR. P. N05AH04
ZI: G.L. Pharma, Lannach
Z: 1 Filmtablette enthält: Quetiapin 200 mg (entspr. Quetiapin fumarat), Tablettenkern: Calcium hydrogenphosphat, wasserfreies, Lactose monohydrat 8 mg, Cellulose, mikrokristalline, Carboxymethylstärke, Natrium Typ A, Povidon, Magnesium stearat; Tablettenüberzug: (entspr. Poly(vinylalkohol)) (entspr. Soja-Lecithin 0,42 mg) (entspr. Titandioxid) (entspr. Macrogol 3350) (entspr. Talkum).
Kurzinformation: siehe Quetialan 25 mg - Filmtabletten, → S. 1173
PG: 30 ST (EKO: G) [€ 41,45], 60 ST (2) (EKO: G) [€ 00,05]

Quetialan 300 mg - Filmtabletten 49A07, 49B05
(Z.Nr. 1-27151) NR. P. N05AH04
ZI: G.L. Pharma, Lannach
Z: 1 Filmtablette enthält: Quetiapin 300 mg (entspr. Quetiapin fumarat), Tablettenkern: Calcium hydrogenphosphat, wasserfreies, Lactose monohydrat 12 mg, Cellulose, mikrokristalline, Carboxymethylstärke, Natrium Typ A, Povidon, Magnesium stearat; Tablettenüberzug: (entspr. Poly(vinylalkohol)) (entspr.

Soja-Lecithin 0,63 mg) (entspr. Titandioxid) (entspr. Macrogol 3350) (entspr. Talkum).
Kurzinformation: siehe Quetialan 25 mg - Filmtabletten, → S. 1173
PG: 30 ST (EKO: G) [€ 52,55], 60 ST (EKO: G) [€ 105,35]

Quetialan XR 50 mg - Retardtabletten

49A07, 49B05
(Z.Nr. 1-36173) NR. P. N05AH04

ZI: G.L. Pharma, Lannach
Z: 1 Retardtablette enthält: Quetiapin 50 mg, (entspr. Quetiapin fumarat), Tablettenkern: Methacrylsäure-Ethylacrylat-Copolymer (1:1), Typ A, Lactose, wasserfrei 14,21 mg, Magnesium stearat, Maltose, kristalline, Talkum; Tablettenüberzug: Methacrylsäure-Ethylacrylat-Copolymer (1:1), Typ A, Triethylcitrat.
EW: Atypisches Antipsychotikum.
AG: - Schizophrenie
- Bipolare Erkrankung: Mittelschwere bis schwere manische Episoden, Episoden der Major Depression, Rückfallprävention.
- Zusatz zu nicht ausreichender antidepressiver Monotherapie.
AA: 1mal tgl. **nicht** mit einer Mahlzeit im Ganzen schlucken.
Einnahme bei Schizophrenie und manischen Episoden mindestens 1 Std. vor einer Mahlzeit, bei depressiven Episoden vor dem Schlafengehen.
DO: Schizophrenie, manische Episoden: TD am 1. Tag 300 mg, am 2. Tag 600 mg, dann 600 (400-800) mg.
Depressive Episoden: TD am 1. Tag 50 mg, am 2. Tag 100 mg, am 3. Tag 200 mg, am 4. Tag 300 mg, dann 300 mg (in Ausnahmefällen 200-600 mg).
Rückfallprävention: TD meist 300-800 mg.
Zusatztherapie: TD 50 mg am 1. und 2. Tag, 150 mg am 3. und 4. Tag, dann 50-150(-300) mg. TD ist äquivalent zu schnell freisetzenden Quetiapin-Tabletten.
Ältere Patienten: TD initial 50 mg. Bei depressiven Episoden TD 50 mg an den Tagen 1-3, 100 mg an den Tagen 4-7, 150 mg ab Tag 8; MTD 300 mg frühestens ab Tag 22.
Bei Leberschäden initiale TD 50 mg, dann um 50 mg tgl. bis zur wirksamen Dosis steigern.
Für Kinder und Jugendliche nicht empfohlen.
SST: Nutzen/Risiko-Abwägung, nicht stillen. Erhöhtes Risiko des Neugeborenen für extrapyramidale und/oder Entzugssyndrome bei Exposition im 3. Trimenon.
NW: ZNS, Magen/Darm (Obstipation, Darmverschluss), Dysphagie, Rhinitis, Gewichtszunahme, Palpitationen, QT-Verlängerung, orthostatische Hypotonie, anticholinerge Effekte, Krampfanfälle, extrapyramidale Symptome, Spätdyskinesie, malignes neuroleptisches Syndrom, Psyche (Albträume, Suizidverhalten), Schlaf-Apnoe-Syndrom, Sehstörungen, Leukopenie/Neutropenie, Hämoglobin reduziert, Überempfindlichkeit (auch schwere Reaktionen), Endokrinium, Enzymanstiege, Verschlechterung des Stoffwechsels (Hyperglykämie), Pankreatitis, Absetzsymptome.
WW: Kontraindiziert: CYP3A4 Inhibitoren (z.B. Ketoconazol, Proteasehemmer, Erythromycin, Clarithromycin, Nefazodon), Grapefruitsaft. Phenytoin erhöht Quetiapin-Clearance. Vorsicht: Lithium, Anticholinergika.
GE: Missbrauch und Abhängigkeit möglich.
WH: Vorsicht bei kardiovaskulären oder zerebrovaskulären Erkrankungen (Hypotonie!), Krampfanfällen, Alkohol- oder Drogenabusus, Glaukom, Prostatahypertrophie. Auf Hyperglykämie, malignes neuroleptisches Syndrom, venöse Thromboembolien bzw. suizidales Verhalten achten.
Kontrollen: Gewicht, Stoffwechsel. Verkehrshinweis.
Bei Überdosierung QT-Verlängerung.
PG: 10 ST (2) (EKO: G) [€ 1,95], 30 ST (EKO: G) [€ 5,90]

Q

Quetialan XR 150 mg - Retardtabletten

49A07, 49B05
(Z.Nr. 1-36175) NR. P. N05AH04

ZI: G.L. Pharma, Lannach
Z: 1 Retardtablette enthält: Quetiapin 150 mg, (entspr. Quetiapin fumarat), Tablettenkern: Methacrylsäure-Ethylacrylat-Copolymer (1:1), Typ A, Lactose, wasserfrei 42,63 mg, Magnesium stearat, Maltose, kristalline, Talkum; Tablettenüberzug: Methacrylsäure-Ethylacrylat-Copolymer (1:1), Typ A, Triethylcitrat.
Kurzinformation: siehe Quetialan XR 50 mg - Retardtabletten, → S. 1174
PG: 10 ST (2) (EKO: G) [€ 7,15], 30 ST (EKO: G) [€ 16,25]

Quetialan XR 200 mg - Retardtabletten

49A07, 49B05
(Z.Nr. 1-36177) NR. P. N05AH04

ZI: G.L. Pharma, Lannach
Z: 1 Retardtablette enthält: Quetiapin 200 mg, (entspr. Quetiapin fumarat), Tablettenkern: Methacrylsäure-Ethylacrylat-Copolymer (1:1), Typ A, Lactose, wasserfrei 56,84 mg, Magnesium stearat, Maltose, kristalline, Talkum; Tablettenüberzug: Methacrylsäure-Ethylacrylat-Copolymer (1:1), Typ A, Triethylcitrat.
Kurzinformation: siehe Quetialan XR 50 mg - Retardtabletten, → S. 1174
PG: 10 ST (2) (EKO: G) [€ 5,40], 30 ST (2) (EKO: G) [€ 15,25]

Quetialan XR 300 mg - Retardtabletten

49A07, 49B05
(Z.Nr. 1-36178) NR. P. N05AH04

ZI: G.L. Pharma, Lannach
Z: 1 Retardtablette enthält: Quetiapin 300 mg, (entspr. Quetiapin fumarat), Tablettenkern: Methacrylsäure-Ethylacrylat-Copolymer (1:1), Typ A, Lactose, wasserfrei 85,26 mg, Magnesium stearat, Maltose, kristalline, Talkum; Tablettenüberzug: Methacrylsäure-Ethylacrylat-Copolymer (1:1), Typ A, Triethylcitrat.
Kurzinformation: siehe Quetialan XR 50 mg - Retardtabletten, → S. 1174
PG: 10 ST (2) (EKO: G) [€ 7,40], 60 ST (EKO: G) [€ 39,35]

Quetialan XR 400 mg - Retardtabletten

49A07, 49B05
(Z.Nr. 1-36179) NR. P. N05AH04

ZI: G.L. Pharma, Lannach
Z: 1 Retardtablette enthält: Quetiapin 400 mg, (entspr. Quetiapin fumarat), Tablettenkern: Methacrylsäure-Ethylacrylat-Copolymer (1:1), Typ A, Lactose, wasserfrei 113,68 mg, Magnesium stearat, Maltose, kristalline, Talkum; Tablettenüberzug: Methacrylsäure-Ethylacrylat-Copolymer (1:1), Typ A, Triethylcitrat.
Kurzinformation: siehe Quetialan XR 50 mg - Retardtabletten, → S. 1174
PG: 10 ST (2) (EKO: G) [€ 9,10], 60 ST (EKO: G) [€ 47,80]

Quetiapin 1A Pharma 25 mg - Filmtabletten

49A07, 49B05
(Z.Nr. 1-28719) NR. P. N05AH04

ZI: 1A Pharma, Wien
Z: 1 Filmtablette enthält: Quetiapin 25 mg (entspr. Quetiapin fumarat), Tablettenkern: Calcium hydrogenphosphat dihydrat, Cellulose, mikrokristalline, Lactose 16,05 mg (entspr. Lactose monohydrat), Magnesium stearat, Povidon K29-32, Siliciumdioxid hydrat, hochdispers, Carboxymethylstärke, Natrium Typ A; Tablettenüberzug: Hypromellose, Lactose monohydrat, Macrogol 4000, Titandioxid, Eisenoxid rot, Eisenoxid gelb.
EW: Atypisches Antipsychotikum.
AG: Schizophrenie, bipolare Störungen (Mittelgradige bis schwere manische Episoden, schwere depressive Episoden, Rückfallprävention).
AA: 2mal tgl. oral. Bei depressiven Episoden nur 1mal tgl. vor dem Schlafengehen anwenden.
DO: Schizophrenie: TD 1.Tag 50 mg, 2.Tag 100 mg, 3.Tag 200 mg, 4.Tag 300 mg.
Üblich wirksame Dosis 300-450 (150-750) mg pro die.
Manie: TD 1.Tag 100 mg, 2.Tag 200 mg, 3.Tag 300 mg, 4.Tag 400 mg.
Übliche TD (200-)400-800 mg.
Depression: TD 1.Tag 50 mg, 2.Tag 100 mg, 3.Tag 200 mg, 4.Tag 300 mg.
Üblich wirksame Dosis 300(-600) mg pro die.
Rückfallprävention: TD 300-800 mg in 2 ED.
Dosisreduktion bei Leberschäden:
TD initial 25 mg, dann tgl. um 25-50 mg bis zur wirksamen Dosis steigern.
Für Kinder und Jugendliche nicht empfohlen.
SST: Nutzen/Risiko-Abwägung, nicht stillen. Erhöhtes Risiko des Neugeborenen für extrapyramidale und/oder Entzugssyndrome bei Exposition im 3. Trimenon.
NW: ZNS, Magen/Darm (Obstipation, Darmverschluss), Dysphagie, Rhinitis, Gewichtszunahme, Palpitationen, QT-Verlängerung, orthostatische Hypotonie, anticholinerge Effekte, Krampfanfälle, extrapyramidale Symptome, Spätdyskinesie, malignes neuroleptisches Syndrom, Psyche (Albträume, Suizidverhalten), Schlaf-Apnoe-Syndrom, Sehstörungen, Leukopenie/Neutropenie, Hämoglobin reduziert, Überempfindlichkeit, Endokrinium, Enzymanstiege, Verschlechterung des Stoffwechsels (Hyperglykämie), Pankreatitis, Absetzsymptome.
WW: Kontraindiziert: CYP3A4 Inhibitoren (z.B. Ketoconazol, Proteasehemmer, Erythromycin, Clarithromycin, Nefazodon), Grapefruitsaft. Phenytoin erhöht Quetiapin-Clearance. Vorsicht: Lithium, Anticholinergika.
GE: Missbrauch und Abhängigkeit möglich.
WH: Vorsicht bei kardiovaskulären oder zerebrovaskulären Erkrankungen (Hypotonie!), Krampfanfällen, Alkohol- oder Drogenabusus, Glaukom, Prostatahypertrophie, älteren Patienten mit Parkinson. Auf Hyperglykämie, malignes neuroleptisches Syndrom, venöse Thromboembolien bzw. suizidales Verhalten achten. Kontrollen: Gewicht, Stoffwechsel. Verkehrshinweis.
Bei Überdosierung QT-Verlängerung.
PG: 6 ST (EKO: G) [€ 2,10], 60 ST (EKO: G) [€ 19,55]

Quetiapin 1A Pharma 50 mg - Filmtabletten 49A07, 49B05
(Z.Nr. 1-28720) NR. P. nicht im Handel. N05AH04

Quetiapin 1A Pharma 100 mg - Filmtabletten 49A07, 49B05
(Z.Nr. 1-29169) NR. P. N05AH04

ZI: 1A Pharma, Wien
Z: 1 Filmtablette enthält: Quetiapin 100 mg (entspr. Quetiapin fumarat), Tablettenkern: Calcium hydrogenphosphat dihydrat, Cellulose, mikrokristalline, Lactose 21,7 mg (entspr. Lactose monohydrat), Magnesium stearat, Povidon K29-32, Siliciumdioxid hydrat, hochdispers, Carboxymethylstärke, Natrium Typ A; Filmüberzug: Hypromellose, Lactose monohydrat, Macrogol 4000, Titandioxid, Eisenoxid gelb.
Kurzinformation: siehe Quetiapin 1A Pharma 25 mg - Filmtabletten, → S. 1174
PG: 6 ST (EKO: G) [€ 5,40], 60 ST (2) (EKO: G) [€ 47,80], 90 ST (EKO: G) [€ 69,90]

Quetiapin 1A Pharma 200 mg - Filmtabletten 49A07, 49B05
(Z.Nr. 1-29171) NR. P. N05AH04

ZI: 1A Pharma, Wien
Z: 1 Filmtablette enthält: Quetiapin 200 mg (entspr. Quetiapin fumarat), Tablettenkern: Calcium hydrogenphosphat dihydrat, Cellulose, mikrokristalline, Lactose 43,4 mg (entspr. Lactose monohydrat), Magnesium stearat, Povidon K29-32, Siliciumdioxid hydrat, hochdispers, Carboxymethylstärke, Natrium Typ A; Filmüberzug: Hypromellose, Lactose monohydrat, Macrogol 4000, Titandioxid.
Kurzinformation: siehe Quetiapin 1A Pharma 25 mg - Filmtabletten, → S. 1174
PG: 6 ST (EKO: G) [€ 8,35], 60 ST (2) (EKO: G) [€ 71,90]

Quetiapin 1A Pharma 300 mg - Filmtabletten 49A07, 49B05
(Z.Nr. 1-29172) NR. P. N05AH04

ZI: 1A Pharma, Wien
Z: 1 Filmtablette enthält: Quetiapin 300 mg (entspr. Quetiapin fumarat), Tablettenkern: Calcium hydrogenphosphat dihydrat, Cellulose, mikrokristalline, Lactose 65,2 mg (entspr. Lactose monohydrat), Magnesium stearat, Povidon K29-32, Siliciumdioxid hydrat, hochdispers, Carboxymethylstärke, Natrium Typ A; Filmüberzug: Hypromellose, Lactose monohydrat, Macrogol 4000, Titandioxid.
Kurzinformation: siehe Quetiapin 1A Pharma 25 mg - Filmtabletten, → S. 1174
PG: 6 ST (EKO: G) [€ 11,00], 60 ST (EKO: G) [€ 94,25]

Quetiapin 1A Pharma 400 mg - Filmtabletten 49A07, 49B05
(Z.Nr. 1-29173) NR. P. nicht im Handel. N05AH04

Quetiapin Accord 50 mg - Retardtabletten 49A07, 49B05
(Z.Nr. 1-35027) NR. P. N05AH04

ZI: Accord Healthcare, Utrecht, Niederlande
Z: 1 Retardtablette enthält: Quetiapin 50 mg (entspr. Quetiapin fumarat), Tablettenkern: Lactose monohydrat 140,925 mg, Hypromellose, Natriumchlorid, Povidon K30, Cellulose, mikrokristallin, silifiziert (entspr. Siliciumdioxid) (entspr. Cellulose, mikrokristalline), Talkum, Magnesium stearat; Überzug: Opadry II 85F540003 Pink (entspr. Poly(vinylalkohol)) (entspr. Titandioxid) (entspr. Macrogol 3350) (entspr. Talkum) (entspr. Eisenoxid rot) (entspr. Eisenoxid gelb).
EW: Atypisches Antipsychotikum.
AG: - Schizophrenie
- Bipolare Erkrankung: Mittelschwere bis schwere manische Episoden, Episoden der Major Depression, Rückfallprävention.
- Zusatz zu nicht ausreichender antidepressiver Monotherapie.
AA: 1mal tgl. **nicht** mit einer Mahlzeit im Ganzen schlucken. Einnahme bei Schizophrenie und manischen Episoden mindestens 1 Std. vor einer Mahlzeit, bei depressiven Episoden vor dem Schlafengehen.
DO: Schizophrenie, manische Episoden: TD am 1. Tag 300 mg, am 2. Tag 600 mg, dann 600 (400-800) mg.
Depressive Episoden: TD am 1. Tag 50 mg, am 2. Tag 100 mg, am 3. Tag 200 mg, am 4. Tag 300 mg, dann 300 mg (in Ausnahmefällen 200-600 mg).
Rückfallprävention: TD meist 300-800 mg.
Zusatztherapie: TD 50 mg am 1. und 2. Tag, 150 mg am 3. und 4. Tag, dann 50-150(-300) mg. TD ist äquivalent zu schnell freisetzenden Quetiapin-Tabletten.
Ältere Patienten: TD initial 50 mg. Bei depressiven Episoden TD 50 mg an den Tagen 1-3, 100 mg an den Tagen 4-7, 150 mg ab Tag 8; MTD 300 mg frühestens ab Tag 22.
Bei Leberschäden initiale TD 50 mg, dann um 50 mg tgl. bis zur wirksamen Dosis steigern.
Für Kinder und Jugendliche nicht empfohlen.
SST: Nutzen/Risiko-Abwägung, nicht stillen. Erhöhtes Risiko des Neugeborenen für extrapyramidale und/oder Entzugssyndrome bei Exposition im 3. Trimenon.
NW: ZNS, Magen/Darm (Obstipation, Darmverschluss), Dysphagie, Rhinitis, Gewichtszunahme, Palpitationen, QT-Verlängerung, orthostatische Hypotonie, anticholinerge Effekte, Krampfanfälle, extrapyramidale Symptome, Spätdyskinesie, malignes neuroleptisches Syndrom, Psyche (Albträume, Suizidverhalten), Schlaf-Apnoe-Syndrom, Sehstörungen, Leukopenie/Neutropenie, Hämoglobin reduziert, Überempfindlichkeit (auch schwere Reaktionen), Endokrinium, Enzymanstiege, Verschlechterung des Stoffwechsels (Hyperglykämie), Pankreatitis, Absetzsymptome.
WW: Kontraindiziert: CYP3A4 Inhibitoren (z.B. Ketoconazol, Proteasehemmer, Erythromycin, Clarithromycin, Nefazodon), Grapefruitsaft. Phenytoin erhöht Quetiapin-Clearance. Vorsicht: Lithium, Anticholinergika.
GE: Missbrauch und Abhängigkeit möglich.
WH: Vorsicht bei kardiovaskulären oder zerebrovaskulären Erkrankungen (Hypotonie!), Krampfanfällen, älteren Patienten mit Parkinson, Alkohol- oder Drogenabusus, Glaukom, Prostatahypertrophie. Auf Hyperglykämie, malignes neuroleptisches Syndrom, venöse Thromboembolien bzw. suizidales Verhalten achten.
Kontrollen: Gewicht, Stoffwechsel. Verkehrshinweis.
Bei Überdosierung QT-Verlängerung.
PG: 10 ST (2) (EKO: G) [€ 1,60], 30 ST (EKO: G) [€ 4,30]

Quetiapin Accord 150 mg - Retardtabletten 49A07, 49B05
(Z.Nr. 1-37090) NR. P. N05AH04

ZI: Accord Healthcare, Utrecht, Niederlande
Z: 1 Retardtablette enthält: Quetiapin 150 mg (entspr. Quetiapin fumarat), Tablettenkern: Lactose monohydrat 76 mg, Hypromellose 3550, Hypromellose 100, Natriumchlorid, Povidon K30, Cellulose, mikrokristalline, Talkum, Magnesium stearat; Überzug: Opadry weiss (entspr. Poly(vinylalkohol)) (entspr. Titandioxid) (entspr. Macrogol 3350) (entspr. Talkum).
Kurzinformation: siehe Quetiapin Accord 50 mg - Retardtabletten, → S. 1175
PG: 10 ST (2) (EKO: G) [€ 3,55], 30 ST (EKO: G) [€ 9,70]

Quetiapin Accord 200 mg - Retardtabletten 49A07, 49B05
(Z.Nr. 1-31188) NR. P. N05AH04

ZI: Accord Healthcare, Utrecht, Niederlande
Z: 1 Retardtablette enthält: Quetiapin 200 mg (entspr. Quetiapin fumarat), Tablettenkern: Lactose monohydrat 40,7 mg, Hypromellose, Natriumchlorid (entspr. Natrium 3,5 mg), Povidon K30, Talkum, Magnesium stearat, Überzug: Opadry gelb 03B52117: (entspr. Hypromellose 6cP) (entspr. Titandioxid) (entspr. Macrogol 400) (entspr. Eisenoxid gelb).
Kurzinformation: siehe Quetiapin Accord 50 mg - Retardtabletten, → S. 1175
PG: 10 ST (2) (EKO: G) [€ 4,40], 30 ST (2) (EKO: G) [€ 12,00]

Quetiapin Accord 300 mg - Retardtabletten 49A07, 49B05
(Z.Nr. 1-31189) NR. P. N05AH04

ZI: Accord Healthcare, Utrecht, Niederlande
Z: 1 Retardtablette enthält: Quetiapin 300 mg (entspr. Quetiapin fumarat), Tablettenkern: Lactose monohydrat 61,05 mg, Hypromellose, Natriumchlorid (entspr. Natrium 5,3 mg), Povidon K30, Talkum, Magnesium stearat, Überzug: Opadry gelb 03B82929: (entspr. Hypromellose 6cP) (entspr. Titandioxid) (entspr. Macrogol 400) (entspr. Eisenoxid gelb).
Kurzinformation: siehe Quetiapin Accord 50 mg - Retardtabletten, → S. 1175
PG: 10 ST (2) (EKO: G) [€ 6,00], 60 ST (EKO: G) [€ 29,60]

Quetiapin Accord 400 mg - Retardtabletten 49A07, 49B05
(Z.Nr. 1-31190) NR. P. N05AH04

ZI: Accord Healthcare, Utrecht, Niederlande
Z: 1 Retardtablette enthält: Quetiapin 400 mg (entspr. Quetiapin fumarat), Tablettenkern: Lactose monohydrat 81,4 mg, Hypromellose, Natriumchlorid (entspr. Natrium 7,1 mg), Povidon K30, Talkum, Magnesium stearat, Überzug: Opadry weiss 03B58900: (entspr. Hypromellose 6cP) (entspr. Titandioxid) (entspr. Macrogol 400).
Kurzinformation: siehe Quetiapin Accord 50 mg - Retardtabletten, → S. 1175
PG: 10 ST (2) (EKO: G) [€ 7,40], 60 ST (EKO: G) [€ 35,65]

Quetiapin Aristo 25 mg - Filmtabletten 49A07, 49B05
(Z.Nr. 1-28125) NR. P. N05AH04
ZI: Aristo Pharma, Berlin, Deutschland
Z: 1 Filmtablette enthält: Quetiapin 25 mg (entspr. Quetiapin fumarat), Tablettenkern: Cellulose, mikrokristalline, Povidon K29-32, Calcium hydrogenphosphat dihydrat, Carboxymethylstärke, Natrium Typ A (entspr. Natrium < 1 mmol) (entspr. → < 23 mg), Lactose 5,3 mg (entspr. Lactose monohydrat), Magnesium stearat; Tablettenüberzug: Hypromellose, Lactose monohydrat, Macrogol 3350, Triacetin, Titandioxid, Eisenoxid gelb, Eisenoxid rot.
EW: Atypisches Antipsychotikum.
AG: Schizophrenie, bipolare Störungen (Mittelgradige bis schwere manische Episoden, schwere depressive Episoden, Rückfallprävention).
AA: 2mal tgl. oral. Bei depressiven Episoden nur 1mal tgl. vor dem Schlafengehen anwenden.
DO: Schizophrenie: TD 1.Tag 50 mg, 2.Tag 100 mg, 3.Tag 200 mg, 4.Tag 300 mg.
Üblich wirksame Dosis 300-450 (150-750) mg pro die.
Manie: TD 1.Tag 100 mg, 2.Tag 200 mg, 3.Tag 300 mg, 4.Tag 400 mg.
Übliche TD (200-)400-800 mg.
Depression: TD 1.Tag 50 mg, 2.Tag 100 mg, 3.Tag 200 mg, 4.Tag 300 mg.
Üblich wirksame Dosis 300(-600) mg pro die.
Rückfallprävention: TD 300-800 mg in 2 ED.
Dosisreduktion bei Leberschäden: TD initial 25 mg, dann tgl. um 25-50 mg bis zur wirksamen Dosis steigern.
Für Kinder und Jugendliche nicht empfohlen.
GA: Überempfindlichkeit gegen Erdnuss oder Soja.
SST: Nutzen/Risiko-Abwägung, nicht stillen. Erhöhtes Risiko des Neugeborenen für extrapyramidale und/oder Entzugssyndrome bei Exposition im 3. Trimenon.
NW: ZNS, Magen/Darm (Obstipation, Darmverschluss), Dysphagie, Rhinitis, Gewichtszunahme, Palpitationen, QT-Verlängerung, orthostatische Hypotonie, anticholinerge Effekte, Krampfanfälle, extrapyramidale Symptome, Spätdyskinesie, malignes neuroleptisches Syndrom, Psyche (Albträume, Somnambulismus, Suizidverhalten), Schlaf-Apnoe-Syndrom, Sehstörungen, Leukopenie/ Neutropenie, Hämoglobin reduziert, Überempfindlichkeit (auch schwere Reaktionen), Endokrinium, Enzymanstiege, Verschlechterung des Stoffwechsels (Hyperglykämie), Pankreatitis, Absetzsymptome.
WW: Kontraindiziert: CYP3A4 Inhibitoren (z.B. Ketoconazol, Proteasehemmer, Erythromycin, Clarithromycin, Nefazodon), Grapefruitsaft. Phenytoin erhöht Quetiapin-Clearance. Vorsicht: Lithium, Anticholinergika.
GE: Missbrauch und fälschliche Anwendung möglich.
WH: Vorsicht bei kardiovaskulären oder zerebrovaskulären Erkrankungen (Hypotonie!), Krampfanfällen, Alkohol- oder Drogenabusus, Glaukom, Prostatahypertrophie, Parkinsonismus. Auf Hyperglykämie, malignes neuroleptisches Syndrom, venöse Thromboembolien bzw. suizidales Verhalten achten.
Kontrollen: Gewicht, Stoffwechsel. Verkehrshinweis.
Bei Überdosierung QT-Verlängerung.
PG: 6 ST (EKO: G) [€ 2,50], 60 ST (EKO: G) [€ 19,85]

Quetiapin Aristo 100 mg - Filmtabletten 49A07, 49B05
(Z.Nr. 1-28126) NR. P. N05AH04
ZI: Aristo Pharma, Berlin, Deutschland
Z: 1 Filmtablette enthält: Quetiapin 100 mg (entspr. Quetiapin fumarat), Tablettenkern: Cellulose, mikrokristalline, Povidon K29-32, Calcium hydrogenphosphat dihydrat, Carboxymethylstärke, Natrium Typ A (entspr. Natrium < 1 mmol) (entspr. → < 23 mg), Lactose 21,2 mg (entspr. Lactose monohydrat), Magnesium stearat; Tablettenüberzug: Hypromellose, Lactose monohydrat, Macrogol 3350, Triacetin, Titandioxid, Eisenoxid gelb.
Kurzinformation: siehe Quetiapin Aristo 25 mg - Filmtabletten, → S. 1176
PG: 30 ST (EKO: G) [€ 28,50], 60 ST (2) (EKO: G) [€ 47,80], 90 ST (EKO: G) [€ 70,15]

Quetiapin Aristo 200 mg - Filmtabletten 49A07, 49B05
(Z.Nr. 1-28128) NR. P. N05AH04
ZI: Aristo Pharma, Berlin, Deutschland
Z: 1 Filmtablette enthält: Quetiapin 200 mg (entspr. Quetiapin fumarat), Tablettenkern: Cellulose, mikrokristalline, Povidon K29-32, Calcium hydrogenphosphat dihydrat, Carboxymethylstärke, Natrium Typ A (entspr. Natrium < 1 mmol) (entspr. → < 23 mg), Lactose 42,3 mg (entspr. Lactose monohydrat), Magnesium stearat; Tablettenüberzug: Hypromellose, Lactose monohydrat, Macrogol 3350, Triacetin, Titandioxid.
Kurzinformation: siehe Quetiapin Aristo 25 mg - Filmtabletten, → S. 1176
PG: 30 ST (EKO: G) [€ 41,45], 60 ST (2) (EKO: G) [€ 72,10]

Quetiapin Aristo 300 mg - Filmtabletten 49A07, 49B05
(Z.Nr. 1-28129) NR. P. N05AH04
ZI: Aristo Pharma, Berlin, Deutschland
Z: 1 Filmtablette enthält: Quetiapin 300 mg (entspr. Quetiapin fumarat), Tablettenkern: Cellulose, mikrokristalline, Povidon K29-32, Calcium hydrogenphosphat dihydrat, Carboxymethylstärke, Natrium Typ A (entspr. Natrium < 1 mmol) (entspr. → < 23 mg), Lactose 63,5 mg (entspr. Lactose monohydrat), Magnesium stearat; Tablettenüberzug: Hypromellose, Lactose monohydrat, Macrogol 3350, Triacetin, Titandioxid.
Kurzinformation: siehe Quetiapin Aristo 25 mg - Filmtabletten, → S. 1176
PG: 30 ST (EKO: G) [€ 52,55], 60 ST (EKO: G) [€ 94,40]

Quetiapin G.L. 4 Tage Startpackung - Filmtabletten 49A07, 49B05
(Z.Nr. 1-27857) NR. P. nicht im Handel. N05AH04

Quetiapin G.L. 25 mg - Filmtabletten 49A07, 49B05
(Z.Nr. 1-27861) NR. P. N05AH04
ZI: G.L. Pharma, Lannach
Z: 1 Filmtablette enthält: Quetiapin 25 mg (entspr. Quetiapin fumarat), Tablettenkern: Calcium hydrogenphosphat, wasserfreies, Lactose monohydrat 1 mg, Cellulose, mikrokristalline, Carboxymethylstärke, Natrium Typ A, Povidon, Magnesium stearat; Tablettenüberzug: (entspr. Poly(vinylalkohol)) (entspr. Lecithin 0,07 mg) (entspr. Titandioxid) (entspr. Macrogol 3350) (entspr. Talkum) (entspr. Eisenoxid gelb) (entspr. Eisenoxid rot).
Kurzinformation: siehe Quetialan 25 mg - Filmtabletten, → S. 1173
PG: 10 ST (EKO: G) [€ 3,95], 60 ST (EKO: G) [€ 19,75]

Quetiapin G.L. 100 mg - Filmtabletten 49A07, 49B05
(Z.Nr. 1-27859) NR. P. N05AH04
ZI: G.L. Pharma, Lannach
Z: 1 Filmtablette enthält: Quetiapin 100 mg (entspr. Quetiapin fumarat), Tablettenkern: Calcium hydrogenphosphat, wasserfreies, Lactose monohydrat 4 mg, Cellulose, mikrokristalline, Carboxymethylstärke, Natrium Typ A, Povidon, Magnesium stearat; Tablettenüberzug: (entspr. Poly(vinylalkohol)) (entspr. Lecithin 0,21 mg) (entspr. Titandioxid) (entspr. Macrogol 3350) (entspr. Talkum) (entspr. Eisenoxid gelb).
Kurzinformation: siehe Quetialan 25 mg - Filmtabletten, → S. 1173
PG: 30 ST (EKO: G) [€ 28,35], 60 ST (2) (EKO: G) [€ 47,80], 90 ST (EKO: G) [€ 70,15]

Quetiapin G.L. 200 mg - Filmtabletten 49A07, 49B05
(Z.Nr. 1-27860) NR. P. N05AH04
ZI: G.L. Pharma, Lannach
Z: 1 Filmtablette enthält: Quetiapin 200 mg (entspr. Quetiapin fumarat), Tablettenkern: Calcium hydrogenphosphat, wasserfreies, Lactose monohydrat 8 mg, Cellulose, mikrokristalline, Carboxymethylstärke, Natrium Typ A, Povidon, Magnesium stearat; Tablettenüberzug: (entspr. Poly(vinylalkohol)) (entspr. Lecithin 0,42 mg) (entspr. Titandioxid) (entspr. Macrogol 3350) (entspr. Talkum).
Kurzinformation: siehe Quetialan 25 mg - Filmtabletten, → S. 1173
PG: 30 ST (EKO: G) [€ 41,00], 60 ST (2) (EKO: G) [€ 72,15]

Quetiapin G.L. 300 mg - Filmtabletten 49A07, 49B05
(Z.Nr. 1-27858) NR. P. N05AH04
ZI: G.L. Pharma, Lannach
Z: 1 Filmtablette enthält: Quetiapin 300 mg (entspr. Quetiapin fumarat), Tablettenkern: Calcium hydrogenphosphat, wasserfreies, Lactose monohydrat 12 mg, Cellulose, mikrokristalline, Carboxymethylstärke, Natrium Typ A, Povidon, Magnesium stearat; Tablettenüberzug: (entspr. Poly(vinylalkohol)) (entspr. Lecithin 0,63 mg) (entspr. Titandioxid) (entspr. Macrogol 3350) (entspr. Talkum).
Kurzinformation: siehe Quetialan 25 mg - Filmtabletten, → S. 1173
PG: 30 ST (EKO: G) [€ 52,40], 60 ST (EKO: G) [€ 94,40]

Quetiapin G.L. 50 mg - Retardtabletten 49A07, 49B05
(Z.Nr. 1-36778) NR. P. N05AH04

ZI: G.L. Pharma, Lannach
Z: 1 Retardtablette enthält: Quetiapin 50 mg (entspr. Quetiapin fumarat), Tablettenkern: Methacrylsäure-Ethylacrylat-Copolymer (1:1), Typ A, Lactose, wasserfrei 14 mg, Magnesium stearat, Maltose, kristalline, Talkum; Tablettenüberzug: Methacrylsäure-Ethylacrylat-Copolymer (1:1), Typ A, Triethylcitrat.
Kurzinformation: siehe Quetialan XR 50 mg - Retardtabletten, → S. 1174
PG: 10 ST (2) (EKO: G) [€ 1,80 n.l.], 30 ST (EKO: G) [€ 4,55]

Quetiapin G.L. 150 mg - Retardtabletten 49A07, 49B05
(Z.Nr. 1-36779) NR. P. N05AH04

ZI: G.L. Pharma, Lannach
Z: 1 Retardtablette enthält: Quetiapin 150 mg (entspr. Quetiapin fumarat), Tablettenkern: Methacrylsäure-Ethylacrylat-Copolymer (1:1), Typ A, Lactose, wasserfrei 42 mg, Magnesium stearat, Maltose, kristalline, Talkum; Tablettenüberzug: Methacrylsäure-Ethylacrylat-Copolymer (1:1), Typ A, Triethylcitrat.
Kurzinformation: siehe Quetialan XR 50 mg - Retardtabletten, → S. 1174
PG: 10 ST (2) (EKO: G) [€ 4,05], 30 ST (EKO: G) [€ 10,20]

Quetiapin G.L. 200 mg - Retardtabletten 49A07, 49B05
(Z.Nr. 1-36780) NR. P. N05AH04

ZI: G.L. Pharma, Lannach
Z: 1 Retardtablette enthält: Quetiapin 200 mg (entspr. Quetiapin fumarat), Tablettenkern: Methacrylsäure-Ethylacrylat-Copolymer (1:1), Typ A, Lactose, wasserfrei 56 mg, Magnesium stearat, Maltose, kristalline, Talkum; Tablettenüberzug: Methacrylsäure-Ethylacrylat-Copolymer (1:1), Typ A, Triethylcitrat.
Kurzinformation: siehe Quetialan XR 50 mg - Retardtabletten, → S. 1174
PG: 10 ST (2) (EKO: G) [€ 5,05], 30 ST (2) (EKO: G) [€ 12,65]

Quetiapin G.L. 300 mg - Retardtabletten 49A07, 49B05
(Z.Nr. 1-36781) NR. P. N05AH04

ZI: G.L. Pharma, Lannach
Z: 1 Retardtablette enthält: Quetiapin 300 mg (entspr. Quetiapin fumarat), Tablettenkern: Methacrylsäure-Ethylacrylat-Copolymer (1:1), Typ A, Lactose, wasserfrei 85 mg, Magnesium stearat, Maltose, kristalline, Talkum; Tablettenüberzug: Methacrylsäure-Ethylacrylat-Copolymer (1:1), Typ A, Triethylcitrat.
Kurzinformation: siehe Quetialan XR 50 mg - Retardtabletten, → S. 1174
PG: 10 ST (2) (EKO: G) [€ 6,80], 60 ST (EKO: G) [€ 30,30]

Quetiapin G.L. 400 mg - Retardtabletten 49A07, 49B05
(Z.Nr. 1-36782) NR. P. N05AH04

ZI: G.L. Pharma, Lannach
Z: 1 Retardtablette enthält: Quetiapin 400 mg (entspr. Quetiapin fumarat), Tablettenkern: Methacrylsäure-Ethylacrylat-Copolymer (1:1), Typ A, Lactose, wasserfrei 113 mg, Magnesium stearat, Maltose, kristalline, Talkum; Tablettenüberzug: Methacrylsäure-Ethylacrylat-Copolymer (1:1), Typ A, Triethylcitrat.
Kurzinformation: siehe Quetialan XR 50 mg - Retardtabletten, → S. 1174
PG: 10 ST (2) (EKO: G) [€ 8,45], 60 ST (EKO: G) [€ 37,50]

Quetiapin Genericon 25 mg - Filmtabletten 49A07, 49B05
(Z.Nr. 1-27749) NR. P. N05AH04

ZI: Genericon Pharma, Graz
Z: 1 Filmtablette enthält: Quetiapin 25 mg (entspr. Quetiapin fumarat), Tablettenkern: Calcium hydrogenphosphat, wasserfreies, Lactose monohydrat 1 mg, Cellulose, mikrokristalline, Carboxymethylstärke, Natrium Typ A (entspr. Natrium < 1 mmol) (entspr. → < 23 mg), Povidon, Magnesium stearat; Tablettenhülle: Hypromellose, Titandioxid, Macrogol 400, Eisenoxid rot, Eisenoxid gelb.
EW: Atypisches Antipsychotikum.
AG: Schizophrenie, bipolare Störungen (Mittelgradige bis schwere manische Episoden, schwere depressive Episoden, Rückfallprävention).
AA: 2mal tgl. oral. Bei depressiven Episoden nur 1mal tgl. vor dem Schlafengehen anwenden.
DO: Schizophrenie: TD 1.Tag 50 mg, 2.Tag 100 mg, 3.Tag 200 mg, 4.Tag 300 mg.
Üblich wirksame Dosis 300-450 (150-750) mg pro die.
Manie: TD 1.Tag 100 mg, 2.Tag 200 mg, 3.Tag 300 mg, 4.Tag 400 mg.
Übliche TD (200-)400-800 mg.
Depression: TD 1.Tag 50 mg, 2.Tag 100 mg, 3.Tag 200 mg, 4.Tag 300 mg.
Üblich wirksame Dosis 300(-600) mg pro die.
Rückfallprävention: TD 300-800 mg in 2 ED.
Dosisreduktion bei Leberschäden: TD initial 25 mg, dann tgl. um 25-50 mg bis zur wirksamen Dosis steigern.
Für Kinder und Jugendliche nicht empfohlen.
GA: Überempfindlichkeit gegen Erdnuss oder Soja.
SST: Nutzen/Risiko-Abwägung, nicht stillen. Erhöhtes Risiko des Neugeborenen für extrapyramidale und/oder Entzugssyndrome bei Exposition im 3. Trimenon.
NW: ZNS, Magen/Darm (Obstipation, Darmverschluss), Dysphagie, Rhinitis, Gewichtszunahme, Palpitationen, QT-Verlängerung, orthostatische Hypotonie, anticholinerge Effekte, Krampfanfälle, extrapyramidale Symptome, Spätdyskinesie, malignes neuroleptisches Syndrom, Psyche (Albträume, Suizidverhalten), Schlaf-Apnoe-Syndrom, Sehstörungen, Leukopenie/Neutropenie, Hämoglobin reduziert, Überempfindlichkeit (auch schwere Reaktionen), Endokrinium, Enzymanstiege, Verschlechterung des Stoffwechsels (Hyperglykämie), Pankreatitis, Absetzsymptome.
WW: Kontraindiziert: CYP3A4 Inhibitoren (z.B. Ketoconazol, Proteasehemmer, Erythromycin, Clarithromycin, Nefazodon), Grapefruitsaft. Phenytoin erhöht Quetiapin-Clearance. Vorsicht: Lithium, Anticholinergika, QT- verlängernde Substanzen.
GE: Missbrauch und Abhängigkeit möglich.
WH: Vorsicht bei kardiovaskulären oder zerebrovaskulären Erkrankungen (Hypotonie!), Krampfanfällen, M. Parkinson (erhöhte Sterblichkeit bei Patienten > 65 Jahren), Alkohol- oder Drogenabusus, Glaukom, Prostatahypertrophie. Auf Hyperglykämie, malignes neuroleptisches Syndrom, venöse Thromboembolien bzw. suizidales Verhalten achten.
Kontrollen: Gewicht, Stoffwechsel. Verkehrshinweis.
Bei Überdosierung QT-Verlängerung.
PG: 10 ST (EKO: G) [€ 4,20], 60 ST (EKO: G) [€ 20,35]

Quetiapin Genericon 100 mg - Filmtabletten 49A07, 49B05
(Z.Nr. 1-27747) NR. P. N05AH04

ZI: Genericon Pharma, Graz
Z: 1 Filmtablette enthält: Quetiapin 100 mg (entspr. Quetiapin fumarat), Tablettenkern: Calcium hydrogenphosphat, wasserfreies, Lactose monohydrat 4 mg, Cellulose, mikrokristalline, Carboxymethylstärke, Natrium Typ A (entspr. Natrium < 1 mmol) (entspr. → < 23 mg), Povidon, Magnesium stearat; Tablettenhülle: Hypromellose, Titandioxid, Macrogol 400, Eisenoxid gelb.
Kurzinformation: siehe Quetiapin Genericon 25 mg - Filmtabletten, → S. 1177
PG: 30 ST (EKO: G) [€ 28,60], 60 ST (2) (EKO: G) [€ 47,80], 90 ST (EKO: G) [€ 71,45]

Quetiapin Genericon 200 mg - Filmtabletten 49A07, 49B05
(Z.Nr. 1-27750) NR. P. N05AH04

ZI: Genericon Pharma, Graz
Z: 1 Filmtablette enthält: Quetiapin 200 mg (entspr. Quetiapin fumarat), Tablettenkern: Calcium hydrogenphosphat, wasserfreies, Lactose monohydrat 8 mg, Cellulose, mikrokristalline, Carboxymethylstärke, Natrium Typ A (entspr. Natrium < 1 mmol) (entspr. → < 23 mg), Povidon, Magnesium stearat; Tablettenhülle: Hypromellose, Titandioxid, Macrogol 400.
Kurzinformation: siehe Quetiapin Genericon 25 mg - Filmtabletten, → S. 1177
PG: 30 ST (EKO: G) [€ 41,45], 60 ST (2) (EKO: G) [€ 72,40]

Quetiapin Genericon 300 mg - Filmtabletten 49A07, 49B05
(Z.Nr. 1-27746) NR. P. N05AH04

ZI: Genericon Pharma, Graz
Z: 1 Filmtablette enthält: Quetiapin 300 mg (entspr. Quetiapin fumarat), Tablettenkern: Calcium hydrogenphosphat, wasserfreies, Lactose monohydrat 12 mg, Cellulose, mikrokristalline, Carboxymethylstärke, Natrium Typ A (entspr. Natrium < 1 mmol) (entspr. → < 23 mg), Povidon, Magnesium stearat; Tablettenhülle: Hypromellose, Titandioxid, Macrogol 400.
Kurzinformation: siehe Quetiapin Genericon 25 mg - Filmtabletten, → S. 1177
PG: 30 ST (EKO: G) [€ 52,55], 60 ST (EKO: G) [€ 95,00]

Quetiapin Gerot 50 mg - Retardtabletten 49A07, 49B05
(Z.Nr. 1-31085) NR. P. nicht im Handel. N05AH04

Quetiapin Gerot 200 mg - Retardtabletten 49A07, 49B05
(Z.Nr. 1-31088) NR. P. nicht im Handel. N05AH04

Quetiapin Gerot 300 mg - Retardtabletten 49A07, 49B05
(Z.Nr. 1-31089) NR. P. nicht im Handel. N05AH04

Quetiapin Gerot 400 mg - Retardtabletten 49A07, 49B05
(Z.Nr. 1-31090) NR. P. nicht im Handel. N05AH04

Quetiapin HCS 50 mg - Retardtabletten 49A07, 49B05
(Z.Nr. 1-36656) NR. P. nicht im Handel. N05AH04

Quetiapin HCS 150 mg - Retardtabletten 49A07, 49B05
(Z.Nr. 1-36094) NR. P. nicht im Handel. N05AH04

Quetiapin HCS 200 mg - Retardtabletten 49A07, 49B05
(Z.Nr. 1-36095) NR. P. nicht im Handel. N05AH04

Quetiapin HCS 300 mg - Retardtabletten 49A07, 49B05
(Z.Nr. 1-36096) NR. P. nicht im Handel. N05AH04

Quetiapin HCS 400 mg - Retardtabletten 49A07, 49B05
(Z.Nr. 1-38388) NR. P. nicht im Handel. N05AH04

Quetiapin Krka 25 mg - Filmtabletten 49A07, 49B05
(Z.Nr. 1-29754) NR. P. N05AH04

ZI: Krka, Novo Mesto, Slowenien
Z: 1 Filmtablette enthält: Quetiapin 25 mg (entspr. Quetiapin hemifumarat), Tablettenkern: Lactose 4,28 mg (entspr. Lactose monohydrat), Calcium hydrogenphosphat dihydrat, Cellulose, mikrokristalline, Povidon, Carboxymethylstärke, Natrium Typ A (entspr. Natrium < 23 mg), Magnesium stearat; Tablettenüberzug: Hypromellose, Titandioxid, Macrogol 4000, Eisenoxid gelb, Eisenoxid rot.
Kurzinformation: siehe Quetialan 25 mg - Filmtabletten, → S. 1173
PG: 10 ST (EKO: G) [€ 3,95], 60 ST (EKO: G) [€ 20,15]

Quetiapin Krka 100 mg - Filmtabletten 49A07, 49B05
(Z.Nr. 1-29755) NR. P. N05AH04

ZI: Krka, Novo Mesto, Slowenien
Z: 1 Filmtablette enthält: Quetiapin 100 mg (entspr. Quetiapin hemifumarat), Tablettenkern: Lactose 17,1 mg (entspr. Lactose monohydrat), Calcium hydrogenphosphat dihydrat, Cellulose, mikrokristalline, Povidon, Carboxymethylstärke, Natrium Typ A (entspr. Natrium < 23 mg), Magnesium stearat; Tablettenüberzug: Hypromellose, Titandioxid, Macrogol 4000, Eisenoxid gelb.
Kurzinformation: siehe Quetialan 25 mg - Filmtabletten, → S. 1173
PG: 30 ST (EKO: G) [€ 28,30], 60 ST (2) (EKO: G) [€ 47,80], 90 ST (EKO: G) [€ 70,30]

Quetiapin Krka 150 mg - Filmtabletten 49A07, 49B05
(Z.Nr. 1-29756) NR. P. nicht im Handel. N05AH04

Quetiapin Krka 200 mg - Filmtabletten 49A07, 49B05
(Z.Nr. 1-29758) NR. P. N05AH04

ZI: Krka, Novo Mesto, Slowenien
Z: 1 Filmtablette enthält: Quetiapin 200 mg (entspr. Quetiapin hemifumarat), Tablettenkern: Lactose 34,2 mg (entspr. Lactose monohydrat), Calcium hydrogenphosphat dihydrat, Cellulose, mikrokristalline, Povidon, Carboxymethylstärke, Natrium Typ A (entspr. Natrium < 23 mg), Magnesium stearat; Tablettenüberzug: Hypromellose, Titandioxid, Macrogol 4000.
Kurzinformation: siehe Quetialan 25 mg - Filmtabletten, → S. 1173
PG: 30 ST (EKO: G) [€ 41,25], 60 ST (2) (EKO: G) [€ 72,25]

Quetiapin Krka 300 mg - Filmtabletten 49A07, 49B05
(Z.Nr. 1-29757) NR. P. N05AH04

ZI: Krka, Novo Mesto, Slowenien
Z: 1 Filmtablette enthält: Quetiapin 300 mg (entspr. Quetiapin hemifumarat), Tablettenkern: Lactose 51,3 mg (entspr. Lactose monohydrat), Calcium hydrogenphosphat dihydrat, Cellulose, mikrokristalline, Povidon, Carboxymethylstärke, Natrium Typ A (entspr. Natrium < 23 mg), Magnesium stearat; Tablettenüberzug: Hypromellose, Titandioxid, Macrogol 4000.
Kurzinformation: siehe Quetialan 25 mg - Filmtabletten, → S. 1173
PG: 30 ST (EKO: G) [€ 52,40], 60 ST (EKO: G) [€ 94,80]

Quetiapin Lannacher 50 mg - Retardtabletten 49A07, 49B05
(Z.Nr. 1-31091) NR. P. nicht im Handel. N05AH04

Quetiapin Lannacher 200 mg - Retardtabletten 49A07, 49B05
(Z.Nr. 1-31092) NR. P. nicht im Handel. N05AH04

Quetiapin Lannacher 300 mg - Retardtabletten 49A07, 49B05
(Z.Nr. 1-31096) NR. P. nicht im Handel. N05AH04

Quetiapin Lannacher 400 mg - Retardtabletten 49A07, 49B05
(Z.Nr. 1-31097) NR. P. nicht im Handel. N05AH04

Quetiapin neuraxpharm 50 mg - Retardtabletten 49A07, 49B05
(Z.Nr. 1-40110) NR. P. nicht im Handel. N05AH04

Quetiapin neuraxpharm 150 mg - Retardtabletten 49A07, 49B05
(Z.Nr. 1-40111) NR. P. nicht im Handel. N05AH04

Quetiapin neuraxpharm 200 mg - Retardtabletten 49A07, 49B05
(Z.Nr. 1-40112) NR. P. nicht im Handel. N05AH04

Quetiapin neuraxpharm 300 mg - Retardtabletten 49A07, 49B05
(Z.Nr. 1-40113) NR. P. nicht im Handel. N05AH04

Quetiapin neuraxpharm 400 mg - Retardtabletten 49A07, 49B05
(Z.Nr. 1-40114) NR. P. nicht im Handel. N05AH04

Quetiapin +pharma 25 mg - Filmtabletten 49A07, 49B05
(Z.Nr. 1-27742) NR. P. N05AH04

ZI: +pharma Arzneimittel, Graz
Z: 1 Filmtablette enthält: Quetiapin 25 mg (entspr. Quetiapin fumarat), Tablettenkern: Calcium hydrogenphosphat, wasserfreies, Lactose monohydrat 1 mg, Cellulose, mikrokristalline, Carboxymethylstärke, Natrium Typ A (entspr. Natrium < 1 mmol) (entspr. → < 23 mg), Povidon, Magnesium stearat; Tablettenhülle: Hypromellose, Titandioxid, Macrogol 400, Eisenoxid rot, Eisenoxid gelb.
EW: Atypisches Antipsychotikum.
AG: Schizophrenie, bipolare Störungen (mäßige bis schwere manische Episoden, schwere depressive Episoden, Rückfallprävention).
AA: 2mal tgl. oral. Bei depressiven Episoden nur 1mal tgl. vor dem Schlafengehen anwenden.
DO: Schizophrenie: TD 1.Tag 50 mg, 2.Tag 100 mg, 3.Tag 200 mg, 4.Tag 300 mg.
Üblich wirksame Dosis 300-450 (150-750) mg pro die.
Manie: TD 1.Tag 100 mg, 2.Tag 200 mg, 3.Tag 300 mg, 4.Tag 400 mg.
Übliche TD (200-)400-800 mg.
Depression: TD 1.Tag 50 mg, 2.Tag 100 mg, 3.Tag 200 mg, 4.Tag 300 mg.
Üblich wirksame Dosis 300(-600) mg pro die.
Rückfallprävention: TD 300-800 mg in 2 ED.
Dosisreduktion bei Leberschäden: TD initial 25 mg, dann tgl. um 25-50 mg bis zur wirksamen Dosis steigern.
Für Kinder und Jugendliche nicht empfohlen.
GA: Überempfindlichkeit gegen Erdnuss oder Soja.
SST: Nutzen/Risiko-Abwägung, nicht stillen. Erhöhtes Risiko des Neugeborenen für extrapyramidale und/oder Entzugssyndrome bei Exposition im 3. Trimenon.
NW: ZNS, Magen/Darm (Obstipation, Darmverschluss), Dysphagie, Rhinitis, Gewichtszunahme, Palpitationen, QT-Verlängerung, orthostatische Hypotonie, anticholinerge Effekte, Krampfanfälle, extrapyramidale Symptome, Spätdyskinesie, malignes neuroleptisches Syndrom, Psyche (Albträume, Suizidverhalten), Schlaf-Apnoe-Syndrom, Sehstörungen, Leukopenie/Neutropenie, Hämoglobin reduziert, Überempfindlichkeit (auch schwere Reaktionen), Endokrinium, Enzymanstiege, Verschlechterung des Stoffwechsels (Hyperglykämie), Pankreatitis, Absetzsymptome.
WW: Kontraindiziert: CYP3A4 Inhibitoren (z.B. Ketoconazol, Proteasehemmer, Erythromycin, Clarithromycin, Nefazodon), Grapefruitsaft. Phenytoin erhöht Quetiapin-Clearance. Vorsicht: Lithium, Anticholinergika, QT- verlängernde Substanzen.
GE: Missbrauch und Abhängigkeit möglich.
WH: Vorsicht bei kardiovaskulären oder zerebrovaskulären Erkrankungen (Hypotonie!), Krampfanfällen, M. Parkinson (erhöhte Sterblichkeit bei Patienten > 65 Jahren), Alkohol- oder Drogenabusus, Glaukom, Prostatahypertrophie. Auf Hyperglykämie, mali-

gnes neuroleptisches Syndrom, venöse Thromboembolien bzw. suizidales Verhalten achten.
Kontrollen: Gewicht, Stoffwechsel. Verkehrshinweis.
Bei Überdosierung QT-Verlängerung.
PG: 10 ST (EKO: G) [€ 3,95], 60 ST (EKO: G) [€ 19,55]

Quetiapin +pharma 100 mg - Filmtabletten 49A07, 49B05
(Z.Nr. 1-27741) NR. P. N05AH04
ZI: +pharma Arzneimittel, Graz
Z: 1 Filmtablette enthält: Quetiapin 100 mg (entspr. Quetiapin fumarat), Tablettenkern: Calcium hydrogenphosphat, wasserfreies, Lactose monohydrat 4 mg, Cellulose, mikrokristalline, Carboxymethylstärke, Natrium Typ A (entspr. Natrium < 1 mmol) (entspr. → < 23 mg), Povidon, Magnesium stearat; Tablettenhülle: Hypromellose, Titandioxid, Macrogol 400, Eisenoxid gelb.
Kurzinformation: siehe Quetiapin Genericon 25 mg - Filmtabletten, → S. 1177
PG: 30 ST (EKO: G) [€ 28,30], 60 ST (2) (EKO: G) [€ 47,80], 90 ST (EKO: G) [€ 69,95]

Quetiapin +pharma 200 mg - Filmtabletten 49A07, 49B05
(Z.Nr. 1-27743) NR. P. N05AH04
ZI: +pharma Arzneimittel, Graz
Z: 1 Filmtablette enthält: Quetiapin 200 mg (entspr. Quetiapin fumarat), Tablettenkern: Calcium hydrogenphosphat, wasserfreies, Lactose monohydrat 8 mg, Cellulose, mikrokristalline, Carboxymethylstärke, Natrium Typ A (entspr. Natrium < 1 mmol) (entspr. → < 23 mg), Povidon, Magnesium stearat; Tablettenhülle: Hypromellose, Titandioxid, Macrogol 400.
Kurzinformation: siehe Quetiapin Genericon 25 mg - Filmtabletten, → S. 1177
PG: 30 ST (EKO: G) [€ 41,00], 60 ST (2) (EKO: G) [€ 71,95]

Quetiapin +pharma 300 mg - Filmtabletten 49A07, 49B05
(Z.Nr. 1-27745) NR. P. N05AH04
ZI: +pharma Arzneimittel, Graz
Z: 1 Filmtablette enthält: Quetiapin 300 mg (entspr. Quetiapin fumarat), Tablettenkern: Calcium hydrogenphosphat, wasserfreies, Lactose monohydrat 12 mg, Cellulose, mikrokristalline, Carboxymethylstärke, Natrium Typ A (entspr. Natrium < 1 mmol) (entspr. → < 23 mg), Povidon, Magnesium stearat; Tablettenhülle: Hypromellose, Titandioxid, Macrogol 400.
Kurzinformation: siehe Quetiapin Genericon 25 mg - Filmtabletten, → S. 1177
PG: 30 ST (EKO: G) [€ 52,30], 60 ST (EKO: G) [€ 94,25]

Quetiapin-ratiopharm 25 mg - Filmtabletten 49A07, 49B05
(Z.Nr. 1-27286) NR. P. N05AH04
ZI: Teva, Haarlem, Niederlande
Z: 1 Filmtablette enthält: Quetiapin 25 mg (entspr. Quetiapin fumarat), Tablettenkern: Calcium hydrogenphosphat, wasserfreies, Lactose monohydrat 1 mg, Cellulose, mikrokristalline, Carboxymethylstärke, Natrium Typ A, Povidon, Magnesium stearat; Tablettenüberzug: Hypromellose, Titandioxid, Macrogol 400, Eisenoxid gelb, Eisenoxid rot.
Kurzinformation: siehe Quetialan 25 mg - Filmtabletten, → S. 1173
PG: 6 ST (EKO: G) [€ 2,40], 60 ST (EKO: G) [€ 19,75]

Quetiapin-ratiopharm 100 mg - Filmtabletten 49A07, 49B05
(Z.Nr. 1-27288) NR. P. N05AH04
ZI: Teva, Haarlem, Niederlande
Z: 1 Filmtablette enthält: Quetiapin 100 mg (entspr. Quetiapin fumarat), Tablettenkern: Calcium hydrogenphosphat, wasserfreies, Lactose monohydrat 4 mg, Cellulose, mikrokristalline, Carboxymethylstärke, Natrium Typ A, Povidon, Magnesium stearat; Tablettenüberzug: Hypromellose, Titandioxid, Macrogol 400, Eisenoxid gelb.
Kurzinformation: siehe Quetialan 25 mg - Filmtabletten, → S. 1173
PG: 30 ST (EKO: G) [€ 28,30], 60 ST (2) (EKO: G) [€ 47,80], 90 ST (EKO: G) [€ 70,15]

Quetiapin-ratiopharm 200 mg - Filmtabletten 49A07, 49B05
(Z.Nr. 1-27290) NR. P. N05AH04
ZI: Teva, Haarlem, Niederlande
Z: 1 Filmtablette enthält: Quetiapin 200 mg (entspr. Quetiapin fumarat), Tablettenkern: Calcium hydrogenphosphat, wasserfreies, Lactose monohydrat 8 mg, Cellulose, mikrokristalline, Carboxymethylstärke, Natrium Typ A, Povidon, Magnesium stearat; Tablettenüberzug: Hypromellose, Titandioxid, Macrogol 400.
Kurzinformation: siehe Quetialan 25 mg - Filmtabletten, → S. 1173
PG: 30 ST (EKO: G) [€ 41,00], 60 ST (2) (EKO: G) [€ 72,15]

Quetiapin-ratiopharm 300 mg - Filmtabletten 49A07, 49B05
(Z.Nr. 1-27292) NR. P. N05AH04
ZI: Teva, Haarlem, Niederlande
Z: 1 Filmtablette enthält: Quetiapin 300 mg (entspr. Quetiapin fumarat), Tablettenkern: Calcium hydrogenphosphat, wasserfreies, Lactose monohydrat 12 mg, Cellulose, mikrokristalline, Carboxymethylstärke, Natrium Typ A, Povidon, Magnesium stearat; Tablettenüberzug: Hypromellose, Titandioxid, Macrogol 400.
Kurzinformation: siehe Quetialan 25 mg - Filmtabletten, → S. 1173
PG: 30 ST (EKO: G) [€ 52,30], 60 ST (EKO: G) [€ 94,45]

Quetiapin ratiopharm 50 mg - Retardtabletten 49A07, 49B05
(Z.Nr. 1-31108) NR. P. N05AH04
ZI: Teva, Haarlem, Niederlande
Z: 1 Retardtablette enthält: Quetiapin 50 mg (entspr. Quetiapin fumarat), Kern: Hypromellose, Cellulose, mikrokristalline, Natriumcitrat, wasserfrei, Magnesium stearat; Überzug: Titandioxid, Hypromellose, Macrogol 400, Polysorbat 80, Eisenoxid gelb, Eisenoxid rot, Eisenoxid schwarz.
Kurzinformation: siehe Quetialan XR 50 mg - Retardtabletten, → S. 1174
PG: 10 ST (2) (EKO: G) [€ 1,95], 30 ST (EKO: G) [€ 5,25]

Quetiapin ratiopharm 200 mg - Retardtabletten 49A07, 49B05
(Z.Nr. 1-31109) NR. P. N05AH04
ZI: Teva, Haarlem, Niederlande
Z: 1 Retardtablette enthält: Quetiapin 200 mg (entspr. Quetiapin fumarat), Kern: Hypromellose, Cellulose, mikrokristalline, Natriumcitrat, wasserfrei, Magnesium stearat; Überzug: Titandioxid, Hypromellose, Macrogol 400, Polysorbat 80, Eisenoxid gelb, Eisenoxid rot.
Kurzinformation: siehe Quetialan XR 50 mg - Retardtabletten, → S. 1174
PG: 10 ST (2) (EKO: G) [€ 5,40], 30 ST (2) (EKO: G) [€ 14,20]

Quetiapin ratiopharm 300 mg - Retardtabletten 49A07, 49B05
(Z.Nr. 1-31110) NR. P. N05AH04
ZI: Teva, Haarlem, Niederlande
Z: 1 Retardtablette enthält: Quetiapin 300 mg (entspr. Quetiapin fumarat), Kern: Hypromellose, Cellulose, mikrokristalline, Natriumcitrat, wasserfrei, Magnesium stearat; Überzug: Titandioxid, Hypromellose, Macrogol 400, Polysorbat 80, Eisenoxid gelb, Eisenoxid rot, Eisenoxid schwarz.
Kurzinformation: siehe Quetialan XR 50 mg - Retardtabletten, → S. 1174
PG: 10 ST (2) (EKO: G) [€ 7,40], 60 ST (EKO: G) [€ 34,90]

Quetiapin ratiopharm 400 mg - Retardtabletten 49A07, 49B05
(Z.Nr. 1-31111) NR. P. N05AH04
ZI: Teva, Haarlem, Niederlande
Z: 1 Retardtablette enthält: Quetiapin 400 mg (entspr. Quetiapin fumarat), Kern: Hypromellose, Cellulose, mikrokristalline, Natriumcitrat, wasserfrei, Magnesium stearat, Überzug: Titandioxid, Hypromellose, Macrogol 400, Polysorbat 80.
Kurzinformation: siehe Quetialan XR 50 mg - Retardtabletten, → S. 1174
PG: 10 ST (2) (EKO: G) [€ 9,10], 60 ST (EKO: G) [€ 43,15]

Quetiapin Sandoz 25 mg - Filmtabletten 49A07, 49B05
(Z.Nr. 1-28696) NR. P. N05AH04
ZI: Sandoz, Kundl
Z: 1 Filmtablette enthält: Quetiapin 25 mg (entspr. Quetiapin fumarat), Tablettenkern: Calcium hydrogenphosphat dihydrat, Cellulose, mikrokristalline, Lactose 16,05 mg (entspr. Lactose monohydrat), Magnesium stearat, Povidon K29-32, Siliciumdioxid hydrat, hochdispers, Carboxymethylstärke, Natrium Typ A; Tablettenüberzug: Hypromellose, Lactose monohydrat, Macrogol 4000, Titandioxid, Eisenoxid rot, Eisenoxid gelb.
EW: Atypisches Antipsychotikum.
AG: Schizophrenie, bipolare Störungen (Mittelgradige bis schwere manische Episoden, schwere depressive Episoden, Rückfallprävention).
AA: 2mal tgl. oral. Bei depressiven Episoden nur 1mal tgl. vor dem Schlafengehen anwenden.
DO: Schizophrenie: TD 1.Tag 50 mg, 2.Tag 100 mg, 3.Tag 200 mg, 4.Tag 300 mg.

Q

Üblich wirksame Dosis 300-450 (150-750) mg pro die.
Manie: TD 1.Tag 100 mg, 2.Tag 200 mg, 3.Tag 300 mg, 4.Tag 400 mg.
Übliche TD (200-)400-800 mg.
Depression: TD 1.Tag 50 mg, 2.Tag 100 mg, 3.Tag 200 mg, 4.Tag 300 mg.
Üblich wirksame Dosis 300(-600) mg pro die.
Rückfallprävention: TD 300-800 mg in 2 ED.
Dosisreduktion bei Leberschäden: TD initial 25 mg, dann tgl. um 25-50 mg bis zur wirksamen Dosis steigern.
Für Kinder und Jugendliche nicht empfohlen.
GA: Überempfindlichkeit gegen Erdnuss oder Soja.
SST: Nutzen/Risiko-Abwägung, nicht stillen. Erhöhtes Risiko des Neugeborenen für extrapyramidale und/oder Entzugssyndrome bei Exposition im 3. Trimenon.
NW: ZNS, Magen/Darm (Obstipation, Darmverschluss), Dysphagie, Rhinitis, Gewichtszunahme, Palpitationen, QT-Verlängerung, orthostatische Hypotonie, anticholinerge Effekte, Krampfanfälle, extrapyramidale Symptome, Spätdyskinesie, malignes neuroleptisches Syndrom, Psyche (Albträume, Suizidverhalten), Schlaf-Apnoe-Syndrom, Sehstörungen, Leukopenie/Neutropenie, Hämoglobin reduziert, Überempfindlichkeit (auch schwere Reaktionen), Endokrinium, Enzymanstiege, Verschlechterung des Stoffwechsels (Hyperglykämie), Pankreatitis, Absetzsymptome.
WW: Kontraindiziert: CYP3A4 Inhibitoren (z.B. Ketoconazol, Proteasehemmer, Erythromycin, Clarithromycin, Nefazodon), Grapefruitsaft. Phenytoin erhöht Quetiapin-Clearance. Vorsicht: Lithium, Anticholinergika.
GE: Missbrauch und Abhängigkeit möglich.
WH: Vorsicht bei kardiovaskulären oder zerebrovaskulären Erkrankungen (Hypotonie!), Krampfanfällen, Alkohol- oder Drogenabusus, Glaukom, Prostatahypertrophie, älteren Patienten mit Parkinson. Auf Hyperglykämie, malignes neuroleptisches Syndrom, venöse Thromboembolien bzw. suizidales Verhalten achten.
Kontrollen: Gewicht, Stoffwechsel. Verkehrshinweis.
Bei Überdosierung QT-Verlängerung.
PG: 6 ST (EKO: G) [€ 2,45], 60 ST (EKO: G) [€ 19,90], 90 ST * (EKO: N) [€ 29,60]

Quetiapin Sandoz 50 mg - Filmtabletten 49A07,
(Z.Nr. 1-28698) NR. P. nicht im Handel. 49B05
N05AH04

Quetiapin Sandoz 100 mg - Filmtabletten 49A07,
(Z.Nr. 1-29174) NR. P. 49B05
N05AH04

ZI: Sandoz, Kundl
Z: 1 Filmtablette enthält: Quetiapin 100 mg (entspr. Quetiapin fumarat), Tablettenkern: Calcium hydrogenphosphat dihydrat, Cellulose, mikrokristalline, Lactose 21,7 mg (entspr. Lactose monohydrat), Magnesium stearat, Povidon K29-32, Siliciumdioxid hydrat, hochdispers, Carboxymethylstärke, Natrium Typ A; Filmüberzug: Hypromellose, Lactose monohydrat, Macrogol 4000, Titandioxid, Eisenoxid gelb.
Kurzinformation: siehe Quetiapin Sandoz 25 mg - Filmtabletten, → S. 1179
PG: 6 ST (EKO: G) [€ 6,20], 60 ST (2) (EKO: G) [€ 47,80], 90 ST (EKO: G) [€ 70,10]

Quetiapin Sandoz 200 mg - Filmtabletten 49A07,
(Z.Nr. 1-29176) NR. P. 49B05
N05AH04

ZI: Sandoz, Kundl
Z: 1 Filmtablette enthält: Quetiapin 200 mg (entspr. Quetiapin fumarat), Tablettenkern: Calcium hydrogenphosphat dihydrat, Cellulose, mikrokristalline, Lactose 43,4 mg (entspr. Lactose monohydrat), Magnesium stearat, Povidon K29-32, Siliciumdioxid hydrat, hochdispers, Carboxymethylstärke, Natrium Typ A; Filmüberzug: Hypromellose, Lactose monohydrat, Macrogol 4000, Titandioxid.
Kurzinformation: siehe Quetiapin Sandoz 25 mg - Filmtabletten, → S. 1179
PG: 6 ST (EKO: G) [€ 9,35], 60 ST (2) (EKO: G) [€ 72,10]

Quetiapin Sandoz 300 mg - Filmtabletten 49A07,
(Z.Nr. 1-29177) NR. P. 49B05
N05AH04

ZI: Sandoz, Kundl
Z: 1 Filmtablette enthält: Quetiapin 300 mg (entspr. Quetiapin fumarat), Tablettenkern: Calcium hydrogenphosphat dihydrat, Cellulose, mikrokristalline, Lactose 65,2 mg (entspr. Lactose monohydrat), Magnesium stearat, Povidon K29-32, Siliciumdioxid hydrat, hochdispers, Carboxymethylstärke, Natrium Typ A; Filmüberzug: Hypromellose, Lactose monohydrat, Macrogol 4000, Titandioxid.
Kurzinformation: siehe Quetiapin Sandoz 25 mg - Filmtabletten, → S. 1179
PG: 6 ST (EKO: G) [€ 12,55], 60 ST (EKO: G) [€ 94,60]

Quetiapin Sandoz 50 mg - Retardtabletten 49A07,
(Z.Nr. 1-36643) NR. P. 49B05
N05AH04

ZI: Sandoz, Kundl
Z: 1 Retardtablette enthält: Quetiapin 50 mg (entspr. Quetiapin fumarat), Tablettenkern: Methacrylsäure-Ethylacrylat-Copolymer (1:1), Typ A, Lactose, wasserfrei 14 mg, Magnesium stearat, Maltose, kristalline, Talkum; Tablettenüberzug: Methacrylsäure-Ethylacrylat-Copolymer (1:1), Typ A, Triethylcitrat.
EW: Atypisches Antipsychotikum.
AG: - Schizophrenie
- Bipolare Erkrankung: Mittelschwere bis schwere manische Episoden, Episoden der Major Depression, Rückfallprävention.
- Zusatz zu nicht ausreichender antidepressiver Monotherapie.
AA: 1mal tgl. **nicht** mit einer Mahlzeit im Ganzen schlucken.
Einnahme bei Schizophrenie und manischen Episoden mindestens 1 Std. vor einer Mahlzeit, bei depressiven Episoden vor dem Schlafengehen.
DO: Schizophrenie, manische Episoden: TD am 1. Tag 300 mg, am 2. Tag 600 mg, dann 600 (400-800) mg.
Depressive Episoden: TD am 1. Tag 50 mg, am 2. Tag 100 mg, am 3. Tag 200 mg, am 4. Tag 300 mg, dann 300 mg (in Ausnahmefällen 200-600 mg).
Rückfallprävention: TD meist 300-800 mg.
Zusatztherapie: TD 50 mg am 1. und 2. Tag, 150 mg am 3. und 4. Tag, dann 50-150(-300) mg. TD ist äquivalent zu schnell freisetzenden Quetiapin-Tabletten.
Ältere Patienten: TD initial 50 mg. Bei depressiven Episoden TD 50 mg an den Tagen 1-3, 100 mg an den Tagen 4-7, 150 mg ab Tag 8; MTD 300 mg frühestens ab Tag 22.
Bei Leberschäden initiale TD 50 mg, dann um 50 mg tgl. bis zur wirksamen Dosis steigern.
Für Kinder und Jugendliche nicht empfohlen.
SST: Nutzen/Risiko-Abwägung, nicht stillen. Erhöhtes Risiko des Neugeborenen für extrapyramidale und/oder Entzugssyndrome bei Exposition im 3. Trimenon.
NW: ZNS, Magen/Darm (Obstipation, Darmverschluss), Dysphagie, Rhinitis, Gewichtszunahme, Palpitationen, QT-Verlängerung, orthostatische Hypotonie, anticholinerge Effekte, Krampfanfälle, extrapyramidale Symptome, Spätdyskinesie, malignes neuroleptisches Syndrom, Psyche (Albträume, Suizidverhalten), Schlaf-Apnoe-Syndrom, Sehstörungen, Leukopenie/Neutropenie, Hämoglobin reduziert, Überempfindlichkeit (auch schwere Reaktionen), Endokrinium, Enzymanstiege, Verschlechterung des Stoffwechsels (Hyperglykämie), Pankreatitis, Absetzsymptome.
WW: Kontraindiziert: CYP3A4 Inhibitoren (z.B. Ketoconazol, Proteasehemmer, Erythromycin, Clarithromycin, Nefazodon), Grapefruitsaft. Phenytoin erhöht Quetiapin-Clearance. Vorsicht: Lithium, Anticholinergika.
GE: Missbrauch und Abhängigkeit möglich.
WH: Vorsicht bei kardiovaskulären oder zerebrovaskulären Erkrankungen (Hypotonie!), Krampfanfällen, Alkohol- oder Drogenabusus, Glaukom, Prostatahypertrophie, älteren Patienten mit Parkinson. Auf Hyperglykämie, malignes neuroleptisches Syndrom, venöse Thromboembolien bzw. suizidales Verhalten achten.
Kontrollen: Gewicht, Stoffwechsel. Verkehrshinweis.
Bei Überdosierung QT-Verlängerung.
PG: 10 ST (2) (EKO: G) [€ 1,95], 30 ST (EKO: G) [€ 4,75]

Quetiapin Sandoz 150 mg - Retardtabletten 49A07,
(Z.Nr. 1-36644) NR. P. 49B05
N05AH04

ZI: Sandoz, Kundl
Z: 1 Retardtablette enthält: Quetiapin 150 mg (entspr. Quetiapin fumarat), Tablettenkern: Methacrylsäure-Ethylacrylat-Copolymer (1:1), Typ A, Lactose, wasserfrei 42 mg, Magnesium stearat, Maltose, kristalline, Talkum; Tablettenüberzug: Methacrylsäure-Ethylacrylat-Copolymer (1:1), Typ A, Triethylcitrat.
Kurzinformation: siehe Quetiapin Sandoz 50 mg - Retardtabletten, → S. 1180
PG: 10 ST (2) (EKO: G) [€ 4,60], 30 ST (EKO: G) [€ 10,70]

Quetiapin Sandoz 200 mg - Retardtabletten 49A07,
(Z.Nr. 1-36645) NR. P. 49B05
N05AH04

ZI: Sandoz, Kundl
Z: 1 Retardtablette enthält: Quetiapin 200 mg (entspr. Quetiapin fumarat), Tablettenkern: Methacrylsäure-Ethylacrylat-Copolymer (1:1), Typ A, Lactose, wasserfrei 56 mg, Magnesium stearat, Maltose, kristalline, Talkum; Tablettenüberzug: Methacrylsäure-Ethylacrylat-Copolymer (1:1), Typ A, Triethylcitrat.
Kurzinformation: siehe Quetialan XR 50 mg - Retardtabletten, → S. 1174

PG: 10 ST (2) (EKO: G) [€ 5,40], 30 ST (2) (EKO: G) [€ 13,25]

Quetiapin Sandoz 300 mg - Retardtabletten 49A07, 49B05
(Z.Nr. 1-36646) NR. P. N05AH04

ZI: Sandoz, Kundl
Z: 1 Retardtablette enthält: Quetiapin 300 mg (entspr. Quetiapin fumarat), Tablettenkern: Methacrylsäure-Ethylacrylat-Copolymer (1:1), Typ A, Lactose, wasserfrei 85 mg, Magnesium stearat, Maltose, kristalline, Talkum; Tablettenüberzug: Methacrylsäure-Ethylacrylat-Copolymer (1:1), Typ A, Triethylcitrat.
Kurzinformation: siehe Quetiapin Sandoz 50 mg - Retardtabletten, → S. 1180
PG: 10 ST (2) (EKO: G) [€ 7,35], 60 ST (EKO: G) [€ 31,80]

Quetiapin Sandoz 400 mg - Retardtabletten 49A07, 49B05
(Z.Nr. 1-36647) NR. P. N05AH04

ZI: Sandoz, Kundl
Z: 1 Retardtablette enthält: Quetiapin 400 mg (entspr. Quetiapin fumarat), Tablettenkern: Methacrylsäure-Ethylacrylat-Copolymer (1:1), Typ A, Lactose, wasserfrei 113 mg, Magnesium stearat, Maltose, kristalline, Talkum; Tablettenüberzug: Methacrylsäure-Ethylacrylat-Copolymer (1:1), Typ A, Triethylcitrat.
Kurzinformation: siehe Quetiapin Sandoz 50 mg - Retardtabletten, → S. 1180
PG: 10 ST (2) (EKO: G) [€ 9,10], 60 ST (EKO: G) [€ 39,35]

Quetiapin Stada 50 mg - Retardtabletten 49A07, 49B05
(Z.Nr. 1-36140) NR. P. N05AH04

ZI: Stada Arzneimittel, Wien
Z: 1 Retardtablette enthält: Quetiapin 50 mg (entspr. Quetiapin fumarat), Tablettenkern: Methacrylsäure-Ethylacrylat-Copolymer (1:1), Typ A, Lactose, wasserfrei 14,21 mg, Magnesium stearat, Maltose, kristalline, Talkum; Tablettenüberzug: Methacrylsäure-Ethylacrylat-Copolymer (1:1), Typ A, Triethylcitrat.
EW: Atypisches Antipsychotikum.
AG: - Schizophrenie
- Bipolare Erkrankung: Mittelschwere bis schwere manische Episoden, Episoden der Major Depression, Rückfallprävention.
- Zusatz zu nicht ausreichender antidepressiver Monotherapie.
AA: 1mal tgl. **nicht** mit einer Mahlzeit im Ganzen schlucken. Einnahme bei Schizophrenie und manischen Episoden mindestens 1 Std. vor einer Mahlzeit, bei depressiven Episoden vor dem Schlafengehen.
DO: Schizophrenie, manische Episoden: TD am 1. Tag 300 mg, am 2. Tag 600 mg, dann 600 (400-800) mg.
Depressive Episoden: TD am 1. Tag 50 mg, am 2. Tag 100 mg, am 3. Tag 200 mg, am 4. Tag 300 mg, dann 300 mg (in Ausnahmefällen 200-600 mg).
Rückfallprävention: TD meist 300-800 mg.
Zusatztherapie: TD 50 mg am 1. und 2. Tag, 150 mg am 3. und 4. Tag, dann 50-150(-300) mg. TD ist äquivalent zu schnell freisetzenden Quetiapin-Tabletten.
Ältere Patienten: TD initial 50 mg. Bei depressiven Episoden TD 50 mg an den Tagen 1-3, 100 mg an den Tagen 4-7, 150 mg ab Tag 8; MTD 300 mg frühestens ab Tag 22.
Bei Leberschäden initiale TD 50 mg, dann um 50 mg tgl. bis zur wirksamen Dosis steigern.
Für Kinder und Jugendliche nicht empfohlen.
SST: Nutzen/Risiko-Abwägung, nicht stillen. Erhöhtes Risiko des Neugeborenen für extrapyramidale und/oder Entzugssyndrome bei Exposition im 3. Trimenon.
NW: ZNS, Magen/Darm (Obstipation, Darmverschluss), Dysphagie, Rhinitis, Gewichtszunahme, Palpitationen, QT-Verlängerung, orthostatische Hypotonie, anticholinerge Effekte, Krampfanfälle, extrapyramidale Symptome, Spätdyskinesie, malignes neuroleptisches Syndrom, Psyche (Albträume, Suizidverhalten), Schlaf-Apnoe-Syndrom, Sehstörungen, Leukopenie/Neutropenie, Hämoglobin reduziert, Überempfindlichkeit (auch schwere Reaktionen), Endokrinium, Enzymanstiege, Verschlechterung des Stoffwechsels (Hyperglykämie), Pankreatitis, Absetzsymptome, erhöhte Sterblichkeit bei Patienten mit Parkinsonismus.
WW: Kontraindiziert: CYP3A4 Inhibitoren (z.B. Ketoconazol, Proteasehemmer, Erythromycin, Clarithromycin, Nefazodon), Grapefruitsaft. Phenytoin erhöht Quetiapin-Clearance. Vorsicht: Lithium, Anticholinergika.
GE: Missbrauch und Abhängigkeit möglich.
WH: Vorsicht bei kardiovaskulären oder zerebrovaskulären Erkrankungen (Hypotonie!), Krampfanfällen, Alkohol- oder Drogenabusus, Glaukom, Prostatahypertrophie. Auf Hyperglykämie, malignes neuroleptisches Syndrom, venöse Thromboembolien bzw. suizidales Verhalten achten.
Kontrollen: Gewicht, Stoffwechsel. Verkehrshinweis.
Bei Überdosierung QT-Verlängerung.
PG: 10 ST (2) (EKO: G) [€ 1,95], 30 ST (EKO: G) [€ 5,20]

Quetiapin Stada 150 mg - Retardtabletten 49A07, 49B05
(Z.Nr. 1-36139) NR. P. nicht im Handel. N05AH04

Quetiapin Stada 200 mg - Retardtabletten 49A07, 49B05
(Z.Nr. 1-36138) NR. P. N05AH04

ZI: Stada Arzneimittel, Wien
Z: 1 Retardtablette enthält: Quetiapin 200 mg (entspr. Quetiapin fumarat), Tablettenkern: Methacrylsäure-Ethylacrylat-Copolymer (1:1), Typ A, Lactose, wasserfrei 56,84 mg, Magnesium stearat, Maltose, kristalline, Talkum; Tablettenüberzug: Methacrylsäure-Ethylacrylat-Copolymer (1:1), Typ A, Triethylcitrat.
Kurzinformation: siehe Quetiapin Stada 50 mg - Retardtabletten, → S. 1181
PG: 10 ST (2) (EKO: G) [€ 5,40], 30 ST (2) (EKO: G) [€ 12,55]

Quetiapin Stada 300 mg - Retardtabletten 49A07, 49B05
(Z.Nr. 1-36137) NR. P. N05AH04

ZI: Stada Arzneimittel, Wien
Z: 1 Reatrdtablette enthält: Quetiapin 300 mg (entspr. Quetiapin fumarat), Tablettenkern: Methacrylsäure-Ethylacrylat-Copolymer (1:1), Typ A, Lactose, wasserfrei 85,26 mg, Magnesium stearat, Maltose, kristalline, Talkum; Tablettenüberzug: Methacrylsäure-Ethylacrylat-Copolymer (1:1), Typ A, Triethylcitrat.
Kurzinformation: siehe Quetiapin Stada 50 mg - Retardtabletten, → S. 1181
PG: 10 ST (2) (EKO: G) [€ 7,35], 60 ST (EKO: G) [€ 30,25]

Quetiapin Stada 400 mg - Retardtabletten 49A07, 49B05
(Z.Nr. 1-36136) NR. P. N05AH04

ZI: Stada Arzneimittel, Wien
Z: 1 Retardtablette enthält: Quetiapin 400 mg (entspr. Quetiapin fumarat), Tablettenkern: Methacrylsäure-Ethylacrylat-Copolymer (1:1), Typ A, Lactose, wasserfrei 113,68 mg, Magnesium stearat, Maltose, kristalline, Talkum; Tablettenüberzug: Methacrylsäure-Ethylacrylat-Copolymer (1:1), Typ A, Triethylcitrat.
Kurzinformation: siehe Quetiapin Stada 50 mg - Retardtabletten, → S. 1181
PG: 10 ST (2) (EKO: G) [€ 9,10], 60 ST (EKO: G) [€ 37,50]

Quiflor 20 mg/ml - Injektionslösung für Rinder, Schweine und Hunde 812AD
(Z.Nr. 8-00980) NR. P. nicht im Handel. QJ01MA93

Quiflor 100 mg/ml - Injektionslösung für Rinder und Schweine (Sauen) 812AD
(Z.Nr. 8-00981) NR. P. nicht im Handel. QJ01MA93

Quiflor S 100 mg/ml Injektionslösung für Rinder 812AD
(Z.Nr. 8-00982) NR. P. VNW. nicht im Handel. QJ01MA93

Quilonorm retard 450 mg - Filmtabletten 49C01
(Z.Nr. 0-14721) RP. P. N05AN01
ZI: Teofarma, Valle Salimbene (PV), Italien
Z: 1 Filmtablette enthält: Lithiumcarbonat 450 mg (entspr. Lithium 12,2 mmol), Tablettenkern: Kollidon, Maisstärke, Lactose 62 mg, Gelatine, Carboxymethyl cellulose calcium, Talkum; Calcium arachinat; Tablettenüberzug: Talkum, Magnesium stearat, Titandioxid, Polyethylenglycol, Eudragit.
EW: Antimanisch.
AG: Akute Episoden manischer und hypomanischer Erkrankungen, Prophylaxe manisch-depressiver Erkrankungen.
AA: TD in 1-2 ED.
DO: Akute Manie: TD mindestens 2200 mg.
Langzeittherapie und Prophylaxe: Serumspiegel auf 0,5-1 mmol/l einstellen; TD meist ca. 1800 mg.
Bei geplantem Absetzen über mindestens 2 Wochen schrittweise absetzen, bei Intoxikation Therapie sofort abbrechen.
GA: Vitale Indikationsstellung bei schweren Nierenschäden, Herz/Kreislauf-Er- krankungen, unbehandelter Hypothyreose, Dehydratation, M. Addison, Diät mit reduzierter Salzaufnahme.
SST: Teratogen. Strenge Nutzen/Risiko-Abwägung. Risiko des Neugeborenen für extrapyramidale und/oder Entzugssymptome bei Exposition im 3. Trimenon beachten.
NW: Konzentrationsabhängig, sehr geringe therapeutische Breite: Initial: Tremor, Polyurie, Polydipsie, Übelkeit, Gewichtszunahme. Organsysteme: Ödeme, Arrhythmien, ZNS, Haut (lichenoide Arzneimittelreaktion), Struma, Magen/Darm, Leukozytose, Stoffwechsel, Myalgie, Psychiatrie, Niere, sexuelle Dysfunktion, Sehstörungen, Dysgeusie. Bei Langzeitgabe bei schwerer Niereninsuffizienz Nierentumore (Bellini-Karzinome).
WW: Lithiumkonzentration erhöht durch: Metronidazol, Entzün-

dungshemmer, ACE-Hemmer, Angiotensin II-Antagonisten, Diuretika.
Lithiumkonzentration vermindert durch Xanthine, Natriumbikarbonat, Harnstoff, Xanthine, alkalisierende Mittel, Osmodiuretika, Carboanhydrasehemmer.
Neurotoxizität durch: Neuroleptika (enzephalopathisches Syndrom), Carbamazepin, Methyldopa, Serotonin-Wiederaufnahmehemmer, Kalziumkanal- blocker, trizyklische Antidepressiva.
Wirkung von neuromuskulären Blockern verlängert.
WH: Verkehrshinweis. Besondere Vorsicht bei Brugada-Syndrom. Lithium 2 Tage vor Elektrokrampftherapie absetzen. Auf genügende Salz- und Wasserzufuhr achten! Stufenweise absetzen, ausgenommen bei Toxizität. Nierenfunktion kontrollieren. Auf Suizidrisiko achten. Jede Lithium-Überdosierung als potentiell schwerwiegend ansehen. Bei Intoxikation Dialyse.
PG: 60 ST (2) (EKO: G) [€ 20,75]

▼ Quinsair 240 mg - Lösung für einen Vernebler — 35F01

(Z.Nr. EU/1/14/973/*) NR. P. J01MA12
ZI: Chiesi Farmaceutici, Via Palermo, Parma, Italien
Z: 1 Ampulle mit 2,4 ml enthält: Levofloxacin 240 mg (entspr. Levofloxacin-0,5-Wasser), Magnesiumchlorid-Hexahydrat, Wasser für Injektionszwecke.
EW: Fluorchinolon-Antibiotikum, Gyrasehemmer.
AG: Chronische Lungeninfektionen durch Pseudomonas aeruginosa bei zystischer Fibrose.
AA: Zur Inhalation mit dem Zirela-Vernebler. Möglichst genau alle 12 Std. inhalieren.
DO: Erwachsene: 2mal tgl. 240 mg (= 1 Ampulle) über 28 Tage, dann 28 Tage Pause.
Bei schweren Nierenschäden nicht anwenden.
Keine Dosisempfehlung für Kinder und Jugendliche.
GA: Epilepsie, Sehnenerkrankungen durch Fluorchinolone in der Anamnese.
SST: Gegenanzeige.
NW: Bronchokonstriktion, (Blut-)Husten, Geschmacksstörungen, Erschöpfung, Appetitlosigkeit, vulvovaginale Mykosen, Magen/Darm, Haut (auch schwere Reaktionen), Arthralgie, Myalgie, Tendinitis und Sehnenruptur, Enzymanstiege, ZNS, periphere Neuropathie, Dysglykämie, Hyperhidrose, erhöhtes Risiko für Aortenaneurysma und Aortendissektion. Sehr selten anhaltende schwere NW an mehreren Körpersystemen.
WW: Theophyllin, Antiphlogistika (senken Krampfschwelle).
Vorsicht: Vitamin K-Antagonisten, Probenecid, Cimetidin, QT-verlängernden Substanzen, Ciclosporin. Labortests (Opiate falsch positiv, Tuberkulose falsch negativ).
WH: Vorsicht bei Krampfneigung, Myasthenie, QT-Verlängerung, Glukose-6 Phosphat-Dehydrogenase-Mangel, Nierenschäden. Bei schweren Durchfällen an pseudomembranöse Kolitis denken. Starkes Sonnenlicht oder UV-Bestrahlung meiden. Auf schwere Überempfindlichkeit, Sehnenentzündungen bzw. -rupturen, Superinfektionen, Sehstörungen bzw. psychotische Reaktionen achten. Achtung Diabetiker (Dysglykämie). Verkehrshinweis.
PG: 56 ST * (EKO: N) [€ 4.597,45]

▼ Quofenix 300 mg - Pulver für ein Konzentrat zur Herstellung einer Infusionslösung — 35F01

(Z.Nr. EU/1/19/1393/*) NR. P. J01MA23
ZI: Menarini Industrie Farmaceutiche Riunite, Florenz, Italien
Z: 1 Durchstechflasche enthält: Delafloxacin 300 mg (entspr. Delafloxacin meglumin), Meglumin, Hexakis- und Heptakis-O-(4-sulfobutyl)cyclomaltoseheptaose-Natriumsalz 2480 mg, Natrium edetat, Natriumhydroxid zur pH-Wert-Einstellung (entspr. Natrium 175 mg), Salzsäure, konzentriert zur pH-Wert-Einstellung.
EW: Fluorchinolon- Antibiotikum; Gyrasehemmer.
AG: Mittel 2. Wahl bei akuten bakteriellen Infektionen der Haut und Hautstruktur.
AA: I.v. Infusion über 60 min.
DO: Alle 12 Std. 300 mg über 5 - 14 Tage; Wechsel auf orales Delafloxacin (alle 12 Std. 450 mg) möglich.
Dosisanpassung bei schwerer Niereninsuffizienz.
Nicht für Kinder und Jugendliche.
GA: Überempfindlichkeit gegen (Fluor)chinolone, Sehnenerkrankungen durch Fluorchinolone in der Anamnese, Kinder und Jugendliche.
SST: Gegenanzeige. Zuverlässige Kontrazeption erforderlich.
NW: Magen/Darm, Tendinitis, Sehnenruptur, psychotische Reaktionen, periphere Neuropathie, ZNS (Krämpfe, erhöhter intrakranieller Druck), Verschlimmerung einer Myasthenia gravis, Dysglykämie, Leber, Clostridium difficile- assoziierte Colitis, erhöhtes Risiko für Aortenaneurysma und Aortendissektion, Überempfindlichkeit, schwere Hautreaktionen, lokale Reaktionen. Sehr selten anhaltende schwere NW unter Beteiligung mehrerer Körpersysteme.
WW: Nicht mit multivalenten Kationen (z. B. Magnesium) durch denselben Zugang verabreichen.
WH: Bei schwerwiegenden NW auf (Fluor)chinolone in der Anamnese nicht anwenden. Vorsicht bei Glucose-6-Phosphat-Dehydrogenasemangel. Bei schweren Nierenschäden Nutzen-Risiko-Abwägung. Verkehrshinweis.
PG: 10 ST * (EKO: N) [€ 940,00]

▼ Quofenix 450 mg - Tabletten — 35F01

(Z.Nr. EU/1/19/1393/*) NR. P. J01MA23
ZI: Menarini Industrie Farmaceutiche Riunite, Florenz, Italien
Z: 1 Tablette enthält: Delafloxacin 450 mg (entspr. Delafloxacin meglumin), Cellulose, mikrokristalline, Povidon 2480 mg, Crospovidon, Natriumhydrogencarbonat, Natriumdihydrogenphosphat (entspr. Natrium 39 mg), Citronensäure, Magnesium stearat.
EW: Fluorchinolon- Antibiotikum; Gyrasehemmer.
AG: Mittel 2. Wahl bei akuten bakteriellen Infektionen der Haut und Hautstruktur.
AA: Oral mit ausreichend Flüssigkeit einnehmen.
DO: Alle 12 Std. 450 mg über 5 - 14 Tage.
Dosisanpassung bei schwerer Niereninsuffizienz.
Nicht für Kinder und Jugendliche.
GA: Überempfindlichkeit gegen (Fluor)chinolone, Sehnenerkrankungen durch Fluorchinolone in der Anamnese, Kinder und Jugendliche.
SST: Gegenanzeige. Zuverlässige Kontrazeption erforderlich.
NW: Magen/Darm, Tendinitis, Sehnenruptur, psychotische Reaktionen, periphere Neuropathie, ZNS (Krämpfe, erhöhter intrakranieller Druck), Verschlimmerung einer Myasthenia gravis, Dysglykämie, Leber, Clostridium difficile- assoziierte Colitis, erhöhtes Risiko für Aortenaneurysma und Aortendissektion, Überempfindlichkeit, schwere Hautreaktionen, lokale Reaktionen. Sehr selten anhaltende schwere NW unter Beteiligung mehrerer Körpersysteme.
WW: Nicht mit multivalenten Kationen (z. B. Magnesium) durch denselben Zugang verabreichen.
WH: Bei schwerwiegenden NW auf (Fluor)chinolone in der Anamnese nicht anwenden. Vorsicht bei Glucose-6-Phosphat-Dehydrogenasemangel. Bei schweren Nierenschäden Nutzen-Risiko-Abwägung. Verkehrshinweis.
PG: 10 ST * (EKO: R) [€ 940,00]

▼ *Qutavina 20 Mikrogramm/80 Mikroliter - Injektionslösung im Fertigpen* 38C03
(Z.Nr. EU/1/20/1463/*) NR. P. E. nicht im Handel. H05AA02

Qutenza 179 mg - kutanes Pflaster — 02D04

(Z.Nr. EU/1/09/524/*) RP. P. N01BX04
ZI: Grünenthal, Aachen, Deutschland
Z: 1 Pflaster enthält: Capsaicin 179 mg, Matrix: Silikon-Klebstoff, Diethylenglycolmonoethylether, Dimeticon 12500 cST, Ethylcellulose N50, Trägerschicht: Poly(ethylenterephthalat)-Film, silikonisiert, Drucktinte, weiss, Schutzfolie: Polyesterfilm fluoropolymerbeschichtet; Reinigungsgel 50 g: Macrogol 300, Carbomer 1382, Wasser, gereinigtes, Natriumhydroxid, Natrium edetat, Butylhydroxyanisol 0,2 mg/g.
EW: Capsaicin; Lokalanästhetikum.
AG: Periphere neuropathische Schmerzen.
AA: Nur auf unverletze trockene Hautstellen aufkleben. Nicht im Gesicht, über dem Haaransatz der Kopfhaut oder in der Nähe von Schleimhäuten anwenden!
DO: Erwachsene: Max. 4 Pflaster auf die schmerzhaftesten Hautareale aufkleben. Anwendungsdauer an den Füßen 30 min, an allen anderen Stellen 60 min aufkleben.
Behandlung ev. alle 90 Tage wiederholen, Mindestintervall von 60 Tage einhalten. Keine Daten an Kinder und Jugendlichen.
SST: Vorsicht in der Schwangerschaft, Stillen unterbrechen.
NW: Lokale Reaktionen, Blutdruckanstieg (reversibel), Verminderung der sensorischen Funktion.
WH: Schutzmaßnahmen beachten. Beim Umgang immer Nitrilhandschuhe (keine Latexhandschuhe) tragen. Unbeabsichtigten Kontakt mit den Pflastern vermeiden. Blutdruck überwachen. Bei Diabetikern vor Anwendung Füße aus Hautläsionen untersuchen.
PG: 1 ST RE1 (EKO: Y) [€ 399,00]

Qutenza 179 mg - kutanes Pflaster 02D04
(Z.Nr. EU/1/09/524/*) RP. P. Parallelimport. nicht im Handel. N01BX04

Qutenza 179 mg - kutanes Pflaster — 02D04

(Z.Nr. EU/1/09/524/*) RP. P. Parallelimport. N01BX04
V: Haemato Pharm, Schönefeld, Deutschland
Z: 1 Pflaster enthält: Capsaicin 179 mg, Matrix: Silikon-Klebstoff, Diethylenglycolmonoethylether, Dimeticon 12500 cST, Ethylcellulose N50, Trägerschicht: Poly(ethylenterephthalat)-Film, silikonisiert, Drucktinte, weiss, Schutzfolie: Polyesterfilm

fluoropolymerbeschichtet; Reinigungsgel 50 g: Macrogol 300, Carbomer 1382, Wasser, gereinigtes, Natriumhydroxid, Natrium edetat, Butylhydroxyanisol 0,2 mg/g.
PG: 1 ST RE1 (EKO: Y) [€ 391,05]

Qutenza 179 mg - kutanes Pflaster 02D04
(Z.Nr. EU/1/09/524/*) RP. P. Parallelimport. N01BX04
nicht im Handel.

Raasblock 25 mg - Filmtabletten 25A03
(Z.Nr. 1-30795) NR. P. nicht im Handel. C03DA04

Raasblock 50 mg - Filmtabletten 25A03
(Z.Nr. 1-30796) NR. P. nicht im Handel. C03DA04

Rabeprazol 1A Pharma 10 mg - magensaftresistente Tabletten 42E03
(Z.Nr. 1-29646) RP. P. A02BC04
ZI: 1A Pharma, Wien
Z: 1 Tablette enthält: Rabeprazol natrium 10 mg, Tablettenkern: Calciumhydroxid, Mannitol, Hydroxypropylcellulose, Natriumstearylfumarat (entspr. Natrium 0,71 mg) (entspr. → 0,03 mmol); Überzug 1: Hypromellose, Talkum; Überzug 2, magensaftresistent: Hypromellose phthalat, Sebacinsäuredibutylester, Eisenoxid gelb, Eisenoxid rot, Titandioxid.
EW: Protonenpumpenhemmer.
AG: Aktives Ulcus duodeni bzw. benignes Ulcus ventriculi, gastroösophageale Refluxkrankheit (auch zur Langzeitbehandlung), Zollinger-Ellison-Syndrom, Eradikation von Helicobacter pylori.
AA: Oral morgens vor dem Essen. Nicht zerkauen oder zerdrücken.
DO: TD 20 mg über 4-8 Wochen. Langzeitbehandlung: 1mal tgl. 10-20 mg.
Zollinger-Ellison-Syndrom: TD inital 60 mg, MTD 120 mg.
H. pylori-Eradikation: 2mal tgl. 20 mg Rabeprazol + 2mal tgl. 500 mg Clarithromycin + 2mal tgl. 1 g Amoxicillin.
Für Kinder nicht empfohlen.
SST: Gegenanzeige.
NW: Kopfschmerzen, Magen/Darm, unspezifische Symptome (Haut, Mundtrockenheit, selten erhöhte Leberenzyme), Blutbild, erhöhtes Frakturrisiko, erhöhtes Risiko gastrointestinaler Infektionen, Hypomagnesiämie, Reduktion der Vitamin B12-Aufnahme, sehr selten schwere Hautsymptome (SLCE, subakuter kutaner Lupus erythematodes).
WW: Vorsicht: Ketoconazol, Itraconazol, Atazanavir (Abnahme der Plasmaspiegel), Methotrexat. 5 Tage vor Messung von Chromogranin-A Rabeprazol absetzen.
WH: Vor Therapiebeginn Malignität ausschließen. Vorsicht bei Leberschäden.
PG: 7 ST (2) (EKO: G) [€ 5,15], 30 ST (2) (EKO: G) [€ 16,45]

Rabeprazol 1A Pharma 20 mg - magensaftresistente Tabletten 42E03
(Z.Nr. 1-29647) RP. P. A02BC04
ZI: 1A Pharma, Wien
Z: 1 Tablette enthält: Rabeprazol natrium 20 mg, Tablettenkern: Calciumhydroxid, Mannitol, Hydroxypropylcellulose, Natriumstearylfumarat (entspr. Natrium 1,42 mg) (entspr. → 0,06 mmol); Überzug 1: Hypromellose, Talkum; Überzug 2, magensaftresistent: Hypromellose phthalat, Sebacinsäuredibutylester, Eisenoxid gelb, Titandioxid.
Kurzinformation: siehe Rabeprazol 1A Pharma 10 mg - magensaftresistente Tabletten, → S. 1184
PG: 14 ST (EKO: G) [€ 14,75], 30 ST (2) (EKO: G) [€ 20,90]

Rabeprazol Hexal 10 mg - magensaftresistente Tabletten 42E03
(Z.Nr. 1-29644) RP. P. nicht im Handel. A02BC04

Rabeprazol Hexal 20 mg - magensaftresistente Tabletten 42E03
(Z.Nr. 1-29645) RP. P. nicht im Handel. A02BC04

Rabeprazol Krka 10 mg - magensaftresistente Tabletten 42E03
(Z.Nr. 1-30051) RP. P. A02BC04
ZI: Krka, Novo Mesto, Slowenien
Z: 1 Tablette enthält: Rabeprazol natrium 10 mg, (entspr. Rabeprazol 9,42 mg), Tablettenkern: Mannitol, Magnesiumoxid, leichtes, Hydroxypropylcellulose, Hydroxypropylcellulose niedrig substituiert, Magnesium stearat; Mantel: (entspr. Ethylcellulose) (entspr. Magnesiumoxid, leichtes) (entspr. Hypromellose phthalat) (entspr. Monoglyceride, diacetylierte) (entspr. Talkum) (entspr. Titandioxid) (entspr. Eisenoxid rot).
Kurzinformation: siehe Rabeprazol 1A Pharma 10 mg - magensaftresistente Tabletten, → S. 1184
PG: 10 ST (2) (EKO: G) [€ 7,55], 30 ST (2) (EKO: G) [€ 18,15]

Rabeprazol Krka 20 mg - magensaftresistente Tabletten 42E03
(Z.Nr. 1-30052) RP. P. n.l. A02BC04
ZI: Krka, Novo Mesto, Slowenien
Z: 1 Tablette enthält: Rabeprazol natrium 20 mg, (entspr. Rabeprazol 18,85 mg), Tablettenkern: Mannitol, Magnesiumoxid, leichtes, Hydroxypropylcellulose, Hydroxypropylcellulose niedrig substituiert, Magnesium stearat; Mantel: (entspr. Ethylcellulose) (entspr. Magnesiumoxid, leichtes) (entspr. Hypromellose phthalat) (entspr. Monoglyceride, diacetylierte) (entspr. Talkum) (entspr. Titandioxid) (entspr. Eisenoxid gelb).
PG: 10 ST (EKO: G) [€ 9,65 n.l.]

Rabeprazol ratiopharm 10 mg - magensaftresistente Tabletten 42E03
(Z.Nr. 1-31000) RP. P. n.l. A02BC04
ZI: Teva, Haarlem, Niederlande
Z: 1 Tablette enthält: Rabeprazol natrium 10 mg, Kern: Mannitol, Hydroxypropylcellulose niedrig substituiert, Magnesiumoxid, schweres, Hydroxypropylcellulose, Magnesium stearat; Überzug: (entspr. Hypromellose) (entspr. Cellulose, mikrokristalline) (entspr. Stearinsäure) (entspr. Titandioxid) (entspr. Hypromellose phthalat) (entspr. Triethylcitrat), Lactose 0,34 mg (entspr. Lactose monohydrat), (entspr. Macrogol 4000) (entspr. Eisenoxid rot) (entspr. Eisenoxid gelb), Drucktinte: (entspr. Schellack) (entspr. Eisenoxid schwarz) (entspr. Ammoniumhydroxid) (entspr. Propylenglycol).
PG: 7 ST (2) (EKO: G) [€ 5,15 n.l.], 30 ST (2) (EKO: G) [€ 16,45 n.l.]

Rabeprazol ratiopharm 20 mg - magensaftresistente Tabletten 42E03
(Z.Nr. 1-31001) RP. P. n.l. A02BC04
ZI: Teva, Haarlem, Niederlande
Z: 1 Tablette enthält: Rabeprazol natrium 20 mg, Kern: Mannitol, Hydroxypropylcellulose niedrig substituiert, Magnesiumoxid, schweres, Hydroxypropylcellulose, Magnesium stearat; Überzug: (entspr. Hypromellose) (entspr. Cellulose, mikrokristalline) (entspr. Stearinsäure) (entspr. Titandioxid) (entspr. Hypromellose phthalat) (entspr. Triethylcitrat), Lactose 0,68 mg (entspr. Lactose monohydrat), (entspr. Macrogol 4000) (entspr. Eisenoxid rot) (entspr. Eisenoxid gelb) (entspr. Eisenoxid schwarz), Drucktinte: (entspr. Schellack) (entspr. Eisenoxid schwarz) (entspr. Ammoniumhydroxid) (entspr. Propylenglycol).
PG: 14 ST (EKO: G) [€ 13,55 n.l.], 30 ST (2) (EKO: G) [€ 20,90 n.l.]

Rabeprazol Sandoz 10 mg - magensaftresistente Tabletten 42E03
(Z.Nr. 1-29642) RP. P. A02BC04
ZI: Sandoz, Kundl
Z: 1 Tablette enthält: Rabeprazol natrium 10 mg, Tablettenkern: Calciumhydroxid, Mannitol, Hydroxypropylcellulose, Natriumstearylfumarat (entspr. Natrium 0,71 mg) (entspr. → 0,03 mmol); Überzug 1: Hypromellose, Talkum; Überzug, magensaftresistent: Hypromellose phthalat, Sebacinsäuredibutylester, Eisenoxid gelb, Eisenoxid rot, Titandioxid.
Kurzinformation: siehe Rabeprazol 1A Pharma 10 mg - magensaftresistente Tabletten, → S. 1184
PG: 7 ST (2) (EKO: G) [€ 5,30], 30 ST (2) (EKO: G) [€ 18,15]

Rabeprazol Sandoz 20 mg - magensaftresistente Tabletten 42E03
(Z.Nr. 1-29643) RP. P. A02BC04
ZI: Sandoz, Kundl
Z: 1 Tablette enthält: Rabeprazol natrium 20 mg, Tablettenkern: Calciumhydroxid, Mannitol, Hydroxypropylcellulose, Natriumstearylfumarat (entspr. Natrium 1,42 mg) (entspr. → 0,06 mmol), Überzug 1: Hypromellose, Talkum; Überzug, magensaftresistent: Hypromellose phthalat, Sebacinsäuredibutylester, Eisenoxid gelb, Titandioxid.
Kurzinformation: siehe Rabeprazol 1A Pharma 10 mg - magensaftresistente Tabletten, → S. 1184
PG: 14 ST (EKO: G) [€ 14,90], 30 ST (2) (EKO: G) [€ 22,70]

🐾 *Rabigen SAG2 - Suspension zur oralen Aufnahme für Rotfüchse und Marderhunde* 823AZ
(Z.Nr. EU/2/00/021/*) NR. P. T. nicht im Handel. QI07BD

Rabipur - Pulver und Lösungsmittel zur Herstellung einer Injektionslösung in einer Fertigspritze 36A31
(Z.Nr. 2-37614) NR. P. E. J07BG01
ZI: GSK Vaccines, Marburg, Deutschland
Z: Nach Rekonstitution enthält 1 Impfdosis zu 1 ml: Tollwut Virus, inaktiviert (Stamm Flury LEP) >= 2,5 IE hergestellt in gereinigten Hühnerembryo-Zellen (PCEC), Trometamol, Natriumchlorid, Dinatrium edetat, Kalium L-glutamat, Polygelin, Saccharose, Lösungsmittel: Wasser für Injektionszwecke, Reste von Hühnereiweiss (entspr. Ovalbumin), Serumalbumin, human;

R

Rückstände von Neomycin, Chlortetracyclin, Amphotericin B.
EW: Impfstoff.
AG: Aktive Immunisierung gegen Tollwut.
AA: I.m. (M. deltoideus, bei Kindern unter 2 Jahren in den Oberschenkel anterolateral); nicht intraglutäal, intravasal oder subkutan.
DO: Alle Alter: Einzeldosis 1 ml.
Präexpositionelle Prophylaxe: Grundimmunisierung: 3 Impfstoffgaben an den Tagen 0/7/21 oder 28. Schnellschema (nur von 18 bis 65 Jahren): 3 Impfstoffgaben an den Tagen 0/3/7. Auffrischungsimpfung, wenn Antikörpertiter 0,5 IE/ml unterschreitet (im Allgemeinen alle 2-5 Jahre).
Postexpositionelle Prophylaxe: Bei vollständig geimpften Personen 2 Dosen (an den Tagen 0 und 3). Bei ungeimpften Personen: Je 1 Dosis an den Tagen 0/3/7/14/28 oder 4 Dosen an den Tagen 0/3/7/14 oder 2 Dosen am Tag 0 und je 1 Dosis an den Tagen 7 und 21. Zusätzlich Tollwut-Immunglobulin (falls indiziert).
GA: Postexpositionelle Prophylaxe: Keine.
Präexpositionell: Schwere Überempfindlichkeit; schwere fiebrige Erkrankungen.
SST: Präexpositionelle Prophylaxe: Nutzen/Risiko-Abwägung.
Postexpositionelle Prophylaxe: Anwendung möglich.
NW: Lokale Schmerzen und Verhärtungen, Fieber, Schüttelfrost, Kopfschmerzen, Haut, (Überempfindlichkeit bis Schock), angstbedingte Reaktionen, Myalgie, Arthralgie, Magen/Darm, Nervensystem (sehr selten Enzephalitis, Guillain-Barre-Syndrom).
WW: Vorsicht: Immunsuppression (Impferfolg eingeschränkt).
WH: Für Anaphylaxie vorsorgen. Positive Dopingtests möglich. Verkehrshinweis.
PG: 1 ST * (EKO: N) [€ 105,05]

🐾 Rabisin - Injektionssuspension für Hunde, Katzen, Marderartige, Pferde, Rinder und Schafe — 823A

(Z.Nr. 8-20114) NR. P. E. QI07AA02
ZI: Boehringer Ingelheim Animal Health France SCS, Lyon, Frankreich
Z: 1 Dosis zu 1 ml enthält: Tollwutvirus, inaktivierte (Virus fixe, Stamm G52) >=2,09 log10 OD50 (entspr. → >= 1 IE), Wirtssystem: Hamsterembryozelllinie, Adjuvans: Aluminium 1,7 mg (entspr. Aluminiumhydroxid), GMEM-Medium, Spuren von: Gentamicin.
EW: Impfstoff.
AG: Schutzimpfung von Hunden, Katzen, Marderartigen, Pferden, Rindern und Schafen gegen Tollwut.
AA: S.c. oder i.m., Pferde nur i.m.
DO: ED 1 ml.
Grundimmunisierung: Hunde, Katzen (s.c.): 1 Impfung ab 12 Wochen.
Marderartige (s.c.): 1 Impfung ab 3 Monaten.
Pferde (nur i.m.): Jünger als 6 Monate: 1. Impfung ab 4 Monaten, 2. Impfung 1 Monat später. Ab 6 Monaten: 1 Impfung.
Rinder, Schafe (s.c. oder i.m.): Jünger als 9 Monate: 1. Impfung ab 4 Monaten, 2. Injektion mit 9 - 12 Monaten. Ab 9 Monaten: 1 Impfung.
Wiederholungsimpfungen meist jährlich, bei Hunden und Katzen alle bis zu 3 Jahre.
Details siehe Austria Codex - Fachinformation.
GA: Kranke Tiere, Parasitenbefall.
SST: Für Hunde und Marderartige nicht empfohlen. Für andere Tierarten Anwendung möglich.
NW: Überempfindlichkeit, lokale Reaktionen.
WH: Katzen nicht im Nackenbereich impfen. Nur gesunde und entwurmte Tiere impfen.
PG: 10 ST VN [€ 50,45]

🐾 *Rabitec - orale Suspension für Füchse und Marderhunde* 823AZ
(Z.Nr. EU/2/17/219/*) NR. P. T. nicht im Handel. QI07BD

▼ Ragwizax 12 SQ-Amb - Lyophilisat zum Einnehmen — 05E01

(Z.Nr. 2-38273) RP. P. V01AA10
ZI: Alk-Abello, Horsholm, Dänemark
Z: 1 Lyophilisat zum Einnehmen enthält: Allergenextrakt aus den Pollen des Beifussblättrigen Traubenkrautes, standardisiert 12 SQ-Amb, Gelatine (Fisch), Mannitol, Natriumhydroxid zur pH-Wert-Einstellung.
EW: Allergenextrakt.
AG: Durch Ambrosiapollen induzierte allergische Rhinitis mit oder ohne Konjunktivitis.
AA: Lyophilisat unter die Zunge legen, Schlucken 1 Minute vermeiden.
DO: Tägl. 1 Lyophilisat. Nicht für Kinder und Jugendliche.
GA: Schwere Asthma-Exazerbation in den letzten 3 Monaten, Asthma mit akuter Atemwegsinfektion, FEV1 <70% bei Behandlungsbeginn, Immunerkrankungen, schwere Entzündung der Mundhöhle, Wunden im Mund.
SST: In der Schwangerschaft Anwendung vermeiden. Stillen möglich.
NW: Lokale allergische Reaktionen, Rhinitis, ZNS, Augen (Konjunktivitis), Juckreiz der Ohren oder im Mund, Magen/Darm, Anaphylaxie (auch schwere Reaktionen), eosinophile Ösophagitis, Atemwege (asthmatische Reaktionen), Beschwerden im Brustraum.
WW: Symptomatische Antiallergika können Toleranzschwelle des Patienten erhöhen.
WH: Vorsicht bei Autoimmunerkrankungen in Remission.
PG: 30 ST ADL (2) (EKO: G) [€ 311,40], 90 ST * (EKO: N) [€ 978,30]

Raloxifen Stada 60 mg - Filmtabletten — 31H04, 38C04

(Z.Nr. 1-30647) NR. P. G03XC01
ZI: Stada Arzneimittel, Wien
Z: 1 Filmtablette enthält: Raloxifen hydrochlorid 60 mg (entspr. Raloxifen 56 mg), Tablettenkern: Carboxymethylstärke, Natriumsalz, Citronensäure monohydrat, Cellulose, mikrokristalline, Calciumhydrogenphosphat, Poloxamer, Magnesium stearat; Filmüberzug: Hypromellose, Lactose monohydrat 1,5 mg, Titandioxid, Macrogol.
EW: Selektiver Östrogenrezeptor-Modulator.
AG: Behandlung und Prävention der Osteoporose bei postmenopausalen Frauen.
DO: 1 Tablette tgl., unabhängig von den Mahlzeiten. Nicht für Kinder und Jugendliche.
GA: Gebärfähige Frauen, thromboembolische Ereignisse (auch in der Anamnese), Leber-, schwere Nierenschäden, ungeklärte Uterusblutungen. Keine Erfahrungen bei Endometriumkrebs.
SST: Nur zur Anwendung bei postmenopausalen Frauen vorgesehen!
NW: Magen/Darm, Haut, venöse Thromboembolien, erhöhter Blutdruck, Hitzewallungen, Wadenkrämpfe, periphere Ödeme, grippeähnliche Symptome.
WW: Cumarine (Prothrombinzeit überwachen), Cholestyramin.
WH: Thromboembolierisiko beachten. Uterusblutungen abklären. Nicht zur Behandlung von Menopausenbeschwerden (z.B. Hitzewallungen). Triglyzeride kontrollieren.
PG: 14 ST * (EKO: N) [€ 18,95], 28 ST IND (2) (EKO: G) [€ 23,50]

Raloxifen Teva 60 mg - Filmtabletten 31H04, 38C04
(Z.Nr. EU/1/10/627/*) RP. P. nicht im Handel. G03XC01

Ramicomp Genericon mite - Tabletten — 10B05

(Z.Nr. 1-25404) RP. P. C09BA05
ZI: Genericon Pharma, Graz
Z: 1 Tablette enthält: Ramipril 2,5 mg, Hydrochlorothiazid 12,5 mg, Natriumhydrogencarbonat (entspr. Natrium 0,92 mg), Lactose monohydrat 64,5 mg, Croscarmellose natrium, Stärke, vorverkleistert, Natriumstearylfumarat.
EW: Kombination ACE-Hemmer + Diuretikum.
AG: Essentielle Hypertonie bei nicht ausreichender Monotherapie.
AA: Morgens unzerkaut mit reichlich Flüssigkeit einnehmen.
DO: Möglichst niedrig: 1mal tgl. 1 Tablette der niedrigeren Stärke, bei Bedarf nach mindestens 3 Wochen auf 1 Tablette der höheren Stärke wechseln. Dosisreduktion bei Nierenschäden. Nicht für Kinder und Jugendliche.
GA: Sulfonamidempfindlichkeit, angioneurotisches Ödem, nach Nierentransplantation, Desensibilisierungstherapie, obstruktive Kardiomyopathien, Leberschäden, Kinder und Jugendliche.
SST: Gegenanzeige im 2. und 3. Trimenon und in der Stillzeit;, im 1. Trimenon nicht empfohlen.
NW: Überempfindlichkeit, angioneurotisches Ödem, Haut, Herz/Kreislauf (schwere Hypotonie), ZNS, Augen (Aderhauterguss, akute Myopie, sekundäres Engwinkelglaukom), Magen/Darm, Pankreatitis, Niere, Leber (Ikterus), Atemwege (Husten), Leukopenie, Elektrolyte (Kalium, Hyponatriämie), Untersuchungen.
NW der Einzelsubstanzen beachten.
HCT: Erhöhtes Risiko für nicht-melanozytären Hautkrebs.
WW: Gegenanzeige: Sacubitril/Valsartan (36 Stunden Abstand). Kombination mit Aliskiren nicht empfohlen, bei Patienten mit Nierenschäden oder Diabetes kontraindiziert. Kontraindiziert: Extrakorporale Behandlungen mit Kontakt zwischen Blut und negativ geladenen Oberflächen (Polyacrylnitrilmembranen, LDL-Apherese). Nicht empfohlen: Duale Blockade des Renin/Angiotensin/Aldosteron-Systems, Lithium. Vorsicht: Kalium, Trimethoprim, Co-Trimoxazol, Tacrolimus, Ciclosporin, Heparin (Hyperkaliämie), andere Blutdrucksenker verstärkt, kaliumsparende Diuretika, Alkohol, ZNS-Dämpfer (Blutdruckabfall), QT-verlängernde Arzneimit-

R

tel, Sympathomimetika, nichtsteroidale Antiphlogistika abschwächend, curareartige Muskelrelaxantien verstärkt, orale Antikoagulantien abgeschwächt, hämatotoxische Substanzen, Ionenaustauscher (Abstand), Antidiabetika verstärkt, jodhaltige Kontrastmittel, Sirolimus, Everolimus, Temsirolimus, Vildagliptin Racecadotril (Angioödeme).
WH: Vorsicht bei Ischämie, Lupus erythematodes, gestörter Immunreaktion, Salz- oder Flüssigkeitsmangel, Psoriasis. Kontrollen: Blutdruck, Blutzucker, Niere, Blutbild, Leber, Elektrolyte (Kalium, Kalzium), Verkehrshinweis. Vor LDL-Apherese oder Desensibilisierung absetzen. Behandlung 1 Tag vor größeren Operationen absetzen. Positive Dopingtests möglich.
PG: 30 ST (2) (EKO: G) [€ 5,30]

Ramicomp Genericon - Tabletten 10B05

(Z.Nr. 1-25403) RP. P. C09BA05
ZI: Genericon Pharma, Graz
Z: 1 Tablette enthält: Ramipril 5 mg, Hydrochlorothiazid 25 mg, Natriumhydrogencarbonat, (entspr. Natrium 1,84 mg), Lactose monohydrat 129 mg, Croscarmellose natrium, Stärke, vorverkleistert, Natriumstearylfumarat.
Kurzinformation: siehe Ramicomp Genericon mite - Tabletten, → S. 1185
PG: 30 ST (2) (EKO: G) [€ 9,10]

Ramipril 1A Pharma 1,25 mg - Tabletten 10A01

(Z.Nr. 1-25060) RP. P. C09AA05
ZI: 1A Pharma, Wien
Z: 1 Tablette enthält: Ramipril 1,25 mg, Natriumhydrogencarbonat, Hypromellose, Cellulose, mikrokristalline, Stärke, prägelatiniert, Natriumstearylfumarat (entspr. Natrium).
EW: ACE-Hemmer.
AG: - Hypertonie.
- Kardiovaskuläre Prävention bei manifester atherothrombotischer kardiovaskulärer Erkrankung oder Diabetes + kardiovaskulärem Risikofaktor
- Glomeruläre diabetische und nicht diabetische Nephropathie
- Herzinsuffizienz
- Sekundärprävention nach akutem Myokardinfarkt.

AA: Oral mit einem Glas Wasser.
DO: Hypertonie: Initial 1mal tgl. (1,25-)2,5 mg, Dosissteigerung nach Bedarf, MTD 10 mg.
Kardiovaskuläre Prävention: Initial 1mal tgl. 2,5 mg, Dosiserhöhung nach Bedarf, MTD 10 mg.
Diabetische Nephropathie: Initial 1mal tgl. 1,25 mg. Erhaltungsdosis 1mal tgl. 5 mg.
Diabetische Nephropathie mit Risikofaktor: Initial 1mal tgl. 2,5 mg. Erhaltungsdosis 1 mal tgl. 10 mg.
‖ Nicht-diabetische Nephropathie: Initial 1mal tgl. 1,25 mg. Erhaltungsdosis 1mal tgl. 5 mg.
‖ Herzinsuffizienz: Initial 1mal tgl. 1,25 mg. MTD 10 mg in 2 ED.
‖ Sekundärprävention nach akutem Herzinfarkt: initial 2mal tgl. 2,5 mg, dann 2mal tgl. bis 5 mg.
Dosisreduktion bei Nierenschäden. Keine Dosisempfehlungen für Kinder und Jugendliche.
GA: Angioneurotisches Ödem, Nierenarterienstenose, hämodynamisch instabile Patienten.
SST: Gegenanzeige im 2. und 3. Trimenon; im 1. Trimenon und in der Stillzeit nicht empfohlen.
NW: Blutbild, ZNS, Hypotonie, Herz, Husten, Magen/Darm, Pankreatitis, Haut, angioneurotisches Ödem, Niere, Leber, Impotenz, Asthenie, Hyperkaliämie.
WW: Gegenanzeige: Sacubitril / Valsartan (36 Std. Abstand). Kombination mit Aliskiren nicht empfohlen, bei Patienten mit Nierenschäden oder Diabetes kontraindiziert.
Kontraindiziert: Extrakorporale Behandlungen mit Kontakt zwischen Blut und negativ geladenen Oberflächen (Polyacrylnitrilmembranen, LDL-Apherese).
Nicht empfohlen: Duale Blockade des Renin Angiotensin-Aldosteron-Systems.
Vorsicht: Kalium, Co-Trimoxazol, Ciclosporin, Heparin (Hyperkaliämie). Blutdrucksenker, Vasopressoren, hämatotoxische Substanzen, Lithium, Antidiabetika, Entzündungshemmer. (Tem)sirolimus, Everolimus, Racecadotril, Vildagliptin (Angioödeme).
WH: Bei Volumenmangel erhöhtes Hypotonierisiko. Vorsicht bei Mitralstenose, Aortenstenose, dekompensierter Herzinsuffizienz, Diuretikatherapie, Leberzirrhose, Aszites. Behandlung möglichst 1 Tag vor einer Operation abbrechen. Unmittelbar nach Nierentransplantation nicht empfohlen. Bei Angioödemen sofort absetzen und Notfallmaßnahmen einleiten. Anaphylaktoide Reaktionen während einer Hyposensibilisierung möglich. Selten Leberversagen möglich. Bei primärem Hyperaldosteronismus nicht anwenden. Auf Blutbildschäden bzw. Husten achten. Kontrollen: Niere, Elektrolyte (Serumnatrium und Serumkalium), Blutglukose. Verkehrshinweis.
PG: 30 ST (2) (EKO: G) [€ 3,80]

Ramipril 1A Pharma 2,5 mg - Tabletten 10A01

(Z.Nr. 1-25062) RP. P. C09AA05
ZI: 1A Pharma, Wien
Z: 1 Tablette enthält: Ramipril 2,5 mg, Natriumhydrogencarbonat, Hypromellose, Cellulose, mikrokristalline, Stärke, prägelatiniert, Natriumstearylfumarat (entspr. Natrium).
Kurzinformation: siehe Ramipril 1A Pharma 1,25 mg - Tabletten, → S. 1186
PG: 30 ST (2) (EKO: G) [€ 3,90]

Ramipril 1A Pharma 5 mg - Tabletten 10A01

(Z.Nr. 1-25065) RP. P. C09AA05
ZI: 1A Pharma, Wien
Z: 1 Tablette enthält: Ramipril 5 mg, Natriumhydrogencarbonat, Hypromellose, Cellulose, mikrokristalline, Stärke, prägelatiniert, Natriumstearylfumarat (entspr. Natrium).
Kurzinformation: siehe Ramipril 1A Pharma 1,25 mg - Tabletten, → S. 1186
PG: 30 ST (2) (EKO: G) [€ 6,50]

Ramipril 1A Pharma 7,5 mg - Tabletten 10A01

(Z.Nr. 1-25067) RP. P. C09AA05
ZI: 1A Pharma, Wien
Z: 1 Tablette enthält: Ramipril 7,5 mg, Natriumhydrogencarbonat, Hypromellose, Cellulose, mikrokristalline, Stärke, prägelatiniert, Natriumstearylfumarat (entspr. Natrium).
Kurzinformation: siehe Ramipril 1A Pharma 1,25 mg - Tabletten, → S. 1186
PG: 30 ST (2) (EKO: G) [€ 14,30]

Ramipril 1A Pharma 10 mg - Tabletten 10A01

(Z.Nr. 1-25069) RP. P. C09AA05
ZI: 1A Pharma, Wien
Z: 1 Tablette enthält: Ramipril 10 mg, Natriumhydrogencarbonat, Hypromellose, Cellulose, mikrokristalline, Stärke, prägelatiniert, Natriumstearylfumarat (entspr. Natrium).
Kurzinformation: siehe Ramipril 1A Pharma 1,25 mg - Tabletten, → S. 1186
PG: 30 ST (2) (EKO: G) [€ 10,80]

Ramipril Actavis 2,5 mg - Tabletten 10A01

(Z.Nr. 1-28417) RP. P. C09AA05
ZI: Actavis Group PTC, Hafnarfjördur, Island
Z: 1 Tablette enthält: Ramipril 2,5 mg, Natriumhydrogencarbonat, Lactose monohydrat 159 mg, Croscarmellose natrium, Maisstärke, vorverkleistert, Natriumstearylfumarat, Eisenoxid gelb.
EW: ACE-Hemmer.
AG: - Hypertonie.
- Kardiovaskuläre Prävention bei manifester atherothrombotischer kardiovaskulärer Erkrankung oder Diabetes + kardiovaskulärem Risikofaktor
- Glomeruläre diabetische und nicht diabetische Nephropathie
- Herzinsuffizienz
- Sekundärprävention nach akutem Myokardinfarkt.

AA: Oral mit einem Glas Wasser.
DO: Hypertonie: Initial 1mal tgl. (1,25-)2,5 mg, Dosissteigerung nach Bedarf, MTD 10 mg.
Kardiovaskuläre Prävention: Initial 1mal tgl. 2,5 mg, Dosiserhöhung nach Bedarf, MTD 10 mg.
Diabetische Nephropathie: Initial 1mal tgl. 1,25 mg. Erhaltungsdosis 1mal tgl. 5 mg.
Diabetische Nephropathie mit Risikofaktor: Initial 1mal tgl. 2,5 mg. Erhaltungsdosis 1 mal tgl. 10 mg.
‖ Nicht-diabetische Nephropathie: Initial 1mal tgl. 1,25 mg. Erhaltungsdosis 1mal tgl. 5 mg.
‖ Herzinsuffizienz: Initial 1mal tgl. 1,25 mg. MTD 10 mg in 2 ED.
‖ Sekundärprävention nach akutem Herzinfarkt: initial 2mal tgl. 2,5 mg, dann 2mal tgl. bis 5 mg.
Dosisreduktion bei Nierenschäden. Keine Dosisempfehlungen für Kinder und Jugendliche.
GA: Angioneurotisches Ödem, Nierenarterienstenose, hämodynamisch instabile Patienten.
SST: Gegenanzeige im 2. und 3. Trimenon; im 1. Trimenon und in der Stillzeit nicht empfohlen.
NW: Blutbild, ZNS, Hypotonie, Herz, Husten, Magen/Darm, Pankreatitis, Haut, angioneurotisches Ödem, Niere, Leber, Impotenz, Asthenie, Hyperkaliämie.
WW: Gegenanzeige: Sacubitril / Valsartan (36 Std. Abstand). Aliskiren (Kontraindiziert bei Diabetes oder Nierenschäden, sonst nicht empfohlen). Extrakorporale Behandlungen mit Kontakt zwischen Blut und negativ geladenen Oberflächen (Polyacrylnitrilmembranen, LDL-Apherese). Nicht empfohlen: Duale Blockade des Renin Angiotensin-Aldosteron-Systems. Vorsicht: Kalium, Kalium- Ergänzungsmittel, Blutdrucksenker, Vasopressoren, hämatotoxische Substanzen, Lithium, Antidiabetika, Entzündungshemmer, Co-Trimoxazol, Ciclosporin, Heparin, Tacrolimus (Hyperkaliämie).

R

(Tem)sirolimus, Everolimus, Racecadotril, Vildagliptin (Angioödeme).
WH: Bei Volumenmangel erhöhtes Hypotonierisiko. Vorsicht bei Mitralstenose, Aortenstenose, dekompensierter Herzinsuffizienz, Diuretikatherapie, Leberzirrhose, Aszites. Behandlung möglichst 1 Tag vor einer Operation abbrechen. Unmittelbar nach Nierentransplantation nicht empfohlen. Bei Angioödemen sofort absetzen und Notfallmaßnahmen einleiten. Anaphylaktoide Reaktionen während einer Hyposensibilisierung möglich. Selten Leberversagen möglich. Bei primärem Hyperaldosteronismus nicht anwenden. Auf Blutbildschäden bzw. Husten achten. Kontrollen: Niere, Elektrolyte (Serumnatrium und Serumkalium), Blutglukose. Verkehrshinweis.
PG: 10 ST (2) (EKO: G) [€ 1,65], 30 ST (2) (EKO: G) [€ 3,90]

Ramipril Actavis 5 mg - Tabletten 10A01
(Z.Nr. 1-28418) RP. P. C09AA05
ZI: Actavis Group PTC, Hafnarfjördur, Island
Z: 1 Tablette enthält: Ramipril 5 mg, Natriumhydrogencarbonat, Lactose monohydrat 96 mg, Croscarmellose natrium, Maisstärke, vorverkleistert, Natriumstearylfumarat, Eisenoxid gelb, Eisenoxid rot.
Kurzinformation: siehe Ramipril Actavis 2,5 mg - Tabletten, → S. 1186
PG: 10 ST (2) (EKO: G) [€ 2,80], 30 ST (2) (EKO: G) [€ 6,50]

Ramipril Actavis 10 mg - Tabletten 10A01
(Z.Nr. 1-28419) RP. P. C09AA05
ZI: Actavis Group PTC, Hafnarfjördur, Island
Z: 1 Tablette enthält: Ramipril 10 mg, Natriumhydrogencarbonat, Lactose monohydrat 193 mg, Croscarmellose natrium, Maisstärke, vorverkleistert, Natriumstearylfumarat.
Kurzinformation: siehe Ramipril Actavis 2,5 mg - Tabletten, → S. 1186
PG: 10 ST (2) (EKO: G) [€ 4,70], 30 ST (2) (EKO: G) [€ 10,80]

Ramipril G.L. 1,25 mg - Tabletten 10A01
(Z.Nr. 1-27172) RP. P. nicht im Handel. C09AA05

Ramipril G.L. 2,5 mg - Tabletten 10A01
(Z.Nr. 1-27173) RP. P. nicht im Handel. C09AA05

Ramipril G.L. 5 mg - Tabletten 10A01
(Z.Nr. 1-27176) RP. P. nicht im Handel. C09AA05

Ramipril G.L. 10 mg - Tabletten 10A01
(Z.Nr. 1-27178) RP. P. nicht im Handel. C09AA05

Ramipril Genericon 2,5 mg - Tabletten 10A01
(Z.Nr. 1-25407) RP. P. C09AA05
ZI: Genericon Pharma, Graz
Z: 1 Tablette enthält: Ramipril 2,5 mg, Natriumhydrogencarbonat (entspr. Natrium 1,15 mg), Lactose monohydrat 158,8 mg, Croscarmellose natrium, Stärke, vorverkleistert, Natriumstearylfumarat, Eisenoxid gelb.
EW: ACE-Hemmer.
AG: - Hypertonie.
- Kardiovaskuläre Prävention bei manifester atherothrombotischer kardiovaskulärer Erkrankung oder Diabetes + kardiovaskulärem Risikofaktor
- Glomeruläre diabetische und nicht diabetische Nephropathie
- Herzinsuffizienz
- Sekundärprävention nach akutem Myokardinfarkt.
AA: Oral mit einem Glas Wasser.
DO: **Hypertonie:** Initial 1mal tgl. (1,25-)2,5 mg, Dosissteigerung nach Bedarf, MTD 10 mg.
Kardiovaskuläre Prävention: Initial 1mal tgl. 2,5 mg, Dosiserhöhung nach Bedarf, MTD 10 mg.
Diabetische Nephropathie: Initial 1mal tgl. 1,25 mg. Erhaltungsdosis 1mal tgl. 5 mg.
Diabetische Nephropathie mit Risikofaktor: Initial 1mal tgl. 2,5 mg. Erhaltungsdosis 1 mal tgl. 10 mg.
‖Nicht-diabetische Nephropathie: Initial 1mal tgl. 1,25 mg. Erhaltungsdosis 1mal tgl. 5 mg.
‖Herzinsuffizienz: Initial 1mal tgl. 1,25 mg. MTD 10 mg in 2 ED.
‖Sekundärprävention nach akutem Herzinfarkt: initial 2mal tgl. 2,5 mg, dann 2mal tgl. bis 5 mg.
Dosisreduktion bei Nierenschäden. Keine Dosisempfehlungen für Kinder und Jugendliche.
GA: Angioneurotisches Ödem, Nierenarterienstenose, hämodynamisch instabile Patienten.
SST: Gegenanzeige im 2. und 3. Trimenon; im 1. Trimenon und in der Stillzeit nicht empfohlen.
NW: Blutbild, ZNS, Hypotonie, Herz, Husten, Magen/Darm, Pankreatitis, Haut, angioneurotisches Ödem, Niere, Leber, Impotenz, Asthenie, Hyperkaliämie.
WW: Gegenanzeige: Sacubitril / Valsartan (36 Std. Abstand). Kombination mit Aliskiren nicht empfohlen, bei Patienten mit Nierenschäden oder Diabetes kontraindiziert. Kontraindiziert: Extrakorporale Behandlungen mit Kontakt zwischen Blut und negativ geladenen Oberflächen (Polyacrylnitrilmembranen, LDL-Apherese).
Nicht empfohlen: Duale Blockade des Renin Angiotensin-Aldosteron-Systems.
Vorsicht: Kalium, Co-Trimoxazol, Ciclosporin, Heparin (Hyperkaliämie Blutdrucksenker, Vasopressoren, hämatotoxische Substanzen, Lithium, Antidiabetika, Entzündungshemmer.). (Tem)sirolimus, Everolimus, Racecadotril, Vildagliptin (Angioödeme).
WH: Bei Volumenmangel erhöhtes Hypotonierisiko. Vorsicht bei Mitralstenose, Aortenstenose, dekompensierter Herzinsuffizienz, Diuretikatherapie, Leberzirrhose, Aszites. Behandlung möglichst 1 Tag vor einer Operation abbrechen. Unmittelbar nach Nierentransplantation nicht empfohlen. Bei Angioödemen sofort absetzen und Notfallmaßnahmen einleiten. Anaphylaktoide Reaktionen während einer Hyposensibilisierung möglich. Selten Leberversagen möglich. Bei primärem Hyperaldosteronismus nicht anwenden. Auf Blutbildschäden bzw. Husten achten. Kontrollen: Niere, Elektrolyte (Serumnatrium und Serumkalium), Blutglukose. Verkehrshinweis.
PG: 30 ST (2) (EKO: G) [€ 5,05]

Ramipril Genericon 5 mg - Tabletten 10A01
(Z.Nr. 1-25408) RP. P. C09AA05
ZI: Genericon Pharma, Graz
Z: 1 Tablette enthält: Ramipril 5 mg, Natriumhydrogencarbonat (entspr. Natrium 1,67 mg), Lactose monohydrat 96,47 mg, Croscarmellose natrium, Stärke, vorverkleistert, Natriumstearylfumarat, Eisenoxid rot, Eisenoxid gelb.
Kurzinformation: siehe Ramipril Genericon 2,5 mg - Tabletten, → S. 1187
PG: 30 ST (2) (EKO: G) [€ 8,45]

Ramipril Genericon 10 mg - Tabletten 10A01
(Z.Nr. 1-25405) RP. P. C09AA05
ZI: Genericon Pharma, Graz
Z: 1 Tablette enthält: Ramipril 10 mg, Natriumhydrogencarbonat (entspr. Natrium 3,34 mg), Lactose monohydrat 193,2 mg, Croscarmellose natrium, Stärke, vorverkleistert, Natriumstearylfumarat.
Kurzinformation: siehe Ramipril Genericon 2,5 mg - Tabletten, → S. 1187
PG: 30 ST (2) (EKO: G) [€ 13,75]

Ramipril Hexal 1,25 mg - Tabletten 10A01
(Z.Nr. 1-25061) RP. P. n.l. C09AA05
ZI: Hexal Pharma, Wien
Z: 1 Tablette enthält: Ramipril 1,25 mg, Natriumhydrogencarbonat, Hypromellose, Cellulose, mikrokristalline, Stärke, prägelatiniert, Natriumstearylfumarat (entspr. Natrium).
PG: 30 ST * (EKO: N) [€ 3,90 n.l.]

Ramipril Hexal 2,5 mg - Tabletten 10A01
(Z.Nr. 1-25063) RP. P. C09AA05
ZI: Hexal Pharma, Wien
Z: 1 Tablette enthält: Ramipril 2,5 mg, Natriumhydrogencarbonat, Hypromellose, Cellulose, mikrokristalline, Stärke, prägelatiniert, Natriumstearylfumarat (entspr. Natrium).
Kurzinformation: siehe Ramipril 1A Pharma 1,25 mg - Tabletten, → S. 1186
PG: 30 ST (2) (EKO: G) [€ 4,95]

Ramipril Hexal 5 mg - Tabletten 10A01
(Z.Nr. 1-25064) RP. P. C09AA05
ZI: Hexal Pharma, Wien
Z: 1 Tablette enthält: Ramipril 5 mg, Natriumhydrogencarbonat, Hypromellose, Cellulose, mikrokristalline, Stärke, prägelatiniert, Natriumstearylfumarat (entspr. Natrium).
Kurzinformation: siehe Ramipril 1A Pharma 1,25 mg - Tabletten, → S. 1186
PG: 30 ST (2) (EKO: G) [€ 7,50]

Ramipril Hexal 7,5 mg - Tabletten 10A01
(Z.Nr. 1-25066) RP. P. C09AA05
ZI: Hexal Pharma, Wien
Z: 1 Tablette enthält: Ramipril 7,5 mg, Natriumhydrogencarbonat, Hypromellose, Cellulose, mikrokristalline, Stärke, prägelatiniert, Natriumstearylfumarat (entspr. Natrium).
Kurzinformation: siehe Ramipril 1A Pharma 1,25 mg - Tabletten, → S. 1186
PG: 30 ST (2) (EKO: G) [€ 14,30]

Ramipril Hexal 10 mg - Tabletten 10A01
(Z.Nr. 1-25068) RP. P. C09AA05
ZI: Hexal Pharma, Wien
Z: 1 Tablette enthält: Ramipril 10 mg, Natriumhydrogencarbonat, Hypromellose, Cellulose, mikrokristalline, Stärke, prägelatiniert,

R

Natriumstearylfumarat (entspr. Natrium).
Kurzinformation: siehe Ramipril 1A Pharma 1,25 mg - Tabletten, → S. 1186
PG: 30 ST (2) (EKO: G) [€ 12,65]

Ramipril Krka 1,25 mg - Tabletten 10A01
(Z.Nr. 1-30035) RP. P. nicht im Handel. C09AA05

Ramipril Krka 2,5 mg - Tabletten 10A01
(Z.Nr. 1-30036) RP. P. C09AA05
ZI: Krka, Novo Mesto, Slowenien
Z: 1 Tablette enthält: Ramipril 2,5 mg, Natriumhydrogencarbonat, Lactose 150,86 mg (entspr. Lactose monohydrat), Croscarmellose natrium, Maisstärke, vorverkleistert, Natriumstearylfumarat, Eisenoxid gelb.
EW: ACE-Hemmer.
AG: - Hypertonie.
- Kardiovaskuläre Prävention bei manifester atherothrombotischer kardiovaskulärer Erkrankung oder Diabetes + kardiovaskulärem Risikofaktor
- Glomeruläre diabetische und nicht diabetische Nephropathie
- Herzinsuffizienz
- Sekundärprävention nach akutem Myokardinfarkt.

AA: Oral mit einem Glas Wasser.
DO: Hypertonie: Initial 1mal tgl. (1,25-)2,5 mg, Dosissteigerung nach Bedarf, MTD 10 mg.
Kardiovaskuläre Prävention: Initial 1mal tgl. 2,5 mg, Dosiserhöhung nach Bedarf, MTD 10 mg.
Diabetische Nephropathie: Initial 1mal tgl. 1,25 mg. Erhaltungsdosis 1mal tgl. 5 mg.
Diabetische Nephropathie mit Risikofaktor: Initial 1mal tgl. 2,5 mg. Erhaltungsdosis 1 mal tgl. 10 mg.
‖ Nicht-diabetische Nephropathie: Initial 1mal tgl. 1,25 mg. Erhaltungsdosis 1mal tgl. 5 mg.
‖ Herzinsuffizienz: Initial 1mal tgl. 1,25 mg. MTD 10 mg in 2 ED.
‖ Sekundärprävention nach akutem Herzinfarkt: initial 2mal tgl. 2,5 mg, dann 2mal tgl. bis 5 mg.
Dosisreduktion bei Nierenschäden. Keine Dosisempfehlungen für Kinder und Jugendliche.
GA: Angioneurotisches Ödem, Nierenarterienstenose, hämodynamisch instabile Patienten.
SST: Gegenanzeige im 2. und 3. Trimenon; im 1. Trimenon und in der Stillzeit nicht empfohlen.
NW: Blutbild, ZNS, Hypotonie, Herz, Husten, Magen/Darm, Pankreatitis, Haut, angioneurotisches Ödem, Niere, Leber, Impotenz, Asthenie, Hyperkaliämie.
WW: Kontraindiziert: Extrakorporale Behandlungen mit Kontakt zwischen Blut und negativ geladenen Oberflächen (Polyacrylnitrilmembranen, LDL-Apherese), Sacubitril / Valsartan (36 Std. Abstand). Nicht empfohlen: Kombination mit Aliskiren nicht empfohlen, bei Patienten mit Nierenschäden oder Diabetes kontraindiziert. Duale Blockade des Renin Angiotensin-Aldosteron-Systems. Vorsicht: Kalium, Blutdrucksenker, Vasopressoren, hämatotoxische Substanzen, Lithium, Antidiabetika, Entzündungshemmer. Trimethoprim, Co-Trimoxazol, Ciclosporin, Heparin (Hyperkaliämie). (Tem)sirolimus, Everolimus, Racecadotril, Vildagliptin (Angioödeme).
WH: Bei Volumenmangel erhöhtes Hypotonierisiko. Vorsicht bei Mitralstenose, Aortenstenose, dekompensierter Herzinsuffizienz, Diuretikatherapie, Leberzirrhose, Aszites. Behandlung möglichst 1 Tag vor einer Operation abbrechen. Unmittelbar nach Nierentransplantation nicht empfohlen. Bei Angioödemen sofort absetzen und Notfallmaßnahmen einleiten. Anaphylaktoide Reaktionen während einer Hyposensibilisierung möglich. Selten Leberversagen möglich. Bei primärem Hyperaldosteronismus nicht anwenden. Auf Blutbildschäden bzw. Husten achten. Kontrollen: Niere, Elektrolyte (Serumnatrium und Serumkalium), Blutglukose. Verkehrshinweis.
PG: 10 ST (2) (EKO: G) [€ 1,65], 30 ST (2) (EKO: G) [€ 4,10]

Ramipril Krka 5 mg - Tabletten 10A01
(Z.Nr. 1-30037) RP. P. C09AA05
ZI: Krka, Novo Mesto, Slowenien
Z: 1 Tablette enthält: Ramipril 5 mg, Natriumhydrogencarbonat, Lactose 91,65 mg (entspr. Lactose monohydrat), Croscarmellose natrium, Maisstärke, vorverkleistert, Natriumstearylfumarat, Eisenoxid gelb, Eisenoxid rot.
Kurzinformation: siehe Ramipril Krka 2,5 mg - Tabletten, → S. 1188
PG: 10 ST (2) (EKO: G) [€ 2,80], 30 ST (2) (EKO: G) [€ 7,00]

Ramipril Krka 10 mg - Tabletten 10A01
(Z.Nr. 1-30038) RP. P. C09AA05
ZI: Krka, Novo Mesto, Slowenien
Z: 1 Tablette enthält: Ramipril 10 mg, Natriumhydrogencarbonat, Lactose 183,54 mg (entspr. Lactose monohydrat), Croscarmellose natrium, Maisstärke, vorverkleistert, Natriumstearylfumarat.
Kurzinformation: siehe Ramipril Krka 2,5 mg - Tabletten, → S. 1188
PG: 10 ST (2) (EKO: G) [€ 4,70], 30 ST (2) (EKO: G) [€ 11,85]

Ramipril "ratiopharm" 2,5 mg - Tabletten 10A01
(Z.Nr. 1-25495) RP. P. C09AA05
ZI: Teva, Haarlem, Niederlande
Z: 1 Tablette enthält: Ramipril 2,5 mg, Natriumhydrogencarbonat, Lactose monohydrat 158,8 mg, Croscarmellose natrium, Stärke, vorverkleistert, Natriumstearylfumarat (entspr. Natrium < 1 mmol) (entspr. → < 23 mg), Eisenoxid gelb.
EW: ACE-Hemmer.
AG: - Hypertonie.
- Kardiovaskuläre Prävention bei manifester atherothrombotischer kardiovaskulärer Erkrankung oder Diabetes + kardiovaskulärem Risikofaktor
- Glomeruläre diabetische und nicht diabetische Nephropathie
- Herzinsuffizienz
- Sekundärprävention nach akutem Myokardinfarkt.

AA: Oral mit einem Glas Wasser.
DO: Hypertonie: Initial 1mal tgl. (1,25-)2,5 mg, Dosissteigerung nach Bedarf, MTD 10 mg.
Kardiovaskuläre Prävention: Initial 1mal tgl. 2,5 mg, Dosiserhöhung nach Bedarf, MTD 10 mg.
Diabetische Nephropathie: Initial 1mal tgl. 1,25 mg. Erhaltungsdosis 1mal tgl. 5 mg.
Diabetische Nephropathie mit Risikofaktor: Initial 1mal tgl. 2,5 mg. Erhaltungsdosis 1 mal tgl. 10 mg.
‖ Nicht-diabetische Nephropathie: Initial 1mal tgl. 1,25 mg. Erhaltungsdosis 1mal tgl. 5 mg.
‖ Herzinsuffizienz: Initial 1mal tgl. 1,25 mg. MTD 10 mg in 2 ED.
‖ Sekundärprävention nach akutem Herzinfarkt: initial 2mal tgl. 2,5 mg, dann 2mal tgl. bis 5 mg.
Dosisreduktion bei Nierenschäden. Keine Dosisempfehlungen für Kinder und Jugendliche.
GA: Angioneurotisches Ödem, Nierenarterienstenose, hämodynamisch instabile Patienten.
SST: Gegenanzeige im 2. und 3. Trimenon; im 1. Trimenon und in der Stillzeit nicht empfohlen.
NW: Blutbild, ZNS, Hypotonie, Herz, Husten, Magen/Darm, Pankreatitis, Haut, angioneurotisches Ödem, Niere, Leber, Impotenz, Asthenie, Hyperkaliämie.
WW: Kontraindiziert: Extrakorporale Behandlungen mit Kontakt zwischen Blut und negativ geladenen Oberflächen (Polyacrylnitrilmembranen, LDL-Apherese). Sacubitril/Valsartan (36 Std. Abstand). Nicht empfohlen: Kombination mit Aliskiren nicht empfohlen, bei Patienten mit Nierenschäden oder Diabetes kontraindiziert. Duale Blockade des Renin Angiotensin-Aldosteron-Systems. Vorsicht: Kalium, kaliumsparende Diuretika, Heparin, Trimethoprim, Cotrimoxazol , Ciclosporin, Heparin (Hyperkaliämie), Blutdrucksenker, Vasopressoren, hämatotoxische Substanzen, Lithium, Antidiabetika, Entzündungshemmer. mTOR- Inhibitoren, z. B. (Tem)sirolimus, Everolimus, Racecadotril, Vildagliptin (Angioödeme).
WH: Bei Volumenmangel erhöhtes Hypotonierisiko. Vorsicht bei Mitralstenose, Aortenstenose, dekompensierter Herzinsuffizienz, Diuretikatherapie, Leberzirrhose, Aszites. Behandlung möglichst 1 Tag vor einer Operation abbrechen. Unmittelbar nach Nierentransplantation nicht empfohlen. Bei Angioödemen sofort absetzen und Notfallmaßnahmen einleiten. Anaphylaktoide Reaktionen während einer Hyposensibilisierung möglich. Selten Leberversagen möglich. Bei primärem Hyperaldosteronismus nicht anwenden. Auf Blutbildschäden bzw. Husten achten. Kontrollen: Niere, Elektrolyte (Serumnatrium und Serumkalium), Blutglukose. Verkehrshinweis.
PG: 10 ST (2) (EKO: G) [€ 1,65], 30 ST (2) (EKO: G) [€ 5,05]

Ramipril "ratiopharm" 5 mg - Tabletten 10A01
(Z.Nr. 1-25496) RP. P. C09AA05
ZI: Teva, Haarlem, Niederlande
Z: 1 Tablette enthält: Ramipril 5 mg, Natriumhydrogencarbonat, Lactose monohydrat 96,5 mg, Croscarmellose natrium, Stärke, vorverkleistert, Natriumstearylfumarat (entspr. Natrium < 1 mmol) (entspr. → < 23 mg), Eisenoxid rot, Eisenoxid gelb.
Kurzinformation: siehe Ramipril "ratiopharm" 2,5 mg - Tabletten, → S. 1188
PG: 10 ST (2) (EKO: G) [€ 2,80], 30 ST (2) (EKO: G) [€ 8,45]

Ramipril "ratiopharm" 10 mg - Tabletten 10A01
(Z.Nr. 1-25497) RP. P. C09AA05
ZI: Teva, Haarlem, Niederlande
Z: 1 Tablette enthält: Ramipril 10 mg, Natriumhydrogencarbonat, Lactose monohydrat 193,2 mg, Croscarmellose natrium, Stärke, vorverkleistert, Natriumstearylfumarat (entspr. Natrium < 1 mmol) (entspr. → < 23 mg).
Kurzinformation: siehe Ramipril "ratiopharm" 2,5 mg - Tabletten, → S. 1188
PG: 10 ST (2) (EKO: G) [€ 4,70], 30 ST (2) (EKO: G) [€ 13,75]

Ramipril Sandoz 1,25 mg - Tabletten 10A01
(Z.Nr. 1-25243) RP. P. n.l. C09AA05

ZI: Sandoz, Kundl
Z: 1 Tablette enthält: Ramipril 1,25 mg, Cellulose, mikrokristalline, Maisstärke, vorverkleistert, Siliciumdioxid, gefällt, Glycinhydrochlorid, Glycerol dibehenat.
PG: 30 ST * (EKO: N) [€ 3,90 n.l.]

Ramipril Sandoz 2,5 mg - Tabletten 10A01
(Z.Nr. 1-25244) RP. P. C09AA05
ZI: Sandoz, Kundl
Z: 1 Tablette enthält: Ramipril 2,5 mg, Cellulose, mikrokristalline, Maisstärke, vorverkleistert, Siliciumdioxid, gefällt, Glycinhydrochlorid, Glycerol dibehenat, Eisenoxid gelb.
EW: ACE-Hemmer.
AG: - Hypertonie.
- Kardiovaskuläre Prävention bei manifester atherothrombotischer kardiovaskulärer Erkrankung oder Diabetes + kardiovaskulärem Risikofaktor
- Glomeruläre diabetische und nicht diabetische Nephropathie
- Herzinsuffizienz
- Sekundärprävention nach akutem Myokardinfarkt.
AA: Oral mit einem Glas Wasser.
DO: **Hypertonie:** Initial 1mal tgl. (1,25-)2,5 mg, Dosissteigerung nach Bedarf, MTD 10 mg.
Kardiovaskuläre Prävention: Initial 1mal tgl. 2,5 mg, Dosiserhöhung nach Bedarf, MTD 10 mg.
Diabetische Nephropathie: Initial 1mal tgl. 1,25 mg. Erhaltungsdosis 1mal tgl. 5 mg.
Diabetische Nephropathie mit Risikofaktor: Initial 1mal tgl. 2,5 mg. Erhaltungsdosis 1 mal tgl. 10 mg.
‖ Nicht-diabetische Nephropathie: Initial 1mal tgl. 1,25 mg. Erhaltungsdosis 1mal tgl. 5 mg.
‖ Herzinsuffizienz: Initial 1mal tgl. 1,25 mg. MTD 10 mg in 2 ED.
‖ Sekundärprävention nach akutem Herzinfarkt: initial 2mal tgl. 2,5 mg, dann 2mal tgl. bis 5 mg.
Dosisreduktion bei Nierenschäden. Keine Dosisempfehlungen für Kinder und Jugendliche.
GA: Angioneurotisches Ödem, Nierenarterienstenose, hämodynamisch instabile Patienten.
SST: Gegenanzeige im 2. und 3. Trimenon; im 1. Trimenon und in der Stillzeit nicht empfohlen.
NW: Blutbild, ZNS, Hypotonie, Herz, Husten, Magen/Darm, Pankreatitis, Haut, angioneurotisches Ödem, Niere, Leber, Impotenz, Asthenie, Hyperkaliämie.
WW: Kontraindiziert: Sacubitril / Valsartan (36 Std. Abstand). Extrakorporale Behandlungen mit Kontakt zwischen Blut und negativ geladenen Oberflächen (Polyacrylnitrilmembranen, LDL-Apherese). Kombination mit Aliskiren nicht empfohlen, bei Patienten mit Nierenschäden oder Diabetes kontraindiziert. Nicht empfohlen: Duale Blockade des Renin Angiotensin-Aldosteron-Systems. Vorsicht: Kalium, Blutdrucksenker, Vasopressoren, hämatotoxische Substanzen, Lithium, Antidiabetika, Entzündungshemmer. Kalium sparende Diuretika, Angiotensin-Rezeptor-Blocker, Co-Trimoxazol, Ciclosporin, Heparin (Hyperkaliämie). (Tem)sirolimus, Everolimus, Racecadotril, Vildagliptin (Angioödeme).
WH: Bei Volumenmangel erhöhtes Hypotonierisiko. Vorsicht bei Mitralstenose, Aortenstenose, dekompensierter Herzinsuffizienz, Diuretikatherapie, Leberzirrhose, Aszites. Behandlung möglichst 1 Tag vor einer Operation abbrechen. Unmittelbar nach Nierentransplantation nicht empfohlen. Bei Angioödemen sofort absetzen und Notfallmaßnahmen einleiten. Anaphylaktoide Reaktionen während einer Hyposensibilisierung möglich. Selten Leberversagen möglich. Bei primärem Hyperaldosteronismus nicht anwenden. Auf Blutbildschäden bzw. Husten achten. Kontrollen: Niere, Elektrolyte (Serumnatrium und Serumkalium), Blutglukose. Verkehrshinweis.
PG: 30 ST (2) (EKO: G) [€ 4,95]

Ramipril Sandoz 5 mg - Tabletten 10A01
(Z.Nr. 1-25245) RP. P. C09AA05
ZI: Sandoz, Kundl
Z: 1 Tablette enthält: Ramipril 5 mg, Cellulose, mikrokristalline, Maisstärke, vorverkleistert, Siliciumdioxid, gefällt, Glycinhydrochlorid, Glycerol dibehenat, Eisenoxid rot.
Kurzinformation: siehe Ramipril Sandoz 2,5 mg - Tabletten, → S. 1189
PG: 30 ST (2) (EKO: G) [€ 8,35]

Ramipril Sandoz 10 mg - Tabletten 10A01
(Z.Nr. 1-25246) RP. P. C09AA05
ZI: Sandoz, Kundl
Z: 1 Tablette enthält: Ramipril 10 mg, Cellulose, mikrokristalline, Maisstärke, vorverkleistert, Siliciumdioxid, gefällt, Glycinhydrochlorid, Glycerol dibehenat.
Kurzinformation: siehe Ramipril Sandoz 2,5 mg - Tabletten, → S. 1189
PG: 30 ST (2) (EKO: G) [€ 13,75]

Ramipril/Amlodipin Genericon 2,5 mg/5 mg - Hartkapseln 10B08
(Z.Nr. 1-35662) RP. P. C09BB07
ZI: Genericon Pharma, Graz
Z: 1 Hartkapsel enthält: Ramipril 2,5 mg, Amlodipin 5 mg (entspr. Amlodipin besilat), Kapselfüllung: Cellulose, mikrokristalline, Calcium hydrogenphosphat, wasserfreies, Maisstärke, prägelatiniert, Natrium stärkeglykolat Typ A, Natriumstearylfumarat; Kapselhülle: Eisenoxid rot, Titandioxid, Gelatine.
EW: ACE-Hemmer + Kalziumkanalblocker.
AG: Hypertonie bei ausreichender Einstellung mit den Einzelsubstanzen in gleicher Dosisstärke.
AA: Oral mit Flüssigkeit.
DO: 1mal tgl. 1 Hartkapsel. Vorsicht bei Leber- oder Nierenschäden. Für Kinder und Jugendliche nicht empfohlen.
GA: Angioödeme, Nierenarterienstenose, Schock, schwere Aortenstenose, instabile Herzinsuffizienz nach akutem Myokardinfarkt.
SST: Kontraindiziert im 2. und 3. Trimenon; im 1. Trimenon und in der Stillzeit nicht empfohlen.
NW: ZNS, Hypotonie, Husten, Magen/Darm, Haut (auch schwer), Myalgien, Niere, Palpitationen, Ödeme, Leber, Blutbild, Hyperkaliämie, Psyche, Seh- oder Hörstörungen, Syndrom der inadäquaten antidiuretischen Hormonsekretion.
WW: Gegenanzeige: Sacubitril / Valsartan (36 Std. Abstand). Kombination mit Aliskiren nicht empfohlen, bei Patienten mit Nierenschäden oder Diabetes kontraindiziert. Kontraindiziert: Extrakorporale Behandlungen mit Kontakt zwischen Blut und negativ geladenen Oberflächen (Polyacrylnitrilmembranen, LDL-Apherese).
Nicht empfohlen: Duale Blockade des Renin Angiotensin-Aldosteron-Systems.
Vorsicht: Kalium, Co-Trimoxazol, Ciclosporin, Heparin (Hyperkaliämie). Andere Blutdrucksenker, vasopressorische Sympathomimetika, hämatotoxische Substanzen, Lithium, Antidiabetika, NSARs, CYP3A4-Induktoren oder Hemmer, Clarithromycin (Hypotonie), Tacrolimus. (Tem)sirolimus, Everolimus, Racecadotril, Vildagliptin (Angioödeme).
WH: Vorsicht bei Patienten mit hohem Hypotonierisiko. Kontrollen: Niere, Serumkalium, Blutbild. Verkehrshinweis.
PG: 30 ST (2) (EKO: G) [€ 11,85]

Ramipril/Amlodipin Genericon 5 mg/5 mg - Hartkapseln 10B08
(Z.Nr. 1-35663) RP. P. C09BB07
ZI: Genericon Pharma, Graz
Z: 1 Hartkapsel enthält: Ramipril 5 mg, Amlodipin 5 mg (entspr. Amlodipin besilat), Kapselfüllung: Cellulose, mikrokristalline, Calcium hydrogenphosphat, wasserfreies, Maisstärke, prägelatiniert, Natrium stärkeglykolat Typ A, Natriumstearylfumarat; Kapselhülle: Eisenoxid rot, Titandioxid, Gelatine.
Kurzinformation: siehe Ramipril/Amlodipin Genericon 2,5 mg/5 mg - Hartkapseln, → S. 1189
PG: 30 ST (2) (EKO: G) [€ 11,85]

Ramipril/Amlodipin Genericon 5 mg/10 mg - Hartkapseln 10B08
(Z.Nr. 1-35666) RP. P. C09BB07
ZI: Genericon Pharma, Graz
Z: 1 Hartkapsel enthält: Ramipril 5 mg, Amlodipin 10 mg (entspr. Amlodipin besilat), Kapselfüllung: Cellulose, mikrokristalline, Calcium hydrogenphosphat, wasserfreies, Maisstärke, prägelatiniert, Natrium stärkeglykolat Typ A, Natriumstearylfumarat; Kapselhülle: Eisenoxid rot, Titandioxid, Gelatine.
Kurzinformation: siehe Ramipril/Amlodipin Genericon 2,5 mg/5 mg - Hartkapseln, → S. 1189
PG: 30 ST (2) (EKO: G) [€ 11,85]

Ramipril/Amlodipin Genericon 10 mg/5 mg - Hartkapseln 10B08
(Z.Nr. 1-35664) RP. P. C09BB07
ZI: Genericon Pharma, Graz
Z: 1 Hartkapsel enthält: Ramipril 10 mg, Amlodipin 5 mg (entspr. Amlodipin besilat), Kapselfüllung: Cellulose, mikrokristalline, Calcium hydrogenphosphat, wasserfreies, Maisstärke, prägelatiniert, Natrium stärkeglykolat Typ A, Natriumstearylfumarat; Kapselhülle: Eisenoxid rot, Titandioxid, Gelatine.
Kurzinformation: siehe Ramipril/Amlodipin Genericon 2,5 mg/5 mg - Hartkapseln, → S. 1189
PG: 30 ST (2) (EKO: G) [€ 11,85]

Ramipril/Amlodipin Genericon 10 mg/10 mg - Hartkapseln 10B08
(Z.Nr. 1-35665) RP. P. C09BB07
ZI: Genericon Pharma, Graz
Z: 1 Hartkapsel enthält: Ramipril 10 mg, Amlodipin 10 mg (entspr. Amlodipin besilat), Kapselfüllung: Cellulose, mikrokristalline, Calcium hydrogenphosphat, wasserfreies, Maisstärke, prägelatiniert, Natrium stärkeglykolat Typ A, Natriumstearylfumarat; Kapselhülle: Eisenoxid gelb, Eisenoxid schwarz, Eisenoxid rot, Titandioxid, Gelatine.
Kurzinformation: siehe Ramipril/Amlodipin Genericon 2,5 mg/5 mg - Hartkapseln, → S. 1189
PG: 30 ST (2) (EKO: G) [€ 11,85]

Ramipril/Amlodipin Hexal 2,5 mg/2,5 mg - Hartkapseln 10B08
(Z.Nr. 1-31215) RP. P. nicht im Handel. C09BB07

Ramipril/Amlodipin Hexal 5 mg/5 mg - Hartkapseln 10B08
(Z.Nr. 1-31216) RP. P. nicht im Handel. C09BB07

Ramipril/Amlodipin Hexal 5 mg/10 mg - Hartkapseln 10B08
(Z.Nr. 1-31218) RP. P. nicht im Handel. C09BB07

Ramipril/Amlodipin Hexal 10 mg/5 mg - Hartkapseln 10B08
(Z.Nr. 1-31217) RP. P. nicht im Handel. C09BB07

Ramipril/Amlodipin Hexal 10 mg/10 mg - Hartkapseln 10B08
(Z.Nr. 1-31219) RP. P. nicht im Handel. C09BB07

Ramipril/Amlodipin Krka 5 mg/5 mg - Hartkapseln 10B08
(Z.Nr. 1-37715) RP. P. nicht im Handel. C09BB07

Ramipril/Amlodipin Krka 5 mg/10 mg - Hartkapseln 10B08
(Z.Nr. 1-37714) RP. P. nicht im Handel. C09BB07

Ramipril/Amlodipin Krka 10 mg/5 mg - Hartkapseln 10B08
(Z.Nr. 1-37713) RP. P. nicht im Handel. C09BB07

Ramipril/Amlodipin Krka 10 mg/10 mg - Hartkapseln 10B08
(Z.Nr. 1-37712) RP. P. nicht im Handel. C09BB07

Ramipril/Amlodipin Pfizer 2,5 mg/2,5 mg - Hartkapseln 10B08
(Z.Nr. 1-35105) RP. P. nicht im Handel. C09BB07

Ramipril/Amlodipin Pfizer 5 mg/5 mg - Hartkapseln 10B08
(Z.Nr. 1-35106) RP. P. C09BB07
ZI: Pfizer Corporation Austria, Wien
Z: 1 Hartkapsel enthält: Ramipril 5 mg, Amlodipin 5 mg (entspr. Amlodipin besilat); Kapselfüllung: Crospovidon, Hypromellose, Cellulose, mikrokristalline, Glycerol dibehenat; Kapselhülle: Brillantblau FCF, Allurarot AC 0,048 mg, Titandioxid, Gelatine.
EW: ACE-Hemmer + Kalziumkanalblocker.
AG: Hypertonie bei ausreichender Einstellung mit den Einzelsubstanzen in gleicher Dosisstärke.
AA: Oral mit Flüsssigkeit.
DO: 1mal tgl. 1 Hartkapsel. Vorsicht bei Leber- oder Nierenschäden. Für Kinder und Jugendliche nicht empfohlen.
GA: Angioödeme, Nierenarterienstenose, Schock, schwere Aortenstenose, instabile Herzinsuffizienz nach akutem Myokardinfarkt.
SST: Kontraindiziert im 2. und 3. Trimenon; im 1. Trimenon und in der Stillzeit nicht empfohlen.
NW: ZNS, Hypotonie, Husten, Magen/Darm, Haut (auch schwer), Myalgien, Niere, Palpitationen, Ödeme, Leber, Blutbild, Hyperkaliämie, Psyche, Seh- oder Hörstörungen, Syndrom der inadäquaten antidiuretischen Hormonsekretion.
WW: Kontraindiziert: Extrakorporale Behandlungen mit Kontakt mit negativ geladenenen Oberflächen (High flux-Membrane, LDL-Apherese).
Vorsicht: Kalium, Co-Trimoxazol (Hyperkaliämie), andere Blutdrucksenker, duale Blockade des Renin-Angiotensin-Systems, Aliskiren, vasopressorische Sympathomimetika, hämatotoxische Substanzen, Lithium, Antidiabetika, NSARs, CYP3A4-Induktoren oder Hemmer, Clarithromycin (Hypotonie), Ciclosporin, Tacrolimus. mTOR-Inhibitoren (z.B. Sirolimus): Angioödeme.
WH: Vorsicht bei Patienten mit hohem Hypotonierisiko. Kontrollen: Niere, Serumkalium, Blutbild. Verkehrshinweis.
PG: 30 ST (2) (EKO: G) [€ 12,25]

Ramipril/Amlodipin Pfizer 5 mg/10 mg - Hartkapseln 10B08
(Z.Nr. 1-35107) RP. P. C09BB07
ZI: Pfizer Corporation Austria, Wien
Z: 1 Hartkapsel enthält: Ramipril 5 mg, Amlodipin 10 mg (entspr. Amlodipin besilat); Kapselfüllung: Crospovidon, Hypromellose, Cellulose, mikrokristalline, Glycerol dibehenat; Kapselhülle: Eisenoxid rot, Titandioxid, Azorubin 0,2542 mg (entspr. Carmoisin), Indigocarmin, Gelatine.
Kurzinformation: siehe Ramipril/Amlodipin Pfizer 5 mg/5 mg - Hartkapseln, → S. 1190
PG: 30 ST (2) (EKO: G) [€ 12,25]

Ramipril/Amlodipin Pfizer 10 mg/5 mg - Hartkapseln 10B08
(Z.Nr. 1-35108) RP. P. C09BB07
ZI: Pfizer Corporation Austria, Wien
Z: 1 Hartkapsel enthält: Ramipril 10 mg, Amlodipin 5 mg (entspr. Amlodipin besilat); Kapselfüllung: Crospovidon, Hypromellose, Cellulose, mikrokristalline, Glycerol dibehenat; Kapselhülle: Eisenoxid rot, Titandioxid, Brillantblau FCF, Allurarot AC 0,0384 mg, Gelatine.
Kurzinformation: siehe Ramipril/Amlodipin Pfizer 5 mg/5 mg - Hartkapseln, → S. 1190
PG: 30 ST (2) (EKO: G) [€ 12,25]

Ramipril/Amlodipin Pfizer 10 mg/10 mg - Hartkapseln 10B08
(Z.Nr. 1-35109) RP. P. C09BB07
ZI: Pfizer Corporation Austria, Wien
Z: 1 Hartkapsel enthält: Ramipril 10 mg, Amlodipin 10 mg (entspr. Amlodipin besilat); Kapselfüllung: Crospovidon, Hypromellose, Cellulose, mikrokristalline, Glycerol dibehenat; Kapselhülle: Azorubin 0,6355 mg (entspr. Carmoisin), Indigokarmin, Titandioxid, Gelatine.
Kurzinformation: siehe Ramipril/Amlodipin Pfizer 5 mg/5 mg - Hartkapseln, → S. 1190
PG: 30 ST (2) (EKO: G) [€ 12,25]

Ramipril/Amlodipin Stada 5 mg/5 mg - Hartkapseln 10B08
(Z.Nr. 1-38764) RP. P. C09BB07
ZI: Stada Arzneimittel, Wien
Z: 1 Hartkapsel enthält: Ramipril 5 mg, Amlodipin 5 mg (entspr. Amlodipin besilat), Kapselinhalt: Cellulose, mikrokristalline, Hypromellose, Crospovidon Typ B, Glycerol dibehenat; Kapseloberteil/-unterteil: Gelatine, Titandioxid, Indigocarmin.
EW: ACE-Hemmer + Kalziumkanalblocker.
AG: Hypertonie bei ausreichender Einstellung mit den Einzelsubstanzen in gleicher Dosisstärke.
AA: Oral mit Flüssigkeit.
DO: 1mal tgl. 1 Hartkapsel. Vorsicht bei Leber- oder Nierenschäden. Für Kinder und Jugendliche nicht empfohlen.
GA: Angioödeme, Nierenarterienstenose, Schock, hypotensive/ hämodynamisch instabile Zustände, schwere Aortenstenose, instabile Herzinsuffizienz nach akutem Myokardinfarkt.
SST: Kontraindiziert im 2. und 3. Trimenon; im 1. Trimenon und in der Stillzeit nicht empfohlen.
NW: ZNS, Hypotonie, Husten, Magen/Darm, Haut (auch schwer), Myalgien, Niere, Palpitationen, Ödeme, Leber, Blutbild, Hyperkaliämie, Psyche, Seh- oder Hörstörungen, Syndrom der inadäquaten antidiuretischen Hormonsekretion (SIADH).
WW: Kontraindiziert: Extrakorporale Behandlungen mit Kontakt mit negativ geladenen Oberflächen (High flux-Membrane, LDL-Apherese), duale Blockade des Renin-Angiotensin-Systems, Aliskiren, Sacubitril/Valsartan (Angioödeme).
Vorsicht: Kalium, Co-Trimoxazol (Hyperkaliämie), andere Blutdrucksenker, vasopressorische Sympathomimetika, hämatotoxische Substanzen, Lithium, Antidiabetika, NSARs, CYP3A4-Induktoren oder Hemmer, Clarithromycin (Hypotonie), Ciclosporin, Tacrolimus. mTOR-Inhibitoren (z.B. Sirolimus), Simvastatin (MTD 20mg).
WH: Vorsicht bei Patienten mit hohem Hypotonierisiko. Kontrollen: Niere, Serumkalium, Blutbild. Verkehrshinweis.
PG: 30 ST (3) (EKO: G) [€ 8,90]

Ramipril/Amlodipin Stada 5 mg/10 mg - Hartkapseln 10B08
(Z.Nr. 1-38765) RP. P. C09BB07
ZI: Stada Arzneimittel, Wien
Z: 1 Hartkapsel enthält: Ramipril 5 mg, Amlodipin 10 mg (entspr. Amlodipin besilat), Kapselinhalt: Cellulose, mikrokristalline, Hypromellose, Crospovidon Typ B, Glycerol dibehenat; Kapseloberteil/-unterteil: Gelatine, Titandioxid, Indigocarmin.
Kurzinformation: siehe Ramipril/Amlodipin Stada 5 mg/5 mg - Hartkapseln, → S. 1190
PG: 30 ST (3) (EKO: G) [€ 8,90]

Ramipril/Amlodipin Stada 10 mg/5 mg - Hartkapseln 10B08
(Z.Nr. 1-38766) RP. P. C09BB07

ZI: Stada Arzneimittel, Wien
Z: 1 Hartkapsel enthält: Ramipril 10 mg, Amlodipin 5 mg (entspr. Amlodipin besilat), Kapselinhalt: Cellulose, mikrokristalline, Hypromellose, Crospovidon Typ B, Glycerol dibehenat; Kapseloberteil/-unterteil: Gelatine, Titandioxid, Indigocarmin.
Kurzinformation: siehe Ramipril/Amlodipin Stada 5 mg/5 mg - Hartkapseln, → S. 1190
PG: 30 ST (3) (EKO: G) [€ 8,90]

Ramipril/Amlodipin Stada 10 mg/10 mg - Hartkapseln 10B08

(Z.Nr. 1-38767) RP. P. C09BB07
ZI: Stada Arzneimittel, Wien
Z: 1 Hartkapsel enthält: Ramipril 10 mg, Amlodipin 10 mg (entspr. Amlodipin besilat), Kapselinhalt: Cellulose, mikrokristalline, Hypromellose, Crospovidon Typ B, Glycerol dibehenat; Kapseloberteil/-unterteil: Gelatine, Titandioxid, Indigocarmin.
Kurzinformation: siehe Ramipril/Amlodipin Stada 5 mg/5 mg - Hartkapseln, → S. 1190
PG: 30 ST (3) (EKO: G) [€ 8,90]

Ramipril/Amlodipin/HCT 1A Pharma 5 mg/5 mg/12,5 mg - Hartkapseln 10B10

(Z.Nr. 1-38678) RP. P. C09BX03
ZI: 1A Pharma, Wien
Z: 1 Hartkapsel enthält: Ramipril 5 mg, Amlodipin 5 mg (entspr. Amlodipin besilat), Hydrochlorothiazid 12,5 mg, Kapselfüllung: Cellulose, mikrokristalline, Calciumhydrogenphosphat, Maisstärke, vorverkleistert, Carboxymethylstärke, Natrium Typ A, Natriumstearylfumarat; Kapselhülle: Eisenoxid rot, Eisenoxid schwarz, Titandioxid, Gelatine.
EW: Kombination ACE-Hemmer + Kalziumblocker + Diuretikum.
AG: Essentielle Hypertonie bei ausreichender Einstellung mit den Einzelwirkstoffen.
AA: Oral unzerkaut einnehmen, nicht mit Grapefruitsaft.
DO: 1mal tgl. 1 Hartkapsel in der entsprechenden Stärke. Dosisreduktion bei Nierenschäden.
Für Kinder und Jugendliche nicht empfohlen.
GA: Sulfonamidempfindlichkeit, Angioödem, Aortenstenose, schwere Nierenschäden.
SST: Gegenanzeige im 2. und 3. Trimenon und in der Stillzeit;, im 1. Trimenon nicht empfohlen.
NW: Überempfindlichkeit, Angioödem, Haut (auch schwere Reaktionen), Herz/Kreislauf (schwere Hypotonie), ZNS, Augen (akute Myopie, Engwinkelglaukom), Magen/Darm, Pankreatitis, Niere, Leber (Ikterus), Atemwege (Husten), Leukopenie, Elektrolyte (Kalium, Hyponatriämie), Untersuchungen.
NW der Einzelsubstanzen beachten.
Erhöhtes Risiko für nicht-melanozytären Hautkrebs durch HCT.
WW: Gegenanzeige: Sacubitril/Valsartan (36 Stunden Abstand). Kombination mit Aliskiren nicht empfohlen, bei Patienten mit Nierenschäden oder Diabetes kontraindiziert.
Nicht empfohlen: Extrakorporale Behandlungen mit Kontakt zwischen Blut und negativ geladenen Oberflächen (Polyacrylnitrilmembranen, LDL-Apherese). Duale Blockade des Renin/Angiotensin/Aldosteron-Systems, Lithium, Grapefruit.
Vorsicht: Kalium, Trimethoprim, Co-Trimoxazol, Tacrolimus, Ciclosporin, Heparin (Hyperkaliämie), andere Blutdrucksenker verstärkt, Diuretika, Alkohol, ZNS-Dämpfer (Blutdruckabfalll), QT-verlängernde Arzneimittel, Sympathomimetika, nichtsteroidale Antiphlogistika abschwächend, curareartige Muskelrelaxantien verstärkt, orale Antikoagulantien abgeschwächt, Zytostatika (Leukopenie), Ionenaustauscher (Abstand), Blutzuckersenker verstärkt, jodhaltige Kontrastmittel, Allopurinol (Niere), mTOR- Inhibitoren wie Sirolimus, Everolimus, Temsirolimus, Vildagliptin (Angioödeme).
WH: Vorsicht bei dekompensierter Herzinsuffizienz, eingeschränkter Leberfunktion. Kontrollen: Blutdruck, Blutzucker, Niere, Blutbild, Leber, Elektrolyte (Kalium, Kalzium), Verkehrshinweis. Vor Hyposensibilisierung absetzen. Behandlung 1 Tag vor größeren Operationen absetzen. Positive Dopingtests möglich.
PG: 30 ST * (EKO: R) [€ 12,05]

Ramipril/Amlodipin/HCT 1A Pharma 5 mg/5 mg/25 mg - Hartkapseln 10B10

(Z.Nr. 1-38675) RP. P. C09BX03
ZI: 1A Pharma, Wien
Z: 1 Hartkapsel enthält: Ramipril 5 mg, Amlodipin 5 mg (entspr. Amlodipin besilat), Hydrochlorothiazid 25 mg, Kapselfüllung: Cellulose, mikrokristalline, Calciumhydrogenphosphat, Maisstärke, vorverkleistert, Carboxymethylstärke, Natrium Typ A, Natriumstearylfumarat; Kapselhülle: Eisenoxid rot, Eisenoxid gelb, Titandioxid, Gelatine.
Kurzinformation: siehe Ramipril/Amlodipin/HCT 1A Pharma 5 mg/5 mg/12,5 mg - Hartkapseln, → S. 1191
PG: 30 ST * (EKO: R) [€ 12,05]

Ramipril/Amlodipin/HCT 1A Pharma 10 mg/5 mg/25 mg - Hartkapseln 10B10

(Z.Nr. 1-38680) RP. P. C09BX03
ZI: 1A Pharma, Wien
Z: 1 Hartkapsel enthält: Ramipril 10 mg, Amlodipin 5 mg (entspr. Amlodipin besilat), Hydrochlorothiazid 25 mg, Kapselfüllung: Cellulose, mikrokristalline, Calciumhydrogenphosphat, Maisstärke, vorverkleistert, Carboxymethylstärke, Natrium Typ A, Natriumstearylfumarat; Kapselhülle: Eisenoxid rot, Eisenoxid gelb, Titandioxid, Gelatine.
Kurzinformation: siehe Ramipril/Amlodipin/HCT 1A Pharma 5 mg/5 mg/12,5 mg - Hartkapseln, → S. 1191
PG: 30 ST * (EKO: R) [€ 12,05]

Ramipril/Amlodipin/HCT 1A Pharma 10 mg/10 mg/25 mg - Hartkapseln 10B10

(Z.Nr. 1-38679) RP. P. C09BX03
ZI: 1A Pharma, Wien
Z: 1 Hartkapsel enthält: Ramipril 10 mg, Amlodipin 10 mg (entspr. Amlodipin besilat), Hydrochlorothiazid 25 mg, Kapselfüllung: Cellulose, mikrokristalline, Calciumhydrogenphosphat, Maisstärke, vorverkleistert, Carboxymethylstärke, Natrium Typ A, Natriumstearylfumarat; Kapselhülle: Eisenoxid rot, Eisenoxid gelb, Eisenoxid schwarz, Titandioxid, Gelatine.
Kurzinformation: siehe Ramipril/Amlodipin/HCT 1A Pharma 5 mg/5 mg/12,5 mg - Hartkapseln, → S. 1191
PG: 30 ST * (EKO: R) [€ 12,05]

Ramipril/Amlodipin/HCT Genericon 5 mg/5 mg/12,5 mg - Hartkapseln 10B10

(Z.Nr. 1-38772) RP. P. C09BX03
ZI: Genericon Pharma, Graz
Z: 1 Hartkapsel enthält: Ramipril 5 mg, Amlodipin 5 mg (entspr. Amlodipin besilat 6,934 mg), Hydrochlorothiazid 12,5 mg, Hartkapselinhalt: Cellulose, mikrokristalline, Calcium hydrogenphosphat, wasserfreies, Maisstärke, prägelatiniert, Natrium stärkeglykolat Typ A, Natriumstearylfumarat; Hartkapselhülle: Eisenoxid rot, Eisenoxid schwarz, Titandioxid, Gelatine.
EW: ACE-Hemmer + Kalziumkanalblocker + Diuretikum.
AG: Hypertonie bei ausreichender Einstellung mit den Einzelsubstanzen in gleicher Dosisstärke.
AA: Oral unzerkaut mit Flüssigkeit (nicht mit Grapefruitsaft) einnehmen.
DO: 1mal tgl. 1 Hartkapsel. Vorsicht bei Leber- oder Nierenschäden. Für Kinder und Jugendliche nicht empfohlen.
GA: Angioödeme, Nierenarterienstenose, Schock, schwere Aortenstenose, schwere Nierenschäden, refraktäre Hypokaliämie, Hyponatriämie, Hyperkalzämie, symptomatische Hyperurikämie, instabile Hämodynamik, Leberschäden.
SST: Kontraindiziert im 2. und 3. Trimenon und in der Stillzeit; im 1. Trimenon nicht empfohlen.
NW: ZNS, Hypotonie, Husten, Magen/Darm, Haut (auch schwer), Angioödeme, Lichtempfindlichkeit, Myalgien, Niere, Palpitationen, Ödeme, Leber, Blutbild, Stoffwechsel, Elektrolytstörungen (Hyperkaliämie), Psyche, Seh- oder Hörstörungen, Syndrom der inadäquaten antidiuretischen Hormonsekretion (SIADH), nicht-melanozytärer Hautkrebs, Auge (Aderhauterguss, akutes Engwinkelglaukom).
WW: Kontraindiziert: Extrakorporale Behandlungen mit Kontakt mit negativ geladenen Oberflächen (High flux-Membrane, LDL-Apherese), Sacubitril / Valsartan (mind. 36 Std Abstand). Kombination mit Aliskiren nicht empfohlen, bei Patienten mit Nierenschäden oder Diabetes kontraindiziert.
Nicht empfohlen: Duale Blockade des Renin- Angiotensin-Systems.
Vorsicht: Kalium, kalium-sparende Diuretika, Co-Trimoxazol (Hyperkaliämie). Andere Blutdrucksenker, vasopressorische Sympathomimetika, hämatotoxische Substanzen, Lithium, Antidiabetika, NSARs, CYP3A4-Induktoren oder Hemmer, Clarithromycin (Hypotonie), Ciclosporin. Tacrolimus, mTOR-Inhibitoren (z.B. Sirolimus), Racecadotril, Vildagliptin (Angioödeme). Orale Antikoagulantien, Antidiabetika, Simvastatin (MTD 20 mg).
WH: Vorsicht bei Patienten mit hohem Hypotonierisiko, Herzinsuffizienz. Kontrollen: Niere, Serumkalium, Serumnatrium, Blutbild. Verkehrshinweis. Positive Dopingkontrollen möglich.
PG: 30 ST (3) (EKO: G) [€ 11,85]

Ramipril/Amlodipin/HCT Genericon 5 mg/5 mg/25 mg - Hartkapseln 10B10

(Z.Nr. 1-38770) RP. P. C09BX03
ZI: Genericon Pharma, Graz
Z: 1 Hartkapsel enthält: Ramipril 5 mg, Amlodipin 5 mg (entspr. Amlodipin besilat 6,934 mg), Hydrochlorothiazid 25 mg,

Hartkapselinhalt: Cellulose, mikrokristalline, Calcium hydrogenphosphat, wasserfreies, Maisstärke, prägelatiniert, Natrium stärkeglykolat Typ A, Natriumstearylfumarat; Hartkapselhülle: Eisenoxid rot, Eisenoxid gelb, Titandioxid, Gelatine.
Kurzinformation: siehe Ramipril/Amlodipin/HCT Genericon 5 mg/5 mg/12,5 mg - Hartkapseln, → S. 1191
PG: 30 ST (3) (EKO: G) [€ 11,85]

Ramipril/Amlodipin/HCT Genericon 10 mg/5 mg/25 mg - Hartkapseln 10B10

(Z.Nr. 1-38774) RP. P. C09BX03
ZI: Genericon Pharma, Graz
Z: 1 Hartkapsel enthält: Ramipril 10 mg, Amlodipin 5 mg (entspr. Amlodipin besilat 6,934 mg), Hydrochlorothiazid 25 mg, Hartkapselinhalt: Cellulose, mikrokristalline, Calcium hydrogenphosphat, wasserfreies, Maisstärke, prägelatiniert, Natrium stärkeglykolat Typ A, Natriumstearylfumarat; Hartkapselhülle: Eisenoxid rot, Eisenoxid gelb, Titandioxid, Gelatine.
Kurzinformation: siehe Ramipril/Amlodipin/HCT Genericon 5 mg/5 mg/12,5 mg - Hartkapseln, → S. 1191
PG: 30 ST (3) (EKO: G) [€ 11,85]

Ramipril/Amlodipin/HCT Genericon 10 mg/10 mg/25 mg - Hartkapseln 10B10

(Z.Nr. 1-38773) RP. P. C09BX03
ZI: Genericon Pharma, Graz
Z: 1 Hartkapsel enthält: Ramipril 10 mg, Amlodipin 10 mg (entspr. Amlodipin besilat 13,868 mg), Hydrochlorothiazid 25 mg, Hartkapselinhalt: Cellulose, mikrokristalline, Calcium hydrogenphosphat, wasserfreies, Maisstärke, prägelatiniert, Natrium stärkeglykolat Typ A, Natriumstearylfumarat; Hartkapselhülle: Eisenoxid rot, Eisenoxid gelb, Eisenoxid schwarz, Titandioxid, Gelatine.
Kurzinformation: siehe Ramipril/Amlodipin/HCT Genericon 5 mg/5 mg/12,5 mg - Hartkapseln, → S. 1191
PG: 30 ST (3) (EKO: G) [€ 11,85]

Ramipril/HCT 1A Pharma 2,5 mg/12,5 mg - Tabletten 10B05

(Z.Nr. 1-25121) RP. P. C09BA05
ZI: 1A Pharma, Wien
Z: 1 Tablette enthält: Ramipril 2,5 mg, Hydrochlorothiazid 12,5 mg, Natriumhydrogencarbonat, Hypromellose, Cellulose, mikrokristalline, Stärke, vorverkleistert, Natriumstearylfumarat (entspr. Natrium).
EW: Kombination ACE-Hemmer + Diuretikum.
AG: Essentielle Hypertonie bei nicht ausreichender Monotherapie.
AA: Morgens unzerkaut mit reichlich Flüssigkeit einnehmen.
DO: Möglichst niedrig: 1mal tgl. 1 Tablette der niedrigeren Stärke, bei Bedarf nach mindestens 3 Wochen auf 1 Tablette der höheren Stärke wechseln. Dosisreduktion bei Nierenschäden. Nicht für Kinder und Jugendliche.
GA: Sulfonamidempfindlichkeit, angioneurotisches Ödem, nach Nierentransplantation, Desensibilisierungstherapie, obstruktive Kardiomyopathien, Leberschäden, Kinder und Jugendliche.
SST: Gegenanzeige im 2. und 3. Trimenon und in der Stillzeit;, im 1. Trimenon nicht empfohlen.
NW: Überempfindlichkeit, angioneurotisches Ödem, Haut, Herz/Kreislauf (schwere Hypotonie), ZNS, Augen (akute Myopie, sekundäres Engwinkelglaukom), Magen/Darm, Pankreatitis, Niere, Leber (Ikterus), Atemwege (Husten), Leukopenie, Elektrolyte (Kalium, Hyponatriämie), Untersuchungen.
NW der Einzelsubstanzen beachten.
Erhöhtes Risiko für nicht-melanozytären Hautkrebs durch HCT.
WW: Gegenanzeige: Sacubitril / Valsartan (36 Std. Abstand). Kombination mit Aliskiren nicht empfohlen, bei Patienten mit Nierenschäden oder Diabetes kontraindiziert. Kontraindiziert: Extrakorporale Behandlungen mit Kontakt zwischen Blut und negativ geladenen Oberflächen (Polyacrylnitrilmembranen, LDL-Apherese).
Nicht empfohlen: Duale Blockade des Renin/Angiotensin/Aldosteron-Systems, Lithium.
Vorsicht: Kalium, Trimethoprim, Co-Trimoxazol, Tacrolimus, Ciclosporin, Heparin (Hyperkaliämie), andere Blutdrucksenker verstärkt, Diuretika, Alkohol, ZNS-Dämpfer (Blutdruckabfalll), QT-verlängernde Arzneimittel, Sympathomimetika, nichtsteroidale Antiphlogistika abschwächend, curareartige Muskelrelaxantien verstärkt, orale Antikoagulantien abgeschwächt, Zytostatika (Leukopenie), Ionenaustauscher (Abstand), Blutzuckersenker verstärkt, jodhaltige Kontrastmittel, Allopurinol (Niere), Sirolimus, Everolimus, Temsirolimus, Vildagliptin, Racecadotril (Angioödeme).
WH: Vorsicht bei Ischämie, Lupus erythematodes, gestörter Immunreaktion, Salz- oder Flüssigkeitsmangel, Psoriasis. Kontrollen: Blutdruck, Blutzucker, Niere, Blutbild, Leber, Elektrolyte (Kalium, Kalzium), Verkehrshinweis. Vor LDL-Apherese oder Desensibilisierung absetzen. Behandlung 1 Tag vor größeren Operationen absetzen. Positive Dopingtests möglich.
PG: 30 ST (2) (EKO: G) [€ 5,30]

Ramipril/HCT 1A Pharma 5 mg/25 mg - Tabletten 10B05

(Z.Nr. 1-25122) RP. P. C09BA05
ZI: 1A Pharma, Wien
Z: 1 Tablette enthält: Ramipril 5 mg, Hydrochlorothiazid 25 mg, Natriumhydrogencarbonat, Hypromellose, Cellulose, mikrokristalline, Stärke, vorverkleistert, Natriumstearylfumarat (entspr. Natrium).
Kurzinformation: siehe Ramipril/HCT 1A Pharma 2,5 mg/12,5 mg - Tabletten, → S. 1192
PG: 30 ST (2) (EKO: G) [€ 9,05]

Ramipril/HCT Actavis 2,5 mg/12,5 mg - Tabletten 10B05

(Z.Nr. 1-27205) RP. P. C09BA05
ZI: Actavis Group PTC, Hafnarfjördur, Island
Z: 1 Tablette enthält: Ramipril 2,5 mg, Hydrochlorothiazid 12,5 mg, Stärke, verkleistert, Natriumstearylfumarat, Natriumhydrogencarbonat, Lactose monohydrat 64,5 mg, Croscarmellose natrium.
EW: Kombination ACE-Hemmer + Diuretikum.
AG: Essentielle Hypertonie bei nicht ausreichender Monotherapie.
AA: Morgens unzerkaut mit reichlich Flüssigkeit einnehmen.
DO: Möglichst niedrig: 1mal tgl. 1 Tablette der niedrigeren Stärke, bei Bedarf nach mindestens 3 Wochen auf 1 Tablette der höheren Stärke wechseln. Dosisreduktion bei Nierenschäden. Nicht für Kinder und Jugendliche.
GA: Sulfonamidempfindlichkeit, angioneurotisches Ödem, nach Nierentransplantation, Desensibilisierungstherapie, obstruktive Kardiomyopathien, Leberschäden, Kinder und Jugendliche.
SST: Gegenanzeige im 2. und 3. Trimenon und in der Stillzeit;, im 1. Trimenon nicht empfohlen.
NW: Überempfindlichkeit, angioneurotisches Ödem, Haut, Herz/Kreislauf (schwere Hypotonie), ZNS, Augen (Aderhauterguss, akute Myopie, sekundäres Engwinkelglaukom), Magen/Darm, Pankreatitis, Niere, Leber (Ikterus), Atemwege (Husten), Leukopenie, Elektrolyte (Kalium, Hyponatriämie), Untersuchungen.
NW der Einzelsubstanzen beachten.
HCT: Erhöhtes Risiko für nicht-melanozytären Hautkrebs.
WW: Gegenanzeige: Sacubitril / Valsartan (36 Std. Abstand). Kombination mit Aliskiren nicht empfohlen, bei Patienten mit Nierenschäden oder Diabetes kontraindiziert. Kontraindiziert: Extrakorporale Behandlungen mit Kontakt zwischen Blut und negativ geladenen Oberflächen (Polyacrylnitrilmembranen, LDL-Apherese). Nicht empfohlen: Duale Blockade des Renin/Angiotensin/Aldosteron-Systems, Lithium. Vorsicht: Kalium, Trimethoprim, Co-Trimoxazol, Tacrolimus, Ciclosporin, Heparin (Hyperkaliämie), andere Blutdrucksenker verstärkt, Diuretika, Alkohol, ZNS-Dämpfer (Blutdruckabfalll), QT-verlängernde Arzneimittel, Sympathomimetika, nichtsteroidale Antiphlogistika abschwächend, curareartige Muskelrelaxantien verstärkt, orale Antikoagulantien abgeschwächt, Zytostatika (Leukopenie), Ionenaustauscher (Abstand), Blutzuckersenker verstärkt, jodhaltige Kontrastmittel, Allopurinol (Niere); Sirolimus, Everolimus, Temsirolimus, Racecadotril, Vildagliptin (Angioödeme).
WH: Vorsicht bei Ischämie, Lupus erythematodes, gestörter Immunreaktion, Salz- oder Flüssigkeitsmangel, Psoriasis. Kontrollen: Blutdruck, Blutzucker, Niere, Blutbild, Leber, Elektrolyte (Kalium, Kalzium), Verkehrshinweis. Vor LDL-Apherese oder Desensibilisierung absetzen. Behandlung 1 Tag vor größeren Operationen absetzen. Positive Dopingtests möglich.
PG: 30 ST (2) (EKO: G) [€ 5,30]

Ramipril/HCT Actavis 5 mg/12,5 mg - Tabletten 10B05

(Z.Nr. 1-29014) RP. P. C09BA05
ZI: Actavis Group PTC, Hafnarfjördur, Island
Z: 1 Tablette enthält: Ramipril 5 mg, Hydrochlorothiazid 12,5 mg, Natriumhydrogencarbonat, Calciumsulfat-2-Wasser, Stärke, verkleistert, Natriumstearylfumarat, Farbstoffmischung: (entspr. Stärke, verkleistert), (entspr. Eisenoxid schwarz), (entspr. Eisenoxid rot), (entspr. Eisenoxid gelb).
Kurzinformation: siehe Ramipril/HCT Actavis 2,5 mg/12,5 mg - Tabletten, → S. 1192
PG: 30 ST (2) (EKO: G) [€ 7,90]

Ramipril/HCT Actavis 5 mg/25 mg - Tabletten 10B05

(Z.Nr. 1-27206) RP. P. C09BA05
ZI: Actavis Group PTC, Hafnarfjördur, Island
Z: 1 Tablette enthält: Ramipril 5 mg, Hydrochlorothiazid 25 mg,

Stärke, verkleistert, Natriumstearylfumarat, Natriumhydrogencarbonat, Lactose monohydrat 129 mg, Croscarmellose natrium.
Kurzinformation: siehe Ramipril/HCT Actavis 2,5 mg/12,5 mg - Tabletten, → S. 1192
PG: 30 ST (2) (EKO: G) [€ 7,90]

Ramipril/HCT Hexal 2,5 mg/12,5 mg - Tabletten 10B05

(Z.Nr. 1-25115) RP. P. C09BA05
ZI: Hexal Pharma, Wien
Z: 1 Tablette enthält: Ramipril 2,5 mg, Hydrochlorothiazid 12,5 mg, Natriumhydrogencarbonat, Hypromellose, Cellulose, mikrokristalline, Stärke, vorverkleistert, Natriumstearylfumarat (entspr. Natrium).
EW: Kombination ACE-Hemmer + Diuretikum.
AG: Essentielle Hypertonie bei nicht ausreichender Monotherapie.
AA: Morgens unzerkaut mit reichlich Flüssigkeit einnehmen.
DO: Möglichst niedrig: 1mal tgl. 1 Tablette der niedrigeren Stärke, bei Bedarf nach mindestens 3 Wochen auf 1 Tablette der höheren Stärke wechseln. Dosisreduktion bei Nierenschäden. Nicht für Kinder und Jugendliche.
GA: Sulfonamidempfindlichkeit, angioneurotisches Ödem, nach Nierentransplantation, Desensibilisierungstherapie, obstruktive Kardiomyopathien, Leberschäden, Kinder und Jugendliche.
SST: Gegenanzeige im 2. und 3. Trimenon und in der Stillzeit;, im 1. Trimenon nicht empfohlen.
NW: Überempfindlichkeit, angioneurotisches Ödem, Haut, Herz/Kreislauf (schwere Hypotonie), ZNS, Augen (Aderhauterguss, transiente Myopie, akutes Winkelverschlussglaukom), Magen/Darm, Pankreatitis, Niere, Leber (Ikterus), Atemwege (Husten), Leukopenie, Elektrolyte (Kalium, Hyponatriämie), Untersuchungen.
NW der Einzelsubstanzen beachten.
Erhöhtes Risiko für nicht-melanozytären Hautkrebs durch HCT.
WW: Gegenanzeige: Sacubitril / Valsartan (36 Std. Abstand). Kombination mit Aliskiren nicht empfohlen, bei Patienten mit Nierenschäden oder Diabetes kontraindiziert. Kontraindiziert: Extrakorporale Behandlungen mit Kontakt zwischen Blut und negativ geladenen Oberflächen (Polyacrylnitrilmembranen, LDL-Apherese).
Nicht empfohlen: Duale Blockade des Renin/Angiotensin/Aldosteron-Systems, Lithium.
Vorsicht: Kalium, Trimethoprim, Co-Trimoxazol, Tacrolimus, Ciclosporin, Heparin (Hyperkaliämie), andere Blutdrucksenker verstärkt, Diuretika, Alkohol, ZNS-Dämpfer (Blutdruckabfalll), QT-verlängernde Arzneimittel, Sympathomimetika, nichtsteroidale Antiphlogistika abschwächend, curareartige Muskelrelaxantien verstärkt, orale Antikoagulantien abgeschwächt, Zytostatika (Leukopenie), Ionenaustauscher (Abstand), Blutzuckersenker verstärkt, jodhaltige Kontrastmittel, Allopurinol (Niere), Sirolimus, Everolimus, Temsirolimus, Vildagliptin, Racecadotril (Angioödeme).
WH: Vorsicht bei Ischämie, Lupus erythematodes, gestörter Immunreaktion, Salz- oder Flüssigkeitsmangel, Psoriasis. Kontrollen: Blutdruck, Blutzucker, Niere, Blutbild, Leber, Elektrolyte (Kalium, Kalzium), Verkehrshinweis. Vor LDL-Apherese oder Desensibilisierung absetzen. Behandlung 1 Tag vor größeren Operationen absetzen. Positive Dopingtests möglich.
PG: 30 ST (2) (EKO: G) [€ 5,25]

Ramipril/HCT Hexal 5 mg/25 mg - Tabletten 10B05

(Z.Nr. 1-25118) RP. P. C09BA05
ZI: Hexal Pharma, Wien
Z: 1 Tablette enthält: Ramipril 5 mg, Hydrochlorothiazid 25 mg, Natriumhydrogencarbonat, Hypromellose, Cellulose, mikrokristalline, Stärke, vorverkleistert, Natriumstearylfumarat (entspr. Natrium).
Kurzinformation: siehe Ramipril/HCT Hexal 2,5 mg/12,5 mg - Tabletten, → S. 1193
PG: 30 ST (2) (EKO: G) [€ 9,05]

Ramipril/HCT Krka 2,5 mg/12,5 mg - Tabletten 10B05

(Z.Nr. 1-37323) RP. P. C09BA05
ZI: Krka, Novo Mesto, Slowenien
Z: 1 Tablette enthält: Ramipril 2,5 mg, Hydrochlorothiazid 12,5 mg, Hypromellose, Cellulose, mikrokristalline, Maisstärke, vorverkleistert, Natriumstearylfumarat.
EW: Kombination ACE-Hemmer + Diuretikum.
AG: Essentielle Hypertonie bei nicht ausreichender Monotherapie.
AA: Morgens unzerkaut mit reichlich Flüssigkeit einnehmen.
DO: Möglichst niedrig: 1mal tgl. 1 Tablette der niedrigeren Stärke, bei Bedarf nach mindestens 3 Wochen auf 1 Tablette der höheren Stärke wechseln. Dosisreduktion bei Nierenschäden. Nicht für Kinder und Jugendliche.
GA: Sulfonamidempfindlichkeit, angioneurotisches Ödem, nach Nierentransplantation, Desensibilisierungstherapie, obstruktive Kardiomyopathien, Leberschäden, Kinder und Jugendliche.
SST: Gegenanzeige im 2. und 3. Trimenon und in der Stillzeit;, im 1. Trimenon nicht empfohlen.
NW: Überempfindlichkeit, angioneurotisches Ödem, Haut, Herz/Kreislauf (schwere Hypotonie), ZNS, Augen (akute Myopie, sekundäres Engwinkelglaukom), Magen/Darm, Pankreatitis, Niere, Leber (Ikterus), Atemwege (Husten), Leukopenie, Elektrolyte (Kalium, Hyponatriämie), Untersuchungen.
NW der Einzelsubstanzen beachten.
HCT: Erhöhtes Risiko für nicht-melanozytären Hautkrebs, Auge (Aderhauterguss, akute Myopie, sekundäres Winkelverschlussglaukom).
WW: Kontraindiziert: Extrakorporale Behandlungen mit Kontakt zwischen Blut und negativ geladenen Oberflächen (Polyacrylnitrilmembranen, LDL-Apherese). Sacubitril / Valsartan (36 Std. Abstand). Nicht empfohlen: Kombination mit Aliskiren nicht empfohlen, bei Patienten mit Nierenschäden oder Diabetes kontraindiziert. Duale Blockade des Renin/Angiotensin/Aldosteron-Systems, Lithium. Vorsicht: Kalium, Trimethoprim, Co-Trimoxazol, Ciclosporin, Heparin (Hyperkaliämie), andere Blutdrucksenker verstärkt, Diuretika, Alkohol, ZNS-Dämpfer (Blutdruckabfalll), QT-verlängernde Arzneimittel, Sympathomimetika, nichtsteroidale Antiphlogistika abschwächend, curareartige Muskelrelaxantien verstärkt, orale Antikoagulantien abgeschwächt, Zytostatika (Leukopenie), Ionenaustauscher (Abstand), Blutzuckersenker verstärkt, jodhaltige Kontrastmittel, Allopurinol (Niere), Racecadotril, Sirolimus, Everolimus, Temsirolimus, Vildagliptin (Angioödeme).
WH: Vorsicht bei Ischämie, Lupus erythematodes, gestörter Immunreaktion, Salz- oder Flüssigkeitsmangel, Psoriasis. Kontrollen: Blutdruck, Blutzucker, Niere, Blutbild, Leber, Elektrolyte (Kalium, Kalzium), Verkehrshinweis. Vor LDL-Apherese oder Desensibilisierung absetzen. Behandlung 1 Tag vor größeren Operationen absetzen. Positive Dopingtests möglich.
PG: 30 ST (2) (EKO: G) [€ 4,10]

Ramipril/HCT Krka 5 mg/25 mg - Tabletten 10B05

(Z.Nr. 1-37324) RP. P. C09BA05
ZI: Krka, Novo Mesto, Slowenien
Z: 1 Tablette enthält: Ramipril 5 mg, Hydrochlorothiazid 25 mg, Hypromellose, Cellulose, mikrokristalline, Maisstärke, vorverkleistert, Natriumstearylfumarat.
Kurzinformation: siehe Ramipril/HCT Krka 2,5 mg/12,5 mg - Tabletten, → S. 1193
PG: 30 ST (2) (EKO: G) [€ 7,00]

Ramipril-HCT "ratiopharm" 2,5 mg/12,5 mg - Tabletten 10B05

(Z.Nr. 1-25498) RP. P. C09BA05
ZI: Teva, Haarlem, Niederlande
Z: 1 Tablette enthält: Ramipril 2,5 mg, Hydrochlorothiazid 12,5 mg, Stärke, vorverkleistert, Natriumhydrogencarbonat, Lactose monohydrat 64,5 mg, Croscarmellose natrium, Natriumstearylfumarat (entspr. Natrium < 1 mmol) (entspr. → < 23 mg).
EW: Kombination ACE-Hemmer + Diuretikum.
AG: Essentielle Hypertonie bei nicht ausreichender Monotherapie.
AA: Morgens unzerkaut mit reichlich Flüssigkeit einnehmen.
DO: Möglichst niedrig: 1mal tgl. 1 Tablette der niedrigeren Stärke, bei Bedarf nach mindestens 3 Wochen auf 1 Tablette der höheren Stärke wechseln. Dosisreduktion bei Nierenschäden. Nicht für Kinder und Jugendliche.
GA: Sulfonamidempfindlichkeit, angioneurotisches Ödem, nach Nierentransplantation, Desensibilisierungstherapie, obstruktive Kardiomyopathien, Leberschäden, Kinder und Jugendliche.
SST: Gegenanzeige im 2. und 3. Trimenon und in der Stillzeit;, im 1. Trimenon nicht empfohlen.
NW: Überempfindlichkeit, angioneurotisches Ödem, Haut, Herz/Kreislauf (schwere Hypotonie), ZNS, Augen (akute Myopie, sekundäres Engwinkelglaukom), Magen/Darm, Pankreatitis, Niere, Leber (Ikterus), Atemwege (Husten), Leukopenie, Elektrolyte (Kalium, Hyponatriämie), Untersuchungen.
NW der Einzelsubstanzen beachten.
HCT: Erhöhtes Risiko für nicht-melanozytären Hautkrebs, Augen (Aderhauterguss, akute Myopie, akutes Engwinkelglaukom).
WW: Kontraindiziert: Extrakorporale Behandlungen mit Kontakt zwischen Blut und negativ geladenen Oberflächen (Polyacrylnitrilmembranen, LDL-Apherese), Sacubitril / Valsartan (36 Std. Abstand). Nicht empfohlen: Kombination mit Aliskiren nicht empfohlen, bei Patienten mit Nierenschäden oder Diabetes kontraindiziert. Duale Blockade des Renin/Angiotensin/Aldosteron-Systems, Lithium. Vorsicht: Kalium, Trimethoprim, Co-Trimoxazol, Tacrolimus, Ciclosporin, Heparin, (Hyperkaliämie), andere Blutdrucksenker verstärkt, Diuretika, Alkohol, ZNS-Dämpfer (Blutdruckabfalll), QT-verlängernde Arzneimittel, Sympathomimetika, nichtsteroidale Antiphlogistika abschwächend, curareartige Muskelrelaxantien verstärkt, orale Antikoagulantien abgeschwächt, Zytostatika (Leukopenie), Ionenaustauscher (Abstand), Blutzuckersenker verstärkt, jodhaltige Kontrastmittel, Allopurinol (Niere),

R

mTOR- Inhibitoren, z.B. Sirolimus, Everolimus, Temsirolimus, Vildagliptin, Racecadotril (Angioödeme).
WH: Vorsicht bei Ischämie, Lupus erythematodes, gestörter Immunreaktion, Salz- oder Flüssigkeitsmangel, Psoriasis. Kontrollen: Blutdruck, Blutzucker, Niere, Blutbild, Leber, Elektrolyte (Kalium, Kalzium), Verkehrshinweis. Vor LDL-Apherese oder Desensibilisierung absetzen. Behandlung 1 Tag vor größeren Operationen absetzen. Positive Dopingtests möglich.
PG: 30 ST (2) (EKO: G) [€ 5,30]

Ramipril-HCT "ratiopharm" 5 mg/25 mg - Tabletten 10B05
(Z.Nr. 1-25499) RP. P. C09BA05
ZI: Teva, Haarlem, Niederlande
Z: 1 Tablette enthält: Ramipril 5 mg, Hydrochlorothiazid 25 mg, Stärke, vorverkleistert, Natriumhydrogencarbonat, Lactose monohydrat 129 mg, Croscarmellose natrium, Natriumstearylfumarat (entspr. Natrium < 1 mmol) (entspr. → < 23 mg).
Kurzinformation: siehe Ramipril-HCT "ratiopharm" 2,5 mg/12,5 mg - Tabletten, → S. 1193
PG: 30 ST (2) (EKO: G) [€ 9,10]

Ramipril/HCT Sandoz 2,5 mg/12,5 mg - Tabletten 10B05
(Z.Nr. 1-25726) RP. P. C09BA05
ZI: Sandoz, Kundl
Z: 1 Tablette enthält: Ramipril 2,5 mg, Hydrochlorothiazid 12,5 mg, Hypromellose, Cellulose, mikrokristalline, Maisstärke, vorverkleistert, Natriumhydrogencarbonat, Natriumstearylfumarat.
Kurzinformation: siehe Ramipril/HCT 1A Pharma 2,5 mg/12,5 mg - Tabletten, → S. 1192
PG: 30 ST (2) (EKO: G) [€ 5,30]

Ramipril/HCT Sandoz 5 mg/25 mg - Tabletten 10B05
(Z.Nr. 1-25727) RP. P. C09BA05
ZI: Sandoz, Kundl
Z: 1 Tablette enthält: Ramipril 5 mg, Hydrochlorothiazid 25 mg, Hypromellose, Cellulose, mikrokristalline, Maisstärke, vorverkleistert, Natriumhydrogencarbonat, Natriumstearylfumarat.
Kurzinformation: siehe Ramipril/HCT 1A Pharma 2,5 mg/12,5 mg - Tabletten, → S. 1192
PG: 30 ST (2) (EKO: G) [€ 9,10]

Ranexa 375 mg - Retardtabletten 30E04
(Z.Nr. EU/1/08/462/*) NR. P. C01EB18
ZI: Menarini International Operations, Luxemburg
Z: 1 Tablette enthält: Ranolazin 375 mg, Carnaubawachs, Hypromellose, Magnesium stearat, Methacrylsäure-Ethylacrylat-Copolymer (1:1), Cellulose, mikrokristalline, Natriumhydroxid, Titandioxid, Macrogol, Polysorbat 80, Indigotin-Aluminium Farblack/Blau Nr.2.
EW: Herz/Kreislauf-Mittel.
AG: Ergänzend bei stabiler Angina pectoris und Intoleranz von Beta-Blockern/ Calciumantagonisten.
AA: Unzerkaut einnehmen.
DO: TD initial 2mal 375 mg, nach 2-4 Wochen 2x500 mg und ev. auf 2x750 mg (=MTD) auftitrieren. Bei unerwünschten Ereignissen abwärts titrieren.
Keine Studien an Kindern und Jugendlichen.
GA: Schwere Nierenschäden, Leberschäden.
SST: Strenge Indikationsstellung, nicht stillen.
NW: ZNS, Magen/Darm, Asthenie, Anorexie, Psyche, Augen, Ohren, Hypotonie, Atemwege, Haut (Angioödem), Niere (akutes Nierenversagen), Labor.
WW: Kontraindiziert: Starke CYP3A4-Hemmer (Azole, Proteasehemmer, Clari- thromycin, Telithromycin, Nefazodon), Antiarrhythmika I a (Chinidin) oder III (Dofetilid, Sotalol, ausgenommen Amiodaron), Grapefruitsaft.
Nicht empfohlen: CYP3A4-Induktoren (z.B. Rifampicin, Phenytoin, Phenobarbital, Carbamazepin, Johanniskraut).
Vorsicht: Diltiazem, Ciclosporin, Verapamil, Bupropion, Efavirenz, Cyclosphosphamid, Digoxin. Dosis von Simvastatin, Atorvastatin bzw.
Tacrolimus anpassen.
WH: Vorsicht bei älteren Patienten, geringem Körpergewicht (<60 kg), Herz- insuffizienz NYHA III-IV, QT-Verlängerung. Niere kontrollieren.
Verkehrshinweis.
PG: 30 ST RE1 (EKO: Y) [€ 50,50], 60 ST RE1 (EKO: Y) [€ 96,00]

Ranexa 500 mg - Retardtabletten 30E04
(Z.Nr. EU/1/08/462/*) NR. P. C01EB18
ZI: Menarini International Operations, Luxemburg
Z: 1 Tablette enthält: Ranolazin 500 mg, Carnaubawachs, Hypromellose, Magnesium stearat, Methacrylsäure-Ethylacrylat-Copolymer (1:1), Cellulose, mikrokristalline, Natriumhydroxid, Titandioxid, Macrogol, Poly(vinylalkohol), teilweise hydrolysiert, Eisen(III)-hydroxid-oxid x H2O, Eisenoxyde, Talkum.
Kurzinformation: siehe Ranexa 375 mg - Retardtabletten, → S. 1194
PG: 30 ST RE1 (EKO: Y) [€ 50,50], 60 ST RE1 (EKO: Y) [€ 96,00]

Ranexa 750 mg - Retardtabletten 30E04
(Z.Nr. EU/1/08/462/*) NR. P. C01EB18
ZI: Menarini International Operations, Luxemburg
Z: 1 Tablette enthält: Ranolazin 750 mg, Carnaubawachs, Hypromellose, Magnesium stearat, Methacrylsäure-Ethylacrylat-Copolymer (1:1), Cellulose, mikrokristalline, Natriumhydroxid, Titandioxid, Glyceroltriacetat, Lactose monohydrat 12 mg, Blau Nr.1 FCF-Aluminium Farblack, Tartrazin-Aluminium-Farblack/Gelb Nr.5 0,04 mg.
Kurzinformation: siehe Ranexa 375 mg - Retardtabletten, → S. 1194
PG: 30 ST RE1 (EKO: Y) [€ 50,50], 60 ST RE1 (EKO: Y) [€ 96,00]

Ranitidin Accord 150 mg - Filmtabletten 42E02
(Z.Nr. 1-31865) RP. P. nicht im Handel. A02BA02

Ranitidin Accord 300 mg - Filmtabletten 42E02
(Z.Nr. 1-31866) RP. P. nicht im Handel. A02BA02

Ranitidin "ratiopharm" 150 mg - Filmtabletten 42E02
(Z.Nr. 1-24240) RP. P. n.l. A02BA02
ZI: Teva, Haarlem, Niederlande
Z: 1 Filmtablette enthält: Ranitidin 150 mg (entspr. Ranitidin hydrochlorid), Siliciumdioxid hydrophob, Cellulose, mikrokristalline, Croscarmellose natrium, Magnesium stearat, Hypromellose, Polydextrose, Triethylcitrat, Macrogol, Titandioxid.
PG: 20 ST (2) (EKO: G) [€ 8,20 n.l.], 50 ST (EKO: G) [€ 17,45 n.l.]

Ranitidin "ratiopharm" 300 mg - Filmtabletten 42E02
(Z.Nr. 1-24241) RP. P. n.l. A02BA02
ZI: Teva, Haarlem, Niederlande
Z: 1 Filmtablette enthält: Ranitidin 300 mg (entspr. Ranitidin hydrochlorid), Siliciumdioxid hydrophob, Cellulose, mikrokristalline, Croscarmellose natrium, Magnesium stearat, Hypromellose, Polydextrose, Triethylcitrat, Macrogol, Titandioxid.
PG: 10 ST (2) (EKO: G) [€ 7,45 n.l.], 30 ST (EKO: G) [€ 19,80 n.l.]

Ranitidin Stada 150 mg - Filmtabletten 42E02
(Z.Nr. 1-22432) RP. P. n.l. A02BA02
ZI: Stada Arzneimittel, Wien
Z: 1 Filmtablette enthält: Ranitidin 150 mg (entspr. Ranitidin hydrochlorid), Tablettenkern: Cellulose, mikrokristalline, Croscarmellose natrium (entspr. Natrium 0,51 mg), Magnesium stearat, Siliciumdioxid, hochdisperses; Überzug: Macrogol 3350, Hypromellose, Polydextrose, Titandioxid, Carnaubawachs.
PG: 20 ST (2) (EKO: G) [€ 8,10 n.l.], 50 ST (EKO: G) [€ 14,80 n.l.]

Ranitidin Stada 300 mg - Filmtabletten 42E02
(Z.Nr. 1-22433) RP. P. n.l. A02BA02
ZI: Stada Arzneimittel, Wien
Z: 1 Filmtablette enthält: Ranitidin 300 mg (entspr. Ranitidin hydrochlorid), Tablettenkern: Cellulose, mikrokristalline, Croscarmellose natrium (entspr. Natrium 1,02 mg), Magnesium stearat, Siliciumdioxid, hochdisperses; Überzug: Macrogol 3350, Hypromellose, Polydextrose, Titandioxid, Carnaubawachs.
PG: 10 ST (2) (EKO: G) [€ 6,50 n.l.], 30 ST (EKO: G) [€ 17,45 n.l.]

Rapamune 1 mg/ml - Lösung zum Einnehmen 33B
(Z.Nr. EU/1/01/171/*) NR. P. E. L04AA10
ZI: Pfizer Europe, Brüssel, Belgien
Z: 1 ml enthält: Sirolimus 1 mg, Polysorbat 80, Phosal 50 PG (entspr. (3-sn-Phosphatidyl)cholin aus Sojabohnen) (entspr. Propylenglycol ca. 350 mg) (entspr. Glycerol(mono,di)alkanoat) (entspr. Ethanol <= 25 mg) (entspr. Sojafettsäuren) (entspr. Sojaöl 20 mg) (entspr. Palmitoylascorbinsäure).
EW: Immunsuppressivum.
AG: Prophylaxe der Organ-Abstoßung bei Nierentransplantation (initial in Kombination mit Ciclosporin Mikroemulsion und Kortikoiden).
Sporadische Lymphangioleiomyomatose (S-LAM) mit mittelschwerer Lungenerkrankung oder abnehmender Lungenfunktion.
AA: Beutelinhalt in Glas mit Wasser oder Orangensaft (nicht mit Grapefruitsaft) entleeren, umrühren und sofort trinken. (immer ca. 4 Std. nach Ciclosporin).
DO: Prophylaxe der Organabstoßung: Erwachsene: Initial 6 mg, dann 1mal tgl. 2 mg.
S-LAM: Initiale TD 2 mg. Dosisanpassung nach Bedarf: Vollblut-Talspiegel sollen nach 10-20 Tagen 5-15 ng/ml betragen.

Dosisreduktion bei schweren Leberschäden. Keine Dosisempfehlung für Kinder und Jugendliche.
SST: Strenge Indikationsstellung, nicht stillen.
Empfängnisverhütung bis 12 Wochen nach Therapieende empfohlen.
NW: Lymphocele, Ödeme, Infektionen, abnorme Wundheilung, Tachykardie, Magen/Darm, Blutbild, Stoffwechsel, Leber, Niere (nephrotisches Syndrom), Kopfschmerzen, Arthralgie, Osteonekrose, Pneumonie, Akne, Hautkrebs, erhöhte Lymphomanfälligkeit, interstitielle Lungenerkrankungen, progressive multifokale Leukencephalopathie (PML), Überempfindlichkeit.
WW: Nicht gleichzeitig mit starken CYP3A4-Induktoren (Rifampicin oder Rifabutin) oder starken CYP3A-Hemmern (Azolen, Telithromycin, Clarithromycin) anwenden. Ciclosporin (4 Std. Abstand). Grapefruitsaft vermeiden. Vorsicht: Erythromycin, Verapamil, Diltiazem, Calcineurin-Inhibitoren. ACE-Hemmer (Angioödeme, vermehrte akute Abstoßungsreaktionen). Lebendimpfstoffe vermeiden.
WH: Vorsicht bei Leberschäden. Prophylaxe gegen Pneumocystis carinii-Pneumonie oder Zytomagalie-Virus. Nierenkontrolle. Blutspiegel überwachen (Talspiegel 4-12 ng/ml, nach Absetzen von Ciclosporin 12-20 ng/ml), Sonnenlicht, UV-Strahlung meiden. Blutfette kontrollieren. Nach Lungen-, Nieren- oder Lebertransplantationen nicht empfohlen.
PG: 60 ML RE2 (EKO: Y) [€ 384,80]

Rapamune 0,5 mg - überzogene Tabletten — 33B

(Z.Nr. EU/1/01/171/*) NR. P. L04AA10
ZI: Pfizer Europe, Brüssel, Belgien
Z: 1 überzogene Tablette enthält: Sirolimus 0,5 mg, Tablettenkern: Lactose monohydrat 86,4 mg, Macrogol, Magnesium stearat, Talkum; Tablettenüberzug: Macrogol, Glycerolmonooleat, Schellack, Calciumsulfat, Cellulose, mikrokristalline, Sucrose 215,7 mg, Titandioxid, Eisen(III)-hydroxid-oxid x H2O, Eisenoxide und -hydroxide, Poloxamer 188, all-rac-alpha-Tocopherol, Povidon, Carnaubawachs, Druckfarbe (entspr. Schellack) (entspr. Eisen(III)-oxid) (entspr. Propylenglycol) (entspr. Ammoniaklösung, konzentriert) (entspr. Simeticon).
EW: Immunsuppresivum.
AG: Prophylaxe der Organ-Abstoßung bei Nierentransplantation (initial in Kombination mit Ciclosporin und Kortikoiden).
Sporadische Lymphangioleiomyomatose (S-LAM) mit mittelschwerer Lungenerkrankung oder abnehmender Lungenfunktion.
AA: Orale Einnahme 4 Std. nach Ciclosporin. Nicht mit Grapefruitsaft einnehmen.
DO: Prophylaxe der Organabstoßung: Erwachsene: Initial 6 mg, dann 1mal tgl. 2 mg.
S-LAM: Initiale TD 2 mg. Dosisanpassung nach Bedarf: Vollblut-Talspiegel sollen nach 10-20 Tagen 5-15 ng/ml betragen.
Dosisreduktion bei schweren Leberschäden. Keine Dosisempfehlung für Kinder und Jugendliche.
SST: Strenge Indikationsstellung, nicht stillen.
Empfängnisverhütung bis 12 Wochen nach Therapieende empfohlen.
NW: Lymphocele, Ödeme, Infektionen, abnorme Wundheilung, Tachykardie, Magen/Darm, Blutbild, Stoffwechsel, Leber, Niere (nephrotisches Syndrom), Kopfschmerzen, Arthralgie, Osteonekrose, Pneumonie, Akne, Hautkrebs, erhöhte Lymphomanfälligkeit, interstitielle Lungenerkrankungen, progressive multifokale Leukencephalopathie (PML), Überempfindlichkeit.
WW: Nicht gleichzeitig mit starken CYP3A4-Induktoren (Rifampicin oder Rifabutin) oder starken CYP3A-Hemmern (Azolen, Telithromycin, Clarithromycin) anwenden. Ciclosporin (4 Std. Abstand). Grapefruitsaft vermeiden. Vorsicht: Erythromycin, Verapamil, Diltiazem, Calcineurin-Inhibitoren. ACE-Hemmer (Angioödeme, vermehrte akute Abstoßungsreaktionen). Lebendimpfstoffe vermeiden.
WH: Vorsicht bei Leberschäden. Prophylaxe gegen Pneumocystis carinii-Pneumonie oder Zytomagalie-Virus. Nierenkontrolle. Blutspiegel überwachen (Talspiegel 4-12 ng/ml, nach Absetzen von Ciclosporin 12-20 ng/ml), Sonnenlicht, UV-Strahlung meiden. Blutfette kontrollieren. Nach Lungen-, Nieren- oder Lebertransplantationen nicht empfohlen.
PG: 30 ST RE2 (EKO: Y) [€ 113,65], 100 ST RE2 (EKO: Y) [€ 320,65]

Rapamune 0,5 mg - überzogene Tabletten 33B
(Z.Nr. EU/1/01/171/*) NR. P. Parallelimport. L04AA10
nicht im Handel.

Rapamune 1 mg - überzogene Tabletten — 33B

(Z.Nr. EU/1/01/171/*) NR. P. L04AA10
ZI: Pfizer Europe, Brüssel, Belgien
Z: 1 überzogene Tablette enthält: Sirolimus 1 mg, Tablettenkern: Lactose monohydrat 86,4 mg, Macrogol, Magnesium stearat, Talkum; Tablettenüberzug: Macrogol, Glycerolmonooleat, Schellack, Calciumsulfat, Cellulose, mikrokristalline, Sucrose 215,8 mg, Titandioxid, Poloxamer 188, all-rac-alpha-Tocopherol, Povidon, Carnaubawachs, Druckfarbe (entspr. Schellack) (entspr. Eisen(III)-oxid) (entspr. Propylenglycol) (entspr. Ammoniaklösung, konzentriert) (entspr. Simeticon).
Kurzinformation: siehe Rapamune 0,5 mg - überzogene Tabletten, → S. 1195
PG: 30 ST RE2 (EKO: Y) [€ 205,20], 100 ST RE2 (EKO: Y) [€ 620,10]

Rapamune 1 mg - überzogene Tabletten — 33B

(Z.Nr. EU/1/01/171/*) NR. P. Parallelimport. L04AA10
V: Abacus Medicine, Copenhagen, Dänemark
Z: 1 überzogene Tablette enthält: Sirolimus 1 mg, Tablettenkern: Lactose monohydrat 86,4 mg, Macrogol, Magnesium stearat, Talkum; Tablettenüberzug: Macrogol, Glycerolmonooleat, Schellack, Calciumsulfat, Cellulose, mikrokristalline, Sucrose 215,8 mg, Titandioxid, Poloxamer 188, all-rac-alpha-Tocopherol, Povidon, Carnaubawachs, Druckfarbe (entspr. Schellack) (entspr. Eisen(III)-oxid) (entspr. Propylenglycol) (entspr. Ammoniaklösung, konzentriert) (entspr. Simeticon).
PG: 100 ST RE2 (EKO: Y) [€ 608,40]

Rapamune 2 mg - überzogene Tabletten — 33B

(Z.Nr. EU/1/01/171/*) NR. P. L04AA10
ZI: Pfizer Europe, Brüssel, Belgien
Z: 1 überzogene Tablette enthält: Sirolimus 2 mg, Tablettenkern: Lactose monohydrat 86,4 mg, Macrogol, Magnesium stearat, Talkum; Tablettenüberzug: Macrogol, Glycerolmonooleat, Schellack, Calciumsulfat, Cellulose, mikrokristalline, Sucrose 214,4 mg, Titandioxid, Eisen(III)-hydroxid-oxid x H2O, Eisenoxide und -hydroxide, Poloxamer 188, all-rac-alpha-Tocopherol, Povidon, Carnaubawachs, Druckfarbe (entspr. Schellack) (entspr. Eisen(III)-oxid) (entspr. Propylenglycol) (entspr. Ammoniaklösung, konzentriert) (entspr. Simeticon).
Kurzinformation: siehe Rapamune 0,5 mg - überzogene Tabletten, → S. 1195
PG: 30 ST RE2 (EKO: Y) [€ 384,80], 100 ST RE2 (EKO: Y) [€ 1.206,45]

Rapamune 2 mg - überzogene Tabletten — 33B

(Z.Nr. EU/1/01/171/*) NR. P. Parallelimport. L04AA10
V: Abacus Medicine, Copenhagen, Dänemark
Z: 1 überzogene Tablette enthält: Sirolimus 2 mg, Tablettenkern: Lactose monohydrat 86,4 mg, Macrogol, Magnesium stearat, Talkum; Tablettenüberzug: Macrogol, Glycerolmonooleat, Schellack, Calciumsulfat, Cellulose, mikrokristalline, Sucrose 214,4 mg, Titandioxid, Eisen(III)-hydroxid-oxid x H2O, Eisenoxide und -hydroxide, Poloxamer 188, all-rac-alpha-Tocopherol, Povidon, Carnaubawachs, Druckfarbe (entspr. Schellack) (entspr. Eisen(III)-oxid) (entspr. Propylenglycol) (entspr. Ammoniaklösung, konzentriert) (entspr. Simeticon).
PG: 100 ST RE2 (EKO: Y) [€ 1.183,00]

▼ Rapibloc 20 mg/2 ml - Konzentrat zur Herstellung einer Injektionslösung — 19B

(Z.Nr. 1-37586) RP. P. C07AB14
ZI: Amomed Pharma, Wien
Z: 1 Ampulle mit 2 ml Konzentrat enthält: Landiolol hydrochlorid 20 mg (entspr. Landiolol 18,7 mg), Hydroxypropylbetadex, Macrogol 300, Ethanol 96% 672 mg, Natriumchlorid (entspr. Natrium < 1 mmol) (entspr. → < 23 mg), Kaliumchlorid (entspr. Kalium < 1 mmol) (entspr. → < 39 mg), Dinatrium phosphat, wasserfrei, Kaliumdihydrogenphosphat, Wasser für Injektionszwecke.
EW: Selektiver Beta-Adrenozeptor-Blocker.
AG: Supraventrikuläre Tachykardie, nicht-kompensatorische Sinustachykardie. Nicht zur Behandlung chronischer Erkrankungen.
AA: Zentral- oder periphervenös nach Rekonstituierung.
DO: Initial 100 µg/kg KG in 1 min, dann 10-40 µg/kg KG/min. Erhaltungsdosis bis 80 µg/kg KG/min. MTD ca. 8000 mg.
Bei eingeschränkter linksventrikulärer Funktion (NYHA 3-4) initial 1 µg/kg KG/min, dann bis 10 µg/kg KG/min.
Keine Dosisempfehlung für Kinder und Jugendliche.
GA: Schwere Bradykardie, Sinusknotensyndrom, schwere AV-Überleitungsstörungen, kardiogener Schock, schwere Hypotonie, dekompensierte Herzinsuffizienz (nicht mit der Arrhythmie zusammenhängend), pulmonale Hypertonie, unbehandeltes Phäochromozytom, akuter Asthmaanfall, schwere metabolische Azidose.
SST: In der Schwangerschaft nicht empfohlen. Nutzen/Risiko-Abwägung iin der Stillzeit.
NW: Hypotonie oder Hypertonie, Bradykardie, EKG-Veränderungen, Kopfschmerzen, Lungenödem, Schock, Asthma. Magen/Darm, Leber, Untersuchungen.
WW: Nicht empfohlen: Verapamil oder Diltiazem bei AV-Leitungsabnormalitäten. Vorsicht: Nifedipin (Hypotonie), Verapamil, Diltiazem,

R

Klasse I-Antiarrhythmika, Amiodaron, Digitalis, Insulin, Antidiabetika, Anästhetika, Ganglienblocker, NSAIDs, Floctafenin, Amisulpirid, Antidepressiva, Clonidin, Sympathomimetika, Heparin.
WH: Vorsicht bei Diabetes, Hypoglykämie, Prinzmetal-Angina, peripheren Durchblutungsstörungen. Kontrollen: Blutdruck, EKG.
Bei Überdosierung bei Bradykardie Anticholinergika i.v., bei Bronchospasmen Beta2-Sympathomimetika applizieren.
PG: 5 ST * (EKO: N) [€ 282,30]

▼ Rapibloc 300 mg - Pulver zur Herstellung einer Infusionslösung 19B
(Z.Nr. 1-37584) RP. P. C07AB14
ZI: Amomed Pharma, Wien
Z: 1 Durchstechflasche enthält: Landiolol hydrochlorid 300 mg (entspr. Landiolol 280 mg), Mannitol, Natriumhydroxid zur pH-Wert-Einstellung.
Kurzinformation: siehe Rapibloc 20 mg/2 ml - Konzentrat zur Herstellung einer Injektionslösung, → S. 1195
PG: 1 ST * (EKO: N) [€ 458,25]

▼ Rapibloc 300 mg - Pulver zur Herstellung einer Infusionslösung 19B
(Z.Nr. 1-37584-P1) RP. P. Parallelimport. C07AB14
V: Orifarm, Leverkusen, Deutschland
Z: 1 Durchstechflasche enthält: Landiolol hydrochlorid 300 mg (entspr. Landiolol 280 mg), Mannitol, Natriumhydroxid zur pH-Wert-Einstellung.
PG: 1 ST * (EKO: N) [€ 449,10]

🐾 Rapidexon 2 mg/ml - Injektionslösung für Pferde, Rinder, Schweine, Katzen und Hunde 813AC
(Z.Nr. 8-00739) NR. P. VNW. QH02AB02
ZI: Eurovet Animal Health, Bladel, Niederlande
Z: 1 ml enthält: Dexamethason 2 mg (entspr. Dexamethason dinatriumphosphat), Benzylalkohol 15 mg, Natriumchlorid, Natriumcitrat-2-Wasser, Zitronensäure monohydrat, Natriumhydroxid, Wasser für Injektionszwecke.
EW: Systemisches Glukokortikoid.
AG: Pferde, Rinder, Schweine, Hunde, Katzen: Entzündliche oder allergische Erkrankungen.
Rinder: Primäre Ketose (Acetonämie), Geburtsauslösung.
Pferd: Arthritis, Bursitis, Tendosynovitis.
AA: I.m., bei Pferden auch i.v., intraartikulär, intrabursal oder lokal.
DO: Entzündungen und Allergien:
Pferd, Rind, Schwein: 0,06 mg/kg KG.
Hund, Katze: 0,1 mg/kg KG.
Einmalige Wiederholung nach 24-48 Std. möglich.
Acetonämie beim Rind: 0,02-0,04 mg/kg KG; Wiederholung bei Bedarf nach 48 Std.
Geburtsauslösung: 0,04 mg/kg KG nach dem 270. Trächtigkeitstag, ev. nach 48-72 Std. wiederholen.
Arthritis, Bursitis oder Tendovaginitis beim Pferd: Einmalig 1-5 ml intraartikulär, intrabursal oder lokal.
GA: Virusinfektionen, Systemmykosen, Magen/Darm- oder Hornhautgeschwüre, Demodikose. Bei Frakturen, Gelenkinfektionen oder aseptischen Knochen- nekrosen nicht intraartikulär anwenden. Nur in Notfällen bei Diabetes, Nieren-, Herzinsuffizienz, Nebennierenrindenüberfunktion oder Osteo- porose verabreichen.
SST: Nur bei beabsichtigter Geburtsauslösung anwenden.
NW: Kortikoideffekte (Nebenniereninsuffizienz, Hypokaliämie, Kalzinose, Störung der Wundheilung, Magen/Darm-Ulzera, Nachgeburtsverhaltung, Metritis), Leber, Pankreatitis, Hyperglykämie.
WW: Nichtsteroidale Entzündungshemmer (Ulzera), Impfungen (2 Wochen Abstand), Herzglykoside (Hypokaliämie), Cholinesterasehemmer, Insulin, Phenobarbital, Phenytoin, Rifampicin.
WH: Bei Pferden Hufrehe möglich.
VNW: Rind: Essbare Gewebe: 8 Tage; Milch: 72 Stunden.
Schwein: Essbare Gewebe: 2 Tage.
Pferd: Essbare Gewebe: 8 Tage. Nicht bei Pferden anwenden, deren Milch für menschlichen Verzehr vorgesehen ist.
PG: 100 ML VNW [€ 17,70]

Rapifen 1 mg - Ampullen 01D
(Z.Nr. 1-18255) NR. SG. P. N01AH02
ZI: Piramal Critical Care, Voorschoten, Niederlande
Z: 1 ml enthält: Alfentanil 0,5 mg (entspr. Alfentanil hydrochlorid), Natriumchlorid 9 mg, Wasser für Injektionszwecke.
EW: Narkotisches Analgetikum (ähnlich Fentanyl, rascher einsetzend, kürzere Wirkungsdauer). Wirkungseintritt in 1-2 Minuten.
AG: Erwachsene: Opiod-Analgetikum in der Einleitung und/oder Aufrechterhaltung einer Allgemeinanästhesie; Analgetikumzusatz bei längeren Eingriffen.
Kinder: Gemeinsam mit Hypnotikum zur Einleitung einer Anästhesie; Analgetikum bei Allgemeinanästhesie.
AA: I.v. Bolus oder Infusion (in NaCl- oder Glukoselösung).
DO: Erwachsene: Narkoseinduktion: I.v. Bolus von 10-40 µg/kg KG, sequentiell mit einem Hypnotikum (Propofol oder Thiopental).
Kurz dauernde (<10 min) oder ambulante Eingriffe: Bolus i.v. 7-15 µg/kg KG (= 1-2,1 ml/70 kg KG), Wiederholung alle 10-15 Minuten möglich.
Eingriffe mittlerer Dauer (10 - 60 min): Bolus i.v. bei Dauer des Eingriffes von 10-30 min: 1,4-4,2 ml/70 kg KG. Dauer 30-60 min: 4,2 ml/70 kg KG.
Fortsetzung mit fraktionierter Bolus-Dosis von 10-15 µg/kg KG (1,4-2,1 ml/70 kg KG) i.v. alle 10-15 min oder Infusion von 1 µg/kg KG/min (0,14 ml/70 kg KG/min) bis 5-10 min vor dem Operationsende.
Lang dauernde Eingriffe (>60 min): Bolus 10 mg i.v., dann Infusion 0,15 mg/min oder: Schnellinfusion 1,5 mg/min über 10 min mit anschließender Erhaltungsinfusion von 0,15 mg/min.
Kinder (Beatmungsgeräte sollen verfügbar sein): Bolus 10-20 µg/kg KG zur Einleitung, dann 5-10 µg/kg KG nach Bedarf. Zur Erhaltung der Anästhesie während einer Operation 0,5-2 µg/kg KG/min.
Besondere Vorsicht bei Neugeborenen und sehr kleinen Kindern (Details siehe Austria Codex - Fachinformation).
GA: Morphinüberempfindlichkeit.
SST: Nutzen/Risiko-Abwägung, in der Geburtshilfe nicht empfohlen. Beatmungsgerät und Antidot für das Kind müssen verfügbar sein. 24 Std. nach der Anwendung nicht stillen.
NW: Psyche (Euphorie), ZNS, Sehstörungen, Magen/Darm, Atemdepression, Muskelrigidität (besonders bei Neugeborenen), Herz/Kreislauf, Allergien, Laryngospasmus.
WW: Besondere Vorsicht: Benzodiazepine (Atemdepression).
Vorsicht: Potenzierung anderer ZNS-Pharmaka (besonders MAO-Hemmer: 2 Wochen Abstand); Alfentanil-Metabolismus kann durch CYP450 3A4 Enzyminhibitoren (Fluconazol. Erythromycin, Diltiazem, Cimetidin, Ketoconazol, Itraconazol, Ritonavir) gehemmt werden.
GE: Suchtgift. Bei ausschließlich intraoperativer Anwendung aber keine Gewöhnung.
WH: Vorsicht bei Hypothyreose, älteren oder geschwächten Patienten, Lungenerkrankungen, Leber-, Niereninsuffizienz, Alkoholismus, Atemstörungen. Bei Hypoventilation oder Apnoe Sauerstoff geben. Erhöhtes Risiko respiratorischer Komplikationen bei Neugeborenen und sehr kleinen Kindern beachten. Spezifische Antagonisten (z.B. Naloxon) bereithalten. Verkehrshinweis. Positive Dopingtests möglich.
PG: 5 ST * (EKO: N) [€ 11,15]

Rapifen 5 mg - Ampullen 01D
(Z.Nr. 1-18256) NR. SG. P. N01AH02
ZI: Piramal Critical Care, Voorschoten, Niederlande
Z: 1 ml enthält: Alfentanil 0,5 mg (entspr. Alfentanil hydrochlorid), Natriumchlorid 9 mg, Wasser für Injektionszwecke.
Kurzinformation: siehe Rapifen 1 mg - Ampullen, → S. 1196
PG: 5 ST * (EKO: N) [€ 44,35]

Rapilysin 10 U - Pulver und Lösungsmittel zur Herstellung einer Injektionslösung 20C
(Z.Nr. EU/1/96/018/*) NR. P. nicht im Handel. B01AD07

Rapiscan 400 Mikrogramm - Injektionslösung 30E01
(Z.Nr. EU/1/10/643/*) NR. P. C01EB21
ZI: GE Healthcare, Oslo, Norwegen
Z: 1 Durchstechflasche mit 5 ml enthält: Regadenoson 400 µg (entspr. → 80 µg/ml), Natriummonohydrogenphosphat-dihydrat, Natriumdihydrogenphosphat Monohydrat, Propylenglycol, Natrium edetat, Wasser für Injektionszwecke.
EW: Diagnostikum (selektiver Vasodilatator).
AG: Stressauslöser für
- Myokardperfusionsaufnahmen (MPI) bei nicht ausreichend körperlich belastbaren Patienten.
- die Messung der fraktionellen Flussreserve (fractional flow reserve, FFR) der Stenose einer Koronararterie bei Durchführung einer invasiven Koronarangiographie, wenn wiederholte FFR-Messungen nicht zu erwarten sind.
AA: Periphervenös über 10 sec.
DO: MPI: Einmalig innerhalb von 24 Std. 400 Mikrogramm. Unmittelbar nach Rapiscan 5 ml NaCl-Lösung und nach weiteren 10 sec das radioaktive Arzneimittel für MPI applizieren.
FFR: Max. 2mal innerhalb von 24 Std. in einem Abstand von mindestens 10 min 400 Mikrogramm. Unmittelbar nach Rapiscan 10 ml NaCl-Lösung applizieren.
Keine Studien an Kindern und Jugendlichen.
GA: AV-Block 2. und 3. Grades, Sinusknoten-Dysfunktion ohne Schrittmacher, instabile Angina pectoris, schwere Hypotonie, dekompensierte Herzinsuffizienz.
SST: Strenge Indikationsstellung, mindestens 10 Std. nicht stillen.
NW: Sehr häufig Dyspnoe, Kopfschmerzen, Flush, Brustschmerzen, EKG, Magen/Darm, Schwindel; Hypotonie, QT-Verlängerung. Schwere NW: Myokardischämie, Infarkt, Synkope, hypertensive

R

Krise, transitorische ischämische Attacke, Schlaganfall, AV-Block, Vorhofflattern/-flimmern, Herzstillstand, Überempfindlichkeit.
WW: Methylxanthine antagonistisch. Dipyridamol 2 Tage vor Rapiscan absetzen.
WH: Vorsicht bei frischem Myokardinfarkt, erhöhtem Anfallrisiko, Vorhofflimmern oder -flattern. In Kombination mit körperlicher Belastung schwerwiegende
NW möglich. Anwendung nur in entsprechend ausgerüsteten medizinischen Einrichtungen. EKG und Vitalzeichen kontinuierlich überwachen. Verkehrshinweis. Bei schweren
NW Antidot Aminophyllin (50-250 mg i.v.) (kann Anfall verlängern!).
PG: 5 ML * (EKO: N) [€ 140,50]

Rapydan 70 mg/70 mg - wirkstoffhaltiges Pflaster 01A05

(Z.Nr. 1-27348) RP. P. N01BB52
ZI: Eurocept International, Ankeveen, Niederlande
Z: 1 Pflaster enthält: Lidocain 70 mg, Tetracain 70 mg, Trägerfolie: Polyethylen-Film, Acrylklebstoff, Wärmehülle: Eisenpulver, Kohle, medizinische, Natriumchlorid, Holzmehl, Klebeschicht, Folie, hitzeversiegelt: Polyethylen, Wirkstoffhaltige Schicht: Poly(vinylalkohol), Sorbitanpalmitat, Wasser, gereinigtes, Methyl-4-hydroxybenzoat 0,35 mg, Propyl-4-hydroxybenzoat 0,07 mg, Faserummantelung mit einer Schicht aus Natriumtetraborat.
EW: Lokalanästhetische Kombination.
AG: Oberflächenanästhesie der Haut im Zusammenhang mit Nadeleinstichen und bei oberflächlichen chirurgischen Eingriffen bei normaler, intakter Haut.
DO: 1-4 Pflaster gleichzeitig, max. 4 Pflaster in 24 Std.
Kinder ab 3 Jahren: 1(-2) Pflaster gleichzeitig, max. 2 Pflaster in 24 Std.
Anwendungsdauer: 30 Minuten.
GA: Geschädigte Haut, Schleimhäute.
SST: Vorsicht.
NW: Erytheme, Ödeme, Ausbleichen der Haut, lokale Reaktionen, Allergie/ Anaphylaxie.
WW: Antiarrhythmika Klasse I und III.
WH: Vorsicht bei akut erkrankten oder geschwächten Personen. Pflaster setzt Wärme frei. Nicht bei Kindern unter 3 Jahren anwenden.
PG: 25 ST * (EKO: N) [€ 292,35]

Rasagilin 1A Pharma 1 mg - Tabletten 12B05

(Z.Nr. 1-36654) NR. P. N04BD02
ZI: 1A Pharma, Wien
Z: 1 Tablette enthält: Rasagilin 1 mg (entspr. Rasagilin tartrat), Cellulose, mikrokristalline, Maisstärke, Maisstärke, vorverkleistert, Talkum, Natriumstearylfumarat (entspr. Natrium 0,035 mg) (entspr. → < 1 mmol).
EW: Irreversibler MAO B-Hemmer.
AG: Idiopathischer M. Parkinson (Mono- oder Zusatztherapie mit Levodopa).
AA: Oral.
DO: 1mal tgl. 1 mg. Kein Nutzen bei Kindern und Jugendlichen.
GA: Schwere Leberschäden.
SST: In der Schwangerschaft Anwendung vermeiden. Vorsicht in der Stillzeit.
NW: Somnolenz, Kopfschmerzen, grippeähnliches Syndrom, Magen/Darm, Leukopenie, Arthralgie, Depression, Schwindel, Rhinitis, Konjunktivitis, Haut, Urogenitale, Dyskinesie, Halluzinationen, Blutdruckanstieg, Serotoninsyndrom, Impulskontrollstörungen.
WW: Kontraindiziert: Andere MAO-Hemmer, Pethidin (14 Tage Abstand), Johanniskraut, Fluoxetin, Fluvoxamin.
Nicht empfohlen: Sympathomimetika, Dextromethorphan.
Vorsicht: Alkohol, ZNS-Dämpfer verstärkt. SSRIs, Levodopa verstärkt (Hypotension).
WH: Auf Melanome achten. Strenger Verkehrshinweis (Tagesschläfrigkeit).
PG: 10 ST (EKO: G) [€ 13,90], 30 ST (EKO: G) [€ 38,55]

Rasagilin Accord 1 mg - Tabletten 12B05

(Z.Nr. 1-36675) NR. P. N04BD02
ZI: Accord Healthcare, Utrecht, Niederlande
Z: 1 Tablette enthält: Rasagilin 1 mg (entspr. Rasagilin tartrat), Cellulose, mikrokristalline, Maisstärke, Maisstärke, vorverkleistert, Talkum, Natriumstearylfumarat.
EW: Irreversibler MAO B-Hemmer.
AG: Idiopathischer M. Parkinson (Mono- oder Zusatztherapie mit Levodopa).
AA: Oral.
DO: 1mal tgl. 1 mg. Kein Nutzen bei Kindern und Jugendlichen.
GA: Schwere Leberschäden.
SST: In der Schwangerschaft Anwendung vermeiden. Vorsicht in der Stillzeit.
NW: Somnolenz, Tagesschläfrigkeit, plötzliches Einschlafen, Kopfschmerzen, grippeähnliches Syndrom, Magen/Darm, Leukopenie, Arthralgie, Depression, Schwindel, Rhinitis, Konjunktivitis, Haut (Hautkarzinome), Urogenitale, Dyskinesie, Halluzinationen, Herz/Kreislauf, Blutdruckanstieg, orthostatische Hypotonie, Serotoninsyndrom, Impulskontrollstörungen.
WW: Kontraindiziert: Andere MAO-Hemmer, Pethidin (14 Tage Abstand), Johanniskraut, Fluoxetin, Fluvoxamin.
Nicht empfohlen: Sympathomimetika, Dextromethorphan.
Vorsicht: Alkohol, ZNS-Dämpfer verstärkt. SSRIs, Levodopa verstärkt (Hypotension).
WH: Auf Melanome achten. Strenger Verkehrshinweis (Tagesschläfrigkeit).
PG: 10 ST (EKO: G) [€ 13,75], 30 ST (EKO: G) [€ 38,35]

Rasagilin Aristo 1 mg - Tabletten 12B05

(Z.Nr. 1-37170) NR. P. N04BD02
ZI: Aristo Pharma, Berlin, Deutschland
Z: 1 Tablette enthält: Rasagilin 1 mg (entspr. Rasagilin tartrat), Glycerol dibehenat, Stärke, vorverkleistert, Carboxymethylstärke, Natriumsalz, Citronensäure, Cellulose, mikrokristalline.
EW: Irreversibler MAO B-Hemmer.
AG: Idiopathischer M. Parkinson (Mono- oder Zusatztherapie mit Levodopa).
AA: Oral.
DO: 1mal tgl. 1 mg. Kein Nutzen bei Kindern und Jugendlichen.
GA: Schwere Leberschäden.
SST: In der Schwangerschaft Anwendung vermeiden. Vorsicht in der Stillzeit.
NW: Somnolenz, Kopfschmerzen, grippeähnliches Syndrom, Magen/Darm, Leukopenie, Arthralgie, Depression, Schwindel, Rhinitis, Konjunktivitis, Haut, Urogenitale, Dyskinesie, Halluzinationen, Tagesschläfrigkeit, Blutdruckanstieg, orthostatische Hypotonie, Serotoninsyndrom, Stürze, Impulskontrollstörungen.
WW: Kontraindiziert: Andere MAO-Hemmer, Pethidin (14 Tage Abstand), Johanniskraut, Fluoxetin (5 Wochen Abstand), Fluvoxamin.
Nicht empfohlen: Sympathomimetika, Dextromethorphan.
Vorsicht: Alkohol, ZNS-Dämpfer verstärkt. SSRIs (Serotoninsyndrom), Levodopa verstärkt (Hypotension).
WH: Auf Melanome achten. Strenger Verkehrshinweis (Tagesschläfrigkeit).
PG: 10 ST (EKO: G) [€ 13,85], 30 ST (EKO: G) [€ 38,35]

Rasagilin Bluefish 1 mg - Tabletten 12B05

(Z.Nr. 1-36665) NR. P. N04BD02
ZI: Bluefish Pharmaceuticals, Gävlegatan, Stockholm, Schweden
Z: 1 Tablette enthält: Rasagilin 1 mg (entspr. Rasagilin tartrat), Cellulose, mikrokristalline, Maisstärke, Maisstärke, vorverkleistert, Talkum, Natriumstearylfumarat (entspr. Natrium 0,002 mmol).
EW: Irreversibler MAO B-Hemmer.
AG: Idiopathischer M. Parkinson (Mono- oder Zusatztherapie mit Levodopa).
AA: Oral.
DO: 1mal tgl. 1 mg (mit oder ohne Levodopa). Kein Nutzen bei Kindern und Jugendlichen.
GA: Schwere Leberschäden.
SST: In der Schwangerschaft Anwendung vermeiden. Vorsicht in der Stillzeit.
NW: Somnolenz, Tagesschläfrigkeit, Kopfschmerzen, grippeähnliches Syndrom, Magen/Darm, Leukopenie, Arthralgie, Depression, Schwindel, Hypotonie oder Hypertonie, Rhinitis, Konjunktivitis, Haut, Urogenitale, Dyskinesie, Halluzinationen, Serotoninsyndrom, Impulskontrollstörungen, malignes Melanom.
WW: Kontraindiziert: Andere MAO-Hemmer, Pethidin (14 Tage Abstand), Johanniskraut, Fluoxetin, Fluvoxamin.
Nicht empfohlen: Sympathomimetika (z. B. gegen Erkältungen), Dextromethorphan.
Vorsicht: Alkohol, ZNS-Dämpfer verstärkt. SSRIs, Levodopa verstärkt (Hypotension).
WH: Auf Melanome achten. Strenger Verkehrshinweis (Tagesschläfrigkeit).
PG: 10 ST (EKO: G) [€ 13,75], 30 ST (EKO: G) [€ 38,35]

Rasagilin HCS 1 mg - Tabletten 12B05

(Z.Nr. 1-36650) NR. P. N04BD02
ZI: HCS, Edegem, Belgien
Z: 1 Tablette enthält: Rasagilin 1 mg (entspr. Rasagilin hemitartrat), Cellulose, mikrokristalline, Maisstärke, vorgelatiniert, Siliciumdioxid, hochdisperses, Talkum, Stearinsäure.
Kurzinformation: siehe Rasagilin 1A Pharma 1 mg - Tabletten, → S. 1197
PG: 14 ST (EKO: G) [€ 24,80], 28 ST (EKO: G) [€ 47,10]

R

Rasagilin Mylan 1 mg - Tabletten 12B05
(Z.Nr. EU/1/16/1090/*) NR. P. nicht im Handel. N04BD02

Rasagilin +pharma 1 mg - Tabletten 12B05
(Z.Nr. 1-36710) NR. P. N04BD02
ZI: +pharma Arzneimittel, Graz
Z: 1 Tablette enthält: Rasagilin 1 mg (entspr. Rasagilin tartrat), Cellulose, mikrokristalline, Tartarsäure, Maisstärke, Maisstärke, prägelatiniert, Talkum, Stearinsäure.
EW: Irreversibler MAO B-Hemmer.
AG: Idiopathischer M. Parkinson (Mono- oder Zusatztherapie mit Levodopa).
AA: Oral.
DO: 1mal tgl. 1 mg. Kein Nutzen bei Kindern und Jugendlichen.
GA: Schwere Leberschäden.
SST: In der Schwangerschaft aus Vorsichtsgründen Anwendung vermeiden. Vorsicht in der Stillzeit.
NW: Somnolenz, Tagesschläfrigkeit, Kopfschmerzen, grippeähnliches Syndrom, Magen/Darm, Leukopenie, Arthralgie, Depression, Schwindel, Rhinitis, Konjunktivitis, Haut, Urogenitale, Dyskinesie, Halluzinationen, Blutdruckanstieg, Serotoninsyndrom, Impulskontrollstörungen.
WW: Kontraindiziert: Andere MAO-Hemmer, Pethidin (14 Tage Abstand), Johanniskraut, Fluoxetin, Fluvoxamin.
Nicht empfohlen: Sympathomimetika, Dextromethorphan.
Vorsicht: Alkohol, ZNS-Dämpfer verstärkt. SSRIs, Levodopa verstärkt (Hypotension).
WH: Auf Melanome achten. Strenger Verkehrshinweis (Tagesschläfrigkeit).
PG: 10 ST (EKO: G) [€ 13,75], 30 ST (EKO: G) [€ 38,35]

Rasagilin ratiopharm 1 mg - Tabletten 12B05
(Z.Nr. EU/1/14/977/*) NR. P. N04BD02
ZI: Teva, Haarlem, Niederlande
Z: 1 Tablette enthält: Rasagilin 1 mg (entspr. Rasagilin mesilat), Mannitol, Maisstärke, vorverkleistert, Siliciumdioxid, hochdisperses, Stearinsäure, Talkum.
Kurzinformation: siehe Rasagilin 1A Pharma 1 mg - Tabletten, → S. 1197
PG: 10 ST (EKO: G) [€ 17,55], 30 ST (EKO: G) [€ 48,25]

Rasagilin Sandoz 1 mg - Tabletten 12B05
(Z.Nr. 1-36653) NR. P. N04BD02
ZI: Sandoz, Kundl
Z: 1 Tablette enthält: Rasagilin 1 mg (entspr. Rasagilin tartrat), Cellulose, mikrokristalline, Maisstärke, Maisstärke, vorverkleistert, Talkum, Natriumstearylfumarat (entspr. Natrium 0,035 mg) (entspr. → < 1 mmol).
Kurzinformation: siehe Rasagilin 1A Pharma 1 mg - Tabletten, → S. 1197
PG: 10 ST (EKO: G) [€ 17,50], 30 ST (EKO: G) [€ 48,25]

R

Rasagilin Stada 1 mg - Tabletten 12B05
(Z.Nr. 1-36798) NR. P. N04BD02
ZI: Stada Arzneimittel, Wien
Z: 1 Tablette enthält: Rasagilin 1 mg (entspr. Rasagilin tartrat), Cellulose, mikrokristalline, Siliciumdioxid, hochdisperses, Carboxymethylstärke, Natrium Typ A, Povidon K30, Phosphorsäure, Stearinsäure.
EW: Irreversibler MAO B-Hemmer.
AG: Idiopathischer M. Parkinson (Mono- oder Zusatztherapie mit Levodopa).
AA: Oral.
DO: 1mal tgl. 1 mg. Kein Nutzen bei Kindern und Jugendlichen.
GA: Schwere Leberschäden.
SST: In der Schwangerschaft Anwendung vermeiden. Vorsicht in der Stillzeit.
NW: Somnolenz, Kopfschmerzen, grippeähnliches Syndrom, Magen/Darm, Leukopenie, Arthralgie, Depression, Schwindel, Hypotonie, Rhinitis, Konjunktivitis, Haut, Urogenitale, Dyskinesie, Tagesschläfrigkeit, plötzliches Einschlafen, Stürze, Halluzinationen, Blutdruckanstieg, Serotoninsyndrom, Impulskontrollstörungen, erhöhte Inzidenz maligner Melanome.
WW: Kontraindiziert: Andere MAO-Hemmer, Pethidin (14 Tage Abstand), Johanniskraut, Fluoxetin, Fluvoxamin.
Nicht empfohlen: Sympathomimetika, Dextromethorphan.
Vorsicht: Alkohol, ZNS-Dämpfer verstärkt. SSRIs, Levodopa verstärkt (Hypotension).
WH: Auf Melanome achten. Strenger Verkehrshinweis (Tagesschläfrigkeit).
PG: 10 ST (EKO: G) [€ 14,05], 30 ST (EKO: G) [€ 38,45]

Rasigerolan 1 mg - Tabletten 12B05
(Z.Nr. 1-36734) NR. P. N04BD02
ZI: G.L. Pharma, Lannach
Z: 1 Tablette enthält: Rasagilin 1 mg (entspr. Rasagilin tartrat), Cellulose, mikrokristalline, Weinsäure, Maisstärke, Maisstärke, vorverkleistert, Talkum, Stearinsäure Typ 50.
Kurzinformation: siehe Rasagilin 1A Pharma 1 mg - Tabletten, → S. 1197
PG: 10 ST (EKO: G) [€ 15,50], 30 ST (EKO: G) [€ 45,00]

Rasilez 150 mg - Filmtabletten 10A09
(Z.Nr. EU/1/07/405/*) RP. P. C09XA02
ZI: Noden Pharma, Dublin, Irland
Z: 1 Filmtablette enthält: Aliskiren 150 mg (entspr. Aliskiren hemifumarat), Crospovidon Typ A, Magnesium stearat, Cellulose, mikrokristalline, Povidon K30, Siliciumdioxid, hochdisperses, Hypromellose 2910 (3 mPa*s), Macrogol 4000, Talkum, Eisen(II,III)-oxid, Eisen(III)-oxid, Titandioxid.
EW: Renin-Inhibitor.
AG: Essentielle Hypertonie.
AA: 1mal tgl. unzerkaut mit Wasser (nicht mit Fruchtsäften, Pflanzenextrakten oder Kräutertees) einnehmen.
DO: Erwachsene: 1mal tgl. 150(-300) mg, bei älteren Patienten initial 150 mg.
Kontraindiziert für Kinder unter 2 Jahren; für Kinder über 2 Jahren und Jugendlichen nicht empfohlen.
GA: Angioödem.
SST: Kontraindiziert im 2. und 3. Trimenon, im 1. Trimenon und in der Stillzeit nicht anwenden.
NW: Magen/Darm (Durchfälle), Haut (auch schwere Reaktionen), Schwindel, Angioödeme, schwere Anaphylaxie, Elektrolyte (Kaliumanstieg), Niere, Arthralgie.
WW: Kontraindiziert: Ciclosporin, Itraconazol, Chinidin. Gleichzeitige Gabe mit ACE-Hemmern oder Angiotensin II-Blockern bei Diabetes oder Nierenschäden.
Nicht empfohlen: Grapefruitsaft, gleichzeitige Gabe mit ACE-Hemmern oder Angiotensin II-Blockern.
Vorsicht: Kalium und Substanzen, die Serumkalium erhöhen; Furosemid, Torasemid, Ketoconazol, Verapamil. Sehr fettreiche Nahrung verringert Aufnahme von Aliskiren.
NSARs können Blutdrucksenkung verringern.
WH: Vorsicht bei Volumenmangel, Herz-, Leber-, Nierenerkrankungen, Nierenarterienstenose, erhöhtes Hyperkalämierisiko bei Diabetes mellitus und/oder stark eingeschränkter Nierenfunktion. Auf anaphylaktische Reaktionen und Angioödeme achten.
Bei schwerer Diarrhoe absetzen. Verkehrshinweis. Nicht dialysierbar.
PG: 14 ST IND (EKO: G) [€ 17,45], 28 ST IND (2) (EKO: G) [€ 33,10]

Rasilez 300 mg - Filmtabletten 10A09
(Z.Nr. EU/1/07/405/*) RP. P. C09XA02
ZI: Noden Pharma, Dublin, Irland
Z: 1 Filmtablette enthält: Aliskiren 300 mg (entspr. Aliskiren hemifumarat), Crospovidon Typ A, Magnesium stearat, Cellulose, mikrokristalline, Povidon K30, Siliciumdioxid, hochdisperses, Hypromellose 2910 (3 mPa*s), Macrogol 4000, Talkum, Eisen(II,III)-oxid, Eisen(III)-oxid, Titandioxid.
Kurzinformation: siehe Rasilez 150 mg - Filmtabletten, → S. 1198
PG: 28 ST IND (2) (EKO: G) [€ 39,15]

Rasilez HCT 150 mg/12,5 mg - Filmtabletten 10B11
(Z.Nr. EU/1/08/491/*) RP. P. C09XA52
ZI: Noden Pharma, Dublin, Irland
Z: 1 Filmtablette enthält: Aliskiren 150 mg (entspr. Aliskiren hemifumarat), Hydrochlorothiazid 12,5 mg, Tablettenkern: Cellulose, mikrokristalline, Crospovidon Typ A, Lactose 25 mg (entspr. Lactose monohydrat), Weizenstärke 24,5 mg, Povidon K30, Magnesium stearat, Siliciumdioxid, hochdisperses, Talkum; Filmüberzug: Talkum, Hypromellose 2910 (3 mPa*s), Macrogol 4000, Titandioxid.
EW: Renin-Inhibitor+Diuretikum.
AG: Essentielle Hypertonie bei nicht ausreichender Monotherapie.
AA: 1mal tgl. unzerkaut mit Wasser (nicht mit Fruchtsäften oder Getränken mit Pflanzenextrakten, einschließlich Kräutertees), immer mit oder immer ohne Nahrung einnehmen.
DO: 1 Filmtablette pro Tag; Beginn mit 150 mg/12,5 mg, nach 2-4 Wochen ev. Dosissteigerung bis maximal 300 mg/25 mg. Nicht für Kinder unter 6 Jahren; für Kinder ab 6 Jahren und Jugendliche nicht empfohlen.
GA: Angioödem in der Anamnese, schwere Nieren-, Leberschäden, Hypokaliämie, Hyperkalzämie.
SST: Im 1. Trimenon nicht anwenden; kontraindiziert im 2. und 3. Trimenon. In der Stillzeit nicht empfohlen.
NW: Diarrhoe, Haut, Lupus erythematodes, Angioödeme, anaphylaktische Reaktionen, Blutbild, Psyche, ZNS, Augen (akutes Engwinkelglaukom), Arrhythmien, Atemwege, Magen/Darm, Ikterus, Niere, Fieber, Elektrolyte (Hyponatriämie, Hypokaliämie), Arthralgien, symptomatische Hypotonie, erhöhtes Risiko von nicht-melanozytärem Hautkrebs.

WW: Kontraindiziert: Chinidin, Itraconazol, Ciclosporin, doppelte Blockade des Renin-Angiotensin-Aldosteron-Systems bei Nierenschäden oder Diabetes.
Nicht empfohlen: Grapefruitsaft, doppelte Blockade des Renin-Angiotensin-Aldosteron-Systems.
Vorsicht: Ketoconazol, Verapamil, Furosemid, Torasemid, NSAIDs, Arzneimittel mit Einfluss auf Serumkalium. Andere Blutdrucksenker verstärkt.
Sehr fettreiche Nahrung verringert Aufnahme von Aliskiren.
WW von HCT: Lithium (Ausscheidung verringert), Alkohol (orthostatische Hypotonie verstärkt), Gichtmittel, Antidiabetika (Dosisanpassung), Herzglykoside (Arrhythmien), Sympathomimetika (abgeschwächt), Kalziumsalze, Curare (verstärkt).
WH: Vorsicht bei Herzinsuffizienz mit Furosemid-Therapie, Diabetes, schweren Nierenschäden, nach kürzlicher Nierentransplantation, Kardiomyopathie, Klappenstenosen, Nierenarterienstenose, renovaskulärer Hypertonie.
Auf anaphylaktische Reaktionen und Angioödeme achten. Bei Lupus erythematodes sofort absetzen.
Kontrollen: Elektrolyte, Niere, Blutzucker. Nicht dialysierbar.
PG: 28 ST IND (2) (EKO: G) [€ 33,10]

Rasilez HCT 150 mg/25 mg - Filmtabletten 10B11
(Z.Nr. EU/1/08/491/*) RP. P. C09XA52
ZI: Noden Pharma, Dublin, Irland
Z: 1 Filmtablette enthält: Aliskiren 150 mg (entspr. Aliskiren hemifumarat), Hydrochlorothiazid 25 mg, Tablettenkern: Cellulose, mikrokristalline, Crospovidon Typ A, Lactose 50 mg (entspr. Lactose monohydrat), Weizenstärke 49 mg, Povidon K30, Magnesium stearat, Siliciumdioxid, hochdisperses, Talkum; Filmüberzug: Talkum, Hypromellose 2910 (3 mPa*s), Macrogol 4000, Titandioxid, Eisen(III)-oxid, rotes, Eisen(III)-hydroxid-oxid, gelb.
Kurzinformation: siehe Rasilez HCT 150 mg/12,5 mg - Filmtabletten, → S. 1198
PG: 28 ST IND (2) (EKO: G) [€ 33,10]

Rasilez HCT 300 mg/12,5 mg - Filmtabletten 10B11
(Z.Nr. EU/1/08/491/*) RP. P. C09XA52
ZI: Noden Pharma, Dublin, Irland
Z: 1 Filmtablette enthält: Aliskiren 300 mg (entspr. Aliskiren hemifumarat), Hydrochlorothiazid 12,5 mg, Tablettenkern: Cellulose, mikrokristalline, Crospovidon Typ A, Lactose 25 mg (entspr. Lactose monohydrat), Weizenstärke 24,5 mg, Povidon K30, Magnesium stearat, Siliciumdioxid, hochdisperses, Talkum; Filmüberzug: Talkum, Hypromellose 2910 (3 mPa*s), Macrogol 4000, Titandioxid, Eisen(III)-oxid, rotes, Eisen(II,III)-oxid, schwarz.
Kurzinformation: siehe Rasilez HCT 150 mg/12,5 mg - Filmtabletten, → S. 1198
PG: 28 ST IND (2) (EKO: G) [€ 39,15]

Rasilez HCT 300 mg/25 mg - Filmtabletten 10B11
(Z.Nr. EU/1/08/491/*) RP. P. C09XA52
ZI: Noden Pharma, Dublin, Irland
Z: 1 Filmtablette enthält: Aliskiren 300 mg (entspr. Aliskiren hemifumarat), Hydrochlorothiazid 25 mg, Tablettenkern: Cellulose, mikrokristalline, Crospovidon Typ A, Lactose 50 mg (entspr. Lactose monohydrat), Weizenstärke 49 mg, Povidon K30, Magnesium stearat, Siliciumdioxid, hochdisperses, Talkum; Filmüberzug: Talkum, Hypromellose 2910 (3 mPa*s), Macrogol 4000, Titandioxid, Eisen(III)-oxid, rotes, Eisen(III)-hydroxid-oxid, gelb.
Kurzinformation: siehe Rasilez HCT 150 mg/12,5 mg - Filmtabletten, → S. 1198
PG: 28 ST IND (2) (EKO: G) [€ 39,15]

Rasilez HCT 300 mg/25 mg - Filmtabletten 10B11
(Z.Nr. EU/1/08/491/*) RP. P. Parallelimport. C09XA52
nicht im Handel.

ratioAllerg - Filmtabletten 05A01
(Z.Nr 1-24502) RPF. P. R06AE07
ZI: Teva, Haarlem, Niederlande
Z: 1 Filmtablette enthält: Cetirizin dihydrochlorid 10 mg, Kern; Lactose monohydrat 66,4 mg, Cellulose, mikrokristalline, Siliciumdioxid, hochdisperses, Croscarmellose natrium (entspr. Natrium < 1 mmol) (entspr. → < 23 mg), Magnesium stearat; Überzug: Titandioxid, Hypromellose, Macrogol 400.
EW: Histamin (H1)-Blocker.
AG: Allergische Rhinitis, chronische idiopathische Urtikaria.
AA: Unzerkaut mit Flüssigkeit.
DO: 1x tgl. 10 mg; Kinder ab 6 Jahre: 2x tgl. 5 mg.
GA: Schwere Niereninsuffizienz.
SST: Vorsicht.
NW: ZNS (Schläfrigkeit), Psyche, Magen/Darm, Leber, Haut, Harnverhalt, anticholinerg.
WW: Alkohol (Vorsicht). 3 Tage Abstand zu Hauttests für Allergien.
WH: Vorsicht bei Epilepsie, Risiko für Harnverhalt. Verkehrshinweis.
PG: 20 ST * (EKO: N) [€ 10,90]

ratioDolor Diclofenac Schmerzgel 1 % - Gel 13F01
(Z.Nr. 1-40246) RP. P. nicht im Handel. M02AA15

ratioDolor Diclofenac Schmerzgel 2 % - Gel 13F01
(Z.Nr. 1-40247) RPF. P. nicht im Handel. M02AA15

ratioDolor Flurbiprofen 8,75 mg - Lutschtabletten mit Orangengeschmack 45A02
(Z.Nr. 1-39455) RPF. P. nicht im Handel. R02AX01

ratioDolor Flurbiprofen 8,75 mg - Lutschtabletten mit Zitronengeschmack 45A02
(Z.Nr. 1-37508) RPF. P. R02AX01
ZI: Teva, Haarlem, Niederlande
Z: 1 Lutschtablette enthält: Flurbiprofen 8,75 mg, Isomalt 2036,375 mg, Maltitol 427,67 mg, Macrogol 300, Pfefferminzöl, Zitronen-Aroma, Honig-Aroma.
EW: Antiphlogistisch.
AG: Kurzzeitig bei schmerzhaften Entzündungen der Rachenschleimhaut.
AA: Oral, während des Auflösens im Mund bewegen.
DO: Bei Bedarf alle 3-6 Std. 1 Lutschtablette im Mund zergehen lassen. MTD 5 Lutschtabletten, max. 3 Tage anwenden. Bei Kindern unter 12 Jahren nicht anwenden.
GA: Magen/Darm-Ulcera, -Blutungen oder -Perforationen (auch anamnestisch); Bronchospasmen, Rhinitis oder Urtikaria durch Antiphlogistika, schwere Herz-, Leber- oder Niereninsuffizienz.
SST: In den ersten beiden Trimestern strenge Indikationsstellung, im letzten Trimenon kontraindiziert. In der Stillzeit nicht empfohlen.
NW: Überempfindlichkeit, Geschmacksstörungen, Magen/Darm (Blutungen, Ulzera, Perforationen), Haut (auch schwerwiegend), ZNS (Analgetika-Kopfschmerz), Ödeme, Hypertonie, Herzinsuffizienz, Verschlimmerung von infektionsbedingten Entzündungen.
WW: Nicht empfohlen: Andere NSARs, ASS über 75 mg/die.
Vorsicht: Gerinnungshemmer, kaliumsparende Arzneimittel, nephrotoxische Substanzen verstärkt; Herzglykoside, Furosemid, Antihypertensiva abgeschwächt, Kortikosteroide, Lithium, Methotrexat, Mifepriston, orale Antidiabetika, Phenytoin, Chinolone, serotonerge Substanzen, Tacrolimus, Zidovudin.
WH: Möglichst kurzzeitig und niedrig dosiert anwenden. Vorsicht bei Asthma, Bluthochdruck, Herzinsuffizienz, Gerinnungsstörungen, Lupus erythematodes, Mischkollagenosen, Magen/Darm-Erkrankungen in der Anamnese. Auf kardiovaskuläre Ereignisse achten. Erhöhtes Nebenwirkungsrisiko bei älteren Patienten beachten.
PG: 24 ST * (EKO: N) [€ 6,95]

ratioDolor Ibuprofen 400 mg - Filmtabletten 02B04, 13B02
(Z.Nr. 1-30782) RPF. W10. P. M01AE01
ZI: Teva, Haarlem, Niederlande
Z: 1 Filmtablette enthält: Ibuprofen lysin 684 mg, (entspr. Ibuprofen 400 mg), Tablettenkern: Cellulose, mikrokristalline, Croscarmellose natrium, Talkum, Siliciumdioxid, hochdispers, wasserfrei, Magnesium stearat, Filmüberzug: Hypromellose, Macrogol 6000, Glycerol 85%.
EW: Analgetisch, antiphlogistisch, antipyretisch.
AG: Kurzzeitig bei Schmerzen und Fieber, akute Kopfschmerzphase bei Migräne mit und ohne Aura.
AA: Mit Wasser einnehmen.
DO: Möglichst kurzzeitig und niedrig dosiert anwenden: ED initial 200 oder 400 mg. MTD 1200 mg.
Kinder ab 6 Jahren: ED 7-10 mg/kg KG, MTD 30 mg/kg KG.
GA: Magen/Darm-Ulcera, Blutungsneigung, aktive Blutungen, schwere Herz-, Leber-, Nierenschäden, schwere Dehydratation, Kinder unter 6 Jahren, Analgetika-Asthma.
SST: Gegenanzeige im 3. Trimenon, abstillen, sonst strenge Indikationsstellung.
NW: Magen/Darm (sehr selten Blutungen), ZNS, (selten aseptische Meningitis), Verschlechterung infektiöser Entzündungen (nekrotisierende Fasziitis), Hör-, Sehstörungen, Bronchospasmen, Niere, Haut (bis Lyell-Syndrom, akute generalisierte exanthematische Pustulose), Blut, Labor, Schock, Anaphylaxie, lokale Reaktionen, Ödeme, Hypertonie, Herzinsuffizienz, sehr selten Leber, Überempfindlichkeit.
WW: Vorsicht: Diuretika vermindert, Gerinnungshemmer (Kontrollen), Kortikoide (Magen/Darm-Blutungen), Blutdrucksenker (abgeschwächt), Lithium (verstärkt toxisch), Digoxin, Phenytoin (erhöhte Serumspiegel), Antidiabetika (Blutdruckkontrollen), Methotrexat (verstärkt toxisch), Tacrolimus, Ciclosporin (verstärkt nephrotoxisch), Zidovudin, Probenecid, Sulfinpyrazon, Chinolone (verstärktes Krampfrisiko).
WH: Vorsicht bei Herz/Gefäßschäden, Hypertonie, Lupus erythematodes und anderen Autoimmunerkrankungen. Bei Varizelleninfek-

R

tion Anwendung vermeiden. Verkehrshinweis.
Kontrollen: Blutbild, Blutzucker, Gerinnung, Leber, Niere, Augen.
Larvierung oder Aktivierung von Infektionen möglich.
PG: 20 ST * (EKO: N) [€ 9,95], 50 ST * (EKO: N) [€ 19,90]

ratioDolor Ibuprofen 300 mg - Schmerztabletten 02B04, 13B02
(Z.Nr. 1-19365) RPF. W10. P. M01AE01
ZI: Teva, Haarlem, Niederlande
Z: 1 Filmtablette enthält: Ibuprofen 292,6 mg (entspr. Ibuprofen lysin 500 mg), Cellulose, mikrokristalline, Croscarmellose natrium (entspr. Natrium < 1 mmol) (entspr. → < 23 mg), Talkum, Magnesium stearat, Siliciumdioxid, hochdisperses, Methylhydroxypropylcellulose, Macrogol, Glycerin.
EW: Analgetisch, antiphlogistisch, antipyretisch.
AG: Schmerzen und Fieber, akute Kopfschmerzphase bei Migräne mit und ohne Aura, Spannungskopfschmerzen.
AA: Unzerkaut oder nach den Mahlzeiten mit Flüssigkeit einnehmen.
DO: Möglichst niedrig dosiert und kurzzeitig anwenden: 1 Tablette bei Bedarf, MTD 4 Tabletten. Kinder (6-11 Jahre, nur über ärztliche Verschreibung): MTD 2 Tabletten.
GA: Magen/Darm-Ulcera, Blutungsneigung, aktive Blutungen, schwere Herz-, Leber-, Nierenschäden, schwere Dehydratation, Kinder unter 6 Jahren, Analgetika-Asthma.
SST: Gegenanzeige im 3. Trimenon, abstillen, sonst strenge Indikationsstellung.
NW: Magen/Darm (sehr selten Blutungen), ZNS, (selten aseptische Meningitis), Verschlechterung infektiöser Entzündungen (nekrotisierende Fasziitis), Hör-, Sehstörungen, Bronchospasmen, Niere, Haut (bis Lyell-Syndrom, akute generalisierte exanthematische Pustulose), Blut, Labor, Schock, Anaphylaxie, lokale Reaktionen, Ödeme, Hypertonie, Herzinsuffizienz, sehr selten Leber, Überempfindlichkeit.
WW: Vorsicht: Diuretika vermindert, Gerinnungshemmer (Kontrollen), Kortikoide (Magen/Darm-Blutungen), Blutdrucksenker (abgeschwächt), Lithium (verstärkt toxisch), Digoxin, Phenytoin (erhöhte Serumspiegel), Antidiabetika (Blutdruckkontrollen), Methotrexat (verstärkt toxisch), Tacrolimus, Ciclosporin (verstärkt nephrotoxisch), Zidovudin, Probenecid, Sulfinpyrazon, Chinolone (verstärktes Krampfrisiko).
WH: Vorsicht bei Herz/Gefäßschäden, Hypertonie, Lupus erythematodes und anderen Autoimmunerkrankungen. Bei Varizelleninfektion Anwendung vermeiden. Verkehrshinweis.
Kontrollen: Blutbild, Blutzucker, Gerinnung, Leber, Niere, Augen.
Larvierung oder Aktivierung von Infektionen möglich.
PG: 20 ST * (EKO: N) [€ 8,20], 50 ST * (EKO: N) [€ 15,70]

R

Ratiograstim 30 Mio. I.E./0,5 ml - Injektions-/Infusionslösung 33C04
(Z.Nr. EU/1/08/444/*) NR. P. E. L03AA02
ZI: ratiopharm, Ulm, Deutschland
Z: 1 Fertigspritze mit 0,5 ml enthält: Filgrastim 30 Mio. IE (entspr. → 300 µg), Essigsäure 99%, Natriumhydroxid, Sorbitol 50 mg/ml, Polysorbat 80, Wasser für Injektionszwecke.
EW: Granulozyten-koloniestimulierender Wachstumsfaktor.
AG: - Zur Verkürzung der Dauer von Neutropenien sowie zur Verminderung der Häufigkeit neutropenischen Fiebers bei Patienten, die wegen einer malignen Erkrankung mit zytotoxischer Chemotherapie behandelt werden (mit Ausnahme von chronisch-myeloischer Leukämie und myelodysplastischem Syndrom).
- Myeloablative Therapie mit Knochenmarktransplantation.
- Mobilisierung von Blutstammzellen.
- Schwere idiopathische, zyklische oder kongenitale Neutropenie.
- Neutropenie bei fortgeschrittener HIV-Infektion.

AA: S.c. oder i.v., Details siehe Austria Codex Fachinformation.
DO: Zytotoxische Chemotherapie: TD 5 mcg/kg KG meist s.c.
Myeloablative Therapie: TD 10 mcg/kg KG i.v. oder s.c.
Mobilisierung von Blutstammzellen: TD 10 mcg/kg s.c.
Kongenitale Neutropenie: TD 12 mcg/kg KG s.c.
Idiopathische oder zyklische Neutropenie: TD 5 mcg/kg KG s.c.
Neutropenie bei HIV-Infektionen: TD initial 1 mcg/kg KG, dann bis 4 mcg/kg KG s.c.
SST: Nicht empfohlen.
NW: Anaphylaxie, Lunge (einschließlich interstitieller Pneumonie und ARDS), Kapillarlecksyndrom, schwere Splenomegalie/ Milzruptur, Niere (Hämaturie, Glomerulonephritis), Fieber, muskuloskelettale Schmerzen, Thrombozytopenie, Anämie, Magen/Darm (Diarrhoe), kutane Vaskulitis, Aortitis, Graft-versus-Host-Reaktionen (nach allogener Knochenmarktransplantation), Chondrokalzinose (bei Krebspatienten).
WW: Myelosuppressiva (24 Stunden Abstand), andere hämatopoetische Wachstumsfaktoren (keine Datenlage).
WH: Nicht mit Natriumchloridlösung verdünnen. Filgrastim beeinflußt nicht Thrombopenie oder Anämie. Nicht zur Erhöhung der zytotoxischen Dosis verwenden. Auf interstitielle Pneumonie, Infektionen, maligne Erkrankungen achten.
Kontrollen: Knochendichte, Blutbild (Leukozyten max. $50x10^9$/l), Harn. Verkehrshinweis.
PG: 5 ST (EKO: G) [€ 380,50]

Ratiograstim 30 Mio. I.E./0,5 ml - Injektions-/Infusionslösung 33C04
(Z.Nr. EU/1/08/444/*) NR. P. E. L03AA02
Parallelimport.
V: Abacus Medicine, Copenhagen, Dänemark
Z: 1 Fertigspritze mit 0,5 ml enthält: Filgrastim 30 Mio. IE (entspr. → 300 µg), Essigsäure 99%, Natriumhydroxid, Sorbitol 50 mg/ml, Polysorbat 80, Wasser für Injektionszwecke.
PG: 5 ST (EKO: G) [€ 373,25]

Ratiograstim 30 Mio. I.E./0,5 ml - Injektions-/Infusionslösung 33C04
(Z.Nr. EU/1/08/444/*) NR. P. Parallelimport. L03AA02
V: Eurim-Pharm, Salzburg
Z: 1 Fertigspritze mit 0,5 ml enthält: Filgrastim 30 Mio. IE (entspr. → 300 µg), Essigsäure 99%, Natriumhydroxid, Sorbitol 50 mg/ml, Polysorbat 80, Wasser für Injektionszwecke.
PG: 5 ST (EKO: G) [€ 373,25]

Ratiograstim 30 Mio. I.E./0,5 ml - Injektions-/Infusionslösung 33C04
(Z.Nr. EU/1/08/444/*) NR. P. E. L03AA02
Parallelimport.
V: Haemato Pharm, Schönefeld, Deutschland
Z: 1 Fertigspritze mit 0,5 ml enthält: Filgrastim 30 Mio. IE (entspr. → 300 µg), Essigsäure 99%, Natriumhydroxid, Sorbitol 50 mg/ml, Polysorbat 80, Wasser für Injektionszwecke.
PG: 5 ST (EKO: G) [€ 373,25]

Ratiograstim 30 Mio. I.E./0,5 ml - Injektions-/Infusionslösung 33C04
(Z.Nr. EU/1/08/444/*) NR. P. Parallelimport. L03AA02
V: Orifarm, Leverkusen, Deutschland
Z: 1 Fertigspritze mit 0,5 ml enthält: Filgrastim 30 Mio. IE (entspr. → 300 µg), Essigsäure 99%, Natriumhydroxid, Sorbitol 50 mg/ml, Polysorbat 80, Wasser für Injektionszwecke.
PG: 5 ST (EKO: G) [€ 373,25]

Ratiograstim 48 Mio. I.E./0,8 ml - Injektions-/Infusionslösung 33C04
(Z.Nr. EU/1/08/444/*) NR. P. E. L03AA02
ZI: ratiopharm, Ulm, Deutschland
Z: 1 Fertigspritze mit 0,8 ml enthält: Filgrastim 48 Mio. IE (entspr. → 480 µg), Essigsäure 99%, Natriumhydroxid, Sorbitol 50 mg/ml, Polysorbat 80, Wasser für Injektionszwecke.
Kurzinformation: siehe Ratiograstim 30 Mio. I.E./0,5 ml - Injektions-/Infusionslösung, → S. 1200
PG: 5 ST (EKO: G) [€ 551,00]

Ratiograstim 48 Mio. I.E./0,8 ml - Injektions-/Infusionslösung 33C04
(Z.Nr. EU/1/08/444/*) NR. P. E. L03AA02
Parallelimport.
V: Abacus Medicine, Copenhagen, Dänemark
Z: 1 Fertigspritze mit 0,8 ml enthält: Filgrastim 48 Mio. IE (entspr. → 480 µg), Essigsäure 99%, Natriumhydroxid, Sorbitol 50 mg/ml, Polysorbat 80, Wasser für Injektionszwecke.
PG: 5 ST (EKO: G) [€ 541,00]

Ratiograstim 48 Mio. I.E./0,8 ml - Injektions-/Infusionslösung 33C04
(Z.Nr. EU/1/08/444/*) NR. P. E. L03AA02
Parallelimport.
V: Eurim-Pharm, Salzburg
Z: 1 Fertigspritze mit 0,8 ml enthält: Filgrastim 48 Mio. IE (entspr. → 480 µg), Essigsäure 99%, Natriumhydroxid, Sorbitol 50 mg/ml, Polysorbat 80, Wasser für Injektionszwecke.
PG: 5 ST (EKO: G) [€ 541,00]

Ratiograstim 48 Mio. I.E./0,8 ml - Injektions-/Infusionslösung 33C04
(Z.Nr. EU/1/08/444/*) NR. P. E. L03AA02
Parallelimport.
V: Haemato Pharm, Schönefeld, Deutschland
Z: 1 Fertigspritze mit 0,8 ml enthält: Filgrastim 48 Mio. IE (entspr. → 480 µg), Essigsäure 99%, Natriumhydroxid, Sorbitol 50 mg/ml, Polysorbat 80, Wasser für Injektionszwecke.

PG: 5 ST (EKO: G) [€ 541,00]

Ratiograstim 48 Mio. I.E./0,8 ml - Injektions-/Infusionslösung 33C04
(Z.Nr. EU/1/08/444/*) NR. P. E. L03AA02
Parallelimport.
V: Orifarm, Leverkusen, Deutschland
Z: 1 Fertigspritze mit 0,8 ml enthält: Filgrastim 48 Mio. IE (entspr. → 480 µg), Essigsäure 99%, Natriumhydroxid, Sorbitol 50 mg/ml, Polysorbat 80, Wasser für Injektionszwecke.
PG: 5 ST (EKO: G) [€ 541,00]

ratioSoft 0,05% - Nasenspray 50H02
(Z.Nr. 1-25082) RPF. P. R01AA07
ZI: Teva, Haarlem, Niederlande
Z: 1 ml enthält: Xylometazolin hydrochlorid 0,5 mg, Citronensäure monohydrat, Natriumcitrat-2-Wasser, Glycerol 85%, Wasser für Injektionszwecke.
EW: Vasokonstriktor.
AG: Zur Schleimhautabschwellung bei Rhinitis und Sinusitis.
AA: Nasal über Sprühkopf.
DO: Kinder (2-10 Jahre): 1 Sprühstoß in jedes Nasenloch bis 3mal tgl.
über max. 7 Tage.
GA: Rhinitis sicca, Engwinkelglaukom, MAO-Hemmer-Therapie, nach trans- sphenoidaler Hypophysektomie.
SST: Nutzen/Risiko-Abwägung.
NW: Häufig Schmerzen und Austrocknung der Nasenschleimhaut, selten Kopfschmerzen, Übelkeit, sehr selten Arrhythmien, Blutdrucksteigerung, Schlafstörungen, Sehstörungen.
WW: MAO-Hemmer (Hypertonie; Kombination vermeiden); Antidepressiva ver- stärken systemische Xylometazolinwirkung; Bromocriptin.
WH: Vorsicht bei Engwinkelglaukom, schweren Herz/Kreislauf-Erkrankungen, QT. Verlängerung, Hypertonie, Phäochromozytom, Hyperthyreose, Diabetes, Porphyrie, Prostatahyperplasie.
PG: 10 ML * (EKO: N) [€ 7,45]

ratioSoft 0,1% - Nasenspray 50H02
(Z.Nr. 1-25083) RPF. P. R01AA07
ZI: Teva, Haarlem, Niederlande
Z: 1 ml enthält: Xylometazolin hydrochlorid 1 mg, Citronensäure monohydrat, Natriumcitrat-2-Wasser, Glycerol 85%, Wasser für Injektionszwecke.
EW: Vasokonstriktor.
AG: Zur Schleimhautabschwellung bei Rhinitis und Sinusitis.
DO: Erwachsene und Kinder über 10 Jahren: 1 Sprühstoß in jedes Nasenloch bis 3mal tgl. über max. 7 Tage.
GA: Rhinitis sicca, Engwinkelglaukom, MAO-Hemmer-Therapie, nach trans- sphenoidaler Hypophysektomie.
SST: Nutzen/Risiko-Abwägung.
NW: Häufig Schmerzen und Austrocknung der Nasenschleimhaut, selten Kopfschmerzen, Übelkeit, sehr selten Arrhythmien, Blutdrucksteigerung, Schlafstörungen, Sehstörungen.
WW: MAO-Hemmer (Hypertonie; Kombination vermeiden); Antidepressiva ver- stärken systemische Xylometazolinwirkung; Bromocriptin.
WH: Vorsicht bei Engwinkelglaukom, schweren Herz/Kreislauf-Erkrankungen, QT. Verlängerung, Hypertonie, Phäochromozytom, Hyperthyreose, Diabetes, Porphyrie, Prostatahyperplasie.
PG: 10 ML * (EKO: N) [€ 7,45]

ratioSoft plus Dexpanthenol 0,5 mg/50 mg/ml - Nasenspray 50H02
(Z.Nr. 1-36035) RPF. W1. P. R01AB06
ZI: Teva, Haarlem, Niederlande
Z: 1 Sprühstoß (= 0,1 ml) enthält: Xylometazolin hydrochlorid 0,05 mg (entspr. → 0,5 mg/ml), Dexpanthenol 5 mg (entspr. → 50 mg/ml), Kaliumdihydrogenphosphat, Dinatriumhydrogenphosphat, Wasser für Injektionszwecke.
EW: Vasokonstriktor.
AG: Zur Schleimhautabschwellung bei Schnupfen, Rhinitis vasomotorica, nach operativen Eingriffen an der Nase.
AA: Nasal über Sprühkopf.
DO: Kinder (2-6 Jahre, nur über ärztliche Anordnung): 1 Sprühstoß in jede Nasenöffnung bis höchstens 3mal tgl. über max. 7 Tage.
GA: Rhinitis sicca, nach transsphenoidaler Hypophysektomie.
SST: Nicht anwenden.
NW: Überempfindlichkeit, Tachykardie, Psyche (Unruhe), Hypertonie. Bei Missbrauch Rhinitis medicamentosa, Atrophie der Nasenschleimhaut. Bei Überdosierung ZNS-Störungen.
WW: Nicht mit Blutdrucksenkern (z.B. Methyldopa) kombinieren. Andere Blutdrucksteigerer (z.B. MAO-Hemmer) verstärkend.
WH: Vorsicht bei Engwinkelglaukom, schweren Herz/Kreislauf-Erkrankungen, QT. Verlängerung, Hypertonie, Phäochromozytom, Hyperthyreose, Diabetes, Porphyrie, Prostatahyperplasie.
PG: 10 ML * (EKO: N) [€ 9,45]

ratioSoft plus Dexpanthenol 1,0 mg/50 mg/ml - Nasenspray 50H02
(Z.Nr. 1-36036) RPF. W1. P. R01AB06
ZI: Teva, Haarlem, Niederlande
Z: 1 Sprühstoß (= 0,1 ml) enthält: Xylometazolin hydrochlorid 0,1 mg (entspr. → 1 mg/ml), Dexpanthenol 5 mg (entspr. → 50 mg/ml), Kaliumdihydrogenphosphat, Dinatriumhydrogenphosphat, Wasser für Injektionszwecke.
EW: Vasokonstriktor.
AG: Zur Schleimhautabschwellung bei Schnupfen, Rhinitis vasomotorica, nach operativen Eingriffen an der Nase.
AA: Nasal über Sprühkopf.
DO: Personen ab 6 Jahren: 1 Sprühstoß in jede Nasenöffnung bis höchstens 3mal tgl. über max. 7 Tage.
GA: Rhinitis sicca, nach transsphenoidaler Hypophysektomie.
SST: Nicht anwenden.
NW: Überempfindlichkeit, Tachykardie, Psyche (Unruhe), Hypertonie. Bei Missbrauch Rhinitis medicamentosa, Atrophie der Nasenschleimhaut. Bei Überdosierung ZNS-Störungen.
WW: Nicht mit Blutdrucksenkern (z.B. Methyldopa) kombinieren. Andere Blutdrucksteigerer (z.B. MAO-Hemmer) verstärkend.
WH: Vorsicht bei Engwinkelglaukom, schweren Herz/Kreislauf-Erkrankungen, QT. Verlängerung, Hypertonie, Phäochromozytom, Hyperthyreose, Diabetes, Porphyrie, Prostatahyperplasie.
PG: 10 ML * (EKO: N) [€ 9,45]

Ravalsya 10 mg/80 mg - Filmtabletten 41B02, 10B11
(Z.Nr. 1-37486) RP. P. nicht im Handel. C10BX10

Ravalsya 10 mg/160 mg - Filmtabletten 41B02, 10B11
(Z.Nr. 1-37487) RP. P. nicht im Handel. C10BX10

Ravalsya 20 mg/80 mg - Filmtabletten 41B02, 10B11
(Z.Nr. 1-37489) RP. P. nicht im Handel. C10BX10

Ravalsya 20 mg/160 mg - Filmtabletten 41B02, 10B11
(Z.Nr. 1-37488) RP. P. nicht im Handel. C10BX10

▼ Ravicti 1,1 g/ml - Flüssigkeit zum Einnehmen 56F
(Z.Nr. EU/1/15/1062/*) NR. P. A16AX09
ZI: Immedica Pharma, Stockholm, Schweden
Z: 1 ml enthält: Glycerol phenylbutyrat 1,1 g.
EW: Bindet Stickstoff.
AG: Zusatztherapie zu Diät und Nahrungsergänzungsmitteln bei Harnstoffzyklusstörungen.
AA: Mit den Mahlzeiten mit Applikationsspritze direkt in den Mund einnehmen. Ev. auch über nasogastrale Sonde oder Gastrostomiesonde.
DO: Alle Alter: TD 4,5-11,2 ml/m² KOF.
Details siehe Austria Codex - Fachinformation.
GA: Akute Hyperammonämie.
SST: In der Schwangerschaft nicht empfohlen, zuverlässige Kontrazeption erforderlich. Nutzen/Risiko-Abwägung in der Stillzeit.
NW: Magen/Darm, Abneigung gegen Speisen, Kopfschmerzen, Müdigkeit, abnormer Hautgeruch, Untersuchungen.
WW: Vorsicht: Lipasehemmer, CYP2D6- oder CYP3A4-Substrate, Arzneimittel mit Einfluss auf den Ammoniakspiegel (Kortikosteroide, Valproinsäure, Haloperidol, Probenecid).
WH: Verminderte Phenylbutyrat-Resorption bei Pankreasinsuffizienz oder intestinaler Malabsorption. Verkehrshinweis.
PG: 25 ML * (EKO: N) [€ 350,45]

▼ Raxone 150 mg - Filmtabletten 47M05
(Z.Nr. EU/1/15/1020/*) NR. P. N06BX13
ZI: Santhera Pharmaceuticals, Lörrach, Deutschland
Z: 1 Filmtablette enthält: Idebenon 150 mg, Tablettenkern: Lactose 46 mg (entspr. Lactose monohydrat), Cellulose, mikrokristalline, Croscarmellose natrium, Povidon K25, Magnesium stearat, Siliciumdioxid, hochdisperses; Tablettenüberzug: Macrogol 3350, Poly(vinylalkohol), Talkum, Titandioxid, Gelborange S 0,23 mg.
EW: Antioxidans.
AG: Sehstörungen bei Leberscher Hereditärer Optikusneuropathie.
AA: Im Ganzen mit Wasser und mit Nahrung schlucken.
DO: 3mal tgl. 300 mg. Keine Dosisempfehlung für Kinder.
SST: Nutzen/Risiko-Abwägung in Schwangerschaft. Stillen unterbrechen.
NW: Diarrhö, Nasopharyngitis, Husten, Rückenschmerzen, Chromurie.

R

WW: Vorsicht: CYP3A4-Substraten mit geringer therapeutischer Breite, Dabigatranetexilat, Digoxin, Aliskiren.
WH: Vorsicht bei Leber- oder Nierenschäden. Harmlose rotbräunliche Urinfärbung.
PG: 180 ST * (EKO: N) [€ 10.005,30]

▼ Raxone 150 mg - Filmtabletten 47M05
(Z.Nr. EU/1/15/1020/*) NR. P. N06BX13
Parallelimport.
V: Abacus Medicine, Copenhagen, Dänemark
Z: 1 Filmtablette enthält: Idebenon 150 mg, Tablettenkern: Lactose 46 mg (entspr. Lactose monohydrat), Cellulose, mikrokristalline, Croscarmellose natrium, Povidon K25, Magnesium stearat, Siliciumdioxid, hochdisperses; Tablettenüberzug: Macrogol 3350, Poly(vinylalkohol), Talkum, Titandioxid, Gelborange S 0,23 mg.
PG: 180 ST * (EKO: N) [€ 9.934,15]

▼ Raxone 150 mg - Filmtabletten 47M05
(Z.Nr. EU/1/15/1020/*) NR. P. N06BX13
Parallelimport.
V: Orifarm, Leverkusen, Deutschland
Z: 1 Filmtablette enthält: Idebenon 150 mg, Tablettenkern: Lactose 46 mg (entspr. Lactose monohydrat), Cellulose, mikrokristalline, Croscarmellose natrium, Povidon K25, Magnesium stearat, Siliciumdioxid, hochdisperses; Tablettenüberzug: Macrogol 3350, Poly(vinylalkohol), Talkum, Titandioxid, Gelborange S 0,23 mg.
PG: 180 ST * (EKO: N) [€ 9.932,75]

▼ *Reagila 1,5 mg - Hartkapseln* 49B07
(Z.Nr. EU/1/17/1209/*) NR. P. nicht im Handel. N05AX15

▼ *Reagila 3 mg - Hartkapseln* 49B07
(Z.Nr. EU/1/17/1209/*) NR. P. nicht im Handel. N05AX15

▼ *Reagila 4,5 mg - Hartkapseln* 49B07
(Z.Nr. EU/1/17/1209/*) NR. P. nicht im Handel. N05AX15

▼ *Reagila 6 mg - Hartkapseln* 49B07
(Z.Nr. EU/1/17/1209/*) NR. P. nicht im Handel. N05AX15

Rebetol 200 mg - Hartkapseln 35E02
(Z.Nr. EU/1/99/107/*) NR. P. nicht im Handel. J05AP01

Rebetol 200 mg - Hartkapseln 35E02
(Z.Nr. EU/1/99/107/*) NR. P. Parallelimport. nicht im Handel. J05AP01

Rebetol 40 mg/ml - Lösung zum Einnehmen 35E02
(Z.Nr. EU/1/99/107/*) NR. P. J05AP01
ZI: Merck Sharp & Dohme, Haarlem, Niederlande
Z: 1 ml der Lösung enthält: Ribavirin 40 mg, Natrium citrat, Zitronensäure, wasserfrei, Natriumbenzoat, Glycerol, Sucrose 300 mg, Sorbitlösung 70% 142 mg, Propylenglycol, Bubble Gum Aroma, künstlich und natürlich, Wasser, gereinigtes.
EW: Virustatikum.
AG: In Kombination mit anderen Arzneimitteln bei Kindern ab 3 Jahren und Jugendlichen mit chronischer Hepatitis C ohne Vorbehandlung und ohne Leberdekompensation.
AA: 2mal tgl. mit Nahrung.
DO: TD 15 mg/kg KG in Kombination mit Peginterferon alfa-2b oder Interferon alfa-2b. Dosisreduktion bei schweren Nebenwirkungen. Details siehe Austria Codex - Fachinformation.
GA: Schwere Herzerkrankungen, Hämoglobinopathien.
SST: Gegenanzeige (Teratogen; Empfängnisverhütung für Frauen bis 4 Monate und Männer bis 7 Monate nach Therapieende). Unmittelbar vor Therapiebeginn bei Frauen im gebärfähigen Alter Schwangerschaftstest durchführen.
NW: Hämolytische Anämie, Verschlechterung der Herzfunktion, Infektionen (Pharyngitis), Neoplasien, Blutbild, Überempfindlichkeit, Stoffwechsel, Psyche (Depressionen, Suizidgedanken), Augen, Ohren, Atemwege, Magen/Darm, Haut, Skelett, Urogenitale, Untersuchungen, lokale Reaktionen, Gewichtsverlust.
WW: Nicht empfohlen: Zidovudin, Didanosin, Azathioprim (Myelotoxizität).
Vorsicht: Abacavir.
WH: Risiko der Wachstumshemmung bei Kindern berücksichtigen. Kontrollen: Leber, Niere, Blut, Standardblutuntersuchungen, Psyche, bei Kindern Wachstum, Schilddrüse. Verkehrshinweis. Vorsicht bei HCV/HIV-Coinfektion (erhöhtes Toxizitätsrisiko). Auf psychiatrische Symptome achten, besonders bei Kindern und Jugendlichen. Auf Augenveränderungen achten. Zahnpflege beachten.
PG: 100 ML RE2 (EKO: Y) [€ 164,95]

Rebif 8,8 Mikrogramm und 22 Mikrogramm - Injektionslösung in einer Fertigspritze 33C02, 56C01
(Z.Nr. EU/1/98/063/*) NR. P. E. L03AB07
ZI: Merck Europe, Amsterdam, Niederlande
Z: 1 Packung enthält: Jede Fertigspritze mit 8,8 µg/0,2 ml: Interferon beta-1a 8,8 µg (entspr. → 2400000 IE), Wirtssystem: Ovarialzellen des chinesischen Hamsters, gentechnisch, modifiziert, Mannitol, Poloxamer 188, L-Methionin, Benzylalkohol 1 mg, Natriumacetat, Essigsäure 99% (zur pH-Wert Einstellung), Natriumhydroxid zur pH-Wert-Einstellung, Wasser für Injektionszwecke; Jede Fertigspritze mit 22 µg/0,5 ml: Interferon beta-1a 22 µg (entspr. → 6 Mio. IE), Wirtssystem: Ovarialzellen des chinesischen Hamsters, gentechnisch, modifiziert, Mannitol, Poloxamer 188, L-Methionin, Benzylalkohol 2,5 mg, Natriumacetat, Essigsäure 99% (zur pH-Wert Einstellung), Natriumhydroxid zur pH-Wert-Einstellung, Wasser für Injektionszwecke.
EW: Immunmodulatorisch.
AG: Schubförmig-remittierende Multiple Sklerose (mindestens 2 Schübe innerhalb von 2 Jahren).
AA: S.c. 3mal wöchentlich.
DO: ED 44 Mikrogramm, bei Unverträglichkeit 22 Mikrogramm. Bei Erstanwendung Dosis allmählich steigern (ED 8,8 mcg über 2 Wochen, dann 22 mcg über weitere 2 Wochen).
Kinder ab 2 Jahren und Jugendliche: 3mal wöchentlich 22 oder 44 Mikrogramm. Bei Kindern unter 2 Jahren nicht anwenden.
GA: Schwere Depressionen, Suizidgedanken.
SST: Gegenanzeige in der Schwangerschaft; Nutzen/Risiko- Abwägung in der Stillzeit.
NW: Grippeähnliche Symptome, thrombotische Mikroangiopathien (TTP, HUS), lokale Reaktionen (Nekrosen), ZNS, Labor, Blutbild, Lunge (pulmonale arterielle Hypertonie), Überempfindlichkeit, Haarausfall, neutralisierende Antikörper, Magen/Darm, Psyche (Depressionen), Myalgie, Arthralgie, Krämpfe, selten schwere Leberschäden.
WW: Vorsicht bei CYP-empfindliche Arzneimittel mit geringer therapeutischer Breite (z.B. Antiepileptika, Antidepressiva).
WH: Vorsicht bei Herzerkrankungen, Leber-, Nierenschäden, Epilepsie. Patienten mit Depressionen genau überwachen. Kontrollen: Blutbild, Leuko- und Thrombozyten, Serum-ALT, Schilddrüse. Vor und bis 24 Std. nach der Injektion fiebersenkendes Analgetikum geben. Bildung neutralisierender Antikörper möglich. Bei primärer progressiver Multipler Sklerose nicht anwenden.
PG: 12 ST RE1 (EKO: Y) [€ 992,80]

Rebif 22 Mikrogramm - Injektionslösung in einer Fertigspritze 33C02, 56C01
(Z.Nr. EU/1/98/063/*) NR. P. E. L03AB07
ZI: Merck Europe, Amsterdam, Niederlande
Z: 1 Fertigspritze (0,5 ml) enthält: Interferon beta-1a 22 µg (entspr. → 6 Mio. IE), Wirtssystem: Ovarialzellen des chinesischen Hamsters, gentechnisch, modifiziert, Mannitol, Poloxamer 188, L-Methionin, Benzylalkohol 2,5 mg, Natriumacetat, Essigsäure 99% (zur pH-Wert Einstellung), Natriumhydroxid zur pH-Wert-Einstellung, Wasser für Injektionszwecke.
Kurzinformation: siehe Rebif 8,8 Mikrogramm und 22 Mikrogramm - Injektionslösung in einer Fertigspritze, → S. 1202
PG: 12 ST RE1 (EKO: Y) [€ 1.421,35]

Rebif 22 Mikrogramm - Injektionslösung in einer Fertigspritze 33C02, 56C01
(Z.Nr. EU/1/98/063/*) NR. P. E.
Parallelimport. L03AB07
V: Abacus Medicine, Copenhagen, Dänemark
Z: 1 Fertigspritze (0,5 ml) enthält: Interferon beta-1a 22 µg (entspr. → 6 Mio. IE), Wirtssystem: Ovarialzellen des chinesischen Hamsters, gentechnisch, modifiziert, Mannitol, Poloxamer 188, L-Methionin, Benzylalkohol 2,5 mg, Natriumacetat, Essigsäure 99% (zur pH-Wert Einstellung), Natriumhydroxid zur pH-Wert-Einstellung, Wasser für Injektionszwecke.
PG: 12 ST RE1 (EKO: Y) [€ 1.393,45]

Rebif 22 Mikrogramm - Injektionslösung in einer Fertigspritze 33C02, 56C01
(Z.Nr. EU/1/98/063/*) NR. P. E.
Parallelimport. nicht im Handel. L03AB07

Rebif 22 Mikrogramm - Injektionslösung in einer Fertigspritze 33C02, 56C01
(Z.Nr. EU/1/98/063/*) NR. P. E.
Parallelimport.
L03AB07
V: Haemato Pharm, Schönefeld, Deutschland
Z: 1 Fertigspritze (0,5 ml) enthält: Interferon beta-1a 22 µg (entspr. → 6 Mio. IE), Wirtssystem: Ovarialzellen des chinesischen Hamsters, gentechnisch, modifiziert, Mannitol, Poloxamer 188, L-Methionin, Benzylalkohol 2,5 mg, Natriumacetat, Essigsäure 99% (zur pH-Wert Einstellung), Natriumhydroxid zur pH-Wert-Einstellung, Wasser für Injektionszwecke.
PG: 12 ST RE1 (EKO: Y) [€ 1.393,45]

Rebif 22 Mikrogramm - Injektionslösung in einer Fertigspritze 33C02, 56C01
(Z.Nr. EU/1/98/063/*) NR. P. E.
Parallelimport.
L03AB07
V: Orifarm, Leverkusen, Deutschland
Z: 1 Fertigspritze mit 0,5 ml enthält: Interferon beta-1a 22 µg (entspr. → 6 Mio. IE), Wirtssystem: Ovarialzellen des chinesischen Hamsters, gentechnisch, modifiziert, Mannitol, Poloxamer 188, L-Methionin, Benzylalkohol 2,5 mg, Natriumacetat, Essigsäure 99% (zur pH-Wert Einstellung), Natriumhydroxid zur pH-Wert-Einstellung, Wasser für Injektionszwecke.
PG: 12 ST RE1 (EKO: Y) [€ 1.393,45]

Rebif 44 Mikrogramm - Injektionslösung in einer Fertigspritze 33C02, 56C01
(Z.Nr. EU/1/98/063/*) NR. P. E.
L03AB07
ZI: Merck Europe, Amsterdam, Niederlande
Z: 1 Fertigspritze (0,5 ml) enthält: Interferon beta-1a 44 µg (entspr. → 12 Mio. IE), Wirtssystem: Ovarialzellen des chinesischen Hamsters, gentechnisch, modifiziert, Mannitol, Poloxamer 188, L-Methionin, Benzylalkohol 2,5 mg, Natriumacetat, Essigsäure 99% (zur pH-Wert Einstellung), Natriumhydroxid zur pH-Wert-Einstellung, Wasser für Injektionszwecke.
Kurzinformation: siehe Rebif 8,8 Mikrogramm und 22 Mikrogramm - Injektionslösung in einer Fertigspritze, → S. 1202
PG: 12 ST RE1 (EKO: Y) [€ 1.421,35]

Rebif 44 Mikrogramm - Injektionslösung in einer Fertigspritze 33C02, 56C01
(Z.Nr. EU/1/98/063/*) NR. P. E.
Parallelimport.
L03AB07
V: Abacus Medicine, Copenhagen, Dänemark
Z: 1 Fertigspritze (0,5 ml) enthält: Interferon beta-1a 44 µg (entspr. → 12 Mio. IE), Wirtssystem: Ovarialzellen des chinesischen Hamsters, gentechnisch, modifiziert, Mannitol, Poloxamer 188, L-Methionin, Benzylalkohol 2,5 mg, Natriumacetat, Essigsäure 99% (zur pH-Wert Einstellung), Natriumhydroxid zur pH-Wert-Einstellung, Wasser für Injektionszwecke.
PG: 12 ST RE1 (EKO: Y) [€ 1.393,45]

Rebif 44 Mikrogramm - Injektionslösung in einer Fertigspritze 33C02, 56C01
(Z.Nr. EU/1/98/063/*) NR. P. E.
Parallelimport. nicht im Handel.
L03AB07

Rebif 44 Mikrogramm - Injektionslösung in einer Fertigspritze 33C02, 56C01
(Z.Nr. EU/1/98/063/*) NR. P. E.
Parallelimport.
L03AB07
V: Haemato Pharm, Schönefeld, Deutschland
Z: 1 Fertigspritze (0,5 ml) enthält: Interferon beta-1a 44 µg (entspr. → 12 Mio. IE), Wirtssystem: Ovarialzellen des chinesischen Hamsters, gentechnisch, modifiziert, Mannitol, Poloxamer 188, L-Methionin, Benzylalkohol 2,5 mg, Natriumacetat, Essigsäure 99% (zur pH-Wert Einstellung), Natriumhydroxid zur pH-Wert-Einstellung, Wasser für Injektionszwecke.
PG: 12 ST RE1 (EKO: Y) [€ 1.393,45]

Rebif 44 Mikrogramm - Injektionslösung in einer Fertigspritze 33C02, 56C01
(Z.Nr. EU/1/98/063/*) NR. P. E.
Parallelimport.
L03AB07
V: Orifarm, Leverkusen, Deutschland
Z: 1 Fertigspritze (0,5 ml) enthält: Interferon beta-1a 44 µg (entspr. → 12 Mio. IE), Wirtssystem: Ovarialzellen des chinesischen Hamsters, gentechnisch, modifiziert, Mannitol, Poloxamer 188, L-Methionin, Benzylalkohol 2,5 mg, Natriumacetat, Essigsäure 99% (zur pH-Wert Einstellung), Natriumhydroxid zur pH-Wert-Einstellung, Wasser für Injektionszwecke.
PG: 12 ST RE1 (EKO: Y) [€ 1.393,45]

Rebif 8,8 Mikgrogramm/0,1 ml und 22 Mikrogramm/0,25 ml - Injektionslösung in einer Patrone 33C02, 56C01
(Z.Nr. EU/1/98/063/*) NR. P. E.
L03AB07
ZI: Merck Europe, Amsterdam, Niederlande
Z: 1 Patrone mit 1,5 ml enthält: Interferon beta-1a 132 µg (entspr. → 36 Mio. IE) (entspr. → 88 µg/ml), Wirtssystem: Ovarialzellen des chinesischen Hamsters, gentechnisch, modifiziert, Mannitol, Poloxamer 188, L-Methionin, Benzylalkohol 7,5 mg, Natriumacetat, Essigsäure 99% (zur pH-Wert Einstellung), Natriumhydroxid zur pH-Wert-Einstellung, Wasser für Injektionszwecke;.
Kurzinformation: siehe Rebif 8,8 Mikrogramm und 22 Mikrogramm - Injektionslösung in einer Fertigspritze, → S. 1202
PG: 2 ST RE1 (EKO: Y) [€ 992,80]

Rebif 22 Mikrogramm/0,5 ml - Injektionslösung in einer Patrone 33C02, 56C01
(Z.Nr. EU/1/98/063/*) NR. P. E.
L03AB07
ZI: Merck Europe, Amsterdam, Niederlande
Z: 1 Patrone (1,5 ml) enthält: Interferon beta-1a 66 µg (entspr. → 18 Mio. IE) (entspr. → 44 µg/ml), Wirtssystem: Ovarialzellen des chinesischen Hamsters, gentechnisch, modifiziert, Mannitol, Poloxamer 188, L-Methionin, Benzylalkohol 7,5 mg, Natriumacetat, Essigsäure 99% (zur pH-Wert Einstellung), Natriumhydroxid zur pH-Wert-Einstellung, Wasser für Injektionszwecke.
Kurzinformation: siehe Rebif 8,8 Mikrogramm und 22 Mikrogramm - Injektionslösung in einer Fertigspritze, → S. 1202
PG: 4 ST RE1 (EKO: Y) [€ 1.421,35]

Rebif 22 Mikrogramm/0,5 ml - Injektionslösung in einer Patrone 33C02, 56C01
(Z.Nr. EU/1/98/063/*) NR. P. E.
Parallelimport. nicht im Handel.
L03AB07

Rebif 22 Mikrogramm/0,5 ml - Injektionslösung in einer Patrone 33C02, 56C01
(Z.Nr. EU/1/98/063/*) NR. P. E.
Parallelimport. nicht im Handel.
L03AB07

Rebif 44 Mikrogramm/0,5 ml - Injektionslösung in einer Patrone 33C02, 56C01
(Z.Nr. EU/1/98/063/*) NR. P. E.
L03AB07
ZI: Merck Europe, Amsterdam, Niederlande
Z: 1 Patrone (1,5 ml) enthält: Interferon beta-1a 132 µg (entspr. → 36 Mio. IE) (entspr. → 88 µg/ml), Wirtssystem: Ovarialzellen des chinesischen Hamsters, gentechnisch, modifiziert, Mannitol, Poloxamer 188, L-Methionin, Benzylalkohol 7,5 mg, Natriumacetat, Essigsäure 99% (zur pH-Wert Einstellung), Natriumhydroxid zur pH-Wert-Einstellung, Wasser für Injektionszwecke.
Kurzinformation: siehe Rebif 8,8 Mikrogramm und 22 Mikrogramm - Injektionslösung in einer Fertigspritze, → S. 1202
PG: 4 ST RE1 (EKO: Y) [€ 1.421,35]

Rebif 44 Mikrogramm/0,5 ml - Injektionslösung in einer Patrone 33C02, 56C01
(Z.Nr. EU/1/98/063/*) NR. P. E.
Parallelimport.
L03AB07
V: Abacus Medicine, Copenhagen, Dänemark
Z: 1 Patrone (1,5 ml) enthält: Interferon beta-1a 132 µg (entspr. → 36 Mio. IE) (entspr. → 88 µg/ml), Wirtssystem: Ovarialzellen des chinesischen Hamsters, gentechnisch, modifiziert, Mannitol, Poloxamer 188, L-Methionin, Benzylalkohol 7,5 mg, Natriumacetat, Essigsäure 99% (zur pH-Wert Einstellung), Natriumhydroxid zur pH-Wert-Einstellung, Wasser für Injektionszwecke.
PG: 4 ST RE1 (EKO: Y) [€ 1.393,45]

Rebif 44 Mikrogramm/0,5 ml - Injektionslösung in einer Patrone 33C02, 56C01
(Z.Nr. EU/1/98/063/*) NR. P. E.
Parallelimport. nicht im Handel.
L03AB07

Rebif 44 Mikrogramm/0,5 ml - Injektionslösung in einer Patrone 33C02, 56C01
(Z.Nr. EU/1/98/063/*) NR. P. E.
Parallelimport.
L03AB07

V: Orifarm, Leverkusen, Deutschland
Z: 1 Patrone (1,5 ml) enthält: Interferon beta-1a 132 µg (entspr. → 36 Mio. IE) (entspr. → 88 µg/ml), Wirtssystem: Ovarialzellen des chinesischen Hamsters, gentechnisch, modifiziert, Mannitol, Poloxamer 188, L-Methionin, Benzylalkohol 7,5 mg, Natriumacetat, Essigsäure 99% (zur pH-Wert Einstellung), Natriumhydroxid zur pH-Wert-Einstellung, Wasser für Injektionszwecke.
PG: 4 ST RE1 (EKO: Y) [€ 1.393,45]

Rebif 8,8 Mikrogramm und 22 Mikrogramm - Injektionslösung im Fertigpen 33C02, 56C01
(Z.Nr. EU/1/98/063/*) NR. P. E.
L03AB07

ZI: Merck Europe, Amsterdam, Niederlande
Z: 1 Packung enthält: Jeder Fertigpen mit 8,8 µg/0,2 ml: Interferon beta-1a 8,8 µg (entspr. → 2400000 IE), Wirtssystem: Ovarialzellen des chinesischen Hamsters, gentechnisch, modifiziert, Mannitol, Poloxamer 188, L-Methionin, Benzylalkohol 1 mg, Natriumacetat, Essigsäure 99% (zur pH-Wert Einstellung), Natriumhydroxid zur pH-Wert-Einstellung, Wasser für Injektionszwecke; Jeder Fertigpen mit 22 µg/0,5 ml: Interferon beta-1a 22 µg (entspr. → 6 Mio. IE), Wirtssystem: Ovarialzellen des chinesischen Hamsters, gentechnisch, modifiziert, Mannitol, Poloxamer 188, L-Methionin, Benzylalkohol 2,5 mg, Natriumacetat, Essigsäure 99% (zur pH-Wert Einstellung), Natriumhydroxid zur pH-Wert-Einstellung, Wasser für Injektionszwecke.
Kurzinformation: siehe Rebif 8,8 Mikrogramm und 22 Mikrogramm - Injektionslösung in einer Fertigspritze, → S. 1202
PG: 12 ST RE1 (EKO: Y) [€ 992,80]

Rebif 22 Mikrogramm - Injektionslösung im Fertigpen 33C02, 56C01
(Z.Nr. EU/1/98/063/*) NR. P. E.
L03AB07

R

ZI: Merck Europe, Amsterdam, Niederlande
Z: 1 Fertigpen (0,5 ml) enthält: Interferon beta-1a 22 µg (entspr. → 6 Mio. IE), Wirtssystem: Ovarialzellen des chinesischen Hamsters, gentechnisch, modifiziert, Mannitol, Poloxamer 188, L-Methionin, Benzylalkohol 2,5 mg, Natriumacetat, Essigsäure 99% (zur pH-Wert Einstellung), Natriumhydroxid zur pH-Wert-Einstellung, Wasser für Injektionszwecke.
Kurzinformation: siehe Rebif 8,8 Mikrogramm und 22 Mikrogramm - Injektionslösung in einer Fertigspritze, → S. 1202
PG: 12 ST RE1 (EKO: Y) [€ 1.421,35]

Rebif 22 Mikrogramm - Injektionslösung im Fertigpen 33C02, 56C01
(Z.Nr. EU/1/98/063/*) NR. P. E.
Parallelimport. nicht im Handel.
L03AB07

Rebif 22 Mikrogramm - Injektionslösung im Fertigpen 33C02, 56C01
(Z.Nr. EU/1/98/063/*) NR. P. E.
Parallelimport. nicht im Handel.
L03AB07

Rebif 44 Mikrogramm - Injektionslösung im Fertigpen 33C02, 56C01
(Z.Nr. EU/1/98/063/*) NR. P. E.
L03AB07

ZI: Merck Europe, Amsterdam, Niederlande
Z: 1 Fertigpen (0,5 ml) enthält: Interferon beta-1a 44 µg (entspr. → 12 Mio. IE), Wirtssystem: Ovarialzellen des chinesischen Hamsters, gentechnisch, modifiziert, Mannitol, Poloxamer 188, L-Methionin, Benzylalkohol 2,5 mg, Natriumacetat, Essigsäure 99% (zur pH-Wert Einstellung), Natriumhydroxid zur pH-Wert-Einstellung, Wasser für Injektionszwecke.
Kurzinformation: siehe Rebif 8,8 Mikrogramm und 22 Mikrogramm - Injektionslösung in einer Fertigspritze, → S. 1202
PG: 12 ST RE1 (EKO: Y) [€ 1.421,35]

Rebif 44 Mikrogramm - Injektionslösung im Fertigpen 33C02, 56C01
(Z.Nr. EU/1/98/063/*) NR. P. E.
Parallelimport. nicht im Handel.
L03AB07

Rebif 44 Mikrogramm - Injektionslösung im Fertigpen 33C02, 56C01
(Z.Nr. EU/1/98/063/*) NR. P. E.
Parallelimport. nicht im Handel.
L03AB07

▼ Reblozyl 25 mg - Pulver zur Herstellung einer Injektionslösung 20F
(Z.Nr. EU/1/20/1452/*) NR. P. E. B03XA06
ZI: Celgene Europe, Utrecht, Niederlande
Z: 1 Durchstechflasche enthält: Luspatercept 25 mg (entspr. nach Rekonstitution 50 mg/ml), mittels DNA-Technologie rekombinant aus Ovarialzellen des Chinesischen Hamsters hergestellt, Citronensäure monohydrat, Natrium citrat, Polysorbat 80, Sucrose, Salzsäure zur pH-Wert-Einstellung, Natriumhydroxid zur pH-Wert-Einstellung.
EW: Antianämikum: Erythrozyten- Reifungs- Aktivator (rekombinantes Fusionsprotein).
AG: Transfusionsabhängе Anämie wegen myelodysplastischen Syndromen (MDS) mit Ringsideroblasten bei Nichtansprechen auf Erythropoetin.
-Transfusionsabhänge Anämie wegen Beta-Thalassämie.
AA: S.c., max. 1,2 ml pro Injektionsstelle.
DO: Initial 1 mg/kg KG alle 3 Wochen. Stufenweise Dosisanpassung nach Bedarf (0,8 - 1,75 mg/kg KG).
MD 1,75 mg/kg KG (MDS) bzw. 1,25 mg/kg KG (Beta-Thalassämie) alle 3 Wochen.
Details siehe Fachinformation. Keine klinischen Daten an Kindern und Jugendlichen.
SST: Gegenanzeige in der Schwangerschaft. Zuverlässige Kontrazeption bis 3 Monate nach Therapieende erforderlich. Nicht stillen.
NW: Ermüdung, Diarrhoe, Asthenie, Übelkeit, Infektionen, Schwindelgefühl, Rücken- und Kopfschmerzen, Arthralgie, Knochenschmerzen, thromboembolische Ereignisse, Hyperurikämie, Blutdruckanstieg, Überempfindlichkeit.
WW: Keine Studien.
WH: Vor jeder Anwendung Hämoglobinspiegel bestimmen. Blutdruck überwachen. Verkehrshinweis.
PG: 1 ST * (EKO: N) [€ 2.146,80]

▼ Reblozyl 75 mg - Pulver zur Herstellung einer Injektionslösung 20F
(Z.Nr. EU/1/20/1452/*) NR. P. E. B03XA06
ZI: Celgene Europe, Utrecht, Niederlande
Z: 1 Durchstechflasche enthält: Luspatercept 75 mg (entspr. nach Rekonstitution 50 mg/ml), mittels DNA-Technologie rekombinant aus Ovarialzellen des Chinesischen Hamsters hergestellt, Citronensäure monohydrat, Natrium citrat, Polysorbat 80, Sucrose, Salzsäure zur pH-Wert-Einstellung, Natriumhydroxid zur pH-Wert-Einstellung.
Kurzinformation: siehe Reblozyl 25 mg - Pulver zur Herstellung einer Injektionslösung, → S. 1204
PG: 1 ST * (EKO: N) [€ 6.352,15]

▼ *Recarbrio 500 mg/500 mg/250 mg - Pulver zur Herstellung einer Infusionslösung* 34C01
(Z.Nr. EU/1/19/1420/*) NR. P. nicht im Handel. J01DH56

🐾 Receptal 0,004 mg/ml - Injektionslösung für Rinder, Pferde, Schweine und Kaninchen 822AC, 833AC
(Z.Nr. 8-16887) RP. P.
QH01CA90

ZI: Intervet, Wien
Z: 1 ml Injektionslösung enthält: Buserelin 0,004 mg (entspr. Buserelin acetat 0,0042 mg), Benzylalkohol 20 mg, Natriumchlorid, Natriumhydrogenphosphat monohydrat, Natriumhydroxid, Salzsäure, Wasser für Injektionszwecke.
EW: Peptidhormon (Analogon des Releasing-Hormons für das Luteinisierungs- hormon und das Follikelstimulierungshormon).
AG: Ovariell bedingte Fruchtbarkeitsstörungen, Verbesserung der Konzeptions- rate bei Rind, Pferd, Schwein, Kaninchen.
AA: I.m, aber auch i.v. oder s.c. Anwendung einmalig, zur Behandlung der Azyklie bei Stuten 2mal 5 ml im Abstand von 24 Stunden.
DO: Rind 10-20 mcg, Stute 20-40 mcg, Schwein 10 mcg, Kaninchen 0,8 mcg Buserelin.
Details siehe Austria Codex - Fachinformation.
WW: Synergismus mit FSH; Choriongonadotropine (ovarielle Überreaktion).
PG: 5 ST VN [€ 111,05]

Recessan - Salbe 45A05
(Z.Nr. 1-22845) RPF. P. A01AB11
ZI: Kreussler, Wiesbaden, Deutschland
Z: 1 g Salbe enthält: Polidocanol 30 mg, Aluminium lactat, Fenchelöl, Natrium alginat, Paraffin, dickflüssiges, Saccharin natrium, Salbeiöl, Siliciumdioxid, hochdisperses, Sternanisöl, Thymol, Titandioxid, Vaselin, weisses.
EW: Lokalanästhetisch.
AG: Druckschmerzen durch Zahnprothesen.
DO: 3-5mal tgl. ein erbsengroßes Stück leicht auf Schmerz- und Druck- stellen auftragen. Bei Zahnprothesen auf die gereinigte und eben noch feuchte Prothese bzw. Immediat-Prothese auftragen; zusätzliches Haft- mittel nicht erforderlich.
SST: Nutzen/Risiko-Abwägung.
NW: Sehr selten Anaphylaxie, Taubheitsgefühl in Zunge, Rachen und Mund, Geschmacksstörungen.
WW: Andere Lokalanästhetika verstärkt.
WH: Nach Behandlung 1 Std. nicht essen oder trinken. Max. 5 Tage anwenden.
PG: 10 G * (EKO: N) [€ 9,25]

Recicort 1,77 mg/ml + 17,7 mg/ml - Ohrentropfen, Lösung für Hunde und Katzen 830
(Z.Nr. 8-37411) NR. P. QD07XB02
ZI: Le Vet Beheer, Oudewater, Niederlande
Z: 1 ml enthält: Triamcinolon acetonid 1,77 mg, Salicylsäure 17,7 mg, Ethanol 96%, Benzalkonium chlorid, Wasser, gereinigtes.
EW: Kortikosteroid + Zerumenolytikum.
AG: Otitis externa, seborrhoische Dermatitis der Ohrmuschel.
AA: Am Ohr.
DO: Ohrkanal: Ein- oder 2mal tgl. 8-10 Tropfen pro Ohr. Seborrhoische Dermatitis der Ohrmuschel: 2mal tgl. ausreichend auf die Oberfläche der Ohrmuschel tropfen.
MTD 7 Tropfen/kg KG, max. 14 Tage anwenden.
GA: Perforiertes Trommelfell, Hunde mit Demodikose.
SST: Nutzen/Risiko-Abwägung.
NW: Sehr selten Rötungen, Hautschuppen, Bei Langzeitgabe und großflächiger Anwendung lokale und systemische Kortikoideffekte.
WH: Vor Behandlungsbeginn Ohrkanal sorgfältig reinigen und trocknen. Überdosierung vermeiden. Nicht in die Augen bringen, nicht auf geschädigte Haut auftragen.
PG: 20 ML VT [€ 18,45]

Recocam 20 mg/ml - Injektionslösung für Rinder, Schweine und Pferde 807AZ, 802AD
(Z.Nr. EU/2/11/133/*) RP. P. VNW. nicht im Handel.
QM01AC06

Reconcile 8 mg - Kautabletten für Hunde 809Z
(Z.Nr. EU/2/08/080/*) NR. P. nicht im Handel. QN06AB03

Reconcile 16 mg - Kautabletten für Hunde 809Z
(Z.Nr. EU/2/08/080/*) NR. P. nicht im Handel. QN06AB03

Reconcile 32 mg - Kautabletten für Hunde 809Z
(Z.Nr. EU/2/08/080/*) NR. P. nicht im Handel. QN06AB03

Reconcile 64 mg - Kautabletten für Hunde 809Z
(Z.Nr. EU/2/08/080/*) NR. P. nicht im Handel. QN06AB03

Rectodelt 100 mg - Zäpfchen 31F01
(Z.Nr. 1-38704) NR. P. H02AB07
ZI: Dermapharm, Wien
Z: 1 Zäpfchen enthält: Prednison 100 mg, Hartfett.
EW: Glukokortikoid.
AG: Akutbehandlung von Pseudokrupp, Krupp oder Asthmaexazerbationen/ akutem Giemen.
AA: Rektal.
DO: Säuglinge, Kleinkinder und Kinder: 1 Zäpfchen, ev. nach 12-24 Std. einmal wiederholen. MD 2 Zäpfchen.
GA: Keine bei vitaler Indikationsstellung.
SST: Nutzen/Risiko-Abwägung.
NW: Akut Überempfindlichkeit. Bei chronischer Gabe systemische Kortikoideffekte (u.a. Sehstörungen, Sklerodermie-bedingte renale Krise).
WW: Besondere Vorsicht: CYP3A-Hemmer. Vorsicht: Nichtsteroidale Antiphlogistika (Ulzera und Blutungen), Orale Antikoagulantien abgeschwächt. Östrogene verstärken Prednison. Anticholinergika (Augendrucksteigerung). Muskelrelaxantien, Herzglykoside verstärkt. Chloroquin (Myopathien). Ciclosporin (erhöhte Blutspiegel).
WH: Vorsicht bei systemischer Sklerose. Positive Dopingkontrollen möglich.
PG: 6 ST (EKO: G) [€ 23,30]

ReFacto AF 250 I.E. - Pulver und Lösungsmittel zur Herstellung einer Injektionslösung 20D01
(Z.Nr. EU/1/99/103/*) NR. P. E. nicht im Handel. B02BD02

ReFacto AF 250 I.E. - Pulver und Lösungsmittel zur Herstellung einer Injektionslösung in einer Fertigspritze 20D01
(Z.Nr. EU/1/99/103/*) NR. P. E. B02BD02
ZI: Pfizer Europe, Brüssel, Belgien
Z: 1 Fertigspritze enthält: Moroctocog alfa 250 IE (entspr. Blutgerinnungsfaktor VIII (human), rekombinant), hergestellt durch rekombinante DNA-Technologie in CHO, Sucrose, Calciumchlorid dihydrat, L-Histidin, Polysorbat 80, Natriumchlorid; Lösungsmittel: Natriumchlorid (entspr. Natrium 1,23 mmol) (entspr. → 29 mg), Wasser für Injektionszwecke.
EW: Rekombinanter Blutgerinnungsfaktor VIII.
AG: Hämophilie A, nicht beim von-Willebrand-Jürgens-Syndrom.
AA: Langsam i.v. Injektion nach Auflösen.
DO: Erforderliche Einheiten = Körpergewicht (kg) x Erwünschter Faktor VIII- Anstieg(%) x 0,5 IE/kg.
Details siehe Austria-Codex - Fachinformation.
GA: Allergie gegen Hamsterprotein.
SST: Strenge Indikationsstellung.
NW: Allgemeinsymptome, Allergien, neutralisierende Antikörper, Magen/Darm.
WH: Faktor VIII-Spiegel während der Behandlung bestimmen. Auf Allergie/Anaphylaxie bzw. neutralisierende Antikörper achten.
PG: 1 ST RE1 (EKO: Y) [€ 293,80]

ReFacto AF 500 I.E. - Pulver und Lösungsmittel zur Herstellung einer Injektionslösung 20D01
(Z.Nr. EU/1/99/103/*) NR. P. E. nicht im Handel. B02BD02

ReFacto AF 500 I.E. - Pulver und Lösungsmittel zur Herstellung einer Injektionslösung in einer Fertigspritze 20D01
(Z.Nr. EU/1/99/103/*) NR. P. E. B02BD02
ZI: Pfizer Europe, Brüssel, Belgien
Z: 1 Fertigspritze enthält: Moroctocog alfa 500 IE (entspr. Blutgerinnungsfaktor VIII (human), rekombinant), hergestellt durch rekombinante DNA-Technologie in CHO, Sucrose, Calciumchlorid dihydrat, L-Histidin, Polysorbat 80, Natriumchlorid; Lösungsmittel: Natriumchlorid, Wasser für Injektionszwecke.
Kurzinformation: siehe ReFacto AF 250 I.E. - Pulver und Lösungsmittel zur Herstellung einer Injektionslösung in einer Fertigspritze, → S. 1205
PG: 1 ST RE1 (EKO: Y) [€ 543,60]

ReFacto AF 1000 I.E. - Pulver und Lösungsmittel zur Herstellung einer Injektionslösung 20D01
(Z.Nr. EU/1/99/103/*) NR. P. E. nicht im Handel. B02BD02

ReFacto AF 1000 I.E. - Pulver und Lösungsmittel zur Herstellung einer Injektionslösung in einer Fertigspritze 20D01
(Z.Nr. EU/1/99/103/*) NR. P. E. B02BD02
ZI: Pfizer Europe, Brüssel, Belgien
Z: 1 Fertigspritze enthält: Moroctocog alfa 1000 IE (entspr. Blutgerinnungsfaktor VIII (human), rekombinant), hergestellt durch rekombinante DNA-Technologie in CHO, Sucrose, Calciumchlorid dihydrat, L-Histidin, Polysorbat 80, Natriumchlorid; Lösungsmittel: Natriumchlorid, Wasser für Injektionszwecke.
Kurzinformation: siehe ReFacto AF 250 I.E. - Pulver und Lösungsmittel zur Herstellung einer Injektionslösung in einer Fertigspritze, → S. 1205
PG: 1 ST RE1 (EKO: Y) [€ 1.053,45]

ReFacto AF 2000 I.E. - Pulver und Lösungsmittel zur Herstellung einer Injektionslösung 20D01
(Z.Nr. EU/1/99/103/*) NR. P. E. nicht im Handel. B02BD02

ReFacto AF 2000 I.E. - Pulver und Lösungsmittel zur Herstellung einer Injektionslösung in einer Fertigspritze 20D01
(Z.Nr. EU/1/99/103/*) NR. P. E. B02BD02
ZI: Pfizer Europe, Brüssel, Belgien
Z: 1 Fertigspritze enthält: Moroctocog alfa 2000 IE (entspr. Blutgerinnungsfaktor VIII (human), rekombinant), hergestellt durch rekombinante DNA-Technologie in CHO, Sucrose, Calciumchlorid dihydrat, L-Histidin, Polysorbat 80, Natriumchlorid; Lösungsmittel: Natriumchlorid, Wasser für Injektionszwecke.
Kurzinformation: siehe ReFacto AF 250 I.E. - Pulver und Lösungsmittel zur Herstellung einer Injektionslösung in einer Fertigspritze, → S. 1205
PG: 1 ST * (EKO: N) [€ 2.082,75]

ReFacto AF 3000 I.E. - Pulver und Lösungsmittel zur Herstellung einer Injektionslösung in einer Fertigspritze 20D01
(Z.Nr. EU/1/99/103/*) NR. P. E. B02BD02
ZI: Pfizer Europe, Brüssel, Belgien
Z: 1 Fertigspritze enthält: Moroctocog alfa 3000 IE (entspr. Blutgerinnungsfaktor VIII (human), rekombinant), hergestellt durch rekombinante DNA-Technologie in CHO, Sucrose, Calciumchlorid dihydrat, L-Histidin, Polysorbat 80, Natriumchlorid; Lösungsmittel: Natriumchlorid, Wasser für Injektionszwecke.
Kurzinformation: siehe ReFacto AF 250 I.E. - Pulver und Lösungsmittel zur Herstellung einer Injektionslösung in einer Fertigspritze, → S. 1205
PG: 1 ST * (EKO: N) [€ 3.102,45]

Refero 550 mg - Filmtabletten 34K
(Z.Nr. 1-31726) NR. P. nicht im Handel. A07AA11

▼ Refixia 500 I.E. - Pulver und Lösungsmittel zur Herstellung einer Injektionslösung 20D01
(Z.Nr. EU/1/17/1193/*) NR. P. E. B02BD04
ZI: Novo-Nordisk, Bagsvaerd, Dänemark
Z: 1 Durchstechflasche enthält: Nonacog beta pegol 500 IE (entspr. Blutgerinnungsfaktor IX, rekombinant, pegylierter, human), Natriumchlorid (entspr. Natrium < 23 mg) (entspr. → < 1 mmol), Histidin, Sucrose, Polysorbat 80, Mannitol, Natriumhydroxid zur pH-Wert-Einstellung, Salzsäure zur pH-Wert-Einstellung; Lösungsmittel: Histidin, Wasser für Injektionszwecke, Natriumhydroxid zur pH-Wert-Einstellung, Salzsäure zur pH-Wert-Einstellung.
EW: Antihämorrhagikum.
AG: Behandlung und Prophylaxe von Blutungen bei Hämophilie B (angeborener Faktor-IX-Mangel).
AA: I.v. Bolus nach Rekonstitution.
DO: Prophylaxe: 1mal wöchentlich 40 I.E./kg KG.
Bedarfsbehandlung: ED 40 I.E./kg KG, bei schweren oder lebensedrohlichen Blutungen 80 I.E./kg KG. Keine Daten an Kindern.
GA: Allergie gegen Hamsterprotein.
SST: Strenge Indikationsstellung, keine Erfahrungen.
NW: Überempfindlichkeit, Allergien, Anaphylaxie, Hemmkörper gegen Faktor IX, Pruritus, lokale Reaktionen.
WH: Vorsicht bei erhöhtem Thromboserisiko.
PG: 1 ST RE1 (EKO: Y) [€ 1.057,65]

▼ Refixia 1000 I.E. - Pulver und Lösungsmittel zur Herstellung einer Injektionslösung 20D01
(Z.Nr. EU/1/17/1193/*) NR. P. E. B02BD04
ZI: Novo-Nordisk, Bagsvaerd, Dänemark
Z: 1 Durchstechflasche enthält: Nonacog beta pegol 1000 IE (entspr. Blutgerinnungsfaktor IX, rekombinant, pegylierter, human), Natriumchlorid (entspr. Natrium < 23 mg) (entspr. → < 1 mmol), Histidin, Sucrose, Polysorbat 80, Mannitol, Natriumhydroxid zur pH-Wert-Einstellung, Salzsäure zur pH-Wert-Einstellung; Lösungsmittel: Histidin, Wasser für Injektionszwecke, Natriumhydroxid zur pH-Wert-Einstellung, Salzsäure zur pH-Wert-Einstellung.
Kurzinformation: siehe Refixia 500 I.E. - Pulver und Lösungsmittel zur Herstellung einer Injektionslösung, → S. 1206
PG: 1 ST RE1 (EKO: Y) [€ 2.081,55]

▼ Refixia 2000 I.E. - Pulver und Lösungsmittel zur Herstellung einer Injektionslösung 20D01
(Z.Nr. EU/1/17/1193/*) NR. P. E. B02BD04
ZI: Novo-Nordisk, Bagsvaerd, Dänemark
Z: 1 Durchstechflasche enthält: Nonacog beta pegol 2000 IE (entspr. Blutgerinnungsfaktor IX, rekombinant, pegylierter, human), Natriumchlorid (entspr. Natrium < 23 mg) (entspr. → < 1 mmol), Histidin, Sucrose, Polysorbat 80, Mannitol, Natriumhydroxid zur pH-Wert-Einstellung, Salzsäure zur pH-Wert-Einstellung; Lösungsmittel: Histidin, Wasser für Injektionszwecke, Natriumhydroxid zur pH-Wert-Einstellung, Salzsäure zur pH-Wert-Einstellung.
Kurzinformation: siehe Refixia 500 I.E. - Pulver und Lösungsmittel zur Herstellung einer Injektionslösung, → S. 1206
PG: 1 ST RE1 (EKO: Y) [€ 4.129,30]

Reflor - Kapseln 42Y01
(Z.Nr. 2-00210) RPF. P. A07FA
ZI: Sanova Pharma, Wien
Z: 1 Kapsel enthält: Enterococcus faecium; Stamm Cernelle 68 (SF68) 75 Mio. Keime, Lactose monohydrat 254,7 mg, Magnesium stearat, Siliciumdioxid, hochdisperses, Kapselhülle: Gelatine, Drucktinte (entspr. Eisenoxid schwarz).
EW: Mikrobielles Antidiarrhoikum.
AG: Adjuvans bei Enteritis, Dyspepsien.
AA: Zu den Mahlzeiten mit etwas Flüssigkeit (keine heißen Getränke) einnehmen.
DO: Erwachsene 3mal tgl. 1 Kapsel, Kinder von 2-12 Jahren 2mal tgl. 1 Kapsel.
GA: Immunsuppression.
SST: Strenge Indikationsstellung.
WW: Antibiotika vermindern Wirkung. Nicht mit oralen Impfstoffen anwenden.
WH: Vorsicht bei Autoimmunerkrankungen, M. Crohn, Darmtumoren oder -ulcera.
Nicht zur Behandlung ernster Durchfallerkrankungen.
PG: 20 ST * (EKO: N) [€ 10,45]

Refluxin 20 mg - magensaftresistente Tabletten 42E03
(Z.Nr. 1-29991) RPF. P. nicht im Handel. A02BC02

Refobacin 10 mg - Ampullen 34H02
(Z.Nr. 0-14374) NR. P. J01GB03
ZI: Merck, Wien
Z: 1 Ampulle mit 2 ml wässriger Lösung enthält: Gentamicin 10 mg (entspr. Gentamicin sulfat 16,7 mg), Natrium edetat, Natriumchlorid (entspr. Natrium 4 mg), Wasser für Injektionszwecke.
EW: Aminoglykosid-Antibiotikum, bakterizid.
AG: Infektionen durch empfindliche Erreger: Atemwege (nosokomiale Pneumonien), Urogenitale, Auge, Verbrennungen, Sepsis, Hospitalismus.
AA: I.m. oder langsam i.v. (Kurzinfusion), subkonjunktival bei Augeninfektionen.
DO: TD 3-4 (-6) mg/kg KG in 1-2 ED. Bei Sepsis MTD als Kurzinfusion in 1-2 Gaben pro Tag.
Kinder ab 1 Monat: TD 4,5-7,5 mg/kg KG in 1 (-2) ED.
Neugeborene: 1mal tgl. 4-7 mg/kg KG.
Einmalgabe der Tagesdosis möglich (nicht bei Neutropenie). Bei Nierenschäden Intervall verlängern oder Dosis reduzieren. Therapiedauer 7-10, max. 14 Tage.
Auge: 20-40 mg 1-2mal tgl. subkonjunktival nach Lokalanästhesie.
GA: Schädigung des 8. Hirnnerven.
SST: Vitale Indikationsstellung, nicht stillen.
NW: Oto- und Nephrotoxizität, Störungen der neuromuskulären Übertragung, Blutbild, Allergie, Leber, Magen-Darm, Superinfektion, lokale Schmerzen, bei sehr hohen Dosen Atemlähmung, bei Langzeitgabe Abfall von Kalium, Kalzium und Magnesium.
WW: Cephalosporine (nephrotoxisch), Schleifendiuretika (nephrotoxisch), ototoxische Arzneimittel, Ether, Muskelrelaxantien, Inhalationsnarkotika verstärkt; nicht mit Penicillinen und Cephalosporinen gemischt applizieren.
WH: Vorsicht bei Nierenschäden, neuromuskulären Erkrankungen, höherem Alter. Serumspiegel 2-8 µg/ml, max. 12 µg/ml. Kontrollen: Nieren, Leber, Blutbild, Vestibularis , Cochlearis-Funktion. Ausreichend Flüssigkeit zuführen. Bei schweren Infektionen mit Penicillinen bzw. Cephalosporinen kombinieren.
Bei Überdosierung Hämodialyse.
PG: 5 ST (EKO: G) [€ 10,10]

Refobacin 40 mg - Ampullen 34H02
(Z.Nr. 0-13548) NR. P. n.I. J01GB03
ZI: Merck, Wien
Z: 1 Ampulle mit 1 ml wässriger Lösung enthält: Gentamicin 40 mg (entspr. Gentamicin sulfat 66,7 mg), Natrium edetat, Natriumchlorid, Wasser für Injektionszwecke.
PG: 5 ST (EKO: G) [€ 19,55 n.l.]

Refobacin 80 mg - Ampullen 34H02
(Z.Nr. 0-14375) NR. P. n.I. J01GB03
ZI: Merck, Wien
Z: 1 Ampulle mit 2 ml wässriger Lösung enthält: Gentamicin 80 mg (entspr. Gentamicin sulfat 133,3 mg), Natrium edetat, Natriumchlorid, Wasser für Injektionszwecke.
PG: 5 ST * (EKO: N) [€ 34,25 n.l.]

Refobacin 120 mg - Ampullen 34H02
(Z.Nr. 0-16022) NR. P. J01GB03
ZI: Merck, Wien
Z: 1 Ampulle mit 2 ml wässriger Lösung enthält: Gentamicin 120 mg (entspr. Gentamicin sulfat 200 mg), Natrium edetat, Natriumchlorid, Wasser für Injektionszwecke.
Kurzinformation: siehe Refobacin 10 mg - Ampullen, → S. 1206
PG: 5 ST RE2 (EKO: Y) [€ 44,70]

Refobacin 1 mg/g - Creme 22A01
(Z.Nr. 0-13258) NR. P. D06AX07
ZI: Almirall Hermal, Reinbek, Deutschland
Z: 1 g Creme enthält: Gentamicin 1 mg (entspr. Gentamicin sulfat 1,67 mg), Wasser, gereinigtes, Propylenglycol 120 mg, Weisses Vaselin, Cetylstearylalkohol 90 mg, Paraffin, dickflüssiges, Polysorbat 40, Triglyceride, mittelkettige, Glycerolmonostearat 40-55%, Propylenglycolmonopalmitostearat, Siliciumdioxid, hochdisperses.
EW: Aminoglykosidantibiotikum.
AG: Kleinflächige bakterielle Hautinfektionen mit empfindlichen Erregern, z.B. Ulcus cruris, Dekubitus.
DO: 2-3mal tgl. bis zur Symptomfreiheit auf erkrankte Hautstellen dünn auftragen. Verband nur 1mal tgl. wechseln.
GA: Verbrennungen.
SST: Im 1. Trimenon und in der Stillzeit nicht anwenden.
NW: Lokale Reizung, Resistenzentwicklung, bei großflächiger Anwendung systemische Effekte (Oto- und Nephrotoxizität) möglich.
WW: Vorsicht: Neuromuskuläre Blocker, andere oto- oder nephrotoxische Arzneimittel.
WH: Vorsicht bei Myasthenie, Parkinson. Bei Bedarf primär systemisch behandeln, nicht gleichzeitig lokal mit gleichem Antibiotikum. Bei Überwuchern von Pilzen Therapie abbrechen. Nicht an Augen und Schleimhäuten anwenden.
PG: 15 G (EKO: G) [€ 5,35], 150 G * (EKO: N) [€ 29,75]

Regaine 2% - Lösung 22O03
(Z.Nr. 1-20070) RPF. P. D11AX01
ZI: Johnson & Johnson, Hallein
Z: 1 ml enthält: Minoxidil 20 mg, Ethanol 454 mg, Propylenglykol 208 mg, Wasser, gereinigtes.
EW: Topisches Haarwuchsmittel, Wirkungseintritt nach frühestens 4 Monaten.
AG: Androgenetische Alopezie bei Frauen und Männern.
AA: Äußerlich auf der trockenen Kopfhaut mittels Pumpsprayapplikator oder Sprayapplikator mit verlängerter Spitze.
DO: 2mal tgl. 1 ml. Nicht für Kinder und Jugendliche.
GA: Haarausfall nach einer Entbindung oder nach Absetzen hormoneller Kontrazeptiva, Zytostatikatherapie, ernährungsbedingter Haarausfall, Verbrennungen oder Vernarbungen der Kopfhaut.
SST: Gegenanzeige.
NW: Dermatitis der Kopfhaut, Juckreiz, Hypertrichose, vorübergehend verstärkter Haarausfall, Verfärbung von empfindlichen Textilien und Oberflächen, systemische Effekte (ZNS, Kopfschmerz, Psyche, Herz/Kreislauf, Angioödeme, Überempfindlichkeit, Dyspnoe, Gewichtszunahme).
WW: Nicht mit anderen topischen Zubereitungen anwenden.
WH: Nur auf gesunder Kopfhaut anwenden. Nicht in die Augen, auf Schleimhäute oder Hautverletzungen auftragen. Vorsicht bei kardiovaskulären Erkrankungen. Verkehrshinweis. Bei versehentlicher oraler Einnahme schwere kardiale Nebenwirkungen (Blutdruckabfall).
PG: 60 ML * (EKO: N) [€ 37,20], **SP3X60** 180 ML * (EKO: N) [€ 89,50]

Regaine 5% - Lösung 22O03
(Z.Nr. 1-22451) RPF. P. D11AX01
ZI: Johnson & Johnson, Hallein
Z: 1 ml enthält: Minoxidil 50 mg, Ethanol 227 mg, Propylenglykol 520 mg, Wasser, gereinigtes.
EW: Topisches Haarwuchsmittel, Wirkungseintritt nach frühestens 4 Monaten.
AG: Androgenetische Alopezie bei Männern von 18 bis 65 Jahren.
AA: Äußerlich auf der trockenen Kopfhaut mittels Pumpsprayapplikator oder Pumpsprayapplikator mit verlängerter Spitze.
DO: 2mal tgl. 1 ml. Nicht für Kinder und Jugendliche. Bei Frauen 2%ige Lösung anwenden.
GA: Haarausfall nach Zytostatikatherapie, ernährungsbedingter Haarausfall, Verbrennungen oder Vernarbungen der Kopfhaut.
SST: Nur für Männer indiziert
NW: Dermatitis der Kopfhaut, Juckreiz, Hypertrichose, vorübergehend verstärkter Haarausfall, Verfärbung von empfindlichen Textilien und Oberflächen, systemische Effekte (ZNS, Kopfschmerz, Psyche, Herz/Kreislauf, Angioödeme, Überempfindlichkeit, Dyspnoe, Gewichtszunahme).
WW: Nicht mit anderen topischen Zubereitungen anwenden.
WH: Nur auf gesunder Kopfhaut anwenden. Nicht in die Augen, auf Schleimhäute oder Hautverletzungen auftragen. Vorsicht bei kardiovaskulären Erkrankungen. Verkehrshinweis. Bei versehentlicher oraler Einnahme schwere kardiale Nebenwirkungen (Blutdruckabfall).
PG: 60 ML * (EKO: N) [€ 48,90], **3X60** 180 ML * (EKO: N) [€ 114,55]

Regaine 5% - Schaum zur Anwendung auf der Kopfhaut 22O03
(Z.Nr. 1-35574) RPF. P. D11AX01
ZI: Johnson & Johnson, Hallein
Z: 1 g Schaum enthält: Minoxidil 50 mg, Ethanol, wasserfrei, Butylhydroxytoluol 1 mg, Milchsäure, Citronensäure, wasserfreie, Glycerol, Cetylalkohol 11,6 mg, Stearylalkohol 5,3 mg, Polysorbat 60; Treibgas: Propan, n-Butan, Isobutan, Wasser, gereinigtes.
EW: Topisches Haarwuchsmittel.
AG: Androgenetische Alopezie bei erwachsenen Männern.
AA: Mit dem Sprühkopf auf die Hand sprühen, mit den Fingerspitzen auf die betroffenen Stellen der Kopfhaut verteilen. Nach dem Auftragen Hände gründlich waschen.
DO: 2mal tgl. 1 g (= ½ Schutzkappe) über 8-16 Wochen (und länger, wenn die Haare nachwachsen). MTD 2 g Schaum (= 100 mg Minoxidil). Nicht für Kinder und Jugendliche.
SST: Nur für Männer bestimmt.
NW: Kopfschmerz, Hypotonie, Hypertrichose, periphere Ödeme, Gewichtszunahme, lokale Reizung, Allergien.
WW: Nicht mit anderen topischen Zubereitungen auf der Kopfhaut anwenden. Tretinoin oder Dithranol erhöhen perkutane Resorption von Minoxidil.
Betamethasondipropionat erhöht die lokale Gewebekonzentration von Minoxidil und vermindert die systemische Resorption von Minoxidil.
WH: Nur auf der normalen Kopfhaut auftragen. Kontinuierliche Anwendung erforderlich. Nicht in größeren Mengen oder öfter als empfohlen anwenden. Vorsicht bei Herz/Kreislauferkrankungen oder Herzrhythmusstörungen. Bei versehentlicher Einnahme schwere kardiale Nebenwirkungen. Verkehrshinweis.
PG: 180 G * (EKO: N) [€ 79,10]

Regaine Frauen 5% - Schaum zur Anwendung auf der Kopfhaut 22O03
(Z.Nr. 1-38328) RPF. P. D11AX01
ZI: Johnson & Johnson, Hallein
Z: 1 g Schaum enthält: Minoxidil 50 mg, Ethanol, wasserfrei, Butylhydroxytoluol 1 mg, Milchsäure, Citronensäure, wasserfreie, Glycerol, Cetylalkohol 11,6 mg, Stearylalkohol 5,3 mg, Polysorbat 60; Treibgas: Propan, n-Butan, 2-Methylpropan, Wasser, gereinigtes.
EW: Topisches Haarwuchsmittel.
AG: Androgenetische Alopezie vom weiblichen Typ bei Frauen.
AA: Mit dem Sprühkopf auf eine nicht saugfähige Oberfläche sprühen, Schaum auf die betroffenen Stellen der Kopfhaut verteilen und sanft einmassieren. Haar noch mindestens 2mal auf jeder Seite scheiteln und restlichen Schaum verteilen. Nach dem Auftragen Hände und verwendete Oberfläche gründlich waschen.
DO: 1mal tgl. 1 g (= ½ Schutzkappe) über 12 (bis max. 24) Wochen. Nicht für Kinder und Jugendliche.
SST: Nicht empfohlen.
NW: Überempfindlichkeit, Angioödeme, Kopfschmerz, Hyper- oder Hypotonie, Tachykardie, Hypertrichose, periphere Ödeme, Hautreizung, Gewichtszunahme.
WW: Nicht mit anderen topischen Zubereitungen auf der Kopfhaut anwenden. Tretinoin oder Dithranol erhöhen perkutane Resorption von Minoxidil.
WH: Nur auf der normalen, gesunden Kopfhaut auftragen. Kontinuierliche Anwendung erforderlich. Vorsicht bei Herz/Kreislauferkrankungen, Bluthochdruck oder Herzrhythmusstörungen. Bei versehentlicher oraler Einnahme schwere kardiale Nebenwirkungen. Verkehrshinweis.
PG: 120 G * (EKO: N) [€ 59,90]

Regiocit - Hämofiltrationslösung 20I02
(Z.Nr. 1-36147) RP. P. nicht im Handel. B05ZB

🐾 **Regumate Equine 2,2 mg/ml - Lösung zum Eingeben für Pferde** 822AB
(Z.Nr. 8-00631) NR. P. QG03DX90
ZI: Intervet, Wien
Z: 1 ml Lösung enthält: Altrenogest 2,2 mg, Butylhydroxyanisol 0,07 mg, Butylhydroxytoluol 0,07 mg, Sorbinsäure 1,5 mg, Benzylalkohol 10 mg.
EW: Orales Progestagen.
AG: Bei Stuten mit nachweisbarer follikulärer Aktivität in der Übergangs- periode vom saisonalen Anoestrus zur Zuchtsaison (Folli-

R

kel von mindestens 20-25 mm zu Behandlungsbeginn): – Unterdrückung/Verhinderung des Oestrus (in der Regel nach 1 bis 3 Behandlungstagen) während der in dieser Phase auftretenden verlängerten Oestrusperioden.
– Kontrolle des Zeitpunkts des Oestrusbeginns (ungefähr 90% der Stuten zeigen innerhalb von 5 Tagen nach dem Ende der Behandlung Anzeichen von Oestrus) und Synchronisation der Ovulation (60% der Stuten haben im Zeitraum von 11 bis 14 Tagen nach Behandlungsende eine Ovulation).
AA: Zum Eingeben.
DO: 0,044 mg Altrenogest/kg KG tgl. über 10 Tage.
GA: Stuten mit Endometritis, Hengste.
SST: Nicht zutreffend.
WW: Griseofulvin.
WH: Follikuläre Aktivität in der Übergangsphase muss belegt sein.
VNW: Essbare Gewebe: 9 Tage. Nicht bei Stuten anwenden, deren Milch für menschlichen Verzehr vorgesehen ist.
PG: 1000 ML VN [€ 205,20]

Reiseliquid Junior 24 mg - Lösung zum Einnehmen 08A
(Z.Nr. 1-40358) RP. P. nicht im Handel. R06AA02

Rekovelle 12 Mikrogramm/0,36 ml - Injektionslösung 29C01
(Z.Nr. EU/1/16/1150/*) NR. P. E. nicht im Handel. G03GA10

Rekovelle 12 Mikrogramm/0,36 ml - Injektionslösung in einem Fertigpen 29C01

(Z.Nr. EU/1/16/1150/*) NR. P. E. G03GA10
ZI: Ferring Pharmaceuticals, Kopenhagen, Dänemark
Z: 1 Fertigpen mit 0,36 ml enthält: Follitropin delta 12 µg (entspr. Follikelstimulierendes Hormon, human, rekombinant), hergestellt durch rekombinante DNA-Technologie in humanen Zelllinien (PER.C6), Phenol, Polysorbat 20, Methionin, Natriumsulfat-Decahydrat, Natriummonohydrogenphosphat Dodecahydrat, Phosphorsäure 85% zur pH-Wert Einstellung, Natriumhydroxid zur pH-Wert-Einstellung, Wasser für Injektionszwecke.
EW: Gonadotropin.
AG: Kontrollierte ovarielle Stimulation zur Entwicklung multipler Follikel bei Frauen, die sich einer assistierten Reproduktionstechnik (ART) wie der in vitro-Fertilisation (IVF) oder der intracytoplasmatischen Spermieninjektion (ICSI) unterziehen.
AA: S.c.; erste Injektion unter ärztlicher Aufsicht.
DO: Individuell: Dosisbestimmung mit ELECSYS AMH Plus Immunoassay.
TD 12 µg bei Anti- Müller- Hormonspiegel (AMH) < 15 pmol/l; TD 0,19 - 0,10 µg/kg KG bei AMH > 15 pmol/l. Keine Indikation für Kinder und Jugendliche.
GA: Tumore des Hypothalamus oder der Hypophyse, gynäkologische Karzinome, ungeklärte gynäkologische Blutungen, primäre Ovarialinsuffizienz, nicht mit einer Schwangerschaft vereinbare Fehlbildungen des Sexualorgane bzw. Uterus myomatosus.
SST: Nicht indiziert.
NW: Kopfschmerzen, Unterleibsbeschwerden, ovarielles Hyperstimulationssyndrom, Magen/Darm, Müdigkeit.
WH: Kontrollen: Ultraschall, Estradiol im Serum. Vorsicht bei thromboembolischen Erkrankungen. Auf ovarielles Hyperstimulationssyndrom bzw. Ovarialtorsion achten.
PG: 1 ST * (EKO: N) [€ 175,25]

Rekovelle 36 Mikrogramm/1,08 ml - Injektionslösung 29C01
(Z.Nr. EU/1/16/1150/*) NR. P. E. nicht im Handel. G03GA10

Rekovelle 36 Mikrogramm/1,08 ml - Injektionslösung in einem Fertigpen 29C01

(Z.Nr. EU/1/16/1150/*) NR. P. E. G03GA10
ZI: Ferring Pharmaceuticals, Kopenhagen, Dänemark
Z: 1 Fertigpen mit 1,08 ml enthält: Follitropin delta 36 µg (entspr. Follikelstimulierendes Hormon, human, rekombinant), hergestellt durch rekombinante DNA-Technologie in humanen Zelllinien (PER.C6), Phenol, Polysorbat 20, Methionin, Natriumsulfat-Decahydrat, Natriummonohydrogenphosphat Dodecahydrat, Phosphorsäure 85% zur pH-Wert Einstellung, Natriumhydroxid zur pH-Wert-Einstellung, Wasser für Injektionszwecke.
Kurzinformation: siehe Rekovelle 12 Mikrogramm/0,36 ml - Injektionslösung in einem Fertigpen, →S. 1208
PG: 1 ST * (EKO: N) [€ 462,40]

Rekovelle 72 Mikrogramm/2,16 ml - Injektionslösung 29C01
(Z.Nr. EU/1/16/1150/*) NR. P. E. nicht im Handel. G03GA10

Rekovelle 72 Mikrogramm/2,16 ml - Injektionslösung in einem Fertigpen 29C01

(Z.Nr. EU/1/16/1150/*) NR. P. E. G03GA10
ZI: Ferring Pharmaceuticals, Kopenhagen, Dänemark
Z: 1 Fertigpen mit 2,16 ml enthält: Follitropin delta 72 µg (entspr. Follikelstimulierendes Hormon, human, rekombinant), hergestellt durch rekombinante DNA-Technologie in humanen Zelllinien (PER.C6), Phenol, Polysorbat 20, Methionin, Natriumsulfat-Decahydrat, Natriummonohydrogenphosphat Dodecahydrat, Phosphorsäure 85% zur pH-Wert Einstellung, Natriumhydroxid zur pH-Wert-Einstellung, Wasser für Injektionszwecke.
Kurzinformation: siehe Rekovelle 12 Mikrogramm/0,36 ml - Injektionslösung in einem Fertigpen, →S. 1208
PG: 1 ST * (EKO: N) [€ 873,40]

Relaquine 35 mg/ml - Gel zum Eingeben für Pferde 809B
(Z.Nr. 8-40323) RP. P. nicht im Handel. QN05AA04

Relax Nerven-Globuli 49X

(Z.Nr. 3-37384) RPF. P. V03AX
ZI: Marien Apotheke, Dr.H.Reuther/Inh.C.Reither, Prien, Deutschland
Z: 10 g Globuli enthalten: Ambra grisea (Homöopathie) D6 20 mg, Scutellaria lateriflora (Homöopathie) D6 20 mg, Strychnos ignatii (Homöopathie) D6 20 mg, Aurum metallicum (Homöopathie) D12 20 mg, Myristica fragrans (Homöopathie) D12 20 mg, Saccharose 10 g, Spuren von: Lactose monohydrat.
EW: Homöopathikum.
AG: Nervöse Erschöpfung, psychische Verstimmung, Schlafstörungen.
AA: Vor den Mahlzeiten auf der Zunge zergehen lassen oder in einem Glas Wasser auflösen und schluckweise trinken.
DO: Bei akuten Beschwerden alle halbe bis ganze Stunde, dann 1 - 3mal tgl. 5 Kügelchen. MTD akut 30 Kügelchen, dann 15 Kügelchen.
ED 3 Kügelchen für Kinder ab 6 Jahren, 2 Kügelchen für Kinder von 1 bis 6 Jahren, 1 Kügelchen für Säuglinge ab 6 Monaten.
SST: Nicht empfohlen.
PG: 20 G * (EKO: N) [€ 21,95]

Relax Nerven-Tabletten 49X

(Z.Nr. 3-00218) RPF. P. V03AX
ZI: Marien Apotheke, Dr.H.Reuther/Inh.C.Reither, Prien, Deutschland
Z: 1 Tablette enthält: Ambra grisea (Homöopathie) D6 3,81 mg, Aurum metallicum (Homöopathie) C7 3,81 mg, Myristica fragrans (Homöopathie) D12 5,71 mg, Scutellaria lateriflora (Homöopathie) D6 95,24 mg, Strychnos ignatii (Homöopathie) D4 3,81 mg, Lactose monohydrat 287 mg, Magnesium stearat, Maisstärke, Stärke, vorverkleistert.
EW: Homöopathikum.
AG: Nervöse Erschöpfung, psychische Verstimmung, Schlafstörungen.
AA: Vor den Mahlzeiten im Mund zergehen lassen.
DO: Bei akuten Beschwerden stündlich 1 Tablette, sonst 2-3mal tgl. 2 Tabletten, vor dem Schlafengehen 3 Tabletten. Kinder ab 6 Jahren: 2-3mal tgl. 1 Tablette, vor dem Schlafengehen 2 Tabletten. Kinder (4-6 Jahre): 1-2mal tgl. 1 Tablette, vor dem Schlafengehen 1 Tablette.
SST: Kein besonderes Risiko bekannt.
PG: 50 ST * (EKO: N) [€ 12,50], 150 ST * (EKO: N) [€ 21,95]

Relax Nerven-Tropfen 32X

(Z.Nr. 3-00074) RPF. P. V03AX
ZI: Marien Apotheke, Dr.H.Reuther/Inh.C.Reither, Prien, Deutschland
Z: 100 ml (1 ml = 40 Tropfen) enthalten: Ambra grisea (Homöopathie) D6 10 ml, Aurum metallicum (Homöopathie) D12 10 ml, Myristica fragrans (Homöopathie) D12 20 ml, Scutellaria lateriflora (Homöopathie) D6 50 ml, Strychnos ignatii (Homöopathie) D6 10 ml, Ethanol (entspr. Gesamtethanolgehalt ca. 53 % (V/V)), Wasser, Spuren von: Lactose monohydrat.
EW: Homöopathikum.
AG: Nervöse Erschöpfung, Unruhe, Schlafstörungen.
AA: Vor den Mahlzeiten mit lauwarmem Wasser verdünnt einnehmen.
DO: Bei Unruhe akut je 5 Tropfen alle halbe bis ganze Stunde, chronisch 1-3mal tgl. 25 Tropfen, bei Schlafstörungen 30 Tropfen vor dem Schlafengehen.
Kinder (6-12 Jahre): Bei Unruhe 1-3mal tgl. 10-15 Tropfen, bei Schlaf- störungen bis 20 Tropfen vor dem Schlafengehen.
Kinder (bis 6 Jahre): Bei Unruhe 1-3mal tgl. 5 Tropfen, bei Schlafstörungen bis 10 Tropfen vor dem Schlafengehen.
GA: Alkoholkranke.
SST: Nur nach Rücksprache mit dem Arzt anwenden.
WH: Alkoholgehalt beachten. Vorsicht bei Leberschäden.
PG: 50 ML * (EKO: N) [€ 12,50], 100 ML * (EKO: N) [€ 21,95]

🐾 Release 300 mg/ml - Injektionslösung, Pentobarbital-Natrium 818

(Z.Nr. 8-00753) NR. P. QN51AA01
ZI: Wirtschaftsgenossenschaft deut.Tierärzte, Garbsen, Deutschland
Z: 1 ml enthält: Pentobarbital natrium 300 mg, Propylenglycol, Ethanol 96%, Patentblau V, Wasser für Injektionszwecke.
EW: Barbiturat.
AG: Euthanasie von Tieren.
AA: I.v., intrakardial, intraperitoneal, intrapulmonal.
DO: **Pferde, Ponys** Intravenös als Sturzinjektion 900 mg/10 kg Körpergewicht (entspr. 3 ml/10 kg KGW)
Rinder Intravenös als Sturzinjektion 450 mg/10 kg bis 900 mg/10 kg KG (entsprechend 1,5-3 ml/10 kg KGW).
Schweine
- Intravenös in die Ohrvene (keine Fixation oder Fixation mit einer Oberkieferschlinge)
- Intravenös in die Vena cava cran. (Fixation mit einer Oberkieferschlinge oder bei Saugferkeln zwischen den Oberschenkeln der Hilfsperson): Bis 30 kg KGW 450 mg/5 kg (1,5 ml/5 kg KG), ab 30 kg KGW 450 mg/10 kg (1,5 ml/10 kg KGW).

Hunde Intravenös: gleichmäßige Injektion bis zum Schlaf des Tieres, die verbleibende Restmenge als Sturzinjektion geben. 150 mg/kg KGW (entsprechend 0,5 ml/kg KGW).
Intrakardial, intrapulmonal und intraperitoneal 450 mg/kg KGW (entsprechend 1,5 ml/kg KGW).
Katzen Intravenös: gleichmäßige Injektion bis zum Schlaf des Tieres, die verbleibende Restmenge als Sturzinjektion geben. 150 mg/kg KGW (entsprechend 0,5 ml/kg KGW).
Intrakardial, intrapulmonal und intraperitoneal 450 mg/kg KGW (entspr. 1,5 ml/kg KGW).
Nerze, Frettchen Intravenös 450 mg/Tier (entsprechend 1,5 ml je Tier).
Intrakardial, intrapulmonal mit ca. 4 cm langer Kanüle von der Brustbeinspitze in kranialer und leicht dorsaler Richtung injizieren: 450 mg/Tier (entsprechend 1,5 ml je Tier).
Hasen, Kaninchen, Meerschweinchen, Hamster, Ratten, Mäuse Intravenös, intrakardial 300 mg/kg KGW (entspr. 1 ml/kg KGW).
Intrapulmonal 300 mg/kg Körpergewicht (entsprechend 1 ml/kg KGW).
Intraperitoneal 600 mg/kg Körpergewicht (entsprechend 2 ml/kg KGW).
Hühner, Tauben, Ziervögel Intravenös 450 mg/kg Körpergewicht (entsprechend 1,5 ml/kg KGW).
Intrapulmonal 450 mg/kg Körpergewicht (entsprechend 1,5 ml/kg KGW).
Schlangen, Schildkröten, Eidechsen, Frösche bis zu 5 kg KGW Injektion in die Körperhöhle nahe dem Herzen. Der Tod ist nach etwa 5 bis 10 Minuten zu erwarten. Minimaldosis: 60 mg/kg KGW. Durchschnittlich: 300 bis 450 mg/Tier (entsprechend 1,0 ml/Tier bis 1,5 ml/Tier).
GA: Nicht bei Tieren anwenden, die für den menschlichen oder tierischen Verzehr vorgesehen sind. Nicht für Narkosezwecke verwenden. Bei Wasserschildkröten nicht in das Zölom injizieren, da sich der Eintritt des Todes im Vergleich zur intravenösen Injektion deutlich verzögert.
SST: Erhöhtes Körpergewicht berücksichtigen. Fetus frühestens 25 min nach Feststellung des Todes des Muttertieres entnehmen und ggf. separat euthanasieren.
NW: Muskelzuckungen, Schnappatmung.
WW: ZNS-Dämpfer verstärkend.
WH: Tierkörper euthanasierter Tiere nicht an andere Tiere verfüttern. Selbstinjektion vermeiden.
PG: 100 ML VN [€ 45,90]

Relenza Rotadisks 5 mg/Dosis - einzeldosiertes Pulver zur Inhalation 35E04

(Z.Nr. 1-23120) NR. P. J05AH01
ZI: GlaxoSmithKline Pharma, Wien
Z: 1 Einzeldosis (der Inhalt des Blisters) enthält: Zanamivir 5 mg (entspr. → 4 mg abgegebene Dosis), Lactose monohydrat (entspr. Milchproteine).
EW: Neuraminidasehemmer, antiviral.
AG: Influenza A und B (Behandlung und Prophylaxe bei Erwachsenen und Kindern ab 5 Jahren). Kein Ersatz für Grippeschutzimpfung.
AA: Zur peroralen Inhalation mit Diskhaler. Nicht zur Vernebelung oder mechanischen Beatmung!
DO: **Therapie:** 2mal tgl. 2 Inhalationen für 5 Tage. Behandlungsbeginn innerhalb von 48 Std. (Kinder: 36 Std) nach dem Einsetzen der Symptome.
Postexpositions-Prophylaxe: 1mal tgl. 2 Inhalationen über 10 Tage.
Saisonale Prophylaxe: 1mal tgl. 2 Inhalationen bis zu 28 Tage.
SST: Nutzen/Risiko-Abwägung.
NW: Vasovagale Reaktionen, Bronchospasmen, Allergien, Anaphylaxie, ZNS (Konvulsionen), Psyche (besonders bei Kindern und Jugendlichen).
WH: Nicht bei Kindern unter 5 Jahren anwenden. Vorsicht bei schwerem Asthma oder schwerer COPD. Auf Bronchospasmen achten. Wirksamkeit zur Prophylaxe in Pflegeheimen konnte nicht gezeigt werden.
PG: 20 ST RE2 (EKO: Y) [€ 27,10]

Relestat 0,5 mg/ml - Augentropfen 47B03

(Z.Nr. 1-24996) RP. P. S01GX10
ZI: Allergan Pharmaceuticals, Westport, Irland
Z: 1 ml Augentropfen enthält: Epinastin hydrochlorid 0,5 mg (entspr. Epinastin 0,436 mg), Benzalkonium chlorid 0,1 mg, Natrium edetat, Natriumchlorid, Natriumdihydrogenphosphat-2-Wasser, Salzsäure zur pH-Wert-Einstellung, Natriumhydroxid zur pH-Wert-Einstellung, Wasser, gereinigtes.
EW: Histamin (H_1)-Antagonist.
AG: Saisonale allergische Konjunktivitis.
AA: Topisch am Auge.
DO: Erwachsene und Jugendliche: 2mal tgl. 1 Tropfen in das jeweils betroffene Auge eintropfen. Begrenzte Daten an Kindern ab 3 Jahren.
SST: Vorsicht.
NW: Lokale Reaktionen am Auge, gelegentlich Kopfschmerzen, Asthma, Mund- trockenheit, Pruritus.
WH: Nicht während des Tragens von Kontaktlinsen anwenden. Nach dem Einträufeln mindestens 10-15 min bis zum Einsetzen der weichen Kontaktlinsen warten.
PG: 5 ML IND (EKO: G) [€ 11,25]

Relistor 8 mg - Injektionslösung in einer Fertigspritze 42I02
(Z.Nr. EU/1/08/463/*) NR. P. nicht im Handel. A06AH01

Relistor 12 mg - Injektionslösung in einer Fertigspritze 42I02
(Z.Nr. EU/1/08/463/*) NR. P. nicht im Handel. A06AH01

Relistor 12 mg/0,6 ml - Injektionslösung 42I02

(Z.Nr. EU/1/08/463/*) NR. P. A06AH01
ZI: Bausch Health Ireland, Dublin 24, Irland
Z: 1 ml Lösung enthält: Methylnaltrexon bromid 20 mg, Natriumchlorid, Natriumcalciumedetat, Glycinhydrochlorid, Wasser für Injektionszwecke, Salzsäure zur pH-Wert-Einstellung, Natriumhydroxid zur pH-Wert-Einstellung.
EW: Opioidantagonist.
AG: Opioid-induzierte Obstipation bei Nichtansprechen auf Standardlaxantien.
AA: S.c.
DO: Bei chronischen Schmerzen: ED 12 mg 4-7mal wöchentlich. Bei Palliativbehandlung (zusätzlich zu Standardlaxantien): ED 8 mg (KG 38-61 kg) oder 12 mg (KG 62-114 kg) oder 0,15 mg/kg KG jeden 2. Tag oder seltener. Dosisreduktion bei Nierenschäden. Keine Daten an Kindern und Jugendlichen.
GA: Akutes Abdomen, gastrointestinaler Verschluss.
SST: Strenge Indikationsstellung.
NW: Magen/Darm (gastrointestinale Perforation), Schwindel, Opioid-Entzugssyndrom, lokale Reaktionen.
WH: Nicht zur Behandlung von nicht Opioid-induzierter Obstipation. Vorsicht bei Kolostomie, Peritonealkatheter, akuten Divertikeln, Koprostase, M. Crohn. Auf gastrointestinale Perforationen achten. Verkehrshinweis.
Bei Überdosierung Hypotonie.
PG: 1 ST RE1 (EKO: Y) [€ 54,40], 7 ST RE1 (EKO: Y) [€ 307,55]

Relpax 20 mg - Filmtabletten 43F

(Z.Nr. 1-24154) RP. P. N02CC06
ZI: Pfizer Corporation Austria, Wien
Z: 1 Filmtablette enthält: Eletriptan 20 mg (entspr. Eletriptan hydrobromid), Tablettenkern: Cellulose, mikrokristalline, Lactose 23 mg (entspr. Lactose monohydrat), Croscarmellose natrium, Magnesium stearat; Filmüberzug: Titandioxid, Hypromellose, Lactose monohydrat, Glyceroltriacetat, Gelborange S 0,036 mg.
Kurzinformation: siehe Eletop 20 mg - Filmtabletten, → S. 468
PG: 2 ST IND (2) (EKO: G) [€ 12,00], 6 ST IND (EKO: G) [€ 32,00]

Relpax 20 mg - Filmtabletten 43F

(Z.Nr. 1-24154-P1) RP. P. Parallelimport. N02CC06
V: Orifarm, Leverkusen, Deutschland
Z: 1 Filmtablette enthält: Eletriptan 20 mg (entspr. Eletriptan hydrobromid), Tablettenkern: Cellulose, mikrokristalline, Lactose 23 mg (entspr. Lactose monohydrat), Croscarmellose natrium, Magnesium stearat; Filmüberzug: Titandioxid, Hypromellose, Lactose monohydrat, Glyceroltriacetat, Gelborange S 0,036 mg.
PG: 6 ST IND (EKO: G) [€ 31,35]

R

Relpax 40 mg - Filmtabletten 43F
(Z.Nr. 1-24155) RP. P. N02CC06
ZI: Pfizer Corporation Austria, Wien
Z: 1 Filmtablette enthält: Eletriptan 40 mg (entspr. Eletriptan hydrobromid), Tablettenkern: Cellulose, mikrokristalline, Lactose 46 mg (entspr. Lactose monohydrat), Croscarmellose natrium, Magnesium stearat; Filmüberzug: Titandioxid, Hypromellose, Lactose monohydrat, Glyceroltriacetat, Gelborange S 0,072 mg.
Kurzinformation: siehe Eletop 20 mg - Filmtabletten, → S. 468
PG: 2 ST IND (2) (EKO: G) [€ 12,00], 6 ST IND (EKO: G) [€ 32,00]

Relpax 40 mg - Filmtabletten 43F
(Z.Nr. 1-24155-P1) RP. P. Parallelimport. N02CC06
V: Abacus Medicine, Copenhagen, Dänemark
Z: 1 Filmtablette enthält: Eletriptan 40 mg (entspr. Eletriptan hydrobromid), Tablettenkern: Cellulose, mikrokristalline, Lactose 46 mg (entspr. Lactose monohydrat), Croscarmellose natrium, Magnesium stearat; Filmüberzug: Titandioxid, Hypromellose, Lactose monohydrat, Glyceroltriacetat, Gelborange S 0,072 mg.
PG: 6 ST IND (EKO: G) [€ 31,80]

Relpax 40 mg - Filmtabletten 43F
(Z.Nr. 1-24155-P2) RP. P. Parallelimport. N02CC06
V: Orifarm, Leverkusen, Deutschland
Z: 1 Filmtablette enthält: Eletriptan 40 mg (entspr. Eletriptan hydrobromid), Tablettenkern: Cellulose, mikrokristalline, Lactose 46 mg (entspr. Lactose monohydrat), Croscarmellose natrium, Magnesium stearat; Filmüberzug: Titandioxid, Hypromellose, Lactose monohydrat, Glyceroltriacetat, Gelborange S 0,072 mg.
PG: 6 ST IND (EKO: G) [€ 31,80]

Relpax 40 mg - Filmtabletten 43F
(Z.Nr. 1-24155-P3) RP. P. Parallelimport. N02CC06
V: Eurim-Pharm, Salzburg
Z: 1 Filmtablette enthält: Eletriptan 40 mg (entspr. Eletriptan hydrobromid), Tablettenkern: Cellulose, mikrokristalline, Lactose 46 mg (entspr. Lactose monohydrat), Croscarmellose natrium, Magnesium stearat; Filmüberzug: Titandioxid, Hypromellose, Lactose monohydrat, Glyceroltriacetat, Gelborange S 0,072 mg.
PG: 6 ST IND (EKO: G) [€ 31,80]

Relvar Ellipta 92 Mikrogramm/22 Mikrogramm - einzeldosiertes Pulver zur Inhalation 50B03
(Z.Nr. EU/1/13/886/*) NR. P. R03AK10
ZI: GlaxoSmithKline (Ireland), Dublin, Irland
Z: 1 Dosis enthält: Fluticason furoat 92 µg, Vilanterol 22 µg (entspr. Vilanterol trifenatat), Lactose 25 mg (entspr. Lactose monohydrat), Magnesium stearat.
EW: Lang wirksamer Beta 2-Agonist + inhalatives Kortikosteroid.
AG: Asthma, COPD.
AA: Nur zur Inhalation.
DO: Asthma: Personen ab 12 Jahren. 1mal täglich 92/22 µg, bei nicht ausreichender Einstellung 1mal tgl. 184/22 µg. Keine Daten bei Kindern.
COPD: Personen ab 18 Jahren: 1mal tgl. 92/22 Mikrogramm. Kein Nutzen bei Kindern und Jugendlichen.
SST: Nutzen/Risiko-Abwägung.
NW: Kopfschmerzen, Nasopharyngitis, Atemwegsinfektionen (Pneumonie), Bauchschmerzen, Arthralgie, Fieber, Überempfindlichkeit, systemische Kortikoideffekte (z.B. Hyperglykämie, Sehstörungen).
WW: Nicht mit anderen Beta 2-Sympathomimetika anwenden. Beta 2-Blocker antagonistisch. Vorsicht: Starke CYP3A4-Hemmer (Ketoconazol, Ritonavir).
WH: Nicht zur Behandlung akuter Asthmasymptome oder einer akuten Exazerbation der COPD. Vorsicht bei schweren kardiovaskulären Erkrankungen, Thyreotoxikose, unkorrigierter Hypokaliämie. Bei COPD-Patienten auf Pneumonie achten. Bei starker Überdosierung Antidot kardioselektive Beta-Blocker (Vorsicht bei Bronchospasmen).
PG: 30 HB IND (EKO: G) [€ 56,15]

Relvar Ellipta 184 Mikrogramm/22 Mikrogramm - einzeldosiertes Pulver zur Inhalation 50B03
(Z.Nr. EU/1/13/886/*) NR. P. R03AK10
ZI: GlaxoSmithKline (Ireland), Dublin, Irland
Z: 1 Dosis enthält: Fluticason furoat 184 µg, Vilanterol 22 µg (entspr. Vilanterol trifenatat), Lactose 25 mg (entspr. Lactose monohydrat), Magnesium stearat.
EW: Lang wirksamer Beta 2-Agonist + inhalatives Kortikosteroid.
AG: Asthma.
AA: Nur zur Inhalation.
DO: Asthma: Personen ab 12 Jahren. 1mal täglich 92/22 µg, bei nicht ausreichender Einstellung 1mal tgl. 184/22 µg.
SST: Nutzen/Risiko-Abwägung.
NW: Kopfschmerzen, Nasopharyngitis, Atemwegsinfektionen (Pneumonie), Bauchschmerzen, Arthralgie, Fieber, Überempfindlichkeit, systemische Kortikoideffekte (z.B. Hyperglykämie, Sehstörungen).
WW: Nicht mit anderen Beta 2-Sympathomimetika anwenden. Beta 2-Blocker antagonistisch. Vorsicht: Starke CYP3A4-Hemmer (Ketoconazol, Ritonavir).
WH: Nicht zur Behandlung akuter Asthmasymptome oder einer akuten Exazerbation der COPD. Vorsicht bei schweren kardiovaskulären Erkrankungen, Thyreotoxikose, unkorrigierter Hypokaliämie. Bei COPD-Patienten auf Pneumonie achten. Bei starker Überdosierung Antidot kardioselektive Beta-Blocker (Vorsicht bei Bronchospasmen).
PG: 30 HB * (EKO: N) [€ 72,15]

🐾 *RemaFlor - Durchfallglobuli für Tiere* 890B
(Z.Nr. 8-40404) RPF. P. nicht im Handel. QV03AX

🐾 **Remalind - Verletzungsglobuli für Tiere** 890B
(Z.Nr. 8-38093) RPF. P. QV03AX
ZI: Remedia Homöopathie, Eisenstadt
Z: 1 g Globuli (120 Globuli) enthält: Achillea millefolium (Homöopathie) C200 1 mg, Aconitum napellus (Homöopathie) C200 1 mg, Arnica montana (Homöopathie) C200 1 mg, Atropa belladonna (Homöopathie) C200 1 mg, Bellis perennis (Homöopathie) C200 1 mg, Calendula officinalis (Homöopathie) C200 1 mg, Hamamelis virginiana (Homöopathie) C200 1 mg, Hypericum perforatum (Homöopathie) C200 1 mg, Ruta graveolens (Homöopathie) C200 1 mg, Symphytum officinale (Homöopathie) C200 1 mg, Saccharose.
EW: Homöopathikum.
AG: Rind, Pferd, Schaf, Ziege, Schwein, Hund, Katze, Ziervögel, Taube, Geflügel, Kaninchen, Kleinnager, Frettchen, Reptilien: Akute entzündliche Erkrankungen und Blutungen, unterstützend bei Verstauchungen, Quetschungen, Prellungen, Knochenbrüchen, Wundheilungsstörungen; Muskelschmerzen.
AA: Bei Einzeltierhaltung direkt ins Maul eingeben, bei Gruppenbehandlung 20 Globuli in 1 Liter Wasser auflösen und in die Tränke oder zur freien Aufnahme geben.
DO: ED 5-10 Globuli (unabhängig von der Tiergröße). Initial mehrere Gaben in kurzen Abständen (15 min), dann 3-4mal tgl. 1 Dosis über einige Tage.
GA: Korbblütlerüberempfindlichkeit.
SST: Nur nach Rücksprache mit dem Tierarzt anwenden.
VNW: Keine. Nicht für Tiere, deren Milch für menschlichen Verzehr vorgesehen ist.
PG: 10 G VN [€ 13,55]

Remasan - Globuli 70X
(Z.Nr. 3-00334) RPF. P. V03AX
ZI: Remedia Homöopathie, Eisenstadt
Z: 1 Globulus zu 200 mg enthält: Arnica montana (Homöopathie) C12, Arnica montana (Homöopathie) C30, Arnica montana (Homöopathie) C200, Saccharose 200 mg.
EW: Homöopathikum.
AG: Akute Verletzungen, chronische Beschwerden nach Verletzungen, vor und nach Operationen.
AA: Kügelchen unter der Zunge zergehen lassen.
DO: Erwachsene und Kinder:
<u>Akute Verletzungen:</u> Im Anlassfall 1 Kügelchen, bei Nachlassen der Wirkungen ein weiteres Kügelchen.
<u>Chronische Beschwerden:</u> 2mal wöchentlich 1 Kügelchen.
<u>Vor und nach Operationen:</u> 1mal tgl. 1 Kügelchen von 1 Tag vor bis 3 Tage nach der Operation.
SST: Anwendung möglich.
PG: 10 ST * (EKO: N) [€ 6,65], 30 ST * (EKO: N) [€ 15,25]

🐾 **RemastinVet - Globuli für Tiere** 890B
(Z.Nr. 8-38649) RPF. P. QV03AX
ZI: Remedia Homöopathie, Eisenstadt
Z: 1 g (ca. 120 Globuli) enthält: Aconitum napellus (Homöopathie) C30 2 mg, Apis mellifica (Homöopathie) C30 2 mg, Atropa belladonna (Homöopathie) C30 2 mg, Bryonia (Homöopathie) C30 2 mg, Phytolacca americana (Homöopathie) C30 2 mg, Saccharose.
AG: Rind, Pferd, Schaf, Schwein, Ziege, Hund, Katze: Unterstützend bei akuter Entzündung der Milchdrüsen.
AA: Zum Eingeben ins Maul oder über die Tränke (20 Globuli in 1 Liter Wasser auflösen).
DO: ED 5-10 Globuli, anfangs alle 15 min, dann 3-4mal tgl. über mehrere Tage.
SST: Während der Trächtigkeit nur nach Rücksprache mit dem Tierarzt anwenden.
PG: 10 G VN [€ 13,55]

Remens - Tabletten 29X01, 29X02
(Z.Nr. 3-00216) RPF. P. nicht im Handel. V03AX

Remens - Tropfen 29X02
(Z.Nr. 3-00067) RPF. P. nicht im Handel. V03AX

Remicade 100 mg - Pulver für ein Konzentrat zur Herstellung einer Infusionslösung 13A02, 42F, 22F01
(Z.Nr. EU/1/99/116/*) RP. P. E. L04AB02

ZI: Janssen Biologics, Leiden, Niederlande
Z: 1 Durchstechflasche enthält: Infliximab 100 mg Sucrose, Polysorbat 80, Natriumdihydrogenphosphat, Dinatriumhydrogenphosphat.
Kurzinformation: siehe Flixabi 100 mg - Pulver für ein Konzentrat zur Herstellung einer Infusionslösung, → S. 574
PG: 1 ST * (EKO: N) [€ 598,75], 2 ST * (EKO: N) [€ 1.154,10], 3 ST * (EKO: N) [€ 1.709,45]

Remicade 100 mg - Pulver für ein Konzentrat zur Herstellung einer Infusionslösung 13A02, 42F, 22F01
(Z.Nr. EU/1/99/116/*) RP. P. E.
Parallelimport. nicht im Handel. L04AB02

Remicade 100 mg - Pulver für ein Konzentrat zur Herstellung einer Infusionslösung 13A02, 42F, 22F01
(Z.Nr. EU/1/99/116/*) RP. P. E.
Parallelimport. nicht im Handel. L04AB02

Remicade 100 mg - Pulver für ein Konzentrat zur Herstellung einer Infusionslösung 13A02, 42F, 22F01
(Z.Nr. EU/1/99/116/*) RP. P. E.
Parallelimport. L04AB02

V: Haemato Pharm, Schönefeld, Deutschland
Z: 1 Durchstechflasche enthält: Infliximab 100 mg Sucrose, Polysorbat 80, Natriumdihydrogenphosphat, Dinatriumhydrogenphosphat.
PG: 1 ST * (EKO: N) [€ 595,60], 2 ST * (EKO: N) [€ 1.146,35], 3 ST * (EKO: N) [€ 1.694,25]

Remicade 100 mg - Pulver für ein Konzentrat zur Herstellung einer Infusionslösung 13A02, 42F, 22F01
(Z.Nr. EU/1/99/116/*) RP. P. E.
Parallelimport. nicht im Handel. L04AB02

Remifemin - Tabletten 29Z02
(Z.Nr. 1-23054) RPF. P. G02CX04
ZI: Schaper & Brümmer, Salzgitter, Deutschland
Z: 1 Tablette enthält: Cimicifugawurzelstock-Trockenextrakt (6-11:1); Propan-2-ol 40% (V/V) (Auszugsmittel) 2,5 mg, Cellulosepulver, Kartoffelstärke, Lactose monohydrat 197 mg, Magnesium stearat.
AG: Pflanzliches Arzneimittel zur Linderung klimakterischer Beschwerden.
AA: Unzerkaut mit Flüssigkeit einnehmen.
DO: 2mal tgl. 1 Tablette. Kein Anwendungsgebiet für Kinder, Jugendliche und Männer.
SST: Nicht empfohlen.
NW: Magen/Darm, Haut, Ödeme, Gewichtszunahme, Leber.
WW: Gleichzeitige Einnahme von Östrogenen nur unter ärztlicher Aufsicht.
WH: Vorsicht bei Leberschäden. Bei Zeichen von Leberschäden sofort absetzen.
Bei vaginalen Blutungen Arzt konsultieren.
PG: 60 ST * (EKO: N) [€ 15,90], 100 ST * (EKO: N) [€ 21,90]

Remifemin plus - Dragees 29Z02
(Z.Nr. 1-25134) RPF. P. G02CX
ZI: Schaper & Brümmer, Salzgitter, Deutschland
Z: 1 überzogene Tablette enthält: Cimicifugawurzelstock-Trockenextrakt (6-11:1); Propan-2-ol 40% (V/V) (Auszugsmittel) 2,5-5 mg (entspr. Triterpen-Glykoside 1 mg) (entspr. 27-Deoxyactein), Johanniskraut-Trockenextrakt (3,5-6:1); Ethanol 60% (m/m) (Auszugsmittel) 58-85 mg (entspr. Hypericin 0,25 mg), Cellulose, mikrokristalline, Lactose monohydrat 45,6-67,3 mg, Kartoffelstärke, Hypromellose, Glycerol dibehenat, Siliciumdioxid, hochdisperses, Macrogol 6000, Indigotin, Talkum, Eisenoxyde, Magnesium stearat, Glycerolalkonat.
EW: Pflanzliches Gynäkologikum.
AG: Klimakterische Beschwerden mit psychovegetativer Komponente.
AA: Unzerkaut mit Flüssigkeit.
DO: 2mal tgl. 1(-2) Dragees über max. 6 Monate ohne ärztlichen Rat. Kein Anwendungsgebiet bei Kindern, Jugendlichen und Männern.
GA: Lichtüberempfindlichkeit.
SST: Nicht empfohlen.
NW: Leber, Haut.
WW: Kontraindiziert: Ciclosporin, Tacrolimus systemisch, Proteasehemmer, Irinotecan, Warfarin. Vorsicht: Antidepressiva, Benzodiazepine, Methadon, Simvastatin, Digoxin, Serotonin-Wiederaufnahmehemmer. Östrogene nur unter ärztlicher Aufsicht einnehmen.
WH: Vorsicht bei Leberschäden. Intensive UV-Bestrahlung meiden.
PG: 60 ST * (EKO: N) [€ 21,90], 100 ST * (EKO: N) [€ 30,90]

Remifentanil Kabi 1 mg Pulver zur Herstellung eines Konzentrats für eine Injektions- oder Infusionslösung 01C, 02A04
(Z.Nr. 1-29422) NR. SG. P. N01AH06

ZI: Fresenius Kabi Austria, Graz
Z: 1 Durchstechflasche enthält: Remifentanil 1 mg (entspr. Remifentanil hydrochlorid), Glycin, Salzsäure zur pH-Wert-Einstellung.
EW: Kurz wirksames Analgetikum (Opioid-Agonist).
AG: - Analgetikum während der Einleitung und/oder Aufrechterhaltung einer Allgemeinanästhesie.
- Analgesie bei mechanisch beatmeten erwachsenen Intensivpatienten.
AA: Nur i.v. nach Rekonstitution und Verdünnung, nicht epidural oder intrathekal; Details siehe Austria-Codex - Fachinformation.
DO: Narkoseeinleitung (nicht als Monotherapie): Bolus 1 µg/kg KG, kontinuierliche Infusion 0,5-1 µg/kg KG/min.
Aufrechterhaltung der Narkose: Bolus 0,5-1 µg/kg KG, kontinuierliche Infusion 0,05-2 µg/kg KG/min.
Kinder (nicht als TCI anwenden): Bolus 1 µg/kg KG, kontinuierliche Infusion anfangs 0,25, dann 0,05-1,3 µg/kg/min. Begrenzte Erfahrungen im 1. Lebensjahr. Keine Dosisempfehlung für Kinder in der Herzchirurgie.
Intensivmedizin (nur für Erwachsene): Initial 0,1-0,15 µg/kg KG/min; Dosistitration in Schritten zu 0,025 µg/kg/min.
Bei stimulierenden oder schmerzhaften Prozessen: Mittlere Infusionsraten von 0,25 µg/kg KG/min, max. Infusionsrate 0,74 µg/kg KG/min.
Details siehe Austria-Codex - Fachinformation.
GA: Epidurale und intrathekale Applikation.
SST: Nutzen/Risiko-Abwägung in der Schwangerschaft. Während der Geburt nicht empfohlen. Stillen 24 Std. nach der letzten Anwendung unterbrechen.
NW: Erbrechen, Hypotonie, Muskelrigidität, Bradykardie, Herzstillstand, Schmerzen, Sedierung, Atemdepression, Allergien, Haut, postoperatives Frösteln.
WW: Besondere Vorsicht: Benzodiazepine (Atemdepression).
Vorsicht: Dosierung anderer zentral dämpfender Arzneimittel verringern. Beta-Blocker, Kalziumkanalblocker.
GE: Abhängigkeit möglich (Opoid!).
WH: Verkehrshinweis. Nur in speziell ausgerüsteten und geschulten klinischen Einrichtungen anwenden. Nicht als einzige Substanz zur Narkoseeinleitung. Raschen Wirkungsverlust nach Ende der Anwendung beachten. Bei über mehr als 3 Tage mechanisch beatmeten Intensivpatienten nicht empfohlen.
Bei Überdosierung Antidot Naloxon. Auf Atemdepression achten.
PG: 5 ST * (EKO: N) [€ 34,95]

Remifentanil Kabi 2 mg Pulver zur Herstellung eines Konzentrats für eine Injektions- oder Infusionslösung 01C, 02A04
(Z.Nr. 1-29423) NR. SG. P. N01AH06

ZI: Fresenius Kabi Austria, Graz
Z: 1 Durchstechflasche enthält: Remifentanil 2 mg (entspr. Remifentanil hydrochlorid), Glycin, Salzsäure zur pH-Wert-Einstellung.
Kurzinformation: siehe Remifentanil Kabi 1 mg Pulver zur Herstellung eines Konzentrats für eine Injektions- oder Infusionslösung, → S. 1211
PG: 5 ST * (EKO: N) [€ 63,60]

Remifentanil Kabi 5 mg Pulver zur Herstellung eines Konzentrats für eine Injektions- oder Infusionslösung 01C, 02A04
(Z.Nr. 1-29424) NR. SG. P. N01AH06

ZI: Fresenius Kabi Austria, Graz
Z: 1 Durchstechflasche enthält: Remifentanil 5 mg (entspr.

Remifentanil hydrochlorid), Glycin, Salzsäure zur pH-Wert-Einstellung.
Kurzinformation: siehe Remifentanil Kabi 1 mg Pulver zur Herstellung eines Konzentrats für eine Injektions- oder Infusionslösung, → S. 1211
PG: 5 ST * (EKO: N) [€ 145,30]

Remifentanil Noridem 1 mg Pulver für ein Konzentrat zur Herstellung einer Injektions- oder Infusionslösung 01C, 02A04
(Z.Nr. 1-31093) NR. SG. P. nicht im Handel. N01AH06

Remifentanil Noridem 2 mg Pulver für ein Konzentrat zur Herstellung einer Injektions- oder Infusionslösung 01C, 02A04
(Z.Nr. 1-31094) NR. SG. P. nicht im Handel. N01AH06

Remifentanil Noridem 5 mg Pulver für ein Konzentrat zur Herstellung einer Injektions- oder Infusionslösung 01C, 02A04
(Z.Nr. 1-31095) NR. SG. P. nicht im Handel. N01AH06

RemInflu - Grippeglobuli für Tiere 890B

(Z.Nr. 8-40127) RPF. P. QV03AX
ZI: Remedia Homöopathie, Eisenstadt
Z: 1 g Globuli (ca. 120 Globuli) enthält: Aconitum napellus (Homöopathie) C200 2 mg, Atropa belladonna (Homöopathie) C200 2 mg, Ferrum phosphoricum (Homöopathie) C200 2 mg, Gelsemium sempervirens (Homöopathie) C200 2 mg, Eupatorium perfoliatum (Homöopathie) C200 2 mg, Saccharose.
EW: Homöopathikum.
AG: Rind, Pferd, Schaf, Schwein, Ziege, Hund, Katze, Frettchen, Kaninchen, Kleinnager, Geflügel: Fieberhafte Infektionen, akute Nasen/Rachen- Entzündungen.
AA: Zum Eingeben (bei Einzeltieren direkt ins Maul, bei Tiergruppen über die Tränke: 20 Globuli in 1 Liter Wasser auflösen).
DO: ED 5 - 10 Globuli. Initial alle 15 min, dann 3 - 4mal tgl. anwenden.
GA: Korbblütlerüberempfindlichkeit.
SST: Nur nach Rücksprache mit dem Tierarzt anwenden.
PG: 10 G VN [€ 13,55]

Reminyl 4 mg/ml - Lösung zum Einnehmen 49E01

(Z.Nr. 1-23750) RP. P. N06DA04
ZI: Janssen-Cilag Pharma, Wien
Z: 1 ml Lösung enthält: Galantamin 4 mg (entspr. Galantamin hydrobromid), Methyl-4-hydroxybenzoat, Propyl-4-hydroxybenzoat, Saccharin natrium, Natriumhydroxid, Wasser, gereinigtes.
EW: Acetylcholinesterasehemmer.
AG: Leichte bis mittelschwere Demenz vom Alzheimer-Typ.
AA: Oral. 2mal tgl. (in der Früh und am Abend) mit einer Mahlzeit einnehmen. Ausreichend Flüssigkeit zuführen.
DO: TD initial 8 mg in 2 ED für 4 Wochen, Erhaltungsdosis 16(-24) mg in 2 gleiche ED, bei mäßigen Leberschäden max. 16 mg tgl. Kein Nutzen bei Kindern und Jugendlichen.
GA: Schwere Leber- und/oder Nierenschäden.
SST: Vorsicht, nicht stillen.
NW: Magen/Darm, Anorexie, ZNS (Krampfanfälle), Psyche, Herz (Bradykardie, Extrasystolen, AV-Block), Kreislauf, Schwitzen, Muskelkrampf, Müdigkeit, Haut (auch schwere Reaktionen).
WW: Nicht mit anderen Cholinomimetika oder bradykarden Substanzen (Digoxin, Beta-Blocker) kombinieren; Succinylcholin verstärkt. Vorsicht mit CYP2D6 und CYP3A4-Inhibitoren.
WH: Vorsicht bei Herz/Kreislauf-, Magen/Darm-Erkrankungen, neurologischen Störungen, Lungenerkrankungen, Obstruktion der Harnwege, Anästhesie, Galaktoseintoleranz. Verkehrshinweis. Exakte Diagnose "Alzheimer" stellen.
Bei Überdosierung Antidot Atropin (initial 0,5-1 mg i.v.).
PG: 100 ML RE2 (2) (EKO: Y) [€ 99,75]

Reminyl 8 mg + 16 mg - Retardkapseln (Startpackung) 49E01
(Z.Nr. 1-25740) RP. P. nicht im Handel. N06DA04

Reminyl 8 mg - Retardkapseln 49E01

(Z.Nr. 1-25737) RP. P. N06DA04
ZI: Janssen-Cilag Pharma, Wien
Z: 1 Retardkapsel enthält: Galantamin 8 mg (entspr. Galantamin hydrobromid), Pellets, retardiert: Diethylphthalat, Ethylcellulose, Hypromellose, Macrogol 400, Maisstärke, Saccharose 59 mg; Kapsel: Gelatine, Titandioxid, Drucktinte: (entspr. Schellack) (entspr. Eisenoxid schwarz) (entspr. Propylenglycol).
EW: Acetylcholinesterasehemmer.
AG: Leichte bis mittelschwere Demenz vom Alzheimer-Typ.
AA: 1mal tgl. (in der Früh) mit einer Mahlzeit im Ganzen einnehmen. Ausreichend Flüssigkeit zuführen.
DO: TD initial 8 mg für 4 Wochen, Erhaltungsdosis tgl. 16(-24) mg, bei mäßigen Leberschäden max. 16 mg tgl. Kein Nutzen bei Kindern und Jugendlichen.
GA: Schwere Leber- und/oder Nierenschäden.
SST: Vorsicht, nicht stillen.
NW: Magen/Darm, Anorexie, ZNS (Krampfanfälle), Psyche, Herz (Bradykardie, Extrasystolen, AV-Block), Kreislauf, Schwitzen, Muskelkrampf, Müdigkeit, Haut (auch schwere Reaktionen).
WW: Nicht mit anderen Cholinomimetika oder bradykarden Substanzen (Digoxin, Beta-Blocker) kombinieren; Succinylcholin verstärkt. Vorsicht mit CYP2D6 und CYP3A4-Inhibitoren.
WH: Vorsicht bei Herz/Kreislauf-, Magen/Darm-Erkrankungen, neurologischen Störungen, Lungenerkrankungen, Obstruktion der Harnwege, Anästhesie, Galaktoseintoleranz. Verkehrshinweis. Exakte Diagnose "Alzheimer" stellen.
Bei Überdosierung Antidot Atropin (initial 0,5-1 mg i.v.).
PG: 7 ST RE2 (EKO: Y) [€ 8,90], 28 ST RE2 (2) (EKO: Y) [€ 31,00]

Reminyl 16 mg - Retardkapseln 49E01

(Z.Nr. 1-25738) RP. P. N06DA04
ZI: Janssen-Cilag Pharma, Wien
Z: 1 Retardkapsel enthält: Galantamin 16 mg (entspr. Galantamin hydrobromid), Pellets, retardiert: Diethylphthalat, Ethylcellulose, Hypromellose, Macrogol 400, Maisstärke, Saccharose 117 mg; Kapsel: Gelatine, Titandioxid, Eisenoxid rot, Drucktinte: (entspr. Schellack) (entspr. Eisenoxid schwarz) (entspr. Propylenglycol).
Kurzinformation: siehe Reminyl 8 mg - Retardkapseln, → S. 1212
PG: 28 ST RE2 (2) (EKO: Y) [€ 49,95]

Reminyl 16 mg - Retardkapseln 49E01
(Z.Nr. 1-25738-P1) RP. P. Parallelimport. N06DA04
nicht im Handel.

Reminyl 24 mg - Retardkapseln 49E01

(Z.Nr. 1-25739) RP. P. N06DA04
ZI: Janssen-Cilag Pharma, Wien
Z: 1 Retardkapsel enthält: Galantamin 24 mg (entspr. Galantamin hydrobromid), Pellets, retardiert: Diethylphthalat, Ethylcellulose, Hypromellose, Macrogol 400, Maisstärke, Saccharose 176 mg; Kapsel: Gelatine, Titandioxid, Eisenoxid rot, Eisenoxid gelb, Drucktinte: (entspr. Schellack) (entspr. Eisenoxid schwarz) (entspr. Propylenglycol).
Kurzinformation: siehe Reminyl 8 mg - Retardkapseln, → S. 1212
PG: 28 ST RE2 (2) (EKO: Y) [€ 58,25]

Remodulin 1 mg/ml - Infusionslösung 10C

(Z.Nr. 1-26454) NR. P. B01AC21
ZI: Ferrer International, Barcelona, Spanien
Z: 1 Durchstechflasche zu 20 ml enthält: Treprostinil 20 mg (entspr. Treprostinil natrium), Natrium citrat (entspr. Natrium 54,2 mg), Salzsäure, Metacresol, Natriumhydroxid, Natriumchlorid, Wasser für Injektionszwecke.
EW: Prostazyklin-Analogon.
AG: Idiopathische oder hereditäre pulmonale arterielle Hypertonie (PAH) bei erwachsenen Patienten mit NYHA-Klasse III.
AA: S.c. (bevorzugt) oder eventuell verdünnt als i.v. Dauerinfusion (max. 24 Std. wegen Bakteriämie-Risiko).
DO: Initial 1,25 ng/kg/min, bei schlechter Verträglichkeit 0,625 ng/kg/min. Dosisanpassung nach Bedarf. Mittlere Dosis nach 12 Monaten 26 ng/kg/min, nach 24 Monaten 36 ng/kg/min, nach 48 Monaten 42 ng/kg/min. Nicht plötzlich absetzen.
Bei adipösen Patienten nach Idealgewicht dosieren.
Keine Daten bei Patienten unter 18 Jahren.
Details siehe Austria-Codex - Fachinformation.
GA: Pulmonale arterielle Hypertonie mit Venenverschlusserkrankung, kongestive Herzinsuffizienz, schwerer Leberschäden, aktive Magen/Darm-Ulzera, Blutungen, Herzklappenfehler, schwere zerebro- oder kardiovaskuläre Ereignisse innerhalb der letzten Monate.
SST: Nutzen/Risiko-Abwägung, nicht stillen. Kontrazeption empfohlen.
NW: Lokale Reaktionen, Kopfschmerzen, Hitzegefühl, Hypotonie, Magen/Darm, Hautausschläge, Kieferschmerzen, Gliederschmerzen, Blutungen; High-Output-Herzinsuffizienz, bei i.v. Infusion Bakteriämie und Sepsis.
WW: Vorsicht: CYP2C8-Induktoren (z.B. Rifampicin) oder -Hemmer (z.B. Gemfibrozil): Dosisanpassung. Blutdrucksenker verstärkt, Gerinnungshemmer, Thrombozytenaggregationshemmer (erhöhtes Blutungsrisiko).
WH: Anwendung bei systolischen Arteriendruck unter 85 mm Hg nicht empfohlen. Vorsicht bei Leber- und Nierenschäden. Verkehrshinweis.
PG: 20 ML RE1 (EKO: Y) [€ 1.789,25]

Remodulin 2,5 mg/ml - Infusionslösung 10C

(Z.Nr. 1-26521) NR. P. B01AC21
ZI: Ferrer International, Barcelona, Spanien
Z: 1 Durchstechflasche zu 20 ml enthält: Treprostinil 50 mg (entspr.

Treprostinil natrium), Natrium citrat (entspr. Natrium 55,2 mg), Salzsäure, Metacresol, Natriumhydroxid, Natriumchlorid, Wasser für Injektionszwecke.
Kurzinformation: siehe Remodulin 1 mg/ml - Infusionslösung, → S. 1212
PG: 20 ML RE1 (EKO: Y) [€ 3.929,10]

Remodulin 5 mg/ml - Infusionslösung 10C
(Z.Nr. 1-26522) NR. P. B01AC21
ZI: Ferrer International, Barcelona, Spanien
Z: 1 Durchstechflasche zu 20 ml enthält: Treprostinil 100 mg (entspr. Treprostinil natrium), Natrium citrat (entspr. Natrium 58,6 mg), Salzsäure, Metacresol, Natriumhydroxid, Natriumchlorid, Wasser für Injektionszwecke.
Kurzinformation: siehe Remodulin 1 mg/ml - Infusionslösung, → S. 1212
PG: 20 ML RE1 (EKO: Y) [€ 7.134,15]

Remodulin 10 mg/ml - Infusionslösung 10C
(Z.Nr. 1-26523) NR. P. B01AC21
ZI: Ferrer International, Barcelona, Spanien
Z: 1 Durchstechflasche zu 20 ml enthält: Treprostinil 200 mg (entspr. Treprostinil natrium), Natrium citrat (entspr. Natrium 55,1 mg), Salzsäure, Metacresol, Natriumhydroxid, Natriumchlorid, Wasser für Injektionszwecke.
Kurzinformation: siehe Remodulin 1 mg/ml - Infusionslösung, → S. 1212
PG: 20 ML RE1 (EKO: Y) [€ 14.378,00]

RemOvar - Fruchtbarkeitsglobuli für Tiere 890B
(Z.Nr. 8-40126) RPF. P. QV03AX
ZI: Remedia Homöopathie, Eisenstadt
Z: 1 g Globuli (ca. 120 Globuli) enthält: Apis mellifica (Homöopathie) C200 2 mg, Natrium tetraboricum (Homöopathie) C200 2 mg, Calcium carbonicum Hahnemanni C200 2 mg, Pulsatilla pratensis (Homöopathie) C200 2 mg, Sepia officinalis (Homöopathie) C200 2 mg, Saccharose.
EW: Homöopathikum.
AG: Rind, Pferd, Schaf, Schwein, Ziege, Hund, Katze: Fruchtbarkeitsstörungen, Sterilität, Eierstockzysten, Zyklusschwankungen, hormonelle Störungen.
AA: Zum Eingeben (bei Einzeltieren direkt ins Maul, bei Tiergruppen über die Tränke: 20 Globuli in 1 Liter Wasser auflösen).
DO: ED 5 - 10 Globuli. Initial alle 15 min, dann 3 - 4mal tgl. anwenden.
GA: Bienengiftallergie.
SST: Nur nach Rücksprache mit dem Tierarzt anwenden.
PG: 10 G VN [€ 13,55]

Remsima 100 mg - Pulver für ein Konzentrat zur Herstellung einer Infusionslösung 13A02, 42F, 22F01
(Z.Nr. EU/1/13/853/*) NR. P. E. L04AB02
ZI: Celltrion Healthcare Hungary Kft., Budapest, Ungarn
Z: 1 Durchstechflasche enthält: Infliximab 100 mg, mittels rekombinanter DNA-Technologie in murinen Hybridomzellen, Sucrose, Polysorbat 80, Natriumdihydrogenphosphat Monohydrat, Dinatriumphosphat dihydrat.
Kurzinformation: siehe Flixabi 100 mg - Pulver für ein Konzentrat zur Herstellung einer Infusionslösung, → S. 574
PG: 1 ST IND (EKO: G) [€ 246,05], 2 ST IND (EKO: G) [€ 466,95], 3 ST IND (EKO: G) [€ 674,20]

Remsima 100 mg - Pulver für ein Konzentrat zur Herstellung einer Infusionslösung 13A02, 42F, 22F01
(Z.Nr. EU/1/13/853/*) NR. P. E. Parallelimport. L04AB02
V: Abacus Medicine, Copenhagen, Dänemark
Z: 1 Durchstechflasche enthält: Infliximab 100 mg, mittels rekombinanter DNA-Technologie in murinen Hybridomzellen, Sucrose, Polysorbat 80, Natriumdihydrogenphosphat Monohydrat, Dinatriumphosphat dihydrat.
PG: 3 ST IND (EKO: G) [€ 667,80]

Remsima 100 mg - Pulver für ein Konzentrat zur Herstellung einer Infusionslösung 13A02, 42F, 22F01
(Z.Nr. EU/1/13/853/*) NR. P. E. Parallelimport. nicht im Handel. L04AB02

Remsima 100 mg - Pulver für ein Konzentrat zur Herstellung einer Infusionslösung 13A02, 42F, 22F01
(Z.Nr. EU/1/13/853/*) NR. P. E. Parallelimport. L04AB02
V: Haemato Pharm, Schönefeld, Deutschland
Z: 1 Durchstechflasche enthält: Infliximab 100 mg, mittels rekombinanter DNA-Technologie in murinen Hybridomzellen, Sucrose, Polysorbat 80, Natriumdihydrogenphosphat Monohydrat, Dinatriumphosphat dihydrat.
PG: 1 ST IND (EKO: G) [€ 243,55], 2 ST IND (EKO: G) [€ 461,55], 3 ST IND (EKO: G) [€ 667,05]

Remsima 100 mg - Pulver für ein Konzentrat zur Herstellung einer Infusionslösung 13A02, 42F, 22F01
(Z.Nr. EU/1/13/853/*) NR. P. E. Parallelimport. nicht im Handel. L04AB02

Remsima 120 mg - Injektionslösung in einer Fertigspritze 13A02, 42F, 22F01
(Z.Nr. EU/1/13/853/*) NR. P. E. nicht im Handel. L04AB02

Remsima 120 mg - Injektionslösung im Fertigpen 13A02, 42F, 22F01
(Z.Nr. EU/1/13/853/*) NR. P. E. nicht im Handel. L04AB02

Renagel 400 mg - Filmtabletten 44G01
(Z.Nr. EU/1/99/123/*) NR. P. nicht im Handel. V03AE02

Renagel 800 mg - Filmtabletten 44G01
(Z.Nr. EU/1/99/123/*) NR. P. nicht im Handel. V03AE02

Renagel 800 mg - Filmtabletten 44G01
(Z.Nr. EU/1/99/123/*) NR. P. Parallelimport. nicht im Handel. V03AE02

Renagel 800 mg - Filmtabletten 44G01
(Z.Nr. EU/1/99/123/*) NR. P. Parallelimport. nicht im Handel. V03AE02

Reneel - Tabletten 52X01
(Z.Nr. 3-00462) RPF. P. V03AX
ZI: Biologische Heilmittel Heel, Baden-Baden, Deutschland
Z: 1 Tablette enthält: Berberis vulgaris (Homöopathie) D2 15 mg, Lytta vesicatoria (Homöopathie) D5 30 mg, Plumbum aceticum (Homöopathie) D6 30 mg, Serenoa repens (Homöopathie) D2 30 mg, Causticum Hahnemanni (Homöopathie) D4 60 mg, Aluminium oxydatum (Alumina) D12 75 mg, Lactose monohydrat 300 mg, Magnesium stearat.
EW: Homöopathikum.
AG: Harnwegsentzündungen mit und ohne Steinbildung.
AA: Tabletten vor den Mahlzeiten unter der Zunge zergehen lassen.
DO: 3mal tgl. 1 Tablette; akut alle 15 min (max. 8mal tgl.) 1 Tablette. Für Kinder und Jugendliche nicht empfohlen.
SST: Vorsicht.
NW: Allergien.
PG: 50 ST * (EKO: N) [€ 7,85]

Renelix spag. Peka - Tropfen zum Einnehmen 52X04
(Z.Nr. 3-00403) RP. P. V03AX
ZI: Pekana Naturheilmittel, Kißlegg, Deutschland
Z: 1 g (= 1,03 ml = 46 Tropfen) enthält: Acidum benzoicum e resina D4 125 mg, Acidum nitricum (Homöopathie) D4 105 mg, Apis mellifica (Homöopathie) D4 90 mg, Berberis vulgaris-spag. Peka D3 140 mg, Colchicum autumnale (Homöopathie) D12 105 mg, Capsella bursa-pastoris-spag. Peka Urt. 105 mg, Dactylopius coccus spag. Peka Urt. 130 mg, Solidago virgaurea Urt. 200 mg, Ethanol 96% (entspr. Gesamtethanolgehalt ca. 28 % (V/V)), Wasser, gereinigtes.
EW: Homöopathikum.
AG: Unterstützung der Nierenfunktion, Nierensteinleiden.
AA: In etwas Wasser vor den Mahlzeiten einnehmen.
DO: 3-4mal tgl. 20-25 Tropfen. Für Kinder und Jugendliche nicht empfohlen.
SST: Vorsicht.
PG: 50 ML * (EKO: N) [€ 14,05], 100 ML * (EKO: N) [€ 21,75]

Renes/Calcium comp. "Wala" - Ampullen für Tiere 890B
(Z.Nr. 8-30029) RP. P. nicht im Handel. QV03AX

R

Renes/Viscum comp. "Wala" - Injektionslösung für Tiere
890B

(Z.Nr. 8-30011) RP. P. QV03AX

ZI: SaluVet, Bad Waldsee, Deutschland

Z: 1 ml Lösung enthält: Apis ex animale Gl D31 0,1 g, Equisetum ex herba ferm 35b D14 0,1 g, Renes bovis Gl D6 0,1 g, Veratrum album ferm 33c D5 0,1 g, Viscum album Mali e planta tota ferm 34i D14 0,1 g, Natriumchlorid, Natriumhydrogencarbonat, Wasser für Injektionszwecke.

EW: Homöopathikum.

AG: Anurie, Harnverhalten, Nierenversagen.

DO: Meerschweinchen, Hamster, Ratte: 0,5 ml s.c. oder i.m. 1mal tgl. über 5 Tage.
Hund, Katze, Kaninchen: 1 ml s.c. oder i.m. 1mal täglich über 5 Tage.
Schwein, Schaf, Ziege: 5 ml s.c. oder i.m. jeden 2. Tag bis zur Besserung.
Pferd, Rind: 10 ml s.c. oder i.m. jeden 2. Tag bis zur Besserung.
Therapie langsam absetzen.
Bei lokalen Erkrankungen empfiehlt sich die örtliche subkutane Injektion. Bei chronischer Verlaufsform Wiederholung der Injektion in 2-4tägigen Abständen.

SST: Nur nach Rücksprache mit dem Tierarzt anwenden.

PG: **1ML** 10 ST VN [€ 31,50], **10ML** 5 ST VN [€ 47,80]

Renistad 5 mg - Tabletten
10A01

(Z.Nr. 1-23607) RP. P. C09AA02

ZI: Stada Arzneimittel, Wien

Z: 1 Tablette enthält: Enalapril maleat 5 mg, Hyprolose, Lactose monohydrat 129,8 mg, Magnesium stearat, Maisstärke, Natriumhydrogencarbonat (entspr. Natrium 0,71 mg), Talkum.

EW: Angiotensin-Conversions-Enzymhemmer.

AG: Hypertonie, symptomatische Herzinsuffizienz, auch mit asymptomatischer linksventrikulärer Dysfunktion.

AA: Unabhängig von den Mahlzeiten mit Flüssigkeit.

DO: Hypertonie: Anfangs 1mal tgl. 5-20 mg, MTD 40 mg.
Kinder (20-50 kg KG) mit Hypertonie: TD initial 2,5 mg, MTD 20 mg.
Herzinsuffizienz/linksventrikuläre Dysfunktion: Initial 2,5 mg unter strenger Überwachung, Erhaltungsdosis 20 mg pro Tag.

GA: Angioneurotisches Ödem, Angiödem.

SST: Gegenanzeige im 2. und 3. Trimenon; im 1. Trimenon und in der Stillzeit nicht empfohlen.

NW: Husten, Schwindel, Kopfschmerzen, Hypotonie, Hautausschlag, Nausea, Magen/Darm, ZNS, Herz, Leber, Sinnesorgane, Niere, angioneurotisches Ödem, Hyperkaliämie, Blutbild, Anaphylaxie.

WW: Gegenanzeige: Sacubitril/Valsartan (Risiko eines Angioödems; 36 Std. Abstand). Kombination mit Aliskiren nicht empfohlen, bei Patienten mit Nierenschäden oder Diabetes kontraindiziert. Duale Blockade des Renin-Angiotensin-Aldosteron-Systems nicht empfohlen. Lithium nicht empfohlen. Vorsicht: Additiv mit anderen Blutdrucksenkern bzw. ZNS-Dämpfern. Hyperkaliämie bei Kaliumsubstitution oder Gabe kaliumsparender Diuretika, Cotrimoxazol, Ciclosporin, Heparin. Antidiabetika verstärkt, Polyacrylnitrilmetalylsulfonat-Highflux-Membranen, LDL Apherese (Anaphylaxie). Abschwächung durch NSAIDs einschließlich COX2-Hemmer. (Tem)sirolimus, Everolimus, Racecadotril, Vildagliptin (Angioödeme).

WH: Vorsicht bei Klappenstenosen, Nierenschäden. Vor Desensibilisierungstherapie absetzen. Bei Herzinsuffizienz strenge Überwachung nach der ersten Gabe. Bei Hypotonie Kochsalz infundieren. Verkehrshinweis. Bei angioneurotischem Ödem sofort absetzen. Elektrolytkontrolle.

PG: 30 ST (2) (EKO: G) [€ 3,60]

Renistad 10 mg - Tabletten
10A01

(Z.Nr. 1-23608) RP. P. C09AA02

ZI: Stada Arzneimittel, Wien

Z: 1 Tablette enthält: Enalapril maleat 10 mg, Lactose monohydrat 124,6 mg, Magnesium stearat, Maisstärke, Natriumhydrogencarbonat (entspr. Natrium 1,4 mg), Talkum, Eisen(III)-oxid.

Kurzinformation: siehe Renistad 5 mg - Tabletten, → S. 1214

PG: 30 ST (2) (EKO: G) [€ 7,15]

Renistad 20 mg - Tabletten
10A01

(Z.Nr. 1-23610) RP. P. C09AA02

ZI: Stada Arzneimittel, Wien

Z: 1 Tablette enthält: Enalapril maleat 20 mg, Lactose monohydrat 117,8 mg, Magnesium stearat, Maisstärke, Natriumhydrogencarbonat (entspr. Natrium 2,79 mg), Talkum, Eisen(III)-oxid, Eisen(III)-hydroxid-oxid x H2O.

Kurzinformation: siehe Renistad 5 mg - Tabletten, → S. 1214

PG: 30 ST (2) (EKO: G) [€ 10,55]

Renitec 5 mg - Tabletten
10A01

(Z.Nr. 1-18172) RP. P. C09AA02

ZI: Merck Sharp & Dohme, Wien

Z: 1 Tablette enthält: Enalapril maleat 5 mg, Natriumhydrogencarbonat, Maisstärke, Maisstärke, vorverkleistert, Magnesium stearat, Lactose monohydrat 198 mg.

EW: Angiotensin-Conversions-Enzymhemmer.

AG: Hypertonie, symptomatische Herzinsuffizienz, auch mit asymptomatischer linksventrikulärer Dysfunktion.

AA: Unabhängig von den Mahlzeiten mit Flüssigkeit.

DO: Hypertonie: Anfangs 1mal tgl. 5-20 mg, MTD 40 mg.
Kinder (20-50 kg KG) mit Hypertonie: TD initial 2,5 mg, MTD 20 mg.
Herzinsuffizienz/linksventrikuläre Dysfunktion: Initial 2,5 mg unter strenger Überwachung, Erhaltungsdosis 20 mg pro Tag.

GA: Angioneurotisches Ödem, Angiödem.

SST: Gegenanzeige im 2. und 3. Trimenon; im 1. Trimenon und in der Stillzeit nicht empfohlen.

NW: Husten, Schwindel, Kopfschmerzen, Hypotonie, Hautausschlag, Nausea, Magen/Darm, ZNS, Herz, Leber, Sinnesorgane, Niere, angioneurotisches Ödem, Hyperkaliämie, Blutbild, Anaphylaxie.

WW: Gegenanzeige: Sacubitril/Valsartan (Risiko eines Angioödems; 36 Std. Abstand). Kombination mit Aliskiren nicht empfohlen, bei Patienten mit Nierenschäden oder Diabetes kontraindiziert. Duale Blockade des Renin-Angiotensin-Aldosteron-Systems nicht empfohlen. Vorsicht: Additiv mit anderen Blutdrucksenkern bzw. ZNS-Dämpfern. Hyperkaliämie bei Kaliumsubstitution oder Gabe von kaliumsparenden Diuretika, Heparin, Cotrimoxazol. Antidiabetika verstärkt, Verringerung der Lithiumausscheidung. Polyacrylnitrilmetalylsulfonat-Highflux-Membranen, LDL Apherese (Anaphylaxie). Abschwächung durch NSAIDs einschließlich COX2-Hemmer. (Tem)sirolimus, Everolimus (Angioödeme).

WH: Vorsicht bei Klappenstenosen, Nierenschäden. Vor Desensibilisierungstherapie absetzen. Bei Herzinsuffizienz strenge Überwachung nach der ersten Gabe. Bei Hypotonie Kochsalz infundieren. Verkehrshinweis. Bei angioneurotischem Ödem sofort absetzen. Elektrolytkontrolle.

PG: 28 ST (2) (EKO: G) [€ 4,50]

Renitec 10 mg - Tabletten
10A01

(Z.Nr. 1-18173) RP. P. C09AA02

ZI: Merck Sharp & Dohme, Wien

Z: 1 Tablette enthält: Enalapril maleat 10 mg, Natriumhydrogencarbonat, Maisstärke, Maisstärke, vorverkleistert, Magnesium stearat, Lactose monohydrat 164 mg, Eisenoxid rot.

Kurzinformation: siehe Renitec 5 mg - Tabletten, → S. 1214

PG: 28 ST (2) (EKO: G) [€ 8,95]

Renitec 20 mg - Tabletten
10A01

(Z.Nr. 1-18174) RP. P. C09AA02

ZI: Merck Sharp & Dohme, Wien

Z: 1 Tablette enthält: Enalapril maleat 20 mg, Natriumhydrogencarbonat, Maisstärke, Maisstärke, vorverkleistert, Magnesium stearat, Lactose monohydrat 154 mg, Eisenoxid rot, Eisenoxid gelb.

Kurzinformation: siehe Renitec 5 mg - Tabletten, → S. 1214

PG: 28 ST (2) (EKO: G) [€ 13,05]

Renitec plus 20 mg/6 mg - Tabletten
10B05

(Z.Nr. 1-21907) RP. P. C09BA02

ZI: Merck Sharp & Dohme, Wien

Z: 1 Tablette enthält: Enalapril maleat 20 mg, Hydrochlorothiazid 6 mg, Natriumhydrogencarbonat, Lactose monohydrat 147,8 mg, Maisstärke, Stärke, verkleistert, Indigotin I, Magnesium stearat.

EW: ACE-Hemmer + Diuretikum.

AG: Essentielle Hypertonie bei nicht ausreichender Monotherapie.

DO: 1mal tgl. 1 Tablette. Diuretika 2-3 Tage vor Behandlungsbeginn absetzen. Bei Niereninsuffizienz nicht anwenden.

GA: Anurie, angioneurotisches Ödem, Dialyse.

SST: Gegenanzeige im 2. und 3. Trimenon; im 1. Trimenon und in der Stillzeit nicht empfohlen.

NW: Kopfschmerzen, Schwindel, Herz/Kreislauf, Magen/Darm (Pankreatitis), ZNS, Atemwege (Husten), Haut, Sehstörungen, Dysglykämie, Angioödem, Labor, Blutbild, erhöhtes Risiko für nicht- melanozytären Hautkrebs.

WW: Gegenanzeige: Sacubitril/Valsartan (Risiko eines Angioödems; 36 Std. Abstand). Kombination mit Aliskiren nicht empfohlen, bei Patienten mit Nierenschäden oder Diabetes kontraindiziert. Duale Blockade des Renin-Angiotensin-Aldosteron-Systems nicht empfohlen. Vorsicht: Additiv mit anderen Blutdrucksenkern bzw. ZNS-Dämpfern. Hyperkaliämie bei Kaliumsubstitution oder Gabe von kaliumsparenden Diuretika, Heparin, Cotrimoxazol. Antidiabetika verstärkt, Verringerung der Lithiumausscheidung. Polyacrylnitrilmetalylsulfonat-Highflux-Membranen, LDL Apherese (Anaphylaxie). Abschwächung durch NSAIDs einschließlich

COX2-Hemmer. Gold (plötzliche Hitzewallungen). (Tem)sirolimus, Everolimus (Angioödeme).
WH: Vorsicht bei ischämischen oder zerebrovaskulären Erkrankungen, Leberschäden, Nierenschäden, Klappenerkrankungen. Kontrollen: Serumelektrolyte (Kalium). Bei Hypotonie ev. 0,9% NaCl i.v. infundieren. Nicht zur Initialtherapie bei Herzinsuffizienz. Anaphylaktoide Reaktionen während einer Desensibilisierung gegen tierische Gifte oder LDL-Apherese möglich. Positive Dopingtests möglich. Verkehrshinweis.
PG: 28 ST (2) (EKO: G) [€ 19,15]

Rennie Antacidum Orange - Lutschtabletten 42D01
(Z.Nr. 1-17751) RPF. P. A02AD01
ZI: Bayer Austria, Wien
Z: 1 Tablette enthält: Calciumcarbonat 680 mg (entspr. Calcium 272 mg), Magnesiumcarbonat 80 mg, Saccharose 475 mg, Kartoffelstärke, Stärke, vorverkleistert, Saccharin natrium, Orangen-Aroma, Magnesium stearat, Talkum, Paraffin, dünnflüssiges.
EW: Antazidum.
AG: Hyperazidität.
AA: 1 Std. nach den Mahlzeiten oder zur Schlafenszeit oder bei akuten Beschwerden lutschen.
DO: ED 1-2 Lutschtabletten. MTD 11 Lutschtabletten. Für Kinder nicht empfohlen.
GA: Schwere Nierenschäden, Hyperkalzämie, Hyperkalzurie, Nephrolithiasis, Hypophosphatämie.
SST: Nicht langfristig oder hochdosiert anwenden.
NW: Überempfindlichkeit. Bei Niereninsuffizienz oder Überdosierung Hyperkalzämie, metabolische Alkalose, Phosphatverarmung. Burnett-Syndrom (Milch-Alkali-Syndrom).
WW: Bei der Einnahme anderer Arzneimittel 2 Std. Abstand halten. Chinolone 1-2 Std. vor oder mindestens 4 Std. nach Rennie einnehmen.
Thiaziddiuretika vermindern Kalziumausscheidung.
WH: Bei Nierenkranken nicht zur Langzeitgabe. Nicht mit großen Mengen Milch oder Milchprodukten einnehmen. Bei Risikofaktoren Kalzium im Urin bzw.
Serum kontrollieren.
PG: 36 ST * (EKO: N) [€ 8,60]

Rennie Antacidum Spearmint - Lutschtabletten 42D01
(Z.Nr. 1-28880) RPF. P. A02AD01
ZI: Bayer Austria, Wien
Z: 1 Lutschtablette enthält: Calciumcarbonat 680 mg (entspr. Calcium 272 mg), Magnesiumcarbonat 80 mg, Sorbitol 400 mg, Stärke, verkleistert, Kartoffelstärke, Talkum, Magnesium stearat, Paraffin, dünnflüssiges, Minz-Aroma, Saccharin natrium.
Kurzinformation: siehe Rennie Antacidum Orange - Lutschtabletten, → S. 1215
PG: 36 ST * (EKO: N) [€ 8,60], 60 ST * (EKO: N) [€ 11,90]

Renoscint MAG3 1 mg - Kit für ein radioaktives Arzneimittel 24F02
(Z.Nr. 4-38272) NR. N. E. nicht im Handel. V09CA03

Renvela 800 mg - Filmtabletten 44G01
(Z.Nr. EU/1/09/521/*) NR. P. V03AE02
ZI: Genzyme Europe, Amsterdam, Niederlande
Z: 1 Filmtablette enthält: Sevelamer carbonat 800 mg, Tablettenkern: Cellulose, mikrokristalline, Natriumchlorid, Zink stearat; Filmüberzug: Hypromellose, Glycerol(mono/di)acetatmonoalkanoat (C16-C18); Druckfarbe: Eisen(II,III)-oxid, Propylenglycol, 2-Propanol, Hypromellose.
EW: Phosphatbindendes Polymer.
AG: Hyperphosphatämie bei erwachsenen Hämo- oder Peritonealdialysepatienten, Hyperphosphatämie bei chronischer Niereninsuffizienz (ohne Dialyse) und Serumphosphor =>1,78 mmol/l.
AA: Tabletten mit einer Mahlzeit im Ganzen schlucken.
DO: Initiale TD 2,4 oder 4,8 g (bei Serumphosphor =>2,42 mmol/l) in 3 ED; Dosisanpassung nach Bedarf (TD ca. 6 g). Keine Untersuchungen an Kindern unter 6 Jahren.
GA: Hypophosphatämie, Darmobstruktion.
SST: Nutzen/Risiko-Analyse.
NW: Magen/Darm (schwere Darmentzündungen, Darmobstruktion, Ileus, Blutungen, Nekrosen), Schmerzen.
WW: Nicht empfohlen: Ciprofloxacin. Vorsicht: Antiarrhythmika (1 Std. vor oder 3 Std. nach Renvela einnehmen), Antiepileptika, Immunsuppressiva, Levothyroxin (Hypothyreose), Protonenpumpenhemmer (Serumphosphat überwachen). Sevelamer kann Bioverfügbarkeit anderer Arzneimittel beeinflussen; andere Arzneimittel mindestens 1 Std. vor oder 3 Std. nach Sevelamer einnehmen.
WH: Vorsicht bei Schluckstörungen, Gastroparese, Magen/Darm-Motilitätsstörungen, aktiven entzündlichen Darmerkrankungen, großen Magen/Darm- Trakt- Operationen, Obstipation.
Kontrolle: Serumkalzium, fettlösliche Vitamine, Serumbicarbonat, Folatspiegel
PG: 180 ST RE2 (EKO: Y) [€ 131,20]

Renvela 800 mg - Filmtabletten 44G01
(Z.Nr. EU/1/09/521/*) NR. P. Parallelimport. V03AE02
nicht im Handel.

Renvela 0,8 g - Pulver zur Herstellung einer Suspension zum Einnehmen 44G01
(Z.Nr. EU/1/09/521/*) NR. P. V03AE02
ZI: Genzyme Europe, Amsterdam, Niederlande
Z: 1 Beutel enthält: Sevelamer carbonat 0,8 g, Propylenglycolalginat, Zitronen-Aroma, Natriumchlorid, Sucralose, Eisen(III)-hydroxid-oxid x H2O.
EW: Phosphatbindendes Polymer.
AG: Hyperphosphatämie bei erwachsenen Hämo- oder Peritonealdialysepatienten, Hyperphosphatämie bei chronischer Niereninsuffizienz (ohne Dialyse) und Serumphosphor =>1,78 mmol/l.
AA: Beutelinhalt vor der Einnahme in 30 ml Wasser dispergieren; Suspension binnen 30 min. nach Zubereitung mit einer Mahlzeit einnehmen.
DO: Initiale TD 2,4 oder 4,8 g (bei Serumphosphor =>2,42 mmol/l) in 3 ED; Dosisanpassung nach Bedarf (TD ca. 6 g). Keine Untersuchungen an Kindern unter 6 Jahren.
GA: Hypophosphatämie, Darmobstruktion.
SST: Nutzen/Risiko-Analyse.
NW: Magen/Darm (schwere Darmentzündungen, Darmobstruktion, Ileus, Blutungen, Nekrosen), Schmerzen.
WW: Nicht empfohlen: Ciprofloxacin. Vorsicht: Antiarrhythmika (1 Std. vor oder 3 Std. nach Renvela einnehmen), Antiepileptika, Immunsuppressiva, Levothyroxin (Hypothyreose), Protonenpumpenhemmer (Serumphosphat überwachen). Sevelamer kann Bioverfügbarkeit anderer Arzneimittel beeinflussen; andere Arzneimittel mindestens 1 Std. vor oder 3 Std. nach Sevelamer einnehmen.
WH: Vorsicht bei Schluckstörungen, Gastroparese, Magen/Darm-Motilitätsstörungen, aktiven entzündlichen Darmerkrankungen, großen Magen/Darm- Trakt- Operationen, Obstipation.
Kontrolle: Serumkalzium, fettlösliche Vitamine, Serumbicarbonat, Folatspiegel
PG: 90 ST * (EKO: N) [€ 117,55]

Renvela 1,6 g - Pulver zur Herstellung einer Suspension zum Einnehmen 44G01
(Z.Nr. EU/1/09/521/*) NR. P. nicht im Handel. V03AE02

Renvela 2,4 g - Pulver zur Herstellung einer Suspension zum Einnehmen 44G01
(Z.Nr. EU/1/09/521/*) NR. P. V03AE02
ZI: Genzyme Europe, Amsterdam, Niederlande
Z: 1 Beutel enthält: Sevelamer carbonat 2,4 g, Propylenglycolalginat, Zitronen-Aroma, Natriumchlorid, Sucralose, Eisen(III)-hydroxid-oxid x H2O.
EW: Phosphatbindendes Polymer.
AG: Hyperphosphatämie bei erwachsenen Hämo- oder Peritonealdialysepatienten, Hyperphosphatämie bei chronischer Niereninsuffizienz (ohne Dialyse) und Serumphosphor =>1,78 mmol/l.
AA: Beutelinhalt vor der Einnahme in 60 ml Wasser dispergieren; Suspension binnen 30 min. nach Zubereitung mit einer Mahlzeit einnehmen.
DO: Initiale TD 2,4 oder 4,8 g (bei Serumphosphor =>2,42 mmol/l) in 3 ED; Dosisanpassung nach Bedarf (TD ca. 6 g). Keine Untersuchungen an Kindern unter 6 Jahren.
GA: Hypophosphatämie, Darmobstruktion.
SST: Nutzen/Risiko-Analyse.
NW: Magen/Darm (schwere Darmentzündungen, Darmobstruktion, Ileus, Blutungen, Nekrosen), Schmerzen.
WW: Nicht empfohlen: Ciprofloxacin. Vorsicht: Antiarrhythmika (1 Std. vor oder 3 Std. nach Renvela einnehmen), Antiepileptika, Immunsuppressiva, Levothyroxin (Hypothyreose), Protonenpumpenhemmer (Serumphosphat überwachen). Sevelamer kann Bioverfügbarkeit anderer Arzneimittel beeinflussen; andere Arzneimittel mindestens 1 Std. vor oder 3 Std. nach Sevelamer einnehmen.
WH: Vorsicht bei Schluckstörungen, Gastroparese, Magen/Darm-Motilitätsstörungen, aktiven entzündlichen Darmerkrankungen, großen Magen/Darm- Trakt- Operationen, Obstipation.
Kontrolle: Serumkalzium, fettlösliche Vitamine, Serumbicarbonat, Folatspiegel
PG: 60 ST RE2 (EKO: Y) [€ 205,85]

Renvela 2,4 g - Pulver zur Herstellung einer Suspension zum Einnehmen 44G01
(Z.Nr. EU/1/09/521/*) NR. P. Parallelimport. V03AE02
nicht im Handel.

Reosequin - Stechampulle für Tiere 823BA
(Z.Nr. 8-20007) NR. P. E. nicht im Handel. QI05AA03

Repaglinid Accord 0,5 mg - Tabletten 06B05
(Z.Nr. EU/1/11/743/*) NR. P. A10BX02
ZI: Accord Healthcare, Barcelona, Spanien
Z: 1 Tablette enthält: Repaglinid 0,5 mg, Cellulose, mikrokristalline, Calciumhydrogenphosphat, Maisstärke, Povidon, Glycerol, Magnesium stearat, Meglumin, Poloxamer 188.
EW: Orales Antidiabetikum.
AG: TYP-2 Diabetes; Kombination mit Metformin möglich.
AA: Oral unmittelbar vor bis 30 min vor den Mahlzeiten.
DO: Initial 0,5 mg, bei Umstellung von anderem oralen Antidiabetikum 1 mg.
MED 4 mg zu den Hauptmahlzeiten, MTD 16 mg. Für Kinder und Jugendliche nicht empfohlen.
GA: TYP I Diabetes, Ketoazidose, Nieren, Leberschäden.
SST: Nicht einnehmen.
NW: Hypoglykämie, Sehstörungen, Magen/Darm, Leberenzymanstiege, Allergien.
WW: Kontraindiziert: Gemfibrozil (starker Anstieg der Repaglinidspiegel), Trimethoprim meiden. Verstärkung der Hypoglykämie durch Clarithromycin, Itraconazol, Ketoconazol, MAO-Hemmer, Beta-Blocker, ACE-Hemmer, nichtsteroidale Entzündungshemmer, Octreotide, Alkohol, Anabolika. Verminderung der Hypoglykämie durch Kontrazeptiva, Thiazide, Kortikoide, Danazol, Schilddrüsenhormone, Sympathomimetika. Kombination mit CYP3A4 Inhibitoren (Azole, Erythromycin) oder CYP3A4 Induktoren (Rifampicin, Phenytoin) meiden.
WH: Auf Hypoglykämie achten. Verkehrshinweis.
PG: 30 ST (EKO: G) [€ 1,20], 90 ST (3) (EKO: G) [€ 3,65]

Repaglinid Accord 1 mg - Tabletten 06B05
(Z.Nr. EU/1/11/743/*) NR. P. A10BX02
ZI: Accord Healthcare, Barcelona, Spanien
Z: 1 Tablette enthält: Repaglinid 1 mg, Cellulose, mikrokristalline, Calciumhydrogenphosphat, Maisstärke, Povidon, Glycerol, Magnesium stearat, Meglumin, Poloxamer 188, Eisen(III)-hydroxid-oxid x H2O.
Kurzinformation: siehe Repaglinid Accord 0,5 mg - Tabletten, → S. 1216
PG: 90 ST (3) (EKO: G) [€ 7,15]

Repaglinid Accord 2 mg - Tabletten 06B05
(Z.Nr. EU/1/11/743/*) NR. P. A10BX02
ZI: Accord Healthcare, Barcelona, Spanien
Z: 1 Tablette enthält: Repaglinid 2 mg, Cellulose, mikrokristalline, Calciumhydrogenphosphat, Maisstärke, Povidon, Glycerol, Magnesium stearat, Meglumin, Poloxamer 188, Eisen(III)-oxid.
Kurzinformation: siehe Repaglinid Accord 0,5 mg - Tabletten, → S. 1216
PG: 90 ST (3) (EKO: G) [€ 13,40]

R

Repaglinid Actavis 0,5 mg - Tabletten 06B05
(Z.Nr. 1-29632) NR. P. A10BX02
ZI: Actavis Group PTC, Hafnarfjördur, Island
Z: 1 Tablette enthält: Repaglinid 0,5 mg, Cellulose, mikrokristalline, Calcium hydrogenphosphat, wasserfreies, Poloxamer, Povidon, Glycerin 85%, Meglumin, Polacrilin kalium, Maisstärke, Magnesium stearat.
Kurzinformation: siehe Repaglinid Accord 0,5 mg - Tabletten, → S. 1216
PG: 30 ST (EKO: G) [€ 1,65], 90 ST (2) (EKO: G) [€ 5,05]

Repaglinid Actavis 1 mg - Tabletten 06B05
(Z.Nr. 1-29633) NR. P. A10BX02
ZI: Actavis Group PTC, Hafnarfjördur, Island
Z: 1 Tablette enthält: Repaglinid 1 mg, Cellulose, mikrokristalline, Calcium hydrogenphosphat, wasserfreies, Poloxamer, Povidon, Glycerin 85%, Meglumin, Polacrilin kalium, Maisstärke, Magnesium stearat, Eisenoxid gelb.
Kurzinformation: siehe Repaglinid Accord 0,5 mg - Tabletten, → S. 1216
PG: 90 ST (2) (EKO: G) [€ 8,70]

Repaglinid Actavis 2 mg - Tabletten 06B05
(Z.Nr. 1-29634) NR. P. A10BX02
ZI: Actavis Group PTC, Hafnarfjördur, Island
Z: 1 Tablette enthält: Repaglinid 2 mg, Cellulose, mikrokristalline, Calcium hydrogenphosphat, wasserfreies, Poloxamer, Povidon, Glycerin 85%, Meglumin, Polacrilin kalium, Maisstärke, Magnesium stearat, Eisenoxid rot.
Kurzinformation: siehe Repaglinid Accord 0,5 mg - Tabletten, → S. 1216
PG: 90 ST (2) (EKO: G) [€ 14,15]

Repaglinid Krka 0,5 mg - Tabletten 06B05
(Z.Nr. EU/1/09/579/*) NR. P. nicht im Handel. A10BX02

Repaglinid Krka 1 mg - Tabletten 06B05
(Z.Nr. EU/1/09/579/*) NR. P. nicht im Handel. A10BX02

Repaglinid Krka 2 mg - Tabletten 06B05
(Z.Nr. EU/1/09/579/*) NR. P. nicht im Handel. A10BX02

Repaglinid ratiopharm 0,5 mg - Tabletten 06B05
(Z.Nr. 1-28866) NR. P. A10BX02
ZI: Teva, Haarlem, Niederlande
Z: 1 Tablette enthält: Repaglinid 0,5 mg, Cellulose, mikrokristalline, Calcium hydrogenphosphat, wasserfreies, Maisstärke, Polacrilin kalium, Povidon, Glycerol 85%, Magnesium stearat, Meglumin, Poloxamer 407, Titandioxid.
Kurzinformation: siehe Repaglinid Accord 0,5 mg - Tabletten, → S. 1216
PG: 30 ST (EKO: G) [€ 1,65], 90 ST (2) (EKO: G) [€ 3,90]

Repaglinid ratiopharm 1 mg - Tabletten 06B05
(Z.Nr. 1-28867) NR. P. A10BX02
ZI: Teva, Haarlem, Niederlande
Z: 1 Tablette enthält: Repaglinid 1 mg, Cellulose, mikrokristalline, Calcium hydrogenphosphat, wasserfreies, Maisstärke, Polacrilin kalium, Povidon, Glycerol 85%, Magnesium stearat, Meglumin, Poloxamer 407, Eisenoxid gelb.
Kurzinformation: siehe Repaglinid Accord 0,5 mg - Tabletten, → S. 1216
PG: 90 ST (2) (EKO: G) [€ 7,75]

Repaglinid ratiopharm 2 mg - Tabletten 06B05
(Z.Nr. 1-28868) NR. P. A10BX02
ZI: Teva, Haarlem, Niederlande
Z: 1 Tablette enthält: Repaglinid 2 mg, Cellulose, mikrokristalline, Calcium hydrogenphosphat, wasserfreies, Maisstärke, Polacrilin kalium, Povidon, Glycerol 85%, Magnesium stearat, Meglumin, Poloxamer 407, Eisenoxid rot.
Kurzinformation: siehe Repaglinid Accord 0,5 mg - Tabletten, → S. 1216
PG: 90 ST (2) (EKO: G) [€ 13,75]

Repaglinid Sandoz 0,5 mg - Tabletten 06B05
(Z.Nr. 1-29076) NR. P. n.l. A10BX02
ZI: Sandoz, Kundl
Z: 1 Tablette enthält: Repaglinid 0,5 mg, Glycerol 85%, Meglumin, Maisstärke, Calciumhydrogenphosphat, Hydroxypropylcellulose, Poloxamer 188, Siliciumdioxid, Magnesium stearat, Polacrilin kalium, Cellulose, mikrokristalline.
PG: 30 ST * (EKO: N) [€ 1,30 n.l.]

Repaglinid Sandoz 1 mg - Tabletten 06B05
(Z.Nr. 1-29078) NR. P. n.l. A10BX02
ZI: Sandoz, Kundl
Z: 1 Tablette enthält: Repaglinid 1 mg, Glycerol 85%, Meglumin, Maisstärke, Calciumhydrogenphosphat, Hydroxypropylcellulose, Poloxamer 188, Siliciumdioxid, Magnesium stearat, Polacrilin kalium, Cellulose, mikrokristalline, Eisenoxid gelb.
PG: 90 ST * (EKO: N) [€ 7,90 n.l.]

Repaglinid Sandoz 2 mg - Tabletten 06B05
(Z.Nr. 1-29079) NR. P. nicht im Handel. A10BX02

Repaglinid Sandoz 4 mg - Tabletten 06B05
(Z.Nr. 1-29080) NR. P. n.l. A10BX02
ZI: Sandoz, Kundl
Z: 1 Tablette enthält: Repaglinid 4 mg, Glycerol 85%, Meglumin, Maisstärke, Calciumhydrogenphosphat, Hydroxypropylcellulose, Poloxamer 188, Siliciumdioxid, Magnesium stearat, Polacrilin kalium, Cellulose, mikrokristalline, Eisenoxid rot, Eisenoxid gelb.
PG: 90 ST * (EKO: N) [€ 18,80 n.l.]

Repaglinid Stada 0,5 mg - Tabletten 06B05
(Z.Nr. 1-28862) NR. P. A10BX02
ZI: Stada Arzneimittel, Wien
Z: 1 Tablette enthält: Repaglinid 0,5 mg, Cellulose, mikrokristalline, Poloxamer 188, Croscarmellose natrium (entspr. Natrium 0,33 mg), Magnesium stearat.
EW: Orales Antidiabetikum.
AG: TYP-2 Diabetes; Kombination mit Metformin möglich.
AA: Unmittelbar vor (bis 15 - 30 min vor) den Hauptmahlzeiten einnehmen.
DO: Initial 0,5 mg, bei Umstellung von anderem oralen Antidiabeti-

kum 1 mg.
MED 4 mg zu den Hauptmahlzeiten, MTD 16 mg. Für Kinder und Jugendliche nicht empfohlen.
GA: TYP I Diabetes, Ketoazidose, Nieren, Leberschäden.
SST: Nicht einnehmen.
NW: Hypoglykämie, Sehstörungen, Magen/Darm, Leberenzymanstiege, Allergien.
WW: Kontraindiziert: Gemfibrozil (starker Anstieg der Repaglinidspiegel), Trimethoprim meiden. Verstärkung der Hypoglykämie durch Clarithromycin, Itraconazol, Ketoconazol, MAO-Hemmer, Beta-Blocker, ACE-Hemmer, nichtsteroidale Entzündungshemmer, Octreotide, Alkohol, Anabolika. Verminderung der Hypoglykämie durch Kontrazeptiva, Thiazide, Kortikoide, Danazol, Schilddrüsenhormone, Sympathomimetika. Kombination mit CYP3A4 Inhibitoren (Azole, Erythromycin) oder CYP3A4 Induktoren (Rifampicin, Phenytoin) meiden.
WH: Auf Hypoglykämie achten. Verkehrshinweis.
PG: 30 ST (EKO: G) [€ 1,65], 90 ST (2) (EKO: G) [€ 5,05]

Repaglinid Stada 1 mg - Tabletten 06B05
(Z.Nr. 1-28863) NR. P. A10BX02
ZI: Stada Arzneimittel, Wien
Z: 1 Tablette enthält: Repaglinid 1 mg, Cellulose, mikrokristalline, Poloxamer 188, Croscarmellose natrium (entspr. Natrium 0,33 mg), Magnesium stearat.
Kurzinformation: siehe Repaglinid Stada 0,5 mg - Tabletten, → S. 1216
PG: 90 ST (2) (EKO: G) [€ 7,40]

Repaglinid Stada 2 mg - Tabletten 06B05
(Z.Nr. 1-28864) NR. P. A10BX02
ZI: Stada Arzneimittel, Wien
Z: 1 Tablette enthält: Repaglinid 2 mg, Cellulose, mikrokristalline, Poloxamer 188, Croscarmellose natrium (entspr. Natrium 0,66 mg), Magnesium stearat.
Kurzinformation: siehe Repaglinid Stada 0,5 mg - Tabletten, → S. 1216
PG: 90 ST (2) (EKO: G) [€ 13,65]

Repaglinid Stada 4 mg - Tabletten 06B05
(Z.Nr. 1-28865) NR. P. nicht im Handel. A10BX02

Repaglinid Teva 0,5 mg - Tabletten 06B05
(Z.Nr. EU/1/09/530/*) NR. P. nicht im Handel. A10BX02

Repaglinid Teva 1 mg - Tabletten 06B05
(Z.Nr. EU/1/09/530/*) NR. P. nicht im Handel. A10BX02

Repaglinid Teva 2 mg - Tabletten 06B05
(Z.Nr. EU/1/09/530/*) NR. P. nicht im Handel. A10BX02

Reparil 20 mg - Dragees 53A01
(Z.Nr. 0-12947) RP. P. C05CX
ZI: Meda Pharma, Wien
Z: 1 Dragee enthält Aescin 20 mg, Lactose monohydrat, Magnesium stearat, Povidon K30, Saccharose, Talkum, Eudragit L, Gummi arabicum, Titandioxid, Macrogol 8000, Triethylcitrat, Siliciumdioxid, hochdispers, wasserfrei, Carmellose natrium, Natrium hydroxyd, Wachs, gebleichtes, Carnaubawachs, Simeticon-Emulsion.
EW: Gefäßabdichtendes pflanzliches Arzneimittel.
AG: Unterstützend bei chronisch- venöser Insuffizienz, oberflächlicher Varicosis, nach stumpfen Verletzungen mit Schwellungen oder Blutergüssen.
AA: Nach dem Essen mit Flüssigkeit einnehmen.
DO: Initial 3mal tgl. 2 Dragees über 1 - 2 Wochen, später 3mal tgl. 1 Dragee. Nicht für Kinder und Jugendliche.
GA: Schwere Nierenschäden.
SST: Nicht anwenden.
NW: Magen/Darm, Überempfindlichkeit.
WW: Gerinnungshemmer verstärkt.
PG: 60 ST (EKO: G) [€ 6,25], 100 ST * (EKO: N) [€ 15,70]

Reparil - Gel 53B04
(Z.Nr. 0-14243) RPF. P. C05CX
ZI: Meda Pharma, Wien
Z: 100 g enthalten: Aescin 1 g, Diethylaminosalicylat 5 g, Carbomer, Macrogolglycerolcaprylcaprat, Natrium edetat, Trometamol, 2-Propanol, Lavendelöl, Neroliöl, Wasser, gereinigtes.
EW: Gefäßabdichtend, schmerzlindernd.
AG: Oberflächliche Krampfadern, Venenpflege nach Injektionen bzw. Infusionen, Verletzungen wie Prellungen, Verstauchungen, Quetschungen, Blutergüsse. AA: Auf die Haut über dem erkrankten Bereich dünn auftragen und verteilen.
DO: 1- bis 3mal tgl. anwenden. Nicht für Kinder.
GA: Offene Hautstellen, Schleimhäute, strahlenbehandelte Hautpartien.
SST: Nicht empfohlen.
NW: Sehr selten Allergien.
WH: Keine großflächige oder langfristige Anwendung bei Magen/Darm-Ulzera, Nierenschäden oder Blutungsneigung.
PG: 40 G * (EKO: N) [€ 7,70], 100 G * (EKO: N) [€ 15,25]

Repatha 140 mg - Injektionslösung in einer Fertigspritze 41A05
(Z.Nr. EU/1/15/1016/*) NR. P. E. nicht im Handel. C10AX13

Repatha 140 mg - Injektionslösung im Fertigpen 41A05
(Z.Nr. EU/1/15/1016/*) NR. P. E. C10AX13
ZI: Amgen Europe, Zg Breda, Niederlande
Z: 1 Fertigpen enthält in 1 ml Lösung: Evolocumab 140 mg, mittels DNA-Technologie rekombinant aus Ovarialzellen des Chinesischen Hamsters hergestellt, Prolin, Essigsäure 99%, Polysorbat 80, Natriumhydroxid zur pH-Wert-Einstellung, Wasser für Injektionszwecke.
EW: Monoklonaler Antikörper, beeinflusst Lipidstoffwechsel.
AG: Hypercholesterinämie und gemischte Dyslipidämie. Homozygote familiäre Hypercholesterinämie.
Zur Risikoreduktion bei bekannten atherosklerotischen kardiovaskulären Erkrankungen in Kombination mit Statinen und/oder anderen Lipidsenkern bzw. bei Statin-Intoleranz.
AA: S.c. mit Fertigpen.
DO: Hypercholesterinämie und gemischte Dyslipidämie, bekannte atherosklerotische Erkrankung: 140 mg alle 2 Wochen oder 420 mg einmal monatlich. Keine Daten an Kindern und Jugendlichen.
Homozygote familiäre Hypercholesterinämie: 420 mg 1mal monatlich; nach 12 Behandlungswochen ev. 420 mg alle 2 Wochen. Keine Daten an Kindern.
SST: Zwingende Indikationsstellung in der Schwangerschaft. Nutzen/Risiko-Abwägung in der Stillzeit.
NW: Infektionen der Atemwege, Rückenschmerzen, Arthralgie, Übelkeit, Haut, lokale Reaktionen, selten Angioödem.
WH: Vorsicht bei schweren Nieren- oder Leberschäden.
PG: 1 ST * (EKO: N) [€ 326,75], 2 ST RE1 (EKO: Y) [€ 561,65]

Repatha 140 mg - Injektionslösung im Fertigpen 41A05
(Z.Nr. EU/1/15/1016/*) NR. P. E. C10AX13
Parallelimport. nicht im Handel.

Repatha 420 mg - Injektionslösung in einer Patrone 41A05
(Z.Nr. EU/1/15/1016/*) NR. P. E. nicht im Handel. C10AX13

Repevax - Injektionssuspension in einer Fertigspritze 36A10
(Z.Nr. 2-00284) NR. P. E. J07CA02
ZI: Sanofi Pasteur Europe, Lyon, Frankreich
Z: 1 Impfdosis zu 0,5 ml enthält: Diphtherie-Tetanus-Pertussis (azellulär, aus Komponenten)-Poliomyelitis (inaktiviert)-Adsorbat-Impfstoff (reduzierter Antigengehalt): Diphtherie-Toxoid, adsorbiert mind. 2 IE, Tetanus-Toxoid, adsorbiert mind. 20 IE, Pertussis-Antigene (entspr. Pertussis-Toxoid, adsorbiert 2,5 µg) (entspr. Hämagglutinin, filamentöses 5 µg) (entspr. Pertactin (69kD) 3 µg) (entspr. Fimbrien Typen 2 und 3 5 µg), Poliomyelitis-Impfstoff, inaktiviert (VERO); trivalent (entspr. Polioviren Typ 1, inaktiviert (VERO) 40 D-Antigen-E) (entspr. Polioviren Typ 2, inaktiviert (VERO) 8 D-Antigen-E) (entspr. Polioviren Typ 3, inaktiviert (VERO) 32 D-Antigen-E), adsorbiert an Aluminiumphosphat 1,5 mg (entspr. Aluminium 0,33 mg), Phenoxyethanol, Polysorbat 80, Wasser für Injektionszwecke.
EW: Impfstoff.
AG: Aktive Immunisierung gegen Diphtherie, Tetanus, Pertussis und Poliomyelitis ab 3 Jahren als Auffrischungsimpfung nach erfolgter Grundimmunisierung.
Zum passiven Schutz vor Pertussis im frühen Säuglingsalter nach der mütterlichen Immunisierung während der Schwangerschaft.
AA: I.m., bei Gerinnungsstörungen ev. s.c. (verstärkte Lokalreaktionen möglich).
DO: Personen ab 3 Jahren: 1mal 0,5 ml.
GA: Akute Erkrankungen, Enzephalopathie nach Pertussis-Impfstoff, akutes schweres Fieber.
SST: Nutzen/Risiko-Abwägung. Impfung von Schwangeren im 2. und 3. Trimenon möglich.
NW: Lokale Reaktionen, Kopfschmerzen, Fieber, Müdigkeit, Durchfall, Erbrechen, Synkope.
WH: Nicht zur Grundimmunisierung verwenden.
PG: **+KANUELEN** 1 ST * (EKO: N) [€ 44,90]

Repisan - Tropfen 70X
(Z.Nr. 3-00120) RPF. P. V03AX
ZI: Bittner Richard, Wien
Z: 100 ml (1ml= 25 Tropfen) enthalten: Calendula officinalis (Homöopathie) D1 10 ml, Arnica montana (Homöopathie) D6 10 ml, Hypericum perforatum (Homöopathie) D6 10 ml, Ruta graveolens (Homöopathie) D6 10 ml, Symphytum officinale (Homöopathie) D6 10 ml, Ethanol (entspr. Gesamtethanolgehalt 43 % (m/m)), Wasser, gereinigtes.
EW: Homöopathikum.
AG: Wundheilungsstörungen, nach Knochenbrüchen, Osteoarthrose.
AA: Bis 30 min vor dem Essen oder 1 Std. nach dem Essen in etwas Wasser verdünnt einnehmen.
DO: Personen ab 1 Jahr: Akut halbstündlich bis stündlich (max. 8mal tgl.), chronisch 3mal tgl. 10 Tropfen. Für Kinder unter 6 Jahren nur auf ärztliche Empfehlung.
SST: Vorsicht.
NW: Photosensibilisierung.
WH: Nicht für Alkoholkranke.
PG: 50 ML * (EKO: N) [€ 15,70]

Replagal 1 mg/ml - Konzentrat zur Herstellung einer Infusionslösung 27A03
(Z.Nr. EU/1/01/189/*) NR. P. E. A16AB03
ZI: Shire Human Genetic Therapies, Stockholm, Schweden
Z: 1 ml Konzentrat zur Herstellung einer Infusionslösung enthält: Agalsidase alfa 1 mg, Mononatriumphosphat, Monohydrat, Polysorbat 20, Natriumchlorid, Natriumhydroxid, Wasser für Injektionszwecke.
EW: Stoffwechselenzym.
AG: Ersatztherapie bei M. Fabry (Alpha-Galactosidase A-Mangel).
AA: I.v. Infusion über 40 min.
DO: Jede 2. Woche 0,2 mg/kg KG (begrenzte Daten bei Kindern ab 7 Jahren).
Keine Dosisempfehlung für Kinder unter 7 Jahren.
SST: Vorsicht.
NW: Infusionsreaktionen (13,7% der behandelten Patienten), ZNS, Sinnesorgane, Hypertonie, Dyspnoe, Magen/Darm, Haut, periorbitales Ödem, Rigor, Fieber, Myalgie, Allgemeinreaktionen.
WW: Nicht mit Chloroquin, Amiodaron, Benoquin, Gentamicin anwenden.
WH: Auf infusionsbedingte Reaktionen achten. Entwicklung von IgG-Antikörpern gegen das Protein möglich.
PG: 1 ST RE1 (EKO: Y) [€ 2.643,00], 4 ST RE1 (EKO: Y) [€ 10.470,55]

Repose 500 mg/ml - Injektionslösung für Tiere 818
(Z.Nr. 8-37660) NR. P. nicht im Handel. QN51AA01

ReproCyc ParvoFLEX - Suspension zur Injektion für Schweine 823AD
(Z.Nr. EU/2/19/237/*) NR. P. E. nicht im Handel. QI09AA02

ReproCyc PRRS EU - Lyophilisat und Lösungsmittel zur Herstellung einer Injektionssuspension für Schweine 823AD
(Z.Nr. 8-36133) NR. P. E. QI09AD03
ZI: Boehringer Ingelheim-Vetmedica, Ingelheim, Deutschland
Z: 1 Impfdosis zu 2 ml enthält: PRRS-Virus, lebend, attenuiert, Stamm 94881 (Genotyp I) 10^3,9-10^7,0 GKID50, Lyophilisat: Saccharose, Gelatine, Kaliumhydroxid, Glutaminsäure, Kaliumdihydrogenphosphat, Dikalium phosphat, Natriumchlorid; Lösungsmittel: Phosphatpufferlösung: Natriumchlorid, Kaliumchlorid, Kaliumdihydrogenphosphat, Dinatriumhydrogenphosphat, Wasser für Injektionszwecke, Adjuvans: Carbomer 2 mg.
EW: Lebendimpfstoff.
AG: Aktive Immunisierung von Zuchtsauen in Beständen, die von einer Infektion mit dem Porcinen Reproduktiven und Respiratorischen Syndrom Virus (PRRSV) europäischer Herkunft (Genotyp 1) betroffen sind.
AA: I.m.
DO: Einmalig 2 ml.
Impfschema:
Jungsauen: Tiere vor der Eingliederung in die Sauenherde zwischen 2 und 5 Wochen vor der Belegung impfen.
Sauen: Impfprogramm für die gesamte Herde mit Impfungen alle 3-4 Monate wird empfohlen.
GA: PRRSV-negative Herden, Zuchteber mit Sperma für PRRS-negative Herden.
SST: Anwendung möglich. PRRSV-negative Jungsauen nicht während der Trächtigkeit impfen.
NW: Anstieg der Körpertemperatur, verringerter Appetit, lokale Reaktionen.
WW: Mischen mit ReproCyc ParvoFLEX möglich.
WH: Alle Sauen einer Herde impfen.
PG: **10DOS 20ML** 20 ML VN [€ 26,95], **50DOS 100ML** 100 ML VN [€ 118,65]

Requip 0,25 mg - Filmtabletten 12B03
(Z.Nr. 1-21708) RP. P. N04BC04
ZI: GlaxoSmithKline Pharma, Wien
Z: 1 Filmtablette enthält: Ropinirol 0,25 mg (entspr. Ropinirol hydrochlorid), Tablettenkern: Lactose monohydrat 45,3 mg, Cellulose, mikrokristalline, Croscarmellose natrium, Magnesium stearat; Filmüberzug: (entspr. Hypromellose) (entspr. Macrogol 400) (entspr. Titandioxid) (entspr. Polysorbat 80).
EW: Dopaminagonist.
AG: M. Parkinson (Monotherapie und Kombination mit L-Dopa).
AA: Oral mit den Mahlzeiten.
DO: Initial 3mal tgl. 0,25 mg, dann wöchentlich um 3mal tgl. 0,25 mg steigern. TD 3-9 mg, MTD 24 mg. Dosisanpassung bei Nierenschäden. Für Kinder und Jugendliche nicht empfohlen.
GA: Schwere Nieren- oder Leberschäden, schwere Nierenschäden ohne Hämodialyse.
SST: Nutzen/Risiko-Abwägung, nicht stillen (Hemmung der Milchbildung).
NW: Magen/Darm, ZNS, Beinödeme, Synkopen, Hypotonie, Leber, Psyche (Aggression, Halluzinationen), selten extreme Schläfrigkeit (Vorsicht Kraftfahrer!), Impulskontrollstörungen, Dopaminagonist-Entzugssyndrom.
WW: Östrogene (erhöhte Ropinirolspiegel); Ciprofloxacin, Enoxacin, Fluvoxamin (CYP1A2-Hemmer): Ropinirol-Dosis anpassen. Vitamin K (verstärkte Kontrollen).
WH: Vorsicht bei Psychosen, Koronarinsuffizienz. Behandlung ausschleichend beenden.
Verkehrshinweis (plötzliches Einschlafen möglich!).
PG: 21 ST (2) (EKO: G) [€ 5,10]

Requip 1 mg - Filmtabletten 12B03
(Z.Nr. 1-21710) RP. P. N04BC04
ZI: GlaxoSmithKline Pharma, Wien
Z: 1 Filmtablette enthält: Ropinirol 1 mg (entspr. Ropinirol hydrochlorid), Tablettenkern: Lactose monohydrat, Cellulose, mikrokristalline 44,9 mg, Croscarmellose natrium, Magnesium stearat; Filmüberzug: (entspr. Hypromellose) (entspr. Macrogol 400) (entspr. Titandioxid) (entspr. Eisenoxid gelb) (entspr. Indigocarmin-Aluminiumsalz).
Kurzinformation: siehe Requip 0,25 mg - Filmtabletten, → S. 1218
PG: 21 ST (2) (EKO: G) [€ 14,40], 84 ST (EKO: G) [€ 52,80]

Requip 2 mg - Filmtabletten 12B03
(Z.Nr. 1-21711) RP. P. N04BC04
ZI: GlaxoSmithKline Pharma, Wien
Z: 1 Filmtablette enthält: Ropinirol 2 mg (entspr. Ropinirol hydrochlorid), Tablettenkern: Lactose monohydrat 44,6 mg, Cellulose, mikrokristalline, Croscarmellose natrium, Magnesium stearat; Filmüberzug: (entspr. Hypromellose) (entspr. Macrogol 400) (entspr. Titandioxid) (entspr. Eisenoxid gelb) (entspr. Eisenoxid rot).
Kurzinformation: siehe Requip 0,25 mg - Filmtabletten, → S. 1218
PG: 21 ST (2) (EKO: G) [€ 21,65], 84 ST (EKO: G) [€ 79,30]

Requip 5 mg - Filmtabletten 12B03
(Z.Nr. 1-21712) RP. P. N04BC04
ZI: GlaxoSmithKline Pharma, Wien
Z: 1 Filmtablette enthält: Ropinirol 5 mg (entspr. Ropinirol hydrochlorid), Tablettenkern: Lactose monohydrat 43,7 mg, Cellulose, mikrokristalline, Croscarmellose natrium, Magnesium stearat; Filmüberzug: (entspr. Hypromellose) (entspr. Macrogol 400) (entspr. Indigocarmin-Aluminiumsalz) (entspr. Polysorbat 80).
Kurzinformation: siehe Requip 0,25 mg - Filmtabletten, → S. 1218
PG: 84 ST (EKO: G) [€ 196,00]

Requip-Modutab 2 mg - Retardtabletten 12B03
(Z.Nr. 1-27360) RP. P. N04BC04
ZI: GlaxoSmithKline Pharma, Wien
Z: 1 Retardtablette enthält: Ropinirol 2 mg (entspr. Ropinirol hydrochlorid), Retardtablettenkern: Hypromellose, Rizinusöl, hydriertes, Carmellose natrium, Povidon K29-32, Maltodextrin, Magnesium stearat, Lactose 44 mg (entspr. Lactose monohydrat), Siliciumdioxid, hochdispers, wasserfrei, Mannitol, Eisenoxid gelb, Glycerol dibehenat; Filmüberzug: Opadry rosa OY-S-24900: (entspr. Hypromellose) (entspr. Eisenoxid gelb) (entspr. Titandioxid) (entspr. Macrogol 400) (entspr. Eisenoxid rot).
EW: Dopaminagonist.
AG: Parkinson (Monotherapie und Kombination mit L-Dopa).
AA: Oral 1mal tgl.
DO: TD in der 1. Woche 2 mg, in der 2. Woche 4 mg. Langsame

Dosissteigerung nach Bedarf, MTD 24 mg. Bei Umstellung von Requip auf Requip-Modutab soll die Gesamttagesdosis gleich bleiben. Dosisanpassung bei Nierenschäden.
Für Kinder und Jugendliche nicht empfohlen.
GA: Schwere Nieren- oder Leberschäden, schwere Nierenschäden ohne Hämodialyse.
SST: Nutzen/Risiko-Abwägung, nicht stillen (Hemmung der Milchbildung).
NW: Magen/Darm, ZNS, Beinödeme, Synkopen, Hypotonie, Leber, Psyche (Aggression, Halluzinationen), selten extreme Schläfrigkeit (Vorsicht Kraftfahrer!), Impulskontrollstörungen, Dopaminagonist-Entzugssyndrom.
WW: Östrogene (erhöhte Ropinirolspiegel); Ciprofloxacin, Enoxacin, Fluvoxamin (CYP1A2-Hemmer): Ropinirol-Dosis anpassen. Vitamin K (verstärkte Kontrollen).
WH: Vorsicht bei Psychosen, Koronarinsuffizienz. Behandlung ausschleichend beenden.
Verkehrshinweis (plötzliches Einschlafen möglich!).
PG: 28 ST (EKO: G) [€ 14,95]

Requip-Modutab 4 mg - Retardtabletten 12B03
(Z.Nr. 1-27362) RP. P. N04BC04
ZI: GlaxoSmithKline Pharma, Wien
Z: 1 Retardtablette enthält: Ropinirol 4 mg (entspr. Ropinirol hydrochlorid), Retardtablettenkern: Hypromellose, Rizinusöl, hydriertes, Carmellose natrium, Povidon K29-32, Maltodextrin, Magnesium stearat, Lactose 41,8 mg (entspr. Lactose monohydrat), Siliciumdioxid, hochdispers, wasserfrei, Mannitol, Eisenoxid gelb, Glycerol dibehenat; Filmüberzug: Opadry hellbraun OY 27207: (entspr. Hypromellose) (entspr. Titandioxid) (entspr. Macrogol 400) (entspr. Gelborange S 0,22 mg) (entspr. Indigotin I).
Kurzinformation: siehe Requip-Modutab 2 mg - Retardtabletten, → S. 1218
PG: 28 ST (EKO: G) [€ 32,55]

Requip-Modutab 8 mg - Retardtabletten 12B03
(Z.Nr. 1-27364) RP. P. N04BC04
ZI: GlaxoSmithKline Pharma, Wien
Z: 1 Retardtablette enthält: Ropinirol 8 mg (entspr. Ropinirol hydrochlorid), Retardtablettenkern: Hypromellose, Rizinusöl, hydriertes, Carmellose natrium, Povidon K29-32, Maltodextrin, Magnesium stearat, Lactose 37,5 mg (entspr. Lactose monohydrat), Siliciumdioxid, hochdispers, wasserfrei, Mannitol, Eisenoxid gelb, Glycerol dibehenat; Filmüberzug: Opadry rot 03-B-25227: (entspr. Hypromellose) (entspr. Eisenoxid gelb) (entspr. Titandioxid) (entspr. Eisenoxid schwarz) (entspr. Macrogol 400) (entspr. Eisenoxid rot).
Kurzinformation: siehe Requip-Modutab 2 mg - Retardtabletten, → S. 1218
PG: 28 ST (2) (EKO: G) [€ 52,55]

🐾 **Resflor 300/16,5 mg/ml - Injektionslösung für Rinder** 801BZ
(Z.Nr. 8-00707) NR. P. VNW. QJ01BA99
ZI: Intervet, Wien
Z: 1 ml Injektionslösung enthält: Florfenicol 300 mg, Flunixin 16,5 mg (entspr. Flunixin meglumin), Propylenglykol 150 mg, N-Methylpyrrolidon, Citronensäure, Macrogol 300.
EW: Synthetisches Breitspektrum-Antibiotikum.
AG: Infektion der Atemwege mit Fieber, ausgelöst durch Mannheimia haemolytica, Pasteurella multocida, Mycoplasma bovis oder Histophilus somni.
AA: S.c. (Nacken).
DO: Einmalig 2 ml/15 kg KG, max. 10 ml an einer Injektionsstelle.
GA: Zuchtbullen, Leber, Nierenschäden, Magen/Darm-Blutungen, Herzer- krankungen.
SST: Nutzen/Risiko-Bewertung. Nicht während der Laktation, während des Trockenstehens oder bei Tieren anwenden, die innerhalb der nächsten 2 Monate kalben.
NW: Lokale Schwellungen.
WW: Entzündungshemmer, Glukokortikoide.
WH: Bei Milchkühen nicht anwenden. Vorsicht bei nicht-ruminierenden Kälbern.
VNW: Essbare Gewebe: 46 Tage. Nicht bei Tieren anwenden, deren Milch für menschlichen Verzehr vorgesehen ist.
PG: 100 ML VNW [€ 121,90]

Resochin - Filmtabletten 13A02, 35C03
(Z.Nr. 0-08313) RP. P. nicht im Handel. M01CA, P01BA01

Resolor 1 mg - Filmtabletten 42I02
(Z.Nr. EU/1/09/581/*) RP. P. A06AX05
ZI: Shire Pharmaceuticals Ireland, Dublin, Irland
Z: 1 Filmtablette enthält: Prucaloprid 1 mg (entspr. Prucaloprid succinat), Tablettenkern: Lactose 142,5 mg (entspr. Lactose monohydrat), Cellulose, mikrokristalline, Siliciumdioxid, hochdisperses, Magnesium stearat; Beschichtung: Hypromellose, Lactose monohydrat, Triacetin, Titandioxid, Macrogol.
EW: Serotonin (5-HT4-Rezeptor)-agonist, enterokinetisch.
AG: Chronische Verstopfung, wenn Laxativa nicht ausreichend wirken.
AA: Oral.
DO: 1mal tgl. 2 mg, bei älteren Patienten 1mal tgl. 1(-2) mg, bei schweren Nierenschäden 1mal tgl. 1 mg, bei schweren Leberschäden 1mal tgl. 1 mg beginnen. Bei Kindern und Jugendlichen nicht anwenden.
GA: Dialyse, Darmperforation oder Verstopfung durch strukturelle oder funktionelle Darmwanderkrankung, Ileus, schwere Darmentzündungen, toxisches Megakolon.
SST: In der Schwangerschaft nicht empfohlen. Kontrazeption für Frauen im gebärfähigen Alter empfohlen. Nicht stillen.
NW: Sehr häufig Kopfschmerzen, Übelkeit, Durchfall, Bauchschmerzen, häufig Schwindel, Erbrechen, Pollakisurie, Müdigkeit, Anorexie, gelegentlich Tremor, Palpitationen; Fieber.
WH: Vorsicht bei Leberschäden, schweren und klinisch instabilen Begleit- erkrankungen. Verkehrshinweis.
PG: 28 ST * (EKO: N) [€ 88,75]

Resolor 2 mg - Filmtabletten 42I02
(Z.Nr. EU/1/09/581/*) RP. P. A06AX05
ZI: Shire Pharmaceuticals Ireland, Dublin, Irland
Z: 1 Filmtablette enthält: Prucaloprid 2 mg (entspr. Prucaloprid succinat), Tablettenkern: Lactose 156,75 mg (entspr. Lactose monohydrat), Cellulose, mikrokristalline, Siliciumdioxid, hochdisperses, Magnesium stearat; Beschichtung: Hypromellose, Lactose monohydrat, Triacetin, Titandioxid, Macrogol, Eisenoxid rot, Eisenoxid gelb, Indigocarmin-Aluminiumsalz.
Kurzinformation: siehe Resolor 1 mg - Filmtabletten, → S. 1219
PG: 28 ST * (EKO: N) [€ 122,40]

Resonium A - Pulver 44G03
(Z.Nr. 0-15583) RP. P. V03AE01
ZI: sanofi-aventis, Wien
Z: 15 g Pulver (1 Messlöffel) enthält: Natrium polystyrensulfonat 14,99 g (entspr. Natrium 1500 mg), Vanillin, Saccharin.
EW: Kationenaustauscher, tauscht Kalium gegen Natrium aus.
AG: Hyperkaliämie.
AA: Suspension oral oder rektal, im Notfall gleichzeitig oral + rektal.
AH: Oral: 15 g Resonium A in 100 ml Wasser oder Sorbitlösung (70%) verabreichen. Verabreichung durch Sonde ist möglich. 3 Std. (bei Gastroparese 6 Std.) Abstand zu anderen oralen Arzneimitteln.
Rektal: 30 g Resonium A in 150-250 ml Flüssigkeit (Wasser oder 10% Glukoselösung oder 1% Methyl-Zelluloselösung) körperwarm. Verweildauer 4-10 Stunden. Zur Entfernung des Ionenaustauschers Darmspülung mit 2 l körperwarmen Leitungswasser.
DO: Nach Bedarf (Serum-Kalium) oral 3-4mal tgl. 15 g, rektal 1-2mal tgl. 30 g.
Kinder: TD 0,5-1 g/kg KG in mehreren ED.
GA: Hypernatriämie, Hypokaliämie, Magen/Darm-Obstruktion, orale Anwendung an Neugeborenen.
SST: Nutzen/Risiko-Abwägung.
NW: Erbrechen, Diarrhoe, Obstipation, Darmnekrosen (mit Sorbitol), Elektrolytverschiebungen, Bronchospasmen.
WW: Sorbitol kontraindiziert (Gefahr schwerer Dickdarmnekrosen). Vorsicht: Kationenfreisetzende Antazida und Laxantien, Aluminiumhydroxid, Digitalis, Anticholinergika, Diuretika, Lithium, Thyroxin.
WH: Vorsicht bei Hypertonie, Herzinsuffizienz, Ödemen, Frühgeborenen oder niedrigem Geburtsgewicht. Tägliche Kontrolle des Serum-Kaliums und Serum-Natriums; Präparat absetzen, wenn Serum-Kalium unter 5 mmol/l. Serum-Kalzium-Kontrolle, bei Hypokalzämie Substitution.
Bei Überdosierung Hypokaliämie, Hypokalzämie, Hypernatriämie. Elektrolyte korrigieren.
PG: 450 G (EKO: G) [€ 51,35]

Respicur retard 100 mg - Kapseln 50A03
(Z.Nr. 1-22502) RP. P. nicht im Handel. R03DA04

Respicur retard 200 mg - Kapseln 50A03
(Z.Nr. 1-19779) RP. P. nicht im Handel. R03DA04

Respicur retard 300 mg - Kapseln 50A03
(Z.Nr. 1-22503) RP. P. nicht im Handel. R03DA04

Respicur retard 400 mg - Kapseln 50A03
(Z.Nr. 1-19780) RP. P. nicht im Handel. R03DA04

🐾 *Respiporc - Injektionssuspension für Schweine* 823BD
(Z.Nr. 8-20143) NR. P. E. nicht im Handel. QI09AB04

R

🐾 Respiporc FLU3 - Suspension zur Injektion für Schweine 823AD
(Z.Nr. EU/2/09/103/*) NR. P. E. QI09AA03
ZI: Ceva Sante Animale, Libourne, Frankreich
Z: 1 Impfdosis zu 2,0 ml enthält: Influenza A Virus, inaktiviert für Schweine (entspr. Bakum/IDT1769/2003 (H3N2) >= 10,53 log2 GMNU) (entspr. Haselünne/IDT2617/2003 (H1N1) >= 10,22 log2 GMNU) (entspr. Bakum/1832/2000 (H1N2) >= 12,34 log2 GMNU), Adjuvans: Carbomer 971 P NF 2 mg, Konservierungsmittel: Thiomersal 0,21 mg, Natriumchlorid Lösung wässrig, 0,9%ig.
EW: Impfstoff.
AG: Aktive Immunisierung von Schweinen ab 56 Tagen gegen Schweineinfluenza durch Subtypen H1N1, H3N2 und H1N2.
AA: I.m.
DO: Grundimmunisierung: 2 Impfungen mit je 1 Dosis (2 ml) im Abstand von 3 Wochen
- ab dem 96. Tag (Dauer der Immunität 6 Monate) oder
- zwischen 56. und 96. Tag (Dauer der Immunität 4 Monate).
Boosterung jederzeit möglich. Impfung 14 Tage vor dem Abferkeln vermittelt maternale Immunität über das Kolostrum an die Ferkel über mindestens 33 Tage.
SST: Anwendung möglich.
NW: Vorübergehend lokale Schwellung.
PG: 50 ML VN [€ 89,50], 100 ML VN [€ 165,40]

🐾 Respiporc FLUpan H1N1 - Suspension zur Injektion für Schweine 823AD
(Z.Nr. EU/2/17/209/*) NR. P. E. QI09AA03
ZI: Ceva Sante Animale, Libourne, Frankreich
Z: 1 Impfdosis (1,0 ml) enthält: Influenza A virus/human, inaktiviert, A/Jena/VI5258/2009(H1N1)pdm09 >= 16 HAU, Adjuvans: Carbomer 971 P NF 2 mg; Thiomersal 0,1 mg, Natriumchloridlösung 0,9%.
EW: Impfstoff.
AG: Aktive Immunisierung von Schweinen ab 8 Wochen gegen das pandemische Schweineinfluenza- Virus H1N1.
AA: I.m.
DO: Grundimmunisierung: 2 Impfungen mit je 1 Dosis (1 ml) ab 56. Lebenstag im Abstand von 3 Wochen. Kein Impfschema für Wiederholungsimpfungen.
SST: Unbedenklichkeit nicht belegt.
NW: Vorübergehend Anstieg der Körpertemperatur, lokale Schwellung.
WW: Keine Daten.
PG: 25 ML VN [€ 80,70]

Respreeza 1.000 mg - Pulver und Lösungsmittel zur Herstellung einer Infusionslösung 50D04
(Z.Nr. EU/1/15/1006/*) NR. P. B02AB02
ZI: CSL Behring, Marburg, Deutschland
Z: 1 Durchstechflasche enthält: Alpha-1-Proteinase-Inhibitor, vom Menschen ca. 1000 mg (entspr. Proteine ca. 1100 mg), Natriumchlorid, Natriumdihydrogenphosphat Monohydrat (entspr. Natrium ca. 1,9 mg/ml) (entspr. → ca. 81 mmol/l), Mannitol; Lösungsmittel: Wasser für Injektionszwecke.
EW: Humaner Alpha$_1$-Proteinase-Inhibitor; hemmt Proteolyse des Lungengewebe.
AG: Erhaltungstherapie zur Verzögerung des Fortschreitens eines Emphysems bei Patienten mit schwerem Alpha$_1$-Proteinase-Inhibitormangel.
AA: I.v. Infusion über ca. 15 min nach Rekonstitution.
DO: 1mal wöchentlich 60 mg/kg KG. Keine Daten an Kindern und Jugendlichen.
GA: IgA-Mangel, bekannte Antikörper gegen IgA.
SST: Vorsicht in Schwangerschaft; Nutzen-Risiko-Abwägung in der Stillzeit.
NW: Allergie/Anaphylaxie, Schwindel, Kopfschmerzen, Haut, Dyspnoe, Übelkeit, lokale Reaktionen.
WW: Keine Studien.
WH: Kann Spuren von IgA enthalten. Auf Überempfindlichkeit achten. Rauchen unbedingt einstellen. Verkehrshinweis.
PG: 1 ST RE1 (EKO: Y) [€ 379,65]

Respreeza 4.000 mg - Pulver und Lösungsmittel zur Herstellung einer Infusionslösung 50D04
(Z.Nr. EU/1/15/1006/*) NR. P. B02AB02
ZI: CSL Behring, Marburg, Deutschland
Z: 1 Durchstechflasche enthält: Alpha-1-Proteinase-Inhibitor, vom Menschen ca. 4000 mg (entspr. Proteine ca. 4400 mg), Natriumchlorid, Natriumdihydrogenphosphat Monohydrat (entspr. Natrium ca. 1,9 mg/ml) (entspr. → ca. 81 mmol/l), Mannitol; Lösungsmittel: Wasser für Injektionszwecke.
Kurzinformation: siehe Respreeza 1.000 mg - Pulver und Lösungsmittel zur Herstellung einer Infusionslösung, → S. 1220
PG: 1 ST * (EKO: N) [€ 1.431,85]

Respreeza 5.000 mg - Pulver und Lösungsmittel zur Herstellung einer Infusionslösung 50D04
(Z.Nr. EU/1/15/1006/*) NR. P. nicht im Handel. B02AB02

Restaxil - Nervenschmerzgel 02X
(Z.Nr. 3-38931) RPF. P. V03AX
ZI: Restaxil, Gräfelfing, Deutschland
Z: 100 g enthalten: Spigelia anthelmia (Homöopathie) D2 0,024 g, Iris versicolor (Homöopathie) D2 0,006 g, Natriumhydroxid, Carbomer, Ethanol 96% (V/V), Wasser, gereinigtes.
EW: Homöopathikum.
AG: Nervenschmerzen.
AA: Auf der Haut.
DO: 2-3mal tgl. 4-15 cm Gelstrang auf die zu behandelnde Stele auftragen und einmassieren. Für Kinder nicht empfohlen.
SST: Vorsicht.
PG: 120 G * (EKO: N) [€ 29,95]

Restaxil - Tabletten 02X
(Z.Nr. 3-37732) RPF. P. nicht im Handel. V03AX

Restaxil - Tropfen 02X
(Z.Nr. 3-38407) RPF. P. V03AX
ZI: Restaxil, Gräfelfing, Deutschland
Z: 100 g enthalten: Gelsemium sempervirens (Homöopathie) D2 0,1 g, Spigelia anthelmia (Homöopathie) D2 0,4 g, Iris versicolor (Homöopathie) D2 0,1 g, Cyclamen purpurascens (Homöopathie) D3 0,5 g, Cimicifuga racemosa (Homöopathie) D2 0,2 g, Ethanol 96% (entspr. Gesamtethanolgehalt 18 Vol-%), Wasser, gereinigtes.
EW: Homöopathikum.
AG: Nervenschmerzen, Kopfschmerzen.
AA: Mit etwas Wasser verdünnt einnehmen.
DO: Akut: 5 Tropfen alle 30-60 min, max. 6mal tgl.
Chronisch: 1-3mal tgl. 5 Tropfen.
Für Kinder nicht empfohlen.
SST: Vorsicht.
PG: 30 ML * (EKO: N) [€ 29,95], 50 ML * (EKO: N) [€ 47,80]

Restex 100 mg/25 mg - Retardkapseln 12D01
(Z.Nr. 1-25132) RP. P. N04BA02
ZI: Roche Austria, Wien
Z: 1 Kapsel enthält: Levodopa 100 mg, Benserazid 25 mg (entspr. Benserazid hydrochlorid 28,5 mg), Calciumhydrogenphosphat, Hypromellose, Pflanzenöl, hydriert, Povidon K30, Magnesium stearat, Mannitol, Talkum; Kapselhülle: Eisenoxid gelb, Titandioxid, Indigocarmin, Gelatine; Drucktinte: Schellack, Propylenglycol, Kaliumhydroxid, Eisenoxid rot.
EW: Levodopa+Dopadecarboxilasehemmer.
AG: Restless legs Syndrom (idiopathisch und bei dialysepflichtiger Niereninsuffizienz).
AA: 1 Stunde vor dem Zubettgehen mit etwas Flüssigkeit und Gebäck unzerkaut einnehmen.
DO: Einschlafstörungen: 1(-2) Restex-Tabletten.
Einschlafstörungen und zusätzliche Schlafstörungen während der Nacht:
1(-2) Restex-Retardkapseln + 1 Restex-Tablette.
GA: Patienten unter 25 Jahren, schwere Schilddrüsenüberfunktion, Tachykardien, Phäochromozytom, schwere Herz-, Knochenmark-, Stoffwechsel-, Leberschäden, nicht dialysierte Nierenschäden, Psychosen, Engwinkelglaukom.
SST: Gegenanzeige.
NW: Blutbild, Psyche, Anorexie, Schlafstörungen, Depressionen, Dyskinesien, Syndrom einer Dopamin-Dysregulation, Arrhythmien, Hypotonie, Magen/Darm, Leber, Überempfindlichkeit, Haut, Geschmacksverlust, Labor, Müdigkeit, Impulskontrollstörungen, Verfärbung von Körperflüssigkeiten.
WW: Kontraindiziert: Nichtselektive MAO-Hemmer oder gleichzeitig MAO-A und MAO-B Hemmer (2 Wochen-Abstand). Nicht empfohlen: Sympathomimetika.
Vorsicht: Antipsychotika, Blutdrucksenker. 12-48 Std. vor Halothan-Narkose absetzen.
WH: Vorsicht bei Herzinfarktanamnese, Magen/Darm-Ulcera, Osteomalazie, Weitwinkelglaukom, Diabetes, Kontrollen: Leber, Niere, Blutbild, Kreislauf, EKG, Augeninnendruck, Blutzucker. Haut auf Melanom untersuchen. Nicht plötzlich absetzen. Auf plötzliche Schlafattacken achten, Verkehrshinweis.
PG: 20 ST (2) (EKO: G) [€ 8,35], 50 ST (EKO: G) [€ 17,85]

Restex 100 mg/25 mg - Tabletten 12D01
(Z.Nr. 1-25133) RP. P. N04BA02
ZI: Roche Austria, Wien
Z: 1 Tablette enthält: Levodopa 100 mg, Benserazid 25 mg (entspr. Benserazid hydrochlorid 28,5 mg), Cellulose, mikrokristalline,

Mannitol, Calciumhydrogenphosphat, Maisstärke, vorverkleistert, Crospovidon, Ethylcellulose, Siliciumdioxid, hochdisperses, Docusat natrium, Magnesium stearat, Eisenoxid rot.
Kurzinformation: siehe Restex 100 mg/25 mg - Retardkapseln, → S. 1220
PG: 20 ST (2) (EKO: G) [€ 8,15], 50 ST (EKO: G) [€ 17,35]

Resyl - Tropfen 50E03

(Z.Nr. 0-04916) RPF. P. R05CA03
ZI: GSK-Gebro Consumer Healthcare, Fieberbrunn
Z: 1 ml (= 30 Tropfen) enthält: Guaifenesin 100 mg, Glycerol, wasserfrei, Saccharin, Anisöl ätherisch, Anethol, Ethanol 427,4 mg.
EW: Sekretolytikum.
AG: Linderung des Hustens bei Erkältungen.
AA: In Wasser, Tee oder auf Zucker einnehmen.
DO: Personen ab 12 Jahren: Bis 4 x tgl. 30-60 Tropfen.
Kinder (6 - 11 Jahren): Bis 4 x tgl. 30 Tropfen. Max. 2 Wochen anwenden.
GA: Schwere Magen/Darm - Erkrankungen.
SST: Nicht anwenden.
NW: Allergien, Angioödem, Magen/Darm.
WW: Sedativa, Muskelrelaxantien verstärkt. Nicht mit anderen Husten- und Erkältungsmitteln anwenden.
WH: Dosis nicht überschreiten. Bei mehr als 5 Tage anhaltendem Husten Arzt aufsuchen. Vorsicht bei Myasthenie, Nierenschäden. Nicht für Alkoholkranke. Verkehrshinweis.
PG: 30 ML * (EKO: N) [€ 6,90]

Resyl mit Codein - Tropfen 50E07

(Z.Nr. 0-15049) RP. S5. P. R05FA02
ZI: GSK-Gebro Consumer Healthcare, Fieberbrunn
Z: 1 ml (= 30 Tropfen) enthält: Guaifenesin 100 mg, Codein phosphat hemihydrat 10 mg (entspr. Codein 7,5 mg), Glycerol, Ethanol 427,4 mg, Saccharin, Sternanisöl, Anethol, Wasser, gereinigtes.
EW: Sekretolytikum + Antitussivum (Opioidalkaloid).
AG: Linderung des Hustenreizes und Förderung der Expektoration.
AA: Oral in Wasser oder auf einem Stück Zucker einnehmen.
DO: 3-4mal tgl. 20-30 Tropfen; MTD 120 Tropfen. Möglichst kurzzeitig und niedrig dosiert anwenden.
Max. 3-5 Tage anwenden.
Nicht für Personen unter 18 Jahren.
GA: Chronischer oder anhaltender Husten (Asthma, Raucher, Emphysem), Gefahr der Ateminsuffizienz, Opioidabhängigkeit, Alkoholismus, Myasthenie, CYP2D6-Phänotyp ultraschnelle Metabolisierer, Divertikulitis, nach viszeralchirurgischen Eingriffen.
SST: Nicht anwenden, auch nicht während der Wehen. Nicht stillen.
NW: Überempfindlichkeit, ZNS (Somnolenz), Magen/Darm (Obstipation, Erbrechen), akute Pankreatitis, in höheren Dosen Sehstörungen, Urtikaria, Bronchokonstriktion, Atemdepression.
WW: Gegenanzeige: MAO-Hemmer. Andere Codein-haltige Arzneimittel vermeiden. Besondere Vorsicht: Benzodiazepine (Atemdepression).
Vorsicht: ZNS-Dämpfer verstärkt. Metoclopramid, Domperidon, Opioide, serotonerge Stoffe (Serotoninsyndrom), CYP2D6-Substrate (z.B. Betablocker, SSRIs).
GE: Bei längerem Gebrauch Toleranz und Abhängigkeitsentwicklung möglich.
WH: Nur kurzzeitig anwenden. Vorsicht bei Leberschäden, chronischer Obstipation, nach Gallenblasenoperationen. Keine adäquate Wirkung bei CYP2D6-Mangel; erhöhtes Risiko (Morphin-Vergiftung) bei extensiven oder ultraschnellen Metabolisierern. Nicht für Alkoholkranke. Verkehrshinweis.
Bei Atemdepression Antidot Naloxon.
PG: 15 ML (EKO: G) [€ 2,10], 30 ML (EKO: G) [€ 3,25]

Retacrit 1000 I.E./0,3 ml - Injektionslösung in Fertigspritze 20F06

(Z.Nr. EU/1/07/431/*) NR. P. E. B03XA01
ZI: Pfizer Europe, Brüssel, Belgien
Z: 1 Fertigspritze (Injektion) mit 0,3 ml enthält: Epoetin zeta 1000 IE, hergestellt durch rekombinante DNA-Technologie in CHO, Natriumdihydrogenphosphat-2-Wasser, Natriummonohydrogenphosphat-dihydrat, Natriumchlorid (entspr. Natrium < 1 mmol) (entspr. → < 23 mg), Calciumchlorid dihydrat, Polysorbat 20, Glycin, Leucin, Isoleucin, Threonin, Glutaminsäure, Phenylalanin 0,15 mg, Wasser für Injektionszwecke, Natriumhydroxid zur pH-Wert-Einstellung, Salzsäure zur pH-Wert-Einstellung.
EW: Antianämikum (Erythropoetin).
AG: Symptomatische Anämie bei chronischer Niereninsuffizienz (mit und ohne Dialyse); -Anämie durch Chemotherapie bei soliden Tumoren, malignen Lymphomen oder multiplem Myelom; -zur Steigerung der autologen Blutgewinnung bei Eigenblutspenden vor größeren operativen Eingriffen; -Reduktion von Fremdbluttransfusionen vor großem orthopädischen Eingriff; -Symptomatische Anämie bei primären Niedrigrisiko Myelodysplastischen Syndromen (MDS) und Erythropoetin-Serumspiegeln < 200 mU/ml.
AA: I.v. Injektion (nicht als Infusion) oder s.c. Injektion.
DO: Hämoglobin-Zielkonzentration 10-12 g/dl, bei Kindern 9,5-11 g/dl.
Erwachsene Hämodialysepatienten s.c. oder i.v.:
Korrekturphase: 50 IE/kg KG 3mal wöchentlich.
Erhaltungsphase: Wöchentlich 75-300 IE/kg KG.
Pädiatrische Hämodialysepatienten ab 1 Jahr (i.v.):
Korrekturphase: 50 IE/kg KG 3mal wöchentlich.
Erhaltungsphase: Bis 10 kg KG: 75-150 IE/kg KG 3mal wöchentlich.
10-30 kg KG: 60-150 IE/kg KG 3mal wöchentlich.
Über 30 kg KG: 30-100 IE/kg KG 3mal wöchentlich.
Peritonealdialyse (Erwachsene) s.c. oder i.v.:
Korrekturphase: 50 IE/kg KG 2mal wöchentlich.
Erhaltungsphase: 25-50 IE/kg KG 2mal wöchentlich.
Noch nicht dialysepflichtige Niereninsuffizienz (Erwachsene) s.c. oder i.v.:
Korrekturphase: 50 IE/kg KG 3mal wöchentlich.
Erhaltungsphase: Max. 150 IE/kg KG 3mal wöchentlich oder 240 IE/kg KG wöchentlich oder 480 IE/kg KG alle 2 Wochen.
Anämie bei Chemotherapie (Erwachsene): Initial 150 IE/kg KG s.c. 3mal wöchentlich oder 450 IE/kg KG s.c. 1mal wöchentlich. Nach Ende der Chemo noch 1 Monat fortsetzen.
Dosisanspassung nach Bedarf.
Eigenblutspende (Erwachsene) i.v.: 600 IE/kg 2mal wöchentlich über 3 Wochen vor dem operativen Eingriff.
Vor orthopädischem Eingriff (Erwachsene): 600 IE/kg KG s.c. an den Tagen 21/14/7 vor dem Eingriff und am Tag des Eingriffes. Oder: 300 IE/kg KG s.c. tgl. vom Tag 10 vor dem Eingriff bis zum Tag 4 nach dem Eingriff.
MDS (Erwachsene): Initial 450 IE/kg KG (max. 40.000 IE) 1mal wöchentlich s.c., Dosisanpassung nach Bedarf. MD 1.050 IE/kg KG (max. 80.000 IE) wöchentlich.
GA: Erythroblastopenie (PRCA, Pure Red Cell Aplasia), unkontrollierte Hypertonie, fehlende Thromboseprophylaxe bei chirurgischen Patienen.
Alle GA wie bei autologem Blutspendeprogramm.
Schwere Gefäßerkrankungen (einschl. Myokardinfarkt, zerebrovaskuläres Ereignis) bei der Indikation "Orthopädischer Eingriff".
SST: Strenge Nutzen/Risiko-Abwägung in der Schwangerschaft, stillen unterbrechen. Einsatz bei Eigenblutspende nicht empfohlen.
NW: Herz/Kreislauf (Hypertonie, hypertensive Krisen, thrombotische vaskuläre Ereignisse), Haut (auch schwere Reaktionen), grippeähnliche Symptome, Magen/Darm, Thrombozytose, Überempfindlichkeit, PRCA, Krämpfe.
WW: Ciclosporin (Blutspiegel kontrollieren).
WH: Andere Ursachen einer Anämie vor Therapiebeginn ausschließen. Vorsicht bei schlecht eingestellter Hypertonie, Epilepsie, erhöhter Krampfneigung, Porphyrie, Leberschäden. Auf PRCA bzw. erhöhtes Tumorwachstumspotential, schwere Hautreaktionen achten. Erhöhtes Mortalitätsrisiko bei überhöhter Hämoglobin-Konzentration (Zielkonzentration nicht überschreiten!).
Kontrollen: Blutdruck, Thrombozyten, Hämoglobin, Serumelektrolyte. Ausreichende Eisenspeicher gewährleisten. Nicht zur Behandlung einer Hepatitis C-assoziierten Anämie.
PG: 6 ST RE1 (EKO: Y) [€ 66,90]

Retacrit 2000 I.E./0,6 ml - Injektionslösung in Fertigspritze 20F06

(Z.Nr. EU/1/07/431/*) NR. P. E. B03XA01
ZI: Pfizer Europe, Brüssel, Belgien
Z: 1 Fertigspritze (Injektion) mit 0,6 ml enthält: Epoetin zeta 2000 IE, hergestellt durch rekombinante DNA-Technologie in CHO, Natriumdihydrogenphosphat-2-Wasser, Natriummonohydrogenphosphat-dihydrat, Natriumchlorid (entspr. Natrium < 1 mmol) (entspr. → < 23 mg), Calciumchlorid dihydrat, Polysorbat 20, Glycin, Leucin, Isoleucin, Threonin, Glutaminsäure, Phenylalanin 0,3 mg, Wasser für Injektionszwecke, Natriumhydroxid zur pH-Wert-Einstellung, Salzsäure zur pH-Wert-Einstellung.
Kurzinformation: siehe Retacrit 1000 I.E./0,3 ml - Injektionslösung in Fertigspritze, → S. 1221
PG: 6 ST RE1 (EKO: Y) [€ 126,65]

Retacrit 2000 I.E./0,6 ml - Injektionslösung in Fertigspritze 20F06
(Z.Nr. EU/1/07/431/*) NR. P. E. B03XA01
Parallelimport. nicht im Handel.

Retacrit 3000 I.E./0,9 ml - Injektionslösung in Fertigspritze 20F06

(Z.Nr. EU/1/07/431/*) NR. P. E. B03XA01
ZI: Pfizer Europe, Brüssel, Belgien
Z: 1 Fertigspritze (Injektion) mit 0,9 ml enthält: Epoetin zeta

R

3000 IE, hergestellt durch rekombinante DNA-Technologie in CHO, Natriumdihydrogenphosphat-2-Wasser, Natriummonohydrogenphosphat-dihydrat, Natriumchlorid (entspr. Natrium < 1 mmol) (entspr. → < 23 mg), Calciumchlorid dihydrat, Polysorbat 20, Glycin, Leucin, Isoleucin, Threonin, Glutaminsäure, Phenylalanin 0,45 mg, Wasser für Injektionszwecke, Natriumhydroxid zur pH-Wert-Einstellung, Salzsäure zur pH-Wert-Einstellung.
Kurzinformation: siehe Retacrit 1000 I.E./0,3 ml - Injektionslösung in Fertigspritze, → S. 1221
PG: 6 ST RE1 (EKO: Y) [€ 177,85]

Retacrit 4000 I.E./0,4 ml - Injektionslösung in Fertigspritze 20F06
(Z.Nr. EU/1/07/431/*) NR. P. E. B03XA01
ZI: Pfizer Europe, Brüssel, Belgien
Z: 1 Fertigspritze (Injektion) mit 0,4 ml enthält: Epoetin zeta 4000 IE, hergestellt durch rekombinante DNA-Technologie in CHO, Natriumdihydrogenphosphat-2-Wasser, Natriummonohydrogenphosphat-dihydrat, Natriumchlorid (entspr. Natrium < 1 mmol) (entspr. → < 23 mg), Calciumchlorid dihydrat, Polysorbat 20, Glycin, Leucin, Isoleucin, Threonin, Glutaminsäure, Phenylalanin 0,2 mg, Wasser für Injektionszwecke, Natriumhydroxid zur pH-Wert-Einstellung, Salzsäure zur pH-Wert-Einstellung.
Kurzinformation: siehe Retacrit 1000 I.E./0,3 ml - Injektionslösung in Fertigspritze, → S. 1221
PG: 6 ST RE1 (EKO: Y) [€ 225,85]

Retacrit 4000 I.E./0,4 ml - Injektionslösung in Fertigspritze 20F06
(Z.Nr. EU/1/07/431/*) NR. P. E. B03XA01
Parallelimport. nicht im Handel.

Retacrit 4000 I.E./0,4 ml - Injektionslösung in Fertigspritze 20F06
(Z.Nr. EU/1/07/431/*) NR. P. E. B03XA01
Parallelimport. nicht im Handel.

Retacrit 5000 I.E./0,5 ml - Injektionslösung in Fertigspritze 20F06
(Z.Nr. EU/1/07/431/*) NR. P. E. B03XA01
ZI: Pfizer Europe, Brüssel, Belgien
Z: 1 Fertigspritze (Injektion) mit 0,5 ml enthält: Epoetin zeta 5000 IE, hergestellt durch rekombinante DNA-Technologie in CHO, Natriumdihydrogenphosphat-2-Wasser, Natriummonohydrogenphosphat-dihydrat, Natriumchlorid (entspr. Natrium < 1 mmol) (entspr. → < 23 mg), Calciumchlorid dihydrat, Polysorbat 20, Glycin, Leucin, Isoleucin, Threonin, Glutaminsäure, Phenylalanin 0,25 mg, Wasser für Injektionszwecke, Natriumhydroxid zur pH-Wert-Einstellung, Salzsäure zur pH-Wert-Einstellung.
Kurzinformation: siehe Retacrit 1000 I.E./0,3 ml - Injektionslösung in Fertigspritze, → S. 1221
PG: 6 ST RE1 (EKO: Y) [€ 282,35]

R

Retacrit 6000 I.E./0,6 ml - Injektionslösung in Fertigspritze 20F06
(Z.Nr. EU/1/07/431/*) NR. P. E. B03XA01
ZI: Pfizer Europe, Brüssel, Belgien
Z: 1 Fertigspritze (Injektion) mit 0,6 ml enthält: Epoetin zeta 6000 IE, hergestellt durch rekombinante DNA-Technologie in CHO, Natriumdihydrogenphosphat-2-Wasser, Natriummonohydrogenphosphat-dihydrat, Natriumchlorid (entspr. Natrium < 1 mmol) (entspr. → < 23 mg), Calciumchlorid dihydrat, Polysorbat 20, Glycin, Leucin, Isoleucin, Threonin, Glutaminsäure, Phenylalanin 0,3 mg, Wasser für Injektionszwecke, Natriumhydroxid zur pH-Wert-Einstellung, Salzsäure zur pH-Wert-Einstellung.
Kurzinformation: siehe Retacrit 1000 I.E./0,3 ml - Injektionslösung in Fertigspritze, → S. 1221
PG: 6 ST RE1 (EKO: Y) [€ 321,65]

Retacrit 6000 I.E./0,6 ml - Injektionslösung in Fertigspritze 20F06
(Z.Nr. EU/1/07/431/*) NR. P. E. B03XA01
Parallelimport. nicht im Handel.

Retacrit 8000 I.E./0,8 ml - Injektionslösung in Fertigspritze 20F06
(Z.Nr. EU/1/07/431/*) NR. P. E. B03XA01
ZI: Pfizer Europe, Brüssel, Belgien
Z: 1 Fertigspritze (Injektion) mit 0,8 ml enthält: Epoetin zeta 8000 IE, hergestellt durch rekombinante DNA-Technologie in CHO, Natriumdihydrogenphosphat-2-Wasser, Natriummonohydrogenphosphat-dihydrat, Natriumchlorid (entspr. Natrium < 1 mmol) (entspr. → < 23 mg), Calciumchlorid dihydrat, Polysorbat 20, Glycin, Leucin, Isoleucin, Threonin, Glutaminsäure, Phenylalanin 0,4 mg, Wasser für Injektionszwecke, Natriumhydroxid zur pH-Wert-Einstellung, Salzsäure zur pH-Wert-Einstellung.
Kurzinformation: siehe Retacrit 1000 I.E./0,3 ml - Injektionslösung in Fertigspritze, → S. 1221
PG: 6 ST RE1 (EKO: Y) [€ 428,70]

Retacrit 10000 I.E./1,0 ml - Injektionslösung in Fertigspritze 20F06
(Z.Nr. EU/1/07/431/*) NR. P. E. B03XA01
ZI: Pfizer Europe, Brüssel, Belgien
Z: 1 Fertigspritze (Injektion) mit 1 ml enthält: Epoetin zeta 10000 IE, hergestellt durch rekombinante DNA-Technologie in CHO, Natriumdihydrogenphosphat-2-Wasser, Natriummonohydrogenphosphat-dihydrat, Natriumchlorid (entspr. Natrium < 1 mmol) (entspr. → < 23 mg), Calciumchlorid dihydrat, Polysorbat 20, Glycin, Leucin, Isoleucin, Threonin, Glutaminsäure, Phenylalanin 0,5 mg, Wasser für Injektionszwecke, Natriumhydroxid zur pH-Wert-Einstellung, Salzsäure zur pH-Wert-Einstellung.
Kurzinformation: siehe Retacrit 1000 I.E./0,3 ml - Injektionslösung in Fertigspritze, → S. 1221
PG: 6 ST IND (2) (EKO: G) [€ 541,85]

Retacrit 10000 I.E./1,0 ml - Injektionslösung in Fertigspritze 20F06
(Z.Nr. EU/1/07/431/*) NR. P. E. B03XA01
Parallelimport. nicht im Handel.

Retacrit 10000 I.E./1,0 ml - Injektionslösung in Fertigspritze 20F06
(Z.Nr. EU/1/07/431/*) NR. P. E. B03XA01
Parallelimport. n.l.
V: Orifarm, Leverkusen, Deutschland
Z: 1 Fertigspritze mit 1 ml enthält: Epoetin zeta 10000 IE, hergestellt durch rekombinante DNA-Technologie in CHO, Natriumdihydrogenphosphat-2-Wasser, Natriummonohydrogenphosphat-dihydrat, Natriumchlorid (entspr. Natrium < 1 mmol) (entspr. → < 23 mg), Calciumchlorid dihydrat, Polysorbat 20, Glycin, Leucin, Isoleucin, Threonin, Glutaminsäure, Phenylalanin 0,5 mg, Wasser für Injektionszwecke, Natriumhydroxid zur pH-Wert-Einstellung, Salzsäure zur pH-Wert-Einstellung.
PG: 6 ST * (EKO: N) [€ 541,35 n.l.]

Retacrit 20000 I.E./0,5 ml - Injektionslösung in Fertigspritze 20F06
(Z.Nr. EU/1/07/431/*) NR. P. E. B03XA01
ZI: Pfizer Europe, Brüssel, Belgien
Z: 1 Fertigspritze (Injektion) mit 0,5 ml enthält: Epoetin zeta 20000 IE, hergestellt durch rekombinante DNA-Technologie in CHO, Natriumdihydrogenphosphat-2-Wasser, Natriummonohydrogenphosphat-dihydrat, Natriumchlorid (entspr. Natrium < 1 mmol) (entspr. → < 23 mg), Calciumchlorid dihydrat, Polysorbat 20, Glycin, Leucin, Isoleucin, Threonin, Glutaminsäure, Phenylalanin 0,25 mg, Wasser für Injektionszwecke, Natriumhydroxid zur pH-Wert-Einstellung, Salzsäure zur pH-Wert-Einstellung.
Kurzinformation: siehe Retacrit 1000 I.E./0,3 ml - Injektionslösung in Fertigspritze, → S. 1221
PG: 6 ST IND (EKO: G) [€ 1.049,90]

Retacrit 30000 I.E./0,75 ml - Injektionslösung in Fertigspritze 20F06
(Z.Nr. EU/1/07/431/*) NR. P. E. B03XA01
ZI: Pfizer Europe, Brüssel, Belgien
Z: 1 Fertigspritze (Injektion) mit 0,75 ml enthält: Epoetin zeta 30000 IE, hergestellt durch rekombinante DNA-Technologie in CHO, Natriumdihydrogenphosphat-2-Wasser, Natriummonohydrogenphosphat-dihydrat, Natriumchlorid (entspr. Natrium < 1 mmol) (entspr. → < 23 mg), Calciumchlorid dihydrat, Polysorbat 20, Glycin, Leucin, Isoleucin, Threonin, Glutaminsäure, Phenylalanin 0,38 mg, Wasser für Injektionszwecke, Natriumhydroxid zur pH-Wert-Einstellung, Salzsäure zur pH-Wert-Einstellung.
Kurzinformation: siehe Retacrit 1000 I.E./0,3 ml - Injektionslösung in Fertigspritze, → S. 1221
PG: 4 ST IND (EKO: G) [€ 1.049,90]

Retacrit 30000 I.E./0,75 ml - Injektionslösung in Fertigspritze 20F06
(Z.Nr. EU/1/07/431/*) NR. P. E. B03XA01
Parallelimport. nicht im Handel.

Retacrit 30000 I.E./0,75 ml - Injektionslösung in Fertigspritze 20F06
(Z.Nr. EU/1/07/431/*) NR. P. E. B03XA01
Parallelimport. n.l.
V: Orifarm, Leverkusen, Deutschland
Z: 1 Fertigspritze mit 0,75 ml enthält: Epoetin zeta 30000 IE, hergestellt durch rekombinante DNA-Technologie in CHO, Natriumdihydrogenphosphat-2-Wasser, Natriummonohydrogenphosphat-dihydrat, Natriumchlorid (entspr. Natrium < 1 mmol) (entspr. → < 23 mg), Calciumchlorid dihydrat, Polysorbat 20, Glycin, Leucin, Isoleucin, Threonin, Glutaminsäure, Phenylalanin 0,38 mg, Wasser für Injektionszwecke, Natriumhydroxid zur pH-Wert-Einstellung, Salzsäure zur pH-Wert-Einstellung.
PG: 4 ST * (EKO: N) [€ 1.039,25 n.l.]

Retacrit 40000 I.E./1,0 ml - Injektionslösung in Fertigspritze 20F06
(Z.Nr. EU/1/07/431/*) NR. P. E. B03XA01
ZI: Pfizer Europe, Brüssel, Belgien
Z: 1 Fertigspritze (Injektion) mit 1 ml enthält: Epoetin zeta 40000 IE, hergestellt durch rekombinante DNA-Technologie in CHO, Natriumdihydrogenphosphat-2-Wasser, Natriummonohydrogenphosphat-dihydrat, Natriumchlorid (entspr. Natrium < 1 mmol) (entspr. → < 23 mg), Calciumchlorid dihydrat, Polysorbat 20, Glycin, Leucin, Isoleucin, Threonin, Glutaminsäure, Phenylalanin 0,5 mg, Wasser für Injektionszwecke, Natriumhydroxid zur pH-Wert-Einstellung, Salzsäure zur pH-Wert-Einstellung.
Kurzinformation: siehe Retacrit 1000 I.E./0,3 ml - Injektionslösung in Fertigspritze, → S. 1221
PG: 4 ST IND (EKO: G) [€ 1.343,05]

Retacrit 40000 I.E./1,0 ml - Injektionslösung in Fertigspritze 20F06
(Z.Nr. EU/1/07/431/*) NR. P. E. B03XA01
Parallelimport. nicht im Handel.

Retacrit 40000 I.E./1,0 ml - Injektionslösung in Fertigspritze 20F06
(Z.Nr. EU/1/07/431/*) NR. P. E. B03XA01
Parallelimport. n.l.
V: Orifarm, Leverkusen, Deutschland
Z: 1 Fertigspritze mit 1 ml enthält: Epoetin zeta 40000 IE, hergestellt durch rekombinante DNA-Technologie in CHO, Natriumdihydrogenphosphat-2-Wasser, Natriummonohydrogenphosphat-dihydrat, Natriumchlorid (entspr. Natrium < 1 mmol) (entspr. → < 23 mg), Calciumchlorid dihydrat, Polysorbat 20, Glycin, Leucin, Isoleucin, Threonin, Glutaminsäure, Phenylalanin 0,5 mg, Wasser für Injektionszwecke, Natriumhydroxid zur pH-Wert-Einstellung, Salzsäure zur pH-Wert-Einstellung.
PG: 4 ST * (EKO: N) [€ 1.326,55 n.l.]

Retarpen 600.000 I.E. - Pulver und Lösungsmittel zur Herstellung einer Injektionssuspension 34A01
(Z.Nr. 0-16055) NR. P. nicht im Handel. J01CE08

Retarpen 1,2 Mio. I.E. - Pulver und Lösungsmittel zur Herstellung einer Injektionssuspension 34A01
(Z.Nr. 0-13636) NR. P. nicht im Handel. J01CE08

Retarpen 2,4 Mio. I.E. - Pulver und Lösungsmittel zur Herstellung einer Injektionssuspension 34A01
(Z.Nr. 0-13637) NR. P. J01CE08
ZI: Sandoz, Kundl
Z: 1 Packung enthält: Benzathin-Benzylpenicillin 2400000 IE, Povidon, Simeticon, Natrium citrat (entspr. Natrium 1,745 mmol/Dosis) (entspr. → 40,1 mg/Dosis), Mannitol, Durchstechflasche mit Lösungsmittel: Wasser für Injektionszwecke 5 ml; Spuren von, Phospholipide aus Sojabohnen.
EW: Penicillin G Depotpräparat. 100 000 IE = ca. 60 mg Benzylpenicillin.
AG: Behandlung von Infektionen durch Pencillin-empfindliche Erreger (Erysipel, Syphilis, Frambösie, Pinta), Prophylaxe von rheumatischem Fieber, Poststreptokokken-Glomerunonephritis, Erysipel.
AA: Streng i.m., nicht in Geweben mit verminderter Durchblutung. Cave s.c.
oder intravasale Injektion.
DO: 1mal wöchentlich 1,2 Mio. IE, Kinder unter 30 kg KG: 1mal wöchentlich 0,6 Mio. IE.
Details siehe Austria-Codex - Fachinformation
GA: Schwere Überempfindlichkeitsreaktionen auf Betalaktame in der Anamnese, Soja- oder Erdnussallergie.
SST: Nutzen/Risiko-Abwägung in der Schwangerschaft. Wenn gestillt wird, Säugling überwachen (Diarrhoe, Candidose).
NW: Candidose, Allergien (auch schwere Reaktionen), Magen/Darm, Blutbild, Nephropathie, lokale Reaktionen, Labor, Haut (DRESS).
WW: Nicht mit bakteriostatischen Antibiotika kombinieren. Nicht empfohlen: Methotrexat. Vorsicht: Ausscheidungshemmung mit Probenecid; Antikoagulanzien, Labortests.
WH: Vorsicht bei allergischer Diathese, Asthma, Nieren-, Leberschäden.
Schwere Infektionen primär mit wasserlöslichem Benzylpenicillin behan- deln. Bei Langzeitgabe Blutbild, Niere kontrollieren. Bei schweren Durchfällen an pseudomembranöse Colitis denken, Therapie z.B. Vancomycin 4mal tgl. 250 mg oral. Verkehrshinweis.
PG: 1 ST (2) (EKO: G) [€ 13,60]

Retrovir 100 mg - Kapseln 35E02
(Z.Nr. 1-18276) NR. P. J05AF01
ZI: Viiv Healthcare, Lp Amersfoort, Niederlande
Z: 1 Kapsel enthält: Zidovudin 100 mg, Kapselinhalt: Maisstärke, Cellulose, mikrokristalline, Natrium carboxymethylstärke, Magnesium stearat; Hartgelatinekapsel: Titandioxid, Gelatine; Drucktinte: Opacode schwarz 10A1 (entspr. Schellack) (entspr. Eisenoxid schwarz) (entspr. Propylenglycol) (entspr. Ammoniumhydroxid 28 %) oder Drucktinte: Opacode schwarz 10A2 (entspr. Schellack) (entspr. Eisenoxid schwarz) (entspr. Propylenglycol) (entspr. Ammoniaklösung, konzentriert) (entspr. Kaliumhydroxid).
EW: Antivirales Pyrimidinnukleosid-Analogon gegen Retroviren einschließlich HIV.
AG: HIV-Infektionen bei Erwachsenen und Kindern in Kombination mit anderen antiretroviralen Wirkstoffen.
Als Monotherapie bei HIV-positiven Schwangeren (ab 14.Schwangerschaftswoche) und deren neugeborene Babys (als Primärprophylaxe der HIV1-Übertragung).
AA: Oral.
DO: Erwachsene und Jugendliche ab 30 kg KG: 2mal tgl. 250 oder 300 mg.
Kinder (9-30 kg KG): 2mal tgl. 9 mg/kg KG. MD 2mal tgl. 300 mg.
Kinder (4-9 kg KG): 2mal tgl. 12 mg/kg KG.
Zur Verhütung einer HIV-Übertragung von der Mutter auf das Ungeborene:
Schwangere (ab 14. SSW): 5mal tgl. 100 mg bis zum Einsetzen der Wehen; während der Wehen i.v. Infusion (initial 2 mg/kg KG über 1 Std., dann 1 mg/kg KG/h bis zum Abklemmen der Nabelschnur).
Neugeborene (sorgfältige Berechnung der Dosis!): 2 mg/kg KG oral alle 6 Std., beginnend innerhalb von 12 Std. nach der Geburt bis zum Alter von 6 Wochen (oder 1,5 mg/kg KG i.v. alle 6 Std.).
Dosisreduktion bei Blut- oder schweren Nierenschäden.
GA: Schwere Knochenmarksschäden, Neugeborene mit Hyperbilirubinämie.
SST: Strenge Indikationsstellung, Therapie zwischen 14. und 34. Schwangerschaftswoche reduziert Übertragungsrate auf das Neugeborene. Nicht stillen.
NW: Anämie, Neutropenie, Leukopenie, Laktatazidose, Übelkeit, Myalgie, Leber, Schlaflosigkeit, ZNS, Blutungen, Magen-Darm, Haut, Lunge, Harnblase. Kopfschmerzen, Myopathie, Panzytopenie, Nagelverfärbung, Lipoatrophie (mitochondriale Dysfunktion), Gewichtszunahme, Zunahme von Blutlipiden und Blutglukose.
WW: Probenecid verringert Abbau von Zidovudin; Substanzen, die durch Lebermikrosomen oder Glukuronidierung abgebaut werden, können Metabolismus beeinflussen. Potentiell nephrotoxische oder myelotoxische Substanzen erhöhen toxisches Risiko. Ribavirin (nicht empfohlen); Stavudin (in-vitro-Antagonismus), Phenytoin (Blutspiegel überwachen), Atovaquon (Vorsicht).
WH: Hämatologische Kontrolle zunächst alle 2 Wochen, später monatlich. Zidovudin-Therapie reduziert nicht das HIV-Infektionsrisiko. Auf Laktatazidose (Vorsicht bei Leberschäden), Immun-Reaktivierungs-Syndrom, Osteonekrose, Leberschäden achten.
PG: 100 ST * (EKO: N) [€ 211,95]

Retrovir 250 mg - Kapseln 35E02
(Z.Nr. 1-18277) NR. P. nicht im Handel. J05AF01

Retrovir 100 mg/10 ml - Saft 35E02
(Z.Nr. 1-20397) NR. P. J05AF01
ZI: Viiv Healthcare, Lp Amersfoort, Niederlande
Z: 10 ml Saft enthalten: Zidovudin 100 mg, Maltitol 6,4 g (entspr. Maltitol-Lösung), Glycerol, Citronensäure, Natriumbenzoat 20 mg, Saccharin natrium, Erdbeer-Aroma, künstlich, Süsstoff, künstlich, Wasser, gereinigtes.
EW: Antivirales Pyrimidinnukleosid-Analogon gegen Retroviren einschließlich HIV.
AG: HIV-Infektionen bei Erwachsenen und Kindern in Kombination

R

mit anderen antiretroviralen Wirkstoffen.
Als Monotherapie bei HIV-positiven Schwangeren (ab 14.Schwangerschaftswoche) und deren neugeborene Babys (als Primärprophylaxe der HIV1-Übertragung).
AA: Oral.
Details siehe Austria-Codex - Fachinformation und Gebrauchsinformation.
DO: Erwachsene und Jugendliche ab 30 kg KG: 2mal tgl. 250 oder 300 mg.
Kinder (9-30 kg KG): 2mal tgl. 9 mg/kg KG (0,9 ml/kg KG). MD 2mal tgl. 300 mg (30 ml).
Kinder (4-9 kg KG): 2mal tgl. 12 mg/kg KG (1,2 ml/kg KG).
Zur Verhütung einer HIV-Übertragung von der Mutter auf das Ungeborene:
Schwangere (ab 14. SSW): 5mal tgl. 100 mg bis zum Einsetzen der Wehen; während der Wehen i.v. Infusion (initial 2 mg/kg KG über 1 Std., dann 1 mg/kg KG/h bis zum Abklemmen der Nabelschnur).
Neugeborene (sorgfältige Berechnung der Dosis!): 2 mg/kg KG (0,2 ml/kg KG) oral alle 6 Std., beginnend innerhalb von 12 Std. nach der Geburt bis zum Alter von 6 Wochen (oder 1,5 mg/kg KG i.v. alle 6 Std.)
Dosisreduktion bei Blut- oder schweren Nierenschäden.
GA: Schwere Knochenmarksschäden, Neugeborene mit Hyperbilirubinämie.
SST: Strenge Indikationsstellung, Therapie zwischen 14. und 34. Schwangerschaftswoche reduziert Übertragungsrate auf das Neugeborene. Nicht stillen.
NW: Anämie, Neutropenie, Leukopenie, Laktatazidose, Übelkeit, Myalgie, Leber, Schlaflosigkeit, ZNS, Blutungen, Magen-Darm, Haut, Lunge, Harnblase. Kopfschmerzen, Myopathie, Panzytopenie, Nagelverfärbung, Lipoatrophie (mitochondriale Dysfunktion), Gewichtszunahme, Zunahme von Blutlipiden und Blutglukose.
WW: Probenecid verringert Abbau von Zidovudin; Substanzen, die durch Lebermikrosomen oder Glukuronidierung abgebaut werden, können Metabolismus beeinflussen. Potentiell nephrotoxische oder myelotoxische Substanzen erhöhen toxisches Risiko. Ribavirin (nicht empfohlen); Stavudin (in-vitro-Antagonismus), Phenytoin (Blutspiegel überwachen), Atovaquon (Vorsicht).
WH: Hämatologische Kontrolle zunächst alle 2 Wochen, später monatlich. Zidovudin-Therapie reduziert nicht das HIV-Infektionsrisiko. Auf Laktatazidose (Vorsicht bei Leberschäden), Immun-Reaktivierungs-Syndrom, Osteonekrose, Leberschäden achten.
PG: 200 ML RE2 (EKO: Y) [€ 59,60]

Revatio 20 mg - Filmtabletten 10C

(Z.Nr. EU/1/05/318/*) RP. P. C02KX, G04BE03
ZI: Upjohn Eesv, Capelle Aan Den Ijssel, Niederlande
Z: 1 Filmtablette enthält: Sildenafil 20 mg (entspr. Sildenafil citrat), Tablettenkern: Cellulose, mikrokristalline, Calciumhydrogenphosphat, Croscarmellose natrium, Magnesium stearat; Filmüberzug: Lactose monohydrat (entspr. Lactose) (entspr. Hypromellose) (entspr. Titandioxid) (entspr. Triacetin).
EW: Hemmstoff der cGMP-spezifischen Phosphodiesterase im Corpus cavernosum und in den Lungengefäßen.
AG: Pulmonale arterielle Hypertonie (Funktionsklasse II und III).
AA: Zum Einnehmen.
DO: 3mal tgl. 20 mg.
Kinder ab 1 Jahr: 3mal tgl. 10 mg (bis 20 kg KG) bzw. 3mal tgl. 20 mg (ab 20 kg KG).
Kinder unter 1 Jahr, Neugeborene: keine Daten. Bei Neugeborenen mit persistierender pulmonalen Hypertonie nicht anwenden.
GA: Schwere Leberschäden, kürzlich zurückliegender Schlaganfall oder Herzinfarkt, ausgeprägte Hypotonie.
SST: Strenge Indikationsstellung in der Schwangerschaft, Nutzen/Risiko-Abwägung in der Stillzeit.
NW: Kopfschmerzen, Flush, Myalgie, Alopezie, Magen/Darm (Durchfall), Nasenbluten, Husten, Schlaflosigkeit, Fieber, Anämie, Sehstörungen (NOAIN = Nicht arteriitische anteriore ischämische Optikusneuropathie), Vertigo, plötzliche Taubheit, Gynäkomastie, Priapismus, Flüssigkeitsretention. Venookklusive Krisen nach Sichelzellanämie.
WW: Gegenanzeige: Gleichzeitige Anwendung von NO-Donatoren oder Nitraten. Riociguat.
Vorsicht: CYP3A4-Hemmer (Dosisreduktion von Sildenafil), CYP3A4-Induktoren (Dosisanpassung), Bosentan, Iloprost, Nicorandil, Alpha-Blocker (orthostatische Hypotonie).
WH: Nicht mit anderen Arzneimitteln zur Behandlung der pulmonalen arteriellen Hypertonie anwenden. Bei plötzlichen Sehstörungen sofort abbrechen. Bei Patienten mit Retinitis pigmentosa nicht empfohlen. Nach Sichelzellanämie nicht anwenden. Kinderdosis nicht überschreiten (Zunahme von Todesfällen bei höheren als den empfohlenen Dosen). Verkehrshinweis.
PG: 90 ST RE1 (EKO: Y) [€ 315,15]

Revatio 20 mg - Filmtabletten 10C
(Z.Nr. EU/1/05/318/*) RP. P. Parallelimport. C02KX, G04BE03
nicht im Handel.

Revatio 0,8 mg/ml - Injektionslösung 10C

(Z.Nr. EU/1/05/318/*) RP. P. C02KX, G04BE03
ZI: Upjohn Eesv, Capelle Aan Den Ijssel, Niederlande
Z: 1 ml Injektionslösung enthält: Sildenafil 0,8 mg (entspr. Sildenafil citrat), Glucose, Wasser für Injektionszwecke.
EW: Hemmstoff der cGMP-spezifischen Phosphodiesterase im Corpus cavernosum und in den Lungengefäßen.
AG: Pulmonale arterielle Hypertonie II und III, wenn orales Revatio nicht eingenommen werden kann.
AA: I.v. Bolus.
DO: 3mal tgl. 10 mg (=12,5 ml; vergleichbar 20 mg oral). Für Kinder und Jugendliche nicht empfohlen.
GA: Schwere Leberschäden, kürzlich zurückliegender Schlaganfall oder Herzinfarkt, ausgeprägte Hypotonie.
SST: Strenge Indikationsstellung in der Schwangerschaft, Nutzen/Risiko-Abwägung in der Stillzeit.
NW: Kopfschmerzen, Flush, Myalgie, Alopezie, Magen/Darm (Durchfall), Nasenbluten, Husten, Schlaflosigkeit, Fieber, Anämie, Sehstörungen (NOAIN = Nicht arteriitische anteriore ischämische Optikusneuropathie), Vertigo, plötzliche Taubheit, Gynäkomastie, Priapismus, Flüssigkeitsretention. Venookklusive Krisen nach Sichelzellanämie.
WW: Gegenanzeige: Gleichzeitige Anwendung von NO-Donatoren oder Nitraten. Riociguat.
Vorsicht: CYP3A4-Hemmer (Dosisreduktion von Sildenafil), CYP3A4-Induktoren (Dosisanpassung), Bosentan, Iloprost, Nicorandil, Alpha-Blocker (orthostatische Hypotonie).
WH: Nicht mit anderen Arzneimitteln zur Behandlung der pulmonalen arteriellen Hypertonie anwenden. Bei plötzlichen Sehstörungen sofort abbrechen. Bei Patienten mit Retinitis pigmentosa nicht empfohlen. Nach Sichelzellanämie nicht anwenden. Kinderdosis nicht überschreiten (Zunahme von Todesfällen bei höheren als den empfohlenen Dosen). Verkehrshinweis.
PG: 20 ML * (EKO: N) [€ 103,45]

Revatio 10 mg/ml - Pulver zur Herstellung einer Suspension zum Einnehmen 10C

(Z.Nr. EU/1/05/318/*) RP. P. L. C02KX, G04BE03
ZI: Upjohn Eesv, Capelle Aan Den Ijssel, Niederlande
Z: 1 ml Suspension enthält: Sildenafil 10 mg (entspr. Sildenafil citrat), Sorbitol 250 mg, Citronensäure, wasserfreie, Sucralose, Natrium citrat, Xanthan gummi, Titandioxid, Natriumbenzoat, Siliciumdioxid, hochdisperses, Trauben-Aroma, (entspr. Maltodextrin) (entspr. Traubensaft-Konzentrat) (entspr. Arabisches Gummi) (entspr. Ananassaft Konzentrat) (entspr. Citronensäure, wasserfreie) (entspr. Aromastoffe, natürlich).
Kurzinformation: siehe Revatio 20 mg - Filmtabletten, → S. 1224
PG: 1 ST * (L) (EKO: N) [€ 428,15]

Revaxis Injektionssuspension in einer Fertigspritze 36A07

(Z.Nr. 2-00248) NR. P. E. J07CA01
ZI: Sanofi Pasteur Europe, Lyon, Frankreich
Z: 1 Dosis zu 0,5 ml enthält: Diphtherie-Tetanus-Poliomyelitis (inaktiviert)-Adsorbat-Impfstoff (reduzierter Antigengehalt): Diphtherie-Toxoid, adsorbiert mind. 2 IE, Tetanus-Toxoid, adsorbiert mind. 20 IE, Poliomyelitis-Impfstoff, inaktiviert (VERO); trivalent (entspr. Polioviren Typ 1, inaktiviert (VERO) 40 D-Antigen-E) (entspr. Polioviren Typ 2, inaktiviert (VERO) 8 D-Antigen-E) (entspr. Polioviren Typ 3, inaktiviert (VERO) 32 D-Antigen-E), Aluminiumhydroxid 0,35 mg, Phenoxyethanol, Formaldehyd, Medium 199 (Aminosäuren, Mineralsalze, Vitamine u.a.) (entspr. Polysorbat 80), Wasser für Injektionszwecke.
EW: Impfstoff.
AG: Zur aktiven Immunisierung gegen Diphtherie, Tetanus und Poliomyelitis bei Erwachsenen und Kindern ab dem vollendeten 6. Lebensjahr als Auffrischung nach der Grundimmunisierung.
AA: I.m., ev. tief s.c. bei Gerinnungsstörungen. Nicht intradermal oder intravasal!
DO: Personen ab 6 Jahren: 1 Impfdosis zu 0,5 ml als Auffrischungsimpfung entsprechend den nationalen Empfehlungen.
GA: Überempfindlichkeit oder Komplikationen nach früheren Impfungen, schwere fieberhafte Erkrankungen.
SST: Zwingende Indikationsstellung in der Schwangerschaft. Stillen erlaubt.
NW: Lokale Reaktionen, Schwindel, Magen/Darm, Allergien, Kopfschmerzen, Myalgie, Fieber, grippeähnliche Symptome.
WW: Immunsuppression (eingeschränkte Immunogenität). Gabe mit anderen Impfstoffen möglich.
WH: Vorsicht bei Blutungsstörungen. Nicht für Grundimmunisierung.
PG: 1 ST * (EKO: N) [€ 32,15]

🐾 Revertor 5 mg/ml - Injektionslösung für Hunde und Katzen 870

(Z.Nr. 8-00732) NR. P. QV03AB90

ZI: CP-Pharma, Burgdorf, Deutschland

Z: 1 ml Injektionslösung enthält: Atipamezol hydrochlorid 5 mg (entspr. Atipamezol 4,27 mg), Methyl-4-hydroxybenzoat 1 mg, Natriumchlorid, Salzsäure zur pH-Wert-Einstellung, Natriumhydroxid zur pH-Wert-Einstellung, Wasser für Injektionszwecke.

EW: Alpha 2-Antagonist.

AG: Aufhebung der sedativen Wirkung von Medetomidin und Dexmedetomidin.

AA: Einmalig i.m., 15 60 min nach Medetomidin- bzw. Dexmedetomidin- hydrochlorid.

DO: Hunde: Gleiche Volumina von Revertor 5 mg/ml- (200 mcg/kg KG) und Medetomidinhydrochlorid 1 mg/ml bzw. Dexmedetomidin 0,5 mg/ml Injek- tionslösung applizieren.

Katzen: Halbe Volumina von Revertor 5 mg/ml- (200 mcg/kg KG) im Vergleich zu Medetomidinhydrochlorid 1 mg/ml bzw. Dexmedetomidin 0,5 mg/ml-Injektionslösung applizieren.

GA: Tiere zur Zucht, Leber-, Nierenschäden.

SST: Nicht anwenden.

NW: Blutdrucksenkung, Vegetativum.

WW: Nicht mit anderen ZNS-Dämpfern anwenden.

WH: Atipamezol antagonisiert nicht die Wirkung von Ketamin. Vor dem Angebot von Futter oder Trinken muss das Tier wieder einen normalen Schluckreflex haben.

PG: 1 ST VT [€ 90,40]

▼ Revestive 1,25 mg - Pulver und Lösungsmittel zur Herstellung einer Injektionslösung 31J02

(Z.Nr. EU/1/12/787/*) NR. P. E. A16AX08

ZI: Shire Pharmaceuticals Ireland, Dublin, Irland

Z: Nach Rekonstitution enthält 0,5 ml Lösung: Teduglutid 1,25 mg, hergestellt durch rekombinante DNA-Technologie in Escherichia coli, L-Histidin, Mannitol, Natriumdihydrogenphosphat-1-Wasser, Dinatriumhydrogenphosphat-7-Wasser, Lösungsmittel: Wasser für Injektionszwecke.

EW: Analog des Glucagon-like Peptid-2.

AG: Kurzdarmsyndrom (KDS).

AA: S.c. ins Abdomen.

DO: Personen ab 1 Jahr: 1mal tgl. 0,05 mg/kg KG. Dosisreduktion bei Nierenschäden.

GA: Krebserkrankung, Malignome des Magen/Darm-Trakts in den vergangenen 5 Jahren, Tetrazyklin-Überempfindlichkeit.

SST: Nicht anwenden.

NW: Magen/Darm, Atemwegsinfektionen, lokale Reaktionen, Kopfschmerzen, Ödeme, Herzinsuffizienz, Hyperhydratation.

WH: Zu Behandlungsbeginn Koloskopie zur Entfernung von Darmpolypen. Jährliche Koloskopie während der ersten 2 Behandlungsjahre, dann alle 5 Jahre. Vorsicht bei kardiovaskulären Erkrankungen.

Regelmäßige Kontrollen: Elektrolythaushalt, Flüssigkeitsstatus. Verkehrshinweis.

PG: 28 ST * (EKO: N) [€ 12.508,70]

▼ Revestive 5 mg - Pulver und Lösungsmittel zur Herstellung einer Injektionslösung 31J02

(Z.Nr. EU/1/12/787/*) NR. P. A16AX08

ZI: Shire Pharmaceuticals Ireland, Dublin, Irland

Z: Nach Rekonstitution enthält 0,5 ml Lösung: Teduglutid 5 mg, hergestellt durch rekombinante DNA-Technologie in Escherichia coli, L-Histidin, Mannitol, Natriumdihydrogenphosphat-1-Wasser, Dinatriumhydrogenphosphat-7-Wasser, Natriumhydroxid zur pH-Wert-Einstellung, Salzsäure zur pH-Wert-Einstellung, Wasser für Injektionszwecke.

Kurzinformation: siehe Revestive 1,25 mg - Pulver und Lösungsmittel zur Herstellung einer Injektionslösung, → S. 1225

PG: 28 ST * (EKO: N) [€ 24.973,95]

Revia 50 mg Filmtabletten 26A

(Z.Nr. 1-18743-P1) NR. P. Parallelimport. N07BB04

nicht im Handel.

Revinty Ellipta 92 Mikrogramm/22 Mikrogramm - einzeldosiertes Pulver zur Inhalation 50B03

(Z.Nr. EU/1/14/929/*) NR. P. nicht im Handel. R03AK10

Revinty Ellipta 184 Mikrogramm/22 Mikrogramm - einzeldosiertes Pulver zur Inhalation 50B03

(Z.Nr. EU/1/14/929/*) NR. P. nicht im Handel. R03AK10

▼ Revlimid 2,5 mg Hartkapseln 55L

(Z.Nr. EU/1/07/391/*) NR. P. L04AX04

ZI: Bristol-Myers Squibb Pharma, Dublin, Irland

Z: 1 Kapsel enthält: Lenalidomid 2,5 mg, Kapselinhalt: Lactose 73,5 mg (entspr. Lactose, wasserfrei), Cellulose, mikrokristalline, Croscarmellose natrium, Magnesium stearat; Kapselhülle: Gelatine, Titandioxid, Indigocarmin, Eisen(III)-hydroxid-oxid x H2O; Drucktinte: Schellack, Propylenglycol, Eisen(II,III)-oxid, Kaliumhydroxid.

EW: Immunmodulator.

AG: - Erhaltungstherapie bei neu diagnostiziertem multiplem Myelon (NDMM) nach autologer Stammzelltransplantation (AZST).
- Unbehandeltes multiples Myelom (in Kombination mit Dexamethason oder Bortezomid und Dexamethason oder Melphalan und Prednison), wenn Patient nicht transplantierbar.
- In Kombination mit Dexamethason als Therapie der 2. Wahl bei multiplem Myelom.
- Myelodysplastische Syndrome.
- Mantelzell-Lymphom.
- Follikuläres Lymphom (in Kombination mit Rituximab).

AA: Unzerkaut mit Wasser schlucken.

DO: Nach ACST: 1mal tgl. 10 mg Lenalidomid kontinuierlich, nach 3mal 28 Tagen ev. auf 1mal tgl. 15 mg Lenalidomid erhöen. Neu diagnostiziertes Myelom: 1mal tgl. 25 mg Lenalidomid an den Tagen 1-21, dann 7 Tage Pause. Dexamethason 40 mg oralan den Tagen 1/8/15/22. Kombinationen mit Bortezomid bzw. Melphalan siehe Austria Codex- Fachinformation.

Myelom mit Vortherapie: 1mal tgl. 25 mg Lenalidomid an den Tagen 1-21, dann 7 Tage Pause. Dexamethason (40 mg oral) an den Tagen 1-4/9-12/17-20.

Myelodysplastische Syndrome: 1mal tgl. 10 mg Lenalidomid an den Tagen 1-21, dann 7 Tage Pause.

Mantelzell-Lymphom: 1mal tgl. 25 mg Lenalidomid an den Tagen 1-21, dann 7 Tage Pause.

Follikuläres Lymphom: 1mal tgl. 20 mg Lenalidomid an den Tagen 1 - 21, dann 7 Tage Pause. Behandlungsdauer bis zu 12 Zyklen. Rituximab (375 mg/m² i.v.) wöchentlich in Zyklus 1 (Tag 1,8,15 und 22) und am Tag 1 jedes weiteren Zyklus für Zyklus 2 - 5.

Dosisanpassung bei Neutropenie, Thrombopenie bzw. Niereninsuffizienz. Nicht für Kinder und Jugendliche.

Details siehe Austria-Codex - Fachinformation.

SST: Zu Thalidomid strukturverwandt.

Gegenanzeige. Zuverlässige Verhütung (Kondome für männliche Patienten bis 1 Woche nach Behandlungsende) erforderlich. Aufklärungsmaterial für die Abgabe an Frauen im gebärfähigen Alter beachten. Kontrazeption für Frauen von 4 Wochen vor Therapiebeginn bis 4 Wochen nach Therapieende erforderlich. Schwangerschaftstest mindestens alle 4 Wochen. Verschreibung bei gebärfähigen Frauen für höchstens 4 Wochen, für alle anderen Patienten für höchstens 12 Wochen ausstellen.

NW: Venöse Thromboembolie, Grad 3- oder 4-Neutropenie oder Thrombozytopenie, Anämie, ZNS, Parästhesien, periphere Neuropathien, Psyche (Depression, Schlaflosigkeit), Myalgie, Fieber, Magen/Darm, Leberversagen (in Kombination mit Dexamethason), Haut (auch schwere Reaktionen), Labor, Herz (Rhythmusstörungen, Myokardinfarkt), Thromboembolien, Lungenembolie, Auge (Katarakt), Ohren, Nierenversagen, Ödeme, Muskelschwäche, Endokrinium, Lunge (Dyspnoe, Pneumonie, pulmonale Hypertonie), Infektionen mit oder ohne Neutropenie, Reaktivierung einer Hepatitis B-Infektion, Sepsis, sekundäre Primärmalignome (akute myeloische Leukämie), Tumorlysesyndrom (vorzeitiger Tod), Tumor-Flare-Reaktion, Geschlechtsorgane (Teratogenität!), Untersuchungen, Allergien.

WW: Vorsicht: Thromboserisiko erhöhende Substanzen (z.B. Erythropoetin, Dexamethason), orale Kontrazeptiva, Warfarin, Statine (Rhabdomyolyse-Risiko erhöht), Digoxin, PGP-Inhibitoren (Ciclosporin, Clarithromycin, Itraconazol, Ketoconazol, Quinidin, Verapamil).

WH: Strenges Empfängnisverhütungsprogramm beachten! Auf Thromboembolien, Blutbildschäden, schwere Hautreaktionen achten. Kontrollen: Niere, Schilddrüse. Risikofaktoren für Myokardinfarkt minimieren. Patienten auf das Risiko von sekundären Primärmalignomen hinweisen. Tumorlyse-Prophylaxe erwägen, Patienten ausreichend hydrieren. Verkehrshinweis.

PG: 21 ST * (EKO: N) [€ 7.011,75]

▼ Revlimid 5 mg - Hartkapseln 55L

(Z.Nr. EU/1/07/391/*) NR. P. L04AX04

ZI: Bristol-Myers Squibb Pharma, Dublin, Irland

Z: 1 Hartkapsel enthält: Lenalidomid 5 mg, Kapselinhalt: Lactose 147 mg (entspr. Lactose, wasserfrei), Cellulose, mikrokristalline, Croscarmellose natrium, Magnesium stearat; Kapselhülle: Gelatine, Titandioxid; Drucktinte: Schellack, Propylenglycol, Eisen(II,III)-oxid, Kaliumhydroxid.

EW: Immunmodulator.

AG: - Erhaltungstherapie bei neu diagnostiziertem multiplem Myelon (NDMM) nach autologer Stammzelltransplantation (AZST).

- Unbehandeltes multiples Myelom (in Kombination mit Dexamethason oder Bortezomid und Dexamethason oder Melphalan und Prednison), wenn Patient nicht transplantierbar.
- In Kombination mit Dexamethason als Therapie der 2. Wahl bei multiplem Myelom.
- Myelodysplastische Syndrome.
- Mantelzell-Lymphom.
- Follikuläres Lymphom (in Kombination mit Rituximab).

AA: Unzerkaut mit Wasser schlucken.
DO: Nach AZST: 1mal tgl. 10 mg Lenalidomid kontinuierlich, nach 3mal 28 Tagen ev. auf 1mal tgl. 15 mg Lenalidomid erhöen. Neu diagnostiziertes Myelom: 1mal tgl. 25 mg Lenalidomid an den Tagen 1-21, dann 7 Tage Pause. Dexamethason 40 mg oralan den Tagen 1/8/15/22. Kombinationen mit Bortezomid bzw. Melphalan siehe Austria Codex- Fachinformation.
Myelom mit Vortherapie: 1mal tgl. 25 mg Lenalidomid an den Tagen 1-21, dann 7 Tage Pause. Dexamethason (40 mg oral) an den Tagen 1-4/9-12/17-20.
Myelodysplastische Syndrome: 1mal tgl. 10 mg Lenalidomid an den Tagen 1-21, dann 7 Tage Pause.
Mantelzell-Lymphom: 1mal tgl. 25 mg Lenalidomid an den Tagen 1-21, dann 7 Tage Pause.
Follikuläres Lymphom: 1mal tgl. 20 mg Lenalidomid an den Tagen 1 - 21, dann 7 Tage Pause. Behandlungsdauer bis zu 12 Zyklen. Rituximab (375 mg/m² i.v.) wöchentlich in Zyklus 1 (Tag 1,8,15 und 22) und am Tag 1 jedes weiteren Zyklus für Zyklus 2 - 5.
Dosisanpassung bei Neutropenie, Thrombopenie bzw. Niereninsuffizienz. Nicht für Kinder und Jugendliche.
Details siehe Austria-Codex - Fachinformation.
SST: Zu Thalidomid strukturverwandt.
Gegenanzeige. Zuverlässige Verhütung (Kondome für männliche Patienten bis 1 Woche nach Behandlungsende) erforderlich. Aufklärungsmaterial für die Abgabe an Frauen im gebärfähigen Alter beachten. Kontrazeption für Frauen von 4 Wochen vor Therapiebeginn bis 4 Wochen nach Therapieende erforderlich. Schwangerschaftstest mindestens alle 4 Wochen. Verschreibung bei gebärfähigen Frauen für höchstens 4 Wochen, für alle anderen Patienten für höchstens 12 Wochen ausstellen.
NW: Venöse Thromboembolie, Grad 3- oder 4-Neutropenie oder Thrombozytopenie, Anämie, ZNS, Parästhesien, periphere Neuropathien, Psyche (Depression, Schlaflosigkeit), Myalgie, Fieber, Magen/Darm, Leberversagen (in Kombination mit Dexamethason), Haut (auch schwere Reaktionen), Labor, Herz (Rhythmusstörungen, Myokardinfarkt), Thromboembolien, Lungenembolie, Auge (Katarakt), Ohren, Nierenversagen, Ödeme, Muskelschwäche, Endokrinium, Lunge (Dyspnoe, Pneumonie, pulmonale Hypertonie), Infektionen mit oder ohne Neutropenie, Reaktivierung einer Hepatitis B-Infektion, Sepsis, sekundäre Primärmalignome (akute myeloische Leukämie), Tumorlysesyndrom (vorzeitiger Tod), Tumor-Flare-Reaktion, Geschlechtsorgane (Teratogenität!), Untersuchungen, Allergien.
WW: Vorsicht: Thromboserisiko erhöhende Substanzen (z.B. Erythropoetin, Dexamethason), orale Kontrazeptiva, Warfarin, Statine (Rhabdomyolyse-Risiko erhöht), Digoxin, PGP-Inhibitoren (Ciclosporin, Clarithromycin, Itraconazol, Ketoconazol, Quinidin, Verapamil).
WH: Strenges Empfängnisverhütungsprogramm beachten! Auf Thromboembolien, Blutbildschäden, schwere Hautreaktionen achten. Kontrollen: Niere, Schilddrüse. Risikofaktoren für Myokardinfarkt minimieren. Patienten auf das Risiko von sekundären Primärmalignomen hinweisen. Tumorlyse-Prophylaxe erwägen, Patienten ausreichend hydrieren. Verkehrshinweis.
PG: 21 ST * (EKO: N) [€ 7.422,55]

▼ *Revlimid 5 mg - Hartkapseln* 55L
(Z.Nr. EU/1/07/391/*) NR. P. Parallelimport. L04AX04
nicht im Handel.

▼ Revlimid 7,5 mg Hartkapseln 55L
(Z.Nr. EU/1/07/391/*) NR. P. L04AX04
ZI: Bristol-Myers Squibb Pharma, Dublin, Irland
Z: 1 Kapsel enthält: Lenalidomid 7,5 mg, Kapselinhalt: Lactose 144,5 mg (entspr. Lactose, wasserfrei), Cellulose, mikrokristalline, Croscarmellose natrium, Magnesium stearat; Kapselhülle: Gelatine, Titandioxid, Eisen(III)-hydroxid-oxid x H2O; Drucktinte: Schellack, Propylenglycol, Eisen(II,III)-oxid, Kaliumhydroxid.
Kurzinformation: siehe Revlimid 5 mg - Hartkapseln, → S. 1225
PG: 21 ST * (EKO: N) [€ 7.640,35]

▼ Revlimid 10 mg - Hartkapseln 55L
(Z.Nr. EU/1/07/391/*) NR. P. L04AX04
ZI: Bristol-Myers Squibb Pharma, Dublin, Irland
Z: 1 Hartkapsel enthält: Lenalidomid 10 mg, Kapselinhalt: Lactose 294 mg (entspr. Lactose, wasserfrei), Cellulose, mikrokristalline, Croscarmellose natrium, Magnesium stearat; Kapselhülle: Gelatine, Titandioxid, Indigocarmin, Eisen(III)-hydroxid-oxid x H2O; Drucktinte: Schellack, Propylenglycol, Eisen(II,III)-oxid, Kaliumhydroxid.
Kurzinformation: siehe Revlimid 5 mg - Hartkapseln, → S. 1225
PG: 21 ST * (EKO: N) [€ 7.835,10]

▼ *Revlimid 10 mg - Hartkapseln* 55L
(Z.Nr. EU/1/07/391/*) NR. P. Parallelimport. L04AX04
nicht im Handel.

▼ Revlimid 15 mg - Hartkapseln 55L
(Z.Nr. EU/1/07/391/*) NR. P. L04AX04
ZI: Bristol-Myers Squibb Pharma, Dublin, Irland
Z: 1 Hartkapsel enthält: Lenalidomid 15 mg, Kapselinhalt: Lactose 289 mg (entspr. Lactose, wasserfrei), Cellulose, mikrokristalline, Croscarmellose natrium, Magnesium stearat; Kapselhülle: Gelatine, Titandioxid, Indigocarmin; Drucktinte: Schellack, Propylenglycol, Eisen(II,III)-oxid, Kaliumhydroxid.
Kurzinformation: siehe Revlimid 5 mg - Hartkapseln, → S. 1225
PG: 21 ST * (EKO: N) [€ 8.241,70]

▼ *Revlimid 15 mg - Hartkapseln* 55L
(Z.Nr. EU/1/07/391/*) NR. P. Parallelimport. L04AX04
nicht im Handel.

▼ Revlimid 20 mg - Hartkapseln 55L
(Z.Nr. EU/1/07/391/*) NR. P. L04AX04
ZI: Bristol-Myers Squibb Pharma, Dublin, Irland
Z: 1 Kapsel enthält: Lenalidomid 20 mg, Kapselinhalt: Lactose 244,5 mg (entspr. Lactose, wasserfrei), Cellulose, mikrokristalline, Croscarmellose natrium, Magnesium stearat; Kapselhülle: Gelatine, Titandioxid, Indigocarmin, Eisen(III)-hydroxid-oxid x H2O; Drucktinte: Schellack, Propylenglycol, Eisen(II,III)-oxid, Kaliumhydroxid.
Kurzinformation: siehe Revlimid 5 mg - Hartkapseln, → S. 1225
PG: 21 ST * (EKO: N) [€ 8.715,25]

▼ Revlimid 25 mg - Hartkapseln 55L
(Z.Nr. EU/1/07/391/*) NR. P. L04AX04
ZI: Bristol-Myers Squibb Pharma, Dublin, Irland
Z: 1 Hartkapsel enthält: Lenalidomid 25 mg, Kapselinhalt: Lactose 200 mg (entspr. Lactose, wasserfrei), Cellulose, mikrokristalline, Croscarmellose natrium, Magnesium stearat; Kapselhülle: Gelatine, Titandioxid; Drucktinte: Schellack, Propylenglycol, Eisen(II,III)-oxid, Kaliumhydroxid.
Kurzinformation: siehe Revlimid 5 mg - Hartkapseln, → S. 1225
PG: 21 ST * (EKO: N) [€ 9.171,65]

▼ *Revlimid 25 mg - Hartkapseln* 55L
(Z.Nr. EU/1/07/391/*) NR. P. Parallelimport. L04AX04
nicht im Handel.

Revolade 12,5 mg - Filmtabletten 20D03
(Z.Nr. EU/1/10/612/*) NR. P. nicht im Handel. B02BX05

Revolade 25 mg - Filmtabletten 20D03
(Z.Nr. EU/1/10/612/*) NR. P. B02BX05
ZI: Novartis Europharm, Dublin, Irland
Z: 1 Filmtablette enthält: Eltrombopag 25 mg (entspr. Eltrombopag olamin), Tablettenkern: Magnesium stearat, Mannitol, Cellulose, mikrokristalline, Povidon K30, Carboxymethylstärke, Natrium Typ A; Filmüberzug: (entspr. Hypromellose) (entspr. Macrogol 400) (entspr. Polysorbat 80) (entspr. Titandioxid).
EW: Antihämorrhagikum (Thrombopoetin-Rezeptor-Agonist); aktiviert Thrombozytopoese.
AG: - Behandlung von Patienten ab 1 Jahr mit primärer Immunthrombozytopenie (ITP), die gegenüber anderen Therapien refraktär ist.
- Thrombozytopenie bei Erwachsenen mit chronischer Hepatitis C-Virus-(HCV)-Infektion (zur Durchführung einer Interferon-Therapie).
- Erworbene schwere aplastische Anämie bei Erwachsenen, wenn refraktär gegen Immunsuppressiva oder für hämatopoetische Stammzelltransplantation nicht geeignet.

AA: Oral, mindestens 2 Std. vor oder 4 Std. nach der Einnahme polyvalenter Kationen (z.B. Antazida, Mineralergänzungsmittel, Kalzium-hältige Nahrungsmittel).
DO: Therapierefraktäre Purpura: Zielwert: Thrombozyten oberhalb der Risikoschwelle für Blutungen (>50.000/µl).
Personen ab 6 Jahren: Initial 1mal tgl. 50 mg, bei Asiaten initial 25mg. Dosisanpassung nach Bedarf; MTD 75 mg.
-Kinder (1-5 Jahre): Initial 1mal tgl. 25 mg.
Thrombozytopenie bei HCV-Infektion: Initial 1mal tgl. 25 mg, Dosisanpassung alle 2 Wochen (Zielwert: Thrombozyten 50.000-75.000/µl). MTD 100 mg.
Schwere aplastische Anämie: Initial 1mal tgl. 50 mg, bei Asiaten 1mal tgl. 25 mg; keine Behandlung bei Chromosom-7-Anomalien. Dosisanpassung alle 2 Wochen entsprechend Thrombozytenzahl

(> 50.000/ml). MTD 150 mg.
Filmtabletten und Suspension sind nicht bioäquivalent!
SST: Nicht empfohlen.
NW: Leber (Enzymanstieg, Hepatotoxizität), Psyche (Schlaflosigkeit), Fieber, Fatigue, Augen (Katarakt), Magen/Darm, Blutbild, Niere, Haut, Arthralgie, Myalgie, periphere Ödeme, thromboembolische Ereignisse, ZNS (Kopfschmerzen, Parästhesie), Husten, Herz/Kreislauf, Beeinflussung von Laboruntersuchungen (Wirkstoff ist stark gefärbt).
WW: Vorsicht: Polyvalente Kationen (4 Std. Abstand), OATP1B1-Substrate (z.B. Methotrexat), BCRP-Substrate (z.B. Topotecan), Statine (Dosisanpassung), Lopinavir/Ritonavir, Ciclosporin (Thrombozytenzahl kontrollieren).
WH: Besondere Vorsicht bei fortgeschrittenen, chronischen Leberschäden (besonders bei HCV-Patienten). Andere Ursachen der Thrombozytopenie ausschließen. Auf Malignome bzw. thromboembolische Ereignisse achten. Kontrollen: Thrombozyten, Leber, Augen (Katarakt). Bei asiatischen Patienten Initialdosis reduzieren. Verkehrshinweis.
PG: 14 ST RE1 (EKO: Y) [€ 711,70], 28 ST RE1 (EKO: Y) [€ 1.389,60]

Revolade 25 mg - Filmtabletten 20D03
(Z.Nr. EU/1/10/612/*) NR. P. Parallelimport. B02BX05
nicht im Handel.

Revolade 25 mg - Filmtabletten 20D03
(Z.Nr. EU/1/10/612/*) NR. P. Parallelimport. B02BX05
nicht im Handel.

Revolade 50 mg - Filmtabletten 20D03
(Z.Nr. EU/1/10/612/*) NR. P. B02BX05
ZI: Novartis Europharm, Dublin, Irland
Z: 1 Filmtablette enthält: Eltrombopag 50 mg (entspr. Eltrombopag olamin), Tablettenkern: Magnesium stearat, Mannitol, Cellulose, mikrokristalline, Povidon K30, Carboxymethylstärke, Natrium Typ A; Filmüberzug: (entspr. Hypromellose) (entspr. Eisen(III)-oxid) (entspr. Eisen(III)-hydroxid-oxid x H2O) (entspr. Macrogol 400) (entspr. Titandioxid).
Kurzinformation: siehe Revolade 25 mg - Filmtabletten, → S. 1226
PG: 14 ST RE1 (EKO: Y) [€ 1.404,90], 28 ST RE1 (EKO: Y) [€ 2.776,05]

Revolade 50 mg - Filmtabletten 20D03
(Z.Nr. EU/1/10/612/*) NR. P. Parallelimport. B02BX05
nicht im Handel.

Revolade 50 mg - Filmtabletten 20D03
(Z.Nr. EU/1/10/612/*) NR. P. Parallelimport. B02BX05
nicht im Handel.

Revolade 75 mg - Filmtabletten 20D03
(Z.Nr. EU/1/10/612/*) NR. P. B02BX05
ZI: Novartis Europharm, Dublin, Irland
Z: 1 Filmtablette enthält: Eltrombopag 75 mg (entspr. Eltrombopag olamin), Tablettenkern: Magnesium stearat, Mannitol, Cellulose, mikrokristalline, Povidon K30, Carboxymethylstärke, Natrium Typ A; Filmüberzug: (entspr. Hypromellose) (entspr. Eisen(II)-oxid) (entspr. Eisen(III)-oxid) (entspr. Macrogol 400) (entspr. Titandioxid).
Kurzinformation: siehe Revolade 25 mg - Filmtabletten, → S. 1226
PG: 14 ST RE1 (EKO: Y) [€ 2.067,55], 28 ST RE1 (EKO: Y) [€ 4.101,25]

Revolade 75 mg - Filmtabletten 20D03
(Z.Nr. EU/1/10/612/*) NR. P. Parallelimport. B02BX05
nicht im Handel.

Revolade 75 mg - Filmtabletten 20D03
(Z.Nr. EU/1/10/612/*) NR. P. Parallelimport. B02BX05
n.l.
V: Orifarm, Leverkusen, Deutschland
Z: 1 Filmtablette enthält: Eltrombopag 75 mg (entspr. Eltrombopag olamin), Tablettenkern: Magnesium stearat, Mannitol, Cellulose, mikrokristalline, Povidon K30, Carboxymethylstärke, Natrium Typ A; Filmüberzug: (entspr. Hypromellose) (entspr. Eisen(II)-oxid) (entspr. Eisen(III)-oxid) (entspr. Macrogol 400) (entspr. Titandioxid).
PG: 28 ST * (EKO: N) [€ 4.042,40 n.l.]

Revolade 25 mg - Pulver zur Herstellung einer Suspension zum Einnehmen 20D03
(Z.Nr. EU/1/10/612/*) NR. P. B02BX05
ZI: Novartis Europharm, Dublin, Irland
Z: 1 Beutel enthält: Eltrombopag 25 mg (entspr. Eltrombopag di(olamin)), Mannitol, Sucralose, Xanthan gummi.
EW: Antihämorrhagikum (Thrombopoetin-Rezeptor-Agonist); aktiviert Thrombozytopoese.
AG: - Behandlung von Patienten ab 1 Jahr mit primärer Immunthrombozytopenie (ITP), die gegenüber anderen Therapien refraktär ist.
- Thrombozytopenie bei Erwachsenen mit chronischer Hepatitis C-Virus-(HCV)-Infektion (zur Durchführung einer Interferon-Therapie).
- Erworbene schwere aplastische Anämie bei Erwachsenen, wenn refraktär gegen Immunsuppressiva oder für hämatopoetische Stammzelltransplantation nicht geeignet.
AA: Anwendung oral, mindestens 2 Std. vor oder 4 Std. nach der Einnahme polyvalenter Kationen (z.B. Antazida, Mineralergänzungsmittel, Kalzium-hältige Nahrungsmittel). Suspension mit 20 ml Wasser herstellen, Details siehe Austria Codex Fachinformation.
DO: Therapierefraktäre Purpura: Zielwert: Thrombozyten oberhalb der Risikoschwelle für Blutungen (>50.000/µl).
Personen ab 6 Jahren: Initial 1mal tgl. 50 mg, bei Asiaten initial 25mg. Dosisanpassung nach Bedarf; MTD 75 mg.
-Kinder (1-5 Jahre): Initial 1mal tgl. 25 mg.
Thrombozytopenie bei HCV-Infektion: Initial 1mal tgl. 25 mg, Dosisanpassung alle 2 Wochen (Zielwert: Thrombozyten 50.000-75.000/µl). MTD 100 mg.
Schwere aplastische Anämie: Initial 1mal tgl. 50 mg, bei Asiaten 1mal tgl. 25 mg; keine Behandlung bei Chromosom-7-Anomalien. Dosisanpassung alle 2 Wochen entsprechend Thrombozytenzahl (> 50.000/ml). MTD 150 mg.
Filmtabletten und Suspension sind nicht bioäquivalent!
SST: Nicht empfohlen.
NW: Leber (Enzymanstieg, Hepatotoxizität), Psyche (Schlaflosigkeit), Fieber, Fatigue, Augen (Katarakt), Magen/Darm, Blutbild, Niere, Haut, Arthralgie, Myalgie, periphere Ödeme, thromboembolische Ereignisse, ZNS (Kopfschmerzen, Parästhesie), Husten, Herz/Kreislauf, Beeinflussung von Laboruntersuchungen (Wirkstoff ist stark gefärbt).
WW: Vorsicht: Polyvalente Kationen (4 Std. Abstand), OATP1B1-Substrate (z.B. Methotrexat), BCRP-Substrate (z.B. Topotecan), Statine (Dosisanpassung), Lopinavir/Ritonavir, Ciclosporin (Thrombozytenzahl kontrollieren).
WH: Besondere Vorsicht bei fortgeschrittenen, chronischen Leberschäden (besonders bei HCV-Patienten). Andere Ursachen der Thrombozytopenie ausschließen. Auf Malignome bzw. thromboembolische Ereignisse achten. Kontrollen: Thrombozyten, Leber, Augen (Katarakt). Bei asiatischen Patienten Initialdosis reduzieren. Verkehrshinweis.
PG: 30 ST * (EKO: N) [€ 1.496,10]

Revozyn RTU 400 mg/ml - Injektionssuspension für Rinder 801BA, 826, 834B
(Z.Nr. 8-38231) NR. P. VNW. QJ01CE90
ZI: Eurovet Animal Health, Bladel, Niederlande
Z: 1 ml Injektionssuspension enthält: Penethamat hydroiodid 400 mg (entspr. Penethamat 308,8 mg), Ethyl oleat, Lecithin.
EW: Beta-Laktamase-empfindliches Penicillin.
AG: (Sub)klinische Mastitis durch Penicillin-empfindliche Staphylokokken und Streptokokken bei laktierenden Kühen.
AA: Nur i.m.; cave i.v.
DO: 2,5-3,75 ml/100 kg KG 1mal tgl. über 3 Tage.
SST: Anwendung möglich.
NW: Haut (leichte Reaktionen bis anaphylaktischer Schock).
WW: Nicht mit bakteriostatischen Antibiotika anwenden.
VNW: Essbare Gewebe 10 Tage, Milch 4 Tage.
PG: 50 ML VNW [€ 49,25]

Rewellfem 10 Mikrogramm - Vaginaltabletten 29G04
(Z.Nr. 1-40403) RP. P. nicht im Handel. G03CA03

Reyataz 100 mg - Hartkapseln 35E04
(Z.Nr. EU/1/03/267/*) NR. P. nicht im Handel. J05AE08

Reyataz 150 mg - Hartkapseln 35E04
(Z.Nr. EU/1/03/267/*) NR. P. nicht im Handel. J05AE08

Reyataz 200 mg - Hartkapseln 35E04
(Z.Nr. EU/1/03/267/*) NR. P. J05AE08
ZI: Bristol-Myers Squibb Pharma, Dublin, Irland
Z: 1 Kapsel enthält: Atazanavir 200 mg (entspr. Atazanavir sulfat), Kapselinhalt: Crospovidon, Lactose monohydrat, Lactose 109,57 mg, Magnesium stearat; Kapselhülle: Gelatine, Indigocarmin, Titandioxid; Drucktinte, weiss: (entspr. Schellack) (entspr. Titandioxid) (entspr. Ammoniumhydroxid) (entspr. Propylenglycol) (entspr. Simeticon).
Kurzinformation: siehe Atazanavir Krka 300 mg - Hartkapseln, → S. 140

R

PG: 60 ST RE2 (EKO: Y) [€ 465,00]

Reyataz 200 mg - Hartkapseln 35E04
(Z.Nr. EU/1/03/267/*) NR. P. Parallelimport. J05AE08
nicht im Handel.

Reyataz 200 mg - Hartkapseln 35E04
(Z.Nr. EU/1/03/267/*) NR. P. Parallelimport. J05AE08
nicht im Handel.

Reyataz 300 mg - Hartkapseln 35E04
(Z.Nr. EU/1/03/267/*) NR. P. J05AE08
ZI: Bristol-Myers Squibb Pharma, Dublin, Irland
Z: 1 Kapsel enthält: Atazanavir 300 mg (entspr. Atazanavir sulfat), Kapselinhalt: Crospovidon, Lactose monohydrat, Lactose 164,36 mg, Magnesium stearat; Kapselhülle: Gelatine, Eisen(II,III)-oxid, Eisen(III)-oxid, Eisen(III)-oxidhydrat, Indigocarmin, Titandioxid; Drucktinte, weiss: (entspr. Schellack) (entspr. Titandioxid) (entspr. Ammoniumhydroxid) (entspr. Propylenglycol) (entspr. Simeticon).
Kurzinformation: siehe Atazanavir Krka 300 mg - Hartkapseln, → S. 140
PG: 30 ST RE2 (EKO: Y) [€ 461,90]

Reyataz 300 mg - Hartkapseln 35E04
(Z.Nr. EU/1/03/267/*) NR. P. Parallelimport. J05AE08
nicht im Handel.

Reyataz 300 mg - Hartkapseln 35E04
(Z.Nr. EU/1/03/267/*) NR. P. Parallelimport. J05AE08
nicht im Handel.

Reyataz 300 mg - Hartkapseln 35E04
(Z.Nr. EU/1/03/267/*) NR. P. Parallelimport. J05AE08
nicht im Handel.

Reyataz 300 mg - Hartkapseln 35E04
(Z.Nr. EU/1/03/267/*) NR. P. Parallelimport. J05AE08
nicht im Handel.

Reyataz 300 mg - Hartkapseln 35E04
(Z.Nr. EU/1/03/267/*) NR. P. Parallelimport. J05AE08
V: Inopha, Ludwigsfelde, Deutschland
Z: 1 Kapsel enthält: Atazanavir 300 mg (entspr. Atazanavir sulfat), Kapselinhalt: Crospovidon, Lactose monohydrat, Lactose 164,36 mg, Magnesium stearat; Kapselhülle: Gelatine, Eisen(II,III)-oxid, Eisen(III)-oxid, Eisen(III)-oxidhydrat, Indigocarmin, Titandioxid; Drucktinte, weiss: (entspr. Schellack) (entspr. Titandioxid) (entspr. Ammoniumhydroxid) (entspr. Propylenglycol) (entspr. Simeticon).
PG: 30 ST RE2 (EKO: Y) [€ 461,90]

R

Reyataz 300 mg - Hartkapseln 35E04
(Z.Nr. EU/1/03/267/*) NR. P. Parallelimport. J05AE08
n.I.
V: Orifarm, Leverkusen, Deutschland
Z: 1 Kapsel enthält: Atazanavir 300 mg (entspr. Atazanavir sulfat), Kapselinhalt: Crospovidon, Lactose monohydrat, Lactose 164,36 mg, Magnesium stearat; Kapselhülle: Gelatine, Eisen(II,III)-oxid, Eisen(III)-oxid, Eisen(III)-oxidhydrat, Indigocarmin, Titandioxid; Drucktinte, weiss: (entspr. Schellack) (entspr. Titandioxid) (entspr. Ammoniumhydroxid) (entspr. Propylenglycol) (entspr. Simeticon).
PG: 30 ST * (EKO: N) [€ 467,80 n.I.]

Reyataz 50 mg - Pulver zum Einnehmen 35E04
(Z.Nr. EU/1/03/267/*) NR. P. nicht im J05AE08
Handel.

Rezolsta 800 mg/150 mg - Filmtabletten 35E04
(Z.Nr. EU/1/14/967/*) NR. P. J05AR14
ZI: Janssen-Cilag International, Beerse, Belgien
Z: 1 Filmtablette enthält: Darunavir 800 mg (entspr. Darunavir ethanolat), Cobicistat 150 mg, Tablettenkern: Hypromellose, Siliciumdioxid, hochdisperses, Cellulose, mikrokristallin, silifiziert, Crospovidon, Magnesium stearat; Filmüberzug: Poly(vinylalkohol), teilweise hydrolysiert, Macrogol 3350, Titandioxid, Talkum, Eisen(III)-oxid, Eisen(II,III)-oxid.
EW: Antivirale Kombination.
AG: HIV1-Infektion.
AA: 30 min nach einer Mahlzeit im Ganzen (oder ev. in 2 Teilen) schlucken.
DO: Personen ab 40 kg KG: 1mal tgl. 1 FT. Keine Daten bei Kindern. Bei Kindern unter 3 Jahren nicht anwenden.
GA: Schwere Leberschäden.
SST: Während der Schwangerschaft keine Behandlung beginnen, bei Eintritt einer Schwangerschaft zu anderem Therapieregime (z.B. Darunavir/Ritonavir) wechseln. Nicht stillen.
NW: Magen/Darm (Diarrhö, Übelkeit), Kopfschmerzen, Haut (auch schwere Reaktionen), Diabetes, Überempfindlichkeit, Immunrekonstitutionssyndrom, Erbrechen, Leber, Osteonekrose, Niere, Myokardinfarkt, Gewichtszunahme, Anstieg von Blutlipiden und Blutglukose, anomale Träume, Myalgie, Ermüdung.
WW: Kontraindiziert: Carbamazepin, Phenobarbital, Phenytoin, Rifampicin, Lopinavir/Ritonavir, Johanniskraut, Alfuzosin, Amiodaron, Bepridil, Dronedaron, Ivabradin, Chinidin, Ranolazin, Astemizol, Terfenadin, Colchicin bei Nieren- und/oder Leberschäden, Rifampicin, Ergotderivate, Cisaprid, Dapoxetin, Domperidon, Naloxegol, Lurasidon, Pimozid, Quetiapin, Sertindol, Elbasvir/Grazoprevir, Triazolam, Midazolam oral, Sildenafil zur Behandlung der pulmonalen arteriellen Hypertonie, Avanafil, Simvastatin, Lovastatin, Dabigatran, Ticagrelor, Lomitapid. Nicht empfohlen: Therapieregime mit Ritonavir oder Cobicistat. Tadalafil, Etravirin, Nevirapin, Everolimus.
WW mit vielen anderen Arzneimitteln möglich (Details siehe Austria Codex - Fachinformation).
WH: Virologisches Ansprechen regelmäßig überprüfen. Vorsicht bei Sulfonamidallergie. Auf schwere Hautreaktionen, Leberschäden, Diabetes, Lipodystrophie, Osteonekrose achten. Kontrollen: Leber, Niere. Verkehrshinweis.
PG: 30 ST * (EKO: N) [€ 710,90]

🐾 *Rhemox 500 mg/g - Pulver zum Eingeben über das Trinkwasser für Schweine, Masthähnchen, Mastenten und Mastputen* 801AA
(Z.Nr. 8-36487) NR. P. VNW. nicht im QJ01CA04
Handel.

🐾 **Rhemox Forte 1000 mg/g - Pulver zum Eingeben über das Trinkwasser für Hühner, Enten und Puten** 801AA
(Z.Nr. 8-36925) NR. P. VNW. QJ01CA04
ZI: Livisto Int'l, Cerdanyola del Valles, Spanien
Z: 1 g Pulver enthält: Amoxicillin trihydrat 1000 mg (entspr. Amoxicillin 871,24 mg).
EW: Beta-Laktam-Antibiotikum.
AG: Infektionen durch Amoxicillin- empfindliche Bakterien bei Hühnern, Enten und Puten.
AA: Zum Eingeben über das Trinkwasser.
DO: Tierarzneimittel pro Tag (g) = Anzahl der Vögel x durchschnittliches Lebendgewicht (kg) : 50 (bei 20 mg/kg KG) oder 66 (bei 15 mg/kg KG) Hühner: 15 mg Amoxicillin-Trihydrat /kg KG tgl. über 3 - 5 Tage.
Enten: 20 mg Amoxicillin-Trihydrat /kg KG tgl. über 3 Tage.
Puten: 15 - 20 mg Amoxicillin-Trihydrat /kg KG tgl. über 3 -5 Tage.
GA: Wiederkäuer, Pferde, Hasenartige, Nager.
SST: Nutzen/Risiko-Abwägung.
NW: Überempfindlichkeit.
WW: Bakteriostatische Antibiotika antagonistisch; Neomycin nicht anwenden (verhindert orale Resorption von Penicillin).
WH: Auf Überempfindlichkeitsreaktionen achten.
VNW: Essbare Gewebe: Hühner 1 Tag, Puten 5 Tage, Enten 9 Tage. Nicht für Tiere, deren Eier für menschlichen Verzehr vorgesehen sind. Nicht innerhalb von 3 Wochen vor Legebeginn anwenden.
PG: 1 KG VNW [€ 249,40]

Rhesonativ 625 I.E./ml Injektionslösung 20H,
(Z.Nr. 2-00386) NR. P. E. nicht im Handel. 36C03
J06BB01

RheumaCare - Tabletten 02X
(Z.Nr. 3-00081) RPF. P. V03AX
ZI: Marien Apotheke, Dr.H.Reuther/Inh.C.Reither, Prien, Deutschland
Z: 1 Tablette enthält: Causticum Hahnemanni (Homöopathie) D6 50 mg, Ferrum phosphoricum (Homöopathie) D6 50 mg, Ledum palustre (Homöopathie) D2 50 mg, Rhododendron (Homöopathie) D2 3,2 mg, Lactose monohydrat 179 mg, Magnesium stearat, Maisstärke, Stärke, vorverkleistert.
EW: Homöopathikum.
AG: Rheumatische Erkrankungen.
AA: Vor den Mahlzeiten Tabletten im Mund zergehen lassen.
DO: Akut 1 Tablette alle halbe bis ganze Stunde (MTD 12 Tabletten), chronisch 1-3mal tgl. 1 Tablette. Nicht für Kinder.
SST: Vorsicht.
PG: 50 ST * (EKO: N) [€ 13,95], 150 ST * (EKO: N) [€ 24,90]

Rheumesser 3 ml - Ampullen 13B09
(Z.Nr. 0-17397) NR. P. E. M01BA
ZI: G.L. Pharma, Lannach
Z: 1 Ampulle zu 3 ml enthält: Kebuzon 450 mg, Salicylamid-O-essigsäure 150 mg, Dexamethason 3,5 mg, Cyanocobalamin 2,5 mg (entspr. Vit B12), Lidocain 5 mg, Meglumin,

Natriumhydroxid ca. 62,2 mg, Wasser für Injektionszwecke, Salzsäure 1N.
EW: Kombination nichtsteroidales Antirheumatikum + Glukokortikoid + Lokalanästhetikum + Vitamin B_{12}.
AG: Kurzzeitbehandlung akuter schmerzhafter Entzündungen bei rheumatischen Erkrankungen, Neuritiden, Zervikalsyndrom, Ischialgien, Lumbago.
AA: I.m. Injektion.
Details siehe Austria-Codex - Fachinformation.
Cave intraarterielle oder s.c. Injektion.
DO: 1 Ampulle 1mal tgl. morgens; kurzfristige Anwendung im Abstand von 4-7 Tagen. Für Kinder und Jugendliche kontraindiziert.
GA: Analgetika-Intoleranz, Gastritits, Magen-Darm-Ulcera, schwere Herzerkrankungen, Leber-, Nierenschäden, Schilddrüsenerkrankungen, Myopathien, Myasthenie, Osteoporose, Psychosen, Glaukom, Blutbildstörungen, Lupus erythematodes, Sjögren-Syndrom, Virosen, Amöben, Systemmykosen, 8 Wochen vor bis 2 Wochen nach Schutzimpfungen, Lymphome nach BCG-Impfungen.
SST: Gegenanzeige.
NW: Magen/Darm (Blutungen), ZNS, Überempfindlichkeit, Ödeme, Blutbildungsstörungen, Gerinnungsstörungen, Leber-, Nieren-, Pankreasstörungen, Hyperglykämie, Kreislaufstörungen, Hörstörungen, Parotitis, Struma, Einzelfälle Stevens-Johnson- bzw. Lyell-Syndrom, Lupus erythematodes, erhöhtes Infektrisiko, Abschwächung der Immunvorgänge, lokale Komplikationen, Sehstörungen (Glaukom, Katarakt).
Glukokortikoid-Nebenwirkungen beachten.
WW: Vorsicht: Insulin, Sulfonylharnstoffe (Hypo-/Hyperglykämie), Antikoagulantien (Blutungsneigung), Alkohol (Ulcera), Sulfonamide, Lithium, Methotrexat (toxisch), Phenytoin (toxisch), Barbiturate (verstärkt), Herzglykoside, Antihypertensiva (vermindert), Kontrazeptiva (Schutz vermindert), Urikosurika (vermindert).
Wirkungsverminderung durch Barbiturate, Promethazin, Chlorphenamin, Rifampicin, Hydantoine. Erhöhtes Nebenwirkungsrisiko mit CYP3A4-Hemmern einschließlich Cobicistat.
Verstärkung durch anabole Steroide und Methylphenidat.
WH: Nur zur Kurzzeitbehandlung bei strengster Indikationsstellung. Nicht mischen! Vorsicht bei Hypertonie, frischem Herzinfarkt, Epilepsie, Asthma, Glukose-6 Phosphat-Dehydrogenase-Mangel. Kontrollen: Blutbild, Leber, Niere. Verkehrshinweis. Auf schwere Hautreaktionen achten. Schutzimpfungen unterlassen. Funikuläre Myelose oder Perniziosa kann verschleiert werden. Zusätzliche Entzündungshemmer vermeiden. Positive Dopingkontrollen möglich.
PG: 1 ST (2) (EKO: G) [€ 3,10], 3 ST * (EKO: N) [€ 14,75]

🐾 *Rheumocam 330 mg - Granulat für Pferde* 802AD
(Z.Nr. EU/2/07/078/*) RP. P. VNW. nicht im Handel. QM01AC06

🐾 Rheumocam 5 mg/ml - Injektionslösung für Hunde und Katzen 802AD

(Z.Nr. EU/2/07/078/*) RP. P. QM01AC06
ZI: Chanelle Pharmaceuticals Manufacturing, Galway, Irland
Z: 1 ml Injektionslösung enthält: Meloxicam 5 mg, Ethanol 96% (V/V) 159,8 mg, Poloxamer 188, Macrogol 400, Glycin, Natrium edetat, Natriumhydroxid, Salzsäure, Meglumin, Wasser für Injektionszwecke.
EW: Nichtsteroidales Antiphlogistikum.
AG: Hunde: Entzündungen und Schmerzen bei Erkrankungen des Bewegungsapparates, postoperative Schmerzen und Entzündungen nach orthopädischen Eingriffen und Weichteiloperationen.
Katzen: Postoperative Schmerzen nach Ovariohysterektomie und kleineren Weichteiloperationen.
AA: S.c. oder i.v.
DO: Hunde: Einmalig 0,2 mg/kg KG s.c., zur Verminderung postoperativer Schmerzen s.c. oder i.v.
Katzen: Einmalig 0,3 mg/kg KG s.c. vor dem Eingriff.
GA: Leber-, Herz-, Nierenschäden, Magen/Darm-Störungen, Gerinnungsstörungen, Tiere unter 6 Wochen, Katzen unter 2 kg KG.
SST: Nicht anwenden.
NW: Magen/Darm, Niere, Leber, anaphylaktoide Reaktionen.
WW: Nicht mit Glukokortikoiden oder anderen Entzündungshemmern verabreichen. Potentiell nephrotoxische Arzneimittel vermeiden. Vorsicht mit Narkotika.
WH: Bei schwerer Dehydratation, Hypovolämie oder Hypotension nicht anwenden.
PG: 20 ML VT [€ 59,55]

🐾 *Rheumocam 5 mg/ml - Injektionslösung für Rinder und Schweine* 802AD, 807AZ
(Z.Nr. EU/2/07/078/*) RP. P. VNW. nicht im Handel. QM01AC06

🐾 Rheumocam 20 mg/ml - Injektionslösung für Rinder, Schweine und Pferde 807AZ, 802AD

(Z.Nr. EU/2/07/078/*) RP. P. VNW. QM01AC06
ZI: Chanelle Pharmaceuticals Manufacturing, Galway, Irland
Z: 1 ml Injektionslösung enthält: Meloxicam 20 mg, Ethanol 159,8 mg, Poloxamer 188, Macrogol 400, Glycin, Natriumhydroxid, Salzsäure, Meglumin, Wasser für Injektionszwecke.
EW: Nichtsteroidales Antiphlogistikum.
AG: Rinder: Akute Atemwegsinfektionen oder akute Mastitis (zusammen mit Antibiotika); Durchfallerkrankungen bei Kälbern ab 1 Woche und nicht-laktierenden Jungrindern (zusammen mit oraler Flüssigkeitstherapie).
Schweine: Lahmheits- und Entzündungssymptome bei nicht-infektiösen Bewegungsstörungen. Puerperale Septikämie und Toxämie (zusammen mit Antibiotika).
Pferde: Akute und chronische Erkrankungen des Bewegungsapparats, Schmerzlinderung bei Kolik.
AA: S.c., i.v., i.m.
DO: Rinder: Einmalig 0,5 mg/kg KG s.c. oder i.v.
Schweine: Einmalig 0,4 mg/kg KG i.m.
Pferde: Einmalig 0,6 mg/kg KG i.v.
GA: Pferde unter 6 Wochen, Leber-, Herz-, Nieren-, Blutbildschäden, Magen/Darm-Ulzera.
SST: Anwendung bei Rindern und Schweinen möglich; nicht bei tragenden oder laktierenden Stuten anwenden.
NW: Lokale Schwellung. Sehr selten anaphylaktoide Reaktionen.
WW: Nicht mit Glukokortikoiden, anderen Entzündungs- oder Gerinnungshemmern verabreichen.
WH: Bei schwerer Dehydratation, Hypovolämie oder Hypotension nicht anwenden.
VNW: Essbare Gewebe: Rind 15 Tage, Schwein und Pferd 5 Tage. Milch: Rind 5 Tage. Nicht für Stuten, deren Milch für menschlichen Verzehr vorgesehen ist.
PG: 50 ML VNW [€ 82,40]

🐾 *Rheumocam 1 mg - Kautabletten für Hunde* 802AD
(Z.Nr. EU/2/07/078/*) RP. P. nicht im Handel. QM01AC06

🐾 Rheumocam 2,5 mg - Kautabletten für Hunde 802AD

(Z.Nr. EU/2/07/078/*) RP. P. QM01AC06
ZI: Chanelle Pharmaceuticals Manufacturing, Galway, Irland
Z: 1 Kautablette enthält: Meloxicam 2,5 mg, Lactose monohydrat, Cellulose, mikrokristallin, siliziumhältig, Natrium citrat, Crospovidon, Talkum, Schweinefleischaroma, Magnesium stearat.
EW: Nichtsteroidales Antiphlogistikum.
AG: Erkrankungen des Bewegungsapparates bei Hunden.
AA: Oral.
DO: Initial 0,2 mg/kg KG am 1.Tag, dann tgl. 0,1 mg/kg KG.
GA: Trächtigkeit, Laktation, Magen/Darm-, Herz-, Leber-, Nierenschäden, Gerinnungsstörungen, erste 6 Lebenswochen, dehydrierte Tiere.
NW: Magen/Darm, Lethargie, Nierenversagen.
WW: Nicht mit anderen Entzündungshemmern verabreichen.
PG: 100 ST VT [€ 102,90]

🐾 *Rheumocam 0,5 mg/ml - Suspension zum Eingeben für Katzen* 802AD
(Z.Nr. EU/2/07/078/*) RP. P. nicht im Handel. QM01AC06

🐾 Rheumocam 1,5 mg/ml - Suspension zum Eingeben für Hunde 802AD

(Z.Nr. EU/2/07/078/*) RP. P. QM01AC06
ZI: Chanelle Pharmaceuticals Manufacturing, Galway, Irland
Z: 1 ml Suspension enthält: Meloxicam 1,5 mg, Natriumbenzoat 5 mg, Saccharin natrium, Carmellose natrium, Siliciumdioxid, hochdisperses, Citronensäure monohydrat, D-Glucitol Wasser 70%, Natrium monohydrogenphosphat 12-Wasser, Honig-Aroma.
EW: Nichtsteroidales Antiphlogistikum.
AG: Erkrankungen des Bewegungsapparates bei Hunden.
AA: Oral.
DO: Initial 0,2 mg/kg KG am 1.Tag, dann tgl. 0,1 mg/kg KG.
GA: Trächtigkeit, Laktation, Magen/Darm-, Herz-, Leber-, Nierenschäden, Gerinnungsstörungen, erste 6 Lebenswochen, dehydrierte Tiere.
NW: Magen/Darm, Lethargie, Nierenversagen.
WW: Nicht mit anderen Entzündungshemmern verabreichen.
WH: Bei Katzen 0,5 mg/ml-Suspension verwenden.
PG: 15 ML VT [€ 18,15], 42 ML VT [€ 25,65], 100 ML VT [€ 47,35], 200 ML VT [€ 68,65]

R

Rheumocam 15 mg/ml - Suspension zum Eingeben für Pferde
802AD

(Z.Nr. EU/2/07/078/*) RP. P. QM01AC06
ZI: Chanelle Pharmaceuticals Manufacturing, Galway, Irland
Z: 1 ml Suspension enthält: Meloxicam 15 mg, Natriumbenzoat 5 mg, Saccharin natrium, Carmellose natrium, Siliciumdioxid, hochdisperses, Citronensäure monohydrat, Sorbitlösung 70% (nicht kristallisierend), Natriummonohydrogenphosphat Dodecahydrat, Honig-Aroma, Wasser, gereinigtes.
EW: Nichtsteroidales Antiphlogistikum.
AG: Akute und chronische Erkrankungen des Bewegungsapparates.
AA: Mit dem Futter oder direkt in das Maul mit beiliegender Dosierspritze.
DO: 0,6 mg/kg KG einmal tgl. bis zu 14 Tagen.
GA: Magen/Darm-, Leber-, Herz-, Nieren-, Gerinnungsstörungen, Tiere unter 6 Wochen.
SST: Nicht empfohlen.
NW: Leichte Urtikaria, Diarrhoe, Appetitverlust, Lethargie, abdominaler Schmerz, Colitis.
WW: Nicht zusammen mit Glukokortikoiden, anderen nicht-steroidalen Antiphlogistika oder Antikoagulantien anwenden.
WH: Nicht bei dehydrierten, hypovolämischen oder hypotonischen Tieren anwenden.
VNW: Essbare Gewebe: 3 Tage.
PG: 100 ML VN [€ 43,20], 250 ML VN [€ 86,10]

Rheumon-Depot - Ampullen
13B04

(Z.Nr. 1-18420) RP. P. M01AG
ZI: Meda Pharma, Wien
Z: 1 Ampulle mit 2 ml enthält: Etofenamat 1000 mg, Triglyceride, mittelkettige.
EW: Protrahiert (ca. 24 Stunden) antirheumatisch, antiphlogistisch, analgetisch.
AG: Rheumatische Erkrankungen (entzündlich und degenerativ): Knochen, Gelenke, Weichteile; stumpfe Verletzungen, postoperativ; unterstützend bei chronischer Polyarthritis.
AA: Tief i.m.
DO: 1 Ampulle. Wiederholung nach jeweils 16 Stunden möglich, nicht mehr als 3 Ampullen insgesamt über 48 Std. Nicht für Kinder und Jugendliche.
GA: Magen-Darm-Geschwüre, Gerinnungsstörungen, schwere Leber-, Nieren-, Herzschäden, Blutungen aller Art, Blutbildungsstörungen.
SST: Zwingende Indikationsstellung im 1. und 2. Trimenon. Gegenanzeige im 3. Trimenon und in der Stillzeit.
NW: Magen/Darm (Blutungen, Ulzera und Perforationen), Ödeme, Bluthochdruck, Herzinsuffizienz, ZNS, Psyche, Haut (auch schwere Reaktionen), Veränderungen an der Einstichstelle, Infektionen, Überempfindlichkeitsreaktionen.
WW: Nicht empfohlen: Andere COX-2-Hemmer. Vorsicht: Diuretika bzw. Beta-Blocker (Abschwächung), Kortikosteroide (Ulzera, Blutungen), Thrombozytenhemmer, SSRIs (Blutungen), Alkohol (Magen/Darm- Blutungen), Antikoagulantien (Blutungsrisiko), Sulfonylharnstoffe (verstärkt), Probenecid oder Sulfinpyrazon (verzögerte Ausscheidung).
WH: Vorsicht bei älteren Patienten, unkontrolliertem Bluthochdruck, Gefäßerkrankungen, Porphyrie, Analgetika-Asthma, Lupus erythematodes, Mischkollagenosen. Schockgefahr beachten. Verkehrshinweis.
PG: 3 ST (EKO: G) [€ 7,00]

Rheumon - Creme
13F01

(Z.Nr. 1-18381) RP. P. n.l. M02AA06
ZI: Meda Pharma, Wien
Z: 1 g enthält: Etofenamat 50 mg, Benzylalkohol 15 mg, Zitronensäure monohydrat, Glycerolmonostearat, Isopropyl myristat, Macrogol-4000-stearat, Hymetellose, Natrium citrat, Wasser, gereinigtes.
PG: 40 G (2) (EKO: G) [€ 3,40 n.l.], 100 G * (EKO: N) [€ 8,70 n.l.]

Rheumon - Gel
13F01

(Z.Nr. 1-16487) RP. P. M02AA06
ZI: Meda Pharma, Wien
Z: 1 g enthält: Etofenamat 50 mg, Carbomer 980, Macrogol 400, Emulgin M 8, Natriumhydroxid, 2-Propanol, Wasser, gereinigtes.
EW: Antirheumatisch, antiphlogistisch, analgetisch.
AG: Unterstützend bei Schmerzen durch stumpfe Traumen und bei Schmerzen der gelenknahen Weichteile bei Arthrose.
AA: Auf der Haut möglichst gezielt auf das schmerzende Gebiet auftragen.
DO: 3-4mal tgl. einen 5-10 cm langen Strang auftragen. MTD 660 mg Etofenamat. Max. 2 Wochen anwenden. Bei Kindern und Jugendlichen nicht anwenden.
GA: Offene Verletzungen, Entzündungen oder Infektionen der Haut.
SST: Nutzen/Risiko-Abwägung im 1. und 2. Trimenon. Gegenanzeige im 3. Trimenon. In der Stillzeit nur kurzzeitig und kleinflächig und nicht im Brustbereich anwenden.
NW: Hautreizung, Überempfindlichkeit.
WH: Nicht auf ekzematöser Haut oder auf Schleimhäuten anwenden. Vorsicht bei Analgetika-Überempfindlichkeit, Asthma. Behandelte Körperbereiche 2 Wochen lang keiner UV-Bestrahlung aussetzen.
PG: 40 G (2) (EKO: G) [€ 3,40], 100 G * (EKO: N) [€ 8,70]

Rheutrop - Kapseln
13B01

(Z.Nr. 1-17447) RP. P. M01AB11
ZI: Meda Pharma, Wien
Z: 1 Kapsel enthält: Acemetacin 60 mg, Kapselhülle: Natriumdodecylsulfat, Gelatine, Eisenoxid rot, Eisenoxid gelb, Titandioxid, Kapselinhalt: Lactose monohydrat 73,9 mg, Magnesium stearat, Siliciumdioxid, hochdisperses, Talkum.
EW: Nichtsteroidaler Entzündungshemmer.
AG: Entzündliche und degenerative Gelenkserkrankungen, akute Gichtanfälle, Weichteilaffektionen, psoriatische Arthritis, Entzündungen nach Operationen und stumpfen Verletzungen, Thrombophlebitis.
AA: Unzerkaut mit Flüssigkeit während der Mahlzeiten.
DO: 1(-3)mal tgl. 1 Kapsel. Bei akutem Gichtanfall 3 Kapseln, MTD 5-10 Kapseln. Für Kinder und Jugendliche nicht empfohlen.
GA: Magen-Darm-Ulcera, Analgetika-Asthma, aktive Blutungen, Blutbildungs- störungen, schwere Herzinsuffizienz.
SST: Kontraindikation im 3. Trimenon und in der Stillperiode, sonst strenge Indikationsstellung.
NW: Magen-Darm (ev. Ulcera), ZNS (Augen, Ohren, Schwindel), Psyche, Haut (auch schwere Reaktionen), Ödem, Hypertonie, Herzinsuffizienz, Leber-, Nieren-, Knochenmarksschäden.
WW: Andere Entzündungshemmer nicht gleichzeitig anwenden. Nicht mit Triamteren anwenden (akutes Nierenversagen). Vorsicht: Digoxin, Phenytoin, Lithium, Antikoagulantien, orale Antidiabetika, Corticoide, Alkohol (Magen-Darm-Blutungsrisiko erhöht), Probenecid, Sulfinpyrazon (erhöhte Wirkung), Blutdrucksenker oder Diuretika (Wirkungsabnahme), Lithium (erhöhte Plasmaspiegel), Methotrexat, Ciclosporin (erhöhte Toxizität), Antacida (verringern Resorptionsrate), Penicillin.
WH: Vorsicht bei Magen/Darm-Erkrankungen in der Anamnese, Leber-, Nieren- insuffizienz, Gerinnungsstörungen, schweren psychischen Erkrankungen, Epilepsie, Parkinsonismus, hohem Lebensalter, schwerer Hypertonie, Colitis ulcerosa, M. Crohn. Kontrolle: Leber, Niere, Augen, Blutbild, Gerinnung. Verkehrshinweis. Auf gastrointestinale Blutungen, kardio- vaskuläre und zerebrovaskuläre Effekte und schwere Hautreaktionen achten. Nicht bei Varicella/Zoster-Infektionen anwenden. Larvieren von Infektionskranheiten möglich.
PG: 10 ST * (EKO: N) [€ 4,95], 30 ST * (EKO: N) [€ 11,85], 50 ST * (EKO: N) [€ 17,10]

Rheutrop retard - Kapseln
13B01

(Z.Nr. 1-18567) RP. P. M01AB11
ZI: Meda Pharma, Wien
Z: 1 Kapsel enthält: Acemetacin 90 mg, Kapselhülle: Gelatine, Eisenoxid gelb, Eisenoxid schwarz, Eisenoxid rot, Titandioxid, Natriumdodecylsulfat, Kapselinhalt: Lactose monohydrat 63 mg, Magnesium stearat, Siliciumdioxid, Talkum, Crospovidon, Povidon K25, Celluloseacetatphthalat, Glyceroltriacetat.
EW: Nichtsteroidaler Entzündungshemmer.
AG: Entzündliche und degenerative Gelenkserkrankungen, Gicht, Weichteilaffektionen, psoriatische Arthritis, Entzündungen nach Operationen und stumpfen Verletzungen, Thrombophlebitis.
AA: Unzerkaut mit Flüssigkeit während der Mahlzeiten.
DO: 1(-2)mal tgl. 1 Kapsel. Für Kinder und Jugendliche nicht empfohlen. Retardform nicht für akute Gichtanfälle geeignet.
GA: Magen-Darm-Ulcera, Analgetika-Asthma, aktive Blutungen, Blutbildungsstörungen, schwere Herzinsuffizienz.
SST: Kontraindikation im 3. Trimenon und in der Stillperiode, sonst strenge Indikationsstellung. In der Stillzeit möglichst nicht anwenden.
NW: Magen-Darm (ev. Ulcera), ZNS (Augen, Ohren, Schwindel), Psyche, Haut (auch schwere Reaktionen), Ödem, Hypertonie, Herzinsuffizienz, Leber-, Nieren-, Knochenmarksschäden.
WW: Andere Entzündungshemmer nicht gleichzeitig anwenden. Nicht mit Triamteren anwenden (akutes Nierenversagen). Vorsicht: Digoxin, Phenytoin, Lithium, Antikoagulantien, orale Antidiabetika, Corticoide, Alkohol (Magen-Darm-Blutungsrisiko erhöht), Probenecid, Sulfinpyrazon (erhöhte Wirkung), Blutdrucksenker oder Diuretika (Wirkungsabnahme), Lithium (erhöhte Plasmaspiegel), Methotrexat, Ciclosporin (erhöhte Toxizität), Antacida (verringern Resorptionsrate), Penicillin.
WH: Vorsicht bei Magen/Darm-Erkrankungen in der Anamnese, Leber-, Nieren- insuffizienz, Gerinnungsstörungen, schweren psychischen Erkrankungen, Epilepsie, Parkinsonismus, hohem Lebensalter, schwerer Hypertonie, Colitis ulcerosa, M. Crohn. Kontrolle: Leber, Niere, Augen, Blutbild, Gerinnung. Verkehrshin-

weis. Auf gastrointestinale Blutungen, kardio- vaskuläre und zerebrovaskuläre Effekte und schwere Hautreaktionen achten. Nicht bei Varicella/Zoster-Infektionen anwenden. Larvieren von Infektionskranheiten möglich.
PG: 30 ST (2) (EKO: G) [€ 16,00], 50 ST (EKO: G) [€ 23,50]

🐾 *Rhiniseng - Injektionssuspension für Schweine* 823BD
(Z.Nr. EU/2/10/109/*) NR. P. E. nicht im Handel. QI09AB04

Rhinogrippal akut 500 mg/30 mg - Granulat zur Herstellung einer Suspension zum Einnehmen 02B10, 50J01
(Z.Nr. 1-31422) RPF. P. nicht im Handel.
N02BA51, R01BA52, R05X

Rhinon - Nasentropfen 50H02

(Z.Nr. 0-06672) RP. P. R01AA08
ZI: Sigmapharm, Wien
Z: 1 ml Lösung enthält: Naphazolin hydrochlorid 1 mg, Benzalkonium chlorid 1 mg, Natriumchlorid, Wasser, gereinigtes.
EW: Vasokonstriktor (Sympathomimetikum).
AG: Unterstützend bei Rhinitis, Sinusitis, Heuschnupfen, Pharyngitis, Erleichterung der Rhinoskopie.
AA: Nach dem Schnäuzen in jedes Nasenloch einträufeln, dabei anderes Nasen- loch zuhalten.
DO: 3-4mal tgl. 3-4 Tropfen, Kinder ab 6 Jahren 3-4mal tgl. 2-3 Tropfen.
Keine Dosisempfehlung für Kinder unter 6 Jahren.
GA: Rhinitis sicca, Engwinkelglaukom, nach Freilegung der Dura mater, Kinder unter 2 Jahren.
SST: Nicht anwenden.
NW: ZNS, Blutdruckanstieg, lokale Schmerzen, Herz, Psyche.
WW: Kontraindiziert: MAO-Hemmer, tri- und tetrazyklische Antidepressiva.
Vorsicht: ZNS-Dämpfer, Theophyllin (Nebenwirkungen verstärkt). Beeinflussung der Wirkung vieler Arzneimittel. Cyclopropan, Halothan (Rhinon-Anwendung unterbrechen).
GE: Bei längerer Gabe reaktive Nasenschleimhautschwellung und Schleimhaut- nekrosen.
WH: Vorsicht bei Hyperthyreose, Hypertonie, Herz/Gefäßkrankheiten, Prostata- hypertrophie. Max. 10 Tage, bei Kindern max. 5 Tage behandeln.
Verkehrshinweis, Äthanol meiden.
PG: 10 ML (2) (EKO: G) [€ 1,90], 100 ML * (EKO: N) [€ 11,90]

Rhinoperd - Nasentropfen 50H02

(Z.Nr. 0-06368) RPF. P. R01AA08
ZI: Agepha Pharma, Senec, Slowakei
Z: 1 ml (ca. 28 Tropfen) enthält: Naphazolin hydrochlorid 1,05 mg, Benzalkonium chlorid 0,1 mg, Natriumdihydrogenphosphat-2-Wasser, Natriumchlorid, Kaliumchlorid, Magnesiumchlorid-6-Wasser, Calciumchlorid dihydrat, Povidon K25, Wasser, gereinigtes.
EW: Alpha-Sympathomimetikum, Vasokonstriktor.
AG: Akute Rhinitis, akute Exazerbation der chronischen Rhintis, Sinusitis, Erleichterung der Rhinoskopie.
AA: Nasal.
DO: 3-4x tgl. 3-4 Tropfen in jedes Nasenloch. Kinder ab 6 Jahren: 3-4x tgl. 2-3 Tropfen in jedes Nasenloch. Nicht länger als 7 Tage (Kinder: 5 Tage) anwenden. Für Kinder von 2-6 Jahren nur über ärztliche Anordnung; nicht bei Kindern unter 2 Jahren anwenden. Rhinoskopie: 4 Tropfen in jedes Nasenloch oder 1-2 Minuten lang getränkte Wattetampons einlegen.
GA: Trockener Schnupfen, Schädelchirurgie, Engwinkelglaukom.
SST: Nicht anwenden.
NW: Lokales Brennen, Kopfschmerz, Benommenheit, bei zu häufiger Gabe Reboundeffekt, selten Allgemeinsymptome (Herz, Hypertonie), Psyche (Unruhe).
WW: Nicht anwenden: MAO-Hemmer, Antidepressiva.
Vorsicht: Katecholamine verstärkt, komplexe Wechselwirkungen mit Alpha- und Beta-Blockern.
GE: Möglich. Bei wiederholter Gabe Rebound-Effekt, Rhinitis, Schleimhautnekrosen.
WH: Vorsicht bei Herz/Kreislaufschädon, Hyperthyreose, Prostatahypertrophie, Phäochromozytom. Verkehrshinweis.
PG: 10 ML (2) (EKO: G) [€ 1,90]

Rhinospray plus ätherische Öle - Nasenspray 50H02

(Z.Nr. 1-20514) RPF. P. R01AA09
ZI: sanofi-aventis, Wien
Z: 1 ml Lösung enthält: Tramazolin hydrochlorid-1-Wasser 1,265 mg, Benzalkonium chlorid 0,202 mg, Cineol 0,101 mg, Menthol, Kampher, Citronensäure, Natriumhydroxid, Hypromellose, Polyvidon, Glycerol, Magnesium sulfat, Magnesiumchlorid, Calciumchlorid, Natriumhydrogencarbonat, Natriumchlorid, Wasser, gereinigtes.
EW: Vasokonstriktor + ätherische Öle.
AG: Schleimhautabschwellung bei akutem allergischem oder nichtallergischem Schnupfen.
AA: Nasal.
DO: Personen ab 6 Jahren: Bis 4mal tgl. 1 Sprühstoß in jede Nasenöffnung.
GA: Rhinopathia sicca, Engwinkelglaukom, Kinder unter 6 Jahren, nach transsphenoidaler Hypophysektomie.
SST: Nicht anwenden.
NW: Reaktive Hyperämie, lokale Reaktionen, Übelkeit, ZNS, Kopfschmerzen, Geschmacksveränderungen, kardiovaskuläre Reaktionen (Hypertonie), trockene Nase.
WW: Antidepressiva, MAO-Hemmer, Vasokonstriktoren verstärkt (Blutdruckanstieg). Theophyllin, ZNS-Dämpfer.
GE: Toleranz und Reboundeffekt möglich.
WH: Vorsicht bei Hypertonie, Koronarinsuffizienz, Hyperthyreose, Diabetes, Prostatahypertrophie, Porphyrie. Nicht in die Augen sprühen. Nicht zum Dauergebrauch. Verkehrshinweis.
Bei Überdosierung anticholinerge Symptome, trockene Nase, Rebound-Effekt möglich, ZNS-Stimulation und -Depression, Antidot Physostigmin (Anticholium: Erwachsene: 2 mg; Kinder: 0,5 mg i.m. oder langsam i.v.).
PG: 10 ML * (EKO: N) [€ 8,90]

rhodioLoges 200 mg - Filmtabletten 16Z02

(Z.Nr. 7-38936) RPF. P. A13A
ZI: Dr. Loges, Winsen (Luhe), Deutschland
Z: 1 Filmtablette enthält: Rosenwurz-Wurzelstock-Trockenextrakt (1,5-5:1); Ethanol 70% (V/V) (Auszugsmittel) 200 mg, Cellulose, mikrokristalline, Croscarmellose natrium (entspr. Natrium < 1 mmol) (entspr. → < 23 mg), Maltodextrin, Maisstärke, Hypromellose, Siliciumdioxid, hochdisperses, Magnesium stearat, Glycerol 85%, Talkum, Calciumcarbonat, Eisen(III)-oxid, rotes, Riboflavin, Wasser, gereinigtes.
AG: Traditionell pflanzlich zur Linderung von Stress-Symptomen, Müdigkeit und Schwächegefühl.
AA: Mit ausreichend Flüssigkeit einnehmen.
DO: Morgens und mittags je 1 FT. Für Kinder und Jugendliche nicht empfohlen.
SST: In der Schwangerschaft nicht empfohlen, in der Stillzeit nicht anwenden.
WW: Keine Studien.
WH: Bei Leber- oder Nierenschäden nicht empfohlen.
PG: 20 ST * (EKO: N) [€ 10,90], 60 ST * (EKO: N) [€ 28,90]

▼ *Rhokiinsa 200 Mikrogramm/ml - Augentropfen, Lösung* 47G
(Z.Nr. EU/1/19/1400/*) NR. P. E. nicht im Handel. S01EX05

Rhophylac 300 Mikrogramm/2 ml - Injektionslösung in einer Fertigspritze 20H, 36C03

(Z.Nr. 2-00331) NR. P. E.
J06BB01
ZI: CSL Behring, Marburg, Deutschland
Z: 1 Fertigspritze mit 2 ml enthält: Anti-D-Immunglobulin vom Menschen 300 µg (entspr. → 1500 IE) (entspr. Plasmaprotein (human) max. 30 mg/ml) (entspr. Albumin (human) 10 mg/ml) (entspr. Immunglobulin G vom Menschen 95 %) (entspr. IgG1 ca. 84,1 %) (entspr. IgG2 ca. 7,6 %) (entspr. IgG3 ca. 8,1 %) (entspr. IgG4 ca. 1 %) (entspr. IgA <= 5 µg/ml), hergestellt aus dem Plasma menschlicher Spender, Glycin, Natriumchlorid (entspr. Natrium < 1 mmol) (entspr. → < 23 mg), Wasser für Injektionszwecke.
EW: Immunglobulin.
AG: Prophylaxe der Rh(D) Isoimmunisierung bei Rh(D)-negativen Frauen
- Präpartale Prophylaxe (standardmäßig und nach Schwangerschafts- komplikationen
- Postpartale Prophylaxe: Geburt eines Rh(D) positiven Kindes.
- Behandlung von Rh(D)-negativen Personen jeden Alters nach inkompatiblen Transfusionen von Rh(D)-positivem Blut oder anderen Produkten, die Erythrozyten enthalten (z.B. Thrombozytenkonzentrat).

AA: I.v. (besonders bei übergewichtigen Patienten) oder i.m.
DO: Präpartale Prophylaxe: Standard: Einmalig 1500 IE in der 28.-30.
Schwangerschaftswoche.
Nach Komplikationen in der Schwangerschaft: Einmalig 1500 I.E. so schnell wie möglich innerhalb von 72 Std., alle 6-12 Wochen während der ganzen Schwangerschaft wiederholen.
Postpartale Prophylaxe: 1500 IE i.m. oder i.v. oder mindestens 1000 IE i.v. so rasch wie möglich innerhalb 72 Stunden nach der Geburt (auch nach erfolgter Prophylaxe).
Inkompatible Transfusionen: 100 IE pro 2 ml des transfundierten Rh (D)-positiven Blutes bzw. pro 1 ml des verabreichten Erythrozytenkon- zentrates.
GA: Bei Gerinnungsstörungen nicht i.m. anwenden.

SST: Indikation.
NW: Lokale und Allgemeinreaktionen, Allergie/Anaphylaxie.
WW: Virus-Lebendimpfstoffe (mindestens 3 Monate Abstand). Beeinflussung serologischer Untersuchungen.
WH: Jede Verabreichung mit beigefügter Selbstklebeetikette dokumentieren.
Bei Patienten mit BMI >30 bevorzugt i.v. injizieren. Auf Überempfindlich- keit achten.
PG: 2 ML RE2 (EKO: Y) [€ 101,70]

Rhus tox RemaVet - Globuli für Tiere 890A
(Z.Nr. 8-38782) RPF. P. QV03AX
ZI: Remedia Homöopathie, Eisenstadt
Z: 1 g (ca. 120 Globuli) enthält: Rhus toxicodendron (Homöopathie) C200 10 mg, Saccharose.
EW: Homöopathikum.
AG: Rind, Pferd, Schaf, Ziege, Schwein, Kaninchen, Geflügel, Kleinnager, Hund, Katze: Sehnen- und Bänderverletzungen, Muskel- und Gelenkserkrankungen, Hautausschläge, Augenentzündungen, Durchfall.
AA: Zum Eingeben ins Maul oder über die Tränke (20 Globuli in 1 Liter Wasser auflösen).
DO: ED 5 - 10 Globuli.
SST: Nur nach Rücksprache mit dem Tierarzt anwenden.
PG: 10 G VN [€ 12,80]

Riarify 87 Mikrogramm/5 Mikrogramm/9 Mikrogramm - Druckgasinhalation, Lösung 50B03
(Z.Nr. EU/1/18/1275/*) NR. P. E. nicht im Handel. R03AL09

Ribavirin Teva 200 mg - Hartkapseln 35E02
(Z.Nr. EU/1/09/509/*) NR. P. nicht im Handel. J05AP01

Ribavirin Teva Pharma B.V. 200 mg - Filmtabletten 35E02
(Z.Nr. EU/1/09/527/*) NR. P. nicht im Handel. J05AP01

Ribavirin Teva Pharma B.V. 400 mg - Filmtabletten 35E02
(Z.Nr. EU/1/09/527/*) NR. P. nicht im Handel. J05AP01

Ricura spag. Peka - Globuli 50X04
(Z.Nr. 3-00438) RPF. P. V03AX
ZI: Pekana Naturheilmittel, Kißlegg, Deutschland
Z: 10 g Streukügelchen werden hergestellt unter Verwendung von: Capsicum annuum (Homöopathie) D4 14 mg, Hydrargyrum sulfuratum rubrum (Homöopathie) D12 10,5 mg (entspr. Cinnabaris (Homöopathie)), Kreosotum (Homöopathie) D6 8,5 mg, Luffa operculata (Homöopathie) D6 10,5 mg, Thuja occidentalis (Homöopathie) D6 12,5 mg, Echinacea-spag. Peka D12 13,5 mg, Plantago major spag. Peka D6 14,5 mg, Sanicula europaea (Homöopathie) D6 16 mg, Saccharose 10 g, Spuren von Lactose monohydrat.
EW: Homöopathikum (spagyrisch).
AG: Unterstützend bei akutem Schnupfen, Nebenhöhlenbeschwerden.
AA: Langsam im Mund zergehen lassen..
DO: 4-5mal tgl. 10 Streukügelchen,
Kinder 6 - 11 Jahre: 3-4mal tgl. 8 Streukügelchen.
Kinder 1 - 5 Jahre: 3-4mal tgl. 5 Streukügelchen.
SST: Vorsicht.
PG: 10 G * (EKO: N) [€ 10,75]

Ricura spag. Peka - Tropfen zum Einnehmen 50X04
(Z.Nr. 3-00405) RPF. P. V03AX
ZI: Pekana Naturheilmittel, Kißlegg, Deutschland
Z: 1 g (= 1,03 ml = 34 Tropfen) enthält: Capsicum annuum (Homöopathie) D4 140 mg, Hydrargyrum sulfuratum rubrum (Homöopathie) D12 105 mg (entspr. Cinnabaris (Homöopathie)), Kreosotum (Homöopathie) D6 85 mg, Luffa operculata (Homöopathie) D6 105 mg, Thuja occidentalis (Homöopathie) D6 125 mg, Echinacea-spag. Peka D12 135 mg, Plantago major spag. Peka D6 145 mg, Sanicula europaea (Homöopathie) D6 160 mg, Ethanol 96% (entspr. Gesamtethanolgehalt ca. 19 % (V/V)), Wasser, gereinigtes, Spuren von Lactose monohydrat.
EW: Homöopathikum (spagyrisch).
AG: Unterstützend bei akutem Schnupfen, Neben- und Stirnhöhlenbeschwerden.
AA: Mit etwas Wasser verdünnt nach den Mahlzeiten einnehmen.
DO: 4mal tgl. 20-25 Tropfen.
Kinder 2-11 Jahre: 3-4mal tgl. 15-20 Tropfen.
Kleinkinder 1 Jahr - 23 Monate: 2-3mal tgl. 5 Tropfen.
SST: Vorsicht.
PG: 50 ML * (EKO: N) [€ 14,05]

Ridamec 1 mg/ml - Lösung zum Eingeben für Schafe 803A
(Z.Nr. 8-39084) NR. P. VNW. nicht im Handel. QP54AB02

Rifen 100 mg/ml - Injektionslösung für Pferde, Rinder und Schweine 802AD, 802AC, 840A
(Z.Nr. 8-00692) RP. P. VNW. QM01AE03
ZI: Richter Pharma, Feldgasse, Wels
Z: 1 ml enthält: Ketoprofen 100 mg, Benzylalkohol 10 mg, Arginin, Citronensäure-Monohydrat zur pH-Wert Einstellung, Wasser für Injektionszwecke.
EW: Nichtsteroidales Antiphlogistikum.
AG: Schmerzen, Entzündungen und Fieber bei Rind, Pferd, Schwein. Kurzzeitige Linderung postoperativer Schmerzen bei kleineren Weichteiloperationen, z.B. Kastration beim Ferkel.
AA: I.m. oder i.v., cave intraarteriell.
DO: Rind: 3 mg/kg KG tgl. über 3 Tage i.m. oder i.v.
Pferd: 2,2 mg/kg KG tgl. über 3-5 Tage i.v.
Schwein: Einmalig 3 mg/kg KG i.m. (10-30 min vor einer Operation)
GA: Läsionen der Magen/Darm-Schleimhaut, Blutungsneigung, Nieren-, Leber-, Herzerkrankungen.
SST: Anwendung bei trächtigen und laktierenden Kühen möglich; Nutzen/Risiko- Abwägung bei trächtigen Sauen; bei trächtigen Stuten nicht anwenden.
NW: Magen/Darm- Ulzera, Niere, lokale Reaktionen, Allergien, Appetitlosigkeit bei Schweinen.
WW: 24 Std. Abstand zu anderen Entzündungshemmern. Diuretika, nephrotoxische Arzneimittel, Antikoagulantien vermeiden.
WH: Nicht bei Fohlen unter 15 Tagen anwenden. Tiere ausreichend mit Trinkwasser versorgen.
VNW: Essbare Gewebe: 4 Tage, Milch 0 Tage.
PG: 50 ML VNW [€ 31,40], 100 ML VNW [€ 56,85]

Rifen 160 mg/g Pulver zum Eingeben für Rinder 802A, 840A
(Z.Nr. 8-00703) RP. P. VNW. QM01AE03
ZI: Vetcare Oy, Salo, Finnland
Z: 1 g Pulver enthält: Ketoprofen 160 mg, Maltodextrin, Carmellose natrium.
EW: Nichtsteroidales Entzündungshemmer.
AG: Entzündungen und Fieber bei ausgewachsenen Rindern (ca. 600 kg KG).
AA: Zum Eingeben.
DO: 1mal tgl. 4 mg/kg KG (1 Beutel für 600 kg KG) über 1-3 Tage. 1 gestriche- ner Messlöffel enthält 4 g (für 160 kg KG).
GA: Magen/Darm-Ulzera, Niereninsuffizienz, Gerinnungsstörungen, Hypovolämie.
SST: Kurz vor der Geburt nicht anwenden.
NW: Durchfall, Magen/Darm-Ulzera.
WW: Andere Entzündungshemmer, Schleifendiuretika, Antikoagulantien.
WH: Nicht bei anorektischen Tieren anwenden.
VNW: Essbare Gewebe: 1 Tag.
PG: 3 ST VNW [€ 27,90]

Rifoldin 300 mg mit INH - Dragees 15B
(Z.Nr. 0-16028) NR. P. J04AM02
ZI: sanofi-aventis, Wien
Z: 1 Dragee enthält: Rifampicin 300 mg, Isoniazid 150 mg, Tablettenkern: Calcium stearat, Natrium carboxymethylcellulose, Natrium laurylsulfat, Cellulose, mikrokristalline, Magnesium stearat; Tablettenhülle: Gelatine, Magnesiumcarbonat, Gummi arabicum, Povidon, Talcum, Saccharose 181,03 mg, Kaolin, Siliciumdioxid, Gelborange S 1,37 mg, Titandioxid, Spuren von Natrium.
EW: Bakterizide Kombination.
AG: Tuberkulose (in Kombination mit anderem Tuberkulosemittel).
AA: Mit Flüssigkeit ½ Std. vor oder 2 Std. nach einer Mahlzeit einnehmen.
DO: Patienten über 50 kg KG: 1mal tgl. 600 mg Rifampicin und 300 mg INH.
Patienten unter 50 kg KG (Arzneiform nicht geeignet): 1mal tgl. 450 mg Rifampicin + 300 mg INH.
Nicht für Kinder und Jugendliche unter 14 Jahren.
GA: Schwere Leberschäden, Polyneuropathien, Blutbildschäden, Porphyrie.
SST: Strenge Nutzen/Risiko-Abwägung, bei Anwendung in den letzten Schwangerschaftswochen Blutungsneigung bei Mutter und Neugeborenem möglich. Hormonelle und nicht-hormonelle Kontrazeption bis 3 Monate nach Therapieende erforderlich. In der Schwangerschaft immer Vitamin B6 applizieren.
NW: Rifampicin: Fieber, Schüttelfrost, Überempfindlichkeit, Haut

(auch schwere bullöse Reaktionen; DRESS), Porphyria cutanea tarda (Photodermatose), Magen/Darm, Leberenzymanstiege, Cholestase, Thrombozytopenie, Koagulopathie, Blutungen, Myopathie, Flu-like Syndrom, Schock, Nierenversagen, Verfärbung von Schweiß, Urin und Tränen.
Isoniazid: Schwere Hepatitis, Polyneuropathie, Blutbild, Magen/Darm, Überempfindlichkeit, Haut (auch schwere Reaktionen), Konvulsionen in hohen Dosen, Neurotoxizität.
WW: Rifampicin induziert verschiedene CYP 450-Enzyme. Kontraindiziert: Saquinavir/Ritonavir (lebertoxisch). Nicht empfohlen: Arzneimittel gegen Hepatitis C.
1 Std. Abstand zu Antazida.
Isoniazid hemmt den Metabolismus vieler Arzneimittel. Cave Alkohol.
Vorsicht: WW mit vielen Arzneimitteln (z.B. Antiepileptika, Benzodiazepine, Paracetamol, orale Kontrazeptiva, Antikoagulantien, Herzglykosiden) möglich; Details siehe Austria Codex - Fachinformation.
WH: Bei (Verdacht auf) Vitamin B6- Mangel Vitamin B6 zuführen. Kontrollen: Leber (alle 4 Wochen), Augen, Niere, Blutbild; bei schweren Durchfällen an pseudomembranöse Colitis denken (Therapie z.B. Vancomycin oral 4mal 250 mg). Verkehrshinweis.
PG: 30 ST (2) (EKO: G) [€ 48,10]

Rifoldin 450 mg - Dragees — 15A04

(Z.Nr. 0-15692) NR. P. — J04AB02
ZI: sanofi-aventis, Wien
Z: 1 Dragee enthält: Rifampicin 450 mg, Kern: Carmellose natrium, Natriumdodecylsulfat, Calcium stearat, Cellulose, mikrokristalline, Lactose monohydrat 15,75 mg, Maisstärke, Magnesium stearat; Hülle: Saccharose 181,9 mg, Gummi arabicum, Talkum, Magnesiumcarbonat, Kaolin, Povidon, Siliciumdioxid, wasserfrei, Titandioxid, Aluminiumlack rot (E 127), Gelatine, Spuren von Natrium.
EW: Bakterizid gegen M. tuberculosis und andere Mikroorganismen.
AG: Tuberkulose, Lepra, schwere Staphylokokkeninfektionen, Brucellose (mit Doxycyclin), Meningokokkenträger, Prophylaxe der Meningitis durch Meningokokken oder Hämophilus influenzae sowie Behandlung asymptomatischer Träger.
AA: Oral ½ Std. vor oder 2 Std. nach einer Mahlzeit mit Flüssigkeit.
DO: Tuberkulose (immer in Kombination): TD 8-12 mg/kg KG über 6-9 Monate: TD 450 mg bei Patienten bis 50 kg KG, TD 600 mg bei Patienten ab 50 kg KG. Alternativ nach 1-2 Monaten 600 mg 2-3mal wöchentlich unter strenger Überwachung.
Patienten von 3 Monaten bis 14 Jahre: TD 15 (10-20) mg/kg KG, MTD 600 mg über 6-9 Monate.
Details siehe Austria-Codex - Fachinformation.
Lepra (in Kombination): TD 10 mg/kg KG: TD 450 mg bei Patienten bis 50 kg KG, 600 mg bei Patienten ab 50 kg KG.
Staphylokokkeninfektion (in Kombination): TD 600-1200 mg in 2-4 ED, in schweren Fällen in 2 ED. Kinder ab 1 Jahr: 2mal tgl. 10 mg/kg KG (max. 600 mg). Erstes Lebensjahr: 2mal tgl. 5-10 mg/kg KG.
Brucellose (in Kombination mit Doxycyclin): 600-900 mg vor dem Schlafengehen. Kinder: TD 10-15 mg/kg KG in 1-2 ED.
Meningokokkenträger: 600 mg 2mal tgl. über 2 Tage oder 1mal tgl. über 4 Tage. Kinder: 10 mg/kg (1.Lebensmonat 5 mg/kg) alle 12 Std. über 2 Tage oder 1mal tgl.über 4 Tage. MTD 600 mg.
H. influenzae-Träger: Alle Haushaltsmitglieder 20 mg/kg KG tgl. über 4 Tage, Neugeborene 10 mg/kg KG tgl. über 4 Tage. MTD 600 mg.
Nach Therapieunterbrechung einschleichend wieder beginnen.
GA: Schwere Leberschäden, Porphyrie. GA der Arzneimittel in Kombination beachten.
SST: Strenge Nutzen/Risiko-Abwägung, bei Anwendung in den letzten Schwangerschaftswochen Blutungsneigung bei Mutter und Neugeborenem möglich. Hormonelle und nicht-hormonelle Kontrazeption bis 3 Monate nach Therapieende erforderlich.
NW: Fieber, Schüttelfrost, Überempfindlichkeit, Haut (auch schwere bullöse Reaktionen; DRESS), Porphyria cutanea tarda (Photodermatose), Magen/Darm, Leberenzymanstiege, Cholestase, Thrombozytopenie, Koagulopathie, Blutungen, Myopathie, Flu-like Syndrom, Schock, Nierenversagen, Verfärbung von Schweiß, Urin und Tränen.
WW: Rifampicin induziert verschiedene CYP 450-Enzyme. Kontraindiziert: Saquinavir/Ritonavir (lebertoxisch). Nicht empfohlen: Arzneimittel gegen Hepatitis C. 1 Std. Abstand zu Antazida.
Vorsicht: WW mit vielen Arzneimitteln (z.B. Antiepileptika, Benzodiazepine, Paracetamol, orale Kontrazeptiva, Antikoagulantien, Herzglykosiden) möglich; Details siehe Austria Codex - Fachinformation.
WH: Vorsicht bei leichten Leberstörungen, leichten Überempfindlichkeitsreaktionen, Wiederaufnahme einer Rifampicin-Behandlung, Neigung zu Porphyria cutanea tarda. Kontrollen: Leber (alle 2-4 Wochen), Blutbild, Augen. Bei schweren Durchfällen an pseudomembranöse Colitis denken (Therapie z.B. Vancomycin 4mal 250 mg oral). Verkehrshinweis.
PG: 32 ST * (EKO: N) [€ 81,85]

Rifoldin 150 mg - Kapseln — 15A04

(Z.Nr. 0-13853) NR. P. — J04AB02
ZI: sanofi-aventis, Wien
Z: 1 Kapsel enthält: Rifampicin 150 mg, Kapselinhalt: Maisstärke, Magnesium stearat; Kapselhülle: Gelatine, Indigotin, Erythrosin, Titandioxid.
Kurzinformation: siehe Rifoldin 450 mg - Dragees, → S. 1233
PG: 16 ST (EKO: G) [€ 14,30], 100 ST IND (2) (EKO: G) [€ 70,90]

Rifoldin 300 mg - Kapseln — 15A04

(Z.Nr. 0-14242) NR. P. — J04AB02
ZI: sanofi-aventis, Wien
Z: 1 Kapsel enthält: Rifampicin 300 mg, Kapselinhalt: Maisstärke, Magnesium stearat; Kapselhülle: Gelatine, Indigotin, Erythrosin, Titandioxid.
Kurzinformation: siehe Rifoldin 450 mg - Dragees, → S. 1233
PG: 8 ST (2) (EKO: G) [€ 14,30], 100 ST * (EKO: N) [€ 161,10]

Rifoldin - Sirup — 15A04

(Z.Nr. 0-14759) NR. P. — J04AB02
ZI: sanofi-aventis, Wien
Z: 5 ml Suspension enthalten: Rifampicin 100 mg, Saccharose 2 g, Kalium sorbat 6,7 mg, Saccharin, Agar, Diaethanolamin, Himbeer-Essenz, Natrium metabisulfit 5 mg, Polysorbat, Methyl-4-hydroxybenzoat 6 mg, Propyl-4-hydroxybenzoat 1,5 mg, Wasser, gereinigtes, Spuren von Natrium.
Kurzinformation: siehe Rifoldin 450 mg - Dragees, → S. 1233
PG: 60 ML F14 (2) (EKO: G) [€ 8,10]

Rifoldin 600 mg - Trockensubstanz zur Infusionsbereitung mit Lösungsmittel — 15A04

(Z.Nr. 0-17370) NR. P. — J04AB02
ZI: sanofi-aventis, Wien
Z: 1 Durchstechflasche enthält: Rifampicin 600 mg, Natrium formaldehydsulfoxylat 10 mg, Natriumhydroxid zur pH-Wert-Einstellung; Lösungsmittelampulle: Wasser für Injektionszwecke.
EW: Bakterizid gegen M. tuberculosis und andere Mikroorganismen.
AG: Tuberkulose, Lepra, schwere Staphylokokkeninfektionen, Brucellose (mit Doxycyclin), Meningokokkenträger, Prophylaxe der Meningitis durch Meningokokken oder Hämophilus influenzae sowie Behandlung asymptomatischer Träger.
AA: Nur i.v. Infusion nach Rekonstitution, cave i.m. oder s.c.! I.v. Gabe ist zu wählen, wenn p.o. Gabe unmöglich oder nicht empfehlenswert ist.
DO: Tuberkulose (immer in Kombination): TD 8-12 mg/kg KG über 6-9 Monate: TD 450 mg bei Patienten bis 50 kg KG, TD 600 mg bei Patienten ab 50 kg KG. Alternativ nach 1-2 Monaten 600 mg 2-3mal wöchentlich unter strenger Überwachung.
Patienten von 3 Monaten bis 14 Jahre: TD 15 (10-20) mg/kg KG, MTD 600 mg über 6-9 Monate.
Details siehe Austria-Codex - Fachinformation.
Lepra (in Kombination): TD 10 mg/kg KG: TD 450 mg bei Patienten bis 50 kg KG, 600 mg bei Patienten ab 50 kg KG.
Staphylokokkeninfektion (in Kombination): TD 600-1200 mg in 2-4 ED, in schweren Fällen in 2 ED. Kinder ab 1 Jahr: 2mal tgl. 10 mg/kg KG (max. 600 mg). Erstes Lebensjahr: 2mal tgl. 5-10 mg/kg KG.
Brucellose (in Kombination mit Doxycyclin): 600-900 mg vor dem Schlafengehen. Kinder: TD 10-15 mg/kg KG in 1-2 ED.
Meningokokkenträger: 600 mg 2mal tgl. über 2 Tage oder 1mal tgl. über 4 Tage. Kinder: 10 mg/kg (1.Lebensmonat 5 mg/kg) alle 12 Std. über 2 Tage oder 1mal tgl.über 4 Tage. MTD 600 mg.
H. influenzae-Träger: Alle Haushaltsmitglieder 20 mg/kg KG tgl. über 4 Tage, Neugeborene 10 mg/kg KG tgl. über 4 Tage. MTD 600 mg.
Nach Therapieunterbrechung einschleichend wieder beginnen.
GA: Schwere Leberschäden, Porphyrie. GA der Arzneimittel in Kombination beachten.
SST: Strenge Nutzen/Risiko-Abwägung, bei Anwendung in den letzten Schwangerschaftswochen Blutungsneigung bei Mutter und Neugeborenem möglich. Hormonelle und nicht-hormonelle Kontrazeption bis 3 Monate nach Therapieende erforderlich.
NW: Fieber, Schüttelfrost, Überempfindlichkeit, Haut (auch schwere bullöse Reaktionen; DRESS), Porphyria cutanea tarda (Photodermatose), Magen/Darm, Leberenzymanstiege, Cholestase, Thrombozytopenie, Koagulopathie, Blutungen, Myopathie, Flu-like Syndrom, Schock, Nierenversagen, Verfärbung von Schweiß, Urin und Tränen.
WW: Rifampicin induziert verschiedene CYP 450-Enzyme. Kontraindiziert: Saquinavir/Ritonavir (lebertoxisch). Nicht empfohlen: Arzneimittel gegen Hepatitis C.
Vorsicht: WW mit vielen Arzneimitteln (z.B. Antiepileptika, Benzo-

R

diazepine, Paracetamol, orale Kontrazeptiva, Antikoagulantien, Herzglykosiden) möglich; Details siehe Austria Codex - Fachinformation.
WH: Vorsicht bei leichten Leberstörungen, leichten Überempfindlichkeitsreaktionen, Wiederaufnahme einer Rifampicin-Behandlung, Neigung zu Porphyria cutanea tarda. Kontrollen: Leber (alle 2-4 Wochen), Blutbild, Augen. Bei schweren Durchfällen an pseudomembranöse Colitis denken (Therapie z.B. Vancomycin 4mal 250 mg oral). Verkehrshinweis.
PG: 10 ST * (EKO: N) [€ 94,90]

Rigevidon 30 Mikrogramm/150 Mikrogramm - überzogene Tabletten 31I01
(Z.Nr. 1-26810) RP. P. G03AA07
ZI: Gedeon Richter, Budapest, Ungarn
Z: 1 Tablette enthält: Levonorgestrel 150 µg, Ethinylestradiol 30 µg, Kern: Siliciumdioxid, hochdisperses, Magnesium stearat, Talkum, Maisstärke, Lactose monohydrat 33 mg; Überzug: Sucrose 22,46 mg, Talkum, Calciumcarbonat, Titandioxid, Copovidon K90, Macrogol 6000, Siliciumdioxid, hochdisperses, Povidon K30, Carmellose natrium.
EW: Hormonales Kontrazeptivum (fixe Kombination Estrogen + Gestagen).
AG: Orale Kontrazeption (unter Berücksichtigung der individuellen Risikofaktoren, besonders auf venöse Thromboembolien).
AA: Zum Einnehmen.
DO: Jeden Tag zur gleichen Zeit 1 Tablette an 21 aufeinander folgenden Tagen, dann 7 Tage einnahmefreies Intervall. Entzugsblutung beginnt 2-3 Tage nach der letzten Tablette.
Beginn der Einnahme am 1. Tag der Monatsblutung, bei Wechsel von Minipille oder Intrauterinpessar oder nach Abort im 1. Trimenon sofort, nach einer Geburt oder einem Abort im 2. Trimenon nach 21-28 Tagen.
Details bei überschrittenem Einnahmezeitpunkt siehe Austria Codex-Fachinformation.
Bei Erbrechen oder Durchfall innerhalb von 3-4 Std. nach der Einnahme Ersatztablette einnehmen.
Zum Verschieben der Entzugsblutung ohne Einnahmepause mit der Tabletteneinnahme fortfahren.
GA: Vorliegen oder Risiko für venöse Thromboembolie (auch Prädisposition, größere Operationen mit längerer Immobilisierung). Vorliegen oder Risiko für arterielle Thromboembolie (auch Prädisposition, Myokardinfarkt, Angina pectoris, Schlaganfall oder Vorstufen), hohes Risiko für arterielle Thromboembolie (Diabetes mit Gefäßveränderungen, schwere Hypertonie, schwere Fettstoffwechselstörungen, Prädisposition für Thrombosen), schwere Leberschäden, Lebertumore, sexualhormonabhängige maligne Tumore, nicht abgeklärte vaginale Blutungen, Migräne.
SST: In der Schwangerschaft nicht anwenden, in der Stillzeit nicht empfohlen.
Bei Eintritt einer Schwangerschaft sofort absetzen.
NW: Häufig: Kopfschmerzen, Abdominalschmerzen, Brustschmerzen.
Gelegentlich: Vaginale Candidiasis oder andere Pilzinfektionen, erhöhter Appetit, Depression, Migräne, Schläfrigkeit, Beinkrämpfe, Nervosität, Augenbeschwerden, Herz/Kreislauf (Hypertonie, Hypotonie, selten Thrombose/Embolie), Magen/Darm, Haut, Harnwegsinfektionen, Zwischenblutungen, Ausbleiben der Abbruchblutung, Veränderungen an der Geschlechtsorganen, Hitzewallungen, Gewichtsänderungen, Ödeme.
WW: Gegenanzeige: Ombitasvir/Paritaprevir/Ritonavir, Dasabuvir mit oder ohne Ribavirin, Glecaprevir/Pibrentasvir, Sofosbuvir/Velpatasvir/Voxilaprevir (Transaminasenanstieg; 2 Wochen Abstand).
Vorsicht: Leberenzyminduktoren können zur Wirkungsminderung oraler Kontrazeptiva führen: Barbiturate, Bosentan, Carbamazepin, Phenytoin, Primidon, Rifampicin, Arzneimittel gegen HIV oder HCV (Ritonavir, Nevirapin, Efavirenz und andere), Felbamat, Griseofulvin, Oxcarbazepin, Topiramat, Johanniskraut.
Bei Kurzzeitbehandlung Barrieremethode bis 28 Tage nach dem Absetzen anwenden. Bei Langzeitbehandlung wird andere, nicht-hormonale Verhütungsmethode empfohlen.
Enzyminhibitoren (z.B. Etoricoxib) können die Plasmakonzentrationen von Estrogenen und/oder Progestagenen erhöhen. Ethinylestradiol kann die Plasmakonzentration von Theophyllin oder Tizanidin erhöhen.
WH: Erhöhtes Risiko für arterielle und venöse Thromboembolien beachten. Auf Symptome von apoplektischem Insult oder Myokardinfarkt achten. Blutdruck messen. Leicht erhöhtes Brustkrebsrisiko beachten. Bei Leberfunktionsstörungen orales Kontrazeptivum bis zur Normalisierung der Leberfunktion absetzen. Kein Schutz vor AIDS oder anderen sexuell übertragbaren Krankheiten. Anhaltende Blutungsunregelmäßigkeiten diagnostisch abklären. Durchbruchblutungen und/oder Verhütungsversagen als Folge von Wechselwirkungen mit anderen Arzneimitteln möglich.
PG: 63 ST * (EKO: N) [€ 13,95]

🐾 Riketron N 200 mg/ml + 40 mg/ml - Injektionslösung für Pferde, Rinder und Schweine 812BA
(Z.Nr. 8-00346) RP. P. VNW. QJ01EW03
ZI: aniMedica, Senden-Bösensell, Deutschland
Z: 1 ml enthält: Sulfadimidin 200 mg (entspr. Sulfadimidin natrium), Trimethoprim 40 mg, 1-Methyl-2-pyrrolidon, Wasser für Injektionszwecke.
EW: Trimethoprim/Sulfonamid-Kombination, bakteriostatisch.
AG: Infektionen durch empfindliche Erreger bei Pferd, Rind und Schwein: Atemwege, Magen/Darm, Urogenitale, Haut, Hufe/Klauen.
AA: Tief i.m. oder langsam i.v. (je nach Zieltierart)
DO: TD 16-24 mg/kg KG (= 1 ml pro 10-15 kg KG) über 3-5 Tage.
GA: Acidurie, schwere Leber-, Nieren-, Blutbildschäden, verminderte Flüssigkeitsaufnahme, Flüssigkeitsverluste.
SST: Strenge Indikationsstellung.
NW: Allergien, Blutbild, Niere (Kristallurie), Leber, lokale Reizung, i.v. beim Rind vereinzelt Dyspnoe, Exzitation, i.v. beim Pferd Schock.
WW: Gegenanzeige: Detomidin; i.v. Gabe gemeinsam oder nach Anästhetika- oder Neuroleptika-Infusion. Nicht empfohlen: Antikoagulantien, Phenytoin. Methenamin (Kristallurie). Potentieller Antagonismus zu bakteriziden Substanzen.
Vorsicht: Antiphlogistika verzögern Nierenausscheidung des Sulfonamids. Lokalanästhetika (Procain, Tetracain) beeinträchtigen antibakterielle Wirksamkeit der Sulfonamide.
WH: Ausreichend Flüssigkeit zuführen. Bei i.v. Gabe an Pferden Schockgefahr beachten.
VNW: Essbare Gewebe: Rind, Pferd 8 Tage, Schwein 10 Tage, Kalb 17 Tage. Milch (Rind): 5 Tage. Nicht für Stuten, deren Milch für menschlichen Verzehr vorgesehen ist.
PG: 12 ST VNW [€ 177,85]

🐾 Rilexine 75 mg - Tabletten für Hunde und Katzen 801AC
(Z.Nr. 8-00196) NR. P. QJ01DB01
ZI: Virbac, Carros, Frankreich
Z: 1 Tablette enthält: Cefalexin 75 mg (entspr. Cefalexin monohydrat 78,88 mg), Crospovidon, Pharmaburst B1, Povidon, Cellulose, mikrokristalline, Typ A, Cellulose, mikrokristalline, Typ B, Pulver aus Geflügelleber, Magnesium stearat.
EW: Bakterizid.
AG: Infektionen der Atemwege, des Verdauungstraktes und des Urogenitaltraktes bei Hunden und Katzen. Hautinfektionen bei Katzen.
AA: Oral.
DO: TD 30 mg/kg KG in 2 ED über mindestens 5 Tage; Dosisreduktion bei Nierenschäden.
GA: Schwere Nierenschäden, Kleinnager.
SST: Nicht empfohlen.
NW: Erbrechen, weicher Stuhl, Überempfindlichkeit.
WW: Nicht mit bakteriostatischen Substanzen kombinieren. Nicht empfohlen: Polypeptidantibiotika, Aminoglykoside, Furosemid.
WH: Vor Anwendung möglichst Sensitivität prüfen. Nicht für Tiere zur Gewinnung von Lebensmitteln.
PG: 14 ST VT [€ 15,45], 140 ST VT [€ 109,35]

🐾 Rilexine 300 mg - Tabletten für Hunde 801AC
(Z.Nr. 8-00197) NR. P. QJ01DB01
ZI: Virbac, Carros, Frankreich
Z: 1 Tablette enthält: Cefalexin 300 mg (entspr. Cefalexin monohydrat 315,52 mg), Crospovidon, Pharmaburst B1, Povidon, Cellulose, mikrokristalline, Typ A, Cellulose, mikrokristalline, Typ B, Pulver aus Geflügelleber, Magnesium stearat.
EW: Bakterizid.
AG: Infektionen der Atemwege, des Verdauungstraktes und des Urogenitaltraktes bei Hunden.
AA: Oral.
DO: TD 30 mg/kg KG in 2 ED über mindestens 5 Tage; Dosisreduktion bei Nierenschäden.
GA: Schwere Nierenschäden, Kleinnager.
SST: Nicht empfohlen.
NW: Erbrechen, weicher Stuhl, Überempfindlichkeit.
WW: Nicht mit bakteriostatischen Substanzen kombinieren. Nicht empfohlen: Polypeptidantibiotika, Aminoglykoside, Furosemid.
WH: Vor Anwendung möglichst Sensitivität prüfen. Nicht für Tiere zur Gewinnung von Lebensmitteln.
PG: 140 ST VT [€ 139,70]

🐾 Rilexine 600 mg - Tabletten für Hunde 801AC
(Z.Nr. 8-00555) NR. P. QJ01DB01
ZI: Virbac, Carros, Frankreich
Z: 1 Tablette enthält: Cephalexin 600 mg (entspr. Cefalexin monohydrat 631,04 mg), Crospovidon, Pharmaburst B1, Povidon,

Cellulose, mikrokristalline, Typ A, Cellulose, mikrokristalline, Typ B, Pulver aus Geflügelleber, Magnesium stearat.
Kurzinformation: siehe Rilexine 300 mg - Tabletten für Hunde, → S. 1234
PG: 140 ST VT [€ 213,45]

Rilexine LC 200 mg - Suspension zur intramammären Anwendung für Rinder 801AC
(Z.Nr. 8-00198) NR. P. VNW. QJ51DB01
ZI: Virbac, Carros, Frankreich
Z: 1 Injektor mit 10 ml Suspension enthält: Cefalexin 200 mg, Butylhydroxyanisol 1,8 mg, Rizinusöl, Erdnussöl.
EW: Cephalosporin-Antibiotikum.
AG: Akute Mastitis bei Rindern während der Laktationsperiode.
AA: Intramammär.
DO: Pro infiziertem Euterviertel den Inhalt eines Injektors (10 ml) instillieren; kann bis zu 4mal im Abstand von je 12 Stunden wiederholt werden.
SST: Zur Anwendung während der Laktation vorgesehen.
NW: Allergien.
WW: Nicht mit bakteriostatischen Substanzen kombinieren. Antiphlogistika können Nierenausscheidung des Antibiotikums verzögern.
WH: Bei Tieren im schlechten Allgemeinzustand zusätzlich parenteral behandeln.
VNW: Essbare Gewebe 4 Tage, Milch 2 Tage.
PG: 12 ST VNW [€ 59,60]

Rilexine TS 375 mg - Suspension zur intramammären Anwendung für Rinder 801AC
(Z.Nr. 8-00199) NR. P. VNW. QJ51DB01
ZI: Virbac Österreich, Hallein
Z: 1 Injektor enthält: Cefalexin 375 mg (entspr. Cefalexin benzathin 504,7 mg), Aluminium monostearat, Paraffinum solidum, Paraffinum liquidum.
EW: Cephalosporin-Antibiotikum.
AG: Therapie und Metaphylaxe subklinischer Mastitiden duch Cefalexin-empfindliche Streptokokken und Staphylokokken (auch Beta-Laktamase-Bildner).
AA: Intramammär.
DO: Einmalig 1 Injektor pro Euterviertel; alle 4 Euterviertel behandeln.
SST: Für Anwendung im letzten Drittel der Trächtigkeit vorgesehen. Während der Laktation nicht anwenden.
WW: Nicht mit nephrotoxischen oder bakteriostatischen Substanzen kombinieren.
VNW: Essbares Gewebe: 4 Tage.
Milch: bei Applikation früher als 42 Tage vor dem Abkalben: 12 Stunden ab Laktationsbeginn,
bei Applikation innerhalb von 42 Tagen vor dem Abkalben: 42,5 Tage ab Verabreichung.
PG: 12 ST VNW [€ 57,85]

Rilmenidin ratiopharm 1 mg - Tabletten 10A02
(Z.Nr. 1-37350) RP. P. C02AC06
ZI: Teva, Haarlem, Niederlande
Z: 1 Tablette enthält: Rilmenidin 1 mg (entspr. Rilmenidin dihydrogenphosphat 1,544 mg), Cellulose, mikrokristalline, Crospovidon Typ B, Stearinsäure, Talkum, Siliciumdioxid, kolloidales.
EW: Blutdrucksenker.
AG: Leichte und mittelschwere essentielle Hypertonie.
AA: Zu den Mahlzeiten einnehmen.
DO: 1mal tgl. (morgens) 1 Tablette, nach 1 Monat eventuell auf 2mal tgl.
(morgens und abends) 1 Tablette steigern. Keine Daten an Kindern und Jugendlichen.
GA: Schwere Depression, schwere Nierenschäden.
SST: Nicht anwenden.
NW: Palpitationen, Bradykardie, Mundtrockenheit, ZNS (Schwindel, Kopfschmerzen), Magen/Darm, Haut, Muskelkrämpfe, Ödeme, Asthenie, sexuelle Dysfunktion, Psyche (Angst, Depression).
WW: Kontraindiziert: Sultoprid.
Nicht empfohlen: Alkohol. Nicht mit Betablockern zur Behandlung der Herzinsuffienz anwenden. MAO-Hemmer.
Vorsicht: Baclofen, Betablocker, Torsade de pointes-auslösende Substanzen, trizyklische Antidepressiva, Alphablocker, Amifostin, Kortikoide, Neuroleptika, ZNS-Dämpfer.
WH: Vorsicht bei Risikofaktoren für Bradykardie, nach Schlaganfall oder Myokardinfarkt. Alkohol meiden. Ausschleichend absetzen. Zuerst Beta-Blocker, dann Rilmenidin absetzen. Verkehrshinweis.
PG: 10 ST (EKO: G) [€ 3,30], 30 ST (2) (EKO: G) [€ 9,90]

Rilutek 50 mg - Filmtabletten 56C03
(Z.Nr. EU/1/96/010/*) NR. P. N07XX02
ZI: Sanofi Mature, Paris, Frankreich
Z: 1 Filmtablette enthält: Riluzol 50 mg; Tablettenkern: Calciumhydrogenphosphat, Zellulose, mikrokristallin, Siliciumdioxid, hochdisperses, Magnesium stearat, Croscarmellose natrium; Tablettenhülle: Hypromellose, Macrogol 6000, Titandioxid.
EW: ZNS-aktive Substanz.
AG: Amyotrophe Lateralsklerose (zur Verlängerung der Lebenserwartung).
AA: Oral.
DO: 50 mg alle 12 Stunden. Für Kinder und Jugendliche nicht empfohlen.
GA: Schwere Leberschäden.
SST: Gegenanzeige.
NW: Asthenie, Magen/Darm, Leber (ALT-Anstieg), Anaphylaxie, Anämie, schwere Neutropenie, Quincke-Ödeme, Pankreatitis, interstitielle Lungen- erkrankung.
WH: Kontrollen: Leber (ALT), Blutbild. Verkehrshinweis.
PG: 56 ST RE2 (EKO: Y) [€ 177,85]

Rilutek 50 mg - Filmtabletten 56C03
(Z.Nr. EU/1/96/010/*) NR. P. Parallelimport. N07XX02
nicht im Handel.

Riluzol Aristo 50 mg - Filmtabletten 56C03
(Z.Nr. 1-29996) NR. P. N07XX02
ZI: Aristo Pharma, Berlin, Deutschland
Z: 1 Filmtablette enthält: Riluzol 50 mg, Tablettenkern: Calcium hydrogenphosphat, wasserfreies, Stärke, verkleistert, Croscarmellose natrium, Magnesium stearat (pflanzlich), Siliciumdioxid, hochdisperses; Tablettenfilm: (entspr. Hypromellose) (entspr. Macrogol) (entspr. Titandioxid).
Kurzinformation: siehe Rilutek 50 mg - Filmtabletten, → S. 1235
PG: 56 ST RE2 (EKO: Y) [€ 177,85]

Riluzol PMCS 50 mg - Filmtabletten 56C03
(Z.Nr. 1-31496) NR. P. N07XX02
ZI: PRO.MED.CS Praha, Prag, Tschechische Republik
Z: 1 Filmtablette enthält: Riluzol 50 mg, Tablettenkern: Calcium hydrogenphosphat, wasserfreies, Cellulose, mikrokristalline, granulierte, Croscarmellose natrium, Siliciumdioxid, hochdispers, wasserfrei, Magnesium stearat; Filmüberzug: Hypromellose, Titandioxid, Macrogol 400.
Kurzinformation: siehe Rilutek 50 mg - Filmtabletten, → S. 1235
PG: 56 ST RE2 (EKO: Y) [€ 177,85]

Riluzol Stada 50 mg - Filmtabletten 56C03
(Z.Nr. 1-30225) NR. P. N07XX02
ZI: Stada Arzneimittel, Wien
Z: 1 Filmtablette enthält: Riluzol 50 mg, Tablettenkern: Calciumhydrogenphosphat, Maisstärke, vorverkleistert, Croscarmellose natrium, Siliciumdioxid, hochdispers, wasserfrei, Magnesium stearat; Filmüberzug: Opadry AMB 03F28689, weiss (entspr. Hypromellose) (entspr. Macrogol 6000) (entspr. Titandioxid).
Kurzinformation: siehe Rilutek 50 mg - Filmtabletten, → S. 1235
PG: 56 ST RE2 (EKO: Y) [€ 177,85]

Riluzol Zentiva 50 mg - Filmtabletten 56C03
(Z.Nr. EU/1/12/768/*) NR. P. nicht im Handel. N07XX02

Rimactan 150 mg - Kapseln 15A04
(Z.Nr. 0-14105) NR. P. nicht im Handel. J04AB02

Rimactan 300 mg - Kapseln 15A04
(Z.Nr. 0-14573) NR. P. nicht im Handel. J04AB02

Rimadyl 50 mg/ml - Injektionslösung für Hunde und Katzen 806AZ
(Z.Nr. 8-00434) RP. P. E. QM01AE91
ZI: Zoetis Österreich, Wien
Z: 1 ml Injektionslösung enthält: Carprofen 50 mg, Benzylalkohol 10 mg, L-Arginin, Glycocholsäure, Lecithin, Natriumhydroxid, Salzsäure zur pH Wert-Einstellung, Wasser für Injektionszwecke.
EW: Nichtsteroidales Antiphlogistikum.
AG: Postoperative Schmerzen und Entzündungen nach Weichteiloperationen, beim Hund auch nach orthopädischen Operationen.
AA: I.v. oder s.c., nicht i.m.
DO: Hund: 4 mg/kg KG (=1 ml pro 12,5 kg KG), am besten präoperativ. Nach 24 Std. ev. 2 mg/kg KG. Fortsetzung oral.
Katze: Einmalig 4 mg/kg KG (=0,24 ml/3 kg KG).
GA: Schwere Herz-, Leber-, Nierenerkrankungen, Magen/Darm-Blutungen, Blutungsneigung, große Blutverluste, Katzen unter 4 Monaten.
SST: Nicht anwenden.
NW: Magen/Darm, Niere, Lethargie, lokale Reaktionen.

WW: Vorsicht mit nephrotoxischen Arzneimitteln. Andere Entzündungshemmer nicht innerhalb von 24 Std. verabreichen. Antikoagulantien bzw. andere Substanzen mit hoher Plasmaeiweißbindung meiden.
WH: Vorsicht bei Hunden unter 6 Wochen, alten, hypovolämischen oder hypotonen Tieren. Direkten Hautkontakt mit dem Wirkstoff vermeiden.
PG: 20 ML VT [€ 66,20]

Rimadyl 20 mg - Kautabletten für Hunde 806AZ
(Z.Nr. 8-00561) RP. P. QM01AE91
ZI: Zoetis Österreich, Wien
Z: 1 Kautablette enthält: Carprofen 20 mg, Schweineleberaroma, Protein-Hydrolysat, Maisstärke, Lactose monohydrat, Sucrose, Weizenkeime, Calcium hydrogenphosphat, wasserfreies, Glucose-Sirup, Gelatine Typ A, Magnesium stearat, Wasser, gereinigtes.
EW: Nichtsteroidales Antiphlogistikum.
AG: Entzündungs- und Schmerzzustände bei Erkrankungen des Bewegungapparates (z.B. Osteoarthritis), postoperative Schmerzen.
AA: Zum Eingeben.
DO: 1mal tgl. 4 mg/kg KG.
GA: Schwere Herz-, Leber-, Nierenschäden, gastrointestinale Ulzera, Blutungs- neigung, hypovolämische Tiere, Katzen.
SST: Nicht anwenden.
NW: Magen/Darm, Appetitlosigkeit, Lethargie, ALT-Anstieg.
WW: Andere Antiphlogistika oder Kortikoide 24 Std. vermeiden; cave Antikoagulantien. Potentiell nephrotoxische Arzneimittel vermeiden.
WH: Vorsicht bei Tieren unter 6 Wochen oder alten Tieren. Direkten Haut- kontakt mit dem Wirkstoff vermeiden. Tabletten an einem vor Hunden sicheren Ort aufbewahren.
PG: 100 ST VT [€ 47,80]

Rimadyl 50 mg - Kautabletten für Hunde 806AZ
(Z.Nr. 8-00562) RP. P. QM01AE91
ZI: Zoetis Österreich, Wien
Z: 1 Kautablette enthält: Carprofen 50 mg, Schweineleberaroma, Protein-Hydrolysat, Maisstärke, Lactose monohydrat, Sucrose, Weizenkeime, Calcium hydrogenphosphat, wasserfreies, Glucose-Sirup, Gelatine Typ A, Magnesium stearat, Wasser, gereinigtes.
Kurzinformation: siehe Rimadyl 20 mg - Kautabletten für Hunde, → S. 1236
PG: 20 ST VT [€ 17,50], 100 ST VT [€ 70,00]

Rimadyl 100 mg - Kautabletten für Hunde 806AZ
(Z.Nr. 8-00560) RP. P. QM01AE91
ZI: Zoetis Österreich, Wien
Z: 1 Kautablette enthält: Carprofen 100 mg, Schweineleberaroma, Protein-Hydrolysat, Maisstärke, Lactose monohydrat, Sucrose, Weizenkeime, Calcium hydrogenphosphat, wasserfreies, Glucose-Sirup, Gelatine Typ A, Magnesium stearat, Wasser, gereinigtes.
Kurzinformation: siehe Rimadyl 20 mg - Kautabletten für Hunde, → S. 1236
PG: 20 ST VT [€ 33,75], 100 ST VT [€ 131,35]

Rimoxyl - Pulver für Tiere 801AA
(Z.Nr. 8-70014) NR. P. VNW. nicht im Handel. QJ01CA04

Ringer-Lactat "Fresenius" - Infusionslösung 37A01
(Z.Nr. 0-16230) RP. P. B05BB01
ZI: Fresenius Kabi Austria, Graz
Z: 1000 ml enthalten: Calcium chlorid-2-Wasser 0,27 g, Kaliumchlorid 0,4 g, Natriumchlorid 6 g, Natrium-L-lactat 6,34 g; Elektrolyte: (entspr. Na-Ion 131 mmol), (entspr. K-Ion 5,36 mmol), (entspr. Ca-Ion 1,84 mmol), (entspr. Cl-Ion 112 mmol), (entspr. Lactat-Ion 28,3 mmol), Salzsäure, Natriumhydroxid, Wasser für Injektionszwecke; Osmolarität: 278 mosmol/l.
EW: Elektrolytlösung.
AG: Kurzfristige Volumensubstitution, Ersatz nach Verlusten extrazellulärer Flüssigkeit (isotone und hypotone Dehydratation), leichte metabolische Acidosen bei intaktem oxidativen Stoffwechsel, Trägerlösung.
AA: I.v. Infusion.
DO: MTD 30-40 ml/kg KG bzw. 1500 ml/m² KOF.
Infusionsgeschwindigkeit 3-4 ml/min. In Notfällen 500 ml in 15 min.
GA: Hyperlaktatämie, schwere Leberschäden, allgemeine GA der Infusionstherapie.
SST: Vorsicht, besonders bei Gestose, während der Entbindung und in Kombination mit Oxytocin.
NW: Hyponatriämie, hyponatriämische Enzephalopathie. Bei Überdosierung Hyperhydratation, Ödeme, Elektrolytstörungen.
WW: Vorsicht: Herzglykoside, Vasopressin verstärkende Arzneimittel, Diuretika, Antiepileptika (Oxcarbazepin).
WW der Elektrolyte (Natrium, Kalium, Kalzium) beachten. Laktat alkalisiert Urin (Halbwertszeit basischer Arzneimittel wie Sympathomimetika oder Stimulantien verlängert).
WH: Vorsicht bei hypertoner Dehydratation, Hypernatriämie, Hyperchlorämie, Hyperkaliämie, Hyperkalzinose, metabolischer Alkalose, Lungen- oder Hirnödem, Herzinsuffizienz, Hypertonie.
Kontrollen: Elektrolyte (Natrium), Säure-Basen, Flüssigkeit, Serumlaktat.
PG: FREEFL . 500 20 ST * (EKO: N) [€ 102,05], **FREEFL . 1000** 10 ST * (EKO: N) [€ 62,90], **IFL 1000ML** 6 ST RE2 (EKO: Y) [€ 15,75], **PLINF 500** 10 ST RE2 (EKO: Y) [€ 13,75], **PLINF 1000** 10 ST * (EKO: N) [€ 45,50]

Ringer-Lactat "Fresenius" - Infusionslösung für Rinder, Pferde, Schafe, Ziegen, Schweine, Hunde und Katzen 817
(Z.Nr. 8-36145) RP. P. n.l. QB05BB01
ZI: Fresenius Kabi Austria, Graz
Z: 100 ml Infusionslösung enthalten: Calcium chlorid-2-Wasser 0,027 g (entspr. Calcium 1,84 mmol/l), Kaliumchlorid 0,04 g (entspr. Kalium 5,36 mmol/l), Natriumchlorid 0,6 g (entspr. Natrium 131 mmol/l) (entspr. Chlorid 112 mmol/l), Natrium-L-lactat 50% 0,634 g (entspr. L-Lactat 28,3 mmol/l), Salzsäure, Natriumhydroxid, Wasser für Injektionszwecke.
PG: 10 ST VN [€ 31,05 n.l.]

Ringer-Lactat nach Hartmann B.Braun - Infusionslösung 37A01
(Z.Nr. 0-13094) RP. P. B05BB01
ZI: B. Braun, Melsungen, Deutschland
Z: 1000 ml enthalten: Natriumchlorid 6 g, Natrium lactat-Lösung 6,24 g (entspr. Natrium lactat 3,12 g), Kaliumchlorid 0,4 g, Calciumchlorid dihydrat 0,27 g; Elektrolyte: Natrium 131 mmol, Kalium 5,4 mmol, Calcium 1,8 mmol, Chlorid 112 mmol, Lactat 28 mmol, Wasser für Injektionszwecke; Osmolarität: 277 mosmol/l.
EW: Elektrolytlösung.
AG: Kurzfristige intravaskuläre Volumensubstitution, Flüssigkeitssubstitution bei nicht-gestörtem Säure-Basen-Gleichgewicht oder leichter Azidose, isotonische und hypotonische Dehydratation, Trägerlösung.
AA: I.v. Infusion. Cave extravasal!
DO: MTD bis 40 ml/kg KG. Max. Infusionsgeschwindigkeit 5 ml/kg KG/h.
Kinder: 20-100 ml/kg KG/d.
Bei Verbrennungen: Erwachsene 4 ml/kg KG/% Verbrennung, Kinder 3 ml/kg KG/% Verbrennung in den ersten 24 Std.
GA: Hyperlaktatämie, schwere Leberschäden, allgemeine GA der Infusionstherapie.
SST: Vorsicht, besonders bei Gestose, während der Entbindung und in Kombination mit Oxytocin.
NW: Hyponatriämie, hyponatriämische Enzephalopathie. Bei Überdosierung Hyperhydratation, Ödeme, Elektrolytstörungen.
WW: Vorsicht: Herzglykoside, Vasopressin verstärkende Arzneimittel, Diuretika, Antiepileptika (Oxcarbazepin).
WW der Elektrolyte (Natrium, Kalium, Kalzium) beachten. Laktat alkalisiert Urin (Halbwertszeit basischer Arzneimittel wie Sympathomimetika oder Stimulantien verlängert).
WH: Vorsicht bei hypertoner Dehydratation, Hypernatriämie, Hyperchlorämie, Hyperkaliämie, Hyperkalzinose, metabolischer Alkalose, Lungen- oder Hirnödem, Herzinsuffizienz, Hypertonie.
Kontrollen: Elektrolyte (Natrium), Säure-Basen, Flüssigkeit, Serumlaktat.
PG: 500ML 10 ST * (EKO: N) [€ 27,35], **1000ML** 10 ST * (EKO: N) [€ 37,85]

Ringer-Lactat-Lösung nach Hartmann B.Braun Vet Care - Infusionslösung für Rinder, Pferde, Schafe, Ziegen, Schweine, Hunde und Katzen 817
(Z.Nr. 8-00872) RP. P. nicht im Handel. QB05BB01

Ringerlactat nach Hartmann "Baxter" Viaflo - Infusionslösung 37A01
(Z.Nr. 1-24824) RP. P. nicht im Handel. B05BB01

Ringer-Lactat nach Hartmann Medipharm - Infusionslösung 37A01
(Z.Nr. 1-26868) RP. P. B05BB01
ZI: Medipharm.AT Pharmahandel, Kufstein
Z: 1000 ml enthalten: Natrium lactat 3,2 g, Natriumchlorid 6 g, Calciumchlorid dihydrat 0,27 g, Kaliumchlorid 0,4 g, Elektrolyte: (entspr. Na-Ion 132 mmol) (entspr. K-Ion 5,38 mmol) (entspr. Cl-Ion 111,6 mmol) (entspr. Ca-Ion 1,84 mmol) (entspr. Lactat-Ion 29,4 mmol), Wasser für Injektionszwecke; Osmolarität: 280 mosmol/l.
EW: Elektrolytlösung.
AG: Elektrolytersatz, kurzfristiger Volumenersatz, mittelgradige

metabolische Azidose (außer Laktatazidose).
AA: I.v. Infusion; Infusionsrate bei Erwachsenen 40 ml/kg/24h, bei Kindern ca. 5 ml/kg/h.
DO: Erwachsene: 500-3000 ml/24h.
Säuglinge und Kinder: 20-100 ml/kg/24h.
GA: Hyperlaktatämie, schwere Leberschäden, allgemeine GA der Infusionstherapie.
SST: Vorsicht, besonders bei Gestose, während der Entbindung und in Kombination mit Oxytocin.
NW: Hyponatriämie, hyponatriämische Enzephalopathie. Bei Überdosierung Hyperhydratation, Ödeme, Elektrolytstörungen.
WW: Vorsicht: Herzglykoside, Vasopressin verstärkende Arzneimittel, Diuretika, Antiepileptika (Oxcarbazepin).
WW der Elektrolyte (Natrium, Kalium, Kalzium) beachten. Laktat alkalisiert Urin (Halbwertszeit basischer Arzneimittel wie Sympathomimetika oder Stimulantien verlängert).
WH: Vorsicht bei hypertoner Dehydratation, Hypernatriämie, Hyperchlorämie, Hyperkaliämie, Hyperkalzinose, metabolischer Alkalose, Lungen- oder Hirnödem, Herzinsuffizienz, Hypertonie.
Kontrollen: Elektrolyte (Natrium), Säure-Basen, Flüssigkeit, Serumlaktat.
PG: 500ML 1 ST (2) (EKO: G) [€ 2,30], **500ML** 10 ST (EKO: G) [€ 12,65], **1000ML** 1 ST * (EKO: N) [€ 5,05], **1000ML** 10 ST * (EKO: N) [€ 28,60]

Ringer-Lactat nach Hartmann Noridem - Infusionslösung 37A01
(Z.Nr. 1-28721) RP. P. nicht im Handel. B05BB01

Ringerlösung B. Braun - Infusionslösung 37A01

(Z.Nr. 1-22676) RP. P. B05BB01
ZI: B. Braun, Melsungen, Deutschland
Z: 1000 ml Infusionslösung enthalten: Natriumchlorid 8,6 g, Kaliumchlorid 0,3 g, Calcium chlorid-2-Wasser 0,33 g, Elektrolyte: Natrium 147 mmol, Kalium 4 mmol, Calcium 2,2 mmol, Chlorid 156 mmol; Aqua ad injectabilia; Osmolarität: 309 mosmol/l.
EW: Elektrolytlösung.
AG: Kurzfristige Volumensubstitution, Flüssigkeits- und Elektrolytsubstitution bei hypochlorämischer Alkalose, Chloridmangel, isotone und hypotone Dehydratation), Trägerlösung für kompatible Pharmaka.
AA: Periphervenöse Infusion. Max. Infusionsgeschwindigkeit bei Erwachsenen 5 ml/kg KG/h.
DO: MTD bis 40 ml/kg KG. . Altersgerechte Kinderdosierung siehe Austria Codex- Fachinformation.
GA: Hyperhydratation, akutes kongestives Herzversagen, schwere Niereninsuffizienz, schwere Hypernatriämie oder Hyperchlorämie.
SST: Vorsicht in der Schwangerschaft. In der Stillzeit Anwendung möglich.
NW: Bei Überdosierung Hyperhydratation.
WW: Vorsicht: Arzneimittel, die mit Natrium, Kalzium oder Kalium Wechselwirkungen zeigen: Kortikosteroide, Carbenoxolon, Diuretika, ACE-Hemmer, Vitamin D, Herzglykoside.
WH: Vorsicht bei hypertoner Dehydratation, Hyperkaliämie, , Hypertonie, Präeklampsie, Lungenödem, Hyperkalzämie, Sarkoidose.
Kontrollen: Serumelektrolyte, Säure/Basen, Wasserbilanz.
PG: 250ML 10 ST * (EKO: N) [€ 25,60], **500ML** 10 ST * (EKO: N) [€ 28,80], **1000ML** 10 ST * (EKO: N) [€ 34,40]

Ringer-Lösung "Baxter" - Infusionslösung 37A01
(Z.Nr. 0-15363) RP. P. nicht im Handel. B05BB01

Ringerlösung "Baxter" Viaflo - Infusionslösung 37A01
(Z.Nr. 1-24913) RP. P. nicht im Handel. B05BB01

Ringer-Lösung "Fresenius" - Infusionslösung 37A01

(Z.Nr. 0-17169) RP. P. B05BB01
ZI: Fresenius Kabi Austria, Graz
Z: 1000 ml enthalten: Calcium chlorid-2-Wasser 0,33 g, Kaliumchlorid 0,3 g, Natriumchlorid 8,6 g; Elektrolyte: Calcium 2,25 mmol, Kalium 4 mmol, Chlorid 155,7 mmol, Natrium 147,2 mmol; Salzsäure, Natriumhydroxid, Wasser für Injektionszwecke; Osmolarität: 309 mosmol/l.
EW: Elektrolytlösung.
AG: Kurzfristige Volumensubstitution, Ersatz nach Verlust extrazellulärer Flüssigkeit (isotone und hypotone Dehydratation), Trägerlösung.
AA: Periphervenöse Infusion.
DO: MTD 500 ml-3 Liter/24 h, für Kinder (28 Tage bis 12 Jahre): 20-100 ml/kg KG/24 h. Infusionsgeschwindigkeit bis 5 ml/kg KG.h
GA: Hypertone Dehydratation, Hyperkaliämie, Hypernatriämie, Hyperchlorämie, Hypercalcämie, Azidosen, Digitalistherapie, allgemeine GA der Infusionstherapie.
SST: Anwendung möglich.
WW: Kontraindiziert: Ceftriaxon bei Säuglingen bis 28 Tagen.
Vorsicht: Bei Patienten ab 28 Tagen Ceftriaxon nicht über denselben Infusionsschlauch applizieren. Kortikosteroide, Carbenoxolon, Diuretika, ACE-Hemmer, Ciclosporin, Tacrolimus, Vitamin D.
Ausfällungen mit phosphat- oder karbonathältigen Lösungen.
Kompatibilitäten beachten.
WH: Vorsicht bei Herz- oder Lungeninsuffizienz, Hypertonie.
Kontrollen: Serumionogramm, Säure/Basen, Wasserbilanz.
PG: IFL 500ML 10 ST * (EKO: N) [€ 29,60], **PLINF 250ML** 10 ST RE2 (EKO: Y) [€ 13,35], **PLINF 500ML** 10 ST RE2 (EKO: Y) [€ 13,75]

🐾 Ringer-Lösung "Fresenius" - Infusionslösung für Rinder, Pferde, Schafe, Ziegen, Schweine, Hunde und Katzen 817

(Z.Nr. 8-36146) RP. P. n.l. QB05BB01
ZI: Fresenius Kabi Austria, Graz
Z: 100 ml Infusionslösung enthalten: Calcium chlorid-2-Wasser 0,033 g (entspr. Calcium 2,25 mmol), Kaliumchlorid 0,03 g (entspr. Kalium 4 mmol/l), Natriumchlorid 0,86 g (entspr. Natrium 147,2 mmol/l), (entspr. Chlorid 155,7 mmol/l), Salzsäure, Natriumhydroxid, Wasser für Injektionszwecke.
PG: 10 ST VN [€ 32,55 n.l.]

Ringer-Lösung Medipharm - Infusionslösung 37A01

(Z.Nr. 1-26862) RP. P. B05BB01
ZI: Medipharm.AT Pharmahandel, Kufstein
Z: 1000 ml enthalten: Natriumchlorid 9 g, Calcium chlorid-2-Wasser 0,4 g, Kaliumchlorid 0,3 g; Elektrolyte: Na-Ion 154 mmol, K-Ion 4,03 mmol, Cl-Ion 163,6 mmol, Ca-Ion 2,72 mmol, Wasser für Injektionszwecke; Osmolarität: 324 mosmol/l.
EW: Elektrolytlösung.
AG: Ersatz extrazellulärer Flüssigkeitsverluste, Wiederherstellung des Natrium-, Kalium-, Calcium- und Chloridgleichgewichtes bei isotoner Dehydratation.
AA: I.v. Infusion.
DO: 500 ml-3 l/24 h; Kinder: 20-100 ml/kg/24 h.
Infusionsrate 40 ml/kg KG/24 h, bei Kindern, ca. 5 ml/kg/h.
GA: Hypertone Dehydratation, Hyperkaliämie, Hypernatriämie, Hyperchlorämie, Hypercalcämie, Azidosen, Digitalistherapie, allgemeine GA der Infusionstherapie.
SST: Anwendung möglich.
WW: Kontraindiziert: Ceftriaxon bei Säuglingen bis 28 Tagen.
Vorsicht: Bei Patienten ab 28 Tagen Ceftriaxon nicht über denselben Infusionsschlauch applizieren. Kortikosteroide, Carbenoxolon, Diuretika, ACE-Hemmer, Ciclosporin, Tacrolimus, Vitamin D.
Ausfällungen mit phosphat- oder karbonathältigen Lösungen.
Kompatibilitäten beachten.
WH: Vorsicht bei Herz- oder Lungeninsuffizienz, Hypertonie.
Kontrollen: Serumionogramm, Säure/Basen, Wasserbilanz.
PG: 500ML 1 ST (2) (EKO: G) [€ 1,80], **500ML** 10 ST RE2 (EKO: Y) [€ 11,35], **1000ML** 1 ST * (EKO: N) [€ 5,05], **1000ML** 10 ST * (EKO: N) [€ 28,60]

Ringer-Lösung Noridem - Infusionslösung 37A01
(Z.Nr. 1-28722) RP. P. nicht im Handel. B05BB01

▼ Rinvoq 15 mg - Retardtabletten 13A02

(Z.Nr. EU/1/19/1404/*) NR. P. L04AA44
ZI: AbbVie Deutschland, Ludwigshafen, Deutschland
Z: 1 Retardtablette enthält: Upadacitinib 15 mg (entspr. Upadacitinib-0,5-Wasser), Tablettenkern: Cellulose, mikrokristalline, Hypromellose, Mannitol, Weinsäure, Siliciumdioxid, hochdisperses, Magnesium stearat; Filmüberzug: Poly(vinylalkohol), Macrogol, Talkum, Titandioxid, Eisen(II,III)-oxid, Eisen(III)-oxid.
EW: Immunsuppressiv; Januskinase-Inhibitor.
AG: Mittelschwere bis schwere aktive rheumatoide Arthritis bei Nichtansprechen auf krankheitsmodifiziernde Antirheumatika.
AA: Tabletten im Ganzen schlucken.
DO: Erwachsene: 1mal tgl. 15 mg.
Behandlung unterbrechen bei hämatologischen Anomalien. Keine Daten an Kindern und Jugendlichen.
GA: Aktive Tuberkulose oder andere schwerwiegende aktive Infektionen, schwere Leberschäden.
SST: Gegenanzeige in der Schwangerschaft (teratogen). Kontrazeption bis 4 Wochen nach Therapieende erforderlich. Stillen unterbrechen.
NW: Infektionen (Pneumonie, Cellulitis), Virusreaktivierung (Herpes zoster), Übelkeit, erhöhtes Risiko für maligne Erkrankungen (Lymphome), Neutropenie, Untersuchungen (Anstieg von CPK, Lipiden und Transaminasen), Husten, Venenthrombosen, Lungenembolie.
WW: Nicht empfohlen: Andere Immunsuppressiva, attenuierte Lebendimpfstoffe.
Vorsicht: Starke CYP3A4-Induktoren und -Hemmer.
WH: Auf schwere Infektionen achten. Vor Therapiebeginn Tuberkulose-Screening duchführen. Kontrollen: Blutbild, Leber, Blutlipide. Impfstatus überprüfen, prophylaktische Herpes-zoster-Impfung empfohlen.

R

PG: 28 ST RE2 (EKO: Y) [€ 1.011,75]

Riopan 800 mg - Kautabletten 42D01
(Z.Nr. 1-19161) RPF. W9. P. A02AD02
ZI: Takeda Pharma, Wien
Z: 1 Kautablette enthält: Magaldrat wasserfrei 800 mg, Sorbit ca. 800 mg, Macrogol 4000, Maltol, Karamel-Aroma, Sahne-Aroma, Calcium behenat.
EW: Aluminium/Magnesiumhydroxyd-Komplex zur Säurepufferung des Magensaftes (bis pH 5).
AG: Sodbrennen, saures Aufstoßen.
AA: Kauen oder lutschen.
DO: 4mal tgl. 1 Tablette (jeweils 1 Std. nach den Hauptmahlzeiten bzw. vor dem Zubettgehen). Max. 14 Tage hintereinander einnehmen. MTD 8 Tabletten. Für Kinder nicht empfohlen.
GA: Hereditäre Fruktoseintoleranz, Myasthenie, Hypophosphatämie.
SST: Kurzfristig und niedrig dosiert anwenden.
NW: Breiige Stühle, Durchfall; bei jahrelanger Anwendung Osteopenie durch verminderte Calcium- und Phosphatresorption; Hypermagnesiämie und Anreicherung von Aluminium besonders bei Dialysepatienten (mit Encephalopathie) möglich.
WW: 2 Std. Abstand zu anderen Arzneimitteln (Resorptionsminderung für viele Arzneimittel). Säurehaltige Getränke meiden. Cumarine potenziert. Salizylatausscheidung erhöht. Wirksamkeitsverlust von Kalziumkarbonat mit Famotidin bei Hämodialyse.
WH: Bei Beschwerden von mehr als 2 Wochen Dauer bzw. zusätzlichen Beschwerden Arzt konsultieren. Nicht zur Vorbeugung einnehmen. Bei Langzeitgabe Serum-Magnesium kontrollieren. Bei Dialyse, M. Alzheimer, Demenz Aluminium-Spiegel kontrollieren.
PG: 20 ST * (EKO: N) [€ 10,95], 50 ST * (EKO: N) [€ 18,95]

Riopan 1600 mg - MagenGel 42D01
(Z.Nr. 1-19160) RPF. W9. P. A02AD02
ZI: Takeda Pharma, Wien
Z: 1 Beutel zu 10 ml enthält: Magaldrat wasserfrei 1600 mg, Natrium cyclamat 20 mg, Silbersulfat, Chlorhexidin digluconat-Lösung, Gummi arabicum, Hypromellose, Simeticon, Maltol, Karamel-Aroma, Sahne-Aroma, Wasser, gereinigtes.
EW: Antazidum.
AG: Sodbrennen, saures Aufstoßen.
AA: Beutel vor Gebrauch kräftig durchkneten und verdünnt oder mit Flüssigkeit einnehmen.
DO: 1 Beutel 1 Std. nach den Hauptmahlzeiten und vor dem Schlafengehen; MTD 4 Beutel. Nicht länger als 14 Tage hintereinander einnehmen. Bei Kindern und Jugendlichen nur nach ärztlicher Anordnung anwenden.
GA: Myasthenia gravis, Hypophosphatämie.
SST: Nieder dosieren; ebenso im Wachstumsalter.
NW: Breiige Stühle, Durchfall; bei jahrelanger Anwendung Osteopenie durch verminderte Calcium- und Phosphatresorption; Hypermagnesiämie und Anreicherung von Aluminium besonders bei Dialysepatienten (mit Encephalopathie) möglich.
WW: 2 Std. Abstand zu anderen Arzneimitteln (Resorptionsminderung für viele Arzneimittel). Säurehaltige Getränke meiden. Cumarine potenziert. Salizylatausscheidung erhöht. Wirksamkeitsverlust von Kalziumkarbonat mit Famotidin bei Hämodialyse.
WH: Bei länger als 2 Wochen bestehenden Beschwerden Arzt aufsuchen. Nicht zur Vorbeugung einnehmen. Vorsicht bei schweren Nierenschäden (Magnesium und Aluminium im Serum kontrollieren). Bei Nierenschäden, M. Alzheimer, Demenz Langzeitgabe vermeiden.
PG: 10 ST * (EKO: N) [€ 10,50], 20 ST * (EKO: N) [€ 15,95]

Riopan 800 mg - orale Suspension 42D01
(Z.Nr. 1-19162) RPF. P. nicht im Handel. A02AD02

Risedronat 1A Pharma einmal wöchentlich 35 mg - Filmtabletten 38C01
(Z.Nr. 1-28500) RP. P. nicht im Handel. M05BA07

Risedronat Hexal einmal wöchentlich 35 mg - Filmtabletten 38C01
(Z.Nr. 1-28498) RP. P. nicht im Handel. M05BA07

Risedronat Sandoz einmal wöchentlich 35 mg - Filmtabletten 38C01
(Z.Nr. 1-28499) RP. P. M05BA07
ZI: Sandoz, Kundl
Z: 1 Filmtablette enthält: Risedronat natrium 35 mg (entspr. Risedronsäure 32,5 mg), Tablettenkern: Crospovidon, Lactose monohydrat 120 mg (entspr. Lactose 114 mg), Magnesium stearat, Cellulose, mikrokristalline; Filmüberzug: Hypromellose, Macrogol 400, Titandioxid, Eisenoxid gelb, Eisenoxid rot.
EW: Bisphosphonat, hemmt Knochenresorption.
AG: Postmenopausale Osteoporose (zur Reduktion des Risikos von Wirbel- oder Hüftfrakturen); Osteoporose bei Männern mit hohem Frakturrisiko.
DO: 1mal wöchentlich 1 FT unzerkaut in aufrechter Körperhaltung mindestens 30 min. vor Nahrungsaufnahme einnehmen. Für Kinder und Jugendliche nicht empfohlen.
GA: Hypokalzämie, schwere Nierenschäden.
SST: Gegenanzeige.
NW: Magen/Darm, Iritis, Osteonekrose des Kiefers, Knochennekrosen des äußeren Gehörgangs, Haut, Leber, atypische Femurfrakturen.
WW: Polyvalente Kationen beeinträchtigen Resorption von Actonel.
WH: Besondere Vorsicht bei Ösophagitis, Barrett-Ösophagus oder Ösophagus-Ulcera. Vor Risedronat-Therapie Hypokalzämie oder andere Störungen des Knochen/Mineralstoffwechsels behandeln.
PG: **35+BRTBL** 4 ST * (EKO: N) [€ 14,60 n.l.], **35MG** 4 ST (2) (EKO: G) [€ 14,35]

Risedronat Stada einmal wöchentlich 35 mg - Filmtabletten 38C01
(Z.Nr. 1-27979) RP. P. M05BA07
ZI: Stada Arzneimittel, Wien
Z: 1 Filmtablette enthält: Risedronat natrium 35 mg (entspr. Risedronsäure 32,5 mg), Tablettenkern: Maisstärke, vorverkleistert, Cellulose, mikrokristalline, Crospovidon, Magnesium stearat; Filmüberzug: Hypromellose, Lactose monohydrat 1,9 mg, Titandioxid, Macrogol 4000.
Kurzinformation: siehe Risedronat Sandoz einmal wöchentlich 35 mg - Filmtabletten, → S. 1238
PG: 4 ST (2) (EKO: G) [€ 14,30]

Risedronsäure Bluefish einmal wöchentlich 35 mg - Filmtabletten 38C01
(Z.Nr. 1-30394) RP. P. M05BA07
ZI: Bluefish Pharmaceuticals, Gävlegatan, Stockholm, Schweden
Z: 1 Filmtablette enthält: Risedronat natrium 35 mg (entspr. Risedronsäure 32,5 mg), Tablettenkern: Maisstärke, vorverkleistert, Cellulose, mikrokristalline, Crospovidon, Magnesium stearat; Filmüberzug: Hypromellose, Lactose 1,9 mg (entspr. Lactose monohydrat), Titandioxid, Macrogol 4000.
EW: Bisphosphonat, hemmt Knochenresorption.
AG: Postmenopausale Osteoporose (zur Reduktion des Risikos von Wirbel- oder Hüftfrakturen); Osteoporose bei Männern mit hohem Frakturrisiko.
DO: 1mal wöchentlich 1 FT unzerkaut in aufrechter Körperhaltung mindestens 30 min. vor Nahrungsaufnahme einnehmen. Für Kinder und Jugendliche nicht empfohlen.
GA: Hypokalzämie, schwere Nierenschäden.
SST: Gegenanzeige.
NW: Magen/Darm, Iritis, Osteonekrose des Kiefers, Knochennekrosen des äußeren Gehörgangs, Haut, Leber, atypische Femurfrakturen.
WW: Polyvalente Kationen (beeinträchtigen Resorption).
WH: Besondere Vorsicht bei Ösophagitis, Barrett-Ösophagus oder Ösophagus-Ulcera. Vor Risedronat-Therapie Hypokalzämie oder andere Störungen des Knochen/Mineralstoffwechsels behandeln.
PG: **CEUT** 4 ST (2) (EKO: G) [€ 14,30], **MEDA** 4 ST * (EKO: N) [€ 14,30 n.l.]

Risedronsäure Sandoz 75 mg - Filmtabletten 38C01
(Z.Nr. 1-31084) RP. P. nicht im Handel. M05BA07

Risperdal 1 mg - Filmtabletten 49B06
(Z.Nr. 1-20297) RP. P. N05AX08
ZI: Janssen-Cilag Pharma, Wien
Z: 1 Filmtablette enthält: Risperidon 1 mg, Tablettenkern: Laktose 131 mg, Maisstärke, Cellulose, mikrokristalline, Hypromellose, Magnesium stearat, Siliciumdioxid, hochdisperses, Natrium laurylsulfat; Filmüberzug: Hypromellose, Propylenglycol.
EW: Neuroleptikum (Serotonin- und Dopamin-Antagonist).
AG: Schizophrenie, manischen Episoden, Kurzzeitbehandlung von Aggression bei Alzheimer-Demenz, Kurzzeitbehandlung von Aggression bei Verhaltensstörungen bei Kindern ab 5 Jahren.
AA: Mit ausreichend Flüssigkeit einnehmen.
DO: **Schizophrenie:** TD 1. Tag 2 mg, 2. Tag 4 mg, 3. Tag 6 mg. Optimale TD 4-6 mg, MTD 16 mg.
Manie: Initial 1mal tgl. 2 mg, TD meist 1-6 mg.
Schizophrenie und Manie: Bei älteren Patienten mit 2mal tgl. 0,5 mg beginnen. Für Kinder und Jugendliche nicht empfohlen.
Aggression bei Demenz: Initial 2mal tgl. 0,25 mg, dann 2mal tgl. 0,5(-1) mg.
Verhaltensstörungen bei Kindern: Initial 1mal tgl. 0,25-0,5 mg, dann 1mal tgl. 1 (0,5-1,5) mg.
Halbe Dosis bei Leber-, Nierenschäden.
SST: Strenge Indikationsstellung. Erhöhtes Risiko von extrapyramidalen Symptomen und/oder Entzugssymptomen bei Neugeborenen nach antipsychotischer Therapie im 3. Trimenon. Nutzen/

R

Risiko- Abwägung in der Stillzeit.
NW: ZNS (Parkinsonismus, Sedierung/Somnolenz, Akathisie, Kopfschmerzen, Schlaflosigkeit), malignes neuroleptisches Syndrom, Vegetativum, Magen/Darm, Seh-, Sexual-, Miktionsstörungen, Hyperprolaktinämie, Blutbild (Leukopenie, Agranulozytose), Haut, Herz, Orthostase, Prolaktinanstieg, Hyperglykämie, Diabetes, Leber, Gewichtszunahme, Ödeme, Anämie, zerebrovaskuläre Zwischenfälle, venöse Thromboembolien, intraoperatives Floppy Iris-Syndrom, Dyspnoe, Husten, Arthralgie. Geringere Inzidenz extrapyramidaler Störungen als klassische Neuroleptika. Akute Absetzsymptome bei Therapieabbruch.
WW: Metabolisierung über CYP2D6 und in geringerem Ausmaß über CYP3A4. Nicht empfohlen: Paliperidon. Vorsicht: QT-verlängernde Substanzen, ZNS-Dämpfer, Alkohol vermeiden. Dopamin-Agonisten abgeschwächt. Carbamazepin (Enzyminduktion). Methylphenidat (extrapyramidale Symptome). Viele WW theoretisch möglich (Details siehe Austria Codex- Fachinformation).
WH: Vorsicht bei Epilepsie, M.Parkinson, kardiovaskulären Erkrankungen (QT-Verlängerung), Leber-, Nierenschäden, Prolactinom, Mammakarzinom. Vorsichtige Dosierung bei Therapiebeginn (Orthostase). Erhöhte Mortalität und zerebrovaskuläre Ereignisse bei älteren Patienten mit Demenz und Furosemid-Therapie. Auf Aspirationspneumonie, Hypo-, Hyperthermie, Blutschäden (Agranulozytose), tardive Dyskinesien, Hyperprolaktinämie achten. Übermäßiges Essen vermeiden. Körpergewicht, Blutbild kontrollieren. Verkehrshinweis. Risikofaktoren für venöse Thromboembolien beachten. Ausschleichend absetzen.
PG: 6 ST (2) (EKO: G) [€ 3,80], 60 ST (EKO: G) [€ 34,05]

Risperdal 1 mg - Filmtabletten 49B06
(Z.Nr. 1-20297-P6) RP. P. Parallelimport. N05AX08
V: Abacus Medicine, Copenhagen, Dänemark
Z: 1 Filmtablette enthält: Risperidon 1 mg, Tablettenkern: Laktose 131 mg, Maisstärke, Cellulose, mikrokristalline, Hypromellose, Magnesium stearat, Siliciumdioxid, hochdisperses, Natrium laurylsulfat; Filmüberzug: Hypromellose, Propylenglycol.
PG: 60 ST (EKO: G) [€ 33,35]

Risperdal 1 mg - Filmtabletten 49B06
(Z.Nr. 1-20297-P7) RP. P. Parallelimport. N05AX08
nicht im Handel.

Risperdal 1 mg - Filmtabletten 49B06
(Z.Nr. 1-20297-P8) RP. P. Parallelimport. N05AX08
nicht im Handel.

Risperdal 2 mg - Filmtabletten 49B06
(Z.Nr. 1-20301) RP. P. N05AX08
ZI: Janssen-Cilag Pharma, Wien
Z: 1 Filmtablette enthält: Risperidon 2 mg, Tablettenkern: Laktose 130 mg, Maisstärke, Cellulose, mikrokristalline, Hypromellose, Magnesium stearat, Siliciumdioxid, hochdisperses, Natrium laurylsulfat; Filmüberzug: Hypromellose, Propylenglycol, Titandioxid, Talk, Gelborange S, Aluminiumlack 0,05 mg.
Kurzinformation: siehe Risperdal 1 mg - Filmtabletten, → S. 1238
PG: 60 ST (EKO: G) [€ 55,30]

Risperdal 2 mg - Filmtabletten 49B06
(Z.Nr. 1-20301-P7) RP. P. Parallelimport. N05AX08
V: Abacus Medicine, Copenhagen, Dänemark
Z: 1 Filmtablette enthält: Risperidon 2 mg, Tablettenkern: Laktose 130 mg, Maisstärke, Cellulose, mikrokristalline, Hypromellose, Magnesium stearat, Siliciumdioxid, hochdisperses, Natrium laurylsulfat; Filmüberzug: Hypromellose, Propylenglycol, Titandioxid, Talk, Gelborange S, Aluminiumlack 0,05 mg.
PG: 60 ST (EKO: G) [€ 54,20]

Risperdal 2 mg - Filmtabletten 49B06
(Z.Nr. 1-20301-P8) RP. P. Parallelimport. N05AX08
V: Orifarm, Leverkusen, Deutschland
Z: 1 Filmtablette enthält: Risperidon 2 mg, Tablettenkern: Laktose 130 mg, Maisstärke, Cellulose, mikrokristalline, Hypromellose, Magnesium stearat, Siliciumdioxid, hochdisperses, Natrium laurylsulfat; Filmüberzug: Hypromellose, Propylenglycol, Titandioxid, Talk, Gelborange S, Aluminiumlack 0,05 mg.
PG: 60 ST (EKO: G) [€ 54,20]

Risperdal 2 mg - Filmtabletten 49B06
(Z.Nr. 1-20301-P9) RP. P. Parallelimport. N05AX08
nicht im Handel.

Risperdal 3 mg - Filmtabletten 49B06
(Z.Nr. 1-20302) RP. P. N05AX08
ZI: Janssen-Cilag Pharma, Wien
Z: 1 Filmtablette enthält: Risperidon 3 mg, Tablettenkern: Laktose 195 mg, Maisstärke, Cellulose, mikrokristalline, Hypromellose, Magnesium stearat, Siliciumdioxid, hochdisperses, Natrium laurylsulfat; Filmüberzug: Hypromellose, Propylenglycol, Titandioxid, Talk, Chinolingelb.
Kurzinformation: siehe Risperdal 1 mg - Filmtabletten, → S. 1238
PG: 60 ST (EKO: G) [€ 74,60]

Risperdal 3 mg - Filmtabletten 49B06
(Z.Nr. 1-20302-P6) RP. P. Parallelimport. N05AX08
nicht im Handel.

Risperdal 4 mg - Filmtabletten 49B06
(Z.Nr. 1-20303) RP. P. N05AX08
ZI: Janssen-Cilag Pharma, Wien
Z: 1 Filmtablette enthält: Risperidon 4 mg, Tablettenkern: Laktose 260 mg, Maisstärke, Cellulose, mikrokristalline, Hypromellose, Magnesium stearat, Siliciumdioxid, hochdisperses, Natrium laurylsulfat; Filmüberzug: Hypromellose, Propylenglycol, Titandioxid, Talk, Chinolingelb, Indigotinsulfonat-Aluminiumlack.
Kurzinformation: siehe Risperdal 1 mg - Filmtabletten, → S. 1238
PG: 60 ST (EKO: G) [€ 93,35]

Risperdal 4 mg - Filmtabletten 49B06
(Z.Nr. 1-20303-P6) RP. P. Parallelimport. N05AX08
nicht im Handel.

Risperdal 4 mg - Filmtabletten 49B06
(Z.Nr. 1-20303-P7) RP. P. Parallelimport. N05AX08
nicht im Handel.

Risperdal 6 mg - Filmtabletten 49B06
(Z.Nr. 1-22846) RP. P. nicht im Handel. N05AX08

Risperdal 1 mg/ml - Lösung zum Einnehmen 49B06
(Z.Nr. 1-21466) RP. P. N05AX08
ZI: Janssen-Cilag Pharma, Wien
Z: 1 ml Lösung enthält: Risperidon 1 mg, Weinsäure, Benzoesäure 2 mg, Natriumhydroxid, Wasser, gereinigtes.
EW: Neuroleptikum (Serotonin- und Dopamin-Antagonist).
AG: Schizophrenie, manischen Episoden, Kurzzeitbehandlung von Aggression bei Alzheimer-Demenz, Kurzzeitbehandlung von Aggression bei Verhaltensstörungen bei Kindern ab 5 Jahren.
AA: Einnahme ein- oder zweimal täglich mit einem alkoholfreien Getränk (kein Tee!).
DO: Schizophrenie: TD 1. Tag 2 mg, 2. Tag 4 mg, 3. Tag 6 mg. Optimale TD 4-6 mg, MTD 16 mg.
Manie: Initial 1mal tgl. 2 mg, TD meist 1-6 mg.
Schizophrenie und Manie: Bei älteren Patienten mit 2mal tgl. 0,5 mg beginnen. Für Kinder und Jugendliche nicht empfohlen.
Aggression bei Demenz: Initial 2mal tgl. 0,25 mg, dann 2mal tgl. 0,5(-1) mg.
Verhaltensstörungen bei Kindern: Initial 1mal tgl. 0,25-0,5 mg, dann 1mal tgl. 1 (0,5-1,5) mg.
Halbe Dosis bei Leber-, Nierenschäden.
SST: Strenge Indikationsstellung. Erhöhtes Risiko von extrapyramidalen Symptomen und/oder Entzugssymptomen bei Neugeborenen nach antipsychotischer Therapie im 3. Trimenon. Nutzen/Risiko- Abwägung in der Stillzeit.
NW: ZNS (Parkinsonismus, Sedierung/Somnolenz, Akathisie, Kopfschmerzen, Schlaflosigkeit), malignes neuroleptisches Syndrom, Vegetativum, Magen/Darm, Seh-, Sexual-, Miktionsstörungen, Hyperprolaktinämie, Blutbild (Leukopenie, Agranulozytose), Haut, Herz, Orthostase, Prolaktinanstieg, Hyperglykämie, Diabetes, Leber, Gewichtszunahme, Ödeme, Anämie, zerebrovaskuläre Zwischenfälle, venöse Thromboembolien, intraoperatives Floppy Iris-Syndrom, Dyspnoe, Husten, Arthralgie. Geringere Inzidenz extrapyramidaler Störungen als klassische Neuroleptika. Akute Absetzsymptome bei Therapieabbruch.
WW: Metabolisierung über CYP2D6 und in geringerem Ausmaß über CYP3A4. Nicht empfohlen: Paliperidon. Vorsicht: QT-verlängernde Substanzen, ZNS-Dämpfer, Alkohol vermeiden. Dopamin-Agonisten abgeschwächt. Carbamazepin (Enzyminduktion). Methylphenidat (extrapyramidale Symptome). Viele WW theoretisch möglich (Details siehe Austria Codex- Fachinformation).
WH: Vorsicht bei Epilepsie, M.Parkinson, kardiovaskulären Erkrankungen (QT-Verlängerung), Leber-, Nierenschäden, Prolactinom, Mammakarzinom. Vorsichtige Dosierung bei Therapiebeginn (Orthostase). Erhöhte Mortalität und zerebrovaskuläre Ereignisse bei älteren Patienten mit Demenz und Furosemid-Therapie. Auf Aspirationspneumonie, Hypo-, Hyperthermie, Blutschäden (Agranulozytose), tardive Dyskinesien, Hyperprolaktinämie achten. Übermäßiges Essen vermeiden. Körpergewicht, Blutbild kontrollieren. Verkehrshinweis. Risikofaktoren für venöse Thromboembolien beachten. Ausschleichend absetzen.
PG: 30 ML (2) (EKO: G) [€ 25,10], 100 ML (EKO: G) [€ 76,65]

Risperdal 1 mg/ml - Lösung zum Einnehmen 49B06
(Z.Nr. 1-21466-P3/P4) RP. P. Parallelimport. N05AX08
V: Eurim-Pharm, Salzburg

R

Z: 1 ml Lösung enthält: Risperidon 1 mg, Weinsäure, Benzoesäure 2 mg, Natriumhydroxid, Wasser, gereinigtes.
PG: 30 ML (2) (EKO: G) [€ 24,55], 100 ML (EKO: G) [€ 75,10]

Risperdal 1 mg/ml - Lösung zum Einnehmen 49B06
(Z.Nr. 1-21466-P5) RP. P. Parallelimport. N05AX08
V: Abacus Medicine, Copenhagen, Dänemark
Z: 1 ml Lösung enthält: Risperidon 1 mg, Weinsäure, Benzoesäure 2 mg, Natriumhydroxid, Wasser, gereinigtes.
PG: 100 ML (EKO: G) [€ 75,10]

Risperdal 1 mg/ml - Lösung zum Einnehmen 49B06
(Z.Nr. 1-21466-P6) RP. P. Parallelimport. N05AX08
V: Orifarm, Leverkusen, Deutschland
Z: 1 ml Lösung enthält: Risperidon 1 mg, Weinsäure, Benzoesäure 2 mg, Natriumhydroxid, Wasser, gereinigtes.
PG: 100 ML (EKO: G) [€ 75,10]

Risperdal 1 mg/ml - Lösung zum Einnehmen 49B06
(Z.Nr. 1-21466-P7) RP. P. Parallelimport. N05AX08
V: Haemato Pharm, Schönefeld, Deutschland
Z: 1 ml Lösung enthält: Risperidon 1 mg, Weinsäure, Benzoesäure 2 mg, Natriumhydroxid, Wasser, gereinigtes.
PG: 100 ML (EKO: G) [€ 75,10]

Risperdal Consta 25 mg - Pulver und Lösungsmittel zur Herstellung einer verzögert freisetzenden Suspension zur Injektion 49B06
(Z.Nr. 1-24628) RP. P. E. N05AX08
ZI: Janssen-Cilag Pharma, Wien
Z: 1 Packung enthält: Risperidon 25 mg, Poly(D,L-lactid-glycolid); Lösungsmittel: Polysorbat 20, Carmellose natrium, Natriummonohydrogenphosphat-dihydrat, Citronensäure, wasserfreie, Natriumchlorid, Natriumhydroxid, Wasser für Injektionszwecke.
EW: Neuroleptikum (Serotonin- und Dopamin-Antagonist).
AG: Erhaltungstherapie der Schizophrenie.
AA: Alle 2 Wochen tief i.m. mit Spezialnadel, nicht i.v.
DO: ED 25(-37,5-50) mg; MED 50 mg. Ältere Patienten: ED 25 mg. Während der auf die erste Injektion folgenden dreiwöchigen Latenzphase ausreichend antipsychotisch behandeln. Keine Erfahrungen bei Personen unter 18 Jahren, Leber-, Nierenschäden.
NW: ZNS (Parkinsonismus, Sedierung/Somnolenz, Akathisie, Kopfschmerzen, Schlaflosigkeit), malignes neuroleptisches Syndrom, Vegetativum, Magen/Darm, Seh-, Sexual-, Miktionsstörungen, Hyperprolaktinämie, Blutbild (Leukopenie, Agranulozytose), Haut, Herz, Orthostase, Prolaktinanstieg, Hyperglykämie, Diabetes, Leber, Gewichtszunahme, Ödeme, Anämie, zerebrovaskuläre Zwischenfälle, venöse Thromboembolien, intraoperatives Floppy Iris-Syndrom, Dyspnoe, Husten, Arthralgie. Geringere Inzidenz extrapyramidaler Störungen als klassische Neuroleptika. Schwere lokale Reaktionen.
WW: Metabolisierung über CYP2D6 und in geringerem Ausmaß über CYP3A4. Nicht empfohlen: Paliperidon. Vorsicht: QT-verlängernde Substanzen, ZNS-Dämpfer, Alkohol vermeiden. Psychostimulanzien (extrapyramidale Symptome). Dopamin-Agonisten abgeschwächt. Carbamazepin (Enzyminduktion). Viele WW theoretisch möglich (Details siehe Austria Codex- Fachinformation).
WH: Vorsicht bei Epilepsie, M.Parkinson, kardiovaskulären Erkrankungen (QT-Verlängerung), Leber-, Nierenschäden, Prolactinom, Mammakarzinom. Vorsichtige Dosierung bei Therapiebeginn (Orthostase). Erhöhte Mortalität und zerebrovaskuläre Ereignisse bei älteren Patienten mit Demenz und Furosemid-Therapie. Auf Aspirationspneumonie, Hypo-, Hyperthermie, Blutschäden (Agranulozytose), tardive Dyskinesien, Hyperprolaktinämie achten. Übermäßiges Essen vermeiden. Körpergewicht, Blutbild kontrollieren. Verkehrshinweis. Risikofaktoren für venöse Thromboembolien beachten. Ausschleichend absetzen.
PG: 1 ST IND (EKO: G) [€ 174,00]

Risperdal Consta 25 mg - Pulver und Lösungsmittel zur Herstellung einer verzögert freisetzenden Suspension zur Injektion 49B06
(Z.Nr. 1-24628-P1) RP. P. E. Parallelimport. N05AX08
V: Haemato Pharm, Schönefeld, Deutschland
Z: 1 Packung enthält: Risperidon 25 mg, Microsphären: Poly(D,L-lactid-glycolid); Lösungsmittel: Polysorbat 20, Carmellose natrium, Natriummonohydrogenphosphat-dihydrat, Citronensäure, wasserfreie, Natriumchlorid, Natriumhydroxid, Wasser für Injektionszwecke.
PG: 1 ST IND (EKO: G) [€ 170,55]

Risperdal Consta 25 mg - Pulver und Lösungsmittel zur Herstellung einer verzögert freisetzenden Suspension zur Injektion 49B06
(Z.Nr. 1-24628-P2) RP. P. E. Parallelimport. N05AX08
nicht im Handel.

Risperdal Consta 37,5 mg - Pulver und Lösungsmittel zur Herstellung einer verzögert freisetzenden Suspension zur Injektion 49B06
(Z.Nr. 1-24629) RP. P. E. N05AX08
ZI: Janssen-Cilag Pharma, Wien
Z: 1 Packung enthält: Risperidon 37,5 mg, Poly(D,L-lactid-glycolid); Lösungsmittel: Polysorbat 20, Carmellose natrium, Natriummonohydrogenphosphat-dihydrat, Citronensäure, wasserfreie, Natriumchlorid, Natriumhydroxid, Wasser für Injektionszwecke.
Kurzinformation: siehe Risperdal Consta 25 mg - Pulver und Lösungsmittel zur Herstellung einer verzögert freisetzenden Suspension zur Injektion, → S. 1240
PG: 1 ST IND (EKO: G) [€ 233,70]

Risperdal Consta 37,5 mg - Pulver und Lösungsmittel zur Herstellung einer verzögert freisetzenden Suspension zur Injektion 49B06
(Z.Nr. 1-24629-P1) RP. P. E. Parallelimport. N05AX08
V: Haemato Pharm, Schönefeld, Deutschland
Z: 1 Packung enthält: Risperidon 37,5 mg, Microsphären: Poly(D,L-lactid-glycolid); Lösungsmittel: Polysorbat 20, Carmellose natrium, Natriummonohydrogenphosphat-dihydrat, Citronensäure, wasserfreie, Natriumchlorid, Natriumhydroxid, Wasser für Injektionszwecke.
PG: 1 ST IND (EKO: G) [€ 229,05]

Risperdal Consta 37,5 mg - Pulver und Lösungsmittel zur Herstellung einer verzögert freisetzenden Suspension zur Injektion 49B06
(Z.Nr. 1-24629-P3) RP. P. E. Parallelimport. N05AX08
nicht im Handel.

Risperdal Consta 50 mg - Pulver und Lösungsmittel zur Herstellung einer verzögert freisetzenden Suspension zur Injektion 49B06
(Z.Nr. 1-24630) RP. P. E. N05AX08
ZI: Janssen-Cilag Pharma, Wien
Z: 1 Packung enthält: Risperidon 50 mg, Poly(D,L-lactid-glycolid); Lösungsmittel: Polysorbat 20, Carmellose natrium, Natriummonohydrogenphosphat-dihydrat, Citronensäure, wasserfreie, Natriumchlorid, Natriumhydroxid, Wasser für Injektionszwecke.
Kurzinformation: siehe Risperdal Consta 25 mg - Pulver und Lösungsmittel zur Herstellung einer verzögert freisetzenden Suspension zur Injektion, → S. 1240
PG: 1 ST IND (EKO: G) [€ 285,20]

Risperdal Consta 50 mg - Pulver und Lösungsmittel zur Herstellung einer verzögert freisetzenden Suspension zur Injektion 49B06
(Z.Nr. 1-24630-P1) RP. P. E. Parallelimport. N05AX08
V: Haemato Pharm, Schönefeld, Deutschland
Z: 1 Packung enthält: Risperidon 50 mg, Microsphären: Poly(D,L-lactid-glycolid); Lösungsmittel: Polysorbat 20, Carmellose natrium, Natriummonohydrogenphosphat-dihydrat, Citronensäure, wasserfreie, Natriumchlorid, Natriumhydroxid, Wasser für Injektionszwecke.
PG: 1 ST IND (EKO: G) [€ 279,55]

Risperdal Consta 50 mg - Pulver und Lösungsmittel zur Herstellung einer verzögert freisetzenden Suspension zur Injektion 49B06
(Z.Nr. 1-24630-P2) RP. P. E. Parallelimport. N05AX08
nicht im Handel.

Risperidon 1A Pharma 0,5 mg - Filmtabletten 49B06
(Z.Nr. 1-27040) RP. P. N05AX08
ZI: 1A Pharma, Wien
Z: 1 Filmtablette enthält: Risperidon 0,5 mg, Tablettenkern: Cellulose, mikrokristalline, Croscarmellose natrium, Lactose 23,8 mg (entspr. Lactose monohydrat), Magnesium stearat, Siliciumdioxid, hochdispers, wasserfrei; Tablettenüberzug: Cellulose, mikrokristalline, Hypromellose, Stearinsäure, Eisenoxid rot, Titandioxid.
Kurzinformation: siehe Risperdal 1 mg - Filmtabletten, → S. 1238
PG: 10 ST (2) (EKO: G) [€ 3,55], 60 ST (EKO: G) [€ 18,70]

Risperidon 1A Pharma 1 mg - Filmtabletten 49B06
(Z.Nr. 1-26150) RP. P. N05AX08
ZI: 1A Pharma, Wien
Z: 1 Filmtablette enthält: Risperidon 1 mg, Kern: Lactose 51,25 mg (entspr. Lactose monohydrat), Cellulose, mikrokristalline, Maisstärke, vorverkleistert, Siliciumdioxid, kolloidal, wasserfrei, Magnesium stearat; Filmüberzug: Hypromellose, Titandioxid, Macrogol 4000, Lactose monohydrat.
Kurzinformation: siehe Risperdal 1 mg - Filmtabletten, → S. 1238
PG: 10 ST (2) (EKO: G) [€ 5,40], 60 ST (EKO: G) [€ 26,95]

Risperidon 1A Pharma 2 mg - Filmtabletten 49B06
(Z.Nr. 1-26151) RP. P. N05AX08
ZI: 1A Pharma, Wien
Z: 1 Filmtablette enthält: Risperidon 2 mg, Kern: Lactose 101,45 mg (entspr. Lactose monohydrat), Cellulose, mikrokristalline, Maisstärke, vorverkleistert, Siliciumdioxid, kolloidal, wasserfrei, Magnesium stearat; Filmüberzug: Hypromellose, Titandioxid, Macrogol 4000, Eisenoxid gelb, Eisenoxid rot, Lactose monohydrat.
Kurzinformation: siehe Risperdal 1 mg - Filmtabletten, → S. 1238
PG: 10 ST (2) (EKO: G) [€ 9,10], 60 ST (EKO: G) [€ 43,90]

Risperidon 1A Pharma 3 mg - Filmtabletten 49B06
(Z.Nr. 1-26152) RP. P. N05AX08
ZI: 1A Pharma, Wien
Z: 1 Filmtablette enthält: Risperidon 3 mg, Kern: Lactose 151,94 mg (entspr. Lactose monohydrat), Cellulose, mikrokristalline, Maisstärke, vorverkleistert, Siliciumdioxid, kolloidal, wasserfrei, Magnesium stearat; Filmüberzug: Hypromellose, Titandioxid, Macrogol 4000, Lactose monohydrat, Chinolingelb.
Kurzinformation: siehe Risperdal 1 mg - Filmtabletten, → S. 1238
PG: 10 ST (2) (EKO: G) [€ 13,05], 60 ST (EKO: G) [€ 58,85]

Risperidon 1A Pharma 4 mg - Filmtabletten 49B06
(Z.Nr. 1-26153) RP. P. N05AX08
ZI: 1A Pharma, Wien
Z: 1 Filmtablette enthält: Risperidon 4 mg, Kern: Lactose 202,49 mg (entspr. Lactose monohydrat), Cellulose, mikrokristalline, Maisstärke, vorverkleistert, Siliciumdioxid, kolloidal, wasserfrei, Magnesium stearat; Filmüberzug: Hypromellose, Titandioxid, Macrogol 4000, Lactose monohydrat, Chinolingelb, Indigotin.
Kurzinformation: siehe Risperdal 1 mg - Filmtabletten, → S. 1238
PG: 10 ST (2) (EKO: G) [€ 15,65], 60 ST (EKO: G) [€ 72,85]

Risperidon 1A Pharma 1 mg/ml - Lösung zum Einnehmen 49B06
(Z.Nr. 1-26920) RP. P. N05AX08
ZI: 1A Pharma, Wien
Z: 1 ml Lösung enthält: Risperidon 1 mg, Benzoesäure 2 mg/ml, Wasser, gereinigtes.
Kurzinformation: siehe Risperdal 1 mg/ml - Lösung zum Einnehmen, → S. 1239
PG: 30 ML (2) (EKO: G) [€ 21,25], 100 ML (EKO: G) [€ 58,95]

Risperidon Actavis 1 mg - Filmtabletten 49B06
(Z.Nr. 1-27090) RP. P. N05AX08
ZI: Actavis Group PTC, Hafnarfjördur, Island
Z: 1 Filmtablette enthält: Risperidon 1 mg, Tablettenkern: Lactose, wasserfrei 61 mg, Cellulose, mikrokristalline, Maisstärke, vorverkleistert, Magnesium stearat; Tablettenfilm: (entspr. Hypromellose) (entspr. Macrogol) (entspr. Titandioxid).
Kurzinformation: siehe Risperdal 1 mg - Filmtabletten, → S. 1238
PG: 10 ST (2) (EKO: G) [€ 5,75], 60 ST (EKO: G) [€ 27,25]

Risperidon Actavis 2 mg - Filmtabletten 49B06
(Z.Nr. 1-27083) RP. P. N05AX08
ZI: Actavis Group PTC, Hafnarfjördur, Island
Z: 1 Filmtablette enthält: Risperidon 2 mg, Tablettenkern: Lactose, wasserfrei 123 mg, Cellulose, mikrokristalline, Maisstärke, vorverkleistert, Magnesium stearat; Tablettenfilm: (entspr. Hypromellose) (entspr. Macrogol) (entspr. Titandioxid).
Kurzinformation: siehe Risperdal 1 mg - Filmtabletten, → S. 1238
PG: 10 ST (2) (EKO: G) [€ 10,00], 60 ST (EKO: G) [€ 44,20]

Risperidon Actavis 3 mg - Filmtabletten 49B06
(Z.Nr. 1-27086) RP. P. N05AX08
ZI: Actavis Group PTC, Hafnarfjördur, Island
Z: 1 Filmtablette enthält: Risperidon 3 mg, Tablettenkern: Lactose, wasserfrei 184 mg, Cellulose, mikrokristalline, Maisstärke, vorverkleistert, Magnesium stearat; Tablettenfilm: (entspr. Hypromellose) (entspr. Macrogol) (entspr. Titandioxid).
Kurzinformation: siehe Risperdal 1 mg - Filmtabletten, → S. 1238
PG: 10 ST (2) (EKO: G) [€ 13,20], 60 ST (EKO: G) [€ 59,10]

Risperidon Actavis 4 mg - Filmtabletten 49B06
(Z.Nr. 1-27087) RP. P. N05AX08
ZI: Actavis Group PTC, Hafnarfjördur, Island
Z: 1 Filmtablette enthält: Risperidon 4 mg, Tablettenkern: Lactose, wasserfrei 245 mg, Cellulose, mikrokristalline, Maisstärke, vorverkleistert, Magnesium stearat; Tablettenfilm: (entspr. Hypromellose) (entspr. Macrogol) (entspr. Titandioxid).
Kurzinformation: siehe Risperdal 1 mg - Filmtabletten, → S. 1238
PG: 10 ST (2) (EKO: G) [€ 15,75], 60 ST (EKO: G) [€ 73,10]

Risperidon Aristo 1 mg - Filmtabletten 49B06
(Z.Nr. 1-26575) RP. P. N05AX08
ZI: Aristo Pharma, Berlin, Deutschland
Z: 1 Filmtablette enthält: Risperidon 1 mg, Tablettenkern: Lactose monohydrat 53,1 mg, Cellulose, mikrokristalline, Maisstärke, Siliciumdioxid, hochdisperses, Magnesium stearat; Filmüberzug: Hypromellose, Titandioxid, Macrogol 400.
EW: Neuroleptikum (Serotonin- und Dopamin-Antagonist).
AG: Schizophrenie, manischen Episoden, Kurzzeitbehandlung von Aggression bei Alzheimer-Demenz, Kurzzeitbehandlung von Aggression bei Verhaltensstörungen bei Kindern ab 5 Jahren.
AA: Mit ausreichend Flüssigkeit einnehmen.
DO: Schizophrenie: TD 1. Tag 2 mg, 2. Tag 4 mg, 3. Tag 6 mg. Optimale TD 4-6 mg, MTD 16 mg.
Manie: Initial 1mal tgl. 2 mg, TD meist 1-6 mg.
Schizophrenie und Manie: Bei älteren Patienten mit 2mal tgl. 0,5 mg beginnen. Für Kinder und Jugendliche nicht empfohlen.
Aggression bei Demenz: Initial 2mal tgl. 0,25 mg, dann 2mal tgl. 0,5(-1) mg.
Verhaltensstörungen bei Kindern: Initial 1mal tgl. 0,25-0,5 mg, dann 1mal tgl. 1 (0,5-1,5) mg.
Halbe Dosis bei Leber-, Nierenschäden.
SST: Strenge Indikationsstellung. Erhöhtes Risiko von extrapyramidalen Symptomen und/oder Entzugssymptomen bei Neugeborenen nach antipsychotischer Therapie im 3. Trimenon. Nutzen/Risiko- Abwägung in der Stillzeit.
NW: ZNS (Parkinsonismus, Sedierung/Somnolenz, Akathisie, Kopfschmerzen, Schlaflosigkeit), malignes neuroleptisches Syndrom, Vegetativum, Magen/Darm, Seh-, Sexual-, Miktionsstörungen, Hyperprolaktinämie, Blutbild (Leukopenie, Agranulozytose), Haut, Herz, Orthostase, Prolaktinanstieg, Hyperglykämie, Diabetes, Leber, Gewichtszunahme, Ödeme, Anämie, zerebrovaskuläre Zwischenfälle, venöse Thromboembolien, intraoperatives Floppy Iris-Syndrom, Dyspnoe, Husten, Arthralgie. Geringere Inzidenz extrapyramidaler Störungen als klassische Neuroleptika. Akute Absetzsymptome bei Therapieabbruch.
WW: Metabolisierung über CYP2D6 und in geringerem Ausmaß über CYP3A4. Nicht empfohlen: Paliperidon. Vorsicht: QT-verlängernde Substanzen, ZNS-Dämpfer, Alkohol vermeiden. Dopamin-Agonisten abgeschwächt. Carbamazepin (Enzyminduktion). Methylphenidat (extrapyramidale Symptome), Furosemid. Viele WW theoretisch möglich (Details siehe Austria Codex- Fachinformation).
WH: Vorsicht bei Epilepsie, M.Parkinson, kardiovaskulären Erkrankungen (QT-Verlängerung), Leber-, Nierenschäden, Prolactinom, Mammakarzinom. Vorsichtige Dosierung bei Therapiebeginn (Orthostase). Erhöhte Mortalität und zerebrovaskuläre Ereignisse bei älteren Patienten mit Demenz und Furosemid-Therapie. Auf Aspirationspneumonie, Hypo-, Hyperthermie, Blutschäden (Agranulozytose), tardive Dyskinesien, Hyperprolaktinämie achten. Übermäßiges Essen vermeiden. Körpergewicht, Blutbild, Prolaktinspiegel kontrollieren. Verkehrshinweis. Risikofaktoren für venöse Thromboembolien beachten. Ausschleichend absetzen.
PG: 20 ST (EKO: G) [€ 12,45], 60 ST (EKO: G) [€ 30,15]

Risperidon Aristo 2 mg - Filmtabletten 49B06
(Z.Nr. 1-26576) RP. P. N05AX08
ZI: Aristo Pharma, Berlin, Deutschland
Z: 1 Filmtablette enthält: Risperidon 2 mg, Tablettenkern: Lactose monohydrat 106,2 mg, Cellulose, mikrokristalline, Maisstärke, Siliciumdioxid, hochdisperses, Magnesium stearat; Filmüberzug: Hypromellose, Titandioxid, Macrogol 400, Eisenoxid rot, Chinolingelb.
Kurzinformation: siehe Risperidon Aristo 1 mg - Filmtabletten, → S. 1241
PG: 20 ST (EKO: G) [€ 19,50], 60 ST (EKO: G) [€ 49,10]

Risperidon Aristo 3 mg - Filmtabletten 49B06
(Z.Nr. 1-26577) RP. P. N05AX08
ZI: Aristo Pharma, Berlin, Deutschland
Z: 1 Filmtablette enthält: Risperidon 3 mg, Tablettenkern: Lactose monohydrat 159,3 mg, Cellulose, mikrokristalline, Maisstärke, Siliciumdioxid, hochdisperses, Magnesium stearat; Filmüberzug: Hypromellose, Titandioxid, Macrogol 400, Chinolingelb.
Kurzinformation: siehe Risperidon Aristo 1 mg - Filmtabletten, → S. 1241

R

PG: 20 ST (EKO: G) [€ 25,80], 60 ST (EKO: G) [€ 65,95]

Risperidon Aristo 4 mg - Filmtabletten 49B06
(Z.Nr. 1-26578) RP. P. N05AX08
ZI: Aristo Pharma, Berlin, Deutschland
Z: 1 Filmtablette enthält: Risperidon 4 mg, Tablettenkern: Lactose monohydrat 212,4 mg, Cellulose, mikrokristalline, Maisstärke, Siliciumdioxid, hochdisperses, Magnesium stearat; Filmüberzug: Hypromellose, Titandioxid, Macrogol 400, Chinolingelb, Indigokarmin.
Kurzinformation: siehe Risperidon Aristo 1 mg - Filmtabletten, → S. 1241
PG: 20 ST (EKO: G) [€ 30,90], 60 ST (EKO: G) [€ 81,70]

Risperidon Genericon 1 mg - Filmtabletten 49B06
(Z.Nr. 1-26505) RP. P. N05AX08
ZI: Genericon Pharma, Graz
Z: 1 Filmtablette enthält: Risperidon 1 mg, Tablettenkern: Lactose monohydrat 47,5 mg, Maisstärke, Cellulose, mikrokristalline, Hypromellose, Natriumdodecylsulfat (entspr. Natrium), Siliciumdioxid, hochdisperses, Magnesium stearat; Tablettenfilm: Hypromellose, Propylenglykol, Titandioxid, Talk.
Kurzinformation: siehe Risperdal 1 mg - Filmtabletten, → S. 1238
PG: 10 ST (2) (EKO: G) [€ 5,75], 60 ST (EKO: G) [€ 30,15]

Risperidon Genericon 2 mg - Filmtabletten 49B06
(Z.Nr. 1-26512) RP. P. N05AX08
ZI: Genericon Pharma, Graz
Z: 1 Filmtablette enthält: Risperidon 2 mg, Tablettenkern: Lactose monohydrat 95 mg, Maisstärke, Cellulose, mikrokristalline, Hypromellose, Natriumdodecylsulfat (entspr. Natrium), Siliciumdioxid, hochdisperses, Magnesium stearat; Tablettenfilm: Hypromellose, Propylenglykol, Titandioxid, Talk, Gelborange S 0,024 mg.
Kurzinformation: siehe Risperdal 1 mg - Filmtabletten, → S. 1238
PG: 10 ST (2) (EKO: G) [€ 10,00], 60 ST (EKO: G) [€ 49,10]

Risperidon Genericon 3 mg - Filmtabletten 49B06
(Z.Nr. 1-26514) RP. P. N05AX08
ZI: Genericon Pharma, Graz
Z: 1 Filmtablette enthält: Risperidon 3 mg, Tablettenkern: Lactose monohydrat 142,5 mg, Maisstärke, Cellulose, mikrokristalline, Hypromellose, Natriumdodecylsulfat (entspr. Natrium), Siliciumdioxid, hochdisperses, Magnesium stearat; Tablettenfilm: Hypromellose, Propylenglykol, Titandioxid, Talk, Chinolingelb.
Kurzinformation: siehe Risperdal 1 mg - Filmtabletten, → S. 1238
PG: 10 ST (2) (EKO: G) [€ 13,20], 60 ST (EKO: G) [€ 65,95]

Risperidon Genericon 4 mg - Filmtabletten 49B06
(Z.Nr. 1-26519) RP. P. N05AX08
ZI: Genericon Pharma, Graz
Z: 1 Filmtablette enthält: Risperidon 4 mg, Tablettenkern: Lactose monohydrat 190 mg, Maisstärke, Cellulose, mikrokristalline, Hypromellose, Natriumdodecylsulfat (entspr. Natrium), Siliciumdioxid, hochdisperses, Magnesium stearat; Tablettenfilm: Hypromellose, Propylenglykol, Titandioxid, Talk, Chinolingelb, Indigotinsulfonat.
Kurzinformation: siehe Risperdal 1 mg - Filmtabletten, → S. 1238
PG: 10 ST (2) (EKO: G) [€ 15,75], 60 ST (EKO: G) [€ 81,70]

Risperidon Hexal 0,5 mg - Filmtabletten 49B06
(Z.Nr. 1-27039) RP. P. N05AX08
ZI: Hexal Pharma, Wien
Z: 1 Filmtablette enthält: Risperidon 0,5 mg, Tablettenkern: Cellulose, mikrokristalline, Croscarmellose natrium, Lactose 23,8 mg (entspr. Lactose monohydrat), Magnesium stearat, Siliciumdioxid, hochdispers, wasserfrei; Tablettenüberzug: Cellulose, mikrokristalline, Hypromellose, Stearinsäure, Eisenoxid rot, Titandioxid.
Kurzinformation: siehe Risperdal 1 mg - Filmtabletten, → S. 1238
PG: 10 ST (2) (EKO: G) [€ 3,55], 60 ST (EKO: G) [€ 18,70]

Risperidon Hexal 1 mg - Filmtabletten 49B06
(Z.Nr. 1-26146) RP. P. N05AX08
ZI: Hexal Pharma, Wien
Z: 1 Filmtablette enthält: Risperidon 1 mg, Kern: Lactose 51,25 mg (entspr. Lactose monohydrat), Cellulose, mikrokristalline, Maisstärke, vorverkleistert, Siliciumdioxid, kolloidal, wasserfrei, Magnesium stearat; Filmüberzug: Hypromellose, Titandioxid, Macrogol 4000, Lactose monohydrat.
Kurzinformation: siehe Risperdal 1 mg - Filmtabletten, → S. 1238
PG: 10 ST (2) (EKO: G) [€ 5,75], 60 ST (EKO: G) [€ 30,15]

Risperidon Hexal 2 mg - Filmtabletten 49B06
(Z.Nr. 1-26147) RP. P. N05AX08
ZI: Hexal Pharma, Wien
Z: 1 Filmtablette enthält: Risperidon 2 mg, Kern: Lactose 101,45 mg (entspr. Lactose monohydrat), Cellulose, mikrokristalline, Maisstärke, vorverkleistert, Siliciumdioxid, kolloidal, wasserfrei, Magnesium stearat; Filmüberzug: Hypromellose, Titandioxid, Macrogol 4000, Eisenoxid gelb, Eisenoxid rot, Lactose monohydrat.
Kurzinformation: siehe Risperdal 1 mg - Filmtabletten, → S. 1238
PG: 10 ST (2) (EKO: G) [€ 10,00], 60 ST (EKO: G) [€ 49,10]

Risperidon Hexal 3 mg - Filmtabletten 49B06
(Z.Nr. 1-26148) RP. P. N05AX08
ZI: Hexal Pharma, Wien
Z: 1 Filmtablette enthält: Risperidon 3 mg, Kern: Lactose 151,94 mg (entspr. Lactose monohydrat), Cellulose, mikrokristalline, Maisstärke, vorverkleistert, Siliciumdioxid, kolloidal, wasserfrei, Magnesium stearat; Filmüberzug: Hypromellose, Titandioxid, Macrogol 4000, Lactose monohydrat, Chinolingelb.
Kurzinformation: siehe Risperdal 1 mg - Filmtabletten, → S. 1238
PG: 10 ST (2) (EKO: G) [€ 13,20], 60 ST (EKO: G) [€ 65,95]

Risperidon Hexal 4 mg - Filmtabletten 49B06
(Z.Nr. 1-26149) RP. P. N05AX08
ZI: Hexal Pharma, Wien
Z: 1 Filmtablette enthält: Risperidon 4 mg, Kern: Lactose 202,49 mg (entspr. Lactose monohydrat), Cellulose, mikrokristalline, Maisstärke, vorverkleistert, Siliciumdioxid, kolloidal, wasserfrei, Magnesium stearat; Filmüberzug: Hypromellose, Titandioxid, Macrogol 4000, Lactose monohydrat, Chinolingelb, Indigotin.
Kurzinformation: siehe Risperdal 1 mg - Filmtabletten, → S. 1238
PG: 10 ST (2) (EKO: G) [€ 15,75], 60 ST (EKO: G) [€ 81,70]

Risperidon Hexal 1 mg/ml - Lösung zum Einnehmen 49B06
(Z.Nr. 1-26919) RP. P. N05AX08
ZI: Hexal Pharma, Wien
Z: 1 ml enthält: Risperidon 1 mg, Benzoesäure 2 mg/ml, Wasser, gereinigtes.
Kurzinformation: siehe Risperdal 1 mg/ml - Lösung zum Einnehmen, → S. 1239
PG: 30 ML (2) (EKO: G) [€ 21,25], 100 ML * (EKO: N) [€ 60,00 n.l.]

Risperidon +pharma 1 mg - Filmtabletten 49B06
(Z.Nr. 1-26535) RP. P. N05AX08
ZI: +pharma Arzneimittel, Graz
Z: 1 Filmtablette enthält: Risperidon 1 mg, Tablettenkern: Lactose monohydrat 47,5 mg, Maisstärke, Cellulose, mikrokristalline, Hypromellose, Natriumdodecylsulfat (entspr. Natrium), Siliciumdioxid, hochdisperses, Magnesium stearat; Tablettenfilm: Hypromellose, Propylenglykol, Titandioxid, Talk.
Kurzinformation: siehe Risperdal 1 mg - Filmtabletten, → S. 1238
PG: 10 ST (2) (EKO: G) [€ 5,45], 60 ST (EKO: G) [€ 27,05]

Risperidon +pharma 2 mg - Filmtabletten 49B06
(Z.Nr. 1-26542) RP. P. N05AX08
ZI: +pharma Arzneimittel, Graz
Z: 1 Filmtabletten enthält: Risperidon 2 mg, Tablettenkern: Lactose monohydrat 95 mg, Maisstärke, Cellulose, mikrokristalline, Hypromellose, Natriumdodecylsulfat (entspr. Natrium), Siliciumdioxid, hochdisperses, Magnesium stearat; Tablettenfilm: Hypromellose, Propylenglykol, Titandioxid, Talk, Gelborange S 0,024 mg.
Kurzinformation: siehe Risperdal 1 mg - Filmtabletten, → S. 1238
PG: 10 ST (2) (EKO: G) [€ 9,15], 60 ST (EKO: G) [€ 43,95]

Risperidon +pharma 3 mg - Filmtabletten 49B06
(Z.Nr. 1-26547) RP. P. N05AX08
ZI: +pharma Arzneimittel, Graz
Z: 1 Filmtablette enthält: Risperidon 3 mg, Tablettenkern: Lactose monohydrat 142,5 mg, Maisstärke, Cellulose, mikrokristalline, Hypromellose, Natriumdodecylsulfat (entspr. Natrium), Siliciumdioxid, hochdisperses, Magnesium stearat; Tablettenfilm: Hypromellose, Propylenglykol, Titandioxid, Talk, Chinolingelb.
Kurzinformation: siehe Risperdal 1 mg - Filmtabletten, → S. 1238
PG: 10 ST (2) (EKO: G) [€ 13,10], 60 ST (EKO: G) [€ 58,90]

Risperidon +pharma 4 mg - Filmtabletten 49B06
(Z.Nr. 1-26548) RP. P. N05AX08
ZI: +pharma Arzneimittel, Graz
Z: 1 Filmtablette enthält: Risperidon 4 mg, Tablettenkern: Lactose monohydrat 190 mg, Maisstärke, Cellulose, mikrokristalline, Hypromellose, Natriumdodecylsulfat (entspr. Natrium), Siliciumdioxid, hochdisperses, Magnesium stearat; Tablettenfilm: Hypromellose, Propylenglykol, Titandioxid, Talk, Chinolingelb, Indigotinsulfonat.

Kurzinformation: siehe Risperdal 1 mg - Filmtabletten, → S. 1238
PG: 10 ST (2) (EKO: G) [€ 15,70], 60 ST (EKO: G) [€ 72,90]

Risperidon "ratiopharm" 1 mg - Filmtabletten 49B06
(Z.Nr. 1-26043) RP. P. N05AX08
ZI: Teva, Haarlem, Niederlande
Z: 1 Filmtablette enthält: Risperidon 1 mg, Tablettenkern: Lactose 154,1 mg (entspr. Lactose monohydrat), Natrium laurylsulfat, Siliciumdioxid, hochdispers, wasserfrei, Cellulose, mikrokristalline, Stärke, vorverkleistert, Natrium stärkeglykolat Typ A, Magnesium stearat; Filmüberzug: Hypromellose, Titandioxid, Macrogol 6000, Macrogol 400.
Kurzinformation: siehe Risperdal 1 mg - Filmtabletten, → S. 1238
PG: 10 ST (2) (EKO: G) [€ 6,35], 60 ST (EKO: G) [€ 30,10]

Risperidon "ratiopharm" 2 mg - Filmtabletten 49B06
(Z.Nr. 1-26044) RP. P. N05AX08
ZI: Teva, Haarlem, Niederlande
Z: 1 Filmtablette enthält: Risperidon 2 mg, Tablettenkern: Lactose 153,1 mg (entspr. Lactose monohydrat), Natrium laurylsulfat, Siliciumdioxid, hochdispers, wasserfrei, Cellulose, mikrokristalline, Stärke, vorverkleistert, Natrium stärkeglykolat Typ A, Magnesium stearat; Filmüberzug: Hypromellose, Titandioxid, Macrogol 6000, Eisenoxid rot, Macrogol 400, Eisenoxid gelb.
Kurzinformation: siehe Risperdal 1 mg - Filmtabletten, → S. 1238
PG: 10 ST (2) (EKO: G) [€ 10,60], 60 ST (EKO: G) [€ 49,05]

Risperidon "ratiopharm" 3 mg - Filmtabletten 49B06
(Z.Nr. 1-26045) RP. P. N05AX08
ZI: Teva, Haarlem, Niederlande
Z: 1 Filmtablette enthält: Risperidon 3 mg, Tablettenkern: Lactose 229,7 mg (entspr. Lactose monohydrat), Natrium laurylsulfat, Siliciumdioxid, hochdispers, wasserfrei, Cellulose, mikrokristalline, Stärke, vorverkleistert, Natrium stärkeglykolat Typ A, Magnesium stearat; Filmüberzug: Hypromellose, Titandioxid, Macrogol 6000, Macrogol 400, Chinolingelb.
Kurzinformation: siehe Risperdal 1 mg - Filmtabletten, → S. 1238
PG: 10 ST (2) (EKO: G) [€ 13,80], 60 ST (EKO: G) [€ 65,90]

Risperidon "ratiopharm" 4 mg - Filmtabletten 49B06
(Z.Nr. 1-26046) RP. P. N05AX08
ZI: Teva, Haarlem, Niederlande
Z: 1 Filmtablette enthält: Risperidon 4 mg, Tablettenkern: Lactose 306,3 mg (entspr. Lactose monohydrat), Natrium laurylsulfat, Siliciumdioxid, hochdispers, wasserfrei, Cellulose, mikrokristalline, Stärke, vorverkleistert, Natrium stärkeglykolat Typ A, Magnesium stearat; Filmüberzug: Hypromellose, Titandioxid, Macrogol 6000, Macrogol 400, Eisenoxid gelb, Chinolingelb, Indigocarmin.
Kurzinformation: siehe Risperdal 1 mg - Filmtabletten, → S. 1238
PG: 10 ST (2) (EKO: G) [€ 16,60], 60 ST (EKO: G) [€ 81,60]

Risperidon "ratiopharm" 6 mg - Filmtabletten 49B06
(Z.Nr. 1-26047) RP. P. N05AX08
ZI: Teva, Haarlem, Niederlande
Z: 1 Filmtablette enthält: Risperidon 6 mg, Tablettenkern: Lactose 304,4 mg (entspr. Lactose monohydrat), Natrium laurylsulfat, Siliciumdioxid, hochdispers, wasserfrei, Cellulose, mikrokristalline, Stärke, vorverkleistert, Natrium stärkeglykolat Typ A, Magnesium stearat; Filmüberzug: Hypromellose, Titandioxid, Macrogol 6000, Eisenoxid rot, Macrogol 400, Eisenoxid gelb.
Kurzinformation: siehe Risperdal 1 mg - Filmtabletten, → S. 1238
PG: 10 ST (2) (EKO: G) [€ 22,35], 60 ST (EKO: G) [€ 110,75]

Risperidon Sandoz 0,25 mg - Filmtabletten 49B06
(Z.Nr. 1-27295) RP. P. N05AX08
ZI: Sandoz, Kundl
Z: 1 Filmtablette enthält: Risperidon 0,25 mg, Tablettenkern: Cellulose, mikrokristalline, Croscarmellose natrium, Lactose 23,8 mg (entspr. Lactose monohydrat), Magnesium stearat, Siliciumdioxid, hochdispers, wasserfrei; Tablettenüberzug: Eisenoxid gelb, Cellulose, mikrokristalline, Hypromellose, Stearinsäure, Titandioxid.
Kurzinformation: siehe Risperdal 1 mg - Filmtabletten, → S. 1238
PG: 20 ST (EKO: G) [€ 4,50], 60 ST (EKO: G) [€ 13,55]

Risperidon Sandoz 0,5 mg - Filmtabletten 49B06
(Z.Nr. 1-27042) RP. P. N05AX08
ZI: Sandoz, Kundl
Z: 1 Filmtablette enthält: Risperidon 0,5 mg, Tablettenkern: Cellulose, mikrokristalline, Croscarmellose natrium, Lactose 23,8 mg (entspr. Lactose monohydrat), Magnesium stearat, Siliciumdioxid, hochdispers, wasserfrei; Tablettenüberzug: Cellulose, mikrokristalline, Hypromellose, Stearinsäure, Eisenoxid rot, Titandioxid.
Kurzinformation: siehe Risperdal 1 mg - Filmtabletten, → S. 1238
PG: 20 ST (EKO: G) [€ 7,15], 60 ST (EKO: G) [€ 18,70]

Risperidon Sandoz 1 mg - Filmtabletten 49B06
(Z.Nr. 1-26029) RP. P. N05AX08
ZI: Sandoz, Kundl
Z: 1 Filmtablette enthält: Risperidon 1 mg, Kern: Lactose 51,25 mg (entspr. Lactose monohydrat), Cellulose, mikrokristalline, Maisstärke, vorverkleistert, Siliciumdioxid, kolloidal, wasserfrei, Magnesium stearat; Überzug: Hypromellose, Titandioxid, Macrogol 4000, Lactose monohydrat.
Kurzinformation: siehe Risperdal 1 mg - Filmtabletten, → S. 1238
PG: 10 ST (2) (EKO: G) [€ 5,75], 60 ST (EKO: G) [€ 30,15]

Risperidon Sandoz 2 mg - Filmtabletten 49B06
(Z.Nr. 1-26030) RP. P. N05AX08
ZI: Sandoz, Kundl
Z: 1 Filmtablette enthält: Risperidon 2 mg, Kern: Lactose 101,45 mg (entspr. Lactose monohydrat), Cellulose, mikrokristalline, Maisstärke, vorverkleistert, Siliciumdioxid, kolloidal, wasserfrei, Magnesium stearat; Überzug: Hypromellose, Titandioxid, Macrogol 4000, Lactose monohydrat, Eisenoxid gelb, Eisenoxid rot.
Kurzinformation: siehe Risperdal 1 mg - Filmtabletten, → S. 1238
PG: 10 ST (2) (EKO: G) [€ 10,00], 60 ST (EKO: G) [€ 49,10]

Risperidon Sandoz 3 mg - Filmtabletten 49B06
(Z.Nr. 1-26031) RP. P. N05AX08
ZI: Sandoz, Kundl
Z: 1 Filmtablette enthält: Risperidon 3 mg, Kern: Lactose 151,94 mg (entspr. Lactose monohydrat), Cellulose, mikrokristalline, Maisstärke, vorverkleistert, Siliciumdioxid, kolloidal, wasserfrei, Magnesium stearat; Überzug: Hypromellose, Titandioxid, Macrogol 4000, Lactose monohydrat, Chinolingelb, Aluminiumlack.
Kurzinformation: siehe Risperdal 1 mg - Filmtabletten, → S. 1238
PG: 10 ST (2) (EKO: G) [€ 13,20], 60 ST (EKO: G) [€ 65,95]

Risperidon Sandoz 4 mg - Filmtabletten 49B06
(Z.Nr. 1-26032) RP. P. N05AX08
ZI: Sandoz, Kundl
Z: 1 Filmtablette enthält: Risperidon 4 mg, Kern: Lactose 202,49 mg (entspr. Lactose monohydrat), Cellulose, mikrokristalline, Maisstärke, vorverkleistert, Siliciumdioxid, kolloidal, wasserfrei, Magnesium stearat; Überzug: Hypromellose, Titandioxid, Macrogol 4000, Lactose monohydrat, Indigotin, Aluminium-Lack, Chinolingelb, Aluminiumlack.
Kurzinformation: siehe Risperdal 1 mg - Filmtabletten, → S. 1238
PG: 10 ST (2) (EKO: G) [€ 15,75], 60 ST (EKO: G) [€ 81,70]

Risperidon Sandoz 1 mg/ml - Lösung zum Einnehmen 49B06
(Z.Nr. 1-26923) RP. P. N05AX08
ZI: Sandoz, Kundl
Z: 1 ml Lösung enthält: Risperidon 1 mg, Benzoesäure 2 mg/ml, Wasser, gereinigtes.
Kurzinformation: siehe Risperdal 1 mg/ml - Lösung zum Einnehmen, → S. 1239
PG: 30 ML (2) (EKO: G) [€ 21,25], 100 ML (EKO: G) [€ 58,95]

Risperidon Sandoz 0,5 mg - Schmelztabletten 49B06
(Z.Nr. 1-27559) RP. P. N05AX08
ZI: Sandoz, Kundl
Z: 1 Schmelztablette enthält: Risperidon 0,5 mg, Mannitol, Butylmethacrylat-Copolymer, basisch, Povidon K25, Cellulose, mikrokristalline, Hydroxypropylcellulose niedrig substituiert, Aspartam 0,4 mg, Crospovidon, Eisenoxid rot, Grüne-Minze-Aroma (entspr. Natrium), Pfefferminz-Aroma (entspr. Sorbitol 0,0035 mg) (entspr. Levomenthol), Calcium silikat, Magnesium stearat.
EW: Neuroleptikum (Serotonin- und Dopamin-Antagonist).
AG: Schizophrenie, manischen Episoden, Kurzzeitbehandlung von Aggression bei Alzheimer-Demenz, Kurzzeitbehandlung von Aggression bei Verhaltensstörungen bei Kindern ab 5 Jahren.
AA: Oral; Tablette zerfällt auf der Zunge.
DO: Schizophrenie: TD 1. Tag 2 mg, 2. Tag 4 mg, 3. Tag 6 mg. Optimale TD 4-6 mg, MTD 16 mg.
Manie: Initial 1mal tgl. 2 mg, TD meist 1-6 mg.
Schizophrenie und Manie: Bei älteren Patienten mit 2mal tgl. 0,5 mg beginnen. Für Kinder und Jugendliche nicht empfohlen.
Aggression bei Demenz: Initial 2mal tgl. 0,25 mg, dann 2mal tgl. 0,5(-1) mg.
Verhaltensstörungen bei Kindern: Initial 1mal tgl. 0,25-0,5 mg, dann 1mal tgl. 1 (0,5-1,5) mg.
Halbe Dosis bei Leber-, Nierenschäden.
SST: Strenge Indikationsstellung. Erhöhtes Risiko von extrapyramidalen Symptomen und/oder Entzugssymptomen bei Neugeborenen nach antipsychotischer Therapie im 3. Trimenon. Nutzen/ Risiko- Abwägung in der Stillzeit.
NW: ZNS (Parkinsonismus, Sedierung/Somnolenz, Akathisie, Kopf-

R

schmerzen, Schlaflosigkeit), malignes neuroleptisches Syndrom, Vegetativum, Magen/Darm, Seh-, Sexual-, Miktionsstörungen, Hyperprolaktinämie, Blutbild (Leukopenie, Agranulozytose), Haut, Herz, Orthostase, Prolaktinanstieg, Hyperglykämie, Diabetes, Leber, Gewichtszunahme, Ödeme, Anämie, zerebrovaskuläre Zwischenfälle, venöse Thromboembolien, intraoperatives Floppy Iris-Syndrom, Dyspnoe, Husten, Arthralgie. Geringere Inzidenz extrapyramidaler Störungen als klassische Neuroleptika. Akute Absetzsymptome bei Therapieabbruch.
WW: Metabolisierung über CYP2D6 und in geringerem Ausmaß über CYP3A4. Nicht empfohlen: Paliperidon. Vorsicht: QT-verlängernde Substanzen, ZNS-Dämpfer, Alkohol vermeiden. Dopamin-Agonisten abgeschwächt. Carbamazepin (Enzyminduktion). Methylphenidat (extrapyramidale Symptome). Viele WW theoretisch möglich (Details siehe Austria Codex- Fachinformation).
WH: Vorsicht bei Epilepsie, M.Parkinson, kardiovaskulären Erkrankungen (QT-Verlängerung), Leber-, Nierenschäden, Prolactinom, Mammakarzinom. Vorsichtige Dosierung bei Therapiebeginn (Orthostase). Erhöhte Mortalität und zerebrovaskuläre Ereignisse bei älteren Patienten mit Demenz und Furosemid-Therapie. Auf Aspirationspneumonie, Hypo-, Hyperthermie, Blutschäden (Agranulozytose), tardive Dyskinesien, Hyperprolaktinämie achten. Übermäßiges Essen vermeiden. Körpergewicht, Blutbild kontrollieren. Verkehrshinweis. Risikofaktoren für venöse Thromboembolien beachten. Ausschleichend absetzen.
PG: 20 ST (EKO: G) [€ 8,65], 60 ST (EKO: G) [€ 20,35]

Risperidon Sandoz 1 mg - Schmelztabletten 49B06
(Z.Nr. 1-27561) RP. P. N05AX08
ZI: Sandoz, Kundl
Z: 1 Schmelztablette enthält: Risperidon 1 mg, Mannitol, Butylmethacrylat-Copolymer, basisch, Povidon K25, Cellulose, mikrokristalline, Hydroxypropylcellulose niedrig substituiert, Aspartam 0,8 mg, Crospovidon, Eisenoxid rot, Grüne-Minze-Aroma (entspr. Natrium), Pfefferminz-Aroma (entspr. Sorbitol 0,007 mg) (entspr. Levomenthol), Calcium silikat, Magnesium stearat.
Kurzinformation: siehe Risperidon Sandoz 0,5 mg - Schmelztabletten, → S. 1243
PG: 20 ST (EKO: G) [€ 12,75], 60 ST (EKO: G) [€ 32,15]

Risperidon Sandoz 2 mg - Schmelztabletten 49B06
(Z.Nr. 1-27560) RP. P. N05AX08
ZI: Sandoz, Kundl
Z: 1 Schmelztablette enthält: Risperidon 2 mg, Mannitol, Butylmethacrylat-Copolymer, basisch, Povidon K25, Cellulose, mikrokristalline, Hydroxypropylcellulose niedrig substituiert, Aspartam 1,6 mg, Crospovidon, Eisenoxid rot, Grüne-Minze-Aroma (entspr. Natrium), Pfefferminz-Aroma (entspr. Sorbitol 0,014 mg) (entspr. Levomenthol), Calcium silikat, Magnesium stearat.
Kurzinformation: siehe Risperidon Sandoz 0,5 mg - Schmelztabletten, → S. 1243
PG: 20 ST (EKO: G) [€ 20,05], 60 ST (EKO: G) [€ 51,85]

Risperidon Stada 1 mg - Filmtabletten 49B06
(Z.Nr. 1-26925) RP. P. N05AX08
ZI: Stada Arzneimittel, Wien
Z: 1 Filmtablette enthält: Risperidon 1 mg, Tablettenkern: Lactose monohydrat 126,5 mg, Natriumdodecylsulfat, Cellulose, mikrokristalline, Maisstärke, Magnesium stearat, Siliciumdioxid, hochdisperses, Filmüberzug: Titandioxid, Polydextrose, Hypromellose 3cP, Hypromellose 6cP, Triethylcitrat, Hypromellose 50 cP, Macrogol 8000.
Kurzinformation: siehe Risperdal 1 mg - Filmtabletten, → S. 1238
PG: 10 ST (2) (EKO: G) [€ 5,45], 60 ST (EKO: G) [€ 27,05]

Risperidon Stada 2 mg - Filmtabletten 49B06
(Z.Nr. 1-26926) RP. P. N05AX08
ZI: Stada Arzneimittel, Wien
Z: 1 Filmtablette enthält: Risperidon 2 mg, Tablettenkern: Lactose monohydrat 125,5 mg, Natriumdodecylsulfat, Cellulose, mikrokristalline, Maisstärke, Magnesium stearat, Siliciumdioxid, hochdisperses, Filmüberzug: Poly(vinylalkohol), Macrogol 3350, Titandioxid, Talkum, Gelborange S 0,057 mg.
Kurzinformation: siehe Risperdal 1 mg - Filmtabletten, → S. 1238
PG: 10 ST (2) (EKO: G) [€ 9,15], 60 ST (EKO: G) [€ 43,95]

Risperidon Stada 3 mg - Filmtabletten 49B06
(Z.Nr. 1-26927) RP. P. N05AX08
ZI: Stada Arzneimittel, Wien
Z: 1 Filmtablette enthält: Risperidon 3 mg, Tablettenkern: Lactose monohydrat 188,2 mg, Natriumdodecylsulfat, Cellulose, mikrokristalline, Maisstärke, Magnesium stearat, Siliciumdioxid, hochdisperses, Filmüberzug: Poly(vinylalkohol), Macrogol 3350, Titandioxid, Talkum, Chinolingelb, Gelborange S 0,001 mg.
Kurzinformation: siehe Risperdal 1 mg - Filmtabletten, → S. 1238
PG: 10 ST (2) (EKO: G) [€ 13,10], 60 ST (EKO: G) [€ 58,90]

Risperidon Stada 4 mg - Filmtabletten 49B06
(Z.Nr. 1-26928) RP. P. N05AX08
ZI: Stada Arzneimittel, Wien
Z: 1 Filmtablette enthält: Risperidon 4 mg, Tablettenkern: Lactose monohydrat 251 mg, Natriumdodecylsulfat, Cellulose, mikrokristalline, Maisstärke, Magnesium stearat, Siliciumdioxid, hochdisperses, Filmüberzug: Poly(vinylalkohol), Macrogol 3350, Titandioxid, Talkum, Chinolingelb, Indigotin-Lack.
Kurzinformation: siehe Risperdal 1 mg - Filmtabletten, → S. 1238
PG: 10 ST (2) (EKO: G) [€ 15,70], 60 ST (EKO: G) [€ 72,90]

🐾 Rispoval RS+PI3 IntraNasal - Lyophilisat und Lösungsmittel zur Herstellung einer Suspension für Rinder 823BB
(Z.Nr. 8-20290) NR. P. E. QI02AD07
ZI: Zoetis Österreich, Wien
Z: 1 Dosis (2 ml) enthält: Parainfluenza 3 (PI3)-Virus, bovin, thermosensitiver Stamm RLB103, lebend, attenuiert 10^5,0-10^8,6 GKID50, Respiratorisches Synzytialvirus, bovines, Stamm 375, lebend, attenuiert 10^5,0-10^7,2 GKID50, Lyophilisat: Laktoselösung, gepuffert, Gelatinelösung, Caseinhydrolysatlösung, HALS Medium; Lösungsmittel: Natriumchlorid 18 mg, Wasser für Injektionszwecke 2 ml;.
EW: Impfstoff.
AG: Aktive Immunisierung von Kälbern ab 9 Tagen gegen BRSV (Bovines Respiratorisches Synzytialvirus) und PI3V (Bovines Parainfluenza 3-Virus).
AA: Nach dem Rekonstituieren intranasal mit beiliegendem Applikator.
DO: 2 ml als Einzeldosis.
SST: Nicht anwenden.
NW: Überempfindlichkeit.
WH: Nur gesunde Tiere impfen. Mindestens 10 Tage vor Stressphasen impfen.
Alle Kälber eines Bestandes impfen.
PG: 1 ST VN [€ 48,15]

Ristaben 25 mg - Filmtabletten 06B05
(Z.Nr. EU/1/10/621/*) NR. P. nicht im Handel. A10BH01

Ristaben 50 mg - Filmtabletten 06B05
(Z.Nr. EU/1/10/621/*) NR. P. nicht im Handel. A10BH01

Ristaben 100 mg - Filmtabletten 06B05
(Z.Nr. EU/1/10/621/*) NR. P. nicht im Handel. A10BH01

Ristfor 50 mg/850 mg - Filmtabletten 06B06
(Z.Nr. EU/1/10/620/*) NR. P. nicht im Handel. A10BD07

Ristfor 50 mg/1000 mg - Filmtabletten 06B06
(Z.Nr. EU/1/10/620/*) NR. P. nicht im Handel. A10BD07

Ritalin 10 mg - Tabletten 49F01
(Z.Nr. 1-22028) NR. SG. P. N06BA04
ZI: Novartis Pharma, Wien
Z: 1 Tablette enthält: Methylphenidat hydrochlorid 10 mg, Calcium phosphat, Lactose 40 mg, Weizenstärke, Gelatine, Magnesium stearat, Talkum.
EW: Zentrales Stimulans.
AG: Aufmerksamkeitsdefizit-Hyperaktivitäts-Störung (ADHS) bei Kindern ab 6 Jahren und Jugendlichen im Rahmen eines Therapieprogramms.
AA: Mit Flüssigkeit nicht zu spät am Tag einnehmen.
DO: Möglichst niedrig. Initial 1-2mal tgl. 5 mg; wöchentliche Dosissteigerung um 5-10 mg; MTD 60 mg in 2-3 ED.
Zur Prüfung der Befindlichkeit periodisch mindestens einmal jährlich absetzen.
GA: Schwere psychiatrische Erkrankungen, Hyperthyreose, Glaukom, schwere Herz/Kreislauf- oder zerebrovaskuläre Erkrankungen, Phäochromozytom, Dysphagie, schwere Magen/Darm-Verengungen.
SST: Nutzen/Risiko-Abwägung, nicht stillen.
NW: Psyche (Schlaflosigkeit, Nervosität, Appetitlosigkeit), ZNS (Kopfschmerzen), Magen/Darm, Herz/Kreislauf (Tachykardie, Hypertonie), Wachstumsverzögerung, Haut, Blut, Überempfindlichkeit.
WW: Gegenanzeige: Irreversible MAO-Hemmer. Vorsicht: Pressorische Substanzen verstärkt, Blutdrucksenker abgeschwächt, Clonidin (Schwere NW, Langzeitsicherheit nicht untersucht), dopami-

nerge Stoffe; cave Alkohol.
GE: Bei Missbrauch Toleranz und psychische Abhängigkeit möglich.
WH: Verkehrshinweis. Nicht für Kinder unter 6 Jahren oder ältere Patienten. Vorsicht bei Epilepsie, Alkohol- oder Drogenabhängigkeit, Leber- oder Nierenschäden. Kontrollen: Herz/Kreislauf, Wachstum (mindestens alle 6 Monate), Blutbild, Thrombozyten. Auf Psychosen, aggressives Verhalten, Suizidalität, Tics, Angst- und Spannungszustände, Agitiertheit achten. Vorsicht beim Absetzen.
PG: 30 ST KNP (2) (EKO: G) [€ 9,80]

Ritalin LA 10 mg - Kapseln 49F01
(Z.Nr. 1-31212) NR. SG. P. N06BA04
ZI: Novartis Pharma, Wien
Z: 1 Kapsel enthält: Methylphenidat hydrochlorid 10 mg, Ammonium methacrylat Copolymer, Gelatine, Methacrylsäure-Copolymer Typ A, Macrogol, Maisstärke, Saccharose, Talkum, Eisenoxid schwarz, Eisenoxid rot, Eisenoxid gelb, Titandioxid, Triethylcitrat; Drucktinte, braun: (entspr. Alkohol dehydriert) (entspr. Butylalkohol) (entspr. Eisenoxid schwarz) (entspr. Eisenoxid rot) (entspr. Isopropylalkohol) (entspr. Kaliumhydroxid) (entspr. Propylenglycol) (entspr. Wasser, gereinigtes) (entspr. Schellack) (entspr. Ammoniaklösung) (entspr. Titandioxid).
EW: Zentrales Stimulans.
AG: Aufmerksamkeitsdefizit-Hyperaktivitäts-Störung (ADHS) bei Kindern ab 6 Jahren, Jugendlichen und Erwachsenen im Rahmen eines Therapieprogramms.
AA: 1mal tgl. (morgens) einnehmen. Als ganze Kapsel einnehmen oder Kapselinhalt auf eine kleine Menge Nahrungsmittel streuen und einnehmen.
DO: Kinder und Jugendliche: Initial 1-2mal tgl. 5 mg Ritalin; dann Umstellung auf Ritalin LA, initial 1mal tgl. 20 mg; MTD 60 mg. Erwachsene: 1mal tgl. individuell dosiert; MTD 80 mg. Bei Erwachsenen nur Ritalin LA anwenden.
Zur Prüfung der Befindlichkeit periodisch mindestens einmal jährlich absetzen.
GA: Schwere psychiatrische Erkrankungen, Hyperthyreose, Glaukom, schwere Herz/Kreislauf- oder zerebrovaskuläre Erkrankungen, Phäochromozytom, Dysphagie, schwere Magen/Darm-Verengungen.
SST: Nutzen/Risiko-Abwägung, nicht stillen.
NW: Psyche (Schlaflosigkeit, Nervosität, Appetitlosigkeit), ZNS (Kopfschmerzen), Magen/Darm, Herz/Kreislauf (Tachykardie, Hypertonie), Wachstumsverzögerung, Haut, Blut, Überempfindlichkeit.
WW: Gegenanzeige: Irreversible MAO-Hemmer. Vorsicht: Pressorische Substanzen verstärkt, Blutdrucksenker abgeschwächt, Clonidin (Schwere NW, Langzeitsicherheit nicht untersucht), dopaminerge Stoffe; cave Alkohol.
GE: Bei Missbrauch Toleranz und psychische Abhängigkeit möglich.
WH: Verkehrshinweis. Nicht für Kinder unter 6 Jahren oder ältere Patienten. Vorsicht bei Epilepsie, Alkohol- oder Drogenabhängigkeit, Leber- oder Nierenschäden. Kontrollen: Herz/Kreislauf, Wachstum (mindestens alle 6 Monate), Blutbild, Thrombozyten. Auf Psychosen, aggressives Verhalten, Suizidalität, Tics, Angst- und Spannungszustände, Agitiertheit achten. Vorsicht beim Absetzen.
PG: 30 ST * (EKO: N) [€ 30,20]

Ritalin LA 20 mg - Kapseln 49F01
(Z.Nr. 1-24270) NR. SG. P. N06BA04
ZI: Novartis Pharma, Wien
Z: 1 Kapsel enthält: Methylphenidat hydrochlorid 20 mg, Ammonium methacrylat Copolymer, Gelatine, Methacrylsäure-Copolymer Typ A, Macrogol, Maisstärke, Saccharose, Talkum, Titandioxid, Triethylcitrat; Drucktinte: (entspr. Alkohol dehydriert) (entspr. Butylalkohol) (entspr. Eisenoxid rot) (entspr. Eisenoxid gelb) (entspr. Isopropylalkohol) (entspr. Kaliumhydroxid) (entspr. Propylenglycol) (entspr. Wasser, gereinigtes) (entspr. Schellack) (entspr. Ammoniaklösung) (entspr. Titandioxid).
Kurzinformation: siehe Ritalin LA 10 mg - Kapseln, → S. 1245
PG: 30 ST RE1 (EKO: Y) [€ 55,25]

Ritalin LA 30 mg - Kapseln 49F01
(Z.Nr. 1-24271) NR. SG. P. N06BA04
ZI: Novartis Pharma, Wien
Z: 1 Kapsel enthält: Methylphenidat hydrochlorid 30 mg, Ammonium methacrylat Copolymer, Gelatine, Methacrylsäure-Copolymer Typ A, Macrogol, Maisstärke, Saccharose, Talkum, Titandioxid, Triethylcitrat; Drucktinte: (entspr. Alkohol dehydriert) (entspr. Butylalkohol) (entspr. Eisenoxid rot) (entspr. Eisenoxid gelb) (entspr. Isopropylalkohol) (entspr. Kaliumhydroxid) (entspr. Propylenglycol) (entspr. Wasser, gereinigtes) (entspr. Schellack) (entspr. Ammoniaklösung) (entspr. Titandioxid).
Kurzinformation: siehe Ritalin LA 10 mg - Kapseln, → S. 1245
PG: 30 ST RE1 (EKO: Y) [€ 70,35]

Ritalin LA 40 mg - Kapseln 49F01
(Z.Nr. 1-24272) NR. SG. P. N06BA04
ZI: Novartis Pharma, Wien
Z: 1 Kapsel enthält: Methylphenidat hydrochlorid 40 mg, Ammonium methacrylat Copolymer, Gelatine, Methacrylsäure-Copolymer Typ A, Macrogol, Maisstärke, Saccharose, Talkum, Titandioxid, Triethylcitrat; Drucktinte: (entspr. Alkohol dehydriert) (entspr. Butylalkohol) (entspr. Eisenoxid rot) (entspr. Eisenoxid gelb) (entspr. Isopropylalkohol) (entspr. Kaliumhydroxid) (entspr. Propylenglycol) (entspr. Wasser, gereinigtes) (entspr. Schellack) (entspr. Ammoniaklösung) (entspr. Titandioxid).
Kurzinformation: siehe Ritalin LA 10 mg - Kapseln, → S. 1245
PG: 30 ST RE1 (EKO: Y) [€ 90,65]

Ritalin LA 60 mg - Kapseln 49F01
(Z.Nr. 1-38502) NR. SG. P. nicht im Handel. N06BA04

▼ *Ritemvia 100 mg - Konzentrat zur Herstellung einer Infusionslösung* 55I01
(Z.Nr. EU/1/17/1207/*) NR. P. E. nicht im Handel. L01XC02

▼ *Ritemvia 500 mg - Konzentrat zur Herstellung einer Infusionslösung* 55I01
(Z.Nr. EU/1/17/1207/*) NR. P. E. nicht im Handel. L01XC02

Ritonavir Accord 100 mg - Filmtabletten 35E04
(Z.Nr. 1-37550) NR. P. J05AE03
ZI: Accord Healthcare, Utrecht, Niederlande
Z: 1 Filmtablette enthält: Ritonavir 100 mg, Filmtablette: Copovidon, Sorbitan laurat, Siliciumdioxid, hochdispers, wasserfrei, Calcium hydrogenphosphat, wasserfreies, Natriumstearylfumarat 6,15 mg (entspr. Natrium 0,362 mg); Filmüberzug: Hypromellose, Titandioxid, Macrogol, Hydroxypropylcellulose, Talkum, Siliciumdioxid, hochdisperses, Polysorbat 80.
EW: Antiviraler Proteasehemmer, hemmt CYP3A-vermittelten Stoffwechsel.
AG: HIV-Infektionen bei Erwachsenen und Kinder ab 2 Jahren in Kombination mit anderen antiretroviralen Arzneimitteln.
AA: Mit einer Mahlzeit einnehmen.
DO: Ritonavir 100 mg 2mal tgl. mit
- Amprenavir 600 mg 2mal tgl.
- Fosamprenavir 700 mg 2mal tgl.
- Lopinavir 400 mg 2mal tgl. (oder Lopinavir 800 mg + Ritonavir 200 mg 1mal tgl.)
- Saquinavir 1000 mg 2mal tgl. bei vorbehandelten Patienten, sonst über die ersten 7 Tage Saquinavir 500 mg 2mal tgl. mit Ritonavir 100 mg 2mal tgl.
- Darunavir 600 mg 2mal tgl. bei vorbehandelten Patienten, sonst Darunavir 800 mg 1mal tgl. mit Ritonavir 100 mg 1mal tgl.

Ritonavir 100 mg 1mal tgl. mit Atazanavir 300 mg 1mal tgl.
Ritonavir 200 mg 2mal tgl. mit Tipranavir 500 mg 2mal tgl.
Ritonavir als antiretrovirales Arzneimittel: 2mal tgl. 600 mg.
Kinder ab 2 Jahren: 2mal tgl. 250-350 mg/m² KOF.
GA: Schwere Leberschäden.
SST: In der Schwangerschaft klinisch indizierte Anwendung möglich. Nicht stillen. Orale Kontrazeptiva werden beeinflusst, daher alternative Empfängnisverhütung anwenden.
NW: Allergien, Blutbild, Stoffwechsel, ZNS, Seh-, Geschmacksstörungen, Vasodilatation, Husten, Magen/Darm, Leber (Enzymanstiege, Hepatitis, Ikterus), Haut, Asthenie, Fieber, Gewichtszunahme, Anstieg von Blutfetten und Blutglukose, Infektionen, Pankreatitis, Osteonekrose, Arthralgien, Rückenschmerzen, Autoimmunerkrankungen (z.B. M. Basedow) im Rahmen eines Immunrekonstitutionssyndroms.
WW: Kontraindiziert: Alfuzosin, Analgetika, Antiarrhythmika (Amiodaron, Bepridil, Dronedaron, Encainid, Flecainid, Propafenon, Chinidin), Fusidinsäure, Buproprion, Voriconazol, Colchicin, Astemizol, Terfenadin, Rifabutin, Clozapin, Pimozid, Ergotamine, Cisaprid, Lurasidon, Lovastatin, Simvastatin, Benzodiazepine, Johanniskraut, Avanafil, Sildenafil bei PAH, Vardenafil, Alfuzosin, Pethidin, Piroxicam, Propoxyphen, Quetiapin, Ranolazin, Venetoclax.
Nicht empfohlen: Rivaroxaban, Simeprevir. Vorsicht: PDE5-Hemmer, Theophyllin, Dasatinib, Nilotinib, Vincristin, Vinblastin, Warfarin, Carbamazepin, Lamotrigin, Phenytoin, Antidepressiva, Digoxin, Ethinylöstradiol, Glukokortikoide, Trazodon, Salmeterol, Atorvastatin, Rosuvastatin (Pravastatin oder Fluvastatin empfohlen), Immunsuppressiva, Riociguat, Vorapaxar. Besondere Vorsicht: Bedaquilin, Delamanid, Tipranivir, Levothyroxin (TSH kontrollieren).
Viele WW mit anderen anti-retroviralen und nicht anti-retroviralen Arzneimitteln; Details siehe Austria-Codex - Fachinformation.
WH: Vorsicht bei PR-Verlängerung. Vorsichtsmaßnahmen der Kombinationsarzneimittel beachten. Auf Durchfall, Hämophilie,

Diabetes, Pankreatitis, Lebererkrankungen achten.
PG: 30 ST RE2 (EKO: Y) [€ 32,55]

Ritonavir Mylan 100 mg - Filmtabletten 35E04
(Z.Nr. EU/1/17/1242/*) NR. P. nicht im Handel. J05AE03

Rivacor 5 mg - Filmtabletten 19B

(Z.Nr. 1-24527) RP. P. C07AB07
ZI: G.L. Pharma, Lannach
Z: 1 Filmtablette enthält: Bisoprolol hemifumarat 5 mg (entspr. Bisoprolol 4,24 mg), Tablettenkern: Cellulose, mikrokristalline, Calciumhydrogenphosphat, Maisstärke, vorverkleistert, Crospovidon, Siliciumdioxid, hochdisperses, Magnesium stearat; Filmüberzug: (entspr. Hypromellose) (entspr. Macrogol 400) (entspr. Titandioxid) (entspr. Eisenoxid gelb) (entspr. Eisenoxid rot).
EW: Selektiver Beta 1-Blocker.
AG: Hypertension, chronische stabile Angina pectoris.
AA: Morgens unzerkaut mit Flüssigkeit.
DO: TD (5-)10 mg, MTD 20 mg. Dosisreduktion bei Nierenschäden. Für Kinder nicht empfohlen.
GA: Akute Herzinsuffizienz, kardiogener Schock, AV-Block 2. oder 3. Grades, Sick-Sinus-Syndrom, sinuatrialer Block, Bradykardie, Hypotonie, schweres Bronchialasthma, Spätstadien der peripheren Verschlusskrankheit, meta- bolische Azidose, Phäochromozytom.
SST: Strenge Indikationsstellung, nicht stillen.
NW: Herz/Kreislauf (Kälte- bzw. Taubheitsgefühl, Bradykardie, Überleitungs- störungen, Herzinsuffizienz), ZNS, Magen/Darm, Bronchospasmen, Haut, Leber, Stoffwechsel, Hörstörungen, verminderter Tränenfluss, Psoriasis, antinukleäre Antikörper.
WW: Gegenanzeige: Floctafenin, Sultoprid.
Nicht empfohlen: Kalziumantagonisten, Clonidin, MAO-Hemmer, Amioda- ion.
Vorsicht: Antiarrhythmika, Nifedipin, Parasympathomimetika, andere Beta-Blocker (Augentropfen), Antidiabetika, Narkosemittel, Herzglyko- side, Ergotaminderivate, Sympathomimetika, andere Blutdrucksenker, Baclofen, jodhaltige Kontrastmittel.
WH: Vorsicht bei Hypertonie oder Angina pectoris mit begleitender Herzinsu- ffizienz.
Nicht zur Behandlung der chronischen Herzinsuffizienz anwenden. 48 Std. vor einer Vollnarkose absetzen. Verkehrshinweis. Positive Dopingkontrollen möglich. Bei Bronchospasmen Beta 2-Sympathomimetika, bei Bradykardie Atropin oder M-Methyl-Atropin i.v.
PG: 20 ST (2) (EKO: G) [€ 3,60], 50 ST (EKO: G) [€ 9,00]

R

Rivacor 10 mg - Filmtabletten 19B

(Z.Nr. 1-24528) RP. P. C07AB07
ZI: G.L. Pharma, Lannach
Z: 1 Filmtablette enthält: Bisoprolol hemifumarat 10 mg (entspr. Bisoprolol 8,49 mg), Tablettenkern: Cellulose, mikrokristalline, Calciumhydrogenphosphat, Maisstärke, vorverkleistert, Crospovidon, Siliciumdioxid, hochdisperses, Magnesium stearat; Filmüberzug: (entspr. Hypromellose) (entspr. Macrogol 400) (entspr. Titandioxid) (entspr. Eisenoxid gelb) (entspr. Eisenoxid rot).
Kurzinformation: siehe Rivacor 5 mg - Filmtabletten, → S. 1246
PG: 20 ST (2) (EKO: G) [€ 6,00], 50 ST (EKO: G) [€ 14,30]

Rivacor plus - Filmtabletten 10B01

(Z.Nr. 1-24777) RP. P. C07BB07
ZI: G.L. Pharma, Lannach
Z: 1 Filmtablette enthält: Bisoprolol fumarat 5 mg (entspr. Bisoprolol 4,24 mg), Hydrochlorothiazid 12,5 mg, Tablettenkern: Cellulose, mikrokristalline, Calciumhydrogenphosphat, Maisstärke, vorverkleistert, Siliciumdioxid, hochdisperses, Magnesium stearat; Filmüberzug: (entspr. Hypromellose) (entspr. Dimeticon 350) (entspr. Macrogol) (entspr. Titandioxid) (entspr. Eisenoxid rot).
EW: Beta-Blocker + Diuretikum.
AG: Essentielle Hypertonie bei nicht ausreichender Monotherapie.
AA: Unzerkaut mit etwas Flüssigkeit einnehmen.
DO: 1mal tgl. 5 mg/12,5 mg, bei nicht ausreichender Wirkung 1mal tgl.
10 mg/25 mg. Keine Daten an Kindern und Jugendlichen.
GA: Sulfonamidüberempfindlichkeit, Kaliummangel, Hyponatriämie, Hyper- kalzämie, schwere Leber-, Nierenschäden, Kinder.
SST: Gegenanzeige.
NW: Stoffwechsel (Diabetes), Magen/Darm, Müdigkeit, Elektrolyte, Überempfindlichkeit, Blutbild, Niere, Untersuchungen, erhöhtes Risiko für nicht- melanozytären Hautkrebs.
WW: Nicht empfohlen: Verapamil, Diltiazem, zentral wirksame Antihypertensiva, Lithium.
Vorsicht: Dihydropyridine, ACE-Hemmer, Angiotensin II-Antagonisten, Klasse I- und III-Antiarrhythmika, Torsade de pointes- auslösende Substanzen, Parasympathomimetika, topische Betablocker, Insulin, Anästhetika, Herzglykoside, Ergotamine, Sympathomimetika, Kalium zehrende Arzneimittel, Antikoagulantien, Mefloquin.
WH: Vorsicht bei ACE-Hemmer-Therapie, Gicht, schwerer Überempfindlichkeit.
Kontrollen: Niere, Harnsäure, Elektrolyte, Triglyzeride, Blutbild, Leber, Blutzucker. Verkehrshinweis. Sonnenbestrahlung meiden.
PG: 50 ST (EKO: G) [€ 11,70]

Rivacor plus forte - Filmtabletten 10B01

(Z.Nr. 1-24780) RP. P. C07BB07
ZI: G.L. Pharma, Lannach
Z: 1 Filmtablette enthält: Bisoprolol fumarat 10 mg (entspr. Bisoprolol 8,49 mg), Hydrochlorothiazid 25 mg, Tablettenkern: Cellulose, mikrokristalline, Calciumhydrogenphosphat, Maisstärke, vorverkleistert, Siliciumdioxid, hochdisperses, Magnesium stearat; Filmüberzug: (entspr. Hypromellose) (entspr. Dimethicone 350) (entspr. Macrogol) (entspr. Titandioxid) (entspr. Eisenoxid rot).
Kurzinformation: siehe Rivacor plus - Filmtabletten, → S. 1246
PG: 50 ST (EKO: G) [€ 13,85]

Rivagelan 4,6 mg/24 h - transdermales Pflaster 49E01

(Z.Nr. 1-37987) RP. P. N06DA03
ZI: G.L. Pharma, Lannach
Z: 1 transdermales Pflaster enthält: Rivastigmin 4,6 mg/24 h (entspr. → 9 mg), Trägerschicht: Poly(ethylenterephthalat)-Film; Adhäsive Produktmatrix I: Acrylatpolymer I, Ammonium methacrylat Copolymer; Adhäsive Produktmatrix II: Acrylatpolymer II; Freigabekontrollierende Schicht: Poly(ethylenterephthalat)-Film, silikonisiert; Aufschrift.
EW: Cholinesterasehemmer.
AG: Leichte bis mittelschwere Alzheimer-Demenz.
AA: 1mal tgl. auf gesunde Haut aufkleben, nach 24 Std. wechseln.
DO: Initial 4,6 mg/24 Std, nach mindestens 4 Wochen steigern auf Erhaltungsdosis 9,5 mg/24 Std. Nach mindestens 6 Monaten ev. auf 13,3 mg/24 Std. steigern.
Dosiserhöhung auf 13,3 mg/24 Std. nach mindestens 6 Monaten Anwendung von 9,4 mg/24 Stunden und deutlicher Verschlechterung oder funktionellem Rückgang.
Umstellung von Hartkapseln oder Lösung auf Pflaster siehe Austria-Codex - Fachinformation.
Kein Nutzen bei Kindern und Jugendlichen.
SST: Nutzen/Risiko-Abwägung, nicht stillen.
NW: ZNS, Magen/Darm, Appetitlosigkeit, Leber, Herz (Bradykardie), Hautreaktionen, schweres Erbrechen, Dehydratation, selten Überempfindlichkeit (auch nach transdermaler Rivastigmin-Applikation), Harninkontinenz, Asthenie, Fieber, Gewichtsabnahme, Stürze. Schwere NW bei unsachgemäßer Anwendung oder bei Dosierungsfehlern.
WW: Vorsicht: Bradykardie induzierende Arzneimittel (Betablocker), Torsade de Pointes-induzierende Arzneimittel, Muskelrelaxantien (Succinylcholin) verstärkt; Anästhetika, Cholinomimetika, Anticholinergika.
WH: Verkehrshinweis. Nur nach exakten Diagnosen anwenden. Gewicht überwachen. Auf Dehydrierung achten. Vorsicht bei Allergie auf Rivastigmin-Pflaster, Reizleitungsstörungen, Asthma, Krampfanfällen. Bei massiver Überdosierung Antidot Atropin (initial 0,03 mg/kg i.v., dann nach Bedarf); Scopolamin nicht zu empfehlen.
PG: 7 ST RE2 (EKO: Y) [€ 14,30], 30 ST RE2 (2) (EKO: Y) [€ 54,90]

Rivagelan 9,5 mg/24 h - transdermales Pflaster 49E01

(Z.Nr. 1-37988) RP. P. N06DA03
ZI: G.L. Pharma, Lannach
Z: 1 transdermales Pflaster enthält: Rivastigmin 9,5 mg/24 h (entspr. → 18 mg), Trägerschicht: Poly(ethylenterephthalat)-Film; Adhäsive Produktmatrix I: Acrylatpolymer I, Ammonium methacrylat Copolymer; Adhäsive Produktmatrix II: Acrylatpolymer II; Freigabekontrollierende Schicht: Poly(ethylenterephthalat)-Film, silikonisiert; Aufschrift.
Kurzinformation: siehe Rivagelan 4,6 mg/24 h - transdermales Pflaster, → S. 1246
PG: 7 ST * (EKO: N) [€ 14,30], 30 ST RE2 (2) (EKO: Y) [€ 54,90]

Rivaroxaban Accord 2,5 mg - Filmtabletten 20A03
(Z.Nr. EU/1/20/1488/*) NR. P. nicht im Handel. B01AF01

Rivaroxaban Accord 10 mg - Filmtabletten 20A03
(Z.Nr. EU/1/20/1488/*) NR. P. nicht im Handel. B01AF01

Rivaroxaban Accord 15 mg - Filmtabletten 20A03
(Z.Nr. EU/1/20/1488/*) NR. P. nicht im Handel. B01AF01

Rivaroxaban Accord 15 mg + 20 mg - Filmtabletten 20A03
(Z.Nr. EU/1/20/1488/*) NR. P. nicht im Handel. B01AF01

Rivaroxaban Accord 20 mg - Filmtabletten 20A03
(Z.Nr. EU/1/20/1488/*) NR. P. nicht im Handel. B01AF01

Rivaroxaban HCS 2,5 mg - Filmtabletten 20A03
(Z.Nr. 1-40115) RP. P. nicht im Handel. B01AF01

Rivaroxaban HCS 10 mg - Filmtabletten 20A03
(Z.Nr. 1-40116) RP. P. nicht im Handel. B01AF01

Rivaroxaban HCS 15 mg - Filmtabletten 20A03
(Z.Nr. 1-40118) RP. P. nicht im Handel. B01AF01

Rivaroxaban HCS 20 mg - Filmtabletten 20A03
(Z.Nr. 1-40117) RP. P. nicht im Handel. B01AF01

Rivastigmin 1A Pharma 1,5 mg - Hartkapseln 49E01
(Z.Nr. EU/1/09/585/*) RP. P. nicht im Handel. N06DA03

Rivastigmin 1A Pharma 3 mg - Hartkapseln 49E01
(Z.Nr. EU/1/09/585/*) RP. P. nicht im Handel. N06DA03

Rivastigmin 1A Pharma 4,5 mg - Hartkapseln 49E01
(Z.Nr. EU/1/09/585/*) RP. P. nicht im Handel. N06DA03

Rivastigmin 1A Pharma 6 mg - Hartkapseln 49E01
(Z.Nr. EU/1/09/585/*) RP. P. nicht im Handel. N06DA03

Rivastigmin 1A Pharma 2 mg/ml - Lösung zum Einnehmen 49E01
(Z.Nr. EU/1/09/585/*) RP. P. nicht im Handel. N06DA03

Rivastigmin 1A Pharma 4,6 mg/24 Stunden - transdermales Pflaster 49E01

(Z.Nr. 1-35341) RP. P. N06DA03
ZI: 1A Pharma, Wien
Z: 1 transdermales Pflaster enthält: Rivastigmin 4,6 mg/24 h (entspr. → 9 mg), Trägerschicht: Poly(ethylenterephthalat)-Film, lackiert; Wirkstoffmatrix: all-rac-alpha-Tocopherol, Poly(butylmethacrylat, methyl-methacrylat) copolymer (3:1), Acrylat-Copolymer; Klebematrix: all-rac-alpha-Tocopherol, Silikon, Dimeticon 12500 cST; Abziehfolie: Polyesterfilm fluoropolymerbeschichtet; Drucktinte: Harz, Pigmente, Polymere/Harze, organisch.
Kurzinformation: siehe Rivagelan 4,6 mg/24 h - transdermales Pflaster, → S. 1246
PG: 7 ST RE2 (EKO: Y) [€ 14,20], 30 ST RE2 (3) (EKO: Y) [€ 52,70]

Rivastigmin 1A Pharma 9,5 mg/24 Stunden - transdermales Pflaster 49E01

(Z.Nr. 1-35342) RP. P. N06DA03
ZI: 1A Pharma, Wien
Z: 1 transdermales Plaster enthält: Rivastigmin 9,5 mg/24 h (entspr. → 18 mg), Trägerschicht: Poly(ethylenterephthalat)-Film, lackiert; Wirkstoffmatrix: all-rac-alpha-Tocopherol, Poly(butylmethacrylat, methyl-methacrylat) copolymer (3:1), Acrylat-Copolymer; Klebematrix: all-rac-alpha-Tocopherol, Silikon, Dimeticon 12500 cST; Abziehfolie: Polyesterfilm fluoropolymerbeschichtet; Drucktinte: Harz, Pigmente, Polymere/Harze, organisch.
Kurzinformation: siehe Rivagelan 4,6 mg/24 h - transdermales Pflaster, → S. 1246
PG: 30 ST RE2 (3) (EKO: Y) [€ 52,70]

Rivastigmin 1A Pharma 13,3 mg/24 Stunden - transdermales Pflaster 49E01

(Z.Nr. 1-36292) RP. P. N06DA03
ZI: 1A Pharma, Wien
Z: 1 transdermales Pflaster enthält: Rivastigmin 13,3 mg/24 h (entspr. → 27 mg), Trägerschicht: Poly(ethylenterephthalat)-Film, lackiert; Wirkstoffmatrix: all-rac-alpha-Tocopherol, Poly(butylmethacrylat, methyl-methacrylat) copolymer (3:1), Acrylat-Copolymer; Klebematrix: all-rac-alpha-Tocopherol, Silikon, Dimeticon 12500 cST; Abziehfolie: Polyesterfilm fluoropolymerbeschichtet; Drucktinte: Harz, Pigmente, Polymere/Harze, organisch.
EW: Cholinesterasehemmer.
AG: Leichte bis mittelschwere Alzheimer-Demenz.
AA: 1mal tgl. auf gesunde Haut aufkleben, nach 24 Std. wechseln.
DO: Initial 4,6 mg/24 Std, nach mindestens 4 Wochen steigern auf Erhaltungsdosis 9,5 mg/24 Std. Nach mindestens 6 Monaten ev. auf 13,3 mg/24 Std. steigern.
Dosiserhöhung auf 13,3 mg/24 Std. nach mindestens 6 Monaten Anwendung von 9,4 mg/24 Stunden und deutlicher Verschlechterung oder funktionellem Rückgang.
Umstellung von Hartkapseln oder Lösung auf Pflaster siehe Austria-Codex - Fachinformation.
Kein Nutzen bei Kindern und Jugendlichen.
SST: Nutzen/Risiko-Abwägung, nicht stillen.
NW: ZNS, Magen/Darm, Appetitlosigkeit, Leber, Herz (Bradykardie), Hautreaktionen, schweres Erbrechen, Dehydratation, selten Überempfindlichkeit (auch nach transdermaler Rivastigmin-Applikation), Harninkontinenz, Asthenie, Fieber, Gewichtsabnahme, Stürze. Schwere NW bei unsachgemäßer Anwendung oder bei Dosierungsfehlern.
WW: Vorsicht: Bradykardie induzierende Arzneimittel (Betablocker), Torsade de Pointes-induzierende Arzneimittel, Muskelrelaxantien (Succinylcholin) verstärkt; Anästhetika, Cholinomimetika, Anticholinergika.
WH: Verkehrshinweis. Nur nach exakten Diagnosen anwenden. Gewicht überwachen. Auf Dehydrierung achten. Vorsicht bei Allergie auf Rivastigmin-Pflaster, Reizleitungsstörungen, Asthma, Krampfanfällen. Bei massiver Überdosierung Antidot Atropin (initial 0,03 mg/kg i.v., dann nach Bedarf); Scopolamin nicht zu empfehlen.
Dosiserhöhung auf 13,3 mg/ 24 Std. nach mindestens 6 Monaten Anwendung von 9,4 mg/24 Stunden und deutlicher Verschlechterung oder funktionellem Rückgang.
PG: 30 ST RE2 (3) (EKO: Y) [€ 53,90]

Rivastigmin Actavis 1,5 mg - Hartkapseln 49E01

(Z.Nr. EU/1/11/693/*) RP. P. N06DA03
ZI: Actavis Group PTC, Hafnarfjördur, Island
Z: 1 Kapsel enthält: Rivastigmin 1,5 mg (entspr. Rivastigmin hydrogentartrat), Kapselinhalt: Magnesium stearat, Siliciumdioxid, hochdisperses, Hypromellose, Cellulose, mikrokristalline; Kapselhülle: Titandioxid, Eisen(III)-hydroxid-oxid x H2O, Gelatine, Drucktinte (entspr. Schellack) (entspr. Propylenglycol) (entspr. Eisen(III)-oxid) (entspr. Kaliumhydroxid).
EW: Cholinesterasehemmer.
AG: Leichte bis mittelschwere Alzheimer-Demenz; leichte bis mittelschwere Demenz bei idiopathischem Parkinson-Syndrom.
AA: 2mal tgl. (mit dem Frühstück und dem Abendessen) Kapseln im Ganzen schlucken.
DO: Initial 2mal tgl. 1,5 mg, Erhaltungsdosis 2mal tgl. 3-6 mg, MTD 2x6 mg.
Kein relevanter Nutzen bei Kindern und Jugendlichen.
GA: Schwere Leberschäden.
SST: Nutzen/Risiko-Abwägung, nicht stillen.
NW: ZNS, Psyche (Albträume), Magen/Darm, Leber, Herz, Haut, schweres Erbrechen, Fieber, Dehydratation. Erhöhtes Nebenwirkungsrisiko bei schweren Nieren- oder Leberschäden sowie bei Patienten unter 50 kg KG.
WW: Muskelrelaxantien (Succinylcholin) verstärkt; Anästhetika, Cholino- mimetika, Anticholinergika.
WH: Verkehrshinweis. Nur nach exakten Diagnosen anwenden. Gewicht über- wachen. Vorsicht bei Reizleitungsstörungen, erhöhtem Risiko für Torsade de Pointes, Asthma, Krampfanfällen. Bei massiver Überdosierung Antidot Atropin (initial 0,03 mg/kg i.v., dann nach Bedarf); Scopolamin nicht zu empfehlen.
PG: 28 ST RE2 (EKO: Y) [€ 32,80], 56 ST RE2 (EKO: Y) [€ 63,30]

Rivastigmin Actavis 3 mg - Hartkapseln 49E01

(Z.Nr. EU/1/11/693/*) RP. P. N06DA03
ZI: Actavis Group PTC, Hafnarfjördur, Island
Z: 1 Kapsel enthält: Rivastigmin 3 mg (entspr. Rivastigmin hydrogentartrat), Kapselinhalt: Magnesium stearat, Siliciumdioxid, hochdisperses, Hypromellose, Cellulose, mikrokristalline; Kapselhülle: Titandioxid, Eisen(III)-hydroxid-oxid x H2O, Eisen(III)-oxid, Gelatine, Drucktinte (entspr. Schellack) (entspr. Propylenglycol) (entspr. Eisen(III)-oxid) (entspr. Kaliumhydroxid).
Kurzinformation: siehe Rivastigmin Actavis 1,5 mg - Hartkapseln, → S. 1247
PG: 56 ST RE2 (2) (EKO: Y) [€ 63,30]

Rivastigmin Actavis 4,5 mg - Hartkapseln 49E01

(Z.Nr. EU/1/11/693/*) RP. P. N06DA03
ZI: Actavis Group PTC, Hafnarfjördur, Island
Z: 1 Kapsel enthält: Rivastigmin 4,5 mg (entspr. Rivastigmin hydrogentartrat), Kapselinhalt: Magnesium stearat, Siliciumdioxid, hochdisperses, Hypromellose, Cellulose, mikrokristalline; Kapselhülle: Titandioxid, Eisen(III)-hydroxid-oxid x H2O, Eisen(III)-oxid, Gelatine, Drucktinte (entspr. Schellack) (entspr. Propylenglycol) (entspr. Titandioxid) (entspr. Kaliumhydroxid).
Kurzinformation: siehe Rivastigmin Actavis 1,5 mg - Hartkap-

R

seln, → S. 1247
PG: 56 ST RE2 (2) (EKO: Y) [€ 63,30]

Rivastigmin Actavis 6 mg - Hartkapseln 49E01
(Z.Nr. EU/1/11/693/*) RP. P. N06DA03
ZI: Actavis Group PTC, Hafnarfjördur, Island
Z: 1 Kapsel enthält: Rivastigmin 6 mg (entspr. Rivastigmin hydrogentartrat), Kapselinhalt: Magnesium stearat, Siliciumdioxid, hochdisperses, Hypromellose, Cellulose, mikrokristalline; Kapselhülle: Titandioxid, Eisen(III)-hydroxid-oxid x H2O, Eisen(III)-oxid, Gelatine, Drucktinte (entspr. Schellack) (entspr. Propylenglycol) (entspr. Eisen(III)-oxid) (entspr. Kaliumhydroxid).
Kurzinformation: siehe Rivastigmin Actavis 1,5 mg - Hartkapseln, → S. 1247
PG: 56 ST RE2 (2) (EKO: Y) [€ 63,30]

Rivastigmin Genericon 4,6 mg/24 Stunden - transdermales Pflaster 49E01
(Z.Nr. 1-31890) RP. P. N06DA03
ZI: Genericon Pharma, Graz
Z: 1 transdermales Pflaster enthält: Rivastigmin 4,6 mg/24 h (entspr. → 9 mg), Trägerschicht: Polyesterfilm, Polyesterfilm fluoropolymerbeschichtet; Wirkstoffmatrix: Acrylklebstoff, Acrylat-Copolymer (entspr. Poly(butylmethacrylat, co Methylmethacrylat)); Klebematrix: Silikon-Klebstoff; Drucktinte, schwarz.
Kurzinformation: siehe Rivagelan 4,6 mg/24 h - transdermales Pflaster, → S. 1246
PG: 7 ST RE2 (EKO: Y) [€ 14,30], 30 ST RE2 (2) (EKO: Y) [€ 55,55]

Rivastigmin Genericon 9,5 mg/24 Stunden - transdermales Pflaster 49E01
(Z.Nr. 1-31891) RP. P. N06DA03
ZI: Genericon Pharma, Graz
Z: 1 transdermales Pflaster enthält: Rivastigmin 9,5 mg/24 h (entspr. → 18 mg), Trägerschicht: Polyesterfilm, Polyesterfilm fluoropolymerbeschichtet; Wirkstoffmatrix: Acrylklebstoff, Acrylat-Copolymer (entspr. Poly(butylmethacrylat, co Methylmethacrylat)); Klebematrix: Silikon-Klebstoff; Drucktinte, schwarz.
Kurzinformation: siehe Rivagelan 4,6 mg/24 h - transdermales Pflaster, → S. 1246
PG: 30 ST RE2 (2) (EKO: Y) [€ 55,55]

Rivastigmin Genericon 13,3 mg/24 Stunden - transdermales Pflaster 49E01
(Z.Nr. 1-36174) RP. P. n.l. N06DA03
ZI: Genericon Pharma, Graz
Z: 1 transdermales Pflaster enthält: Rivastigmin 13,3 mg/24 h (entspr. → 27 mg), Trägerschicht: Polyesterfilm, Polyesterfilm fluoropolymerbeschichtet; Wirkstoffmatrix: Acrylklebstoff, Acrylat-Copolymer (entspr. Poly(butylmethacrylat-co-methylmethacrylat) (80:20)); Klebematrix: Silikon-Klebstoff; Drucktinte, schwarz.
PG: 30 ST RE2 (2) (EKO: Y) [€ 55,55 n.l.]

Rivastigmin Hexal 1,5 mg - Hartkapseln 49E01
(Z.Nr. EU/1/09/589/*) RP. P. nicht im Handel. N06DA03

Rivastigmin Hexal 3 mg - Hartkapseln 49E01
(Z.Nr. EU/1/09/589/*) RP. P. nicht im Handel. N06DA03

Rivastigmin Hexal 4,5 mg - Hartkapseln 49E01
(Z.Nr. EU/1/09/589/*) RP. P. nicht im Handel. N06DA03

Rivastigmin Hexal 6 mg - Hartkapseln 49E01
(Z.Nr. EU/1/09/589/*) RP. P. nicht im Handel. N06DA03

Rivastigmin Hexal 2 mg/ml - Lösung zum Einnehmen 49E01
(Z.Nr. EU/1/09/589/*) RP. P. nicht im Handel. N06DA03

Rivastigmin ratiopharm 4,6 mg/24 Stunden - transdermales Pflaster 49E01
(Z.Nr. 1-31823) RP. P. N06DA03
ZI: Teva, Haarlem, Niederlande
Z: 1 transdermales Pflaster enthält: Rivastigmin 4,6 mg/24 h (entspr. → 9 mg), Film: Polyesterfilm, Polyesterfilm fluoropolymerbeschichtet; Wirkstoffmatrix: Acrylatklebstoff, Acrylat-Copolymer (entspr. Poly(butylmethacrylat-co-methylacrylat)); Klebematrix: Silikon-Klebstoff; Drucktinte: Drucktinte, schwarz.
Kurzinformation: siehe Rivagelan 4,6 mg/24 h - transdermales Pflaster, → S. 1246
PG: 7 ST RE2 (EKO: Y) [€ 14,30], 30 ST RE2 (2) (EKO: Y) [€ 55,75]

Rivastigmin ratiopharm 9,5 mg/24 Stunden - transdermales Pflaster 49E01
(Z.Nr. 1-31824) RP. P. N06DA03
ZI: Teva, Haarlem, Niederlande
Z: 1 transdermales Pflaster enthält: Rivastigmin 9,5 mg/24 h (entspr. → 18 mg), Film: Polyesterfilm, Polyesterfilm fluoropolymerbeschichtet; Wirkstoffmatrix: Acrylatklebstoff, Acrylat-Copolymer (entspr. Poly(butylmethacrylat-co-methylacrylat)); Klebematrix: Silikon-Klebstoff; Drucktinte: Drucktinte, schwarz.
Kurzinformation: siehe Rivagelan 4,6 mg/24 h - transdermales Pflaster, → S. 1246
PG: 30 ST RE2 (2) (EKO: Y) [€ 55,75]

Rivastigmin ratiopharm 13,3 mg/24 Stunden - transdermales Pflaster 49E01
(Z.Nr. 1-36338) RP. P. N06DA03
ZI: Teva, Haarlem, Niederlande
Z: 1 transdermales Pflaster enthält: Rivastigmin 13,3 mg/24 h (entspr. → 27 mg), Film: Polyesterfilm, Polyesterfilm fluoropolymerbeschichtet; Wirkstoffmatrix: Acrylklebstoff, Acrylat-Copolymer (entspr. Poly(butylmethacrylat-co-methylacrylat)); Klebematrix: Silikon-Klebstoff; Drucktinte: Drucktinte, schwarz.
Kurzinformation: siehe Rivagelan 4,6 mg/24 h - transdermales Pflaster, → S. 1246
PG: 30 ST RE2 (2) (EKO: Y) [€ 55,75]

Rivastigmin Sandoz 1,5 mg - Hartkapseln 49E01
(Z.Nr. EU/1/09/599/*) RP. P. N06DA03
ZI: Sandoz, Kundl
Z: 1 Kapsel enthält: Rivastigmin 1,5 mg (entspr. Rivastigmin (R,R)-tartrat) (entspr. Rivastigmin hydrogentartrat), Kapselhülle: Gelatine, Titandioxid, Eisenoxidhydrat; Kapselfüllung: Cellulose, mikrokristalline, Magnesium stearat, Hypromellose, Siliciumdioxid, hochdisperses; Druckfarbe: Schellack, Eisen(III)-oxid.
Kurzinformation: siehe Rivastigmin Actavis 1,5 mg - Hartkapseln, → S. 1247
PG: 28 ST RE2 (EKO: Y) [€ 32,60], 56 ST RE2 (EKO: Y) [€ 63,15]

Rivastigmin Sandoz 3 mg - Hartkapseln 49E01
(Z.Nr. EU/1/09/599/*) RP. P. N06DA03
ZI: Sandoz, Kundl
Z: 1 Kapsel enthält: Rivastigmin 3 mg (entspr. Rivastigmin (R,R)-tartrat) (entspr. Rivastigmin hydrogentartrat), Kapselhülle: Gelatine, Titandioxid, Eisenoxidhydrat, Eisen(III)-oxid; Kapselfüllung: Cellulose, mikrokristalline, Magnesium stearat, Hypromellose, Siliciumdioxid, hochdisperses; Druckfarbe: Schellack, Eisen(III)-oxid.
Kurzinformation: siehe Rivastigmin Actavis 1,5 mg - Hartkapseln, → S. 1247
PG: 56 ST RE2 (2) (EKO: Y) [€ 63,15]

Rivastigmin Sandoz 4,5 mg - Hartkapseln 49E01
(Z.Nr. EU/1/09/599/*) RP. P. N06DA03
ZI: Sandoz, Kundl
Z: 1 Kapsel enthält: Rivastigmin 4,5 mg (entspr. Rivastigmin (R,R)-tartrat) (entspr. Rivastigmin hydrogentartrat), Kapselhülle: Gelatine, Titandioxid, Eisenoxidhydrat, Eisen(III)-oxid; Kapselfüllung: Cellulose, mikrokristalline, Magnesium stearat, Hypromellose, Siliciumdioxid, hochdisperses; Druckfarbe: Schellack, Titandioxid.
Kurzinformation: siehe Rivastigmin Actavis 1,5 mg - Hartkapseln, → S. 1247
PG: 56 ST RE2 (2) (EKO: Y) [€ 63,15]

Rivastigmin Sandoz 6 mg - Hartkapseln 49E01
(Z.Nr. EU/1/09/599/*) RP. P. N06DA03
ZI: Sandoz, Kundl
Z: 1 Kapsel enthält: Rivastigmin 6 mg (entspr. Rivastigmin (R,R)-tartrat) (entspr. Rivastigmin hydrogentartrat), Kapselhülle: Gelatine, Titandioxid, Eisenoxidhydrat, Eisen(III)-oxid; Kapselfüllung: Cellulose, mikrokristalline, Magnesium stearat, Hypromellose, Siliciumdioxid, hochdisperses; Druckfarbe: Schellack, Eisen(III)-oxid.
Kurzinformation: siehe Rivastigmin Actavis 1,5 mg - Hartkapseln, → S. 1247
PG: 56 ST RE2 (2) (EKO: Y) [€ 63,15]

Rivastigmin Sandoz 2 mg/ml - Lösung zum Einnehmen 49E01
(Z.Nr. EU/1/09/599/*) RP. P. nicht im Handel. N06DA03

Rivastigmin Sandoz 4,6 mg/24 Stunden - transdermales Pflaster

49E01

(Z.Nr. 1-35339) RP. P. N06DA03

ZI: Sandoz, Kundl

Z: 1 transdermales Pflaster enthält: Rivastigmin 4,6 mg/24 h (entspr. → 9 mg), Trägerschicht: Poly(ethylenterephthalat)-Film, lackiert; Wirkstoffmatrix: all-rac-alpha-Tocopherol, Poly(butylmethacrylat, methyl-methacrylat) copolymer (3:1), Acrylat-Copolymer; Klebematrix: all-rac-alpha-Tocopherol, Silikon, Dimeticon 12500 cST; Abziehfolie: Polyesterfilm fluoropolymerbeschichtet; Drucktinte: Harz, Pigmente, Polymere/ Harze, organisch.

Kurzinformation: siehe Rivagelan 4,6 mg/24 h - transdermales Pflaster, → S. 1246

PG: 7 ST RE2 (EKO: Y) [€ 14,30], 30 ST RE2 (2) (EKO: Y) [€ 55,55]

Rivastigmin Sandoz 9,5 mg/24 Stunden - transdermales Pflaster

49E01

(Z.Nr. 1-35340) RP. P. N06DA03

ZI: Sandoz, Kundl

Z: 1 transdermales Pflaster enthält: Rivastigmin 9,5 mg/24 h (entspr. → 18 mg), Trägerschicht: Poly(ethylenterephthalat)-Film, lackiert; Wirkstoffmatrix: all-rac-alpha-Tocopherol, Poly(butylmethacrylat, methyl-methacrylat) copolymer (3:1), Acrylat-Copolymer; Klebematrix: all-rac-alpha-Tocopherol, Silikon, Dimeticon 12500 cST; Abziehfolie: Polyesterfilm fluoropolymerbeschichtet; Drucktinte: Harz, Pigmente, Polymere/ Harze, organisch.

Kurzinformation: siehe Rivagelan 4,6 mg/24 h - transdermales Pflaster, → S. 1246

PG: 30 ST RE2 (2) (EKO: Y) [€ 55,55]

Rivastigmin Sandoz 13,3 mg/24 Stunden - transdermales Pflaster

49E01

(Z.Nr. 1-36291) RP. P. N06DA03

ZI: Sandoz, Kundl

Z: 1 transdermales Pflaster enthält: Rivastigmin 13,3 mg/24 h (entspr. → 27 mg), Trägerschicht: Poly(ethylenterephthalat)-Film, lackiert; Wirkstoffmatrix: all-rac-alpha-Tocopherol, Poly(butylmethacrylat, methyl-methacrylat) copolymer (3:1), Acrylat-Copolymer; Klebematrix: all-rac-alpha-Tocopherol, Silikon, Dimeticon 12500 cST; Abziehfolie: Polyesterfilm fluoropolymerbeschichtet; Drucktinte: Harz, Pigmente, Polymere/ Harze, organisch.

Kurzinformation: siehe Rivastigmin 1A Pharma 13,3 mg/24 Stunden - transdermales Pflaster, → S. 1247

PG: 30 ST RE2 (2) (EKO: Y) [€ 55,55]

Rivastigmin Stada 1,5 mg - Hartkapseln

49E01

(Z.Nr. 1-29050) RP. P. N06DA03

ZI: Stada Arzneimittel, Wien

Z: 1 Hartkapsel enthält: Rivastigmin 1,5 mg (entspr. Rivastigmin hydrogentartrat), Kapselinhalt: Lactose 58,9 mg (entspr. Lactose monohydrat), Magnesium stearat, Cellulose, mikrokristalline, Siliciumdioxid, hochdisperses; Kapselhülle: Gelatine, Eisenoxid gelb, Titandioxid, Natriumdodecylsulfat (entspr. Natrium 0,004 mg).

Kurzinformation: siehe Rivastigmin Actavis 1,5 mg - Hartkapseln, → S. 1247

PG: 28 ST RE2 (EKO: Y) [€ 32,60], 56 ST RE2 (EKO: Y) [€ 63,05]

Rivastigmin Stada 3 mg - Hartkapseln

49E01

(Z.Nr. 1-29051) RP. P. N06DA03

ZI: Stada Arzneimittel, Wien

Z: 1 Hartkapsel enthält: Rivastigmin 3 mg (entspr. Rivastigmin hydrogentartrat), Kapselinhalt: Lactose 58,9 mg (entspr. Lactose monohydrat), Magnesium stearat, Cellulose, mikrokristalline, Siliciumdioxid, hochdisperses; Kapselhülle: Gelatine, Eisenoxid gelb, Eisenoxid rot, Titandioxid, Natriumdodecylsulfat (entspr. Natrium 0,004 mg).

Kurzinformation: siehe Rivastigmin Actavis 1,5 mg - Hartkapseln, → S. 1247

PG: 56 ST RE2 (2) (EKO: Y) [€ 63,05]

Rivastigmin Stada 4,5 mg - Hartkapseln

49E01

(Z.Nr. 1-29052) RP. P. N06DA03

ZI: Stada Arzneimittel, Wien

Z: 1 Hartkapsel enthält: Rivastigmin 4,5 mg (entspr. Rivastigmin hydrogentartrat), Kapselinhalt: Lactose 58,9 mg (entspr. Lactose monohydrat), Magnesium stearat, Cellulose, mikrokristalline, Siliciumdioxid, hochdisperses; Kapselhülle: Gelatine, Eisenoxid gelb, Eisenoxid rot, Titandioxid, Natriumdodecylsulfat (entspr. Natrium 0,004 mg).

Kurzinformation: siehe Rivastigmin Actavis 1,5 mg - Hartkapseln, → S. 1247

PG: 56 ST RE2 (2) (EKO: Y) [€ 63,05]

Rivastigmin Stada 6 mg - Hartkapseln

49E01

(Z.Nr. 1-29053) RP. P. N06DA03

ZI: Stada Arzneimittel, Wien

Z: 1 Hartkapsel enthält: Rivastigmin 6 mg (entspr. Rivastigmin hydrogentartrat), Kapselinhalt: Lactose 58,9 mg (entspr. Lactose monohydrat), Magnesium stearat, Cellulose, mikrokristalline, Siliciumdioxid, hochdisperses; Kapselhülle: Gelatine, Eisenoxid gelb, Eisenoxid rot, Titandioxid, Natriumdodecylsulfat (entspr. Natrium 0,004 mg).

Kurzinformation: siehe Rivastigmin Actavis 1,5 mg - Hartkapseln, → S. 1247

PG: 56 ST RE2 (2) (EKO: Y) [€ 63,05]

Rivastigmin Stada 4,6 mg/24 h - transdermales Pflaster

49E01

(Z.Nr. 1-31830) RP. P. N06DA03

ZI: Stada Arzneimittel, Wien

Z: 1 transdermales Pflaster enthält: Rivastigmin 4,6 mg/24 h (entspr. → 9 mg), Trägerschicht: Polyesterfilm, Polyesterfilm fluoropolymerbeschichtet; Wirkstoffmatrix: Acrylklebstoff, Acrylat-Copolymer (entspr. Poly(butylmethacrylat-co-methylacrylat)); Klebematrix: Silikon-Klebstoff; Druckfarbe: Drucktinte, schwarz.

Kurzinformation: siehe Rivagelan 4,6 mg/24 h - transdermales Pflaster, → S. 1246

PG: 7 ST RE2 (EKO: Y) [€ 14,20], 30 ST RE2 (2) (EKO: Y) [€ 52,70]

Rivastigmin Stada 9,5 mg/24 h - transdermales Pflaster

49E01

(Z.Nr. 1-31831) RP. P. N06DA03

ZI: Stada Arzneimittel, Wien

Z: 1 transdermales Pflaster enthält: Rivastigmin 9,5 mg/24 h (entspr. → 18 mg), Trägerschicht: Polyesterfilm, Polyesterfilm fluoropolymerbeschichtet; Wirkstoffmatrix: Acrylklebstoff, Acrylat-Copolymer (entspr. Poly(butylmethacrylat-co-methylacrylat)); Klebematrix: Silikon-Klebstoff; Druckfarbe: Drucktinte, schwarz.

Kurzinformation: siehe Rivagelan 4,6 mg/24 h - transdermales Pflaster, → S. 1246

PG: 30 ST RE2 (2) (EKO: Y) [€ 52,70]

Rivotril "Roche" 0,5 mg - Tabletten

18A

(Z.Nr. 0-15943) NR. P1. P. N03AE01

ZI: Roche Austria, Wien

Z: 1 Tablette enthält: Clonazepam 0,5 mg, Lactose monohydrat 40 mg, Kartoffelstärke, Magnesium stearat, Maisstärke, Talk, Eisenoxid rot, Eisenoxid gelb.

EW: Benzodiazepin, antikonvulsiv.

AG: Epilepsie (vor allem bei Kindern).

AA: Unzerkaut mit Flüssigkeit.

DO: Initial tgl. 1,5 mg; Jugendliche (10-17 Jahre): 1-1,5 mg; Kinder (0 bis 10 Jahre): 0,01-0,03 mg/kg KG. Erhaltungsdosis tgl. 3-6 mg; Jugendliche (10-17 Jahre): 2-3 mg; Kinder (0 bis 10 Jahre): 0,05-0,1 mg/kg KG.
MTD 20 mg, Kinder 0,2 mg/kg KG. TD in mehreren ED oder am Abend.

GA: Schock, Vergiftung mit ZNS-Dämpfern, Ateminsuffizienz, Leberschäden, Myasthenie.

SST: Nutzen/Risiko-Abwägung, nicht stillen.

NW: ZNS-Dämpfung, paradoxe Reaktionen (Erregung), anterograde Amnesie, Psyche, Müdigkeit, erhöhtes Sturzrisiko, Sehstörungen, Atemdepression, allgemeine Reaktionen.

WW: Andere ZNS-Dämpfer, Alkohol verstärkt, Valproinsäure (Petit-mal-Status), Phenytoin, Primidon.

GE: Möglich (nicht bei kurzzeitigem Einsatz).

WH: Vorsicht bei Früh- und Neugeborenen, kardiorespiratorischer Insuffizienz, Schlafapnoe, Alkohol- oder Drogenanamnese, Nierenschäden, Geriatrie, Porphyrie. Auf Gewöhnungseffekte bzw. suizidales Verhalten achten.
Verkehrshinweis. Cave Alkohol. Nicht abrupt absetzen.

PG: 100 ST (2) (EKO: G) [€ 7,55]

Rivotril "Roche" 2 mg - Tabletten

10A

(Z.Nr. 0-15944) NR. P1. P. N03AE01

ZI: Roche Austria, Wien

Z: 1 Tablette enthält: Clonazepam 2 mg, Lactose, wasserfrei 121,5 mg, Cellulose, mikrokristalline, Magnesium stearat, Stärke, modifiziert.

Kurzinformation: siehe Rivotril "Roche" 0,5 mg - Tabletten, → S. 1249

PG: 100 ST (2) (EKO: G) [€ 14,05]

▼ Rixathon 100 mg - Konzentrat zur Herstellung einer Infusionslösung 13A02, 55I01
(Z.Nr. EU/1/17/1185/*) NR. P. E. L01XC02
ZI: Sandoz, Kundl
Z: 1 Durchstechflasche zu 10 ml enthält: Rituximab 100 mg, hergestellt in Ovarialzellen des chinesischen Hamsters (CHO), Natrium citrat, Polysorbat 80, Natriumchlorid, Natriumhydroxid (entspr. Natrium 2,3 mmol) (entspr. → 52,6 mg), Salzsäure, Wasser für Injektionszwecke.
EW: Monoklonaler chimärer Antikörper (Maus/Mensch), antineoplastisch.
AG: Chemoresistente follikuläre Lymphome im Stadium III bis IV (auch in Kombination mit Chemotherapie), -C20 positives großzellig diffuses B-Zell-Non-Hodgkin-Lymphom zusammen mit CHOP-Chemotherapie.
-Chronische lymphatische Leukämie zusammen mit Chemotherapie.
-Schwere aktive rheumatoide Arthritis (in Kombination mit Methotrexat).
-Granulomatose mit Polyangiitis und mikroskopische Polyangiitis.
-Pemphigus vulgaris.
AA: I.v. Infusion (initial 50 mg/h, dann 100 mg/h, maximal 400 mg/h). Vor jeder Infusion Prämedikation mit Antipyretikum (z.B. Paracetamol) und Antihistaminikum (z.B. Diphenhydramin).
DO: Lymphome: 375 mg/m^2 KOF am Tag 1 jedes Chemotherapiezyklus über bis zu 8 Zyklen. Zur Erhaltungstherapie 375 mg/m^2 KOF einmal alle 2-3 Monate.
Chronische lymphatische Leukämie: 48 Std. vor Behandlungsbeginn Hydratation + Urikostatika. Kurz vor der Infusion 100 mg Prednison/Prednisolon.
Rituximab-Dosis: 375 mg/m^2 KOF am Tag 1 des ersten Chemotherapiezyklus, dann 500 mg/m^2 KOF am Tag 1 jedes folgenden Chemotherapiezyklus über insgesamt 6 Zyklen.
Rheumatoide Arthritis: 2 Infusionen zu je 1000 mg im Abstand von 2 Wochen. 30 min. vorher 100 mg Methylprednisolon i.v. geben. Nach 24 Wochen Notwendigkeit weiterer Behandlungszyklen überprüfen.
Granulomatose, Polyangiitis: Induktion einer Remission: 375 mg/m■2 KOF einmal wöchentlich über 4 Wochen. Erhaltungstherapie: 500 mg 2mal im Abstand von 2 Wochen, dann 500 mg alle 6 Monate.
Pemphigus vulgaris: 1000 mg 2mal im Abstand von 2 Wochen, Erhaltungsinfusion 500 mg in den Monaten 12 und 18 und weiter alle 6 Monate. Bei Rückfall 1000 mg. Vorbehandlung mit Methylprednisolon (1,1 mg i.v. tgl. über 1-3 Tage) empfohlen.
Details siehe Austria Codex - Fachinformation.
Keine Daten an Kindern.
GA: Schwere Infektionen stark geschwächte Immunabwehr. Bei Arthritis/Polyangiitis und Pemphigus vulgaris zusätzlich: Schwere Herzinsuffizienz.
SST: Nutzen/Risiko-Abwägung, Kontrazeption bis 12 Monate nach Behandlung.
NW: Infusionsbedingt Blutdruckabfall, selten Blut, Lunge (Bronchospasmus), Allergien (auch schwere Hautreaktionen), Hepatitis B Reaktivierung, erhöhtes Infektionsrisiko, "Cytokine release-Syndrom", Herz, Neutropenie (auch Spätformen), Hypogammaglobulinämie. Nebenwirkungen der CHOP-Chemotherapie beachten. Sehr selten progressive multifokale Leukencephalopathie (PML).
WW: Virale Lebendimpfstoffe nicht empfohlen.
WH: Patientenpass erforderlich. Besondere Vorsicht bei Herzerkrankungen. Blutbefund (Neutrophile) kontrollieren. Auf "Cytokine release-Syndrom" achten. Vorsicht bei Hepatitis B-Anamnese, vor Behandlungsbeginn auf Hepatitis B-Virus testen. Auf infusionsbedingte Reaktionen, schwerwiegende Infektionen bzw. schwere Hautreaktionen achten. Erhöhtes Risiko einer progressiven multifokalen Enzephalopathie beachten.
PG: 2 ST * (EKO: N) [€ 706,90]

▼ Rixathon 100 mg - Konzentrat zur Herstellung einer Infusionslösung 13A02, 55I01
(Z.Nr. EU/1/17/1185/*) NR. P. E.
Parallelimport. L01XC02
V: Haemato Pharm, Schönefeld, Deutschland
Z: 1 Durchstechflasche zu 10 ml enthält: Rituximab 100 mg, hergestellt in Ovarialzellen des chinesischen Hamsters (CHO), Natrium citrat, Polysorbat 80, Natriumchlorid, Natriumhydroxid (entspr. Natrium 2,3 mmol) (entspr. → 52,6 mg), Salzsäure, Wasser für Injektionszwecke.
PG: 2 ST * (EKO: N) [€ 693,65]

▼ Rixathon 500 mg - Konzentrat zur Herstellung einer Infusionslösung 13A02, 55I01
(Z.Nr. EU/1/17/1185/*) NR. P. E. L01XC02
ZI: Sandoz, Kundl
Z: 1 Durchstechflasche zu 50 ml enthält: Rituximab 500 mg, hergestellt in Ovarialzellen des chinesischen Hamsters (CHO), Natrium citrat, Polysorbat 80, Natriumchlorid, Natriumhydroxid (entspr. Natrium 11,5 mmol) (entspr. → 263,2 mg), Salzsäure, Wasser für Injektionszwecke.
Kurzinformation: siehe Rixathon 100 mg - Konzentrat zur Herstellung einer Infusionslösung, → S. 1250
PG: 1 ST * (EKO: N) [€ 1.683,55]

▼ Rixathon 500 mg - Konzentrat zur Herstellung einer Infusionslösung 13A02, 55I01
(Z.Nr. EU/1/17/1185/*) NR. P. E.
Parallelimport. L01XC02
V: Haemato Pharm, Schönefeld, Deutschland
Z: 1 Durchstechflasche zu 50 ml enthält: Rituximab 500 mg, hergestellt in Ovarialzellen des chinesischen Hamsters (CHO), Natrium citrat, Polysorbat 80, Natriumchlorid, Natriumhydroxid (entspr. Natrium 11,5 mmol) (entspr. → 263,2 mg), Salzsäure, Wasser für Injektionszwecke.
PG: 1 ST * (EKO: N) [€ 1.650,75]

▼ *Riximyo 100 mg - Konzentrat zur Herstellung einer Infusionslösung* 13A02, 55I01
(Z.Nr. EU/1/17/1184/*) NR. P. E. nicht im Handel. L01XC02

▼ *Riximyo 500 mg - Konzentrat zur Herstellung einer Infusionslösung* 13A02, 55I01
(Z.Nr. EU/1/17/1184/*) NR. P. E. nicht im Handel. L01XC02

Rixubis 250 I.E. - Pulver und Lösungsmittel zur Herstellung einer Injektionslösung 20D01
(Z.Nr. EU/1/14/970/*) NR. P. nicht im Handel. B02BD04

Rixubis 500 I.E. - Pulver und Lösungsmittel zur Herstellung einer Injektionslösung 20D01
(Z.Nr. EU/1/14/970/*) NR. P. nicht im Handel. B02BD04

Rixubis 1000 I.E. - Pulver und Lösungsmittel zur Herstellung einer Injektionslösung 20D01
(Z.Nr. EU/1/14/970/*) NR. P. nicht im Handel. B02BD04

Rixubis 2000 I.E. - Pulver und Lösungsmittel zur Herstellung einer Injektionslösung 20D01
(Z.Nr. EU/1/14/970/*) NR. P. nicht im Handel. B02BD04

Rixubis 3000 I.E. - Pulver und Lösungsmittel zur Herstellung einer Injektionslösung 20D01
(Z.Nr. EU/1/14/970/*) NR. P. nicht im Handel. B02BD04

RIXX - Schlankheitstropfen 04X
(Z.Nr. 3-00075) RPF. P. V03AX
ZI: HWS-OTC Service, Mauterndorf
Z: 100 ml (1 ml = 23 Tropfen) enthalten: Apozynum cannabinum (Homöopathie) D2 18 ml, Fucus vesiculosus (Homöopathie) D6 18 ml, Graphites (Homöopathie) D10 10 ml, Silybum marianum (Homöopathie) D1 18 ml, Thuja occidentalis (Homöopathie) D12 18 ml, Zincum metallicum (Homöopathie) D12 18 ml, Ethanol (entspr. Gesamtethanolgehalt 54,5 % (V/V)), Wasser, gereinigtes, Spuren von: Lactose monohydrat.
EW: Homöopathikum.
AG: Unterstützung der Gewichtsabnahme.
AA: In einem Glas mit etwas Wasser verdünnt vor den Mahlzeiten einnehmen.
DO: 2-3mal tgl. 15 Tropfen, am Beginn von Schlankheitskuren stündlich 5 Tropfen. Für Kinder und Jugendliche nicht empfohlen.
SST: Nicht empfohlen.
WH: Bei Schilddrüsenerkrankungen nicht ohne ärztlichen Rat anwenden. Nicht für Alkoholkranke.
PG: 100 ML * (EKO: N) [€ 29,90]

▼ *Rizmoic 200 Mikrogramm - Filmtabletten* 42I02
(Z.Nr. EU/1/18/1291/*) NR. P. nicht im A06AH05
Handel.

RoActemra 162 mg - Injektionslösung in einem Fertigpen 13A02
(Z.Nr. EU/1/08/492/*) NR. P. E. nicht im L04AC07
Handel.

RoActemra 162 mg - Injektionslösung in einer Fertigspritze 13A02

(Z.Nr. EU/1/08/492/*) NR. P. E. L04AC07
ZI: Roche Registration, Grenzach-Wyhlen, Deutschland
Z: 1 Fertigspritze mit 0,9 ml enthält: Tocilizumab 162 mg, L-Histidin, L-Histidin Monohydrochlorid-Monohydrat, L-Arginin, L-Arginin hydrochlorid, L-Methionin, Polysorbat 80, Wasser für Injektionszwecke.
EW: Immunsuppressivum, Interleukin-Inhibitor.
AG: Schwere aktive rheumatoide Arthritis (RA) bei Erwachsenen ohne Methotrexat-Vorbehandlung.
-Mäßige bis schwere aktive RA (Monotherapie oder in Kombination mit Methotrexat) bei unzureichendem Ansprechen auf andere Behandlungen.
- Systemische juvenile idiopathische Arthritis (sJIA) bei Kindern ab 1 Jahr oder polyartikuläre (pJIA) juvenile idiopathische Arthritis bei Kinder ab 2 Jahren bei unzureichendem Ansprechen auf andere Behandlungen.
-Riesenzellarteriitis (RZA) bei Erwachsenen.
AA: S.c. (Bauch, Oberschenkel oder Oberarm); Selbstinjektion nach Unterweisung möglich.
DO: Erwachsene: 1mal wöchentlich 1 Fertigspritze.
sJIA: Kinder ab 30 kg KG: 1mal wöchentlich 1 Fertigspritze; Kinder unter 30 kg KG (mind. 10 kg KG): 1 Fertigspritze alle 2 Wochen.
pJIA: Kinder ab 30 kg KG:1 Fertigspritze alle 2 Wochen; Kinder unter 30 kg KG (mind. 10 kg KG): 1 Fertigspritze alle 3 Wochen.
Dosisanpassung bei Leberenzym-, Blutbildveränderungen.
GA: Schwere Infektionen.
SST: Strenge Indikationsstellung. Kontrazeption für Frauen bis 3 Monate nach der Behandlung.
NW: Infektionen der Atemwege, interstitielle Lungenerkrankung, virale Reaktivierung, Stomatitis, Gastritis, Haut (auch schwere Reaktionen), Kopfschmerzen, Schwindel, Leber (Enzymanstiege, Leberversagen), Hypertonie, Blutbild, Stoffwechsel, Konjunktivitis, Überempfindlichkeit, Divertikulitis-Komplikationen.
WW: Durch CYP 450-Isoenzyme metabolisierte Substanzen überwachen. Lebendimpfstoffe nicht gleichzeitig verabreichen.
WH: Bei aktiven Infektionen Behandlung nicht beginnen. Erhöhtes Malignomrisiko beachten. Schwere Neutropenie erhöht Risiko für schwere Infektionen. Nicht zusammen mit anderen biologischen Wirkstoffen verabreichen. Auf schwere Überempfindlichkeitsreaktionen achten. Verkehrshinweis.
Kontrollen: Blutbild, Lipide. Bei juveniler Arthritis ALAT, ASAT.
Auf Makrophagenaktivierungssyndrom achten. Auf Anzeichen einer Tuberkuloseinfektion achten.
PG: 4 ST RE1 (EKO: Y) [€ 1.380,05]

RoActemra 20 mg/ml - Konzentrat zur Herstellung einer Infusionslösung 13A02

(Z.Nr. EU/1/08/492/*) NR. P. E. L04AC07
ZI: Roche Registration, Grenzach-Wyhlen, Deutschland
Z: 1 ml Konzentrat enthält: Tocilizumab 20 mg, Sucrose, Polysorbat 80, Dinatriumhydrogenphosphat-12-Wasser, Natriumdihydrogenphosphat-2-Wasser, Wasser für Injektionszwecke.
EW: Immunsuppressivum, Interleukin-Inhibitor.
AG: Schwere aktive rheumatoide Arthritis (RA) bei Erwachsenen ohne Methotrexat-Vorbehandlung.
-Mäßige bis schwere aktive RA (Monotherapie oder in Kombination mit Methotrexat) bei unzureichendem Ansprechen auf andere Behandlungen.
- Systemische oder polyartikuläre juvenile idiopathische Arthritis bei Kindern ab 2 Jahren bei unzureichendem Ansprechen auf andere Behandlungen.
- Antigenrezeptor (CAR) T-Zell-induziertes schweres oder lebensbedrohliches Zytokin-Freisetzungs-Syndrom (Cytokine Release Syndrome, CRS) bei Personen ab 2 Jahren
AA: I.v. Infusion über 1 Std.
DO: Rheumatoide Arthritis: 8 mg/kg KG (maximal 800 mg) einmal alle 4 Wochen. Bei absoluter Neutrophilenzahl unter $2x10^9$/l Behandlung nicht beginnen.
Systemische juvenile Arthritis: Alle 2 Wochen 8 mg/kg KG (ab 30 kg KG) bzw. 12 mg/kg KG (bis 30 kg KG).
Polyartikuläre juvenile Arthritis: Alle 4 Wochen 8 mg/kg KG (ab 30 kg KG) bzw. 10 mg/kg KG (bis 30 kg KG).
CRS: 8 mg/kg KG (ab 30 kg KG) bzw. 12 mg/kg KG (bis 30 kg KG). Bei Bedarf bis zu 3 weitere Dosen im Abstand von mindestens 8 Std.
GA: Schwere Infektionen.
SST: Strenge Indikationsstellung. Kontrazeption für Frauen bis 3 Monate nach der Behandlung.
NW: Infektionen der Atemwege, interstitielle Lungenerkrankung, virale Reaktivierung, Stomatitis, Gastritis, Haut (auch schwere Reaktionen), Kopfschmerzen, Schwindel, Leber (Enzymanstiege, Leberversagen), Hypertonie, Blutbild, Stoffwechsel, Konjunktivitis, Überempfindlichkeit, Divertikulitis-Komplikationen.
WW: Durch CYP 450-Isoenzyme metabolisierte Substanzen überwachen. Lebendimpfstoffe nicht gleichzeitig verabreichen.
WH: Bei aktiven Infektionen Behandlung nicht beginnen. Erhöhtes Malignomrisiko beachten. Schwere Neutropenie erhöht Risiko für schwere Infektionen. Nicht zusammen mit anderen biologischen Wirkstoffen verabreichen. Auf schwere Überempfindlichkeitsreaktionen achten. Verkehrshinweis. Kontrollen: Blutbild, Lipide. Bei juveniler Arthritis ALAT, ASAT, kontrollieren. Auf Makrophagenaktivierungssyndrom achten. Auf Anzeichen einer Tuberkuloseinfektion achten.
PG: 80MG 1 ST RE1 (EKO: Y) [€ 220,85], **200MG** 1 ST RE1 (EKO: Y) [€ 523,95], **400MG** 1 ST RE1 (EKO: Y) [€ 991,85]

Robinia comp. Wala - Globuli velati 42X

(Z.Nr. 3-36093) RPF. P. V03AX
ZI: Wala Heilmittel, Bad Boll/Eckwälden, Deutschland
Z: 10 g enthalten: Argentum nitricum aquosum (Homöopathie) D5 0,1 g, Natrium phosphoricum aquosum (Homöopathie) D9 0,1 g, Nicotiana tabacum e foliis rec. ferm 33b D5 0,1 g, Robinia pseudoacacia e cortice ferm 33e D3 0,1 g, Strychnos nux-vomica e semine ferm 35b D9 0,1 g, Sucrose, Spuren von: Lactose.
EW: Homöopathikum (anthroposophisch).
AG: Störungen des oberen Verdauungstrakts: Sodbrennen, Magenübersäuerung, Reizmagen.
AA: Unter der Zunge zergehen lassen.
DO: Personen ab 12 Jahren: 3-6mal tgl. 5-10 Globuli velati. Für Kinder nicht empfohlen.
SST: Vorsicht.
PG: 20 G * (EKO: N) [€ 11,50]

Robinul 0,2 mg - Ampullen 51A02

(Z.Nr. 1-18081) RP. P. A03AB02
ZI: Riemser Pharma, Greifswald-Insel-Riems, Deutschland
Z: 1 ml Injektionslösung enthält: Glycopyrronium bromid 0,2 mg, Natriumchlorid 9 mg, Salzsäure zur pH-Wert-Einstellung, Wasser für Injektionszwecke.
EW: Synthetisches Anticholinergikum (quartäre Ammoniumverbindung).
AG: Aufhebung/Vermeidung von Nebenwirkungen von Cholinesterasehemmstoffen (Neostigmin, Pyridostigmin); -Narkose-Prämedikation zur Sekretionshemmung und zur Verringerung der Magensäureproduktion; -Prä- und intraoperative Prophylaxe von Bradykardien (durch Suxamethonium oder vagale Reflexe).
AA: I.v. oder i.m.
DO: Aufhebung muskarinartiger Nebenwirkungen: 0,2 mg (1 ml) pro 1 mg Neostigmin oder 5 mg Pyridostigmin; Kinder und Jugendliche: 0,01 mg (0,05 ml)/kg KG mit 0,05 mg/kg Neostigmin oder 0,25 mg/kg Pyridostigmin mischen.
-Narkose-Prämedikation: 0,2-0,4 mg oder 0,004-0,005 mg/kg KG (0,02-0,025 ml/kg KG) i.m. 30-60 min. vor der Narkose; MD 0,4 mg (2 ml).
Kinder und Jugendliche: 0,004-0,008 mg/kg KG, MD 0,2 mg (1 ml).
-Intraoperativ: Erwachsene: 0,1 mg (0,5 ml) i.v., bei Bedarf nach 2-3 min wiederholen. MD 0,4 mg (2 ml).
Kinder und Jugendliche: 0,004 mg (0,02 ml)/kg KG i.v., max. 0,1 mg (0,5 ml) pro Einzelgabe, bei Bedarf nach 2-3 min wiederholen.
GA: Engwinkelglaukom, Asthma bronchiale, Tachykardie, Tachyarrhythmie, Myasthenie, Magen-Darm-Stenosen, intestinale Atonie, paralytischer Ileus, Colitis ulcerosa, Megacolon, obstruktive Uropathien (Prostataadenom), instabiler Kreislauf bei schwerem Blutverlust.
SST: Nur bei zwingender Indikation in der Schwangerschaft. Nutzen-Risiko-Abwägung in der Stillzeit.
NW: Mundtrockenheit, Magen/Darm, Hemmung der Schweißsekretion, Hyperthermie, Laktationshemmung, Herzrhythmusstörungen (Tachykardien), Hypotonie oder Hypertonie, ZNS, Psyche (Schlaflosigkeit, Erregtheit), Haut, paradoxe Übererregbarkeit (Kinder), Sehstörungen, Überempfindlichkeit.
WW: Andere Anticholinergika (z.B. Atropin, Amantadin, trizyklischen Antidepressiva, Antihistaminika, Pethidin): Wirkungsverstärkung. Metoclopramid, Domperidon (antagonistisch), Digoxin. Kortikosteroide (Augendruckanstieg).
WH: Vorsicht bei tachykarden Zuständen, Patienten mit Down-Syndrom, Kindern (Hyperthermie, Herzrhythmusstörungen), Glaukom, Nierenschäden, inhalativer Anästhesie. Verkehrshinweis.
Antidot **bei Überdosierung:** 0,25 mg Neostigmin i.v. alle 5-10 min, MD 2,5 mg; bei ZNS-Symptomen Physostigmin (0,5-2 mg langsam i.v., max. 5 mg). Bei Kindern proportional kleinere Dosen applizie-

R

ren.
PG: 5 ST * (EKO: N) [€ 30,75]

Rocaltrol 0,25 Mikrogramm - Kapseln 54D02
(Z.Nr. 0-16767) RP. P. A11CC04
ZI: Roche Austria, Wien
Z: 1 Kapsel enthält: Calcitriol 0,25 µg (entspr. Vitamin D3, biologisch aktive Form), Kapselinhalt: Butylhydroxyanisol, Butylhydroxytoluol, Triglyceride, mittelkettige; Kapselhülle: Gelatine, Glycerin 85%, Karion 83 (entspr. Sorbitol 4,37 mg) (entspr. Mannitol) (entspr. Stärke, hydrolisiert); Titandioxid, Eisenoxid rot, Eisenoxid gelb.
EW: Vitamin D_3-Metabolit, kurze Halbwertszeit.
AG: Postmenopausale Osteoporose, renale Osteodystrophie, Hypoparathyreodis- mus, Vitamin D-abhängige Rachitis, Vitamin D-resistente Rachitis mit Hypophosphatämie, Osteoporose bei Nierenschäden.
AA: Unzerkaut nach dem Essen mit Flüssigkeit.
DO: Nach Bestimmung des Serumkalziums (normal 2,25-2,75 mmol/l).
-Renale Osteodystrophie: Initial 0,25 mcg tgl. oder jeden zweiten Tag; Dosissteigerung bei Bedarf auf 0,5-1 mcg.
-Hypoparathyreodismus, Rachitis: Initial tgl. 0,25 mcg morgens, bei Bedarf erhöhen.
Dosis für Kinder ab 3 Jahren und Jugendliche abhängig vom Serumkalzium ermitteln.
GA: Hyperkalzämie; D-Hypervitaminose.
SST: Zwingende Indikationsstellung, nicht stillen.
NW: Hyperkalzämie (Weichteilverkalkungen), Kopfschmerzen, Magen/Darm, Haut, Harnwegsinfekte.
WW: Magnesium (Hypermagnesiämie), Glykoside (Rhythmusstörungen), Phosphat- binder, Thiazidiuretika (Hyperkalzämie), Glukokortikoide (Wirkung von Calcitriol vermindert).
WH: Ausreichend Flüssigkeit zuführen. Kalziumzufuhr überprüfen. Bei Vitamin D-resistenter Rachitis Phosphattherapie fortsetzen. Serum-kalzium- Phosphat-Produkt max. 70 mg²/dl².
PG: 30 ST IND (2) (EKO: G) [€ 20,50], 100 ST IND (EKO: G) [€ 59,80]

Rocaltrol 0,25 Mikrogramm - Kapseln 54D02
(Z.Nr. 16.767-P3) RP. P. Parallelimport. A11CC04
V: Eurim-Pharm, Salzburg
Z: 1 Kapsel enthält: Calcitriol 0,25 µg (entspr. Vitamin D3, biologisch aktive Form), Kapselinhalt: Butylhydroxyanisol, Butylhydroxytoluol, Triglyceride, mittelkettige; Kapselhülle: Gelatine, Glycerin 85%, Karion 83 (entspr. Sorbitol 4,37 mg) (entspr. Mannitol) (entspr. Stärke, hydrolisiert); Titandioxid, Eisenoxid rot, Eisenoxid gelb.
PG: 100 ST IND (EKO: G) [€ 58,65]

Rocaltrol 0,25 Mikrogramm - Kapseln 54D02
(Z.Nr. 16.767-P7) RP. P. Parallelimport. A11CC04
V: Abacus Medicine, Copenhagen, Dänemark
Z: 1 Kapsel enthält: Calcitriol 0,25 µg (entspr. Vitamin D3, biologisch aktive Form), Kapselinhalt: Butylhydroxyanisol, Butylhydroxytoluol, Triglyceride, mittelkettige; Kapselhülle: Gelatine, Glycerin 85%, Karion 83 (entspr. Sorbitol 4,37 mg) (entspr. Mannitol) (entspr. Stärke, hydrolisiert); Titandioxid, Eisenoxid rot, Eisenoxid gelb.
PG: 100 ST IND (EKO: G) [€ 58,65]

Rocaltrol 0,25 Mikrogramm - Kapseln 54D02
(Z.Nr. 0-16767-P8) RP. P. Parallelimport. A11CC04
nicht im Handel.

Rocaltrol 0,5 Mikrogramm - Kapseln 54D02
(Z.Nr. 0-16768) RP. P. A11CC04
ZI: Roche Austria, Wien
Z: 1 Kapsel enthält: Calcitriol 0,5 µg (entspr. Vitamin D3, biologisch aktive Form), Kapselinhalt: Butylhydroxyanisol, Butylhydroxytoluol, Triglyceride, mittelkettige; Kapselhülle: Gelatine, Glycerin 85%, Karion 83 (entspr. Sorbitol 4,36 mg) (entspr. Mannitol) (entspr. Stärke, hydrolisiert); Titandioxid, Eisenoxid rot, Eisenoxid gelb.
Kurzinformation: siehe Rocaltrol 0,25 Mikrogramm - Kapseln, → S. 1252
PG: 30 ST IND (2) (EKO: G) [€ 31,90], 100 ST IND (EKO: G) [€ 97,90]

Rocaltrol 0,5 Mikrogramm - Kapseln 54D02
(Z.Nr. 16.768-P4) RP. P. Parallelimport. A11CC04
V: Eurim-Pharm, Salzburg
Z: 1 Kapsel enthält: Calcitriol 0,5 µg (entspr. Vitamin D3, biologisch aktive Form), Kapselinhalt: Butylhydroxyanisol, Butylhydroxytoluol, Triglyceride, mittelkettige; Kapselhülle: Gelatine, Glycerin 85%, Karion 83 (entspr. Sorbitol 4,36 mg) (entspr. Mannitol) (entspr. Stärke, hydrolisiert); Titandioxid, Eisenoxid rot, Eisenoxid gelb.
PG: 100 ST IND (EKO: G) [€ 95,90]

Rocaltrol 0,5 Mikrogramm - Kapseln 54D02
(Z.Nr. 16.768-P5) RP. P. Parallelimport. A11CC04
V: Abacus Medicine, Copenhagen, Dänemark
Z: 1 Kapsel enthält: Calcitriol 0,5 µg (entspr. Vitamin D3, biologisch aktive Form), Kapselinhalt: Butylhydroxyanisol, Butylhydroxytoluol, Triglyceride, mittelkettige; Kapselhülle: Gelatine, Glycerin 85%, Karion 83 (entspr. Sorbitol 4,36 mg) (entspr. Mannitol) (entspr. Stärke, hydrolisiert); Titandioxid, Eisenoxid rot, Eisenoxid gelb.
PG: 100 ST IND (EKO: G) [€ 95,90]

Rocaltrol 0,5 Mikrogramm - Kapseln 54D02
(Z.Nr. 0-16768-P6) RP. P. Parallelimport. A11CC04
nicht im Handel.

Rocuronium Kalceks 10 mg/ml - Injektions-/Infusionslösung 46A01
(Z.Nr. 1-38627) NR. P. E. nicht im Handel. M03AC09

Rocuroniumbromid B. Braun 10 mg/ml - Injektions-/Infusionslösung 46A01
(Z.Nr. 1-28065) NR. P. nicht im Handel. M03AC09

Rocuroniumbromid-hameln 10 mg/ml - Injektions-/Infusionslösung 46A01
(Z.Nr. 1-37965) NR. P. E. M03AC09
ZI: hameln pharma, Hameln, Deutschland
Z: 1 ml enthält: Rocuronium bromid 10 mg, Essigsäure 99% (zur pH-Wert Einstellung), Natriumchlorid, Natrium acetat-Trihydrat, Wasser für Injektionszwecke.
EW: Nicht depolarisierendes Muskelrelaxans.
AG: Hilfsmittel zur Erleichterung der trachealen Intubation bei Allgemeinnarkosen, zur Relaxation der Skelettmuskulatur bei Operationen und in der Intensivmedizin.
AA: I.v. (Bolus oder Dauerinfusion 0,3-0,4 mg/kg KG/h).
DO: Alle Lebensalter: Tracheale Intubation 0,6 mg/kg KG (zur Blitzeinleitung 1 mg/kg KG). Erhaltungsdosis 0,15 mg/kg KG, bei Langzeitinhalationsanästhesie 0,075-0,1 mg/kg KG. Dauerinfusion: Initial 0,6 mg/kg KG, dann 0,3-0,6 mg/kg KG.h.
Sectio: 0,6 mg/kg KG.
SST: Vorsicht, Anwendung bei Sectio möglich. Nutzen/Risiko-Abwägung in der Stillzeit (6 Std. nicht stillen).
NW: Reaktionen an der Injektionsstelle, Tachykardie, Hypotonie, verminderte oder erhöhte Arzneimittelwirkung, verlängerter neuromuskulärer Block, anaphylaktische Reaktionen, verstärkte Histaminfreisetzung, Myopathie, Kounis-Syndrom.
WW: Wirkungssteigerung durch halogenierte Anästhetika, Suxamethonium, andere nicht depolarisierende neuromuskuläre Blocker, bestimmte Antibiotika und andere Arzneimittel, Kortikosteroide. Wirkungsabschwächung durch Cholinesterasehemmer, Noradrenalin, Theophyllin, Proteasehemmer und andere Arzneimittel. Vorsicht: Lidocain.
WH: Künstliche Beatmung unerlässlich. Vorsicht bei schweren Leber- oder Nierenschäden, verlängerter Kreislaufzeit, neuromuskulären Erkrankungen, Poliomyelitis, Operationen unter Hypothermie, Verbrennungen, Adipositas, Elektrolytstörungen. Kompatibilitäten beachten. Verkehrshinweis.
Bei Überdosierung Cholinesterasehemmer zu Beginn der Spontanerholung.
PG: 10 ST * (EKO: N) [€ 76,35]

Rocuroniumbromid Hikma 10 mg/ml - Injektionslösung/Infusionslösung 46A01
(Z.Nr. 1-35383) NR. P. E. M03AC09
ZI: Hikma Farmaceutica, Terrugem, Portugal
Z: 1 ml enthält: Rocuronium bromid 10 mg, Natrium acetat-Trihydrat, Natriumchlorid, Natriumhydroxid zur pH-Wert-Einstellung (entspr. Natrium 2,1 mg), Essigsäure zur pH-Wert-Einstellung, Wasser für Injektionszwecke.
Kurzinformation: siehe Rocuroniumbromid-hameln 10 mg/ml - Injektions-/Infusionslösung, → S. 1252
PG: 10 ST * (EKO: N) [€ 76,35]

Rocuroniumbromid Kabi 10 mg/ml - Injektionslösung/Infusionslösung 46A01
(Z.Nr. 1-27838) NR. P. E. M03AC09
ZI: Fresenius Kabi Austria, Graz
Z: 1 ml enthält: Rocuronium bromid 10 mg, Natriumchlorid, Natrium acetat-Trihydrat, Essigsäure 99% (zur pH-Wert Einstellung), Wasser für Injektionszwecke.
Kurzinformation: siehe Rocuroniumbromid-hameln 10 mg/ml - Injektions-/Infusionslösung, → S. 1252
PG: **5ML** 10 ST * (EKO: N) [€ 76,75], **DFL10ML** 10 ST * (EKO: N) [€ 135,80]

Rocuroniumbromid Tamarang 10 mg/ml - Injektionslösung/Infusionslösung 46A01
(Z.Nr. 1-29074) NR. P. E. nicht im Handel. M03AC09

Roferon-A "Roche" 3 Mio I.E./0,5 ml - Injektionslösung in einer Fertigspritze 33C02, 55H
(Z.Nr. 1-23200) NR. P. E. n.l. L03AB04
ZI: Roche Austria, Wien
Z: 1 Fertigspritze mit 0,5 ml enthält: Interferon alfa-2a 3 Mio. IE hergestellt durch rekombinante DNA-Technologie in Escherichia coli, Ammonium acetat, Natriumchlorid, Benzylalkohol 10 mg/ml, Polysorbat 80, Essigsäure 99%, Natriumhydroxid, Wasser für Injektionszwecke.
PG: 12 ST * (EKO: N) [€ 400,05 n.l.]

Roferon-A "Roche" 3 Mio I.E./0,5 ml - Injektionslösung in einer Fertigspritze 33C02, 55H
(Z.Nr. 1-23200-P1) NR. P. E. Parallelimport. nicht im Handel. L03AB04

Roferon-A "Roche" 3 Mio I.E./0,5 ml - Injektionslösung in einer Fertigspritze 33C02, 55H
(Z.Nr. 1-23200-P2) NR. P. E. Parallelimport. nicht im Handel. L03AB04

Rofluma 500 Mikrogramm - Filmtabletten 50A06
(Z.Nr. 1-40249) NR. P. nicht im Handel. R03DX07

Roflumilast Accord 500 Mikrogramm - Filmtabletten 50A06
(Z.Nr. 1-39415) NR. P. R03DX07
ZI: Accord Healthcare, Utrecht, Niederlande
Z: 1 Filmtablette enthält: Roflumilast 500 µg, Tablettenkern: Lactose 0,2 g (entspr. Lactose monohydrat), Maisstärke, vorgelatiniert, Magnesium stearat; Filmüberzug: Hypromellose, Titandioxid, Macrogol 400, Eisenoxid gelb, Indigocarmin-Aluminiumsalz, Eisenoxid rot.
EW: PDE 4-Hemmer, antiinflammatorisch.
AG: Dauertherapie der schweren COPD und der chronischen Bronchitis sowie häufigen Exazerbationen in der Vergangenheit, begleitend zu einer bronchodilatatorischen Therapie.
AA: Oral mit Wasser einnehmen.
DO: Initial 1mal tgl. 250 Mikrogramm für 28 Tage, dann 1mal tgl. 500 Mikrogramm.
Für Initialdosis andere Darreichungsformen zur Verfügung.
Kein relevanter Nutzen bei Kindern und Jugendlichen.
GA: (Mittel)schwere Leberschäden.
SST: Nicht anwenden. Zuverlässige Kontrazeption empfohlen.
NW: Magen/Darm, Gewichtsverlust, Kopfschmerzen, Psyche (suizidales Verhalten, Depressionen), Schlafstörungen (v.a. bei Patienten unter 60 kg KG), Überempfindlichkeit.
WW: Nicht empfohlen: Dauertherapie mit Theophyllin, starke CYP3A4-Induktoren.
Vorsicht: Enoxacin, Cimetidin, Fluvoxamin (erhöhte NW-rate).
WH: Nicht zur Notfalltherapie des akuten Bronchospasmus. Bei schweren immunologischen Erkrankungen, akuten Infektionen, Krebserkrankungen und Patienten unter Immunsuppressiva-Therapie nicht anwenden.
Auf Unverträglichkeit, Gewichtsverlust, psychische Störungen (suizidales Verhalten) achten.
PG: 30 ST * (EKO: N) [€ 67,30]

Rohypnol 1 mg - Filmtabletten 18B
(Z.Nr. 0-17743) NR. PV. P. N05CD03
ZI: Cheplapharm Arzneimittel, Greifswald, Deutschland
Z: 1 Filmtablette enthält: Flunitrazepam 1 mg, Carboxymethylstärke, Ethylcellulose, Hypromellose, Lactose monohydrat 117 mg, Magnesium stearat, Polyvidon, Talk, Triacetin, Cellulose, mikrokristalline, Indigotin, Titandioxid, Eisenoxid gelb.
EW: Benzodiazepin, stark sedierend.
AG: Kurzzeitbehandlung von Schlaflosigkeit.
AA: Unzerkaut mit Flüssigkeit unmittelbar vor dem Zubettgehen schlucken.
DO: 0,5-1(-2) mg. Risikopatienten 0,5 mg. Möglichst niedrig und max. 4 Wochen (einschl. Ausschleichphase) behandeln. Nicht für Kinder und Jugendliche.
GA: Myasthenie, respiratorische Insuffizienz, Schlaf-Apnoe-Syndrom, Schock, Sucht- oder Abhängigkeitsanamnese, Leberschäden, Vergiftung mit ZNS-Dämpfern oder Alkohol, Kinder.
SST: Nicht anwenden.
NW: Starke Sedierung, Muskelrelaxation, anterograde Amnesie, Verwirrtheit, Hangover, Tagesschläfrigkeit, paradoxe Reaktionen, Albträume, Magen/Darm, Hypotension, Diplopie, erhöhtes Sturz- und Knochenbruchrisiko, Überempfindlichkeit.
WW: Besondere Vorsicht: Opioide (Atemdepression). Vorsicht: Verstärkung anderer ZNS-Dämpfer. Narkoanalgetika (Abhängigkeit!). Vorsicht mit starken CYP3A4-Hemmern.
GE: Abhängigkeit, Toleranz, Entzugs- und Reboundphänomene möglich.
WH: Vorsicht bei Nierenschäden, alten Patienten (Stürze!), reduziertem Zustand, Hirnschäden, Engwinkelglaukom, Ataxien. Besondere Vorsicht bei Risikogruppen (Abhängigkeitsanamnese). Nicht als Monotherapie der Depression. Verkehrshinweis. Max. 4 Wochen anwenden. Langsam absetzen; bei abruptem Absetzen Entzugserscheinungen möglich.
Bei Überdosierung Koma, Areflexie, Atemdepression. Antidot: Benzodiazepinantagonist Flumazenil (nicht bei Epilepsie oder Benzodiazepinabhängigkeit anwenden).
PG: 10 ST * (EKO: N) [€ 14,10]

Rokiprim - Infusionslösung 35D02
(Z.Nr. 0-16591) RP. P. J01EE03
ZI: Rokitan, Wien
Z: 250 ml enthalten: Sulfametrol 800 mg, Trimethoprim 160 mg, Natriumhydroxid, L-Äpfelsäure, Glycerin, wasserfrei, Wasser für Injektionszwecke.
EW: Trimethoprim + Sulfonamid-Kombination.
AG: Prophylaxe und Therapie von Infektionen: Urogenitale, Magen/Darm (Typhus, Paratyphus, Shigellose, Coli-Diarrhoe, Salmonellenenteritis), HNO, Atemwege, Haut.
AA: I.v. Infusion. Filterinfusionsbesteck erforderlich. Cave intraarteriell!
DO: 2(-3)mal tgl. 250 ml; Kurzinfusion über 30 min, Therapiedauer max. 6-10 Tage. Dosisreduktion bei Nierenschäden. Kinder (8 Wochen bis 12 Jahre): TD 6(-8) mg Trimethoprim + 30(-40) mg Sulfametrol/kg KG in 2 ED.
GA: Intraarterielle Anwendung, schwere Schäden von Leber, Niere, Blutbild, Stevens-Johnson-Syndrom, Prophyrie, Lupus erythematodes, Hämoglobinanomalien, Neu- und Frühgeborene, antineoplastische Chemotherapie, allgemeine GA der Infusion.
SST: Gegenanzeige.
NW: Magen-Darm, Leber, Niere, ZNS, Allergien (Stevens-Johnson-,Lyell-Syndrom), Blutschäden (hämolytische Anämie bei Glukose-6-Phosphat-Dehydrogenasemangel), Hyperkaliämie, Superinfektionen.
WW: Kontraindiziert: Dofetilid, Erythromycin, Halofantrin, Pimozid, Ziprasidon.
Nicht empfohlen: Betalaktame.
Vorsicht: Benzocain, Procain, Tetracain, NSARs, Probenecid, Sulfonylharnstoffe (Blutzucker überwachen), Methenamin (Kristallurie), Methotrexat (Toxizität), Spironolacton (Hyperkaliämie), Antikoagulantien (verstärkt), Pyrazolone (Blutbild), Phenytoin, Beta-Lactam-Antibiotika (antagonistisch), Rifampicin, Allopurinol (Verstärkung), Pyrimethamin (megaloblastische Anämie), ACE-Hemmer, Ciclosporin, Alkohol, Digoxin.
WH: Bei Allergie sofort absetzen, Kontrollen: Blutbild, Schilddrüse, Leber, Niere. Nicht in den Intervallen bei antineoplastischer Chemotherapie anwenden. Reichlich Flüssigkeit zuführen. Auf Clostridium difficile-assoziierte Diarrhoe achten. Verkehrshinweis.
PG: 1 ST * (EKO: N) [€ 32,60]

▼ *Rolufta Ellipta 55 Mikrogramm - einzeldosiertes Pulver zur Inhalation* 50A01
(Z.Nr. EU/1/17/1174/*) RP. P. nicht im Handel. R03BB07

🐾 **Romefen 100 mg/ml - Injektionslösung für Rinder, Pferde und Schweine** 802AD, 802AC, 840A
(Z.Nr. 8-00209) RP. P. VNW. QM01AE03
ZI: Ceva Sante Animale, Libourne, Frankreich
Z: 1 ml Lösung enthält: Ketoprofen 100 mg, Benzylalkohol 10 mg, Arginin, Citronensäure monohydrat, Wasser für Injektionszwecke.
EW: Nichtsteroidales Antiphlogistikum.
AG: Entzündungen (Atemwege, Mastitis, Bewegungsapparat, Verletzungen), symptomatisch bei Koliken oder Fieber bei Rindern, Pferden und Schweinen.
AA. Rinder: i.v., i.m.; Pferde i.v., Schweine i.m.
DO: Rinder: TD 3 mg Ketoprofen/kg KG über 3 Tage.
Pferde: TD 2,2 mg/kg KG über 3-5 Tage
Schweine: TD 3 mg/kg KG einmalig.
GA: Nieren-, Herz-, Leberschäden, Blutbildungsstörungen, Blutungen, Magen/Darm-Schleimhautläsionen, intraarterielle Anwendung.
SST: Anwendung bei trächtigen oder laktierenden Kühen möglich. Nutzen/Risiko-Abwägung bei trächtigen Sauen. Nicht bei trächtigen Stuten oder Fohlen in den ersten Lebensmonaten anwenden.
NW: Lokale Reizung, Magen/Darm, Allergien, Inappetenz bei Schweinen.
WW: Nicht mit anderen NSAIDs, nephrotoxischen Arzneimitteln,

R

Diuretika, Glukokortikosteroide, Gerinnungshemmern geben.
WH: Bei Koliken weitere Anwendungen nur nach klinischer Untersuchung.
VNW: Essbares Gewebe i.m. 4 Tage, i.v. 1 Tag.
PG: 50 ML VNW [€ 32,00], 100 ML VNW [€ 56,25]

🐾 Rominervin 10 mg/ml - Injektionslösung für Pferde — 811AA

(Z.Nr. 8-38648) NR. P. VNW. QN05CM93
ZI: Le Vet Beheer, Oudewater, Niederlande
Z: 1 ml enthält: Romifidin hydrochlorid 10 mg (entspr. Romifidin 8,76 mg), Chlorocresol 2 mg, Natriumchlorid, Salzsäure 10% (zur pH-Wert-Einstellung), Natriumhydroxid zur pH-Wert-Einstellung, Wasser für Injektionszwecke.
EW: Alpha 2-Agonist, sedierend und analgetisch.
AG: Sedierung (auch zusammen mit synthetischen Opiaten), Narkoseprämedikation bei Pferden.
AA: I.v.
DO: **Sedierung:** je nach Sedierungstiefe 0,04-0,12 mg Romifidin HCl/kg Körpergewicht (= 0,4-1,2 ml Tierarzneimittel/100 kg Körpergewicht).
Narkose-Prämedikation mit Ketamin: 0,1 mg Romifidin HCl/kg Körpergewicht (= 1 ml Tierarzneimittel/100 kg Körpergewicht).
Prämedikation mit anderen Narkotika: 0,04 - 0,08 mg Romifidin HCl/kg Körpergewicht (= 0,4 - 0,8 ml Tierarzneimittel/100 kg Körpergewicht).
Narkoseerhaltung mit Ketamin: 0,025 mg Romifidin HCl/kg Körpergewicht (= 0,25 ml Tierarzneimittel/100 kg Körpergewicht).
Details siehe Austria Codex Fachinformation.
SST: Im letzten Trächtigkeitsmonat nicht anwenden.
NW: Bradykardie, Herzrhythmusstörungen, Hypotonie, Ataxie, Schwitzen, Salivation, Hyperglykämie, Diurese, Penisprolaps, erhöhte Empfindlichkeit der hinteren Extremitäten.
WW: Gegenanzeige: Trimethoprim/Sulfonamide i.v. (Herzrhythmusstörungen), Sympathomimetika (Xylazin, Detomidin). Vorsicht: Andere Sedativa, Phenothiazine (Hypotonie).
WH: Vorsicht bei Herz/Kreislauf-, Atemwegs-Erkrankungen, Leber- oder Nierenschäden, Schock.
VNW: Essbare Gewebe 6 Tage. Nicht für Tiere, deren Milch für menschlichen Verzehr vorgesehen ist.
PG: 20 ML VNW [€ 80,00]

🐾 Rompun 20 mg/ml - Injektionslösung für Tiere — 809Z, 824AF, 825D

(Z.Nr. 8-14840) RP. P. VNW. QN05CM92
ZI: Bayer Animal Health, Leverkusen, Deutschland
Z: 1 ml enthält: Xylazin hydrochlorid 23,32 mg (entspr. Xylazin 20 mg), Methyl-4-hydroxybenzoat 1,5 mg, Natriumchlorid, Natriumhydrogencarbonat, Wasser für Injektionszwecke.
EW: Erzeugt schlafähnlichen Zustand mit Muskelrelaxation und Analgesie.
AG: Sedierung, Muskelrelaxation, Analgesie, Anästhesie (in Kombination).
AA: Rind i.v. oder i.m., Pferd i.v., Hund i.m. oder i.v., Katze i.m. oder s.c.
DO: Rind: Je nach Dosisstufe 0,25-1,5 ml/100 kg KG i.m., 0,08-0,5 ml/ 100 kg KG i.v.
Pferd: 3-5 ml/100 kg KG i.v., Hund: i.v. bis 0,5 ml, i.m. bis 1,5 ml/ 10 kg KG, Katze: i.m. bis 0,1 ml, s.c. bis 0,2 ml/kg KG.
Details siehe Austria-Codex - Fachinformation.
GA: Lungen-, Herz, Leber-, Nierenschäden; Hund, Katze: Diabetes, Schlundver- stopfung. Magendrehung.
SST: Im letzten Drittel der Trächtigkeit nicht bzw. nur mit Tokolytikum an- wenden.
NW: Blutdruckabfall, Erbrechen bei Hund und Katze, Hyperglykämie, bei Wieder- käuern Tympanie, Hypothermie, Uteruskontraktionen bei Rind und Pferd.
WW: Epinephrin (Arrhythmien); ZNS-Dämpfer verstärkt.
WH: Bis zum Wirkungseintritt Tiere in Ruhe lassen.
Bei Überdosierung Alpha 2-Antagonisten (Yohimbin, Tolazolin, Atipamezol) geben.
VNW: Essbare Gewebe: Pferd und Rind 1 Tag. Milch 0 Tage.
PG: 25 ML VNW [€ 46,35]

🐾 *Rompun TS 500 mg - Pulver und Lösungsmittel zur Herstellung einer Injektionslösung für Tiere* — 809Z, 824AF, 825D
(Z.Nr. 8-15751) RP. P. VNW. nicht im Handel. QN05CM92

Ropinaest 2 mg/ml - Infusionslösung — 01A01

(Z.Nr. 1-30929) RP. P. N01BB09
ZI: Gebro Pharma, Fieberbrunn
Z: 1 ml enthält: Ropivacain hydrochlorid 2 mg (entspr. Ropivacain hydrochlorid-1-Wasser), Natriumchlorid, Salzsäure, Natriumhydroxid, Wasser für Injektionszwecke.
EW: Lokalanästhetikum vom Amid-Typ.
AG: 7,5 und 10 mg/ml: Anästhesie in der Chirurgie (Epidural-, Leitungs-, Feldblockaden).
2 mg ml: Akute Schmerzzustände (Epiduralinfusion, Feldblockaden, periphere Nervenblockade).
Kinder ab 1 Jahr: Einmalige und kontinuierliche periphere Nervenblockade.
Kinder von 0 bis 12 Jahren: Caudalepiduralblockade, kontinuierliche Epiduralinfusion.
AA: Lumbal-epidural, thorako-epidural, Leitungs-, Feldblockade, periphere Nervenblockade. Cave intravasal!
DO: Individuell je nach Anwendungsart, Details siehe Austria Codex-Fachin- formation. Für Kinder 2 und 5 mg/ml-Lösungen verwenden.
GA: I.v. Regionalanästhesie, Parazervikalanästhesie in der Geburtshilfe, Hypovolämie.
SST: Anwendung möglich; keine Untersuchungen zur Stillperiode vorhanden.
NW: Allergien (bis Schock), Neuropathien, Konvulsionen, Hyper- oder Hypotonie, Übelkeit, Erbrechen (bei Kindern häufiger), bei Überdosierung ZNS- und Herztoxizität, Herzstillstand, Chondrolyse nach kontinuierlicher intraartikulärer Infusion (keine Indikation!).
WW: Andere Anästhetika, Opioide (Nebenwirkungen verstärkt); Fluvoxamin, Verapamil (erhöht Ropivacain-Spiegel).
WH: Vorsicht bei schlechtem Allgemeinzustand, Klasse III-Antiarrhytmikagabe, akuter Porphyrie, Leber-, Nierenschäden. Nur von entsprechend ausge- bildetem Personal und in entspechenden Einrichtungen anwenden. Auf Herzstillstand achten. Verkehrshinweis. Keine Untersuchungen bei Frühgeborenen. Besondere Vorsicht bei Neugeborenen.
PG: **100ML** 5 ST * (EKO: N) [€ 92,75 n.l.], **200ML** 5 ST * (EKO: N) [€ 153,80], **500ML** 5 ST * (EKO: N) [€ 295,35]

Ropinaest 2 mg/ml - Injektionslösung — 01A01

(Z.Nr. 1-30926) RP. P. N01BB09
ZI: Gebro Pharma, Fieberbrunn
Z: 1 ml enthält: Ropivacain hydrochlorid 2 mg (entspr. Ropivacain hydrochlorid-1-Wasser), Natriumchlorid, Salzsäure, Natriumhydroxid, Wasser für Injektionszwecke.
Kurzinformation: siehe Ropinaest 2 mg/ml - Infusionslösung, → S. 1254
PG: **10ML** 5 ST * (EKO: N) [€ 17,90], **20ML** 5 ST * (EKO: N) [€ 29,60]

Ropinaest 5 mg/ml - Injektionslösung — 01A01

(Z.Nr. 1-30927) RP. P. N01BB09
ZI: Gebro Pharma, Fieberbrunn
Z: 1 ml enthält: Ropivacain hydrochlorid 5 mg (entspr. Ropivacain hydrochlorid-1-Wasser), Natriumchlorid, Salzsäure zur pH-Wert-Einstellung, Natriumhydroxid zur pH-Wert-Einstellung, Wasser für Injektionszwecke.
EW: Lokalanästhetikum vom Amid-Typ.
AG: Intrathekal zur Anästhesie in der Chirurgie bei Erwachsenen, periphere Nervenblockade bei Kindern von 1 bis 12 Jahren.
AA: Intrathekal (nur Erwachsene), periphere Nervenblockade.
DO: **Erwachsene:** 15-25 mg intrathekal.
Kinder: Zur peripheren Nervenblockade einmalig 2,5-3 mg/kg KG, kontinuierlich 0,2-0,6 mg/kg KG/h.
GA: I.v. Regionalanästhesie, Parazervikalanästhesie in der Geburtshilfe, Hypovolämie.
SST: Anwendung möglich; keine Untersuchungen zur Stillperiode vorhanden.
NW: Allergien (bis Schock), Neuropathien, Konvulsionen, Hyper- oder Hypotonie, Übelkeit, Erbrechen (bei Kindern häufiger), bei Überdosierung ZNS- und Herztoxizität, Herzstillstand, Chondrolyse nach kontinuierlicher intraartikulärer Infusion (keine Indikation!).
WW: Andere Anästhetika, Opioide (Nebenwirkungen verstärkt); Fluvoxamin, Verapamil (erhöht Ropivacain-Spiegel).
WH: Vorsicht bei schlechtem Allgemeinzustand, Klasse III-Antiarrhytmikagabe, akuter Porphyrie, Leber-, Nierenschäden. Nur von entsprechend ausge- bildetem Personal und in entspechenden Einrichtungen anwenden. Auf Herzstillstand achten. Verkehrshinweis. Keine Untersuchungen bei Frühgeborenen. Besondere Vorsicht bei Neugeborenen.
PG: 5 ST * (EKO: N) [€ 26,85]

Ropinaest 7,5 mg/ml - Injektionslösung — 01A01

(Z.Nr. 1-30928) RP. P. N01BB09
ZI: Gebro Pharma, Fieberbrunn
Z: 1 ml enthält: Ropivacain hydrochlorid 7,5 mg (entspr. Ropivacain hydrochlorid-1-Wasser), Natriumchlorid, Salzsäure, Natriumhydroxid, Wasser für Injektionszwecke.
Kurzinformation: siehe Ropinaest 2 mg/ml - Infusionslösung, → S. 1254

PG: 10ML 5 ST * (EKO: N) [€ 30,80], **20ML** 5 ST * (EKO: N) [€ 53,70]

Ropinaest 10 mg/ml - Injektionslösung 01A01

(Z.Nr. 1-30930) RP. P. N01BB09
ZI: Gebro Pharma, Fieberbrunn
Z: 1 ml enthält: Ropivacain hydrochlorid 10 mg (entspr. Ropivacain hydrochlorid-1-Wasser), Natriumchlorid, Salzsäure, Natriumhydroxid, Wasser für Injektionszwecke.
Kurzinformation: siehe Ropinaest 2 mg/ml - Infusionslösung, → S. 1254
PG: 5 ST * (EKO: N) [€ 37,10]

Ropinirol Actavis ret. 2 mg - Retardtabletten 12B03

(Z.Nr. 1-31417) RP. P. N04BC04
ZI: Actavis Group PTC, Hafnarfjördur, Island
Z: 1 Retardtablette enthält: Ropinirol 2 mg (entspr. Ropinirol hydrochlorid), Hypromellose, Croscarmellose natrium, Maltodextrin, Lactose monohydrat 64,97 mg, Rizinusöl, hydriertes, Siliciumdioxid, hochdispers, wasserfrei, Magnesium stearat; Farbstoffmischung: (entspr. Eisenoxid rot) (entspr. Eisenoxid gelb) (entspr. Lactose monohydrat).
EW: Dopaminagonist.
AG: Parkinson (Monotherapie und Kombination mit L Dopa).
AA: Unzerteilt schlucken.
DO: Initial 1mal tgl. 2 mg, dann wöchentlich um 2-4 mg pro Tag steigern. MTD 24 mg. Für Kinder und Jugendliche nicht empfohlen.
GA: Schwere Nieren- oder Leberschäden.
SST: Nutzen/Risiko-Abwägung, nicht stillen.
NW: Magen/Darm, ZNS, Beinödeme, Synkopen, Hypotonie, Leber, Psyche (Halluzinationen), selten extreme Schläfrigkeit (Vorsicht Kraftfahrer!), Impulskontrollstörungen, dopaminerges Dysregulationssyndrom, malignes neuroleptisches Syndrom, Dopaminagonisten- Absetzsyndrom.
WW: Vorsicht: Östrogene (erhöhte Ropinirolspiegel); Ciprofloxacin, Enoxacin, Fluvoxamin (CYP1A2 Hemmer): Ropinirol-Dosis anpassen. Vitamin K-Antagonisten.
WH: Vorsicht bei Psychosen, Koronarinsuffizienz. Nicht abrupt absetzen.
Verkehrshinweis (plötzliches Einschlafen möglich!). Auf Impulskontrollstörungen achten.
PG: 21 ST (EKO: G) [€ 13,00], 30 ST (EKO: G) [€ 14,30]

Ropinirol Actavis ret. 4 mg - Retardtabletten 12B03

(Z.Nr. 1-31418) RP. P. N04BC04
ZI: Actavis Group PTC, Hafnarfjördur, Island
Z: 1 Retardtablette enthält: Ropinirol 4 mg (entspr. Ropinirol hydrochlorid), Hypromellose, Croscarmellose natrium, Maltodextrin, Lactose monohydrat 59,12 mg, Rizinusöl, hydriertes, Siliciumdioxid, hochdispers, wasserfrei, Magnesium stearat; Farbstoffmischung: (entspr. Eisenoxid rot) (entspr. Eisenoxid gelb) (entspr. Lactose monohydrat) (entspr. Eisenoxid schwarz).
Kurzinformation: siehe Ropinirol Actavis ret. 2 mg - Retardtabletten, → S. 1255
PG: 30 ST (EKO: G) [€ 28,15]

Ropinirol Actavis ret. 8 mg - Retardtabletten 12B03

(Z.Nr. 1-31419) RP. P. N04BC04
ZI: Actavis Group PTC, Hafnarfjördur, Island
Z: 1 Retardtablette enthält: Ropinirol 8 mg (entspr. Ropinirol hydrochlorid), Hypromellose, Croscarmellose natrium, Maltodextrin, Lactose monohydrat 55,88 mg, Rizinusöl, hydriertes, Siliciumdioxid, hochdispers, wasserfrei, Magnesium stearat; Farbstoffmischung: (entspr. Eisenoxid rot) (entspr. Eisenoxid gelb) (entspr. Lactose monohydrat) (entspr. Eisenoxid schwarz).
Kurzinformation: siehe Ropinirol Actavis ret. 2 mg - Retardtabletten, → S. 1255
PG: 30 ST (2) (EKO: G) [€ 48,60]

Ropinirol Krka 2 mg - Retardtabletten 12B03

(Z.Nr. 1-29951) RP. P. N04BC04
ZI: Krka, Novo Mesto, Slowenien
Z: 1 Retardtablette enthält: Ropinirol 2 mg (entspr. Ropinirol hydrochlorid), Tablettenkern: Hypromellose 2208, Lactose monohydrat, (entspr. Lactose 156,48 mg), Siliciumdioxid, hochdisperses, Carbomer 4000 - 11000 mPa.s, Rizinusöl, hydriertes, Magnesium stearat; Filmüberzug: (entspr. Hypromellose Typ 2910) (entspr. Titandioxid) (entspr. Macrogol 400) (entspr. Eisenoxid rot) (entspr. Eisenoxid gelb).
Kurzinformation: siehe Ropinirol Actavis ret. 2 mg - Retardtabletten, → S. 1255
PG: 21 ST (EKO: G) [€ 13,00], 30 ST (EKO: G) [€ 17,40]

Ropinirol Krka 4 mg - Retardtabletten 12B03

(Z.Nr. 1-29952) RP. P. N04BC04
ZI: Krka, Novo Mesto, Slowenien
Z: 1 Retardtablette enthält: Ropinirol 4 mg (entspr. Ropinirol hydrochlorid), Tablettenkern: Hypromellose 2208, Lactose monohydrat, (entspr. Lactose 154,32 mg), Siliciumdioxid, hochdisperses, Carbomer 4000 - 11000 mPa.s, Rizinusöl, hydriertes, Magnesium stearat; Filmüberzug: (entspr. Hypromellose Typ 2910) (entspr. Titandioxid) (entspr. Macrogol 400) (entspr. Eisenoxid rot) (entspr. Eisenoxid gelb) (entspr. Eisenoxid schwarz).
Kurzinformation: siehe Ropinirol Actavis ret. 2 mg - Retardtabletten, → S. 1255
PG: 30 ST (EKO: G) [€ 35,25]

Ropinirol Krka 8 mg - Retardtabletten 12B03

(Z.Nr. 1-29953) RP. P. N04BC04
ZI: Krka, Novo Mesto, Slowenien
Z: 1 Retardtablette enthält: Ropinirol 8 mg (entspr. Ropinirol hydrochlorid), Tablettenkern: Hypromellose 2208, Lactose monohydrat, (entspr. Lactose 149,99 mg), Siliciumdioxid, hochdisperses, Carbomer 4000 - 11000 mPa.s, Rizinusöl, hydriertes, Magnesium stearat; Filmüberzug: (entspr. Hypromellose Typ 2910) (entspr. Titandioxid) (entspr. Macrogol 400) (entspr. Eisenoxid rot) (entspr. Eisenoxid gelb) (entspr. Eisenoxid schwarz).
Kurzinformation: siehe Ropinirol Actavis ret. 2 mg - Retardtabletten, → S. 1255
PG: 30 ST (2) (EKO: G) [€ 62,60]

Ropinirol Sandoz 2 mg - Retardtabletten 12B03

(Z.Nr. 1-29954) RP. P. N04BC04
ZI: Sandoz, Kundl
Z: 1 Retardtablette enthält: Ropinirol 2 mg (entspr. Ropinirol hydrochlorid), Tablettenkern: Hypromellose 2208, Lactose 156,48 mg (entspr. Lactose monohydrat), Siliciumdioxid, hochdisperses, Carbomer 4000-11000 cP, Rizinusöl, hydriertes, Magnesium stearat; Filmüberzug: Hypromellose Typ 2910, Titandioxid, Macrogol 400, Eisenoxid rot, Eisenoxid gelb.
Kurzinformation: siehe Ropinirol Actavis ret. 2 mg - Retardtabletten, → S. 1255
PG: 10 ST (2) (EKO: G) [€ 6,15], 30 ST (EKO: G) [€ 14,95]

Ropinirol Sandoz 4 mg - Retardtabletten 12B03

(Z.Nr. 1-29955) RP. P. N04BC04
ZI: Sandoz, Kundl
Z: 1 Retardtablette enthält: Ropinirol 4 mg (entspr. Ropinirol hydrochlorid), Tablettenkern: Hypromellose 2208, Lactose 154,32 mg (entspr. Lactose monohydrat), Siliciumdioxid, hochdisperses, Carbomer 4000-11000 cP, Rizinusöl, hydriertes, Magnesium stearat; Filmüberzug: Hypromellose Typ 2910, Titandioxid, Macrogol 400, Eisenoxid rot, Eisenoxid gelb, Eisenoxid schwarz.
Kurzinformation: siehe Ropinirol Actavis ret. 2 mg - Retardtabletten, → S. 1255
PG: 30 ST (EKO: G) [€ 32,55]

Ropinirol Sandoz 8 mg - Retardtabletten 12B03

(Z.Nr. 1-29956) RP. P. N04BC04
ZI: Sandoz, Kundl
Z: 1 Retardtablette enthält: Ropinirol 8 mg (entspr. Ropinirol hydrochlorid), Tablettenkern: Hypromellose 2208, Lactose 149,99 mg (entspr. Lactose monohydrat), Siliciumdioxid, hochdisperses, Carbomer 4000-11000 cP, Rizinusöl, hydriertes, Magnesium stearat; Filmüberzug: Hypromellose Typ 2910, Titandioxid, Macrogol 400, Eisenoxid rot, Eisenoxid gelb, Eisenoxid schwarz.
Kurzinformation: siehe Ropinirol Actavis ret. 2 mg - Retardtabletten, → S. 1255
PG: 30 ST (2) (EKO: G) [€ 52,55]

Ropinirol Stada 2 mg - Retardtabletten 12B03

(Z.Nr. 1-31776) RP. P. N04BC04
ZI: Stada Arzneimittel, Wien
Z: 1 Retardtablette enthält: Ropinirol 2 mg (entspr. Ropinirol hydrochlorid), Tablettenkern: Ammoniummethacrylat-Copolymer (Typ B), Hypromellose, Natriumdodecylsulfat, Copovidon, Magnesium stearat; Filmüberzug: Lactose monohydrat 1,8 mg, (entspr. Hypromellose), (entspr. Titandioxid), (entspr. Triacetin) (entspr. Eisenoxid rot).
Kurzinformation: siehe Ropinirol Actavis ret. 2 mg - Retardtabletten, → S. 1255
PG: 21 ST (EKO: G) [€ 11,70], 28 ST (EKO: G) [€ 13,35]

Ropinirol Stada 4 mg - Retardtabletten 12B03

(Z.Nr. 1-31778) RP. P. N04BC04
ZI: Stada Arzneimittel, Wien
Z: 1 Retardtablette enthält: Ropinirol 4 mg (entspr. Ropinirol hydrochlorid), Tablettenkern: Ammoniummethacrylat-Copolymer

R

(Typ B), Hypromellose, Natriumdodecylsulfat, Copovidon, Magnesium stearat; Filmüberzug: (entspr. Titandioxid), (entspr. Hypromellose), (entspr. Macrogol 400), (entspr. Indigocarmin), (entspr. Gelborange S 0,81 mg).
Kurzinformation: siehe Ropinirol Actavis ret. 2 mg - Retardtabletten, → S. 1255
PG: 28 ST (EKO: G) [€ 26,20]

Ropinirol Stada 8 mg - Retardtabletten 12B03
(Z.Nr. 1-31779) RP. P. N04BC04
ZI: Stada Arzneimittel, Wien
Z: 1 Retardtablette enthält: Ropinirol 8 mg (entspr. Ropinirol hydrochlorid), Tablettenkern: Ammoniummethacrylat-Copolymer (Typ B), Hypromellose, Natriumdodecylsulfat, Copovidon, Magnesium stearat; Filmüberzug: (entspr. Titandioxid), (entspr. Hypromellose), (entspr. Macrogol 400), (entspr. Eisenoxid rot), (entspr. Eisenoxid schwarz), (entspr. Eisenoxid gelb).
Kurzinformation: siehe Ropinirol Actavis ret. 2 mg - Retardtabletten, → S. 1255
PG: 28 ST (2) (EKO: G) [€ 46,95]

Ropivacain Diamed 2 mg/ml - Infusionslösung im Applikationssystem 01A01
(Z.Nr. 1-39131) RP. P. nicht im Handel. N01BB09

Ropivacain Diamed GmbH 2 mg/ml - Infusionslösung im Applikationssystem 01A01
(Z.Nr. 1-39130) RP. P. nicht im Handel. N01BB09

Ropivacain Pharmathen 2 mg/ml - Infusionslösung 01A01
(Z.Nr. 1-29807) RP. P. nicht im Handel. N01BB09

Ropivacain Pharmathen 2 mg/ml - Injektionslösung 01A01
(Z.Nr. 1-29808) RP. P. nicht im Handel. N01BB09

Ropivacain Pharmathen 7,5 mg/ml - Injektionslösung 01A01
(Z.Nr. 1-29809) RP. P. nicht im Handel. N01BB09

Ropivacain Pharmathen 10 mg/ml - Injektionslösung 01A01
(Z.Nr. 1-29810) RP. P. nicht im Handel. N01BB09

Ropivacain ReadyfusOR 2 mg/ml - Infusionslösung im Applikationssystem 01A01
(Z.Nr. 1-38075) RP. P. nicht im Handel. N01BB09

Ropivacain Sintetica 2 mg/ml - Infusionslösung 01A01
(Z.Nr. 1-31353) RP. P. N01BB09
ZI: Sintetica, Münster, Deutschland
Z: 1 ml Infusionslösung enthält: Ropivacain hydrochlorid 2 mg, Natriumchlorid, Natriumhydroxid zur pH-Wert-Einstellung, Wasser für Injektionszwecke.
EW: Lokalanästhetikum vom Amid-Typ.
AG: **Erwachsene und Jugendliche:** Akute Schmerzzustände (Epiduralinfusion, Feldblockaden, periphere Nervenblockade).
Kinder ab 1 Jahr: Einmalige und kontinuierliche periphere Nervenblockade.
Kinder von 0 bis 12 Jahren: Kaudale Epiduralblockade, kontinuierliche Epiduralinfusion.
AA: Epidural, perineural. Cave intravasal!
DO: Individuell je nach Anwendungsart, Details siehe Austria Codex-Fachinformation.
Erwachsene und Jugendliche:
Lumbalepidural: Bolus 20-40 mg, kontinuierlich 12-28 mg/h.
Thorakoepidural: Kontinuierlich 12-28 mg/h,
Feldblockade: 2-200 mg, kontinuierlich 10-20 mg/h
Kinder:
Einfache Kaudale Epiduralblockade: 2 mg/kg KG.
Kontinuierliche Epiduralinfusion: Bolus 1-2 mg/kg KG, Infusion 0,2 mg/kg KG/h (0-6 Monate), 0,4 mg/kg KG/h (ab 6 Monaten).
Periphere Nervenblockade: 2,5-3 mg/kg KG, kontinuierlich 0,2-9,6 mg/kg KG/h bis zu 72 Stunden.
GA: I.v. Regionalanästhesie, Parazervikalanästhesie in der Geburtshilfe, Hypovolämie, Kinder unter 1 Jahr.
SST: Anwendung möglich; keine Untersuchungen zur Stillperiode vorhanden.
NW: Allergien (bis Schock), Neuropathien, Parästhesin, Konvulsionen, Hyper- oder Hypotonie, Übelkeit, Erbrechen, Harnverhalten, Temperaturanstieg, bei Überdosierung ZNS- und Herztoxizität, Herzstillstand, Chondrolyse nach kontinuierlicher intraartikulärer Infusion.
WW: Andere Anästhetika, Opioide (Nebenwirkungen verstärkt); Verapamil (erhöht Ropivacain-Spiegel). Vorsicht: Starke CYP1A2-Hemmer (Fluvoxamin, Enoxacin).
WH: Vorsicht bei schlechtem Allgemeinzustand, Klasse III-Antiarrhythmikagabe, akuter Porphyrie, Leber-, Nierenschäden. Nur von entsprechend ausgebildetem Personal und in entsprechenden Einrichtungen anwenden. Auf Herzstillstand achten. Verkehrshinweis. Keine Untersuchungen bei Frühgeborenen. Besondere Vorsicht bei Neugeborenen.
PG: **100ML** 10 ST * (EKO: N) [€ 153,80], **200ML** 5 ST * (EKO: N) [€ 138,75], **500ML** 5 ST * (EKO: N) [€ 250,55]

Ropivacain Sintetica 2 mg/ml - Injektionslösung 01A01
(Z.Nr. 1-31352) RP. P. N01BB09
ZI: Sintetica, Münster, Deutschland
Z: 1 ml Injektionslösung enthält: Ropivacain hydrochlorid 2 mg, Natriumchlorid, Natriumhydroxid zur pH-Wert-Einstellung, Wasser für Injektionszwecke.
Kurzinformation: siehe Ropivacain Sintetica 2 mg/ml - Infusionslösung, → S. 1256
PG: **10ML** 10 ST * (EKO: N) [€ 30,60], **20ML** 10 ST * (EKO: N) [€ 51,35]

Ropivacain Sintetica 5 mg/ml - Injektionslösung 01A01
(Z.Nr. 1-31354) RP. P. N01BB09
ZI: Sintetica, Münster, Deutschland
Z: 1 ml Injektionslösung enthält: Ropivacain hydrochlorid 5 mg, Natriumchlorid, Natriumhydroxid zur pH-Wert-Einstellung, Wasser für Injektionszwecke.
EW: Lokalanästhetikum vom Amid-Typ.
AG: Intrathekal zur Anästhesie in der Chirurgie bei Erwachsenen; einzelne periphere Nervenblockade bei Kindern ab 1 Jahr.
AA: Intrathekal (Erwachsene), periphere Nervenblockade (Kinder).
DO: Chirurgie: 15-25 ml.
Nervenblockade bei Kindern: Einzelinjektion 2,5-3 mg/kg KG, kontinuier- liche Infusion 0,2-0,6 mg/kg KG/h.
GA: I.v. Regionalanästhesie, Parazervikalanästhesie in der Geburtshilfe, Hypovolämie, Kinder unter 1 Jahr.
SST: Anwendung möglich; keine Untersuchungen zur Stillperiode vorhanden.
NW: Allergien (bis Schock), Neuropathien, Parästhesin, Konvulsionen, Hyper- oder Hypotonie, Übelkeit, Erbrechen, Harnverhalten, Temperaturanstieg, bei Überdosierung ZNS- und Herztoxizität, Herzstillstand, Chondrolyse nach kontinuierlicher intraartikulärer Infusion.
WW: Andere Anästhetika, Opioide (Nebenwirkungen verstärkt); Verapamil (erhöht Ropivacain-Spiegel). Vorsicht: Starke CYP1A2-Hemmer (Fluvoxamin, Enoxacin).
WH: Vorsicht bei schlechtem Allgemeinzustand, Klasse III-Antiarrhythmikagabe, akuter Porphyrie, Leber-, Nierenschäden. Nur von entsprechend ausgebildetem Personal und in entsprechenden Einrichtungen anwenden. Auf Herzstillstand achten. Verkehrshinweis. Keine Untersuchungen bei Frühgeborenen. Besondere Vorsicht bei Neugeborenen.
PG: 10 ST * (EKO: N) [€ 46,75]

Ropivacain Sintetica 7,5 mg/ml - Injektionslösung 01A01
(Z.Nr. 1-31355) RP. P. N01BB09
ZI: Sintetica, Münster, Deutschland
Z: 1 ml enthält: Ropivacain hydrochlorid 7,5 mg, Natriumchlorid, Natriumhydroxid zur pH-Wert-Einstellung, Wasser für Injektionszwecke.
EW: Lokalanästhetikum vom Amid-Typ.
AG: Anästhesie in der Chirurgie: (Epidurale Blockade einschließlich Sectio, Blockade großer Nerven, Feldblockade).
AA: Perineural oder epidural.
DO: Lumbalepidural: 113-200 mg.
Thorakoepidural: 38-113 mg.
Blockade großer Nerven: 225-300 mg.
Feldblockade: 7,5-225 mg.
Nicht für Kinder.
GA: I.v. Regionalanästhesie, Parazervikalanästhesie in der Geburtshilfe, Hypovolämie, Kinder unter 1 Jahr.
SST: Anwendung möglich; keine Untersuchungen zur Stillperiode vorhanden.
NW: Allergien (bis Schock), Neuropathien, Parästhesin, Konvulsionen, Hyper- oder Hypotonie, Übelkeit, Erbrechen, Harnverhalten, Temperaturanstieg, bei Überdosierung ZNS- und Herztoxizität, Herzstillstand, Chondrolyse nach kontinuierlicher intraartikulärer Infusion.
WW: Andere Anästhetika, Opioide (Nebenwirkungen verstärkt); Verapamil (erhöht Ropivacain-Spiegel). Vorsicht: Starke CYP1A2-Hemmer (Fluvoxamin, Enoxacin).
WH: Vorsicht bei schlechtem Allgemeinzustand, Klasse III-Antiarrhythmikagabe, akuter Porphyrie, Leber-, Nierenschäden. Nur von entsprechend ausgebildetem Personal und in entsprechenden Einrichtungen anwenden. Auf Herzstillstand achten. Verkehrshinweis. Keine Untersuchungen bei Frühgeborenen. Besondere Vorsicht bei Neugeborenen.
PG: **10ML** 10 ST * (EKO: N) [€ 53,55], **20ML** 10 ST * (EKO: N) [€ 96,65]

Ropivacain Sintetica 10 mg/ml - Injektionslösung 01A01

(Z.Nr. 1-31356) RP. P. N01BB09
ZI: Sintetica, Münster, Deutschland
Z: 1 ml Injektionslösung enthält: Ropivacain hydrochlorid 10 mg, Natriumchlorid, Natriumhydroxid zur pH-Wert-Einstellung, Wasser für Injektionszwecke.
Kurzinformation: siehe Ropivacain Sintetica 7,5 mg/ml - Injektionslösung, → S. 1256
PG: 10ML 10 ST * (EKO: N) [€ 64,50], **20ML** 10 ST * (EKO: N) [€ 110,95]

Ropivacain-HCl B.Braun 2 mg/ml - Injektions- /Infusionslösung 01A01

(Z.Nr. 1-30335) RP. P. N01BB09
ZI: B. Braun, Melsungen, Deutschland
Z: 1 ml Injektionslösung enthält: Ropivacain hydrochlorid 2 mg (entspr. Ropivacain hydrochlorid-1-Wasser), Natriumchlorid, Natriumhydroxid zur pH-Wert-Einstellung 0,4 % (entspr. Natrium 3,3 mg), Salzsäure zur pH-Wert-Einstellung 0,36 %, Wasser für Injektionszwecke.
EW: Lokalanästhetikum.
AG: Akute Schmerzen, Wehen- und postoperative Schmerzen: Epidurale Infusion, Leitungs- und Infiltrationsanästhesie, periphere Nervenblockade.
AA: Perineural und epidural; cave intravaskulär. Nicht intraartikulär anwenden (Gefahr der Chondrolyse). Max. Infusionsrate 25-50mg/ min.
DO: Erwachsene und Jugendliche: -Lumbale Epiduralanalgesie: Bolus 20-40 mg, kontinuierliche Infusion 12-28 mg/h.
-Leitungs- und Infiltrationsanästhesie: 2-200 mg.
-periphere Nervenblockade 10-20 mg/h.
-Kinder ab 0 Jahren: einmalig 2mg/kg KG. Kontinuierliche Infusion je nach Alter Bolus von 1 - 3 mg/kg KG, Dauerinfusion 0,2-0,6 mg/kg KG/h.
Einzelinjektionen einer peripheren Nervenblockade max. 2,5-3 mg/ kg KG.
GA: Intravenöse Regionalanästhesie, Parazervikalanästhesie in der Geburtshilfe, Hypovolämie.
SST: Keine ausreichenden Daten.
NW: Übelkeit, Erbrechen (bei Kindern), Hypotonie, ZNS (neurologische Komplikationen), Herz/Kreislauf, Rigor, Harnretention, Temperaturanstieg.
WW: Vorsicht mit anderen Amiden.
WH: Vorsicht bei schlechtem Allgemeinzustand, Herzblock, schweren Leber- oder Nierenschäden, akuter Porphyrie. Verkehrshinweis.
PG: 10ML 20 ST * (EKO: N) [€ 71,25], **20ML** 20 ST * (EKO: N) [€ 119,85]

Ropivacain-HCl B.Braun 5 mg/ml - Injektionslösung 01A01

(Z.Nr. 1-30336) RP. P. N01BB09
ZI: B. Braun, Melsungen, Deutschland
Z: 1 ml Injektionslösung enthält: Ropivacain hydrochlorid 5 mg (entspr. Ropivacain hydrochlorid-1-Wasser), Natriumchlorid, Natriumhydroxid zur pH-Wert-Einstellung 0,4 %, (entspr. Natrium 3,1 mg), Salzsäure zur pH-Wert-Einstellung 0,36 %, Wasser für Injektionszwecke.
EW: Lokalanästhetikum.
AG: Anästhesie in der Chirurgie.
AA: Intrathekal.
DO: 15-25 mg; Beginn 1-5 Minuten, Dauer 2-6 Stunden. Keine Untersuchungen an Kindern.
GA: Intravenöse Regionalanästhesie, Parazervikalanästhesie in der Geburts- hilfe, Hypovolämie.
SST: Keine ausreichenden Daten.
NW: Übelkeit, Erbrechen (bei Kindern), Hypotonie, ZNS (neurologische Kompli- kationen), Herz/Kreislauf, Rigor, Harnretention, Temperaturanstieg.
WW: Vorsicht mit anderen Amiden.
WH: Vorsicht bei schlechtem Allgemeinzustand, Herzblock, schweren Leber- oder Nierenschäden, akuter Porphyrie. Verkehrshinweis.
PG: 20 ST * (EKO: N) [€ 108,80]

Ropivacain-HCl B.Braun 7,5 mg/ml - Injektionslösung 01A01

(Z.Nr. 1-30337) RP. P. N01BB09
ZI: B. Braun, Melsungen, Deutschland
Z: 1 ml Injektionslösung enthält: Ropivacain hydrochlorid 7,5 mg (entspr. Ropivacain hydrochlorid-1-Wasser), Natriumchlorid, Natriumhydroxid zur pH-Wert-Einstellung 0,4 % (entspr. Natrium 2,9 mg), Salzsäure zur pH-Wert-Einstellung 0,36 %, Wasser für Injektionszwecke.
EW: Lokalanästhetikum.
AG: Chirurgische Anästhesie (Epiduralblockaden, Plexusblockaden, Leitungs- und Infiltrationsanästhesie).
AA: Perineural und epidural. Nicht intraartikulär anwenden (Gefahr der Chondrolyse)
DO: Je nach Anwendung 7,5 bis 300 mg. Für Kinder niedrigere Stärken verwenden.
Details siehe Austria-Codex - Fachinformation.
GA: Intravenöse Regionalanästhesie, Parazervikalanästhesie in der Geburts- hilfe, Hypovolämie.
SST: Keine ausreichenden Daten.
NW: Übelkeit, Erbrechen (bei Kindern), Hypotonie, ZNS (neurologische Komplikationen), Herz/Kreislauf, Rigor, Harnretention, Temperaturanstieg.
WW: Vorsicht mit anderen Amiden.
WH: Vorsicht bei schlechtem Allgemeinzustand, Herzblock, schweren Leber- oder Nierenschäden, akuter Porphyrie. Verkehrshinweis.
PG: 10ML 20 ST * (EKO: N) [€ 119,85], **20ML** 20 ST * (EKO: N) [€ 162,30]

Ropivacain-HCl B.Braun 10 mg/ml - Injektionslösung 01A01

(Z.Nr. 1-30338) RP. P. N01BB09
ZI: B. Braun, Melsungen, Deutschland
Z: 1 ml Injektionslösung enthält: Ropivacain hydrochlorid 10 mg (entspr. Ropivacain hydrochlorid-1-Wasser), Natriumchlorid, Natriumhydroxid zur pH-Wert-Einstellung 0,4 % (entspr. Natrium 2,7 mg), Salzsäure zur pH-Wert-Einstellung 0,36 %, Wasser für Injektionszwecke.
Kurzinformation: siehe Ropivacain-HCl B.Braun 7,5 mg/ml - Injektionslösung, → S. 1257
PG: 10ML 20 ST * (EKO: N) [€ 149,85], **20ML** 20 ST * (EKO: N) [€ 190,65]

Rosacta - Creme 13Z04

(Z.Nr. 7-37077) RPF. D. D11AX
ZI: Medis, Brunn am Gebirge
Z: 1 g Creme enthält: Rosmarinöl 100 mg (entspr. Rosmarinus officinalis L.), Triglyceride, mittelkettige, Octyldodecanol, Ethanol 96%, Glycerol 85%, Cetylstearylalkohol, emulgierender (Typ A), Glycerolmonostearat 40-55%, Trometamol, Dimeticon, Carbomer, Wasser, gereinigtes.
AG: Traditionell pflanzlich zur Linderung leichter Muskel- oder Gelenkschmerzen oder leichter peripherer Durchblutungsstörungen.
AA: Auf der Haut.
DO: 2-3mal tgl. 3-6 cm Creme lokal auftragen und leicht einmassieren. Für Kinder und Jugendliche nicht empfohlen.
SST: Nicht empfohlen.
NW: Überempfindlichkeit.
WH: Nicht auf verletzter oder gereizter Haut anwenden. Augenkontakt vermeiden.
PG: 90 G * (EKO: N) [€ 14,85]

Rosamib 5 mg/10 mg - Tabletten 41B02

(Z.Nr. 1-38932) NR. P. C10BA06
ZI: +pharma Arzneimittel, Graz
Z: 1 Tablette enthält: Rosuvastatin 5 mg (entspr. Rosuvastatin calcium), Ezetimib 10 mg, Lactose monohydrat 243,89 mg, Cellulose, mikrokristalline, Croscarmellose natrium (entspr. Natrium < 1 mmol) (entspr. → < 23 mg), Crospovidon, Povidon, Natriumdodecylsulfat, Magnesium stearat.
EW: Lipidsenkende Kombination.
AG: Primäre Hypercholesterinämie, Vorbeugung kardiovaskulärer Ereignisse.
AA: 1mal tgl. unzerkaut mit Wasser schlucken.
DO: Ersteinstellung mit Monokomponenten, dann feste Dosiskombination: TD 5 mg/10 mg, 10 mg/10 mg oder 20 mg/10 mg. Für Kinder und Jugendliche nicht empfohlen.
GA: Aktive Lebererkrankungen, schwere Nierenschäden, Myopathie.
SST: Gegenanzeige.
NW: Kopfschmerzen, Schwindel, Magen/Darm, Myalgie, Rhabdomyolyse, Husten, Lunge (interstitielle Lungenerkrankung), Haut, Asthenie, Hyperglykämie, Transaminasenanstiege.
WW: Gegenanzeige: Fusidinsäure (7 Tage Abstand), Ciclosporin. Nicht empfohlen: Proteasehemmer, Fibrate. Vorsicht: Antikoagulantien. 2 Std. vor oder 4 Std. nach einem Gallensäurebinder einnehmen. Dosisanpassung mit vielen Arzneimitteln erforderlich, Details siehe Austria Codex - Fachinformation.
WH: Auf Myopathie/Rhabdomyolyse achten; Kontrollen: Creatinkinase, Leber. Verkehrshinweis.
PG: 30 ST (3) (EKO: G) [€ 15,75]

Rosamib 10 mg/10 mg - Tabletten 41B02
(Z.Nr. 1-38933) NR. P. C10BA06
ZI: +pharma Arzneimittel, Graz
Z: 1 Tablette enthält: Rosuvastatin 10 mg (entspr. Rosuvastatin calcium), Ezetimib 10 mg, Lactose monohydrat 238,39 mg, Cellulose, mikrokristalline, Croscarmellose natrium (entspr. Natrium < 1 mmol) (entspr. → < 23 mg), Crospovidon, Povidon, Natriumdodecylsulfat, Magnesium stearat.
Kurzinformation: siehe Rosamib 5 mg/10 mg - Tabletten, → S. 1257
PG: 30 ST (3) (EKO: G) [€ 15,75]

Rosamib 20 mg/10 mg - Tabletten 41B02
(Z.Nr. 1-38934) NR. P. C10BA06
ZI: +pharma Arzneimittel, Graz
Z: 1 Tablette enthält: Rosuvastatin 20 mg (entspr. Rosuvastatin calcium), Ezetimib 10 mg, Lactose monohydrat 228,29 mg, Cellulose, mikrokristalline, Croscarmellose natrium (entspr. Natrium < 1 mmol) (entspr. → < 23 mg), Crospovidon, Povidon, Natriumdodecylsulfat, Magnesium stearat.
Kurzinformation: siehe Rosamib 5 mg/10 mg - Tabletten, → S. 1257
PG: 30 ST (3) (EKO: G) [€ 15,75]

RosuASS 5 mg/100 mg - Hartkapseln 41B02
(Z.Nr. 1-40159) RP. P. C10BX05
ZI: +pharma Arzneimittel, Graz
Z: 1 Hartkapsel enthält: Rosuvastatin 5 mg (entspr. Rosuvastatin calcium), Acetylsalicylsäure 100 mg, Tablettenkern: Lactose monohydrat 25,92 mg, Cellulose, mikrokristalline, Magnesiumoxid, schweres, Crospovidon Typ A, Siliciumdioxid, kolloidal, wasserfrei, Magnesium stearat; Filmüberzug: Poly(vinylalkohol), Titandioxid, Talk, Eisenoxid gelb, Soja-Lecithin, Eisenoxid rot, Xanthan gummi, Eisenoxid schwarz; Tablette mit Acetylsalicylsäure: Cellulose, mikrokristalline, Maisstärke, Siliciumdioxid, kolloidal, wasserfrei, Stearinsäure; Kapselhülle: Gelatine, Titandioxid, Indigotin, Eisenoxid gelb; Tinte, schwarz: Schellack, Propylenglykol, Ammoniaklösung, starke, Kaliumhydroxid.
EW: Cholesterinsenker + Thrombozytenaggregationshemmer.
AG: Sekundärprävention kardiovaskulärer Ereignisse bei ausreichender Kontrolle durch die Einzelkomponenten in gleicher Dosierung.
AA: Mit Nahrung einnehmen. Hartkapseln mit etwas Flüssigkeit unzerkaut schlucken.
DO: TD 1 Kapsel. Nicht zur Initialtherapie. Für Patienten unter 18 Jahren nicht empfohlen
GA: GA von Rosuvastatin (schwere Leber-, Nierenschäden, Myopathien) und von ASS (Analgetika- Überempfindlichkeit, Magen/Darm- Ulzera, -Blutungen, Blutungsneigung, schwere Herzinsuffizienz).
SST: Gegenanzeige.
NW: Überempfindlichkeit, Myopathien, Magen/Darm, Leber, Blutungen, Diabetes, ZNS, Asthenie.
WW: Gegenanzeige: Ciclosporin, Methotrexat über 15 mg/Woche. Nicht empfohlen: Urikosurika, Valproinsäure, SSRIs, Digoxin, Antidiabetika. WW mit vielen Arzneimitteln möglich.
WH: Vorsichtsmaßnahmen für beide Einzelkomponenten beachten. Verkehrshinweis.
PG: 30 ST * (EKO: N) [€ 15,10]

RosuASS 10 mg/100 mg - Hartkapseln 41B02
(Z.Nr. 1-40160) RP. P. C10BX05
ZI: +pharma Arzneimittel, Graz
Z: 1 Hartkapsel enthält: Rosuvastatin 10 mg (entspr. Rosuvastatin calcium), Acetylsalicylsäure 100 mg, Tablettenkern: Lactose monohydrat 51,84 mg, Cellulose, mikrokristalline, Magnesiumoxid, schweres, Crospovidon Typ A, Siliciumdioxid, kolloidal, wasserfrei, Magnesium stearat; Filmüberzug: Poly(vinylalkohol), Titandioxid, Talk, Eisenoxid gelb, Soja-Lecithin, Eisenoxid rot, Xanthan gummi, Eisenoxid schwarz; Tablette mit Acetylsalicylsäure: Cellulose, mikrokristalline, Maisstärke, Siliciumdioxid, kolloidal, wasserfrei, Stearinsäure; Kapselhülle: Gelatine, Titandioxid, Indigotin, Eisenoxid gelb; Tinte, schwarz: Schellack, Propylenglykol, Ammoniaklösung, starke, Kaliumhydroxid.
Kurzinformation: siehe RosuASS 5 mg/100 mg - Hartkapseln, → S. 1258
PG: 30 ST * (EKO: N) [€ 15,10]

RosuASS 20 mg/100 mg - Hartkapseln 41B02
(Z.Nr. 1-40161) RP. P. C10BX05
ZI: +pharma Arzneimittel, Graz
Z: 1 Hartkapsel enthält: Rosuvastatin 20 mg (entspr. Rosuvastatin calcium), Acetylsalicylsäure 100 mg, Tablettenkern: Lactose monohydrat 103,68 mg, Cellulose, mikrokristalline, Magnesiumoxid, schweres, Crospovidon Typ A, Siliciumdioxid, kolloidal, wasserfrei, Magnesium stearat; Filmüberzug: Poly(vinylalkohol), Titandioxid, Talk, Eisenoxid gelb, Soja-Lecithin, Eisenoxid rot, Xanthan gummi, Eisenoxid schwarz; Tablette mit Acetylsalicylsäure: Cellulose, mikrokristalline, Maisstärke, Siliciumdioxid, kolloidal, wasserfrei, Stearinsäure; Kapselhülle: Gelatine, Titandioxid, Indigotin, Eisenoxid gelb; Tinte, schwarz: Schellack, Propylenglykol, Ammoniaklösung, starke, Kaliumhydroxid.
Kurzinformation: siehe RosuASS 5 mg/100 mg - Hartkapseln, → S. 1258
PG: 30 ST * (EKO: N) [€ 17,05]

Rosuvalan 5 mg - Filmtabletten 41A01
(Z.Nr. 1-37588) RP. P. nicht im Handel. C10AA07

Rosuvalan 10 mg - Filmtabletten 41A01
(Z.Nr. 1-37589) RP. P. C10AA07
ZI: G.L. Pharma, Lannach
Z: 1 Filmtablette enthält: Rosuvastatin 10 mg (entspr. Rosuvastatin calcium), Tablettenkern: Lactose monohydrat 42,489 mg, Calciumcarbonat, Cellulose, mikrokristalline, Crospovidon, Hydroxypropylcellulose, Magnesium stearat; Filmüberzug: Kollicoat IR (entspr. Macrogol-Poly(vinylalkohol)-Pfropfcopolymer), Kollidon VA 64 (entspr. Vinylpyrrolidon-Vinylacetat-Copolymer), Titandioxid, Kaolin, Natrium laurylsulfat (entspr. Natrium 0,003 mg), Gelborange S 0,003 mg, Karminrot, Polyvinylalkohol-Polyethylenglycol-Graft-Copolymer, Poly(vinylalkohol), Siliciumdioxid, Talkum;.
EW: HMG-CoA-Reduktase-Hemmer.
AG: Primäre Hypercholesterinämie (Typ IIa) oder gemischte Dyslipidämie (Typ IIb) zusätzlich zu Diät; -Homozygote familiäre Hypercholesterinämie zusätzlich zu Diät; -Vorbeugung kardiovaskulärer Ereignisse.
AA: Oral einnehmen.
DO: Hypercholesterinämie: TD initial 1mal 5 oder 10 mg, bei Bedarf Dosisanpassung auf TD 20(-40) mg.
Kinder und Jugendliche (6-17 Jahre) mit heterozygoter familiärer Hypercholesterinämie: TD initial 5 mg, dann 5-10 mg (6 - 9 Jahre) bzw. 5-20 mg (10 - 17 Jahre). MTD 20 mg.
Kinder und Jugendliche (6-17 Jahre) mit homozygoter familiärer Hypercholesterinämie: TD initial 5-10 mg, MTD 20 mg. Nicht für Kinder unter 6 Jahren.
Vorbeugung kardiovaskulärer Ereignisse: TD 20 mg.
GA: Aktive Lebererkrankungen, schwere Nierenschäden, Myopathie.
40 mg-Dosis: bei Patienten mit erhöhten Myopathie-Risiko.
SST: Gegenanzeige.
NW: Erhöhtes Diabetesrisiko, Schwindel, Kopfschmerzen, Neuropathien, Magen/Darm, Myalgie, immunvermittelte nekrotisierende Myopathie, Rhabdomyolyse, Asthenie, Niere (Proteinurie), Haut, Husten, Transaminaseanstieg, interstitielle Lungenerkrankung,
WW: Gegenanzeige: Ciclosporin, Fusidinsäure (7 Tage Abstand). Dosisanpassung: Proteasehemmer, Regorafenib, Fibrate. Niacin (erhöhtes Myopathierisiko), Ezetimib.
Vorsicht: Vitamin-K-Antagonisten (INR überwachen), Transportprotein-Hemmer.
WH: Vorsicht bei prädisponierenden Faktoren für Rhabdomyolyse; Kreatinkinase (CK) kontrollieren. Vorsicht bei Alkoholismus, Diabetesrisiko, Lebererkrankungen. Verkehrshinweis. Besondere Vorsicht mit der 40 mg-Dosis (ist bei erhöhtem Myopathierisiko kontraindiziert).
PG: 30 ST (2) (EKO: G) [€ 9,30]

Rosuvalan 20 mg - Filmtabletten 41A01
(Z.Nr. 1-37590) RP. P. C10AA07
ZI: G.L. Pharma, Lannach
Z: 1 Filmtablette enthält: Rosuvastatin 20 mg (entspr. Rosuvastatin calcium), Tablettenkern: Lactose monohydrat 84,978 mg, Calciumcarbonat, Cellulose, mikrokristalline, Crospovidon, Hydroxypropylcellulose, Magnesium stearat; Filmüberzug: Kollicoat IR (entspr. Macrogol-Poly(vinylalkohol)-Pfropfcopolymer), Kollidon VA 64 (entspr. Vinylpyrrolidon-Vinylacetat-Copolymer), Titandioxid, Kaolin, Natrium laurylsulfat (entspr. Natrium 0,006 mg), Gelborange S 0,005 mg, Karminrot, Polyvinylalkohol-Polyethylenglycol-Graft-Copolymer, Poly(vinylalkohol), Siliciumdioxid, Talkum;.
Kurzinformation: siehe Rosuvalan 10 mg - Filmtabletten, → S. 1258
PG: 30 ST (2) (EKO: G) [€ 9,30]

Rosuvalan 40 mg - Filmtabletten 41A01
(Z.Nr. 1-37591) RP. P. C10AA07
ZI: G.L. Pharma, Lannach
Z: 1 Filmtablette enthält: Rosuvastatin 40 mg (entspr. Rosuvastatin calcium), Tablettenkern: Lactose monohydrat 64,15 mg, Calciumcarbonat, Cellulose, mikrokristalline, Crospovidon, Hydroxypropylcellulose, Magnesium stearat; Filmüberzug: Kollicoat IR (entspr. Macrogol-Poly(vinylalkohol)-Pfropfcopolymer),

Kollidon VA 64 (entspr. Vinylpyrrolidon-Vinylacetat-Copolymer), Titandioxid, Kaolin, Natrium laurylsulfat (entspr. Natrium 0,006 mg), Gelborange S 0,005 mg, Karminrot, Polyvinylalkohol-Polyethylenglycol-Graft-Copolymer, Poly(vinylalkohol), Siliciumdioxid, Talkum;.
Kurzinformation: siehe Rosuvalan 10 mg - Filmtabletten, → S. 1258
PG: 30 ST (2) (EKO: G) [€ 9,30]

Rosuvastatin 1A Pharma 5 mg - Filmtabletten 41A01

(Z.Nr. 1-36671) RP. P. C10AA07
ZI: 1A Pharma, Wien
Z: 1 Tablette enthält: Rosuvastatin 5 mg (entspr. Rosuvastatin calcium), Tablettenkern: Lactose 26 mg (entspr. Lactose, wasserfrei), Siliciumdioxid, hochdispers, wasserfrei, Cellulose, mikrokristalline, Maisstärke, Talkum, Natriumstearylfumarat; Tablettenhülle: Hypromellose, Mannitol, Macrogol 6000, Talkum, Titandioxid, Eisenoxid gelb, Eisenoxid rot.
EW: HMG-CoA-Reduktase-Hemmer.
AG: Primäre Hypercholesterinämie (Typ IIa) oder gemischte Dyslipidämie (Typ IIb) zusätzlich zu Diät; -Homozygote familiäre Hypercholesterinämie zusätzlich zu Diät; -Vorbeugung kardiovaskulärer Ereignisse.
AA: Oral einnehmen.
DO: Hypercholesterinämie: TD initial 1mal 5 oder 10 mg, bei Bedarf Dosisanpassung auf TD 20(-40) mg.
Kinder und Jugendliche (6-17 Jahre) mit heterozygoter familiärer Hypercholesterinämie: TD initial 5 mg, dann 5-10 mg (6 - 9 Jahre) bzw. 5-20 mg (10 - 17 Jahre). MTD 20 mg. Nicht für Kinder unter 6 Jahren.
Vorbeugung kardiovaskulärer Ereignisse: TD 20 mg.
GA: Aktive Lebererkrankungen, schwere Nierenschäden, Myopathie.
40 mg-Dosis: bei Patienten mit erhöhten Myopathie-Risiko.
SST: Gegenanzeige.
NW: Erhöhtes Diabetesrisiko, Kopfschmerzen, Schwindel, Neuropathien, Magen/Darm, Myalgie, sehr selten immunvermittelte nekrotisierende Myopathie, Rhabdomyolyse, Asthenie, Niere (Proteinurie), Husten, Haut,Transaminaseanstieg, interstitielle Lungenerkrankung.
WW: Gegenanzeige: Ciclosporin, Fusidinsäure (7 Tage Abstand). Dosisanpassung: Proteasehemmer, Regorafenib, Fibrate. Niacin (erhöhtes Myopathierisiko), Ezetimib.
Vorsicht: Vitamin-K-Antagonisten (INR überwachen), Transportprotein-Hemmer.
WH: Vorsicht bei prädisponierenden Faktoren für Rhabdomyolyse: Kreatinkinase (CK) kontrollieren. Vorsicht bei Alkoholismus, Diabetesrisiko, Lebererkrankungen. Verkehrshinweis. Besondere Vorsicht mit der 40 mg-Dosis (ist bei erhöhtem Myopathierisiko kontraindiziert).
PG: 30 ST (3) (EKO: G) [€ 8,25]

Rosuvastatin 1A Pharma 10 mg - Filmtabletten 41A01

(Z.Nr. 1-36672) RP. P. C10AA07
ZI: 1A Pharma, Wien
Z: 1 Tablette enthält: Rosuvastatin 10 mg (entspr. Rosuvastatin calcium), Tablettenkern: Lactose 53 mg (entspr. Lactose, wasserfrei), Siliciumdioxid, hochdispers, wasserfrei, Cellulose, mikrokristalline, Maisstärke, Talkum, Natriumstearylfumarat; Tablettenhülle: Hypromellose, Mannitol, Macrogol 6000, Talkum, Titandioxid, Eisenoxid gelb, Eisenoxid rot.
Kurzinformation: siehe Rosuvastatin 1A Pharma 5 mg - Filmtabletten, → S. 1259
PG: 30 ST (3) (EKO: G) [€ 8,25]

Rosuvastatin 1A Pharma 20 mg - Filmtabletten 41A01

(Z.Nr. 1-36673) RP. P. C10AA07
ZI: 1A Pharma, Wien
Z: 1 Tablette enthält: Rosuvastatin 20 mg (entspr. Rosuvastatin calcium), Tablettenkern: Lactose 106 mg (entspr. Lactose, wasserfrei), Siliciumdioxid, hochdispers, wasserfrei, Cellulose, mikrokristalline, Maisstärke, Talkum, Natriumstearylfumarat; Tablettenhülle: Hypromellose, Mannitol, Macrogol 6000, Talkum, Titandioxid, Eisenoxid gelb, Eisenoxid rot.
Kurzinformation: siehe Rosuvastatin 1A Pharma 5 mg - Filmtabletten, → S. 1259
PG: 30 ST (3) (EKO: G) [€ 8,25]

Rosuvastatin 1A Pharma 40 mg - Filmtabletten 41A01

(Z.Nr. 1-36674) RP. P. C10AA07
ZI: 1A Pharma, Wien
Z: 1 Tablette enthält: Rosuvastatin 40 mg (entspr. Rosuvastatin calcium), Tablettenkern: Lactose 212 mg (entspr. Lactose, wasserfrei), Siliciumdioxid, hochdispers, wasserfrei, Cellulose, mikrokristalline, Maisstärke, Talkum, Natriumstearylfumarat; Tablettenhülle: Hypromellose, Mannitol, Macrogol 6000, Talkum, Titandioxid, Eisenoxid gelb, Eisenoxid rot.
Kurzinformation: siehe Rosuvastatin 1A Pharma 5 mg - Filmtabletten, → S. 1259
PG: 30 ST (3) (EKO: G) [€ 8,25]

Rosuvastatin Accord 5 mg - Filmtabletten 41A01

(Z.Nr. 1-36605) RP. P. C10AA07
ZI: Accord Healthcare, Utrecht, Niederlande
Z: 1 Filmtablette enthält: Rosuvastatin 5 mg (entspr. Rosuvastatin calcium), Tablettenkern: Lactose 92 mg (entspr. Lactose, wasserfrei), Cellulose, mikrokristalline, Magnesiumoxid, leichtes, Magnesium stearat, Crospovidon Typ A; Tablettenhülle: Hypromellose, Triacetin, Titandioxid, Lactose monohydrat, Eisenoxid gelb.
EW: HMG-CoA-Reduktase-Hemmer.
AG: Primäre Hypercholesterinämie (Typ IIa) oder gemischte Dyslipidämie (Typ IIb) zusätzlich zu Diät; -Homozygote familiäre Hypercholesterinämie zusätzlich zu Diät; -Vorbeugung kardiovaskulärer Ereignisse.
AA: Oral einnehmen.
DO: Hypercholesterinämie: TD initial 1mal 5 oder 10 mg, bei Bedarf Dosisanpassung auf TD 20(-40) mg.
Kinder und Jugendliche (6-17 Jahre) mit heterozygoter familiärer Hypercholesterinämie: TD initial 5 mg, dann 5-10 mg (6 - 9 Jahre) bzw. 5-20 mg (10 - 17 Jahre). MTD 20 mg.
Kinder und Jugendliche (6-17 Jahre) mit homozygoter familiärer Hypercholesterinämie: TD initial 5-10 mg, MTD 20 mg. Nicht für Kinder unter 6 Jahren.
Vorbeugung kardiovaskulärer Ereignisse: TD 20 mg.
GA: Aktive Lebererkrankungen, schwere Nierenschäden, Myopathie.
40 mg-Dosis: bei Patienten mit erhöhten Myopathie-Risiko.
SST: Gegenanzeige.
NW: Erhöhtes Diabetesrisiko, Schwindel, Kopfschmerzen, Neuropathien, Magen/Darm, Myalgie, immunvermittelte nekrotisierende Myopathie, Rhabdomyolyse, Asthenie, Niere (Proteinurie), Haut, Husten, Transaminaseanstieg, interstitielle Lungenerkrankung,
WW: Gegenanzeige: Ciclosporin, Fusidinsäure (7 Tage Abstand). Dosisanpassung: Proteasehemmer und andere Virustatika, Regorafenib, Fibrate. Niacin (erhöhtes Myopathierisiko), Ezetimib.
Vorsicht: Vitamin-K-Antagonisten (INR überwachen), Transportprotein-Hemmer.
WH: Vorsicht bei prädisponierenden Faktoren für Rhabdomyolyse: Kreatinkinase (CK) kontrollieren. Vorsicht bei Alkoholismus, Diabetesrisiko, Lebererkrankungen. Verkehrshinweis. Besondere Vorsicht mit der 40 mg-Dosis (ist bei erhöhtem Myopathierisiko kontraindiziert).
PG: 30 ST (2) (EKO: G) [€ 8,50]

Rosuvastatin Accord 10 mg - Filmtabletten 41A01

(Z.Nr. 1-36606) RP. P. C10AA07
ZI: Accord Healthcare, Utrecht, Niederlande
Z: 1 Filmtablette enthält: Rosuvastatin 10 mg (entspr. Rosuvastatin calcium), Tablettenkern: Lactose 89 mg (entspr. Lactose, wasserfrei), Cellulose, mikrokristalline, Magnesiumoxid, leichtes, Magnesium stearat, Crospovidon Typ A; Tablettenhülle: Hypromellose, Triacetin, Titandioxid, Lactose monohydrat, Eisenoxid rot, Chinolingelb, Aluminiumlack, Brillantblau FCF Aluminiumlack.
Kurzinformation: siehe Rosuvastatin Accord 5 mg - Filmtabletten, → S. 1259
PG: 30 ST (2) (EKO: G) [€ 8,50]

Rosuvastatin Accord 20 mg - Filmtabletten 41A01

(Z.Nr. 1-36607) RP. P. C10AA07
ZI: Accord Healthcare, Utrecht, Niederlande
Z: 1 Filmtablette enthält: Rosuvastatin 20 mg (entspr. Rosuvastatin calcium), Tablettenkern: Lactose 178 mg (entspr. Lactose, wasserfrei), Cellulose, mikrokristalline, Magnesiumoxid, leichtes, Magnesium stearat, Crospovidon Typ A; Tablettenhülle: Hypromellose, Triacetin, Titandioxid, Lactose monohydrat, Eisenoxid rot, Chinolingelb, Aluminiumlack, Brillantblau FCF Aluminiumlack.
Kurzinformation: siehe Rosuvastatin Accord 5 mg - Filmtabletten, → S. 1259
PG: 30 ST (2) (EKO: G) [€ 8,50]

Rosuvastatin Accord 40 mg - Filmtabletten 41A01

(Z.Nr. 1-36608) RP. P. C10AA07
ZI: Accord Healthcare, Utrecht, Niederlande
Z: 1 Filmtablette enthält: Rosuvastatin 40 mg (entspr. Rosuvastatin calcium), Tablettenkern: Lactose 164 mg (entspr. Lactose, wasserfrei), Cellulose, mikrokristalline, Magnesiumoxid, leichtes, Magnesium stearat, Crospovidon Typ A; Tablettenhülle: Hypromellose, Triacetin, Titandioxid, Lactose monohydrat, Gelborange FCF Aluminium-Farblack 0,04 mg, Allurarot AC

Aluminium Lake 0,034 mg, Brillantblau FCF Aluminiumlack.
Kurzinformation: siehe Rosuvastatin Accord 5 mg - Filmtabletten, → S. 1259
PG: 30 ST (2) (EKO: G) [€ 8,50]

Rosuvastatin Actavis Group 5 mg - Filmtabletten 41A01

(Z.Nr. 1-39025) RP. P. C10AA07
ZI: Actavis Group PTC, Hafnarfjördur, Island
Z: 1 Filmtablette enthält: Rosuvastatin 5 mg (entspr. Rosuvastatin calcium), Tablettenkern: Cellulose, mikrokristalline, Lactose 48 mg (entspr. Lactose monohydrat), Crospovidon Typ B, Hydroxypropylcellulose, Natriumhydrogencarbonat, Magnesium stearat; Filmüberzug: Lactose monohydrat, Hypromellose 6cP, Titandioxid, Triacetin, Eisenoxid gelb.
EW: HMG-CoA-Reduktase-Hemmer.
AG: Primäre Hypercholesterinämie (Typ IIa) oder gemischte Dyslipidämie (Typ IIb) zusätzlich zu Diät; -Homozygote familiäre Hypercholesterinämie zusätzlich zu Diät; -Vorbeugung kardiovaskulärer Ereignisse.
AA: Oral einnehmen.
DO: Hypercholesterinämie: TD initial 1mal 5 oder 10 mg, bei Bedarf Dosisanpassung auf TD 20(-40) mg.
Kinder und Jugendliche (6-17 Jahre) mit heterozygoter familiärer Hypercholesterinämie: TD initial 5 mg, dann 5-10 mg (6 - 9 Jahre) bzw. 5-20 mg (10 - 17 Jahre). MTD 20 mg. Nicht für Kinder unter 6 Jahren.
Vorbeugung kardiovaskulärer Ereignisse: TD 20 mg.
GA: Aktive Lebererkrankungen, schwere Nierenschäden, Myopathie.
40 mg-Dosis: bei Patienten mit erhöhten Myopathie-Risiko.
SST: Gegenanzeige.
NW: Erhöhtes Diabetesrisiko, Schwindel, Kopfschmerzen, Neuropathien, Magen/Darm, Myalgie, immunvermittelte nekrotisierende Myopathie, Rhabdomyolyse, Asthenie, Niere (Proteinurie), Haut, Husten, Transaminaseanstieg, interstitielle Lungenerkrankung,
WW: Gegenanzeige: Ciclosporin. Nicht empfohlen: Fusidinsäure (7 Tage Abstand), Gemfibrozil, Proteasehemmer.
Vorsicht: Vit-K-Antagonisten (INR überwachen), Fibrate, Niacin (erhöhtes Myopathierisiko), Ezetimib.
WH: Vorsicht bei prädisponierenden Faktoren für Rhabdomyolyse: Kreatinkinase (CK) kontrollieren. Vorsicht bei Alkoholismus, Diabetesrisiko, Lebererkrankungen. Verkehrshinweis. Besondere Vorsicht mit der 40 mg-Dosis (ist bei erhöhtem Myopathierisiko kontraindiziert).
PG: 30 ST (3) (EKO: G) [€ 7,95]

Rosuvastatin Actavis Group 10 mg - Filmtabletten 41A01

(Z.Nr. 1-39026) RP. P. C10AA07
ZI: Actavis Group PTC, Hafnarfjördur, Island
Z: 1 Filmtablette enthält: Rosuvastatin 10 mg (entspr. Rosuvastatin calcium), Tablettenkern: Cellulose, mikrokristalline, Lactose 95 mg (entspr. Lactose monohydrat), Crospovidon Typ B, Hydroxypropylcellulose, Natriumhydrogencarbonat, Magnesium stearat; Filmüberzug: Lactose monohydrat, Hypromellose 6cP, Titandioxid, Triacetin, Eisenoxid rot.
Kurzinformation: siehe Rosuvastatin Actavis Group 5 mg - Filmtabletten, → S. 1260
PG: 30 ST (3) (EKO: G) [€ 7,95]

Rosuvastatin Actavis Group 20 mg - Filmtabletten 41A01

(Z.Nr. 1-39028) RP. P. C10AA07
ZI: Actavis Group PTC, Hafnarfjördur, Island
Z: 1 Filmtablette enthält: Rosuvastatin 20 mg (entspr. Rosuvastatin calcium), Tablettenkern: Cellulose, mikrokristalline, Lactose 190 mg (entspr. Lactose monohydrat), Crospovidon Typ B, Hydroxypropylcellulose, Natriumhydrogencarbonat, Magnesium stearat; Filmüberzug: Lactose monohydrat, Hypromellose 6cP, Titandioxid, Triacetin, Eisenoxid rot.
Kurzinformation: siehe Rosuvastatin Actavis Group 5 mg - Filmtabletten, → S. 1260
PG: 30 ST (3) (EKO: G) [€ 7,95]

Rosuvastatin Actavis Group 40 mg - Filmtabletten 41A01

(Z.Nr. 1-39027) RP. P. C10AA07
ZI: Actavis Group PTC, Hafnarfjördur, Island
Z: 1 Filmtablette enthält: Rosuvastatin 40 mg (entspr. Rosuvastatin calcium), Tablettenkern: Cellulose, mikrokristalline, Lactose 171 mg (entspr. Lactose monohydrat), Crospovidon Typ B, Hydroxypropylcellulose, Natriumhydrogencarbonat, Magnesium stearat; Filmüberzug: Lactose monohydrat, Hypromellose 6cP, Titandioxid, Triacetin, Eisenoxid rot.
Kurzinformation: siehe Rosuvastatin Actavis Group 5 mg - Filmtabletten, → S. 1260
PG: 30 ST (3) (EKO: G) [€ 7,95]

Rosuvastatin Aristo 5 mg - Filmtabletten 41A01

(Z.Nr. 1-37910) RP. P. C10AA07
ZI: Aristo Pharma, Berlin, Deutschland
Z: 1 Filmtablette enthält: Rosuvastatin 5 mg (entspr. Rosuvastatin calcium), Tablettenkern: Cellulose, mikrokristalline, Siliciumdioxid, wasserfrei, Crospovidon, Lactose 96,76 mg (entspr. Lactose monohydrat), Magnesium stearat; Tablettenüberzug: Opadry II Gelb 33K12488 (entspr. Hypromellose) (entspr. Titandioxid) (entspr. Lactose monohydrat) (entspr. Triacetin) (entspr. Eisenoxid gelb).
EW: HMG-CoA-Reduktase-Hemmer.
AG: Primäre Hypercholesterinämie (Typ IIa) oder gemischte Dyslipidämie (Typ IIb) zusätzlich zu Diät; -Homozygote familiäre Hypercholesterinämie zusätzlich zu Diät; -Vorbeugung kardiovaskulärer Ereignisse.
AA: Oral einnehmen.
DO: Hypercholesterinämie: TD initial 1mal 5 oder 10 mg, bei Bedarf Dosisanpassung auf TD 20(-40) mg.
Kinder und Jugendliche (6-17 Jahre) mit heterozygoter familiärer Hypercholesterinämie: TD initial 5 mg, dann 5-10 mg (6 - 9 Jahre) bzw. 5-20 mg (10 - 17 Jahre). MTD 20 mg.
Kinder und Jugendliche (6-17 Jahre) mit homozygoter familiärer Hypercholesterinämie: TD initial 5-10 mg, MTD 20 mg. Nicht für Kinder unter 6 Jahren.
Vorbeugung kardiovaskulärer Ereignisse: TD 20 mg.
GA: Aktive Lebererkrankungen, schwere Nierenschäden, Myopathie.
40 mg-Dosis: bei Patienten mit erhöhten Myopathie-Risiko.
SST: Gegenanzeige.
NW: Erhöhtes Diabetesrisiko, Schwindel, Kopfschmerzen, Neuropathien, Magen/Darm, Myalgie, immunvermittelte nekrotisierende Myopathie, Rhabdomyolyse, Asthenie, Niere (Proteinurie), Haut, Husten, Transaminaseanstieg, interstitielle Lungenerkrankung,
WW: Gegenanzeige: Ciclosporin. Nicht empfohlen: Fusidinsäure (7 Tage Abstand), Gemfibrozil, Proteasehemmer.
Vorsicht: Vit-K-Antagonisten (INR überwachen), Fibrate, Niacin (erhöhtes Myopathierisiko), Ezetimib.
WH: Vorsicht bei prädisponierenden Faktoren für Rhabdomyolyse: Kreatinkinase (CK) kontrollieren. Vorsicht bei Alkoholismus, Diabetesrisiko, Lebererkrankungen. Verkehrshinweis. Besondere Vorsicht mit der 40 mg-Dosis (ist bei erhöhtem Myopathierisiko kontraindiziert).
PG: 30 ST (2) (EKO: G) [€ 7,60]

Rosuvastatin Aristo 10 mg - Filmtabletten 41A01

(Z.Nr. 1-37911) RP. P. C10AA07
ZI: Aristo Pharma, Berlin, Deutschland
Z: 1 Filmtablette enthält: Rosuvastatin 10 mg (entspr. Rosuvastatin calcium), Tablettenkern: Cellulose, mikrokristalline, Siliciumdioxid, wasserfrei, Crospovidon, Lactose 91,94 mg (entspr. Lactose monohydrat), Magnesium stearat; Tablettenüberzug: Opadry II Pink 33K94423 (entspr. Hypromellose) (entspr. Titandioxid) (entspr. Lactose monohydrat) (entspr. Triacetin) (entspr. Eisenoxid rot).
Kurzinformation: siehe Rosuvastatin Aristo 5 mg - Filmtabletten, → S. 1260
PG: 30 ST (2) (EKO: G) [€ 7,60]

Rosuvastatin Aristo 20 mg - Filmtabletten 41A01

(Z.Nr. 1-37913) RP. P. C10AA07
ZI: Aristo Pharma, Berlin, Deutschland
Z: 1 Filmtablette enthält: Rosuvastatin 20 mg (entspr. Rosuvastatin calcium), Tablettenkern: Cellulose, mikrokristalline, Siliciumdioxid, wasserfrei, Crospovidon, Lactose 183,89 mg (entspr. Lactose monohydrat), Magnesium stearat; Tablettenüberzug: Opadry II Pink 33K94423 (entspr. Hypromellose) (entspr. Titandioxid) (entspr. Lactose monohydrat) (entspr. Triacetin) (entspr. Eisenoxid rot).
Kurzinformation: siehe Rosuvastatin Aristo 5 mg - Filmtabletten, → S. 1260
PG: 30 ST (2) (EKO: G) [€ 7,60]

Rosuvastatin Aristo 40 mg - Filmtabletten 41A01

(Z.Nr. 1-37912) RP. P. C10AA07
ZI: Aristo Pharma, Berlin, Deutschland
Z: 1 Filmtablette enthält: Rosuvastatin 40 mg (entspr. Rosuvastatin calcium), Tablettenkern: Cellulose, mikrokristalline, Siliciumdioxid, wasserfrei, Crospovidon, Lactose 166,23 mg (entspr. Lactose monohydrat), Magnesium stearat; Tablettenüberzug: Opadry II Pink 33K94424 (entspr. Hypromellose) (entspr. Titandioxid) (entspr. Lactose monohydrat) (entspr. Triacetin) (entspr. Eisenoxid rot).

Kurzinformation: siehe Rosuvastatin Aristo 5 mg - Filmtabletten, → S. 1260
PG: 30 ST (2) (EKO: G) [€ 7,60]

Rosuvastatin G.L. 5 mg - Filmtabletten 41A01
(Z.Nr. 1-37592) RP. P. nicht im Handel. C10AA07

Rosuvastatin G.L. 10 mg - Filmtabletten 41A01

(Z.Nr. 1-37593) RP. P. C10AA07
ZI: G.L. Pharma, Lannach
Z: 1 Filmtablette enthält: Rosuvastatin 10 mg (entspr. Rosuvastatin calcium), Tablettenkern: Lactose monohydrat 42,489 mg, Calciumcarbonat, Cellulose, mikrokristalline, Crospovidon, Hydroxypropylcellulose, Magnesium stearat; Filmüberzug: Kollicoat IR (entspr. Macrogol-Poly(vinylalkohol)-Pfropfcopolymer), Kollidon VA 64 (entspr. Vinylpyrrolidon-Vinylacetat-Copolymer), Titandioxid, Kaolin, Natrium laurylsulfat (entspr. Natrium 0,003 mg), Gelborange S 0,003 mg, Karminrot, Polyvinylalkohol-Polyethylenglycol-Graft-Copolymer, Poly(vinylalkohol), Siliciumdioxid, Talkum;.
Kurzinformation: siehe Rosuvastatin Aristo 5 mg - Filmtabletten, → S. 1260
PG: 30 ST (2) (EKO: G) [€ 8,60]

Rosuvastatin G.L. 20 mg - Filmtabletten 41A01

(Z.Nr. 1-37594) RP. P. C10AA07
ZI: G.L. Pharma, Lannach
Z: 1 Filmtablette enthält: Rosuvastatin 20 mg (entspr. Rosuvastatin calcium), Tablettenkern: Lactose monohydrat 84,978 mg, Calciumcarbonat, Cellulose, mikrokristalline, Crospovidon, Hydroxypropylcellulose, Magnesium stearat; Filmüberzug: Kollicoat IR (entspr. Macrogol-Poly(vinylalkohol)-Pfropfcopolymer), Kollidon VA 64 (entspr. Vinylpyrrolidon-Vinylacetat-Copolymer), Titandioxid, Kaolin, Natrium laurylsulfat (entspr. Natrium 0,006 mg), Gelborange S 0,005 mg, Karminrot, Polyvinylalkohol-Polyethylenglycol-Graft-Copolymer, Poly(vinylalkohol), Siliciumdioxid, Talkum;.
Kurzinformation: siehe Rosuvastatin Aristo 5 mg - Filmtabletten, → S. 1260
PG: 30 ST (2) (EKO: G) [€ 8,60]

Rosuvastatin G.L. 40 mg - Filmtabletten 41A01

(Z.Nr. 1-37595) RP. P. C10AA07
ZI: G.L. Pharma, Lannach
Z: 1 Filmtablette enthält: Rosuvastatin 40 mg (entspr. Rosuvastatin calcium), Tablettenkern: Lactose monohydrat 64,15 mg, Calciumcarbonat, Cellulose, mikrokristalline, Crospovidon, Hydroxypropylcellulose, Magnesium stearat; Filmüberzug: Kollicoat IR (entspr. Macrogol-Poly(vinylalkohol)-Pfropfcopolymer), Kollidon VA 64 (entspr. Vinylpyrrolidon-Vinylacetat-Copolymer), Titandioxid, Kaolin, Natrium laurylsulfat (entspr. Natrium 0,006 mg), Gelborange S 0,005 mg, Karminrot, Polyvinylalkohol-Polyethylenglycol-Graft-Copolymer, Poly(vinylalkohol), Siliciumdioxid, Talkum;.
Kurzinformation: siehe Rosuvastatin Aristo 5 mg - Filmtabletten, → S. 1260
PG: 30 ST (2) (EKO: G) [€ 9,30]

Rosuvastatin Genericon 10 mg - Filmtabletten 41A01

(Z.Nr. 1-37360) RP. P. C10AA07
ZI: Genericon Pharma, Graz
Z: 1 Filmtablette enthält: Rosuvastatin 10 mg (entspr. Rosuvastatin calcium), Tablettenkern: Lactose monohydrat 83,144 mg, Cellulose, mikrokristalline, Natrium citrat 4,41 mg, Crospovidon Typ B, Siliciumdioxid, hochdispers, wasserfrei, Magnesium stearat; Tablettenhülle: Opadry II 33G28523 white (entspr. Hypromellose 2910 6cP) (entspr. Lactose monohydrat) (entspr. Macrogol 3350) (entspr. Triacetin) (entspr. Titandioxid).
Kurzinformation: siehe Rosuvastatin Aristo 5 mg - Filmtabletten, → S. 1260
PG: 30 ST (2) (EKO: G) [€ 11,20]

Rosuvastatin Genericon 20 mg - Filmtabletten 41A01

(Z.Nr. 1-37361) RP. P. C10AA07
ZI: Genericon Pharma, Graz
Z: 1 Filmtablette enthält: Rosuvastatin 20 mg (entspr. Rosuvastatin calcium), Tablettenkern: Lactose monohydrat 166,288 mg, Cellulose, mikrokristalline, Natrium citrat 8,819 mg, Crospovidon Typ B, Siliciumdioxid, hochdispers, wasserfrei, Magnesium stearat; Tablettenhülle: Opadry II 33G28523 white (entspr. Hypromellose 2910 6cP) (entspr. Lactose monohydrat) (entspr. Macrogol 3350) (entspr. Triacetin) (entspr. Titandioxid).
Kurzinformation: siehe Rosuvastatin Aristo 5 mg - Filmtabletten, → S. 1260
PG: 30 ST (2) (EKO: G) [€ 11,20]

Rosuvastatin Genericon 40 mg - Filmtabletten 41A01

(Z.Nr. 1-37362) RP. P. C10AA07
ZI: Genericon Pharma, Graz
Z: 1 Filmtablette enthält: Rosuvastatin 40 mg (entspr. Rosuvastatin calcium), Tablettenkern: Lactose monohydrat 332,576 mg, Cellulose, mikrokristalline, Natrium citrat 17,639 mg, Crospovidon Typ B, Siliciumdioxid, hochdispers, wasserfrei, Magnesium stearat; Tablettenhülle: Opadry II 33G28523 white (entspr. Hypromellose 2910 6cP) (entspr. Lactose monohydrat) (entspr. Macrogol 3350) (entspr. Triacetin) (entspr. Titandioxid).
Kurzinformation: siehe Rosuvastatin Aristo 5 mg - Filmtabletten, → S. 1260
PG: 30 ST (2) (EKO: G) [€ 11,35]

Rosuvastatin HCS 5 mg - Filmtabletten 41A01

(Z.Nr. 1-37418) RP. P. C10AA07
ZI: HCS, Edegem, Belgien
Z: 1 Filmtablette enthält: Rosuvastatin 5 mg (entspr. Rosuvastatin calcium), Filmtablettenkern: Lactose 20 mg, Cellulose, mikrokristalline, Crospovidon Typ A, Magnesium stearat, Siliciumdioxid, hochdispers, wasserfrei; Filmüberzug: Poly(vinylalkohol), Titandioxid, Macrogol 3350, Talkum, Eisenoxid rot.
EW: HMG-CoA-Reduktase-Hemmer.
AG: Primäre Hypercholesterinämie (Typ IIa) oder gemischte Dyslipidämie (Typ IIb) zusätzlich zu Diät; homozygote familiäre Hypercholesterinämie zusätzlich zu Diät, Vorbeugung kardiovaskulärer Ereignisse.
AA: Oral.
DO: Hypercholesterinämie: TD initial 1mal 5 oder 10 mg, bei Bedarf Dosisanpassung auf TD 20(-40) mg.
Vorbeugung kardiovaskulärer Ereignisse: TD 20 mg.
Kinder ab 6 Jahren und Jugendliche: Heterozygote familiäre Hypercholesterinämie: TD initial 5 mg, dann 5 - 10 mg (6 - 9 Jahre) bzw. 5 - 20 mg (10 - 17 Jahre).
Homozygote familiäre Hypercholesterinämie: TD initial 5 - 10 mg, MTD 20 mg.
GA: Aktive Lebererkrankungen, schwere Nierenschäden, Myopathie.
30 und 40 mg-Dosis: bei Patienten mit erhöhten Myopathie-Risiko.
SST: Gegenanzeige.
NW: Erhöhtes Diabetesrisiko, Schwindel, Kopfschmerzen, Neuropathien, Magen/Darm, Myalgie, immunvermittelte nekrotisierende Myopathie, Rhabdomyolyse, Asthenie, Niere (Proteinurie), Haut, Husten, Transaminaseanstieg, interstitielle Lungenerkrankung,
WW: Gegenanzeige: Ciclosporin. Nicht empfohlen: Fusidinsäure (7 Tage Abstand), Gemfibrozil, Proteasehemmer.
Vorsicht: Vit-K-Antagonisten (INR überwachen), Fibrate, Niacin (erhöhtes Myopathierisiko), Ezetimib.
WH: Vorsicht bei prädisponierenden Faktoren für Rhabdomyolyse: Kreatinkinase (CK) kontrollieren. Vorsicht bei Alkoholismus, Diabetesrisiko, Lebererkrankungen. Verkehrshinweis. Besondere Vorsicht mit der 40 mg-Dosis (ist bei erhöhtem Myopathierisiko kontraindiziert).
PG: 30 ST (2) (EKO: G) [€ 8,50]

Rosuvastatin HCS 10 mg - Filmtabletten 41A01

(Z.Nr. 1-37419) RP. P. C10AA07
ZI: HCS, Edegem, Belgien
Z: 1 Filmtablette enthält: Rosuvastatin 10 mg (entspr. Rosuvastatin calcium), Filmtablettenkern: Lactose 40 mg, Cellulose, mikrokristalline, Crospovidon Typ A, Magnesium stearat, Siliciumdioxid, hochdispers, wasserfrei; Filmüberzug: Poly(vinylalkohol), Titandioxid, Macrogol 3350, Talkum, Eisenoxid gelb.
Kurzinformation: siehe Rosuvastatin HCS 5 mg - Filmtabletten, → S. 1261
PG: 30 ST (2) (EKO: G) [€ 8,50]

Rosuvastatin HCS 15 mg - Filmtabletten 41A01
(Z.Nr. 1-37420) RP. P. nicht im Handel. C10AA07

Rosuvastatin HCS 20 mg - Filmtabletten 41A01

(Z.Nr. 1-37421) RP. P. C10AA07
ZI: HCS, Edegem, Belgien
Z: 1 Filmtablette enthält: Rosuvastatin 20 mg (entspr. Rosuvastatin calcium), Filmtablettenkern: Lactose 80 mg, Cellulose, mikrokristalline, Crospovidon Typ A, Magnesium stearat, Siliciumdioxid, hochdispers, wasserfrei; Filmüberzug: Poly(vinylalkohol), Titandioxid, Macrogol 3350, Talkum.
Kurzinformation: siehe Rosuvastatin HCS 5 mg - Filmtabletten, → S. 1261
PG: 30 ST (2) (EKO: G) [€ 8,50]

Rosuvastatin HCS 30 mg - Filmtabletten 41A01
(Z.Nr. 1-37422) RP. P. nicht im Handel. C10AA07

Rosuvastatin HCS 40 mg - Filmtabletten 41A01
(Z.Nr. 1-37423) RP. P. C10AA07
ZI: HCS, Edegem, Belgien
Z: 1 Filmtablette enthält: Rosuvastatin 40 mg (entspr. Rosuvastatin calcium), Filmtablettenkern: Lactose 160 mg, Cellulose, mikrokristalline, Crospovidon Typ A, Magnesium stearat, Siliciumdioxid, hochdispers, wasserfrei; Filmüberzug: Poly(vinylalkohol), Titandioxid, Macrogol 3350, Talkum, Eisenoxid gelb.
Kurzinformation: siehe Rosuvastatin HCS 5 mg - Filmtabletten, → S. 1261
PG: 30 ST (2) (EKO: G) [€ 8,50]

Rosuvastatin Mylan 5 mg - Filmtabletten 41A01
(Z.Nr. 1-31919) RP. P. n.l. C10AA07
ZI: Arcana Arzneimittel, Wien
Z: 1 Filmtablette enthält: Rosuvastatin 5 mg (entspr. Rosuvastatin calcium), Tablettenkern: Cellulose, mikrokristalline, Lactose 12,4 mg (entspr. Lactose monohydrat), Siliciumdioxid, hochdispers, wasserfrei, Crospovidon, Magnesiumoxid, Magnesium stearat, Eisenoxid rot; Tablettenhülle: Lactose monohydrat, Hypromellose, Titandioxid, Triacetin, Quinolingelb, Allurarot AC 0,003 mg, Indigotin.
PG: 30 ST * (EKO: N) [€ 8,75 n.l.]

Rosuvastatin Mylan 10 mg - Filmtabletten 41A01
(Z.Nr. 1-31920) RP. P. n.l. C10AA07
ZI: Arcana Arzneimittel, Wien
Z: 1 Filmtablette enthält: Rosuvastatin 10 mg (entspr. Rosuvastatin calcium), Tablettenkern: Cellulose, mikrokristalline, Lactose 24,9 mg (entspr. Lactose monohydrat), Siliciumdioxid, hochdispers, wasserfrei, Crospovidon, Magnesiumoxid, Magnesium stearat, Eisenoxid rot; Tablettenhülle: Lactose monohydrat, Hypromellose, Titandioxid, Triacetin, Gelborange 0,009 mg, Allurarot AC 0,01 mg, Indigotin.
PG: 30 ST * (EKO: N) [€ 8,75 n.l.]

Rosuvastatin Mylan 20 mg - Filmtabletten 41A01
(Z.Nr. 1-31921) RP. P. n.l. C10AA07
ZI: Arcana Arzneimittel, Wien
Z: 1 Filmtablette enthält: Rosuvastatin 20 mg (entspr. Rosuvastatin calcium), Tablettenkern: Cellulose, mikrokristalline, Lactose 49,8 mg (entspr. Lactose monohydrat), Siliciumdioxid, hochdispers, wasserfrei, Crospovidon, Magnesiumoxid, Magnesium stearat, Eisenoxid rot; Tablettenhülle: Lactose monohydrat, Hypromellose, Titandioxid, Triacetin, Gelborange 0,018 mg, Allurarot AC 0,02 mg, Indigotin.
PG: 30 ST * (EKO: N) [€ 8,75 n.l.]

Rosuvastatin Mylan 40 mg - Filmtabletten 41A01
(Z.Nr. 1-31922) RP. P. n.l. C10AA07
ZI: Arcana Arzneimittel, Wien
Z: 1 Filmtablette enthält: Rosuvastatin 40 mg (entspr. Rosuvastatin calcium), Tablettenkern: Cellulose, mikrokristalline, Lactose 99,6 mg (entspr. Lactose monohydrat), Siliciumdioxid, hochdispers, wasserfrei, Crospovidon, Magnesiumoxid, Magnesium stearat, Eisenoxid rot; Tablettenhülle: Lactose monohydrat, Hypromellose, Titandioxid, Triacetin, Gelborange 0,036 mg, Allurarot AC 0,04 mg, Indigotin.
PG: 30 ST * (EKO: N) [€ 8,75 n.l.]

Rosuvastatin +pharma 10 mg - Filmtabletten 41A01
(Z.Nr. 1-37646) RP. P. C10AA07
ZI: +pharma Arzneimittel, Graz
Z: 1 Filmtablette enthält: Rosuvastatin 10 mg (entspr. Rosuvastatin calcium), Tablettenkern: Lactose monohydrat 83,144 mg, Cellulose, mikrokristalline, Natrium citrat, Crospovidon Typ B, Siliciumdioxid, hochdispers, wasserfrei, Magnesium stearat; Tablettenhülle: Opadry II 33G28523 white (entspr. Hypromellose 2901 (6cp)) (entspr. Lactose monohydrat) (entspr. Macrogol 3350) (entspr. Triacetin) (entspr. Titandioxid).
EW: HMG-CoA-Reduktase-Hemmer.
AG: Personen ab 6 Jahren mit primärer Hypercholesterinämie (Typ IIa, einschließlich heterozygoter familiärer Hypercholesterinämie) oder gemischter Dyslipidämie (Typ IIb) zusätzlich zu Diät; -Personen ab 6 Jahren mit homozygoter familiärer Hypercholesterinämie zusätzlich zu Diät; -Vorbeugung kardiovaskulärer Ereignisse.
AA: Oral einnehmen.
DO: Hypercholesterinämie: TD initial 1mal 5 oder 10 mg, bei Bedarf Dosisanpassung auf TD 20(-40) mg.
Kinder ab 6 Jahren und Jugendliche: TD initial 5 - 10 mg, MTD 20 mg.
Für Kinder unter 6 Jahren nicht empfohlen.
Vorbeugung kardiovaskulärer Ereignisse: TD 20 mg.
GA: Aktive Lebererkrankungen, schwere Nierenschäden, Myopathie.
40 mg-Dosis: bei Patienten mit erhöhten Myopathie-Risiko.
SST: Gegenanzeige.
NW: Erhöhtes Diabetesrisiko, Schwindel, Kopfschmerzen, Neuropathien, Magen/Darm, Myalgie, immunvermittelte nekrotisierende Myopathie, Rhabdomyolyse, Asthenie, Niere (Proteinurie), Haut, Husten, Transaminaseanstieg, interstitielle Lungenerkrankung,
WW: Gegenanzeige: Ciclosporin. Nicht empfohlen: Fusidinsäure (7 Tage Abstand), Gemfibrozil, Proteasehemmer.
Vorsicht: Vit-K-Antagonisten (INR überwachen), Fibrate, Niacin (erhöhtes Myopathierisiko), Ezetimib.
WH: Vorsicht bei prädisponierenden Faktoren für Rhabdomyolyse: Kreatinkinase (CK) kontrollieren. Vorsicht bei Alkoholismus, Diabetesrisiko, Lebererkrankungen. Verkehrshinweis. Besondere Vorsicht mit der 40 mg-Dosis (ist bei erhöhtem Myopathierisiko kontraindiziert).
PG: 30 ST (2) (EKO: G) [€ 8,15]

Rosuvastatin +pharma 20 mg - Filmtabletten 41A01
(Z.Nr. 1-37647) RP. P. C10AA07
ZI: +pharma Arzneimittel, Graz
Z: 1 Filmtablette enthält: Rosuvastatin 20 mg (entspr. Rosuvastatin calcium), Tablettenkern: Lactose monohydrat 166,288 mg, Cellulose, mikrokristalline, Natrium citrat, Crospovidon Typ B, Siliciumdioxid, hochdispers, wasserfrei, Magnesium stearat; Tablettenhülle: Opadry II 33G28523 white (entspr. Hypromellose 2901 (6cp)) (entspr. Lactose monohydrat) (entspr. Macrogol 3350) (entspr. Triacetin) (entspr. Titandioxid).
Kurzinformation: siehe Rosuvastatin +pharma 10 mg - Filmtabletten, → S. 1262
PG: 30 ST (2) (EKO: G) [€ 8,15]

Rosuvastatin +pharma 40 mg - Filmtabletten 41A01
(Z.Nr. 1-37648) RP. P. C10AA07
ZI: +pharma Arzneimittel, Graz
Z: 1 Filmtablette enthält: Rosuvastatin 40 mg (entspr. Rosuvastatin calcium), Tablettenkern: Lactose monohydrat 332,576 mg, Cellulose, mikrokristalline, Natrium citrat, Crospovidon Typ B, Siliciumdioxid, hochdispers, wasserfrei, Magnesium stearat; Tablettenhülle: Opadry II 33G28523 white (entspr. Hypromellose 2901 (6cp)) (entspr. Lactose monohydrat) (entspr. Macrogol 3350) (entspr. Triacetin) (entspr. Titandioxid).
Kurzinformation: siehe Rosuvastatin +pharma 10 mg - Filmtabletten, → S. 1262
PG: 30 ST (2) (EKO: G) [€ 9,35]

Rosuvastatin ratiopharm 5 mg - Filmtabletten 41A01
(Z.Nr. 1-30814) RP. P. C10AA07
ZI: Teva, Haarlem, Niederlande
Z: 1 Filmtablette enthält: Rosuvastatin 5 mg (entspr. Rosuvastatin calcium), Tablettenkern: Cellulose, mikrokristalline, Lactose 48 mg (entspr. Lactose monohydrat), Crospovidon Typ B, Hydroxypropylcellulose, Natriumhydrogencarbonat, Magnesium stearat; Filmüberzug: (entspr. Lactose monohydrat) (entspr. Hypromellose 6cP) (entspr. Titandioxid) (entspr. Triacetin) Eisenoxid gelb.
EW: HMG-CoA-Reduktase-Hemmer.
AG: Primäre Hypercholesterinämie (Typ IIa) oder gemischte Dyslipidämie (Typ IIb) zusätzlich zu Diät; -Homozygote familiäre Hypercholesterinämie zusätzlich zu Diät; -Vorbeugung kardiovaskulärer Ereignisse.
AA: Oral einnehmen.
DO: Hypercholesterinämie: TD initial 1mal 5 oder 10 mg, bei Bedarf Dosisanpassung auf TD 20(-40) mg.
Kinder und Jugendliche (6-17 Jahre) mit heterozygoter familiärer Hypercholesterinämie: TD initial 5 mg, dann 5-10 mg (6 - 9 Jahre) bzw. 5-20 mg (10 - 17 Jahre). MTD 20 mg. Nicht für Kinder unter 6 Jahren.
Vorbeugung kardiovaskulärer Ereignisse: TD 20 mg.
GA: Aktive Lebererkrankungen, schwere Nierenschäden, Myopathie.
30 und 40 mg-Dosis: bei Patienten mit erhöhten Myopathie-Risiko.
SST: Gegenanzeige.
NW: Erhöhtes Diabetesrisiko, Schwindel, Kopfschmerzen, Neuropathien, Magen/Darm, Myalgie, immunvermittelte nekrotisierende Myopathie, Rhabdomyolyse, Asthenie, Niere (Proteinurie), Haut, Husten, Transaminaseanstieg, interstitielle Lungenerkrankung,
WW: Gegenanzeige: Ciclosporin. Nicht empfohlen: Fusidinsäure (7 Tage Abstand), Gemfibrozil, Proteasehemmer.
Vorsicht: Vit-K-Antagonisten (INR überwachen), Fibrate, Niacin (erhöhtes Myopathierisiko), Ezetimib.
WH: Vorsicht bei prädisponierenden Faktoren für Rhabdomyolyse: Kreatinkinase (CK) kontrollieren. Vorsicht bei Alkoholismus, Diabetesrisiko, Lebererkrankungen. Verkehrshinweis. Besondere Vorsicht mit der 40 mg-Dosis (ist bei erhöhtem Myopathierisiko kontraindiziert).
PG: 30 ST (2) (EKO: G) [€ 11,35]

Rosuvastatin ratiopharm 10 mg - Filmtabletten 41A01
(Z.Nr. 1-30815) RP. P. C10AA07
ZI: Teva, Haarlem, Niederlande
Z: 1 Filmtablette enthält: Rosuvastatin 10 mg (entspr. Rosuvastatin calcium), Tablettenkern: Cellulose, mikrokristalline, Lactose 95 mg (entspr. Lactose monohydrat), Crospovidon Typ B, Hydroxypropylcellulose, Natriumhydrogencarbonat, Magnesium stearat; Filmüberzug: (entspr. Lactose monohydrat) (entspr. Hypromellose 6cP) (entspr. Titandioxid) (entspr. Triacetin) (entspr. Eisenoxid rot).
Kurzinformation: siehe Rosuvastatin ratiopharm 5 mg - Filmtabletten, → S. 1262
PG: 30 ST (2) (EKO: G) [€ 11,35]

Rosuvastatin ratiopharm 15 mg - Filmtabletten 41A01
(Z.Nr. 1-37569) RP. P. C10AA07
ZI: Teva, Haarlem, Niederlande
Z: 1 Filmtablette enthält: Rosuvastatin 15 mg (entspr. Rosuvastatin calcium), Tablettenkern: Cellulose, mikrokristalline, Lactose 143 mg (entspr. Lactose monohydrat), Crospovidon Typ B, Hydroxypropylcellulose, Natriumhydrogencarbonat, Magnesium stearat; Filmüberzug: Lactose monohydrat, Hypromellose 6cP, Titandioxid, Triacetin, Eisenoxid gelb.
Kurzinformation: siehe Rosuvastatin ratiopharm 5 mg - Filmtabletten, → S. 1262
PG: 30 ST (2) (EKO: G) [€ 11,35]

Rosuvastatin ratiopharm 20 mg - Filmtabletten 41A01
(Z.Nr. 1-30816) RP. P. C10AA07
ZI: Teva, Haarlem, Niederlande
Z: 1 Filmtablette enthält: Rosuvastatin 20 mg (entspr. Rosuvastatin calcium), Tablettenkern: Cellulose, mikrokristalline, Lactose 190 mg (entspr. Lactose monohydrat), Crospovidon Typ B, Hydroxypropylcellulose, Natriumhydrogencarbonat, Magnesium stearat; Filmüberzug: (entspr. Lactose monohydrat) (entspr. Hypromellose 6cP) (entspr. Titandioxid) (entspr. Triacetin) (entspr. Eisenoxid rot).
Kurzinformation: siehe Rosuvastatin ratiopharm 5 mg - Filmtabletten, → S. 1262
PG: 30 ST (2) (EKO: G) [€ 11,35]

Rosuvastatin ratiopharm 30 mg - Filmtabletten 41A01
(Z.Nr. 1-37568) RP. P. C10AA07
ZI: Teva, Haarlem, Niederlande
Z: 1 Filmtablette enthält: Rosuvastatin 30 mg (entspr. Rosuvastatin calcium), Tablettenkern: Cellulose, mikrokristalline, Lactose 128 mg (entspr. Lactose monohydrat), Crospovidon Typ B, Hydroxypropylcellulose, Natriumhydrogencarbonat, Magnesium stearat; Filmüberzug: Lactose monohydrat, Hypromellose 6cP, Titandioxid, Triacetin, Eisenoxid gelb.
Kurzinformation: siehe Rosuvastatin ratiopharm 5 mg - Filmtabletten, → S. 1262
PG: 30 ST (2) (EKO: G) [€ 11,35]

Rosuvastatin ratiopharm 40 mg - Filmtabletten 41A01
(Z.Nr. 1-30817) RP. P. C10AA07
ZI: Teva, Haarlem, Niederlande
Z: 1 Filmtablette enthält: Rosuvastatin 40 mg (entspr. Rosuvastatin calcium), Tablettenkern: Cellulose, mikrokristalline, Lactose 171 mg (entspr. Lactose monohydrat), Crospovidon Typ B, Hydroxypropylcellulose, Natriumhydrogencarbonat, Magnesium stearat; Filmüberzug: (entspr. Lactose monohydrat) (entspr. Hypromellose 6cP) (entspr. Titandioxid) (entspr. Triacetin) (entspr. Eisenoxid rot).
Kurzinformation: siehe Rosuvastatin ratiopharm 5 mg - Filmtabletten, → S. 1262
PG: 30 ST (2) (EKO: G) [€ 11,35]

Rosuvastatin Sandoz 5 mg - Filmtabletten 41A01
(Z.Nr. 1-36667) RP. P. C10AA07
ZI: Sandoz, Kundl
Z: 1 Tablette enthält: Rosuvastatin 5 mg (entspr. Rosuvastatin calcium), Tablettenkern: Lactose 26 mg (entspr. Lactose, wasserfrei), Siliciumdioxid, hochdispers, wasserfrei, Cellulose, mikrokristalline, Maisstärke, Talkum, Natriumstearylfumarat; Tablettenhülle: Hypromellose, Mannitol, Macrogol 6000, Talkum, Titandioxid, Eisenoxid gelb, Eisenoxid rot.
Kurzinformation: siehe Rosuvastatin 1A Pharma 5 mg - Filmtabletten, → S. 1259
PG: 30 ST (2) (EKO: G) [€ 11,35]

Rosuvastatin Sandoz 10 mg - Filmtabletten 41A01
(Z.Nr. 1-36668) RP. P. C10AA07
ZI: Sandoz, Kundl
Z: 1 Tablette enthält: Rosuvastatin 10 mg (entspr. Rosuvastatin calcium), Tablettenkern: Lactose 53 mg (entspr. Lactose, wasserfrei), Siliciumdioxid, hochdispers, wasserfrei, Cellulose, mikrokristalline, Maisstärke, Talkum, Natriumstearylfumarat; Tablettenhülle: Hypromellose, Mannitol, Macrogol 6000, Talkum, Titandioxid, Eisenoxid gelb, Eisenoxid rot.
Kurzinformation: siehe Rosuvastatin 1A Pharma 5 mg - Filmtabletten, → S. 1259
PG: 30 ST (2) (EKO: G) [€ 11,35]

Rosuvastatin Sandoz 20 mg - Filmtabletten 41A01
(Z.Nr. 1-36669) RP. P. C10AA07
ZI: Sandoz, Kundl
Z: 1 Tablette enthält: Rosuvastatin 20 mg (entspr. Rosuvastatin calcium), Tablettenkern: Lactose 106 mg (entspr. Lactose, wasserfrei), Siliciumdioxid, hochdispers, wasserfrei, Cellulose, mikrokristalline, Maisstärke, Talkum, Natriumstearylfumarat; Tablettenhülle: Hypromellose, Mannitol, Macrogol 6000, Talkum, Titandioxid, Eisenoxid gelb, Eisenoxid rot.
Kurzinformation: siehe Rosuvastatin 1A Pharma 5 mg - Filmtabletten, → S. 1259
PG: 30 ST (2) (EKO: G) [€ 11,35]

Rosuvastatin Sandoz 40 mg - Filmtabletten 41A01
(Z.Nr. 1-36670) RP. P. C10AA07
ZI: Sandoz, Kundl
Z: 1 Tablette enthält: Rosuvastatin 40 mg (entspr. Rosuvastatin calcium), Tablettenkern: Lactose 212 mg (entspr. Lactose, wasserfrei), Siliciumdioxid, hochdispers, wasserfrei, Cellulose, mikrokristalline, Maisstärke, Talkum, Natriumstearylfumarat; Tablettenhülle: Hypromellose, Mannitol, Macrogol 6000, Talkum, Titandioxid, Eisenoxid gelb, Eisenoxid rot.
Kurzinformation: siehe Rosuvastatin 1A Pharma 5 mg - Filmtabletten, → S. 1259
PG: 30 ST (2) (EKO: G) [€ 11,35]

Rosuvastatin Stada 5 mg - Filmtabletten 41A01
(Z.Nr. 1-36043) RP. P. nicht im Handel. C10AA07

Rosuvastatin Stada 10 mg - Filmtabletten 41A01
(Z.Nr. 1-36044) RP. P. C10AA07
ZI: Stada Arzneimittel, Wien
Z: 1 Filmtablette enthält: Rosuvastatin 10 mg (entspr. Rosuvastatin calcium), Tablettenkern: Lactose monohydrat 83 mg, Povidon K30, Crospovidon Typ A, Cellulosepulver, Copovidon, Silicium colloidal wasserfrei, Magnesium stearat; Filmüberzug: Poly(vinylalkohol), Macrogol 3350, Titandioxid, Talk.
EW: HMG-CoA-Reduktase-Hemmer.
AG: Primäre Hypercholesterinämie (Typ IIa) oder gemischte Dyslipidämie (Typ IIb) zusätzlich zu Diät; homozygote familiäre Hypercholesterinämie zusätzlich zu Diät, Vorbeugung kardiovaskulärer Ereignisse.
AA: Oral.
DO: TD initial 1mal 5 oder 10 mg, bei Bedarf Dosisanpassung auf TD 20(-40) mg.
Vorbeugung kardiovaskulärer Ereignisse: TD 20 mg.
Kinder und Jugendliche (6-17 Jahre) mit heterozygoter familiärer Hypercholesterinämie: TD initial 5 mg, dann 5-10 mg (6-9 Jahre) bzw. 5-20 mg (10-17 Jahre). MTD 20 mg.
Homozygote familiäre Hypercholesterinämie: Initial 1mal tgl. 5-10 mg, MTD 20 mg (auch bei Kindern ab 6 Jahren und Jugendlichen). Für Kinder unter 6 Jahren nicht empfohlen.
GA: Aktive Lebererkrankungen, schwere Nierenschäden, Myopathie.
40 mg-Dosis: bei Patienten mit erhöhten Myopathie-Risiko.
SST: Gegenanzeige.
NW: Erhöhtes Diabetesrisiko, Schwindel, Kopfschmerzen, Neuropathien, Magen/Darm, Myalgie, immunvermittelte nekrotisierende Myopathie, Rhabdomyolyse, Asthenie, Niere (Proteinurie), Haut, Husten, Transaminaseanstieg, interstitielle Lungenerkrankung,
WW: Gegenanzeige: Cyclosporin, Fusidinsäure. Dosisanpassung: Proteasehemmer, Regorafenib, Fibrate. Niacin (erhöhtes Myopathierisiko), Etezimib. Vorsicht: Warfarin, Transportprotein-Hemmer.
WH: Vorsicht bei prädisponierenden Faktoren für Rhabdomyolyse: Kreatinkinase (CK) kontrollieren. Vorsicht bei Alkoholismus, Diabetesrisiko, Lebererkrankungen. Verkehrshinweis. Besondere Vorsicht mit der 40 mg-Dosis (ist bei erhöhtem Myopathierisiko kontraindiziert).
PG: 30 ST (2) (EKO: G) [€ 8,15]

Rosuvastatin Stada 20 mg - Filmtabletten 41A01
(Z.Nr. 1-36045) RP. P. C10AA07
ZI: Stada Arzneimittel, Wien
Z: 1 Filmtablette enthält: Rosuvastatin 20 mg (entspr. Rosuvastatin calcium), Tablettenkern: Lactose monohydrat 165 mg, Povidon K30, Crospovidon Typ A, Cellulosepulver, Copovidon, Silicium colloidal wasserfrei, Magnesium stearat; Filmüberzug: Poly(vinylalkohol), Macrogol 3350, Titandioxid, Talk.

Kurzinformation: siehe Rosuvastatin Stada 10 mg - Filmtabletten, → S. 1263
PG: 30 ST (2) (EKO: G) [€ 8,15]

Rosuvastatin Stada 40 mg - Filmtabletten 41A01
(Z.Nr. 1-36046) RP. P. C10AA07
ZI: Stada Arzneimittel, Wien
Z: 1 Filmtablette enthält: Rosuvastatin 40 mg (entspr. Rosuvastatin calcium), Tablettenkern: Lactose monohydrat 330 mg, Povidon K30, Crospovidon Typ A, Cellulosepulver, Copovidon, Silicium colloidal wasserfrei, Magnesium stearat; Filmüberzug: Poly(vinylalkohol), Macrogol 3350, Titandioxid, Talk.
Kurzinformation: siehe Rosuvastatin Stada 10 mg - Filmtabletten, → S. 1263
PG: 30 ST (2) (EKO: G) [€ 8,15]

Rosuvastatin/Ezetimib ratiopharm 5 mg/10 mg - Tabletten 41B02
(Z.Nr. 1-39124) NR. P. nicht im Handel. C10BA06

Rosuvastatin/Ezetimib ratiopharm 10 mg/10 mg - Tabletten 41B02
(Z.Nr. 1-39125) NR. P. C10BA06
ZI: Teva, Haarlem, Niederlande
Z: 1 Tablette enthält: Rosuvastatin 10 mg (entspr. Rosuvastatin calcium), Ezetimib 10 mg, Lactose monohydrat 238,69 mg, Cellulose, mikrokristalline, Croscarmellose natrium, Crospovidon Typ A, Povidon K30, Natrium laurylsulfat (entspr. Natrium 0,243 mg), Magnesium stearat.
EW: Lipid senkende Kombination.
AG: Primäre Hypercholesterinämie, Vorbeugung kardiovaskulärer Ereignisse.
AA: Unzerkaut mit Wasser schlucken.
DO: TD 1 Tablette in der der früheren Behandlung entsprechenden Stärke. Keine Dosisempfehlung für Kinder und Jugendliche.
GA: Aktive Lebererkrankung, schwere Nierenschäden, Myopathie.
SST: Gegenanzeige. Bei Eintritt einer Schwangerschaft Therapie abbrechen.
NW: Diabetes, Kopfschmerzen, Schwindel, Asthenie, Magen/Darm, Myalgie Rhabdomyolyse, Haut, Leberenzymanstieg. Sehr selten interstitielle Lungenerkrankung, immunvermittelte nekrotisierende Myopathie.
NW der Einzelsubstanzen beachten.
WW: Gegenanzeige: Ciclosporin. Fusidinsäure (7 Tage Abstand) . Nicht empfohlen: Fibrate (Gemfibrozil), Proteasehemmer, BCRP-Hemmer, OATP1B1-Hemmer. Vorsicht: Antazida (2 Std. Abstand), Antikoagulantien, Gallensäurebindern. WW der Einzelsubstanzen beachten, ev. Dosis anpassen.
WH: Lipid senkende Diät fortsetzen. Nicht zur Initialbehandlung geeignet. Auf Myopathie achten. Vorsicht bei Alkoholimus. Kontrollen: Transaminasen, Kreatinkinase. Risikopatienten auf Diabetes überwachen. Verkehrshinweis.
PG: 30 ST (3) (EKO: G) [€ 14,30]

Rosuvastatin/Ezetimib ratiopharm 20 mg/10 mg - Tabletten 41B02
(Z.Nr. 1-39126) NR. P. C10BA06
ZI: Teva, Haarlem, Niederlande
Z: 1 Tablette enthält: Rosuvastatin 20 mg (entspr. Rosuvastatin calcium), Ezetimib 10 mg, Lactose monohydrat 228,29 mg, Cellulose, mikrokristalline, Croscarmellose natrium, Crospovidon Typ A, Povidon K30, Natrium laurylsulfat (entspr. Natrium 0,243 mg), Magnesium stearat.
Kurzinformation: siehe Rosuvastatin/Ezetimib ratiopharm 10 mg/10 mg - Tabletten, → S. 1264
PG: 30 ST (3) (EKO: G) [€ 14,30]

Rotarix - Pulver und Lösungsmittel zur Herstellung einer Suspension zum Einnehmen 36B10
(Z.Nr. EU/1/05/330/*) NR. P. E. nicht im Handel. J07BH01

Rotarix - Suspension zum Einnehmen in einem Fertigapplikator für die orale Verabreichung 36B10
(Z.Nr. EU/1/05/330/*) NR. P. E. J07BH01
ZI: GlaxoSmithKline Biologicals, Rixensart, Belgien
Z: 1 Dosis (1,5 ml) enthält: Rota-Virus, human, RIX4414-Stamm, lebend, attenuiert mind. 1 Mio. ZKID50, hergestellt in Vero-Zellen, Saccharose 1073 mg, Dinatrium adipat, Dulbecco's modifiziertes Eagle-Medium, Wasser, steriles.
EW: Viraler Lebend-Impfstoff.
AG: Aktive Immunisierung von Säuglingen im Alter von 6 bis 24 Wochen zur Vorbeugung einer Rotavirus-Gastroenteritis.
AA: Oral. Auf keinen Fall injizieren!
DO: 2 Dosen oral im Abstand von mindestens 4 Wochen. Impfserie bis zum Alter von 24 Wochen abschließen. Anwendung auch an Frühgeborenen (Gestationsalter ab 27 Wochen) möglich. Bei Säuglingen über 24 Wochen nicht anwenden.
GA: Invagination in der Anamnese, Säuglinge mit Prädisposition für Invagination, schwere Immundefekte, hohes Fieber, Durchfall, Erbrechen.
SST: Nicht zur Anwendung bei Erwachsenen. Nach Rotarix-Gabe kann weitergestillt werden.
NW: Magen/Darm (sehr selten Invagination), Haut, Reizbarkeit, Apnoe bei sehr unreifen Frühgeborenen.
WH: Kein Schutz vor Gastroenteritiden durch andere Erreger. Keine Daten zur postexpositionellen Prophylaxe. Unreife Frühgeborene behandeln und Atmung überwachen (auf Apnoe achten).
PG: **1,5ML** 1 ST * (EKO: N) [€ 112,40]

Rotarix - Suspension zum Einnehmen in einer Multi-Monodosenpräsentation mit 5 Einzeldosis-Tuben zum Ausdrücken, verbunden durch einen Riegel 36B10
(Z.Nr. EU/1/05/330/*) NR. P. E. nicht im Handel. J07BH01

Rotarix - Suspension zum Einnehmen in einer Tube zum Ausdrücken 36B10
(Z.Nr. EU/1/05/330/*) NR. P. E. nicht im Handel. J07BH01

RotaTeq - Lösung zum Einnehmen 36B10
(Z.Nr. EU/1/06/348/*) NR. P. E. J07BH02
ZI: MSD Vaccins, Lyon, Frankreich
Z: 1 Dosis (2 ml) enthält: Rota-Virus-Lebend-Impfstoff, oral (entspr. Rotaviren, Typ G1, lebend, human-bovin mind. 2200000 IE) (entspr. Rotaviren, Typ G2, lebend, human-bovin mind. 2800000 IE) (entspr. Rotaviren, Typ G3, lebend, human-bovin mind. 2200000 IE) (entspr. Rotaviren, Typ G4, lebend, human-bovin mind. 2 Mio. IE) (entspr. Rotaviren, Typ P1A[8], lebend, human-bovin mind. 2300000 IE) hergestellt in Vero-Zellen, Saccharose 1080 mg, Natrium citrat, Natriumdihydrogenphosphat Monohydrat, Natriumhydroxid, Polysorbat 80, Nährmedien (anorganische Salze, Aminosäuren und Vitamine), Wasser, gereinigtes.
EW: Viraler Impfstoff.
AG: Zur aktiven Immunisierung von Säuglingen von 6 bis 32 Wochen zur Prävention von durch Rotaviren verursachter Gastroenteritis.
AA: Oral. Cave Injektion!
DO: 3 Dosen im Abstand von mindestens 4 Wochen. Erste Dosis zwischen der 7. und 12. Lebenswoche. Grundimmunisierung (alle 3 Dosen) vorzugsweise bis zur 20.-22. Woche (letzte Dosis bis zur 32. Woche) abschließen. Anwendung bei Frühgeborenen frühestens 6 Wochen nach der Geburt möglich, Atmung überwachen. Keine Daten bei Säuglingen unter 6 Wochen.
GA: Invagination oder Prädisposition in der Anamnese, angeborene Fehlbildung des Magen/Darm-Trakts, Immundefizienz, akute schwere fieberhafte Erkrankungen, akuter Durchfall oder Erbrechen.
SST: Nicht zutreffend.
NW: Fieber, Durchfall, Erbrechen, Atemwegsinfektionen, Ausschlag, Apnoe bei sehr unreifen Frühgeborenen, Gastroenteritis bei Säuglingen mit schwerem kombinierten Immundefekt.
WW: Zeitgleiche Gabe mit anderen Impfstoffen möglich.
WH: Auf Symptome einer Invagination achten. Bei Säuglingen mit asymptomatischer HIV-Infektion nicht empfohlen.
PG: 1 ST * (EKO: N) [€ 89,05]

🐾 **Rotavec Corona Emulsion zur Injektion für Rinder** 823BB
(Z.Nr. 8-20218) NR. P. E. QI02AL01
ZI: Intervet, Wien
Z: 1 Dosis zu 2 ml enthält: Rota-Virus, inaktiviert, für Rinder, Stamm UK-Compton, Serotyp G6 P5, Corona Virus, bovin, Stamm mebus (inaktiviert), E. Coli F5 (K99) Adhäsin, Mineralöl 1,4 ml, Aluminiumhydroxid 2,45-3,32 mg, Thiomersal 0,032-0,069 mg, Formaldehyd <= 0,34 mg, Natrium thiosulfat, Natriumchlorid.
EW: Impfstoff.
AG: Aktive Immunisierung trächtiger Kühe und Färsen gegen E. coli F5 (K99) Fimbrienantigen, Rota- und Coronavirus.
AA: I.m.
DO: 2 ml.
SST: Anwendung möglich.
NW: Lokale Schwellung. Überempfindlichkeit.
WW: 2 Wochen Abstand zu anderen Impfungen.
WH: Geeignete Kolostrumfütterung gewährleisten.
PG: **10ML** 1 ST VN [€ 91,45], **40ML** 1 ST VN [€ 281,60]

▼ *Roteas 15 mg - Filmtabletten* 20A03
(Z.Nr. EU/1/16/1152/*) RP. P. nicht im Handel. B01AF03

▼ *Roteas 30 mg - Filmtabletten* 20A03
(Z.Nr. EU/1/16/1152/*) RP. P. nicht im Handel. B01AF03

▼ *Roteas 60 mg - Filmtabletten* 20A03
(Z.Nr. EU/1/16/1152/*) RP. P. nicht im Handel. B01AF03

Rowachol - Kapseln 40C
(Z.Nr. 0-13343) RPF. P. A05AX
ZI: Wabosan Arzneimittel, Wien
Z: 1 Kapsel enthält: Menthol 32 mg, Menthon 6 mg, alpha-Pinen-beta-Pinen-Gemisch 17 mg, Camphen 5 mg, Borneol 5 mg, Cineol 2 mg (entspr. Ätherische Öle 67 mg), Kapselinhalt: Olivenöl; Kapsel: Gelatine, Glycerol 85%, Natrium methyl-4-hydroxybenzoat 0,23 mg, Natrium propyl-4-hydroxybenzoat 0,11 mg, Kupferchlorophyllin.
EW: Choleretisch, spasmolytisch, karminativ.
AG: Funktionelle Verdauungsbeschwerden, verdauungsbedingte Koliken, Beschwerden nach Gallensteinoperationen.
AA: Vor oder während einer Mahlzeit mit Flüssigkeit.
DO: ED 1(-2) Kapseln, bei Nichtansprechen nach ca. 15 Minuten nochmals 2-3 Kapseln. Nach Gallensteinoperationen 3-4mal tgl. 1 Kapsel. Für Kinder und Jugendliche nicht empfohlen.
GA: Ikterus, Leber-, Niereninsuffizienz, Kleinkinder unter 2 Jahren.
SST: Nicht empfohlen.
NW: Aufstoßen, Sodbrennen. Laryngospasmus bei Kindern unter 2 Jahren.
WW: Gallensäuren (verstärkt).
WH: Diät einhalten.
PG: 50 ST (EKO: G) [€ 4,60]

Rowachol - Tropfen 40C
(Z.Nr. 0-10256) RPF. P. n.l. A05AX
ZI: Wabosan Arzneimittel, Wien
Z: 1 g (= 38 Tropfen) enthält: Menthol 320 mg, Menthon 60 mg, alpha-Pinen-beta-Pinen-Gemisch 170 mg, Camphen 50 mg, Borneol 50 mg, Cineol 20 mg (entspr. Ätherische Öle 670 mg), Olivenöl.
PG: 10 ML (2) (EKO: G) [€ 5,35 n.l.]

Rowalind - Einreibung 13F02
(Z.Nr. 0-11882) RPF. P. n.l. M02AX10
ZI: Wabosan Arzneimittel, Wien
Z: 100 g enthalten: Nicotinaldehyd 0,37 g, Ammoniak konzentriert 0,25 g, Camphora racemia 1,4 g, Levomenthol 0,94 g, Aetheroleum Rosmarini 1,88 g, Aetheroleum Lavandulae 0,94 g, Alcohol isopropylicus, Ammonium chloratum (Homöopathie), Aqua purificata.
PG: 50 ML * (EKO: N) [€ 6,80 n.l.], 100 ML * (EKO: N) [€ 9,90 n.l.]

Rowatinex - Kapseln 52E
(Z.Nr. 0-13342) RP. P. G04BD
ZI: Wabosan Arzneimittel, Wien
Z: 1 Kapsel enthält: alpha-Pinen-beta-Pinen-Gemisch 31 mg, Camphen 15 mg, Borneol 10 mg, Anethol 4 mg, Fenchon 4 mg, Cineol 3 mg, Kapselinhalt: Olivenöl 33 mg; Kapselhülle: Gelatine, Glycerol 85%, Ethyl-p-hydroxybenzoat-Natrium 0,23 mg, Natrium propyl-4-hydroxybenzoat 0,11 mg, Farbstoffe: Gelborange S 0,0057 mg, Chinolingelb 0,0057 mg.
EW: Diuretisch, spasmolytisch.
AG: Unterstützung des Abganges von Harnkonkrementen nach Steinzertrümmerung.
AA: Vor einer Mahlzeit unzerkaut schlucken.
DO: 3mal tgl. 2 Kapseln über 3 Monate. Für Kinder und Jugendliche nicht empfohlen.
GA: Leber-, Niereninsuffizienz, Nierensteinkomplikationen, schwere Nieren- kolik, Anurie, schwere Harnwegsinfektionen.
SST: Keine Indikation in der Schwangerschaft. In der Stillzeit nicht empfohlen.
NW: Magenbeschwerden, Aufstoßen mit kampferartigem Geschmack.
PG: 50 ST (EKO: G) [€ 6,80]

🐾 **Roxilin - Injektionssuspension für Tiere** 801AA
(Z.Nr. 8-00179) NR. P. VNW. QJ01CA04
ZI: Norbrook Laboratories (Ireland), Monaghan, Irland
Z: 1 ml enthält: Amoxicillin trihydrat 150 mg, Aluminium stearat 6 mg, Butylhydroxyanisol 0,08 mg, Butylhydroxytoluol 0,08 mg, Propylenglycol dicaprylocaprat.
EW: Säurestabiles Penicillin.
AG: Infektionen durch empfindliche Erreger bei Rindern, Schweinen, Schafen, Hunden, Katzen.
DO: 7 mg/kg KG 1mal tgl. i.m. über 3 Tage. Dosisreduktion bei schweren Leber/Nierenschäden.
GA: Schwere Nierenschäden, Nagetiere.
SST: Anwendung möglich.
NW: Allergien, lokale Reizungen.
WW: Nicht mischen. Antiphlogistika verzögern Nierenausscheidung von Amoxi- cillin. Antagonismus mit bakteriostatischen Substanzen.
VNW: Essbare Gewebe: Rind, Schaf 19 Tage, Schwein, Läufer: 16 Tage. Milch (Kuh): 4 Tage.
Nicht für Schafe, deren Milch für menschlichen Verzehr vorgesehen ist.
PG: 1 ST VNW [€ 42,20]

🐾 **Roxilin Depot - Injektionssuspension für Tiere** 801AA
(Z.Nr. 8-00180) NR. P. VNW. QJ01CA04
ZI: Norbrook Laboratories (Ireland), Monaghan, Irland
Z: 1 ml enthält: Amoxicillin trihydrat 172 mg (entspr. Amoxicillin 150 mg), Butylhydroxyanisol 0,08 mg, Butylhydroxytoluol 0,08 mg, Aluminium monostearat, Propylenglycol dicaprylocaprat.
EW: Penicillin, bakterizid.
AG: Infektionen durch empfindliche Erreger (Magen/Darm, Atmung, Urogenitale, Haut und Wunden, nach Operationen, Sekundärinfektionen bei Rind, Schwein, Schaf, Hund, Katze.
AA: I.m.
DO: 15 mg/kg KG, bei Bedarf nach 48 Std. wiederholen.
GA: Nierenschäden, Nager, Kaninchen.
SST: Anwendung möglich.
NW: Lokale Reizung, Allergien.
WW: Potentieller Antagonismus mit bakteriostatischen Antibiotika. Antiphlogistika verzögern renale Ausscheidung von Amoxicillin.
VNW: Essbares Gewebe Rind: 25 Tage, Schwein: 19 Tage, Schaf: 16 Tage.
Milch (Kuh): 4 Tage.
Nicht bei Schafen anwenden, deren Milch für den menschlichen Verzehr bestimmt ist.
PG: 1 ST VNW [€ 41,85]

🐾 **Roxilin 200 mg - Tabletten für Hunde** 801AA
(Z.Nr. 8-00182) RP. P. QJ01CA04
ZI: Norbrook Laboratories, Armagh Road, Newry, United Kingdom
Z: 1 Tablette enthält: Amoxicillin trihydrat 200 mg (entspr. Amoxicillin), Cellulose, mikrokristalline, Lactose monohydrat, Carboxymethylstärke, Natriumsalz, Povidon, Hefe-Extrakt, Magnesium stearat.
EW: Penicillin, bakterizid.
AG: Infektionen durch empfindliche Erreger.
AA: Oral.
DO: 10 mg/kg KG 2mal tgl. über 7 Tage.
GA: Nierenschäden, Nagetiere.
SST: Anwendung möglich.
NW: Allergien.
WW: Nicht mit bakteriostatischen Substanzen kombinieren. Antiphlogistika verzögern renale Amoxicillin-Ausscheidung.
PG: 100 ST VT [€ 50,00]

Roxithromycin Genericon 300 mg - Filmtabletten 34F
(Z.Nr. 1-25022) NR. P. J01FA06
ZI: Genericon Pharma, Graz
Z: 1 Filmtablette enthält: Roxithromycin 300 mg, Tablettenkern: Maisstärke, Hydroxypropylcellulose, Siliciumdioxid, hochdisperses, Carboxymethylstärke, Natrium Typ A, Carboxymethylstärke, Natrium Typ B, Poloxamer 88, Povidon, Magnesium stearat, Talkum; Tablettenüberzug: Propylenglycol, Glucose wasserfrei 2,24 mg, Titandioxid, Hypromellose.
EW: Makrolid-Antibiotikum.
AG: Infektionen durch empfindliche Erreger: Atemwege, Urogenitale, Haut und Weichteile.
AA: Mindestens 15 min. vor einer Mahlzeit einnehmen.
DO: 2mal tgl. 150 mg, bei Pneumonie auch 1mal tgl. 300 mg.
SST: Nicht empfohlen.
NW: Magen/Darm, Haut (auch schwere bullöse Reaktionen), Schwindel, Kopfschmerz, Leber, Blutbild, Ohr.
WW: Kontraindiziert: Mutterkornalkaloide, Substrate für CYP3A4 mit enger therapeutischer Breite (Terfenadin, Astemizol, Cisaprid, Pimozid). Nicht empfohlen: QT-verlängernde Substanzen, Antikoagulantien, Disopyramid. Vorsicht: Herzglykoside (Serumkonzentration bestimmen), Statine, Theopyhllin, Ciclosporin (erhöhte Spiegel), Bromocriptin, Rifabutin, Midazolam verstärkt.
WH: Vorsicht bei Hypokaliämie, symptomatischer Herzinsuffizienz, Herzrhythmusstörungen, QT-Verlängerung, Leberschäden. Bei schwerer Diarrhoe an pseudomembranöse Kolitis denken. Nicht bei Personen unter 40 kg KG anwenden. Verkehrshinweis.
PG: 7 ST (EKO: G) [€ 15,60]

R

Roxithromycin Sandoz 150 mg - Filmtabletten 34F
(Z.Nr. 1-24025) NR. P. J01FA06
ZI: Sandoz, Kundl
Z: 1 Filmtablette enthält: Roxithromycin 150 mg, Tablettenkern: Cellulose, mikrokristalline, Siliciumdioxid, hochdispers, hydriert, Croscarmellose natrium (entspr. Natrium 0,04 mmol) (entspr. → 1 mg), Poloxamer 188, Povidon K30, Magnesium stearat; Filmüberzug: Lactose 3,42 mg (entspr. Lactose monohydrat), Hypromellose, Macrogol, Titandioxid.
EW: Makrolid-Antibiotikum.
AG: Infektionen durch empfindliche Erreger: Atemwege, Urogenitale, Haut und Weichteile.
AA: Mindestens 15 min. vor einer Mahlzeit einnehmen.
DO: 2mal tgl. 150 mg, bei Pneumonie auch 1mal tgl. 300 mg. Nicht bei Personen unter 40 kg KG anwenden. Keine Erfahrungen bei Kindern.
SST: Zwingende Nutzen/Risiko- Abwägung.
NW: Magen/Darm, Haut (auch schwere bullöse Reaktionen), Myasthenie Verschlechterung, Schwindel, Kopfschmerz, Leber, Blutbild, Ohr, Superinfektionen, QT- Verlängerung.
WW: Kontraindiziert: Mutterkornalkaloide, Substrate für CYP3A4 mit enger therapeutischer Breite (Terfenadin, Astemizol, Cisaprid, Pimozid), Nicht empfohlen: QT-verlängernde Substanzen, Antikoagulantien, Disopyramid. Vorsicht: Herzglykoside (Serumkonzentration bestimmen), Statine, Theopyhllin, Ciclosporin (erhöhte Spiegel), Bromocriptin, Rifabutin, Midazolam verstärkt.
WH: Vorsicht bei Hypokaliämie, symptomatischer Herzinsuffizienz, Herzrhythmusstörungen, QT-Verlängerung, schweren Nierenschäden. Bei Leberschäden nicht empfohlen. Bei schwerer Diarrhoe an pseudomembranöse Kolitis denken. Bei längerer Anwendung Blutbild, Leber, Niere kontrollieren. Verkehrshinweis
PG: 12 ST (2) (EKO: G) [€ 14,70]

Roxithromycin Sandoz 300 mg - Filmtabletten 34F
(Z.Nr. 1-24026) NR. P. J01FA06
ZI: Sandoz, Kundl
Z: 1 Filmtablette enthält: Roxithromycin 300 mg, Tablettenkern: Cellulose, mikrokristalline, Siliciumdioxid, hochdispers, hydriert, Croscarmellose natrium (entspr. Natrium 0,09 mmol) (entspr. → 2 mg), Poloxamer 188, Povidon K30, Magnesium stearat; Filmüberzug: Lactose 5,13 mg (entspr. Lactose monohydrat), Hypromellose Macrogol Titandioxid.
Kurzinformation: siehe Roxithromycin Sandoz 150 mg - Filmtabletten, → S. 1266
PG: 7 ST (EKO: G) [€ 15,65]

Roxithrostad 150 mg - Filmtabletten 34F
(Z.Nr. 1-24085) NR. P. J01FA06
ZI: Stada Arzneimittel, Wien
Z: 1 Filmtablette enthält: Roxithromycin 150 mg, Tablettenkern: Cellulose, mikrokristalline, Siliciumdioxid, hochdisperses, Croscarmellose natrium, Poloxamer 188, Povidon, Talkum, Magnesium stearat; Überzug: Lactose monohydrat 1,8 mg (entspr. Hypromellose) (entspr. Macrogol 4000) (entspr. Titandioxid).
Kurzinformation: siehe Roxithromycin Genericon 300 mg - Filmtabletten, → S. 1265
PG: 12 ST (2) (EKO: G) [€ 14,60]

Roxithrostad 300 mg - Filmtabletten 34F
(Z.Nr. 1-24086) NR. P. J01FA06
ZI: Stada Arzneimittel, Wien
Z: 1 Filmtablette enthält: Roxithromycin 300 mg, Tablettenkern: Cellulose, mikrokristalline, Siliciumdioxid, hochdisperses, Croscarmellose natrium, Poloxamer 188, Povidon, Talkum, Magnesium stearat; Überzug: Lactose monohydrat 3,6 mg (entspr. Hypromellose) (entspr. Macrogol 4000) (entspr. Titandioxid).
Kurzinformation: siehe Roxithromycin Genericon 300 mg - Filmtabletten, → S. 1265
PG: 7 ST (EKO: G) [€ 15,50]

Rozex - Gel 22P02
(Z.Nr. 1-22392) RP. P. D06BX01
ZI: Galderma International, La Defense, Frankreich
Z: 1 g enthält: Metronidazol 7,5 mg, Polyacrylsäure, Dinatrium edetat, Propylenglykol 30 mg, Natriumhydroxid-Lösung, Methyl-4-hydroxybenzoat 0,8 mg, Propyl-4-hydroxybenzoat 0,2 mg, Wasser, gereinigtes.
EW: Antiinfektiv.
AG: Zur lokalen Therapie von entzündeten Papeln, Pusteln und Erythemen bei Rosacea.
AA: Auf der Haut.
DO: 2mal tgl. dünn auf die gereinigte betroffene Hautstelle auftragen. Klinisch signifikante Ergebnisse nach 3 Wochen Therapiedauer. Therapiedauer durchschnittlich 3-4 Monate. Bei Patienten über 70 Jahre nur 1mal tgl. anwenden. Keine Daten an Kindern und Jugendlichen.
SST: Im 1. Trimenon kontraindiziert, dann Nutzen/Risiko-Abwägung.
NW: Lokale Reizung, Parästhesien, Geschmacksstörung, Gesichtsschwellung, Schmerzen (Brennen).
WW: Alkohol (bei oraler Einnahme von Metronidazol Disulfiram-Wirkung verstärkt).
WH: Vorsicht bei Blutdyskrasien, Leberschäden, Nervenerkrankungen. Nicht mit offenen Wunden, Schleimhäuten und mit den Augen in Berührung bringen. Cave UV-Bestrahlung.
PG: 30 G (2) (EKO: G) [€ 9,40]

Rozex - Lotion 22P02
(Z.Nr. 1-27957) RP. P. nicht im Handel. D06BX01

▼ Rozlytrek 100 mg - Hartkapseln 55G
(Z.Nr. EU/1/20/1460/*) NR. P. L01EX14
ZI: Roche Registration, Grenzach-Wyhlen, Deutschland
Z: 1 Hartkapsel enthält: Entrectinib 100 mg, Kapselinhalt: Weinsäure, Lactose 65 mg, Hypromellose, Crospovidon Typ B, Cellulose, mikrokristalline, Siliciumdioxid, hochdisperses, Magnesium stearat; Kapselhülle: Hypromellose, Titandioxid, Eisen(III)-hydroxid-oxid x H2O; Drucktinte: Schellack, Propylenglycol, Indigocarmin-Aluminiumsalz.
EW: Antineoplastisch; Proteinkinasehemmer.
AG: Solide Tumore mit neurotropher Tyrosinrezeptorkinase (NTRK)-Genfusion; -ROS1-positives, fortgeschrittenes nicht-kleinzelliges Lungenkarzinom (NSCLC).
AA: Oral im Ganzen einnehmen, nicht mit Grapefruit(saft).
DO: Erwachsene: 1mal tgl. 600 mg.
Jugendliche (ab 12 Jahren): 1mal tgl. 400 mg (KOF 1,11 - 1,50 m²), bzw. 600 mg (KOF ab 1,51 m²).
Bei schlechter Verträglichkeit Dosisreduktion bis TD von 200 mg möglich; Details siehe AC-Fachinformation.
Keine Dosisempfehlung für Kinder.
SST: In der Schwangerschaft nicht anwenden, Stillen unterbrechen. Zuverlässige Kontrazeption für Frauen im gebärfähigen Alter bis 5 Wochen und für männliche Patienten bis 3 Monate nach Therapieende erforderlich.
NW: Magen/Darm, Lungeninfektionen, Dyspnoe, Pleuraerguss, Blutbild, Photosensitivität, ZNS (Dysgeusie, Schwindel, kognitive Störungen, Ataxie, periphere Neuropathien), Sehstörungen, Frakturen, Labor (Hyperurikämie), kongestive Herzinsuffizienz, QT-Verlängerung, Harnwegsinfektionen, Gewichtszunahme, Myalgie, Arthralgie, Fatigue, Ödeme, Schmerzen, Fieber.
WW: Kombination vermeiden: CYP3A-/P-gp-Induktoren (Carbamazepin, Phenobarbital, Phenytoin, Rifabutin, Rifampicin, Johanniskraut, Apalutamid, Ritonavir), starke CYP3A-Inhibitoren (Ritonavir, Saquinavir, Ketoconazol, Itraconazol, Voriconazol, Posaconazol, Grapefruit, Bitterorange).
Vorsicht: Sensitive CYP3A4-Substrate mit enger therapeutischer Breite (z. B. Cisaprid, Cyclosporin, Ergotamin, Fentanyl, Pimozid, Chinidin, Tacrolimus, Alfentanil, Sirolimus), sensitive orale BCRP-Substrate (z. B. Methotrexat, Mitoxantron, Topotecan, Lapatinib), sensitive orale OATP1B1-Substrate (z. B. Atorvastatin, Pravastatin, Rosuvastatin, Repaglinid, Bosentan), P-gp-Inhibitoren (z. B. Verapamil, Nifedipin, Felodipin, Fluvoxamin, Paroxetin).
WH: Nutzen-Risiko-Abwägung bei Risiko für kongestive Herzinsuffizienz, QT- Verlängerung.
Kontrolle: Harnsäure im Serum, EKG, Elektrolyte. Verkehrshinweis (kognitive Störungen).
PG: 30 ST * (EKO: N) [€ 1.841,10]

▼ Rozlytrek 200 mg - Hartkapseln 55G
(Z.Nr. EU/1/20/1460/*) NR. P. L01EX14
ZI: Roche Registration, Grenzach-Wyhlen, Deutschland
Z: 1 Hartkapsel enthält: Entrectinib 200 mg, Kapselinhalt: Weinsäure, Lactose 130 mg, Hypromellose, Crospovidon Typ B, Cellulose, mikrokristalline, Siliciumdioxid, hochdisperses, Magnesium stearat; Kapselhülle: Hypromellose, Titandioxid, Gelborange S 0,6 mg; Drucktinte: Schellack, Propylenglycol, Indigocarmin-Aluminiumsalz.
Kurzinformation: siehe Rozlytrek 100 mg - Hartkapseln, → S. 1266
PG: 90 ST * (EKO: N) [€ 10.829,30]

Rubaxx - Schmerzgel 13X02
(Z.Nr. 3-37908) RPF. P. V03AX
ZI: PharmaSGP, Gräfelfing, Deutschland
Z: 100 g enthalten: Rhus toxicodendron (Homöopathie) D6 6 g, Natriumhydroxid, Wasser, gereinigtes, Carbomer, Ethanol 96% (V/V).
AG: Rheumatische Schmerzen, Verletzungsfolgen.
AA: Auf der Haut.
DO: 2-3mal tgl. einen 4-15 cm langen Gelstrang auftragen und einmassieren. Für Kinder nicht empfohlen.
SST: Vorsicht.
PG: 120 G * (EKO: N) [€ 19,15]

Rubaxx - Tabletten 13X01
(Z.Nr. 3-37991) RPF. P. nicht im Handel. V03AX

Rubaxx - Tropfen 13X01

(Z.Nr. 3-37499) RPF. P. V03AX
ZI: PharmaSGP, Gräfelfing, Deutschland
Z: 100 g (1 g = 20 Tropfen) enthalten: Rhus toxicodendron (Homöopathie) D6 100 g, Ethanol 96% (entspr. Gesamtethanolgehalt ca. 51 % (V/V)), Wasser, gereinigtes.
EW: Homöopathikum.
AG: Rheumatische Schmerzen, Folgen von Verletzungen und Überanstrengungen.
AA: Mit etwas Wasser verdünnt einnehmen.
DO: ED 5 Tropfen, akut alle 30-60 min. (bis 6mal tgl.), chronisch 1-3mal tgl..
Für Kinder und Jugendliche nicht empfohlen.
SST: Vorsicht.
WH: Bei Entzündungszeichen von Gelenken (Rötung, Schwellung, Überwärmung) oder Fieber Arzt aufsuchen. Nicht für Alkoholkranke.
PG: 10 ML * (EKO: N) [€ 19,10], 30 ML * (EKO: N) [€ 28,90]

RubaXX Arthro - Tropfen zum Einnehmen 13X01

(Z.Nr. 3-39142) RPF. P. V03AX
ZI: PharmaSGP, Gräfelfing, Deutschland
Z: 100 g (1 g = 30 Tropfen) enthalten: Viscum album Urt. 90 g, Ethanol 96% (entspr. Gesamtethanolgehalt ca. 50 % (V/V)), Wasser, gereinigtes.
EW: Homöopathikum.
AG: Schmerz und Funktionsbeeinträchtigung bei altersbedingtem Gelenkverschleiß.
AA: Mit etwas Wasser verdünnt einnehmen.
DO: ED 5 Tropfen, akut alle 30-60 min (bis 6mal tgl.), chronisch 1-3mal tgl.. Für Kinder und Jugendliche nicht empfohlen.
SST: Vorsicht.
PG: 30 ML * (EKO: N) [€ 29,60]

Rubaxx Plus - Tropfen zum Einnehmen 13X01

(Z.Nr. 3-39157) RPF. P. V03AX
ZI: PharmaSGP, Gräfelfing, Deutschland
Z: 100 g (1 g = 1,07 ml = 23 Tropfen) enthalten: Rhus toxicodendron (Homöopathie) D6 50 ml, Phytolacca americana (Homöopathie) D4 50 ml, Ethanol 96% (entspr. Gesamtethanolgehalt ca. 50 % (V/V)), Wasser, gereinigtes.
EW: Homöopathikum.
AG: Schmerzen in Gelenken und Muskeln, Folgen von Verletzungen und Überanstrengungen.
AA: Mit etwas Wasser verdünnt einnehmen.
DO: ED 5 Tropfen, akut alle 30-60 min. (bis 6mal tgl.), chronisch 1-3mal tgl..
Für Kinder und Jugendliche nicht empfohlen.
SST: Vorsicht.
WH: Bei Entzündungszeichen von Gelenken (Rötung, Schwellung, Überwärmung) oder Fieber Arzt aufsuchen.
PG: 10 ML * (EKO: N) [€ 19,80], 30 ML * (EKO: N) [€ 29,60]

Rubisan - Salbe 22X

(Z.Nr. 3-00112) RPF. P. n.l. V03AX
ZI: Deutsche Homöopathie Union Arzneimittel, Karlsruhe, Deutschland
Z: 100 g Salbe enthalten: Mahonia aquifolium Urt. 10 g, Cetylstearylalkohol, emulgierender (Typ A) 15 g, Paraffin, dickflüssiges, Vaselin, weisses, Octyldodecanol, Wasser, gereinigtes, Ethanol 6,2 % (m/m), Benzylalkohol.
PG: 25 G * (EKO: N) [€ 11,00 n.l.], 50 G * (EKO: N) [€ 16,50 n.l.]

▼ *Rubraca 200 mg - Filmtabletten* 55L
(Z.Nr. EU/1/17/1250/*) NR. P. nicht im Handel. L01XK03

▼ *Rubraca 250 mg - Filmtabletten* 55L
(Z.Nr. EU/1/17/1250/*) NR. P. nicht im Handel. L01XK03

▼ *Rubraca 300 mg - Filmtabletten* 55L
(Z.Nr. EU/1/17/1250/*) NR. P. nicht im Handel. L01XK03

Rubriment - Emulsion 13F02

(Z.Nr. 0-10126) RPF. P. M02AC
ZI: Pharmonta Dr.Fischer, Gratwein
Z: 100 ml enthalten: Benzyl nicotinat 2 g, Nonivamid 0,1 g, Hydroxyethylsalicylat 1,8 g, Salicylamid 0,2 g, Kampfer, Aetheroleum Terebinthinae, Isobornyl acetat, Lanette N, Emulgade F, Paraffinöl, Wasser, gereinigtes.
EW: Durchblutungsfördernd, lokal antiphlogistisch.
AG: Zur Lösung von Verspannungen bei Muskel- und Gelenksbeschwerden.
AA: Gefährdete bzw. schmerzende Körperstellen einmassieren, anschließend Hände mit Seife waschen.
DO: Ca. 1 Teelöffel auf die betroffene Stelle auftragen. Neuerliches Auftragen nach Abklingen der Wirkung. Kontraindiziert bei Kindern unter 2 Jahren. Für Kinder ab 2 Jahren und Jugendliche nicht empfohlen.
GA: Sehr empfindliche Haut, Gefäßverschlüsse, Blutungsneigung, Magen/Darm-Ulzera, schwere Leber- und Nierenschäden, Asthma.
SST: Nicht anwenden.
NW: Verstärkte Hautreaktionen bei überempfindlichen (meist rothaarigen, blonden) Patienten, Laryngospasmus bei Säuglingen und Kleinkindern.
WW: Vorsicht: Cumarine, Methotrexat, Sulfonylharnstoffe, Kortikoide, Saluretika, Spironolacton.
WH: Auf Schleimhäute, Bindehaut, offene Wunden, entzündete Hautstellen nicht auftragen, nicht mit Okklusivverband anwenden. Bei versehentlicher Einnahme 0,2-0,5 g Benzocain zu 1 Teller Haferschleim, ev. Infusionen mit Natriumbicarbonat oder Natriumlactat.
PG: 60 ML * (EKO: N) [€ 9,50]

Ruconest 2100 Einheiten Pulver zur Herstellung einer Injektionslösung 27B02

(Z.Nr. EU/1/10/641/*) NR. P. B06AC04
ZI: Pharming Group, Leiden, Niederlande
Z: 1 Durchstechflasche enthält: Conestat alfa 2100 E Sucrose, Natrium citrat (entspr. Natrium 19,5 mg), Citronensäure.
EW: C1-Esterase-Inhibitor.
AG: Akute Angioödem-Anfälle bei hereditärem Angioödem aufgrund eines C1-Esterase-Inhibitormangels.
AA: Langsam i.v. nach Rekonstituierung.
DO: **Personen ab 2 Jahren:** Personen bis 84 kg KG: Einmalig 50 E/kg KG.
Personen ab 84 kg KG: Einmalig 4200 E (= 2 Durchstechflaschen). Bei unzureichendem Ansprechen ev. eine zusätzliche Dosis geben. Max. 2 Dosen binnen 24 Std.
GA: Kaninchenallergie.
SST: Nutzen/Risiko-Abwägung.
NW: Kopfschmerzen, Schwindel, Magen/Darm, Urtikaria, Schwellung.
WW: Nicht mit Gewebeplasminogenaktivator verabreichen.
WH: Vor Behandlungsbeginn Patienten auf Kaninchenallergie befragen.
Verkehrshinweis.
PG: 1 ST RE1 (EKO: Y) [€ 1.296,10]

Ruconest 2100 Einheiten - Pulver und Lösungsmittel zur Herstellung einer Injektionslösung 27B02

(Z.Nr. EU/1/10/641/*) NR. P. B06AC04
ZI: Pharming Group, Leiden, Niederlande
Z: 1 Durchstechflasche enthält: Conestat alfa 2100 E Sucrose, Natrium citrat (entspr. Natrium 19,5 mg), Citronensäure, Lösungsmittel: Wasser für Injektionszwecke.
Kurzinformation: siehe Ruconest 2100 Einheiten Pulver zur Herstellung einer Injektionslösung, → S. 1267
PG: 1 ST * (EKO: N) [€ 1.305,75]

Rulide 150 mg - Filmtabletten 34F

(Z.Nr. 1-18581) NR. P. J01FA06
ZI: sanofi-aventis, Wien
Z: 1 Filmtablette enthält: Roxithromycin 150 mg, Maisstärke, Hydroxypropylcellulose, Povidon, Talkum, Siliciumdioxid, hochdisperses, Magnesium stearat, Polyoxyethylen-Polyoxypropylenglycol, Hypromellose, Glucose wasserfrei 1,12 mg, Propylenglykol, Titandioxid.
EW: Makrolidantibiotikum (semisynthetisches Erythromycin-Derivat).
AG: Infektionen durch empfindliche Erreger: HNO, Lunge, Haut, Urogenitale.
AA: Oral ¼ Std. vor den Mahlzeiten mit Flüssigkeit einnehmen.
DO: 2mal tgl. 1 Filmtablette bis zu 10 Tage (mindestens 3 Tage über das Abklingen der Symptome). Kinder (6-40 kg KG): TD 5-8 mg/kg KG. Max. 4 Wochen anwenden.
GA: Makrolid-Unverträglichkeit, schwere Leberschäden.
SST: Nicht anwenden.
NW: Gastrointestinal, Haut (auch schwere Reaktionen), Kopfschmerzen, Schwindel, Leber, ZNS, Psyche, Enzymanstiege, Geschmack- und Geruchstörungen, Herz (QT-Verlängerung), Überempfindlichkeit, Schock, Verschlechterung einer Myasthenie.
WW: Kontraindiziert: Mutterkornalkaloide (Durchblutungsstörungen, Ergotismus), Astemizol.

R

Nicht empfohlen: QT-verlängernde Substanzen, trizyklische Antidepressiva, Lithium, Protozoenmittel, Antikoagulantien, Disopyramid, Terfenadin.
Vorsicht: Theophyllin (Serumspiegel überwachen). Digoxin (Resorption erhöht), Midazolam (HWZ verlängert), Klasse IA- und III-Antiarrhythmika, Cisaprid, Pimozid, Ciclosporin, Bromocriptin, Rifabutin, Statine.
WH: Kontrolle: Leber, Niere, Blutbild. Auf Überwuchern resistenter Keime achten. Bei schweren Durchfällen an pseudomembranöse Colitis denken. Verkehrshinweis.
PG: 12 ST (2) (EKO: G) [€ 16,70]

Rulide 300 mg - Filmtabletten 34F
(Z.Nr. 1-20222) NR. P. J01FA06
ZI: sanofi-aventis, Wien
Z: 1 Filmtablette enthält: Roxithromycin 300 mg, Maisstärke, Hydroxypropylcellulose, Povidon, Talkum, Siliciumdioxid, hochdisperses, Magnesium stearat, Polyoxyethylen-Polyoxypropylenglycol, Hypromellose, Glucose wasserfrei 2,24 mg, Propylenglykol, Titandioxid.
EW: Makrolidantibiotikum (semisynthetisches Erythromycin-Derivat).
AG: Infektionen durch empfindliche Erreger: HNO, Lunge, Haut, Urogenitale.
AA: Oral ¼ Std. vor den Mahlzeiten mit Flüssigkeit einnehmen.
DO: 1mal tgl. 1 Filmtablette über 7-10 Tage (3-4 Tage über das Abklingen der Symptome).
GA: Makrolid-Unverträglichkeit, schwere Leberschäden.
SST: Nicht anwenden.
NW: Gastrointestinal, Haut (auch schwere Reaktionen), Kopfschmerzen, Schwindel, Leber, ZNS, Psyche, Enzymanstiege, Geschmack- und Geruchstörungen, Herz (QT-Verlängerung), Überempfindlichkeit, Schock, Verschlechterung einer Myasthenie.
WW: Kontraindiziert: Mutterkornalkaloide (Durchblutungsstörungen, Ergotismus), Astemizol.
Nicht empfohlen: QT-verlängernde Substanzen, trizyklische Antidepressiva, Lithium, Protozoenmittel, Antikoagulantien, Disopyramid, Terfenadin.
Vorsicht: Theophyllin (Serumspiegel überwachen). Digoxin (Resorption erhöht), Midazolam (HWZ verlängert), Klasse IA- und III-Antiarrhythmika, Cisaprid, Pimozid, Ciclosporin, Bromocriptin, Rifabutin, Statine.
WH: Kontrolle: Leber, Niere, Blutbild. Auf Überwuchern resistenter Keime achten. Bei schweren Durchfällen an pseudomembranöse Colitis denken. Verkehrshinweis.
PG: 7 ST (EKO: G) [€ 17,80]

Rupafin 1 mg/ml - Lösung zum Einnehmen 05A01
(Z.Nr. 1-31463) RP. P. nicht im Handel. R06AX28

Rupafin 10 mg - Tabletten 05A01
(Z.Nr. 1-27273) RP. P. nicht im Handel. R06AX28

Ruta RemaVet - Globuli für Tiere 890A
(Z.Nr. 8-38866) RPF. P. QV03AX
ZI: Remedia Homöopathie, Eisenstadt
Z: 1 g Globuli (ca. 120 Globuli) enthält: Ruta graveolens (Homöopathie) C30 10 mg, Saccharose.
EW: Homöopathikum.
AG: Rind, Pferd, Schaf, Ziege, Schwein, Kaninchen, Geflügel, Kleinnager, Hund, Katze: Verletzungen der Knochenhaut, Sehnenverletzungen, körperliche Überanstrengung, Schmerzen nach Quetschungen, Prellungen, Verstauchungen, Zerrung von Gelenken, gereizte Lidbindehaut, unterstützend bei Rektumprolaps.
AA: Zum Eingeben (direkt ins Maul oder über die Tränke: 20 Globuli in 1 Liter Wasser auflösen).
DO: ED 5-10 Globuli (unabhängig von der Tiergröße). Initial mehrere Gaben in kurzen Abständen alle 15 min., dann 3-4 mal tgl. 5-10 Globuli.
SST: Nur nach Rücksprache mit dem Tierarzt anwenden.
VNW: Nicht bei Tieren anwenden, deren Milch für menschlichen Verzehr vorgesehen ist.
PG: 10 G VN [€ 12,80]

Rutozym - Filmtabletten 27A04
(Z.Nr. 1-24156) RP. P. M09AB52
ZI: Mucos Pharma, Berlin, Deutschland
Z: 1 Filmtablette enthält: Bromelain 450 FIP-E, Trypsin 1440 FIP-E (entspr. → 24 µkat), Rutosid-3-Wasser 100 mg, Tablettenkern: Lactose monohydrat max. 0,15 g, Wasser, gereinigtes, Magnesium stearat, Maisstärke, Siliciumdioxid, hochdisperses, Stearinsäure, Talkum, Maltodextrin; Tablettenüberzug: Methacrylsäure-methylmethacrylat-copolymer (1:1), Natrium laurylsulfat, Macrogol 6000, Talkum, Triethylcitrat, Vanillin.
EW: Antiödematös.
AG: Posttraumatische Schwellungen, Thrombophlebitis, Urogenitalentzündungen, schmerzhafte Arthrosen, Weichteilrheumatismus.
AA: Unzerkaut mit reichlich Flüssigkeit mindestens 30 Minuten vor oder 90 Minuten nach einer Mahlzeit einnehmen.
DO: TD 6 Tabletten in einer oder mehreren ED bis zum Verschwinden der Symptome. MTD 12 Tabletten. Keine Daten bei Kindern und Jugendlichen.
GA: Gerinnungsstörungen, schwere Leber- und Nierenschäden.
SST: Keine Erfahrungen, nicht empfohlen.
NW: Magen/Darm, Kopfschmerz, Asthma, Schwitzen, Allergien.
WW: Vorsicht: Plasmaspiegel von Antibiotika erhöht; Gerinnungshemmer, Thrombozytenaggregationshemmer verstärkt.
WH: 4 Tage vor Operationen absetzen.
PG: 200 ST * (EKO: N) [€ 71,35]

▼ Ruxience 100 mg - Konzentrat zur Herstellung einer Infusionslösung 55I01, 13A02
(Z.Nr. EU/1/20/1431/*) NR. P. E. L01XC02
ZI: Pfizer Europe, Brüssel, Belgien
Z: 1 Durchstechflasche zu 10 ml enthält: Rituximab 100 mg, hergestellt in Ovarialzellen des chinesischen Hamsters (CHO), L-Histidin, L-Histidin hydrochlorid-monohydrat, Dinatrium edetat (entspr. Natrium), Polysorbat 80, Sucrose, Wasser für Injektionszwecke.
EW: Monoklonaler chimärer Antikörper (Maus/Mensch), antineoplastisch.
AG: -Non-Hodgin-Lymphom (NHL): Follikuläre Lymphome im Stadium III bis IV in Kombination mit Chemotherapie oder als Monotherapie bei Rezidiv oder Resistenz.
Erwachsene Patienten mit CD20-positivem, großzellig diffusem B-Zell-Non-Hodgkin-Lymphom in Kombination mit einer CHOP-Chemotherapie.
Kinder ab 6 Monaten und Jugendliche mit nicht vorbehandeltem fortgeschrittenem, CD20- positivem diffusem großzelligem B-Zell-Lymphom (DLBCL - diffuse large B-cell lymphoma), Burkitt-Lymphom (BL)/ Burkitt-Leukämie (reife B-Zell akute lymphatische Leukämie - BAL) oder Burkitt-like-Lymphom (BLL) in Kombination mit einer systemischen Lymphom-Malin-B(LMB)-Chemotherapie.
-Chronische lymphatische Leukämie zusammen mit Chemotherapie.
-Schwere aktive rheumatoide Arthritis (in Kombination mit Methotrexat).
-Schwere Granulomatose mit Polyangiitis und mikroskopische Polyangiitis (in Kombination mit Glucocorticoiden) bei Erwachsenen, auch zur Induktion einer Remission bei Kindern ab 2 Jahren und Jugendlichen.
-Pemphigus vulgaris.
AA: I.v. Infusion (initial 50 mg/h, dann 100 mg/h, maximal 400 mg/h). Vor jeder Infusion Prämedikation mit Antipyretikum (z.B. Paracetamol) und Antihistaminikum (z.B. Diphenhydramin).
DO: Vor jeder Anwendung Analgetikum (z.B. Paracetamol) und Antihistaminikum (z.B. Diphenhydramin) verabreichen. Ev. Prämedikation mit Glucocorticoiden.
Lymphome: Kombinationstherapie: 375 mg/m² KOF am Tag 1 jedes Chemotherapiezyklus über bis zu 8 Zyklen. Zur Erhaltungstherapie 375 mg/m² KOF einmal alle 2-3 Monate.
Monotherapie: 375 mg/m² KOF 1mal wöchentlich über 4 Wochen.
Kinder (ab 6 Monaten): 375 mg/m² KOF in Kombination mit einer systemischen Lymphom-Malin-B(LMB)-Chemotherapie.
Chronische lymphatische Leukämie: 48 Std. vor Behandlungsbeginn Hydratation + Urikostatika. Kurz vor der Infusion 100 mg Prednison/Prednisolon.
Rituximab-Dosis: 375 mg/m² KOF am Tag 0 des ersten Chemotherapiezyklus, dann 500 mg/m² KOF am Tag 1 jedes folgenden Chemotherapiezyklus über insgesamt 6 Zyklen.
Rheumatoide Arthritis: 2 Infusionen zu je 1000 mg im Abstand von 2 Wochen. 30 min. vorher 100 mg Methylprednisolon i.v. geben. Nach 24 Wochen Notwendigkeit weiterer Behandlungszyklen überprüfen.
Granulomatose mit Polyangiitis: 375 mg/m² KOF einmal wöchentlich über 4 Wochen. Vorbehandlung mit Methylprednisolon (1000 mg i.v. tgl. über 1-3 Tage) empfohlen, während und nach der Behandlung Prednison 1 mg/kg KG/Tag oral empfohlen. Erhaltungstherapie: 2 Infusionen zu 500 mg im Abstand von 2 Wochen, dann 500 mg alle 6 Monate.
Kinder (ab 2 Jahren): 375 mg/m² KOF einmal wöchentlich über 4 Wochen.
Pemphigus vulgaris: 2 Infusionen zu je 1000 mg im Abstand von 2 Wochen; Erhaltungsinfusion 500 mg in den Monaten 12 und 18, anschließend alle 6 Monate.
Details siehe Austria Codex - Fachinformation.
GA: Bei NHL und CLL: Schwere Infektionen, stark geschwächte Immunabwehr. Bei anderen Indikationen: Schwere Infektionen, stark geschwächte Immunabwehr, schwere Herzinsuffizienz, schwere unkontrollierte Herzerkrankungen.
SST: Nutzen/Risiko-Abwägung in der Schwangerschaft, nicht stillen. Kontrazeption bis 12 Monate nach Behandlung.
NW: Infusionsbedingt: Blutdruckabfall, Lunge (Bronchospasmus),

Allergien (auch schwere Hautreaktionen), Blut, Hepatitis B Reaktivierung, erhöhtes Infektionsrisiko, "Cytokine release-Syndrom", Herz/Kreislauf (Arrhythmien), Neutropenie (auch Spätformen), Tumor-Lyse-Syndrom, Hypogammaglobulinämie. Nebenwirkungen der CHOP-Chemotherapie beachten. Sehr selten progressive multifokale Leukencephalopathie (PML).
WW: Virale Lebendimpfstoffe nicht empfohlen.
WH: Patientenpass erforderlich. Besondere Vorsicht bei Herzerkrankungen. Blutbefund (Neutrophile) kontrollieren. Auf "Cytokine release-Syndrom" achten. Vorsicht bei Hepatitis B-Anamnese, vor Behandlungsbeginn auf Hepatitis B-Virus testen. Auf infusionsbedingte Reaktionen, schwerwiegende Infektionen bzw. schwere Hautreaktionen achten. Erhöhtes Risiko einer progressiven multifokalen Enzephalopathie beachten.
PG: 1 ST * (EKO: N) [€ 916,45]

▼ Ruxience 500 mg - Konzentrat zur Herstellung einer Infusionslösung 55I01, 13A02
(Z.Nr. EU/1/20/1431/*) NR. P. E. L01XC02
ZI: Pfizer Europe, Brüssel, Belgien
Z: 1 Durchstechflasche zu 50 ml enthält: Rituximab 500 mg, hergestellt in Ovarialzellen des chinesischen Hamsters (CHO), L-Histidin, L-Histidin hydrochlorid-monohydrat, Dinatrium edetat (entspr. Natrium), Polysorbat 80, Sucrose, Wasser für Injektionszwecke.
Kurzinformation: siehe Ruxience 100 mg - Konzentrat zur Herstellung einer Infusionslösung, → S. 1268
PG: 1 ST * (EKO: N) [€ 2.201,50]

▼ *Rxulti 0,25 mg - Filmtabletten* 49B06
(Z.Nr. EU/1/18/1294/*) NR. P. nicht im Handel. N05AX16

▼ *Rxulti 0,5 mg - Filmtabletten* 49B06
(Z.Nr. EU/1/18/1294/*) NR. P. nicht im Handel. N05AX16

▼ *Rxulti 1 mg - Filmtabletten* 49B06
(Z.Nr. EU/1/18/1294/*) NR. P. nicht im Handel. N05AX16

▼ *Rxulti 2 mg - Filmtabletten* 49B06
(Z.Nr. EU/1/18/1294/*) NR. P. nicht im Handel. N05AX16

▼ *Rxulti 3 mg - Filmtabletten* 49B06
(Z.Nr. EU/1/18/1294/*) NR. P. nicht im Handel. N05AX16

▼ *Rxulti 4 mg - Filmtabletten* 49B06
(Z.Nr. EU/1/18/1294/*) NR. P. nicht im Handel. N05AX16

▼ *Rybelsus 3 mg - Tabletten* 06C
(Z.Nr. EU/1/20/1430/*) NR. P. nicht im Handel. A10BJ06

▼ *Rybelsus 7 mg - Tabletten* 06C
(Z.Nr. EU/1/20/1430/*) NR. P. nicht im Handel. A10BJ06

▼ *Rybelsus 14 mg - Tabletten* 06C
(Z.Nr. EU/1/20/1430/*) NR. P. nicht im Handel. A10BJ06

▼ Rydapt 25 mg - Weichkapseln 55G
(Z.Nr. EU/1/17/1218/*) NR. P. L01EX10
ZI: Novartis Europharm, Dublin, Irland
Z: 1 Weichkapsel enthält: Midostaurin 25 mg, Kapselinhalt: Macrogol glycerolhydroxystearat 415 mg, Macrogol, Ethanol ca. 83 mg, Maisöl-Monoditriglyzeride, all-rac-alpha-Tocopherol; Kapselhülle: Gelatine, Glycerol, Titandioxid, Eisen(III)-hydroxid-oxid x H2O, gelbes, Eisen(III)-oxid, rotes, Wasser, gereinigtes; Drucktinte: Carmin, Hypromellose, Propylenglycol.
EW: Proteinkinasehemmer, antineoplastisch.
AG: Akute myeloische Leukämie mit FLT3-Mutation, aggressive Mastozytose oder Mastzellleukämie.
AA: Mit Nahrung mit Wasser im Ganzen einnehmen.
DO: 50 mg 2mal tgl. an den Tagen 8 bis 21 der Chemotherapie sowie in kompletter Remission jeden Tag als Monotherapie bis zum Rezidiv oder bis zu 12 Zyklen von je 28 Tagen. Dosisanpassung bei schweren NW. Keine Dosisempfehlung für Kinder und Jugendliche.
SST: Nicht empfohlen. Bis 4 Monate nach Behandlungsende Barrieremethode zur Kontrazeption anwenden und nicht stillen.
NW: Neutropenie, Magen/Darm, Haut, Kopfschmerzen, Fieber, schwere Infektionen, kardiale Dysfunktion (QTc-Verlängerung, Hypotonie), Lunge, Untersuchungen.
WW: Abbau erfolgt durch CYP3A4-Enzyme. Gegenanzeige: Starke CYP3A4-Induktoren (z.B. Carbamazepin, Rifampicin) verringern die Exposition von Midostaurin. Vorsicht: Starke CYP3A4-Hemmer (z.B. Ketoconazol) erhöhen Blutkonzentration von Midostaurin.
WH: Vorsicht bei Leberschäden. Verkehrshinweis.
PG: 112 ST * (EKO: N) [€ 18.975,25]

▼ *Rydapt 25 mg - Weichkapseln* 55G
(Z.Nr. EU/1/17/1218/*) NR. P. L01EX10
Parallelimport. nicht im Handel.

Rytmonorma - Ampullen 30C01
(Z.Nr. 0-17435) RP. P. C01BC03
ZI: Mylan Österreich, Wien
Z: 1 Ampulle mit 20 ml enthält: Propafenon hydrochlorid 70 mg, Glucose monohydrat, Wasser für Injektionszwecke.
EW: Antiarrhythmikum Ic.
AG: Lebensbedrohliche supraventrikuläre und ventrikuläre Tachyarrhythmien.
AA: Langsam i.v. oder als Kurz- oder Langzeitinfusion in Glukoselösung; nicht mit NaCl-Lösung mischen.
DO: Einschleichend dosieren: ED 0,5-1 (-2) mg/kg KG; Abstand zwischen 2 Injektionen mindestens 90-120 min.
Kurzinfusion: 0,5-1 mg/min über 1-3 Std.
Langzeitinfusion: MTD 560 mg. EKG- und Blutdruckkontrolle.
Für Kinder und Jugendliche nicht empfohlen.
GA: Brugada-Syndrom, unkontrollierte Herzinsuffizienz, kardiogener Schock, schwere Bradykardie, erste 3 Monate nach Myokardinfarkt, schwere strukturelle Herzerkrankungen, schwere Erregungsleitungsstörungen ohne Schrittmacher, Digitalisüberdosierung, schwere Elektrolytstörungen (Kalium), schwere Lungenobstruktion, ausgeprägte Hypotonie, Myasthenie.
SST: Strenge Indikationsstellung.
NW: Schwindel, Herzleitungsstörungen, Palpitationen, Magen/Darm, ZNS, Haut, Augen, Cholestase, Blutbild, Herz/Kreislauf (Orthostase).
WW: Gegenanzeige: Ritonavir.
Vorsicht: Betablocker, Lokalanästhetika, Amiodaron, andere Antiarrhythmika, trizyklische Antidepressiva, orale Antikoagulantien, Digoxin, Anästhetika, Muskelrelaxantien, Neuroleptika, SSRIs, CYP450-Induktoren und -Hemmer, Venlafaxin, Phenobarbital, Theophyllin.
WH: Verkehrshinweis. EKG- und Kreislaufkontrolle. Schrittmacher ev. neu programmieren. Vorsicht bei Asthma. Bei Bradykardie Antidot Atropin, Orciprenalin.
PG: 5 ST * (EKO: N) [€ 18,15]

Rytmonorma 150 mg - Filmtabletten 30C01
(Z.Nr. 0-16590) RP. P. C01BC03
ZI: Mylan Österreich, Wien
Z: 1 Filmtablette enthält: Propafenon hydrochlorid 150 mg, Cellulose, mikrokristalline, Croscarmellose natrium (entspr. Natrium <= 10 mg), Stärke, prägelatiniert, Hypromellose, Magnesium stearat, Macrogol 400, Macrogol 6000, Titandioxid, Wasser, gereinigtes.
Kurzinformation: siehe Propafenon Accord 150 mg - Filmtabletten, → S. 1155
PG: 20 ST (2) (EKO: G) [€ 8,90], 50 ST (2) (EKO: G) [€ 17,75]

Rytmonorma 300 mg - Filmtabletten 30C01
(Z.Nr. 0-16481) RP. P. C01BC03
ZI: Mylan Österreich, Wien
Z: 1 Filmtablette enthält: Propafenon hydrochlorid 300 mg, Cellulose, mikrokristalline, Croscarmellose natrium (entspr. Natrium <= 20 mg), Stärke, prägelatiniert, Hypromellose, Magnesium stearat, Macrogol 400, Macrogol 6000, Titandioxid, Wasser, gereinigtes.
Kurzinformation: siehe Propafenon Accord 150 mg - Filmtabletten, → S. 1155
PG: 20 ST (2) (EKO: G) [€ 14,85], 50 ST (EKO: G) [€ 29,60]

Rytmopasc - Tropfen 30X
(Z.Nr. 3-00257) RP. P. V03AX
ZI: Pascoe Pharmazeutische Präparate, Schiffenberger Weg, Giessen, Deutschland
Z: 10 g (= 10,7 ml, 1 g = 46 Tropfen) enthalten: Crataegus Urt. 3,865 g, Cytisus scoparius Urt. 0,95 g (entspr. Spartium scoparium (Homöopathie)), Lilium lancifolium Urt. 2,415 g (entspr. Lilium tigrinum (Homöopathie)), Apocynum cannabinum Urt. 0,95 g, Veratrum viride (Homöopathie) D2 0,1 g, Gelsemium sempervirens (Homöopathie) D2 0,1 g, Nitroglycerinum (Homöopathie) D3 0,05 g (entspr. Glonoinum (Homöopathie)), Cheiranthus cheiri Urt. 0,05 g, Wasser, gereinigtes, Ethanol (entspr. Gesamtethanolgehalt 54 % (V/V)), Wasser, gereinigtes.
EW: Homöopathikum.

AG: Funktionelle Herzbeschwerden.
AA: Mit etwas Wasser verdünnt einnehmen.
DO: 3mal tgl. 10-20 Tropfen. Für Kinder und Jugendliche nicht empfohlen.
SST: Nicht empfohlen.
WH: Nicht für Alkoholkranke.
PG: 50 ML * (EKO: N) [€ 20,10]

Ryzodeg 100 Einheiten/ml - Injektionslösung im Fertigpen 06A03

(Z.Nr. EU/1/12/806/*) RP. P. E. A10AD06
ZI: Novo-Nordisk, Bagsvaerd, Dänemark
Z: 1 ml Injektionslösung enthält: Insulin degludec/Insulin aspart 100 E (entspr. Insulin degludec 70 E) (entspr. → 2,56 mg) (entspr. Insulin aspart 30 E) (entspr. → 1,05 mg) hergestellt durch rekombinante DNA-Technologie in Saccharomyces cerevisiae, Glycerol, Metacresol, Phenol, Natriumchlorid, Zink acetat, Salzsäure zur pH-Wert-Einstellung, Natriumhydroxid zur pH-Wert-Einstellung, Wasser für Injektionszwecke.
EW: Kombination aus Basalinsulin Insulin degludec und schnell wirkendem Insulin aspart. Schneller Wirkungseintritt, Wirkdauer über 24 Std.
AG: Diabetes mellitus bei Personen ab 2 Jahren.
AA: Nur s.c. im Fertigpen (FlexTouch) für die Anwendung mit NovoFine oder NovoTwist Injektionsnadeln. Immer eine neue Nadel verwenden. Nicht i.m. oder i.v. oder in Insulinpumpen anwenden. Nicht aus der Patrone des Fertigpens in eine Spritze aufziehen.
DO: 1mal oder 2mal tgl. mit der/den Hauptmahlzeit(en) nach Bedarf.
Typ 1-Diabetes: Kombination mit kurz/schnell wirkendem Insulin zu den übrigen Mahlzeiten erforderlich.
Typ 2-Diabetes: Initiale TD 10 Einheiten. Dosisanpassung nach Bedarf; bei höheren Dosen 2mal tgl. anwenden.Kombination mit oralen Antidiabetika und Bolusinsulin möglich.
Vorsicht bei Kindern von 2 bis 5 Jahren (Hypoglykämie-Risiko).
SST: Anwendung möglich. Blutzucker engmaschig kontrollieren.
NW: Hypoglykämie, Haut, Augen, Bildung von Insulin-Antikörpern; Reaktionen an der Injektionsstelle (Lipodystrophie, Ödeme), sehr selten Anaphylaxie.
WW: Senkung des Insulinbedarfs durch hypoglykämische Arzneimittel: Orale Antidiabetika, MAO-Hemmer, nichtselektive Betablocker, ACE-Hemmer, Salizylate, anabole Steroide, Sulfonamide.
Erhöhung des Insulinbedarfs durch hyperglykämische Arzneimittel: Orale Kontrazeptiva, Thiazide, Glukokortikoide, Schilddrüsenhormone, Beta2-Sympathomimetika, Wachstumshormone, Danazol.
Vorsicht: Pioglitazon (Herzinsuffizienz). Betablocker können Hypoglykämie-Symptome verschleiern. Octreotid/Lanreotid, Clonidin, Lithiumsalze, Alkohol können Insulinbedarf erhöhen oder senken.
WH: Auf Hyperglykämie (bei unzureichender Dosierung oder Unterbrechen der Therapie) bzw. Hypoglykämie (bei Auslassen einer Mahlzeit, anstrengender körperlicher Tätigkeit oder zu hoher Insulindosis) achten. Besondere Vorsicht bei Umstellung auf einen anderen Insulintyp/eine andere Insulinmarke. Verkehrshinweis (Hypoglykämie!).
Bei leichter Hypoglykämie Glukose oral oder zuckerhaltige Lebensmittel zuführen. Bei schwerer Hypoglykämie mit Bewusstlosigkeit Glukagon (0,5-1 mg i.m. oder s.c.) oder Glukose i.v. geben.
PG: 5 ST * (EKO: N) [€ 113,10]

Ryzodeg 100 Einheiten/ml - Injektionslösung in einer Patrone 06A03

(Z.Nr. EU/1/12/806/*) RP. P. E. A10AD06
ZI: Novo-Nordisk, Bagsvaerd, Dänemark
Z: 1 ml Injektionslösung enthält: Insulin degludec/Insulin aspart 100 E (entspr. Insulin degludec 70 E) (entspr. → 2,56 mg) (entspr. Insulin aspart 30 E) (entspr. → 1,05 mg) hergestellt durch rekombinante DNA-Technologie in Saccharomyces cerevisiae, Glycerol, Metacresol, Phenol, Natriumchlorid, Zink acetat, Salzsäure zur pH-Wert-Einstellung, Natriumhydroxid zur pH-Wert-Einstellung, Wasser für Injektionszwecke.
EW: Kombination aus Basalinsulin Insulin degludec und schnell wirkendem Insulin aspart. Schneller Wirkungseintritt, Wirkdauer über 24 Std.
AG: Diabetes mellitus bei Personen ab 2 Jahren.
AA: Nur s.c. in einer Patrone (Penfill) für die Anwendung mit Insulininjektionssystemen von Novo Nordisk und mit NovoFine oder NovoTwist Injektionsnadeln. Immer eine neue Nadel verwenden. Nicht i.m. oder i.v. oder in Insulinpumpen anwenden.
DO: 1mal oder 2mal tgl. mit der/den Hauptmahlzeit(en) nach Bedarf.
Typ 1-Diabetes: Kombination mit kurz/schnell wirkendem Insulin zu den übrigen Mahlzeiten erforderlich.
Typ 2-Diabetes: Initiale TD 10 Einheiten. Dosisanpassung nach Bedarf; bei höheren Dosen 2mal tgl. anwenden.Kombination mit oralen Antidiabetika und Bolusinsulin möglich.
Vorsicht bei Kindern von 2 bis 5 Jahren (Hypoglykämie-Risiko).
SST: Anwendung möglich. Blutzucker engmaschig kontrollieren.
NW: Hypoglykämie, Haut, Augen, Bildung von Insulin-Antikörpern; Reaktionen an der Injektionsstelle (Lipodystrophie, Ödeme), sehr selten Anaphylaxie.
WW: Senkung des Insulinbedarfs durch hypoglykämische Arzneimittel: Orale Antidiabetika, MAO-Hemmer, nichtselektive Betablocker, ACE-Hemmer, Salizylate, anabole Steroide, Sulfonamide.
Erhöhung des Insulinbedarfs durch hyperglykämische Arzneimittel: Orale Kontrazeptiva, Thiazide, Glukokortikoide, Schilddrüsenhormone, Beta2-Sympathomimetika, Wachstumshormone, Danazol.
Vorsicht: Pioglitazon (Herzinsuffizienz). Betablocker können Hypoglykämie-Symptome verschleiern. Octreotid/Lanreotid, Clonidin, Lithiumsalze, Alkohol können Insulinbedarf erhöhen oder senken.
WH: Auf Hyperglykämie (bei unzureichender Dosierung oder Unterbrechen der Therapie) bzw. Hypoglykämie (bei Auslassen einer Mahlzeit, anstrengender körperlicher Tätigkeit oder zu hoher Insulindosis) achten. Besondere Vorsicht bei Umstellung auf einen anderen Insulintyp/eine andere Insulinmarke. Verkehrshinweis (Hypoglykämie!).
Bei leichter Hypoglykämie Glukose oral oder zuckerhaltige Lebensmittel zuführen. Bei schwerer Hypoglykämie mit Bewusstlosigkeit Glukagon (0,5-1 mg i.m. oder s.c.) oder Glukose i.v. geben.
PG: 5 ST * (EKO: N) [€ 113,10]

Sab Simplex - Tropfen 07J, 42C01
(Z.Nr. 0-13455) RPF. P. A03AX13
ZI: Pfizer Corporation Austria, Wien
Z: 1 ml (25 Tropfen) enthält: Simeticon 69,19 mg (entspr. Dimeticon 350-Siliciumdioxid (92,5:7,5)), Cetomacrogol, Sorbinsäure, Hypromellose, Natrium citrat, Zitronensäure, Vanille-Aroma, Carbomer, Natrium cyclamat, Himbeer-Aroma, Natriumbenzoat, Saccharin natrium, Wasser, gereinigtes.
AG: Gasansammlungen im Magen/Darm-Bereich, verstärkte Gasbildung nach Operationen, vor diagnostischen Untersuchungen, bei Spülmittelvergif- tungen.
AA: Nach den Mahlzeiten und vor dem Schlafengehen.
DO: Bei Bedarf 30-45 Tropfen, MTD 9,2 ml; Kinder ab 6 Jahre und Jugendliche: ED 20-30 Tropfen, Kinder (2-6 Jahre): ED 15 Tropfen, Säuglinge 7 Tropfen (mit der Flaschennahrung). Wiederholung alle 4-6 Std. möglich.
Vorbereitung einer Röntgenuntersuchung: 15-30 ml am Vorabend.
Vorbereitung der Sonographie: Je 15 ml am Vorabend und 3 Std. vor der Untersuchung.
Vor Gastro-Duodenoskopien: 2,5-5 ml.
Spülmittelvergiftungen: Mindestens 5 ml.
SST: Anwendung möglich.
NW: Überempfindlichkeit, Magen/Darm.
PG: 30 ML * (EKO: N) [€ 8,10]

🐾 Sabaco Colistin 120 mg/g - Pulver zum Eingeben für Tiere 812AZ
(Z.Nr. 8-00718) NR. P. VNW. QA07AA10
ZI: Chevita Tierarzneimittel, Wels
Z: 100 g Pulver enthalten: Colistin sulfat 120 mg, Glucose monohydrat.
EW: Polymyxin-Antibiotikum.
AG: Behandlung und Metaphylaxe von Darminfektionen durch empfindliche Erreger (Salmonellen oder E. coli) bei Rind (Kalb), Schwein, Huhn.
AA: Über Futter, Milch/Milchaustauschertränke oder Trinkwasser.
DO: Über das Futter:
Rind: TD 4 mg Colistin/kg KG in 2 ED.
Kalb, Schwein: TD 5 mg Colistin/kg KG in 2 ED.
Huhn: TD 6 mg Colistin/kg KG in 2 ED.
Über Tränke oder Trinkwasser:
Kalb, Schwein: TD 5 mg Colistin/kg KG.
Huhn: TD 6 mg Colistin/kg KG.
Verabreichung über 5-7 Tage, bei Hühnern über 4-6 Tage.
GA: Neugeborene Kälber und Ferkel, schwere Nierenschäden, Pferde.
SST: Nutzen/Risiko-Bewertung.
NW: Nur bei vorgeschädigten Tieren Störungen der Niere, des Gehör- und Gleichgewichtssinns.
WW: Nicht mit bakteriostatischen Verbindungen kombinieren. Kombinationen mit Aminoglykosiden und Levamisol vermeiden. Vorsicht: Potentiell nephro- und neurotoxische Verbindungen, Anästhetika, Muskelrelaxantien. Zweiwertige Kationen, ungesättigte Fettsäuren, Polyphosphate antagonisieren antibakterielle Wirkung von Colistin.
VNW: Essbare Gewebe 2 Tage, Eier 1 Tag.
Nicht bei Tieren anwenden, deren Milch für den menschlichen Verzehr vorgesehen ist.
PG: 1000 G VNW [€ 64,10]

Sabacomb 250 Mikrogramm + 100 Mikrogramm pro Sprühstoß - Druckgasinhalation, Suspension 50B04
(Z.Nr. 1-35963) NR. P. nicht im Handel. R03AK13

Sabalvit - Kapseln 52Z03
(Z.Nr. 1-26381) RPF. P. nicht im Handel. G04CX02

Sabanleva 250 mg - Filmtabletten 09A06
(Z.Nr. 1-40359) NR. P. nicht im Handel. N03AX14

Sabanleva 500 mg - Filmtabletten 09A06
(Z.Nr. 1-40360) NR. P. nicht im Handel. N03AX14

Sabanleva 1000 mg - Filmtabletten 09A06
(Z.Nr. 1-40361) NR. P. nicht im Handel. N03AX14

Sabril 500 mg - Filmtabletten 09A06
(Z.Nr. 1-19486) RP. P. N03AG04
ZI: sanofi-aventis, Wien
Z: 1 Filmtablette enthält: Vigabatrin 500 mg, Tablettenkern: Povidon K30, Cellulose, mikrokristalline, Magnesium stearat, Natrium stärkeglykolat Typ A; Tablettenüberzug: (entspr. Hypromellose 15 cp) (entspr. Titandioxid) (entspr. Macrogol 8000).
EW: Antikonvulsivum (Hemmstoff der GABA-Transaminase).
AG: Zusatz bei Epilepsien, die durch andere Antiepileptika nicht befriedigend kontrollierbar sind. Monotherapie bei West-Syndrom.
AA: Unzerkaut mit Flüssigkeit vor oder nach den Mahlzeiten.
DO: TD in 1 oder 2 ED.
Erwachsene: TD initial 2 g, Dosisanpassung nach Wirksamkeit und Verträglichkeit. MTD 3 g.
Kinder: Initial tgl. 40 mg/kg KG, bei Bedarf erhöhen (ca 1 g tgl. pro 15 kg KG).
Niedrigere Anfangsdosis bei Nierenschäden.
West Syndrom: TD initial 50 mg/kg KG, ev. steigern (MTD 150 mg/kg KG).
SST: Zwingende Indikationsstellung, nicht stillen.
NW: ZNS (bei Kindern auch Erregungszustände, ev. Erhöhung der Anfallshäufigkeit), Magen/Darm, Augen (Gesichtsfeldeinengung), Psyche, Gewichtszunahme, irreversible Gesichtsfeldstörungen, sehr selten Leber (Hepatitis).
WW: Keine Interaktion mit anderen Antiepileptika. Vorsicht: Clonazepam (verstärkt sedierend).
WH: Dosierung langsam absetzen. Auf neurologische Nebenwirkungen (u.a. Bewegungsstörungen) sorgfältig achten, v.a. bei Patienten mit Verhaltensstörungen in der Anamnese. Verkehrshinweis. Auf irreversible Gesichtsfeldeinengungen achten, Sehschärfe und Gesichtsfeld alle 6 Monate untersuchen. Erhöhtes suizidales Risiko beachten.
PG: 100 ST IND (2) (EKO: G) [€ 116,90]

Sabril 500 mg - lösliches Pulver 09A06
(Z.Nr. 1-20114) RP. P. N03AG04
ZI: sanofi-aventis, Wien
Z: 1 Beutel enthält: Vigabatrin 500 mg, Povidon K30.
EW: Antikonvulsivum (Hemmstoff der GABA-Transaminase).
AG: Zusatztherapie bei Epilepsien, die durch andere Antiepileptika nicht befriedigend kontrollierbar sind. Monotherapie bei West-Syndrom.
AA: Oral vor oder nach den Mahlzeiten. Pulver unmittelbar vor Einnahme in 1 Glas Flüssigkeit lösen.
DO: TD in 1 oder 2 ED.
Erwachsene: TD initial 2 g, Dosisanpassung nach Wirksamkeit und Verträglichkeit. MTD 3 g.
Kinder: Initial tgl. 40 mg/kg KG, bei Bedarf erhöhen (ca. 1 g tgl. pro 15 kg KG).
Niedrigere Anfangsdosis bei Nierenschäden.
West Syndrom: TD initial 50 mg/kg KG, ev. steigern (MTD 150 mg/kg KG).
SST: Zwingende Indikationsstellung, nicht stillen.
NW: ZNS (bei Kindern auch Erregungszustände, ev. Erhöhung der Anfallshäufigkeit), Magen/Darm, Augen (Gesichtsfeldeinengung), Psyche, Gewichtszunahme, irreversible Gesichtsfeldstörungen, sehr selten Leber (Hepatitis).
WW: Keine Interaktion mit anderen Antiepileptika. Vorsicht: Clonazepam (verstärkt sedierend).
WH: Dosierung langsam absetzen. Auf neurologische Nebenwirkungen (u.a. Bewegungsstörungen) sorgfältig achten, v.a. bei Patienten mit Verhaltensstörungen in der Anamnese. Verkehrshinweis. Auf irreversible Gesichtsfeldeinengungen achten, Sehschärfe und Gesichtsfeld alle 6 Monate untersuchen. Erhöhtes suizidales Risiko beachten.
PG: 50 ST IND (2) (EKO: G) [€ 62,95]

Saflutan 15 Mikrogramm/ml - Augentropfen im Einzeldosisbehältnis 47G02
(Z.Nr. 1-27557) RP. P. E. S01EE05
ZI: Santen Oy, Tampere, Finnland
Z: 1 Einzeldosisbehältnis zu 0,3 ml enthält: Tafluprost 4,5 µg (entspr. → ca. 0,45 µg/Tr), Glycerol, Natriumdihydrogenphosphatdihydrat, Natrium edetat, Polysorbat 80, Salzsäure zur pH-Wert-Einstellung, Natriumhydroxid zur pH-Wert-Einstellung, Wasser für Injektionszwecke.
EW: Prostaglandin-Analogon.
AG: Senkung des Augeninnendrucks bei Offenwinkel-Glaukom und okulärer Hypertension (Monotherapie und Zusatztherapie zu Betablockern).
AA: Am Auge.
DO: 1mal tgl. (abends) 1 Tropfen in den Bindehautsack des betroffenen Auges; 1 Behältnis reicht für die Behandlung beider Augen. Keine Daten an Kindern und Jugendlichen.
SST: Strenge Indikationsstellung, nicht stillen. Zuverlässige Kontrazeption empfohlen.
NW: Lokale Reaktionen (Haarwachstum), okuläre Hyperämie, Makulaödem, Kopfschmerzen.
WH: Auf verstärktes Wachstum der Wimpern, Dunkelfärbung des Augenlids und verstärkte Irispigmentierung achten. Vorsicht bei Asthma. Verkehrshinweis.
PG: 30 ST RE2 (2) (EKO: Y) [€ 35,75]

Saflutan 15 Mikrogramm/ml - Augentropfen, Lösung 47G02
(Z.Nr. 1-38325) RP. P. E. nicht im Handel. S01EE05

S

Saizen 5,83 mg/ml - Injektionslösung in einer Patrone
31B01

(Z.Nr. 2-00388) RP. P. E. H01AC01

ZI: Merck, Wien

Z: 1 ml Injektionslösung enthält: Somatropin 5,83 mg hergestellt mit rekombinanter DNA-Technologie in Säugetierzellen, Saccharose, Poloxamer 188, Phenol, Citronensäure, Natriumhydroxid zur pH-Wert-Einstellung, Wasser für Injektionszwecke.

EW: Humanes Wachstumshormon, gentechnologisch von Säugetierzellen hergestellt.

AG: Minderwuchs bei Kindern aufgrund einer verminderten oder fehlenden Sekretion von normalem körpereigenem Wachstumshormon. Minderwuchs bei Turner-Syndrom (Gonadendysgenesie). Minderwuchs bei chronischem Nierenversagen, Minderwuchs infolge zu kleiner Körpergröße bei der Geburt (SGA), Substitutionstherapie bei Erwachsenen mit ausgeprägtem Wachstumshormonmangel.

AA: Nur s.c. mit cool.click Autoinjektor oder easypod Autoinjektor oder Aluetta Peninjektor.

DO: Minderwuchs: TD 0,7-1mg/m² KOF oder 0,025-0,035 mg/kg KG s.c. oder i.m.
Turner-Syndrom:
Chronisches Nierenversagen: TD 1,4 mg/m² KOF oder 0,045-0,050 mg/kg KG s.c.
Intrauterine Wachstumsretardierung: TD 1 mg/m² KOF oder 0,035 mg/kg KG bis zum Erreichen der Endgröße.
Wachstumshormonmangel bei Erwachsenen: TD initial 0,15-0,3 mg, dann schrittweise anpassen; endgültige TD selten über 1 mg.
Frauen können höhere Dosen benötigen als Männer.

GA: Geschlossene Epiphysenfugen bei Kindern, Anzeichen für Tumoraktivität, akute schwere Erkrankungen, (prä)proliferative diabetische Retinopathie.

SST: Nicht empfohlen. Vorsicht in der Stillzeit.

NW: Lokale Reaktionen; bei unregelmäßiger Anwendung Hypoglykämie; Epiphysenlösung im Hüftgelenk. Flüssigkeitsretention, Karpaltunnelsyndrom, intrakraniale Hypertonie, Antikörperbildung, Pankreatitis.

WW: Vorsicht: Kortikosteroide (ggf. Kortikoiddosis anpassen). Orale Östrogene (ggf. Somatropin- Dosis erhöhen).

WH: Tageshöchstdosis nicht überschreiten. Kontrollen: Schilddrüsenfunktion, ev. Fundoskopie, Hüftgelenk, Glukosetoleranz. Vorsicht bei Diabetes. Nicht zur Behandlung des Prader-Willi-Syndroms (außer bei Wachstumshormonmangel). Auf Leukämie, benigne intrakranielle Hypertonie, renale Osteodystrophie, Skoliose achten. Erhöhtes Risiko für Zweittumore (insbesondere Meningiome) beachten.

PG: 1 ST RE1 (EKO: Y) [€ 255,85]

Saizen 8 mg/ml - Injektionslösung in einer Patrone
31B01

S

(Z.Nr. 2-00389) RP. P. E. H01AC01

ZI: Merck, Wien

Z: 1 ml Injektioslösung enthält: Somatropin 8 mg, hergestellt mit rekombinanter DNA-Technologie in Säugetierzellen, Saccharose, Poloxamer 188, Phenol, Citronensäure, Natriumhydroxid zur pH-Wert-Einstellung, Wasser für Injektionszwecke.

Kurzinformation: siehe Saizen 5,83 mg/ml - Injektionslösung in einer Patrone, → S. 1272

PG: 12MG 1 ST RE1 (EKO: Y) [€ 485,65], **20MG** 1 ST RE1 (EKO: Y) [€ 773,80]

Saizen 8 mg/ml - Injektionslösung in einer Patrone 31B01
(Z.Nr. 2-00389-P1) RP. P. E. Parallelimport. H01AC01
nicht im Handel.

Saizen 8 mg click.easy - Pulver und Lösungsmittel zur Herstellung einer Injektionslösung 31B01
(Z.Nr. 1-24167) RP. P. nicht im Handel. H01AC01

Salagen 5 mg - Filmtabletten
45D

(Z.Nr. 1-22206) RP. P. N07AX01

ZI: Merus Labs Luxco II, Luxembourg, Luxemburg

Z: 1 Filmtablette enthält: Pilocarpin hydrochlorid 5 mg, Cellulose, mikrokristalline, Stearinsäure; Filmbeschichtung: Opadry White OY-7300: (entspr. Hypromellose) (entspr. Macrogol 400) (entspr. Titandioxid); Umhüllung: (entspr. Carnaubawachs).

EW: Parasympathomimetikum, steigert Speichelsekretion.

AG: Symptomatisch bei Xerostomie infolge einer Bestrahlung bei Krebserkrankungen im Kopf/Hals-Bereich und bei Sjögren-Syndrom.

AA: Mit Wasser während oder gleich nach den Mahlzeiten (beim Sjögren- Syndrom auch vor dem Schlafengehen) einnehmen.

DO: Initial 3mal tgl. 5 mg. Bei Sjögren-Syndrom 4mal tgl. 5 mg. MTD 30 mg.
Keine Erfahrungen bei Kindern.
Dosisreduktion bei Leberschäden.

GA: Schwere Herz/Kreislauf- und Nierenschäden, Asthma, akute Iritis.

SST: Nicht empfohlen.

NW: Cholinerg (Schwitzen, Rhinitis, Kopfschmerzen, Harndrang, Magen/Darm, ZNS, Erröten, Herz, Sehstörungen).

WW: Beta-Blocker (Reizleitungsstörungen); Parasympathomimetika synergistisch, Anticholinergika antagonistisch.

WH: Vorsicht bei chronisch obstruktiven Atemwegserkrankungen, Gallenwegerkrankungen, Ulcus pepticum, psychiatrischen Störungen, übermäßiger Schweißbildung, Engwinkelglaukom. Verkehrshinweis.

PG: 84 ST * (EKO: N) [€ 112,70]

Salazopyrin 500 mg - Filmtabletten
35D01, 42F

(Z.Nr. 1-13306) RP. P. A07EC01

ZI: Pfizer Corporation Austria, Wien

Z: 1 Filmtablette enthält: Sulfasalazin 500 mg, Kern: Povidon, Siliciumdioxid, hochdisperses, Magnesium stearat, Stärke, vorverkleistert; Filmüberzug: Celluloseacetatphthalat, Propylenglycol 5 mg, Wachs, gebleichtes, Carnaubawachs, Macrogol 20000, Glycerolmonostearat, Talkum.

EW: Entzündungshemmer; Filmtabletten magensaftresistent. Substanz wird vor allem im Dickdarm gespalten.

AG: Chronisch entzündliche Dickdarmerkrankungen wie Colitis ulcerosa, Morbus Crohn, Divertikulitis, Proktitis, Stumpfkolitis; Rezidivprophylaxe der Colitis ulcerosa; aktive, chronische Polyarthritis (rheumatoide Arthritis) des Erwachsenen.
Kinder (ab 6. Lebensjahr) mit juveniler idiopathischer Oligo- oder Polyarthritis bei Nichtansprechen auf NSARs und/oder Glukokortikoide.

AA: Zu oder nach den Mahlzeiten unzerkaut mit Flüssigkeit.
DO:**Darmentzündungen:** Einschleichend beginnen.
Akut: 2(-4) Filmtabletten 3-4mal tgl.; Kinder: 40-60 mg/kg KG tgl. in 3-6 ED. Unterstützend auch 1-2 Suppositorien morgens und abends. TD von 10 Filmtabletten möglichst nicht überschreiten.
Rezidivprophylaxe bei Colitis ulcerosa: 2 Filmtabletten 2(-3)mal tgl., Kinder: 20-30 mg/kg KG tgl. in 3-6 ED.
Polyarthritis: Einschleichend: 1. Woche abends 1 Filmtablette; 2. Woche morgens und abends 1 Filmtablette; 3. Woche morgens 1 und abends 2 Filmtabletten; 4. Woche morgens und abends 2 Filmtabletten, jede weitere Woche abends 2 Filmtabletten. Nach 3 Monaten Steigerung auf 3mal 2 Filmtabletten tgl. möglich. Wirkungseintritt meist nach 6-10 Wochen.
Kinder: TD 50 mg/kg KG, nach 3 Monaten ev. 75 mg/kg KG über 2 ED. MTD 2 g, nach 3 Monaten ev. 3 g.
Zusätzliche Gabe anderer Entzündungshemmer ist möglich.

DO: Darmentzündungen:
Einschleichend beginnen.
Akut: 2(-4) Filmtabletten 3-4mal tgl.; Kinder: 40-60 mg/kg KG tgl. in 3-6 ED. Unterstützend auch 1-2 Suppositorien morgens und abends. TD von 10 Filmtabletten möglichst nicht überschreiten.
Rezidivprophylaxe bei Colitis ulcerosa: 2 Filmtabletten 2(-3)mal tgl., Kinder: 20-30 mg/kg KG tgl. in 3-6 ED.
Polyarthritis: Einschleichend: 1. Woche abends 1 Filmtablette; 2. Woche morgens und abends 1 Filmtablette; 3. Woche morgens 1 und abends 2 Filmtabletten; 4. Woche morgens und abends 2 Filmtabletten, jede weitere Woche abends 2 Filmtabletten. Nach 3 Monaten Steigerung auf 3mal 2 Filmtabletten tgl. möglich. Wirkungseintritt meist nach 6-10 Wochen.
Kinder: TD 50 mg/kg KG, nach 3 Monaten ev. 75 mg/kg KG über 2 ED. MTD 2 g, nach 3 Monaten ev. 3 g.
Zusätzliche Gabe anderer Entzündungshemmer ist möglich.

GA: Sulfonamid- oder Salizylatüberempfindlichkeit, Porphyrie, Leber- und Niereninsuffizienz.

SST: Nutzen/Risiko-Abwägung. Vorsicht in der Stillzeit. Bei Frauen mit Kinderwunsch Schwangerschaft in der Phase der Remission planen. Absetzen während der Schwangerschaft und Stillzeit nicht ratsam.

NW: Übelkeit, Magenschmerzen, Erbrechen, Anorexie, Kopfschmerzen, Erytheme, Pruritus, schwere Überempfindlichkeit (DRESS), Anaphylaxie, schwere Infektionen (mit Myelosuppression), Temperaturanstieg. Blutbild, Nervensystem, Haut (auch schwere Reaktionen) und Schleimhäute, Lunge, Niere, bei rheumatoider Arthritis vereinzelt aseptische Meningitis.

WW: Folsäure, Digoxin (verminderte Bioverfügbarkeit); Wirksamkeitsminderung durch Eisen-(2)-Sulfat, Cholestyramin, PABA (Procain), Antibiotika.
Verstärkung: Antikoagulantien, orale Hypoglykämika, Thiopental, Phenylbutazon, Phenytoin, Methotrexat, Kristallurie durch Methenamin, Probenecid reduziert Sulfasalazin-Elimination.
Beeinflussung von Laborergebnissen möglich.

WH: Vorsicht bei Allergieneigung, Bronchialasthma, Glukose-6-Phosphatdehydrogenasenmangel, Blutschäden, Erythema exsudativum multiforme. Auf schwere Hautreaktionen achten. Keine Erfahrung bei Kindern unter 2 Jahren mit Darment-

zündungen und bei Kindern unter 6 Jahren mit rheumatoider Arthritis.
Kontrolle: Blut- und Harnstatus, Blutbild. Fertilitätsbeeinflussung bei Männern (reversibel) möglich. Während der Schwangerschaft Therapie nicht absetzen. Bei Blut- oder Leberschäden Therapie abbrechen.
PG: 100 ST (2) (EKO: G) [€ 29,45]

Salazopyrin 500 mg - Tabletten 35D01, 42F
(Z.Nr. 1-08860) RP. P. A07EC01
ZI: Pfizer Corporation Austria, Wien
Z: 1 Tablette enthält: Sulfasalazin 500 mg, Povidon, Siliciumdioxid, hochdisperses, Magnesium stearat, Stärke, vorverkleistert.
EW: Entzündungshemmer; Tabletten nicht magensaftresistent (bei Magenunverträglichkeit werden Filmtabletten empfohlen).
AG: Chronisch entzündliche Dickdarmerkrankungen wie Colitis ulcerosa, Morbus Crohn, Divertikulitis, Proktitis, Stumpfkolitis; Rezidivprophylaxe der Colitis ulcerosa.
AA: Zu oder nach den Mahlzeiten mit viel Flüssigkeit einnehmen.
DO: Akut: 3-4mal tgl. 2(-4 Tabletten).
Kinder: TD 40-60 mg/kg KG in mehreren ED.
Rezidivprophylaxe: 2(-3)mal tgl. 2 Tabletten.
Kinder: 20-30 mg/kg KG in mehreren ED.
GA: Sulfonamid- oder Salizylatüberempfindlichkeit, Porphyrie, Leber- und Niereninsuffizienz.
SST: Nutzen/Risiko-Abwägung. Vorsicht in der Stillzeit. Bei Frauen mit Kinderwunsch Schwangerschaft in der Phase der Remission planen. Absetzen während der Schwangerschaft und Stillzeit nicht ratsam.
NW: Übelkeit, Magenschmerzen, Erbrechen, Anorexie, Kopfschmerzen, Erytheme, Pruritus, schwere Überempfindlichkeit (DRESS), Anaphylaxie, schwere Infektionen (mit Myelosuppression), Temperaturanstieg. Blutbild, Nervensystem, Haut (auch schwere Reaktionen) und Schleimhäute, Lunge, Niere, bei rheumatoider Arthritis vereinzelt aseptische Meningitis.
WW: Folsäure, Digoxin (verminderte Bioverfügbarkeit); Wirksamkeitsminderung durch Eisen-(2)-Sulfat, Cholestyramin, PABA (Procain), Antibiotika.
Verstärkung: Antikoagulantien, orale Hypoglykämika, Thiopental, Phenylbutazon, Phenytoin, Methotrexat, Kristallurie durch Methenamin, Probenecid reduziert Sulfasalazin-Elimination.
Beeinflussung von Laborergebnissen möglich.
WH: Vorsicht bei Allergieneigung, Bronchialasthma, Glukose-6-Phosphatdehydrogenasenmangel, Blutschäden, Erythema exsudativum multiforme. Auf schwere Hautreaktionen achten. Keine Erfahrung bei Kindern unter 2 Jahren mit Darmentzündungen und bei Kindern unter 6 Jahren mit rheumatoider Arthritis.
Kontrolle: Blut- und Harnstatus, Blutbild. Fertilitätsbeeinflussung bei Männern (reversibel) möglich. Während der Schwangerschaft Therapie nicht absetzen. Bei Blut- oder Leberschäden Therapie abbrechen.
PG: 100 ST (2) (EKO: G) [€ 23,60]

Salbutamol Sandoz 100 Mikrogramm/Dosis - Druckgasinhalation 50A02
(Z.Nr. 1-28205) RP. P. nicht im Handel. R03AC02

Salmecomp 50 Mikrogramm/100 Mikrogramm - einzeldosiertes Pulver zur Inhalation 50B03
(Z.Nr. 1-36632) NR. P. R03AK06
ZI: Genericon Pharma, Graz
Z: 1 Einzeldosis enthält: Salmeterol 50 µg, (entspr. Salmeterol xinafoat), Fluticason propionat 100 µg, Lactose monohydrat (entspr. Milchproteine).
EW: Beta 2-Agonist und Glukokortikoid.
AG: Asthma, wenn Kombination Beta-Agonist + inhalatives Kortikosteroid indiziert ist. Chronisch-obstruktive Atemwegserkrankung (COPD).
AA: Zur Inhalation.
DO: Asthma: 2mal tgl. 1 Inhalation, Dosisstärke nach Bedarf.
Kinder von 4-12 Jahren, 2mal tgl. 1 Inhalation mit 0,05 mg Salmeterol und 0,1 mg Fluticasonpropionat.
COPD: 2mal tgl. 1 Inhalation.
SST: Nutzen/Risiko-Abwägung.
NW: Kopfschmerzen, Tremor, Palpitationen, Arrhythmien, Candidiasis, Heiserkeit, Nasopharyngitis, Pneumonie (bei COPD), Hypokaliämie, Blutergüsse, Muskelkrämpfe, traumatische Frakturen, Psyche (Angst, Schlafstörungen), paradoxe Bronchospasmen, Blutergüsse, Anaphylaxie, Sehstörungen.
WW: Vorsicht: Beta-Agonisten (potentiell additiv, Hypokaliämie), Beta-Blocker (antagonistisch). Vorsicht mit CYP3A4 Inhibitoren (gleichzeitige Gabe von Ketoconazol vermeiden).
WH: Nicht zur Behandlung einer plötzlichen Atemnot. Vorsicht bei Herzrhythmusstörungen, Diabetes, Hypokaliämie, Thyreotoxikose, Lungentuberkulose, Infektionen der Atemwege. Vorsicht bei Therapieumstellung. Bei Stress oder vor einer geplanten Operation zusätzlich Glukokortikoide systemisch geben. Erhöhtes Risiko psychischer Veränderungen bei Kindern und Jugendlichen. Erhöhtes Pneumonie-Risiko bei COPD beachten. Auf Verhaltensänderungen achten. Positive Ergebnisse bei Dopingtests möglich.
Bei Überdosierung Antidot kardioselektive Beta-Blocker.
PG: 1 ST IND (2) (EKO: G) [€ 25,10]

Salmecomp 50 Mikrogramm/250 Mikrogramm - einzeldosiertes Pulver zur Inhalation 50B03
(Z.Nr. 1-36633) NR. P. R03AK06
ZI: Genericon Pharma, Graz
Z: 1 Einzeldosis enthält: Salmeterol 50 µg, (entspr. Salmeterol xinafoat), Fluticason propionat 250 µg, Lactose monohydrat (entspr. Milchproteine).
Kurzinformation: siehe Salmecomp 50 Mikrogramm/100 Mikrogramm - einzeldosiertes Pulver zur Inhalation, → S. 1273
PG: 1 ST IND (2) (EKO: G) [€ 32,80]

Salmecomp 50 Mikrogramm/500 Mikrogramm - einzeldosiertes Pulver zur Inhalation 50B03
(Z.Nr. 1-36634) NR. P. R03AK06
ZI: Genericon Pharma, Graz
Z: 1 Einzeldosis enthält: Salmeterol 50 µg, (entspr. Salmeterol xinafoat), Fluticason propionat 500 µg, Lactose monohydrat (entspr. Milchproteine).
Kurzinformation: siehe Salmecomp 50 Mikrogramm/100 Mikrogramm - einzeldosiertes Pulver zur Inhalation, → S. 1273
PG: 1 ST IND (2) (EKO: G) [€ 41,50]

Salmeson 50 Mikrogramm/250 Mikrogramm/Dosis - einzeldosiertes Pulver zur Inhalation 50B03
(Z.Nr. 1-31952) NR. P. nicht im Handel. R03AK06

Salmeson 50 Mikrogramm/500 Mikrogramm/Dosis - einzeldosiertes Pulver zur Inhalation 50B03
(Z.Nr. 1-31953) NR. P. nicht im Handel. R03AK06

🐾 Salmoporc - Lyophilisat und Lösungsmittel zur Herstellung einer Injektionssuspension für Schweine 823AD
(Z.Nr. 8-38869) NR. P. E. VNW. QI09AE02
ZI: IDT Biologika, Dessau-Roßlau, Deutschland
Z: 1 Impfdosis (1 ml resuspendierter Impfstoff) enthält: Salmonella typhimurium Mutante, Stamm 421/125, genetisch stabil, doppelt attenuiert (Histidin-Adenin-auxotroph) 500 Mio.-;5 Mrd. KBE, Saccharose, Rinderserumprotein; Lösungsmittel: Natriumchlorid, Wasser für Injektionszwecke.
EW: Lebendimpfstoff.
AG: Subkutane Anwendung: Aktive Immunisierung von Sauen und Jungsauen zur Reduzierung der Ausscheidung von Salmonella Typhimurium-Wildstämmen während der Säugezeit. Orale Anwendung: Aktive Immunisierung von Ferkeln und Läufern zur Reduktion der bakteriellen Besiedlung und der Erregerausscheidung sowie klinischer Symptome infolge einer Infektion mit Salmonella Typhimurium.
AA: S.c. oder oral (Verabreichung mittels Drencher).
DO: S.c.: 2mal 1 ml im Abstand von 3 Wochen (ca. 6 und 3 Wochen ante partum). Wiederholungsimpfung 1 ml 3 Wochen ante partum.
Oral: 2 Impfungen mit je 1 ml ab dem 3. Lebenstag im Abstand von 3 Wochen.
SST: Anwendung möglich.
NW: Anstieg der Körpertemperatur, lokale Reaktionen, nach oraler Gabe leichter Durchfall.
WH: Nur gesunde Tiere impfen.
VNW: Essbare Gewebe: 42 Tage nach der 2. Impfung.
PG: 1 ST VNW [€ 69,40]

🐾 Salmoporc - Lyophilisat zur Herstellung einer Suspension zum Eingeben für Schweine 823AD
(Z.Nr. 8-38870) NR. P. E. VNW. QI09AE02
ZI: IDT Biologika, Dessau-Roßlau, Deutschland
Z: 1 Impfdosis (1 ml resuspendierter Impfstoff) enthält: Salmonella typhimurium Mutante, Stamm 421/125, genetisch stabil, doppelt attenuiert (Histidin-Adenin-auxotroph) 500 Mio.-;5 Mrd. KBE, Saccharose, Rinderserumprotein.
EW: Lebendimpfstoff.
AG: Aktive Immunisierung von Ferkeln und Läufern zur Reduktion der bakteriellen Besiedlung und der Erregerausscheidung sowie klinischer Symptome infolge einer Infektion mit Salmonella Typhimurium.
AA: Oral (Verabreichung mittels Drencher).
DO: Oral: 2 Impfungen mit je 1 ml ab dem 3. Lebenstag im Abstand

von 3 Wochen.
SST: Nicht zutreffend.
NW: Leichter Durchfall.
WH: Nur gesunde Tiere impfen.
VNW: Essbare Gewebe: 42 Tage nach der 2. Impfung.
PG: 1 ST VNW [€ 1.574,00]

Salofalk 4 g - Klysmen 42F

(Z.Nr. 1-19003) RP. P. A07EC02
ZI: Falk-Pharma, Freiburg, Deutschland
Z: 1 Klysma zu 60 g enthält: Mesalazin 4 g (entspr. 5-Aminosalicylsäure), Natriumbenzoat 60 mg, Kaliumdisulfit 280,8 mg, (entspr. SO2 160 mg), Kaliumacetat, Xanthan gummi, Carbomer, Dinatrium edetat, Wasser, gereinigtes.
EW: Antiinflammatorisch.
AG: Akuter Schub bei chronischen Entzündungen des Dickdarms und Enddarms.
AA: Als Einlauf.
DO: 1mal tgl. vor dem Schlafengehen 1 Klysma. Nicht zur Dauertherapie.
Wenig Erfahrung bei Kindern und Jugendlichen.
GA: Salizylatüberempfindlichkeit, schwere Leber-, Nierenschäden.
SST: Nutzen/Risiko-Abwägung.
NW: Magen/Darm, ZNS (Kopfschmerzen), Herz, Haut (Lichtempfindlichkeit), sehr selten Überempfindlichkeit, Lunge (Fibrosen), Niere (Nephrolithiasis), Myalgien/Arthralgien, Blutbild, Leber.
WW: Azathioprin, 6-Mercaptopurin, Tioguanin verstärkt myelotoxisch.
WH: Kontrollen: Blutbild, Leber, Niere (Urin). Ausreichend Flüssigkeit zuführen. Auf Lungenfunktionsstörungen achten. Konsequente Therapie erforderlich.
PG: 420 G RE2 (EKO: Y) [€ 79,65]

Salofalk 500 mg - magensaftresistente Tabletten 42F

(Z.Nr. 1-19004) RP. P. A07EC02
ZI: Falk-Pharma, Freiburg, Deutschland
Z: 1 Filmtablette enthält: Mesalazin 500 mg (entspr. 5-Aminosalicylsäure), Natriumcarbonat 48 mg, Glycin, Povidon, Cellulose, mikrokristalline, Croscarmellose natrium, Siliciumdioxid, Calcium stearat, Hypromellose, Eudragit E, Eudragit L, Talkum, Macrogol 6000, Titandioxid, Eisenoxid gelb.
EW: Antiinflammatorisch.
AG: Akutbehandlung und Rezidivprophylaxe der Colitis ulcerosa, Akutbehandlung des Morbus Crohn.
AA: Oral, 1 Std. vor den Mahlzeiten unzerkaut mit Flüssigkeit.
DO: TD:
Colitis ulcerosa: Akuter Schub 1,5-3 g, Rezidivprophylaxe 1,5 g.
M.Crohn: Akuter Schub 1,5-4,5 g.
Kinder ab 6 Jahren und Jugendliche: Akuter Schub TD 30-50 mg/kg KG in getrennten Dosen. MTD 75 mg/kg KG oder 4 g.
Rezidivprophylaxe: TD 15-30 mg/kg KG in getrennten Dosen. MTD 2 g.
Generell: Halbe Erwachsenendosis bei Kindern bis 40 kg KG.
Keine Erfahrungen bei Kindern unter 6 Jahren.
GA: Salizylatüberempfindlichkeit, schwere Leber-, Nierenschäden.
SST: Nutzen/Risiko-Abwägung.
NW: Magen/Darm, ZNS (Kopfschmerzen), Herz, Haut (Lichtempfindlichkeit), sehr selten Überempfindlichkeit, Lunge (Fibrosen), Niere (Nephrolithiasis), Myalgien/Arthralgien, Blutbild, Leber.
WW: Azathioprin, 6-Mercaptopurin, Tioguanin verstärkt myelotoxisch.
WH: Kontrollen: Blutbild, Leber, Niere (Urin). Ausreichend Flüssigkeit zuführen. Auf Lungenfunktionsstörungen achten. Konsequente Therapie erforderlich.
PG: 40 ST (2) (EKO: G) [€ 27,15], 100 ST (2) (EKO: G) [€ 57,05]

Salofalk 1 g/Sprühstoß - Rektalschaum 42F

(Z.Nr. 1-24828) RP. P. A07EC02
ZI: Falk-Pharma, Freiburg, Deutschland
Z: 1 Sprühstoß enthält: Mesalazin 1 g, Natrium metabisulfit, Cetylstearylalkohol, Polysorbat 60, Natrium edetat, Propylenglykol, Treibgas: (entspr. Propan) (entspr. Butan) (entspr. Isobutan).
EW: Antiinflammatorisches Darmtherapeutikum.
AG: Leichte aktive Colitis ulcerose des Sigmoids und Rektums.
AA: Rektal.
DO: 1mal tgl. vor dem Schlafengehen 2 Sprühstöße. Bei Kindern nur geringe Erfahrungen.
GA: Salizylatüberempfindlichkeit, schwere Leber-, Nierenschäden.
SST: Nutzen/Risiko-Abwägung.
NW: Magen/Darm, ZNS (Kopfschmerzen), Herz, Haut (Lichtempfindlichkeit), sehr selten Überempfindlichkeit, Lunge (Fibrosen), Niere (Nephrolithiasis), Myalgien/Arthralgien, Blutbild, Leber.
WW: Azathioprin, 6-Mercaptopurin, Tioguanin verstärkt myelotoxisch.
WH: Kontrollen: Blutbild, Leber, Niere (Urin). Ausreichend Flüssigkeit zuführen. Auf Lungenfunktionsstörungen achten. Konsequente Therapie erforderlich.
PG: 80 G RE2 (EKO: Y) [€ 71,60]

Salofalk 500 mg - Zäpfchen 42F

(Z.Nr. 1-19005) RP. P. A07EC02
ZI: Falk-Pharma, Freiburg, Deutschland
Z: 1 Zäpfchen enthält: Mesalazin 500 mg (entspr. 5-Aminosalicylsäure).
EW: Antiinflammatorisch.
AG: Akuttherapie chronischer Entzündungen des Dickdarms und Enddarms (Proctosigmoiditis, hämorrhagische Proktitis).
AA: Tief rektal.
DO: 3mal tgl. 500 mg, zur Rezidivprophylaxe 3mal tgl. 250 mg. Wenig Er- fahrung bei Kindern und Jugendlichen.
GA: Salizylatüberempfindlichkeit, schwere Leber-, Nierenschäden.
SST: Nutzen/Risiko-Abwägung.
NW: Magen/Darm, ZNS (Kopfschmerzen), Herz, Haut (Lichtempfindlichkeit), sehr selten Überempfindlichkeit, Lunge (Fibrosen), Niere (Nephrolithiasis), Myalgien/Arthralgien, Blutbild, Leber.
WW: Azathioprin, 6-Mercaptopurin, Tioguanin verstärkt myelotoxisch.
WH: Kontrollen: Blutbild, Leber, Niere (Urin). Ausreichend Flüssigkeit zuführen. Auf Lungenfunktionsstörungen achten. Konsequente Therapie erforderlich.
PG: 10 ST (EKO: G) [€ 19,00], 20 ST (2) (EKO: G) [€ 29,95]

Salofalk 1000 mg - Zäpfchen 42F

(Z.Nr. 1-29764) RP. P. A07EC02
ZI: Falk-Pharma, Freiburg, Deutschland
Z: 1 Zäpfchen enthält: Mesalazin 1000 mg, Hartfett.
EW: Antiinflammatorisch.
AG: Akuttherapie einer leichten bis mittelschweren Colitis ulcerosa des Rektums (ulcerative Proktitis).
AA: Tief rektal.
DO: 1mal tgl. 1 Zäpfchen. Wenig Erfahrung bei Kindern und Jugendlichen.
GA: Salizylatüberempfindlichkeit, schwere Leber-, Nierenschäden.
SST: Nutzen/Risiko-Abwägung.
NW: Magen/Darm, ZNS (Kopfschmerzen), Herz, Haut (Lichtempfindlichkeit), sehr selten Überempfindlichkeit, Lunge (Fibrosen), Niere (Nephrolithiasis), Myalgien/Arthralgien, Blutbild, Leber.
WW: Azathioprin, 6-Mercaptopurin, Tioguanin verstärkt myelotoxisch.
WH: Kontrollen: Blutbild, Leber, Niere (Urin). Ausreichend Flüssigkeit zuführen. Auf Lungenfunktionsstörungen achten. Konsequente Therapie erforderlich.
PG: 10 ST (EKO: G) [€ 30,10], 30 ST (EKO: G) [€ 72,35]

Salvacyl 11,25 mg - Pulver und Lösungsmittel zur Herstellung einer Depot-Injektionssuspension 31A
(Z.Nr. 1-36649) NR. P. nicht im Handel. L02AE04

Salviaforce mit Echinacea - Spray zur Anwendung in der Mundhöhle 45Z

(Z.Nr. 7-37538) RPF. P. A01AD11
ZI: guterrat Gesundheitsprodukte, Innsbruck
Z: 1 g (ca. 4 Sprühstöße = 0,88 ml) enthält: Roter Sonnenhut-Dickextrakt; Ethanol 57% (m/m) (Auszugsmittel) 68,9 mg (entspr. Rotes Sonnenhutkraut, frisch 232,2-417,1 mg) (entspr. Rote Sonnenhutwurzel, frisch 11,4-21,8 mg), Salbeiblätter-Tinktur; Ethanol 60% (m/m) (Auszugsmittel) 407,6 mg (entspr. Salbeiblätter, frisch 94,8-165,9 mg), Saccharose laurat (entspr. Saccharose max. 3,1 mg), Soja-Lecithin 19 mg, Ethanol 96% (entspr. Gesamtethanolgehalt ca. 43,5 % (V/V)), Pfefferminzöl, Sorbitol-Lösung 70% (nicht kristallisierend) (entspr. Sorbitol 240,6 mg).
AG: Traditionell pflanzliches Arzneimittel bei schmerzhaften Entzündungen und Infektionen in Mund und Rachen.
AA: Zur Anwendung in der Mundhöhle.
DO: Personen ab 12 Jahren: 6-10mal tgl. 2 Sprühstöße. Max. 2 Wochen anwenden.
Für Kinder von 2 bis 11 Jahren nicht empfohlen.
GA: Soja-, Erdnuss-, Korbblütlerallergie. Progrediente systemische Erkrankungen, Autoimmunerkrankungen, Immuninsuffizienz, Immunsuppression, Leukämie, Kinder unter 2 Jahren (Laryngospasmus durch Pfefferminzöl), Kinder mit Krampfanfällen, Asthma bronchiale.
SST: Nicht empfohlen.
NW: Überempfindlichkeit, Bronchospasmen, Asthma, Anaphylaxie, Brennen im Hals, Laryngospasmus bei Säuglingen.
WH: Nicht für Alkoholkranke. Vorsicht bei atopischen Patienten (Anaphylaxie).
PG: 30 ML * (EKO: N) [€ 13,75]

Samsca 7,5 mg - Tabletten 25A06

(Z.Nr. EU/1/09/539/*) NR. P. C03XA01
ZI: Otsuka Pharmaceutical Netherlands, Amsterdam, Niederlande

Z: 1 Tablette enthält: Tolvaptan 7,5 mg, Maisstärke, Hyprolose, Lactose 51 mg (entspr. Lactose monohydrat), Magnesium stearat, Cellulose, mikrokristalline, Indigocarmin-Aluminium-Salz (E 132).
EW: Vasopressin-Antagonist: V2-Rezeptor-Blockade des distalen Nephrons.
AG: Hyponatriämie als sekundäre Folge des Syndroms der inadäquaten Sekretion des antidiuretischen Hormons (SIADH).
AA: Morgens unzerkaut mit einem Glas Wasser (kein Grapefruitsaft) einnehmen.
DO: Erwachsene: TD initial 1x15 mg; Dosiserhöhung bei Bedarf bis 1x tgl. 60 mg. Bei Risiko für zu rasche Korrektur des Natriumspiegels initiale Dosis 7,5 mg.
Für Kinder und Jugendliche nicht empfohlen.
GA: Überempfindlichkeit gegen Benazepin und -Derivate, Anurie, Volumendepletion, hypovolämische Hyponatriämie, Hypernatriämie, Patienten ohne Durstgefühl.
SST: Gegenanzeige. Kontrazeption für Frauen im gebärfähigen Alter erforderlich.
NW: Durst, Mundtrockenheit, Pollakisurie, Polydipsie, Dehydratation, Hyperkaliämie, Hyperglykämie, verminderter Appetit, Hypotonie, Synkope, Übelkeit, Obstipation, Leber (akutes Leberversagen), Haut, Polyurie, Asthenie, Kreatininanstieg, Anaphylaxie. Neurologische Symptome (bei zu rascher Korrektur der Hyponatriämie).
WW: Nicht empfohlen: Arzneimittel mit hohem Natriumgehalt. Grapefruitsaft meiden.
Vorsicht: CYP3A4-Induktoren oder -Hemmer, Digoxin. Diuretika (Dehydration). Vasopressin-Analoga (abgeschwächt).
WH: Patienten müssen ausreichend Wasser trinken können. Harnabgang muss sichergestellt sein. Auf Leberschäden achten. Kontrollen: Volumenstatus, Serumnatrium (vorsichtig korrigieren), Blutzucker (bei Diabetikern). Verkehrshinweis.
PG: 10 ST * (EKO: N) [€ 1.295,80]

Samsca 7,5 mg - Tabletten 25A06
(Z.Nr. EU/1/09/539/*) NR. P. Parallelimport. C03XA01
V: Orifarm, Leverkusen, Deutschland
Z: 1 Tablette enthält: Tolvaptan 7,5 mg, Maisstärke, Hyprolose, Lactose 51 mg (entspr. Lactose monohydrat), Magnesium stearat, Cellulose, mikrokristalline, Indigocarmin-Aluminium-Salz (E 132).
PG: 10 ST * (EKO: N) [€ 1.270,75 n.l.], **EINZ . BLIS** 10 ST * (EKO: N) [€ 1.270,75]

Samsca 15 mg - Tabletten 25A06
(Z.Nr. EU/1/09/539/*) NR. P. C03XA01
ZI: Otsuka Pharmaceutical Netherlands, Amsterdam, Niederlande
Z: 1 Tablette enthält: Tolvaptan 15 mg, Maisstärke, Hyprolose, Lactose 35 mg (entspr. Lactose monohydrat), Magnesium stearat, Cellulose, mikrokristalline, Indigocarmin-Aluminium-Salz (E 132).
Kurzinformation: siehe Samsca 7,5 mg - Tabletten, → S. 1274
PG: 10 ST * (EKO: N) [€ 1.295,80]

Samsca 15 mg - Tabletten 25A06
(Z.Nr. EU/1/09/539/*) NR. P. Parallelimport. C03XA01
V: Abacus Medicine, Copenhagen, Dänemark
Z: 1 Tablette enthält: Tolvaptan 15 mg, Maisstärke, Hyprolose, Lactose 35 mg (entspr. Lactose monohydrat), Magnesium stearat, Cellulose, mikrokristalline, Indigocarmin-Aluminium-Salz (E 132).
PG: 10 ST * (EKO: N) [€ 1.270,75]

Samsca 15 mg - Tabletten 25A06
(Z.Nr. EU/1/09/539/*) NR. P. Parallelimport. C03XA01
V: Orifarm, Leverkusen, Deutschland
Z: 1 Tablette enthält: Tolvaptan 15 mg, Maisstärke, Hyprolose, Lactose 35 mg (entspr. Lactose monohydrat), Magnesium stearat, Cellulose, mikrokristalline, Indigocarmin-Aluminium-Salz (E 132).
PG: 10 ST * (EKO: N) [€ 1.270,75]

Samsca 30 mg - Tabletten 25A06
(Z.Nr. EU/1/09/539/*) NR. P. C03XA01
ZI: Otsuka Pharmaceutical Netherlands, Amsterdam, Niederlande
Z: 1 Tablette enthält: Tolvaptan 30 mg, Maisstärke, Hyprolose, Lactose 70 mg (entspr. Lactose monohydrat), Magnesium stearat, Cellulose, mikrokristalline, Indigocarmin-Aluminium-Salz (E 132).
Kurzinformation: siehe Samsca 7,5 mg - Tabletten, → S. 1274
PG: 10 ST * (EKO: N) [€ 1.295,80]

Samsca 30 mg - Tabletten 25A06
(Z.Nr. EU/1/09/539/*) NR. P. Parallelimport. C03XA01
nicht im Handel.

Samtoral levis 25 Mikrogramm/50 Mikrogramm pro Sprühstoß - Druckgasinhalation 50B03
(Z.Nr. 1-23953) NR. P. nicht im Handel. R03AK06

Samtoral standard 25 Mikrogramm/125 Mikrogramm pro Sprühstoß - Druckgasinhalation 50B03
(Z.Nr. 1-23954) NR. P. nicht im Handel. R03AK06

Samtoral forte 25 Mikrogramm/250 Mikrogramm pro Sprühstoß - Druckgasinhalation 50B03
(Z.Nr. 1-23955) NR. P. nicht im Handel. R03AK06

Samtoral Diskus levis 50 Mikrogramm/100 Mikrogramm - einzeldosiertes Pulver zur Inhalation 50B03
(Z.Nr. 1-22899) NR. P. nicht im Handel. R03AK06

Samtoral Diskus standard 50 Mikrogramm/250 Mikrogramm - einzeldosiertes Pulver zur Inhalation 50B03
(Z.Nr. 1-22898) NR. P. nicht im Handel. R03AK06

Samtoral Diskus forte 50 Mikrogramm/500 Mikrogramm - einzeldosiertes Pulver zur Inhalation 50B03
(Z.Nr. 1-22897) NR. P. nicht im Handel. R03AK06

Sanaxin 500 mg - Filmtabletten 34B01
(Z.Nr. 0-17287) NR. P. nicht im Handel. J01DB01

Sanaxin 1000 mg - Filmtabletten 34B01
(Z.Nr. 0-17288) NR. P. n.l. J01DB01
ZI: Sandoz, Kundl
Z: 1 Filmtablette enthält: Cefalexin 1000 mg, Kern: Macrogol 6000, Magnesium stearat, Carboxymethylstärke, Natrium (entspr. Natrium), Povidon, Lactose monohydrat ca. 120 mg; Überzug: Saccharin natrium, Pfefferminzöl, Titandioxid, Talk, Hypromellose.
PG: 12 ST (2) (EKO: G) [€ 18,80 n.l.]

Sancuso 3,1 mg/24 Stunden - transdermales Pflaster 08C
(Z.Nr. EU/1/12/766/*) RP. P. nicht im Handel. A04AA02

Sandimmun 50 mg - Konzentrat zur Infusionsbereitung 33B
(Z.Nr. 0-17896) NR. P. L04AD01
ZI: Novartis Pharma, Wien
Z: 1 Durchstechflasche enthält: Ciclosporin 50 mg, Ethanol, wasserfrei 278 mg (entspr. → 34 % (V/V)), Macrogolglycerolricinoleat 650 mg (entspr. Polyoxyl-35-Castoröl).
EW: Polypeptid; Immunsuppressivum.
AG: Organtransplantation, Knochenmarkstransplantation.
AA: I.v. Infusion; nur Glasflaschen verwenden. Auf 1:20 oder 1:100 mit NaCl- oder Glukoselösung verdünnen, Infusionsdauer 2-6 Stunden.
DO: Richtlinien: TD 10-15 mg/kg KG in 2 ED. Erhaltungsdosis 2-6 mg/kg KG tgl.
(= 1/3 der oralen Dosis) in 2 ED. Dosisanpassung bei Nierenschäden.
Kinder vertragen höhere Dosen als Erwachsene.
Details siehe Austria Codex - Fachinformation.
SST: Im Tierversuch reproduktionstoxisch, Nutzen/Risiko-Abwägung. Nicht stillen.
NW: Hypertrichosis, Tremor, ZNS, Hypertonie, Leber (Enzymanstiege), Gingivitis, Magen/Darm, Brennen in Händen und Füßen, Haut, Myalgie, Stoffwechsel (Hyperlipidämie, Hyperglykämie), Ödeme, Dys-/Amenorrhoe, Krämpfe, Depressionen, Pankreatitis, Thrombopenie + hämolytische Anämie, erhöhtes Risiko für Lymphome und andere Malignome, Niere (Nierenfibrose), anaphylaktische Reaktionen durch polyethoxyliertes Rizinusöl, erhöhte Infektanfälligkeit, Schmerzen in den Beinen.
WW: Gegenanzeige: Johanniskraut, Bosentan, Dabigatran, Aliskiren.
Beeinflussung des Ciclosporin-Blutspiegels durch viele Pharmaka. Details siehe Austria-Codex - Fachinformation.
WH: Blutdruck, Leber- und Nierenfunktion, Blutlipide, Elektrolyte (Kalium, Magnesium) kontrollieren. Blutspiegelkontrollen, besonders beim Umstellen auf andere Ciclosporin-Zubereitungen.
PG: 10 ST * (EKO: N) [€ 58,10]

Sandimmun Neoral 10 mg - Kapseln 33B
(Z.Nr. 1-26595) NR. P. nicht im Handel. L04AD01

Sandimmun Neoral 25 mg - Kapseln 33B
(Z.Nr. 1-20689) NR. P. L04AD01
ZI: Novartis Pharma, Wien
Z: 1 Kapsel enthält: Ciclosporin 25 mg, Kapselinhalt: alpha-Tocopherol, Ethanol, wasserfrei 25 mg (entspr. → 11,8 % (V/V)), Propylenglycol 25 mg, Maisöl-Monoditriglyzeride, Polyoxyl-40-hydriertes Rizinus-Öl 101,25 mg; Kapselhülle: Eisenoxid schwarz, Titandioxid, Glycerol 85%, Propylenglycol, Gelatine; Aufdruck: Carminsäure.
EW: Polypeptid, immunsuppressiv.
AG: Organtransplantation, Knochenmarktransplantation, endogene

S

Uveitis, Behcet-Uveitis, nephrotisches Syndrom, rheumatoide Arthritis, Psoriasis, atopische Dermatitis.
AA: Unzerkaut mit Flüssigkeit schlucken.
DO: Organtransplantation: TD 10-15 mg/kg KG in 2 ED, Erhaltungsdosis 2-6 mg/kg KG.
Knochenmarktransplantation: Initial 3-5 mg/kg KG i.v. tgl, nach 2 Wochen Umstellung auf tgl. 12,5 mg/kg KG oral in 2 ED.
Uveitis: TD 5(-7) mg/kg KG;
Psoriasis: TD 2,5-5 mg/kg KG;
Nephrotisches Syndrom: TD 2,5-5 (Kinder bis 6) mg/kg KG;
Rheumatoide Arthritis: TD 3(-5) mg/kg KG;
Atopische Dermatitis: TD 2,5-5 mg/kg KG.
Vorsichtig zwischen oralen Ciclosporin-Darreichungsformen umstellen.
Details siehe Austria Codex - Fachinformation.
SST: Im Tierversuch reproduktionstoxisch, Nutzen/Risiko-Abwägung. Nicht stillen.
NW: Hypertrichosis, Tremor, ZNS, Hypertonie, Leber (Enzymanstiege), Gingivitis, Magen/Darm, Brennen in Händen und Füßen, Haut, Myalgie, Stoffwechsel (Hyperlipidämie, Hyperglykämie), Ödeme, Dys-/Amenorrhoe, Krämpfe, Depressionen, Pankreatitis, Thrombopenie + hämolytische Anämie, erhöhtes Risiko für Lymphome und andere Malignome, Niere (Nierenfibrose), anaphylaktische Reaktionen durch polyethoxyliertes Rizinusöl, erhöhte Infektanfälligkeit, Schmerzen in den Beinen.
WW: Gegenanzeige: Johanniskraut, Bosentan, Dabigatran, Aliskiren.
Beeinflussung des Ciclosporin-Blutspiegels durch viele Pharmaka. Details siehe Austria-Codex - Fachinformation.
WH: Blutdruck, Leber- und Nierenfunktion, Blutlipide, Elektrolyte (Kalium, Magnesium) kontrollieren. Blutspiegelkontrollen, besonders beim Umstellen auf andere Ciclosporin-Zubereitungen.
PG: 50 ST IND (2) (EKO: G) [€ 68,70]

Sandimmun Neoral 50 mg - Kapseln 33B

(Z.Nr. 1-20690) NR. P. L04AD01
ZI: Novartis Pharma, Wien
Z: 1 Kapsel enthält: Ciclosporin 50 mg, Kapselinhalt: alpha-Tocopherol, Ethanol, wasserfrei 50 mg (entspr. → 11,8 % (V/V)), Propylenglycol 50 mg, Maisöl-Monoditriglyzeride, Polyoxyl-40-hydriertes Rizinus-Öl 202,5 mg; Kapselhülle: Titandioxid, Glycerol 85%, Propylenglycol, Gelatine; Aufdruck: Carminsäure.
Kurzinformation: siehe Sandimmun Neoral 25 mg - Kapseln, → S. 1275
PG: 50 ST IND (2) (EKO: G) [€ 124,40]

Sandimmun Neoral 100 mg - Kapseln 33B

(Z.Nr. 1-20691) NR. P. L04AD01
ZI: Novartis Pharma, Wien
Z: 1 Kapsel enthält: Ciclosporin 100 mg, Kapselinhalt: alpha-Tocopherol, Ethanol, wasserfrei 100 mg (entspr. → 11,8 % (V/V)), Propylenglycol 100 mg, Maisöl-Monoditriglyzeride, Polyoxyl-40-hydriertes Rizinus-Öl 405 mg; Kapselhülle: Eisenoxid schwarz, Titandioxid, Glycerol 85%, Propylenglycol, Gelatine; Aufdruck: Carminsäure.
Kurzinformation: siehe Sandimmun Neoral 25 mg - Kapseln, → S. 1275
PG: 50 ST IND (2) (EKO: G) [€ 192,20]

Sandimmun Neoral 100 mg/ml - Trinklösung 33B

(Z.Nr. 1-20694) NR. P. L04AD01
ZI: Novartis Pharma, Wien
Z: 1 ml Trinklösung enthält: Ciclosporin 100 mg, alpha-Tocopherol, Ethanol, wasserfrei 94,7 mg, (entspr. → 12 % (V/V)), Propylenglycol 94,7 mg, Maisöl-Monoditriglyzeride, Polyoxyl-40-hydriertes Rizinus-Öl 383,7 mg.
EW: Polypeptid, immunsuppressiv.
AG: Organtransplantation, Knochenmarktransplantation, endogene Uveitis, Behcet-Uveitis, nephrotisches Syndrom, rheumatoide Arthritis, Psoriasis, atopische Dermatitis.
AA: Unmittelbar vor Einnahme in einem Glas mit Apfel- oder Orangensaft (nicht mit Grapefruitsaft) verdünnen und sofort trinken. Details siehe Austria-Codex - Fachinformation oder Gebrauchsinformation.
DO: Organtransplantation: TD 10-15 mg/kg KG in 2 ED, Erhaltungsdosis 2-6 mg/kg KG.
Knochenmarktransplantation: Initial 3-5 mg/kg KG i.v. tgl, nach 2 Wochen Umstellung auf tgl. 12,5 mg/kg KG oral in 2 ED.
Uveitis: TD 5(-7) mg/kg KG;
Psoriasis: TD 2,5-5 mg/kg KG;
Nephrotisches Syndrom: TD 2,5-5 (Kinder bis 6) mg/kg KG;
Rheumatoide Arthritis: TD 3(-5) mg/kg KG;
Atopische Dermatitis: TD 2,5-5 mg/kg KG.
Vorsichtig zwischen oralen Ciclosporin-Darreichungsformen umstellen.
Details siehe Austria Codex - Fachinformation.
SST: Im Tierversuch reproduktionstoxisch, Nutzen/Risiko-Abwägung. Nicht stillen.
NW: Hypertrichosis, Tremor, ZNS, Hypertonie, Leber (Enzymanstiege), Gingivitis, Magen/Darm, Brennen in Händen und Füßen, Haut, Myalgie, Stoffwechsel (Hyperlipidämie, Hyperglykämie), Ödeme, Dys-/Amenorrhoe, Krämpfe, Depressionen, Pankreatitis, Thrombopenie + hämolytische Anämie, erhöhtes Risiko für Lymphome und andere Malignome, Niere (Nierenfibrose), anaphylaktische Reaktionen durch polyethoxyliertes Rizinusöl, erhöhte Infektanfälligkeit, Schmerzen in den Beinen.
WW: Gegenanzeige: Johanniskraut, Bosentan, Dabigatran, Aliskiren.
Beeinflussung des Ciclosporin-Blutspiegels durch viele Pharmaka. Details siehe Austria-Codex - Fachinformation.
WH: Blutdruck, Leber- und Nierenfunktion, Blutlipide, Elektrolyte (Kalium, Magnesium) kontrollieren. Blutspiegelkontrollen, besonders beim Umstellen auf andere Ciclosporin-Zubereitungen.
PG: 50 ML IND (2) (EKO: G) [€ 214,75]

Sandostatin 50 Mikrogramm/ml - Injektions-/Infusionslösung 31A, 55D01

(Z.Nr. 1-19101) RP. P. E. H01CB02
ZI: Novartis Pharma, Wien
Z: 1 Ampulle zu 1 ml enthält: Octreotid 50 µg (entspr. Octreotid acetat), Mannitol, Milchsäure, Natriumhydrogencarbonat (entspr. Natrium < 23 mg/Dosis) (entspr. → < 1 mmol/Dosis), Wasser für Injektionszwecke.
EW: Somatostatin-Analogon, hemmt Sekretion von GEP (Peptidhormonen) und von GH (Wachstumshormon).
AG: - Symptomatisch bei Akromegalie
- Symptomatisch bei funktionell aktiven gastroenteropankreatischen endokrinen Tumoren (Karzinoide)
- Prophylaxe von Komplikationen nach Pankreasoperationen.
- Notfallbehandlung gastro-ösophagealer Varizenblutungen bei Leberzirrhose.
- TSH-sezernierende Hypophysenadenome
AA: S.c. (bei Zimmertemperatur), bzw. i.v. Infusion nach Verdünnung bei gastro-ösophagealen Blutungen.
DO: **Akromegalie:** Initial 0,05-0,1 mg alle 8-12 Stunden. Tagesdosis meist 0,2-0,3 mg, MTD 1,5 mg. Wachstumshormon alle 6 Monate bestimmen.
Gastroenteropankreatische endokrine Tumore: Initial 0,05 mg 1-2mal tgl. s.c.; Steigerung bis 0,1-0,2 mg 3mal tgl. (oder höher).
Nach Pankreasoperation: 3mal tgl. 0,1 mg über 7 Tage.
Gastro-ösophageale Varizenblutungen: 25 µg/h (bei Zirrhose bis 50 µg/h) für 5 Tage mittels i.v. Dauerinfusion.
TSH-sezernierende Hypophysenadenome: 3mal tgl. 0,1 mg s.c. über mindestens 5 Tage.
Begrenzte Erfahrungen bei Kindern und Jugendlichen.
SST: Anwendung vermeiden, nicht stillen.
NW: Lokale Reaktionen, Überempfindlichkeit, Magen/Darm (Diarrhö, Bauchschmerzen), Leber/Gallestörungen (Cholelithiasis), Pankreatitis, Transaminasenanstieg, ZNS (Kopfschmerzen, Schwindel). Schilddrüse (Hypothyreose), Thrombozytopenie, Haut, Dyspnoe, Herz (Bradykardie oder Tachykardie, Arrhythmie), Ödeme, Hypoglykämie oder Hyperglykämie.
WW: Vorsicht: Ciclosporin (Resorption verringert), Cimetidin (Resorption verzögert), Chinidin. Terfenadin, geänderter Insulin- oder Antidiabetika-Bedarf, Beta-Blocker (Dosisanpassung).
WH: Überwachung bezüglich Hypophysentumoren. Kontrollen: Ultraschall der Gallenblase, Leber, Schilddrüse, Blutzucker, Vitamin B12. Verkehrshinweis.
PG: 5 ST RE1 (EKO: Y) [€ 53,55]

Sandostatin 100 Mikrogramm/ml - Injektions-/Infusionslösung 31A, 55D01

(Z.Nr. 1-19099) RP. P. E. H01CB02
ZI: Novartis Pharma, Wien
Z: 1 Ampulle zu 1 ml enthält: Octreotid 100 µg (entspr. Octreotid acetat), Mannitol, Milchsäure, Natriumhydrogencarbonat (entspr. Natrium < 23 mg/Dosis) (entspr. → < 1 mmol/Dosis), Wasser für Injektionszwecke.
Kurzinformation: siehe Sandostatin 50 Mikrogramm/ml - Injektions-/Infusionslösung, → S. 1276
PG: 5 ST RE1 (EKO: Y) [€ 101,75]

Sandostatin 100 Mikrogramm/ml - Injektions-/Infusionslösung 31A, 55D01
(Z.Nr. 1-19099-P3) RP. P. E. Parallelimport.
nicht im Handel.
H01CB02

Sandostatin 100 Mikrogramm/ml - Injektions-/Infusionslösung 31A, 55D01
(Z.Nr. 1-19099-P4) RP. P. E. Parallelimport.
nicht im Handel.
H01CB02

Sandostatin 100 Mikrogramm/ml - Injektions-/Infusionslösung 31A, 55D01
(Z.Nr. 1-19099-P6) RP. P. E. Parallelimport.
nicht im Handel.
H01CB02

Sandostatin 500 Mikrogramm/ml - Injektions-/Infusionslösung 31A, 55D01
(Z.Nr. 1-19100) RP. P. E.
H01CB02

ZI: Novartis Pharma, Wien
Z: 1 Ampulle zu 1 ml enthält: Octreotid 500 µg (entspr. Octreotid acetat), Mannitol, Milchsäure, Natriumhydrogencarbonat (entspr. Natrium < 23 mg/Dosis) (entspr. → < 1 mmol/Dosis), Wasser für Injektionszwecke.
Kurzinformation: siehe Sandostatin 50 Mikrogramm/ml - Injektions-/Infusionslösung, → S. 1276
PG: 5 ST RE1 (EKO: Y) [€ 387,45]

Sandostatin 1000 Mikrogramm/5 ml - Injektions-/Infusionslösung 31A, 55D01
(Z.Nr. 1-19108) RP. P. E. nicht im Handel.
H01CB02

Sandostatin LAR 10 mg - Pulver und Lösungsmittel zur Herstellung einer Injektionssuspension 31A, 55D01
(Z.Nr. 1-22217) RP. P. E.
H01CB02

ZI: Novartis Pharma, Wien
Z: 1 Durchstechflasche enthält: Octreotid 10 mg (entspr. Octreotid acetat), Poly-(DL-Lactid-Co-glycolid) (45:55), Mannitol; Lösungsmittel (Fertigspritze): Carboxymethyl cellulose natrium (entspr. Natrium < 23 mg/Dosis) (entspr. → < 1 mmol/Dosis), Mannitol, Poloxamer 188, Wasser für Injektionszwecke.
EW: Somatostatin-Derivat mit verlängerter Wirkungsdauer.
AG: - Akromegalie
- Symptomatisch bei funktionell aktiven gastroenteropankreatischen endokrinen Tumoren (Karzinoide)
- Fortgeschrittene neuroendokrine Tumore mit unbekannter Primärlokalisation
- TSH-sezernierende Hypophysenadenome
AA: I.m.
DO: ED 20 mg alle 4 Wochen. Bei fortgeschrittenen neuroendokrinen Tumoren ED 30 mg alle 4 Wochen. Nach 3 Monaten Dosisanpassung nach Bedarf (10-30 oder 40 mg alle 4 Wochen). Begrenzte Erfahrungen bei Kindern und Jugendlichen.
SST: Anwendung vermeiden, nicht stillen.
NW: Lokale Reaktionen, Überempfindlichkeit, Magen/Darm (Diarrhö, Bauchschmerzen), Leber/Gallestörungen (Cholelithiasis), Pankreatitis, Transaminasenanstieg, ZNS (Kopfschmerzen, Schwindel). Schilddrüse (Hypothyreose), Thrombozytopenie, Haut, Dyspnoe, Herz (Bradykardie oder Tachykardie, Arrhythmie), Ödeme, Hypoglykämie oder Hyperglykämie.
WW: Vorsicht: Ciclosporin (Resorption verringert), Cimetidin (Resorption verzögert), Chinidin. Terfenadin, geänderter Insulin- oder Antidiabetika-Bedarf, Beta-Blocker (Dosisanpassung).
WH: Überwachung bezüglich Hypophysentumoren. Kontrollen: Ultraschall der Gallenblase, Leber, Schilddrüse, Blutzucker, Vitamin B12. Verkehrshinweis.
PG: 1 ST RE1 (EKO: Y) [€ 1.272,25]

Sandostatin LAR 10 mg - Pulver und Lösungsmittel zur Herstellung einer Injektionssuspension 31A, 55D01
(Z.Nr. 1-22217-P2) RP. P. E. Parallelimport.
H01CB02

V: Abacus Medicine, Copenhagen, Dänemark
Z: 1 Durchstechflasche enthält: Octreotid 10 mg (entspr. Octreotid acetat), Poly-(DL-Lactid-Co-glycolid) (45:55), Mannitol; Lösungsmittel (Fertigspritze): Carboxymethyl cellulose natrium (entspr. Natrium < 23 mg/Dosis) (entspr. → < 1 mmol/Dosis), Mannitol, Poloxamer 188, Wasser für Injektionszwecke.
PG: 1 ST RE1 (EKO: Y) [€ 1.247,50]

Sandostatin LAR 20 mg - Pulver und Lösungsmittel zur Herstellung einer Injektionssuspension 31A, 55D01
(Z.Nr. 1-22215) RP. P. E.
H01CB02

ZI: Novartis Pharma, Wien
Z: 1 Durchstechflasche enthält: Octreotid 20 mg (entspr. Octreotid acetat), Poly-(DL-Lactid-Co-glycolid) (45:55), Mannitol; Lösungsmittel (Fertigspritze): Carboxymethyl cellulose natrium (entspr. Natrium < 23 mg/Dosis) (entspr. → < 1 mmol/Dosis), Mannitol, Poloxamer 188, Wasser für Injektionszwecke.
Kurzinformation: siehe Sandostatin LAR 10 mg - Pulver und Lösungsmittel zur Herstellung einer Injektionssuspension, → S. 1277
PG: 1 ST RE1 (EKO: Y) [€ 1.596,55]

Sandostatin LAR 20 mg - Pulver und Lösungsmittel zur Herstellung einer Injektionssuspension 31A, 55D01
(Z.Nr. 1-22215-P2) RP. P. E. Parallelimport.
H01CB02

V: Abacus Medicine, Copenhagen, Dänemark
Z: 1 Durchstechflasche enthält: Octreotid 20 mg (entspr. Octreotid acetat), Poly-(DL-Lactid-Co-glycolid) (45:55), Mannitol; Lösungsmittel (Fertigspritze): Carboxymethyl cellulose natrium (entspr. Natrium < 23 mg/Dosis) (entspr. → < 1 mmol/Dosis), Mannitol, Poloxamer 188, Wasser für Injektionszwecke.
PG: 1 ST RE1 (EKO: Y) [€ 1.565,30]

Sandostatin LAR 30 mg - Pulver und Lösungsmittel zur Herstellung einer Injektionssuspension 31A, 55D01
(Z.Nr. 1-22216) RP. P. E.
H01CB02

ZI: Novartis Pharma, Wien
Z: 1 Durchstechflasche enthält: Octreotid 30 mg (entspr. Octreotid acetat), Poly-(DL-Lactid-Co-glycolid) (45:55), Mannitol; Lösungsmittel (Fertigspritze): Carboxymethyl cellulose natrium (entspr. Natrium < 23 mg/Dosis) (entspr. → < 1 mmol/Dosis), Mannitol, Poloxamer 188, Wasser für Injektionszwecke.
Kurzinformation: siehe Sandostatin LAR 10 mg - Pulver und Lösungsmittel zur Herstellung einer Injektionssuspension, → S. 1277
PG: 1 ST RE1 (EKO: Y) [€ 2.047,80]

Sandostatin LAR 30 mg - Pulver und Lösungsmittel zur Herstellung einer Injektionssuspension 31A, 55D01
(Z.Nr. 1-22216-P2) RP. P. E. Parallelimport.
H01CB02

V: Abacus Medicine, Copenhagen, Dänemark
Z: 1 Durchstechflasche enthält: Octreotid 30 mg (entspr. Octreotid acetat), Poly-(DL-Lactid-Co-glycolid) (45:55), Mannitol; Lösungsmittel (Fertigspritze): Carboxymethyl cellulose natrium (entspr. Natrium < 23 mg/Dosis) (entspr. → < 1 mmol/Dosis), Mannitol, Poloxamer 188, Wasser für Injektionszwecke.
PG: 1 ST RE1 (EKO: Y) [€ 2.007,50]

Sangenor - Trinkampullen 16B01
(Z.Nr. 1-14654) RPF. P. A13A
ZI: Mundipharma, Wien
Z: 1 Trinkampulle zu 5 ml enthält: Mono-L-Arginin-L-aspartat 1 g, Saccharose 1 g, Methyl-4-hydroxybenzoat 4 mg, Propyl-4-hydroxybenzoat 1 mg, Aprikosen-Aroma, Karamelgeschmack, Wasser, gereinigtes.
EW: Aminosäuren (L-Arginin, L-Asparaginsäure) zur vermehrten Zufuhr.
AG: Erschöpfungszustände infolge übermäßiger Anstrengungen, Zusatzbehandlung bei funktionellen Erschöpfungszuständen bei älteren Menschen.
AA: Oral mit etwas Wasser zu den Mahlzeiten.
AH: Ampullen händisch oder mit Ampullenöffner öffnen. Ampulle aufrecht halten, oben Spitze mit leichtem Druck abknicken (eventuell mit Hilfe eines Zellstofftuches). Ampulle umdrehen, neben Trinkglas haltend, andere Ampullenspitze abbrechen.
DO: 2-3 Ampullen pro Tag über max. 15 Tage. Dosisreduktion bei schweren Leber- oder Nierenschäden. Für Kinder und Jugendliche nicht empfohlen.
SST: Nicht empfohlen.
NW: Selten Diarrhoe.
WH: Organische Ursache einer Ermüdbarkeit muss vom Arzt ausgeschlossen werden.

Diabetiker: 1 Ampulle enthält 1 g Sacharose (= 0,085 BE).
PG: 20 ST * (EKO: N) [€ 20,85]

Santizor 2 mg - Retardkapseln 52C
(Z.Nr. 1-31392) RP. P. nicht im Handel. G04BD07

Santizor 4 mg - Retardkapseln 52C
(Z.Nr. 1-31393) RP. P. G04BD07
ZI: Pfizer Corporation Austria, Wien
Z: 1 Retardkapsel enthält: Tolterodintartrat 4 mg (entspr. Tolterodin 2,74 mg), Kapselinhalt: Zuckerkügelchen (Saccharose-Maisstärke) (entspr. Saccharose 123 mg), Hypromellose, Ethylcellulose, Triglyceride, mittelkettige, Ölsäure; Kapselhülle: Gelatine; Drucktinte: (entspr. Schellack) (entspr. Titandioxid) (entspr. Propylenglykol) (entspr. Simeticon).
EW: Cholinerger Antagonist.
AG: Symptomatische Behandlung von Dranginkontinenz und/oder Pollakisurie und imperativem Harndrang, wie zum Beispiel bei Patienten mit Reizblase.
AA: Unzerkaut schlucken.
DO: 1mal tgl. 4 mg, bei schweren Leber- oder Nierenschäden 1mal tgl. 2 mg.
Für Kinder nicht empfohlen.
GA: Harnretention, Engwinkelglaukom, Myasthenie, Colitis ulcerosa, toxisches Megakolon.
SST: Nicht empfohlen.
NW: Anticholinerg (Mundtrockenheit, Dyspepsie), Kopfschmerzen, ZNS, trockene Haut, Auge, Brustschmerzen, Allergien, Arrhythmien, Verstärkung einer Demenz.
WW: Anticholinergika verstärkt, Muskarin-Agonisten abgeschwächt. CYP3A4-In- hibitoren, z.B. Makrolide, Azole, Proteasehemmer: Gleichzeitige Gabe nicht empfohlen. Metoclopramid-Wirkung vermindert.
WH: Vorsicht bei obstruktiven Harnabflussstörungen, Pylorusstenose, Nieren, Leberschäden (Dosisreduktion!), autonomer Neuropathie, Hiatushernie, QT-Verlängerung. Vor der Behandlung organische Ursachen der instabilen Blase abklären.
PG: 14 ST (EKO: G) [€ 8,60], 28 ST (EKO: G) [€ 16,10]

Sanuvis - Injektionslösung 13X01
(Z.Nr. 3-38912) RP. P. nicht im Handel. V03AX

Sanuvis - Tropfen 13X01
(Z.Nr. 3-38911) RPF. P. nicht im Handel. V03AX

▼ Sarclisa 20 mg/ml - Konzentrat zur Herstellung einer Infusionslösung 55L
(Z.Nr. EU/1/20/1435/*) NR. P. E. L01XC38
ZI: Sanofi-Aventis Groupe, Paris, Frankreich
Z: 1 ml Konzentrat enthält: Isatuximab 20 mg, hergestellt in Ovarialzellen des chinesischen Hamsters (CHO), Sucrose, Histidin hydrochlorid monohydrat, Histidin, Polysorbat 80, Wasser für Injektionszwecke.
EW: Monoklonaler Antikörpr, antineoplastisch.
AG: Mittel 3. Wahl bei rezidiviertem und refraktärem Multiplen Myelom.
AA: I.v. Infusion nach Verdünnung in 250 ml. Inf.geschwindigkeit initial 25 ml/h, schrittweise Erhöhung nach Verträglichkeit auf max. 200 ml/h.
DO: ED 10 mg/kg KG in Kombination mit Pomalidomid und Dexamethason.
Zyklus 1 (28 Tage): Wöchentlich (Tag 1, 8, 15 und 22) über 4 Wochen.
Ab Zyklus 2: Alle 2 Wochen (Tag 1 und 15) über 4 Wochen.
Keine Daten an Kindern und Jugendlichen.
SST: Zuverlässige Kontrazeption bis 5 Monate nach Therapieende erforderlich. In der Schwangerschaft nicht empfohlen. Nutzen/ Risiko- Abwägung in der Stillzeit.
NW: Infusionsbedingte Reaktionen, Neutropenie, Infektionen (Pneumonie, Bronchitis), Magen / Darm (Diarrhö), Dyspnoe, Gewichtsabnahme, Vorhofflimmern, sekundäre Primärtumore.
WW: Interferenz mit serologischen Untersuchungen (Indirekter Coombs- Test falsch positiv; Serum-Protein- Elektrophorese, Immunfixations- Test).
WH: Auf infusionsbedingte Reaktionen achten. Vor Therapiebeginn Blutgruppe des Patienten bestimmen.
PG: **100MG 5ML** 1 ST * (EKO: N) [€ 988,40], **500MG 25ML** 1 ST * (EKO: N) [€ 4.768,20]

Saroten 10 mg - Filmtabletten 02D01, 49A01
(Z.Nr. 0-11734) RP. P. N06AA09
ZI: Lundbeck Austria, Wien
Z: 1 Filmtablette enthält: Amitriptylin 10 mg (entspr. Amitriptylin hydrochlorid 11,31 mg), Tablettenkern: Maisstärke, Lactose monohydrat 19,4 mg, Silicium, kolloid, hydriertes, Cellulose, mikrokristalline, Croscarmellose natrium, Crospovidon, Magnesium stearat; Tablettenüberzug: Macrogol 400; Farbstoff: Opadry OYS9470 rot-braun.
EW: Trizyklisches Antidepressivum.
AG: Major Depression, neuropathische Schmerzen, Prophylaxe chronischer Spannungskopfschmerzen, Migräneprophylaxe, Enuresis nocturna bei Kindern ab 6 Jahren.
AA: Unzerkaut mit Wasser schlucken.
DO: Depression: Initial 2mal tgl. 25 mg, bei älteren Patienten und Patienten mit Herz/Kreislauf- Erkrankungen 10-25 mg tgl., dann steigern; MTD 150 mg in 2 ED.
Schmerzen: TD initial 10-25 mg abends, dann 25-75 mg abends (in 1 oder ev. in 2 ED).
Nach Behandlungsende schrittweise absetzen.
Für Kinder und Jugendliche nur bei Enuresis nocturna: 6-10 Jahre: 10-20 mg tgl.; ab 11 Jahren: 25-50 mg tgl. 1-1½ Std. vor dem Schlafengehen. Max. 3 Monate anwenden, schrittweise absetzen.
GA: Frischer Herzinfarkt, Herzrhythmusstörungen, Herzblock, Koronarinsuffizienz, schwere Leberschäden, Kinder unter 6 Jahren.
SST: Strenge Nutzen/Risiko-Abwägung, Entzugserscheinungen beim Neugeborenen möglich.
NW: Anticholinerg (Mundtrockenheit, Obstipation, Harnretention), Psyche (Aggression, Verwirrtheit, selten Delir, suizidales Verhalten), ZNS (Somnolenz, Tremor, Kopfschmerzen, Dysarthrie), Akkomodationsstörungen, Herz (Tachykardie, Rhythmusstörungen), orthostatische Hypotonie, Hypertonie, verstopfte Nase, Magen/Darm, Haut (Hyperhidrose), erektile Dysfunktion, Gewichtszunahme, Absetzsymptome beim plötzlichen Absetzen. Bei Überdosierung ZNS- und Herzsymptomatik.
WW: Kontraindiziert: Nichtselektive und selektive MAO-Hemmer (Gefahr des Serotoninsyndroms, 14 Tage Abstand; 1 Tag Abstand zu Moclobemid). Nicht empfohlen: Sympathomimetika, zentrale Blutdrucksenker, Anticholinergika, QT-verlängernde Arzneimittel, Thioridazin, Fluvoxamin. Vorsicht: Methadon, Furosemid, Tramadol (Krämpfe), Fluconazol, Terfenadin, CYP2D6-Hemmer (Bupropion, Fluoxetin, Paroxetin, Chinidin), ZNS-Dämpfer. Cimetidin, Methylphenidat, Valproat, Kalziumkanalblocker, Neuroleptika, Ethanol.
WH: Vorsicht bei älteren und geschwächten Patienten, QT-Verlängerung, Hyperthyreose, Epilepsie, paranoiden Patienten, Prostatahypertrophie, Pylorusstenose, paralytischem Ileus. Auf suizidales Verhalten achten. Bei Verschiebung zur Manie absetzen. Vor Enuresis-Therapie EKG durchführen (QT-Syndrom ausschließen). Verkehrshinweis.
PG: 100 ST (EKO: G) [€ 5,55]

Saroten 25 mg - Filmtabletten 02D01, 49A01
(Z.Nr. 0-11735) RP. P. N06AA09
ZI: Lundbeck Austria, Wien
Z: 1 Filmtablette enthält: Amitriptylin 25 mg (entspr. Amitriptylin hydrochlorid 28,28 mg), Tablettenkern: Maisstärke, Lactose monohydrat 23,6 mg, Silicium, kolloid, hydriertes, Cellulose, mikrokristalline, Croscarmellose natrium, Crospovidon, Magnesium stearat; Tablettenüberzug: Macrogol 400; Farbstoff: Opadry OYS9470 rot-braun.
Kurzinformation: siehe Saroten 10 mg - Filmtabletten, → S. 1278
PG: 50 ST (EKO: G) [€ 6,00], 100 ST (EKO: G) [€ 9,05]

Sastravi 50 mg/12,5 mg/200 mg - Filmtabletten 12B02
(Z.Nr. 1-35902) NR. P. N04BA03
ZI: Actavis Group PTC, Hafnarfjördur, Island
Z: 1 Filmtablette enthält: Levodopa 50 mg, Carbidopa 12,5 mg (entspr. Carbidopa 1-Wasser), Entacapon 200 mg, Tablettenkern: Croscarmellose natrium, Hydroxypropylcellulose, Trehalose-2-Wasser, Cellulosepulver, Natriumsulfat, wasserfreies, Cellulose, mikrokristalline, Magnesium stearat; Tablettenüberzug: Poly(vinylalkohol), teilweise hydrolysiert, Talkum, Titandioxid, Macrogol, Eisenoxid rot, Soja-Lecithin 0,48 mg, Eisenoxid gelb.
EW: Kombination gegen M. Parkinson.
AG: Morbus Parkinson mit "end-of-dose"-Fluktuationen.
AA: Oral, Tablette nicht teilen.
DO: Optimale Dosis vorsichtig titrieren. Pro Anwendung nur 1 Tablette einnehmen. MTD 2000 mg Entacapon (= 10 Tabletten). Hinweise zur Umstellung siehe Austria-Codex - Fachinformation. Keine Daten an Kindern und Jugendlichen.
GA: Leberschäden, Engwinkelglaukom, Phäochromozytom, nichtselektive MAO-Hemmer-Therapie, malignes neuroleptisches Syndrom oder atraumatische Rhabdomyolyse in der Anamnese.
SST: Strenge Nutzen/Risiko-Abschätzung, nicht stillen.
NW: Kombinierte Anwendung: Psyche, ZNS (Dyskinesie), Impulskontrollstörungen, Dopamin-Dysregulationssyndrom, Magen/Darm (Diarrhoe), Schmerzen, Herz, Leber, Haut, Verfärbung des Urins, Müdigkeit, Schwitzen, Stürze, übermäßige Schläfrigkeit.
NW von Levodopa/Carbidopa berücksichtigen.
WW: Vorsicht: Antidepressiva, Blutdrucksenker, Antipsychotika, Antiemetika, Phenytoin, Papaverin, Eisen (2-3 Std. Abstand).
WH: Nicht zur Behandlung Arzneimittel-induzierter extrapyramidaler

S

Reaktionen. Vorsicht bei schweren Herz/Kreislauf-, Lungenerkrankungen, Bronchialasthma, Nierenschäden, endokrinen Erkrankungen, Hypotonie, peptischen Ulzera, Krampfanfällen, Psychosen. Auf pathologisches Spielen, Libidosteigerung, Hypersexualität, Depressionen (Suizidneigung) achten. Nicht abrupt absetzen. Auf malignes neuroleptisches Syndrom achten. Kontrollen: Leber, Niere, Blutbild, Herz/Kreislauf. Verkehrshinweis (auf plötzlich einsetzende Schlafanfälle achten). Auf Gewichtsverlust achten.
PG: 100 ST (EKO: G) [€ 69,65]

Sastravi 100 mg/25 mg/200 mg - Filmtabletten 12B02
(Z.Nr. 1-35904) NR. P. N04BA03
ZI: Actavis Group PTC, Hafnarfjördur, Island
Z: 1 Filmtablette enthält: Levodopa 100 mg, Carbidopa 25 mg (entspr. Carbidopa 1-Wasser), Entacapon 200 mg, Tablettenkern: Croscarmellose natrium, Hydroxypropylcellulose, Trehalose-2-Wasser, Cellulosepulver, Natriumsulfat, wasserfreies, Cellulose, mikrokristalline, Magnesium stearat; Tablettenüberzug: Poly(vinylalkohol), teilweise hydrolysiert, Talkum, Titandioxid, Macrogol, Eisenoxid rot, Soja-Lecithin 0,6 mg, Eisenoxid gelb.
Kurzinformation: siehe Sastravi 50 mg/12,5 mg/200 mg - Filmtabletten, → S. 1278
PG: 100 ST (EKO: G) [€ 69,65]

Sastravi 150 mg/37,5 mg/200 mg - Filmtabletten 12B02
(Z.Nr. 1-35906) NR. P. N04BA03
ZI: Actavis Group PTC, Hafnarfjördur, Island
Z: 1 Filmtablette enthält: Levodopa 150 mg, Carbidopa 37,5 mg (entspr. Carbidopa 1-Wasser), Entacapon 200 mg, Tablettenkern: Croscarmellose natrium, Hydroxypropylcellulose, Trehalose-2-Wasser, Cellulosepulver, Natriumsulfat, wasserfreies, Cellulose, mikrokristalline, Magnesium stearat; Tablettenüberzug: Poly(vinylalkohol), teilweise hydrolysiert, Talkum, Titandioxid, Macrogol, Eisenoxid rot, Soja-Lecithin 0,72 mg, Eisenoxid gelb.
Kurzinformation: siehe Sastravi 50 mg/12,5 mg/200 mg - Filmtabletten, → S. 1278
PG: 100 ST (EKO: G) [€ 69,65]

Sativex - Spray zur Anwendung in der Mundhöhle 51B01, 56C01
(Z.Nr. 1-30703) NR. SG. P. E. N02BG10
ZI: GW Pharma (International), Amersfoort, Niederlande
Z: 1 Sprühstoß (= 100 µl) enthält: Delta9-Tetrahydrocannabinol 2,7 mg (entspr. THC), Cannabidiol 2,5 mg (entspr. CBD), Ethanol <= 0,04 g (entspr. Ethanol, wasserfrei), Propylenglycol, Pfefferminzöl.
EW: Analgetisch (partieller Cannabinoidrezeptor-Agonist).
AG: Mittelschwere bis schwere Spastik aufgrund von Multipler Sklerose bei mangelhaftem Ansprechen auf andere antispastische Arzneimittel.
AA: In der Mundhöhle. Anwendungsstelle wechseln.
DO: Titrationsphase: 1 Sprühstoß an der Tagen 1 und 2, 2 Sprühstöße an den Tagen 3 und 4, dann jeden Tag 1 Sprühstoß mehr, MTD 12 Sprühstöße.
Erhaltungsphase: Mittlere TD 8 Sprühstöße über den Tag verteilt. Ansprechen auf die Behandlung nach 4 Wochen überprüfen, bei ausbleibender Besserung Behandlung beenden. Für Kinder und Jugendliche nicht empfohlen.
GA: Anamnese von Schizophrenie oder anderen Psychosen (ausgenommen Depression in Zusammenhang mit der Grundkrankheit).
SST: Strenge Nutzen/Risiko-Abwägung; in der Stillzeit kontraindiziert. Kontrazeption für Frauen (zusätzliche Barrieremethode) und Männer bis 3 Monate nach Therapieende empfohlen.
NW: Schwindel, Müdigkeit, reduzierter oder erhöhter Appetit, ZNS, Psyche, verschwommenes Sehen, Vertigo, Magen/Darm, Sturz.
WW: Vorsicht: Zentrale Sedativa, andere antispastische Wirkstoffe. Cave Alkohol.
WH: Vorsicht in der Titrationsphase (Ohnmachtsanfälle möglich). Vorsicht bei Epilepsie, Leber- oder Nierenschäden, Drogenanamnese. Auf Psychosen bzw. suizidales Verhalten achten. Erhöhtes Sturzrisiko beachten. Mitnahme des Arzneimittels kann in einzelnen Ländern illegal sein. Verkehrshinweis.
PG: 3 ST RE1 (EKO: Y) [€ 648,95]

Sauerstoff medizinisch Air Liquide 56B
(Z.Nr. 1-26086) RPF. P. nicht im Handel. V03AN01

Sauerstoff medizinisch Messer 56B
(Z.Nr. 1-26098) RPF. P. nicht im Handel. V03AN01

Sauerstoff medizinisch Siad Austria 56B
(Z.Nr. 1-26103) RPF. P. nicht im Handel. V03AN01

Sauerstoff medizinisch Sol 56B
(Z.Nr. 1-26109) RPF. P. nicht im Handel. V03AN01

Savene 20 mg/ml - Pulver und Lösungsmittel für ein Konzentrat zur Herstellung einer Infusionslösung 07F04
(Z.Nr. EU/1/06/350/*) NR. P. V03AF02
ZI: Clinigen Healthcare, Schiphol, Niederlande
Z: Nach Rekonstitution enthält 1 ml Infusionslösung: Dexrazoxan 20 mg (entspr. Dexrazoxan hydrochlorid), Lösungsmittel: Natriumchlorid (entspr. Natrium), Kaliumchlorid (entspr. Kalium), Magnesiumchlorid-Hexahydrat, Natrium acetat-Trihydrat, Natrium-D-gluconat, Natriumhydroxid, Wasser für Injektionszwecke.
EW: Entgiftungsmittel.
AG: Anthrazyclin-Paravasation.
AA: I.v. Infusion (nach Rekonstitution mit 25 ml sterilem Wasser) in eine große Vene einer nicht von der Extravasation betroffenen Extremität.
DO: Einmal tgl. an 3 aufeinander folgenden Tagen: Tag 1: 1000 mg/m^2 KOF.
Tag 2: 1000 mg/m^2 KOF.
Tag 3: 500 mg/m^2 KOF.
Dosisreduktion um 50% bei (mittel)schweren Nierenschäden. Keine Daten an Kindern und Jugendlichen.
SST: Mutagen. Kontrazeption für weibliche und männliche Patienten (bis 6 Monate nach Therapieende) erforderlich. Zwingende Indikationsstellung in der Schwangerschaft. Nicht stillen.
NW: Magen/Darm, Knochenmark, Leber, lokale Reaktionen, postoperative Infektionen, ZNS, Anaphylaxie (Atemnot, Haut), Thrombophlebitis.
WW: Gelbfieberimpfstoff (Kontraindikation). Nicht empfohlen: Abgeschwächte Lebendimpfstoffe, Phenytoin, DMSO. Vorsicht: Gerinnungshemmer, Ciclosporin, Tacrolimus.
WH: Zytotoxisches Potential beachten. Kontrollen: Blut, Leber, Niere, Plasmakalium.
PG: 10 ST * (EKO: N) [€ 13.918,90]

Saxenda 6 mg/ml - Injektionslösung in einem Fertigpen 04C
(Z.Nr. EU/1/15/992/*) NR. P. E. A10BJ02
ZI: Novo-Nordisk, Bagsvaerd, Dänemark
Z: 1 ml Lösung enthält: Liraglutid 6 mg, hergestellt durch rekombinante DNA-Technologie in Saccharomyces cerevisiae, Natriummonohydrogenphosphat-dihydrat, Propylenglycol, Phenol, Salzsäure 36% (zur pH-Wert-Einstellung), Natriumhydroxid zur pH-Wert-Einstellung, Wasser für Injektionszwecke.
EW: Antidiabetikum (Glucagon-like Peptide-1-Analogon).
AG: Gewichtsregulierung bei BMI >30 kg/m^2 oder 27-30 kg/m^2 und gewichtsbedingter Begleiterkrankung.
AA: S.c.; nicht i.v. oder i.m.
DO: TD 1. Woche 0,6 mg, 2. Woche 1,2 mg, 3. Woche 1,8 mg, 4. Woche 2,4 mg, ab 5 Woche 3,0 mg. Keine Dosisempfehlung für Kinder und Jugendliche.
SST: Nicht anwenden.
NW: Magen/Darm, Hypoglykämie, Schlaflosigkeit, Schwindel, Geschmacksstörungen, akute Pankreatitis, Cholelithiasis/Cholezystitis, Schilddrüse, lokale Reaktionen, akutes Nierenversagen, Tachykardie, Untersuchungen.
WW: Vorsicht: Warfarin.
WH: Bei Diabetikern kein Ersatz für Insulin. Bei schweren Leber- oder Nierenschäden, schwerer Herzinsuffizienz (NYHA IV), entzündlichen Darmkrankheiten, Adipositas als Folge von endokrinologischen Störungen oder Essstörungen nicht empfohlen. Auf Pankreatitis, Cholelithiasis/Cholezystitis, Tachykardie, Dehydrierungsrisiko achten. Vorsicht bei Schilddrüsenerkrankungen. Verkehrshinweis (Schwindel).
PG: 3 ST * (EKO: N) [€ 207,95]

Sayana 104 mg/0,65 ml - Injektionssuspension 31I04
(Z.Nr. 1-27204) RP. P. G03AC06
ZI: Pfizer Corporation Austria, Wien
Z: 1 Fertigspritze mit 0,65 ml enthält: Medroxyprogesteron acetat 104 mg, Macrogol 3350, Methyl-4-hydroxybenzoat 1,04 mg, Propyl-4-hydroxybenzoat 0,0975 mg, Natriumchlorid (entspr. Natrium 2,47 mg), Polysorbat 80, Natriumdihydrogenphosphat, Natriummonohydrogenphosphat Dodecahydrat, Methionin, Povidon, Salzsäure zur pH-Wert-Einstellung, Natriumhydroxid zur pH-Wert-Einstellung, Wasser für Injektionszwecke.
EW: Antiöstrogen.
AG: Langzeitempfängnisverhütung.
AA: S.c..
DO: Erste Injektion in den ersten 5 Zyklustagen, weitere Injektionen alle 13 Wochen. Vor der Menarche nicht anwenden. Anwendung während der ersten 5 Tage post partum notwendig, sofern nicht gestillt wird. Bei stillenden Frauen frühestens 6 Wochen post partum anwenden.
GA: Bösartige Neubildungen der Brust oder Geschlechtsorgane, ungeklärte Vaginalblutungen, schwere Leberschäden, Knochener-

S

krankungen, thrombo- embolische oder zerebrovaskuläre Erkrankungen.
SST: Gegenanzeige in der Schwangerschaft. In der Stillzeit frühestens 6 Wochen post partum anwenden.
NW: Magen/Darm, ZNS (Kopfschmerzen), Brustschmerz, Dysmenorrhoe, Metrorrhagie, Wallungen, Thrombophlebitis, Gewichtszu- oder abnahme, Haut, Überempfindlichkeit, lokale und allgemeine Reaktionen, Psyche (Depression), Osteoporose.
WH: Bei Anwendung im Wochenbett auf verstärkte Blutungen achten. Auf Abnahme der Knochendichte, unregelmäßigen Zyklus, Sehstörungen, Anaphylaxie achten. Vorsicht bei Ödemneigung, Depressionen, Diabetes, Hypertonie. Kein Schutz vor sexuell übertragbaren Infektionen.
PG: 1 ST * (EKO: N) [€ 33,25]

Scabioral 3 mg - Tabletten

03B, 22C01

(Z.Nr. 1-38560) NR. P. P02CF01

ZI: Infectopharm Arzneimittel und Consilium, Heppenheim, Deutschland
Z: 1 Tablette enthält: Ivermectin 3 mg, Cellulose, mikrokristalline, Maisstärke, vorverkleistert, Butylhydroxyanisol, Magnesium stearat (pflanzlich).
EW: Anthelmintikum.
AG: Gastrointestinale Strongyloidiasis, Mikrofilarämie bei lymphatischer Filariose, Skabies bei gesicherter Diagnose.
AA: Oral auf leeren Magen einnehmen, bei Kindern unter 6 Jahren Tablette zerkleinern. 2 Std. Abstand zu einer Mahlzeit halten.
DO: Strongyloidiasis: Einmalig 200 µg/kg KG (70 kg KG: 5 Tabletten).
Mikrofilarämie: Einmalig 150-200 µg/kg KG (70 kg KG bzw. ab 158 cm Körpergröße: 4 Tabletten) alle 6 Monate oder einmalig 300-400 µg/kg KG (70 kg KG bzw. ab 158 cm Körpergröße: 8 Tabletten) alle 12 Monate.
Skabies: Einmalig 200 µg/kg KG. Bei Krustenskabies ev. 2. Dosis nach 8-15 Tagen oder begleitende topische Behandlung.
Keine Untersuchungen bei Kindern unter 15 kg KG.
SST: Strenge Indikationsstellung.
NW: Hypereosinophilie, Leber, Hämaturie, Haut (Pruritus, auch schwere Reaktionen), Überempfindlichkeit durch abgestorbene Mikrofilarien (Mazzotti-Reaktion), Enzephalopathie, Magen/Darm, Untersuchungen.
WW: Nicht empfohlen: Diethylcarbamazincitrat (DEC) bei Filariose oder Onchozerkose. Bei Überdosierung GABA-Agonisten vermeiden.
WH: Auch Kontaktpersonen untersuchen. Hygienemaßnahmen einhalten. Vorsicht bei älteren Patienten. Keine Studien bei immunsupprimierten Patienten. Verkehrshinweis.
PG: 4 ST * (EKO: N) [€ 66,10]

Scalibor Protectorband 0,76 g - medikiertes Halsband für kleine und mittlere Hunde

804B

(Z.Nr. 8-00527) RPF. P. QP53AC11

ZI: Intervet, Wien
Z: 1 Halsband enthält: Deltamethrin 0,76 g, Titandioxid 0,285 g, Organo-Ca-ZN-Seifengemisch, Sojabohnenöl epoxidiert, Diisooctyladipat, Triphenylphosphat, Polyvinylchlorid.
EW: Insektizid, akarizid.
AG: Verhinderung des Befalls mit Zecken und zur Verhinderung des Blutsaugens durch die Schmetterlingsmücke für 5-6 Monate bei Hunden. Verhinderung von Stichen durch adulte Mücken (Culex pipiens pipiens) für 6 Monate.
AA: Äußerlich.
DO: 1 Halsband (48 cm lang) pro Hund.
GA: Welpen unter 7 Wochen, Hunde mit Hautläsionen, Katzen.
SST: Anwendung möglich.
NW: Überempfindlichkeit (lokale Hautveränderungen, Haarausfall), sehr selten Tremor, Verhaltensveränderungen, Magen/Darm.
WW: Nicht zusammen mit anderen Organophosphat-haltigen Ektoparasitika an- wenden.
WH: Volle Wirksamkeit tritt nach 1 Woche ein. Halsband vor dem Baden des Hundes abnehmen. In den ersten 5 Tagen nach Anlegen des Halsbandes Schwimmen des Hundes in Gewässern verhindern.
PG: 6 ST VT [€ 149,40]

Scalibor Protectorband 1,0 g - medikiertes Halsband für große Hunde

804B

(Z.Nr. 8-00526) RPF. P. QP53AC11

ZI: Intervet, Wien
Z: 1 Halsband enthält: Deltamethrin 1 g, Titandioxid 0,375 g, Organo-Ca-ZN-Seifengemisch, Sojabohnenöl epoxidiert, Diisooctyladipat, Triphenylphosphat, Polyvinylchlorid.
EW: Insektizid, akarizid.
AG: Verhinderung des Befalls mit Zecken und zur Verhinderung des Blutsaugens durch die Schmetterlingsmücke für 5-6 Monate bei Hunden. Verhinderung von Stichen durch adulte Mücken (Culex pipiens pipiens) für 6 Monate.
AA: Äußerlich.
DO: 1 Halsband (65 cm lang) pro Hund.
GA: Welpen unter 7 Wochen, Hunde mit Hautläsionen, Katzen.
SST: Anwendung möglich.
NW: Überempfindlichkeit (lokale Hautveränderungen, Haarausfall), sehr selten Tremor, Verhaltensveränderungen, Magen/Darm.
WW: Nicht zusammen mit anderen Organophosphat-haltigen Ektoparasitika an- wenden.
WH: Volle Wirksamkeit tritt nach 1 Woche ein. Halsband vor dem Baden des Hundes abnehmen. In den ersten 5 Tagen nach Anlegen des Halsbandes Schwimmen des Hundes in Gewässern verhindern.
PG: 6 ST VT [€ 163,90]

Scandonest 3% ohne Vasokonstriktor - Injektionslösung

01A01

(Z.Nr. 0-17525) RP. P. N01BB03

ZI: Septodont Niederkassel-Mondorf, Deutschland
Z: 1 ml Injektionslösung enthält: Mepivacain hydrochlorid 30 mg, Natriumchlorid, Natriumhydroxid zur pH-Wert-Einstellung (entspr. Natrium 0,11 mmol) (entspr. → 2,467 mg), Wasser für Injektionszwecke.
EW: Lokalanästhetikum vom Säureamidtyp.
AG: Lokalanästhesie und regionale Nervenblockade bei zahnärztlichen Operationen.
AA: Infiltration und perineural. Cave intravasal oder intraneural!
DO: Möglichst niedrig! MD 4,4 mg/kg KG bzw. 300 mg für Patienten über 70 kg KG.
Kinder ab 4 Jahren und Jugendliche: 0,75 mg/kg KG. MD 3 mg/kg KG.
Nicht für Kinder unter 4 Jahren.
GA: Schwere Herzrhythmusstörungen ohne Herzschrittmacher, unkontrollierte Epilepsie.
SST: Zwingende Indikationsstellung, 10 Std. nicht stillen.
NW: Kollaps, Kopfschmerzen, ZNS (Erregung oder Depression), Parästhesien, Augen, Vertigo, Herz , Allergie, Angioödem, Atemstillstand.
WW: Vorsicht: Antiarrhythmika, ZNS-Depressiva, Sedativa (Dosis des Lokalanästhetikums verringern), CYP1A2- Hemmer, Propranolol, andere Lokalanästhetika additiv. Cimetidin (hemmt Abbau von Mepivacain).
WH: Vorsicht bei älteren Patienten, Funktionsstörungen des Herzens, akuter Porphyrie, Azidose, schweren Leber- oder Nierenschäden. Verkehrshinweis.
PG: 50 ST * (EKO: N) [€ 42,40]

Scanlux 300 mg J/ml - Injektionslösung

24B03

(Z.Nr. 1-23236) NR. P. V08AB04

ZI: Sanochemia Pharmazeutika, Wien
Z: 1 ml enthält: Jod 300 mg (entspr. Iopamidol 612 mg), Trometamol, Salzsäure, Natriumcalciumedetat, Wasser für Injektionszwecke; Osmolalität: 635,9 mosmol/kg.
EW: Nichtionisches Röntgenkontrastmittel.
AG: Röntgenkontrastmittel für periphere Arteriografie und Venografie, Angiokardiografie, digitale Subtraktionsangiografie, Darstellung des linken Herzventrikels und Koronararteriografie, Kontrastverstärkung bei Computertomografie und Urografie.
AA: I.v., i.a..
DO: Empfohlene Dosierungen:
Periphere Arteriografie: Iopamidol Injektion 300/340/370 mg Jod/ml Erwachsene 20-50 ml, Kinder proportional zu Erwachsenen.
Venografie: Iopamidol Injektion 300 mg Jod/ml Erwachsene 20-50 ml, Kinder proportional zu Erwachsenen.
Angiokardiografie und Darstellung des linken Herzventrikels: Iopamidol Injektion 340/370 mg Jod/ml Erwachsene 30-80 ml, Kinder proportional zu Erwachsenen.
Koronararteriografie: Iopamidol Injektion 340/370 mg Jod/ml Erwachsene 4-8 ml pro Arterie, Kinder proportional zu Erwachsenen.
Digitale Subtraktionsangiografie (DSA)
Intraarterielle Injektion: Iopamidol Injektion 300 mg Jod/ml Erwachsene 0,5-20 ml, Kinder 0,25-0,375 ml/kg KG.
Intravenöse Injektion: Iopamidol Injektion 340 mg Jod/ml Erwachsene 30-50 ml, Kinder 0,5-0,75 ml/kg KG.
Darstellung des linken Herzventrikels: Iopamidol Injektion 340 mg Jod/ml Erwachsene 25 ml, Kinder 0,5-0,75 ml/kg KG.
Selektive Koronararteriografie durch intraarterielle DSA: Iopamidol Injektion 340/370 mg Jod/ml Erwachsene 2-5 ml, Kinder proportional zu Erwachsenen.
Kontrastverstärkung bei Computertomografie: Iopamidol Injektion 340 mg Jod/ml Hirnscan: Erwachsene: 50-100 ml, Kinder proportional zu Erwachsenen.
Ganzkörper-Scan: Iopamidol Injektion 300 mg Jod/ml, Erwachsene 40-100 ml, Kinder proportional zu Erwachsenen.

Intravenöse Urografie: Iopamidol Injektion 300/340/370 mg Jod/ml Erwachsene 40-80 ml. Bei schwerer Niereninsuffizienz sind die üblichen Verfahren mit hoher Dosierung (bis zu 1,5 ml/kg), bei Kindern 1-2,5 ml/kg KG anzuwenden.
GA: Manifeste Hyperthyreose, Jodüberempfindlichkeit.
SST: Strenge Nutzen/Risiko-Abwägung jeder Röntgenuntersuchung in der Schwangerschaft. Stillen 48 Std. unterbrechen.
NW: Lokale und Allgemeinreaktionen, schwerwiegende Reaktionen bis Schock und Kreislaufstillstand, vereinzelt Nierenversagen.
WW: Vorsicht: Aufnahmefähigkeit der Schilddrüse für Radioisotope für 2-6 Wochen vermindert. Biguanide (Laktatazidosegefahr, 48 Std. vorher absetzen). Beta-Blocker, Diuretika, ACE-Hemmer (erhöhtes Nebenwirkungs- risiko). Interleukin-2 (grippeartige Symptome). Papaverin (Thrombosen).
Psychopharmaka (erhöhtes Krampfrisiko bei Epilepsie, Therapie 48 Std.
vor bis 24 Std. nach Iopamidol absetzen).
WH: Vorsicht bei Neugeborenen, älteren Menschen, Leber-, Herzmuskelschäden, zerebrovaskulären Krankheiten, Hyperkalzämie, Myelomatose, schweren systemischen Krankheiten, Nierenschäden. Katheter häufig durchspülen.
Kontrastmittel vor der Verabreichung auf Körpertemperatur erwärmen.
Siehe auch "Kontrastmittelzwischenfälle allgemein".
PG: **50ML** 1 ST R (2) (EKO: G) [€ 43,90], **50ML** 10 ST * (EKO: N) [€ 328,25], **75ML** 1 ST * (EKO: N) [€ 60,40], **75ML** 10 ST * (EKO: N) [€ 458,25], **100ML** 1 ST R (2) (EKO: G) [€ 76,95], **100ML** 10 ST * (EKO: N) [€ 578,55], **200ML** 1 ST * (EKO: N) [€ 142,95], **200ML** 10 ST * (EKO: N) [€ 1.075,20]

Scanlux 370 mg J/ml - Injektionslösung 24B03

(Z.Nr. 1-23237) NR. P. V08AB04
ZI: Sanochemia Pharmazeutika, Wien
Z: 1 ml enthält: Jod 370 mg (entspr. Iopamidol 755 mg), Trometamol, Salzsäure, Natriumcalciumedetat, Wasser für Injektionszwecke; Osmolalität: 834,8 mosmol/kg.
Kurzinformation: siehe Scanlux 300 mg J/ml - Injektionslösung, →S. 1280
PG: **50ML** 1 ST * (EKO: N) [€ 49,75], **50ML** 10 ST * (EKO: N) [€ 377,40], **75ML** 1 ST * (EKO: N) [€ 74,60], **75ML** 10 ST * (EKO: N) [€ 552,90], **100ML** 1 ST * (EKO: N) [€ 90,40], **100ML** 10 ST * (EKO: N) [€ 661,10], **200ML** 1 ST * (EKO: N) [€ 157,25], **200ML** 10 ST * (EKO: N) [€ 1.221,80]

Scannotrast - Konzentrat für orale und rektale Suspension 24B01

(Z.Nr. 0-17770) NR. P. V08BA01
ZI: Bracco Österreich, Wien
Z: 1 Flasche mit 225 ml enthält: Bariumsulfat 11,07 g, Sorbitol-Lösung 22,7 g, Pektin, Xanthan gummi, Kalium sorbat (entspr. Kalium 57 mg), Methyl-4-hydroxybenzoat 158 mg, Orangen-Aroma, Natriumcitrat dihydrat (entspr. Natrium 196 mg), Saccharin natrium, Carrageenan, Polysorbat 80, Simeticon-Emulsion, Zitronensäure, Wasser, gereinigtes.
EW: Bariumhältiges Röntgenkontrastmittel.
AG: Magen-Darmmarkierung bei der Ganzkörper-CT.
AA: Oral und rektal; vor Gebrauch mit Wasser auf 900 ml Suspension ver- dünnen.
DO: Oberer Magen-Trakt: 500-700 ml verdünnt 15-30 min vor der Untersuchung, unmittelbar vor Scan-Beginn nochmals 200-250 ml verdünnt.
Vollständige Darmkontrastierung: 1000-1400 ml verdünnt 60-90 min vor der Untersuchung.
Rektal: Ca. 500 ml verdünnt vor der Untersuchung.
Dosierung bei Kindern und Jugendlichen nach Alter und Körpergewicht.
GA: Gastrointenstinale Erkrankungen: Tracheoösophageale Fistel, Perforation, Blutungen, Megakolon, nekrotisierende Enterokolitis, schwerer Ileus, Säuglinge mit Schluckstörungen, unmittelbar vor bis 7 Tage nach gastrointestinalem chirurgischen Eingriff, während und bis 4 Wochen nach Strahlentherapie des Rektums oder der Prostata, neue Verätzungen oder Verletzungen des Gastrointestinaltrakts.
SST: Strahlenbehandlung beachten! Stillen möglich.
NW: Allergien, Magen/Darm, Intravasation, Darmverschluss bei Kindern mit zystischer Fibrose, Verfahrenskomplikationen.
WH: Vorsicht bei allergischer Diathese, Asthma, älteren Patienten, Herzerkrankungen, erhöhter Anfälligkeit für Aspiration, Dehydratation.
Vorsicht bei der Einführung des Darmrohrs. Flüssigkeitsüberladung vermeiden.
PG: 24 ST * (EKO: N) [€ 205,20]

▼ Scenesse 16 mg - Implantat 22N01

(Z.Nr. EU/1/14/969/*) NR. P. E. D02BB02
ZI: Clinuvel Europe, Dublin, Irland
Z: 1 Implantat enthält: Afamelanotid 16 mg, Poly(D,L-lactid-glycolid).
EW: Hautschutzmittel.
AG: Prävention von Phototoxizität bei erythropoetischer Protoporphyrie.
AA: S.c.
DO: Alle 2 Monate 1 Implantat. Keine Daten an Kindern und Jugendlichen. Für ältere Patienten nicht empfohlen.
GA: Schwere Leber- oder Nierenschäden.
SST: Nicht anwenden. Zuverlässige Kontrazeption bis 3 Monate nach Therapieende erforderlich.
NW: Magen/Darm, Kopfschmerzen, Hitzewallungen, lokale Reaktionen, Hautveränderungen (Pigmentstörungen), Infektionen.
WW: Gerinnungshemmer (verstärkte Hämatome an der Implantationsstelle).
WH: Routinemaßnahmen zum Sonnenschutz beibehalten. Haut am ganzen Körper alle 6 Monate auf Pigmentanomalien untersuchen. Verkehrshinweis.
PG: 1 ST * (EKO: N) [€ 20.110,85]

Scheriproct - Salbe 53C03

(Z.Nr. 0-10260) NR. P. C05AA04
ZI: Karo Pharma, Stockholm, Schweden
Z: 1 g Salbe enthält: Prednisolon capronat 1,9 mg, Cinchocain hydrochlorid 5 mg, Rizinusöl, 2-Octyldodecanol, Rizinusöl, hydriertes, Macrogolmonoricinoleat 400, Parfümöl Chypre.
EW: Glukokortikoid + Lokalanästhetikum.
AG: Härmorrhoiden, Fissura ani superficialis, Proktitis.
AA: Zum Einbringen in den After. Dünn in der Umgebung des Afters und im Afterring verstreichen; vor rektalen Anwendungen beiliegendes Ansatzrohr auf die Tube schrauben.
DO: Am 1. Tag bis 4mal tgl., dann 2mal tgl., nach Besserung 1mal tgl. ein etwa erbsengroßes Stück anwenden. Max. 2 Wochen anwenden.
Keine Daten an Kindern und Jugendlichen.
GA: Tuberkulose, Lues, Virosen.
SST: Strenge Indikationsstellung. Nicht langfristig anwenden.
NW: Hautreizung, Allergien, Sehstörungen.
WW: CYP3A4-Hemmer einschl. Cobicistat (Nutzen/Risiko-Abwägung).
WH: Bei Pilzbefall zusätzlich spezifische Therapie. Gefahr lokaler Hautinfektionen unter Glukokortikoiden erhöht. Bei Entzündung äußerer Knoten vor der Behandlung Sitzbad empfohlen. Positive Dopingkontrollen möglich.
PG: 30 G (EKO: G) [€ 9,65]

Scheriproct - Suppositorien 53C03

(Z.Nr. 0-10261) NR. P. E. C05AA04
ZI: Karo Pharma, Stockholm, Schweden
Z: 1 Suppositorium enthält: Prednisolon capronat 1,3 mg, Cinchocain hydrochlorid 1 mg, Hartfett.
EW: Glukokortikoid + Lokalanästhetikum.
AG: Härmorrhoiden, Fissura ani superficialis, Proktitis.
AA: Zum Einbringen in den After.
DO: Täglich 1 Zäpfchen, am 1. Tag ev. 2-3mal 1 Zäpfchen. Bei Besserung der Beschwerden ev. nur jeden 2. Tag 1 Zäpfchen. Behandlungsdauer höchstens 2 Wochen.
GA: Tuberkulose, Lues, Virosen.
SST: Strenge Indikationsstellung. Nicht langfristig anwenden.
NW: Hautreizung, Allergien, Sehstörungen.
WW: CYP3A4-Hemmer einschl. Cobicistat (Nutzen/Risiko-Abwägung).
WH: Bei Pilzbefall zusätzlich spezifische Therapie. Gefahr lokaler Hautinfektionen unter Glukokortikoiden erhöht. Positive Dopingkontrollen möglich.
PG: 6 ST (2) (EKO: G) [€ 5,75]

Schlaf- und Entspannungstropfen "Similasan" 32X

(Z.Nr. 3-00264) RPF. P. V03AX
ZI: Sanova Pharma, Wien
Z: 1 g (= 60 Tropfen) enthält: Avena sativa (Homöopathie) D1 500 mg, Passiflora incarnata (Homöopathie) D1 500 mg, Ethanol, (entspr. Gesamtethanolgehalt 59,9 % (V/V)), Wasser.
EW: Homöopathikum.
AG: Schlafstörungen, nervöse Erschöpfung, Unruhe.
AA: Tropfen auf die Zunge geben oder mit wenig Wasser verdünnt einnehmen.
DO: ED 30 Tropfen, Kinder ab 5 Jahren: 15 Tropfen. Bei Schlafstörungen abends alle 15 min 1-3mal, bei Spannungszuständen mehrmals (max. 8mal) tgl. nach Bedarf.
SST: Vorsicht.
WH: Nicht für Alkoholkranke.
PG: 50 ML * (EKO: N) [€ 16,90]

Schnupfenspray "Similasan" 50X04

(Z.Nr. 3-00291) RPF. P. V03AX

S

ZI: Sanova Pharma, Wien
Z: 10 ml Lösung enthält: Kalium bichromicum (Homöopathie) D6 3033 g, Luffa operculata (Homöopathie) D6 3033 g, Schoenocaulon officinale (Homöopathie) D6 3033 g (entspr. Sabadilla (Homöopathie)), Natriumchlorid, Wasser, hochgereinigtes.
EW: Homöopathikum.
AG: Schnupfen.
DO: Kinder ab 2 Jahren und Erwachsene: Mehrmals tgl. in beide Nasenlöcher sprühen.
SST: Vorsicht.
PG: 20 ML * (EKO: N) [€ 16,90]

Scilla comp. "Wala" - Injektionslösung für Tiere
821Z, 890B

(Z.Nr. 8-30017) RP. P. QV03AX

ZI: SaluVet, Bad Waldsee, Deutschland
Z: 1 ml Lösung enthält: Adonis vernalis ferm 33d D2 0,1 g, Convallaria e planta tota ferm 33c D3 0,1 g, Crataegus e foliis et fructibus ferm 33d D2 0,1 g, Urginea e bulbo ferm 33b D3 0,1 g, Natriumchlorid, Natriumhydrogencarbonatlösung, Wasser für Injektionszwecke.
EW: Homöopathikum.
AG: Herzinsuffizienz, Ödemneigung bei Tieren.
AA: S.c. oder i.m.
DO: Meerschweinchen, Hamster, Ratte: 0,5 ml s.c. oder i.m. 1mal tgl. über 5 Tage.
Hund, Katze, Kaninchen: 1 ml s.c. oder i.m. 1mal täglich über 5 Tage.
Schwein, Schaf, Ziege: 5 ml s.c. oder i.m. jeden 2. Tag bis zur Besserung.
Pferd, Rind: 10 ml s.c. oder i.m. jeden 2. Tag bis zur Besserung. Therapie langsam absetzen.
Bei lokalen Erkrankungen empfiehlt sich die örtliche subkutane Injektion. Bei chronischer Verlaufsform Wiederholung der Injektion in 2-4tägigen Abständen.
SST: Nur nach Rücksprache mit dem Tierarzt anwenden.
PG: 5 ST VN [€ 47,80]

Scintimun 1 mg - Kit für ein radioaktives Arzneimittel 24F02
(Z.Nr. EU/1/09/602/*) NR. P. E. nicht im Handel. V09HA03

Scleron Tabletten
16W

(Z.Nr. 3-00373) RPF. P. V03AX

ZI: Weleda, Wien
Z: 1 Tablette enthält: Plumbum mellitum (Homöopathie) D12 250 mg (entspr. Plumbum metallicum (Homöopathie)), Lactose monohydrat 250 mg, Weizenstärke 27,5 mg, Calcium behenat, Spuren von: Saccharose, Honig.
EW: Homöopathikum (anthroposophisch).
AG: Gefäßsklerose, vorzeitiger Altersabbau, Konzentrationsschwäche.
AA: Im Mund zergehen lassen oder mit etwas Wasser einnehmen.
DO: Personen ab 18 Jahren: 1-3mal tgl. 1-2 Tabletten, bei Besserung der Beschwerden seltener anwenden. Nach 3 Monaten Einnahme 1 Monat Pause.
SST: Vorsicht.
NW: Überempfindlichkeit auf Weizenstärke.
PG: 180 ST * (EKO: N) [€ 26,50]

Scottopect - Gelee
50Z03, 50Z05

(Z.Nr. 7-36262) RPF. P. R05X

ZI: Takeda Austria, Linz
Z: 1 g enthält: Terpentinöl vom Strandkiefer-Typ 0,06 g (entspr. Terebinthinae aetheroleum e pino pinastro), Eucalyptusöl 0,03 g (entspr. Eucalypti aetheroleum), Thymianöl vom Thymol-Typ 0,02 g (entspr. Thymi typo thymolo aetheroleum), Levomenthol 0,03 g, D-Campher, Octyldodecanol (entspr. Eutanol G), Macrogolglycerolricinoleat (entspr. Cremophor EL), Erdnussöl, hydriert 0,04 g, Wasser, gereinigtes, Salzsäurelösung.
AG: Traditionell pflanzlich als Expectorans bei Husten mit Erkältung.
AA: a) Zum Auftragen auf die Haut von Brust, Rücken und Hals. Auf jeden Fall vor dem Schlafengehen anwenden.
b) Zur Inhalation (nicht mit siedend heißem Wasser): Gelstück in heißem Wasser zergehen lassen, Dämpfe durch Nase und Mund einatmen.
DO: Zum Auftragen auf die Haut: 2-3mal tgl. 4 cm Gelstrang. Kinder (2-12 Jahre): 2-3mal tgl. 2 cm Gelstrang. Nicht für Kinder unter 2 Jahren.
Zur Inhalation: 2-4 cm Gelstück. Kinder ab 6 Jahren: 2 cm Gelstück.
Nicht für Kinder unter 6 Jahren.
GA: Überempfindlichkeit gegen Erdnuss oder Soja, Asthma bzw. Kinder unter 2 Jahren (enthält Campher und Menthol), Hauterkrankungen.
SST: Nicht empfohlen. In der Stillzeit nicht im Brustbereich anwenden.
NW: Überempfindlichkeit, Bronchospasmen, Hustenreiz, Laryngospasmus bei Säuglingen und Kleinkindern.
WH: Nicht auf Schleimhäute auftragen, nicht im Gesicht anwenden.
PG: 45 G * (EKO: N) [€ 9,95], 100 G * (EKO: N) [€ 18,95]

Scottopect - Hustensaft
50Z02

(Z.Nr. 7-35227) RPF. P. R05CA10

ZI: Takeda Austria, Linz
Z: 100 g (= 86,8 ml) enthalten: Flüssigextrakt aus 6 g: Thymian-Flüssigextrakt (1:2,9-3,3); Glycerol 85% (m/m), Ethanol 96% (V/V), gereinigtes Wasser (1:7,5:31,2 (m/m/m)) (Auszugsmittel) 2,5 Teile, Quendelkraut-Flüssigextrakt (1:2,9-3,3); Glycerol 85% (m/m) + Ethanol 96% (V/V) + gereinigtes Wasser (1:7,5:31,2 (m/m/m)) (Auszugsmittel) 2,5 Teile, Spitzwegerichblätter-Flüssigextrakt (1:2,9-3,3); Glycerol 85% (m/m) + Ethanol 96% (V/V) + gereinigtes Wasser (1:7,5:31,2 (m/m/m)) (Auszugsmittel) 1 Teil, Benzoesäure, Natriumbenzoat, Saccharose 35 g, Zuckercouleur, Ethanol 96% 1,05 g, Wasser, gereinigtes.
AG: Traditionell pflanzlich als Expectorans bei Husten mit Erkältung.
AA: Zum Einnehmen mit Messbecher.
DO: 4-6mal tgl. 5 ml.
Kinder (6-12 Jahre): 3-4mal tgl. 5 ml.
Kinder (2-6 Jahre, bis 4 Jahre nur nach ärztlicher Empfehlung): 1-3mal tgl. 5 ml.
SST: Nicht empfohlen.
NW: Überempfindlichkeit, Magen/Darm.
WH: Diabetiker: 5 ml enthalten 0,17 BE.
PG: 200 G * (EKO: N) [€ 13,95]

▼ Seasonique 150 Mikrogramm/30 Mikrogramm + 10 Mikrogramm - Filmtabletten
31I02

(Z.Nr. 1-36021) RP. P. G03AA07

ZI: Theramex Ireland, Dublin, Irland
Z: 1 Packung enthält: Filmtablette, pink 84 Stk: Levonorgestrel 150 µg, Ethinylestradiol 30 µg; Filmtablette, weiss 7 Stk: Ethinylestradiol 10 µg; Filmtablette, pink: Tablettenkern: Lactose 63,02 mg, Hypromellose, Cellulose, mikrokristalline, Magnesium stearat; Tablettenüberzug: Hypromellose, Titandioxid, Macrogol 400, Allurarot-Aluminium-Komplex 0,169 mg, Polysorbat 80, Brillantblau; Filmtablette, weiss: Tablettenkern: Lactose 69,2 mg, Polacrilin kalium, Cellulose, mikrokristalline, Magnesium stearat; Tablettenüberzug: Titandioxid, Polydextrose FCC, Hypromellose, Triacetin, Macrogol 8000.
EW: Orales Kontrazeptivum für den Langzyklus.
AG: Orale Kontrazeption.
AA: Zum Einnehmen.
DO: Kontinuierliche Einnahme über 91 Tage: 1 pinkfarbene FT tgl. über 84 Tage, dann 1 weiße FT tgl. über 7 Tage.
GA: Vorliegen oder Risiko für venöse Thromboembolie (auch Prädisposition, größere Operationen mit längerer Immobilisierung). Vorliegen oder Risiko für arterielle Thromboembolie (auch Prädisposition, Myokardinfarkt, Angina pectoris, Schlaganfall oder Vorstufen), hohes Risiko für arterielle Thromboembolie (Diabetes mit Gefäßveränderungen, schwere Hypertonie, schwere Fettstoffwechselstörungen, Prädisposition für Thrombosen), schwere Leberschäden, Lebertumore, sexualhormonabhängige maligne Tumore, nicht abgeklärte vaginale Blutungen, Migräne.
SST: In der Schwangerschaft nicht anwenden, in der Stillzeit nicht empfohlen.
Bei Eintritt einer Schwangerschaft sofort absetzen.
NW: Häufig: Kopfschmerzen, Abdominalschmerzen, Brustschmerzen.
Gelegentlich: Vaginale Candidiasis oder andere Pilzinfektionen, erhöhter Appetit, Depression, Migräne, Schläfrigkeit, Beinkrämpfe, Nervosität, Augenbeschwerden, Herz/Kreislauf (Hypertonie, Hypotonie, selten Thrombose/Embolie), Magen/Darm, Haut, Harnwegsinfektionen, Zwischenblutungen, Ausbleiben der Abbruchblutung, Veränderungen an der Geschlechtsorganen, Hitzewallungen, Gewichtsänderungen, Ödeme.
WW: Gegenanzeige: Ombitasvir/Paritaprevir/Ritonavir, Dasabuvir mit oder ohne Ribavirin (Transaminasenanstieg; 2 Wochen Abstand).
Vorsicht: Leberenzyminduktoren können zur Wirkungsminderung oraler Kontrazeptiva führen: Barbiturate, Bosentan, Carbamazepin, Phenytoin, Primidon, Rifampicin, Arzneimittel gegen HIV oder HCV (Ritonavir, Nevirapin, Efavirenz und andere), Felbamat, Griseofulvin, Oxcarbazepin, Topiramat, Johanniskraut.
Bei Kurzzeitbehandlung Barrieremethode bis 28 Tage nach dem Absetzen anwenden. Bei Langzeitbehandlung wird andere, nicht-hormonale Verhütungsmethode empfohlen.

Enzyminhibitoren (z.B. Etoricoxib) können die Plasmakonzentrationen von Estrogenen und/oder Progestagenen erhöhen. Ethinylestradiol kann die Plasmakonzentration von Theophyllin oder Tizanidin erhöhen.
WH: Erhöhtes Risiko für arterielle und venöse Thromboembolien beachten. Auf Symptome von apoplektischem Insult oder Myokardinfarkt achten. Blutdruck messen. Leicht erhöhtes Brustkrebsrisiko beachten. Bei Leberfunktionsstörungen orales Kontrazeptivum bis zur Normalisierung der Leberfunktion absetzen. Kein Schutz vor AIDS oder anderen sexuell übertragbaren Krankheiten. Anhaltende Blutungsunregelmäßigkeiten diagnostisch abklären. Durchbruchblutungen und/oder Verhütungsversagen als Folge von Wechselwirkungen mit anderen Arzneimitteln möglich.
PG: 91 ST * (EKO: N) [€ 34,85]

Sebacil 500 mg/ml - Konzentrat zur Herstellung einer Sprüh- und Waschemulsion für Schafe und Schweine 804A, 804B, 804D
(Z.Nr. 8-17506) RP. P. VNW. QP53AF01
ZI: Bayer Animal Health, Leverkusen, Deutschland
Z: 1 ml enthält: Phoxim 500 mg, Butan-1-ol, 4-Methylpentan-2-on, Dodecylbenzolsulfonsäure Calziumsalz, Xylol, Alkylphenylphenoxypolyglykolether.
EW: Organophosphat (Cholinesterasehemmer).
AG: Zur Bekämpfung von Milben, Läusen, Haarlingen, Schaflausfliegen, Fliegen, Fliegenlarven und Zecken in Wunden.
AA: Sprüh-, Wasch- und Tauchbehandlung.
DO: Sprüh- und Waschbehandlung: Ektoparasiten: Einmalige Behandlung: 10 ml in 10 l Wasser mischen. Milben: Zweimalige Behandlung im Abstand von 7 Tagen: 10(-20) ml in 10 l Wasser mischen. Waschbehandlung für Einzel- tiere (mit Schwamm),
Sprühbehandlung mit Sprühgeräten: Gebrauchsemulsion Schaf ca. 2-3 l, Schwein ca. 0,5-1 l.
Tauchbad zur Behandlung der Schafräude: Ca. 3,5 l pro Tier (Details siehe Austria-Codex - Fachinformation oder Gebrauchsinformation).
SST: 1 Woche vor dem Geburtstermin nicht mehr bei tragenden Sauen anwenden.
NW: Vergiftungen durch Unvorsichtigkeit oder Nachlässigkeit möglich. Antidot Atropin.
WW: Andere Cholinesterasehemmer, Phenothiazine, Muskelrelaxantien (10 Tage Abstand). Allgemeinanästhetika meiden.
WH: Direkten Kontakt mit dem Arzneimittel vermeiden, schwere Vergiftungen möglich. Hoch toxisch für Wasserorganismen, Vögel und Bienen. Bei Vergiftung Antidot Atropinsulfat 1% i.m. (Mensch 0,2 ml, Schaf und Schwein 2-5 ml, ev. nach 15-30 min wiederholen).
VNW: Essbare Gewebe: Schwein 9 Tage, Schaf 42 Tage. Nicht bei Tieren anwenden, deren Milch für menschlichen Verzehr gewonnen wird.
PG: 250 ML VNW [€ 53,10], 5000 ML VNW [€ 515,80]

Sebivo 600 mg - Filmtabletten 35E02
(Z.Nr. EU/1/07/388/*) RP. P. nicht im Handel. J05AF11

Sebivo 20 mg/ml - Lösung zum Einnehmen 35E02
(Z.Nr. EU/1/07/388/*) NR. P. nicht im Handel. J05AF11

Seclaris DC 250 mg - Suspension zur intramammären Anwendung beim Trockenstellen von Milchkühen 801AC
(Z.Nr. 8-38056) NR. P. VNW. nicht im Handel. QJ51DB90

Sedacalman - Tabletten 32X
(Z.Nr. 3-38317) RPF. P. V03AX
ZI: PharmaSGP, Gräfelfing, Deutschland
Z: 1 Tablette enthält: Matricaria recutita Urt. 5 mg, Avena sativa Urt. 5 mg, Hypericum perforatum (Homöopathie) D1 5 mg, Valeriana officinalis Urt. 5 mg, Humulus lupulus Urt. 5 mg, Kalium bromatum (Homöopathie) D2 5 mg, Lactose monohydrat ca. 230 mg, Maisstärke, Magnesium stearat.
EW: Homöopathikum.
AG: Unruhe mit Schlafstörungen.
AA: Mit Wasser einnehmen.
DO: Akut alle 30-60 min 1 Tablette, MTD 6 Tabletten; chronisch 1-3mal tgl. 1 Tablette. Für Kinder nicht empfohlen.
SST: Vorsicht.
PG: 60 ST * (EKO: N) [€ 18,95]

Sedachem 20 mg/ml - Injektionslösung für Rinder, Pferde, Hunde und Katzen 809Z, 811AA, 824AF
(Z.Nr. 8-40366) RP. P. VNW. nicht im Handel. QN05CM92

Sedacoron 200 mg - Tabletten 30C04
(Z.Nr. 1-18028) NR. P. C01BD01
ZI: Ebewe Pharma, Unterach
Z: 1 Tablette enthält: Amiodaron hydrochlorid 200 mg, Lactose monohydrat 40 mg, Maisstärke, Cellulose, mikrokristalline, Magnesium stearat.
EW: Antiarrhythmikum, Halbwertszeit 4-10 Tage.
AG: Behandlung therapierefraktärer und lebensbedrohlicher Herzrhythmusstörungen (ventrikuläre Extrasystolen, Kammertachykardien, Kammerflimmern, Vorhofflimmern und -flattern, paroxysmale Tachykardien, AV-Knoten-Tachykardien, WPW-Syndrom).
AA: Unzerkaut während oder nach den Mahlzeiten schlucken.
DO: Sättigungsdosis: Initial über 8-14 Tage: 3-4mal täglich 1 Tablette, MTD 5 Tabletten. Erhaltungsdosis 1 Tablette (½ bis 2 Tabletten) täglich, MTD 2 Tabletten. Kinder (Erfahrungswerte): Sättigungsdosis 10-20 mg/kg KG tgl. über 7-10 Tage, Erhaltungsdosis 5-10 mg/kg KG tgl.
GA: Schwere arterielle Hypotonie, kardiovaskulärer Kollaps und Schock (besonders bei Überdosierung oder zu schneller Verabreichung), Sinusbradykardie, alle Formen einer Leitungsverzögerung, Ateminsuffizienz, Schilddrüsenerkrankungen, Jodallergien, angioneurotisches Ödem, Hypokaliämie, Lungenfibrose, schwere Leberparenchymschäden.
SST: Strenge Indikationsstellung in der Schwangerschaft, nicht stillen. 1 Jahr Konzeptionsschutz.
NW: Kardial: Schwere Bradykardien (AV-Block, Arrhythmien), QT-Verlängerung, Torsade de Pointes, Hypotonie, primäre Transplantatdysfunktion nach Herztransplantation. Extrakardial: ZNS (Kopfschmerzen), Psyche (Schlafstörungen, Depressionen), gastrointestinal, Augen (Korneaablagerungen, selten Optikusneuritis), Haut (Photosensibilisierung, Pseudozyanose, auch schwere Reaktionen), Schilddrüsenstörungen, Magen/Darm, Lebertoxizität (Enzymanstiege, initial schwere Leberschäden, sehr selten Leberzirrhose), Ataxie, Tremor, Muskelschwäche, Lunge (atypische Pneumonien, Schocklunge, Lungenfibrose), sensomotorische Neuropathie oder Myopathie, Arthropathien, Gewichtsverlust, Epididymitis.
WW: Kontraindiziert: QT-verlängernde Substanzen: MAO-Hemmer, Antiarrhythmika Klassen I und III, Antibiotika (Fluorochinolone), Antimalariamittel, Vincamin, Neuroleptika (z.B. Sulpirid), Pentamidin i.v., Erythromycin i.v., Colchicin bei Leber- oder Niereninsuffizienz, Simvastatin > 20 mg/die.
Nicht empfohlen: Betablocker, Kalziumkanalblocker, Hypokaliämie induzierende Substanzen (Laxanzien), Radiotherapie, Mittel gegen Hepatitis C.
Vorsicht: Andere Antiarrhythmika, Colchicin, Digitalis, durch CYP3A4 metabolisierte Arzneimittel (Ciclosporin, Fentanyl, Simvastatin und andere Statine: Rhabdomyolyserisiko), Dabigatran, Peginterferon alfa 2b, Cholestyramin, Orlistat, Cimetidin, Proteasehemmer, Rifampicin, orale Antikoagulantien, Phenytoin, Flecainid (Dosis reduzieren), Topotecan, Fesoterodin, Salmeterol, Saxagliptin, Silodosin, Tolvaptan, Codein, Tamoxifen, Tramadol, Jodisotope, Desferasirox, Allgemeinnarkose, hoch dosierte Sauerstofftherapie, photosensibilisierende Arzneimittel, P-gp-Substrate.
WH: Vorsicht bei Herzinsuffizienz, Operationen am offenen Herzen. Nur von kardiologischen Abteilungen und unter EKG-Überwachung anzuwenden. Kontrollen: Auge (Spaltlampe und Fundoskopie), Schilddrüsenfunktionstests, Labor (Serumkalium), Leberenzyme, Lungenröntgen. Sonnen- und UV-Exposition vermeiden. Verkehrshinweis. Nicht dialysierbar.
PG: 50 ST (EKO: G) [€ 37,35]

Sedacoron 200 mg - Tabletten 30C04
(Z.Nr. 1-18028-P1) NR. P. Parallelimport. C01BD01
V: Orifarm, Leverkusen, Deutschland
Z: 1 Tablette enthält: Amiodaron hydrochlorid 200 mg, Lactose monohydrat 40 mg, Maisstärke, Cellulose, mikrokristalline, Magnesium stearat.
PG: 50 ST (EKO: G) [€ 35,90]

Sedacoron 200 mg - Tabletten 30C04
(Z.Nr. 1-18028-P2) NR. P. Parallelimport. n.l. C01BD01
V: Abacus Medicine, Copenhagen, Dänemark
Z: 1 Tablette enthält: Amiodaron hydrochlorid 200 mg, Lactose monohydrat 40 mg, Maisstärke, Cellulose, mikrokristalline, Magnesium stearat.
PG: 50 ST * (EKO: N) [€ 37,25 n.l.]

S

Sedacoron 200 mg - Tabletten 30C04
(Z.Nr. 1-18028-P3) NR. P. Parallelimport. C01BD01
nicht im Handel.

Sedadex 0,1 mg/ml - Injektionslösung für Hunde und Katzen 809Z
(Z.Nr. EU/2/16/198/*) NR. P. nicht im Handel. QN05CM18

Sedadex 0,5 mg/ml - Injektionslösung für Hunde und Katzen 809Z
(Z.Nr. EU/2/16/198/*) NR. P. QN05CM18
ZI: Le Vet, Oudewater, Niederlande
Z: 1 ml enthält: Dexmedetomidin hydrochlorid 0,5 mg (entspr. Dexmedetomidin 0,42 mg), Methyl-4-hydroxybenzoat 1,6 mg, Propyl-4-hydroxybenzoat 0,2 mg, Natriumchlorid, Natriumhydroxid zur pH-Wert-Einstellung, Salzsäure zur pH-Wert-Einstellung, Wasser für Injektionszwecke.
Kurzinformation: siehe Dexdomitor 0,5 mg/ml - Injektionslösung, → S. 393
PG: 10 ML VT [€ 81,05]

Sedalin 35 mg/ml - Gel zum Eingeben für Hunde und Pferde 809B, 825A
(Z.Nr. 8-00167) NR. P. QN05AA04
ZI: Vetoquinol Österreich, Wien
Z: 1 ml enthält: Acepromazin 35 mg (entspr. Acepromazin maleat 47,5 mg), Methyl-4-hydroxybenzoat 0,65 mg, Propyl-4-hydroxybenzoat 0,35 mg, Natriumacetat, Natrium cyclamat, Hydroxyethylcellulose, Glycerol, Wasser, gereinigtes.
EW: Neuroleptikum, Wirkdauer 6-12 Std.
AG: Ruhigstellung von Tieren, Prämedikation, Neuroleptanalgesie, periphere Muskelkontrakturen beim Pferd, Erbrechen und Reisekrankheit beim Hund.
AA: Direkt in die Mundhöhle.
DO: Hund: 1-3 mg/kg KG.
Pferd: 0,1-0,4 mg/kg KG.
GA: Hunde unter 17,5 kg KG, Anämie, Schock, Status epilepticus, Hypovolämie, Hypothermie, Herz-, Leber-, Gerinnungsstörungen.
SST: Nutzen/Risiko-Abwägung.
NW: Atemdepression, Tachykardie, Blutdruckabfall.
WW: ZNS-Dämpfer, Blutdrucksenker verstärkt. Erhöhte Toxizität mit organischen Phosphorsäureestern.
WH: Nicht für Tiere zur Gewinnung von Lebensmitteln. Bei Hunden Überempfindlichkeit möglich. Bei Pferden nicht bei Koliken anwenden.
Positive Dopingkontrollen möglich.
PG: 1 ST VT [€ 22,35]

S

Sedalor 2 mg/10 ml - Injektions-/Infusionslösung 18B
(Z.Nr. 1-35508) NR. P1. P. N05CD06
ZI: Dr. Franz Köhler Chemie, Bensheim, Deutschland
Z: 1 Ampulle zu 10 ml enthält: Lormetazepam 2 mg, Macrogol-15-hydroxystearat, Wasser für Injektionszwecke.
EW: Benzodiazepin, hypnotisch.
AG: Symptomatisch bei akuten Spannungs-, Erregungs- und Angstzuständen im Rahmen operativer oder diagnostischer Eingriffe sowie in der Intensivmedizin; Narkoseeinleitung.
Kinder ab 2 Jahre und Jugendliche: Nur vor diagnostischen oder operativen Maßnahmen.
AA: I.v. (unverdünnt zur Injektion oder als Infusion).
DO: Prämedikation: 0,4-1 mg. Sedierung bei chirurgischen Eingriffen: 0,4-2 mg.
Sedierung während diagnostischer Eingriffe: 1-2 mg.
Akute Spannungszustände, Basissedierung bei Eingriffen in Regionalanästhesie: 0,4-1 mg und zusätzlich während des Eingriffs bis 2 mg.
Akute Spannungszustände während diagnostischer Eingriffe: 0,6-1 mg.
Basissedierung in der Intensivmedizin: 0,2-0,4 mg.
Ältere Patienten: 0,2-1 mg.
Kinder (2-10 Jahre): 0,1-0,8 mg.
GA: Abhängigkeitsanamnese, akute Vergiftung mit ZNS-Dämpfern, Myasthenie, Schlaf-Apnoe-Syndrom, schwere Atem- oder Leberinsuffizienz.
SST: Zwingende Indikationsstellung, körperliche Abhängigkeit des Neugeborenen mit Entzugserscheinungen möglich. Nicht stillen.
NW: Kopfschmerzen, Schwindel, Müdigkeit, Benommenheit, Ataxie, Konzentrationsstörungen, Verwirrtheit, Muskelschwäche, Haut (Exantheme), Sturzgefahr, Atemdepression, paradoxe Reaktionen, anterograde Amnesie, lokale Reaktionen.
WW: Vorsicht. Andere ZNS-Dämpfer (Besondere Vorsicht mit Opioiden!), Alkohol, Muskelrelaxantien verstärkt. Vorsicht bei Dauerbehandlung mit anderen Arzneimitteln (Orale Kontrazeptiva, Antibiotika).
GE: Bei wiederholter Anwendung möglich. Abhängigkeitspotential beachten.
WH: Vorsicht bei spinalen und zerebellaren Ataxien, Niereninsuffizienz. Besondere Vorsicht bei wiederholter Anwendung. Auf Amnesie, psychiatrische und paradoxe Reaktionen, suizidales Verhalten achten. Patienten 6-12 Std. nach der Anwendung nicht unbeaufsichtigt lassen. Strenger Verkehrshinweis.
PG: 25 ST * (EKO: N) [€ 371,45]

Sedator 1 mg/ml - Injektionslösung für Hunde und Katzen 809Z, 811AA
(Z.Nr. 8-00705) NR. P. QN05CM91
ZI: Eurovet Animal Health, Bladel, Niederlande
Z: 1 ml Injektionslösung enthält: Medetomidin hydrochlorid 1 mg (entspr. Medetomidin 0,85 mg), Methyl-parahydroxybenzoat 1 mg, Propyl-parahydroxybenzoat 0,2 mg, Natriumchlorid, Salzsäure zur pH-Wert-Einstellung, Natriumhydroxid-Lösung zur pH-Wert Einstellung, Wasser für Injektionszwecke.
EW: Analgetisches Sedativum, Alpha 2-Agonist.
AG: Hund und Katze: Sedation zu Untersuchungszwecken. Prämedikation für Injektions- und Inhalationsnarkosen.
Katze: In Kombination mit Ketamin zur kurzzeitigen Allgemeinanästhesie bei kleineren chirurgischen Eingriffen.
DO: Hund: Zur Ruhigstellung 750 µg/m^2 KOF i.v. oder 1000 µg/m^2 KOF i.m.
Prämedikation: 10-40 µg/kg KG.
Katze: Sedation: 50-150 µg/kg KG.
Anästhesie: 80 µg/kg KG; nachdosieren mit halber Dosis oder mit Ketamin.
GA: Schwere Herz/Kreislauf-, Nieren-, Leber-, Lungenschäden, mechanische Störungen des Verdauungstraktes, Diabetes, Schock, Kachexie.
SST: Nicht anwenden.
NW: Herz/Kreislauf, Erbrechen, Diurese, Hypothermie, Atemdepression, Zyanose, lokale Schmerzen, Muskelzittern, Hyperglykämie.
WW: Andere ZNS-Dämpfer verstärkt; Anästhetika werden gespart; Wirkung kann durch Atipamezol oder Yohimbin aufgehoben werden (auch bei Überdosierung).
PG: 10 ML VT [€ 81,05], 20 ML VT [€ 127,65]

Sedaxylan 20 mg/ml - Injektionslösung für Hunde, Katzen, Pferde und Rinder 809Z, 811AA, 824AF
(Z.Nr. 8-00557) RP. P. VNW. QN05CM92
ZI: Eurovet Animal Health, Bladel, Niederlande
Z: 1 ml Injektionslösung enthält: Xylazin 20 mg (entspr. Xylazin hydrochlorid 23,32 mg), Citronensäure monohydrat, Natrium citrat, Methyl-4-hydroxybenzoat 1 mg, Propyl-4-hydroxybenzoat 0,1 mg, Propylenglycol, Wasser für Injektionszwecke.
EW: Alpha 2-Rezeptor-Agonist; Sedativum und Muskelrelaxans.
AG: Sedation von Hunden, Katzen, Pferden und Rindern.
AA: I.v., i.m. oder s.c.; Wirkungsmaximum nach 10 Minuten.
DO: Hunde: 1-2 mg/kg KG i.m. oder s.c., 0,7-1 mg/kg KG i.v.
Katzen: 0,5-1 mg/kg KG i.m. oder s.c.
Pferde: 0,5-1 mg/kg KG i.v.
Rinder: 0,05-0,2 mg/kg KG i.m. oder 0,03-0,1 mg/kg KG i.v.
GA: Ösophagusobstruktion, Magendehnung, Leber-, Nierenschäden, Atembeschwerden, Herzanomalien, Blutdruckabfall, Schock, Diabetes, Fohlen unter 2 Wochen, Kälber unter 1 Woche, Hunde und Katzen unter 6 Wochen.
SST: Nutzen/Risiko-Abwägung; bei Rindern und Katzen nicht in späten Stadien der Trächtigkeit geben (Uteruskontrakturen). Nicht bei Kühen mit Eizellentransplantation anwenden.
NW: Bradykardie, Arrhythmie, Hypotonie, Störungen der Temperaturregulation, bei Katzen Atemdepression und/oder Atemstillstand.
Katzen und Hunde: Erbrechen, Salivation, Muskelzucken.
Rinder: Frühgeburt, Diarrhoe, Zungenatonie, reversibler Penisprolaps.
Pferde: Schwitzen, schwere Bradykardie, Atemdepression, häufiger Harnabsatz, Muskelzuckungen, Ataxie, reversibler Penisprolaps, Kolik.
WW: Vorsicht: Andere ZNS-Dämpfer, Neuroleptika, Tranquilizer verstärkt dämpfend; Sympathomimetika (Epinephrin): Arrhythmien.
WH: Vorsicht bei Dehydration. Hunde und Katzen 12 Std. vor der Operation fasten lassen. Überdosierung meiden. Mit Analgetikum kombinieren. Vorsicht bei Jungtieren.
Bei Überdosierung ZNS-Atemdepression, Krämpfe. Antidot Alpha 2-Antagonisten, z.B. Atipamezol (0,2 mg/kg für Hunde und Katzen); bei Atemdepression Intubation, ggf. Atemstimulans (z.B. Doxapram).
VNW: Pferde: Essbare Gewebe 1 Tag.
Rinder: Essbare Gewebe 1 Tag; Milch 0 Tage.

PG: 25 ML VNW [€ 23,45], 50 ML VNW [€ 39,60]

Sedin 1 mg/ml Injektionslösung für Hunde und Katzen 809Z, 811AA
(Z.Nr. 8-00869) RP. P. QN05CM91
ZI: Vetpharma Animal Health, Barcelona, Spanien
Z: 1 ml Injektionslösung enthält: Medetomidin hydrochlorid 1 mg (entspr. Medetomidin 0,85 mg), Methyl-4-hydroxybenzoat 1 mg, Propyl-4-hydroxybenzoat 0,2 mg, Natriumchlorid, Wasser für Injektionszwecke.
EW: Sedativum und Analgetikum, Alpha2-Agonist.
AG: Sedation und Narkoseprämedikation bei Hund und Katze.
AA: Hund i.m. oder i.v., Katze i.m., i.v. oder s.c.
DO: Hund: Sedation 15-80 µg/kg KG i.v. oder 20-100 µg/kg KG i.m. Prämedikation: 10-40 µg/kg KG.
Katze: 50-150 µg/kg KG.
GA: Schwere Herz-, Lungen-, Leber-, Nierenschäden, mechanische Störungen des Verdauungstraktes, Diabetes, Schock, Kachexie.
SST: Nicht anwenden.
NW: Bradykardie, Extrasystolie, Erbrechen, Diurese, Hypothermie, Atemdepression, Zyanose, lokale Schmerzen, Muskelzittern, Hyperglykämie.
WW: Andere ZNS-Dämpfer verstärkt.
Atipamezol wirkt antagonistisch. Medetomidin spart Narkotika. Nicht gleichzeitig mit Sympathomimetika, Sulfonamiden und Trimethoprim anwenden.
WH: Dosis anderer Anästhetika reduzieren. Vorsicht bei kardiovaskulären Erkrankungen, älteren oder geschwächten Tieren.
PG: 10 ML VT [€ 67,20]

Sedogelat Forte - Filmtabletten 32Z02
(Z.Nr. HERB-00128) RPF. P. N05CM
ZI: Kwizda Pharma, Wien
Z: 1 Filmtablette enthält: Baldrianwurzel-Trockenextrakt (3-6:1); Auszugsmittel: Ethanol 70% (V/V) 72 mg, Melissenblätter-Trockenextrakt (4-6:1); Methanol 30% (V/V) (Auszugsmittel) 72 mg, Glucose-Sirup, sprühgetrockneter 20,9 mg, Cellulose, mikrokristalline, Carboxymethylstärke, Natrium Typ A, Siliciumdioxid, hochdisperses, Magnesium stearat, Hypromellose, Hydroxypropylcellulose, Stearinsäure, Betadex, Eisenoxid gelb, Eisenoxid rot, Kohle (pflanzlich).
EW: Beruhigend.
AG: Leichte nervöse Anspannung, Schlafstörungen.
AA: Unzerkaut mit Wasser einnehmen.
DO: Bei Unruhezuständen 3-4mal tgl. 1-2 FT, bei Schlafstörungen 1-2 FT 1/2 bis 1 Std. vor dem Schlafengehen. MTD 8 FT. Für Kinder nicht empfohlen.
SST: Nicht empfohlen.
NW: Magen/Darm.
WH: Verkehrshinweis.
PG: 30 ST * (EKO: N) [€ 7,75], 60 ST * (EKO: N) [€ 12,95]

Seebri Breezhaler 44 Mikrogramm - Hartkapseln mit Pulver zur Inhalation 50A01
(Z.Nr. EU/1/12/788/*) RP. P. R03BB06
ZI: Novartis Europharm, Dublin, Irland
Z: 1 abgegebene Dosis enthält: Glycopyrronium 44 µg (entspr. Glycopyrronium bromid 55 µg), Lactose 23,6 mg (entspr. Lactose monohydrat), Magnesium stearat.
EW: Anticholinergikum, bronchialerweiternd.
AG: Symptomatische Erhaltungstherapie bei chronisch-obstruktiver Lungenerkrankung (COPD).
AA: Zur Inhalation mit Breezhaler-Inhalator. Kapseln erst unmittelbar vor der Anwendung aus der Blisterpackung nehmen und nicht schlucken.
DO: 1mal tgl. 1 Kapsel. Kein Nutzen bei Kindern und Jugendlichen.
SST: Nutzen/Risiko-Abwägung.
NW: Anticholinerg (Mundtrockenheit, Karies, Magen/Darm), lokale Reizung im Nasen/Rachenraum, Insomnie, Kopfschmerzen, Harnwegsinfekte, Überempfindlichkeit.
WW: Nicht empfohlen: Andere Anticholinergika.
WH: Nicht zur Akuttherapie. Vorsicht bei Engwinkelglaukom, Harnverhalt, Nierenschäden oder schweren Herz/Kreislauf-Erkrankungen.
PG: 30 ST IND (2) (EKO: G) [€ 60,30]

Seebri Breezhaler 44 Mikrogramm - Hartkapseln mit Pulver zur Inhalation 50A01
(Z.Nr. EU/1/12/788/*) RP. P. Parallelimport. R03BB06
nicht im Handel.

▼ *Segluromet 2,5 mg/850 mg - Filmtabletten* 06B06
(Z.Nr. EU/1/18/1265/*) NR. P. nicht im Handel. A10BD23

▼ Segluromet 2,5 mg/1000 mg - Filmtabletten 06B06
(Z.Nr. EU/1/18/1265/*) NR. P. A10BD23
ZI: Merck Sharp & Dohme, Haarlem, Niederlande
Z: 1 Tablette enthält: Ertugliflozin 2,5 mg (entspr. Ertugliflozin-Pidolsäure), Metformin hydrochlorid 1000 mg, Tablettenkern: Povidon K29-32, Cellulose, mikrokristalline, Crospovidon, Natriumdodecylsulfat, Magnesium stearat; Filmüberzug: Hypromellose, Hyprolose, Titandioxid, Eisen(III)-oxid, Carnaubawachs.
EW: Antidiabetische Kombination (SGLT2-Hemmer + Biguanid).
AG: Diabetes mellitus Typ 2.
AA: 2mal tgl. zu den Mahlzeiten einnehmen; bei Schluckbeschwerden kann Tablette zerteilt oder zermahlen werden.
DO: 2mal tgl. 1 Tablette. Entugliflozin-TD 5-15 mg. Dosisreduktion bei Nierenschäden siehe Austria Codex - Fachinformation. Keine Daten an Kindern und Jugendlichen.
GA: Akute metabolische Azidose, diabetisches Präkoma, schwere Niereninsuffizienz, Dialyse, Krankheiten mit Beeinträchtigung der Nierenfunktion oder mit Gewebshypoxie, Leberschäden, akute Alkoholvergiftung, Alkoholismus.
SST: Nicht anwenden.
NW: Genitale Pilzinfektionen, Hypoglykämie, Geschmacksstörungen, Hypovolämie, Magen/Darm, Niere, Durst, Untersuchungen, selten diabetische Ketoazidose, Fournier- Gangrän, Anstieg der Amputationen der unteren Gliedmaßen.
WW: Nicht empfohlen: Alkohol, jodhaltige Kontrastmittel (48 Std. Abstand). Vorsicht: Diuretika verstärkt. Insulin und Insulin-Sekretagoga (Hypoglykämierisiko); NSARs, ACE-Hemmer, AT II-Antagonisten, Schleifendiuretika (Laktatazidoserisiko); Organische Kationen-Transporter (OTC), z.B. Verapamil, Rifampicin, Cimetidin. Glukokortikoide, Beta 2-Agonisten, Diuretika (hyperglykämisch).
WH: Bei Typ 1-Diabetes nicht anwenden. Auf Laktatazidose achten. Vor größeren chirurgischen Eingriffen oder bei akuten schweren Erkrankungen absetzen. Verkehrshinweis (Hypoglykämie).
PG: 56 ST RE2 (2) (EKO: Y) [€ 60,40]

▼ *Segluromet 7,5 mg/850 mg - Filmtabletten* 06B06
(Z.Nr. EU/1/18/1265/*) NR. P. nicht im Handel. A10BD23

▼ Segluromet 7,5 mg/1000 mg - Filmtabletten 06B06
(Z.Nr. EU/1/18/1265/*) NR. P. A10BD23
ZI: Merck Sharp & Dohme, Haarlem, Niederlande
Z: 1 Filmtablette enthält: Ertugliflozin 7,5 mg (entspr. Ertugliflozin-Pidolsäure), Metformin hydrochlorid 1000 mg, Tablettenkern: Povidon K29-32, Cellulose, mikrokristalline, Crospovidon, Natriumdodecylsulfat, Magnesium stearat; Filmüberzug: Hypromellose, Hyprolose, Titandioxid, Eisen(III)-oxid, Carnaubawachs.
Kurzinformation: siehe Segluromet 2,5 mg/1000 mg - Filmtabletten, → S. 1285
PG: 56 ST RE2 (2) (EKO: Y) [€ 60,40]

Selectan 300 mg/ml - Injektionslösung für Rinder und Schweine 801AZ
(Z.Nr. 8-00716) NR. P. VNW. nicht im Handel. QJ01BA90

Selectan Oral 23 mg/ml - Lösung zum Eingeben über das Trinkwasser für Schweine 801AZ
(Z.Nr. 8-01125) NR. P. VNW. nicht im Handel. QJ01BA90

Selen Aguettant 10 Mikrogramm/ml - Konzentrat zur Herstellung einer Infusionslösung 44E
(Z.Nr. 1-35241) RP. P. A12CE02
ZI: Laboratoire Aguettant, Lyon, Frankreich
Z: 1 ml Lösung enthält: Selen 10 µg (entspr. Natriumselenit 21,9 µg) (entspr. Natrium 5,8 µg) (entspr. → 0,25 µmol), Wasser für Injektionszwecke.
EW: Spurenelement.
AG: Vorbeugung von Selenmangel bei parenteraler Ernährung; Behandlung von nachgewiesenem Selenmangel, der nicht durch Nahrungsaufnahme ausgeglichen werden kann.
AA: I.v. nach Verdünnen.
DO: Ziel: Selenkonzentration im Vollblut 100-140 µg/l, im Plasma 80-120 µg/l.
TD zur Ergänzung einer parenteralen Ernährung 60-100 µg, bei nachgewiesenem Selenmangel 100 µg bis max. 400 µg.
Kinder: TD 2 µg/kg KG , MTD 30 µg.
Säuglinge TD 2(-3) µg/kg KG.
SST: Anwendung möglich.
WH: Selenspiegel im Serum regelmäßig kontrollieren.
PG: 10 ST * (EKO: N) [€ 149,85]

🐾 Selen E-sol forte - Emulsion zur Injektion für Tiere
839B, 835BZ

(Z.Nr. 8-17296) RP. P. QA12CE99, QA12CE02

ZI: Richter Pharma, Feldgasse, Wels
Z: 1 ml enthält: all-rac-alpha-Tocopherol acetat 150 mg (entspr. Vit E), Selen 0,5 mg (entspr. Natriumselenit, wasserfrei), Benzylalkohol 10 mg, Phenol 5 mg, Macrogolglycerolricinoleat, Wasser für Injektionszwecke.
AG: Vitamin E- und Selenmangel: Fortpflanzungsstörungen, Embryodegenera- tionen, (ernährungsbedingte) Myophatien.
AA: S.c., aber auch i.m.
DO: Rinder, Pferde 10 ml; Ferkel 1-2 ml; Kälber, Fohlen 5 ml; Schafe, Ziegen 5 ml; Mastschweine, Sauen 5-10 ml; Lämmer, Zicklein 2-3 ml; Läufer 2-4 ml; Hunde 0,2-1 ml.
GA: Neugeborene Tiere, Katzen.
SST: Anwendung möglich.
NW: Selten allergische oder pseudoallergische Reaktionen. Lokale Muskelschmerzen.
PG: 500 ML VN [€ 98,10]

Selen "Fresenius" 200 µg - Ampullen
44E

(Z.Nr. 1-21270) RP. P. A12CE02

ZI: Fresenius Kabi Austria, Graz
Z: 1 Ampulle zu 5 ml enthält: Natriumselenit, wasserfrei 438 µg (entspr. Selen 200 µg), Salzsäure, Natriumchlorid (entspr. Natrium < 1 mmol) (entspr. → < 23 mg), Wasser für Injektionszwecke.
EW: Spurenelement.
AG: Substitutionsbedürftiger nachgewiesener Selen-Mangel.
AA: I.v. (unverdünnt als Bolus über ca. 4 min, verdünnt mit Trägerlösung oder als Zusatz zur Nährlösungen) bzw. oral (nüchtern).
DO: TD 1-2 Ampullen, bei Hämodialyse 3mal wöchentlich 1-2 Ampullen i.v.
Max. Selen-Serumspiegel 130 mcg/l. Keine Daten bei Kindern.
SST: Nutzen/Risiko-Abwägung.
WH: Selen-Status laufend kontrollieren.
Überdosierung möglich (Magen/Darm, knoblauchartigen Atemgeruch, Haar-, Fingernägelwachstumsstörungen, neurologische Störungen).
PG: 5 ST * (EKO: N) [€ 30,95]

Selenase 50 Mikrogramm/ml - Injektionslösung
44E

(Z.Nr. 1-23271) RP. P. A12CE02

ZI: Biosyn Arzneimittel, Fellbach, Deutschland
Z: 1 Durchstechflasche mit 10 ml enthält: Selen 500 µg (entspr. Natrium selenit-5-Wasser 1665 µg), Natriumchlorid (entspr. Natrium 3,57 mg/ml) (entspr. → 0,16 mmol/ml), Salzsäure, Wasser für Injektionszwecke.
EW: Spurenelement.
AG: Selenmangel, der ernährungsmäßig nicht behoben werden kann.
AA: I.m., i.v., Zusatz zu Infusionen.
DO: TD 100-200µg; bei schwerem Mangel 500µg.
Kinder und Jugendliche: TD initial 2 µg/kg KG; dann 1 µg/kg KG.
GA: Selenintoxikationen.
SST: Bei nachgewiesenem Selenmangel Anwendung möglich.
NW: I.m. lokale Schmerzen.
WW: Bei parenteraler Verabreichung als Infusionszusatz darf pH nicht unter 7,0 absinken; nicht mit Reduktionsmitteln wie Vitamin C mischen (Aus- fällung von Selen möglich). Oral: 4 Stunden Abstand zu Vitamin C.
WH: Zur Therapiekontrolle ist Selenbestimmung in Vollblut (1,51-2,05 µmol/l) bzw. Serum (1,26-1,71 µmol/l) sinnvoll.
PG: **500MCG 10ML** 10 ST * (EKO: N) [€ 122,30], **1000MCG 20ML** 2 ST * (EKO: N) [€ 53,30], **1000MCG 20ML** 10 ST * (EKO: N) [€ 194,55]

Selenase 100 Mikrogramm/2 ml - Injektionslösung
44E

(Z.Nr. 1-23270) RP. P. A12CE02

ZI: Biosyn Arzneimittel, Fellbach, Deutschland
Z: 1 Ampulle mit 2 ml enthält: Selen 100 µg (entspr. Natrium selenit-5-Wasser 333 µg), Natriumchlorid (entspr. Natrium 3,57 mg/ml) (entspr. → 0,16 mmol/ml), Salzsäure, Wasser für Injektionszwecke.
Kurzinformation: siehe Selenase 50 Mikrogramm/ml - Injektionslösung, →S. 1286
PG: 10 ST * (EKO: N) [€ 26,15]

Selenase 100 Mikrogramm/2 ml - Lösung zum Einnehmen
44E

(Z.Nr. 1-23272) RP. P. A12CE02

ZI: Biosyn Arzneimittel, Fellbach, Deutschland
Z: 1 Ampulle mit 2 ml enthält: Selen 100 µg (entspr. Natrium selenit-5-Wasser 333 µg), Natriumchlorid, Salzsäure, Wasser für Injektionszwecke.
EW: Spurenelement.
AG: Selenmangel, der ernährungsmäßig nicht behoben werden kann.
AA: Oral. 30-60 sec. im Mund behalten, dann schlucken.
DO: TD 100-200µg; bei schwerem Mangel 500µg.
Kinder und Jugendliche: TD initial 2 µg/kg KG; dann 1 µg/kg KG.
GA: Selenintoxikationen.
SST: Bei nachgewiesenem Selenmangel Anwendung möglich.
NW: I.m. lokale Schmerzen.
WW: Bei parenteraler Verabreichung als Infusionszusatz darf pH nicht unter 7,0 absinken; nicht mit Reduktionsmitteln wie Vitamin C mischen (Aus- fällung von Selen möglich). Oral: 4 Stunden Abstand zu Vitamin C.
WH: Zur Therapiekontrolle ist Selenbestimmung in Vollblut (1,51-2,05 µmol/l) bzw. Serum (1,26-1,71 µmol/l) sinnvoll.
PG: 20 ST * (EKO: N) [€ 28,80], 90 ST * (EKO: N) [€ 101,95]

Selenase 500 Mikrogramm/10 ml - Lösung zum Einnehmen
44E

(Z.Nr. 1-23275) RP. P. A12CE02

ZI: Biosyn Arzneimittel, Fellbach, Deutschland
Z: 10 ml Trinklösung enthalten: Selen 500 µg (entspr. Natrium selenit-5-Wasser 1665 µg), Natriumchlorid, Salzsäure, Wasser für Injektionszwecke.
EW: Spurenelement.
AG: Selenmangel, der ernährungsmäßig nicht behoben werden kann.
AA: Oral.
DO: TD 100-200µg; bei schwerem Mangel 500µg.
Kinder und Jugendliche: TD initial 2 µg/kg KG; dann 1 µg/kg KG.
GA: Selenintoxikationen.
SST: Bei nachgewiesenem Selenmangel Anwendung möglich.
NW: I.m. lokale Schmerzen.
WW: Bei parenteraler Verabreichung als Infusionszusatz darf pH nicht unter 7,0 absinken; nicht mit Reduktionsmitteln wie Vitamin C mischen (Aus- fällung von Selen möglich). Oral: 4 Stunden Abstand zu Vitamin C.
WH: Zur Therapiekontrolle ist Selenbestimmung in Vollblut (1,51-2,05 µmol/l) bzw. Serum (1,26-1,71 µmol/l) sinnvoll.
PG: 10 ST * (EKO: N) [€ 71,20]

Selexid - Filmtabletten
52A04, 34A04

(Z.Nr. 1-17644) NR. P. J01CA08

ZI: Karo Pharma, Stockholm, Schweden
Z: 1 Filmtablette enthält: Pivmecillinam hydrochlorid 200 mg, Kern: Cellulose, mikrokristalline, Hydroxypropylcellulose, Magnesium stearat; Überzug: Paraffin, Simeticon-Emulsion, Hypromellose.
EW: Beta-Laktam-Antibiotikum.
AG: Akute, unkomplizierte Harnweginfektionen; Salmonellosen.
AA: Unzerkaut während einer Mahlzeit mit ausreichend Flüssigkeit einnehmen.
DO: Personen ab 6 Jahren: Akute Harnweginfekte: 3mal tgl. 1 FT über 5-10 Tage.
Unkomplizierte akute Zystitis: 2mal tgl. 2 FT über 3 Tage.
Schwangerschaftsbakteriurie: 3mal tgl. 1 FT über 1 Woche.
Salmonellosen: 3mal tgl. 2-4 FT über 2 Wochen.
Salmonellenausscheider: 3mal tgl. 2-4 FT über 2-4 Wochen.
Dosisreduktion bei schweren Nierenschäden.
GA: Penicillin- oder Cephalosporin-Überempfindlichkeit, Porphyrie, Carnitinmangel.
SST: Bei klinischer Indikationsstellung Anwendung möglich.
NW: Gastrointestinal (Nausea, Diarrhö), vulvovaginale Pilzinfektionen, Haut, Schwindel, verminderte Carnitinwerte, Überempfindlichkeit.
WW: Bakteriostatische Antibiotika hemmen bakterizide Wirkung von Penicillin.
Vorsicht: Probenecid, Methotrexat, Valproinsäure.
WH: Kontrolle: Leber, Niere, Blutbild. Bei schweren Durchfällen an Antibiotika-assoziierte Colitis denken. Verkehrshinweis.
PG: 12 ST (2) (EKO: G) [€ 12,20]

Selina Gynial 0,03 mg/0,15 mg - Filmtabletten
31I01

(Z.Nr. 1-31936) RP. P. G03AA07

ZI: Gynial, Wien
Z: 1 Filmtablette enthält: Ethinylestradiol 0,03 mg, Levonorgestrel 0,15 mg, Tablettenkern: Lactose 51,98 mg (entspr. Lactose monohydrat), Maisstärke, Maltodextrin, Carboxymethylstärke, Natrium Typ A, Magnesium stearat; Überzug: Hypromellose, Titandioxid, Macrogol 400, Eisenoxid gelb.
Kurzinformation: siehe Rigevidon 30 Mikrogramm/150 Mikrogramm - überzogene Tabletten, →S. 1234
PG: 21 ST * (EKO: N) [€ 3,95], 63 ST * (EKO: N) [€ 11,35], 126 ST * (EKO: N) [€ 22,20]

S

Selina mite Gynial 0,02 mg/0,1 mg - Filmtabletten
31I01

(Z.Nr. 1-31935) RP. P. G03AA07

ZI: Gynial, Wien

Z: 1 Filmtablette enthält: Ethinylestradiol 20 µg, Levonorgestrel 100 µg, Tablettenkern: Lactose 35,56 mg (entspr. Lactose monohydrat), Maisstärke, Maltodextrin, Carboxymethylstärke, Natrium Typ A, Magnesium stearat; Überzug: (entspr. Hypromellose) (entspr. Lactose monohydrat) (entspr. Titandioxid) (entspr. Macrogol 4000) (entspr. Natrium citrat).

Kurzinformation: siehe Rigevidon 30 Mikrogramm/150 Mikrogramm - überzogene Tabletten, → S. 1234

PG: 21 ST * (EKO: N) [€ 7,60], 63 ST * (EKO: N) [€ 19,80], 126 ST * (EKO: N) [€ 39,50]

Selincro 18 mg - Filmtabletten
26A

(Z.Nr. EU/1/12/815/*) NR. P. N07BB05

ZI: Lundbeck, Valby, Dänemark

Z: 1 Filmtablette enthält: Nalmefen 18,06 mg (entspr. Nalmefen hydrochlorid-Dihydrat), Tablettenkern: Cellulose, mikrokristalline, Lactose 60,68 mg, Crospovidon Typ A, Magnesium stearat; Filmüberzug: (entspr. Hypromellose) (entspr. Macrogol 400) (entspr. Titandioxid).

EW: Opioidsystem-Modulator.

AG: Alkoholabhängigkeit.

AA: Oral unzerkaut schlucken.

DO: Nach Bedarf. ED (= MTD) 1 Tablette möglichst 1-2 Std. vor dem Risiko, Alkohol zu trinken. Keine Daten an Kindern und Jugendlichen.

GA: Opioidabhängigkeit, schwere Leber- oder Nierenschäden, akute Alkoholentzugserscheinungen.

SST: Nicht empfohlen.

NW: Übelkeit, Schwindel, Schlaflosigkeit, Kopfschmerzen, Appetitlosigkeit, Tachykardie, Hyperhidrose, Muskelspasmen.

WW: Kontraindiziert: Opioidagonisten oder Partialagonisten. Berauschende Wirkung von Alkohol wird nicht verhindert.

WH: Nicht für Patienten, deren Therapieziel sofortige Abstinenz ist. Erhöhtes Suizidrisiko bei Alkohol- oder Drogenabhängigkeit wird durch Nalmefen nicht verringert. Vorsicht bei Krampfanfällen oder bei älteren Patienten. Verkehrshinweis.

PG: 14 ST * (EKO: N) [€ 108,95]

Selincro 18 mg - Filmtabletten 26A
(Z.Nr. EU/1/12/815/*) NR. P. Parallelimport. N07BB05
nicht im Handel.

Selly Gynial 30 Mikrogramm/125 Mikrogramm - Filmtabletten
31I01

(Z.Nr. 1-38748) RP. P. G03AA07

ZI: Gynial, Wien

Z: 1 Filmtablette enthält: Ethinylestradiol 30 µg, Levonorgestrel 125 µg, Tablettenkern: Lactose 52,01 mg (entspr. Lactose monohydrat), Maisstärke, Maltodextrin, Magnesium stearat, Carboxymethylstärke, Natrium Typ A; Überzug: Hypromellose, Titandioxid, Macrogol 400, Eisenoxid gelb.

EW: Hormonales Kontrazeptivum (fixe Kombination Estrogen + Gestagen).

AG: Orale Kontrazeption (unter Berücksichtigung der individuellen Risikofaktoren, besonders auf venöse Thromboembolien).

AA: Zum Einnehmen.

DO: Jeden Tag zur gleichen Zeit 1 Tablette an 21 aufeinander folgenden Tagen, dann 7 Tage einnahmefreies Intervall. Entzugsblutung beginnt 2-3 Tage nach der letzten Tablette.
Beginn der Einnahme am 1. Tag der Monatsblutung, bei Wechsel von Minipille oder Intrauterinpessar oder nach Abort im 1. Trimenon sofort, nach einer Geburt oder einem Abort im 2. Trimenon nach 21-28 Tagen.
Details bei überschrittenem Einnahmezeitpunkt siehe Austria Codex-Fachinformation.
Bei Erbrechen oder Durchfall innerhalb von 3-4 Std. nach der Einnahme Ersatztablette einnehmen.
Zum Verschieben der Entzugsblutung ohne Einnahmepause mit der Tabletteneinnahme fortfahren.

GA: Vorliegen oder Risiko für venöse Thromboembolie (auch Prädisposition, größere Operationen mit längerer Immobilisierung). Vorliegen oder Risiko für arterielle Thromboembolie (auch Prädisposition, Myokardinfarkt, Angina pectoris, Schlaganfall oder Vorstufen), hohes Risiko für arterielle Thromboembolie (Diabetes mit Gefäßveränderungen, schwere Hypertonie, schwere Fettstoffwechselstörungen, Prädisposition für Thrombosen), schwere Leberschäden, Lebertumore, sexualhormonabhängige maligne Tumore, nicht abgeklärte vaginale Blutungen, Migräne, Amenorrhoe unbekanter Ursache.

SST: In der Schwangerschaft nicht anwenden, in der Stillzeit nicht empfohlen.
Bei Eintritt einer Schwangerschaft sofort absetzen.

NW: Kopfschmerzen, Abdominalschmerzen, Brustschmerzen, Vaginale Candidiasis oder andere Pilzinfektionen, erhöhter Appetit, Depression, Migräne, Nervosität, Augenbeschwerden, Herz/Kreislauf (Hypertonie, selten Thrombose/Embolie), Magen/Darm, Haut, Zwischenblutungen, Ausbleiben der Abbruchblutung, Veränderungen an der Geschlechtsorganen, Gewichtsänderungen, Ödeme.

WW: Gegenanzeige: Ombitasvir/Paritaprevir/Ritonavir, Dasabuvir mit oder ohne Ribavirin, Glecaprevir/Pibrentasvir, Sofosbuvir/ Velpatasvir/Voxilaprevir (Transaminasenanstieg; 2 Wochen Abstand).
Vorsicht: Leberenzyminduktoren können zur Wirkungsminderung oraler Kontrazeptiva führen: Barbiturate, Bosentan, Carbamazepin, Phenytoin, Primidon, Rifampicin, Arzneimittel gegen HIV oder HCV (Ritonavir, Nevirapin, Efavirenz und andere), Felbamat, Griseofulvin, Oxcarbazepin, Topiramat, Johanniskraut.
Bei Kurzzeitbehandlung Barrieremethode bis 28 Tage nach dem Absetzen anwenden. Bei Langzeitbehandlung wird andere, nichthormonale Verhütungsmethode empfohlen.
Enzyminhibitoren (z.B. Etoricoxib) können die Plasmakonzentrationen von Estrogenen und/oder Progestagenen erhöhen. Ethinylestradiol kann die Plasmakonzentration von Theophyllin oder Tizanidin erhöhen.

WH: Erhöhtes Risiko für arterielle und venöse Thromboembolien beachten. Auf Symptome von apoplektischem Insult oder Myokardinfarkt achten. Blutdruck messen. Leicht erhöhtes Brustkrebsrisiko beachten. Bei Leberfunktionsstörungen orales Kontrazeptivum bis zur Normalisierung der Leberfunktion absetzen. Kein Schutz vor AIDS oder anderen sexuell übertragbaren Krankheiten. Anhaltende Blutungsunregelmäßigkeiten diagnostisch abklären. Durchbruchblutungen und/oder Verhütungsversagen als Folge von Wechselwirkungen mit anderen Arzneimitteln möglich.

PG: 21 ST * (EKO: N) [€ 7,00], 63 ST * (EKO: N) [€ 19,20], 126 ST * (EKO: N) [€ 38,00]

Selma 0,02 mg/0,1 mg - Filmtabletten 31I01
(Z.Nr. 1-39050) RP. P. nicht im Handel. G03AA07

Seloken retard 47,5 mg - Filmtabletten
19B

(Z.Nr. 1-18928) RP. P. C07AB02

ZI: Recordati Ireland, Ringaskiddy Co.Cork, Irland

Z: 1 Filmtablette enthält: Metoprolol succinat 47,5 mg, Tablettenkern: Siliciumdioxid, Ethylcellulose, Hyprolose (entspr. Hydroxypropylcellulose), Cellulose, mikrokristalline, Natriumstearylfumarat; Tablettenüberzug: Hypromellose (entspr. Methylhydroxypropylcellulose), Macrogol 6000 (entspr. Polyethylenglycol), Titandioxid, Paraffin.

EW: Beta 1-Rezeptoren-Blocker ohne sympathomimetische Eigenwirkung.

AG: Hypertonie, chronisch stabile Angina pectoris.

AA: Unzerkaut mit Flüssigkeit einnehmen.

DO: Hypertonie: 1mal tgl. 47,5 mg; bei Bedarf auf 1mal tgl. 95 mg bzw.
190 mg steigern.
Angina pectoris: 1mal tgl. 47,5 bis 190 mg.
Nicht für Kinder und Jugendliche.

GA: AV-Block 2. und 3. Grades, Sick-Sinus-Syndrom, Bradykardie, instabile Herzinsuffizienz, Hypotension, schwere Durchblutungsstörungen, kardiogener Schock, schweres Asthma, Phäochromozytom, metabolische Azidose.

SST: Nutzen/Risiko-Abwägung.

NW: ZNS (Müdigkeit), Magen-Darm, Haut, Herz (Bradykardie, Hypotonie), Bronchospasmen, Dyspnoe, Durchblutungsstörungen, Beeinflussung der Blutfette, Leber.

WW: Kontraindiziert. MAO-Hemmer (ausgenommen MAO-B-Hemmer); i.v. Verapamil, Diltiazem oder Disopyramid.
Vorsicht: Ganglienblocker, andere Beta-Blocker, MAO-B-Hemmer, Antiarrhythmika, orale Kalziumantagonisten (cave i.v.), Nitrate und andere Blutdrucksenker bzw. ZNS-Dämpfer (Hypotonie), Narkotika (Kardio- depression), Alpha-Symathomimetika (Hypertonie, Bradykardie), Clonidin (hypertensive Krise beim Absetzen), Ergotamin (Vasospasmus), Anti- phlogistika, Xanthine (Wirkungsabschwächung), Antidiabetika, Insulin (Hypoglykämie), Curare (neuromuskuläre Blockade), H_2-Blocker (ver- stärkte Metoprolol-Wirkung), Rifampicin, Barbiturate (abgeschwächte Metoprolol-Wirkung).

WH: Vorsicht bei Diabetes, Desensibilisierungstherapie, Psoriasis, Prinzmetal-Angina, Allgemeinnarkosen. Bei nicht kardialen Operationen Behandlung nicht abrupt mit hoch dosiertem Metoprolol beginnen. Therapie langsam beenden. Blutzuckerkontrolle. Verkehrshinweis. Positive Doping- kontrollen möglich.
Bei Überdosierung Atropin, Sympathomimetika (z.B. Dobutamin i.v.), Glukagon i.v., Calcium-Ionen, bei Bronchospamus Beta-Mimetika, bei Krämpfen Diazepam langsam i.v..

PG: 50 ST * (EKO: N) [€ 7,10]

Seloken retard 95 mg - Filmtabletten
19B

(Z.Nr. 1-18930) RP. P. C07AB02

ZI: Recordati Ireland, Ringaskiddy Co.Cork, Irland

S

Z: 1 Filmtablette enthält: Metoprolol succinat 95 mg, Tablettenkern: Siliciumdioxid, Ethylcellulose, Hyprolose (entspr. Hydroxypropylcellulose), Cellulose, mikrokristalline, Natriumstearylfumarat; Tablettenüberzug: Hypromellose (entspr. Methylhydroxypropylcellulose), Macrogol 6000 (entspr. Polyethylenglycol), Titandioxid, Paraffin.
EW: Beta 1-Rezeptoren-Blocker ohne sympathomimetische Eigenwirkung.
AG: Hypertonie, chronisch stabile Angina pectoris, Migräneprphylaxe, Sekundärprävention nach Myokardinfarkt.
AA: Unzerkaut mit Flüssigkeit einnehmen.
DO: Hypertonie: 1mal tgl. 47,5 mg; bei Bedarf auf 1mal tgl. 95 mg bzw.
190 mg steigern.
Angina pectoris: 1mal tgl. 47,5 bis 190 mg.
Migräneprophylaxe, nach Herzinfarkt: 1mal tgl. 95-190 mg. Nicht für Kinder und Jugendliche.
GA: AV-Block 2. und 3. Grades, Sick-Sinus-Syndrom, Bradykardie, instabile Herzinsuffizienz, Hypotension, schwere Durchblutungsstörungen, kardiogener Schock, schweres Asthma, Phäochromozytom, metabolische Azidose.
SST: Nutzen/Risiko-Abwägung.
NW: ZNS (Müdigkeit), Magen-Darm, Haut, Herz (Bradykardie, Hypotonie), Bronchospasmen, Dyspnoe, Durchblutungsstörungen, Beeinflussung der Blutfette, Leber.
WW: Kontraindiziert. MAO-Hemmer (ausgenommen MAO-B-Hemmer); i.v. Verapamil, Diltiazem oder Disopyramid.
Vorsicht: Ganglienblocker, andere Beta-Blocker, MAO-B-Hemmer, Antiarrhythmika, orale Kalziumantagonisten (cave i.v.), Nitrate und andere Blutdrucksenker bzw. ZNS-Dämpfer (Hypotonie), Narkotika (Kardio- depression), Alpha-Symathomimetika (Hypertonie, Bradykardie), Clonidin (hypertensive Krise beim Absetzen), Ergotamin (Vasospasmus), Anti- phlogistika, Xanthine (Wirkungsabschwächung), Antidiabetika, Insulin (Hypoglykämie), Curare (neuromuskuläre Blockade), H_2-Blocker (ver- stärkte Metoprolol-Wirkung), Rifampicin, Barbiturate (abgeschwächte Metoprolol-Wirkung).
WH: Vorsicht bei Diabetes, Desensibilisierungstherapie, Psoriasis, Prinzmetal-Angina, Allgemeinnarkosen. Bei nicht kardialen Operationen Behandlung nicht abrupt mit hoch dosiertem Metoprolol beginnen. Therapie langsam beenden. Blutzuckerkontrolle. Verkehrshinweis. Positive Doping- kontrollen möglich.
Bei Überdosierung Atropin, Sympathomimetika (z.B. Dobutamin i.v.), Glukagon i.v., Calcium-Ionen, bei Bronchospamus Beta-Mimetika, bei Krämpfen Diazepam langsam i.v..
PG: 50 ST * (EKO: N) [€ 12,10]

Seloken retard plus - Filmtabletten 10B01

(Z.Nr. 1-20077) RP. P. C07BB02
ZI: Sanova Pharma, Wien
Z: 1 Filmtablette enthält: Metoprolol succinat 95 mg, Hydrochlorothiazid 12,5 mg, Tablettenkern: Siliciumdioxid, Ethylcellulose, Hydroxypropylcellulose, Cellulose, mikrokristalline, Maisstärke, Polyvinylpyrrolidon, Natriumstearylfumarat; Tablettenüberzug: Hydroxypropylmethylcellulose, Polyethylenglykol 6000, Titandioxid Eisenoxid gelb Paraffin.
EW: Kombination $Beta_1$-Blocker + Diuretikum.
AG: Hypertonie bei nicht ausreichender Monotherapie.
AA: Morgens unzerkaut zu einer Mahlzeit mit Flüssigkeit einnehmen.
DO: Initial 1mal tgl. (morgens) 1 Filmtablette, Dosiserhöhung bei Bedarf auf 1mal tgl. 2 Filmtabletten. Für Kinder und Jugendliche nicht empfohlen.
GA: AV-Block 2. und 3. Grades, Sinusknoten-Syndrom (außer bei Schrittmacher), Bradykardie, instabile Herzinsuffizienz, Hypotension, arterielle Durchblutungsstörungen, kardiogener Schock, schweres Asthma, metabolische Azidose, Anurie, schwere Leberschäden, Hypokaliämie.
SST: Strenge Indikationsstellung (2-3 Tage vor dem errechneten Geburtstermin absetzen). Stillen nicht empfohlen.
NW: Metoprolol: ZNS, Magen-Darm, Haut, Herz, Bronchospasmen, Durchblutungsstörungen, Beeinflussung der Blutfette, Leber, vereinzelt Überempfindlichkeit des Knochenmarks, reversible Alopecie, Seh- und Hörstörungen, Psoriasis.
Hydrochlorothiazid: Haut, Magen/Darm, ZNS, Blut, Leber (Gelbsucht), Stoffwechsel (Harnsäure, Blutzucker), Augen (Aderhauterguss, akute Myopie, sekundäres Winkelverschlussglaukom), erhöhtes Risiko für nicht-melanozytären Hautkrebs.
WW: Kontraindiziert: MAO-Hemmer (ausgenommen MAO B-Hemmer), Verapamil oder Diltiazem oder Disopyramid i.v. (Ausnahme: Intensivmedizin).
Vorsicht: **Metoprolol:** Antiarrhytmika, Kalziumantagonisten (cave i.v.), Nitrate und andere Blutdrucksenker bzw. ZNS-Dämpfer (Hypotonie), Narkotika (Kardiodepression), Alpha-Symathomimetika (Hypertonie, Bradykardie), Clonidin (hypertensive Krise beim Absetzen), Ergotamin (Vasospasmus), Antiphlogistika, Xanthine (Wirkungsabschwächung), Antidiabetika, Insulin (Hypoglykämie), Curare (neuromuskuläre Blockade), H2-Blocker (verstärkte Metoprolol-Wirkung), Rifampicin, Barbiturate (abgeschwächte Metoprolol-Wirkung), Tamsulosin (initial starker Blutdruckabfall).
Hydrochlorothiazid: Digitalis (erhöht toxisch), Kortikosteroide (Hypokaliämie), Lithium (verstärkt toxisch).
WH: Kaliumreiche Nahrung empfohlen. Therapie langsam beenden. Vorsicht bei AV-Block 1. Grades, Prinzmetal-Angina, Gicht, Psoriasis, Allgemeinnarkosen. Herzinsuffizienz kompensieren. Kontrollen: Blutzucker, Serumelektrolyte. Durch genetischen Polymorphismus abnorm hohe Plasmaspiegel möglich. Nicht plötzlich absetzen. Verkehrshinweis. Positive Dopingtests möglich.
Bei Überdosierung Antidot Dobutamin oder Dopamin i.v. oder Glukagon i.v. oder Atropin i.v., bei Bronchospamus Beta2-Mimetika, bei Krämpfen Diazepam i.v.
PG: 20 ST (2) (EKO: G) [€ 7,70], 50 ST (EKO: G) [€ 15,85]

Selsun - medizinisches Shampoo 22O01

(Z.Nr. 0-09214) RPF. P. D11AC03
ZI: sanofi-aventis, Wien
Z: 1 ml enthält: Selendisulfid 25 mg, Bentonit, Monoethanolaminolaurylsulfat, Glycerin monoricinoleat, Citronensäure, Natriumchlorid, Titandioxid, Empigen BB, Natriumhydrogenphosphat, Parfum, Wasser, gereinigtes.
EW: Keratolytisch.
AG: Kopfschuppen, (fettige) Seborrhoe der Kopfhaut.
AA: Auf der Kopfhaut. Cave oral!
DO: 1-2 Kaffeelöffel auf die Kopfhaut bringen, 2-3 min einwirken lassen, abspülen und wiederholen. Über 2 Wochen bis zu 2mal wöchentlich, dann nur einmal wöchentlich oder in größeren Abständen anwenden. Keine Untersuchungen an Kindern und Jugendlichen.
GA: Offene Verletzungen, infizierte Hautstellen, entzündete und nässende Kopfhaut.
SST: Nicht empfohlen.
NW: Sehr selten Hautreizung, Augenreizung, Überempfindlichkeit, Verfärbung des Haares.
WW: Tönung, Färbung, Dauerwelle (Abstand: 2 Tage vor bis 4 Tage nach Selsun).
WH: Nicht oral anwenden, nicht in die Augen oder auf Schleimhäute bringen.
PG: 120 ML * (EKO: N) [€ 12,50]

Selukos - medizinisches Shampoon 22O01

(Z.Nr. 0-17570) RPF. P. D11AC03
ZI: Meda Pharma, Wien
Z: 100 g enthalten: Selensulfid 2,5 g, Methylparaben, Ethylhydroxybenzoat, Propylparaben, Isobutylparaben, Monoethanolaminolaurylsulfat, Phenoxyethanol 0,8 g, Natriumbenzoat 0,14 g, Cocamidopropylbetain, Xanthan gummi, Ethanol, Parfum: (entspr. Essenz HB 302 Givaudan), Zitronensäure, Wasser, gereinigtes.
EW: Keratolytisch.
AG: Schuppenbildung der Kopfhaut, Seborrhoe.
AA: Äußerlich (5 Minuten Kopfhautmassage).
DO: 1. Woche zweimal, dann einmal wöchentlich bzw. alle 2-3 Wochen eine Haarwäsche. Keine Erfahrungen bei Kindern und Jugendlichen.
GA: Entzündete, nässende Kopfhaut, offene Verletzungen der Kopfhaut, Kopfpsoriasis, atopische Dermatitis der Kopfhaut, Tinea capitis, M. Parkinson, vor bis 4 Tage nach Haartönen, -färben oder Dauerwelle.
SST: Keine ausreichenden Daten. In der Stillzeit nicht auf der Brust anwenden.
NW: Passagerer Haarausfall, Überfettung der Haare, Haarverfärbungen, lokale Reizung, Augenreizungen.
WW: Kaltwellflüssigkeiten können Wirksamkeit beeinträchtigen (Neutralisierung).
WH: Nicht auf Augen oder Schleimhäute aufbringen. Nach jeder Kopfwäsche Hände gründlich waschen. Ringe und Schmuck im Kopfbereich und an den Händen vor der Anwendung ablegen.
PG: 100 ML * (EKO: N) [€ 9,20]

🐾 Semelcef 200 mg - Tabletten für Hunde und Katzen 801AC

(Z.Nr. 8-38914) NR. P. QJ01DB05
ZI: Fatro, Ozzano dell´Emilia (Bologna), Italien
Z: 1 Tablette enthält: Cefadroxil 200 mg (entspr. Cefadroxil monohydrat 210 mg), Magnesium stearat, Cellulose, mikrokristalline.
EW: Cephalosporin-Antibiotikum.
AG: Infektionen der Haut und Weichteile, der Harnwege oder der oberen Atemwege bei Hunden.
AA: Zum Eingeben.
DO: 1mal tgl. 20 mg/kg KG. Behandlungsdauer 10 Tage, bei Pyodermie und schweren Harnwegsinfektionen bis 3 Monate.
GA: Kaninchen, Meerschweinchen, Hamster, Wüstenrennmäuse, Chinchillas, Pferde und Wiederkäuer.

S

SST: Nutzen/Risiko-Abwägung.
NW: Magen/Darm, Überempfindlichkeit.
WW: Nicht mit bakteriostatischen Antibiotika anwenden. Vorsicht: Aminoglykoside, Furosemid (erhöhte Nephrotoxizität).
WH: Nicht für Tiere unter 12,5 kg KG.
PG: 10 ST VT [€ 17,90]

Semelcef 1000 mg - Tabletten für Hunde 801AC
(Z.Nr. 8-38915) NR. P. QJ01DB05
ZI: Fatro, Ozzano dell´Emilia (Bologna), Italien
Z: 1 Tablette enthält: Cefadroxil 1000 mg (entspr. Cefadroxil monohydrat 1050 mg), Magnesium stearat, Cellulose, mikrokristalline.
EW: Cephalosporin-Antibiotikum.
AG: Hund und Katze: Infektionen der Haut und Weichteile, der Harnwege oder der oberen Atemwege.
AA: Zum Eingeben.
DO: 1mal tgl. 20 mg/kg KG. Behandlungsdauer 10 Tage, bei Pyodermie und schweren Harnwegsinfektionen bis 3 Monate.
GA: Kaninchen, Meerschweinchen, Hamster, Wüstenrennmäuse, Chinchillas, Pferde und Wiederkäuer.
SST: Nutzen/Risiko-Abwägung.
NW: Magen/Darm, Überempfindlichkeit.
WW: Nicht mit bakteriostatischen Antibiotika anwenden. Vorsicht: Aminoglykoside, Furosemid (erhöhte Nephrotoxizität).
WH: Vorsicht bei Tieren unter 2,5 kg KG.
PG: 6 ST VT [€ 29,90]

▼ *Semglee 100 Einheiten/ml - Injektionslösung in einem Fertigpen* 06A02
(Z.Nr. EU/1/18/1270/*) RP. P. E. nicht im Handel. A10AE04

Semintra 4 mg/ml - Lösung zum Eingeben für Katzen 821F
(Z.Nr. EU/2/12/146/*) RP. P. QC09CA07
ZI: Boehringer Ingelheim-Vetmedica, Ingelheim, Deutschland
Z: 1 ml Lösung enthält: Telmisartan 4 mg, Benzalkonium chlorid 0,1 mg, Hydroxyethylcellulose, Natriumhydroxid zur pH-Wert-Einstellung, Salzsäure zur pH-Wert-Einstellung, Maltitol, Wasser, gereinigtes.
EW: Angiotensin II-Antagonist.
AG: Reduzierung der Proteinurie bei chronischen Nierenerkrankungen bei Katzen.
AA: Zum Eingeben (direkt oder mit etwas Futter).
DO: 1mal tgl. 1 mg Telmisartan/kg KG (=0,25 ml/kg KG).
SST: Nicht anwenden.
NW: Magen/Darm, Erythropenie, Niere.
WH: Keine Untersuchungen bei Katzen unter 6 Monaten.
PG: 30 ML VT [€ 35,70]

Semintra 10 mg/ml - Lösung zum Eingeben für Katzen 821F
(Z.Nr. EU/2/12/146/*) RP. P. QC09CA07
ZI: Boehringer Ingelheim-Vetmedica, Ingelheim, Deutschland
Z: 1 ml enthält: Telmisartan 10 mg, Benzalkonium chlorid 0,1 mg, Hydroxyethylcellulose, Natriumhydroxid zur pH-Wert-Einstellung, Salzsäure zur pH-Wert-Einstellung, Maltitol, Wasser, gereinigtes.
EW: Angiotensin II-Antagonist.
AG: Bluthochdruck bei Katzen.
AA: Zum Eingeben (direkt oder mit etwas Futter).
DO: Initial 1mal tgl. 2 mg Telmisartan/kg KG (=0,2 ml/kg KG). Ziel: Systolischer Blutdruck 120 - 140 mm Hg. Nach 4 Wochen TD ev. reduzieren.
SST: Nicht anwenden.
NW: Magen/Darm, Hypotonie, Niere, Erythropenie.
WW: Andere Blutdrucksenker verstärkt.
WH: Kontrollen: Erythrozytenzahl, Nierenfunktion (bei Nierenerkrankung).
PG: 35 ML VT [€ 89,65]

▼ *Senshio 60 mg - Filmtabletten* 31H04
(Z.Nr. EU/1/14/978/*) RP. P. nicht im Handel. G03XC05

Sensiblex 40 mg/ml - Injektionslösung für Rinder 832A
(Z.Nr. 8-37702) RP. P. VNW. nicht im Handel. QG02CX90

Sensicare Hautfunktions -Tabletten 22X
(Z.Nr. 3-00222) RPF. P. V03AX
ZI: Marien Apotheke, Dr.H.Reuther/Inh.C.Reither, Prien, Deutschland
Z: 1 Tablette enthält: Euphorbia cyparissias (Homöopathie) D12 26,67 mg, Kalium bromatum (Homöopathie) D15 26,67 mg, Mahonia aquifolium (Homöopathie) D6 26,67 mg, Smilax (Homöopathie) D8 26,67 mg, Thuja occidentalis (Homöopathie) D12 26,67 mg, Lactose monohydrat 287 mg, Magnesium stearat, Maisstärke, Stärke, vorverkleistert.
EW: Homöopathikum.
AG: Linderung bei Psoriasis, Akne, trockenen Hauterkrankungen mit Juckreiz.
AA: Vor den Mahlzeiten Tabletten im Mund zergehen lassen.
DO: Initial stündlich, dann 2-3mal tgl. 2 Tabletten.
Kinder ab 6 Jahren: 2-3mal tgl. 1 Tablette.
SST: Kein besonderes Risiko bekannt.
PG: 50 ST * (EKO: N) [€ 12,50], 150 ST * (EKO: N) [€ 21,95]

Sensicutan - Salbe 22A03
(Z.Nr. 1-24304) RPF. P. D11AX
ZI: Harras Pharma Curarina Arzneimittel, München, Deutschland
Z: 100 g Salbe enthalten: Bisabolol 0,3 g, Heparin natrium 20000 IE, Fettalkohole, ethoxyliert, Mandelöl, Triglyceride, mittelkettige, Myristyl alcohol, Zitronensäure, Kollagenhydrolysat, alpha-Tocopherol acetat, Dexpanthenol, Sorbinsäure 0,1 g, Salizylsäure 0,3 g, Wasser, gereinigtes.
EW: Entzündungshemmend.
AG: Zusatz bei entzündlichen, nicht-infektiösen, stark juckenden Dermatosen.
DO: 2-3mal tgl. über 1-2 Wochen auf erkrankte Hautpartien auftragen. Für Kinder unter 3 Jahren nicht empfohlen.
GA: Blutungsneigung.
SST: Nicht zur Langzeitgabe.
NW: Sehr selten Allergien.
WH: Nur auf intakter Haut anwenden. Augen-, Nase- und Mundpartie nicht be- handeln.
PG: 30 G * (EKO: N) [€ 11,95], 80 G * (EKO: N) [€ 24,90]

Senstend 150 mg/ml + 50 mg/ml - Spray zur Anwendung auf der Haut, Lösung 52F05
(Z.Nr. EU/1/19/1387/*) RP. P. nicht im Handel. N01BB20

Seonsil spag. Peka - Globuli 50X05
(Z.Nr. 3-00437) RPF. P. V03AX
ZI: Pekana Naturheilmittel, Kißlegg, Deutschland
Z: 10 g Streukügelchen werden hergestellt unter Verwendung von: Ailanthus altissima (Homöopathie) D3 14 mg, Barium carbonicum (Homöopathie) D8 14 mg, Atropa belladonna-spag. Peka D4 14 mg, Lachesis muta (Homöopathie) D8 14 mg, Phytolacca americana (Homöopathie) D4 14 mg, Clematis recta Urt. 10 mg, Echinacea-spag. Peka D6 10 mg, Teucrium scorodonia-spag. Peka D12 10 mg, Saccharose 10 g, Spuren von Lactose monohydrat.
EW: Homöopathikum (spagyrisch).
AG: Unterstützend bei Hals- und Rachenreizungen, Mandelbeschwerden.
AA: Langsam im Mund zergehen lassen.
DO: 4-5mal tgl. 10 Streukügelchen.
Kinder (6 - 11 Jahre): 3-4mal tgl. 8 Streukügelchen.
Kinder (1 - 5 Jahre): 3-4mal tgl. 5 Streukügelchen.
SST: Vorsicht.
PG: 10 G * (EKO: N) [€ 10,75]

Seonsil spag. Peka - Tropfen zum Einnehmen 45X01
(Z.Nr. 3-00404) RPF. P. V03AX
ZI: Pekana Naturheilmittel, Kißlegg, Deutschland
Z: 1 g (= 1,03 ml = 46 Tropfen) enthält: Ailanthus altissima (Homöopathie) D3 140 mg, Barium carbonicum (Homöopathie) D8 140 mg, Atropa belladonna-spag. Peka D4 140 mg, Lachesis muta (Homöopathie) D8 140 mg, Phytolacca americana (Homöopathie) D4 140 mg, Clematis recta Urt. 100 mg, Echinacea-spag. Peka D6 100 mg, Teucrium scorodonia-spag. Peka D12 100 mg, Ethanol 96% (entspr. Gesamtethanolgehalt ca. 31 % (V/V)), Wasser, gereinigtes, Spuren von Lactose monohydrat.
EW: Homöopathikum (spagyrisch).
AG: Unterstützend bei Hals- und Rachenreizungen, Mandelbeschwerden.
AA: In einem Glas mit etwas Wasser verdünnt vor den Mahlzeiten einnehmen.
DO: 3-4mal tgl. 20 Tropfen.
Kinder 2 11 Jahre: 3mal tgl. 10 Tropfen.
Kleinkinder (1 Jahr bis 23 Monate): 2mal tgl. 5 Tropfen.
SST: Vorsicht.
PG: 50 ML * (EKO: N) [€ 14,05]

Separon 40 mg/ml - Injektionslösung für Schweine 809Z, 829
(Z.Nr. 8-39249) RP. P. VNW. nicht im Handel. QN05AD90

S

Sepia RemaVet - Globuli für Tiere 890A
(Z.Nr. 8-38902) RPF. P. QV03AX
ZI: Remedia Homöopathie, Eisenstadt
Z: 1 g Globuli (ca. 120 Globuli) enthält: Sepia officinalis (Homöopathie) C200 10 mg, Saccharose.
EW: Homöopathikum.
AG: Rind, Pferd, Schaf, Ziege, Schwein, Kaninchen, Kleinnager, Hund, Katze: Funktionsstörungen der weiblichen Geschlechtsorgane, Gebärmuttersenkung, Scheidensenkung, Gleichgültigkeit des Muttertieres gegenüber ihren Jungen, mangelnde Elastizität des Bindegewebes, unterstützend bei Gebärmuttervorfall, Scheidenvorfall
AA: Zum Eingeben (direkt ins Maul oder als Tränke: 20 Globuli in 1 Liter Wasser auflösen).
DO: ED 5-10 Globuli (unabhängig von der Tiergröße).
SST: Nur nach Rücksprache mit dem Tierarzt anwenden.
PG: 10 G VN [€ 12,80]

Septanest mit Epinephrin 1:200.000 40 mg/ml + 5 Mikrogramm/ml - Injektionslösung 01A03
(Z.Nr. 1-21602) RP. P. N01BB58
ZI: Septodont Niederkassel-Mondorf, Deutschland
Z: 1 ml Injektionslösung enthält: Articain hydrochlorid 40 mg, Epinephrin 5 µg (entspr. Epinephrin hydrogentartrat), Natriumchlorid, Natrium edetat, Natrium metabisulfit, Natriumhydroxid 35% zur pH-Wert-Einstellung (entspr. Natrium 0,804 mg), Wasser für Injektionszwecke.
EW: Lokalanästhetikum und Vasokonstriktor.
AG: Lokal- und Regionalanästhesie in der Zahnheilkunde.
AA: Zur Infiltration und perineural in der Mundhöhle. Cave intravaskulär oder intraneural.
DO: ED meist 1 Patrone; MD 7 mg Articain/kg KG bzw. 500 mg. Kinder ab 4 Jahren (ab 20 kg KG): ED 2 - 4 mg Articain / kg KG; MD 7 mg Articain/kg KG.
GA: Patienten mit unzureichend behandelter Epilepsie.
SST: Nutzen/Risiko-Abwägung, nach Anwendung 5 Std. nicht stillen.
NW: Lokale Nekrosen, lokale Schwellungen, Bissverletzungen, ZNS (erregend oder hemmend, Neuropathien), Herz/Kreislauf (Blutdruckabfall, Bradykardie oder Tachykardie, Herzstillstand, Angina pectoris, Überleitungsstörungen), Augen, Apnoe, Überempfindlichkeit.
WW: Vorsicht: Andere Lokalanästhetika, Sedativa, Guanethidin, Rauwolfia-Alkaloide. MAO-Hemmer, trizyklische Antidepressiva, nicht selektive Beta-Blocker, Entacapon, Tolcapon, arrhythmogene Arzneimittel (Digitalis, Chinidin), Mutterkornalkaloide, Sympathomimetika, Phenothiazine, Gerinnungshemmer, halogenierte Inhalationsnarkotika.
WH: Vorsicht bei beeinträchtigter Herzfunktion, Herzrhythmusstörungen, Epilepsie, Plasma-Cholinesterase-Mangel, Leber-, Nierenschäden, Myasthenie, Porphyrie, Diabetes, Thyreotoxikose, Phäochromozytom, akutem Engwinkelglaukom.
Nicht in stark entzündetem Gewebe anwenden. Verkehrshinweis. Für Zwischenfälle Vorsorge treffen.
PG: 50 ST * (EKO: N) [€ 41,15]

S

Septanest mit Epinephrin 1:100.000 40 mg/ml + 10 Mikrogramm/ml - Injektionslösung 01A03
(Z.Nr. 1-21603) RP. P. N01BB58
ZI: Septodont Niederkassel-Mondorf, Deutschland
Z: 1 ml Injektionslösung enthält: Articain hydrochlorid 40 mg, Epinephrin 10 µg (entspr. Epinephrin hydrogentartrat), Natriumchlorid, Natrium edetat, Natrium metabisulfit, Natriumhydroxid 35% zur pH-Wert-Einstellung (entspr. Natrium 0,804 mg), Wasser für Injektionszwecke.
Kurzinformation: siehe Septanest mit Epinephrin 1:200.000 40 mg/ml + 5 Mikrogramm/ml - Injektionslösung, → S. 1290
PG: 50 ST * (EKO: N) [€ 41,15]

Septopal - Kette zur Implantation 38B
(Z.Nr. 0-16971) NR. P. J01GB03
ZI: Zimmer Biomet Austria, Wien
Z: 1 Kugel enthält: Gentamicin 4,5 mg (entspr. Gentamicin sulfat 7,5 mg), Zirconium(IV)-oxid, Aminoessigsäure (entspr. Glycin), Methylmethacrylat-Ethylacrylat-Copolymer, Methylmetacrylat polymer, Chirurgischer Draht aus: Stahl, rostfrei (entspr. Eisen), (entspr. Chrom), (entspr. Nickel), (entspr. Molybdän), (entspr. Mangan).
EW: Bakterizides Antibiotikum, wird protrahiert freigesetzt.
AG: Knochen- und Weichteilinfektionen (auch zur Prävention).
AA: Operative Implantation.
Details siehe Austria-Codex - Fachinformation.
DO: Defekt vollständig mit 10-90 Kugeln (oder mehr) ausfüllen. Keine Daten an Kindern.
SST: Im 1. Trimenon nicht anwenden, sonst bei vitaler Indikationsstellung.
Nicht stillen.
WH: Postoperatives Hämatom nicht absaugen.
PG: **10KUG** 1 ST * (EKO: N) [€ 146,10], **10KUG** 5 ST * (EKO: N) [€ 528,50], **30KUG** 1 ST * (EKO: N) [€ 280,65], **30KUG** 5 ST * (EKO: N) [€ 1.119,35], **60KUG** 1 ST * (EKO: N) [€ 523,30]

Septopal - Minikette zur Implantation 38B
(Z.Nr. 1-19738) NR. P. J01GB03
ZI: Zimmer Biomet Austria, Wien
Z: 1 Formkörper enthält: Gentamicin 1,7 mg (entspr. Gentamicin sulfat 2,8 mg), Zirconium(IV)-oxid, Aminoessigsäure (entspr. Glycin), Methylmethacrylat-Ethylacrylat-Copolymer, Methylmetacrylat polymer, Chirurgischer Draht aus: Stahl, rostfrei (entspr. Eisen), (entspr. Chrom), (entspr. Nickel), (entspr. Molybdän), (entspr. Mangan).
EW: Protrahierte Freisetzung eines bakteriziden Antibiotikums aus einem Kunststoffträger.
AG: Temporäre Applikation in infizierte oder kontraminierte Knochenhöhlen oder Weichteile (auch zur Prävention).
DO: Defekt nach sorgfältiger operativer Revision mit Miniketten (ev. auch 2 oder mehr Miniketten geeigneter Länge) ausfüllen. Keine Daten an Kindern.
SST: Im 1. Trimenon nicht anwenden, sonst bei vitaler Indikationsstellung.
Nicht stillen.
NW: Lokale Überempfindlichkeit auf Chrom und Nickel möglich. NW von Gentamicin sind nicht zu erwarten.
WH: Nicht gebrauchte Reste verwerfen. Nicht mit einer Spül-Saug-Drainage an- wenden. Postoperatives Hämatom nicht absaugen.
PG: **10** 1 ST * (EKO: N) [€ 112,40], **10** 5 ST * (EKO: N) [€ 420,20], **20** 1 ST * (EKO: N) [€ 199,35], **20** 5 ST * (EKO: N) [€ 753,60]

Seractil 200 mg - Filmtabletten 02B04, 13B02
(Z.Nr. 1-20001) RP. P. M01AE14
ZI: Gebro Pharma, Fieberbrunn
Z: 1 Filmtablette enthält: Dexibuprofen 200 mg, Tablettenkern: Hypromellose, Cellulose, mikrokristalline, Carmellose calcium, Siliciumdioxid, hochdisperses, Talk; Filmüberzug: Hypromellose, Titandioxid, Glyceroltriacetat, Talk, Macrogol 6000.
EW: Analgetisch, antiphlogistisch, antipyretisch.
AG: Symptomatisch bei Arthritis, Arthrosen, primärer Dysmenorrhoe, Schmerzen.
AA: Unzerkaut mit Flüssigkeit zu den Mahlzeiten.
DO: Möglichst niedrig und kurzzeitig dosieren: TD 600 mg (bei Arthritis, Arthrosen, primärer Dysmenorrhoe bis 900 mg) in bis zu 3 ED; MTD 1200 mg.
Jugendliche: 1 bis 3mal tgl. 200 mg.
Kinder ab 8 Jahren: 1 bis 3mal tgl. 100 mg.
GA: Magen/Darm-Ulcera oder -Blutungen, Analgetika-Asthma, aktive Blutungen, schwere Herzinsuffizienz, schwere Nieren-, Leberschäden, aktiver M. Crohn oder Colitis ulcerosa.
SST: Gegenanzeige ab dem 6. Monat, sonst strenge Indikationsstellung.
NW: Magen/Darm (Ulzera, Perforationen, Blutungen), ZNS, Haut (sehr selten schwere Reaktionen), Ödeme, Hypertonie, Herzinsuffizienz, Blutbild, Allergien, Niere, Überempfindlichkeit, aseptische Meningitis, Leber, Gerinnung.
WW: Nicht empfohlen: Antikoagulantien, Methotrexat über 15 mg/Woche, Lithium, andere NSARs und Salizylate, ASS.
Vorsicht: Thrombozytenaggregationshemmer, Antihypertensiva, Immunsupresssiva, Aminoglykoside, Kortikosteroide, Digoxin, Phenytoin, SSRIs, Kalium-erhöhende Arzneimittel, orale Antidiabetika, Zidovudin, Pemetrexed. Cave Alkohol.
WH: Vorsicht bei Asthma, Hypertonie, (Risiko für) kardiovaskuläre Erkrankungen, Autoimmunerkrankungen. Kontrollen: Leber, Niere, Blutbild, Gerinnung, Kalium, Lithium. Auf schwere Hautreaktionen achten.
PG: 30 ST (2) (EKO: G) [€ 6,25], 50 ST (2) (EKO: G) [€ 9,05]

Seractil 300 mg - Filmtabletten 02B04, 13B02
(Z.Nr. 1-20002) RP. P. M01AE14
ZI: Gebro Pharma, Fieberbrunn
Z: 1 Filmtablette enthält: Dexibuprofen 300 mg, Tablettenkern: Hypromellose, Cellulose, mikrokristalline, Carmellose calcium, Siliciumdioxid, hochdisperses, Talk; Filmüberzug: Hypromellose, Titandioxid, Glyceroltriacetat, Talk, Macrogol 6000.
Kurzinformation: siehe Seractil 200 mg - Filmtabletten, → S. 1290
PG: 10 ST (2) (EKO: G) [€ 3,40], 30 ST (2) (EKO: G) [€ 7,75], 50 ST (2) (EKO: G) [€ 11,25]

Seractil akut 300 mg - Pulver zur Herstellung einer Suspension zum Einnehmen 02B04, 13B02
(Z.Nr. 1-27875) RP. P. nicht im Handel. M01AE14

Seractil akut 400 mg - Pulver zur Herstellung einer Suspension zum Einnehmen 02B04, 13B02
(Z.Nr. 1-27876) RP. P. M01AE14
ZI: Gebro Pharma, Fieberbrunn
Z: 1 Beutel enthält: Dexibuprofen 400 mg, Saccharose 2,4 g, Zitronensäure, Orangen-Aroma, Saccharin, Siliciumdioxid, hochdisperses, Natriumdodecylsulfat.
EW: Nichtsteroidales Antiphlogistikum.
AG: Symptomatisch bei Osteoarthritis/Arthrose, Schmerzen, Dysmenorrhoe.
AA: Oral, mit oder ohne Mahlzeit.
DO: Möglichst kurzzeitig und niedrig dosiert anwenden! TD 600-900 (-1200) mg in bis zu 3 ED, MED 400 mg.
GA: Magen/Darm-Ulcera oder -Blutungen, Analgetika-Asthma, aktive Blutungen, schwere Herzinsuffizienz, schwere Nieren-, Leberschäden, aktiver M. Crohn oder Colitis ulcerosa.
SST: Gegenanzeige ab dem 6. Monat, sonst strenge Indikationsstellung.
NW: Magen/Darm (Ulzera, Perforationen, Blutungen), ZNS, Haut (sehr selten schwere Reaktionen), Ödeme, Hypertonie, Herzinsuffizienz, Blutbild, Allergien, Niere, Überempfindlichkeit, aseptische Meningitis, Leber, Gerinnung.
WW: Nicht empfohlen: Antikoagulantien, Methotrexat über 15 mg/Woche, Lithium, andere NSARs und Salizylate, ASS.
Vorsicht: Thrombozytenaggregationshemmer, Antihypertensiva, Immunsuppresssiva, Aminoglykoside, Kortikosteroide, Digoxin, Phenytoin, SSRIs, Kalium-erhöhende Arzneimittel, orale Antidiabetika, Zidovudin, Pemetrexed. Cave Alkohol.
WH: Vorsicht bei Asthma, Hypertonie, (Risiko für) kardiovaskuläre Erkrankungen, Autoimmunerkrankungen. Kontrollen: Leber, Niere, Blutbild, Gerinnung, Kalium, Lithium. Auf schwere Hautreaktionen achten.
PG: 10 ST * (EKO: N) [€ 7,90]

Seractil forte 400 mg - Filmtabletten 02B04, 13B02
(Z.Nr. 1-22547) RP. P. M01AE14
ZI: Gebro Pharma, Fieberbrunn
Z: 1 Filmtablette enthält: Dexibuprofen 400 mg, Tablettenkern: Hypromellose, Cellulose, mikrokristalline, Carmellose calcium, Siliciumdioxid, hochdisperses, Talk; Filmüberzug: Hypromellose, Titandioxid, Glyceroltriacetat, Talk, Macrogol 6000.
Kurzinformation: siehe Seractil 200 mg - Filmtabletten, → S. 1290
PG: 10 ST (2) (EKO: G) [€ 4,05], 30 ST * (EKO: N) [€ 13,70], 50 ST (2) (EKO: G) [€ 16,40]

Serc 24 mg - Tabletten 08B
(Z.Nr. 1-35031) RP. P. nicht im Handel. N07CA01

Serdolect 4 mg - Filmtabletten 49B06
(Z.Nr. 1-21725) NR. P. N05AE03
ZI: Lundbeck, Valby, Dänemark
Z: 1 Filmtablette enthält: Sertindol 4 mg, Tablettenkern: Maisstärke, Lactose monohydrat, Lactose 57,74 mg, Hydroxypropylcellulose, Cellulose, mikrokristalline, Croscarmellose natrium, Magnesium stearat; Filmüberzug: (entspr. Hypromellose) (entspr. Titandioxid) (entspr. Macrogol 400) (entspr. Eisenoxid gelb).
EW: Antipsychotikum.
AG: Schizophrenie bei Patienten mit Therapieresistenz gegenüber zumindest einem anderen Antipsychotikum, nicht zur Notfalltherapie akut gestörter Patienten.
AA: Einmal täglich oral.
DO: TD initial 4 mg, alle 4-5 Tage um 4 mg erhöhen, Erhaltungsdosis 12-20 mg.
GA: Hypokaliämie, Hypomagnesiämie, schwere Herz/Kreislauf-Erkrankungen, QT-Verlängerung und QT-verlängernde Arzneimittel (siehe WW), schwere Leberschäden.
SST: Gegenanzeige. Erhöhtes Risiko für extrapyramidale und/oder Entzugssymptome des Neugeborenen bei Exposition im 3. Trimenon.
NW: Schnupfen, Ejakulationsstörungen, ZNS (Schwindel, Parästhesie), Orthostase, Gewichtszunahme, Ödeme, Dyspnoe, Thromboembolien, Herz (QT-Verlängerungen, Torsade de Pointes).
WW: Kontraindiziert: QT-verlängernde Arzneimittel, z.B. Antiarrhythmika (Chinidin, Amiodaron, Sotalol, Dofetilid), Neuroleptika (Thioridazin), Makrolide (Erythromycin), Antihistaminika (Terfenadin), Chinolone (Gabifloxacin), Cisaprid, Lithium. CYP4503A-Hemmer: Itraconazol, Indinavir, Omeprazol, Cimetidin. Vorsicht bei Kombination mit CYP2D6-Hemmern (Fluoxetin, Paroxetin).
WH: Auf QT-Verlängerung, Torsade de pointes und venöse Thromboembolien achten. Regelmäßige EKG-Kontrollen. Elektrolyte kontrollieren. Auf tardive Dyskinesie bzw. malignes neuroleptisches Syndrom achten. Vorsicht bei Parkinson, Krampfanfällen, Diabetes. Verkehrshinweis. Akute Absetz- symptome möglich. Bei Kindern und Jugendlichen nicht empfohlen. Nicht zur Behandlung demenzbedingter Verhaltensstörungen.
PG: 30 ST RE1 (EKO: Y) [€ 58,50]

Serdolect 12 mg - Filmtabletten 49B06
(Z.Nr. 1-21727) NR. P. N05AE03
ZI: Lundbeck, Valby, Dänemark
Z: 1 Filmtablette enthält: Sertindol 12 mg, Tablettenkern: Maisstärke, Lactose monohydrat, Lactose 80,29 mg, Hydroxypropylcellulose, Cellulose, mikrokristalline, Croscarmellose natrium, Magnesium stearat; Filmüberzug: (entspr. Hypromellose) (entspr. Titandioxid) (entspr. Macrogol 400) (entspr. Eisenoxid gelb) (entspr. Eisenoxid rot).
Kurzinformation: siehe Serdolect 4 mg - Filmtabletten, → S. 1291
PG: 28 ST RE1 (EKO: Y) [€ 153,80]

Serdolect 16 mg - Filmtabletten 49B06
(Z.Nr. 1-21728) NR. P. N05AE03
ZI: Lundbeck, Valby, Dänemark
Z: 1 Filmtablette enthält: Sertindol 16 mg, Tablettenkern: Maisstärke, Lactose monohydrat, Lactose 90,32 mg, Hydroxypropylcellulose, Cellulose, mikrokristalline, Croscarmellose natrium, Magnesium stearat; Filmüberzug: (entspr. Hypromellose) (entspr. Titandioxid) (entspr. Macrogol 400) (entspr. Eisenoxid rot).
Kurzinformation: siehe Serdolect 4 mg - Filmtabletten, → S. 1291
PG: 28 ST RE1 (EKO: Y) [€ 153,80]

Serdolect 20 mg - Filmtabletten 49B06
(Z.Nr. 1-21729) NR. P. nicht im Handel. N05AE03

Seresto 1,25 g + 0,56 g - Halsband für Hunde <= 8 kg 804B
(Z.Nr. 8-00996) RPF. D. QP53AC55
ZI: Bayer Animal Health, Leverkusen, Deutschland
Z: 1 Halsband enthält: Imidacloprid 1,25 g, Flumethrin 0,56 g, Titandioxid, Eisenoxid schwarz, Dibutyl adipat, Propylenglycol dicaprylocaprat, Sojabohnenöl epoxidiert, Stearinsäure, Polyvinylchlorid.
EW: Ektoparasitikum.
AG: Vorbeugung und Behandlung von Flohbefall, Zeckenbefall, Babesiose, Ehrlichiose oder Haarlingbefall.
Verminderung des Infektionsrisikos durch Leishmania infantum.
AA: Halsband vor Beginn der Floh- oder Zeckensaison um den Hals anlegen.
DO: Hunde bis 8 kg KG: 1 Halsband mit 38 cm Länge.
Hunde über 8 kg KG: 1 Halsband mit 70 cm Länge.
GA: Welpen unter 7 Wochen.
SST: Nicht empfohlen.
NW: Juckreiz, lokale Hautreaktionen. Selten neurologische Symptome (aggressives Verhalten).
PG: 1 ST VT [€ 41,90]

Seresto 1,25 g + 0,56 g - Halsband für Katzen 804B
(Z.Nr. 8-00995) RPF. D. QP53AC55
ZI: Bayer Animal Health, Leverkusen, Deutschland
Z: 1 Halsband enthält: Imidacloprid 1,25 g, Flumethrin 0,56 g, Titandioxid, Eisenoxid schwarz, Dibutyl adipat, Propylenglycol dicaprylocaprat, Sojabohnenöl epoxidiert, Stearinsäure, Polyvinylchlorid.
EW: Ektoparasitikum.
AG: Vorbeugung und Behandlung von Flohbefall oder Zeckenbefall.
AA: Auf der Haut.
DO: 1 Halsband pro Tier um den Hals anlegen.
GA: Katzen unter 10 Wochen.
SST: Nicht empfohlen.
NW: Juckreiz, lokale Hautreaktionen, Vegetativum. Selten neurologische Symptome (aggressives Verhalten).
PG: 1 ST VT [€ 41,90]

Seresto 1,25 g + 0,56 g - Halsband für Katzen und Hunde <= 8 kg 804B
(Z.Nr. 8-00997) RPF. D. nicht im Handel. QP53AC55

Seresto 4,50 g + 2,03 g - Halsband für Hunde >8 kg 804B
(Z.Nr. 8-00998) RPF. D. QP53AC55
ZI: Bayer Animal Health, Leverkusen, Deutschland
Z: 1 Halsband enthält: Imidacloprid 4,5 g, Flumethrin 2,03 g, Titandioxid, Eisenoxid schwarz, Dibutyl adipat, Propylenglycol dicaprylocaprat, Sojabohnenöl epoxidiert, Stearinsäure, Polyvinylchlorid.
Kurzinformation: siehe Seresto 1,25 g + 0,56 g - Halsband für Hunde <= 8 kg, → S. 1291

S

PG: 1 ST VT [€ 50,80]

Seretide levis 25 Mikrogramm/50 Mikrogramm pro Sprühstoß - Druckgasinhalation 50B03

(Z.Nr. 1-23942) NR. P. R03AK06

ZI: GlaxoSmithKline Pharma, Wien
Z: 1 Sprühstoß enthält: Salmeterol 25 µg (entspr. Salmeterol xinafoat), Fluticason propionat 50 µg, Norfluran.
EW: Beta 2-Agonist und Glukokortikoid.
AG: Asthma, wenn Kombination Beta-Agonist + inhalatives Kortikosteroid indiziert ist. Chronisch-obstruktive Atemwegserkrankung (COPD).
AA: Orale Inhalation. Immer dieselbe Inhalationshilfe verwenden.
DO: 2mal tgl. 2 Inhalationen, Dosis nach Bedarf. Keine Erfahrungen bei Kindern unter 4 Jahren.
SST: Nutzen/Risiko-Abwägung.
NW: Kopfschmerzen, Tremor, Palpitationen, Arrhythmien, Candidiasis, Heiserkeit, Nasopharyngitis, Pneumonie, Hypokaliämie, Blutergüsse, Muskelkrämpfe, traumatische Frakturen, Psyche (Angst, Schlafstörungen), paradoxe Bronchospasmen, Blutergüsse, Überempfindlichkeit, Anaphylaxie, erhöhte Pneumonie-Inzidenz bei COPD.
WW: Vorsicht: Beta-Agonisten (potentiell additiv, Hypokaliämie), Beta-Blocker (antagonistisch). Vorsicht mit CYP3A4 Inhibitoren (gleichzeitige Gabe von Ketoconazol vermeiden).
WH: Nicht zur Behandlung einer plötzlichen Atemnot. Vorsicht bei Herzrhythmusstörungen, Diabetes, Hypokaliämie, Thyreotoxikose, Lungentuberkulose, Infektionen der Atemwege. Vorsicht bei Therapieumstellung. Bei Stress oder vor einer geplanten Operation zusätzlich Glukokortikoide systemisch geben. Erhöhtes Risiko psychischer Veränderungen bei Kindern und Jugendlichen. Auf Verhaltensänderungen achten. Positive Ergebnisse bei Dopingtests möglich.
Bei Überdosierung Antidot kardioselektive Beta-Blocker.
PG: 1 ST IND (EKO: G) [€ 36,30]

Seretide standard 25 Mikrogramm/125 Mikrogramm pro Sprühstoß - Druckgasinhalation 50B03

(Z.Nr. 1-23943) NR. P. R03AK06

ZI: GlaxoSmithKline Pharma, Wien
Z: 1 Sprühstoß enthält: Salmeterol 25 µg (entspr. Salmeterol xinafoat), Fluticason propionat 125 µg, Norfluran.
EW: Beta 2-Agonist und Glukokortikoid.
AG: Asthma, wenn Kombination Beta-Agonist + inhalatives Kortikosteroid indiziert ist. Chronisch-obstruktive Atemwegserkrankung (COPD).
AA: Orale Inhalation. Immer dieselbe Inhalationshilfe verwenden.
DO: 2mal tgl. 2 Inhalationen, Dosis nach Bedarf. Keine Erfahrungen bei Kindern unter 12 Jahren.
SST: Nutzen/Risiko-Abwägung.
NW: Kopfschmerzen, Tremor, Palpitationen, Arrhythmien, Candidiasis, Heiserkeit, Nasopharyngitis, Pneumonie, Hypokaliämie, Blutergüsse, Muskelkrämpfe, traumatische Frakturen, Psyche (Angst, Schlafstörungen), paradoxe Bronchospasmen, Blutergüsse, Überempfindlichkeit, Anaphylaxie, erhöhte Pneumonie-Inzidenz bei COPD.
WW: Vorsicht: Beta-Agonisten (potentiell additiv, Hypokaliämie), Beta-Blocker (antagonistisch). Vorsicht mit CYP3A4 Inhibitoren (gleichzeitige Gabe von Ketoconazol vermeiden).
WH: Nicht zur Behandlung einer plötzlichen Atemnot. Vorsicht bei Herzrhythmusstörungen, Diabetes, Hypokaliämie, Thyreotoxikose, Lungentuberkulose, Infektionen der Atemwege. Vorsicht bei Therapieumstellung. Bei Stress oder vor einer geplanten Operation zusätzlich Glukokortikoide systemisch geben. Erhöhtes Risiko psychischer Veränderungen bei Kindern und Jugendlichen. Auf Verhaltensänderungen achten. Positive Ergebnisse bei Dopingtests möglich.
Bei Überdosierung Antidot kardioselektive Beta-Blocker.
PG: 1 ST IND (EKO: G) [€ 50,75]

Seretide forte 25 Mikrogramm/250 Mikrogramm pro Sprühstoß - Druckgasinhalation 50B03

(Z.Nr. 1-23944) NR. P. R03AK06

ZI: GlaxoSmithKline Pharma, Wien
Z: 1 Sprühstoß enthält: Salmeterol 25 µg (entspr. Salmeterol xinafoat), Fluticason propionat 250 µg, Norfluran.
Kurzinformation: siehe Seretide standard 25 Mikrogramm/125 Mikrogramm pro Sprühstoß - Druckgasinhalation, → S. 1292
PG: 1 ST IND (EKO: G) [€ 50,75]

Seretide Diskus levis 50 Mikrogramm/100 Mikrogramm - einzeldosiertes Pulver zur Inhalation 50B03

(Z.Nr. 1-22902) NR. P. R03AK06

ZI: GlaxoSmithKline Pharma, Wien
Z: 1 Dosis enthält: Salmeterol 50 µg (entspr. Salmeterol xinafoat), Fluticason propionat 100 µg, Lactose 12,5 mg (entspr. Lactose monohydrat) (entspr. Milchproteine).
EW: Beta 2-Agonist und Glukokortikoid.
AG: Asthma, wenn Kombination Beta-Agonist + inhalatives Kortikosteroid indiziert ist. Chronisch-obstruktive Atemwegserkrankung (COPD).
AA: Orale Inhalation. Immer dieselbe Inhalationshilfe verwenden.
DO: Asthma: 2mal tgl. 1 Inhalation, Dosisstärke nach Bedarf.
Kinder von 4-12 Jahren, 2mal tgl. 1 Inhalation mit 0,05 mg Salmeterol und 0,1 mg Fluticasonpropionat.
COPD: 2mal tgl. 1 Inhalation.
SST: Nutzen/Risiko-Abwägung.
NW: Kopfschmerzen, Tremor, Palpitationen, Arrhythmien, Candidiasis, Heiserkeit, Nasopharyngitis, Pneumonie, Hypokaliämie, Blutergüsse, Muskelkrämpfe, traumatische Frakturen, Psyche (Angst, Schlafstörungen), paradoxe Bronchospasmen, Blutergüsse, Überempfindlichkeit, Anaphylaxie, erhöhte Pneumonie-Inzidenz bei COPD.
WW: Vorsicht: Beta-Agonisten (potentiell additiv, Hypokaliämie), Beta-Blocker (antagonistisch). Vorsicht mit CYP3A4 Inhibitoren (gleichzeitige Gabe von Ketoconazol vermeiden).
WH: Nicht zur Behandlung einer plötzlichen Atemnot. Vorsicht bei Herzrhythmusstörungen, Diabetes, Hypokaliämie, Thyreotoxikose, Lungentuberkulose, Infektionen der Atemwege. Vorsicht bei Therapieumstellung. Bei Stress oder vor einer geplanten Operation zusätzlich Glukokortikoide systemisch geben. Erhöhtes Risiko psychischer Veränderungen bei Kindern und Jugendlichen. Auf Verhaltensänderungen achten. Positive Ergebnisse bei Dopingtests möglich.
Bei Überdosierung Antidot kardioselektive Beta-Blocker.
PG: 60 ST IND (2) (EKO: G) [€ 31,00]

Seretide Diskus standard 50 Mikrogramm/250 Mikrogramm - einzeldosiertes Pulver zur Inhalation 50B03

(Z.Nr. 1-22901) NR. P. R03AK06

ZI: GlaxoSmithKline Pharma, Wien
Z: 1 Dosis enthält: Salmeterol 50 µg (entspr. Salmeterol xinafoat), Fluticason propionat 250 µg, Lactose 12,5 mg (entspr. Lactose monohydrat) (entspr. Milchproteine).
Kurzinformation: siehe Seretide Diskus levis 50 Mikrogramm/100 Mikrogramm - einzeldosiertes Pulver zur Inhalation, → S. 1292
PG: 60 ST IND (2) (EKO: G) [€ 42,70]

Seretide Diskus forte 50 Mikrogramm/500 Mikrogramm - einzeldosiertes Pulver zur Inhalation 50B03

(Z.Nr. 1-22900) NR. P. R03AK06

ZI: GlaxoSmithKline Pharma, Wien
Z: 1 Einzeldosis enthält: Salmeterol 50 µg (entspr. Salmeterol xinafoat), Fluticason propionat 500 µg, Lactose 12,5 mg (entspr. Lactose monohydrat) (entspr. Milchproteine).
Kurzinformation: siehe Seretide Diskus levis 50 Mikrogramm/100 Mikrogramm - einzeldosiertes Pulver zur Inhalation, → S. 1292
PG: 60 ST IND (2) (EKO: G) [€ 52,10]

Serevent Evohaler 25 Mikrogramm/Sprühstoß - Dosieraerosol 50A02

(Z.Nr. 1-26720) RP. P. R03AC12

ZI: GlaxoSmithKline Pharma, Wien
Z: 1 Sprühstoß enthält: Salmeterol 25 µg (entspr. Salmeterol xinafoat) Norfluran.
EW: Beta-2-Agonist, Wirkdauer ca. 12 Std.
AG: Zusatzbehandlung bei Asthma bzw. COPD, Vorbeugung eines anstrengungs- bedingten Asthmas.
AA: Nur zur Inhalation.
Details siehe Austria-Codex - Fachinformation oder Gebrauchsinformation
DO: Asthma: 2mal tgl. 2(-4) Sprühstöße; Kinder ab 4 Jahren: 2mal tgl.
2 Sprühstöße.
COPD: Erwachsene 2mal tgl. 2 Sprühstöße.
SST: Nicht anwenden.
NW: Tremor, Tachykardie, Kopfschmerz, ZNS, Husten, Mundtrockenheit, Er- brechen, Haut, Überempfindlichkeit, Muskelkrämpfe, paradoxe Broncho- spasmen. Hypokaliämie.
WW: Vorsicht: Ketoconazol. Verstärkung der Wirkung durch andere Broncho- dilatoren. Theophyllin, Kortikosteroide, kaliumausscheidende Diuretika (Hypokaliämie), Beta-Blocker antagonistisch.
WH: Vorsicht bei Hyperthyreose, Herzinfarkt, Diabetes. Nicht zur Behandlung des akuten Anfalls geeignet. Nicht zur Erstbehandlung von Asthma.
Niedrigste effektive Dosis verwenden. Kein Ersatz für Kortikostero-

ide.
Erhöhtes Risiko bei schwarzafrikanischen Patienten. Bei plötzlicher Verschlechterung sofort Arzt konsultieren. Bei paradoxem Bronchospasmus Behandlung sofort absetzen. Auf Hypokaliämie achten (Serumkalium kontrollieren).
Bei Überdosierung kardioselektive Beta-Blocker geben.
PG: 1 ST IND (2) (EKO: G) [€ 42,80]

Serevent Diskus - Pulver zur Trockeninhalation 50A02
(Z.Nr. 1-20602) RP. P. R03AC12
ZI: GlaxoSmithKline Pharma, Wien
Z: 1 Einzeldosis enthält: Salmeterol 50 µg (entspr. Salmeterol xinafoat), Lactose monohydrat 12,43 mg, Spuren von: Milcheiweiß.
EW: Beta 2-Agonist, Wirkdauer ca. 12 Std.
AG: Zusatz zu Kortikosteroiden bei kontinuierlicher Behandlung von Asthma bronchiale; Erhaltungstherapie bei chronisch-obstruktiven Lungenerkrankungen (COPD).
AA: Zum Einatmen mittels Diskus.
Details siehe Austria-Codex - Fachinformation oder Gebrauchsinformation.
DO: 2mal tgl. 1(-2) Inhalationen. Nur als Zusatz zu Kortikosteroiden bei Asthma verwenden.
Kinder ab 4 Jahren und Jugendliche: 2mal tgl. 1 Inhalation.
SST: Nicht anwenden.
NW: Tremor, Tachykardie, Kopfschmerz, ZNS, Husten, Mundtrockenheit, Er- brechen, Haut, Überempfindlichkeit, Muskelkrämpfe, paradoxe Broncho- spasmen. Hypokaliämie.
WW: Vorsicht: Ketoconazol. Verstärkung der Wirkung durch andere Broncho- dilatoren. Theophyllin, Kortikosteroide, kaliumausscheidende Diuretika (Hypokaliämie), Beta-Blocker antagonistisch.
WH: Vorsicht bei Hyperthyreose, Herzinfarkt, Diabetes. Nicht zur Behandlung des akuten Anfalls geeignet. Nicht zur Erstbehandlung von Asthma.
Niedrigste effektive Dosis verwenden. Kein Ersatz für Kortikosteroide.
Erhöhtes Risiko bei schwarzafrikanischen Patienten. Bei plötzlicher Verschlechterung sofort Arzt konsultieren. Bei paradoxem Bronchospasmus Behandlung sofort absetzen. Auf Hypokaliämie achten (Serumkalium kontrollieren).
Bei Überdosierung kardioselektive Beta-Blocker geben.
PG: 60 ST IND (2) (EKO: G) [€ 42,80]

Sermion 30 mg - Filmtabletten 39D02
(Z.Nr. 1-18913) RP. P. C04AE02
ZI: Pfizer Corporation Austria, Wien
Z: 1 Filmtablette enthält: Nicergolin 30 mg, Tablettenkern: Calciumhydrogenphosphat, Carmellose natrium, Cellulose, mikrokristalline, Magnesium stearat; Filmüberzug: (entspr. Hypromellose) (entspr. Silicon AF) (entspr. Macrogol 6000) (entspr. Titandioxid) (entspr. Eisenoxid gelb).
EW: Halbsynthetisches Mutterkornalkaloid.
AG: Hirnorganisch bedingte Leistungsstörungen im Rahmen eines therapeutischen Gesamtkonzeptes.
AA: Mit Flüssigkeit unzerkaut zu einer Mahlzeit einnehmen.
DO: TD 30-60 mg
GA: Frischer Herzinfarkt, akute Blutungen, Kollapsgefahr, schwere Bradykardie, orthostatische Dysregulation.
SST: Nutzen/Risiko-Abwägung. In der Stillzeit nicht empfohlen.
NW: Blutdruckabfall, Schwindel, Pruritus, Tachykardie, verstopfte Nase, Kopfschmerzen, Schlafstörungen, Hyperaktivität, Diarrhoe, Magenbeschwerden, Hyperurikämie.
WW: Vorsicht: Antihypertensiva, Alpha- oder Beta-Sympathomimetika, Gerinnungshemmer (verstärkt), Azetylsalizylsäure (verlängerte Blutungszeit).
WH: Grundkrankheit (Herzinsuffizienz, Herzrhythmusstörung, Hypertonie) vorrangig behandeln. Vorsicht bei Hyperurikämie. Gerinnungskontrollen.
Auf Zeichen von Ergotismus bzw. Fibrosen achten. Verkehrshinweis.
PG: 30 ST (2) (EKO: G) [€ 16,60]

Serocillin 300 mg/ml - Injektionssuspension für Tiere 801AA
(Z.Nr. 8-00313) NR. P. E. VNW. QJ01CE09
ZI: Norbrook Laboratories (Ireland), Monaghan, Irland
Z: 1 ml Suspension enthält: Benzylpenicillin-Procain 300 mg (entspr. → 300000 IE), Nipasept-Natrium 1,5 mg, Povidon, Natrium edetat, Kaliumdihydrogenphosphat, Natrium citrat, Polysorbat 80, Antifoam M-30 Emulsion, Wasser für Injektionszwecke.
EW: Penicillin, bakterizid.
AG: Infektionen durch penicillinempfindliche Keime bei Pferd, Rind, Schaf, Ziege, Schwein.
AA: I.m., nicht i.v.
DO: Pferd, Rind, Schwein: TD 10 ml pro 300 kg KG über 3-5 Tage.
Kalb, Fohlen, Schaf, Ziege, Ferkel: 1-2 ml/30 kg KG.
GA: Andere Tierspezies, Penicillinase-bildende Erreger.
SST: Nutzen/Risiko-Bewertung; Aborte bei Schweinen möglich. Während der Laktation Anwendung möglich.
NW: Allergien, Spätreaktionen bei Schweinen.
WW: Nicht mit bakteriostatischen Substanzen kombinieren. Antiphlogistika verzögern renale Ausscheidung der Penicilline. Aminoglykoside synergistisch.
VNW: Essbare Gewebe: Pferd 10 Tage, Rind, Schaf, Ziege, Schwein: 6 Tage, Milch: 4 Tage.
PG: 1 ST VNW [€ 21,00]

Seroclox - Euterinjektoren für Rinder 826, 834D
(Z.Nr. 8-00289) NR. P. VNW. QJ51RC20
ZI: Norbrook Laboratories (Ireland), Monaghan, Irland
Z: 1 Injektor (4,5 g Suspension) enthält: Benzathin Cloxacillin 500 mg (entspr. Cloxacillin), Ampicillin trihydrat 250 mg (entspr. Ampicillin), Aluminium stearat 3 %, Paraffin, dickflüssiges.
EW: Penicillin-Kombination.
AG: Mastitis-Prophylaxe und Therapie.
AA: Zur Instillation.
DO: 1 Injektor pro Euterviertel; alle Viertel behandeln.
GA: Laktierendes Euter, Kühe mit einer Trockensteh-Periode von weniger als 4 Wochen.
NW: Allergien, Reizung des Eutergewebes.
WW: Antiphlogistika verzögern Nierenausscheidung der Penicilline; nicht mit bakteriostatischen Stoffen kombinieren.
WH: Nur zur Euterbehandlung während der Trockenstehzeit.
VNW: Essbares Gewebe: 21 Tage.
Milch: a) Applikation früher als 35 Tage vor dem Abkalben: 5 Tage ab Laktationsbeginn.
b) Applikation innerhalb 35 Tage vor dem Abkalben: 40 Tage ab Verab- reichung.
PG: 24 ST VNW [€ 56,55]

Seropram 10 mg - Filmtabletten 49A02
(Z.Nr. 1-19871) NR. P. N06AB04
ZI: Lundbeck Austria, Wien
Z: 1 Filmtablette enthält: Citalopram 10 mg (entspr. Citalopram hydrobromid 12,49 mg), Tablettenkern: Maisstärke, Lactose monohydrat 18,4 mg, Zellulose, mikrokristallin, Copovidon, Glycerol 85%, Croscarmellose natrium, Magnesium stearat; Tablettenfilm: (entspr. Hypromellose 5) (entspr. Macrogol 400) (entspr. Titandioxid).
EW: Antidepressivum (Hemmer der Serotonin-Aufnahme).
AG: Major Depression (Behandlung und Rezidivprophylaxe), Panikstörung mit und ohne Agoraphobie, Zwangsstörung (OCD).
AA: Oral unzerkaut mit Flüssigkeit.
DO: TD 20 mg, ev. schrittweise erhöhen auf MTD bis 40 mg. Bei älteren Patien- ten TD 10-20 mg (MTD 20 mg). Bei Leberschäden initiale TD 10 mg. Nicht für Kinder und Jugendliche.
GA: QT-Verlängerung.
SST: Strenge Nutzen/Risiko-Abwägung; erhöhtes Risiko einer persistierenden pulmonalen Hypertonie bei Neugeborenen.
NW: Magen/Darm, Appetit- und Gewichtsverlust, Schlafstörungen, Sedation, Psyche, paradoxe Angstsymptome, Tremor, Haut, Auge, Hyponatriämie, Schwitzen, Herz/Kreislauf (QT-Verlängerung), Kopfschmerz, Schwindel, Vegetativum, Asthenie, Störungen der Sexualfunktion.
WW: Kontraindiziert: MAO-Hemmer (Selegilin ab 10 mg/d, Moclobemid, Line- zolid), Pimozid, QT-verlängernde Substanzen (Antiarrhythmika Klasse IA und III, Antipsychotika, trizyklische Antidepressiva, Astemizol, Mizolastin, bestimmte Antibiotika).
Nicht empfohlen: Alkohol. Vorsicht: Selegilin bis 10 mg/d, Lithium, Tryptophan, serotonerge Arzneimittel, Johanniskraut, Thrombozyten beeinflussende Substanzen, Krampfschwelle senkende Arzneimittel, Cimetidin, Desipramin, Hypokaliämie/Hypo- magnesiämie auslösende Arzneimittel.
WH: Vorsicht bei Bradykardie, frischem Herzinfarkt, dekompensierter Herzin- suffizienz, Elektrokrampftherapie, Engwinkelglaukom. Elektrolytstörungen vor Behandlungsbeginn korrigieren. Verkehrshinweis. Suizidgefahr depressiver Patienten bis zur Remission.
Auf paradoxe Angstsymptome, Serotoninsyndrom, Absetzsymptomatik achten.
Vorsicht bei Manie, Krämpfen, Diabetes, QT-Verlängerung.
Bei Überdosierung bei Konvulsionen Diazepam.
PG: 14 ST (EKO: G) [€ 5,25], 28 ST (EKO: G) [€ 10,45]

Seropram 20 mg - Filmtabletten 49A02
(Z.Nr. 1-19326) NR. P. N06AB04
ZI: Lundbeck Austria, Wien
Z: 1 Filmtablette enthält: Citalopram 20 mg (entspr. Citalopram hydrobromid 24,98 mg), Tablettenkern: Maisstärke, Lactose monohydrat 23,05 mg, Zellulose, mikrokristallin, Copovidon, Glycerol 85%, Croscarmellose natrium, Magnesium stearat; Tablettenfilm: (entspr. Hypromellose 5) (entspr. Macrogol 400)

S

(entspr. Titandioxid).
Kurzinformation: siehe Seropram 10 mg - Filmtabletten, → S. 1293
PG: 14 ST (EKO: G) [€ 7,60], 28 ST (EKO: G) [€ 14,30], 100 ST * (EKO: N) [€ 96,95]

Seropram 20 mg - Konzentrat zur Infusionsbereitung 49A02

(Z.Nr. 1-19815) NR. P. N06AB04
ZI: Lundbeck Austria, Wien
Z: 1 Ampulle mit 0,5 ml Konzentrat enthält: Citalopram 20 mg (entspr. Citalopram hydrochlorid), Natriumchlorid 2,74 mg, Wasser für Injektionszwecke.
EW: Antidepressivum.
AG: Anfangsbehandlung einer Major Depression.
AA: Mit 250 ml 0,9% NaCl- oder 5% Glukose-Lösung verdünnen, i.v. infundieren.
DO: TD initial 20 mg, bei Bedarf steigern; MTD 40 mg; bei älteren Patienten TD 10-20 mg (MTD 20 mg). Nach 10-14 Tagen Behandlung oral fortsetzen.
Nicht für Kinder und Jugendliche.
GA: QT-Verlängerung.
SST: Strenge Nutzen/Risiko-Abwägung; erhöhtes Risiko einer persistierenden pulmonalen Hypertonie bei Neugeborenen.
NW: Magen/Darm, Appetit- und Gewichtsverlust, Schlafstörungen, Sedation, Psyche, paradoxe Angstsymptome, Tremor, Haut, Auge, Hyponatriämie, Schwitzen, Herz/Kreislauf (QT-Verlängerung), Kopfschmerz, Schwindel, Vegetativum, Asthenie, Störungen der Sexualfunktion.
WW: Kontraindiziert: MAO-Hemmer (Selegilin ab 10 mg/d, Moclobemid, Line- zolid), Pimozid, QT-verlängernde Substanzen (Antiarrhythmika Klasse IA und III, Antipsychotika, trizyklische Antidepressiva, Astemizol, Mizolastin, bestimmte Antibiotika).
Nicht empfohlen: Alkohol. Vorsicht: Selegilin bis 10 mg/d, Lithium, Tryptophan, serotonerge Arzneimittel, Johanniskraut, Thrombozyten beeinflussende Substanzen, Krampfschwelle senkende Arzneimittel, Cimetidin, Desipramin, Hypokaliämie/Hypo- magnesiämie auslösende Arzneimittel.
WH: Vorsicht bei Bradykardie, frischem Herzinfarkt, dekompensierter Herzin- suffizienz, Elektrokrampftherapie, Engwinkelglaukom. Elektrolytstörungen vor Behandlungsbeginn korrigieren. Verkehrshinweis. Suizidgefahr depressiver Patienten bis zur Remission.
Auf paradoxe Angstsymptome, Serotoninsyndrom, Absetzsymptomatik achten.
Vorsicht bei Manie, Krämpfen, Diabetes, QT-Verlängerung.
Bei Überdosierung bei Konvulsionen Diazepam.
PG: 2 ST (EKO: G) [€ 19,95], 5 ST * (EKO: N) [€ 47,80]

Seropram 40 mg - Konzentrat zur Infusionsbereitung 49A02

(Z.Nr. 1-19396) NR. P. N06AB04
ZI: Lundbeck Austria, Wien
Z: 1 Ampulle mit 1 ml Konzentrat enthält: Citalopram 40 mg (entspr. Citalopram hydrochlorid), Natriumchlorid 5,4 mg, Wasser für Injektionszwecke.
Kurzinformation: siehe Seropram 20 mg - Konzentrat zur Infusionsbereitung, → S. 1294
PG: 10 ST * (EKO: N) [€ 144,55]

Seroquel 4-Tage Starterpackung 49A07, 49B05
(Z.Nr. 1-23709) NR. P. nicht im Handel. N05AH04

Seroquel 25 mg - Filmtabletten 49A07, 49B05

(Z.Nr. 1-23460) NR. P. N05AH04
ZI: AstraZeneca Österreich, Wien
Z: 1 Filmtablette enthält: Quetiapin 25 mg (entspr. Quetiapin fumarat), Tablettenkern: Povidon K29-32, Calcium hydrogenphosphat dihydrat, Cellulose, mikrokristalline, Carboxymethylstärke, Natrium Typ A, Lactose, wasserfrei 18 mg (entspr. Lactose monohydrat), Magnesium stearat;
Tablettenüberzug: Hypromellose 2910, Macrogol 400, Titandioxid, Eisen(III)-hydroxid-oxid x H2O, Eisen(III)-oxid.
EW: Atypisches Antipsychotikum.
AG: Schizophrenie, bipolare Störungen. Mäßige bis schwere manische Episoden, schwere depressive Episoden, Rückfallprävention bei bipolarer Störung.
AA: 2mal tgl. einnehmen. Bei depressiven Episoden 1mal tgl. vor dem Schlafengehen einnehmen.
DO: Schizophrenie: TD 1.Tag 50 mg, 2.Tag 100 mg, 3.Tag 200 mg, 4.Tag 300 mg.
Üblich wirksame Dosis 300-450 (150-750) mg pro die.
Manie: TD 1.Tag 100 mg, 2.Tag 200 mg, 3.Tag 300 mg, 4.Tag 400 mg.
Übliche TD (200-)400-800 mg.
Depression: TD 1.Tag 50 mg, 2.Tag 100 mg, 3.Tag 200 mg, 4.Tag 300 mg.
Üblich wirksame Dosis 300 (in seltenen Fällen bis 600) mg pro die.
Rückfallprävention: TD 300-800 mg.
Vorsicht bei älteren Patienten.
Dosisreduktion bei Leberschäden (TD initial 25 mg; dann tgl. um 25-50 mg bis zur wirksamen Dosis steigern).
Für Kinder und Jugendliche nicht empfohlen.
SST: Nutzen/Risiko-Abwägung, nicht stillen. Erhöhtes Risiko des Neugeborenen für extrapyramidale und/oder Entzugssyndrome bei Exposition im 3. Trimenon.
NW: ZNS (Kopfschmerzen), Haut (auch schwere Reaktionen), Magen/Darm (Obstipation, Darmverschluss), Dysphagie, Rhinitis, Gewichtszunahme, QT-Verlängerung, orthostatische Hypotonie, Krampfanfälle, extrapyramidale Symptome, Spätdyskinesie, malignes neuroleptisches Syndrom, Schlaf-Apnoe-Syndrom, Leukopenie/Neutropenie, Enzymanstiege, Anstieg von Triglyzeriden und Gesamtcholesterin, Senkung des HDL-Cholesterins, Hyperglykämie, Pankreatitis, Absetzsymptome.
WW: Kontraindiziert: CYP3A4 Inhibitoren (z.B. Ketoconazol, Proteasehemmer, Erythromycin, Clarithromycin, Nefazodon), Grapefruitsaft. Vorsicht: Carbamezepin, Phenytoin erhöhen Quetiapin-Clearance. Andere ZNS-wirksame Arzneimittel, Anticholinergika, Alkohol, QT-verlängernde Substanzen, Lithium.
WH: Ausschleichend absetzen. Nicht für Patienten mit Demenz-assoziierter Psychose. Vorsicht bei kardiovaskulären (Myokarditis) oder zerebrovaskulären Erkrankungen (Hypotonie!), QT-Verlängerung, Krampfanfällen, älteren Patienten mit M. Parkinson, Harnverhalt, Prostatahypertrophie, Engwinkelglaukom, Alkohol- oder Drogenmissbrauch. Auf Somnolenz, Schwindel, Hyperglykämie, malignes neuroleptisches Syndrom, Blutbildschäden, venöse Thromboembolien bzw. suizidales Verhalten achten.
Kontrollen: Gewicht, Blutzucker, Lipide. Verkehrshinweis.
Bei Überdosierung QT-Verlängerung.
PG: 6 ST (EKO: G) [€ 2,75], 60 ST (EKO: G) [€ 21,75]

Seroquel 100 mg - Filmtabletten 49A07, 49B05

(Z.Nr. 1-23461) NR. P. N05AH04
ZI: AstraZeneca Österreich, Wien
Z: 1 Filmtablette enthält: Quetiapin 100 mg (entspr. Quetiapin fumarat), Tablettenkern: Povidon K29-32, Calcium hydrogenphosphat dihydrat, Cellulose, mikrokristalline, Carboxymethylstärke, Natrium Typ A, Lactose, wasserfrei 20 mg (entspr. Lactose monohydrat), Magnesium stearat;
Tablettenüberzug: Hypromellose 2910, Macrogol 400, Titandioxid, Eisen(III)-hydroxid-oxid x H2O.
Kurzinformation: siehe Seroquel 25 mg - Filmtabletten, → S. 1294
PG: 60 ST (2) (EKO: G) [€ 53,65], 90 ST (EKO: G) [€ 79,30]

Seroquel 100 mg - Filmtabletten 49A07, 49B05

(Z.Nr. 1-23461-P3) NR. P. Parallelimport. N05AH04
V: Abacus Medicine, Copenhagen, Dänemark
Z: 1 Filmtablette enthält: Quetiapin 100 mg (entspr. Quetiapin fumarat), Tablettenkern: Povidon K29-32, Calcium hydrogenphosphat dihydrat, Cellulose, mikrokristalline, Carboxymethylstärke, Natrium Typ A, Lactose, wasserfrei 20 mg (entspr. Lactose monohydrat), Magnesium stearat;
Tablettenüberzug: Hypromellose 2910, Macrogol 400, Titandioxid, Eisen(III)-hydroxid-oxid x H2O.
PG: 90 ST (EKO: G) [€ 77,75]

Seroquel 150 mg - Filmtabletten 49A07, 49B05
(Z.Nr. 1-24318) NR. P. nicht im Handel. N05AH04

Seroquel 200 mg - Filmtabletten 49A07, 49B05

(Z.Nr. 1-23463) NR. P. N05AH04
ZI: AstraZeneca Österreich, Wien
Z: 1 Filmtablette enthält: Quetiapin 200 mg (entspr. Quetiapin fumarat), Tablettenkern: Povidon K29-32, Calcium hydrogenphosphat dihydrat, Cellulose, mikrokristalline, Carboxymethylstärke, Natrium Typ A, Lactose, wasserfrei 39 mg (entspr. Lactose monohydrat), Magnesium stearat;
Tablettenüberzug: Hypromellose 2910, Macrogol 400, Titandioxid.
Kurzinformation: siehe Seroquel 25 mg - Filmtabletten, → S. 1294
PG: 60 ST (2) (EKO: G) [€ 80,45]

Seroquel 200 mg - Filmtabletten 49A07, 49B05

(Z.Nr. 1-23463-P2) NR. P. Parallelimport. N05AH04
V: Abacus Medicine, Copenhagen, Dänemark
Z: 1 Filmtablette enthält: Quetiapin 200 mg (entspr. Quetiapin fumarat), Tablettenkern: Povidon K29-32, Calcium hydrogenphosphat dihydrat, Cellulose, mikrokristalline,

Carboxymethylstärke, Natrium Typ A, Lactose, wasserfrei 39 mg (entspr. Lactose monohydrat), Magnesium stearat; Tablettenüberzug: Hypromellose 2910, Macrogol 400, Titandioxid.
PG: 60 ST (2) (EKO: G) [€ 78,85]

Seroquel 300 mg - Filmtabletten 49A07, 49B05
(Z.Nr. 1-24319) NR. P. N05AH04

ZI: AstraZeneca Österreich, Wien
Z: 1 Filmtablette enthält: Quetiapin 300 mg (entspr. Quetiapin fumarat), Tablettenkern: Povidon K29-32, Calcium hydrogenphosphat dihydrat, Cellulose, mikrokristalline, Carboxymethylstärke, Natrium Typ A, Lactose, wasserfrei 59 mg (entspr. Lactose monohydrat), Magnesium stearat; Tablettenüberzug: Hypromellose 2910, Macrogol 400, Titandioxid.
Kurzinformation: siehe Seroquel 25 mg - Filmtabletten, → S. 1294
PG: 60 ST (EKO: G) [€ 106,10]

Seroquel XR 50 mg - Retardtabletten 49A07, 49B05
(Z.Nr. 1-27420) NR. P. N05AH04

ZI: AstraZeneca Österreich, Wien
Z: 1 Retardtablette enthält: Quetiapin 50 mg (entspr. Quetiapin hemifumarat), Tablettenkern: Cellulose, mikrokristalline, Natriumcitrat-2-Wasser, Lactose, wasserfrei 119 mg (entspr. Lactose monohydrat), Magnesium stearat, Hypromellose 2208; Tablettenüberzug: Hypromellose 2910, Macrogol 400, Titandioxid, Eisen(III)-hydroxid-oxid x H2O, Eisen(III)-oxid.
EW: Atypisches Antipsychotikum.
AG: Schizophrenie (auch zur Rückfallprävention), manische oder depressive Episoden bei bipolarer Erkrankung (auch zur Rückfallprävention). Zusatztherapie zu Antidepressiva bei depressiven Episoden.
AA: 1mal tgl. nicht zusammen mit einer Mahlzeit im Ganzen schlucken.
Einnahme bei Schizophenie und manischen Episoden mindestens 1 Std. vor einer Mahlzeit, bei depressiven Episoden vor dem Schlafengehen.
DO: **Schizophrenie, manische Episoden:** TD 300 mg am 1. Tag, 600 mg am 2. Tag, dann Einstellung auf 400-800 mg/Tag.
Depressive Episoden: TD 50/100/200/300 mg am Tag 1/2/3/4, dann 300-(600) mg/Tag. Zur Rückfallprävention TD 300-800 mg.
Zusatztherapie: TD 50 mg am 1. und 2. Tag und 150 mg am 3. und 4. Tag. Erhaltungsdosis 150 (bis 300) mg pro Tag.
Ältere Patienten: TD initial 50 mg.
Bei depressiven Episoden TD 50 mg an den Tagen 1-3, 100 mg an den Tagen 4-7, 150 mg ab Tag 8; MTD 300 mg frühestens ab Tag 22.
Umstellung von rasch freisetzendem Quetiapin: Gleiche Tagesdosis wird 1mal tgl. gegeben.
Keine Daten bei Kindern und Jugendlichen.
SST: Nutzen/Risiko-Abwägung, nicht stillen. Erhöhtes Risiko des Neugeborenen für extrapyramidale und/oder Entzugssyndrome bei Exposition im 3. Trimenon.
NW: ZNS (Kopfschmerzen), Magen/Darm (Obstipation, Darmverschluss), Haut (auch schwere Reaktionen), Dysphagie, Rhinitis, Gewichtszunahme, QT-Verlängerung, orthostatische Hypotonie, Krampfanfälle, extrapyramidale Symptome, Spätdyskinesie, malignes neuroleptisches Syndrom, Schlaf-Apnoe-Syndrom, Leukopenie/Neutropenie, Enzymanstiege, Anstieg von Triglyzeriden und Gesamtcholesterin, Senkung des HDL-Cholesterins, Hyperglykämie, Pankreatitis, Absetzsymptome.
WW: Kontraindiziert: CYP3A4 Inhibitoren (z.B. Ketoconazol, Proteasehemmer, Erythromycin, Clarithromycin, Nefazodon), Grapefruitsaft. Vorsicht: Carbamezepin, Phenytoin erhöhen Quetiapin-Clearance. Andere ZNS-wirksame Arzneimittel, Anticholinergika, Alkohol, QT-verlängernde Substanzen, Lithium.
WH: Ausschleichend absetzen. Nicht für Patienten mit Demenz-assoziierter Psychose. Vorsicht bei kardiovaskulären (Myokarditis) oder zerebrovaskulären Erkrankungen (Hypotonie!), QT-Verlängerung, Krampfanfällen, älteren Patienten mit M. Parkinson, Harnverhalt, Prostatahypertrophie, Engwinkelglaukom, Alkohol- oder Drogenmissbrauch. Auf Somnolenz, Schwindel, Hyperglykämie, malignes neuroleptisches Syndrom, Blutbildschäden, venöse Thromboembolien bzw. suizidales Verhalten achten.
Kontrollen: Gewicht, Blutzucker, Lipide. Verkehrshinweis.
Bei Überdosierung QT-Verlängerung, gastrische Bezoarbildung.
PG: 10 ST * (EKO: N) [€ 2,20], 30 ST * (EKO: N) [€ 6,60], 60 ST * (EKO: N) [€ 80,25 n.l.]

Seroquel XR 150 mg - Retardtabletten 49A07, 49B05
(Z.Nr. 1-28377) NR. P. nicht im Handel. N05AH04

Seroquel XR 200 mg - Retardtabletten 49A07, 49B05
(Z.Nr. 1-27421) NR. P. N05AH04

ZI: AstraZeneca Österreich, Wien
Z: 1 Retardtablette enthält: Quetiapin 200 mg (entspr. Quetiapin hemifumarat), Tablettenkern: Cellulose, mikrokristalline, Natriumcitrat-2-Wasser, Lactose, wasserfrei 50 mg (entspr. Lactose monohydrat), Magnesium stearat, Hypromellose 2208; Tablettenüberzug: Hypromellose 2910, Macrogol 400, Titandioxid, Eisen(III)-hydroxid-oxid x H2O.
Kurzinformation: siehe Seroquel XR 50 mg - Retardtabletten, → S. 1295
PG: 10 ST (2) (EKO: G) [€ 5,40], 30 ST (2) (EKO: G) [€ 15,25], 60 ST * (EKO: N) [€ 181,30 n.l.]

Seroquel XR 300 mg - Retardtabletten 49A07, 49B05
(Z.Nr. 1-27422) NR. P. N05AH04

ZI: AstraZeneca Österreich, Wien
Z: 1 Retardtablette enthält: Quetiapin 300 mg (entspr. Quetiapin hemifumarat), Tablettenkern: Cellulose, mikrokristalline, Natriumcitrat-2-Wasser (entspr. Natrium 27 mg), Lactose, wasserfrei 47 mg (entspr. Lactose monohydrat), Magnesium stearat, Hypromellose 2208; Tablettenüberzug: Hypromellose 2910, Macrogol 400, Titandioxid, Eisen(III)-hydroxid-oxid x H2O.
Kurzinformation: siehe Seroquel XR 50 mg - Retardtabletten, → S. 1295
PG: 10 ST (2) (EKO: G) [€ 7,40], 60 ST (EKO: G) [€ 39,35]

Seroquel XR 400 mg - Retardtabletten 49A07, 49B05
(Z.Nr. 1-27419) NR. P. N05AH04

ZI: AstraZeneca Österreich, Wien
Z: 1 Retardtablette enthält: Quetiapin 400 mg (entspr. Quetiapin hemifumarat), Tablettenkern: Cellulose, mikrokristalline, Natriumcitrat-2-Wasser (entspr. Natrium 27 mg), Lactose, wasserfrei 15 mg (entspr. Lactose monohydrat), Magnesium stearat, Hypromellose 2208; Tablettenüberzug: Hypromellose 2910, Macrogol 400, Titandioxid.
Kurzinformation: siehe Seroquel XR 50 mg - Retardtabletten, → S. 1295
PG: 10 ST (2) (EKO: G) [€ 9,10], 60 ST (EKO: G) [€ 47,80]

Seroxat 20 mg - Filmtabletten 49A02
(Z.Nr. 1-19931) NR. P. N06AB05
ZI: GlaxoSmithKline Pharma, Wien
Z: 1 Filmtablette enthält: Paroxetin 20 mg (entspr. Paroxetinhydrochlorid-Hemihydrat), Tablettenkern: Calcium phosphat dihydrat (dibasisch), Carboxymethylstärke, Natrium Typ A, Magnesium stearat; Filmüberzug: Hypromellose, Macrogol 400, Polysorbat 80, Titandioxid.
EW: Antidepressivum (selektiver Hemmer der Serotonin - Wiederaufnahme).
AG: Depressionen, Zwangsstörungen, Panikstörungen, Sozialphobie, generalisierte Angststörung, posttraumatische Belastungsstörung.
AA: TD morgens unzerkaut mit dem Frühstück einnehmen.
DO: Therapiebeginn mit 20 mg (bei Panikstörungen 10 mg) 1mal tgl. schrittweise Dosissteigerung bei Bedarf, MTD 60 mg. Nicht bei Kindern und Jugendlichen anwenden.
SST: Strenge Nutzen/Risiko-Abwägung, nicht stillen.
NW: Magen/Darm, ZNS, Vegetativum, Herz/Kreislauf, Haut (sehr selten schwer), Augen, Ohren, erhöhtes suizidales Verhalten, Aggression, Akathisie, Serotoninsyndrom, sexuelle Funktionsstörung.
WW: Gegenanzeige: MAO-Hemmer (14 Tage Abstand, ausgenommen Linezolid unter engmaschiger Überwachung), Thioridazin, Pimozid, L-Tryptophan, Oxitriptan. Nicht empfohlen: Tamoxifen. Vorsicht: Serotonerge Arzneimittel (z.B. Methylenblau), Lithium, Antikonvulsiva, Trizyklika, Johanniskraut, Phenothiazine, Antiarrhythmika (erhöhte Spiegel durch P450 Isoenzym-Hemmung); Paroxetin erhöht Procyclidin-Spiegel. Orale Antikoagulantien, Fentanyl. Pravastatin (Anstieg der Blutglukose). Mivacurium, Suxamethonium (neuromuskuläre Blockade verlängert).
WH: Vorsicht bei Diabetes, Epilepsie, Leber-, Nierenschäden. Auf Absetzsyndrome achten. Bei akuter Suizidgefahr gleichzeitig Sedativum geben. Erhöhtes Knochenbruchrisiko beachten. Verkehrshinweis. Cave Alkohol.
PG: 14 ST (EKO: G) [€ 13,45], 28 ST (EKO: G) [€ 25,15]

Seroxat 20 mg - Filmtabletten 49A02
(Z.Nr. 1-19931-P1) NR. P. Parallelimport. N06AB05
V: Orifarm, Leverkusen, Deutschland
Z: 1 Filmtablette enthält: Paroxetin 20 mg (entspr. Paroxetinhydrochlorid-Hemihydrat), Tablettenkern: Calcium phosphat dihydrat (dibasisch), Carboxymethylstärke, Natrium Typ A, Magnesium stearat; Filmüberzug: Hypromellose, Macrogol 400, Polysorbat 80, Titandioxid.
PG: 28 ST (EKO: G) [€ 24,65]

Seroxat 20 mg - Filmtabletten

49A02

(Z.Nr. 1-19931-P2) NR. P. Parallelimport. N06AB05

V: Abacus Medicine, Copenhagen, Dänemark

Z: 1 Filmtablette enthält: Paroxetin 20 mg (entspr. Paroxetinhydrochlorid-Hemihydrat), Tablettenkern: Calcium phosphat dihydrat (dibasisch), Carboxymethylstärke, Natrium Typ A, Magnesium stearat; Filmüberzug: Hypromellose, Macrogol 400, Polysorbat 80, Titandioxid.

PG: 28 ST (EKO: G) [€ 24,65]

Seroxat 2 mg/ml - Suspension zum Einnehmen

49A02

(Z.Nr. 1-22309) NR. P. N06AB05

ZI: GlaxoSmithKline Pharma, Wien

Z: 10 ml Suspension enthalten: Paroxetin 20 mg (entspr. Paroxetinhydrochlorid-Hemihydrat), Polacrilin kalium, Cellulose, Propylenglykol, Glycerol, Sorbitol 4 g, Methyl-parahydroxybenzoat 20 mg, Propyl-parahydroxybenzoat 6 mg, Natriumcitrat-2-Wasser, Citronensäure, wasserfreie, Saccharin natrium, Orangenkonzentrat natürlich, Zitronen-Aroma, Gelborange S 0,9 mg, Simeticon-Emulsion, Wasser, gereinigtes.

EW: Antidepressivum (selektiver Hemmer der Serotonin - Wiederaufnahme).

AG: Depressionen, Zwangsstörungen, Panikstörungen, Sozialphobie, generalisierte Angststörung, posttraumatische Belastungsstörung.

AA: TD morgens mit dem Frühstück einnehmen. Flasche vor Gebrauch schütteln.

DO: Therapiebeginn mit 20 mg (bei Panikstörungen 10 mg) 1mal tgl. schrittweise Dosissteigerung bei Bedarf, MTD 60 mg. Nicht bei Kindern und Jugendlichen anwenden.

SST: Strenge Nutzen/Risiko-Abwägung, nicht stillen.

NW: Magen/Darm, ZNS, Vegetativum, Herz/Kreislauf, Haut (sehr selten schwer), Augen, Ohren, erhöhtes suizidales Verhalten, Aggression, Akathisie, Serotoninsyndrom, sexuelle Funktionsstörung.

WW: Gegenanzeige: MAO-Hemmer (14 Tage Abstand, ausgenommen Linezolid unter engmaschiger Überwachung), Thioridazin, Pimozid, L-Tryptophan, Oxitriptan. Nicht empfohlen: Tamoxifen. Vorsicht: Serotonerge Arzneimittel (z.B. Methylenblau), Lithium, Antikonvulsiva, Trizyklika, Johanniskraut, Phenothiazine, Antiarrhythmika (erhöhte Spiegel durch P450 Isoenzym-Hemmung); Paroxetin erhöht Procyclidin-Spiegel. Orale Antikoagulantien, Fentanyl. Pravastatin (Anstieg der Blutglukose). Mivacurium, Suxamethonium (neuromuskuläre Blockade verlängert).

WH: Vorsicht bei Diabetes, Epilepsie, Leber-, Nierenschäden. Auf Absetzsyndrome achten. Bei akuter Suizidgefahr gleichzeitig Sedativum geben. Erhöhtes Knochenbruchrisiko beachten. Verkehrshinweis. Cave Alkohol.

PG: 150 ML (2) (EKO: G) [€ 11,45]

Sertralin 1A Pharma 50 mg - Filmtabletten

49A02

S

(Z.Nr. 1-25878) NR. P. N06AB06

ZI: 1A Pharma, Wien

Z: 1 Filmtablette enthält: Sertralin 50 mg (entspr. Sertralin hydrochlorid 55,95 mg), Tablettenkern: Cellulose, mikrokristalline, Calcium hydrogenphosphat dihydrat, Hydroxypropylcellulose Typ EF, Carboxymethylstärke, Natrium Typ A (entspr. Natrium), Magnesium stearat; Überzug: Hypromellose 5 cps, Talkum, mikronisiert, Titandioxid.

EW: Antidepressivum.

AG: Major Depression (auch zur Rezidivprophylaxe), Zwangsstörungen (auch bei Kindern ab 6 Jahren und Jugendlichen), Panikstörung (mit und ohne Agoraphobie), posttraumatische Belastungsstörungen, soziale Angststörung.

AA: Einmal tgl. (morgens oder abends) unabhängig von den Mahlzeiten einnehmen.

DO: ED 50 mg, bei Panikstörung bzw. posttraumatischen Belastungsstörungen und sozialer Angststörung initial ev. 25 mg. Bei Bedarf langsam um 50 mg steigern, MTD 200 mg. Erhaltungsdosis so niedrig wie möglich. Nicht plötzlich absetzen. Vorsicht bei Leber- und/oder Nierenschäden.

Kinder und Jugendliche mit Zwangsstörung: 13-17 Jahre: TD initial 50 mg.

6-12 Jahre: TD initial 25 mg, nach 1 Woche ev. 50 mg.

GA: MAO-Hemmer-Therapie, instabile Epilepsie.

SST: Nutzen/Risiko-Abwägung, Konzeptionsschutz, nicht stillen. Erhöhtes Risiko einer persistierenden pulmonalen Hypertonie beim Neugeborenen.

NW: Magen/Darm, ZNS, Vegetativum, Manie, Herz (QT-Verlängerung), Blut, Leber, Augen, Herz, Psyche, Haut, Überempfindlichkeit, Hypothyreose, Absetzsymptomatik, Krämpfe, Serotonin-Syndrom, Malignes Neuroleptika-Syndrom, erhöhtes Risiko von Knochenbrüchen, Störungen der Sexualfunktion.

WW: Gegenanzeige: Irreversible MAO-Hemmer (Selegilin: 14 Tage Abstand), reversible MAO-Hemmer (Moclobemid: 7 Tage Abstand), Pimozid. Nicht empfohlen: Linezolid, ZNS-Dämpfer, Alkohol, andere serotonerge Arzneimittel, starke CYP3A4-Hemmer, Grapefruitsaft.

Vorsicht: Gerinnungshemmer verstärkt, Fentanyl, Lithium, Phenytoin, Triptane, QT-verlängernde Substanzen, neuromuskuläre Hemmer. Vorsicht bei Umstellung von anderen Antidepressiva.

WH: Suizidgefahr zu Therapiebeginn beachten. Auf erhöhte Suizidalität achten. Verkehrshinweis. Bei Krampfanfällen absetzen. Bei Kindern und Jugendlichen nicht anwenden (außer bei Zwangsstörung). Nicht plötzlich abbrechen.

PG: 10 ST (2) (EKO: G) [€ 5,05], 30 ST (EKO: G) [€ 14,30]

Sertralin 1A Pharma 100 mg - Filmtabletten

49A02

(Z.Nr. 1-25879) NR. P. N06AB06

ZI: 1A Pharma, Wien

Z: 1 Filmtablette enthält: Sertralin 100 mg (entspr. Sertralin hydrochlorid 111,9 mg), Tablettenkern: Cellulose, mikrokristalline, Calcium hydrogenphosphat dihydrat, Hydroxypropylcellulose Typ EF, Carboxymethylstärke, Natrium Typ A (entspr. Natrium), Magnesium stearat; Überzug: Hypromellose 5 cps, Talkum, mikronisiert, Titandioxid.

Kurzinformation: siehe Sertralin 1A Pharma 50 mg - Filmtabletten, → S. 1296

PG: 10 ST (2) (EKO: G) [€ 5,15], 30 ST (EKO: G) [€ 14,30]

Sertralin Accord 50 mg - Filmtabletten

49A02

(Z.Nr. 1-36952) NR. P. N06AB06

ZI: Accord Healthcare, Utrecht, Niederlande

Z: 1 Filmtablette enthält: Sertralin 50 mg (entspr. Sertralin hydrochlorid), Tablettenkern: Calcium hydrogenphosphat dihydrat, Cellulose, mikrokristalline, Hydroxypropylcellulose, Natrium stärkeglykolat Typ A, Magnesium stearat; Filmüberzug: Opadry weiss (entspr. Hypromellose 2910 (5 mPa*s)) (entspr. Macrogol 400) (entspr. Polysorbat 80) (entspr. Titandioxid).

EW: Antidepressivum.

AG: Major Depression (auch zur Rezidivprophylaxe), Zwangsstörungen (auch bei Kindern ab 6 Jahren und Jugendlichen), Panikstörung (mit und ohne Agoraphobie), posttraumatische Belastungsstörungen, soziale Angststörung.

AA: Einmal tgl. (morgens oder abends) unabhängig von den Mahlzeiten einnehmen.

DO: ED 50 mg, bei Panikstörung bzw. posttraumatischen Belastungsstörungen und sozialer Angststörung initial ev. 25 mg. Bei Bedarf langsam um 50 mg steigern, MTD 200 mg. Erhaltungsdosis so niedrig wie möglich. Nicht plötzlich absetzen. Vorsicht bei Leber- und/oder Nierenschäden.

Kinder und Jugendliche mit Zwangsstörung: 13-17 Jahre: TD initial 50 mg.

6-12 Jahre: TD initial 25 mg, nach 1 Woche ev. 50 mg.

GA: MAO-Hemmer-Therapie, instabile Epilepsie.

SST: Nutzen/Risiko-Abwägung, Konzeptionsschutz, nicht stillen. Erhöhtes Risiko einer persistierenden pulmonalen Hypertonie beim Neugeborenen.

NW: Magen/Darm, ZNS, Vegetativum, Manie, Herz (QT-Verlängerung), Blut, Leber, Augen, Herz, Psyche, Haut, Überempfindlichkeit, Hypothyreose, Absetzsymptomatik, Krämpfe, Serotonin-Syndrom, Malignes Neuroleptika-Syndrom, erhöhtes Risiko von Knochenbrüchen, sexuelle Funktionsstörungen.

WW: Gegenanzeige: Irreversible MAO-Hemmer (Selegilin: 14 Tage Abstand), reversible MAO-Hemmer (Moclobemid: 7 Tage Abstand), Pimozid. Nicht empfohlen: Linezolid, ZNS-Dämpfer, Alkohol, andere serotonerge Arzneimittel, starke CYP3A4-Hemmer, Grapefruitsaft.

Vorsicht: Gerinnungshemmer verstärkt, Fentanyl, Lithium, Phenytoin (Plasmaspiegel messen), Amphetamine, Triptane, QT-verlängernde Substanzen, neuromuskuläre Hemmer. Vorsicht bei Umstellung von anderen Antidepressiva.

WH: Suizidgefahr zu Therapiebeginn beachten. Auf erhöhte Suizidalität achten. Verkehrshinweis. Bei Krampfanfällen absetzen. Bei Kindern und Jugendlichen nicht anwenden (außer bei Zwangsstörung). Nicht plötzlich abbrechen.

PG: 10 ST (2) (EKO: G) [€ 3,95], 30 ST (EKO: G) [€ 11,70]

Sertralin Accord 100 mg - Filmtabletten

49A02

(Z.Nr. 1-36953) NR. P. N06AB06

ZI: Accord Healthcare, Utrecht, Niederlande

Z: 1 Filmtablette enthält: Sertralin 100 mg (entspr. Sertralin hydrochlorid), Tablettenkern: Calcium hydrogenphosphat dihydrat, Cellulose, mikrokristalline, Hydroxypropylcellulose, Natrium stärkeglykolat Typ A, Magnesium stearat; Filmüberzug: Opadry weiss (entspr. Hypromellose 2910 (5 mPa*s)) (entspr. Macrogol 400) (entspr. Polysorbat 80) (entspr. Titandioxid).

Kurzinformation: siehe Sertralin Accord 50 mg - Filmtabletten, → S. 1296

PG: 10 ST (2) (EKO: G) [€ 3,95], 30 ST (EKO: G) [€ 11,85]

Sertralin Actavis 50 mg - Filmtabletten
49A02

(Z.Nr. 1-27409) NR. P. N06AB06

ZI: Actavis Group PTC, Hafnarfjördur, Island

Z: 1 Filmtablette enthält: Sertralin 50 mg (entspr. Sertralin hydrochlorid), Tablettenkern: Lactose monohydrat 79,65 mg, Cellulose, mikrokristalline, Povidon K30, Croscarmellose natrium, Magnesium stearat; Tablettenüberzug: Opadry White 03H28403: (entspr. Hypromellose 6) (entspr. Talkum) (entspr. Propylenglycol) (entspr. Titandioxid).

Kurzinformation: siehe Sertralin 1A Pharma 50 mg - Filmtabletten, → S. 1296

PG: 10 ST (2) (EKO: G) [€ 5,05], 30 ST (EKO: G) [€ 13,90]

Sertralin Actavis 100 mg - Filmtabletten
49A02

(Z.Nr. 1-27410) NR. P. N06AB06

ZI: Actavis Group PTC, Hafnarfjördur, Island

Z: 1 Filmtablette enthält: Sertralin 100 mg (entspr. Sertralin hydrochlorid), Tablettenkern: Lactose monohydrat 159,3 mg, Cellulose, mikrokristalline, Povidon K30, Croscarmellose natrium, Magnesium stearat; Tablettenüberzug: Opadry White 06H28410: (entspr. Hypromellose 6) (entspr. Hypromellose 15) (entspr. Talkum) (entspr. Propylenglycol) (entspr. Titandioxid).

Kurzinformation: siehe Sertralin 1A Pharma 50 mg - Filmtabletten, → S. 1296

PG: 10 ST (2) (EKO: G) [€ 5,15], 30 ST (EKO: G) [€ 13,90]

Sertralin Aristo 50 mg - Filmtabletten
49A02

(Z.Nr. 1-29812) NR. P. N06AB06

ZI: Aristo Pharma, Berlin, Deutschland

Z: 1 Filmtablette enthält: Sertralin 50 mg (entspr. Sertralin hydrochlorid), Tablettenkern: Siliciumdioxid, hochdisperses, Cellulose, mikrokristalline, Croscarmellose natrium (entspr. Natrium < 1 mmol) (entspr. → < 23 mg), Copovidon, Lactose 18,81 mg (entspr. Lactose monohydrat), Magnesium stearat; Filmüberzug: Hypromellose, Hydroxypropylcellulose, Macrogol 400, Titandioxid.

EW: Antidepressivum.

AG: Major Depression (auch zur Rezidivprophylaxe), Zwangsstörungen (auch bei Kindern ab 6 Jahren und Jugendlichen), Panikstörung (mit und ohne Agoraphobie), posttraumatische Belastungsstörungen, soziale Angststörung.

AA: Einmal tgl. (morgens oder abends) unabhängig von den Mahlzeiten einnehmen.

DO: ED 50 mg, bei Panikstörung bzw. posttraumatischen Belastungsstörungen und sozialer Angststörung initial ev. 25 mg. Bei Bedarf langsam um 50 mg steigern, MTD 200 mg. Erhaltungsdosis so niedrig wie möglich. Nicht plötzlich absetzen. Vorsicht bei Leber- und/oder Nierenschäden.
Kinder und Jugendliche mit Zwangsstörung: 13-17 Jahre: TD initial 50 mg.
6-12 Jahre: TD initial 25 mg, nach 1 Woche ev. 50 mg.

GA: Instabile Epilepsie.

SST: Nutzen/Risiko-Abwägung, Konzeptionsschutz, nicht stillen. Erhöhtes Risiko einer persistierenden pulmonalen Hypertonie beim Neugeborenen.

NW: Magen/Darm, ZNS, Vegetativum, Manie, Herz (QT-Verlängerung), Blut, Leber, Augen, Herz, Psyche, Haut, Überempfindlichkeit, Hypothyreose, Absetzsymptomatik, Krämpfe, Serotonin-Syndrom, Malignes Neuroleptika-Syndrom, erhöhtes Risiko von Knochenbrüchen, sexuelle Funktionsstörung.

WW: Gegenanzeige: Irreversible MAO-Hemmer (Selegilin: 14 Tage Abstand), reversible MAO-Hemmer (Moclobemid: 7 Tage Abstand), Pimozid. Nicht empfohlen: Linezolid, ZNS-Dämpfer, Alkohol, andere serotonerge Arzneimittel, starke CYP3A4-Hemmer, Grapefruitsaft.
Vorsicht: Gerinnungshemmer verstärkt, Fentanyl, Lithium, Phenytoin, Triptane, QT-verlängernde Substanzen, neuromuskuläre Hemmer. Vorsicht bei Umstellung von anderen Antidepressiva.

WH: Suizidgefahr zu Therapiebeginn beachten. Auf erhöhte Suizidalität achten. Verkehrshinweis. Bei Krampfanfällen absetzen. Bei Kindern und Jugendlichen nicht anwenden (außer bei Zwangsstörung). Nicht plötzlich abbrechen.

PG: 14 ST (2) (EKO: G) [€ 6,90], 30 ST (EKO: G) [€ 12,90]

Sertralin Aristo 100 mg - Filmtabletten
49A02

(Z.Nr. 1-29813) NR. P. N06AB06

ZI: Aristo Pharma, Berlin, Deutschland

Z: 1 Filmtablette enthält: Sertralin 100 mg (entspr. Sertralin hydrochlorid), Tablettenkern: Siliciumdioxid, hochdisperses, Cellulose, mikrokristalline, Croscarmellose natrium (entspr. Natrium < 1 mmol) (entspr. → < 23 mg), Copovidon, Lactose 37,62 mg (entspr. Lactose monohydrat), Magnesium stearat; Filmüberzug: Hypromellose, Hydroxypropylcellulose, Macrogol 400, Titandioxid.

Kurzinformation: siehe Sertralin Aristo 50 mg - Filmtabletten, → S. 1297

PG: 10 ST (2) (EKO: G) [€ 4,95], 30 ST (EKO: G) [€ 13,55]

Sertralin Bluefish 50 mg - Filmtabletten
49A02

(Z.Nr. 1-31758) NR. P. N06AB06

ZI: Bluefish Pharmaceuticals, Gävlegatan, Stockholm, Schweden

Z: 1 Filmtablette enthält: Sertralin 50 mg (entspr. Sertralin hydrochlorid), Tablettenkern: Calcium hydrogenphosphat dihydrat, Cellulose, mikrokristalline, Hydroxypropylcellulose, Natrium stärkeglykolat Typ A, Magnesium stearat; Filmüberzug: Opadry White OY-S-73355: (entspr. Titandioxid) (entspr. Hypromellose) (entspr. Macrogol 400) (entspr. Polysorbat 80).

Kurzinformation: siehe Sertralin Aristo 50 mg - Filmtabletten, → S. 1297

PG: 10 ST (2) (EKO: G) [€ 4,05], 30 ST (EKO: G) [€ 12,85]

Sertralin Bluefish 100 mg - Filmtabletten
49A02

(Z.Nr. 1-31759) NR. P. N06AB06

ZI: Bluefish Pharmaceuticals, Gävlegatan, Stockholm, Schweden

Z: 1 Filmtablette enthält: Sertralin 100 mg (entspr. Sertralin hydrochlorid), Tablettenkern: Calcium hydrogenphosphat dihydrat, Cellulose, mikrokristalline, Hydroxypropylcellulose, Natrium stärkeglykolat Typ A, Magnesium stearat; Filmüberzug: Opadry White OY-S-73355: (entspr. Titandioxid) (entspr. Hypromellose) (entspr. Macrogol 400) (entspr. Polysorbat 80).

Kurzinformation: siehe Sertralin Aristo 50 mg - Filmtabletten, → S. 1297

PG: 10 ST (2) (EKO: G) [€ 4,20], 30 ST (EKO: G) [€ 13,00]

Sertralin G.L. 50 mg - Filmtabletten
49A02

(Z.Nr. 1-25972) NR. P. N06AB06

ZI: G.L. Pharma, Lannach

Z: 1 Filmtablette enthält: Sertralin 50 mg, Tablettenkern: Cellulose, mikrokristalline, Carboxymethylstärke, Natrium Typ A (entspr. Natrium 0,315 mg), Calcium hydrogenphosphat dihydrat, Hydroxypropylcellulose, Polysorbat 80, Magnesium stearat; Filmüberzug: Hypromellose, Propylenglykol, Titandioxid.

EW: Antidepressivum.

AG: Major Depression (auch zur Rezidivprophylaxe), Zwangsstörungen (auch bei Kindern ab 6 Jahren und Jugendlichen), Panikstörung (mit und ohne Agoraphobie), posttraumatische Belastungsstörungen, soziale Angststörung.

AA: Einmal tgl. (morgens oder abends) unabhängig von den Mahlzeiten einnehmen.

DO: ED 50 mg, bei Panikstörung bzw. posttraumatischen Belastungsstörungen und sozialer Angststörung initial ev. 25 mg. Bei Bedarf langsam um 50 mg steigern, MTD 200 mg. Erhaltungsdosis so niedrig wie möglich. Nicht plötzlich absetzen. Vorsicht bei Leber- und/oder Nierenschäden.
Kinder und Jugendliche mit Zwangsstörung: 13-17 Jahre: TD initial 50 mg.
6-12 Jahre: TD initial 25 mg, nach 1 Woche ev. 50 mg.

GA: MAO-Hemmer-Therapie, instabile Epilepsie.

SST: Nutzen/Risiko-Abwägung, Konzeptionsschutz, nicht stillen. Erhöhtes Risiko einer persistierenden pulmonalen Hypertonie beim Neugeborenen.

NW: Infektionen, Magen/Darm, ZNS, Vegetativum, Psyche, Herz (QT-Verlängerung), Blut, Leber, Augen, Herz, Psyche, Haut, Überempfindlichkeit, Hypothyreose, Absetzsymptomatik, Krämpfe, Serotonin-Syndrom, Malignes Neuroleptika-Syndrom, erhöhtes Risiko von Knochenbrüchen, sexuelle Funktionsstörung..

WW: Gegenanzeige: Irreversible MAO-Hemmer (Selegilin: 14 Tage Abstand), reversible MAO-Hemmer (Moclobemid: 7 Tage Abstand), Pimozid. Nicht empfohlen: Linezolid, ZNS-Dämpfer, Alkohol, andere serotonerge Arzneimittel, starke CYP3A4-Hemmer, Grapefruitsaft.
Vorsicht: Gerinnungshemmer verstärkt, Fentanyl, Lithium, Phenytoin, Triptane, QT-verlängernde Substanzen, neuromuskuläre Hemmer. Vorsicht bei Umstellung von anderen Antidepressiva.

WH: Vorsicht bei Risiko für QT- Verlängerung. Suizidgefahr zu Therapiebeginn beachten. Auf erhöhte Suizidalität achten. Verkehrshinweis. Bei Krampfanfällen absetzen. Bei Kindern und Jugendlichen nicht anwenden (außer bei Zwangsstörung). Nicht plötzlich abbrechen.

PG: 10 ST (2) (EKO: G) [€ 4,75], 30 ST (EKO: G) [€ 13,55]

Sertralin G.L. 100 mg - Filmtabletten
49A02

(Z.Nr. 1-25973) NR. P. N06AB06

ZI: G.L. Pharma, Lannach

Z: 1 Filmtablette enthält: Sertralin 100 mg, Tablettenkern: Cellulose, mikrokristalline, Carboxymethylstärke, Natrium Typ A (entspr. Natrium 0,63 mg), Calcium hydrogenphosphat dihydrat, Hydroxypropylcellulose, Polysorbat 80, Magnesium stearat; Filmüberzug: Hypromellose, Propylenglykol, Titandioxid.

Kurzinformation: siehe Sertralin G.L. 50 mg - Filmtabletten, → S. 1297

PG: 10 ST (2) (EKO: G) [€ 4,75], 30 ST (EKO: G) [€ 13,55]

Sertralin Genericon 50 mg - Filmtabletten 49A02
(Z.Nr. 1-26442) NR. P. N06AB06
ZI: Genericon Pharma, Graz
Z: 1 Filmtablette enthält: Sertralin 50 mg (entspr. Sertralin hydrochlorid), Tablettenkern: Lactose monohydrat 79,65 mg, Cellulose, mikrokristalline, Povidon K30, Croscarmellose natrium, Magnesium stearat; Tablettenüberzug: Hypromellose 6, Talkum, Propylenglycol, Titandioxid.
EW: Antidepressivum.
AG: Major Depression (auch zur Rezidivprophylaxe), Zwangsstörungen (auch bei Kindern ab 6 Jahren und Jugendlichen), Panikstörung (mit und ohne Agoraphobie), posttraumatische Belastungsstörungen, soziale Angststörung.
AA: Einmal tgl. (morgens oder abends) unabhängig von den Mahlzeiten einnehmen.
DO: ED 50 mg, bei Panikstörung bzw. posttraumatischen Belastungsstörungen und sozialer Angststörung initial ev. 25 mg. Bei Bedarf langsam um 50 mg steigern, MTD 200 mg. Erhaltungsdosis so niedrig wie möglich. Nicht plötzlich absetzen. Vorsicht bei Leber- und/oder Nierenschäden.
Kinder und Jugendliche mit Zwangsstörung: 13-17 Jahre: TD initial 1mal 50 mg.
6-12 Jahre: TD initial 1mal 25 mg, nach 1 Woche ev. 1mal 50 mg.
GA: MAO-Hemmer-Therapie, instabile Epilepsie.
SST: Strenge Nutzen/Risiko-Abwägung, stillen nicht empfohlen. Erhöhtes Risiko einer persistierenden pulmonalen Hypertonie beim Neugeborenen.
NW: Magen/Darm, ZNS, Vegetativum, Manie, Herz (QT-Verlängerung), Blut, Leber, Augen, Herz, Psyche, Haut, Überempfindlichkeit, Hypothyreose, Absetzsymptomatik, Krämpfe, Serotonin-Syndrom, Malignes Neuroleptika-Syndrom, erhöhtes Risiko von Knochenbrüchen, Störungen der Sexualfunktion.
WW: Gegenanzeige: Irreversible MAO-Hemmer (Selegilin: 14 Tage Abstand), reversible MAO-Hemmer (Moclobemid: 7 Tage Abstand), Pimozid. Nicht empfohlen: Linezolid, ZNS-Dämpfer, Alkohol, andere serotonerge Arzneimittel, starke CYP3A4-Hemmer, Grapefruitsaft.
Vorsicht: Gerinnungshemmer verstärkt, Fentanyl, Lithium, Phenytoin, Triptane, QT-verlängernde Substanzen, neuromuskuläre Hemmer. Vorsicht bei Umstellung von anderen Antidepressiva.
WH: Suizidgefahr zu Therapiebeginn beachten. Auf erhöhte Suizidalität achten. Verkehrshinweis. Bei Krampfanfällen absetzen. Bei Kindern und Jugendlichen nicht anwenden (außer bei Zwangsstörung). Nicht plötzlich abbrechen.
PG: 10 ST (2) (EKO: G) [€ 5,05], 30 ST (EKO: G) [€ 14,30]

Sertralin Genericon 100 mg - Filmtabletten 49A02
(Z.Nr. 1-26443) NR. P. N06AB06
ZI: Genericon Pharma, Graz
Z: 1 Filmtablette enthält: Sertralin 100 mg (entspr. Sertralin hydrochlorid), Tablettenkern: Lactose monohydrat 159,3 mg, Cellulose, mikrokristalline, Povidon K30, Croscarmellose natrium, Magnesium stearat; Tablettenüberzug: Hypromellose 6, Hypromellose 15, Talkum, Propylenglycol, Titandioxid.
Kurzinformation: siehe Sertralin Genericon 50 mg - Filmtabletten, → S. 1298
PG: 10 ST (2) (EKO: G) [€ 5,15], 30 ST (EKO: G) [€ 14,40]

Sertralin Hexal 50 mg - Filmtabletten 49A02
(Z.Nr. 1-25876) NR. P. N06AB06
ZI: Hexal Pharma, Wien
Z: 1 Filmtablette enthält: Sertralin 50 mg (entspr. Sertralin hydrochlorid 55,95 mg), Tablettenkern: Cellulose, mikrokristalline, Calcium hydrogenphosphat dihydrat, Hydroxypropylcellulose Typ EF, Carboxymethylstärke, Natrium Typ A (entspr. Natrium), Magnesium stearat; Überzug: Hypromellose 5 cps, Talkum, mikronisiert, Titandioxid.
Kurzinformation: siehe Sertralin 1A Pharma 50 mg - Filmtabletten, → S. 1296
PG: 10 ST (2) (EKO: G) [€ 5,05], 30 ST (EKO: G) [€ 14,30]

Sertralin Hexal 100 mg - Filmtabletten 49A02
(Z.Nr. 1-25877) NR. P. N06AB06
ZI: Hexal Pharma, Wien
Z: 1 Filmtablette enthält: Sertralin 100 mg (entspr. Sertralin hydrochlorid 111,9 mg), Tablettenkern: Cellulose, mikrokristalline, Calcium hydrogenphosphat dihydrat, Hydroxypropylcellulose Typ EF, Carboxymethylstärke, Natrium Typ A (entspr. Natrium), Magnesium stearat; Überzug: Hypromellose 5 cps, Talkum, mikronisiert, Titandioxid.
Kurzinformation: siehe Sertralin 1A Pharma 50 mg - Filmtabletten, → S. 1296
PG: 10 ST (2) (EKO: G) [€ 5,05], 30 ST (EKO: G) [€ 14,30]

Sertralin Krka 50 mg - Filmtabletten 49A02
(Z.Nr. 1-26004) NR. P. N06AB06
ZI: Krka, Novo Mesto, Slowenien
Z: 1 Filmtablette enthält: Sertralin 50 mg (entspr. Sertralin hydrochlorid), Tablettenkern: Calcium hydrogenphosphat-2-Wasser, Cellulose, mikrokristalline, Carboxymethylstärke, Natrium Typ A, Hydroxypropylcellulose, Talkum, Magnesium stearat; Tablettenüberzug: (entspr. Hypromellose) (entspr. Titandioxid) (entspr. Talkum) (entspr. Propylenglykol).
EW: Antidepressivum.
AG: Major Depression (auch zur Rezidivprophylaxe), Zwangsstörungen (auch bei Kindern ab 6 Jahren und Jugendlichen), Panikstörung (mit und ohne Agoraphobie), posttraumatische Belastungsstörungen, soziale Angststörung.
AA: Einmal tgl. (morgens oder abends) unabhängig von den Mahlzeiten einnehmen.
DO: ED 50 mg, bei Panikstörung bzw. posttraumatischen Belastungsstörungen und sozialer Angststörung initial ev. 25 mg. Bei Bedarf langsam um 50 mg steigern, MTD 200 mg. Erhaltungsdosis so niedrig wie möglich. Nicht plötzlich absetzen. Vorsicht bei Leber- und/oder Nierenschäden.
Kinder und Jugendliche mit Zwangsstörung: 13-17 Jahre: TD initial 50 mg.
6-12 Jahre: TD initial 25 mg, nach 1 Woche ev. 50 mg.
GA: MAO-Hemmer-Therapie, instabile Epilepsie.
SST: Nutzen/Risiko-Abwägung, Konzeptionsschutz, nicht stillen. Erhöhtes Risiko einer persistierenden pulmonalen Hypertonie beim Neugeborenen.
NW: Magen/Darm, ZNS, Vegetativum, Manie, Herz (QT-Verlängerung), Blut, Leber, Augen, Herz, Psyche, Haut, Überempfindlichkeit, Hypothyreose, Absetzsymptomatik, Krämpfe, Serotonin-Syndrom, Malignes Neuroleptika-Syndrom, erhöhtes Risiko von Knochenbrüchen, Störungen der Sexualfunktion.
WW: Gegenanzeige: Irreversible MAO-Hemmer (Selegilin: 14 Tage Abstand), reversible MAO-Hemmer (Moclobemid: 7 Tage Abstand), Pimozid. Nicht empfohlen: Linezolid, ZNS-Dämpfer, Alkohol, andere serotonerge Arzneimittel, starke CYP3A4-Hemmer, Grapefruitsaft.
Vorsicht: Gerinnungshemmer verstärkt, Fentanyl, Lithium, Phenytoin, Triptane, QT-verlängernde Substanzen, neuromuskuläre Hemmer. Vorsicht bei Umstellung von anderen Antidepressiva.
WH: Suizidgefahr zu Therapiebeginn beachten. Auf erhöhte Suizidalität achten. Vorsicht bei QTc- Verlängerung. Verkehrshinweis. Bei Krampfanfällen absetzen. Bei Kindern und Jugendlichen nicht anwenden (außer bei Zwangsstörung). Nicht plötzlich abbrechen.
PG: 10 ST (2) (EKO: G) [€ 4,40], 30 ST (EKO: G) [€ 12,90]

Sertralin Krka 100 mg - Filmtabletten 49A02
(Z.Nr. 1-29936) NR. P. N06AB06
ZI: Krka, Novo Mesto, Slowenien
Z: 1 Filmtablette enthält: Sertralin 100 mg (entspr. Sertralin hydrochlorid), Tablettenkern: Calcium hydrogenphosphat dihydrat, Cellulose, mikrokristalline, Natrium stärkeglykolat Typ A (entspr. Natrium < 1 mmol) (entspr. → < 23 mg), Hydroxypropylcellulose, Talkum, Magnesium stearat; Tablettenüberzug: Hypromellose, Titandioxid, Talkum, Propylenglycol.
Kurzinformation: siehe Sertralin Krka 50 mg - Filmtabletten, → S. 1298
PG: 10 ST (2) (EKO: G) [€ 4,40], 30 ST (EKO: G) [€ 13,00]

Sertralin Pfizer 50 mg - Filmtabletten 49A02
(Z.Nr. 1-30157) NR. P. N06AB06
ZI: Pfizer Corporation Austria, Wien
Z: 1 Filmtablette enthält: Sertralin 50 mg (entspr. Sertralin hydrochlorid), Tablettenkern: Calcium hydrogenphosphat dihydrat, Cellulose, mikrokristalline, Hydroxypropylcellulose, Carboxymethylstärke, Natrium Typ A, Magnesium stearat; Tablettenüberzug: Opadry weiss: (entspr. Titandioxid) (entspr. Hypromellose) (entspr. Macrogol 400) (entspr. Polysorbat 80), Opadry farblos: (entspr. Hypromellose) (entspr. Macrogol 400) (entspr. Macrogol 6000).
EW: Antidepressivum.
AG: Major Depression (auch zur Rezidivprophylaxe), Zwangsstörungen (auch bei Kindern ab 6 Jahren und Jugendlichen), Panikstörung (mit und ohne Agoraphobie), posttraumatische Belastungsstörungen, soziale Angststörung.
AA: Einmal tgl. (morgens oder abends) unabhängig von den Mahlzeiten einnehmen.
DO: ED 50 mg, bei Panikstörung bzw. posttraumatischen Belastungsstörungen und sozialer Angststörung initial ev. 25 mg. Bei Bedarf langsam um 50 mg steigern, MTD 200 mg. Erhaltungsdosis so niedrig wie möglich. Nicht plötzlich absetzen. Vorsicht bei Leber- und/oder Nierenschäden.
Kinder und Jugendliche mit Zwangsstörung: 13-17 Jahre: TD initial 50 mg.

6-12 Jahre: TD initial 25 mg, nach 1 Woche ev. 50 mg.
GA: MAO-Hemmer-Therapie, instabile Epilepsie.
SST: Nutzen/Risiko-Abwägung, Konzeptionsschutz, nicht stillen. Erhöhtes Risiko einer persistierenden pulmonalen Hypertonie beim Neugeborenen.
NW: Magen/Darm, ZNS, Vegetativum, Manie, Herz (QT-Verlängerung), Blut, Leber, Augen, Herz, Psyche, Haut, Überempfindlichkeit, Hypothyreose, Absetzsymptomatik, Krämpfe, Serotonin-Syndrom, Malignes Neuroleptika-Syndrom, erhöhtes Risiko von Knochenbrüchen, sexuelle Funktionsstörungen.
WW: Gegenanzeige: Irreversible MAO-Hemmer (Selegilin: 14 Tage Abstand), reversible MAO-Hemmer (Moclobemid: 7 Tage Abstand), Pimozid. Nicht empfohlen: Linezolid, ZNS-Dämpfer, Alkohol, andere serotonerge Arzneimittel, starke CYP3A4-Hemmer, Grapefruitsaft.
Vorsicht: Gerinnungshemmer verstärkt, Fentanyl, Lithium, Phenytoin, Triptane, QT-verlängernde Substanzen, neuromuskuläre Hemmer. Vorsicht bei Umstellung von anderen Antidepressiva.
WH: Suizidgefahr zu Therapiebeginn beachten. Auf erhöhte Suizidalität achten. Verkehrshinweis. Bei Krampfanfällen absetzen. Bei Kindern und Jugendlichen nicht anwenden (außer bei Zwangsstörung). Nicht plötzlich abbrechen.
PG: 14 ST (EKO: G) [€ 6,70], 28 ST (EKO: G) [€ 13,40]

Sertralin Pfizer 100 mg - Filmtabletten — 49A02

(Z.Nr. 1-30158) NR. P. — N06AB06
ZI: Pfizer Corporation Austria, Wien
Z: 1 Filmtablette enthält: Sertralin 100 mg (entspr. Sertralin hydrochlorid), Tablettenkern: Calcium hydrogenphosphat dihydrat, Cellulose, mikrokristalline, Hydroxypropylcellulose, Carboxymethylstärke, Natrium Typ A, Magnesium stearat; Tablettenüberzug: Opadry weiss: (entspr. Titandioxid) (entspr. Hypromellose) (entspr. Macrogol 400) (entspr. Polysorbat 80), Opadry farblos: (entspr. Hypromellose) (entspr. Macrogol 400) (entspr. Macrogol 6000).
Kurzinformation: siehe Sertralin Pfizer 50 mg - Filmtabletten, → S. 1298
PG: 14 ST (EKO: G) [€ 6,70], 28 ST (EKO: G) [€ 13,40]

Sertralin ratiopharm 50 mg - Filmtabletten — 49A02

(Z.Nr. 1-25796) NR. P. — N06AB06
ZI: Teva, Haarlem, Niederlande
Z: 1 Filmtablette enthält: Sertralin 50 mg (entspr. Sertralin hydrochlorid), Tablettenkern: Lactose monohydrat, Cellulose, mikrokristalline, Povidon K30, Croscarmellose natrium, Magnesium stearat; Filmüberzug: (entspr. Hypromellose 6) (entspr. Talkum) (entspr. Propylenglycol) (entspr. Titandioxid).
Kurzinformation: siehe Sertralin Pfizer 50 mg - Filmtabletten, → S. 1298
PG: 14 ST (2) (EKO: G) [€ 7,10], 30 ST (EKO: G) [€ 14,30]

Sertralin ratiopharm 100 mg - Filmtabletten — 49A02

(Z.Nr. 1-25797) NR. P. — N06AB06
ZI: Teva, Haarlem, Niederlande
Z: 1 Filmtablette enthält: Sertralin 100 mg (entspr. Sertralin hydrochlorid), Tablettenkern: Lactose monohydrat, Cellulose, mikrokristalline, Povidon K30, Croscarmellose natrium, Magnesium stearat; Filmüberzug: (entspr. Hypromellose 6) (entspr. Hypromellose 15) (entspr. Talkum) (entspr. Propylenglycol) (entspr. Titandioxid).
Kurzinformation: siehe Sertralin Pfizer 50 mg - Filmtabletten, → S. 1298
PG: 14 ST (2) (EKO: G) [€ 7,15], 30 ST (EKO: G) [€ 14,30]

Sertralin Sandoz 50 mg - Filmtabletten — 49A02

(Z.Nr. 1-26440) NR. P. — N06AB06
ZI: Sandoz, Kundl
Z: 1 Filmtablette enthält: Sertralin 50 mg (entspr. Sertralin hydrochlorid), Tablettenkern: Calcium hydrogenphosphat dihydrat, Cellulose, mikrokristalline, Carboxymethylstärke, Natrium Typ A, Hydroxypropylcellulose, Magnesium stearat; Tablettenüberzug: Hypromellose 5cP, Titandioxid, Talkum, mikronisiert.
EW: Antidepressivum.
AG: Major Depression (auch zur Rezidivprophylaxe), Zwangsstörungen (auch bei Kindern ab 6 Jahren und Jugendlichen), Panikstörung (mit und ohne Agoraphobie), posttraumatische Belastungsstörungen, soziale Angststörung.
AA: Einmal tgl. (morgens oder abends) unabhängig von den Mahlzeiten einnehmen.
DO: ED 50 mg, bei Panikstörung bzw. posttraumatischen Belastungsstörungen und sozialer Angststörung initial ev. 25 mg. Bei Bedarf langsam um 50 mg steigern, MTD 200 mg. Erhaltungsdosis so niedrig wie möglich. Nicht plötzlich absetzen. Vorsicht bei Leber- und/oder Nierenschäden.
Kinder und Jugendliche mit Zwangsstörung: 13-17 Jahre: TD initial 50 mg.
6-12 Jahre: TD initial 25 mg, nach 1 Woche ev. 50 mg.
SST: Nutzen/Risiko-Abwägung, Konzeptionsschutz, nicht stillen. Erhöhtes Risiko einer persistierenden pulmonalen Hypertonie beim Neugeborenen.
NW: Magen/Darm, ZNS, Vegetativum, Manie, Herz (QT-Verlängerung), Blut, Leber, Augen, Herz, Psyche, Haut, Überempfindlichkeit, Hypothyreose, Absetzsymptomatik, Krämpfe, Serotonin-Syndrom, Malignes Neuroleptika-Syndrom, sexuelle Funktionsstörungen. erhöhtes Risiko von Knochenbrüchen.
WW: Gegenanzeige: Irreversible MAO-Hemmer (Selegilin: 14 Tage Abstand), reversible MAO-Hemmer (Moclobemid: 7 Tage Abstand), Pimozid. Nicht empfohlen: Linezolid, ZNS-Dämpfer, Alkohol, andere serotonerge Arzneimittel, starke CYP3A4-Hemmer, Grapefruitsaft.
Vorsicht: Gerinnungshemmer verstärkt, Fentanyl, Lithium, Phenytoin, Triptane, QT-verlängernde Substanzen, neuromuskuläre Hemmer. Vorsicht bei Umstellung von anderen Antidepressiva.
WH: Suizidgefahr zu Therapiebeginn beachten. Auf erhöhte Suizidalität achten. Verkehrshinweis. Bei Krampfanfällen absetzen. Vorsicht bei QT- Verlängerung. Bei Kindern und Jugendlichen nicht anwenden (außer bei Zwangsstörung). Nicht plötzlich abbrechen.
PG: 10 ST (2) (EKO: G) [€ 5,05], 30 ST (EKO: G) [€ 14,30]

Sertralin Sandoz 100 mg - Filmtabletten — 49A02

(Z.Nr. 1-26441) NR. P. — N06AB06
ZI: Sandoz, Kundl
Z: 1 Filmtablette enthält: Sertralin 100 mg (entspr. Sertralin hydrochlorid), Tablettenkern: Calcium hydrogenphosphat dihydrat, Cellulose, mikrokristalline, Carboxymethylstärke, Natrium Typ A, Hydroxypropylcellulose, Magnesium stearat; Tablettenüberzug: Hypromellose 5cP, Titandioxid, Talkum, mikronisiert.
Kurzinformation: siehe Sertralin Sandoz 50 mg - Filmtabletten, → S. 1299
PG: 10 ST (2) (EKO: G) [€ 5,05], 30 ST (EKO: G) [€ 14,40]

Sertralin Stada 50 mg - Filmtabletten — 49A02

(Z.Nr. 1-25887) NR. P. — N06AB06
ZI: Stada Arzneimittel, Wien
Z: 1 Filmtablette enthält: Sertralin 50 mg (entspr. Sertralin hydrochlorid), Tablettenkern: Calcium hydrogenphosphat dihydrat, Carboxymethylstärke, Natriumsalz (entspr. Natrium 0,252 mg), Cellulose, mikrokristalline, Hyprolose, Magnesium stearat; Filmüberzug: Hypromellose, Titandioxid, Macrogol 400, Talkum.
Kurzinformation: siehe Sertralin Pfizer 50 mg - Filmtabletten, → S. 1298
PG: 10 ST (2) (EKO: G) [€ 4,25], 30 ST (EKO: G) [€ 11,70]

Servazolin 1 g - Pulver zur Herstellung einer Injektionslösung — 34B02
(Z.Nr. 1-23416) NR. P. nicht im Handel. — J01DB04

SetLona 0,120 mg/0,015 mg pro 24 Stunden - vaginales Wirkstofffreisetzungssystem — 29B04
(Z.Nr. 1-37882) RP. P. nicht im Handel. — G02BB01

Sevelamer ratiopharm 800 mg - Filmtabletten — 44G01

(Z.Nr. 1-35564) NR. P. — V03AE02
ZI: Teva, Haarlem, Niederlande
Z: 1 Filmtablette enthält: Sevelamer carbonat 800 mg, Tablettenkern: Lactose monohydrat 286,25 mg, Siliciumdioxid, hochdispers, wasserfrei, Zink stearat, Filmüberzug: Hypromellose, Glycerol(mono/di)acetatmonoalkanoat.
EW: Phosphatbindendes Polymer.
AG: Hyperphosphatämie bei erwachsenen Hämo- oder Peritonealdialysepatienten, Hyperphosphatämie bei chronischer Niereninsuffizienz (ohne Dialyse) und Serumphosphor =>1,78 mmol/l.
AA: Tabletten im Ganzen mit einer Mahlzeit einnehmen.
DO: Initiale TD 2,4 oder 4,8 g (bei Serumphosphor =>2,42 mmol/l) in 3 ED; Dosisanpassung nach Bedarf (TD ca. 6 g). Keine Daten an Kindern unter 6 Jahren bzw. unter 0,75 m^2 KOF. Bei Kindern und Jugendlichen Suspension zum Einnehmen anwenden.
GA: Hypophosphatämie, Darmobstruktion.
SST: Nutzen/Risiko-Analyse.
NW: Magen/Darm (schwere Darmentzündungen, Ileus), Haut.
WW: Nicht empfohlen: Ciprofloxacin. Vorsicht: Antiarrhythmika, Antiepileptika, Immunsuppressiva, Levothyroxin (Hypothyreose), Protonenpumpenhemmer (erhöhte Phosphatspiegel). Sevelamer kann Bioverfügbarkeit anderer Arzneimittel beeinflussen; andere Arzneimittel mindestens 1 Std. vor oder 3 Std. nach Sevelamer einnehmen.
WH: Vorsicht bei Schluckstörungen, Gastroparese, Magen/Darm-Motilitätsstörungen, Obstipation.
Kontrolle: Serumkalzium, fettlösliche Vitamine, Serumbicarbonat.
PG: 180 ST RE2 (EKO: Y) [€ 131,20]

Sevelamer Sandoz 800 mg - Filmtabletten 44G01
(Z.Nr. 1-36134) NR. P. V03AE02
ZI: Sandoz, Kundl
Z: 1 Filmtablette enthält: Sevelamer carbonat 800 mg, Tablettenkern: Lactose monohydrat 286,25 mg, Siliciumdioxid, kolloidal, wasserfrei, Zink stearat; Filmüberzug: Hypromellose, Monoglyceride, diacetylierte.
Kurzinformation: siehe Sevelamer ratiopharm 800 mg - Filmtabletten, → S. 1299
PG: 180 ST RE2 (EKO: Y) [€ 131,20]

Sevelamercarbonat Medice 800 mg - Filmtabletten 44G01
(Z.Nr. 1-38057) NR. P. nicht im Handel. V03AE02

Sevelamercarbonat STADA 800 mg - Filmtabletten 44G01
(Z.Nr. 1-35739) NR. P. V03AE02
ZI: Stada Arzneimittel, Wien
Z: 1 Filmtablette enthält: Sevelamer carbonat 800 mg, Tablettenkern: Lactose monohydrat 286,25 mg, Siliciumdioxid, hochdispers, wasserfrei, Zink stearat; Filmüberzug: Hypromellose, Monoglyceride, diacetylierte.
EW: Phosphatbindendes Polymer.
AG: Hyperphosphatämie bei erwachsenen Hämo- oder Peritonealdialysepatienten, Hyperphosphatämie bei chronischer Niereninsuffizienz (ohne Dialyse) und Serumphosphor =>1,78 mmol/l.
AA: Tabletten im Ganzen mit einer Mahlzeit einnehmen.
DO: Initiale TD 2,4 oder 4,8 g (bei Serumphosphor =>2,42 mmol/l) in 3 ED; Dosisanpassung nach Bedarf (TD ca. 6 g). Keine Daten an Kindern unter 6 Jahren bzw. unter 0,75 m² KOF. Bei Kindern und Jugendlichen Suspension zum Einnehmen anwenden.
GA: Hypophosphatämie, Darmobstruktion.
SST: Nutzen/Risiko-Analyse.
NW: Magen/Darm (schwere Darmentzündungen, Ileus, Blutungen, Nekrosen), Haut.
WW: Nicht empfohlen: Ciprofloxacin. Vorsicht: Antiarrhythmika, Antiepileptika, Immunsuppressiva, Levothyroxin (Hypothyreose), Protonenpumpenhemmer (erhöhte Phosphatspiegel). Sevelamer kann Bioverfügbarkeit anderer Arzneimittel beeinflussen; andere Arzneimittel mindestens 1 Std. vor oder 3 Std. nach Sevelamer einnehmen.
WH: Vorsicht bei Schluckstörungen, Gastroparese, Magen/Darm-Motilitätsstörungen, Obstipation.
Kontrolle: Serumkalzium, fettlösliche Vitamine, Serumbicarbonat.
PG: 180 ST RE2 (EKO: Y) [€ 131,15]

Sevelamercarbonat Winthrop 800 mg - Filmtabletten 44G01
(Z.Nr. EU/1/14/952/*) NR. P. V03AE02
ZI: Genzyme Europe, Amsterdam, Niederlande
Z: 1 Filmtablette enthält: Sevelamer carbonat 800 mg, Tablettenkern: Cellulose, mikrokristalline, Natriumchlorid, Zink stearat, Filmüberzug: Hypromellose, Glycerol(mono/di)acetatmonoalkanoat (C16-C18); Druckfarbe: Eisen(II,III)-oxid, Propylenglycol, 2-Propanol, Hypromellose.
EW: Phosphatbindendes Polymer.
AG: Hyperphosphatämie bei erwachsenen Hämo- oder Peritonealdialysepatienten, Hyperphosphatämie bei chronischer Niereninsuffizienz (ohne Dialyse) und Serumphosphor =>1,78 mmol/l.
AA: Tabletten im Ganzen mit einer Mahlzeit einnehmen.
DO: Initiale TD 2,4 oder 4,8 g (bei Serumphosphor =>2,42 mmol/l) in 3 ED; Dosisanpassung nach Bedarf (TD ca. 6 g). Keine Daten an Kindern unter 6 Jahren bzw. unter 0,75 m² KOF. Bei Kindern (> 6 Jahren) und Jugendlichen Suspension zum Einnehmen anwenden.
GA: Hypophosphatämie, Darmobstruktion.
SST: Nutzen/Risiko-Analyse.
NW: Magen/Darm (schwere Darmentzündungen, Obstipation, Ileus, Blutungen, Darmobstruktion, Nekrosen), Haut.
WW: Nicht empfohlen: Ciprofloxacin. Vorsicht: Antiarrhythmika, Antiepileptika, Immunsuppressiva, Levothyroxin (Hypothyreose), Protonenpumpenhemmer (erhöhte Phosphatspiegel). Sevelamer kann Bioverfügbarkeit anderer Arzneimittel beeinflussen; andere Arzneimittel mindestens 1 Std. vor oder 3 Std. nach Sevelamer einnehmen.
WH: Vorsicht bei Schluckstörungen, Gastroparese, Magen/Darm-Motilitätsstörungen, Obstipation.
Kontrolle: Serumkalzium, fettlösliche Vitamine, Serumbicarbonat.
PG: 180 ST RE2 (EKO: Y) [€ 131,20]

Sevelamercarbonat Winthrop 0,8 g - Pulver zur Herstellung einer Suspension zum Einnehmen 44G01
(Z.Nr. EU/1/14/952/*) NR. P. nicht im Handel. V03AE02

Sevelamercarbonat Winthrop 2,4 g - Pulver zur Herstellung einer Suspension zum Einnehmen 44G01
(Z.Nr. EU/1/14/952/*) NR. P. nicht im Handel. V03AE02

Sevikar 20 mg/5 mg - Filmtabletten 10B09
(Z.Nr. 1-27891) RP. P. C09DB02
ZI: Daiichi Sankyo Austria, Wien
Z: 1 Filmtablette enthält: Olmesartan medoxomil 20 mg, Amlodipin 5 mg (entspr. Amlodipin besilat), Tablettenkern: Maisstärke, vorverkleistert, Cellulose, mikrokristalline, verkieselte (entspr. Cellulose, mikrokristalline) (entspr. Siliciumdioxid, hochdisperses), Croscarmellose natrium, Magnesium stearat; Filmüberzug: Poly(vinylalkohol), Macrogol 3350, Talkum, Titandioxid.
EW: Angiotensin-II-Antagonist und Calciumkanalblocker.
AG: Essentielle Hypertonie bei nicht ausreichender Monotherapie.
AA: Oral mit Flüssigkeit.
DO: 1 Tablette tgl., Beginn mit der niedrigsten Stärke. Vorsicht bei Leberschäden. Bei Kindern und Jugendlichen Anwendung nicht empfohlen.
GA: Schwere Leberschäden, kardiogener Schock, akuter Myokardinfarkt, instabile Angina pectoris.
SST: Im 1. Trimenon und in der Stillzeit nicht empfohlen; im 2. und 3.
Trimenon kontraindiziert.
NW: ZNS (Schwindel, Kopfschmerzen), Ödeme, Herz/Kreislauf, Dyspnoe, Magen/Darm, (sehr selten Sprue-ähnliche Enteropathie), Haut, Untersuchungen; NW der Einzelsubstanzen beachten.
WW: Kombination mit Aliskiren nicht empfohlen, bei Patienten mit Nierenschäden oder Diabetes kontraindiziert. Duale Blockade des Renin-Angiotensin-Aldosteron-Systems nicht empfohlen. Nicht empfohlen: Arzneimittel mit Einfluss auf den Kaliumhaushalt, Lithium, Grapefruitsaft, Dantrolen.
Vorsicht: Andere Blutdrucksenker (Verstärkung). Nichtsteroidale Antiphlogistika, CYP3A4-Inhibitoren und -Induktoren, Simvastatin (MTD 20 mg), Ciclosporin, Tacrolimus.
WH: Auf symptomatische Hypotonie besonders nach der ersten Dosis achten.
Vorsicht bei Nierenarterienstenose (schwere Hypotonie und Nierenin- suffizienz möglich), eingeschränkter Nieren- oder Leberfunktion, Herz- insuffizienz Klappenstenosen, Kardiomyopathie. Verkehrshinweis.
PG: 28 ST * (EKO: N) [€ 38,15]

Sevikar 20 mg/5 mg - Filmtabletten 10B09
(Z.Nr. 1-27891-P1) RP. P. Parallelimport. C09DB02
nicht im Handel.

Sevikar 40 mg/5 mg - Filmtabletten 10B09
(Z.Nr. 1-27892) RP. P. C09DB02
ZI: Daiichi Sankyo Austria, Wien
Z: 1 Filmtablette enthält: Olmesartan medoxomil 40 mg, Amlodipin 5 mg (entspr. Amlodipin besilat), Tablettenkern: Maisstärke, vorverkleistert, Cellulose, mikrokristalline, verkieselte (entspr. Cellulose, mikrokristalline) (entspr. Siliciumdioxid, hochdisperses), Croscarmellose natrium, Magnesium stearat; Filmüberzug: Poly(vinylalkohol), Macrogol 3350, Talkum, Titandioxid, Eisenoxid gelb.
Kurzinformation: siehe Sevikar 20 mg/5 mg - Filmtabletten, → S. 1300
PG: 28 ST * (EKO: N) [€ 38,15]

Sevikar 40 mg/5 mg - Filmtabletten 10B09
(Z.Nr. 1-27892-P1) RP. P. Parallelimport. C09DB02
nicht im Handel.

Sevikar 40 mg/10 mg - Filmtabletten 10B09
(Z.Nr. 1-27893) RP. P. C09DB02
ZI: Daiichi Sankyo Austria, Wien
Z: 1 Filmtablette enthält: Olmesartan medoxomil 40 mg, Amlodipin 10 mg (entspr. Amlodipin besilat), Tablettenkern: Maisstärke, vorverkleistert, Cellulose, mikrokristalline, verkieselte (entspr. Cellulose, mikrokristalline) (entspr. Siliciumdioxid, hochdisperses), Croscarmellose natrium, Magnesium stearat; Filmüberzug: Poly(vinylalkohol), Macrogol 3350, Talkum, Titandioxid, Eisenoxid gelb, Eisenoxid rot.
Kurzinformation: siehe Sevikar 20 mg/5 mg - Filmtabletten, → S. 1300
PG: 28 ST * (EKO: N) [€ 38,15]

Sevikar HCT 20 mg/5 mg/12,5 mg - Filmtabletten 10B10
(Z.Nr. 1-30068) RP. P. C09DX03
ZI: Daiichi Sankyo Austria, Wien
Z: 1 Filmtablette enthält: Olmesartan medoxomil 20 mg, Amlodipin 5 mg (entspr. Amlodipin besilat), Hydrochlorothiazid 12,5 mg, Tablettenkern: Maisstärke, vorverkleistert, Cellulose, mikrokristalline, verkieselte, (entspr. Cellulose, mikrokristalline),

Siliciumdioxid, hochdispers, wasserfrei, Croscarmellose natrium, Magnesium stearat; Filmüberzug: (entspr. Poly(vinylalkohol)) (entspr. Macrogol 3350) (entspr. Talkum) (entspr. Titandioxid) (entspr. Eisen(III)-oxid, gelbes) (entspr. Eisen(III)-oxid, rotes) (entspr. Eisen(II,III)-oxid, schwarz).
EW: Angiotensin-II-Antagonist, Calciumkanalblocker und Diuretikum.
AG: Essentielle Hypertonie bei nicht ausreichender Kontrolle mit Zweierkombinationen.
AA: Oral mit Flüssigkeit.
DO: 1 Tablette tgl., Beginn mit der niedrigsten Stärke. MTD 40 mg/10 mg/25 mg. Bei Kindern und Jugendlichen Anwendung nicht empfohlen.
GA: Schwere Leberschäden, kardiogener Schock, akuter Myokardinfarkt, instabile Angina pectoris, schwere Nierenschäden, Hypokaliämie, Hyperkalzämie, Hyponatiämie, Hyperurikämie.
SST: Im 1. Trimenon und in der Stillzeit nicht empfohlen; im 2. und 3. Trimenon kontraindiziert.
NW: ZNS (Schwindel, Kopfschmerzen), Ödeme, Herz/Kreislauf, Dyspnoe, Magen/Darm (sehr selten Sprue-ähnliche Enteropathie), Haut, Augen (akute Myopie und sekundäres Engwinkelglaukom), Elektrolyte, Untersuchungen; NW der Einzelsubstanzen beachten (HCT: Erhöhtes Risiko von nicht- melanozytärem Hautkrebs).
WW: Kombination mit Aliskiren nicht empfohlen, bei Patienten mit Nierenschäden oder Diabetes kontraindiziert.
Nicht empfohlen: Duale Blockade des Renin-Angiotensin-Aldosteron-Systems, Arzneimittel mit Einfluss auf der Kaliumhaushalt, Lithium, Grapefruit(saft), Dantrolen. Vorsicht: Andere Blutdrucksenker (Verstärkung). Nichtsteroidale Antiphlogistika, CYP3A4 Inhibitoren und -Induktoren, Kalium-beeinflussende Substanzen, Kalzium, Herzglykoside, Antidiabetika, Gichtmittel, Simvastatin (MTD 20 mg), Tacrolimus, Ciclosporin.
WH: Auf symptomatische Hypotonie besonders nach der ersten Dosis achten. Vorsicht bei Nierenarterienstenose (schwere Hypotonie und Niereninsuffizienz möglich). Herzinsuffizienz, Klappenstenosen, Kardiomyopathie, Elektrolytstörungen. Verkehrshinweis. Positive Dopingtests möglich.
PG: 28 ST * (EKO: N) [€ 47,80]

Sevikar HCT 40 mg/5 mg/12,5 mg - Filmtabletten 10B10

(Z.Nr. 1-30069) RP. P. C09DX03
ZI: Daiichi Sankyo Austria, Wien
Z: 1 Filmtablette enthält: Olmesartan medoxomil 40 mg, Amlodipin 5 mg (entspr. Amlodipin besilat), Hydrochlorothiazid 12,5 mg, Tablettenkern: Maisstärke, vorverkleistert, Cellulose, mikrokristalline, verkieselte, (entspr. Cellulose, mikrokristalline), Siliciumdioxid, hochdispers, wasserfrei, Croscarmellose natrium, Magnesium stearat; Filmüberzug: (entspr. Poly(vinylalkohol)) (entspr. Macrogol 3350) (entspr. Talkum) (entspr. Titandioxid) (entspr. Eisen(III)-oxid, gelbes).
Kurzinformation: siehe Sevikar HCT 20 mg/5 mg/12,5 mg - Filmtabletten, → S. 1300
PG: 28 ST * (EKO: N) [€ 60,10]

Sevikar HCT 40 mg/5 mg/25 mg - Filmtabletten 10B10

(Z.Nr. 1-30071) RP. P. C09DX03
ZI: Daiichi Sankyo Austria, Wien
Z: 1 Filmtablette enthält: Olmesartan medoxomil 40 mg, Amlodipin 5 mg (entspr. Amlodipin besilat), Hydrochlorothiazid 25 mg, Tablettenkern: Maisstärke, vorverkleistert, Cellulose, mikrokristalline, verkieselte, (entspr. Cellulose, mikrokristalline), Siliciumdioxid, hochdispers, wasserfrei, Croscarmellose natrium, Magnesium stearat; Filmüberzug: (entspr. Poly(vinylalkohol)) (entspr. Macrogol 3350) (entspr. Talkum) (entspr. Titandioxid) (entspr. Eisen(III)-oxid, gelbes).
Kurzinformation: siehe Sevikar HCT 20 mg/5 mg/12,5 mg - Filmtabletten, → S. 1300
PG: 28 ST * (EKO: N) [€ 60,10]

Sevikar HCT 40 mg/10 mg/12,5 mg - Filmtabletten 10B10

(Z.Nr. 1-30070) RP. P. C09DX03
ZI: Daiichi Sankyo Austria, Wien
Z: 1 Filmtablette enthält: Olmesartan medoxomil 40 mg, Amlodipin 10 mg (entspr. Amlodipin besilat), Hydrochlorothiazid 12,5 mg, Tablettenkern: Maisstärke, vorverkleistert, Cellulose, mikrokristalline, verkieselte, (entspr. Cellulose, mikrokristalline), Siliciumdioxid, hochdispers, wasserfrei, Croscarmellose natrium, Magnesium stearat; Filmüberzug: (entspr. Poly(vinylalkohol)) (entspr. Macrogol 3350) (entspr. Talkum) (entspr. Titandioxid) (entspr. Eisen(III)-oxid, gelbes) (entspr. Eisen(III)-oxid, rotes).
Kurzinformation: siehe Sevikar HCT 20 mg/5 mg/12,5 mg - Filmtabletten, → S. 1300
PG: 28 ST * (EKO: N) [€ 61,25]

Sevikar HCT 40 mg/10 mg/25 mg - Filmtabletten 10B10

(Z.Nr. 1-30072) RP. P. C09DX03
ZI: Daiichi Sankyo Austria, Wien
Z: 1 Filmtablette enthält: Olmesartan medoxomil 40 mg, Amlodipin 10 mg (entspr. Amlodipin besilat), Hydrochlorothiazid 25 mg, Tablettenkern: Maisstärke, vorverkleistert, Cellulose, mikrokristalline, verkieselte, (entspr. Cellulose, mikrokristalline), Siliciumdioxid, hochdispers, wasserfrei, Croscarmellose natrium, Magnesium stearat; Filmüberzug: (entspr. Poly(vinylalkohol)) (entspr. Macrogol 3350) (entspr. Talkum) (entspr. Titandioxid) (entspr. Eisen(III)-oxid, gelbes) (entspr. Eisen(III)-oxid, rotes).
Kurzinformation: siehe Sevikar HCT 20 mg/5 mg/12,5 mg - Filmtabletten, → S. 1300
PG: 28 ST * (EKO: N) [€ 61,25]

SevoFlo 100% - Flüssigkeit zur Herstellung eines Dampfs zur Inhalation für Hunde und Katzen 811AB
(Z.Nr. EU/2/02/035/*) RP. P. nicht im Handel. QN01AB08

Sevofluran "Baxter" 100% - Flüssigkeit zur Herstellung eines Dampfs zur Inhalation 01B

(Z.Nr. 1-29328) NR. P. N01AB08
ZI: Baxter Healthcare, Wien
Z: 1 Flasche zu 250 ml Lösung enthält: Sevofluran 100 %.
EW: Inhalationsnarkotikum (halogenierter Kohlenwasserstoff).
AG: Einleitung und Erhaltung einer Inhalationsnarkose bei Erwachsenen, Jugendlichen und Kindern.
AA: Zur Inhalation. Nur mit für Sevofluran speziell kalibrierten Durchfluss-Verdampfern verabreichen! Vorsicht bei mehrmaliger Anwendung innerhalb kurzer Zeit (erhöhtes Risiko einer Leberschädigung).
DO: Minimale alveoläre Konzentration (MAC-Wert) entsprechend Lebensalter und Art des Gasgemisches (Sauerstoff- bzw. Lachgasgehalt), Details siehe Austria Codex - Fachinformation.
Einleitung: Initial 0,5 - 1 Vol.%, Steigerung bis zu 8 Vol.% Sevofluran.
Erhaltung: 0,5-3 Vol.%.
Vorsicht bei Leber- oder Nierenschäden.
GA: Maligne Hyperthermie, anamnestische Leberschäden nach früheren Inhalationsnarkosen mit halogenierten Anästhetika.
SST: Nutzen/Risiko-Abwägung in der Schwangerschaft. Vorsicht in der Stillzeit.
NW: Herz (Bradykardie, Tachykardie, AV-Block, Herzstillstand), Hypotonie oder Hypertonie, Leber (Hepatitis, Leberversagen), Krampfanfälle, Stimmungsschwankungen, Somnolenz, Kopfschmerzen, Dysglykämie, Schüttelfrost, Husten, Laryngospasmus, Magen/Darm, Anaphylaxie, Haut, maligne Hyperthermie.
WW: Vorsicht: Muskelrelaxantien (verstärkt), Adrenalin, Sympathomimetika (Arrhythmien), Isoniazid (verstärkt lebertoxisch), Verapamil (AV-Störung), Johanniskraut (Hypotonie, verzögertes Aufwachen), Opioide (Abfall von Blutdruck, Herzschlag und Atmung).
WH: Vorsicht bei erhöhtem intrakraniellem Druck. Besondere Vorsicht bei Kindern (Krämpfe). Secofluran kann Serumkalium erhöhen. Bei maligner Hyperthermie Dantrolen-Natrium i.v. geben. Verkehrshinweis.
PG: **100%** 6 ST * (EKO: N) [€ 1.610,70], **100%STS** 6 ST * (EKO: N) [€ 1.610,70]

Sevofluran Piramal 100% - Flüssigkeit zur Herstellung eines Dampfes zur Inhalation 01B
(Z.Nr. 1-31359) NR. P. nicht im Handel. N01AB08

Sevofluran Zeosys 100 % - Flüssigkeit zur Herstellung eines Dampfes zur Inhalation 01B
(Z.Nr. 1-37980) NR. P. nicht im Handel. N01AB08

Sevohale 100% v/v - Flüssigkeit zur Herstellung eines Dampfs zur Inhalation für Hunde und Katzen 811AB
(Z.Nr. EU/2/16/196/*) NR. P. nicht im Handel. QN01AB08

Sevorane - Inhalationsnarkotikum 01B

(Z.Nr. 1-21565) NR. P. N01AB08
ZI: AbbVie, Wien
Z: 1 Flasche zu 250 ml enthält: Sevofluran 250 ml.
EW: Inhalationsnarkotikum (halogenierter Kohlenwasserstoff).
AG: Einleitung und Erhaltung einer Inhalationsnarkose bei Erwachsenen, Jugendlichen und Kindern.
AA: Zur Inhalation. Nur mit für Sevofluran speziell kalibrierten Durchfluss-Verdampfern verabreichen! Vorsicht bei mehrmaliger Anwendung innerhalb kurzer Zeit (erhöhtes Risiko einer Leberschädigung).
DO: Minimale alveoläre Konzentration (MAC-Wert) entsprechend Lebensalter und Art des Gasgemisches (Sauerstoff- bzw. Lachgasgehalt), Details siehe Austria Codex - Fachinformation.

Einleitung: bis zu 8 Vol.% Sevofluran.
Erhaltung: 0,5-3 Vol.%.
Vorsicht bei Leber- oder Nierenschäden.
GA: Maligne Hyperthermie, anamnestische Leberschäden nach früheren Inhalationsnarkosen mit halogenierten Anästhetika.
SST: Nutzen/Risiko-Abwägung in der Schwangerschaft. Vorsicht in der Stillzeit.
NW: Herz (Bradykardie, Tachykardie, AV-Block, Herzstillstand), Hypotonie oder Hypertonie, Leber (Hepatitis, Leberversagen), Krampfanfälle, Stimmungsschwankungen, Somnolenz, Kopfschmerzen, Hyperglykämie, Schüttelfrost, Husten, Laryngospasmus, Magen/Darm, Anaphylaxie, Haut, maligne Hyperthermie.
WW: MAO-Hemmer (2 Wochen Abstand). Vorsicht: Muskelrelaxantien (verstärkt), Adrenalin, Sympathomimetika (Arrhythmien), Vasodilatatoren (verstärkt), Isoniazid (verstärkt lebertoxisch), Verapamil (AV-Störung), Johanniskraut (Hypotonie, verzögertes Aufwachen), Opioide (Abfall von Blutdruck, Herzschlag und Atmung).
WH: Vorsicht bei erhöhtem intrakraniellem Druck. Besondere Vorsicht bei Kindern (Krämpfe). Secofluran kann Serumkalium erhöhen. Bei maligner Hyperthermie Dantrolen-Natrium i.v. geben. Verkehrshinweis.
PG: 250 ML * (EKO: N) [€ 279,20]

Sevorane - Inhalationsnarkotikum 01B
(Z.Nr. 1-21565-P1) NR. P. Parallelimport. N01AB08
nicht im Handel.

Sevorane - Inhalationsnarkotikum 01B
(Z.Nr. 1-21565-P2) NR. P. Parallelimport. N01AB08
V: Orifarm, Leverkusen, Deutschland
Z: 1 Flasche zu 250 ml enthält: Sevofluran 250 ml.
PG: 250 ML * (EKO: N) [€ 273,65]

▼ *Shingrix - Pulver und Suspension zur Herstellung einer Injektionssuspension* 36A33
(Z.Nr. EU/1/18/1272/*) NR. P. E. nicht im Handel. J07BK03

▼ Shingrix - Pulver und Suspension zur Herstellung einer Injektionssuspension 36A33
(Z.Nr. EU/1/18/1272/*) NR. P. E. J07BK03
Parallelimport.
V: Abacus Medicine, Copenhagen, Dänemark
Z: Nach Rekonstitution enthält 1 Dosis (0,5 ml): Herpes-Zoster-Impfstoff, rekombinant, adjuvantiert (entspr. Varicella-Zoster-Virus-Glykoprotein-E-Antigen 50 µg), Adjuvans AS01B (entspr. Quillaja saponaria Molina-Pflanzenextrakt, Fraktion 21 (QS-21) 50 µg) (entspr. 3-O-Desacyl-4'-monophosphoryl lipid A (MPL) aus Salmonella minnesota 50 µg), hergestellt durch rekombinante DNA-Technologie in CHO, Saccharose, Polysorbat 80, Natriumdihydrogenphosphat-dihydrat, Kaliummonohydrogenphosphat, Colfosceriloleat (DOPC), Cholesterol, Natriumchlorid, Natriummonohydrogenphosphat, wasserfrei, Kaliumdihydrogenphosphat, Wasser für Injektionszwecke.
PG: 1 ST * (EKO: N) [€ 205,20]

🐾 *Shotaflor 300 mg/ml - Injektionslösung für Rinder* 801AZ
(Z.Nr. 8-00834) NR. P. VNW. nicht im Handel. QJ51BA90

🐾 *Shotaflor 300 mg/ml - Injektionslösung für Schweine* 801AZ
(Z.Nr. 8-00772) NR. P. VNW. nicht im Handel. QJ01BA90

Sialanar 320 Mikrogramm/ml - Lösung zum Einnehmen 56F
(Z.Nr. EU/1/16/1135/*) RP. P. A03AB02
ZI: Proveca Pharma, Dublin, Irland
Z: 1 ml enthält: Glycopyrronium 320 µg (entspr. Glycopyrronium bromid 400 µg), Natriumbenzoat 2,3 mg, Himbeer-Aroma (entspr. Propylenglycol), Sucralose, Citronensäure, Wasser, gereinigtes.
EW: Anticholinergikum (quartäre Ammoniumverbindung).
AG: Schwere Sialorrhö bei Kindern und Jugendlichen mit chronischen neurologischen Erkrankungen.
AA: Oral spätestens 1 Std. vor oder frühestens 2 Std. nach einer Mahlzeit einnehmen. Mit beiliegender Applikationsspritze direkt in den Mund des Kindes applizieren und schlucken.
DO: Kinder ab 3 Jahren und Jugendliche: Initial 3mal tgl. 12,8 µg Glycopyronnium/kg KG; Dosis alle 7 Tage steigern, MED 64 µg/kg KG.
Begrenzte Daten bei Erwachsenen. Für Kinder unter 3 Jahren nicht empfohlen.
Dosisreduktion bei Nierenschäden.
GA: Glaukom, Harnverhalt, schwere Nierenschäden, (paralytischer) Darmverschluss, Pylorusstenose, Colitis ulcerosa, Myasthenie.
SST: Gegenanzeige.
NW: Anticholinerg: Magen/Darm (Mundtrockenheit, Obstipation), Harnverhalt, Hautrötung mit Hitzegefühl, verstopfte Nase, Psyche (Reizbarkeit), Pneumonie.
WW: Gegenanzeige: Kaliumchlorid (in fester oraler Darreichungsform), Anticholinergika.
Vorsicht: Spasmolytika, Topiramat, sedierende Antihistaminika, Antipsychotika, Muskelrelaxantien, Antidepressiva, Opioide, Kortikosteroide.
WH: Auf anticholinerge Wirkungen achten. Begrenzte Daten zur Langzeitsicherheit. Bei leichter und mittelschwerer Sialorrhö nicht anwenden. Vorsicht bei Herzerkrankungen, Refluxkrankheit, Obstipation, Diarrhö. Mundhygiene beachten. Bei Pneumonie absetzen. Verkehrshinweis.
PG: 250 ML * (EKO: N) [€ 621,45]

Sialin-Sigma - Lösung 45D
(Z.Nr. 0-16011) RPF. P. A01AD11
ZI: Sigmapharm, Wien
Z: 1 ml Lösung enthält: Carmellose natrium 5 mg, Natriumchlorid 0,85 mg, Kaliumchlorid 1,2 mg, Kaliumhydrogenphosphat 0,35 mg, Calciumchlorid 0,1115 mg, Magnesiumchlorid 0,03 mg, Sorbit 30 mg, Methyl-4-hydroxybenzoat 2 mg, Kalium sorbat 2 mg, Wasser, gereinigtes.
EW: Synthetischer Ersatzspeichel.
AG: Mundtrockenheit.
DO: Mehrmals tgl. mit mehreren Sprühstößen die Mund- und Rachenschleimhäute benetzen.
SST: Anwendung möglich.
NW: Allergien, Kontaktdermatitis.
WH: Jede Sprayflasche sollte nur von einer Person benützt werden. Anwendung soll zeitlich getrennt von der Nahrungsaufnahme erfolgen.
PG: 100 ML (EKO: G) [€ 11,65]

Sibelium 10 mg - Tabletten 21C01
(Z.Nr. 1-18443) RP. P. N02CX, N07CA03
ZI: Janssen-Cilag Pharma, Wien
Z: 1 Tablette enthält: Flunarizin 10 mg (entspr. Flunarizin dihydrochlorid), Lactose monohydrat 51,53 mg, Cellulose, mikrokristalline, Maisstärke, Croscarmellose natrium, Hypromellose, Magnesium stearat, Siliciumdioxid, hochdisperses, Polysorbat 20.
EW: Kalziumantagonist ("Calcium overload blocker").
AG: Migräneprophylaxe.
AA: Nach dem Abendessen mit Flüssigkeit einnehmen.
DO: 1mal tgl. 10 mg, bei Patienten ab 65 Jahren 5 mg. Dosisreduktion nach Bedarf. Nicht für Kinder und Jugendliche.
GA: Depressionen, akuter Schlaganfall, M. Parkinson, extrapyramidale Symptome.
SST: Vorsicht, nicht stillen.
NW: Müdigkeit, gastrointestinal, Gewichtszunahme, Myalgie, Menstruations- störungen, Allergien, Schlafstörungen, Haut, Hypotonie, ZNS, Parkinson- ähnliche Symptome, Depressionen, Überempfindlichkeit.
WW: Verstärkte Sedierung durch Alkohol, Hypnotika, Tranquilizer.
WH: Verkehrshinweis.
PG: 28 ST (2) (EKO: G) [€ 15,15]

Sibilla 0,03 mg/2 mg - 21 Filmtabletten 31I01, 22G02
(Z.Nr. 1-31497) RP. P. G03AA16
ZI: Gedeon Richter, Budapest, Ungarn
Z: 1 Filmtablette enthält: Ethinylestradiol 0,03 mg, Dienogest 2 mg, Tablettenkern: Lactose monohydrat 47,66 mg, Maisstärke, Hypromellose Typ 2910, Talkum, Polacrilin kalium, Magnesium stearat, Filmüberzug: (entspr. Poly(vinylalkohol)) (entspr. Titandioxid) (entspr. Macrogol 3350) (entspr. Talkum).
EW: Orales Kontrazeptivum.
AG: Hormonale Kontrazeption, mittelschwere Akne.
AA: Zum Einnehmen.
DO: Jeden Tag zur gleichen Zeit 1 Tablette an 21 aufeinander folgenden Tagen, dann 7 Tage einnahmefreies Intervall. Entzugsblutung beginnt 2-3 Tage nach der letzten Tablette.
Beginn der Einnahme am 1. Tag der Monatsblutung, bei Wechsel von Minipille oder Intrauterinpessar oder nach Abort im 1. Trimenon sofort, nach einer Geburt oder einem Abort im 2. Trimenon nach 21-28 Tagen.
Details bei überschrittenem Einnahmezeitpunkt siehe Austria Codex-Fachinformation.
Bei Erbrechen oder Durchfall innerhalb von 3-4 Std. nach der Einnahme Ersatztablette einnehmen.
Zum Verschieben der Entzugsblutung ohne Einnahmepause mit der Tabletteneinnahme fortfahren.
GA: Vorliegen oder Risiko für venöse Thromboembolie (auch Prädisposition, größere Operationen mit längerer Immobilisierung). Vorliegen oder Risiko für arterielle Thromboembolie (auch Prädis-

S

position, Myokardinfarkt, Angina pectoris, Schlaganfall oder Vorstufen), hohes Risiko für arterielle Thromboembolie (Diabetes mit Gefäßveränderungen, schwere Hypertonie, schwere Fettstoffwechselstörungen, Prädisposition für Thrombosen), schwere Leberschäden, Lebertumore, sexualhormonabhängige maligne Tumore, nicht abgeklärte vaginale Blutungen, Migräne.
SST: In der Schwangerschaft nicht anwenden, in der Stillzeit nicht empfohlen.
Bei Eintritt einer Schwangerschaft sofort absetzen.
NW: Häufig: Kopfschmerzen, Abdominalschmerzen, Brustschmerzen.
Gelegentlich: Vaginale Candidiasis oder andere Pilzinfektionen, erhöhter Appetit, Depression, Migräne, Schläfrigkeit, Beinkrämpfe, Nervosität, Augenbeschwerden, Herz/Kreislauf (Hypertonie, Hypotonie, selten Thrombose/Embolie), Magen/Darm, Haut, Harnwegsinfektionen, Zwischenblutungen, Ausbleiben der Abbruchblutung, Veränderungen an der Geschlechtsorganen, Hitzewallungen, Gewichtsänderungen, Ödeme.
WW: Gegenanzeige: Ombitasvir/Paritaprevir/Ritonavir, Dasabuvir mit oder ohne Ribavirin (Transaminasenanstieg; 2 Wochen Abstand).
Vorsicht: Leberenzyminduktoren können zur Wirkungsminderung oraler Kontrazeptiva führen: Barbiturate, Bosentan, Carbamazepin, Phenytoin, Primidon, Rifampicin, Arzneimittel gegen HIV oder HCV (Ritonavir, Nevirapin, Efavirenz und andere), Felbamat, Griseofulvin, Oxcarbazepin, Topiramat, Johanniskraut.
Bei Kurzzeitbehandlung Barrieremethode bis 28 Tage nach dem Absetzen anwenden. Bei Langzeitbehandlung wird andere, nichthormonale Verhütungsmethode empfohlen.
Enzyminhibitoren (z.B. Etoricoxib) können die Plasmakonzentrationen von Estrogenen und/oder Progestagenen erhöhen. Ethinylestradiol kann die Plasmakonzentration von Theophyllin oder Tizanidin erhöhen.
WH: Erhöhtes Risiko für arterielle und venöse Thromboembolien beachten. Auf Symptome von apoplektischem Insult oder Myokardinfarkt achten. Blutdruck messen. Leicht erhöhtes Brustkrebsrisiko beachten. Bei Leberfunktionsstörungen orales Kontrazeptivum bis zur Normalisierung der Leberfunktion absetzen. Kein Schutz vor AIDS oder anderen sexuell übertragbaren Krankheiten. Anhaltende Blutungsunregelmäßigkeiten diagnostisch abklären. Durchbruchblutungen und/oder Verhütungsversagen als Folge von Wechselwirkungen mit anderen Arzneimitteln möglich.
PG: 63 ST * (EKO: N) [€ 19,95]

Siccaprotect - Augentropfen 47M01
(Z.Nr. 1-21274) RPF. P. S01XA20
ZI: Ursapharm, Klosterneuburg
Z: 1 ml enthält: Dexpanthenol 30 mg, Benzalkonium chlorid 0,05 mg, Poly(vinylalkohol), Kaliumdihydrogenphosphat, Kaliummonohydrogenphosphat, Wasser, hochgereinigtes.
AG: Austrocknungserscheinungen des Auges, Nachbenetzen harter Kontaktlinsen.
AH: Nach Anbruch der Flasche 6 Wochen verwendbar.
DO: Bis 6mal tgl. (ev. auch stündlich) 1 Tropfen in das erkrankte Auge einträufeln.
SST: Vorsicht.
NW: Selten leichtes Brennen.
WH: Nicht beim Tragen weicher Kontaktlinsen anwenden. 15 min Abstand zu anderen Augenpräparaten. Bei Hornhautschädigungen phosphatfreie Präparate anwenden.
PG: 10 ML * (EKO: N) [€ 4,05]

Sidroga Abführtee 42J04
(Z.Nr. 1-25848) RPF. P. A06AB06
ZI: Sidroga, Bad Ems, Deutschland
Z: 1 Filterbeutel enthält: Sennesblätter 500-600 mg, eingestellt auf Hydroxyanthracen-Derivate 15 mg (entspr. Sennosid B), Erdbeerblätter, Krauseminzeblätter, Lemongraskraut.
EW: Kontaktlaxans.
AG: Kurzfristig bei Obstipation.
AA: 1-2 Filterbeutel mit kochendem Wasser aufbrühen und ca. 10 min ziehen lassen.
DO: 2-3x wöchentlich bis 1x täglich 2 Filterbeutel (am besten abends).
Nicht länger als 1-2 Wochen anwenden.
GA: Ileus, Darmstenosen, Darmentzündungen, schwere Dehydratation, unklare Bauchschmerzen, Kinder unter 12 Jahren.
SST: Nicht anwenden.
NW: Krampfartige Magen/Darm-Beschwerden, Überempfindlichkeit, Elektrolytstörungen (Kaliummangel).
WW: Kaliummangel (Herzglykoside verstärkt); Antiarrhythmika, Chinidin, Diuretika, Kortikosteroide, Süßholzwurzel.
WH: Langzeitanwendung vermeiden. Vorsicht bei Nierenschäden.
PG:

Sidroga Beruhigungstee 32Z04
(Z.Nr. HERB-00025) RPF. D. nicht im Handel. N05CM

Sidroga Blase- und Nierentee 52Z05
(Z.Nr. HERB-00095) RPF. P. G04BX
ZI: Sidroga, Bad Ems, Deutschland
Z: 1 Filterbeutel enthält: Birkenblätter 0,6 g, Orthosiphonblätter 0,6 g, Goldrutenkraut 0,5 g, Bitterer Fenchel, Brennnesselblätter, Pfefferminzblätter.
AG: Traditionell pflanzlich zur Durchspülung der Harnwege.
AA: Zum Trinken nach Bereiten eines Teeaufgusses (1-2 Filterbeutel mit 150 ml siedendem Wasser übergießen und 15 min ziehen lassen).
DO: 3-4mal tgl. 1 Tasse Tee trinken. Für Kinder und Jugendliche nicht empfohlen.
GA: Ödem.
SST: Nicht empfohlen.
NW: Magen/Darm, Allergien.
PG:

Sidroga Blasentee akut 52Z05
(Z.Nr. HERB-00093) RPF. P. G04BX
ZI: Sidroga, Bad Ems, Deutschland
Z: 1 Filterbeutel enthält: Bärentraubenblätter 0,7 g, Birkenblätter 0,4 g, Goldrutenkraut 0,3 g, Orthosiphonblätter 0,3 g, Bitterer Fenchel, Brennnesselblätter, Pfefferminzblätter.
AG: Traditionell pflanzlich zur Erhöhung der Harnmenge und bei leichten Infektionen der ableitenden Harnwege.
AA: Zum Trinken nach Bereitung eines Teeaufgusses (1 Teebeutel mit 150 ml siedendem Wasser übergießen und 5-10 min ziehen lassen).
DO: 3-4mal tgl. 1 Tasse Tee. Für Kinder und Jugendliche nicht empfohlen.
GA: Ödeme, Nierenerkrankungen.
SST: Nicht empfohlen.
NW: Magen/Darm, Urtikaria, Rhinitis.
WH: Bei Blut im Urin, Dysurie, Fieber, Krämpfen Arzt aufsuchen.
PG:

Sidroga Brennnesselblättertee 52Z02
(Z.Nr. HERB-00094) RPF. P. G04BX
ZI: Sidroga, Bad Ems, Deutschland
Z: 1 Filterbeutel enthält: Brennnesselblätter 1,5 g.
AG: Traditionell pflanzlich zur Durchspülung der Harnwege.
AA: Zum Trinken nach Bereiten eines Teeaufgusses (1-2 Filterbeutel mit 150 ml siedendem Wasser übergießen und 10 min ziehen lassen).
DO: 3-4mal tgl. 1 Tasse Tee trinken. Für Kinder nicht empfohlen.
GA: Verordnete eingeschränkte Flüssigkeitszufuhr.
SST: Vorsicht.
NW: Magen/Darm, Allergien.
PG:

Sidroga Durchfalltee 42Z06
(Z.Nr. HERB-00014) RPF. D. A07X
ZI: Sidroga, Bad Ems, Deutschland
Z: 1 Filterbeutel enthält: Heidelbeeren, getrocknete, geschnittene 2 g.
EW: Pflanzliches Antidiarrhoikum.
AG: Traditionelles pflanzliches Arzneimittel bei akutem Durchfall.
AA: Zum Trinken nach Bereitung eines Teeaufgusses: Pro Tasse Tee 2 Filterbeutel mit ca. 150 ml Wasser übergießen und 10-15 min zum Sieden bringen.
DO: ED: 1 Tasse Tee, MTD 4-6 Tassen Tee. Für Kinder nicht empfohlen.
SST: Anwendung möglich.
WH: Flüssigkeit und Elektrolyte ersetzen.
PG:

Sidroga Erkältungstee 50Z06
(Z.Nr. HERB-00089) RPF. P. R05X
ZI: Sidroga, Bad Ems, Deutschland
Z: 1 Filterbeutel enthält: Holunderblüten 0,9 g, Lindenblüten 0,9 g, Koriander, Süssholzwurzel.
AG: Traditionell pflanzlich zur Linderung früher Symptome fieberhafter Erkältungskrankheiten.
AA: Zum Trinken nach Bereitung eines Teeaufgusses (1 Teebeutel mit 150 ml siedendem Wasser übergießen und 10 min ziehen lassen).
DO: 2-3mal tgl. 1 Tasse Tee. Nicht für Kinder unter 6 Jahren.
SST: Nicht empfohlen.
WH: Bei Fieber über 39° oder Krämpfen Arzt aufsuchen.
PG:

Sidroga Extrakt Blasen- & Nierentee - Teeaufgusspulver 52Z05
(Z.Nr. 7-36480) RPF. P. nicht im Handel. G04BX

Sidroga Extrakt Husten- & Bronchialtee - Teeaufgusspulver 50Z06
(Z.Nr. 7-36479) RPF. P. nicht im Handel. R05X

Sidroga Fencheltee 42Z05
(Z.Nr. HERB-00153) RPF. P. R05CA, A03
ZI: Sidroga, Bad Ems, Deutschland
Z: 1 Filterbeutel enthält: Bitterer Fenchel 2 g (entspr. Foeniculi amari fructus).
AG: Traditionell pflanzlich bei leichten krampfartigen Magen/Darm-Beschwerden und zur Schleimlösung bei Husten mit Erkältung.
AA: Zum Trinken nach Bereiten eines Teeaufgusses. 1 Filterbeutel mit ca. 150 ml siedendem Wasser übergießen, 10 min ziehen lassen. Bei Kindern bis 2 Jahren Teeaufguss auch zum Verdünnen von Milch oder Breinahrung.
DO: 3mal tgl. 1 Tasse.
Kinder (4-11 Jahre): 2mal tgl. 1 Tasse.
Kinder (6 Monate-4 Jahre): 1-2mal tgl. 1 Tasse.
GA: Überempfindlichkeit gegen Doldengewächse.
SST: Vorsicht.
NW: Allergien.
PG:

Sidroga Gallen- und Lebertee 40Z05
(Z.Nr. HERB-00088) RPF. P. A05
ZI: Sidroga, Bad Ems, Deutschland
Z: 1 Filterbeutel enthält: Löwenzahnkraut mit Wurzel 0,6 g, (entspr. Herba Taraxaci cum radice), Mariendistelfrüchte 0,5 g, (entspr. Fructus Cardui mariae), Schafgarbenkraut 0,5 g, (entspr. Herba Millefolii), Pfefferminzblätter 0,2 g, (entspr. Folium Menthae piperitae), Bitterer Fenchel, (entspr. Foeniculi amari fructus), Kümmel, (entspr. Fructus Carvi).
AG: Traditionell pflanzlich bei leichten Verdauungsstörungen (Blähungen).
AA: Zum Trinken nach Bereitung eines Teeaufgusses: 1-2 Filterbeutel mit ca. 150 ml siedendem Wasser übergießen und 10-15 min ziehen lassen.
DO: 3-4mal tgl. 1 Tasse mit 1-2 Filterbeuteln (Jugendliche: Pro Tasse 1 Filterbeutel). Für Kinder nicht empfohlen.
GA: Korbblütlerüberempfindlichkeit.
SST: Nicht empfohlen.
NW: Magenschmerzen, Allergien.
WH: Vorsicht bei Gallenerkrankungen, Ileus, Magen/Darm-Ulzera, Leberschäden. Bei Refluxerkrankung nicht anwenden (Sodbrennen verstärkt).
PG:

Sidroga Grippetee 50Z06
(Z.Nr. HERB-00092) RPF. P. R05X
ZI: Sidroga, Bad Ems, Deutschland
Z: 1 Filterbeutel enthält: Holunderblüten 0,7 g, Weidenrinde 0,6 g, Lindenblüten 0,5 g, Koriander, Süssholzwurzel.
AG: Traditionell pflanzlich zur Linderung früher Symptome von Erkältungskrankheiten.
AA: Zum Trinken nach Bereitung eines Teeaufgusses (1-2 Teebeutel mit 150 ml siedendem Wasser übergießen und 10 min ziehen lassen).
DO: 2-4mal tgl. 1 Tasse Tee. Nicht für Kinder und Jugendliche.
GA: Asthma, Magen/Darm-Ulzera, Gerinnungsstörungen, Nieren-, Leberschäden.
SST: Im letzten Trimenon nicht anwenden; sonst nicht empfohlen.
NW: Magen/Darm, Allergien.
WW: Gerinnungshemmer verstärkt. ASS, NSARs ohne ärztliche Beratung nicht empfohlen.
WH: Bei akuter Arthritis nicht anwenden. Bei Fieber über 39° oder Krämpfen Arzt aufsuchen.
PG:

Sidroga Hals- und Rachentee 45Z
(Z.Nr. HERB-00024) RPF. P. R02AX
ZI: Sidroga, Bad Ems, Deutschland
Z: 1 Filterbeutel enthält Salbeiblätter 2,5 g (entspr. Salvia officinalis folium).
AG: Traditionell pflanzlich zur lokalen Anwendung bei Entzündungen der Mund- und Rachenschleimhaut.
AA: Zum Spülen und Gurgeln nach Bereitung eines Teeaufgusses: 1 Filterbeutel mit 100 ml siedendem Wasser übergießen und 10-15 min ziehen lassen.
DO: Bis 5mal tgl. 1 Tasse Tee. Für Kinder nicht empfohlen.
SST: Anwendung möglich.
PG:

Sidroga Holunderblütentee 50Z06
(Z.Nr. HERB-00140) RPF. P. R05
ZI: Sidroga, Bad Ems, Deutschland
Z: 1 Filterbeutel enthält: Holunderblüten 1 g (entspr. Sambuci flos).
AG: Traditionell pflanzlich zur Symptomlinderung bei Erkältungskrankheiten.
AA: Zum Trinken nach Bereiten eines Teeaufgusses. 2 Filterbeutel mit ca. 150 ml siedendem Wasser übergießen, 10 min zugedeckt ziehen lassen.
DO: 3mal tgl. 1 Tasse. Für Kinder nicht empfohlen.
SST: Vorsicht.
PG:

Sidroga Husten- und Bronchialtee 50Z06
(Z.Nr. HERB-00106) RPF. P. R05X
ZI: Sidroga, Bad Ems, Deutschland
Z: 1 Filterbeutel enthält: Thymian 0,7 g, Eibischwurzel 0,5 g, Spitzwegerichblätter 0,3 g, Süssholzwurzel 0,3 g, Isländisches Moos 0,2 g.
AG: Traditionell pflanzlich bei Husten mit Erkältung.
AA: Pro Tasse 1-2 Filterbeutel mit ca. 150 ml siedendem Wasser übergießen und 10-15 min ziehen lassen.
DO: 2-5mal tgl. 1 Tasse Tee. Für Kinder nicht empfohlen.
SST: Nicht empfohlen.
NW: Allergien, Magenbeschwerden, Hypokaliämie, Bluthochdruck, Herzrhythmusstörungen, hypertensive Enzephalopathie.
WW: Keine anderen Süßholzwurzelartigen Arznei- oder Lebensmittel einnehmen. Blutdrucksenker ev. abgeschwächt. Nicht mit Thiaziddiuretika, Herzglykosiden, Kortikosteroiden, Laxantien oder anderen Elektrolytstörungen auslösenden Arzneimitteln einnehmen.
WH: Vorsicht bei Hypertonie, Leber-, Nieren-, Herz-/Kreislaufschäden, Hypokaliämie.
PG:

Sidroga Hustenlösender Bronchialtee 50Z06
(Z.Nr. HERB-00105) RPF. P. R05X
ZI: Sidroga, Bad Ems, Deutschland
Z: 1 Filterbeutel enthält: Spitzwegerichblätter 0,525 g, Thymian 0,375 g, Eibischwurzel 0,375 g, Süssholzwurzel.
AG: Traditionell pflanzlich bei Husten mit Erkältung.
AA: Zum Trinken nach Bereiten eines Teeaufgusses (10 min ziehen lassen).
DO: 2 bis 4mal tgl. 1 Tasse Tee zu 1-2 Filterbeutel.
Kinder ab 4 Jahren: 2 bis 3mal 1 Tasse Tee zu 1 Filterbeutel.
GA: Lippenblütlerallergie.
SST: Nicht empfohlen.
NW: Allergien, Magenbeschwerden.
WW: Keine anderen Süßholzwurzelartigen Arznei- oder Lebensmittel einnehmen. Blutdrucksenker ev. abgeschwächt. Nicht mit Thiaziddiuretika, Herzglykosiden, Kortikosteroiden, Laxantien oder anderen Elektrolytstörungen auslösenden Arzneimitteln einnehmen.
WH: Vorsicht bei Hypertonie, Leber-, Nieren-, Herz-/Kreislaufschäden, Hypokaliämie.
PG:

Sidroga Johanniskrauttee 49Z
(Z.Nr. 7-36372) RPF. P. N06AX25
ZI: Sidroga, Bad Ems, Deutschland
Z: 1 Filterbeutel enthält: Johanniskraut 1,75 g (entspr. Hyperici herba).
AG: Traditionell pflanzlich bei vorübergehenden geistigen Erschöpfungszuständen.
AA: Zum Trinken nach Bereiten eines Teeaufgusses. 1 Filterbeutel mit ca. 150 ml siedendem Wasser übergießen und 10 min ziehen lassen.
DO: 2-3mal tgl. 1 Tasse Tee. Nicht für Kinder.
SST: Nicht empfohlen.
NW: Magen/Darm, Allergien, Ermüdung, Unruhe, Lichtempfindlichkeit bei intensiver Sonnenbestrahlung.
WH: Intensive Sonnenbestrahlung und UV- Licht vermeiden.
PG:

Sidroga Käsepappeltee 42Z05, 45Z, 50Z06
(Z.Nr. HERB-00147) RPF. P. A01AD, R02AX, A02X, R05
ZI: Sidroga, Bad Ems, Deutschland
Z: 1 Filterbeutel enthält: Käsepappelblatt 1,5 g (entspr. Malvenblätter) (entspr. Folium Malvae).
AG: Traditionell pflanzlich bei Schleimhautreizungen im Mund- und Rachenraum und im Magen/Darm-Trakt sowie bei Reizhusten.
AA: Zum Gurgeln oder zum Trinken nach Bereitung eines Teeaufgusses: 1 Filterbeutel mit ca. 150 ml siedendem Wasser übergie-

ßen, 10 min ziehen lassen.
DO: Personen ab 6 Jahren: 3-4mal tgl. gurgeln oder 3-4mal tgl. 1 Tasse Tee trinken.
Kinder (2-6 Jahre): 1-2mal tgl. 1 Tasse Tee trinken.
SST: Vorsicht.
PG:

Sidroga Kamillenblütentee
42Z05, 45Z
(Z.Nr. HERB-00123) RPF. P.
R07A, A03

ZI: Sidroga, Bad Ems, Deutschland
Z: 1 Filterbeutel enthält: Kamillenblüten 1,5 g (entspr. Matricariae flos).
AG: Traditionell pflanzlich bei Magen/Darm- Entzündungen und Krämpfen, leichten Mund- und Rachenentzündungen, leichten Reizungen der oberen Luftwege.
AA: Magen/Darm: 1-2 Filterbeutel mit 150 ml siedendem Wasser übergießen und 10 min ziehen lassen.
Mund und Rachen: 2 Filterbeutel mit 100 ml siedendem Wasser übergießen und 5-10 min ziehen lassen.
Obere Luftwege: 4-5 Filterbeutel mit 500 ml siedendem Wasser übergießen und 10 min ziehen lassen.
DO: Magen/Darm:
3-4mal tgl. 1 Tasse Tee zu 1-2 Filterbeutel.
Kinder und Jugendliche (10-16 Jahre): 3mal tgl. 1 Tasse zu 1 Filterbeutel.
Kinder (4-10 Jahre): 2-3mal tgl. 1 Tasse zu 1 Filterbeutel.
Kinder (1-4 Jahre): 1-2mal tgl. 1 Tasse zu 1 Filterbeutel.
Kinder (6 Monate - 1 Jahr): 2mal tgl. ½ Tasse zu 1 Filterbeutel.
Für Kinder unter 6 Monaten nur nach ärztlicher Empfehlung.
Mund und Rachen: Personen ab 6 Jahren: 1-2mal tgl. mit 1 Tasse Tee spülen oder gurgeln.
Obere Luftwege: Personen ab 6 Jahren inhalieren 2-3mal tgl.
GA: Korbblütlerüberempfindlichkeit.
SST: Vorsicht.
PG:

Sidroga Lindenblütentee
50Z06
(Z.Nr. HERB-00154) RPF. P.
R05

ZI: Sidroga, Bad Ems, Deutschland
Z: 1 Filterbeutel enthält: Lindenblüten 1,8 g (entspr. Flos Tiliae).
AG: Traditionell pflanzlich bei ersten Symptomen einer fieberhaften Erkältung (Schwitzkur, Husten).
AA: Zum Trinken nach Bereitung eines Teeaufgusses: 1 Filterbeutel mit ca. 150 ml siedendem Wasser übergießen, 10 min ziehen lassen.
DO: Personen ab 6 Jahren: 2-3mal tgl. 1 Tasse Tee.
Kinder (2-6 Jahre, nicht als Schwitzkur): 1-2mal tgl. 1 Tasse Tee.
SST: Vorsicht.
PG:

Sidroga Magen-Darm Beruhigungstee
42Z05
(Z.Nr. HERB-00097) RPF. P.
A03

ZI: Sidroga, Bad Ems, Deutschland
Z: 1 Filterbeutel enthält: Kamillenblüten 0,8 g, Schafgarbenkraut 0,6 g, Pfefferminzblätter 0,5 g, Zimtrinde.
AG: Traditionell pflanzlich bei Verdauungsbeschwerden.
AA: Zum Trinken nach Bereitung eines Teeaufgusses (1 Teebeutel mit 150 ml siedendem Wasser übergießen und 10 min ziehen lassen).
DO: 1-4mal tgl. 1 Tasse Tee zwischen den Mahlzeiten. Nicht für Kinder.
SST: Nicht empfohlen.
NW: Überempfindlichkeit, Sodbrennen.
WH: Bei Refluxerkrankung nicht anwenden. Vorsicht bei Gallensteinen.
PG:

Sidroga Magen-Darm Verdauungstee
42Z05
(Z.Nr. HERB-00090) RPF. P.
A03

ZI: Sidroga, Bad Ems, Deutschland
Z: 1 Filterbeutel enthält: Kalmuswurzelstock 0,3 g, Kamillenblüten 0,3 g, Schafgarbenkraut 0,3 g, Tausendgüldenkraut 0,3 g, Melissenblätter 0,225 g, Salbei, dreilappiger.
AG: Traditionell pflanzlich bei Verdauungsbeschwerden.
AA: Zum Trinken nach Bereiten eines Teeaufgusses (1 Filterbeutel mit 150 ml siedendem Wasser übergießen und 5-10 min ziehen lassen).
DO: 3mal tgl. 1 Tasse Tee ½ Std. vor den Mahlzeiten trinken. Für Kinder nicht empfohlen.
GA: Korbblütlerallergie, Magen/Darm-Ulzera.
SST: Nicht empfohlen.
NW: Kopfschmerzen, Haut.
PG:

Sidroga Melissentee
32Z04, 42Z05
(Z.Nr. HERB-00141) RPF. P.
N05C, A03

ZI: Sidroga, Bad Ems, Deutschland
Z: 1 Filterbeutel enthält: Melissenblätter 1,5 g (entspr. Folium Melissae).
AG: Traditionell pflanzlich bei nervöser Unruhe, leichten Stresssymptomen, als Einschlafhilfe, bei leichten Magen/Darm-Beschwerden.
AA: Zum Trinken nach Bereitung eines Teeaufgusses: 1 Filterbeutel mit ca. 150 ml siedendem Wasser übergießen, 10 min ziehen lassen.
DO: 2-5mal tgl. 1 Tasse Tee.
Kinder (2-12 Jahre): 1-3mal tgl. 1 Tasse Tee.
SST: Vorsicht.
WH: Verkehrshinweis.
PG:

Sidroga Pfefferminztee
42Z05
(Z.Nr. HERB-00121) RPF. P.
A03

ZI: Sidroga, Bad Ems, Deutschland
Z: 1 Filterbeutel enthält: Pfefferminzblätter 1,5 g (entspr. Folium Menthae piperitae).
AG: Traditionell pflanzlich bei Verdauungsstörungen.
AA: 1-2 Filterbeutel mit 150 ml siedendem Wasser übergießen und 10-15 min ziehen lassen.
DO: 3mal tgl. 1 Tasse zu 1-2 Filterbeutel.
Personen von 4 bis 15 Jahren: 3mal tgl. 1 Tasse zu 1 Filterbeutel.
SST: Vorsicht.
NW: Sodbrennen.
WH: Bei Refluxerkrankung nicht anwenden. Vorsicht bei Gallenleiden.
PG:

Sidroga Salbeitee
42Z05, 45Z
(Z.Nr. HERB-00144) RPF. P.
D11AA, R02AX, A03

ZI: Sidroga, Bad Ems, Deutschland
Z: 1 Filterbeutel enthält: Salbeiblätter 1,5 g (entspr. Folium Salviae).
AG: Traditionell pflanzlich bei Entzündungen im Mund- und Rachenraum, starkem Schwitzen und leichten Verdauungsbeschwerden.
AA: 1 Filterbeutel mit ca. 150 ml siedendem Wasser übergießen, (5-)10 min zugedeckt ziehen lassen, dann Tee trinken oder mit dem lauwarmen Tee gurgeln.
DO: Verdauungsbeschwerden, starkes Schwitzen: Personen ab 12 Jahren trinken 3mal tgl. 1 Tasse Tee.
Entzündungen im Mund- und Rachenraum: Personen ab 6 Jahren gurgeln 3-4mal tgl.
SST: Nicht empfohlen.
WH: Verkehrshinweis (bei Einnahme als Tee).
PG:

S

Sidroga Schlaf- und Nerventee
32Z02
(Z.Nr. HERB-00084) RPF. P.
N05CM

ZI: Sidroga, Bad Ems, Deutschland
Z: 1 Filterbeutel enthält: Baldrianwurzel 0,7 g, Melissenblätter 0,4 g, Passionsblumenkraut 0,3 g, Pfefferminzblätter 0,3 g, Anis, Rosmarinblätter, Süssholzwurzel.
AG: Traditionell pflanzlich bei Unruhezuständen und Einschlafstörungen.
AA: Zum Trinken nach Bereiten eines Teeaufgusses. 1-2 Filterbeutel mit ca. 150 ml siedendem Wasser übergießen und 10-15 min ziehen lassen.
DO: 2-3mal tgl. und vor dem Schlafengehen je 1 Tasse Tee. Für Kinder nicht empfohlen.
SST: Nicht empfohlen.
NW: Magen/Darm, Sodbrennen, Haut.
WH: Bei Refluxerkrankung nicht anwenden. Vorsicht bei Gallenleiden. Verkehrshinweis.
PG:

Sidroga Stress- und Nerventee
32Z04
(Z.Nr. HERB-00109) RPF. P.
N05CM

ZI: Sidroga, Bad Ems, Deutschland
Z: 1 Filterbeutel enthält: Baldrianwurzel 0,6 g, Lavendelblüten 0,5 g, Melissenblätter 0,4 g, Pfefferminzblätter 0,3 g, Bitterer Fenchel, Rosmarinblätter.
AG: Traditionell pflanzlich bei Unruhezuständen, leichtem Stress und Einschlafstörungen.
AA: Zum Trinken nach Bereiten eines Teeaufgusses. 1-2 Filterbeutel mit ca. 150 ml siedendem Wasser übergießen und 10-15 min ziehen lassen.
DO: 2-3mal tgl. und vor dem Schlafengehen je 1 Tasse Tee zu 1-2 Filterbeutel.
Kinder ab 4 Jahren: 1-2mal tgl. und vor dem Schlafengehen je 1

Tasse Tee zu 1 Filterbeutel.
SST: Nicht empfohlen.
NW: Magen/Darm, Sodbrennen, Haut.
WW: Hypnotika, Sedativa verstärkt.
WH: Bei Refluxerkrankung nicht anwenden. Vorsicht bei Gallenleiden. Verkehrshinweis.
PG:

Sidroga Thymiantee 50Z06
(Z.Nr. HERB-00143) RPF. P. R05
ZI: Sidroga, Bad Ems, Deutschland
Z: 1 Filterbeutel enthält: Thymian 1,6 g (entspr. Herba Thymi).
AG: Traditionell pflanzlich zur Schleimlösung bei Husten mit Erkältungskrankheiten.
AA: Zum Trinken nach Bereitung eines Teeaufgusses: 1 Filterbeutel mit ca. 150 ml siedendem Wasser übergießen, 10-15 min ziehen lassen.
DO: 3-4mal tgl. 1 Tasse Tee.
Kinder (2-12 Jahre): 2-3mal tgl. 1 Tasse Tee.
GA: Überempfindlichkeit gegen Lippenblütler.
SST: Vorsicht.
NW: Überempfindlichkeit, Magenbeschwerden.
PG:

Sidroga Weißdorntee 30Z02
(Z.Nr. HERB-00145) RPF. P. C01EB
ZI: Sidroga, Bad Ems, Deutschland
Z: 1 Filterbeutel enthält: Weissdornblätter mit Blüten 1,5 g (entspr. Folium Crataegi cum flore).
AG: Traditionell pflanzlich bei beginnender Leistungsverminderung des Herzens.
AA: Zum Trinken nach Bereitung eines Teeaufgusses: 1 Filterbeutel mit ca. 150 ml siedendem Wasser übergießen, 10 min ziehen lassen.
DO: 3-4mal tgl. 1 Tasse Tee. Für Kinder und Jugendliche nicht empfohlen.
SST: Vorsicht.
NW: Übelkeit, Tachykardien.
PG:

Sidroga Zinnkrauttee 52Z05
(Z.Nr. HERB-00146) RPF. P. G04BX
ZI: Sidroga, Bad Ems, Deutschland
Z: 1 Filterbeutel enthält: Zinnkraut 2 g (entspr. Herba Equiseti).
AG: Traditionell pflanzlich zur Durchspülung des Harntrakts.
AA: Zum Trinken nach Bereitung eines Teeaufgusses: 1 Filterbeutel mit ca. 150 ml siedendem Wasser übergießen, 10-15 min ziehen lassen.
DO: 3mal tgl. 1 Tasse Tee. Für Kinder nicht empfohlen.
GA: Verordnete eingeschränkte Flüssigkeitszufuhr z.B. bei schweren Herz- oder Nierenschäden.
SST: Vorsicht.
NW: Leichte Magen/Darm-Beschwerden.
PG:

Sienima 2 mg/0,03 mg - Filmtabletten 31I01, 22G02, G03AA16
(Z.Nr. 1-35412) RP. P. nicht im Handel.

Sifrol 0,26 mg - Retardtabletten 12B03
(Z.Nr. EU/1/97/050/*) NR. P. N04BC05
ZI: Boehringer Ingelheim International, Ingelheim/Rhein, Deutschland
Z: 1 Retardtablette enthält: Pramipexol 0,26 mg (entspr. Pramipexol dihydrochlorid 1 H2O 0,375 mg), Hypromellose 2208, Maisstärke, Carbomer 941, Siliciumdioxid, hochdisperses, Magnesium stearat.
EW: Dopaminagonist.
AG: M. Parkinson (allein oder in Kombination mit Levodopa).
AA: Oral mit Wasser im Ganzen einnehmen. Tabletten nicht teilen.
DO: Initialdosis 1mal tgl. 0,26 mg; Dosis alle 5-7 Tage erhöhen. MTD 3,15 mg.
Dauerbehandlung: TD 0,26 - 3,15 mg. Nicht abrupt absetzen.
Umstellung von nicht retardierten Pramipexol-Tabletten mit der gleichen Dosis möglich.
Nicht für Kinder und Jugendliche.
Angabe der Dosis als Base.
Dosisreduktion bei Nierenschäden.
SST: Strenge Nutzen/Risiko-Abwägung in der Schwangerschaft. Abstillen.
NW: Magen/Darm, Somnolenz (plötzliches Einschlafen), Halluzinationen, Delir, Dyskinesien, initial Hypotonie, Impulskontrollstörungen, Störung der Libido, zwanghaftes Verhalten, Hypersexualität. Haut, Sehstörungen, Herzversagen, Gewichtsveränderungen, Dopaminagonistenentzugssyndrom (bei Dosisreduktion), Augmentation bei Restless-Legs-Syndrom.
WW: Kombination meiden: Antipsychotika.
Dosisreduktion von Pramipexol: bei gleichzeitiger Gabe von Arzneimitteln, die die aktive renale Tubulussekretion hemmen (z.B. Cimetidin, Amantadin, Zidovudin, Mexiletin, Cisplatin, Chinin, Procainamid).
Vorsicht: andere ZNS-Dämpfer, Alkohol.
WH: Vorsicht bei Nierenschäden, Psychosen, schweren Herz/Kreislauf-Erkrankungen. Augenärztliche Untersuchungen empfohlen. Keine Kraftfahrzeuge lenken oder Maschinen bedienen. Auf plötzliches Einschlafen, Verhaltensänderungen, Halluzinationen, Dyskinesien achten. Dosis langsam reduzieren, nicht plötzlich absetzen (Malignes neuroleptisches Syndrom oder Dopaminagonistenentzugssyndrom möglich).
PG: 10 ST (2) (EKO: G) [€ 8,90]

Sifrol 0,52 mg - Retardtabletten 12B03
(Z.Nr. EU/1/97/050/*) NR. P. N04BC05
ZI: Boehringer Ingelheim International, Ingelheim/Rhein, Deutschland
Z: 1 Retardtablette enthält: Pramipexol 0,52 mg (entspr. Pramipexol dihydrochlorid 1 H2O 0,75 mg), Hypromellose 2208, Maisstärke, Carbomer 941, Siliciumdioxid, hochdisperses, Magnesium stearat.
Kurzinformation: siehe Sifrol 0,26 mg - Retardtabletten, → S. 1306
PG: 10 ST (2) (EKO: G) [€ 14,30], 30 ST (EKO: G) [€ 39,55]

Sifrol 0,52 mg - Retardtabletten 12B03
(Z.Nr. EU/1/97/050/*) NR. P. Parallelimport. N04BC05
V: Orifarm, Leverkusen, Deutschland
Z: 1 Retardtablette enthält: Pramipexol 0,52 mg (entspr. Pramipexol dihydrochlorid 1 H2O 0,75 mg), Hypromellose 2208, Maisstärke, Carbomer 941, Siliciumdioxid, hochdisperses, Magnesium stearat.
PG: 30 ST (EKO: G) [€ 38,75]

Sifrol 1,05 mg - Retardtabletten 12B03
(Z.Nr. EU/1/97/050/*) NR. P. N04BC05
ZI: Boehringer Ingelheim International, Ingelheim/Rhein, Deutschland
Z: 1 Retardtablette enthält: Pramipexol 1,05 mg (entspr. Pramipexol dihydrochlorid 1 H2O 1,5 mg), Hypromellose 2208, Maisstärke, Carbomer 941, Siliciumdioxid, hochdisperses, Magnesium stearat.
Kurzinformation: siehe Sifrol 0,26 mg - Retardtabletten, → S. 1306
PG: 10 ST (2) (EKO: G) [€ 23,40], 30 ST (EKO: G) [€ 64,20]

Sifrol 1,05 mg - Retardtabletten 12B03
(Z.Nr. EU/1/97/050/*) NR. P. Parallelimport. N04BC05
V: Orifarm, Leverkusen, Deutschland
Z: 1 Retardtablette enthält: Pramipexol 1,05 mg (entspr. Pramipexol dihydrochlorid 1 H2O 1,5 mg), Hypromellose 2208, Maisstärke, Carbomer 941, Siliciumdioxid, hochdisperses, Magnesium stearat.
PG: 30 ST (EKO: G) [€ 62,95]

Sifrol 1,57 mg - Retardtabletten 12B03
(Z.Nr. EU/1/97/050/*) NR. P. nicht im Handel. N04BC05

Sifrol 2,1 mg - Retardtabletten 12B03
(Z.Nr. EU/1/97/050/*) NR. P. N04BC05
ZI: Boehringer Ingelheim International, Ingelheim/Rhein, Deutschland
Z: 1 Retardtablette enthält: Pramipexol 2,1 mg (entspr. Pramipexol dihydrochlorid 1 H2O 3 mg), Hypromellose 2208, Maisstärke, Carbomer 941, Siliciumdioxid, hochdisperses, Magnesium stearat.
Kurzinformation: siehe Sifrol 0,26 mg - Retardtabletten, → S. 1306
PG: 10 ST (2) (EKO: G) [€ 37,05], 30 ST (EKO: G) [€ 105,30]

Sifrol 2,1 mg - Retardtabletten 12B03
(Z.Nr. EU/1/97/050/*) NR. P. Parallelimport. N04BC05
V: Orifarm, Leverkusen, Deutschland
Z: 1 Retardtablette enthält: Pramipexol 2,1 mg (entspr. Pramipexol dihydrochlorid 1 H2O 3 mg), Hypromellose 2208, Maisstärke, Carbomer 941, Siliciumdioxid, hochdisperses, Magnesium stearat.
PG: 30 ST (EKO: G) [€ 104,50]

Sifrol 2,62 mg - Retardtabletten 12B03
(Z.Nr. EU/1/97/050/*) NR. P. nicht im Handel. N04BC05

Sifrol 3,15 mg - Retardtabletten 12B03
(Z.Nr. EU/1/97/050/*) NR. P. N04BC05
ZI: Boehringer Ingelheim International, Ingelheim/Rhein, Deutschland
Z: 1 Retardtablette enthält: Pramipexol 3,15 mg (entspr. Pramipexol dihydrochlorid 1 H2O 4,5 mg), Hypromellose 2208, Maisstärke, Carbomer 941, Siliciumdioxid, hochdisperses, Magnesium stearat.
Kurzinformation: siehe Sifrol 0,26 mg - Retardtabletten, → S. 1306
PG: 30 ST (EKO: G) [€ 137,00]

Sifrol 0,088 mg - Tabletten 12B03, 12D01
(Z.Nr. EU/1/97/050/*) NR. P. N04BC05
ZI: Boehringer Ingelheim International, Ingelheim/Rhein, Deutschland
Z: 1 Tablette enthält: Pramipexol 0,088 mg (entspr. Pramipexol dihydrochlorid 1 H2O 0,125 mg), Mannitol, Maisstärke, Siliciumdioxid, hochdisperses, Polyvidon, Magnesium stearat.
EW: Dopaminagonist.
AG: M.Parkinson (allein oder in Kombination mit Levodopa). Idiopathisches Restless-Legs-Syndrom.
AA: Oral mit Wasser einnehmen.
DO: M. Parkinson: TD auf 3 ED aufgeteilt einnehmen. TD initial 0,264 mg, wöchentlich auf die nächste Stärke nach Bedarf erhöhen. MTD 3,3 mg.
Dauerbehandlung: TD 0,264-3,3 mg.
Restless-Legs-Syndrom: Initial 1mal tgl. 0,088 mg 2-3 Std. vor dem Zubettgehen. Titration alle 4-7 Tage bis MTD von 0,54 mg möglich.
Nicht für Kinder und Jugendliche.
Angabe der Dosis als Base.
Dosisreduktion bei Nierenschäden.
SST: Strenge Nutzen/Risiko-Abwägung in der Schwangerschaft. Abstillen.
NW: Magen/Darm, Somnolenz (plötzliches Einschlafen), Halluzinationen, Delir, Dyskinesien, initial Hypotonie, Impulskontrollstörungen, Störung der Libido, zwanghaftes Verhalten, Hypersexualität. Haut, Sehstörungen, Herzversagen, Gewichtsveränderungen, Dopaminagonistenentzugssyndrom (bei Dosisreduktion), Augmentation bei Restless-Legs-Syndrom.
WW: Kombination meiden: Antipsychotika.
Dosisreduktion von Pramipexol: bei gleichzeitiger Gabe von Arzneimitteln, die die aktive renale Tubulussekretion hemmen (z.B. Cimetidin, Amantadin, Zidovudin, Mexiletin, Cisplatin, Chinin, Procainamid).
Vorsicht: andere ZNS-Dämpfer, Alkohol.
WH: Vorsicht bei Nierenschäden, Psychosen, schweren Herz/Kreislauf-Erkrankungen. Augenärztliche Untersuchungen empfohlen. Keine Kraftfahrzeuge lenken oder Maschinen bedienen. Auf plötzliches Einschlafen, Verhaltensänderungen, Halluzinationen, Dyskinesien achten. Dosis langsam reduzieren, nicht plötzlich absetzen (Malignes neuroleptisches Syndrom oder Dopaminagonistenentzugssyndrom möglich).
PG: 30 ST (2) (EKO: G) [€ 6,05]

Sifrol 0,18 mg - Tabletten 12B03, 12D01
(Z.Nr. EU/1/97/050/*) NR. P. N04BC05
ZI: Boehringer Ingelheim International, Ingelheim/Rhein, Deutschland
Z: 1 Tablette enthält: Pramipexol 0,18 mg (entspr. Pramipexol dihydrochlorid 1 H2O 0,25 mg), Mannitol, Maisstärke, Siliciumdioxid, hochdisperses, Polyvidon, Magnesium stearat.
Kurzinformation: siehe Sifrol 0,088 mg - Tabletten, → S. 1307
PG: 30 ST (2) (EKO: G) [€ 12,35], 100 ST (EKO: G) [€ 36,60]

Sifrol 0,35 mg - Tabletten 12B03, 12D01
(Z.Nr. EU/1/97/050/*) NR. P. N04BC05
ZI: Boehringer Ingelheim International, Ingelheim/Rhein, Deutschland
Z: 1 Tablette enthält: Pramipexol 0,35 mg (entspr. Pramipexol dihydrochlorid 1 H2O 0,5 mg), Mannitol, Maisstärke, Siliciumdioxid, hochdisperses, Povidon, Magnesium stearat.
Kurzinformation: siehe Sifrol 0,088 mg - Tabletten, → S. 1307
PG: 30 ST (2) (EKO: G) [€ 18,90], 100 ST (EKO: G) [€ 57,80]

Sifrol 0,7 mg - Tabletten 12B03, 12D01
(Z.Nr. EU/1/97/050/*) NR. P. N04BC05
ZI: Boehringer Ingelheim International, Ingelheim/Rhein, Deutschland
Z: 1 Tablette enthält: Pramipexol 0,7 mg (entspr. Pramipexol dihydrochlorid 1 H2O 1 mg), Mannitol, Maisstärke, Siliciumdioxid, hochdisperses, Polyvidon, Magnesium stearat.
Kurzinformation: siehe Sifrol 0,088 mg - Tabletten, → S. 1307
PG: 30 ST (2) (EKO: G) [€ 30,00], 100 ST (EKO: G) [€ 96,45]

Signifor 0,3 mg - Injektionslösung 31A
(Z.Nr. EU/1/12/753/*) RP. P. H01CB05
ZI: Recordati Rare Diseases, Puteaux, Frankreich
Z: 1 Ampulle mit 1 ml Injektionslösung enthält: Pasireotid 0,3 mg (entspr. Pasireotid diaspartat), Mannitol, Weinsäure, Natriumhydroxid, Wasser für Injektionszwecke.
EW: Somatostatin-Analogon.
AG: M. Cushing, wenn Operation keine Option ist oder fehlgeschlagen hat.
AA: S.c. (Selbstanwendung).
DO: 2mal tgl. 0,6 mg. Dosistitration (0,3-0,9 mg) möglich. Keine Daten an Kindern und Jugendlichen.
GA: Schwere Leberschäden.
SST: Nicht empfohlen. Stillen unterbrechen. Kontrazeption erforderlich.
NW: Hyperglykämie, Diabetes, Magen/Darm, Cholelithiasis, lokale Reaktionen, Erschöpfung, Untersuchungen.
WW: Vorsicht: QT-verlängernde oder Bradykardie auslösende Substanzen; Antidiabetika (Dosisanpassung).
WH: Auf Hyperglykämie, Hyperkortisolismus achten. Vorsicht bei Risikofaktoren für Bradykardie, schweren Nierenschäden. Kontrollen: Blutzucker, Leber, Herz (QT-Verlängerung), Ultraschall der Gallenblase, Hypophysenfunktion. Verkehrshinweis. Bei Wechsel von i.m. zu s.c. Gabe mindestens 28 Tage Abstand einhalten.
PG: 30 ST * (EKO: N) [€ 2.441,10]

Signifor 0,6 mg - Injektionslösung 31A
(Z.Nr. EU/1/12/753/*) RP. P. nicht im Handel. H01CB05

Signifor 0,9 mg - Injektionslösung 31A
(Z.Nr. EU/1/12/753/*) RP. P. nicht im Handel. H01CB05

Signifor 10 mg - Pulver und Lösungsmittel zur Herstellung einer Injektionssuspension 31A
(Z.Nr. EU/1/12/753/*) RP. P. E. H01CB05
ZI: Recordati Rare Diseases, Puteaux, Frankreich
Z: 1 Durchstechflasche enthält: Pasireotid 10 mg (entspr. Pasireotid embonat), Polyglactin (50-60:40-50), Polyglactin (50:50), Lösungsmittel: Carmellose natrium, Mannitol, Poloxamer 188, Wasser für Injektionszwecke.
EW: Somatostatin-Analogon.
AG: Akromegalie, wenn Operation keine Option ist oder nicht kurativ war und anderes Somatostatin-Analogon unzureichend war.
M. Cushing, wenn Operation keine Option ist oder fehlgeschlagen ist.
AA: I.m.
DO: Akromegalie: Initial 40 mg alle 4 Wochen. MED 60 mg. Bei mittelschweren Leberschäden ED 20 mg, MED 40 mg.
M. Cushing: Initial 10 mg alle 4 Wochen. MED 40 mg. Bei mittelschweren Leberschäden ED 10 mg, MED 20 mg.
Keine Daten an Kindern und Jugendlichen.
GA: Schwere Leberschäden.
SST: Nicht empfohlen, Stillen unterbrechen.
NW: Hyperglykämie, Diabetes, Magen/Darm, Cholelithiasis, Erschöpfung, lokale Reaktionen.
WW: Vorsicht: QT-verlängernde oder Bradykardie auslösende Substanzen; Antidiabetika (Dosisanpassung).
WH: Auf Hyperglykämie, Hyperkortisolismus achten. Vorsicht bei Risikofaktoren für Bradykardie, schweren Nierenschäden. Kontrollen: Blutzucker, Leber, Herz (QT-Verlängerung), Ultraschall der Gallenblase, Hypophysenfunktion. Verkehrshinweis.
PG: 1 ST * (EKO: N) [€ 3.961,90]

Signifor 20 mg - Pulver und Lösungsmittel zur Herstellung einer Injektionssuspension 31A
(Z.Nr. EU/1/12/753/*) RP. P. E. H01CB05
ZI: Recordati Rare Diseases, Puteaux, Frankreich
Z: 1 Durchstechflasche enthält: Pasireotid 20 mg (entspr. Pasireotid embonat), Polyglactin (50-60:40-50), Polyglactin (50:50), Lösungsmittel: Carmellose natrium, Mannitol, Poloxamer 188, Wasser für Injektionszwecke.
Kurzinformation: siehe Signifor 10 mg - Pulver und Lösungsmittel zur Herstellung einer Injektionssuspension, → S. 1307
PG: 1 ST * (EKO: N) [€ 3.643,25]

Signifor 30 mg - Pulver und Lösungsmittel zur Herstellung einer Injektionssuspension 31A
(Z.Nr. EU/1/12/753/*) RP. P. E. n.l. H01CB05
ZI: Recordati Rare Diseases, Puteaux, Frankreich
Z: 1 Durchstechflasche enthält: Pasireotid 30 mg (entspr. Pasireotid embonat), Polyglactin (50-60:40-50), Polyglactin (50:50), Lösungsmittel: Carmellose natrium, Mannitol, Poloxamer 188, Wasser für Injektionszwecke.
PG: 1 ST * (EKO: N) [€ 3.961,15 n.l.]

Signifor 40 mg - Pulver und Lösungsmittel zur Herstellung einer Injektionssuspension 31A
(Z.Nr. EU/1/12/753/*) RP. P. E. H01CB05
ZI: Recordati Rare Diseases, Puteaux, Frankreich
Z: 1 Durchstechflasche enthält: Pasireotid 40 mg (entspr. Pasireotid embonat), Polyglactin (50-60:40-50), Polyglactin (50:50),

S

Lösungsmittel: Carmellose natrium, Mannitol, Poloxamer 188, Wasser für Injektionszwecke.
Kurzinformation: siehe Signifor 10 mg - Pulver und Lösungsmittel zur Herstellung einer Injektionssuspension, → S. 1307
PG: 1 ST * (EKO: N) [€ 3.662,60]

Signifor 40 mg - Pulver und Lösungsmittel zur Herstellung einer Injektionssuspension 31A
(Z.Nr. EU/1/12/753/*) RP. P. E. H01CB05
Parallelimport.
V: Orifarm, Leverkusen, Deutschland
Z: 1 Durchstechflasche enthält: Pasireotid 40 mg (entspr. Pasireotid embonat), Polyglactin (50-60:40-50), Polyglactin (50:50), Lösungsmittel: Carmellose natrium, Mannitol, Poloxamer 188, Wasser für Injektionszwecke.
PG: 1 ST * (EKO: N) [€ 3.590,25]

Signifor 60 mg - Pulver und Lösungsmittel zur Herstellung einer Injektionssuspension 31A
(Z.Nr. EU/1/12/753/*) RP. P. E. H01CB05
ZI: Recordati Rare Diseases, Puteaux, Frankreich
Z: 1 Durchstechflasche enthält: Pasireotid 60 mg (entspr. Pasireotid embonat), Polyglactin (50-60:40-50), Polyglactin (50:50), Lösungsmittel: Carmellose natrium, Mannitol, Poloxamer 188, Wasser für Injektionszwecke.
Kurzinformation: siehe Signifor 10 mg - Pulver und Lösungsmittel zur Herstellung einer Injektionssuspension, → S. 1307
PG: 1 ST * (EKO: N) [€ 3.919,30]

Siklos 100 mg - Filmtabletten 20F06
(Z.Nr. EU/1/07/397/*) NR. P. nicht im Handel. L01XX05

Siklos 100 mg - Filmtabletten 20F06
(Z.Nr. EU/1/07/397/*) NR. P. Parallelimport. nicht im Handel. L01XX05

Siklos 1000 mg - Filmtabletten 20F06
(Z.Nr. EU/1/07/397/*) NR. P. nicht im Handel. L01XX05

Siklos 1000 mg - Filmtabletten 20F06
(Z.Nr. EU/1/07/397/*) NR. P. Parallelimport. L01XX05
V: Abacus Medicine, Copenhagen, Dänemark
Z: 1 Filmtablette enthält: Hydroxycarbamid 1000 mg, Natriumstearylfumarat, Cellulose, mikrokristalline, Siliciumdioxid-beschichtet, Butylmethacrylat-Copolymer, basisch.
PG: 30 ST * (EKO: N) [€ 1.089,45]

Silapo 1000 I.E./0,3 ml - Injektionslösung in Fertigspritze 20F06
(Z.Nr. EU/1/07/432/*) NR. P. E. nicht im Handel. B03XA01

Silapo 2000 I.E./0,6 ml - Injektionslösung in Fertigspritze 20F06
(Z.Nr. EU/1/07/432/*) NR. P. E. nicht im Handel. B03XA01

Silapo 3000 I.E./0,9 ml - Injektionslösung in Fertigspritze 20F06
(Z.Nr. EU/1/07/432/*) NR. P. E. nicht im Handel. B03XA01

Silapo 4000 I.E./0,4 ml - Injektionslösung in Fertigspritze 20F06
(Z.Nr. EU/1/07/432/*) NR. P. E. nicht im Handel. B03XA01

Silapo 5000 I.E./0,5 ml - Injektionslösung in Fertigspritze 20F06
(Z.Nr. EU/1/07/432/*) NR. P. E. nicht im Handel. B03XA01

Silapo 6000 I.E./0.6 ml - Injektionslösung in Fertigspritze 20F06
(Z.Nr. EU/1/07/432/*) NR. P. E. nicht im Handel. B03XA01

Silapo 8000 I.E./0,8 ml - Injektionslösung in Fertigspritze 20F06
(Z.Nr. EU/1/07/432/*) NR. P. E. nicht im Handel. B03XA01

Silapo 10000 I.E./1,0 ml - Injektionslösung in Fertigspritze 20F06
(Z.Nr. EU/1/07/432/*) NR. P. E. nicht im Handel. B03XA01

Silapo 20000 I.E./0,5 ml - Injektionslösung in Fertigspritze 20F06
(Z.Nr. EU/1/07/432/*) NR. P. E. nicht im Handel. B03XA01

Silapo 30000 I.E./0,75 ml - Injektionslösung in Fertigspritze 20F06
(Z.Nr. EU/1/07/432/*) NR. P. E. nicht im Handel. B03XA01

Silapo 40000 I.E./1,0 ml - Injektionslösung in Fertigspritze 20F06
(Z.Nr. EU/1/07/432/*) NR. P. E. nicht im Handel. B03XA01

Silchemo 25 mg - Filmtabletten 52F01
(Z.Nr. 1-30750) RP. P. nicht im Handel. G04BE03

Silchemo 50 mg - Filmtabletten 52F01
(Z.Nr. 1-30751) RP. P. nicht im Handel. G04BE03

Silchemo 100 mg - Filmtabletten 52F01
(Z.Nr. 1-30752) RP. P. nicht im Handel. G04BE03

Sildenafil 1A Pharma 25 mg - Tabletten 52F01
(Z.Nr. 1-28950) RP. P. G04BE03
ZI: 1A Pharma, Wien
Z: 1 Tablette enthält: Sildenafil 25 mg (entspr. Sildenafil citrat), Calcium hydrogenphosphat, wasserfreies, Cellulose, mikrokristalline, Copovidon, Croscarmellose natrium, Magnesium stearat, Saccharin natrium, Indigocarmin-Aluminiumsalz.
EW: Hemmstoff der cGMP-spezifischen Phosphodiesterase im Corpus cavernosum.
AG: Erektile Dysfunktion.
AA: Oral.
DO: ED 50 mg (25-100 mg) 1 Std. vor dem Geschlechtsverkehr. Maximal 1mal tgl. einnehmen. Ältere Patienten oder Therapie mit CYP3A4-Hemmer: ED initial 25 mg. Dosisreduktion bei Nieren- oder Leberschäden. Nicht für Kinder und Jugendliche.
GA: Schwere Herz-Kreislauf-Erkrankungen; schwere Leberschäden, Hypotonie, frischer Schlaganfall oder Herzinfarkt, Retinitis pigmentosa, Nicht-arteriitische Arteriose Ischämische Optikusneuropathie (NAION) in der Anamnese.
SST: Für Frauen nicht indiziert.
NW: Herz/Kreislauf (auch schwere Ereignisse), Dyspepsie, Erbrechen, ver- stopfte Nase, Sehstörungen (NAION), Kopfschmerzen, Taubheit, Flush, Herz (Tachykardie, Infarkt, Arrhythmien), Muskelschmerzen, Überempfindlich- keit, Stevens- Johnson- Syndrom, toxisch epidermale Nekrolyse, Priapismus, Nebenwirkungen sind dosisabhängig.
WW: Gegenanzeige: NO-Donatoren (Amylnitrit), Nitrate, Riociguat. Nicht empfohlen: Ritonavir, andere Sildenafil-haltige Arzneimittel oder andere PD5-Hemmer zur Behandlung einer pulmonalen arteriellen Hypertonie.
Vorsicht: Reduzierte Sildenafil-Clearance durch CYP 3A4-Inhibitoren (Ketoconazol, Erythromycin, Cimetidin, Ritonavir, Saquinavir): Anfangsdosis von 25 mg empfohlen; Alpha-Blocker (Hypotonie), Nicorandil (nitratartig).
WH: Medikation erst nach Diagnosestellung einer erektilen Dysfunktion.
Herz/Kreislauf-Status berücksichtigen. Auf schwerwiegende kardiovaskuläre Ereignisse achten. Vorsicht bei Blutungsstörungen oder aktiven peptischen Ulzera. Auf Sehstörungen (nicht arteriitische anteriore ischämische Optikusneuropathie) achten.
PG: 4 ST * (EKO: N) [€ 7,60]

Sildenafil 1A Pharma 50 mg - Tabletten 52F01
(Z.Nr. 1-28951) RP. P. G04BE03
ZI: 1A Pharma, Wien
Z: 1 Tablette enthält: Sildenafil 50 mg (entspr. Sildenafil citrat), Calcium hydrogenphosphat, wasserfreies, Cellulose, mikrokristalline, Copovidon, Croscarmellose natrium, Magnesium stearat, Saccharin natrium, Indigocarmin-Aluminiumsalz.
Kurzinformation: siehe Sildenafil 1A Pharma 25 mg - Tabletten, → S. 1308
PG: 4 ST * (EKO: N) [€ 4,95], 12 ST * (EKO: N) [€ 23,50]

Sildenafil 1A Pharma 100 mg - Tabletten 52F01
(Z.Nr. 1-28953) RP. P. G04BE03
ZI: 1A Pharma, Wien
Z: 1 Tablette enthält: Sildenafil 100 mg (entspr. Sildenafil citrat), Calcium hydrogenphosphat, wasserfreies, Cellulose, mikrokristalline, Copovidon, Croscarmellose natrium, Magnesium stearat, Saccharin natrium, Indigocarmin-Aluminiumsalz.
Kurzinformation: siehe Sildenafil 1A Pharma 25 mg - Tabletten, → S. 1308
PG: 4 ST * (EKO: N) [€ 17,45], 12 ST * (EKO: N) [€ 46,60]

Sildenafil Actavis 25 mg - Filmtabletten 52F01
(Z.Nr. EU/1/09/595/*) RP. P. nicht im Handel. G04BE03

Sildenafil Actavis 50 mg - Filmtabletten 52F01
(Z.Nr. EU/1/09/595/*) RP. P. G04BE03
ZI: Actavis Group PTC, Hafnarfjördur, Island
Z: 1 Filmtablette enthält: Sildenafil 50 mg (entspr. Sildenafil citrat), Tablettenkern: Lactose monohydrat (entspr. Lactose 124,76 mg), Cellulose, mikrokristalline, Povidon K29-30, Croscarmellose natrium, Magnesium stearat, Filmüberzug: Hypromellose, Titandioxid, Macrogol 6000, Indigocarmin-Aluminium-Salz (E 132).
Kurzinformation: siehe Sildenafil 1A Pharma 25 mg - Tabletten, → S. 1308
PG: 4 ST * (EKO: N) [€ 5,00], 12 ST * (EKO: N) [€ 23,50]

Sildenafil Actavis 100 mg - Filmtabletten 52F01
(Z.Nr. EU/1/09/595/*) RP. P. G04BE03
ZI: Actavis Group PTC, Hafnarfjördur, Island
Z: 1 Filmtablette enthält: Sildenafil 100 mg (entspr. Sildenafil citrat), Tablettenkern: Lactose monohydrat (entspr. Lactose 249,52 mg), Cellulose, mikrokristalline, Povidon K29-30, Croscarmellose natrium, Magnesium stearat, Filmüberzug: Hypromellose, Titandioxid, Macrogol 6000, Indigocarmin-Aluminium-Salz (E 132).
Kurzinformation: siehe Sildenafil 1A Pharma 25 mg - Tabletten, → S. 1308
PG: 4 ST * (EKO: N) [€ 17,55], 12 ST * (EKO: N) [€ 46,60]

Sildenafil A-med 50 mg - Filmtabletten 52F01
(Z.Nr. 1-31853) RP. P. n.l. G04BE03
ZI: A-Med, Salzburg
Z: 1 Filmtablette enthält: Sildenafil 50 mg (entspr. Sildenafil citrat), Tablettenkern: Cellulose, mikrokristalline, Calciumhydrogenphosphat, Croscarmellose natrium, Magnesium stearat; Filmüberzug: Opadry II 31K80956, blau: Lactose (entspr. Lactose monohydrat 3,72 mg) (entspr. Hypromellose) (entspr. Titandioxid) (entspr. Triacetin) (entspr. Indigocarmin-Aluminium-Salz (E 132)).
PG: 4 ST * (EKO: N) [€ 4,40 n.l.], 12 ST * (EKO: N) [€ 12,90 n.l.]

Sildenafil A-med 100 mg - Filmtabletten 52F01
(Z.Nr. 1-31854) RP. P. n.l. G04BE03
ZI: A-Med, Salzburg
Z: 1 Filmtablette enthält: Sildenafil 100 mg (entspr. Sildenafil citrat), Tablettenkern: Cellulose, mikrokristalline, Calciumhydrogenphosphat, Croscarmellose natrium, Magnesium stearat; Filmüberzug: Opadry II 31K80956, blau: Lactose (entspr. Lactose monohydrat 7,44 mg) (entspr. Hypromellose) (entspr. Titandioxid) (entspr. Triacetin) (entspr. Indigocarmin-Aluminium-Salz (E 132)).
PG: 4 ST * (EKO: N) [€ 9,70 n.l.], 12 ST * (EKO: N) [€ 21,60 n.l.]

Sildenafil G.L. 25 mg - Kautabletten 52F01
(Z.Nr. 1-31275) RP. P. nicht im Handel. G04BE03

Sildenafil G.L. 50 mg - Kautabletten 52F01
(Z.Nr. 1-31276) RP. P. nicht im Handel. G04BE03

Sildenafil G.L. 100 mg - Kautabletten 52F01
(Z.Nr. 1-31278) RP. P. nicht im Handel. G04BE03

Sildenafil Genericon 25 mg - Filmtabletten 52F01
(Z.Nr. 1-30241) RP. P. nicht im Handel. G04BE03

Sildenafil Genericon 50 mg - Filmtabletten 52F01
(Z.Nr. 1-30242) RP. P. G04BE03
ZI: Genericon Pharma, Graz
Z: 1 Tablette enthält: Sildenafil 50 mg (entspr. Sildenafil citrat), Tablettenkern: Cellulosepulver, Siliciumdioxid, hochdispers, wasserfrei, Calcium hydrogenphosphat, wasserfreies, Croscarmellose natrium, Magnesium stearat, Filmüberzug: (entspr. Hypromellose), (entspr. Titandioxid), (entspr. Triacetin), (entspr. Indigocarmin), (entspr. Brillantblau FCF), (entspr. Tartrazin 9 µg).
EW: Selektiver PDE-5-Hemmer; steigert Durchblutung der Schwellkörper im Penis.
AG: Erektile Dysfunktion.
AA: Oral 1 Std. vor dem Geschlechtsverkehr einnehmen.
DO: ED 50 mg (25-100 mg). Maximal 1mal tgl. einnehmen. Bei Therapie mit CYP3A4-Hemmer: ED initial 25 mg. Dosisreduktion bei Nieren- oder Leberschäden. Nicht für Kinder und Jugendliche.
GA: Schwere Herz/Kreislauf-Erkrankungen (instabile Angina pectoris, schwere Herzinsuffizienz), schwere Leberschäden, Hypotonie, frischer Schlaganfall oder Herzinfarkt, Retinitis pigmentosa, nicht arteriitische anteriore ischämische Optikusneuropathie (NAION) in der Anamnese.
SST: Für Frauen nicht indiziert.
NW: Herz/Kreislauf (Tachykardie, Infarkt, Arrhythmien), Dyspepsie, Erbrechen, verstopfte Nase, Sehstörungen (NAION), Kopfschmerzen, Taubheitsgefühl, Flush, Muskelschmerzen, Überempfindlichkeit, Haut (Stevens- Johnson- Syndrom, toxisch epidermale Nekrolyse), Priapismus.
WW: Gegenanzeige: NO-Donatoren (Amylnitrit), Nitrate, Nicorandil, Riociguat.
Nicht empfohlen: Ritonavir, andere Sildenafil-haltige Arzneimittel, andere PD5-Hemmer zur Behandlung einer pulmonalen arteriellen Hypertonie.
Vorsicht: starke CYP3A4-Inhibitoren (Sildenafil Anfangsdosis 25 mg empfohlen), Alpha-Blocker (Hypotonie).
WH: Medikation erst nach Diagnosestellung einer erektilen Dysfunktion. Herz/Kreislauf-Status berücksichtigen. Auf schwerwiegende kardiovaskuläre Ereignisse achten. Vorsicht bei Blutungsstörungen oder aktiven peptischen Ulzera. Bei Sehstörungen sofort absetzen.
PG: 4 ST * (EKO: N) [€ 9,05], 12 ST * (EKO: N) [€ 23,50], 40 ST * (EKO: N) [€ 71,25]

Sildenafil Genericon 100 mg - Filmtabletten 52F01
(Z.Nr. 1-30243) RP. P. G04BE03
ZI: Genericon Pharma, Graz
Z: 1 Tablette enthält: Sildenafil 100 mg (entspr. Sildenafil citrat), Tablettenkern: Cellulosepulver, Siliciumdioxid, hochdispers, wasserfrei, Calcium hydrogenphosphat, wasserfreies, Croscarmellose natrium, Magnesium stearat, Filmüberzug: (entspr. Hypromellose), (entspr. Titandioxid), (entspr. Triacetin), (entspr. Indigocarmin), (entspr. Brillantblau FCF), (entspr. Tartrazin 18 µg).
Kurzinformation: siehe Sildenafil Genericon 50 mg - Filmtabletten, → S. 1309
PG: 4 ST * (EKO: N) [€ 17,45], 12 ST * (EKO: N) [€ 46,60], 40 ST * (EKO: N) [€ 140,50]

Sildenafil Liconsa 25 mg - Filmtabletten 52F01
(Z.Nr. 1-30759) RP. P. nicht im Handel. G04BE03

Sildenafil Liconsa 50 mg - Filmtabletten 52F01
(Z.Nr. 1-30760) RP. P. nicht im Handel. G04BE03

Sildenafil Liconsa 100 mg - Filmtabletten 52F01
(Z.Nr. 1-30761) RP. P. nicht im Handel. G04BE03

Sildenafil Pfizer 25 mg - Filmtabletten 52F01
(Z.Nr. 1-31455) RP. P. nicht im Handel. G04BE03

Sildenafil Pfizer 50 mg - Filmtabletten 52F01
(Z.Nr. 1-31456) RP. P. G04BE03
ZI: Pfizer Corporation Austria, Wien
Z: 1 Filmtablette enthält: Sildenafil 50 mg (entspr. Sildenafil citrat), Tablettenkern: Cellulose, mikrokristalline, Calcium hydrogenphosphat, wasserfreies, Croscarmellose natrium, Magnesium stearat; Filmüberzug: Hypromellose, Lactose monohydrat 1 mg, Triacetin, Titandioxid.
Kurzinformation: siehe Sildenafil 1A Pharma 25 mg - Tabletten, → S. 1308
PG: 2 ST * (EKO: N) [€ 6,90], 4 ST * (EKO: N) [€ 9,70 n.l.], 12 ST * (EKO: N) [€ 24,80], 24 ST * (EKO: N) [€ 45,10]

Sildenafil Pfizer 100 mg - Filmtabletten 52F01
(Z.Nr. 1-31457) RP. P. G04BE03
ZI: Pfizer Corporation Austria, Wien
Z: 1 Filmtablette enthält: Sildenafil 100 mg (entspr. Sildenafil citrat), Tablettenkern: Cellulose, mikrokristalline, Calcium hydrogenphosphat, wasserfreies, Croscarmellose natrium, Magnesium stearat; Filmüberzug: Hypromellose, Lactose monohydrat 1 mg, Triacetin, Titandioxid.
Kurzinformation: siehe Sildenafil 1A Pharma 25 mg - Tabletten, → S. 1308
PG: 4 ST * (EKO: N) [€ 18,35], 12 ST * (EKO: N) [€ 47,15], 24 ST * (EKO: N) [€ 89,05]

Sildenafil ratiopharm 20 mg - Filmtabletten 10C
(Z.Nr. 1-37279) RP. P. C02KX, G04BE03
ZI: Teva, Haarlem, Niederlande
Z: 1 Filmtablette enthält: Sildenafil 20 mg (entspr. Sildenafil citrat), Tablettenkern: Cellulose, mikrokristalline, Calcium hydrogenphosphat, wasserfreies, Croscarmellose natrium, Magnesium stearat, Filmüberzug: Hypromellose, Macrogol 6000, Talkum, Titandioxid.
Kurzinformation: siehe Granpidam 20 mg - Filmtabletten, → S. 641
PG: 90 ST RE1 (EKO: Y) [€ 294,35]

Sildenafil ratiopharm 25 mg - Filmtabletten 52F01
(Z.Nr. EU/1/09/603/*) RP. P. G04BE03
ZI: ratiopharm, Ulm, Deutschland
Z: 1 Filmtablette enthält: Sildenafil 25 mg (entspr. Sildenafil citrat), Cellulose, mikrokristalline, Hypromellose, Croscarmellose natrium, Magnesium stearat, Calciumhydrogenphosphat, Talkum, Macrogol 6000, Titandioxid, Eisen(III)-oxid.
Kurzinformation: siehe Sildenafil 1A Pharma 25 mg - Tablet-

ten, → S. 1308
PG: 4 ST * (EKO: N) [€ 7,60]

Sildenafil ratiopharm 50 mg - Filmtabletten 52F01
(Z.Nr. EU/1/09/603/*) RP. P. G04BE03
ZI: ratiopharm, Ulm, Deutschland
Z: 1 Filmtablette enthält: Sildenafil 50 mg (entspr. Sildenafil citrat), Cellulose, mikrokristalline, Hypromellose, Croscarmellose natrium, Magnesium stearat, Calciumhydrogenphosphat, Talkum, Macrogol 6000, Titandioxid, Eisen(III)-oxid.
Kurzinformation: siehe Sildenafil 1A Pharma 25 mg - Tabletten, → S. 1308
PG: 4 ST * (EKO: N) [€ 9,70], 12 ST * (EKO: N) [€ 24,60]

Sildenafil ratiopharm 100 mg - Filmtabletten 52F01
(Z.Nr. EU/1/09/603/*) RP. P. G04BE03
ZI: ratiopharm, Ulm, Deutschland
Z: 1 Filmtablette enthält: Sildenafil 100 mg (entspr. Sildenafil citrat), Cellulose, mikrokristalline, Hypromellose, Croscarmellose natrium, Magnesium stearat, Calciumhydrogenphosphat, Talkum, Macrogol 6000, Titandioxid, Eisen(III)-oxid.
Kurzinformation: siehe Sildenafil 1A Pharma 25 mg - Tabletten, → S. 1308
PG: 4 ST * (EKO: N) [€ 18,65], 12 ST * (EKO: N) [€ 47,70]

Sildenafil Rivopharm 25 mg - Filmtabletten 52F01
(Z.Nr. 1-38452) RP. P. nicht im Handel. G04BE03

Sildenafil Rivopharm 50 mg - Filmtabletten 52F01
(Z.Nr. 1-38453) RP. P. G04BE03
ZI: Rivopharm, Dublin, Irland
Z: 1 Filmtablette enthält: Sildenafil 50 mg (entspr. Sildenafil citrat), Tablettenkern: Cellulose, mikrokristalline, Calcium hydrogenphosphat, wasserfreies, Croscarmellose natrium, Magnesium stearat, Siliciumdioxid, hochdispers, wasserfrei; Filmüberzug: Poly(vinylalkohol), Macrogol 3350, Titandioxid, Talkum, Indigocarmin-Aluminiumsalz, Eisenoxid gelb.
Kurzinformation: siehe Sildenafil Genericon 50 mg - Filmtabletten, → S. 1309
PG: 4 ST * (EKO: N) [€ 7,00], 12 ST * (EKO: N) [€ 19,75]

Sildenafil Rivopharm 100 mg - Filmtabletten 52F01
(Z.Nr. 1-38454) RP. P. G04BE03
ZI: Rivopharm, Dublin, Irland
Z: 1 Filmtablette enthält: Sildenafil 100 mg (entspr. Sildenafil citrat), Tablettenkern: Cellulose, mikrokristalline, Calcium hydrogenphosphat, wasserfreies, Croscarmellose natrium, Magnesium stearat, Siliciumdioxid, hochdispers, wasserfrei; Filmüberzug: Poly(vinylalkohol), Macrogol 3350, Titandioxid, Talkum, Indigocarmin-Aluminiumsalz, Eisenoxid gelb.
Kurzinformation: siehe Sildenafil Genericon 50 mg - Filmtabletten, → S. 1309
PG: 4 ST * (EKO: N) [€ 13,60], 12 ST * (EKO: N) [€ 36,15]

S

Sildenafil Sandoz 20 mg - Filmtabletten 10C
(Z.Nr. 1-37309) RP. P. C02KX, G04BE03
ZI: Sandoz, Kundl
Z: 1 Filmtablette enthält: Sildenafil 20 mg (entspr. Sildenafil citrat), Tablettenkern: Cellulose, mikrokristalline, Calcium hydrogenphosphat, wasserfreies, Croscarmellose natrium, Copovidon, Magnesium stearat; Filmüberzug: Hypromellose, Titandioxid, Macrogol 4000.
Kurzinformation: siehe Granpidam 20 mg - Filmtabletten, → S. 641
PG: 90 ST RE1 (EKO: Y) [€ 298,10]

Sildenafil Sandoz 50 mg - Tabletten 52F01
(Z.Nr. 1-28978) RP. P. G04BE03
ZI: Sandoz, Kundl
Z: 1 Tablette enthält: Sildenafil 50 mg (entspr. Sildenafil citrat), Calcium hydrogenphosphat, wasserfreies, Cellulose, mikrokristalline, Copovidon, Croscarmellose natrium, Magnesium stearat, Saccharin natrium, Indigocarmin-Aluminiumsalz.
EW: Hemmstoff der cGMP-spezifischen Phosphodiesterase im Corpus cavernosum.
AG: Erektile Dysfunktion.
AA: Oral.
DO: ED 50 mg (25-100 mg) 1 Std. vor dem Geschlechtsverkehr. Maximal 1mal tgl. einnehmen. Ältere Patienten oder Therapie mit CYP3A4-Hemmer: ED initial 25 mg. Dosisreduktion bei Nieren- oder Leberschäden. Nicht für Kinder und Jugendliche.
GA: Schwere Herz-Kreislauf-Erkrankungen; schwere Leberschäden, Hypotonie, frischer Schlaganfall oder Herzinfarkt, Retinitis pigmentosa, Nicht-arteriitische Arteriose Ischämische Optikusneuropathie (NAION) in der Anamnese.
SST: Für Frauen nicht indiziert.
NW: Herz/Kreislauf (auch schwere Ereignisse), Dyspepsie, Erbrechen, ver- stopfte Nase, Sehstörungen (NAION), Kopfschmerzen, Taubheit, Flush, Herz (Tachykardie, Infarkt, Arrhythmien), Muskelschmerzen, Überempfindlich- keit, Stevens- Johnson- Syndrom, toxisch epidermale Nekrolyse, Priapismus, Nebenwirkungen sind dosisabhängig.
WW: Gegenanzeige: NO-Donatoren (Amylnitrit), Nitrate, Riociguat. Nicht empfohlen: Ritonavir, andere Sildenafil-haltige Arzneimittel oder andere PD5-Hemmer zur Behandlung einer pulmonalen arteriellen Hypertonie.
Vorsicht: Reduzierte Sildenafil-Clearance durch CYP 3A4-Inhibitoren (Ketoconazol, Erythromycin, Cimetidin, Ritonavir, Saquinavir): Anfangsdosis von 25 mg empfohlen; Alpha-Blocker (Hypotonie), Nicorandil (nitratartig).
WH: Medikation erst nach Diagnosestellung einer erektilen Dysfunktion. Herz/Kreislauf-Status berücksichtigen. Auf schwerwiegende kardiovaskuläre Ereignisse achten. Vorsicht bei Blutungsstörungen oder aktiven peptischen Ulzera. Auf Sehstörungen (nicht arteriitische anteriore ischämische Optikusneuropathie) achten. Verkehrshinweis.
PG: 4 ST * (EKO: N) [€ 12,90], 12 ST * (EKO: N) [€ 24,90]

Sildenafil Sandoz 100 mg - Tabletten 52F01
(Z.Nr. 1-28980) RP. P. G04BE03
ZI: Sandoz, Kundl
Z: 1 Tablette enthält: Sildenafil 100 mg (entspr. Sildenafil citrat), Calcium hydrogenphosphat, wasserfreies, Cellulose, mikrokristalline, Copovidon, Croscarmellose natrium, Magnesium stearat, Saccharin natrium, Indigocarmin-Aluminiumsalz.
Kurzinformation: siehe Sildenafil Sandoz 50 mg - Tabletten, → S. 1310
PG: 4 ST * (EKO: N) [€ 19,90], 12 ST * (EKO: N) [€ 49,90]

Sildenafil Stada 20 mg - Filmtabletten 10C
(Z.Nr. 1-37358) RP. P. C02KX, G04BE03
ZI: Stada Arzneimittel, Wien
Z: 1 Filmtablette enthält: Sildenafil 20 mg (entspr. Sildenafil citrat), Tablettenkern: Lactose monohydrat 58,31 mg, Cellulose, mikrokristalline, Hydroxypropylcellulose, Croscarmellose natrium, Siliciumdioxid, hochdisperses, Natriumstearylfumarat (entspr. Natrium); Filmüberzug: Opadry II weiss (entspr. Hypromellose) (entspr. Titandioxid) (entspr. Polydextrose FCC) (entspr. Talkum) (entspr. Maltodextrin) (entspr. Triglyceride, mittelkettige).
Kurzinformation: siehe Granpidam 20 mg - Filmtabletten, → S. 641
PG: 90 ST RE1 (EKO: Y) [€ 286,15]

Sildenafil Stada 25 mg - Filmtabletten 52F01
(Z.Nr. 1-30196) RP. P. G04BE03
ZI: Stada Arzneimittel, Wien
Z: 1 Filmtablette enthält: Sildenafil 25 mg (entspr. Sildenafil citrat), Tablettenkern: Lactose monohydrat 72,888 mg, Cellulose, mikrokristalline, Hydroxypropylcellulose, Croscarmellose natrium, Natriumstearylfumarat (entspr. Natrium 0,27 mg), Siliciumdioxid, hochdisperses; Filmüberzug: Indigocarmin Aluminiumlack, Triglyceride, mittelkettige, Hypromellose, Maltodextrin, Polydextrose, Ponceau 4R-Aluminiumlack 0,0039 mg, Talkum, Titandioxid, Glucose monohydrat, Soja-Lecithin 0,1125 mg, Kaliumaluminiumsilikat, Titandioxidpigment, Carmellose natrium.
EW: Hemmstoff der cGMP-spezifischen Phosphodiesterase im Corpus cavernosum.
AG: Erektile Dysfunktion.
AA: Oral.
DO: ED 50 mg (25-100 mg) 1 Std. vor dem Geschlechtsverkehr. Maximal 1mal tgl. einnehmen. Ältere Patienten oder Therapie mit CYP3A4-Hemmer: ED initial 25 mg. Dosisreduktion bei Nieren- oder Leberschäden. Nicht für Kinder und Jugendliche.
GA: Schwere Herz-Kreislauf-Erkrankungen; schwere Leberschäden, Hypotonie, frischer Schlaganfall oder Herzinfarkt, Retinitis pigmentosa, Nicht-arteriitische Arteriose Ischämische Optikusneuropathie (NAION) in der Anamnese.
SST: Für Frauen nicht indiziert.
NW: Herz/Kreislauf (auch schwere Ereignisse), Dyspepsie, Erbrechen, ver- stopfte Nase, Sehstörungen (NAION), Kopfschmerzen, Taubheit, Flush, Herz (Tachykardie, Infarkt, Arrhythmien), Muskelschmerzen, Überempfindlich- keit, Stevens- Johnson- Syndrom, toxisch epidermale Nekrolyse, prolongierte Erektionen, Priapismus, Nebenwirkungen sind dosisabhängig.
WW: Gegenanzeige: NO-Donatoren (Amylnitrit), Nitrate, Riociguat. Nicht empfohlen: Ritonavir, andere Sildenafil-haltige Arzneimittel oder andere PD5-Hemmer zur Behandlung einer pulmonalen arteriellen Hypertonie. Vorsicht: Reduzierte Sildenafil-Clearance durch CYP 3A4-Inhibitoren (Ketoconazol, Erythromycin, Cimetidin, Ritonavir, Saquinavir): Anfangsdosis von 25 mg empfohlen; starke CYP3A4- Induktoren (z. B. Rifampicin) reduzieren Verfügbarkeit von Sildenafil. Alpha-Blocker (Hypotonie), Nicorandil (nitratartig).
WH: Medikation erst nach Diagnosestellung einer erektilen Dysfunktion.
Herz/Kreislauf-Status berücksichtigen. Auf schwerwiegende

kardiovaskuläre Ereignisse achten. Vorsicht bei Blutungsstörungen oder aktiven peptischen Ulzera. Auf Sehstörungen (nicht arteriitische anteriore ischämische Optikusneuropathie) achten.
PG: 4 ST * (EKO: N) [€ 7,60]

Sildenafil Stada 50 mg - Filmtabletten 52F01
(Z.Nr. 1-30197) RP. P. G04BE03
ZI: Stada Arzneimittel, Wien
Z: 1 Filmtablette enthält: Sildenafil 50 mg (entspr. Sildenafil citrat), Tablettenkern: Lactose monohydrat 145,775 mg, Cellulose, mikrokristalline, Hydroxypropylcellulose, Croscarmellose natrium, Natriumstearylfumarat (entspr. Natrium 0,54 mg), Siliciumdioxid, hochdisperses; Filmüberzug: Indigocarmin Aluminiumlack, Triglyceride, mittelkettige, Hypromellose, Maltodextrin, Polydextrose, Ponceau 4R-Aluminiumlack 0,0078 mg, Talkum, Titandioxid, Glucose monohydrat, Soja-Lecithin 0,225 mg, Kaliumaluminiumsilikat, Titandioxidpigment, Carmellose natrium.
Kurzinformation: siehe Sildenafil Stada 25 mg - Filmtabletten, → S. 1310
PG: 4 ST * (EKO: N) [€ 4,95], 12 ST * (EKO: N) [€ 23,40]

Sildenafil Stada 100 mg - Filmtabletten 52F01
(Z.Nr. 1-30198) RP. P. G04BE03
ZI: Stada Arzneimittel, Wien
Z: 1 Filmtablette enthält: Sildenafil 100 mg (entspr. Sildenafil citrat), Tablettenkern: Lactose monohydrat 291,55 mg, Cellulose, mikrokristalline, Hydroxypropylcellulose, Croscarmellose natrium, Natriumstearylfumarat (entspr. Natrium 1,081 mg), Siliciumdioxid, hochdisperses; Filmüberzug: Indigocarmin Aluminiumlack, Triglyceride, mittelkettige, Hypromellose, Maltodextrin, Polydextrose, Ponceau 4R-Aluminiumlack 0,0156 mg, Talkum, Titandioxid, Glucose monohydrat, Soja-Lecithin 0,45 mg, Kaliumaluminiumsilikat, Titandioxidpigment, Carmellose natrium.
Kurzinformation: siehe Sildenafil Stada 25 mg - Filmtabletten, → S. 1310
PG: 4 ST * (EKO: N) [€ 17,45], 12 ST * (EKO: N) [€ 46,55]

Sildenafil Stada 100 mg - teilbare Filmtabletten 52F01
(Z.Nr. 1-37045) RP. P. G04BE03
ZI: Stada Arzneimittel, Wien
Z: 1 Filmtablette enthält: Sildenafil 100 mg (entspr. Sildenafil citrat), Tablettenkern: Lactose monohydrat 291,55 mg, Cellulose, mikrokristalline, Hydroxypropylcellulose, Croscarmellose natrium (entspr. Natrium 1,1355 mg), Natriumstearylfumarat, Siliciumdioxid, hochdisperses; Filmüberzug: Indigocarmin Aluminiumlack, Triglyceride, mittelkettige, Hypromellose, Maltodextrin, Polydextrose, Ponceau 4R-Aluminiumlack 0,0156 mg, Talkum, Titandioxid, Glucose monohydrat (entspr. Glucose 0,829 mg), Soja-Lecithin 0,45 mg, Kaliumaluminiumsilikat, Titandioxidpigment, Carboxymethyl cellulose natrium.
Kurzinformation: siehe Sildenafil 1A Pharma 25 mg - Tabletten, → S. 1308
PG: 4 ST * (EKO: N) [€ 17,45], 12 ST * (EKO: N) [€ 46,55]

Sildenafil Teva 25 mg - Filmtabletten 52F01
(Z.Nr. EU/1/09/584/*) RP. P. nicht im Handel. G04BE03

Sildenafil Teva 50 mg - Filmtabletten 52F01
(Z.Nr. EU/1/09/584/*) RP. P. nicht im Handel. G04BE03

Sildenafil Teva 100 mg - Filmtabletten 52F01
(Z.Nr. EU/1/09/584/*) RP. P. nicht im Handel. G04BE03

🐾 Sileo 0,1 mg/ml - Gel zur Anwendung in der Maulhöhle für Hunde 809Z
(Z.Nr. EU/2/15/181/*) RP. P. QN05CM18
ZI: Orion Corporation, Espoo, Finnland
Z: 1 ml des Gels enthält: Dexmedetomidin hydrochlorid 0,1 mg (entspr. Dexmedetomidin 0,09 mg), Propylenglycol, Hyprolose, Natriumdodecylsulfat, Brillantblau FCF, Tartrazin, Natriumhydroxid zur pH-Wert-Einstellung, Salzsäure zur pH-Wert-Einstellung, Wasser, gereinigtes.
EW: Psycholeptikum (selektiver Alpha 2 - Adrenozeptor-Agonist).
AG: Zur Linderung akuter Angst und Furcht vor Geräuschen beim Hund.
AA: Mit der Sileo Applikationsspritze auf die Mundschleimhaut zwischen Lefze und Zahnfleisch auftragen.
DO: 125 µg/m² KOF.
Details siehe Austria Codex - Fachinformation.
GA: Schwere Herz-/Kreislauf-Erkrankungen, Nieren- oder Leberversagen, Sedierung nach vorheriger Dosis.
SST: Nicht empfohlen.
NW: Periphere Vasokonstriktion (Blässe der Schleimhaut), Sedierung, Emesis, Harninkontinenz, Angst, periorbitale Ödeme, Benommenheit, Gastroenteritis. Bei Überdosierung Sedierung; Antidot Atipamezol.
WW: ZNS-Dämpfer verstärkend.
WH: Frühestens 15 min nach der Anwendung des Gels füttern. Bei Verschlucken des Gels eine weitere Dosis erst nach 2 Std. geben. Keine Untersuchungen an Welpen unter 6 Wochen oder an Hunden über 17 Jahren.
PG: 3 ML VT [€ 29,95]

Silicea comp. Wala - Globuli velati 50W
(Z.Nr. 3-35967) RPF. P. V03AX
ZI: Wala Heilmittel, Bad Boll/Eckwälden, Deutschland
Z: 10 g enthalten: Argentum nitricum aquosum (Homöopathie) D20 0,1 g, Atropa belladonna ex herba ferm 33a (Homöopathie) D14 0,1 g, Quarz aquosum (Homöopathie) D21 0,1 g, Sucrose, Spuren von: Lactose.
EW: Homöopathikum (anthroposophisch).
AG: Harmonisierung gesteigerter Stoffwechselprozesse, vor allem im Kopfbereich, z.B. bei katarrhalischen Erkrankungen der Nebenhöhlen, des Ohres, des Auges oder des Zahnhalteapparates.
AA: Sublingual.
DO: 3-6mal tgl. 5-10 Globuli velati.
Kinder (2-5 Jahre): 3-6mal tgl. 3-7 Globuli velati.
Kinder (1 Jahr): 3-6mal tgl. 3 Globuli velati.
Im 1. Lebensjahr nicht empfohlen.
SST: Vorsicht.
PG: 20 G * (EKO: N) [€ 11,50]

🐾 Silicea RemaVet - Globuli für Tiere 890A
(Z.Nr. 8-38803) RPF. P. QV03AX
ZI: Remedia Homöopathie, Eisenstadt
Z: 1 g Globuli (ca. 120 Globuli) enthält: Acidum silicicum (Homöopathie) C200 10 mg, Saccharose.
EW: Homöopathikum.
AG: Rind, Pferd, Schaf, Ziege, Schwein, Kaninchen, Geflügel, Kleinnager, Hund, Katze: Chronische Entzündungen der Haut und Schleimhäute, Bindegewebsfisteln, subakute und chronische Mastitis beim Rind, Störungen der Hornbildung oder des Immunsystems.
AA: Ins Maul eingeben oder über die Tränke (20 Globuli in 1 l Wasser lösen).
DO: ED 5-10 Globuli. Initial alle 15 min, dann 3-4mal tgl. oder seltener.
SST: Nur nach Rücksprache mit dem Tierarzt anwenden.
PG: 10 G VN [€ 12,80]

Silodosin Recordati 4 mg - Hartkapseln 52D02
(Z.Nr. EU/1/18/1343/*) RP. P. nicht im Handel. G04CA04

Silodosin Recordati 8 mg - Hartkapseln 52D02
(Z.Nr. EU/1/18/1343/*) RP. P. nicht im Handel. G04CA04

Silodyx 4 mg - Hartkapseln 52D02
(Z.Nr. EU/1/09/607/*) RP. P. nicht im Handel. G04CA04

Silodyx 8 mg - Hartkapseln 52D02
(Z.Nr. EU/1/09/607/*) RP. P. nicht im Handel. G04CA04

Silomat 2,13 mg/ml - Lösung zum Einnehmen 50E02
(Z.Nr. 1-37202) RPF. P. R05DB05
ZI: sanofi-aventis, Wien
Z: 1 ml Lösung zum Einnehmen enthält: Pentoxyverin citrat 2,13 mg (entspr. Pentoxyverin 1,35 mg), Benzoesäure 0,75 mg, Sorbitol 300 mg (entspr. Sorbitol, flüssig (nicht kristallisierend)), Glycerol, Propylenglykol 100 mg, Citronensäure monohydrat, Natriumcitrat dihydrat, Saccharin natrium (entspr. Natrium 0,393 mg), Birne-Aroma, Wacholderbranntwein-Aroma (entspr. Aromastoff) (entspr. Benzylalkohol 0,0472 mg) (entspr. alpha-Tocopherol), Wasser, gereinigtes.
EW: Zentrales Antitussivum.
AG: Symptomatisch bei Reizhusten.
AA: Oral mit Dosierhilfe einnehmen.
DO: Personen ab 46 kg KG: 3-4mal tgl. 15 ml. MTD 90 ml.
Personen von 27-45 kg KG: 3-4mal tgl. 7,5 ml.
Kinder ab 6 Jahren (20-26 kg KG): 3-4mal tgl. 5 ml.
Für Kinder unter 6 Jahren nicht empfohlen, bei Kindern unter 2 Jahren kontraindiziert.
Max. 2 Wochen anwenden.
GA: Ateminsuffizienz, ZNS-Depression, Kinder unter 2 Jahren.
SST: Gegenanzeige.
NW: Magen/Darm, Fatigue, Somnolenz, Psyche (Unruhe).

WW: Vorsicht: ZNS-Dämpfer (verstärkt), Alkohol.
WH: Bei Leberinsuffizienz nicht empfohlen. Vorsicht bei älteren Patienten, Glaukom, Prostatahyperplasie, Niereninsuffizienz. Verkehrshinweis.
PG: 95 ML * (EKO: N) [€ 9,90], 190 ML * (EKO: N) [€ 14,90]

Simbrinza 10 mg/ml + 2 mg/ml - Augentropfensuspension 47H05
(Z.Nr. EU/1/14/933/*) RP. P. S01EC54
ZI: Novartis Europharm, Dublin, Irland
Z: 1 ml Suspension enthält: Brinzolamid 10 mg, Brimonidin tartrat 2 mg (entspr. Brimonidin 1,3 mg), Benzalkonium chlorid 0,03 mg, Propylenglycol, Carbomer 974P, Borsäure, Mannitol, Natriumchlorid, Tyloxapol, Salzsäure zur pH-Wert-Einstellung, Natriumhydroxid zur pH-Wert-Einstellung, Wasser, gereinigtes.
EW: Ophthalmikum.
AG: Senkung des Augeninnendrucks bei Offenwinkelglaukom oder okulärer Hypertension bei unzureichender Wirksamkeit einer Monotherapie.
AA: Am Auge.
DO: 2mal tgl. 1 Tropfen in jedes betroffene Auge. Für Kinder ab 2 Jahren nicht empfohlen.
GA: Schwere Nierenschäden, hyperchlorämische Azidose, Kinder unter 2 Jahren.
SST: Nicht empfohlen.
NW: Okuläre Hyperämie, Allergie der Augen, Irritationen am Auge, Dysgeusie, ZNS.
WW: Kontraindiziert: MAO-Hemmer, trizyklische Antidepressiva, Mianserin.
Nicht empfohlen: Orale Carboanhydrasehemmer.
Vorsicht: ZNS- Dämpfer, Antihypertensiva, Herzglykoside.
WH: Nicht injizieren! Bei Engwinkelglaukom nicht empfohlen. Vorsicht bei vorgeschädigter Hornhaut, Leberschäden. Verkehrshinweis.
PG: 5 ML * (EKO: N) [€ 28,90]

Simbrinza 10 mg/ml + 2 mg/ml - Augentropfensuspension 47H05
(Z.Nr. EU/1/14/933/*) RP. P. Parallelimport. S01EC54
nicht im Handel.

Simdax 2,5 mg/ml - Konzentrat zur Herstellung einer Infusionslösung 30E04
(Z.Nr. 1-24093) NR. P. E. C01CX08
ZI: Orion Corporation, Espoo, Finnland
Z: 1 ml Konzentrat enthält: Levosimendan 2,5 mg, Povidon, Citronensäure, wasserfreie, Ethanol steril, wasserfrei.
EW: Erhöht Kontraktionskraft des Herzens durch erhöhte Kalziumempfindlichkeit der kontraktilen Proteine.
AG: Kurzzeitbehandlung bei akut dekompensierter schwerer chronischer Herzinsuffizienz.
AA: I.v. (peripherer oder zentraler Zugang) nach Verdünnung.
DO: Initial 6-12 mcg/kg KG über 10 min., dann kontinuierlich 0,1 mcg/kg KG/min. Dosisanpassung nach Bedarf (0,05-0,2 mcg/kg KG/min). Infusionsdauer 24 Std..
Nicht für Kinder und Jugendliche.
GA: Schwere Hypotonie, Tachykardie, Torsades de Pointes, signifikante mechanische Behinderungen des Ventrikels, schwere Nierenschäden, schwere Leberschäden.
SST: Nutzen/Risiko-Abwägung in der Schwangerschaft, nicht stillen.
NW: Herzrhythmusstörungen, Verminderung von Hämoglobin, Hypotonie, Hypokaliämie, Schwindel, Erbrechen, Übelkeit, Kopfschmerzen.
WW: Vorsicht mit anderen i.v. applizierten Blutdrucksenkern (Hypotonie-Risiko). ISMN (Verstärkung).
WH: Nur stationär anwenden. Vorsicht bei QT-Verlängerung, Arrhythmien. Hypovolämie korrigieren.
Kontrolle: Herz, Kalium, Urinausscheidung.
PG: 1 ST * (EKO: N) [€ 1.042,80]

SimEz 10 mg/10 mg - Tabletten 41B02
(Z.Nr. 1-38565) NR. P. nicht im Handel. C10BA02

SimEz 10 mg/20 mg - Tabletten 41B02
(Z.Nr. 1-38566) NR. P. C10BA02
ZI: Genericon Pharma, Graz
Z: 1 Tablette enthält: Ezetimib 10 mg, Simvastatin 20 mg, Lactose monohydrat 113,262 mg, Hypromellose, Croscarmellose natrium, Cellulose, mikrokristalline, Ascorbinsäure, Citronensäure anhydrid, Butylhydroxyanisol, Propylgallat, Magnesium stearat, Pigmentmischung PB 220001, gelb, (entspr. Lactose monohydrat) (entspr. Eisenoxid gelb) (entspr. Eisenoxid rot) (entspr. Eisenoxid schwarz).
EW: Lipidsenkende Kombination.
AG: Prävention kardiovaskulärer Ereignisse, primäre Hypercholesterinämie oder gemischte Hyperlipidämie, homozygote familiäre Hypercholesterinämie.
AA: Oral im Ganzen einnehmen.
DO: 1mal tgl. (abends) 10/20 mg oder 10/40 mg, nur in schweren Fällen 10/80 mg.
Prävention kardiovaskulärer Ereignisse: 1mal tgl. (abends) 10/40 mg (bis eventuell 10/80 mg).
Kinder ab 10 Jahren und Jugendliche:
Initial 1mal tgl. (abends) 10 mg/10 mg, MTD 10 mg/40 mg.
Dosisreduktion bei schweren Nierenschäden.
GA: Akute Leberschäden.
SST: Gegenanzeige.
NW: Nervensystem, Arthralgie, Myalgie, Asthenie, Magen/Darm, Depression, kognitive Beeinträchtigungen, Haut, Sehstörungen, selten Myopathien (besonders bei 80 mg Simvastatin), sehr selten immunvermittelte nekrotisierende Myopathie, Transaminasen- bzw. CK-Anstiege, Leberversagen, Diabetes, interstitielle Lungenerkrankungen.
WW: Kontraindiziert: Starke CYP3A4 Hemmer: Azole, Erythromycin, Proteasehemmer, Nefazodon, Cobicistat, Ciclosporin, Danazol, Gemfibrozil. Grapefruitsaft vermeiden. Simvastatin nicht mit Fusidinsäure geben. Nicht empfohlen: Andere Fibrate. Niacin bei asiatischen Patienten. MTD 10 mg/20 mg: Amiodaron, Amlodipin, Verapamil, Diltiazem, Elbasvir, Grazoprevir , Niacin (ab 1 g/d), BCRP-Inhibitoren. MTD 10 mg/40 mg mit Lomitapid.
Vorsicht: Colchizin, Daptomycin, Antikoagulantien.
WH: Myopathie/Rhabdomyolyse-Risiko beachten (CK-Werte bestimmen). Leberfunktionstests empfohlen. Erhöhte Simvastatin-Exposition und erhöhtes Myopathierisiko bei Patienten mit bestimmter SLCO1B1-Genmutation.
PG: 30 ST (3) (EKO: G) [€ 16,00]

SimEz 10 mg/40 mg - Tabletten 41B02
(Z.Nr. 1-38567) NR. P. C10BA02
ZI: Genericon Pharma, Graz
Z: 1 Tablette enthält: Ezetimib 10 mg, Simvastatin 40 mg, Lactose monohydrat 236,524 mg, Hypromellose, Croscarmellose natrium, Cellulose, mikrokristalline, Ascorbinsäure, Citronensäure anhydrid, Butylhydroxyanisol, Propylgallat, Magnesium stearat, Pigmentmischung PB 220001, gelb, (entspr. Lactose monohydrat) (entspr. Eisenoxid gelb) (entspr. Eisenoxid rot) (entspr. Eisenoxid schwarz).
Kurzinformation: siehe SimEz 10 mg/20 mg - Tabletten, → S. 1312
PG: 30 ST (3) (EKO: G) [€ 16,00]

SimEz 10 mg/80 mg - Tabletten 41B02
(Z.Nr. 1-38568) NR. P. nicht im Handel. C10BA02

Simparica 5 mg - Kautabletten für Hunde 1,3-2,5 kg 804A, 804B, 804D
(Z.Nr. EU/2/15/191/*) RP. P. QP53BE03
ZI: Zoetis Belgium, Louvain-la-Neuve, Belgien
Z: 1 Kautablette enthält: Sarolaner 5 mg, Hypromellose acetatsuccinat, mittelfreifliessendes Granulat, Lactose monohydrat, Natriumstärkeglykolat, Siliciumdioxid, hochdisperses, Magnesium stearat, Maisstärke, Puderzucker, Glucose-Sirup, Schweineleberpulver, sprühgetrocknet, Proteinhydrolysat, pflanzliches, Würze, Gelatine Typ A, Weizenkeime, Calcium hydrogenphosphat, wasserfreies.
EW: Ektoparasitikum.
AG: Zecken- oder Flohbefall, Sarcoptes-Räude, Ohrmilbenbefall, Demodikose.
AA: Mit oder ohne Futter eingeben.
DO: ED 2-4 mg/kg KG. Während der Floh- oder Zeckensaison monatlich, zur Behandlung der Sarcoptes-Räude monatlich über 2 Monate verabreichen. Zur Behandlung eines Ohrmilbenbefalls einmalig verabreichen und nach 30 Tagen kontrollieren (ev. eine weitere Behandlung), Zur Behandlung der Demodikose 1mal monatlich für 3 Monate verabreichen.
SST: Nutzen/Risiko-Abwägung.
NW: Sehr selten Magen/Darm, ZNS, Lethargie, Anorexie.
WH: Nutzen/Risiko-Abwägung bei Welpen unter 8 Wochen oder Hunden unter 1,3 kg KG.
PG: 3 ST VT [€ 28,55]

Simparica 10 mg - Kautabletten für Hunde >2,5-5 kg 804A, 804B, 804D
(Z.Nr. EU/2/15/191/*) RP. P. QP53BE03
ZI: Zoetis Belgium, Louvain-la-Neuve, Belgien
Z: 1 Kautablette enthält: Sarolaner 10 mg, Hypromellose acetatsuccinat, mittelfreifliessendes Granulat, Lactose monohydrat, Natriumstärkeglykolat, Siliciumdioxid, hochdisperses, Magnesium stearat, Maisstärke, Puderzucker, Glucose-Sirup, Schweineleberpulver, sprühgetrocknet, Proteinhydrolysat, pflanzliches, Würze, Gelatine Typ A, Weizenkeime, Calcium

S

hydrogenphosphat, wasserfreies.
Kurzinformation: siehe Simparica 5 mg - Kautabletten für Hunde 1,3-2,5 kg, → S. 1312
PG: 3 ST VT [€ 29,60]

Simparica 20 mg - Kautabletten für Hunde >5-10 kg 804A, 804B, 804D
(Z.Nr. EU/2/15/191/*) RP. P. QP53BE03

ZI: Zoetis Belgium, Louvain-la-Neuve, Belgien
Z: 1 Kautablette enthält: Sarolaner 20 mg, Hypromellose acetatsuccinat, mittelfreifliessendes Granulat, Lactose monohydrat, Natriumstärkeglykolat, Siliciumdioxid, hochdisperses, Magnesium stearat, Maisstärke, Puderzucker, Glucose-Sirup, Schweineleberpulver, sprühgetrocknet, Proteinhydrolysat, pflanzliches, Würze, Gelatine Typ A, Weizenkeime, Calcium hydrogenphosphat, wasserfreies.
Kurzinformation: siehe Simparica 5 mg - Kautabletten für Hunde 1,3-2,5 kg, → S. 1312
PG: 3 ST VT [€ 32,65]

Simparica 40 mg - Kautabletten für Hunde >10-20 kg 804A, 804B, 804D
(Z.Nr. EU/2/15/191/*) RP. P. QP53BE03

ZI: Zoetis Belgium, Louvain-la-Neuve, Belgien
Z: 1 Kautablette enthält: Sarolaner 40 mg, Hypromellose acetatsuccinat, mittelfreifliessendes Granulat, Lactose monohydrat, Natriumstärkeglykolat, Siliciumdioxid, hochdisperses, Magnesium stearat, Maisstärke, Puderzucker, Glucose-Sirup, Schweineleberpulver, sprühgetrocknet, Proteinhydrolysat, pflanzliches, Würze, Gelatine Typ A, Weizenkeime, Calcium hydrogenphosphat, wasserfreies.
Kurzinformation: siehe Simparica 5 mg - Kautabletten für Hunde 1,3-2,5 kg, → S. 1312
PG: 3 ST VT [€ 36,85]

Simparica 80 mg - Kautabletten für Hunde >20-40 kg 804A, 804B, 804D
(Z.Nr. EU/2/15/191/*) RP. P. QP53BE03

ZI: Zoetis Belgium, Louvain-la-Neuve, Belgien
Z: 1 Kautablette enthält: Sarolaner 80 mg, Hypromellose acetatsuccinat, mittelfreifliessendes Granulat, Lactose monohydrat, Natriumstärkeglykolat, Siliciumdioxid, hochdisperses, Magnesium stearat, Maisstärke, Puderzucker, Glucose-Sirup, Schweineleberpulver, sprühgetrocknet, Proteinhydrolysat, pflanzliches, Würze, Gelatine Typ A, Weizenkeime, Calcium hydrogenphosphat, wasserfreies.
Kurzinformation: siehe Simparica 5 mg - Kautabletten für Hunde 1,3-2,5 kg, → S. 1312
PG: 3 ST VT [€ 43,20]

Simparica 120 mg - Kautabletten für Hunde >40-60 kg 804A, 804B, 804D
(Z.Nr. EU/2/15/191/*) RP. P. QP53BE03

ZI: Zoetis Belgium, Louvain-la-Neuve, Belgien
Z: 1 Kautablette enthält: Sarolaner 120 mg, Hypromellose acetatsuccinat, mittelfreifliessendes Granulat, Lactose monohydrat, Natriumstärkeglykolat, Siliciumdioxid, hochdisperses, Magnesium stearat, Maisstärke, Puderzucker, Glucose-Sirup, Schweineleberpulver, sprühgetrocknet, Proteinhydrolysat, pflanzliches, Würze, Gelatine Typ A, Weizenkeime, Calcium hydrogenphosphat, wasserfreies.
Kurzinformation: siehe Simparica 5 mg - Kautabletten für Hunde 1,3-2,5 kg, → S. 1312
PG: 3 ST VT [€ 46,75]

Simparica Trio - Kautabletten für Hunde 1,25-2,5 kg 804B, 804D, 803A
(Z.Nr. EU/2/19/243/*) NR. P. QP54AB52

ZI: Zoetis Belgium, Louvain-la-Neuve, Belgien
Z: 1 Kautablette enthält: Sarolaner 3 mg, Moxidectin 0,06 mg, Pyrantel 12,5 mg (entspr. Pyrantel embonat), Hypromellose, Lactose monohydrat, Natrium stärkeglykolat Typ A, Meglumin, Butylhydroxytoluol, Pigmentmischung 018 (entspr. E 110) (entspr. E 129) (entspr. E 132), Hydroxypropylcellulose, Siliciumdioxid, hochdisperses, Magnesium stearat, Maisstärke, Puderzucker, Glucose-Sirup, Schweineleberpulver, Proteinhydrolysat, pflanzliches, Gelatine, Weizenkeime, Calcium hydrogenphosphat, wasserfreies.
EW: Antiparasitische Kombination.
AG: Mischinfektion mit Endo- und Ektoparasiten einschließlich Risikofälle; gleichzeitige Anwendung gegen Zecken oder Flöhe und gastrointestinale Nematoden; Vorbeugung von Herzwurmerkrankungen und Angiostrongylose.
AA: Zum Eingeben mit oder ohne Futter.
DO: Einmalig 1,2-2,4 mg/kg KG Sarolaner, 0,024-0,048 mg/kg KG Moxidectin und 5-10 mg/kg KG Pyrantel (= 1 Tablette gemäß Tiergewicht).
SST: Nicht empfohlen. Auch bei Zuchttieren nicht empfohlen.
WW: Vorsicht: Tierarzneimittel, die P-Glycoprotein hemmen können (z.B. Ciclosporin, Ketoconazol, Spinosad, Verapamil).
WH: Nicht wirksam gegen adulte Stadien von Dirofilaria immitis.
PG: 3 ST VT [€ 28,55]

Simparica Trio - Kautabletten für Hunde >2,5-5 kg 804B, 804D, 803A
(Z.Nr. EU/2/19/243/*) NR. P. QP54AB52

ZI: Zoetis Belgium, Louvain-la-Neuve, Belgien
Z: 1 Kautablette enthält: Sarolaner 6 mg, Moxidectin 0,12 mg, Pyrantel 25 mg (entspr. Pyrantel embonat), Hypromellose, Lactose monohydrat, Natrium stärkeglykolat Typ A, Meglumin, Butylhydroxytoluol, Pigmentmischung 018 (entspr. E 110) (entspr. E 129) (entspr. E 132), Hydroxypropylcellulose, Siliciumdioxid, hochdisperses, Magnesium stearat, Maisstärke, Puderzucker, Glucose-Sirup, Schweineleberpulver, Proteinhydrolysat, pflanzliches, Gelatine, Weizenkeime, Calcium hydrogenphosphat, wasserfreies.
EW: Antiparasitische Kombination.
AG: Mischinfektion mit Endo- und Ektoparasiten einschließlich Risikofälle; gleichzeitige Anwendung gegen Zecken oder Flöhe und gastrointestinale Nematoden; Vorbeugung von Herzwurmerkrankungen und Angiostrongylose.
AA: Zum Eingeben mit oder ohne Futter.
DO: Einmalig 1,2-2,4 mg/kg KG Sarolaner, 0,024-0,048 mg/kg KG Moxidectin und 5-10 mg/kg KG Pyrantel (= 1 Tablette gemäß Tiergewicht).
SST: Nicht empfohlen. Auch bei Zuchttieren nicht empfohlen.
WW: Vorsicht: Tierarzneimittel, die P-Glycoprotein hemmen können (z.B. Cyclosporin, Ketoconazol, Spinosad, Verapamil).
WH: Nicht wirksam gegen adulte Stadien von Dirofilaria immitis.
PG: 3 ST VT [€ 29,60]

Simparica Trio - Kautabletten für Hunde >5-10 kg 804B, 804D, 803A
(Z.Nr. EU/2/19/243/*) NR. P. QP54AB52

ZI: Zoetis Belgium, Louvain-la-Neuve, Belgien
Z: 1 Kautablette enthält: Sarolaner 12 mg, Moxidectin 0,24 mg, Pyrantel 50 mg (entspr. Pyrantel embonat), Hypromellose, Lactose monohydrat, Natrium stärkeglykolat Typ A, Meglumin, Butylhydroxytoluol, Pigmentmischung 018 (entspr. E 110) (entspr. E 129) (entspr. E 132), Hydroxypropylcellulose, Siliciumdioxid, hochdisperses, Magnesium stearat, Maisstärke, Puderzucker, Glucose-Sirup, Schweineleberpulver, Proteinhydrolysat, pflanzliches, Gelatine, Weizenkeime, Calcium hydrogenphosphat, wasserfreies.
Kurzinformation: siehe Simparica Trio - Kautabletten für Hunde >2,5-5 kg, → S. 1313
PG: 3 ST VT [€ 32,65]

Simparica Trio - Kautabletten für Hunde >10-20 kg 804B, 804D, 803A
(Z.Nr. EU/2/19/243/*) NR. P. QP54AB52

ZI: Zoetis Belgium, Louvain-la-Neuve, Belgien
Z: 1 Kautablette enthält: Sarolaner 24 mg, Moxidectin 0,48 mg, Pyrantel 100 mg (entspr. Pyrantel embonat), Hypromellose, Lactose monohydrat, Natrium stärkeglykolat Typ A, Meglumin, Butylhydroxytoluol, Pigmentmischung 018 (entspr. E 110) (entspr. E 129) (entspr. E 132), Hydroxypropylcellulose, Siliciumdioxid, hochdisperses, Magnesium stearat, Maisstärke, Puderzucker, Glucose-Sirup, Schweineleberpulver, Proteinhydrolysat, pflanzliches, Gelatine, Weizenkeime, Calcium hydrogenphosphat, wasserfreies.
Kurzinformation: siehe Simparica Trio - Kautabletten für Hunde >2,5-5 kg, → S. 1313
PG: 3 ST VT [€ 36,85]

Simparica Trio - Kautabletten für Hunde >20-40 kg 804B, 804D, 803A
(Z.Nr. EU/2/19/243/*) NR. P. QP54AB52

ZI: Zoetis Belgium, Louvain-la-Neuve, Belgien

Z: 1 Kautablette enthält: Sarolaner 48 mg, Moxidectin 0,96 mg, Pyrantel 200 mg (entspr. Pyrantel embonat), Hypromellose, Lactose monohydrat, Natrium stärkeglykolat Typ A, Meglumin, Butylhydroxytoluol, Pigmentmischung 018 (entspr. E 110) (entspr. E 129) (entspr. E 132), Hydroxypropylcellulose, Siliciumdioxid, hochdisperses, Magnesium stearat, Maisstärke, Puderzucker, Glucose-Sirup, Schweineleberpulver, Proteinhydrolysat, pflanzliches, Gelatine, Weizenkeime, Calcium hydrogenphosphat, wasserfreies.
Kurzinformation: siehe Simparica Trio - Kautabletten für Hunde >2,5-5 kg, → S. 1313
PG: 3 ST VT [€ 43,20]

Simparica Trio - Kautabletten für Hunde >40-60 kg 804B, 804D, 803A
(Z.Nr. EU/2/19/243/*) NR. P. QP54AB52

ZI: Zoetis Belgium, Louvain-la-Neuve, Belgien
Z: 1 Kautablette enthält: Sarolaner 72 mg, Moxidectin 1,44 mg, Pyrantel 300 mg (entspr. Pyrantel embonat), Hypromellose, Lactose monohydrat, Natrium stärkeglykolat Typ A, Meglumin, Butylhydroxytoluol, Pigmentmischung 018 (entspr. E 110) (entspr. E 129) (entspr. E 132), Hydroxypropylcellulose, Siliciumdioxid, hochdisperses, Magnesium stearat, Maisstärke, Puderzucker, Glucose-Sirup, Schweineleberpulver, Proteinhydrolysat, pflanzliches, Gelatine, Weizenkeime, Calcium hydrogenphosphat, wasserfreies.
Kurzinformation: siehe Simparica Trio - Kautabletten für Hunde >2,5-5 kg, → S. 1313
PG: 3 ST VT [€ 46,75]

Simponi 45 mg/0,45 ml - Injektionslösung in vorgefülltem Injektor 13A02
(Z.Nr. EU/1/09/546/*) NR. P. E. nicht im Handel. L04AB06

Simponi 50 mg - Injektionslösung in einer Fertigspritze 13A02, 22F01
(Z.Nr. EU/1/09/546/*) NR. P. E. L04AB06

ZI: Janssen Biologics, Leiden, Niederlande
Z: 1 Fertigspritze mit 0,5 ml enthält: Golimumab 50 mg, mittels rekombinanter DNA-Technologie in muriner Hybridom-Zelllinie hergestellt, Sorbitol 20,5 mg, L-Histidin, L-Histidin hydrochlorid-monohydrat, Polysorbat 80, Wasser für Injektionszwecke.
EW: Tumornekrosefaktor-Alpha-Hemmer.
AG: - Rheumatoide Arthritis oder juvenile idiopathische Arthritis bei Personen ab 40 kg KG (in Kombination mit Methotrexat)
- Psoriasis-Arthritis (allein oder in Kombination mit Methotrexat)
- Axiale Spondyloarthritis:
Ankylosierende Spondylitis bei nicht ausreichender Standardtherapie.
Nicht-röntgenologische axiale Spondyloarthritis.
- Colitis ulcerosa bei nicht ausreichender Standardtherapie.
AA: S.c.; Selbstinjektion nach Einschulung möglich.
DO: Arthritis, Spondylitis: 1mal monatlich 50 mg; bei Patienten über 100 kg KG ev. Dosissteigerung auf 100 mg 1mal monatlich.
Colitis ulcerosa:
Personen unter 80 kg KG: Initial 200 mg, nach 2 Wochen 100 mg, nach 6 Wochen 50 mg, dann alle 4 Wochen 50 mg. Bei unzureichendem Ansprechen nach 6 Wochen 100 mg, dann alle 4 Wochen 100 mg.
Personen ab 80 kg KG: Initial 200 mg, nach 2 Wochen 100 mg, dann alle 4 Wochen 100 mg.
Keine Daten an Patienten unter 18 Jahren.
GA: Aktive Tuberkulose und andere schwere Infektionen, Herzinsuffizienz III bis IV.
SST: Nicht empfohlen, mindestens 6 Monate nach Behandlungsende nicht stillen; Kontrazeption bis 6 Monate nach Behandlungsende fortführen.
NW: Schwere Infektionen (Aktivierung einer latenten Tuberkulose), Anämie, Panzytopenie, Allergien, Depression, Schlaflosigkeit, ZNS, Hypertonie, Magen/Darm, Enzymanstiege, Haut, Überempfindlichkeit (auch schwere Reaktionen), Fieber, Asthenie, lokale Reaktionen, Arrhythmien, Herzinsuffizienz, Vaskulitis, allgemeine Beschwerden, selten Demyelinisierung (dosisabhängig), T-Zell-Lymphome, Leukämie, Autoimmunprozesse, Knochenbrüche.
WW: Nicht anwenden: Anakinra, Abatacept, Lebendimpfstoffe, infektiöse therapeutische Agenzien.
WH: Auf Infektionen engmaschig überwachen. Vor Therapiebeginn alle Patienten auf aktive oder latente Tuberkulose beurteilen. Vor Therapiebeginn bei Jugendlichen alle Impfungen auffrischen bzw. durchführen. Reaktivierung einer Hepatitis B-Infektion möglich. Auf Malignome (besonders bei Personen unter 22 Jahren), Kolondysplasie/-karzinome, Lymphome, Leukämie, demyelinisierende Erkrankungen, Autoimmunprozesse, hämatologische Reaktionen achten. Verkehrshinweis.
PG: 1 ST RE1 (EKO: Y) [€ 1.352,90]

Simponi 50 mg - Injektionslösung in einer Fertigspritze 13A02, 22F01
(Z.Nr. EU/1/09/546/*) NR. P. E.
Parallelimport. L04AB06

V: Abacus Medicine, Copenhagen, Dänemark
Z: 1 Fertigspritze mit 0,5 ml enthält: Golimumab 50 mg (entspr. mittels rekombinanter DNA-Technologie in muriner Hybridom-Zelllinie hergestellt), Sorbitol 20,5 mg, L-Histidin, L-Histidin hydrochlorid-monohydrat, Polysorbat 80, Wasser für Injektionszwecke.
PG: 1 ST RE1 (EKO: Y) [€ 1.339,70]

Simponi 50 mg - Injektionslösung in einer Fertigspritze 13A02, 22F01
(Z.Nr. EU/1/09/546/*) NR. P. E.
Parallelimport. L04AB06

V: Orifarm, Leverkusen, Deutschland
Z: 1 Fertigspritze mit 0,5 ml enthält: Golimumab 50 mg (entspr. mittels rekombinanter DNA-Technologie in muriner Hybridom-Zelllinie hergestellt), Sorbitol 20,5 mg, L-Histidin, L-Histidin hydrochlorid-monohydrat, Polysorbat 80, Wasser für Injektionszwecke.
PG: 1 ST RE1 (EKO: Y) [€ 1.339,65]

Simponi 50 mg - Injektionslösung in vorgefülltem Injektor 13A02, 22F01
(Z.Nr. EU/1/09/546/*) NR. P. E. L04AB06

ZI: Janssen Biologics, Leiden, Niederlande
Z: 1 Injektor mit 0,5 ml enthält: Golimumab 50 mg (entspr. mittels rekombinanter DNA-Technologie in muriner Hybridom-Zelllinie hergestellt), Sorbitol 20,5 mg, L-Histidin, L-Histidin hydrochlorid-monohydrat, Polysorbat 80, Wasser für Injektionszwecke.
Kurzinformation: siehe Simponi 50 mg - Injektionslösung in einer Fertigspritze, → S. 1314
PG: 1 ST RE1 (EKO: Y) [€ 1.352,90]

Simponi 50 mg - Injektionslösung in vorgefülltem Injektor 13A02, 22F01
(Z.Nr. EU/1/09/546/*) NR. P. E.
Parallelimport. L04AB06

V: Abacus Medicine, Copenhagen, Dänemark
Z: 1 Injektor mit 0,5 ml enthält: Golimumab 50 mg (entspr. mittels rekombinanter DNA-Technologie in muriner Hybridom-Zelllinie hergestellt), Sorbitol 20,5 mg, L-Histidin, L-Histidin hydrochlorid-monohydrat, Polysorbat 80, Wasser für Injektionszwecke.
PG: 1 ST RE1 (EKO: Y) [€ 1.339,70]

Simponi 50 mg - Injektionslösung in vorgefülltem Injektor 13A02, 22F01
(Z.Nr. EU/1/09/546/*) NR. P. E.
Parallelimport. L04AB06

V: Orifarm, Leverkusen, Deutschland
Z: 1 Injektor mit 0,5 ml enthält: Golimumab 50 mg (entspr. mittels rekombinanter DNA-Technologie in muriner Hybridom-Zelllinie hergestellt), Sorbitol 20,5 mg, L-Histidin, L-Histidin hydrochlorid-monohydrat, Polysorbat 80, Wasser für Injektionszwecke.
PG: 1 ST RE1 (EKO: Y) [€ 1.339,65]

Simponi 100 mg - Injektionslösung in einer Fertigspritze 13A02, 22F01
(Z.Nr. EU/1/09/546/*) NR. P. E. L04AB06

ZI: Janssen Biologics, Leiden, Niederlande
Z: 1 Fertigspritze mit 1 ml Lösung enthält: Golimumab 100 mg, (entspr. mittels rekombinanter DNA-Technologie in muriner Hybridom-Zelllinie hergestellt), Sorbitol 41 mg, L-Histidin, L-Histidin hydrochlorid-monohydrat, Polysorbat 80, Wasser für Injektionszwecke.
Kurzinformation: siehe Simponi 50 mg - Injektionslösung in einer Fertigspritze, → S. 1314
PG: 1 ST RE1 (EKO: Y) [€ 1.352,90]

Simponi 100 mg - Injektionslösung in einer Fertigspritze 13A02, 22F01
(Z.Nr. EU/1/09/546/*) NR. P. E.
Parallelimport. nicht im Handel.
L04AB06

Simponi 100 mg - Injektionslösung in vorgefülltem Injektor 13A02, 22F01
(Z.Nr. EU/1/09/546/*) NR. P. E.
L04AB06
ZI: Janssen Biologics, Leiden, Niederlande
Z: 1 Injektor mit 1 ml Lösung enthält: Golimumab 100 mg, (entspr. mittels rekombinanter DNA-Technologie in muriner Hybridom-Zelllinie hergestellt), Sorbitol 41 mg, L-Histidin, L-Histidin hydrochlorid-monohydrat, Polysorbat 80, Wasser für Injektionszwecke.
Kurzinformation: siehe Simponi 50 mg - Injektionslösung in einer Fertigspritze, → S. 1314
PG: 1 ST RE1 (EKO: Y) [€ 1.352,90]

Simponi 100 mg - Injektionslösung in vorgefülltem Injektor 13A02, 22F01
(Z.Nr. EU/1/09/546/*) NR. P. E.
Parallelimport. nicht im Handel.
L04AB06

Simulect 10 mg - Pulver und Lösungsmittel zur Herstellung einer Injektionslösung oder Infusionslösung 33B
(Z.Nr. EU/1/98/084/*) NR. P. E. nicht im Handel. L04AC02

Simulect 20 mg - Pulver und Lösungsmittel zur Herstellung einer Injektionslösung oder Infusionslösung 33B
(Z.Nr. EU/1/98/084/*) NR. P. E. nicht im Handel. L04AC02

Simvarcana 20 mg - Filmtabletten 41A01
(Z.Nr. 1-25543) RP. P. n.l. C10AA01
ZI: Arcana Arzneimittel, Wien
Z: 1 Filmtablette enthält: Simvastatin 20 mg, Tablettenkern: Ascorbinsäure, Butylhydroxyanisol, Citronensäure monohydrat, Lactose monohydrat 144,06 mg, Magnesium stearat, Cellulose, mikrokristalline, Maisstärke, vorverkleistert, Talkum; Filmüberzug: Hypromellose, Lactose monohydrat, Titandioxid, Triacetin, Eisenoxid gelb, Eisenoxid rot.
PG: 30 ST (2) (EKO: G) [€ 9,10 n.l.]

Simvarcana 40 mg - Filmtabletten 41A01
(Z.Nr. 1-25544) RP. P. n.l. C10AA01
ZI: Arcana Arzneimittel, Wien
Z: 1 Filmtablette enthält: Simvastatin 40 mg, Tablettenkern: Ascorbinsäure, Butylhydroxyanisol, Citronensäure monohydrat, Lactose monohydrat 281,72 mg, Magnesium stearat, Cellulose, mikrokristalline, Maisstärke, vorverkleistert, Talkum; Filmüberzug: Hypromellose, Titandioxid, Triacetin, Eisenoxid gelb, Eisenoxid rot, Polydextrose 3,84 mg (entspr. Glucose <= 4 %) (entspr. Sorbitol <= 2 %), Macrogol 8000.
PG: 30 ST (2) (EKO: G) [€ 9,10 n.l.]

Simvastad 20 mg - Filmtabletten 41A01
(Z.Nr. 1-24686) RP. P. C10AA01
ZI: Stada Arzneimittel, Wien
Z: 1 Filmtablette enthält: Simvastatin 20 mg, Tablettenkern: Lactose 149 mg, Cellulose, mikrokristalline, Maisstärke, vorverkleistert, Butylhydroxyanisol, Magnesium stearat, Talkum; Filmüberzug: Hydroxypropylcellulose, Hypromellose, Titandioxid, Talkum.
EW: HMG-CoA-Reduktase-Hemmer.
AG: Primäre Hypercholesterinämie oder gemischte Dyslipidämie, homozygote familiäre Hypercholesterinämie, kardiovaskuläre Prävention.
AA: 1mal tgl. (abends) oral.
DO: Hypercholesterinämie: TD initial 10-20 mg, dann 20-40 mg
Homozygote familiäre Hypercholesterinämie: TD 40-80 mg
Kardiovaskuläre Prävention: TD 20-40 mg Bei Gabe von Fibraten (außer Gemfibrozil) MTD 10 mg Simvastatin. Bei Gabe von Amiodaron, Amlodipin, Diltiazem, Elbasvir, Grazoprevir oder Verapamil MTD 20 mg Simvastatin. Bei Gabe von Lomitapid MTD 40 mg Simvastatin.
Kinder und Jugendliche (ab 10 Jahren) mit heterozygoter familiärer Hypercholesterolämie: TD initial 10 mg, dann 10-40 mg.
GA: Leberschäden.
SST: Gegenanzeige.
NW: Magen/Darm (Pankreatitis), ZNS (kognitive Beeinträchtigungen), Sehstörungen, Leber (selten Leberversagen), Haut, Myopathie (sehr selten immunvermittelte nekrotisierende Myopathie), Tendinopathie, interstitielle Lungenerkrankung, Myalgie, Rhabdomyolyse, Asthenie, erhöhtes Diabetesrisiko.
WW: Gegenanzeige: Starke CYP3A4-Hemmer: Ketoconazol, Itraconazol, Posaconazol, HIV-Proteasehemmer, Makrolide, Nefazodon, Cobicistat, Ciclosporin, Danazol, Gemfibrozil.
Nicht empfohlen: Niacin (>1 g/die), Grapefruitsaft. Fusidinsäure (Rhabdomyolyse- Risiko: 7 Tage Abstand).
Vorsicht: Cumarine, Rifampicin, Fluconazol, Colchicin, Daptomycin, OATP1B1-Transportprotein-Inhibitoren, BCRP-Inhibitoren.
WH: Erhöhtes Myopathierisiko bei Trägern des SLCO1B1 Gens Allel (c.521T>C). Auf Myopathie/Rhabdomyolyse bzw. interstitielle Lungenerkrankung achten. Leber, Blutglukose kontrollieren. Vorsicht bei übermäßigem Alkoholkonsum.
PG: 30 ST (2) (EKO: G) [€ 7,95]

Simvastad 40 mg - Filmtabletten 41A01
(Z.Nr. 1-24687) RP. P. C10AA01
ZI: Stada Arzneimittel, Wien
Z: 1 Filmtablette enthält: Simvastatin 40 mg, Tablettenkern: Lactose 298 mg, Cellulose, mikrokristalline, Maisstärke, vorverkleistert, Butylhydroxyanisol, Magnesium stearat, Talkum; Filmüberzug: Hydroxypropylcellulose, Hypromellose, Titandioxid, Talkum.
Kurzinformation: siehe Simvastad 20 mg - Filmtabletten, → S. 1315
PG: 30 ST (2) (EKO: G) [€ 7,95]

Simvastatin 1A Pharma 20 mg - Filmtabletten 41A01
(Z.Nr. 1-24697) RP. P. C10AA01
ZI: 1A Pharma, Wien
Z: 1 Filmtablette enthält: Simvastatin 20 mg, Tablettenkern: Butylhydroxyanisol, Cellulose, mikrokristalline, Citronensäure monohydrat, Maisstärke, vorverkleistert, Lactose monohydrat 61,25 mg, Magnesium stearat; Filmüberzug: Hypromellose, Talkum, Titandioxid, Eisen(III)-oxid, rotes, Eisen(III)-hydroxid-oxid, gelb.
EW: HMG-CoA-Reduktase-Hemmer.
AG: Primäre Hypercholesterinämie oder gemischte Dyslipidämie, homozygote familiäre Hypercholesterinämie, kardiovaskuläre Prävention.
AA: 1mal tgl. (abends) oral mit Wasser.
DO: Hypercholesterinämie: TD initial 10-20 mg, dann 20-40 mg
Homozygote familiäre Hypercholesterinämie: TD 40-80 mg
Kardiovaskuläre Prävention: TD 20-40 mg Bei Gabe von Fibraten (außer Gemfibrozil) MTD 10 mg Simvastatin. Bei Gabe von Amiodaron, Amlodipin, Diltiazem, Elbasvir, Grazoprevir oder Verapamil MTD 20 mg Simvastatin. Bei Gabe von Lomitapid MTD 40 mg Simvastatin.
Kinder und Jugendliche (ab 10 Jahren) mit heterozygoter familiärer Hypercholesterolämie: TD initial 10 mg, dann 10-40 mg.
GA: Leberschäden.
SST: Gegenanzeige.
NW: Magen/Darm (Pankreatitis), ZNS (kognitive Beeinträchtigungen), Augen, Leber (selten Leberversagen), Haut, Myopathie (sehr selten immunvermittelte nekrotisierende Myopathie), Tendinopathie, interstitielle Lungenerkrankung, Myalgie, Rhabdomyolyse, Asthenie, erhöhtes Diabetesrisiko.
WW: Gegenanzeige: Starke CYP3A4-Hemmer: Ketoconazol, Itraconazol, Posaconazol, HIV-Proteasehemmer, Makrolide, Boceprevir, Nefazodon.
Nicht empfohlen: Gemfibrozil, Niacin (>1 g/die), Grapefruitsaft. Fusidinsäure (7 Tage Abstand).
Vorsicht: Cumarine, Rifampicin, Fluconazol, Colchicin. MTD 10 mg Simvastatin: Fibrate (außer Fenofibrat). MTD 20 mg Simvastatin: Amiodaron, Amlodipin, Verapamil, Diltiazem, Elbasvir/Grazoprevir. MTD 40 mg Simvastatin: Lomitapid, Ticagrelor.
WH: Erhöhtes Myopathierisiko bei Trägern des SLCO1B1 Gens Allel (c.521T>C). Auf Myopathie/Rhabdomyolyse bzw. interstitielle Lungenerkrankung achten. Leber kontrollieren. Vorsicht bei übermäßigem Alkoholkonsum.
PG: 30 ST (2) (EKO: G) [€ 8,35]

Simvastatin 1A Pharma 40 mg - Filmtabletten 41A01
(Z.Nr. 1-24696) RP. P. C10AA01
ZI: 1A Pharma, Wien
Z: 1 Filmtablette enthält: Simvastatin 40 mg, Tablettenkern: Butylhydroxyanisol, Cellulose, mikrokristalline, Citronensäure monohydrat, Maisstärke, vorverkleistert, Lactose monohydrat 122,5 mg, Magnesium stearat; Filmüberzug: Hypromellose, Talkum, Titandioxid, Eisen(III)-oxid, rotes.
Kurzinformation: siehe Simvastatin 1A Pharma 20 mg - Filmtabletten, → S. 1315
PG: 30 ST (2) (EKO: G) [€ 8,35]

Simvastatin Actavis 20 mg - Filmtabletten 41A01
(Z.Nr. 1-27487) RP. P. C10AA01
ZI: Actavis Group PTC, Hafnarfjördur, Island
Z: 1 Filmtablette enthält: Simvastatin 20 mg, Tablettenkern: Lactose monohydrat 131,46 mg, Cellulose, mikrokristalline, Stärke, vorverkleistert, Butylhydroxyanisol, Ascorbinsäure, Citronensäure,

Siliciumdioxid, hochdisperses, Talkum, Magnesium stearat; Tablettenüberzug: Hypromellose, Eisenoxid rot, Eisenoxid gelb, Triethylcitrat, Titandioxid, Talkum, Povidon K30.
EW: HMG-CoA-Reduktase-Hemmer.
AG: Primäre Hypercholesterinämie oder gemischte Dyslipidämie, homozygote familiäre Hypercholesterinämie, kardiovaskuläre Prävention.
AA: 1mal tgl. (abends) oral mit Wasser.
DO: Hypercholesterinämie: TD initial 10-20 mg, dann 20-40 mg
Homozygote familiäre Hypercholesterinämie: TD 40-80 mg
Kardiovaskuläre Prävention: TD 20-40 mg Bei Gabe von Fibraten (außer Gemfibrozil) MTD 10 mg Simvastatin. Bei Gabe von Amiodaron, Amlodipin, Diltiazem, Elbasvir, Grazoprevir oder Verapamil MTD 20 mg Simvastatin. Bei Gabe von Lomitapid MTD 40 mg Simvastatin.
Kinder und Jugendliche (ab 10 Jahren) mit heterozygoter familiärer Hypercholesterolämie: TD initial 10 mg, dann 10-40 mg.
GA: Leberschäden.
SST: Gegenanzeige.
NW: Magen/Darm (Pankreatitis), ZNS (kognitive Beeinträchtigungen), Leber (selten Leberversagen), Haut, Myopathie (sehr selten immunvermittelte nekrotisierende Myopathie), Tendinopathie, interstitielle Lungenerkrankung, Myalgie, Rhabdomyolyse, Asthenie, erhöhtes Diabetesrisiko.
WW: Gegenanzeige: Starke CYP3A4-Hemmer: Ketoconazol, Itraconazol, Posaconazol, HIV-Proteasehemmer, Makrolide, Nefazodon, Cobicistat. Gemfibrozil, Ciclosporin, Danazol, Fusidinsäure.
Nicht empfohlen: Niacin (>1 g/die), Grapefruitsaft.
Vorsicht: Daptomycin, Cumarine, Rifampicin, Fluconazol, Colchicin. Fibrate (ausgenommen Gemfibrozil): MTD 10 mg Simvastatin. Amiodaron, Amlodipin, Verapamil, Diltiazem, Elbasvir, Grazoprtevir: MTD 20 mg Simvastatin. Lomitapid: MTD 40 mg Simvastatin.
WH: Erhöhtes Myopathierisiko bei Trägern des SLCO1B1 Gens Allel (c.521T>C). Auf Myopathie/Rhabdomyolyse bzw. interstitielle Lungenerkrankung achten. Leber kontrollieren. Vorsicht bei übermäßigem Alkoholkonsum.
PG: 30 ST (2) (EKO: G) [€ 9,55]

Simvastatin Actavis 40 mg - Filmtabletten — 41A01

(Z.Nr. 1-27488) RP. P. C10AA01
ZI: Actavis Group PTC, Hafnarfjördur, Island
Z: 1 Filmtablette enthält: Simvastatin 40 mg, Tablettenkern: Lactose monohydrat 262,92 mg, Cellulose, mikrokristalline, Stärke, vorverkleistert, Butylhydroxyanisol, Ascorbinsäure, Citronensäure, Siliciumdioxid, hochdisperses, Talkum, Magnesium stearat; Tablettenüberzug: Hypromellose, Eisenoxid rot, Eisenoxid gelb, Triethylcitrat, Titandioxid, Talkum, Povidon K30.
Kurzinformation: siehe Simvastatin Actavis 20 mg - Filmtabletten, → S. 1315
PG: 30 ST (2) (EKO: G) [€ 9,55]

Simvastatin Actavis 80 mg - Filmtabletten — 41A01

(Z.Nr. 1-27191) RP. P. C10AA01
ZI: Actavis Group PTC, Hafnarfjördur, Island
Z: 1 Filmtablette enthält: Simvastatin 80 mg, Tablettenkern: Lactose monohydrat 525,84 mg, Cellulose, mikrokristalline, Stärke, vorverkleistert, Butylhydroxyanisol, Ascorbinsäure, Citronensäure, Siliciumdioxid, hochdisperses, Talkum, Magnesium stearat; Tablettenfilm: (entspr. Hypromellose) (entspr. Eisenoxid rot) (entspr. Triethylcitrat) (entspr. Titandioxid) (entspr. Talkum) (entspr. Povidon K30).
Kurzinformation: siehe Simvastatin Actavis 20 mg - Filmtabletten, → S. 1315
PG: 30 ST (2) (EKO: G) [€ 9,55]

Simvastatin Alternova 10 mg - Filmtabletten 41A01
(Z.Nr. 1-24896) RP. P. nicht im Handel. C10AA01

Simvastatin Alternova 20 mg - Filmtabletten — 41A01

(Z.Nr. 1-24897) RP. P. C10AA01
ZI: Krka, Novo Mesto, Slowenien
Z: 1 Filmtablette enthält: Simvastatin 20 mg, Lactose monohydrat (entspr. Lactose), Stärke, verkleistert, Butylhydroxyanisol, Citronensäure, wasserfreie, Ascorbinsäure, Maisstärke, Cellulose, mikrokristalline, Magnesium stearat; Filmüberzug: Hypromellose, Talkum, Propylenglykol, Titandioxid.
EW: HMG-CoA-Reduktase-Hemmer.
AG: Primäre Hypercholesterinämie oder gemischte Dyslipidämie, homozygote familiäre Hypercholesterinämie, kardiovaskuläre Prävention.
AA: 1mal tgl. (abends) oral mit Wasser.
DO: Hypercholesterinämie: TD initial 10-20 mg, dann 20-40 mg
Homozygote familiäre Hypercholesterinämie: TD 40-80 mg
Kardiovaskuläre Prävention: TD 20-40 mg Bei Gabe von Fibraten (außer Gemfibrozil) MTD 10 mg Simvastatin. Bei Gabe von Amiodaron, Amlodipin, Diltiazem, Elbasvir, Grazoprevir oder Verapamil MTD 20 mg Simvastatin. Bei Gabe von Lomitapid MTD 40 mg Simvastatin.
Kinder und Jugendliche (ab 10 Jahren) mit heterozygoter familiärer Hypercholesterolämie: TD initial 10 mg, dann 10-40 mg.
GA: Leberschäden.
SST: Gegenanzeige.
NW: Magen/Darm (Pankreatitis), ZNS (kognitive Beeinträchtigungen), Leber (selten Leberversagen), Haut, Myopathie (sehr selten immunvermittelte nekrotisierende Myopathie), Tendinopathie, interstitielle Lungenerkrankung, Myalgie, Rhabdomyolyse, Asthenie, erhöhtes Diabetesrisiko.
WW: Gegenanzeige: Starke CYP3A4-Hemmer: Ketoconazol, Itraconazol, Posaconazol, HIV-Proteasehemmer, Makrolide, Nefazodon.
Nicht empfohlen: Gemfibrozil, Niacin (>1 g/die), Grapefruitsaft. Fusidinsäure (7 Tage Abstand).
Vorsicht: Cumarine, Rifampicin, Fluconazol, Colchicin.
WH: Erhöhtes Myopathierisiko bei Trägern des SLCO1B1 Gens Allel (c.521T>C). Auf Myopathie/Rhabdomyolyse bzw. interstitielle Lungenerkrankung achten. Leber kontrollieren. Vorsicht bei übermäßigem Alkoholkonsum.
PG: 30 ST (2) (EKO: G) [€ 10,70]

Simvastatin Alternova 40 mg - Filmtabletten — 41A01

(Z.Nr. 1-24898) RP. P. C10AA01
ZI: Krka, Novo Mesto, Slowenien
Z: 1 Filmtablette enthält: Simvastatin 40 mg, Lactose monohydrat (entspr. Lactose), Stärke, verkleistert, Butylhydroxyanisol, Citronensäure, wasserfreie, Ascorbinsäure, Maisstärke, Cellulose, mikrokristalline, Magnesium stearat; Filmüberzug: Hypromellose, Talkum, Propylenglykol, Titandioxid.
Kurzinformation: siehe Simvastatin Alternova 20 mg - Filmtabletten, → S. 1316
PG: 30 ST (2) (EKO: G) [€ 10,70]

Simvastatin Bluefish 10 mg - Filmtabletten 41A01
(Z.Nr. 1-28230) RP. P. nicht im Handel. C10AA01

Simvastatin Bluefish 20 mg - Filmtabletten — 41A01

(Z.Nr. 1-28231) RP. P. C10AA01
ZI: Bluefish Pharmaceuticals, Gävlegatan, Stockholm, Schweden
Z: 1 Filmtablette enthält: Simvastatin 20 mg, Tablettenkern: Hydroxyanisol, butyliert, Ascorbinsäure, Citronensäure monohydrat, Cellulose, mikrokristalline, Maisstärke, vorverkleistert, Lactose monohydrat 140 mg, Magnesium stearat, Filmüberzug: Hypromellose, Hydroxypropylcellulose, Titandioxid, Talkum, Eisenoxid gelb.
EW: HMG-CoA-Reduktase-Hemmer.
AG: Primäre Hypercholesterinämie oder gemischte Dyslipidämie, homozygote familiäre Hypercholesterinämie, kardiovaskuläre Prävention.
AA: 1mal tgl. (abends) oral mit Wasser.
DO: Hypercholesterinämie: TD initial 10-20 mg, dann 20-40 mg
Homozygote familiäre Hypercholesterinämie: TD 40-80 mg
Kardiovaskuläre Prävention: TD 20-40 mg Bei Gabe von Fibraten (außer Gemfibrozil) MTD 10 mg Simvastatin. Bei Gabe von Amiodaron, Amlodipin, Diltiazem, Elbasvir, Grazoprevir oder Verapamil MTD 20 mg Simvastatin. Bei Gabe von Lomitapid MTD 40 mg Simvastatin.
Kinder und Jugendliche (ab 10 Jahren) mit heterozygoter familiärer Hypercholesterolämie: TD initial 10 mg, dann 10-40 mg.
GA: Leberschäden.
SST: Gegenanzeige.
NW: Magen/Darm (Pankreatitis), ZNS (kognitive Beeinträchtigungen), Sehstörungen, Leber (selten Leberversagen), Haut, Myopathie (sehr selten immunvermittelte nekrotisierende Myopathie), Tendinopathie, interstitielle Lungenerkrankung, Myalgie, Rhabdomyolyse, Asthenie, erhöhtes Diabetesrisiko.
WW: Gegenanzeige: Starke CYP3A4-Hemmer: Ketoconazol, Itraconazol, Posaconazol, HIV-Proteasehemmer, Makrolide, Nefazodon.
Nicht empfohlen: Gemfibrozil, Niacin (>1 g/die), Grapefruitsaft. Fusidinsäure (7 Tage Abstand).
Vorsicht: Cumarine, Rifampicin, Fluconazol, Colchicin.
WH: Erhöhtes Myopathierisiko bei Trägern des SLCO1B1 Gens Allel (c.521T>C). Auf Myopathie/Rhabdomyolyse bzw. interstitielle Lungenerkrankung achten. Leber kontrollieren. Vorsicht bei übermäßigem Alkoholkonsum.
PG: 30 ST (2) (EKO: G) [€ 7,90]

Simvastatin Bluefish 40 mg - Filmtabletten — 41A01

(Z.Nr. 1-28232) RP. P. C10AA01
ZI: Bluefish Pharmaceuticals, Gävlegatan, Stockholm, Schweden
Z: 1 Filmtablette enthält: Simvastatin 40 mg, Tablettenkern: Hydroxyanisol, butyliert, Ascorbinsäure, Citronensäure monohydrat, Cellulose, mikrokristalline, Maisstärke, vorverkleistert, Lactose monohydrat 280 mg, Magnesium stearat, Filmüberzug:

Hypromellose, Hydroxypropylcellulose, Titandioxid, Talkum, Eisenoxid gelb, Eisenoxid rot.
Kurzinformation: siehe Simvastatin Bluefish 20 mg - Filmtabletten, → S. 1316
PG: 30 ST (2) (EKO: G) [€ 7,90]

Simvastatin Genericon 20 mg - Filmtabletten 41A01
(Z.Nr. 1-24443) RP. P. C10AA01
ZI: Genericon Pharma, Graz
Z: 1 Filmtablette enthält: Simvastatin 20 mg, Tablettenkern: Lactose, wasserfrei 149 mg, Cellulose, mikrokristalline, Stärke, vorverkleistert, Butylhydroxyanisol, Magnesium stearat, Talkum; Tablettenüberzug: Hydroxypropylcellulose, Hypromellose, Talkum, Titandioxid.
EW: HMG-CoA-Reduktase-Hemmer.
AG: Primäre Hypercholesterinämie oder gemischte Dyslipidämie, homozygote familiäre Hypercholesterinämie, kardiovaskuläre Prävention.
AA: 1mal tgl. (abends) oral.
DO: **Hypercholesterinämie:** TD initial 10-20 mg, dann 20-40 mg
Homozygote familiäre Hypercholesterinämie: TD 40-80 mg
Kardiovaskuläre Prävention: TD 20-40 mg Bei Gabe von Fibraten (außer Gemfibrozil) MTD 10 mg Simvastatin. Bei Gabe von Amiodaron, Amlodipin, Diltiazem, Elbasvir, Grazoprevir oder Verapamil MTD 20 mg Simvastatin. Bei Gabe von Lomitapid MTD 40 mg Simvastatin.
Kinder und Jugendliche (ab 10 Jahren) mit heterozygoter familiärer Hypercholesterolämie: TD initial 10 mg, dann 10-40 mg.
GA: Leberschäden.
SST: Gegenanzeige.
NW: Magen/Darm (Pankreatitis), ZNS (kognitive Beeinträchtigungen), Leber (selten Leberversagen), Haut, Augen (Sehverschlechterung), Myopathie (sehr selten immunvermittelte nekrotisierende Myopathie), Tendinopathie, interstitielle Lungenerkrankung, Myalgie, Rhabdomyolyse, Asthenie, erhöhtes Diabetesrisiko.
WW: Gegenanzeige: Starke CYP3A4-Hemmer: Ketoconazol, Itraconazol, Posaconazol, HIV-Proteasehemmer, Makrolide, Nefazodon, Cobicistat, Ciclosporin, Danazol, Gemfibrozil.
Nicht empfohlen: Niacin (>1 g/die), Grapefruitsaft. Fusidinsäure (Rhabdomyolyse- Risiko: 7 Tage Abstand).
Vorsicht: Cumarine, Rifampicin, Daptomycin, Fluconazol, Colchicin, OATP1B1-Transportprotein-Inhibitoren, BCRP-Inhibitoren.
WH: Erhöhtes Myopathierisiko bei Trägern des SLCO1B1 Gens Allel (c.521T>C). Auf Myopathie/Rhabdomyolyse bzw. interstitielle Lungenerkrankung achten. Leber, Blutglukose kontrollieren. Vorsicht bei übermäßigem Alkoholkonsum.
PG: 30 ST (2) (EKO: G) [€ 10,70]

Simvastatin Genericon 40 mg - Filmtabletten 41A01
(Z.Nr. 1-24444) RP. P. C10AA01
ZI: Genericon Pharma, Graz
Z: 1 Filmtablette enthält: Simvastatin 40 mg, Tablettenkern: Lactose, wasserfrei 298 mg, Cellulose, mikrokristalline, Stärke, vorverkleistert, Butylhydroxyanisol, Magnesium stearat, Talkum; Tablettenüberzug: Hydroxypropylcellulose, Hypromellose, Talkum, Titandioxid.
Kurzinformation: siehe Simvastatin Genericon 20 mg - Filmtabletten, → S. 1317
PG: 30 ST (2) (EKO: G) [€ 10,70]

Simvastatin Genericon 80 mg - Filmtabletten 41A01
(Z.Nr. 1-27164) RP. P. C10AA01
ZI: Genericon Pharma, Graz
Z: 1 Filmtablette enthält: Simvastatin 80 mg, Tablettenkern: Lactose, wasserfrei 596 mg, Cellulose, mikrokristalline, Stärke, vorverkleistert, Butylhydroxyanisol, Magnesium stearat, Talkum; Tablettenüberzug: Hydroxypropylcellulose, Hypromellose, Talkum, Titandioxid.
Kurzinformation: siehe Simvastatin Genericon 20 mg - Filmtabletten, → S. 1317
PG: 30 ST (2) (EKO: G) [€ 10,90]

Simvastatin Hexal 10 mg - Filmtabletten 41A01
(Z.Nr. 1-24280) RP. P. nicht im Handel. C10AA01

Simvastatin Hexal 20 mg - Filmtabletten 41A01
(Z.Nr. 1-24281) RP. P. C10AA01
ZI: Hexal Pharma, Wien
Z: 1 Filmtablette enthält: Simvastatin 20 mg, Tablettenkern: Stärke, vorverkleistert, Lactose 58,2 mg (entspr. Lactose monohydrat), Cellulose, mikrokristalline, Butylhydroxyanisol, Citronensäure monohydrat, Magnesium stearat; Filmüberzug: Hypromellose, Talkum, Titandioxid, Eisen(III)-oxid, rotes, Eisen(III)-hydroxid-oxid, gelb.
Kurzinformation: siehe Simvastatin Alternova 20 mg - Filmtabletten, → S. 1316
PG: 30 ST (2) (EKO: G) [€ 10,60]

Simvastatin Hexal 30 mg - Filmtabletten 41A01
(Z.Nr. 1-24282) RP. P. C10AA01
ZI: Hexal Pharma, Wien
Z: 1 Filmtablette enthält: Simvastatin 30 mg, Tablettenkern: Ascorbinsäure, Butylhydroxyanisol, Cellulose, mikrokristalline, Citronensäure monohydrat, Stärke, vorverkleistert, Lactose 271,7 mg (entspr. Lactose monohydrat), Magnesium stearat; Filmüberzug: Hypromellose, Talkum, Titandioxid.
Kurzinformation: siehe Simvastatin Alternova 20 mg - Filmtabletten, → S. 1316
PG: 30 ST (2) (EKO: G) [€ 10,80]

Simvastatin Hexal 40 mg - Filmtabletten 41A01
(Z.Nr. 1-24283) RP. P. C10AA01
ZI: Hexal Pharma, Wien
Z: 1 Filmtablette enthält: Simvastatin 40 mg, Tablettenkern: Stärke, vorverkleistert, Lactose 116,4 mg (entspr. Lactose monohydrat), Cellulose, mikrokristalline, Butylhydroxyanisol, Citronensäure monohydrat, Magnesium stearat; Filmüberzug: Hypromellose, Talkum, Titandioxid, Eisen(III)-oxid, rotes.
Kurzinformation: siehe Simvastatin Alternova 20 mg - Filmtabletten, → S. 1316
PG: 30 ST (2) (EKO: G) [€ 10,60]

Simvastatin Hexal 80 mg - Filmtabletten 41A01
(Z.Nr. 1-25948) RP. P. C10AA01
ZI: Hexal Pharma, Wien
Z: 1 Filmtablette enthält: Simvastatin 80 mg, Tablettenkern: Ascorbinsäure, Butylhydroxyanisol, Cellulose, mikrokristalline, Citronensäure monohydrat, Stärke, vorverkleistert, Lactose 533,7 mg (entspr. Lactose monohydrat), Magnesium stearat; Filmüberzug: Hypromellose, Talkum, Titandioxid, Indigocarmin-Aluminiumsalz, Chinolingelb.
Kurzinformation: siehe Simvastatin Alternova 20 mg - Filmtabletten, → S. 1316
PG: 30 ST (2) (EKO: G) [€ 10,85]

Simvastatin "Merck" 20 mg - Filmtabletten 41A01
(Z.Nr. 1-24892) RP. P. C10AA01
ZI: Merck, Wien
Z: 1 Filmtablette enthält: Simvastatin 20 mg, Tablettenkern: Lactose (entspr. Lactose monohydrat 149 mg), Cellulose, mikrokristalline, Maisstärke, prägelatiniert, Butylhydroxyanisol, Magnesium stearat, Talkum; Tablettenüberzug: Hydroxypropylcellulose, Hypromellose, Talkum, Titandioxid.
EW: HMG-CoA-Reduktase-Hemmer.
AG: Primäre Hypercholesterinämie oder gemischte Dyslipidämie, homozygote familiäre Hypercholesterinämie, kardiovaskuläre Prävention.
AA: 1mal tgl. (abends) oral mit Wasser.
DO: TD 5 - 80 mg.
-Hypercholesterinämie: TD initial 10-20 mg, dann 20-40 mg
-Homozygote familiäre Hypercholesterinämie,: TD 40mg -Kardiovaskuläre Prävention: TD 20-40 mg Kinder (ab 10 Jahren) und Jugendliche mit heterozygoter familiärer Hypercholesterolämie: TD initial 10 mg, dann 10-40 mg.
GA: Aktive Lebererkrankungen.
SST: Gegenanzeige.
NW: Magen/Darm (Pankreatitis), ZNS (kognitive Beeinträchtigungen), Leber (selten Leberversagen), Haut, Myopathie (sehr selten immunvermittelte nekrotisierende Myopathie), Tendinopathie, interstitielle Lungenerkrankung, Myalgie, Rhabdomyolyse, Asthenie, erhöhtes Diabetesrisiko, Labor.
WW: Gegenanzeige: Starke CYP3A4-Hemmer: Ketoconazol, Itraconazol, Posaconazol, HIV-Proteasehemmer, Boceprevir, Telaprevir, Cobicistat, Makrolide, Nefazodon. Gemfibrozil, Ciclosporin, Danazol.
Nicht empfohlen: Niacin (>1 g/die), Grapefruitsaft. Fusidinsäure. Anionenaustauscher (4Std. Abstand).
Dosisanpassung bei Kombination mit Fibraten (MTD 10 mg), Amiodaron, Amlodipin, Verapamil, Diltiazem, Elbasvir, Grazoprevir (MTD 20 mg), (Lomitapid (MTD 40 mg).
Vorsicht: Cumarine, Daptomycin, OATP1B1-Transportprotein-Inhibitoren, BCRP-Inhibitoren.
WH: Erhöhtes Myopathierisiko bei Trägern des SLCO1B1 Gens Allel (c.521T>C). Auf Myopathie/Rhabdomyolyse bzw. interstitielle Lungenerkrankung achten. Leber, Blutglukose, Kreatinkinase kontrollieren. Vorsicht bei übermäßigem Alkoholkonsum. Verkehrshinweis.
PG: 30 ST (2) (EKO: G) [€ 10,70]

Simvastatin "Merck" 40 mg - Filmtabletten 41A01
(Z.Nr. 1-24893) RP. P. C10AA01
ZI: Merck, Wien
Z: 1 Filmtablette enthält: Simvastatin 40 mg, Tablettenkern: Lactose (entspr. Lactose monohydrat 298 mg), Cellulose, mikrokristalline,

S

Maisstärke, prägelatiniert, Butylhydroxyanisol, Magnesium stearat, Talkum; Tablettenüberzug: Hydroxypropylcellulose, Hypromellose, Talkum, Titandioxid.
Kurzinformation: siehe Simvastatin "Merck" 20 mg - Filmtabletten, → S. 1317
PG: 30 ST (2) (EKO: G) [€ 10,70]

Simvastatin +pharma 20 mg - Filmtabletten 41A01
(Z.Nr. 1-27159) RP. P. C10AA01
ZI: +pharma Arzneimittel, Graz
Z: 1 Filmtablette enthält: Simvastatin 20 mg, Tablettenkern: Lactose, wasserfrei 149 mg, Cellulose, mikrokristalline, Stärke, vorverkleistert, Butylhydroxyanisol, Magnesium stearat, Talkum; Tablettenüberzug: Hydroxypropylcellulose, Hypromellose, Talkum, Titandioxid.
EW: HMG-CoA-Reduktase-Hemmer.
AG: Primäre Hypercholesterinämie oder gemischte Dyslipidämie, homozygote familiäre Hypercholesterinämie, kardiovaskuläre Prävention.
AA: 1mal tgl. (abends) oral mit Wasser.
DO: Hypercholesterinämie: TD initial 10-20 mg, dann 20-40 mg
Homozygote familiäre Hypercholesterinämie: TD 40-80 mg
Kardiovaskuläre Prävention: TD 20-40 mg Bei Gabe von Fibraten (außer Gemfibrozil) MTD 10 mg Simvastatin. Bei Gabe von Amiodaron, Amlodipin, Diltiazem, Elbasvir, Grazoprevir oder Verapamil MTD 20 mg Simvastatin. Bei Gabe von Lomitapid MTD 40 mg Simvastatin.
Kinder und Jugendliche (ab 10 Jahren) mit heterozygoter familiärer Hypercholesterolämie: TD initial 10 mg, dann 10-40 mg.
GA: Leberschäden.
SST: Gegenanzeige.
NW: Magen/Darm (Pankreatitis), ZNS (kognitive Beeinträchtigungen), Leber (selten Leberversagen), Haut, Augen (Sehverschlechterung), Myopathie (sehr selten immunvermittelte nekrotisierende Myopathie), Tendinopathie, interstitielle Lungenerkrankung, Myalgie, Rhabdomyolyse, Asthenie, erhöhtes Diabetesrisiko.
WW: Gegenanzeige: Starke CYP3A4-Hemmer: Ketoconazol, Itraconazol, Posaconazol, HIV-Proteasehemmer, Makrolide, Nefazodon, Cobicistat.
Nicht empfohlen: Gemfibrozil, Niacin (>1 g/die), Grapefruitsaft. Fusidinsäure (7 Tage Abstand).
Vorsicht: Cumarine, Rifampicin, Fluconazol, Colchicin, Daptomycin.
WH: Erhöhtes Myopathierisiko bei Trägern des SLCO1B1 Gens Allel (c.521T>C). Auf Myopathie/Rhabdomyolyse bzw. interstitielle Lungenerkrankung achten. Leber kontrollieren. Vorsicht bei übermäßigem Alkoholkonsum.
PG: 30 ST (2) (EKO: G) [€ 8,10]

Simvastatin +pharma 40 mg - Filmtabletten 41A01
(Z.Nr. 1-27160) RP. P. C10AA01
ZI: +pharma Arzneimittel, Graz
Z: 1 Filmtablette enthält: Simvastatin 40 mg, Tablettenkern: Lactose, wasserfrei 298 mg, Cellulose, mikrokristalline, Stärke, verkleistert, Butylhydroxyanisol, Magnesium stearat, Talkum; Tablettenüberzug: Hydroxypropylcellulose, Hypromellose, Talkum, Titandioxid.
Kurzinformation: siehe Simvastatin +pharma 20 mg - Filmtabletten, → S. 1318
PG: 30 ST (2) (EKO: G) [€ 8,10]

Simvastatin +pharma 80 mg - Filmtabletten 41A01
(Z.Nr. 1-27162) RP. P. C10AA01
ZI: +pharma Arzneimittel, Graz
Z: 1 Filmtablette enthält: Simvastatin 80 mg, Tablettenkern: Lactose, wasserfrei 596 mg, Cellulose, mikrokristalline, Stärke, vorverkleistert, Butylhydroxyanisol, Magnesium stearat, Talkum; Tablettenüberzug: Hydroxypropylcellulose, Hypromellose, Talkum, Titandioxid.
Kurzinformation: siehe Simvastatin +pharma 20 mg - Filmtabletten, → S. 1318
PG: 30 ST (2) (EKO: G) [€ 8,35]

Simvastatin-ratiopharm 20 mg - Filmtabletten 41A01
(Z.Nr. 1-24542) RP. P. C10AA01
ZI: Teva, Haarlem, Niederlande
Z: 1 Filmtablette enthält: Simvastatin 20 mg, Tablettenkern: Lactose monohydrat 142,84 mg, Cellulose, mikrokristalline, Maisstärke, vorverkleistert, Butylhydroxyanisol, Magnesium stearat, Ascorbinsäure, Citronensäure monohydrat; Filmüberzug: Hypromellose, Lactose monohydrat, Titandioxid, Macrogol 3350, Triacetin, Eisenoxid rot, Eisenoxid gelb.
EW: HMG-CoA-Reduktase-Hemmer.
AG: Primäre Hypercholesterinämie oder gemischte Dyslipidämie, homozygote familiäre Hypercholesterinämie, kardiovaskuläre Prävention.
AA: 1mal tgl. (abends) oral mit Wasser.
DO: Hypercholesterinämie: TD initial 10-20 mg, dann 20-40 mg
Homozygote familiäre Hypercholesterinämie: TD 40-80 mg
Kardiovaskuläre Prävention: TD 20-40 mg Bei Gabe von Fibraten (außer Gemfibrozil) MTD 10 mg Simvastatin. Bei Gabe von Amiodaron, Amlodipin, Diltiazem, Elbasvir, Grazoprevir oder Verapamil MTD 20 mg Simvastatin. Bei Gabe von Lomitapid MTD 40 mg Simvastatin.
Kinder und Jugendliche (ab 10 Jahren) mit heterozygoter familiärer Hypercholesterolämie: TD initial 10 mg, dann 10-40 mg.
GA: Leberschäden.
SST: Gegenanzeige.
NW: Magen/Darm (Pankreatitis), ZNS (kognitive Beeinträchtigungen), Leber (selten Leberversagen), Haut, Myopathie (sehr selten immunvermittelte nekrotisierende Myopathie), Tendinopathie, interstitielle Lungenerkrankung, Myalgie, Rhabdomyolyse, Asthenie, erhöhtes Diabetesrisiko.
WW: Gegenanzeige: Starke CYP3A4-Hemmer: Ketoconazol, Itraconazol, Posaconazol, HIV-Proteasehemmer, Makrolide, Nefazodon, Cobicistat.
Nicht empfohlen: Gemfibrozil, Niacin (>1 g/die), Grapefruitsaft. Fusidinsäure (7 Tage Abstand).
Vorsicht: Cumarine, Rifampicin, Fluconazol, Colchicin.
MTD 10 mg Simvastatin: Ciclosporin, Danazol, Gemfibrozil, andere Fibrate (außer Fenofibrat), Niacin.
MTD 20 mg Simvastatin: Amiodaron, Amlodipin, Diltiazem, Elbasvir, Grazoprevir.
MTD 40 mg Simvastatin: Lomitapid
WH: Erhöhtes Myopathierisiko bei Trägern des SLCO1B1 Gens Allel (c.521T>C). Auf Myopathie/Rhabdomyolyse bzw. interstitielle Lungenerkrankung achten. Leber kontrollieren. CK kontrollieren. Vorsicht bei übermäßigem Alkoholkonsum.
PG: 30 ST (2) (EKO: G) [€ 10,70]

Simvastatin-ratiopharm 40 mg - Filmtabletten 41A01
(Z.Nr. 1-24543) RP. P. C10AA01
ZI: Teva, Haarlem, Niederlande
Z: 1 Filmtablette enthält: Simvastatin 40 mg, Tablettenkern: Lactose monohydrat 285,68 mg, Cellulose, mikrokristalline, Maisstärke, vorverkleistert, Butylhydroxyanisol, Magnesium stearat, Ascorbinsäure, Citronensäure monohydrat; Filmüberzug: Hypromellose, Lactose monohydrat, Titandioxid, Macrogol 3350, Triacetin, Eisenoxid rot.
Kurzinformation: siehe Simvastatin-ratiopharm 20 mg - Filmtabletten, → S. 1318
PG: 30 ST (2) (EKO: G) [€ 10,70]

Simvastatin-ratiopharm 80 mg - Filmtabletten 41A01
(Z.Nr. 1-27323) RP. P. C10AA01
ZI: Teva, Haarlem, Niederlande
Z: 1 Filmtablette enthält: Simvastatin 80 mg, Tablettenkern: Lactose 571,12 mg (entspr. Lactose monohydrat), Stärke, vorverkleistert, Cellulose, mikrokristalline, Zitronensäure monohydrat, Ascorbinsäure, Butylhydroxyanisol 0,16 mg, Magnesium stearat; Filmüberzug: Hypromellose, Lactose monohydrat, Titandioxid, Macrogol 3350, Triacetin, Eisenoxid rot, Eisenoxid gelb, Eisenoxid schwarz.
Kurzinformation: siehe Simvastatin-ratiopharm 20 mg - Filmtabletten, → S. 1318
PG: 30 ST (2) (EKO: G) [€ 10,90]

Simvastatin Sandoz 20 mg - Filmtabletten 41A01
(Z.Nr. 1-24990) RP. P. C10AA01
ZI: Sandoz, Kundl
Z: 1 Filmtablette enthält: Simvastatin 20 mg, Tablettenkern: Butylhydroxyanisol, Cellulose, mikrokristalline, Citronensäure monohydrat, Maisstärke, vorverkleistert, Lactose monohydrat 61,25 mg, Magnesium stearat; Filmüberzug: (entspr. Hypromellose) (entspr. Talkum) (entspr. Titandioxid) (entspr. Eisen(III)-oxid, rotes) (entspr. Eisen(III)-hydroxid-oxid, gelb).
Kurzinformation: siehe Simvastatin 1A Pharma 20 mg - Filmtabletten, → S. 1315
PG: 30 ST (2) (EKO: G) [€ 10,70]

Simvastatin Sandoz 40 mg - Filmtabletten 41A01
(Z.Nr. 1-24991) RP. P. C10AA01
ZI: Sandoz, Kundl
Z: 1 Filmtablette enthält: Simvastatin 40 mg, Tablettenkern: Butylhydroxyanisol, Cellulose, mikrokristalline, Citronensäure monohydrat, Maisstärke, vorverkleistert, Lactose monohydrat 122,5 mg, Magnesium stearat; Filmüberzug: (entspr. Hypromellose) (entspr. Talkum) (entspr. Titandioxid) (entspr. Eisen(III)-oxid, rotes).
Kurzinformation: siehe Simvastatin 1A Pharma 20 mg - Filmtabletten, → S. 1315
PG: 30 ST (2) (EKO: G) [€ 10,70]

Simvastatin Teva 20 mg - Filmtabletten 41A01
(Z.Nr. 1-27371) RP. P. C10AA01
ZI: Teva Pharma, Haarlem, Niederlande
Z: 1 Filmtablette enthält: Simvastatin 20 mg, Kern: Lactose monohydrat 142,86 mg, Cellulose, mikrokristalline, Maisstärke, vorverkleistert, Butylhydroxyanisol, Magnesium stearat, Ascorbinsäure, Citronensäure monohydrat; Filmüberzug: (entspr. Hypromellose) (entspr. Lactose monohydrat) (entspr. Titandioxid) (entspr. Macrogol) (entspr. Triacetin) (entspr. Eisenoxid rot) (entspr. Eisenoxid gelb).
EW: HMG-CoA-Reduktase-Hemmer.
AG: Primäre Hypercholesterinämie oder gemischte Dyslipidämie, homozygote familiäre Hypercholesterinämie, kardiovaskuläre Prävention.
AA: 1mal tgl. (abends) oral mit Wasser.
DO: Hypercholesterinämie: TD initial 10-20 mg, dann 20-40 mg
Homozygote familiäre Hypercholesterinämie: TD 40-80 mg
Kardiovaskuläre Prävention: TD 20-40 mg Bei Gabe von Ciclosporin, Danazol, Gemfibrozil oder anderen Fibraten (außer Fenofibrat) MTD 10 mg Simvastatin. Bei Gabe von Amiodaron oder Verapamil MTD 20 mg Simvastatin. Bei Gabe von Diltiazem oder Amlodipin MTD 40 mg Simvastatin.
Kinder und Jugendliche (ab 10 Jahren) mit heterozygoter familiärer Hypercholesterolämie: TD initial 10 mg, dann 10-40 mg.
GA: Leberschäden, Porphyrie, Myopathie.
SST: Gegenanzeige.
NW: Magen/Darm, ZNS (kognitive Beeinträchtigungen), Leber (sehr selten Leberversagen), Pankreas, Haut, Myopathie (sehr selten immunvermittelte nekrotisierende Myopathie), Tendinopathie, interstitielle Lungenerkrankung, Myalgie, Rhabdomyolyse, Asthenie, erhöhtes Diabetesrisiko.
WW: Gegenanzeige: Starke CYP3A4-Hemmer: Ketoconazol, Itraconazol, Posaconazol, Voriconazol, HIV-Proteasehemmer, Makrolide, Nefazodon, Cobicistat, Gemfibrozil, Ciclosporin, Danazol.
Nicht empfohlen: Niacin (>1 g/die), Grapefruitsaft, Fusidinsäure (7 Tage Abstand).
Vorsicht: Cumarine, Rifampicin, Daptomycin, Fluconazol, Colchicin. Fibrate (MTD 10 mg Simvastatin). Amlodipin, Amiodaron, Verapamil, Diltiazem, Elbasvir, Grazoprevir (MTD 20 mg Simvastatin). Lomitapid (MTD 40 mg Simvastatin).
WH: Erhöhtes Myopathierisiko bei Trägern des SLCO1B1 Gens Allel (c.521T>C). Auf Myopathie/Rhabdomyolyse bzw. interstitielle Lungenerkrankung achten. Patienten über Myopathierisiko aufklären. Leber kontrollieren. Vorsicht bei übermäßigem Alkoholkonsum.
PG: 30 ST (2) (EKO: G) [€ 8,35]

Simvastatin Teva 40 mg - Filmtabletten 41A01
(Z.Nr. 1-27372) RP. P. C10AA01
ZI: Teva Pharma, Haarlem, Niederlande
Z: 1 Filmtablette enthält: Simvastatin 40 mg, Kern: Lactose monohydrat 285,76 mg, Cellulose, mikrokristalline, Maisstärke, vorverkleistert, Butylhydroxyanisol, Magnesium stearat, Ascorbinsäure, Citronensäure monohydrat; Filmüberzug: (entspr. Hypromellose) (entspr. Lactose monohydrat) (entspr. Titandioxid) (entspr. Macrogol) (entspr. Triacetin) (entspr. Eisenoxid rot).
Kurzinformation: siehe Simvastatin Teva 20 mg - Filmtabletten, →S. 1319
PG: 30 ST (2) (EKO: G) [€ 8,35]

Simvastatin Teva 80 mg - Filmtabletten 41A01
(Z.Nr. 1-27373) RP. P. C10AA01
ZI: Teva Pharma, Haarlem, Niederlande
Z: 1 Filmtablette enthält: Simvastatin 80 mg, Kern: Lactose monohydrat 571,12 mg, Cellulose, mikrokristalline, Maisstärke, vorverkleistert, Butylhydroxyanisol, Magnesium stearat, Ascorbinsäure, Citronensäure monohydrat; Filmüberzug: (entspr. Hypromellose) (entspr. Lactose monohydrat) (entspr. Titandioxid) (entspr. Macrogol) (entspr. Triacetin) (entspr. Eisenoxid rot) (entspr. Eisenoxid gelb) (entspr. Eisenoxid schwarz).
Kurzinformation: siehe Simvastatin Teva 20 mg - Filmtabletten, →S. 1319
PG: 30 ST (2) (EKO: G) [€ 8,35]

Simvatin 5 mg - Filmtabletten 41A01
(Z.Nr. 1-24436) RP. P. nicht im Handel. C10AA01

Simvatin 10 mg - Filmtabletten 41A01
(Z.Nr. 1-24437) RP. P. nicht im Handel. C10AA01

Simvatin 20 mg - Filmtabletten 41A01
(Z.Nr. 1-24439) RP. P. C10AA01
ZI: G.L. Pharma, Lannach
Z: 1 Filmtablette enthält: Simvastatin 20 mg, Tablettenkern: Lactose, wasserfrei 149 mg, Cellulose, mikrokristalline, Maisstärke, vorverkleistert, Butylhydroxyanisol, Magnesium stearat, Talkum; Tablettenüberzug: Hydroxypropylcellulose, Hypromellose, Talkum, Titandioxid.
EW: HMG-CoA-Reduktase-Hemmer.
AG: Primäre Hypercholesterinämie oder gemischte Dyslipidämie, homozygote familiäre Hypercholesterinämie, kardiovaskuläre Prävention.
AA: 1mal tgl. (abends) oral.
DO: Hypercholesterinämie: TD initial 10-20 mg, dann 20-40 mg
Homozygote familiäre Hypercholesterinämie: TD 40-80 mg
Kardiovaskuläre Prävention: TD 20-40 mg Bei Gabe von Fibraten (außer Gemfibrozil) MTD 10 mg Simvastatin. Bei Gabe von Amiodaron, Amlodipin, Diltiazem, Elbasvir, Grazoprevir oder Verapamil MTD 20 mg Simvastatin. Bei Gabe von Lomitapid MTD 40 mg Simvastatin.
Kinder und Jugendliche (ab 10 Jahren) mit heterozygoter familiärer Hypercholesterolämie: TD initial 10 mg, dann 10-40 mg.
GA: Leberschäden.
SST: Gegenanzeige.
NW: Magen/Darm (Pankreatitis), ZNS (kognitive Beeinträchtigungen), Leber (selten Leberversagen), Haut, Augen (Sehverschlechterung), Myopathie (sehr selten immunvermittelte nekrotisierende Myopathie), Tendinopathie, interstitielle Lungenerkrankung, Myalgie, Rhabdomyolyse, Asthenie, erhöhtes Diabetesrisiko.
WW: Gegenanzeige: Starke CYP3A4-Hemmer: Ketoconazol, Itraconazol, Posaconazol, HIV-Proteasehemmer, Makrolide, Nefazodon, Cobicistat, Ciclosporin, Danazol, Gemfibrozil.
Nicht empfohlen: Niacin (>1 g/die), Grapefruitsaft. Fusidinsäure (Rhabdomyolyse- Risiko: 7 Tage Abstand).
Vorsicht: Cumarine, Rifampicin, Fluconazol, Colchicin, OATP1B1-Transportprotein-Inhibitoren, BCRP-Inhibitoren.
WH: Erhöhtes Myopathierisiko bei Trägern des SLCO1B1 Gens Allel (c.521T>C). Auf Myopathie/Rhabdomyolyse bzw. interstitielle Lungenerkrankung achten. Leber, Blutglukose kontrollieren. Vorsicht bei übermäßigem Alkoholkonsum.
PG: 30 ST (2) (EKO: G) [€ 10,70]

Simvatin 40 mg - Filmtabletten 41A01
(Z.Nr. 1-24440) RP. P. C10AA01
ZI: G.L. Pharma, Lannach
Z: 1 Filmtablette enthält: Simvastatin 40 mg, Tablettenkern: Lactose, wasserfrei 298 mg, Cellulose, mikrokristalline, Maisstärke, vorverkleistert, Butylhydroxyanisol, Magnesium stearat, Talkum; Tablettenüberzug: Hydroxypropylcellulose, Hypromellose, Talkum, Titandioxid.
Kurzinformation: siehe Simvatin 20 mg - Filmtabletten, →S. 1319
PG: 30 ST (2) (EKO: G) [€ 10,70]

Simvatin 80 mg - Filmtabletten 41A01
(Z.Nr. 1-27444) RP. P. C10AA01
ZI: G.L. Pharma, Lannach
Z: 1 Filmtablette enthält: Simvastatin 80 mg, Tablettenkern: Lactose, wasserfrei 596 mg, Cellulose, mikrokristalline, Maisstärke, vorverkleistert, Butylhydroxyanisol, Magnesium stearat, Talkum; Tablettenüberzug: Hydroxypropylcellulose, Hypromellose, Talkum, Titandioxid.
Kurzinformation: siehe Simvatin 20 mg - Filmtabletten, →S. 1319
PG: 30 ST (2) (EKO: G) [€ 10,90]

Sinemet 25 mg/100 mg - Tabletten 12B02
(Z.Nr. 1-18655) RP. P. N04BA02
ZI: Merck Sharp & Dohme, Wien
Z: 1 Tablette enthält: Carbidopa 25 mg, Levodopa 100 mg, Cellulose, mikrokristalline, Stärke, vorverkleistert, Maisstärke, Magnesium stearat, Chinolingelb.
EW: Kombination Levodopa (Dopamin-Vorstufe) und Dekarboxylasehemmer.
AG: Morbus Parkinson, Parkinson-Syndrom ausgenommen Arzneimittel-induziertes Parkinsonoid.
AA: Unzerkaut vor oder während einer Mahlzeit mit ausreichend Flüssigkeit einnehmen. Proteinreiche Nahrung vermindert Dopa-Wirkung.
DO: Ohne Levodopa-Vorbehandlung: Initial 3mal tgl. 1 Tablette, bei Bedarf Steigerung bis MTD von 8 Tabletten.
Levodopa-Vorbehandlung: Levodopa 12-24 Std. vorher absetzen, Sinemet-Dosis sollte ca. 20% der vorher gegebenen Levodopa-Menge enthalten.
Vorbehandlung mit Levodopa und anderen Dekarboxylasehemmern: Medikation 12 Std. unterbrechen. Sinemet-Initialdosis muss gleiche Levodopa-Menge wie zuvor enthalten.
Bei Kindern und Jugendlichen nicht empfohlen.
GA: Engwinkelglaukom, Melanom.
SST: Nutzen-Risiko-Abschätzung, nicht stillen. Kontrazeption während Therapie erforderlich.
NW: Dyskinesien (Muskelzuckung, Lidkrampf), psychische Störungen (Psychosen, Depressionen, Demenz, Impulskontrollstörungen), Somnolenz (Schlafattacken), Krampfanfälle, Nausea. Magen/Darm (Mundtrockenheit, Blutungen), Herz/Kreislauf

S

(Arrhythmien), Blut (Anämie, Thrombozytopenie, Agranulozytose), Phlebitis, Flush, Labor, Dopamin-Dysregulations-Syndrom, malignes Melanom.
WW: Gegenanzeige: nicht-selektive MAO-Hemmer (2 Wochen vor Therapiebeginn absetzen), Nicht empfohlen: Reserpin, Tetrabenazin.
Vorsicht: Anticholinergika, Sympathomimetika. Neuroleptika, Tranquilizer, Phenytoin, Papaverin (Wirkungsabschwächung). Tolcapon, Entacapon, Amantadin (Levodopa-Dosis anpassen). Antihypertensiva, Selegilin (Hypotonie), Inhalationsnarkotika (Arrhythmie), Antidepressiva und MAO-Hemmer (Hypertonie, Krise), Isoniazid, Eisen-Präparate, Antazida, proteinreiche Nahrung. Beeinflussung Laboruntersuchungen.
GE: Dopamin-Dysregulations-Syndrom möglich.
WH: Vorsicht bei frischem Insult, Herz- (Infarkt, Arrhythmien), Lungen- (Asthma), Nieren-, Leber-, endokrinen Erkrankungen, Psychosen, Konvulsionen, Weitwinkelglaukom, Ulcus pepticum. Auf psychische Veränderungen, Missbrauch (Dopamin-Dysregulations-Syndrom) bzw. Impulskontrollstörungen achten. Nicht abrupt absetzen (ähnlich neuroleptisch-malignem Syndrom). Dosistitration sorgfältig überwachen (Ansprechen und Nebenwirkungen rascher als bei Verabreichung von Levodopa). Strenger Verkehrshinweis (Somnolenz, Schlafattacken). Kontrollen: Augendruck, Herz/Kreislauf, Leber, Niere, Haut. Auf erhöhtes Melanomrisiko achten.
PG: 100 ST (EKO: G) [€ 23,95]

Sinemet 25 mg/250 mg - Tabletten 12B02

(Z.Nr. 0-15715) RP. P. N04BA02
ZI: Merck Sharp & Dohme, Wien
Z: 1 Tablette enthält: Carbidopa 25 mg, Levodopa 250 mg, Cellulose, mikrokristalline, Stärke, vorverkleistert, Maisstärke, Magnesium stearat, Indigotin.
EW: Kombination Levodopa (Dopamin-Vorstufe) und Dekarboxylasehemmer.
AG: Morbus Parkinson, Parkinson-Syndrom ausgenommen Arzneimittel-induziertes Parkinsonoid.
AA: Unzerkaut vor oder während einer Mahlzeit mit ausreichend Flüssigkeit einnehmen. Proteinreiche Nahrung vermindert Dopa-Wirkung.
DO: Ohne Levodopa-Vorbehandlung: Initial 1mal tgl. 1 Tablette, bei Bedarf alle 1-2 Tage um 1 Tablette steigern, MTD 8 Tabletten.
Mit Levodopa-Vorbehandlung: Levodopa 12-24 Std. vorher absetzen, Sinemet-Dosis sollte ca. 20% der vorher gegebenen Levodopa-Menge enthalten. Initial 1mal tgl. 1 Tablette Sinemet 25 mg/100 mg oder Sinemet 25 mg/250 mg, nach Bedarf bis 3-4mal tgl.
Vorbehandlung mit Levodopa und anderen Decarboxylasehemmern: Medikation 12 Std. unterbrechen. Sinemet-Initialdosis muss gleiche Levodopa-Menge wie zuvor enthalten. MTD 8 Tabletten.
Bei Kindern und Jugendliche nicht empfohlen.
GA: Engwinkelglaukom, Melanom.
SST: Nutzen-Risiko-Abschätzung, nicht stillen. Kontrazeption während Therapie erforderlich.
NW: Dyskinesien (Muskelzuckung, Lidkrampf), psychische Störungen (Psychosen, Depressionen, Demenz, Impulskontrollstörungen), Somnolenz (Schlafattacken), Krampfanfälle, Nausea. Magen/Darm (Mundtrockenheit, Blutungen), Herz/Kreislauf (Arrhythmien), Blut (Anämie, Thrombozytopenie, Agranulozytose), Phlebitis, Flush, Labor, Dopamin-Dysregulations-Syndrom, malignes Melanom.
WW: Gegenanzeige: nicht-selektive MAO-Hemmer (2 Wochen vor Therapiebeginn absetzen), Nicht empfohlen: Reserpin, Tetrabenazin.
Vorsicht: Anticholinergika, Sympathomimetika. Neuroleptika, Tranquilizer, Phenytoin, Papaverin (Wirkungsabschwächung). Tolcapon, Entacapon, Amantadin (Levodopa-Dosis anpassen). Antihypertensiva, Selegilin (Hypotonie), Inhalationsnarkotika (Arrhythmie), Antidepressiva und MAO-Hemmer (Hypertonie, Krise), Isoniazid, Eisen-Präparate, Antazida, proteinreiche Nahrung. Beeinflussung Laboruntersuchungen.
GE: Dopamin-Dysregulations-Syndrom möglich.
WH: Vorsicht bei frischem Insult, Herz- (Infarkt, Arrhythmien), Lungen- (Asthma), Nieren-, Leber-, endokrinen Erkrankungen, Psychosen, Konvulsionen, Weitwinkelglaukom, Ulcus pepticum. Auf psychische Veränderungen, Missbrauch (Dopamin-Dysregulations-Syndrom) bzw. Impulskontrollstörungen achten. Nicht abrupt absetzen (ähnlich neuroleptisch-malignem Syndrom). Dosistitration sorgfältig überwachen (Ansprechen und Nebenwirkungen rascher als bei Verabreichung von Levodopa). Strenger Verkehrshinweis (Somnolenz, Schlafattacken). Kontrollen: Augendruck, Herz/Kreislauf, Leber, Niere, Haut. Auf erhöhtes Melanomrisiko achten.
PG: 100 ST (EKO: G) [€ 39,65]

Sinfrontal - Tabletten 50X05

(Z.Nr. 3-38545) RPF. P. V03AX
ZI: Dr. Gustav Klein, Zell am Harmersbach, Deutschland
Z: 1 Tablette enthält: Mercurius solubilis Hahnemanni (Homöopathie) D6 130 mg, Ferrum phosphoricum (Homöopathie) D3 30 mg, Hydrargyrum sulfuratum rubrum (Homöopathie) D4 10 mg (entspr. Cinnabaris (Homöopathie)), Magnesium stearat, Lactose monohydrat 200 mg.
EW: Homöopathikum.
AG: Akuter oder chronischer Schnupfen, Nebenhöhlenaffektionen.
AA: Tabletten im Mund zergehen lassen.
DO: Akut alle halbe bis ganze Stunde (Max. 12mal tgl.) 1 Tablette. Chronisch 1-3mal tgl. 1 Tablette. Für Kinder nicht empfohlen, bei Kindern unter 2 Jahren nicht anwenden.
GA: Nierenschäden.
SST: Nicht anwenden (enthält Quecksilber).
NW: Speichelfluss, Allergien, Magen/Darm.
PG: 150 ST * (EKO: N) [€ 15,20]

Singulair 10 mg - Filmtabletten 50A04

(Z.Nr. 1-22766) NR. P. R03DC03
ZI: Merck Sharp & Dohme, Wien
Z: 1 Filmtablette enthält: Montelukast 10 mg (entspr. Montelukast natrium), Cellulose, mikrokristalline, Lactose monohydrat 89,3 mg, Croscarmellose natrium (entspr. Natrium < 1 mmol) (entspr. → < 23 mg), Hydroxypropylcellulose, Magnesium stearat; Filmüberzug: Hypromellose, Hydroxypropylcellulose, Titandioxid, Eisenoxid rot, Eisenoxid gelb, Carnaubawachs.
EW: Bindet an Cysteinyl-Leukotrien-Rezeptoren.
AG: Zusatztherapie bei Asthma, Vorbeugung bei Belastungsasthma.
AA: Oral.
DO: Personen ab 15 Jahren: Tgl. 1 FT vor dem Schlafengehen.
SST: Strenge Indikationsstellung.
NW: Atemweginfektionen, Magen/Darm, Fieber, Kopfschmerzen, Eosinophilie, Transaminasenanstieg, Vaskulitis (sehr selten Churg-Strauss-Syndrom), Überempfindlichkeit, Muskulatur, neuropsychiatrische Ereignisse.
WW: Mit anderen Asthmamitteln anwendbar. Vorsicht bei Gabe von Phenytoin, Phenobarbital, Rifampicin (Enzyminduktion).
WH: Nicht beim akuten Asthmaanfall anwenden, nicht als Ersatz für Kortikoide. Verkehrshinweis.
PG: 28 ST (2) (EKO: G) [€ 23,80]

Singulair 10 mg - Filmtabletten 50A04
(Z.Nr. 1-22766-P2) NR. P. Parallelimport. R03DC03
nicht im Handel.

Singulair 4 mg - Kautabletten 50A04

(Z.Nr. 1-23982) NR. P. R03DC03
ZI: Merck Sharp & Dohme, Wien
Z: 1 Kautablette enthält: Montelukast 4 mg (entspr. Montelukast natrium), Mannitol, Cellulose, mikrokristalline, Hydroxypropylcellulose, Eisenoxid rot, Croscarmellose natrium (entspr. Natrium < 1 mmol) (entspr. → < 23 mg), Kirsch-Aroma, Aspartam 1,2 mg, Magnesium stearat.
EW: Bindet an Cysteinyl-Leukotrien-Rezeptoren.
AG: Zusatztherapie bei Asthma, Vorbeugung bei Belastungsasthma.
AA: Tabletten 1 Std. vor oder 2 Std. nach Nahrungsaufnahme einnehmen; vor dem Schlucken kauen.
DO: Kinder von 2-5 Jahren: 1 Kautablette tgl. am Abend.
SST: Strenge Indikationsstellung.
NW: Atemweginfektionen, Magen/Darm, Fieber, Kopfschmerzen, Eosinophilie, Transaminasenanstieg, Vaskulitis (sehr selten Churg-Strauss-Syndrom), Überempfindlichkeit, Muskulatur, neuropsychiatrische Ereignisse.
WW: Mit anderen Asthmamitteln anwendbar. Vorsicht bei Gabe von Phenytoin, Phenobarbital, Rifampicin (Enzyminduktion).
WH: Nicht beim akuten Asthmaanfall anwenden, nicht als Ersatz für Kortikoide. Verkehrshinweis.
PG: 28 ST (2) (EKO: G) [€ 22,00]

Singulair 5 mg - Kautabletten 50A04

(Z.Nr. 1-22765) NR. P. R03DC03
ZI: Merck Sharp & Dohme, Wien
Z: 1 Kautablette enthält: Montelukast 5 mg (entspr. Montelukast natrium), Mannitol, Cellulose, mikrokristalline, Hydroxypropylcellulose, Eisenoxid rot, Croscarmellose natrium (entspr. Natrium < 1 mmol) (entspr. → < 23 mg), Kirsch-Aroma, Aspartam 1,5 mg, Magnesium stearat.
EW: Bindet an Cysteinyl-Leukotrien-Rezeptoren.
AG: Zusatztherapie bei Asthma, Vorbeugung bei Belastungsasthma.
AA: Tabletten 1 Std. vor oder 2 Std. nach Nahrungsaufnahme einnehmen; vor dem Schlucken kauen.

DO: Kinder von 6-14 Jahren: 1 Kautablette tgl. am Abend.
SST: Strenge Indikationsstellung.
NW: Atemweginfektionen, Magen/Darm, Fieber, Kopfschmerzen, Eosinophilie, Transaminasenanstieg, Vaskulitis (sehr selten Churg-Strauss-Syndrom), Überempfindlichkeit, Muskulatur, neuropsychiatrische Ereignisse.
WW: Mit anderen Asthmamitteln anwendbar. Vorsicht bei Gabe von Phenytoin, Phenobarbital, Rifampicin (Enzyminduktion).
WH: Nicht beim akuten Asthmaanfall anwenden, nicht als Ersatz für Kortikoide. Verkehrshinweis.
PG: 28 ST (2) (EKO: G) [€ 23,80]

Sinolpan 100 mg - magensaftresistente Weichkapseln 50E03
(Z.Nr. 1-38299) RPF. P. nicht im Handel. R05CA13

Sinolpan forte 200 mg - magensaftresistente Weichkapseln 50E03

(Z.Nr. 1-38300) RPF. P. R05CA13
ZI: Engelhard Arzneimittel, Niederdorfelden, Deutschland
Z: 1 magensaftresistente Weichkapsel: Cineol 200 mg, Kapselinhalt: Triglyceride, mittelkettige; Kapselhülle: Gelatine, Methacrylsäure-Ethylacrylat-Copolymer (1:1), 30%ige Dispersion, Sorbitol-Lösung 70% (nicht kristallisierend) (entspr. Sorbitol 16,88 mg), Soja-Lecithin 3,3 µg, Glycerol 85%, Propylenglycol, Glycerolmonostearat 40-55, Polysorbat 80, Natriumdodecylsulfat.
EW: Expectorans.
AG: Bronchitis, Erkältungskrankheiten, Sinusitis.
AA: Unzerkaut mit nicht zu heißer Flüssigkeit 1/2 Std. vor dem Essen (bei empfindlichem Magen während der Mahlzeiten) einnehmen.
DO: Personen ab 12 Jahren: ED 1 Kapsel, TD 2-4 Kapseln. Nicht für Kinder.
GA: Überempfindlichkeit gegen Soja oder Erdnuss, Keuchhusten, Pseudokrupp.
SST: Nutzen/Risiko-Abwägung. In der Stillzeit nur nach Rücksprache mit einem Arzt anwenden.
NW: Magen/Darm, Schluckbeschwerden, Überempfindlichkeit.
WH: Bei Asthma oder COPD nur unter ärztlicher Kontrolle anwenden.
PG: 21 ST * (EKO: N) [€ 10,65]

Sinopex 100 mg - magensaftresistente Weichkapseln 50E03
(Z.Nr. 1-38302) RPF. P. nicht im Handel. R05CA13

Sinopex forte 200 mg - magensaftresistente Weichkapseln 50E03
(Z.Nr. 1-38301) RPF. P. nicht im Handel. R05CA13

Sinora 0,1 mg/ml - Infusionslösung 39A01

(Z.Nr. 1-38851) RP. P. C01CA03
ZI: Sintetica, Münster, Deutschland
Z: 1 ml Infusionslösung enthält: Noradrenalin 0,1 mg (entspr. Noradrenalin-Tartrat 0,2 mg), Natriumchlorid (entspr. Natrium 0,14 mmol) (entspr. → 3,3 mg), Salzsäure 1N (zur pH-Einstellung), Wasser für Injektionszwecke.
EW: Adrenerg.
AG: Notfallarzneimittel zur Wiederherstellung des Blutdrucks bei akuter Hypotonie.
AA: I.v. (zentral- oder periphervenös). Lösung ist gebrauchsfertig und muss nicht verdünnt werden.
DO: Initial (0,2 bis) 0,4 bis 0,8 mg Noradrenalin-Base/Stunde. Dosistitration nach Bedarf. Ziel: Systolischer Blutdruck 100-120 mm Hg oder arterieller Mitteldruck über 65-80 mm Hg. Keine Untersuchungen an Kindern und Jugendlichen.
GA: Hypotonie wegen Hypovolämie.
SST: Nutzen/Risiko-Abwägung in der Schwangerschaft. Keine Informationen während der Stillzeit.
NW: Herzrhythmusstörungen, Bradykardie, Dyspnoe, Hypertonie, Gewebehypoxie, periphere Ischämie, Psyche, Kopfschmerzen, Tremor, akutes Glaukom, Übelkeit, Erbrechen, Harnretention, lokale Reaktionen.
WW: Nicht empfohlen: Flüchtige halogenierte Anästhetika, Imipramin, serotonerg und adrenerg wirkende Antidepressiva. Vorsicht: MAO-Hemmer, Linezolid, Betablocker, Schilddrüsenhormone, Herzglykoside, Antiarrhythmika, Ergotalkaloide, Oxytocin.
WH: Vorsicht bei schweren linksventrikulären Funktionsstörungen, Gefäßthrombosen, Myokardinfarkt, Prinzmetal- Angina, Herzrhythmusstörungen, Diabetes, Schilddrüsenüberfunktion, älteren Patienten, schwerer Hypoxie. Nur mit Blutvolumenersatz anwenden. Extravasationsrisiko beachten. Positive Dopingkontrollen möglich.
PG: 1 ST * (EKO: N) [€ 42,00]

Sinora 0,2 mg/ml - Infusionslösung 39A01

(Z.Nr. 1-38852) RP. P. C01CA03
ZI: Sintetica, Münster, Deutschland
Z: 1 ml Infusionslösung enthält: Noradrenalin 0,2 mg (entspr. Noradrenalin-Tartrat 0,4 mg), Natriumchlorid (entspr. Natrium 0,14 mmol) (entspr. → 3,3 mg), Salzsäure 1N (zur pH-Einstellung), Wasser für Injektionszwecke.
Kurzinformation: siehe Sinora 0,1 mg/ml - Infusionslösung, → S. 1321
PG: 1 ST * (EKO: N) [€ 47,35]

Sinora 1 mg/ml - Konzentrat zur Herstellung einer Infusionslösung 39A01

(Z.Nr. 1-37183) RP. P. C01CA03
ZI: Sintetica, Münster, Deutschland
Z: 1 ml Konzentrat enthält: Noradrenalin 1 mg (entspr. Noradrenalin-Tartrat 2 mg), Natriumchlorid (entspr. Natrium 0,14 mmol) (entspr. → 3,3 mg) Wasser für Injektionszwecke.
EW: Adrenerg.
AG: Notfallarzneimittel zur Wiederherstellung des Blutdrucks bei akuter Hypotonie.
AA: I.v. als verdünnte Lösung (Endkonzentration nach Verdünnung 40 mg/l Noradrenalin-Base oder 80 mg/l Noradrenalin-Tartrat) über Kanüle, platziert in einer ausreichend großen Vene oder Zentralvenenkatheter. Cave Extravasation (Nekrosen)!
DO: Initial 0,2 bis 0,8 mg Noradrenalin-Base/Stunde. Dosistitration nach Bedarf. Ziel: Systolischer Blutdruck 100-120 mm Hg oder arterieller Mitteldruck ab 65-80 mm Hg. Keine Untersuchungen an Kindern und Jugendlichen.
GA: Hypotonie wegen Hypovolämie.
SST: Nutzen/Risiko-Abwägung in der Schwangerschaft. Keine Informationen während der Stillzeit.
NW: Herzrhythmusstörungen, Bradykardie, Dyspnoe, Hypertonie, Gewebehypoxie, periphere Ischämie, Psyche, Kopfschmerzen, Tremor, akutes Glaukom, Übelkeit, Erbrechen, Harnretention, lokale Reaktionen.
WW: Nicht empfohlen: Flüchtige halogenierte Anästhetika, Imipramin, serotonerg und adrenerg wirkende Antidepressiva. Vorsicht: MAO-Hemmer, Linezolid, Betablocker, Schilddrüsenhormone, Herzglykoside, Antiarrhythmika, Ergotalkaloide, Oxytocin.
WH: Vorsicht bei schweren linksventrikulären Funktionsstörungen, Gefäßthrombosen, Myokardinfarkt, Prinzmetal- Angina, Herzrhythmusstörungen, Diabetes, Schilddrüsenüberfunktion, älteren Patienten, schwerer Hypoxie. Nur mit Blutvolumenersatz anwenden. Extravasationsrisiko beachten. Positive Dopingkontrollen möglich.
PG: **1ML** 10 ST * (EKO: N) [€ 21,40], **5ML** 10 ST * (EKO: N) [€ 45,10], **10ML** 10 ST * (EKO: N) [€ 78,55]

Sintrom - Tabletten 20A01

(Z.Nr. 0-09828) RP. P. B01AA07
ZI: Merus Labs Luxco II, Luxembourg, Luxemburg
Z: 1 Tablette enthält: Acenocoumarol 4 mg, Siliciumdioxid, Lactose 304,4 mg, Magnesium stearat, Maisstärke, Stärke, vorverkleistert.
EW: Vitamin K-Antagonist, gerinnungshemmend.
AG: Thromboembolien.
AA: Einmal tgl. unzerkaut mit Wasser einnehmen.
DO: Bei normalen Gerinnungswerten am 1. Tag ½-1½ Tabletten, am 2. Tag 1 Tablette, Erhaltungsdosis (Gerinnungskontrolle mindestens 1mal pro Monat, Zielbereich INR 2,0-3,5) tgl. ¼-2 Tabletten. Begrenzte Erfahrungen bei Kindern und Jugendlichen.
GA: Unmögliche Kooperation, Zustände mit großen Blutungsrisiken, schwere Leber- oder Nierenschäden, schwere Hypertonie.
SST: Strenge Gegenanzeige, Stillen nicht ausgeschlossen.
NW: Blutungen, Magen/Darm, Allergien, Alopezie, Hautnekrosen, Kalziphylaxie.
WW: Viele Interaktionen möglich (Resorptionsstörungen, Enzyminduktion und -hemmung, Verfügbarkeit von Vitamin K, Plasmaproteinbindung). Strenge Indikationsstellung: Heparine, Thrombozytenaggregationshemmer, NSAIDs einschließlich COX-2-Hemmer, Glucosamin.
WH: Vorsicht bei Herzinsuffizienz, hypermetabolen Zuständen. Cave intramuskuläre Injektionen. Antidot: Bei erhöhtem INR (> 10) ohne Blutungen 1-5 mg Vitamin K1 per os, bei Blutungen 5-10 (-max. 40) mg Vitamin K1 sehr langsam i.v.
PG: 30 ST (2) (EKO: G) [€ 5,15], 100 ST (EKO: G) [€ 13,85]

Sinuben 0,05% - Nasenspray 50H02
(Z.Nr. 1-36508) RPF. P. nicht im Handel. R01AA05

Sinudoron - Tropfen 50X04

(Z.Nr. 3-00576) RPF. P. V03AX
ZI: Weleda, Wien
Z: 10 g (= 10,2 ml, 1 ml = 34 Tropfen) enthalten: Argentum metallicum praeparatum (Homöopathie) D20 3,33 g, Berberis vulgaris e fructibus (Homöopathie) D3 3,33 g, Quarz (Homöopathie) D12 3,34 g, Ethanol 96% (entspr. Gesamtethanolgehalt 15 % (m/m)), Wasser, gereinigtes, Spuren von Lactose monohydrat.
EW: Homöopathikum.
AG: Entzündungen im Nasen/Rachen-Raum.
AA: Mit Wasser verdünnt einnehmen.

S

DO: 3mal tgl. 10 - 15 Tropfen.
Kinder (6 - 12 Jahre): 3mal tgl. 5 - 10 Tropfen.
Kinder unter 6 Jahren (nur auf ärztliche Empfehlung): 3mal tgl. 5 Tropfen.
SST: Nicht empfohlen.
PG: 50 ML * (EKO: N) [€ 24,90]

Sinupas - Tropfen zum Einnehmen 50X04
(Z.Nr. 3-00537) RPF. P. V03AX
ZI: Pascoe Pharmazeutische Präparate, Schiffenberger Weg, Giessen, Deutschland
Z: 10 g (= 10,7 ml, 1 g = 48 Tropfen) enthalten: Luffa operculata (Homöopathie) D4 1 g, Stibium sulfuratum aurantiacum (Homöopathie) D8 1 g, Euphorbium (Homöopathie) D4 0,01 g, Kreosotum (Homöopathie) D3 0,01 g, Ethanol 96% (entspr. Gesamtethanolgehalt ca. 48 % (V/V)), Wasser, gereinigtes, Spuren von Lactose monohydrat.
EW: Homöopathikum.
AG: Unterstützend bei Katarrhen der Atemwege (Nasennebenhöhlen).
AA: Zum Einnehmen (bei Kindern mit Wasser verdünnt).
DO: Akut alle halbe bis ganze Stunde (max. 6mal tgl.), chronisch 1-3mal tgl. 5 Tropfen.
-Kinder (6-11 Jahre): ED 3-4 Tropfen.
-Kinder (2-5 Jahre): ED 2-3 Tropfen.
SST: Nicht empfohlen.
PG: 50 ML * (EKO: N) [€ 15,25]

Sinupret - Dragees 50Z07
(Z.Nr. 1-23273) RPF. P. R05CB
ZI: Bionorica SE, Neumarkt, Deutschland
Z: 1 Dragee enthält: Enzianwurzel 6 mg, Schlüsselblume mit Kelch 18 mg, Gartensauerampferkraut 18 mg, Holunderblüten 18 mg, Eisenkraut 18 mg, Kartoffelstärke, Siliciumdioxid, hochdisperses, Lactose monohydrat 24,25 mg, Gelatine, Sorbitol 0,22 mg, Stearinsäure, Calciumcarbonat, Glucose-Sirup 1,37 mg, Magnesiumoxid, Maisstärke, Butylmethacrylat-Copolymer, basisch, Montanglycolwachs, Dextrin, Rizinusöl, Saccharose 61,91 mg, Schellack, Talkum, Wasser, gereinigtes, Farbstoffe: (entspr. Riboflavin) (entspr. Indigotin I) (entspr. Chlorophyllin-Kupfer-Komplex) (entspr. Titandioxid).
EW: Mukolytische Kombination.
AG: Pflanzliches Arzneimittel zur Verflüssigung von zähem Schleim bei Katarrhen der Atemwege (insbesondere Nasennebenhöhlen).
AA: Unzerkaut mit Flüssigkeit einnehmen.
DO: Erwachsene und Jugendliche: 3mal tgl. 2 Dragees.
-Kinder ab 6 Jahren: 3mal tgl. 1 Dragee.
-Kinder (2-5 Jahre): Sinupret Tropfen verwenden.
SST: Nicht empfohlen.
NW: Magen/Darm, Überempfindlichkeit, allergische Reaktionen.
WW: Keine bekannt.
PG: 50 ST * (EKO: N) [€ 13,70]

S

Sinupret forte - Dragees 50Z07
(Z.Nr. 1-23274) RPF. P. R05CB
ZI: Bionorica SE, Neumarkt, Deutschland
Z: 1 Dragee enthält: Enzianwurzel 12 mg, Schlüsselblume mit Kelch 36 mg, Gartensauerampferkraut 36 mg, Holunderblüten 36 mg, Eisenkraut 36 mg, Kartoffelstärke, Siliciumdioxid, hochdisperses, Lactose monohydrat 48,49 mg, Gelatine, Sorbitol 0,44 mg, Stearinsäure, Calciumcarbonat, Glucose-Sirup 2,75 mg, Magnesiumoxid, Maisstärke, Butylmethacrylat-Copolymer, basisch, Montanglycolwachs, Dextrin, Rizinusöl, Saccharose 123,81 mg, Schellack, Talkum, Wasser, gereinigtes, Farbstoffe: (entspr. Riboflavin) (entspr. Indigotin) (entspr. Chlorophyllin-Kupfer-Komplex) (entspr. Titandioxid).
EW: Mukolytische Kombination.
AG: Pflanzliches Arzneimittel zur Verflüssigung von zähem Schleim bei Katarrhen der Atemwege (insbesondere Nasennebenhöhlen).
AA: Unzerkaut mit Flüssigkeit einnehmen.
DO: Personen ab 12 Jahren: 3mal tgl. 1 Dragee.
Für Kinder Sinupret Dragees oder Tropfen verwenden.
SST: Nicht empfohlen.
NW: Magen/Darm, Überempfindlichkeit, allergische Reaktionen.
WW: Keine bekannt.
PG: 20 ST * (EKO: N) [€ 11,50], 50 ST * (EKO: N) [€ 23,90]

Sinupret - Saft 50Z07
(Z.Nr. 1-28853) RPF. P. R05CB10
ZI: Bionorica SE, Neumarkt, Deutschland
Z: 100 g (82,64 ml) enthalten: Enzianwurzel-Flüssigextrakt (1:11); Ethanol 59% (V/V) (Auszugsmittel) 0,069 g (entspr. Gentianae radix), Eisenkraut-Flüssigextrakt (1:11); Ethanol 59% (V/V) (Auszugsmittel) 0,207 g (entspr. Verbenae herba), Sauerampferkraut-Fluessigextrakt (1:11); Ethanol 59% (V/V) (Auszugsmittel) 0,207 g (entspr. Rumicis herba), Holunderblüten-Flüssigextrakt (1:11); Ethanol 59% (V/V) (Auszugsmittel) 0,207 g (entspr. Sambuci flos), Schlüsselblumenblüte mit Kelch-Flüssigextrakt (1:11); Ethanol 59% (V/V) (Auszugsmittel) 0,207 g (entspr. Primulae flos cum calycibus), Maltitol-Lösung 65,2 g, Ethanol 96% 8 % (entspr. Gesamtethanolgehalt 8 % (V/V)), Kirsch-Aroma, Wasser, gereinigtes.
EW: Mukolytische Kombination.
AG: Pflanzliches Arzneimittel zur Verflüssigung von zähem Schleim bei Katarrhen der Atemwege (insbesondere Nasennebenhöhlen).
AA: Unverdünnt oder in etwas Wasser einnehmen. Vor Gebrauch schütteln.
DO: Erwachsene und Jugendliche: 3mal tgl. 7 ml.
Kinder (6-11 Jahre): 3mal tgl. 3,5 ml.
Kinder (2-5 Jahre): 3mal tgl. 2,1 ml.
SST: Nicht empfohlen.
NW: Magen/Darm, Überempfindlichkeit.
WW: Keine bekannt.
WH: Nicht für Alkoholkranke. Nicht für Kinder unter 2 Jahren.
PG: 100 ML * (EKO: N) [€ 12,50]

Sinupret - Saft sine 50Z07
(Z.Nr. 1-39038) RPF. P. nicht im Handel. R05CB10

Sinupret - Tropfen 50Z02
(Z.Nr. 0-17736) RPF. P. R05CA10
ZI: Bionorica SE, Neumarkt, Deutschland
Z: 100 g (= 102 ml, 1 ml = 17 Tropfen) enthalten: Enzianwurzel-Flüssigextrakt (1:11); Ethanol 59% (V/V) (Auszugsmittel) (entspr. Gentianae radix 0,2 g), Schlüsselblumenblüte mit Kelch-Flüssigextrakt (1:11); Ethanol 59% (V/V) (Auszugsmittel) (entspr. Primulae flos cum calycibus 0,6 g), Gartensauerampferkraut-Flüssigextrakt (1:11); Ethanol 59% (V/V) (Auszugsmittel) (entspr. Rumicis herba 0,6 g), Holunderblüten-Flüssigextrakt (1:11); Ethanol 59% (V/V) (Auszugsmittel) (entspr. Sambuci flos 0,6 g), Eisenkraut-Flüssigextrakt (1:11); Ethanol 59% (V/V) (Auszugsmittel) (entspr. Verbenae herba 0,6 g), Ethanol 19 % (V/V), Wasser, gereinigtes.
EW: Mukolytische Kombination.
AG: Pflanzliches Arzneimittel zur Verflüssigung von zähem Schleim bei Katarrhen der Atemwege (insbesondere Nasennebenhöhlen).
AA: Unverdünnt oder in etwas Wasser einnehmen. Vor Gebrauch schütteln.
DO: Erwachsene und Jugendliche: 3mal tgl. 50 Tropfen.
Kinder (6-11 Jahre): 3mal tgl. 25 Tropfen.
Kinder (2-5 Jahre): 3mal tgl. 15 Tropfen.
SST: Nicht empfohlen.
NW: Magen/Darm, Überempfindlichkeit.
WW: Keine bekannt.
WH: Nicht für Alkoholkranke. Nicht für Kinder unter 2 Jahren.
PG: 100 ML * (EKO: N) [€ 14,50]

Sinupret intens - überzogene Tablette 50Z07
(Z.Nr. 1-35965) RPF. P. R05X
ZI: Bionorica SE, Neumarkt, Deutschland
Z: 1 überzogene Tablette enthält: Enzianwurzel-, Schlüsselblumenblüten-, Ampferkraut-, Holunderblüten-, Eisenkraut-(1:3:3:3:3)-Trockenextrakt (3-6:1); Ethanol 51% (m/m) (Auszugsmittel) 160 mg, Saccharose 133,736 mg, Talkum, Calciumcarbonat, Cellulose, mikrokristalline, Maltodextrin, Cellulosepulver, Hypromellose, Dextrin, Arabisches Gummi, sprühgetrocknet, Siliciumdioxid, hochdispers, hydrophob, Siliciumdioxid, hochdisperses, Titandioxid, Glucose-Sirup 3,141 mg, Magnesium stearat (pflanzlich), Stearinsäure, Chlorophyll-Pulver 25% (entspr. Kupfer chlorophyll), Indigocarmin Aluminiumlack (entspr. Indigocarmin) (entspr. Aluminiumhydroxid), Carnaubawachs, Riboflavin.
EW: Mukolytische Kombination.
AG: Pflanzliches Arzneimittel zur Verflüssigung von Schleim bei akuter unkomplizierter Rhinosinusitis (Nasennebenhöhlen).
AA: Unzerkaut mit Flüssigkeit einnehmen, bei empfindlichem Magen nach den Mahlzeiten.
DO: 3mal tgl. 1 Tablette. Max 14 Tage anwenden. Nicht für Kinder und Jugendliche. Keine Daten bei Leber- oder Nierenschäden.
GA: Magen/Duodenalulzera.
SST: Nicht anwenden.
NW: Magen/Darm, Überempfindlichkeit, Allergien, Schwindel.
WW: Keine bekannt.
WH: Vorsicht bei empfindlichem Magen. Verkehrshinweis.
PG: 20 ST * (EKO: N) [€ 15,90], 40 ST * (EKO: N) [€ 27,50]

Sinusin 0,05% - Nasenspray 50H02
(Z.Nr. 1-36509) RPF. P. nicht im Handel. R01AA05

Sirdalud 2 mg - Tabletten 46B01
(Z.Nr. 1-18197) RP. P. M03BX02
ZI: Novartis Pharma, Wien
Z: 1 Tablette enthält: Tizanidin 2 mg (entspr. Tizanidin hydrochlorid),

Siliciumdioxid, Stearinsäure, Cellulose, Lactose 80 mg.
EW: Zentral wirksames Skelettmuskelrelaxans.
AG: Spastizität durch neurogene Störungen (multiple Sklerose, chronische Myelopathie, degenerative Myelopathien, apoplektischer Insult, infantile Zerebralparese).
-Schmerzhafte Muskelspasmen (Zervikal- und Lumbalsyndrome wie Tortikollis oder Lumbago, postoperativ nach Diskushernien- oder Hüftgelenks-Operationen).
AA: Unzerkaut mit reichlich Flüssigkeit.
DO: Geringen therapeutischen Index beachten, Anfangsdosis 3mal tgl. 2 mg.
Neurogene Spastizität: Initial 6 mg täglich, Steigerung bis 12 mg, MTD 36 mg (3 Einzeldosen täglich).
Schmerzhafte Muskelspasmen: 2-4 mg vor dem Schlafengehen, in schweren Fällen zusätzlich 3mal tgl. 2-4 mg.
Dosisreduktion bei Leberschäden oder Niereninsuffizienz.
Bei Kindern und Jugendlichen nicht anwenden.
GA: Schwere Leber- und Nierenschäden.
SST: Nutzen/Risiko-Abwägung, nicht stillen. Kontrazeption bis mindestens 1 Tag nach Behandlungsende empfohlen.
NW: Schläfrigkeit, Schwindel, Muskelschwäche, Mundtrockenheit, Magen/Darm, Hypotonie, Haut (Pruritus), Überempfindlichkeit, Leberenzymanstieg, Schlafstörungen. Nach plötzlichem Absetzen "Rebound"-Hypertonie und Tachykardie.
WW: Gegenanzeige: Fluvoxamin oder Ciprofloxacin (Starke CYP1A2-Hemmer: Hypotonie). Nicht empfohlen: Mäßige CYP1A2-Hemmer (Antiarrhythmika, Cimetidin, Rofecoxib, Fluorchinolone, orale Kontrazeptiva, Ticlopidin).
Vorsicht: QT-verlängernde Substanzen, Rifampicin, Clonidin.
Verstärkung von Antihypertensiva, Sedativa, Alkohol.
WH: Verkehrshinweis. Kontrollen: Blutbild, Leber, Niere, EKG. Epileptiker zunächst optimal mit Antikonvulsiva einstellen. Absetz-Syndrom (Hypertonie, Tachykardie) möglich.
PG: 30 ST (2) (EKO: G) [€ 6,40]

Sirdalud 2 mg - Tabletten 46B01
(Z.Nr. 1-18197-P1/P5) RP. P. Parallelimport. M03BX02
V: Eurim-Pharm, Salzburg
Z: 1 Tablette enthält: Tizanidin 2 mg (entspr. Tizanidin hydrochlorid), Siliciumdioxid, Stearinsäure, Cellulose, Lactose 80 mg.
PG: 30 ST (2) (EKO: G) [€ 6,40]

Sirdalud 2 mg - Tabletten 46B01
(Z.Nr. 1-18197-P6) RP. P. Parallelimport. M03BX02
nicht im Handel.

Sirdalud 4 mg - Tabletten 46B01
(Z.Nr. 1-18196) RP. P. M03BX02
ZI: Novartis Pharma, Wien
Z: 1 Tablette enthält: Tizanidin 4 mg (entspr. Tizanidin hydrochlorid), Siliciumdioxid, Stearinsäure, Cellulose, Lactose 110 mg.
Kurzinformation: siehe Sirdalud 2 mg - Tabletten, → S. 1322
PG: 30 ST (2) (EKO: G) [€ 11,65], 50 ST (EKO: G) [€ 18,15]

Sirdalud 4 mg - Tabletten 46B01
(Z.Nr. 1-18196-P2) RP. P. Parallelimport. M03BX02
V: Eurim-Pharm, Salzburg
Z: 1 Tablette enthält: Tizanidin 4 mg (entspr. Tizanidin hydrochlorid), Siliciumdioxid, Stearinsäure, Cellulose, Lactose 110 mg.
PG: 30 ST (2) (EKO: G) [€ 11,55], 50 ST (EKO: G) [€ 18,10]

Sirdalud 4 mg - Tabletten 46B01
(Z.Nr. 1-18196-P5) RP. P. Parallelimport. M03BX02
V: Orifarm, Leverkusen, Deutschland
Z: 1 Tablette enthält: Tizanidin 4 mg (entspr. Tizanidin hydrochlorid), Siliciumdioxid, Stearinsäure, Cellulose, Lactose 110 mg.
PG: 30 ST (2) (EKO: G) [€ 11,55], 50 ST (EKO: G) [€ 18,10]

Sirdalud MR 6 mg - Kapseln 46B01
(Z.Nr. 1-19584) RP. P. M03BX02
ZI: Novartis Pharma, Wien
Z: 1 Kapsel enthält: Tizanidin 6 mg (entspr. Tizanidin hydrochlorid), Kapselinhalt: Saccharose 116,6 mg, Ethylcellulose, Schellack, Talkum, Maisstärke; Kapselhülle: Titandioxid, Gelatine, Eisenoxid schwarz, Schellack.
EW: Zentral wirksames Skelettmuskelrelaxans.
AG: Spastizität durch neurogene Störungen (multiple Sklerose, chronische Myelopathie, degenerative Myelopathien, apoplektischer Insult, infantile Zerebralparese).
-Schmerzhafte Muskelspasmen (Zervikal- und Lumbalsyndrome wie Tortikollis oder Lumbago, postoperativ nach Diskushernien- oder Hüftgelenks-Operationen).
AA: Unzerkaut mit reichlich Flüssigkeit.
DO: Spastizität durch neurogene Störungen: Anfangsdosis 1mal tgl. 6 mg, Steigerung bis 24 mg. MTD 36 mg.
Schmerzhafte Muskelspasmen: 6 mg 1mal tgl. vor dem Schlafengehen.
Dosisanpassung bei Leber- und Nierenschäden.
Bei Kindern und Jugendlichen nicht anwenden.
GA: Schwere Leber- und Nierenschäden.
SST: Nutzen/Risiko-Abwägung, nicht stillen. Kontrazeption bis mindestens 1 Tag nach Behandlungsende empfohlen.
NW: Schläfrigkeit, Schwindel, Muskelschwäche, Mundtrockenheit, Magen/Darm, Hypotonie, Haut (Pruritus), Überempfindlichkeit, Leberenzymanstieg, Schlafstörungen. Nach plötzlichem Absetzen "Rebound"-Hypertonie und Tachykardie.
WW: Gegenanzeige: Fluvoxamin oder Ciprofloxacin (Starke CYP1A2-Hemmer: Hypotonie). Nicht empfohlen: Mäßige CYP1A2-Hemmer (Antiarrhythmika, Cimetidin, Rofecoxib, Fluorchinolone, orale Kontrazeptiva, Ticlopidin).
Vorsicht: QT-verlängernde Substanzen, Rifampicin, Clonidin.
Verstärkung von Antihypertensiva, Sedativa, Alkohol.
WH: Verkehrshinweis. Kontrollen: Blutbild, Leber, Niere, EKG. Epileptiker zunächst optimal mit Antikonvulsiva einstellen. Absetz-Syndrom (Hypertonie, Tachykardie) möglich.
PG: 30 ST (2) (EKO: G) [€ 29,50]

Sirdalud MR 6 mg - Kapseln 46B01
(Z.Nr. 1-19584-P1) RP. P. Parallelimport. M03BX02
V: Orifarm, Leverkusen, Deutschland
Z: 1 Kapsel enthält: Tizanidin 6 mg (entspr. Tizanidin hydrochlorid), Kapselinhalt: Saccharose 116,6 mg, Ethylcellulose, Schellack, Talkum, Maisstärke; Kapselhülle: Titandioxid, Gelatine, Eisenoxid schwarz, Schellack.
PG: 30 ST (2) (EKO: G) [€ 29,35]

Siroctid 0,05 mg/ml - Injektionslösung in einer Fertigspritze 31A, 55D01
(Z.Nr. 1-28518) RP. P. E. H01CB02
ZI: Chemi, Cinisello Balsamo, Italien
Z: 1 Fertigspritze mit 1 ml Injektionslösung enthält: Octreotid 50 µg (entspr. Octreotid acetat), (S)-Milchsäure, Natriumchlorid (entspr. Natrium 23 mg), Natriumhydroxid zur pH-Wert-Einstellung, Wasser für Injektionszwecke.
EW: Antiwachstumshormon.
AG: - Akromegalie
- Karzinoidtumore (GEP-Tumore; Symptomlinderung)
- Vorbeugung von Komplikationen nach einer Pankreasoperation
- Notfallbehandlung gastro-ösophagealer Varizenblutungen bei Leberzirrhose
- TSH-sekretierende Hypophysenadenome
AA: S.c. Injektion oder i.v. Infusion.
DO: Akromegalie: Initial 3mal tgl. 50-100 µg s.c.. TD meist 300 µg. MTD 1500 µg.
Karzinoidtumore: Initial 50 µg 1- oder 2mal tgl. s.c., dann bis 3mal tgl. 100-200 µg;
Nach Pankreasoperation: 3mal tgl. 100 µg s.c. über 7 Tage ab dem Operationstag.
Varizenblutungen: 25(-50) µg/h als i.v. Infusion über bis zu 5 Tage.
Hypophysenadenome: 3mal tgl. 100 µg s.c.
Begrenzte Erfahrungen bei Kindern.
SST: Nicht anwenden, nicht stillen.
NW: Magen/Darm (Blähungen), Leber/Galle (Gallensteine), ZNS, Stoffwechsel (Hyperglykämie oder Hypoglykämie), Schilddrüse, lokale Reaktionen, Haut, Herz (Bradykardie, EKG-Veränderungen).
WW: Vorsicht: Cyclosporin, Cimetidin, Bromocriptin. Dosisanpassung: Betablocker, Kalziumkanalblocker, Insulin und Antidiabetika.
WH: Vorsicht bei Bradykardie. Kontrollen: Glukosetoleranz, Leber, Schilddrüse, Vitamin B12-Spiegel. Auf Gallensteine achten. Verkehrshinweis.
PG: 5 ST * (EKO: N) [€ 54,40]

Siroctid 0,1 mg/ml - Injektionslösung in einer Fertigspritze 31A, 55D01
(Z.Nr. 1-28519) RP. P. E. H01CB02
ZI: Chemi, Cinisello Balsamo, Italien
Z: 1 Fertigspritze mit 1 ml Injektionslösung enthält: Octreotid 100 µg (entspr. Octreotid acetat), (S)-Milchsäure, Natriumchlorid (entspr. Natrium 23 mg), Natriumhydroxid zur pH-Wert-Einstellung, Wasser für Injektionszwecke.
Kurzinformation: siehe Siroctid 0,05 mg/ml - Injektionslösung in einer Fertigspritze, → S. 1323
PG: 5 ST * (EKO: N) [€ 101,75]

Siroctid 0,5 mg/ml - Injektionslösung in einer Fertigspritze 31A, 55D01
(Z.Nr. 1-28520) RP. P. E. H01CB02

S

ZI: Chemi, Cinisello Balsamo, Italien
Z: 1 Fertigspritze mit 1 ml Injektionslösung enthält: Octreotid 500 µg (entspr. Octreotid acetat), (S)-Milchsäure, Natriumchlorid (entspr. Natrium 23 mg), Natriumhydroxid zur pH-Wert-Einstellung, Wasser für Injektionszwecke.
Kurzinformation: siehe Siroctid 0,05 mg/ml - Injektionslösung in einer Fertigspritze, → S. 1323
PG: 5 ST * (EKO: N) [€ 387,45]

▼ Sirturo 100 mg - Tabletten 15A05
(Z.Nr. EU/1/13/901/*) NR. P. J04AK05
ZI: Janssen-Cilag International, Beerse, Belgien
Z: 1 Tablette enthält: Bedaquilin 100 mg (entspr. Bedaquilin fumarat), Lactose monohydrat (entspr. Lactose 145 mg), Maisstärke, Hypromellose, Polysorbat 20, Cellulose, mikrokristalline, Croscarmellose natrium, Siliciumdioxid, hochdisperses, Magnesium stearat.
EW: Mittel zur Behandlung der Tuberkulose.
AG: Kombinationstherapie der multiresistenten Lungentuberkulose bei Resistenz oder Unverträglichkeit gegen andere Tuberkulosemittel bei Erwachsenen und Jugendlichen (12 bis unter 18 Jahre) mit mindestens 30 kg KG.
AA: Mit einer Mahlzeit im Ganzen mit Wasser schlucken.
DO: Woche 1-2: 1mal tgl. 400 mg.
Wochen 3-24: 3mal wöchentlich 200 mg (mind. 48 Std. Abstand).
Anwendung mit mindestens 3 in vitro empfindlichen Tuberkulosemitteln.
Keine Daten an Kindern unter 12 Jahren.
SST: Nutzen/Risiko-Abwägung, nicht stillen.
NW: Magen/Darm, Kopfschmerzen, Arthralgien, Myalgien, Schwindel, QT-Verlängerung, Transaminasenanstieg.
WW: Nicht empfohlen: CYP3A4-Induktoren und -Inhibitoren, Alkohol.
Vorsicht: QT-verlängernde Arzneimittel, Lopinavir/Ritonavir.
WH: Nur in Kombinationstherapie verwenden (Resistenzbildung!). Keine Daten bei extrapulmonaler oder latenter Tuberkulose. Kontrollen: EKG (QT-Verlängerung), Elektrolyte (Kalium, Kalzium, Magnesium), Transaminasen. Besondere Vorsicht bei Herzinsuffizienz, QT-Verlängerung, Hypothyreose, Bradyarrhythmie, Hypokaliämie. Verkehrshinweis. Fachinformationen der anderen Mittel gegen Tuberkulose berücksichtigen.
PG: 24 ST * (EKO: N) [€ 4.061,10]

Sitagliptin HCS 25 mg - Filmtabletten 06B05
(Z.Nr. 1-39351) NR. P. nicht im Handel. A10BH01

Sitagliptin HCS 50 mg - Filmtabletten 06B05
(Z.Nr. 1-39352) NR. P. nicht im Handel. A10BH01

Sitagliptin HCS 100 mg - Filmtabletten 06B05
(Z.Nr. 1-39353) NR. P. nicht im Handel. A10BH01

Sitagliptin ratiopharm 25 mg - Filmtabletten 06B05
(Z.Nr. 1-37415) NR. P. nicht im Handel. A10BH01

Sitagliptin ratiopharm 50 mg - Filmtabletten 06B05
(Z.Nr. 1-37416) NR. P. nicht im Handel. A10BH01

Sitagliptin ratiopharm 100 mg - Filmtabletten 06B05
(Z.Nr. 1-37417) NR. P. nicht im Handel. A10BH01

Sivextro 200 mg - Filmtabletten 34K
(Z.Nr. EU/1/15/991/*) NR. P. J01XX11
ZI: Merck Sharp & Dohme, Haarlem, Niederlande
Z: 1 Filmtablette enthält: Tedizolid phosphat 200 mg, Tablettenkern: Cellulose, mikrokristalline, Mannitol, Povidon, Crospovidon, Magnesium stearat; Filmbeschichtung: Poly(vinylalkohol), Titandioxid, Macrogol, Talkum, Eisen(III)-hydroxid-oxid.
EW: Bakteriostatisches Antibiotikum (Oxazolidinon, vorwiegend gegen grampositive Bakterien), Hemmstoff der Proteinsynthese.
AG: Akute bakterielle Haut- und Weichgewebeinfektionen.
AA: Zu oder unabhängig von einer Mahlzeit einnehmen.
DO: Personen ab 12 Jahren: 1mal tgl. 200 mg über 6 Tage. Keine Dosisempfehlung für Kinder.
SST: In der Schwangerschaft nicht anwenden, Kontrazeption für Frauen im gebärfähigen Alter empfohlen. Nutzen/Risiko-Abwägung in der Stillzeit.
NW: Magen/Darm, ZNS (Kopfschmerz, Schwindel), Haut, Ermüdung. Leberenzymanstieg (bei Jugendlichen).
WW: Vorsicht: BCRP-Substrate (Imatinib, Lapatinib, Methotrexat, Pitavastatin, Rosuvastatin, Sulfasalazin, Topotecan) bei oraler Sivextro-Therapie.
WH: Vorsicht bei Neutropenie. Auf Myelosuppression, Neuropathien, Clostridium difficile-assoziierte Diarrhö achten. Verkehrshinweis.
PG: 6 ST RE1 (EKO: Y) [€ 1.430,00]

Sivextro 200 mg - Pulver für ein Konzentrat zur Herstellung einer Infusionslösung 34K
(Z.Nr. EU/1/15/991/*) NR. P. J01XX11
ZI: Merck Sharp & Dohme, Haarlem, Niederlande
Z: 1 Durchstechflasche enthält: Tedizolidphosphat dinatrium 200 mg, Mannitol, Natriumhydroxid zur pH-Wert-Einstellung, Salzsäure zur pH-Wert-Einstellung.
EW: Bakteriostatisches Antibiotikum (Oxazolidinon, vorwiegend gegen grampositive Bakterien), Hemmstoff der Proteinsynthese.
AG: Akute bakterielle Haut- und Weichgewebeinfektionen.
AA: I.v. Infusion über 60 Minuten.
DO: Personen ab 12 Jahren: 1mal tgl. 200 mg über 6 Tage. Keine Dosisempfehlung für Kinder.
SST: In der Schwangerschaft nicht anwenden, Kontrazeption für Frauen im gebärfähigen Alter empfohlen. Nutzen/Risiko-Abwägung in der Stillzeit.
NW: Magen/Darm, ZNS (Kopfschmerz, Schwindel), Haut, Ermüdung. Leberenzymanstieg (bei Jugendlichen).
WW: Vorsicht: BCRP-Substrate (Imatinib, Lapatinib, Methotrexat, Pitavastatin, Rosuvastatin, Sulfasalazin, Topotecan) bei oraler Sivextro-Therapie.
WH: Vorsicht bei Neutropenie. Auf Myelosuppression, Neuropathien, Clostridium difficile-assoziierte Diarrhö achten. Verkehrshinweis.
PG: 6 ST * (EKO: N) [€ 2.091,20]

Sixantone - Zweikammerspritze 55D01, 31A
(Z.Nr. 1-27558) NR. P. L02AE02
ZI: Takeda Pharma, Wien
Z: 1 Zweikammerspritze enthält: Leuprorelinacetat 30 mg (entspr. Leuprorelin 28,58 mg), Retardmikrokapseln: Polymilchsäure 270 mg, D-Mannitol; Suspension: D-Mannitol, Carmellose natrium 5 mg, Polysorbat 80, Essigsäure 99% (zur pH-Wert Einstellung), Wasser für Injektionszwecke.
EW: Gonadotropin-Releasing-Hormon-Analogon.
AG: Palliative Therapie des fortgeschrittenen hormonabhängigen Prostatakarzinoms.
AA: S.c. nach Zubereitung der Suspension.
DO: Einmal 1 Spritze alle 6 Monate.
GA: Hormonunabhängiges Karzinom, nach chirurgischer Kastration, Frauen, Kinder, Jugendliche.
NW: Hitzewallungen, lokale Rötung, passagerer Anstieg des Testosterons, Libido- und Potenzverlust, ZNS, Psyche (Depression, Schlafstörungen, Krampfanfälle), Herz (QT-Verlängerung), Magen/Darm, Lunge, Niere, Haut, Knochen-/Gelenksschmerzen, vermehrtes Schwitzen, Depression, Enzymanstiege.
WW: Vorsicht: QT-verlängernde Substanzen.
WH: Vorsicht bei drohenden neurologischen Komplikationen, QT-Verlängerung, erhöhtem Risiko für metabolische oder kardiovaskuläre Erkrankungen, Depression, Wirbelsäulen-, Hirnmetastasen, Harnwegsobstruktion. Zu Behandlungsbeginn ev. geeignetes Antiandrogen verabreichen. Diabetes kontrollieren. Verkehrshinweis.
PG: 1 ST IND (EKO: G) [€ 843,05]

▼ *Sixmo 74,2 mg - Implantat* 26C
(Z.Nr. EU/1/19/1369/*) NR. SG. P. nicht im Handel. N07BC01

Skilarence 30 mg - magensaftresistente Tabletten 22F01
(Z.Nr. EU/1/17/1201/*) RP. P. D05BX
ZI: Almirall, Barcelona, Spanien
Z: 1 magensaftresistente Tablette enthält: Dimethyl fumarat 30 mg, Kern: Lactose 34,2 mg (entspr. Lactose monohydrat), Cellulose, mikrokristalline, Croscarmellose natrium, Siliciumdioxid, hochdisperses, Magnesium stearat; Beschichtung: Methacrylat-Ethylacrylat-Copolymer (1:1), Talkum, Triethylcitrat, Titandioxid, Simeticon.
EW: Entzündungshemmend, immunmodulierend.
AG: Mittelschwere bis schwere Psoriasis vulgaris.
AA: Während oder unmittelbar nach einer Mahlzeit im Ganzen mit Flüssigkeit schlucken.
DO: 1. Woche: 1mal tgl 30 mg; 2.Woche: 2mal tgl. 30 mg; 3. Woche: 3mal tgl. 30 mg; ab 4. Woche: 1mal tgl. (abends) 120 mg. Dann jede Woche TD um 120 mg steigern. MTD ab der 9. Woche 720 mg. Keine Daten an Kindern und Jugendlichen.
GA: Schwere Magen/Darm-, Leber-, Nierenerkrankungen.
SST: Gegenanzeige.
NW: Magen/Darm (Diarrhö), Haut (Flush), Lymphopenie, Leukopenie, Asthenie, erhöhte Leberenzyme.
WW: Nicht mit anderen Fumarsäurederivaten anwenden. Vorsicht mit anderen Psoriasis-Therapien, nephrotoxischen Substanzen, oralen Kontrazeptiva. Cave Alkohol.
WH: Vor Behandlungsbeginn und dann alle 3 Monate ist großes Blutbild erforderlich: Bei Leukopenie unter 3 x 10^9/l oder Lympho-

penie unter 1 x 10^9/l Behandlung nicht beginnen. Vorsicht bei bestehenden Infektionen. Verkehrshinweis.
PG: 42 ST * (EKO: N) [€ 169,65]

Skilarence 120 mg - magensaftresistente Tabletten 22F01
(Z.Nr. EU/1/17/1201/*) RP. P. D05BX
ZI: Almirall, Barcelona, Spanien
Z: 1 magensaftresistente Tablette enthält: Dimethyl fumarat 120 mg, Kern: Lactose 136,8 mg (entspr. Lactose monohydrat), Cellulose, mikrokristalline, Croscarmellose natrium, Siliciumdioxid, hochdisperses, Magnesium stearat; Beschichtung: Methacrylat-Ethylacrylat-Copolymer (1:1), Talkum, Triethylcitrat, Titandioxid, Simeticon, Indigocarmin, Natriumhydroxid.
Kurzinformation: siehe Skilarence 30 mg - magensaftresistente Tabletten, → S. 1324
PG: 90 ST * (EKO: N) [€ 319,65], 180 ST * (EKO: N) [€ 617,25]

Skinatan 1 mg/ml - Lösung zur Anwendung auf der Haut 22E01
(Z.Nr. 1-39390) NR. P. nicht im Handel. D07AC14

Skinoren 20% - Creme 22H04
(Z.Nr. 1-18823) RP. P. D10AX03
ZI: Leo Pharma, Ballerup, Dänemark
Z: 1 g Creme enthält: Azelainsäure 200 mg, Benzoesäure 2 mg, Cetearyl-Octanoat + Isopropylmyristat (PCL Liquid), Glycerol 85%, Cutina CBS (entspr. Glycerolstearat) (entspr. Cetylstearylalkohol) (entspr. Cetylpalmitat) (entspr. Cocoglyceride), Propylenglykol 125 mg, Macrogolglyerolstearate, Wasser, gereinigtes.
EW: Antimikrobiell, keratolytisch.
AG: Topische Behandlung der leichten bis mittelschweren Akne vulgaris.
DO: 2mal tgl. auf die Haut auftragen. 2,5 cm Creme reichen für die gesamte Gesichtshaut. Mehrmonatige Anwendung empfohlen. Keine Untersuchungen an Kindern.
SST: In der Schwangerschaft im Allgemeinen keine Aknetherapie notwendig.
Vorsicht in der Stillperiode.
NW: Lokale Hautreizung, Überempfindlichkeit, Verschlechterung von Asthma.
WH: Nicht mit den Augen oder Schleimhäuten in Kontakt bringen.
PG: 30 G (EKO: G) [€ 13,65]

Skinoren 15% - Gel 22H04
(Z.Nr. 1-24583) RP. P. D10AX03
ZI: Leo Pharma, Ballerup, Dänemark
Z: 1 g Gel enthält: Azelainsäure 150 mg, Benzoesäure 1 mg, Carbomer, Dinatrium edetat, Lecithin, Polysorbat 80, Propylenglycol 0,12 g, Natriumhydroxid, Triglyceride, mittelkettige, Wasser, gereinigtes.
EW: Antimikrobiell, keratolytisch.
AG: Leichte bis mittelschwere papulopustulöse Akne des Gesichtes.
Papulopustulöse Rosazea.
DO: 2mal tgl. auf die erkrankte Haut auftragen und vorsichtig einreiben.
Keine Untersuchungen an Kindern bei Akne vulgaris und an Kindern und Jugendlichen bei Rosazea.
SST: Vorsicht.
NW: Lokale Reaktionen, Verschlechterung von Asthma.
WH: Kontakt mit den Augen oder Schleimhäuten vermeiden.
PG: 30 G * (EKO: N) [€ 19,75]

Skinsept color - Lösung zur Anwendung auf der Haut 14F
(Z.Nr. 1-22299) RPF. P. D08AX
ZI: Ecolab, Wien
Z: 100 g Lösung enthalten: Ethanol 96% (MEK-vergällt) 46 g, 2-Propanol 27 g, Benzylalkohol 1 g, Wasserstoffperoxid-Lösung 30%, Cochenillerot A, Gelborange S, Wasser, gereinigtes.
AG: Präoperative Hautdesinfektion. Hautdesinfektion vor Injektionen, Punktionen, Blutentnahmen, Impfungen und Verbandwechsel.
AA: Auf der Haut.
DO: Lösung unverdünnt auftragen und mindestens 15 sec, zur präoperativen Hautdesinfektion und vor Punktionen mindestens 1 min, vor allen Eingriffen an talgdrüsenreicher Haut mindestens 10 min einwirken lassen.
Bei Neugeborenen nicht anwenden.
GA: Großflächige offene Wunden, Schleimhäute, Spülungen der Bauchhöhle oder der Harnblase, Anwendung am Trommelfell oder in unmittelbarer Nähe des Auges.
SST: Anwendung in kleinen Mengen möglich.
NW: Leichte Trockenheit oder Reizung der Haut, sehr selten Überempfind- lichkeit.
WH: Vor Anwendung elektrischer Geräte Arzneimittel antrocknen lassen.
PG: 500 ML * (EKO: N) [€ 9,10]

Skinsept pur - Lösung zur Anwendung auf der Haut 14F
(Z.Nr. 1-22298) RPF. P. D08AX
ZI: Ecolab, Wien
Z: 100 g Lösung enthalten: Ethanol 96% (MEK-vergällt) 46 g, 2-Propanol 27 g, Benzylalkohol 1 g, Wasserstoffperoxid-Lösung 30%, Wasser, gereinigtes.
Kurzinformation: siehe Skinsept color - Lösung zur Anwendung auf der Haut, → S. 1325
PG: 500 ML * (EKO: N) [€ 9,10]

▼ *Skudexa 75 mg/25 mg - Filmtabletten* 02A09
(Z.Nr. 1-37257) NR. S1. P. nicht im Handel. N02AJ14

▼ Skyrizi 75 mg - Injektionslösung in einer Fertigspritze 22F01
(Z.Nr. EU/1/19/1361/*) NR. P. E. L04AC18
ZI: AbbVie Deutschland, Ludwigshafen, Deutschland
Z: 1 Fertigspritze enthält in 0,83 ml Lösung: Risankizumab 75 mg, mittels DNA-Technologie rekombinant aus Ovarialzellen des Chinesischen Hamsters hergestellt, Natrium succinat 6-Wasser, Bernsteinsäure, Sorbitol, Polysorbat 20, Wasser für Injektionszwecke.
EW: Interleukin-23-Inhibitor, immunsuppressiv.
AG: Mittelschwere bis schwere Plaque-Psoriasis.
AA: S.c., nach Einschulung auch zur Selbstinjektion.
DO: 150 mg in Woche 0 und 4 und dann alle 12 Wochen. Keine Daten an Kindern und Jugendlichen.
GA: Aktive Infektionen (z.B. aktive Tuberkulose).
SST: Kontrazeption für Frauen bis mindestens 21 Wochen nach der Behandlung erforderlich. Während der Schwangerschaft nicht anwenden. Nutzen/Risiko-Abwägung in der Stillzeit.
NW: Infektionen der Atemwege, Kopfschmerzen, Pruritus, Fatigue, lokale Reaktionen.
WW: Risankizumab frühestens 4 Wochen nach Lebendimpfstoffen geben; bis 21 Wochen nach der Behandlung keine Lebendimpfstoffe verabreichen.
WH: Erhöhtes Infektionsrisiko beachten. Vor Therapiebeginn Patienten auf Tuberkulose untersuchen.
PG: 2 ST RE1 (EKO: Y) [€ 4.303,15]

▼ *Skyrizi 75 mg - Injektionslösung in einer Fertigspritze* 22F01
(Z.Nr. EU/1/19/1361/*) NR. P. E. L04AC18
Parallelimport. nicht im Handel.

▼ Skyrizi 75 mg - Injektionslösung in einer Fertigspritze 22F01
(Z.Nr. EU/1/19/1361/*) NR. P. E. L04AC18
Parallelimport. n.l.
V: Orifarm, Leverkusen, Deutschland
Z: 1 Fertigspritze enthält in 0,83 ml Lösung: Risankizumab 75 mg, mittels DNA-Technologie rekombinant aus Ovarialzellen des Chinesischen Hamsters hergestellt, Natrium succinat 6-Wasser, Bernsteinsäure, Sorbitol, Polysorbat 20, Wasser für Injektionszwecke.
PG: 2 ST * (EKO: N) [€ 4.711,30 n.l.]

Slenyto 1 mg - Retardtabletten 32A04
(Z.Nr. EU/1/18/1318/*) NR. P. nicht im Handel. N05CH01

Slenyto 5 mg - Retardtabletten 32A04
(Z.Nr. EU/1/18/1318/*) NR. P. nicht im Handel. N05CH01

SmofKabiven Low Osmo peripher - Emulsion zur Infusion 37F02, 37F04
(Z.Nr. 1-39178) RP. P. B05BA10
ZI: Fresenius Kabi Austria, Graz
Z: 1000 ml enthalten: Glucose wasserfrei 68 g (entspr. Glucose-Lösung 11,8% 575 ml), Lipide 35 g (entspr. Lipidemulsion 20% 175 ml) (entspr. Sojaöl, raffiniert zur parenteralen Anwendung 11 g) (entspr. Triglyceride, mittelkettige 11 g) (entspr. Oliven-Öl, raffiniert zur parenteralen Anwendung 8,8 g) (entspr. Fischöl, Omega-3-Säuren-reiches zur parenteralen Anwendung 5,3 g), Aminosäuren 25 g (entspr. Stickstoff 4 g), (entspr. Aminosäurelösung mit Elektrolyten 10% 250 ml): Alanin 3,5 g, Arginin 3 g, Glycin 2,8 g, Histidin 0,75 g, Isoleucin 1,3 g, Leucin 1,9 g, Lysin 1,7 g (entspr. Lysin acetat), Methionin 1,1 g, Phenylalanin 1,3 g, Prolin 2,8 g, Serin 1,6 g, Taurin 0,25 g, Threonin 1,1 g, Tryptophan 0,5 g, Tyrosin 0,1 g, Valin 1,6 g,

Calciumchlorid 0,14 g (entspr. Calciumchlorid dihydrat), Natrium glycerophosphat 1 g (entspr. Natriumglycerophosphat, wasserhaltiges), Magnesium sulfat 0,3 g (entspr. Magnesiumsulfat heptahydrat), Kaliumchlorid 1,1 g, Natriumacetat 0,85 g (entspr. Natrium acetat-Trihydrat), Zinksulfat 0,0032 g (entspr. Zinksulfat-heptahydrat), Elektrolyte: Natrium 20 mmol, Kalium 15 mmol, Magnesium 2,5 mmol, Calcium 1,3 mmol, Phosphat 7,5 mmol, Zink 0,02 mmol, Sulfat 2,5 mmol, Chlorid 18 mmol, Acetat 52 mmol, Glycerol, Ei-Lecithin, all-rac-alpha-Tocopherol, Natriumhydroxid zur pH-Wert-Einstellung, Natrium oleat, Essigsäure 99% (zur pH-Wert Einstellung), Wasser für Injektionszwecke; Osmolalität: ca. 870 mosmol/kg, Osmolarität: ca. 750 mosmol/l.

EW: Fettemulsion mit Aminosäuren, Elektrolyten und Glucose.

AG: Parenterale Ernährung bei Erwachsenen und Kindern ab 2 Jahren.

AA: Zentral- oder periphervenöse Infusion. Max. Infusionsgeschwindigkeit 3,7 ml/kg KG/h, bei Kindern 4 ml/kg KG/h.

DO: Personen ab 12 Jahren: TD 20-40 ml/kg KG, MTD 40 ml/kg KG.

Kinder ab 2 Jahren: TD bis 40 ml/kg KG.

GA: Überempfindlichkeit gegen Fisch-, Ei-, Soja- oder Erdnussprotein. Schwere Hyperlipidämie; Schwere Leberinsuffizienz; Schwere Blutgerinnungsstörungen; Angeborene Aminosäurestoffwechselstörungen; Schwere Niereninsuffizienz ohne Möglichkeiten zur Hämofiltration oder Dialyse; Akuter Schock; Unkontrollierte Hyperglykämie; Pathologisch erhöhte Serumspiegel eines der enthaltenen Elektrolyte. Allgemeine Gegenanzeigen einer Infusionstherapie: Akutes Lungenödem, Hyperhydratation und dekompensierte Herzinsuffizienz; Hämophagozytisches Syndrom; Instabile Zustände (z.B. schwere posttraumatische Zustände, dekompensierter Diabetes mellitus, akuter Myokardinfarkt, Schlaganfall, Embolie, metabolische Azidose, schwere Sepsis, hypotone Dehydratation und hyperosmolares Koma).

SST: Anwendung nach sorgfältiger Nutzen-Risiko-Abwägung möglich.

NW: Temperaturanstieg, Schwindel, Kopfschmerzen, Magen/Darm, Leberenzymanstiege, Überempfindlichkeit, Fett-Übersättigungssyndrom.

WH: Vorsicht bei Nierenversagen, Diabetes, Pankreatitis, Leberschäden, Hypothyreoidismus, Sepsis, Laktatazidose. Kontrollen: Serumglukose, Elektrolyte, Säure/Basen, Leber, Blutbild, Gerinnung, Phosphat.

PG: 5 ST * (EKO: N) [€ 435,35]

SmofKabiven peripher - Emulsion zur Infusion

37F02, 37F04

(Z.Nr. 1-28406) RP. P.

B05BA10

ZI: Fresenius Kabi Austria, Graz

Z: 1000 ml enthalten: Glucose wasserfrei 71 g (entspr. Glucose monohydrat) (entspr. Glucose 13% 544 ml), Lipide 28 g (entspr. Lipidemulsion 141 ml) (entspr. Sojaöl, raffiniert zur parenteralen Anwendung 8,5 g) (entspr. Triglyceride, mittelkettige 8,5 g) (entspr. Oliven-Öl, raffiniert zur parenteralen Anwendung 7 g) (entspr. Fischöl, Omega-3-Säuren-reiches zur parenteralen Anwendung 4,2 g), Aminosäuren 32 g (entspr. Stickstoff 5,1 g), (entspr. Aminosäurelösung mit Elektrolyten 315 ml): Alanin 4,4 g, Arginin 3,8 g, Glycin 3,5 g, Histidin 0,93 g, Isoleucin 1,6 g, Leucin 2,3 g, Lysin acetat 2,1 g, Methionin 1,3 g, Phenylalanin 1,6 g, Prolin 3,5 g, Serin 2,1 g, Taurin 0,32 g, Threonin 1,4 g, Tryptophan 0,63 g, Tyrosin 0,12 g, Valin 2 g, Calciumchlorid 0,18 g (entspr. Calciumchlorid dihydrat), Natrium glycerophosphat, hydratisiert 1,3 g, Magnesium sulfat 0,38 g (entspr. Magnesiumsulfat-7-Wasser), Kaliumchlorid 1,4 g, Natriumacetat 1,1 g (entspr. Natrium acetat-Trihydrat), Zinksulfat 0,004 g (entspr. Zinksulfat-heptahydrat), Elektrolyte: Natrium 25 mmol, Kalium 19 mmol, Magnesium 3,2 mmol, Calcium 1,6 mmol, Phosphat 8,2 mmol, Zink 0,02 mmol, Sulfat 3,2 mmol, Chlorid 22 mmol, Acetat 66 mmol, Glycerol, Ei-Lecithin, alpha-Tocopherol, Natriumhydroxid zur pH-Wert-Einstellung, Natrium oleat, Essigsäure 99% (zur pH-Wert Einstellung), Wasser für Injektionszwecke; Osmolalität: ca. 950 mosmol/kg, Osmolarität: ca. 850 mosmol/l.

EW: Fettemulsion, mit Aminosäuren, Elektrolyten und Glucose.

AG: Parenterale Ernährung von Erwachsenen und Kindern ab 2 Jahren.

AA: Zentral- oder peripher venöse Infusion.

DO: TD 20-40 ml/kg KG, max. Infusionsgeschwindigkeit 3,0 ml/kg KG/h. Kinder ab 2 Jahren: TD bis 40 ml/kg KG.

GA: Überempfindlichkeit gegen Fisch-, Ei-, Soja- oder Erdnussprotein. Schwere Hyperlipidämie; Schwere Leberinsuffizienz; Schwere Blutgerinnungsstörungen; Angeborene Aminosäurestoffwechselstörungen; Schwere Niereninsuffizienz ohne Möglichkeiten zur Hämofiltration oder Dialyse; Akuter Schock; Unkontrollierte Hyperglykämie; Pathologisch erhöhte Serumspiegel eines der enthaltenen Elektrolyte. Allgemeine Gegenanzeigen einer Infusionstherapie: Akutes Lungenödem, Hyperhydratation und dekompensierte Herzinsuffizienz; Hämophagozytisches Syndrom; Instabile Zustände (z.B. schwere posttraumatische Zustände, dekompensierter Diabetes mellitus, akuter Myokardinfarkt, Schlaganfall, Embolie, metabolische Azidose, schwere Sepsis, hypotone Dehydratation und hyperosmolares Koma).

SST: Anwendung nach sorgfältiger Nutzen-Risiko-Abwägung möglich.

NW: Temperaturanstieg, Schwindel, Kopfschmerzen, Magen/Darm, Leberenzymanstiege, Überempfindlichkeit, Fett-Übersättigungssyndrom.

WH: Vorsicht bei Nierenversagen, Diabetes, Pankreatitis, Leberschäden, Hypothyreoidismus, Sepsis, Laktatazidose. Kontrollen: Serumglukose, Elektrolyte, Säure/Basen, Leber, Blutbild, Gerinnung, Phosphat.

PG: **1206ML** 4 ST * (EKO: N) [€ 371,95], **1904ML** 4 ST * (EKO: N) [€ 465,05]

SmofKabiven zentral - Emulsion zur Infusion

37F02, 37F04

(Z.Nr. 1-27841) RP. P.

B05BA10

ZI: Fresenius Kabi Austria, Graz

Z: 1000 ml enthalten: Glucose wasserfrei 127 g (entspr. Glucose monohydrat) (entspr. Glucoselösung 42% 302 ml), Lipide 38 g (entspr. Lipidemulsion 190 ml) (entspr. Sojaöl, raffiniert zur parenteralen Anwendung 11,4 g) (entspr. Triglyceride, mittelkettige 11,4 g) (entspr. Oliven-Öl, raffiniert zur parenteralen Anwendung 9,5 g) (entspr. Fischöl, Omega-3-Säuren-reiches zur parenteralen Anwendung 5,7 g), Aminosäuren 51 g (entspr. Stickstoff 8 g) (entspr. Aminosäurelösung mit Elektrolyten 508 ml): Alanin 7,1 g, Arginin 6,1 g, Glycin 5,6 g, Histidin 1,5 g, Isoleucin 2,5 g, Leucin 3,8 g, Lysin acetat 3,4 g, Methionin 2,2 g, Phenylalanin 2,6 g, Prolin 5,7 g, Serin 3,3 g, Taurin 0,5 g, Threonin 2,2 g, Tryptophan 1 g, Tyrosin 0,2 g, Valin 3,1 g, Calciumchlorid 0,28 g (entspr. Calciumchlorid dihydrat), Natrium glycerophosphat, hydratisiert 2,1 g, Magnesium sulfat 0,61 g (entspr. Magnesiumsulfat-7-Wasser), Kaliumchlorid 2,3 g, Natriumacetat 1,7 g (entspr. Natrium acetat-Trihydrat), Zinksulfat 0,0066 g (entspr. Zinksulfat-heptahydrat), Elektrolyte: Natrium 41 mmol, Kalium 30 mmol, Magnesium 5,1 mmol, Calcium 2,5 mmol, Phosphat 13 mmol, Zink 0,04 mmol, Sulfat 5,1 mmol, Chlorid 36 mmol, Acetat 106 mmol; Glycerol, Ei-Lecithin, alpha-Tocopherol, Natriumhydroxid zur pH-Wert-Einstellung, Natrium oleat, Essigsäure 99% (zur pH-Wert Einstellung), Salzsäure 10% (zur pH-Wert-Einstellung), Wasser für Injektionszwecke; Osmolalität: ca. 1800 mosmol/kg, Osmolarität: ca. 1500 mosmol/l.

EW: Fettemulsion mit Aminosäuren, Elektrolyten und Glucose.

AG: Parenterale Ernährung bei Erwachsenen und Kindern ab 2 Jahren.

AA: Zentralvenöse Infusion. Max. Infusionsgeschwindigkeit 2,0 ml/kg KG/h, bei Kindern 2,4 ml/kg KG/h.

DO: TD 13-31 ml/kg KG, MTD 35 ml/kg KG.

Kinder ab 2 Jahren: TD bis 35 ml/kg KG.

GA: Überempfindlichkeit gegen Fisch-, Ei-, Soja- oder Erdnussprotein. Schwere Hyperlipidämie; Schwere Leberinsuffizienz; Schwere Blutgerinnungsstörungen; Angeborene Aminosäurestoffwechselstörungen; Schwere Niereninsuffizienz ohne Möglichkeiten zur Hämofiltration oder Dialyse; Akuter Schock; Unkontrollierte Hyperglykämie; Pathologisch erhöhte Serumspiegel eines der enthaltenen Elektrolyte. Allgemeine Gegenanzeigen einer Infusionstherapie: akutes Lungenödem, Hyperhydratation und dekompensierte Herzinsuffizienz; Hämophagozytisches Syndrom; Instabile Zustände (z.B. schwere posttraumatische Zustände, dekompensierter Diabetes mellitus, akuter Myokardinfarkt, Schlaganfall, Embolie, metabolische Azidose, schwere Sepsis, hypotone Dehydratation und hyperosmolares Koma).

SST: Anwendung nach sorgfältiger Nutzen-Risiko-Abwägung möglich.

NW: Temperaturanstieg, Schwindel, Kopfschmerzen, Magen/Darm, Leberenzymanstiege, Überempfindlichkeit, Fett-Übersättigungssyndrom.

WH: Vorsicht bei Nierenversagen, Diabetes, Pankreatitis, Leberschäden, Hypothyreoidismus, Sepsis, Laktatazidose. Kontrollen: Serumglukose, Elektrolyte, Säure/Basen, Leber, Blutbild, Gerinnung, Phosphat.

PG: **493ML** 6 ST * (EKO: N) [€ 334,60], **986ML** 4 ST * (EKO: N) [€ 306,45], **1477ML** 4 ST * (EKO: N) [€ 381,05], **1970ML** 4 ST * (EKO: N) [€ 476,55]

SmofKabiven zentral elektrolytfrei - Emulsion zur Infusion

37F02, 37F03

(Z.Nr. 1-27842) RP. P.

B05BA10

ZI: Fresenius Kabi Austria, Graz

Z: 1000 ml enthalten: Glucose wasserfrei 127 g (entspr. Glucose monohydrat) (entspr. Glucoselösung 42% 302 ml), Lipide 38 g (entspr. Lipidemulsion 190 ml) (entspr. Sojaöl, raffiniert zur

parenteralen Anwendung 11,4 g) (entspr. Triglyceride, mittelkettige 11,4 g) (entspr. Oliven-Öl, raffiniert zur parenteralen Anwendung 9,5 g) (entspr. Fischöl, Omega-3-Säuren-reiches zur parenteralen Anwendung 5,7 g), Aminosäuren 51 g (entspr. Stickstoff 8 g) (entspr. Acetat 74,5 mmol) (entspr. Phosphat 2,8 mmol) (entspr. Aminosäurelösung mit Elektrolyten 508 ml): Alanin 7,1 g, Arginin 6,1 g, Glycin 5,6 g, Histidin 1,5 g, Isoleucin 2,5 g, Leucin 3,8 g, Lysin acetat 3,4 g Methionin 2,2 g, Phenylalanin 2,6 g, Prolin 5,7 g, Serin 3,3 g, Taurin 0,5 g, Threonin 2,2 g, Tryptophan 1 g, Tyrosin 0,2 g, Valin 3,1 g; Glycerol, Ei-Lecithin, alpha-Tocopherol, Natriumhydroxid zur pH-Wert-Einstellung, Natrium oleat, Essigsäure 99% (zur pH-Wert Einstellung), Salzsäure 10% (zur pH-Wert-Einstellung), Wasser für Injektionszwecke; Osmolalität: ca. 1600 mosmol/kg, Osmolarität: ca. 1300 mosmol/l.
EW: Fettemulsion mit Aminosäuren und Glukose.
AG: Parenterale Ernährung bei Erwachsenen und Kindern ab 2 Jahren.
AA: Zentralvenöse Infusion. Max. Infusionsgeschwindigkeit 2,0 ml/kg KG/h, bei Kindern 2,4 ml/kg KG/h.
DO: TD 13-31 ml/kg KG, MTD 35 ml/kg KG.
Kinder ab 2 Jahren: TD bis 35 ml/kg KG.
GA: Überempfindlichkeit gegen Fisch-, Ei-, Soja- oder Erdnussprotein. Schwere Hyperlipidämie; Schwere Leberinsuffizienz; Schwere Blutgerinnungsstörungen; Angeborene Aminosäurestoffwechselstörungen; Schwere Niereninsuffizienz ohne Möglichkeiten zur Hämofiltration oder Dialyse; Akuter Schock; Unkontrollierte Hyperglykämie; Allgemeine Gegenanzeigen einer Infusionstherapie: akutes Lungenödem, Hyperhydratation und dekompensierte Herzinsuffizienz; Hämophagozytisches Syndrom; Instabile Zustände (z.B. schwere posttraumatische Zustände, dekompensierter Diabetes mellitus, akuter Myokardinfarkt, Schlaganfall, Embolie, metabolische Azidose, schwere Sepsis, hypotone Dehydratation und hyperosmolares Koma).
SST: Anwendung nach sorgfältiger Nutzen-Risiko-Abwägung möglich.
NW: Temperaturanstieg, Schwindel, Kopfschmerzen, Magen/Darm, Leberenzymanstiege, Überempfindlichkeit, Fett-Übersättigungssyndrom.
WH: Vorsicht bei Nierenversagen, Diabetes, Pankreatitis, Leberschäden, Hypothyreoidismus, Sepsis, Laktatazidose. Kontrollen: Serumglukose, Elektrolyte, Säure/Basen, Leber, Blutbild, Gerinnung, Phosphat.
PG: 986ML 4 ST * (EKO: N) [€ 302,60], **EF1477ML** 4 ST * (EKO: N) [€ 361,05], **EF1970ML** 4 ST * (EKO: N) [€ 456,25]

SmofKabiven N-Plus zentral - Emulsion zur Infusion

37F02, 37F04

(Z.Nr. 1-37808) RP. P.

B05BA10

ZI: Fresenius Kabi Austria, Graz
Z: 1000 ml enthalten: Glucose wasserfrei 84,7 g (entspr. Glucose 85 g) (entspr. Glucose monohydrat) (entspr. Glucoselösung 42% 202 ml), Lipide 28,9 g, (entspr. Lipidemulsion 20% 144 ml) (entspr. Sojaöl, raffiniert zur parenteralen Anwendung 8,7 g) (entspr. Triglyceride, mittelkettige 8,7 g) (entspr. Oliven-Öl, raffiniert zur parenteralen Anwendung 7,2 g) (entspr. Fischöl, Omega-3-Säuren-reiches zur parenteralen Anwendung 4,3 g), Aminosäuren 65,5 g (entspr. Stickstoff 10,5 g) (entspr. Aminosäurelösung mit Elektrolyten 10% 654 ml): Alanin 9,2 g, Arginin 7,9 g, Glycin 7,2 g, Histidin 2 g, Isoleucin 3,3 g, Leucin 4,8 g, Lysin 4,3 g (entspr. Lysin acetat), Methionin 2,8 g, Phenylalanin 3,3 g, Prolin 7,3 g, Serin 4,3 g, Taurin 0,65 g, Threonin 2,9 g, Tryptophan 1,3 g, Tyrosin 0,26 g, Valin 4,1 g, Calciumchlorid 0,28 g (entspr. Calciumchlorid dihydrat), Natrium glycerophosphat 2,3 g (entspr. Natrium glycerophosphat, hydratisiert), Magnesium sulfat 0,61 g (entspr. Magnesiumsulfat-7-Wasser), Kaliumchlorid 2,3 g, Natriumacetat 1,6 g (entspr. Natrium acetat-Trihydrat), Zinksulfat 0,0066 g (entspr. Zinksulfat-heptahydrat), Kohlenhydrate Elektrolyte: Natrium 40,8 mmol, Kalium 30,5 mmol, Magnesium 5,1 mmol, Calcium 2,6 mmol, Phosphat 12,7 mmol, Zink 0,04 mmol, Sulfat 5,1 mmol, Chlorid 35,6 mmol, Acetat 125 mmol; Glycerol, Ei-Lecithin, all-rac-alpha-Tocopherol, Natriumhydroxid zur pH-Wert-Einstellung, Natrium oleat, Essigsäure 99% (zur pH-Wert Einstellung), Salzsäure zur pH-Wert-Einstellung, Wasser für Injektionszwecke; Osmolalität: ca. 1600 mosmol/kg, Osmolarität: ca. 1300 mosmol/l.
EW: Fettemulsion mit Aminosäuren, Elektrolyten und Glukose.
AG: Parenterale Ernährung bei Erwachsenen und Kindern ab 2 Jahren.
AA: Zentralvenöse Infusion. Max. Infusionsgeschwindigkeit 1,5 ml/kg KG/h, bei Kindern 1,8 ml/kg KG/h.
GA: Überempfindlichkeit gegen Fisch-, Ei-, Soja- oder Erdnussprotein. Schwere Hyperlipidämie; Schwere Leberinsuffizienz; Schwere Blutgerinnungsstörungen; Angeborene Aminosäurestoffwechselstörungen; Schwere Niereninsuffizienz ohne Möglichkeiten zur Hämofiltration oder Dialyse; Akuter Schock; Unkontrollierte Hyperglykämie; Pathologisch erhöhte Serumspiegel eines der enthaltenen Elektrolyte. Allgemeine Gegenanzeigen einer Infusionstherapie: Akutes Lungenödem, Hyperhydratation und dekompensierte Herzinsuffizienz; Hämophagozytisches Syndrom; Instabile Zustände (z.B. schwere posttraumatische Zustände, dekompensierter Diabetes mellitus, akuter Myokardinfarkt, Schlaganfall, Embolie, metabolische Azidose, schwere Sepsis, hypotone Dehydratation und hyperosmolares Koma).
SST: Anwendung nach sorgfältiger Nutzen-Risiko-Abwägung möglich.
NW: Temperaturanstieg, Schwindel, Kopfschmerzen, Magen/Darm, Leberenzymanstiege, Überempfindlichkeit, Fett-Übersättigungssyndrom.
WH: Vorsicht bei Nierenversagen, Diabetes, Pankreatitis, Leberschäden, Hypothyreoidismus, Sepsis, Laktatazidose. Kontrollen: Serumglukose, Elektrolyte, Säure/Basen, Leber, Blutbild, Gerinnung, Phosphat.
PG: 1012ML 4 ST * (EKO: N) [€ 346,55], **1518ML** 4 ST * (EKO: N) [€ 445,50]

SmofKabiven N-Plus zentral elektrolytfrei - Emulsion zur Infusion

37F02, 37F03

(Z.Nr. 1-37809) RP. P.

B05BA10

ZI: Fresenius Kabi Austria, Graz
Z: 1000 ml enthalten: Glucose wasserfrei 84,7 g (entspr. Glucose 85 g) (entspr. Glucose monohydrat) Glucoselösung 42% 202 ml, Lipide 28,9 g (entspr. Lipidemulsion 20% 144 ml) (entspr. Sojaöl, raffiniert zur parenteralen Anwendung 8,7 g) (entspr. Triglyceride, mittelkettige 8,7 g) (entspr. Oliven-Öl, raffiniert zur parenteralen Anwendung 7,2 g) (entspr. Fischöl, Omega-3-Säuren-reiches zur parenteralen Anwendung 4,3 g), Aminosäuren 65,5 g (entspr. Stickstoff 10,5 g) (entspr. Acetat 96 mmol) (entspr. Phosphat 2,2 mmol) (entspr. Aminosäurelösung mit Elektrolyten 10% 654 ml): Alanin 9,2 g, Arginin 7,9 g, Glycin 7,2 g, Histidin 2 g, Isoleucin 3,3 g, Leucin 4,8 g, Lysin 4,3 g (entspr. Lysin acetat), Methionin 2,8 g, Phenylalanin 3,3 g, Prolin 7,3 g, Serin 4,3 g, Taurin 0,65 g, Threonin 2,9 g, Tryptophan 1,3 g, Tyrosin 0,26 g, Valin 4,1 g; Glycerol, Ei-Lecithin, all-rac-alpha-Tocopherol, Natriumhydroxid zur pH-Wert-Einstellung, Natrium oleat, Essigsäure 99% (zur pH-Wert Einstellung), Salzsäure zur pH-Wert-Einstellung, Wasser für Injektionszwecke; Osmolalität: ca. 1400 mosmol/kg, Osmolarität: ca. 1200 mosmol/l.
EW: Fettemulsion mit Aminosäuren und Glukose.
AG: Parenterale Ernährung bei Erwachsenen und Kindern ab 2 Jahren.
AA: Zentralvenöse Infusion. Max. Infusionsgeschwindigkeit 1,5 ml/kg KG/h, bei Kindern 1,8 ml/kg KG/h.
DO: TD 13-31 ml/kg KG, MTD 31 ml/kg KG.
GA: Überempfindlichkeit gegen Fisch-, Ei-, Soja- oder Erdnussprotein. Schwere Hyperlipidämie; Schwere Leberinsuffizienz; Schwere Blutgerinnungsstörungen; Angeborene Aminosäurestoffwechselstörungen; Schwere Niereninsuffizienz ohne Möglichkeiten zur Hämofiltration oder Dialyse; Akuter Schock; Unkontrollierte Hyperglykämie; Allgemeine Gegenanzeigen einer Infusionstherapie: akutes Lungenödem, Hyperhydratation und dekompensierte Herzinsuffizienz; Hämophagozytisches Syndrom; Instabile Zustände (z.B. schwere posttraumatische Zustände, dekompensierter Diabetes mellitus, akuter Myokardinfarkt, Schlaganfall, Embolie, metabolische Azidose, schwere Sepsis, hypotone Dehydratation und hyperosmolares Koma).
SST: Anwendung nach sorgfältiger Nutzen-Risiko-Abwägung möglich.
NW: Temperaturanstieg, Schwindel, Kopfschmerzen, Magen/Darm, Leberenzymanstiege, Überempfindlichkeit, Fett-Übersättigungssyndrom.
WH: Vorsicht bei Nierenversagen, Diabetes, Pankreatitis, Leberschäden, Hypothyreoidismus, Sepsis, Laktatazidose. Kontrollen: Serumglukose, Elektrolyte, Säure/Basen, Leber, Blutbild, Gerinnung, Phosphat.
PG: 1012 4 ST * (EKO: N) [€ 339,15], **1518** 4 ST * (EKO: N) [€ 438,30]

Smoflipid 200 mg/ml - Emulsion zur Infusion

37F02

(Z.Nr. 1-25645) RP. P.

B05BA02

ZI: Fresenius Kabi Austria, Graz
Z: 1000 ml Emulsion enthält: Sojaöl, raffiniert zur parenteralen Anwendung 60 g, Triglyceride, mittelkettige 60 g, Oliven-Öl, raffiniert zur parenteralen Anwendung 50 g, Fischöl, Omega-3-Säuren-reiches zur parenteralen Anwendung 30 g, Glycerol, Ei-Lecithin, alpha-Tocopherol, Wasser für Injektionszwecke, Natriumhydroxid zur pH-Wert-Einstellung, Natrium oleat (entspr. Natrium 5 mmol).
EW: Fettemulsion zur parenteralen Ernährung.
AG: Deckung des Bedarfs an Energie, essentiellen Fettsäuren und Omega-3-Fettsäuren.

S

AA: I.v. Infusion (zentral- oder periphervenös); Max. Infusionsgeschwindigkeit 0,75 ml/kg KG und Stunde. Bei Kindern unter 2 Jahren Lösung bis zum Abschluss der Verabreichung vor Lichtexposition schützen.
DO: TD 5-10 ml/kg KG.
Säuglinge und Kleinkinder: MTD 15 ml/kg KG.
GA: Überempfindlichkeit gegen Fisch-, Ei-, Soja- oder Erdnussprotein. Schwere Hyperlipidämie, Leberinsuffizienz, Gerinnungsstörungen, Niereninsuffizienz ohne Hämofiltration oder Dialyse, akuter Schock, instabile Zustände, allgemeine
GA der Infusionstherapie.
SST: Strenge Indikationsstellung.
NW: Allgemeinreaktionen, Kreislauf, Atemnot, Fett-Übersättigungssyndrom, Anaphylaxie.
WH: Serumtriglyzeride sollten während der Infusion 3 mmol/l nicht überschreiten. Vorsicht bei Fettstoffwechselstörungen, ausgeprägtem Hyperlipidämierisiko, Diabetes, Neu- und Frühgeborenen mit Hyperbilirubinämie, pulmonaler Hypertonie.
Kontrollen: Blutzucker, Leber, Säure/Basen, Flüssigkeit, Elektrolyte.
PG: **100ML** 10 ST * (EKO: N) [€ 255,90], **250ML** 10 ST * (EKO: N) [€ 346,50]

Snup akut 0,05% - Nasenspray 50H02
(Z.Nr. 1-30088) RPF. P. nicht im Handel. R01AA07

Snup akut 0,1% - Nasenspray 50H02
(Z.Nr. 1-30089) RPF. W1. P. R01AA07
ZI: Stada Arzneimittel, Wien
Z: 1 Sprühstoß (= ca. 0,09 ml) enthält: Xylometazolin hydrochlorid 0,09 mg (entspr. → 1 mg/ml), Meerwasser, Kaliumdihydrogenphosphat, Wasser, gereinigtes.
EW: Topisches Alpha-Sympathomimetikum.
AG: Zur Abschwellung der Nasenschleimhaut bei Schnupfen, zur Erleichterung des Sekretabflusses bei Entzündungen der Nasennebenhöhlen und Tubenkatarrh des Mittelohrs.
AA: Nasal. Vor der ersten Anwendung 5 Sprühstöße in der Luft tätigen.
DO: 1 Sprühstoß in jedes Nasenloch, max. 3mal tgl., max. über 7 Tage.
0,05%-Nasenspray für Kinder von 2 bis 10 Jahren (bis 6 Jahre nur auf ärztliche Anordnung), 0,1% Nasenspray für Personen ab 10 Jahren.
GA: Transsphenoidale Hypophysektomie, Entzündung des Naseneingangs, Rhinitis sicca, Engwinkelglaukom, nach Freilegung der Dura mater.
SST: Nutzen/Risiko-Abwägung.
NW: Herz, ZNS, Nasenschleimhaut, Überempfindlichkeit, selten Hypertonie. Bei Überdosierung Herz- und ZNS-Toxizität.
WW: Vorsicht: Trizyklische Antidepressiva, MAO-Hemmer, den Blutdruck steigernde Arzneimittel.
WH: Vorsicht bei koronarer Herzerkrankung, Hypertonie, QT-Verlängerung, Phäochromozytom, Hyperthyreose, Diabetes, Porphyrie, Prostatahypertrophie. Bei Langzeitanwendung und Überdosierung Reboundeffekt (Reaktive Hyperämie, Atrophie der Nasenschleimhaut). Verkehrshinweis.
PG: 15 ML * (EKO: N) [€ 7,80]

Soderm 0,5 mg/g + 20 mg/g - Lösung zur Anwendung auf der Haut 22E03
(Z.Nr. 1-36401) NR. P. D07XC01
ZI: Dermapharm, Wien
Z: 1 g (ca. 1,06 ml) Lösung enthält: Betamethason dipropionat 0,64 mg (entspr. Betamethason 0,5 mg), Salicylsäure 20 mg, Natrium edetat, Hypromellose, 2-Propanol, Natriumhydroxid zur pH-Wert-Einstellung, Salzsäure zur pH-Wert-Einstellung, Wasser, gereinigtes.
EW: Kortikosteroid in Kombination.
AG: Psoriasis vulgaris.
AA: Betroffene Hautstellen mit dünnem Flüssigkeitsfilm bedecken.
DO: 1-2mal tgl. auftragen. MTD 2 g Salizylsäure, bei Kindern 0,2 g Salizylsäure über 1 Woche. Nicht für Säuglinge und Kleinkinder. Max. 3 Wochen und/oder auf 10% der Körperoberfläche anwenden.
GA: Virale oder bakterielle Dermatosen, Pilzinfektionen der Haut, Akne vulgaris, Rosacea, periorale Dermatitis, Hautreaktion auf eine Impfung im zu behandelnden Areal, peptisches Ulkus bei wiederholter Anwendung.
SST: Nutzen/Risiko-Abwägung.
NW: Hautreizung, sekundäre Infektionen, bei systemischer Resorption systemische Kortikoideffekte (besonders bei Kindern), Sehstörungen.
WH: Nicht im Auge, auf Schleimhäuten, im Genitalbereich oder auf tiefen offenen Wunden auftragen. Nicht unter Okklusivverbänden anwenden.
Toleranzentwicklung möglich.
PG: 30 ML (EKO: G) [€ 4,80]

Sodexx Famotidin 20 mg - Filmtabletten 42E02
(Z.Nr. 1-21641) RPF. P. nicht im Handel. A02BA03

Softacort 3,35 mg/ml - Augentropfen, Lösung im Einzeldosisbehältnis 47B01
(Z.Nr. 1-37578) NR. P. S01BA02
ZI: Laboratoires Thea, Clermont-Ferrand, Frankreich
Z: 1 ml Augentropfen enthält: Hydrocortison natriumphosphat 3,35 mg (entspr. → ca. 0,12 mg/Tr), Natriummonohydrogenphosphat Dodecahydrat, Natriumdihydrogenphosphat-1-Wasser, Natriumchlorid, Natrium edetat, Salzsäure zur pH-Wert-Einstellung, Wasser für Injektionszwecke.
EW: Kortikosteroid, antiphlogistisch.
AG: Leichte nicht infektiöse Konjunktivitis.
AA: Am Auge. Nur zur einmaligen Anwendung.
DO: 2-4mal tgl. 2 Tropfen in das betroffene Auge. Nicht für Kinder.
GA: Infektiöse Augenerkrankungen (z.B. Herpes simplex, Tuberkulose, Mykosen).
SST: Zwingende Indikationsstellung.
NW: Lokale Reaktionen, opportunistische Infektionen, Sehstörungen (Glaukom, Katarakt).
WW: Vorsicht: CYP3A4-Hemmer einschl. Cobicistat. 5 Minuten Abstand zu anderen Augentropfen.
WH: Patienten regelmäßig überwachen. Kontaktlinsen vermeiden. Verkehrshinweis.
PG: 30 ST AU (EKO: G) [€ 16,75]

Sogacin 20 MBq/ml - Injektionslösung 24F01
(Z.Nr. 4-37334) NR. N. nicht im Handel. V09IX09

Sogoon 480 mg - Filmtabletten 13Z01
(Z.Nr. 1-27856) RPF. P. nicht im Handel. M09AX

Solacutan 3% - Gel 22P01
(Z.Nr. 1-36996) RP. P. D11AX18
ZI: Dermapharm, Wien
Z: 1 g Gel enthält: Diclofenac natrium 30 mg, Natriumhyaluronat, Macrogol 400, Benzylalkohol 15 mg, Wasser, gereinigtes.
EW: Nichtsteroidales Antiphlogistikum.
AG: Aktinische Keratosen.
AA: Auf der Haut.
DO: 0,5 g Gel (erbsengroß) auf 5 x 5 cm große Läsionsstelle 2mal tgl. auftragen und leicht einreiben. MTD 8 g Gel. Anwendungsdauer 60 - 90 Tage. Keine Untersuchungen an Kindern und Jugendlichen.
GA: Analgetika-Asthma.
SST: Gegenanzeige im 3. Trimenon. Strenge Indikationsstellung im 1. und 2.
Trimenon. In der Stillzeit nicht auf der Brust, auf großen Hautbereichen oder über einen längeren Zeitraum anwenden.
NW: Lokale Hautreaktionen, Hyperästhesie / Parästhesien, Augen, gelegentlich Magen/Darm.
WH: Vorsicht bei Magen/Darm-Ulzera, Herz-, Leber-, Nierenschäden, Blutungsneigung. Nur auf unverletzter Haut auftragen.
Direkte Sonneneinwirkung und Solarien meiden. Nicht unter einem luftdicht abschließenden Verband anwenden.
PG: 26 G D (2) (EKO: G) [€ 19,60]

🐾 Solacyl 1000 mg/g - Pulver zur Herstellung einer Lösung zum Eingeben für Rinder und Schweine 807AZ, 802AC, 806AZ
(Z.Nr. 8-00745) RP. P. QN02BA04
ZI: Eurovet Animal Health, Bladel, Niederlande
Z: 1 g Pulver enthält Natrium salicylat 1000 mg.
EW: Nichtsteroidales Antiphlogistikum.
AG: Kalb: Zur Fiebersenkung unterstützend bei akuten Atemwegserkrankungen (ev. in Kombination mit Antiinfektiva).
Schwein: Zur Behandlung von Entzündungen in Kombination mit antibio- tischer Therapie.
AA: Zum Eingeben über das Trinkwasser.
DO: Kalb: 1mal tgl. 40 mg Natriumsalicylat/kg KG über 1-3 Tage.
Schwein: Tgl. 35 mg Natriumsalicylat/kg KG über 3-5 Tage.
GA: Schwere Leber-, Nierenschäden, Magen/Darm-Geschwüre, Blutbildschäden, Gerinnungsstörungen, Kälber unter 2 Wochen, Ferkel unter 4 Wochen.
SST: Nicht anwenden.
NW: Magen/Darm-Reizungen, Gerinnungshemmung.
WW: Nephrotoxische Arzneimittel, andere Entzündungshemmer, Gerinnungs- hemmer.
WH: Auf Operationen innerhalb von 7 Tagen nach der Behandlung verzichten.
VNW: 0 Tage. Nicht bei Kühen anwenden, deren Milch für den menschlichen Verzehr vorgesehen ist.

PG: 1 KG VN [€ 76,85]

🐾 Solamocta 697 mg/g - Pulver zum Eingeben über das Trinkwasser für Hühner, Enten, Puten 801AA

(Z.Nr. 8-36804) NR. P. VNW. QJ01CA04
ZI: Eurovet Animal Health, Bladel, Niederlande
Z: 1 g enthält: Amoxicillin 697 mg (entspr. Amoxicillin trihydrat 800 mg), Natrium carbonat-Monohydrat, Natrium citrat, Siliciumdioxid, hochdisperses.
EW: Penicillin.
AG: Infektionen durch empfindliche Erreger bei Hühnern, Puten und Enten.
AA: Zum Eingeben über das Trinkwasser.
DO: Hühner; 13,1 mg Amoxicillin (= 18,8 mg des Tierarzneimittels)/kg KG über 3(-5) Tage.
Enten: 17,4 mg Amoxicillin (= 25 mg des Tierarzneimittels)/kg KG über 3 Tage.
Puten: 13,1-17,4 mg Amoxicillin (= 18,8-25 mg des Tierarzneimittels)/kg KG über 3(-5) Tage.
GA: Pferde, Kaninchen, Meerschweinchen. Hamster, Gerbile und andere kleine Pflanzenfresser.
SST: Nutzen/Risiko-Abwägung.
NW: Überempfindlichkeit.
WW: Nicht mit bakteriostatischen Antibiotika (Tetrazyklinen, Makroliden, Sulfonamiden) anwenden.
VNW: Essbare Gewebe: Hühner 1 Tag, Enten 9 Tage, Puten 5 Tage. Nicht innerhalb von 3 Wochen vor Legebeginn und nicht bei Tieren anwenden, deren Eier für menschlichen Verzehr vorgesehen sind.
PG: 1 KG VNW [€ 120,80]

Solaraze 3% - Gel 22P01

(Z.Nr. 1-24961) RP. P. D11AX18
ZI: Almirall, Barcelona, Spanien
Z: Jedes Gramm enthält: Diclofenac natrium 30 mg, Natriumhyaluronat, Benzylalkohol, Macrogol monomethylether 350, Wasser, gereinigtes.
EW: Nichtsteroidaler Entzündungshemmer.
AG: Aktinische Keratosen.
DO: 2mal tgl. vorsichtig in die Haut einreiben. (0,5 g Gel für eine 5x5 cm große Läsion). Anwendungsdauer 60-90 Tage. MTD 8 g. Keine Indikation für Kinder und Jugendliche.
SST: Gegenanzeige im 3. Trimenon, sonst nicht empfohlen. Anwendung in der Stillzeit nach ärztlicher Anweisung möglich, aber nicht im Brustbereich.
NW: Haut, Konjunktivitis, Lichtempfindlichkeit, Magen/Darm, Augen.
WH: Vorsicht bei Magen/Darm-Ulzera, Herz-, Leber-, Nierenschäden. Direkte Sonneneinstrahlung meiden. Nicht auf Hautwunden oder -infektionen auf- tragen. Nicht mit den Augen oder Schleimhäuten in Berührung bringen.
PG: 25 G D (2) (EKO: G) [€ 18,85]

Solcoseryl 2,125 mg/g + 10 mg/g - Dentalpaste 45D

(Z.Nr. 2-00003) RP. P. A01AD11
ZI: Meda Pharma, Wien
Z: 1 g enthält: Hämodialysat aus Kälberblut, deproteinisiert 2,125 mg, Polidocanol 600 10 mg, Pfefferminzöl, Menthol, Methyl-4-hydroxybenzoat 1,8 mg, Propyl-4-hydroxybenzoat 0,2 mg, Natrium carboxymethylcellulose, Gelatine, Pektin, Polyethylen, Paraffin, dickflüssiges.
EW: Fördert die Wundheilung, schmerzlindernd.
AG: Entzündungen der Mundschleimhaut, des Zahnfleisches und der Lippen; Prothesendruckstellen, Wundverband nach Zahnextraktionen.
AA: Auf die vorher getrocknete Läsion bzw. auf die Prothese auftragen.
DO: 3-5mal täglich ½ cm Pastenstrang dünn auftragen.
GA: Asthma bronchiale, Kinder unter 2 Jahren (enthält Menthol).
SST: Vorsichtshalber nicht anwenden.
NW: Lokale Reaktionen; sehr selten Überempfindlichkeit, Bronchospasmen.
WH: Nicht zum Füllen von Wundkavitäten. Beim Vorliegen von Mundhöhleninfektionen zunächst kausal behandeln.
PG: 5 G * (EKO: N) [€ 10,40]

Solcoseryl - Gel 22Y01

(Z.Nr. 0-11672) RPF. P. D03AX
ZI: Meda Pharma, Wien
Z: 1 g enthält: Hämodialysat aus Kälberblut 8,3 mg, Methyl-4-hydroxybenzoat 1,73 mg, Propyl-4-hydroxybenzoat 0,27 mg, Calcium lactat-pentahydrat, Propylenglycol 20 mg, Carmellose natrium, Wasser für Injektionszwecke, Milchsäure zur pH-Wert Einstellung, Natriumhydroxid zur pH-Wert-Einstellung.
EW: Wundheilend.
AG: Unterstützend bei Verbrennungen Grad 1 und 2a.
AA: Auf der Haut.
DO: 2mal tgl. auf die Wunde dünn auftragen. Bei Kindern nicht anwenden.
SST: In der Schwangerschaft vorsichtshalber nicht anwenden. In der Stillzeit nicht großflächig und nicht auf der Brust anwenden.
NW: Überempfindlichkeit, lokale Schmerzen.
WH: Nicht großflächgig oder bei offenen Wunden anwenden.
PG: 20 G * (EKO: N) [€ 8,05]

Solcoseryl - Salbe 22Y01

(Z.Nr. 0-11673) RPF. P. D03AX
ZI: Meda Pharma, Wien
Z: 1 g enthält: Hämodialysat aus Kälberblut 2,07 mg, Methyl-4-hydroxybenzoat 1,6 mg, Propyl-4-hydroxybenzoat 0,2 mg, Cholesterol, Cetylalkohol 35 mg, Vaselin, Wasser für Injektionszwecke.
EW: Wundheilend.
AG: Unterstützend bei Verbrennungen Grad 1 und 2a.
AA: Auf der Haut.
DO: 2mal tgl. auf die Wunde dünn auftragen. Bei Kindern nicht anwenden.
SST: In der Schwangerschaft vorsichtshalber nicht anwenden. In der Stillzeit nicht großflächig und nicht auf der Brust anwenden.
NW: Überempfindlichkeit, lokale Schmerzen.
PG: 20 G * (EKO: N) [€ 5,30]

Soledum 100 mg - Kapseln 50E03
(Z.Nr. 1-31558) RPF. P. nicht im Handel. R05CA13

Soledum 200 mg - Kapseln 50E03

(Z.Nr. 1-31559) RPF. P. R05CA13
ZI: Cassella-med, Köln, Deutschland
Z: 1 magensaftresistente Weichkapsel enthält: 1,8-Cineol 200 mg, Triglyceride, mittelkettige, Sorbitol-Lösung 70% (nicht kristallisierend) (entspr. Sorbitol 17 mg), Gelatine, Glycerol 85%, Ethylcellulose, Ammoniumhydroxid-Lösung, konzentrierte, Ölsäure, Natrium alginat (entspr. Natrium 0,142 mg), Stearinsäure, Candelillawachs, Wasser, gereinigtes.
EW: Expektorans.
AG: Symptomatisch bei Bronchitis und Erkältungskrankheiten. Zusatzbehandlung bei chronischen und entzündlichen Erkrankungen der Atemwege (Sinusitis).
AA: Unzerkaut mit reichlich Flüssigkeit ½ Std. vor oder mit einer Mahlzeit einnehmen.
DO: Personen ab 12 Jahren: 3(-4)mal tgl. 1 Kapsel, zur Weiterbehandlung 2mal tgl. 1 Kapsel.
Nicht für Kinder.
GA: Keuchhusten, Pseudokrupp.
SST: Nicht empfohlen.
NW: Magen/Darm, Überempfindlichkeit.
WH: Vorsicht bei Asthma, COPD.
PG: 25 ST * (EKO: N) [€ 12,90]

Solian 400 mg - Filmtabletten 49B04

(Z.Nr. 1-24890) RP. P. N05AL05
ZI: sanofi-aventis, Wien
Z: 1 Filmtablette enthält: Amisulprid 400 mg, Tablettenkern: Lactose monohydrat 130,25 mg, Carboxymethylstärke, Natrium Typ A, Cellulose, mikrokristalline, Hypromellose, Magnesium stearat; Tablettenüberzug: (entspr. Hypromellose) (entspr. Cellulose, mikrokristalline) (entspr. Polyoxyl 40 stearat) (entspr. Titandioxid).
EW: Antipsychotikum; Dopamin (D2/D3)-Rezeptor-Antagonist.
AG: Produktive und nicht-produktive Psychosen des schizophrenen Formenkreises.
AA: Oral unzerkaut mit Flüssigkeit einnehmen.
DO: Nicht-produktive Psychosen: TD 50-300 mg (auch als ED).
Produktive Psychosen: TD 400-800 (-1200) mg in 2 ED.
Dosisreduktion bei Nierenschäden.
Kontraindiziert bis zum 14. Lebensjahr. Begrenzte Daten bei Jugendlichen, bei zwingender Indikation Erwachsenendosis geben.
GA: Prolaktinabhängige Tumore, Phäochromozytom, Kinder und Jugendliche unter 14 Jahren.
SST: Strenge Indikationstellung in der Schwangerschaft. Erhöhtes Risiko für extrapyramidale Symptome und/oder Entzugssymptome bei Neugeborenen nach Anwendung im 3. Trimenon. Nicht stillen.
NW: Endokrinium (reversibler Prolaktinanstieg, Prolaktinome), Magen/Darm, akute Dystonie, extrapyramidale Symptome, Spätdyskinesien, Hypotonie, QT-Verlängerung, Allergien, Blutbild, Psyche, Leberenzymanstiege und -schäden, malignes neuroleptisches Syndrom, Thromboembolien, Harnverhalten, Gewichtszunahme, Hyperglykämie, Anstieg Blutlipide, verschwommenes Sehen, sexuelle Funktionsstörungen.
WW: Kontraindiziert: Levodopa, Dopaminagonisten (Bromocriptin, Ropinirol), Arzneimittel mit Potential für schwere Herzrhythmusstörungen (Torsade de pointes): Antiarrhythmika Klasse Ia (Chinidin, Disopyramid) und III (Amiodaron, Sotalol), Thioridazin, Sultoprid (Neuroleptika), bestimmte Antiparasitika (Pentamidin), bestimmte

Malariamittel (Halofantrin), Gyrasehemmer (Sparfloxacin), Antimykotika (Imidazol), Makrolide (intravenöse Gabe von Erythromycin), Cisaprid, Bepridil, Methadon, intravenös verabreichtes Vincamin. Alkohol vermeiden.
Vorsicht: ZNS-Dämpfer, Blutdrucksenker, QT-verlängernde Arzneimittel, Bradykardie- oder Hypokaliämie- induzierende Arzneimittel, Haloperidol, trizyklische Antidepressiva, Clozapin, Lithium, Astemizol, Terfenadin, Malariamittel (Mefloquin).
GE: Nach abruptem Absetzen Entzugserscheinungen möglich.
WH: Vorsicht bei kardiovaskulären Erkrankungen, Schlaganfallrisiko, Knochenmarksschäden, Leber-, Nierenschäden, älteren Patienten, M. Parkinson, Epilepsie, Brustkrebs bzw. erhöhtem Risiko. Bei Intoxikationen mit Alkohol oder ZNS-Dämpfern zuerst die Intoxikation behandeln. Auf QT-Verlängerung, malignes neuroleptisches Syndrom, Diabetes, Leberschäden achten. Verkehrshinweis. Erhöhte Mortalität bei älteren Menschen mit Demenz. Erhöhtes Thromboembolie-Risiko beachten.
PG: 50 ST (EKO: G) [€ 182,60], 100 ST (EKO: G) [€ 334,05]

Solian 400 mg - Filmtabletten 49B04

(Z.Nr. 1-24890-P1) RP. P. Parallelimport. N05AL05
V: Orifarm, Leverkusen, Deutschland
Z: 1 Filmtablette enthält: Amisulprid 400 mg, Tablettenkern: Lactose monohydrat 130,25 mg, Carboxymethylstärke, Natrium Typ A, Cellulose, mikrokristalline, Hypromellose, Magnesium stearat; Tablettenüberzug: (entspr. Hypromellose) (entspr. Cellulose, mikrokristalline) (entspr. Polyoxyl 40 stearat) (entspr. Titandioxid).
PG: 50 ST (EKO: G) [€ 182,10], 100 ST (EKO: G) [€ 327,35]

Solian 400 mg - Filmtabletten 49B04

(Z.Nr. 1-24890-P2) RP. P. Parallelimport. N05AL05
V: Abacus Medicine, Copenhagen, Dänemark
Z: 1 Filmtablette enthält: Amisulprid 400 mg, Tablettenkern: Lactose monohydrat 130,25 mg, Carboxymethylstärke, Natrium Typ A, Cellulose, mikrokristalline, Hypromellose, Magnesium stearat; Tablettenüberzug: (entspr. Hypromellose) (entspr. Cellulose, mikrokristalline) (entspr. Polyoxyl 40 stearat) (entspr. Titandioxid).
PG: 100 ST (EKO: G) [€ 327,35]

Solian 400 mg - Filmtabletten 49B04

(Z.Nr. 1-24890-P3) RP. P. Parallelimport. N05AL05
V: Eurim-Pharm, Salzburg
Z: 1 Filmtablette enthält: Amisulprid 400 mg, Tablettenkern: Lactose monohydrat 130,25 mg, Carboxymethylstärke, Natrium Typ A, Cellulose, mikrokristalline, Hypromellose, Magnesium stearat; Tablettenüberzug: (entspr. Hypromellose) (entspr. Cellulose, mikrokristalline) (entspr. Polyoxyl 40 stearat) (entspr. Titandioxid).
PG: 50 ST (EKO: G) [€ 182,10], 100 ST (EKO: G) [€ 327,35]

Solian 50 mg - Tabletten 49B04

(Z.Nr. 1-20499) RP. P. N05AL05
ZI: sanofi-aventis, Wien
Z: 1 Tablette enthält: Amisulprid 50 mg, Lactose monohydrat 34,8 mg, Carboxymethylstärke, Natrium Typ A, Cellulose, mikrokristalline, Hypromellose, Magnesium stearat.
Kurzinformation: siehe Solian 400 mg - Filmtabletten, → S. 1329
PG: 50 ST (EKO: G) [€ 36,35], 100 ST (EKO: G) [€ 70,15]

Solian 50 mg - Tabletten 49B04

(Z.Nr. 1-20499-P1) RP. P. Parallelimport. N05AL05
V: Orifarm, Leverkusen, Deutschland
Z: 1 Tablette enthält: Amisulprid 50 mg, Lactose monohydrat 34,8 mg, Carboxymethylstärke, Natrium Typ A, Cellulose, mikrokristalline, Hypromellose, Magnesium stearat.
PG: 100 ST (EKO: G) [€ 68,70]

Solian 200 mg - Tabletten 49B04

(Z.Nr. 1-20500) RP. P. N05AL05
ZI: sanofi-aventis, Wien
Z: 1 Tablette enthält: Amisulprid 200 mg, Lactose monohydrat 139,2 mg, Carboxymethylstärke, Natrium Typ A, Cellulose, mikrokristalline, Hypromellose, Magnesium stearat.
Kurzinformation: siehe Solian 400 mg - Filmtabletten, → S. 1329
PG: 50 ST (EKO: G) [€ 118,15], 100 ST (EKO: G) [€ 210,75]

Solian 200 mg - Tabletten 49B04

(Z.Nr. 1-20500-P1) RP. P. Parallelimport. N05AL05
V: Abacus Medicine, Copenhagen, Dänemark
Z: 1 Tablette enthält: Amisulprid 200 mg, Lactose monohydrat 139,2 mg, Carboxymethylstärke, Natrium Typ A, Cellulose, mikrokristalline, Hypromellose, Magnesium stearat.
PG: 100 ST (EKO: G) [€ 206,55]

Solian 200 mg - Tabletten 49B04

(Z.Nr. 1-20500-P2) RP. P. Parallelimport. N05AL05
V: Orifarm, Leverkusen, Deutschland
Z: 1 Tablette enthält: Amisulprid 200 mg, Lactose monohydrat 139,2 mg, Carboxymethylstärke, Natrium Typ A, Cellulose, mikrokristalline, Hypromellose, Magnesium stearat.
PG: 50 ST (EKO: G) [€ 115,85], 100 ST (EKO: G) [€ 206,55]

Solian 200 mg - Tabletten 49B04

(Z.Nr. 1-20500-P3) RP. P. Parallelimport. N05AL05
V: Eurim-Pharm, Salzburg
Z: 1 Tablette enthält: Amisulprid 200 mg, Lactose monohydrat 139,2 mg, Carboxymethylstärke, Natrium Typ A, Cellulose, mikrokristalline, Hypromellose, Magnesium stearat.
PG: 50 ST (EKO: G) [€ 115,85], 100 ST (EKO: G) [€ 206,55]

Solian 100 mg/ml - Tropfen 49B04

(Z.Nr. 1-24891) RP. P. N05AL05
ZI: sanofi-aventis, Wien
Z: 1 ml Lösung enthält: Amisulprid 100 mg, Gesweet (entspr. Saccharin natrium) (entspr. Gluconsäuredeltalacton) (entspr. Natrium gluconat), Salzsäure 36% (zur pH-Wert-Einstellung), Methyl-4-hydroxybenzoat 1 mg, Propyl-4-hydroxybenzoat 0,5 mg, Kalium sorbat, Karamel-Aroma (entspr. Ethanol) (entspr. Propylenglycol), Wasser, gereinigtes.
EW: Antipsychotikum; Dopamin (D2/D3)-Rezeptor-Antagonist.
AG: Produktive und nicht-produktive Psychosen des schizophrenen Formenkreises.
AA: In Applikationsspritze bis zur entsprechenden Markierung aufziehen, in Trinkgefäß überführen und mit ausreichend Flüssigkeit (cave Alkohol) einnehmen.
DO: <u>Nicht-produktive Psychosen:</u> TD 50-300 mg (= ½ - 3 ml Lösung) als ED.
<u>Produktive Psychosen:</u> TD 400-800 (-1200) mg in 2 ED.
Dosisreduktion bei Nierenschäden.
Kontraindiziert bis zum 14. Lebensjahr. Begrenzte Daten bei Jugendlichen, bei zwingender Indikation Erwachsenendosis geben.
GA: Prolaktinabhängige Tumore, Phäochromozytom, Kinder und Jugendliche unter 14 Jahren.
SST: Strenge Indikationstellung in der Schwangerschaft. Erhöhtes Risiko für extrapyramidale Symptome und/oder Entzugssymptome bei Neugeborenen nach Anwendung im 3. Trimenon. Nicht stillen.
NW: Endokrinium (reversibler Prolaktinanstieg, Prolaktinome), Magen/Darm, akute Dystonie, extrapyramidale Symptome, Spätdyskinesien, Hypotonie, QT-Verlängerung, Allergien, Blutbild, Psyche, Leberenzymanstiege und -schäden, malignes neuroleptisches Syndrom, Thromboembolien, Harnverhalten, Gewichtszunahme, Hyperglykämie, Anstieg Blutlipide, verschwommenes Sehen, sexuelle Funktionsstörungen.
WW: Kontraindiziert: Levodopa, Dopaminagonisten (Bromocriptin, Ropinirol), Arzneimittel mit Potential für schwere Herzrhythmusstörungen (Torsade de pointes): Antiarrhythmika Klasse Ia (Chinidin, Disopyramid) und III (Amiodaron, Sotalol), Thioridazin, Sultoprid (Neuroleptika), bestimmte Antiparasitika (Pentamidin), bestimmte Malariamittel (Halofantrin), Gyrasehemmer (Sparfloxacin), Antimykotika (Imidazol), Makrolide (intravenöse Gabe von Erythromycin), Cisaprid, Bepridil, Methadon, intravenös verabreichtes Vincamin. Alkohol vermeiden.
Vorsicht: ZNS-Dämpfer, Blutdrucksenker, QT-verlängernde Arzneimittel, Bradykardie- oder Hypokaliämie- induzierende Arzneimittel, Haloperidol, trizyklische Antidepressiva, Clozapin, Lithium, Astemizol, Terfenadin, Malariamittel (Mefloquin).
GE: Nach abruptem Absetzen Entzugserscheinungen möglich.
WH: Vorsicht bei kardiovaskulären Erkrankungen, Schlaganfallrisiko, Knochenmarksschäden, Leber-, Nierenschäden, älteren Patienten, M. Parkinson, Epilepsie, Brustkrebs bzw. erhöhtem Risiko. Bei Intoxikationen mit Alkohol oder ZNS-Dämpfern zuerst die Intoxikation behandeln. Auf QT-Verlängerung, malignes neuroleptisches Syndrom, Diabetes, Leberschäden achten. Verkehrshinweis. Erhöhte Mortalität bei älteren Menschen mit Demenz. Erhöhtes Thromboembolie-Risiko beachten.
PG: 60 ML (EKO: G) [€ 75,75]

Solidacur 600 mg - Filmtabletten 52Z02
(Z.Nr. HERB-00156) RPF. P. nicht im Handel. G04BX

🐾 *Solidago compositum - Injektionslösung für Tiere* 890B
(Z.Nr. 8-39240) RP. P. nicht im Handel. QV03AX

Solidago compositum-Heel - Ampullen 52X05

(Z.Nr. 3-37899) RP. P. V03AX
ZI: Biologische Heilmittel Heel, Baden-Baden, Deutschland
Z: 1 Ampulle zu 2,2 ml (= 2,2 g) enthält: Solidago virgaurea (Homöopathie) D3 22 mg, Berberis vulgaris (Homöopathie) D4 22 mg, Vesica urinaria suis (Homöopathie) D8 22 mg, Pyelon suis (Homöopathie) D10 22 mg, Ureter suis (Homöopathie) D10 22 mg, Urethra suis (Homöopathie) D10 22 mg, Terebinthina laricina

(Homöopathie) D6 22 mg, Hydrargyrum bichloratum (Homöopathie) D8 22 mg, Acidum arsenicosum (Homöopathie) D28 22 mg, Cuprum sulfuricum (Homöopathie) D6 22 mg, Barosma (Homöopathie) D8 22 mg, Hepar sulfuris (Homöopathie) D10 22 mg, Capsicum annuum (Homöopathie) D6 22 mg, Orthosiphon aristatus (Homöopathie) D6 22 mg, Equisetum hyemale (Homöopathie) D4 22 mg, Chondrodendron (Homöopathie) D6 22 mg, Lytta vesicatoria (Homöopathie) D6 22 mg, Apisinum (Homöopathie) D8 22 mg, Baptisia tinctoria (Homöopathie) D4 22 mg, Natrium pyruvicum (Homöopathie) D10 22 mg, Pyrogenium-Nosode (Homöopathie) D198 22 mg, Smilax (Homöopathie) D6 22 mg, Colibacillinum-Nosode (Homöopathie) D13 22 mg, Coxsackie-Virus A9-Nosode D8 22 mg, Argentum nitricum (Homöopathie) D6 22 mg, Natriumchlorid, Wasser für Injektionszwecke, Spuren von Lactose monohydrat, Ethanol.
EW: Homöopathikum.
AG: Erkrankungen der Harnwege.
AA: I.m., s.c., intradermal; i.v. erst ab 12 Jahren.
DO: 1-3mal wöchentlich 1 Ampulle.
Kinder 6-12 Jahre: 1-3mal wöchentlich 1/3 Ampulle.
Kinder 2-6 Jahre: 1-3mal wöchentlich ¼ Ampulle.
SST: Vorsicht.
NW: Speichelfluss.
PG: 10 ST * (EKO: N) [€ 44,05], 50 ST * (EKO: N) [€ 170,00], 100 ST * (EKO: N) [€ 291,30]

Solifenacin 1A Pharma 5 mg - Filmtabletten 52C

(Z.Nr. 1-36217) RP. P. G04BD08
ZI: 1A Pharma, Wien
Z: 1 Filmtablette enthält: Solifenacin succinat 5 mg (entspr. Solifenacin 3,8 mg), Tablettenkern: Lactose monohydrat 51,63 mg, Hypromellose, Stärke, vorverkleistert, Magnesium stearat; Filmüberzug: Hypromellose, Macrogol 6000, Talkum, Titandioxid, Eisenoxid gelb.
EW: Cholinerger Antagonist, urologisches Spasmolytikum.
AG: Dranginkontinenz, Pollakisurie, imperativer Harndrang (Syndrom der überaktiven Blase).
AA: Unzerkaut mit Flüssigkeit schlucken.
DO: 1mal tgl. 5(-10) mg. Nicht für Kinder und Jugendliche.
GA: Harnverhalten, schwere Magen/Darm-Erkrankungen (einschließlich toxisches Megakolon), Myasthenie, Engwinkelglaukom, Hämodialyse, schwere Nieren- oder Leberschäden.
SST: Vorsicht, nicht stillen.
NW: Anticholinerg: Mundtrockenheit, Obstipation, verschwommenes Sehen, Müdigkeit, trockene Haut und Nasenschleimhäute, Anaphylaxie, Angioödeme, QT-Verlängerung.
WW: Anticholinergika verstärkt; Wirkung von Metoclopramid oder Cisaprid vermindert. Bei gleichzeitiger Gabe von Ketoconazol oder anderer CYP3A4-Inhibitoren Solifenacin-Dosis auf 5 mg begrenzen.
WH: Vor Behandlungsbeginn sonstige Ursachen der erhöhten Miktionsfrequenz (Herzinsuffizienz oder Nierenerkrankung) ausschließen.
Vorsicht bei obstruktiver Blasenentleerungsstörung, obstruktiver Magen/Darm-Erkrankung, Hiatushernie, Ösophagitis induzierende Arzneimittel (Bisphosphonattherapie), vegetativer Neuropathie. Verkehrshinweis.
Bei Überdosierung Antidote Physostigmin oder Carbachol, bei Erregung Benzodiazepine, bei Tachykardie Betablocker, bei Mydriasis Pilocarpin.
PG: 10 ST (EKO: G) [€ 5,15], 30 ST (3) (EKO: G) [€ 14,60]

Solifenacin 1A Pharma 10 mg - Filmtabletten 52C

(Z.Nr. 1-36216) RP. P. G04BD08
ZI: 1A Pharma, Wien
Z: 1 Filmtablette enthält: Solifenacin succinat 10 mg (entspr. Solifenacin 7,5 mg), Tablettenkern: Lactose monohydrat 103,25 mg, Hypromellose, Stärke, vorverkleistert, Magnesium stearat; Filmüberzug: Hypromellose, Macrogol 6000, Talkum, Titandioxid, Eisenoxid rot.
Kurzinformation: siehe Solifenacin 1A Pharma 5 mg - Filmtabletten, → S. 1331
PG: 10 ST (EKO: G) [€ 5,15], 30 ST (3) (EKO: G) [€ 14,60]

Solifenacin Accord 5 mg - Filmtabletten 52C

(Z.Nr. 1-36841) RP. P. G04BD08
ZI: Accord Healthcare, Utrecht, Niederlande
Z: 1 Filmtablette enthält: Solifenacin succinat 5 mg (entspr. Solifenacin 3,8 mg), Tablettenkern: Lactose monohydrat 105,5 mg, Maisstärke, Hypromellose 3cP, Magnesium stearat; Filmüberzug: Hypromellose 5 cps, Talkum, Titandioxid, Macrogol 6000, Eisenoxid gelb.
EW: Cholinerger Antagonist, urologisches Spasmolytikum.
AG: Dranginkontinenz, Pollakisurie, imperativer Harndrang (Syndrom der überaktiven Blase).
AA: Unzerkaut mit Flüssigkeit schlucken.
DO: 1mal tgl. 5(-10) mg. Nicht für Kinder und Jugendliche.
GA: Harnverhalten, schwere Magen/Darm-Erkrankungen (einschließlich toxisches Megakolon), Myasthenie, Engwinkelglaukom, Hämodialyse, schwere Nieren- oder Leberschäden.
SST: Vorsicht, nicht stillen.
NW: Anticholinerg: Mundtrockenheit, Obstipation, verschwommenes Sehen, Müdigkeit, trockene Haut und Nasenschleimhäute, Anaphylaxie, Angioödeme, QT-Verlängerung.
WW: Anticholinergika verstärkt; Wirkung von Metoclopramid oder Cisaprid vermindert. Bei gleichzeitiger Gabe von Ketoconazol oder anderen CYP3A4-Inhibitoren Solifenacin-Dosis auf 5 mg begrenzen.
WH: Vor Behandlungsbeginn sonstige Ursachen der erhöhten Miktionsfrequenz (Herzinsuffizienz oder Nierenerkrankung) ausschließen.
Vorsicht bei obstruktiver Blasenentleerungsstörung, obstruktiver Magen/Darm-Erkrankung, Hiatushernie, Ösophagitis induzierende Arzneimittel (Bisphosphonattherapie), vegetativer Neuropathie. Verkehrshinweis.
Bei Überdosierung Antidote Physostigmin oder Carbachol, bei Erregung Benzodiazepine, bei Tachykardie Betablocker, bei Mydriasis Pilocarpin.
PG: 10 ST (EKO: G) [€ 5,00], 30 ST (3) (EKO: G) [€ 14,40]

Solifenacin Accord 10 mg - Filmtabletten 52C

(Z.Nr. 1-36842) RP. P. G04BD08
ZI: Accord Healthcare, Utrecht, Niederlande
Z: 1 Filmtablette enthält: Solifenacin succinat 10 mg (entspr. Solifenacin 7,5 mg), Tablettenkern: Lactose monohydrat 100,5 mg, Maisstärke, Hypromellose 3cP, Magnesium stearat; Filmüberzug: Hypromellose 5 cps, Talkum, Titandioxid, Macrogol 6000, Eisenoxid rot.
Kurzinformation: siehe Solifenacin Accord 5 mg - Filmtabletten, → S. 1331
PG: 30 ST (3) (EKO: G) [€ 14,40]

Solifenacin Aristo 5 mg - Filmtabletten 52C

(Z.Nr. 1-38316) RP. P. G04BD08
ZI: Aristo Pharma, Berlin, Deutschland
Z: 1 Filmtablette enthält: Solifenacin succinat 5 mg (entspr. Solifenacin 3,8 mg), Filmtablettenkern: Maisstärke, vorverkleistert, Lactose (entspr. Lactose, wasserfrei 104,6 mg), Hypromellose, Magnesium stearat, Siliciumdioxid; Filmüberzug: Macrogol, Talkum, Hypromellose, Titandioxid, Eisen(III)-oxid.
EW: Cholinerger Antagonist, urologisches Spasmolytikum.
AG: Dranginkontinenz, Pollakisurie, imperativer Harndrang (Syndrom der überaktiven Blase).
AA: Unzerkaut mit Flüssigkeit schlucken.
DO: 1mal tgl. 5(-10) mg. Nicht für Kinder.
GA: Harnverhalten, schwere Magen/Darm-Erkrankungen (einschließlich toxisches Megakolon), Myasthenie, Engwinkelglaukom, Hämodialyse, schwere Nieren- oder Leberschäden.
SST: Vorsicht, nicht stillen.
NW: Anticholinerg: Mundtrockenheit, Obstipation, verschwommenes Sehen, Müdigkeit, trockene Haut und Nasenschleimhäute, Anaphylaxie, Angioödeme, QT-Verlängerung.
WW: Anticholinergika verstärkt; Wirkung von Metoclopramid oder Cisaprid vermindert. Bei gleichzeitiger Gabe von Ketoconazol oder anderen CYP3A4-Inhibitoren Solifenacin-Dosis auf 5 mg begrenzen.
WH: Vor Behandlungsbeginn sonstige Ursachen der erhöhten Miktionsfrequenz (Herzinsuffizienz oder Nierenerkrankung) ausschließen.
Vorsicht bei obstruktiver Blasenentleerungsstörung, obstruktiver Magen/Darm-Erkrankung, Hiatushernie, Ösophagitis induzierende Arzneimittel (Bisphosphonattherapie), vegetativer Neuropathie. Verkehrshinweis.
Bei Überdosierung Antidote Physostigmin oder Carbachol, bei Erregung Benzodiazepine, bei Tachykardie Betablocker, bei Mydriasis Pilocarpin.
PG: 10 ST (EKO: G) [€ 5,15], 30 ST (3) (EKO: G) [€ 15,20]

Solifenacin Aristo 10 mg - Filmtabletten 52C

(Z.Nr. 1-38315) RP. P. G04BD08
ZI: Aristo Pharma, Berlin, Deutschland
Z: 1 Filmtablette enthält: Solifenacin succinat 10 mg (entspr. Solifenacin 7,5 mg), Filmtablettenkern: Maisstärke, vorverkleistert, Lactose (entspr. Lactose, wasserfrei 209,1 mg), Hypromellose, Magnesium stearat, Siliciumdioxid; Filmüberzug: Macrogol, Talkum, Hypromellose, Titandioxid, Eisen(III)-oxid.
Kurzinformation: siehe Solifenacin Aristo 5 mg - Filmtabletten, → S. 1331
PG: 30 ST (3) (EKO: G) [€ 15,20]

Solifenacin Edest 5 mg - Schmelztabletten 52C
(Z.Nr. 1-40083) RP. P. nicht im Handel. G04BD08

S

Solifenacin Edest 10 mg - Schmelztabletten 52C
(Z.Nr. 1-40084) RP. P. nicht im Handel. G04BD08

Solifenacin Genericon 5 mg - Filmtabletten 52C
(Z.Nr. 1-38801) RP. P. G04BD08
ZI: Genericon Pharma, Graz
Z: 1 Filmtablette enthält: Solifenacin succinat 5 mg (entspr. Solifenacin 3,8 mg), Tablettenkern: Maisstärke, Lactose monohydrat 109 mg, Hypromellose, Magnesium stearat; Filmüberzug: Hypromellose, Macrogol 8000, Talkum, Titandioxid, Eisenoxid gelb.
Kurzinformation: siehe Belmacina 5 mg - Filmtabletten, → S. 176
PG: 20 ST (EKO: G) [€ 10,05], 30 ST (3) (EKO: G) [€ 14,50]

Solifenacin Genericon 10 mg - Filmtabletten 52C
(Z.Nr. 1-38802) RP. P. G04BD08
ZI: Genericon Pharma, Graz
Z: 1 Filmtablette enthält: Solifenacin succinat 10 mg (entspr. Solifenacin 7,5 mg), Tablettenkern: Maisstärke, Lactose monohydrat 104 mg, Hypromellose, Magnesium stearat; Filmüberzug: Hypromellose, Macrogol 8000, Talkum, Titandioxid, Eisenoxid rot.
Kurzinformation: siehe Belmacina 5 mg - Filmtabletten, → S. 176
PG: 20 ST (EKO: G) [€ 10,05], 30 ST (3) (EKO: G) [€ 14,50]

Solifenacin HCS 5 mg - Filmtabletten 52C
(Z.Nr. 1-38139) RP. P. G04BD08
ZI: HCS, Edegem, Belgien
Z: 1 Filmtablette enthält: Solifenacin succinat 5 mg (entspr. Solifenacin 3,8 mg), Filmtablettenkern: Lactose monohydrat 137,5 mg, Povidon, Magnesium stearat; Filmtablettenüberzug: Hypromellose, Talkum, Titandioxid, Triacetin.
Kurzinformation: siehe Solifenacin Aristo 5 mg - Filmtabletten, → S. 1331
PG: 10 ST (EKO: G) [€ 5,15], 30 ST (3) (EKO: G) [€ 15,25]

Solifenacin HCS 10 mg - Filmtabletten 52C
(Z.Nr. 1-38140) RP. P. G04BD08
ZI: HCS, Edegem, Belgien
Z: 1 Filmtablette enthält: Solifenacin succinat 10 mg (entspr. Solifenacin 7,5 mg), Filmtablettenkern: Lactose monohydrat 132,5 mg, Povidon, Magnesium stearat; Filmtablettenüberzug: Hypromellose, Talkum, Titandioxid, Triacetin, Eisenoxid rot.
Kurzinformation: siehe Solifenacin Aristo 5 mg - Filmtabletten, → S. 1331
PG: 30 ST (3) (EKO: G) [€ 15,25]

Solifenacin PMCS 5 mg - Filmtabletten 52C
(Z.Nr. 1-35540) RP. P. nicht im Handel. G04BD08

Solifenacin PMCS 10 mg - Filmtabletten 52C
(Z.Nr. 1-35541) RP. P. nicht im Handel. G04BD08

Solifenacin Stada 5 mg - Filmtabletten 52C
(Z.Nr. 1-37971) RP. P. G04BD08
ZI: Stada Arzneimittel, Wien
Z: 1 Filmtablette enthält: Solifenacin succinat 5 mg (entspr. Solifenacin 3,8 mg), Tablettenkern: Lactose monohydrat 107,5 mg, Maisstärke, Hypromellose, Magnesium stearat; Filmüberzug: Hypromellose, Titandioxid, Macrogol 8000, Talkum, Eisenoxid gelb.
Kurzinformation: siehe Solifenacin Accord 5 mg - Filmtabletten, → S. 1331
PG: 10 ST (EKO: G) [€ 5,00], 30 ST (3) (EKO: G) [€ 14,40]

Solifenacin Stada 10 mg - Filmtabletten 52C
(Z.Nr. 1-37972) RP. P. G04BD08
ZI: Stada Arzneimittel, Wien
Z: 1 Filmtablette enthält: Solifenacin succinat 10 mg (entspr. Solifenacin 7,5 mg), Tablettenkern: Lactose monohydrat 102,5 mg, Maisstärke, Hypromellose, Magnesium stearat; Filmüberzug: Hypromellose, Titandioxid, Macrogol 8000, Talkum, Eisenoxid rot.
Kurzinformation: siehe Solifenacin Accord 5 mg - Filmtabletten, → S. 1331
PG: 10 ST (EKO: G) [€ 5,00], 30 ST (3) (EKO: G) [€ 14,40]

Solifenacinsuccinat Mylan 5 mg - Filmtabletten 52C
(Z.Nr. 1-38148) RP. P. G04BD08
ZI: Arcana Arzneimittel, Wien
Z: 1 Filmtablette enthält: Solifenacin succinat 5 mg (entspr. Solifenacin 3,8 mg), Tablettenkern: Lactose 57 mg (entspr. Lactose monohydrat), Maisstärke, Hypromellose, Talkum, Magnesium stearat; Filmüberzug: Hypromellose, Titandioxid, Propylenglycol, Eisenoxid gelb.
Kurzinformation: siehe Solifenacin Accord 5 mg - Filmtabletten, → S. 1331
PG: 10 ST (EKO: G) [€ 5,00], 30 ST (3) (EKO: G) [€ 14,40]

Solifenacinsuccinat Mylan 10 mg - Filmtabletten 52C
(Z.Nr. 1-38149) RP. P. G04BD08
ZI: Arcana Arzneimittel, Wien
Z: 1 Filmtablette enthält: Solifenacin succinat 10 mg (entspr. Solifenacin 7,5 mg), Tablettenkern: Lactose 113 mg (entspr. Lactose monohydrat), Maisstärke, Hypromellose, Talkum, Magnesium stearat; Filmüberzug: Hypromellose, Titandioxid, Propylenglycol, Eisenoxid rot, Eisenoxid gelb.
Kurzinformation: siehe Solifenacin Accord 5 mg - Filmtabletten, → S. 1331
PG: 30 ST (3) (EKO: G) [€ 14,40]

Soligental 3000 I.E. - Augentropfen, Lösung für Hunde und Katzen 801AD
(Z.Nr. 8-00429) NR. P. QJ01GB03
ZI: Virbac, Carros, Frankreich
Z: 1 ml enthält: Gentamicin 3000 IE (entspr. Gentamicin sulfat), Trometamol, Dinatrium edetat 5 mg, 4-Hydroxybenzoesäure 0,9 mg, Natriumhydroxid zur pH-Wert-Einstellung, Natriumchlorid, Hypromellose, Povidon, Wasser für Injektionszwecke.
EW: Bakterizides Antibiotikum.
AG: Bakterielle (Kerato-) Konjunktivitis bei Hunden und Katzen.
DO: 3mal tgl. 2 Tropfen über 8 Tage in den Bindehautsack einträufeln.
SST: Anwendung möglich.
NW: Selten lokale Unverträglichkeit.
PG: 5 ML VT [€ 14,30]

Soliphen 60 mg - Tabletten für Hunde 809C
(Z.Nr. 8-36215) NR. P. QN03AA02
ZI: Laboratoire TVM, Lempdes, Frankreich
Z: 1 Tablette enthält: Phenobarbital 60 mg, Cellulose, mikrokristalline, Stärke, vorverkleistert, Lactose monohydrat, Siliciumdioxid hydrat, Schweineleberpulver, Hefe-Trockenextrakt, Magnesium stearat.
EW: Antiepileptisch.
AG: Prävention von Krämpfen aufgrund von generalisierter Epilepsie bei Hunden.
AA: Zum Eingeben. Tabletten sind in gleiche Hälften oder Viertel teilbar
DO: Initiale TD 2 - 5 mg Phenobarbital/kg KG in 2 ED, Dosisanpassung nach Bedarf (therapeutische Serumkonzentration von Phenobarbital 15 - max. 45 µg/ml).
GA: Schwere Leber-, Nieren-, Herz/Kreislauf-Erkrankungen, Hunde unter 6 kg KG.
SST: Nutzen/Risiko-Abwägung durch den Tierarzt.
NW: Initial Ataxie, Sedierung, aber auch paradoxe Übererregbarkeit, Durchfall, Erbrechen. In höheren Dosen Polyurie, Polydipsie, Polyphagie, in hohen Dosen Leber, Knochenmark (reversibel). Bei Überdosierung ZNS-Depression, Atmung, Herz/Kreislauf, Schock, Nierenversagen.
WW: Nicht empfohlen: Primidon.
Vorsicht: Phenobarbital induziert Plasmaproteine, daher WW mit vielen Arzneimitteln möglich. Verminderte Plasmaspiegel von Cyclosporin, Schilddrüsenhormon, Theophyllin; erhöhte Phenobarbitalspiegel durch Cimetidin und Ketoconazol. Kaliumbromid (Pankreatitis). Wirkungsminderung von Antiepileptika, Chloramphenicol, Kortikosteroiden, Doxycyclin, Betablockern und Metronidazol. Herabsetzung der Krampfschwelle durch Chinolone, Beta-Laktam-Antibiotika, Theophyllin, Aminophyllin, Ciclosporin, Propofol.
WH: Therapie langsam absetzen oder umstellen. Vorsicht bei Hypovolämie, Anämie, Atemwegserkrankungen. Bei Langzeitgabe Leber regelmäßig kontrollieren.
PG: 60 ST VT [€ 21,50]

Soliris 300 mg - Konzentrat zur Herstellung einer Infusionslösung 33B
(Z.Nr. EU/1/07/393/*) NR. P. E. L04AA25
ZI: Alexion Europe, Levallois-Perret, Frankreich
Z: 1 Durchstechflasche enthält: Eculizumab 300 mg (entspr. → 10 mg/ml), Natrium monohydrogenphosphat, Natriumdihydrogenphosphat, Natriumchlorid, Polysorbat 80, Wasser für Injektionszwecke.
EW: Immunmodulator.
AG: Paroxysmale nächtliche Hämoglobinurie.
-Atypisches hämolytisch-urämisches Syndrom.
-Refraktäre generalisierte Myasthenia gravis bei Acetylcholinrezeptor-Antikörper-positiven Patienten.
-Neuromyelitis-optica- Spektrumerkrankungen (NMSOD) bei Patienten, die positiv für Anti-Aquaporin- 4(AQP4)-Antikörper sind.
AA: I.v. Infusion über 25-45 min nach Verdünnen.

DO: Paroxysmale nächtliche Hämoglobinurie: Induktionsphase: 600 mg einmal wöchentlich über 4 Wochen.
Erhaltungsphase: 900 mg in der 5. Woche sowie alle 14 +/- 2 Tage.
Atypisches hämolytisch-urämisches Syndrom, Myasthenie und NMOSD: Induktionsphase: 900 mg einmal wöchentlich über 4 Wochen, Erhaltungsphase: 1200 mg in der 5. Woche sowie alle 14 +/-2 Tage.
Dosisreduktion bei Kindern und Jugendlichen unter 40 kg KG siehe Austria-Codex - Fachinformation. Keine Untersuchungen bei Kindern und Jugendlichen mit Myasthenie.
Zusätzlich 300-600 mg Eculizumab innerhalb von 60 min nach jeder Plasmapherese- oder Plasmaaustauschsitzung sowie 300 mg Eculizumab 60 min vor Infusion jeder Einheit Fresh Frozen Plasma.
GA: Bekannte erbliche Komplementdefekte oder Verdacht darauf, nicht ausgeheilte Infektion mit oder fehlender aktueller Impfschutz gegen Neisseria meningitidis.
SST: Nutzen/Risiko-Abwägung. Kontrazeption bis 5 Monate nach Behandlungsende empfohlen.
NW: Infektionen, Kopfschmerzen, Schwindel, Magen/Darm, Arthralgie, Fieber, grippeartige Erkrankung, Schlaflosigkeit, Husten, Infusionsreaktionen, Leukopenie, Meningokokken-Septikämie, thrombotische Mikroangiopathie.
WH: Vorsicht bei aktiven systemischen Infektionen. Auf Meningokokkeninfektionen bzw. intravaskuläre Hämolyse achten. Alle Patienten müssen mindestens 2 Wochen vor Therapiebeginn gegen Meningokokken geimpft werden (Patienten unter 18 Jahren auch gegen Haemophilus influenzae). Auf thrombotische Mikroangiopathie überwachen (Thrombozyten, LDH, Kreatinin bestimmen), besonders bei einem Behandlungsabbruch.
PG: 1 ST * (EKO: N) [€ 6.589,80]

Solu-Celestan 4 mg/ml - Injektionslösung 31F01

(Z.Nr. 0-15185) NR. P. H02AB01
ZI: Merck Sharp & Dohme, Wien
Z: 1 Ampulle zu 1 ml enthält: Betamethason 4 mg (entspr. Betamethason dinatriumphosphat 5,3 mg), Natriummonohydrogenphosphat-dihydrat, Natrium edetat (entspr. Natrium 2,78 mg), Wasser für Injektionszwecke.
EW: Glukokortikoid, Cushing-Schwellendosis 1 mg/die.
AG: Systemische Glukokortikoidtherapie (Rheumatischer Formenkreis, Allergien, schwere Hauterkrankungen, Erkrankungen von Magen/Darm, Niere, Gefäßen, Augen, Atemwegen, Respiratory Distress Syndrome, Schock und Kollaps, Endokrinium, Blut und maligne Systemerkrankungen, Hirnödem).
AA: I.v., i.m., intraartikulär, intraläsional, in Weichteile. Cave epidural!
DO: Initial bis 8 mg tgl., Kinder 0,02-0,125 mg/kg KG tgl. oder 0,6-3,75 mg/m² KOF alle 12-24 Std., dann stufenweise Dosis reduzieren.
Respiratory Distress Syndrome (RDS): 1-1,5 ml i.m alle 12 Stunden durch 24-48 Std., nicht post partum.
Transfusionszwischenfälle: bis 2 ml i.v. unmittelbar vor der Transfusion.
Schock: 1-2(-4) ml langsam i.v., ev. alle 3-4 Std. wiederholen. Auch als Zusatz zu NaCl- und Glukoselösungen möglich. Bei Kindern nach 3 Tagen Behandlung 4 Tage Pause.
GA: Systemmykosen, Magen/Darm-Ulcera, Osteoporose, Myopathien (ausgenommen Myasthenie), Virosen, Lymphome nach BCG-Impfung, Glaukom.
SST: Vitale Indikationsstellung, nicht stillen.
NW: Magen/Darm-Ulcera, Infektrisiko, verzögerte Wundheilung, Nebennierenrindenatrophie, Ödeme, Haut, Osteoporose, Sexualstörungen, Hypertonie, Thrombose, Sehstörungen, Psyche, Wachstumsstörungen, Pankreatitis.
WW: Vorsicht: CYP3A- Hemmer einschl. Cobicistat (erhöhtes NW-Risiko), Herzglykoside verstärkt, Saluretika (zusätzliche Kaliumausscheidung), orale Antidiabetika, Cumarine abgeschwächt, Antirheumatika (verstärkt Blutungen), aktive Immunisierung (2 Wochen abgeschwächt).
WH: Vorsicht bei Hypothyreoidismus, Zirrhose, thrombopenischer Purpura (nicht i.m.), Diabetes mellitus, Tuberkulose, Infektionen, Hypertonie, Thromboembolie. Genaue Untersuchung vor Therapiebeginn. Ulkusprophylaxe bei disponierten Patienten. Nicht abrupt absetzen. Nicht in infizierte Gewebe, Sehnen oder Wirbelzwischenräume injizieren. Diabetes kann verschleiert werden. Kontrollen: Blutzucker, Gerinnung, Wirbelsäule, Auge.
PG: 1 ST (2) (EKO: G) [€ 4,50], 5 ST (EKO: G) [€ 17,45]

Solu-Dacortin 25 mg - Pulver und Lösungsmittel zur Herstellung einer Injektionslösung oder Infusionslösung 31F01

(Z.Nr. 0-09894) NR. P. H02AB06
ZI: Merck, Wien
Z: 1 Packung (Pulver und Lösungsmittel) enthält: Prednisolon 21-hemisuccinat-Natrium 25 mg (entspr. Prednisolon 18,7 mg) (entspr. Natrium < 1 mmol) (entspr. → < 23 mg);
Lösungsmittelampulle: Stickstoff, Wasser für Injektionszwecke 1 ml.
EW: Glukokortikoid.
AG: Erwachsene, Jugendliche und Kinder ab 6 Jahren:
- Anaphylaktischer Schock (nach primärer Epinephrininjektion).
- Lungenödem durch Inhalation toxischer Substanzen wie Chlorgas, Isocyanate, Schwefelwasserstoff, Phosgen, Nitrosegas, Ozon; ferner durch Magensaftaspiration und durch Ertrinken.
- Schwerer akuter Asthmaanfall.
- Hirnödem, ausgelöst durch Hirntumor, neurochirurgische Eingriffe, Hirnabszess, bakterielle Meningitis.
- Abstoßungskrisen nach Nierentransplantation.
- Parenterale Anfangsbehandlung ausgedehnter akuter schwerer Hautkrankheiten (Pemphigus vulgaris, Erythrodermie; gilt nicht für Solu-Dacortin 1 g).
- Akute Blutkrankheiten: autoimmunhämolytischen Anämie, akute thrombozytopenische Purpura.
- Postmyokardinfarkt-Syndrom (Dressler-Syndrom) bei schwerer bzw. wiederholt aufgetretener Symptomatik nach einem Myokardinfarkt und wenn andere therapeutische Maßnahmen nicht ausreichend wirksam sind (gilt nicht für Solu-Dacortin 250 mg und 1 g).
- Schwere Infektionskrankheiten, toxische Zustände (z.B. Typhus), nur neben entsprechender antiinfektiöser Therapie.
- Akute Nebennierenrindeninsuffizienz: Addison-Krise.
- Pseudokrupp.

AA: I.v. Injektion oder Infusion, nur ausnahmsweise i.m.
DO: Anaphylaktischer Schock: Primär i.v. Epinephrin, dann 1 g Prednisolon (Kinder 250 mg)
Lungenödem: Initial 1 g (Kinder 10-15 mg/kg KG), ev. nach 6/12/24 Std. wiederholen; dann 2 Tage je 150 mg (Kinder: 2 mg/kg/KG) und 2 Tage je 75 mg (Kinder: 1 mg/kg KG).
Schwerer akuter Asthmaanfall: Initial 100-500 mg, weiter alle 6 Std.; Kinder: Frühzeitig 2 mg/kg KG, dann 1-2 mg/kg KG alle 6 Std.
Hirnödem: Initial 250-1000 mg, dann alle 2-6 Std. 8-16 mg Dexamethason dihydrogenphosphat i.v.
Abstoßungskrisen nach Nierentransplantation: 1 g an 3-7 konsekutiven Tagen.
Akute Dermatosen und Blutkrankheiten: 30-50 mg/Tag über 1 Woche, dann Dosis vorsichtig reduzieren.
Schwere Infektionen (Typhus): TD 100-500 mg zusätzlich zu Antibiotika
Addison-Krise: Initial 25-50 mg, Weiterbehandlung oral.
Pseudokrupp: Sofort 3-5 mg/kg KG, ev. nach 2-3 Std. wiederholen.
SST: Zwingende Indikationsstellung.
NW: Blut, Immunsystem, Aktivierung latenter Infektionen, Diabetes, Ödeme, Psyche, Pseudotumor cerebi, Epilepsie, Auge (Katarakt, Glaukom), Hypertonie, Magen/Darm-Ulzera, Haut, Niere (sklerodermiebedingte renale Krise), Muskelschwäche, Osteoporose, Anaphylaxie, Bronchospasmen, Wachstumsverzögerung bei Kindern.
WW: Vorsicht: Kortikoidwirkung verstärkt durch: Östrogene, CYP3A4-Hemmer (strenge Nutzen/Risiko-Abwägung).
Kortikoidwirkung vermindert durch: CYP3A4-Induktoren und verstärkt durch CYP3A4-Hemmer.
Weitere Interaktionen mit Ephedrin, ACE-Hemmern, Glykosiden, Antidiabetika, Saluretika/Laxantien, Cumarinen, nichtsteroidalen Antirheumatika, nichtdepolarisierenden Muskelrelaxantien, Anticholinergika, Praziquantel, Amphotericin, Theophyllin, Chloroquin und Derivaten, Ciclosporin, Bupropion, Allergietests, Lakritze. Somatropin abgeschwächt. Fluorchinolone (erhöhtes Risiko von Sehnenerkrankungen).
WH: Strenge Indikationsstellung bei akuten Virusinfektionen, Hepatitis, Lebendimpfstoff-Schutzimpfungen, systemischen Mykosen und Parasitosen, Poliomyelitis, bakteriellen Infektionen, Tuberkulose, Magen/Darm-Ulzera, Osteoporose, Herz-, Leber-, Niereninsuffizienz, Hypothyreoidismus, Epilepsie, Hypertonie, Diabetes, Psychosen, Glaukom, Hornhautverletzungen, schweren Darmentzündungen, systemischer Sklerose. Ausreichend Kalium zuführen. Bei Langzeitanwendung Kortikoid-induzierte Langzeitschäden möglich.
PG: 1 ST * (EKO: N) [€ 3,55], 3 ST * (EKO: N) [€ 8,15]

Solu-Dacortin 50 mg - Pulver und Lösungsmittel zur Herstellung einer Injektionslösung oder Infusionslösung 31F01

(Z.Nr. 0-13017) NR. P. H02AB06
ZI: Merck, Wien
Z: 1 Packung (Pulver und Lösungsmittel) enthält: Prednisolon 21-hemisuccinat-Natrium 50 mg (entspr. Prednisolon 37,4 mg) (entspr. Natrium < 1 mmol) (entspr. → < 23 mg);
Lösungsmittelampulle: Stickstoff, Wasser für Injektionszwecke 1 ml.

S

Kurzinformation: siehe Solu-Dacortin 25 mg - Pulver und Lösungsmittel zur Herstellung einer Injektionslösung oder Infusionslösung, → S. 1333
PG: 1 ST * (EKO: N) [€ 5,80 n.l.], 3 ST * (EKO: N) [€ 14,30]

Solu-Dacortin 250 mg - Pulver und Lösungsmittel zur Herstellung einer Injektionslösung oder Infusionslösung 31F01

(Z.Nr. 0-15085) NR. P. H02AB06
ZI: Merck, Wien
Z: 1 Packung enthält: Prednisolon 21-hemisuccinat-Natrium 250 mg (entspr. Prednisolon 186,7 mg) (entspr. Natrium < 1 mmol) (entspr. → < 23 mg); Lösungsmittelampulle: Stickstoff, Wasser für Injektionszwecke 5 ml.
Kurzinformation: siehe Solu-Dacortin 25 mg - Pulver und Lösungsmittel zur Herstellung einer Injektionslösung oder Infusionslösung, → S. 1333
PG: 1 ST (2) (EKO: G) [€ 18,75], 3 ST * (EKO: N) [€ 52,45 n.l.]

Solu-Dacortin 1 g - Pulver und Lösungsmittel zur Herstellung einer Injektionslösung oder Infusionslösung 31F01

(Z.Nr. 0-16416) NR. P. n.l. H02AB06
ZI: Merck, Wien
Z: 1 Packung enthält: Prednisolon 21-hemisuccinat-Natrium 1000 mg (entspr. Prednisolon 747 mg) (entspr. Natrium 50 mg); Lösungsmittelampulle: Stickstoff, Wasser für Injektionszwecke 10 ml.
PG: 1 ST (2) (EKO: G) [€ 44,20 n.l.]

🐾 Soludox 500 mg/g - Pulver zum Eingeben über das Trinkwasser für Schweine und Hühner 801AE

(Z.Nr. 8-00902) NR. P. VNW. QJ01AA02
ZI: Eurovet Animal Health, Bladel, Niederlande
Z: 1 g Pulver enthält: Doxycyclin hyclat 500 mg (entspr. Doxycyclin 433 mg), Weinsäure.
EW: Tetrazyklin - Antibiotikum.
AG: Atemwegerkrankungen beim Schwein durch Actinobacillus pleuropneumoniae, Pasteurella multocida, Mycoplasma hyopneumoniae. Atemwegsinfektionen bei Hühnern durch Pasteurella multocida oder Ornithobacterium rhinotracheale.
AA: Oral über das Trinkwasser.
DO: **Schweine:** 12,5 mg Doxycyclinhyclat (25 mg Produkt)/kg KG tgl. über 4 (bis max. 8) Tage.
Hühner: P. multocida: 10 mg Doxycyclinhyclat/kg KG tgl. über 3-4 Tage.
O. rhinotracheale: 20 mg Doxycyclinhyclat/kg KG tgl. über 3-4 Tage.
GA: Leber- oder Nierenschäden.
SST: Nicht empfohlen.
NW: Photosensitivität, Allergie.
WW: Nicht mit bakteriziden Antibiotika, Antazida, Kaolin, Eisenpräparaten anwenden. Polyvalente Kationen (1-2 Std. Abstand). Antikoagulantien verstärkt.
WH: Bei unzureichender Trinkwasseraufnahme Tiere parenteral behandeln.
VNW: **Schweine:** Essbare Gewebe 4 Tage.
Hühner: Essbare Gewebe: 3 Tage (nach 10 mg/kg KG über 4 Tage), 9 Tage (nach 20 mg/kg KG über 4 Tage). Nicht für Legehennen, deren Eier für menschlichen Verzehr bestimmt sind. Nicht binnen 4 Wochen vor Legebeginn anwenden.
PG: 1 KG VNW [€ 130,00]

Solu-Medrol 500 mg - Trockenstechampulle mit Lösungsmittel 31F01

(Z.Nr. 0-16217) NR. P. H02AB04
ZI: Pfizer Corporation Austria, Wien
Z: 1 Durchstechflasche enthält: Methylprednisolon 500 mg (entspr. Methylprednisolon 21-hydrogensuccinat, Natriumsalz 662,95 mg), Natriumphosphat-Monohydrat, einbasiges, Natriumphosphat, zweibasiges, wasserfreies, Natriumhydroxid zur pH-Wert-Einstellung (entspr. Natrium 55,79 mg); Lösungsmittel: Wasser für Injektionszwecke 7,8 ml.
EW: Glukokortikoid.
AG: Parenterale Kortikoidtherapie: Endokrinologie, rheumatische Erkrankungen, Kollagenose, Haut, Allergien, Auge, Magen/Darm-Trakt, Atmungsorgane, Hämatologie, Leukämien und Lymphome, nephrotisches Syndrom, (Hirn)ödeme, akute Rückenmarksverletzungen, tuberkulöse Meningitis, Multiple Sklerose (akute Schübe), schwere Trichinose, Organtransplantationen, Vorbeugung von Übelkeit bei Chemotherapie.
AA: I.v. Injektion oder Infusion, i.m. Injektion. Nicht intrathekal oder epidural.
DO: Initialdosis meist 10-500 mg.
Mindestdosis 0,5 ng/kg KG/Tag.
Dosisanpassung nach Bedarf.
Spezielle Dosisangaben:
Zusatztherapie in lebensbedrohlichen Situationen: 30 mg/kg KG alle 4-6 Std. bis zu 48 Std.
Verschlechterung rheumatischer Erkrankungen: 1 g/Tag über 1-4 Tage oder 1 g/Monat über 6 Monate.
Lupus erythematosus: 1 g/Tag über 3 Tage, Wiederholung nach Bedarf.
Multiple Sklerose (akute Schübe): I.v. Pulstherapie über mindestens 30 min: 1 g/d über 3 oder 5 Tage
Ödeme/Glomerulonephritis, Lupusnephritis): 30 mg/kg KG jeden 2. Tag über 4 Tage oder 1 g/Tag über 37 Tage.
Karzinompatienten im Terminalstadium: 125 mg/Tag bis zu 8 Wochen.
Prophylaxe bei zytostatischer Chemotherapie: 240 mg 1 Std. vor, sowie bei Beginn der Chemotherapie und beim Auftreten von Erbrechen.
Akute Rückgratverletzungen: 30 mg/kg KG, dann 45 min Pause, dann 5,4 mg/kg KG/h über 23 Std.
Pneumocystis jiroveci-Infektionen von AIDS-Patienten: 40 mg alle 6-12 Std. über max. 21 Tage.
Verschlechterung einer COPD: 0,5 mg/kg KG alle 6 Std. über 72 Std. oder 125 mg alle 6 STd. über 72 Std.; Fortsetzung oral.
GA: Systemische Pilzinfektionen.
SST: Strenge Nutzen/Risiko-Abwägung.
NW: Kortikoidspezifisch: Flüssigkeitsretention, Myopathien, Osteoporose, Sehnenrisse, Magen/Darm (Ulzera, Blutungen), akute Pankreatitis, Leber, Haut, negative Stickstoffbilanz, Niere, erhöhter intrakranieller Druck, Psyche, Endokrinium, Dyslipidämie, Hypertonie, Thrombosen, Auge (Katarakt, Glaukom), Kaposi-Sarkom, Maskierung von Infektionen, Allergien, Entzugserscheinungen.
WW: Gegenanzeige: Lebendimpfstoffe. Vorsicht: 8 Wochen vor bis 2 Wochen nach Impfungen mit Lebendimpfstoffen, 1 Jahr nach BCG-Impfung. Wirkungsabschwächung durch CYP3A4-Enzyminduktoren (Phenobarbital, Phenytoin, Rifampicin). Nutzen/Risiko-Abwägung (erhöhtes NW-Risiko) mit CYP3A4-Hemmern (Makrolide, Triazol-Antimykotika, Kalziumkanalblocker, Cobicistat). Aspirin, NSARs (verstärkt toxisch). Gerinnungshemmer (Kontrollen).
WH: Vorsicht bei Lymphadenitis nach BCG-Impfung, akuten Viruserkrankungen, systemischen Parasitosen, bakteriellen Infektionen, Amöbeninfektionen, Darmulzera, Schilddrüsenerkrankungen, Diabetes, Krampfanfallleiden, Myasthenie, Herz-, Nieren-, Augenerkrankungen. Beim septischen Schock nicht empfohlen. Nicht zur Behandlung traumatischer Hirnverletzungen anwenden. Auf anaphylaktoide Reaktionen achten. Blutdruck kontrollieren. Bei rascher i.v. Gabe hoher Dosen Herzrhythmusstörungen möglich. Auf psychische Störungen bzw. Myopathien achten. Positive Ergebnisse bei Dopingtests möglich. Verkehrshinweis.
PG: 1 ST * (EKO: N) [€ 31,65]

Solu-Medrol 1000 mg - Trockenstechampulle mit Lösungsmittel 31F01

(Z.Nr. 0-16218) NR. P. H02AB04
ZI: Pfizer Corporation Austria, Wien
Z: 1 Durchstechflasche enthält: Methylprednisolon 1000 mg (entspr. Methylprednisolon 21-hydrogensuccinat, Natriumsalz 1325,9 mg), Natriumphosphat-Monohydrat, einbasiges, Natriumphosphat, zweibasiges, wasserfreies, Natriumhydroxid zur pH-Wert-Einstellung (entspr. Natrium 111,61 mg); Lösungsmittel: Wasser für Injektionszwecke 15,6 ml.
Kurzinformation: siehe Solu-Medrol 500 mg - Trockenstechampulle mit Lösungsmittel, → S. 1334
PG: 1 ST (2) (EKO: G) [€ 44,20]

🐾 Solupam 5 mg/ml - Injektionslösung für Hunde und Katzen 809C, 811AA

(Z.Nr. 8-38781) NR. P1. P. QN05BA01
ZI: Dechra Regulatory, Bladel, Niederlande
Z: 1 ml Injektionslösung enthält: Diazepam 5 mg, Benzylalkohol 15,7 mg, Benzoesäure, Natriumbenzoat, Propylenglykol, Ethanol 96%, Wasser für Injektionszwecke.
EW: Benzodiazepin (Tranquilizer).
AG: Hund, Katze: Kurzzeitbehandlung bei Krämpfen.
Teil einer Narkoseprämedikation oder Sedierung.
AA: Langsam i.v..
DO: Krampfanfälle: 0,5 - 1 mg/kg KG; ev. nach mindestens 10 min. wiederholen. Krämpfe der Skelettmuskulatur: 0,5 - 2 mg/kg KG. Sedierung: 0,2 - 0,6 mg/kg KG. Narkoseprämedikation: 0,1 - 0,2 mg/kg KG.
GA: Schwere Leberschäden.
SST: Nutzen/Risiko- Abwägung.
NW: Paradoxe Reaktionen (Erregung), sehr selten Lebernekrose bei Katzen. Appetitsteigerung, Ataxie, Orientierungsstörungen, Verhaltensänderungen.

S

WW: Andere ZNS- Dämpfer, Digoxin verstärkt. Dexamethason wirkt abschwächend. Hepatotoxische Substanzen vermeiden.
WH: Vorsicht bei Gebrauchshunden (wirkt sedierend), Leber-, Nierenschäden, älteren Tieren, Schock, Koma, Atemdepression, Glaukom. Alleinige Anwendung von Diazepam bei potenziell aggressiven Tieren vermeiden (paradoxe Reaktionen möglich).
PG: 10 ML VT [€ 14,00]

Solutio Cordes 0,5% - dermatologische Lösung 22O04
(Z.Nr. 0-13449) RPF. P. D11AX
ZI: Ichthyol-Ges. Cordes, Hamburg, Deutschland
Z: 100 g Lösung enthält: Natrium bituminosulfonat, hell 0,5 g, 2-Propanol, Natrium laurylethersulfat, Propylenglycol 0,5 g, Wasser, gereinigtes.
EW: Hemmt Talgproduktion.
AG: Schuppende Kopfhauterkrankungen.
AA: Auf der Kopfhaut.
DO: 2-3mal tgl. auf die erkrankte Kopfhaut auftragen. Keine Daten an Kindern und Jugendlichen.
SST: Strenge Indikationsstellung.
NW: Lokale Unverträglichkeit.
WH: Nicht auf Schleimhäute auftragen. Nicht in die Augen bringen. Bei Haar- ausfall nicht anwenden.
PG: 100 G (EKO: G) [€ 5,80]

Soluvit - Trockensubstanz zur Infusionsbereitung 37F05, 54H01
(Z.Nr. 1-19573) RP. P. B05XC
ZI: Fresenius Kabi Austria, Graz
Z: 1 Durchstechflasche enthält: Vitamin B1 3,1 mg (entspr. Thiamin mononitrat), Vitamin B2 4,9 mg (entspr. Riboflavin natrium phosphat), Nicotinamid 40 mg, Vitamin B6 4,9 mg (entspr. Pyridoxin hydrochlorid), Pantothensäure 16,5 mg (entspr. Natrium panthotenat), Vitamin C 113 mg (entspr. Ascorbinsäure Natriumsalz), Biotin 60 µg, Folsäure 0,4 mg, Vit B12 5 µg (entspr. Cyanocobalamin), Glycin, Natrium EDTA.
EW: Wasserlösliche Vitamine.
AG: Deckung des Vitaminbedarfs bei parenteraler Ernährung.
AA: I.v. Infusion unmittelbar nach Auflösung und Verdünnung.
AH: Zusatz anderer Lösungen siehe Austria-Codex - Fachinformation.
DO: TD 1 Ampulle; Kinder unter 10 kg KG: 1/10 des Ampulleninhaltes pro kg KG.
GA: Megaloblastenanämie, Hypervitaminosen.
SST: Nutzen/Risiko-Abwägung.
NW: Atemnot, Schock, Magen/Darm, Allergien.
WW: L-Dopa, Phenytoin. Pyridoxinantagonisten können Vitamin B_6-Bedarf erhöhen. Beeinflussung von Laboruntersuchungen durch Biotin.
WH: Nicht unverdünnt injizieren, aseptisch zusetzen. Lichtschutz bei Zusatz zu Glukoselösung. Bei Langzeitgabe Leberkontrollen.
PG: 10 ST * (EKO: N) [€ 78,15]

Solu-Volon A 40 mg - Ampulle 31F01
(Z.Nr. 0-17429) NR. P. H02AB08
ZI: Dermapharm, Wien
Z: 1 Ampulle mit 1 ml Injektionslösung enthält: Triamcinolon acetonid 40 mg (entspr. Triamcinolon acetonid, Dikaliumphosphat 54,4 mg), Natrium citrat 11,4 mg, Macrogol 300, Citronensäurelösung 10%, Natriumhydroxid-Lösung 4N zur pH-Einstellung, Wasser für Injektionszwecke.
EW: Stark wirksames Glukokortikoid.
AG: Akut lebensbedrohliche Zustände: Anaphylaktischer Schock, Hirnödem durch Hirntumore oder neurochirurgische Eingriffe.
AA: I.v. Injektion.
DO: Initial 200 mg, nach 30 min ev. weitere 80(-200) mg.
Hirnödem: Initial 200-280 mg, dann 3x tgl. 80 mg für 3 Tage und 3x tgl. 40 mg für weitere 3 Tage.
Keine Untersuchungen an Kindern und Jugendlichen.
SST: Strenge Indikationsstellung, 24 Std. nicht stillen.
NW: Reduzierte Infektresistenz, herabgesetzte Glukosetoleranz, intestinale Blutungen, Zyklusunregelmäßigkeiten, vaginale Blutungen, Sehstörungen (Glaukom, Katarakt), Bei Langzeitgabe alle Kortikosteroid-Nebenwirkungen möglich.
WW: Besondere Vorsicht: CYP3A4 Hemmer einschl. Cobicistat (erhöhtes Nebenwirkungsrisiko der Kortikosteroide). Vorsicht: Herzglykoside verstärkt, Antidiabetika abgeschwächt, Antikoagulantien abgeschwächt, Antirheumatika (Blutungen), Ciclosporinspiegel erhöht, aktive Immunisierung abgeschwächt. Kompatibilitäten beachten.
WH: Vorsicht bei akuten Virusinfektionen, Systemmykosen, chronisch-aktiver Hepatitis, Poliomyelitis, Lymphadenitis nach BCG-Impfung, Magen/Darm-Ulcera, Diabetes, Hypertonie, schwerer Osteoporose, Psychosen, Glaukom, Hornhautverletzungen, schwerer Colitis ulcerosa, Divertikulitis, Enteroanastomosen. Erhöhtes Tuberkuloserisiko beachten.
PG: 1 ST (2) (EKO: G) [€ 9,90], **BP3X1** 3 ST (EKO: G) [€ 23,75]

Solu-Volon A 80 mg - Injektionslösung 31F01
(Z.Nr. 0-16239) NR. P. H02AB08
ZI: Dermapharm, Wien
Z: 1 Ampulle bzw. 1 Fertigspritze mit 2 ml Injektionslösung enthält: Triamcinolon acetonid 80 mg (entspr. Triamcinolon acetonid, Dikaliumphosphat 108,8 mg), Natrium citrat 22,8 mg, Macrogol 300, Citronensäurelösung 10%, Natriumhydroxid-Lösung 4N zur pH-Einstellung, Wasser für Injektionszwecke.
Kurzinformation: siehe Solu-Volon A 40 mg - Ampulle, → S. 1335
PG: 1 ST (2) (EKO: G) [€ 17,15]

Solu-Volon A 200 mg - Injektionslösung 31F01
(Z.Nr. 0-17431) NR. P. nicht im Handel. H02AB08

Solvetta Vaginalring 0,120 mg/0,015 mg pro 24 Stunden - vaginales Wirkstofffreisetzungssystem 29B04
(Z.Nr. 1-37694) RP. P. G02BB01
ZI: Sandoz, Kundl
Z: 1 Vaginalring enthält: Etonogestrel 0,12 mg/24 h (entspr. → 11 mg), Ethinylestradiol 0,015 mg/24 h (entspr. → 3,474 mg), Ethylen-Vinylacetat-Copolymer (28% Vinylacetat), Polyurethan.
Kurzinformation: siehe GinoRing Vaginalring 0,120 mg/0,015 mg pro 24 Stunden - vaginales Wirkstofffreisetzungssystem, → S. 630
PG: 1 ST * (EKO: N) [€ 19,90], 3 ST * (EKO: N) [€ 49,90]

Solvidine 200 mg/ml - Injektionslösung für Pferde 807AB
(Z.Nr. 8-37476) RP. P. QR05CB01
ZI: Le Vet Beheer, Oudewater, Niederlande
Z: 1 ml enthält: Acetylcystein 200 mg, Benzylalkohol 15 mg, Natriumhydroxid zur pH-Wert-Einstellung, Salzsäure zur pH-Wert-Einstellung, Wasser für Injektionszwecke.
EW: Mukolytikum.
AG: Unterstützend bei chronischen broncho-pulmonalen Erkrankungen beim Pferd.
AA: I.v.
DO: TD 5-10 mg Acetylcystein/kg KG über 5-15 Tage.
SST: Nutzen/Risiko-Abwägung.
NW: Überempfindlichkeit.
WW: Antitussiva vermeiden (Sekretstau!).
WH: Bei Infektionen mit antimikrobieller Therapie kombinieren. Vorsicht bei Leberschäden.
PG: 100 ML VN [€ 35,50]

Somac Control 20 mg - magensaftresistente Tabletten 42E03
(Z.Nr. EU/1/09/516/*) RPF. P. nicht im Handel. A02BC02

S

▼ SomaKit TOC 40 Mikrogramm - Kit für ein radioaktives Arzneimittel 24F02
(Z.Nr. EU/1/16/1141/*) NR. P. E. V09IX09
ZI: Advanced Accelerator Applications, Saint Genis Pouilly, Frankreich
Z: 1 Durchstechflasche enthält: Edotreotid 40 µg, 1,10-Phenanthrolin, Gentisinsäure, Mannitol; Puffer: Ameisensäure, Natriumhydroxid, (entspr. Natrium 32,5 mg), Wasser für Injektionszwecke.
EW: Somatostatinanalogon; Radiodiagnostikum zur radioaktiven Markierung mit [^{68}Ga]Galliumchloridlösung.
AG: Zur Bildgebung per PET bei Verdacht auf gastroenteropankreatische neuroendokrine Tumore (GEP-NET).
AA: Langsam i.v.
DO: Einmalig 100 - 200 MBq. Bildgebung 40 - 90 min. nach der Injektion. Keine Empfehlung für Kinder.
SST: Zwingende Indikationsstellung in der Schwangerschaft; Stillen 8 Std. unterbrechen.
NW: Überempfindlichkeit, lokale Schmerzen.
WW: Untersuchung vor Verabreichung einer Somatostatin-analogen Substanz durchführen.
WH: Bei Patienten mit M. Cushing vor der Untersuchung Hypercorticosolismus behandeln. Nutzen-Risiko-Abwägung bei Patienten mit Nieren- oder Leberschäden.
PG: 1 ST * (EKO: N) [€ 1.893,50]

Somatin 3 mg - Pulver zur Herstellung einer Infusionslösung 42E06, 31A
(Z.Nr. 1-21240) RP. P. H01CB01
ZI: Eumedica, Brüssel, Belgien
Z: 1 Pulverampulle enthält: Somatostatin 3 mg (entspr.

Somatostatin acetat hydrat), Natriumhydroxid-Lösung zur pH-Wert Einstellung, Salzsäure verdünnt zur pH-Einstellung.
EW: Regulatorpeptid (14 Aminosäuren).
AG: Akute Blutung aus Ösophagusvarizen (in Kombination mit endoskopischer Behandlung); Schwere akute gastroduodenale Ulkusblutung; Schwere akute Blutung bei akuter erosiver bzw. hämorrhagischer Gastritis; Prophylaxe von postoperativen pankreatischen Komplikationen nach Pankreaschirurgie; Zur Sekretionseinschränkung als adjuvante Behandlung von oberen Dünndarm-, Pankreas- und Gallenfisteln.
AA: I.v. Injektion oder Infusion in NaCl-Lösung; cave Zuckerlösung!
DO: Erste Dosis als Bolus 3,5 µg/kg KG langsam i.v., dann Infusion 3,5 µg/kg KG/Std. Infusionsdauer 2-14 Tage. Dosisreduktion bei schweren Nierenschäden.
Für Kinder und Jugendliche nicht empfohlen.
Details siehe Austria-Codex - Fachinformation und Gebrauchsinformation.
SST: Nicht empfohlen, nicht stillen.
NW: Nach rascher Bolusgabe Brechreiz und Hitzegefühl; Blutglukoseabfall (Vorsicht bei Diabetikern), gefolgt von Hyperglykämie; Sensibilisierungs- risiko bei wiederholter Gabe. Magen/Darm, Hypotonie, Arrhythmien.
WW: Barbiturate, Pentetrazol (verstärkt). Viele pharmakodynamische WW möglich.
WH: Arterielle Blutungen chirurgisch behandeln. Blutzuckerkontrolle, ev.
Insulin geben. Niere und Elektrolyte kontrollieren. Wiederholte Gaben innerhalb von 6 Monaten unterlassen (Sensibilisierung!).
PG: 1 ST * (EKO: N) [€ 230,50]

Somatostatin "Eumedica" 0,250 mg - Pulver und Lösungsmittel zur Herstellung einer Injektionslösung 42E06, 31A
(Z.Nr. 1-20975) RP. P. E. H01CB01
ZI: Eumedica, Brüssel, Belgien
Z: 1 Ampulle enthält: Somatostatin 0,25 mg (entspr. Somatostatin acetat hydrat), Natriumchlorid, Wasser für Injektionszwecke.
Kurzinformation: siehe Somatin 3 mg - Pulver zur Herstellung einer Infusionslösung, → S. 1335
PG: 1 ST * (EKO: N) [€ 33,30]

Somatostatin "Eumedica" 3 mg - Pulver und Lösungsmittel zur Herstellung einer Infusionslösung 42E06, 31A
(Z.Nr. 1-20974) RP. P. H01CB01
ZI: Eumedica, Brüssel, Belgien
Z: 1 Ampulle enthält: Somatostatin 3 mg (entspr. Somatostatin acetat hydrat), Natriumhydroxid zur pH-Wert-Einstellung, Salzsäure zur pH-Wert-Einstellung, Natriumchlorid, Wasser für Injektionszwecke.
Kurzinformation: siehe Somatin 3 mg - Pulver zur Herstellung einer Infusionslösung, → S. 1335
PG: 1 ST * (EKO: N) [€ 242,80]

Somatostatin "Eumedica" 6 mg - Pulver und Lösungsmittel zur Herstellung einer Infusionslösung 42E06, 31A
(Z.Nr. 1-20990) RP. P. H01CB01
ZI: Eumedica, Brüssel, Belgien
Z: 1 Ampulle enthält: Somatostatin 6 mg (entspr. Somatostatin acetat hydrat), Natriumhydroxid zur pH-Wert-Einstellung, Salzsäure zur pH-Wert-Einstellung, Natriumchlorid, Wasser für Injektionszwecke.
Kurzinformation: siehe Somatin 3 mg - Pulver zur Herstellung einer Infusionslösung, → S. 1335
PG: 1 ST * (EKO: N) [€ 403,30]

▼ *Somatropin Biopartners 4 mg - Pulver und Lösungsmittel zur Herstellung einer Depot-Injektionssuspension* 31B01
(Z.Nr. EU/1/13/849/*) RP. P. E. nicht im Handel. H01AC01

▼ *Somatropin Biopartners 7 mg - Pulver und Lösungsmittel zur Herstellung einer Depot-Injektionssuspension* 31B01
(Z.Nr. EU/1/13/849/*) RP. P. E. nicht im Handel. H01AC01

▼ *Somatropin Biopartners 10 mg - Pulver und Lösungsmittel zur Herstellung einer Depot-Injektionssuspension* 31B01
(Z.Nr. EU/1/13/849/*) RP. P. E. nicht im Handel. H01AC01

▼ *Somatropin Biopartners 20 mg - Pulver und Lösungsmittel zur Herstellung einer Depot-Injektionssuspension* 31B01
(Z.Nr. EU/1/13/849/*) RP. P. E. nicht im Handel. H01AC01

Somatuline Autogel 60 mg - Injektionslösung in einer Fertigspritze 31A
(Z.Nr. 1-25023) NR. P. E. H01CB03
ZI: Ipsen Pharma, München, Deutschland
Z: 1 Fertigspritze enthält: Lanreotid 60 mg (entspr. Lanreotid acetat), Wasser für Injektionszwecke.
EW: Antiwachstumshormon.
AG: Akromegalie, wenn chirurgische Behandlung und/oder Radiotherapie keinen Erfolg zeigten. Symptomatisch bei neuroendokrinen Tumoren.
Gastroenteropankreatische neuroendokrine Tumore.
AA: Tief s.c. ins Gesäß, bei Selbstinjektion in den oberen Abschnitt des äußeren Oberschenkels.
DO: Initial 60-120 mg alle 28 Tage; Dosisanpassung nach Bedarf. Gut eingestellte Patienten können mit 120 mg alle 42 oder 56 Tage behandelt werden.
Gastroenteropankreatische neuroendokrine Tumore: 120 mg alle 28 Tage.
Sicherheit und Wirksamkeit für Kinder und Jugendliche nicht erwiesen.
SST: Strenge Indikationsstellung. Vorsicht in der Stillzeit.
NW: Magen/Darm, Cholelithiasis, Untersuchungen, Sinusbradykardie, Schwindel, Kopfschmerzen, Alopezie, Hypoglykämie oder Hyperglykämie, Müdigkeit, Gallensteine, lokale Reaktionen.
WW: Ciclosporin (Spiegelkontrolle). Vorsicht: Betablocker, Chinidin, Terfenadin.
WH: Kontrollen: Blutzucker, Herzfrequenz (Vorsicht bei Bradykardie), Schilddrüse. Motilität der Gallenblase verringert (auf Gallensteine kontrollieren). Verkehrshinweis.
PG: 1 ST RE1 (EKO: Y) [€ 1.234,85]

Somatuline Autogel 60 mg - Injektionslösung in einer Fertigspritze 31A
(Z.Nr. 1-25023-P1) NR. P. E. Parallelimport. H01CB03
V: Abacus Medicine, Copenhagen, Dänemark
Z: 1 Fertigspritze enthält: Lanreotid 60 mg (entspr. Lanreotid acetat), Wasser für Injektionszwecke.
PG: 1 ST RE1 (EKO: Y) [€ 1.222,85]

Somatuline Autogel 60 mg - Injektionslösung in einer Fertigspritze 31A
(Z.Nr. 1-25023-P2) NR. P. E. Parallelimport. H01CB03
nicht im Handel.

Somatuline Autogel 90 mg - Injektionslösung in einer Fertigspritze 31A
(Z.Nr. 1-25025) NR. P. E. H01CB03
ZI: Ipsen Pharma, München, Deutschland
Z: 1 Fertigspritze enthält: Lanreotid 90 mg (entspr. Lanreotid acetat), Wasser für Injektionszwecke.
Kurzinformation: siehe Somatuline Autogel 60 mg - Injektionslösung in einer Fertigspritze, → S. 1336
PG: 1 ST RE1 (EKO: Y) [€ 1.603,95]

Somatuline Autogel 90 mg - Injektionslösung in einer Fertigspritze 31A
(Z.Nr. 1-25025-P1) NR. P. E. Parallelimport. H01CB03
V: Abacus Medicine, Copenhagen, Dänemark
Z: 1 Fertigspritze enthält: Lanreotid 90 mg (entspr. Lanreotid acetat), Wasser für Injektionszwecke.
PG: 1 ST RE1 (EKO: Y) [€ 1.588,25]

Somatuline Autogel 120 mg - Injektionslösung in einer Fertigspritze 31A
(Z.Nr. 1-25024) NR. P. E. H01CB03
ZI: Ipsen Pharma, München, Deutschland
Z: 1 Fertigspritze enthält: Lanreotid 120 mg (entspr. Lanreotid acetat), Wasser für Injektionszwecke.
Kurzinformation: siehe Somatuline Autogel 60 mg - Injektionslösung in einer Fertigspritze, → S. 1336
PG: 1 ST RE1 (EKO: Y) [€ 2.039,55]

Somatuline Autogel 120 mg - Injektionslösung in einer Fertigspritze 31A
(Z.Nr. 1-25024-P1) NR. P. E. Parallelimport. H01CB03
V: Abacus Medicine, Copenhagen, Dänemark
Z: 1 Fertigspritze enthält: Lanreotid 120 mg (entspr. Lanreotid acetat), Wasser für Injektionszwecke.
PG: 1 ST RE1 (EKO: Y) [€ 1.999,45]

Somatuline Autogel 120 mg - Injektionslösung in einer Fertigspritze 31A
(Z.Nr. 1-25024-P2) NR. P. E. Parallelimport. H01CB03
V: EMRAmed Arzneimittel, Trittau, Deutschland
Z: 1 Fertigspritze enthält: Lanreotid 120 mg (entspr. Lanreotid acetat), Wasser für Injektionszwecke.
PG: 1 ST RE1 (EKO: Y) [€ 2.019,50]

Somatuline Autogel 120 mg - Injektionslösung in einer Fertigspritze 31A
(Z.Nr. 1-25024-P3) NR. P. E. Parallelimport. H01CB03
V: Haemato Pharm, Schönefeld, Deutschland
Z: 1 Fertigspritze enthält: Lanreotid 120 mg (entspr. Lanreotid acetat), Wasser für Injektionszwecke.
PG: 1 ST RE1 (EKO: Y) [€ 1.999,40]

Somatuline Autogel 120 mg - Injektionslösung in einer Fertigspritze 31A
(Z.Nr. 1-25024-P4) NR. P. E. Parallelimport. H01CB03
V: Orifarm, Leverkusen, Deutschland
Z: 1 Fertigspritze enthält: Lanreotid 120 mg (entspr. Lanreotid acetat), Wasser für Injektionszwecke.
PG: 1 ST RE1 (EKO: Y) [€ 1.999,40]

Somavert 10 mg - Pulver und Lösungsmittel zur Herstellung einer Injektionslösung 31B02
(Z.Nr. EU/1/02/240/*) NR. P. E. H01AX01
ZI: Pfizer Europe, Brüssel, Belgien
Z: Nach Rekonstitution enthält 1 ml Lösung: Pegvisomant 10 mg, hergestellt durch rekombinante DNA-Technologie in Escherichia coli, Glycin, Mannitol, Dinatriumhydrogenphosphat, Natriumdihydrogenphosphat-1-Wasser (entspr. Natrium 0,4 mg); Lösungsmittel: Wasser für Injektionszwecke.
EW: Somatropin-Antagonist.
AG: Akromegalie (bei Versagen anderer Therapieformen).
AA: S.c.; Injektionsstelle täglich wechseln.
DO: Startdosis 80 mg (unter ärztlicher Aufsicht), dann 10 mg tgl.; Dosisanpassung nach Bedarf, MTD 30 mg. Keine Daten bei Kindern und Jugendlichen.
SST: Strenge Indikationsstellung, nicht stillen. Kontrazeption empfohlen.
NW: Lokale Reaktionen, Schwitzen, Kopfschmerzen, Asthenie, Magen/Darm, grippeähnliche Symptome, ZNS, Stoffwechsel, Auge, Niere, Hypertonie, Meniere-Krankheit, Blutbild, Überempfindlichkeit.
WW: Insulin, Antidiabetika (ev. Dosis reduzieren). Kreuzreaktionen mit Wachstumshormon-Assays berücksichtigen.
WH: Somavert reduziert nicht die Tumorgröße von Wachstumshormon-sezernierenden Hypophysentumoren. IGF-I im Serum überwachen. Vor Therapiebeginn Leber kontrollierten.
PG: 30 ST * (EKO: N) [€ 3.245,45]

Somavert 10 mg - Pulver und Lösungsmittel zur Herstellung einer Injektionslösung 31B02
(Z.Nr. EU/1/02/240/*) NR. P. E. H01AX01
Parallelimport. nicht im Handel.

Somavert 15 mg - Pulver und Lösungsmittel zur Herstellung einer Injektionslösung 31B02
(Z.Nr. EU/1/02/240/*) NR. P. E. H01AX01
ZI: Pfizer Europe, Brüssel, Belgien
Z: Nach Rekonstitution enthält 1 ml Lösung: Pegvisomant 15 mg, hergestellt durch rekombinante DNA-Technologie in Escherichia coli, Glycin, Mannitol, Dinatriumhydrogenphosphat, Natriumdihydrogenphosphat-1-Wasser (entspr. Natrium 0,4 mg); Lösungsmittel: Wasser für Injektionszwecke.
Kurzinformation: siehe Somavert 10 mg - Pulver und Lösungsmittel zur Herstellung einer Injektionslösung, → S. 1337
PG: 30 ST * (EKO: N) [€ 4.846,50]

Somavert 20 mg - Pulver und Lösungsmittel zur Herstellung einer Injektionslösung 31B02
(Z.Nr. EU/1/02/240/*) NR. P. E. H01AX01
ZI: Pfizer Europe, Brüssel, Belgien
Z: Nach Rekonstitution enthält 1 ml Lösung: Pegvisomant 20 mg, hergestellt durch rekombinante DNA-Technologie in Escherichia coli, Glycin, Mannitol, Dinatriumhydrogenphosphat, Natriumdihydrogenphosphat-1-Wasser (entspr. Natrium 0,4 mg); Lösungsmittel: Wasser für Injektionszwecke.
Kurzinformation: siehe Somavert 10 mg - Pulver und Lösungsmittel zur Herstellung einer Injektionslösung, → S. 1337
PG: 30 ST * (EKO: N) [€ 6.447,50]

Somavert 20 mg - Pulver und Lösungsmittel zur Herstellung einer Injektionslösung 31B02
(Z.Nr. EU/1/02/240/*) NR. P. E. H01AX01
Parallelimport. nicht im Handel.

Somavert 25 mg - Pulver und Lösungsmittel zur Herstellung einer Injektionslösung 31B02
(Z.Nr. EU/1/02/240/*) NR. P. E. H01AX01
ZI: Pfizer Europe, Brüssel, Belgien
Z: Nach Rekonstitution enthält 1 ml Lösung: Pegvisomant 25 mg, hergestellt durch rekombinante DNA-Technologie in Escherichia coli, Glycin, Mannitol, Dinatriumhydrogenphosphat, Natriumdihydrogenphosphat-1-Wasser (entspr. Natrium 0,5 mg); Lösungsmittel: Wasser für Injektionszwecke.
Kurzinformation: siehe Somavert 10 mg - Pulver und Lösungsmittel zur Herstellung einer Injektionslösung, → S. 1337
PG: 30 ST * (EKO: N) [€ 8.048,50]

Somavert 30 mg - Pulver und Lösungsmittel zur Herstellung einer Injektionslösung 31B02
(Z.Nr. EU/1/02/240/*) NR. P. E. H01AX01
ZI: Pfizer Europe, Brüssel, Belgien
Z: Nach Rekonstitution enthält 1 ml Lösung: Pegvisomant 30 mg, hergestellt durch rekombinante DNA-Technologie in Escherichia coli, Glycin, Mannitol, Dinatriumhydrogenphosphat, Natriumdihydrogenphosphat-1-Wasser (entspr. Natrium 0,6 mg); Lösungsmittel: Wasser für Injektionszwecke.
Kurzinformation: siehe Somavert 10 mg - Pulver und Lösungsmittel zur Herstellung einer Injektionslösung, → S. 1337
PG: 30 ST * (EKO: N) [€ 9.649,55]

Somcupin spag. Peka - Tropfen zum Einnehmen 32X
(Z.Nr. 3-00400) RPF. P. V03AX
ZI: Pekana Naturheilmittel, Kißlegg, Deutschland
Z: 1 g (= 1,03 ml = 49 Tropfen) enthält: Argentum nitricum (Homöopathie) D4 110 mg, Natrium tetrachloroauratum (Homöopathie) D6 110 mg (entspr. Aurum chloratum natronatum (Homöopathie)), Coffea arabica (Homöopathie) D10 110 mg, Delphinium staphisagria-spag. Peka D4 110 mg, Zincum valerianicum (Homöopathie) D5 150 mg, Eschscholtzia californica (Homöopathie) D12 150 mg, Lactuca virosa (Homöopathie) D4 150 mg, Avena sativa Urt. 110 mg, Ethanol 96% (entspr. Gesamtethanolgehalt ca. 27 % (V/V)), Wasser, gereinigtes.
EW: Homöopathikum (spagyrisch).
AG: Unterstützend bei Ein- und Durchschlafstörungen.
AA: ½ Std. vor dem Schlafengehen mit etwas Wasser verdünnt einnehmen.
DO: Personen ab 12 Jahren: ED 20 Tropfen.
GA: Korbblütlerüberempfindlichkeit.
SST: Vorsicht.
PG: 50 ML * (EKO: N) [€ 14,05]

Somnal 7,5 mg - Filmtabletten 32A04
(Z.Nr. 1-23420) NR. P. N05CF01
ZI: Stada Arzneimittel, Wien
Z: 1 Filmtablette enthält: Zopiclon 7,5 mg, Lactose monohydrat 30,8 mg, Calcium hydrogenphosphat dihydrat, Maisstärke, Carmellose natrium, Magnesium stearat, Titandioxid, Hypromellose.
EW: Benzodiazepin ähnlich.
AG: Kurzfristig bei Schlaflosigkeit.
AA: Mit Flüssigkeit nach den Mahlzeiten.
DO: ED 7,5 mg vor dem Schlafengehen, bei Risikopatienten ED 3,75 mg.
GA: Myasthenie, schwere Ateminsuffizienz, Schlafapnoe Syndrom, Patienten unter 18 Jahren, schwere Leberinsuffizienz.
SST: Strenge Indikationsstellung, nicht stillen.
NW: ZNS (Schläfrigkeit), erhöhte Sturzgefahr, Magen/Darm, Haut, Geschmacksstörungen, anterograde Amnesie, Depression, psychiatrische und paradoxe Reaktionen, Somnambulismus.
WW: Cave Alkohol. Besondere Vorsicht: Opioide (Atemdepression). Vorsicht: Andere ZNS-Dämpfer verstärkt. Muskelrelaxantien verstärkt. Potenzierung der euphorisierenden Wirkung narkotischer Analgetika, CYP3A4-Inhibitoren (z.B. Erythromycin, Azole, Proteasehemmer, Grapefruitsaft) verstärken Zopiclon-Effekt.

S

GE: Abhängigkeit möglich.
WH: Möglichst kurzzeitig (max. 4 Wochen) anwenden. Verkehrshinweis. Auf Somnambulismus achten.
Bei Überdosierung Antidot Flumazenil.
PG: 10 ST * (EKO: N) [€ 5,10], 30 ST * (EKO: N) [€ 13,90]

SonoVue 8 Mikroliter/ml - Pulver und Lösungsmittel zur Herstellung einer Dispersion zur Injektion 24E
(Z.Nr. EU/1/01/177/*) NR. P. V08DA05
ZI: Bracco International, Amsterdam, Niederlande
Z: 1 ml enthält nach Rekonstitution: Schwefelhexafluorid 8 µl (entspr. → 45 µg), Macrogol 4000, Colfosceril stearat, 1-(1,2-Dipalmitoyl-3-sn-phosphatidyl) glycerol, Natriumsalz, Palmitinsäure; Lösungsmittel: Natriumchloridlösung 0,9% zur Injektion.
EW: Diagnostikum zur Erhöhung der Echogenität des Blutes.
AG: Ultraschalluntersuchungen (Echokardiographie, Doppler im Makro- oder Mikrogefäßsystem, Ultraschalluntersuchungen der ableitenden Harnwege).
AA: I.v. oder intravesikal.
DO: Herzkammern: 2 ml i.v..
Gefäße: 2,4 ml i.v..
Zweite Injektion während einer einzelnen Untersuchung möglich.
I.v. Gabe: nicht für Kinder und Jugendliche.
Intravesikal bei Kindern und Jugendlichen: 1 ml.
GA: I.v. Gabe: Bekannter Rechts-Links-Shunt, schwerer pulmonaler Hochdruck, unkontrollierter systolischer Hochdruck, akutes Atemnotsyndrom.
SST: In der Schwangerschaft Anwendung vermeiden. Stillen nach 2-3 Std. möglich.
NW: I.v.: Kopfschmerz, lokale Reaktionen, Übelkeit, ZNS, Haut, Überempfindlichkeit, Myokardischämie (sehr selten letal). Keine NW nach intravesikaler Gabe.
WW: Bei kardiovaskulärer Instabilität nicht mit Dobutamin verwenden. Vorsicht bei Behandlung einer Anaphylaxie mit Epinephrin bei Beta-Blocker- Therapie.
WH: Vorsicht bei Herzinsuffizienz NYHA IV, frischem akutem Koronarsyndrom, klinisch instabiler ischämischer Herzkrankheit, schweren Herz-, Nieren-, Lebererkrankungen, Sepsis, Gerinnungsstörungen. Nicht bei beatmeten Patienten oder instabilen neurologischen Erkrankungen anwenden. Kardiologische Überwachung bei Hochrisikopatienten empfohlen. Generell Patienten bis mindestens 30 min. nach der Anwendung sorgfältig überwachen.
PG: 1 ST * (EKO: N) [€ 121,75]

Soolantra 10 mg/g - Creme 22P
(Z.Nr. 1-36170) NR. P. D11AX22
ZI: Galderma International, La Defense, Frankreich
Z: 1 g Creme enthält: Ivermectin 10 mg, Glycerol, Isopropyl palmitat, Carbomer, Dimeticon, Dinatrium edetat, Citronensäure monohydrat, Cetylalkohol 35 mg, Stearylalkohol 25 mg, Macrogolcetylstearylether, Sorbitan stearat, Methyl-4-hydroxybenzoat 2 mg, Propyl-4-hydroxybenzoat 1 mg, Phenoxyethanol, Propylenglycol 20 mg, Oleylalkohol, Natriumhydroxid, Wasser, gereinigtes.
EW: Antientzündliches Dermatikum.
AG: Entzündliche Läsionen der papulopustulösen Rosazea.
AA: Jeweils eine erbsengroße Menge auf die Haut von Stirn, Kinn, Nase und beide Wangen auftragen. Augen, Lippen und Schleimhaut vermeiden.
DO: 1 Anwendung pro Tag über bis zu 4 Monate. Keine Daten an Kindern und Jugendlichen.
SST: In der Schwangerschaft nicht empfohlen. Nutzen/Risiko-Abwägung in der Stillzeit.
NW: Brennendes Gefühl, Hautreizung, Pruritus, trockene Haut, vorübergehende Verschlechterung der Rosazea, Transaminasenanstieg.
PG: 45 G * (EKO: N) [€ 47,15]

Sopira Citocartin 40 mg/ml + 5 Mikrogramm/ml - Injektionslösung 01A03
(Z.Nr. 1-28949) RP. P. N01BB58
ZI: Kulzer, Hanau, Deutschland
Z: 1 ml Injektionslösung enthält: Articain hydrochlorid 40 mg, Epinephrin 5 µg (entspr. Epinephrin hydrogentartrat), Natrium metabisulfit 0,5 mg, Natriumchlorid (entspr. Natrium 0,39 mg), Salzsäure zur pH-Wert-Einstellung, Wasser für Injektionszwecke.
EW: Lokalanästhetikum.
AG: Lokalanästhesie in der Zahnheilkunde.
40 mg/ml + 5 mcg/ml für Routineeingriffe; 40 mg/ml + 10 mcg/ml, wenn verlängerte Anästhesie und deutlich verminderte Durchblutung erforderlich.
AA: Dental, cave intravasal.
DO: Meist 1,7 ml pro Zahn; MD 12, 5 ml (7 Patronen).
Kinder 20-30 kg KG: 0,25 - 1 ml.
Kinder 30-45 kg KG: 0,5 - 2 ml.
Mehrere Zähne betroffen: 2,7 ml.
MD 0,175 ml/kg KG. Für Kinder unter 4 Jahren nicht empfohlen.
GA: Schwere Herzrhythmusstörungen, akute Herzinsuffizienz, schwere Hypotonie, Myasthenie, schweres Asthma, GA für Epinephrin (schwere Herzerkrankungen, Engwinkelglaukom, Hyperthyreose, Phäochromozytom, schwere Hypertonie).
SST: Vorsicht; erste Muttermilch nach der Anwendung verwerfen.
NW: Articain: ZNS, Diplopie, Bradykardie, Arrhythmien, Kreislauf, Allergien.
Epinephrin: Arrhythmie, Hypertonie, Vegetativum.
Sulfit: Asthma. Bei Überdosierung ZNS-Exzitation oder Depression, Kreislaufdepression.
WW: Gegenanzeige: Nicht-kardioselektive Beta-Blocker, trizyklische Antidepressiva, MAO-Hemmer, Vorsicht: Antidiabetika, Gerinnungshemmer, Halothan (Arrhythmien).
WH: Vorsicht bei schweren Leber-, Nierenschäden, Angina pectoris, Arteriosklerose, Gerinnungsstörungen, Cholinesterasemangel, Diabetes, schweren Angstzuständen. Vitalfunktionen überwachen, Ausrüstung für Wiederbelebung bereithalten. Zahnarzt beurteilt Verkehrstüchtigkeit des Patienten.
PG: 50 ST * (EKO: N) [€ 39,85]

Sopira Citocartin 40 mg/ml + 10 Mikrogramm/ml - Injektionslösung 01A03
(Z.Nr. 1-28948) RP. P. N01BB58
ZI: Kulzer, Hanau, Deutschland
Z: 1 ml Injektionslösung enthält: Articain hydrochlorid 40 mg, Epinephrin 10 µg (entspr. Epinephrin hydrogentartrat), Natrium metabisulfit 0,5 mg, Natriumchlorid (entspr. Natrium 0,39 mg), Salzsäure zur pH-Wert-Einstellung, Wasser für Injektionszwecke.
Kurzinformation: siehe Sopira Citocartin 40 mg/ml + 5 Mikrogramm/ml - Injektionslösung, → S. 1338
PG: 50 ST * (EKO: N) [€ 39,85]

Sorafenib G.L. 200 mg - Filmtabletten 55G
(Z.Nr. 1-40156) NR. P. nicht im Handel. L01EX02

Sorafenib Sandoz 200 mg - Filmtabletten 55G
(Z.Nr. 1-40155) NR. P. nicht im Handel. L01EX02

Sorafenib Stada 200 mg - Filmtabletten 55G
(Z.Nr. 1-40195) NR. P. nicht im Handel. L01EX02

Sorafenib Teva 200 mg - Filmtabletten 55G
(Z.Nr. 1-38615) NR. P. nicht im Handel. L01EX02

Sormodren - Tabletten 12A
(Z.Nr. 0-15643) RP. P. N04AA11
ZI: Mylan Österreich, Wien
Z: 1 Tablette enthält: Bornaprin hydrochlorid 4 mg, Lactose monohydrat 38 mg, Maisstärke, Kartoffelstärke, Calcium hydrogenphosphat-2-Wasser, Cellulose, Copovidon, Talkum, Magnesium stearat, Wasser, gereinigtes.
EW: Anticholinergikum.
AG: Tremor-dominantes Parkinsonsyndrom), medikamentös bedingte extrapyra- midale Symptome, Hyperhidrosis.
AA: Oral während oder unmittelbar nach den Mahlzeiten. TD in 2-3 ED.
DO: Individuell, möglichst niedrig beginnen. TD initial 2 mg, langsam steigern auf 6-12 mg (Erhaltungsdosis). Bei Hyperhidrosis Erhaltungsdosis 4-8 mg/d. Keine Indikation für Kinder.
GA: Engwinkelglaukom, Magen/Darm-Stenosen, Megakolon, Gedächtnisstörungen.
SST: Nicht anwenden.
NW: ZNS (Müdigkeit, Unruhe, Halluzinationen, erhöhte Krampfbereitschaft), Psyche, Augen, Magen/Darm, Haut, Tachykardie, Obstipation, Miktionsstörungen.
WW: Andere Anticholinergika, Antiparkinsonmittel, Chinidin, trizyklische Antidepressiva (Nebenwirkungen verstärkt). Cave Alkohol. Vorsicht mit MAO- Hemmern.
GE: Missbrauch möglich.
WH: Vorsicht bei Prostataadenom, Tachyarrhythmien, Koronarinsuffizienz, älteren Patienten, erhöhter Krampfbereitschaft. Nicht abrupt absetzen.
Verkehrshinweis. Vergiftungsbild atropinartig, Antidot Physostigmin langsam i.v. oder i.m.
PG: 50 ST (EKO: G) [€ 13,95], 100 ST (EKO: G) [€ 22,90]

Sortis 10 mg - Filmtabletten 41A01
(Z.Nr. 1-21927) RP. P. C10AA05
ZI: Pfizer Corporation Austria, Wien
Z: 1 Filmtablette enthält: Atorvastatin 10 mg (entspr. Atorvastatin-Calcium-Trihydrat), Tablettenkern: Calciumcarbonat, Cellulose, mikrokristalline, Lactose monohydrat 27,25 mg, Croscarmellose natrium, Polysorbat 80, Hydroxypropylcellulose, Magnesium stearat; Filmüberzug: Hypromellose, Macrogol 8000, Titandioxid,

Talkum, Simeticon-Emulsion (entspr. Simeticon) (entspr. Stearatemulgatoren) (entspr. Polysorbat 65) (entspr. Polyoxyethylen-8-stearat) (entspr. Glycerinmonostearat) (entspr. Verdickungsmittel) (entspr. Methylcellulose) (entspr. Xanthan gummi) (entspr. Benzoesäure) (entspr. Sorbinsäure) (entspr. Schwefelsäure).
EW: Hemmstoff der HMG-CoA-Reduktase.
AG: Senkung erhöhter Cholesterin- und Triglyzeridspiegel bei primärer Hypercholesterinämie oder gemischter Hyperlipidämie, wenn Diät und andere Maßnahmen nicht ausreichen. Senkung von Gesamt- und LDL-Cholesterin bei homozygoter familiärer Hypercholesterinämie. Vorbeugung kardiovaskulärer Erkrankungen.
AA: Oral unabhängig von den Mahlzeiten.
DO: Hyperlipidämie: Initial 1mal tgl. 10 mg, Dosisanpassung individuell bis 40-80 mg/die.
Kinder ab 10 Jahren mit heterozygoter familiärer Hypercholesterinämie: TD initial 10 mg, dann Dosistitration bis 80 mg. Keine Dosisempfehlung für Kinder unter 10 Jahren.
Vorbeugung kardiovaskulärer Erkrankungen: TD 10 mg.
GA: Akute Lebererkankungen, Myopathien.
SST: Gegenanzeige.
NW: Magen/Darm, Kopfschmerzen, Myalgien, Schlaflosigkeit, ZNS, Tinnitus, Transaminasenanstieg, Hyperglykämie, CK-Anstieg. Thrombozytopenie, Allergien, Haut, interstitielle Lungenkrankheit, selten Leber, sehr selten immunvermittelte nekrotisierende Myopathie.
WW: Gegenanzeige: Fusidinsäure (7 Tage Abstand), Glecaprevir/ Pibrentasvir. Nicht empfohlen: Letermovir / Ciclosporin. Vorsicht: Erhöhte Atorvastatinspiegel durch CYP3A4-Hemmer: Erythromycin, Clarithromycin, Itraconazol, Proteasehemmer, Grapefruitsaft. Erniedrigte Atorvastatinspiegel durch CYP3A4-Induktoren: Efavirenz, Rifampicin, Johanniskraut. Vorsicht: Fusidinsäure, Colchicin, Gemfibrozil, Fibrate, Ezetimib, Digoxin, orale Kontrazeptiva, Warfarin. MTD 10 mg Atorvastatin in Kombination mit Ciclosporin, Telaprevir oder Tipranavir/Ritonavir. MTD 20 mg Atorvastatin in Kombination mit Elbasvir/Grazoprevir oder mit Letermovir.
WH: Kontrollen: Leber, CK. Vorsicht bei erhöhtem Rhabdomyolyse-Risiko oder bei vorhergehendem hämorrhagischem Schlaganfall. Details siehe Austria-Codex - Fachinformation.
PG: 30 ST (2) (EKO: G) [€ 11,85]

Sortis 20 mg - Filmtabletten 41A01
(Z.Nr. 1-21928) RP. P. C10AA05
ZI: Pfizer Corporation Austria, Wien
Z: 1 Filmtablette enthält: Atorvastatin 20 mg (entspr. Atorvastatin-Calcium-Trihydrat), Tablettenkern: Calciumcarbonat, Cellulose, mikrokristalline, Lactose monohydrat 54,5 mg, Croscarmellose natrium, Polysorbat 80, Hydroxypropylcellulose, Magnesium stearat; Filmüberzug: Hypromellose, Macrogol 8000, Titandioxid, Talkum, Simeticon-Emulsion (entspr. Simeticon) (entspr. Stearatemulgatoren) (entspr. Polysorbat 65) (entspr. Polyoxyethylen-8-stearat) (entspr. Glycerinmonostearat) (entspr. Verdickungsmittel) (entspr. Methylcellulose) (entspr. Xanthan gummi) (entspr. Benzoesäure) (entspr. Sorbinsäure) (entspr. Schwefelsäure).
Kurzinformation: siehe Sortis 10 mg - Filmtabletten, → S. 1338
PG: 30 ST (2) (EKO: G) [€ 11,85]

Sortis 40 mg - Filmtabletten 41A01
(Z.Nr. 1-21926) RP. P. C10AA05
ZI: Pfizer Corporation Austria, Wien
Z: 1 Filmtablette enthält: Atorvastatin 40 mg (entspr. Atorvastatin-Calcium-Trihydrat), Tablettenkern: Calciumcarbonat, Cellulose, mikrokristalline, Lactose monohydrat 109 mg, Croscarmellose natrium, Polysorbat 80, Hydroxypropylcellulose, Magnesium stearat; Filmüberzug: Hypromellose, Macrogol 8000, Titandioxid, Talkum, Simeticon-Emulsion (entspr. Simeticon) (entspr. Stearatemulgatoren) (entspr. Polysorbat 65) (entspr. Polyoxyethylen-8-stearat) (entspr. Glycerinmonostearat) (entspr. Verdickungsmittel) (entspr. Methylcellulose) (entspr. Xanthan gummi) (entspr. Benzoesäure) (entspr. Sorbinsäure) (entspr. Schwefelsäure).
Kurzinformation: siehe Sortis 10 mg - Filmtabletten, → S. 1338
PG: 30 ST (2) (EKO: G) [€ 13,95]

Sortis 80 mg - Filmtabletten 41A01
(Z.Nr. 1-24525) RP. P. C10AA05
ZI: Pfizer Corporation Austria, Wien
Z: 1 Filmtablette enthält: Atorvastatin 80 mg (entspr. Atorvastatin-Calcium-Trihydrat), Tablettenkern: Calciumcarbonat, Cellulose, mikrokristalline, Lactose monohydrat 218 mg, Croscarmellose natrium, Polysorbat 80, Hydroxypropylcellulose, Magnesium stearat; Filmüberzug: Hypromellose, Macrogol 8000, Titandioxid, Talkum, Simeticon-Emulsion (entspr. Simeticon) (entspr. Stearatemulgatoren) (entspr. Polysorbat 65) (entspr. Polyoxyethylen-8-stearat) (entspr. Glycerinmonostearat) (entspr. Verdickungsmittel) (entspr. Methylcellulose) (entspr. Xanthan gummi) (entspr. Benzoesäure) (entspr. Sorbinsäure) (entspr. Schwefelsäure).
Kurzinformation: siehe Sortis 10 mg - Filmtabletten, → S. 1338
PG: 30 ST (2) (EKO: G) [€ 13,95]

Sotahexal 80 mg - Tabletten 19A
(Z.Nr. 1-23776) RP. P. C07AA07
ZI: Hexal Pharma, Wien
Z: 1 Tablette enthält: Sotalol hydrochlorid 80 mg, Lactose monohydrat 26,75 mg, Maisstärke, Natrium Carboxymethylstärke Typ A, Hydroxypropylcellulose, Magnesium stearat, Siliciumdioxid, kolloidales.
EW: Nichtselektiver Beta-Blocker ohne sympathomimetische Eigenwirkung.
AG: Ventrikuläre und supraventrikuläre Arrhythmien.
AA: Unzerkaut mit Flüssigkeit vor den Mahlzeiten einnehmen.
DO: TD initial 80 mg in 1-2 ED.
Erhaltungsdosis 160-320 mg in 2 ED.
Refraktäre ventrikuläre Arrhythmien: TD 480-640 mg. Nicht für Kinder und Jugendliche.
GA: Frischer Herzinfarkt, Sick Sinus-Syndrom, SA-Block, AV-Block, Schock, pulmonale Hypertension, Asthma bronchiale, dekompensierte Herzinsuffizienz, Sinusbradykardie, Hypotonie, Herzfehler, Acidose, Nierenversagen, Blutdruckkrisen, QT-Verlängerung.
SST: Zwingende Indikationsstellung, Stillen nicht empfohlen.
NW: Bradykardie, Blutdruckabfall, ZNS, Magen/Darm, kalte Extremitäten, Haut, Psoriasis, Blutbild, psychische Symptome, Impotenz, retroperitoneale Fibrosen, EKG-Veränderungen, Proarrhythmien, Torsades des pointes, ZNS, Augen, Hörstörungen, Dyspnoe, Hypoglykämie.
WW: Kontraindiziert: Antiarrhythmika Klasse I und III, QT-verlängernde Substanzen, Floctafenin, MAO-A-Hemmer.
Nicht empfohlen: Kalziumkanalblocker, Kalium ausscheidende Substan- zen, Narkotika, trizyklische Antidepressiva, Alkohol.
Vorsicht: Clonidin, Digitalis, Reserpin, Guanethidin, α-Methyldopa, Antidiabetika, neuromuskuläre Blocker, Beta2-Agonisten, NSAR.
WH: Vorsicht bei Diabetes, Elektrolytstörungen, Psoriasis.
I.v. nur initial anwenden. Kreislauf- und EKG-Kontrolle. Auf Torsade de pointes achten. Möglichkeit zur Reanimation bereithalten, zuerst kardial kompensieren. Bei Phäochromozytom mit Alpha-Blocker geben. Verkehrshinweis. Möglichst gering negativ inotropes Narkotikum wählen. Therapie langsam absetzen.
Bei Überdosierung Antidot 8-10 mg Glukagon i.v., bei Bronchospasmus Beta2-Mimetika oder Theophyllin, bei Bradykardie 0,5-2 mg Atropin i.v., Isoprenalin (5-25 µg/min i.v.).
PG: 20 ST (2) (EKO: G) [€ 3,75], 50 ST (EKO: G) [€ 8,75]

Sotahexal 160 mg - Tabletten 19A
(Z.Nr. 1-23775) RP. P. C07AA07
ZI: Hexal Pharma, Wien
Z: 1 Tablette enthält: Sotalol hydrochlorid 160 mg, Lactose monohydrat 53,5 mg, Maisstärke, Natrium Carboxymethylstärke Typ A, Hydroxypropylcellulose, Magnesium stearat, Siliciumdioxid, kolloidales.
Kurzinformation: siehe Sotahexal 80 mg - Tabletten, → S. 1339
PG: 20 ST (2) (EKO: G) [€ 6,75], 50 ST (EKO: G) [€ 14,00]

Sotastad 80 mg - Tabletten 19A
(Z.Nr. 1-22516) RP. P. C07AA07
ZI: Stada Arzneimittel, Wien
Z: 1 Tablette enthält: Sotalol hydrochlorid 80 mg, Maisstärke, Cellulose, mikrokristalline, Natriumstärkeglykolat, Talk, Magnesium stearat.
Kurzinformation: siehe Sotahexal 80 mg - Tabletten, → S. 1339
PG: 20 ST (2) (EKO: G) [€ 3,65], 50 ST (EKO: G) [€ 8,65]

Sotastad 160 mg - Tabletten 19A
(Z.Nr. 1-22514) RP. P. C07AA07
ZI: Stada Arzneimittel, Wien
Z: 1 Tablette enthält: Sotalol hydrochlorid 160 mg, Maisstärke, Cellulose, mikrokristalline, Natriumstärkeglykolat, Talk, Magnesium stearat.
Kurzinformation: siehe Sotahexal 80 mg - Tabletten, → S. 1339
PG: 20 ST (2) (EKO: G) [€ 6,70], 50 ST (EKO: G) [€ 14,00]

▼ *Sovaldi 150 mg - befilmtes Granulat im Beutel* 35E02
(Z.Nr. EU/1/13/894/*) NR. P. nicht im Handel. J05AP08

▼ *Sovaldi 200 mg - befilmtes Granulat im Beutel* 35E02
(Z.Nr. EU/1/13/894/*) NR. P. nicht im Handel. J05AP08

▼ *Sovaldi 200 mg - Filmtabletten* 35E02
(Z.Nr. EU/1/13/894/*) NR. P. nicht im Handel. J05AP08

S

▼ Sovaldi 400 mg - Filmtabletten 35E02
(Z.Nr. EU/1/13/894/*) NR. P. J05AP08
ZI: Gilead Sciences Ireland, Carrigtohill County Cork, Irland
Z: 1 Filmtablette enthält: Sofosbuvir 400 mg, Tablettenkern: Mannitol, Cellulose, mikrokristalline, Croscarmellose natrium, Siliciumdioxid, hochdisperses, Magnesium stearat; Filmüberzug: Poly(vinylalkohol), Titandioxid, Macrogol 3350, Talkum, Eisen(III)-hydroxid-oxid x H2O.
EW: Antiviral.
AG: Chronische Hepatitis C bei Patienten ab 3 Jahren.
AA: Mit einer Mahlzeit unzerkaut einnehmen.
DO: Erwachsene, Kinder und Jugendliche ab 35 kg KG: 1mal tgl. 400 mg in Kombination mit anderen Arzneimitteln.
Kinder ab 3 Jahren (17 - 35 kg KG): 1mal tgl. 200 mg in Kombination mit anderen Arzneimitteln.
Behandlungsdauer 12 - 24 Wochen bzw. bis zur Lebertransplantation. Nach Lebertransplantation: in Kombination mit Ribavirin (TD initial 400 mg, dann 1000-1200 mg Ribavirin in 2 ED) über 24 Wochen.
Keine Daten an Kindern unter 3 Jahren.
SST: Nicht anwenden. Gegenanzeigen für Kombinationsarzneimittel beachten.
NW: In Kombination NW von Ribavirin mit und ohne Peginterferon alfa beachten: Erschöpfung, Kopfschmerzen, Übelkeit, Schlaflosigkeit, Blutbild, Gewichtsabnahme, Dyspnoe, Leber, Reaktivierung einer HBV- Infektion, Haut, Arthralgie, Myalgie.
WW: Gegenanzeige: Starke P-gp-Induktoren (z.B. Rifampicin, Johanniskraut, Carbamazepin, Phenobarbital, Phenytoin).
Nicht empfohlen: Mittelstarke P-gp-Induktoren (z.B. Oxcarbazepin, Modafinil, Rifapentin).
Vorsicht: Amiodaron (Bradykardie, Herzblock; engmaschige Überwachung), Vitamin K-Antagonisten (INR überwachen).
WH: Nicht als Monotherapie empfohlen. Vorsicht bei Diabetes. Verkehrshinweis.
PG: 28 ST * (EKO: N) [€ 19.492,80]

▼ *Sovaldi 400 mg - Filmtabletten* 35E02
(Z.Nr. EU/1/13/894/*) NR. P. Parallelimport. J05AP08
nicht im Handel.

Soventol - Gel 05G01
(Z.Nr. 0-07453) RPF. P. D04AA15
ZI: Medice Pharma, Iserlohn, Deutschland
Z: 1 g Gel enthält: Bamipin[(RS)-lactat] 20 mg, Wasser, gereinigtes, Hypromellose, Poly(oxyethylen)-6-glycerol(mono/di)alkanoat, Propylenglycol 100 mg.
EW: Topisches Antihistaminikum.
AG: Linderung bei Insektenstichen mit Juckreiz.
DO: In halbstündigen Abständen dünn auf die Haut auftragen und eventuell vor- sichtig einmassieren. Keine Dosisempfehlung für Kinder.
GA: Akutes Ekzem.
SST: Gegenanzeige.
NW: Bei großflächiger Anwendung systemische Effekte: Unruhe bei Kindern, Sedierung bei Erwachsenen.
PG: 20 G * (EKO: N) [€ 4,90], 50 G * (EKO: N) [€ 9,95]

S

Spascupreel - Ampullen 42X
(Z.Nr. 3-00511) RP. P. V03AX
ZI: Biologische Heilmittel Heel, Baden-Baden, Deutschland
Z: 1 Ampulle zu 1,1 ml (= 1,1 g) enthält: Citrullus colocynthis (Homöopathie) D4 1,1 mg, Ammonium bromatum (Homöopathie) D4 1,1 mg, Atropinum sulfuricum (Homöopathie) D6 1,1 mg, Veratrum album (Homöopathie) D6 1,1 mg, Magnesium phosphoricum (Homöopathie) D6 1,1 mg, Gelsemium sempervirens (Homöopathie) D6 1,1 mg, Passiflora incarnata (Homöopathie) D2 0,55 mg, Amanita muscaria (Homöopathie) D4 0,55 mg, Matricaria recutita (Homöopathie) D3 0,55 mg, Cuprum sulfuricum (Homöopathie) D6 0,55 mg, Aconitum napellus (Homöopathie) D6 2,2 mg, Natriumchlorid, Wasser für Injektionszwecke, Spuren von: Ethanol 96%, Lactose monohydrat.
EW: Homöopathikum.
AG: Linderung krampfartiger Beschwerden des Magen/Darm-Trakts und des Urogenitaltrakts.
AA: I.v. (nicht bei Kindern), i.m., s.c. oder intradermal.
DO: ED 1 Ampulle; akut tgl. über 3 Tage, dann 1-3mal wöchentlich.
Kinder (6-11 Jahre): ED 2/3 Ampulle.
Kinder (2-5 Jahre): ED ½ Ampulle.
GA: Korbblütlerüberempfindlichkeit.
SST: Vorsicht.
NW: Allergien.
PG: 10 ST * (EKO: N) [€ 17,50], 50 ST * (EKO: N) [€ 69,70], 100 ST * (EKO: N) [€ 124,70]

Spascupreel - Tabletten 42X
(Z.Nr. 3-00461) RPF. P. nicht im Handel. V03AX

🐾 *Spasmalgan compositum 500 mg/ml + 4 mg/ml - Injektionslösung für Pferde, Rinder, Schweine und Hunde* 802B, 825J, 828A, 832B
(Z.Nr. 8-40120) RP. P. VNW. nicht im Handel.
QA03DB04

🐾 **Spasmipur 20 mg/ml - Injektionslösung** 825J, 828A
(Z.Nr. 8-38854) RP. P. VNW.
QA03BB01
ZI: Richter Pharma, Feldgasse, Wels
Z: 1 ml Injektionslösung enthält: Butylscopolaminiumbromid 20 mg (entspr. Scopolamin 13,8 mg), Benzylalkohol 20 mg, Wasser für Injektionszwecke.
EW: Parasympatholytikum, spasmolytisch.
AG: Pferd, Rind, Schaf und Schwein: Zur Behandlung akuter Spasmen des Gastrointestinaltrakts (Kolik) und Harntrakts.
Zur Unterstützung bei Eingriffen, bei denen eine reduzierte peristaltische Aktivität des Gastrointestinaltrakts oder verminderte Kontraktionen im Harntrakt erforderlich sind.
AA: Langsam i.v. oder i.m.
DO: Pferde, Rinder, Schweine: 0,2-0,4 mg/kg KG i.v. Schafe: 0,7 mg/kg KG i.v.
Bei Bedarf wiederholte Gabe nach 12 Stunden möglich.
GA: Paralytischer Ileus, mechanische Obstruktionen, Herzrkrankungen, Pferde mit Glaukom, Pferde unter 6 Wochen.
SST: Nutzen/Risiko-Abwägung.
NW: Sehr selten Tachykardie, bei Pferden Koliken.
WW: Beta-adrenerge Arzneimittel (Tachykardie verstärkt), Digoxin. Andere Anticholinergika verstärkt.
VNW: Essbare Gewebe: Pferde 3 Tage, Rinder 2 Tage, Schafe 18 Tage, Schweine 9 Tage. Milch (Pferde, Rinder, Schafe): 12 Std.
PG: 50 ML VNW [€ 36,60]

Spasmium - Ampullen 51C01
(Z.Nr. 0-14027) RP. P. A03AX11
ZI: Phafag Pharma Research & Trading, Linz
Z: 1 ml enthält: Caroverin 20 mg (entspr. Caroverin hydrochlorid), Wasser für Injektionszwecke.
EW: Spasmolytikum.
AG: Spasmen (Magen/Darm, weiblicher Urogenitaltrakt, Gallen-, Nierenkoliken), Bronchial- und Gefäßspasmen, Alkohol- oder Drogenentzug, versuchsweise beim cochleär-synaptischen Tinnitus.
AA: I.m., langsame i.v. Injektion oder Infusion. Cave intraarteriell.
DO: Spasmen: Akut 40-80 mg, bei Bedarf ev. wiederholen.
Zerebrale Durchblutungsstörungen: 240(-400) mg als Infusion in 500 ml Glukose- oder NaCl-Lösung; Infusionsdauer 1 Std., bei höheren Dosen über 24 Std., insgesamt 10-15 Infusionen.
Delirium tremens: TD 2,5-5 mg/kg KG als ein- oder mehrstündige Infusion.
Alkohol- und Drogenentzug: TD 160-240 mg.
Tinnitus: 60-160 mg als langsame i.v. Infusion.
Nicht für Kinder unter 3 Jahren. Strenge Indikationsstellung bei Kindern ab 3 Jahren und Jugendlichen.
GA: Akute Magen/Darm-Ulcera.
SST: Strenge Indikationsstellung, nicht stillen.
NW: Hautrötung, Benommenheit, leichter Blutdruckabfall.
WH: Vorsicht bei Gastritis, Leberschäden, Miktionsstörungen.
PG: 10 ST * (EKO: N) [€ 55,00]

Spasmium - Oralkapseln 51C01
(Z.Nr. 0-12589) RP. P. A03AX11
ZI: Phafag Pharma Research & Trading, Linz
Z: 1 Kapsel enthält: Caroverin 20 mg, Rüböl, Sojabohnenöl, partiell hydriert, Soja-Lecithin, Wachs, gelbes, Gelatine, Glycerol 85%, Cochenillerot, Titandioxid, Natrium ethyl-4-hydroxybenzoat, Natrium propyl-4-hydroxybenzoat.
EW: Spasmolytikum.
AG: Spasmen (Magen/Darm, weiblicher Urogenitaltrakt, Gallen-, Nierenkoliken), Bronchial- und Gefäßspasmen, Alkohol- oder Drogenentzug.
AA: Oral unzerkaut mit Flüssigkeit.
DO: Spasmen: 3-4mal tgl. 1-2 Kapseln, Kinder über 3 Jahren 1-2 Kapseln täglich.
Zerebrale Durchblutungsstörungen: MTD 4mal 3 Kapseln.
Alkohol- und Drogenentzug: 3mal tgl. 2 Kapseln, MTD 8 Kapseln.
GA: Akute Magen/Darm-Ulcera, Soja-, Ernussallergie.
SST: Strenge Indikationsstellung, nicht stillen.
NW: Hautrötung, Benommenheit, leichter Blutdruckabfall.
WH: Vorsicht bei Gastritis, Leberschäden, Miktionsstörungen.
PG: 25 ST RE1 (EKO: Y) [€ 20,45]

Spasmium comp. 500 mg/ml + 4 mg/ml - Injektionslösung für Tiere 802B, 825J, 828A, 832B
(Z.Nr. 8-36428) RP. P. VNW. QA03DB04
ZI: Richter Pharma, Feldgasse, Wels
Z: 1 ml enthält: Metamizol natrium-1-Wasser 500 mg (entspr. Metamizol 443 mg), Butylscopolaminiumbromid 4 mg (entspr. Scopolamin 2,76 mg), Phenol 5 mg, Weinsäure, Wasser für Injektionszwecke.
EW: Spasmolytikum + Analgetikum.
AG: Pferd, Rind, Schwein, Hund: Spasmen oder anhaltende Tonuserhöhung der glatten Muskulatur im Bereich des Magen-Darm-Trakts oder der harn- und galleableitenden Organe, die mit Schmerzen einhergehen.
Pferd: Spastische Koliken.
Rind, Schwein, Hund: Unterstützend bei akuter Diarrhoe.
AA: Pferd, Rind: Langsam i.v.; Schwein: I.m.; Hund: I.v. oder i.m.
DO: Pferd: 2,5 ml/50 kg KG; Rind: 4 ml/kg KG; Kalb, Schwein: 1 ml/kg KG; Hund: 0,1 ml/kg KG.
Behandlungsdauer: Rind, Kalb: Bis 2mal tgl. über 3 Tage.
Pferd, Schwein: Einmalige Injektion. Hund: Einmalige Injektion, ev. nach 24 Std. wiederholen.
GA: Magen-Darm-Ulzera, chronische Magen-Darm-Erkrankungen, mechanische Stenosen im Magen-Darm-Trakt, paralytischer Ileus bei Pferden, Störungen des hämatopoetischen Systems, Koagulopathien, Niereninsuffizienz, Tachyarrhythmie, Glaukom, Prostataadenom.
SST: Nutzen/Risiko-Abwägung.
NW: Tachykardie, bei Hunden lokale Schmerzreaktionen, sehr selten Anaphylaxie. Bei Vergiftung Physostigmin als Antidot gegen Butylscopolamin.
WW: Andere Anticholinergika oder Analgetika verstärkt. Leberenzyminduktoren verkürzen die Wirkungsdauer. Neuroleptika (Hypothermie). Glukokortikoide (Magen/Darm-Blutungen). Furosemid abgeschwächt. Beta-Sympathomimetika (Tachykardie).
WH: Langsam i.v. injizieren (Schockgefahr).
VNW: Essbare Gewebe Pferd, Rind 12 Tage, Schwein 15 Tage, Milch Rind 4 Tage.
Nicht für Stuten, deren Milch zum menschlichen Verzehr vorgesehen ist.
PG: 100 ML VNW [€ 31,70]

Spasmolyt - Dragees 52C
(Z.Nr. 1-20767) RP. P. G04BD09
ZI: Meda Pharma, Wien
Z: 1 Dragee enthält: Trospium chlorid 20 mg, Tablettenkern: Weizenstärke 19 mg, Cellulose, mikrokristalline, Lactose monohydrat 7 mg, Povidon K29-32, Croscarmellose natrium, Stearinsäure, Siliciumdioxid, hochdisperses, Talkum; Tablettenüberzug: Saccharose 39 mg, Carmellose natrium, Talkum, Siliciumdioxid, hochdisperses, Calciumcarbonat, Macrogol 8000, Titandioxid, Eisen(III)-hydroxid-oxid, Wachs, gebleichtes, Carnaubawachs.
EW: Anticholinergikum.
AG: Hyperaktivität des Detrusors (Pollakisurie, Harndrang, Dranginkontinenz).
AA: Unzerkaut mit einem Glas Wasser vor den Mahlzeiten einnehmen.
DO: 2mal tgl. 1 überzogene Tablette. Bei Patienten über 75 Jahre ev. nur 1mal tgl. 1 überzogene Tablette.
Dosisreduktion bei schweren Nierenschäden. Keine Daten an Kindern.
GA: Ileus, Megacolon, Colitis ulcerosa, Leberschäden, Glaukom, Tachyarrhythmien, Myasthenie, Harnretention, Niereninsuffizienz.
SST: Nutzen/Risiko-Abwägung.
NW: Anticholinerg: Mundtrockenheit, Tachyarrhythmien, Sehstörungen, Verdauungsstörungen, Obstipation, Harnverhaltung, Haut.
WW: Anticholinergika verstärkt. Beta-Sympathomimetika verstärkt tachykard; Prokinetika abgeschwächt; Gleichzeitige Gabe von Resorptionshemmern nicht empfohlen.
WH: Vorsicht bei Magen/Darm-Obstruktion, obstruktive Harnabflussstörungen, autonomer Neuropathie, Hiatushernie, Refluxösophagitis, Hyperthyreose, koronarer Herzkrankheit, Stauungsinsuffizienz. Verkehrshinweis.
PG: 20 ST (2) (EKO: G) [€ 10,55], 50 ST (EKO: G) [€ 20,55]

Speciol spag. Peka - Tropfen zum Einnehmen 40X
(Z.Nr. 3-00402) RPF. P. V03AX
ZI: Pekana Naturheilmittel, Kißlegg, Deutschland
Z: 1 g (= 1,08 ml = 56 Tropfen) enthält: Chionanthus virginicus (Homöopathie) D3 115 mg, Eichhornia crassipes (Homöopathie) D2 135 mg, Hedera helix spag. Peka D6 115 mg, Iberis amara (Homöopathie) D3 115 mg, Iris versicolor (Homöopathie) D3 120 mg, Myristica fragrans (Homöopathie) D4 115 mg, Phosphorus (Homöopathie) D10 135 mg, Glechoma hederacea-spag. Peka Urt. 150 mg, Ethanol 96% (entspr. Gesamtethanolgehalt ca. 50 % (V/V)), Wasser, gereinigtes.
EW: Homöopathikum (spagyrisch).
AG: Unterstützend bei Beschwerden von Leber und Pankreas.
AA: Vor den Mahlzeiten in einem Glas Wasser verdünnt einnehmen.
DO: 3-4mal tgl. 20 Tropfen.
Kinder (2-11 Jahre): 2-3mal tgl. 10 Tropfen.
Kleinkinder (1 Jahr - 23 Monate): 2-3mal tgl. 5 Tropfen.
SST: Vorsicht.
PG: 50 ML * (EKO: N) [€ 14,05]

▼ Spectrila 10.000 E - Pulver für ein Konzentrat zur Herstellung einer Infusionslösung 55J01
(Z.Nr. EU/1/15/1072/*) NR. P. E. L01XX02
ZI: medac Gesellschaft für klinische Spezialpräparate, Wedel, Deutschland
Z: 1 Durchstechflasche enthält: Asparaginase (E. coli) 10000 E, hergestellt durch rekombinante DNA-Technologie in Escherichia coli, Sucrose.
EW: Antineoplastisch.
AG: Akute lymphatische Leukämie (als Teil einer Kombinationstherapie).
AA: I.v. Infusion.
DO: Patienten ab 1 Jahr: Alle 3 Tage 5.000 E/m² KOF.
Säuglinge (6-12 Monate): ED 7.500 E/m² KOF.
Säuglinge unter 6 Monaten: ED 6.700 E/m² KOF.
GA: Pankreatitis, schwere Leberschäden, Koagulopathie, schwere Unverträglichkeit bei früherer Asparaginase-Behandlung.
SST: Zwingende Indikationsstellung, nicht stillen. Kontrazeption für Frauen und Männer bis 3 Monate nach Therapieende.
NW: Überempfindlichkeit, Magen/Darm, Leber (bis Leberversagen), Pankreatitis, Hyperglykämie, Hypoalbuminämie, Gerinnungsstörungen, Thromboembolien, Psyche, ZNS, Ödeme, Untersuchungen, Antikörper gegen Immunglobuline.
WW: Lebendvakzine (3 Monate Abstand). Vorsicht: Erhöhte Toxizität anderer Arzneimittel. Myelosuppressiva, Vincristin (3-24 Std. Abstand), Methotrexat, Cytarabin, Glukokortikoide, Antikoagulantien.
WH: Kontrollen: Leber, Gerinnung, Zucker, Blutfette, Asparaginase-Aktivität.
Auf Pankreatitis, Leberschäden, Allergien, Gerinnungsstörungen achten.
Verkehrshinweis.
PG: 1 ST * (EKO: N) [€ 897,25]

Spedra 50 mg - Tabletten 52F01
(Z.Nr. EU/1/13/841/*) RP. P. G04BE10
ZI: Menarini International Operations, Luxemburg
Z: 1 Tablette enthält: Avanafil 50 mg, Mannitol, Fumarsäure, Hyprolose, Hyprolose niedrig substituiert, Calciumcarbonat, Magnesium stearat, Eisen(III)-hydroxid-oxid x H2O.
EW: Hemmt Phosphodiesterase-5.
AG: Erektile Dysfunktion.
AA: Oral. Nahrung kann Wirkung verzögern.
DO: 100 (50-200) mg 15-30 min vor der sexuellen Aktivität. Kein Nutzen bei Kindern und Jugendlichen.
GA: Frischer Herzinfarkt, Schlaganfall, schwere Arrhythmie, anhaltende Hypotonie oder Hypertonie, instabile Angina, kongestives Herzversagen, schwere Leber- oder Nierenschäden, Optikusneuropathie, erbliche degenerative Netzhauterkrankungen.
SST: Nicht für Frauen indiziert.
NW: Kopfschmerzen, Hitzegefühl, Nasenverstopfung, Magen/Darm, Rücken- schmerzen, Müdigkeit, Enzymanstiege, abnormes EKG.
WW: Kontraindiziert: Organische Nitrate, Riociguat, starke CYP3A4-Hemmer.
Nicht empfohlen: CYP3A4-Induktoren (Bosentan, Carbamazepin, Efavirenz, Phenobarbital, Rifampin).
Vorsicht: Blutdrucksenker, Alphablocker, Alkohol, moderate CYP3A4-Hemmer (z.B. Erythromycin).
WH: Vor Therapiebeginn kardiovaskulären Status prüfen. Bei Priapismus, Sehstörungen oder Hörverlust umgehend Arzt aufsuchen. Verkehrshinweis.
PG: 4 ST * (EKO: N) [€ 24,60], 12 ST * (EKO: N) [€ 60,60]

Spedra 100 mg - Tabletten 52F01
(Z.Nr. EU/1/13/841/*) RP. P. G04BE10
ZI: Menarini International Operations, Luxemburg
Z: 1 Tablette enthält: Avanafil 100 mg, Mannitol, Fumarsäure, Hyprolose, Hyprolose niedrig substituiert, Calciumcarbonat, Magnesium stearat, Eisen(III)-hydroxid-oxid x H2O.
Kurzinformation: siehe Spedra 50 mg - Tabletten, → S. 1341
PG: 2 ST * (EKO: N) [€ 16,40], 4 ST * (EKO: N) [€ 31,20], 12 ST * (EKO: N) [€ 80,70]

S

Spedra 200 mg - Tabletten 52F01
(Z.Nr. EU/1/13/841/*) RP. P. G04BE10
ZI: Menarini International Operations, Luxemburg
Z: 1 Tablette enthält: Avanafil 200 mg, Mannitol, Fumarsäure, Hyprolose, Hyprolose niedrig substituiert, Calciumcarbonat, Magnesium stearat, Eisen(III)-hydroxid-oxid x H2O.
Kurzinformation: siehe Spedra 50 mg - Tabletten, → S. 1341
PG: 4 ST * (EKO: N) [€ 46,80], 12 ST * (EKO: N) [€ 114,70]

Spenglersan Kolloid G - Spray zur Anwendung auf der Haut, Lösung 70X
(Z.Nr. 3-00167) RPF. P. V03AX
ZI: Spenglersan, Bühl, Deutschland
Z: 100 g Lösung enthalten: Antigene aus Influenza virus A (Homöopathie) D9 16,648 g, Antigene aus Haemophilus influenzae (Homöopathie) D9 16,648 g, Antigene aus Klebsiella pneumoniae subsp. pneumoniae (Homöopathie) D9 16,648 g, Antitoxine aus Influenza virus A (Homöopathie) D9 16,648 g, Antitoxine aus Haemophilus influenzae (Homöopathie) D9 16,648 g, Antitoxine aus Klebsiella pneumoniae subsp. pneumoniae (Homöopathie) D9 16,648 g, Thymol, Salzsäure 25%, Wasser, gereinigtes.
EW: Homöopathikum.
AG: Grippale Infekte, Schnupfen, Hautentzündungen..
AA: Auf die Innenseite des Ellenbogens aufsprühen und einreiben.
DO: 3mal tgl. 10 Sprühstöße. Für Kinder und Jugendliche nicht empfohlen.
SST: Vorsicht.
PG: 10 ML * (EKO: N) [€ 10,90], 20 ML * (EKO: N) [€ 15,90], 50 ML * (EKO: N) [€ 39,90]

Spenglersan Kolloid K - Spray zur Anwendung auf der Haut, Lösung 70X
(Z.Nr. 3-00164) RPF. P. V03AX
ZI: Spenglersan, Bühl, Deutschland
Z: 100 g Lösung enthalten: Antigene aus Staphylococcus aureus subsp. aureus (Homöopathie) D9 16,68 g, Antigene aus Streptococcus pneumoniae (Homöopathie) D9 33,26 g, Antitoxine aus Staphylococcus aureus subsp. aureus (Homöopathie) D9 16,68 g, Antitoxine aus Streptococcus pneumoniae (Homöopathie) D9 33,26 g, Thymol, Salzsäure 25%, Wasser, gereinigtes.
EW: Homöopathikum.
AG: Milderung der Symptome akuter Allergien.
AA: Auf die Innenseite des Ellenbogens aufsprühen und einreiben.
DO: 3mal tgl. 10 Sprühstöße. Für Kinder und Jugendliche nicht empfohlen.
SST: Vorsicht.
PG: 10 ML * (EKO: N) [€ 10,90], 20 ML * (EKO: N) [€ 15,90], 50 ML * (EKO: N) [€ 39,90]

Sperti Preparation H - Hämorrhoidalsalbe 53C02, 53Y
(Z.Nr. 0-12944) RPF. P. C05AX03
ZI: Pfizer Corporation Austria, Wien
Z: 100 g enthalten: Bierhefe-Dickextrakt, äthanolisch 1 g (entspr. → 7050 E Hautrespirationsfaktor), Haifischleberöl 3 g (entspr. Haifischleberöl und Fischöl (1:1)), Wollwachs, Isocreme Absorptionsgrundlage (entspr. Wollwachs) (entspr. Lanolin Alkohol) (entspr. Paraffinum liquidum) (entspr. Petroleum) (entspr. Ozokerit) (entspr. Butylhydroxytoluol), Paraffinum liquidum, Methyl-parahydroxybenzoat 0,1 g, Propyl-parahydroxybenzoat 0,2 g, Thymian Öl ätherisch, Vaselin, weisses, Glyzerin.
EW: Entzündungshemmend.
AG: Hämorrhoiden.
AA: Oberflächlich bzw. rektal.
DO: Abends und morgens sowie nach jedem Stuhlgang im Hämorrhoidalbereich auftragen oder mit Applikator in den After einführen. Nicht für Kinder und Jugendliche.
SST: Anwendung möglich.
NW: Allergien.
PG: 25 G * (EKO: N) [€ 6,45]

Sperti Preparation H - Hämorrhoidalzäpfchen 53C02, 53Y
(Z.Nr. 0-12945) RPF. P. C05AX03
ZI: Pfizer Corporation Austria, Wien
Z: 1 Zäpfchen enthält: Bierhefe-Dickextrakt, äthanolisch 23 mg (entspr. → 162 E Hautrespirationsfaktor), Haifischleberöl 69 mg (entspr. Haifischleberöl und Fischöl (1:1)), Hartfett, Paracera M, Kakao-Butter, Polyethylenglykol-600-dilaurat, Glyzerin.
EW: Entzündungshemmend.
AG: Hämorrhoiden.
AA: Rektal.
DO: 1 Zäpfchen morgens und abends sowie nach jedem Stuhlgang in den After einführen. Nicht für Kinder und Jugendliche.
SST: Anwendung möglich.
PG: 12 ST * (EKO: N) [€ 7,80]

▼ Spherox 10 bis 70 Sphäroide/cm² - Suspension zur Implantation 56F
(Z.Nr. EU/1/17/1181/*) NR. P. E. M09AX02
ZI: CO.DON, Teltow, Deutschland
Z: 1 Dosis pro Quadratzentimeter Defekt enthält: Sphäroide aus humanen autologen matrixassoziierten Chondrozyten 10-70 Stk Natriumchlorid.
EW: Autologe Chondrozyten-Implantation.
AG: Reparatur symptomatischer Gelenkknorpeldefekte der Femurkondyle und der Patella mit Defektgrößen bis 10 cm^2.
AA: Intraartikuläre Implantation. Nur zur autologen Verwendung.
DO: 10-70 Sphäroide pro cm^2 Defekt.
Keine Daten bei Kindern, Jugendlichen und Patienten über 50 Jahren.
GA: Nicht geschlossene Wachstumsfuge im betroffenen Gelenk, primäre (generalisierte) Osteoarthrose, fortgeschrittene Arthrose im betroffenen Gelenk, Infektionen mit HBV-, HCV- oder HIV-1/2-Viren.
SST: Nicht empfohlen.
NW: Delamination des Implantats, Transplantathypertrophie, Gelenkserguss, Arthralgie, Überempfindlichkeit, Muskelschwäche, Blockade des Gelenks, Gangstörungen, Schmerzen.
WW: Nicht empfohlen: Lokale Antibiotika oder Desinfektionsmittel. Keine Erfahrungen mit Kortikosteroiden.
WH: Nur dem Spender verabreichen. Bei Knorpeldefekten außerhalb des Kniegelenks nicht empfohlen. Nicht bei lokalen Entzündungen oder akuten Knochen- oder Gelenksinfektionen anwenden. Bei übergewichtigen Patienten nicht empfohlen. Gerinnung kontrollieren. Nach der Implantation Rehabilitationsplan befolgen. Verkehrshinweis.
PG: 1 ST * (EKO: N) [€ 17.832,50]

Spigelon - Tabletten 02X
(Z.Nr. 3-00133) RPF. P. V03AX
ZI: Biologische Heilmittel Heel, Baden-Baden, Deutschland
Z: 1 Tablette enthält: Spigelia anthelmia (Homöopathie) D3 30 mg, Atropa belladonna (Homöopathie) D3 30 mg, Bryonia cretica (Homöopathie) D3 30 mg, Gelsemium sempervirens (Homöopathie) D3 30 mg, Melissa officinalis (Homöopathie) D3 30 mg, Natrium carbonicum (Homöopathie) D3 30 mg, Acidum silicicum (Homöopathie) D12 60 mg, Thuja occidentalis (Homöopathie) D12 60 mg, Lactose monohydrat 300 mg, Magnesium stearat.
EW: Homöopathikum.
AG: Kopfschmerzen.
AA: Tabletten vor den Mahlzeiten langsam unter der Zunge zergehen lassen.
DO: Akut alle 15 min. (max. 8mal tgl.), sonst 3mal tgl. (Kinder 6-12 Jahre: 2mal tgl.) 1 Tablette.
SST: Keine schädlichen Wirkungen bekannt.
PG: 100 ST * (EKO: N) [€ 16,80]

▼ *Spinraza 12 mg - Injektionslösung* 56C06
(Z.Nr. EU/1/17/1188/*) NR. P. E. nicht im Handel. M09AX07

▼ Spiolto Respimat 2,5 Mikrogramm/2,5 Mikrogramm - Lösung zur Inhalation 50A09
(Z.Nr. 1-36299) RP. P. R03AL06
ZI: Boehringer Ingelheim International, Ingelheim/Rhein, Deutschland
Z: 1 abgegebene Dosis enthält pro Sprühstoß: Tiotropium 2,5 µg (entspr. Tiotropiumbromid-Monohydrat), Olodaterol 2,5 µg (entspr. Olodaterol hydrochlorid), Benzalkonium chlorid 0,0011 mg, Natrium edetat, Salzsäure 1M (zur pH-Wert-Einstellung), Wasser, gereinigtes.
EW: Langwirksames Beta2-Sympathomimetikum + Anticholinergikum.
AG: Dauerbehandlung der COPD.
AA: Nur zur Inhalation.
Details siehe Austria Codex - Fachinformation.
DO: 1mal tgl. 2 Sprühstöße. Kein relevanter Nutzen bei Kindern und Jugendlichen.
GA: Überempfindlichkeit gegen Atropin und seine Derivate.
SST: Nicht anwenden.
NW: Anticholinerg und Beta2-adrenerg: Mundtrockenheit, Harnverhalten, Magen/Darm, Kopfschmerzen, Schwindel, Herz/Kreislauf (Tachykardie, Hypertonie), Rückenschmerzen.
WW: Nicht empfohlen: Andere Anticholinergika. Vorsicht: Adrenerge Wirkstoffe, Xanthine, Steroide, nicht-kaliumsparende Diuretika, MAO-Hemmer, trizyklische Antidepressiva, QT-verlängernde Substanzen. Beta-Blocker wirken antagonistisch.
WH: Bei Asthma oder akuten Bronchospasmen nicht anwenden.

Vorsicht bei Engwinkelglaukom, Prostatahyperplasie, Blasenhalsobstruktion, schweren Nierenschäden, schweren Herzerkrankungen. Verkehrshinweis.
PG: INHAL LSG 60 HB IND (EKO: G) [€ 64,15], **NACHFUELLPK** 1 ST IND (3) (EKO: G) [€ 64,15]

Spiriva 18 Mikrogramm - Kapseln mit Inhalationspulver 50A01

(Z.Nr. 1-24507) RP. P. R03BB04
ZI: Boehringer Ingelheim International, Ingelheim/Rhein, Deutschland
Z: 1 Kapsel enthält: Tiotropium 18 µg (entspr. Tiotropiumbromid-Monohydrat 22,5 µg) (entspr. → 10 µg abgegebene Dosis), Lactose 5,5 mg (entspr. Lactose monohydrat) (entspr. Milcheiweiß).
EW: Anticholinergikum (Muskarin-Rezeptor-Antagonist), bronchodilatierend.
AG: Dauerbehandlung der chronisch obstruktiven Lungenkrankheit (COPD).
AA: Nur zur Inhalation mit HandiHaler. Kapsel darf nicht geschluckt werden!
DO: 1mal tgl. den Inhalt einer Kapsel inhalieren. Keine Indikation für Kinder und Jugendliche.
GA: Überempfindlichkeit gegen Atropin und seine Derivate.
SST: Nicht anwenden.
NW: Anticholinerg: Mundtrockenheit, Obstipation, Harnretention, supraventrikuläre Tachykardien, Vorhofflimmern, lokale Reizung der Atemwege, Bronchospasmen, Allergien, Haut (Rash, Pruritus).
WW: Nicht zusammen mit anderen Anticholinergika anwenden.
WH: Nicht bei akuten Bronchospasmen anwenden. Vorsicht bei Engwinkelglaukom, Prostatahyperplasie, Blasenhalsobstruktion, schweren Nierenschäden, schweren Herzerkrankungen. Pulver darf nicht in die Augen gelangen.
PG: 30 ST IND (3) (EKO: G) [€ 51,70], **+HANDIHAL .** 30 ST IND (EKO: G) [€ 51,70]

Spiriva 18 Mikrogramm - Kapseln mit Inhalationspulver 50A01
(Z.Nr. 1-24507-P1) RP. P. Parallelimport. R03BB04
nicht im Handel.

Spiriva Respimat 2,5 Mikrogramm - Lösung zur Inhalation 50A01

(Z.Nr. 1-27222) RP. P. R03BB04
ZI: Boehringer Ingelheim International, Ingelheim/Rhein, Deutschland
Z: 1 abgegebene Dosis enthält pro Sprühstoß: Tiotropium 2,5 µg (entspr. Tiotropiumbromid-Monohydrat 3,124 µg), Benzalkonium chlorid 0,0011 mg, Natrium edetat, Salzsäure 3,6% (zur pH-Wert-Einstellung), Wasser, gereinigtes.
EW: Anticholinergikum (Muskarin-Rezeptor-Antagonist), bronchodilatierend.
AG: Dauerbehandlung der chronisch obstruktiven Lungenkrankheit (COPD) und schwerem Asthma bronchiale.
AA: Zur Inhalation mit Respimat-Inhalator.
Details siehe Austria Codex - Fachinformation.
DO: Erwachsene: COPD: 1mal tgl. 2 Sprühstöße.
Asthma: 1mal tgl. 2 Sprühstöße zusätzlich zu inhalativen Kortikosteroiden und mit mindestens einem Controller.
Kinder ab 6 Jahren und Jugendliche mit Asthma: 1mal tgl. 2 Sprühstöße zusätzlich zu inhalativen Kortikosteroiden und 1-2 Controllern.
Keine Dosisempfehlung bei Kinder unter 6 Jahren.
Kein relevanter Nutzen bei der Indikation COPD bei Kindern und Jugendlichen.
GA: Überempfindlichkeit gegen Atropin und seine Derivate.
SST: Nicht anwenden.
NW: Anticholinerg: Mundtrockenheit, Obstipation, Harnretention, supraventrikuläre Tachykardien, Vorhofflimmern, lokale Reizung der Atemwege, Bronchospasmen, Allergien, Haut (Rash, Pruritus).
WW: Nicht zusammen mit anderen Anticholinergika anwenden.
WH: Nicht bei akuten Bronchospasmen anwenden. Vorsicht bei Engwinkelglaukom, Prostatahyperplasie, Blasenhalsobstruktion, schweren Nierenschäden, schweren Herzerkrankungen. Pulver darf nicht in die Augen gelangen.
PG: LSG 2,5MCG 1 ST IND (EKO: G) [€ 51,70], **NACHFUELLPK** 1 ST IND (3) (EKO: G) [€ 51,70]

Spirobene 50 mg - Tabletten 25A03

(Z.Nr. 1-21304) NR. P. C03DA01
ZI: Teva, Haarlem, Niederlande
Z: 1 Tablette enthält: Spironolacton 50 mg, Lactose monohydrat 71,5 mg, Cellulose, mikrokristalline, Natrium carboxymethylamylopektin, Maisstärke, Talkum, Copolyvidon, Natrium laurylsulfat, Siliciumdioxid, hochdisperses, Magnesium stearat.
EW: Aldosteron-Antagonist.
AG: Primärer Hyperaldosteronismus (Conn-Syndrom), wenn eine Operation nicht angezeigt ist.
Aldosteronismus bei:
- Leberzirrhose mit Aszites und Ödemen
- Ödemen bei respiratorischer Insuffizienz mit chronischem Cor pulmonale
- Ödemen infolge chronischer Nierenerkrankungen (nephrotisches Syndrom)
- Zusatztherapie der Hypertonie
AA: Oral, unzerkaut mit dem Frühstück oder dem Mittagessen mit etwas Flüssigkeit einnehmen.
DO: Primärer Hyperaldosteronismus: Initial 100-200 mg tgl. für 3-6 Tage, MTD 400 mg.
Leberzirrhose: Initial 100 mg tgl. für 3-6 Tage, MTD 400 mg. Dauertherapie tgl. 50-200 mg.
Respiratorische Insuffizienz: Initial 50 mg tgl. für 2-3 Wochen, MTD 400 mg. Dauertherapie tgl. 50-200 mg.
Nephrotisches Syndrom: Zusätzlich 25-50 mg tgl.
Kinder unter 50 kg KG: Initial 1 mg/kg KG, Erhaltungstherapie 3 mg/kg KG unter Elektrolytkontrolle (Kalium).
GA: Schwere Nierenschäden, Hyperkaliämie, Hyponatriämie, Nebennieren- insuffizienz, Hypovolämie, Dehydratation, Addison-Krise.
SST: Nicht anwenden.
NW: Endokrinium (Gynäkomastie, Stimmveränderungen, Potenz-, Menstruations- störungen, Hirsutismus), Magen/Darm, Blutbild (Eosinophilie), Haut (Pemphigoid), Kreislauf, Untersuchungen (Hyperkaliämie).
WW: Kontraindiziert: Mitotan.
Nicht empfohlen: Kalium, Kalium-Sparer, Hyperkaliämie auslösende Substanzen, ACE-Hemmer, AT II-Antagonisten, Trimethoprim/Sulfamethoxazol, Ciclosporin (Hyperkaliämie); Vorsicht: Andere Diuretika oder Blutdrucksenker verstärkt, NSAIDs mindern Wirkung (Kalium überwachen).
Inhalationsnarkotika (Blutdruckabfall).
WH: Bei Dauertherapie Laborkontrollen: Elektrolyte (Na, K), Stoffwechsel bei Diabetikern, Leber, Niere. Hyperkaliämie-Risiko beachten. Verkehrs- hinweis. Bei Patienten mit Theater- oder Lehrberufen mögliche Stimm- veränderungen beachten. Positive Dopingkontrollen möglich.
PG: 20 ST (2) (EKO: G) [€ 11,70], 50 ST (EKO: G) [€ 25,65]

Spirobene 50 mg - Tabletten 25A03

(Z.Nr. 1-21304-P1) NR. P. Parallelimport. C03DA01
V: Abacus Medicine, Copenhagen, Dänemark
Z: 1 Tablette enthält: Spironolacton 50 mg, Lactose monohydrat 71,5 mg, Cellulose, mikrokristalline, Natrium carboxymethylamylopektin, Maisstärke, Talkum, Copolyvidon, Natrium laurylsulfat, Siliciumdioxid, hochdisperses, Magnesium stearat.
PG: 50 ST (EKO: G) [€ 25,15]

Spirobene 100 mg - Tabletten 25A03

(Z.Nr. 1-21305) NR. P. C03DA01
ZI: Teva, Haarlem, Niederlande
Z: 1 Tablette enthält: Spironolacton 100 mg, Lactose monohydrat 143 mg, Cellulose, mikrokristalline, Natrium carboxymethylamylopektin, Maisstärke, Talkum, Copolyvidon, Natrium laurylsulfat, Siliciumdioxid, hochdisperses, Magnesium stearat.
Kurzinformation: siehe Spirobene 50 mg - Tabletten, → S. 1343
PG: 20 ST (2) (EKO: G) [€ 23,90], 50 ST (EKO: G) [€ 50,60]

Spirohexal 100 mg - Tabletten 25A03

(Z.Nr. 1-19819) NR. P. C03DA01
ZI: Hexal Pharma, Wien
Z: 1 Tablette enthält: Spironolacton 100 mg, Maisstärke, Calcium hydrogenphosphat dihydrat, Povidon K25, Natriumdodecylsulfat (entspr. Natrium), Siliciumdioxid, Magnesium stearat.
Kurzinformation: siehe Spirobene 50 mg - Tabletten, → S. 1343
PG: 20 ST (2) (EKO: G) [€ 23,90], 50 ST (EKO: G) [€ 50,60]

Spirono Genericon 50 mg - Tabletten 25A03

(Z.Nr. 0-16125) NR. P. C03DA01
ZI: Genericon Pharma, Graz
Z: 1 Tablette enthält: Spironolacton 50 mg, Maisstärke, Magnesium stearat, Calcium hydrogenphosphat-2-Wasser, Povidon, Natriumdodecylsulfat (entspr. Natrium 0,24 mg), Siliciumdioxid, hochdisperses.
EW: Aldosteronantagonist.
AG: Primärer Hyperaldosteronismus, Hypertonie (Zusatztherapie), sekundärer Hyperaldosteronismus (Zusatztherapie): Leberzirrhose mit Aszites, Ödeme bei Herzinsuffizienz, Cor pulmonale oder chronischer Nierenerkrankung (nephrotisches Syndrom).
AA: Zu den Mahlzeiten (Frühstück oder Mittagessen) unzerkaut mit Flüssigkeit.

S

DO: Individuell; MED von 100 mg empfohlen.
Primärer Hyperaldosteronismus: Initial tgl. 100-200 mg für 3-6 Tage, MTD 400 mg.
Leberzirrhose: Initial tgl. 100(-400) mg für 3-6 Tage, dann tgl. 50-max. 200 mg.
Herzinsuffizienz: Initial tgl. (12,5-)25 mg, nach 8 Wochen ev. tgl. 50 mg. Dauertherapie tgl. (50)-100-200 mg, bei Hyperkaliämie tgl. 25 mg.
Cor pulmonale: Initial tgl. 50 mg für 2-3 Wochen, Dosisanpassung nach Bedarf (MTD 400 mg). Dauertherapie tgl. 50-max. 200 mg.
Nephrotisches Syndrom: Tgl. 25-50 mg zusätzlich zu ACE-Hemmern oder Angiotensin II-Antagonisten.
Kinder: Initial 1 mg/kg KG, Dosissteigerung nach Bedarf. Bei Kindern max. 30 Tage anwenden.
Jugendliche über 50 kg KG: TD 50-100 mg, MTD 400 mg.
GA: Hyperkaliämie, Hyponatriämie, Hypovolämie, Dehydratation, schwere Niereninsuffizienz.
SST: Gegenanzeige.
NW: Magen/Darm, Kreislauf (Orthostase), ZNS, Gynäkomastie beim Mann, erhöhte PSA-Werte, Stimmveränderungen (selten irreversibel), Elektrolyte (schwere Hyperkaliämie, metabolische Azidose).
WW: Kontraindiziert: Mitotan.
Nicht empfohlen: Kalium, andere kaliumsparende Diuretika, ACE-Hemmer.
Angiotensin-II-Antagonisten, Ciclosporin, Cotrimoxazol.
Vorsicht: Diuretika, Blutdrucksenker verstärkt; NSAIDs (Hyperkaliämie), Carbenoxolon, Digoxin, Neomycin, (Nor)adrenalin, Colestyramin, Inhalationsnarkotika, Lithium.
WH: Regelmäßig Serumkalium kontrollieren, besonders bei Hochrisikopatienten.
Vorsicht bei Neigung zu metabolischer Azidose oder Hyperkaliämie. Weitere Kontrollen: Elektrolyte, Säure/Basen, Harnsäure, Leber, Niere, Blutdruck.
Verkehrshinweis. Positive Dopingkontrollen möglich. Vorsicht bei Sing- oder Sprechberufen.
PG: 20 ST (2) (EKO: G) [€ 11,65], 50 ST (EKO: G) [€ 25,60]

Spirono Genericon comp. - Tabletten 25B01
(Z.Nr. 1-19457) NR. P. C03EB01
ZI: Genericon Pharma, Graz
Z: 1 Tablette enthält: Spironolacton 50 mg, Furosemid 20 mg, Calciumsulfat-2-Wasser, Maisstärke, Povidon, Magnesium stearat, Siliciumdioxid, hochdisperses.
EW: Diuretische Kombination (Schleifendiuretikum + Aldosteronantagonist).
AG: Ödem und Aszites durch Hyperaldosteronismus bei Herzinsuffizienz, Leber- zirrhose, nephrotischem Syndrom.
AA: Zum Frühstück und/oder Mittagessen unzerkaut mit Flüssigkeit einnehmen.
DO: TD initial 2(-4) Tabletten; zur Erhaltung 1 - 2 (-3) Tabletten, ev. auch nur jeden 2. oder 3. Tag. MTD 4 Tabletten. Möglichst kurzzeitig anwenden. Für Kinder und Jugendliche nicht empfohlen.
GA: Sulfonamidüberempfindlichkeit, Hyperkaliämie, schwere Hypokaliämie, schwere Hyponatriämie, Niereninsuffizienz, Präkoma oder Koma bei hepatischer Enzephalopathie.
SST: Gegenanzeige.
NW: Elektrolytstörungen, Dehydratation, Herz/Kreislauf (Ischämien, Thrombophlebitis, Tachykardie, Hypotonie, Schock), Magen/ Darm (Ikterus, Gallekolik), Endokrinium (tiefe Stimme bei Frauen, höhere Stimme bei Männern), ZNS (Hörstörungen), Harntrakt (Harnverhaltung), Haut, Blutbild.
WW: Kontraindiziert: Mitotan.
Vorsicht: Viele WW möglich. Hyperkaliämie durch Hyperkaliämie-induzierende Arzneimittel (z.B. Cotrimoxazol).
ACE-Hemmer (Blutdruckabfall), andere Blutdrucksenker verstärkt, ZNS-Dämpfer verstärkt, Metolazon (Potenzierung), Antirheumatika (Nierenschäden, Wirkungsabnahme von Furosemid), Östrogene, Sympathomimetika, Phenytoin, Kortikoide (verstärkte Kaliumverluste), Herzglykoside (erhöhte Empfindlichkeit); Laxantien, Amiodaron, Amphotericin B (Hypokaliämie), orale Antikoagulantien (Dosisanpassung), Antidiabetika (Wirkungsabnahme); Aminoglykoside, Cephalosporine, Cisplatin (verstärkt toxisch), Sulfonamide, Phenothiazine (Photosensibilisierung), Chloralhydrat (Unverträglichkeit), Mannitol (Nierenversagen), Muskelrelaxantien (verstärkt neuromuskulär blockierend, Etacrynsäure (ototoxisch), Aliskiren (Wirkungsabschwächung von Furosemid), Inhalationsnarkotika (Blutdruckabfall), QT-verlängernde Substanzen, Probenecid/ Methotrexat (erhöhte Serumspiegel), Risperidon, Röntgenkontrastmittel, Sucralfat (2 Std. Abstand).
WH: Vorsicht bei Hypotonie, Azidose, Diabetes, Gicht, Miktionsstörungen, nephrotischem Syndrom, zerebrovaskulären Durchblutungs- störungen, koronarer Herzkrankheit. Kontrollen: Lithium, Kohlenhydrate, Niere, Leber, Blutfette, Blutbild, Elektrolyte, Körpergewicht. Harnfluss muss gewährleistet sein. Verkehrshinweis. Möglichkeit von Stimm- veränderungen bei Theater- oder Lehrberufen beachten. Positive Doping- tests möglich.
PG: 20 ST (2) (EKO: G) [€ 11,45], 50 ST (EKO: G) [€ 24,20]

Spirono Genericon comp. forte - Tabletten 25B01
(Z.Nr. 1-19458) NR. P. C03EB01
ZI: Genericon Pharma, Graz
Z: 1 Tablette enthält: Spironolacton 100 mg, Furosemid 20 mg, Calciumsulfat-2-Wasser, Maisstärke, Povidon, Magnesium stearat, Siliciumdioxid, hochdisperses.
Kurzinformation: siehe Spirono Genericon comp. - Tabletten, → S. 1344
PG: 20 ST (2) (EKO: G) [€ 20,70], 50 ST * (EKO: N) [€ 51,60]

Spironolacton "Agepha" - Tabletten 25A03
(Z.Nr. 1-18984) NR. P. C03DA01
ZI: Agepha Pharma, Senec, Slowakei
Z: 1 Tablette enthält: Spironolacton 100 mg, Maisstärke, Magnesium stearat, Calcium hydrogenphosphat dihydrat, Povidon K25, Natriumdodecylsulfat, Siliciumdioxid, hochdisperses.
EW: Aldosteronantagonist.
AG: Primärer Hyperaldosteronismus, Hypertonie (Zusatztherapie), sekundärer Hyperaldosteronismus (Zusatztherapie): Leberzirrhose mit Aszites, Ödeme bei Herzinsuffizienz, Cor pulmonale oder chronischer Nierenerkrankung (nephrotisches Syndrom).
AA: Zu den Mahlzeiten (Frühstück oder Mittagessen) unzerkaut mit Flüssigkeit.
DO: Individuell; MED von 100 mg empfohlen.
Primärer Hyperaldosteronismus: Initial tgl. 100-200 mg für 3-6 Tage, MTD 400 mg.
Leberzirrhose: Initial tgl. 100(-400) mg für 3-6 Tage, dann tgl. 50-max. 200 mg.
Herzinsuffizienz: Initial tgl. (12,5-)25 mg, nach 8 Wochen ev. tgl. 50 mg. Dauertherapie tgl. (50)-100-200 mg, bei Hyperkaliämie tgl. 25 mg.
Cor pulmonale: Initial tgl. 50 mg für 2-3 Wochen, Dosisanpassung nach Bedarf (MTD 400 mg). Dauertherapie tgl. 50-max. 200 mg.
Nephrotisches Syndrom: Tgl. 25-50 mg zusätzlich zu ACE-Hemmern oder Angiotensin II-Antagonisten.
Kinder: Initial 1 mg/kg KG, Dosissteigerung nach Bedarf. Bei Kindern max. 30 Tage anwenden.
Jugendliche über 50 kg KG: TD 50-100 mg, MTD 400 mg.
GA: Hyperkaliämie, Hyponatriämie, Hypovolämie, Dehydratation, schwere Niereninsuffizienz.
SST: Gegenanzeige.
NW: Magen/Darm, Kreislauf (Orthostase), ZNS, Gynäkomastie beim Mann, Stimm- veränderungen (selten irreversibel), Elektrolyte (schwere Hyperkaliämie, metabolische Azidose).
WW: Kontraindiziert: Mitotan.
Nicht empfohlen: Kalium, andere kaliumsparende Diuretika, ACE-Hemmer.
Angiotensin-II-Antagonisten, Ciclosporin, Cotrimoxazol.
Vorsicht: Diuretika, Blutdrucksenker verstärkt; NSAIDs (Hyperkaliämie), Carbenoxolon, Digoxin, Neomycin, (Nor)adrenalin, Colestyramin, Inhalationsnarkotika, Lithium.
WH: Regelmäßig Serumkalium kontrollieren, besonders bei Hochrisikopatienten.
Vorsicht bei Neigung zu metabolischer Azidose oder Hyperkaliämie. Weitere Kontrollen: Elektrolyte, Säure/Basen, Harnsäure, Leber, Niere, Blutdruck.
Verkehrshinweis. Positive Dopingkontrollen möglich. Vorsicht bei Sing- oder Sprechberufen.
PG: 20 ST (2) (EKO: G) [€ 23,70], 50 ST (EKO: G) [€ 50,35]

Spironolactone Ceva 10 mg - Tabletten für Hunde 821Z
(Z.Nr. EU/2/07/074/*) NR. P. nicht im Handel. QC03DA01

Spironolactone Ceva 10 mg - Tabletten für Hunde 821Z
(Z.Nr. EU/2/07/074/*) NR. P. nicht im Handel. QC03DA01

Spironolactone Ceva 40 mg - Tabletten für Hunde 821Z
(Z.Nr. EU/2/07/074/*) NR. P. nicht im Handel. QC03DA01

Spironolactone Ceva 40 mg - Tabletten für Hunde 821Z
(Z.Nr. EU/2/07/074/*) NR. P. nicht im Handel. QC03DA01

Spironolactone Ceva 80 mg - Tabletten für Hunde 821Z
(Z.Nr. EU/2/07/074/*) NR. P. nicht im Handel. QC03DA01

Spironolactone Ceva 80 mg - Tabletten für Hunde 821Z
(Z.Nr. EU/2/07/074/*) NR. P. nicht im Handel. QC03DA01

Spitzwegerich Hustensirup Riviera 50Z02
(Z.Nr. 7-36764) RPF. D. R05CA
ZI: Riviera, Wien
Z: 100 ml enthalten: Spitzwegerichblätter-Flüssigextrakt (1:11); Wasser (Auszugsmittel) 50,236 g, Saccharose 80,378 g, Methyl-4-hydroxybenzoat 0,09 g, Propyl-4-hydroxybenzoat 0,045 g.
EW: Schleimlösend.
AG: Traditionell pflanzlich bei Mund- oder Rachenreizung, Husten. Unterstützung der Schleimausscheidung.
AA: Oral mit Messbecher.
DO: 3-4mal tgl. 15 ml. MTD 60 ml.
Kinder ab 3 Jahren: 3-4mal tgl. 5 ml. MTD 20 ml.
SST: Nicht empfohlen.
NW: Durchfall, sehr selten Überempfindlichkeit.
PG: 100 ML * (EKO: N) [€ 7,75], 250 ML * (EKO: N) [€ 13,95]

🐾 Spizobactin 750.000 IE/125 mg - Kautabletten für Hunde 812BZ
(Z.Nr. 8-37890) NR. P. QJ01RA04
ZI: Le Vet, Oudewater, Niederlande
Z: 1 Kautablette enthält: Spiramycin 750000 IE, Metronidazol 125 mg, Stärke, vorverkleistert, Cellulose, mikrokristalline, Lactose monohydrat, Hyprolose, Hefe-Trockenextrakt, Hähnchen-Aroma, Siliciumdioxid, hochdisperses, Magnesium stearat.
EW: Makrolid-Antibiotikum + Antiprotozoikum.
AG: Unterstützung der Therapie multibakterieller Infektionen bei parodontalen und assoziierten (peri)oralen Erkrankungen bei Hunden.
AA: Zum Eingeben.
DO: 75.000 IE Spiramycin + 12,5 mg Metronidazol/kg KG, in schweren Fällen 100.000 IE Spiramycin + 16,7 mg Metronidazol/kg KG tgl. über 6-10 Tage.
GA: Leberschäden.
SST: Nicht empfohlen.
NW: Selten Erbrechen, Überempfindlichkeit, sehr selten Störungen der Spermatogenese.
WW: Nicht mit anderen Makroliden oder mit bakteriziden Antibiotika anwenden.
PG: 100 ST VT [€ 130,95]

🐾 Spizobactin 1.500.000 IE/250 mg - Kautabletten für Hunde 812BZ
(Z.Nr. 8-37891) NR. P. QJ01RA04
ZI: Le Vet, Oudewater, Niederlande
Z: 1 Kautablette enthält: Spiramycin 1500000 IE, Metronidazol 250 mg, Stärke, vorverkleistert, Cellulose, mikrokristalline, Lactose monohydrat, Hyprolose, Hefe-Trockenextrakt, Hähnchen-Aroma, Siliciumdioxid, hochdisperses, Magnesium stearat.
Kurzinformation: siehe Spizobactin 750.000 IE/125 mg - Kautabletten für Hunde, → S. 1345
PG: 100 ST VT [€ 181,80]

🐾 Spizobactin 3.000.000 IE/500 mg - Kautabletten für Hunde 812BZ
(Z.Nr. 8-37892) NR. P. QJ01RA04
ZI: Le Vet, Oudewater, Niederlande
Z: 1 Kautablette enthält: Spiramycin 3 Mio. IE, Metronidazol 500 mg, Stärke, vorverkleistert, Cellulose, mikrokristalline, Lactose monohydrat, Hyprolose, Hefe-Trockenextrakt, Hähnchen-Aroma, Siliciumdioxid, hochdisperses, Magnesium stearat.
Kurzinformation: siehe Spizobactin 750.000 IE/125 mg - Kautabletten für Hunde, → S. 1345
PG: 100 ST VT [€ 262,80]

Sporanox 100 mg - Kapseln 11B02
(Z.Nr. 1-19236) RP. P. J02AC02
ZI: Janssen-Cilag Pharma, Wien
Z: 1 Kapsel enthält: Itraconazol 100 mg, Kapselinhalt: Pellets (entspr. Saccharose 144 mg) (entspr. Maisstärke) (entspr. Stärke Sirup) (entspr. Glucose 9,6 mg), Hypromellose, Macrogol, Wasser, gereinigtes; Kapselhülle: Titandioxid, Indigotin, Erythrosin, Gelatine.
EW: Azol-Antimykotikum.
AG: Vulvovaginale Mykosen; Mykosen der Haut/Augen: Pityriasis versicolor, Dermatomykosen, orale Candidosen, mykotische Keratitis; Onychomykose; Systemische Mykosen: Aspergillose, Candidose, Cryptococcose (inkl. Meningitis), Histoplasmose, Sporotrichose, Paracoccidioides-Mykose, Blastomykose und andere seltene systemische oder tropische Mykoseformen.
AA: Unmittelbar nach einer Mahlzeit im Ganzen schlucken. Bei erniedrigter Azidität des Magens mit einem säurehaltigen Getränk einnehmen.
DO: Erwachsene: Je nach Indikation TD 1-2mal 1-2 Kapseln; begrenzte Erfahrungen bei Kindern und Jugendlichen.
Details siehe Austria-Codex - Fachinformation (auch Therapiedauer).
GA: Bestimmte CYP3A4-Substrate (siehe WW).
SST: Im Tierversuch teratogen, daher vitale Indikationsstellung in der Schwangerschaft; nicht stillen. Kontrazeption für Frauen im gebärfähigen Alter empfohlen.
NW: Magen/Darm, Kopfschmerzen, ZNS, Leber (sehr selten schwer), Haut, Allergien, Vegetativum, Ödeme, Herzinsuffizienz, Hörverlust.
WW: Kontraindiziert: CYP3A4- Substrate, QT- verlängernde Substanzen: Terfenadin, Bepridil, Lercanidipin, Nisoldipin, Aliskiren, Ivabradin, Ranolazin, Eplerenon, Domperidon, Astemizol, Cisaprid, Triazolam, orales Midazolam, Pimozid, Ciclesonid, Everolimus, Temsirolimus, Atorvastatin, Quetiapin, Sertindol, Triazolam, Mizolastin, Disopyramid, Dofetilid, Dronedaron, Chinidin, Lovastatin, Simvastatin, Mutterkornalkaloide, Eletriptan, Nisoldipin, Dabigatran, Ticagrelor, Halofantrin, Irinotecan, Lurasidon, Darifenacin, Fesoterodin, Sildenafil, Vardenafil, Colchicin.
Nicht empfohlen: Starke CYP3A4- Induktoren. Atorvastatin, Tamsolusin, Fentanyl, Rifabutin, Apixaban, Rivaroxaban, Ebastin, Eletriptan, diverse Antineoplastika, Simeprevir, Felodipin, Riociguat, WW mit vielen weiteren Substanzen möglich.
WH: Auf schwerer Leberschäden achten. Vorsicht bei Kreuzallergie mit anderen Azolen, Herzinsuffizienz, Nierenschäden. Auf Hörverlust achten. Verkehrshinweis.
PG: 14 ST F D (EKO: G) [€ 18,05]

Sporanox 10 mg/ml - Lösung zum Einnehmen 11B02, 45A01
(Z.Nr. 1-22084) RP. P. J02AC02
ZI: Janssen-Cilag Pharma, Wien
Z: 1 ml enthält: Itraconazol 10 mg, Hydroxypropylbetadex, Sorbitol 190 µl (entspr. E 420), Propylenglykol, Kirsch-Aroma 1 (entspr. 1,2-Propylenglykol) (entspr. Essigsäure), Kirsch-Aroma 2 (entspr. 1,2-Propylenglykol) (entspr. Milchsäure), Karamel-Aroma, Saccharin natrium, Salzsäure, Natriumhydroxid zur pH-Wert-Einstellung, Wasser, gereinigtes.
EW: Azol-Antimykotikum.
AG: Orale und/oder oesophageale Candidosen bei HIV-positiven oder anderen immunsupprimierten Patienten; Prophylaxe von Systemmykosen bei schweren hämatologischen Erkrankungen.
AA: Oral ohne Mahlzeit einnehmen. Bis 1 Stunde nach Einnahme nichts essen.
Orale/oesophageale Candidose: Vor dem Schlucken Mund ca. 20 Sekunden mit der Lösung ausspülen. Nicht nachspülen.
DO: Erwachsene: TD 200 mg (=2 Messbecher) in 1-2 ED über 1(-2) Wochen.
Fluconazol-resistente Candidosen: 2mal tgl. 100-200 mg (=1-2 Messbecher) über 2(-4) Wochen.
Prophylaxe: TD 5 mg/kg KG in 2 ED.
Nutzen/Risiko-Abwägung bei Kindern.
GA: Bestimmte CYP3A4-Substrate (siehe WW).
SST: Im Tierversuch teratogen, daher vitale Indikationsstellung in der Schwangerschaft; nicht stillen. Kontrazeption für Frauen im gebärfähigen Alter empfohlen.
NW: Magen/Darm, Kopfschmerzen, ZNS, Leber (sehr selten schwer), Haut, Allergien, Vegetativum, Ödeme, Herzinsuffizienz, Hörverlust.
WW: Kontraindiziert: CYP3A4- Substrate, QT- verlängernde Substanzen: Terfenadin, Bepridil, Lercanidipin, Nisoldipin, Aliskiren, Ivabradin, Ranolazin, Eplerenon, Domperidon, Astemizol, Cisaprid, Triazolam, orales Midazolam, Pimozid, Ciclesonid, Everolimus, Temsirolimus, Atorvastatin, Quetiapin, Sertindol, Triazolam, Mizolastin, Disopyramid, Dofetilid, Dronedaron, Chinidin, Lovastatin, Simvastatin, Mutterkornalkaloide, Eletriptan, Nisoldipin, Dabigatran, Ticagrelor, Halofantrin, Irinotecan, Lurasidon, Darifenacin, Fesoterodin, Sildenafil, Vardenafil, Colchicin.
Nicht empfohlen: Starke CYP3A4- Induktoren. Atorvastatin, Tamsolusin, Fentanyl, Rifabutin, Apixaban, Rivaroxaban, Ebastin, Eletriptan, viele Antineoplastika, Simeprevir, Felodipin, Riociguat, WW mit vielen weiteren Substanzen möglich.
WH: Auf schwerer Leberschäden achten. Vorsicht bei Kreuzallergie mit anderen Azolen, Herzinsuffizienz, Nierenschäden. Auf Hörverlust achten. Verkehrshinweis.
PG: 150 ML RE2 (EKO: Y) [€ 116,80]

Sporanox Derm 100 mg - Kapseln 11B02
(Z.Nr. 1-20781) RP. P. J02AC02
ZI: Janssen-Cilag Pharma, Wien
Z: 1 Kapsel enthält: Itraconazol 100 mg, Kapselinhalt: Pellets (entspr. Saccharose 144 mg) (entspr. Maisstärke) (entspr. Stärke Sirup) (entspr. Glucose-Sirup 9,6 mg), Hypromellose, Macrogol, Wasser, gereinigtes; Kapselhülle: Titandioxid, Indigotin, Erythrosin, Gelatine.
EW: Azol-Antimykotikum.
AG: Onychomykose, Tinea plantaris, Tinea palmaris.

AA: Unmittelbar nach einer Mahlzeit im Ganzen schlucken. Bei erniedrigter Azidität des Magens mit einem säurehaltigen Getränk einnehmen.
DO: Erwachsene: Onychomykose: TD 2mal 2 Kapseln über 1 Woche, dann 3 Wochen Pause. 1 bis 2mal wiederholen.
-Dermatomykosen: TD 2mal 2 Kapseln über 1 Woche.
Begrenzte Erfahrungen bei Kindern und Jugendlichen.
GA: Bestimmte CYP3A4-Substrate (siehe WW).
SST: Im Tierversuch teratogen, daher vitale Indikationsstellung in der Schwangerschaft; nicht stillen. Kontrazeption für Frauen im gebärfähigen Alter empfohlen.
NW: Magen/Darm, Kopfschmerzen, ZNS, Leber (sehr selten schwer), Haut, Allergien, Vegetativum, Ödeme, Herzinsuffizienz, Hörverlust.
WW: Kontraindiziert: CYP3A4- Substrate, QT- verlängernde Substanzen: Terfenadin, Bepridil, Lercanidipin, Nisoldipin, Aliskiren, Ivabradin, Ranolazin, Eplerenon, Domperidon, Astemizol, Cisaprid, Triazolam, orales Midazolam, Pimozid, Ciclesonid, Everolimus, Temsirolimus, Atorvastatin, Quetiapin, Sertindol, Triazolam, Mizolastin, Disopyramid, Dofetilid, Dronedaron, Chinidin, Lovastatin, Simvastatin, Mutterkornalkaloide, Eletriptan, Nisoldipin, Dabigatran, Ticagrelor, Halofantrin, Irinotecan, Lurasidon, Darifenacin, Fesoterodin, Sildenafil, Vardenafil, Colchicin.
Nicht empfohlen: Starke CYP3A4- Induktoren. Atorvastatin, Tamsolusin, Fentanyl, Rifabutin, Apixaban, Rivaroxaban, Ebastin, Eletriptan, diverse Antineoplastika, Simeprevir, Felodipin, Riociguat, WW mit vielen weiteren Substanzen möglich.
WH: Auf schwerer Leberschäden achten. Vorsicht bei Kreuzallergie mit anderen Azolen, Herzinsuffizienz, Nierenschäden. Auf Hörverlust achten. Verkehrshinweis.
PG: 28 ST D (EKO: G) [€ 32,20]

🐾 Sporimune 50 mg/ml - Lösung zum Eingeben für Katzen und Hunde 880

(Z.Nr. 8-35025) NR. P. QL04AD01
ZI: Le Vet Beheer, Oudewater, Niederlande
Z: 1 ml Lösung enthält: Ciclosporin 50 mg, Diethylenglycolmonoethylether, all-rac-alpha-Tocopherol acetat 1 mg, Ethanol 100 mg, Macrogolglycerololeat, Macrogol glycerolhydroxystearat.
EW: Immunsuppressivum.
AG: Chronisch-manifeste atopische Dermatitis beim Hund. Chronische allergische Dermatitis bei Katzen.
AA: Zum Eingeben.
DO: Hunde: ED 5 mg/kg KG. Initial tägliche Gabe, nach klinischer Besserung ev. nur alle 2(-4) Tage geben.
Katzen: ED 7 mg/kg KG. Initial tägliche Gabe, dann je nach klinischem Ansprechen.
GA: Hunde unter 6 Monaten bzw. unter 2 kg KG, maligne Erkrankungen (auch in der Vorgeschichte), Katzen mit Infektionen mit FeLV oder FIV.
SST: Nutzen/Risiko-Abwägung bei Zuchttieren; bei säugenden Hündinnen oder Kätzinnen nicht anwenden.
NW: Hunde: Magen/Darm, Anorexie, Zahnfleischhyperplasie, Haut, ZNS, Muskelkrämpfe, sehr selten Diabetes.
Katzen: Magen/Darm, Lethargie, Anorexie, Hypersalivation, Gewichtsabnahme, Lymphopenie.
WW: Kontraindiziert: Lebendimpfstoffe (2 Wochen Abstand).
Nicht empfohlen: Aminoglykoside, Trimethoprim, andere Immunsuppressiva.
Vorsicht: Ketoconazol, Impfungen.
WH: Keine Untersuchungen bei Katzen unter 6 Monaten bzw. unter 2,3 kg KG. Vor Behandlungsbeginn andere Ursachen einer Dermatitis (Infektionen) ausschließen. Pruritus zusätzlich behandeln.
PG: 25 ML VT [€ 42,80], 50 ML VT [€ 64,95], 100 ML VT [€ 110,95]

🐾 Sporyl - Salbe für Rinder 805AB

(Z.Nr. 8-16670) RP. P. QD08AX
ZI: Richter Pharma, Feldgasse, Wels
Z: 100 g enthalten: Nelkenöl (entspr. Eugenol 2 g) (entspr. Cetrimid 1,2 g), Vaselin, gelbes, Cetylstearylalkohol.
EW: Fungizid.
AG: Trichophytie des Rindes.
AA: Auf der Haut.
DO: Befallene Hautstellen nach Reinigung gut einreiben, bis zur Heilung täglich auftragen.
SST: Nutzen/Risiko-Abwägung.
WH: Nicht bei ausgedehnten oder länger bestehenden Hautpilzerkrankungen anwenden. Nicht in die Augen bringen, nach Anwendung Hände waschen.
PG: 210 G VN [€ 20,50]

🐾 Spotinor 10 mg/ml Spot-On - Lösung für Rinder und Schafe 804B, 804C, 804D

(Z.Nr. 8-35689) RP. P. QP53AC11
ZI: Norbrook Laboratories (Ireland), Monaghan, Irland
Z: 1 ml enthält: Deltamethrin 10 mg, Triglyceride, mittelkettige.
Kurzinformation: siehe Insecinor 10 mg/ml - Spot-On-Lösung für Rinder und Schafe, → S. 714
PG: 250 ML VN [€ 32,60]

▼ Spravato 28 mg - Nasenspray, Lösung 49A07

(Z.Nr. EU/1/19/1410/*) NR. P. N06AX27
ZI: Janssen-Cilag International, Beerse, Belgien
Z: 1 Nasenspray-Applikator (= 2 Hübe) enthält: Esketamin 28 mg (entspr. Esketamin hydrochlorid), Citronensäure monohydrat, Natrium edetat, Natriumhydroxid zur pH-Wert-Einstellung, Wasser für Injektionszwecke.
EW: Psychoanaleptikum; NMDA-Rezeptor-Antagonist.
AG: Therapieresistente Major Depression (nur in Kombination mit SSRI oder SNRI).
AA: Ausschließlich nasal; zur Anwendung durch den Patienten unter Aufsicht von medizinischem Fachpersonal. Einmalapplikator enthält insgesamt 28 mg Esketamin, aufgeteilt auf 2 Sprühstöße (1 Sprühstoß pro Nasenloch). Mindestens 2 Std. vorher nichts essen und 30 min. nichts trinken.
DO: Erwachsene < 65 Jahren: Induktionsphase: Initial 56 mg, dann 2mal wöchentlich 56 oder 84 mg über 4 Wochen; Woche 5 - 8: Einmal wöchentlich 56 oder 84 mg; ab Woche 9: 56 oder 84 mg alle 1 oder 2 Wochen.
-Patienten ab 65 Jahren oder mit japanischer Abstammung: Induktionsphase: Initial 28 mg, dann 2mal wöchentlich 28 oder 56 oder 84 mg über 4 Wochen; Woche 5 - 8: Einmal wöchentlich 28 oder 56 oder 84 mg; ab Woche 9: 28 oder 56 oder 84 mg alle 1 oder 2 Wochen.
Behandlungsdauer mindestens 6 Monate.
Keine Daten bei Kindern und Jugendlichen.
GA: Anstieg des Blutdrucks oder des intrakraniellen Drucks als schwerwiegendes Risiko (Gefäßaneurysma, intrazerebrale Blutung in der Anamnese, frischer Herzinfarkt).
SST: In der Schwangerschaft nicht empfohlen. Stillen unterbrechen.
NW: Psyche (Dissoziation, Halluzinationen), Sedierung, Schwindel, Magen/Darm, Kopfschmerzen, Blutdruckanstieg, suizidale Symptome, Harnwege (Pollakisurie, Dysurie).
WW: Vorsicht: ZNS- Dämpfer verstärkt; Psychostimulanzien, Vasopressoren (Blutdruck kontrollieren). Andere Nasensprays (1 Std. Abstand).
GE: Missbrauch und Abhängigkeit möglich.
WH: Vorsicht bei erhöhtem Blutdruck. Blutdruck 40 min nach Anwendung sowie nach klinischem Ermessen überwachen. Vorsicht bei signifikanten oder instabilen kardiovaskulären Erkrankungen oder Atemwegserkrankungen, Psychosen, Manie oder bipolarer Störung, Hyperthyreose, Erkrankungen mit erhöhtem intrakraniellen Druck. Bei schweren Leberschäden nicht empfohlen. Strenger Verkehrshinweis bis zum folgenden Tag.
PG: 2 ST * (EKO: N) [€ 683,85], 3 ST * (EKO: N) [€ 1.004,05], 6 ST * (EKO: N) [€ 1.964,65]

Sprintafen 25 mg - Befilmtes Granulat im Beutel 13B02
(Z.Nr. 1-39014) RPF. P. nicht im Handel. M01AE03

Sprintafen 25 mg - Filmtabletten 13B02
(Z.Nr. 1-39015) RPF. P. nicht im Handel. M01AE03

Sprycel 10 mg/ml - Pulver zur Herstellung einer Suspension zum Einnehmen 55G
(Z.Nr. EU/1/06/363/*) NR. P. nicht im Handel. L01EA02

Sprycel 20 mg - Filmtabletten 55G

(Z.Nr. EU/1/06/363/*) NR. P. L01EA02
ZI: Bristol-Myers Squibb Pharma, Dublin, Irland
Z: 1 Filmtablette enthält: Dasatinib 20 mg (entspr. Dasatinib monohydrat), Tablettenkern: Lactose monohydrat 27 mg, Cellulose, mikrokristalline, Croscarmellose natrium, Hyprolose, Magnesium stearat; Filmüberzug: Hypromellose, Titandioxid, Macrogol 400.
EW: Proteinkinase-Inhibitor.
AG: Chronische myeloische Leukämie (CML), Ph+ akute lymphatische Leukämie (ALL), lymphatische Blastenkrise der chronischen myeloischen Leukämie bei Intoleranz gegen vorherige Therapie.
Kinder und Jugendliche mit neu diagnostizierter Philadelphia-Chromosom-positiver (Ph+) chronischer myeloischer Leukämie (CML) in der chronischen Phase (Ph+ CML-CP) oder Ph+ CML-CP mit Resistenz oder Intoleranz gegenüber einer vorherigen Therapie einschließlich Imatinib.

Kinder und Jugendliche mit neu diagnostizierter Ph+ ALL in Kombination mit Chemotherapie.
AA: Morgens oder abends unzerkaut einnehmen. Tabletten nicht dispergieren. Nicht mit Grapefruit(saft) einnehmen.
DO: Initial in der chronischen Phase 1mal tgl. 100 mg, in der akzelerierten Phase 1mal tgl. 140 mg. Bei Nichtansprechen Dosissteigerung auf 140 mg (chronische Phase) bzw. 180 mg (fortgeschrittene Stadien der CML oder Ph+ ALL).
Kinder (ab 1 Jahr) und Jugendliche: Initiale TD 40 mg (10- <20 kg KG), 60 mg (20- <30 kg KG), 70 mg (30- <45 kg KG). 100 mg (ab 45 kg KG). Bei Nichtansprechen Dosissteigerung auf 50-120 mg. Dosisanpassung bei Myelosuppression siehe Austria Codex - Fachinformation.
SST: Zwingende Indikationsstellung, nicht stillen. Kontrazeption für Frauen im gebärfähigen Alter und für sexuell aktive Männer erforderlich.
NW: Myelosuppression, Flüssigkeitsretention, Pleuraerguss, Infektionen (Pneumonie), Reaktivierung einer Hepatitis B, Sepsis, Blutungen, Infektionen, Anorexie, ZNS (Kopfschmerz), Dyspnoe, pulmonale arterielle Hypertonie, thrombotische Mikroangiopathie, Magen/Darm (Diarrhoe), (akute) Pankreatitis, Haut, Schmerzen, Fieber, Augen, Herz/Gefäße (QT-Verlängerung), Leber, Muskulatur, Niere, Labor, Störungen des Knochenwachstums bei Kindern.
WW: CYP3A4-Hemmer (z.B. Azole) erhöhen Dasatinib-Exposition; CYP3A4-Induktoren (Rifampicin, Johanniskraut) verringern Dasatinib-Spiegel. Antazida (2 Std. Abstand). Grapefruitsaft vermeiden.
WH: Auf Myelosuppression, Blutungen, Flüssigkeitsretention, pulmonale arterielle Hypertonie, QT-Verlängerung, kardiale Nebenwirkungen achten. Blutbild regelmäßig kontrollieren. Verkehrshinweis.
PG: 60 ST * (EKO: N) [€ 3.214,95]

Sprycel 20 mg - Filmtabletten 55G
(Z.Nr. EU/1/06/363/*) NR. P. Parallelimport. L01EA02
V: Abacus Medicine, Copenhagen, Dänemark
Z: 1 Filmtablette enthält: Dasatinib 20 mg (entspr. Dasatinib monohydrat), Tablettenkern: Lactose monohydrat 27 mg, Cellulose, mikrokristalline, Croscarmellose natrium, Hyprolose, Magnesium stearat; Filmüberzug: Hypromellose, Titandioxid, Macrogol 400.
PG: 60 ST * (EKO: N) [€ 3.151,50]

Sprycel 20 mg - Filmtabletten 55G
(Z.Nr. EU/1/06/363/*) NR. P. Parallelimport. L01EA02
nicht im Handel.

Sprycel 20 mg - Filmtabletten 55G
(Z.Nr. EU/1/06/363/*) NR. P. Parallelimport. L01EA02
nicht im Handel.

Sprycel 50 mg - Filmtabletten 55G
(Z.Nr. EU/1/06/363/*) NR. P. L01EA02
ZI: Bristol-Myers Squibb Pharma, Dublin, Irland
Z: 1 Filmtablette enthält: Dasatinib 50 mg (entspr. Dasatinib monohydrat), Tablettenkern: Lactose monohydrat 67,5 mg, Cellulose, mikrokristalline, Croscarmellose natrium, Hyprolose, Magnesium stearat; Filmüberzug: Hypromellose, Titandioxid, Macrogol 400.
Kurzinformation: siehe Sprycel 20 mg - Filmtabletten, → S. 1346
PG: 60 ST * (EKO: N) [€ 6.386,50]

Sprycel 50 mg - Filmtabletten 55G
(Z.Nr. EU/1/06/363/*) NR. P. Parallelimport. L01EA02
V: Abacus Medicine, Copenhagen, Dänemark
Z: 1 Filmtablette enthält: Dasatinib 50 mg (entspr. Dasatinib monohydrat), Tablettenkern: Lactose monohydrat 67,5 mg, Cellulose, mikrokristalline, Croscarmellose natrium, Hyprolose, Magnesium stearat; Filmüberzug: Hypromellose, Titandioxid, Macrogol 400.
PG: 60 ST * (EKO: N) [€ 6.259,50]

Sprycel 50 mg - Filmtabletten 55G
(Z.Nr. EU/1/06/363/*) NR. P. Parallelimport. L01EA02
nicht im Handel.

Sprycel 50 mg - Filmtabletten 55G
(Z.Nr. EU/1/06/363/*) NR. P. Parallelimport. L01EA02
V: Haemato Pharm, Schönefeld, Deutschland
Z: 1 Filmtablette enthält: Dasatinib 50 mg (entspr. Dasatinib monohydrat), Tablettenkern: Lactose monohydrat 67,5 mg, Cellulose, mikrokristalline, Croscarmellose natrium, Hyprolose, Magnesium stearat; Filmüberzug: Hypromellose, Titandioxid, Macrogol 400.
PG: 60 ST * (EKO: N) [€ 6.259,50]

Sprycel 50 mg - Filmtabletten 55G
(Z.Nr. EU/1/06/363/*) NR. P. Parallelimport. L01EA02
V: Orifarm, Leverkusen, Deutschland
Z: 1 Filmtablette enthält: Dasatinib 50 mg (entspr. Dasatinib monohydrat), Tablettenkern: Lactose monohydrat 67,5 mg, Cellulose, mikrokristalline, Croscarmellose natrium, Hyprolose, Magnesium stearat; Filmüberzug: Hypromellose, Titandioxid, Macrogol 400.
PG: 60 ST * (EKO: N) [€ 6.259,50]

Sprycel 70 mg - Filmtabletten 55G
(Z.Nr. EU/1/06/363/*) NR. P. nicht im Handel. L01EA02

Sprycel 70 mg - Filmtabletten 55G
(Z.Nr. EU/1/06/363/*) NR. P. Parallelimport. L01EA02
nicht im Handel.

Sprycel 80 mg - Filmtabletten 55G
(Z.Nr. EU/1/06/363/*) NR. P. L01EA02
ZI: Bristol-Myers Squibb Pharma, Dublin, Irland
Z: 1 Filmtablette enthält: Dasatinib 80 mg (entspr. Dasatinib monohydrat), Tablettenkern: Lactose monohydrat 108 mg, Cellulose, mikrokristalline, Croscarmellose natrium, Hyprolose, Magnesium stearat; Filmüberzug: Hypromellose, Titandioxid, Macrogol 400.
Kurzinformation: siehe Sprycel 20 mg - Filmtabletten, → S. 1346
PG: 30 ST * (EKO: N) [€ 6.386,50]

Sprycel 80 mg - Filmtabletten 55G
(Z.Nr. EU/1/06/363/*) NR. P. Parallelimport. L01EA02
nicht im Handel.

Sprycel 100 mg - Filmtabletten 55G
(Z.Nr. EU/1/06/363/*) NR. P. L01EA02
ZI: Bristol-Myers Squibb Pharma, Dublin, Irland
Z: 1 Filmtablette enthält: Dasatinib 100 mg (entspr. Dasatinib monohydrat), Tablettenkern: Lactose monohydrat 135 mg, Cellulose, mikrokristalline, Croscarmellose natrium, Hyprolose, Magnesium stearat; Filmüberzug: Hypromellose, Titandioxid, Macrogol 400.
Kurzinformation: siehe Sprycel 20 mg - Filmtabletten, → S. 1346
PG: 30 ST * (EKO: N) [€ 6.386,50]

Sprycel 100 mg - Filmtabletten 55G
(Z.Nr. EU/1/06/363/*) NR. P. Parallelimport. L01EA02
V: Abacus Medicine, Copenhagen, Dänemark
Z: 1 Filmtablette enthält: Dasatinib 100 mg (entspr. Dasatinib monohydrat), Tablettenkern: Lactose monohydrat 135 mg, Cellulose, mikrokristalline, Croscarmellose natrium, Hyprolose, Magnesium stearat; Filmüberzug: Hypromellose, Titandioxid, Macrogol 400.
PG: 30 ST * (EKO: N) [€ 6.259,50]

Sprycel 100 mg - Filmtabletten 55G
(Z.Nr. EU/1/06/363/*) NR. P. Parallelimport. L01EA02
nicht im Handel.

Sprycel 100 mg - Filmtabletten 55G
(Z.Nr. EU/1/06/363/*) NR. P. Parallelimport. L01EA02
V: Haemato Pharm, Schönefeld, Deutschland
Z: 1 Filmtablette enthält: Dasatinib 100 mg (entspr. Dasatinib monohydrat), Tablettenkern: Lactose monohydrat 135 mg, Cellulose, mikrokristalline, Croscarmellose natrium, Hyprolose, Magnesium stearat; Filmüberzug: Hypromellose, Titandioxid, Macrogol 400.
PG: 30 ST * (EKO: N) [€ 6.259,50]

Sprycel 100 mg - Filmtabletten 55G
(Z.Nr. EU/1/06/363/*) NR. P. Parallelimport. L01EA02
V: Orifarm, Leverkusen, Deutschland
Z: 1 Filmtablette enthält: Dasatinib 100 mg (entspr. Dasatinib monohydrat), Tablettenkern: Lactose monohydrat 135 mg, Cellulose, mikrokristalline, Croscarmellose natrium, Hyprolose, Magnesium stearat; Filmüberzug: Hypromellose, Titandioxid, Macrogol 400.
PG: 30 ST * (EKO: N) [€ 6.259,50]

Sprycel 140 mg - Filmtabletten 55G
(Z.Nr. EU/1/06/363/*) NR. P. L01EA02
ZI: Bristol-Myers Squibb Pharma, Dublin, Irland
Z: 1 Filmtablette enthält: Dasatinib 140 mg (entspr. Dasatinib monohydrat), Tablettenkern: Lactose monohydrat 189 mg, Cellulose, mikrokristalline, Croscarmellose natrium, Hyprolose, Magnesium stearat; Filmüberzug: Hypromellose, Titandioxid, Macrogol 400.

S

Kurzinformation: siehe Sprycel 20 mg - Filmtabletten, →S. 1346
PG: 30 ST * (EKO: N) [€ 6.386,50]

Sprycel 140 mg - Filmtabletten 55G
(Z.Nr. EU/1/06/363/*) NR. P. Parallelimport. L01EA02
nicht im Handel.

Sprycel 140 mg - Filmtabletten 55G
(Z.Nr. EU/1/06/363/*) NR. P. Parallelimport. L01EA02
V: Orifarm, Leverkusen, Deutschland
Z: 1 Filmtablette enthält: Dasatinib 140 mg (entspr. Dasatinib monohydrat), Tablettenkern: Lactose monohydrat 189 mg, Cellulose, mikrokristalline, Croscarmellose natrium, Hyprolose, Magnesium stearat; Filmüberzug: Hypromellose, Titandioxid, Macrogol 400.
PG: 30 ST * (EKO: N) [€ 6.259,50]

🐾 Sputolysin 5 mg/g - Pulver zum Eingeben für Pferde 807A
(Z.Nr. 8-00193) RP. P. VNW. QR05CB90
ZI: Boehringer Ingelheim-Vetmedica, Ingelheim, Deutschland
Z: 1 g enthält: Dembrexin hydrochlorid 1-Wasser 5 mg, (entspr. Dembrexin 4,372 mg), Lactose monohydrat.
EW: Sekretolytisch.
AG: Atemwegserkrankungen mit zähem Schleim bei Pferden.
AA: Zum Eingeben mit dem Futter.
DO: TD 0,6 mg/kg KG in 2 ED über max. 15 Tage; Therapieumstellung bei fehlender Besserung nach mindestens 5 Tagen.
GA: Lungenödeme, Leber-, Nierenschäden.
SST: Nutzen/Risiko-Abwägung.
WW: Husten dämpfende Mittel (Sekretstau).
VNW: Essbares Gewebe 3 Tage. Nicht für Stuten, deren Milch für menschlichen Verzehr vorgesehen ist.
PG: 420 G VNW [€ 37,35]

Squamasol - crinale Lösung 22O04
(Z.Nr. 1-19043) RPF. P. D11AX
ZI: Ichthyol-Ges. Cordes, Hamburg, Deutschland
Z: 100 g Lösung enthalten: Salicylsäure 10 g, Macrogolglycerolcocoat, Macrogolglycerolricinoleat 12 g, Macrogol-5-oleyl-ether, Natriumdodecylsulfat, Rizinusöl, Glycerolmonostearat, Propylenglycol 0,275 g, Butylhydroxytoluol 0,1 g, Palmitoylascorbinsäure, Citronensäure, Parfümöl Rosmary.
EW: Keratolytisch.
AG: Zur Lösung von Borken und Schuppen bei Kopfhauterkrankungen wie Psoriasis capitis, Dermatitis seborrhoides capitis, Pityriasis sicca.
AA: Auf die Kopfhaut auftragen und leicht einmassieren (1 Flasche für 10 Behandlungen der gesamten Kopfhaut). Einwirkdauer 10-30 Minuten, dann mit warmem Wasser ausspülen.
DO: Personen ab 12 Jahren: 2-3mal wöchentlich dünn auf die Kopfhaut auftragen und leicht einmassieren. Bei sehr starken Borken und Schuppen initial täglich anwenden. Therapie über 3-4 Wochen kurmäßig, dann 1mal alle 1-2 Wochen. MTD 20 ml Lösung nicht länger als 1 Woche anwenden.
Nicht für Kinder.
GA: Kinder unter 12 Jahren, Nierenschäden, geschädigte Haut.
SST: Gegenanzeige.
NW: Überempfindlichkeit, lokale Reizung, bei Langzeitgabe Hautveränderungen.
WW: Nicht mit anderen auf der Kopfhaut verabreichten Arzneimitteln kombinieren. Salizylsäure ist mit vielen Stoffen inkompatibel.
WH: Augenkontakt (auch beim Ausspülen) vermeiden; Dauerwelle oder Färbung nicht am selben Tag durchführen.
PG: 50 ML (2) (EKO: G) [€ 8,50]

Squamasol - Gel 22O04
(Z.Nr. 1-19042) RPF. P. D11AX
ZI: Ichthyol-Ges. Cordes, Hamburg, Deutschland
Z: 100 g enthalten: Salicylsäure 10 g, Macrogolglycerolcocoat, Macrogolglycerolricinoleat 5 g, Macrogol-5-oleyl-ether, Natriumdodecylsulfat, Wachs, gelbes, Rizinusöl, Glycerolmonostearat 40-55%, Propylenglycol 0,275 g, Palmitoylascorbinsäure, Butylhydroxytoluol 0,1 g, Citronensäure, Parfümöl Rosmary.
EW: Keratolytisch.
AG: Zur Lösung von Borken und Schuppen bei Kopfhauterkrankungen wie Psoriasis capitis, Dermatitis seborrhoides capitis, Pityriasis sicca.
AA: Auf die Kopfhaut auftragen und leicht einmassieren (10 g Gel für gesamte Kopfhaut). Einwirkdauer 10-30 Minuten, dann mit warmem Wasser ausspülen.
DO: Personen ab 12 Jahren: 2-3mal wöchentlich dünn auf die Kopfhaut auftragen und leicht einmassieren. Bei sehr starken Borken und Schuppen initial täglich anwenden. Therapie über 3-4 Wochen kurmäßig, dann 1mal alle 1-2 Wochen. MTD 20 g Lösung nicht länger als 1 Woche anwenden.
Nicht für Kinder.
GA: Kinder unter 12 Jahren, Nierenschäden, geschädigte Haut.
SST: Gegenanzeige.
NW: Überempfindlichkeit, lokale Reizung, bei Langzeitgabe Hautveränderungen.
WW: Nicht mit anderen auf der Kopfhaut verabreichten Arzneimitteln kombinieren. Salizylsäure ist mit vielen Stoffen inkompatibel.
WH: Augenkontakt (auch beim Ausspülen) vermeiden; Dauerwelle oder Färbung nicht am selben Tag durchführen.
PG: 100 G (EKO: G) [€ 13,80]

Srivasso 18 Mikrogramm - Hartkapseln mit Pulver zur Inhalation 50A01
(Z.Nr. 1-36389) RP. P. nicht im Handel. R03BB04

Stablon - Dragees 49A01
(Z.Nr. 1-23053) NR. P. N06AX14
ZI: Servier Austria, Wien
Z: 1 Dragee enthält: Tianeptin natrium 12,5 mg, Maisstärke, Mannitol, Magnesium stearat, Talkum, Natriumhydrogencarbonat, Carmellose natrium, Bienenwachs, weisses, Titandioxid, Ethylcellulose, Glycerinmonooleat, Polysorbat 80, Povidon, Saccharose 23,946 mg, Siliciumdioxid, kolloidal, wasserfrei.
EW: Antidepressivum.
AG: Depressive Episoden.
AA: Vor oder während den Mahlzeiten einnehmen.
DO: 3mal tgl. 1 Dragee; bei schwächlichen älteren Patienten, schweren Nieren- oder Leberschäden 2mal tgl. 1 Dragee. Nicht für Personen unter 18 Jahren.
SST: Nicht empfohlen.
NW: ZNS, Psyche (Albträume, Verwirrung, Abhängigkeit), Herz, Atemnot, Asthenie, Magen/Darm, Pruritus, Vegetativum, suizidales Verhalten, Hyponatriämie.
WW: Gegenanzeige: Irreversible MAO- Hemmer (Iproniazid). Vorsicht: MAO-Hemmer (2 Wochen Abstand vor Tianeptin-Gabe). 24 Std. Auswaschphase bei Umstellung von Tianeptin auf einen MAO-Hemmer. Cave Alkohol.
GE: Dosiserhöhung sowie Entzugserscheinungen nach Abbruch der Therapie möglich.
WH: Zu Behandlungsbeginn sorgfältig überwachen (Suizidgefahr). Arzneimittel 24 oder 48 Std. vor Anästhesie absetzen. Nicht abrupt absetzen. Verkehrshinweis.
PG: 30 ST N P (EKO: G) [€ 12,15], 90 ST N P (EKO: G) [€ 32,25]

Stalevo 50 mg/12,5 mg/200 mg - Filmtabletten 12B02
(Z.Nr. EU/1/03/260/*) NR. P. nicht im Handel. N04BA03

Stalevo 50 mg/12,5 mg/200 mg - Filmtabletten 12B02
(Z.Nr. EU/1/03/260/*) NR. P. Parallelimport. N04BA03
nicht im Handel.

Stalevo 50/12,5/200 mg - Filmtabletten 12B02
(Z.Nr. EU/1/03/260/*) NR. P. Parallelimport. N04BA03
nicht im Handel.

Stalevo 50/12,5/200 mg - Filmtabletten 12B02
(Z.Nr. EU/1/03/260/*) NR. P. Parallelimport. N04BA03
nicht im Handel.

Stalevo 75 mg/18,75 mg/200 mg - Filmtabletten 12B02
(Z.Nr. EU/1/03/260/*) NR. P. nicht im Handel. N04BA03

Stalevo 100 mg/25 mg/200 mg - Filmtabletten 12B02
(Z.Nr. EU/1/03/260/*) NR. P. nicht im Handel. N04BA03

Stalevo 100 mg/25 mg/200 mg - Filmtabletten 12B02
(Z.Nr. EU/1/03/260/*) NR. P. Parallelimport. N04BA03
nicht im Handel.

Stalevo 100/25/200 mg - Filmtabletten 12B02
(Z.Nr. EU/1/03/260/*) NR. P. Parallelimport. N04BA03
nicht im Handel.

Stalevo 100/25/200 mg - Filmtabletten 12B02
(Z.Nr. EU/1/03/260/*) NR. P. Parallelimport. N04BA03
nicht im Handel.

Stalevo 100/25/200 mg - Filmtabletten 12B02
(Z.Nr. EU/1/03/260/*) NR. P. Parallelimport. N04BA03
nicht im Handel.

Stalevo 125 mg/31,25 mg/200 mg Filmtabletten 12B02
(Z.Nr. EU/1/03/260/*) NR. P. nicht im Handel. N04BA03

Stalevo 150 mg/37,5 mg/200 mg Filmtabletten 12B02
(Z.Nr. EU/1/03/260/*) NR. P. nicht im Handel. N04BA03

Stalevo 150/37,5/200 mg - Filmtabletten 12B02
(Z.Nr. EU/1/03/260/*) NR. P. Parallelimport. nicht im Handel. N04BA03

Stalevo 150/37,5/200 mg - Filmtabletten 12B02
(Z.Nr. EU/1/03/260/*) NR. P. Parallelimport. nicht im Handel. N04BA03

Stalevo 175 mg/43,75 mg/200 mg - Filmtabletten 12B02
(Z.Nr. EU/1/03/260/*) NR. P. nicht im Handel. N04BA03

Stalevo 200 mg/50 mg/200 mg - Filmtabletten 12B02
(Z.Nr. EU/1/03/260/*) NR. P. nicht im Handel. N04BA03

Stalimox 81 mg/g - Arzneimittel-Vormischung zur Herstellung von Fütterungsarzneimitteln für Schweine 812AZ
(Z.Nr. 8-70055) NR. P. VNW. QJ01XQ01
ZI: Virbac, Carros, Frankreich
Z: 1 g enthält: Tiamulin 81 mg (entspr. Tiamulin hydrogenfumarat 100 mg), Maisstärke, Povidon K90, Lactose monohydrat.
EW: Antibiotikum.
AG: Schweinedysenterie und proliferative Enteropathie (Gruppenbehandlung); Mykoplasmenpneumonie.
AA: Zum Eingeben.
DO: Schweinedysenterie, proliferative Enteropathie: 8-10 mg Tiamulinhydrogenfumarat/kg KG tgl. über 7-10 Tage.
Mykoplasmenpneumonie: 8-10 mg Tiamulinhydrogenfumarat/kg KG tgl. über 10 Tage.
SST: Nutzen/Risiko-Abwägung.
NW: Hautrötung, leichtes Ödem.
WW: Ionophore (Monensin, Narasin, Salinomycin, Semduramycin): 7 Tage Abstand.
WH: Bei unzureichender Futteraufnahme Tiere parenteral behandeln. Kontakt mit dem Tierarzneimittel meiden.
VNW: Essbare Gewebe 3 Tage.
PG: 5 KG VNW [€ 284,05]

Stalimox 364,2 mg/g - Granulat zur Herstellung einer Lösung zum Eingeben für Schweine 812AZ
(Z.Nr. 8-00676) NR. P. VNW. QJ01XQ01
ZI: Virbac, Carros, Frankreich
Z: 1 g Granulat enthält: Tiamulin 364,2 mg (entspr. Tiamulin hydrogenfumarat 450 mg), Maisstärke, Lactose monohydrat.
EW: Antibiotikum.
AG: Schweinedysenterie (Behandlung).
AA: Zum Eingeben über das Trinkwasser.
DO: 9 mg Tiamulinhydrogenfumarat/kg KG tgl. über 5 Tage.
SST: Nutzen/Risiko-Abwägung.
NW: Hautrötung, leichtes Ödem.
WW: Ionophore (Monensin, Narasin, Salinomycin, Semduramycin): 7 Tage Abstand.
WH: Bei unzureichender Futteraufnahme Tiere parenteral behandeln. Kontakt mit dem Tierarzneimittel meiden.
VNW: Essbare Gewebe 2 Tage.
PG: 1 KG VNW [€ 226,60]

Stamaril - Pulver und Lösungsmittel zur Herstellung einer Injektionssuspension 36B03
(Z.Nr. 2-00298) NR. P. E. J07BL01
ZI: Sanofi Pasteur Europe, Lyon, Frankreich
Z: Nach Rekonstitution enthält 1 Dosis zu 0,5 ml: Gelbfieber-Virus, Stamm 17D-204, lebend, attenuiert mind. 1000 IU, Wirtssystem: Hühnerembryonen, Lactose, Sorbitol, L-Histidin hydrochlorid, L-Alanin, Natriumchlorid, Kaliumchlorid, Dinatriumhydrogenphosphat dihydrat, Kaliumdihydrogenphosphat, Calciumchlorid, Magnesium sulfat; Lösungsmittel: Natriumchlorid, Wasser für Injektionszwecke.
EW: Attenuierter Lebend-Impfstoff.
AG: Aktive Immunisierung gegen Gelbfieber für Personen ab dem vollendeten 9. Lebensmonat.
Strenge Indikationsstellung unter Berücksichtigung der Reiseroute bzw. des Zielgebiets. Impfungen nur an den von der WHO anerkannten Impfzentren durchführen und internationales Zertifikat ausstellen (gilt 10 Tage nach der Erstimpfung und unmittelbar nach einer Wiederimpfung).
AA: S.c., ev. i.m., nicht intravasal!
DO: Personen ab 9 Monaten: Einmalig 1 Impfdosis zu 0,5 ml. Impfschutz hält mindestens 10 Jahre an. Neuerliche Impfung bei Bedarf (wenn Immunantwort ungenügend ist).
Impfschutz frühestens 10 Tage nach Impfung.
Bei Kindern zwischen 6 und 9 Monaten Impfung nur unter besonderen Umständen durchführen.
GA: Überempfindlichkeit gegen Hühnereiweiß, Immunsuppression, HIV-Infektionen, Dysfunktion des Thymus (Myasthenie), Kinder unter 6 Monaten, fieberhafte, akute Erkrankungen.
SST: Strenge Indikationsstellung in der Schwangerschaft, strenge Nutzen/Risiko-Abwägung in der Stillzeit (Übertragung des Impfstoffstamms von der stillenden Mutter auf das Kind möglich).
NW: Lokale Reaktionen, psychogen (Ohnmacht), Fieber, Kopfschmerz, Asthenie, Appetitlosigkeit, Reizbarkeit, Magen/Darm (Erbrechen), Myalgien, Haut, Überempfindlichkeit, sehr selten Gelbfieber-Impfstoff-assoziierte neurotope (YEL-AND) oder viszerotrope Erkrankung (YEL-AVD).
WW: Gegenanzeige: Immunsuppressiva. Nicht mit anderen Impfstoffen mischen.
Falsch positive Labor- oder diagnostische Tests (Dengue-Fieber, Japan-Enzephalitis).
WH: Vorsicht bei älteren Reisenden (über 60 Jahre), da häufiger schwere Nebenwirkungen. Vorsicht bei Kindern zwischen 6 und 9 Monaten. Auf neurotrope (YEL-AND) und viszerotrope Erkrankungen (YEL-AVD) achten.
PG: 1 ST * (EKO: N) [€ 67,25]

Stamicis 1 mg - Kit für ein radioaktives Arzneimittel 24F02
(Z.Nr. 4-00041) NR. N. nicht im Handel. V09GA01

Standacillin 250 mg - Kapseln 34A04
(Z.Nr. 0-17059) NR. P. nicht im Handel. J01CA01

Standacillin 500 mg - Kapseln 34A04
(Z.Nr. 0-17060) NR. P. nicht im Handel. J01CA01

Standacillin 500 mg - Trockenstechampulle mit Lösungsmittel 34A04
(Z.Nr. 0-17199) NR. P. nicht im Handel. J01CA01

Standacillin 1 g - Trockenstechampulle mit Lösungsmittel 34A04
(Z.Nr. 0-17200) NR. P. J01CA01
ZI: Sandoz, Kundl
Z: 1 Packung enthält: Ampicillin 1 g (entspr. Ampicillin natrium) (entspr. Natrium 2862 mmol); Lösungsmittelampulle Wasser für Injektionszwecke 5 ml.
EW: Bakterizides Breitband-Penicillin.
AG: Einleitung der Therapie von Infektionen durch empfindliche Stämme: Atem- wege, Haut und Weichteile, Urogenitale, Magen/Darm, Listeriose, Leptospi- rose, Endokarditis, Listerien-Meningitis, Bakteriämie, perioperative In- fektionsprophylaxe, Endokarditisprophylaxe.
AA: I.v., i.m. oder als Infusion (mit NaCl-Lösung). Nicht mit anderen Medika- menten mischen.
DO: TD 2-6 g in 2-4 ED.
Kinder ab 1 Monat: 25-50 mg/kg KG alle 6 h.
1. Lebensmonat: 30-60 mg/kg KG alle 6-12 h Listerienmeningitis und andere schwere Infektionen: TD 8-16 g als i.v. Kurzinfusion.
Kinder ab 1 Monat: 50 mg/kg KG alle 4-6 h.
1. Lebensmonat: ED 100 mg/kg KG.
Behandlungsdauer mindestens 4-10 Tage bzw. 48 Stunden über die klinische Heilung, bei Pneumonie 10-14 Tage, bei Typhus 14 Tage, bei Endokarditis 4-6 Wochen. Dosisreduktion bei schweren Nierenschäden.
GA: Kreuzallergie mit Penicillinen und Cephalosporinen, anamnestische Leber- schäden durch Ampicillin.
SST: Nutzen/Risiko-Abwägung.
NW: Magen/Darm, sehr häufig Hautreaktionen (selten auch schwer), "Ampicillin- Exanthem", Blutbild, Stomatitis, Nephritis, Anaphylaxie, Herxheimer- Reaktion.
WW: Nicht mit bakteriostatischen Antibiotika kombinieren. Probenecid hemmt renale Elimination. Allopurinol (Exantheme), Kontrazeptiva (Wirkungsver- minderung), Antacida (Resorptionshemmung), Cumarine, Methotrexat, Digoxin. Oraler Typhusimpfstoff abgeschwächt.
WH: Bei Mononukleose, Zytomegalie oder lymphatischer Leukämie nicht anwenden.
Vorsicht bei Allergie, Asthma, Mykosen. Patienten auf Möglichkeit allergischer Reaktionen hinweisen. Bei Allergie Therapie abbrechen.
Kontrollen: Leber, Niere, Blutbild. Auf resistente Keime achten. Verkehrshinweis. Bei schweren Durchfällen an pseudomembranöse Colitis denken.
PG: 1 ST * (EKO: N) [€ 4,85]

S

Standacillin 2 g - Trockenstechampulle mit Lösungsmittel 34A04
(Z.Nr. 0-17201) NR. P. J01CA01
ZI: Sandoz, Kundl
Z: 1 Packung enthält: Ampicillin 2 g (entspr. Ampicillin natrium) (entspr. Natrium 5723 mmol); Lösungsmittelampulle Wasser für Injektionszwecke 10 ml.
Kurzinformation: siehe Standacillin 1 g - Trockenstechampulle mit Lösungsmittel, → S. 1349
PG: 1 ST * (EKO: N) [€ 7,60]

Stannum metallicum D1 (0,4%) Salbe Weleda 40W, 49W
(Z.Nr. 3-36232) RP. P. V03AX
ZI: Weleda, Wien
Z: 10 g Salbe enthalten: Stannum metallicum (Homöopathie) D1 0,4 g, Paraffin, dickflüssiges, Protegin WX (entspr. Vaselin, gelbes) (entspr. Ceresin) (entspr. Rizinusöl, hydriertes) (entspr. Glycerolmonoisostearat) (entspr. Polyglyceryl-3 oleat), Vaselin, gelbes, Wasser, gereinigtes, Lactose monohydrat.
EW: Homöopathikum (anthroposophisch).
AG: Entzündliche oder degenerative Erkrankungen, Ergüsse in Körperhöhlen oder Gelenken, verhärtende Lebererkrankungen, Zusatz bei depressiven Verstimmungen.
AA: Auf der Haut.
DO: Personen ab 4 Jahren: 2 - 3 cm Salbenstrang auf die betroffene Stelle auftragen.
Gelenkerguss, Pleuraerguss: 1 - 2mal tgl. auftragen.
Leber, Depression: Nachts als Salbenlappen über der Lebergegend anwenden.
SST: Vorsicht.
PG: 25 G * (EKO: N) [€ 14,90]

▼ *Staquis 20 mg/g - Salbe* 22P05
(Z.Nr. EU/1/19/1421/*) RP. P. nicht im Handel. D11AH06

Starlix 60 mg - Filmtabletten 06B05
(Z.Nr. EU/1/01/174/*) NR. P. nicht im Handel. A10BX03

Starlix 120 mg - Filmtabletten 06B05
(Z.Nr. EU/1/01/174/*) NR. P. nicht im Handel. A10BX03

Starlix 180 mg - Filmtabletten 06B05
(Z.Nr. EU/1/01/174/*) NR. P. nicht im Handel. A10BX03

Star Pen 250 mg/5 ml - Trockensirup 34A02
(Z.Nr. 0-16334) NR. P. L. nicht im Handel. J01CE02

Startonyl 125 mg/ml - Injektions-/Infusionslösung 39D07
(Z.Nr. 0-15808) RP. P. N06BX06
ZI: Chiesi Pharma, Wien
Z: 1 ml Lösung enthält: CDP-Cholin 125 mg (entspr. Cytidin-5'-diphosphorsäure-cholinester), Natriumhydroxid-Lösung, Salzsäurelösung, Wasser für Injektionszwecke.
EW: Koenzym bei der Biosynthese der Phospholipide.
AG: Unterstützend nach Schädel-Hirn-Traumen und bei zerebrovaskulärer Insuffizienz.
AA: I.v. Injektion oder Infusion, ev. i.m. (im Zuge der Nachbehandlung).
DO: TD 1000 - 3000 mg über bis zu 12 Wochen, Keine Studien an Kindern und Jugendlichen.
SST: Strenge Indikationsstellung.
NW: Nervensystem, Magen/Darm.
PG: **2ML** 5 ST * (EKO: N) [€ 72,00], **8ML** 5 ST * (EKO: N) [€ 243,20]

🐾 *Startvac - Emulsion zur Injektion für Rinder* 823B
(Z.Nr. EU/2/08/092/*) NR. P. E. nicht im Handel. QI02AB17

Stayveer 62,5 mg - Filmtabletten 10C
(Z.Nr. EU/1/13/832/*) NR. P. C02KX01
ZI: Janssen-Cilag International, Beerse, Belgien
Z: 1 Filmtablette enthält: Bosentan 62,5 mg (entspr. Bosentan monohydrat), Tablettenkern: Maisstärke, Stärke, vorverkleistert, Carboxymethylstärke, Natrium Typ A, Povidon, Glycerol dibehenat, Magnesium stearat (pflanzlich); Filmüberzug: Hypromellose, Triacetin, Talkum, Titandioxid, Eisen(III)-hydroxid-oxid x H2O, Eisen(III)-oxid, Ethylcellulose.
EW: Endothelin-Rezeptor-Antagonist.
AG: Pulmonale arterielle Hypertonie Klasse III (und II), digitale Ulzera bei Sklerodermie.
AA: Oral.
DO: **Pulmonale Hypertonie:** Initial 2mal tgl. 62,5 mg über 4 Wochen; Erhaltungsdosis 2mal tgl. 125 mg (-250 mg).
Sklerodermie: 2mal tgl. 62,5-125 mg.
Kinder ab 1 Jahr: 2mal tgl. 2 mg/kg KG.
GA: Child-Pugh B oder C (mittlere und schwere Leberschäden), Transaminasen- i anstieg auf mehr als das Dreifache des oberen Normwerts vor Behandlungs- beginn.
SST: Strenge Gegenanzeige (im Tierversuch teratogen), nicht-hormonelle Kontrazeption bis mindestens 3 Monate nach Behandlungsende erforderlich.
Schwangerschaftstest vor Behandlungsbeginn.
NW: Kopfschmerzen, Flush, Palpitationen, Hypotonie, Magen/Darm, Ödeme, Anämie, dosisabhängiger Anstieg der Leberenzyme, Überempfindlichkeit.
WW: Bosentan ist Induktor von CYP2C9 und CYP3A4.
Gegenanzeige: Cyclosporin A.
Nicht empfohlen: Glibenclamid, Fluconazol, Tacrolimus, Sirolimus, Rifampicin, Nevirapin.
Vorsicht: Ritonavir-verstärkende Proteasehemmer, orale Kontrazeptiva, Warfarin, Simvastatin, Sildenafil.
WH: Regelmäßige Leberfunktionsprüfungen (monatlich sowie 2 Wochen nach jeder Dosissteigerung sowie innerhalb von 3 Tagen nach Wiederaufnahme der Therapie) erforderlich, bei Anstieg über das 8fache der oberen Normwerte Arzneimittel absetzen. Hämoglobin kontrollieren. Verkehrs- hinweis. Bei Lungenödem an venookklusive Krankheit denken. Bei schwerer pulmonaler Hypertonie ev. Epoprostenol empfohlen.
Engmaschige Kontrolle bei HIV-Therapie. Nicht dialysierbar.
PG: 56 ST RE1 (EKO: Y) [€ 1.477,40], **FL** 56 ST RE1 (EKO: Y) [€ 1.477,40]

Stayveer 125 mg - Filmtabletten 10C
(Z.Nr. EU/1/13/832/*) NR. P. C02KX01
ZI: Janssen-Cilag International, Beerse, Belgien
Z: 1 Filmtablette enthält: Bosentan 125 mg (entspr. Bosentan monohydrat), Tablettenkern: Maisstärke, Stärke, vorverkleistert, Carboxymethylstärke, Natrium Typ A, Povidon, Glycerol dibehenat, Magnesium stearat (pflanzlich); Filmüberzug: Hypromellose, Triacetin, Talkum, Titandioxid, Eisen(III)-hydroxid-oxid x H2O, Eisen(III)-oxid, Ethylcellulose.
Kurzinformation: siehe Stayveer 62,5 mg - Filmtabletten, → S. 1350
PG: 56 ST RE1 (EKO: Y) [€ 1.527,30], **FL** 56 ST RE1 (EKO: Y) [€ 1.527,30]

▼ **Steglatro 5 mg - Filmtabletten** 06B05
(Z.Nr. EU/1/18/1267/*) NR. P. A10BK04
ZI: Merck Sharp & Dohme, Haarlem, Niederlande
Z: 1 Filmtablette enthält: Ertugliflozin 5 mg (entspr. Ertugliflozin-Pidolsäure), Tablettenkern: Cellulose, mikrokristalline, Lactose 28 mg (entspr. Lactose monohydrat), Carboxymethylstärke, Natrium Typ A, Magnesium stearat; Filmüberzug: Hypromellose 2910/6, Lactose monohydrat, Macrogol 3350, Triacetin, Titandioxid, Eisen(III)-oxid.
EW: Antidiabetikum (SGLT2-Hemmer).
AG: Mono- und Kombinationstherapie des Diabetes mellitus Typ 2.
AA: 1mal tgl. morgens einnehmen; bei Schluckbeschwerden kann Tablette zerteilt oder zermahlen werden.
DO: Initial 1mal tgl. 5 mg; bei Bedarf auf 1mal tgl. 15 mg erhöhen. Keine Daten an Kindern und Jugendlichen.
GA: Nierenschäden (bei CrCl unter 60 ml/min Behandlungsbeginn nicht empfohlen, bei CrCl unter 45 ml/min Behandlung abbrechen).
SST: Nicht anwenden.
NW: Genitale Pilzinfektionen, Hypoglykämie, Hypovolämie, Niere, Durst, Untersuchungen, selten diabetische Ketoazidose, Fournier-Gangrän, Anstieg der Amputationen der unteren Gliedmaßen.
WW: Vorsicht: Diuretika verstärkt. Insulin und Insulin-Sekretagoga (Hypoglykämierisiko).
WH: Bei Typ 1-Diabetes nicht anwenden. Vorsicht bei Hypovolämie, Hypotonie, Herzinsuffizienz, diabetischer Ketoazidose. Bei größeren Operationen oder akuten schweren Erkrankungen Behandlung unterbrechen. Nierenfunktiopn überwachen. Verkehrshinweis (Hypoglykämie).
PG: 14 ST RE2 (EKO: Y) [€ 31,25], 28 ST RE2 (2) (EKO: Y) [€ 60,40]

▼ **Steglatro 15 mg - Filmtabletten** 06B05
(Z.Nr. EU/1/18/1267/*) NR. P. A10BK04
ZI: Merck Sharp & Dohme, Haarlem, Niederlande
Z: 1 Filmtablette enthält: Ertugliflozin 15 mg (entspr. Ertugliflozin-Pidolsäure), Tablettenkern: Cellulose, mikrokristalline, Lactose 85 mg (entspr. Lactose monohydrat), Carboxymethylstärke, Natrium Typ A, Magnesium stearat; Filmüberzug: Hypromellose 2910/6, Lactose monohydrat, Macrogol 3350, Triacetin,

Titandioxid, Eisen(III)-oxid.
Kurzinformation: siehe Steglatro 5 mg - Filmtabletten, → S. 1350
PG: 14 ST RE2 (EKO: Y) [€ 31,25], 28 ST RE2 (2) (EKO: Y) [€ 60,40]

▼ *Steglujan 5 mg/100 mg - Filmtabletten* 06B06
(Z.Nr. EU/1/18/1266/*) NR. P. nicht im Handel. A10BD24

▼ *Steglujan 15 mg/100 mg - Filmtabletten* 06B06
(Z.Nr. EU/1/18/1266/*) NR. P. nicht im Handel. A10BD24

Steiroplex - Injektionslösung 44X
(Z.Nr. 3-00091) RP. P. V03AX
ZI: Steierl Pharma, Herrsching, Deutschland
Z: 1 Ampulle zu 2 ml enthält: Acidum silicicum (Homöopathie) D12 20,5 g, Calcium carbonicum Hahnemanni D12 20,5 g, Calcium phosphoricum (Homöopathie) D12 20,5 g, Symphytum officinale (Homöopathie) D8 0,5 g, Natriumchlorid, Wasser für Injektionszwecke, Spuren von: Ethanol, Lactose.
EW: Homöopathikum.
AG: Unterstützend bei Knochenerkrankungen bei Kalkstoffwechselstörungen.
AA: S.c., i.m. oder i.v.
DO: Tgl. 1 Ampulle. Für Kinder und Jugendliche nicht empfohlen.
SST: Nicht empfohlen.
PG: 50 ST * (EKO: N) [€ 43,50]

Stelara 45 mg - Injektionslösung 13A02, 22F01, 42F
(Z.Nr. EU/1/08/494/*) NR. P. E. L04AC05
ZI: Janssen-Cilag International, Beerse, Belgien
Z: 1 Durchstechflasche enthält in 0,5 ml: Ustekinumab 45 mg, Histidin, Histidin monohydrochlorid-monohydrat, Polysorbat 80, Sucrose, Wasser für Injektionszwecke.
EW: Interleukin-Inhibitor.
AG: Mittelschwere bis schwere Plaque-Psoriasis, -psoriatische Arthritis, -Mittelschwerer bis schwerer Morbus Crohn oder Colitis ulcerosa bei Nichtanwendbarkeit anderer systemischer Therapien.
AA: s.c. (auch zur Selbstinjektion).
DO: Psoriasis, psoriatische Arthritis: Je 45 mg (bei Patienten über 100 kg KG: 90 mg) in Woche 0 und 4 und dann alle 12 Wochen.
Kinder und Jugendliche unter 60 kg KG mit Plaque-Psoriasis: ED 0,75 mg/kg KG.
-M. Crohn / Colitis ulcerosa: 90 mg s.c. 8 Wochen nach der i.v. Dosis, dann alle 12 Wochen.
Keine Daten an Kindern und Jugendlichen.
GA: Aktive Infektionen (z.B. aktive Tuberkulose).
SST: In der Schwangerschaft nicht anwenden; Kontrazeption bis mindestens 15 Wochen nach der Behandlung erforderlich. Stillen ist bis 15 Wochen nach der Behandlung zu unterbrechen.
NW: Infektionen der oberen Atemwege, allergische Alveolitis, eosinophile Pneumonie, Überempfindlichkeit, Schwindel, Kopfschmerzen, Depressionen, Durchfälle, Pruritus, Myalgie, Müdigkeit, lokale Reaktionen, Haut (auch schwere Reaktionen).
WW: Lebendimpfstoffe nicht gleichzeitig verabreichen.
WH: Vorsicht bei chronischen oder rezidivierenden Infektionen. Vor Behandlungsbeginn auf Tuberkulose untersuchen. Auf Hautkrebs überwachen. Vorsicht bei der Anwendung anderer Immunsuppressiva.
PG: 1 ST * (EKO: N) [€ 3.630,70]

Stelara 45 mg - Injektionslösung 13A02, 22F01, 42F
(Z.Nr. EU/1/08/494/*) NR. P. E. L04AC05
Parallelimport. nicht im Handel.

Stelara 90 mg - Injektionslösung 13A02, 22F01, 42F
(Z.Nr. EU/1/08/494/*) NR. P. E. nicht im Handel. L04AC05

Stelara 45 mg - Injektionslösung in einer Fertigspritze 13A02, 22F01, 42F
(Z.Nr. EU/1/08/494/*) NR. P. E. L04AC05
ZI: Janssen-Cilag International, Beerse, Belgien
Z: 1 Fertigspritze enthält in 0,5 ml: Ustekinumab 45 mg, Histidin, Histidin monohydrochlorid-monohydrat, Polysorbat 80, Sucrose, Wasser für Injektionszwecke.
Kurzinformation: siehe Stelara 45 mg - Injektionslösung, → S. 1351
PG: 1 ST RE1 (EKO: Y) [€ 3.621,10]

Stelara 90 mg - Injektionslösung in einer Fertigspritze 13A02, 22F01, 42F
(Z.Nr. EU/1/08/494/*) NR. P. E. L04AC05
ZI: Janssen-Cilag International, Beerse, Belgien
Z: 1 Fertigspritze enthält in 1 ml: Ustekinumab 90 mg, Histidin, Histidin monohydrochlorid-monohydrat, Polysorbat 80, Sucrose, Wasser für Injektionszwecke.
Kurzinformation: siehe Stelara 45 mg - Injektionslösung, → S. 1351
PG: 1 ST RE1 (EKO: Y) [€ 3.621,10]

Stelara 90 mg - Injektionslösung in einer Fertigspritze 13A02, 22F01, 42F
(Z.Nr. EU/1/08/494/*) NR. P. E. L04AC05
Parallelimport. nicht im Handel.

Stelara 130 mg - Konzentrat zur Herstellung einer Infusionslösung 42F
(Z.Nr. EU/1/08/494/*) NR. P. E. L04AC05
ZI: Janssen-Cilag International, Beerse, Belgien
Z: 1 Durchstechflasche enthält: Ustekinumab 130 mg, hergestellt durch rekombinante DNA-Technologie in Maus-Myelom-Zellen, EDTA Binatrium Salz Dihydrat, Histidin, Histidin monohydrochlorid-monohydrat, Methionin, Polysorbat 80, Sucrose, Wasser für Injektionszwecke.
EW: Interleukin-Inhibitor.
AG: Mittelschwerer bis schwerer Morbus Crohn oder Colitis ulcerosa bei Nichtanwendbarkeit anderer Therapien.
AA: I.v. Infusion über 60 min nach Verdünnung.
DO: Bis 55 kg KG: 260 mg.
55-85 kg KG: 390 mg.
Über 85 kg KG: 520 mg.
Erste s.c. Dosis 8 Wochen nach der i.v. Dosis. Keine Daten an Kindern und Jugendlichen.
GA: Aktive Infektionen (z.B. aktive Tuberkulose).
SST: In der Schwangerschaft nicht anwenden; Kontrazeption bis mindestens 15 Wochen nach der Behandlung erforderlich. Stillen ist bis 15 Wochen nach der Behandlung zu unterbrechen.
NW: Infektionen der oberen Atemwege, allergische Alveolitis, eosinophile Pneumonie, Überempfindlichkeit, Schwindel, Kopfschmerzen, Depressionen, Durchfälle, Pruritus, Myalgie, Müdigkeit, lokale Reaktionen, Haut (auch schwere Reaktionen).
WW: Lebendimpfstoffe nicht gleichzeitig verabreichen.
WH: Vorsicht bei chronischen oder rezidivierenden Infektionen. Vor Behandlungsbeginn auf Tuberkulose untersuchen. Auf Hautkrebs überwachen. Vorsicht bei der Anwendung anderer Immunsuppressiva.
PG: 1 ST RE1 (EKO: Y) [€ 3.621,10]

Stelara 130 mg - Konzentrat zur Herstellung einer Infusionslösung 42F
(Z.Nr. EU/1/08/494/*) NR. P. E. L04AC05
Parallelimport. nicht im Handel.

🐾 **Stelfonta 1 mg/ml - Injektionslösung für Hunde** 860
(Z.Nr. EU/2/19/248/*) NR. P. E. QL01XX91
ZI: QBiotics Netherlands, Den Haag, Niederlande
Z: 1 ml enthält: Tigilanol tiglat 1 mg, Propylenglykol, Natrium acetat-Trihydrat, Eisessig, Wasser für Injektionszwecke.
EW: Antineoplastisch (Aktivator der Proteinkinase C).
AG: Nicht resektable, nicht metastasierende, subkutane Mastzelltumore am oder distal des Ellenbogen- oder Sprunggelenks; -Nicht resektable, nicht metastasierende kutane Mastzelltumore bei Hunden.
AA: Intratumoral durch den Tierarzt.
DO: Einmalig 0,5 ml pro cm^3 Tumorvolumen. Mindestdosis 0,1 ml, Höchstdosis 0,15 ml/kg KG oder 4 ml.
Zur Vermeidung der Folgen der Mastzelldegranulation unterstützend Kortikosteroide, H_1- und H_2-Rezeptorantagonisten applizieren.
Details siehe Austria Codex-Fachinformation.
GA: Mastzelltumore mit einer beschädigten Oberfläche.
SST: Nicht empfohlen.
NW: Degranulation von Tumorzellen (Lokale Schwellungen, Rötungen, Ulzerationen und Blutungen des Magens, hypovolämischer Schock),starke lokale Reaktionen, Schmerzen, Infektionen, Lahmheit, Erbrechen, Tachykardie, Untersuchungen.
WW: Nichtsteroidale Entzündungshemmer nicht empfohlen.
WH: Nicht direkt in die Resektionsränder nach operativer Entfernung eines Tumors verabreichen. Keine systemische Wirkung, daher nicht bei Metastasen anwenden. Bei Tumoren ohne dermale Beteiligung Inzision nötig. Direkten Kontakt durch Tierhalter vermeiden. Auf ausreichende Schmerztherapie achten.

S

PG: 2 ML VT [€ 567,85]

Stellamune Mycoplasma - Emulsion zur Injektion für Schweine 823AD

(Z.Nr. 8-20154) NR. P. E. QI09AB13
ZI: Richter Pharma, Feldgasse, Wels
Z: 1 Impfdosis zu 2 ml enthält: Mycoplasma hyopneumoniae, inaktiviert mind. 6000 ELISA-E, Adjuvans: Drakeol 5 0,075 ml, Amphigen Base 0,025 ml; Konservierungsmittel: Thiomersal 0,185 mg; Polysorbat 80, Sorbitan oleat, EDTA-Dinatriumsalz, Kochsalzlösung, phosphatgepuffert.
EW: Impfstoff.
AG: Aktive Immunisierung von Schweinen gegen Lungenläsionen, verursacht durch Mycoplasma hypopneumoniae.
AA: I.m.
DO: 1 Impfdosis (=2 ml) Impfschema: Ferkel: 1. Dosis in der 1. Lebenswoche (ab 3. Lebenstag), 2. Dosis beim Absetzen (3-5 Wochen nach der Geburt).
SST: Unbedenklichkeit nicht belegt.
NW: Lokale Schwellung, Allergien, Appetitlosigkeit.
WH: Enthält Mineralöl. Selbstinjektion streng vermeiden.
PG: 10 ST VN [€ 333,95]

Stellamune One - Emulsion zur Injektion für Schweine 823AD

(Z.Nr. 8-20246) NR. P. E. QI09AB13
ZI: Richter Pharma, Feldgasse, Wels
Z: 1 Impfdosis zu 2 ml enthält: Mycoplasma hyopneumoniae, Stamm NL 1042, inaktiviert 4,5-5,2 log10 ELISA, Amphigen Base 0,025 ml, Drakeol 5 0,075 ml, Thiomersal 0,185 mg, Polysorbat 80, Sorbitan oleat, EDTA-Dinatriumsalz, Kochsalzlösung, phosphatgepuffert.
EW: Impfstoff.
AG: Aktive Immunisierung von Ferkeln ab 3 Wochen gegen Infektionen durch Mycoplasma hyopneumoniae.
AA: I.m. in die seitliche Halsmuskulatur.
DO: 1 Impfdosis (2 ml) einmalig in der 1. Lebenswoche.
SST: Unbedenklichkeit nicht belegt. Nicht anwenden.
NW: Lokale Schwellungen, Temperaturerhöhung, Überempfindlichkeit bis Schock.
WH: Impfstoff enthält Mineralöl. Bei versehentlicher Injektion bei Menschen ist sofortige ärztliche Behandlung erforderlich.
VNW: Keine.
PG: 10 ST VN [€ 667,75]

Stenorol Crypto 0,5 mg/ml - Lösung zum Eingeben für Kälber 825Z, 804Z
(Z.Nr. 8-40248) RP. P. VNW. nicht im Handel.
QP51AX08

S

Sterillium - Lösung zur Anwendung auf der Haut 14F

(Z.Nr. 1-22055) RPF. P. D08AX53
ZI: Bode Chemie, Hamburg, Deutschland
Z: 100 g Lösung enthalten: 2-Propanol 45 g, 1-Propanol 30 g, Mecetronium etilsulfat 0,2 g, Glycerol 85%, 1-Tetradecanol, Parfum, Farbstoff, Wasser, gereinigtes.
EW: Desinfektionsmittel.
AG: Hygienische und chirurgische Händedesinfektion, Hautdesinfektion vor Injektionen und Punktionen.
AA: Unverdünnt verreiben.
DO: Hygienische Händedesinfektion: Mindestens 3 ml binnen 30 sec. in die trockenen Hände einreiben ohne abzuspülen.
Chirurgische Händedesinfektion: Nach Bedarf in die trockenen Hände und Unterarme einreiben, um diese mindestens 1,5 Minuten feucht zu halten ohne abzuspülen.
Hautdesinfektion: Vor Injektionen und Punktionen 15 sec in die trockene Haut einreiben. Vor Punktionen Haut 1 min feucht halten. Talgdrüsenreiche Haut 10 min feucht halten.
GA: Schleimhautdesinfektion.
SST: Keine Risiken bekannt.
NW: Hautreizung.
WH: Nicht in Nähe der Augen oder offenen Wunden anwenden. Entzündlich.
Nicht für Neu- und Frühgeborene.
Bei Überdosierung (Verschlucken) Symptome wie Ethanolvergiftung, ev.
Hämodialyse erforderlich.
PG: 100 ML * (EKO: N) [€ 7,50], 500 ML * (EKO: N) [€ 14,95], 1 L * (EKO: N) [€ 25,00], 5 L * (EKO: N) [€ 110,95]

Sterofundin - Infusionslösung 37A01
(Z.Nr. 0-12100) RP. P. nicht im Handel. B05BB01

Sterofundin B - Infusionslösung 37A02

(Z.Nr. 0-12295) RP. P. B05BB02
ZI: B. Braun, Melsungen, Deutschland
Z: 1000 ml Infusionslösung enthalten: Natriumchlorid 1,25 g, Kaliumchlorid 1,8 g, Natriumdihydrogenphosphat-dihydrat 1,14 g, Magnesiumchlorid-Hexahydrat 0,51 g, Natrium lactat-Lösung 5,6 g (entspr. Natrium lactat 2,8 g), Glucose monohydrat 55 g (entspr. Glucose 50 g), Elektrolyte: Natrium 53,74 mmol, Kalium 24,1 mmol, Magnesium 2,5 mmol, Chlorid 53,54 mmol, Lactat 25 mmol, Phosphat 7,3 mmol, Salzsäure zur pH-Wert-Einstellung, Wasser für Injektionszwecke; Osmolarität: 444 mosmol/l.
EW: Elektrolytlösung.
AG: Zufuhr von Wasser und Elektrolyten mit niedrigprozentigem Kohlenhydratanteil, partielle Deckung des Energiebedarfs, Trägerlösung für Elektrolyte und Arzneimittel.
AA: I.v. Infusion. Max. Infusionsgeschwindigkeit 2,5 ml/kg KG und Std.
DO: TD 40 ml/kg KG;
Kinder: 56 ml/kg KG;
Frühgeborene unter 1500 g: 93 ml/kg KG
GA: Hypotone Dehydration, Hypokaliämie, Hyperlactatämie, Lactatacidose, persistierende Hyperglykämie, Allgemeine Gegenanzeigen der Infusionstherapie, wie dekompensierte Herzinsuffizienz, Lungen- und Hirnödem, Nierenfunktionsstörungen (Oligo-Anurie) und Hyperhydration sind zu berücksichtigen.
SST: Vorsicht, besonders während der Entbindung in Kombination mit Oxytocin.
NW: Hyponatriämie, hyponatriämische Enzephalopathie.
WW: Vorsicht: Suxamethonium, Herzglykoside, kaliumsparende Diuretika, Antiepileptika (Oxcarbazepin), ACE-Hemmer, Angiotensin-II-Antagonisten, Kortikosteroide, Tacrolimus, Ciclosporin (Hyperkaliämie), Vasopressin verstärkende Arzneimittel.
WH: Nicht zur Behandlung einer Alkalose. Kontrollen: Wasser, Elektrolyte (Serumnatrium), Blutzucker.
PG: **500ML** 10 ST * (EKO: N) [€ 28,25], **1000ML** 10 ST * (EKO: N) [€ 36,75]

Sterofundin HG 5 - Infusionslösung 37A02

(Z.Nr. 0-12439) RP. P. B05BB02
ZI: B. Braun, Melsungen, Deutschland
Z: 1000 ml enthalten: Natriumchlorid 3,5 g, Kaliumchlorid 0,15 g, Calcium chlorid-2-Wasser 0,18 g, Magnesiumchlorid-6-Wasser 0,1 g, Natriumhydroxid 0,4 g, Äpfelsäure 1,34 g, Glucose monohydrat 55 g (entspr. Glucose wasserfrei 50 g), Elektrolyte: Natrium 70 mmol, Kalium 2 mmol, Calcium 1,3 mmol, Magnesium 0,5 mmol, Chlorid 66 mmol, Malat 10 mmol; Wasser für Injektionszwecke; Osmolarität: 427 mosmol/l.
EW: Halbelektrolytlösung mit Kohlenhydraten.
AG: Hypertone und isotone Dehydratation, partielle Deckung des Kohlenhydratbedarfs, Trägerlösung für kompatible Elektrolytkonzentrate und Medikamente.
AA: I.v. Infusion (max. 5 ml/kg KG/h).
DO: TD 1000-2000 ml, MTD 40 mg/kg KG.
Tropfgeschwindigkeit bis 120 Tropfen/min.
Kinder: Altersabhängig:
1. Lebensjahr: ca. 4-5 ml/kg KG/h.
11.-14. Lebensjahr: Ca. 2-3 ml/kg KG/h.
GA: Hyperhydratation, hypotone Dehydration, Hypokaliämie, Hyperlactatämie, Lactatacidose, Hyperglykämie, Diabetes mellitus, ausgenommen bei Hypoglykämie, Glucoseverwertungsstörungen. Allgemeine Gegenanzeigen der Infusionstherapie, wie dekompensierte Herzinsuffizienz, Lungen- und Hirnödem, Nierenfunktionsstörungen (Oligo-Anurie) und Hyperhydration sind zu berücksichtigen.
SST: Anwendung möglich. Vorsicht während der Entbindung, besonders in Kombination mit Oxytocin.
NW: Lokale Reaktionen, Fieber, Hyponatriämie, hyponatriämische Enzephalopathie.
WW: Vorsicht: Blutzucker beeinflussende Substanzen. Vasopressin verstärkende Substanzen, Diuretika, Antiepileptika (Oxcarbazepin).
WH: Vorsicht bei unklarem Koma, Hyponatriämie, Hypokaliämie. Bei anhaltender Oligo-Anurie absetzen. Kontrollen: Flüssigkeitsbilanz, Serumelektrolyte (Natrium), Säure/Basen, Blutzucker, Phosphat.
PG: **500** 10 ST * (EKO: N) [€ 26,95], **1000** 10 ST * (EKO: N) [€ 37,50]

Sterofundin ISO - Infusionslösung 37A01

(Z.Nr. 1-26228) RP. P. B05BB01
ZI: B. Braun, Melsungen, Deutschland
Z: 1000 ml Infusionslösung enthalten: Natriumchlorid 6,8 g, Kaliumchlorid 0,3 g, Magnesiumchlorid-Hexahydrat 0,2 g, Calciumchlorid dihydrat 0,37 g, Natrium acetat-Trihydrat 3,27 g, Äpfelsäure 0,67 g, Elektrolyte: Na-Ion 145 mmol, K-Ion 4 mmol, Mg-Ion 1 mmol, Ca-Ion 2,5 mmol, Cl-Ion 127 mmol, Acetat

24 mmol, Malat 5 mmol, Natriumhydroxid zur pH-Wert-Einstellung 0,2 g (entspr. Natrium 0,115 g), Wasser für Injektionszwecke; Osmolarität: 309 mosmol/l.
EW: Isotone Elektrolytlösung.
AG: Substitution extrazellulärer Flüssigkeit bei isotoner Dehydratation und bei bestehender oder drohender Azidose.
AA: Periphervenöse Infusion.
DO: TD 500 ml bis 3 l, bei Kindern 20-100 ml/kg KG. Keine Untersuchungen an Neugeborenen.
GA: Hypervolämie, schwere Stauungs-Herzinsuffizienz, Oligo- oder Anurie, schwere generalisierte Ödeme, Hyperkaliämie, Hypercalciämie, metabolische Alkalose.
SST: Anwendung möglich; Vorsicht bei Präeklampsie.
NW: Lokale Reaktionen, Überempfindlichkeit.
WH: Vorsicht bei leichter Herzinsuffizienz, Hypernatriämie, Hyperchlorämie, hypertoner Dehydratation, Bluthochdruck, eingeschränkter Nierenfunktion, manifester oder drohender Eklampsie, Hyperaldosteronismus.
Kontrollen: Serumelektrolyte, Flüssigkeit, pH-Wert.
PG: **250ML** 10 ST * (EKO: N) [€ 25,90], **500ML** 10 ST * (EKO: N) [€ 29,70], **1000ML** 10 ST * (EKO: N) [€ 39,95]

🐾 Sterofundin ISO B.Braun Vet Care - Infusionslösung für Rinder, Pferde, Schafe, Ziegen, Schweine, Hunde und Katzen 817

(Z.Nr. 8-39033) RP. P. QB05BB01
ZI: B. Braun, Melsungen, Deutschland
Z: 1000 ml Infusionslösung enthalten: Natriumchlorid 6,8 g, Kaliumchlorid 0,3 g, Magnesiumchlorid-Hexahydrat 0,2 g, Calciumchlorid dihydrat 0,37 g, Natrium acetat-Trihydrat 3,27 g, L-Äpfelsäure 0,67 g; Elektrolyte: Natrium 145 mmol, Kalium 4 mmol, Magnesium 1 mmol, Calcium 2,5 mmol, Chlorid 127 mmol, Acetat 24 mmol, Malat 5 mmol; Natriumhydroxid zur pH-Wert-Einstellung, Wasser für Injektionszwecke; Osmolarität: 309 mosmol/l.
EW: Elektrolytlösung.
AG: **Hund und Katze:** Zum Ausgleich der hypotonischen und isotonischen Dehydration, als Flüssigkeits- und Elektrolytersatz bei ausgeglichenem Säure-Basen-Haushalt oder leichter Azidose.
Rind, Pferd, Schaf, Ziege und Schwein: Zum Ausgleich der hypotonischen und isotonischen Dehydration sowie als Flüssigkeits- und Elektrolytersatz bei ausgeglichenem Säure-Basen-Haushalt.
Alle Zieltierarten: Kurzfristiger intravasaler Volumenersatz.
AA: I.v., nicht s.c.
DO: Individuell. Richtwert: Adulte Tiere 50 ml/kg KG/Tag, Neugeborene 70-80 ml/kg KG/Tag. Erhaltungsbedarf adulter Tiere abhängig vom Körpergewicht: Unter 5 kg KG: 120-80 ml/kg KG/Tag; Über 100 kg KG: 30-10 ml/kg KG/Tag. Details siehe Austria Codex - Fachinformation.
GA: Metabolische Alkalose, Ödeme, schwere Nierenschäden, Hyperkaliämie, Hypernatriämie, hypertonische Dehydration, M. Addison.
SST: Nutzen/Risiko-Abwägung.
NW: Lokale Reaktionen, Überempfindlichkeit.
WW: Vorsicht: Kortikosteroide.
WH: Elektrolyte, Säure/Basen kontrollieren. Vorsicht bei Herzversagen.
PG: **250ML** 10 ST VN [€ 26,40], **500ML** 10 ST VN [€ 28,25], **1000ML** 10 ST VN [€ 43,70]

Stesolid 5 mg - Rektaltuben 18A, 18C

(Z.Nr. 1-18071) NR. P1. P. N05BA01
ZI: Actavis Group PTC, Hafnarfjördur, Island
Z: 1 Rektaltube mit 2,5 ml enthält: Diazepam 5 mg, Propylenglykol, Ethanol, Natriumbenzoat 122,5 mg, Benzylalkohol, Benzoesäure 2,5 mg, Wasser, gereinigtes.
EW: Tranquilizer (Benzodiazepin).
AG: Epileptische Anfälle und Fieberkrämpfe; bei Muskelkrämpfen verursacht durch Tetanus; zur Prämedikation vor kleineren chirurgischen oder zahnärztlichen Eingriffen, zur initialen Behandlung von akuten schweren Angst-, Spannungs- und Erregungszuständen und immer dann, wenn eine intravenöse Injektion nicht möglich oder unerwünscht ist, ein rascher Wirkungseintritt aber erforderlich ist.
Stesolid-Rektaltuben können insbesondere zur sofortigen Behandlung von Krämpfen bei Kindern ab 1 Jahr (10 kg KG) angewandt werden.
AA: Zum Einführen in den After.
AH: Siehe Austria-Codex - Fachinformation und Gebrauchsinformation.
DO: Erwachsene: ED 10-20 mg.
Kinder ab 15 kg KG und Jugendliche: ED 10 mg.
Kinder unter 15 kg KG und ältere oder geschwächte Patienten bzw. bei Leber-, Nieren-, Lungen-, Herzschäden: ED 5 mg.
Möglichst kurz behandeln (max. 8-12 Wochen einschließlich Ausschleichphase).
GA: Kinder unter 10 kg KG (1. Lebensjahr), Myasthenie, schwere Atemstörung, Schlaf-Apnoe-Syndrom, schwere Hyperkapnie, schwere Leberschäden, Schock, Koma, Alkoholvergiftung.
SST: Zwingende Indikationsstellung, 4 Tage nach der Anwendung nicht stillen.
NW: Benommenheit, Müdigkeit, Ataxie, ZNS (Konfusion, Depression, Tremor), Entzugs- und Reboundererscheinungen, anterograde Amnesie, gastrointestinal, urogenital, kardiovaskulär (Kollaps), Augen (Diplopie, Nystagmus), Haut, Leber (Ikterus), Blutbild, Gewichtszunahme, Atmung; Muskelhypotonie, bei alten Patienten paradoxe Reaktionen (Erregung).
WW: Verstärkung durch ZNS-dämpfende Arzneimittel und Alkohol. Cave Alkohol! Nicht empfohlen: Clozapin, Rifampicin, Carbamazepin, Phenytoin, Phenobarbital, antivirale Substanzen, Azole, Fluvoxamin. Besondere Vorsicht: Opioide (Atemdepression). Vorsicht: Theophyllin, Muskelrelaxantien, Cisaprid, Levodopa, Valproinsäure, Ketamin, CYP450-Induktoren oder Hemmer (Kortikosteroide, Cimetidin, Esomeprazol, Isoniazid, Fluoxetin, Disulfiram, orale Kontrazeptiva, Grapefruitsaft).
GE: Psychische oder körperliche Abhängigkeit möglich, Entzugserscheinungen beim Absetzen möglich.
WH: Vorsicht bei älteren Patienten, Persönlichkeitsstörungen, Myasthenia gravis, Nieren- oder Leberschäden, Atemdepression, Engwinkelglaukom. Nur akut anwenden (Abhängigkeitsgefahr). Nicht zur Erstbehandlung von Psychosen, nicht zur Monotherapie von Depressionen. Verkehrshinweis über mindestens 24 Stunden. Kontrollen: Blutbild, Leber. (Bei Vergiftung Benzodiazepin-Antagonisten=Flumazenil).
PG: 5 ST (EKO: G) [€ 11,40]

Stesolid 10 mg - Rektaltuben 18A, 18C

(Z.Nr. 1-18072) NR. P1. P. N05BA01
ZI: Actavis Group PTC, Hafnarfjördur, Island
Z: 1 Rektaltube mit 2,5 ml enthält: Diazepam 10 mg, Propylenglykol, Ethanol, Natriumbenzoat 122,5 mg, Benzylalkohol, Benzoesäure 2,5 mg, Wasser, gereinigtes.
Kurzinformation: siehe Stesolid 5 mg - Rektaltuben, → S. 1353
PG: 5 ST (EKO: G) [€ 13,95]

Stickoxydul medizinisch Air Liquide 01B
(Z.Nr. 1-26087) NR. P. nicht im Handel. N01AX13

Stickoxydul medizinisch Linde 01B

(Z.Nr. 1-26093) NR. P. N01AX13
ZI: Linde Gas, Stadl-Paura
Z: 1 Druckbehältnis enthält: Distickstoffmonoxid 100 %.
EW: Inhalationsgas.
AG: Als Inhalationsanästhetikum zur Einleitung und Aufrechterhaltung einer Kombinationsnarkose. Analgesie bei kurzzeitigen gering- bis mittelgradigen Schmerzzuständen.
AA: Zur Inhalation mit geeigneter Ausrüstung.
DO: Allgemeinanästhesie: 35-70 Vol. % im Gemisch mit Sauerstoff. Als alleiniges Analgetikum 30-50 Vol. %.
GA: Nicht entlastete Luft- und Gaseinschlüsse im Körper, Hypoxämie, Herzinsuffizienz, beeinträchtigte kognitive Funktionen, unbehandelter Vitamin B12- oder Folsäuremangel, kritisch kranke Intensivpatienten.
SST: Im 1. und 2. Trimenon nicht anwenden. Anwendung im 3. Trimenon, zur Geburt und in der Stillzeit (aber nicht unmittelbar während des Stillens) möglich.
NW: Blutbild, Psyche, ZNS, Druck im Mittelohr, Magen/Darm, Atemdepression.
WW: Vorsicht: Andere Anästhetika bzw. ZNS-Dämpfer (einschl. Alkohol) verstärkt.
GE: Bei wiederholter Exposition Abhängigkeit möglich.
WH: Schutzbekleidung tragen. Räume ausreichend belüften. Niemals mit weniger als 30 Vol. % Sauerstoff verabreichen. Feuergefahr beachten. Bei längerem Einsatz Blutbild kontrollieren. Verkehrshinweis.
PG: 2 L * (EKO: N) [€ 106,40], 3 L * (EKO: N) [€ 106,40], 10 L * (EKO: N) [€ 204,50], 40 L * (EKO: N) [€ 547,25]

Stickoxydul medizinisch Messer 01B
(Z.Nr. 1-26099) NR. P. nicht im Handel. N01AX13

Stickoxydul medizinisch Siad Austria 01B
(Z.Nr. 1-26104) NR. P. nicht im Handel. N01AX13

Stickoxydul medizinisch Sol 01B
(Z.Nr. 1-26110) NR. P. nicht im Handel. N01AX13

Stickstoff medizinisch Air Liquide 56B
(Z.Nr. 1-26088) RP. P. nicht im Handel. V03AN04

Stickstoff medizinisch Linde - Gas zur medizinischen Anwendung 56B
(Z.Nr. 1-37224) NR. P. nicht im Handel. V03AN04

Stickstoff medizinisch Messer 56B
(Z.Nr. 1-26100) RP. P. nicht im Handel. V03AN04

Stickstoff medizinisch Sol 56B
(Z.Nr. 1-26111) RP. P. nicht im Handel. V03AN04

Stickstoffmonoxid Messer 800 ppm (V/V) - Gas zur medizinischen Anwendung, druckverdichtet 56B
(Z.Nr. 1-35597) RP. P. nicht im Handel. R07AX01

Stieprox 1,5% - Shampoo 11A02, 22O01
(Z.Nr. 1-24293) RPF. P. D01AE14
ZI: GSK-Gebro Consumer Healthcare, Fieberbrunn
Z: 100 g Shampoo enthalten: Ciclopirox olamin 1,5 g, Natrium laurylethersulfat 70 %, Cocamidopropylbetain, Natriummonohydrogenphosphat Dodecahydrat, Citronensäure-Monohydrat zur pH-Wert Einstellung, Kokosnußdiethanolamid, Hexylenglykol, Oleylalkohol, Polysorbat 80, Polyquaternium- 10, Fragrance AF17050 (entspr. Dipropylenglykol), Natriumhydroxid zur pH-Wert-Einstellung, Wasser, gereinigtes.
EW: Topisches Antimykotikum.
AG: Seborrhoische Dermatitis der Kopfhaut.
DO: 2-3mal wöchentlich auf die Kopfhaut auftragen, Kopfhaut kräftig massieren, Shampoo 3-5 Minuten einwirken lassen. Behandlungsdauer 4 Wochen. Keine Daten an Kindern.
SST: Nicht empfohlen.
NW: Hautreizung, Überempfindlichkeit.
WH: Kontakt mit den Augen vermeiden.
PG: 100 ML (EKO: G) [€ 6,40]

Stivarga 40 mg - Filmtabletten 55G
(Z.Nr. EU/1/13/858/*) NR. P. L01EX05
ZI: Bayer, Leverkusen, Deutschland
Z: 1 Filmtablette enthält: Regorafenib 40 mg, Tablettenkern: Cellulose, mikrokristalline, Croscarmellose natrium, Magnesium stearat, Povidon K25, Siliciumdioxid, hochdisperses; Filmüberzug: Eisen(III)-oxid, Eisen(III)-hydroxid-oxid x H2O, (3-sn-Phosphatidyl)cholin (Soja), Macrogol 3350, Poly(vinylalkohol), Talkum, Titandioxid.
EW: Antineoplastisch (Proteinkinase-Hemmer).
AG: Metastasierendes Kolorektalkarzinom nach Vorbehandlung mit anderen Therapien.
Nicht resezierbare oder metastasierte gastrointestinale Stromatumore (GIST) mit Progredienz unter Imatinib und Sunitinib.
Hepatozelluläre Karzinome nach Vorbehandlung mit Sorafenib.
AA: Im Ganzen mit Wasser nach einer leichten Mahlzeit schlucken.
DO: 1mal tgl. 160 mg (4 Tabletten) über 3 Wochen, dann 1 Woche Therapiepause. Dosisreduktion bei Haut- oder Lebertoxizität. Keine Daten bei Kindern und Jugendlichen.
SST: Zwingende Indikationsstellung, nicht stillen. Kontrazeption für Frauen und Männer bis 8 Wochen nach Behandlungsende.
NW: Leber (auch schwere Schäden, besonders bei asiatischen Patienten), Blutungen, Magen/Darm (Diarrhoe, Perforationen), Asthenie, Anorexie, Haut (Hand-Fuß-Hautreaktionen, besonders bei asiatischen Patienten), Überempfindlichkeit, erhöhte Inzidenz von Infektionen, Hypertonie, Dysphonie, ZNS (Posteriores reversibles Enzephalopathie-Syndrom, periphere Neuropathie), Untersuchungen.
WW: Nicht empfohlen: Starke CYP3A4-Hemmer (z.B. Ketoconazol) oder -Induktoren (z.B. Rifampicin), starke UGT1A9-Hemmer (z.B. Mefenaminsäure, Diflunisal, Nifluminsäure). Vorsicht: Methotrexat, Statine, Antibiotika, Cholestyramin, Cholestagel.
WH: Kontrollen: Leber (engmaschig), Blutdruck (Hypertonie), Blutbild, Gerinnung. Vorsicht bei ischämischen Herzerkrankungen. Auf Wundheilungsstörungen bzw. Hautreaktionen achten. Verkehrshinweis.
PG: 84 ST * (EKO: N) [€ 6.063,25]

Stivarga 40 mg - Filmtabletten 55G
(Z.Nr. EU/1/13/858/*) NR. P. Parallelimport. L01EX05
V: Abacus Medicine, Copenhagen, Dänemark
Z: 1 Filmtablette enthält: Regorafenib 40 mg, Tablettenkern: Cellulose, mikrokristalline, Croscarmellose natrium, Magnesium stearat, Povidon K25, Siliciumdioxid, hochdisperses; Filmüberzug: Eisen(III)-oxid, Eisen(III)-hydroxid-oxid x H2O, (3-sn-Phosphatidyl)cholin (Soja), Macrogol 3350, Poly(vinylalkohol), Talkum, Titandioxid.
PG: 84 ST * (EKO: N) [€ 5.942,85]

Stivarga 40 mg - Filmtabletten 55G
(Z.Nr. EU/1/13/858/*) NR. P. Parallelimport. L01EX05
V: Haemato Pharm, Schönefeld, Deutschland
Z: 1 Filmtablette enthält: Regorafenib 40 mg, Tablettenkern: Cellulose, mikrokristalline, Croscarmellose natrium, Magnesium stearat, Povidon K25, Siliciumdioxid, hochdisperses; Filmüberzug: Eisen(III)-oxid, Eisen(III)-hydroxid-oxid x H2O, (3-sn-Phosphatidyl)cholin (Soja), Macrogol 3350, Poly(vinylalkohol), Talkum, Titandioxid.
PG: 84 ST * (EKO: N) [€ 5.942,30]

Stivarga 40 mg - Filmtabletten 55G
(Z.Nr. EU/1/13/858/*) NR. P. Parallelimport. L01EX05
V: Orifarm, Leverkusen, Deutschland
Z: 1 Filmtablette enthält: Regorafenib 40 mg, Tablettenkern: Cellulose, mikrokristalline, Croscarmellose natrium, Magnesium stearat, Povidon K25, Siliciumdioxid, hochdisperses; Filmüberzug: Eisen(III)-oxid, Eisen(III)-hydroxid-oxid x H2O, (3-sn-Phosphatidyl)cholin (Soja), Macrogol 3350, Poly(vinylalkohol), Talkum, Titandioxid.
PG: 84 ST * (EKO: N) [€ 5.942,30]

Stocrin 50 mg - Filmtabletten 35E04
(Z.Nr. EU/1/99/111/*) NR. P. nicht im Handel. J05AG03

Stocrin 200 mg - Filmtabletten 35E04
(Z.Nr. EU/1/99/111/*) NR. P. nicht im Handel. J05AG03

Stocrin 600 mg - Filmtabletten 35E04
(Z.Nr. EU/1/99/111/*) NR. P. J05AG03
ZI: Merck Sharp & Dohme, Haarlem, Niederlande
Z: 1 Filmtablette enthält: Efavirenz 600 mg, Tablettenkern: Croscarmellose natrium, Cellulose, mikrokristalline, Natriumdodecylsulfat, Hydroxypropylcellulose, Lactose 249,6 mg (entspr. Lactose monohydrat), Magnesium stearat; Filmüberzug: Hypromellose, Titandioxid, Macrogol 400, Eisenoxidhydrat, Carnaubawachs.
EW: HIV-1-spezifische nichtnukleosidaler Hemmer der reversen Transkriptase.
AG: Antivirale Kombinationsbehandlung von HIV-1-infizierten Erwachsenen und Kindern ab 3 Jahren.
AA: Bevorzugt vor dem Schlafengehen nüchtern einnehmen. Nahrung erhöht Efavirenz-Exposition.
DO: 1mal tgl. 600 mg; Kinder (ab 13 kg KG): 1mal tgl. 200-600 mg. In Kombination mit Voriconazol: 1mal tgl. 300 mg Efavirenz + 2mal tgl. 400 mg Voriconazol.
In Kombination mit Rifampicin TD von Efavirenz ev. auf 800 mg erhöhen.
GA: Schwere Leberschäden, symptomatische Herzrhythmusstörungen, QT-Verlängerung, schwere Hypokaliämie oder Hypomagnesiämie.
SST: Strenge Nutzen/Risiko-Abwägung, nicht stillen. Barrieremethode zur Kontrazeption für Männer und Frauen bis 12 Wochen nach Therapieende empfohlen.
NW: ZNS (Schwindel, Schläfrigkeit), Haut (sehr häufig Ausschläge, auch schwer), Herz (QT-Verlängerung), Magen/Darm (Übelkeit, Diarrhoe), Leber (Enzymanstiege, Hepatitis, selten Leberversagen), Psychosen (Depression, Suizid), Gewichtszunahme, Anstieg von Blutlipiden und Blutglukose, Autoimmunerkrankungen (z.B. M. Basedow) bei Immun-Reaktivierung.
WW: Efavirenz ist CYP3A4- und CYP2B6-Induktor. Gegenanzeige: QT-verlängernde Substanzen: Antiarrhythmika IA und III, Terfenadin, Astemizol, Cisaprid, Flecainid, Azol-Antimykotika, Antimalariamittel, Neuroleptika, Antidepressiva, Methadon; Midazolam, Triazolam, Pimozid, Bepridil, Mutterkornalkaloiden, Johanniskraut, Elbasvir/Grazoprevir.
Nicht empfohlen: Atazanavir/Ritonavir, Saquinavir/Ritonavir, Emcitrabin + Tenofovir, Simeprevir, andere NNRTIs, Atovaquon.
Vorsicht: Darunavir/Ritonavir, Lopinavir/Ritonavir, Rifabutin, Posaconazol, Warfarin, Carbamazepin, Buproprion, Kalziumkanalblocker, Lipidsenker, Immunsuppressiva, Methadon, Voriconazol (Voriconazol-Dosis auf 400 mg alle 12 Stunden erhöhen und Efavirenz-Dosis auf 1mal tgl. 300 mg reduzieren), Ritonavir (zusammen schlecht verträglich), Saquinavir (alleinige Kombination nicht empfohlen), Rifampicin (TD von Efavirenz auf 800 mg erhöhen), Atazanavir/Ritonavir, Rifabutin-Dosis um 50% erhöhen. Antikonvulsiva, Statine.
WH: Nicht zur Monotherapie der HIV-Infektion. Verkehrshinweis. Auf Hautausschläge, psychiatrische Störungen (Suizidgefahr), Osteonekrose, ZNS-Symptome, Lipodystrophie achten. Erhöhte Lebertoxizität bei chronischer Hepatitis B oder C. Auf Immun-Reaktivierungs-Syndrom achten.
PG: 30 ST * (EKO: N) [€ 433,50]

Stocrin 600 mg - Filmtabletten 35E04
(Z.Nr. EU/1/99/111/*) NR. P. Parallelimport. nicht im Handel. J05AG03

Stocrin 600 mg - Filmtabletten 35E04
(Z.Nr. EU/1/99/111/*) NR. P. Parallelimport. J05AG03
nicht im Handel.

Stocrin 30 mg/ml - Lösung zum Einnehmen 35E04
(Z.Nr. EU/1/99/111/*) NR. P. nicht im J05AG03
Handel.

Stomato ReVet RV24 - Globuli für Tiere 890B
(Z.Nr. 8-30051) RPF. P. QV03AX
ZI: Dr. Reckeweg Pharmazeutische Fabrik, Bensheim, Deutschland
Z: 1 g (= 120 Globuli) enthält: Apis (Homöopathie) C4 3,33 mg, Borax (Homöopathie) C4 3,33 mg, Kreosotum (Homöopathie) C6 3,33 mg, Saccharose.
EW: Homöopathikum.
AG: Stomatitis, Gingivitis, Kropfentzündung bei Vögeln, unterstützend bei Magen/Duodenal-Ulcera, Erbrechen unverdauten Futters, Ektropium/ Entropium, Störung des limbischen Systems bei Kaninchen, Kleinnagern, Frettchen, Reptilien, Ziervögeln, Tauben, Geflügel, Hunden, Katzen, Schafen, Ziegen, Kälbern, Schweinen, Rindern, Pferden.
AA: Aufgelöst in Wasser, Nahrung oder Tränke eingeben.
DO: Nach Tiergröße 3-20 Globuli.
Akut: 2-3mal tgl. 1 Dosis über 3-4 Tage.
Chronisch: 1-2mal tgl. 1 Dosis über 2-3 Wochen.
Bestandsbehandlung siehe Austria Codex - Fachinformation.
SST: Nur nach Rücksprache mit dem Tierarzt anwenden.
PG: 10 G VN [€ 16,70]

Stomato ReVet RV24 - Injektionslösung für Tiere 890B
(Z.Nr. 8-30039) RP. P. nicht im Handel. QV03AX

Strattera 10 mg - Hartkapseln 49F02
(Z.Nr. 1-26387) NR. P. N06BA09
ZI: Eli Lilly, Wien
Z: 1 Kapsel enthält: Atomoxetin 10 mg (entspr. Atomoxetin hydrochlorid), Maisstärke, vorverkleistert, Dimeticon, Kapselhülle: Natriumdodecylsulfat, Gelatine, Drucktinte, schwarz, essbar: (entspr. Schellack) (entspr. Eisen(II,III)-oxid); Kapseloberteil: Titandioxid; Kapselunterteil: Titandioxid.
Kurzinformation: siehe Atofab 10 mg - Hartkapseln, → S. 143
PG: 7 ST RE1 (EKO: Y) [€ 28,60], 28 ST RE1 (EKO: Y) [€ 104,70]

Strattera 18 mg - Hartkapseln 49F02
(Z.Nr. 1-26388) NR. P. N06BA09
ZI: Eli Lilly, Wien
Z: 1 Kapsel enthält: Atomoxetin 18 mg (entspr. Atomoxetin hydrochlorid), Maisstärke, vorverkleistert, Dimeticon, Kapselhülle: Natriumdodecylsulfat, Gelatine, Drucktinte, schwarz, essbar: (entspr. Schellack) (entspr. Eisen(II,III)-oxid); Kapseloberteil: Eisen(III)-hydroxid-oxid x H2O; Kapselunterteil: Titandioxid.
Kurzinformation: siehe Atofab 10 mg - Hartkapseln, → S. 143
PG: 7 ST RE1 (EKO: Y) [€ 28,60], 28 ST RE1 (EKO: Y) [€ 104,70]

Strattera 25 mg - Hartkapseln 49F02
(Z.Nr. 1-26389) NR. P. N06BA09
ZI: Eli Lilly, Wien
Z: 1 Kapsel enthält: Atomoxetin 25 mg (entspr. Atomoxetin hydrochlorid), Maisstärke, vorverkleistert, Dimeticon, Kapselhülle: Natriumdodecylsulfat, Gelatine, Drucktinte, schwarz, essbar: (entspr. Schellack) (entspr. Eisen(II,III)-oxid); Kapseloberteil: Indigocarmin, Titandioxid; Kapselunterteil: Titandioxid.
Kurzinformation: siehe Atofab 10 mg - Hartkapseln, → S. 143
PG: 7 ST RE1 (EKO: Y) [€ 28,60], 28 ST RE1 (EKO: Y) [€ 104,70]

Strattera 40 mg - Hartkapseln 49F02
(Z.Nr. 1-26390) NR. P. N06BA09
ZI: Eli Lilly, Wien
Z: 1 Kapsel enthält: Atomoxetin 40 mg (entspr. Atomoxetin hydrochlorid), Maisstärke, vorverkleistert, Dimeticon, Kapselhülle: Natriumdodecylsulfat, Gelatine, Drucktinte, schwarz, essbar: (entspr. Schellack) (entspr. Eisen(II,III)-oxid); Kapseloberteil: Indigocarmin, Titandioxid; Kapselunterteil: Indigocarmin, Titandioxid.
Kurzinformation: siehe Atofab 10 mg - Hartkapseln, → S. 143
PG: 7 ST RE1 (EKO: Y) [€ 28,60], 28 ST RE1 (EKO: Y) [€ 104,70]

Strattera 60 mg - Hartkapseln 49F02
(Z.Nr. 1-26391) NR. P. N06BA09
ZI: Eli Lilly, Wien
Z: 1 Kapsel enthält: Atomoxetin 60 mg (entspr. Atomoxetin hydrochlorid), Maisstärke, vorverkleistert, Dimeticon, Kapselhülle: Natriumdodecylsulfat, Gelatine, Drucktinte, schwarz, essbar: (entspr. Schellack) (entspr. Eisen(II,III)-oxid); Kapseloberteil: Indigocarmin, Titandioxid; Kapselunterteil: Eisen(III)-hydroxid-oxid x H2O.
Kurzinformation: siehe Atofab 10 mg - Hartkapseln, → S. 143
PG: 28 ST RE1 (EKO: Y) [€ 104,70]

Strattera 80 mg - Hartkapseln 49F02
(Z.Nr. 1-27648) NR. P. N06BA09
ZI: Eli Lilly, Wien
Z: 1 Hartkapsel enthält: Atomoxetin 80 mg (entspr. Atomoxetin hydrochlorid), Maisstärke, vorverkleistert, Dimethicone, Kapselhülle: Natriumdodecylsulfat, Gelatine, Drucktinte, schwarz, essbar: (entspr. Schellack) (entspr. Eisen(II,III)-oxid); Kapseloberteil: Eisen(III)-hydroxid-oxid x H2O, Eisen(III)-oxid, Titandioxid; Kapselunterteil: Titandioxid.
Kurzinformation: siehe Atofab 10 mg - Hartkapseln, → S. 143
PG: 28 ST * (EKO: N) [€ 180,75]

Strattera 100 mg - Hartkapseln 49F02
(Z.Nr. 1-27649) NR. P. N06BA09
ZI: Eli Lilly, Wien
Z: 1 Hartkapsel enthält: Atomoxetin 100 mg (entspr. Atomoxetin hydrochlorid), Maisstärke, vorverkleistert, Dimethicone, Kapselhülle: Natriumdodecylsulfat, Gelatine, Drucktinte, schwarz, essbar: (entspr. Schellack) (entspr. Eisen(II,III)-oxid); Kapseloberteil: Eisen(III)-hydroxid-oxid x H2O, Eisen(III)-oxid, Titandioxid; Kapselunterteil: Eisen(III)-hydroxid-oxid x H2O, Eisen(III)-oxid, Titandioxid.
Kurzinformation: siehe Atofab 10 mg - Hartkapseln, → S. 143
PG: 28 ST * (EKO: N) [€ 189,60]

Strattera 4 mg/ml - Lösung zum Einnehmen 49F02
(Z.Nr. 1-35911) NR. P. N06BA09
ZI: Eli Lilly, Wien
Z: 1 ml Lösung enthält: Atomoxetin 4 mg (entspr. Atomoxetin hydrochlorid), Natriumbenzoat 0,8 mg, Natriumdihydrogenphosphat-dihydrat (entspr. Natrium 2,64 mg), Phosphorsäure 10%, Sorbitol-Lösung 70% (kristallisierend) (entspr. Sorbitol 32,97 mg), Xylitol, Himbeer-Aroma, Sucralose, Natriumhydroxid, Wasser, gereinigtes.
EW: Zentrales Sympathomimetikum.
AG: Aufmerksamkeitsdefizit/Hyperaktivitätsstörung (ADHS) bei Kindern ab 6 Jahren, Jugendlichen und Erwachsenen als Teil eines umfassenden Behandlungsprogramms.
AA: Oral; Tagesdosis in 1 ED (morgens) oder 2 ED (morgens und am frühen Abend).
Lösung nicht mit Nahrung oder Wasser vermischen.
DO: TD initial 0,5 mg/kg KG, Dauerbehandlung 1,2 mg/kg KG.
Personen über 70 kg KG und Erwachsene: TD initial 40 mg, zur Dauer- behandlung TD 80-100 mg.
Dosisreduktion bei Leberschäden.
Nicht für Kinder unter 6 Jahren.
GA: Engwinkelglaukom; schwere kardio- oder zerebrovaskuläre Erkrankungen; Phäochromozytom.
SST: Nutzen/Risiko-Abwägung, nicht stillen.
NW: Kreislauf (Blutdruck- und Herzfrequenzanstieg, plötzlicher Tod), Magen/Darm, ZNS (Kopfschmerzen, Schläfrigkeit), Psyche (Depression, suizidale Verhaltensweisen), Mydriasis, Haut (Allergien), Gewichtsverlust, verminderter Appetit mit Wachstumsverzögerung, Leber.
WW: Kontraindiziert: MAO-Hemmer (2 Wochen Abstand).
Vorsicht: Salbutamol, Blutdruck steigernde Substanzen, QT-verlängernde Substanzen, die Krampfschwelle herabsetzende Substanzen, Blutdrucksenker, Antidepressiva, Schleimhaut abschwellende Substanzen.
WH: Erwachsene nur behandeln, wenn ADHS- Symptome schon in der Kindheit vorhanden waren. Kontrollen: Längenwachstum und Entwicklung, Blutdruck und Puls. Auf Suizidalität, Feindseligkeit, emotionale Labilität achten.
Vorsicht bei strukturellen Herzveränderungen, orthostatischer Hypotonie, QT-Verlängerung. Nicht zur Behandlung von Major Depression oder Angststörungen. Verkehrshinweis.
PG: 1 ST RE1 (EKO: Y) [€ 70,75], 3 ST RE1 (EKO: Y) [€ 185,85]

▼ Strensiq 40 mg/ml - Injektionslösung 27A03
(Z.Nr. EU/1/15/1015/*) NR. P. E. A16AB13
ZI: Alexion Europe, Levallois-Perret, Frankreich
Z: 1 ml Lösung enthält: Asfotase alfa 40 mg, hergestellt durch rekombinante DNA-Technologie in CHO, Natriumchlorid, Dinatriumhydrogenphosphat-7-Wasser, Natriumdihydrogenphosphat-1-Wasser, Wasser für Injektionszwecke.
EW: Fusionsprotein, fördert Skelettmineralisierung.
AG: Langzeit-Enzymersatztherapie bei Hypophosphatasie im Kindes- und Jugendalter.
AA: S.c. (Selbstinjektion möglich), nicht i.v. oder i.m..
DO: 3mal wöchentlich 2 mg/kg KG oder 6mal wöchentlich 1 mg/kg KG. MD 6 mg/kg KG pro Woche.
Begrenzte Erfahrungen bei Patienten >18 Jahren.

GA: Unkontrollierbare schwere Überempfindlichkeit.
SST: In der Schwangerschaft nicht empfohlen, stillen unterbrechen.
NW: Lokale Reaktionen, lokale Lipodystrophie, Überempfindlichkeit (auch schwere Reaktionen), injektionsbedingte Reaktionen, Fieber, Kopfschmerzen, Hitzewallung, Übelkeit, Erythem, Haut, Extremitätenschmerzen, Myalgie, Kontusion, Untersuchungen (Alkalische Phosphatase: abweichende Werte).
WH: Auf Überempfindlichkeit, lokale Reaktionen, Kraniosynostosen, ektope Kalzifizierungen, übermäßige Gewichtszunahme achten. Kontrollen: Parathormon und Kalzium im Serum. Ernährung überwachen, ev. zusätzlich Kalzium und Vitamin D geben.
PG: **DFL0,45** 12 ST * (EKO: N) [€ 15.781,80], **DFL 0,7** 12 ST * (EKO: N) [€ 24.525,45], **DFL 1ML** 12 ST * (EKO: N) [€ 35.018,15]

▼ Strensiq 100 mg/ml - Injektionslösung 27A03
(Z.Nr. EU/1/15/1015/*) NR. P. E. A16AB13
ZI: Alexion Europe, Levallois-Perret, Frankreich
Z: 1 ml Lösung enthält: Asfotase alfa 100 mg, hergestellt durch rekombinante DNA-Technologie in CHO, Natriumchlorid, Dinatriumhydrogenphosphat-7-Wasser, Natriumdihydrogenphosphat-1-Wasser, Wasser für Injektionszwecke.
Kurzinformation: siehe Strensiq 40 mg/ml - Injektionslösung, → S. 1355
PG: 12 ST * (EKO: N) [€ 69.992,90]

🐾 *Strenzen 500/125 mg/g - Pulver zum Eingeben über das Trinkwasser für Schweine* 801BA
(Z.Nr. 8-01189) NR. P. VNW. nicht im Handel. QJ01CR02

Strepsils 8,75 mg - Lutschtabletten 45A02
(Z.Nr. 1-24413) RPF. P. R02AX01
ZI: Reckitt Benckiser Deutschland, Heidelberg, Deutschland
Z: 1 Lutschtablette enthält: Flurbiprofen 8,75 mg, Macrogol 300, Kaliumhydroxid, Zitronen-Aroma, Levomenthol, Saccharose, flüssig (entspr. Saccharose 1407 mg), Glucose flüssig (entspr. Glucose monohydrat 1069 mg), Honig.
Kurzinformation: siehe ratioDolor Flurbiprofen 8,75 mg - Lutschtabletten mit Zitronengeschmack, → S. 1199
PG: 24 ST * (EKO: N) [€ 9,55]

Strepsils Orange Zuckerfrei 8,75 mg - Lutschtabletten 45A02
(Z.Nr. 1-31557) RPF. P. R02AX01
ZI: Reckitt Benckiser Deutschland, Heidelberg, Deutschland
Z: 1 Lutschtablette enthält: Flurbiprofen 8,75 mg, Macrogol 300, Kaliumhydroxid, Orangen-Aroma, Levomenthol, Acesulfam kalium, Maltitol-Lösung 508,5 mg, Isomalt 2034 mg.
Kurzinformation: siehe ratioDolor Flurbiprofen 8,75 mg - Lutschtabletten mit Zitronengeschmack, → S. 1199
PG: 24 ST * (EKO: N) [€ 9,50]

Strepsils 8,75 mg/Dosis - Spray zur Anwendung in der Mundhöhle, Lösung 45A05
(Z.Nr. 1-35920) RPF. P. R02AX01
ZI: Reckitt Benckiser Deutschland, Heidelberg, Deutschland
Z: 1 Dosis (3 Sprühstöße) enthält: Flurbiprofen 8,75 mg (entspr. → 16,2 mg/ml), Betadex, Natriummonohydrogenphosphat Dodecahydrat, Citronensäure monohydrat, Methyl-4-hydroxybenzoat 1,18 mg, Propyl-4-hydroxybenzoat 0,24 mg, Natriumhydroxid, Minz-Aroma (entspr. Geschmacksstoffe) (entspr. Geschmacksgebende Zubereitung/en) (entspr. Propylenglycol 2,43 mg) (entspr. Glycerintriacetat), Kirsch-Aroma (entspr. Geschmacksstoffe) (entspr. Geschmacksgebende Zubereitung/en) (entspr. Propylenglycol) (entspr. Wasser, gereinigtes); N,2,3-Trimethyl-2-(propan-2-yl)butanamid, Saccharin natrium, Hydroxypropylbetadex, Wasser, gereinigtes.
EW: Antiphlogistisch.
AG: Kurzzeitig bei schmerzhaften Entzündungen der Rachenschleimhaut.
DO: Bei Bedarf alle 3-6 Std. 1 Dosis (3 Sprühstöße) im hinteren Rachenraum applizieren. MTD 5 Dosen, max. 3 Tage anwenden. Keine Untersuchungen bei Kindern und Jugendlichen.
GA: Magen/Darm-Ulcera, -Blutungen oder -Perforationen (auch anamnestisch); Bronchospasmen, Rhinitis oder Urtikaria durch Antiphlogistika, schwere Herz-, Leber- oder Niereninsuffizienz.
SST: In den ersten beiden Trimestern strenge Indikationsstellung, im letzten Trimenon kontraindiziert. In der Stillzeit nicht empfohlen.
NW: Überempfindlichkeit, Geschmacksstörungen, Magen/Darm (Blutungen, Ulzera, Perforationen), Haut (auch schwerwiegend), ZNS (Analgetika-Kopfschmerz), Ödeme, Hypertonie, Herzinsuffizienz, Verschlimmerung von infektions- bedingten Entzündungen.
WW: Nicht empfohlen: Andere NSARs, ASS über 75 mg/die. Vorsicht: Gerinnungs- hemmer, kaliumsparende Arzneimittel, nephrotoxische Substanzen verstärkt; Herzglykoside, Furosemid, Antihypertensiva abgeschwächt, Kortiko- steroide, Lithium, Methotrexat, Mifepriston, orale Antidiabetika, Phenytoin, Chinolone, serotonerge Substanzen, Tacrolimus, Zidovudin.
WH: Möglichst kurzzeitig und niedrig dosiert anwenden. Vorsicht bei Asthma, Bluthochdruck, Herzinsuffizienz, Gerinnungsstörungen, Lupus erythematodes, Mischkollagenosen, Magen/Darm-Erkrankungen in der Anamnese. Auf kardiovaskuläre Ereignisse achten. Erhöhtes Nebenwirkungsrisiko bei älteren Patienten beachten.
PG: 15 ML * (EKO: N) [€ 10,95]

Strepsils Honig & Zitrone 8,75 mg/Dosis - Spray zur Anwendung in der Mundhöhle, Lösung 45A05
(Z.Nr. 1-39881) RPF. P. R02AX01
ZI: Reckitt Benckiser Deutschland, Heidelberg, Deutschland
Z: 1 Dosis (3 Sprühstöße) enthält: Flurbiprofen 8,75 mg (entspr. → 16,2 mg/ml), Betadex, Natriummonohydrogenphosphat Dodecahydrat, Citronensäure monohydrat, Methyl-4-hydroxybenzoat 1,18 mg, Propyl-4-hydroxybenzoat 0,24 mg, Natriumhydroxid, Honig-Aroma (entspr. Geschmacksstoffe) (entspr. Geschmacksgebende Zubereitung/en) (entspr. Propylenglycol 2,43 mg), Zitronen-Aroma (entspr. Geschmacksstoffe) (entspr. Geschmacksgebende Zubereitung/en) (entspr. Propylenglycol), N,2,3-Trimethyl-2-(propan-2-yl)butanamid, Saccharin natrium, Hydroxypropylbetadex, Wasser, gereinigtes.
EW: Antiphlogistisch.
AG: Kurzzeitig bei akuten Halsschmerzen
AA: In der Mundhöhle.
DO: Bei Bedarf alle 3-6 Std. 1 Dosis (3 Sprühstöße) im hinteren Rachenraum applizieren. MTD 5 Dosen, max. 3 Tage anwenden. Keine Untersuchungen bei Kindern und Jugendlichen.
GA: Magen/Darm-Ulcera, -Blutungen oder -Perforationen (auch anamnestisch); Bronchospasmen, Rhinitis oder Urtikaria durch Antiphlogistika, schwere Herz-, Leber- oder Niereninsuffizienz.
SST: In den ersten beiden Trimestern nicht anwenden, im letzten Trimenon kontraindiziert. In der Stillzeit nicht empfohlen.
NW: Überempfindlichkeit, Geschmacksstörungen, Magen/Darm (Blutungen, Ulzera, Perforationen), Haut (auch schwerwiegend), ZNS (Analgetika-Kopfschmerz), Ödeme, Hypertonie, Herzinsuffizienz, Verschlimmerung von infektions-bedingten Entzündungen.
WW: Nicht empfohlen: Andere NSARs, ASS über 75 mg/die. Vorsicht: Gerinnungshemmer, kaliumsparende Arzneimittel, nephrotoxische Substanzen verstärkt; Herzglykoside, Furosemid, Antihypertensiva abgeschwächt, Kortikosteroide, Lithium, Methotrexat, Mifepriston, orale Antidiabetika, Phenytoin, Chinolone, serotonerge Substanzen, Tacrolimus, Zidovudin.
WH: Möglichst kurzzeitig und niedrig dosiert anwenden. Vorsicht bei Asthma, Bluthochdruck, Herzinsuffizienz, Gerinnungsstörungen, Lupus erythematodes, Mischkollagenosen, Magen/Darm-Erkrankungen in der Anamnese. Auf kardiovaskuläre Ereignisse achten. Erhöhtes Nebenwirkungsrisiko bei älteren Patienten beachten.
PG: 15 ML * (EKO: N) [€ 10,95]

🐾 **Stresnil 40 mg/ml - Injektionslösung für Schweine** 809Z, 829
(Z.Nr. 8-14797) RP. P. VNW. QN05AD90
ZI: Elanco, Cuxhaven, Deutschland
Z: 1 ml enthält: Azaperon 40 mg, Methyl-4-hydroxybenzoat 0,5 mg, Propyl-4-hydroxybenzoat 0,05 mg, Natrium metabisulfit 2 mg, Weinsäure, Natriumhydroxid, Wasser für Injektionszwecke.
EW: Neuroleptikum.
AG: 1. Aggressives Verhalten Vorbeugung und Kontrolle der Aggressivität nach Umgruppieren Kontrolle der Aggressivität bei Sauen 2. Zur Behandlung von verschiedenen Stresszuständen Überlastung des Herzens Transportbedingter Stress 3. Geburtshilfe Erregung während der Geburt zur geburtshilflichen Unterstützung (manuelle Geburt) Inversio vaginae und Prolapsus uteri verstärkte Kontraktionen 4. Zur Prämedikation einer Lokalanästhesie oder Narkose.
AA: Nur i.m. hinter dem Ohr.
DO: Aggressivität: 2 mg/kg KG Stress: Überlastung des Herzens: 0,4 mg/kg KG. Transport von Ferkeln, Läufern, Ebern: 1 mg/kg KG.
Transport von Sauen und Mastschweinen: 0,4 mg/kg KG.
Geburtshilfe: 2 mg/kg KG.
Narkoseprämedikation: 1-2 mg/kg KG.
GA: Transport von Schweinen, die vor Ablauf der 14tägigen Wartezeit ge- schlachtet werden; Verwendung unter sehr kalten Bedingungen.
SST: Anwendung möglich.
NW: Speichelfluss, Hyperpnoe, bei Ebern Penisrelaxation.
WW: ZNS-Dämpfer, Blutdrucksenker verstärkt; Adrenalin-Umkehr.

VNW: Essbares Gewebe 14 Tage.
PG: 1 ST VNW [€ 51,15]

Striascan 74 MBq/ml - Injektionslösung 24F01
(Z.Nr. EU/1/19/1372/*) NR. P. nicht im Handel. V09AB03

Stribild 150 mg/150 mg/200 mg/245 mg - Filmtabletten 35E04
(Z.Nr. EU/1/13/830/*) NR. P. J05AR09
ZI: Gilead Sciences Ireland, Carrigtohill County Cork, Irland
Z: 1 Filmtablette enthält: Elvitegravir 150 mg, Cobicistat 150 mg, Emtricitabin 200 mg, Tenofovir disoproxil 245 mg (entspr. Tenofovir disoproxil fumarat 300 mg) (entspr. Tenofovir 136 mg), Tablettenkern: Croscarmellose natrium, Hyprolose, Lactose 10,9 mg (entspr. Lactose monohydrat), Magnesium stearat, Cellulose, mikrokristalline, Siliciumdioxid, Natriumdodecylsulfat; Filmüberzug: Indigocarmin-Aluminiumsalz, Macrogol 3350, Poly(vinylalkohol), partiell hydrolysiert, Talkum, Titandioxid, Eisen(III)-hydroxid-oxid x H2O.
EW: Antivirale Kombination.
AG: Infektion mit HIV-1 bei Erwachsenen und Jugendlichen.
AA: Unzerkaut zum Essen einnehmen.
DO: 1mal tgl. 1 Tablette. Für Kinder unter 12 Jahren bzw. unter 35 kg KG sowie für Kinder und Jugendliche mit Nierenschäden nicht empfohlen.
GA: Nierentoxizität nach früherer Tenofovir-Anwendung.
SST: Während der Schwangerschaft keine Therapie mit Stribild beginnen. Kontrazeption mit mindestens 30 µg Ethinylöstradiol und Norgestimat oder Drospirenon als Gestagen oder andere zuverlässige Verhütungsmethode empfohlen. Nicht stillen.
NW: Übelkeit, Diarrhoe, Niere, Leber (beim Absetzen schwere Exazerbation einer Hepatitis B), Blutbild, Allergien, Stoffwechsel (Gewichtszunahme, Anstieg von Blutlipiden und Blutglukose), Psyche, Kopfschmerzen, Schwindel, Asthenie, Haut, Knochenveränderungen (Osteonekrose), erhöhte Kreatinkinase, opportunistische Infektionen.
WW: Nicht gleichzeitig mit anderen antiretroviralen Arzneimitteln einsetzen. Kontraindiziert: Starke CYP3A4- Induktoren. Alfuzosin, Amiodaron, Chinidin, Carbamazepin, Phenobarbital, Phenytoin, Rifampicin, Mutterkornalkaloide, Cisaprid, Johanniskraut, Statine, Pimozid, Lurasidon, Sildenafil (zur Behandlung der pulmonalen Hypertonie), Midazolam oral, Triazolam, Lovastatin, Simvastatin, Dabigatran.
Nicht empfohlen: Arzneimittel mit Beeinflussung der Nierenfunktion (z.B. Aminoglykoside, Amphotericin B, Foscarnet, Ganciclovir, Pentamidin, Vancomycin, Cidofovir, Interleukin-2), Rifabutin, Boceprevir, Salmeterol, CYP3A4-metabolisierte Kortikosteroide.
WW mit vielen anderen Substanzen möglich; Antazida, Multivitaminpräparate (4 Std. Abstand). Itraconazol (MTD 200 mg), Hepatitis C-Virostatika.
Details siehe Austria Codex - Fachinformation.
WH: Vorsicht bei Leberschäden. Kontrollen: Niere, Urin, Auf Lipodystrophie, mitochondriale Dysfunktion, Immun-Reaktivierungs-Syndrom, Osteonekrose achten. Verkehrshinweis.
PG: 30 ST RE2 (EKO: Y) [€ 1.401,50]

Stribild 150 mg/150 mg/200 mg/245 mg - Filmtabletten 35E04
(Z.Nr. EU/1/13/830/*) NR. P. Parallelimport. nicht im Handel. J05AR09

▼ *Strimvelis 1-10 Millionen Zellen/ml - Infusionsdispersion* 33A
(Z.Nr. EU/1/16/1097/*) NR. P. nicht im Handel. A16AX

▼ Striverdi Respimat 2,5 Mikrogramm - Lösung zur Inhalation 50A02
(Z.Nr. 1-35232) RP. P. R03AC19
ZI: Boehringer Ingelheim International, Ingelheim/Rhein, Deutschland
Z: 1 Sprühstoß enthält: Olodaterol 2,5 µg (entspr. Olodaterol hydrochlorid), Benzalkonium chlorid 0,0011 mg, Natrium edetat, Citronensäure, wasserfreie, Wasser, gereinigtes.
EW: Beta2-Rezeptor-Agonist.
AG: Dauerbehandlung der chronischen obstrruktiven Lungenkrankheit (COPD).
AA: Nur zur Inhalation mit Respimat Inhalator.
Details siehe Austria Codex - Fachinformation.
DO: 1mal tgl. 2 Sprühstöße.
Kein relevanter Nutzen bei Kindern und Jugendlichen.
SST: In der Schwangerschaft nicht empfohlen. Nutzen/Risiko-Abwägung in der Stillzeit.
NW: Nasopharyngitis, Schwindel, Herz/Kreislauf (Tachykardie, Hypertonie), Haut, Arthralgie, Hypokaliämie, paradoxer Bronchospasmus. Atembeschwerden durch Benzalkoniumchlorid.
WW: Vorsicht: Andere Adrenergika; Xanthine, Steroide, Diuretika, QT- verlängernde Substanzen, trizyklische Antidepressiva, MAO-Hemmer. Beta- Blocker antagonistisch.
WH: Bei Asthma und zur Behandlung akuter Bronchospasmen nicht anwenden. Auf paradoxe Bronchospasmen achten. Vorsicht bei kardiovaskulären Erkrankungen, Krampfleiden, Hyperthyreose, QT-Verlängerung. Nicht zusammen mit anderen lang wirksamen Beta2-Agonisten anwenden.
Verkehrshinweis.
PG: 1 ST * (EKO: N) [€ 51,60]

Stronghold 15 mg - Lösung zum Auftropfen für Katzen und Hunde <2,5 kg 804B, 803A, 804A
(Z.Nr. EU/2/99/014/*) RP. P. QP54AA05
ZI: Zoetis Belgium, Louvain-la-Neuve, Belgien
Z: 1 Einzeldosis (Pipette mit 0,25 ml) enthält: Selamectin 15 mg, Butylhydroxytoluol 0,08 %, Dipropylenglykolmethylether, Isopropylalkohol.
EW: Antiparasitikum.
AG: Katzen und Hunde: Behandlung und Vorbeugung von Flohbefall, Vorbeugung von Herzwurm- erkrankung. Ohrmilben, Haarlinge.
Katzen: Adulte Spulwürmer und intestinale Hakenwürmer.
Hunde: Sarcoptesräude, intestinale Spulwürmer.
AA: Äußerlich, nicht oral oder parenteral. Nicht direkt in den Ohrkanal.
DO: Einmalig mindestens 6 mg/kg KG. Zur Vorbeugung von Flohbefall monatlich anwenden.
GA: Lebensalter unter 6 Wochen.
SST: Anwendung möglich.
NW: Katze: Alopezie, lokale Irritation.
PG: 3 ST VT [€ 30,70]

Stronghold 30 mg - Lösung zum Auftropfen für Hunde 2,6-5,0 kg 804B, 803A, 804A
(Z.Nr. EU/2/99/014/*) RP. P. QP54AA05
ZI: Zoetis Belgium, Louvain-la-Neuve, Belgien
Z: 1 Einzeldosis (Pipette mit 0,25 ml) enthält: Selamectin 30 mg, Butylhydroxytoluol 0,08 %, Dipropylenglykolmethylether, Isopropylalkohol.
Kurzinformation: siehe Stronghold 15 mg - Lösung zum Auftropfen für Katzen und Hunde <2,5 kg, → S. 1357
PG: 6 ST VT [€ 62,70]

Stronghold 45 mg - Lösung zum Auftropfen für Katzen 2,6-7,5 kg 804B, 803A, 804A
(Z.Nr. EU/2/99/014/*) RP. P. QP54AA05
ZI: Zoetis Belgium, Louvain-la-Neuve, Belgien
Z: 1 Einzeldosis (Pipette mit 0,75 ml) enthält: Selamectin 45 mg, Butylhydroxytoluol 0,08 %, Dipropylenglykolmethylether, Isopropylalkohol.
Kurzinformation: siehe Stronghold 15 mg - Lösung zum Auftropfen für Katzen und Hunde <2,5 kg, → S. 1357
PG: 3 ST VT [€ 36,60]

Stronghold 60 mg - Lösung zum Auftropfen für Hunde 5,1-10,0 kg 804B, 803A, 804A
(Z.Nr. EU/2/99/014/*) RP. P. QP54AA05
ZI: Zoetis Belgium, Louvain-la-Neuve, Belgien
Z: 1 Einzeldosis (Pipette mit 0,5 ml) enthält: Selamectin 60 mg, Butylhydroxytoluol 0,08 %, Dipropylenglykolmethylether, Isopropylalkohol.
Kurzinformation: siehe Stronghold 15 mg - Lösung zum Auftropfen für Katzen und Hunde <2,5 kg, → S. 1357
PG: 6 ST VT [€ 76,90]

Stronghold 60 mg - Lösung zum Auftropfen für Katzen 7,6-10,0 kg 804B, 803A, 804A
(Z.Nr. EU/2/99/014/*) RP. P. nicht im Handel. QP54AA05

Stronghold 120 mg - Lösung zum Auftropfen für Hunde 10,1-20,0 kg 804B, 803A, 804A
(Z.Nr. EU/2/99/014/*) RP. P. QP54AA05
ZI: Zoetis Belgium, Louvain-la-Neuve, Belgien
Z: 1 Einzeldosis (1 Pipette mit 1 ml) enthält: Selamectin 120 mg, Butylhydroxytoluol 0,08 %, Dipropylenglykolmethylether, Isopropylalkohol.
Kurzinformation: siehe Stronghold 15 mg - Lösung zum Auftropfen

für Katzen und Hunde <2,5 kg, → S. 1357
PG: 3 ST VT [€ 50,65]

Stronghold 240 mg - Lösung zum Auftropfen für Hunde 20,1-40,0 kg 804B, 803A, 804A
(Z.Nr. EU/2/99/014/*) RP. P. QP54AA05
ZI: Zoetis Belgium, Louvain-la-Neuve, Belgien
Z: 1 Einzeldosis (Pipette mit 2 ml) enthält: Selamectin 240 mg, Butylhydroxytoluol 0,08 %, Dipropylenglykolmethylether, Isopropylalkohol.
Kurzinformation: siehe Stronghold 15 mg - Lösung zum Auftropfen für Katzen und Hunde <2,5 kg, → S. 1357
PG: 3 ST VT [€ 65,70]

Stronghold 360 mg - Lösung zum Auftropfen für Hunde 40,1-60,0 kg 804B, 803A, 804A
(Z.Nr. EU/2/99/014/*) RP. P. nicht im Handel. QP54AA05

Stronghold Plus 15 mg/2,5 mg - Lösung zum Auftropfen für Katzen <= 2,5 kg 804B, 804D, 803A
(Z.Nr. EU/2/16/204/*) NR. P. QP54AA55
ZI: Zoetis Belgium, Louvain-la-Neuve, Belgien
Z: Jede Einzeldosis (Pipette) zu 0,25 ml enthält: Selamectin 15 mg, Sarolaner 2,5 mg, Butylhydroxytoluol, Dipropylenglykolmethylether, Isopropylalkohol.
EW: Antiparasitische Kombination.
AG: Behandlung und Vorbeugung von Flohbefall, allergische Flohdermatitis, Zecken, Ohrmilben, Haarlinge, adulte Spulwürmer und intestinale Hakenwürmer. Vorbeugung von Herzwürmern.
AA: Äußerlich, nicht oral oder parenteral. Nicht direkt in den Ohrkanal.
DO: Katzen ab 8 Wochen und mindestens 1,25 kg KG: Einmalig 1 Pipette (mindestens 6 mg Selamectin und 1 mg Sarolaner/kg KG). Zur Vorbeugung von Zecken- und Flohbefall monatlich anwenden.
GA: Untergewichtige oder geschwächte Tiere.
SST: Nutzen/Risiko-Abwägung.
NW: Alopezie, lokale Irritation, Juckreiz.
PG: 3 ST VT [€ 32,80]

Stronghold Plus 30 mg/5 mg - Lösung zum Auftropfen für Katzen >2,5-5 kg 804B, 804D, 803A
(Z.Nr. EU/2/16/204/*) NR. P. QP54AA55
ZI: Zoetis Belgium, Louvain-la-Neuve, Belgien
Z: Jede Einzeldosis (Pipette) zu 0,5 ml enthält: Selamectin 30 mg, Sarolaner 5 mg, Butylhydroxytoluol, Dipropylenglykolmethylether, Isopropylalkohol.
Kurzinformation: siehe Stronghold Plus 15 mg/2,5 mg - Lösung zum Auftropfen für Katzen <= 2,5 kg, → S. 1358
PG: 3 ST VT [€ 38,00]

Stronghold Plus 60 mg/10 mg - Lösung zum Auftropfen für Katzen >5-10 kg 804B, 804D, 803A
(Z.Nr. EU/2/16/204/*) NR. P. QP54AA55
ZI: Zoetis Belgium, Louvain-la-Neuve, Belgien
Z: Jede Einzeldosis (Pipette) zu 1 ml enthält: Selamectin 60 mg, Sarolaner 10 mg, Butylhydroxytoluol, Dipropylenglykolmethylether, Isopropylalkohol.
Kurzinformation: siehe Stronghold Plus 15 mg/2,5 mg - Lösung zum Auftropfen für Katzen <= 2,5 kg, → S. 1358
PG: 3 ST VT [€ 42,10]

StructoKabiven - Emulsion zur Infusion 37F02, 37F04
(Z.Nr. 1-25058) RP. P. n.l. B05BA10
ZI: Fresenius Kabi Austria, Graz
Z: 1 Dreikammerbeutel-System (pro 1000 ml) enthält: Aminosäurelösung mit Elektrolyten 508 ml, Glucose 42% 302 ml (entspr. Glucose 127 g) (entspr. Glucose monohydrat), Fettemulsion 190 ml: Triglyceride, gereinigt, strukturiert 38,5 g; Alanin 7,1 g, Arginin 6,1 g, Glycin 5,6 g, Histidin 1,5 g, Isoleucin 2,5 g, Leucin 3,8 g, Lysin 3,4 g, Methionin 2,2 g, Phenylalanin 2,6 g, Prolin 5,7 g, Serin 3,3 g, Taurin 0,5 g, Threonin 2,2 g, Tryptophan 1 g, Tyrosin 0,2 g, Valin 3,1 g, Calcium chlorid-2-Wasser (entspr. Calciumchlorid 0,28 g), Natrium glycerophosphat-penta-hydrat (entspr. Natrium glycerophosphat 2,13 g), Magnesiumsulfat-7-Wasser (entspr. Magnesium sulfat 0,61 g), Kaliumchlorid 2,3 g, Natrium acetat-Trihydrat (entspr. Natriumacetat 1,7 g), Zink sulfat-7-Wasser (entspr. Zinksulfat 0,0066 g), Elektrolyte: Natrium 41 mmol, Kalium 30 mmol, Magnesium 5 mmol, Calcium 2,5 mmol, Phosphat 12,5 mmol, Zink 0,04 mmol, Sulfat 5,1 mmol, Chlorid 36 mmol, Acetat 106 mmol, Eiphospholipide, Glycerin, Natriumhydroxid zur pH-Wert-Einstellung, Eisessig zur pH-Wert-Einstellung, Salzsäure zur pH-Wert-Einstellung, Wasser für Injektionszwecke.
PG: 4 ST * (EKO: N) [€ 368,35 n.l.]

StructoKabiven elektrolytfrei - Emulsion zur Infusion 37F02, 37F03
(Z.Nr. 1-25059) RP. P. nicht im Handel. B05BA10

StructoKabiven peripher - Emulsion zur Infusion 37F02, 37F04
(Z.Nr. 1-25520) RP. P. nicht im Handel. B05BA10

Stullmisan 30,56 mg/g - Pulver zum Eingeben für Tiere 825G, 825K
(Z.Nr. 8-17854) RPF. P. QA16Q
ZI: Richter Pharma, Feldgasse, Wels
Z: 1 g Pulver enthält: Fichtenspitzen-Extrakt (15-20:1); Wasser (Auszugsmittel) 30,56 mg, Kamillenblütenextrakt : Melissenblätterextrakt : Wermutkrautextrakt (53,3 : 33,3 : 13,3) ; Wasser (Auszugsmittel), Kräuterextrakt (3:1), Maisstärke, Methyl-4-hydroxybenzoat 8,05 mg, Propyl-4-hydroxybenzoat 3,45 mg.
EW: Pflanzliches Magen/Darm-Tonikum.
AG: Verdauungsstörungen, Durchfälle, Aufzuchtschwierigkeiten.
AA: Zum Eingeben über Futter, Wasser oder Milch.
DO: Rinder, Pferde: 1mal tgl. bis 50 g;
Kälber, Fohlen: 1mal tgl. bis 25 g;
Absetzferkel, Läufer: 1mal tgl. bis 12 g;
Saugferkel, kleine Hunde, Katzen: 3mal tgl. bis 2 g;
Große Hunde, Schafe, Ziegen: 3mal tgl. bis 8 g;
Geflügel: 1mal tgl. 8 g für 10 Küken;
Kaninchen, Meerschweinchen, Hamster: 1mal tgl. bis 2 g.
SST: Anwendung möglich.
VNW: Essbare Gewebe 1 Tag.
PG: 1000 G VN [€ 57,60]

Suanatem 23,81 mg + 16,67 mg - Tabletten zum Eingeben für Hunde 812BZ
(Z.Nr. 8-00026) NR. P. QJ01RA04
ZI: Boehringer Ingelheim Animal Health France SCS, Lyon, Frankreich
Z: 1 Tablette enthält: Spiramycin 100000 IE (entspr. → 23,81 mg), Metronidazol 16,67 mg, Algeldrat, Sorbitol, Dextrin, Gelatine, Citronensäure, Magnesium stearat, Weizenstärke.
EW: Antibiotika-Kombination.
AG: Entzündungen im oralen und paraoralen Bereich des Hundes.
AA: Tief (auf den Zungengrund) eingeben oder in Fleischbällchen verabreichen.
DO: Täglich ½-1 Tablette pro kg KG über 6-10 Tage. Tagesdosis in 2 Gaben (morgens und abends) geben.
GA: Leberschäden.
SST: Bei trächtigen Tieren nicht anwenden. Keine Aussage zur Laktation.
NW: Sehr selten Verdauungsstörungen, Störungen der Spermatogenese. Bei Überdosierung ZNS-Effekte.
WW: Andere Makrolide nicht gleichzeitig anwenden.
WH: Nicht für Tiere zur Gewinnung von Lebensmitteln.
PG: 50 ST VT [€ 21,60]

Suanatem forte 178,57 mg + 125 mg - Filmtabletten zum Eingeben für Hunde 812BZ
(Z.Nr. 8-00049) NR. P. QJ01RA04
ZI: Merial, Lyon, Frankreich
Z: 1 Filmtablette enthält: Spiramycin 750000 IE (entspr. → 178,57 mg), Metronidazol 125 mg, Algeldrat, Sorbitol, Dextrin, Gelatine, Citronensäure, Magnesium stearat, Weizenstärke; Filmüberzug: Hypromellose, Macrogol 20000, Ponceau 4R (E 124), Titandioxid.
EW: Antibiotika-Kombination.
AG: Entzündungen im oralen und paraoralen Bereich des Hundes.
AA: Tief (auf den Zungengrund) eingeben oder in Fleischbällchen verabreichen.
DO: Täglich 1 Filmtablette pro 7,5-10 kg KG über 6-10 Tage, Tagesdosis in 2 Gaben (morgens und abends) geben.
GA: Leberschäden.
SST: Bei trächtigen Tieren nicht anwenden. Keine Aussage zur Laktation.
NW: Sehr selten Verdauungsstörungen, Störungen der Spermatogenese. Bei Überdosierung ZNS-Effekte.
WW: Andere Makrolide nicht gleichzeitig anwenden.
WH: Nicht für Tiere zur Gewinnung von Lebensmitteln.

PG: 20 ST VT [€ 31,90]

Suboxone 2 mg/0,5 mg - Sublingualfilm 26C
(Z.Nr. EU/1/06/359/*) NR. SG. P. nicht im Handel. N07BC51

Suboxone 4 mg/1 mg - Sublingualfilm 26C
(Z.Nr. EU/1/06/359/*) NR. SG. P. nicht im Handel. N07BC51

Suboxone 8 mg/2 mg - Sublingualfilm 26C
(Z.Nr. EU/1/06/359/*) NR. SG. P. nicht im Handel. N07BC51

Suboxone 12 mg/3 mg - Sublingualfilm 26C
(Z.Nr. EU/1/06/359/*) NR. SG. P. nicht im Handel. N07BC51

Suboxone 2 mg/0,5 mg - Sublingualtabletten 26C

(Z.Nr. EU/1/06/359/*) NR. SG. P. N07BC51
ZI: Indivior Europe, Dublin, Irland
Z: 1 Tablette enthält: Buprenorphin 2 mg (entspr. Buprenorphin hydrochlorid), Naloxon 0,5 mg (entspr. Naloxon hydrochlorid dihydrat), Lactose 42 mg (entspr. Lactose monohydrat), Mannitol, Maisstärke, Povidon K30, Citronensäure, wasserfreie, Natrium citrat, Magnesium stearat, Acesulfam kalium, Zitronen-Aroma, natürlich, Limonen-Aroma, natürlich.
EW: Kombination partieller Opioidagonist und Opioidantagonist.
AG: Substitutionstherapie bei Opioidabhängigkeit. Naloxon-Bestandteil soll i.v. Missbrauch verhindern.
AA: Sublingualtabletten bis zum Auflösen unter der Zunge halten.
DO: Patienten ab 15 Jahren: Initial 2 Suboxone 2 mg/0,5 mg-Sublingualtabletten oder 1 Suboxone 4 mg/1 mg- Sublingualtablette. Dosisanpassung nach Wirkung; MTD 24 mg Buprenorphin. Nach Stabilisierung Einstellung auf doppelte Tagesdosis an jedem 2. Tag oder 3mal wöchentlich möglich. Bei Therapieende Dosis allmählich reduzieren.
Keine Daten an Patienten unter 15 Jahren.
GA: Schwere Atem-, Leberinsuffizienz, akuter Alkoholismus, Delirium tremens.
SST: Während der Schwangerschaft strenge Nutzen/Risiko-Abwägung. Nicht stillen.
NW: Entzugssymptome, Atemdepression, Psyche, ZNS (Krampfanfälle), Auge, Kreislauf (Hypotonie), Magen/Darm, Haut, Niere, Leber, Allgemeinerkrankungen.
WW: Cave Alkohol! Gegenanzeige: Naltrexon, Nalmefen zur Therapie der Alkohol- oder Opioidabhängigkeit.
Vorsicht: Benzodiazepine, andere ZNS-Dämpfer, CYP3A4-Inhibitoren und -Induktoren. MAO-Hemmer können Opioidwirkung steigern.
GE: Dauertherapie führt zu Opioidabhängigkeit, Abhängigkeitsgrad niedriger als von Morphin. Entzugssyndrom bei plötzlichem Absetzen.
WH: Vorsicht bei Jugendlichen (15-18 Jahre). Patienten bei Umstellung genau beobachten. Auf Leberschäden achten.
Vorsicht bei älteren und geschwächten Patienten, Asthma, Lungen- bzw. Nierenschäden, Hypotonie, Prostatahypertrophie, Urethralstenose, Myxödem, Hypothyreose, M. Addison, Dysfunktion der Gallenwege. Dopingtests positiv. Verkehrshinweis. Bei Überdosierung Atemdepression, Antidot Naloxon.
PG: 7 ST RE1 (EKO: Y) [€ 11,40], 28 ST RE1 (EKO: Y) [€ 38,95]

Suboxone 8 mg/2 mg - Sublingualtabletten 26C

(Z.Nr. EU/1/06/359/*) NR. SG. P. N07BC51
ZI: Indivior Europe, Dublin, Irland
Z: 1 Tablette enthält: Buprenorphin 8 mg (entspr. Buprenorphin hydrochlorid), Naloxon 2 mg (entspr. Naloxon hydrochlorid dihydrat), Lactose 168 mg (entspr. Lactose monohydrat), Mannitol, Maisstärke, Povidon K30, Citronensäure, wasserfreie, Natrium citrat, Magnesium stearat, Acesulfam kalium, Zitronen-Aroma, natürlich, Limonen-Aroma, natürlich.
Kurzinformation: siehe Suboxone 2 mg/0,5 mg - Sublingualtabletten, → S. 1359
PG: 7 ST RE1 (EKO: Y) [€ 28,25], 28 ST RE1 (EKO: Y) [€ 103,70]

Suboxone 8 mg/2 mg - Sublingualtabletten 26C
(Z.Nr. EU/1/06/359/*) NR. SG. P. N07BC51
Parallelimport. nicht im Handel.

Suboxone 16 mg/4 mg - Sublingualtabletten 26C
(Z.Nr. EU/1/06/359/*) NR. SG. P. nicht im Handel. N07BC51

Substitol retard 120 mg - Kapseln 26C

(Z.Nr. 1-22749) NR. SG. P. N07BC
ZI: Mundipharma, Wien
Z: 1 Kapsel enthält: Morphin sulfat 120 mg (entspr. Morphin 90 mg), Kapselinhalt: Pflanzenöl, hydriert, Macrogol 6000, Talkum, Magnesium stearat; Kapselhülle: Natriumdodecylsulfat, Propylenglycol, Gelatine, Schellack, Ammoniaklösung, Titandioxid, Eisenoxid gelb, Indigocarmin, Eisenoxid schwarz, Spuren von: Natrium.
EW: Opiat.
AG: Substitutionsbehandlung bei Erwachsenen mit Opiatabhängigkeit gemäß Suchtgift-Verordnung.
AA: Oral im Ganzen (oder auf einem Löffel unter Sicht des Apothekers). Von der täglichen Einnahme in der Apotheke nur in begründeten Ausnahmefällen abweichen. Pellets nicht auflösen und nicht parenteral verabreichen.
DO: TD initial 120 mg, Erhaltungsdosis 300-600 mg, MTD 1200 mg. Umstellung von Methadon auf Substitol retard im Verhältnis 1:6 bis 1:8.
GA: Atemdepression, Kopfverletzungen, paralytischer Ileus, akutes Abdomen, verzögerte Magenentleerung, Epilepsie, Atemwegsobstruktion, akute Lebererkrankung, Kinder und Jugendliche unter 18 Jahren, präoperativ oder binnen 24 Std. postoperativ.
SST: Nutzen/Risiko-Abwägung; Schwangerenbetreuung in Spezialeinrichtungen. Bei chronischer Anwendung in der Schwangerschaft Entzugserscheinungen beim Neugeborenen möglich. Nicht stillen.
NW: Magen/Darm, Vegetativum, ZNS, Hyperalgesie, Bronchospasmen, Koliken, Überempfindlichkeit, Urtikaria, Atemdepression, Herz, Kreislauf, Psyche, Endokrinium (Anstieg von Prolaktin, Abnahme von Kortisol und Testosteron, reversible Nebenniereninsuffizienz).
WW: MAO-Hemmer 2 Wochen meiden, andere ZNS-Dämpfer verstärkt (Atemdepression). Cave gemischte Agonisten/Antagonisten (z.B. Nalbuphin, Buprenorphin, Pentazocin). Cave Alkohol. Besondere Vorsicht: Benzodiazepine (Atemdepression); Anticholinergika (verstärkte NW).
GE: Abhängigkeit und Toleranzentwicklung möglich. Abstinenzsyndrom beim abrupten Absetzen.
WH: Suchtgiftverordnung beachten! Vorsicht bei Alkohol- oder Drogenmissbrauch in der Anamnese, erhöhtem Hirndruck, Konvulsionen, Hypotonie, Gallenwegerkrankungen, Pankreatitis, entzündlichen Darmerkrankungen, Prostatahypertrophie, Nebennierenrindeninsuffizienz, nach Bauchchirurgie. Verkehrshinweis. Pellets nicht auflösen und parenteral verabreichen Lebensgefahr). Auf Hyperalgesie achten. Verkehrshinweis. Positive Dopingkontrollen möglich.
Bei Überdosierung Miosis, Atemdepression, Koma. Antidot Naloxon i.v. Magenspülung ev. indiziert.
PG: 10 ST RE1 (EKO: Y) [€ 28,40], 30 ST RE1 (EKO: Y) [€ 71,35]

Substitol retard 200 mg - Kapseln 26C

(Z.Nr. 1-22750) NR. SG. P. N07BC
ZI: Mundipharma, Wien
Z: 1 Kapsel enthält: Morphin sulfat 200 mg (entspr. Morphin 150 mg), Kapselinhalt: Pflanzenöl, hydriert, Macrogol 6000, Talkum, Magnesium stearat, Kapselhülle: Natriumdodecylsulfat, Propylenglycol, Gelatine, Schellack, Ammoniaklösung, Titandioxid, Eisenoxid gelb, Eisenoxid rot, Spuren von: Natrium.
Kurzinformation: siehe Substitol retard 120 mg - Kapseln, → S. 1359
PG: 10 ST RE1 (EKO: Y) [€ 39,35], 30 ST RE1 (EKO: Y) [€ 101,55]

Subutex 0,4 mg - Sublingualtabletten 26C
(Z.Nr. 1-23092) NR. SG. P. nicht im Handel. N07BC01

Subutex 2 mg - Sublingualtabletten 26C

(Z.Nr. 1-23091) NR. SG. P. N07BC01
ZI: Indivior Europe, Dublin, Irland
Z: 1 Sublingualtablette enthält: Buprenorphin 2 mg (entspr. Buprenorphin hydrochlorid 2,16 mg), Lactose monohydrat 47,94 mg, Mannitol, Maisstärke, Povidon K30, Citronensäure, Natriumcitrat-2-Wasser (entspr. Natrium 0,18 mg), Magnesium stearat.
EW: Partieller Opioid-Agonist/Antagonist.
AG: Behandlung von Opioidabhängigkeit bei Patienten ab 15 Jahren.
AA: Sublingual (Tablette 5-10 min unter der Zunge belassen). Kontrollierte Anwendung gemäß Suchtgiftverordnung (z.B. in der Apotheke).Tabletten nicht auflösen und injizieren (tödliche NW möglich).
DO: Induktionstherapie: Initial bis 4 mg als ED. Erhaltungsdosis 12-16 mg/Tag, MTD 24 mg. Bei Abbruch der Behandlung Dosis schrittweise reduzieren.
GA: Kinder oder Jugendliche unter 15 Jahren, schwere Ateminsuffizienz, schwere Leberschäden, akuter Alkoholismus oder Delirium tremens.
SST: Substitutionsbehandlung von Schwangeren in Spezialeinrichtungen. Nutzen/Risiko-Abwägung, Entzugssyndrom beim Neugeborenen möglich. Nicht stillen.
NW: Infektionen, ZNS, Schmerzen, Magen/Darm, Hyperhidrosis, Orthostase, Palpitationen, Vegetativum, Atemdepression, Leber-

nekrosen, Hepatitis, Haut, Psyche, Schock, Husten, Bronchospasmus, Harnverhalt, Dysmenorrhoe.
WW: Nicht empfohlen: MAO-Hemmer (14 Tage Abstand). Alkohol verstärkt. Besondere Vorsicht: Benzodiazepine (Atemdepression). Vorsicht: Andere ZNS-Dämpfer verstärkt, Methadon, Opioidanalgetika, Naltrexon, Atemdämpfende Substanzen, CYP3A4 Inhibitoren (Buprenorphindosis reduzieren), CYP3A4-Induktoren (Buprenorphindosis ggf. anpassen), Phenprocoumon (Purpura).
GE: Abhängigkeit und Entzugssyndrom möglich. Missbrauchrisiko beachten und reduzieren.
WH: Patienten über Opioidtoleranz und Gefahren eines Rückfalls aufklären.
Vorsicht bei orthostatischer Hypotonie, Kopfverletzungen, erhöhtem Hirndruck, Myxödem, Krämpfen, Prostatahypertrophie, Gallenwegstörungen, Verstopfung, älteren und geschwächten Patienten. Auf Atemdepression bzw. Leberschäden achten. Kontrollen: Leber, Virushepatitis-Status. Positive Dopingkontrollen möglich. Verkehrshinweis.
Bei Überdosierung Naloxon empfohlen (Initial bis 2 mg, ev. alle 2-3 min wiederholen).
PG: 7 ST * (EKO: N) [€ 14,20], 28 ST * (EKO: N) [€ 48,40]

Subutex 8 mg - Sublingualtabletten 26C

(Z.Nr. 1-23093) NR. SG. P. N07BC01
ZI: Indivior Europe, Dublin, Irland
Z: 1 Sublingualtablette enthält: Buprenorphin 8 mg (entspr. Buprenorphin hydrochlorid 8,64 mg), Lactose monohydrat 191,76 mg, Mannitol, Maisstärke, Povidon K30, Citronensäure, Natriumcitrat-2-Wasser (entspr. Natrium 0,72 mg), Magnesium stearat.
Kurzinformation: siehe Subutex 2 mg - Sublingualtabletten, → S. 1359
PG: 7 ST * (EKO: N) [€ 36,65], 28 ST * (EKO: N) [€ 132,35]

Sucontral-Tropfen zum Einnehmen 06Z
(Z.Nr. HERB-00103) RPF. P. nicht im Handel. A10X

Sucralan 1 g/5 ml - orale Suspension 42E04

(Z.Nr. 1-20564) RP. P. A02BX02
ZI: G.L. Pharma, Lannach
Z: 5 ml Suspension enthalten: Sucralfat 1 g (entspr. Aluminium-Saccharose-Sulfat, basisch) (entspr. Al 3+ 175 mg), Hydroxyethylcellulose, Methyl-4-hydroxybenzoat 5 mg, Propyl-4-hydroxybenzoat 1 mg, Zitronensäure, wasserfrei, Natrium citrat, Sorbitol-Lösung 70% 2 g, Karamell-Aroma, Wasser, gereinigtes.
EW: Mukoprotektiv.
AG: Ulcus duodeni et ventriculi (Behandlung und Rezidivprophylaxe), Refluxo- ösophagitis, Prophylaxe von Stressblutungen.
AA: Oral.
DO: **Ulcustherapie:** 2mal tgl. 10 ml oder 4mal tgl. 5 ml vor den Mahlzeiten.
Prophylaxe: 2mal tgl. 5 ml.
Refluxösophagitis: 4mal tgl. 5 ml nach den Mahlzeiten.
Stressblutungsprophylaxe: 6mal tgl. 5 ml.
Bei Kindern und Jugendlichen unter 14 Jahren nicht anwenden.
GA: Schwere Nierenschäden, Urämie.
SST: Strenge Indikationsstellung.
NW: Obstipation, Mundtrockenheit, Exanthem, Nausea, Vertigo, Bezoare; Enzephalopathie, Osteopathien, Anämie durch Aluminiumanreicherung bei Nierenschäden, Allergien.
WW: Antazida, Säurehemmer (mindestens 30 min, besser 2-4 Std. Abstand).
Resorptionshemmung von Tetrazyklinen, Phenytoin, Digoxin, Gallensäuren, Levothyroxin, Naproxen.
WH: Malignität von Magenulcera ausschließen. Bei Nierenschäden (Dialyse), M.
Alzheimer, Demenz Langzeitgabe vermeiden. Bei Langzeitgabe Aluminiumblut- spiegel kontrollieren (max. 30 µg/l).
PG: 250 ML (2) (EKO: G) [€ 14,40], **BTL** 20 ST (2) (EKO: G) [€ 7,70], **BTL** 50 ST (2) (EKO: G) [€ 14,40]

Sucralfat Genericon 1 g/5 ml - orale Suspension 42E04

(Z.Nr. 1-20571) RP. P. A02BX02
ZI: Genericon Pharma, Graz
Z: 5 ml Suspension enthalten: Sucralfat 1 g (entspr. Aluminium Saccharose-hydrogensulfat, basisch) (entspr. Aluminium 175 mg), Methyl-4-hydroxybenzoat 5 mg, Propyl-4-hydroxybenzoat 1 mg, Sorbit 1,4 g, Natrium citrat, Zitronensäure, Hydroxyethylcellulose, Natriumhydroxid, Salzsäure 5N zur pH-Wert-Einstellung, Karamel-Aroma, Wasser, gereinigtes.
Kurzinformation: siehe Sucralan 1 g/5 ml - orale Suspension, → S. 1360
PG: 250 ML (2) (EKO: G) [€ 14,40], **BTL** 20 ST (2) (EKO: G) [€ 7,65], **BTL** 50 ST (2) (EKO: G) [€ 14,40]

Sucralfat Genericon 1 g - Tabletten 42E04

(Z.Nr. 1-19954) RP. P. A02BX02
ZI: Genericon Pharma, Graz
Z: 1 Tablette enthält: Sucralfat 1 g (entspr. Aluminium-Saccharose-Hydrogensulfat) (entspr. Aluminium 190 mg), Cellulose, Povidon, Carboxymethylstärke, Natriumsalz, Siliciumdioxid, Magnesium stearat.
EW: Mukoprotektiv.
AG: Behandlung und Rezidivprophylaxe von Ulcus duodeni et ventriculi.
AA: ½ Stunde vor den Hauptmahlzeiten und kurz vor dem Schlafengehen unzer- kaut mit Flüssigkeit. Nicht gleichzeitig mit säurebindenden Arznei- mitteln.
DO: Personen ab 14 Jahren: Ulcus duodeni: 2mal tgl. 2 Tabletten oder 4mal tgl. 1 Tablette.
Ulcus ventriculi: 4mal tgl. 1 Tablette.
Rezidivprophylaxe: 2mal tgl. 1 Tablette.
Keine Dosisempfehlung für Kinder.
SST: Strenge Indikationsstellung.
NW: Obstipation, Bezoarbildung, Mundtrockenheit, Exanthem, Nausea, Vertigo.
WW: Resorptionshemmung von Tetrazyklinen, Phenytoin, Digoxin, Gallensäuren.
WH: Malignität von Magenulcera ausschließen. Bei Nierenschäden (Dialyse), M.
Alzheimer, Demenz Langzeitgabe vermeiden.
PG: 20 ST (2) (EKO: G) [€ 7,55], 50 ST (2) (EKO: G) [€ 14,30]

Sufenta - Ampullen 01C, 02A04

(Z.Nr. 1-18247) NR. SG. P. N01AH03
ZI: Piramal Critical Care, Voorschoten, Niederlande
Z: 1 ml enthält: Sufentanil 50 µg (entspr. Sufentanil dihydrogencitrat), Natriumchlorid, (entspr. Natrium 3,54 mg), Wasser für Injektionszwecke.
EW: Hochpotentes Opioidanalgetikum, µ-Rezeptoren-Agonist (mit 7-10mal höheren Affinität zu den µ-Rezeptoren als Fentanyl); anästhetisch, analgetisch.
AG: Als analgetische Komponente einer Allgemeinanästhesie bei längerdauernden und schmerzvollen Eingriffen.
- Als Anästhetikum zur Einleitung und Aufrechterhaltung von Narkosen bei großen chirurgischen Eingriffen.
Kinder ab 1 Monat: Analgetischer Zusatz während der Induktion und/oder Aufrechterhaltung einer Allgemeinanästhesie.
AA: I.v. als langsame Bolusinjektion oder Infusion.
DO: Individuell in Kombination mit N_2O/O_2.
Erwachsene und Jugendliche:
Lang dauernde Großeingriffe: 8-30 µg/kg KG;
Komplizierte größere Eingriffe: 2-8 µg/kg KG;
Unkomplizierte Eingriffe: 1-2 µg/kg KG; Erhaltungsdosen in Einzelgaben von 10-50 µg;
Kinder ab 1 Monat: Bolus 0,2-0,5(-1) µg/kg KG.
Anästhesieerhaltung bei beatmeten Patienten: Initial 0,3-2 µg/kg KG, Wiederholung mit 0,1-1 µg/kg KG bis max. 5 µg/kg KG.
Details siehe Austria-Codex - Fachinformation.
GA: Akute hepatische Porphyrie, Atemdämpfung, -depression, intravenöse Gabe während der Geburt.
SST: Nutzen/Risiko-Abwägung in der Schwangerschaft. Während Geburt i.v.- Gabe kontraindiziert. In der Stillzeit nicht empfohlen.
NW: Opiateffekte (Atemdepression, ZNS-Dämpfung), Psyche, Dyskinesien, Laryngospasmus, allergische Reaktionen, Herz/Kreislauf (Tachykardie, Herzstillstand), neonatale Zyanose, Magen/Darm, Haut, Muskelzucken, Harnverhalt, Fieber.
WW: Kontraindiziert: MAO-Hemmer (2 Wochen Abstand).
Besondere Vorsicht: Benzodiazepine (Atemdepression). Alkohol meiden.
Vorsicht: CYP3A4-Hemmer, andere ZNS-Dämpfer (verstärkt), Distickstoffmonoxid, Beta-Blocker, Kalziumantagonisten (Bradykardie, Hypotonie); Vecuronium, Suxamethonium (Bradykardie), Midazolam, Magnesiumsulfat. Serotonerge Arzneimittel (Serotoninsyndrom).
GE: Bei langandauernder Anwendung (Intensivpatienten) physische Abhängigkeit möglich.
WH: Vorsicht bei Schädel-Hirn-Trauma, erhöhtem Hirndruck, Übergewicht, Hypothyreose, Leber-, Nierenschäden, Lungenerkrankungen, Alkoholismus. Intravenöse Anwendung nur bei intubierten und mechanisch beatmeten Patienten. Verkehrshinweis. Bei Atemdepression Opioidantagonisten geben.
PG: **1ML** 5 ST * (EKO: N) [€ 12,65], **5ML** 5 ST * (EKO: N) [€ 48,40], **20ML** 5 ST * (EKO: N) [€ 170,90]

Sufentanil-hameln 5 Mikrogramm/ml - Injektions-/Infusionslösung 01C, 02A04

(Z.Nr. 1-24352) NR. SG. P. N01AH03
ZI: hameln pharma, Hameln, Deutschland

Z: 1 ml Injektionslösung enthält: Sufentanil 5 µg (entspr. Sufentanil citrat 7,5 µg), Natriumchlorid (entspr. Natrium 0,15 mmol) (entspr. → 3,54 mg), Citronensäure-Monohydrat zur pH-Wert Einstellung, Wasser für Injektionszwecke.
EW: Hochpotentes Opioidanalgetikum, µ-Rezeptoren-Agonist (mit 7-10mal höheren Affinität zu den µ-Rezeptoren als Fentanyl); anästhetisch, analgetisch.
AG: Erwachsene und Jugendliche: **Intravenös:**
- Als analgetische Komponente einer balancierten Allgemeinanästhesie.
- Als Anästhetikum zur Einleitung und Aufrechterhaltung von Narkosen.
Epidural:
- Ergänzend zu epidural appliziertem Bupivacain bei postoperativen Schmerzen sowie bei Schmerzen während der Wehen und vaginaler Entbindung.
-Kinder: **Intravenös** als Analgetikum einer balancierten Allgemeinanästhesie bei Kindern ab 1 Monat.
Epidural bei postoperativen Schmerzen bei Kindern ab 1 Jahr.
AA: I.v. (langsame Bolusinjektion oder Infusion); epidural.
DO: Intravenös: Erwachsene und Jugendliche: -Als analgetische Komponente: Einleitungsdosis 0,5-2 µg/kg KG i.v., Erhaltungsdosis 10-50 µg i.v.
-Als Anästhetikum: Einleitungsdosis 7-20 µg/kg KG i.v., Erhaltungsdosis 25-50 µg i.v.
Kinder ab 1 Monat: Einleitungsdosis 0,2-0,5 (-1) µg/kg KG i.v., Erhaltungsdosis initial 0,3-2 µg/kg KG, dann 0,1-1 µg/kg KG i.v. nach Bedarf.
Epidural: Erwachsene:
-Intraoperativ: 10-15 ml Bupivacain 0,25% + 1 µg Sufentanil/ml.
-Postoperativ: Bupivacain 0,175% + 1 µg Sufentanil/ml.
-Schmerzen während der Wehen und vaginaler Entbindung: 10 µg Sufentanil + Bupivacain epidural (0,125-0,25%), bei Bedarf wiederholen. Max Gesamtdosis 30 µg Sufentanil.
Kinder ab 1 Jahr und Jugendliche: Intraoperative ED 0,25-0,75 µg/kg KG.
GA: Akute hepatische Porphyrie, Atemdämpfung, -depression, intravenöse Gabe während der Geburt.
Epidurale Anwendung: generelle Kontraindikationen im Zusammenhand mit Regionalanästhesie.
SST: Nutzen/Risiko-Abwägung in der Schwangerschaft. Während Geburt i.v.-Gabe kontraindiziert, epidurale Anwendung möglich. Stillen bis 24 Std. nach letzter Gabe unterbrechen.
NW: Opiateffekte (Atemdepression, ZNS-Dämpfung), Psyche, Dyskinesien, Laryngospasmus, allergische Reaktionen, Herz/Kreislauf (Tachykardie, Herzstillstand), neonatale Zyanose, Magen/Darm, Haut, Muskelzucken, Harnverhalt, Fieber.
WW: Kontraindiziert: MAO-Hemmer (2 Wochen Abstand), kombinierte Morphin-Agonisten/-Antagonisten. Antikoagulantien (nur bei epiduraler Anwendung von Sufentanil).
Besondere Vorsicht: Benzodiazepine (Atemdepression). Alkohol meiden.
Vorsicht: CYP3A4-Hemmer, andere ZNS-Dämpfer (verstärkt), Distickstoffmonoxid, Beta-Blocker, Kalziumantagonisten (Bradykardie, Hypotonie); Vecuronium, Suxamethonium (Bradykardie). Serotonerge Arzneimittel (Serotoninsyndrom).
GE: Bei langandauernder Anwendung (Intensivpatienten) physische Abhängigkeit möglich.
WH: Vorsicht bei Hypothyreose, Leber-, Nieren-, Lungenerkrankungen, Übergewicht, Alkoholismus. Intravenöse Anwendung nur bei intubierten und mechanisch beatmeten Patienten. Verkehrshinweis. Bei Atemdepression Antidot Naloxon.
PG: 2ML 5 ST * (EKO: N) [€ 5,00], **2ML** 10 ST * (EKO: N) [€ 13,25], **10ML** 10 ST * (EKO: N) [€ 38,10]

Sufentanil-hameln 10 Mikrogramm/ml - Injektions-/Infusionslösung — 01C

(Z.Nr. 1-37062) NR. SG. P. — N01AH03
ZI: hameln pharma, Hameln, Deutschland
Z: 1 ml Injektions-/Infusionslösung enthält: Sufentanil 10 µg (entspr. Sufentanil citrat 15 µg), Citronensäure monohydrat, Natriumchlorid (entspr. Natrium 0,15 mmol) (entspr. → 3,54 mg), Citronensäure 0,1 M zur pH-Wert Einstellung, Wasser für Injektionszwecke.
EW: Hochpotentes Opioidanalgetikum, µ-Rezeptoren-Agonist (mit 7-10mal höheren Affinität zu den µ-Rezeptoren als Fentanyl); anästhetisch, analgetisch.
AG: Als analgetische Komponente einer balancierten Allgemeinanästhesie.
- Als Anästhetikum zur Einleitung und Aufrechterhaltung von Narkosen.
AA: I.v. (langsame Bolusinjektion oder Infusion). Gebrauchsfertige Lösung, nicht verdünnen!
DO: Erwachsene und Jugendliche: Als analgetische Komponente: Einleitungsdosis 0,5-2 µg/kg KG i.v., Erhaltungsdosis 10-50 µg i.v. Als Anästhetikum: Einleitungsdosis 7-20 µg/kg KG i.v., Erhaltungsdosis 25-50 µg i.v.
Nicht bei Kindern anwenden.
GA: Akute hepatische Porphyrie, Atemdämpfung, -depression, intravenöse Gabe während der Geburt.
SST: Nutzen/Risiko-Abwägung in der Schwangerschaft. Während Geburt i.v.-Gabe kontraindiziert. Stillen bis 24 Std. nach letzter Gabe unterbrechen.
NW: Opiateffekte (Atemdepression, ZNS-Dämpfung), Psyche, Dyskinesien, Laryngospasmus, allergische Reaktionen, Herz/Kreislauf (Tachykardie, Herzstillstand), neonatale Zyanose, Magen/Darm, Haut, Muskelzucken, Harnverhalt, Fieber.
WW: Kontraindiziert: MAO-Hemmer (2 Wochen Abstand), kombinierte Morphin-Agonisten/-Antagonisten. Antikoagulantien (nur bei epiduraler Anwendung von Sufentanil).
Besondere Vorsicht: Benzodiazepine (Atemdepression). Alkohol meiden.
Vorsicht: CYP3A4-Hemmer, andere ZNS-Dämpfer (verstärkt), Distickstoffmonoxid, Beta-Blocker, Kalziumantagonisten (Bradykardie, Hypotonie); Vecuronium, Suxamethonium (Bradykardie). Serotonerge Arzneimittel (Serotoninsyndrom).
GE: Bei langandauernder Anwendung (Intensivpatienten) physische Abhängigkeit möglich.
WH: Vorsicht bei Hypothyreose, Leber-, Nieren-, Lungenerkrankungen, Übergewicht, Alkoholismus. Intravenöse Anwendung nur bei intubierten und mechanisch beatmeten Patienten. Verkehrshinweis. Bei Atemdepression Antidot Naloxon.
PG: 1 ST * (EKO: N) [€ 38,50]

Sufentanil-hameln 50 Mikrogramm/ml - Injektions-/Infusionslösung — 01C, 02A04

(Z.Nr. 1-24353) NR. SG. P. — N01AH03
ZI: hameln pharma, Hameln, Deutschland
Z: 1 ml Injektionslösung enthält: Sufentanil 50 µg (entspr. Sufentanil citrat 75 µg), Natriumchlorid (entspr. Natrium 0,15 mmol) (entspr. → 3,54 mg), Citronensäure-Monohydrat zur pH-Wert Einstellung, Wasser für Injektionszwecke.
Kurzinformation: siehe Sufentanil-hameln 5 Mikrogramm/ml - Injektions-/Infusionslösung, → S. 1360
PG: 5ML 5 ST * (EKO: N) [€ 46,70], **5ML** 10 ST * (EKO: N) [€ 121,40], **20ML** 5 ST * (EKO: N) [€ 161,10]

Sufentanil Panpharma 5 Mikrogramm/ml - Injektionslösung — 01C, 02A04
(Z.Nr. 1-36518) NR. SG. P. nicht im Handel. — N01AH03

Sufentanil Panpharma 50 Mikrogramm/ml - Injektionslösung — 01C, 02A04
(Z.Nr. 1-36519) NR. SG. P. nicht im Handel. — N01AH03

Suifertil 4 mg/ml - Lösung zum Eingeben für Schweine — 822AB

(Z.Nr. 8-01185) RP. P. VNW. — QG03DX90
ZI: aniMedica, Senden-Bösensell, Deutschland
Z: 1 ml Lösung enthält: Altrenogest 4 mg, Butylhydroxyanisol 0,07 mg, Butylhydroxytoluol 0,07 mg, Sojaöl, raffiniert.
EW: Synthetisches Progestagen.
AG: Zur Brunstsynchronisation von nulliparen zuchtreifen Sauen.
AA: Zum Eingeben mit Suifertil Dosiersystem. Unmittelbar vor der Fütterung auf das Futter geben.
DO: 1mal tgl. 5 ml pro Tier über 18 aufeinander folgende Tage.
GA: Eber. Sauen mit Uterusinfektion.
SST: Nicht anwenden.
WW: Vorsicht: Griseofulvin.
WH: Nur bei zuchtreifen Jungsauen anwenden, die schon einmal brünstig waren. Futterreste nicht an andere Tiere verfüt tern. Beim Ausbringen von Gülle von behandelten Tieren Mindestabstand zu Oberflächengewässern einhalten.
VNW: Essbare Gewebe 9 Tage.
PG: 1000 ML VNW [€ 171,35]

Suiseng - Injektionssuspension für Schweine — 823BD
(Z.Nr. 8-20320) NR. P. E. nicht im Handel. — QI09AB08

Suiseng Coli / C - Injektionssuspension für Schweine — 823BD
(Z.Nr. 8-39463) NR. P. E. nicht im Handel — QI09AB08

Suispirin 1000 mg/g - Pulver zum Eingeben für Schweine — 802AC

(Z.Nr. 8-01050) RP. P. VNW. — QN02BA01
ZI: aniMedica, Senden-Bösensell, Deutschland
Z: 1 g Pulver enthält: Acetylsalicylsäure 1000 mg.
EW: Analgetisch, antipyreisch, antiphlogistisch.
AG: Unterstützend zur Fiebersenkung in Verbindung mit Antibiotika.
AA: Zum Eingeben über das Futter.

DO: 2mal tgl. 30 mg/kg KG über 3 Tage.
GA: Magen/Darm-Schäden, Bronchospasmus, Leber-, Nierenschäden, Ferkel unter 4 Wochen.
SST: Nicht anwenden.
WW: Penicilline, Sulfonamide potenziert, Furosemid abgeschwächt, Tetrazykline (Chelatbildung; 1 Std. Abstand), nephrotoxische Substanzen, andere Entzündungshemmer.
WH: Ausreichend Trinkwasser zuführen. 7 Tage Abstand zu Operationen.
VNW: Essbare Gewebe 1 Tag.
PG: 10 ST VNW [€ 47,80]

Suivac APP - Emulsion zur Injektion für Schweine 823AD
(Z.Nr. 8-37171) NR. P. E. nicht im Handel. QI09AB07

Sulbactam Astro 1 g - Pulver zur Herstellung einer Injektions-/Infusionslösung 34C03
(Z.Nr. 1-19449-P1) NR. P. Parallelimport. J01CG01
V: Astro-Pharma, Wien
Z: 1 Durchstechflasche enthält: Sulbactam 1000 mg (entspr. Sulbactam-natrium 1094 mg) (entspr. Natrium 4,2 mmol).
PG: 10 ST * (EKO: N) [€ 123,65]

Sulfa-Mix - Arzneimittel-Vormischung zur Herstellung von Fütterungsarzneimittel für Tiere 812AA
(Z.Nr. 8-70029) NR. P. VNW. nicht im Handel. QJ01EQ03

Sulfaprex 250/50 mg/g - Arzneimittel-Vormischung zur Herstellung von Fütterungsarzneimittel für Schweine 812BA
(Z.Nr. 8-70073) NR. P. VNW. nicht im Handel. QJ01EW10

Sulfur RemaVet - Globuli für Tiere 890A
(Z.Nr. 8-38046) RPF. P. QV03AX
ZI: Remedia Homöopathie, Eisenstadt
Z: 1 g (ca. 120 Globuli) enthält: Sulfur (Homöopathie) C200 10 mg, Saccharose.
EW: Homöopathikum.
AG: Rind, Pferd, Schaf, Ziege, Schwein, Kaninchen, Geflügel, Kleinnager, Hund, Katze: Chronische Hauterkrankungen, Ekzeme, Fell- bzw. Federwechselstörungen, unterstützend bei Juckreiz.
AA: Bei Einzeltierhaltung direkt in das Maul eingeben, bei Gruppenbehandlung 20 Globuli in 1 Liter Wasser auflösen und in die Tränke geben.
DO: ED 5-10 Globuli unabhängig von der Tiergröße. Initial alle 15 min, dann 3-4mal tgl. oder seltener dosieren.
SST: Nur nach Rücksprache mit dem Tierarzt anwenden.
PG: 10 G VN [€ 12,80]

▼ Suliqua 100 Einheiten/ml + 33 Mikrogramm/ml - Injektionslösung in einem Fertigpen 06C
(Z.Nr. EU/1/16/1157/*) NR. P. E. A10AE54
ZI: Sanofi-Aventis Groupe, Paris, Frankreich
Z: 1 ml enthält: Insulin glargin 100 E, Lixisenatid 33 µg, Glycerol 85%, Methionin, Metacresol 2,7 mg, Zinkchlorid, Salzsäure 36% (zur pH-Wert-Einstellung), Natriumhydroxid zur pH-Wert-Einstellung, Wasser für Injektionszwecke.
EW: Antidiabetische Kombination (Basalinsulinanalogon + GLP-1-Rezeptoragonist).
AG: Unzureichend kontrollierter Diabetes mellitus Typ 2 in Kombination mit Metformin mit oder ohne SGLT-2- Inhibitoren.
AA: Einmal tgl. vor einer Mahlzeit s.c.. Nicht mit einer Spritze aus der Patrone des Fertigpens entnehmen.
DO: Anfangsdosis: Insulin-naive Patienten: 10 Dosisschritte Suliqua (10-40)-Pen (100 Einheiten Insulin glargin + 50 µg Lixisenatid/ml).
Bisher 20-30 Einheiten Insulin glargin: 20 Dosisschritte Suliqua (10-40)-Pen.
Bisher 30-60 Einheiten Insulin glargin: 30 Dosisschritte Suliqua (30-60)-Pen (100 Einheiten Insulin glargin + 33 µg Lixisenatid/ml).
Dosistitration nach Bedarf. MTD 40 Dosisschritte mit Suliqua (10-40)-Pen bzw. 60 Dosisschritte mit Suliqua (30-60)-Pen.
Kein relevanter Nutzen bei Kindern und Jugendlichen.
GA: Typ 1-Diabetes, diabetische Ketoazidose.
SST: Gegenanzeige.
NW: Hypoglykämie, Magen/Darm, Schwindel, Allergien, Bildung von Antikörpern, lokale Reaktionen (Lipodystrophie, kutane Amyloidose).
WW: Abschwächung oder Verstärkung der Blutzuckersenkung durch viele Substanzen möglich. Verzögerte Magenentleerung durch Lixisenatid kann Resorptionsrate oraler Arzneimittel senken. Antibiotika oder magensaftresistente Zubereitungen 1 Std. vor oder 4 Std. nach Lixisenatid einnehmen. Cumarine (INR kontrollieren).
WH: Therapie mit Basalinsulin oder GLP-1-Rezeptoragonisten oder oralen Antidiabetika (mit Ausnahme von Metformin und SGLT-2-Inhibitoren) vor Beginn der Behandlung mit Suliqua beenden. Auf Hypoglykämie achten. Bei schweren Magen/Darm- oder Nierenerkrankungen nicht empfohlen. Bei Verdacht auf akute Pankreatitis Behandlung absetzen. Verkehrshinweis (Hypo- oder Hyperglykämiegefahr).
PG: 5 ST * (EKO: N) [€ 273,35]

▼ Suliqua 100 Einheiten/ml + 50 Mikrogramm/ml - Injektionslösung in einem Fertigpen 06C
(Z.Nr. EU/1/16/1157/*) NR. P. E. A10AE54
ZI: Sanofi-Aventis Groupe, Paris, Frankreich
Z: 1 ml enthält: Insulin glargin 100 E, Lixisenatid 50 µg, Glycerol 85%, Methionin, Metacresol 2,7 ml, Zinkchlorid, Salzsäure 36% (zur pH-Wert-Einstellung), Natriumhydroxid zur pH-Wert-Einstellung, Wasser für Injektionszwecke.
Kurzinformation: siehe Suliqua 100 Einheiten/ml + 33 Mikrogramm/ml - Injektionslösung in einem Fertigpen, → S. 1362
PG: 3 ST * (EKO: N) [€ 178,10]

Sulmycin Implant - Schwamm 38B
(Z.Nr. 1-20152) NR. P. J01GB03
ZI: Serb, Brüssel, Belgien
Z: 1 cm² Schwamm enthält: Gentamicin 1,3 mg (entspr. Gentamicin sulfat), Kollagen aus Pferdesehnen 2,8 mg.
EW: Kollagen mit Antibiotikum.
AG: Unterstützend bei Osteomyelitis, Spongiosaplastik, Einsetzen von zementfreien Kunstgelenken, Weichteilchirurgie.
AA: Lokal.
DO: Im allgemeinen 1-3 Schwämme 10x10cm, max. 5 Schwämme. Keine Daten an Kindern und Jugendlichen.
GA: Eiweißallergie, Nierenschäden, immunologische oder Bindegewebserkrankungen in der Anamnese.
SST: Nicht empfohlen in der Schwangerschaft, nicht stillen.
NW: Überempfindlichkeit, oto- und nephrotoxische Wirkungen, Schwindel, Haut, Wundsekretion.
WW: Andere neuro-, nephrotoxische oder neuromuskulär blockierende Substanzen meiden. Wechselwirkung mit Gentamicin (Diuretika, andere neuro- oder nephrotoxische Arzneimittel) beachten.
WH: Vorsicht bei Antoimmunerkrankungen, neuromuskulären Erkrankungen. Keine Erfahrung bei Kindern.
PG: **5X 5** 1 ST * (EKO: N) [€ 82,65], **5X20** 1 ST * (EKO: N) [€ 272,40], **10X10** 1 ST * (EKO: N) [€ 217,90]

Sultanol - Ampullen 50A02
(Z.Nr. 0-17574) RP. P. R03CC02
ZI: GlaxoSmithKline Pharma, Wien
Z: 1 Ampulle (1 ml) enthält: Salbutamol 0,5 mg (entspr. Salbutamol sulfat), Natriumchlorid (entspr. Natrium 3,5 mg), Natriumhydroxid zur pH-Wert-Einstellung, Schwefelsäure verdünnte zur Einstellung des pH-Wertes, Wasser für Injektionszwecke.
EW: Beta-2-Mimetikum.
AG: Bronchodilatation bei Asthma bronchiale, chronischer Bronchitis, Emphysem; Status asthmaticus, spastische Bronchitis.
AA: S.c., i.m., i.v. nur verdünnt. Nicht als Mischspritze.
DO: S.c.,i.m.: 0,5mg alle 4 Stunden nach Bedarf.
I.v.(verdünnt): 0,25 mg auf 5 ml.
Nicht für Kinder.
GA: Tachyarrhythmien, Myokardiopathie.
SST: Nutzen/Risiko-Abwägung. Nicht zur Wehenhemmung oder bei drohendem Abort! i
NW: Überempfindlichkeit, lokale Schmerzen, Tremor, Kopfschmerzen, Erbrechen, Blutdruckabfall, Tachykardie, Myokardischämie, Arrhythmien, Hypokaliämie, sehr selten Laktatazidose.
WW: Vorsicht: Andere Beta-Adrenergika, Mutterkornalkaloide, trizyklische Antidepressiva, MAO-Hemmer. Xanthine, Kortikoide, Diuretika (Hypokaliämie). Beta-Blocker antagonistisch.
WH: Bei zunehmendem Betamimetika-Verbrauch Therapie überprüfen. Vorsicht bei Diabetes, schweren Herz- und Koronarerkrankungen. Positive Dopingtests möglich.
Kontrolle: Blutzucker. Serum-Kalium.
Bei Überdosierung Antidot: Kardioselektive Beta-Blocker.
PG: 5 ST * (EKO: N) [€ 6,35]

Sultanol Diskus 0,2 mg - Pulver zur Trockeninhalation 50A02
(Z.Nr. 1-19825) RP. P. R03AC02
ZI: GlaxoSmithKline Pharma, Wien
Z: 1 Dosis enthält: Salbutamol 0,2 mg (entspr. Salbutamol sulfat), Lactose monohydrat 12,26 mg.
EW: Beta-2-Mimetikum.
AG: Akuter Asthmaanfall, Prophylaxe des Allergen- oder Belastungsinduzierten Asthmas, Dauertherapie von Asthma bronchiale, chronischer Bronchitis und Emphysem.

AA: Zum Einatmen; Details siehe Austria-Codex - Fachinformation.
DO: Personen ab 4 Jahren: 1 Inhalation akut bei Bedarf bzw. bis 4mal tgl.
GA: Tachyarrhythmien, hypertrophe obstruktive Myokardiopathie, drohender Abort.
SST: Nutzen/Risiko-Abwägung; in der Stillzeit nicht empfohlen.
NW: Überempfindlichkeit, lokale Schmerzen, Tremor, Kopfschmerzen, Erbrechen, Blutdruckabfall, Tachykardie, Myokardischämie, Arrhythmien, Hypokaliämie, lokale Reizung, sehr selten Laktatazidose.
WW: Vorsicht: Andere Beta-Adrenergika, Mutterkornalkaloide (ärztlich überwachen). Trizyklische Antidepressiva, MAO-Hemmer. Xanthine, Kortikoide, Diuretika (Hypokaliämie). Beta-Blocker antagonistisch.
WH: Vorsicht bei Diabetes, schweren Herz- und Koronarerkrankungen. Positive Dopingtests möglich.
Kontrollen: Blutzucker, Serum-Kalium.
Bei Überdosierung Antidot: Kardioselektive Beta-Blocker.
PG: 60 ST (2) (EKO: G) [€ 12,10]

Sultanol - Dosieraerosol 50A02

(Z.Nr. 1-22500) RP. P. R03AC02
ZI: GlaxoSmithKline Pharma, Wien
Z: 1 Sprühstoß enthält: Salbutamol 0,1 mg (entspr. Salbutamol sulfat), Tetrafluorethan, (entspr. Norfluran), (entspr. Fckw-freies Treibgas).
EW: Beta 2-Mimetikum.
AG: Akuter Asthmaanfall, Prophylaxe des Allergen- oder Belastungsinduzierten Asthmas, Dauertherapie von Asthma bronchiale, chronischer Bronchitis und Emphysem.
AA: Zur Inhalation.
DO: Erwachsene und Jugendliche: Beim akuten Bronchospasmus: 1-2 Sprühstöße bis 4mal tgl.
Bei Allergen- oder Belastungsasthma: 2 Sprühstöße 10-15 min vor der Belastung.
Bei Dauertherapie: 1(-2) Sprühstöße bis 4mal tgl.
Kinder (4-11 Jahre): Beim akuten Bronchospasmus: 1(-2) Sprühstöße bis 4mal tgl.
Bei Allergen- oder Belastungsasthma: 1(-2) Sprühstöße 10-15 min vor der Exposition oder Belastung.
Bei Dauertherapie: 1-2 Sprühstöße bis 4mal tgl.
Kinder unter 4 Jahren: Bis 4mal tgl. mit Inhalationshilfe (z.B. Babyhaler).
GA: Tachyarrhythmien, hypertrophe obstruktive Myokardiopathie, drohender Abort.
SST: Nutzen/Risiko-Abwägung; in der Stillzeit nicht empfohlen.
NW: Überempfindlichkeit, lokale Schmerzen, Tremor, Kopfschmerzen, Erbrechen, Blutdruckabfall, Tachykardie, Myokardischämie, Arrhythmien, Hypokaliämie, lokale Reizung, sehr selten Laktatazidose.
WW: Vorsicht: Andere Beta-Adrenergika, Mutterkornalkaloide (ärztlich überwachen). Trizyklische Antidepressiva, MAO-Hemmer. Xanthine, Kortikoide, Diuretika (Hypokaliämie). Beta-Blocker antagonistisch.
WH: Vorsicht bei Diabetes, schweren Herz- und Koronarerkrankungen. Positive Dopingtests möglich.
Kontrollen: Blutzucker, Serum-Kalium.
Bei Überdosierung Antidot: Kardioselektive Beta-Blocker.
PG: 1 ST (2) (EKO: G) [€ 7,00]

Sultanol - Inhalationslösung 50A02

(Z.Nr. 0-16878) RP. P. R03AC02
ZI: GlaxoSmithKline Pharma, Wien
Z: 1 ml Inhalationslösung enthält: Salbutamol 5 mg (entspr. Salbutamol sulfat), Benzalkonium chlorid 0,1 mg (entspr. Benzalkonium chlorid Lösung 50 %), Schwefelsäure, Wasser, gereinigtes.
EW: Beta 2-Mimetikum.
AG: Akuter Asthmaanfall, Prophylaxe des Allergen- oder Belastungsinduzierten Asthmas, Dauertherapie von Asthma bronchiale, chronischer Bronchitis und Emphysem.
AA: Mit Aerosolgerät (Patient) oder Respirator (Arzt).
DO: ED 1 Inhalation zu 0,5-1(-2) ml verdünnt auf 2-2,5 ml bis 4mal tgl.
Kinder (18 Monate bis 12 Jahre): ED 0,5(-1) ml verdünnt auf 2-2,5 ml
Stationär: 2 ml unverdünnt innerhalb von 3-5 min bis 4mal tgl.
Langzeitbehandlung: 1-2 ml mit Kochsalzlösung auf 100 ml verdünnen und als Aerosol verabreichen. Dosis meist 1-2 mg Salbutamol/Std.
GA: Tachyarrhythmien, hypertrophe obstruktive Myokardiopathie, drohender Abort.
SST: Nutzen/Risiko-Abwägung; in der Stillzeit nicht empfohlen.
NW: Überempfindlichkeit, lokale Schmerzen, Tremor, Kopfschmerzen, Erbrechen, Blutdruckabfall, Tachykardie, Myokardischämie, Arrhythmien, Hypokaliämie, lokale Reizung, sehr selten Laktatazidose.
WW: Vorsicht: Andere Beta-Adrenergika, Mutterkornalkaloide (ärztlich überwachen). Trizyklische Antidepressiva, MAO-Hemmer. Xanthine, Kortikoide, Diuretika (Hypokaliämie). Beta-Blocker antagonistisch.
WH: Vorsicht bei Diabetes, schweren Herz- und Koronarerkrankungen. Positive Dopingtests möglich.
Kontrollen: Blutzucker, Serum-Kalium.
Bei Überdosierung Antidot: Kardioselektive Beta-Blocker.
PG: 10 ML (2) (EKO: G) [€ 5,20]

Sultanol - Saft 50A02

(Z.Nr. 0-15723) RP. P. R03CC02
ZI: GlaxoSmithKline Pharma, Wien
Z: 5 ml enthalten: Salbutamol 2 mg (entspr. Salbutamol sulfat), Saccharin natrium, Natriumbenzoat, Natriumcitrat dihydrat, Zitronensäure monohydrat, Hydroxypropylmethylcellulose Typ 2910, Orangen-Aroma, Natriumchlorid, Wasser, gereinigtes.
EW: Beta-2-Mimetikum.
AG: Symptomatisch bei Asthma bronchiale, COPD und akuter spastischer Bronchitis.
Nicht zur Behandlung akuter Bronchospasmen.
AA: Oral mit Messlöffel.
AH: Der Saft ist nach Öffnen der Flasche bei Zimmertemperatur 14 Tage halt- bar.
DO: 3-4mal täglich 5-10 ml. Kinder 3-4mal täglich 2,5-5 ml (2-6 Jahre bzw.
5 ml (6-11 Jahre).
GA: Tachyarrhythmien, hypertrophe obstruktive Myokardiopathie, drohender Abort.
SST: Nutzen/Risiko-Abwägung; in der Stillzeit nicht empfohlen.
NW: Überempfindlichkeit, lokale Schmerzen, Tremor, Kopfschmerzen, Erbrechen, Blutdruckabfall, Tachykardie, Myokardischämie, Arrhythmien, Hypokaliämie, lokale Reizung, sehr selten Laktatazidose.
WW: Vorsicht: Andere Beta-Adrenergika, Mutterkornalkaloide (ärztlich überwachen). Trizyklische Antidepressiva, MAO-Hemmer. Xanthine, Kortikoide, Diuretika (Hypokaliämie). Beta-Blocker antagonistisch.
WH: Vorsicht bei Diabetes, schweren Herz- und Koronarerkrankungen. Positive Dopingtests möglich.
Kontrollen: Blutzucker, Serum-Kalium.
Bei Überdosierung Antidot: Kardioselektive Beta-Blocker.
PG: 150 ML F14 (2) (EKO: G) [€ 3,40]

Sultiam neuraxpharm 50 mg - Filmtabletten 09A06

(Z.Nr. 1-39261) RP. P. N03AX03
ZI: neuraxpharm, Langenfeld, Deutschland
Z: 1 Filmtablette enthält: Sultiam 50 mg, Tablettenkern: Lactose monohydrat (entspr. Lactose 12,95 mg), Maisstärke, Gelatine, Siliciumdioxid, hochdispers, wasserfrei, Magnesium stearat; Filmüberzug: Hypromellose, Titandioxid, Macrogol 400, Talkum.
EW: Antiepileptikum (Carboanhydrase-Hemmer).
AG: Rolando-Epilepsie im Kindesalter.
AA: Mit reichlich Flüssigkeit einnehmen.
DO: Individuelle Dosierung. Tägliche Erhaltungsdosis ca. 5-10 mg/kg KG in 3 ED.
GA: Akute Porphyrie, Hyperthyreose, Hypertonie.
SST: Zwingende Indikationsstellung in der Schwangerschaft (embryotoxisch). Nicht stillen.
NW: Gewichtsverlust, Nervensystem (Parästhesien), Psyche (Halluzinationen, Angst, suizidales Verhalten), Doppeltsehen, Stenokardie, Hyperpnoe, Tachypnoe, Magen/Darm. NW durch Carboanhydrasehemmung (Nierensteine, Azidose, Hypokalzämie) möglich.
WW: Vorsicht: Primidon, Carbamazepin, Phenytoin (strenge Überwachung), Lamotrigin, andere Carboanhydrasehemmer. Cave Alkohol. Labor (Barbituratbestimmung im Blut beeinträchtigt).
WH: Vorsicht bei Nierenschäden oder bei psychiatrischen Erkrankungen (suizidales Verhalten) in der Vorgeschichte. Kontrolle: Blutbild, Leber, Urin. Verkehrshinweis.
PG: 90 ST * (EKO: R) [€ 52,55]

Sultiam neuraxpharm 100 mg - Filmtabletten 09A06
(Z.Nr. 1-39262) RP. P. nicht im Handel. N03AX03

Sultiam neuraxpharm 200 mg - Filmtabletten 09A06

(Z.Nr. 1-39263) RP. P. N03AX03
ZI: neuraxpharm, Langenfeld, Deutschland
Z: 1 Filmtablette enthält: Sultiam 200 mg, Tablettenkern: Lactose monohydrat (entspr. Lactose 51,78 mg), Maisstärke, Gelatine, Siliciumdioxid, hochdispers, wasserfrei, Magnesium stearat; Filmüberzug: Hypromellose, Titandioxid, Macrogol 400, Talkum.
Kurzinformation: siehe Sultiam neuraxpharm 50 mg - Filmtabletten, → S. 1363
PG: 90 ST * (EKO: R) [€ 180,60]

S

Sumatriptan 1A Pharma 50 mg - Tabletten 43F
(Z.Nr. 1-26039) RP. P. N02CC01
ZI: 1A Pharma, Wien
Z: 1 Tablette enthält: Sumatriptan 50 mg (entspr. Sumatriptan succinat), Lactose monohydrat 185,48 mg, Cellulose, mikrokristalline, Ammoniummethacrylat-Copolymer (Typ A), Croscarmellose natrium (entspr. Natrium 0,0015-0,0022 mmol), Grapefruit Geschmack, Eisenoxid rot, Eisenoxid gelb, Magnesium stearat.
EW: Selektiver Serotonin 1 (5-HT_1)-Agonist.
AG: Akute Migräneanfälle mit und ohne Aura; nicht zur Prophylaxe.
AA: Unzerkaut mit Wasser einnehmen.
DO: ED 50(25-100) mg, beim Wiederauftreten der Symptome (frühestens nach 2 Std.) ev. nochmals gleiche Dosis. MTD 300 mg. Nicht zur Anwendung bei Kindern und Jugendlichen. Für Patienten über 65 Jahren nicht empfohlen.
GA: Alle Formen ischämischer Herzerkrankungen, periphere Gefäßerkrankungen, Schlaganfall, TIA, schwere Leber-, Nierenschäden, Analgetikaabusus, mittelfradige und schwere Hypertonie, leichte unkontrollierte Hypertonie.
SST: Nutzen/Risiko-Abschätzung, 12 Std. nicht stillen.
NW: ZNS (Müdigkeit), Krämpfe, Schmerzen, Hitzegefühl, Schwellungen, Herz/Kreislauf (Dyspnoe, Ischämie, Koronarspasmen, Infarkt, Synkopen, Blutdruckanstieg oder -abfall, Flush), Magen/ Darm, Haut, Hyperhidrose, Auge (Gesichtsfeldausfälle), Raynaud-Syndrom, ischämische Colitis.
WW: Gegenanzeige: Ergotamin oder Derivate, andere Triptane, MAO-Hemmer (2 Wochen Abstand). Vorsicht: SSRIs, SNRIs, Lithium (Serotonin-Syndrom möglich). Johanniskraut.
WH: Vor Therapiebeginn andere ernsthafte neurologische Erkrankungen ausschließen. Vorsicht bei Krampfanfällen, leichter kontrollierter Hypertonie, Risikofaktoren für ischämische Herzerkrankungen, Frauen in der Menopause, Männer ab 40 Jahren mit Risikofaktoren, Sulfonamidallergie. Nicht zur Behandlung der hemiplegischen, basilaren oder ophthalmologischen Migräne. Bei ischämischen Herzsymptomen nicht mehr verabreichen. Auf Serotonin-Syndrom achten. Verkehrshinweis.
PG: 2 ST IND (2) (EKO: G) [€ 4,40], 6 ST IND (EKO: G) [€ 13,50]

Sumatriptan 1A Pharma 100 mg - Tabletten 43F
(Z.Nr. 1-26040) RP. P. N02CC01
ZI: 1A Pharma, Wien
Z: 1 Tablette enthält: Sumatriptan 100 mg (entspr. Sumatriptan succinat), Lactose monohydrat 116,2 mg, Cellulose, mikrokristalline, Ammoniummethacrylat-Copolymer (Typ A), Croscarmellose natrium (entspr. Natrium 0,0028-0,0042 mmol), Grapefruit Geschmack, Magnesium stearat.
Kurzinformation: siehe Sumatriptan 1A Pharma 50 mg - Tabletten, → S. 1364
PG: 2 ST IND (2) (EKO: G) [€ 4,40], 6 ST IND (EKO: G) [€ 13,50]

S

Sumatriptan Hexal 50 mg - Tabletten 43F
(Z.Nr. 1-26037) RP. P. n.l. N02CC01
ZI: Hexal Pharma, Wien
Z: 1 Tablette enthält: Sumatriptan 50 mg (entspr. Sumatriptan succinat), Lactose monohydrat 185,48 mg, Cellulose, mikrokristalline, Ammoniummethacrylat-Copolymer (Typ A), Croscarmellose natrium (entspr. Natrium 0,0015-0,0022 mmol), Grapefruit Geschmack, Eisenoxid rot, Eisenoxid gelb, Magnesium stearat.
PG: 2 ST * (EKO: N) [€ 4,45 n.l.], 6 ST * (EKO: N) [€ 13,70 n.l.]

Sumatriptan Hexal 100 mg - Tabletten 43F
(Z.Nr. 1-26038) RP. P. N02CC01
ZI: Hexal Pharma, Wien
Z: 1 Tablette enthält: Sumatriptan 100 mg (entspr. Sumatriptan succinat), Lactose monohydrat 116,2 mg, Cellulose, mikrokristalline, Ammoniummethacrylat-Copolymer (Typ A), Croscarmellose natrium (entspr. Natrium 0,0028-0,0042 mmol), Grapefruit Geschmack, Magnesium stearat.
Kurzinformation: siehe Sumatriptan 1A Pharma 50 mg - Tabletten, → S. 1364
PG: 2 ST IND (2) (EKO: G) [€ 4,40]

Sumatriptan Sandoz 50 mg - Filmtabletten 43F
(Z.Nr. 1-25880) RP. P. N02CC01
ZI: Sandoz, Kundl
Z: 1 Filmtablette enthält: Sumatriptan 50 mg (entspr. Sumatriptan succinat), Tablettenkern: Lactose monohydrat (entspr. Lactose 56,32 mg), Cellulose, mikrokristalline, Croscarmellose natrium, Magnesium stearat; Tablettenüberzug: Lactose monohydrat, Maisstärke, Stärke, löslich, Mannitol, Aspartam 0,09 mg, Polysorbat 80, Titandioxid, Eisenoxid rot, Talk.
EW: Selektiver Serotonin 1 (5-HT_1)-Agonist.
AG: Akute Migräneanfälle mit und ohne Aura; nicht zur Prophylaxe.
AA: Mit Wasser einnehmen. Tablette kann geteilt werden.
DO: ED 50 (25-100) mg, beim Wiederauftreten der Symptome (frühestens nach 2 Std.) ev. nochmals gleiche Dosis. MTD 300 mg. Nicht zur Anwendung bei Kindern und Jugendlichen. Für Patienten über 65 Jahren nicht empfohlen.
GA: Alle Formen ischämischer Herzerkrankungen, periphere Gefäßerkrankungen, Schlaganfall, TIA, schwere Leber-, Nierenschäden, Analgetikaabusus, mittelfradige und schwere Hypertonie, leichte unkontrollierte Hypertonie.
SST: Nutzen/Risiko-Abschätzung, 12 Std. nicht stillen.
NW: ZNS (Müdigkeit), Krämpfe, Schmerzen, Hitzegefühl, Schwellungen, Herz/Kreislauf (Dyspnoe, Ischämie, Koronarspasmen, Infarkt, Synkopen, Blutdruckanstieg oder -abfall, Flush), Magen/ Darm, Haut, Hyperhidrose, Auge (Gesichtsfeldausfälle), Raynaud-Syndrom, ischämische Colitis.
WW: Gegenanzeige: Ergotamin oder Derivate, andere Triptane, MAO-Hemmer (2 Wochen Abstand). Vorsicht: SSRIs, SNRIs. Johanniskraut.
WH: Vor Therapiebeginn andere ernsthafte neurologische Erkrankungen ausschließen. Vorsicht bei Krampfanfällen, leichter kontrollierter Hypertonie, Risikofaktoren für ischämische Herzerkrankungen, Frauen in der Menopause, Männer ab 40 Jahren mit Risikofaktoren, Sulfonamidallergie. Nicht zur Behandlung der hemiplegischen, basilaren oder ophthalmologischen Migräne. Bei ischämischen Herzsymptomen nicht mehr verabreichen. Auf Serotonin-Syndrom achten. Verkehrshinweis.
PG: 2 ST IND (2) (EKO: G) [€ 4,45], 6 ST IND (EKO: G) [€ 13,50]

Sumatriptan Sandoz 100 mg - Filmtabletten 43F
(Z.Nr. 1-25881) RP. P. N02CC01
ZI: Sandoz, Kundl
Z: 1 Filmtablette enthält: Sumatriptan 100 mg (entspr. Sumatriptan succinat), Tablettenkern: Lactose monohydrat (entspr. Lactose 112,64 mg), Cellulose, mikrokristalline, Croscarmellose natrium, Magnesium stearat; Tablettenüberzug: Lactose monohydrat, Maisstärke, Stärke, löslich, Mannitol, Aspartam 0,18 mg, Polysorbat 80, Titandioxid, Eisenoxid gelb, Talk.
EW: Selektiver Serotonin 1 (5-HT_1)-Agonist.
AG: Akute Migräneanfälle mit und ohne Aura; nicht zur Prophylaxe.
AA: Unzerkaut mit Wasser einnehmen.
DO: ED 50(25-100) mg, beim Wiederauftreten der Symptome (frühestens nach 2 Std.) ev. nochmals gleiche Dosis. MTD 300 mg. Nicht zur Anwendung bei Kindern und Jugendlichen. Für Patienten über 65 Jahren nicht empfohlen.
GA: Alle Formen ischämischer Herzerkrankungen, periphere Gefäßerkrankungen, Schlaganfall, TIA, schwere Leber-, Nierenschäden, Analgetikaabusus, mittelfradige und schwere Hypertonie, leichte unkontrollierte Hypertonie.
SST: Nutzen/Risiko-Abschätzung, 12 Std. nicht stillen.
NW: ZNS (Müdigkeit), Krämpfe, Schmerzen, Hitzegefühl, Schwellungen, Herz/Kreislauf (Dyspnoe, Ischämie, Koronarspasmen, Infarkt, Synkopen, Blutdruckanstieg oder -abfall, Flush), Magen/ Darm, Haut, Hyperhidrose, Auge (Gesichtsfeldausfälle), Raynaud-Syndrom, ischämische Colitis.
WW: Gegenanzeige: Ergotamin oder Derivate, andere Triptane, MAO-Hemmer (2 Wochen Abstand). Vorsicht: SSRIs, SNRIs. Johanniskraut.
WH: Vor Therapiebeginn andere ernsthafte neurologische Erkrankungen ausschließen. Vorsicht bei Krampfanfällen, leichter kontrollierter Hypertonie, Risikofaktoren für ischämische Herzerkrankungen, Frauen in der Menopause, Männer ab 40 Jahren mit Risikofaktoren, Sulfonamidallergie. Nicht zur Behandlung der hemiplegischen, basilaren oder ophthalmologischen Migräne. Bei ischämischen Herzsymptomen nicht mehr verabreichen. Auf Serotonin-Syndrom achten. Verkehrshinweis.
PG: 2 ST IND (2) (EKO: G) [€ 4,45], 6 ST IND (EKO: G) [€ 13,50]

Sumatriptan Stada 100 mg - Tabletten 43F
(Z.Nr. 1-26658) RP. P. N02CC01
ZI: Stada Arzneimittel, Wien
Z: 1 Tablette enthält: Sumatriptan 100 mg (entspr. Sumatriptan succinat), Lactose 133 mg, Cellulose, mikrokristalline, Croscarmellose natrium, Magnesium stearat.
Kurzinformation: siehe Sumatriptan 1A Pharma 50 mg - Tabletten, → S. 1364
PG: 2 ST IND (2) (EKO: G) [€ 4,45], 6 ST IND (EKO: G) [€ 13,40]

Sumex 5 mg/ml Pour On - Lösung zum Auftragen auf die Haut für Rinder 803A, 804A, 804B
(Z.Nr. 8-01193) NR. P. nicht im Handel. QP54AA01

Sunitinib 1A Pharma 12,5 mg - Hartkapseln 55G
(Z.Nr. 1-38808) NR. P. nicht im Handel. L01EX01

Sunitinib 1A Pharma 25 mg - Hartkapseln 55G
(Z.Nr. 1-38809) NR. P. nicht im Handel. L01EX01

Sunitinib 1A Pharma 50 mg - Hartkapseln 55G
(Z.Nr. 1-38810) NR. P. nicht im Handel. L01EX01

Sunitinib Sandoz 12,5 mg - Hartkapseln 55G
(Z.Nr. 1-38798) NR. P. nicht im Handel. L01EX01

Sunitinib Sandoz 25 mg - Hartkapseln 55G
(Z.Nr. 1-38799) NR. P. nicht im Handel. L01EX01

Sunitinib Sandoz 50 mg - Hartkapseln 55G
(Z.Nr. 1-38800) NR. P. nicht im Handel. L01EX01

Sunitinib Stada 12,5 mg - Hartkapseln 55G
(Z.Nr. 1-38811) NR. P. nicht im Handel. L01EX01

Sunitinib Stada 25 mg - Hartkapseln 55G
(Z.Nr. 1-38812) NR. P. nicht im Handel. L01EX01

Sunitinib Stada 50 mg - Hartkapseln 55G
(Z.Nr. 1-38813) NR. P. nicht im Handel. L01EX01

▼ Sunosi 75 mg - Filmtabletten 49G01
(Z.Nr. EU/1/19/1408/*) NR. P. N06BA14
ZI: Jazz Pharmaceuticals Ireland, Dublin, Irland
Z: 1 Tablette enthält: Solriamfetol 75 mg (entspr. Solriamfetol hydrochlorid), Tablettenkern: Hyprolose, Magnesium stearat; Filmüberzug: Poly(vinylalkohol), Macrogol, Talkum, Titandioxid, Eisen(III)-hydroxid-oxid x H2O.
EW: Psychoanaleptikum, zentral wirkendes Sympathomimetikum: Dopamin- und Noradrenalin-Wiederaufnahme-Hemmer.
AG: Zur Verbesserung der Wachheit und zur Reduktion übermäßiger Schläfrigkeit während des Tages bei: -Narkolepsie (mit oder ohne Kataplexie).
-Obstruktive Schlafapnoe (OSA) bei unzureichendem Ansprechen auf Primärtherapie.
AA: Morgens oral einnehmen. Einnahme weniger als 9 Stunden vor dem Zubettgehen vermeiden.
DO: Narkolepsie: Initial 1mal tgl. (morgens) 75 (- 150) mg. MTD 150 mg.
OSA: Initial 1mal tgl. (morgens) 37,5 mg. Dosissteigerung nach Bedarf, MTD 150 mg.
Dosisreduktion bei Nierenschäden.
Keine Daten an Kindern und Jugendlichen.
GA: Myokardinfarkt innerhalb des vergangenen Jahres, instabile Angina pectoris, unkontrollierte Hypertonie, schwerwiegende Arrhythmien oder andere schwerwiegende Herzprobleme.
SST: In der Schwangerschaft nicht empfohlen. Kontrazeption für Frauen und Männer erforderlich. Nicht stillen.
NW: Kopfschmerz, Schwindel, Magen/Darm, verminderter Appetit, Psyche (Schlaflosigkeit, Angst), Herz/Kreislauf (Palpitationen, Anstieg Blutdruck und Herzfrequenz), Husten, Hyperhidrosis.
WW: Gegenanzeige: MAO- Hemmer (14 Tage Abstand).
Vorsicht: Blutdruck- und Herzfrequenz-steigernde Arzneimittel, dopaminerge Arzneimittel.
GE: Geringes Missbrauchpotential beachten. Vorsicht bei Missbrauch von Stimulanzien oder Alkohol.
WH: Keine Therapie für die zugrunde liegende Atemwegsobstruktion bei Patienten mit OSA. Blutdruck und Herzfrequenz regelmäßig kontrollieren. Vorsicht bei Psychosen, bipolaren Störungen, Risiko für Engwinkelglaukom. Verkehrshinweis.
PG: 28 ST * (EKO: N) [€ 622,80]

▼ Sunosi 150 mg - Filmtabletten 49G01
(Z.Nr. EU/1/19/1408/*) NR. P. N06BA14
ZI: Jazz Pharmaceuticals Ireland, Dublin, Irland
Z: 1 Tablette enthält: Solriamfetol 150 mg (entspr. Solriamfetol hydrochlorid), Tablettenkern: Hyprolose, Magnesium stearat; Filmüberzug: Poly(vinylalkohol), Macrogol, Talkum, Titandioxid, Eisen(III)-hydroxid-oxid x H2O.
Kurzinformation: siehe Sunosi 75 mg - Filmtabletten, → S. 1365
PG: 28 ST * (EKO: N) [€ 854,75]

Suprane - Inhalationsnarkotikum 01B
(Z.Nr. 1-20922) NR. P. N01AB07
ZI: Baxter Healthcare, Wien
Z: 1 Flasche enthält: Desfluran 240 ml (entspr. 1,2,2,2-Tetrafluor-Aethyldifluormethylaether).
EW: Inhalationsnarkotikum (halogenierter Kohlenwasserstoff).
AG: Einleitung und Erhaltung einer Inhalationsnarkose bei Erwachsenen, Erhaltung der Narkose bei Kindern und Jugendlichen.
AA: Zur Inhalation (nur mit speziell kalibrierten Verdampfern).
DO: Minimale alveoläre Konzentration (MAC-Wert) entsprechend Lebensalter und Art des Gasgemisches (Sauerstoff- bzw. Lachgasgehalt).
Einleitung: Initial 3%, dann 4-11(-15)%.
Erhaltung: 2,5-8,5%, mit Lachgas 2-6%. Kinder: 5,2-10,0%.
Details siehe Austria-Codex - Fachinformation.
GA: Maligne Hyperthermie, anamnestische Leberschäden nach Inhalationsnarkosen mit halogenierten Anästhetika, Narkoseeinleitung bei Kindern.
Nur bei Narkoseeinleitung: Anstieg des Blutdrucks oder der Herzfrequenz als schwerwiegendes Risiko.
SST: Nicht anwenden.
NW: Übelkeit, Erbrechen, Husten, Apnoe, Laryngo-, Bronchospasmen, Pharyngitis, Hypertonie, Hirndruckanstieg, Herz (Abnormales EKG, QT-Verlängerung, Tachykardie, Vorhofflimmern, Myokardischämie), Myalgie, perioperative Hyperkaliämie, maligne Hyperthermie, Leber (Hepatitis, Leberversagen), Untersuchungen.
WW: Lachgas senkt MAC von Desfluran. Vorsicht: Muskelrelaxantien (verstärkt), Opioide, Sedativa, Thiopental (Desfluran-Dosis reduzieren).
WH: Vorsicht bei Kindern mit Asthma oder Infektionen der oberen Luftwege. Anwendung nur bei intubierten Kindern. Auf Anstieg des intrakranialen Druckes achten. Desfluran kann Serumkalium erhöhen. Strenger Verkehrshinweis. Bei maligner Hyperthermie Dantrolen-Natrium i.v. geben.
PG: 1 ST * (EKO: N) [€ 157,80], 6 ST * (EKO: N) [€ 790,55]

🐾 Suprarenales comp. "Wala" - Injektionslösung für Tiere 890B
(Z.Nr. 8-30028) RP. P. QV03AX
ZI: SaluVet, Bad Waldsee, Deutschland
Z: 1 ml enthält: Glandula suprarenalis bovis-Gl D5 0,1 g, Hypericum perforatum ex herba ferm 33c D2 0,1 g, Levico forte aquos. D2 0,1 g, Prunus spinosa e floribus et summitatibus ferm cum Ferro D3 0,1 g, Natriumchlorid, Natriumhydrogencarbonat, Wasser für Injektionszwecke, Spuren von Glycerol, Honig, Lactose monohydrat.
EW: Homöopathikum.
AG: Rind, Pferd, Schwein, Schaf, Ziege, Hund, Katze, Kaninchen, Meerschweinchen, Hamster, Ratte: Anämie.
AA: S.c. oder i.m.
DO: Meerschweinchen, Hamster, Ratte: 0,5 ml s.c. oder i.m. 1mal tgl. über 5 Tage.
Hund, Katze, Kaninchen: 1 ml s.c. oder i.m. 1mal tgl. über 5 Tage.
Schwein, Schaf, Ziege: 5 ml s.c. oder i.m. jeden 2. Tag bis zur Besserung.
Pferd, Rind: 10 ml s.c. oder i.m. jeden 2. Tag bis zur Besserung.
Therapie langsam absetzen. Die Behandlung ist bis zur Besserung jeden 2. Tag zu wiederholen. Bei perakutem bzw. akutem Verlauf der Erkrankung kann die Injektion mehrmals täglich wiederholt werden. Bei chronischer Verlaufsform Wiederholung der Injektion in 2-4tägigen Abständen.
SST: Anwendung nur nach Rücksprache mit dem Tierarzt.
PG: 5 ST VN [€ 47,80]

Suprarenin 1 mg/ml - Ampullen 39A01
(Z.Nr. 0-03416) RP. P. E. C01CA24
ZI: sanofi-aventis, Wien
Z: 1 ml enthält: Epinephrin 1 mg (entspr. Epinephrin hydrochlorid 1,2 mg), Natrium metabisulfit 0,5 mg, Natriumchlorid, Natriumhydroxid (entspr. Natrium 3,6 mg), Salzsäurelösung 10 %, Wasser für Injektionszwecke.
EW: Identisch mit körpereigenem Hormon, stimuliert Alpha- und Beta- Adrenozeptoren.
AG: Herz-Kreislaufstillstand (kardiopulmonale Reanimation); schwere ana- phylaktische Reaktionen (Stadium III und IV), anaphylaktischer Schock; im septischen Schock: bei persistierender Hypotonie trotz Volumen- substitution; lokal zur Gefäßverengung (z.B. bei Blutungen), Ausnahme: chirurgische Eingriffe am Auge oder am Ohr.
AA: I.v., i.m., s.c., endotracheal, lokal, bei Kindern unter 6 Jahren auch intraossär. Unverdünnt nur s.c. oder i.m., sonst auf das Zehnfache mit NaCl-Lösung verdünnt. Cave intraarteriell oder extravasal (Gangrängefahr)!
DO: Herz/Kreislaufstillstand:
Erwachsene: 1 mg i.v. oder 2-3 mg endobronchial.
Kinder: Initial 0,01 mg/kg KG i.v. oder intraossär oder 0,1 mg/kg KG endotracheal. ED bei Bedarf bis 0,1 mg/kg KG i.v. oder intraossär.
Nach Wiederherstellung des Kreislaufs 0,1-1 µg/kg KG/min als Dauer- infusion.
Anaphylaktischer Schock: Bevorzugt i.m. anwenden, i.v. Gabe ist möglich: 0,1 mg langsam i.v. Kinder: Ab 0,001 mg/kg KG i.v., MED 0,05 mg.
Schwere anaphylaktische Reaktionen: Bevorzugt i.m. anwenden, i.v. Gabe ist möglich:
I.v. Gabe: 0,1 mg langsam i.v., Wiederholen bei Bedarf (initial alle 1-2 min, dann alle 5-10 min). Kinder: Ab 0,001 mg/kg KG i.v., MED 0,05 mg.
I.m. Gabe: 0,3-0,5 mg, ev. nach 15-20 min wiederholen. Kinder 6-12 Jahre: 0,3 mg; Kinder 6 Monate bis 6 Jahre: 0,15 mg; Kinder unter 6 Monaten: 0,01 mg/kg KG; bei Bedarf alle 5-15 min wiederholen.

S

Septischer Schock: 0,014-0,28 µg/kg KG/min.
Lokale Blutstellung (Oto-Rhino-Laryngologie, Nephrologie): Max.
0,05 mg Epinephrin pro Tupfer.
GA: Systemisch nicht anwenden bei: Hypertonie, Hyperthyreose, Phäochromo- zytom, Engwinkelglaukom, Prostataadenom, absolute Arrhythmie, schwere Nieren-, Koronar-, Myokardschäden, Gefäßsklerose, Cor pulmonale.
Lokal nicht anwenden bei Engwinkelglaukom, Tachyarrhythmien, Anästhesien im Endstrombereich.
SST: Nutzen/Risiko-Abschätzung.
NW: ZNS, Herzrhythmusstörungen, Stress-Kardiomyopathie, Hypertonie, periphere Ischämie, Hyperglykämie, Bronchospasmen durch Sulfit-Überempfindlichkeit, Vasokonstriktion.
WW: Cyclosporin, Halothan (Herzrhythmusstörungen); Verstärkung durch Antidepressiva, Guanethidin, MAO-Hemmer, Atropin, Mecamylamin.
Blutdrucksenkung bei Alpha-Blocker-Gabe. Antidiabetika abgeschwächt, Lokalanästhetika verstärkt. Beim Mischen Kompatibilitäten beachten. Beta-Blocker (Hypertension).
WH: I.v. nur nach Verdünnen auf das Zehnfache anwenden.
Verkehrshinweis. Lokal besondere Vorsicht bei schweren Systemerkrankungen. Bei Extravasation Alpha-Blocker infiltrieren.
PG: 5 ST * (EKO: N) [€ 7,85]

Suprecur 0,15 mg - nasale Sprühlösung

29D04, 31B02

(Z.Nr. 1-18846) NR. P. L02AE01

ZI: Cheplapharm Arzneimittel, Greifswald, Deutschland
Z: 1 Sprühstoß enthält: Buserelin 0,15 mg (entspr. Buserelin acetat 0,157 mg), Citronensäure monohydrat, Natrium citrat, Natriumchlorid, Benzalkonium chlorid, Wasser für Injektionszwecke.
EW: Synthetisches Peptidhormon, 20fach stärker als LH-RH (Luteinizing Hormone-Releasing Hormone).
AG: Endometriose, sofern sie nicht einer chirurgischen Behandlung bedarf.
AA: In die Nase einsprühen.
DO: 3mal tgl. 1 Sprühstoß in jedes Nasenloch (alle 8 Stunden), bei Blutung Dosis verdoppeln (2. Dosis nach 15 Minuten). Behandlungsdauer 6 Monate.
Nicht für Kinder, nicht für Frauen nach der Menopause.
SST: Bei Schwangerschaft Präparat absetzen. Nicht stillen.
NW: Ovarialzysten, Degeneration von Uterusfibromen. Durch Östrogenentzug wechselartige Beschwerden, Osteoporose, bei Behandlungsbeginn Blutung; Überempfindlichkeit, Atemnot, Kopfschmerzen, Depressionen, lokale Irritation, Magen/Darm, Schmerzen, Nasenbluten, Heiserkeit, Sehstörungen (Augenirritation bei Kontaktlinsenträgern), Herz (Palpitationen, QT-Verlängerung).
WW: Vorsicht: Antidiabetika abgeschwächt. QT-verlängernde Substanzen.
Gonadotropine (höheres Risiko für ovarielles Hyperstimulationssyndrom).
30 min Abstand zu die Nasenschleimhaut abschwellenden Arzneimitteln.
WH: Bei Depressionen sorgfältig überwachen. Vorsicht bei QT-Verlängerung bzw.
erhöhtem Osteoporoserisiko. Verschlechterung des Sehvermögens kann auf erhöhte Gerinnungsbereitschaft hinweisen. Orale Kontrazeptiva absetzen. Wiederholung der Behandlung nur nach Nutzen/Risiko-Abwägung.
Kontrollen: Blutdruck, Blutzucker.
PG: 2 ST IND (EKO: G) [€ 199,20]

Suprefact 1 mg/ml - Durchstechflasche

55D01

(Z.Nr. 1-18261) NR. P. L02AE01

ZI: Cheplapharm Arzneimittel, Greifswald, Deutschland
Z: 1 ml Injektionslösung enthält: Buserelin 1 mg (entspr. Buserelin acetat 1,05 mg), Benzylalkohol 10 mg, Natriumdihydrogenphosphat-2-Wasser, Natriumchlorid, Natriumhydroxid zur pH-Wert-Einstellung, (entspr. Natrium 2,4 mg), Wasser für Injektionszwecke.
EW: Synthetisches Peptidhormon, 20fach stärker als LH-RH (Luteinizing Hormone - Releasing Hormone).
AG: Fortgeschrittenes Prostatakarzinom (Stadium C + D), bei dem eine Unterdrückung der testikulären Hormonbildung angezeigt ist.
AA: Subkutane Injektion.
DO: Therapiebeginn: 3mal täglich 0,5 ml über 7 Tage; ab dem 8. Tag Behand- lung auf Depot-Implantat umstellen.
GA: Hormonunempfindlichkeit des Tumors, nach chirurgischer Hodenentfernung.
Kinder unter 3 Jahren.
NW: Hitzewallung, Potenz- und Libidoverlust, anfangs Zunahme der Krankheitsbeschwerden (Knochenschmerzen), neurologische Ausfälle, Miktionsstörungen, Herz (QT-Verlängerung), Hautreizung, Schwitzen, Juckreiz, Hämatome. Nierenstau, Kopfschmerzen, Depressionen, Überempfind- lichkeit bis anaphylaktischer Schock, Magen/Darm, Rücken/Gliederschmer- zen, Thrombosen mit Lungenembolie.
WW: Vorsicht: QT-verlängernde Substanzen.
WH: Anfangs zusätzlich Antiandrogen gegen Nebenwirkungen geben. Testosteron bestimmen. QT-Verlängerung. Vorsicht bei erhöhtem Osteoporoserisiko.
Erhöhtes Risiko für kardiovaskuläre Erkrankungen, Diabetes, Anämie beachten.
Kontrollen: Blutdruck, Blutzucker. Auf Depressionen achten. Verkehrshinweis.
PG: 2 ST IND (EKO: G) [€ 95,65]

Suprefact Depot - Implantat für 3 Monate

55D01

(Z.Nr. 1-22727) RP. P. L02AE01

ZI: Cheplapharm Arzneimittel, Greifswald, Deutschland
Z: 1 Fertigspritze enthält: Buserelin acetat 9,9 mg (entspr. Buserelin 9,45 mg), Poly(milchsäureglykolsäure) (75:25).
EW: Synthetisches Peptidhormon, 20fach stärker als LH-RH (Luteinizing Hormone - Releasing Hormone).
AG: Fortgeschrittenes Prostatakarzinom (Stadium C + D), bei dem eine Unterdrückung der testikulären Hormonbildung angezeigt ist.
AA: Subkutane Injektion.
DO: Alle 3 Monate Inhalt einer Fertigspritze s.c. in die Bauchdecke inji- zieren. Nicht für Kinder und Jugendliche.
GA: Hormonunempfindlichkeit des Tumors, nach chirurgischer Hodenentfernung.
Kinder unter 3 Jahren.
NW: Hitzewallung, Potenz- und Libidoverlust, anfangs Zunahme der Krankheitsbeschwerden (Knochenschmerzen), neurologische Ausfälle, Miktionsstörungen, Herz (QT-Verlängerung), Hautreizung, Schwitzen, Juckreiz, Hämatome. Nierenstau, Kopfschmerzen, Depressionen, Überempfind- lichkeit bis anaphylaktischer Schock, Magen/Darm, Rücken/Gliederschmer- zen, Thrombosen mit Lungenembolie.
WW: Vorsicht: QT-verlängernde Substanzen.
WH: Anfangs zusätzlich Antiandrogen gegen Nebenwirkungen geben. Testosteron bestimmen. QT-Verlängerung. Vorsicht bei erhöhtem Osteoporoserisiko.
Erhöhtes Risiko für kardiovaskuläre Erkrankungen, Diabetes, Anämie beachten.
Kontrollen: Blutdruck, Blutzucker. Auf Depressionen achten. Verkehrshinweis.
PG: 1 ST IND (EKO: G) [€ 559,10]

Suprefact Depot - Implantat für 3 Monate 55D01
(Z.Nr. 1-22277-P1) RP. P. Parallelimport. L02AE01
nicht im Handel.

🐾 Suprelorin 4,7 mg - Implantat für Hunde

822A

(Z.Nr. EU/2/07/072/*) RP. P. E. QH01CA93

ZI: Virbac, Carros, Frankreich
Z: 1 Implantat enthält: Deslorelin 4,7 mg (entspr. Deslorelin acetat), Hydriertes Palmöl, (3-sn-Phosphatidyl)cholin, Natriumacetat.
EW: Gonadotropin-Releasing-Hormon.
AG: Zur Erzielung einer vorübergehenden Unfruchtbarkeit bei gesunden, nicht kastrierten, geschlechtsreifen Rüden.
AA: S.c.
DO: 1 Implantat (unabhängig von der Größe des Hundes). Behandlung alle 6 Monate wiederholen.
NW: Lokale Reaktionen, Abnahme der Hodengröße, Haarkleidstörungen, Harninkontinenz, reduzierte Hodengröße und Aktivität, Aggression.
WH: Unfruchtbarkeit wird erst 6 Wochen nach der Erstbehandlung erreicht. Zeugungsfähigkeit nach Ende der Behandlung wurde nicht untersucht. Nutzen/Risikoabwägung bei Hunden unter 10 kg KG oder über 40 kg KG. Auf mangelnde Wirksamkeit oder Implantatverlust achten. Tiere mit Aggressionsverhalten weder chirurgisch noch mit Implantat kastrieren.
PG: 2 ST VT [€ 177,85], 5 ST VT [€ 341,75]

🐾 Suprelorin 9,4 mg - Implantat für Hunde und Frettchen

822A

(Z.Nr. EU/2/07/072/*) RP. P. E. QH01CA93

ZI: Virbac, Carros, Frankreich
Z: 1 Implantat enthält: Deslorelin 9,4 mg (entspr. Deslorelin acetat), Palmöl, hydriert, Lecithin.
EW: Gonadotropin-Releasing-Hormon.
AG: Zur Erzielung einer vorübergehenden Unfruchtbarkeit bei gesunden, nicht kastrierten, geschlechtsreifen Rüden.
AA: S.c.
DO: 1 Implantat (unabhängig von der Größe des Hundes oder des Frettchends).
Behandlung alle 12 Monate wiederholen. Frettchen zu Beginn der Fort- pflanzungsperiode behandeln.
NW: Lokale Reaktionen, Abnahme der Hodengröße, Haarkleidstörungen, Harninkontinenz, reduzierte Hodengröße und Aktivität,

Aggression.
WH: Unfruchtbarkeit wird erst 6 Wochen nach der Erstbehandlung erreicht. Zeugungsfähigkeit nach Ende der Behandlung wurde nicht untersucht. Nutzen/Risikoabwägung bei Hunden unter 10 kg KG oder über 40 kg KG. Auf mangelnde Wirksamkeit oder Implantatverlust achten. Tiere mit Aggressionsverhalten weder chirurgisch noch mit Implantat kastrieren.
PG: 2 ST VT [€ 309,75]

Supressin 2 mg - Tabletten 10A06, 52D02
(Z.Nr. 1-18589) RP. P. C02CA04, G04CA
ZI: Pfizer Corporation Austria, Wien
Z: 1 Tablette enthält: Doxazosin 2 mg (entspr. Doxazosin mesilat 2,43 mg), Natriumstärkeglykolat (entspr. Natrium 0,06 mg), Cellulose, mikrokristalline, Lactose 40 mg, Magnesium stearat, Natrium laurylsulfat.
EW: Postsynaptischer Alpha-Rezeptoren-Blocker.
AG: Essentielle Hypertonie (Mono- und Kombinationstherapie, nicht zur Erstbehandlung), benigne Prostatahyperplasie (ohne Operationsindikation).
AA: Unzerkaut mit Flüssigkeit unabhängig von den Mahlzeiten.
DO: **Hypertonie:** Initial 1 mg tgl. über 1-2 Wochen; Dosissteigerung alle 1-2 Wochen auf tgl. 2/4/8/16 mg, MTD 16 mg. Dosisreduktion bei Kombination mit anderen Blutdrucksenkern. Nach Therapieunterbrechung wieder mit 1 mg beginnen.
Prostatahyperplasie: Initial 1mal tgl. 1 mg, langsam steigern, MTD 8 mg.
Durchschnittliche TD bei beiden Indikationen 2-4 mg.
Für Kinder und Jugendliche nicht empfohlen.
GA: Hypotonie, Blasensteine, chronische Harnweginfektion, Obstruktion der oberen Harnwege, Überlaufblase, Anurie.
SST: Nutzen-Risiko-Abwägung.
NW: Vor allem initial: ZNS (Schwindel, Orthostase), Magen/Darm, Atemwege (Dyspnoe, Entzündungen), Flüssigkeitsretention, Herzklopfen, Seh-, Schlafstörungen, Harnweginfektionen, Miktionsbeschwerden, selten Haut, Inkontinenz, Leber, Priapismus. Herzinfarkt, zerebrovaskuläre Störungen, Auge (intraoperatives Floppy-Iris-Syndrom).
WW: Vorsicht: Andere Antihypertensiva (verstärkt), starke CYP3A4-Hemmer, Östrogene, nichtsteroidale Antirheumatika (verminderter Effekt), Sympathomimetika (schwächen Blutdruck senkende Wirkung von Doxazosin ab), Labor (Phäochromozytom-Diagnostik), PDE-5-Hemmer.
WH: Vorsicht bei Leberschäden, Lungenödem, Herzinsuffizienz. Orthostasegefahr besonders nach der 1. Dosis! Verkehrshinweis. Kontrollen: Leber, Niere, Blutbild, Blutdruck, Urologie (bei Prostatahyperplasie); vor Therapiebeginn Prostatakarzinom ausschließen).
Bei Überdosierung Blutdruckabfall, Therapie: Vasopressoren (cave Adrenalin).
PG: 10 ST (2) (EKO: G) [€ 4,45], 28 ST (EKO: G) [€ 12,45]

Supressin 4 mg - Tabletten 10A06, 52D02
(Z.Nr. 1-18588) RP. P. C02CA04, G04CA
ZI: Pfizer Corporation Austria, Wien
Z: 1 Tablette enthält: Doxazosin 4 mg (entspr. Doxazosin mesilat 4,85 mg), Natriumstärkeglykolat (entspr. Natrium 0,12 mg), Cellulose, mikrokristalline, Lactose 80 mg, Magnesium stearat, Natrium laurylsulfat.
Kurzinformation: siehe Supressin 2 mg - Tabletten, → S. 1367
PG: 28 ST (2) (EKO: G) [€ 14,30]

🐾 *Suramox 500 mg/g - Pulver zur Herstellung einer Lösung zum Eingeben für Geflügel* 801AA
(Z.Nr. 8-00496) NR. P. VNW. nicht im Handel. QJ01CA04

🐾 *Suramox 500 mg/g - Pulver zur Herstellung einer Lösung zum Eingeben für Schweine* 801AA
(Z.Nr. 8-00495) NR. P. VNW. nicht im Handel. QJ01CA04

🐾 **Suramox 1000 mg/g - Pulver zum Eingeben über das Trinkwasser für Hühner, Enten und Puten** 801AA
(Z.Nr. 8-35135) NR. P. VNW. QJ01CA04
ZI: Virbac, Carros, Frankreich
Z: 1 g Pulver enthält: Amoxicillin trihydrat 1000 mg (entspr. Amoxicillin 871,24 mg).
EW: Penicillin-Antibiotikum.
AG: Infektionen durch empfindliche Bakterien.
AA: Über das Trinkwasser.
DO: Hühner: 15 mg Amoxicillin-Trihydrat/kg KG über 3(-5) Tage.
Enten: 20 mg/kg KG über 3 Tage.
Puten: 15-20 mg/kg KG über 3(-5) Tage.
GA: Schwere Nierenschäden, Kaninchen, Hamster, Wüstenrennmäuse, Meerschweinchen, Wiederkäuer, Pferde.
SST: Nutzen/Risiko-Abwägung.
NW: Sehr selten Überempfindlichkeit.
WW: Bakteriostatische Substanzen antagonistisch. Neomycin hemmt die Resorption von oralen Penicillinen.
VNW: Essbare Gewebe: Huhn 1 Tag, Ente 9 Tage, Pute 5 Tage. Nicht bei Legegeflügel anwenden, dessen Eier für menschlichen Verzehr vorgesehen sind, und nicht innerhalb von 3 Wochen vor Legebeginn.
PG: 1000 G VNW [€ 307,55]

🐾 *Surcalce - Injektionslösung für Pferd, Rind, Schwein, Schaf, Ziege* 831C
(Z.Nr. 8-16368) RP. P. nicht im Handel. QA12AX

🐾 **Surolan 5,0 mg/0,5293 mg/23,0 mg/ml Ohrentropfen, Suspension zur Anwendung auf der Haut für Hunde und Katzen** 830
(Z.Nr. 8-16388) NR. P. QD01AC52
ZI: Elanco, Cuxhaven, Deutschland
Z: 1 ml Suspension enthält: Prednisolon acetat 5 mg, Polymyxin B sulfat 0,5293 mg, Miconazol nitrat 23 mg, Siliciumdioxid, hochdisperses, Paraffinöl.
EW: Kombination Antimykotikum + Antibiotikum + Kortikosteroid.
AG: Ohr- und Hautinfektionen durch Pilze oder Bakterien bei Hunden und Katzen, Ohrmilben.
DO: 2mal tgl. einige Tropfen äußerlich bzw. 5 Tropfen ins Ohr.
GA: Großflächige Wunden, perforiertes Trommelfell, örtliche Impfreaktionen, virale Hautinfektionen.
SST: Anwendung möglich.
WH: Nicht für Tiere zur Gewinnung von Lebens- oder Arzneimitteln.
PG: 15 ML VT [€ 13,65], 30 ML VT [€ 22,35]

Sustiva 600 mg - Filmtabletten 35E04
(Z.Nr. EU/1/99/110/*) NR. P. nicht im Handel. J05AG03

Sustiva 50 mg - Hartkapseln 35E04
(Z.Nr. EU/1/99/110/*) NR. P. nicht im Handel. J05AG03

Sustiva 100 mg - Hartkapseln 35E04
(Z.Nr. EU/1/99/110/*) NR. P. nicht im Handel. J05AG03

Sustiva 200 mg - Hartkapseln 35E04
(Z.Nr. EU/1/99/110/*) NR. P. nicht im Handel. J05AG03

Sutent 12,5 mg - Hartkapseln 55G
(Z.Nr. EU/1/06/347/*) NR. P. L01EX01
ZI: Pfizer Europe, Brüssel, Belgien
Z: 1 Kapsel enthält: Sunitinib 12,5 mg (entspr. Sunitinib malat), Kapselinhalt: Mannitol, Croscarmellose natrium, Povidon K25, Magnesium stearat (pflanzlich); Kapselhülle: Gelatine, Eisen(III)-oxid, Titandioxid, Drucktinte (entspr. Schellack) (entspr. Propylenglycol) (entspr. Natriumhydroxid) (entspr. Povidon) (entspr. Titandioxid).
EW: Tyrosin-Kinase-Inhibitor, antineoplastisch.
AG: Gastrointestinale Stromatumore (GIST), metastasierte Nierenzellkarzinome (mRCC), pankreatische neuroendokrine Tumore (pNET).
AA: Oral.
DO: GIST, mRCC: 50 mg 1mal tgl. über 4 Wochen, dann 2 Wochen Pause. Anpassung der TD zwischen 25 und 75 mg.
pNET: 37,5 mg 1mal tgl. ohne Therapiepause. MTD 50 mg.
Keine Dosisempfehlung für Kinder und Jugendliche.
SST: Teratogen, nicht stillen, Ausreichende Kontrazeption erforderlich. Beeinflussung der Fruchtbarkeit möglich.
NW: Erschöpfung, Magen/Darm, Depigmentierung der Haare und der Haut, Pyoderma gangraenosum, schwere Hautreaktionen (SJS, TEN), Dysgeusie, Schmerzen im Mundbereich, Ödeme, Dyspnoe, arterielle Thromboembolie, thrombotische Mikroangiopathie, Blutungen, Tumor-Hämorrhagie, Blutbild (Anämie), schwere Herzerkrankungen (Herzinsuffizienz, QT-Verlängerung), Aortenaneurysma, Hypertonie, Myopathie, Nasenbluten, Lungenblutungen, Schmerzen, Labor, Schilddrüse, Ösophagitis, Leberversagen, Cholezystitis, Pankreatitis, eingeschränkte Wundheilung, Osteonekrose des Kiefers, Nierenversagen, Tumorlyse-Syndrom, Infektionen, nekrotisierende Fasziitis, Hypoglykämie, ZNS (Epilepsie, posteriores reversibles Enzephalopathie-Syndrom).
WW: CYP3A4-Hemmer (z.B. Ketoconazol) erhöhen Sunitinib-Konzentration, CYP3A4-Induktoren (z.B. Rifampicin) vermindern Sutinimib-Konzentration: Dosisanpassung erforderlich. Gerin-

S

nungshemmer (Hämorrhagien möglich).
WH: Vorsicht bei kardiovaskulären Ereignissen. Auf Hautverfärbung, gastrointestinale Perforationen, Blutungen, Herzinsuffizienz, QT-Verlängerung, Hypertonie, Thromboembolien, Hypothyreose, Pankreatitis, Epilepsie, Leber-, Nierenschäden achten.
Kontrollen: Blutbild, LVEF, Schilddrüse, Zahnstatus.
PG: 30 ST * (EKO: N) [€ 1.914,85]

Sutent 12,5 mg - Hartkapseln 55G
(Z.Nr. EU/1/06/347/*) NR. P. Parallelimport. L01EX01
nicht im Handel.

Sutent 12,5 mg - Hartkapseln 55G
(Z.Nr. EU/1/06/374/*) NR. P. Parallelimport. L01EX01
nicht im Handel.

Sutent 25 mg - Hartkapseln 55G
(Z.Nr. EU/1/06/347/*) NR. P. L01EX01
ZI: Pfizer Europe, Brüssel, Belgien
Z: 1 Kapsel enthält: Sunitinib 25 mg (entspr. Sunitinib malat), Kapselinhalt: Mannitol, Croscarmellose natrium, Povidon K25, Magnesium stearat (pflanzlich); Kapselhülle: Gelatine, Eisen(III)-oxid, Titandioxid, Eisen(III)-hydroxid-oxid x H2O, Eisen(II,III)-oxid, Drucktinte (entspr. Schellack) (entspr. Propylenglycol) (entspr. Natriumhydroxid) (entspr. Povidon) (entspr. Titandioxid).
Kurzinformation: siehe Sutent 12,5 mg - Hartkapseln, → S. 1367
PG: 30 ST * (EKO: N) [€ 3.786,25]

Sutent 25 mg - Hartkapseln 55G
(Z.Nr. EU/1/06/347/*) NR. P. Parallelimport. L01EX01
nicht im Handel.

Sutent 25 mg - Hartkapseln 55G
(Z.Nr. EU/1/06/347/*) NR. P. Parallelimport. L01EX01
nicht im Handel.

Sutent 37,5 mg - Hartkapseln 55G
(Z.Nr. EU/1/06/347/*) NR. P. nicht im Handel. L01EX01

Sutent 50 mg - Hartkapseln 55G
(Z.Nr. EU/1/06/347/*) NR. P. L01EX01
ZI: Pfizer Europe, Brüssel, Belgien
Z: 1 Kapsel enthält: Sunitinib 50 mg (entspr. Sunitinib malat), Kapselinhalt: Mannitol, Croscarmellose natrium, Povidon K25, Magnesium stearat (pflanzlich); Kapselhülle: Gelatine, Titandioxid, Eisen(III)-hydroxid-oxid x H2O, Eisen(III)-oxid, Eisen(II,III)-oxid, Drucktinte (entspr. Schellack) (entspr. Propylenglycol) (entspr. Natriumhydroxid) (entspr. Povidon) (entspr. Titandioxid).
Kurzinformation: siehe Sutent 12,5 mg - Hartkapseln, → S. 1367
PG: 30 ST * (EKO: N) [€ 7.529,10]

Sutent 50 mg - Hartkapseln 55G
(Z.Nr. EU/1/06/347/*) NR. P. Parallelimport. L01EX01
nicht im Handel.

Sutent 50 mg - Hartkapseln 55G
(Z.Nr. EU/1/06/374/*) NR. P. Parallelimport. L01EX01
nicht im Handel.

Suvaxyn Aujeszky 783 + O/W - Pulver und Lösungsmittel zur Herstellung einer Emulsion zur Injektion für Schweine 823AD
(Z.Nr. EU/2/98/009/*) NR. P. E. nicht im Handel. QI09AD01

Suvaxyn Circo - Emulsion zur Injektion für Schweine 823AD
(Z.Nr. EU/2/17/223/*) NR. P. E. QI09AA07
ZI: Zoetis Belgium, Louvain-la-Neuve, Belgien
Z: 1 Dosis von 2 ml enthält: Circovirus Typ 1-Chimäre, porcin, inaktiviert, rekombinant, das porcine Circovirus Typ 2-ORF2-Protein exprimierend 2,3-12,4 RP, Thiomersal 0,2 mg, Adjuvanzien: Squalan 8 µl, Poloxamer 401 4 µl, Polysorbat 80 0,64 µl, Kaliumphosphat einbasisch, anhydrisch, Natriumchlorid, Kaliumchlorid, Dinatrium phosphat, wasserfrei, Dinatriumhydrogenphosphat-7-Wasser, Dinatrium tetraborat decahydrat, EDTA tetranatrium, Wasser für Injektionszwecke.
EW: Impfstoff.
AG: Aktive Immunisierung von Schweinen gegen das porcine Circovirus Typ 2 (PCV 2).
AA: I.m. (Ohrgrund).
DO: 1 Injektion ab einem Alter von 3 Wochen.
SST: Nicht anwenden.
NW: Temperaturanstieg, lokale Reaktionen.
WH: Nur gesunde Tiere impfen.
PG: 100 ML VN [€ 117,00]

Suvaxyn Circo+MH RTU - Emulsion zur Injektion für Schweine 823BD
(Z.Nr. EU/2/15/190/*) NR. P. E. QI09AL08
ZI: Zoetis Belgium, Louvain-la-Neuve, Belgien
Z: 1 Dosis von 2 ml enthält: Circovirus Typ 1-Chimäre, porcin, inaktiviert, rekombinant, das porcine Circovirus Typ 2-ORF2-Protein exprimierend 2,3-12,4 RP, Mycoplasma hyopneumoniae inaktiviert, Stamm P-5722-3 1,5-3,8 RP, Adjuvanzien: Squalan 0,4 % (V/V), Poloxamer 401 0,2 % (V/V), Polysorbat 80 0,032 % (V/V); Thiomersal 0,2 mg, Kaliumphosphat einbasisch, anhydrisch, Natriumchlorid, Kaliumchlorid, Dinatrium phosphat, wasserfrei, Dinatriumhydrogenphosphat-7-Wasser, Dinatrium tetraborat decahydrat, EDTA tetranatrium, Wasser für Injektionszwecke.
EW: Impfstoff.
AG: Aktive Immunisierung von Schweinen gegen das porcine Circovirus Typ 2 (PCV 2) und gegen Lungenläsionen durch Mycoplasma hyopneumoniae.
AA: I.m. (Ohrgrund).
DO: 1 Injektion ab einem Alter von 3 Wochen.
SST: Nicht anwenden.
NW: Temperaturanstieg, lokale Reaktionen.
WH: Nicht bei Zuchtebern anwenden.
PG: 50 ML VN [€ 122,85], 100 ML VN [€ 219,10]

Suvaxyn CSF Marker - Lyophilisat und Lösungsmittel zur Herstellung einer Injektionssuspenion für Schweine 823AD
(Z.Nr. EU/2/14/179/*) NR. P. E. nicht im Handel. QI09AD

Suvaxyn M.hyo - Injektionssuspension für Schweine 823BD
(Z.Nr. 8-20177) NR. P. E. QI09AB13
ZI: Zoetis Österreich, Wien
Z: 1 Impfdosis zu 2 ml enthält: Mycoplasma hyopneumoniae inaktiviert, Stamm P-5722-3 2 Mrd. Zellen, Adjuvans: Carbopol 4 mg; Thiomersal 0,2 mg, Ethylendiamintetraessigsäure, Natriumchlorid, Amaranth, Wasser für Injektionszwecke.
EW: Impfstoff.
AA: Aktive Immunisierung von Schweinen gegen Mycoplasma hyopneumoniae-Infektionen.
DO: 1 Impfdosis = 2 ml. Erstimpfung im Alter von mindestens 3 Tagen, spätestens vor der 10. Lebenswoche. Wiederholungsimpfung nach 2 Wochen.
GA: Kranke Tiere, starker Parasitenbefall.
SST: Nicht zutreffend.
NW: Fieber, lokale Schwellungen, Anaphylaxie.
WW: Immunsuppressiva, Glukokortikoide (Immunschutz abgeschwächt).
PG: 10 ST VN [€ 331,20]

Suvaxyn MH-One - Emulsion zur Injektion für Schweine 823AD
(Z.Nr. 8-20313) NR. P. E. QI09AB13
ZI: Zoetis Österreich, Wien
Z: 1 Dosis zu 2 ml enthält: Mycoplasma hyopneumoniae inaktiviert, Stamm P-5722-3 >= 1 RP, Adjuvanzien: Carbopol 941 4 mg, Squalan (tierisches Öl) 3,24 mg; Thiomersal 0,2 mg, Natriumchlorid, Kaliumchlorid, Natriumdihydrogenphosphat-12-Wasser, Dikaliumhydrogenphosphat, Polysorbat 80, Pluronic L 121, Tetranatrium-Äthylendiamintetraacetat-2-Wasser, Natrium borat, Dinatriumhydrogenphosphat, Wasser für Injektionszwecke.
EW: Impfstoff.
AG: Aktive Immunisierung von gesunden Schweinen ab 7 Tagen gegen Lungenläsionen durch Mycoplasma hyopneumoniae.
AA: I.m. (Nacken).
DO: 1 Impfdosis pro Tier.
SST: Nicht anwenden.
NW: Erhöhung der Körpertemperatur, Depression, Zittern, Erregbarkeit, lokale Reaktionen.
PG: 10 ST VN [€ 767,60]

Suvaxyn Parvo/E-Amphigen - Emulsion zur Injektion für Schweine 823BD
(Z.Nr. 8-38513) NR. P. E. nicht im Handel. QI09AL01

Suvaxyn PRRS MLV - Lyophilisat und Lösungsmittel zur Herstellung einer Suspension zur Injektion für Schweine 823AD
(Z.Nr. EU/2/17/215/*) NR. P. E. QI09AD03
ZI: Zoetis Belgium, Louvain-la-Neuve, Belgien
Z: 1 Dosis (2 ml) enthält: PRRSV, lebend, modifiziert, Stamm

96V198 10^2,2-10^5,2 ZKID50, Lyophilisat: Dextran 40, Kasein hydrolysat, Lactose monohydrat, Sorbitol-Lösung 70%, Natrium hydroxyd, Wasser für Injektionszwecke, Verdünnungsmedium; Lösungsmittel: Natriumchlorid, Wasser für Injektionszwecke.
EW: Impfstoff.
AG: Zur aktiven Immunisierung von Schweinen ab 1. Lebenstag gegen das Virus des Porcinen Respiratorischen und Reproduktiven Syndroms (PRRS).
Beginn der Immunität: 28 Tage nach der Impfung.
Dauer der Immunität: 26 Wochen bei Mastschweinen, 16 Wochen bei Jungsauen und Sauen.
AA: I.m. (Nackenbereich).
DO: Schweine zur Mast: Einmalig 2 ml ab dem 1. Lebenstag. Jungsauen und Sauen: Einmalig 2 ml vor dem Einstallen in die Sauenherde, ca. 4 Wochen vor dem Belegen. Auffrischungsimpfungen mit 2 ml alle 4 Monate.
SST: Anwendung möglich bei PRRSV- naiven Jungsauen und Sauen vor dem Belegen oder während der 1. Trächtigkeitshälfte sowie bei nicht-PRRSV- naiven trächtigen Sauen in der 2. Hälfte der Trächtigkeit. Nicht anwenden bei Sperma produzierenden Zuchtebern oder bei trächtigen PRRSV- naiven Jungsauen und Sauen in der 2. Hälfte der Trächtigkeit. Während der Laktation Unbedenklichkeit nicht belegt.
NW: Lokale Reaktionen, leichter Anstieg der Rektaltemperatur.
PG: 50 ML VN [€ 69,75], 100 ML VN [€ 133,60]

Suxamethonium Aguettant 10 mg/ml - Injektionslösung in einer Fertigspritze 46A02
(Z.Nr. 1-39060) NR. P. E. nicht im Handel. M03AB01

Sycrest 5 mg - Sublingualtabletten 49B05
(Z.Nr. EU/1/10/640/*) NR. P. N05AH05
ZI: Organon, Oss, Niederlande
Z: 1 Tablette enthält: Asenapin 5 mg (entspr. Asenapin maleat), Gelatine, Mannitol.
EW: Antipsychotisch.
AG: Mäßige bis schwere manische Episoden einer Bipolar-I-Störung.
AA: Tablette bis zum völligen Auslösen unter die Zunge legen. Nach der Einnahme 10 min nichts essen oder trinken.
DO: Initial 2mal tgl. 5 mg. Dosiserhöhung auf 2mal tgl. 10 mg möglich. Keine Dosisempfehlung für Kinder und Jugendliche.
SST: Zwingende Indikationsstellung, nicht stillen. Neugeborene sorgfältig überwachen.
NW: Somnolenz, Angst, Gewichtsanstieg, orale Hypästhesie, Muskelrigidität, Dystonie, Stürze, schwere Überempfindlichkeit.
WW: Vorsicht mit anderen ZNS- aktiven Substanzen (Fluvoxamin), Blutdrucksenkern, Levodopa, Dopamin-Agonisten. Cave Alkohol.
WH: Vorsicht bei Herz/Kreislauf-Erkrankungen, Hypotonie, QT-Verlängerung, Diabetes, Leberschäden. Erhöhte Sterblichkeit bei älteren Patienten mit Demenz-assoziierter Psychose. Auf malignes neuroleptisches Syndrom, Krämpfe, Suizidrisiko, Spätdyskinesien achten. Verkehrshinweis.
PG: 60 ST * (EKO: N) [€ 232,65]

Sycrest 5 mg - Sublingualtabletten 49B05
(Z.Nr. EU/1/10/640/*) NR. P. Parallelimport. N05AH05
nicht im Handel.

Sycrest 10 mg - Sublingualtabletten 49B05
(Z.Nr. EU/1/10/640/*) NR. P. N05AH05
ZI: Organon, Oss, Niederlande
Z: 1 Sublingualtablette enthält: Asenapin 10 mg (entspr. Asenapin maleat), Gelatine, Mannitol.
Kurzinformation: siehe Sycrest 5 mg - Sublingualtabletten, → S. 1369
PG: 60 ST * (EKO: N) [€ 232,65]

Sycrest 10 mg - Sublingualtabletten 49B05
(Z.Nr. EU/1/10/640/*) NR. P. Parallelimport. N05AH05
nicht im Handel.

▼ Sylvant 100 mg - Pulver für ein Konzentrat zur Herstellung einer Infusionslösung 33B
(Z.Nr. EU/1/14/928/*) NR. P. E. L04AC11
ZI: Eusa Pharma (Netherlands), Amsterdam, Niederlande
Z: 1 Durchstechflasche enthält: Siltuximab 100 mg, hergestellt durch rekombinante DNA-Technologie in CHO, Histidin, Histidin hydrochlorid monohydrat, Polysorbat 80, Saccharose.
EW: Interleukin-Inhibitor, immunsuppressiv.
AG: Multizentrische Castleman-Krankheit bei HIV-negativen und HHV-8-negativen Patienten.
AA: I.v. Infusion über 1 Std.
DO: 11 mg/kg KG alle 3 Wochen bis zu einem Therapieversagen. Keine Daten an Kindern und Jugendlichen.
SST: In der Schwangerschaft nicht empfohlen. Kontrazeption bis 3 Monate nach der Behandlung erforderlich. Nutzen/Risiko- Abwägung in der Stillzeit.
NW: Infektionen (Pneumonie, Sepsis, Harnwege), Infusionsreaktionen, Überempfindlichkeit, Haut (Juckreiz), Blutbild, Hypoglobulinämie, Hypertonie, Magen/Darm, Niere, lokale Ödeme, Gewichtszunahme, Untersuchungen (erhöhte Lipide, Transaminasenanstieg).
WW: Abgeschwächte Lebendimpfstoffe innerhalb von 4 Wochen und während der Behandlung mit Siltuximab nicht anwenden. Vorsicht: CYP450-Substrate mit geringer therapeutischer Breite.
WH: Vor Behandlungsbeginn Infektionen (auch lokale Infektionen) behandeln.
Vorsicht bei Risiko für Magen/Darm-Perforationen. Blutbild regelmäßig kontrollieren.
PG: 1 ST * (EKO: N) [€ 776,35]

▼ Sylvant 400 mg - Pulver für ein Konzentrat zur Herstellung einer Infusionslösung 33B
(Z.Nr. EU/1/14/928/*) NR. P. E. L04AC11
ZI: Eusa Pharma (Netherlands), Amsterdam, Niederlande
Z: 1 Durchstechflasche enthält: Siltuximab 400 mg, hergestellt durch rekombinante DNA-Technologie in CHO, Histidin, Histidin hydrochlorid monohydrat, Polysorbat 80, Saccharose.
Kurzinformation: siehe Sylvant 100 mg - Pulver für ein Konzentrat zur Herstellung einer Infusionslösung, → S. 1369
PG: 1 ST * (EKO: N) [€ 2.975,10]

Symbicort 160 Mikrogramm/4,5 Mikrogramm/ Inhalation - Druckgasinhalation, Suspension 50B03
(Z.Nr. 1-36689) NR. P. R03AK07
ZI: AstraZeneca Österreich, Wien
Z: 1 Sprühstoß enthält: Budesonid 160 µg, Formoterol fumarat-Dihydrat 4,5 µg, Apafluran HFA 227, Povidon, Macrogol 1000.
EW: Lokales Glukokortikoid + langwirksamer Beta-2-Agonist (LABA).
AG: Kombinationstherapie bei COPD.
AA: Zur Inhalation. Inhalationshilfe wird empfohlen.
Details zur Inhalationstechnik siehe Austria Codex - Fachinformation.
DO: Erwachsene: 2mal tgl. 2 Inhalationen.
Keine Indikation für Kinder und Jugendliche.
SST: Nutzen/Risiko-Abwägung.
NW: Tremor, Herzklopfen, Agitation, oropharyngeale Candidainfektionen, Haut, Kopfschmerz, Sehstörungen, Bronchospasmus, Irritation der Atemwege, erhöhte Pneumonie-Inzidenz bei COPD.
WW: Nicht empfohlen: Potente CYP3A4 Hemmer (z.B. Azol-Antimykotika, Clarithromycin, Proteasehemmer). Vorsicht: Betablocker (antagonistisch), MAO-Hemmer (Hypertension), halogenierte Kohlenwasserstoffe (Arrhythmien), Levodopa, L-Thyroxin, Oxytocin. Hypokaliämie-induzierende Arzneimittel (auch durch Begleitbehandlung mit Xanthinen, Kortikosteroiden, Diuretika). QTc-verlängernde Arzneimittel.
WH: Dosisreduktion, wenn Symptome unter Kontrolle sind. Wachstum von Jugendlichen überwachen. Vorsicht bei Thyreotoxikose, Phäochromozytom, Diabetes, Hypokaliämie, Kardiomyopathie, Aortenstenose, schwerer Hypertonie, Aneurysma, schwere kardiovaskuläre Störungen, QTc-Verlängerung. Blutzucker kontrollieren.
PG: 1 ST * (EKO: N) [€ 76,15]

Symbicort mite Turbohaler 80 Mikrogramm/4,5 Mikrogramm pro Dosis - Pulver zur Inhalation 50B03
(Z.Nr. 1-23994) NR. P. R03AK07
ZI: AstraZeneca Österreich, Wien
Z: 1 freigesetzte Dosis enthält: Budesonid 80 µg, Formoterol fumarat-Dihydrat 4,5 µg, Lactose monohydrat 810 µg.
EW: Lokales Glukokortikoid + langwirksamer Beta-2-Agonist (LABA).
AG: Kombinationstherapie bei Asthma (nicht bei schwerem Asthma).
AA: Zur Inhalation mit Turbohaler. Nach jeder Anwendung Mund mit Wasser ausspülen.
DO: A. Erhaltungstherapie: Erwachsene und Jugendliche: 2mal tgl. 1-2 Inhalationen; Kinder (ab 6 Jahren): 2mal tgl. 2 Inhalationen.
B: Erhaltungs- und Bedarfstherapie: TD 2 Inhalationen aufgeteilt auf 1 oder 2 ED. MTD 8 (- 12) Inhalationen. Für Kinder nicht empfohlen.
SST: Nutzen/Risiko-Abwägung.
NW: Tremor, Herzklopfen, Agitation, oropharyngeale Candidainfektionen, Haut, Kopfschmerz, Sehstörungen, paradoxer Bronchospasmus, Irritation der Atemwege.
WW: Nicht empfohlen: Potente CYP3A4 Hemmer (z.B. Azol-Antimykotika, Clarithromycin, Proteasehemmer). Vorsicht: Betablocker (antagonistisch), MAO-Hemmer (Hypertension), halogenierte Kohlenwasserstoffe (Arrhythmien), Levodopa, L-Thyroxin, Oxytocin. Hypokaliämie-induzierende Arzneimittel (auch durch Begleitbehandlung mit Xanthinen, Kortikosteroiden, Diuretika). QTc-

S

verlängernde Arzneimittel.
WH: Dosisreduktion, wenn Symptome unter Kontrolle sind. Wachstum von Jugendlichen überwachen. Vorsicht bei Thryeotoxikose, Phäochromozytom, Diabetes, Hypokaliämie, Kardiomyopathie, Aortenstenose, schwerer Hypertonie, Aneurysma, schwere kardiovaskuläre Störungen, QTc-Verlängerung. Blutzucker kontrollieren.
PG: 1 ST IND (2) (EKO: G) [€ 37,20]

Symbicort Turbohaler 160 Mikrogramm/4,5 Mikrogramm pro Dosis - Pulver zur Inhalation 50B03
(Z.Nr. 1-23993) NR. P. R03AK07
ZI: AstraZeneca Österreich, Wien
Z: 1 freigesetzte Dosis enthält: Budesonid 160 µg, Formoterol fumarat-Dihydrat 4,5 µg, Lactose monohydrat 730 µg.
EW: Lokales Glukokortikoid + langwirksamer Beta-2-Agonist (LABA).
AG: Kombinationstherapie bei Asthma, COPD.
AA: Zur Inhalation mit Turbohaler. Nach jeder Inhalation Mund mit Wasser ausspülen.
DO: Asthma: A. Erhaltungstherapie: Erwachsene und Jugendliche: 2mal tgl. 1-2 Inhalationen. Für Kinder geringere Stärke verwenden.
B: Erhaltungs- und Bedarfstherapie: TD 2 Inhalationen aufgeteilt auf 1 oder 2 ED. MTD 8 (- 12) Inhalationen. Für Kinder nicht empfohlen.
COPD: Erwachsene: 2mal tgl. 2 Inhalationen.
SST: Nutzen/Risiko-Abwägung.
NW: Tremor, Herzklopfen, Agitation, oropharyngeale Candidainfektionen, Haut, Kopfschmerz, Sehstörungen, Bronchospasmus, Irritation der Atemwege, erhöhte Pneumonie-Inzidenz bei COPD.
WW: Nicht empfohlen: Potente CYP3A4 Hemmer (z.B. Azol-Antimykotika, Clarithromycin, Proteasehemmer). Vorsicht: Betablocker (antagonistisch), MAO-Hemmer (Hypertension), halogenierte Kohlenwasserstoffe (Arrhythmien), Levodopa, L-Thyroxin, Oxytocin. Hypokaliämie-induzierende Arzneimittel (auch durch Begleitbehandlung mit Xanthinen, Kortikosteroiden, Diuretika). QTc-verlängernde Arzneimittel.
WH: Dosisreduktion, wenn Symptome unter Kontrolle sind. Wachstum von Jugendlichen überwachen. Vorsicht bei Thryeotoxikose, Phäochromozytom, Diabetes, Hypokaliämie, Kardiomyopathie, Aortenstenose, schwerer Hypertonie, Aneurysma, schwere kardiovaskuläre Störungen, QTc-Verlängerung. Blutzucker kontrollieren.
PG: **60HB** 1 ST IND (EKO: G) [€ 43,20], **120HB** 1 ST IND (EKO: G) [€ 74,80]

Symbicort Turbohaler 160 Mikrogramm/4,5 Mikrogramm pro Dosis - Pulver zur Inhalation 50B03
(Z.Nr. 1-23993-P1) NR. P. Parallelimport. R03AK07
V: Orifarm, Leverkusen, Deutschland
Z: 1 freigesetzte Dosis enthält: Budesonid 160 µg, Formoterol fumarat-Dihydrat 4,5 µg, Lactose monohydrat 730 µg.
PG: 1 ST IND (EKO: G) [€ 73,30]

Symbicort Turbohaler 160 Mikrogramm/4,5 Mikrogramm pro Dosis - Pulver zur Inhalation 50B03
(Z.Nr. 1-23993-P2) NR. P. Parallelimport. R03AK07
V: Abacus Medicine, Copenhagen, Dänemark
Z: 1 freigesetzte Dosis enthält: Budesonid 160 µg, Formoterol fumarat-Dihydrat 4,5 µg, Lactose monohydrat 730 µg.
PG: 1 ST IND (EKO: G) [€ 73,45]

Symbicort Turbohaler 160 Mikrogramm/4,5 Mikrogramm pro Dosis - Pulver zur Inhalation 50B03
(Z.Nr. 1-23993-P3) NR. P. Parallelimport. R03AK07
V: Eurim-Pharm, Salzburg
Z: 1 freigesetzte Dosis enthält: Budesonid 160 µg, Formoterol fumarat-Dihydrat 4,5 µg, Lactose monohydrat 730 µg.
PG: **60HB** 1 ST IND (EKO: G) [€ 42,30], **120HB** 1 ST IND (EKO: G) [€ 73,30]

Symbicort forte Turbohaler 320 Mikrogramm/9 Mikrogramm pro Dosis - Pulver zur Inhalation 50B03
(Z.Nr. 1-24739) NR. P. R03AK07
ZI: AstraZeneca Österreich, Wien
Z: 1 freigesetzte Dosis enthält: Budesonid 320 µg, Formoterol fumarat-Dihydrat 9 µg, Lactose monohydrat 491 µg (entspr. Milchproteine).
EW: Lokales Glukokortikoid + langwirksamer Beta-2-Agonist (LABA).
AG: Kombinationstherapie bei Asthma, COPD.
AA: Zur Inhalation mit Turbohaler. Nach jeder Inhalation Mund mit Wasser ausspülen.
DO: Asthma: 2mal tgl. 1(-2) Inhalationen. MTD 4 Inhalationen. Jugendliche: 2mal tgl. 1 Inhalation.
Für Kinder geringere Stärke anwenden.
COPD: Erwachsene: 2mal tgl. 1 Inhalation. Nicht für Kinder und Jugendliche.
SST: Nutzen/Risiko-Abwägung.
NW: Tremor, Herzklopfen, Agitation, oropharyngeale Candidainfektionen, Haut, Kopfschmerz, Sehstörungen, Bronchospasmus, Irritation der Atemwege, erhöhte Pneumonie-Inzidenz bei COPD.
WW: Nicht empfohlen: Potente CYP3A4 Hemmer (z.B. Azol-Antimykotika, Clarithromycin, Proteasehemmer). Vorsicht: Betablocker (antagonistisch), MAO-Hemmer (Hypertension), halogenierte Kohlenwasserstoffe (Arrhythmien), Levodopa, L-Thyroxin, Oxytocin. Hypokaliämie-induzierende Arzneimittel (auch durch Begleitbehandlung mit Xanthinen, Kortikosteroiden, Diuretika). QTc-verlängernde Arzneimittel.
WH: Dosisreduktion, wenn Symptome unter Kontrolle sind. Wachstum von Jugendlichen überwachen. Vorsicht bei Thryeotoxikose, Phäochromozytom, Diabetes, Hypokaliämie, Kardiomyopathie, Aortenstenose, schwerer Hypertonie, Aneurysma, schwere kardiovaskuläre Störungen, QTc-Verlängerung. Blutzucker kontrollieren.
PG: 1 ST IND (EKO: G) [€ 74,80]

Symbicort forte Turbohaler 320 Mikrogramm/9 Mikrogramm pro Dosis - Pulver zur Inhalation 50B03
(Z.Nr. 1-24739-P1) NR. P. Parallelimport. R03AK07
V: Orifarm, Leverkusen, Deutschland
Z: 1 freigesetzte Dosis enthält: Budesonid 320 µg, Formoterol fumarat-Dihydrat 9 µg, Lactose monohydrat 491 µg (entspr. Milchproteine).
PG: 1 ST IND (EKO: G) [€ 73,45]

Symbicort forte Turbohaler 320 Mikrogramm/9 Mikrogramm pro Dosis - Pulver zur Inhalation 50B03
(Z.Nr. 1-24739-P2) NR. P. Parallelimport. R03AK07
V: Eurim-Pharm, Salzburg
Z: 1 freigesetzte Dosis enthält: Budesonid 320 µg, Formoterol fumarat-Dihydrat 9 µg, Lactose monohydrat 491 µg (entspr. Milchproteine).
PG: 1 ST IND (EKO: G) [€ 73,30]

Symbicort forte Turbohaler 320 Mikrogramm/9 Mikrogramm pro Dosis - Pulver zur Inhalation 50B03
(Z.Nr. 1-24739-P3) NR. P. Parallelimport. R03AK07
V: Abacus Medicine, Copenhagen, Dänemark
Z: 1 freigesetzte Dosis enthält: Budesonid 320 µg, Formoterol fumarat-Dihydrat 9 µg, Lactose monohydrat 491 µg (entspr. Milchproteine).
PG: 1 ST IND (EKO: G) [€ 73,30]

Symbioflor E. coli - Tropfen zum Einnehmen, Suspension 33Y01, 42Y01
(Z.Nr. 1-23846) RPF. P. A07FA
ZI: Symbiopharm, Herborn-Hörbach, Deutschland
Z: 1 ml Suspension (= 14 Tropfen) enthält: Escherichia coli Bakterien (DSM 17252, Zellen und Autolysat) (entspr. lebende Zellen 15 Mio.-;45 Mio. KBE), Natriumchlorid, Magnesiumsulfat-7-Wasser, Kaliumchlorid, Calciumchlorid dihydrat, Magnesiumchlorid-Hexahydrat, Wasser, gereinigtes.
EW: Bakterienpräparat.
AG: Reizdarmsyndrom.
AA: Zu den Mahlzeiten einnehmen, eventuell mit Wasser verdünnen.
DO: Zu Beginn 3mal tgl. 10 Tropfen, nach 1 Woche 3mal tgl. 20 Tropfen.
Keine Dosisempfehlung für Kinder und Jugendliche.
Ohne ärztlichen Rat max. 8 Wochen einnehmen.
GA: Schwere organische Magen/Darm-Erkrankungen, akute Cholezystitis oder Pankreatitis, Kachexie, Marasmus.
SST: Nutzen/Risiko-Abwägung.
NW: Oberbauchbeschwerden, Urtikaria.
WW: Wirkungsabschwächung durch Antibiotika (5 Tage Abstand).
WH: Vor Diagnosestellung "Reizdarm" organische Ursachen ausschließen. Bei akutem Fieber absetzen.
PG: 50 ML * (EKO: N) [€ 14,90]

Symbioflor Enterococcus - Tropfen 33Y01, 50Y
(Z.Nr. 1-23622) RPF. P. L03AX
ZI: Symbiopharm, Herborn-Hörbach, Deutschland
Z: 1 ml (= 12 Tropfen) Suspension enthält: Enterococcus faecalis-Autolysat mit Zellen (DSM 16440) (entspr. lebende Zellen 15 Mio.-;45 Mio. KBE), Lactose monohydrat 0,962 mg, L-Cystein, Natrium carbonat dekahydrat, Natriumchlorid, Magnesiumsulfat-7-Wasser, Kaliumchlorid, Calciumchlorid dihydrat, Magnesiumchlorid-Hexahydrat, Nährbouillon (entspr. Pepton) (entspr. Hefe-

Trockenextrakt) (entspr. Natriumchlorid) (entspr. Glucose monohydrat 0,01 mg), Wasser, gereinigtes.
EW: Bakterienpräparat.
AG: Zur Verminderung der Rezidivrate bei Atemwegsinfektionen (Sinusitis, Bronchitis).
AA: Tropfen ca. 1 Minute im Mund behalten und vor dem Schlucken damit gurgeln.
DO: 3mal tgl. 30 Tropfen (Kinder und Jugendliche: 3mal tgl. 20 Tropfen).
GA: Immunsuppression.
SST: Nutzen/Risiko-Abwägung.
NW: Mundtrockenheit, Kopfschmerz, Magenschmerzen, Haut.
WW: Antibiotika können Enterococcus faecalis-Bakterien hemmen. Nicht gleich- zeitig mit Antibiotika oder bis 5 Tage nach deren Absetzen anwenden.
WH: Nicht zur symptomatischen Therapie akuter Atemwegsinfektionen.
PG: 50 ML * (EKO: N) [€ 14,90]

▼ Symkevi 50 mg/75 mg - Filmtabletten 50D03

(Z.Nr. EU/1/18/1306/*) NR. P. R07AX31
ZI: Vertex Pharmaceuticals (Ireland), Dublin, Irland
Z: 1 Filmtablette enthält: Tezacaftor 50 mg, Ivacaftor 75 mg, Tablettenkern: Hypromellose acetatsuccinat, Natriumdodecylsulfat, Hypromellose 2910, Cellulose, mikrokristalline, Croscarmellose natrium, Magnesium stearat (pflanzlich); Filmüberzug: Hypromellose 2910, Hydroxypropylcellulose, Titandioxid, Talkum.
EW: Kombination eines selektiven Potentiators (Ivacaftor) und eines selektiven Korrektors (Tezacaftor) des Cystic Fibrosis Transmembrane Conductance Regulator (CFTR)- Proteins.
AG: Kombinationstherapie der zystischen Fibrose bei Patienten mit bestimmten Mutationen im CFTR-Gen (siehe Austria Codex-Fachinformation).
AA: Oral mit einer fetthaltigen Mahlzeit unzerkaut einnehmen.
DO: Vor Behandlungsbeginn Genotypisierung durchführen.
-Personen ab 6 Jahren (< 30 kg KG): 1 Tablette Tezacaftor 50 mg/ Ivacaftor 75 mg (Symkevi) morgens und 1 Tablette Ivacaftor 75 mg (Kalydeco) abends im Abstand von 12 Std.
-Personen ab 6 Jahren (mind. 30 kg KG): 1 Tablette Tezacaftor 100 mg/Ivacaftor 150 mg (Symkevi) morgens und 1 Tablette Ivacaftor 150 mg (Kalydeco) abends im Abstand von 12 Std.
Dosisreduktion bei Leberschäden oder bei Anwendung mit starken bzw. mäßige CYP3A-Hemmern. Details siehe Fachinformation.
Keine Daten bei Kindern unter 6 Jahren.
SST: Nicht anwenden.
NW: Nasopharyngitis, Infektionen der oberen Atemwege, Ohrenschmerzen, Magen/Darm, Schwindel, Haut, Kopfschmerzen, Leberenzymanstiege.
WW: Nicht empfohlen: Starke CYP3A4- Induktoren. Auf Grapefruit(saft) verzichten.
Vorsicht: CYP3A4-Inhibitoren (Dosisanpassung). Warfarin (Überwachung), P-gp-Substrate (z.B. Digoxin, Ciclosporin, Tacrolimus) und -Inhibitoren, Glimepirid, Glipizid.
WH: Nur in Kombination mit Ivacaftor Tabletten anwenden! Vorsicht bei schweren Leber- oder Nierenschäden.Nach Organtransplantationen nicht empfohlen. Kontrolle: Leber (Transaminasen), Augen (Katarakt, Linsentrübungen). Verkehrshinweis.
PG: 28 ST * (EKO: N) [€ 7.858,95]

▼ Symkevi 100 mg/150 mg - Filmtabletten 50D03

(Z.Nr. EU/1/18/1306/*) NR. P. R07AX31
ZI: Vertex Pharmaceuticals (Ireland), Dublin, Irland
Z: 1 Filmtablette enthält: Tezacaftor 100 mg, Ivacaftor 150 mg, Tablettenkern: Hypromellose acetatsuccinat, Natriumdodecylsulfat, Hypromellose 2910, Cellulose, mikrokristalline, Croscarmellose natrium, Magnesium stearat (pflanzlich); Filmüberzug: Hypromellose 2910, Hydroxypropylcellulose, Titandioxid, Talkum, Eisen(III)-hydroxid-oxid x H2O.
Kurzinformation: siehe Symkevi 50 mg/75 mg - Filmtabletten, → S. 1371
PG: 28 ST RE1 (EKO: Y) [€ 7.849,25]

Symphytum - Salbe D3 Weleda 13W

(Z.Nr. 3-36203) RPF. P. V03AX
ZI: Weleda, Wien
Z: 100 g enthalten: Symphytum officinale-ethanol. Decoctum D3 10 g, Sesamöl, raffiniertes, Wollwachs 16,2 g (entspr. Lanolin), Wollwachsalkohole (entspr. Butylhydroxytoluol), Cera flava, Ethanol, Wasser, gereinigtes.
EW: Homöopathikum (anthroposophisch).
AG: Harmonisierung von Stoffwechsel- und Formprozessen, Anregung der Regeneration nach stumpfen Verletzungen, Periostschmerzen, Gelenkserkrankungen.
AA: An den betroffenen Stellen auf der Haut auftragen.
DO: 1-2mal tgl. anwenden. Nicht für Kinder. Akut max. 1 Woche anwenden.
SST: Vorsicht.
NW: Hautreizungen, Allergien.
PG: 70 G * (EKO: N) [€ 26,90]

▼ *Symtuza 800 mg/150 mg/200 mg/10 mg - Filmtabletten* 35E04
(Z.Nr. EU/1/17/1225/*) NR. P. nicht im Handel. J05AR22

▼ *Symtuza 800 mg/150 mg/200 mg/10 mg - Filmtabletten* 35E04
(Z.Nr. EU/1/17/1225/*) NR. P. J05AR22
Parallelimport. nicht im Handel.

Synacthen Depot - Ampullen 31B01

(Z.Nr. 0-14001) RP. P. E. H01AA02
ZI: Alfasigma, Bologna, Italien
Z: 1 Ampulle zu 1 ml enthält: Tetracosactid 1 mg, Benzylalkohol 10 mg, Zinkchlorid, Natrium monohydrogenphosphat, Natriumchlorid, Natriumhydroxid (entspr. Natrium 1,06 mg), Salzsäurelösung, Wasser für Injektionszwecke.
EW: ACTH-Derivat (24 Aminosäuren), stimuliert Nebennierenrinde.
AG: Infantile myoklonische Encephalopathie mit Hypsarrhythmie (West Syndrom).
AA: I.m., nicht i.v.
DO: Kinder (3-5 Jahre): Initial tgl. 0,25-0,5 mg, Erhaltungsdosis 0,25-0,5 mg alle 2-8 Tage.
Kinder (5-12 Jahre): Initial tgl. 0,25-1 mg, Erhaltungsdosis 0,25-1 mg alle 2-8 Tage.
Dosis langsam reduzieren.
GA: Psychosen, Infektionskrankheiten, Magen/Duodenalulcera, Herzinsuffizienz, Cushing-Syndrom, NNR-Insuffizienz, adrenogentiales Syndrom, Asthma, Allergien, Früh- und Neugeborene (Benzylalkohol).
SST: Gegenanzeige.
NW: Überempfindlichkeit (bis anaphylaktischer Schock), Kortikoid-Effekte (Gewichtszunahme, M. Cushing, Psyche), Myokardhypertrophie bei Kleinkindern, lokale Unverträglichkeit.
WW: Nicht empfohlen: Valproat (Gelbsucht).
Vorsicht: Andere Antikonvulsiva, Östrogene.
WH: Vorsicht bei unspezifischer Colitis ulcerosa, Divertikulitis, vor kurzem angelegter Darmanastomose, Hypertonie, Neigung zu Thromboembolie, Osteoporose, Myasthenia gravis. Bei Kindern unter 3 Jahren nicht empfohlen. Allergieanamnese beachten. Bei Anaphylaxie (vornehmlich binnen 30 Minuten nach der Injektion) Adrenalin (i.m. oder langsam i.v.) oder Kortikosteroide i.v. in hohen Dosen. Diabetes neu einstellen. Wachstum bzw. Herzgröße (Echokardiographie) bei Kindern überwachen. Positive Dopingkontrollen möglich. Verkehrshinweis.
PG: 1 ST (2) (EKO: G) [€ 9,50], 10 ST * (EKO: N) [€ 77,45]

Synacthen 0,25 mg/1 ml - Ampulle 31B01

(Z.Nr. 0-13387) RP. P. E. H01AA02
ZI: Alfasigma, Bologna, Italien
Z: 1 Ampulle zu 1 ml enthält: Tetracosactid 0,25 mg (entspr. Tetracosactid hexaacetat), Essigsäure, Natriumacetat, Natriumchlorid (entspr. Natrium 3,42 mg), Wasser für Injektionszwecke.
EW: ACTH-Derivat (24 Aminosäuren), stimuliert Nebennierenrinde (NNR).
AG: NNR-Funktionsdiagnostik bei Verdacht auf NNR-Unterfunktion; therapeutisch bei West Syndrom i.v. an Stelle von Synacthen-Depot.
AA: I.m. oder i.v. (Injektion oder Infusion).
DO: Synacthen-Kurztest: Messung des Plasmacortisols von und 30 min nach i.m.
oder i.v. 0,25 mg Synacthen (= 1 Ampulle).
Normale NNR-Funktion: Anstieg des Plasmacortisols um mindestens 200 mmol/l (70 µg/l).
Bei unklarem Ausfall des Kurztests 5-Stunden-Test mit Synacthen-Depot- Ampullen möglich.
Therapeutisch: Möglichst niedrig, wenn i.v. Gabe vorzuziehen ist.
GA: Psychosen, Infektionskrankheiten, Magen/Duodenalulcera, Herzinsuffizienz, Cushing-Syndrom, NNR-Insuffizienz, adrenogentiales Syndrom, Asthma, Allergien.
SST: Gegenanzeige.
NW: Überempfindlichkeit (bis anaphylaktischer Schock), Kortikoid-Effekte (Gewichtszunahme, M. Cushing, Psyche), Myokardhypertrophie bei Kleinkindern, lokale Unverträglichkeit.
WW: Nicht empfohlen: Valproat (Gelbsucht).
Vorsicht: Andere Antikonvulsiva, Östrogene.
WH: Vorsicht bei unspezifischer Colitis ulcerosa, Divertikulitis, vor kurzem angelegter Darmanastomose, Hypertonie, Neigung zu Thromboembolie, Osteoporose, Myasthenia gravis. Bei Kindern unter 3 Jahren nicht empfohlen. Allergieanamnese beachten. Bei Anaphylaxie (vornehmlich binnen 30 Minuten nach der Injektion) Adrenalin (i.m. oder langsam i.v.) oder Kortikosteroide i.v. in hohen Dosen. Diabetes neu einstellen. Wachstum bzw. Herzgröße

(Echokardiographie) bei Kindern überwachen. Positive Dopingkontrollen möglich. Verkehrshinweis.
PG: 1 ST * (EKO: N) [€ 10,25]

Synagis 100 mg/ml - Injektionslösung 35E04

(Z.Nr. EU/1/99/117/*) NR. P. E. J06BB16
ZI: AbbVie Deutschland, Ludwigshafen, Deutschland
Z: 1 ml Injektionslösung enthält: Palivizumab 100 mg, hergestellt durch rekombinante DNA-Technologie in Maus-Myelom-Zellen, Histidin, Glycin, Wasser für Injektionszwecke.
EW: Monoklonaler Antikörper.
AG: Prävention der durch das Respiratory-Syncytial-Virus (RSV) hervorge- rufenen schweren Erkrankungen der unteren Atemwege bei Kindern, die vor der 36. Schwangerschaftswoche geboren wurden und zu Beginn der RSV-Saison jünger als 6 Monate sind, bei Kindern unter 2 Jahren, die innerhalb der letzten 6 Monate wegen bronchopulmonaler Dysplasie behandelt wurden und bei Kindern unter 2 Jahren mit schweren angeborenen Herzfehlern.
AA: I.m.
DO: ED 15 mg/kg KG einmal im Monat während der RSV-Saison (max. 5 Injektionen während einer Saison).
NW: Lokale Reaktionen, Haut, Fieber, Atemwege, Magen/Darm, Anaphylaxie.
WH: Vorsicht bei Thrombozytopenie. Auf anaphylaktische Reaktionen achten.
PG: **0,5ML** 1 ST RE1 (EKO: Y) [€ 761,95], **1ML** 1 ST RE1 (EKO: Y) [€ 1.242,90]

Synagis 100 mg/ml - Injektionslösung 35E04
(Z.Nr. EU/1/99/117/*) NR. P. E. J06BB16
Parallelimport. nicht im Handel.

Synagis 50 mg - Pulver und Lösungsmittel zur Herstellung einer Injektionslösung 35E04
(Z.Nr. EU/1/99/117/*) NR. P. E. nicht im Handel. J06BB16

Synagis 100 mg - Pulver und Lösungsmittel zur Herstellung einer Injektionslösung 35E04
(Z.Nr. EU/1/99/117/*) NR. P. E. nicht im Handel. J06BB16

🐾 Synchrosyn 10 mg - Tabletten für Rinder 822AB

(Z.Nr. 8-16823) RP. P. VNW. QG03DB06
ZI: V.m.d.n.v, Arendonk, Belgien
Z: 1 Tablette enthält: Chlormadinon acetat 10 mg, Calcium hydrogenphosphat dihydrat, Maisstärke, Magermilchpulver, Erythrosin, Povidon, Formaldehyd-Casein, Magnesium stearat, Siliciumdioxid, Glucose monohydrat.
EW: Synthetisches Gestagen.
AG: Brunstinduktion beim Rind, Regulation von Ovulation und Östrus bei (Jung)kühen.
AA: Oral (am besten zerbröckelt mit Kraftfutter).
DO: Tgl. 1 Tablette. Dauer und Zeitpunkt der Verabreichung siehe Austria- Codex - Fachinformation.
GA: Schwere Nieren- oder Leberschäden, Uterusinfektionen, pathologische Ovarialveränderungen.
SST: Nicht bei trächtigen Tieren anwenden.
NW: Verminderte Konzeptionsrate bei Besamung in der synchronisierten Brunst, Verschlimmerung einer subklinischen Endometritis.
WW: Wirkungsminderung durch Penicilline, Tetrazykline, Erythromycin, Barbiturate.
VNW: Essbare Gewebe 7 Tage, Milch 0 Tage.
PG: 20 ST VNW [€ 99,20]

🐾 *Syncrostim 500 IU, Lyophilisat und Lösungsmittel zur Herstellung einer Injektionslösung für Rinder und Schweine* 822AC
(Z.Nr. 8-00909) NR. P. E. nicht im Handel. QG03GA03

Synflorix - Injektionssuspension 36A28

(Z.Nr. EU/1/09/508/*) NR. P. E. J07AL02
ZI: GlaxoSmithKline Biologicals, Rixensart, Belgien
Z: 1 Dosis (0,5 ml) enthält: Pneumokokken-Polysaccharid-Konjugat-Impfstoff, 10-valent (entspr. Pneumokokkenpolysaccharid, Serotyp 1, konjugiert an Protein D-Trägerprotein 1 µg) (entspr. Pneumokokkenpolysaccharid, Serotyp 4, konjugiert an Protein D-Trägerprotein 3 µg) (entspr. Pneumokokkenpolysaccharid, Serotyp 5, konjugiert an Protein D-Trägerprotein 1 µg) (entspr. Pneumokokkenpolysaccharid, Serotyp 6B, konjugiert an Protein D-Trägerprotein 1 µg) (entspr. Pneumokokkenpolysaccharid, Serotyp 7F, konjugiert an Protein D-Trägerprotein 1 µg) (entspr. Pneumokokkenpolysaccharid, Serotyp 9V, konjugiert an Protein D-Trägerprotein 1 µg) (entspr. Pneumokokkenpolysaccharid, Serotyp 14, konjugiert an Protein D-Trägerprotein 1 µg) (entspr. Pneumokokkenpolysaccharid, Serotyp 18C, konjugiert an Tetanustoxoid-Trägerprotein 3 µg) (entspr. Pneumokokkenpolysaccharid, Serotyp 19F, konjugiert an Diphtherietoxoid-Trägerprotein 3 µg) (entspr. Pneumokokkenpolysaccharid, Serotyp 23F, konjugiert an Protein D-Trägerprotein 1 µg), (entspr. adsorbiert an) (entspr. Aluminiumphosphat) (entspr. Al 3+ 0,5 mg); (entspr. Protein D-Trägerprotein 9-16 µg) (entspr. Tetanustoxoid-Trägerprotein 5-10 µg) (entspr. Diphtherietoxoid-Trägerprotein 3-6 µg), Natriumchlorid, Wasser für Injektionszwecke.
EW: Pneumokokken-Impfstoff.
AG: Aktive Immunisierung gegen durch Streptococcus pneumoniae verursachte invasive Erkrankungen, Pneumonie und aktive Otitis media bei Säuglingen und Kindern ab einem Alter von 6 Wochen bis zum vollendeten 5.Lebensjahr.
AA: I.m., cave intravasal oder intradermal.
DO: Säuglinge (6 Wochen-6 Monate): 3 Dosen im Abstand von mindestens 1 Monat; Auffrischungsimpfung mindestens 6 Monate nach der 3. Dosis, frühestens mit 9 Monaten, vorzugsweise mit 12-15 Monaten.
Alternativ: Je 1 Dosis ab 6 Wochen und 2 Monate später. Auffrischungsimpfung mindestens 6 Monate nach der 2. Dosis, frühestens mit 9 Monaten, vorzugsweise mit 12-15 Monaten.
Bei Frühgeborenen immer 4 Dosen anwenden:. Grundimmunisierung mit 2 Monaten mit 3 Dosen in monatlichen Abständen, 4. Dosis mindestens 6 Monate nach der 3. Dosis.
Nicht geimpfte Säuglinge (7-11 Monate): 2 Dosen im Abstand von mindestens 1 Monat; 3. Dosis im 2. Lebensjahr mindestens 2 Monate nach der 2. Dosis.
Nicht geimpfte Kinder (1-5 Jahre): 2 Dosen im Abstand von mindestens 2 Monaten.
Impfung von Kindern mit Sichelzellanämie oder HIV-Infektion: Siehe obige Schemata mit 3 Dosen.
GA: Schweres Fieber.
SST: Nicht für Erwachsene bestimmt.
NW: Lokale Rötung, lokale Schmerzen, Reizbarkeit, Schläfrigkeit, Krämpfe, Kopfschmerzen, Fieber, Magen/Darm, Apnoe bei sehr unreifen Frühgeborenen, Haut, Appetitlosigkeit, Allergien, Allgemeinreaktionen.
WW: Immunsuppressiva.
WH: Vorsicht bei Gerinnungsstörungen. Antipyretika bei Kindern mit Krämpfen oder bei gleichzeitiger Gabe von Impfstoffen mit Ganzkeim-Pertussis-Komponente empfohlen.
PG: 1 ST * (EKO: N) [€ 90,15]

Synflorix - Injektionssuspension in einer Fertigspritze 36A28
(Z.Nr. EU/1/09/508/*) NR. P. E. nicht im Handel. J07AL02

Synflorix - Injektionssuspension in einem Mehrdosenbehältnis (2 Dosen) 36A28
(Z.Nr. EU/1/09/508/*) NR. P. E. nicht im Handel. J07AL02

Synflorix - Injektionssuspension in einem Mehrdosenbehältnis (4 Dosen) 36A28
(Z.Nr. EU/1/09/508/*) NR. P. E. nicht im Handel. J07AL02

Synjardy 5 mg/850 mg - Filmtabletten 06B06

(Z.Nr. EU/1/15/1003/*) NR. P. A10BD20
ZI: Boehringer Ingelheim International, Ingelheim/Rhein, Deutschland
Z: 1 Tablette enthält: Empagliflozin 5 mg, Metformin hydrochlorid 850 mg, Tablettenkern: Maisstärke, Copovidon K28, Siliciumdioxid, hochdisperses, Magnesium stearat; Tablettenüberzug: Hypromellose, Macrogol 400, Titandioxid, Talkum, Eisen(III)-hydroxid-oxid x H2O.
EW: Antidiabetische Kombination.
AG: Diabetes mellitus Typ 2 bei unzureichender Einstellung mit Metformin (allein oder mit anderen Antidiabetika).
AA: Zu den Mahlzeiten einnehmen.
DO: 2mal tgl. 1 Tablette. Initiale Dosis 2mal tgl. 5 mg Empagliflozin + bisherige Metformin-Dosis. MTD 25 mg Empagliflozin.
MTD von Metformin 3000 mg; 2000 mg bei GFR 45-59 ml/min, 1000 mg bei GFR 30-44 ml/min.
Keine Daten an Kindern und Jugendlichen.
GA: Akute metabolische Azidose, diabetisches Präkoma, schwere Nierenschäden (Kreatinin-Clearance < 30 ml/min), Dehydratation, schwere Infektionen, Schock, Gewebehypoxie (akute Herz-/Ateminsuffizienz, frischer Myokardinfarkt), Leberschäden, Alkoholismus.
SST: Nicht anwenden. Diabetische Schwangere mit Insulin behandeln.
NW: Hypoglykämie (mit Sulfonylharnstoff oder Insulin), diabetische Ketoazidose, Magen/Darm, komplizierte Harnwegsinfektionen, Fournier-Gangrän, erhöhter Hämatokrit, Geschmacksstörung, Pruritus, Dysurie, sehr selten Laktatazidose, Leber.
WW: Gegenanzeige: Jodhaltige Kontrastmittel (48 Std. Abstand). Nicht empfohlen: Alkohol (Laktatazidose!), kationische Arzneimittel. Vorsicht: Insulin, Sulfonylharnstoffe verstärkt. Glukokortikoide,

Beta 2-Agonisten, Diuretika (hyperglykämisch). Arzneimittel mit Wirkung auf die Nierenfunktion (NSARs, ACE-Hemmer, AT II-Antagonisten), organische Kationentransporter (z.B. Verapamil, Rifampicin, Cimetidin, Trimethoprim, Crizotinib, Olaparib).
WH: Nicht bei Typ1-Diabetes anwenden. Auf Laktatazidose achten. Kontrolle: Niere (Serumkreatinin). Vor Operationen absetzen, frühestens 48 Std. nach Operationen Therapie wieder aufnehmen. Verkehrshinweis (Hypoglykämie).
PG: 60 ST RE2 (2) (EKO: Y) [€ 67,05]

Synjardy 5 mg/850 mg - Filmtabletten 06B06
(Z.Nr. EU/1/15/1003/*) NR. P. A10BD20
Parallelimport.
V: Orifarm, Leverkusen, Deutschland
Z: 1 Tablette enthält: Empagliflozin 5 mg, Metformin hydrochlorid 850 mg, Tablettenkern: Maisstärke, Copovidon K28, Siliciumdioxid, hochdisperses, Magnesium stearat; Tablettenüberzug: Hypromellose, Macrogol 400, Titandioxid, Talkum, Eisen(III)-hydroxid-oxid x H2O.
PG: 60 ST RE2 (2) (EKO: Y) [€ 51,70]

Synjardy 5 mg/1.000 mg - Filmtabletten 06B06
(Z.Nr. EU/1/15/1003/*) NR. P. A10BD20
ZI: Boehringer Ingelheim International, Ingelheim/Rhein, Deutschland
Z: 1 Filmtablette enthält: Empagliflozin 5 mg, Metformin hydrochlorid 1000 mg, Tablettenkern: Maisstärke, Copovidon K28, Siliciumdioxid, hochdisperses, Magnesium stearat; Tablettenüberzug: Hypromellose, Macrogol 400, Titandioxid, Talkum, Eisen(III)-hydroxid-oxid x H2O.
Kurzinformation: siehe Synjardy 5 mg/850 mg - Filmtabletten, → S. 1372
PG: 60 ST RE2 (2) (EKO: Y) [€ 67,05]

Synjardy 12,5 mg/850 mg - Filmtabletten 06B06
(Z.Nr. EU/1/15/1003/*) NR. P. A10BD20
ZI: Boehringer Ingelheim International, Ingelheim/Rhein, Deutschland
Z: 1 Filmtablette enthält: Empagliflozin 12,5 mg, Metformin hydrochlorid 850 mg, Tablettenkern: Maisstärke, Copovidon K28, Siliciumdioxid, hochdisperses, Magnesium stearat; Tablettenüberzug: Hypromellose, Macrogol 400, Titandioxid, Talkum, Eisen(II,III)-oxid, Eisen(III)-oxid.
Kurzinformation: siehe Synjardy 5 mg/850 mg - Filmtabletten, → S. 1372
PG: 60 ST RE2 (2) (EKO: Y) [€ 67,05]

Synjardy 12,5 mg/1.000 mg - Filmtabletten 06B06
(Z.Nr. EU/1/15/1003/*) NR. P. A10BD20
ZI: Boehringer Ingelheim International, Ingelheim/Rhein, Deutschland
Z: 1 Filmtablette enthält: Empagliflozin 12,5 mg, Metformin hydrochlorid 1000 mg, Tablettenkern: Maisstärke, Copovidon K28, Siliciumdioxid, hochdisperses, Magnesium stearat; Tablettenüberzug: Hypromellose, Macrogol 400, Titandioxid, Talkum, Eisen(II,III)-oxid, Eisen(III)-oxid.
Kurzinformation: siehe Synjardy 5 mg/850 mg - Filmtabletten, → S. 1372
PG: 60 ST RE2 (2) (EKO: Y) [€ 67,05]

Synpitan-Vet 10 IU/ml - Injektionslösung für Pferd, Rind, Schaf, Ziege, Schwein, Hund, Katze 822AD, 833AE
(Z.Nr. 8-13183) RP. P. E. QH01BB02
ZI: V.m.d.n.v, Arendonk, Belgien
Z: 1 ml Lösung enthält: Oxytocin 10 IE (entspr. → 16,6 µg), Chlorobutanol 5 mg, Natriumchlorid, Essigsäure, Wasser für Injektionszwecke.
EW: Wehenförderndes Hypophysenhinterlappenhormon.
AG: - Zur Anregung der Uteruskontraktionen während des Partus bei einer komplett geöffneten Zervix und im Frühpuerperium, bei Wehenschwäche
- Retentio secundinarum bedingt durch Wehenschwäche
- Zur Kontrolle von Gebärmutterblutungen post partum
- Zur Unterstützung der Uterusinvolution
- Zur Entfernung der Residualmilch zur Unterstützung der Mastitistherapie
- Milchabgabestörungen
AA: I.m., s.c., sehr langsam i.v.
DO: I.m., s.c: Stute, Kuh 1-4 ml (10-40 IE); Schaf, Ziege 0,2-1 ml (2-10 IE); Sau 1-1,5 ml (10-15 IE); Hündin 0,2-1 ml (2-10 IE); Katze 0,2-0,5 ml (2-5 IE).
I.v.: Ein Viertel der oben angegebenen Dosierung 1:10 verdünnt. Bei Bedarf Wiederholung nach 40 min.
GA: Mechanische Geburtshindernisse, Beschleunigung der Geburt bei nicht geöffneter Cervix.
NW: Wehensteigerung (bis Uterusruptur, Dauerkontraktion des Uterus mit Nabelzuflussblockade). Blutdruckabfall, Tachykardie, Geburts- komplikationen beim Pferd, Geburtsverhalten beim Schwein, Ferkeldiarrhoe.
WW: Verstärkend: Prostaglandine, Beta-Adrenolytika.
PG: 600 ML VN [€ 78,50]

Synthadon 5 mg/ml - Injektionslösung für Katzen und Hunde 802AA
(Z.Nr. 8-35670) NR. SG. P. nicht im Handel. QN02AC90

Synthadon 10 mg/ml - Injektionslösung für Katzen und Hunde 802AA
(Z.Nr. 8-35671) NR. SG. P. nicht im Handel. QN02AC90

Syntocinon 5 I.E. - Lösung zur Injektion 29D01, 31C
(Z.Nr. 0-10424) RP. P. E. H01BB02
ZI: Alfasigma, Bologna, Italien
Z: 1 Ampulle (= 1 ml) enthält: Oxytocin synthetisch 5 IE, Chlorobutanol hemihydrat, Ethanol 94% 5 mg, Natrium acetat-3-Wasser, Natriumchlorid (entspr. Natrium 0,191 mg), Essigsäure, Wasser für Injektionszwecke.
EW: Synthetisches Nonapeptid, mit Oxytocin identisch.
AG: - Vorzeitige Einleitung der Geburt bei Erkrankung von Mutter und Kind (z.B. fetale Erythroblastose, Diabestes mellitus, Präeklampsie, Hypertonie).
- Geburtseinleitung bei Übertragung, vorzeitigem Blasensprung.
- Primäre und sekundäre Wehenschwäche.
- Prophylaxe und Therapie einer postpartalen Uterusatonie und -hämorrhagie.
- Während einer Sectio caesarea nach Entwicklung des Kindes.
- In der Nachgeburtsperiode kann Syntocinon verwendet werden, wegen der längeren Wirkungsdauer ist jedoch im allgemeinen Methergin (Methylergometrin) vorzuziehen.
- Syntocinon kann auch in frühen Schwangerschaftsstadien als Adjuvans zur Behandlung eines nicht vermeidbaren, unvollständigen oder verhaltenen Abortes indiziert sein.
AA: i.v. und i.m.
DO: Geburtseinleitung und Wehenschwäche: 1 I.E. in 100 ml Tropflösung. Infusionsgeschwindigkeit initial 2-8 Tropfen/min, Steigerung bis zur gewünschten Wehenfrequenz von 3/10 min auf maximal 40 Tropfen/min, dann wieder vermindern.
Details siehe Austria-Codex - Fachinformation.
Prophylaxe portpartaler Uterusblutungen: 5 I.E. i.v. oder 5-10 I.E. i.m. nach Ausstoßung der Placenta.
Postpartale Uterusblutungen (Therapie): 5 I.E. i.v. oder 5-10 I.E. i.m., in schweren Fällen i.v. Infusion (5-20 I.E. in 500 ml).
Sectio: 5 I.E. intramural oder bis 5 I.E. i.v. nach Entwicklung des Kindes.
Abort: 5 I.E. i.v. oder 5-10 I.E. i.m., eventuell i.v. Infusion 20-40 mE/min oder mehr.
Keine Daten an Kindern und Jugendlichen.
GA: Hypertone Wehentätigkeit, Fetal distress, Hindernisse für vaginale Geburt, Überdehnung oder verminderte Resistenz des Uterus, Multiparae (mehr als 4 Geburten), Uterusnarben, Schwangerschaftstoxikose, Prädisposition für Fruchtwasserembolie.
SST: Krampfneigung, fetal distress des Säuglings sowie neonatale Hyponatriämie möglich.
NW: Unerwünscht starke Uterusstimulation (bis fötale Asphyxie, Uterusruptur), Wasserintoxikation, Hautrötung, Reflextachykardie, Erbrechen, Herzrhythmusstörungen, QT-Verlängerung, Hautausschläge, Anaphylaxie, Lungenödem, Hitzewallungen. NW beim Fetus "Fetal Distress"-Syndrom, Asphyxie.
WW: Vorsicht: Prostaglandine (potenzierend), Cyclopropan und Halothan (Wehenstimulation vermindert, Herzrhythmusstörungen), QT-verlängernde Substanzen verstärkt, Blutdrucksteigerer potenziert. Nach vaginalen Prostaglandinen 6 Std. kein Oxytocin verwenden.
WH: Einleitung der Geburt nur aus medizinischen Gründen und unter Klinikbedingungen. Nicht zur Beschleunigung einer Geburt. Vorsicht bei Neigung zu Myokardischämie oder QT-Verlängerung oder bei Nierenschäden. Zur Vermeidung einer Wasserintoxikation elektrolythaltige Infusionslösung (nicht Glukose) verwenden. Kontrolle der Serumelektrolyte. Nicht gleichzeitig parenteral und intranasal geben.
Bei Überdosierung Konvulsion möglich (Diazepam geben).
PG: 5 ST * (EKO: N) [€ 4,40], 100 ST * (EKO: N) [€ 69,05]

Syntroxine 13 Mikrogramm - Weichkapseln 31D01
(Z.Nr. 1-30382) RP. P. H03AA01
ZI: IBSA Farmaceutici Italia, Lodi, Italien
Z: 1 Weichkapsel enthält: Levothyroxin natrium 13 µg, Gelatine, Glycerol, Wasser, gereinigtes.
EW: Schilddrüsenhormon.
AG: Schilddrüsenhormonsubstitution bei Hypothyreose bei Kindern. -Ältere Patienten, Patienten mit koronarer Herzkrankheit und Pati-

S

enten mit schwerer oder chronischer Hypothyreose.
Bei allen Patienten, die eine langsame Erhöhung der Levothyroxindosis benötigen.
AA: Morgens nüchtern mind. ½ Std. vor dem Frühstück im Ganzen mit etwas Flüssigkeit einnehmen.
DO: Individuell nach Bedarf als niedrige Initialdosis, langsame Steigerung in längeren Intervallen (z.B. stufenweise Dosiserhöhung um 13 µg alle 14 Tage) unter häufiger Kontrolle der Schilddrüsenhormonwerte.
Arzneiform für Kinder unter 7 Jahren nicht geeignet.
GA: Unbehandelte Nebennieren- oder Hypophyseninsuffizienz, unbehandelte Hyperthyreose, akuter Myokardinfarkt, akute Myokarditis, akute Pankarditis.
SST: Konsequente Behandlung mit Schilddrüsenhormonen durchführen, aber in der Schwangerschaft nicht gleichzeitig mit Thyreostatika anwenden. TSH-Werte bestimmen. Stillen erlaubt.
NW: Überempfindlichkeit.
Bei Überdosierung Symptome einer Hyperthyreose (Herz, Tremor, Magen/Darm).
WW: Nicht empfohlen: Orlistat (Hypothyreose).
Vorsicht: Antidiabetika (abgeschwächt), Cumarine (verstärkt), Ionenaustauscher (4-5 Std. Abstand), Al-hältige Antazida, Eisen- und Kalziumpräparate, (2 Std. Abstand).
Amiodaron, jod-hältige Kontrastmittel, Proteasehemmer, Sevelamer; Sertralin, Chloroquin/Proguanil, Tyrosinkinasehemmer, Sojaprodukte (reduzieren Resorption von Levothyroxin); Östrogene (steigern Levothyroxin-Bedarf);
WH: Vor Behandlungsbeginn kardiale Erkrankungen, Hypophysen- und NNR-Insuffizienz ausschließen bzw. behandeln. Schilddrüsenhormonkontrollen besonders bei Herzerkrankungen erforderlich. Vorsicht bei psychotischen Störungen (initial niedrig dosieren), Epilepsie.
Nicht zur Gewichtsreduktion.
PG: 30 ST * (EKO: N) [€ 27,00]

Syntroxine 25 Mikrogramm - Weichkapseln 31D01
(Z.Nr. 1-30383) RP. P. H03AA01
ZI: IBSA Farmaceutici Italia, Lodi, Italien
Z: 1 Weichkapsel enthält: Levothyroxin natrium 25 µg, Gelatine, Glycerol, Wasser, gereinigtes.
EW: Schilddrüsenhormon.
AG: Therapie der benignen Struma mit euthyreoter Funktionslage; -Prophylaxe einer Rezidivstruma nach Resektion einer Struma mit euthyreoter Funktionslage, abhängig vom postoperativen Hormonstatus; -Schilddrüsenhormonsubstitution bei Hypothyreose; -Suppressionstherapie bei Schilddrüsenmalignom; -Begleittherapie bei thyreostatischer Behandlung einer Hyperthyreose; -Schilddrüsensuppressionstest.
AA: Morgens nüchtern mind. ½ Std. vor dem Frühstück im Ganzen mit etwas Flüssigkeit einnehmen.
DO: Individuell nach Bedarf.
Benigne Struma, Rezidivprophylaxe nach Strumaresektion: TD 75-200 µg.
Substitution bei Hypothyreose: TD Initial 25-50 µg, dann 100-200 µg.
-Kinder: Initiale TD 13-50 µg, dann 100-150 µg/m² KOF.
Begleittherapie der Hyperthyreose: TD 50-100 µg.
Suppression bei Schilddrüsenmalignom: TD 150-300 µg.
Diagnostischer Schilddrüsensuppressionstest: 2mal tgl. 100 µg oder 1mal tgl. 200 µg über 14 Tage vor Szintigrafie, oder Einnahmebeginn 28 Tage vor Szintigraphie: 1mal tgl. 75 µg über 14 Tage, gefolgt von 1mal tgl. 150 µg über weitere 14 Tage.
Arzneiform nicht für Kinder unter 7 Jahren geeignet.
GA: Unbehandelte Nebennieren- oder Hypophyseninsuffizienz, unbehandelte Hyperthyreose, akuter Myokardinfarkt, akute Myokarditis, akute Pankarditis.
SST: Konsequente Behandlung mit Schilddrüsenhormonen durchführen, aber in der Schwangerschaft nicht gleichzeitig mit Thyreostatika anwenden. TSH-Werte bestimmen. Stillen erlaubt.
NW: Überempfindlichkeit.
Bei Überdosierung Symptome einer Hyperthyreose (Herz, Tremor, Magen/Darm).
WW: Nicht empfohlen: Orlistat (Hypothyreose).
Vorsicht: Antidiabetika (abgeschwächt), Cumarine (verstärkt), Ionenaustauscher (4-5 Std. Abstand), Al-hältige Antazida, Eisen- und Kalziumpräparate, (2 Std. Abstand).
Amiodaron, jod-hältige Kontrastmittel, Proteasehemmer, Sevelamer; Sertralin, Chloroquin/Proguanil, Tyrosinkinasehemmer, Sojaprodukte (reduzieren Resorption von Levothyroxin); Östrogene (steigern Levothyroxin-Bedarf);
WH: Vor Behandlungsbeginn kardiale Erkrankungen, Hypophysen- und NNR-Insuffizienz ausschließen bzw. behandeln. Schilddrüsenhormonkontrollen besonders bei Herzerkrankungen erforderlich. Vorsicht bei psychotischen Störungen (initial niedrig dosieren), Epilepsie.
Nicht zur Gewichtsreduktion.
PG: 30 ST * (EKO: N) [€ 27,00]

Syntroxine 50 Mikrogramm - Weichkapseln 31D01
(Z.Nr. 1-30384) RP. P. H03AA01
ZI: IBSA Farmaceutici Italia, Lodi, Italien
Z: 1 Weichkapsel enthält: Levothyroxin natrium 50 µg, Gelatine, Glycerol, Wasser, gereinigtes.
Kurzinformation: siehe Syntroxine 25 Mikrogramm - Weichkapseln, → S. 1374
PG: 30 ST * (EKO: N) [€ 27,00]

Syntroxine 75 Mikrogramm - Weichkapseln 31D01
(Z.Nr. 1-30385) RP. P. H03AA01
ZI: IBSA Farmaceutici Italia, Lodi, Italien
Z: 1 Weichkapsel enthält: Levothyroxin natrium 75 µg, Gelatine, Glycerol, Wasser, gereinigtes.
Kurzinformation: siehe Syntroxine 25 Mikrogramm - Weichkapseln, → S. 1374
PG: 30 ST * (EKO: N) [€ 27,00]

Syntroxine 88 Mikrogramm - Weichkapseln 31D01
(Z.Nr. 1-30386) RP. P. H03AA01
ZI: IBSA Farmaceutici Italia, Lodi, Italien
Z: 1 Weichkapsel enthält: Levothyroxin natrium 88 µg, Gelatine, Glycerol, Wasser, gereinigtes.
Kurzinformation: siehe Syntroxine 25 Mikrogramm - Weichkapseln, → S. 1374
PG: 30 ST * (EKO: N) [€ 27,00]

Syntroxine 100 Mikrogramm - Weichkapseln 31D01
(Z.Nr. 1-30387) RP. P. H03AA01
ZI: IBSA Farmaceutici Italia, Lodi, Italien
Z: 1 Weichkapsel enthält: Levothyroxin natrium 100 µg, Gelatine, Glycerol, Wasser, gereinigtes.
Kurzinformation: siehe Syntroxine 25 Mikrogramm - Weichkapseln, → S. 1374
PG: 30 ST * (EKO: N) [€ 27,00]

Syntroxine 112 Mikrogramm - Weichkapseln 31D01
(Z.Nr. 1-30388) RP. P. H03AA01
ZI: IBSA Farmaceutici Italia, Lodi, Italien
Z: 1 Weichkapsel enthält: Levothyroxin natrium 112 µg, Gelatine, Glycerol, Wasser, gereinigtes.
Kurzinformation: siehe Syntroxine 25 Mikrogramm - Weichkapseln, → S. 1374
PG: 30 ST * (EKO: N) [€ 27,00]

Syntroxine 125 Mikrogramm - Weichkapseln 31D01
(Z.Nr. 1-30389) RP. P. H03AA01
ZI: IBSA Farmaceutici Italia, Lodi, Italien
Z: 1 Weichkapsel enthält: Levothyroxin natrium 125 µg, Gelatine, Glycerol, Wasser, gereinigtes.
Kurzinformation: siehe Syntroxine 25 Mikrogramm - Weichkapseln, → S. 1374
PG: 30 ST * (EKO: N) [€ 27,00]

Syntroxine 137 Mikrogramm - Weichkapseln 31D01
(Z.Nr. 1-30390) RP. P. H03AA01
ZI: IBSA Farmaceutici Italia, Lodi, Italien
Z: 1 Weichkapsel enthält: Levothyroxin natrium 137 µg, Gelatine, Glycerol, Wasser, gereinigtes.
Kurzinformation: siehe Syntroxine 25 Mikrogramm - Weichkapseln, → S. 1374
PG: 30 ST * (EKO: N) [€ 27,00]

Syntroxine 150 Mikrogramm - Weichkapseln 31D01
(Z.Nr. 1-30391) RP. P. H03AA01
ZI: IBSA Farmaceutici Italia, Lodi, Italien
Z: 1 Weichkapsel enthält: Levothyroxin natrium 150 µg, Gelatine, Glycerol, Wasser, gereinigtes.
Kurzinformation: siehe Syntroxine 25 Mikrogramm - Weichkapseln, → S. 1374
PG: 30 ST * (EKO: N) [€ 27,00]

Syntroxine 175 Mikrogramm - Weichkapseln 31D01
(Z.Nr. 1-30392) RP. P. H03AA01
ZI: IBSA Farmaceutici Italia, Lodi, Italien
Z: 1 Weichkapsel enthält: Levothyroxin natrium 175 µg, Gelatine, Glycerol, Wasser, gereinigtes.
Kurzinformation: siehe Syntroxine 25 Mikrogramm - Weichkapseln, → S. 1374
PG: 30 ST * (EKO: N) [€ 27,00]

Syntroxine 200 Mikrogramm - Weichkapseln 31D01
(Z.Nr. 1-30393) RP. P. H03AA01
ZI: IBSA Farmaceutici Italia, Lodi, Italien

Z: 1 Weichkapsel enthält: Levothyroxin natrium 200 µg, Gelatine, Glycerol, Wasser, gereinigtes.
Kurzinformation: siehe Syntroxine 25 Mikrogramm - Weichkapseln, → S. 1374
PG: 30 ST * (EKO: N) [€ 27,00]

Syntroxine SOL 13 Mikrogramm - Lösung zum Einnehmen im Einzeldosisbehältnis 31D01
(Z.Nr. 1-39113) RP. P. nicht im Handel. H03AA01

Syntroxine SOL 25 Mikrogramm - Lösung zum Einnehmen im Einzeldosisbehältnis 31D01
(Z.Nr. 1-39110) RP. P. nicht im Handel. H03AA01

Syntroxine SOL 50 Mikrogramm - Lösung zum Einnehmen im Einzeldosisbehältnis 31D01
(Z.Nr. 1-39109) RP. P. nicht im Handel. H03AA01

Syntroxine SOL 75 Mikrogramm - Lösung zum Einnehmen im Einzeldosisbehältnis 31D01
(Z.Nr. 1-39114) RP. P. nicht im Handel. H03AA01

Syntroxine SOL 88 Mikrogramm - Lösung zum Einnehmen im Einzeldosisbehältnis 31D01
(Z.Nr. 1-39115) RP. P. nicht im Handel. H03AA01

Syntroxine SOL 100 Mikrogramm - Lösung zum Einnehmen im Einzeldosisbehältnis 31D01
(Z.Nr. 1-39112) RP. P. nicht im Handel. H03AA01

Syntroxine SOL 112 Mikrogramm - Lösung zum Einnehmen im Einzeldosisbehältnis 31D01
(Z.Nr. 1-39118) RP. P. nicht im Handel. H03AA01

Syntroxine SOL 125 Mikrogramm - Lösung zum Einnehmen im Einzeldosisbehältnis 31D01
(Z.Nr. 1-39117) RP. P. nicht im Handel. H03AA01

Syntroxine SOL 137 Mikrogramm - Lösung zum Einnehmen im Einzeldosisbehältnis 31D01
(Z.Nr. 1-39120) RP. P. nicht im Handel. H03AA01

Syntroxine SOL 150 Mikrogramm - Lösung zum Einnehmen im Einzeldosisbehältnis 31D01
(Z.Nr. 1-39119) RP. P. nicht im Handel. H03AA01

Syntroxine SOL 175 Mikrogramm - Lösung zum Einnehmen im Einzeldosisbehältnis 31D01
(Z.Nr. 1-39116) RP. P. nicht im Handel. H03AA01

Syntroxine SOL 200 Mikrogramm - Lösung zum Einnehmen im Einzeldosisbehältnis 31D01
(Z.Nr. 1-39111) RP. P. nicht im Handel. H03AA01

Synulox comp. - Suspension zur intramammären Anwendung für laktierende Kühe 801BK

(Z.Nr. 8-00367) NR. P. VNW. QJ01CR02
ZI: Pfizer Corporation Austria, Wien
Z: 1 Injektor enthält: Amoxicillin 200 mg (entspr. Amoxicillin trihydrat), Clavulansäure 50 mg (entspr. Kalium clavulanat), Prednisolon 10 mg, Calcium-Natrium-Aluminosilikat, Mineralöl, (entspr. Emulgierendes Wachs), (entspr. Paraffin weich, weiss), (entspr. Paraffin, dünnflüssiges).
EW: Breitspektrumpenicillin.
AG: Klinische Mastitiden bei Rindern durch Staphylokokken, Streptokokken oder Escherichia coli.
DO: 1 Injektor pro infiziertem Euterviertel nach dem Ausmelken. Zwei weitere Injektoren im Abstand von 12 Stunden. Behandlungsdauer bis zur vollstän- digen Ausheilung der Infektion.
GA: Euterentzündungen durch Pseudomonas.
SST: Anwendung möglich.
VNW: Essbare Gewebe 7 Tage, Milch 84 Stunden.
PG: 12 ST VNW [€ 71,95]

Synulox RTU 140/35 mg/ml - Injektionssuspension für Rinder, Schweine (Ferkel, Mastschweine), Hunde und Katzen 801BA

(Z.Nr. 8-00315) NR. P. VNW. QJ01CR02
ZI: Zoetis Österreich, Wien
Z: 1 ml enthält: Amoxicillin trihydrat 161 mg (entspr. Amoxicillin 140 mg), Kalium clavulanat 41,65 mg (entspr. Clavulansäure 35 mg), Miglyol 840.
EW: Bakterizides Antibiotikum.
AG: Infektionen (Lunge und Atemwege, Haut und Weichteile, Metritis, Urogenitale) bei Rind, Schwein, Hund und Katze.
AA: I.m. und s.c., nicht i.v.
DO: 8,75 mg/kg KG (1 ml/20 kg KG) über 5 Tage.
GA: Schwere Nierenschäden, Penicillinresistenz, Nagetiere.
SST: Nutzen/Risiko-Abwägung.
NW: Allergien, lokale Reaktionen.
VNW: Rind: Essbare Gewebe 42 Tage, Milch 4 Tage. Schwein: Essbare Gewebe 31 Tage.
PG: 6 ST VNW [€ 344,85]

SynVet-50; 50 mg - Injektionslösung für Pferde 806AZ
(Z.Nr. 8-35725) RP. P. nicht im Handel. QM09AX01

Syvazul BTV - Injektionssuspension für Schafe und Rinder 823AC, 823BB
(Z.Nr. EU/2/18/231/*) NR. P. E. nicht im Handel.
QI04AA02, QI02AA08

🐾 T 61 - Injektionslösung für Tiere 818
(Z.Nr. 8-12258) RP. P. QN01
ZI: Intervet, Wien
Z: 1 ml Injektionslösung enthält: Tetracain hydrochlorid 5 mg, Mebezonium iodid 50 mg, Embutramid 200 mg, N,N-Dimethylformamid, Wasser für Injektionszwecke.
EW: Narkotikum + Muskelrelaxans + Lokalanästhetikum.
AG: Euthanasie.
AA: I.v., intrapulmonal, intrakardial.
DO: Hund: I.v. und intrakardial 0,3 ml/kg KG. Intrapulmonal: bis 10 kg KG 0,7-1 ml/kg KG, über 10 kg KG 10-20 ml.
Pferd, Schwein, Rind: 4-6 ml/50 kg KG i.v.
Katze: Intrapulmonal unter 5 kg KG 3-5 ml, über 5 kg KG 10 ml.
Nerz: Intrapulmonal 0,5-1 ml.
Sonstige Tiere (Tauben, Ziervögel, Hamster, Meerschweinchen, kleine Labortiere): 0,5-2 ml intrapulmonal.
GA: Tiere bei Bewusstsein.
SST: Nicht bei trächtigen Tieren anwenden.
NW: Sehr selten Konvulsionen, Exzitationen. Gelegentlich verzögerter Herzstillstand.
WH: Nur an bewusstlose (narkotisierte) Tiere verabreichen.
Vorsicht beim Umgang mit dem Präparat. Benetzte Wunden sofort mit Leitungswasser auswaschen, Einstichstellen ausdrücken.
Getötete Tiere unterliegen dem Tierkörperbeseitigungsgesetz.
Nicht für Tiere zur Gewinung von Lebensmitteln.
PG: 50 ML VN [€ 47,85]

Tabletten bei Reisekrankheit "Similasan" 08X
(Z.Nr. 3-00269) RPF. P. V03AX
ZI: Sanova Pharma, Wien
Z: 1 Tablette enthält: Cerium oxalicum (Homöopathie) D15 6,25 mg, Hyoscyamus niger (Homöopathie) D15 6,25 mg, Mandragora e radice siccata (Homöopathie) D15 6,25 mg, Latrodectus curacaviensis (Homöopathie) D15 6,25 mg (entspr. Theridion curassavicum (Homöopathie)), Lactose monohydrat 241,25 mg, Magnesium stearat, Maisstärke.
EW: Homöopathikum.
AG: Reisekrankheit, Übelkeit, Erbrechen (auch in der Schwangerschaft), Schwindel und Ohrgeräusche bei Magen/Darm-Beschwerden.
AA: Tablette im Mund zergehen lassen, für Kleinkinder ev. in wenig Wasser auflösen.
DO: Am Tag vor der Reise 2-3mal 1 Tablette.
Vor der Abreise 1-2mal 1 Tablette.
Während der Reise und in den übrigen Fällen mehrmals tgl. 1 Tablette.
Nicht für Kleinkinder unter 1 Jahr.
SST: Vorsicht.
PG: 60 ST * (EKO: N) [€ 16,90]

Tabletten bei Übelkeit und Erbrechen „Similasan" 08X
(Z.Nr. 3-40402) RPF. P. nicht im Handel. V03AX

Tabletten gegen Halsweh "Similasan" 50X05
(Z.Nr. 3-00273) RPF. P. nicht im Handel. V03AX

Tabletten gegen Heuschnupfen "Similasan" 50X04
(Z.Nr. 3-00272) RPF. P. V03AX
ZI: Sanova Pharma, Wien
Z: 1 Tablette enthält: Schoenocaulon officinale (Homöopathie) D4 6,25 mg, Luffa operculata (Homöopathie) D6 6,25 mg, Thryallis glauca (Homöopathie) D4 6,25 mg, Cardiospermum halicacabum (Homöopathie) D4 6,25 mg, Lactose monohydrat 241,25 mg, Magnesium stearat, Maisstärke.
EW: Homöopathikum.
AG: Heuschnupfen, allergischer oder nervöser Schnupfen.
AA: Tabletten im Mund zergehen lassen, für Kleinkinder ev. in wenig Wasser auflösen.
DO: Akut: Viertel- oder halbstündlich 1 Tablette. Zum Ausheilen: 3mal tgl.
1 Tablette. Nicht für Kleinkinder unter 1 Jahr.
SST: Vorsicht.
NW: Speichelfluss.
PG: 80 ST * (EKO: N) [€ 16,90]

Tabletten gegen Lampenfieber "Similasan" 32X
(Z.Nr. 3-00270) RPF. P. V03AX
ZI: Sanova Pharma, Wien
Z: 1 Tablette enthält: Argentum nitricum (Homöopathie) D15 12,5 mg, Strophantus gratus (Homöopathie) D12 12,5 mg, Lactose monohydrat 241,25 mg, Magnesium stearat, Maisstärke.
EW: Homöopathikum.
AG: Prüfungsangst, Lampenfieber.
AA: Tablette im Mund zergehen lassen, für Kleinkinder ev. in wenig Wasser auflösen.
DO: Akut mehrmals tgl. (bis stündlich), chronisch 3mal tgl. 1 Tablette.
Nicht für Kinder unter 6 Jahren.
SST: Vorsicht.
PG: 60 ST * (EKO: N) [€ 16,90]

Tabletten gegen Magen-Darm-Beschwerden "Similasan" 42X
(Z.Nr. 3-00271) RPF. P. V03AX
ZI: Sanova Pharma, Wien
Z: 1 Tablette enthält: Acidum arsenicosum (Homöopathie) D6 6,25 mg, Psychotria ipecacuanha (Homöopathie) D6 6,25 mg (entspr. Cephaelis ipecacuanha (Homöopathie)), Hydrargyrum bichloratum (Homöopathie) D6 6,25 mg, Podophyllum peltatum (Homöopathie) D6 6,25 mg, Lactose monohydrat 241,25 mg, Magnesium stearat, Maisstärke.
EW: Homöopathikum.
AG: Übelkeit, Durchfall, Erbrechen.
AA: Tablette im Mund zergehen lassen oder (für Kleinkinder) in wenig Wasser auflösen.
DO: 6mal tgl. 1 Tablette, zum Ausheilen 3mal tgl. 1 Tablette. Nicht im 1. Lebensjahr anwenden.
SST: Vorsicht.
PG: 60 ST * (EKO: N) [€ 16,90]

Tabletten gegen Magenübersäuerung "Similasan" 42X
(Z.Nr. 3-00260) RPF. P. V03AX
ZI: Sanova Pharma, Wien
Z: 1 Tablette enthält: Calcium carbonicum Hahnemanni D15 8,33 mg, Natrium phosphoricum (Homöopathie) D12 8,33 mg, Strychnos nux-vomica (Homöopathie) D10 8,33 mg, Lactose monohydrat 241,25 mg, Magnesium stearat, Maisstärke.
EW: Homöopathikum.
AG: Verdauungsstörungen, chronische Magenübersäuerung, Reizmittelmissbrauch.
AA: Tablette im Mund zergehen lassen.
DO: 6mal tgl. 1 Tablette, zur Ausheilung 3mal tgl. 1 Tablette. Nicht im 1. Lebensjahr anwenden.
SST: Vorsicht.
PG: 60 ST * (EKO: N) [€ 16,90]

Tacforius 0,5 mg - Hartkapseln, retardiert 33B
(Z.Nr. EU/1/17/1244/*) NR. P. L04AD02
ZI: Teva, Haarlem, Niederlande
Z: 1 Hartkapsel enthält: Tacrolimus 0,5 mg (entspr. Tacrolimus monohydrat), Kapselinhalt: Ethylcellulose, Hypromellose 2910, Lactose 53,725 mg (entspr. Lactose monohydrat), Magnesium stearat; Kapselhülle: Eisen(III)-oxid, Eisen(III)-hydroxid-oxid x H2O, Titandioxid, Gelatine; Druckfarbe: Schellack, Propylenglycol, Eisen(II,III)-oxid, Kaliumhydroxid.
EW: Calcineurin-Inhibitor, immunsuppressiv.
AG: Prophylaxe und Behandlung der Transplantatabstoßung bei erwachsenen Nieren- oder Lebertransplantatempfängern.
AA: 1mal tgl. (morgens) nüchtern vollständig mit Wasser einnehmen.
DO: Nierentransplantation: Initial 0,2-0,3 mg/kg KG/Tag, Beginn in den ersten 24 Stunden nach der Operation. Dosisreduktion nach Bedarf.
Lebertransplantation: Initial 0,1-0,2 mg/kg KG/Tag, Beginn 12-18 Stunden nach der Operation. Dosisreduktion nach Bedarf.
Umstellung von anderen Tacrolimus-Formulierungen nur unter engmaschiger ärztlicher Kontrolle. Details zur Umstellung von anderen Immunsuppressiva siehe Austria-Codex - Fachinformation.
Für Personen unter 18 Jahren nicht empfohlen.
SST: Nutzen/Risiko-Abwägung, nicht stillen.
NW: Tremor, Niereninsuffizienz, Diabetes, Hyperkaliämie, erhöhtes Infektionsrisiko, Hypertonie, Psyche, Schlafstörungen, ZNS, Herz (QT-Verlängerung, Arrhythmien), Blutbild, Pure Red Cell Aplasia (PRCA), ZNS (Posteriores Reversibles Enzephalopathie-Syndrom, PRES), Extremitätenschmerzen, Magen/Darm (Perforationen), Leber, Lunge, Augen, Ohren, Haut; lymphoproliferative Erkrankungen und Malignome.
WW: Substrat für CYP 3A4. Erhöhte Tacrolimusspiegel durch CYP3A4-Hemmer: Azole, Erythromycin, HIV-Proteasehemmer (z.B. Ritonavir), HCV-Proteasehemmer, Ombitasvir, Paritaprevir, Cobicistat, Nilotinib, Imatinib, Lansoprazol, Grapefruitsaft.
Erniedrigte Tacrolimusspiegel durch CYP3A4-Induktoren: Rifampicin, Phenytoin, Johanniskraut, Phenobarbital, Kortikosteroide (Erhaltungsdosis).
Weitere WW: Cicosporin (nicht empfohlen), orale Kontrazeptiva, Prokinetika, Cimetidin, Antazida, nephro- oder neurotoxische Arzneimittel, Amphotericin B, Ibuprofen, kaliumsparende Diuretika; Lebendimpfstoffe vermeiden. Hohe Plasmaproteinbindung beachten.
Vorsicht bei Umstellung der Kombinationstherapie Ciclosporin und

Mycophenolsäure auf Tacrolimus/Myophenolsäure (Veränderungen der Exposition gegen Mycophenolsäure).
WH: Vorsicht bei Diarrhoe. Auf Kardiomyopathien (QT-Verlängerung) bzw. lymphoproliferative Erkrankungen achten. Erhöhtes Risiko für opportunistische Infektionen beachten. Sonnen- oder UV-Licht meiden. Verkehrshinweis. Anwendungsfehler vermeiden.
PG: 30 ST IND (3) (EKO: G) [€ 25,55]

Tacforius 1 mg - Hartkapseln, retardiert 33B
(Z.Nr. EU/1/17/1244/*) NR. P. L04AD02
ZI: Teva, Haarlem, Niederlande
Z: 1 Hartkapsel enthält: Tacrolimus 1 mg (entspr. Tacrolimus monohydrat), Kapselinhalt: Ethylcellulose, Hypromellose 2910, Lactose 107,45 mg (entspr. Lactose monohydrat), Magnesium stearat; Kapselhülle: Eisen(III)-oxid, Eisen(III)-hydroxid-oxid x H2O, Titandioxid, Gelatine; Druckfarbe: Schellack, Propylenglycol, Eisen(II,III)-oxid, Kaliumhydroxid.
Kurzinformation: siehe Tacforius 0,5 mg - Hartkapseln, retardiert, → S. 1376
PG: 60 ST IND (3) (EKO: G) [€ 81,10]

Tacforius 3 mg - Hartkapseln, retardiert 33B
(Z.Nr. EU/1/17/1244/*) NR. P. L04AD02
ZI: Teva, Haarlem, Niederlande
Z: 1 Hartkapsel enthält: Tacrolimus 3 mg (entspr. Tacrolimus monohydrat), Kapselinhalt: Ethylcellulose, Hypromellose 2910, Lactose 322,35 mg (entspr. Lactose monohydrat), Magnesium stearat; Kapselhülle: Eisen(III)-oxid, Eisen(III)-hydroxid-oxid x H2O, Titandioxid, Gelatine; Druckfarbe: Schellack, Propylenglycol, Eisen(II,III)-oxid, Kaliumhydroxid.
Kurzinformation: siehe Tacforius 0,5 mg - Hartkapseln, retardiert, → S. 1376
PG: 30 ST IND (3) (EKO: G) [€ 91,40]

Tacforius 5 mg - Hartkapseln, retardiert 33B
(Z.Nr. EU/1/17/1244/*) NR. P. L04AD02
ZI: Teva, Haarlem, Niederlande
Z: 1 Hartkapsel enthält: Tacrolimus 5 mg (entspr. Tacrolimus monohydrat), Kapselinhalt: Ethylcellulose, Hypromellose 2910, Lactose 537,25 mg (entspr. Lactose monohydrat), Magnesium stearat; Kapselhülle: Eisen(III)-oxid, Eisen(III)-hydroxid-oxid x H2O, Titandioxid, Eisen(II,III)-oxid, Ponceau 4R (E 124) 0,0154 mg, Gelatine; Druckfarbe: Schellack, Propylenglycol, Eisen(II,III)-oxid, Kaliumhydroxid.
Kurzinformation: siehe Tacforius 0,5 mg - Hartkapseln, retardiert, → S. 1376
PG: 30 ST IND (3) (EKO: G) [€ 121,80]

TachoSil - Versiegelungsmatrix 20D04
(Z.Nr. EU/1/04/277/*) NR. P. B02BC30
ZI: Takeda Austria, Linz
Z: Schwamm pro cm² enthält: Fibrinogen human 5,5 mg, Thrombin vom Menschen 2 IE, Albumin (human), Riboflavin, Natriumchlorid, Natrium citrat, L-Arginin hydrochlorid.
EW: Lokales Hämostatikum.
AG: Unterstützend in der Chirurgie zur Verbesserung der Hämostase.
-Unterstützend zur Versiegelung der Dura Mater nach neurochirurgischen Eingriffen.
AA: Nur epiläsional, cave intravaskulär.
DO: Individuell durch erfahrenen Chirurgen. 1-3(-10) Stück nach Bedarf.
Für Kinder und Jugendliche nicht empfohlen.
SST: Strenge Indikationsstellung.
NW: Überempfindlichkeit (bis Anaphylaxie), thromboembolische Komplikationen bei versehentlicher intravaskulärer Anwendung, Antikörperbildung, Adhäsionen, Darmverschluss (in Bauchchirurgie).
WW: Denaturierung durch antiseptische Lösungen möglich.
WH: Bei jeder Anwendung Name des Patienten und Chargennummer des Produktes dokumentieren. Keine Erfahrungen bei gastrointestinalen Anastomosen. Unmittelbare Umgebung der zu behandelnden Stelle sorgfältig reinigen (Gewebeverklebungen möglich).
PG: **SCHWAMM 3,0X2,5CM** 1 ST * (EKO: N) [€ 121,75], **SCHWAMM 4,8X4,8CM** 2 ST * (EKO: N) [€ 534,40], **SCHWAMM 9,5X4,8CM** 1 ST * (EKO: N) [€ 489,95], **VORGEROLLTE MATRIX** 1 ST * (EKO: N) [€ 304,85]

TachoSil - Versiegelungsmatrix 20D04
(Z.Nr. EU/1/04/277/*) NR. P. Parallelimport. B02BC30
V: Orifarm, Leverkusen, Deutschland
Z: Schwamm pro cm² enthält: Fibrinogen human 5,5 mg, Thrombin vom Menschen 2 IE, Albumin (human), Riboflavin, Natriumchlorid, Natrium citrat, L-Arginin hydrochlorid.
PG: **3,0X2,5CM** 1 ST * (EKO: N) [€ 119,30], **4,8X4,8CM** 2 ST * (EKO: N) [€ 528,50], **9,5X4,8CM** 1 ST * (EKO: N) [€ 480,45]

Tachyben 25 mg - Injektionslösung 10A06
(Z.Nr. 1-31224) RP. P. C02CA06
ZI: Ever Neuro Pharma, Unterach
Z: 1 ml Injektionslösung enthält: Urapidil 5 mg, Propylenglycol, Natriumdihydrogenphosphat-dihydrat, Salzsäure-Lösung 37% (w/w), Natriummonohydrogenphosphat-dihydrat, Salzsäure-Lösung 3,7% (w/w), Natriumhydroxid-Lösung 4% (w/w), Wasser für Injektionszwecke.
EW: Peripherer Alpha-Adrenozeptor-Antagonist.
AG: Bluthochdrucknotfälle; kontrollierte Blutdrucksenkung während und/oder nach einer Operation.
AA: I.v. Injektion oder Infusion oder mit Spritzenpumpe.
DO: Injektion: 10-50 mg, Wiederholung nach Bedarf.
Infusion (max. 4 mg Urapidil pro ml Infusionslösung): Erhaltungsdosis ca. 9 mg/Std. Keine Dosisempfehlung für Kinder und Jugendliche.
GA: Aortenisthmusstenose, arteriovenöser Shunt (ausgenommen Dialyse-Shunts).
SST: Nicht empfohlen.
NW: Übelkeit, Schwindel, Kopfschmerzen, Palpitationen, Müdigkeit, Schweißausbrüche, Allergien. Bei Überdosierung Kollaps (Antidot: Adrenalin, 0,5-1 mg auf 10 ml).
WW: ACE-Hemmer nicht empfohlen. Vorsicht: Andere Blutdrucksenker (einschl. Alkohol) verstärkt. Cimetidin (Urapidil- Dosis reduzieren). Baclofen, Imipramin, Neuroleptika, Kortikoide.
WH: Vorsicht bei Herzinsuffizienz, Leber-/Nierenschäden, älteren Patienten. Verkehrshinweis.
PG: 5 ST * (EKO: N) [€ 43,75]

Tachyben 50 mg - Injektionslösung 10A06
(Z.Nr. 1-31225) RP. P. C02CA06
ZI: Ever Neuro Pharma, Unterach
Z: 1 ml Injektionslösung enthält: Urapidil 5 mg, Propylenglycol, Natriumdihydrogenphosphat-dihydrat, Salzsäure-Lösung 37% (w/w), Natriummonohydrogenphosphat-dihydrat, Salzsäure-Lösung 3,7% (w/w), Natriumhydroxid-Lösung 4% (w/w), Wasser für Injektionszwecke.
Kurzinformation: siehe Tachyben 25 mg - Injektionslösung, → S. 1377
PG: 5 ST * (EKO: N) [€ 78,60]

Tachyben 100 mg - Konzentrat zur Herstellung einer Infusionslösung 10A06
(Z.Nr. 1-31226) RP. P. C02CA06
ZI: Ever Neuro Pharma, Unterach
Z: 1 ml Konzentrat enthält: Urapidil 5 mg, Propylenglycol, Natriumdihydrogenphosphat-dihydrat, Salzsäure-Lösung 37% (w/w), Natriummonohydrogenphosphat-dihydrat, Salzsäure-Lösung 3,7% (w/w), Natriumhydroxid-Lösung 4% (w/w), Wasser für Injektionszwecke.
Kurzinformation: siehe Tachyben 25 mg - Injektionslösung, → S. 1377
PG: 5 ST * (EKO: N) [€ 148,80]

Tacni transplant 0,5 mg - Hartkapseln 33B
(Z.Nr. 1-29864) NR. P. L04AD02
ZI: Teva, Haarlem, Niederlande
Z: 1 Kapsel enthält: Tacrolimus 0,5 mg, Kapselinhalt: Povidon K30, Croscarmellose natrium, Lactose 109,1 mg, Magnesium stearat; Kapselhülle: Titandioxid, Eisenoxid gelb, Gelatine.
EW: Immunsuppressiv.
AG: Prophylaxe der Transplantatabstoßung bei Leber , Nieren- und Herztransplantatempfängern.
Behandlung der Transplantatabstoßung bei Therapieresistenz gegenüber anderen Immunsuppressiva.
AA: Unzerkaut mit Flüssigkeit (nicht mit Grapefruitsaft) 1 Std. vor oder 2-3 Std. nach Mahlzeiten einnehmen.
DO: Stets dieselbe Tacrolimus-Formulierung beibehalten.
Prophylaxe:
Nach Lebertranplantationen: Initial 0,1-0,2 mg/kg KG/Tag oral in 2 ED; Kinder: 0,3 mg/kg KG/Tag in 2 ED.
Nach Nierentransplantationen: Initial 0,2-0,3 mg/kg KG/Tag oral in 2 ED; Kinder: 0,3 mg/kg KG/Tag in 2 ED.
Nach Herztransplantation: Nach Antikörperinduktion 0,075 mg/kg KG/Tag in 2 ED.
Ohne Antikörperinduktion TD initial 2-4 mg.
Kinder: 0,1-0,3 mg/kg KG/Tag in 2 ED.
Behandlung: TD 0,1-0,3 mg/kg KG/Tag.
Dosierung unter Blutspiegelbestimmung, Details siehe Austria-Codex - Fachinformation.
SST: Nutzen/Risiko-Abwägung, nicht stillen.
NW: Herz/Kreislauf (Hypertonie oder Hypotonie, Angina pectoris, Arrhythmien, Thrombosen, Infarkt), ZNS, Niere, Magen/Darm (Perforationen), Leber, Stoffwechsel, Lunge, Haut, Blut (PRCA), Infektionen (erhöhtes Risiko), gutartige und bösartige Tumore, Augen (Sehverlust), Extremitätenschmerz, progressive multifokale

Leukoencephalopathie.
WW: Erhöhte Tacrolimus-Spiegel durch CYP3A4- Hemmer: Azole, Nifedipin, Erythromycin, HIV- oder HCV- Proteasehemmer, Danazol, Ethinylestradiol, Omeprazol, Diltiazem, Nefazodon.
Erniedrigte Tacrolimus-Spiegel durch CYP3A4- Induktoren: Rifampicin, Phenytoin, Phenobarbital, Johanniskraut.
Verstärkte Nephrotoxizität durch Amphotericin, Ibuprofen, Ciclosporin. Lebendimpfstoffe vermeiden. Hyperkaliämie kann durch Kalium bzw. kaliumsparende Diuretika verstärkt werden.
WH: Nur von entsprechend erfahrenen Ärzten in entsprechenden Einrichtungen anzuwenden. Verkehrshinweis. Auf Kardiomyopathien, lymphoproliferative Erkrankungen achten. Vorsicht bei QT-Verlängerung. Anwendungsfehler vermeiden. Sonnen- oder UV-Licht vermeiden.
PG: 60 ST IND (2) (EKO: G) [€ 72,15]

Tacni transplant 1 mg - Hartkapseln 33B
(Z.Nr. 1-29865) NR. P. L04AD02
ZI: Teva, Haarlem, Niederlande
Z: 1 Kapsel enthält: Tacrolimus 1 mg, Kapselinhalt: Povidon K30, Croscarmellose natrium, Lactose 108,6 mg, Magnesium stearat; Kapselhülle: Titandioxid, Gelatine.
Kurzinformation: siehe Tacni transplant 0,5 mg - Hartkapseln, → S. 1377
PG: 60 ST IND (2) (EKO: G) [€ 114,05]

Tacni transplant 5 mg - Hartkapseln 33B
(Z.Nr. 1-29875) NR. P. L04AD02
ZI: Teva, Haarlem, Niederlande
Z: 1 Kapsel enthält: Tacrolimus 5 mg, Kapselinhalt: Povidon K30, Croscarmellose natrium, Lactose 104,6 mg, Magnesium stearat; Kapselhülle: Titandioxid, Eisenoxid rot, Gelatine.
Kurzinformation: siehe Tacni transplant 0,5 mg - Hartkapseln, → S. 1377
PG: 60 ST IND (2) (EKO: G) [€ 317,45]

Tacrolimus Accord 0,1% - Salbe 22P05
(Z.Nr. 1-38096) NR. P. D11AH01
ZI: Accord Healthcare, Utrecht, Niederlande
Z: 1 g Salbe enthält: Tacrolimus 1 mg (entspr. Tacrolimus monohydrat), Vaselin, weisses, Paraffin, dickflüssiges, Propylencarbonat, Wachs, gebleichtes, Hartparaffin.
EW: Immunsuppressivum.
AG: Behandlung des mittelschweren bis schweren atopischen Ekzems bei Erwachsenen, die auf herkömmliche Therapie (z.B. topische Kortikoide) nicht ausreichend ansprechen oder diese nicht vertragen.
Erhaltungstherapie des mittelschweren bis schweren atopischen Ekzems bei häufigen Exazerbationen (mindestens 4mal/Jahr) und Ansprechen auf Tacrolimus nach spätestens 6 Wochen.
AA: Dünn auf erkrankten Hautbereich auftragen.
DO: Behandlung:
Erwachsene (ab 16 Jahre): 2mal tgl. 0,1%-Salbe bis zur Abheilung, dann 2mal tgl. 0,03%-Salbe.
Erhaltungstherapie:
Erwachsene (ab 16 Jahre): 2mal wöchentlich 0,1%-Salbe. Nachuntersuchung nach 12 Monaten.
Bei Personen unter 16 Jahren nur 0,03 %-Salbe anwenden.
SST: Strenge Indikationsstellung, Stillen nicht empfohlen.
NW: Hautreizungen, Alkoholunverträglichkeit, Dysästhesie, Herpesvirus-Infektion, Hauttumore.
WW: Vorsicht: CYP3A4-Hemmer. Hautpflegemittel (2 Std. Abstand im gleichen Hautbereich).
WH: Sonnen-, UV-Bestrahlung meiden. Klinische Infektionen vor Tacrolimus-Behandlung abheilen lassen. Kontakt mit Augen und Schleimhäuten vermeiden. Bei Schädigung der Hautbarriere nicht empfohlen. Okklusivverbände nicht empfohlen. Vorsicht bei Leberschäden, Lymphadenopathie.
PG: 10 G D K (2) (EKO: G) [€ 11,50], 30 G D K (2) (EKO: G) [€ 30,65]

Tadalafil 1A Pharma 5 mg - Filmtabletten 52F01, 52D03
(Z.Nr. 1-37436) RP. P. G04BE08, G04CX
ZI: 1A Pharma, Wien
Z: 1 Filmtablette enthält: Tadalafil 5 mg, Tablettenkern: Lactose monohydrat 88 mg, Natrium laurylsulfat, Povidon K12, Crospovidon Typ B, Natriumstearylsulfat; Filmüberzug: Poly(vinylalkohol), Macrogol 3350, Titandioxid, Talkum, Eisenoxid gelb.
EW: Hemmstoff der cGMP-spezifischen PDE5.
AG: Erektile Dysfunktion bei erwachsenen Männern.
Benignes Prostatasyndrom bei erwachsenen Männern.
AA: Oral.
DO: Erektile Dysfunktion:10(-20) mg, mindestens 30 min vor einer sexuellen Aktivität. Maximal 1mal tgl. anwenden. Nicht regelmäßig täglich einnehmen. Bei sehr häufiger Anwendung TD 2,5 oder 5 mg. Kein Nutzen bei Kindern und Jugendlichen.
Benignes Prostatasyndrom: 1mal tgl. 5 mg.
GA: Einnahme organischer Nitrate, schwere kardiale Erkrankungen, Sehverlust durch nicht arteriitische anteriore ischämische Optikusneuropathie (NAION) in Anamnese.
SST: Nicht zur Anwendung bei Frauen indiziert.
NW: Kopfschmerzen, Dyspepsie, Hautrötung, Rücken/Muskelschmerzen, Augenschmerzen, verstopfte Nase. Überempfindlichkeit, selten schwere kardiovaskuläre Ereignisse, Schlaganfall, Sehstörungen (Augenschmerzen, NAION), plötzlicher Hörverlust, Tinnitus.
WW: Gegenanzeige: Organische Nitrate verstärkt, Riociguat. Nicht empfohlen: Doxazosin. Vorsicht: Plasmaspiegel von Tadalafil durch CYP3A4-Inhibitoren erhöht, durch CYP3A4-Induktoren gesenkt. Alpha-Blocker (Hypotonie), Finasterid. Nicht mit anderen Arzneimitteln zur Behandlung der sexuellen Dysfunktion kombinieren.
WH: Vor Therapiebeginn Anamnese und körperliche Untersuchung. Schwerwiegende kardiovaskuläre Ereignisse möglich. Vorsicht bei schwerer Nieren- oder Leberinsuffizienz. Auf Priapismus achten. Vorsicht bei anatomischer Deformation des Penis oder bei Priapismus prädisponierenden Erkrankungen. Auf Sehstörungen bzw. plötzlichen Hörverlust achten. Verkehrshinweis.
PG: 28 ST * (EKO: N) [€ 45,75]

Tadalafil 1A Pharma 10 mg - Filmtabletten 52F01
(Z.Nr. 1-37439) RP. P. G04BE08
ZI: 1A Pharma, Wien
Z: 1 Filmtablette enthält: Tadalafil 10 mg, Tablettenkern: Lactose monohydrat 177 mg, Natrium laurylsulfat, Povidon K12, Crospovidon Typ B, Natriumstearylsulfat; Filmüberzug: Poly(vinylalkohol), Macrogol 3350, Titandioxid, Talkum, Eisenoxid gelb.
EW: Hemmstoff der cGMP-spezifischen PDE5.
AG: Erektile Dysfunktion bei erwachsenen Männern.
AA: Oral.
DO: 10(-20) mg, mindestens 30 min vor einer sexuellen Aktivität. Maximal 1mal tgl. anwenden. Nicht regelmäßig täglich einnehmen. Bei sehr häufiger Anwendung TD 2,5 oder 5 mg. Kein Nutzen bei Kindern und Jugendlichen.
GA: Einnahme organischer Nitrate, schwere kardiale Erkrankungen, Sehverlust durch nicht arteriitische anteriore ischämische Optikusneuropathie (NAION) in Anamnese.
SST: Nicht zur Anwendung bei Frauen indiziert.
NW: Kopfschmerzen, Dyspepsie, Hautrötung, Rücken/Muskelschmerzen, Augenschmerzen, verstopfte Nase. Überempfindlichkeit, selten schwere kardiovaskuläre Ereignisse, Schlaganfall, Sehstörungen (Augenschmerzen, NAION), plötzlicher Hörverlust, Tinnitus.
WW: Gegenanzeige: Organische Nitrate verstärkt, Riociguat. Nicht empfohlen: Doxazosin. Vorsicht: Plasmaspiegel von Tadalafil durch CYP3A4-Inhibitoren erhöht, durch CYP3A4-Induktoren gesenkt. Alpha-Blocker (Hypotonie), Finasterid. Nicht mit anderen Arzneimitteln zur Behandlung der sexuellen Dysfunktion kombinieren.
WH: Vor Therapiebeginn Anamnese und körperliche Untersuchung. Schwerwiegende kardiovaskuläre Ereignisse möglich. Vorsicht bei schwerer Nieren- oder Leberinsuffizienz. Auf Priapismus achten. Vorsicht bei anatomischer Deformation des Penis oder bei Priapismus prädisponierenden Erkrankungen. Auf Sehstörungen bzw. plötzlichen Hörverlust achten. Verkehrshinweis.
PG: 4 ST * (EKO: N) [€ 17,90]

Tadalafil 1A Pharma 20 mg - Filmtabletten 52F01
(Z.Nr. 1-37440) RP. P. G04BE08
ZI: 1A Pharma, Wien
Z: 1 Filmtablette enthält: Tadalafil 20 mg, Tablettenkern: Lactose monohydrat 353 mg, Natrium laurylsulfat, Povidon K12, Crospovidon Typ B, Natriumstearylsulfat; Filmüberzug: Poly(vinylalkohol), Macrogol 3350, Titandioxid, Talkum, Eisenoxid gelb.
Kurzinformation: siehe Tadalafil 1A Pharma 10 mg - Filmtabletten, → S. 1378
PG: 4 ST * (EKO: N) [€ 24,80], 8 ST * (EKO: N) [€ 49,35], 12 ST * (EKO: N) [€ 69,80]

Tadalafil Accord 5 mg - Filmtabletten 52F01, 52D03
(Z.Nr. 1-37303) NR. P. nicht im Handel. G04BE08, G04CX

Tadalafil Accord 10 mg - Filmtabletten 52F01
(Z.Nr. 1-37301) NR. P. nicht im Handel. G04BE08

Tadalafil Accord 20 mg - Filmtabletten 52F01, 10C
(Z.Nr. 1-37306) NR. P. G04BE08, C02KX

T

ZI: Accord Healthcare, Utrecht, Niederlande
Z: 1 Filmtablette enthält: Tadalafil 20 mg, Tablettenkern: Lactose 367,584 mg (entspr. Lactose monohydrat), Croscarmellose natrium, Hypromellose, Cellulose, mikrokristalline, Sorbitan stearat, Magnesium stearat; Filmüberzug: Lactose monohydrat, Hypromellose, Titandioxid, Triacetin, Talk, Eisenoxid gelb.
EW: Hemmstoff der cGMP-spezifischen PDE5.
AG: Erektile Dysfunktion bei erwachsenen Männern.
-Pulmonale arterielle Hypertonie (PAH) Klassen II und III.
AA: Oral einnehmen.
DO: Erektile Dysfunktion: 10(-20) mg, mindestens 30 min vor einer sexuellen Aktivität. Maximal 1mal tgl. anwenden. Nicht regelmäßig täglich einnehmen, außer bei sehr häufiger Anwendung (mind. 2mal pro Woche): Unmstellung auf TD 2,5 oder 5 mg möglich. Kein Nutzen bei Kindern und Jugendlichen.
PAH: 1mal tgl. 40 mg.
GA: Einnahme organischer Nitrate, schwere kardiale Erkrankungen, nicht arteriitische anteriore ischämische Optikusneuropathie (NAION) in Anamnese.
SST: Nicht anwenden.
NW: Kopfschmerzen, Dyspepsie, Hautrötung, Priapismus, Rücken/ Muskelschmerzen, Augenschmerzen, Sehstörungen (NAION), verstopfte Nase. Überempfindlichkeit, schwere kardiovaskuläre Ereignisse, Schlaganfall, Tinnitus, plötzlicher Hörverlust.
WW: Kontraindiziert: Riociguat, Nitrate.
Nicht empfohlen: Alpha-Blocker (Doxazosin). Vorsicht: Plasmaspiegel von Tadalafil durch CYP3A4-Inhibitoren erhöht, durch CYP3A4-Induktoren gesenkt.
WH: Vor Therapiebeginn Anamnese und körperliche Untersuchung. Schwerwiegende kardiovaskuläre Ereignisse möglich. Vorsicht bei schwerer Nieren- oder Leberinsuffizienz. Auf Priapismus achten. Vorsicht bei anatomischer Deformation des Penis oder bei Priapismus prädisponierenden Erkrankungen.
PG: 4 ST * (EKO: N) [€ 22,60], 12 ST * (EKO: N) [€ 67,75]

Tadalafil Actavis 5 mg - Filmtabletten
52F01, 52D03

(Z.Nr. 1-37123) RP. P. G04BE08, G04CX
ZI: Actavis Group PTC, Hafnarfjördur, Island
Z: 1 Tablette enthält: Tadalafil 5 mg, Tablettenkern: Lactose 123 mg (entspr. Lactose monohydrat), Stärke, vorverkleistert, Siliciumdioxid, hochdisperses, Croscarmellose natrium, Natrium laurylsulfat, Magnesium stearat; Filmüberzug: Hypromellose, Lactose monohydrat, Titandioxid, Triacetin, Talk, Eisenoxid gelb, Eisenoxid rot.
EW: Hemmstoff der cGMP-spezifischen PDE5.
AG: Erektile Dysfunktion bei erwachsenen Männern; Benigne Prostatahyperplasie (BPH) bei erwachsenen Männern.
AA: Oral einnehmen.
DO: Erektile Dysfunktion: 10(-20) mg, mindestens 30 min vor einer sexuellen Aktivität. Maximal 1mal tgl. anwenden. Nicht regelmäßig täglich einnehmen, außer bei sehr häufiger Anwendung (mind. 2mal pro Woche): Umstellung auf TD 2,5 oder 5 mg möglich.
Kein Nutzen bei Kindern und Jugendlichen.
Benigne Prostatahyperplasie: 1mal tgl. 5 mg.
GA: Einnahme organischer Nitrate, schwere kardiale Erkrankungen, nicht arteriitische anteriore ischämische Optikusneuropathie (NAION) in Anamnese.
SST: Nicht zur Anwendung bei Frauen indiziert.
NW: Kopfschmerzen, Dyspepsie, Hautrötung, Priapismus, Rücken/ Muskelschmerzen, Augenschmerzen, Sehstörungen (NAION), verstopfte Nase. Überempfindlichkeit, schwere kardiovaskuläre Ereignisse, Schlaganfall, Tinnitus, plötzlicher Hörverlust.
WW: Kontraindiziert: Riociguat, Nitrate.
Nicht empfohlen: Alpha-Blocker (Doxazosin). Vorsicht: Plasmaspiegel von Tadalafil durch CYP3A4-Inhibitoren erhöht, durch CYP3A4-Induktoren gesenkt.
WH: Vor Therapiebeginn Anamnese und körperliche Untersuchung. Schwerwiegende kardiovaskuläre Ereignisse möglich. Vorsicht bei schwerer Nieren- oder Leberinsuffizienz. Auf Priapismus achten. Vorsicht bei anatomischer Deformation des Penis oder bei Priapismus prädisponierenden Erkrankungen.
PG: 28 ST * (EKO: N) [€ 39,90]

Tadalafil Actavis 10 mg - Filmtabletten
52F01

(Z.Nr. 1-37124) RP. P. G04BE08
ZI: Actavis Group PTC, Hafnarfjördur, Island
Z: 1 Tablette enthält: Tadalafil 10 mg, Tablettenkern: Lactose 177 mg (entspr. Lactose monohydrat), Stärke, vorverkleistert, Siliciumdioxid, hochdisperses, Croscarmellose natrium, Natrium laurylsulfat, Magnesium stearat; Filmüberzug: Hypromellose, Lactose monohydrat, Titandioxid, Triacetin, Talk, Eisenoxid gelb, Eisenoxid rot.
EW: Hemmstoff der cGMP-spezifischen PDE5.
AG: Erektile Dysfunktion bei erwachsenen Männern.
AA: Oral einnehmen.
DO: 10(-20) mg, mindestens 30 min vor einer sexuellen Aktivität. Maximal 1mal tgl. anwenden. Nicht regelmäßig täglich einnehmen, außer bei sehr häufiger Anwendung (mind. 2mal pro Woche): Umstellung auf TD 2,5 oder 5 mg möglich.
Kein Nutzen bei Kindern und Jugendlichen.
GA: Einnahme organischer Nitrate, schwere kardiale Erkrankungen, nicht arteriitische anteriore ischämische Optikusneuropathie (NAION) in Anamnese.
SST: Nicht zur Anwendung bei Frauen indiziert.
NW: Kopfschmerzen, Dyspepsie, Hautrötung, Priapismus, Rücken/ Muskelschmerzen, Augenschmerzen, Sehstörungen (NAION), verstopfte Nase. Überempfindlichkeit, schwere kardiovaskuläre Ereignisse, Schlaganfall, Tinnitus, plötzlicher Hörverlust.
WW: Kontraindiziert: Riociguat, Nitrate.
Nicht empfohlen: Alpha-Blocker (Doxazosin). Vorsicht: Plasmaspiegel von Tadalafil durch CYP3A4-Inhibitoren erhöht, durch CYP3A4-Induktoren gesenkt.
WH: Vor Therapiebeginn Anamnese und körperliche Untersuchung. Schwerwiegende kardiovaskuläre Ereignisse möglich. Vorsicht bei schwerer Nieren- oder Leberinsuffizienz. Auf Priapismus achten. Vorsicht bei anatomischer Deformation des Penis oder bei Priapismus prädisponierenden Erkrankungen.
PG: 4 ST * (EKO: N) [€ 17,90]

Tadalafil Actavis 20 mg - Filmtabletten
52F01

(Z.Nr. 1-37125) RP. P. G04BE08
ZI: Actavis Group PTC, Hafnarfjördur, Island
Z: 1 Tablette enthält: Tadalafil 20 mg, Tablettenkern: Lactose 250 mg (entspr. Lactose monohydrat), Stärke, vorverkleistert, Siliciumdioxid, hochdisperses, Croscarmellose natrium, Natrium laurylsulfat, Magnesium stearat; Filmüberzug: Hypromellose, Lactose monohydrat, Titandioxid, Triacetin, Talk, Eisenoxid gelb, Eisenoxid rot.
Kurzinformation: siehe Tadalafil Actavis 10 mg - Filmtabletten, → S. 1379
PG: 4 ST * (EKO: N) [€ 24,90], 12 ST * (EKO: N) [€ 69,90]

Tadalafil AOP 20 mg - Filmtabletten
10C

(Z.Nr. 1-38716) RP. P. C02KX, G04BE08
ZI: AOP Orphan Pharmaceuticals, Wien
Z: 1 Filmtablette enthält: Tadalafil 20 mg, Tablettenkern: Lactose 313 mg, Croscarmellose natrium, Natriumdodecylsulfat, Hyprolose (5,0-16,0% Hydroxypropoxygruppen), Polysorbat 80, Magnesium stearat (pflanzlich); Filmüberzug: Hypromellose, Lactose monohydrat 3 mg, Titandioxid, Triacetin, Talkum, Eisen(III)-hydroxid-oxid x H2O.
EW: Hemmstoff der cGMP-spezifischen PDE 5.
AG: Pulmonale arterielle Hypertonie II und III.
AA: Oral einnehmen.
DO: 1mal tgl. 40 mg, bei Leber- oder Nierenschäden Startdosis 20 mg.
Keine Daten bei Kindern und Jugendliche.
GA: Herzinfarkt während der letzten 90 Tage, schwere Hypotonie, Einnahme organischer Nitrate, nicht arteriitische anteriore ischämische Optikusneuropathie (NAION) in Anamnese.
SST: Nicht anwenden.
NW: Kopfschmerzen, Dyspepsie, Haut (Rötung, Ausschlag), Hypotonie, Ohnmacht, Rücken-/Muskelschmerzen, verstopfte Nase, Überempfindlichkeit, schwere kardiovaskuläre Ereignisse, Priapismus, Sehstörungen (NAION), Tinnitus, Hörverlust.
WW: Kontraindiziert: Organische Nitrate, Riociguat.
Nicht empfohlen: Andere PDE5-Hemmer, Alpha$_1$-Blocker (Doxazosin), Rifampicin, Ketoconazol, Ritonavir.
Vorsicht: Plasmaspiegel von Tadalafil durch CYP3A4 Inhibitoren erhöht, durch CYP3A4 Induktoren gesenkt. Andere Blutdrucksenker (Hypotonie). Prostacyclin, Bosentan.
WH: Nicht empfohlen bei schweren kardiovaskulären Erkrankungen, schwerer Nieren- oder Leberinsuffizienz. Auf Priapismus achten. Vorsicht bei anatomischer Deformation des Penis oder bei Priapismus prädisponierenden Erkrankungen. Nicht gleichzeitig mit anderen PDE5-Hemmern einnehmen. Auf plötzliche Sehstörungen achten.
PG: 56 ST RE1 (EKO: Y) [€ 217,30]

Tadalafil Aristo 5 mg - Filmtabletten 52F01, 52D03
(Z.Nr. 1-37782) RP. P. nicht im Handel. G04BE08, G04CX

Tadalafil Aristo 10 mg - Filmtabletten
52F01

(Z.Nr. 1-37780) RP. P. G04BE08
ZI: Aristo Pharma, Berlin, Deutschland
Z: 1 Filmtablette enthält: Tadalafil 10 mg, Tablettenkern: Lactose 133 mg (entspr. Lactose monohydrat), Croscarmellose natrium, Hydroxypropylcellulose, Natriumdodecylsulfat (entspr. Natrium < 1 mmol) (entspr. → < 23 mg), Cellulose, mikrokristalline, Magnesium stearat; Filmüberzug: Hydroxypropylmethylcellulose, Lactose monohydrat, Titandioxid, Triacetin, Eisenoxid gelb, Talkum.

T

EW: Hemmstoff der cGMP-spezifischen PDE5.
AG: Erektile Dysfunktion bei erwachsenen Männern.
AA: Oral.
DO: 10(-20) mg, mindestens 30 min vor einer sexuellen Aktivität. Maximal 1mal tgl. anwenden. Nicht regelmäßig täglich einnehmen. Bei sehr häufiger Anwendung TD 2,5 oder 5 mg. Kein Nutzen bei Kindern und Jugendlichen.
GA: Einnahme organischer Nitrate, schwere kardiale Erkrankungen, nicht arteriitische anteriore ischämische Optikusneuropathie (NAION) in Anamnese.
SST: Nicht zur Anwendung bei Frauen indiziert.
NW: Kopfschmerzen, Dyspepsie, Hautrötung, Rücken/Muskelschmerzen, Augenschmerzen, verstopfte Nase. Überempfindlichkeit, schwere kardiovaskuläre Ereignisse, Schlaganfall, Sehstörungen (Augenschmerzen, NAION), plötzlicher Hörverlust, Tinnitus.
WW: Gegenazeige: Riociguat. Nicht empfohlen: Doxazosin. Vorsicht: Plasmaspiegel von Tadalafil durch CYP3A4-Inhibitoren erhöht, durch CYP3A4-Induktoren gesenkt. Nitrate verstärkt. Alpha-Blocker (Hypotonie).
WH: Vor Therapiebeginn Anamnese und körperliche Untersuchung. Schwerwiegende kardiovaskuläre Ereignisse möglich. Vorsicht bei schwerer Nieren- oder Leberinsuffizienz. Auf Priapismus achten. Vorsicht bei anatomischer Deformation des Penis oder bei Priapismus prädisponierenden Erkrankungen. Verkehrshinweis.
PG: 4 ST * (EKO: N) [€ 17,80], 8 ST * (EKO: N) [€ 29,80], 12 ST * (EKO: N) [€ 34,80]

Tadalafil Aristo 20 mg - Filmtabletten 52F01
(Z.Nr. 1-37781) RP. P. G04BE08
ZI: Aristo Pharma, Berlin, Deutschland
Z: 1 Filmtablette enthält: Tadalafil 20 mg, Tablettenkern: Lactose 265 mg (entspr. Lactose monohydrat), Croscarmellose natrium, Hydroxypropylcellulose, Natriumdodecylsulfat (entspr. Natrium < 1 mmol) (entspr. → < 23 mg), Cellulose, mikrokristalline, Magnesium stearat; Filmüberzug: Hydroxypropylmethylcellulose, Lactose monohydrat, Titandioxid, Triacetin, Eisenoxid gelb, Talkum.
Kurzinformation: siehe Tadalafil Aristo 10 mg - Filmtabletten, → S. 1379
PG: 4 ST * (EKO: N) [€ 24,80], 8 ST * (EKO: N) [€ 49,80], 12 ST * (EKO: N) [€ 69,80], 20 ST * (EKO: N) [€ 115,80]

Tadalafil Genericon 5 mg - Filmtabletten 52F01, 52D03
(Z.Nr. 1-37741) RP. P. nicht im Handel. G04BE08, G04CX

Tadalafil Genericon 10 mg - Filmtabletten 52F01
(Z.Nr. 1-37743) RP. P. G04BE08
ZI: Genericon Pharma, Graz
Z: 1 Filmtablette enthält: Tadalafil 10 mg, Tablettenkern: Lactose 133 mg (entspr. Lactose monohydrat), Croscarmellose natrium, Hydroxypropylcellulose, Natrium laurylsulfat, Cellulose, mikrokristalline, Magnesium stearat; Filmüberzug: Hydroxypropylmethylcellulose, Lactose monohydrat, Titandioxid, Triacetin, Eisenoxid gelb, Talkum.
Kurzinformation: siehe Tadalafil Actavis 10 mg - Filmtabletten, → S. 1379
PG: 24 ST * (EKO: N) [€ 51,90], 36 ST * (EKO: N) [€ 69,90]

Tadalafil Genericon 20 mg - Filmtabletten 52F01
(Z.Nr. 1-37742) RP. P. G04BE08
ZI: Genericon Pharma, Graz
Z: 1 Filmtablette enthält: Tadalafil 20 mg, Tablettenkern: Lactose 265 mg (entspr. Lactose monohydrat), Croscarmellose natrium, Hydroxypropylcellulose, Natrium laurylsulfat, Cellulose, mikrokristalline, Magnesium stearat; Filmüberzug: Hydroxypropylmethylcellulose, Lactose monohydrat, Titandioxid, Triacetin, Eisenoxid gelb, Talkum.
Kurzinformation: siehe Tadalafil Actavis 10 mg - Filmtabletten, → S. 1379
PG: 4 ST * (EKO: N) [€ 28,80], 8 ST * (EKO: N) [€ 55,90], 12 ST * (EKO: N) [€ 69,60], 36 ST * (EKO: N) [€ 136,80]

Tadalafil Krka 5 mg - Filmtabletten 52F01, 52D03
(Z.Nr. 1-37615) RP. P. nicht im Handel. G04BE08, G04CX

Tadalafil Krka 10 mg - Filmtabletten 52F01
(Z.Nr. 1-37616) RP. P. G04BE08
ZI: Krka, Novo Mesto, Slowenien
Z: 1 Filmtablette enthält: Tadalafil 10 mg, Hypromellose phthalat, Mannitol, Croscarmellose natrium, Natrium laurylsulfat, Magnesium stearat, Lactose monohydrat 1,5 mg, Hypromellose, Talkum, Titandioxid, Eisenoxid gelb, Triacetin.
Kurzinformation: siehe Tadalafil 1A Pharma 10 mg - Filmtabletten, → S. 1378
PG: 4 ST * (EKO: N) [€ 18,70]

Tadalafil Krka 20 mg - Filmtabletten 52F01
(Z.Nr. 1-37617) RP. P. G04BE08
ZI: Krka, Novo Mesto, Slowenien
Z: 1 Filmtablette enthält: Tadalafil 20 mg, Hypromellose phthalat, Mannitol, Croscarmellose natrium, Natrium laurylsulfat, Magnesium stearat, Lactose monohydrat 3 mg, Hypromellose, Talkum, Titandioxid, Eisenoxid gelb, Triacetin.
Kurzinformation: siehe Tadalafil 1A Pharma 10 mg - Filmtabletten, → S. 1378
PG: 4 ST * (EKO: N) [€ 29,70], 8 ST * (EKO: N) [€ 56,20], 12 ST * (EKO: N) [€ 72,70]

Tadalafil Lilly 2,5 mg - Filmtabletten 52F01
(Z.Nr. EU/1/17/1177/*) RP. P. nicht im Handel. G04BE08

Tadalafil Lilly 5 mg - Filmtabletten 52F01, 52D03
(Z.Nr. EU/1/17/1177/*) RP. P. nicht im Handel. G04BE08, G04CX

Tadalafil Lilly 10 mg - Filmtabletten 52F01
(Z.Nr. EU/1/17/1177/*) RP. P. nicht im Handel. G04BE08

Tadalafil Lilly 20 mg - Filmtabletten 52F01
(Z.Nr. EU/1/17/1177/*) RP. P. nicht im Handel. G04BE08

Tadalafil Mylan 2,5 mg - Filmtabletten 52F01
(Z.Nr. EU/1/14/961/*) NR. P. nicht im Handel. G04BE08

Tadalafil Mylan 5 mg - Filmtabletten 52F01, 52D03
(Z.Nr. EU/1/14/961/*) NR. P. nicht im Handel. G04BE08, G04CX

Tadalafil Mylan 10 mg - Filmtabletten 52F01
(Z.Nr. EU/1/14/961/*) NR. P. nicht im Handel. G04BE08

Tadalafil Mylan 20 mg - Filmtabletten 52F01
(Z.Nr. EU/1/14/961/*) NR. P. nicht im Handel. G04BE08

Tadalafil PAH-ratiopharm 20 mg - Filmtabletten 10C
(Z.Nr. 1-36378) NR. P. C02KX, G04BE08
ZI: Teva, Haarlem, Niederlande
Z: 1 Filmtablette enthält: Tadalafil 20 mg, Tablettenkern: Lactose 353 mg (entspr. Lactose monohydrat), Natriumdodecylsulfat, Povidon K12, Crospovidon, Natriumstearylfumarat; Filmüberzug: Poly(vinylalkohol), Macrogol, Titandioxid, Talkum, Eisenoxid gelb.
Kurzinformation: siehe Tadalafil AOP 20 mg - Filmtabletten, → S. 1379
PG: 60 ST RE1 (EKO: Y) [€ 283,90]

Tadalafil ratiopharm 5 mg - Filmtabletten 52F01, 52D03
(Z.Nr. 1-36323) RP. P. G04BE08, G04CX
ZI: Teva, Haarlem, Niederlande
Z: 1 Tablette enthält: Tadalafil 5 mg, Tablettenkern: Lactose 88 mg (entspr. Lactose monohydrat), Natrium laurylsulfat, Povidon K12, Crospovidon, Natriumstearylfumarat; Filmüberzug: Poly(vinylalkohol), Macrogol, Titandioxid, Talk, Eisenoxid gelb.
EW: Hemmstoff der cGMP-spezifischen PDE5.
AG: Erektile Dysfunktion bei erwachsenen Männern.
Benignes Prostatasyndrom bei erwachsenen Männern.
AA: Oral.
DO: Erektile Dysfunktion: 10(-20) mg, mindestens 30 min vor einer sexuellen Aktivität. Maximal 1mal tgl. anwenden. Nicht regelmäßig täglich einnehmen. Bei sehr häufiger Anwendung TD 2,5 oder 5 mg. Kein Nutzen bei Kindern und Jugendlichen.
Benignes Prostatasyndrom: 1mal tgl. 5 mg.
GA: Einnahme organischer Nitrate, schwere kardiale Erkrankungen, nicht arteriitische anteriore ischämische Optikusneuropathie (NAION) in Anamnese.
SST: Nicht zur Anwendung bei Frauen indiziert.
NW: Kopfschmerzen, Dyspepsie, Hautrötung, Priapismus, Rücken/Muskelschmerzen, Augenschmerzen, Sehstörungen (NAION), verstopfte Nase. Überempfindlichkeit, schwere kardiovaskuläre Ereignisse, Schlaganfall, Tinnitus, plötzlicher Hörverlust.
WW: Kontraindiziert: Riociguat, Nitrate.
Nicht empfohlen: Alpha-Blocker (Doxazosin). Vorsicht: Plasmaspiegel von Tadalafil durch CYP3A4-Inhibitoren erhöht, durch CYP3A4-Induktoren gesenkt.
WH: Vor Therapiebeginn Anamnese und körperliche Untersuchung. Schwerwiegende kardiovaskuläre Ereignisse möglich. Vorsicht bei

schwerer Nieren- oder Leberinsuffizienz. Auf Priapismus achten. Vorsicht bei anatomischer Deformation des Penis oder bei Priapismus prädisponierenden Erkrankungen.
PG: 14 ST * (EKO: N) [€ 19,95], 28 ST * (EKO: N) [€ 39,90], 84 ST * (EKO: N) [€ 99,90]

Tadalafil ratiopharm 10 mg - Filmtabletten 52F01
(Z.Nr. 1-36324) RP. P. G04BE08
ZI: Teva, Haarlem, Niederlande
Z: 1 Tablette enthält: Tadalafil 10 mg, Tablettenkern: Lactose 177 mg (entspr. Lactose monohydrat), Natrium laurylsulfat, Povidon K12, Crospovidon, Natriumstearylfumarat; Filmüberzug: Poly(vinylalkohol), Macrogol, Titandioxid, Talk, Eisenoxid gelb.
EW: Hemmstoff der cGMP-spezifischen PDE5.
AG: Erektile Dysfunktion bei erwachsenen Männern.
AA: Oral.
DO: 10(-20) mg, mindestens 30 min vor einer sexuellen Aktivität. Maximal 1mal tgl. anwenden. Nicht regelmäßig täglich einnehmen. Bei sehr häufiger Anwendung TD 2,5 oder 5 mg. Kein Nutzen bei Kindern und Jugendlichen.
GA: Einnahme organischer Nitrate, schwere kardiale Erkrankungen, nicht arteriitische anteriore ischämische Optikusneuropathie (NAION) in Anamnese.
SST: Nicht zur Anwendung bei Frauen indiziert.
NW: Kopfschmerzen, Dyspepsie, Hautrötung, Priapismus, Rücken/ Muskelschmerzen, Augenschmerzen, Sehstörungen (NAION), verstopfte Nase. Überempfindlichkeit, schwere kardiovaskuläre Ereignisse, Schlaganfall, Tinnitus, plötzlicher Hörverlust.
WW: Kontraindiziert: Riociguat, Nitrate.
Nicht empfohlen: Alpha-Blocker (Doxazosin). Vorsicht: Plasmaspiegel von Tadalafil durch CYP3A4-Inhibitoren erhöht, durch CYP3A4-Induktoren gesenkt.
WH: Vor Therapiebeginn Anamnese und körperliche Untersuchung. Schwerwiegende kardiovaskuläre Ereignisse möglich. Vorsicht bei schwerer Nieren- oder Leberinsuffizienz. Auf Priapismus achten. Vorsicht bei anatomischer Deformation des Penis oder bei Priapismus prädisponierenden Erkrankungen.
PG: 4 ST * (EKO: N) [€ 17,90]

Tadalafil ratiopharm 20 mg - Filmtabletten 52F01
(Z.Nr. 1-36325) RP. P. G04BE08
ZI: Teva, Haarlem, Niederlande
Z: 1 Tablette enthält: Tadalafil 20 mg, Tablettenkern: Lactose 353 mg (entspr. Lactose monohydrat), Natrium laurylsulfat, Povidon K12, Crospovidon, Natriumstearylfumarat; Filmüberzug: Poly(vinylalkohol), Macrogol, Titandioxid, Talk, Eisenoxid gelb.
Kurzinformation: siehe Tadalafil ratiopharm 10 mg - Filmtabletten, → S. 1381
PG: 4 ST * (EKO: N) [€ 24,90], 8 ST * (EKO: N) [€ 49,50], 12 ST * (EKO: N) [€ 69,90]

Tadalafil Rivopharm 2,5 mg - Filmtabletten 52F01
(Z.Nr. 1-39457) RP. P. nicht im Handel. G04BE08

Tadalafil Rivopharm 5 mg - Filmtabletten 52F01, 52D03
(Z.Nr. 1-39458) RP. P. nicht im Handel. G04BE08, G04CX

Tadalafil Rivopharm 10 mg - Filmtabletten 52F01
(Z.Nr. 1-39460) RP. P. nicht im Handel. G04BE08

Tadalafil Rivopharm 20 mg - Filmtabletten 52F01
(Z.Nr. 1-39459) RP. P. nicht im Handel. G04BE08

Tadalafil Sandoz 5 mg - Filmtabletten 52F01, 52D03
(Z.Nr. 1-37402) RP. P. G04BE08, G04CX
ZI: Sandoz, Kundl
Z: 1 Filmtablette enthält: Tadalafil 5 mg, Tablettenkern: Lactose monohydrat 88 mg, Natrium laurylsulfat, Povidon K12, Crospovidon Typ B, Natriumstearylsulfat; Filmüberzug: Poly(vinylalkohol), Macrogol 3350, Titandioxid, Talkum, Eisenoxid gelb.
Kurzinformation: siehe Tadalafil Actavis 5 mg - Filmtabletten, → S. 1379
PG: 28 ST * (EKO: N) [€ 45,75]

Tadalafil Sandoz 10 mg - Filmtabletten 52F01
(Z.Nr. 1-37403) RP. P. G04BE08
ZI: Sandoz, Kundl
Z: 1 Filmtablette enthält: Tadalafil 10 mg, Tablettenkern: Lactose monohydrat 177 mg, Natrium laurylsulfat, Povidon K12, Crospovidon Typ B, Natriumstearylsulfat; Filmüberzug: Poly(vinylalkohol), Macrogol 3350, Titandioxid, Talkum, Eisenoxid gelb.
Kurzinformation: siehe Tadalafil Actavis 10 mg - Filmtabletten, → S. 1379
PG: 4 ST * (EKO: N) [€ 18,90]

Tadalafil Sandoz 20 mg - Filmtabletten 52F01, 10C
(Z.Nr. 1-37404) RP. P. G04BE08, C02KX
ZI: Sandoz, Kundl
Z: 1 Filmtablette enthält: Tadalafil 20 mg, Tablettenkern: Lactose monohydrat 353 mg, Natrium laurylsulfat, Povidon K12, Crospovidon Typ B, Natriumstearylsulfat; Filmüberzug: Poly(vinylalkohol), Macrogol 3350, Titandioxid, Talkum, Eisenoxid gelb.
EW: Hemmstoff der cGMP-spezifischen PDE5.
AG: Erektile Dysfunktion bei erwachsenen Männern.
-Pulmonale arterielle Hypertonie (PAH) Klassen II und III.
AA: Oral einnehmen.
DO: Erektile Dysfunktion: 10(-20) mg, mindestens 30 min vor einer sexuellen Aktivität. Maximal 1mal tgl. anwenden. Nicht regelmäßig täglich einnehmen, außer bei sehr häufiger Anwendung (mind. 2mal pro Woche): Umstellung auf TD 2,5 oder 5 mg möglich. Kein Nutzen bei Kindern und Jugendlichen.
PAH: 1mal tgl. 40 mg.
GA: Einnahme organischer Nitrate, schwere kardiale Erkrankungen, nicht arteriitische anteriore ischämische Optikusneuropathie (NAION) in Anamnese.
SST: Nicht anwenden.
NW: Kopfschmerzen, Dyspepsie, Hautrötung, Priapismus, Rücken/ Muskelschmerzen, Augenschmerzen, Sehstörungen (NAION), verstopfte Nase. Überempfindlichkeit, schwere kardiovaskuläre Ereignisse, Schlaganfall, Tinnitus, plötzlicher Hörverlust.
WW: Kontraindiziert: Riociguat, Nitrate.
Nicht empfohlen: Alpha-Blocker (Doxazosin). Vorsicht: Plasmaspiegel von Tadalafil durch CYP3A4-Inhibitoren erhöht, durch CYP3A4-Induktoren gesenkt.
WH: Vor Therapiebeginn Anamnese und körperliche Untersuchung. Schwerwiegende kardiovaskuläre Ereignisse möglich. Vorsicht bei schwerer Nieren- oder Leberinsuffizienz. Auf Priapismus achten. Vorsicht bei anatomischer Deformation des Penis oder bei Priapismus prädisponierenden Erkrankungen.
PG: 4 ST * (EKO: N) [€ 29,90], 8 ST * (EKO: N) [€ 56,90], 12 ST * (EKO: N) [€ 72,90], 56 ST * (EKO: N) [€ 269,85 n.l.]

Tadalafil Stada 5 mg - Filmtabletten 52F01, 52D03
(Z.Nr. 1-40085) RP. P. G04BE08, G04CX
ZI: Stada Arzneimittel, Wien
Z: 1 Filmtablette enthält: Tadalafil 5 mg, Tablettenkern: Lactose 58,1 mg (entspr. Lactose monohydrat), Croscarmellose natrium, Natrium laurylsulfat (entspr. Natrium 0,6 mg), Hydroxypropylcellulose, Polysorbat, Cellulose, mikrokristalline, Magnesium stearat; Filmüberzug: Hypromellose, Lactose monohydrat, Titandioxid, Triacetin, Eisenoxid gelb, Talkum.
Kurzinformation: siehe Tadalafil Actavis 5 mg - Filmtabletten, → S. 1379
PG: 28 ST * (EKO: N) [€ 39,90], 84 ST * (EKO: N) [€ 97,90]

Tadalafil Stada 10 mg - Filmtabletten 52F01
(Z.Nr. 1-40086) RP. P. G04BE08, G04CX
ZI: Stada Arzneimittel, Wien
Z: 1 Filmtablette enthält: Tadalafil 10 mg, Tablettenkern: Lactose 116,3 mg (entspr. Lactose monohydrat), Croscarmellose natrium, Natrium laurylsulfat (entspr. Natrium 1,1 mg), Hydroxypropylcellulose, Polysorbat, Cellulose, mikrokristalline, Magnesium stearat; Filmüberzug: Hypromellose, Lactose monohydrat, Titandioxid, Triacetin, Eisenoxid gelb, Talkum.
EW: Hemmstoff der cGMP-spezifischen PDE5.
AG: Erektile Dysfunktion bei erwachsenen Männern.
AA: Oral einnehmen.
DO: 10(-20) mg, mindestens 30 min vor einer sexuellen Aktivität. Maximal 1mal tgl. anwenden. Nicht regelmäßig täglich einnehmen, außer bei sehr häufiger Anwendung (mind. 2mal pro Woche): Umstellung auf TD 2,5 oder 5 mg möglich.
Kein Nutzen bei Kindern und Jugendlichen.
GA: Einnahme organischer Nitrate, schwere kardiale Erkrankungen, nicht arteriitische anteriore ischämische Optikusneuropathie (NAION) in Anamnese.
SST: Nicht zur Anwendung bei Frauen indiziert.
NW: Kopfschmerzen, Dyspepsie, Hautrötung, Priapismus, Rücken/ Muskelschmerzen, Augenschmerzen, Sehstörungen (NAION), verstopfte Nase. Überempfindlichkeit, schwere kardiovaskuläre Ereignisse, Schlaganfall, Tinnitus, plötzlicher Hörverlust.
WW: Kontraindiziert: Riociguat, Nitrate.
Nicht empfohlen: Alpha-Blocker (Doxazosin). Vorsicht: Plasmaspiegel von Tadalafil durch CYP3A4-Inhibitoren erhöht, durch CYP3A4-Induktoren gesenkt.
WH: Vor Therapiebeginn Anamnese und körperliche Untersuchung. Schwerwiegende kardiovaskuläre Ereignisse möglich. Vorsicht bei schwerer Nieren- oder Leberinsuffizienz. Auf Priapismus achten.

Vorsicht bei anatomischer Deformation des Penis oder bei Priapismus prädisponierenden Erkrankungen.
PG: 4 ST * (EKO: N) [€ 18,90], 48 ST * (EKO: N) [€ 93,65]

Tadalafil Stada 20 mg - Filmtabletten 52F01

(Z.Nr. 1-40087) RP. P. G04BE08, G04CX
ZI: Stada Arzneimittel, Wien
Z: 1 Filmtablette enthält: Tadalafil 20 mg, Tablettenkern: Lactose 232,6 mg (entspr. Lactose monohydrat), Croscarmellose natrium, Natrium laurylsulfat (entspr. Natrium 2,2 mg), Hydroxypropylcellulose, Polysorbat, Cellulose, mikrokristalline, Magnesium stearat; Filmüberzug: Hypromellose, Lactose monohydrat, Titandioxid, Triacetin, Eisenoxid gelb, Talkum.
Kurzinformation: siehe Tadalafil Stada 10 mg - Filmtabletten, → S. 1381
PG: 4 ST * (EKO: N) [€ 29,90], 8 ST * (EKO: N) [€ 49,80], 12 ST * (EKO: N) [€ 72,90]

Tadim 1 Million I.E. - Pulver zur Herstellung einer Infusionslösung 34K

(Z.Nr. 1-31164) NR. P. J01XB01
ZI: Zambon, Bresso, Italien
Z: 1 Durchstechflasche enthält: Colistimethat natrium 1 Mio. IE (entspr. → 80 mg).
EW: Polymyxin-Antibiotikum, bakterizid.
AG: Reserveantibiotikum bei schweren Infektionen durch aerobe gramnegative Erreger.
AA: I.v. Infusion über 30-60 min; intraventikulär oder intrathekal (max. 1 ml).
DO: Erhaltungsdosis: 9 Mio I.E./d in 2-3 ED. MTD ev. bis 12 Mio I.E.
Dosisreduktion bei Nierenschäden.
Hämodialyse (HD): TD an Tagen ohne HD 2,25 Mio I.E., an Tagen mit HD 3 Mio I.E.
Kinder <40 kg KG: TD 75000-150000 I.E./kg KG in 3 ED; bei Kindern mit zystischer Fibrose auch höher dosieren.
Intraventikulär/intrathekal: TD Erwachsene 125000 I.E.
SST: Nutzen/Risiko-Abwägung; Stillen nicht empfohlen.
NW: Niere, Neurotoxizität, Haut (Pruritus), Angioödem, lokale Reaktionen, bei Anwendung am ZNS aseptische Meningitis.
WW: Peristaltikhemmer nicht anwenden. Vorsicht: Nicht-depolarisierende Muskelrelaxantien, andere nephro- oder neurotoxische Arzneimittel.
WH: Vitale Indikationsstellung bei Myasthenie. Vorsicht im 1. Lebensjahr. Auf Resistenzen, Nierenschäden (regelmäßige Kontrollen) bzw. Neurotoxizität achten. Vorsicht bei Porphyrie. Auf Clostridium-difficile-assoziierte Diarrhoe achten. Verkehrshinweis.
PG: 10 ST * (EKO: N) [€ 261,10]

Tadim 1 Million I.E. - Pulver zur Herstellung einer Lösung für einen Vernebler 34K

(Z.Nr. 1-29636) NR. P. J01XB01
ZI: Zambon, Bresso, Italien
Z: 1 Durchstechflasche enthält: Colistimethat natrium 1 Mio. IE (entspr. → 80 mg).
EW: Polymyxin - Antibiotikum, bakterizid.
AG: Lungeninfektionen durch Pseudomonas aeruginosa bei zystischer Fibrose.
AA: Zur Inhalationsbehandlung mit Vernebler. Details zu den Verneblersystemen siehe Austria Codex - Fachinformation.
DO: Erwachsene und Kinder ab 2 Jahre: 2-3x tgl. 1-2 Mio I.E.
Kinder unter 2 Jahren: 2mal tgl. 0,5-1 Mio I.E.
GA: Myasthenie.
SST: Nutzen/Risiko-Abwägung; Stillen nicht empfohlen.
NW: Husten, Bronchospasmus, Haut, Wundgefühl in Rachen oder Mund.
WW: Vorsicht: Nicht-depolarisierende Muskelrelaxantien, andere nephro- oder neurotoxische Arzneimittel.
WH: Erste Dosis unter ärztlicher Aufsicht (auf Husten, Bronchospasmus achten). Auf Nierenschäden bzw. Neurotoxizität achten. Vorsicht bei Porphyrie. Auf Pseudomonas-Resistenz achten. Verkehrshinweis.
PG: 30 ST * (EKO: N) [€ 717,45]

Tadim 1 Million I.E. - Pulver zur Herstellung einer Lösung für einen Vernebler 34K

(Z.Nr. 1-29636-P1) NR. P. Parallelimport. J01XB01
V: Abacus Medicine, Copenhagen, Dänemark
Z: 1 Durchstechflasche enthält: Colistimethat natrium 1 Mio. IE (entspr. → 80 mg).
PG: 30 ST * (EKO: N) [€ 703,95]

Tadim 1 Million I.E. - Pulver zur Herstellung einer Lösung für einen Vernebler 34K

(Z.Nr. 1-29636-P2) NR. P. Parallelimport. J01XB01
V: Orifarm, Leverkusen, Deutschland
Z: 1 Durchstechflasche enthält: Colistimethat natrium 1 Mio. IE (entspr. → ca. 80 mg).
PG: 30 ST * (EKO: N) [€ 703,90]

🐾 Taf Spray 28,5 mg/g - zur Anwendung auf der Haut, Lösung für Tiere 801AZ

(Z.Nr. 8-35912) NR. P. QD06AX
ZI: Eurovet Animal Health, Bladel, Niederlande
Z: 1 g enthält: Thiamphenicol 28,5 mg, Curcumin 0,5 mg, Aceton, Dimethylacetamid, Vinylpyrrolidon-Vinylacetat-Copolymer, Ethanol, Triacetin, Dimethylether.
EW: Topisches Antibiotikum.
AG: Oberflächliche Wundinfektionen bei allen Zieltierarten. Klaueninfektionen bei Rindern, Ziegen und Schafen.
AA: Auf der Haut.
DO: 1mal tgl. zu behandelnde Stelle 3 Sekunden lang aus 15-20 cm Abstand besprühen. Wiederholung an bis zu 3 Tagen möglich.
SST: Nutzen/Risiko-Abwägung.
WH: Tiere sollen besprühte Körperstellen nicht belecken. Dämpfe nicht einatmen.
VNW: Essbare Gewebe: Schwein 14 Tage, andere Spezies keine. Nicht am Euter laktierender Tiere anwenden, wenn Milch für menschlichen Verzehr vorgesehen ist.
PG: 150 ML VN [€ 21,95]

Tafinlar 50 mg - Hartkapseln 55G

(Z.Nr. EU/1/13/865/*) NR. P. L01EC02
ZI: Novartis Europharm, Dublin, Irland
Z: 1 Hartkapsel enthält: Dabrafenib 50 mg (entspr. Dabrafenib mesilat), Kapselinhalt: Cellulose, mikrokristalline, Magnesium stearat, Siliciumdioxid, hochdisperses; Kapselhülle: Eisen(III)-oxid, Titandioxid, Hypromellose; Drucktinte: Eisen(II,III)-oxid, Schellack, Propylenglycol.
EW: Proteinkinasehemmer, antineoplastisch.
AG: Nicht-resezierbares oder metastasiertes Melanom mit BRAF-V600-Mutation (Monotherapie oder in Kombination mit Trametinib).
In Kombination mit Trametinib adjuvant beim Melanom im Stadium III mit einer BRAF-V600-Mutation nach vollständiger Resektion.
Nicht-kleinzelliges Lungenkarzinom (NSCLC) mit BRAF-V600-Mutation (in Kombination mit Trametinib).
AA: Mindestens 1 Std. vor oder 2 Std. nach einer Mahlzeit im Ganzen mit Wasser einnehmen.
DO: 2mal tgl. 150 mg Dabrafenib (mit oder ohne 1mal tgl. 2 mg Trametinib). Dosisreduktion bei Nebenwirkungen. Keine Daten an Kindern und Jugendlichen.
SST: Nutzen/Risiko-Abwägung. Kontrazeption bis 4 Wochen (Dabrafenib) bzw. bis 4 Monate (Trametinib) nach Therapieende erforderlich. Nicht stillen.
NW: Neoplasmen (Karzinome, neue Melanome), Photosensitivität, verminderter Appetit, Kopfschmerzen, Sehstörungen, Husten, Magen/Darm, Pankreatitis, Haut, Haarausfall, Arthralgie, Myalgie, Pyrexie, Asthenie; in Kombination mit Trametinib: Schwere Hautreaktionen, Magen/Darm-Perforationen, Blutungen, linksventrikuläre Dysfunktion, Leber, Hypertonie, Pneumonitis, Rhabdomyolyse, tiefe Venenthrombose, Lungenembolie.
WW: Dabrafenib ist ein starker Enzyminduktor. Nicht empfohlen: Starke Induktoren von CYP2C8 und CYP3A4.
Vorsicht: Starke Hemmer von CYP2C8 und CYP3A4, Warfarin, Digoxin.
Trametinib (Magen/Darm-Perforationen).
WW mit vielen Arzneimitteln möglich.
WH: Bei Melanom vom BRAF-Wildtyp nicht anwenden. Bei Fieber >38,5°C Behandlung unterbrechen. Regelmäßige Untersuchungen der Haut, des Kopf- und Halsbereichs, CT von Thorax und Abdomen, Blutbild, Niere, Augen, Serum-Amylase und -Lipase. Verkehrshinweis (Abgeschlagenheit, Augenprobleme).
PG: 28 ST RE1 (EKO: Y) [€ 1.117,80], 120 ST RE1 (EKO: Y) [€ 4.679,60]

Tafinlar 50 mg - Hartkapseln 55G

(Z.Nr. EU/1/13/865/*) NR. P. Parallelimport. L01EC02
n.I.
V: Orifarm, Leverkusen, Deutschland
Z: 1 Hartkapsel enthält: Dabrafenib 50 mg (entspr. Dabrafenib mesilat), Kapselinhalt: Cellulose, mikrokristalline, Magnesium stearat, Siliciumdioxid, hochdisperses; Kapselhülle: Eisen(III)-oxid, Titandioxid, Hypromellose; Drucktinte: Eisen(II,III)-oxid, Schellack, Propylenglycol.
PG: 120 ST * (EKO: N) [€ 4.682,85 n.I.]

Tafinlar 75 mg - Hartkapseln 55G

(Z.Nr. EU/1/13/865/*) NR. P. L01EC02
ZI: Novartis Europharm, Dublin, Irland
Z: 1 Hartkapsel enthält: Dabrafenib 75 mg (entspr. Dabrafenib mesilat), Kapselinhalt: Cellulose, mikrokristalline, Magnesium stearat, Siliciumdioxid, hochdisperses; Kapselhülle: Eisen(III)-oxid, Titandioxid, Hypromellose; Drucktinte: Eisen(II,III)-oxid, Schellack, Propylenglycol.
Kurzinformation: siehe Tafinlar 50 mg - Hartkapseln, → S. 1382
PG: 28 ST RE1 (EKO: Y) [€ 1.659,80], 120 ST RE1 (EKO: Y) [€ 7.002,50]

▼ Tagrisso 40 mg - Filmtabletten 55G

(Z.Nr. EU/1/16/1086/*) NR. P. L01EB04
ZI: AstraZeneca, Södertälje, Schweden
Z: 1 Tablette enthält: Osimertinib 40 mg (entspr. Osimertinib mesilat), Tablettenkern: Mannitol, Cellulose, mikrokristalline, Hyprolose (5,0-16,0 %), Natriumstearylfumarat (entspr. Natrium 0,3 mg); Tablettenhülle: Poly(vinylalkohol), Titandioxid, Macrogol 3350, Talkum, Eisen(III)-hydroxid-oxid x H2O, Eisen(III)-oxid, Eisen(II,III)-oxid.
EW: Proteinkinasehemmer (EGFR-Rezeptorantagonist), antineoplastisch.
AG: - Erstlinientherapie des lokal fortgeschrittenen oder metastasierten, nicht-kleinzelligen Lungenkarzinoms (NSCLC) mit aktivierenden Mutationen des epidermalen Wachstumsfaktor-Rezeptors (Epidermal Growth Factor Receptor, EGFR).
- Lokal fortgeschrittenes oder metastasiertes EGFR-T790M-mutationspositives NSCLC.
AA: Im Ganzen mit Wasser schlucken, ev. auch Tablette in stillem Wasser dispergieren (zum Trinken oder über Nasen-Magen-Sonde geben).
DO: 1mal tgl. 80 mg.
Bei schweren NW ev. 1mal tgl. 40 mg oder Therapie absetzen.
Keine Daten an Kindern und Jugendlichen.
SST: Zwingende Indikationsstellung (reproduktionstoxisch), nicht stillen. Kontrazeption für Frauen bis mindestens 2 Monate und für Männer bis mindestens 4 Monate nach Therapieende erforderlich.
NW: Magen/Darm (sehr häufig Diarrhö, Stomatitis), Haut (selten Stevens- Johnson- Syndrom), Keratitis, Blutbild (Thrombo-, Leukopenie), interstitielle Lungenerkrankung, QT-Verlängerung. Erhöhte Nebenwirkungsrate bei Patienten unter 50 kg KG.
WW: Gegenanzeige: Johanniskraut. Nicht empfohlen: Starke CYP3A4-Induktoren. Vorsicht: Mäßige CYP3A4-Induktoren, Rosuvastatin, BCRP-, P-gp-Substrate.
WH: Vor Therapiebeginn EGFR-Mutationsstatus bestimmen. Bei kardiologischen Risikofaktoren LVEF messen. Bei Long-QT-Syndrom nicht anwenden.
PG: 30 ST RE1 (EKO: Y) [€ 8.572,55]

▼ Tagrisso 40 mg - Filmtabletten 55G

(Z.Nr. EU/1/16/1086/*) NR. P. L01EB04
Parallelimport.
V: Orifarm, Leverkusen, Deutschland
Z: 1 Tablette enthält: Osimertinib 40 mg (entspr. Osimertinib mesilat), Tablettenkern: Mannitol, Cellulose, mikrokristalline, Hyprolose (5,0-16,0 %), Natriumstearylfumarat (entspr. Natrium 0,3 mg); Tablettenhülle: Poly(vinylalkohol), Titandioxid, Macrogol 3350, Talkum, Eisen(III)-hydroxid-oxid x H2O, Eisen(III)-oxid, Eisen(II,III)-oxid.
PG: 30 ST * (EKO: N) [€ 8.567,95]

▼ Tagrisso 80 mg - Filmtabletten 55G

(Z.Nr. EU/1/16/1086/*) NR. P. L01EB04
ZI: AstraZeneca, Södertälje, Schweden
Z: 1 Filmtablette enthält: Osimertinib 80 mg (entspr. Osimertinib mesilat), Tablettenkern: Mannitol, Cellulose, mikrokristalline, Hyprolose (5,0-16,0 %), Natriumstearylfumarat (entspr. Natrium 0,6 mg); Tablettenhülle: Poly(vinylalkohol), Titandioxid, Macrogol 3350, Talkum, Eisen(III)-hydroxid-oxid x H2O, Eisen(III)-oxid, Eisen(II,III)-oxid.
Kurzinformation: siehe Tagrisso 40 mg - Filmtabletten, → S. 1383
PG: 30 ST RE1 (EKO: Y) [€ 8.572,55]

▼ Tagrisso 80 mg - Filmtabletten 55G

(Z.Nr. EU/1/16/1086/*) NR. P. L01EB04
Parallelimport.
V: Abacus Medicine, Copenhagen, Dänemark
Z: 1 Filmtablette enthält: Osimertinib 80 mg (entspr. Osimertinib mesilat), Tablettenkern: Mannitol, Cellulose, mikrokristalline, Hyprolose (5,0-16,0 %), Natriumstearylfumarat (entspr. Natrium 0,6 mg); Tablettenhülle: Poly(vinylalkohol), Titandioxid, Macrogol 3350, Talkum, Eisen(III)-hydroxid-oxid x H2O, Eisen(III)-oxid, Eisen(II,III)-oxid.
PG: 30 ST * (EKO: N) [€ 8.567,95]

▼ Tagrisso 80 mg - Filmtabletten 55G

(Z.Nr. EU/1/16/1086/*) NR. P. L01EB04
Parallelimport.
V: Eurim-Pharm, Salzburg
Z: 1 Filmtablette enthält: Osimertinib 80 mg (entspr. Osimertinib mesilat), Tablettenkern: Mannitol, Cellulose, mikrokristalline, Hyprolose (5,0-16,0 %), Natriumstearylfumarat (entspr. Natrium 0,6 mg); Tablettenhülle: Poly(vinylalkohol), Titandioxid, Macrogol 3350, Talkum, Eisen(III)-hydroxid-oxid x H2O, Eisen(III)-oxid, Eisen(II,III)-oxid.
PG: 30 ST * (EKO: N) [€ 8.567,95]

▼ Tagrisso 80 mg - Filmtabletten 55G

(Z.Nr. EU/1/16/1086/*) NR. P. L01EB04
Parallelimport.
V: Orifarm, Leverkusen, Deutschland
Z: 1 Filmtablette enthält: Osimertinib 80 mg (entspr. Osimertinib mesilat), Tablettenkern: Mannitol, Cellulose, mikrokristalline, Hyprolose (5,0-16,0 %), Natriumstearylfumarat (entspr. Natrium 0,6 mg); Tablettenhülle: Poly(vinylalkohol), Titandioxid, Macrogol 3350, Talkum, Eisen(III)-hydroxid-oxid x H2O, Eisen(III)-oxid, Eisen(II,III)-oxid.
PG: 30 ST * (EKO: N) [€ 8.567,95]

▼ Takhzyro 300 mg - Injektionslösung 27B03

(Z.Nr. EU/1/18/1340/*) NR. P. E. B06AC05
ZI: Shire Pharmaceuticals Ireland, Dublin, Irland
Z: 1 Durchstechflasche enthält in 2 ml Lösung: Lanadelumab 300 mg, aus Ovarialzellen des chinesischen Hamsters (CHO-K1) mittels rekombinanter DNA-Technologie hergestellt, Dinatriumphosphat dihydrat, Citronensäure monohydrat, Histidin, Natriumchlorid, Polysorbat 80, Wasser für Injektionszwecke.
EW: Monoklonaler Antikörper (IgG1).
AG: Prophylaxe von wiederkehrenden Attacken des hereditären Angioödems (HAE).
AA: Nur s.c.; Selbstanwendung nach Schulung möglich.
DO: Personen ab 12 Jahren: Initial 300 mg alle 2 Wochen, dann bei attackenfreiem Verlauf ev. auf 300 mg alle 4 Wochen reduzieren. Nicht zur Behandlung akuter HAE-Attacken. Keine Daten an Kindern.
SST: Während der Schwangerschaft Anwendung vermeiden. In den ersten Tagen nach der Geburt nicht anwenden, dann in der Stillzeit Anwendung möglich.
NW: Lokale Reaktionen, Überempfindlichkeit, Schwindel, Myalgie, Leberenzyme erhöht.
WW: C1-Esterasehemmer (additive Wirkung).
WH: Bei schwerer Überempfindlichkeit Therapie abbrechen. Beeinflussung von Gerinnungstests (aPTT) möglich.
PG: 1 ST * (EKO: R) [€ 20.203,45], **BP** 2 ST * (EKO: R) [€ 40.363,40]

▼ Takhzyro 300 mg - Injektionslösung in einer Fertigspritze 27B03

(Z.Nr. EU/1/18/1340/*) NR. P. E. B06AC05
ZI: Shire Pharmaceuticals Ireland, Dublin, Irland
Z: 1 Fertigspritze enthält in 2 ml Lösung: Lanadelumab 300 mg, aus Ovarialzellen des chinesischen Hamsters (CHO-K1) mittels rekombinanter DNA-Technologie hergestellt, Dinatriumphosphat dihydrat, Citronensäure monohydrat, Histidin, Natriumchlorid, Polysorbat 80, Wasser für Injektionszwecke.
Kurzinformation: siehe Takhzyro 300 mg - Injektionslösung, → S. 1383
PG: 1 ST * (EKO: R) [€ 20.203,45], 2 ST * (EKO: R) [€ 40.363,40], **BP** 6 ST * (EKO: N) [€ 121.003,40]

Takipril hyperbar 2% - Injektionslösung 01A01

(Z.Nr. 1-29403) RP. P. N01BB04
ZI: Sintetica, Münster, Deutschland
Z: 1 ml Injektionslösung enthält: Prilocain hydrochlorid 20 mg, Glucose wasserfrei oder Glucose monohydrat, Natriumhydroxid 1N (zur pH-Einstellung) (entspr. Natrium 0,0086 mg), Wasser für Injektionszwecke.
EW: Lokalanästhetikum vom Amidtyp.
AG: Spinalanästhesie.
AA: Intrathekal; cave intravaskulär! Details siehe Austria-Codex - Fachinformation.
DO: Möglichst niedrig! ED 40-60 mg, MD 80 mg. Niedriger dosieren bei reduziertem Allgemeinzustand, bekannten Begleiterkrankungen, Leber-, Nierenschäden. Bei Kindern und Jugendlichen nicht anwenden.
GA: Schwere Überleitungsstörungen, schwere Anämie, Herzinsuffizienz, kardiogener Schock, Kinder unter 6 Monaten, Methämoglobinämie.
SST: Zwingende Indikationsstellung, nicht zur Parazervikalblockade oder Pudendusanästhesie. Stillen nach der Behandlung 24 Std.

T

unterbrechen.
NW: Hypotonie, Übelkeit, toxische ZNS-Wirkungen, Bradykardie, Hypertonie, selten Methämoglobinämie, Arrhythmien, Allergien, Atemdepression.
Spinalhämatom.
WW: Kontraindiziert: Antikoagulantien. Vorsicht: Methämoglobinbildner (z.B.
Sulfonamide, Nitroglycerin) verstärkt. Andere Lokalanästhetika oder Klasse III-Antiarrhythmika (Addition der Wirkungen möglich).
WH: Nur im Krankenhaus anwenden. Zwingende Indikationsstellung bei akuter Porphyrie. Für Periduralanästhesie nicht empfohlen. Risiko für hohen oder totalen Spinalblock beachten. Verkehrshinweis.
PG: 10 ST * (EKO: N) [€ 112,40]

Takrozem 0,1% - Salbe 22P05
(Z.Nr. 1-38069) NR. P. nicht im Handel. D11AH01

Talcid - Kautabletten 42D01
(Z.Nr. 0-17898) RPF. W9. P. A02AD04
ZI: Bayer Austria, Wien
Z: 1 Kautablette enthält: Hydrotalcit 500 mg, Saccharin natrium 0,5 mg, Mannit, Maisstärke, Magnesium stearat, Pfefferminz-Aroma, Bananen-Aroma.
EW: Nicht-systemisch wirkendes Antacidum.
AG: Ulcus pepticum, Sodbrennen.
AA: Tabletten gut kauen.
DO: 1-2 Std. nach der Mahlzeit und vor dem Schlafengehen bzw. beim Auftreten von Beschwerden 1-2 Kautabletten. MTD 12 Kautabletten. Keine Daten bei Kindern.
GA: Schwere Nierenschäden, Hypophosphatämie, Myasthenie.
SST: Möglichst kurzfristig anwenden.
NW: Übelkeit, weicher Stuhl, Allergien, bei Langzeitgabe Osteomalacie (Phosphataufnahme vermindert), Enzephalopathie, Hypermagnesiämie.
WW: Mindestens 2 Stunden Abstand zu anderen Medikamenten (Eisen, Herz- glykoside, Chenodesoxycholsäure, Cumarine, H2-Blocker, Tetrazykline, Chinolone, Natriumfluorid).
WH: Vorsicht bei Niereninsuffizienz. Dauereinnahme vermeiden.
PG: 20 ST * (EKO: N) [€ 6,45], 50 ST * (EKO: N) [€ 13,10]

Talmanco 20 mg - Filmtabletten 10C
(Z.Nr. EU/1/16/1153/*) RP. P. nicht im Handel. C02KX, G04BE08

Taloxa 600 mg/5 ml - orale Suspension 09A06
(Z.Nr. 1-21405) NR. P. N03AX10
ZI: Merck Sharp & Dohme, Wien
Z: 5 ml enthalten: Felbamat 600 mg, Sorbitol 1,05 g, Glycerol, Cellulose, mikrokristalline, Croscarmellose natrium, Dimeticon-Siliciumdioxid, Saccharin natrium, Polysorbat 80, Natriumbenzoat 10 mg, Propyl-4-hydroxybenzoat 1 mg, Methyl-4-hydroxybenzoat 6,5 mg, Aroma Prosweet "G" #859 (entspr. Glycerol) (entspr. Vanillin) (entspr. Ethylmaltol), Wasser, gereinigtes.
EW: Antiepileptikum.
AG: Lennox-Gastaut-Syndrom bei Nichtansprechen aller anderen Antiepileptika.
AA: Mit beiliegendem Messlöffel mit Flüssigkeit einnehmen.
DO: TD initial 600-1200 mg in 2-3 ED. Dosissteigerung wöchentlich bei Bedarf, MTD 3600 mg in 3-4 ED.
Kinder (4-14 Jahre): TD initial 7,5-15 mg/kg KG in 2-3 ED. MTD 45 mg/kg KG in 3-4 ED.
Gleichzeitig Dosis von Carbamazepin, Phenytoin, Phenobarbilat, Valproinsäure reduzieren. Für Kinder unter 4 Jahren nicht empfohlen.
GA: Blut-, Leberschäden (auch anamnestisch).
SST: Zwingende Indikationsstellung in der Schwangerschaft. Kontrazeption bis 1 Monat nach Therapieende erforderlich. In der Stillzeit nicht anwenden.
NW: Blut (Leukopenie, Thrombopenie, aplastische Anämie), Leberversagen, Magen/Darm, ZNS, Haut, selten schwere Überempfindlichkeit.
WW: Andere Antiepileptika im Bedarfsfall reduzieren. Orale Kontrazeptiva (Konzeptionsschutz reduziert).
WH: Nur von Spezialisten anzuwenden. Patienten vor Behandlungsbeginn über Risiken (aplastische Anämie, Leberversagen) informieren.
Kontrollen: Blutbild (alle 2 Wochen), Leber (alle 2 Wochen). Nicht abrupt absetzen. Verkehrshinweis.
PG: 230 ML RE1 (EKO: Y) [€ 151,05]

Taloxa 600 mg - Tabletten 09A06
(Z.Nr. 1-21407) NR. P. N03AX10
ZI: Merck Sharp & Dohme, Wien
Z: 1 Tablette enthält: Felbamat 600 mg, Maisquellstärke, Cellulose, mikrokristalline, Croscarmellose natrium, Lactose monohydrat 60 mg, Magnesium stearat.
EW: Antiepileptikum.
AG: Lennox-Gastaut-Syndrom bei Nichtansprechen aller anderen Antiepileptika.
AA: Unzerkaut mit Flüssigkeit.
DO: TD initial 600-1200 mg in 2-3 ED. Dosissteigerung wöchentlich bei Bedarf, MTD 3600 mg in 3-4 ED.
Kinder (4-14 Jahre): TD initial 7,5-15 mg/kg KG in 2-3 ED. MTD 45 mg/kg KG in 3-4 ED.
Gleichzeitig Dosis von Carbamazepin, Phenytoin, Phenobarbilat, Valproinsäure reduzieren. Für Kinder unter 4 Jahren nicht empfohlen.
GA: Blut-, Leberschäden (auch anamnestisch).
SST: Zwingende Indikationsstellung in der Schwangerschaft. Kontrazeption bis 1 Monat nach Therapieende erforderlich. In der Stillzeit nicht anwenden.
NW: Blut (Leukopenie, Thrombopenie, aplastische Anämie), Leberversagen, Magen/Darm, ZNS, Haut, selten schwere Überempfindlichkeit.
WW: Andere Antiepileptika im Bedarfsfall reduzieren. Orale Kontrazeptiva (Konzeptionsschutz reduziert).
WH: Nur von Spezialisten anzuwenden. Patienten vor Behandlungsbeginn über Risiken (aplastische Anämie, Leberversagen) informieren.
Kontrollen: Blutbild (alle 2 Wochen), Leber (alle 2 Wochen). Nicht abrupt absetzen. Verkehrshinweis.
PG: 100 ST RE1 (EKO: Y) [€ 285,55]

Taloxa 600 mg - Tabletten 09A06
(Z.Nr. 1-21407-P1) NR. P. Parallelimport. N03AX10
V: Haemato Pharm, Schönefeld, Deutschland
Z: 1 Tablette enthält: Felbamat 600 mg, Maisquellstärke, Cellulose, mikrokristalline, Croscarmellose natrium, Lactose monohydrat 60 mg, Magnesium stearat.
PG: 100 ST RE1 (EKO: Y) [€ 279,85]

Talrektan 2,5 mg - Filmtabletten 52F01
(Z.Nr. 1-37915) RP. P. nicht im Handel. G04BE08

Talrektan 5 mg - Filmtabletten 52F01, 52D03
(Z.Nr. 1-37916) RP. P. nicht im Handel. G04BE08, G04CX

Talrektan 10 mg - Filmtabletten 52F01
(Z.Nr. 1-37917) RP. P. nicht im Handel. G04BE08

Talrektan 20 mg - Filmtabletten 52F01
(Z.Nr. 1-37918) RP. P. nicht im Handel. G04BE08

▼ Taltz 80 mg - Injektionslösung in einem Fertigpen 22F01
(Z.Nr. EU/1/15/1085/*) NR. P. E. L04AC13
ZI: Lilly, Eli Nederland, Utrecht, Niederlande
Z: 1 Fertigpen enthält in 1 ml Lösung: Ixekizumab 80 mg, hergestellt durch rekombinante DNA-Technologie in CHO, Natrium citrat, Zitronensäure, wasserfrei, Natriumchlorid, Polysorbat 80, Wasser für Injektionszwecke.
EW: Interleukin-17A-Inhibitor; immunsuppressiv.
AG: Mittelschwere bis schwere Plaque-Psoriasis bei Patienten ab 6 Jahren; Psoriasis-Arthritis (Mittel 2. Wahl); Axiale Spondyloarthritis (Mittel 2. Wahl).
AA: S.c.; nach Einschulung Selbstinjektion möglich. 40 mg Dosierung nur mittels **Fertigspritze** durch medizinisches Fachpersonal applizieren!
DO: Plaque-Psoriasis: Erwachsene: 160 mg in Woche 0, dann 80 mg alle 2 Wochen über 12 Wochen, dann Erhaltungsdosis 80 mg alle 4 Wochen.
Kinder ab 6 Jahren (mind. 25 kg bis 50 KG): 80 mg in Woche 0, dann 40 mg alle 4 Wochen.
Kinder ab 6 Jahren (über 50 kg KG): 160 mg in Woche 0, dann 80 mg alle 4 Wochen.
Nicht für Kindern unter 25 kg KG.
Psoriasis-Arthritis (allein oder in Kombination mit Methotrexat): Erwachene: 160 mg in Woche 0, dann 80 mg alle 4 Wochen.
Axiale Spondyloarthritis: Erwachsene 160 mg in Woche 0, dann 80 mg alle 4 Wochen.
GA: Aktive Infektionen (z.B. aktive Tuberkulose).
SST: In der Schwangerschaft nicht anwenden; Kontrazeption für Frauen bis mindestens 10 Wochen nach Behandlungsende. Stillen unterbrechen.
NW: Lokale Reaktionen, Infektionen (Nasopharyngitis), Übelkeit, oropharyngeale Schmerzen, Überempfindlichkeit.
WW: Nicht mit Lebendimpfstoffen anwenden. Unzureichende Daten zum Ansprechen auf inaktivierte Impfstoffe.
WH: Vorsicht bei chronischen Infektionen, entzündlichen Darmerkrankungen.
PG: 1 ST RE1 (EKO: Y) [€ 1.344,50]

▼ *Taltz 80 mg - Injektionslösung in einem Fertigpen* 22F01
(Z.Nr. EU/1/15/1085/*) NR. P. E. L04AC13
Parallelimport. nicht im Handel.

▼ Taltz 80 mg - Injektionslösung in einer Fertigspritze 22F01

(Z.Nr. EU/1/15/1085/*) NR. P. E. L04AC13
ZI: Lilly, Eli Nederland, Utrecht, Niederlande
Z: 1 Fertigspritze enthält in 1 ml Lösung: Ixekizumab 80 mg, hergestellt durch rekombinante DNA-Technologie in CHO, Natrium citrat, Zitronensäure, wasserfrei, Natriumchlorid, Polysorbat 80, Wasser für Injektionszwecke.
Kurzinformation: siehe Taltz 80 mg - Injektionslösung in einem Fertigpen, → S. 1384
PG: 1 ST RE1 (EKO: Y) [€ 1.344,50]

▼ *Taltz 80 mg - Injektionslösung in einer Fertigspritze* 22F01
(Z.Nr. EU/1/15/1085/*) NR. P. E. L04AC13
Parallelimport. nicht im Handel.

▼ Talzenna 0,25 mg - Hartkapseln 55L

(Z.Nr. EU/1/19/1377/*) NR. P. L01XK04
ZI: Pfizer Europe, Brüssel, Belgien
Z: 1 Hartkapsel enthält: Talazoparib 0,25 mg (entspr. Talazoparibtosilat), Cellulose, mikrokristalline, Siliciumdioxid-beschichtet; Kapselhülle: Hypromellose, Eisen(III)-hydroxid-oxid x H2O, Titandioxid; Drucktinte: Schellack, Propylenglycol, Ammoniakwasser, Eisen(II,III)-oxid, Kaliumhydroxid.
EW: Antineoplastisch.
AG: HER2-negatives, lokal fortgeschrittenes oder metastasiertes Mammakarzinom.
AA: Kapseln im Ganzen schlucken.
DO: Patientenauswahl abhängig vom Nachweis einer (vermutlich) pathogenen BRCA-Keimbahnmutation: 1mal tgl. 1 mg. Bei schweren Nebenwirkungen stufenweise Dosisreduktion bis auf 0,25 mg. Dosisreduktion bei Gabe von starken P-gp-Inhibitoren. Keine Daten an Kindern und Jugendlichen.
SST: In der Schwangerschaft nicht empfohlen. Kontrazeption für Frauen mindestens 7 Monate nach Therapieende und für männliche Partner mindestens 4 Monate nach Therapieende der Frau erforderlich. Nach der letzten Dosis mindestens 1 Monat nicht stillen.
NW: Fatigue, Magen/Darm, Myelosuppression, Kopfschmerz, Alopezie, myelodysplastisches Syndrom/akute myeloische Leukämie.
WW: Nicht empfohlen: Starke P-gp-Inhibitoren (z.B. Proteasehemmer), starke BCRP-Inhibitoren.
WH: Blutbild kontrollieren. Verkehrshinweis.
PG: 30 ST * (EKO: R) [€ 2.557,65]

▼ Talzenna 1 mg - Hartkapseln 55L

(Z.Nr. EU/1/19/1377/*) NR. P. L01XK04
ZI: Pfizer Europe, Brüssel, Belgien
Z: 1 Hartkapsel enthält: Talazoparib 1 mg (entspr. Talazoparibtosilat), Cellulose, mikrokristalline, Siliciumdioxid-beschichtet; Kapselhülle: Hypromellose, Eisen(III)-oxid, Eisen(III)-hydroxid-oxid x H2O, Titandioxid; Drucktinte: Schellack, Propylenglycol, Ammoniakwasser, Eisen(II,III)-oxid, Kaliumhydroxid.
Kurzinformation: siehe Talzenna 0,25 mg - Hartkapseln, → S. 1385
PG: 30 ST * (EKO: R) [€ 7.586,00]

Tamiflu 30 mg - Hartkapseln 35E04

(Z.Nr. EU/1/02/222/*) NR. P. J05AH02
ZI: Roche Registration, Grenzach-Wyhlen, Deutschland
Z: 1 Kapsel enthält: Oseltamivir 30 mg (entspr. Oseltamivir phosphat), Kapselinhalt: Maisstärke, vorverkleistert, Talkum, Povidon, Croscarmellose natrium, Natriumstearylfumarat; Kapselhülle: Gelatine, Eisen(III)-hydroxid-oxid x H2O, Eisen(III)-oxid, Titandioxid, Drucktinte: (entspr. Schellack) (entspr. Titandioxid) (entspr. Indigocarmin).
EW: Selektiver Neuraminidasehemmer, antiviral.
AG: Therapie und Prophylaxe der Influenza bei Erwachsenen und Kindern jeden Alters.
AA: Oral.
Details zur Zubereitung einer flüssigen Darreichungsform siehe Austria-Codex - Fachinformation.
DO: **Therapie:** 2mal tgl. 75 mg über 5 Tage, bei immungeschwächten Patienten über 10 Tage.
Kinder: Je nach Körpergewicht 2mal tgl. 30 mg (10-15 kg KG) bis 75 mg (ab 40 kg KG) über 5 Tage.
1. Lebensjahr: 2mal tgl. 3 mg/kg KG über 5 Tage.
Prophylaxe: Nach Exposition: 1mal tgl. 75 mg über 10 Tage.
Während Influenzaepidemie: 1mal tgl. 75 mg über bis zu 6 Wochen.
Prophylaxe bei immungeschwächten Patienten bis zu 12 Wochen möglich.
Kinder: Je nach Körpergewicht 1mal tgl. 30-75 mg über 10 Tage.
1. Lebensjahr: 1mal tgl. 3 mg/kg KG über 10 Tage. Nicht für Frühgeborene.
Dosisreduktion bei schweren Nierenschäden.
SST: Anwendung nach Nutzen/Risiko-Abwägung möglich.
NW: Magen/Darm, Kopfschmerzen, Haut (auch schwere Reaktionen), Leber, Überempfindlichkeit, Thrombozytopenie, Atemwege, Asthma, ZNS, Psyche, Schmerzen, Lymphadenopathie, Auge, Ohr, angioneurotisches Ödem.
WH: Kein Ersatz für Grippeschutzimpfung. Unterschiedliche Empfindlichkeit der Influenzastämme gegen Oseltamivir beachten.
PG: 10 ST * (EKO: N) [€ 26,15]

Tamiflu 45 mg - Hartkapseln 35E04

(Z.Nr. EU/1/02/222/*) NR. P. J05AH02
ZI: Roche Registration, Grenzach-Wyhlen, Deutschland
Z: 1 Kapsel enthält: Oseltamivir 45 mg (entspr. Oseltamivir phosphat), Kapselinhalt: Maisstärke, vorverkleistert, Talkum, Povidon, Croscarmellose natrium, Natriumstearylfumarat; Kapselhülle: Gelatine, Eisen(II,III)-oxid, Titandioxid, Drucktinte: (entspr. Schellack) (entspr. Titandioxid) (entspr. Indigocarmin).
Kurzinformation: siehe Tamiflu 30 mg - Hartkapseln, → S. 1385
PG: 10 ST * (EKO: N) [€ 33,80]

Tamiflu 75 mg - Hartkapseln 35E04

(Z.Nr. EU/1/02/222/*) NR. P. J05AH02
ZI: Roche Registration, Grenzach-Wyhlen, Deutschland
Z: 1 Hartkapsel enthält: Oseltamivir 75 mg (entspr. Oseltamivir phosphat), Kapselinhalt: Maisstärke, vorverkleistert, Talkum, Povidon, Croscarmellose natrium, Natriumstearylfumarat; Kapselhülle: Gelatine, Eisen(III)-hydroxid-oxid x H2O, Eisen(III)-oxid, Eisen(II,III)-oxid, Titandioxid, Drucktinte: (entspr. Schellack) (entspr. Titandioxid) (entspr. Indigocarmin).
Kurzinformation: siehe Tamiflu 30 mg - Hartkapseln, → S. 1385
PG: 10 ST RE2 (EKO: Y) [€ 39,90]

Tamiflu 75 mg - Hartkapseln 35E04

(Z.Nr. EU/1/02/222/*) NR. P. Parallelimport. J05AH02
V: Abacus Medicine, Copenhagen, Dänemark
Z: 1 Hartkapsel enthält: Oseltamivir 75 mg (entspr. Oseltamivir phosphat), Kapselinhalt: Maisstärke, vorverkleistert, Talkum, Povidon, Croscarmellose natrium, Natriumstearylfumarat; Kapselhülle: Gelatine, Eisen(III)-hydroxid-oxid x H2O, Eisen(III)-oxid, Eisen(II,III)-oxid, Titandioxid, Drucktinte: (entspr. Schellack) (entspr. Titandioxid) (entspr. Indigocarmin).
PG: 10 ST RE2 (EKO: Y) [€ 39,10]

Tamiflu 6 mg/ml - Pulver zur Herstellung einer Suspension zum Einnehmen 35E04

(Z.Nr. EU/1/02/222/*) NR. P. L. J05AH02
ZI: Roche Registration, Grenzach-Wyhlen, Deutschland
Z: 1 ml rekonstituierte Suspension enthält: Oseltamivir 6 mg (entspr. Oseltamivir phosphat), Sorbitol, Natrium dihydrogencitrat, Xanthan gummi, Natriumbenzoat, Saccharin natrium, Titandioxid, Tutti Frutti Pulveraroma (entspr. Maltodextrin (Mais)) (entspr. Propylenglycol) (entspr. Gummi arabisch) (entspr. Aromastoffe, naturident) (entspr. Bananen-Aroma) (entspr. Ananas-Aroma) (entspr. Pfirsich-Aroma).
EW: Selektiver Neuraminidasehemmer, antiviral.
AG: Therapie und Prophylaxe der Influenza bei Erwachsenen und Kindern jeden Alters.
AA: Oral mit 3 ml- und 10 ml-Dosierhilfe (liegt der Packung bei) nach Rekonstitution (durch eine Apotheke empfohlen). Suspension und Hartkapseln sind bioäquivalent.
DO: **Therapie:** 2mal tgl. 75 mg über 5 Tage, bei immungeschwächten Patienten über 10 Tage.
Kinder: Je nach Körpergewicht 2mal tgl. 30 mg (10-15 kg KG) bis 75 mg (ab 40 kg KG) über 5 Tage.
1. Lebensjahr: 2mal tgl. 3 mg/kg KG über 5 Tage.
Prophylaxe: Nach Exposition: 1mal tgl. 75 mg über 10 Tage.
Während Influenzaepidemie: 1mal tgl. 75 mg über bis zu 6 Wochen.
Prophylaxe bei immungeschwächten Patienten bis zu 12 Wochen möglich.
Kinder: Je nach Körpergewicht 1mal tgl. 30-75 mg über 10 Tage.
1. Lebensjahr: 1mal tgl. 3 mg/kg KG über 10 Tage. Nicht für Frühgeborene.
Dosisreduktion bei schweren Nierenschäden.
SST: Anwendung nach Nutzen/Risiko-Abwägung möglich.
NW: Magen/Darm, Kopfschmerzen, Haut (auch schwere Reaktionen), Leber, Überempfindlichkeit, Thrombozytopenie, Atemwege, Asthma, ZNS, Psyche, Schmerzen, Lymphadenopathie, Auge, Ohr, angioneurotisches Ödem.
WH: Kein Ersatz für Grippeschutzimpfung. Unterschiedliche Empfindlichkeit der Influenzastämme gegen Oseltamivir beachten.

PG: 65 ML RE2 (2L) (EKO: Y) [€ 21,85]

🐾 *Tamox Granulat 50 mg/g - Granulat zum Eingeben für Rinder (Kälber), Schweine* 801AA
(Z.Nr. 8-00219) NR. P. VNW. nicht im Handel. QJ01CA04

Tamoxifen "Arcana" 20 mg - Tabletten 55D03
(Z.Nr. 1-20377) NR. P. L02BA01
ZI: Arcana Arzneimittel, Wien
Z: 1 Tablette enthält Tamoxifen 20 mg (entspr. Tamoxifen dihydrogencitrat), Mannitol, Maisstärke, Croscarmellose natrium, Magnesium stearat.
EW: Antiöstrogen.
AG: Palliative oder adjuvante Behandlung des Mammakarzinoms bei Frauen ab dem 18. Lebensjahr.
AA: Unzerkaut mit Flüssigkeit zu einer Mahlzeit einnehmen.
DO: TD 20-40 mg in 1 oder 2 ED. Nicht für Kinder und Jugendliche.
GA: Schwere Thrombopenie, Leukopenie, Hyperkalzämie.
SST: Gegenanzeige. Schwangerschaftsverhütung bis 3 Monate nach Therapieende.
NW: Magen-Darm, Haut, ZNS, Wallungen, Vaginalflour bzw. -blutungen (abklären!), Flüssigkeitsretention, Müdigkeit, Depressionen, Haarausfall oder verstärkter Haarwuchs, zystische Ovarvergrößerung, Endometriumkarzinom, Hyperkalzämie bei Knochenmetastasen, Blutbild (Leuko- und Thromobopenie), Auge, Leber.
WW: Antikoagulantien verstärkt; Wirkungsverminderung östrogenhaltiger Hormonpräparate (Pille), Thrombozytenaggregationshemmer, Aminoglutethimid.
Starke CYP2D6-Hemmer (z.B. Paroxetin, Fluoxetin, Chinidin, Cinacalcet, Bupropion) meiden.
WH: Vorsicht bei Leber- und Nierenschäden, Diabetes, Thromboembolie, Augenerkrankungen.
Vor Therapiebeginn gynäkologische und internistische Untersuchung, Schwangerschaft ausschließen, Kontrollen: Leber, Blutbild, Serumkalzium, Blutzucker, Röntgen, Augen, Ultraschall. Positiver Dopingtest möglich. Verkehrshinweis.
PG: 30 ST (2) (EKO: G) [€ 31,20]

Tamoxifen "ratiopharm" 20 mg - Tabletten 55D03
(Z.Nr. 1-21936) NR. P. L02BA01
ZI: Teva, Haarlem, Niederlande
Z: 1 Tablette enthält: Tamoxifen 20 mg (entspr. Tamoxifen dihydrogencitrat), Calcium hydrogenphosphat-2-Wasser, Polyvidon (entspr. Kollidon K25), Carboxymethylstärke, Natriumsalz (entspr. Primojel) (entspr. Natrium < 1 mmol) (entspr. → < 23 mg), Magnesium stearat, Siliciumdioxid, hochdisperses, Cellulose, mikrokristalline.
EW: Antiöstrogen.
AG: Palliative oder adjuvante Behandlung des Mammakarzinoms bei Frauen ab dem 18. Lebensjahr.
AA: Unzerkaut mit Flüssigkeit zu einer Mahlzeit einnehmen.
DO: TD 20-40 mg in 1 oder 2 ED. Nicht für Kinder und Jugendliche.
GA: Schwere Thrombopenie, Leukopenie, Hyperkalzämie.
SST: Gegenanzeige. Schwangerschaftsverhütung bis 3 Monate nach Therapieende erforderlich.
NW: Magen-Darm, Haut, ZNS, Wallungen, Vaginalflour bzw. -blutungen (abklären!), Flüssigkeitsretention, Müdigkeit, Depressionen, Haarausfall oder verstärkter Haarwuchs, zystische Ovarvergrößerung, Endometriumkarzinom, Hyperkalzämie bei Knochenmetastasen, Blutbild (Leuko- und Thromobopenie), Auge, Leber.
WW: Antikoagulantien verstärkt; Wirkungsverminderung östrogenhaltiger Hormonpräparate (Pille), Thrombozytenaggregationshemmer, Aminoglutethimid.
Starke CYP2D6-Hemmer (z.B. Paroxetin, Fluoxetin, Chinidin, Cinacalcet, Bupropion) meiden.
WH: Vorsicht bei Leber- und Nierenschäden, Diabetes, Thromboembolie, Augenerkrankungen.
Vor Therapiebeginn gynäkologische, augenärztliche und internistische Untersuchung, Schwangerschaft ausschließen, Kontrollen: Leber, Blutbild, Serumkalzium, Blutzucker, Röntgen, Augen, Ultraschall. Positiver Dopingtest möglich. Verkehrshinweis
PG: 30 ST (2) (EKO: G) [€ 31,40]

Tamoxifen Sandoz 20 mg - Filmtabletten 55D03
(Z.Nr. 1-25266) NR. P. L02BA01
ZI: Sandoz, Kundl
Z: 1 Filmtablette enthält: Tamoxifen 20 mg (entspr. Tamoxifen dihydrogencitrat), Cellulose, Hypromellose, Lactose monohydrat 144,4 mg, Magnesium stearat, Carboxymethylstärke, Natriumsalz, Macrogol 4000, Povidon, Titandioxid.
Kurzinformation: siehe Tamoxifen "Arcana" 20 mg - Tabletten, → S. 1386
PG: 30 ST (2) (EKO: G) [€ 31,25]

T

Tamsu Genericon retard 0,4 mg - Kapseln 52D02
(Z.Nr. 1-26380) RP. P. G04CA02
ZI: Genericon Pharma, Graz
Z: 1 Kapsel enthält: Tamsulosin 0,4 mg (entspr. Tamsulosin hydrochlorid), Kapselinhalt: Cellulose, mikrokristalline, Methacrylsäure-Ethylacrylat, Polysorbat 80, Natriumdodecylsulfat, Triethylcitrat, Talkum; Kapselhülle: Eisenoxid rot, Titandioxid, Eisenoxid gelb, Indigotin, Eisenoxid schwarz, Gelatine.
EW: Alpha 1-Adrenozeptor-Antagonist.
AG: Prostatahyperplasie.
DO: Täglich 1 Kapsel nach dem Frühstück mit Flüssigkeit unzerkaut einnehmen.
Keine Indikation bei Kindern und Jugendlichen.
GA: Orthostatische Hypotonie, Leberschäden.
SST: Nicht für Frauen.
NW: Schwindel, Ejakulationsstörungen, Blutdruckabfall, Herzrhythmusstörungen, Sehstörungen, Überempfindlichkeit, Magen/Darm.
WW: Vorsicht: Starke CYP3A4-Hemmer.
WH: Regelmäßige Untersuchungen auf Prostatakarzinom empfohlen.
Vorsicht bei schweren Nierenschäden. Auf Blutdruckabfall achten. Restharnkontrollen. Bei Katarakt- und Glaukomoperationen auf "Intraoperative Floppy Iris Syndrome" (IFIS) achten. Verkehrshinweis.
PG: 10 ST U (2) (EKO: G) [€ 3,05], 30 ST U (2) (EKO: G) [€ 9,05]

TamsuDuo 0,5 mg/0,4 mg - Hartkapseln 52D01, 52D02
(Z.Nr. 1-39350) RP. P. G04CA52
ZI: +pharma Arzneimittel, Graz
Z: 1 Hartkapsel enthält: Dutasterid 0,5 mg, Tamsulosin hydrochlorid 0,4 mg (entspr. Tamsulosin 0,367 mg), Hartkapselhülle: Eisenoxid schwarz, Eisenoxid rot, Titandioxid, Eisenoxid gelb, Gelatine; Dutasterid-Weichkapsel-Inhalt: Propylenglycol monocaprylat (Typ II), Butylhydroxytoluol; Weichkapselhülle: Gelatine, Glycerin, Titandioxid, Triglyceride, mittelkettige, Lecithin (entspr. Sojaöl); Tamsulosin-Pellets: Methacrylsäure-Ethylacrylat-Copolymer (1:1), 30%ige Dispersion (entspr. Natriumdodecylsulfat), (entspr. Polysorbat 80), Cellulose, mikrokristalline, Sebacinsäuredibutylester, Polysorbat 80, Kieselsäure, kolloidal, hydratisiert, Calcium stearat; Druckfarbe, schwarz: Schellack, Eisenoxid schwarz, Propylenglycol 299,46 mg, Ammoniaklösung, konzentriert, Kaliumhydroxid.
EW: Kombination 5-Alpha-Reduktasehemmer + Alpha-Adrenozeptoren-Blocker.
AG: Moderate bis schwere Formen der benignen Prostatahyperplasie (auch zur Reduzierung des Risikos von akutem Harnverhalt sowie chirurgischem Eingriff).
AA: 30 min nach einer Mahlzeit im Ganzen schlucken.
DO: 1x tgl. 1 Kapsel.
GA: Frauen, Kinder, Jugendliche, orthostatische Hypotonie, schwere Leberschäden.
SST: Keine Indikation.
NW: Impotenz, Ejakulationsstörungen, Brustvergrößerung, Brustkrebs bei Männern, Schwindel.
WW: Andere Blutdrucksenker verstärkt. Cimetidin (Vorsicht).
Vorsicht: PDE5-Hemmer (z.B. Sildenafil): Hypotoniegefahr. Starke CYP3A4- oder CYP2D6-Hemmer.
WH: Vor und während der Behandlung Prostatakarzinom ausschließen. Veränderungen des Brustgewebes beachten. PSA-Werte kontrollieren (Details siehe Austria Codex - Fachinformation).
Vorsicht bei Nierenschäden. Vorsicht bei Katarakt-Operationen (Intraoperatives Floppy Iris Syndrom) achten. Verkehrshinweis.
PG: 30 ST U (3) (EKO: G) [€ 12,60]

Tamsulosin Actavis retard 0,4 mg - Kapseln 52D02
(Z.Nr. 1-26404) RP. P. G04CA02
ZI: Actavis Group PTC, Hafnarfjördur, Island
Z: 1 Kapsel enthält: Tamsulosin hydrochlorid 0,4 mg, Kapselinhalt: Cellulose, mikrokristalline, Methacrylsäure-Ethylacrylat-Copolymer (1:1), 30%ige Dispersion, Polysorbat 80, Natriumdodecylsulfat, Triethylcitrat, Talkum; Kapselhülle: Gelatine, Indigotin, Titandioxid, Eisenoxid gelb, Eisenoxid rot, Eisenoxid schwarz;.
Kurzinformation: siehe Tamsu Genericon retard 0,4 mg - Kapseln, → S. 1386
PG: 10 ST U (2) (EKO: G) [€ 3,05], 30 ST U (2) (EKO: G) [€ 8,80]

Tamsulosin Arcana retard 0,4 mg - Kapseln 52D02
(Z.Nr. 1-26261) RP. P. G04CA02
ZI: Arcana Arzneimittel, Wien
Z: 1 Kapsel enthält: Tamsulosin hydrochlorid 0,4 mg, Kapselinhalt: Cellulose, mikrokristalline, Methacrylat-Ethylacrylat-Copolymer (1:1) Dispersion 30%, Polysorbat 80, Natriumdodecylsulfat, Triethylcitrat, Talkum; Kapselhülle: Gelatine, Indigotin, Titandioxid, Eisenoxid gelb, Eisenoxid rot, Eisenoxid schwarz.
Kurzinformation: siehe Tamsu Genericon retard 0,4 mg -

Kapseln, → S. 1386
PG: 10 ST U (2) (EKO: G) [€ 3,05], 30 ST U (2) (EKO: G) [€ 9,25]

Tamsulosin Aristo 0,4 mg - Retardkapseln 52D02
(Z.Nr. 1-26405) RP. P. G04CA02
ZI: Aristo Pharma, Berlin, Deutschland
Z: 1 Kapsel enthält: Tamsulosin hydrochlorid 0,4 mg, Kapselinhalt: Cellulose, mikrokristalline, Methacrylsäure-Ethylacrylat-Copolymer (1:1), Polysorbat 80, Natriumdodecylsulfat, Triethylcitrat, Talkum; Kapselhülle: Gelatine, Indigotin, Titandioxid, Eisenoxid gelb, Eisenoxid rot, Eisenoxid schwarz.
Kurzinformation: siehe Tamsu Genericon retard 0,4 mg - Kapseln, → S. 1386
PG: 10 ST U (2) (EKO: G) [€ 2,60], 30 ST U (2) (EKO: G) [€ 7,80]

Tamsulosin Genericon 0,4 mg - Retardtabletten 52D02
(Z.Nr. 1-36505) RP. P. G04CA02
ZI: Genericon Pharma, Graz
Z: 1 Tablette enthält: Tamsulosin hydrochlorid 0,4 mg (entspr. Tamsulosin 0,367 mg), Tablettenkern: Hypromellose, Cellulose, mikrokristalline, Carbomer, Siliciumdioxid, hochdispers, wasserfrei, Eisenoxid rot, Magnesium stearat; Tablettenüberzug: Cellulose, mikrokristalline, Hypromellose, Carbomer, Siliciumdioxid, hochdispers, wasserfrei, Magnesium stearat.
EW: Alpha 1-Adrenozeptor-Antagonist.
AG: Prostatahyperplasie.
DO: Täglich 1 Tablette im Ganzen mit Flüssigkeit einnehmen. Keine Indikation bei Kindern und Jugendlichen.
GA: Orthostatische Hypotonie, Leberschäden.
SST: Nicht für Frauen.
NW: Schwindel, Ejakulationsstörungen, Blutdruckabfall, Herzrhythmusstörungen, Sehstörungen, Überempfindlichkeit, Magen/Darm.
WW: Vorsicht: Starke CYP3A4-Hemmer.
WH: Regelmäßige Untersuchungen auf Prostatakarzinom empfohlen.
Vorsicht bei schweren Nierenschäden. Auf Blutdruckabfall achten. Restharnkontrollen. Bei Katarakt- und Glaukomoperationen auf "Intraoperative Floppy Iris Syndrome" (IFIS) achten. Verkehrshinweis.
PG: 10 ST U (2) (EKO: G) [€ 2,40], 30 ST U (2) (EKO: G) [€ 7,15]

Tamsulosin Hexal retard 0,4 mg - Kapseln 52D02
(Z.Nr. 1-26272) RP. P. n.l. G04CA02
ZI: Hexal Pharma, Wien
Z: 1 Hartkapsel enthält: Tamsulosin hydrochlorid 0,4 mg, Kapselinhalt: Cellulose, mikrokristalline, Methacrylsäure-Ethylacrylat-Copolymer (1:1), Polysorbat 80, Natriumdodecylsulfat, Triethylcitrat, Talkum; Kapselhülle: Gelatine, Indigocarmin, Titandioxid, Eisenoxid gelb, Eisenoxid rot, Eisenoxid schwarz.
PG: 10 ST * (EKO: N) [€ 3,05 n.l.], 30 ST * (EKO: N) [€ 9,00 n.l.]

Tamsulosin "Interpharm" retard - Kapseln 52D02
(Z.Nr. 1-25920) RP. P. G04CA02
ZI: Interpharm, Wien
Z: 1 Kapsel enthält: Tamsulosin hydrochlorid 0,4 mg, Kapselinhalt: Cellulose, mikrokristalline, Eudragit L (entspr. Methacrylsäure-Ethylacrylat-Copolymer (1:1)) (entspr. Polysorbat 80) (entspr. Natriumdodecylsulfat), Triethylcitrat, Talk; Kapselunterteil: Eisenoxid rot, Eisenoxid gelb, Titandioxid, Gelatine; Kapseloberteil: Indigocarmin, Eisenoxid schwarz, Eisenoxid gelb, Titandioxid, Gelatine.
Kurzinformation: siehe Tamsu Genericon retard 0,4 mg - Kapseln, → S. 1386
PG: 10 ST U (2) (EKO: G) [€ 3,05], 30 ST U (2) (EKO: G) [€ 9,25]

Tamsulosin Krka 0,4 mg - Retardtabletten 52D02
(Z.Nr. 1-29914) RP. P. G04CA02
ZI: Krka, Novo Mesto, Slowenien
Z: 1 Retardtablette enthält: Tamsulosin hydrochlorid 0,4 mg (entspr. Tamsulosin 0,367 mg), Tablettenkern: Hypromellose, Cellulose, mikrokristalline, Carbomer, Siliciumdioxid, hochdispers, wasserfrei, Eisenoxid rot, Magnesium stearat; Tablettenüberzug: (entspr. Cellulose, mikrokristalline) (entspr. Hypromellose) (entspr. Carbomer) (entspr. Siliciumdioxid, hochdispers, wasserfrei) (entspr. Magnesium stearat).
Kurzinformation: siehe Tamsulosin Genericon 0,4 mg - Retardtabletten, → S. 1387
PG: 10 ST U (2) (EKO: G) [€ 2,70], 30 ST U (2) (EKO: G) [€ 8,10]

Tamsulosin +pharma retard 0,4 mg - Kapseln 52D02
(Z.Nr. 1-26382) RP. P. G04CA02
ZI: +pharma Arzneimittel, Graz
Z: 1 Kapsel enthält: Tamsulosin 0,4 mg (entspr. Tamsulosin hydrochlorid), Kapselinhalt: Cellulose, mikrokristalline, Methacrylsäure-Ethylacrylat, Polysorbat 80, Natriumdodecylsulfat, Triethylcitrat, Talkum; Kapselhülle: Eisenoxid rot, Titandioxid, Eisenoxid gelb, Indigotin, Eisenoxid schwarz, Gelatine.
Kurzinformation: siehe Tamsu Genericon retard 0,4 mg - Kapseln, → S. 1386
PG: 10 ST U (2) (EKO: G) [€ 2,75], 30 ST U (2) (EKO: G) [€ 8,10]

Tamsulosin "ratiopharm" retard 0,4 mg - Kapseln 52D02
(Z.Nr. 1-26123) RP. P. G04CA02
ZI: Teva, Haarlem, Niederlande
Z: 1 Kapsel enthält: Tamsulosin hydrochlorid 0,4 mg, Kapselinhalt: Cellulose, mikrokristalline, Methacrylsäure-Ethylacrylat-Copolymer, Polysorbat 80, Natriumdodecylsulfat, Triethylcitrat, Talkum; Kapselhülle: Gelatine, Indigotin, Titandioxid, Eisenoxid gelb, Eisenoxid rot, Eisenoxid schwarz.
Kurzinformation: siehe Tamsu Genericon retard 0,4 mg - Kapseln, → S. 1386
PG: 10 ST U (2) (EKO: G) [€ 3,05], 30 ST U (2) (EKO: G) [€ 8,75]

Tamsulosin Sandoz retard 0,4 mg - Kapseln 52D02
(Z.Nr. 1-26280) RP. P. G04CA02
ZI: Sandoz, Kundl
Z: 1 Hartkapsel mit veränderter Wirkstofffreisetzung enthält: Tamsulosin hydrochlorid 0,4 mg, Kapselinhalt: Cellulose, mikrokristalline, Methacrylsäure-Ethylacrylat-Copolymer, Polysorbat 80, Natriumdodecylsulfat, Triethylcitrat, Talk; Kapselhülle: Gelatine, Indigocarmin, Titandioxid, Eisenoxid gelb, Eisenoxid rot, Eisenoxid schwarz;.
Kurzinformation: siehe Tamsu Genericon retard 0,4 mg - Kapseln, → S. 1386
PG: 10 ST U (2) (EKO: G) [€ 3,05], 30 ST U (2) (EKO: G) [€ 8,85]

Tamsulosin Stada retard 0,4 mg - Kapseln 52D02
(Z.Nr. 1-26167) RP. P. G04CA02
ZI: Stada Arzneimittel, Wien
Z: 1 Kapsel enthält: Tamsulosin hydrochlorid 0,4 mg, Kapselinhalt: Cellulose, mikrokristalline, Methacrylsäure-Ethylacrylat-Copolymer (1:1), Natriumdodecylsulfat, Polysorbat 80, Talkum, Triethylcitrat; Kapselhülle: Gelatine, Indigocarmin, Titandioxid, Eisenoxid gelb, Eisenoxid rot, Eisenoxid schwarz;.
Kurzinformation: siehe Tamsu Genericon retard 0,4 mg - Kapseln, → S. 1386
PG: 10 ST U (2) (EKO: G) [€ 2,65], 30 ST U (2) (EKO: G) [€ 7,10]

Tanatril 5 mg - Tabletten 10A01
(Z.Nr. 1-22682) RP. P. C09AA16
ZI: G.L. Pharma, Lannach
Z: 1 Tablette enthält: Imidapril hydrochlorid 5 mg, Calcium hydrogenphosphat, wasserfreies, Stärke, verkleistert, Lactose monohydrat 54 mg, Croscarmellose natrium, Glyceroldistearat.
EW: ACE-Hemmer.
AG: Essentielle Hypertonie.
AA: 1mal tgl. 15 min. vor einer Mahlzeit einnehmen.
DO: TD initial 5 mg, nach 3 Wochen bei Bedarf auf 10 mg (und in Einzelfällen bis 20 mg) steigern.
Ältere Patienten: TD initial 2,5 mg, MTD 10 mg
Leberschäden: TD 2,5 mg
Nierenschäden: Dosisreduktion nach Bedarf
Hochrisikopatienten: TD initial 2,5 mg.
Keine Daten an Kindern.
GA: Angioödem in der Anamnese, Nierenversagen.
SST: Im 2. und 3. Trimenon kontraindiziert. Im 1. Trimenon und in der Stillzeit nicht empfohlen.
NW: Hypotonie (nach Therapiebeginn oder Dosiserhöhung), Niere, Husten, Angioödem, Magen/Darm, Palpitationen, Überempfindlichkeit, ZNS, Labor (BUN-Kreatinin, Serumkalium-Anstieg), Neutropenie, Protenurie.
WW: Aliskiren (Kontraindiziert bei Diabetes oder Nierenschäden, sonst nicht empfohlen). Nicht empfohlen: Duale Blockade des Renin-Angiotensin- Aldosteron-Systems, Lithium. Vorsicht: Kaliumsparende Diuretika (Kalium-Anstieg), Diuretika (Blutdruckabfall), Anästhetika, Alkohol, Antipsychotika, Antihypertensiva (Hypotonie); Allopurinol, Zytostalika, Immunsuppressiva, Procainamid (Leukopenie), Antidiabetika (Hypoglykämie).
WH: Keine Erfahrungen bei Dialyse und nach Nierentransplantation.
Vorsicht bei Psoriasis. Auf ausgeprägte Hypotonie nach der ersten Dosis achten. Bei Hämodialyse Polyacrylnitril-High-flux-Membranen meiden (Anaphylaxiegefahr). Bei LDL-Apherese anderes Antihypertensivum verwenden. Vorsicht bei Desensibilisierung. Bei Angioödem sofort 0,3-0,5 ml Adrenalin 1:1000 s.c. Vorsicht bei Aortenstenose, Mitral- stenose oder hypertrophischer Kardiomyopathie. Verkehrshinweis.
PG: 28 ST (2) (EKO: G) [€ 8,50]

T

Tanatril 10 mg - Tabletten 10A01
(Z.Nr. 1-22684) RP. P. C09AA16
ZI: G.L. Pharma, Lannach
Z: 1 Tablette enthält: Imidapril hydrochlorid 10 mg, Calcium hydrogenphosphat, wasserfreies, Stärke, verkleistert, Lactose monohydrat 72 mg, Croscarmellose natrium, Glyceroldistearat.
Kurzinformation: siehe Tanatril 5 mg - Tabletten, → S. 1387
PG: 28 ST (2) (EKO: G) [€ 14,30]

Tanatril 20 mg - Tabletten 10A01
(Z.Nr. 1-22683) RP. P. C09AA16
ZI: G.L. Pharma, Lannach
Z: 1 Tablette enthält: Imidapril hydrochlorid 20 mg, Calcium hydrogenphosphat, wasserfreies, Stärke, verkleistert, Lactose monohydrat 90 mg, Croscarmellose natrium, Glyceroldistearat.
Kurzinformation: siehe Tanatril 5 mg - Tabletten, → S. 1387
PG: 28 ST (2) (EKO: G) [€ 21,75]

Tandemact 30 mg/2 mg - Tabletten 06B06
(Z.Nr. EU/1/06/366/*) NR. P. A10BD06
ZI: Takeda Pharma, Taastrup, Dänemark
Z: 1 Tablette enthält: Pioglitazon 30 mg (entspr. Pioglitazon hydrochlorid), Glimepirid 2 mg, Cellulose, mikrokristalline, Croscarmellose natrium, Hyprolose, Lactose monohydrat 125 mg, Magnesium stearat, Polysorbat 80.
EW: Antidiabetische Kombination.
AG: Mittel 2. Wahl bei Diabetes mellitus Typ 2 bei Metformin-Unverträglich- keit.
AA: Unzerkaut mit Flüssigkeit kurz vor oder mit der ersten Hauptmahlzeit einnehmen.
DO: 1mal tgl. 1 Tablette. Nicht für Kinder und Jugendliche.
GA: Sulfonamidüberempfindlichkeit, Herzinsuffizienz, Leberschäden, Typ 1- Diabetes, diabetisches Koma oder Ketoazidose, schwere Nierenschäden, Blasenkrebs, Makrohämaturie.
SST: Gegenanzeige.
NW: Infektionen, Magen/Darm (Flatulenz), Gewichtszunahme, Schwindel, Sehstö- rungen, Hypoglykämie, Niere, Schwitzen, Ödeme, Überempfindlichkeit, Enzymanstiege, Herzinsuffizienz, Knochenbrüche.
Glimepirid: Schock, Blutbild, Leber, Lichtempfindlichkeit.
WW: Pioglitazon: Gemfibrozil, Rifampicin (Vorsicht), NSARs (Ödeme, Herzinsuffizienz). Beeinflussung der blutzuckersenkenden Wirkung von Glimepirid durch viele Arzneimittel.
Details siehe Austria-Codex - Fachinformation.
WH: 3 bis 6 Monate nach Therapiebeginn Patienten auf adäquates Ansprechen der Therapie überprüfen. Vorsicht bei älteren Patienten. Auf Hypogly- kämie, Ödeme, Herzinsuffizienz, Leberschäden, Gewichtszunahme, Blutbild, Makulaödem, Knochenbrüche bei Frauen, Blasenkrebsrisiko achten. Verkehrs- hinweis (Sehstörungen).
Bei Überdosierung Hypoglykämie.
PG: 28 ST RE1 (EKO: Y) [€ 23,60]

Tandemact 30 mg/4 mg - Tabletten 06B06
(Z.Nr. EU/1/06/366/*) NR. P. A10BD06
ZI: Takeda Pharma, Taastrup, Dänemark
Z: 1 Tablette enthält: Pioglitazon 30 mg (entspr. Pioglitazon hydrochlorid), Glimepirid 4 mg, Cellulose, mikrokristalline, Croscarmellose natrium, Hyprolose, Lactose monohydrat 177 mg, Magnesium stearat, Polysorbat 80.
Kurzinformation: siehe Tandemact 30 mg/2 mg - Tabletten, → S. 1388
PG: 28 ST RE1 (EKO: Y) [€ 23,60]

Tandemact 45 mg/4 mg - Tabletten 06B06
(Z.Nr. EU/1/06/366/*) NR. P. nicht im Handel. A10BD06

Taneven LC, 3 g - Suspension zur intramammären Anwendung für Rinder 801BE
(Z.Nr. 8-40349) NR. P. E. VNW. nicht im Handel. QJ51CE09

Tangolita 75 Mikrogramm - Filmtabletten 31I03
(Z.Nr. 1-29819) RP. P. G03AC09
ZI: Gedeon Richter, Budapest, Ungarn
Z: 1 Filmtablette enthält: Desogestrel 75 µg, Tablettenkern: Lactose 52,34 mg (entspr. Lactose monohydrat), Kartoffelstärke, Povidon K30, Siliciumdioxid, hochdispers, wasserfrei, Stearinsäure, all-rac-alpha-Tocopherol; Tablettenhülle: Poly(vinylalkohol), Titandioxid, Macrogol 3000, Talkum.
EW: Gestagen.
AG: Kontrazeption.
AA: Oral.
DO: 1 Tablette tgl. ohne Unterbrechung zur gleichen Tageszeit. Keine Daten an Kindern und Jugendlichen.
GA: Aktive venöse thromboembolische Erkrankungen, schwere Leberschäden, Sexualhormon-empfindliche Malignome, nicht abgeklärte vaginale Blutungen.
SST: In der Schwangerschaft Gegenanzeige (zusätzliche Barrieremethode empfohlen); kann in der Stillzeit angewendet werden.
NW: Blutungsunregelmäßigkeiten, Stimmungsschwankungen, Depression, Kopfschmerzen, Magen/Darm, Haut, Amenorrhoe, Gewichtszunahme, Angioödem.
WW: Enzyminduktoren reduzieren Gestagenspiegel, Enzymhemmer erhöhen Gestagenspiegel. Beeinflussung von Labortests.
WH: Geringfügig erhöhtes Brustkrebsrisiko beachten. Bei Langzeitimmobilisation absetzen. Diabetiker überwachen. Blutdruck kontrollieren.
PG: 28 ST * (EKO: N) [€ 11,90], 84 ST * (EKO: N) [€ 28,00]

Tannalbin - Tabletten 42G02
(Z.Nr. 0-02981) RPF. P. A07XA01
ZI: Medicopharm, Wien
Z: 1 Tablette enthält: Tanninalbuminat 500 mg, Siliciumdioxid, hochdisperses, Stearinsäure.
EW: Pflanzliches Arzneimittel, adstringierend.
AG: Unterstützend bei akutem Durchfall.
AA: Oral mit Flüssigkeit einnehmen.
DO: 1-2 Tabletten alle 1-2 Std. (MTD: 12 Tabletten).
Kinder (ab 6 Jahre) und Jugendliche: 3-4mal tgl. 1(-2) Tabletten (MTD 6 Tabletten). Max. 1 Woche anwenden.
GA: Milcheiweißallergie, blutige Stühle, Läsionen der Darmschleimhaut, chronische Durchfälle, Salmonellosen.
SST: Gegenanzeige.
NW: Magenreizung, Schwindel, Erbrechen, Leberschäden, vereinzelt Überempfindlichkeit (Facialisödem).
WW: Resorptionshemmung für viele Substanzen. Nicht mit Kohle einnehmen.
WH: Bei Kindern unter 6 Jahren nicht empfohlen. Bei Kindern mit Durchfall und Fieber bzw. Erbrechen unbedingt Arzt konsultieren.
PG: 30 ST * (EKO: N) [€ 14,30]

Tannosynt flüssig - Badekonzentrat 22A03
(Z.Nr. 0-12741) RPF. P. D04AX
ZI: Almirall Hermal, Reinbek, Deutschland
Z: 100 g enthalten: Phenol-Methanal-Harnstoff-Polykondensat, sulfoniert, Natriumsalz 40 g (entspr. Gerbstoffe, synthetisch), Natrium laurylethersulfat, Natrium sulfat, Wasser, gereinigtes.
EW: Adstringierend.
AG: Akut nässende Dermatosen, Juckreiz, Hyperhidrosis.
AA: Auf der Haut. Nicht unverdünnt anwenden.
DO: Verdünnt mit Wasser 1:1000 bis 1:5000 als Umschläge, Waschungen oder Bäder (Vollbad 2 Messbecher, Kinderbad oder Sitzbad 1/3 Messbecher) Badedauer 10-15 min, Badetemperatur 32-35°C.
GA: Keine Vollbäder bei schweren Herz- und Kreislaufstörungen, Hypertonie, Fieber, Tuberkulose.
SST: Anwendung möglich.
NW: Leichte Hautreizung, Überempfindlichkeit.
WW: Keine anderen Zusätze für Bäder und Umschläge.
WH: Vorsicht bei unklaren Dermatosen. Nicht in die Augen bringen.
PG: 100 G (EKO: G) [€ 6,60]

Tannosynt - Lotio 22A03
(Z.Nr. 0-12743) RPF. P. D04AX
ZI: Almirall Hermal, Reinbek, Deutschland
Z: 100 g enthalten: Phenol-Methanal-Harnstoff-Polykondensat, sulfoniert, Natriumsalz 1 g, Wasser, gereinigtes, Glycerol 85%, Zinkoxid, Talkum, Polyoxyl(4)cetostearylphosphat, Lecithin, Siliciumdioxid, hochdisperses, Isopropylalkohol, Methyl-4-hydroxybenzoat 0,3 g, Natrium carragenat.
EW: Adstringierend.
AG: Akut nässender Dermatosen, Juckreiz, Hyperhidrosis.
DO: 1-2mal tgl. lokal auftragen.
SST: Anwendung möglich.
NW: Leichte Hautreizung, Überempfindlichkeit.
WH: Nicht in die Augen bringen. Nicht auf der behaarten Kopfhaut anwenden.
PG: 100 G (EKO: G) [€ 5,90]

TantoGrip mit Orangengeschmack 600 mg/10 mg - Pulver im Beutel zur Herstellung einer Lösung zum Einnehmen 02B10, 50J01
(Z.Nr. 1-37846) RPF. P. nicht im Handel. N02BE51

TantoGrip mit Zitronen- und Honiggeschmack 600 mg/10 mg - Pulver im Beutel zur Herstellung einer Lösung zum Einnehmen 02B10, 50J01
(Z.Nr. 1-37845) RPF. P. nicht im Handel. N02BE51

TantoGrip mit Zitronengeschmack 600 mg/10 mg - Pulver im Beutel zur Herstellung einer Lösung zum Einnehmen 02B10, 50J01
(Z.Nr. 1-37844) RPF. P. N02BE51
ZI: Angelini Pharma Österreich, Wien
Z: 1 Beutel enthält: Paracetamol 600 mg, Phenylephrin hydrochlorid 10 mg (entspr. Phenylephrin 8,2 mg), Saccharose 1817 mg, Citronensäure, wasserfreie, Natrium citrat, Maisstärke, Natrium cyclamat (entspr. Natrium 112,9 mg), Saccharin natrium, Ascorbinsäure, Siliciumdioxid, hochdisperses, Zitronen-Aroma, Curcuma Pulver 5%, wasserdispergierbar (entspr. Curcumin) (entspr. Glucose-Sirup, getrockneter) (entspr. Glucose 6,65 mg).
EW: Analgetikum + Alpha-Sympathomimetikum.
AG: Zur Symptomlinderung bei Erkältungskrankheiten und Influenza.
AA: Beutel in einem Glas Wasser auflösen und nach Bedarf süßen.
DO: Personen ab 12 Jahren: 1 Beutel alle 4-6 Stunden; MTD 4 Beutel. Nicht für Kinder.
GA: Schwere Herz/Kreislauf- Störungen, Hypertonie, Hyperthyreose.
SST: Nicht anwenden (Phenylephrin-Gehalt).
NW: Haut, Überempfindlichkeit, Kopfschmerzen, Palpitationen, Hypertonie, Magen/Darm, Harnverhalt, Blutbild; Leberschäden bei Paracetamol-Überdosierung (> 5g/Tag).
WW: Gegenanzeige: MAO-Hemmer (2 Wochen Abstand), andere Sympathomimetika einschl. abschwellende Nasen- oder Augenpräparate.
Vorsicht: Gerinnungshemmer (verstärkt). Betablocker und andere Blutdrucksenker, trizyklische Antidepressiva, Herzglykoside.
WH: Vorsicht bei Raynaud- Syndrom, Diabetes, Engwinkelglaukom, Prostatahyperplasie, schweren Leber- oder Nierenschäden.
Bei Paracetamol-Überdosierung Leberschäden. Behandlung der Überdosierung mit N-Acetyl-Cystein.
PG: 10 ST * (EKO: N) [€ 9,95]

Tantum 5% - Creme 13F06
(Z.Nr. 1-23239) RPF. P. nicht im Handel. M02AA05

Tantum 5% - Gel 13F06
(Z.Nr. 1-18549) RPF. P. nicht im Handel. M02AA05

Tantum Rosa - Granulat zur Herstellung einer Vaginallösung 29G08
(Z.Nr. 1-23893) RP. P. nicht im Handel. G02CC03

Tantum Rosa - Vaginallösung 29G08
(Z.Nr. 1-18486) RP. P. G02CC03
ZI: Angelini Pharma Österreich, Wien
Z: 1 Flasche mit 140 ml enthält: Benzydamin hydrochlorid 140 mg, Benzalkonium chlorid 28 mg, Natrium edetat, Rosenöl, Ethylalkohol, Polysorbat 20, Wasser, gereinigtes.
EW: Indazol-Derivat, entzündungshemmend.
AG: Entzündliche Symptome bei akuter Vaginitis: Unspezifische oder spezifische Vaginitis, Vaginitis nach Strahlentherapie, Adjuvans bei Candidainfektionen.
AA: Flascheninhalt unter leichtem Druck in die Scheide entleeren.
AH: Nicht kalt anwenden.
Details siehe Austria-Codex - Fachinformation oder Gebrauchsinformation.
DO: (1-) 2mal tgl. 140 ml Lösung über 3-10 Tage, nach Strahlentherapie bis zu einem Monat (mit Pause während der Menstruation).
SST: Anwendung möglich.
NW: Selten örtliche Reizung.
WH: Lokale Anwendung stört nicht die üblichen Färbetechniken.
Bei groß- flächiger Anwendung Nebenwirkungen (ZNS) möglich.
Bei nachgewiesener Infektionsursache mit Chemotherpaie kombinieren.
PG: 5 ST (EKO: G) [€ 14,30]

Tantum Verde - Lösung zum Gurgeln 45A04
(Z.Nr. 0-14505) RPF. P. A01AD02
ZI: Angelini Pharma Österreich, Wien
Z: 1 ml enthält: Benzydamin hydrochlorid 1,5 mg, Ethanol 96% 80 mg, Glycerol, Methyl-4-hydroxybenzoat 1 mg, Pfefferminz-Aroma, Saccharin, Natriumhydrogencarbonat, Polysorbat 20, Chinolingelb: Patentblau V, Wasser, gereinigtes.
EW: Antiphlogistisch.
AG: Schmerzhafte Entzündungen und Schwellungen im Mund- und Rachenraum.
Unterstützung von Zahnbehandlungen.
AA: Unverdünnt für Mundspülungen und zum Gurgeln.
DO: Personen ab 5 Jahren: 2-3mal tgl. nach den Mahlzeiten mit 1 Esslöffel unverdünnter Lösung 20-30 Sekunden gurgeln.
SST: Anwendung möglich.
NW: Kurzzeitig Taubheitsgefühl in Mund und Rachen, leichtes Brennen im Mund.
Übelkeit, Erbrechen, Überempfindlichkeit, Photosensibilität, Angioödem, Laryngospasmus.
WH: Bei Überempfindlichkeit gegen Salizylsäure oder andere NSARs nicht anwenden. Vorsicht bei Asthma bronchiale. Nicht zur Langzeitbehandlung. Äthanolgehalt beachten. Bei fehlender Besserung innerhalb von 3 Tagen Arzt oder Zahnarzt konsultieren. Verkehrshinweis.
PG: 120 ML * (EKO: N) [€ 6,95], 240 ML * (EKO: N) [€ 8,95]

Tantum Verde - Mundspray 45A05
(Z.Nr. 1-20985) RPF. P. A01AD02
ZI: Angelini Pharma Österreich, Wien
Z: 1 ml (1 Sprühstoß = 0,17 ml) Lösung enthält: Benzydamin hydrochlorid 1,5 mg, Saccharin, Methyl-4-hydroxybenzoat 1 mg, Glycerol, Ethanol 96% 81 mg, Natriumhydrogencarbonat, Pfefferminz-Aroma, Polysorbat 20, Wasser, gereinigtes.
EW: Antiphlogistisch.
AG: Schmerzhafte Schwellungen im Mund-und Rachenraum.
DO: 2-6mal tgl. in den Mund einsprühen. Je 4-8 Sprühstöße bei Personen ab 12 Jahren, 4 Sprühstöße bei Kindern ab 6 Jahren, 1 Sprühstoß pro 4 kg KG (max. 4 Sprühstöße) bei Kindern unter 6 Jahren.
SST: Anwendung möglich.
NW: Kurzzeitig Taubheitsgefühl in Mund und Rachen, leichtes Brennen im Mund.
Übelkeit, Erbrechen, Überempfindlichkeit, Photosensibilität, Angioödem, Laryngospasmus.
WH: Bei Überempfindlichkeit gegen Salizylsäure oder andere NSARs nicht anwenden. Vorsicht bei Asthma bronchiale. Nicht zur Langzeitbehandlung. Äthanolgehalt beachten. Bei fehlender Besserung innerhalb von 3 Tagen Arzt oder Zahnarzt konsultieren. Verkehrshinweis.
PG: 30 ML * (EKO: N) [€ 8,95]

Tantum Verde forte - Mundspray 45A05
(Z.Nr. 1-25420) RPF. P. A01AD02
ZI: Angelini Pharma Österreich, Wien
Z: 1 ml (1 Sprühstoß = 0,17 ml) enthält: Benzydamin hydrochlorid 3 mg, Saccharin natrium, Methyl-4-hydroxybenzoat 1 mg, Glycerol, Ethanol 96% 80 mg, Pfefferminz-Aroma, Macrogol glycerolhydroxystearat 15 mg, Wasser, gereinigtes.
EW: Antiphlogistisch.
AG: Schmerzhafte Schwellungen im Mund- und Rachenraum.
DO: 2-6mal tgl. in den Mund einsprühen. Je 2-4 Sprühstöße bei Personen ab 12 Jahren, 2 Sprühstöße bei Kindern ab 6 Jahren, 1 Sprühstoß pro 8 kg KG (max. 2 Sprühstöße) bei Kindern unter 6 Jahren.
SST: Anwendung möglich.
NW: Kurzzeitig Taubheitsgefühl in Mund und Rachen, leichtes Brennen im Mund.
Übelkeit, Erbrechen, Überempfindlichkeit, Photosensibilität, Angioödem, Laryngospasmus.
WH: Bei Überempfindlichkeit gegen Salizylsäure oder andere NSARs nicht anwenden. Vorsicht bei Asthma bronchiale. Nicht zur Langzeitbehandlung. Äthanolgehalt beachten. Bei fehlender Besserung innerhalb von 3 Tagen Arzt oder Zahnarzt konsultieren. Verkehrshinweis.
PG: 15 ML * (EKO: N) [€ 8,95]

Tantum Verde 3 mg - Pastillen mit Eukalyptusgeschmack 45A03
(Z.Nr. 1-35120) RPF. P. n.I. R02AX03
ZI: Angelini Pharma Österreich, Wien
Z: 1 Pastille enthält: Benzydamin hydrochlorid 3 mg, Isomalt 3,12 g, Eucalyptusöl, Zitronensäure monohydrat, Acesulfam K, Levomenthol, Chinolingelb, Indigotin.
PG: 20 ST * (EKO: N) [€ 7,90 n.I.]

Tantum Verde 3 mg - Pastillen mit Honig- und Orangengeschmack 45A03
(Z.Nr. 1-23219) RPF. P. R02AX03
ZI: Angelini Pharma Österreich, Wien
Z: 1 Pastille enthält: Benzydamin hydrochlorid 3 mg, Isomalt 3,1 g, Zitronensäure monohydrat, Orangen-Aroma, Honig-Aroma, Levomenthol, Acesulfam kalium, Quinolingelb, Gelborange S 0,02 mg.
EW: Antiphlogistisch/analgetisch.
AG: Schmerzhafte Entzündungen und Schwellungen des Mund- und Rachenraumes.
AA: Zum Lutschen.
DO: Personen ab 12 Jahren: 3-4mal täglich 1 Pastille langsam im Mund zergehen lassen.
Anwendung bei Kindern ab 6 Jahren nur unter Aufsicht eines Erwachsenen.

SST: Anwendung möglich.
NW: Kurzzeitig Taubheitsgefühl in Mund und Rachen, Photosensibilität, Übelkeit, Erbrechen.
WH: Vorsicht bei Asthma.
PG: 20 ST * (EKO: N) [€ 8,95]

Tantum Verde 3 mg - Pastillen mit Minzgeschmack 45A03

(Z.Nr. 1-18192) RPF. P. R02AX03
ZI: Angelini Pharma Österreich, Wien
Z: 1 Pastille enthält: Benzydamin hydrochlorid 3 mg, Aspartam 3,5 mg, Isomalt 3,2 g, Menthol, Citronensäure monohydrat, Pfefferminz-Aroma, Zitronen-Aroma, Chinolingelb, Indigotin.
EW: Antiphlogistisch/analgetisch.
AG: Schmerzhafte Entzündungen und Schwellungen des Mund- und Rachenraumes.
AA: Zum Lutschen.
DO: Personen ab 6 Jahren: 3-4mal täglich 1 Pastille langsam im Mund zergehen lassen.
SST: Anwendung möglich.
NW: Kurzzeitig Taubheitsgefühl in Mund und Rachen, Photosensibilität, Übelkeit, Erbrechen.
WH: Vorsicht bei Asthma.
PG: 20 ST * (EKO: N) [€ 8,95]

Tantum Verde 3 mg - Pastillen mit Zitronengeschmack 45A03

(Z.Nr. 1-24820) RPF. P. R02AX03
ZI: Angelini Pharma Österreich, Wien
Z: 1 Pastille enthält: Benzydamin hydrochlorid 3 mg, Aspartam 3,26 mg, Isomalt 3,2 g, Citronensäure monohydrat, Zitronen-Aroma, Pfefferminz-Aroma, Chinolingelb, Indigotin.
EW: Antiphlogistisch/analgetisch.
AG: Schmerzhafte Entzündungen und Schwellungen des Mund- und Rachenraumes.
AA: Zum Lutschen.
DO: Personen ab 6 Jahren: 3-4mal täglich 1 Pastille langsam im Mund zergehen lassen.
SST: Anwendung möglich.
NW: Kurzzeitig Taubheitsgefühl in Mund und Rachen, Photosensibilität, Übelkeit, Erbrechen.
PG: 20 ST * (EKO: N) [€ 8,95]

Taptiqom 15 Mikrogramm/ml + 5 mg/ml - Augentropfen, Lösung im Einzeldosisbehältnis 47H04

(Z.Nr. 1-36041) RP. P. E. S01ED51
ZI: Santen Oy, Tampere, Finnland
Z: 1 Einzeldosisbehältnis zu 0,3 ml enthält: Tafluprost 4,5 µg (entspr. → ca. 0,45 µg/Tr), Timolol 1,5 mg (entspr. Timolol maleat) (entspr. → ca. 0,15 mg/Tr), Glycerol, Dinatriumphosphat dodecahydrat, Dinatrium edetat, Polysorbat 80, Salzsäure zur pH-Wert-Einstellung, Natriumhydroxid zur pH-Wert-Einstellung, Wasser für Injektionszwecke.
EW: Prostaglandin-Analogon + Beta-Blocker.
AG: Kombinationstherapie zur Senkung des Augeninnendrucks bei Offenwinkelglaukom oder okulärer Hypertension.
AA: In den Bindehautsack des betroffenen Auges eintropfen.
DO: 1mal tgl. 1 Tropfen pro betroffenes Auge. Für Kinder und Jugendliche nicht empfohlen.
GA: Asthma bronchiale, Sinusbradykardie, Sick-Sinus-Syndrom, AV-Block 2. und 3. Grades (ausgenommen Schrittmacher), Herzinsuffizienz, kardiogener Schock.
SST: Zwingende Indikationsstellung, nicht stillen. Kontrazeption während der Anwendung empfohlen.
NW: Lokale Reaktionen, Kopfschmerzen; systemische Beta-Blocker-NW (Asthma, Herz/Gefäße, ZNS, Hypoglykämie) möglich.
WW: Systemische WW von Beta-Blockern möglich (Andere Beta-Blocker, Calcium- kanalblocker, Antiarrhythmika, Herzglykoside, Parasympathomimetika, Clonidin).
WH: Vorsicht bei Herz/Kreislauf-Erkrankungen, schweren peripheren Gefäß- erkrankungen, Diabetes, Hornhauterkrankungen, Aphakie, Risikofaktoren für zystoides Makulaödem oder Iritis/Uveitis. Bei Engwinkelglaukom mit einem Miotikum anwenden. Verkehrshinweis.
PG: 30 ST RE2 (2) (EKO: Y) [€ 32,70]

Tarceva 25 mg - Filmtabletten 55G
(Z.Nr. EU/1/05/311/*) NR. P. nicht im Handel. L01EB02

Tarceva 100 mg - Filmtabletten 55G

(Z.Nr. EU/1/05/311/*) NR. P. L01EB02
ZI: Roche Registration, Grenzach-Wyhlen, Deutschland
Z: 1 Filmtablette enthält: Erlotinib 100 mg (entspr. Erlotinib hydrochlorid), Tablettenkern: Lactose monohydrat 69,21 mg, Cellulose, mikrokristalline, Carboxymethylstärke, Natrium Typ A, Natriumdodecylsulfat, Magnesium stearat; Filmüberzug: Hyprolose, Titandioxid, Macrogol 400, Hypromellose.
EW: Tyrosinkinasehemmer, antineoplastisch.
AG: Lokal fortgeschrittenes oder metastasiertes nicht-kleinzelliges Lungenkarzinom, auch für Wechsel-Erhaltungstherapie. Metastasierendes Pankreaskarzinom (in Kombination mit Gemcitabin).
AA: Mindestens 1 Std. vor oder 2 Std. nach einer Mahlzeit.
DO: 1mal tgl. 150 mg (Lungenkarzinom) bzw. 100 mg (Pankreaskarzinom). Vorsicht bei Leberschäden. Für Kinder und Jugendliche nicht empfohlen.
SST: In der Schwangerschaft zwingende Indikationsstellung, Kontrazeption bis 2 Wochen nach Therapieende erforderlich. Bis mindestens 2 Wochen nach der letzten Dosis nicht stillen.
NW: Rash, Haut (auch schwere Reaktionen), Diarrhoe, Magen/Darm-Blutungen und Perforationen, Leber, Keratitis, Hornhautulcera, Veränderungen der Wimpern, interstitielle Lungenerkrankungen.
WW: Vorsicht: CYP3A4-Inhibitoren (Erlotinib-Dosis ev. reduzieren), CYP3A4-Induktoren (Vorsicht), Antikoagulantien (erhöhtes Blutungsrisiko). Statine (erhöhtes Myopathierisiko). Bortezomib. Antazida oder Ranitidin zeitversetzt einnehmen.
WH: Bei epidermalen Wachstumsfaktor-Rezeptor-(EGFR)-negativen Tumoren nicht wirksam. Bei schweren Leberschäden nicht empfohlen. Rauchen einstellen; Rauchen reduziert die Erlotinib-Exposition um 50-60%. Auf akute Lungensymptome, Diarrhoe achten.
PG: 30 ST RE1 (EKO: Y) [€ 2.162,20]

Tarceva 100 mg - Filmtabletten 55G
(Z.Nr. EU/1/05/311/*) NR. P. Parallelimport. L01EB02
nicht im Handel.

Tarceva 100 mg - Filmtabletten 55G
(Z.Nr. EU/1/05/311/*) NR. P. Parallelimport. L01EB02
nicht im Handel.

Tarceva 150 mg - Filmtabletten 55G

(Z.Nr. EU/1/05/311/*) NR. P. L01EB02
ZI: Roche Registration, Grenzach-Wyhlen, Deutschland
Z: 1 Filmtablette enthält: Erlotinib 150 mg (entspr. Erlotinib hydrochlorid), Tablettenkern: Lactose monohydrat 103,82 mg, Cellulose, mikrokristalline, Carboxymethylstärke, Natrium Typ A, Natriumdodecylsulfat, Magnesium stearat; Filmüberzug: Hyprolose, Titandioxid, Macrogol 400, Hypromellose.
Kurzinformation: siehe Tarceva 100 mg - Filmtabletten, → S. 1390
PG: 30 ST RE1 (EKO: Y) [€ 2.661,90]

Tarceva 150 mg - Filmtabletten 55G
(Z.Nr. EU/1/05/311/*) NR. P. Parallelimport. L01EB02
nicht im Handel.

Tarceva 150 mg - Filmtabletten 55G

(Z.Nr. EU/1/05/311/*) NR. P. Parallelimport. L01EB02
V: Orifarm, Leverkusen, Deutschland
Z: 1 Filmtablette enthält: Erlotinib 150 mg (entspr. Erlotinib hydrochlorid), Tablettenkern: Lactose monohydrat 103,82 mg, Cellulose, mikrokristalline, Carboxymethylstärke, Natrium Typ A, Natriumdodecylsulfat, Magnesium stearat; Filmüberzug: Hyprolose, Titandioxid, Macrogol 400, Hypromellose.
PG: 30 ST RE1 (EKO: Y) [€ 2.609,30]

🐾 Tardak 10 mg/ml - Injektionssuspension für Hunde 822AB, 833AB

(Z.Nr. 8-16015) RP. P.
QG03DX91
ZI: Pfizer Animal Health Austria, Wien
Z: 1 ml enthält: Delmadinon acetat 10 mg, Benzalkonium chlorid 0,2 mg, EDTA, Citronensäure monohydrat, Macrogol 4000, Natrium citrat, Polysorbat 80, Natriumchlorid, Salzsäure, Natriumhydroxid-Lösung, Wasser für Injektionszwecke.
EW: Gestagen mit stark antiandrogener Wirksamkeit.
AG: Prostatahypertrophie, kleine Adenome der Perianaldrüsen, sexuelle Hyperaktivität; androgen-abhängige Angriffslust beim Rüden, wenn Kastration nicht erwünscht ist.
AA: I.m. oder s.c.
DO: Einmalig bis 10 kg KG: 1-2 mg/kg KG; 10-20 kg KG: 1-1,5 mg/kg KG; über 20 kg KG: 1 mg/kg KG. Wiederholung frühestens nach 4 Wochen.
GA: Tiere unter 1 Jahr, Diabetes, schwere Leber- oder Nierenschäden, Mammatumore.
NW: Appetitsteigerung, Polyurie, Urtikaria, Hämaturie, Tachykardie, Enzymanstiege,Veränderungen des Gesäuges, gesteigerte Anhänglichkeit, selten adrenale Suppression.
WW: Enzyminduktoren (Carbamazepin, Phenobarbital, Rifampicin) können Wirkung progestagener Substanzen vermindern.
PG: 10 ML VT [€ 120,25]

Tardyferon 80 mg - Retardtabletten

20F01

(Z.Nr. 0-15668) RP. P. B03AA07

ZI: Pierre Fabre Pharma, Freiburg, Deutschland

Z: 1 Retardtablette enthält: Eisen(II)-Ion 80 mg (entspr. Eisen(II)-sulfat, getrocknet 247,25 mg), Kern: Maltodextrin, Cellulose, mikrokristalline, Triethylcitrat, Talk, Ammoniummethacrylat-Copolymer Dispersion Typ B (entspr. Eudragit RS 30 D), Ammoniummethacrylat-Copolymer Dispersion Typ A (entspr. Eudragit RL 30 D), Glycerol dibehenat; Hülle: Titandioxid, Sepifilm LP 010 (entspr. Hypromellose) (entspr. Cellulose, mikrokristalline) (entspr. Stearinsäure), Eisenoxid gelb, Eisenoxid rot, Triethylcitrat.

EW: Eisenpräparat.

AG: Eisenmangelzustände.

AA: Unzerkaut vor oder zu den Mahlzeiten mit Wasser einnehmen. Tabletten nicht lutschen oder kauen. Aspiration der Tabletten vermeiden.

DO: Tgl. 1(-2)mal 1 Retardtablette.
Kinder ab 6 Jahren: 1mal tgl. 1 Retardtablette.

GA: Eisenkumulation, Eisenverwertungsstörungen, nicht durch Eisenmangel bedingte Anämien.

SST: Anwendung möglich.

NW: Magen/Darm, gastrointestinale Melanose, Allergien. Bei Fehlgebrauch Mundulzera, Zahnverfärbungen, Ösophagusläsionen, Lungengranulome, Bronchostenose.

WW: Nicht empfohlen: Eisen gleichzeitig i.v. und oral einnehmen. Vorsicht: Verringerung der Eisenresorption durch Colestyramin (1-2 Std. vor oder 4 Std. nach Eisen einnehmen), Antazida, Nahrungsbestandteile. Vitamin C oder Zitronensäure fördern Eisenresorption. Eisensalze vermindern Resorption vieler Arzneimittel (z.B. Tetrazykline, Gyrasehemmer, Bisphosphonate, Dopa-Derivate, Thyroxin, Cholestyramin, Kalzium, Magnesium, Zink, Nahrungsbestandteile; mindestens 2 Std. Abstand). Nichtsteroidale Antirheumatika und Eisen immer mit einer Mahlzeit einnehmen.

WH: Bei schwerer Eisenintoxikation Antidot Desferrioxamin.

PG: 30 ST (2) (EKO: G) [€ 5,15]

Tardyferon Fol - Retardtabletten

20F01

(Z.Nr. 0-16520) RP. P. B03AD03

ZI: Pierre Fabre Pharma, Freiburg, Deutschland

Z: 1 Retardtablette enthält: Eisen(II)-Ion 80 mg (entspr. Eisen(II)-sulfat, getrocknet 247,25 mg), Folsäure 0,35 mg, Kern: Maltodextrin, Cellulose, mikrokristalline, Ammoniummethacrylat-Copolymer Dispersion Typ B, Ammoniummethacrylat-Copolymer Dispersion Typ A, Talk, Triethylcitrat, Glycerol dibehenat; Hülle: Sepifilm LP 010 (entspr. Hypromellose) (entspr. Cellulose, mikrokristalline) (entspr. Stearinsäure), Eisenoxid gelb, Eisenoxid rot, Titandioxid, Triethylcitrat.

EW: Eisen- und Folsäurepräparat.

AG: Eisenmangel und Folsäuredefizit in der Schwangerschaft.

AA: Unzerkaut vor oder zu den Mahlzeiten mit Wasser einnehmen. Tabletten nicht lutschen oder kauen. Aspiration der Tabletten vermeiden.

DO: Tgl. 1(-2)mal 1 Retardtablette.
Kinder ab 6 Jahren: 1mal tgl. 1 Retardtablette.

GA: Eisenkumulation, Eisenverwertungsstörungen, nicht durch Eisenmangel bedingte Anämien.

SST: Anwendung möglich.

NW: Magen/Darm, gastrointestinale Melanose, Allergien. Bei Fehlgebrauch Mundulzera, Zahnverfärbungen, Ösophagusläsionen, Lungengranulome, Bronchostenose.

WW: Nicht empfohlen: Eisen gleichzeitig i.v. und oral einnehmen. Vorsicht: Verringerung der Eisenresorption durch Colestyramin (1-2 Std. vor oder 4 Std. nach Eisen einnehmen), Antazida, Nahrungsbestandteile. Vitamin C oder Zitronensäure fördern Eisenresorption. Eisensalze vermindern Resorption vieler Arzneimittel (z.B. Tetrazykline, Gyrasehemmer, Bisphosphonate, Dopa-Derivate, Thyroxin, Cholestyramin, Kalzium, Magnesium, Zink, Nahrungsbestandteile; mindestens 2 Std. Abstand). Nichtsteroidale Antirheumatika und Eisen immer mit einer Mahlzeit einnehmen.

WH: Bei schwerer Eisenintoxikation Antidot Desferrioxamin.

PG: 30 ST (2) (EKO: G) [€ 5,25]

Targin 2,5 mg/1,25 mg - Retardtabletten 02A07
(Z.Nr. 1-35730) NR. SG. P. nicht im Handel. N02AA55

Targin 5 mg/2,5 mg - Retardtabletten

02A07

(Z.Nr. 1-28502) NR. SG. P. N02AA55

ZI: Mundipharma, Wien

Z: 1 Retardtablette enthält: Oxycodon hydrochlorid 5 mg (entspr. Oxycodon 4,5 mg), Naloxon hydrochlorid 2,5 mg (entspr. Naloxon hydrochlorid dihydrat 2,73 mg) (entspr. Naloxon 2,25 mg), Tablettenkern: Ethylcellulose, Stearylalkohol, Lactose, wasserfrei 68,2 mg (entspr. Lactose monohydrat), Talkum, Magnesium stearat, Hydroxypropylcellulose; Tablettenüberzug: Poly(vinylalkohol), teilweise hydrolysiert, Titandioxid, Macrogol 3350, Talkum, Brillantblau FCF Aluminiumlack.

EW: Kombination Opioid-Agonist und Opioid-Antagnoist.

AG: Starke Schmerzen, die nur mit Opioid-Analgetika ausreichend behandelt werden können. Naloxon wirkt einer opioidinduzierten Obstipation entgegen.
Mittel 2. Wahl bei (sehr) schwerem Restless-Legs-Syndrom nach Versagen der dopaminergen Therapie.

AA: Oral im Ganzen einnehmen, nicht zerkleinern. Cave parenteralen, intranasalen oder oralen Missbrauch!

DO: Analgesie: Initial 10 mg/5 mg alle 12 Std.; MTD 80 mg/40 mg. Restless-Legs-Syndrom: Initial 5 mg/2,5 mg alle 12 Std.; wöchentliche Dosistitration. Mittlere TD 20 mg/10 mg in 2 ED, MTD 60 mg/30 mg in 2 ED.
Keine Daten an Kindern und Jugendlichen. Vorsicht bei Nierenschäden.

GA: Schwere Atemdepression, Cor pulmonale, schweres akutes Asthma, paralytischer Ileus, mittlere bis schwere Leberschäden. Zusätzlich bei Restless-Legs-Syndrom: Opioidmissbrauch in der Anamnese.

SST: Nutzen/Risiko-Abwägung (Entzugssymptome und Atemdepression beim Neugeborenen möglich), nicht stillen.

NW: Psyche, ZNS (selten Konvulsionen), Appetitverlust, Sehstörungen, Vertigo, Magen/Darm, Haut, Vegetativum, Atemdepression, Miosis, Muskelspasmen, Asthenie, Hormonveränderungen.

WW: Besondere Vorsicht mit Benzodiazepinen: Atemdepression verstärkt. Vorsicht: ZNS-Dämpfer, MAO-Hemmer, Cumarine (Veränderungen der Thromboplastinzeit). Alkohol nicht gleichzeitig einnehmen. Oxycodon wird über CYP3A4- und CYP2D6-Systeme metabolisiert.

GE: Toleranz und physische Abhängigkeit möglich.

WH: Nicht zur Behandlung von Entzugserscheinungen. Bei Missbrauch ausgeprägte Entzugserscheinungen möglich. Auf Atemdepression, Toleranz, physische Abhängigkeit achten. Vorsicht bei Schlafapnoesyndrom bei Patienten mit Restless-Legs-Syndrom. Bei Restless-Legs-Syndrom Therapie alle 3 Monate überprüfen. Präoperativ oder innerhalb von 12-24 Std. postoperativ nicht empfohlen. Positive Ergebnisse bei Dopingkontrollen möglich. Verkehrshinweis.
Bei Überdosierung ev. Naloxon 0,4-2 mg i.v.
Targin 5 mg/2,5 mg-Retardtabletten sind zur Dosistitration vorgesehen.

PG: 20 ST * (EKO: N) [€ 24,90], 60 ST * (EKO: N) [€ 61,50]

Targin 10 mg/5 mg - Retardtabletten

02A07

(Z.Nr. 1-27955) NR. SG. P. N02AA55

ZI: Mundipharma, Wien

Z: 1 Retardtablette enthält: Oxycodon hydrochlorid 10 mg (entspr. Oxycodon 9 mg), Naloxon hydrochlorid 5 mg (entspr. Naloxon hydrochlorid dihydrat 5,45 mg) (entspr. Naloxon 4,5 mg), Tablettenkern: Ethylcellulose, Stearylalkohol, Lactose, wasserfrei 61 mg (entspr. Lactose monohydrat), Talkum, Magnesium stearat, Povidon K30; Tablettenüberzug: Poly(vinylalkohol), teilweise hydrolysiert, Titandioxid, Macrogol 3350, Talkum.

EW: Kombination Opioid-Agonist und Opioid-Antagnoist.

AG: Starke Schmerzen, die nur mit Opioid-Analgetika ausreichend behandelt werden können. Naloxon wirkt einer opioidinduzierten Obstipation entgegen.
Mittel 2. Wahl bei (sehr) schwerem Restless-Legs-Syndrom nach Versagen der dopaminergen Therapie.

AA: Oral im Ganzen einnehmen, nicht zerkleinern. Cave parenteralen, intranasalen oder oralen Missbrauch!

DO: Analgesie: Initial 10 mg/5 mg alle 12 Std.; MTD 80 mg/40 mg. Restless-Legs-Syndrom: Initial 5 mg/2,5 mg alle 12 Std.; wöchentliche Dosistitration. Mittlere TD 20 mg/10 mg in 2 ED, MTD 60 mg/30 mg in 2 ED.
Keine Daten an Kindern und Jugendlichen. Vorsicht bei Nierenschäden.

GA: Schwere Atemdepression, Cor pulmonale, schweres akutes Asthma, paralytischer Ileus, mittlere bis schwere Leberschäden. Zusätzlich bei Restless-Legs-Syndrom: Opioidmissbrauch in der Anamnese.

SST: Nutzen/Risiko-Abwägung (Entzugssymptome und Atemdepression beim Neugeborenen möglich), nicht stillen.

NW: Psyche, ZNS (selten Konvulsionen), Appetitverlust, Sehstörungen, Vertigo, Magen/Darm, Haut, Vegetativum, Atemdepression, Miosis, Muskelspasmen, Asthenie, Hormonveränderungen.

WW: Besondere Vorsicht mit Benzodiazepinen: Atemdepression verstärkt. Vorsicht: ZNS-Dämpfer, MAO-Hemmer, Cumarine (Veränderungen der Thromboplastinzeit). Alkohol nicht gleichzeitig einnehmen. Oxycodon wird über CYP3A4- und CYP2D6-Systeme metabolisiert.

GE: Toleranz und physische Abhängigkeit möglich.

WH: Nicht zur Behandlung von Entzugserscheinungen. Bei Missbrauch ausgeprägte Entzugserscheinungen möglich. Auf Atemdepression, Toleranz, physische Abhängigkeit achten. Vorsicht bei Schlafapnoesyndrom bei Patienten mit Restless-Legs-Syndrom.

T

Bei Restless-Legs-Syndrom Therapie alle 3 Monate überprüfen. Präoperativ oder innerhalb von 12-24 Std. postoperativ nicht empfohlen. Positive Ergebnisse bei Dopingkontrollen möglich. Verkehrshinweis.
Bei Überdosierung ev. Naloxon 0,4-2 mg i.v.
PG: 20 ST * (EKO: N) [€ 34,75], 60 ST * (EKO: N) [€ 99,50]

Targin 15 mg/7,5 mg - Retardtabletten 02A07
(Z.Nr. 1-35732) NR. SG. P. nicht im Handel. N02AA55

Targin 20 mg/10 mg - Retardtabletten 02A07
(Z.Nr. 1-27956) NR. SG. P. N02AA55
ZI: Mundipharma, Wien
Z: 1 Retardtablette enthält: Oxycodon hydrochlorid 20 mg (entspr. Oxycodon 18 mg), Naloxon hydrochlorid 10 mg (entspr. Naloxon hydrochlorid dihydrat 10,9 mg) (entspr. Naloxon 9 mg), Tablettenkern: Ethylcellulose, Stearylalkohol, Lactose, wasserfrei 51,8 mg (entspr. Lactose monohydrat), Talkum, Magnesium stearat, Povidon K30; Tablettenüberzug: Poly(vinylalkohol), Titandioxid, Macrogol 3350, Talkum, Eisenoxid rot.
Kurzinformation: siehe Targin 10 mg/5 mg - Retardtabletten, → S. 1391
PG: 20 ST * (EKO: N) [€ 68,75], 60 ST * (EKO: N) [€ 168,95]

Targin 30 mg/15 mg - Retardtabletten 02A07
(Z.Nr. 1-35733) NR. SG. P. nicht im Handel. N02AA55

Targin 40 mg/20 mg - Retardtabletten 02A07
(Z.Nr. 1-28503) NR. SG. P. N02AA55
ZI: Mundipharma, Wien
Z: 1 Retardtablette enthält: Oxycodon hydrochlorid 40 mg (entspr. Oxycodon 36 mg), Naloxon hydrochlorid 20 mg (entspr. Naloxon hydrochlorid dihydrat 21,8 mg) (entspr. Naloxon 18 mg), Tablettenkern: Ethylcellulose N45, Stearylalkohol, Lactose, wasserfrei 103,6 mg (entspr. Lactose monohydrat), Talkum, Magnesium stearat, Povidon K30; Tablettenüberzug: Poly(vinylalkohol), teilweise hydrolysiert, Titandioxid, Macrogol 3350, Talkum, Eisenoxid gelb.
Kurzinformation: siehe Targin 10 mg/5 mg - Retardtabletten, → S. 1391
PG: 20 ST * (EKO: N) [€ 121,05], 60 ST * (EKO: N) [€ 291,85]

Targin 60 mg/30 mg - Retardtabletten 02A07
(Z.Nr. 1-37663) NR. SG. P. nicht im Handel. N02AA55

Targin 80 mg/40 mg - Retardtabletten 02A07
(Z.Nr. 1-37664) NR. SG. P. nicht im Handel. N02AA55

▼ Targocid 200 mg - Trockenstechampullen mit Lösungsmittel 34I
(Z.Nr. 1-19652) NR. P. J01XA02
ZI: sanofi-aventis, Wien
Z: 1 Durchstechflasche enthält: Teicoplanin 200 mg (entspr. → 200000 IE), Natriumchlorid, Natriumhydroxid zur pH-Wert-Einstellung; Lösungsmittelampulle: Wasser für Injektionszwecke.
EW: Glykopeptid-Antibiotikum.
AG: Parenteral bei Infektionen mit grampositiven Erregern: Haut und Weichteile, Knochen und Gelenke, nosokomiale oder ambulant erworbene Pneumonien, komplizierte Harnwegsinfektionen, infektiöse Endokarditis, Peritonitis bei CAPD, Bakteriämie.
Oral bei Clostridium difficile-induzierter Diarrhö und Kolitis.
AA: I.v. (Injektion oder Infusion), i.m., oral.
DO: Serumkonzentration bestimmen (Teicoplanin-Talspiegel mindestens 10 mg/l mit HPLC oder mindestens 15 mg/l mit FPIA; bei Endokarditis Talspiegel 15-30 mg/l mit HPLC oder 30-40 mg/l mit FPIA).
Haut und Weichteile, Pneumonie, Harnwege: 400 mg i.v. oder i.m. alle 12 Std. für 3 Anwendungen. Erhaltungsdosis: 1 mal tgl. 6mg/kg KG.
Knochen und Gelenke, Endokarditis: 800 mg i.v. alle 12 Std. für 3-5 Anwendungen.
Erhaltungsdosis: 1 mal tgl. 12mg/kg KG; Therapiedauer je nach klinischen Ansprechen.
Clostridium difficile-assoziierte Diarrhö: 100-200 mg oral 2mal tgl. für 7-14 Tage.
Dosisreduktion bei Nierenschäden.
CAPD: Initial 6 mg/kg KG i.v., dann in der ersten Woche 20 mg/l im Beutel mit der Dialyseflüssigkeit, in der 2. Woche 20 mg/l in jedem 2. Beutel und in der 3. Woche 20 mg/l mit dem nächtlichen Beutel.
Erstes und 2. Lebensmonat: Initial einmalig 16 mg/kg KG als i.v. Infusion, dann 1mal tgl. 8 mg/kg KG als i.v. Infusion.
Kinder (2 Monate - 12 Jahre): Initial 10 mg/kg KG alle 12 Std. i.v. über 3 Gaben, dann 1mal tgl. 6-10 mg/kg KG i.v.
SST: Zwingende Indikationsstellung; Nutzen/Risiko-Abwägung in der Stillzeit.
NW: Haut, Blutbild, Anaphylaxie, ZNS, Hörverlust, Magen/Darm, Bronchospasmen, Red-Man-Syndrom, Niere, Untersuchungen.
WW: Mit Aminoglykosiden inkompatibel als Injektionslösung, aber kompatibel in Dialyseflüssigkeiten. Vorsicht mit oto- oder nephrotoxischen Substanzen.
WH: Auf schwere Überempfindlichkeit achten. Vorsicht bei Hör- oder Nierenschäden. Blutbild kontrollieren. Verkehrshinweis.
PG: 5 ST * (EKO: N) [€ 319,80]

▼ Targocid 400 mg - Trockenstechampullen mit Lösungsmittel 34I
(Z.Nr. 1-19653) NR. P. J01XA02
ZI: sanofi-aventis, Wien
Z: 1 Durchstechflasche enthält: Teicoplanin 400 mg (entspr. → 400000 IE), Natriumchlorid, Natriumhydroxid zur pH-Wert-Einstellung; Lösungsmittelampulle: Wasser für Injektionszwecke.
Kurzinformation: siehe Targocid 200 mg - Trockenstechampullen mit Lösungsmittel, → S. 1392
PG: 5 ST * (EKO: N) [€ 591,60]

Targretin 75 mg - Weichkapseln 55L
(Z.Nr. EU/1/01/178/*) NR. P. L01XF03
ZI: Eisai, Frankfurt, Deutschland
Z: 1 Kapsel enthält: Bexaroten 75 mg, Kapselinhalt: Macrogol, Polysorbat 20, Povidon, Butylhydroxyanisol, Kapselhülle: Gelatine, Sorbitol-Spezialglycerolmischung: Glycerol, Sorbitol, Sorbitolanhydrid, Mannitol, Wasser, Titandioxid; Drucktinte: SDA-3A-Alkohol (entspr. Ethanol) (entspr. Ethylacetat), Propylenglycol, Eisen(II,III)-oxid, Polyvinylacetat phthalat, Wasser, gereinigtes, Isopropylalkohol, Macrogol 400, Ammonium hydroxid 28%.
EW: Antineoplastisch.
AG: Hautmanifestationen bei T-Zell-Lymphom der Haut (CTCL) im fortgeschrittenen Stadium.
AA: 1mal tgl. oral mit einer Mahlzeit.
DO: TD initial 300 mg/m² KOF; Dosisreduktion je nach Toxizität.
GA: Pankreatitis, unkontrollierte Hypercholesterinämie oder Hypertriglyceridämie, Hypervitaminose A, Schilddrüsenerkrankungen, Leberinsuffizienz, Systeminfektion, Personen unter 18 Jahren.
SST: Gegenanzeige, im Tierversuch reproduktionstoxisch; nicht hormonelle Empfängnisverhütung bis mindestens 1 Monat nach Therapieende erforderlich.
NW: Hyperlipämie, Hypo- oder Hyperthyreose, Hypercholesterinämie, Kopfschmerzen, Psyche (Depressionen), Leukopenie, Pruritus, Asthenie, Haut, Schmerzen, Nervensystem, Sinnesorgane, Ödeme, Magen/Darm, Urogenitale.
WW: Gemfibrozil nicht empfohlen, Vorsicht: CYP3A4-Substrate orale Kontrazeptiva. Insulin oder orale Antidiabetika (Hypoglykämie).
WH: Vorsicht bei Überempfindlichkeit auf Retinoide und bei Depressionen in der Anamnese. Kein Blut spenden. Kontrollen: Blutfette, Leber, Schilddrüse, Blutbild, Hämoglobin. Auf Linsentrübungen achten. Sonnenlicht und UV-Bestrahlung meiden.
PG: 100 ST * (EKO: N) [€ 2.156,05]

Targretin 75 mg - Weichkapseln 55L
(Z.Nr. EU/1/01/178/*) NR. P. Parallelimport. L01XF03
V: Abacus Medicine, Copenhagen, Dänemark
Z: 1 Kapsel enthält: Bexaroten 75 mg, Kapselinhalt: Macrogol, Polysorbat 20, Povidon, Butylhydroxyanisol, Kapselhülle: Gelatine, Sorbitol-Spezialglycerolmischung: Glycerol, Sorbitol, Sorbitolanhydrid, Mannitol, Wasser, Titandioxid; Drucktinte: SDA-3A-Alkohol (entspr. Ethanol) (entspr. Ethylacetat), Propylenglycol, Eisen(II,III)-oxid, Polyvinylacetat phthalat, Wasser, gereinigtes, Isopropylalkohol, Macrogol 400, Ammonium hydroxid 28%.
PG: 100 ST * (EKO: N) [€ 2.113,65]

Targretin 75 mg - Weichkapseln 55L
(Z.Nr. EU/1/01/178/*) NR. P. Parallelimport. L01XF03
V: EMRAmed Arzneimittel, Trittau, Deutschland
Z: 1 Kapsel enthält: Bexaroten 75 mg, Kapselinhalt: Macrogol, Polysorbat 20, Povidon, Butylhydroxyanisol, Kapselhülle: Gelatine, Sorbitol-Spezialglycerolmischung: Glycerol, Sorbitol, Sorbitolanhydrid, Mannitol, Wasser, Titandioxid; Drucktinte: SDA-3A-Alkohol (entspr. Ethanol) (entspr. Ethylacetat), Propylenglycol, Eisen(II,III)-oxid, Polyvinylacetat phthalat, Wasser, gereinigtes, Isopropylalkohol, Macrogol 400, Ammonium hydroxid 28%.
PG: 100 ST * (EKO: N) [€ 2.135,45]

Targretin 75 mg - Weichkapseln 55L
(Z.Nr. EU/1/01/178/*) NR. P. Parallelimport. L01XF03
nicht im Handel.

Targretin 75 mg - Weichkapseln 55L
(Z.Nr. EU/1/01/178/*) NR. P. Parallelimport. L01XF03

V: Haemato Pharm, Schönefeld, Deutschland
Z: 1 Kapsel enthält: Bexaroten 75 mg, Kapselinhalt: Macrogol, Polysorbat 20, Povidon, Butylhydroxyanisol, Kapselhülle: Gelatine, Sorbitol-Spezialglycerolmischung: Glycerol, Sorbitol, Sorbitolanhydrid, Mannitol, Wasser, Titandioxid; Drucktinte: SDA-3A-Alkohol (entspr. Ethanol) (entspr. Ethylacetat), Propylenglycol, Eisen(II,III)-oxid, Polyvinylacetat phthalat, Wasser, gereinigtes, Isopropylalkohol, Macrogol 400, Ammonium hydroxid 28%.
PG: 100 ST * (EKO: N) [€ 2.113,65]

Targretin 75 mg - Weichkapseln 55L
(Z.Nr. EU/1/01/178/*) NR. P. Parallelimport. L01XF03
V: Orifarm, Leverkusen, Deutschland
Z: 1 Kapsel enthält: Bexaroten 75 mg, Kapselinhalt: Macrogol, Polysorbat 20, Povidon, Butylhydroxyanisol, Kapselhülle: Gelatine, Sorbitol-Spezialglycerolmischung: Glycerol, Sorbitol, Sorbitolanhydrid, Mannitol, Wasser, Titandioxid; Drucktinte: SDA-3A-Alkohol (entspr. Ethanol) (entspr. Ethylacetat), Propylenglycol, Eisen(II,III)-oxid, Polyvinylacetat phthalat, Wasser, gereinigtes, Isopropylalkohol, Macrogol 400, Ammonium hydroxid 28%.
PG: 100 ST * (EKO: N) [€ 2.113,65]

Tartephedreel - Tropfen 50X02
(Z.Nr. 3-00059) RPF. P. V03AX
ZI: Biologische Heilmittel Heel, Baden-Baden, Deutschland
Z: 100 g (= 105 ml, 1 ml = 19 Tropfen) enthalten: Kalium stibyltartaricum (Homöopathie) D4 10 g, Atropa belladonna (Homöopathie) D4 10 g, Natrium sulfuricum (Homöopathie) D4 10 g, Arsenum iodatum (Homöopathie) D6 10 g, Aspidosperma quebracho-blanco (Homöopathie) D5 10 g, Blatta orientalis (Homöopathie) D6 5 g, Hepatica nobilis (Homöopathie) D3 10 g, Lobelia inflata (Homöopathie) D4 5 g, Psychotria ipecacuanha (Homöopathie) D4 5 g, Ephedra distachya (Homöopathie) D3 5 g, Naphthalinum (Homöopathie) D6 5 g, Illicium verum (Homöopathie) D3 5 g, Medorrhinum-Nosode (Homöopathie) D8 5 g, Stachys officinalis (Homöopathie) D2 5 g, Ethanol (entspr. Gesamtethanolgehalt 35 % (V/V)), Wasser, gereinigtes.
EW: Homöopathikum.
AG: Bronchitis, Husten.
AA: Pur oder (bei Kindern) in etwas Wasser verdünnt vor den Mahlzeiten einnehmen.
DO: 3mal tgl. (im Akutzustand alle halbe bis ganze Stunde, max. 8mal tgl.) 10 Tropfen.
Kinder (6 Monate-12 Jahre): ED 7 Tropfen.
SST: Vorsicht.
NW: Allergien.
WH: Nicht für Alkoholkranke. Bei Schilddrüsenerkrankungen ärztlichen Rat einholen.
PG: 50 ML * (EKO: N) [€ 15,75]

Tasigna 50 mg - Hartkapseln 55G
(Z.Nr. EU/1/07/422/*) NR. P. L01EA03
ZI: Novartis Europharm, Dublin, Irland
Z: 1 Kapsel enthält: Nilotinib 50 mg (entspr. Nilotinibhydrochlorid 1H2O), Kapselinhalt: Lactose monohydrat 39,03 mg, Crospovidon Typ A, Poloxamer 188, Siliciumdioxid, hochdisperses, Magnesium stearat; Kapselhülle: Gelatine, Titandioxid, Eisen(III)-oxid, rotes, Eisen(III)-hydroxid-oxid x H2O, gelbes; Drucktinte: Schellack, Eisen(II,III)-oxid, schwarz, Propylenglycol, Ammoniumhydroxid.
EW: Protein-Tyrosinkinasehemmer, antineoplastisch.
AG: - Alle Alter: Neu diagnostizierte Philadelphia-Chromosom positive chronische myeloische Leukämie (CML) in der chronischen Phase.
- Erwachsene: Philadelphia- Chromosom positive CML in der chronischen und akzelerierten Phase mit Resistenz gegen Vorbehandlung einschl. Imatinib.
- Kinder und Jugendliche: Philadelphia-Chromosom positive CML in der chronischen Phase mit Resistenz gegen Vorbehandlung einschließlich Imatinib.
AA: Mindestens 1 Std. vor oder 2 Std. nach einer Mahlzeit unzerkaut mit Wasser schlucken. Bei Schluckbeschwerden Kapselinhalt mit max. 1 TL Apfelmus sofort einnehmen.
DO: Neu diagnostizierte CML: 2mal tgl. 300 mg.
CML bei Resistenz gegenüber Vorbehandlung: 2mal tgl. 400 mg.
Kinder ab 2 Jahren und Jugendliche in der chronische Phase: 2mal tgl. 230 mg/m^2 KOF, gerundet auf die nächste 50 mg-Dosis.
Dosisanpassung (z.B. auf 1mal tgl. 400 mg) bei Blutbildschäden. Details siehe Austria Codex - Fachinformation.
Keine Erfahrungen in der chronischen Phase bei Kindern unter 2 Jahren oder bei Kindern und Jugendlichen in der akzelerierten Phase oder in der Blastenkrise: Keine Daten für neu diagnostizierte Kinder unter 10 Jahren; begrenzte Daten für Kinder unter 6 Jahren mit Resistenz gegen Imatinib.
SST: Strenge Indikationsstellung, nicht stillen. Kontrazeption bis 2 Wochen nach Therapieende für Frauen im gebärfähigen Alter erforderlich.
NW: Thrombozytopenie, Neutropenie, Anämie, Hypophosphatämie, Pleura-, Perikardergüsse, Blutungen, Haut, ischämische kardiovaskuläre Ereignisse, QT-Verlängerung, plötzlicher Herztod, Ödeme, Magen/Darm, Müdigkeit, Kopfschmerzen, Knochen-, Gelenkschmerzen, Muskelspasmen, periphere Ödeme, Sehstörungen, Tumor-Lyse-Syndrom, Leberenzymanstiege, Hepatitis B-Reaktivierung, Dyspnoe, Anstieg der Blutfette und der Blutglukose, Untersuchungen.
WW: Gegenanzeige: Starke CYP3A4-Hemmer (Rifampicin). Nicht zusammen mit Nahrungsmitteln (z.B. Grapefruitsaft) einnehmen. Nahrung erhöht die Bioverfügbarkeit von Nilotinib.
Nicht empfohlen: CYP3A4-Induktoren (Rifampicin) vermindern Nilotinib-Exposition. Vorsicht: Warfarin, Arzneimittel mit enger therapeutischer Breite, QT-verlängernde Substanzen. Kombination mit Wachstumsfaktoren, Hydroxyharnstoff oder Anagrelid möglich.
WH: Kontrollen: Blutbild (initial alle 2 Wochen, dann monatlich), EKG (QT), Blutfette, Blutglukose, Leber (besonders bei Kindern und Jugendlichen), Wachstum bei Kindern. Vorsicht bei Leberschäden, Pankreatitis. Bei kardialen Risikofaktoren plötzliche Herztodesfälle möglich. Verkehrshinweis.
PG: 120 ST * (EKO: N) [€ 1.498,50]

Tasigna 150 mg - Hartkapseln 55G
(Z.Nr. EU/1/07/422/*) NR. P. L01EA03
ZI: Novartis Europharm, Dublin, Irland
Z: 1 Kapsel enthält: Nilotinib 150 mg (entspr. Nilotinibhydrochlorid 1H2O), Kapselinhalt: Lactose monohydrat 117,08 mg, Crospovidon Typ A, Poloxamer 188, Siliciumdioxid, hochdisperses, Magnesium stearat; Kapselhülle: Gelatine, Titandioxid, Eisen(III)-oxid, rotes, Eisen(III)-hydroxid-oxid x H2O, gelbes; Drucktinte: Schellack, Eisen(II,III)-oxid, schwarz, N-Butylalkohol, Propylenglycol, Ethanol, wasserfrei, Isopropylalkohol, Ammoniumhydroxid.
Kurzinformation: siehe Tasigna 50 mg - Hartkapseln, → S. 1393
PG: 112 ST * (EKO: N) [€ 3.489,75]

Tasigna 150 mg - Hartkapseln 55G
(Z.Nr. EU/1/07/422/*) NR. P. Parallelimport. L01EA03
nicht im Handel.

Tasigna 200 mg - Hartkapseln 55G
(Z.Nr. EU/1/07/422/*) NR. P. L01EA03
ZI: Novartis Europharm, Dublin, Irland
Z: 1 Kapsel enthält: Nilotinib 200 mg (entspr. Nilotinibhydrochlorid 1H2O), Kapselinhalt: Lactose monohydrat 156,11 mg, Crospovidon Typ A, Poloxamer 188, Siliciumdioxid, hochdisperses, Magnesium stearat; Kapselhülle: Gelatine, Titandioxid, Eisen(III)-hydroxid-oxid x H2O, gelbes; Drucktinte: Schellack, Alkohol, wasserfrei, Isopropylalkohol, Butylalkohol, Propylenglycol, Ammoniaklösung, konzentriert, Kaliumhydroxid, Eisen(III)-oxid, rotes.
Kurzinformation: siehe Tasigna 50 mg - Hartkapseln, → S. 1393
PG: 112 ST * (EKO: N) [€ 4.664,85]

Tasigna 200 mg - Hartkapseln 55G
(Z.Nr. EU/1/07/422/*) NR. P. Parallelimport. L01EA03
nicht im Handel.

Tasigna 200 mg - Hartkapseln 55G
(Z.Nr. EU/1/07/422/*) NR. P. Parallelimport. L01EA03
nicht im Handel.

Tasigna 200 mg - Hartkapseln 55G
(Z.Nr. EU/1/10/422/*) NR. P. Parallelimport. L01EA03
nicht im Handel.

Tasigna 200 mg - Hartkapseln 55G
(Z.Nr. EU/1/07/422/*) NR. P. Parallelimport. L01EA03
nicht im Handel.

Tasmar 100 mg - Filmtabletten 12B04
(Z.Nr. EU/1/97/044/*) RP. P. N04BX01
ZI: Meda, Solna, Schweden
Z: 1 Filmtablette enthält: Tolcapon 100 mg, Tablettenkern: Calciumhydrogenphosphat, Cellulose, mikrokristalline, Povidon K30, Carboxymethylstärke, Natrium Typ A, Lactose 7,5 mg (entspr. Lactose monohydrat), Talkum, Magnesium stearat; Filmüberzug: Hypromellose, Talkum, Eisen(III)-hydroxid-oxid x H2O, Eisenoxid gelb, Ethylcellulose, Titandioxid, Triacetin, Natriumdodecylsulfat.
EW: COMT-Hemmer.
AG: In Kombination mit Levodopa/Benserazid oder Levodopa/Carbidopa bei idiopathischem M. Parkinson oder Fluktuationen in der Beweglichkeit, die auf andere COMT-Hemmer nicht ansprechen (wegen möglicher letaler Leberschäden nicht als Zusatztherapie erster Wahl).
AA: Oral, im Ganzen schlucken.

DO: 3mal tgl. 100 mg, MTD 3mal tgl. 200 mg.
Erste tägliche Einnahme mit der ersten Levodopa-Dosis, weitere Einnahmen 6 und 12 Stunden später.
Levodopa-Dosis anpassen.
Keine Indikation für Kinder und Jugendliche.
GA: Leberschäden, schwere Dyskinesie, neuroleptisches malignes Syndrom, Phäochromozytom.
SST: Nutzen/Risiko-Abwägung, nicht stillen.
NW: Anorexie, Diarrhoe, Leberenzymanstiege, Leberinsuffizienz, Urinverfärbung (harmlos), Magen/Darm, ZNS (Hypokinesie, Malignes Neuroleptisches Syndrom), Psyche (Impulskontrollstörungen), Schwitzen, Orthostase.
WW: Kontraindiziert: Nichtselektive MAO-Hemmer. Bioverfügbarkeit von Levodopa bzw. Benserazid erhöht (Schlaftattacken möglich).
WH: Vorsicht bei schweren Nierenschäden. Bei fehlendem Therapieerfolg nach 3 Wochen absetzen. Leberfunktion anfangs alle 2 Wochen, nach 1 Jahr alle 4 bzw. 8 Wochen prüfen. Verkehrshinweis.
PG: 60 ST RE1 (EKO: Y) [€ 128,80], 100 ST RE1 (EKO: Y) [€ 202,80]

Tasmar 100 mg - Filmtabletten 12B04
(Z.Nr. EU/1/97/044/*) RP. P. Parallelimport. N04BX01
nicht im Handel.

Tasmar 100 mg - Filmtabletten 12B04
(Z.Nr. EU/1/97/044/*) RP. P. Parallelimport. N04BX01
nicht im Handel.

Tasmar 200 mg - Filmtabletten 12B04
(Z.Nr. EU/1/97/044/*) RP. P. nicht im Handel. N04BX01

Taumea - Tabletten 08X
(Z.Nr. 3-37547) RPF. P. V03AX
ZI: PharmaSGP, Gräfelfing, Deutschland
Z: 1 Tablette enthält: Anamirta cocculus (Homöopathie) D4 50 mg, Gelsemium sempervirens (Homöopathie) D5 50 mg, Lactose monohydrat 141,5 mg, Cellulosepulver, Siliciumdioxid, hochdisperses, Magnesium stearat.
EW: Homöopathilkum.
AG: Schwindel.
AA: Mit Wasser einnehmen.
DO: Akut 1 Tablette alle 30-60 min, MTD 6 Tabletten.
Chronisch: 1-3mal tgl. 1 Tablette.
Für Kinder und Jugendliche nicht empfohlen.
SST: Vorsicht.
PG: 40 ST * (EKO: N) [€ 21,60], 80 ST * (EKO: N) [€ 35,00]

🐾 Taurador 5 mg/ml - Pour-on-Lösung zum Übergießen für Rinder 803A, 804A, 804B, 804C
(Z.Nr. 8-35194) NR. P. VNW. QP54AA03
ZI: Norbrook Laboratories (Ireland), Monaghan, Irland
Z: 1 ml Lösung enthält: Doramectin 5 mg, Brillantblau FCF 0,007 mg, Cetearyloctanoat, Isopropanol, Wasser, gereinigtes, Triethanolamin.
EW: Antiparasitikum.
AG: Gastrointestinale Rundwürmer, Lungenwürmer, Augenwürmer, Dasselfliegen, Haarlinge, Läuse, Räudemilben und Hornfliegen (Stechfliegen) beim Rind.
AA: Topisch entlang der Mittellinie des Rückens zwischen Widerrist und Schwanzansatz auftragen. Nicht auf verunreinigte Hautstellen auftragen.
DO: Einmalig 500 µg Doramectin/kg KG (= 1 ml/10 kg KG).
GA: Nicht für andere Tierarten (Todesfälle bei Hunden und Schildkröten)!
SST: Nicht anwenden bei nicht-laktierenden Milchkühen, einschl. trächtigen Färsen, innerhalb von 60 Tagen vor dem Abkalben.
NW: Selten kleine Hautläsionen.
WH: Hochgiftig für Dungfaune und Wasserlebewesen.
VNW: Essbare Gewebe: 35 Tage. Nicht bei laktierenden Kühen anwenden, deren Milch für menschlichen Verzehr vorgesehen ist.
PG: 1000 ML VNW [€ 189,90]

Taurolin (Taurolidin "Geistlich") 0,5% - chirurgische Spüllösung 34K
(Z.Nr. 1-18259) NR. P. B05CA05
ZI: Chemomedica, Medizintechnik und Arzneimittel, Wien
Z: 100 ml Lösung enthalten: Taurolidin 0,5 g, Polyvidon K 17, Natriumchlorid, Calcium chlorid-6-Wasser, Kaliumchlorid, Natriumhydrogencarbonat, Wasser für Injektionszwecke, Salzsäure verdünnt zur pH-Einstellung.
EW: Bakterizides Antiinfektivum.
AG: Zur Spülung der Bauchhöhle bei lokaler und diffuser Peritonitis.
Zur Infektions- und Adhäsionsprophylaxe in der Abdominal- und Dickdarm- chirurgie.
Zur perioperativen Infektprophylaxe bei Weichteilinfektionen in der Extremitäten-Chirurgie.
AA: Lokale Spülung des Operationsgebietes.
DO: Diffuse Peritonitis: 500-1000 ml.
Lokale Peritonitis: 300-500 ml.
Perioperative Infektionsprophylaxe bei Weichteilinfektionen in der Extremitäten-Chirurgie: Intermittierende Spülung mit 500 ml/ Stunde.
Kinder und Jugendliche (6-15 Jahre): Max. 300 ml.
GA: Terminale Niereninsuffizienz, Kinder unter 6 Jahren.
SST: Nicht anwenden.
NW: Brennende Schmerzen bei wachen Patienten, sehr selten Allergien.
WW: Nicht mit Oxidationsmitteln verwenden.
WH: Körperwarm anwenden.
PG: 10 ST * (EKO: N) [€ 324,15]

Taurolin (Taurolidin "Geistlich") 2% - Instillationslösung 34K
(Z.Nr. 1-18260) NR. P. B05CA05
ZI: Chemomedica, Medizintechnik und Arzneimittel, Wien
Z: 100 ml Lösung enthalten: Taurolidin 2 g, Polyvidon K 17, Wasser für Injektionszwecke, Natriumhydroxid zur pH-Wert-Einstellung.
EW: Bakterizides Antiinfektivum.
AG: Lokale Prophylaxe und Therapie von Infektionen in der Abdominal- und Dickdarmchirurgie (z.B. lokale und diffuse Peritonitis).
AA: Zur intraperitonealen Instillation nach Abschluss des chirurgischen Eingriffes.
DO: Diffuse Peritonitis, Appendicitis perforata: 200-250 ml.
Lokale Peritonitis: 100 ml.
Kinder und Jugendliche (6-15 Jahre): 50- max.100 ml.
GA: Terminale Niereninsuffizienz, Kinder unter 6 Jahren.
SST: Nicht anwenden.
NW: Brennende Schmerzen bei wachen Patienten, sehr selten Allergien.
WW: Nicht mit Oxidationsmitteln verwenden.
WH: Bei Dauerspüldrainagen Konzentration mit isotonischer Kochsalz- oder Ringerlösung über 0,5% auf 0,25% senken. Körperwarm anwenden.
PG: **100ML** 10 ST * (EKO: N) [€ 317,05], **250ML** 10 ST * (EKO: N) [€ 605,05]

Tavanic 250 mg - Filmtabletten 35F01
(Z.Nr. 1-22319) RP. P. J01MA12
ZI: sanofi-aventis, Wien
Z: 1 Filmtablette enthält: Levofloxacin 250 mg (entspr. Levofloxacin Hemihydrat), Tablettenkern: Crospovidon, Hypromellose, Cellulose, mikrokristalline, Octadecylhydrogenfumarat, Natriumsalz; Tablettenfilm: (entspr. Hypromellose) (entspr. Titandioxid) (entspr. Talkum) (entspr. Macrogol 8000) (entspr. Eisenoxidhydrat) (entspr. Eisen(III)-oxid).
Kurzinformation: siehe Levofloxacin 1A Pharma 250 mg - Filmtabletten, → S. 808
PG: 7 ST (EKO: G) [€ 11,35]

Tavanic 500 mg - Filmtabletten 35F01
(Z.Nr. 1-22320) RP. P. J01MA12
ZI: sanofi-aventis, Wien
Z: 1 Filmtablette enthält: Levofloxacin 500 mg (entspr. Levofloxacin Hemihydrat), Tablettenkern: Crospovidon, Hypromellose, Cellulose, mikrokristalline, Octadecylhydrogenfumarat, Natriumsalz; Tablettenfilm: Hypromellose, Titandioxid, Talkum, Macrogol 8000, Eisenoxidhydrat, Eisen(III)-oxid.
Kurzinformation: siehe Levofloxacin 1A Pharma 250 mg - Filmtabletten, → S. 808
PG: 7 ST (EKO: G) [€ 17,80]

Tavanic - Infusionsflasche 35F01
(Z.Nr. 1-22321) RP. P. J01MA12
ZI: sanofi-aventis, Wien
Z: 50 ml Infusionslösung enthalten: Levofloxacin 250 mg (entspr. Levofloxacin Hemihydrat), Natriumchlorid (entspr. Natrium 7,9 mmol) (entspr. → 181 mg), Natriumhydroxid zur pH-Wert-Einstellung, Salzsäure zur pH-Wert-Einstellung, Wasser für Injektionszwecke.
EW: Fluorchinolon-Antibiotikum, Gyrasehemmer.
AG: Infektionen durch empfindliche Erreger: Ambulant erworbene Pneumonie, komplizierte Haut- und Weichteilinfektionen, komplizierte Harnwegsinfektionen, Pyelonephritis, chronische bakterielle Prostatitis, Lungenmilzbrand.
AA: 1-2mal tgl. langsame i.v. Infusion (mindestens 60 min. pro 500 mg Infusionslösung): Nicht mit Heparin oder alkalischen Lösungen mischen.
DO: Erwachsene: 1-2mal tgl. 500 mg über 2-4 Tage; Fortsetzung

oral.
Dosisreduktion bei Nierenschäden.
GA: Epilepsie, Sehnenerkrankungen durch Fluorchinolone in der Anamnese, Kinder und Jugendliche in der Wachstumsphase.
SST: Gegenanzeige.
NW: Allergien (auch schwere Hautreaktionen), Magen/Darm, ZNS (Kopfschmerzen, periphere Neuropathien), Kreislauf (Schock), Bewegungsapparat (Tendinitis, Sehnenruptur), Enzymanstiege, Leber (Hepatitis), Nierenversagen, Augen (Sehstörungen), Dysglykämie, Blutbild, Phlebitis, psychotische Reaktionen, QT-Verlängerung, lokale Reaktionen, erhöhtes Risiko für Aortenaneurysma und Aortendissektion. Sehr selten anhaltende schwere NW an mehreren Körpersystemen.
WW: Theophyllin, Antiphlogistika (senken Krampfschwelle). Vorsicht: Vitamin K-Antagonisten, Probenecid, Cimetidin, QT-verlängernden Substanzen, Ciclosporin. Labortests (Opiate falsch positiv, Tuberkulose falsch negativ).
WH: Vorsicht bei Krampfneigung, Myasthenie, QT-Verlängerung, Glukose-6 Phosphat-Dehydrogenase-Mangel, Nierenschäden. Bei schweren Durchfällen an pseudomembranäse Kolitis denken. Starkes Sonnenlicht oder UV-Bestrahlung meiden. Auf Sehnenentzündungen bzw. -rupturen, Superinfektionen, Sehstörungen bzw. psychotische Reaktionen achten. Achtung Diabetiker (Dysglykämie). Verkehrshinweis.
PG: 1 ST * (EKO: N) [€ 71,85]

Taviforte Speiklavendelöl 300 mg - Kapseln 50E03
(Z.Nr. 1-38474) RPF. P. R05CB
ZI: Montavit, Absam
Z: 1 Kapsel enthält: Speiklavendelöl 300 mg (entspr. Spicae aetheroleum), Gelatine, Glycerol 85%, Methacrylsäure-Ethylacrylat-Copolymer (1:1), Natriumdodecylsulfat, Propylenglycol, Polysorbat 80, Glycerolmonostearat 40-55.
EW: Pflanzliches Mukolytikum.
AG: Akute Bronchitis, unterstützend bei Rhinosinusitis oder Husten mit Erkältung.
AA: ½ Std. vor dem Mahlzeiten mit Flüssigkeit einnehmen.
DO: 3ml tgl. 1 Kapsel. Für Kinder nicht empfohlen.
SST: Nicht empfohlen.
NW: Magen/Darm, Überempfindlichkeit.
PG: 20 ST * (EKO: N) [€ 9,95], 60 ST * (EKO: N) [€ 23,95]

Tavimin 1500 mg - Filmtabletten 13D
(Z.Nr. 1-28143) RP. P. nicht im Handel. M01AX05

Tavipec - Kapseln 50E03
(Z.Nr. 0-10571) RPF. P. R05CB
ZI: Montavit, Absam
Z: 1 Kapsel enthält: Speiklavendelöl 0,15 g (entspr. Spicae aetheroleum), Kapselhülle: Gelatine, Glycerol 85%, Chinolingelb, Gelborange S 0,002 mg; Kapselüberzug: Methacrylsäure-Ethylacrylat-Copolymer, Natriumdodecylsulfat, Propylenglycol, Polysorbat 80, Glycerolmonostearat.
EW: Pflanzliches Mukolytikum.
AG: Akute Bronchitis, unterstützend bei Rhinosinusitis oder Husten bei Erkältungskrankheiten.
AA: Unzerkaut ½ Std. vor den Mahlzeiten mit Flüssigkeit einnehmen.
DO: 3mal tgl. 2 Kapseln. Für Kinder nicht empfohlen.
SST: Nicht empfohlen.
NW: Magen/Darm, Überempfindlichkeit.
PG: 30 ST (EKO: G) [€ 4,50], 60 ST * (EKO: N) [€ 8,65]

Tavituss - Hustensirup 50Z02
(Z.Nr. HERB-00036) RPF. P. R05CA10
ZI: Montavit, Absam
Z: 100 g Sirup enthalten: Thymiankraut-Flüssigextrakt (1:1); gereinigtes Wasser, Ethanol 96%, Glycerol 85% (18:6:1) (Auszugsmittel) 7,53 g, Spitzwegerichblätter-Flüssigextrakt (1:1); Ethanol 36% (V/V) (Auszugsmittel) 7,53 g, Glycerol, Saccharose 47,09 g, Zuckercouleur, Natriumbenzoat, Ethanol 96% (V/V) 4,23 g, Wasser, gereinigtes.
EW: Expectorans.
AG: Traditionell pflanzlich bei Husten im Zusammonhang mit einer Verkühlung.
AA: Zwischen den Mahlzeiten unverdünnt oder verdünnt einnehmen.
DO: 2-10 ml bis 6x tgl.
Kinder (4-12 Jahre): 10 ml 3-5x tgl.
Kinder (2-4 Jahre): 5 ml 3-5x tgl.
Für Kinder unter 2 Jahren nicht empfohlen.
SST: Nicht empfohlen.
NW: Magenbeschwerden.
WH: Nicht für Alkoholkranke.
PG: **TAVITUSS** 250 G * (EKO: N) [€ 12,40], **TUSSAVIT** 125 G * (EKO: N) [€ 6,90]

▼ *Tavlesse 100 mg - Filmtabletten* 20D03
(Z.Nr. EU/1/19/1405/*) NR. P. nicht im Handel. B02BX09

▼ *Tavlesse 150 mg - Filmtabletten* 20D03
(Z.Nr. EU/1/19/1405/*) NR. P. nicht im Handel. B02BX09

Taxotere 20 mg/1 ml - Konzentrat zur Herstellung einer Infusionslösung 55F
(Z.Nr. EU/1/95/002/*) NR. P. n.l. L01CD02
ZI: Sanofi Mature, Paris, Frankreich
Z: 1 Durchstechflasche mit 1 ml Konzentrat enthält: Docetaxel 20 mg (entspr. Docetaxel-trihydrat), Polysorbat 80, Ethanol 0,5 ml (entspr. → 395 mg), Citronensäure monohydrat.
PG: 1 ST * (EKO: N) [€ 273,15 n.l.]

Taxotere 20 mg/1 ml - Konzentrat zur Herstellung einer Infusionslösung 55F
(Z.Nr. EU/1/95/002/*) NR. P. Parallelimport. L01CD02
nicht im Handel.

Taxotere 80 mg/4 ml - Konzentrat zur Herstellung einer Infusionslösung 55F
(Z.Nr. EU/1/95/002/*) NR. P. n.l. L01CD02
ZI: Sanofi Mature, Paris, Frankreich
Z: 1 Durchstechflasche mit 4 ml Konzentrat enthält: Docetaxel 80 mg (entspr. Docetaxel-trihydrat), Polysorbat 80, Ethanol 2 ml (entspr. → 1,58 g), Citronensäure.
PG: 1 ST * (EKO: N) [€ 974,25 n.l.]

Taxotere 80 mg/4 ml - Konzentrat zur Herstellung einer Infusionslösung 55F
(Z.Nr. EU/1/95/002/*) NR. P. Parallelimport. L01CD02
nicht im Handel.

Taxotere 160 mg/8 ml - Konzentrat zur Herstellung einer Infusionslösung 55F
(Z.Nr. EU/1/95/002/*) NR. P. L01CD02
ZI: Sanofi Mature, Paris, Frankreich
Z: 1 Durchstechflasche mit 8 ml Konzentrat enthält: Docetaxel 160 mg (entspr. Docetaxel-trihydrat), Polysorbat 80, Ethanol 4 ml, (entspr. → 3,16 g), Citronensäure.
EW: Antineoplastisch.
AG: Operabler, nodal positiver oder negativer oder lokal fortgeschrittener Brustkrebs (Monotherapie oder in Kombination mit Doxorubicin bzw. Capecitabin oder Trastuzumab); -Bronchial-Karzinom (Monotherapie oder in Kombination mit Cisplatin) bei Versagen einer vorausgegangenen Chemotherapie; -Adenokarzinom des Magens; -Metastasiertertes, kastrationsresistentes Prostatakarzinom (in Kombination mit Prednisolon oder Prednison und/ oder mit Androgendeprivationstherapie); -Kopf-Hals-Karzinome.
AA: I.v. Infusion über 1 Std.
DO: **Brustkrebs:** 100 mg/m² KOF alle 3 Wochen (und wöchtenlich Trastuzumab) oder 75 mg/m² Docetaxel +50 mg/m² Doxorubicin bzw. 2mal tgl. 1250 mg/m² Capecitabin.
Lungenkrebs, Magenkrebs: 75 mg/m² KOF alle 3 Wochen, ev. gefolgt von 75 mg/m² Cisplatin. Ev. Begleitmedikation mit Kortikosteroid (z.B. Dexamethason 16 mg/die).
Prostatkarzinom: 75 mg/m² mit 2mal tgl. 5 mg Prednison oder Prednisolon oral.
Kopf/Hals-Karzinome: Docetaxel 75 mg/m² KOF, gefolgt von Cisplatin und 5-Fluorouracil.
Keine Untersuchungen an Kindern und Jugendlichen.
Details siehe Austria-Codex - Fachinformation.
GA: Neutrophile <1500/mm³, schwere Leberschäden.
SST: Strenge Indikationsstellung, nicht stillen. Kontrazeption für Frauen während der Therapie und für Männer bis 6 Monate nach Therapieende.
NW: Blut (Neutropenie, Thrombopenie, Anämie), Infektionen, Überempfindlichkeit, Haut (auch schwere Reaktionen), Flüssigkeitsretention, Asthenie, Herzinsuffizienz, ventrikuläre Arrhythmie, Magen/ Darm, Anorexie, periphere sensorische und motorische Neuropahtie, Sehstörungen, Hypotonie, Leber, lokale Reaktionen, Alopezie, Mukositis, Myalgie, Augen (zystoides Makulaödem), Ödeme, Atemwege (Akutes Atemnotsyndrom, Pneumonie, Lungenfibrose, Lungenversagen), Schock, sekundäre Primärtumore.
NW der Wirkstoffe zur Kombination berücksichtigen.
WW: Besondere Vorsicht mit starken CYP3A4-Inhibitoren (z.B. Ritonavir, Azol-Antimykotika, Clarithromycin, Telithromycin, Ketoconazol, Erythromycin, Ciclosporin).
WH: Kontrollen: Blutbild, Leber. Bei der ersten und zweiten Infusion auf Überempfindlichkeit besonders achten. Bei Kombinationstherapie auf erhöhtes Neutropenie-Risiko achten. Vorsicht bei Patienten mit Neutropenie und hohem Risiko für gastrointestinalen

Komplikationen (Enterokolitis). Alkoholgehalt berücksichtigen (Verkehrshinweis).
PG: 1 ST * (EKO: N) [€ 1.905,05]

Taxotere 20 mg/0,5 ml - Konzentrat und Lösungsmittel zur Herstellung einer Infusionslösung 55F
(Z.Nr. EU/1/95/002/*) NR. P. nicht im Handel. L01CD02

Taxotere 80 mg/2 ml - Konzentrat und Lösungsmittel zur Herstellung einer Infusionslösung 55F
(Z.Nr. EU/1/95/002/*) NR. P. nicht im Handel. L01CD02

Taxotere 80 mg/2 ml - Konzentrat und Lösungsmittel zur Herstellung einer Infusionslösung 55F
(Z.Nr. EU/1/95/002/*) NR. P. Parallelimport. L01CD02
V: Inopha, Ludwigsfelde, Deutschland
Z: 1 Durchstechflasche mit 2 ml Konzentrat enthält: Docetaxel, wasserfreies 80 mg (entspr. Docetaxel-trihydrat), Polysorbat 80, Citronensäure; Durchstechflasche mit Lösungsmittel: Ethanol 95% 932 mg (entspr. Gesamtethanolgehalt 13 % (m/m)), Wasser für Injektionszwecke.
PG: 1 ST * (EKO: N) [€ 974,25]

Td-pur für Erwachsene und Heranwachsende 36A04
(Z.Nr. 2-00234) NR. P. E. J07AM51
ZI: Astro-Pharma, Wien
Z: 1 Impfdosis zu 0,5 ml enthält: Tetanus-Diphtherie-Impfstoff (inaktiviert, adsorbiert, reduzierter Antigengehalt): Tetanus-Toxoid, adsorbiert mind. 20 IE, Diphtherie-Toxoid, adsorbiert mind. 2 IE, Aluminiumhydroxid 1,5 mg, Natriumchlorid, Wasser für Injektionszwecke, Spuren von: Formaldehyd.
EW: Impfstoff.
AG: Aktive Immunisierung gegen Tetanus und Diphtherie von Kindern ab dem vollendeten 6. Lebensjahr, Jugendlichen und Erwachsenen.
Tetanus-Prophylaxe im Verletzungsfall ab dem vollendeten 6. Lebensjahr mit gleichzeitiger Auffrischung gegen Diphtherie.
AA: I.m., ev. s.c.; nicht intravaskulär!
DO: ED 0,5 ml.
Grundimmunisierung: 3 Teilimpfungen.
2. Teilimpfung 4-6 Wochen nach 1. Teilimpfung, 3. Teilimpfung 6-12 Monate nach 2. Teilimpfung.
Auffrischungsimpfung: alle 10 Jahre.
Prophylaxe im Verletzungsfall : ev. gleichzeitig Tetanus-Immunglobulin applizieren.
Details siehe Austria-Codex - Fachinformation.
GA: Akute oder schwer fieberhafte Erkrankungen (Ausnahme: Post-expositionelle Impfung), Komplikationen bei früheren Diphtherie- und/oder Tetanus-Impfungen (im Verletzungsfall nur Tetanus-Immunglobulin anwenden).
SST: Anwendung vorzugsweise im 2. und 3. Trimenon empfohlen. Stillen möglich.
NW: Lokale Lymphadenopathie, Kopfschmerzen, Myalgie, Arthralgie, lokale oder angstbedingte Reaktionen, sehr selten neurologische Störungen.
WW: Nicht mit Tetanus-Immunglobulin oder anderen Arzneimitteln mischen. Immunsuppressiva. Gleichzeitige Gabe mit anderen Impfstoffen möglich (andere Injektionsstelle).
WH: Vorsicht bei Gerinnungsstörungen, Latexallergie.
PG: 1 ST * (EKO: N) [€ 10,80]

Tebofortan 40 mg - Filmtabletten 39Z02, 49Z
(Z.Nr. 1-18674) RP. P. N06DX02
ZI: Dr. Willmar Schwabe, Karlsruhe, Deutschland
Z: 1 Filmtablette enthält: Ginkgoblätter-Trockenextrakt (35-67:1); Aceton 60% (m/m) (Auszugsmittel) 40 mg (entspr. EGb 761) (entspr. Ginkgo-Flavonglycoside 8,8-10,8 mg) (entspr. Terpenlactone 2,16-2,64 mg) (entspr. Ginkgolide A, B, C 1,12-1,36 mg) (entspr. Bilobalid 1,04-1,28 mg), Lactose monohydrat 115 mg, Siliciumdioxid, hochdispers, wasserfrei, Cellulose, mikrokristalline, Maisstärke, Croscarmellose natrium, Magnesium stearat (pflanzlich), Hypromellose, Macrogol 1500, Dimeticon, alpha-Octadecyl-omega-hydroxypoly(oxyethylen)-5, Sorbinsäure, Titandioxid, Eisenoxid gelb, Talkum.
EW: Durchblutungsfördernd.
AG: Symptomatisch bei dementiellen Syndromen, Claudicatio intermittens Sta- dium II, Vertigo.
AA: Unzerkaut mit Flüssigkeit.
DO: 3mal tgl. 1-2 FT über mindestens (6-) 8 Wochen. Für Kinder und Jugend- liche nicht empfohlen.
SST: Nicht anwenden.
NW: Magen/Darm, Haut, allergischer Schock, Kopfschmerzen, Schwindel, Blutun- gen.
WW: Vorsicht: Gerinnungshemmer.
WH: Vorsicht bei Blutungsneigung; vor einer Operation absetzen. Verkehrshinweis.
PG: 20 ST (2) (EKO: G) [€ 5,65], 50 ST (EKO: G) [€ 12,10]

Tebofortan 4% - Tropfen 39Z02, 49Z
(Z.Nr. 1-18671) RP. P. N06DX02
ZI: Dr. Willmar Schwabe, Karlsruhe, Deutschland
Z: 1 ml enthält: Ginkgoblätter-Trockenextrakt (35-67:1); Aceton 60% (m/m) (Auszugsmittel) 40 mg (entspr. EGb 761) (entspr. Ginkgo-Flavonglycoside 8,8-10,8 mg), (entspr. Ginkgolide 1,12-1,36 mg), (entspr. Bilobalid 1,04-1,28 mg), Saccharin natrium, Propylenglycol, Glycerol, Wasser, gereinigtes.
EW: Durchblutungsfordernd.
AG: Symptomatisch bei dementiellem Syndrom, Claudicatio intermittens Stadium II, Vertigo.
DO: 3mal tgl. 1-2 ml über mindestens (6-)8 Wochen. Für Kinder und Jugendliche nicht empfohlen.
SST: Nicht anwenden.
NW: Magen/Darm, Haut, allergischer Schock, Kopfschmerzen, Schwindel, Blutun- gen.
WW: Vorsicht: Gerinnungshemmer.
WH: Vorsicht bei Blutungsneigung; vor einer Operation absetzen. Verkehrshinweis.
PG: 20 ML (2) (EKO: G) [€ 6,00], 50 ML (EKO: G) [€ 13,10]

▼ Tecentriq 840 mg - Konzentrat zur Herstellung einer Infusionslösung 55I01
(Z.Nr. EU/1/17/1220/*) NR. P. E. L01XC32
ZI: Roche Registration, Grenzach-Wyhlen, Deutschland
Z: 1 Durchstechflasche mit 14 ml Konzentrat enthält: Atezolizumab 840 mg, hergestellt durch rekombinante DNA-Technologie in CHO, L-Histidin, Essigsäure 99%, Sucrose, Polysorbat 20, Wasser für Injektionszwecke.
EW: Monoklonaler Antikörper, antineoplastisch. PD-L1-Inhibitor (Immun-Checkpoint-Inhibitor).
AG: - Lokal fortgeschrittenes oder metastasiertes Urothelkarzinom (UC).
- Lokal fortgeschrittenes oder metastasiertes nicht-kleinzelliges Lungenkarzinom (NSCLC).
- Nicht resezierbares lokal fortgeschrittenes oder metastasiertes triple-negatives Mammakarzinom (TNBC) in Kombination mit nab-Paclitaxel.
AA: I.v. Infusion über 60 min., bei guter Verträglichkeit über 30 min.
DO: Alle 2 Wochen 840 mg oder alle 4 Wochen 1680 mg. Bei schweren Nebenwirkungen Behandlung unterbrechen oder dauerhaft absetzen. Keine Daten an Kindern und Jugendlichen.
SST: Zwingende Indikationsstellung. Kontrazeption bis 5 Monate nach Therapieende erforderlich. Nicht stillen.
NW: Fatigue, Harnwegsinfekte, Magen/Darm, Dyspnoe, Husten, Haut, Fieber, Arthralgie, immunvermittelte Nebenwirkungen (Pneumonitis, Hepatitis, Kolitis, Endokrinopathien, Neuropathien, Meningoenzephalitis, Pankreatitis, Myokarditis, Nephritis, Myositis), Schilddrüse, infusionsbedingte Reaktionen.
WW: Vor Behandlungsbeginn systemische Kortikosteroide oder Immunsuppressiva vermeiden. Vorsicht in Kombination mit Bevacizumab, Paclitaxel und Carboplatin (Gefahr der pulmonalen Hämorrhagie).
WH: Auf immunvermittelte Reaktionen achten. Patienten mit nicht vorbehandeltem Urothelkarzinom oder triple-negatives Mammakarzinom (TNBC) sollten für eine Behandlung anhand einer, mittels eines validierten Tests bestätigten Tumor-PD-L1-Expression ausgewählt werden. Verkehrshinweis.
PG: 1 ST * (EKO: N) [€ 4.825,15]

▼ Tecentriq 840 mg - Konzentrat zur Herstellung einer Infusionslösung 55I01
(Z.Nr. EU/1/17/1220/*) NR. P. E. Parallelimport. L01XC32
V: Haemato Pharm, Schönefeld, Deutschland
Z: 1 Durchstechflasche mit 14 ml Konzentrat enthält: Atezolizumab 840 mg, hergestellt durch rekombinante DNA-Technologie in CHO, L-Histidin, Essigsäure 99%, Sucrose, Polysorbat 20, Wasser für Injektionszwecke.
PG: 1 ST * (EKO: N) [€ 4.729,50]

▼ Tecentriq 1.200 mg - Konzentrat zur Herstellung einer Infusionslösung 55I01
(Z.Nr. EU/1/17/1220/*) NR. P. E. L01XC32
ZI: Roche Registration, Grenzach-Wyhlen, Deutschland
Z: 1 Durchstechflasche mit 20 ml Konzentrat enthält: Atezolizumab 1200 mg, hergestellt durch rekombinante DNA-Technologie in CHO, L-Histidin, Essigsäure 99%, Sucrose, Polysorbat 20, Wasser

für Injektionszwecke.
EW: Monoklonaler Antikörper, antineoplastisch. PD-L1-Inhibitor (Immun-Checkpoint-Inhibitor).
AG: Monotherapie des lokal fortgeschrittenen oder metastasierten Urothelkarzinoms.
-Monotherapie des lokal fortgeschrittenen oder metastasierten nicht-kleinzelliges Lungenkarzinoms (NSCLC).
-Kombinationstherapie (mit Bevacizumab, Pacitaxel und Carboplatin) des metastasierten NSCLCs.
AA: I.v. Infusion über 60 min., bei guter Verträglichkeit über 30 min.
DO: Alle 3 Wochen 1200 mg. Bei schweren Nebenwirkungen Behandlung unterbrechen oder dauerhaft absetzen. Keine Daten an Kindern und Jugendlichen.
SST: Zwingende Indikationsstellung. Kontrazeption bis 5 Monate nach Therapieende erforderlich. Nicht stillen.
NW: Fatigue, Harnwegsinfekte, Magen/Darm, Dyspnoe, Husten, Haut, Fieber, Arthralgie, immunvermittelte Nebenwirkungen (Pneumonitis, Hepatitis, Kolitis, Endokrinopathien, Neuropathien, Meningoenzephalitis, Pankreatitis, Myokarditis, Nephritis, Myositis), Schilddrüse, infusionsbedingte Reaktionen.
WW: Vor Behandlungsbeginn systemische Kortikosteroide oder Immunsuppressiva vermeiden. Vorsicht in Kombination mit Bevacizumab, Paclitaxel und Carboplatin (Gefahr der pulmonalen Hämorrhagie).
WH: Auf immunvermittelte Reaktionen achten. Patienten mit nicht vorbehandeltem Urothelkarzinom sollten für eine Behandlung anhand einer, mittels eines validierten Tests bestätigten Tumor-PD-L1-Expression ausgewählt werden.
Verkehrshinweis.
PG: 1 ST * (EKO: N) [€ 6.873,30]

▼ Tecentriq 1.200 mg - Konzentrat zur Herstellung einer Infusionslösung 55I01
(Z.Nr. EU/1/17/1220/*) NR. P. E. Parallelimport. L01XC32
V: Haemato Pharm, Schönefeld, Deutschland
Z: 1 Durchstechflasche mit 20 ml Konzentrat enthält: Atezolizumab 1200 mg, hergestellt durch rekombinante DNA-Technologie in CHO, L-Histidin, Essigsäure 99%, Sucrose, Polysorbat 20, Wasser für Injektionszwecke.
PG: 1 ST * (EKO: N) [€ 6.736,70]

Teceos - Trockenstechampullen 24F01
(Z.Nr. 4-00026) NR. N. nicht im Handel. V09BA04

Tecfidera 120 mg - magensaftresistente Hartkapseln 56C01
(Z.Nr. EU/1/13/837/*) RP. P. L04AX07
ZI: Biogen Netherlands, Badhoevedorp, Niederlande
Z: 1 Kapsel enthält: Dimethyl fumarat 120 mg, Kapselinhalt (Mikrotabletten mit magensaftresistentem Überzug): Cellulose, mikrokristalline, Croscarmellose natrium, Talkum, Siliciumdioxid, hochdisperses, Magnesium stearat, Triethylcitrat, Methacrylsäure-methylmethacrylat-copolymer (1:1), Methacrylsäure-Ethylacrylat-Copolymer (1:1), 30%ige Dispersion, Simeticon, Natriumdodecylsulfat, Polysorbat 80; Kapselhülle: Gelatine, Titandioxid, Brillantblau FCF, Eisen(III)-hydroxid-oxid x H2O; Drucktinte, schwarz: Schellack, Kaliumhydroxid, Eisen(II,III)-oxid.
EW: Wirkt auf das Nervensystem.
AG: Schubförmig remittierende Multiple Sklerose.
AA: Im Ganzen mit einer Mahlzeit schlucken.
DO: Initial 2mal tgl. 120 mg, nach 7 Tagen 2mal tgl. 240 mg. Keine Dosisempfehlung für Kinder und Jugendliche.
SST: Nutzen/Risiko-Abwägung.
NW: Hitzegefühl, Infektionen, Anaphylaxie, Magen/Darm, Leber (Transaminasenanstieg), Proteinurie, Lymphozytopenie, progressive multifokale Leukenzephalopathie, Herpes zoster.
WW: Nicht empfohlen: Fumarsäurederivate (topisch oder systemisch).
Vorsicht: Antineoplastische oder immunsuppressive Therapie, Lebendimpfstoffe, nephrotoxische Arzneimittel. ASS nicht langfristig gegen Hitzegefühl empfohlen. Cave Alkohol.
WH: Vorsicht bei Lymphopenie; großes Blutbild vor Behandlungsbeginn und alle 3 Monate kontrollieren. Vorsicht bei schweren Nieren- oder Leberschäden oder schweren Magen/Darm-Erkrankungen. Leber, Niere regelmäßig kontrollieren. Ausgangs-MRT-Untersuchung vor Therapiebeginn empfohlen. Auf Fanconi-Syndrom achten.
PG: 14 ST RE1 (EKO: Y) [€ 298,00]

Tecfidera 120 mg - magensaftresistente Hartkapseln 56C01
(Z.Nr. EU/1/13/837/*) RP. P. Parallelimport. L04AX07
V: Abacus Medicine, Copenhagen, Dänemark
Z: 1 Kapsel enthält: Dimethyl fumarat 120 mg, Kapselinhalt (Mikrotabletten mit magensaftresistentem Überzug): Cellulose, mikrokristalline, Croscarmellose natrium, Talkum, Siliciumdioxid, hochdisperses, Magnesium stearat, Triethylcitrat, Methacrylsäure-methylmethacrylat-copolymer (1:1), Methacrylsäure-Ethylacrylat-Copolymer (1:1), 30%ige Dispersion, Simeticon, Natriumdodecylsulfat, Polysorbat 80; Kapselhülle: Gelatine, Titandioxid, Brillantblau FCF, Eisen(III)-hydroxid-oxid x H2O; Drucktinte, schwarz: Schellack, Kaliumhydroxid, Eisen(II,III)-oxid.
PG: 14 ST RE1 (EKO: Y) [€ 288,25]

Tecfidera 120 mg - magensaftresistente Hartkapseln 56C01
(Z.Nr. EU/1/13/837/*) RP. P. Parallelimport. L04AX07
V: EMRAmed Arzneimittel, Trittau, Deutschland
Z: 1 Kapsel enthält: Dimethyl fumarat 120 mg, Kapselinhalt (Mikrotabletten mit magensaftresistentem Überzug): Cellulose, mikrokristalline, Croscarmellose natrium, Talkum, Siliciumdioxid, hochdisperses, Magnesium stearat, Triethylcitrat, Methacrylsäure-methylmethacrylat-copolymer (1:1), Methacrylsäure-Ethylacrylat-Copolymer (1:1), 30%ige Dispersion, Simeticon, Natriumdodecylsulfat, Polysorbat 80; Kapselhülle: Gelatine, Titandioxid, Brillantblau FCF, Eisen(III)-hydroxid-oxid x H2O; Drucktinte, schwarz: Schellack, Kaliumhydroxid, Eisen(II,III)-oxid.
PG: 14 ST RE1 (EKO: Y) [€ 288,25]

Tecfidera 120 mg - magensaftresistente Hartkapseln 56C01
(Z.Nr. EU/1/13/837/*) RP. P. Parallelimport. L04AX07
V: Haemato Pharm, Schönefeld, Deutschland
Z: 1 Kapsel enthält: Dimethyl fumarat 120 mg, Kapselinhalt (Mikrotabletten mit magensaftresistentem Überzug): Cellulose, mikrokristalline, Croscarmellose natrium, Talkum, Siliciumdioxid, hochdisperses, Magnesium stearat, Triethylcitrat, Methacrylsäure-methylmethacrylat-copolymer (1:1), Methacrylsäure-Ethylacrylat-Copolymer (1:1), 30%ige Dispersion, Simeticon, Natriumdodecylsulfat, Polysorbat 80; Kapselhülle: Gelatine, Titandioxid, Brillantblau FCF, Eisen(III)-hydroxid-oxid x H2O; Drucktinte, schwarz: Schellack, Kaliumhydroxid, Eisen(II,III)-oxid.
PG: 14 ST RE1 (EKO: Y) [€ 288,20]

Tecfidera 120 mg - magensaftresistente Hartkapseln 56C01
(Z.Nr. EU/1/13/837/*) RP. P. Parallelimport. L04AX07
V: Orifarm, Leverkusen, Deutschland
Z: 1 Kapsel enthält: Dimethyl fumarat 120 mg, Kapselinhalt (Mikrotabletten mit magensaftresistentem Überzug): Cellulose, mikrokristalline, Croscarmellose natrium, Talkum, Siliciumdioxid, hochdisperses, Magnesium stearat, Triethylcitrat, Methacrylsäure-methylmethacrylat-copolymer (1:1), Methacrylsäure-Ethylacrylat-Copolymer (1:1), 30%ige Dispersion, Simeticon, Natriumdodecylsulfat, Polysorbat 80; Kapselhülle: Gelatine, Titandioxid, Brillantblau FCF, Eisen(III)-hydroxid-oxid x H2O; Drucktinte, schwarz: Schellack, Kaliumhydroxid, Eisen(II,III)-oxid.
PG: 14 ST RE1 (EKO: Y) [€ 288,20]

T

Tecfidera 240 mg - magensaftresistente Hartkapseln 56C01
(Z.Nr. EU/1/13/837/*) RP. P. L04AX07
ZI: Biogen Netherlands, Badhoevedorp, Niederlande
Z: 1 Kapsel enthält: Dimethyl fumarat 240 mg, Kapselinhalt (Mikrotabletten mit magensaftresistentem Überzug): Cellulose, mikrokristalline, Croscarmellose natrium, Talkum, Siliciumdioxid, hochdisperses, Magnesium stearat, Triethylcitrat, Methacrylsäure-methylmethacrylat-copolymer (1:1), Methacrylsäure-Ethylacrylat-Copolymer (1:1), 30%ige Dispersion, Simeticon, Natriumdodecylsulfat, Polysorbat 80; Kapselhülle: Gelatine, Titandioxid, Brillantblau FCF, Eisen(III)-hydroxid-oxid x H2O; Drucktinte, schwarz: Schellack, Kaliumhydroxid, Eisen(II,III)-oxid.
Kurzinformation: siehe Tecfidera 120 mg - magensaftresistente Hartkapseln, → S. 1397
PG: 56 ST RE1 (EKO: Y) [€ 1.080,80]

Tecfidera 240 mg - magensaftresistente Hartkapseln 56C01
(Z.Nr. EU/1/13/837/*) RP. P. Parallelimport. L04AX07
nicht im Handel.

Tecfidera 240 mg - magensaftresistente Hartkapseln 56C01
(Z.Nr. EU/1/13/837/*) RP. P. Parallelimport. L04AX07
nicht im Handel.

Tecfidera 240 mg - magensaftresistente Hartkapseln 56C01
(Z.Nr. EU/1/13/837/*) RP. P. Parallelimport. L04AX07
nicht im Handel.

Tecfidera 240 mg - magensaftresistente Hartkapseln 56C01
(Z.Nr. EU/1/13/837/*) RP. P. Parallelimport. L04AX07
V: Haemato Pharm, Schönefeld, Deutschland
Z: 1 Kapsel enthält: Dimethyl fumarat 240 mg, Kapselinhalt (Mikrotabletten mit magensaftresistentem Überzug): Cellulose, mikrokristalline, Croscarmellose natrium, Talkum, Siliciumdioxid, hochdisperses, Magnesium stearat, Triethylcitrat, Methacrylsäure-methylmethacrylat-copolymer (1:1), Methacrylsäure-Ethylacrylat-Copolymer (1:1), 30%ige Dispersion, Simeticon, Natriumdodecylsulfat, Polysorbat 80; Kapselhülle: Gelatine, Titandioxid, Brillantblau FCF, Eisen(III)-hydroxid-oxid x H2O; Drucktinte, schwarz: Schellack, Kaliumhydroxid, Eisen(II,III)-oxid.
PG: 56 ST RE1 (EKO: Y) [€ 1.068,40]

Tecfidera 240 mg - magensaftresistente Hartkapseln 56C01
(Z.Nr. EU/1/13/837/*) RP. P. Parallelimport. L04AX07
nicht im Handel.

Technescan DMSA 24F02
(Z.Nr. 4-00029) NR. N. E. nicht im Handel. V09CA02

TechneScan DTPA 24F02
(Z.Nr. 4-00028) NR. N. nicht im Handel. V09CA01

TechneScan HDP 24F02
(Z.Nr. 4-00023) NR. N. nicht im Handel. V09BA01

TechneScan MAG3 24F02
(Z.Nr. 4-00008) NR. N. E. nicht im Handel. V09CA

Technescan Sestamibi 1 mg - Kit für ein radioaktives Arzneimittel 24F02
(Z.Nr. 4-00040) NR. N. nicht im Handel. V09GA01

Teglutik 5 mg/ml - Suspension zum Einnehmen 56C03
(Z.Nr. 1-36511) NR. P. nicht im Handel. N07XX02

Tegretol - orale Suspension 02D03, 09A06, 49C02
(Z.Nr. 1-18374) RP. P. N03AF01
ZI: Novartis Pharma, Wien
Z: 5 ml enthalten: Carbamazepin 100 mg, Cellulose, Carmellose natrium, Karamel-Aroma, Methyl-4-hydroxybenzoat 6 mg, Hydroxyethylcellulose, Propylenglycol, Macrogol-400-stearat, Propyl-4-hydroxybenzoat 1,5 mg, Saccharin natrium, Sorbinsäure, Sorbitlösung 70% 1,25 g, Wasser, gereinigtes.
EW: Antiepileptikum (antikonvulsiv, psychotrop, neurotrop).
AG: Alle Alter: Mono- und Kombinationstherapie von Epilepsien (ausgenommen Petit mal und myoklonische Anfälle).
- Erwachsene: Akute Manie und Prophylaxe (hypo)manischer Phasen der manisch-depressiven Psychosen, Trigeminus- oder Glossopharyngeusneuralgie, Verhütung von Krämpfen beim Alkoholentzugssyndrom, schmerzhafte diabetische Neuropathie.
AA: Oral. 1 Messlöffel = 5 ml = 100 mg Carbamazepin.
DO: Epilepsie: Erwachsene: Initial 1-2mal tgl. 100-200 mg, dann steigern bis zur optimalen TD von 800-1200 mg (verteilt auf 2-3 Einzeldosen).
MTD 1600-2000 mg, bei Jugendlichen ab 15 Jahren 1200 mg.
Therapeutische Plasmaspiegel 4-12 µg/ml.
Kinder und Jugendliche bis 15 Jahre: TD initial 20-60 mg (bis 4 Jahre) bzw. 100 mg (ab 4 Jahren), Erhaltungsdosis 10-20 mg/kg KG tgl., verteilt auf mehrere ED. MTD 35 mg/kg KG (bis 6 Jahre) bzw. 1000 mg (6-15 Jahre).
Manie: TD initial 100-400 mg, dann 800(-1600) mg; Erhaltungsdosis tgl. 400-600 mg in mehreren ED.
Trigeminus- oder Glossopharyngeusneuralgie, diabetische Neuropathie: Initiale TD 100-400 mg, Erhaltungsdosis 600-800 mg tgl. in 3-4 ED, MTD 1200 mg; Dosisreduktion bei Schmerzfreiheit.
Alkoholentzug: TD 600-800 mg in mehreren ED, initial kombiniert mit Sedativa/Hypnotika.
Bei schweren Nierenschäden (GFR <10 ml/min) Dosisreduktion auf 75% der üblichen Dosis.
Nicht abrupt absetzen.
Bei Wechsel von Tabletten zur Suspension gleiche Gesamttagesdosis in mehreren ED einnehmen.
GA: Überempfindlichkeit gegen trizyklische Antidepressiva, AV-Block, schwere Leberschäden, Knochenmarksdepression. Prophyrie, Absencen.
SST: Strenge Nutzen/Risiko-Abwägung, möglichst niedrig dosieren und möglichst als Monotherapie anwenden. Nichthormonelle Kontrazeptiva bis 2 Wochen nach Therapieende empfohlen.
NW: Initial Magen/Darm (Erbrechen, Mundtrockenheit), ZNS (Schwindel, Ataxie, Kopfschmerz), Psyche (auch Verwirrtheit, visuelle oder akustische Halluzinationen), Diplopie, Hautreaktionen. Blutbild, Hyponatriämie, Überempfindlichkeit, Haut (Urtikaria, sehr selten Stevens-Johnson-Syndrom, Lyell-Syndrom), interstitielle Pneumonie, Lupus erythematodes-ähnliches Syndrom, Haarausfall, Herz (Reizleitungsstörungen), Kreislauf, Leber (Ikterus), Nierenschäden, Endokrinium (Schilddrüse, Hypocalcämie), Ödeme, Enzymanstiege (Gamma-GT), verminderte Knochendichte, erhöhtes Sturzrisiko (Frakturen).
WW: CYP3A4-Hemmer erhöhen Carbamazepinspiegel, CYP3A4-Induktoren senken Carbamazepin-Plasmaspiegel.
Kontraindiziert: MAO-Hemmer (14 Tage Abstand), Voriconazol. Cave Alkohol.
Vorsicht: Trizyklische Antidepressiva, Neuroleptika, Metoclopramid, Clozapin, SSRIs, Lithium, Schilddrüsenhormone, Isoniazid, Diuretika, Muskelrelaxantien, Isotretinoin, Procarbaziin, Trazodon, orale Kontrazeptiva (abgeschwächt), Paracetamol, Antiarrhythmika, Erythromycin, Grapefruit-Saft, orale Antikoagulantien wie Rivaroxaban (erhöhtes Thromboserisiko).
Erhöhung oder Senkung der Carbamazepin-Konzentration durch viele Arzneimittel möglich.
WH: Ärztliche Überwachung der Therapie. Vorsicht bei Herz-, Leber-, Blutbild-, Nierenschäden, nach Unterbrechung einer Carbamazepin-Therapie, myotoner Dystrophie, Störungen des Natriumstoffwechsels, Glaukom, Harnverhalten.
Kontrollen: Blutbild (regelmäßig), Leber, Niere, Serumnatrium, Schilddrüse, Augeninnendruck; Therapie bei progredienter Leukopenie unterbrechen. Umstellung auf andere Antiepileptika unter Diazepamschutz.
Erhöhte Suizidalität beachten.
Auf Überempfindlichkeit und schwere Hautreaktionen achten (besonders bei HLA-A*3101-Allelträgern und bei asiatischen Patienten mit HLA-B*1502). Verkehrshinweis.
Bei Überdosierung Konvulsionen möglich, Therapie: Diazepam.
PG: 250 ML F14 (2) (EKO: G) [€ 8,35]

Tegretol retard 200 mg - Filmtabletten 02D03, 09A06, 49C02
(Z.Nr. 1-18357) RP. P. N03AF01
ZI: Novartis Pharma, Wien
Z: 1 Filmtablette enthält: Carbamazepin 200 mg, Siliciumdioxid, Ethylcellulose, Cellulose, Butylmethacrylat-Copolymer, basisch, Magnesium stearat, Carmellose natrium, Talk; Tablettenhülle: (entspr. Hypromellose) (entspr. Macrogol glycerolhydroxystearat 0,2 mg) (entspr. Eisenoxid rot) (entspr. Eisenoxid gelb) (entspr. Talk) (entspr. Titan oxid).
EW: Antiepileptikum (antikonvulsiv, psychotrop, neurotrop).
AG: Personen ab 5 Jahren: Mono- und Kombinationstherapie von Epilepsien (ausgenommen Petit mal und myoklonische Anfälle).
- Erwachsene: Akute Manie und Prophylaxe (hypo)manischer Phasen der manisch-depressiven Psychosen, Trigeminus- oder Glossopharyngeusneuralgie, Verhütung von Krämpfen beim Alkoholentzugssyndrom, schmerzhafte diabetische Neuropathie.
AA: Oral mit Flüssigkeit einnehmen.
DO: Epilepsie: Erwachsene: Initial 1-2mal tgl. 100-200 mg, dann steigern bis zur optimalen TD von 800-1200 mg (verteilt auf 2-3 Einzeldosen).
MTD 1600-2000 mg, bei Jugendlichen ab 15 Jahren 1200 mg.
Therapeutische Plasmaspiegel 4-12 µg/ml.
Kinder und Jugendliche (5 bis 15 Jahre): TD initial 100 mg, Erhaltungsdosis 10-20 mg/kg KG tgl., verteilt auf mehrere ED. MTD 35 mg/kg KG (bis 6 Jahre) bzw. 1000 mg (6-15 Jahre).
Manie: TD initial 100-400 mg, dann 800(-1600) mg; Erhaltungsdosis tgl. 400-600 mg in mehreren ED.
Trigeminus- oder Glossopharyngeusneuralgie, diabetische Neuropathie: Initiale TD 100-400 mg, Erhaltungsdosis 600-800 mg tgl. in 3-4 ED, MTD 1200 mg; Dosisreduktion bei Schmerzfreiheit.
Alkoholentzug: TD 600-800 mg in mehreren ED, initial kombiniert mit Sedativa/Hypnotika.
Bei schweren Nierenschäden (GFR <10 ml/min) Dosisreduktion auf 75% der üblichen Dosis.
Nicht abrupt absetzen.
Bei Wechsel von Tabletten zur Suspension gleiche Gesamttagesdosis in mehreren ED einnehmen.
Retardformen nicht geeignet für Kinder unter 5 Jahren.
GA: Überempfindlichkeit gegen trizyklische Antidepressiva, AV-Block, schwere Leberschäden, Knochenmarksdepression. Prophyrie, Absencen.
SST: Strenge Nutzen/Risiko-Abwägung, möglichst niedrig dosieren und möglichst als Monotherapie anwenden. Nichthormonelle Kontrazeptiva bis 2 Wochen nach Therapieende empfohlen.
NW: Initial Magen/Darm (Erbrechen, Mundtrockenheit), ZNS (Schwindel, Ataxie, Kopfschmerz), Psyche (auch Verwirrtheit, visuelle oder akustische Halluzinationen), Diplopie, Hautreaktionen. Blutbild, Hyponatriämie, Überempfindlichkeit, Haut (Urtikaria, sehr selten Stevens-Johnson-Syndrom, Lyell-Syndrom), interstitielle Pneumonie, Lupus erythematodes-ähnliches Syndrom, Haaraus-

fall, Herz (Reizleitungsstörungen), Kreislauf, Leber (Ikterus), Nierenschäden, Endokrinium (Schilddrüse, Hypocalcämie), Ödeme, Enzymanstiege (Gamma-GT), verminderte Knochendichte, erhöhtes Sturzrisiko (Frakturen).
WW: CYP3A4-Hemmer erhöhen Carbamazepinspiegel, CYP3A4-Induktoren senken Carbamazepin-Plasmaspiegel.
Kontraindiziert: MAO-Hemmer (14 Tage Abstand), Voriconazol.
Cave Alkohol.
Vorsicht: Trizyklische Antidepressiva, Neuroleptika, Metoclopramid, Clozapin, SSRIs, Lithium, Schilddrüsenhormone, Isoniazid, Diuretika, Muskelrelaxantien, Isotretinoin, Procarbaziin, Trazodon, orale Kontrazeptiva (abgeschwächt), Paracetamol, Antiarrhythmika, Erythromycin, Grapefruit-Saft, orale Antikoagulantien wie Rivaroxaban (erhöhtes Thromboserisiko).
Erhöhung oder Senkung der Carbamazepin-Konzentration durch viele Arzneimittel möglich.
WH: Ärztliche Überwachung der Therapie. Vorsicht bei Herz-, Leber-, Blutbild-, Nierenschäden, nach Unterbrechung einer Carbamazepin-Therapie, myotoner Dystrophie, Störungen des Natriumstoffwechsels, Glaukom, Harnverhalten.
Kontrollen: Blutbild (regelmäßig), Leber, Niere, Serumnatrium, Schilddrüse, Augeninnendruck; Therapie bei progredienter Leukopenie unterbrechen. Umstellung auf andere Antiepileptika unter Diazepamschutz.
Erhöhte Suizidalität beachten.
Auf Überempfindlichkeit und schwere Hautreaktionen achten (besonders bei HLA-A*3101-Allelträgern und bei asiatischen Patienten mit HLA-B*1502). Verkehrshinweis.
Bei Überdosierung Konvulsionen möglich, Therapie: Diazepam.
PG: 100 ST (2) (EKO: G) [€ 18,55]

Tegretol retard 400 mg - Filmtabletten

02D03, 09A06, 49C02

(Z.Nr. 1-18356) RP. P. N03AF01

ZI: Novartis Pharma, Wien
Z: 1 Filmtablette enthält: Carbamazepin 400 mg, Siliciumdioxid, Ethylcellulose, Cellulose, Butylmethacrylat-Copolymer, basisch, Magnesium stearat, Carmellose natrium, Talk; Tablettenhülle: (entspr. Hypromellose) (entspr. Macrogol glycerolhydroxystearat 0,4 mg) (entspr. Eisenoxid rot) (entspr. Eisenoxid gelb) (entspr. Talk) (entspr. Titan oxid).
Kurzinformation: siehe Tegretol retard 200 mg - Filmtabletten, → S. 1398
PG: 100 ST (2) (EKO: G) [€ 33,25]

Tegretol 200 mg - Tabletten

02D03, 09A06, 49C02

(Z.Nr. 1-12844) RP. P. N03AF01

ZI: Novartis Pharma, Wien
Z: 1 Tablette enthält: Carbamazepin 200 mg, Siliciumdioxid, Cellulose, Magnesium stearat, Carmellose natrium.
EW: Antiepileptikum (antikonvulsiv, psychotrop, neurotrop).
AG: Alle Alter: Mono- und Kombinationstherapie von Epilepsien (ausgenommen Petit mal und myoklonische Anfälle).
- Erwachsene: Akute Manie und Prophylaxe (hypo)manischer Phasen der manisch-depressiven Psychosen, Trigeminus- oder Glossopharyngeusneuralgie, Verhütung von Krämpfen beim Alkoholentzugssyndrom, schmerzhafte diabetische Neuropathie.
AA: Oral mit Flüssigkeit einnehmen.
DO: Epilepsie: Erwachsene: Initial 1-2mal tgl. 100-200 mg, dann steigern bis zur optimalen TD von 800-1200 mg (verteilt auf 2-3 Einzeldosen).
MTD 1600-2000 mg, bei Jugendlichen ab 15 Jahren 1200 mg.
Therapeutische Plasmaspiegel 4-12 µg/ml.
Kinder und Jugendliche bis 15 Jahre: TD initial 20-60 mg (bis 4 Jahre) bzw. 100 mg (ab 4 Jahren), Erhaltungsdosis 10-20 mg/kg KG tgl., verteilt auf mehrere ED. MTD 35 mg/kg KG (bis 6 Jahre) bzw. 1000 mg (6-15 Jahre).
Manie: TD initial 100-400 mg, dann 800(-1600) mg; Erhaltungsdosis tgl. 400-600 mg in mehreren ED.
Trigeminus- oder Glossopharyngeusneuralgie, diabetische Neuropathie: Initiale TD 100-400 mg, Erhaltungsdosis 600-800 mg tgl. in 3-4 ED, MTD 1200 mg; Dosisreduktion bei Schmerzfreiheit.
Alkoholentzug: TD 600-800 mg in mehreren ED, initial kombiniert mit Sedativa/Hypnotika.
Bei schweren Nierenschäden (GFR <10 ml/min) Dosisreduktion auf 75% der üblichen Dosis.
Nicht abrupt absetzen.
Bei Wechsel von Tabletten zur Suspension gleiche Gesamttagesdosis in mehreren ED einnehmen.
GA: Überempfindlichkeit gegen trizyklische Antidepressiva, AV-Block, schwere Leberschäden, Knochenmarksdepression. Prophyrie, Absencen.
SST: Strenge Nutzen/Risiko-Abwägung, möglichst niedrig dosieren und möglichst als Monotherapie anwenden. Nichthormonelle Kontrazeptiva bis 2 Wochen nach Therapieende empfohlen.
NW: Initial Magen/Darm (Erbrechen, Mundtrockenheit), ZNS (Schwindel, Ataxie, Kopfschmerz), Psyche (auch Verwirrtheit, visuelle oder akustische Halluzinationen), Diplopie, Hautreaktionen.
Blutbild, Hyponatriämie, Überempfindlichkeit, Haut (Urtikaria, sehr selten Stevens-Johnson-Syndrom, Lyell-Syndrom), interstitielle Pneumonie, Lupus erythematodes-ähnliches Syndrom, Haarausfall, Herz (Reizleitungsstörungen), Kreislauf, Leber (Ikterus), Nierenschäden, Endokrinium (Schilddrüse, Hypocalcämie), Ödeme, Enzymanstiege (Gamma-GT), verminderte Knochendichte, erhöhtes Sturzrisiko (Frakturen).
WW: CYP3A4-Hemmer erhöhen Carbamazepinspiegel, CYP3A4-Induktoren senken Carbamazepin-Plasmaspiegel.
Kontraindiziert: MAO-Hemmer (14 Tage Abstand), Voriconazol.
Cave Alkohol.
Vorsicht: Trizyklische Antidepressiva, Neuroleptika, Metoclopramid, Clozapin, SSRIs, Lithium, Schilddrüsenhormone, Isoniazid, Diuretika, Muskelrelaxantien, Isotretinoin, Procarbaziin, Trazodon, orale Kontrazeptiva (abgeschwächt), Paracetamol, Antiarrhythmika, Erythromycin, Grapefruit-Saft, orale Antikoagulantien wie Rivaroxaban (erhöhtes Thromboserisiko).
Erhöhung oder Senkung der Carbamazepin-Konzentration durch viele Arzneimittel möglich.
WH: Ärztliche Überwachung der Therapie. Vorsicht bei Herz-, Leber-, Blutbild-, Nierenschäden, nach Unterbrechung einer Carbamazepin-Therapie, myotoner Dystrophie, Störungen des Natriumstoffwechsels, Glaukom, Harnverhalten.
Kontrollen: Blutbild (regelmäßig), Leber, Niere, Serumnatrium, Schilddrüse, Augeninnendruck; Therapie bei progredienter Leukopenie unterbrechen. Umstellung auf andere Antiepileptika unter Diazepamschutz.
Erhöhte Suizidalität beachten.
Auf Überempfindlichkeit und schwere Hautreaktionen achten (besonders bei HLA-A*3101-Allelträgern und bei asiatischen Patienten mit HLA-B*1502). Verkehrshinweis.
Bei Überdosierung Konvulsionen möglich, Therapie: Diazepam.
PG: 50 ST (EKO: G) [€ 9,65], 100 ST (2) (EKO: G) [€ 15,05]

Tegretol 400 mg - Tabletten

02D03, 09A06, 49C02

(Z.Nr. 1-16866) RP. P. N03AF01

ZI: Novartis Pharma, Wien
Z: 1 Tablette enthält Carbamazepin 400 mg, Siliciumdioxid, Cellulose, Magnesium stearat, Carmellose natrium.
Kurzinformation: siehe Tegretol 200 mg - Tabletten, → S. 1399
PG: 50 ST (EKO: G) [€ 17,50], 100 ST (2) (EKO: G) [€ 28,50]

▼ Tegsedi 284 mg - Injektionslösung in einer Fertigspritze

56F

(Z.Nr. EU/1/18/1296/*) NR. P. E. N07XX15

ZI: Akcea Therapeutics Ireland, Dublin, Irland
Z: 1 Fertigspritze mit 1,5 ml enthält: Inotersen 284 mg (entspr. Inotersen natrium), Salzsäure zur pH-Wert-Einstellung, Natriumhydroxid zur pH-Wert-Einstellung, Wasser für Injektionszwecke.
EW: Hemmt Transthyretin (TTR)-Produktion.
AG: Polyneuropathie der Stadien 1 oder 2 bei hereditärer Transthyretin-Amyloidose.
AA: S.c.; Selbstinjektion nach Einschulung möglich.
DO: 1mal wöchentlich 284 mg. Dosisanpassung bei Thrombozytopenie. Keine Daten bei Kindern und Jugendlichen.
GA: Thrombozytenzahl unter 100 x 10^9/l vor der Behandlung. Protein-Kreatinin-Quotient im Urin über 1 g/g vor der Behandlung.GFR unter 45 ml/min; schwere Leberschäden.
SST: Zwingende Indikationsstellung in der Schwangerschaft, zuverlässige Kontrazeption für Frauen im gebärfähigen Alter erforderlich. Nutzen/Risiko-Abwägung in der Stillzeit.
NW: Lokale Reaktionen, Magen/Darm, Kopfschmerz, Fieber, periphere Ödeme, Thrombozytopenie, Glomerulonephritis, Abstoßung eines Lebertransplantats.
WW: Vorsicht: Antithrombotische Arzneimittel, nephrotoxische Arzneimittel.
WH: Kontrollen: Thrombozyten (alle 2 Wochen), Niere (alle 3 Monate oder häufiger), Leber.
PG: 4 ST RE1 (EKO: Y) [€ 30.750,50]

Teicoplanin Accord 100 mg - Pulver zur Herstellung einer Injektionslösung 34I
(Z.Nr. 1-37727) NR. P. nicht im Handel. J01XA02

T

Teicoplanin Accord 200 mg - Pulver zur Herstellung einer Injektionslösung 34I
(Z.Nr. 1-37728) NR. P. J01XA02
ZI: Accord Healthcare, Utrecht, Niederlande
Z: 1 Durchstechflasche enthält: Teicoplanin 200 mg, Natriumchlorid 24 mg.
Kurzinformation: siehe Targocid 200 mg - Trockenstechampullen mit Lösungsmittel, → S. 1392
PG: 5 ST * (EKO: N) [€ 303,20]

Teicoplanin Accord 400 mg - Pulver zur Herstellung einer Injektionslösung 34I
(Z.Nr. 1-37729) NR. P. J01XA02
ZI: Accord Healthcare, Utrecht, Niederlande
Z: 1 Durchstechflasche enthält: Teicoplanin 400 mg, Natriumchlorid 24 mg.
Kurzinformation: siehe Targocid 200 mg - Trockenstechampullen mit Lösungsmittel, → S. 1392
PG: 5 ST * (EKO: N) [€ 536,75]

▼ *Teicoplanin Altan 200 mg - Pulver und Lösungsmittel zur Herstellung einer Injektions-/Infusionslösung oder einer Lösung zum Einnehmen* 34I
(Z.Nr. 1-39343) NR. P. nicht im Handel. J01XA02

▼ *Teicoplanin Altan 400 mg - Pulver und Lösungsmittel zur Herstellung einer Injektions-/Infusionslösung oder einer Lösung zum Einnehmen* 34I
(Z.Nr. 1-39344) NR. P. nicht im Handel. J01XA02

Teicoplanin Mylan 100 mg - Pulver zur Herstellung einer Injektions-/Infusionslösung oder einer Lösung zum Einnehmen 34I
(Z.Nr. 1-38428) NR. P. nicht im Handel. J01XA02

Teicoplanin Mylan 200 mg - Pulver zur Herstellung einer Injektions-/Infusionslösung oder einer Lösung zum Einnehmen 34I
(Z.Nr. 1-38427) NR. P. J01XA02
ZI: Arcana Arzneimittel, Wien
Z: 1 Durchstechflasche enthält: Teicoplanin 200 mg (entspr. → 200000 IE), Natriumchlorid (entspr. Natrium 9,4 mg).
Kurzinformation: siehe Targocid 200 mg - Trockenstechampullen mit Lösungsmittel, → S. 1392
PG: 5 ST * (EKO: N) [€ 319,80]

Teicoplanin Mylan 400 mg - Pulver zur Herstellung einer Injektions-/Infusionslösung oder einer Lösung zum Einnehmen 34I
(Z.Nr. 1-38426) NR. P. J01XA02
ZI: Arcana Arzneimittel, Wien
Z: 1 Durchstechflasche enthält: Teicoplanin 400 mg (entspr. → 400000 IE), Natriumchlorid (entspr. Natrium 9,4 mg).
Kurzinformation: siehe Targocid 200 mg - Trockenstechampullen mit Lösungsmittel, → S. 1392
PG: 5 ST * (EKO: N) [€ 591,60]

Teicoplanin Noridem 200 mg - Pulver und Lösungsmittel zur Herstellung einer Injektions-/Infusionslösung oder einer Lösung zum Einnehmen 34I
(Z.Nr. 1-36227) NR. P. nicht im Handel. J01XA02

Teicoplanin Noridem 400 mg - Pulver und Lösungsmittel zur Herstellung einer Injektions-/Infusionslösung oder einer Lösung zum Einnehmen 34I
(Z.Nr. 1-36228) NR. P. nicht im Handel. J01XA02

▼ *Teicoplanin Sandoz 100 mg - Pulver und Lösungsmittel zur Herstellung einer Injektions-/Infusionslösung oder einer Lösung zum Einnehmen* 34I
(Z.Nr. 1-36702) NR. P. nicht im Handel. J01XA02

▼ *Teicoplanin Sandoz 200 mg - Pulver und Lösungsmittel zur Herstellung einer Injektions-/Infusionslösung oder einer Lösung zum Einnehmen* 34I
(Z.Nr. 1-36703) NR. P. nicht im Handel. J01XA02

▼ *Teicoplanin Sandoz 400 mg - Pulver und Lösungsmittel zur Herstellung einer Injektions-/Infusionslösung oder einer Lösung zum Einnehmen* 34I
(Z.Nr. 1-36704) NR. P. nicht im Handel. J01XA02

Tekcis 2-50 GBq Radionuklidgenerator 24F01
(Z.Nr. 4-00049) NR. N. nicht im Handel. V09FX01

Tektrotyd 16 Mikrogramm - Kit für ein radioaktives Arzneimittel 24F02
(Z.Nr. 4-36939) NR. N. E. nicht im Handel. V09IA07

Telhycar 80 mg/12,5 mg - Tabletten 10B06
(Z.Nr. 1-38922) RP. P. C09DA07
ZI: Swyssi, Frankfurt Am Main, Deutschland
Z: 1 Tablette enthält: Telmisartan 80 mg, Hydrochlorothiazid 12,5 mg, Lactose monohydrat 180,5 mg (entspr. Granulac 200), Magnesium stearat, Meglumin, Povidon 25, Natriumhydroxid (entspr. Natrium < 1 mmol) (entspr. → < 23 mg), Mannit (entspr. Pearlitol SD 200), Natriumstearylfumarat, Pigmentmischung PB-24880 Pink (entspr. Lactose monohydrat) (entspr. Eisenoxid rot).
EW: Angiotensin II-Antagonist + Thiaziddiuretikum.
AG: Essentielle Hypertonie.
AA: 1mal tgl. oral mit Flüssigkeit einnehmen. Tabletten erst kurz vor der Einnahme aus der Blisterpackung entnehmen.
DO: TD 80 mg/12,5 mg bei nicht ausreichender Wirksamkeit von 80 mg Telmisartan. Keine Studien an Kindern und Jugendlichen.
GA: Cholestase, schwere Leber- und Nierenschäden, refraktäre Hypokaliämie, Hyperkalzämie.
SST: Im 1. Trimenon und in der Stillzeit nicht empfohlen. Kontraindikation im 2. und 3. Trimenon.
NW: Schwindel, Synkope, Magen/Darm, Mundtrockenheit, Psyche, Myalgie, Dyspnoe, Photosensibilität, Haut, Niere, Labor, Elektrolytstörungen, interstitielle Lungenerkrankung, Angioödem.
HCT: Erhöhtes Risiko für nicht- melanozytären Hautkrebs, Auge (akute Myopie, Engwinkelglaukom).
WW: Kombination mit Aliskiren nicht empfohlen, bei Patienten mit Nierenschäden oder Diabetes kontraindiziert.
Nicht empfohlen: Duale Blockade des Renin-Angiotensin-Aldosteron-Systems, Lithium.
Vorsicht: Hypokaliämie-induzierende Arzneimittel, andere Blutdrucksenker, Antidiabetika, NSAR. Digitalis, Metformin, nicht-depolarisierende Muskelrelaxantien, Urikosurika, Beta-Blocker, Diazoxid, Amantadin, Cyclophosphamid, Methotrexat.
WH: Volumenmangel ausgleichen. Vorsicht bei Klappenstenosen, Kardiomyopathie. Kontrollen: Elektrolyte, Blutzucker. UV-Exposition meiden. Verkehrshinweis.
PG: 28 ST * (EKO: N) [€ 9,50]

Telhycar 80 mg/25 mg - Tabletten 10B06
(Z.Nr. 1-38923) RP. P. C09DA07
ZI: Swyssi, Frankfurt Am Main, Deutschland
Z: 1 Tablette enthält: Telmisartan 80 mg, Hydrochlorothiazid 25 mg, Lactose monohydrat 169,4 mg (entspr. Granulac 200), Magnesium stearat, Meglumin, Povidon 25, Natriumhydroxid (entspr. Natrium < 1 mmol) (entspr. → < 23 mg), Mannit (entspr. Pearlitol SD 200), Natriumstearylfumarat, Pigmentmischung PB-52290 gelb (entspr. Lactose monohydrat) (entspr. Eisenoxid gelb).
Kurzinformation: siehe Telhycar 80 mg/12,5 mg - Tabletten, → S. 1400
PG: 28 ST * (EKO: N) [€ 9,50]

Telmicard 20 mg - Tabletten 10A08
(Z.Nr. 1-35149) RP. P. nicht im Handel. C09CA07

Telmicard 40 mg - Tabletten 10A08
(Z.Nr. 1-35150) RP. P. C09CA07
ZI: G.L. Pharma, Lannach
Z: 1 Tablette enthält: Telmisartan 40 mg, Natriumhydroxid 4,32 mg, Povidon, Mannitol, Maisstärke, Carmellose calcium, Natriumstearylfumarat 2,4 mg, Magnesium stearat.
EW: Angiotensin II-Antagonist.
AG: Essentielle Hypertonie, kardiovaskuläre Prävention.
AA: Mit Flüssigkeit einnehmen.
DO: Hypertonie: 1mal tgl. 40 mg (20-80 mg).
Kardiovaskuläre Prävention: 1mal tgl. 80 mg.
Bei Leberschäden MTD 40 mg.
Keine Daten an Kindern und Jugendlichen.
GA: Schwere Leber-, Nierenschäden, obstruktive Gallenerkrankungen.
SST: Gegenanzeige im 2. und 3. Trimenon. Im 1. Trimenon und in der Stillzeit nicht empfohlen.
NW: Infektionen, Schlaflosigkeit, Angst, Sehstörungen, Magen/Darm, Haut, Schmerzen, Lunge.
WW: Aliskiren (Kontraindiziert bei Diabetes oder Nierenschäden, sonst nicht empfohlen). Nicht empfohlen: Duale Blockade des Renin-Angiotensin-Aldosteron-Systems, Kalium, kaliumsparende Diuretika. Vorsicht: Andere Blutdrucksenker verstärkt. Digoxin, Diuretika, NSARs, Kortikoide.
WH: Kontrollen: Niere, Kalium, Blutzucker bei Diabetikern. Verkehrshinweis. Nicht dialysierbar.
PG: 30 ST (2) (EKO: G) [€ 10,05]

Telmicard 80 mg - Tabletten 10A08
(Z.Nr. 1-35151) RP. P. C09CA07
ZI: G.L. Pharma, Lannach
Z: 1 Tablette enthält: Telmisartan 80 mg, Natriumhydroxid 8,64 mg, Povidon, Mannitol, Maisstärke, Carmellose calcium, Natriumstearylfumarat 4,8 mg, Magnesium stearat.
Kurzinformation: siehe Telmicard 40 mg - Tabletten, → S. 1400
PG: 30 ST (2) (EKO: G) [€ 10,05]

Telmicard plus HCT 40 mg/12,5 mg - Tabletten 10B06
(Z.Nr. 1-35146) RP. P. C09DA07
ZI: G.L. Pharma, Lannach
Z: 1 Tablette enthält: Telmisartan 40 mg, Hydrochlorothiazid 12,5 mg, Natriumhydroxid 4,3 mg, Mannitol, Maisstärke, Cellulose, mikrokristalline, Carmellose calcium, Povidon, Siliciumdioxid, Natriumstearylfumarat 2,3 mg.
EW: Angiotensin II-Antagonist +Diuretikum.
AG: Essentielle Hypertonie.
AA: 1mal tgl. oral mit Flüssigkeit, unabhängig von den Mahlzeiten. Tabletten erst kurz vor der Einnahme aus der Blisterpackung entnehmen.
DO: TD 40/12,5 mg bei nicht ausreichender Wirksamkeit von 40 mg Telmisartan.
TD 80/12,5 mg bei nicht ausreichender Wirksamkeit von 80 mg Telmisartan.
TD 80/25 mg bei nicht ausreichender Wirksamkeit von 80/12,5 mg. Keine Studien an Kindern und Jugendlichen.
GA: Cholestase, schwere Leber, Nierenschäden, refraktäre Hypokaliämie, Hyperkalzämie.
SST: Im 1. Trimenon und in der Stillzeit nicht empfohlen. Kontraindikation im 2. und 3. Trimenon.
NW: Schwindel, Vegetativum, ZNS, Magen/Darm, Stoffwechsel, Psyche, Photosensibilität, Atemwege, Haut, Auge (Aderhauterguss, akute Myopie, sekundäres Engwinkelglaukom), Niere, Labor, Elektrolytstörungen, interstitielle Lungenerkrankung, selten schweres Angioödem.
WW: Kombination mit Aliskiren nicht empfohlen, bei Patienten mit Nierenschäden oder Diabetes kontraindiziert. Duale Blockade des Renin-Angiotensin-Aldosteron-Systems, Lithium nicht empfohlen. Vorsicht: Arzneimittel mit Wirkung auf den Kaliumspiegel, andere Blutdrucksenker verstärkt, Digoxin, Antidiabetika, NSARs (wirkungsabschwächend).
WH: Volumenmangel ausgleichen. Vorsicht bei Klappenerkrankungen. Kontrollen: Elektrolyte, Blutzucker, Verkehrshinweis.
PG: 30 ST (2) (EKO: G) [€ 10,05]

Telmicard plus HCT 80 mg/12,5 mg - Tabletten 10B06
(Z.Nr. 1-35144) RP. P. C09DA07
ZI: G.L. Pharma, Lannach
Z: 1 Tablette enthält: Telmisartan 80 mg, Hydrochlorothiazid 12,5 mg, Natriumhydroxid 8,6 mg, Mannitol, Maisstärke, Cellulose, mikrokristalline, Carmellose calcium, Povidon, Siliciumdioxid, Natriumstearylfumarat 4,6 mg.
Kurzinformation: siehe Telmicard plus HCT 40 mg/12,5 mg - Tabletten, → S. 1401
PG: 30 ST (2) (EKO: G) [€ 10,05]

Telmicard plus HCT 80 mg/25 mg - Tabletten 10B06
(Z.Nr. 1-35145) RP. P. C09DA07
ZI: G.L. Pharma, Lannach
Z: 1 Tablette enthält: Telmisartan 80 mg, Hydrochlorothiazid 25 mg, Natriumhydroxid 8,6 mg, Mannitol, Maisstärke, Cellulose, mikrokristalline, Carmellose calcium, Povidon, Siliciumdioxid, Natriumstearylfumarat 4,6 mg.
Kurzinformation: siehe Telmicard plus HCT 40 mg/12,5 mg - Tabletten, → S. 1401
PG: 30 ST (2) (EKO: G) [€ 10,05]

Telmisartan Actavis 20 mg - Tabletten 10A08
(Z.Nr. EU/1/10/639/*) RP. P. nicht im Handel. C09CA07

Telmisartan Actavis 40 mg - Tabletten 10A08
(Z.Nr. EU/1/10/639/*) RP. P. nicht im Handel. C09CA07

Telmisartan Actavis 80 mg - Tabletten 10A08
(Z.Nr. EU/1/10/639/*) RP. P. nicht im Handel. C09CA07

Telmisartan G.L. 20 mg - Tabletten 10A08
(Z.Nr. 1-35152) RP. P. nicht im Handel. C09CA07

Telmisartan G.L. 40 mg - Tabletten 10A08
(Z.Nr. 1-35153) RP. P. nicht im Handel. C09CA07

Telmisartan G.L. 80 mg -Tabletten 10A08
(Z.Nr. 1-35154) RP. P. nicht im Handel. C09CA07

Telmisartan Liconsa 20 mg - Tabletten 10A08
(Z.Nr. 1-30025) RP. P. nicht im Handel. C09CA07

Telmisartan Liconsa 40 mg - Tabletten 10A08
(Z.Nr. 1-30026) RP. P. nicht im Handel. C09CA07

Telmisartan Liconsa 80 mg - Tabletten 10A08
(Z.Nr. 1-30027) RP. P. nicht im Handel. C09CA07

Telmisartan ratiopharm 40 mg - Tabletten 10A08
(Z.Nr. 1-29774) RP. P. C09CA07
ZI: Teva, Haarlem, Niederlande
Z: 1 Tablette enthält: Telmisartan 40 mg, Mannitol, Meglumin, Sorbitol 19,2 mg, Povidon K90, Natriumhydroxid, Hypromellose, Magnesium stearat.
Kurzinformation: siehe Telmicard 40 mg - Tabletten, → S. 1400
PG: 30 ST (2) (EKO: G) [€ 10,05]

Telmisartan ratiopharm 80 mg - Tabletten 10A08
(Z.Nr. 1-29775) RP. P. C09CA07
ZI: Teva, Haarlem, Niederlande
Z: 1 Tablette enthält: Telmisartan 80 mg, Mannitol, Meglumin, Sorbitol 38,4 mg, Povidon K90, Natriumhydroxid, Hypromellose, Magnesium stearat.
Kurzinformation: siehe Telmicard 40 mg - Tabletten, → S. 1400
PG: 30 ST (2) (EKO: G) [€ 10,05]

Telmisartan Sandoz 40 mg - Tabletten 10A08
(Z.Nr. 1-31594) RP. P. C09CA07
ZI: Sandoz, Kundl
Z: 1 Tablette enthält: Telmisartan 40 mg, Natriumhydroxid (entspr. Natrium 1,94 mg), Meglumin, Povidon K25, Lactose 153,381 mg (entspr. Lactose, wasserfrei) (entspr. Lactose monohydrat), Povidon, Crospovidon, Magnesium stearat.
Kurzinformation: siehe Telmicard 40 mg - Tabletten, → S. 1400
PG: 30 ST (2) (EKO: G) [€ 10,25]

Telmisartan Sandoz 80 mg - Tabletten 10A08
(Z.Nr. 1-31595) RP. P. C09CA07
ZI: Sandoz, Kundl
Z: 1 Tablette enthält: Telmisartan 80 mg, Natriumhydroxid (entspr. Natrium 3,88 mg), Meglumin, Povidon K25, Lactose 306,761 mg (entspr. Lactose, wasserfrei) (entspr. Lactose monohydrat), Povidon, Crospovidon, Magnesium stearat.
Kurzinformation: siehe Telmicard 40 mg - Tabletten, → S. 1400
PG: 30 ST (2) (EKO: G) [€ 10,25]

Telmisartan Stada 20 mg - Filmtabletten 10A08
(Z.Nr. 1-30868) RP. P. nicht im Handel. C09CA07

Telmisartan Stada 40 mg - Filmtabletten 10A08
(Z.Nr. 1-30869) RP. P. C09CA07
ZI: Stada Arzneimittel, Wien
Z: 1 Filmtablette enthält: Telmisartan 40 mg, Natriumhydroxid, Povidon K25, Meglumin, Lactose 217,35 mg (entspr. Lactose monohydrat), Crospovidon, Eisenoxid gelb, Magnesium stearat; Filmüberzug: (entspr. Hypromellose) (entspr. Titandioxid) (entspr. Macrogol 400) (entspr. Talkum) (entspr. Eisenoxid gelb).
Kurzinformation: siehe Telmicard 40 mg - Tabletten, → S. 1400
PG: 28 ST (2) (EKO: G) [€ 9,35]

Telmisartan Stada 80 mg - Filmtabletten 10A08
(Z.Nr. 1-30870) RP. P. C09CA07
ZI: Stada Arzneimittel, Wien
Z: 1 Filmtablette enthält: Telmisartan 80 mg, Natriumhydroxid, Povidon K25, Meglumin, Lactose 434,7 mg (entspr. Lactose monohydrat), Crospovidon, Eisenoxid gelb, Magnesium stearat; Filmüberzug: (entspr. Hypromellose) (entspr. Titandioxid) (entspr. Macrogol 400) (entspr. Talkum) (entspr. Eisenoxid gelb).
Kurzinformation: siehe Telmicard 40 mg - Tabletten, → S. 1400
PG: 28 ST (2) (EKO: G) [€ 9,35]

Telmisartan Teva 20 mg - Tabletten 10A08
(Z.Nr. EU/1/09/610/*) RP. P. nicht im Handel. C09CA07

Telmisartan Teva 40 mg - Tabletten 10A08
(Z.Nr. EU/1/09/610/*) RP. P. nicht im Handel. C09CA07

Telmisartan Teva 80 mg - Tabletten 10A08
(Z.Nr. EU/1/09/610/*) RP. P. nicht im Handel. C09CA07

T

Telmisartan Teva Pharma 20 mg - Tabletten 10A08
(Z.Nr. EU/1/11/719/*) RP. P. nicht im Handel. C09CA07

Telmisartan Teva Pharma 40 mg - Tabletten 10A08
(Z.Nr. EU/1/11/719/*) RP. P. nicht im Handel. C09CA07

Telmisartan Teva Pharma 80 mg - Tabletten 10A08
(Z.Nr. EU/1/11/719/*) RP. P. nicht im Handel. C09CA07

Telmisartan/Amlodipin Krka 40 mg/5 mg - Tabletten 10B09
(Z.Nr. 1-38052) RP. P. nicht im Handel. C09DB04

Telmisartan/Amlodipin Krka 40 mg/10 mg - Tabletten 10B09
(Z.Nr. 1-38053) RP. P. nicht im Handel. C09DB04

Telmisartan/Amlodipin Krka 80 mg/5 mg - Tabletten 10B09
(Z.Nr. 1-38054) RP. P. nicht im Handel. C09DB04

Telmisartan/Amlodipin Krka 80 mg/10 mg - Tabletten 10B09
(Z.Nr. 1-38055) RP. P. nicht im Handel. C09DB04

Telmisartan/Hydrochlorothiazid Accord 40 mg/ 12,5 mg - Tabletten 10B06
(Z.Nr. 1-36863) RP. P. C09DA07
ZI: Accord Healthcare, Utrecht, Niederlande
Z: 1 Tablette enthält: Telmisartan 40 mg, Hydrochlorothiazid 12,5 mg, Cellulose, mikrokristalline, Lactose monohydrat 90,36 mg, Mannitol, Natriumhydroxid, Meglumin, Povidon K30, Magnesium stearat, Natriumstearylfumarat, Eisen(III)-oxid, rotes.
EW: Angiotensin II-Antagonist +Diuretikum.
AG: Essentielle Hypertonie.
AA: 1mal tgl. oral mit Flüssigkeit, unabhängig von den Mahlzeiten. Tabletten erst kurz vor der Einnahme aus der Blisterpackung entnehmen.
DO: TD 40/12,5 mg bei nicht ausreichender Wirksamkeit von 40 mg Telmisartan.
TD 80/12,5 mg bei nicht ausreichender Wirksamkeit von 80 mg Telmisartan.
TD 80/25 mg bei nicht ausreichender Wirksamkeit von 80/12,5 mg. Keine Studien an Kindern und Jugendlichen.
GA: Cholestase, schwere Leber, Nierenschäden, refraktäre Hypokaliämie, Hyperkalzämie.
SST: Im 1. Trimenon und in der Stillzeit nicht empfohlen. Kontraindikation im 2. und 3. Trimenon.
NW: Schwindel, Vegetativum, ZNS, Magen/Darm, Stoffwechsel, Psyche, Photo- sensibilität, Atemwege, Haut, Auge (akute Myopie, Engwinkelglauklom), Niere, Labor, Elektrolytstörungen, interstitielle Lungenerkrankung, selten schweres Angioödem.
WW: Aliskiren (Kontraindiziert bei Diabetes oder Nierenschäden, sonst nicht empfohlen). Duale Blockade des Renin-Angiotensin-Aldosteron-Systems, Lithium nicht empfohlen. Vorsicht: Arzneimittel mit Wirkung auf den Kaliumspiegel, andere Blutdrucksenker verstärkt, Antidiabetika, nichtsteroidale Antiphlogistika (wirkungsabschwächend).
WH: Volumenmangel ausgleichen. Vorsicht bei Klappenerkrankungen. Kontrollen: Elektrolyte, Blutzucker, Verkehrshinweis.
PG: 30 ST (2) (EKO: G) [€ 9,35]

T

Telmisartan/Hydrochlorothiazid Accord 80 mg/ 12,5 mg - Tabletten 10B06
(Z.Nr. 1-36864) RP. P. C09DA07
ZI: Accord Healthcare, Utrecht, Niederlande
Z: 1 Tablette enthält: Telmisartan 80 mg, Hydrochlorothiazid 12,5 mg, Cellulose, mikrokristalline, Lactose monohydrat 193,22 mg, Mannitol, Natriumhydroxid, Meglumin, Povidon K30, Magnesium stearat, Natriumstearylfumarat, Eisen(III)-oxid, rotes.
Kurzinformation: siehe Telmisartan/Hydrochlorothiazid Accord 40 mg/12,5 mg - Tabletten, → S. 1402
PG: 30 ST (2) (EKO: G) [€ 9,35]

Telmisartan/Hydrochlorothiazid Accord 80 mg/ 25 mg - Tabletten 10B06
(Z.Nr. 1-36865) RP. P. C09DA07
ZI: Accord Healthcare, Utrecht, Niederlande
Z: 1 Tablette enthält: Telmisartan 80 mg, Hydrochlorothiazid 25 mg, Cellulose, mikrokristalline, Lactose monohydrat 180,72 mg, Mannitol, Natriumhydroxid, Meglumin, Povidon K30, Magnesium stearat, Natriumstearylfumarat, Eisen(III)-oxid, rotes, Eisen(III)-oxid, gelbes.
Kurzinformation: siehe Telmisartan/Hydrochlorothiazid Accord 40 mg/12,5 mg - Tabletten, → S. 1402
PG: 30 ST (2) (EKO: G) [€ 9,35]

Telmisartan/Hydrochlorothiazid Chemo 40 mg/12,5 mg - Tabletten 10B06
(Z.Nr. 1-35433) RP. P. nicht im Handel. C09DA07

Telmisartan/Hydrochlorothiazid Chemo 80 mg/12,5 mg - Tabletten 10B06
(Z.Nr. 1-35434) RP. P. nicht im Handel. C09DA07

Telmisartan/Hydrochlorothiazid Chemo 80 mg/25 mg - Tabletten 10B06
(Z.Nr. 1-35435) RP. P. nicht im Handel. C09DA07

Telmisartan/Hydrochlorothiazid Sandoz 40 mg/ 12,5 mg - überzogene Tabletten 10B06
(Z.Nr. 1-35076) RP. P. C09DA07
ZI: Sandoz, Kundl
Z: 1 Tablette enthält: Telmisartan 40 mg, Hydrochlorothiazid 12,5 mg, Tablettenkern: Natriumhydroxid, Meglumin, Povidon K25, Lactose monohydrat, Lactose, wasserfrei (entspr. Lactose 153,4 mg), Povidon K30, Crospovidon Typ A, Magnesium stearat; Überzug: Poly(vinylalkohol), Polyethylenglycol, Siliciumdioxid, wasserfrei, Citronensäure monohydrat, Eisenoxid gelb, Eisenoxid rot.
EW: Angiotensin II-Antagonist +Diuretikum.
AG: Essentielle Hypertonie.
AA: 1mal tgl. oral mit Flüssigkeit, unabhängig von den Mahlzeiten. Tabletten erst kurz vor der Einnahme aus der Blisterpackung entnehmen.
DO: TD 40/12,5 mg bei nicht ausreichender Wirksamkeit von 40 mg Telmisartan.
TD 80/12,5 mg bei nicht ausreichender Wirksamkeit von 80 mg Telmisartan.
TD 80/25 mg bei nicht ausreichender Wirksamkeit von 80/12,5 mg. Keine Studien an Kindern und Jugendlichen.
GA: Cholestase, schwere Leber, Nierenschäden, refraktäre Hypokaliämie, Hyperkalzämie.
SST: Im 1. Trimenon und in der Stillzeit nicht empfohlen. Kontraindikation im 2. und 3. Trimenon.
NW: Schwindel, Vegetativum, ZNS, Magen/Darm, Stoffwechsel, Psyche, Photo- sensibilität, Atemwege, Haut, Auge (akute Myopie, Engwinkelglauklom), Niere, Labor, Elektrolytstörungen, interstitielle Lungenerkrankung, selten schweres Angioödem, erhöhtes Risiko für nicht- melanozytären Hautkrebs.
WW: Aliskiren (Kontraindiziert bei Diabetes oder Nierenschäden, sonst nicht empfohlen). Duale Blockade des Renin-Angiotensin-Aldosteron-Systems, Lithium nicht empfohlen. Vorsicht: Arzneimittel mit Wirkung auf den Kaliumspiegel, andere Blutdrucksenker verstärkt, Antidiabetika, nichtsteroidale Antiphlogistika (wirkungsabschwächend).
WH: Volumenmangel ausgleichen. Vorsicht bei Klappenerkrankungen. Kontrollen: Elektrolyte, Blutzucker, Verkehrshinweis.
PG: 30 ST (2) (EKO: G) [€ 10,25]

Telmisartan/Hydrochlorothiazid Sandoz 80 mg/ 12,5 mg - überzogene Tabletten 10B06
(Z.Nr. 1-35077) RP. P. C09DA07
ZI: Sandoz, Kundl
Z: 1 Tablette enthält: Telmisartan 80 mg, Hydrochlorothiazid 12,5 mg, Tablettenkern: Natriumhydroxid, Meglumin, Povidon K25, Lactose monohydrat, Lactose, wasserfrei (entspr. Lactose 306,8 mg), Povidon K30, Crospovidon Typ A, Magnesium stearat; Überzug: Poly(vinylalkohol), Polyethylenglycol, Siliciumdioxid, wasserfrei, Citronensäure monohydrat.
Kurzinformation: siehe Telmisartan/Hydrochlorothiazid Sandoz 40 mg/12,5 mg - überzogene Tabletten, → S. 1402
PG: 30 ST (2) (EKO: G) [€ 10,25]

Telmisartan/Hydrochlorothiazid Sandoz 80 mg/ 25 mg - überzogene Tabletten 10B06
(Z.Nr. 1-35078) RP. P. C09DA07
ZI: Sandoz, Kundl
Z: 1 Tablette enthält: Telmisartan 80 mg, Hydrochlorothiazid 25 mg, Tablettenkern: Natriumhydroxid, Meglumin, Povidon K25, Lactose monohydrat, Lactose, wasserfrei (entspr. Lactose 306,8 mg), Povidon K30, Crospovidon Typ A, Magnesium stearat; Überzug: Poly(vinylalkohol), Polyethylenglycol, Siliciumdioxid, wasserfrei, Citronensäure monohydrat, Eisenoxid gelb.
Kurzinformation: siehe Telmisartan/Hydrochlorothiazid Sandoz 40 mg/12,5 mg - überzogene Tabletten, → S. 1402
PG: 30 ST (2) (EKO: G) [€ 10,25]

Telmisartan/Hydrochlorothiazid Stada 40 mg/ 12,5 mg - Tabletten 10B06
(Z.Nr. 1-35459) RP. P. C09DA07
ZI: Stada Arzneimittel, Wien
Z: 1 Tablette enthält: Telmisartan 40 mg, Hydrochlorothiazid 12,5 mg, Magnesium stearat, Kaliumhydroxid, Meglumin, Povidon, Carboxymethylstärke, Natrium Typ A (entspr. Natrium <= 0,441 mg), Cellulose, mikrokristalline, Mannitol.

Kurzinformation: siehe Telmisartan/Hydrochlorothiazid Accord 40 mg/12,5 mg - Tabletten, →S. 1402
PG: 28 ST (2) (EKO: G) [€ 9,35]

Telmisartan/Hydrochlorothiazid Stada 80 mg/12,5 mg - Tabletten 10B06
(Z.Nr. 1-35461) RP. P. C09DA07
ZI: Stada Arzneimittel, Wien
Z: 1 Tablette enthält: Telmisartan 80 mg, Hydrochlorothiazid 12,5 mg, Magnesium stearat, Kaliumhydroxid, Meglumin, Povidon, Carboxymethylstärke, Natrium Typ A (entspr. Natrium <= 0,882 mg), Cellulose, mikrokristalline, Mannitol.
Kurzinformation: siehe Telmisartan/Hydrochlorothiazid Accord 40 mg/12,5 mg - Tabletten, →S. 1402
PG: 28 ST (2) (EKO: G) [€ 9,35]

Telmisartan/Hydrochlorothiazid Stada 80 mg/25 mg - Tabletten 10B06
(Z.Nr. 1-35465) RP. P. C09DA07
ZI: Stada Arzneimittel, Wien
Z: 1 Tablette enthält: Telmisartan 80 mg, Hydrochlorothiazid 25 mg, Magnesium stearat, Kaliumhydroxid, Meglumin, Povidon, Carboxymethylstärke, Natrium Typ A (entspr. Natrium <= 0,882 mg), Cellulose, mikrokristalline, Mannitol.
Kurzinformation: siehe Telmisartan/Hydrochlorothiazid Accord 40 mg/12,5 mg - Tabletten, →S. 1402
PG: 28 ST (2) (EKO: G) [€ 9,35]

Telmisartan-HCT G.L. 40 mg/12,5 mg - Tabletten 10B06
(Z.Nr. 1-35155) RP. P. nicht im Handel. C09DA07

Telmisartan-HCT G.L. 80 mg/12,5 mg - Tabletten 10B06
(Z.Nr. 1-35147) RP. P. nicht im Handel. C09DA07

Telmisartan-HCT G.L. 80 mg/25 mg - Tabletten 10B06
(Z.Nr. 1-35148) RP. P. nicht im Handel. C09DA07

Telmisartan/HCT ratiopharm 80 mg/12,5 mg - Tabletten 10B06
(Z.Nr. 1-35506) RP. P. C09DA07
ZI: Teva, Haarlem, Niederlande
Z: 1 Tablette enthält: Telmisartan 80 mg, Hydrochlorothiazid 12,5 mg, Natriumhydroxid, Hypromellose, Sorbitol 56,74 mg, Meglumin, Mannitol, Talkum, Magnesium stearat, Lactose monohydrat 175,1 mg, Hydroxypropylcellulose, Eisenoxid rot.
Kurzinformation: siehe Telmisartan/Hydrochlorothiazid Accord 40 mg/12,5 mg - Tabletten, →S. 1402
PG: 30 ST (2) (EKO: G) [€ 10,05]

Telmisartan/HCT ratiopharm 80 mg/25 mg - Tabletten 10B06
(Z.Nr. 1-35507) RP. P. C09DA07
ZI: Teva, Haarlem, Niederlande
Z: 1 Tablette enthält: Telmisartan 80 mg, Hydrochlorothiazid 25 mg, Natriumhydroxid, Hypromellose, Sorbitol 56,74 mg, Meglumin, Mannitol, Talkum, Magnesium stearat, Lactose monohydrat 354,2 mg, Hydroxypropylcellulose, Eisenoxid gelb.
Kurzinformation: siehe Telmisartan/Hydrochlorothiazid Accord 40 mg/12,5 mg - Tabletten, →S. 1402
PG: 30 ST (2) (EKO: G) [€ 10,05]

Telzir 700 mg - Filmtabletten 35E04
(Z.Nr. EU/1/04/282/*) NR. P. J05AE07
ZI: ViiV Healthcare, Zeist, Niederlande
Z: 1 Filmtablette enthält: Fosamprenavir 700 mg (entspr. Fosamprenavir calcium) (entspr. Amprenavir 600 mg), Tablettenkern: Cellulose, mikrokristalline, Croscarmellose natrium, Povidon K30, Magnesium stearat, Siliciumdioxid, hochdisperses; Tablettenüberzug: Hypromellose, Titandioxid, Triacetin, Eisen(III)-oxid.
EW: Virustatikum (Proteasehemmer).
AG: HIV-1-Infektionen in Kombination mit niedrig dosiertem Ritonavir und anderen antiretroviralen Arzneimitteln.
AA: Oral.
DO: 2mal tgl. 700 mg Fosamprenavir + 100 mg Ritonavir. Dosisreduktion bei Leberschäden.
GA: Schwere Leberschäden, Kinder unter 6 Jahren.
SST: Nutzen/Risiko-Abwägung, nicht stillen.
NW: ZNS (Kopfschmerzen), Magen/Darm, Haut, Müdigkeit, Labor, Angioödem, Stevens-Johnson-Syndrom, Stoffwechsel (Lipid- und Blutglukoseanstieg), Gewichtszunahme, Rhabdomyolyse, Spontanblutungen bei Hämophilie, Immun-Reaktivierungs-Syndrom (Autoimmunerkrankungen), Osteonekrose, Untersuchungen.
WW: Kontraindiziert: CYP3A4 und CYP2D6 Substrate mit geringer therapeutischer Breite, z.B. Alfuzosin, Amiodaron, Astemizol, Bepridil, Cisaprid, Chinidin, (Dihydro)ergotamin, Terfenadin, Quetiapin, Flecainid, Propafenon, Rifampicin, Pimozid, Johanniskraut, orales Midazolam oder Triazolam, Sildenafil zur Behandlung der PAH, Simvastatin, Lovastatin, Paritaprevir, Lurasidon.
Nicht empfohlen: Systemisches Lidocain, Benzodiazepine, Arzneimittel zur Behandlung der erektilen Dysfunktion, Lovastatin, Fluticason, Ketoconazol/Itraconazol, Halofantrin, Sildenafil, Raltegravir, Telaprevir, Boceprevir, Maraviroc, Simeprevir, Daclatasvir.
Vorsicht: Clarithromycin, Rifabutin, Antikonvulsiva, Ritonavir (Fachinformation von Ritonavir beachten), Immunsuppressiva, über CYP3A metabolisierte antineoplastische Arzneimittel, trizyklische Antidepressiva, Fluticason, parenterales Midazolam, Methadon, orale Antikoagulantien, orale Kontrazeptiva (nicht-hormonelle Methoden empfohlen), Erythromycin, Phenytoin.
WW von Ritonavir bei gleichzeitiger Gabe beachten, Ritonavir ist der stärkere CYP3A4-Inhibitor.
WH: Vorsicht bei Sulfonamidallergie. Nicht gleichzeitig mit anderen Amprenavir enthaltenden Arzneimitteln geben. Triglyzeride bzw. Cholesterin kontrollieren.
PG: 60 ST RE2 (EKO: Y) [€ 579,70]

Telzir 700 mg - Filmtabletten 35E04
(Z.Nr. EU/1/04/282/*) NR. P. Parallelimport. J05AE07
nicht im Handel.

Telzir 700 mg - Filmtabletten 35E04
(Z.Nr. EU/1/04/282/*) NR. P. Parallelimport. J05AE07
V: Haemato Pharm, Schönefeld, Deutschland
Z: 1 Filmtablette enthält: Fosamprenavir 700 mg (entspr. Fosamprenavir calcium) (entspr. Amprenavir 600 mg), Tablettenkern: Cellulose, mikrokristalline, Croscarmellose natrium, Povidon K30, Magnesium stearat, Siliciumdioxid, hochdisperses; Tablettenüberzug: Hypromellose, Titandioxid, Triacetin, Eisen(III)-oxid.
PG: 60 ST RE2 (EKO: Y) [€ 568,65]

Telzir 50 mg/ml Suspension zum Einnehmen 35E04
(Z.Nr. EU/1/04/282/*) NR. P. nicht im Handel. J05AE07

Temesta 2 mg - Ampullen 18C
(Z.Nr. 1-20346) NR. P1. P. E. N05BA06
ZI: Pfizer Corporation Austria, Wien
Z: 1 Ampulle zu 1 ml enthält: Lorazepam 2 mg, Benzylalkohol 20,9 mg, Propylenglycol 828,3 mg, Polyethylenglykol 400.
EW: Benzodiazepin.
AG: Prämedikation vor medizinischen Eingriffen, akute Angstzustände, Status epilepticus, Zusatztherapie zu Antiemetika.
AA: I.m. oder i.v., cave intraarteriell.
DO: Prämedikation: Erwachsene 0,044 mg/kg KG i.v. 15-20 min vor dem Eingriff oder 0,05 mg/kg KG i.m. mindestens 2 Std. vor dem Eingriff.
Psychiatrie: Erwachsene 2-4 mg i.v. (oder i.m.), ev. nach 2 Std. wiederholen. Fortsetzung oral.
Antiemesis: Erwachsene 0,05 mg/kg KG i.v. 30-60 min vor der Chemotherapie, ev. nach 4 Std. wiederholen.
Status epilepticus: Erwachsene 4 mg i.v., ev. nach 10-15 min wiederholen. Kinder ab 3 Jahren und Jugendliche: Initial 0,05 mg/kg KG, ev. nach 10-15 min wiederholen.
GA: Myasthenie, Alkohol-, Psychopharmaka-, Schlaf-, Schmerzmittelintoxikation, Schlafapnoe-Syndrom, Ateminsuffizienz, Schock, Kinder unter 3 Jahren (enthält Benzylalkohol), Leber-, Nierenversagen. Toxizität von Propylenglykol beachten.
SST: Nicht anwenden.
NW: ZNS (Sedierung, Schläfrigkeit), Psyche (Verwirrtheit, Depression), Asthenie, Vegetativum, Muskelschwäche, Hypotonie, Haut, Magen/Darm, Leber, psychische und paradoxe Reaktionen, (anterograde) Amnesien, Blutbild, Atemdepression, Überempfindlichkeit, Anaphylaxie.
WW: Besondere Vorsicht: Opioide (Atemdepression). Vorsicht: ZNS-Dämpfer, Alkohol verstärkt, Clozapin, Scopolamin, Haloperidol. Probenecid oder Valproat (Lorazepam-Dosis halbieren). Theophyllin oder Aminophyllin reduzieren die sedierende Wirkung von Lorazepam.
GE: Physische und psychische Abhängigkeit möglich, bei abruptem Absetzen Entzugserscheinungen (bis Konvulsionen).
WH: Vorsicht bei depressiver Verstimmung (Suizidgefahr), älteren oder geschwächten Personen, Leber-, Nierenschäden. Kontrollen: Blutbild, Leber, Niere, Blutdruck, Atmung. Verkehrshinweis!
Bei Überdosierung Antidot Flumazenil.
PG: 10 ST * (EKO: N) [€ 37,15]

Temesta 1,0 mg - Tabletten 18C
(Z.Nr. 0-14794) NR. P1. P. N05BA06
ZI: Pfizer Corporation Austria, Wien
Z: 1 Tablette enthält: Lorazepam 1 mg, Lactose monohydrat 67,65 mg, Cellulose, mikrokristalline, Polacrilin kalium, Magnesium

T

stearat.
EW: Benzodiazepin.
AG: Angstzustände, Schlaflosigkeit; Zusatztherapie bei Angstzuständen mit Depressionen und Schizophrenie.
AA: Oral.
DO: Möglichst niedrig und kurzdauernd.
Angst: TD 1-3 mg in mehreren ED.
Schwere Angst: TD 5-7,5 mg in mehreren ED.
Schlafstörungen: 1 mg ½ Std. vor dem Schlafengehen.
Ältere Patienten: Initiale TD um 50% senken.
Für Kinder und Jugendliche nicht empfohlen.
GA: Myasthenie, Alkohol-, Psychopharmakaintoxikation, Schlafapnoe-Syndrom, schwere Leber- oder Ateminsuffizienz, Kinder unter 6 Jahren.
SST: Nicht anwenden.
NW: ZNS (Sedierung, Schläfrigkeit), Asthenie, Vegetativum, Muskelschwäche, Hypotonie, Haut, Magen/Darm, Leber, psychische und paradoxe Reaktionen, (anterograde) Amnesien, Blutbild, Atemdepression, Überempfindlichkeit, Anaphylaxie.
WW: Besondere Vorsicht: Opioide (Atemdepression). Vorsicht: ZNS-Dämpfer, Alkohol verstärkt, Muskelrelaxantien, Clozapin. Probenecid oder Valproat (Lorazepam-Dosis halbieren). Theophyllin oder Aminophyllin reduzieren die sedierende Wirkung von Lorazepam.
GE: Physische und psychische Abhängigkeit möglich, bei abruptem Absetzen Entzugserscheinungen (bis Konvulsionen).
WH: Vorsicht bei depressiver Verstimmung (Suizidgefahr), älteren oder geschwächten Personen, Leber-, Nierenschäden. Kontrollen: Blutbild, Leber, Niere, Blutdruck, Atmung. Verkehrshinweis!
Bei Überdosierung Antidot Flumazenil.
PG: 20 ST (2) (EKO: G) [€ 2,40], 50 ST (EKO: G) [€ 5,15]

Temesta 2,5 mg - Tabletten — 18C

(Z.Nr. 0-14795) NR. P1. P. — N05BA06
ZI: Pfizer Corporation Austria, Wien
Z: 1 Tablette enthält: Lorazepam 2,5 mg, Lactose monohydrat 132,925 mg, Cellulose, mikrokristalline, Polacrilin kalium, Chinolingelb, Magnesium stearat, Eisenoxid gelb.
Kurzinformation: siehe Temesta 1,0 mg - Tabletten, → S. 1403
PG: 20 ST (2) (EKO: G) [€ 5,25], 100 ST * (EKO: N) [€ 24,30]

Temgesic 0,3 mg - Injektionslösung — 02A01

(Z.Nr. 0-17876) NR. SG. P. — N02AE01
ZI: Indivior Europe, Dublin, Irland
Z: 1 Ampulle mit 1 ml enthält: Buprenorphin 0,3 mg (entspr. Buprenorphin hydrochlorid 0,324 mg), Glucose monohydrat, Salzsäure zur pH-Wert-Einstellung, Wasser für Injektionszwecke.
EW: Zentrales Analgetikum (opioidagonistisch und -antagonistisch).
AG: Sehr starke Schmerzen, Prämedikation, Neuroleptanalgesie.
AA: I.m. oder langsam i.v.
DO: ED 1-2 Ampullen, ev. alle 6-8 Std. Dosiserhöhung möglich. Bei älteren und leichtgewichtigen Patienten ½ Ampulle ausreichend.
Bei Leberschäden vorsichtig dosieren.
Prämedikation: 1 Ampulle i.m. 1 Std. vor der Operation.
Kinder ab 6 Monaten: 3-6(-9) mcg/kg KG alle 6-8 Std.
GA: Opioidabhängigkeit, manifeste Atemfunktionsstörungen.
SST: Strenge Nutzen/Risiko-Abwägung in der Schwangerschaft (Atemdepression und Entzugssyndrom beim Neugeborenen). In der Stillzeit nicht anwenden.
NW: Sedierung, Drehschwindel, Kreislaufdysregulation, Magen/Darm, Hyperhidrosis, Miosis, Überempfindlichkeit, Schock, Bronchospasmus, Atemdepression, Miktionsbeschwerden, Obstipation, Dysphorie/Euphorie.
WW: Nicht empfohlen: MAO-Hemmer (2 Wochen Abstand), Naltrexon, Alkohol. Besondere Vorsicht: Benzodiazepine (Atemdepression). Vorsicht: ZNS-Dämpfer, Atemdämpfende Substanzen, Halothan (Buprenorphin-Dosis reduzieren), CYP3A4-Induktoren und Hemmer.
GE: Abhängigkeit möglich. Nicht abrupt absetzen. Entzugssymptome bei opioidabhängigen Patienten möglich.
WH: Vorsicht bei Patienten mit Opioid-Anamnese, erhöhtem Schädelinnendruck, Leberschäden, schweren Nierenschäden, eingeschränkter Atemfunktion.
Allgemeine WH für Opioide beachten.
Verkehrshinweis. Positive Dopingkontrollen möglich.
Bei Überdosierung Naloxon empfohlen.
PG: 5 ST * (EKO: N) [€ 31,35]

Temgesic 0,2 mg - Sublingualtabletten — 02A01

(Z.Nr. 0-17877) NR. SG. P. — N02AE01
ZI: Indivior Europe, Dublin, Irland
Z: 1 Sublingualtablette enthält: Buprenorphin 0,2 mg (entspr. Buprenorphin hydrochlorid 0,216 mg), Lactose monohydrat 29,842 mg, Maisstärke, Mannitol, Polyvidon K30, Citronensäure, wasserfreie, Natrium citrat (entspr. Natrium 0,11 mg), Magnesium stearat.
EW: Zentrales Analgetikum (opioidagonistisch und -antagonistisch).
AG: Starke und sehr starke Schmerzen, Prämedikation.
AA: Unter die Zunge legen, nicht lutschen, schlucken oder zerkauen.
DO: ED 0,2-0,4 mg, ev. alle 6-8 Stunden. Dosiserhöhung möglich.
Prämedikation: 0,4 mg 2 Stunden präoperativ.
Kinder ab 35 kg KG: 0,2 mg alle 6-8 Std.
Kinder ab 45 kg KG: Bis 0,4 mg alle 6-8 Std.
Bei Leberschäden vorsichtig dosieren.
GA: Opioidabhängigkeit, manifeste Atemfunktionsstörungen, Kleinkinder unter 1 Jahr.
SST: In der Schwangerschaft nicht anwenden (Atemdepression und Entzugssyndrom beim Neugeborenen). In der Stillzeit nicht anwenden.
NW: Sedierung, Drehschwindel, Kreislaufdysregulation, Magen/Darm, Hyperhidrosis, Miosis, Überempfindlichkeit, Schock, Bronchospasmus, Atemdepression, Miktionsbeschwerden, Obstipation, Dysphorie/Euphorie.
WW: Nicht empfohlen: MAO-Hemmer (2 Wochen Abstand), Naltrexon, Alkohol. Besondere Vorsicht: Benzodiazepine (Atemdepression). Vorsicht: ZNS-Dämpfer, Atemdämpfende Substanzen, Halothan (Buprenorphin-Dosis reduzieren), CYP3A4-Induktoren und Hemmer.
GE: Abhängigkeit möglich. Nicht abrupt absetzen. Entzugssymptome bei opioidabhängigen Patienten möglich.
WH: Vorsicht bei Patienten mit Opioid-Anamnese, erhöhtem Schädelinnendruck, Leberschäden, schweren Nierenschäden, eingeschränkter Atemfunktion.
Allgemeine WH für Opioide beachten.
Verkehrshinweis. Positive Dopingkontrollen möglich.
Bei Überdosierung Naloxon empfohlen.
PG: 10 ST (2) (EKO: G) [€ 9,20], 50 ST RE2 (EKO: Y) [€ 30,20]

Temgesic 0,4 mg - Sublingualtabletten — 02A01

(Z.Nr. 1-22041) NR. SG. P. — N02AE01
ZI: Indivior Europe, Dublin, Irland
Z: 1 Sublingualtablette enthält: Buprenorphin 0,4 mg (entspr. Buprenorphin hydrochlorid 0,432 mg), Lactose monohydrat 29,626 mg, Maisstärke, Mannitol, Polyvidon K30, Citronensäure, wasserfreie, Natrium citrat (entspr. Natrium 0,11 mg), Magnesium stearat.
Kurzinformation: siehe Temgesic 0,2 mg - Sublingualtabletten, → S. 1404
PG: 10 ST (2) (EKO: G) [€ 14,85], 50 ST RE2 (EKO: Y) [€ 55,35]

Temodal 5 mg - Hartkapseln — 55A

(Z.Nr. EU/1/98/096/*) NR. P. — L01AX03
ZI: Merck Sharp & Dohme, Haarlem, Niederlande
Z: 1 Kapsel enthält: Temozolomid 5 mg, Kapsel: Lactose, wasserfrei 132,8 mg, Siliciumdioxid, hochdisperses, Poly(O-carboxymethyl)stärke-Natrium Salz, Weinsäure, Stearinsäure, Kapselhülle: Gelatine, Titandioxid, Natriumdodecylsulfat, Eisen(III)-hydroxid-oxid x H2O, Indigocarmin, Bedruckung: Schellack, Propylenglycol, Wasser, gereinigtes, Ammoniaklösung, Kaliumhydroxid, Eisen(II,III)-oxid.
EW: Antineoplastisch.
AG: Glioblastoma multiforme, anaplastisches Astrozytom bei Erwachsenen und Kindern ab 3 Jahren.
AA: Oral, ohne Nahrung unzerkaut schlucken.
DO: Erstmalig diagnostiziertes Glioblastoma multiforme: Tgl. 75 mg/m^2 KOF für 42 Tage gleichzeitig mit fokaler Radiotherapie (60 Gy in 30 Fraktionen), gefolgt von bis zu 6 Zyklen Monotherapie.
Monotherapie: 150-200 mg/m^2 KOF tgl. über 5 Tage pro 28 tägigem Therapiezyklus.
Keine Daten bei Kindern unter 3 Jahren.
Details siehe Austria-Codex - Fachinformation.
GA: Dacarbazin-Überempfindlichkeit, schwere Myelosuppression.
SST: Gegenanzeige (genotoxisch und teratogen). Männer dürfen bis 6 Monate nach Therapieende kein Kind zeugen.
NW: Übelkeit, Erbrechen, Myelosuppression, ZNS (Herpes simplex-Enzephalitis), Darm, Leber (auch Spättoxizität), Fieber, Haut (auch schwere Reaktionen), Vegetativum, Diabetes insipidus, opportunistische Infektionen, Hepatitis durch HBV-Reaktivierung, myelodysplastisches Syndrom, sekundäre maligne Erkrankungen.
WW: Andere myelosuppressive Substanzen verstärkt.
WH: Nutzen/Risiko-Abwägung bei schlechtem Allgemeinzustand. Vorsicht bei älteren Patienten, Leber-, Nierenschäden. Blutbild- und Leberkontrollen. Verkehrshinweis. Auf vermehrtes Auftreten von Pneumocystis-jirovecii-Pneumonie achten.
PG: 5 ST (EKO: G) [€ 15,70], 20 ST (EKO: G) [€ 57,60]

Temodal 20 mg - Hartkapseln — 55A

(Z.Nr. EU/1/98/096/*) NR. P. — L01AX03
ZI: Merck Sharp & Dohme, Haarlem, Niederlande
Z: 1 Hartkapsel enthält: Temozolomid 20 mg, Kapsel: Lactose, wasserfrei 182,2 mg, Siliciumdioxid, hochdisperses, Poly(O-carboxymethyl)stärke-Natrium Salz, Weinsäure, Stearinsäure, Kapselhülle: Gelatine, Titandioxid, Natriumdodecylsulfat,

Eisen(III)-hydroxid-oxid x H2O, Indigocarmin, Bedruckung: Schellack, Propylenglycol, Wasser, gereinigtes, Ammoniaklösung, Kaliumhydroxid, Eisen(II,III)-oxid.
Kurzinformation: siehe Temodal 5 mg - Hartkapseln, → S. 1404
PG: 5 ST (EKO: G) [€ 58,20], 20 ST (EKO: G) [€ 203,95]

Temodal 100 mg - Hartkapseln 55A
(Z.Nr. EU/1/98/096/*) NR. P. L01AX03
ZI: Merck Sharp & Dohme, Haarlem, Niederlande
Z: 1 Hartkapsel enthält: Temozolomid 100 mg, Kapsel: Lactose, wasserfrei 175,7 mg, Siliciumdioxid, hochdisperses, Poly(O-carboxymethyl)stärke-Natrium Salz, Weinsäure, Stearinsäure, Kapselhülle: Gelatine, Titandioxid, Natriumdodecylsulfat, Eisen(III)-hydroxid-oxid x H2O, Indigocarmin, Bedruckung: Schellack, Propylenglycol, Wasser, gereinigtes, Ammoniaklösung, Kaliumhydroxid, Eisen(II,III)-oxid.
Kurzinformation: siehe Temodal 5 mg - Hartkapseln, → S. 1404
PG: 5 ST (EKO: G) [€ 246,50], 20 ST (EKO: G) [€ 889,30]

Temodal 100 mg - Hartkapseln 55A
(Z.Nr. EU/1/98/096/*) NR. P. Parallelimport. L01AX03
n.I.
V: Orifarm, Leverkusen, Deutschland
Z: 1 Hartkapsel enthält: Temozolomid 100 mg, Kapsel: Lactose, wasserfrei 175,7 mg, Siliciumdioxid, hochdisperses, Poly(O-carboxymethyl)stärke-Natrium Salz, Weinsäure, Stearinsäure, Kapselhülle: Gelatine, Titandioxid, Natriumdodecylsulfat, Eisen(III)-hydroxid-oxid x H2O, Indigocarmin, Bedruckung: Schellack, Propylenglycol, Wasser, gereinigtes, Ammoniaklösung, Kaliumhydroxid, Eisen(II,III)-oxid.
PG: 20 ST * (EKO: N) [€ 881,85 n.I.]

Temodal 140 mg - Hartkapseln 55A
(Z.Nr. EU/1/98/096/*) NR. P. L01AX03
ZI: Merck Sharp & Dohme, Haarlem, Niederlande
Z: 1 Kapsel enthält: Temozolomid 140 mg, Kapsel: Lactose, wasserfrei 246 mg, Siliciumdioxid, hochdisperses, Poly(O-carboxymethyl)stärke-Natrium Salz, Weinsäure, Stearinsäure, Kapselhülle: Gelatine, Titandioxid, Natriumdodecylsulfat, Eisen(III)-hydroxid-oxid x H2O, Indigocarmin, Bedruckung: Schellack, Propylenglycol, Wasser, gereinigtes, Ammoniaklösung, Kaliumhydroxid, Eisen(II,III)-oxid.
Kurzinformation: siehe Temodal 5 mg - Hartkapseln, → S. 1404
PG: 5 ST (EKO: G) [€ 302,10]

Temodal 180 mg - Hartkapseln 55A
(Z.Nr. EU/1/98/096/*) NR. P. L01AX03
ZI: Merck Sharp & Dohme, Haarlem, Niederlande
Z: 1 Kapsel enthält: Temozolomid 180 mg, Kapsel: Lactose, wasserfrei 316,3 mg, Siliciumdioxid, hochdisperses, Poly(O-carboxymethyl)stärke-Natrium Salz, Weinsäure, Stearinsäure, Kapselhülle: Gelatine, Titandioxid, Natriumdodecylsulfat, Eisen(III)-hydroxid-oxid x H2O, Indigocarmin, Bedruckung: Schellack, Propylenglycol, Wasser, gereinigtes, Ammoniaklösung, Kaliumhydroxid, Eisen(II,III)-oxid.
Kurzinformation: siehe Temodal 5 mg - Hartkapseln, → S. 1404
PG: 5 ST (EKO: G) [€ 361,45], 20 ST (EKO: G) [€ 1.355,65]

Temodal 250 mg - Hartkapseln 55A
(Z.Nr. EU/1/98/096/*) NR. P. L01AX03
ZI: Merck Sharp & Dohme, Haarlem, Niederlande
Z: 1 Hartkapsel enthält: Temozolomid 250 mg, Kapsel: Lactose, wasserfrei 154,3 mg, Siliciumdioxid, hochdisperses, Poly(O-carboxymethyl)stärke-Natrium Salz, Weinsäure, Stearinsäure, Kapselhülle: Gelatine, Titandioxid, Natriumdodecylsulfat, Eisen(III)-hydroxid-oxid x H2O, Indigocarmin, Bedruckung: Schellack, Propylenglycol, Wasser, gereinigtes, Ammoniaklösung, Kaliumhydroxid, Eisen(II,III)-oxid.
Kurzinformation: siehe Temodal 5 mg - Hartkapseln, → S. 1404
PG: 5 ST (EKO: G) [€ 460,95]

Temodal 2,5 mg/ml - Pulver zur Herstellung einer Infusionslösung 55A
(Z.Nr. EU/1/98/096/*) NR. P. E. L01AX03
ZI: Merck Sharp & Dohme, Haarlem, Niederlande
Z: 1 Durchstechflasche enthält: Temozolomid 100 mg, Mannitol, Threonin, Polysorbat 80, Natriumcitrat zur pH-Wert Einstellung 2,4 mmol, Salzsäure zur pH-Wert-Einstellung 36 %.
EW: Antineoplastisch.
AG: Glioblastoma multiforme, anaplastisches Astrozytom bei Erwachsenen und Kindern ab 3 Jahren.
AA: Nur zur i.v. Infusion.
DO: Erstmalig diagnostiziertes Glioblastoma multiforme: Tgl. 75 mg/m^2 KOF für 42 Tage gleichzeitig mit fokaler Radiotherapie (60 Gy in 30 Fraktionen), gefolgt von bis zu 6 Zyklen Monotherapie.
Monotherapie: 150-200 mg/m^2 KOF tgl. über 5 Tage pro 28 tägigem Therapiezyklus.
Keine Daten bei Kindern unter 3 Jahren.
Details siehe Austria-Codex - Fachinformation.
GA: Dacarbazin-Überempfindlichkeit, schwere Myelosuppression.
SST: Gegenanzeige (genotoxisch und teratogen). Männer dürfen bis 6 Monate nach Therapieende kein Kind zeugen.
NW: Übelkeit, Erbrechen, Myelosuppression, ZNS (Herpes simplex-Enzephalitis), Darm, Leber (auch Spättoxizität), Fieber, Haut (auch schwere Reaktionen), Vegetativum, Diabetes insipidus, opportunistische Infektionen, Hepatitis durch HBV-Reaktivierung, myelodysplastisches Syndrom, sekundäre maligne Erkrankungen.
WW: Andere myelosuppressive Substanzen verstärkt.
WH: Nutzen/Risiko-Abwägung bei schlechtem Allgemeinzustand. Vorsicht bei älteren Patienten, Leber-, Nierenschäden. Blutbild- und Leberkontrollen. Verkehrshinweis. Auf vermehrtes Auftreten von Pneumocystis-jirovecii-Pneumonie achten.
PG: 1 ST * (EKO: N) [€ 444,00]

Temomedac 5 mg - Hartkapseln 55A
(Z.Nr. EU/1/09/605/*) NR. P. nicht im Handel. L01AX03

Temomedac 20 mg - Hartkapseln 55A
(Z.Nr. EU/1/09/605/*) NR. P. nicht im Handel. L01AX03

Temomedac 100 mg - Hartkapseln 55A
(Z.Nr. EU/1/09/605/*) NR. P. nicht im Handel. L01AX03

Temomedac 140 mg - Hartkapseln 55A
(Z.Nr. EU/1/09/605/*) NR. P. nicht im Handel. L01AX03

Temomedac 180 mg - Hartkapseln 55A
(Z.Nr. EU/1/09/605/*) NR. P. nicht im Handel. L01AX03

Temomedac 250 mg - Hartkapseln 55A
(Z.Nr. EU/1/09/605/*) NR. P. nicht im Handel. L01AX03

Temozolomid Accord 5 mg - Hartkapseln 55A
(Z.Nr. EU/1/10/615/*) NR. P. L01AX03
ZI: Accord Healthcare, Barcelona, Spanien
Z: 1 Hartkapsel enthält: Temozolomid 5 mg, Kapselinhalt: Lactose, wasserfrei 168 mg, Siliciumdioxid, hochdisperses, Poly(O-carboxymethyl)stärke-Natrium Salz, Weinsäure, Stearinsäure; Kapselhülle: Gelatine, Wasser, Titandioxid, Eisen(III)-hydroxid-oxid x H2O, Indigocarmin; Kapselaufdruck: Schellack, Propylenglycol, Eisen(II,III)-oxid, Kaliumhydroxid.
Kurzinformation: siehe Temodal 5 mg - Hartkapseln, → S. 1404
PG: 5 ST (EKO: G) [€ 9,15], 20 ST (EKO: G) [€ 32,55]

Temozolomid Accord 20 mg - Hartkapseln 55A
(Z.Nr. EU/1/10/615/*) NR. P. L01AX03
ZI: Accord Healthcare, Barcelona, Spanien
Z: 1 Hartkapsel enthält: Temozolomid 20 mg, Kapselinhalt: Lactose, wasserfrei 14,6 mg, Siliciumdioxid, hochdisperses, Poly(O-carboxymethyl)stärke-Natrium Salz, Weinsäure, Stearinsäure; Kapselhülle: Gelatine, Wasser, Titandioxid, Eisen(III)-hydroxid-oxid x H2O; Kapselaufdruck: Schellack, Propylenglycol, Eisen(II,III)-oxid, Kaliumhydroxid.
Kurzinformation: siehe Temodal 5 mg - Hartkapseln, → S. 1404
PG: 5 ST (EKO: G) [€ 36,95], 20 ST (EKO: G) [€ 134,95]

Temozolomid Accord 100 mg - Hartkapseln 55A
(Z.Nr. EU/1/10/615/*) NR. P. L01AX03
ZI: Accord Healthcare, Barcelona, Spanien
Z: 1 Hartkapsel enthält: Temozolomid 100 mg, Kapselinhalt: Lactose, wasserfrei 73 mg, Siliciumdioxid, hochdisperses, Poly(O-carboxymethyl)stärke-Natrium Salz, Weinsäure, Stearinsäure; Kapselhülle: Gelatine, Wasser, Titandioxid, Eisen(III)-oxid, Kapselaufdruck: Schellack, Propylenglycol, Eisen(II,III)-oxid, Kaliumhydroxid.
Kurzinformation: siehe Temodal 5 mg - Hartkapseln, → S. 1404
PG: 5 ST (EKO: G) [€ 160,25], 20 ST (EKO: G) [€ 549,00]

Temozolomid Accord 140 mg - Hartkapseln 55A
(Z.Nr. EU/1/10/615/*) NR. P. L01AX03
ZI: Accord Healthcare, Barcelona, Spanien
Z: 1 Hartkapsel enthält: Temozolomid 140 mg, Kapselinhalt: Lactose, wasserfrei 102,2 mg, Siliciumdioxid, hochdisperses, Poly(O-carboxymethyl)stärke-Natrium Salz, Weinsäure, Stearinsäure; Kapselhülle: Gelatine, Wasser, Titandioxid, Indigocarmin, Kapselaufdruck: Schellack, Propylenglycol,

T

Eisen(II,III)-oxid, Kaliumhydroxid.
Kurzinformation: siehe Temodal 5 mg - Hartkapseln, → S. 1404
PG: 5 ST (EKO: G) [€ 197,60], 20 ST (EKO: G) [€ 694,60]

Temozolomid Accord 140 mg - Hartkapseln 55A
(Z.Nr. EU/1/10/615/*) NR. P. Parallelimport. L01AX03
nicht im Handel.

Temozolomid Accord 180 mg - Hartkapseln 55A
(Z.Nr. EU/1/10/615/*) NR. P. L01AX03
ZI: Accord Healthcare, Barcelona, Spanien
Z: 1 Hartkapsel enthält: Temozolomid 180 mg, Kapselinhalt: Lactose, wasserfrei 131,4 mg, Siliciumdioxid, hochdisperses, Poly(O-carboxymethyl)stärke-Natrium Salz, Weinsäure, Stearinsäure; Kapselhülle: Gelatine, Wasser, Titandioxid, Eisen(III)-hydroxid-oxid x H2O, Eisen(III)-oxid, Kapselaufdruck: Schellack, Propylenglycol, Eisen(II,III)-oxid, Kaliumhydroxid.
Kurzinformation: siehe Temodal 5 mg - Hartkapseln, → S. 1404
PG: 5 ST (EKO: G) [€ 229,30], 20 ST (EKO: G) [€ 829,65]

Temozolomid Accord 250 mg - Hartkapseln 55A
(Z.Nr. EU/1/10/615/*) NR. P. L01AX03
ZI: Accord Healthcare, Barcelona, Spanien
Z: 1 Hartkapsel enthält: Temozolomid 250 mg, Kapselinhalt: Lactose, wasserfrei 182,5 mg (entspr. Lactose), Siliciumdioxid, hochdisperses, Poly(O-carboxymethyl)stärke-Natriumsalz (Typ A), Weinsäure, Stearinsäure; Kapselhülle: Gelatine, Wasser, Titandioxid; Kapselaufdruck: Schellack, Propylenglycol, Eisen(II,III)-oxid, Kaliumhydroxid.
Kurzinformation: siehe Temodal 5 mg - Hartkapseln, → S. 1404
PG: 5 ST (EKO: G) [€ 292,40]

Temozolomid Hexal 5 mg - Hartkapseln 55A
(Z.Nr. EU/1/10/616/*) NR. P. nicht im L01AX03
Handel.

Temozolomid Hexal 20 mg - Hartkapseln 55A
(Z.Nr. EU/1/10/616/*) NR. P. nicht im L01AX03
Handel.

Temozolomid Hexal 100 mg - Hartkapseln 55A
(Z.Nr. EU/1/10/616/*) NR. P. nicht im L01AX03
Handel.

Temozolomid Hexal 140 mg - Hartkapseln 55A
(Z.Nr. EU/1/10/616/*) NR. P. nicht im L01AX03
Handel.

Temozolomid Hexal 180 mg - Hartkapseln 55A
(Z.Nr. EU/1/10/616/*) NR. P. nicht im L01AX03
Handel.

Temozolomid Hexal 250 mg - Hartkapseln 55A
(Z.Nr. EU/1/10/616/*) NR. P. nicht im L01AX03
Handel.

T

Temozolomid Sandoz 5 mg - Hartkapseln 55A
(Z.Nr. EU/1/10/617/*) NR. P. nicht im L01AX03
Handel.

Temozolomid Sandoz 20 mg - Hartkapseln 55A
(Z.Nr. EU/1/10/617/*) NR. P. nicht im L01AX03
Handel.

Temozolomid Sandoz 100 mg - Hartkapseln 55A
(Z.Nr. EU/1/10/617/*) NR. P. nicht im L01AX03
Handel.

Temozolomid Sandoz 140 mg - Hartkapseln 55A
(Z.Nr. EU/1/10/617/*) NR. P. nicht im L01AX03
Handel.

Temozolomid Sandoz 180 mg - Hartkapseln 55A
(Z.Nr. EU/1/10/617/*) NR. P. nicht im L01AX03
Handel.

Temozolomid Sandoz 250 mg - Hartkapseln 55A
(Z.Nr. EU/1/10/617/*) NR. P. nicht im L01AX03
Handel.

Temozolomid Teva 5 mg - Hartkapseln 55A
(Z.Nr. EU/1/09/606/*) NR. P. nicht im L01AX03
Handel.

Temozolomid Teva 20 mg - Hartkapseln 55A
(Z.Nr. EU/1/09/606/*) NR. P. nicht im L01AX03
Handel.

Temozolomid Teva 100 mg - Hartkapseln 55A
(Z.Nr. EU/1/09/606/*) NR. P. nicht im L01AX03
Handel.

Temozolomid Teva 140 mg - Hartkapseln 55A
(Z.Nr. EU/1/09/606/*) NR. P. nicht im L01AX03
Handel.

Temozolomid Teva 180 mg - Hartkapseln 55A
(Z.Nr. EU/1/09/606/*) NR. P. nicht im L01AX03
Handel.

Temozolomid Teva 250 mg - Hartkapseln 55A
(Z.Nr. EU/1/09/606/*) NR. P. nicht im L01AX03
Handel.

Temozolomide Sun 5 mg - Hartkapseln 55A
(Z.Nr. EU/1/11/697/*) NR. P. nicht im L01AX03
Handel.

Temozolomide Sun 20 mg - Hartkapseln 55A
(Z.Nr. EU/1/11/697/*) NR. P. nicht im L01AX03
Handel.

Temozolomide Sun 100 mg - Hartkapseln 55A
(Z.Nr. EU/1/11/697/*) NR. P. nicht im L01AX03
Handel.

Temozolomide Sun 140 mg - Hartkapseln 55A
(Z.Nr. EU/1/11/697/*) NR. P. nicht im L01AX03
Handel.

Temozolomide Sun 180 mg - Hartkapseln 55A
(Z.Nr. EU/1/11/697/*) NR. P. nicht im L01AX03
Handel.

Temozolomide Sun 250 mg - Hartkapseln 55A
(Z.Nr. EU/1/11/697/*) NR. P. nicht im L01AX03
Handel.

Temprace 0,5 mg/ml - Injektionslösung für Hunde und Katzen 809B
(Z.Nr. 8-38160) RP. P. QN05AA04
ZI: Le Vet, Oudewater, Niederlande
Z: 1 ml enthält: Acepromazin 0,5 mg (entspr. Acepromazin maleat 0,678 mg), Phenol 1,67 mg, Natriumchlorid, Natriumhydroxid zur pH-Wert-Einstellung, Maleinsäure, Wasser für Injektionszwecke.
EW: Neuroleptikum.
AG: Narkoseprämedikation, Beruhigung und Sedierung bei Hunden und Katzen.
AA: Nur zur langsamen i.v. Injektion; nicht s.c. oder i.m.
DO: Prämedikation: 0,03 - 0,125 mg/kg KG (= 0,6 - 2,5 ml / 10 kg KG).
Andere Indikationen: 0,0625 - 0,125 mg/kg KG (= 1,25 - 2,5 ml / 10 kg KG).
MD pro Tier: 4 mg Acepromazin.
SST: Nicht anwenden.
NW: Herzrhythmusstörungen, Blutdruckabfall, Abfall des Hämatokrits, Hypothermie.
WW: Andere ZNS- Dämpfer verstärkt, Vollnarkose potenziert. Organische Phosphorsäureester, Procainhydrochlorid vermeiden (verstärkt toxisch).
WH: Vorsicht bei großen Hunderassen (starker Vagotonus bei Boxern), kleinstmöglichste Dosis verabreichen. Vorsicht bei Hypovolämie, Anämie, Schock, Herz-Kreislauf-Erkrankungen. Schmerzhafte Eingriffe bei sedierten Tieren vermeiden.
PG: 10 ML VT [€ 36,60]

▼ *Temybric Ellipta 92 Mikrogramm/55 Mikrogramm/22 Mikrogramm - einzeldosiertes Pulver zur Inhalation* 50B03
(Z.Nr. EU/1/19/1378/*) NR. P. nicht im R03AL08
Handel.

Tenofovir ratiopharm 245 mg - Filmtabletten 35E02
(Z.Nr. 1-36477) NR. P. J05AF07
ZI: Teva, Haarlem, Niederlande
Z: 1 Filmtablette enthält: Tenofovir disoproxil 245 mg (entspr. Tenofovir disoproxil phosphat), Tablettenkern: Cellulose, mikrokristalline, Lactose monohydrat 100 mg, Stärke, vorverkleistert, Pflanzenöl, hydriert, Natrium laurylsulfat; Tablettenfilm: Poly(vinylalkohol), partiell hydrolysiert, Titandioxid, Macrogol, Talk, Indigocarmin Aluminiumlack, Carminsäure.
EW: Virustatikum.
AG: Kombinationstherapie von HIV-Infektionen bei virologischem Therapieversagen. Chronische Hepatitis B Infektion mit kompensierter oder dekompensierter Lebererkrankung und bei nachgewiesener Lamivudin-Resistenz.
AA: Zu einer Mahlzeit einnehmen. Bei starken Schluckbeschwer-

den Tabletten ausnahmsweise in mindestens 100 ml Wasser, Orangensaft oder Traubensaft auflösen und einnehmen.
DO: Erwachsene und Jugendliche (ab 35 kg KG): 1mal tgl. 1 Tablette. Bei schweren Nierenschäden Dosisintervall verlängern. Bei Kindern andere Arzneiformen verwenden.
SST: Nutzen/Risiko-Abwägung, nicht stillen. Zuverlässige Kontrazeption erforderlich.
NW: Magen/Darm (sehr häufig), Leber, Hypophosphatämie, Schwindel, Niere (proximale renale Tubulopathie) mit Knochenanomalien (Frakturen), Verminderung der Knochenmineraldichte (BMD), Osteonekrose, Gewichtszunahme, Anstieg von Blutzucker und Blutlipiden, selten Laktatazidose, Autoimmunerkrankungen (z.B. M. Basedow) bei Immun-Reaktivierung.
WW: Gegenanzeige: Adefovir. Nicht empfohlen: Didanosin. Gleichzeitige Gabe mit nephrotoxischen Arzneimitteln vermeiden. Vorsicht: Tacrolimus, Virustatika gegen Hepatitis C. Nahrungsaufnahme erhöht Bioverfügbarkeit von Tenofovir.
WH: Kontrollen: Niere (Kreatinin-Clearance, Serumphosphat). Ausscheidung erfolgt über anionischen Transporter. Auf Lactatazidose (bzw. Immunreaktivierungssyndrom) achten. Auf Hepatitis-Exazerbationen achten. Vorsicht bei dekompensierter Lebererkrankung. Begrenzte Erfahrungen bei Lebertransplantation. Auf mitochondriale Schädigungen bei in utero exponierten Kindern achten. Knochendichte beachten, Vorsicht bei Osteoporose und hohem Frakturrisiko. Verkehrshinweis.
PG: 30 ST RE2 (EKO: Y) [€ 202,35]

Tenofovir Sandoz 245 mg - Filmtabletten 35E02

(Z.Nr. 1-37356) NR. P. J05AF07
ZI: Sandoz, Kundl
Z: 1 Filmtablette enthält: Tenofovir disoproxil 245 mg, Tablettenkern: Cellulose, mikrokristalline, Lactose 220 mg (entspr. Lactose monohydrat), Maisstärke, vorverkleistert, Crospovidon Typ B, Magnesium stearat; Filmüberzug: Hypromellose, Titandioxid, Macrogol 400, Polysorbat 80.
EW: Virustatikum.
AG: Kombinationstherapie von HIV-Infektionen bei virologischem Therapieversagen. Chronische Hepatitis B Infektion mit kompensierter oder dekompensierter Lebererkrankung und bei nachgewiesener Lamivudin-Resistenz.
AA: Zu einer Mahlzeit einnehmen. Bei starken Schluckbeschwerden Tabletten ausnahmsweise in mindestens 100 ml Wasser, Orangensaft oder Traubensaft auflösen und einnehmen, oder Granulat anwenden.
DO: Erwachsene und Jugendliche ab 35 kg KG: 1mal tgl. 1 Tablette. Bei schweren Nierenschäden Dosisintervall verlängern. Bei Kindern geringer dosierte Arzneiformen verwenden.
SST: Nutzen/Risiko-Abwägung, nicht stillen. Zuverlässige Kontrazeption erforderlich.
NW: Magen/Darm (sehr häufig), Leber, Hypophosphatämie, Schwindel, Niere (proximale renale Tubulopathie) mit Knochenanomalien (Frakturen), Verminderung der Knochenmineraldichte (BMD), Osteonekrose, Gewichtszunahme, Anstieg von Blutzucker und Blutlipiden, selten Laktatazidose, Autoimmunerkrankungen (z.B. M. Basedow) bei Immun-Reaktivierung.
WW: Gegenanzeige: Adefovir. Nicht empfohlen: Didanosin. Gleichzeitige Gabe mit nephrotoxischen Arzneimitteln vermeiden. Vorsicht: Tacrolimus, andere Arzneimittel gegen Hepatitis. Nahrungsaufnahme erhöht Bioverfügbarkeit von Tenofovir.
WH: Kontrollen: Niere (Kreatinin-Clearance, Serumphosphat). Ausscheidung erfolgt über anionischen Transporter. Auf Lactatazidose (bzw. Immunreaktivierungssyndrom) achten. Auf Hepatitis-Exazerbationen achten. Vorsicht bei dekompensierter Lebererkrankung. Begrenzte Erfahrungen bei Lebertransplantation. Auf mitochondriale Schädigungen bei in utero exponierten Kindern achten. Knochendichte beachten, Vorsicht bei Osteoporose und hohem Frakturrisiko. Verkehrshinweis.
PG: 30 ST RE2 (EKO: Y) [€ 202,35]

Tenofovir disoproxil Accord 245 mg - Filmtabletten 35E02

(Z.Nr. 1-37461) NR. P. J05AF07
ZI: Accord Healthcare, Utrecht, Niederlande
Z: 1 Filmtablette enthält: Tenofovir disoproxil 245 mg, Filmtablettenkern: Cellulose, mikrokristalline, Lactose 232 mg (entspr. Lactose monohydrat), Stärke, vorverkleistert, Crospovidon Typ B, Magnesium stearat; Filmüberzug: Hypromellose, Titandioxid, Macrogol 400, Polysorbat 80.
EW: Virustatikum.
AG: Kombinationstherapie von HIV-Infektionen bei virologischem Therapieversagen. Chronische Hepatitis B Infektion mit kompensierter oder dekompensierter Lebererkrankung und bei nachgewiesener Lamivudin-Resistenz.
AA: Zu einer Mahlzeit einnehmen. Bei starken Schluckbeschwerden Tabletten ausnahmsweise in mindestens 100 ml Wasser, Orangensaft oder Traubensaft auflösen und einnehmen.
DO: Erwachsene und Jugendliche: 1mal tgl. 1 Tablette. Bei schweren Nierenschäden Dosisintervall verlängern. Bei Kindern andere Arzneiformen verwenden.
SST: Nutzen/Risiko-Abwägung, nicht stillen. Zuverlässige Kontrazeption erforderlich.
NW: Magen/Darm (sehr häufig), Leber, Hypophosphatämie, Schwindel, Niere (proximale renale Tubulopathie) mit Knochenanomalien (Frakturen), Verminderung der Knochenmineraldichte (BMD), Osteonekrose, Gewichtszunahme, Anstieg von Blutzucker und Blutlipiden, selten Laktatazidose, Autoimmunerkrankungen (z.B. M. Basedow) bei Immun-Reaktivierung.
WW: Gegenanzeige: Adefovir, andere Zubereitungen von Tenofovir. Nicht empfohlen: Didanosin. Gleichzeitige Gabe mit nephrotoxischen Arzneimitteln vermeiden. Vorsicht:: NSAIDs, mit Ritonavir oder Cobicistat geboosterte Proteasehemmer (Niere kontrollieren), Ledipasvir/Sofosbuvir.
WW mit vielen Virustatika möglich.
WH: Kontrollen: Niere (Kreatinin-Clearance, Serumphosphat). Ausscheidung erfolgt über anionischen Transporter. Auf Lactatazidose (bzw. Immunreaktivierungssyndrom) achten. Auf Hepatitis-Exazerbationen achten. Vorsicht bei dekompensierter Lebererkrankung. Begrenzte Erfahrungen bei Lebertransplantation. Auf mitochondriale Schädigungen bei in utero exponierten Kindern achten. Knochendichte beachten, Vorsicht bei Osteoporose und hohem Frakturrisiko. Verkehrshinweis.
PG: 30 ST RE2 (EKO: Y) [€ 198,95]

Tenofovir disoproxil Accordpharma 245 mg - Filmtabletten 35E02

(Z.Nr. 1-38574) NR. P. J05AF07
ZI: Accord Healthcare, Utrecht, Niederlande
Z: 1 Filmtablette enthält: Tenofovir disoproxil 245 mg (entspr. Tenofovir disoproxil fumarat), Tablettenkern: Cellulose, mikrokristalline, Lactose monohydrat 159,196 mg, Maisstärke, vorverkleistert, Croscarmellose natrium, Magnesium stearat; Filmüberzug: Hypromellose, Lactose monohydrat, Titandioxid, Triacetin.
EW: Virustatikum.
AG: Kombinationstherapie von HIV-Infektionen bei virologischem Therapieversagen. Chronische Hepatitis B Infektion mit kompensierter oder dekompensierter Lebererkrankung und bei nachgewiesener Lamivudin-Resistenz.
AA: Zu einer Mahlzeit einnehmen. Bei starken Schluckbeschwerden Tabletten ausnahmsweise in mindestens 100 ml Wasser, Orangensaft oder Traubensaft auflösen und einnehmen.
DO: Erwachsene und Jugendliche: 1mal tgl. 1 Tablette. Bei schweren Nierenschäden Dosisintervall verlängern. Bei Kindern andere Arzneiformen verwenden.
SST: Nutzen/Risiko-Abwägung, nicht stillen. Zuverlässige Kontrazeption erforderlich.
NW: Magen/Darm (sehr häufig), Leber, Hypophosphatämie, Schwindel, Niere (proximale renale Tubulopathie) mit Knochenanomalien (Frakturen), Verminderung der Knochenmineraldichte (BMD), Osteonekrose, Gewichtszunahme, Anstieg von Blutzucker und Blutlipiden, selten Laktatazidose, Autoimmunerkrankungen (z.B. M. Basedow) bei Immun-Reaktivierung.
WW: Gegenanzeige: Adefovir. Nicht empfohlen: Didanosin. Gleichzeitige Gabe mit nephrotoxischen Arzneimitteln vermeiden. Vorsicht: Tacrolimus. Nahrungsaufnahme erhöht Bioverfügbarkeit von Tenofovir.
WH: Kontrollen: Niere (Kreatinin-Clearance, Serumphosphat). Ausscheidung erfolgt über anionischen Transporter. Auf Lactatazidose (bzw. Immunreaktivierungssyndrom) achten. Auf Hepatitis-Exazerbationen achten. Vorsicht bei dekompensierter Lebererkrankung. Begrenzte Erfahrungen bei Lebertransplantation. Auf mitochondriale Schädigungen bei in utero exponierten Kindern achten. Knochendichte beachten, Vorsicht bei Osteoporose und hohem Frakturrisiko. Verkehrshinweis.
PG: 30 ST * (EKO: R) [€ 202,60]

Tenofovirdisoproxil Aristo 245 mg - Filmtabletten 35E02

(Z.Nr. 1-37598) NR. P. J05AF07
ZI: Aristo Pharma, Berlin, Deutschland
Z: 1 Filmtablette enthält: Tenofovir disoproxil 245 mg (entspr. Tenofovir disoproxil phosphat), Tablettenkern: Cellulose, mikrokristalline, Croscarmellose natrium, Stearinsäure; Tablettenfilm: Lactose 7,75 mg (entspr. Lactose monohydrat), Hypromellose, Titandioxid, Triacetin, Indigocarmin-Aluminiumsalz.
EW: Virustatikum.
AG: Kombinationstherapie von HIV-Infektionen bei virologischem Therapieversagen. Chronische Hepatitis B Infektion mit kompensierter oder dekompensierter Lebererkrankung und bei nachgewiesener Lamivudin-Resistenz.
AA: Zu einer Mahlzeit einnehmen. Bei starken Schluckbeschwerden Tabletten ausnahmsweise in mindestens 100 ml Wasser,

T

Orangensaft oder Traubensaft auflösen und einnehmen.
DO: Erwachsene und Jugendliche: 1mal tgl. 1 Tablette. Bei schweren Nierenschäden Dosisintervall verlängern. Bei Kindern andere Arzneiformen verwenden.
SST: Nutzen/Risiko-Abwägung in der Schwangerschaft, nicht stillen. Zuverlässige Kontrazeption erforderlich.
NW: Magen/Darm (sehr häufig), Leber, Hypophosphatämie, Schwindel, Niere (proximale renale Tubulopathie) mit Knochenanomalien (Frakturen), Verminderung der Knochenmineraldichte (BMD), Osteonekrose, Gewichtszunahme, Anstieg von Blutzucker und Blutlipiden, Laktatazidose, Autoimmunerkrankungen (z.B. M. Basedow) bei Immun-Reaktivierung.
WW: Gegenanzeige: Adefovir. Nicht empfohlen: Didanosin. Gleichzeitige Gabe mit nephrotoxischen Arzneimitteln vermeiden. Vorsicht: Tacrolimus, HCV-Proteasehemmer. Nahrungsaufnahme erhöht Bioverfügbarkeit von Tenofovir.
WH: Kontrollen: Niere (Kreatinin-Clearance, Serumphosphat). Ausscheidung erfolgt über anionischen Transporter. Auf Lactatazidose (bzw. Immunreaktivierungssyndrom) achten. Auf Hepatitis-Exazerbationen achten. Vorsicht bei dekompensierter Lebererkrankung. Begrenzte Erfahrungen bei Lebertransplantation. Auf mitochondriale Schädigungen bei in utero exponierten Kindern achten. Knochendichte beachten, Vorsicht bei Osteoporose und hohem Frakturrisiko. Verkehrshinweis.
PG: 30 ST RE2 (EKO: Y) [€ 202,40]

Tenofovirdisoproxil Mylan 245 mg - Filmtabletten 35E02

(Z.Nr. EU/1/16/1129/*) NR. P. J05AF07
ZI: Mylan, Saint Priest, Frankreich
Z: 1 Filmtablette enthält: Tenofovir disoproxil 245 mg (entspr. Tenofovir disoproxil maleat 300 mg), Tablettenkern: Cellulose, mikrokristalline, Lactose monohydrat 155 mg, Hyprolose niedrig substituiert, Siliciumdioxid, hochdisperses, Magnesium stearat (pflanzlich); Filmüberzug: Hypromellose, Lactose monohydrat, Titandioxid, Triacetin, Indigocarmin-Aluminiumsalz.
EW: Virustatikum.
AG: Kombinationstherapie von HIV-Infektionen bei virologischem Therapieversagen. Chronische Hepatitis B Infektion mit kompensierter oder dekompensierter Lebererkrankung und bei nachgewiesener Lamivudin-Resistenz.
AA: Zu einer Mahlzeit einnehmen. Bei starken Schluckbeschwerden Tabletten ausnahmsweise in mindestens 100 ml Wasser, Orangensaft oder Traubensaft auflösen und einnehmen.
DO: Erwachsene und Jugendliche: 1mal tgl. 1 Tablette. Bei schweren Nierenschäden Dosisintervall verlängern. Bei Kindern andere Arzneiformen verwenden.
SST: Anwendung während der Schwangerschaft möglich; in der Stillzeit nicht anwenden.
NW: Magen/Darm (sehr häufig), Leber, Hypophosphatämie, Schwindel, Niere (proximale renale Tubulopathie) mit Knochenanomalien (Frakturen), Verminderung der Knochenmineraldichte (BMD), Osteonekrose, Gewichtszunahme, Anstieg von Blutzucker und Blutlipiden, selten Laktatazidose, Autoimmunerkrankungen (z.B. M. Basedow) bei Immun-Reaktivierung.
WW: Gegenanzeige: Adefovir. Nicht empfohlen: Didanosin. Gleichzeitige Gabe mit nephrotoxischen Arzneimitteln vermeiden. Vorsicht: Hepatitis C- Virustatika, Tacrolimus. Nahrungsaufnahme erhöht Bioverfügbarkeit von Tenofovir.
WH: Kontrollen: Niere (Kreatinin-Clearance, Serumphosphat). Ausscheidung erfolgt über anionischen Transporter. Auf Lactatazidose (bzw. Immunreaktivierungssyndrom) achten. Auf Hepatitis-Exazerbationen achten. Vorsicht bei dekompensierter Lebererkrankung. Begrenzte Erfahrungen bei Lebertransplantation. Auf mitochondriale Schädigungen bei in utero exponierten Kindern achten. Knochendichte beachten, Vorsicht bei Osteoporose und hohem Frakturrisiko. Verkehrshinweis.
PG: 30 ST RE2 (EKO: Y) [€ 199,15]

Tenofovirdisoproxil Stada 245 mg - Filmtabletten 35E02

(Z.Nr. 1-36914) NR. P. J05AF07
ZI: Stada Arzneimittel, Wien
Z: 1 Filmtablette enthält: Tenofovir disoproxil 245 mg (entspr. Tenofovir disoproxil succinat), Filmtablettenkern: Lactose 105 mg (entspr. Lactose, wasserfrei), Cellulose, mikrokristalline 112, Maisstärke, vorverkleistert, Croscarmellose natrium, Magnesium stearat; Filmtablettenüberzug: Indigocarmin-Aluminiumsalz, Titandioxid, Poly(vinylalkohol), Macrogol 3350, Talkum.
Kurzinformation: siehe Tenofovir disoproxil Accordpharma 245 mg - Filmtabletten, → S. 1407
PG: 30 ST RE2 (EKO: Y) [€ 199,00]

Tenofovirdisoproxil Zentiva 245 mg - Filmtabletten 35E02
(Z.Nr. EU/1/16/1127/*) NR. P. nicht im Handel. J05AF07

Tenofovirdisoproxil Zentiva 245 mg - Filmtabletten 35E02
(Z.Nr. EU/1/16/1127/*) NR. P. Parallelimport. J05AF07
nicht im Handel.

Tenoretic - Filmtabletten 10B01

(Z.Nr. 0-16896) RP. P. C07CB03
ZI: AstraZeneca Österreich, Wien
Z: 1 Filmtablette enthält: Atenolol 100 mg, Chlortalidon 25 mg, Tablettenkern: Magnesium carbonat, schwer, basisch, Maisstärke, Natriumdodecylsulfat, Gelatine, Magnesium stearat; Filmüberzug: Hypromellose, Glycerol, Titandioxid.
EW: Kombination Beta-Blocker + Diuretikum.
AG: Hypertonie bei nicht ausreichender Monotherapie.
AA: Unzerkaut mit Flüssigkeit.
DO: 1mal tgl. ½(-1) Filmtablette. Für Kinder und Jugendliche nicht empfohlen.
GA: Lungenhochdruck, Herzinsuffizienz, akuter Herzinfarkt, bradykarde Über- leitungsstörungen, akutes Asthma, schwere Leber-, Nieren-, Elektrolyt- störungen, Phäochromozytom.
SST: Gegenanzeige.
NW: Hypokaliämie, Hyponatriämie, Hyperurikämie, Hyperkalzämie, Hyperlipidämie, Diabetes verschlechtert, Pankreatitis, Blutbild, Überempfindlichkeit (bis Lyell-Syndrom), Haut (Psoriasis), Herz (Bradykardie, Überleitungsstörungen), ZNS, Auge (Aderhauterguss, akute Myopie, sekundäres Winkelverschlussglaukom), Bronchokonstriktion, Magen/Darm, Durchblutungsstörungen, Psyche.
WW: Kontraindiziert: Kalziumblocker i.v. (48 Std. Abstand), MAO-Hemmer (ausgenommen MAO B-Hemmer).
Vorsicht: Antidiabetika (Hyperglykämie durch Chlortalidon), Harnsäure- senker (abgeschwächte Überempfindlichkeit), Antikoagulantien abgeschwächt, Lithium verstärkt toxisch, photosensibilisierende Arzneimittel verstärkt. Antacida, Xanthine, Digitalis, Muskelrelaxantien, Zytostatika; andere Blutdrucksenker, Kalziumantagonisten, Narkotika, ZNS-wirksame Arzneimittel verstärkt.
Abschwächung durch Ergotamin, Sympathomimetika, Analgetika, Clonidin (hypertensive Krise beim Absetzen).
WH: Vorsicht bei Gefäßsklerose, Psoriasis, Diabetes, Durchblutungsstörungen.
Kalziumantagonisten vom Verapamil- oder Diltiazemtyp frühestens 48 Std.
nach dem Absetzen von Tenoretic verabreichen. Bei Operationen Anästhesisten über die Behandlung informieren. Labor regelmäßig kontrollieren. Therapie ausschleichend beenden. Positive Dopingkontrollen möglich. Verkehrshinweis.
PG: 20 ST (2) (EKO: G) [€ 11,55], 50 ST (EKO: G) [€ 23,55]

Tenoretic mite - Filmtabletten 10B01

(Z.Nr. 0-17075) RP. P. C07CB03
ZI: AstraZeneca Österreich, Wien
Z: 1 Filmtablette enthält: Atenolol 50 mg, Chlortalidon 12,5 mg, Tablettenkern: Magnesium carbonat, schwer, basisch, Maisstärke, Natriumdodecylsulfat, Gelatine, Magnesium stearat; Filmüberzug: Hypromellose, Glycerol, Titandioxid.
EW: Kombination Beta-Blocker + Diuretikum.
AG: Hypertonie bei nicht ausreichender Monotherapie.
AA: Unzerkaut mit Flüssigkeit.
DO: 1mal tgl. 1(-2) Filmtabletten. Für Kinder und Jugendliche nicht empfohlen.
GA: Lungenhochdruck, Herzinsuffizienz, akuter Herzinfarkt, bradykarde Über- leitungsstörungen, akutes Asthma, schwere Leber-, Nieren-, Elektrolyt- störungen, Phäochromozytom.
SST: Gegenanzeige.
NW: Hypokaliämie, Hyponatriämie, Hyperurikämie, Hyperkalzämie, Hyperlipidämie, Diabetes verschlechtert, Pankreatitis, Blutbild, Überempfindlichkeit (bis Lyell-Syndrom), Haut (Psoriasis), Herz (Bradykardie, Überleitungsstörungen), ZNS, Auge (Aderhauterguss, akute Myopie, sekundäres Winkelverschlussglaukom), Bronchokonstriktion, Magen/Darm, Durchblutungsstörungen, Psyche.
WW: Kontraindiziert: Kalziumblocker i.v. (48 Std. Abstand), MAO-Hemmer (ausgenommen MAO B-Hemmer).
Vorsicht: Antidiabetika (Hyperglykämie durch Chlortalidon), Harnsäure- senker (abgeschwächte Überempfindlichkeit), Antikoagulantien abgeschwächt, Lithium verstärkt toxisch, photosensibilisierende Arzneimittel verstärkt. Antacida, Xanthine, Digitalis, Muskelrelaxantien, Zytostatika; andere Blutdrucksenker, Kalziumantagonisten, Narkotika, ZNS-wirksame Arzneimittel verstärkt.
Abschwächung durch Ergotamin, Sympathomimetika, Analgetika, Clonidin (hypertensive Krise beim Absetzen).
WH: Vorsicht bei Gefäßsklerose, Psoriasis, Diabetes, Durchblutungsstörungen.
Kalziumantagonisten vom Verapamil- oder Diltiazemtyp frühestens 48 Std.
nach dem Absetzen von Tenoretic verabreichen. Bei Operationen Anästhesisten über die Behandlung informieren. Labor regelmäßig kontrollieren. Therapie ausschleichend beenden. Positive Dopingkontrollen möglich. Verkehrshinweis.
PG: 20 ST (2) (EKO: G) [€ 6,80], 50 ST (EKO: G) [€ 14,30]

Tenormin 25 mg - Filmtabletten 19B
(Z.Nr. 1-19636) RP. P. C07AB03
ZI: AstraZeneca Österreich, Wien
Z: 1 Filmtablette enthält: Atenolol 25 mg, Magnesiumcarbonat, Maisstärke, Natriumdodecylsulfat, Gelatine, Magnesium stearat, Hypromellose, Glycerol, Titandioxid.
EW: Kardioselektiver Beta-Rezeptoren-Blocker ohne sympathomimetische Eigenwirkung.
AG: Hypertonie, chronisch stabile Angina pectoris, tachykarde Herzrhythmusstörungen.
AA: Unzerkaut mit Flüssigkeit vor den Mahlzeiten.
DO: Hypertonie: Initial 25 mg, Erhaltungsdosis 1mal tgl. 50(-100) mg.
-Angina pectoris: 1mal tgl. 50-100 mg oder 2mal tgl. 50 mg.
-Herzrhythmusstörungen: 1mal tgl. 50-100 mg.
Dosisanpassung im Alter und bei Nierenschäden. Atenolol ist gut dialysierbar.
Für Kinder und Jugendliche nicht empfohlen.
GA: AV-Block 2. und 3. Grades, Bradykardie, nicht ausreichend behandelte Herzinsuffizienz, kardiogener Schock, Sick Sinus-Syndrom, metabolische Azidose, Hypotonie, schwere periphere arterielle Durchblutungsstörungen, unbehandeltes Phäochromozytom, Bronchospasmen.
SST: In der Schwangerschaft strenge Nutzen-Risiko-Abwägung. In der Stillzeit nicht empfohlen.
NW: Müdigkeit, Bradykardie, Herzinsuffizienz, Hypotonie, Bronchospasmus, periphere Durchblutungsstörungen, Hypoglykämie, Diabetes mellitus, ZNS, Psyche (Schlafstörungen), Magen/Darm, Augen (Konjunktivis, Sehstörungen), Impotenz, Überempfindlichkeit, Muskelkrämpfe, Thrombozytopenie, Leberenzymanstieg, Haut (Psoriasis).
WW: Kontraindiziert: MAO- Hemmer (ausgenommen MAO B-Hemmer), Verapamil, Diltiazem (48 Stunden Abstand).
Vorsicht: Ampicillin (verminderte Bioverfügbarkeit von Atenolol); Antiarrhythmika, andere Kalziumantagonisten, Digitalisglykoside, Baclofen, Antisympathotonika, Clonidin (hypertensive Krise beim Absetzen), ZNS-Dämpfer und Alkohol (Hypotonie), Narkotika (Kardiodepression), Alpha-Sympathomimetika (Hypertonie, Bradykardie), Beta-Mimetika (Antagonismus); Antiphlogistika, Insulin bzw. orale Antidiabetika (Maskierung der Hypoglykämie), topische Betablocker (Wirkungsverstärkung).
WH: Vorsicht bei Diabetes mellitus, Nierenschäden, Psoriasis. Asthma-Anamnese. Therapie ausschleichend beenden (Rebound-Effekt)! Narkosemittel mit geringer negativer Inotropie verwenden, Herzinsuffizienz kompensieren, Blutzuckerkontrolle, Verkehrshinweis.
Bei Überdosierung Atropin, Glukagon, Dobutamin applizieren.
PG: 20 ST (2) (EKO: G) [€ 4,65], 50 ST (EKO: G) [€ 10,25]

Tenormin 50 mg - Filmtabletten 19B
(Z.Nr. 0-16376) RP. P. C07AB03
ZI: AstraZeneca Österreich, Wien
Z: 1 Filmtablette enthält: Atenolol 50 mg, Magnesiumcarbonat, Maisstärke, Natriumdodecylsulfat, Gelatine, Magnesium stearat, Hypromellose, Glycerol, Titandioxid.
Kurzinformation: siehe Tenormin 25 mg - Filmtabletten, → S. 1409
PG: 20 ST (2) (EKO: G) [€ 6,15], 50 ST (EKO: G) [€ 13,15]

Tenormin 100 mg - Filmtabletten 19B
(Z.Nr. 0-16377) RP. P. C07AB03
ZI: AstraZeneca Österreich, Wien
Z: 1 Filmtablette enthält: Atenolol 100 mg, Magnesiumcarbonat, Maisstärke, Natriumdodecylsulfat, Gelatine, Magnesium stearat, Hypromellose, Glycerol, Titandioxid.
Kurzinformation: siehe Tenormin 25 mg - Filmtabletten, → S. 1409
PG: 20 ST (2) (EKO: G) [€ 10,10], 50 ST (EKO: G) [€ 20,25]

Tensan retard 8 mg - Kapseln 21A02
(Z.Nr. 1-20584) RP. P. nicht im Handel. C08CA10

Tepadina 15 mg - Pulver für ein Konzentrat zur Herstellung einer Infusionslösung 55A
(Z.Nr. EU/1/10/622/*) NR. P. E. L01AC01
ZI: Adienne, Caponago, Italien
Z: 1 Durchstechflasche enthält: Thiotepa 15 mg, Wasser für Injektionszwecke.
EW: Zytostatikum.
AG: In Kombination mit anderen Chemotherapeutika zur Konditionierung vor hämatopoetischer Stammzellentransplantation (HSZT) oder wenn HSZT zur Behandlung von soliden Tumoren angezeigt ist.
AA: Zentralvenöse Infusion über 2-4 Std. nach Rekonstituierung.
DO: Autologe HSZT: 120-300 mg/m² KOF 1mal tgl. über 2-4 Tage. Maximale kumulative Dosis 900 mg/m² KOF.
Allogene HSZT: 185-481 mg/m² KOF 1mal tgl. über 1-3 Tage.
Kinder und Jugendliche: Autologe HSZT: 150-350 mg/m² KOF 1mal tgl. über 2-3 Tage.
Allogene HSZT: 125-250 mg/m² KOF 1mal tgl. über 2-3 Tage.
Details siehe Austria Codex - Fachinformation.
SST: Gegenanzeige. Zuverlässige Kontrazeption erforderlich.
NW: Infektionen, Zytopenie, akute und chronische GvHD, Magen/Darm, Blutbild, Leber, Atemwege, hämorrhagische Zystitis, Leukenzephalopathie, Schleimhautentzündung; viele andere Organsysteme betroffen.
WW: Lebendimpfstoffe (3 Monate Abstand); Gelbfieberimpfstoff kontraindiziert (Risiko tödlicher Reaktionen); Nicht empfohlen: Cyclophosphamid, Phenytoin, Fosphenytoin.
WH: Kontrollen; Blutbild, Leber, Herz, Niere.
PG: 1 ST * (EKO: N) [€ 225,50]

Tepadina 100 mg - Pulver für ein Konzentrat zur Herstellung einer Infusionslösung 55A
(Z.Nr. EU/1/10/622/*) NR. P. E. L01AC01
ZI: Adienne, Caponago, Italien
Z: 1 Durchstechflasche enthält: Thiotepa 100 mg, Wasser für Injektionszwecke.
Kurzinformation: siehe Tepadina 15 mg - Pulver für ein Konzentrat zur Herstellung einer Infusionslösung, → S. 1409
PG: 1 ST * (EKO: N) [€ 1.196,15]

Terbiderm 250 mg - Tabletten 11B02
(Z.Nr. 1-26224) RP. P. D01BA02
ZI: Dermapharm, Wien
Z: 1 Tablette enthält: Terbinafin 250 mg (entspr. Terbinafin hydrochlorid), Magnesium stearat, Siliciumdioxid, hochdispers, wasserfrei, Hypromellose, Croscarmellose natrium (entspr. Natrium carboxymethylcellulose), Cellulose, mikrokristalline, Macrogol.
EW: Antimykotikum.
AG: Pilzinfektionen der Haut (Tinea capitis, Tinea corporis, Tinea cruris, Tinea pedis); Onychomykosen.
AA: Unzerkaut mit Wasser vor oder nach einer Mahlzeit.
DO: Erwachsene: 1mal tgl. 250 mg.
Kinder ab 2 Jahren (20-40 kg KG): 1mal tgl. 125 mg.
Kinder und Jugendliche ab 40 kg KG: 1mal tgl. 250 mg.
Behandlungsdauer 2 - 4 Wochen, bei Onychomykosen 6 - 12 Wochen bis 3(-6) Monate.
GA: Geschmacksstörungen in der Anamnese.
SST: Nutzen/Risiko-Abwägung, nicht stillen.
NW: Störung des Geschmackssinns, Appetitlosigkeit, Magen/Darm, Leber (selten schwer), Haut (vereinzelt schwer), Arthralgie, Myalgie, Blutbild, Schwindel, Kopfschmerzen, Tinnitus, Augen, Müdigkeit, Psyche.
WW: Mit über CYP2D6 metabolisierten Arzneimitteln (Trizyklische Antidepressiva, Betablocker, SSRIs, MAO-B - Hemmer, Antiarrhythmika) möglich.
WH: Nur bei lokal nicht behandelbaren Mykosen anwenden. Bei Candidose und Pityriasis versicolor der Haut ist orales Terbinafin nicht wirksam. Vorsicht bei vorbestehender Psoriasis oder vorbestehendem Lupus erythematodes. Bei Langzeitgabe Blutbild, Leber, Niere kontrollieren.
PG: 14 ST D (EKO: G) [€ 16,75], 28 ST D (EKO: G) [€ 30,90]

Terbinafin Genericon 250 mg - Tabletten 11B02
(Z.Nr. 1-25983) RP. P. D01BA02
ZI: Genericon Pharma, Graz
Z: 1 Tablette enthält: Terbinafin 250 mg (entspr. Terbinafin hydrochlorid), Cellulose, mikrokristalline, Croscarmellose natrium, Siliciumdioxid, hochdisperses, Hypromellose, Magnesium stearat.
EW: Antimykotikum.
AG: Dermatophyteninfektionen, wenn orale Therapie notwendig ist: Tinea corporis, Tinea cruris, Tinea pedis, Nagelmykosen.
Nicht wirksam bei Pityriasis versicolor.
AA: Unzerkaut mit Flüssigkeit einnehmen.
DO: 1mal tgl. 250 mg. Behandlungsdauer 2 - 6 Wochen, bei Onychomykosen 6 - 12 Wochen bis zu 6 Monaten (Zehennägel).
Für Kinder und Jugendliche nicht empfohlen.
GA: Leberschäden.
SST: Strenge Nutzen/Risiko-Abwägung, nicht stillen.
NW: Störung des Geschmackssinns, Appetitlosigkeit, ZNS, Psyche, Magen/Darm, Leber (bis Leberversagen), Haut (auch schwere Reaktionen), Arthralgie, Myalgie, sehr selten Blutbild, Schwindel, Tinnitus, Müdigkeit.
WW: Erhöhte Terbinafinspiegel durch CYP2C9- und CYP3A4-Hemmer (z.B. Ketoconazol, Amiodaron). Erniedrigte Terbinafinspiegel durch Rifampicin. Terbinafin hemmt CYP2D6- Metabolismus, Vorsicht bei CYP2D6-Substrate mit geringer therapeutischer Breite (z.B. Desipramin, SSRIs, Dextromethorphan).
WH: Auf allgemeine Hygiene achten (Reinfektionsrisiko). Vorsicht bei Psoriasis, Lupus erythematodes. Bei Langzeitgabe Blutbild, Leber, Niere kontrollieren. Leberfunktionstests vor Therapiebeginn und alle 4 - 6 Wochen durchführen. Bei schweren Nierenschäden

nicht empfohlen. Verkehrshinweis.
PG: 14 ST D (EKO: G) [€ 16,80], 28 ST D (EKO: G) [€ 30,95]

Terbinafin-ratiopharm Creme 11A03
(Z.Nr. 1-26255) RP. P. D01AE15
ZI: Teva, Haarlem, Niederlande
Z: 1 g Creme enthält: Terbinafin hydrochlorid 10 mg, Natriumhydroxid, Benzylalkohol, Cetylstearylalkohol 40 mg, Cetylalkohol 40 mg, Cetylesterwachs, Isopropyl myristat, Polysorbat 60, Sorbitan monostearat, Wasser, gereinigtes.
EW: Antimykotikum.
AG: Pilzinfektionen der Haut durch Dermatophyten, Hefepilze, Pityriasis versicolor.
DO: 1-2mal tgl. auf Haut oder Nägel auftragen, Therapiedauer 1 Woche.
Für Kinder und Jugendliche nicht empfohlen.
SST: Klare Indikationsstellung, nicht stillen.
NW: Lokale Reizung, Überempfindlichkeit.
WH: Nicht mit Augen, Schleimhäuten oder offenen Wunden in Kontakt bringen. Hygienemaßnahmen.
PG: 15 G (EKO: G) [€ 4,10]

Teriparatid ratiopharm 20 Mikrogramm/80 Mikroliter - Injektionslösung in einem vorgefüllten Injektor 38C03
(Z.Nr. 1-37622) NR. P. E. H05AA02
ZI: Teva, Haarlem, Niederlande
Z: 1 Dosis von 80 µl enthält: Teriparatid 20 µg, Eisessig, Natrium acetat-Trihydrat, Mannitol, Metacresol, Salzsäure zur pH-Wert-Einstellung, Natriumhydroxid zur pH-Wert-Einstellung, Wasser für Injektionszwecke.
Kurzinformation: siehe Forsteo 20 Mikrogramm/80 Mikroliter - Injektionslösung im Fertigpen, → S. 591
PG: 1 ST RE1 (EKO: Y) [€ 258,15]

Terlipressinacetat Ever Pharma 0,2 mg/ml - Injektionslösung 31C
(Z.Nr. 1-37291) NR. P. E. H01BA04
ZI: Ever Valinject, Unterach
Z: 1 ml Injektionslösung enthält: Terlipressin acetat 0,2 mg (entspr. Terlipressin 0,17 mg), Natriumchlorid, Essigsäure, Natriumhydroxid zur pH-Wert-Einstellung, Salzsäure zur pH-Wert-Einstellung, Wasser für Injektionszwecke.
EW: Vasopressin-Analogon.
AG: Ösophagusvarizenblutung, Notfallsbehandlung des Typ 1 Hepatorenalen Syndroms.
AA: I.v.
DO: Ösophagusvarizenblutung: Initial 1-2 mg (= 5-10 ml), dann 1 mg alle 4-6 Std. über 2-3 Tage.
Typ 1 Hepatorenales Syndrom: 1 mg alle 6 Std. über mindestens 3 Tage.
Für Kinder und Jugendliche nicht empfohlen.
SST: In der Schwangerschaft nicht empfohlen. Nutzen/Risiko-Abwägung in der Stillzeit.
NW: ZNS, Herz (Arrhythmien, Blutdruckanstieg, Angina pectoris, QT-Verlängerung), Magen/Darm, Hautnekrosen.
WW: Vorsicht: QT-verlängernde Arzneimittel, Bradykardie induzierende Arzneimittel verstärkt.
WH: Vorsicht bei septischem Schock, Asthma, Hypertonie, Herz- und Gefäßerkrankungen, Niereninsuffizienz, älteren Patienten.
PG: 1MG 5ML 5 ST * (EKO: N) [€ 399,65], **2MG 10ML** 5 ST * (EKO: N) [€ 760,75]

Terramycin 39,2 mg/g - Spray zur Anwendung auf der Haut, Lösung für Tiere 801AE, 806AA, 833AH
(Z.Nr. 8-13052) NR. P. VNW. QJ01AA06
ZI: Zoetis Österreich, Wien
Z: 1 g enthält: Oxytetracyclin hydrochlorid 39,2 mg, Patentblau V 205 mg, Polysorbat 80, Isopropylalkohol, n-Butan.
EW: Antibiotikum (in hohen Dosen bakterizid).
AG: Lokalbehandlung oberflächlicher Infektionen durch empfindliche Erreger bei Rind, Schwein, Schaf, Ziege: Klaueninfektionen, unterstützend bei Wundinfektionen nach Operationen oder Verletzungen.
AA: Äußerlich.
AH: Zu behandelnde Stelle aus 15-20 cm Entfernung besprühen.
DO: 2-3mal tgl. bis zur Heilung.
SST: Unbedenklichkeit nicht belegt.
WH: Nicht gewaltsam öffnen. Vor Hitze, Sonne, Beschädigung schützen. Nicht gegen offene Flammen oder glühende Gegenstände sprühen. Nicht in die Augen sprühen, nicht einatmen.
VNW: Anwendung auf Wunden: Essbare Gewebe 10 Tage, Milch 4 Tage. Keine Wartezeit bei Anwendung bei Klaueninfektionen. Nicht am Euter laktierender Tiere anwenden, deren Milch für menschlichen Verzehr vorgesehen ist.
PG: 1 ST VNW [€ 21,60]

Terramycin 463,3 mg - Tabletten zur intrauterinen Anwendung für Rinder 801AE, 833AH
(Z.Nr. 8-12671) NR. P. VNW. QG51AA01
ZI: Zoetis Österreich, Wien
Z: 1 Tablette enthält: Oxytetracyclin 463,3 mg (entspr. Oxytetracyclin hydrochlorid 500 mg), Cetrimid, Natrium metabisulfit, Weinsäure, Natriumhydrogencarbonat, Povidon K30, Magnesium stearat (pflanzlich), Talkum, Mannitol.
EW: Antibiotikum, in hohen Dosen bakterizid. Freisetzung von Kohlensäure.
AG: Puerpurale Infektionen bei Rindern durch empfindliche Erreger.
AH: Tabletten in den Uterus einlegen; zur Schaumbildung werden ca. 500 ml Flüssigkeit benötigt.
DO: TD 4 Tabletten pro Behandlung. Behandlungsdauer 3 Tage.
NW: Allergie/Anaphylaxie möglich.
WW: Bakterizide Antibiotika (Wirkung beeinträchtigt), Antikoagulantien (neu einstellen).
VNW: Essbares Gewebe 10 Tage, Milch 4 Tage.
PG: 10 ST VNW [€ 42,40]

▼ Terrosa 20 Mikrogramm/80 Mikroliter - Injektionslösung 38C03
(Z.Nr. EU/1/16/1159/*) NR. P. E. H05AA02
ZI: Gedeon Richter, Budapest, Ungarn
Z: 1 Dosis von 80 µl enthält: Teriparatid 20 µg, hergestellt durch rekombinante DNA-Technologie in Escherichia coli, Essigsäure 99%, Mannitol, Metacresol, Natrium acetat-Trihydrat, Salzsäure zur pH-Wert-Einstellung, Natriumhydroxid zur pH-Wert-Einstellung, Wasser für Injektionszwecke.
EW: Aktives Fragment des Parathormons, reguliert Kalzium- und Phosphatstoffwechsel.
AG: Primäre Osteoporose bei postmenopausalen Frauen und Männern mit hohem Frakturrisiko.
Osteoporose durch Langzeitkortikoid-Therapie.
AA: S.c. (in Oberschenkel oder Abdomen).
DO: 1mal tgl. 20 Mikrogramm; max. Behandlungsdauer 24 Monate. Bei Kindern und Jugendlichen mit offenen Epiphysen nicht anwenden.
GA: Hyperkalzämie, schwere Niereninsuffizienz, andere metabolische Knochenkrankheiten, ungeklärte Erhöhung der alkalischen Phosphatase, vorausgegangene Strahlentherapie des Skeletts, Kinder und Jugendliche, maligne Skeletterkrankungen oder Knochenmetastasen.
SST: Kontraindikation. Kontrazeption erforderlich.
NW: Anämie, Gliederschmerzen, Rückenkrämpfe, Kopfschmerzen, Schwindel, Dyspnoe, Magen/Darm, vermehrtes Schwitzen, Tachykardie, Muskelkrämpfe, Anstieg der Serumharnsäure, Hypercholesterinämie, lokale Reaktionen, Allergien, Depression.
WW: Vorsicht: Digitalis.
WH: Blutproben zur Calciumwert-Bestimmung frühestens 16 Std. nach der letzten Injektion entnehmen. Vorsicht bei Urolithiasis. Begrenzte Erfahrungen bei jüngeren Erwachsenen. Verkehrshinweis.
PG: IJLSG 1 ST RE1 (EKO: Y) [€ 258,15], **START2,4ML+PEN** 1 PK RE1 (EKO: Y) [€ 258,15]

▼ *Terrosa 20 Mikrogramm/80 Mikroliter - Injektionslösung* 38C03
(Z.Nr. EU/1/16/1159/*) NR. P. E. H05AA02
Parallelimport. nicht im Handel.

Tesavel 25 mg - Filmtabletten 06B05
(Z.Nr. EU/1/07/435/*) NR. P. nicht im Handel. A10BH01

Tesavel 50 mg - Filmtabletten 06B05
(Z.Nr. EU/1/07/435/*) NR. P. nicht im Handel. A10BH01

Tesavel 100 mg - Filmtabletten 06B05
(Z.Nr. EU/1/07/435/*) NR. P. nicht im Handel. A10BH01

Testavan 20 mg/g - Transdermales Gel 31H01
(Z.Nr. 1-38290) RP. P. G03BA03
ZI: Ferring Arzneimittel, Wien
Z: 1 g Gel enthält: Testosteron 20 mg (entspr. → 23 mg/Hub), Ethanol 96%, Propylenglykol 0,2 g, Diethylenglycolmonoethylether, Carbomer 980, Trolamin, Natrium edetat, Wasser, gereinigtes.
EW: Androgen.
AG: Testosteronersatztherapie beim männlichen Hypogonadismus.

AA: Transdermal. Mit dem Applikator (nicht mit den Fingern) an Oberarm und Schulter aufbringen.
DO: Initial 1mal tgl. 23 mg Testosteron (1 Pumpenhub). Serumtestosteron 14 und 35 Tage nach Therapiebeginn bzw. nach Dosisanpassung bestimmen. Dosiserhöhung um 1 Pumpenhub bei Serumtestosteron unter 17,3 nmol/l (500 ng/dl). Dosisverniedrigung um 1 Pumpenhub bei Serumtestosteron über 36,4 nmol/l (1050 ng/dl). MTD 3 Pumpenhübe. Keine Indikation bei Kindern und Jugendlichen.
GA: Brust- oder Prostatakarzinom.
SST: Nur zur Anwendung bei Männern bestimmt. Schwangere Frauen müssen Hautkontakt mit behandelten Stellen vermeiden.
NW: Lokale Reaktionen, Hypertonie, Thrombosen, Kopfschmerzen, erhöhte Triglyzeride, erhöhte PSA- Werte, erhöhter Hämatokrit. Viele weitere NW möglich.
WW: Vorsicht: Antikoagulantien, Kortikosteroide, Insulin.
WH: Therapie nur nach Ausschluss anderer Ursachen der Symptome beginnen. Prostatakarzinom ausschließen. Nicht zur Behandlung der männlichen Sterilität oder Impotenz. Vorsicht bei Hypertonie, schweren Herz-, Leber-, Nierenschäden, Epilepsie, Migräne, Thrombophilie oder Risikofaktoren für venöse Thromboembolien (VTE). Kontrollen: Serumtestosteron, Hämoglobin, Hämatokrit, Leber, Lipide. Hautkontakt mit anderen Personen vermeiden. Positive Dopingkontrollen möglich.
PG: 85,5 G RE1 (EKO: Y) [€ 60,30]

Testogel 25 mg - Gel im Beutel 31H01
(Z.Nr. 1-24746) RP. P. nicht im Handel. G03BA03

Testogel 50 mg - Gel im Beutel 31H01
(Z.Nr. 1-24747) RP. P. G03BA03
ZI: Laboratoires Besins International, Paris, Frankreich
Z: 1 Beutel mit 5 g Gel enthält: Testosteron 50 mg, Carbomer 980, Isopropyl myristat, Ethanol 96%, Natriumhydroxid, Wasser, gereinigtes.
EW: Androgen.
AG: Testosteronmangel bei männlichem Hypogonadismus.
AA: Auf der Haut (Schultern, Arme, Bauch, nicht auf die Genitalien) auftragen und 3-5 min trocknen lassen.
DO: 1mal tgl. 5 g Gel (50 mg Testosteron), MTD 10 g Gel.
GA: Prostatakarzinom, Brustkrebs.
SST: Nicht für Frauen indiziert. Strenge Gegenanzeige (Virilisierung möglich).
NW: Hautreaktionen, Urogenitale, ZNS, Psyche, Hypertonie, Diarrhoe, Haarausfall, Gynäkomastie, Labor.
WW: Vorsicht: Orale Antikoagulanzien verstärkt, Kortikosteroide (Ödeme), Antidiabetika, Labor (T_3, T_4).
WH: Nur bei nachgewiesenem Hypogonadismus anwenden. Wenig Erfahrung bei älteren Patienten. Nicht zur Behandlung von männlicher Sterilität oder Impotenz. Regelmäßige Prostata- und Brustkontrollen. Vorsicht bei Krebspatienten (Hyperkalzämierisiko), ischämischen Herzkrankheiten, Bluthochdruck, Epilepsie, Migräne, Thrombophilie, Risikofaktoren für venöse Thromboembolien. Positive Reaktion bei Dopingkontrollen möglich.
Kontrollen: Testosteronspiegel (ab dem 3. Tag nach Behandlungsbeginn morgens vor der Anwendung), Hämoglobin, Hämatokrit, Leber, Lipide. Patienten sorgfältig über das Risiko der Testosteronübertragung durch engen Hautkontakt informieren (besonders bei schwangeren Frauen). Mindestens 6 Std. zwischen der Anwendung des Gels und dem Baden oder Duschen warten.
PG: 30 ST RE1 (EKO: Y) [€ 74,05]

Tetagam P - Fertigspritze 36C14
(Z.Nr. 2-00118) NR. P. E. J06BB02
ZI: CSL Behring, Marburg, Deutschland
Z: 1 Fertigspritze mit 1 ml enthält: Tetanus-Immunglobulin vom Menschen (entspr. Protein vom Menschen 100-170 mg) (entspr. Immunglobuline 95 %) (entspr. Tetanus-Toxin, Antikörper mind. 250 IE), Aminoessigsäure (entspr. Glycin), Natriumchlorid, HCl zur pH-Wert Einstellung, NaOH zur pH Wert Einstellung, Wasser für Injektionszwecke.
EW: Immunglobulin.
AG: Postexpositionelle Prophylaxe nach Tetanus-gefährdeten Verletzungen.
Therapie des klinisch manifesten Tetanus.
Verabreichung immer mit aktiver Immunisierung.
AA: Langsam i.m., bei schweren Gerinnungsstörungen auch s.c.. Cave intravasal!
DO: **Prophylaxe:** 250 IE, bei extrem hohem Risiko 500 IE. Bei ausgedehnten Verbrennungen zusätzlich 250 IE nach ca. 36 Std.
Therapie: ED 3000-6000 IE. Wiederholungen in Abhängigkeit vom Krankheitsbild.
Gleiche Dosen für Erwachsene und Kinder.
SST: Anwendung möglich.
NW: Lokale Reaktionen, Kopf-, Gelenk-, Rückenschmerzen, Unverträglichkeit bis Schock.
WW: Parenterale Viruslebendimpfstoffe (3 Monate Abstand, bei Masernimpfung 5 Monate Abstand).
WH: Nicht mit Tetanus-Impfstoff vermischen. Auf Überempfindlichkeit achten.
PG: 1 ML RE2 (EKO: Y) [€ 17,35]

Tetanol pur - Injektionssuspension in einer Fertigspritze 36A30
(Z.Nr. 2-00079) NR. P. E. n.l. J07AM01
ZI: GSK Vaccines, Marburg, Deutschland
Z: 1 Impfdosis (0,5 ml Suspension) enthält: Tetanus-Toxoid, adsorbiert mind. 40 IE, adsorbiert an: Aluminiumhydroxid 1,5 mg, Natriumchlorid (entspr. Natrium 1,67 mg), Wasser für Injektionszwecke, Formaldehyd max. 0,001 mg.
PG: 1 ST * (EKO: N) [€ 8,55 n.l.]

Tetmodis 25 mg - Tabletten 12D02
(Z.Nr. 1-29793) RP. P. N07XX06
ZI: AOP Orphan Pharmaceuticals, Wien
Z: 1 Tablette enthält: Tetrabenazin 25 mg, Maisstärke, vorverkleistert, Lactose monohydrat (entspr. Lactose 60,8 mg), Talkum, Eisen(III)-hydroxid-oxid x H2O, Magnesium stearat.
EW: Reserpin-ähnlich.
AG: Hyperkinetische Bewegungsstörungen bei Chorea Huntington.
AA: Oral.
DO: Initial 1- bis 3mal tgl. 12,5 mg. Dosissteigerung alle 3-4 Tage, MTD 200 mg. Für Kinder und Jugendliche nicht empfohlen.
GA: Parkinsonismus, unbehandelte Depression, Phäochromozytom, Leberschäden, Prolaktin-abhängige Tumore (Hypophysentumore, Brustkrebs).
SST: Strenge Indikationsstellung, nicht stillen.
NW: Psyche (Depression, Suizidalität, Schlaflosigkeit), ZNS (Sedierung, Benommenheit, Parkinson-ähnliches Syndrom, Akathisie, Agitiertheit), orthostatische Hypotonie, Magen/Darm, Hypothermie, Malignes Neuroleptisches Syndrom, Bradykardie, leichte QT-Verlängerung, Hyperprolaktinämie.
WW: Kontraindiziert: Reserpin, MAO-Hemmer (14 Tage Abstand). Nicht empfohlen: Trizyklische Antidepressiva, Alkohol, Opioide, Betablocker, Blutdrucksenker, Hypnotika, Neuroleptika.
Vorsicht: Levodopa, CYP2D6-Inhibitoren, QT-verlängernde Substanzen.
WH: Vorsicht bei Leberschäden. Auf neuroleptisches malignes Syndrom achten. Strenger Verkehrshinweis (Patienten auf beeinträchtigtes Leistungsvermögen hinweisen).
PG: 112 ST * (EKO: N) [€ 158,30]

Tetmodis 25 mg - Tabletten 12D02
(Z.Nr. 1-29793-P1) RP. P. Parallelimport. N07XX06
V: Abacus Medicine, Copenhagen, Dänemark
Z: 1 Tablette enthält: Tetrabenazin 25 mg, Maisstärke, vorverkleistert, Lactose monohydrat (entspr. Lactose 60,8 mg), Talkum, Eisen(III)-hydroxid-oxid x H2O, Magnesium stearat.
PG: 112 ST * (EKO: N) [€ 158,30]

Tetmodis 25 mg - Tabletten 12D02
(Z.Nr. 1-29793-P2) RP. P. Parallelimport. N07XX06
nicht im Handel.

Tetrabenazin Aristo 25 mg - Tabletten 12D02
(Z.Nr. 1-38853) RP. P. N07XX06
ZI: Aristo Pharma, Berlin, Deutschland
Z: 1 Tablette enthält: Tetrabenazin 25 mg, Lactose monohydrat (entspr. Lactose 63,4 mg), Maisstärke, Cellulose, mikrokristalline, Talkum, Magnesium stearat, Eisen(III)-hydroxid-oxid x H2O.
EW: Monoamintransport-Hemmer; Reduziert Erregungsübertragung (Dopamin) im Gehirn.
AG: Hyperkinetische Bewegungsstörungen bei Chorea Huntington. Mittelschwere bis schwere Spätdyskinesie.
AA: Oral mit Flüssigkeit einnehmen.
DO: Chorea Huntington: Initial 12,5-25 mg pro Tag. Dosissteigerung alle 4-7 Tage, MTD 200 mg in mehreren ED.
Spätdyskinesie: Initial 12,5 mg pro Tag, dann Dosistitration. MTD 200 mg. Für Kinder nicht empfohlen.
GA: Parkinson-Syndrom, hypokinetisch-rigides Syndrom, akute Suizidgefahr, Depression, Phäochromozytom, Prolaktin-abhängige Tumore, Leberschäden.
SST: In der Schwangerschaft nicht empfohlen; nicht stillen.
NW: Psyche (Depression, Schlaflosigkeit), ZNS (Benommenheit, Parkinson-ähnliches Syndrom, auch schwere extrapyramidale Syndrome), Hypotonie, Magen/Darm, sehr selten Malignes Neuroleptisches Syndrom.
WW: Kontraindiziert: Reserpin, MAO-Hemmer (14 Tage Abstand). Nicht empfohlen: Alkohol, Opioide, Betablocker, Blutdrucksenker, Hypnotika, Neuroleptika.
Vorsicht: Levodopa, CYP2D6-Inhibitoren, QT-verlängernde Substanzen.
WH: Vorsicht bei Leberschäden, Depressionen. Auf neurolepti-

sches malignes Syndrom achten. Bei Auftreten von Akathisie Dosis reduzieren oder Therapieabbruch. Verkehrshinweis.
PG: 112 ST IND (EKO: G) [€ 170,50]

🐾 Tetrasol LA 200 mg/ml - Injektionslösung für Tiere — 801AE

(Z.Nr. 8-00366) NR. P. VNW. — QJ01AA06
ZI: Univet, Cavan, Ireland
Z: 1 ml enthält: Oxytetracyclin dihydrat 200 mg, Natriumhydroxymethansulfinat 3 mg, Dimethylacetamid, Magnesiumoxid, schweres, Monoethanolamin, Wasser für Injektionszwecke.
EW: Bakteriostatisch.
AG: Infektionen bei Rind, Schaf, Schwein.
AA: I.m., nicht i.v.
DO: 10 ml/100 kg KG (=20 mg/kg KG). Ev. nach 4 Tagen (Rind, Schaf) bzw.
3 Tagen (Schwein) wiederholen.
GA: Leber-, Nierenschäden; Nicht bei Pferden, Hunden und Katzen zugelassen.
SST: Kalzifizierung bei Föten und Jungtieren kann beeinflusst werden. Im letzten Drittel der Trächtigkeit nicht empfohlen.
NW: Lokale Reaktionen, Allergie/Anaphylaxie, Photodermatitis, Zahnverfärbung bei Anwendung im Wachstumsalter.
WW: Bakterizide Antibiotika potentiell antagonistisch. Muskelrelaxantien, Narkotika (neuromuskuläre Blockade verstärkt), Heparin antagonisiert.
VNW: Essbares Gewebe: 28 Tage. Milch bei Kühen: 7 Tage. Nicht bei Milch liefernden Schafen anwenden.
PG: 100 ML VNW [€ 32,25]

Tetravac - Injektionssuspension — 36A10
(Z.Nr. 2-00226) NR. P. E. nicht im Handel. — J07CA02

Tetrofosmin Rotop 0,23 mg - Kit für ein radioaktives Arzneimittel — 24F01
(Z.Nr. 4-38283) NR. N. E. nicht im Handel. — V09GA02

Teufelskralle ratiopharm 480 mg - Filmtabletten — 13Z01

(Z.Nr. HERB-00122) RPF. P. — M05
ZI: Teva, Haarlem, Niederlande
Z: 1 Filmtablette enthält: Teufelskrallenwurzel-Trockenextrakt (4,4-5:1); Ethanol 60% (V/V) (Auszugsmittel) 480 mg, Siliciumdioxid, hochdispers, wasserfrei, Cellulose, mikrokristalline, Maisstärke, Lactose monohydrat 226,08 mg, Magnesium stearat, Macrogol 6000, Hypromellose, Talkum, Titandioxid.
AG: Traditionell pflanzlich bei leichten Gelenkschmerzen.
AA: Unzerkaut mit Wasser zu oder nach den Mahlzeiten.
DO: 2mal tgl. 1 FT. Für Kinder und Jugendliche nicht empfohlen.
GA: Magen/Darm-Ulzera.
SST: Nicht empfohlen.
NW: Magen/Darm, Kopfschmerzen, Allergien, Überempfindlichkeit, Blutzuckeranstieg bei Insulin-pflichtigem Diabetes.
WH: Vorsicht bei Herzerkrankungen oder bei Gallensteinerkrankungen.
PG: 100 ST * (EKO: N) [€ 27,70]

T

Tevagrastim 30 Mio. I.E./0,5 ml - Injektions-/Infusionslösung — 33C04
(Z.Nr. EU/1/08/445/*) NR. P. E. nicht im Handel. — L03AA02

Tevagrastim 48 Mio. I.E./0,8 ml - Injektions-/Infusionslösung — 33C04
(Z.Nr. EU/1/08/445/*) NR. P. E. nicht im Handel. — L03AA02

Teveten 600 mg - Filmtabletten — 10A08

(Z.Nr. 1-23401) RP. P. — C09CA02
ZI: Mylan Österreich, Wien
Z: 1 Filmtablette enthält: Eprosartan 600 mg (entspr. Eprosartan mesilat); Tablettenkern: Lactose monohydrat, Cellulose, mikrokristalline, Stärke, verkleistert, Croscarmellose natrium, Magnesium stearat, Wasser, gereinigtes; Filmüberzug: (entspr. Hypromellose) (entspr. Titandioxid) (entspr. Macrogol 400) (entspr. Polysorbat 80).
EW: Angiotensin II-Antagonist, blutdrucksenkend.
AG: Essentielle Hypertonie.
AA: Oral.
DO: 1mal tgl. 600 mg. Kombination mit anderen Blutdrucksenkern möglich.
GA: Leberschäden, Nierengefäßerkrankungen.
SST: Gegenanzeige im 2. und 3. Trimenon; im 1. Trimenon und in der Stillzeit nicht empfohlen.
NW: Kopfschmerzen, Schwindel, Herz/Kreislauf (Hypotonie), Magen/Darm, Rhinitis, Asthenie, Überempfindlichkeit, Niere (Oligurie bis akutes Nierenversagen bei Risikopatienten).
WW: Aliskiren (Kontraindiziert bei Diabetes oder Nierenschäden, sonst nicht empfohlen). Duale Blockade des Renin-Angiotensin-Aldosteron-Systems nicht empfohlen. Vorsicht: Andere Blutdrucksenker verstärkt; Anstieg des Serumkaliums durch andere Arzneimittel. Lithium (Spiegel kontrollieren). NSAIDs (Niere verschlechtert).
WH: Vorsicht bei schweren Nierenschäden, Klappenstenosen, hypertropher Kardiomyopathie. Keine Erfahrungen bei Kindern. Bei Nierenschäden Serumkalium kontrollieren.
PG: 28 ST IND (2) (EKO: G) [€ 29,60]

Teveten Plus 600 mg/12,5 mg - Filmtabletten — 10B06

(Z.Nr. 1-25513) RP. P. — C09DA02
ZI: Mylan Österreich, Wien
Z: 1 Filmtablette enthält: Eprosartan 600 mg (entspr. Eprosartan mesilat), Hydrochlorothiazid 12,5 mg, Filmtablettenkern: Lactose 43,3 mg (entspr. Lactose monohydrat), Cellulose, mikrokristalline, Maisstärke, vorverkleistert, Crospovidon, Magnesium stearat, Wasser, gereinigtes; Filmüberzug: Poly(vinylalkohol), Talkum, Macrogol 3350, Titandioxid, Eisenoxid gelb, Eisenoxid schwarz.
EW: Angiotensin II-Antagonist +Diuretikum.
AG: Essentielle Hypertonie bei nicht ausreichender Blutdrucksenkung durch Eprosartan alleine.
AA: Morgens mit oder ohne Mahlzeit.
DO: Tgl. 1 FT nach Dosistitration mit den Einzelkomponenten.
GA: Schwere Leber- oder Nierenschäden, Cholestase, obstruktive Gallenwegserkrankung, schwere Nierengefäßerkrankungen, Hypokaliämie, Hyperkalzämie, Gicht, Hyponatriämie.
SST: Gegenanzeige im 2. und 3. Trimenon. Im 1. Trimenon und in der Stillzeit nicht empfohlen.
NW: ZNS, Bronchitis, Husten, Magen/Darm, Harnwege, Haut, Labor (Elektrolyte), Hypotonie.
NW der Einzelsubstanzen beachten. HCT: Erhöhtes Risiko für nicht-melanozytären Hautkrebs, Auge (Aderhauterguss, akute Myopie, sekundäres Winkelverschlussglaukom).
WW: Aliskiren (Kontraindiziert bei Diabetes oder Nierenschäden, sonst nicht empfohlen).
Nicht empfohlen: Duale Blockade des Renin-Angiotensin-Aldosteron-Systems, Lithium, Arzneimittel mit Einfluss auf Serumkalium. Vorsicht: Andere Blutdrucksenker verstärkt. Lithium (Spiegelkontrolle). Antidiabetika (Dosis anpassen). Anionenaustauscher (4-6 Std. Abstand). Antidepressiva, Antipsychotika, Antiepileptika senken Serum-Natrium.
WW der Einzelsubstanzen beachten.
WH: Auf symptomatische Hypotonie achten. Nierenfunktion, Serumkalium kontrollieren. Vorsicht bei Klappenstenosen, Kardiomyopathie. Verkehrshinweis.
PG: 28 ST IND (2) (EKO: G) [€ 29,60]

Teysuno 15 mg/4,35 mg/11,8 mg - Hartkapseln — 55C

(Z.Nr. EU/1/11/669/*) NR. P. — L01BC53
ZI: Nordic Group, Hoofddorp, Niederlande
Z: 1 Kapsel enthält: Tegafur 15 mg, Gimeracil 4,35 mg, Oteracil 11,8 mg (entspr. Oteracil kalium), Kapselinhalt: Lactose monohydrat 70,2 mg, Magnesium stearat; Kapselhülle: Gelatine, Eisen(III)-oxid, Titandioxid, Natriumdodecylsulfat, Talkum; Drucktinte: Eisen(III)-oxid, Eisen(III)-hydroxid-oxid x H2O, Indigocarmin, Carnaubawachs, Schellack, Glycerolmonooleat.
EW: Antineoplastische Kombination.
AG: Fortgeschrittener Magenkrebs (in Kombination mit Cisplatin).
AA: Mindestens 1 Std. vor oder nach einer Mahlzeit mit Wasser einnehmen.
DO: 2mal tgl. 25 mg Tegafur/m² KOF über 21 Tage, dann 7 Tage Pause.
Cisplatin: 75 mg/m² KOF einmal alle 4 Wochen i.v.
Nicht für Kinder und Jugendliche.
Details siehe Austria-Codex - Fachinformation
GA: Schwere Knochenmark- oder Nierenschäden, vollständiger Dihydropyrimidin-Dehydrogenase-Mangel (DPD).
SST: Gegenanzeige. Kontrazeption für weibliche und männliche Patienten bis 6 Monate nach Therapieende.
NW: Blutbild, Anorexie, Stoffwechsel, Psyche (Schlaflosigkeit), Nervensystem (Neuropathie), Auge, Ohr, Kreislauf, Lunge, Magen/Darm, Leber, Haut, Niere, Müdigkeit, Hepatitis B-Reaktivierung.
WW: Kontraindiziert: Andere Fluoropyrimidine (7 Tage Abstand); Brivudin (4 Wochen Abstand). Nicht empfohlen: CYP2A6-Hemmer. Vorsicht: Folinat/Folsäure, Nitroimidazole, Methotrexat, Clozapin, Cimetidin, Kumarine, Phenytoin.
WH: Vor Behandlungsbeginn Phänotyp- und/oder Genotyp- Untersuchung auf DPD-Mangel empfohlen. Auf Knochenmarksuppression, Diarrhoe, Dehydratation, Nieren- und Augentoxizität achten. Angaben zur Arzneimittelsicherheit von Cisplatin beachten. Vor Therapiebeginn auf HBV-Infektion untersuchen. Verkehrshinweis.
PG: 42 ST RE2 (EKO: Y) [€ 205,20], 126 ST RE2 (EKO: Y) [€ 558,85]

Teysuno 20 mg/5,8 mg/15,8 mg - Hartkapseln 55C

(Z.Nr. EU/1/11/669/*) NR. P. L01BC53

ZI: Nordic Group, Hoofddorp, Niederlande

Z: 1 Kapsel enthält: Tegafur 20 mg, Gimeracil 5,8 mg, Oteracil 15,8 mg (entspr. Oteracil kalium), Kapselinhalt: Lactose monohydrat 93,6 mg, Magnesium stearat; Kapselhülle: Gelatine, Titandioxid, Natriumdodecylsulfat, Talkum; Drucktinte: Eisen(III)-oxid, Eisen(III)-hydroxid-oxid x H2O, Indigocarmin-Aluminiumsalz, Carnaubawachs, Schellack, Glycerolmonooleat.

Kurzinformation: siehe Teysuno 15 mg/4,35 mg/11,8 mg - Hartkapseln, → S. 1412

PG: 42 ST RE2 (EKO: Y) [€ 286,65], 84 ST RE2 (EKO: Y) [€ 531,25]

Thalidomide Celgene 50 mg - Hartkapseln 33B

(Z.Nr. EU/1/08/443/*) NR. P. L04AX02

ZI: Celgene Europe, Utrecht, Niederlande

Z: 1 Kapsel enthält: Thalidomid 50 mg, Kapselinhalt: Stärke, vorverkleistert, Magnesium stearat; Kapselhülle: Gelatine, Titandioxid; Drucktinte: Schellack, Eisen(II,III)-oxid, Propylenglycol.

EW: Immunsuppressiv.

AG: Multiples Myelom (ab Alter von 65 Jahren) in Kombination mit Melphalan und Prednison. Abgabe über Schwangerschaftsverhütungsprogramm.

AA: Oral als ED vor dem Schlafengehen. Kapsel nicht öffnen oder zerkleinern.

DO: TD 200 mg, bei Patienten über 75 Jahren 100 mg; max. 12 Zyklen von jeweils 6 Wochen. Dosisreduktion oder Behandlungsabbruch bei peripherer Neuropathie. Dosierung in Kombination mit Melphalan und Prednison siehe Austria Codex - Fachinformation. Kein Nutzen bei Kindern und Jugendlichen.

GA: Gebärfähige Frauen bzw. Männer ohne Schwangerschaftsverhütungsprogramm.

SST: Gegenanzeige. Hochgradiges Teratogen. Kontrazeption für Frauen (für 4 Wochen vor Behandlungsbeginn bis 4 Wochen nach Behandlungsende) und Männer (bis mindestens 7 Tage nach Behandlungsende) zwingend erforderlich.

NW: Blutbild (febrile Neutropenie), Magen/Darm (Obstipation, Perforationen), ZNS, Vegetativum, Haut (auch schwere Reaktionen), periphere Ödeme, Allergie/Angioödem, schwere Infektionen (Reaktivierung von Herpes zoster oder Hepatitis B), Herzrhythmusstörungen, Herzinsuffizienz, Myokardinfarkt, Thromboembolien, pulmonale Hypertonie, periphere Neuropathie, Tremor, Krämpfe, Lunge, Tumorlysesyndrom, Taubheit, Niere, Menstruationsstörungen (Amenorrhoe), posteriores reversibles Enzephalopathie-Syndrom. NW von Melphalan, Dexamethason und Prednison beachten. Zunahme von akuter myeloischer Leukämie und myelodysplastischen Syndromen.

WW: Sedativa, die Herzfrequenz verlangsamende Arzneimittel, Neuropathie verursachende Arzneimittel (Vorsicht).

WH: Schwangerschafts-Präventions-Programm muss von allen männlichen und weiblichen Patienten erfüllt werden. Blutbild, Leber laufend kontrollieren. Auf Thrombosen, periphere Neuropathie, Hautreaktionen, schwere Infektionen einschl. septischen Schock achten. Verkehrshinweis.

PG: 28 ST * (EKO: N) [€ 569,45]

Thalliumchlorid (201Tl) CIS bio international - Injektionslösung 24F01
(Z.Nr. 4-00006) NR. N. nicht im Handel. V09GX01

Thalliumchlorid (201Tl) Curium - Injektionslösung 24F01
(Z.Nr. 4-00016) NR. N. nicht im Handel. V09GX01

Theospirex - Ampullen 50A03

(Z.Nr. 1-18867) RP. P. R03DA04

ZI: Gebro Pharma, Fieberbrunn

Z: 1 Ampulle zu 10 ml enthält: Theophyllin 200 mg, Natriumhydroxid (entspr. Natrium 2,73 mg/ml), Glycin, Wasser für Injektionszwecke.

EW: Broncholytisch, Herz und ZNS stimullierend.

AG: Akute Atemnot bei Asthma bronchiale und anderen obstruktiven Atemwegserkrankungen. Bei Kindern mit Asthma nicht Mittel der ersten Wahl.

AA: Nur zur intravenösen Anwendung, als langsame Injektion (mindestens 10 Minuten) oder als Kurzinfusion (ca. 20-30 min/Ampulle in einer Trägerlösung) oder als Dauertropf (kontinuierlich mit Infusionlösung, Perfusor). In akuten Ausnahmesituationen oral. Zur Mischung eignen sich folgende Infusionslösungen: physiologische NaCl, Ringer, ev. Glukose.
Nicht mit anderen Injektionslösungen mischen.

DO: Erwünschter Serumspiegel 8-15 (-20) mg/l.
Initial: Ohne Vorbehandlung 0,2-0,25 ml/kg KG, nach Theophyllin-Vorbehandlung 0,1-0,125 ml/kg KG.
Erhaltungsdosis: Erwachsene Nichtraucher 0,0275 ml/kg KG/h, Kinder (6 Monate - 9 Jahre) 0,05 ml/kg KG/h, erwachsene Raucher und Kinder ab 9 Jahre 0,04 ml/kg KG/h, Risikopatienten 0,02-0,025 ml/kg KG/h.
Oral (im Notfall) 1-2 Ampullen mit Flüssigkeit verdünnt. Nicht für Kinder unter 6 Monaten.

GA: Akuter Herzinfarkt, Schock, Kollaps, akute Tachyarrhythmien.

SST: Im 1. Trimenon nicht anwenden, sonst strenge Nutzen/Risiko-Abwägung.

NW: Magen/Darm, ZNS (Krämpfe, Unruhe, Schlafstörungen), Herz (Tachykardie, Arrhythmien), Haut.

WW: Die Wirkung von Furosemid, Sympathomimetika, ephedrin- und xanthinhältigen Mitteln, Reserpin und Digitalisglykosiden wird verstärkt, die von Lithiumkarbonat abgeschwächt. Beschleunigter Theophyllin-Abbau und/oder verminderte Bioverfügbarkeit bei Rauchern, gleichzeitiger Gabe von Phenobarbital, Phenytoin, Magnesiumhydroxid, Carbamazepin. Verzögerter Abbau und/oder Erhöhung des Theophyllin-Plasmaspiegels bei gleichzeitiger Gabe von oralen Kontrazeptiva, Makrolid-Antibiotika (z.B. Erythromycin, Troleandomycin), Cimetidin, Allopurinol, Thiabendazol, Gyrasehemmern und bei Grippeschutzimpfung.

WH: Vorsicht bei schwerer Hypertonie, instabiler Angina pectoris, Hyperthyreose, Epilepsie, peptischen Ulzera, schweren Leber- und Nierenschäden, Porphyrie, Elektrokrampftherapie. Bei akutem Fieber Dosis ev. reduzieren.
Verstärkte Nebenwirkungen bei Überdosierung. Bei Krämpfen Diazepam i.v. (0,1 0,3 mg/kg KG, bis 10 mg).

PG: 5 ST (2) (EKO: G) [€ 7,75]

Theospirex retard 150 mg - Filmtabletten 50A03

(Z.Nr. 1-18941) RP. P. R03DA04

ZI: Gebro Pharma, Fieberbrunn

Z: 1 Filmtablette enthält: Theophyllin 150 mg, Ammonium methacrylat Copolymer, Povidon, Talkum, Magnesium stearat, Wasser, gereinigtes, Hypromellose, Macrogol, Titan oxid, Triacetin.

EW: Bronchospasmolytisch, atemstimulierend, positiv inotrop und chronotrop, leicht diuretisch.

AG: Atemnot durch Bronchokonstriktion bei persistierendem Asthma bronchiale oder mittlerer bis schwerer COPD.

AA: Morgens und abends mit Flüssigkeit nach den Mahlzeiten. Filmtabletten sind teilbar.

DO: Individuell. TD bei Nichtrauchern 9,5 mg/kg KG, bei erhöhter Theophyllin-Ausscheidung 15 mg/kg, bei niedriger Theophyllin-Ausscheidung 2-5,5 mg/kg KG. MTD 900 mg.
Kinder und Jugendliche (nicht als Mittel der 1. Wahl): TD bei Jugendlichen 13 mg/kg KG (MTD 900 mg), bei Kindern (9-12 Jahre) 16 mg/kg KG (MTD 750 mg), bei Kindern (6-9 Jahre) 20-24 mg/kg KG (MTD 600 mg).
Blutspiegelbestimmungen empfehlenswert (8-12 (- max. 20 µg/ml). Niedrigere Dosierung bei Herz-, Leber-, Nierenschäden, viralen Infekten, älteren Patienten. Höhere Dosierung bei Rauchern, schweren obstruktiven Atemwegserkrankungen, Kindern und Jugendlichen.

GA: Akuter Herzinfarkt, Schock, Kollaps, akute Tachyarrhythmien.

SST: Im 1. Trimenon nicht anwenden, sonst strenge Nutzen/Risiko-Abwägung.

NW: Magen/Darm, ZNS (Krämpfe, Unruhe, Schlafstörungen), Herz (Tachykardie, Arrhythmien), Haut.

WW: Die Wirkung von Furosemid, Sympathomimetika, ephedrin- und xanthinhältigen Mitteln, Reserpin und Digitalisglykosiden wird verstärkt, die von Lithiumkarbonat abgeschwächt. Beschleunigter Theophyllin-Abbau und/oder verminderte Bioverfügbarkeit bei Rauchern, gleichzeitiger Gabe von Phenobarbital, Phenytoin, Magnesiumhydroxid, Carbamazepin. Verzögerter Abbau und/oder Erhöhung des Theophyllin-Plasmaspiegels bei gleichzeitiger Gabe von oralen Kontrazeptiva, Makrolid-Antibiotika (z.B. Erythromycin, Troleandomycin), Cimetidin, Allopurinol, Thiabendazol, Gyrasehemmern und bei Grippeschutzimpfung.

WH: Vorsicht bei schwerer Hypertonie, instabiler Angina pectoris, Hyperthyreose, Epilepsie, peptischen Ulzera, schweren Leber- und Nierenschäden, Porphyrie, Elektrokrampftherapie. Bei akutem Fieber Dosis ev. reduzieren.
Verstärkte Nebenwirkungen bei Überdosierung. Bei Krämpfen Diazepam i.v. (0,1 0,3 mg/kg KG, bis 10 mg).

PG: 20 ST (2) (EKO: G) [€ 3,40], 50 ST (2) (EKO: G) [€ 6,15]

Theospirex retard 300 mg - Filmtabletten 50A03

(Z.Nr. 0-17818) RP. P. R03DA04

ZI: Gebro Pharma, Fieberbrunn

Z: 1 Filmtablette enthält Theophyllin 300 mg, Ammonium methacrylat Copolymer, Povidon, Talkum, Magnesium stearat, Wasser, gereinigtes, Hypromellose, Macrogol, Titan oxid, Indigotin I.

Kurzinformation: siehe Theospirex retard 150 mg - Filmtabletten, → S. 1413

PG: 20 ST (2) (EKO: G) [€ 4,45], 50 ST (EKO: G) [€ 9,00]

Theracap 131 55L
(Z.Nr. 4-00013) NR. N. nicht im Handel. V10XA01

T

🐾 Theranekron D6 - Injektionslösung für Tiere 890A
(Z.Nr. 8-30111) RP. P. QV03AX
ZI: Richter Pharma, Feldgasse, Wels
Z: 1 ml enthält: Tarantula cubensis (Homöopathie) D6 1 ml, Ethanol 286 mg, Wasser für Injektionszwecke.
EW: Homöopathikum.
AG: Entzündungen, Eiterungen, septische Zustände.
AA: S.c.
DO: **Rind, Pferd:** 5 ml; **Schaf, Ziege:** 3-5 ml; **Schwein:** 3-6 ml; **Hund:** 0,5-3 ml; **Katze:** 0,2-0,5 ml. Wöchentliche Wiederholung möglich.
SST: Nur nach Rücksprache mit dem Tierarzt anwenden.
NW: Lokale Reaktionen.
PG: 1 ST VN [€ 32,65]

🐾 Therios 75 mg - Kautabletten für Katzen 801AC
(Z.Nr. 8-00892) NR. P. QJ01DB01
ZI: Ceva Sante Animale, Libourne, Frankreich
Z: 1 Tablette enthält: Cefalexin 75 mg, (entspr. Cefalexin monohydrat), Schweineleberpulver, Hefe-Trockenextrakt, Croscarmellose natrium, Magnesium stearat, Siliciumdioxid, hochdisperses, Calcium hydrogenphosphat dihydrat.
EW: Cephalosporin-Antibiotikum.
AG: Bakterielle Infektionen der Haut/Unterhaut oder der unteren Harnwege bei Katzen durch empfindliche Erreger.
AA: Oral.
DO: 2x tgl. 15 mg/kg KG über 5 Tage bei Wunden und Abszessen, 10-14 Tage bei Harnwegsinfekten und mindestens 14 Tage bei Pyodermien.
GA: Niereninsuffizienz, Kaninchen, Meerschweinchen, Hamster, Wüstenrennmäuse, andere Kleinnager.
SST: Nutzen/Risiko-Abwägung.
NW: Erbrechen, Durchfall, Überempfindlichkeit.
WW: Aminoglykoside, Furosemid (erhöhte Nierentoxizität); nicht mit bakteriostatischen Antibiotika kombinieren.
WH: Nicht für Katzen unter 9 Wochen. Vorsicht bei Katzen unter 2,5 kg KG.
PG: 200 ST VT [€ 135,20]

🐾 Therios 300 mg - aromatisierte Tabletten für Hunde 801AC
(Z.Nr. 8-00850) NR. P. QJ01DB01
ZI: Ceva Sante Animale, Libourne, Frankreich
Z: 1 Tablette enthält: Cefalexin 300 mg (entspr. Cefalexin monohydrat), Magnesium stearat, Siliciumdioxid, hochdisperses, Ammonium glycyrrhizat, Biskuit-Aroma, Croscarmellose natrium, Hefe-Trockenextrakt, Macrogol 6000.
EW: Cephalosporin-Antibiotikum.
AG: Bakterielle Infektionen der Haut oder der Harnwege bei Hunden durch empfindliche Erreger.
AA: Oral.
DO: 2x tgl. 15 (bis 30) mg/kg KG über 14 Tage bei Harnwegsinfektionen, mindestens 15 Tage bei oberflächlicher und mindestens 28 Tage bei tiefer infektiöser Dermatitis.
GA: Niereninsuffizienz, Kaninchen, Meerschweinchen, Hamster, Gerbil.
SST: Nicht anwenden.
NW: Erbrechen, Durchfall, Überempfindlichkeit.
WW: Aminoglykoside, Furosemid (erhöhte Nierentoxizität); nicht mit bakteriostatischen Antibiotika kombinieren.
WH: Nicht für Hunde unter 2,5 kg KG.
PG: 200 ST VT [€ 153,80]

🐾 Therios 750 mg - aromatisierte Tabletten für Hunde 801AC
(Z.Nr. 8-00851) NR. P. QJ01DB01
ZI: Ceva Sante Animale, Libourne, Frankreich
Z: 1 Tablette enthält: Cefalexin 750 mg (entspr. Cefalexin monohydrat), Magnesium stearat, Siliciumdioxid, hochdisperses, Ammonium glycyrrhizat, Biskuit-Aroma, Croscarmellose natrium, Hefe-Trockenextrakt, Macrogol 6000.
EW: Cephalosporin-Antibiotikum.
AG: Bakterielle Infektionen der Haut oder der Harnwege bei Hunden durch empfindliche Erreger.
AA: Oral.
DO: 2x tgl. 15 (bis 30) mg/kg KG über 14 Tage bei Harnwegsinfektionen, mindestens 15 Tage bei oberflächlicher und mindestens 28 Tage bei tiefer infektiöser Dermatitis.
GA: Niereninsuffizienz, Kaninchen, Meerschweinchen, Hamster, Gerbil.
SST: Nicht anwenden.
NW: Erbrechen, Durchfall, Überempfindlichkeit.
WW: Aminoglykoside, Furosemid (erhöhte Nierentoxizität); nicht mit bakteriostatischen Antibiotika kombinieren.
WH: Nicht für Hunde unter 6 kg KG.
PG: 200 ST VT [€ 254,85]

ThermaCare - Schmerzgel 13F01
(Z.Nr. 1-21210) RPF. P. nicht im Handel. M02AA15

Thermo-Rheumon - Creme 13F02
(Z.Nr. 1-19372) RP. P. n.I. M02AA06
ZI: Meda Pharma, Wien
Z: 1 g enthält: Etofenamat 50 mg, Benzyl nicotinat 10 mg, Benzylalkohol 15 mg, Glycerolmonostearat, Macrogol-4000-stearat, Isopropyl myristat, Natrium citrat, Methylhydroxyethylcellulose, Citronensäure monohydrat, Wasser.
PG: 35 G (2) (EKO: G) [€ 2,80 n.I.], 100 G * (EKO: N) [€ 8,70 n.I.]

🐾 Thiafeline 2,5 mg - Filmtabletten für Katzen 822AJ
(Z.Nr. 8-35028) RP. P. QH03BB02
ZI: Le Vet Beheer, Oudewater, Niederlande
Z: 1 Tablette enthält: Thiamazol 2,5 mg, Tablettenkern: Lactose monohydrat, Povidon, Natrium stärkeglykolat Typ A, Siliciumdioxid, hochdisperses, Magnesium stearat; Tablettenüberzug: (entspr. Hypromellose) (entspr. Cellulose, mikrokristalline) (entspr. Lactose monohydrat) (entspr. Macrogol) (entspr. Titandioxid 0,45 mg) (entspr. Azorubin 0,009 mg).
EW: Thyreostatikum.
AG: Stabilisierung der felinen Hyperthyreose bei Katzen vor der chirurgischen Schilddrüsenentfernung; Langzeitbehandlung der Hyperthyreose bei Katzen.
AA: Zum Eingeben. Tabletten nicht teilen.
DO: Stabilisierung und Langzeitbehandlung: TD initial 5 mg in 1 oder 2 ED; Dosisanpassung in Schritten von 2,5 mg; MTD 20 mg.
GA: Primäre Leberschäden, Diabetes, Autoimmunerkrankungen, Blutbildschäden, Gerinnungsstörungen.
SST: Nicht anwenden.
NW: Magen/Darm, Lethargie, Pruritus, Gerinnungsstörungen, Gelbsucht, Blutbild.
WW: Phenobarbital kann Wirksamkeit von Thiamazol abschwächen. Anthelminthika (Wirkstoffspiegel erhöht). Impfungen (Thiamazol wirkt immunmodulatorisch).
WH: Vorsicht bei Nierenschäden; Kontrollen: Blutbild, Blutchemie, Gesamt-T4, Niere.
PG: 120 ST VT [€ 40,20]

🐾 Thiafeline 5 mg - Filmtabletten für Katzen 822AJ
(Z.Nr. 8-35029) RP. P. QH03BB02
ZI: Le Vet Beheer, Oudewater, Niederlande
Z: 1 Tablette enthält: Thiamazol 5 mg, Tablettenkern: Lactose monohydrat, Povidon, Natrium stärkeglykolat Typ A, Siliciumdioxid, hochdisperses, Magnesium stearat; Tablettenüberzug: (entspr. Hypromellose) (entspr. Cellulose, mikrokristalline) (entspr. Lactose monohydrat) (entspr. Macrogol) (entspr. Titandioxid 0,15 mg) (entspr. Sunset gelb 0,09 mg) (entspr. Chinolingelb, wasserlöslich 0,075 mg).
Kurzinformation: siehe Thiafeline 2,5 mg - Filmtabletten für Katzen, → S. 1414
PG: 120 ST VT [€ 56,55]

🐾 *Thiamacare 10 mg/ml - Lösung zum Eingeben für Katzen* 822AJ
(Z.Nr. 8-40193) RP. P. nicht im Handel. QH03BB02

Thiamazol Sandoz 20 mg - Tabletten 31D02
(Z.Nr. 0-09562) RP. P. H03BB02
ZI: Sandoz, Kundl
Z: 1 Tablette enthält: Thiamazol 20 mg, Lactose monohydrat 25 mg, Calciumhydrogenphosphat, Maisstärke, Saccharose 10 mg, Talkum, Eisenoxid gelb.
EW: Thyreostatikum.
AG: Alle Formen der Hyperthyreose.
AA: Oral unzerkaut mir reichtlich Flüssigkeit. Initialtherapie in mehreren ED. Erhaltungsdosis morgend mit oder nach dem Frühstück.
DO: TD initial 10-40 mg.
Erhaltungstherapie: TD 5-20 mg Thiamazol in Kombination mit Levothyroxin oder Monotherapie mit tgl. 2,5-10 mg Thiamazol.
Kinder ab 3 Jahren und Jugendliche: TD initial 0,5 mg/kg KG in 2-3 ED; Dosisanpassung nach Bedarf. MTD 40 mg.
GA: Cholestase, Granulozytopenie, Knochenmarkschäden oder akute Pankreatitis durch Thiamazol oder Carbimazol in der Anamnese.
SST: Zuverlässige Kontrazeption erforderlich! Strenge Nutzen/Risiko-Abwägung (Verdacht auf Fehlbildungen durch Thiamazol), möglichst niedrig dosieren, keine zusätzliche Gabe von Schilddrüsenhormonen. Stillen möglich bei TD bis 10 mg ohne zusätzliche Gabe von Schilddrüsenhormonen.
NW: Blutbild, Kopfschmerzen, Geschmacksstörungen, Magen/Darm, Haut (auch schwer), akute Pankreatitis, Cholestase.

WW: Wirkungsabschwächung durch Jodbehandlung bzw. Jodüberschuss; erhöhtes Ansprechen auf Thiamazol bei Jodmangel.
WH: Vorsicht bei großen Strumen mit Einengung der Trachea. Blutbildkontrollen (Agranulozytoserisiko), möglichst niedrig dosieren. Bei Nebenwirkungen ev. auf andere Thyreostatika übergehen. Nach Erreichen des euthyreoten Zustandes bei Bedarf mit Schilddrüsenhormonen kombinieren. Auf akute Pankreatitis achten.
PG: 20 ST (2) (EKO: G) [€ 2,95], 50 ST (EKO: G) [€ 5,65]

Thioctacid 600 mg - Ampullen 56E02
(Z.Nr. 1-23436) RP. P. A16AX01
ZI: Meda Pharma, Wien
Z: 1 Ampulle mit 24 ml Injektionslösung enthält: Alpha-Liponsäure 600 mg (entspr. Alpha-Liponsäure, Trometamolsalz 952,3 mg), Trometamol, Wasser für Injektionszwecke.
EW: Coenzym in mitochondrialen Multienzymkomplexen.
AG: Unterstützend bei diabetischer Polyneuropathie.
AA: Langsame i.v. Injektion oder Kurzinfusion (max. 4,2 ml pro Minute), oder mittels Perfusor, **nicht** i.m. oder s.c. Für Kinder und Jugendliche nicht empfohlen.
DO: TD 600 mg über 2-4 Wochen, Fortsetzung oral. Für Kinder und Jugendliche nicht empfohlen.
SST: Strenge Indikationsstellung.
NW: Übelkeit, Erbrechen, Magen/Darm, ZNS (Schwindel), Vegetativum, Allergie/Anaphylaxie, Insulinautoimmunsyndrom.
WW: Wirkungsverlust von Cisplatin. Blutzuckersenker verstärkt.
WH: Alkohol meiden. Auf Überempfindlichkeitsreaktionen achten. Verkehrshinweis.
PG: 5 ST IND (2) (EKO: G) [€ 47,80]

Thioctacid 600 mg - Filmtabletten 56E02
(Z.Nr. 1-23434) RP. P. A16AX01
ZI: Meda Pharma, Wien
Z: 1 Filmtablette enthält: Alpha-Liponsäure 600 mg, Hydroxypropylcellulose, Magnesium stearat, Methylhydroxypropylcellulose, Macrogol 6000, Talkum, Titandioxid, Chinolingelb, Aluminiumsalz (entspr. E 104), Indigocarmin-Aluminiumsalz (entspr. E 132).
EW: Coenzym in mitochondrialen Multienzymkomplexen.
AG: Unterstützend bei diabetischer Polyneuropathie.
AA: Unzerkaut auf nüchternen Magen ca. 30 min vor der ersten Mahlzeit.
DO: TD 300-600 mg nach ev. initialer parenteraler Gabe. Für Kinder und Jugendliche nicht empfohlen.
SST: Nutzen/Risiko-Abwägung.
NW: Übelkeit, Erbrechen, Schwindel, sehr selten Haut, Vegetativum, ZNS, Insulinautoimmunsyndrom.
WW: Wirkungsverlust von Cisplatin, Blutzuckersenker verstärkt. Nicht gleichzeitig mit Metallverbindungen geben.
WH: Strikte Alkoholkarenz erforderlich. Verkehrshinweis.
PG: 30 ST * (EKO: N) [€ 43,65]

Thioctacid 600 mg - Injektionsflaschen 56E02
(Z.Nr. 1-23435) RP. P. A16AX01
ZI: Meda Pharma, Wien
Z: 1 Injektionsflasche mit 50 ml Injektionslösung enthält: Alpha-Liponsäure 600 mg (entspr. Alpha-Liponsäure, Trometamolsalz 952,3 mg), Trometamol, Natriumchlorid (entspr. Natrium 51,2 mg) (entspr. → 2,2 mmol), Wasser für Injektionszwecke.
Kurzinformation: siehe Thioctacid 600 mg - Ampullen, → S. 1415
PG: 10 ST * (EKO: N) [€ 149,70]

Thioguanin "Aspen" 40 mg - Tabletten 55C
(Z.Nr. 0-16354) NR. P. L01BB03
ZI: Aspen Pharma, Dublin, Irland
Z: 1 Tablette enthält: Tioguanin 40 mg, Lactose monohydrat 150 mg, Kartoffelstärke, Gummi arabicum, Stearinsäure, Magnesium stearat.
EW: Purin-Antimetabolit, Zytostatikum.
AG: Akute myeloische Leukämie (AML), akute lymphatische Leukämie (ALL): Induktion und Intensivierung.
AA: Mit reichlich Flüssigkeit einnehmen.
DO: Meist in Kombinationstherapie.
Alle Alter:
AML: Initial 100 mg/m² KOF alle 12 Std.
ALL: TD 60 mg/m² KOF.
Ev. Dosisreduktion bei Leber- oder Nierenschäden.
SST: Strenge Indikationsstellung, nicht stillen. Kontrazeption empfohlen (potentiell teratogen!). Männer sollten bis 6 Monate nach Behandlung keine Kinder zeugen (kongenitale Missbildungen!).
NW: Infektionen, Knochenmark, Magen/Darm, Leber (Lebervenenverschluss), Hyperurikämie.
WW: Nicht empfohlen: Impfungen mit Lebendimpfstoffen (bis 3 Monate nach Therapieende).
Vorsicht: Andere myelotoxische Substanzen, Busulfan (Pfortaderhochdruck), Mercaptopurin (Kreuzresistenz), Azathioprin (Dosisreduktion von Thioguanin), Aminosalizylsäure-Derivate.
WH: Nicht zur Erhaltungstherapie (Leberschäden). Vorsicht bei schweren Infektionen, Leber-, Nierenschäden.
Nur von mit Zytostatikatherapie erfahrenen Ärzten anzuwenden. Kontrollen: Leber, Niere, Blutbild, Harnsäure (rascher Zellzerfall). Thioguaninresistenz bei Enzymmangel möglich. Erhöhtes Tioguanin-Toxizitätsrisiko bei angeborenem, mutiertem NUD/15-Gen. Bei angeborenem Mangel an Thiopurin-Methyltransferase (TPMT) massive Knochenmarksuppression unter Thioguanin; Verstärkung durch Olsalazin, Mesalazin oder Sulfasalazin möglich. Bei Lesch-Nyhan-Syndrom nicht empfohlen. Sonnenlicht und UV-Strahlung meiden. Verkehrshinweis.
PG: 25 ST (2) (EKO: G) [€ 246,05]

Thiopental medicamentum 1 g - Trockenstechampulle 01C
(Z.Nr. 5.133-P1) RP. P. Parallelimport. N01AF03
V: medicamentum pharma, Allerheiligen im Mürztal
Z: 1 Trockenstechampulle enthält: Thiopental natrium 1 g.
PG: 10 ST * (EKO: N) [€ 89,05]

ThomaDuo 400 mg/100 mg - Filmtabletten 02B08
(Z.Nr. 1-37318) RPF. P. M01AE51
ZI: sanofi-aventis, Wien
Z: 1 Filmtablette enthält: Ibuprofen 400 mg, Coffein 100 mg, Tablettenkern: Cellulose, mikrokristalline, Croscarmellose natrium, Siliciumdioxid, hochdisperses, Magnesium stearat; Tablettenüberzug: Hypromellose, Hyprolose, Macrogol 6000, Talkum, Titandioxid.
EW: Nichtsteroidales Antiphlogistikum.
AG: Kurzzeitbehandlung akuter mäßig starker Schmerzen.
AA: Unzerkaut mit Wasser einnehmen.
DO: Möglichst kurzzeitig und niedrig dosiert anwenden. ED 1 FT; eine weitere FT bei Bedarf nach 6-8 Std.; MTD 3 FT. Nicht für Kinder und Jugendliche.
GA: Analgetika-Überempfindlichkeit, Blutbildungsstörungen, peptische Ulzera oder Hämorrhagien, aktive Blutungen, schweres Herz-, Leber-, Nierenversagen, starke Dehydratation.
SST: Zwingende Indikationsstellung im 1. und 2. Trimenon, Gegenanzeige im 3. Trimenon. Kurzfristige Anwendung in der Stillzeit möglich.
NW: Magen/Darm (Ulzera, Perforationen, Blutungen), Ödeme, Hypertonie, Herzinsuffizienz, Überempfindlichkeit, Haut (auch schwere Reaktionen, akute generalisierte exanthematische Pustulose), Schwindel, Schlaflosigkeit.
WW: Ibuprofen: Nicht empfohlen: Andere NSARs, ASS.
Vorsicht: Digoxin, Kortikosteroide, Thrombozytenaggregationshemmer, Antikoagulantien, Phenytoin, SSRIs, Lithium, Probencid, Sulfinpyrazon, Blutdrucksenker, Diuretika, Methotrexat, Ciclosporin, Tacrolimus, Zidovudin, Sulfonylharnstoffe, Chinolone.
Coffein: Wirkung von Sedativa aufgehoben. Tachykarde Arzneimittel verstärkt. Theophyllin-Ausscheidung verringert.
CYP2C9-Hemmer, z.B. Voriconazol, Fluconazol (ev. Ibuprofen-Dosis reduzieren). Mifepriston (8-12 Tage Abstand).
WH: Vorsicht bei Lupus erythematodes, Mischkollagenosen, Darmentzündungen, Hypertonie, Arrhythmien, Hyperthyreose, nach größeren Operationen, erhöhtem Allergierisiko. Verkehrshinweis.
PG: 12 ST * (EKO: N) [€ 8,20], 24 ST * (EKO: N) [€ 13,20]

Thomaprodol 400 mg - Weichkapseln 02B04, 13B02
(Z.Nr. 1-30974) RPF. P. nicht im Handel. M01AE01

Thomapyrin - Tabletten 02B08
(Z.Nr. 1-17100) RPF. W2,W10. P. N02BE51
ZI: sanofi-aventis, Wien
Z: 1 Tablette enthält: Acetylsalicylsäure 250 mg, Paracetamol 200 mg, Coffein 50 mg, Lactose monohydrat 16 mg, Maisstärke, Stearinsäure.
EW: Kombination Analgetikum + Antiphlogistikum + Coffein.
AG: Symptomatisch bei Kopfschmerzen und Migräneanfällen mit und ohne Aura, leichten bis mittelstarken Schmerzen, grippalen Infekten.
AA: Mit reichlich Flüssigkeit einnehmen oder die Tabletten in Flüssigkeit zerfallen lassen und reichlich Flüssigkeit nachtrinken.
DO: Personen ab 15 Jahren: 1-2 Tabletten bis 3mal täglich. MTD 6 Tabletten.
Jugendliche von 12-14 Jahren (und 30 kg KG): ½ -1 Tablette bis 3mal täglich.
Bei leichten Leber- und Nierenschäden Dosierungsintervall verlängern.
Nicht für Kinder.
GA: Hämorrhagische Diathese, Magen-Darm-Ulcera, Blutungen oder Perforationen, Glucose-6-Phosphat-Dehydrogenasemangel, Alkoholismus, Analgetika-Asthma, Analgetika-Intoleranz, Blutungs-

neigung, schwere Herz-, Leber- und Nierenschäden.
SST: Kontraindiziert im letzten Trimenon, sonst zwingende Indikationsstellung. In der Stillzeit nur unter ärztlicher Aufsicht, nicht über einen längeren Zeitraum oder in höheren Dosen einnehmen.
NW: Magen/Darm (okkulte oder schwere Blutungen), Haut- und Schleimhautreaktionen (sehr selten schwerwiegend), "Drug fever", ZNS, Kopfdruck und Schlafstörungen durch Coffein, Herz Tachykardie), Knochenmarkschäden, Methämoglobinämie, Schwindel, Tinnitus, bei Missbrauch Nieren- und schwere Leberschäden. Überempfindlichkeit.
WW: Nicht mit anderen Arzneimitteln kombinieren, die Paracetamol oder ASS enthalten. Coffein- Übergenuss vermeiden (Lebertoxizität).
Kontraindiziert: Methotrexat ab 15 mg/Woche, Hochdosis in Kombination mit oralen Antikoagulantien. Alkohol vermeiden.
Vorsicht:
Verstärkung: Gerinnungshemmer, Glukokortikoide (Magen-Darm-Blutung), nichtsteroidale Antirheumatika, Sulfonylharnstoffe, Methotrexat, Herzglykoside. Enzyminduktoren vermehrt toxisch. Zidovudin (Neutropenie). Sympathomimetika oder Thyroxin (verstärkt tachykard). Chloramphenicol (verzögerte Ausscheidung), Flucloxacillin (metabolische Azidose).
Verminderung: Spironolacton, Furosemid, Urikosurika: Coffein beschleunigt Ergotamin-Aufnahme, Metoclopramid erhöht Paracetamol-Resorption, Salizylamid (bedingt Kumulation von Paracetamol), Enzyminduktoren (Barbiturate, Antiepileptika, Rifampicin: Erhöhte Hepatotoxizität von Paracetamol).
1-3 Std. Abstand zu Tetrazyklinen.
6 Wochen Abstand zu Varicellenimpfung empfohlen.
WH: Vorsicht bei Asthma, Hypertonie, Diabetes, Gilbert-Syndrom, Mangelernährung, Dehydratation, Metrorrhagie, Menorrhagie, chronischem Alkoholismus. Bei gastrointestinalen Blutungen oder Ulzera Behandlung sofort absetzen. Reye-Syndrom-Hinweis (bei Erbrechen und Bewusstlosigkeit bei Kindern und Jugendlichen sofort Intensivtherapie). Bei länger dauernder Gabe Leber, Niere, Blutbild, Gerinnung kontrollieren. Nicht länger als 3-4 (bei Schmerzen max. 10) Tage ohne ärztliche Anordnung anwenden. Verkehrshinweis.
Bei Paracetamolvergiftung Antidot N-Acetyl-Cystein i.v. möglichst binnen 10 Std. Bei Acetylsalizylsäurevergiftung Elektrolyte und Säure/Basen korrigieren.
PG: 30 ST * (EKO: N) [€ 8,50], 60 ST * (EKO: N) [€ 13,90]

Thrombo ASS 30 mg - Filmtabletten 20B
(Z.Nr. 1-22358) RP. P. nicht im Handel. B01AC06

Thrombo ASS 50 mg - Filmtabletten 20B

(Z.Nr. 1-19829) RP. P. B01AC06
ZI: G.L. Pharma, Lannach
Z: 1 Filmtablette enthält: Acetylsalicylsäure 50 mg, Tablettenkern: Lactose monohydrat 65 mg, Cellulose, mikrokristalline, Siliciumdioxid, hochdisperses, Kartoffelstärke, Tablettenüberzug: Talkum, Triacetin, Eudragit L.
EW: Antithrombotisch; Thrombozytenaggregationshemmer.
AG: - Zur Verminderung des Herzinfarktrisikos bei Patienten mit Angina pectoris.
- Zur Rezidivprophylaxe nach Herzinfarkt.
- Zur Thromboseprophylaxe nach gefäßchirurgischen Eingriffen wie z.B. koronaren Bypassoperationen.
- Zur Sekundärprophylaxe nach TIA und Apoplexie.
- Zur Vorbeugung von kardiovaskulären Ereignissen bei Patienten mit Diabetes mellitus und hohem kardiovaskulären Risiko.
AA: Unzerkaut mit Flüssigkeit einnehmen.
DO: Zur Verminderung des Herzinfarktrisikos bei Patienten mit Angina pectoris:
- 75 bis 300 mg ASS täglich.
Zur Rezidivprophylaxe nach Herzinfarkt:
- 75 bis 300 mg ASS täglich.
Zur Sekundärprophylaxe nach TIA und Apoplexie:
- 50 bis 300 mg ASS täglich, in Einzelfällen 30 mg pro Tag.
Zur Thromboseprophylaxe nach gefäßchirurgischen Eingriffen wie z.B. koronaren Bypassoperationen:
- 75 bis 300 mg ASS täglich.
Zur Vorbeugung von kardiovaskulären Ereignissen bei Patienten mit Diabetes mellitus und hohem kardiovaskulären Risiko:
- 100 mg ASS täglich, in Einzelfällen 75 mg pro Tag.
Keine Indikation für Kinder und Jugendliche.
GA: Akute Magen/Darm-Ulcera, Blutungen oder Perforationen, Magen/Darm- Blutungen oder Perforationen in der Anamnese, Analgetika-Asthma, Blutungsneigung, Gerinnungsstörungen, schwere Herz-, Leber- oder Niereninsuffizienz, Hyperoxalurie.
SST: Im letzten Trimenon kontraindiziert, sonst strenge Indikationsstellung und möglichst niedrig dosieren. Bei längerer Anwendung bzw. höheren Dosen nicht stillen.
NW: Magen/Darm (auch Blutungen), Ödeme, Hypertonie, Herzinsuffizienz, Blutungen, Bronchospasmen, Haut (auch schwere Reaktionen), Blutbild, Schwindel, Überempfindlichkeit, sehr selten Leber- oder Nierenschäden, Reye-Syndrom.
WW: Kontraindiziert: Methotrexat ab 15 mg/Woche. Orale Antikoagulantien (bei hoher Salicylat-Dosis).
Vorsicht: Methotrexat unter 15 mg/Woche, Gerinnungshemmer, Heparine, Thrombolytika, andere NSARs, SSRIs, Digoxin, Urikosurika, Antidiabetika, Diuretika, systemische Glukokortikoide, ACE-Hemmer, Valproinsäure, Alkohol, lokal wirkende Magen/Darm-Präparate, Verapamil, Metamizol, Ibuprofen.
Vorsicht bei hoher Salicylat-Dosis: Diuretika, ACE-Hemmer, Labortests.
Abgeschwächt: Spironolacton, Blutdrucksenker.
WH: Vorsicht bei Analgetika-Überempfindlichkeit, Bluthochdruck oder Herzinsuffizienz in der Anamnese, anstehenden Operationen, (allergischem) Asthma,Glucose-6-Phosphat-Dehydrogenasemangel, Magen/Darm-Beschwerden. Bei Langzeitgabe: Leber, Niere, Blutbild kontrollieren.
PG: 30 ST (2) (EKO: G) [€ 2,05], 100 ST (EKO: G) [€ 5,10]

Thrombo ASS 75 mg - Filmtabletten 20B

(Z.Nr. 1-25889) RP. P. B01AC06
ZI: G.L. Pharma, Lannach
Z: 1 Filmtablette enthält: Acetylsalicylsäure 75 mg, Tablettenkern: Lactose monohydrat 45 mg, Cellulose, mikrokristalline, Siliciumdioxid, hochdisperses, Kartoffelstärke, Tablettenüberzug: Talkum, Triacetin, Eudragit L.
Kurzinformation: siehe Thrombo ASS 50 mg - Filmtabletten, → S. 1416
PG: 30 ST (2) (EKO: G) [€ 2,05], 100 ST (EKO: G) [€ 5,10]

Thrombo ASS 100 mg - Filmtabletten 20B

(Z.Nr. 1-19830) RP. P. B01AC06
ZI: G.L. Pharma, Lannach
Z: 1 Filmtablette enthält: Acetylsalicylsäure 100 mg, Tablettenkern: Lactose monohydrat 60 mg, Cellulose, mikrokristalline, Siliciumdioxid, hochdisperses, Kartoffelstärke, Tablettenüberzug: Talkum, Triacetin, Eudragit L.
EW: Antithrombotisch; Thrombozytenaggregationshemmer.
AG: - Zur Verminderung des Herzinfarktrisikos bei Patienten mit Angina pectoris.
- Zur Rezidivprophylaxe nach Herzinfarkt.
- Zur Thromboseprophylaxe nach gefäßchirurgischen Eingriffen wie z.B. koronaren Bypassoperationen.
- Zur Sekundärprophylaxe nach TIA und Apoplexie.
- Bei akutem Myokardinfarkt.
- Zur Intervalltherapie von Migräne.
- Zur Vorbeugung von kardiovaskulären Ereignissen bei Patienten mit Diabetes mellitus und hohem kardiovaskulären Risiko.
AA: Unzerkaut mit Flüssigkeit einnehmen. Bei akutem Myokardinfarkt Tabletten zerkauen.
DO: Zur Verminderung des Herzinfarktrisikos bei Patienten mit Angina pectoris:
- 75 bis 300 mg ASS täglich.
Zur Rezidivprophylaxe nach Herzinfarkt:
- 75 bis 300 mg ASS täglich.
Zur Sekundärprophylaxe nach TIA und Apoplexie:
- 50 bis 300 mg ASS täglich, in Einzelfällen 30 mg pro Tag.
Zur Thromboseprophylaxe nach gefäßchirurgischen Eingriffen wie z.B. koronaren Bypassoperationen:
- 75 bis 300 mg ASS täglich.
Bei akutem Myokardinfarkt:
- 150 bis 300 mg ASS täglich.
Zur Intervalltherapie von Migräne:
- 100 bis 300 mg ASS jeden zweiten Tag.
Zur Vorbeugung von kardiovaskulären Ereignissen bei Patienten mit Diabetes mellitus und hohem kardiovaskulären Risiko:
- 100 mg ASS täglich, in Einzelfällen 75 mg pro Tag.
Keine Indikation für Kinder und Jugendliche.
GA: Akute Magen/Darm-Ulcera, Blutungen oder Perforationen, Magen/Darm- Blutungen oder Perforationen in der Anamnese, Analgetika-Asthma, Blutungsneigung, Gerinnungsstörungen, schwere Herz-, Leber- oder Niereninsuffizienz, Hyperoxalurie.
SST: Im letzten Trimenon kontraindiziert, sonst strenge Indikationsstellung und möglichst niedrig dosieren. Bei längerer Anwendung bzw. höheren Dosen nicht stillen.
NW: Magen/Darm (auch Blutungen), Ödeme, Hypertonie, Herzinsuffizienz, Blutungen, Bronchospasmen, Haut (auch schwere Reaktionen), Blutbild, Schwindel, Überempfindlichkeit, sehr selten Leber- oder Nierenschäden, Reye-Syndrom.
WW: Kontraindiziert: Methotrexat ab 15 mg/Woche. Orale Antikoagulantien (bei hoher Salicylat-Dosis).
Vorsicht: Methotrexat unter 15 mg/Woche, Gerinnungshemmer, Heparine, Thrombolytika, andere NSARs, SSRIs, Digoxin, Urikosurika, Antidiabetika, Diuretika, systemische Glukokortikoide, ACE-Hemmer, Valproinsäure, Alkohol, lokal wirkende Magen/Darm-Präparate, Verapamil, Metamizol, Ibuprofen.
Vorsicht bei hoher Salicylat-Dosis: Diuretika, ACE-Hemmer, Labortests.

T

Abgeschwächt: Spironolacton, Blutdrucksenker.
WH: Vorsicht bei Analgetika-Überempfindlichkeit, Bluthochdruck oder Herzinsuffizienz in der Anamnese, anstehenden Operationen, (allergischem) Asthma,Glucose-6-Phosphat-Dehydrogenasemangel, Magen/Darm-Beschwerden. Bei Langzeitgabe: Leber, Niere, Blutbild kontrollieren.
PG: 30 ST (2) (EKO: G) [€ 2,15], 100 ST (EKO: G) [€ 5,30]

Thrombo ASS 300 mg - Filmtabletten 20B
(Z.Nr. 1-24978) RP. P. nicht im Handel. B01AC06

Thrombocid - Gel 53B01
(Z.Nr. 1-30746) RPF. P. C05BA04
ZI: Sigmapharm, Wien
Z: 100 g Gel enthalten: Natrium pentosan polysulfat 1,5 g, Wasser, gereinigtes, 2-Propanol, Trolamin, Carbomer, Rosmarinöl, Latschenkiefernöl, Melissenöl.
EW: Venentherapeutikum.
AG: Unterstützend bei Thrombophlebitis.
DO: Mehrmals tgl. dünn auf das erkrankte Gebiet und seine Umgebung auftragen.
Keine Erfahrungen bei Kindern und Jugendlichen.
SST: Nicht anwenden.
NW: Allergie, Trockenheit.
WH: Nicht auf offene Wunden auftragen.
PG: 40 G * (EKO: N) [€ 11,30], 100 G * (EKO: N) [€ 20,40]

Thrombodine 250 mg - Filmtabletten 20B
(Z.Nr. 1-22719) RP. P. nicht im Handel. B01AC05

Thrombophob - Gel 53B01
(Z.Nr. 0-14865) RPF. P. C05BA03
ZI: Nordmark Arzneimittel, Uetersen, Deutschland
Z: 100 g Gel enthalten: Heparin natrium vom Schwein 20000 IE, Ammoniak, Carbomer, Macrogol-6-glycerolcaprylat/caprinat, Parfümöl Eau de Cologne, Polysorbat 60, 2-Propanol, Wasser, gereinigtes.
EW: Perkutane Heparin-Therapie.
AG: Oberflächliche Venenentzündungen, variköser Symptomenkomplex, Stauungsödeme in den Extremitäten, Sport- und Unfallverletzungen.
AA: Auf die Haut auftragen, ev. mit Leinenlappen.
DO: Mehrmals tgl. 3-5 cm Gelstrang. Keine Untersuchungen an Kindern und Jugendlichen.
SST: Anwendung möglich.
NW: Allergien.
WH: Nicht auf offene Wunden und nässende Ekzeme aufbringen.
PG: 40 G (2) (EKO: G) [€ 3,75]

Thrombophob S - Gel 53B01
(Z.Nr. 0-16093) RPF. P. C05BA03
ZI: Nordmark Arzneimittel, Uetersen, Deutschland
Z: 100 g Gel enthalten: Heparin natrium vom Schwein 30000 IE, Ammoniak, Carbomer, Macrogol-6-glycerolcaprylat/caprinat, Parfümöl Eau de Cologne, Polysorbat 60, 2-Propanol, Wasser, gereinigtes.
Kurzinformation: siehe Thrombophob - Gel, → S. 1417
PG: 40 G (2) (EKO: G) [€ 3,90]

Thromboreductin 0,5 mg - Kapseln 55L
(Z.Nr. 1-24286) NR. P. L01XX35
ZI: AOP Orphan Pharmaceuticals, Wien
Z: 1 Kapsel enthält: Anagrelid 0,5 mg (entspr. Anagrelidhydrochlorid-Monohydrat), Kapselinhalt: Lactose monohydrat 94 mg, Povidon K30, Crospovidon Typ A, Cellulose, mikrokristalline, Magnesium stearat; Kapselhülle: Titandioxid, Indigocarmin, Gelatine, Wasser.
EW: Senkt Thrombozytenzahl.
AG: Hochrisikopatienten mit essentieller Thrombozythämie.
AA: Oral mit Flüssigkeit.
DO: Initial 0,5-1 mg/die für 1 Woche, dann wöchentlich um 0,5 mg/die steigern. MED 2,5 mg, MTD 5 mg. TD in 2-3 ED. Thrombozytenzahl soll zwischen 150 x 10^9 und 400 x 10^9 pro Liter liegen.
Keine Dosisempfehlung für Kinder und Jugendliche.
GA: Schwere Herz-, Leber-, Nierenschäden.
SST: Nicht empfohlen, nicht stillen. Kontrazeption für gebärfähige Frauen empfohlen.
NW: ZNS (Kopfschmerzen), Magen/Darm (Diarrhoe), Ödeme, Herz/Kreislauf (Kardiomegalie, Herzinsuffizienz, pulmonale Hypertonie), Haut, Leber, Niere, Atemwege.
WW: Vorsicht: Azetylsalizylsäure (erhöhte Blutungsneigung), QT-verlängernde oder Hypokaliämie induzierende Arzneimittel.
Resorption hormonaler Kontrazeptiva kann beeinträchtigt sein.
WH: Vorsicht bei QT-Verlängerung. Kardiovaskuläre Untersuchungen vor und während der Therapie. Kontrollen: Blutbild, Leber, Niere. Verkehrshinweis.
PG: 42 ST RE2 (EKO: Y) [€ 159,35], 100 ST RE2 (EKO: Y) [€ 333,60]

Thromboreductin 0,5 mg - Kapseln 55L
(Z.Nr. 1-24286-P1) NR. P. Parallelimport. L01XX35
nicht im Handel.

Thrombostad 100 mg - Tabletten 20B
(Z.Nr. 1-24347) RP. P. B01AC06
ZI: Stada Arzneimittel, Wien
Z: 1 Tablette enthält: Acetylsalicylsäure 100 mg, Maisstärke, Cellulose, mikrokristalline, Cellulosepulver.
EW: Nichtsteroidales Antiphlogistikum, antithrombotisch.
AG: Verminderung des Herzinfarktrisikos bei Patienten mit Angina pectoris; zur Rezidivprophylaxe nach Herzinfarkt; zur Vorbeugung von Schlaganfällen nach zerebralen Durchblutungsstörungen (TIA) und Apoplexie; zur Thromboseprophylaxe nach gefäßchirurgischen Eingriffen wie z.B. Bypassoperationen; akuter Myokardinfarkt; zur Intervalltherapie von Migräne.
AA: Mit ausreichend Flüssigkeit nach den Mahlzeiten einnehmen.
DO: 1mal tgl. ½-1 Tablette, in den ersten Tagen zur Aufsättigung auch 1½-3 Tabletten pro Tag.
GA: Gastrointestinale Blutungen oder Perforation, Blutungsneigung, Gerinnungsstörungen, Herz-, Leber-, Niereninsuffizienz, Oxalurie, Asthma.
SST: Anwendung möglich für TD bis 100 mg. Höhere Dosen: Im 1. und 2. Trimenon strenge Indikationsstellung, im letzten Trimenon Gegenanzeige. Bei Langzeitgabe nicht stillen.
NW: Überempfindlichkeit, Haut (auch schwere Reaktionen), Gerinnungsstörungen, Asthmaanfälle, in hohen Dosen Nierenschäden, Vertigo, Tinnitus, Magen/Darm-Ulzera mit Blutungen.
WW: Kontraindiziert: Methotrexat ab 15 mg/Woche, orale Antikoagulantien.
Nicht empfohlen: Urikosurika.
Vorsicht: Verstärkt werden: Kortikoide (Magen/Darm-Blutungsrisiko), Heparine, andere Antiphlogistika, Sulfonylharnstoffe, Methotrexat, Sulfonamide, Trijodthyronin, Digoxin.
Abgeschwächt werden: Spironolacton, Furosemid, Antihypertonika.
Carboanhydrasehemmer (Azidose), Ciclosporin, Tacrolimus (Nephrotoxizität).
Ibuprofen, Naproxen, Metamizol schwächen Wirkung von ASS auf die Thrombozytenaggregation ab.
WH: Vorsicht bei Herzinsuffizienz oder gastrointestinalen Ulzera in der Anamnese, bei Kindern und Jugendlichen mit Varicellen oder Verdacht auf Influenza-Virusinfektion. Verkehrshinweis.
Bei Überdosierung Säure/Basen, Elektrolyte, Glukose korrigieren, Beschleunigung der Ausscheidung, bei Krämpfen Diazepam.
PG: 30 ST (2) (EKO: G) [€ 1,30], 100 ST (EKO: G) [€ 3,30]

Thrombostad Protect 100 mg - magensaftresistente Tabletten 20B
(Z.Nr. 1-31534) RP. P. nicht im Handel. B01AC06

🐾 Thuja RemaVet - Globuli für Tiere 890A
(Z.Nr. 8-38777) RPF. P. QV03AX
ZI: Remedia Homöopathie, Eisenstadt
Z: 1 g (ca. 120 Globuli) enthält: Thuja occidentalis (Homöopathie) C200 10 mg, Saccharose.
EW: Homöopathikum.
AG: Rind, Pferd, Schaf, Ziege, Schwein, Kaninchen, Geflügel, Kleinnager, Hund, Katze.: Erkrankungen der Haut und Schleimhäute (Warzen, Epitheliome, Polypen, Papillome), Beschwerden nach Impfungen, Verdauungsschwäche, Verstimmungszustände.
AA: Zum Eingeben ins Maul oder über die Tränke (20 Globuli in 1 Liter Wasser auflösen).
DO: ED 5 - 10 Globuli.
SST: Nur nach Rücksprache mit dem Tierarzt anwenden.
PG: 10 G VN [€ 12,80]

Thymanax 25 mg - Filmtabletten 49A07
(Z.Nr. EU/1/08/498/*) NR. P. nicht im Handel. N06AX22

Thymoglobuline 5 mg/ml - Pulver zur Herstellung einer Infusionslösung 33B
(Z.Nr. 2-00167) NR. P. E. L04AA04
ZI: Genzyme Europe, Amsterdam, Niederlande
Z: 1 Durchstechflasche enthält: Antihumanthymozytenglobulin vom Kaninchen 25 mg, Glycin, Natriumchlorid, Mannitol.
EW: Immunglobulin, depletiert Lymphozyten.
AG: 1. Prävention und Therapie der akuten Abstossungskrise nach Nieren-, Leber-, Herz- oder Pankrestransplantation.
2. Schwere aplastische Anämie, wenn (noch) keine Knochenmarkstrans- plantation möglich.
3. Prävention von Graft-versus Host Disease-Reaktionen bei Transplan- tationen von Knochenmark oder peripheren Blutstammzellen.

T

AA: Zentralvenös in Infusionsvolumen von 50-500 ml (mit NaCl- oder Dextrose- lösung).
DO: Prävention von Abstoßungsreaktionen: TD 1-1,5 mg/kg KG an 2-9 Tagen nach der Transplantation (ausgenommen Herztranplantation: an 2-5 Tagen).
Behandlung von Abstoßungsreaktionen: TD 1,5 mg/kg KG an 3-14 Tagen.
Aplastische Anämie: TD 2,5-3,5 mg/kg KG an 5 aufeinanderfolgenden Tagen.
Graft versus Host Disease: TD 2,5 mg/kg KG vom Tag -4 bis Tag -2 oder -1.
Dosisanpassung bei Thrombo- oder Leukopenie.
Keine Dosisempfehlung für Kinder und Jugendliche.
GA: Aktive, akute oder chronische Infekte, bei denen zusätzliche Immunsuppression kontraindiziert ist.
SST: Strenge Indikationsstellung, nicht stillen.
NW: Lokale Reaktionen, Anämie, Thrombo- und Neutropenien. Fieber, Dyspnoe, Magen/ Darm, Leber, Haut, Fieber, Schüttelfrost, Serumkrankheit, Myalgie, schwere Infektionen, Zunahme von Malignomen, Störungen des Immunsystems, Zytokin-Freisetzungssyndrom.
WW: Blut, Blutderivate, lipidhaltige Lösungen nicht über gleichen i.v. Zugang zuführen. Induktion von Antikörpern. Impfungen mit attenuierten Lebend- vakzinen nicht empfohlen.
GE: Möglich (Dosiserhöhung notwendig).
WH: Nur in Spezialkliniken anwenden. Tägliche Blutkontrollen. Strenge Patientenüberwachung erforderlich (Anaphylaxiegefahr). Vorsicht bei Lebererkrankungen. Auf Zytokin-Freisetzungssyndrom (CRS) achten. Blutbild kontrollieren. Verkehrshinweis.
PG: 1 ST * (EKO: N) [€ 340,90]

Thymovar 15 g - Streifen für den Bienenstock, für Honigbienen 804E
(Z.Nr. 8-35495) RPF. D. nicht im Handel. QP53AX22

Thyreoidea compositum-Heel - Ampullen 70X
(Z.Nr. 3-37895) RP. P. V03AX
ZI: Biologische Heilmittel Heel, Baden-Baden, Deutschland
Z: 1 Ampulle zu 2,2 ml (= 2,2 g) enthält: Glandula thyreoidea suis (Homöopathie) D8 22 mg, Thymus suis (Homöopathie) D10 22 mg, Corpus pineale suis (Homöopathie) D8 22 mg, Splen suis (Homöopathie) D10 22 mg, Medulla ossis suis (Homöopathie) D10 22 mg, Funiculus umbilicalis suis (Homöopathie) D10 22 mg, Hepar suis (Homöopathie) D10 22 mg, Galium aparine (Homöopathie) D4 22 mg, Sedum acre (Homöopathie) D6 22 mg, Sempervivum tectorum var. tectorum (Homöopathie) D6 22 mg, Conium maculatum (Homöopathie) D4 22 mg, Euspongia officinalis (Homöopathie) D8 22 mg, Acidum L(+)-lacticum (Homöopathie) D3 22 mg, Fucus vesiculosus (Homöopathie) D6 22 mg, Calcium fluoratum (Homöopathie) D10 22 mg, Colchicum autumnale (Homöopathie) D4 22 mg, Viscum album (Homöopathie) D3 22 mg, Cortisonum aceticum (Homöopathie) D28 22 mg, Pulsatilla pratensis (Homöopathie) D8 22 mg, Sulfur (Homöopathie) D10 22 mg, Natrium diethyloxalaceticum (Homöopathie) D8 22 mg, Acidum fumaricum (Homöopathie) D8 22 mg, Acidum malicum (Homöopathie) D8 22 mg, Acidum alpha-ketoglutaricum (Homöopathie) D8 22 mg, Adenosin triphosphat (Homöopathie) D8 22 mg, Natriumchlorid, Wasser für Injektionszwecke, Spuren von Ethanol, Lactose monohydrat.
EW: Homöopathikum.
AG: Anregung des Abwehrsystems im Bindegewebe, Schilddrüsen- und andere Drüsendysfunktionen.
AA: I.m., s.c., intradermal, i.v.
DO: Akut tgl. 1 Ampulle über 3 Tage, dann 1-3mal wöchentlich 1 Ampulle. Für Kinder nicht empfohlen.
SST: In der Schwangerschaft nicht anwenden. Vorsicht in der Stillzeit.
NW: Verstärkung einer Schilddrüsenüberfunktion. Überempfindlichkeit bei i.v. Gabe.
PG: 10 ST * (EKO: N) [€ 44,05], 50 ST * (EKO: N) [€ 170,00]

Thyrex 25 Mikrogramm - Tabletten 31D01
(Z.Nr. 1-26746) RP. P. H03AA01
ZI: Sandoz, Kundl
Z: 1 Tablette enthält: Levothyroxin natrium 25 µg (entspr. T4), Citronensäure, wasserfreie, Natrium edetat, Magnesium stearat, Talkum, Guarkernmehl, Carboxymethylstärke, Natrium Typ A, Mannitol.
EW: Schilddrüsenhormon.
AG: Primäre und sekundäre Hypothyreosen, euthyreote Strumen, Rezidivprophylaxe und Rezidivtherapie nach Strumektomie, Zusatztherapie bei behandeltem Schilddrüsenmalignom. Hypercholesterinämie und Fettsucht sind <u>keine</u> Indikation, außer es liegt gleichzeitig eine Hypothyreose vor.
AA: Morgens ½ bis 1 Stunde vor dem Frühstück unzerkaut mit Wasser einnehmen. Für Kinder Tabletten in etwas Wasser zerfallen lassen und frische Suspension mit etwas Wasser verabreichen.
DO: Tägliche Einnahme.
Erwachsene:
<u>Hypothyreose:</u> Initial 25-50 µg tgl., Steigerung alle 1-4 Wochen um 50-100 µg tgl., Erhaltungsdosis 100-300 µg tgl.;
<u>Euthyreote Struma:</u> 100-200 µg tgl.;
<u>Nach Strumektomie:</u> 100-160 µg tgl.als Dauermedikation;
<u>Schilddrüsenmalignom (Zusatztherapie):</u> 200-300 µg tgl.;
Kinder:
<u>Angeborere Hypothyreose:</u> Initial 10-15 µg/kg KG tgl. über 3 Monate.
<u>Erworbene Hypothyreose:</u> Initial 12,5-50 µg tgl., Dosissteigerung alle 2-4 Wochen.
Erhaltungsdosis 100-150 µg/m² KOF tgl.
GA: Schwere akute Herzerkrankungen, unbehandelte Hyperthyreose, unbehandelte Hypophysen- oder Nebenniereninsuffizienz.
SST: Therapie konsequent fortsetzen. Kontraindiziert in Kombination mit Thyreostatika zur Behandlung einer Hyperthyreose.
NW: Herz (Herzklopfen, Herzrhythmusstörungen, bei plötzlicher Substitution schwere Herzerkrankungen), ZNS (Tremor, Unruhe), Magen/Darm, Gewichtsabnahme, Hautausschläge, Muskelschwäche, Hitzeunverträglichkeit, bei Kindern Knochenreifungsstörungen (Epiphysiolyse des Femurkopfes).
WW: Verstärkung: Antikoagulantien, Glykoside, Antidepressvia, Sympathomimetika, Phenytoin, Acetylsalicylsäure, Clofibrat, Amiodaron (besondere Vorsicht), Phenytoin i.v. (Arrhythmien).
Abschwächung: Orale Antidiabetika, Orlistat, Insulin, Barbiturate, Sertralin, Proteasehemmer, Tyrosinkinasehemmer, Hypertonie und Tachykardie mit Ketamin. Östrogene erhöhen T_4-Bedarf, Resorptionshemmung durch Antazida, Ionenaustauscherharze, Colesevelam (4 Std. Abstand) Acetylsalicylsäure, Nahrung auf Sojabasis, Diarrhoe, Malabsorption, Beeinflussung der Schilddrüsenlaborwerte durch viele Pharmaka. Östrogenhaltige Kontrazeptiva, postmenopausale Hormonsubstitution (Levothyroxin- Bedarf erhöht). Ketamin (Hypertonie, Tachykardie). Ritonavir.
WH: Vorsicht bei schwerem Diabetes, Epilepsie, Myxödem, Hypertonie, koronaren Erkrankungen, Frühgeborenen. Bei mangelhafter Konversion von T_4 in T_3 T_3-haltige Präparate anwenden. Bei Nebennierenrindeninsuffizienz Kortikosteroide geben. Kontrollen: Gerinnung, Blutzucker. Bei Kindern auf Epiphysiolyse des Femurkopfes achten. Nicht zur Gewichtsabnahme geeignet.
Bei Überdosierung Hyperthyreosesymptomatik. Behandlung: Dosisreduktion, Beta-Blocker. Keine Thyreostatika bei völlig ruhiggestellter Schilddrüse.
PG: 30 ST (2) (EKO: G) [€ 1,10], 100 ST * (EKO: N) [€ 3,15]

Thyrex 50 Mikrogramm - Tabletten 31D01
(Z.Nr. 0-13715) RP. P. H03AA01
ZI: Sandoz, Kundl
Z: 1 Tablette enthält: Levothyroxin natrium 50 µg, Citronensäure, wasserfreie, Natrium edetat, Magnesium stearat, Talkum, Guarkernmehl, Carboxymethylstärke, Natrium Typ A, Mannitol.
Kurzinformation: siehe Thyrex 25 Mikrogramm - Tabletten, → S. 1418
PG: 30 ST (2) (EKO: G) [€ 1,85], 100 ST (EKO: G) [€ 5,15]

Thyrex 75 Mikrogramm - Tabletten 31D01
(Z.Nr. 1-26747) RP. P. H03AA01
ZI: Sandoz, Kundl
Z: 1 Tablette enthält: Levothyroxin natrium 75 µg (entspr. T4), Citronensäure, wasserfreie, Natrium edetat, Magnesium stearat, Talkum, Guarkernmehl, Carboxymethylstärke, Natrium Typ A, Mannitol.
Kurzinformation: siehe Thyrex 25 Mikrogramm - Tabletten, → S. 1418
PG: 30 ST (2) (EKO: G) [€ 2,15], 100 ST (EKO: G) [€ 7,05]

Thyrex 100 Mikrogramm - Tabletten 31D01
(Z.Nr. 0-13716) RP. P. H03AA01
ZI: Sandoz, Kundl
Z: 1 Tablette enthält: Levothyroxin natrium 100 µg, Citronensäure, wasserfreie, Natrium edetat, Magnesium stearat, Talkum, Guarkernmehl, Carboxymethylstärke, Natrium Typ A, Mannitol.
Kurzinformation: siehe Thyrex 25 Mikrogramm - Tabletten, → S. 1418
PG: 30 ST (2) (EKO: G) [€ 3,35], 100 ST (EKO: G) [€ 9,00]

Thyrex 125 Mikrogramm - Tabletten 31D01
(Z.Nr. 1-26748) RP. P. H03AA01
ZI: Sandoz, Kundl
Z: 1 Tablette enthält: Levothyroxin natrium 125 µg (entspr. T4), Citronensäure, wasserfreie, Natrium edetat, Magnesium stearat, Talkum, Guarkernmehl, Carboxymethylstärke, Natrium Typ A, Mannitol.
Kurzinformation: siehe Thyrex 25 Mikrogramm - Tabletten, → S. 1418

PG: 30 ST (2) (EKO: G) [€ 2,95], 100 ST (EKO: G) [€ 9,60]

Thyrex 160 Mikrogramm - Tabletten 31D01
(Z.Nr. 1-18797) RP. P. H03AA01
ZI: Sandoz, Kundl
Z: 1 Tablette enthält: Levothyroxin natrium 160 µg (entspr. T4), Citronensäure, wasserfreie, Natrium edetat, Magnesium stearat, Talkum, Guarkernmehl, Carboxymethylstärke, Natrium Typ A, Mannitol.
Kurzinformation: siehe Thyrex 25 Mikrogramm - Tabletten, → S. 1418
PG: 30 ST (2) (EKO: G) [€ 3,55], 100 ST (EKO: G) [€ 9,70]

Thyrogen 0,9 mg - Pulver zur Herstellung einer Injektionslösung 24A03
(Z.Nr. EU/1/99/122/*) NR. P. E. V04CJ01
ZI: Genzyme Europe, Amsterdam, Niederlande
Z: 1 Durchstechflasche enthält: Thyrotropin alfa 0,9 mg, Mannitol, Natriumhydrogenphosphat monohydrat, Natriumdihydrogenphosphat-7-Wasser, Natriumchlorid.
EW: Schilddrüsenfunktionstest mit rekombinantem Thyrotropin alfa.
AG: Serum-Thyreoglobulintest mit oder ohne Radiojod-Szintigrafie.
AA: I.m., nicht i.v.
DO: 2 Dosen zu 0,9 mg im Abstand von 24 Std., Radiojod-Ganzkörperszintigraphie: 24 Std. nach der letzten Thyrogen-Injektion Radiojod geben, 48-72 Std. später Szintigraphie durchführen. Keine Daten bei Kindern.
SST: Gegenanzeige.
NW: Magen/Darm, ZNS, Grippe-Symptome, Überempfindlichkeit, Neoplasmen, Vergrößerung von Schilddrüsengewebsresten oder Metastasen.
WH: Vorsicht bei älteren Patienten mit erhöhtem kardialem Risiko oder bei Patienten mit erheblichem Schilddrüsenrestgewebe. Thyreoglobulin und Autoantikörper bestimmen. Auf verstärktes Wachstum von Schilddrüsenkarzinomen achten.
PG: 2 ST * (EKO: N) [€ 1.402,60]

🐾 **Thyroxanil 200 Mikrogramm - Tabletten für Hunde und Katzen** 822AJ
(Z.Nr. 8-36839) RP. P. QH03AA01
ZI: Le Vet Beheer, Oudewater, Niederlande
Z: 1 Tablette enthält: Levothyroxin natrium 200 µg (entspr. Levothyroxin 194 µg), Magnesiumoxid, schweres, Cellulose, mikrokristalline, Carboxymethylstärke, Natrium Typ A, Magnesium stearat.
EW: Schilddrüsenhormon.
AG: Primäre und sekundäre Hypothyreose.
AA: Zum Eingeben. TD in 1 oder 2 ED.
DO: Initiale TD 20 µg/kg KG.
Dosisanpassung nach Bedarf;
Details siehe Austria Codex - Fachinformation.
GA: Unbehandelte Nebenniereninsuffizienz.
SST: Nutzen/Risiko-Abwägung.
NW: Initial Verschlechterung der Hautsymptome, Pruritus. Bei Überdosierung Hyperthyreose.
WW: Mit vielen Arzneimitteln möglich, z.B. Östrogene, Ketamin. Sympathomimetika, Digitalis, Glukokortikoide.
WH: Exakte Diagnosestellung vor Therapiebeginn. Tiere mit Nebenniereninsuffizienz vor Therapiebeginn mit Kortikoiden stabilisieren.
PG: 100 ST VT [€ 19,90]

🐾 *Thyroxanil 600 Mikrogramm - Tabletten für Hunde und Katzen* 822AJ
(Z.Nr. 8-36847) RP. P. nicht im Handel. QH03AA01

🐾 *Tialin 125 mg/ml - Lösung zum Eingeben über das Trinkwasser für Schweine, Hühner und Puten* 812AZ
(Z.Nr. 8-38358) NR. P. VNW. nicht im Handel. QJ01XQ01

🐾 **Tialin 250 mg/ml - Lösung zum Eingeben über das Trinkwasser für Schweine, Hühner und Puten** 812AZ
(Z.Nr. 8-38359) NR. P. VNW. QJ01XQ01
ZI: Dechra Regulatory, Bladel, Niederlande
Z: 1 ml Lösung enthält: Tiamulin hydrogenfumarat 250 mg (entspr. Tiamulin 202,4 mg), Ethanol 96% 200 mg, Citronensäure monohydrat, Natriummonohydrogenphosphat-dihydrat, Wasser, gereinigtes.
EW: Bakteriostatisches Antibiotikum.
AG: Schweine: Schweinedysenterie, Porcine Colon Spirochätose (Colitis), Porcine Proliferative Enteropathie (Ileitis), enzootische Pneumonie, Pleuropneumonie.
Hühner: Chronic Respiratory Disease
Hühner und Puten: Luftsackentzündung, infektiöse Synovitis.
AA: Zum Eingeben über das Trinkwasser.
DO: Schweine: Darmerkrankungen: TD 8,8 mg Tiamulinhydrogenfumarat/kg KG im Trinkwasser über 3-5 Tage.
Pneumonie: TD 20 mg Tiamulinhydrogenfumarat/kg KG über 5 Tage.
Hühner: TD 25 mg Tiamulinhydrogenfumarat/kg KG über 3-5 Tage.
Puten: TD 40 mg Tiamulinhydrogenfumarat/kg KG über 3-5 Tage.
SST: Anwendung möglich.
NW: Schweine: Sehr selten schwache Hautödeme, Apathie, Tod.
WW: Gegenanzeige: Monesin, Narasin, Salinomycin (7 Tage Abstand zu Tiamulin erforderlich). Vorsicht: Maduramicin (leichte Wachstumsdepression).
WH: Bei Geflügel Wasseraufnahme kontrollieren.
VNW: Essbare Gewebe: Schwein 2 Tage (8,8 mg/kg KG) bzw. 4 Tage (20 mg/kg KG); Hühner 2 Tage, Puten 6 Tage.
Hühnereier: Keine.
PG: 1 L VNW [€ 86,00], 5 L VNW [€ 307,55]

🐾 **Tiamulin-Hydrogenfumarat "AniMed Service" 100 mg/g - Pulver zum Eingeben für Schweine, Hühner und Puten** 812AZ
(Z.Nr. 8-00817) NR. P. VNW. QJ01XQ01
ZI: AniMed Service, Graz
Z: 1 g Pulver enthält: Tiamulin hydrogenfumarat 100 mg (entspr. Tiamulin 80,9 mg), Lactose monohydrat.
EW: Bakteriostatisches Antibiotikum (Pleuromutiline).
AG: Therapie und Metaphylaxe von Infektionen durch empfindliche Erreger:
Schwein: Schweinedysenterie (Brachyspira hyodysenteriae), Porcine Intestinale Spirochätose/Colitis (Brachyspira pilosicoli), Porcine proliferative Enteropathie/Ileitis (Lawsonia intracellularis), Enzootische Pneumonie (Mycoplasma hyopneumoniae, Pasteurella multocida), Pleuropneumonie (Actinobacillus pleuropneumoniae).
Huhn: Chronic Respiratory Disease (Mycoplasma gallisepticum), Luftsackentzündung und infektiöse Synovitis (Mycoplasma synoviae).
Pute: Infektiöse Sinusitis und Luftsackentzündung durch Mykoplasmen (M. gallisepticum, M. synoviae, M. meleagridis).
AA: Zum Eingeben über das Trinkwasser.
DO: Schwein: 88 mg Tierarzneimittel /kg KG tgl. über 3-5 Tage;
Pneumonie: 200 mg Tierarzneimittel/kg KG tgl. über 5 Tage.
Huhn: 250 mg Tierarzneimittel/kg KG tgl. über 3-5 Tage.
Pute: 400 mg Tierarzneimittel/kg KG tgl. über 3-5 Tage.
GA: Thiamulin-Resistenz.
SST: Nutzen/Risiko-Abwägung durch Tierarzt.
NW: Schwein: Selten Überempfindlichkeit (Haut- und Genitalerytheme, Apathie, Tod).
WW: Kontraindiziert: Ionophor wirksame Substanzen (Intoxikation). Das Futter darf 7 Tage vor, während und 7 Tage nach der Behandlung kein Monensin, Salinomycin oder Narasin enthalten.
WH: Ausreichend Flüssigkeit zuführen. Bei deutlich gestörtem Allgemeinbefinden oder verminderter Wasseraufnahme parenteral behandeln. Bei der Handhabung Schutzausrüstung tragen.
VNW: Schwein: Essbare Gewebe: 7 Tage. Huhn: Essbare Gewebe, Eier: 3 Tage. Pute: Essbare Gewebe: 6 Tage.
PG: 1 KG VNW [€ 70,15], 5 KG VNW [€ 272,10], **5X1** 5 KG VNW [€ 282,70]

Tiaprid G.L. 100 mg - Tabletten 12D02
(Z.Nr. 1-25942) RP. P. nicht im Handel. N05AL03

Tigecyclin Fresenius Kabi 50 mg - Pulver zur Herstellung einer Infusionslösung 34D
(Z.Nr. 1-40181) NR. P. nicht im Handel. J01AA12

Tigecyclin Mylan 50 mg - Pulver zur Herstellung einer Infusionslösung 34D
(Z.Nr. 1-37942) NR. P. J01AA12
ZI: Arcana Arzneimittel, Wien
Z: 1 Durchstechflasche enthält: Tigecyclin 50 mg (entspr. nach Rekonstitution 10 mg/ml), L-Arginin, Salzsäure, Natriumhydroxid zur pH-Wert-Einstellung.
EW: Antibiotikum.
AG: Komplizierte Haut- und Weichgewebsinfektionen (außer beim diabetischen Fuß), komplizierte intraabdominelle Infektionen.
AA: I.v. Infusion über 30-60 min (bei Kindern und Jugendlichen über 60 min).
DO: Initial 100 mg, dann alle 12 Std. 50 mg über 5-14 Tage.
Dosisreduktion bei Leberschäden.
Jugendliche: 50 mg alle 12 Std. für 5-14 Tage.
Kinder ab 8 Jahre: 1,2 mg/kg KG (max. 50 mg) alle 12 Std. für 5-14 Tage.

GA: Tetrazyklin-Überempfindlichkeit, Kinder unter 8 Jahren (Zahnverfärbungen möglich).
SST: Strenge Indikationsstellung; Nutzen/Risiko-Abwägung in der Stillzeit.
NW: Magen/Darm (besonders bei Kindern Übelkeit und Erbrechen), Pankreatitis, septischer Schock, Gerinnung, Phlebitis, Leberschäden, Transaminasenanstieg, Anaphylaxie, Haut, Wundheilungsstörungen, gutartige intrakranielle Hypertonie, Untersuchungen.
WW: Warfarin.
WH: Bei septischem Schock oder beginnender Sepsis mit anderen Antibiotika kombinieren. Beim diabetischen Fuß nicht empfohlen. Nicht für andere Indikationen verwenden. Erhöhte Mortalitätsrate beachten. An pseudomembranöse Colitis denken. Kontrollen: Leber, Gerinnung, Blutbild.
Verkehrshinweis.
PG: 10 ST * (EKO: N) [€ 671,05]

Tigecyclin Sandoz 50 mg - Pulver zur Herstellung einer Infusionslösung 34D
(Z.Nr. 1-37768) NR. P. J01AA12
ZI: Sandoz, Kundl
Z: 1 Durchstechflasche enthält: Tigecyclin 50 mg (entspr. nach Rekonstitution 10 mg/ml), L-Arginin, Salzsäure, Natriumhydroxid zur pH-Wert-Einstellung.
EW: Antibiotikum.
AG: Komplizierte Haut- und Weichgewebsinfektionen (außer beim diabetischen Fuß), komplizierte intraabdominelle Infektionen.
AA: I.v. Infusion über 30-60 min (bei Kindern und Jugendlichen über 60 min).
DO: Initial 100 mg, dann alle 12 Std. 50 mg über 5-14 Tage. Dosisreduktion bei Leberschäden.
Jugendliche: 50 mg alle 12 Std. für 5-14 Tage.
Kinder ab 8 Jahre: 1,2 mg/kg KG (max. 50 mg) alle 12 Std. für 5-14 Tage.
GA: Tetrazyklin-Überempfindlichkeit, Kinder unter 8 Jahren (Zahnverfärbungen möglich).
SST: Strenge Indikationsstellung; Nutzen/Risiko-Abwägung in der Stillzeit.
NW: Magen/Darm (besonders bei Kindern Übelkeit und Erbrechen), Pankreatitis, septischer Schock, Gerinnung, Phlebitis, Leberschäden, Transaminasen- anstieg Anaphylaxie, Haut, Wundheilungsstörungen, Untersuchungen.
WW: Warfarin.
WH: Bei septischem Schock oder beginnender Sepsis mit anderen Antibiotika kombinieren. Beim diabetischen Fuß nicht empfohlen. Nicht für andere Indikationen verwenden. Erhöhte Mortalitätsrate beachten. An pseudomembranöse Colitis denken. Kontrollen: Leber, Gerinnung, Blutbild.
Verkehrshinweis.
PG: 1 ST * (EKO: N) [€ 87,25]

Tigecycline Accord 50 mg - Pulver zur Herstellung einer Infusionslösung 34D
(Z.Nr. EU/1/19/1394/*) NR. P. nicht im Handel. J01AA12

Tiger-Balsam-weiss - Salbe 13Z04
(Z.Nr. 1-26964) RPF. P. nicht im Handel. M02AX10

Tilade - Dosieraerosol 50C01
(Z.Nr. 1-19068) RP. P. n.I. R03BC03
ZI: sanofi-aventis, Wien
Z: 1 Sprühstoß enthält: Nedocromil natrium 2 mg, Povidon K30, Macrogol 600, Menthol, Apafluran.
PG: 1 ST (2) (EKO: G) [€ 39,20 n.I.]

Tilamcar 8 mg/5 mg - Hartkapseln 10B09
(Z.Nr. 1-38621) RP. P. C09DB07
ZI: Swyssi, Frankfurt Am Main, Deutschland
Z: 1 Kapsel enthält: Candesartan cilexetil 8 mg, Amlodipin 5 mg (entspr. Amlodipin besilat 6,935 mg), Kapselinhalt: Lactose monohydrat 101,95 mg, Maisstärke, Carmellose calcium, Macrogol 8000, Hydroxypropylcellulose Typ EXF, 250-800 cps, Hydroxypropylcellulose Typ LF, 65-175 cps, Magnesium stearat; Kapselhülle: Chinolingelb, Eisenoxid gelb, Titandioxid, Gelatine.
EW: Kombination Angiotensin II-Antagonist und Kalziumkanalblocker.
AG: Essentielle Hypertonie bei adäquater Einstellung mit den Einzelsubstanzen in gleicher Dosierung.
AA: Oral mit etwas Flüssigkeit einnehmen.
DO: 1mal tgl. 1 Hartkapsel. Keine Daten an Kindern und Jugendlichen.
GA: Schwere Leberschäden, Gallengangobstruktion, Cholestase, (kardiogener) Schock, schwere Hypotonie, Aortenstenose, instabile Herzinsuffizienz.
SST: Gegenanzeige im 2. und 3.Trimenon; im 1. Trimenon und in der Stillzeit nicht empfohlen.
NW: Schwindel, Kopfschmerzen, Hypotonie, Dyspnoe, Niere, Sehstörungen, Palpitationen, Flush, Magen/Darm, Ödeme, Müdigkeit.
WW: **Amlodipin:** Nicht empfohlen: Grapefruit(saft).
Vorsicht mit CYP3A4-Inhibitoren oder -Induktoren. Dantrolen. Simvastatin (MTD 20 mg). Clarithomycin (Hypotonie). Tacrolimus, Ciclosporin (Spiegel kontrollieren).
Candesartan: Kombination mit Aliskiren nicht empfohlen, bei Patienten mit Nierenschäden oder Diabetes kontraindiziert.
Nicht empfohlen: Duale Blockade des Renin/Angiotensin/Aldosteron-Systems, Lithium.
Vorsicht: Den Kaliumspiegel beeinflussende Arzneimittel, NSARs.
Generell: Andere Blutdrucksenker verstärkt.
WH: Nicht zur Therapieeinleitung. Bei primärem Hyperaldosteronismus nicht empfohlen. Vorsicht bei älteren Patienten, Herzinsuffizienz, Klappenstenosen, obstruktiver Kardiomyopathie, Hyperkaliämie, Nierenschäden, Hämodialyse. Bei Behandlungsbeginn auf Hypotonie achten. Verkehrshinweis.
PG: 28 ST * (EKO: N) [€ 10,65]

Tilamcar 8 mg/10 mg - Hartkapseln 10B09
(Z.Nr. 1-38622) RP. P. C09DB07
ZI: Swyssi, Frankfurt Am Main, Deutschland
Z: 1 Kapsel enthält: Candesartan cilexetil 8 mg, Amlodipin 10 mg (entspr. Amlodipin besilat 13,87 mg), Kapselinhalt: Lactose monohydrat 211,9 mg, Maisstärke, Carmellose calcium, Macrogol 8000, Hydroxypropylcellulose Typ EXF, 250-800 cps, Hydroxypropylcellulose Typ LF, 65-175 cps, Magnesium stearat; Kapselhülle: Chinolingelb, Eisenoxid gelb, Titandioxid, Gelatine; Drucktinte: Schellack, Eisenoxid schwarz, Propylenglycol, Ammoniaklösung, konzentriert, Kaliumhydroxid.
Kurzinformation: siehe Tilamcar 8 mg/5 mg - Hartkapseln, →S. 1420
PG: 28 ST * (EKO: N) [€ 10,65]

Tilamcar 16 mg/5 mg - Hartkapseln 10B09
(Z.Nr. 1-38623) RP. P. C09DB07
ZI: Swyssi, Frankfurt Am Main, Deutschland
Z: 1 Kapsel enthält: Candesartan cilexetil 16 mg, Amlodipin 5 mg (entspr. Amlodipin besilat 6,935 mg), Kapselinhalt: Lactose monohydrat 203,9 mg, Maisstärke, Carmellose calcium, Macrogol 8000, Hydroxypropylcellulose Typ EXF, 250-800 cps, Hydroxypropylcellulose Typ LF, 65-175 cps, Magnesium stearat; Kapselhülle: Chinolingelb, Titandioxid, Gelatine; Drucktinte: Schellack, Eisenoxid schwarz, Propylenglycol, Ammoniaklösung, konzentriert, Kaliumhydroxid.
Kurzinformation: siehe Tilamcar 8 mg/5 mg - Hartkapseln, →S. 1420
PG: 28 ST * (EKO: N) [€ 10,65]

Tilamcar 16 mg/10 mg - Hartkapseln 10B09
(Z.Nr. 1-38624) RP. P. C09DB07
ZI: Swyssi, Frankfurt Am Main, Deutschland
Z: 1 Kapsel enthält: Candesartan cilexetil 16 mg, Amlodipin 10 mg (entspr. Amlodipin besilat 13,87 mg), Kapselinhalt: Lactose monohydrat 203,9 mg, Maisstärke, Carmellose calcium, Macrogol 8000, Hydroxypropylcellulose Typ EXF, 250-800 cps, Hydroxypropylcellulose Typ LF, 65-175 cps, Magnesium stearat; Kapselhülle: Titandioxid, Gelatine.
Kurzinformation: siehe Tilamcar 8 mg/5 mg - Hartkapseln, →S. 1420
PG: 28 ST * (EKO: N) [€ 10,65]

🐾 *Tildosin 250 mg/ml - Lösung zum Eingeben über das Trinkwasser oder den Milchaustauscher für Rinder, Schweine, Hühner und Puten* 801AF
(Z.Nr. 8-38329) NR. P. VNW. nicht im Handel. QJ01FA91

🐾 **Tildren 5 mg/ml - Pulver und Lösungsmittel zur Herstellung einer Injektionslösung für Pferde** 840A
(Z.Nr. 8-00564) RP. P. VNW. QM05BA05
ZI: Audevard, Clichy, Frankreich
Z: 1 Packung enthält: Tiludronsäure 50 mg (entspr. Tiludronsäure dinatriumsalz), Natriumchlorid, Mannitol, Durchstechflasche mit Lösungsmittel: Wasser für Injektionszwecke 10 ml.
EW: Bisphosphonat, hemmt Knochenresorption.
AG: Unterstützend bei Lahmheit durch osteolytische Prozesse bei Pferden ab 3 Jahren.
AA: Langsam i.v. nach Herstellen der gebrauchsfertigen Lösung.
DO: 1mal tgl. 0,1 mg/kg KG über 10 Tage.
GA: Pferde unter 3 Jahren, Nierenschäden.
SST: Nicht empfohlen.
NW: Kolik, Muskelzittern, Schwitzen, Phlebitis, Exzitation, Hyperto-

nie des Schweifes, Salivation, selten Anaphylaxie, Niere.
WW: Nicht mit anderen Lösungen, die Ca^{2+} oder Mg^{2+}-Ionen enthalten, gleichzeitig i.v. geben. Vorsicht: Nephrotoxische Substanzen.
WH: Nur nach ordnungsgemäßer Diagnose einsetzen; Pferd in den ersten 4 Std. nach der Injektion beobachten. Ausreichenden Zugang zu Trinkwasser gewähren. Vorsicht bei Hypokalzämie, Herzfunktionsstörungen.
VNW: Essbares Gewebe: 0 Tage.
Nicht bei Tieren anwenden, deren Milch für menschlichen Verzehr vorgesehen ist.
PG: 10 ST VNW [€ 434,30]

Tildren 500 mg - Lyophilisat zur Herstellung einer Infusionslösung für Pferde 840A
(Z.Nr. 8-36786) RP. P. nicht im Handel. QM05BA05

Tilmovet 40 mg/kg - Arzneimittel-Vormischung zur Herstellung von Fütterungsarzneimitteln für Schweine und Kaninchen 801AF
(Z.Nr. 8-70062) NR. P. VNW. nicht im Handel. QJ01FA91

Tilmovet 100 g/kg - Arzneimittel-Vormischung zur Herstellung von Fütterungsarzneimitteln für Schweine und Kaninchen 801AF
(Z.Nr. 8-70061) NR. P. VNW. nicht im Handel. QJ01FA91

Tilmovet 200 g/kg - Arzneimittel-Vormischung zur Herstellung von Fütterungsarzneimitteln für Schweine und Kaninchen 801AF

(Z.Nr. 8-70060) NR. P. VNW. QJ01FA91
ZI: Huvepharma, Antwerpen, Belgien
Z: 1 kg enthält: Tilmicosin 200 g, Mais, Paraffin, flüssiges, Macrogolglycerolricinoleat, Phosphorsäure.
EW: Makrolidantibiotikum.
AG: Atemwegserkrankungen bei Schweinen durch Actinobacillus pleuropneumoniae, Mycoplasma hypopneumoniae, Pasteurella multocida und andere gegenüber Tilmicosin empfindliche Organismen.
Atemwegserkrankungen bei Kaninchen durch Pasteurella multocida und Bordetella bronchiseptica.
AA: Zum Eingeben über das Futter.
DO: Schweine: TD 8-16 mg Tilmicosin/kg KG über 15-21 Tage.
Kaninchen: TD 12 mg Tilmicosin/kg KG über 7 Tage.
GA: Pferde.
SST: Anwendung bei Sauen möglich; Sicherheit an Zuchtebern wurde nicht getestet.
NW: Sehr selten Verringerung der Futteraufnahme.
WW: Nicht mit bakteriostatischen Substanzen, anderen Makroliden und Lincosamiden anwenden. Antibakterielle Wirkung von Beta-Laktam-Anti- biotika verringert.
WH: Tiere mit verringerter Futteraufnahme parenteral behandeln. Pferde dürfen keinen Zugang zu Tilmicosin-haltigem Futter erhalten.
VNW: Essbare Gewebe: Schweine 21 Tage, Kaninchen 4 Tage.
PG: 5000 G VNW [€ 439,90]

Tilmovet 100 mg/g - Granulat zum Eingeben für Schweine 801AF
(Z.Nr. 8-00830) NR. P. VNW. nicht im Handel. QJ01FA91

Tilmovet 250 mg/ml - Konzentrat zur Herstellung einer Lösung zum Eingeben für Tiere 801AF
(Z.Nr. 8-00756) NR. P. VNW. nicht im Handel. QJ01FA91

Tiloria 2,5 mg - Tabletten 29E02, 31H03, 38C04

(Z.Nr. 1-35218) NR. P. G03CX01
ZI: Aristo Pharma, Berlin, Deutschland
Z: 1 Tablette enthält: Tibolon 2,5 mg, Kartoffelstärke, Magnesium stearat (pflanzlich), Palmitoylascorbinsäure, Lactose monohydrat 75 mg.
EW: Synthetisches Steroid (östrogen, progestagen, leicht androgen).
AG: Klimakterische Beschwerden bei postmenopausalen Frauen (mehr als 1 Jahr nach der Menopause), Osteoporoseprävention bei Unverträglichkeit oder Kontraindikation anderer Arzneimittel zur Osteoporoseprävention.
AA: Oral mit Flüssigkeit.
DO: 1 Tablette tgl. Keine zusätzliche Gestagengabe. Keine Indikation für Kinder und Jugendliche.
GA: Mammakarzinom (auch in der Anamnese), estrogenabhängige maligne Tumore (z.B. Endometriumkarzinom), nicht abgeklärte Genitalblutungen, unbehandelte Endometriumhyperplasie, venöse oder arterielle Thromboembolie (z.B. Angina pectoris, Herzinfarkt), Prädisposition für Thrombosen, Lebererkrankungen (auch in der Anamnese), Porphyrie.
SST: Nicht indiziert.
NW: Häufig: Depressionen, Kopfschmerzen, Magen/Darm, Krämpfe in den Beinen, Brustvergrößerung, Brustschmerzen, Ödeme, Gewichtszunahme.
Gelegentlich: Sehstörungen, venöse Embolien, Cholelithiasis, Hautausschlag.
Häufigkeit unbekannt: Generalisiserte Überempfindlichkeit, Verschlechterung von Migräne, Schlaganfall, Schwindel, Alopezie, Hypertonie, Myokardinfarkt, Herzinsuffizienz, vaginale Candidiasis, estrogenabhängige gutartige und bösartige Neubildungen, Schlaflosigkeit, Epilepsie, Verschlechterung von Asthma, wahrscheinliche Demenz.
Erhöhtes Risiko für Brustkrebs, venöse Thromboembolien, koronare Herzkrankheit, ischämischen Schlaganfall.
WW: Enzyminduktoren (Antikonvulsiva, Antiinfektiva, Johanniskraut) beschleunigen Abbau von Estrogenen und Gestagenen.
WH: Hormonersatztherapie nur bei Symptomen beginnen, die die Lebensqualität beeinträchtigen. Mindestens einmal jährlich Nutzen/Risiko-Abschätzung erforderlich.
Medizinische Untersuchungen vor und regelmäßig während der Therapie.
Besondere Überwachung bei Gebärmutter-Leiomyom, Endometriose, Risikofaktoren für estrogenabhängige Tumore, Hypertonie, Herz-, Nieren-, Leberschäden, Diabetes, Cholelithiasis, Migräne, Lupus erythematodes, Endometriumhyperplasie in der Anamnese, Epilepsie, Asthma, Otosklerose.
Bei Ikterus, Blutdruckanstieg, erstmaligen migräneartigen Kopfschmerzen, Schwangerschaft Behandlung sofort abbrechen.
Erhöhtes Endometriumkarzinomrisiko bei alleiniger Estrogentherapie, daher bei nicht hysterektomierten Frauen über mindestens 12 Tage pro Zyklus zusätzlich Gestagen geben.
Erhöhtes Brustkrebsrisiko bei kombinierter Behandlung mit Estrogen und Gestagen beachten.
Erhöhtes Risiko für venöse Thromboembolien (VTE); bei VTE sofort Therapie abbrechen. Keine Hinweise auf kardiovaskulären Nutzen einer kontinuierlichen Hormonersatztherapie, aber erhöhtes Risiko für ischämischen Schlaganfall. Erhöhtes Ovarialkarzinomrisiko bei Estrogen-Monotherapie. Erhöhtes Demenzrisiko bei Frauen, die nach dem 65.
Lebensjahr mit Hormonersatztherapie beginnen.
Tibolon erhöht das Brustkrebsrisiko.
PG: 28 ST IND (2) (EKO: G) [€ 9,70], **3X28** 84 ST * (EKO: N) [€ 19,90]

Timoftal 0,25% - Augentropfen 47F02

(Z.Nr. 1-22530) RP. P. S01ED01
ZI: Agepha Pharma, Senec, Slowakei
Z: 1 ml enthält: Timolol 2,5 mg (entspr. Timolol maleat 3,24 mg), Benzalkonium chlorid 0,1 mg, Natriumdihydrogenphosphat-2-Wasser, Natrium monohydrogenphosphat 12-Wasser, Povidon, Natriumchlorid, Kaliumchlorid, Magnesiumchlorid-6-Wasser, Calcium chlorid-2-Wasser, Wasser für Injektionszwecke.
EW: Nichtselektiver Beta-Blocker.
AG: Erhöhter Augeninnendruck, chronisches Weitwinkelglaukom.
AH: Nach der Erstentnahme 2 Monate verwendbar.
DO: 1-2mal tgl. 1 Tropfen ins erkrankte Auge instillieren.
GA: Beta-Blocker-Gegenanzeigen (schwere bradykarde Rhythmusstörungen, kardiogener Schock, Asthma bronchiale); Hornhautdystrophie, schwere allergische Rhinitis.
SST: Nutzen/Risiko-Abwägung, nicht stillen.
NW: Lokale Reaktionen, potentielle systemische Betablocker- NW: Herz/Kreislauf, Bronchospasmen, Allgemeinsymptome, Haut, ZNS, Magen/Darm, Lupus erythematodes, Abnahme der Libido, Penisfibromatose.
WW: Adrenalin (Mydriasis); orale Betablocker verstärkt; Kalziumantagonisten, Digitalis, Clonidin, Antiarrhythmika, Insulin, orale Antidiabetika, Anästhetika, Cimetidin, Hydralazin, Alkohol. Cave MAO-Hemmer.
WH: Vorsicht bei jungen Glaukompatienten. Auf systemische Betablocker-Effekte achten. Vorsicht bei Herzinsuffizienz, Sick-Sinus-Syndrom, Prinzmetal-Angina, unbehandeltem Phäochromozytom, metabolischer Azidose, Raynaud-Krankheit, Hypotonie. Auf Bronchospasmen bzw. anaphylaktische Reaktionen achten. Während des Tragens weicher Kontaktlinsen nicht verabreichen. Augeninnendruck kontrollieren. Verkehrshinweis.
Bei Überdosierung bei Bradykardie Atropinsulfat 0,25-2 mg i.v. bzw. Isoprenalin i.v., bei Hypotonie Dopamin, Dobutamin, Noradrenalin oder Glukagon, bei Bronchospasmen Isoprenalin, Aminophyllin, bei akutem Herzversagen Digitalis, Diuretika, Sauerstoff,

Aminophyllin, Glukagon, bei Herzblock Isoprenalin oder Schrittmacher.
PG: 5 ML * (EKO: N) [€ 13,15]

Timoftal 0,5% - Augentropfen 47F02
(Z.Nr. 1-22531) RP. P. S01ED01
ZI: Agepha Pharma, Senec, Slowakei
Z: 1 ml enthält: Timolol 5 mg (entspr. Timolol maleat 6,84 mg), Benzalkonium chlorid 0,05 mg, Natriumdihydrogenphosphat-2-Wasser, Dinatriumphosphat 12-Wasser, Wasser für Injektionszwecke.
Kurzinformation: siehe Timoftal 0,25% - Augentropfen, → S. 1421
PG: 5 ML (2) (EKO: G) [€ 4,30]

Timolol Micro Labs 2,5 mg/ml - Augentropfen, Lösung 47F02
(Z.Nr. 1-39464) RP. P. nicht im Handel. S01ED01

Timolol Micro Labs 5 mg/ml - Augentropfen, Lösung 47F02
(Z.Nr. 1-39465) RP. P. nicht im Handel. S01ED01

Timolol "Novartis" 0,5% - Augentropfen 47F02
(Z.Nr. 1-22984) RP. P. nicht im Handel. S01ED01

Timophtal 0,5% sine - Einmalaugentropfen 47F02
(Z.Nr. 1-22583) RP. P. S01ED01
ZI: Agepha Pharma, Senec, Slowakei
Z: 1 ml enthält: Timolol 5 mg (entspr. Timolol maleat 6,84 mg), Natriummonohydrogenphosphat Dodecahydrat, Natriumdihydrogenphosphat-dihydrat, Wasser für Injektionszwecke.
Kurzinformation: siehe Timoftal 0,25% - Augentropfen, → S. 1421
PG: 30 ST RE2 (EKO: Y) [€ 15,30]

Timoptic 0,5% - Augentropfen 47F02
(Z.Nr. 0-16515) RP. P. S01ED01
ZI: Santen Oy, Tampere, Finnland
Z: 1 ml enthält: Timolol 5 mg (entspr. Timolol maleat 6,84 mg), Benzalkonium chlorid 0,11 mg, Natriumdihydrogenphosphat-dihydrat 6,1 mg, Natrium monohydrogenphosphat 30,42 mg, Wasser für Injektionszwecke.
Kurzinformation: siehe Timoftal 0,25% - Augentropfen, → S. 1421
PG: 5 ML (2) (EKO: G) [€ 4,30]

Tinnitin - Ampullen 51C01
(Z.Nr. 1-22269) RP. P. A03AX11
ZI: Phafag Pharma Research & Trading, Linz
Z: 1 Ampulle zu 8 ml enthält: Caroverin 160 mg (entspr. Caroverin hydrochlorid).
EW: Spasmolytikum.
AG: Spasmen (Magen/Darm, weiblicher Urogenitaltrakt, Gallen-, Nierenkoliken), Bronchial- und Gefäßspasmen, versuchsweise beim cochleär-synaptischen Tinnitus.
AA: I.m., langsame i.v. Injektion oder Infusion. Cave intraarteriell.
DO: Spasmen: Akut 40-80 mg, bei Bedarf ev. wiederholen.
Zerebrale Durchblutungsstörungen: 240(-400) mg als Infusion in 500 ml Glukose- oder NaCl-Lösung; Infusionsdauer 1 Std., bei höheren Dosen über 24 Std., insgesamt 10-15 Infusionen.
Tinnitus: 60-160 mg als langsame i.v. Infusion.
Nicht für Kinder unter 3 Jahren. Strenge Indikationsstellung bei Kindern ab 3 Jahren und Jugendlichen.
GA: Akute Magen/Darm-Ulcera.
SST: Strenge Indikationsstellung, nicht stillen.
NW: Hautrötung, Benommenheit, leichter Blutdruckabfall.
WH: Vorsicht bei Gastritis, Leberschäden, Miktionsstörungen.
PG: 1 ST * (EKO: N) [€ 26,20]

Tiotropium Mylan 18 Mikrogramm - Hartkapseln mit Pulver zur Inhalation 50A01
(Z.Nr. 1-38536) RP. P. nicht im Handel. R03BB04

🐾 Tipafar 5 mg/ml - Injektionslösung für Hunde und Katzen 870
(Z.Nr. 8-35121) NR. P. QV03AB90
ZI: Vetpharma Animal Health, Barcelona, Spanien
Z: 1 ml Injektionslösung enthält: Atipamezol 4,27 mg, (entspr. Atipamezol hydrochlorid 5 mg), Methyl-4-hydroxybenzoat 1 mg, Natriumchlorid, Wasser für Injektionszwecke.
EW: Alpha 2 Adrenozeptor-Antagonist.
AG: Umkehr der sedativen Wirkung von Medetomidine und Dexmedetomidine bei Hund und Katze.
AA: Einmalig i.m.
DO: Hunde: 5-fache Medetomidin- (bzw. 10-fache Dexmedetomidin)-Dosis.
Katzen: 2,5-fache Medetomidin- (bzw. 5-fache Dexmedetomidin)-Dosis.
GA: Zuchttiere, Leber-, Herz-, Nierenschäden.
SST: Nicht empfohlen.
NW: Blutdrucksenkung, Erbrechen, Hyperaktivität.
WW: Andere ZNS-wirksame Pharmaka (Diazepam, Acepromazin, Opiate) nicht empfohlen.
WH: Nicht für Tiere zur Gewinnung von Lebensmitteln.
PG: 10 ML VT [€ 86,15]

Tirizin 10 mg - Filmtabletten 05A01
(Z.Nr. 1-24348) RPF. P. n.l. R06AE07
ZI: G.L. Pharma, Lannach
Z: 1 Filmtablette enthält: Cetirizin dihydrochlorid 10 mg, Tablettenkern: Lactose monohydrat 66,4 mg, Zellulose, mikrokristallin, Siliciumdioxid, hochdisperses, Magnesium stearat; Filmüberzug: (entspr. Poly(vinylalkohol)) (entspr. Talkum) (entspr. Titandioxid) (entspr. Macrogol 3350) (entspr. Lecithin).
PG: 10 ST (2) (EKO: G) [€ 3,65 n.l.], 30 ST (EKO: G) [€ 10,45 n.l.]

Tiroler Steinöl - Haussalbe 22A02
(Z.Nr. 0-07430) RPF. D. D03AX
ZI: Tiroler Steinölwerke, Pertisau
Z: 100 g enthalten: Tiroler Steinöl 10 g, Bienenwachs, gelbes, Lanolin 10 g, Vaselin, weisses.
EW: Antiphlogistisch.
AG: Zugsalbe bei leichten Entzündungen.
DO: Erwachsene und Kinder ab 2 Jahre: 1-2mal tgl. kirschgroße Mengen auf schmerzhafte Stelle auftragen und abdecken.
SST: Keine Daten vorliegend.
NW: Lokale Unverträglichkeit.
WH: Nicht auf offene Verletzungen, Schleimhäute oder Augen aufbringen.
PG: 100 ML * (EKO: N) [€ 16,00]

Tirotax 0,5 g - Pulver zur Herstellung einer Injektionslösung 34B02
(Z.Nr. 1-24766) NR. P. nicht im Handel. J01DD01

Tirotax 1 g - Pulver zur Herstellung einer Injektions-/Infusionslösung 34B02
(Z.Nr. 1-24767) NR. P. nicht im Handel. J01DD01

Tirotax 2 g - Pulver zur Herstellung einer Injektions-/Infusionslösung 34B02
(Z.Nr. 1-24768) NR. P. nicht im Handel. J01DD01

Tisseel - Lösungen für einen Gewebekleber 20D01, 20D04
(Z.Nr. 2-00071) NR. P. T. B02BC30, V03AK
ZI: Baxter Medical Products, Wien
Z: 1 Doppelkammer-Fertigspritze mit 1 ml pro Kammer enthält: Komponente 1 in einer Kammer zu 1 ml: Kleberprotein - Lösung, tiefgefroren: Fibrinogen vom Menschen 91 mg (entspr. Protein clottierbar) (entspr. Faktor XIII human 0,6-5 IE), Aprotinin (synthetisch) 3000 KIE, Humanalbumin, L-Histidin, Nicotinamid, Natriumcitrat-2-Wasser, Polysorbat 80 0,6-1,9 mg, Wasser für Injektionszwecke; Komponente 2 in einer Kammer zu 1 ml: Thrombin-Lösung, tiefgefroren: Thrombin vom Menschen 500 IE, Calciumchlorid 40 µmol, Humanalbumin, Natriumchlorid, Wasser für Injektionszwecke.
EW: Lokales Hämostatikum.
AG: Verbesserung der Hämostase, als Gewebekleber zur Verbesserung der Wundheilung und zur Verbesserung der Haftung des abgetrennten Gewebes, Unterstützung der Naht in der Gefäßchirurgie und bei gastrointestinalen Anastomosen.
AA: Zum Auftragen auf die Wunde.
Details siehe Austria-Codex - Fachinformation.
DO: Nach Größe des auszufüllenden Defekts. Keine Untersuchungen an Kindern.
GA: Massive Blutungen. Nicht als Ersatz von Hautnähten.
SST: Strenge Indikationsstellung.
NW: Allergie/Anaphylaxie, Kreislauf, Magen/Darm, postoperative Wundinfek- tionen, Schmerzen, Serome.
WW: Nicht mit Oxycellulose-haltigen Arzneimitteln anwenden.
WH: Bei Injektion Anaphylaxiegefahr. Umliegendes Gewebe sorgfältig ab- decken. Vorsicht bei der Druckgasanwendung von Fibrinklebern. Bei wiederholter Anwendung von Fibrinklebern aus menschlichem Blut/Plasma Hepatitis A und B-Impfungen in Erwägung ziehen.
PG: **2ML** 1 ST * (EKO: N) [€ 205,20], **4ML** 1 ST * (EKO: N) [€ 348,85], **10ML** 1 ST * (EKO: N) [€ 752,15]

Tisseel Lyo - Pulver und Lösungsmittel für einen Gewebekleber 20D01, 20D04
(Z.Nr. 2-00209) NR. P. E. nicht im Handel. B02BC30, V03AK

Tivicay 10 mg - Filmtabletten 35E04
(Z.Nr. EU/1/13/892/*) NR. P. J05AJ03

T

ZI: ViiV Healthcare, Zeist, Niederlande
Z: 1 Filmtablette enthält: Dolutegravir 10 mg (entspr. Dolutegravir natrium), Tablettenkern: Mannitol, Cellulose, mikrokristalline, Povidon K29-32, Poly(O-carboxymethyl)stärke-Natrium Salz, Natriumstearylfumarat (entspr. Natrium 1 mg); Filmüberzug: Poly(vinylalkohol), Titandioxid, Macrogol, Talkum.
EW: Antiviral, hemmt HIV-Integrase.
AG: HIV-Infektionen in Kombination mit anderen antiretroviralen Arzneimitteln.
AA: Oral.
DO: 1mal tgl. 50 mg, bei Integrase-Inhibitor-Resistenz 2mal tgl. 50 mg. Kinder ab 6 Jahre: 1mal tgl. 1 mg/kg KG, max. 50 mg. Dolutegravir 1mal tgl. 50 mg + Lamivudin 1mal tgl. 300 mg nur anwenden, wenn keine Resistenzen gegen die Wirkstoffe bekannt sind.
SST: Zuverlässige Kontrazeption empfohlen. Im 1. Trimenon nicht anwenden; Nutzen/Risiko-Abwägung im 2. und 3. Trimenon. HIV-infizierte Mütter dürfen nicht stillen.
NW: Überempfindlichkeit, Magen/Darm, Kopfschmerzen, Psyche (Schlafstörungen, Depression), Leber, Haut, Arthralgie, Myalgie, Enzymanstiege, Autoimmunerkrankungen im Rahmen eines Immun-Rekonstitutions-Syndroms, opportunistische Infektionen, Osteonekrose.
WW: Kontraindiziert: (Dal)fampridin.
Bei Integrase-Inhibitor-Resistenz Arzneimittel vermeiden, die die Dolutegravir-Exposition reduzieren: Efavirenz, Nevirapin, Tipranavir/Ritonavir, Enzyminduktoren (Carbamazepin, Phenytoin, Phenobarbital, Rifampicin, Johanniskraut).
2-6 Std. Abstand: Antazida, Eisen, Kalzium, Multivitaminpräparate.
Vorsicht: Etravirin, Azatanavir, Metformin (-Dosis anpassen).
WH: Vorsicht bei Integrase-Inhibitor-Resistenz. Verkehrshinweis.
PG: 30 ST * (EKO: N) [€ 205,20]

Tivicay 25 mg - Filmtabletten — 35E04

(Z.Nr. EU/1/13/892/*) NR. P. — J05AJ03
ZI: ViiV Healthcare, Zeist, Niederlande
Z: 1 Filmtablette enthält: Dolutegravir 25 mg (entspr. Dolutegravir natrium), Tablettenkern: Mannitol, Cellulose, mikrokristalline, Povidon K29-32, Poly(O-carboxymethyl)stärke-Natrium Salz, Natriumstearylfumarat (entspr. Natrium 2 mg); Filmüberzug: Poly(vinylalkohol), Titandioxid, Macrogol, Talkum, Eisen(III)-hydroxid-oxid.
Kurzinformation: siehe Tivicay 10 mg - Filmtabletten, → S. 1422
PG: 30 ST * (EKO: N) [€ 475,65]

Tivicay 50 mg - Filmtabletten — 35E04

(Z.Nr. EU/1/13/892/*) NR. P. — J05AJ03
ZI: ViiV Healthcare, Zeist, Niederlande
Z: 1 Filmtablette enthält: Dolutegravir 50 mg (entspr. Dolutegravir natrium), Tablettenkern: Mannitol, Cellulose, mikrokristalline, Povidon K29-32, Poly(O-carboxymethyl)stärke-Natrium Salz, Natriumstearylfumarat (entspr. Natrium 4 mg); Filmüberzug: Poly(vinylalkohol), Titandioxid, Macrogol, Talkum, Eisen(III)-hydroxid-oxid.
Kurzinformation: siehe Tivicay 10 mg - Filmtabletten, → S. 1422
PG: 30 ST RE1 (EKO: Y) [€ 823,60]

Tivicay 50 mg - Filmtabletten — 35E04
(Z.Nr. EU/1/13/892/*) NR. P. Parallelimport. — J05AJ03
nicht im Handel.

Tivicay 50 mg - Filmtabletten — 35E04
(Z.Nr. EU/1/13/892/*) NR. P. Parallelimport. — J05AJ03
nicht im Handel.

Tivicay 50 mg - Filmtabletten — 35E04
(Z.Nr. EU/1/13/892/*) NR. P. Parallelimport. — J05AJ03
nicht im Handel.

Tivicay 50 mg - Filmtabletten — 35E04
(Z.Nr. EU/1/13/892/*) NR. P. Parallelimport. — J05AJ03
nicht im Handel.

Tizanidin Actavis 2 mg - Tabletten — 46B01

(Z.Nr. 1-28431) RP. P. — M03BX02
ZI: Actavis Group PTC, Hafnarfjördur, Island
Z: 1 Tablette enthält: Tizanidin hydrochlorid 2,288 mg (entspr. Tizanidin 2 mg), Siliciumdioxid, kolloidal, wasserfrei, Stearinsäure, Cellulose, mikrokristalline, Lactose, wasserfrei 100 mg.
EW: Zentrales Muskelrelaxans.
AG: Spastische Lähmung in Folge von Multipler Sklerose oder von Rückenmarksschädigung oder -erkrankung.
AA: Oral.
DO: ED initial 2 mg. TD meist 12-24 mg in 3-4 ED. MTD 36 mg. Bei Patienten unter 18 Jahren nicht empfohlen.
GA: Schwere Leberschäden.
SST: Nutzen/Risiko-Abwägung, nicht stillen.
NW: Herz, ZNS, Magen/Darm, Allergien, Blutdruckabfall, Rebound-Hypertonie, Leber, Psyche (Halluzinationen).
WW: Kontraindiziert: Fluvoxamin, Ciprofloxacin. Nicht empfohlen: CYP1A2 Inhibitoren (Antiarrhythmika, Cimetidin, Fluorochinolone, Rofecoxib, orale Kontrazeptiva, Ticlopidin), QT-verlängernde Substanzen.
Vorsicht: Blutdrucksenker, Digoxin, Alkohol, ZNS-Dämpfer.
WH: Vorsicht bei Nierenschäden. Kontrolle: Leber (monatlich in den ersten 4 Monaten), EKG. Verkehrshinweis.
PG: 10 ST (2) (EKO: G) [€ 1,90], 60 ST (EKO: G) [€ 9,90 n.l.]

Tizanidin Actavis 4 mg - Tabletten — 46B01

(Z.Nr. 1-28432) RP. P. — M03BX02
ZI: Actavis Group PTC, Hafnarfjördur, Island
Z: 1 Tablette enthält: Tizanidin hydrochlorid 4,576 mg (entspr. Tizanidin 4 mg), Siliciumdioxid, kolloidal, wasserfrei, Stearinsäure, Cellulose, mikrokristalline, Lactose, wasserfrei 200 mg.
Kurzinformation: siehe Tizanidin Actavis 2 mg - Tabletten, → S. 1423
PG: 10 ST (2) (EKO: G) [€ 3,45], 60 ST (EKO: G) [€ 16,75]

Tobi 300 mg/5 ml - Lösung für einen Vernebler — 34H02

(Z.Nr. 1-23973) NR. P. E. — J01GB01
ZI: Mylan Österreich, Wien
Z: 1 Ampulle mit 5 ml enthält: Tobramycin 300 mg, Natriumchlorid, Wasser für Injektionszwecke, Schwefelsäure, Natriumhydroxid.
EW: Aminoglykosid-Antibiotikum.
AG: Chronische Lungeninfektion mit Pseudomonas aeruginosa bei Patienten ab 6 Jahren mit zystischer Fibrose.
AA: Nur zur Inhalation mit Vernebler, nicht parenteral.
DO: 2mal tgl. 1 Ampulle über 28 Tage, dann 28 Tage Pause. Keine Dosis- empfehlung für Kinder unter 6 Jahren.
SST: Nutzen/Risiko-Abwägung.
NW: Stimmveränderungen, Laryngitis, reversibler Tinnitus, Atemwege (Husten), Sinnesorgane, Magen/Darm, Haut, Hörverlust, Allergien.
WW: Andere nephro- oder ototoxische Substanzen oder neuromuskuläre Blocker meiden.
WH: Auf Bronchialobstruktion, Oto- oder Nephrotoxizität achten. Vorsicht bei neuromuskulären Störungen. Serumkonzentration von Tobramycin (bei Oto-, Nephrotoxizität oder begleitender parenteraler Aminoglykosidtherapie) nur durch Venenpunktion überwachen; Therapie aussetzen, bis Serumkonzentration unter 2 µg/ml.
PG: 56 ST RE2 (EKO: Y) [€ 3.013,40]

Tobi 300 mg/5 ml - Lösung für einen Vernebler — 34H02

(Z.Nr. 1-23973-P1) NR. P. E. Parallelimport. — J01GB01
V: Orifarm, Leverkusen, Deutschland
Z: 1 Ampulle mit 5 ml enthält: Tobramycin 300 mg, Natriumchlorid, Wasser für Injektionszwecke, Schwefelsäure, Natriumhydroxid.
PG: 56 ST RE2 (EKO: Y) [€ 2.953,80]

Tobi Podhaler 28 mg - Hartkapseln mit Pulver zur Inhalation — 34H02

(Z.Nr. EU/1/10/652/*) NR. P. — J01GB01
ZI: Mylan IRE Healthcare, Dublin, Irland
Z: 1 Kapsel enthält: Tobramycin 28 mg, Kapselinhalt: 1,2-Distearoyl-sn-Glycero-3-Phosphocholin, Calciumchlorid, Schwefelsäure zur pH-Wert Einstellung.
EW: Aminoglykosid-Antibiotikum.
AG: Chronische Lungeninfektion mit Pseudomonas aeruginosa bei Patienten ab 6 Jahren mit zystischer Fibrose.
AA: Orale Inhalation mit Podhaler
Details siehe Austria-Codex - Fachinformation
DO: 2mal tgl. 4 Kapseln über 28 Tage, dann 28 Tage Pause.
SST: Nutzen/Risiko-Abwägung.
NW: Stimmveränderungen, Laryngitis, reversibler Tinnitus, Atemwege (Husten), Sinnesorgane, Magen/Darm, Haut, Hörverlust, Allergien.
WW: Andere nephro- oder ototoxische Substanzen oder neuromuskuläre Blocker meiden.
WH: Auf Bronchialobstruktion, Oto- oder Nephrotoxizität achten. Vorsicht bei neuromuskulären Störungen. Serumkonzentration von Tobramycin (bei Oto-, Nephrotoxizität oder begleitender parenteraler Aminoglykosidtherapie) nur durch Venenpunktion überwachen; Therapie aussetzen, bis Serumkonzentration unter 2 µg/ml.
PG: 224 ST RE2 (EKO: Y) [€ 3.013,40]

Tobi Podhaler 28 mg - Hartkapseln mit Pulver zur Inhalation — 34H02
(Z.Nr. EU/1/10/652/*) NR. P. Parallelimport. — J01GB01
nicht im Handel.

Tobradex - Augensalbe — 47C03

(Z.Nr. 1-22590) NR. P. — S01CA01
ZI: Novartis Pharma, Wien

T

Z: 1 g enthält: Tobramycin 3 mg, Dexamethason 1 mg, Chlorobutanol 5 mg, Paraffin, dickflüssiges, Vaselin, weisses.
EW: Antibiotikum + Kortikoid.
AG: Auf Steroide ansprechende Entzündungen des vorderen Augenabschnittes mit gleichzeitiger Infektion(sgefahr).
AA: Zum Einbringen in den Bindehautsack des erkrankten Auges.
DO: Personen ab 2 Jahre: 1,5 cm Salbenstrang 3-4mal tgl. am erkrankten Auge anwenden. Behandlungsdauer 14 Tage (max. 24 Tage). Keine Untersuchungen an Kindern unter 1-2 Jahren.
GA: Virus- oder Pilzinfektionen des Auges, (myko)bakterielle Infektionen des Auges, unbehandelte parasitäre Augeninfektionen, Hornhautverletzungen, nach Entfernung von Hornhautfremdkörpern.
SST: In der Schwangerschaft nicht empfohlen. Nutzen/Risiko-Abwägung in der Stillzeit.
NW: Überempfindlichkeit, Sehstörunegn (Glaukom, Katarakt), Sekundärinfektionen. Verzögerung der kornealen Wundheilung, Nebennierensuppression, Muskelschwäche.
WW: Vorsicht: Anticholinergika (Erhöhung des intraokulären Druckes). CYP3A4-Inhibitoren (Ritonavir, Cobicistat): Cushing-Syndrom. Topische NSAIDs (topische Wundheilungsstörungen). 15 min Abstand zu anderen topischen Arzneimitteln am Auge. Systemische Aminoglykoside bzw. andere neuro-, oto-, nephrotoxische Arzneimittel additiv toxisch.
WH: Während der Anwendung keine Kontaktlinsen tragen. Verkehrshinweis. Bei Langzeitgabe Glaukom bzw. sekundäre Augeninfektionen möglich. Vorsicht bei Myasthenie, Parkinson.
PG: 3,5 G AU (EKO: G) [€ 5,40]

Tobradex - Augentropfen 47C03
(Z.Nr. 1-22591) NR. P. S01CA01
ZI: Novartis Pharma, Wien
Z: 1 ml (= 26 Tropfen) enthalten: Tobramycin 3 mg, Dexamethason 1 mg, Benzalkonium chlorid 0,01 %, Natrium edetat, Tyloxapol, Natriumchlorid, Natrium sulfat, Hydroxyethylcellulose, Schwefelsäure zur pH-Wert Einstellung, Natriumhydroxid zur pH-Wert-Einstellung, Wasser, gereinigtes.
EW: Antibiotikum + Kortikoid.
AG: Auf Steroide ansprechende Entzündungen des vorderen Augenabschnittes mit gleichzeitiger Infektion(sgefahr).
DO: Alle 4-6 Std. (während der ersten 24-48 Std. alle 2 Std.) 1-2 Tropfen in den Konjunktivalsack des erkrankten Auges eintropfen. Behandlungsdauer 14 Tage, max. 24 Tage. Keine Untersuchungen an Kindern unter 2 Jahren.
GA: Virus- oder Pilzinfektionen des Auges, (myko)bakterielle Infektionen des Auges, unbehandelte parasitäre Augeninfektionen, Hornhautverletzungen, nach Entfernung von Hornhautfremdkörpern.
SST: In der Schwangerschaft nicht empfohlen. Nutzen/Risiko-Abwägung in der Stillzeit.
NW: Überempfindlichkeit, Sehstörunegn (Glaukom, Katarakt), Sekundärinfektionen. Verzögerung der kornealen Wundheilung, Nebennierensuppression, Muskelschwäche.
WW: Vorsicht: Anticholinergika (Erhöhung des intraokulären Druckes). CYP3A4-Inhibitoren (Ritonavir, Cobicistat): Cushing-Syndrom. Topische NSAIDs (topische Wundheilungsstörungen). 15 min Abstand zu anderen topischen Arzneimitteln am Auge. Systemische Aminoglykoside bzw. andere neuro-, oto-, nephrotoxische Arzneimittel additiv toxisch.
WH: Während der Anwendung keine Kontaktlinsen tragen. Verkehrshinweis. Bei Langzeitgabe Glaukom bzw. sekundäre Augeninfektionen möglich. Vorsicht bei Myasthenie, Parkinson.
PG: 5 ML AU (EKO: G) [€ 5,40]

Tobramycin Aristo 300 mg/5 ml - Lösung für einen Vernebler 34H02
(Z.Nr. 1-38828) NR. P. E. nicht im Handel. J01GB01

Tobramycin B.Braun 1 mg/ml - Infusionslösung 34H02
(Z.Nr. 1-29023) NR. P. J01GB01
ZI: B. Braun, Melsungen, Deutschland
Z: 1 Flasche mit 80 ml enthält: Tobramycin 80 mg, Natriumchlorid 283 mg, Schwefelsäure zur pH-Wert Einstellung, Wasser für Injektionszwecke.
EW: Aminoglykosid-Antibiotikum.
AG: Schwere Infektionen durch empfindliche Bakterien: Untere Atemwege (nosokomiale Pneumonie, zystische Fibrose), Harnwege, intraabdominell, Haut und Weichteile, schwere Verbrennungen. Anwendung meist als Kombinationstherapie.
AA: I.v. Infusion, Dauer 30(-60) min.
DO: TD 3-5 mg/kg KG in 1 oder 3 ED.
Kinder ab 1 Woche: 1mal tgl. 6-7,5 mg/kg KG oder 2-2,5 mg/kg KG alle 8 Std. oder 1,5-1,9 mg/kg KG alle 6 Std.
Zystische Fibrose: In jedem Alter TD 8-10 mg/kg KG; Serumspiegel überwachen.
Dosisreduktion bei Nierenschäden.
GA: Myasthenie.
SST: Strenge Nutzen/Risiko-Abwägung, nicht stillen. Beim Neugeborenen Gehör und Niere prüfen.
NW: Gehör, Niere, Blutbild, lokale Reaktionen, Schmerzen, Labor.
WW: Neuromuskuläre Blockade durch Ether, Muskelrelaxantien oder große Mengen von Citratblut verstärkt. Methoxyfluran verstärkt nephrotoxisch.
Verstärkung anderer nephro- oder ototoxischer Arzneimittel.
WH: Kontrollen: Gehör, Niere. Auf neuromuskuläre Blockade achten. Patienten gut hydrieren. Vorsicht bei Früh- und Neugeborenen.
PG: 10 ST * (EKO: N) [€ 30,75]

Tobramycin B.Braun 3 mg/ml - Infusionslösung 34H02
(Z.Nr. 1-29024) NR. P. J01GB01
ZI: B. Braun, Melsungen, Deutschland
Z: 1 Flasche mit 80 ml enthält: Tobramycin 240 mg, Natriumchlorid 283 mg, Schwefelsäure zur pH-Wert Einstellung, Wasser für Injektionszwecke.
Kurzinformation: siehe Tobramycin B.Braun 1 mg/ml - Infusionslösung, → S. 1424
PG: **80ML** 10 ST * (EKO: N) [€ 68,25], **120ML** 10 ST * (EKO: N) [€ 93,35]

Tobrasix 160 mg/2 ml - Injektionslösung bzw. Konzentrat zur Herstellung einer Infusionslösung 34H02
(Z.Nr. 1-19875) NR. P. J01GB01
ZI: Infectopharm Arzneimittel und Consilium, Heppenheim, Deutschland
Z: 1 Ampulle mit 2 ml enthält: Tobramycin 160 mg (entspr. Tobramycin sulfat), Natrium metabisulfit 2,88 mg, Schwefelsäure Wasser Gemisch, Wasser für Injektionszwecke.
EW: Aminoglykosid-Antibiotikum, bakterizid.
AG: Schwere Infektionen durch empfindliche Erreger: Harnwege, untere Atemwege (schwere Pneumonien), Mukoviszidose, Haut und Weichteile, intraabdominelle Infektionen.
AA: I.m. Injektion (unverdünnt) oder i.v. (Infusion mit 50-100 ml NaCl- oder Glukoselösung über 30-60 min); nicht mit anderen Arzneimitteln mischen.
DO: Erwachsene: TD 3(-5) mg/kg KG in 1 oder 3 ED.
Cystische Fibrose: TD 8-10 mg/kg KG.
Kinder ab 1 Woche: TD 6 bis 7,5 mg/kg KG als ED oder 2-2,5 mg/kg KG alle 8 Std. oder 1,5-1,9 mg/kg KG alle 6 Std..
Dosisreduktion bei Nierenschäden siehe Austria-Codex - Fachinformation.
GA: Myasthenie, Sulfitüberempfindlichkeit.
SST: Strenge Indikationsstellung, nicht stillen.
NW: Haut, Niere, 8. Hirnnerv, Nervensystem, Blutbild, Thrombophlebitis, Magen/Darm, Überempfindlichkeiten (insbesondere beim Asthmatiker), Labor (Transaminasenanstiege), lokale Reaktionen.
WW: Vorsicht: Andere oto- oder nephrotoxische Arzneimittel verstärkt toxisch.
Starke Diuretika meiden. Muskelrelaxantien, Ether, Citratblut (neuromuskuläre Blockarde), Methoxyfluran (Nephropathie), Betalaktame nicht durch den gleichen Infusionszugang geben. Thiamin wird durch Sulfit abgebaut.
WH: Vorsicht bei Früh- und Neugeborenen. Kontrolle: 8. Hirnnerv, Niere, Serumspiegel (max. 12 µg/ml), Leber, Blutbild, Elektrolyte. Auf pseudomembranöse Kolitis achten. Hämodialyse ist möglich. Verkehrshinweis.
PG: 10 ST * (EKO: N) [€ 327,50]

Tobrex - Augensalbe 47C01
(Z.Nr. 1-21066) NR. P. S01AA12
ZI: Novartis Pharma, Wien
Z: 1 g enthält: Tobramycin 3 mg, Chlorobutanol 5 mg, Paraffin, Vaselin, weisses.
EW: Bakterizides Antibiotikum.
AG: Infektionen des vorderen Augensegmentes und der Anhangsorgane durch empfindliche Erreger.
AA: In den Konjunktivalsack des erkrankten Auges einbringen.
DO: Personen ab 1 Jahr: 2-3mal tgl. (initial alle 3-4 Stunden) 1,5 cm Salbenstrang.
SST: Nutzen/Risiko-Abwägung.
NW: Lokale Reaktionen, Überempfindlichkeit, Haut, Kopfschmerzen.
WW: 15 min Abstand zu anderen topischen Ophthalmika. Vorsicht bei gleichzeitiger Gabe systemischer Aminoglykoside.
WH: Superinfektionen möglich. Vorsicht bei Myasthenie, M. Parkinson. Während der Anwendung keine Kontaktlinsen tragen. Verkehrshinweis.
PG: 3,5 G AU (EKO: G) [€ 5,40]

Tobrex - Augentropfen 47C01
(Z.Nr. 1-19633) NR. P. S01AA12

ZI: Novartis Pharma, Wien
Z: 1 ml (= 26 Tropfen) enthält: Tobramycin 3 mg (entspr. → 114 µg/Tr), Borsäure 12,4 mg, Benzalkonium chlorid 0,1 mg, Natriumsulfat, wasserfreies, Natriumchlorid, Tyloxapol, Natriumhydroxid zur pH-Wert-Einstellung, Schwefelsäure zur pH-Wert Einstellung, Wasser, gereinigtes.
EW: Bakterizides Antibiotikum.
AG: Infektionen des vorderen Augensegmentes und der Anhangsorgane durch empfindliche Erreger.
DO: Personen ab 2 Jahren: Nach Schwere der Erkrankung alle 1-4 Std. 1-2 Tropfen in den Bindehautsack eintropfen; nicht ins Augeninnere injizieren.
SST: Nutzen/Risiko-Abwägung.
NW: Lokale Reaktionen, Überempfindlichkeit, Haut, Kopfschmerzen.
WW: 15 min Abstand zu anderen topischen Ophthalmika. Vorsicht bei gleichzeitiger Gabe systemischer Aminoglykoside.
WH: Superinfektionen möglich. Vorsicht bei Myasthenie, M. Parkinson. Während der Anwendung keine Kontaktlinsen tragen. Verkehrshinweis.
PG: 5 ML * (EKO: N) [€ 5,60]

▼ Toctino 10 mg - Weichkapseln — 22A03

(Z.Nr. 1-28037) NR. P. — D11AH04
ZI: GlaxoSmithKline Pharma, Wien
Z: 1 Weichkapsel enthält: Alitretinoin 10 mg, Kapselinhalt: Sojaöl, raffiniert 176,5 mg, Sojaöl teilweise hydriert, Triglyceride, mittelkettige, Wachs, gelbes, all-rac-alpha-Tocopherol; Kapselhülle: Gelatine, Glycerol, Sorbitol 20,08 mg (entspr. Sorbitol-Lösung (nicht kristallisierend)), Wasser, gereinigtes, Eisenoxid rot, Eisenoxid schwarz.
EW: Vitamin A-Derivat; immunmodulatorisch, antiinflammatorisch.
AG: Schweres chronisches Handekzem (überwiegend hyperkeratotisch) bei Nichtansprechen auf potente topische Kortikosteroide.
AA: Mit einer Mahlzeit einnehmen.
DO: Initial 1mal tgl. 30 mg, dann 1mal tgl. 10 bis 30 mg. Behandlungsdauer 12-24 Wochen. Bei Rückfall weiterer Behandlungszyklus möglich.
Gebärfähige Frauen max. 30 Tage behandeln, bei fortgesetzter Behandlung neuerliche Verschreibung notwendig.
Für Kinder und Jugendliche nicht empfohlen.
GA: Soja-, Erdnussallergie, Leberschäden, schwere Nierenschäden, Hypervitaminose A, nicht ausreichend kontrollierte Hypercholesterinämie, Hypertriglyciderinämie oder Hypothyroidismus.
SST: Absolute Kontraindikation (Teratogen!). Schwangerschaftsverhütungsprogramm beachten!
NW: Kopfschmerzen, Gesichtsröte, Labor (Transaminasenanstieg), Blutbild, Augen, Hauttrockenheit, Stoffwechsel (erhöhte Blutfette), Bewegungsapparat (Arthralgie, Myalgie), Psyche (Depression), Tinnitus, Magen/Darm (Ileitis, Diarrhoe).
WW: Kontraindiziert: Tetrazykline, andere Retinoide, Vitamin A. Nicht empfohlen: Amiodaron. Vorsicht: Starke CYP3A4-Hemmer, starke CYP2C9-Hemmer (Fluconazol, Miconazol, Oxandrolon), starke CYP2C8-Hemmer (Gemfibrozil), Substrate für CYP2C8 (Paclitaxel, Rosiglitazon, Repaglinid).
WH: Auf psychiatrische Störungen, Erhöhung des Schädelinnendrucks achten. UV-Strahlung meiden. Kontrollen: Blutfette, Schilddrüse, Transaminasen. Lippenpflege, befeuchtende Augentropfen empfohlen. Verkehrshinweis (Nachtsehen beeinträchtigt).
PG: 30 ST RE1 (EKO: Y) [€ 680,75]

▼ Toctino 10 mg - Weichkapseln — 22A03

(Z.Nr. 1-28037-P1) NR. P. Parallelimport. — D11AH04
V: Haemato Pharm, Schönefeld, Deutschland
Z: 1 Weichkapsel enthält: Alitretinoin 10 mg, Kapselinhalt: Sojaöl, raffiniert 176,5 mg, Sojaöl teilweise hydriert, Triglyceride, mittelkettige, Wachs, gelbes, all-rac-alpha-Tocopherol; Kapselhülle: Gelatine, Glycerol, Sorbitol 20,08 mg (entspr. Sorbitol-Lösung (nicht kristallisierend)), Wasser, gereinigtes, Eisenoxid rot, Eisenoxid schwarz.
PG: 30 ST RE1 (EKO: Y) [€ 667,80]

▼ Toctino 30 mg - Weichkapseln — 22A03

(Z.Nr. 1-28038) NR. P. — D11AH04
ZI: GlaxoSmithKline Pharma, Wien
Z: 1 Weichkapsel enthält: Alitretinoin 30 mg, Kapselinhalt: Sojaöl, raffiniert 282,4 mg, Sojaöl teilweise hydriert, Triglyceride, mittelkettige, Wachs, gelbes, all-rac-alpha-Tocopherol; Kapselhülle: Gelatine, Glycerol, Sorbitol 25,66 mg (entspr. Sorbitol-Lösung (nicht kristallisierend)), Wasser, gereinigtes, Eisenoxid rot, Eisenoxid gelb.
Kurzinformation: siehe Toctino 10 mg - Weichkapseln, → S. 1425
PG: 30 ST RE1 (EKO: Y) [€ 680,75]

▼ Toctino 30 mg - Weichkapseln — 22A03

(Z.Nr. 1-28038-P1) NR. P. Parallelimport. — D11AH04
V: Haemato Pharm, Schönefeld, Deutschland
Z: 1 Weichkapsel enthält: Alitretinoin 30 mg, Kapselinhalt: Sojaöl, raffiniert 282,4 mg, Sojaöl teilweise hydriert, Triglyceride, mittelkettige, Wachs, gelbes, all-rac-alpha-Tocopherol; Kapselhülle: Gelatine, Glycerol, Sorbitol 25,66 mg (entspr. Sorbitol-Lösung (nicht kristallisierend)), Wasser, gereinigtes, Eisenoxid rot, Eisenoxid gelb.
PG: 30 ST RE1 (EKO: Y) [€ 667,80]

Toex spag. Peka - Globuli — 05X

(Z.Nr. 3-00440) RPF. P. — V03AX
ZI: Pekana Naturheilmittel, Kißlegg, Deutschland
Z: 10 g Streukügelchen enthalten: Argentum nitricum (Homöopathie) D4 10 mg, Bryonia cretica-spag. Peka D4 11 mg, Clematis recta (Homöopathie) D3 15 mg, Hydrastis canadensis (Homöopathie) D4 15 mg, Echinacea-spag. Peka D12 14 mg, Galium aparine (Homöopathie) D6 16 mg, Glechoma hederacea-spag. Peka D6 16 mg, Ledum palustre (Homöopathie) D6 3 mg, Saccharose 10 g.
EW: Homöopathikum (spagyrisch).
AG: Herabsetzung der Allergiebereitschaft, Linderung nach Insektenstichen.
AA: Langsam im Mund zergehen lassen.
DO: 4-5mal tgl. 10 Streukügelchen.
Kinder 6 - 11 Jahre: 3-4mal tgl. 8 Streukügelchen.
Kinder 1 - 5 Jahre: 3-4mal tgl. 5 Streukügelchen.
SST: Vorsicht.
PG: 10 G * (EKO: N) [€ 10,75]

Toex spag. Peka - Tropfen zum Einnehmen — 05X

(Z.Nr. 3-00406) RPF. P. — V03AX
ZI: Pekana Naturheilmittel, Kißlegg, Deutschland
Z: 1 g (= 1,04 ml = 33 Tropfen) enthält: Argentum nitricum (Homöopathie) D4 100 mg, Bryonia cretica-spag. Peka D4 110 mg, Clematis recta (Homöopathie) D3 150 mg, Hydrastis canadensis (Homöopathie) D4 150 mg, Echinacea-spag. Peka D12 140 mg, Galium aparine (Homöopathie) D6 160 mg, Glechoma hederacea-spag. Peka D6 160 mg, Ledum palustre (Homöopathie) D6 30 mg, Ethanol 96% (entspr. Gesamtethanolgehalt ca. 30 % (V/V)), Wasser, gereinigtes.
EW: Homöopathikum.
AG: Herabsetzung der Allergiebereitschaft, Linderung nach Insektenstichen.
AA: In einem Glas mit etwas Wasser vor den Mahlzeiten einnehmen.
DO: 3mal tgl. 20 Tropfen.
Kinder 2-11 Jahre: 3mal tgl. 10 Tropfen.
Kleinkinder 12 - 23 Monate: 3mal tgl. 5 Tropfen.
Im 1. Lebensjahr nicht empfohlen.
SST: Vorsicht.
PG: 50 ML * (EKO: N) [€ 14,05], 100 ML * (EKO: N) [€ 21,75]

Tolak 40 mg/g - Creme — 22P01
(Z.Nr. 1-39298) NR. P. nicht im Handel. — L01BC02

🐾 Tolfedine 40 mg/ml - Injektionslösung für Tiere — 806AA, 806AZ, 840A

(Z.Nr. 8-00134) RP. P. VNW. — QM01AG02
ZI: Vetoquinol Österreich, Wien
Z: 1 ml enthält: Tolfenaminsäure 40 mg, Benzylalkohol 10,3 mg, Ethanolamin, Diethylenglycolmonoethylether, Natrium formaldehydsulfoxylat, Wasser für Injektionszwecke.
EW: Nichtsteroidales Antiphlogistikum.
AG: Rinder: Akute Atemwegserkrankungen (zusammen mit Antiinfektiva).
Hunde: Postoperative Schmerzlinderung, schmerzhafte Erkrankungen des Bewegungsapparates.
Katzen: Symptomatische Fiebersenkung.
Schweine: Additiv zum MMA-Syndrom. Linderung kastrationsbedingter Schmerzen beim Saugferkel.
AA: S.c. oder i.m.
DO: Rind: 2 mg/kg KG i.m., ev. nach 48 Std. einmalig wiederholen.
Schwein: 2 mg/kg KG einmalig i.m. beim MMA-Syndrom in Verbindung mit antiinfektiöser Therapie bzw. 30 min vor der Kastration.
Hund: 4 mg/kg KG i.m. oder s.c., ev. einmalig nach 24 Std: wiederholen. Postoperative Schmerzen: 4 mg/kg KG i.m. 1 Std. vor der Einleitung der Anästhesie.
Katze: 4 mg/kg KG s.v., ev. einmalig nach 24 Std. wiederholen.
GA: Magen/Darm-Ulcera, Nieren-, Blutbildschäden, Schock, Herz-, Leberschäden, Saugferkel unter 4 Tage.
SST: Nutzen/Risiko-Abwägung.
NW: Lokale Reaktionen, Magen/Darm, Blut, Polydipsie, Leberenzymanstiege.
WW: Andere Antiphlogistika, potentiell nephrotoxische Arzneimittel,

Diuretika, Antikoagulantien vermeiden.
WH: Bei Dehydratation, Hypovolämie, Hypotonie nicht anwenden.
VNW: Essbare Gewebe Rind 12 Tage, Schwein 6 Tage.
PG: 100 ML VNW [€ 85,35]

🐾 Tolfedine 60 mg - Tabletten für Hunde 806AA, 806AZ, 840A
(Z.Nr. 8-00133) RP. P. QM01AG02
ZI: Vetoquinol Österreich, Wien
Z: 1 Tablette enthält: Tolfenaminsäure 60 mg, Calcium hydrogenphosphat-2-Wasser, Cellulose, mikrokristalline, Weizenstärke, Magnesium stearat, Docusat natrium.
EW: Nichtsteroidaler Entzündungshemmer.
AG: Entzündungen und Schmerzen bei chronischen Erkrankungen des Stütz- und Bewegungsapparates.
AA: Mit dem Futter.
DO: Tgl. 1 Tablette pro 15 kg KG an 3 Tagen.
GA: Magen/Darm-Ulcera oder Blutungen, Nieren-, Blutbildschäden, Gerinnungsstörungen, Herz-, Leberschäden, Schock, Tiere unter 1 Jahr.
SST: Während der Trächtigkeit nicht anwenden.
NW: Magen/Darm, Durst. Blutbild, Gerinnung, Leber.
WW: Andere nichtsteroidale Antiphlogistika (24 Std. Abstand), potentiell nephrotoxische Mittel.
WH: Nicht bei Hunden unter 7 kg KG anwenden. Besondere Vorsicht bei Tieren unter 6 Wochen und bei altersschwachen Tieren. Nicht bei Tieren zur Gewinnung von Lebensmitteln anwenden.
PG: 16 ST VT [€ 31,70]

🐾 *Tolfedine 6 mg - Tabletten für Hunde und Katzen* 806AA, 806AZ, 840A
(Z.Nr. 8-00132) RP. P. nicht im Handel. QM01AG02

Tolterodin Accord 1 mg - Filmtabletten 52C
(Z.Nr. 1-31598) RP. P. G04BD07
ZI: Accord Healthcare, Utrecht, Niederlande
Z: 1 Filmtablette enthält: Tolterodintartrat 1 mg (entspr. Tolterodin 0,68 mg), Tablettenkern: Cellulose, mikrokristalline PH 102, Carboxymethylstärke, Natrium Typ A, Magnesium stearat, Siliciumdioxid, hochdispers, wasserfrei; Filmüberzug: (entspr. Hypromellose) (entspr. Titandioxid) (entspr. Macrogol 8000) (entspr. Talkum).
EW: Cholinerger Antagonist.
AG: Symptomatische Behandlung von Dranginkontinenz und/oder Pollakisurie und imperativem Harndrang wie zum Beispiel bei Patienten mit Reizblase.
AA: Unzerkaut schlucken.
DO: 2mal tgl. 2 mg, bei schweren Leber- oder Nierenschäden 2mal tgl. 1 mg.
Für Kinder und Jugendliche nicht empfohlen.
GA: Harnretention, Engwinkelglaukom, Myasthenie, Colitis ulcerosa, toxisches Megakolon, Kinder.
SST: Nicht empfohlen.
NW: Anticholinerg (Mundtrockenheit, Dyspepsie), Kopfschmerzen, ZNS, trockene Haut, Auge, Brustschmerzen, Allergien, Arrhythmien, Verstärkung einer Demenz.
WW: Anticholinergika verstärkt, Muskarin-Agonisten abgeschwächt. CYP3A4-In- hibitoren, z.B. Makrolide, Azole, Proteasehemmer: Gleichzeitige Gabe nicht empfohlen. Metoclopramid-Wirkung vermindert.
WH: Vorsicht bei obstruktiven Harnabflußstörungen, Pylorusstenose, Nieren-, Leberschäden (Dosisreduktion!), autonomer Neutropathie, Hiatushermie; QT-Verlängerung; gleichzeitige Gabe von Makrolidantibiotika oder Azol-Antimykotika. Vor der Behandlung organische Ursachen der instabilen Blase abklären.
PG: 20 ST (2) (EKO: G) [€ 5,15], 60 ST (EKO: G) [€ 14,60]

Tolterodin Accord 2 mg - Filmtabletten 52C
(Z.Nr. 1-31599) RP. P. G04BD07
ZI: Accord Healthcare, Utrecht, Niederlande
Z: 1 Filmtablette enthält: Tolterodintartrat 2 mg (entspr. Tolterodin 1,37 mg), Tablettenkern: Cellulose, mikrokristalline PH 102, Carboxymethylstärke, Natrium Typ A, Magnesium stearat, Siliciumdioxid, hochdispers, wasserfrei; Filmüberzug: (entspr. Hypromellose) (entspr. Titandioxid) (entspr. Macrogol 8000) (entspr. Talkum).
Kurzinformation: siehe Tolterodin Accord 1 mg - Filmtabletten, → S. 1426
PG: 20 ST (2) (EKO: G) [€ 5,15], 60 ST (EKO: G) [€ 14,60]

Tolterodin Accord 2 mg - Hartkapseln, retardiert 52C
(Z.Nr. 1-36966) RP. P. nicht im Handel. G04BD07

Tolterodin Accord 4 mg - Hartkapseln, retardiert 52C
(Z.Nr. 1-36967) RP. P. nicht im Handel. G04BD07

Tolterodin Aristo 1 mg - Filmtabletten 52C
(Z.Nr. 1-30368) RP. P. G04BD07
ZI: Aristo Pharma, Berlin, Deutschland
Z: 1 Filmtablette enthält: Tolterodin-L-tartrat 1 mg (entspr. Tolterodin 0,68 mg), Kern: Cellulose, mikrokristalline, Calcium hydrogenphosphat dihydrat, Carboxymethylstärke, Natrium Typ B, Magnesium stearat, Siliciumdioxid, hochdispers, wasserfrei; Filmüberzug: (entspr. Hydroxypropylcellulose) (entspr. Hypromellose 3cP) (entspr. Talkum) (entspr. Titandioxid).
Kurzinformation: siehe Tolterodin Accord 1 mg - Filmtabletten, → S. 1426
PG: 20 ST (2) (EKO: G) [€ 5,15], 60 ST (EKO: G) [€ 14,60]

Tolterodin Aristo 2 mg - Filmtabletten 52C
(Z.Nr. 1-30369) RP. P. G04BD07
ZI: Aristo Pharma, Berlin, Deutschland
Z: 1 Filmtablette enthält: Tolterodin-L-tartrat 2 mg (entspr. Tolterodin 1,37 mg), Kern: Cellulose, mikrokristalline, Calcium hydrogenphosphat dihydrat, Carboxymethylstärke, Natrium Typ B, Magnesium stearat, Siliciumdioxid, hochdispers, wasserfrei; Filmüberzug: (entspr. Hydroxypropylcellulose) (entspr. Hypromellose 3cP) (entspr. Talkum) (entspr. Titandioxid).
Kurzinformation: siehe Tolterodin Accord 1 mg - Filmtabletten, → S. 1426
PG: 20 ST (2) (EKO: G) [€ 5,15], 60 ST (EKO: G) [€ 14,60]

Tolterodin Pfizer 1 mg - Filmtabletten 52C
(Z.Nr. 1-31390) RP. P. nicht im Handel. G04BD07

Tolterodin Pfizer 2 mg - Filmtabletten 52C
(Z.Nr. 1-31391) RP. P. nicht im Handel. G04BD07

🐾 Toltranil 50 mg/ml - Suspension zum Eingeben für Schweine, Rinder und Schafe 812AE
(Z.Nr. 8-00885) RP. P. VNW. QP51AJ01
ZI: Krka, Novo Mesto, Slowenien
Z: 1 ml Suspension enthält: Toltrazuril 50 mg, Natriumbenzoat 2,1 mg, Natriumpropionat 2,1 mg, Propylenglycol, Docusat natrium, Simeticon, Emulsion: Aluminium Magnesium-silicat, Citronensäure monohydrat, Xanthan gummi, Wasser, gereinigtes.
EW: Antiprotozoikum.
AG: Vorbeugung der Kokzidiose bei neugeborenen Ferkeln in Betrieben mit bestätigter Kokzidiose durch Isospora suis in der Vorgeschichte.
Vorbeugung der Kokzidiose und Senkung der Oozystenausscheidung bei Kälbern und Schafen in Betrieben mit Kokzidioseproblem.
AA: Zum Eingeben (Einzeltierbehandlung).
DO: Schweine: Im Zeitraum vom 3. bis zum 5. Lebenstag einmalig 20 mg/kg KG (= 0,4 ml Suspension/kg KG).
Kälber: Einmalig 15 mg/kg KG (= 0,3 ml Suspension/kg KG).
Schafe: Einmalig 20 mg/kg KG (= 0,4 ml Suspension/kg KG).
GA: Kälber über 80 kg KG; Kälber zur Fleischproduktion in Mastställen.
WH: Alle Kälber eines Laufstalles behandeln.
VNW: Essbare Gewebe Schwein 77 Tage, Rind 63 Tage, Schaf 42 Tage. Nicht für Tiere, deren Milch für menschlichen Verzehr vorgesehen ist.
PG: 250 ML VNW [€ 105,35]

Tolucombi 40 mg/12,5 mg - Tabletten 10B06
(Z.Nr. EU/1/13/821/*) RP. P. n.I. C09DA07
ZI: Krka, Novo Mesto, Slowenien
Z: 1 Tablette enthält: Telmisartan 40 mg, Hydrochlorothiazid 12,5 mg, Hyprolose (53,4-80,5% Hydroxypropoxy-Gruppen), Lactose 57 mg (entspr. Lactose monohydrat), Magnesium stearat, Mannitol, Meglumin, Povidon K30, Eisen(III)-oxid, Siliciumdioxid, hochdisperses, Natriumhydroxid, Natriumstearylfumarat, Sorbitol 147,04 mg.
PG: 30 ST (2) (EKO: G) [€ 10,25 n.I.]

Tolucombi 80 mg/12,5 mg - Tabletten 10B06
(Z.Nr. EU/1/13/821/*) RP. P. C09DA07
ZI: Krka, Novo Mesto, Slowenien
Z: 1 Tablette enthält: Telmisartan 80 mg, Hydrochlorothiazid 12,5 mg, Hyprolose (53,4-80,5% Hydroxypropoxy-Gruppen), Lactose 114 mg (entspr. Lactose monohydrat), Magnesium stearat, Mannitol, Meglumin, Povidon K30, Eisen(III)-oxid, Siliciumdioxid, hochdisperses, Natriumhydroxid, Natriumstearylfumarat, Sorbitol 294,08 mg.
EW: Angiotensin II-Antagonist +Diuretikum.
AG: Essentielle Hypertonie bei nicht ausreichender Blutdruckkontrolle mit Telmisartan.

AA: 1mal tgl. oral mit Flüssigkeit, unabhängig von den Mahlzeiten.
DO: TD 40/12,5 mg bei nicht ausreichender Wirksamkeit von 40 mg Telmisartan.
TD 80/12,5 mg bei nicht ausreichender Wirksamkeit von 80 mg Telmisartan.
TD 80/25 mg bei nicht ausreichender Wirksamkeit von 80/12,5 mg.
Keine Studien an Kindern und Jugendlichen.
GA: Cholestase, schwere Leber, Nierenschäden, refraktäre Hypokaliämie, Hyperkalzämie.
SST: Im 1. Trimenon und in der Stillzeit nicht empfohlen. Kontraindikation im 2. und 3. Trimenon.
NW: Schwindel, Vegetativum, ZNS, Magen/Darm, Psyche, Photosensibilität, Atemwege, Haut, Auge (akute Myopie, Engwinkelglaukom), Niere, Labor, Elektrolytstörungen, interstitielle Lungenerkrankung, selten schweres Angioödem, erhöhtes Risiko von nichtmelanozytärem Hautkrebs.
WW: Aliskiren (Kontraindiziert bei Diabetes oder Nierenschäden, sonst nicht empfohlen). Duale Blockade des Renin-Angiotensin-Aldosteron-Systems, Lithium nicht empfohlen. Vorsicht: Arzneimittel mit Wirkung auf den Kaliumspiegel, andere Blutdrucksenker verstärkt, Antidiabetika, nichtsteroidale Antiphlogistika (wirkungsabschwächend).
WH: Volumenmangel ausgleichen. Vorsicht bei Klappenerkrankungen. Kontrollen: Elektrolyte, Blutzucker, Verkehrshinweis.
PG: 30 ST (2) (EKO: G) [€ 10,25]

Tolucombi 80 mg/25 mg - Tabletten 10B06
(Z.Nr. EU/1/13/821/*) RP. P. nicht im Handel. C09DA07

Tolura 20 mg - Tabletten 10A08
(Z.Nr. EU/1/10/632/*) RP. P. nicht im Handel. C09CA07

Tolura 40 mg - Tabletten 10A08
(Z.Nr. EU/1/10/632/*) RP. P. nicht im Handel. C09CA07

Tolura 80 mg - Tabletten 10A08
(Z.Nr. EU/1/10/632/*) RP. P. n.l. C09CA07
ZI: Krka, Novo Mesto, Slowenien
Z: 1 Tablette enthält: Telmisartan 80 mg, Povidon K30, Meglumin, Natriumhydroxid, Sorbitol 299,7 mg, Lactose monohydrat 114 mg, Magnesium stearat.
PG: 30 ST * (EKO: N) [€ 10,45 n.l.]

Tolvet 50 mg/ml - Suspension zum Eingeben für Schweine 812AE
(Z.Nr. 8-35294) NR. P. VNW. QP51AJ01
ZI: Vetpharma Animal Health, Barcelona, Spanien
Z: 1 ml enthält: Toltrazuril 50 mg, Natriumbenzoat 2,1 mg, Natriumpropionat 2,1 mg, Docusat natrium, Simeticon-Emulsion, Bentonit, Citronensäure, wasserfreie, Xanthan gummi, Propylenglycol, Wasser, gereinigtes.
EW: Antiprotozoikum.
AG: Vorbeugung der Kokzidiose bei Ferkeln (3-5 Tage alt) in Zuchtbetrieben mit in der Vergangenheit nachgewiesener Kokzidiose durch Isospora suis.
AA: Zum Eingeben mit Dosierhilfe. Vor Gebrauch schütteln!
DO: Einmalig 20 mg/kg KG (=0,4 ml Suspension/kg KG).
WH: Alle Ferkel in einem Wurf behandeln. Hygienemaßnahmen beachten. Tiere möglichst noch vor dem Ausbruch klinischer Symptome behandeln.
VNW: Essbare Gewebe 73 Tage.
PG: 250 ML VNW [€ 103,80]

Tolvon 30 mg - Filmtabletten 49A01
(Z.Nr. 0-17054) RP. P. N06AX03
ZI: Merck Sharp & Dohme, Wien
Z: 1 Filmtablette enthält: Mianserin hydrochlorid 30 mg, Kern: Kartoffelstärke, Siliciumdioxid, kolloidales, Magnesium stearat, Methylcellulose, Calciumhydrogenphosphat; Filmüberzug: (entspr. Hydroxypropylmethylcellulose) (entspr. Polyethylenglykol 8000) (entspr. Titandioxid)
EW: Antidepressivum.
AG: Linderung depressiver Symptome bei unipolaren depressiven Erkrankungen.
AA: TD als ED am Abend oder in mehreren ED unzerkaut mit Flüssigkeit schlucken.
DO: TD initial 30 mg, später meist 60 (30-90) mg über mehrere Monate.
Nicht plötzlich absetzen. Nicht für Kinder und Jugendliche.
GA: Manie, Vergiftungen mit ZNS-Dämpfern, schwere Leberschäden, akute Delirien.
SST: Zwingende Indikationsstellung, nicht stillen.
NW: Blutbild, ZNS (Sedierung), Leber, Haut (Exantheme), Stoffwechsel (Gewichtszunahme), Psyche (suizidales Verhalten), Hypotonie, Ödeme, QT-Verlängerung, Entzugssymptome.
WW: Kontraindiziert: MAO-Hemmer (2 Wochen Abstand). Vorsicht: Cumarine überwachen. Phenytoin, Carbamazepin: Dosisanpassung. QT-verlängernde Substanzen. Cave Alkohol.
WH: Vorsicht bei Herz-, Nierenschäden, QT-Verlängerung, Krampfneigung, Diabetes, Engwinkelglaukom, Prostatahypertrophie. Verkehrshinweis.
Regelmäßige Blutbildkontrollen. Auf erhöhte Suizidalität achten.
PG: 20 ST (2) (EKO: G) [€ 12,10], 60 ST (EKO: G) [€ 28,20]

Tomudex 2 mg - Pulver zur Herstellung einer Infusionslösung 55C
(Z.Nr. 1-22452) NR. P. L01BA03
ZI: Pfizer Corporation Austria, Wien
Z: 1 Durchstechflasche enthält: Raltitrexed 2 mg, Mannitol, Natriummonohydrogenphosphat Dodecahydrat, Natriumhydroxid zur pH-Wert-Einstellung (entspr. Natrium 1 mmol) (entspr. → 23 mg).
EW: Antimetabolit.
AG: Palliativ bei fortgeschrittenem Kolon- und Rektumkarzinom.
AA: I.v. Kurzinfusion nach Rekonstitution (1 Ampulle mit 4 ml Wasser ad inj.), in 50-250 ml Kochsalz- oder Glukoselösung gelöst. Nicht mischen!
DO: 3 mg/m² KOF alle 3 Wochen. Für Kinder und Jugendliche nicht empfohlen.
Dosisreduktion bei Nephro-, Hämato- oder gastrointestinaler Toxizität.
GA: Schwere Leber- und Nierenschäden.
SST: Gegenanzeige. Keine Konzeption bis 6 Monate nach Behandlung bei weiblichen und männlichen Patienten.
NW: Magen/Darm (Diarrhoe, Blutungen), Blutbild, Stoffwechsel, Haut, Schwäche, Fieber, Enzymanstiege (ALT, AST).
WW: Kontraindiziert: Folinsäure, Folsäure, Vitamine mit Folsäure (schwächen Wirkung ab). Vorsicht: Cisplatin.
WH: Vorsicht bei älteren Patienten. Vorsichtsmaßnahmen für Zytostatika einhalten. Verkehrshinweis.
Bei Überdosierung Folinsäure (25 mg/m² KOF alle 6 Std.).
PG: 1 ST * (EKO: N) [€ 437,50]

Tonginal - Tropfen 39X01
(Z.Nr. 3-00097) RPF. P. nicht im Handel. V03AX

Tonico-Injeel - Ampullen 16X02
(Z.Nr. 3-35598) RP. P. V03AX
ZI: Biologische Heilmittel Heel, Baden-Baden, Deutschland
Z: 1 Ampulle zu 1,1 ml enthält: Aurum metallicum (Homöopathie) D10 1,65 mg, Aurum metallicum (Homöopathie) D30 1,65 mg, Aurum metallicum (Homöopathie) D200 1,65 mg, Chininum arsenicosum (Homöopathie) D10 1,1 mg, Chininum arsenicosum (Homöopathie) D30 1,1 mg, Chamaelirium luteum (Homöopathie) D10 1,1 mg, Chamaelirium luteum (Homöopathie) D30 1,1 mg, Hypericum perforatum (Homöopathie) D10 1,1 mg, Hypericum perforatum (Homöopathie) D30 1,1 mg, Selenium amorphum (Homöopathie) D10 1,1 mg, Selenium amorphum (Homöopathie) D30 1,1 mg, Kalium phosphoricum (Homöopathie) D10 2,2 mg, Kalium phosphoricum (Homöopathie) D30 2,2 mg, Strychnos nux-vomica (Homöopathie) D10 2,75 mg, Strychnos nux-vomica (Homöopathie) D30 2,75 mg, Natriumchlorid, Wasser für Injektionszwecke, Spuren von: Ethanol, Lactose monohydrat.
EW: Homöopathikum.
AG: Erschöpfungszustände.
AA: I.m., i.v., s.c, intradermal.
DO: Akut 1 Ampulle tgl. über 3 Tage, dann 1-3mal wöchentlich 1 Ampulle. Für Kinder nicht empfohlen.
SST: Vorsicht.
NW: Allergien.
PG: 10 ST * (EKO: N) [€ 17,10], 50 ST * (EKO: N) [€ 67,80]

Tonsilla compositum-Heel - Ampullen 70X
(Z.Nr. 3-40345) RP. P. nicht im Handel. V03AX

Tonsillol - Gurgellösung 45A04
(Z.Nr. 0-16818) RPF. P. R02AA02
ZI: Teva, Haarlem, Niederlande
Z: 100 ml enthalten: Dequalinium chlorid 10 mg, Propylenglycol 15 g, Macrogol glycerolhydroxystearat 0,2 g, Dentomint 0,075 g (entspr. Pfefferminzöl), (entspr. Menthol), (entspr. Cineol), (entspr. Zimtaldehyd), (entspr. Zimtöl), Poloxamer 188, Fettsäure-Sarkoid-Natriumsalz (entspr. Medialan LD), Natrium cyclamat, Patentblau V, Natriumdihydrogenphosphat-2-Wasser, Natriumhydroxid, Wasser, gereinigtes.
EW: Bakterizid und fungizid.
AG: Mund- und Racheninfektionen.
DO: Mit 15 ml unverdünnter Lösung 2-3mal tgl. 15-30 Sekunden sprühen bzw.
gurgeln. Graduierter Messbecher liegt bei.
GA: Asthma, Kinder unter 2 Jahren.

T

SST: Strenge Indikationsstellung.
NW: Selten Allergien. Versehentliches Verschlucken ungefährlich.
PG: 60 ML (2) (EKO: G) [€ 1,70], 200 ML * (EKO: N) [€ 5,65]

Tonsillopas - Tropfen 45X01
(Z.Nr. 3-00344) RPF. P. V03AX
ZI: Pascoe Pharmazeutische Präparate, Schiffenberger Weg, Giessen, Deutschland
Z: 10 g (= 10,3 ml, 1 g = 34 Tropfen) Lösung enthalten: Baptisia tinctoria (Homöopathie) D1 1 g, Hydrargyrum bicyanatum (Homöopathie) D8 4 g, Ammonium bromatum (Homöopathie) D4 1 g, Kalium bichromicum (Homöopathie) D4 1 g, Kalium chloratum (Homöopathie) D2 1 g, Apisinum (Homöopathie) D6 2 g, Ethanol 96% (entspr. Gesamtethanolgehalt 25 % (V/V)), Wasser, gereinigtes, Glycerin.
EW: Homöopathikum.
AG: Mund-, Rachen-, Zahnfleischentzündung.
AA: Unverdünnt, bei Kindern auch in etwas Wasser verdünnt einnehmen.
DO: Akut stündlich (max. 6mal tgl.), chronisch 3mal tgl. einnehmen: ED Erwachsene und Jugendliche 10-15 Tropfen,
Kinder (7-11 Jahre) 7-10 Tropfen,
Kinder (1-6 Jahre) 5-7 Tropfen.
SST: Vorsicht.
NW: Speichelfluss, Haut.
WH: Nicht für Kinder unter 1 Jahr.
PG: 50 ML * (EKO: N) [€ 15,25]

Tonsiotren - Pastillen 45X01
(Z.Nr. 3-37012) RPF. P. nicht im Handel. V03AX

Tonsiotren - Tabletten 45X01
(Z.Nr. 3-00456) RPF. P. V03AX
ZI: Deutsche Homöopathie Union Arzneimittel, Karlsruhe, Deutschland
Z: 1 Tablette enthält: Atropinum sulfuricum (Homöopathie) D5 12,5 mg, Hepar sulfuris (Homöopathie) D3 10 mg, Kalium bichromicum (Homöopathie) D4 50 mg, Acidum silicicum (Homöopathie) D2 5 mg, Hydrargyrum biiodatum (Homöopathie) D8 25 mg, Lactose monohydrat 225 mg, Sucrose 24 mg, Magnesium stearat.
EW: Homöopathikum.
AG: Mandel- und Rachenentzündungen. Milderung der Beschwerden nach Mandelentfernung.
AA: Tablette im Mund zergehen lassen.
DO: Akut stündlich 1-2 Tabletten (MTD 8 Tabletten), dann 3mal tgl. 1-2 Tabletten.
Kinder ab 6 Jahren: Akut alle 2 Std. 1 Tablette (MTD 6 Tabletten), dann 3mal tgl. 1 Tablette.
Wiederholte Behandlungen möglich.
SST: Vorsicht.
NW: Speichelfluss, Hautreaktionen.
WH: Bei Schilddrüsenerkrankungen nicht ohne ärztlichen Rat anwenden.
PG: 60 ST * (EKO: N) [€ 10,40]

Tonsipret - Tabletten 45X01
(Z.Nr. 3-00481) RPF. P. n.l. V03AX
ZI: Bionorica SE, Neumarkt, Deutschland
Z: 1 Tablette enthält: Capsicum annuum (Homöopathie) D3 75 mg, Guajacum (Homöopathie) D3 75 mg, Phytolacca americana Urt. 50 mg, Kartoffelstärke, Lactose monohydrat 250 mg, Magnesium stearat.
PG: 50 ST * (EKO: N) [€ 10,90 n.l.]

Tonsipret - Tropfen 45X01
(Z.Nr. 3-00482) RPF. P. nicht im Handel. V03AX

▼ *Tookad 183 mg - Pulver zur Herstellung einer Injektionslösung* 55K
(Z.Nr. EU/1/17/1228/*) NR. P. E. nicht im Handel. L01XD07

▼ *Tookad 366 mg - Pulver zur Herstellung einer Injektionslösung* 55K
(Z.Nr. EU/1/17/1228/*) NR. P. E. nicht im Handel. L01XD07

Topamax 25 mg - Filmtabletten 09A06, 43F
(Z.Nr. 1-22139) RP. P. N03AX11
ZI: Janssen-Cilag Pharma, Wien
Z: 1 Filmtablette enthält: Topiramat 25 mg, Tablettenkern: Lactose monohydrat 30,85 mg, Maisstärke, vorverkleistert, Cellulose, mikrokristalline, Carboxymethylstärke, Natrium Typ A, Magnesium stearat; Filmüberzug: (entspr. Carnaubawachs), Opadry weiss: (entspr. Hypromellose) (entspr. Macrogol) (entspr. Polysorbat 80) (entspr. Titandioxid).
EW: Antiepileptikum.
AG: Monotherapie bei Patienten ab 6 Jahren und Zusatztherapie bei Patienten ab 2 Jahren mit fokalen Krampfanfällen mit und ohne Generalisierung und primär generalisierten tonisch-klonischen Anfällen. Zusatztherapie bei Patienten ab 2 Jahren mit Lennox-Gastaut-Syndrom. Prophylaxe von Migräne-Kopfschmerzen, nicht zur Akutbehandlung.
AA: Oral mit Flüssigkeit.
DO: Monotherapie:
Erwachsene: Initial 25 mg abends über 1 Woche. Dosissteigerung alle 1-2 Wochen um 25-50 mg pro Tag in 2 ED. Zieldosis 100-200 mg tgl. in 2 ED. MTD 500 (-1000) mg.
Kinder ab 6 Jahren: In der 1. Woche abends 0,5-1 mg/kg KG; Dosissteigerung alle 1-2 Wochen um 0,5-1 mg/Kg tgl.; Zieldosis 100 mg tgl.
Zusatztherapie:
Erwachsene: TD initial 25-50 mg (abends) über 1 Woche, dann alle 1-2 Wochen um 25-50 mg tgl. steigern. TD meist 200-400 mg in 2 ED.
Kinder ab 2 Jahren: TD initial 1-3 mg/kg KG, dann alle 1-2 Wochen um 1-2 mg/kg KG steigern. Gesamttagesdosis 5-9 mg/kg KG in 2 ED.
Migräne: Initial 25 mg abends über 1 Woche, wöchentlich TD um 25 mg steigern: Gesamttagesdosis 100 (-200) mg. Bei Migräne für Kinder nicht empfohlen.
Dosisreduktion bei Nierenschäden.
SST: Strenge Nutzen/Risiko-Abwägung bei Epilepsie (im Tierversuch teratogen, erhöhtes Fehlbildungsrisiko bei Säuglingen). Hoch wirksame Kontrazeption empfohlen. Nicht zur Migräneprophylaxe in der Schwangerschaft ohne hoch wirksame Kontrazeption.
NW: ZNS, Depressionen, Beeinflussung kognitiver Funktionen, Magen/Darm, Haut (auch als Nebenwirkung anderer Antiepileptika), Anhidrose, Gewichtsverlust oder -zunahme, Anorexie, Nephrolithiasis, Augen (Gesichtsfeldstörungen, Myopie und sekundäres Engwinkelglaukom), Ohren, Leber, Oligohydrosis, metabolische Azidose, Hyperammoniämie (mit oder ohne Enzephalopathie).
WW: Vorsicht: Phenytoin, Carbamazepin (senken Topiramat-Spiegel), Valproinsäure (Hypothermie), Lithium, Digoxin (Spiegelkontrolle); orale Kontrazeptiva (Wirkungsminderung), Risperidon, Hydrochlorothiazid, Metformin, Pioglitazon, Glibenclamid, Warfarin (INR kontrollieren). Cave Alkohol oder andere ZNS-Dämpfer.
WH: Vorsicht bei Leber- oder Nierenschäden, Nierensteinen. Nur schrittweise absetzen. Verkehrshinweis. Ausreichend Flüssigkeit zuführen. Auf erhöhte Suizidalität achten.
PG: 60 ST * (EKO: N) [€ 37,80]

Topamax 50 mg - Filmtabletten 09A06, 43F
(Z.Nr. 1-22141) RP. P. N03AX11
ZI: Janssen-Cilag Pharma, Wien
Z: 1 Filmtablette enthält: Topiramat 50 mg, Tablettenkern: Lactose monohydrat 61,7 mg, Maisstärke, vorverkleistert, Cellulose, mikrokristalline, Carboxymethylstärke, Natrium Typ A, Magnesium stearat; Filmüberzug: (entspr. Carnaubawachs), Opadry hellgelb: (entspr. Hypromellose) (entspr. Macrogol) (entspr. Polysorbat 80) (entspr. Titandioxid) (entspr. Eisenoxid gelb).
Kurzinformation: siehe Topamax 25 mg - Filmtabletten, → S. 1428
PG: 60 ST * (EKO: N) [€ 64,25]

Topamax 100 mg - Filmtabletten 09A06, 43F
(Z.Nr. 1-22142) RP. P. N03AX11
ZI: Janssen-Cilag Pharma, Wien
Z: 1 Filmtablette enthält: Topiramat 100 mg, Tablettenkern: Lactose monohydrat 123,4 mg, Maisstärke, vorverkleistert, Cellulose, mikrokristalline, Carboxymethylstärke, Natrium Typ A, Magnesium stearat; Filmüberzug: (entspr. Carnaubawachs), Opadry gelb: (entspr. Hypromellose) (entspr. Macrogol) (entspr. Polysorbat 80) (entspr. Titandioxid) (entspr. Eisenoxid gelb).
Kurzinformation: siehe Topamax 25 mg - Filmtabletten, → S. 1428
PG: 60 ST * (EKO: N) [€ 110,95]

Topamax 200 mg - Filmtabletten 09A06, 43F
(Z.Nr. 1-22143) RP. P. nicht im Handel. N03AX11

Topamax 15 mg - Granulat in Kapseln 09A06, 43F
(Z.Nr. 1-23233) RP. P. N03AX11
ZI: Janssen-Cilag Pharma, Wien
Z: 1 Kapsel enthält: Topiramat 15 mg, Zucker-Stärke-Pellets, (entspr. Saccharose 28,1-41,2 mg), (entspr. Maisstärke), Povidon, Celluloseacetat, Kapsel Gelatine, Titandioxid, Drucktinte, schwarz, (entspr. Eisenoxid schwarz), (entspr. Schellack), (entspr. Propylenglycol).

Kurzinformation: siehe Topamax 25 mg - Filmtabletten, → S. 1428
PG: 60 ST * (EKO: N) [€ 27,10]

Topamax 25 mg - Granulat in Kapseln 09A06, 43F
(Z.Nr. 1-23234) RP. P. N03AX11

ZI: Janssen-Cilag Pharma, Wien
Z: 1 Kapsel enthält: Topiramat 25 mg, Zucker-Stärke-Pellets, (entspr. Saccharose 46,8-68,6 mg), (entspr. Maisstärke), Povidon, Celluloseacetat, Kapsel Gelatine, Titandioxid, Drucktinte, schwarz, (entspr. Eisenoxid schwarz), (entspr. Schellack), (entspr. Propylenglycol).
Kurzinformation: siehe Topamax 25 mg - Filmtabletten, → S. 1428
PG: 60 ST * (EKO: N) [€ 57,30]

Topamax 50 mg - Granulat in Kapseln 09A06, 43F
(Z.Nr. 1-23235) RP. P. nicht im Handel. N03AX11

Topilex 25 mg - Filmtabletten 09A06, 43F
(Z.Nr. 1-27684) RP. P. N03AX11

ZI: G.L. Pharma, Lannach
Z: 1 Filmtablette enthält: Topiramat 25 mg, Tablettenkern: Mannitol, Cellulose, mikrokristalline, Carboxymethylstärke, Natrium Typ A, Stärke, vorverkleistert, Crospovidon, Povidon, Magnesium stearat, Carnaubawachs; Tablettenfilm: Lactose 0,4 mg (entspr. Lactose monohydrat) (entspr. Hypromellose) (entspr. Macrogol 4000) (entspr. Titandioxid).
Kurzinformation: siehe Topamax 25 mg - Filmtabletten, → S. 1428
PG: 60 ST (2) (EKO: G) [€ 10,45]

Topilex 50 mg - Filmtabletten 09A06, 43F
(Z.Nr. 1-27685) RP. P. N03AX11

ZI: G.L. Pharma, Lannach
Z: 1 Filmtablette enthält: Topiramat 50 mg, Tablettenkern: Mannitol, Cellulose, mikrokristalline, Carboxymethylstärke, Natrium Typ A, Stärke, vorverkleistert, Crospovidon, Povidon, Magnesium stearat, Carnaubawachs; Tablettenfilm: Lactose 0,4 mg (entspr. Lactose monohydrat) (entspr. Hypromellose) (entspr. Macrogol 4000) (entspr. Talkum) (entspr. Propylenglycol) (entspr. Titandioxid) (entspr. Chinolingelb).
Kurzinformation: siehe Topamax 25 mg - Filmtabletten, → S. 1428
PG: 60 ST (2) (EKO: G) [€ 17,90]

Topilex 100 mg - Filmtabletten 09A06, 43F
(Z.Nr. 1-27686) RP. P. N03AX11

ZI: G.L. Pharma, Lannach
Z: 1 Filmtablette enthält: Topiramat 100 mg, Tablettenkern: Mannitol, Cellulose, mikrokristalline, Carboxymethylstärke, Natrium Typ A, Stärke, vorverkleistert, Crospovidon, Povidon, Magnesium stearat, Carnaubawachs; Tablettenfilm: (entspr. Hypromellose) (entspr. Propylenglycol) (entspr. Titandioxid) (entspr. Gelborange S 0,05 mg) (entspr. Talkum).
Kurzinformation: siehe Topamax 25 mg - Filmtabletten, → S. 1428
PG: 60 ST (2) (EKO: G) [€ 29,90]

Topilex 200 mg - Filmtabletten 09A06, 43F
(Z.Nr. 1-27687) RP. P. N03AX11

ZI: G.L. Pharma, Lannach
Z: 1 Filmtablette enthält: Topiramat 200 mg, Tablettenkern: Mannitol, Cellulose, mikrokristalline, Carboxymethylstärke, Natrium Typ A, Stärke, vorverkleistert, Crospovidon, Povidon, Magnesium stearat, Carnaubawachs; Tablettenfilm: Lactose 3,2 mg (entspr. Lactose monohydrat) (entspr. Hypromellose) (entspr. Macrogol 4000) (entspr. Titandioxid) (entspr. Eisenoxid rot) (entspr. Eisenoxid gelb).
Kurzinformation: siehe Topamax 25 mg - Filmtabletten, → S. 1428
PG: 60 ST (2) (EKO: G) [€ 48,45]

Topiramat 1A Pharma 25 mg - Filmtabletten 09A06, 43F
(Z.Nr. 1-27612) RP. P. N03AX11

ZI: 1A Pharma, Wien
Z: 1 Filmtablette enthält: Topiramat 25 mg, Tablettenkern: Lactose 17,8 mg (entspr. Lactose monohydrat), Cellulose, mikrokristalline, Stärke, vorverkleistert, Carboxymethylstärke, Natrium Typ A, Magnesium stearat; Tablettenüberzug: Hypromellose, Titandioxid, Macrogol 400, Polysorbat 80.
Kurzinformation: siehe Topamax 25 mg - Filmtabletten, → S. 1428
PG: 60 ST (2) (EKO: G) [€ 10,80]

Topiramat 1A Pharma 50 mg - Filmtabletten 09A06, 43F
(Z.Nr. 1-27613) RP. P. N03AX11

ZI: 1A Pharma, Wien
Z: 1 Filmtablette enthält: Topiramat 50 mg, Tablettenkern: Lactose 35,6 mg (entspr. Lactose monohydrat), Cellulose, mikrokristalline, Stärke, vorverkleistert, Carboxymethylstärke, Natrium Typ A, Magnesium stearat; Tablettenüberzug: Hypromellose, Titandioxid, Macrogol 400, Polysorbat 80, Eisenoxid gelb.
Kurzinformation: siehe Topamax 25 mg - Filmtabletten, → S. 1428
PG: 60 ST (2) (EKO: G) [€ 18,25]

Topiramat 1A Pharma 100 mg - Filmtabletten 09A06, 43F
(Z.Nr. 1-27614) RP. P. N03AX11

ZI: 1A Pharma, Wien
Z: 1 Filmtablette enthält: Topiramat 100 mg, Tablettenkern: Lactose 71,1 mg (entspr. Lactose monohydrat), Cellulose, mikrokristalline, Stärke, vorverkleistert, Carboxymethylstärke, Natrium Typ A, Magnesium stearat; Tablettenüberzug: Hypromellose, Titandioxid, Macrogol 400, Polysorbat 80.
Kurzinformation: siehe Topamax 25 mg - Filmtabletten, → S. 1428
PG: 60 ST (2) (EKO: G) [€ 29,85]

Topiramat 1A Pharma 200 mg - Filmtabletten 09A06, 43F
(Z.Nr. 1-27615) RP. P. N03AX11

ZI: 1A Pharma, Wien
Z: 1 Filmtablette enthält: Topiramat 200 mg, Tablettenkern: Lactose 142,2 mg (entspr. Lactose monohydrat), Cellulose, mikrokristalline, Stärke, vorverkleistert, Carboxymethylstärke, Natrium Typ A, Magnesium stearat; Tablettenüberzug: Hypromellose, Titandioxid, Macrogol 400, Polysorbat 80, Eisenoxid gelb.
Kurzinformation: siehe Topamax 25 mg - Filmtabletten, → S. 1428
PG: 60 ST (2) (EKO: G) [€ 48,75]

Topiramat Accord 25 mg - Filmtabletten 09A06, 43F
(Z.Nr. 1-38756) RP. P. nicht im Handel. N03AX11

Topiramat Accord 50 mg - Filmtabletten 09A06, 43F
(Z.Nr. 1-38757) RP. P. nicht im Handel. N03AX11

Topiramat Accord 100 mg - Filmtabletten 09A06, 43F
(Z.Nr. 1-38758) RP. P. nicht im Handel. N03AX11

Topiramat Accord 200 mg - Filmtabletten 09A06, 43F
(Z.Nr. 1-38759) RP. P. nicht im Handel. N03AX11

Topiramat G.L. 25 mg - Filmtabletten 09A06, 43F
(Z.Nr. 1-27804) RP. P. nicht im Handel. N03AX11

Topiramat G.L. 50 mg - Filmtabletten 09A06, 43F
(Z.Nr. 1-27805) RP. P. nicht im Handel. N03AX11

Topiramat G.L. 100 mg - Filmtabletten 09A06, 43F
(Z.Nr. 1-27806) RP. P. nicht im Handel. N03AX11

Topiramat G.L. 200 mg - Filmtabletten 09A06, 43F
(Z.Nr. 1-27807) RP. P. nicht im Handel. N03AX11

Topiramat-ratiopharm 25 mg - Filmtabletten 09A06, 43F
(Z.Nr. 1-26515) RP. P. N03AX11

ZI: Teva, Haarlem, Niederlande
Z: 1 Filmtablette enthält: Topiramat 25 mg, Tablettenkern: Lactose monohydrat 20 mg, Maisstärke, vorverkleistert, Cellulose, mikrokristallin, silifiziert, Cellulose, mikrokristalline, Carboxymethylstärke, Natrium Typ A, Magnesium stearat; Filmüberzug: Opadry II weiss (entspr. Hypromellose) (entspr. Polydextrose) (entspr. Glyceroltriacetat) (entspr. Macrogol 8000) (entspr. Titandioxid).
Kurzinformation: siehe Topamax 25 mg - Filmtabletten, → S. 1428
PG: 60 ST (2) (EKO: G) [€ 10,55]

Topiramat-ratiopharm 50 mg - Filmtabletten 09A06, 43F
(Z.Nr. 1-26516) RP. P. N03AX11

ZI: Teva, Haarlem, Niederlande
Z: 1 Filmtablette enthält: Topiramat 50 mg, Tablettenkern: Lactose

T

monohydrat 40 mg, Maisstärke, vorverkleistert, Cellulose, mikrokristallin, silifiziert, Cellulose, mikrokristalline, Carboxymethylstärke, Natrium Typ A, Magnesium stearat; Filmüberzug: Opadry II hellgelb (entspr. Hypromellose) (entspr. Polydextrose) (entspr. Glyceroltriacetat) (entspr. Macrogol 8000) (entspr. Titandioxid) (entspr. Eisenoxid gelb).
Kurzinformation: siehe Topamax 25 mg - Filmtabletten, → S. 1428
PG: 60 ST (2) (EKO: G) [€ 17,95]

Topiramat-ratiopharm 100 mg - Filmtabletten 09A06, 43F
(Z.Nr. 1-26517) RP. P. N03AX11
ZI: Teva, Haarlem, Niederlande
Z: 1 Filmtablette enthält: Topiramat 100 mg, Tablettenkern: Lactose monohydrat 80 mg, Maisstärke, vorverkleistert, Cellulose, mikrokristallin, silifiziert, Cellulose, mikrokristalline, Carboxymethylstärke, Natrium Typ A, Magnesium stearat; Filmüberzug: Opadry II gelb (entspr. Hypromellose) (entspr. Polydextrose) (entspr. Glyceroltriacetat) (entspr. Macrogol 8000) (entspr. Titandioxid) (entspr. Eisenoxid gelb).
Kurzinformation: siehe Topamax 25 mg - Filmtabletten, → S. 1428
PG: 60 ST (2) (EKO: G) [€ 30,00]

Topiramat-ratiopharm 200 mg - Filmtabletten 09A06, 43F
(Z.Nr. 1-26518) RP. P. N03AX11
ZI: Teva, Haarlem, Niederlande
Z: 1 Filmtablette enthält: Topiramat 200 mg, Tablettenkern: Lactose monohydrat 160 mg, Maisstärke, vorverkleistert, Cellulose, mikrokristallin, silifiziert, Cellulose, mikrokristalline, Carboxymethylstärke, Natrium Typ A, Magnesium stearat; Filmüberzug: Opadry II braun (entspr. Hypromellose) (entspr. Polydextrose) (entspr. Glyceroltriacetat) (entspr. Macrogol 8000) (entspr. Titandioxid) (entspr. Eisenoxid gelb) (entspr. Eisenoxid rot).
Kurzinformation: siehe Topamax 25 mg - Filmtabletten, → S. 1428
PG: 60 ST (2) (EKO: G) [€ 48,50]

Topiramat Sandoz 25 mg - Filmtabletten 09A06, 43F
(Z.Nr. 1-26697) RP. P. N03AX11
ZI: Sandoz, Kundl
Z: 1 Filmtablette enthält: Topiramat 25 mg, Tablettenkern: Lactose 17,8 mg (entspr. Lactose monohydrat), Cellulose, mikrokristalline, Maisstärke, vorverkleistert, Carboxymethylstärke, Natrium Typ A, Magnesium stearat; Tablettenüberzug: Hypromellose, Titandioxid, Macrogol 400, Polysorbat 80.
Kurzinformation: siehe Topamax 25 mg - Filmtabletten, → S. 1428
PG: 60 ST (2) (EKO: G) [€ 11,00]

Topiramat Sandoz 50 mg - Filmtabletten 09A06, 43F
(Z.Nr. 1-26699) RP. P. N03AX11
ZI: Sandoz, Kundl
Z: 1 Filmtablette enthält: Topiramat 50 mg, Tablettenkern: Lactose 35,6 mg (entspr. Lactose monohydrat), Cellulose, mikrokristalline, Maisstärke, vorverkleistert, Carboxymethylstärke, Natrium Typ A, Magnesium stearat; Tablettenüberzug: Hypromellose, Titandioxid, Macrogol 400, Polysorbat 80, Eisenoxid gelb.
Kurzinformation: siehe Topamax 25 mg - Filmtabletten, → S. 1428
PG: 60 ST (2) (EKO: G) [€ 18,45]

Topiramat Sandoz 100 mg - Filmtabletten 09A06, 43F
(Z.Nr. 1-26702) RP. P. N03AX11
ZI: Sandoz, Kundl
Z: 1 Filmtablette enthält: Topiramat 100 mg, Tablettenkern: Lactose 71,1 mg (entspr. Lactose monohydrat), Cellulose, mikrokristalline, Maisstärke, vorverkleistert, Carboxymethylstärke, Natrium Typ A, Magnesium stearat; Tablettenüberzug: Hypromellose, Titandioxid, Macrogol 400, Polysorbat 80.
Kurzinformation: siehe Topamax 25 mg - Filmtabletten, → S. 1428
PG: 60 ST (2) (EKO: G) [€ 30,45]

Topiramat Sandoz 200 mg - Filmtabletten 09A06, 43F
(Z.Nr. 1-26703) RP. P. N03AX11
ZI: Sandoz, Kundl
Z: 1 Filmtablette enthält: Topiramat 200 mg, Tablettenkern: Lactose 142,2 mg (entspr. Lactose monohydrat), Cellulose, mikrokristalline, Maisstärke, vorverkleistert, Carboxymethylstärke, Natrium Typ A, Magnesium stearat; Tablettenüberzug: Hypromellose, Titandioxid, Macrogol 400, Polysorbat 80, Eisenoxid gelb.
Kurzinformation: siehe Topamax 25 mg - Filmtabletten, → S. 1428
PG: 60 ST (2) (EKO: G) [€ 56,60]

Topiramat Stada 25 mg - Filmtabletten 09A06, 43F
(Z.Nr. 1-27332) RP. P. N03AX11
ZI: Stada Arzneimittel, Wien
Z: 1 Filmtablette enthält: Topiramat 25 mg, Tablettenkern: Lactose monohydrat 16,6 mg, Cellulose, mikrokristalline, Stärke, verkleistert, Crospovidon, Siliciumdioxid, hochdisperses, Magnesium stearat; Filmüberzug: Opadry weiss: (entspr. Titandioxid) (entspr. Hypromellose) (entspr. Macrogol 8000) (entspr. Talkum).
EW: Antiepileptikum.
AG: Monotherapie bei Patienten ab 6 Jahren und Zusatztherapie bei Patienten ab 2 Jahren mit fokalen Krampfanfällen mit und ohne Generalisierung und primär generalisierten tonisch-klonischen Anfällen. Zusatztherapie bei Patienten ab 2 Jahren mit Lennox-Gastaut-Syndrom. Prophylaxe von Migräne-Kopfschmerzen, nicht zur Akutbehandlung.
AA: Mit Wasser unzerkaut einnehmen. Tablette nur teilen, wenn Dosis von 6,25 mg oder 12,5 mg eingenommen werden muss.
DO: Monotherapie:
Erwachsene: Initial 25 mg abends über 1 Woche. Dosissteigerung alle 1-2 Wochen um 25-50 mg pro Tag in 2 ED. Zieldosis 100-200 mg tgl. in 2 ED. MTD 500 (-1000) mg.
Kinder ab 6 Jahren: In der 1. Woche abends 0,5-1 mg/kg KG; Dosissteigerung alle 1-2 Wochen um 0,5-1 mg/Kg tgl.; Zieldosis 100 mg tgl.
Zusatztherapie:
Erwachsene: TD initial 25-50 mg (abends) über 1 Woche, dann alle 1-2 Wochen um 25-50 mg tgl. steigern. TD meist 200-400 mg in 2 ED.
Kinder ab 2 Jahren: TD initial 1-3 mg/kg KG, dann alle 1-2 Wochen um 1-2 mg/kg KG steigern. Gesamttagesdosis 5-9 mg/kg KG in 2 ED.
Migräne: Initial 25 mg abends über 1 Woche, wöchentlich TD um 25 mg steigern: Gesamttagesdosis 100 (-200) mg. Bei Migräne für Kinder nicht empfohlen.
Dosisreduktion bei Nierenschäden.
SST: Strenge Nutzen/Risiko-Abwägung bei Epilepsie (im Tierversuch teratogen, erhöhtes Fehlbildungsrisiko bei Säuglingen). Hoch wirksame Kontrazeption empfohlen. Nicht zur Migräneprophylaxe in der Schwangerschaft ohne hoch wirksame Kontrazeption.
NW: ZNS, Depressionen, Beeinflussung kognitiver Funktionen, Magen/Darm, Haut (auch als Nebenwirkung anderer Antiepileptika), Anhidrose, Gewichtsverlust oder -zunahme, Anorexie, Nephrolithiasis, Augen (Gesichtsfeldstörungen, Myopie und sekundäres Engwinkelglaukom), Ohren, Leber, Oligohydrosis, metabolische Azidose, Hyperammoniämie (mit oder ohne Enzephalopathie).
WW: Vorsicht: Phenytoin, Carbamazepin (senken Topiramat-Spiegel), Valproinsäure (Hypothermie), Lithium, Digoxin (Spiegelkontrolle); orale Kontrazeptiva (Wirkungsminderung), Risperidon, Hydrochlorothiazid, Metformin, Pioglitazon, Glibenclamid, Warfarin (INR kontrollieren). Cave Alkohol oder andere ZNS-Dämpfer.
WH: Vorsicht bei Leber- oder Nierenschäden, Nierensteinen. Nur schrittweise absetzen. Verkehrshinweis. Ausreichend Flüssigkeit zuführen. Auf erhöhte Suizidalität achten.
PG: 60 ST (2) (EKO: G) [€ 10,35]

Topiramat Stada 50 mg - Filmtabletten 09A06, 43F
(Z.Nr. 1-27333) RP. P. N03AX11
ZI: Stada Arzneimittel, Wien
Z: 1 Filmtablette enthält: Topiramat 50 mg, Tablettenkern: Lactose monohydrat 33,25 mg, Cellulose, mikrokristalline, Stärke, verkleistert, Crospovidon, Siliciumdioxid, hochdisperses, Magnesium stearat; Filmüberzug: Opadry gelb: (entspr. Titandioxid) (entspr. Hypromellose) (entspr. Macrogol 8000) (entspr. Talkum) (entspr. Eisenoxid gelb).
EW: Antiepileptikum.
AG: Monotherapie bei Patienten ab 6 Jahren und Zusatztherapie bei Patienten ab 2 Jahren mit fokalen Krampfanfällen mit und ohne Generalisierung und primär generalisierten tonisch-klonischen Anfällen. Zusatztherapie bei Patienten ab 2 Jahren mit Lennox-Gastaut-Syndrom. Prophylaxe von Migräne-Kopfschmerzen, nicht zur Akutbehandlung.
AA: Mit Wasser unzerkaut einnehmen, Tabletten nicht zerbrechen.
DO: Monotherapie:
Erwachsene: Initial 25 mg abends über 1 Woche. Dosissteigerung alle 1-2 Wochen um 25-50 mg pro Tag in 2 ED. Zieldosis 100-200 mg tgl. in 2 ED. MTD 500 (-1000) mg.
Kinder ab 6 Jahren: In der 1. Woche abends 0,5-1 mg/kg KG; Dosissteigerung alle 1-2 Wochen um 0,5-1 mg/Kg tgl.; Zieldosis 100 mg tgl.
Zusatztherapie:
Erwachsene: TD initial 25-50 mg (abends) über 1 Woche, dann alle 1-2 Wochen um 25-50 mg tgl. steigern. TD meist 200-400 mg in 2 ED.

Kinder ab 2 Jahren: TD initial 1-3 mg/kg KG, dann alle 1-2 Wochen um 1-2 mg/kg KG steigern. Gesamttagesdosis 5-9 mg/kg KG in 2 ED.
Migräne: Initial 25 mg abends über 1 Woche, wöchentlich TD um 25 mg steigern: Gesamttagesdosis 100 (-200) mg. Bei Migräne für Kinder nicht empfohlen.
Dosisreduktion bei Nierenschäden.
SST: Strenge Nutzen/Risiko-Abwägung bei Epilepsie (im Tierversuch teratogen, erhöhtes Fehlbildungsrisiko bei Säuglingen). Hoch wirksame Kontrazeption empfohlen. Nicht zur Migräneprophylaxe in der Schwangerschaft ohne hoch wirksame Kontrazeption.
NW: ZNS, Depressionen, Beeinflussung kognitiver Funktionen, Magen/Darm, Haut (auch als Nebenwirkung anderer Antiepileptika), Anhidrose, Gewichtsverlust oder -zunahme, Anorexie, Nephrolithiasis, Augen (Gesichtsfeldstörungen, Myopie und sekundäres Engwinkelglaukom), Ohren, Leber, Oligohydrosis, metabolische Azidose, Hyperammoniämie (mit oder ohne Enzephalopathie).
WW: Vorsicht: Phenytoin, Carbamazepin (senken Topiramat-Spiegel), Valproinsäure (Hypothermie), Lithium, Digoxin (Spiegelkontrolle); orale Kontrazeptiva (Wirkungsminderung), Risperidon, Hydrochlorothiazid, Metformin, Pioglitazon, Glibenclamid, Warfarin (INR kontrollieren). Cave Alkohol oder andere ZNS-Dämpfer.
WH: Vorsicht bei Leber- oder Nierenschäden, Nierensteinen. Nur schrittweise absetzen. Verkehrshinweis. Ausreichend Flüssigkeit zuführen. Auf erhöhte Suizidalität achten.
PG: 60 ST (2) (EKO: G) [€ 17,80]

Topiramat Stada 100 mg - Filmtabletten
09A06, 43F
(Z.Nr. 1-27335) RP. P. N03AX11
ZI: Stada Arzneimittel, Wien
Z: 1 Filmtablette enthält: Topiramat 100 mg, Tablettenkern: Lactose monohydrat 66,5 mg, Cellulose, mikrokristalline, Stärke, verkleistert, Crospovidon, Siliciumdioxid, hochdisperses, Magnesium stearat; Filmüberzug: Opadry gelb: (entspr. Titandioxid) (entspr. Hypromellose) (entspr. Macrogol 8000) (entspr. Talkum) (entspr. Eisenoxid gelb).
Kurzinformation: siehe Topiramat Stada 50 mg - Filmtabletten, → S. 1430
PG: 60 ST (2) (EKO: G) [€ 29,70]

Topiramat Stada 200 mg - Filmtabletten
09A06, 43F
(Z.Nr. 1-27334) RP. P. N03AX11
ZI: Stada Arzneimittel, Wien
Z: 1 Filmtablette enthält: Topiramat 200 mg, Tablettenkern: Lactose monohydrat 133 mg, Cellulose, mikrokristalline, Stärke, verkleistert, Crospovidon, Siliciumdioxid, hochdisperses, Magnesium stearat; Filmüberzug: Opadry rosa: (entspr. Titandioxid) (entspr. Hypromellose) (entspr. Macrogol 8000) (entspr. Talkum) (entspr. Eisenoxid rot).
Kurzinformation: siehe Topiramat Stada 50 mg - Filmtabletten, → S. 1430
PG: 60 ST (2) (EKO: G) [€ 48,40]

Topogyne 400 Mikrogramm - Tabletten
29F
(Z.Nr. 1-31715) NR. P. G02AD06
ZI: Nordic Group, Hoofddorp, Niederlande
Z: 1 Tablette enthält: Misoprostol 400 µg, Cellulose, mikrokristalline, Hypromellose, Carboxymethylstärke, Natrium Typ A, Rizinusöl, hydriertes.
EW: Prostaglandin-E_1-Analogon; Wehen fördernd.
AG: Medikamentöser Schwangerschaftsabbruch nach Gabe von Mifepriston **bis zum 49. Tag der Amenorrhoe** bei Erwachsenen.
-Vorbereitung der Cervix uteri vor einem chirurgischen Abbruch der Schwangerschaft während des ersten Trimenons.
AA: Nur zur oralen Einnahme indiziert.
DO: Medikamentöser Schwangerschaftsabbruch: 400 µg (=1 Tablette) 36-48 Std. nach 600 mg Mifepriston.
-Vorbereitung der Cervix uteri: 400 µg als ED 3 - 4 Std. vor dem chirurgischen Eingriff.
Bei Erbrechen bis 30 min nach der Einnahme 1 weitere Tablette schlucken.
GA: Nicht durch Ultraschall oder biologische Tests bestätigte Schwangerschaft; Verdacht auf ektope Schwangerschaft.
Bestehende Schwangerschaft über dem 49. Tag der Amenorrhoe. Unterernährung, Leber-, Nierenversagen.
Bei Kombinationsgabe auch Gegenanzeigen von Mifepriston beachten.
SST: Bei Fortbestand der Schwangerschaft erhöhtes Risiko für das Neugeborene beachten. Nicht stillen.
NW: Uteruskrämpfe, Uterusverletzungen, starke Blutungen, Unterleibsschmerzen, Infektionen als Folge des Abbruchs, Übelkeit, Erbrechen, Diarrhoe, Herz/Kreislauf, Haut, bei nicht zugelassener vaginaler oder bukkaler Applikation septischer Schock.
WW: Antazida (verminderte Bioverfügbarkeit von Misoprostol).
WH: Nur von Ärzten entsprechend den gültigen nationalen Gesetzen zu verordnen. Patientin über Eingriff aufklären und über hohes Blutungsrisiko informieren. Vorsicht bei kardiovaskulären Risikofaktoren, Gerinnungsstörungen oder bei Anämie. Nach dem Schwangerschaftsabbruch sofort mit Kontrazeption beginnen. Verkehrshinweis. Zugelassenes Dosierschema und ausschließlich orale Applikationsart einhalten. Vollständige Fachinformation beachten!
PG: 1 ST * (EKO: N) [€ 22,65]

Topotecan Accord 1 mg/ml - Konzentrat zur Herstellung einer Infusionslösung
55E
(Z.Nr. 1-31377) NR. P. L01CE01
ZI: Accord Healthcare, Utrecht, Niederlande
Z: 1 ml Konzentrat enthält: Topotecan 1 mg (entspr. Topotecan hydrochlorid), Weinsäure, Salzsäure zur pH-Wert-Einstellung, Natriumhydroxid zur pH-Wert-Einstellung, Wasser für Injektionszwecke.
EW: Antineoplastisch.
AG: Metastasierendes Ovarialkarzinom, Monotherapie beim rezidivierenden kleinzelligen Lungenkarzinom; in Kombination mit Cisplatin beim Zervixkarzinom (Rezidiv nach Strahlentherapie und Stadium IVB).
AA: I.v. Infusion nach Verdünnung.
DO: Oviarial- und Lungenkarzinom: TD 1,5 mg/m² KOF an 5 Tagen in 3 wöchigem Abstand (abhängig vom Blutbild).
Zervixkarzinom: TD 0,75 mg/m² KOF an den Tagen 1/2/3, gefolgt von 50 mg/m² KOF Cisplatin am Tag 1. Wiederholung alle 21 Tage über 6 Zyklen. Keine Dosisempfehlung für Kinder und Jugendliche.
GA: Schwere Knochenmarksdepression.
SST: Gegenanzeige (teratogen). Kontrazeption für alle Patienten und deren Partner erforderlich.
NW: Blutbild (dosislimitierend), Magen/Darm, schwere Anorexie, Fieber, Asthenie, ZNS, Leber, Haarausfall, Mukositis, Pruritus, Infektionen, Sepsis, Überempfindlichkeit, neutropenische Kolitis.
WW: Andere Chemotherapeutika (ev. Dosisreduktion mit Cisplatin oder Carboplatin).
WH: Regelmäßige Blutbildkontrolle.
Bei schweren Leber- oder Nierenschäden nicht empfohlen. Verkehrshinweis.
PG: 1 ST * (EKO: N) [€ 171,30]

Topotecan Hikma 1 mg - Pulver für ein Konzentrat zur Herstellung einer Infusionslösung 55E
(Z.Nr. 1-31208) NR. P. nicht im Handel. L01CE01

Topotecan Hikma 4 mg - Pulver für ein Konzentrat zur Herstellung einer Infusionslösung 55E
(Z.Nr. 1-31209) NR. P. nicht im Handel. L01CE01

Topotecan Hospira 4 mg/4 ml - Konzentrat zur Herstellung einer Infusionslösung 55E
(Z.Nr. EU/1/10/633/*) NR. P. E. nicht im Handel. L01CE01

Topotecan Teva 1 mg/1 ml - Konzentrat zur Herstellung einer Infusionslösung 55E
(Z.Nr. EU/1/09/552/*) NR. P. E. nicht im Handel. L01CE01

Topotecan Teva 4 mg/4 ml - Konzentrat zur Herstellung einer Infusionslösung 55E
(Z.Nr. EU/1/09/552/*) NR. P. E. nicht im Handel. L01CE01

Toppoll 10 mg - Tabletten
05A01
(Z.Nr. 1-25220) RPF. W10. P. R06AX13
ZI: 1A Pharma, Wien
Z: 1 Tablette enthält: Loratadin 10 mg, Lactose 65,69 mg (entspr. Lactose monohydrat), Magnesium stearat, Maisstärke, Siliciumdioxid, hochdispers, wasserfrei.
EW: H1-Antihistaminikum.
AG: Symptomatisch bei allergischer Rhinitis und chronischer, idiopathischer Urtikaria.
DO: Erwachsene und Kinder über 30 kg KG: 1mal tgl. 10 mg. Bei schweren Leberschäden initial nur jeden 2. Tag 10 mg.
Kinder ab 2 Jahren und bis 30 kg KG (nur über ärztliche Verschreibung): 1mal tgl. 5 mg.
SST: Nicht anwenden.
NW: Kopfschmerzen, Somnolenz, Appetitsteigerung, Schlaflosigkeit, sehr selten Anaphylaxie, Schwindel, Tachykardie, Magen/Darm, Leber, Haut, Müdigkeit, Gewichtszunahme.
WW: Alkohol potenzierend.
WH: Vorsicht bei schweren Leberschäden. Anwendung von Loratadin mindestens 48 Std. vor der Durchführung von Hauttests unterbrechen. Verkehrshinweis.

PG: 10 ST * (EKO: N) [€ 6,90 n.l.], 30 ST * (EKO: N) [€ 14,30]

Torasemid Hexal 2,5 mg - Tabletten 25A02
(Z.Nr. 1-25354) RP. P. C03CA04
ZI: Hexal Pharma, Wien
Z: 1 Tablette enthält: Torasemid 2,5 mg, Cellulose, mikrokristalline, Lactose 38 mg (entspr. Lactose monohydrat), Magnesium stearat, Maisstärke, Siliciumdioxid, hochdispers, wasserfrei.
EW: Schleifendiuretikum.
AG: Essentielle Hypertonie. Ödeme durch Herz-, Leber- oder Niereninsuffizienz.
AA: Morgens unzerkaut mit etwas Flüssigkeit.
DO: Hypertonie: TD 2,5 mg; MTD 5 mg.
Ödeme: TD 5 mg. Dosissteigerung bis 20(-40) mg 1mal tgl. möglich. Keine Erfahrungen bei Kindern und Jugendlichen.
GA: Nierenversagen, Leberkoma und -präkoma, Hypotonie, Hypovolämie.
SST: Nutzen/Risiko-Abwägung, in der Stillzeit nicht empfohlen.
NW: Elektrolytstörungen (Hypokaliämie), Hämokonzentration, ZNS, Muskelkrämpfe, Magen/Darm, Niere, Leber, Xerostonie, Stoffwechsel.
WW: Herzglykoside; andere Blutdrucksenker verstärkt, andere oto- oder nephrotoxische Substanzen (Aminoglykoside, Cisplatin, Cephalosporine) verstärkt; Curare, Theophyllin verstärkt; Wirkungsminderung durch nicht-steroidale Antiphlogistika, Probenecid; Lithium, Salizylat verstärkt toxisch.
WH: Elektrolytstörungen (Serumkalium), Volumenmangel und Hämokonzentration vor Behandlungsbeginn korrigieren. Vorsicht bei Diabetes, Kindern, älteren Patienten. Verkehrshinweis. Bei Dopingkontrollen positiv. Kontrollen: Serumkalium, Glukose, Harnsäure, Blutfette, Blutbild.
PG: 10 ST (2) (EKO: G) [€ 1,10], 30 ST (2) (EKO: G) [€ 3,25]

Torasemid Hexal 5 mg - Tabletten 25A02
(Z.Nr. 1-25355) RP. P. C03CA04
ZI: Hexal Pharma, Wien
Z: 1 Tablette enthält: Torasemid 5 mg, Cellulose, mikrokristalline, Lactose 38 mg (entspr. Lactose monohydrat), Magnesium stearat, Maisstärke, Siliciumdioxid, hochdispers, wasserfrei.
EW: Schleifendiuretikum.
AG: Essentielle Hypertonie, Ödeme durch kongestive Herzinsuffizienz, chronische Leber- oder Niereninsuffizienz.
AA: Morgens unzerkaut mit etwas Flüssigkeit.
DO: Hypertonie: TD 2,5 mg; MTD 5 mg.
Ödeme: ED 5 mg, bei Bedarf schrittweise bis 20 (bis 40) mg steigern. Keine Erfahrungen bei Kindern und Jugendlichen.
GA: Nierenversagen, Leberkoma und -präkoma, Hypotonie, Hypovolämie.
SST: Nutzen/Risiko-Abwägung, in der Stillzeit nicht empfohlen.
NW: Elektrolytstörungen (Hypokaliämie), Hämokonzentration, ZNS, Muskelkrämpfe, Magen/Darm, Niere, Leber, Xerostonie, Stoffwechsel.
WW: Herzglykoside; andere Blutdrucksenker verstärkt, andere oto- oder nephrotoxische Substanzen (Aminoglykoside, Cisplatin, Cephalosporine) verstärkt; Curare, Theophyllin verstärkt; Wirkungsminderung durch nicht-steroidale Antiphlogistika, Probenecid; Lithium, Salizylat verstärkt toxisch.
WH: Elektrolytstörungen (Serumkalium), Volumenmangel und Hämokonzentration vor Behandlungsbeginn korrigieren. Vorsicht bei Diabetes, Kindern, älteren Patienten. Verkehrshinweis. Bei Dopingkontrollen positiv. Kontrollen: Serumkalium, Glukose, Harnsäure, Blutfette, Blutbild.
PG: 10 ST (2) (EKO: G) [€ 1,80], 30 ST (2) (EKO: G) [€ 5,40]

Torasemid Hexal 10 mg - Tabletten 25A02
(Z.Nr. 1-25356) RP. P. C03CA04
ZI: Hexal Pharma, Wien
Z: 1 Tablette enthält: Torasemid 10 mg, Cellulose, mikrokristalline, Lactose 76 mg (entspr. Lactose monohydrat), Magnesium stearat, Maisstärke, Siliciumdioxid, hochdispers, wasserfrei.
EW: Schleifendiuretikum.
AG: Ödeme durch kongestive Herzinsuffizienz, chronische Leber- oder Niereninsuffizienz.
AA: Morgens unzerkaut mit etwas Flüssigkeit.
DO: ED 5 mg, bei Bedarf schrittweise bis 20 mg steigern. Keine Erfahrungen bei Kindern und Jugendlichen.
GA: Nierenversagen, Leberkoma und -präkoma, Hypotonie, Hypovolämie.
SST: Nutzen/Risiko-Abwägung, in der Stillzeit nicht empfohlen.
NW: Elektrolytstörungen (Hypokaliämie), Hämokonzentration, ZNS, Muskelkrämpfe, Magen/Darm, Niere, Leber, Xerostonie, Stoffwechsel.
WW: Herzglykoside; andere Blutdrucksenker verstärkt, andere oto- oder nephrotoxische Substanzen (Aminoglykoside, Cisplatin, Cephalosporine) verstärkt; Curare, Theophyllin verstärkt; Wirkungsminderung durch nicht-steroidale Antiphlogistika, Probenecid; Lithium, Salizylat verstärkt toxisch.
WH: Elektrolytstörungen (Serumkalium), Volumenmangel und Hämokonzentration vor Behandlungsbeginn korrigieren. Vorsicht bei Diabetes, Kindern, älteren Patienten. Verkehrshinweis. Bei Dopingkontrollen positiv. Kontrollen: Serumkalium, Glukose, Harnsäure, Blutfette, Blutbild.
PG: 30 ST (2) (EKO: G) [€ 7,50]

Torasemid Hexal 20 mg - Tabletten 25A02
(Z.Nr. 1-25357) RP. P. C03CA04
ZI: Hexal Pharma, Wien
Z: 1 Tablette enthält: Torasemid 20 mg, Cellulose, mikrokristalline, Lactose 152 mg (entspr. Lactose monohydrat), Magnesium stearat, Maisstärke, Siliciumdioxid, hochdispers, wasserfrei.
Kurzinformation: siehe Torasemid Hexal 10 mg - Tabletten, → S. 1432
PG: 30 ST (2) (EKO: G) [€ 11,00]

Torbugesic Vet 10 mg/ml - Injektionslösung für Pferde, Hunde und Katzen 802AA
(Z.Nr. 8-01137) NR. P. nicht im Handel. QN02AF01

Torisel 30 mg - Konzentrat und Lösungsmittel zur Herstellung einer Infusionslösung 55G
(Z.Nr. EU/1/07/424/*) NR. P. E. L01EG01
ZI: Pfizer Europe, Brüssel, Belgien
Z: 1 Durchstechflasche mit 1,2 ml Konzentrat enthält: Temsirolimus 30 mg, Konzentrat: Ethanol 474 mg, all-rac-alpha-Tocopherol, Propylenglycol, Citronensäure; Lösungsmittel: Polysorbat 80, Macrogol 400, Ethanol.
EW: Tumorhemmend.
AG: Fortgeschrittenes Nierenzellkarzinom, Mantelzell-Lymphom.
AA: I.v. Infusion nach Verdünnen des Inhalts mit 1,8 ml Verdünnungsmittel.
DO: **Nierenzellkarzinom:** 25 mg einmal wöchentlich; bei schweren Leberschäden 10 mg einmal wöchentlich.
Mantelzell-Lymphom: 175 mg wöchentlich über 3 Wochen, dann wöchentlich 75 mg. Bei Nebenwirkungen Dosis reduzieren. Kein relevanter Nutzen bei Kindern und Jugendlichen.
GA: Mäßige oder schwere Leberschäden beim Mantelzell-Lymphom.
SST: Strenge Nutzen/Risiko-Abwägung, nicht stillen.
NW: Überempfindlichkeit (Stevens-Johnson-Syndrom), Stoffwechsel (Hyperlipidämie), Infektionen (Pneumocystis-Pneumonie), Lunge, Nierenversagen, Labor, Blutbild (Anämie), ZNS, Ödeme, Auge (Katarakt), Magen/Darm, Schmerzen, Thromboembolien, Rhabdomyolyse.
WW: Vorsicht: ACE-Hemmer Kalziumkanalblocker (angioneurotisches Ödem); CYP3A-Induktoren und -Hemmer, Impfungen. Antidiabetika neu einstellen. Sunitinib (erhöhte Toxizität).
WH: Vorsicht bei älteren Patienten bzw. bei Leberschäden. Auf intrazerebrale Blutungen, Nierenversagen, Katarakte, Überempfindlichkeit, Hyperglykämie, Infektionen, interstitielle Pneumonie (radiologische Basisuntersuchung vor Therapiebeginn), Hyperlipidämie, Wundheilungsstörungen achten. Blutbild regelmäßig kontrollieren. Sonnenlicht und UV-Strahlung meiden. Verkehrshinweis.
PG: 1 PK * (EKO: N) [€ 1.288,65]

Torisel 30 mg - Konzentrat und Lösungsmittel zur Herstellung einer Infusionslösung 55G
(Z.Nr. EU/1/07/424/*) NR. P. E. L01EG01
Parallelimport. nicht im Handel.

Torphadine 10 mg/ml - Injektionslösung für Hunde, Katzen und Pferde 802AA
(Z.Nr. 8-37172) NR. P. QN02AF01
ZI: Le Vet Beheer, Oudewater, Niederlande
Z: 1 ml enthält: Butorphanol 10 mg (entspr. Butorphanol tartrat 14,58 mg), Benzethonium chlorid 0,1 mg, Citronensäure, wasserfreie, Natriumcitrat dihydrat, Natriumchlorid, Wasser für Injektionszwecke.
EW: Opioid-Analgetikum.
AG: Pferd: Analgetikum, Sedativum.
Hund: Analgetikum, Sedativum, Narkose und Narkoseprämedikation.
Katze: Analgetikum, Sedativum, Narkose.
AA: Pferd: i.v.; Hund, Katze: i.v., i.m., s.c.
DO: **Pferd:** Als Analgetikum 0,01 ml/kg KG; zur Sedierung 0,25 ml/100 kg KG mit Detomidin bzw. 0,20 ml/100 kg KG mit Romfidin.
Hund: Als Analgetikum 0,02 0,03 ml/kg KG, zur Sedierung und in Kombinationsnarkosen 0,01 ml/kg KG, als Prämedikation 0,01(-0,02) ml/kg KG.
Katze: Als Analgetikum prä- oder postoperativ 0,04 ml/kg KG i.m. oder s.c. oder 0,01 ml/kg KG i.v.; in Kombinationsnarkose 0,04 ml/kg KG i.m.
oder 0,01 ml/kg KG i.v.

GA: Schwere Leber-, Nierenschäden, Schädel/Hirn-Trauma, organische Hirnläsionen, obstruktive Atemwegserkrankungen, Herzerkrankungen, Krampfleiden. Bei Pferden mit Herzrhythmusstörungen bzw. bei Koliken mit Kotverhaltung oder bei Lungenemphysem Kombination Butorphanol/Detomidin nicht einsetzen.
SST: Nicht empfohlen, Kombination Butorphanol/Detomidin nicht bei trächtigen Pferden anwenden. Kombination Butorphanol/Romifidin nicht im letzten Monat der Trächtigkeit bei Pferden anwenden.
NW: Lokale Schmerzen.
Pferd: Ataxie, Sedation, kardiopulmonale Depression.
Hund: Herz- und Atemdepression, Sedation, Magen/Darm.
Katze: Mydriasis, Unruhe, Atemdepression, Dysphorie.
WW: Vorsicht mit anderen Analgetika oder Sedativa, Alpha2-Adrenozeptor- Agonisten. Wirkung reiner Opiat-Agonisten kann aufgehoben werden.
WH: Vorsicht bei Atemwegserkrankungen. Keine Untersuchungen bei jungen Welpen und Fohlen.
PG: 10 ML VN [€ 82,10]

Toujeo 300 Einheiten/ml DoubleStar - Injektionslösung in einem Fertigpen 06A02
(Z.Nr. EU/1/00/133/*) RP. P. E. nicht im Handel. A10AE04

Toujeo 300 Einheiten/ml SoloStar - Injektionslösung in einem Fertigpen 06A02

(Z.Nr. EU/1/00/133/*) RP. P. E. A10AE04
ZI: Sanofi-Aventis Deutschland, Frankfurt am Main, Deutschland
Z: 1 ml enthält: Insulin glargin 300 E (entspr. → 10,91 mg) mittels gentechnologischer Methoden (E. coli) hergestellt, Zinkchlorid, Metacresol, Glycerol, Salzsäure zur pH-Wert-Einstellung, Natriumhydroxid zur pH-Wert-Einstellung, Wasser für Injektionszwecke.
EW: Insulin-Analogon, Wirkdauer 24-36 Std.
AG: Diabetes mellitus bei Patienten ab 6 Jahren.
AA: Nur s.c. mit Fertigpen. Nicht in Insulin-Infusionspumpen; cave i.v.!
DO: 1mal tgl. individuell gemäß dem Bedarf des Patienten.
Bei Typ 2-Diabetes initial 0,2 Einheiten/kg KG, dann individuelle Dosisanpassung.
Nicht direkt austauschbar mit Insulin glargin 100 Einheiten/ml (nicht bioäquivalent!).
SST: Anwendung möglich. Blutzucker engmaschig kontrollieren.
NW: Hypoglykämie, Haut, Sehstörungen, Bildung von Insulin-Antikörpern. Reaktionen an der Injektionsstelle (Lipodystrophie, Ödeme), allergische Reaktionen.
WW: Senkung des Insulinbedarfs durch hypoglykämische Arzneimittel: Orale Antidiabetika, MAO-Hemmer, Fibrate, ACE-Hemmer, Salizylate, Sulfonamide.
Erhöhung des Insulinbedarfs durch hyperglykämische Arzneimittel: Orale Kontrazeptiva, Thiazide, Glukokortikoide, Schilddrüsenhormone, Sympathomimetika, Wachstumshormone, Danazol. Clozapin, Olanzapin, Protease-Hemmer.
Vorsicht: Pioglitazon (Herzinsuffizienz). Betablocker können Hypoglykämie-Symptome verschleiern. Betablocker, Clonidin, Lithiumsalze, Alkohol können Insulinbedarf erhöhen oder senken.
WH: Auf Hyperglykämie (bei unzureichender Dosierung oder Unterbrechen der Therapie) bzw. Hypoglykämie (bei Auslassen einer Mahlzeit, anstrengender körperlicher Tätigkeit oder zu hoher Insulindosis) achten. Anwendungsfehler vermeiden. Besondere Vorsicht bei Umstellung auf einen anderen Insulintyp/eine andere Insulinmarke. Verkehrshinweis (Hypoglykämie!).
Bei leichter Hypoglykämie Glukose oral oder zuckerhaltige Lebensmittel zuführen. Bei schwerer Hypoglykämie mit Bewusstlosigkeit Glukagon 0,5-1 mg i.m. oder s.c.) oder Glukoselösung i.v. geben.
PG: 3 ST RE2 (EKO: Y) [€ 79,00]

Toujeo 300 Einheiten/ml SoloStar - Injektionslösung in einem Fertigpen 06A02
(Z.Nr. EU/1/00/133/*) RP. P. E. Parallelimport. nicht im Handel. A10AE04

Toujeo 300 Einheiten/ml SoloStar - Injektionslösung in einem Fertigpen 06A02
(Z.Nr. EU/1/00/133/*) RP. P. E. Parallelimport. nicht im Handel. A10AE04

Toujeo 300 Einheiten/ml SoloStar - Injektionslösung in einem Fertigpen 06A02
(Z.Nr. EU/1/00/133/*) RP. P. E. Parallelimport. nicht im Handel. A10AE04

Toujeo 300 Einheiten/ml SoloStar - Injektionslösung in einem Fertigpen 06A02
(Z.Nr. EU/1/00/133/*) RP. P. E. Parallelimport. nicht im Handel. A10AE04

Toujeo 300 Einheiten/ml SoloStar - Injektionslösung in einem Fertigpen 06A02
(Z.Nr. EU/1/00/133/*) RP. P. E. Parallelimport. nicht im Handel. A10AE04

Tovanor Breezhaler 44 Mikrogramm - Hartkapseln mit Pulver zur Inhalation 50A01
(Z.Nr. EU/1/12/790/*) RP. P. nicht im Handel. R03BB06

Toviaz 4 mg - Retardtabletten 52C

(Z.Nr. EU/1/07/386/*) RP. P. G04BD11
ZI: Pfizer Europe, Brüssel, Belgien
Z: 1 Retardtablette enthält: Fesoterodin fumarat 4 mg (entspr. Fesoterodin 3,1 mg), Tablettenkern: Xylitol, Lactose 91,125 mg (entspr. Lactose monohydrat), Cellulose, mikrokristalline, Hypromellose, Glycerol dibehenat, Talkum; Filmüberzug: Poly(vinylalkohol), Titandioxid, Macrogol 3350, Talkum, Phospholipide aus Sojabohnen, entölt 0,525 mg, Indigocarmin-Aluminium-Salz (E 132).
EW: Muskarinrezeptor-Antagonist, spasmolytisch.
AG: Überaktive Blase (erhöhte Harnfrequenz, imperativer Harndrang, Dranginkontinenz).
AA: Einmal täglich unzerkaut mit Flüssigkeit schlucken.
DO: TD initial 4 mg, bei Bedarf auf 8 mg erhöhen.
MTD 8 mg. Keine Daten an Kindern und Jugendlichen.
GA: Harn-, Magenretention, Engwinkelglaukom, Myasthenie, schwere Leberschäden, schwere Colitis ulcerosa, toxisches Megakolon.
SST: In der Schwangerschaft nicht empfohlen. Nicht stillen.
NW: Antimuskarinisch (Mundtrockenheit, trockene Augen, Dyspepsie, Verstopfung), Angioödem, ZNS, Dysurie, Harnverhalten bei älteren Männern, Haut, Leberenzymanstiege.
WW: Gegenanzeige: Starke CYP3A4-Hemmer bei Leber- oder Nierenschäden.
Nicht empfohlen: CYP3A4-Induktoren.
Vorsicht: Anticholinergika, Metoclopramid, CYP2D6-Hemmer.
WH: Vorsicht bei obstruktiven Harnabflussstörungen, Pylorusstenose, Refluxkrankheit, autonomer Neuropathie, QT-Verlängerung. Vor Behandlungsbeginn organische Ursachen ausschließen. Verkehrshinweis.
Bei Überdosierung schwere anticholinerge Wirkungen. Therapie: Bei zentraler Erregung Physostigmin, bei Krämpfen Benzodiazepine, bei Tachykardie Betablocker, bei Mydriasis Pilocarpin-Augentropfen.
PG: 28 ST * (EKO: N) [€ 60,90]

Toviaz 4 mg - Retardtabletten 52C
(Z.Nr. EU/1/07/386/*) RP. P. Parallelimport. nicht im Handel. G04BD11

Toviaz 8 mg - Retardtabletten 52C

(Z.Nr. EU/1/07/386/*) RP. P. G04BD11
ZI: Pfizer Europe, Brüssel, Belgien
Z: 1 Retardtablette enthält: Fesoterodin fumarat 8 mg (entspr. Fesoterodin 6,2 mg), Tablettenkern: Xylitol, Lactose 58,125 mg (entspr. Lactose monohydrat), Cellulose, mikrokristalline, Hypromellose, Glycerol dibehenat, Talkum; Filmüberzug: Poly(vinylalkohol), Titandioxid, Macrogol 3350, Talkum, Phospholipide aus Sojabohnen, entölt 0,525 mg, Indigocarmin-Aluminium-Salz (E 132).
Kurzinformation: siehe Toviaz 4 mg - Retardtabletten, → S. 1433
PG: 28 ST * (EKO: N) [€ 72,00]

Toviaz 8 mg - Retardtabletten 52C
(Z.Nr. EU/1/07/386/*) RP. P. Parallelimport. nicht im Handel. G04BD11

toxiLoges - Tropfen 50X03

(Z.Nr. 3-00323) RPF. P. V03AX
ZI: Dr. Loges, Winsen (Luhe), Deutschland
Z: 100 g (1 g = 32 Tropfen) enthalten: Echinacea Urt. 20 g, Eupatorium perfoliatum Urt. 10 g, Baptisia tinctoria Urt. 10 g, Cinchona pubescens Urt. 4 g, Bryonia vinos. D4 18,5 g, Aconitum napellus vinos. D4 18,5 g, Psychotria ipecacuanha vinos. D4 18,5 g, Likörwein, Ethanol 96% (entspr. Gesamtethanolgehalt 38 % (V/V)), Wasser, gereinigtes.
EW: Homöopathikum.
AG: Erkältungskrankheiten, Abwehrschwäche, Entzündungen im Hals- und Rachenbereich, Furunkulose, Abszesse, Entzündungen des Zahnfleisches und der Zähne.
AA: Oral.
DO: Jugendliche und Erwachsene: Einmal 45 Tropfen, dann akut bis 8mal tgl. 20 Tropfen, chronisch 3mal tgl. 20 Tropfen.
Kinder (6-11 Jahre): Einmal 25 Tropfen, dann akut bis 8mal tgl. 10 Tropfen, chronisch 3mal tgl. 10 Tropfen.
Kinder (2-5 Jahre): Einmal 10 Tropfen, dann akut bis 8mal tgl. 5

Tropfen, chronisch 3mal tgl. 5 Tropfen.
GA: Korbblütlerüberempfindlichkeit.
SST: Nicht empfohlen.
NW: Überempfindlichkeit.
WW: Gerinnungshemmer verstärkt.
WH: Nicht für Alkoholkranke.
PG: 50 ML * (EKO: N) [€ 10,90], 100 ML * (EKO: N) [€ 18,90]

Tracel - Injektionslösung in einer Fertigspritze 37F05, 44F
(Z.Nr. 1-35494) RP. P. B05XA31
ZI: Fresenius Kabi Austria, Graz
Z: 1 Fertigspritze zu 10 ml enthält: Zinkchlorid 12,507 mg (entspr. Zink 6 mg) (entspr. → 0,0918 mmol), Manganchlorid-Tetrahydrat 1,081 mg (entspr. Mangan 0,3 mg) (entspr. → 0,0055 mmol), Eisen(III)-chlorid-6-Wasser 5,324 mg (entspr. Eisen(III)-Ion 1,1 mg) (entspr. → 0,0197 mmol), Kupferchlorid-2-Wasser 3,219 mg (entspr. Kupfer(II)-Ion 1,2 mg) (entspr. → 0,0189 mmol) Natriumselenit, wasserfrei 0,263 mg (entspr. Selen-Ion 0,12 mg) (entspr. → 0,0015 mmol), Natrium molybdat 2-Wasser 0,05 mg (entspr. Molybdän 0,02 mg) (entspr. → 0,0002 mmol) Kaliumiodid 0,166 mg (entspr. Iodid 0,127 mg) (entspr. → 0,001 mmol), Natriumfluorid 2,1 mg (entspr. Fluorid 0,95 mg) (entspr. → 0,05 mmol), Elektrolyte: Natrium 1,84-2,09 mmol, Kalium 0,001 mmol, Chlorid 0,58 mmol, Natriumhydroxid 60 mg, Natriumchlorid 17 mg, L-Äpfelsäure, Wasser für Injektionszwecke; Osmolarität: 373,5 mosmol/l.
EW: Spurenelemente.
AG: Zufuhr von Spurenelementen im Rahmen der parenteralen Ernährung.
AA: I.v. (unverdünnt oder als Zusatz zu Glukose-, Kochsalz- oder Nährlösung).
DO: ED 1(-2) Fertigspritzen oder auch mehr. Für Jugendliche nicht empfohlen.
Kontraindiziert bei Kindern.
GA: Cholestase, M. Wilson. Eisenspeicherkrankheiten.
SST: Nutzen/Risiko-Abwägung.
NW: Sehr selten anaphylaktische Reaktionen auf parenterales Eisen. Jod- Allergien.
WH: Vorsicht bei Leber- oder Nierenschäden, Hyperthyreoidismus, Jod- Überempfindlichkeit. Kontrollen: Eisen, Mangan im Serum.
PG: 5 ST * (EKO: N) [€ 49,55]

Tracleer 62,5 mg - Filmtabletten 10C
(Z.Nr. EU/1/02/220/*) NR. P. C02KX01
ZI: Janssen-Cilag International, Beerse, Belgien
Z: 1 Filmtablette enthält: Bosentan 62,5 mg (entspr. Bosentan-1-Wasser), Tablettenkern: Maisstärke, Stärke, vorverkleistert, Carboxymethylstärke, Natrium Typ A (entspr. Natrium < 1 mmol) (entspr. → < 23 mg), Povidon, Glycerol dibehenat, Magnesium stearat (pflanzlich); Filmüberzug: Hypromellose, Triacetin, Talkum, Titandioxid, Eisen(III)-hydroxid-oxid x H2O, Eisen(III)-oxid, Ethylcellulose.
EW: Endothelin-Rezeptor-Antagonist.
AG: Primäre und sekundäre pulmonal arterielle Hypertonie Klasse III (und II), digitale Ulzera bei Sklerodermie.
AA: Oral.
DO: **Pulmonale Hypertonie:** Initial 2mal tgl. 62,5 mg über 4 Wochen; Erhaltungsdosis 2mal tgl. 125 mg (-250 mg). Kinder ab 1 Jahr: 2mal tgl. 2 mg/kg KG.
Sklerodermie: 2mal tgl. 62,5-125 mg. Keine Daten an Kindern und Jugendlichen.
GA: Child-Pugh B oder C (mittlere und schwere Leberschäden), Transaminasenanstieg auf mehr als das Dreifache des oberen Normwerts vor Behandlungsbeginn.
SST: Strenge Gegenanzeige (im Tierversuch teratogen). Zusätzliche Verhütungsmaßnahmen zu hormonalen Kontrazeptiva bei Frauen im gebärfähigen Alter erforderlich.
NW: Kopfschmerzen, Flush, Beinödeme, Anämie, dosisabhängiger Anstieg der Leberenzyme (Inzidenz ca. 11%), Überempfindlichkeit.
WW: Bosentan ist Induktor von CYP2C9 und CYP3A4.
Kontraindiziert: Ciclosporin A.
Nicht empfohlen: Fluconazol, Ritonavir, Rifampicin, Nevirapin.
Vorsicht: Orale Kontrazeptiva (abgeschwächt oder wirkungslos), Warfarin, Simvastatin, Glibenclamid, Tacrolimus, Sirolimus, Sildenafil.
WH: Auf Symptome einer Leberschädigung achten. Bei Leberschäden Behandlung abbrechen, Wiederaufnahme der Therapie nur unter strenger Kontrolle der Aminotransferase. Regelmäßige Leberfunktionsprüfungen (monatlich sowie 2 Wochen nach jeder Dosissteigerung sowie innerhalb von 3 Tagen nach Wiederaufnahme der Therapie) erforderlich. Hämoglobin kontrollieren. Verkehrshinweis. Bei Lungenödem an venookklusive Krankheit denken.
Engmaschige Kontrolle bei HIV-Therapie.
PG: 56 ST RE1 (EKO: Y) [€ 2.054,85]

Tracleer 125 mg - Filmtabletten 10C
(Z.Nr. EU/1/02/220/*) NR. P. C02KX01
ZI: Janssen-Cilag International, Beerse, Belgien
Z: 1 Filmtablette enthält: Bosentan 125 mg (entspr. Bosentan-1-Wasser), Tablettenkern: Maisstärke, Stärke, vorverkleistert, Carboxymethylstärke, Natrium Typ A (entspr. Natrium < 1 mmol) (entspr. → < 23 mg), Povidon, Glycerol dibehenat, Magnesium stearat (pflanzlich); Filmüberzug: Hypromellose, Triacetin, Talkum, Titandioxid, Eisen(III)-hydroxid-oxid x H2O, Eisen(III)-oxid, Ethylcellulose.
Kurzinformation: siehe Tracleer 62,5 mg - Filmtabletten, → S. 1434
PG: 56 ST RE1 (EKO: Y) [€ 2.124,70]

Tracleer 125 mg - Filmtabletten 10C
(Z.Nr. EU/1/02/220/*) NR. P. Parallelimport. C02KX01
V: Orifarm, Leverkusen, Deutschland
Z: 1 Filmtablette enthält: Bosentan 125 mg (entspr. Bosentan-1-Wasser), Tablettenkern: Maisstärke, Stärke, vorverkleistert, Carboxymethylstärke, Natrium Typ A (entspr. Natrium < 1 mmol) (entspr. → 23 mg), Povidon, Glycerol dibehenat, Magnesium stearat (pflanzlich); Filmüberzug: Hypromellose, Triacetin, Talkum, Titandioxid, Eisen(III)-hydroxid-oxid x H2O, Eisen(III)-oxid, Ethylcellulose.
PG: 56 ST RE1 (EKO: Y) [€ 2.082,90]

Tracleer 32 mg - Tabletten zur Herstellung einer Suspension zum Einnehmen 10C
(Z.Nr. EU/1/02/220/*) NR. P. C02KX01
ZI: Janssen-Cilag International, Beerse, Belgien
Z: 1 Tablette enthält: Bosentan 32 mg (entspr. Bosentan-1-Wasser), Cellulose, mikrokristalline, Calcium hydrogenphosphat, wasserfreies, Croscarmellose natrium (entspr. Natrium < 1 mmol) (entspr. → < 23 mg), Siliciumdioxid, hochdisperses, Weinsäure, Tutti-Frutti-Aroma, Aspartam 3,7 mg, Acesulfam kalium, Magnesium stearat (pflanzlich).
EW: Endothelin-Rezeptor-Antagonist.
AG: Primäre und sekundäre pulmonal arterielle Hypertonie Klasse III (und II), digitale Ulzera bei Sklerodermie.
AA: Oral. Tablette zu etwas Wasser auf einen Löffel geben und vor der Einnahme vermischen. Wasser nachtrinken.
DO: **Pulmonale Hypertonie:** Initial 2mal tgl. 62,5 mg über 4 Wochen; Erhaltungsdosis 2mal tgl. 125 mg (-250 mg). Kinder ab 1 Jahr: 2mal tgl. 2 mg/kg KG.
Sklerodermie: 2mal tgl. 62,5-125 mg. Keine Daten an Kindern und Jugendlichen.
GA: Child-Pugh B oder C (mittlere und schwere Leberschäden), Transaminasenanstieg auf mehr als das Dreifache des oberen Normwerts vor Behandlungsbeginn.
SST: Strenge Gegenanzeige (im Tierversuch teratogen). Zusätzliche Verhütungsmaßnahmen zu hormonalen Kontrazeptiva bei Frauen im gebärfähigen Alter erforderlich.
NW: Kopfschmerzen, Flush, Beinödeme, Anämie, dosisabhängiger Anstieg der Leberenzyme (Inzidenz ca. 11%), Überempfindlichkeit.
WW: Bosentan ist Induktor von CYP2C9 und CYP3A4.
Kontraindiziert: Ciclosporin A.
Nicht empfohlen: Fluconazol, Ritonavir, Rifampicin, Nevirapin.
Vorsicht: Orale Kontrazeptiva (abgeschwächt oder wirkungslos), Warfarin, Simvastatin, Glibenclamid, Tacrolimus, Sirolimus, Sildenafil.
WH: Auf Symptome einer Leberschädigung achten. Bei Leberschäden Behandlung abbrechen, Wiederaufnahme der Therapie nur unter strenger Kontrolle der Aminotransferase. Regelmäßige Leberfunktionsprüfungen (monatlich sowie 2 Wochen nach jeder Dosissteigerung sowie innerhalb von 3 Tagen nach Wiederaufnahme der Therapie) erforderlich. Hämoglobin kontrollieren. Verkehrshinweis. Bei Lungenödem an venookklusive Krankheit denken.
Engmaschige Kontrolle bei HIV-Therapie.
PG: 56 ST * (EKO: N) [€ 3.658,20]

Tracrium 25 mg - Ampullen 46A01
(Z.Nr. 1-18232) RP. P. E. M03AC04
ZI: Aspen Pharma, Dublin, Irland
Z: 1 Ampulle mit 2,5 ml enthält: Atracurium besilat 25 mg, Benzolsulfonsäure, Aqua ad injectabilia ad 2,5 ml.
EW: Nicht depolarisierendes Muskelrelaxans.
AG: Relaxation der quergestreiften Muskulatur bei der Narkose, auch endo- tracheale Intubation oder Schnittentbindung. Erleichterung der künstlichen Beatmung bei Intensivpatienten.
AA: I.v. Injektion oder Infusion (mischbar mit 0,9% NaCl-, 5% Glukose-, Ringer-, Hartmannsche Lösung). Bei Kindern vor der i.v. Injektion 1:1 verdünnen. Nicht i.m. anwenden.
DO: **I.v. Injektion:** Einleitung 0,5-0,6 mg/kg KG, Zusatzdosen 0,1-0,2 mg/kg KG.
I.v. Infusion: Initialer Bolus 0,3-0,6 mg/kg KG, zur Aufrechterhaltung 0,3-0,6 mg/kg KG/h infundieren. Halbe Dosis bei künstlicher

Hypothermie.
Säuglinge, Kleinkinder und Kinder: Erwachsenendosis auf Basis mg/kg KG.
Intensivmedizin: I.v. Bolus 0,3-0,6 mg/kg KG, dann Infusion 0,65-078 mg/kg KG x h.
Für Neugeborene nicht empfohlen.
SST: Nutzen/Risiko-Abwägung. 24 Stunden nach Anwendung nicht stillen.
NW: Histaminfreisetzung (Hypotension, Hautrötung, Urtikaria, Broncho- spasmen, vereinzelt anaphylaktoide Reaktionen), Krämpfe. Bei Intensiv- patienten vereinzelt Myopathie.
WW: Verstärkung durch Inhalationsnarkotika (Halothan, Isofluran, Enfluran), Antibiotika (Neomycin, Polymyxin), Kalziumantagonisten, Lithium, Magnesium, Procainamid, Chinidin.
Deporalisierende Muskelrelaxantien (z.B. Suxamethonium) nicht zur Wirkungsverlängerung von Atracurium verwenden.
WH: Vorsicht bei Myasthenia gravis, anderen neuromuskulären Erkrankungen, Elektrolytstörungen, schweren Herz/Kreislauf-Erkrankungen, Asthma.
Nur von erfahrenen Anästhesisten unter Intubationsbereitschaft zu ver- wenden. Venenkanüle nach jeder Substanz spülen. Nicht in Spritzen mit Thiopental oder anderen alkalischen Substanzen mischen. Verkehrshinweis!
Antidot bei Überdosierung: Neostigmin.
PG: 5 ST * (EKO: N) [€ 24,30]

Tracrium 50 mg - Ampullen — 46A01

(Z.Nr. 1-18233) RP. P. E. — M03AC04
ZI: Aspen Pharma, Dublin, Irland
Z: 1 Ampulle mit 5 ml enthält: Atracurium besilat 50 mg, Benzolsulfonsäure, Aqua ad injectabilia ad 5 ml.
Kurzinformation: siehe Tracrium 25 mg - Ampullen, → S. 1434
PG: 5 ST * (EKO: N) [€ 42,65]

Tractocile 6,75 mg/0,9 ml - Injektionslösung — 29D02

(Z.Nr. EU/1/99/124/*) NR. P. E. — G02CX01
ZI: Ferring Pharmaceuticals, Kopenhagen, Dänemark
Z: 1 Durchstechflasche mit 0,9 ml Lösung enthält: Atosiban 6,75 mg (entspr. Atosiban acetat), Mannitol, Salzsäure 1 molar, Wasser für Injektionszwecke.
EW: Oxytocin-Antagonist.
AG: Zur Hinauszögerung einer drohenden Frühgeburt in der 24.-33. Schwangerschaftswoche.
AA: I.v.
DO: Initiale Bolusdosis 6,75 mg, dann hochdosierte dreistündige Dauerinfusion (300 µg/min), dann Infusion von 100 µg/min über bis zu 45 Std.
Max. Behandlungsdauer 48 Std., max. Gesamtdosis 330 mg. Wiederholung der Behandlung möglich.
Keine Daten bei Schwangeren unter 18 Jahren.
GA: Dauer der Schwangerschaft unter 24 oder über 33 abgeschlossenen Wochen; vorzeitiger Blasensprung >30. Schwangerschaftswoche; gestörte Herzfrequenz des Fetus; präpartale Uterusblutungen, die eine sofortige Entbindung notwendig machen; Eklampsie und schwere Präeklampsie, die eine Entbindung erforderlich machen; intrauteriner Fruchttod; Verdacht auf intrauterine Infektion; Placenta praevia; Abruptio placentae; andere Zustände der Mutter oder des Fetus, bei welchen das Fortbestehen der Schwangerschaft ein Risiko wäre.
SST: Nur einsetzen, wenn vorzeitige Wehentätigkeit zwischen 24. und 33. Schwangerschaftswoche diagnostiziert wurde. Stillen unterbrechen.
NW: Übelkeit, ZNS, Erbrechen, Tachykardie, Dyspnoe, Lungenödem, lokale Reaktionen, Hyperglykämie, Fieber, Haut; keine NW beim Neugeborenen.
WH: Vorsicht Mehrlingsschwangerschaften, bei Leberschäden. Eingeschränkte Erfahrungen bei wiederholter Anwendung. Wehentätigkeit und Herzfrequenz des Fetus kontrollieren.
PG: 1 ST * (EKO: N) [€ 54,60]

Tractocile 37,5 mg/5 ml - Konzentrat zur Herstellung einer Infusionslösung — 29D02

(Z.Nr. EU/1/99/124/*) NR. P. E. — G02CX01
ZI: Ferring Pharmaceuticals, Kopenhagen, Dänemark
Z: 1 Durchstechflasche mit 5 ml Lösung enthält: Atosiban 37,5 mg (entspr. Atosiban acetat), Mannitol, Salzsäure 1 molar, Wasser für Injektionszwecke.
Kurzinformation: siehe Tractocile 6,75 mg/0,9 ml - Injektionslösung, → S. 1435
PG: 1 ST * (EKO: N) [€ 161,75]

Tracutil - Konzentrat zur Herstellung einer Infusionslösung — 37F05, 44F

(Z.Nr. 1-23992) RP. P. — B05XA31
ZI: B. Braun, Melsungen, Deutschland
Z: 1 ml Konzentrat enthält: Eisenchlorid 695,8 µg, Zinkchlorid 681,5 µg, Manganchlorid 197,9 µg, Kupferchlorid 204,6 µg, Chromchlorid 5,3 µg, Natriumselenit pentahydrat 7,89 µg, Natriummolybdat dihydrat 2,42 µg, Kaliumiodid 16,6 µg, Natriumfluorid 126 µg, Salzsäure zur pH-Wert-Einstellung, Wasser für Injektionszwecke; Osmolarität: 90 mosmol/l.
EW: Spurenelemente.
AG: Zufuhr von Spurenelementen im Rahmen der intravenösen Ernährung Erwachsener.
AA: I.v. nach Verdünnung mit mindestens 250 ml Glucose- oder Elektro- lytlösung.
DO: TD 1(-2) Ampullen. Bei Kindern kontraindiziert. Bei Jugendlichen nicht empfohlen.
GA: Cholestase, M. Wilson, Eisenspeichelkrankheiten.
SST: Zwingende Indikationsstellung;
NW: Anaphylaxie, Allergie.
WH: Vorsicht bei Leber-, Nierenschäden, Hyperthyreoidismus, Jod-Über- empfindlichkeit. Bei insulinpflichtiger Diabetikern Blutzuckerspiegel überwachen.
PG: 5 ST * (EKO: N) [€ 35,55]

Tradimed Ingwer Rheuma - Kapseln — 13Z01
(Z.Nr. 7-37804) RPF. P. nicht im Handel. — M09AX

Traditionelle Retterspitz - Creme — 13Z04
(Z.Nr. 7-36434) RPF. P. nicht im Handel. — M02AX, C01EX

Traditionelle Retterspitz - Lotion — 13Z04
(Z.Nr. 7-36435) RPF. P. nicht im Handel. — M02AX, C01EX

Traditionelle Retterspitz - Suspension mit Rosmarinöl zur äußerlichen Anwendung — 22Z02
(Z.Nr. HERB-00027) RPF. P. nicht im Handel. — D11AX

Traditionelle Retterspitz - Suspension mit Thymianöl zur innerlichen Anwendung — 42Z03
(Z.Nr. HERB-00137) RPF. P. nicht im Handel. — A03AX

Tradocomp 37,5 mg/325 mg - Tabletten — 02A08

(Z.Nr. 1-36129) NR. S1. P. — N02AJ13
ZI: G.L. Pharma, Lannach
Z: 1 Tablette enthält: Tramadol hydrochlorid 37,5 mg, Paracetamol 325 mg, Maisstärke, vorverkleistert, Povidon 25, Croscarmellose natrium, Cellulose, mikrokristalline, Siliciumdioxid, hochdisperses, Magnesium stearat.
EW: Analgetische Kombination.
AG: Mäßig starke bis starke Schmerzen.
AA: Mit ausreichend Flüssigkeit einnehmen.
DO: Initial 2 Tabletten. Dosierungsintervall mindestens 6 Stunden. MTD 8 Tabletten. Nicht länger als therapeutisch notwendig anwenden. Für Kinder nicht empfohlen.
GA: Akute Vergiftungen mit Alkohol, Schlafmitteln, zentral wirkenden Analgetika, Opioiden oder Psychopharmaka, schwere Leberschäden, therapeutisch nicht kontrollierte Epilepsie.
SST: In der Schwangerschaft nicht anwenden. In der Stillzeit einmalige Gabe möglich.
NW: ZNS, Psyche, Magen/Darm, Haut, Schwitzen, Leber, Niere, Herz.
NW der Einzelsubstanzen beachten. Bei Überdosierung Opioid-Symptomatik (Tramadol), Leber, Niere (Paracetamol). Bei Paracetamol-Vergiftung Antidot N-Acetylcystein oral oder i.v..
WW: Kontraindiziert: Nicht selektive MAO-Hemmer, selektive MAO-A- oder MAO-B-Hemmer (2 Wochen Abstand).
Nicht empfohlen: Alkohol, Carbamazepin und andere Enzyminduktoren, Opioid-Agonisten/-Antagonisten (Buprenorphin, Nalbuphin, Pentazocin).
Besondere Vorsicht: Benzodiazepine (Atemdepression).
Vorsicht: Serotonerge Substanzen, andere ZNS-Dämpfer, Cumarine, die Krampfschwelle senkende Substanzen, Ondansetron.
GE: Toleranz, physische und/oder psychische Abhängigkeit, Entzugserscheinungen möglich.
WH: Bei schweren Nierenschäden, schwerer respiratorischer Insuffizienz nicht empfohlen. Nicht zur Substitutionstherapie bei Opiatabhängigkeit. Während einer flachen Anästhesie vermeiden. Besondere Vorsicht bei Kindern nach Tonsillektomie und/oder Adenoidektomie. Verkehrshinweis.
PG: 37,5 20 ST * (EKO: N) [€ 5,95], **37,5MG** 50 ST * (EKO: N) [€ 14,90]

Tradolan 50 mg - Ampullen — 02A05

(Z.Nr. 1-21802) NR. S1. P. — N02AX02
ZI: G.L. Pharma, Lannach
Z: 1 Ampulle zu 1 ml Injektionslösung enthält: Tramadol hydrochlorid 50 mg, Natriumacetat (entspr. Natrium 23 mg) (entspr. → < 1 mmol), Wasser für Injektionszwecke.

T

EW: Zentrales Analgetikum (Opiatagonist), antitussiv.
AG: Mäßig starke bis starke Schmerzen.
AA: I.v. (langsame Injektion oder Infusion): Kompatibel mit NaCl-, Glukose-, 4,2% $NaHCO_3$-, Ringer-, Ringerlaktat-, 6% Hydroxyethylstärke-, 10% Dextran-, 3,5% Gelatinelösung.
DO: Möglichst niedrig! ED: 50(-100) mg, nach 30-60 min eventuell nachmals 50 mg. MTD 400 mg. Kinder ab 1 Jahr: 1-2 mg/kg KG; MTD 8 mg/kg KG bzw. 400 mg.
Vorsicht bei Leber- und Nierenschäden. Möglichst kurzfristig anwenden!
GA: Vergiftungen mit Alkohol oder ZNS-Dämpfern.
SST: Generell nicht anwenden (Entzugssymptome beim Neugeborenen möglich); einmalige Anwendung in der Stillzeit möglich.
NW: Opiatartig: Übelkeit, Mundtrockenheit, Schwitzen, ZNS, Psyche, Herz/Kreislauf (Kollaps), Haut, Krampfanfälle, Allergien, Atemdepression, Hypoglykämie.
WW: Wird durch CYP2D6 metabolisiert. Kontraindiziert: MAO-Hemmer. Besondere Vorsicht: Benzodiazepine (Atemdepression). Vorsicht: ZNS-Dämpfer verstärkt. Konvulsives Potential anderer Arzneimittel verstärkt, serotonerge Substanzen (Serotoninsyndrom).
GE: Bei Langzeitgabe Abhängigkeit möglich. Entzugsreaktionen möglich.
WH: Vorsicht bei gesteigerter Opiatempfindlichkeit, Krampfleiden, Leber- und Nierenschäden, Schock, Atemstörungen, erhöhtem Hirndruck, Kopfverletzungen, postoperativer Anwendung bei Kindern. Für Kinder mit eingeschränkter Atemfunktion nicht empfohlen. Als Ersatzdroge bei Opiatabhängigen nicht geeignet. Bei Therapieende Dosis stufenweise verringern. Verkehrshinweis.
Bei Überdosierung (parenteral) Atemdepression (Antidot: Naloxon), bei Krämpfen Diazepam i.v..
PG: 5 ST (2) (EKO: G) [€ 5,80]

Tradolan 100 mg - Ampullen 02A05

(Z.Nr. 1-21804) NR. S1. P. N02AX02
ZI: G.L. Pharma, Lannach
Z: 1 Ampulle zu 2 ml Injektionslösung enthält: Tramadol hydrochlorid 100 mg, Natriumacetat (entspr. Natrium 23 mg) (entspr. → < 1 mmol), Wasser für Injektionszwecke.
Kurzinformation: siehe Tradolan 50 mg - Ampullen, → S. 1435
PG: 5 ST (2) (EKO: G) [€ 6,85]

Tradolan 50 mg - Filmtabletten 02A05

(Z.Nr. 1-21806) NR. S1. P. N02AX02
ZI: G.L. Pharma, Lannach
Z: 1 Filmtablette enthält: Tramadol hydrochlorid 50 mg, Tablettenkern: Croscarmellose natrium, Siliciumdioxid, hochdisperses, Cellulose, mikrokristalline, Povidon, Magnesium stearat; Tablettenfilm: (entspr. Macrogol 6000) (entspr. Hypromellose) (entspr. Talkum) (entspr. Titandioxid) (entspr. Polyacrylat-Dispersion 30%).
EW: Zentrales Analgetikum (Opiatagonist), antitussiv.
AG: Mäßig starke bis starke Schmerzen.
AA: Oral mit ausreichend Flüssigkeit.
DO: Möglichst niedrig: ED: 50(-100) mg, nach 30-60 min eventuell nachmals 50 mg. MTD 400 mg.
Kinder ab 1 Jahr: ED: 1-2 mg/kg KG.
GA: Vergiftungen mit Alkohol oder ZNS-Dämpfern, MAO-Hemmer-Therapie, unkontrollierte Epilepsie. Nicht bei Kinder unter 1 Jahr. Nicht als Substitutionstherapie bei Drogenabhängigkeit verwenden.
SST: Nicht anwenden. Nach einmaliger Gabe muss Stillen aber nicht unterbrochen werden.
NW: Opiatartig: Übelkeit, Mundtrockenheit, Schwitzen, Psyche, Herz/Kreislauf, Haut, Krampfanfälle, Allergien, Atemdepression, Entzugsreaktionen.
WW: Tramadol wird über CYP2D6 metabolisiert.
Kontraindiziert: MAO-Hemmer (14 Tage Abstand).
Nicht empfohlen: Gemischte Opioid-Agonisten/Antagonisten
Vorsicht: Andere ZNS-Dämpfer (besondere Vorsicht mit Benzodiazepinen!), Krampfschwelle senkende Substanzen, Carbamazepin, serotonerge Substanzen (Serotonin-Syndrom), Cumarine, CYP3A4-Hemmer (z.B. Ritonavir), Ondansetron.
GE: Bei Langzeitgabe Abhängigkeit möglich. Bei Neigung zu Arzneimittelmissbrauch oder Drogenabhängigkeit Tramadol nur kurzfristig und unter strenger ärztlicher Kontrolle anwenden.
WH: Vorsicht bei gesteigerter Opiatempfindlichkeit, Krampfleiden, Leber- und Nierenschäden, Schock, Atemdepression, Kopfverletzungen, erhöhtem Hirndruck, postoperativer Anwendung bei Kindern. Bei Kindern mit eingeschränkter Atemfunktion nicht anwenden. Verkehrshinweis.
Bei Überdosierung Atemdepression (Antidot: Naloxon), bei Krämpfen Diazepam i.v..
PG: 10 ST (2) (EKO: G) [€ 2,10], 30 ST (2) (EKO: G) [€ 6,25]

Tradolan - Tropfen 02A05

(Z.Nr. 1-21808) NR. S1. P. N02AX02
ZI: G.L. Pharma, Lannach
Z: 1 ml Lösung (= 24 Tropfen = 8 Hübe) enthält: Tramadol hydrochlorid 100 mg, Natrium cyclamat (entspr. Natrium 1,7 mg), Saccharin natrium, Kalium sorbat, Pfefferminz-Aroma, Wasser, gereinigtes.
EW: Zentrales Analgetikum (Opiatagonist), antitussiv.
AG: Mittelstarke bis starke Schmerzen.
AA: Oral mit Flüssigkeit oder auf Würfelzucker. 1 Hub entspricht 3 Tropfen.
DO: Möglichst niedrig! ED 50 mg (12 Tropfen bzw. 4 Hübe), bei Bedarf nach 30-60 min wiederholen.
Bei schwereren Schmerzzuständen ED 100 mg (24 Tropfen bzw. 8 Hübe).
TD 3-4mal 50-100 mg, MTD 400 mg. Kinder ab 1 Jahr: ED 1-2 mg/kg KG (10 kg KG: 3-4 Tropfen; 20 kg KG: 5-9 Tropfen; 30 kg KG: 8-14 Tropfen). MTD 8 mg/kg KG oder 400 mg.
GA: Vergiftungen mit Alkohol oder ZNS-Dämpfern, MAO-Hemmer-Therapie, unkontrollierte Epilepsie. Nicht bei Kinder unter 1 Jahr. Nicht als Substitutionstherapie bei Drogenabhängigkeit verwenden.
SST: Nicht anwenden. Nach einmaliger Gabe muss Stillen aber nicht unterbrochen werden.
NW: Opiatartig: Übelkeit, Mundtrockenheit, Schwitzen, Psyche, Herz/Kreislauf, Haut, Krampfanfälle, Allergien, Atemdepression, Entzugsreaktionen.
WW: Tramadol wird über CYP2D6 metabolisiert.
Kontraindiziert: MAO-Hemmer (14 Tage Abstand).
Nicht empfohlen: Gemischte Opioid-Agonisten/Antagonisten
Vorsicht: Andere ZNS-Dämpfer (besondere Vorsicht mit Benzodiazepinen!), Krampfschwelle senkende Substanzen, Carbamazepin, serotonerge Substanzen (Serotonin-Syndrom), Cumarine, CYP3A4-Hemmer (z.B. Ritonavir), Ondansetron.
GE: Bei Langzeitgabe Abhängigkeit möglich. Bei Neigung zu Arzneimittelmissbrauch oder Drogenabhängigkeit Tramadol nur kurzfristig und unter strenger ärztlicher Kontrolle anwenden.
WH: Vorsicht bei gesteigerter Opiatempfindlichkeit, Krampfleiden, Leber- und Nierenschäden, Schock, Atemdepression, Kopfverletzungen, erhöhtem Hirndruck, postoperativer Anwendung bei Kindern. Bei Kindern mit eingeschränkter Atemfunktion nicht anwenden. Verkehrshinweis.
Bei Überdosierung Atemdepression (Antidot: Naloxon), bei Krämpfen Diazepam i.v..
PG: 10 ML (2) (EKO: G) [€ 4,85], **+DOSPU** 30 ML (2) (EKO: G) [€ 14,20], **+DOSPU** 50 ML (EKO: G) [€ 17,55]

Tradolan 100 mg - Zäpfchen 02A05
(Z.Nr. 1-21810) NR. S1. P. nicht im Handel. N02AX02

Tradolan retard 100 mg - Filmtabletten 02A05

(Z.Nr. 1-21255) NR. S1. P. N02AX02
ZI: G.L. Pharma, Lannach
Z: 1 Filmtablette enthält: Tramadol hydrochlorid 100 mg, Tablettenkern: Cellulose, mikrokristalline, Hypromellose, Siliciumdioxid, hochdisperses, Magnesium stearat; Tablettenfilm: Lactose monohydrat 2,55 mg (entspr. Hypromellose) (entspr. Macrogol 6000) (entspr. Propylenglykol) (entspr. Talkum) (entspr. Titandioxid).
EW: Zentrales Analgetikum (Opiatagonist), antitussiv.
AG: Mittelstarke bis starke Schmerzen.
AA: Oral unzerkaut mit reichlich Flüssigkeit.
DO: Möglichst niedrig dosiert und kurzzeitig anwenden: 2mal tgl. 100-200 mg, MTD 400 mg. Für Kinder nicht geeignet.
GA: Vergiftungen mit Alkohol oder ZNS-Dämpfern, MAO-Hemmer-Therapie, unkontrollierte Epilepsie. Nicht bei Kinder unter 1 Jahr. Nicht als Substitutionstherapie bei Drogenabhängigkeit verwenden.
SST: Nicht anwenden. Nach einmaliger Gabe muss Stillen aber nicht unterbrochen werden.
NW: Opiatartig: Übelkeit, Mundtrockenheit, Schwitzen, Psyche, Herz/Kreislauf, Haut, Krampfanfälle, Allergien, Atemdepression, Entzugsreaktionen.
WW: Tramadol wird über CYP2D6 metabolisiert.
Kontraindiziert: MAO-Hemmer (14 Tage Abstand).
Nicht empfohlen: Gemischte Opioid-Agonisten/Antagonisten
Vorsicht: Andere ZNS-Dämpfer (besondere Vorsicht mit Benzodiazepinen!), Krampfschwelle senkende Substanzen, Carbamazepin, serotonerge Substanzen (Serotonin-Syndrom), Cumarine, CYP3A4-Hemmer (z.B. Ritonavir), Ondansetron.
GE: Bei Langzeitgabe Abhängigkeit möglich. Bei Neigung zu Arzneimittelmissbrauch oder Drogenabhängigkeit Tramadol nur kurzfristig und unter strenger ärztlicher Kontrolle anwenden.
WH: Vorsicht bei gesteigerter Opiatempfindlichkeit, Krampfleiden, Leber- und Nierenschäden, Schock, Atemdepression, Kopfverletzungen, erhöhtem Hirndruck, postoperativer Anwendung bei Kindern. Bei Kindern mit eingeschränkter Atemfunktion nicht

anwenden. Verkehrshinweis.
Bei Überdosierung Atemdepression (Antidot: Naloxon), bei Krämpfen Diazepam i.v..
PG: 10 ST (2) (EKO: G) [€ 4,65], 30 ST (EKO: G) [€ 13,75], 60 ST (EKO: G) [€ 22,60]

Tradolan retard 150 mg - Filmtabletten 02A05
(Z.Nr. 1-21254) NR. S1. P. N02AX02
ZI: G.L. Pharma, Lannach
Z: 1 Filmtablette enthält: Tramadol hydrochlorid 150 mg, Tablettenkern: Cellulose, mikrokristalline, Hypromellose, Siliciumdioxid, hochdisperses, Magnesium stearat; Tablettenfilm: Lactose monohydrat 2,55 mg (entspr. Hypromellose) (entspr. Macrogol 6000) (entspr. Propylenglykol) (entspr. Talkum) (entspr. Titandioxid) (entspr. Chinolingelb) (entspr. Eisen(III)-oxid, rotes).
Kurzinformation: siehe Tradolan retard 100 mg - Filmtabletten, → S. 1436
PG: 10 ST (2) (EKO: G) [€ 6,25], 30 ST (EKO: G) [€ 17,45], 60 ST (EKO: G) [€ 31,70]

Tradolan retard 200 mg - Filmtabletten 02A05
(Z.Nr. 1-21239) NR. S1. P. N02AX02
ZI: G.L. Pharma, Lannach
Z: 1 Filmtablette enthält: Tramadol hydrochlorid 200 mg, Tablettenkern: Cellulose, mikrokristalline, Hypromellose, Siliciumdioxid, hochdisperses, Magnesium stearat; Tablettenfilm: Lactose monohydrat 2,51 mg (entspr. Hypromellose) (entspr. Macrogol 6000) (entspr. Propylenglykol) (entspr. Talkum) (entspr. Titandioxid) (entspr. Chinolingelb) (entspr. Eisen(III)-oxid, rotes) (entspr. Eisen(III)-oxid, braun).
Kurzinformation: siehe Tradolan retard 100 mg - Filmtabletten, → S. 1436
PG: 10 ST (2) (EKO: G) [€ 7,70], 30 ST (EKO: G) [€ 21,65], 60 ST (EKO: G) [€ 39,05]

🐾 Trächtigkeitstropfen "Mag. Doskar" für Tiere 890B
(Z.Nr. 8-30068) RPF. P. QV03AX
ZI: Mag. Martin Doskar pharm. Produkte, Wien
Z: 100 g Tropfen enthalten: Aristolochia clematitis (Homöopathie) D4 5 g, Pulsatilla (Homöopathie) D3 2 g, Alkohol 50 Vol-%.
EW: Homöopathikum.
AG: Regulierung des Hormonhaushaltes, Scheinträchtigkeit, Aktivierung des Östrus.
DO: Hund 2mal tgl. 20 Tropfen, Pferd 2mal tgl. 13 Tropfen unverdünnt mit Einmalspritze direkt ins Maul geben.
SST: Gegenanzeige.
PG: 50 ML VT [€ 14,50]

Trajenta 5 mg - Filmtabletten 06B05
(Z.Nr. EU/1/11/707/*) RP. P. A10BH05
ZI: Boehringer Ingelheim International, Ingelheim/Rhein, Deutschland
Z: 1 Filmtablette enthält: Linagliptin 5 mg, Tablettenkern: Mannitol, Maisstärke, vorverkleistert, Maisstärke, Copovidon, Magnesium stearat; Tablettenüberzug: (entspr. Hypromellose) (entspr. Titandioxid) (entspr. Talkum) (entspr. Macrogol 6000) (entspr. Eisen(III)-oxid).
EW: Antidiabetikum (Dipeptidyl-Peptidase-4-Hemmer).
AG: Diabetes mellitus Typ 2 (Monotherapie oder Kombinationstherapie mit anderen Antidiabetika einschließlich Insulin).
AA: Oral.
DO: 1mal tgl. 5 mg. Keine Daten an Kindern und Jugendlichen.
SST: Nicht anwenden.
NW: Hypoglykämie (besonders mit Sulfonylharnstoffen), akute Pankreatitis, Haut (bullöses Pemphigoid), Angioödem.
WW: Vorsicht: Rifampicin.
WH: Nicht bei Typ 1-Diabetes oder Ketoazidose anwenden.
PG: 14 ST RE2 (EKO: Y) [€ 31,50], 30 ST RE2 (2) (EKO: Y) [€ 65,15]

🐾 Tralieve 50 mg/ml - Injektionslösung für Hunde 802AA
(Z.Nr. 8-38083) NR. S1. P. QN02AX02
ZI: Le Vet Beheer, Oudewater, Niederlande
Z: 1 ml enthält: Tramadol hydrochlorid 50 mg (entspr. Tramadol 43,9 mg), Benzylalkohol 10 mg, Natrium acetat-Trihydrat, Salzsäure verdünnt zur pH-Einstellung, Natriumhydroxid zur pH-Wert-Einstellung, Wasser für Injektionszwecke.
EW: Zentrales Analgetikum.
AG: Leichte postoperative Schmerzen beim Hund.
AA: I.m. oder langsam i.v.
DO: 2-4 mg/kg KG alle 6-8 Std.; MTD 16 mg/kg KG.
GA: Epilepsie.
SST: Nutzen/Risiko-Abwägung.
NW: Übelkeit, Erbrechen, selten Überempfindlichkeit.
WW: Gegenanzeige: MAO-Hemmer, trizyklische Antidepressiva, Serotonin-Wiederaufnahmehemmer.
Vorsicht: ZNS-Dämpfer, Sedativa, die Krampfschwelle senkende Arzneimittel verstärkt.
WH: Vorsicht bei Nieren- oder Leberinsuffizienz.
PG: 10 ML VT [€ 29,15]

🐾 Tralieve 20 mg - Kautabletten für Hunde 802AA
(Z.Nr. 8-38330) NR. S1. P. QN02AX02
ZI: Le Vet Beheer, Oudewater, Niederlande
Z: 1 Tablette enthält: Tramadol hydrochlorid 20 mg (entspr. Tramadol 17,6 mg), Cellulose, mikrokristalline, Lactose monohydrat, Carboxymethylstärke, Natrium Typ A, Magnesium stearat, Siliciumdioxid hydrat, Hühneraroma, Hefe, getrocknet.
EW: Opioid-Analgetikum.
AG: Leichte akute und chronische Schmerzen der Weichteile und des Muskel-/Skelettsystems.
AA: Zum Eingeben.
DO: 2-4 mg Tramadolhydrochlorid/kg KG alle 8 Std. MTD 16 mg/kg KG.
GA: Epilepsie.
SST: Nutzen/Risiko-Bewertung durch den Tierarzt.
NW: Leichte Sedierung, Benommenheit, Übelkeit, Erbrechen, selten Überempfindlichkeit, sehr selten Konvulsionen. Bei Überdosierung Opioid-Toxizität.
WW: Nicht mit trizyklischen Antidepressiva, MAO-Hemmern und Serotonin-Wiederaufnahmehemmern anwenden. Nicht empfohlen: Buprenorphin, Butorphanol.
Vorsicht: ZNS-Dämpfer bzw. die Krampfschwelle senkende Arzneimittel verstärkt.
WH: Vorsicht bei Nieren- oder Leberinsuffizienz.
PG: 100 ST VT [€ 32,00]

🐾 Tralieve 80 mg - Kautabletten für Hunde 802AA
(Z.Nr. 8-38331) NR. S1. P. QN02AX02
ZI: Le Vet Beheer, Oudewater, Niederlande
Z: 1 Tablette enthält: Tramadol hydrochlorid 80 mg (entspr. Tramadol 70,3 mg), Cellulose, mikrokristalline, Lactose monohydrat, Carboxymethylstärke, Natrium Typ A, Magnesium stearat, Siliciumdioxid hydrat, Hühneraroma, Hefe, getrocknet.
AG: Leichte akute und chronische Schmerzen der Weichteile und des Muskel-/Skelettsystems.
AA: Zum Eingeben.
DO: 2-4 mg Tramadolhydrochlorid/kg KG alle 8 Std. MTD 16 mg/kg KG.
GA: Epilepsie.
SST: Nutzen/Risiko-Bewertung durch den Tierarzt.
NW: Leichte Sedierung, Benommenheit, Übelkeit, Erbrechen, selten Überempfindlichkeit, sehr selten Konvulsionen. Bei Überdosierung Opioid-Toxizität.
WW: Nicht mit trizyklischen Antidepressiva, MAO-Hemmern und Serotonin-Wiederaufnahmehemmern anwenden. Nicht empfohlen: Buprenorphin, Butorphanol.
Vorsicht: ZNS-Dämpfer bzw. die Krampfschwelle senkende Arzneimittel verstärkt.
WH: Vorsicht bei Nieren- oder Leberinsuffizienz.
PG: 100 ST VT [€ 68,85]

Tramabene 50 mg - Ampullen 02A05
(Z.Nr. 1-21796) NR. S1. P. N02AX02
ZI: Teva, Haarlem, Niederlande
Z: 1 Ampulle zu 1 ml enthält: Tramadol hydrochlorid 50 mg, Natriumacetat, wasserfrei 2,5 mg (entspr. Natrium 0,7 mg), Wasser für Injektionszwecke.
Kurzinformation: siehe Tradolan 50 mg - Ampullen, → S. 1435
PG: 5 ST (2) (EKO: G) [€ 5,55]

Tramabene 100 mg - Ampullen 02A05
(Z.Nr. 1-21797) NR. S1. P. N02AX02
ZI: Teva, Haarlem, Niederlande
Z: 1 Ampulle zu 2 ml enthält: Tramadol hydrochlorid 100 mg, Natriumacetat, wasserfrei 5 mg (entspr. Natrium 0,14 mg), Wasser für Injektionszwecke.
Kurzinformation: siehe Tradolan 50 mg - Ampullen, → S. 1435
PG: 5 ST (2) (EKO: G) [€ 6,50]

Tramabene 50 mg - Kapseln 02A05
(Z.Nr. 1-21798) NR. S1. P. N02AX02
ZI: Teva, Haarlem, Niederlande
Z: 1 Kapsel enthält: Tramadol hydrochlorid 50 mg, Kapselinhalt: Lactose monohydrat 50 mg, Calciumhydrogenphosphat, Magnesium stearat, Siliciumdioxid, hochdisperses; Kapseloberteil: Gelatine, Indigotin, Titandioxid, Eisenoxid gelb, Eisenoxid schwarz; Kapselunterteil: Gelatine, Titandioxid, Eisenoxid rot, Eisenoxidhydrat.
Kurzinformation: siehe Tradolan 50 mg - Filmtabletten, → S. 1436
PG: 10 ST (2) (EKO: G) [€ 1,65], 30 ST (2) (EKO: G) [€ 4,95 n.l.]

T

Tramabene 100 mg - Retardtabletten 02A05
(Z.Nr. 1-23913) NR. S1. P. N02AX02
ZI: Teva, Haarlem, Niederlande
Z: 1 Retardtablette enthält: Tramadol hydrochlorid 100 mg, Hypromellose, Cellulose, mikrokristalline, Magnesium stearat.
Kurzinformation: siehe Tradolan retard 100 mg - Filmtabletten, → S. 1436
PG: 10 ST (2) (EKO: G) [€ 4,65], 30 ST (EKO: G) [€ 13,75], 60 ST (EKO: G) [€ 22,60]

Tramabene 150 mg - Retardtabletten 02A05
(Z.Nr. 1-27076) NR. S1. P. N02AX02
ZI: Teva, Haarlem, Niederlande
Z: 1 Retardtablette enthält: Tramadol hydrochlorid 150 mg, Calcium hydrogenphosphat dihydrat, Hydroxypropylcellulose, Siliciumdioxid, hochdispers, wasserfrei, Magnesium stearat.
Kurzinformation: siehe Tradolan retard 100 mg - Filmtabletten, → S. 1436
PG: 10 ST (2) (EKO: G) [€ 6,25], 30 ST (EKO: G) [€ 16,00], 60 ST (EKO: G) [€ 26,40]

Tramabene 200 mg - Retardtabletten 02A05
(Z.Nr. 1-27077) NR. S1. P. N02AX02
ZI: Teva, Haarlem, Niederlande
Z: 1 Retardtablette enthält: Tramadol hydrochlorid 200 mg, Calcium hydrogenphosphat dihydrat, Hydroxypropylcellulose, Siliciumdioxid, hochdispers, wasserfrei, Magnesium stearat.
Kurzinformation: siehe Tradolan retard 100 mg - Filmtabletten, → S. 1436
PG: 10 ST (2) (EKO: G) [€ 7,70], 30 ST (EKO: G) [€ 19,80], 60 ST (EKO: G) [€ 31,60]

Tramabene - Tropfen 02A05
(Z.Nr. 1-21799) NR. S1. P. N02AX02
ZI: Teva, Haarlem, Niederlande
Z: 1 ml Lösung (= 40 Tropfen bzw. 8 Hübe) enthält: Tramadol hydrochlorid 100 mg, Saccharin natrium 1 mg, Natrium cyclamat 9 mg, Glycerol 85%, Sahne Aroma 49068 H&R, Pfefferminzöl, Macrogol glycerolhydroxystearat, Wasser, gereinigtes.
EW: Zentrales Analgetikum (Opiatagonist), antitussiv.
AG: Mittelstarke bis starke Schmerzen.
AA: Mit etwas Flüssigkeit oder auf einem Würfelzucker einnehmen. 1 Hub entspricht 5 Tropfen.
DO: Initial 50 mg (20 Tropfen). Bei nicht ausreichender Schmerzbefreiung nach 30-60 min ev. weitere 50 mg (20 Tropfen). Bei schweren Schmerzen ED 100 mg (40 Tropfen). TD 2-4mal 50-100 mg, MTD 400 mg.
Kinder ab 1 Jahr: ED 1-2 mg Tramadol/kg KG (= 4-8 Tropfen/10 kg KG). MTD 8 mg Tramadol/kg KG.
GA: Vergiftungen mit Alkohol oder ZNS-Dämpfern, MAO-Hemmer-Therapie, unkontrollierte Epilepsie. Nicht bei Kinder unter 1 Jahr. Nicht als Substitutionstherapie bei Drogenabhängigkeit verwenden.
SST: Nicht anwenden. Nach einmaliger Gabe muss Stillen aber nicht unterbrochen werden.
NW: Opiatartig: Übelkeit, Mundtrockenheit, Schwitzen, Psyche, Herz/Kreislauf, Haut, Krampfanfälle, Allergien, Atemdepression, Entzugsreaktionen.
WW: Tramadol wird über CYP2D6 metabolisiert.
Kontraindiziert: MAO-Hemmer (14 Tage Abstand).
Nicht empfohlen: Gemischte Opioid-Agonisten/Antagonisten
Vorsicht: Andere ZNS-Dämpfer (besondere Vorsicht mit Benzodiazepinen!), Krampfschwelle senkende Substanzen, Carbamazepin, serotonerge Substanzen (Serotonin-Syndrom), Cumarine, CYP3A4-Hemmer (z.B. Ritonavir), Ondansetron.
GE: Bei Langzeitgabe Abhängigkeit möglich. Bei Neigung zu Arzneimittelmissbrauch oder Drogenabhängigkeit Tramadol nur kurzfristig und unter strenger ärztlicher Kontrolle anwenden.
WH: Vorsicht bei gesteigerter Opiatempfindlichkeit, Krampfleiden, Leber- und Nierenschäden, Schock, Atemdepression, Kopfverletzungen, erhöhtem Hirndruck, postoperativer Anwendung bei Kindern. Bei Kindern mit eingeschränkter Atemfunktion nicht anwenden. Verkehrshinweis.
Bei Überdosierung Atemdepression (Antidot: Naloxon), bei Krämpfen Diazepam i.v..
PG: 10 ML (2) (EKO: G) [€ 4,85], 30 ML (2) (EKO: G) [€ 14,20], 100 ML RE2 (EKO: Y) [€ 31,05]

🐾 *Tramadog 50 mg/ml - Injektionslösung für Hunde* 802AA
(Z.Nr. 8-38343) NR. S1. P. nicht im Handel. QN02AX02

Tramadol 1A Pharma 50 mg - Kapseln 02A05
(Z.Nr. 1-24617) NR. S1. P. N02AX02
ZI: 1A Pharma, Wien
Z: 1 Kapsel enthält: Tramadol hydrochlorid 50 mg, Kapselinhalt: Calciumhydrogenphosphat, Natriumstärkeglykolat, Magnesium stearat; Kapseloberteil: Gelatine, Indigotin, Eisenoxid gelb, Titandioxid; Kapselunterteil: Gelatine, Eisenoxid gelb, Titandioxid.
Kurzinformation: siehe Tradolan 50 mg - Filmtabletten, → S. 1436
PG: 10 ST (2) (EKO: G) [€ 1,90], 30 ST (2) (EKO: G) [€ 4,90]

Tramadol 1A Pharma 100 mg/ml - Tropfen 02A05
(Z.Nr. 1-24618) NR. S1. P. N02AX02
ZI: 1A Pharma, Wien
Z: 1 ml (= 40 Tropfen) enthält: Tramadol hydrochlorid 100 mg (entspr. Tramadol 87,9 mg), Saccharose 200 mg, Ethanol 161,8 mg, Kalium sorbat, Propylenglycol, Pfefferminzöl, Polysorbat 80, Wasser, gereinigtes.
EW: Zentrales Analgetikum (Opiatagonist), antitussiv.
AG: Mäßig starke bis starke Schmerzen.
AA: Mit etwas Flüssigkeit oder auf Würfelzucker einnehmen.
DO: Initial 50 mg (20 Tropfen). Bei nicht ausreichender Schmerzbefreiung nach 30-60 min ev. weitere 50 mg (20 Tropfen). Bei schweren Schmerzen ED 100 mg (40 Tropfen). MTD 400 mg.
Kinder ab 1 Jahr: ED 1-2 mg Tramadol/kg KG (= 4-8 Tropfen/10 kg KG).
GA: Vergiftungen mit Alkohol oder ZNS-Dämpfern, MAO-Hemmer-Therapie, unkontrollierte Epilepsie. Nicht bei Kinder unter 1 Jahr. Nicht als Substitutionstherapie bei Drogenabhängigkeit verwenden.
SST: Nicht anwenden. Nach einmaliger Gabe muss Stillen aber nicht unterbrochen werden.
NW: Opiatartig: Übelkeit, Mundtrockenheit, Schwitzen, Psyche, Herz/Kreislauf, Haut, Krampfanfälle, Allergien, Atemdepression, Entzugsreaktionen.
WW: Tramadol wird über CYP2D6 metabolisiert.
Kontraindiziert: MAO-Hemmer (14 Tage Abstand).
Nicht empfohlen: Gemischte Opioid-Agonisten/Antagonisten
Vorsicht: Andere ZNS-Dämpfer (besondere Vorsicht mit Benzodiazepinen!), Krampfschwelle senkende Substanzen, Carbamazepin, serotonerge Substanzen (Serotonin-Syndrom), Cumarine, CYP3A4-Hemmer (z.B. Ritonavir), Ondansetron.
GE: Bei Langzeitgabe Abhängigkeit möglich. Bei Neigung zu Arzneimittelmissbrauch oder Drogenabhängigkeit Tramadol nur kurzfristig und unter strenger ärztlicher Kontrolle anwenden.
WH: Vorsicht bei gesteigerter Opiatempfindlichkeit, Krampfleiden, Leber- und Nierenschäden, Schock, Atemdepression, Kopfverletzungen, erhöhtem Hirndruck, postoperativer Anwendung bei Kindern. Bei Kindern mit eingeschränkter Atemfunktion nicht anwenden. Verkehrshinweis.
Bei Überdosierung Atemdepression (Antidot: Naloxon), bei Krämpfen Diazepam i.v..
PG: 10 ML (2) (EKO: G) [€ 4,85], 30 ML (2) (EKO: G) [€ 14,20]

Tramadol Kalceks 50 mg/ml - Injektions-/Infusionslösung 02A05
(Z.Nr. 1-37857) NR. S1. P. nicht im Handel. N02AX02

Tramadol/Paracetamol Krka 37,5 mg/325 mg - Filmtabletten 02A08
(Z.Nr. 1-36151) NR. S1. P. nicht im Handel. N02AJ13

Tramadol/Paracetamol Krka 75 mg/650 mg - Filmtabletten 02A08
(Z.Nr. 1-36152) NR. S1. P. nicht im Handel. N02AJ13

Tramadolhydrochlorid Actavis 100 mg - Retardtabletten 02A05
(Z.Nr. 1-26983) NR. S1. P. N02AX02
ZI: Actavis Group PTC, Hafnarfjördur, Island
Z: 1 Retardtablette enthält: Tramadol hydrochlorid 100 mg, Calcium hydrogenphosphat-2-Wasser, Hydroxypropylcellulose, Siliciumdioxid, hochdisperses, Magnesium stearat.
Kurzinformation: siehe Tradolan retard 100 mg - Filmtabletten, → S. 1436
PG: 10 ST (2) (EKO: G) [€ 4,65], 30 ST (EKO: G) [€ 12,85], 60 ST (EKO: G) [€ 20,05]

Tramadolhydrochlorid Actavis 150 mg - Retardtabletten 02A05
(Z.Nr. 1-26986) NR. S1. P. N02AX02
ZI: Actavis Group PTC, Hafnarfjördur, Island
Z: 1 Retardtablette enthält: Tramadol hydrochlorid 150 mg, Calcium hydrogenphosphat-2-Wasser, Hydroxypropylcellulose, Siliciumdioxid, hochdisperses, Magnesium stearat.
Kurzinformation: siehe Tradolan retard 100 mg - Filmtabletten, → S. 1436
PG: 10 ST (2) (EKO: G) [€ 6,25], 30 ST (EKO: G) [€ 16,00], 60 ST (EKO: G) [€ 26,40]

Tramadolhydrochlorid Actavis 200 mg - Retardtabletten 02A05
(Z.Nr. 1-26987) NR. S1. P. N02AX02
ZI: Actavis Group PTC, Hafnarfjördur, Island

Z: 1 Retardtablette enthält: Tramadol hydrochlorid 200 mg, Calcium hydrogenphosphat-2-Wasser, Hydroxypropylcellulose, Siliciumdioxid, hochdisperses, Magnesium stearat.
Kurzinformation: siehe Tradolan retard 100 mg - Filmtabletten, → S. 1436
PG: 10 ST (2) (EKO: G) [€ 7,70], 30 ST (EKO: G) [€ 19,80 n.l.], 60 ST (EKO: G) [€ 31,60]

Tramadolhydrochlorid G.L. 50 mg - Ampullen 02A05
(Z.Nr. 1-21801) NR. S1. P. nicht im Handel. N02AX02

Tramadolhydrochlorid G.L. 100 mg - Ampullen 02A05
(Z.Nr. 1-21803) NR. S1. P. nicht im Handel. N02AX02

Tramadolhydrochlorid G.L. 50 mg - Filmtabletten 02A05
(Z.Nr. 1-21805) NR. S1. P. nicht im Handel. N02AX02

Tramadolhydrochlorid G.L. - Tropfen 02A05
(Z.Nr. 1-21807) NR. S1. P. nicht im Handel. N02AX02

Tramadolhydrochlorid G.L. 100 mg - Zäpfchen 02A05
(Z.Nr. 1-21809) NR. S1. P. nicht im Handel. N02AX02

Tramadolhydrochlorid Lannacher retard 100 mg - Filmtabletten 02A05
(Z.Nr. 1-24188) NR. S1. P. nicht im Handel. N02AX02

Tramadolhydrochlorid Lannacher retard 150 mg - Filmtabletten 02A05
(Z.Nr. 1-24186) NR. S1. P. nicht im Handel. N02AX02

Tramadolhydrochlorid Lannacher retard 200 mg - Filmtabletten 02A05
(Z.Nr. 1-24187) NR. S1. P. nicht im Handel. N02AX02

Tramadolor 100 mg - Ampullen 02A05
(Z.Nr. 1-23700) NR. S1. P. N02AX02
ZI: Hexal Pharma, Wien
Z: 1 Ampulle zu 2 ml enthält: Tramadol hydrochlorid 100 mg, Natriumacetat (entspr. Natrium 2,3 mg), Wasser für Injektionszwecke.
Kurzinformation: siehe Tradolan 50 mg - Ampullen, → S. 1435
PG: 5 ST (2) (EKO: G) [€ 6,15]

Tramadolor 50 mg - Kapseln 02A05
(Z.Nr. 1-23708) NR. S1. P. N02AX02
ZI: Hexal Pharma, Wien
Z: 1 Kapsel enthält: Tramadol hydrochlorid 50 mg, Kapselinhalt: Calciumhydrogenphosphat, Natriumstärkeglykolat, Magnesium stearat; Kapseloberteil: Gelatine, Indigotin, Eisenoxid gelb, Titandioxid; Kapselunterteil: Gelatine, Eisenoxid gelb, Titandioxid.
Kurzinformation: siehe Tradolan 50 mg - Filmtabletten, → S. 1436
PG: 10 ST (2) (EKO: G) [€ 1,90], 30 ST (2) (EKO: G) [€ 5,60]

Tramadolor 100 mg/ml - Tropfen 02A05
(Z.Nr. 1-23701) NR. S1. P. N02AX02
ZI: Hexal Pharma, Wien
Z: 1 ml (= 40 Tropfen) enthält: Tramadol hydrochlorid 100 mg (entspr. Tramadol 87,9 mg), Ethanol 161,8 mg, Kalium sorbat, Propylenglycol, Pfefferminzöl, Polysorbat 80, Saccharose 200 mg, Wasser, gereinigtes.
Kurzinformation: siehe Tramadol 1A Pharma 100 mg/ml - Tropfen, → S. 1438
PG: 10 ML (2) (EKO: G) [€ 4,85], 30 ML (2) (EKO: G) [€ 14,20]

Tramadolor retard 100 mg - Tabletten 02A05
(Z.Nr. 1-24377) NR. S1. P. N02AX02
ZI: Hexal Pharma, Wien
Z: 1 Retardtablette enthält: Tramadol hydrochlorid 100 mg, Langsam freisetzende Schicht: Lactose 56,05 mg (entspr. Lactose monohydrat), Hypromellose, Povidon K25, Magnesium stearat, Siliciumdioxid, hochdisperses, Rizinusöl, hydriertes, Aluminiumhydroxid, Indigocarmin, Chinolingelb; Schnell freisetzende Schicht: Calciumhydrogenphosphat, Natrium Carboxymethylstärke Typ A, Cellulose, mikrokristalline, Lactose monohydrat, Magnesium stearat, Maisstärke, Siliciumdioxid, hochdisperses.
Kurzinformation: siehe Tradolan retard 100 mg - Filmtabletten, → S. 1436
PG: 10 ST (2) (EKO: G) [€ 4,65], 30 ST (EKO: G) [€ 13,75], 60 ST (EKO: G) [€ 20,35]

Tramadolor retard 150 mg - Tabletten 02A05
(Z.Nr. 1-24382) NR. S1. P. N02AX02
ZI: Hexal Pharma, Wien
Z: 1 Retardtablette enthält: Tramadol hydrochlorid 150 mg, Langsam freisetzende Schicht: Lactose 84,07 mg (entspr. Lactose monohydrat), Hypromellose, Povidon K25, Magnesium stearat, Siliciumdioxid, hochdisperses, Rizinusöl, hydriertes, Aluminiumhydroxid, Indigocarmin, Chinolingelb; Schnell freisetzende Schicht: Calciumhydrogenphosphat, Natrium Carboxymethylstärke Typ A, Cellulose, mikrokristalline, Lactose monohydrat, Magnesium stearat, Maisstärke, Siliciumdioxid, hochdisperses.
Kurzinformation: siehe Tradolan retard 100 mg - Filmtabletten, → S. 1436
PG: 10 ST (2) (EKO: G) [€ 6,20], 30 ST (EKO: G) [€ 17,45], 60 ST (EKO: G) [€ 31,70]

Tramadolor retard 200 mg - Tabletten 02A05
(Z.Nr. 1-24383) NR. S1. P. N02AX02
ZI: Hexal Pharma, Wien
Z: 1 Retardtablette enthält: Tramadol hydrochlorid 200 mg, Langsam freisetzende Schicht: Lactose 112,1 mg (entspr. Lactose monohydrat), Hypromellose, Povidon K25, Magnesium stearat, Siliciumdioxid, hochdisperses, Rizinusöl, hydriertes, Aluminiumhydroxid, Indigocarmin, Chinolingelb; Schnell freisetzende Schicht: Calciumhydrogenphosphat, Natrium Carboxymethylstärke Typ A, Cellulose, mikrokristalline, Lactose monohydrat, Magnesium stearat, Maisstärke, Siliciumdioxid, hochdisperses.
Kurzinformation: siehe Tradolan retard 100 mg - Filmtabletten, → S. 1436
PG: 10 ST (2) (EKO: G) [€ 7,70], 30 ST (EKO: G) [€ 21,65], 60 ST * (EKO: N) [€ 35,80 n.l.]

Tramal 50 mg - Ampullen 02A05
(Z.Nr. 0-17692) NR. S1. P. N02AX02
ZI: Grünenthal, Brunn am Gebirge
Z: 1 Ampulle zu 1 ml enthält: Tramadol hydrochlorid 50 mg, Natriumacetat (entspr. Natrium 0,7 mg), Wasser für Injektionszwecke.
EW: Zentrales Analgetikum (Opiatagonist), antitussiv.
AG: Mäßig starke bis starke Schmerzen.
AA: I.v. (langsame Injektion oder Infusion); i.m. oder s.c. Kompatibel mit NaCl-, Glukose-, 4,2% $NaHCO_3$-, Ringer-, Ringerlaktat-, 6% Hydroxyethylstärke-, 10% Dextran-, 3,5% Gelatinelösung.
DO: Möglichst niedrig dosiert und kurzzeitig anwenden. Personen ab 12 Jahren; ED: 50(-100) mg, nach 30-60 min. eventuell nochmals 50 mg. MTD 400 mg.
Kinder ab 1 Jahr: 1-2 mg/kg KG; MTD 8 mg/kg KG bzw. 400 mg.
Vorsicht bei Leber- und Nierenschäden.
GA: Vergiftungen mit Alkohol oder ZNS-Dämpfern, MAO-Hemmer-Therapie, unkontrollierte Epilepsie. Nicht bei Kinder unter 1 Jahr. Nicht als Substitutionstherapie bei Drogenabhängigkeit verwenden.
SST: Nicht anwenden. Nach einmaliger Gabe muss Stillen aber nicht unterbrochen werden.
NW: Opiatartig: Übelkeit, Mundtrockenheit, Schwitzen, ZNS (Schwindel, Kopfschmerzen), Psyche, Herz/Kreislauf (Kollaps), Haut, Krampfanfälle, Allergien, Atemdepression, schlafbezogene Atmungsstörungen, Entzugsreaktionen.
WW: Tramadol wird über CYP2D6 metabolisiert.
Kontraindiziert: MAO-Hemmer (14 Tage Abstand).
Nicht empfohlen: Gemischte Opioid-Agonisten/Antagonisten
Vorsicht: Andere ZNS-Dämpfer (besondere Vorsicht mit Benzodiazepinen!), Krampfschwelle senkende Substanzen, Carbamazepin, serotonerge Substanzen (Serotonin-Syndrom), Cumarine, CYP3A4-Hemmer (z.B. Ritonavir), Ondansetron.
GE: Bei Langzeitgabe Abhängigkeit möglich. Entzugsreaktionen möglich.
WH: Vorsicht bei gesteigerter Opiatempfindlichkeit, Krampfleiden, Leber- und Nierenschäden, Schock, Atemdepression, Kopfverletzungen, erhöhtem Hirndruck, postoperativer Anwendung bei Kindern. Bei Kindern mit eingeschränkter Atemfunktion nicht anwenden. Bei Therapieende Dosis stufenweise verringern. Verkehrshinweis.
Bei Überdosierung (parenteral) Atemdepression (Antidot: Naloxon), bei Krämpfen Diazepam i.v..
PG: 5 ST (2) (EKO: G) [€ 6,10]

Tramal 100 mg - Ampullen 02A05
(Z.Nr. 0-17690) NR. S1. P. N02AX02
ZI: Grünenthal, Brunn am Gebirge
Z: 1 Ampulle zu 2 ml enthält: Tramadol hydrochlorid 100 mg, Natriumacetat (entspr. Natrium 0,7 mg/ml), Wasser für Injektionszwecke.
Kurzinformation: siehe Tramal 50 mg - Ampullen, → S. 1439
PG: 5 ST (2) (EKO: G) [€ 7,15]

Tramal 50 mg - Kapseln 02A05
(Z.Nr. 0-17688) NR. S1. P. N02AX02
ZI: Grünenthal, Brunn am Gebirge

Z: 1 Kapsel enthält: Tramadol hydrochlorid 50 mg, Kapselinhalt: Cellulose, mikrokristalline, Siliciumdioxid, hochdisperses, Carboxymethylstärke, Natrium, Magnesium stearat; Kapselhülle: Gelatine, Eisenoxid gelb, Titan oxid, Natriumdodecylsulfat (entspr. Natrium < 1 mmol), (entspr. → < 23 mg).
EW: Zentrales Analgetikum (Opiatagonist), antitussiv.
AG: Mäßig starke bis starke Schmerzen.
AA: Oral im Ganzen mit reichlich Flüssigkeit einnehmen.
DO: Personen ab 12 Jahren; Möglichst niedrig dosiert und kurzzeitig anwenden: ED: 50(-100) mg, nach 30-60 min eventuell nochmals 50 mg. MTD 400 mg.
Für Kinder nicht geeignet, andere Darreichungsformen verfügbar.
GA: Vergiftungen mit Alkohol oder ZNS-Dämpfern, MAO-Hemmer-Therapie, unkontrollierte Epilepsie. Nicht bei Kinder unter 1 Jahr. Nicht als Substitutionstherapie bei Drogenabhängigkeit verwenden.
SST: Nicht anwenden. Nach einmaliger Gabe muss Stillen aber nicht unterbrochen werden.
NW: Opiatartig: Übelkeit, Mundtrockenheit, Schwitzen, ZNS (Schwindel, Kopfschmerzen), Psyche, Herz/Kreislauf (Kollaps), Haut, Krampfanfälle, Allergien, Atemdepression, schlafbezogene Atmungsstörungen, Entzugsreaktionen.
WW: Tramadol wird über CYP2D6 metabolisiert.
Kontraindiziert: MAO-Hemmer (14 Tage Abstand).
Nicht empfohlen: Gemischte Opioid-Agonisten/Antagonisten
Vorsicht: Andere ZNS-Dämpfer (besondere Vorsicht mit Benzodiazepinen!), Krampfschwelle senkende Substanzen, Carbamazepin, serotonerge Substanzen (Serotonin-Syndrom), Cumarine, CYP3A4-Hemmer (z.B. Ritonavir), Ondansetron.
GE: Bei Langzeitgabe Abhängigkeit möglich. Bei Neigung zu Arzneimittelmissbrauch oder Drogenabhängigkeit Tramadol nur kurzfristig und unter strenger ärztlicher Kontrolle anwenden.
WH: Vorsicht bei gesteigerter Opiatempfindlichkeit, Krampfleiden, Leber- und Nierenschäden, Schock, Atemdepression, Kopfverletzungen, erhöhtem Hirndruck, postoperativer Anwendung bei Kindern. Bei Kindern mit eingeschränkter Atemfunktion nicht anwenden. Verkehrshinweis.
Bei Überdosierung Atemdepression (Antidot: Naloxon), bei Krämpfen Diazepam i.v..
PG: 10 ST (2) (EKO: G) [€ 2,10], 30 ST (2) (EKO: G) [€ 6,25]

Tramal retard 100 mg - Filmtabletten 02A05

(Z.Nr. 1-21219) NR. S1. P. N02AX02
ZI: Grünenthal, Brunn am Gebirge
Z: 1 Retardtablette enthält: Tramadol hydrochlorid 100 mg, Tablettenkern: Cellulose, mikrokristalline, Hypromellose (100,000 mPa*s), Magnesium stearat, Siliciumdioxid, hochdispers, wasserfrei; Filmüberzug: Hypromellose (6 mPa*s), Lactose monohydrat 2,55 mg, Macrogol 6000, Propylenglycol, Talkum, Titandioxid (entspr. Natrium < 1 mmol) (entspr. → < 23 mg).
EW: Zentrales Analgetikum (Opiatagonist), antitussiv.
AG: Mäßig starke bis starke Schmerzen.
AA: Oral im Ganzen mit reichlich Flüssigkeit einnehmen.
DO: Personen ab 12 Jahren; Möglichst niedrig dosiert und kurzzeitig anwenden: 2mal tgl. 100-200 mg, MTD 400 mg.
Für Kinder nicht geeignet, andere Darreichungsformen verfügbar.
GA: Vergiftungen mit Alkohol oder ZNS-Dämpfern, MAO-Hemmer-Therapie, unkontrollierte Epilepsie. Nicht bei Kinder unter 1 Jahr. Nicht als Substitutionstherapie bei Drogenabhängigkeit verwenden.
SST: Nicht anwenden. Nach einmaliger Gabe muss Stillen aber nicht unterbrochen werden.
NW: Opiatartig: Übelkeit, Mundtrockenheit, Schwitzen, ZNS (Schwindel, Kopfschmerzen), Psyche, Herz/Kreislauf (Kollaps), Haut, Krampfanfälle, Allergien, Atemdepression, schlafbezogene Atmungsstörungen, Entzugsreaktionen.
WW: Tramadol wird über CYP2D6 metabolisiert.
Kontraindiziert: MAO-Hemmer (14 Tage Abstand).
Nicht empfohlen: Gemischte Opioid-Agonisten/Antagonisten
Vorsicht: Andere ZNS-Dämpfer (besondere Vorsicht mit Benzodiazepinen!), Krampfschwelle senkende Substanzen, Carbamazepin, serotonerge Substanzen (Serotonin-Syndrom), Cumarine, CYP3A4-Hemmer (z.B. Ritonavir), Ondansetron.
GE: Bei Langzeitgabe Abhängigkeit möglich. Bei Neigung zu Arzneimittelmissbrauch oder Drogenabhängigkeit Tramadol nur kurzfristig und unter strenger ärztlicher Kontrolle anwenden.
WH: Vorsicht bei gesteigerter Opiatempfindlichkeit, Krampfleiden, Leber- und Nierenschäden, Schock, Atemdepression, Kopfverletzungen, erhöhtem Hirndruck, postoperativer Anwendung bei Kindern. Bei Kindern mit eingeschränkter Atemfunktion nicht anwenden. Verkehrshinweis.
Bei Überdosierung Atemdepression (Antidot: Naloxon), bei Krämpfen Diazepam i.v..
PG: 10 ST (2) (EKO: G) [€ 4,65], 30 ST (EKO: G) [€ 13,75], 60 ST (EKO: G) [€ 24,75]

T

Tramal retard 150 mg - Filmtabletten 02A05

(Z.Nr. 1-21218) NR. S1. P. N02AX02
ZI: Grünenthal, Brunn am Gebirge
Z: 1 Retardtablette enthält: Tramadol hydrochlorid 150 mg, Tablettenkern: Cellulose, mikrokristalline, Hypromellose (100,000 mPa*s), Magnesium stearat, Siliciumdioxid, hochdispers, wasserfrei; Filmüberzug: Hypromellose (6 mPa*s), Lactose monohydrat 2,55 mg, Macrogol 6000, Propylenglycol, Talkum, Titandioxid, Chinolingelb, Eisen(III)-oxid, rotes (entspr. Natrium < 1 mmol) (entspr. → < 23 mg).
Kurzinformation: siehe Tramal retard 100 mg - Filmtabletten, → S. 1440
PG: 10 ST (2) (EKO: G) [€ 6,25], 30 ST (EKO: G) [€ 17,45], 60 ST (EKO: G) [€ 33,15]

Tramal retard 200 mg - Filmtabletten 02A05

(Z.Nr. 1-21217) NR. S1. P. N02AX02
ZI: Grünenthal, Brunn am Gebirge
Z: 1 Retardtablette enthält: Tramadol hydrochlorid 200 mg, Tablettenkern: Cellulose, mikrokristalline, Hypromellose (100,000 mPa*s), Magnesium stearat, Siliciumdioxid, hochdispers, wasserfrei; Filmüberzug: Hypromellose (6 mPa*s), Lactose monohydrat 2,51 mg, Macrogol 6000, Propylenglycol, Talkum, Titandioxid, Chinolingelb, Eisen(III)-oxid, rotes, Eisenoxid braun (entspr. Natrium < 1 mmol) (entspr. → < 23 mg).
Kurzinformation: siehe Tramal retard 100 mg - Filmtabletten, → S. 1440
PG: 10 ST (2) (EKO: G) [€ 7,70], 30 ST (EKO: G) [€ 21,65], 60 ST (EKO: G) [€ 41,05]

Tramal - Tropfen 02A05

(Z.Nr. 0-17689) NR. S1. P. N02AX02
ZI: Grünenthal, Brunn am Gebirge
Z: 0,5 ml (= 20 Tropfen bzw. 4 Hübe) enthalten: Tramadol hydrochlorid 50 mg, Saccharose 100 mg, Kalium sorbat, Glycerol, Propylenglycol, Natrium cyclamat, Saccharin natrium, Macrogol glycerolhydroxystearat 0,5 mg, Minzöl, Menthol teilweise entzogen, Anis-Aroma, Wasser, gereinigtes.
EW: Zentrales Analgetikum (Opiatagonist), antitussiv.
AG: Mäßig starke bis starke Schmerzen.
AA: Mit etwas Flüssigkeit oder auf einem Würfelzucker einnehmen.
DO: Alle 4-6 Std. 50-100 mg (20-40 Tropfen). Bei nicht ausreichender Schmerzbefreiung nach 30-60 min ev. weitere 50 mg (20 Tropfen), MTD 400 mg.
Kinder ab 1 Jahr: ED 1-2 mg Tramadol/kg KG (= 4-8 Tropfen/10 kg KG). MTD 8 mg Tramadol/kg KG oder 400 mg.
Dosierpumpe: 1 Hub entspricht 5 Tropfen.
GA: Vergiftungen mit Alkohol oder ZNS-Dämpfern, MAO-Hemmer-Therapie, unkontrollierte Epilepsie. Nicht bei Kinder unter 1 Jahr. Nicht als Substitutionstherapie bei Drogenabhängigkeit verwenden.
SST: Nicht anwenden. Nach einmaliger Gabe muss Stillen aber nicht unterbrochen werden.
NW: Opiatartig: Übelkeit, Mundtrockenheit, Schwitzen, ZNS (Schwindel, Kopfschmerzen), Psyche, Herz/Kreislauf (Kollaps), Haut, Krampfanfälle, Allergien, Atemdepression, schlafbezogene Atmungsstörungen, Entzugsreaktionen.
WW: Tramadol wird über CYP2D6 metabolisiert.
Kontraindiziert: MAO-Hemmer (14 Tage Abstand).
Nicht empfohlen: Gemischte Opioid-Agonisten/Antagonisten
Vorsicht: Andere ZNS-Dämpfer (besondere Vorsicht mit Benzodiazepinen!), Krampfschwelle senkende Substanzen, Carbamazepin, serotonerge Substanzen (Serotonin-Syndrom), Cumarine, CYP3A4-Hemmer (z.B. Ritonavir), Ondansetron.
GE: Bei Langzeitgabe Abhängigkeit möglich. Bei Neigung zu Arzneimittelmissbrauch oder Drogenabhängigkeit Tramadol nur kurzfristig und unter strenger ärztlicher Kontrolle anwenden.
WH: Vorsicht bei gesteigerter Opiatempfindlichkeit, Krampfleiden, Leber- und Nierenschäden, Schock, Atemdepression, Kopfverletzungen, erhöhtem Hirndruck, postoperativer Anwendung bei Kindern. Bei Kindern mit eingeschränkter Atemfunktion nicht anwenden. Verkehrshinweis.
Bei Überdosierung Atemdepression (Antidot: Naloxon), bei Krämpfen Diazepam i.v..
PG: 10 ML (2) (EKO: G) [€ 4,85], 30 ML (2) (EKO: G) [€ 14,20], 96 ML * (EKO: N) [€ 67,20]

Tramastad 100 mg/2 ml - Ampullen 02A05

(Z.Nr. 1-23281) NR. S1. P. N02AX02
ZI: Stada Arzneimittel, Wien
Z: 1 Ampulle zu 2 ml enthält: Tramadol hydrochlorid 100 mg, Natrium acetat-3-Wasser 8,29 mg (entspr. Natrium 1,4 mg), Wasser für Injektionszwecke.
Kurzinformation: siehe Tradolan 50 mg - Ampullen, → S. 1435
PG: 5 ST (2) (EKO: G) [€ 6,15]

Tramastad 50 mg - Kapseln 02A05
(Z.Nr. 1-23280) NR. S1. P. N02AX02
ZI: Stada Arzneimittel, Wien
Z: 1 Kapsel enthält: Tramadol hydrochlorid 50 mg, Kapselinhalt: Calcium hydrogenphosphat-2-Wasser, Magnesium stearat, Siliciumdioxid, hochdisperses; Kapselhülle: Titandioxid, Gelatine.
Kurzinformation: siehe Tradolan 50 mg - Filmtabletten, → S. 1436
PG: 10 ST (2) (EKO: G) [€ 1,90], 30 ST (2) (EKO: G) [€ 4,80]

Tramastad 100 mg/ml - Tropfen 02A05
(Z.Nr. 1-23282) NR. S1. P. N02AX02
ZI: Stada Arzneimittel, Wien
Z: 1 ml Lösung (= 40 Tropfen) enthält: Tramadol hydrochlorid 100 mg, Kalium sorbat, Saccharose 200 mg, Polysorbat 20, Saccharin natrium-2-Wasser (entspr. Natrium 0,56 mg), Anethol, Pfefferminzöl, Wasser, gereinigtes.
EW: Zentrales Analgetikum (Opiatagonist), antitussiv.
AG: Mäßig starke bis starke Schmerzen.
AA: Mit Flüssigkeit oder auf Zucker einnehmen.
DO: Initial 50 mg (20 Tropfen). Bei nicht ausreichender Schmerzbefreiung nach 30-60 min ev. weitere 50 mg (20 Tropfen). Bei starken Schmerzen ED 100 mg (40 Tropfen). TD 2-4mal 50-100 mg, MTD 400 mg.
Kinder ab 1 Jahr: ED 1-2 mg Tramadol/kg KG (= 4-8 Tropfen/10 kg KG). MTD 8 mg Tramadol/kg KG oder 400 mg.
GA: Vergiftungen mit Alkohol oder ZNS-Dämpfern, MAO-Hemmer-Therapie, unkontrollierte Epilepsie, unklare Bewusstseinstörungen oder Störungen der Atemfunktion/Atemzentrums, erhöhter Hirndruck, schwere Leber- und Niereninsuffizienz. Nicht als Substitutionstherapie bei Drogenabhängigkeit verwenden. Nicht bei Kindern unter 1 Jahr.
SST: Nicht anwenden. Nach einmaliger Gabe muss Stillen aber nicht unterbrochen werden.
NW: Opiatartig: Übelkeit, Mundtrockenheit, Schwitzen, Psyche, Herz/Kreislauf, Haut, Krampfanfälle, Allergien, Atemdepression, Entzugsreaktionen.
WW: Tramadol wird über CYP2D6 metabolisiert.
Kontraindiziert: MAO-Hemmer (14 Tage Abstand).
Nicht empfohlen: Gemischte Opioid-Agonisten/Antagonisten
Vorsicht: Andere ZNS-Dämpfer (besondere Vorsicht mit Benzodiazepinen!), Krampfschwelle senkende Substanzen, Carbamazepin, serotonerge Substanzen (Serotonin-Syndrom), Cumarine, CYP3A4-Hemmer (z.B. Ritonavir), Ondansetron.
GE: Bei Langzeitgabe Abhängigkeit möglich. Bei Neigung zu Arzneimittelmissbrauch oder Drogenabhängigkeit Tramadol nur kurzfristig und unter strenger ärztlicher Kontrolle anwenden.
WH: Vorsicht bei gesteigerter Opiatempfindlichkeit, Krampfleiden, Leber- und Nierenschäden, Schock, Atemdepression, Kopfverletzungen, erhöhtem Hirndruck, postoperativer Anwendung bei Kindern. Bei Kindern mit eingeschränkter Atemfunktion nicht anwenden. Verkehrshinweis.
Bei Überdosierung Atemdepression (Antidot: Naloxon), bei Krämpfen Diazepam i.v..
PG: 10 ML (2) (EKO: G) [€ 4,85], 30 ML (2) (EKO: G) [€ 14,10], 50 ML (EKO: G) [€ 17,50]

Tramundal 50 mg - Filmtabletten 02A05
(Z.Nr. 1-21777) NR. S1. P. n.l. N02AX02
ZI: Mundipharma, Wien
Z: 1 Filmtablette enthält: Tramadol hydrochlorid 50 mg, Tablettenkern: Magnesium stearat, Lactose monohydrat 56,8 mg, Povidon, Cellulose, mikrokristalline, Crospovidon; Filmüberzug: Lactose, Hypromellose, Titandioxid, Macrogol, Talkum.
PG: 10 ST (2) (EKO: G) [€ 2,10 n.l.], 30 ST (2) (EKO: G) [€ 6,25 n.l.]

Tramundal retard 100 mg - Filmtabletten 02A05
(Z.Nr. 1-22187) NR. S1. P. N02AX02
ZI: Mundipharma, Wien
Z: 1 Retardtablette enthält: Tramadol hydrochlorid 100 mg, Tablettenkern: Lactose monohydrat 68 mg, Cetylstearylalkohol (pflanzlich), Ethylcellulose, Dibutyl decandioat, Ölsäure (pflanzlich), Siliciumdioxid, hochdisperses, Talkum, Magnesium stearat (pflanzlich); Filmüberzug: Lactose monohydrat, Hypromellose, Titandioxid, Macrogol 4000, Talkum.
Kurzinformation: siehe Tradolan retard 100 mg - Filmtabletten, → S. 1436
PG: 10 ST (2) (EKO: G) [€ 4,65], 30 ST (2) (EKO: G) [€ 13,75]

Tramundal retard 150 mg - Filmtabletten 02A05
(Z.Nr. 1-22188) NR. S1. P. N02AX02
ZI: Mundipharma, Wien
Z: 1 Retardtablette enthält: Tramadol hydrochlorid 150 mg, Tablettenkern: Lactose monohydrat 102 mg, Cetylstearylalkohol (pflanzlich), Ethylcellulose, Dibutyl decandioat, Ölsäure (pflanzlich), Siliciumdioxid, hochdisperses, Talkum, Magnesium stearat (pflanzlich); Filmüberzug: Lactose monohydrat, Hypromellose, Titandioxid, Macrogol 4000, Talkum.
Kurzinformation: siehe Tradolan retard 100 mg - Filmtabletten, → S. 1436
PG: 10 ST (2) (EKO: G) [€ 6,25], 30 ST (2) (EKO: G) [€ 17,45]

Tramundal retard 200 mg - Filmtabletten 02A05
(Z.Nr. 1-22189) NR. S1. P. n.l. N02AX02
ZI: Mundipharma, Wien
Z: 1 Retardtablette enthält: Tramadol hydrochlorid 200 mg, Tablettenkern: Lactose monohydrat 136 mg, Cetylstearylalkohol (pflanzlich), Ethylcellulose, Dibutyl decandioat, Ölsäure (pflanzlich), Siliciumdioxid, hochdisperses, Talkum, Magnesium stearat (pflanzlich); Filmüberzug: Lactose monohydrat, Hypromellose, Titandioxid, Macrogol 4000, Talkum.
PG: 10 ST (2) (EKO: G) [€ 7,70 n.l.], 30 ST (2) (EKO: G) [€ 21,65 n.l.]

Tramundal - Tropfen 02A05
(Z.Nr. 1-22186) NR. S1. P. N02AX02
ZI: Mundipharma, Wien
Z: 1 ml (= 40 Tropfen = 8 Hübe) enthält: Tramadol hydrochlorid 100 mg, Kalium sorbat, Saccharose 200 mg, Saccharin natrium, Zitronensäure, Polysorbat 20, Aromastoff, Wasser, gereinigtes.
EW: Zentrales Analgetikum (Opiatagonist), antitussiv.
AG: Mäßig starke bis starke Schmerzen.
AA: Mit etwas Flüssigkeit oder auf einem Würfelzucker einnehmen.
DO: Initial 50 mg (20 Tropfen oder 4 Hübe). Bei nicht ausreichender Schmerzbefreiung nach 30-60 min ev. weitere 50 mg. Bei schweren Schmerzzuständen initial 100 mg (40 Tropfen oder 8 Hübe). TD 2-4mal 50-100 mg. MTD 400 mg.
Kinder ab 1 Jahr: ED 1-2 mg Tramadol/kg KG (= 4-8 Tropfen/10 kg KG); 1 Hub entspricht 5 Tropfen.
GA: Vergiftungen mit Alkohol oder ZNS-Dämpfern, MAO-Hemmer-Therapie, unkontrollierte Epilepsie. Nicht bei Kinder unter 1 Jahr. Nicht als Substitutionstherapie bei Drogenabhängigkeit verwenden.
SST: Nicht anwenden. Nach einmaliger Gabe muss Stillen aber nicht unterbrochen werden.
NW: Opiatartig: Übelkeit, Mundtrockenheit, Schwitzen, Psyche, Herz/Kreislauf, Haut, Krampfanfälle, Allergien, Atemdepression, Entzugsreaktionen.
WW: Tramadol wird über CYP2D6 metabolisiert.
Kontraindiziert: MAO-Hemmer (14 Tage Abstand).
Nicht empfohlen: Gemischte Opioid-Agonisten/Antagonisten
Vorsicht: Andere ZNS-Dämpfer (besondere Vorsicht mit Benzodiazepinen!), Krampfschwelle senkende Substanzen, Carbamazepin, serotonerge Substanzen (Serotonin-Syndrom), Cumarine, CYP3A4-Hemmer (z.B. Ritonavir), Ondansetron.
GE: Bei Langzeitgabe Abhängigkeit möglich. Bei Neigung zu Arzneimittelmissbrauch oder Drogenabhängigkeit Tramadol nur kurzfristig und unter strenger ärztlicher Kontrolle anwenden.
WH: Vorsicht bei gesteigerter Opiatempfindlichkeit, Krampfleiden, Leber- und Nierenschäden, Schock, Atemdepression, Kopfverletzungen, erhöhtem Hirndruck, postoperativer Anwendung bei Kindern. Bei Kindern mit eingeschränkter Atemfunktion nicht anwenden. Verkehrshinweis.
Bei Überdosierung Atemdepression (Antidot: Naloxon), bei Krämpfen Diazepam i.v..
PG: 10 ML (2) (EKO: G) [€ 4,85 n.l.], 30 ML (2) (EKO: G) [€ 14,20], **+DOS-PU** 50 ML (EKO: G) [€ 19,30], **+DOS-PU** 100 ML * (EKO: N) [€ 54,50 n.l.]

🐾 *Tramvetol 50 mg - Tabletten für Hunde* 802AA
(Z.Nr. 8-39169) NR. S1. P. nicht im Handel. QN02AX02

🐾 *Tramvetol 50 mg/ml - Injektionslösung für Hunde* 802AA
(Z.Nr. 8-39167) NR. S1. P. nicht im Handel. QN02AX02

Trandate 100 mg - Ampullen 10A09
(Z.Nr. 0-17082) RP. P. C07AG01
ZI: Aspen Pharma, Dublin, Irland
Z: 1 Ampulle mit 20 ml enthält: Labetalol hydrochlorid 100 mg, Lösung wässrig, Wasser für Injektionszwecke, Salzsäure zur pH-Wert-Einstellung, Natriumhydroxid zur pH-Wert-Einstellung.
EW: Alpha- und Betablocker.
AG: Zur raschen Blutdrucksenkung bei Hochdruckkrisen; zur kontrollierten Blutdrucksenkung während der Anästhesie.
AA: Langsame i.v. Injektion oder Infusion.
AH: Nur am liegenden Patienten anwenden, Patienten bis 3 Stunden liegend belassen.
DO: Schnelle Blutdrucksenkung: I.v. Injektion: 50 mg, ev. in Intervallen von 5 min wiederholen; MTD 200 mg.
Oder: I.v. Infusion: 1 mg/ml, Infusionsgeschwindigkeit 120 mg/h, max. 160 mg/h. Wirksame Dosis 50-200 mg, bei Phäochromozytom auch mehr.

T

Kontrollierte Blutdrucksenkung während Anästhesie: Initial 10-20 mg i.v., ev. nach 5 Minuten nochmals 5-10 mg bis zum Erreichen des gewünschten Blutdrucks.
Vorsicht bei schwerer Leber- oder Niereninsuffizienz. Für Kinder und Jugendliche nicht empfohlen.
GA: Herzinsuffizienz, Cor pulmonale, kardiogener Schock, AV-Block 2. und 3. Grades (außer bei Schrittmacher), Bradykardie, Asthma, akuter Herzinfarkt, Sinusknotensyndrom, sinuatrialer Block (außer bei Schrittmacher), Prinzmetal Angina, metabolische Azidose, unbehandeltes Phäochromozytom.
SST: Nutzen/Risiko-Abwägung. Vorsicht in der Stillzeit.
NW: Herzinsuffizienz, Kurzatmigkeit, Bradykardie (Antidot: 1-2 mg Atropin i.v.), orthostatische Hypotonie, Magen/Darm, Nervensystem (Schlafstörungen), Kreislauf, Harnverhalten, Myopathie, Dyspnoe, Schwellungen der Nasenschleimhaut, Haut, Psoriasis, Allergie, Leberschäden (auch irreversibel), Überempfindlichkeit, Arzneimittelfieber, erektile Dysfunktion, Miktionsstörungen, Rebound-Effekt, positiver ANA-Test.
WW: Gegenanzeige: MAO-Hemmer, Kalziumantagonisten vom Verapamil- oder Diltiazem-Typ. Vorsicht: Antiarrhythmika (verstärkt); Inhalationsanästhetika (Blutdrucksenkung verstärkt); Insulin, Antidiabetika (Hypoglykämie verschleiert), Antiphlogistika (schwächen Blutdrucksenkung ab), Cimetidin (erhöht Bioverfügbarkeit von Labetalol), Lidocain (verstärkt toxisch). Curare (verstärkt), Nitroglycerin (verstärkt blutdrucksenkend), Betamimetika, Xanthine (Antagonismus), andere Blutdrucksenker verstärkt, Labor (Interferenz mit Phäochromozytomdiagnostik), Digoxin, Adrenalin (Bradykardie, Hypertonie), Clonidin (Beta-Blocker zuerst absetzen), Ergotamin (Gefäßspasmen), Nifedipin (Hypotonie).
WH: Vorsicht bei Gabe von Klasse I-Antiarrhythmika, Narkose, Anaphylaxieneigung, obstruktiven Atemwegserkrankungen, Psoriasis, spastischer Angina pectoris, peripheren Gefäßerkrankungen, Fettstoffwechselstörungen, Diabetes, Desensibilisierung. Herzinsuffizienz vor Therapiebeginn kompensieren. Nicht abrupt absetzen. Nur in Rückenlage oder linker Seitenlage applizieren, 3 Std. nicht aufrichten (Hypotoniegefahr).
"Intraoperative Floppy Iris Syndrome" (IFIS) als Klasseneffekt möglich.
Bei Bronchospasmus Beta 2-Mimetikum geben. Narkosemittel mit möglichst geringer negativer Inotropie wählen. Bei der Operation auf Blutverluste achten. Leberkontrollen. Positive Dopingkontrollen möglich. Verkehrshinweis.
PG: 5 ST * (EKO: N) [€ 104,90]

Tranexamsäure Accord 100 mg/ml - Injektionslösung 20E
(Z.Nr. 1-37315) RP. P. B02AA02
ZI: Accord Healthcare, Utrecht, Niederlande
Z: 1 ml Injektionslösung enthält: Tranexamsäure 100 mg, Wasser für Injektionszwecke.
EW: Antifibrinolytikum.
AG: Blutungen bei lokaler oder generalisierter Hyperfibrinolyse oder unter fibrinolytischer Therapie, Operationen.
AA: Langsame i.v. Injektion oder Infusion.
AH: Nicht mit Blutkonserven oder penicillinhaltigen Lösungen mischen.
DO: Standarddosis bei lokaler Fibrinolyse 2-3mal tgl. 5-10 ml, bei generalisierter Fibrinolyse 10 ml alle 6-8 Std. Dosisreduktion bei Nierenschäden.
Kinder ab 1 Jahr (Begrenzte Daten): TD 20 mg/kg KG.
GA: Akute Thrombosen, thromboembolische Erkrankungen in der Anamnese, schwere Nierenschäden, Verbrauchskoagulopathie, Krampfanfälle in der Anamnese.
SST: Strenge Indikationsstellung.
NW: Magen/Darm, Allergien, selten Thromboembolien, Sehstörungen.
WW: Antikoagulantien (antagonistisch). Orale Kontrazeptiva (erhöhtes Thromboserisiko).
WH: Bei Fibrinolyse aufgrund disseminierter intravasaler Gerinnung nicht empfohlen. Augen untersuchen.
Überdosierung symptomatisch behandeln, ev. Antikoagulanzien geben.
PG: 5 ST * (EKO: N) [€ 29,60]

Tranexamsäure Baxter 100 mg/ml - Injektionslösung/ Infusionslösung 20E
(Z.Nr. 1-40121) RP. P. nicht im Handel. B02AA02

Tranexamsäure Eberth 100 mg/ml - Injektionslösung 20E
(Z.Nr. 1-37343) RP. P. nicht im Handel. B02AA02

Tranexamsäure medicamentum - Ampullen 20E
(Z.Nr. 13.085-P1) RP. P. Parallelimport. n.l. B02AA02
V: medicamentum pharma, Allerheiligen im Mürztal
Z: 1 Ampulle zu 5 ml enthält: Tranexamsäure 500 mg, Wasser für Injektionszwecke.
PG: 5 ST * (EKO: N) [€ 31,05 n.l.]

Tranexamsäure medicamentum 100 mg/ml - Injektionslösung 20E
(Z.Nr. 1-38458) RP. P. B02AA02
ZI: medicamentum pharma, Allerheiligen im Mürztal
Z: 1 ml Injektionslösung enthält: Tranexamsäure 100 mg, Wasser für Injektionszwecke.
EW: Antifibrinolytikum.
AG: Blutungen bei lokaler oder generalisierter Hyperfibrinolyse oder unter fibrinolytischer Therapie, Operationen.
AA: Langsame i.v. Injektion oder Infusion.
AH: Nur mit Dextran 40, 5% Glucoselösung, 0,9% Natriumchloridlösung oder Ringerlösung mischen.
DO: Standarddosis bei lokaler Fibrinolyse 2-3mal tgl. 5-10 ml, bei generalisierter Fibrinolyse 10 ml alle 6-8 Std. Dosisreduktion bei Nierenschäden.
Kinder ab 1 Jahr (Begrenzte Daten): TD 20 mg/kg KG.
GA: Akute Thrombosen, thromboembolische Erkrankungen in der Anamnese (strenge Indikationsstellung), schwere Nierenschäden, Verbrauchskoagulopathie, Krampfanfälle in der Anamnese.
SST: Strenge Indikationsstellung.
NW: Magen/Darm, Allergien, selten Thromboembolien, Sehstörungen.
WW: Antikoagulantien (antagonistisch). Orale Kontrazeptiva (erhöhtes Thromboserisiko).
WH: Bei Fibrinolyse aufgrund disseminierter intravasaler Gerinnung nicht empfohlen. Augen untersuchen.
Überdosierung symptomatisch behandeln, ev. Antikoagulanzien geben.
PG: 5 ST * (EKO: N) [€ 31,05]

Tranexamsäure Tillomed 500 mg - Filmtabletten 20E
(Z.Nr. 1-37300) RP. P. nicht im Handel. B02AA02

Tranquigel 35 mg/g - Gel zum Eingeben für Hunde und Pferde 809B
(Z.Nr. 8-37990) RP. P. QN05AA04
ZI: Le Vet, Oudewater, Niederlande
Z: 1 g enthält: Acepromazin 35 mg (entspr. Acepromazin maleat), Methyl-parahydroxybenzoat 1,04 mg Propyl-parahydroxybenzoat 0,104 mg, Hydroxyethylcellulose, Ethanol 96%, Maleinsäure, Natriumhydroxid zur pH-Wert-Einstellung, Wasser, gereinigtes.
EW: Neuroleptikum.
AG: Sedierung von Hunden und Pferden.
AA: Zum Eingeben auf Zungengrund (Hund) bzw. in Backentasche (Pferd) mit Applikationsspritzen.
DO: Hund: Leichte Sedierung: 0,5-1 mg/kg KG. Tiefere Sedierung: 1-2 mg/kg KG.
Pferd: Mittlere Sedierung: 0,15 mg/kg KG. Tiefere Sedierung: 0,225 mg/kg KG.
GA: Hypotonie, Schock, Hypovolämie, starke psychische Erregung, Hypothermie, Blut-, Herz-, Lungenschäden, Epilepsie, Neugeborene.
SST: Nutzen/Risiko-Abwägung.
NW: Hund: Blutdruckabfall, Tachyarrhythmien, Miosis, Ataxie, ZNS-Stimulation.
Pferd: Hypotonie, Änderung der Körpertemperatur, Blutbild, erhöhte Prolaktinsekretion, ZNS- Stimulation, Penisprolaps, Prolaps der Nickhaut.
WW: Organophosphate, Procainhydrochlorid vermeiden (verstärkt toxisch). Vorsicht: ZNS-Dämpfer, Blutdrucksenker verstärkt. Opiate und Adrenalin verstärken Blutdrucksenkung. Antazida (Resorptionsverminderung).
WH: Vorsicht bei geschwächten Tieren oder bei Leberschäden. Schmerzhafte Eingriffe bei sedierten Tieren vermeiden.
Hund: Vorsicht bei großen Hunderassen (starker Vagotonus bei Boxern), kleinstmöglichste Dosis verabreichen. Vorsicht bei Hunden unter 17,5 kg KG, aggressiven Hunden, Hypovolämie, Anämie, Schock, Herz-Kreislauf-Erkrankungen, Pferd: Nutzen-Risiko-Abwägung bei Tieren unter 100 kg KG. Bei Hengsten möglichst niedrige Dosis geben.
VNW: Nicht für Pferde zur Gewinnung von Lebensmitteln.
PG: 12 G VN [€ 17,85]

Tranquiline 35 mg/ml - Gel zum Eingeben für Hunde 809B, 825A
(Z.Nr. 8-01043) RP. P. QN05AA04
ZI: Floris Veterinaire Produkten, Vught, Niederlande
Z: 1 ml enthält: Acepromazin 35 mg, (entspr. Acepromazin maleat 47,5 mg), Methyl-4-hydroxybenzoat 0,65 mg (entspr. E 218), Propyl-4-hydroxybenzoat 0,35 mg, Natrium acetat-Trihydrat, Natrium cyclamat, Hyetellose, Glycerol, Wasser, gereinigtes.
EW: Neuroleptikum.
AG: Sedierung, Narkoseprämedikation, Neuroleptanalgesie, symptomatisch bei Brechreiz und Reisekrankheit.

AA: Zum Eingeben mit Dosierer.
DO: Hunde < 35 kg KG: Leichte Sedierung: 1 mg/kg KG. Sedierung: 2 mg/kg KG Prämedikation: 3 mg/kg KG. Hunde ab 35 kg KG: max. 35 mg (= 1 ml) in allen Indikationen.
GA: Hunde < 3 Monate, Schock, starke Erregung, Tiere mit Krampfneigung, Status epilepticus.
SST: Nutzen/Risiko-Abwägung durch Tierarzt.
NW: Blutdruckabfall, Änderung der Körpertemperatur, Blutbild.
WW: ZNS-Dämpfer, Butdrucksenker (verstärkt). Organische Phosphorsäureester (steigern Toxizität von Acepromazin).
WH: Bei kurzköpfigen Hunderassen Bewusstlosigkeit möglich. Möglichst niedrige Dosis bei großen Hunderassen.
PG: 10 ML VT [€ 19,25]

🐾 Tranquinervin 10 mg/ml - Injektionslösung für Pferde 809B

(Z.Nr. 8-38161) RP. P. QN05AA04
ZI: Le Vet Beheer, Oudewater, Niederlande
Z: 1 ml enthält: Acepromazin 10 mg (entspr. Acepromazin maleat 13,55 mg), Phenol 3 mg, Natriumhydroxid zur pH-Wert-Einstellung, Maleinsäure, Wasser für Injektionszwecke.
EW: Neuroleptikum.
AG: Narkoseprämedikation, Beruhigung und Sedierung bei Pferden.
AA: I.m. oder langsam i.v.
DO: 0,03-0,10 mg/kg KG (= 0,15-0,5 ml pro 50 kg KG). Selten Wiederholung nach 36-48 Std. erforderlich.
GA: Deckhengste, starke psychische Erregung.
SST: Nicht anwenden.
NW: Hypothermie, Gefäßerweiterung, Hypotonie, Absinken des Hämatokrits, reversible Paralyse des Musculus retractor penis, Paraphimose.
WW: Andere ZNS- Dämpfer verstärkt, Vollnarkose potenziert. Organische Phosphorsäureester, Procainhydrochlorid vermeiden (verstärkt toxisch).
WH: Vorsicht bei Hypovolämie, Anämie, Schock, Herz-Kreislauf-Erkrankungen. Positive Dopingkontrollen möglich. Keine analgetische Wirkung, keine Beeinträchtigung von Seh- und Hörfähigkeit des Tieres.
VNW: Nicht für Pferde zur Gewinnung von Lebensmitteln.
PG: 20 ML VN [€ 25,55]

▼ Translarna 125 mg - Granulat zur Herstellung einer Suspension zum Einnehmen 56C05

(Z.Nr. EU/1/13/902/*) NR. P. M09AX03
ZI: PTC Therapeutics International, Dublin, Irland
Z: 1 Beutel enthält: Ataluren 125 mg, Polydextrose, Macrogol 3350, Poloxamer 407, Mannitol, Crospovidon, Hyetellose, Vanille-Aroma (entspr. Maltodextrin) (entspr. Aroma, künstlich) (entspr. Propylenglycol), Siliciumdioxid, hochdisperses, Magnesium stearat.
EW: Beeinflusst mRNS.
AG: Duchenne-Muskeldystrophie infolge einer Nonsense-Mutation im Dystrophin-Gen bei gehfähigen Patienten im Alter ab 2 Jahren. Bei nicht gehfähigen Patienten wurde keine Wirksamkeit nachgewiesen.
Das Vorliegen einer Nonsense-Mutation im Dystrophin-Gen ist durch Gentest nachzuweisen.
AA: Beutelinhalt mit mindestens 30 ml Flüssigkeit oder 3 Esslöffeln halbfester Nahrung zu einer Suspension mischen und einnehmen.
DO: Patienten ab 12 kg KG: 10 mg/kg KG morgens, 10 mg/kg KG mittags und 20 mg/kg KG abends. Keine Daten bei Kindern unter 2 Jahren.
SST: Nicht empfohlen, nicht stillen.
NW: Magen/Darm, Kopfschmerzen, Hypertonie, Haut, Niere, Husten, Müdigkeit, Anstieg der Serumlipide.
WW: Gegenanzeige: I.v. Aminoglykoside. Vorsicht: OAT3-Substrate (z.B. Ciprofloxacin).
WH: Bei schweren Nierenschäden nicht empfohlen. Kontrollen: Lipidprofil, Blutdruck (bei Kortikosteroidgabe), Niere. Verkehrshinweis.
PG: 30 ST * (EKO: N) [€ 4.415,30]

▼ Translarna 125 mg - Granulat zur Herstellung einer Suspension zum Einnehmen 56C05

(Z.Nr. EU/1/13/902/*) NR. P. Parallelimport. M09AX03
V: Orifarm, Leverkusen, Deutschland
Z: 1 Beutel enthält: Ataluren 125 mg, Polydextrose, Macrogol 3350, Poloxamer 407, Mannitol, Crospovidon, Hyetellose, Vanille-Aroma (entspr. Maltodextrin) (entspr. Aroma, künstlich) (entspr. Propylenglycol), Siliciumdioxid, hochdisperses, Magnesium stearat.
PG: 30 ST * (EKO: N) [€ 4.327,90]

▼ Translarna 250 mg - Granulat zur Herstellung einer Suspension zum Einnehmen 56C05

(Z.Nr. EU/1/13/902/*) NR. P. M09AX03
ZI: PTC Therapeutics International, Dublin, Irland
Z: 1 Beutel enthält: Ataluren 250 mg, Polydextrose, Macrogol 3350, Poloxamer 407, Mannitol, Crospovidon, Hyetellose, Vanille-Aroma (entspr. Maltodextrin) (entspr. Aroma, künstlich) (entspr. Propylenglycol), Siliciumdioxid, hochdisperses, Magnesium stearat.
Kurzinformation: siehe Translarna 125 mg - Granulat zur Herstellung einer Suspension zum Einnehmen, → S. 1443
PG: 30 ST * (EKO: N) [€ 8.787,10]

▼ Translarna 250 mg - Granulat zur Herstellung einer Suspension zum Einnehmen 56C05

(Z.Nr. EU/1/13/902/*) NR. P. Parallelimport. M09AX03
V: Orifarm, Leverkusen, Deutschland
Z: 1 Beutel enthält: Ataluren 250 mg, Polydextrose, Macrogol 3350, Poloxamer 407, Mannitol, Crospovidon, Hyetellose, Vanille-Aroma (entspr. Maltodextrin) (entspr. Aroma, künstlich) (entspr. Propylenglycol), Siliciumdioxid, hochdisperses, Magnesium stearat.
PG: 30 ST * (EKO: N) [€ 8.612,05]

▼ Translarna 1000 mg - Granulat zur Herstellung einer Suspension zum Einnehmen 56C05

(Z.Nr. EU/1/13/902/*) NR. P. M09AX03
ZI: PTC Therapeutics International, Dublin, Irland
Z: 1 Beutel enthält: Ataluren 1000 mg, Polydextrose, Macrogol 3350, Poloxamer 407, Mannitol, Crospovidon, Hyetellose, Vanille-Aroma (entspr. Maltodextrin) (entspr. Aroma, künstlich) (entspr. Propylenglycol), Siliciumdioxid, hochdisperses, Magnesium stearat.
Kurzinformation: siehe Translarna 125 mg - Granulat zur Herstellung einer Suspension zum Einnehmen, → S. 1443
PG: 30 ST * (EKO: N) [€ 35.018,15]

Transtec 35 Mikrogramm/h - transdermales Pflaster 02A01

(Z.Nr. 1-24396) NR. SG. P. N02AE01
ZI: Grünenthal, Brunn am Gebirge
Z: 1 transdermales Pflaster enthält: Buprenorphin 35 µg/h (entspr. → 20 mg), Adhäsivmatrix mit Wirkstoff: [(Z)-Octadec-9-en-1-yl]oleat, Povidon K90, 4-Oxopentansäure, Poly[acrylsäure-co-butylacrylat-co-(2- ethylhexyl)-acrylat-co-vinylacetat] (5:15:75:5), vernetzt; Adhäsivmatrix ohne Wirkstoff: Poly[acrylsäure-co-butylacrylat-co-(2-ethylhexyl)-acrylat-co-vinylacetat (5:15:75:5); Trennfolie: Poly(ethylenterephthalat)-Folie; Abdeckgewebe: Poly(ethylenterephthalat) Gewebe.
EW: Partieller Opioid-Agonist/Antagonist.
AG: Mäßig starke bis starke Tumorschmerzen, starke Schmerzen bei ungenügender Wirksamkeit nicht-opioider Analgetika. Nicht bei akuten Schmerzen anwenden.
AA: Auf gereinigte, trockene, unbehaarte, flache Hautstelle des Oberkörpers über 96 Stunden tragen. Hautstelle nur mit Wasser reinigen. Bei Pflasterwechsel anderes Hautareal wählen.
DO: Personen ab 18 Jahren: Behandlungsbeginn mit niedrigster Pflasterstärke (35 µg/h). Vorsicht bei Umstellung von anderen Opioid-Analgetikum. Pflaster spätestens alle 4 Tage ersetzen, dabei ev. Dosistitration. Details siehe Austria Codex-Fachinformation.
Nicht für Kinder und Jugendliche.
GA: Opioidabhängigkeit, manifeste Atemfunktionsstörungen, Myasthenie, Delirium tremens.
SST: Gegenanzeige.
NW: ZNS (Übelkeit, Schwindel), schlafbezogene Atmungsstörungen, Magen/Darm, Schwitzen, Dyspnoe, Pruritus, Erythem, Miktionsstörungen, lokale Reaktionen.
WW: Gegenanzeige: MAO-Hemmer (2 Wochen Abstand). Besondere Vorsicht: Benzodiazepine (Atemdepression). Vorsicht: ZNS-Dämpfer verstärkt.
GE: Geringes Abhängigkeitsrisiko; Entzugssymptome unwahrscheinlich.
WH: Vorsicht bei Anfallsleiden, Kopfverletzungen, Schock, Bewusstseinsstörungen, erhöhtem Hirndruck, Arzneimittel/Drogenmissbrauch. Bei Kindern und Jugendlichen nicht anwenden. Verkehrshinweis. Positive Dopingtests möglich.
Bei Überdosierung ev. Naloxon als Antidot; ausreichend beatmen.
PG: 4 ST IND (2) (EKO: G) [€ 23,65]

T

Transtec 52,5 Mikrogramm/h - transdermales Pflaster 02A01

(Z.Nr. 1-24397) NR. SG. P. N02AE01
ZI: Grünenthal, Brunn am Gebirge
Z: 1 transdermales Pflaster enthält: Buprenorphin 52,5 µg/h (entspr. → 30 mg), Adhäsivmatrix mit Wirkstoff: [(Z)-Octadec-9-en-1-yl]oleat, Povidon K90, 4-Oxopentansäure, Poly[acrylsäure-co-butylacrylat-co-(2- ethylhexyl)-acrylat-co-vinylacetat] (5:15:75:5), vernetzt; Adhäsivmatrix ohne Wirkstoff: Poly[acrylsäure-co-butylacrylat-co-(2-ethylhexyl)-acrylat-co-vinylacetat (5:15:75:5); Trennfolie: Poly(ethylenterephthalat)-Folie; Abdeckgewebe: Poly(ethylenterephthalat) Gewebe.
Kurzinformation: siehe Transtec 35 Mikrogramm/h - transdermales Pflaster, → S. 1443
PG: 4 ST IND (2) (EKO: G) [€ 30,20]

Transtec 70 Mikrogramm/h - transdermales Pflaster 02A01

(Z.Nr. 1-24398) NR. SG. P. N02AE01
ZI: Grünenthal, Brunn am Gebirge
Z: 1 transdermales Pflaster enthält: Buprenorphin 70 µg/h (entspr. → 40 mg), Adhäsivmatrix mit Wirkstoff: [(Z)-Octadec-9-en-1-yl]oleat, Povidon K90, 4-Oxopentansäure, Poly[acrylsäure-co-butylacrylat-co-(2- ethylhexyl)-acrylat-co-vinylacetat] (5:15:75:5), vernetzt; Adhäsivmatrix ohne Wirkstoff: Poly[acrylsäure-co-butylacrylat-co-(2-ethylhexyl)-acrylat-co-vinylacetat (5:15:75:5); Trennfolie: Poly(ethylenterephthalat)-Folie; Abdeckgewebe: Poly(ethylenterephthalat) Gewebe.
Kurzinformation: siehe Transtec 35 Mikrogramm/h - transdermales Pflaster, → S. 1443
PG: 4 ST IND (2) (EKO: G) [€ 37,10]

Tranylcypromin Aristo 10 mg - Filmtabletten 49A06

(Z.Nr. 1-35393) NR. P. N06AF04
ZI: Aristo Pharma, Berlin, Deutschland
Z: 1 Filmtablette enthält: Tranylcypromin 10 mg (entspr. Tranylcypromin sulfat), Tablettenkern: Lactose monohydrat 89,5 mg, Maisstärke, Cellulose, mikrokristalline, Siliciumdioxid, hochdisperses; Filmüberzug: Poly(vinylalkohol), Macrogol 3350, Titandioxid, Talkum, Eisen(III)-hydroxid-oxid, Eisen(II,III)-oxid, Indigocarmin-Aluminiumsalz.
EW: Nichtselektiver MAO-Hemmer.
AG: Reserveantidepressivum bei Major Depression, wenn 2 antidepressive Standardwirkstoffe nicht ausreichend erfolgreich waren.
AA: Unzerkaut mit Flüssigkeit einnehmen.
DO: Initial 1mal tgl. (morgens) 10 mg. Standarddosis tgl. 20-40 mg. MTD 60 mg in 1-3 ED, letzte Dosis nicht nach 15 Uhr. Nicht für Kinder und Jugendliche.
GA: Phäochromozytom, Karzinoid, Aneurysmen, Erkrankungen der Hirngefäße, schwere Hypertonie, Leber-, Nierenschäden, Porphyrie, Diabetes insipidus, maligne Hyperthermie, akutes Delir, akute Vergiftung mit Alkohol oder ZNS-Dämpfern.
SST: Im 1. Trimenon und in der Stillzeit nicht anwenden, sonst zwingende Indikationsstellung.
NW: Psyche, ZNS (Schlafstörungen), Orthostase, hypertensive Krisen, Beeinflussung des Körpergewichts. Intoxikationen sind lebensbedrohend.
WW: Gegenanzeige (Behandlungspause einlegen): Serotonin-Wiederaufnahmehemmer, L-Tryptophan, Triptane, Buspiron, Imipramin, indirekte Sympathomimetika, Amphetamine, Pethidin, Tramadol, Dextrometorphan, Disulfiram, Levodopa ohne Decarboxylasehemmer.
Nicht empfohlen: Direkte Sympathomimetika, Bupropion.
Vorsicht: Guanethidin, Methyldopa, Antidiabetika, ZNS-Dämpfer.
Tyraminarme Diät von 1 Tag vor bis 14 Tage nach Tranylcypromin-Behandlung einhalten.
Details siehe Austria Codex-Fachinformation.
WH: Vorsicht bei Hypo- oder Hypertonie, suizidgefährdeten Patienten (engmaschig überwachen), Epilepsie, Diabetes, Verkehrshinweis.
PG: 30 ST * (EKO: N) [€ 50,60], 60 ST * (EKO: N) [€ 102,05]

Tranylcypromin Aristo 20 mg - Filmtabletten 49A06

(Z.Nr. 1-35394) NR. P. N06AF04
ZI: Aristo Pharma, Berlin, Deutschland
Z: 1 Filmtablette enthält: Tranylcypromin 20 mg (entspr. Tranylcypromin sulfat), Tablettenkern: Lactose monohydrat 179 mg, Maisstärke, Cellulose, mikrokristalline, Siliciumdioxid, hochdisperses; Filmüberzug: Poly(vinylalkohol), Macrogol 3350, Titandioxid, Talkum, Eisen(III)-hydroxid-oxid, Eisen(II,III)-oxid, Indigocarmin-Aluminiumsalz.
Kurzinformation: siehe Tranylcypromin Aristo 10 mg - Filmtabletten, → S. 1444
PG: 30 ST * (EKO: N) [€ 101,25], 60 ST * (EKO: N) [€ 178,90]

Trasylol 10.000 KIE/ml - Infusionsflasche 20E
(Z.Nr. 0-15663) RP. P. nicht im Handel. B02AB01

Tratul 90 mg - Ampullen 13B01

(Z.Nr. 0-17603) RP. P. M01AB05
ZI: G.L. Pharma, Lannach
Z: 1 Ampulle zu 3 ml enthält: Diclofenac deanol 90 mg (entspr. Diclofenac natrium 75 mg), Natrium pyrosulfit 9 mg (entspr. SO2 6,1 mg), Benzylalkohol 120 mg, Propylenglykol 600 mg, D-Mannit, Natriumhydroxid (entspr. Natrium 5,63 mg), Aqua ad injectabilia.
EW: Nichtsteroidales Antirheumatikum, antiphlogistisch, analgetisch, anti- pyretisch.
AG: Akute Schmerz- und Entzündungszustände, die rasche Schmerzlinderung erfordern. Fieber allein ist keine Indikation.
AA: Tief i.m..
DO: Möglichst niedrig dosiert und kurzzeitig anwenden. 1-2mal tgl. 1 Ampulle.
MTD 150 mg. Nach max. 2 Tagen oral oder rektal fortsetzen. Nicht für Kinder und Jugendliche unter 14 Jahren.
GA: Ulcus ventriculi et duodeni, Analgetika-Überempfindlichkeit, Bluter- krankungen, starke Blutungen, schwere Leber-, Niereninsuffizienz, schwere Herz- und Gefäßerkrankungen.
SST: Zwingende Indikationsstellung im 1. und 2. Trimenon. Kontraindiziert im letzten Trimenon. In der Stillzeit nicht anwenden.
NW: Gastrointestinal (selten Ulcera mit Blutungen und Perforation, erhöhtes Risiko für Anastomosenleck), Cephalea, Schwindel, Haut, Ödeme, Hypertonie, Herzinsuffizienz, Kounis- Syndrom, erhöhtes Risiko arterieller thrombotischer Ereignisse, selten Erregung, Allergie und Anaphylaxie (vereinzelt Stevens-Johnson- und Lyell-Syndrom), Störungen der Hämatopoese, Nieren- und Leberschäden.
WW: Erhöhung: Plasmaspiegel von Lithium und Digoxin, Blutungsrisiko nach Glukokortikoiden, Nebenwirkungen anderer Antirheumatika, Wirkung kalium- sparender Diuretika, Wirkung von Gerinnungshemmern und Thrombozyten- aggregationshemmern (Gerinnungskontrolle).
Verminderung: Furosemid und andere Schleifendiuretika, Antihyper- tensiva, Acetylsalizylsäure.
Alkohol meiden.
WH: Vorsicht bei Herz/Kreislauferkrankungen, erhöhtem kardiovaskulären Risiko, schweren Psychosen, Epilepsie, Parkinsonismus, Asthma, Kollagenosen, gastrointestinalen Ulcera in der Anamnese, Morbus Crohn, Colitis ulcerosa, Porphyrie, älteren Patienten. Auf Hautreaktionen, Leberschäden, Herz/Kreislaufreaktionen, Ödeme achten.
Kontrollen: Niere, Leber, Blutbild, Blutzucker, Elektrolyte (Kalium): Positive Dopingtests möglich. Verkehrshinweis.
Ampullen enthalten Sulfit (Bronchospasmen, Anaphylaxie möglich).
PG: 5 ST * (EKO: N) [€ 6,90]

Tratul 50 mg - Kapseln 13B01

(Z.Nr. 0-17607) RP. P. M01AB05
ZI: G.L. Pharma, Lannach
Z: 1 Kapsel enthält: Diclofenac Säure 50 mg, Kapselinhalt: Wachs, gelbes, Sojaöl, hydriert 8 mg, Sojaöl, partiell hydriert 33 mg, Triglyceride, mittelkettige, Soja-Lecithin 3 mg, Ethyl vanillin, Polysorbat 80; Kapselhülle: Karion 83: Stärke, hydrolisiert, Sorbitol 3,5 mg; Glycerol 85%, Gelatine, Titandioxid, Eisenoxid rot, Salzsäure 25%; Überzug: Methacrylsäure-Ethylacrylat-Copolymer (1:1), 30%ige Dispersion, Triethylcitrat, Macrogol 6000, Glycerolmonostearat 45-55%.
EW: Nichtsteroidales Antirheumatikum, antiphlogistisch, analgetisch, anti- pyretisch.
AG: Schmerzen bei entzündlichen und degenerativen rheumatischen Erkrankungen, spondylogene Schmerzsyndrome, extraartikulärer Rheumatismus, entzündliche Schmerz- und Schwellungszustände (Gynäkologie, posttraumatisch, postoperativ, HNO), akute Gichtanfälle, primäre Dysmenorrhoe. Fieber allein ist keine Indikation.
AA: Mit ausreichend Flüssigkeit vor den Mahlzeiten unzerkaut einnehmen.
DO: Möglichst niedrig dosiert und kurzzeitig anwenden. TD initial 100-150 mg, dann 50-100 mg. Nicht für Kinder und Jugendliche unter 14 Jahren.
GA: Ulcus ventriculi et duodeni, Analgetika-Überempfindlichkeit, Bluterkrankungen, starke Blutungen, schwere Leber-, Niereninsuffizienz, schwere Herz- und Gefäßerkrankungen.
SST: Zwingende Indikationsstellung im 1. und 2. Trimenon. Kontraindiziert im letzten Trimenon. In der Stillzeit nicht anwenden.
NW: Gastrointestinal (selten Ulcera mit Blutungen und Perforation, erhöhtes Risiko für Anastomosenleck), Cephalea, Schwindel, Haut, Ödeme, Hypertonie, Herzinsuffizienz, Kounis- Syndrom, erhöhtes Risiko arterieller thrombotischer Ereignisse, selten Erregung, Allergie und Anaphylaxie (vereinzelt Stevens-Johnson- und Lyell-Syndrom), Störungen der Hämatopoese, Nieren- und Leberschäden.

WW: Erhöhung: Plasmaspiegel von Lithium und Digoxin, Blutungsrisiko nach Glukokortikoiden, Nebenwirkungen anderer Antirheumatika, Wirkung kaliumsparender Diuretika, Wirkung von Gerinnungshemmern und Thrombozytenaggregationshemmern (Gerinnungskontrolle).
Verminderung: Furosemid und andere Schleifendiuretika, Antihypertensiva, Acetylsalizylsäure.
Alkohol meiden.
WH: Vorsicht bei Herz/Kreislauferkrankungen, erhöhtem kardiovaskulären Risiko, schweren Psychosen, Epilepsie, Parkinsonismus, Asthma, Kollagenosen, gastrointestinalen Ulcera in der Anamnese, Morbus Crohn, Colitis ulcerosa, Porphyrie, älteren Patienten. Auf Hautreaktionen, Leberschäden, Herz/Kreislaufreaktionen, Ödeme achten.
Kontrollen: Niere, Leber, Blutbild, Blutzucker, Elektrolyte (Kalium): Positive Dopingtests möglich. Verkehrshinweis.
PG: 30 ST * (EKO: N) [€ 13,85], 50 ST * (EKO: N) [€ 20,20]

Tratul retard 100 mg - Filmtabletten 13B01
(Z.Nr. 1-18204) RP. P. n.l. M01AB05
ZI: G.L. Pharma, Lannach
Z: 1 Filmtablette enthält: Diclofenac natrium 100 mg, Tablettenkern: Saccharose 105 mg, Cetylalkohol, Siliciumdioxid, hochdisperses, Magnesium stearat, Polyvinylpyrrolidon, Tablettenfilm: Hydroxypropylmethylcellulose, Polysorbat 80, Talkum, Eisenoxid rot, Titandioxid, Macrogol 6000.
PG: 30 ST * (EKO: N) [€ 17,80 n.l.], 50 ST * (EKO: N) [€ 25,90 n.l.]

Tratul 60 mg - Suppositorien (Zäpfchen) 13B01
(Z.Nr. 0-17604) RP. P. nicht im Handel. M01AB05

Tratul 120 mg - Suppositorien (Zäpfchen) 13B01
(Z.Nr. 0-17605) RP. P. nicht im Handel. M01AB05

Trauma - Salbe kühlend Mayrhofer 13F02
(Z.Nr. 1-19737) RPF. P. M02AC
ZI: Kwizda Pharma, Wien
Z: 100 g Salbe enthalten: Methyl salicylat 5 g, Menthol 1,5 g, Kampher 1,5 g, Chlorophyll-Kupfer-Komplex, Chlorophyllin-Kupfer-Komplex, Aluminium monostearat, Isopropyl myristat, Wollwachsalkohole 0,19 g, Cetylstearylalkohol 1,38 g, Vaselin, weisses.
EW: Analgetisch, kühlend.
AG: Schmerzen bei akuten Verletzungen der Muskel, Gelenke und Sehnen, Überanstrengung, akuten rheumatischen Beschwerden, Ischias, Gelenk- und Wirbelsäulenschmerzen.
AA: Zum Einreiben auf der intakten Haut.
DO: Personen ab 6 Jahren: Mehrmals tgl. dünn auftragen und einmassieren. Max. 5 g pro Anwendung. Für Kinder von 2 bis 6 Jahren nicht empfohlen.
GA: Säuglinge, Kleinkinder bis 2 Jahre, Asthma. Nicht zur großflächigen Anwendung bei Blutungsneigung, schweren Leber-, Nierenschäden.
SST: Nur kurzzeitig und kleinflächig anwenden.
NW: Lokale Reaktionen, selten Überempfindlichkeit (Haut, Asthma), bei großflächiger Anwendung systemische Salizylateffekte möglich. Bei versehentlichem Verschlucken gastrointestinale oder neurologische Symptome möglich.
WW: Bei großflächiger Anwendung systemische Salizylateffekte möglich.
WH: Vorsicht bei Asthma, Analgetika-Unverträglichkeit. Nicht auf Schleimhäute, offene Wunden und in die Augen bringen.
PG: 40 G * (EKO: N) [€ 6,90], 100 G * (EKO: N) [€ 15,20], 150 G * (EKO: N) [€ 20,90 n.l.], 500 G * (EKO: N) [€ 46,90]

Trauma - Salbe wärmend Mayrhofer 13F02
(Z.Nr. 1-19736) RPF. P. M02AC
ZI: Kwizda Pharma, Wien
Z: 100 g Salbe enthalten: Methyl salicylat 5 g, Terpentinöl 5 g (entspr. Terebinthinae aetheroleum e pino pinastro), Cayennepfeffer-Dickextrakt, eingestellt; Ethanol 80% (V/V) (Auszugsmittel) 0,91 g (entspr. Capsaicinoide 2-2,4 %), Lanalcolum (entspr. Wollwachsalkohole 0,456 g), Cetylstearylalkohol 1,337 g (entspr. Lanette O), Vaselin, weisses, Aluminium stearat, Isopropyl myristat, Wasser, gereinigtes.
EW: Analgetisch, hyperämisierend.
AG: Ältere Verletzungsfolgen, degenerative Erkrankungen des Bewegungs- apparates, Ischias, Epikondylitis.
DO: Personen ab 6 Jahren: Mehrmals tgl. dünn auftragen und einmassieren. Max. 5 g pro Anwendung. Für Kinder von 2 bis 6 Jahren nicht empfohlen.
GA: Säuglinge, Kleinkinder bis 2 Jahre, Asthma. Nicht zur großflächigen Anwendung bei Blutungsneigung, schweren Leber-, Nierenschäden.
SST: Nur kurzzeitig und kleinflächig anwenden.
NW: Lokale Reaktionen, selten Überempfindlichkeit (Haut, Asthma), bei großflächiger Anwendung systemische Salizylateffekte möglich. Bei versehentlichem Verschlucken gastrointestinale oder neurologische Symptome möglich.
WW: Bei großflächiger Anwendung systemische Salizylateffekte möglich.
WH: Vorsicht bei Asthma, Analgetika-Unverträglichkeit. Nicht auf Schleimhäute, offene Wunden und in die Augen bringen.
Hyperämisierende Wirkung ist erwünscht.
PG: 40 G * (EKO: N) [€ 6,90], 100 G * (EKO: N) [€ 15,20], 150 G * (EKO: N) [€ 20,90 n.l.], 500 G * (EKO: N) [€ 46,90]

Traumaplant - Salbe 13Z04
(Z.Nr. 1-24108) RPF. P. M02AX10
ZI: Harras Pharma Curarina Arzneimittel, München, Deutschland
Z: 100 g Salbe enthalten: Kulturbeinwell-Frischkrautextrakt (2-3:1) 10 g (entspr. Symphyti herba x uplandici herba, recens) (entspr. Kulturbeinwell-Frischkrautpresssaft (3-8:1) 4 g) (entspr. Kulturbeinwellkraut-Presssaftrückstandsflüssigextrakt (3-10:1); Ethanol 30% (V/V) (Auszugsmittel) 6 g), Macrogolglyerolstearate, Glycerolmonostearat 40-55%, 2-Octyldodecanol, Isopropyl myristat, Propylenglycol 4 g, Silikonöl, Wasser, gereinigtes, Rosmarin Öl ätherisch, Zitronensäure, alpha-Tocopherol acetat, Sorbinsäure 0,3 g, Hydroxyethylsalicylat.
EW: Antiphlogistisch.
AG: Prellungen, Verstauchungen, Schürfwunden, Muskel- und Gelenkschmerzen.
DO: Mehrmals täglich auf die Haut über dem erkrankten Gewebe auftragen. Nicht länger als 8 Wochen pro Jahr anwenden. Für Kinder unter 6 Jahren nicht empfohlen.
SST: Nicht empfohlen.
NW: Hautrötung.
WH: Nicht in die Augen oder auf Schleimhäute bringen.
PG: 50 G * (EKO: N) [€ 8,95], 100 G * (EKO: N) [€ 15,95], 150 G * (EKO: N) [€ 19,95]

Traumasan "Similasan" - Globuli 13X01
(Z.Nr. 3-37198) RPF. P. nicht im Handel. V03AX

Traumasan "Similasan" - Salbe 13X02
(Z.Nr. 3-37342) RPF. P. nicht im Handel. V03AX

Traumasan "Similasan" - Spray 13X02
(Z.Nr. 3-37197) RPF. P. nicht im Handel. V03AX

🐾 *Traumato ReVet RV 25 - Globuli für Tiere* 890B
(Z.Nr. 8-30105) RPF. P. VNW. nicht im Handel. QV03AX

🐾 *Traumato ReVet RV 25 - Injektionslösung für Tiere* 890B
(Z.Nr. 8-30107) RP. P. VNW. nicht im Handel. QV03AX

Traumazym - Filmtabletten 27A04
(Z.Nr. 1-24157) RP. P. M09AB52
ZI: Mucos Pharma, Berlin, Deutschland
Z: 1 Filmtablette enthält: Bromelain 450 FIP-E, Trypsin 1440 FIP-E (entspr. → 24 µkat), Rutosid-3-Wasser 100 mg, Tablettenkern: Lactose monohydrat max. 0,15 g, Wasser, gereinigtes, Magnesium stearat, Maisstärke, Siliciumdioxid, hochdisperses, Stearinsäure, Talkum, Maltodextrin; Tablettenüberzug: Methacrylsäure-methylmethacrylat-copolymer (1:1), Natrium laurylsulfat, Macrogol 6000, Talkum, Triethylcitrat, Vanillin.
EW: Antiödematös.
AG: Posttraumatische Schwellungen, Thrombophlebitis, Urogenitalentzündungen, schmerzhafte Arthrosen, Weichteilrheumatismus.
AA: Unzerkaut mit reichlich Flüssigkeit mindestens 30 min vor oder 90 min nach einer Mahlzeit einnehmen.
DO: TD 6 Tabletten über den Tag verteilt bis zum Verschwinden der Symptome. MTD 12 Tabletten.
Keine Daten bei Kindern und Jugendlichen.
GA: Gerinnungsstörungen, schwere Leber-, Nierenschäden, 4 Tage vor Operationen.
SST: In der Schwangerschaft nicht empfohlen, in der Stillzeit nicht anwenden.
NW: Magen/Darm, Kopfschmerz, Hunger, Schwitzen, Allergien, Gerinnung.
WW: Vorsicht: Plasmaspiegel von Antibiotika erhöht; Gerinnungshemmer/Thrombozytenaggregationshemmer verstärkt.
PG: 200 ST * (EKO: N) [€ 71,35]

Traumeel - Ampullen 13X01
(Z.Nr. 3-00057) RP. P. V03AX
ZI: Biologische Heilmittel Heel, Baden-Baden, Deutschland
Z: 1 Ampulle zu 2,2 ml enthält: Mercurius solubile Hahnemanni Dil. D6 1,1 mg, Hepar sulfuris (Homöopathie) D6 2,2 mg, Symphytum officinale (Homöopathie) D6 2,2 mg, Chamomilla recutita (Homöopathie) D3 2,2 mg, Achillea millefolium (Homöopathie) D3 2,2 mg, Calendula officinalis (Homöopathie) D2 2,2 mg, Atropa

T

belladonna (Homöopathie) D2 2,2 mg, Aconitum napellus (Homöopathie) D2 1,32 mg, Bellis perennis (Homöopathie) D2 1,1 mg, Hypericum perforatum (Homöopathie) D2 0,66 mg, Echinacea angustifolia (Homöopathie) D2 0,55 mg, Echinacea purpurea (Homöopathie) D2 0,55 mg, Hamamelis virginiana (Homöopathie) D1 0,22 mg, Arnica montana (Homöopathie) D2 2,2 mg, Natriumchlorid, Wasser für Injektionszwecke, Spuren von Ethanol, Lactose monohydrat.
EW: Homöopathikum.
AG: Entzündungen und Schmerzen nach stumpfen Verletzungen.
AA: I.v. (nicht bei Kindern), i.m., s.c., intradermal (ev. Quaddelung), intraartikulär, periartikulär.
DO: Akut täglich über 3 Tage, sonst 1 3mal wöchentlich 1 Ampulle.
Kinder (6-11 Jahre): ED 2/3 Ampullen.
Kinder (2-5 Jahre): ED ½ Ampulle.
GA: Progrediente Systemerkrankungen.
SST: Vorsicht.
NW: Salivation, lokale Reizung, Allergien.
PG: 10 ST * (EKO: N) [€ 26,20], 50 ST * (EKO: N) [€ 102,90], 100 ST * (EKO: N) [€ 176,10]

Traumeel - Gel 13X02

(Z.Nr. 3-00564) RPF. P. V03AX
ZI: Biologische Heilmittel Heel, Baden-Baden, Deutschland
Z: 10 g Gel enthalten: Arnica montana (Homöopathie) D3 0,15 g, Calendula officinalis Urt. 0,045 g, Hamamelis virginiana Urt. 0,045 g, Echinacea Urt. 0,015 g, Echinacea purpurea Urt. 0,015 g, Chamomilla recutita Urt. 0,015 g, Symphytum officinale (Homöopathie) D4 0,01 g, Bellis perennis Urt. 0,01 g, Hypericum perforatum (Homöopathie) D6 0,009 g, Achillea millefolium Urt. 0,009 g, Aconitum napellus (Homöopathie) D1 0,005 g, Atropa belladonna (Homöopathie) D1 0,005 g, Mercurius solubilis Hahnemanni (Homöopathie) D6 0,004 g, Hepar sulfuris (Homöopathie) D6 0,0025 g, Wasser, gereinigtes, Ethanol 96% (V/V) (entspr. Gesamtethanolgehalt 24 % (V/V)), Carbomer, Natriumhydroxid-Lösung 18% (m/m).
EW: Homöopathikum.
AG: Stumpfe Verletzungen, Abnützungserscheinungen an Knochen und Gelenken.
AA: Auf der Haut.
DO: Morgens und abends (ev. auch mehrmals tgl.) auf betroffene Stellen auftragen.
Für Kinder unter 1 Jahr nicht empfohlen.
GA: Korbblütlerüberempfindlichkeit.
SST: Nicht empfohlen.
NW: Allergien, Hautreizung.
WH: Nicht auf offene Hautstellen, Schleimhäute und strahlenbehandelte Hautpartien auftragen.
PG: 50 G * (EKO: N) [€ 11,15], 100 G * (EKO: N) [€ 19,85]

Traumeel - Gel für Tiere 890B

(Z.Nr. 8-35451) RPF. P. QV03AX
ZI: Biologische Heilmittel Heel, Baden-Baden, Deutschland
Z: 10 g Gel enthalten: Achillea millefolium Urt. 0,009 g, Aconitum napellus (Homöopathie) D1 0,005 g, Arnica montana (Homöopathie) D3 0,15 g, Atropa belladonna (Homöopathie) D1 0,005 g, Bellis perennis Urt. 0,01 g, Calendula officinalis Urt. 0,045 g, Echinacea Urt. 0,015 g, Echinacea purpurea Urt. 0,015 g, Hamamelis virginiana Urt. 0,045 g, Hypericum perforatum (Homöopathie) D6 0,009 g, Matricaria recutita Urt. 0,015 g, Symphytum officinale (Homöopathie) D4 0,01 g, Hepar sulfuris (Homöopathie) D6 0,0025 g, Mercurius solubilis Hahnemanni (Homöopathie) D6 0,004 g, Carbomer, Ethanol 96% (entspr. Gesamtethanolgehalt ca. 24,4 % (V/V)), Natriumhydroxid, Wasser, gereinigtes, Spuren von Lactose monohydrat.
EW: Homöopathikum.
AG: Stumpfe Verletzungen, Entzündungen des Stütz- und Bewegungsapparates, Mastitis, Phlegmone bei Pferd, Rind, Schwein, Schaf, Ziege, Hund, Katze, Kaninchen und Meerschweinchen.
AA: Auf der Haut.
DO: Bis zu 3-4mal tgl. auf betroffene Stellen auftragen.
GA: Überempfindlichkeit gegen Korbblütler (Asteraceae).
SST: Nur nach Rücksprache mit dem Tierarzt anwenden.
NW: Allergien.
WH: Nicht in die Augen oder auf Schleimhäute bringen.
PG: 250 G VN [€ 36,40]

Traumeel - Injektionslösung für Tiere 890B
(Z.Nr. 8-30104) RP. P. nicht im Handel. QV03AX

Traumeel - Salbe 13X02

(Z.Nr. 3-00465) RPF. P. V03AX
ZI: Biologische Heilmittel Heel, Baden-Baden, Deutschland
Z: 100 g Salbe enthalten: Arnica montana (Homöopathie) D3 1,5 g, Calendula officinalis Urt. 0,45 g, Hamamelis virginiana Urt. 0,45 g, Echinacea angustifolia Urt. 0,15 g, Echinacea purpurea Urt. 0,15 g, Matricaria recutita Urt. 0,15 g, Bellis perennis Urt. 0,1 g, Symphytum officinale (Homöopathie) D4 0,1 g, Hypericum perforatum (Homöopathie) D6 0,09 g, Achillea millefolium Urt. 0,09 g, Aconitum napellus (Homöopathie) D1 0,05 g, Atropa belladonna (Homöopathie) D1 0,05 g, Mercurius solubilis Hahnemanni (Homöopathie) D6 0,04 g, Hepar sulfuris (Homöopathie) D6 0,025 g, Cetylstearylalkohol, emulgierender (Typ A) 8,007 g, Paraffin, dickflüssiges, Vaselin, weisses, Ethanol 96%, Wasser, gereinigtes, Spuren von Lactose monohydrat.
EW: Homöopathikum.
AG: Stumpfe Verletzungen, Abnützungserscheinungen an Knochen und Gelenken.
AA: Auf der intakten Haut.
DO: Morgens und abends (ev. auch mehrmals tgl.) auf betroffene Stellen auftragen.
Für Kinder unter 1 Jahr nicht empfohlen.
GA: Korbblütlerüberempfindlichkeit.
SST: Vorsicht.
NW: Lokale Allergien, Hautreizung.
PG: 50 G * (EKO: N) [€ 11,15], 100 G * (EKO: N) [€ 19,85]

Traumeel - Tabletten 13X01

(Z.Nr. 3-00060) RPF. P. V03AX
ZI: Biologische Heilmittel Heel, Baden-Baden, Deutschland
Z: 1 Tablette enthält: Arnica montana (Homöopathie) D2 15 mg, Calendula officinalis (Homöopathie) D2 15 mg, Hamamelis virginiana (Homöopathie) D2 15 mg, Achillea millefolium (Homöopathie) D3 15 mg, Atropa belladonna (Homöopathie) D4 75 mg, Aconitum napellus (Homöopathie) D3 30 mg, Mercurius solubile Hahnemanni Dil. D8 30 mg, Hepar sulfuris (Homöopathie) D8 30 mg, Chamomilla recutita (Homöopathie) D3 24 mg, Symphytum (Homöopathie) D8 24 mg, Bellis perennis (Homöopathie) D2 6 mg, Echinacea angustifolia (Homöopathie) D2 6 mg, Echinacea purpurea (Homöopathie) D2 6 mg, Hypericum perforatum (Homöopathie) D2 3 mg, Lactose monohydrat 300 mg, Magnesium stearat.
EW: Homöopathikum.
AG: Stumpfe Verletzungen.
AA: Langsam im Mund zergehen lassen, für Kinder unter 6 Jahren in etwas Flüssigkeit auflösen.
DO: Akut alle 1-2 Std., max. 8mal tgl. (Kinder 2-6 Jahre: max. 6mal tgl.) 1 Tablette.
Chronisch: ED 1 Tablette 3mal tgl.,
Kinder (6-12 Jahre) 2mal tgl.,
Kinder (2-6 Jahre) 1-2mal tgl.
GA: Progrediente Systemerkrankungen.
SST: Keine schädlichen Wirkungen bekannt.
NW: Speichelfluss, Allergien.
PG: 50 ST * (EKO: N) [€ 9,50], 250 ST * (EKO: N) [€ 33,90]

Traumeel - Tabletten für Tiere 890B

(Z.Nr. 8-38858) RPF. P. QV03AX
ZI: Biologische Heilmittel Heel, Baden-Baden, Deutschland
Z: 1 Tablette enthält: Achillea millefolium (Homöopathie) D3 15 mg, Aconitum napellus (Homöopathie) D3 30 mg, Arnica montana (Homöopathie) D3 15 mg, Atropa belladonna (Homöopathie) D4 75 mg, Bellis perennis (Homöopathie) D3 6 mg, Calendula officinalis (Homöopathie) D3 15 mg, Echinacea (Homöopathie) D3 6 mg, Echinacea purpurea (Homöopathie) D3 6 mg, Hamamelis virginiana (Homöopathie) D3 15 mg, Hepar sulfuris (Homöopathie) D8 30 mg, Hypericum perforatum (Homöopathie) D2 3 mg, Matricaria recutita (Homöopathie) D3 24 mg, Mercurius solubile Hahnemanni Dil. D8 30 mg, Symphytum officinale (Homöopathie) D8 24 mg, Lactose monohydrat, Magnesium stearat.
EW: Homöopathikum.
AG: Pferd, Rind, Schwein, Schaf, Ziege, Hund, Katze: Stumpfe Verletzungen, Entzündungen des Stütz-und Gewebeapparates.
AA: Zum Eingeben.
DO: Pferd, Rind (über 500 kg): 2-3mal täglich 10 Tabletten. Pferd, Rind (bis zu 500 kg): 2-3 mal täglich 6-8 Tabletten. Schwein: 2-3mal tgl. 4 Tabletten. Schaf, Ziege: 2-3 mal täglich 3-4 Tabletten. Großer Hund (über 25 kg): 2-3 mal täglich 3 Tabletten. Mittelgroßer Hund (15-25 kg): 2-3 mal täglich 2 Tabletten. Kleiner Hund (bis 15 kg), Katze: 2-3mal tgl. 1 Tablette.
SST: Nur nach Rücksprache mit dem Tierarzt anwenden.
WH: Vorsicht bei progredienten Systemerkrankungen.
PG: 100 ST VN [€ 22,25]

Traumeel - Tropfen 13X01

(Z.Nr. 3-00058) RPF. P. V03AX
ZI: Biologische Heilmittel Heel, Baden-Baden, Deutschland
Z: 100 g (= 105 ml, 1 ml = 19 Tropfen) enthalten: Atropa belladonna (Homöopathie) D4 25 g, Aconitum napellus (Homöopathie) D3 10 g, Symphytum (Homöopathie) D8 8 g, Calendula officinalis (Homöopathie) D2 5 g, Hamamelis virginiana (Homöopathie) D2 5 g, Achillea millefolium (Homöopathie) D3 5 g, Chamomilla recutita (Homöopathie) D3 8 g, Echinacea angustifolia (Homöopathie) D2 2 g, Echinacea purpurea (Homöopathie) D2

2 g, Hypericum perforatum (Homöopathie) D2 1 g, Arnica montana (Homöopathie) D2 5 g, Mercurius solubile Hahnemanni Dil. D8 10 g, Hepar sulfuris (Homöopathie) D8 10 g, Bellis perennis (Homöopathie) D2 2 g, Ethanol (entspr. Gesamtethanolgehalt 35 % (V/V)), Wasser, gereinigtes.
EW: Homöopathikum.
AG: Stumpfe Verletzungen.
AA: Mit oder ohne Wasser vor den Mahlzeiten einnehmen.
DO: Akut alle 1-2 Std., max. 8mal tgl. 10 Tropfen (Kinder 6-12 Jahre: 7 Tropfen; Kinder 2-6 Jahre: 5 Tropfen).
Chronisch: 3mal tgl. 10 Tropfen Kinder (6-12 Jahre) 3mal tgl. 7 Tropfen Kinder (2-6 Jahre) 3mal tgl. 5 Tropfen.
GA: Progrediente Systemerkrankungen.
SST: Keine schädlichen Wirkungen bekannt.
NW: Speichelfluss, Allergien.
PG: 30 ML * (EKO: N) [€ 11,50], 100 ML * (EKO: N) [€ 29,90]

Traumon - Gel 13F01
(Z.Nr. 1-18380) RPF. P. M02AA06
ZI: Meda Pharma, Wien
Z: 1 g enthält: Etofenamat 100 mg, Emulgin M 8, Propylenglycol, Carbomer 980, Macrogol 400, Isopropylalkohol, Natriumhydroxid, Wasser, gereinigtes.
EW: Antirheumatisch, antiphlogistisch, analgetisch.
AG: Schmerzen und Schwellungen nach stumpfen Verletzungen, Hexenschuss, Nackensteife, Muskelverspannungen.
AA: Auf der Haut möglichst gezielt auf das schmerzende Gebiet auftragen.
DO: 3-4mal tgl. einen 5-10 cm langen Strang dünn auf die Haut auftragen und leicht einreiben. MTD 132 mg Etofenamat. Max. 2 Wochen anwenden. Keine Erfahrungen bei Kindern und Jugendlichen.
GA: Offene Verletzungen, Entzündungen oder Infektionen der Haut, auf Ekzemen, auf Schleimhäuten, am Auge.
SST: Kontraindiziert im 3.Trimenon der Schwangerschaft; Nutzen/ Risiko-Abwägung im 1. und 2. Trimenon. Kurzzeitige und kleinflächige Anwendung in der Stillperiode ist möglich; nicht im Brustbereich auftragen.
NW: Hautreizung, Überempfindlichkeit.
WH: Nicht auf über einen längeren Zeitraum und/oder großflächig anwenden. UV-Bestrahlung 2 Wochen vermeiden. Vorsicht bei Asthma oder Überempfindlichkeitsreaktionen.
PG: 40 G * (EKO: N) [€ 6,45], 100 G * (EKO: N) [€ 14,50]

Travatan 40 Mikrogramm/ml - Augentropfen 47G02
(Z.Nr. EU/1/01/199/*) RP. P. S01EE04
ZI: Novartis Europharm, Dublin, Irland
Z: 1 ml Lösung enthält: Travoprost 40 µg, Polyquaternium-1 10 µg, Macrogolglycerolhydroxystearat 40 2 mg, Borsäure, Mannitol, Natriumchlorid, Propylenglycol 7,5 mg, Salzsäure zur pH-Wert-Einstellung, Natriumhydroxid zur pH-Wert-Einstellung, Wasser, gereinigtes.
EW: Antiglaukomatosum (Prostaglandin).
AG: Senkung des erhöhten Augeninnendrucks.
DO: Personen ab 2 Monaten: 1mal tgl. 1 Tropfen in den Bindehautsack des betroffenen Auges eintropfen.
SST: In der Schwangerschaft strenge Indikationsstellung, in der Stillzeit nicht empfohlen.
NW: Okuläre Effekte (vor allem Hyperämie), Irispigmentierung, Makulaödem, Kopfschmerz, Asthma, Hypotension, Bradykardie, Verfärbung der periorbitalen Haut oder der Augenliderhaut.
WH: Auf Veränderungen der Irisfarbe oder der Augenwimpern achten. Weiche Kontaktlinsen vor dem Eintropfen herausnehmen und erst 15 Minuten nach dem Eintropfen wieder einsetzen. Hautkontakt vermeiden. Verkehrshinweis. Vorsicht bei aphaken Patienten, bekannten Risikofaktoren für zystoides Makulaödem, Prädisposition für Iritis/Uveitis oder bei akuten Entzündungen des Augeninneren.
PG: 1 ST AU (2) (EKO: G) [€ 19,20]

Travelex - Lutschpastillen 08X
(Z.Nr. 3-36933) RPF. P. n.l. V03AX
ZI: Schwabe Austria, Wien
Z: 1 Lutschpastille enthält: Anamirta cocculus (Homöopathie) D4 2,5 mg, Psychotria ipecacuanha (Homöopathie) D4 2,5 mg, Nicotiana tabacum (Homöopathie) D10 2,5 mg, Okoubaka aubrevillei (Homöopathie) D4 25 mg, Petroleum rectificatum (Homöopathie) D10 2,5 mg, Zitronenöl, Zitronensäure, wasserfrei, Stevia Extrakt, Farbstoff, gelb, Arabisches Gummi, Maltitol-Lösung, Triglyceride, mittelkettige, Wasser, gereinigtes.
PG: 20 ST * (EKO: N) [€ 10,40 n.l.]

Travelgum 20 mg Kaugummi - Dragee 08A
(Z.Nr. 0-16238) RPF. P. R06AA02
ZI: Meda Pharma, Wien
Z: 1 Kaugummi enthält: Dimenhydrinat 20 mg, Kaugummikern: Aspartam 3 mg, Dextrin, Kaugummibasis (entspr. Isobutylen/ Isopren-Copolymer) (entspr. Petroleumwachs) (entspr. Poly(vinylacetat)) (entspr. Polyethylen) (entspr. Polyisobutylen) (entspr. Glycerinmonostearat) (entspr. Calciumcarbonat) (entspr. Butylhydroxytoluol) (entspr. Soja-Lecithin), Fett, gehärtet, Magnesiumoxid, Magnesium stearat, Levomenthol, Eudragit S 100, Eudragit S 12,5, Pfefferminz-Aroma, Saccharin natrium, Kieselerde, gereinigt, Sorbit 285 mg, Saccharose 405,75 mg, Talk, Titandioxid, Bienenwachs, weisses, Kaugummihülle: Calciumcarbonat, Eudragit E 12,5, Glucose-Sirup, Macrogol 35000, Magnesium stearat, Levomenthol, Montanglycolwachs, Pfefferminzaroma natürlich, Kaliumdihydrogenphosphat, Povidon K25, Saccharose, Titandioxid.
EW: H1-Antihistaminikum.
AG: Reisekrankheit.
AA: 15-30 min vor Reisebeginn 1 Kaugummi ca. 10 min. kauen.
DO: 1 Kaugummi nach Bedarf. MTD 6 Kaugummis, bei Kindern ab 6 Jahren 3 Kaugummis.
GA: Akuter Asthmaanfall, Magen/Darm-Stenosen, paralytischer Ileus, Konvulsionen, Engwinkelglaukom, Prostatahyperplasie, Phäochromozytom, Porphyrie, Einsetzen der Wehen.
SST: Zwingende Indikationsstellung im 1. und 2. Trimenon, Gegenanzeige im 3. Trimenon und während der Geburt. Vorsicht in der Stillzeit.
NW: Somnolenz, Unruhe, Mundtrockenheit, Magen/Darm, Hypotension, Sehstörungen, Miktionsbeschwerden, Haut (Photosensitivität).
WW: Gegenanzeige: MAO-Hemmer (mindestens 1-2 Wochen Abstand). Nicht empfohlen: QT-verlängernde Substanzen. Vorsicht: Sedativa, psychotrope Arzneimittel, Anticholinergika, Blutdrucksenker verstärkt, Aminoglykoside (Ototoxizität verschleiert). Alkohol meiden.
GE: Bei Langzeitgabe Abhängigkeit möglich.
WH: Vorsicht bei Leberschäden, Herzrhythmusstörungen, Hypokaliämie, Hypomagnesiämie, Bradykardie, QT-Syndrom, chronischen Atembeschwerden und Asthma, Pylorusstenose, Phenylketonurie. Strenger Verkehrshinweis. 1 Dragee enthält 0,04 BE.
Bei Überdosierung Antidot Physostigminsalizylat.
PG: 10 ST * (EKO: N) [€ 7,90]

Travocort - Creme 11A05
(Z.Nr. 0-16909) NR. P. D01AC20
ZI: Leo Pharma, Ballerup, Dänemark
Z: 1 g Creme enthält: Isoconazol nitrat 10 mg, Diflucortolonvalerat 1 mg, Vaselin, weisses, Paraffin, flüssiges, Cetylstearylalkohol 50 mg, Polysorbat 60, Sorbitan stearat, Natrium edetat, Wasser, gereinigtes.
EW: Breitspektrumantimykotikum + Glukokortikoid.
AG: Initial- oder Zwischenbehandlung von Dermatomykosen.
DO: 2mal täglich dünn auftragen, solange Entzündung besteht. Spätestens nach 2 Wochen kortikoidfrei weiterbehandeln. Begrenzte Daten bei Kindern unter 2 Jahren.
GA: Tuberkulose, Lues, Virosen, periorale Dermatitis, Rosazea.
SST: Strenge Nutzen/Risiko-Abwägung. In der Stillzeit nicht im Brustbereich anwenden.
NW: Hautstriae, lokale Reaktionen, Sehstörungen.
WH: Nicht ins Auge einbringen. Bei bakteriellen Mischinfektionen zusätzlich spezifische Therapie. Extensive Anwendung erhöht Nebenwirkungsrisiko.
PG: 15 G (2) (EKO: G) [€ 4,40]

Travogen - Creme 11A02
(Z.Nr. 1-16910) RPF. P. D01AC05
ZI: Leo Pharma, Ballerup, Dänemark
Z: 1 g Creme enthält: Isoconazol nitrat 10 mg, Vaselin, weisses, Paraffin, dickflüssiges, Cetylstearylalkohol 50 mg, Polysorbat 60, Sorbitan stearat, Wasser, gereinigtes.
EW: Antimykotikum.
AG: Oberflächliche Pilzinfektion der Haut.
DO: 1mal tgl. über 2(-4) Wochen auf erkrankte Stellen auftragen, nach Abheilung noch 2 Wochen zur Vermeidung von Rückfällen weiterbehandeln.
Keine Dosisempfehlung für Kinder und Jugendliche.
SST: Nutzen/Risiko-Abwägung, vor allem im 1. Trimenon. In der Stillzeit nicht auf der Brust anwenden.
NW: Lokale Reaktionen, Allergien.
WW: Wirksamkeit von Latexprodukten in der Genitalregion kann beeinträchtigt werden.
WH: Nicht mit Augen in Kontakt bringen. Hygiene-Aufklärung.
PG: 30 G (EKO: G) [€ 6,70]

Travoprost Stada 40 Mikrogramm/ml - Augentropfen 47G02
(Z.Nr. 1-35623) RP. P. S01EE04
ZI: Stada Arzneimittel, Wien
Z: 1 ml Lösung enthält: Travoprost 40 µg, Benzalkonium chlorid

T

150 µg, Macrogolglycerolhydroxystearat 40 5 mg, Trometamol, Natrium edetat, Borsäure, Mannitol, Natriumhydroxid, Wasser für Injektionszwecke, oder Wasser, gereinigtes.
Kurzinformation: siehe Travatan 40 Mikrogramm/ml - Augentropfen, → S. 1447
PG: 2,5 ML AU (2) (EKO: G) [€ 14,75]

Travoprost/Timolol OmniVision 40 Mikrogramm/ml + 5 mg/ml - Augentropfen, Lösung 47H04
(Z.Nr. 1-37947) RP. P. nicht im Handel. S01ED51

▼ Trazimera 150 mg - Pulver zur Herstellung eines Infusionslösungskonzentrats 55L
(Z.Nr. EU/1/18/1295/*) NR. P. E. L01XC03
ZI: Pfizer Europe, Brüssel, Belgien
Z: 1 Durchstechflasche enthält: Trastuzumab 150 mg, hergestellt in Ovarialzellen des chinesischen Hamsters (CHO), L-Histidin hydrochlorid-monohydrat, L-Histidin, Sucrose, Polysorbat 20.
Kurzinformation: siehe Ogivri 150 mg - Pulver für ein Konzentrat zur Herstellung einer Infusionslösung, → S. 1024
PG: 1 ST * (EKO: N) [€ 1.025,40]

▼ Trazimera 420 mg - Pulver zur Herstellung eines Infusionslösungskonzentrats 55L
(Z.Nr. EU/1/18/1295/*) NR. P. E. L01XC03
ZI: Pfizer Europe, Brüssel, Belgien
Z: 1 Durchstechflasche enthält: Trastuzumab 420 mg, hergestellt in Ovarialzellen des chinesischen Hamsters (CHO), L-Histidin hydrochlorid-monohydrat, L-Histidin, Sucrose, Polysorbat 20.
Kurzinformation: siehe Ogivri 150 mg - Pulver für ein Konzentrat zur Herstellung einer Infusionslösung, → S. 1024
PG: 1 ST * (EKO: N) [€ 2.792,90]

Trecondi 1 g - Pulver zur Herstellung einer Infusionslösung 55A
(Z.Nr. EU/1/18/1351/*) NR. P. L01AB02
ZI: medac Gesellschaft für klinische Spezialpräparate, Wedel, Deutschland
Z: 1 Durchstechflasche enthält: Treosulfan 1 g.
EW: Antineoplastisch, alkylierendes Mittel.
AG: In Kombination mit Fludarabin zur Konditionierungstherapie vor allogener hämatopoetischer Stammzelltransplantation.
AA: I.v. Infusion über 2 Stunden. Cave Extravasation.
DO: Erwachsene:
Maligne Erkrankungen: Treosulfan 10 g/m² KOF tgl. an den Tagen -4, -3 und -2 vor der Stammzelleninfusion (Tag 0). Gesamtdosis 30 g/m². Fludarabin 30 mg/m² KOF tgl. an den Tagen -6 bis -2 vor der Stammzelleininfusion (Tag 0). Gesamtdosis 150 mg/m².
Nicht- maligne Erkrankungen: Treosulfan 14 g/m² KOF tgl. an den Tagen -6, -5 und -4 vor der Stammzelleninfusion (Tag 0). Gesamtdosis 42 g/m². Fludarabin 30 mg/m² KOF tgl. an den Tagen -6 bis -2 vor der Stammzelleininfusion (Tag 0). Gesamtdosis 150 mg/m². Eventuell Thiotepa 5 mg/kg KG 2mal am Tag -2 vor der Stammzelleninfusion (Tag 0).
Kinder ab 1 Monat und Jugendliche mit malignen Erkrankungen: Treosulfan 10-14 g/m² KOF tgl. an den Tagen -6, -5 und -4 vor der Stammzelleninfusion (Tag 0). Gesamtdosis 30-42 g/m².Fludarabin 30 mg/m² KOF tgl. an den Tagen -7 bis -3 vor der Stammzelleininfusion (Tag 0). Gesamtdosis 150 mg/m². Eventuell Thiotepa 5 mg/kg KG 2mal am Tag -2 vor der Stammzelleninfusion (Tag 0).
GA: Aktive Infektionen, schwere Herz-, Leber-, Nieren-, Lungenerkrankungen, Fanconi-Anämie.
SST: Gegenanzeige. Kontrazeption für Frauen und Männer bis 6 Monate nach Therapieende erforderlich.
NW: Myelosuppression erwünscht!. Infektionen, Magen/Darm, Ermüdung, Ödeme, Haut, Bilirubin- und Enzymanstiege, Mukositis, sekundäre Malignome, muskuloskelettale Schmerzen, bei Säuglingen Krämpfe, Windeldermatitis und Erkrankungen der Atemwege.
WW: Gegenanzeige: Impfung mit Lebendvakzinen. Nicht empfohlen: P-gp-Substrate, CYP3A4- und CYP2C19-Substrate mit geringer therapeutischer Breite.
WH: Blutbild laufend kontrollieren. Antiinfektiva-Prophylaxe erwägen. Verkehrshinweis.
PG: 1 ST * (EKO: N) [€ 178,95]

Trecondi 5 g - Pulver zur Herstellung einer Infusionslösung 55A
(Z.Nr. EU/1/18/1351/*) NR. P. L01AB02
ZI: medac Gesellschaft für klinische Spezialpräparate, Wedel, Deutschland
Z: 1 Durchstechflasche enthält: Treosulfan 5 g.
Kurzinformation: siehe Trecondi 1 g - Pulver zur Herstellung einer Infusionslösung, → S. 1448
PG: 1 ST * (EKO: N) [€ 781,95]

T

▼ Trelegy Ellipta 92 Mikrogramm/55 Mikrogramm/22 Mikrogramm - einzeldosiertes Pulver zur Inhalation 50B03
(Z.Nr. EU/1/17/1236/*) NR. P. R03AL08
ZI: Glaxosmithkline Trading Services Limited, Dublin, Irland
Z: 1 einzelne Inhalation enthält eine abgegebene Dosis von: Fluticason furoat 92 µg, Umeclidinium 55 µg (entspr. Umeclidinium bromid 65 µg), Vilanterol 22 µg (entspr. Vilanterol trifenatat), Lactose ca. 25 mg (entspr. Lactose monohydrat), Magnesium stearat.
EW: Inhalatives Kortikoid + lang wirksamer Muscarinrezeptor-Antagonist + lang wirksamer Beta2-adrenerger Agonist.
AG: Erhaltungstherapie der moderaten bis schweren COPD bei nicht ausreichender Einstellung mit einer Zweierkombination.
AA: Nur zur Inhalation.
DO: 1mal tgl. 1 Inhalation. Kein Nutzen bei Kindern und Jugendlichen.
SST: Nutzen/Risiko-Abwägung.
NW: Nasopharyngitis und andere Atemwegsinfektionen, Pneumonie, Kopfschmerzen, verschwommenes Sehen, Tachykardie, Husrten. Arthralgie, Rückenschmerzen, Frakturen.
WW: Bei inhalativer Gabe klinischer Dosen unwahrscheinlich. Andere muskarinerge Antagonisten oder Beta2-Agonisten nicht empfohlen. Vorsicht: CYP3A4- oder CYP2D6-Hemmer. Verstärkte Hypokaliämie durch Kaliumsenker.
WH: Bei Asthma nicht anwenden. Bei paradoxem Bronchospasmus sofort absetzen. Vorsicht bei Leberschäden, Konvulsionen, Thyreotoxikose, Lungentuberkulose, Infektionen, Engwinkelglaukom, Harnretention.
PG: 30 HB IND (EKO: G) [€ 99,90]

▼ Tremfya 100 mg - Injektionslösung in einem Fertigpen 22F01
(Z.Nr. EU/1/17/1234/*) NR. P. E. L04AC16
ZI: Janssen-Cilag International, Beerse, Belgien
Z: 1 Fertigpen enthält in 1 ml Lösung: Guselkumab 100 mg, hergestellt durch rekombinante DNA-Technologie in CHO, Histidin, Histidin monohydrochlorid-monohydrat, Polysorbat 80, Sucrose, Wasser für Injektionszwecke.
EW: Interleukin-Hemmer.
AG: Mittelschwere bis schwere Plaque-Psoriasis.
AA: S.c., nach Schulung auch zur Selbstinjektion.
DO: 100 mg in den Wochen 0 und 4, dann alle 8 Wochen. Keine Daten an Kindern und Jugendlichen.
GA: Schwere aktive Infektionen, z.B. aktive Tuberkulose.
SST: In der Schwangerschaft nicht anwenden. Zuverlässige Verhütung für Frauen für mindestens 12 Wochen nach Therapieende erforderlich. Nutzen/Risiko-Abwägung in der Stillzeit.
NW: Erhöhtes Infektionsrisiko (besonders der oberen Atemwege), Überempfindlichkeit, Kopfschmerzen, Gastroenteritis, Diarrhoe, Urtikaria, Arthralgie, lokale Reaktionen.
WW: Lebendimpfstoffe (Tremfya mindestens 12 Wochen vor Impfung aussetzen und frühestens 2 Wochen nach der Impfung wieder aufnehmen). Keine Untersuchungen mit Immunsuppressiva.
WH: Vor Behandlungsbeginn auf Tuberkulose untersuchen.
PG: 1 ST RE1 (EKO: Y) [€ 2.749,65]

▼ *Tremfya 100 mg - Injektionslösung in einem Fertigpen* 22F01
(Z.Nr. EU/1/17/1234/*) NR. P. E. L04AC16
Parallelimport. nicht im Handel.

▼ Tremfya 100 mg - Injektionslösung in einer Fertigspritze 22F01
(Z.Nr. EU/1/17/1234/*) NR. P. E. L04AC16
ZI: Janssen-Cilag International, Beerse, Belgien
Z: 1 Fertigspritze enthält in 1 ml Lösung: Guselkumab 100 mg, hergestellt durch rekombinante DNA-Technologie in CHO, Histidin, Histidin monohydrochlorid-monohydrat, Polysorbat 80, Sucrose, Wasser für Injektionszwecke.
Kurzinformation: siehe Tremfya 100 mg - Injektionslösung in einem Fertigpen, → S. 1448
PG: 1 ST RE1 (EKO: Y) [€ 2.749,65]

Trenantone - Zweikammerspritze 55D01, 31A
(Z.Nr. 1-21532) NR. P. L02AE02
ZI: Takeda Pharma, Wien
Z: 1 Zweikammerspritze enthält: Leuprorelinacetat 11,25 mg (entspr. Leuprorelin 10,72 mg), Pulver 130 mg: Polymilchsäure, Mannitol; Lösungsmittel 1 ml: Carmellose natrium 5 mg, Mannitol, Polysorbat 80, Essigsäure 99% (zur pH-Wert Einstellung), Wasser für Injektionszwecke.
EW: LHRH-Analogon, senkt Testosteronspiegel.

AG: Fortgeschrittenes hormonabhängiges Prostatakarzinom, Mammakarzinom prä- und perimenopausaler Frauen.
Pubertas praecox vera bei Mädchen unter 9 Jahren und Knaben unter 10 Jahren.
AA: S.c.
DO: Alle 3 Monate (90 ± 2 Tage) 1 Spritze.
Kinder unter 20 kg KG: Alle 3 Monate (90 ± 2 Tage) ½ Spritze (Rest verwerfen).
GA: Intraarterielle Injektion, Hormonunabhängigkeit des Karzinoms, nach chirurgischer Kastration, ungeklärte Vaginalblutungen.
SST: Gegenanzeige.
NW: Initial kurzfristigen Anstieg des Serumtestosterons (bzw. Serumöstradiols) mit Verstärkung von Krankheitssymptomen (zusätzliche Gabe eines Antiandrogens empfohlen), ovariale Hyperstimulation, Erhöhung des Zervixwiderstandes, schwere Vaginalblutungen, Hitzewallungen, Herz (QT-Verlängerung), Haut (lokale oder systemische Reaktionen), Labor, Ödeme, ZNS (Kopfschmerz, Depression, Schlafstörungen, Krampfanfälle), Schmerzen, Magen/Darm, Lunge, Gewichtszunahme, Nykturie, Anaphylaxie, Hypophysenapoplexie, Beeinträchtigung der Knochendichte, Epiphysiolyse des Femurkopfes (nach Behandlungsende).
WW: Vorsicht: QT-verlängernde Substanzen.
WH: Vorsicht bei QT-Verlängerung, progredientem Gehirntumor, Depressionen oder Hypertonie. Regelmäßige klinische Kontrollen, Kontrollen der Phosphatasen, des PSA und des Testosterons. Bei Kindern Knochenalter alle 6-12 Monate kontrollieren. Orale Kontrazeptiva absetzen. Verkehrshinweis.
PG: 1 ST IND (EKO: G) [€ 544,70]

Trental 100 mg - Ampullen 39D07
(Z.Nr. 0-15371) RP. P. C04AD03
ZI: sanofi-aventis, Wien
Z: 1 Ampulle mit 5 ml enthält: Pentoxifyllin 100 mg, Natriumchlorid 35 mg (entspr. Natrium 13,78 mg), Natriumhydroxid zur pH-Wert-Einstellung, Salzsäure zur pH-Wert-Einstellung, Wasser für Injektionszwecke.
EW: Fördert Durchblutung.
AG: Claudicatio intermittens, durchblutungsbedingte Innenohrstörungen.
AA: I.v. Infusion mit NaCl- oder anderen gebräuchlichen Trägerlösungen; einschleichend beginnen.
DO: Initial 100 mg in 250-500 ml Infusionslösung über 90-180 Minuten, Steigerung an den folgenden Tagen um je 100 mg auf 300 mg, MTD 2mal 300 mg. Zusätzliche orale Gabe des Wirkstoffes möglich. MTD (parenteral + oral) 1200 mg.
Für Personen unter 18 Jahren nicht empfohlen.
GA: Massenblutungen, Netzhautblutungen, frischer Herzinfarkt.
SST: Gegenanzeige in der Schwangerschaft.
NW: Magen/Darm, Kopfschmerzen, Schwindel, Flush, Angina pectoris, Tachy- kardie, Überempfindlichkeit, Blutungen (Thrombozytopenie), Unruhe, Leber.
aseptische Meningitis.
WW: Vorsicht: Blutdrucksenker verstärkt. Bei hochdosierter i.v. Gabe Insulin oder orale Antidiabetika verstärkt, Gerinnungshemmer (Blutungen), Theophyllin verstärkt. Ciprofloxacin, Diprofloxacin erhöht Serumspiegel von Pentoxifyllin.
WH: Vorsicht bei Diabetes, schweren Herzrhythmusstörungen, Hypertonie oder Hypotonie, Nieren-, Leberschäden, Kollagenosen, Gerinnungsstörungen.
Verkehrshinweis.
Bei Nierenschäden oder Kreislauflabilität vorsichtig dosieren.
Bei Vergiftungen bei Blutdruckabfall Plasmaexpander, bei Krämpfen Diazepam.
PG: 5 ST * (EKO: N) [€ 7,25]

Trental 300 mg - Ampullen 39D07
(Z.Nr. 0-17972) RP. P. C04AD03
ZI: sanofi-aventis, Wien
Z: 1 Ampulle mit 15 ml enthält: Pentoxifyllin 300 mg, Natriumchlorid 105 mg (entspr. Natrium 41,3 mg), Natriumhydroxid zur pH-Wert-Einstellung, Salzsäure zur pH-Wert-Einstellung, Wasser für Injektionszwecke.
Kurzinformation: siehe Trental 100 mg - Ampullen, → S. 1449
PG: 10 ST * (EKO: N) [€ 37,85]

Trental 400 mg - Filmtabletten 39D07
(Z.Nr. 0-16480) RP. P. C04AD03
ZI: sanofi-aventis, Wien
Z: 1 Filmtablette enthält: Pentoxifyllin 400 mg, Tablettenkern: Hydroxyethylcellulose, Povidon, Talcum, Magnesium stearat; Tablettenüberzug: (entspr. Hypromellose) (entspr. Talkum) (entspr. Macrogol 8000) (entspr. Erythrosin) (entspr. Titandioxid).
EW: Fördert Durchblutung.
AG: Claudicatio intermittens, durchblutungsbedingte Innenohrstörungen.
AA: Kurz nach dem Essen unzerkaut mit Flüssigkeit einnehmen.
DO: Im Allgemeinen 2mal tgl. 1 Dragee; in schweren Fällen kann die Dosis auf 3mal tgl. 1 Dragee gesteigert werden. Für Personen unter 18 Jahren nicht empfohlen.
GA: Massenblutungen, Netzhautblutungen, frischer Herzinfarkt.
SST: Gegenanzeige in der Schwangerschaft.
NW: Magen/Darm, Kopfschmerzen, Schwindel, Flush, Angina pectoris, Tachy- kardie, Überempfindlichkeit, Blutungen (Thrombozytopenie), Unruhe, Leber.
aseptische Meningitis.
WW: Vorsicht: Blutdrucksenker verstärkt. Bei hochdosierter i.v. Gabe Insulin oder orale Antidiabetika verstärkt, Gerinnungshemmer (Blutungen), Theophyllin verstärkt. Ciprofloxacin, Diprofloxacin erhöht Serumspiegel von Pentoxifyllin.
WH: Vorsicht bei Diabetes, schweren Herzrhythmusstörungen, Hypertonie oder Hypotonie, Nieren-, Leberschäden, Kollagenosen, Gerinnungsstörungen.
Verkehrshinweis.
Bei Nierenschäden oder Kreislauflabilität vorsichtig dosieren.
Bei Vergiftungen bei Blutdruckabfall Plasmaexpander, bei Krämpfen Diazepam.
PG: 20 ST (2) (EKO: G) [€ 5,95], 50 ST (EKO: G) [€ 13,70]

Treosulfan Tillomed 5 g - Pulver zur Herstellung einer Infusionslösung 55A
(Z.Nr. 1-38821) NR. P. nicht im Handel. L01AB02

Treposa 1 mg/ml - Infusionslösung 10C
(Z.Nr. 1-39141) NR. P. nicht im Handel. B01AC21

Treposa 2,5 mg/ml - Infusionslösung 10C
(Z.Nr. 1-39140) NR. P. nicht im Handel. B01AC21

Treposa 5 mg/ml - Infusionslösung 10C
(Z.Nr. 1-39139) NR. P. nicht im Handel. B01AC21

Treposa 10 mg/ml - Infusionslösung 10C
(Z.Nr. 1-39138) NR. P. nicht im Handel. B01AC21

Treprostinil betapharm 1 mg/ml - Infusionslösung 10C
(Z.Nr. 1-40089) NR. P. nicht im Handel. B01AC21

Treprostinil betapharm 2,5 mg/ml - Infusionslösung 10C
(Z.Nr. 1-40090) NR. P. nicht im Handel. B01AC21

Treprostinil betapharm 5 mg/ml - Infusionslösung 10C
(Z.Nr. 1-40091) NR. P. nicht im Handel. B01AC21

Treprostinil betapharm 10 mg/ml - Infusionslösung 10C
(Z.Nr. 1-40092) NR. P. nicht im Handel. B01AC21

Treprostinil Tillomed 1 mg/ml - Infusionslösung 10C
(Z.Nr. 1-40394) NR. P. nicht im Handel. B01AC21

Treprostinil Tillomed 2,5 mg/ml - Infusionslösung 10C
(Z.Nr. 1-40395) NR. P. nicht im Handel. B01AC21

Treprostinil Tillomed 5 mg/ml - Infusionslösung 10C
(Z.Nr. 1-40396) NR. P. nicht im Handel. B01AC21

Treprostinil Tillomed 10 mg/ml - Infusionslösung 10C
(Z.Nr. 1-40397) NR. P. nicht im Handel. B01AC21

Trepulmix 1 mg/ml - Infusionslösung 10C
(Z.Nr. EU/1/19/1419/*) NR. P. B01AC21
ZI: SciPharm, Mertert, Luxemburg
Z: 1 ml Infusionslösung enthält: Treprostinil 1 mg (entspr. Treprostinil natrium), Natrium citrat, Salzsäure, Metacresol, Natriumhydroxid, Natriumchlorid (entspr. Natrium), Wasser für Injektionszwecke.
EW: Prostazyklin- Analogon.
AG: Inoperable chronisch thromboembolische pulmonaler Hypertonie (CTEPH) oder persistente oder rezidivierende CTEPH nach chirurgischer Behandlung.
AA: S.c. Infusion mit tragbarer Infusionspumpe. Details siehe Austria-Codex - Fachinformation.
DO: Initial 1,25 ng/kg/min, bei schlechter Verträglichkeit oder bei Leberschäden 0,625 ng/kg/min. Dosisanpassung nach Bedarf. Mittlere Dosis nach 12 Monaten 31 ng/kg/min, nach 24 Monaten 33 ng/kg/min, nach 48 Monaten 39 ng/kg/min. Nicht plötzlich absetzen. Keine Indikation für Kinder und Jugendliche.
GA: Pulmonale Venenverschlusserkrankung, dekompensierte Linksherzinsuffizienz, schwerer Leberschäden, aktive Magen/Darm-Ulzera, Blutungen, Herzklappenfehler, schwere kardiovaskuläre oder zerebrovaskuläre Ereignisse innerhalb der letzten Monate.
SST: Nutzen/Risiko-Abwägung (Kontrazeption empfohlen), nicht stillen.
NW: Lokale Reaktionen, Kopfschmerzen, Hypotonie, Magen/Darm (Durchfall, Übelkeit), Haut, Kieferschmerzen, Blutungen.
WW: Vorsicht: CYP2C8-Induktoren (z.B. Rifampicin) reduzieren Exposition von Trepostinil. CYP2C8- Inhibitoren (z. B. Gemfibrozil)

T

erhöhen Exposition von Trepostinil. Blutdrucksenker, Diuretika, andere Vasodilatatoren verstärkt; Gerinnungshemmer, Thrombozytenaggregationshemmer (erhöhtes Blutungsrisiko).
WH: Anwendung bei systemischem Arteriendruck unter 85 mm Hg nicht empfohlen. Verkehrshinweis.
PG: 10 ML * (EKO: N) [€ 1.954,70]

Trepulmix 2,5 mg/ml - Infusionslösung 10C
(Z.Nr. EU/1/19/1419/*) NR. P. B01AC21
ZI: SciPharm, Mertert, Luxemburg
Z: 1 ml Infusionslösung enthält: Treprostinil 2,5 mg (entspr. Treprostinil natrium), Natrium citrat, Salzsäure, Metacresol, Natriumhydroxid, Natriumchlorid (entspr. Natrium), Wasser für Injektionszwecke.
Kurzinformation: siehe Trepulmix 1 mg/ml - Infusionslösung, → S. 1449
PG: 10 ML * (EKO: N) [€ 3.660,50]

Trepulmix 5 mg/ml - Infusionslösung 10C
(Z.Nr. EU/1/19/1419/*) NR. P. B01AC21
ZI: SciPharm, Mertert, Luxemburg
Z: 1 ml Infusionslösung enthält: Treprostinil 5 mg (entspr. Treprostinil natrium), Natrium citrat, Salzsäure, Metacresol, Natriumhydroxid, Natriumchlorid (entspr. Natrium), Wasser für Injektionszwecke.
Kurzinformation: siehe Trepulmix 1 mg/ml - Infusionslösung, → S. 1449
PG: 10 ML * (EKO: N) [€ 6.767,60]

Trepulmix 10 mg/ml - Infusionslösung 10C
(Z.Nr. EU/1/19/1419/*) NR. P. B01AC21
ZI: SciPharm, Mertert, Luxemburg
Z: 1 ml Infusionslösung enthält: Treprostinil 10 mg (entspr. Treprostinil natrium), Natrium citrat, Salzsäure, Metacresol, Natriumhydroxid, Natriumchlorid (entspr. Natrium), Wasser für Injektionszwecke.
Kurzinformation: siehe Trepulmix 1 mg/ml - Infusionslösung, → S. 1449
PG: 10 ML * (EKO: N) [€ 13.363,10]

Tresiba 100 Einheiten/ml - Injektionslösung in einer Patrone 06A02
(Z.Nr. EU/1/12/807/*) RP. P. E. A10AE06
ZI: Novo-Nordisk, Bagsvaerd, Dänemark
Z: 1 ml Injektionslösung enthält: Insulin degludec 100 E (entspr. → 3,66 mg), hergestellt durch rekombinante DNA-Technologie in Saccharomyces cerevisiae, Glycerol, Metacresol, Phenol, Zink acetat, Salzsäure zur pH-Wert-Einstellung, Natriumhydroxid zur pH-Wert-Einstellung, Wasser für Injektionszwecke.
EW: Basalinsulin. Wirkdauer 42 Std., niedrige intraindividuelle Variabilität des Blutzuckers.
AG: Diabetes mellitus bei Personen ab 1 Jahr.
AA: 1mal tgl. s.c.in einer Patrone (Penfill) zur Verwendung mit Insulininjektionssystemen von Novo Nordisk und mit NovoFine oder NovoTwist Injektionsnadeln. Immer eine neue Nadel verwenden. Nicht i.m. oder i.v. oder in Insulinpumpen anwenden. Nicht aus der Patrone des Fertigpens in eine Spritze aufziehen.
DO: Typ 1-Diabetes: Kombination mit kurz/schnell wirkendem Insulin erforderlich.
Typ 2-Diabetes: Initiale TD 10 Einheiten. Dosisanpassung nach Bedarf. Kombination mit oralen Antidiabetika und Bolusinsulin möglich.
SST: Anwendung möglich. Blutzucker engmaschig kontrollieren.
NW: Hypoglykämie, Haut, Augen, Bildung von Insulin-Antikörpern; Reaktionen an der Injektionsstelle (Lipodystrophie, Ödeme), sehr selten Anaphylaxie.
WW: Senkung des Insulinbedarfs durch hypoglykämische Arzneimittel: Orale Antidiabetika, MAO-Hemmer, nichtselektive Betablocker, ACE-Hemmer, Salizylate, anabole Steroide, Sulfonamide. Erhöhung des Insulinbedarfs durch hyperglykämische Arzneimittel: Orale Kontrazeptiva, Thiazide, Glukokortikoide, Schilddrüsenhormone, Beta2-Sympathomimetika, Wachstumshormone, Danazol. Vorsicht: Pioglitazon (Herzinsuffizienz). Betablocker können Hypoglykämie-Symptome verschleiern. Octreotid/Lanreotid, Clonidin, Lithiumsalze, Alkohol können Insulinbedarf erhöhen oder senken.
WH: Auf Hyperglykämie (bei unzureichender Dosierung oder Unterbrechen der Therapie) bzw. Hypoglykämie (bei Auslassen einer Mahlzeit, anstrengender körperlicher Tätigkeit oder zu hoher Insulindosis) achten. Besondere Vorsicht bei Umstellung auf einen anderen Insulintyp/eine andere Insulinmarke. Verkehrshinweis (Hypoglykämie!).
Bei leichter Hypoglykämie Glukose oral oder zuckerhaltige Lebensmittel zuführen. Bei schwerer Hypoglykämie mit Bewusstlosigkeit Glukagon (0,5-1 mg i.m. oder s.c.) oder Glukose i.v. geben.
PG: 5 ST RE2 (EKO: Y) [€ 92,30]

Tresiba 100 Einheiten/ml - Injektionslösung im Fertigpen 06A02
(Z.Nr. EU/1/12/807/*) RP. P. E. A10AE06
ZI: Novo-Nordisk, Bagsvaerd, Dänemark
Z: 1 ml Injektionslösung enthält: Insulin degludec 100 E (entspr. → 3,66 mg), hergestellt durch rekombinante DNA-Technologie in Saccharomyces cerevisiae, Glycerol, Metacresol, Phenol, Zink acetat, Salzsäure zur pH-Wert-Einstellung, Natriumhydroxid zur pH-Wert-Einstellung, Wasser für Injektionszwecke.
EW: Basalinsulin. Wirkdauer 42 Std., niedrige intraindividuelle Variabilität des Blutzuckers.
AG: Diabetes mellitus bei Personen ab 1 Jahr.
AA: 1mal tgl. s.c. im Fertigpen (Flex Touch) für die Verwendung mit NovoFine oder NovoTwist Injektionsnadeln. Immer eine neue Nadel verwenden. Nicht i.m. oder i.v. oder in Insulinpumpen anwenden.
DO: Typ 1-Diabetes: Kombination mit kurz/schnell wirkendem Insulin erforderlich.
Typ 2-Diabetes: Initiale TD 10 Einheiten. Dosisanpassung nach Bedarf. Kombination mit oralen Antidiabetika und Bolusinsulin möglich.
SST: Anwendung möglich. Blutzucker engmaschig kontrollieren.
NW: Hypoglykämie, Haut, Augen, Bildung von Insulin-Antikörpern; Reaktionen an der Injektionsstelle (Lipodystrophie, Ödeme), sehr selten Anaphylaxie.
WW: Senkung des Insulinbedarfs durch hypoglykämische Arzneimittel: Orale Antidiabetika, MAO-Hemmer, nichtselektive Betablocker, ACE-Hemmer, Salizylate, anabole Steroide, Sulfonamide. Erhöhung des Insulinbedarfs durch hyperglykämische Arzneimittel: Orale Kontrazeptiva, Thiazide, Glukokortikoide, Schilddrüsenhormone, Beta2-Sympathomimetika, Wachstumshormone, Danazol. Vorsicht: Pioglitazon (Herzinsuffizienz). Betablocker können Hypoglykämie-Symptome verschleiern. Octreotid/Lanreotid, Clonidin, Lithiumsalze, Alkohol können Insulinbedarf erhöhen oder senken.
WH: Auf Hyperglykämie (bei unzureichender Dosierung oder Unterbrechen der Therapie) bzw. Hypoglykämie (bei Auslassen einer Mahlzeit, anstrengender körperlicher Tätigkeit oder zu hoher Insulindosis) achten. Besondere Vorsicht bei Umstellung auf einen anderen Insulintyp/eine andere Insulinmarke. Verkehrshinweis (Hypoglykämie!).
Bei leichter Hypoglykämie Glukose oral oder zuckerhaltige Lebensmittel zuführen. Bei schwerer Hypoglykämie mit Bewusstlosigkeit Glukagon (0,5-1 mg i.m. oder s.c.) oder Glukose i.v. geben.
PG: 5 ST RE2 (EKO: Y) [€ 111,10]

Tresiba 200 Einheiten/ml - Injektionslösung im Fertigpen 06A02
(Z.Nr. EU/1/12/807/*) RP. P. E. nicht im Handel. A10AE06

Tresleen 50 mg - Filmtabletten 49A02
(Z.Nr. 1-21385) NR. P. N06AB06
ZI: Pfizer Corporation Austria, Wien
Z: 1 Filmtablette enthält: Sertralin 50 mg (entspr. Sertralin hydrochlorid), Tablettenkern: Calcium hydrogenphosphat dihydrat, Cellulose, mikrokristalline, Hydroxypropylcellulose, Carboxymethylstärke, Natrium Typ A, Magnesium stearat; Tablettenüberzug: Opadry weiss: (entspr. Titandioxid) (entspr. Hypromellose 2910 (3 mPa*s)) (entspr. Hypromellose 2910 (6 mPa*s)) (entspr. Macrogol 400) (entspr. Polysorbat 80); Opadry farblos: (entspr. Hypromellose 2910 (6 mPa*s)) (entspr. Macrogol 400) (entspr. Macrogol 8000).
EW: Antidepressivum.
AG: Major Depression (auch zur Rezidivprophylaxe). Panikstörung mit oder ohne Agoraphobie. Zwangsstörung (auch bei Kindern ab 6 Jahren).
Soziale Angststörung. Posttraumatische Belastungsstörung.
AA: Einmal tgl. (morgens oder abends) unabhängig von den Mahlzeiten einnehmen.
DO: Depression, Zwangsstörung: TD initial 50 mg.
Andere Indikationen: TD initial 25 mg, nach 1 Woche 50 mg. Dosistitration nach Bedarf, MTD 200 mg.
Kinder und Jugendliche mit Zwangsstörung:
13-17 Jahre: TD initial 50 mg.
6-12 Jahre: TD initial 25 mg, nach 1 Woche 50 mg.
Dosissteigerung nach Bedarf, MTD 200 mg.
Vorsicht bei Leberschäden.
SST: Strenge Nutzen/Risiko-Abwägung. Erhöhtes Risiko einer persistierenden pulmonalen Hypertonie bei Neugeborenen beachten.
NW: Infektionen, Anorexie, verstärkter Appetit, Psyche, Nervensystem, Sehstö- rungen, Tinnitus, Herz (QT-Verlängerung), Kreislauf, Atemwege, Magen/Darm, Haut, Myalgie, Knochen, Niere, Sexualstörungen, allgemein, Untersuchungen, Serotoninsyndrom, malignes Neuroleptika-Syndrom, erhöhtes Frakturrisiko.
WW: Kontraindiziert: MAO-Hemmer (Seleginin, Moclobemid, Linezolid), Pimozid, Grapefruitsaft.

Nicht empfohlen: ZNS-Dämpfer, Alkohol, starke CYP3A4-Hemmer. Vorsicht: Lithium, Phenytoin, Triptane, Warfarin, Gerinnungshemmer, andere serotonerge Arzneimittel, Fentanyl, QT-verlängernde Substanzen, neuromuskuläre Hemmer (Mivacurium). Falsch positive Tests auf Benzodiazepine im Harn.
WH: Vorsicht bei Engwinkelglaukom. Auf Krämpfe, erhöhtes Suizidrisiko, Blutungen, Absetzsymptome, Leberschäden achten. Diabetes sorgfältig über- wachen. Verkehrshinweis.
PG: 14 ST (EKO: G) [€ 7,10], 28 ST (EKO: G) [€ 13,80]

Tresleen 100 mg - Filmtabletten 49A02
(Z.Nr. 1-30163) NR. P. nicht im Handel. N06AB06

Trevicta 175 mg - Depot-Injektionssuspension 49B06
(Z.Nr. EU/1/14/971/*) NR. P. N05AX13
ZI: Janssen-Cilag International, Beerse, Belgien
Z: 1 Fertigspritze mit 0,875 ml enthält: Paliperidon 175 mg (entspr. Paliperidon palmitat 273 mg), Polysorbat 20, Macrogol 4000, Citronensäure monohydrat, Natriumdihydrogenphosphat-1-Wasser, Natriumhydroxid zur pH-Wert-Einstellung, Wasser für Injektionszwecke.
EW: Antipsychotikum.
AG: Erhaltungstherapie der Schizophrenie bei Patienten, die klinisch stabil auf die 1 Monats-Injektion von Paliperidonpalmitat eingestellt sind.
AA: Nur i.m..
DO: Alle 3 Monate die 3,5fach höhere Dosis der zuletzt eingestellten 1-Monats-Injektion.
Details siehe Austria Codex - Fachinformation.
Keine Daten an Kindern und Jugendlichen.
SST: Strenge Indikationsstellung, nicht stillen. Erhöhtes Risiko des Neugeborenen für extrapyramidale Symptome und/oder Entzugserscheinungen bei intrauteriner Exposition im 3. Trimenon.
NW: ZNS (Schlaflosigkeit, Kopfschmerzen, Agitiertheit), extrapyramidale Symptome, Gewichtszunahme, lokale Reaktionen, Anaphylaxie, Magen/Darm, Infektionen, Husten, Blutbild, Diabetes, Thromboembolien, Herzrhythmusstörungen, Prolaktinanstieg, intraoperatives Floppy Iris-Syndrom während Kataraktoperationen.
WW: Vorsicht: QT-verlängernde Substanzen, andere ZNS-wirksame Substanzen, Levodopa, Dopaminagonisten, Blutdrucksenker, Psychostimulanzien (extrapyramidale Symptome), Krampf auslösende Substanzen, Carbamazepin, Risperidon, orales Paliperidon.
WH: Nicht direkt von anderen Antipsychotika umstellen (3-Monatsinjektion erst bei stabil eingestellten Patienten). Nicht zur Behandlung akut erregter oder hochgradig psychotischer Patienten. Vorsicht bei QT-Verlängerung. Auf neuroleptisches Syndrom, tardive Dyskinesie, Hyperglykämie, Hyperprolaktinämie, orthostatische Hypotonie, venöse Thromboembolie, Priapismus achten. Vorsicht bei älteren Patienten mit Demenz (erhöhtes Mortalitätsrisiko). Gewicht kontrollieren. Verkehrshinweis.
PG: 1 ST IND (EKO: G) [€ 850,60]

Trevicta 175 mg - Depot-Injektionssuspension 49B06
(Z.Nr. EU/1/14/971/*) NR. P. Parallelimport. N05AX13
nicht im Handel.

Trevicta 175 mg - Depot-Injektionssuspension 49B06
(Z.Nr. EU/1/14/971/*) NR. P. Parallelimport. N05AX13
nicht im Handel.

Trevicta 263 mg - Depot-Injektionssuspension 49B06
(Z.Nr. EU/1/14/971/*) NR. P. N05AX13
ZI: Janssen-Cilag International, Beerse, Belgien
Z: 1 Fertigspritze mit 1,315 ml enthält: Paliperidon 263 mg (entspr. Paliperidon palmitat 410 mg), Polysorbat 20, Macrogol 4000, Citronensäure monohydrat, Natriumdihydrogenphosphat-1-Wasser, Natriumhydroxid zur pH-Wert-Einstellung, Wasser für Injektionszwecke.
Kurzinformation: siehe Trevicta 175 mg - Depot-Injektionssuspension, → S. 1451
PG: 1 ST IND (EKO: G) [€ 1.130,75]

Trevicta 263 mg - Depot-Injektionssuspension 49B06
(Z.Nr. EU/1/14/971/*) NR. P. Parallelimport. N05AX13
nicht im Handel.

Trevicta 263 mg - Depot-Injektionssuspension 49B06
(Z.Nr. EU/1/14/971/*) NR. P. Parallelimport. N05AX13
nicht im Handel.

Trevicta 350 mg - Depot-Injektionssuspension 49B06
(Z.Nr. EU/1/14/971/*) NR. P. N05AX13
ZI: Janssen-Cilag International, Beerse, Belgien
Z: 1 Fertigspritze mit 1,75 ml enthält: Paliperidon 350 mg (entspr. Paliperidon palmitat 546 mg), Polysorbat 20, Macrogol 4000, Citronensäure monohydrat, Natriumdihydrogenphosphat-1-Wasser, Natriumhydroxid zur pH-Wert-Einstellung, Wasser für Injektionszwecke.
Kurzinformation: siehe Trevicta 175 mg - Depot-Injektionssuspension, → S. 1451
PG: 1 ST IND (EKO: G) [€ 1.427,90]

Trevicta 350 mg - Depot-Injektionssuspension 49B06
(Z.Nr. EU/1/14/971/*) NR. P. Parallelimport. N05AX13
nicht im Handel.

Trevicta 350 mg - Depot-Injektionssuspension 49B06
(Z.Nr. EU/1/14/971/*) NR. P. Parallelimport. N05AX13
nicht im Handel.

Trevicta 525 mg - Depot-Injektionssuspension 49B06
(Z.Nr. EU/1/14/971/*) NR. P. N05AX13
ZI: Janssen-Cilag International, Beerse, Belgien
Z: 1 Fertigspritze mit 2,625 ml enthält: Paliperidon 525 mg (entspr. Paliperidon palmitat 819 mg), Polysorbat 20, Macrogol 4000, Citronensäure monohydrat, Natriumdihydrogenphosphat-1-Wasser, Natriumhydroxid zur pH-Wert-Einstellung, Wasser für Injektionszwecke.
Kurzinformation: siehe Trevicta 175 mg - Depot-Injektionssuspension, → S. 1451
PG: 1 ST IND (EKO: G) [€ 1.865,75]

Trevicta 525 mg - Depot-Injektionssuspension 49B06
(Z.Nr. EU/1/14/971/*) NR. P. Parallelimport. N05AX13
nicht im Handel.

Trevicta 525 mg - Depot-Injektionssuspension 49B06
(Z.Nr. EU/1/14/971/*) NR. P. Parallelimport. N05AX13
nicht im Handel.

Triaxis - Injektionssuspension in einer Fertigspritze 36A06
(Z.Nr. 2-37275) NR. P. E. nicht im Handel. J07AJ52

Tricef 200 mg - Filmtabletten 34B01
(Z.Nr. 1-19112) NR. P. J01DD08
ZI: Merck, Wien
Z: 1 Filmtablette enthält: Cefixim 200 mg (entspr. Cefixim-3-Wasser 223,8 mg), Kern: Cellulose, mikrokristalline, Maisstärke, vorverkleistert, Calcium hydrogenphosphat dihydrat, Magnesium stearat; Überzug: Hypromellose, Titandioxid, Paraffin, dünnflüssiges, Natriumdodecylsulfat.
EW: Halbsynthetisches Cephalosporin-Antibiotikum (3.Generation).
AG: Bakterielle Infektionen durch empfindliche Erreger: Akute Exazerbationen einer chronischen Bronchitis (AECB), ambulant erworbene Pneumonie, akute Otitis media, akute bakterielle Sinusitis oder Pharyngitis, akute unkomplizierte Harnwegsinfekte (Zystitis, Pyelonephritis, Gonorrhoe).
AA: Oral mit viel Flüssigkeit vor oder mit einer Mahlzeit.
DO: Personen ab 12 Jahren: TD 400 mg in 1 oder 2 Einzelgaben. Behandlungsdauer 5-10 Tage.
-Bei unkomplizierten unteren Harnwegsinfekten der Frau: 1-3 Tage
-Gonorrhoe einmalig 400 mg.
Dosisreduktion bei schweren Nierenschäden; nicht dialysierbar. Personen unter 12 Jahre flüssige Arzneiform verwenden.
GA: Früh- und Neugeborene. Kreuzallergie gegen Penicilline.
SST: Strenge Nutzen/Risiko- Abwägung in der Schwangerschaft. Nicht stillen.
NW: Magen/Darm (Durchfall), Allergie (bis Schock), Haut (auch schwere Reaktionen), Kopfschmerzen, Niere, Leber, Schwindel, selten Blutbild (Arzneimittel-induzierte hämolytische Anämie), Enzymanstiege, Superinfektionen. Bei Überdosierung: Enzephalopathie möglich.
WW: Vorsicht: nephrotoxische Substanzen (Aminoglykoside, Colistin, Polymyxin, Viomycin), Diuretika, Nifedipin, Antikoagulantien, Interaktion mit Labormethoden (Falsch positiver direkter Coombs-Test, falsch positiver Harnzucker mit Reduktionsmethoden, falsch positive Reaktion auf Ketone mit Nitroprussid). Antazida (2 Std. Abstand).
WH: Nicht wirksam gegen Staphylokokken (Resistenz). Vorsicht bei Allergie, Nierenschäden. Besondere Vorsicht bei Penicillin-empfindlichen Patienten. Bei schweren Durchfällen an pseudomembranöse Colitis denken. Kontrollen bei Langzeittherapie: Niere, Leber, Blutbild. Auf Superinfektionen achten.
PG: 6 ST (2) (EKO: G) [€ 15,95], 14 ST (EKO: G) [€ 20,90]

Tricef 400 mg - Filmtabletten 34B01
(Z.Nr. 1-22077) NR. P. nicht im Handel. J01DD08

Tricef 100 mg/5 ml - Trockensaft 34B01
(Z.Nr. 1-19111) NR. P. L. J01DD08
ZI: Merck, Wien
Z: 5 ml enthalten: Cefixim 100 mg (entspr. Cefixim-3-Wasser), Saccharose 2,5 g, Xanthan gummi, Natriumbenzoat, Erdbeer-Aroma.
EW: Halbsynthetisches Cephalosporin-Antibiotikum (3.Generation).

T

AG: Bakterielle Infektionen durch empfindliche Erreger: Akute Exazerbationen einer chronischen Bronchitis (AECB), ambulant erworbene Pneumonie, akute Otitis media, akute bakterielle Sinusitis oder Pharyngitis, akute unkomplizierte Harnwegsinfekte (Zystitis, Pyelonephritis, Gonorrhoe).
AA: Unverdünnt vor oder mit einer Mahlzeit einnehmen.
DO: 1 ml entspricht 20 mg Cefixim. Tagesdosierungen nach Körpergewicht als ED oder aufgeteilt auf 2 ED.
‖Kinder unter 12 Jahren: 8 mg/kg KG pro Tag.
‖Säuglinge ab 6 Monaten (6,0 - 9 kg): TD 50 mg entspricht 1x 2,5 ml oder 2x 1,25 ml.
‖Personen ab 12 Jahren: 1x tgl. 400 mg oder 2x tgl. 200 mg; Filmtabletten empfohlen.
Dosisreduktion bei schweren Nierenschäden.
Behandlungsdauer 7-10 Tage.
GA: Früh- und Neugeborene. Kreuzallergie gegen Penicilline.
SST: Strenge Nutzen/Risiko- Abwägung in der Schwangerschaft. Nicht stillen.
NW: Magen/Darm (Durchfall), Allergie (bis Schock), Haut (auch schwere Reaktionen), Kopfschmerzen, Niere, Leber, Schwindel, selten Blutbild (Arzneimittel-induzierte hämolytische Anämie), Enzymanstiege, Superinfektionen. Bei Überdosierung: Enzephalopathie möglich.
WW: Vorsicht: nephrotoxische Substanzen (Aminoglykoside, Colistin, Polymyxin, Viomycin), Diuretika, Nifedipin, Antikoagulantien, Interaktion mit Labormethoden (Falsch positiver direkter Coombs-Test, falsch positiver Harnzucker mit Reduktionsmethoden, falsch positive Reaktion auf Ketone mit Nitroprussid). Antazida (2 Std. Abstand).
WH: Nicht wirksam gegen Staphylokokken (Resistenz). Vorsicht bei Allergie, Nierenschäden. Besondere Vorsicht bei Penicillin-empfindlichen Patienten. Bei schweren Durchfällen an pseudomembranöse Colitis denken. Kontrollen bei Langzeittherapie: Niere, Leber, Blutbild. Auf Superinfektionen achten.
PG: 60 ML F6J (L) (EKO: G) [€ 9,60]

🐾 *Trigantol - Lösung zum Eingeben für Tiere* 835BB
(Z.Nr. 8-12293) RPF. P. nicht im Handel. QA11A

Trigelan 50 mg/12,5 mg/200 mg - Filmtabletten 12B02
(Z.Nr. 1-36741) NR. P. N04BA03
ZI: G.L. Pharma, Lannach
Z: 1 Filmtablette enthält: Levodopa 50 mg, Carbidopa, wasserfrei 12,5 mg (entspr. Carbidopa 1-Wasser 13,5 mg), Entacapon 200 mg, Tablettenkern: Croscarmellose natrium, Magnesium stearat, Cellulose, mikrokristalline, Poloxamer 188, Hydroxypropylcellulose, Lactose 112 mg (entspr. Lactose monohydrat); Filmüberzug: Hypromellose 2910, Titandioxid, Glycerol, Eisenoxid rot, Eisenoxid gelb, Magnesium stearat, Polysorbat 80, Hydroxypropylcellulose.
EW: Kombination von Antiparkinsonmitteln.
AG: Morbus Parkinson mit "end-of-dose"-Fluktuationen, die mit Levodopa + Dopadecarboxylasehemmer nicht ausreichend stabilisiert sind.
AA: Oral im Ganzen einnehmen.
DO: TD mit den vorhandenen 7 Wirkungsstärken optimieren. MTD 2000 mg Entacapon (= 10 FT).
Details zur Ein- und Umstellung siehe Austria-Codex - Fachinformation Keine Daten an Kindern und Jugendlichen.
GA: Schwere Leberschäden, Engwinkelglaukom, Phäochromozytom, malignes neuroleptisches Syndrom oder atraumatische Rhabdomyolyse in der Anamnese.
SST: Nutzen/Risiko-Abwägung, nicht stillen.
NW: Dyskinesien, Magen/Darm (bis Blutungen), Myalgie, Chromaturie (unbedenklich), Herz, orthostatische Hypotonie, Dyspnoe, Leber, Haut, Angioödem, Rhabdomyolyse, malignes neuroleptisches Syndrom, Impulskontrollstörungen, Dopamin-Dysregulationssyndrom.
WW: Gegenanzeige: Nichtselektive MAO-Hemmer, selektive MAO-A + MAO-B-Hemmer gleichzeitig. Vorsicht: Antihypertonika, Antidepressiva, Dopamin-Antagonisten, Phenytoin, Papaverin; Eisenpräparate (2-3 Std. Abstand).
WH: Kontrollen: Leber, Niere, Blutbild, Herz/Kreislauf, Gewicht. Strenger Verkehrshinweis (plötzliche Schlafanfälle möglich).
PG: 30 ST (2) (EKO: G) [€ 25,80], 100 ST (EKO: G) [€ 69,65]

Trigelan 75 mg/18,75 mg/200 mg - Filmtabletten 12B02
(Z.Nr. 1-36742) NR. P. nicht im Handel. N04BA03

Trigelan 100 mg/25 mg/200 mg - Filmtabletten 12B02
(Z.Nr. 1-36743) NR. P. N04BA03
ZI: G.L. Pharma, Lannach
Z: 1 Filmtablette enthält: Levodopa 100 mg, Carbidopa, wasserfrei 25 mg (entspr. Carbidopa 1-Wasser 27 mg), Entacapon 200 mg, Tablettenkern: Croscarmellose natrium, Magnesium stearat, Cellulose, mikrokristalline, Poloxamer 188, Hydroxypropylcellulose, Lactose 139 mg (entspr. Lactose monohydrat); Filmüberzug: Hypromellose 2910, Titandioxid, Glycerol, Eisenoxid rot, Eisenoxid gelb, Magnesium stearat, Polysorbat 80, Hydroxypropylcellulose.
Kurzinformation: siehe Trigelan 50 mg/12,5 mg/200 mg - Filmtabletten, → S. 1452
PG: 30 ST (2) (EKO: G) [€ 25,80], 100 ST (EKO: G) [€ 69,65]

Trigelan 125 mg/31,25 mg/200 mg - Filmtabletten 12B02
(Z.Nr. 1-36744) NR. P. nicht im Handel. N04BA03

Trigelan 150 mg/37,5 mg/200 mg - Filmtabletten 12B02
(Z.Nr. 1-36745) NR. P. N04BA03
ZI: G.L. Pharma, Lannach
Z: 1 Filmtablette enthält: Levodopa 150 mg, Carbidopa, wasserfrei 37,5 mg (entspr. Carbidopa 1-Wasser 40,48 mg), Entacapon 200 mg, Tablettenkern: Croscarmellose natrium, Magnesium stearat, Cellulose, mikrokristalline, Poloxamer 188, Hydroxypropylcellulose, Lactose 166 mg (entspr. Lactose monohydrat); Filmüberzug: Hypromellose 2910, Titandioxid, Glycerol, Eisenoxid rot, Eisenoxid gelb, Magnesium stearat, Polysorbat 80, Hydroxypropylcellulose.
Kurzinformation: siehe Trigelan 50 mg/12,5 mg/200 mg - Filmtabletten, → S. 1452
PG: 30 ST (2) (EKO: G) [€ 25,80], 100 ST (EKO: G) [€ 69,65]

Trigelan 175 mg/43,75 mg/200 mg - Filmtabletten 12B02
(Z.Nr. 1-36746) NR. P. nicht im Handel. N04BA03

Trigelan 200 mg/50 mg/200 mg - Filmtabletten 12B02
(Z.Nr. 1-36747) NR. P. N04BA03
ZI: G.L. Pharma, Lannach
Z: 1 Filmtablette enthält: Levodopa 200 mg, Carbidopa, wasserfrei 50 mg (entspr. Carbidopa 1-Wasser 54 mg), Entacapon 200 mg, Tablettenkern: Croscarmellose natrium, Magnesium stearat, Cellulose, mikrokristalline, Poloxamer 188, Hydroxypropylcellulose, Lactose 194 mg (entspr. Lactose monohydrat); Filmüberzug: Hypromellose 2910, Titandioxid, Glycerol, Eisenoxid rot, Magnesium stearat, Polysorbat 80, Hydroxypropylcellulose.
Kurzinformation: siehe Trigelan 50 mg/12,5 mg/200 mg - Filmtabletten, → S. 1452
PG: 30 ST (2) (EKO: G) [€ 25,80], 100 ST (EKO: G) [€ 69,65]

Trileptal 150 mg - Filmtabletten 09A06
(Z.Nr. 1-23489) RP. P. N03AF02
ZI: Novartis Pharma, Wien
Z: 1 Filmtablette enthält: Oxcarbazepin 150 mg, Tablettenkern: Siliciumdioxid, hochdisperses, Cellulose, mikrokristalline, Hypromellose, Crospovidon, Magnesium stearat; Tablettenüberzug: (entspr. Hypromellose) (entspr. Talkum) (entspr. Titandioxid) (entspr. Macrogol 4000) (entspr. Eisenoxid gelb) (entspr. Eisenoxid rot) (entspr. Eisenoxid schwarz).
EW: Antiepileptikum.
AG: Fokale Anfälle mit oder ohne Generalisierung bei Erwachsenen und Kindern ab 6 Jahren.
AA: Oral, unabhängig von den Mahlzeiten.
DO: Erwachsene:
Monotherapie und Kombinationstherapie: Initiale TD 600 mg in 2 ED.
Erhaltungsdosis: 600-2400 mg tgl.
Kinder (ab 6 Jahren empfohlen): TD initial 8-10 mg/kg KG in 2 ED.
Erhaltungsdosis: Ca. 30 mg/kg KG tgl., MTD 46 mg/kg KG.
Halbe Anfangsdosis bei Kreatinin-Clearance <30 ml/min.
SST: Strenge Nutzen/Risiko-Abwägung, da schwere Fehlbildungen möglich; nicht stillen. Nicht-hormonelle Kontrazeptiva empfohlen.
NW: Müdigkeit, ZNS (Schwindel, Schläfrigkeit), Magen/Darm, Gewichtszunahme, Blutbild, Leber, Hyponatriämie, Haut, Sehstörungen, sehr selten Arrhythmien, Überempfindlichkeit (schwere Hautreaktionen, DRESS, Stevens-Johnson-Syndrom bei HLA-B*1502 positiven Patienten), verminderte Knochendichte, Osteoporose, Frakturen.
WW: Vorsicht: Hormonale Kontrazeptiva (Wirkungsabnahme), Lithium (Neurotoxizität), Alkohol, Enzyminduktoren und -hemmer.
WH: Verkehrshinweis. Kontrolle: Serumnatrium, Gewicht, Leber, Niere, Schilddrüse bei Kindern. Bei Nierenschäden, Schwangerschaft oder gleichzeitiger Einnahme von Leberenzyminduktoren Plasmaspiegel überwachen. Langsam absetzen. Vorsicht bei Reizleitungsstörungen, schweren Leberschäden. Erhöhtes suizidales Risiko beachten.
PG: 100 ST (EKO: G) [€ 28,80]

Trileptal 300 mg - Filmtabletten 09A06
(Z.Nr. 1-23490) RP. P. N03AF02
ZI: Novartis Pharma, Wien
Z: 1 Filmtablette enthält: Oxcarbazepin 300 mg, Tablettenkern:

Siliciumdioxid, hochdisperses, Cellulose, mikrokristalline, Hypromellose, Crospovidon, Magnesium stearat;
Tablettenüberzug: (entspr. Hypromellose) (entspr. Talkum) (entspr. Titandioxid) (entspr. Macrogol 8000) (entspr. Eisenoxid gelb).
Kurzinformation: siehe Trileptal 150 mg - Filmtabletten, → S. 1452
PG: 100 ST (2) (EKO: G) [€ 44,65]

Trileptal 300 mg - Filmtabletten 09A06
(Z.Nr. 1-23490-P1) RP. P. Parallelimport. N03AF02
nicht im Handel.

Trileptal 300 mg - Filmtabletten 09A06
(Z.Nr. 1-23490-P2) RP. P. Parallelimport. N03AF02
V: Eurim-Pharm, Salzburg
Z: 1 Filmtablette enthält: Oxcarbazepin 300 mg, Tablettenkern: Siliciumdioxid, hochdisperses, Cellulose, mikrokristalline, Hypromellose, Crospovidon, Magnesium stearat;
Tablettenüberzug: (entspr. Hypromellose) (entspr. Talkum) (entspr. Titandioxid) (entspr. Macrogol 8000) (entspr. Eisenoxid gelb).
PG: 100 ST (2) (EKO: G) [€ 43,75]

Trileptal 600 mg - Filmtabletten 09A06
(Z.Nr. 1-23491) RP. P. N03AF02
ZI: Novartis Pharma, Wien
Z: 1 Filmtablette enthält: Oxcarbazepin 600 mg, Tablettenkern: Siliciumdioxid, hochdisperses, Cellulose, mikrokristalline, Hypromellose, Crospovidon, Magnesium stearat;
Tablettenüberzug: (entspr. Hypromellose) (entspr. Talkum) (entspr. Titandioxid) (entspr. Macrogol 4000) (entspr. Eisenoxid rot) (entspr. Eisenoxid schwarz).
Kurzinformation: siehe Trileptal 150 mg - Filmtabletten, → S. 1452
PG: 100 ST (EKO: G) [€ 83,75]

Trileptal 600 mg - Filmtabletten 09A06
(Z.Nr. 1-23491-P3) RP. P. Parallelimport. N03AF02
V: Eurim-Pharm, Salzburg
Z: 1 Filmtablette enthält: Oxcarbazepin 600 mg, Tablettenkern: Siliciumdioxid, hochdisperses, Cellulose, mikrokristalline, Hypromellose, Crospovidon, Magnesium stearat;
Tablettenüberzug: (entspr. Hypromellose) (entspr. Talkum) (entspr. Titandioxid) (entspr. Macrogol 4000) (entspr. Eisenoxid rot) (entspr. Eisenoxid schwarz).
PG: 100 ST (EKO: G) [€ 82,10]

Trileptal 600 mg - Filmtabletten 09A06
(Z.Nr. 1-23491-P4) RP. P. Parallelimport. N03AF02
V: Orifarm, Leverkusen, Deutschland
Z: 1 Filmtablette enthält: Oxcarbazepin 600 mg, Tablettenkern: Siliciumdioxid, hochdisperses, Cellulose, mikrokristalline, Hypromellose, Crospovidon, Magnesium stearat;
Tablettenüberzug: (entspr. Hypromellose) (entspr. Talkum) (entspr. Titandioxid) (entspr. Macrogol 4000) (entspr. Eisenoxid rot) (entspr. Eisenoxid schwarz).
PG: 100 ST (EKO: G) [€ 82,05]

Trileptal 60 mg/ml - Suspension zum Einnehmen 09A06
(Z.Nr. 1-24351) RP. P. N03AF02
ZI: Novartis Pharma, Wien
Z: 1 ml Suspension enthält: Oxcarbazepin 60 mg, Propyl-parahydroxybenzoat 0,3 mg, Saccharin natrium, Sorbinsäure, Macrogol-400-stearat, Methyl-parahydroxybenzoat 1,2 mg, Gelbe-Pflaumen-Zitronen-Aroma, (entspr. Ethanol 0,8 mg), Ascorbinsäure, Cellulose dispergierbar (entspr. Cellulose, mikrokristalline) (entspr. Carmellose natrium), Propylenglycol 25 mg, Sorbitol-Lösung 70% (nicht kristallisierend) 250 mg, Wasser, gereinigtes.
EW: Antiepileptikum.
AG: Fokale Anfälle mit oder ohne Generalisierung bei Erwachsenen und Kindern ab 6 Jahren.
AA: Nach kräftigem Schütteln der Flasche direkt aus der Pipette einnehmen oder vor der Einnahme mit einem kleinen Glas Wasser mischen. TD in 2 ED.
DO: Erwachsene:
Monotherapie und Kombinationstherapie: Initiale TD 600 mg in 2 ED.
Erhaltungsdosis: 600-2400 mg tgl.
Kinder (ab 6 Jahren empfohlen): TD initial 8-10 mg/kg KG in 2 ED.
Erhaltungsdosis: Ca. 30 mg/kg KG tgl., MTD 46 mg/kg KG.
Halbe Anfangsdosis bei Kreatinin-Clearance <30 ml/min.
SST: Strenge Nutzen/Risiko-Abwägung, da schwere Fehlbildungen möglich; nicht stillen. Nicht-hormonelle Kontrazeptiva empfohlen.
NW: Müdigkeit, ZNS (Schwindel, Schläfrigkeit), Magen/Darm, Gewichtszunahme, Blutbild, Leber, Hyponatriämie, Haut, Sehstörungen, sehr selten Arrhythmien, Überempfindlichkeit (schwere Hautreaktionen, DRESS, Stevens-Johnson-Syndrom bei HLA-B*1502 positiven Patienten), verminderte Knochendichte, Osteoporose, Frakturen.
WW: Vorsicht: Hormonale Kontrazeptiva (Wirkungsabnahme), Lithium (Neurotoxizität), Alkohol, Enzyminduktoren und -hemmer.
WH: Verkehrshinweis. Kontrolle: Serumnatrium, Gewicht, Leber, Niere, Schilddrüse bei Kindern. Bei Nierenschäden, Schwangerschaft oder gleichzeitiger Einnahme von Leberenzyminduktoren Plasmaspiegel überwachen. Langsam absetzen. Vorsicht bei Reizleitungsstörungen, schweren Leberschäden. Erhöhtes suizidales Risiko beachten.
PG: 250 ML F14 (EKO: G) [€ 68,55]

Trimbow 87 Mikrogramm/5 Mikrogramm/9 Mikrogramm - Druckgasinhalation, Lösung 50B03
(Z.Nr. EU/1/17/1208/*) NR. P. E. R03AL09
ZI: Chiesi Farmaceutici, Via Palermo, Parma, Italien
Z: 1 Sprühstoß enthält: Beclometason dipropionat 87 µg, Formoterol fumarat-Dihydrat 5 µg, Glycopyrronium 9 µg (entspr. Glycopyrronium bromid), Ethanol, Salzsäure, Norfluran.
EW: Kortikosteroid + Beta-Sympathomimetikum + Anticholinergikum.
AG: Erhaltungstherapie bei moderater bis schwerer COPD bei nicht ausreichender Einstellung mit einer Zweierkombination.
AA: Zur Inhalation.
DO: 2mal tgl. 2 Inhalationen (= MTD). Kein relevanter Nutzen bei Kindern und Jugendlichen.
SST: Nutzen/Risiko-Abwägung.
NW: Orale Candidose, Muskelkrämpfe, Mundtrockenheit, Kopfschmerz, Überempfindlichkeit, paradoxer Bronchospasmus, erhöhte Pneumonie-Inzidenz, Hypokaliämie, Hyperglykämie, Sehstörungen.
NW der Einzelsubstanzen beachten.
WW: Nicht kardioselektive Betablocker bzw. andere Anticholinergika vermeiden. Vorsicht: Andere Beta-Adrenergika additiv. QT-verlängernde Substanzen, MAO-Hemmer, Narkotika mit halogenierten Kohlenwasserstoffen.
WH: Nicht zur Behandlung akuter Bronchospasmen oder akuter Exazerbationen von COPD. Nicht abrupt absetzen. Vorsicht bei Herzerkrankungen, Thyreotoxikose, Diabetes, Phäochromozytom, unbehandelter Hypokaliämie, Lungentuberkulose, Mykosen, viralen Atemweginfektionen, Engwinkelglaukom, Prostatahyperplasie, schweren Leber- oder Nierenschäden.
PG: 120 HB IND (EKO: G) [€ 101,05]

Trimbow 87 Mikrogramm/5 Mikrogramm/9 Mikrogramm - Druckgasinhalation, Lösung 50B03
(Z.Nr. EU/1/17/1208/*) NR. P. E. R03AL09
Parallelimport. nicht im Handel.

Trimedil 100 mg/ml - Tropfen 02B01
(Z.Nr. 1-26858) RPF. P. nicht im Handel. N02BE01

🐾 *Trimetho-Diazin "Ogris" 625 mg/g/125 mg/g - Pulver zum Eingeben für Kälber und Schweine* 812BA
(Z.Nr. 8-00686) NR. P. VNW. nicht im Handel. QJ01EW10

🐾 **Trimetotat 400 mg/ml + 80 mg/ml - Suspension zum Eingeben für Pferde, Rinder, Schweine und Hühner** 812BA
(Z.Nr. 8-00488) NR. P. VNW. QJ01EW10
ZI: aniMedica, Senden-Bösensell, Deutschland
Z: 1 ml Suspension enthält: Sulfadiazin Natrium 435,2 mg (entspr. Sulfadiazin 400 mg), Trimethoprim 80 mg, Macrogol 400, Polysorbat 80, Simeticon, Wasser, gereinigtes.
EW: Bakteriostatische Kombination.
AG: Infektionskrankheiten durch empfindliche Erreger bei Kalb, Fohlen, Ferkel (Läufern) und Broilern: Atemwege, Magen/Darm, Urogenitale, Haut, Gelenke, Augen, Ohren.
AA: Zum Eingeben, auch über Trinkwasser und Milch(austauscher) (Kalb).
DO: Kalb, Fohlen, Ferkel: TD 30 mg/kg KG Fertigarzneimittel in 2 ED.
Broiler: TD 1 ml Fertigarzneimittel/5 l Trinkwasser.
Behandlungsdauer 3-5 Tage, bei Broilern 5 Tage.
GA: Leber-, Nieren-, Blutbildschäden, verminderte Flüssigkeitsaufnahme, Flüssigkeitsverlust, Katarakt, ruminierende Wiederkäuer.
SST: Nicht bei Legehennen und Elterntieren anwenden.
NW: Allergien/Anaphylaxie, Blutbild, bei Geflügel Blutungen; Verdauungsstörungen, Kristallurie; Störung der Vitamin K-Synthese der Darmbakterien. Hämorrhagisches Syndrom bei Schweinen.
WW: Gegenazeige: Detomidin (schwere Arrhythmien bei Pferden). Vorsicht: Lokale Wirkungsaufhebung durch Procain, Tetracain. Phenylbutazon, Salizylate, schwache Säuren verzögern Nieren-

ausscheidung der Sulfonamide.
WH: Ausreichend Trinkwasser zuführen. Bei gestörtem Allgemeinbefinden oder Inappetenz parenteral behandeln. Auf Resistenzen achten.
VNW: Essbare Gewebe: Kalb, Fohlen, Läufer (Ferkel): 10 Tage; Broiler: 7 Tage.
PG: 1 L VNW [€ 94,15]

Trimix HP - Emulsion zur Infusion 37F02, 37F03
(Z.Nr. 1-37883) RP. P. B05BA10

ZI: Fresenius Kabi Austria, Graz
Z: 1450 ml gebrauchsfertige Infusionsemulsion enthält: L-Isoleucin 3,9 g, L-Leucin 6,675 g, L-Lysinacetat 11,745 g (entspr. L-Lysin 8,325 g), L-Methionin 2,85 g, L-Phenylalanin 4,125 g, L-Threonin 6,45 g, L-Tryptophan 1,2 g, L-Valin 4,125 g, L-Arginin 15 g, L-Histidin 5,475 g, L-Alanin 18,75 g, Glycin 13,875 g, L-Prolin 12,75 g, L-Serin 7,2 g, L-Tyrosin 0,3 g, Taurin 1,5 g (entspr. Aminosäuren 112,5 g) (entspr. Stickstoff ca. 19 g) Glucose 180 g, Sojaöl, raffiniert zur parenteralen Anwendung 24 g, Triglyceride, mittelkettige 24 g, Oliven-Öl, raffiniert zur parenteralen Anwendung 20 g, Fischöl, Omega-3-Säuren-reiches zur parenteralen Anwendung 12 g, Eisessig, L-Äpfelsäure, Ei-Lecithin, DL-alpha-Tocopherol, Glycerol, wasserfrei, Natriumhydroxid, Natrium oleat (entspr. Natrium 13,66 mg), Salzsäure, Wasser für Injektionszwecke.
EW: Aminosäurenlösung mit Glukoselösung und Fettemulsion.
AG: Parenterale Ernährung von Erwachsenen mit erhöhtem Aminosäurenbedarf.
AA: I.v. Infusion (zentralvenös). Infusionsgeschwindigkeit 1,3 ml/kg KG x Std.
DO: 13-26 ml/kg KG. Nicht für Kinder und Jugendliche.
SST: Nutzen/Risiko-Abwägung.
NW: Magen/Darm, Stoffwechsel, leicht erhöhte Körpertemperatur, Überempfindlichkeit, Butdruckschwankungen, Atemnot.
WW: Heparin.
WH: Vor Anwendung Vitalfunktionen kontrollieren. Vorsicht bei Herzinsuffizienz, Aminosäurestoffwechselstörungen, Leber- oder Niereninsuffizienz, metabolischer Azidose, Diabetes, Hypokaliämie, Hyponatriämie, Gerinnungsstörungen, Nebenniereninsuffizienz, Anämie, Störungen der Serumosmolarität, Fettstoffwechselstörungen. Kontrollen: Serumionogramm, Serumosmolarität, Säure/Basen, Wasser, Cholesterin, Triglyzeride, Serumharnstoff, Blutammoniak, Blutbild, Gerinnung, Leber, Niere, Glukose.
PG: 4 ST * (EKO: N) [€ 456,10]

Trimix MOF - Emulsion zur Infusion 37F02, 37F03
(Z.Nr. 1-31575) RP. P. B05BA10

ZI: Fresenius Kabi Austria, Graz
Z: 1000 ml gebrauchsfertige Infusionsemulsion enthält: L-Alanin 8 g, L-Arginin 5,65 g, Aspartinsäure 1,7 g, Glutaminsäure 2,8 g, Glycyl-Glutamin 1-Wasser 15,135 g (entspr. Glycin 5,135 g) (entspr. Glutamin 10 g), Glycyl-Tyrosin 2-Wasser 1,725 g (entspr. Glycin 0,47 g) (entspr. Tyrosin 1,14 g), L-Histidin 3,4 g, L-Isoleucin 2,8 g, L-Leucin 3,95 g, Lysin acetat 6,35 g (entspr. Lysin 4,5 g), L-Methionin 2,8 g, L-Phenylalanin 2,925 g, L-Prolin 3,4 g, L-Serin 2,25 g, L-Threonin 2,8 g, L-Tryptophan 0,95 g, L-Valin 3,65 g, L-Carnitin 1 g (entspr. Aminosäuren ca. 68,32 g) (entspr. Stickstoff ca. 11,2 g), Glucose monohydrat 110 g (entspr. Glucose 100 g), Sojaöl, raffiniert zur parenteralen Anwendung 15 g, Triglyceride, mittelkettige 15 g, Oliven-Öl, raffiniert zur parenteralen Anwendung 12,5 g, Fischöl, Omega-3-Säuren-reiches zur parenteralen Anwendung 7,5 g, Citronensäure zur pH-Wert Einstellung, Salzsäure zur pH-Wert-Einstellung, Natriumhydroxid zur pH-Wert-Einstellung, Natrium oleat (entspr. Natrium 8,625 mg), Glycerol, Ei-Lecithin, alpha-Tocopherol, Wasser für Injektionszwecke.
EW: Fettemulsion mit Aminosäuren, L-Carnitin und Glukose.
AG: Parenterale Ernährung bei mittel- bis langfristiger Nahrungskarenz und hohem Energiebedarf.
AA: I.v. Infusion. Max. Infusionsgeschwindigkeit 1,5 ml/kg KG pro Std.
DO: TD 12-30 ml/kg KG, MTD 30 ml/kg KG. Nicht für Kinder und Jugendliche.
SST: Nutzen/Risiko-Abwägung.
NW: Magen/Darm, Stoffwechsel, leicht erhöhte Körpertemperatur, Überempfindlichkeit, Butdruckschwankungen, Atemnot.
WW: Heparin.
WH: Vor Anwendung Vitalfunktionen kontrollieren. Vorsicht bei Herzinsuffizienz, Aminosäurestoffwechselstörungen, Leber- oder Niereninsuffizienz, metabolischer Azidose, Diabetes, Hypokaliämie, Hyponatriämie, Gerinnungsstörungen, Nebenniereninsuffizienz, Anämie, Störungen der Serumosmolarität, Fettstoffwechselstörungen. Kontrollen: Serumionogramm, Serumosmolarität, Säure/Basen, Wasser, Cholesterin, Triglyzeride, Serumharnstoff, Blutammoniak, Blutbild, Gerinnung, Leber, Niere, Glukose.
PG: **1000** 4 ST * (EKO: N) [€ 313,90], **1500** 4 ST * (EKO: N) [€ 423,75]

Trimix nephro - Emulsion zur Infusion 37F02, 37F03
(Z.Nr. 1-31567) RP. P. B05BA10

ZI: Fresenius Kabi Austria, Graz
Z: 700 ml gebrauchsfertige Infusionsemulsion enthält: L-Isoleucin 2,9 g, L-Leucin 6,4 g, L-Lysinacetat 8,46 g (entspr. L-Lysin 6 g), L-Methionin 1 g, L-Phenylalanin 1,75 g, L-Threonin 4,1 g, L-Tryptophan 1,5 g, L-Valin 4,35 g, L-Arginin 4,1 g, L-Histidin 4,9 g, L-Alanin 3,1 g, N-Acetyl-L-Cystein 0,27 g (entspr. L-Cystein 0,2 g), Glycin 2,65 g, L-Prolin 1,5 g, L-Serin 3,8 g, L-Tyrosin 0,3 g, Glycyl-L-tyrosin, wasserfrei 1,58 g (entspr. L-Tyrosin 1,2 g) (entspr. Glycin 0,497 g), L-Carnitin 1 g (entspr. Aminosäuren ca. 50 g) (entspr. Stickstoff ca. 8,16 g), Glucose monohydrat 66 g (entspr. Glucose 60 g), Sojaöl, raffiniert zur parenteralen Anwendung 6 g, Triglyceride, mittelkettige 6 g, Oliven-Öl, raffiniert zur parenteralen Anwendung 5 g, Fischöl, Omega-3-Säuren-reiches zur parenteralen Anwendung 3 g, Eisessig, L-Äpfelsäure, Ei-Lecithin, alpha-Tocopherol, Glycerol, Natriumhydroxid, Natrium oleat (entspr. Natrium 3,415 mg), Salzsäure, Wasser für Injektionszwecke.
AG: Parenterale Ernährung von Erwachsenen unter chronischer Hämo- oder Peritonealdialyse bzw. Hämofiltration.
AA: I.v. Infusion.
Max. Infusionsgeschwindigkeit 1,4 (intradialytisch 2,8) ml/kg KG pro Std.
DO: TD 11-17 (intradialytisch 7-11) ml/kg KG, MTD 17 ml/kg KG. Nicht für Kinder und Jugendliche.
SST: Nutzen/Risiko-Abwägung.
NW: Magen/Darm, Stoffwechsel, leicht erhöhte Körpertemperatur, Überempfindlichkeit, Butdruckschwankungen, Atemnot.
WW: Heparin.
WH: Vor Anwendung Vitalfunktionen kontrollieren. Vorsicht bei Herzinsuffizienz, Aminosäurestoffwechselstörungen, Leber- oder Niereninsuffizienz, metabolischer Azidose, Diabetes, Hypokaliämie, Hyponatriämie, Gerinnungsstörungen, Nebenniereninsuffizienz, Anämie, Störungen der Serumosmolarität, Fettstoffwechselstörungen. Kontrollen: Serumionogramm, Serumosmolarität, Säure/Basen, Wasser, Cholesterin, Triglyzeride, Serumharnstoff, Blutammoniak, Blutbild, Gerinnung, Leber, Niere, Glukose.
PG: 6 ST * (EKO: N) [€ 358,30]

Trimix perikal - Emulsion zur Infusion 37F02, 37F03
(Z.Nr. 1-31570) RP. P. B05BA10

ZI: Fresenius Kabi Austria, Graz
Z: 600 ml gebrauchsfertige Infusionsemulsion enthält: L-Isoleucin 1,25 g, L-Leucin 1,85 g, L-Lysinacetat 2,325 g (entspr. L-Lysin 1,65 g), L-Methionin 1,075 g, L-Phenylalanin 1,275 g, L-Threonin 1,1 g, L-Tryptophan 0,5 g, L-Valin 1,55 g, L-Arginin 3 g, L-Histidin 0,75 g, L-Alanin 3,5 g, Glycin 2,75 g, L-Prolin 2,8 g, L-Serin 1,625 g, L-Tyrosin 0,1 g, Taurin 0,25 g (entspr. Aminosäuren ca. 25 g) (entspr. Stickstoff ca. 4,05 g), Glucose monohydrat 33 g (entspr. Glucose 30 g), Sojaöl, raffiniert zur parenteralen Anwendung 15 g, Triglyceride, mittelkettige 15 g, Oliven-Öl, raffiniert zur parenteralen Anwendung 12,5 g, Fischöl, Omega-3-Säuren-reiches zur parenteralen Anwendung 7,5 g, Eisessig, Ei-Lecithin, alpha-Tocopherol, Glycerol, Natriumhydroxid, Natrium oleat (entspr. Natrium 8,54 mg), Salzsäure, Wasser für Injektionszwecke.
EW: Fettemulsion mit Aminosäuren und Glukose.
AG: Parenterale Ernährung bei Erwachsenen, Jugendlichen und Kindern ab 2 Jahren mit Malnutrition bei gleichzeitiger Volumenrestriktion.
AA: I.v. Infusion. Max. Infusionsgeschwindigkeit 1,8 (bei Kindern und Jugendlichen 1,6) ml/kg KG pro Std.
DO: TD 12-24 ml/kg KG, MTD 24 ml/kg KG.
Jugendliche: MTD 30 ml/kg KG.
Kinder ab 2 Jahren: MTD 36 ml/kg KG.
GA: Überempfindlichkeit gegen Fisch-, Ei-, Soja- oder Erdnussprotein, Kinder unter 2 Jahren.
SST: Nutzen/Risiko-Abwägung.
NW: Magen/Darm, Stoffwechsel, leicht erhöhte Körpertemperatur, Überempfindlichkeit, Butdruckschwankungen, Atemnot.
WW: Heparin.
WH: Vor Anwendung Vitalfunktionen kontrollieren. Vorsicht bei Herzinsuffizienz, Aminosäurestoffwechselstörungen, Leber- oder Niereninsuffizienz, metabolischer Azidose, Diabetes, Hypokaliämie, Hyponatriämie, Gerinnungsstörungen, Nebenniereninsuffizienz, Anämie, Störungen der Serumosmolarität, Fettstoffwechselstörungen. Kontrollen: Serumionogramm, Serumosmolarität, Säure/Basen, Wasser, Cholesterin, Triglyzeride, Serumharnstoff, Blutammoniak, Blutbild, Gerinnung, Leber, Niere, Glukose.
PG: 6 ST * (EKO: N) [€ 523,15]

Trinomia 100 mg/20 mg/2,5 mg - Hartkapseln 10B11, 41B02
(Z.Nr. 1-36163) RP. P. C10BX06

ZI: Ferrer International, Barcelona, Spanien
Z: 1 Hartkapsel enthält: Acetylsalicylsäure 100 mg, Atorvastatin 20 mg (entspr. Atorvastatin-Calcium-Trihydrat 21,69 mg), Ramipril 2,5 mg, Tablettenkern: Cellulose, mikrokristalline, Talkum, Carboxymethylstärke, Natrium Typ A, Lactose monohydrat 79,4 mg, Maisstärke, vorverkleistert, Calciumcarbonat, Hydroxypropylcellulose, Polysorbat 80, Crospovidon Typ A, Siliciumdioxid, hochdispers, wasserfrei, Magnesium stearat, Hypromellose, Natriumstearylfumarat; Filmüberzug: Poly(vinylalkohol), Titandioxid, Talkum, Soja-Lecithin 0,48 mg, Xanthan gummi, Hypromellose, Triethylcitrat, Povidon, Eisenoxid gelb, Eisenoxid schwarz; Kapselhülle: Gelatine, Titandioxid, Eisenoxid schwarz, Schellackglasur, Spuren von: Ethanol, Propylenglycol, Ammoniumhydroxid.
EW: Cholesterinsenker (Statin) + ACE-Hemmer + Thrombozytenaggregationshemmer.
AG: Sekundärprophylaxe kardiovaskulärer Ereignisse nach ausreichender Einstellung mit den Einzelsubstanzen.
AA: Nach einer Mahlzeit unzerkaut mit Flüssigkeit schlucken.
DO: 1mal tgl. 1 Kapsel. Erhaltungsdosis von 10 mg Ramipril tgl. ist anzustreben. Nicht für Kinder und Jugendliche.
GA: Soja-, Erdnussallergie, Analgetika-Asthma, Magen/Darm-Ulzera bzw. Blutungen, zerebrovaskuläre Blutungen, Blutungsstörungen, aktive Lebererkrankungen, schwere Leber- oder Nierenschäden, Nierenarterienstenosen, Hämodialyse, schwere Herzinsuffizienz, Angioödeme in Anamnese, hämodynamisch instabile Patienten.
SST: Gegenanzeige. Geeignete Kontrazeption empfohlen.
NW: ASS: Magen/Darm (Ulzera), Bronchospasmen, Atorvastatin: Allergien, ZNS, Magen/Darm, Leber (Hepatitis), Hyperglykämie, Myalgie/Arthralgie, selten Rhabdomyolyse, sehr selten immunvermittelte nekrotisierende Myopathie, interstitielle Lungenkrankheit. Ramipril: Kopfschmerzen, Schwindel, Sehstörungen, Husten, Magen/Darm, Haut, Hypotonie, Angioödeme.
NW aller Einzelsubstanzen siehe Austria Codex-Fachinformation.
WW: Kontraindiziert: Tipranavir, Ritonavir, Glecaprevir / Pibrentasvir, Sacubitril / Valsartan (36 Std. Abstand), Ciclosporin (Rhabdomyolyse), Fusidinsäure (7 Tage Abstand), extrakorporale Behandlungen mit Kontakt zwischen Blut und negativ geladenen Oberflächen (High-Flux-Membranen, LDL-Apherese mit Dextransulfat). Kombination mit Aliskiren nicht empfohlen, bei Patienten mit Nierenschäden oder Diabetes kontraindiziert.
Vorsicht; Starke Hemmer von CYP3A4 oder von Transportproteinen (Gefahr der Rhabdomyolyse). Racecadotril, mTOR- Inhibitoren, Vildagliptin (Angioödeme), Elbasvir/Grazoprevir (Atorvastatin MTD 20 mg), Methotrexat (ab 15 mg/ Woche), Metamizol.
WW der Einzelsubstanzen siehe Austria Codex-Fachinformation.
WH: Vorsicht bei (allergischem) Asthma, Glucose-6-Phosphat-Dehydrogenasemangel, Neigung zu Hyperkaliämie, Diabetes, vor Operationen, bei Prädisposition für Rhabdomyolyse, anamnestischen hämorrhagischem Schlaganfall. Kontrollen: Kreatinkinase, Leber, Niere, Serumkalium.
WH für die Einzelsubstanzen beachten. Verkehrshinweis.
PG: 14 ST * (EKO: N) [€ 9,65], 28 ST * (EKO: N) [€ 18,05]

Trinomia 100 mg/20 mg/5 mg - Hartkapseln 10B11, 41B02
(Z.Nr. 1-36164) RP. P. C10BX06

ZI: Ferrer International, Barcelona, Spanien
Z: 1 Hartkapsel enthält: Acetylsalicylsäure 100 mg, Atorvastatin 20 mg (entspr. Atorvastatin-Calcium-Trihydrat 21,69 mg), Ramipril 5 mg, Tablettenkern: Cellulose, mikrokristalline, Talkum, Carboxymethylstärke, Natrium Typ A, Lactose monohydrat 79,4 mg, Maisstärke, vorverkleistert, Calciumcarbonat, Hydroxypropylcellulose, Polysorbat 80, Crospovidon Typ A, Siliciumdioxid, hochdisperses, Magnesium stearat, Hypromellose, Natriumstearylfumarat; Filmüberzug: Poly(vinylalkohol), Titandioxid, Talkum, Soja-Lecithin 0,48 mg, Xanthan gummi, Hypromellose, Triethylcitrat, Povidon, Eisenoxid gelb, Eisenoxid schwarz; Kapselhülle: Gelatine, Titandioxid, Eisenoxid schwarz, Eisenoxid rot, Schellackglasur, Spuren von: Ethanol, Propylenglycol, Ammoniumhydroxid.
Kurzinformation: siehe Trinomia 100 mg/20 mg/2,5 mg - Hartkapseln, → S. 1455
PG: 14 ST * (EKO: N) [€ 12,75], 28 ST (2) (EKO: G) [€ 16,90]

Trinomia 100 mg/20 mg/10 mg - Hartkapseln 10B11, 41B02
(Z.Nr. 1-36165) RP. P. C10BX06

ZI: Ferrer International, Barcelona, Spanien
Z: 1 Hartkapsel enthält: Acetylsalicylsäure 100 mg, Atorvastatin 20 mg (entspr. Atorvastatin hemicalcium-1,5-Wasser 21,69 mg), Ramipril 10 mg, Tablettenkern: Cellulose, mikrokristalline, Talkum, Carboxymethylstärke, Natrium Typ A, Lactose monohydrat 79,4 mg, Maisstärke, vorverkleistert, Calciumcarbonat, Hydroxypropylcellulose, Polysorbat 80, Crospovidon Typ A, Siliciumdioxid, hochdispers, wasserfrei, Magnesium stearat, Hypromellose, Natriumstearylfumarat; Filmüberzug: Poly(vinylalkohol), Titandioxid, Talkum, Soja-Lecithin 0,48 mg, Xanthan gummi, Hypromellose, Triethylcitrat, Povidon, Eisenoxid gelb, Eisenoxid schwarz; Kapselhülle: Gelatine, Titandioxid, Eisenoxid rot, Schellackglasur, Eisenoxid schwarz, Spuren von: Ethanol, Propylenglycol, Ammoniumhydroxid.
Kurzinformation: siehe Trinomia 100 mg/20 mg/2,5 mg - Hartkapseln, → S. 1455
PG: 14 ST * (EKO: N) [€ 14,75], 28 ST (2) (EKO: G) [€ 17,40]

Trinomia 100 mg/40 mg/2,5 mg - Hartkapseln 10B11, 41B02
(Z.Nr. 1-38016) RP. P. C10BX06

ZI: Ferrer International, Barcelona, Spanien
Z: 1 Hartkapsel enthält: Acetylsalicylsäure 100 mg, Atorvastatin 40 mg (entspr. Atorvastatin-Calcium-Trihydrat 43,38 mg), Ramipril 2,5 mg, Tablettenkern: Cellulose, mikrokristalline, Talkum, Carboxymethylstärke, Natrium Typ A, Lactose monohydrat 79,4 mg, Maisstärke, vorverkleistert, Calciumcarbonat, Hydroxypropylcellulose, Polysorbat 80, Crospovidon Typ A, Siliciumdioxid, hochdispers, wasserfrei, Magnesium stearat, Hypromellose, Natriumstearylfumarat; Filmüberzug: Poly(vinylalkohol), Titandioxid, Talkum, Soja-Lecithin 0,48 mg, Xanthan gummi, Hypromellose, Triethylcitrat, Povidon, Eisenoxid gelb, Eisenoxid rot; Kapselhülle: Gelatine, Titandioxid, Schellack, Eisenoxid schwarz.
Kurzinformation: siehe Trinomia 100 mg/20 mg/2,5 mg - Hartkapseln, → S. 1455
PG: 14 ST * (EKO: N) [€ 8,65], 28 ST * (EKO: N) [€ 16,20]

Trinomia 100 mg/40 mg/5 mg - Hartkapseln 10B11, 41B02
(Z.Nr. 1-38017) RP. P. C10BX06

ZI: Ferrer International, Barcelona, Spanien
Z: 1 Hartkapsel enthält: Acetylsalicylsäure 100 mg, Atorvastatin 40 mg (entspr. Atorvastatin-Calcium-Trihydrat 43,38 mg), Ramipril 5 mg, Tablettenkern: Cellulose, mikrokristalline, Talkum, Carboxymethylstärke, Natrium Typ A, Lactose monohydrat 79,4 mg, Maisstärke, vorverkleistert, Calciumcarbonat, Hydroxypropylcellulose, Polysorbat 80, Crospovidon Typ A, Siliciumdioxid, hochdisperses, Magnesium stearat, Hypromellose, Natriumstearylfumarat; Filmüberzug: Poly(vinylalkohol), Titandioxid, Talkum, Soja-Lecithin 0,48 mg, Xanthan gummi, Hypromellose, Triethylcitrat, Povidon, Eisenoxid gelb, Eisenoxid rot; Kapselhülle: Gelatine, Titandioxid, Eisenoxid gelb, Eisenoxid rot, Schellack, Eisenoxid schwarz.
Kurzinformation: siehe Trinomia 100 mg/20 mg/2,5 mg - Hartkapseln, → S. 1455
PG: 14 ST * (EKO: N) [€ 9,50], 28 ST * (EKO: N) [€ 17,85]

Trinomia 100 mg/40 mg/10 mg - Hartkapseln 10B11, 41B02
(Z.Nr. 1-38018) RP. P. C10BX06

ZI: Ferrer International, Barcelona, Spanien
Z: 1 Hartkapsel enthält: Acetylsalicylsäure 100 mg, Atorvastatin 40 mg (entspr. Atorvastatin-Calcium-Trihydrat 43,38 mg), Ramipril 10 mg, Tablettenkern: Cellulose, mikrokristalline, Talkum, Carboxymethylstärke, Natrium Typ A, Lactose monohydrat 79,4 mg, Maisstärke, vorverkleistert, Calciumcarbonat, Hydroxypropylcellulose, Polysorbat 80, Crospovidon Typ A, Siliciumdioxid, hochdispers, wasserfrei, Magnesium stearat, Hypromellose, Natriumstearylfumarat; Filmüberzug: Poly(vinylalkohol), Titandioxid, Talkum, Soja-Lecithin 0,48 mg, Xanthan gummi, Hypromellose, Triethylcitrat, Povidon, Eisenoxid gelb, Eisenoxid rot; Kapselhülle: Gelatine, Titandioxid, Eisenoxid gelb, Eisenoxid rot, Schellack, Eisenoxid schwarz.
Kurzinformation: siehe Trinomia 100 mg/20 mg/2,5 mg - Hartkapseln, → S. 1455
PG: 14 ST * (EKO: N) [€ 10,70], 28 ST * (EKO: N) [€ 20,10]

Triodena - Dragees 31I02
(Z.Nr. 1-18522) RP. P. G03AB06
ZI: Bayer Austria, Wien
Z: 1 Dragee enthält: Dragee (beige): Gestoden 50 µg, Ethinylestradiol 30 µg; Dragee (dunkelbraun): Gestoden 70 µg, Ethinylestradiol 40 µg; Dragee (weiß): Gestoden 100 µg, Ethinylestradiol 30 µg, Lactose monohydrat 37,45 mg, Maisstärke, Povidon K25, Natriumcalciumedetat, Magnesium stearat, Saccharose 19,37 mg, Povidon K90, Macrogol 6000, Calciumcarbonat, Talkum, Glycerol, Titandioxid, Eisenoxid gelb, Eisenoxid rot, Eisenoxid schwarz, Montanglycolwachs.
EW: Dreistufiges hormonales Kontrazeptivum.

T

AG: Orale Kontrazeption (unter Berücksichtigung der individuellen Risikofaktoren, besonders auf venöse Thromboembolien).
AA: Zum Einnehmen.
DO: Jeden Tag zur gleichen Zeit 1 Tablette an 21 aufeinander folgenden Tagen, dann 7 Tage einnahmefreies Intervall. Entzugsblutung beginnt 2-3 Tage nach der letzten Tablette.
Beginn der Einnahme am 1. Tag der Monatsblutung, bei Wechsel von Minipille oder Intrauterinpessar oder nach Abort im 1. Trimenon sofort, nach einer Geburt oder einem Abort im 2. Trimenon nach 21-28 Tagen.
Details bei überschrittenem Einnahmezeitpunkt siehe Austria Codex-Fachinformation.
Bei Erbrechen oder Durchfall innerhalb von 3-4 Std. nach der Einnahme Ersatztablette einnehmen.
Zum Verschieben der Entzugsblutung ohne Einnahmepause mit der Tabletteneinnahme fortfahren.
GA: Vorliegen oder Risiko für venöse Thromboembolie (auch Prädisposition, größere Operationen mit längerer Immobilisierung). Vorliegen oder Risiko für arterielle Thromboembolie (auch Prädisposition, Myokardinfarkt, Angina pectoris, Schlaganfall oder Vorstufen), hohes Risiko für arterielle Thromboembolie (Diabetes mit Gefäßveränderungen, schwere Hypertonie, schwere Fettstoffwechselstörungen, Prädisposition für Thrombosen), schwere Leberschäden, Lebertumore, sexualhormonabhängige maligne Tumore, nicht abgeklärte vaginale Blutungen, Migräne.
SST: In der Schwangerschaft nicht anwenden, in der Stillzeit nicht empfohlen.
Bei Eintritt einer Schwangerschaft sofort absetzen.
NW: Häufig: Kopfschmerzen, Abdominalschmerzen, Brustschmerzen.
Gelegentlich: Vaginale Candidiasis oder andere Pilzinfektionen, erhöhter Appetit, Depression, Migräne, Schläfrigkeit, Beinkrämpfe, Nervosität, Augenbeschwerden, Herz/Kreislauf (Hypertonie, Hypotonie, selten Thrombose/Embolie), Magen/Darm, Haut, Harnwegsinfektionen, Zwischenblutungen, Ausbleiben der Abbruchblutung, Veränderungen an der Geschlechtsorganen, Hitzewallungen, Gewichtsänderungen, Ödeme.
WW: Gegenanzeige: Ombitasvir/Paritaprevir/Ritonavir, Dasabuvir mit oder ohne Ribavirin (Transaminasenanstieg; 2 Wochen Abstand).
Vorsicht: Leberenzyminduktoren können zur Wirkungsminderung oraler Kontrazeptiva führen: Barbiturate, Bosentan, Carbamazepin, Phenytoin, Primidon, Rifampicin, Arzneimittel gegen HIV oder HCV (Ritonavir, Nevirapin, Efavirenz und andere), Felbamat, Griseofulvin, Oxcarbazepin, Topiramat, Johanniskraut.
Bei Kurzzeitbehandlung Barrieremethode bis 28 Tage nach dem Absetzen anwenden. Bei Langzeitbehandlung wird andere, nichthormonale Verhütungsmethode empfohlen.
Enzyminhibitoren (z.B. Etoricoxib) können die Plasmakonzentrationen von Estrogenen und/oder Progestagenen erhöhen. Ethinylestradiol kann die Plasmakonzentration von Theophyllin oder Tizanidin erhöhen.
WH: Erhöhtes Risiko für arterielle und venöse Thromboembolien beachten. Auf Symptome von apoplektischem Insult oder Myokardinfarkt achten. Blutdruck messen. Leicht erhöhtes Brustkrebsrisiko beachten. Bei Leberfunktionsstörungen orales Kontrazeptivum bis zur Normalisierung der Leberfunktion absetzen. Kein Schutz vor AIDS oder anderen sexuell übertragbaren Krankheiten. Anhaltende Blutungsunregelmäßigkeiten diagnostisch abklären. Durchbruchblutungen und/oder Verhütungsversagen als Folge von Wechselwirkungen mit anderen Arzneimitteln möglich.
PG: 21 ST * (EKO: N) [€ 12,10 n.l.], **3X21** 63 ST * (EKO: N) [€ 31,35]

T

Triplixam 5 mg/1,25 mg/5 mg - Filmtabletten 10B10

(Z.Nr. 1-35510) RP. P. C09BX01
ZI: Les Laboratoires Servier, Suresnes Cedex, Frankreich
Z: 1 Filmtablette enthält: Perindopril arginin 5 mg (entspr. Perindopril 3,395 mg), Indapamid 1,25 mg, Amlodipin 5 mg (entspr. Amlodipin besilat 6,935 mg), Tablettenkern: Calciumcarbonat-Stärke-Verbindung (entspr. Calciumcarbonat 90 %) (entspr. Maisstärke, vorverkleistert 10 %), Cellulose, mikrokristalline, Croscarmellose natrium, Magnesium stearat, Siliciumdioxid, hochdisperses, Stärke, vorverkleistert; Tablettenfilm: Glycerol, Hypromellose (6 mPa*s), Macrogol 6000, Magnesium stearat, Titandioxid.
EW: ACE-Hemmer + Diuretikum + Kalziumkanalblocker.
AG: Essentielle Hypertonie.
AA: Oral, vorzugsweise morgens vor dem Essen.
DO: 1mal tgl. 1 FT. Dosisreduktion bei Nierenschäden. Nicht zur Initialtherapie. Keine Daten an Kindern und Jugendlichen.
GA: Dekompensierte Herzinsuffizienz, schwere Nierenschäden, Nierenarterienstenose, Angioödem, hepatische Enzephalopathie, schwere Leberschäden, Hypokaliämie, schwere Hypotonie, Schock, linksventrikuläre Ausflussobstruktion.
SST: Kontraindiziert im 2. und 3. Trimenon und in der Stillzeit. Im 1. Trimenon nicht empfohlen.
NW: ZNS, Psyche, Sehstörungen, Tinnitus, Herz/Kreislauf (Hypotonie), Husten, Dyspnoe, Magen/Darm, Haut, Angioödeme, Stoffwechsel, sehr selten Leber (Hepatitis).
WW: Gegenanzeige: Sacubitril/Valsartan (Angioödem), extrakorporale Behandlungen (LDL-Apherese, Dialyse mit High Flux-Membranen), Aliskiren: Kontraindiziert bei Diabetes oder Nierenschäden, sonst nicht empfohlen.
Nicht empfohlen: Duale Blockade des Renin-Angiotensin-Aldosteron-Systems, Lithium, kaliumsparende Arzneimittel, Estramustin, Dantrolen, Grapefruitsaft.
Vorsicht: Baclofen, NSAIDs, Antidiabetika, Diuretika, QT-verlängernde Arzneimittel, Amphotericin B, Herzglykoside, CYP3A4-Induktoren und -Inhibitoren, andere Blutdrucksenker, Kortikosteroide, Allopurinol, Anästhetika, Co-Trimoxazol, Antidepressiva, Sympathomimetika, Gold, Jod haltige Kontrastmittel, Ciclosporin, Simvastatin, Clarithromycin. Racecadotril, mTOR-Inhibitoren, z.B. (Tem)sirolimus: Erhöhtes Angioödem-Risiko.
WH: Bei primärem Hyperaldosteronismus nicht empfohlen. Auf Überempfindlichkeit, Angioödem, Blutschäden, anaphylaktische Reaktionen (während Desensibilisierung) achten. Vorsicht bei Diabetes. Kontrollen: Niere, Wasser und Elektrolyte (Kalium, Kalzium). Verkehrshinweis.
PG: 30 ST * (EKO: N) [€ 27,60]

Triplixam 5 mg/1,25 mg/10 mg - Filmtabletten 10B10
(Z.Nr. 1-35511) RP. P. nicht im Handel. C09BX01

Triprim 200 mg - Tabletten 52A01, 34K

(Z.Nr. 1-20195) RP. P. J01EA01
ZI: Teva, Haarlem, Niederlande
Z: 1 Tablette enthält: Trimethoprim 200 mg, Cellulose, mikrokristalline, Maisstärke, Povidon, Talkum, Siliciumdioxid, hochdisperses, Magnesium stearat, Gelatine.
EW: Bakteriostatisches Chemotherapeutikum.
AG: Infektionen durch empfindliche Erreger: Harntrakt, Atemwege, Verdauungs- trakt (Salmonellen, Reisediarrhoe).
AA: Unzerkaut mit reichlich Flüssigkeit zu den Mahlzeiten einnehmen.
DO: Unkomplizierte Harnwegsinfektionen: 2mal 150 mg oder 1mal 300 mg tgl.
Akute Infektionen: TD 200-400 mg in 2 ED, MTD 600 mg. Schulkinder 2mal tgl. 100mg.
Akuter unkomplizierter Harnwegsinfekt: 1mal 400-600 mg.
Langzeitgabe: 1mal tgl. 200 mg.
Typhus: 2mal tgl. 200 mg über 14 Tage.
Reisediarrhoe: 2mal tgl. 200 mg über 5 Tage.
Dosisreduktion bei schweren Nierenschäden.
GA: Blutbildungsstörungen, Leber-, Nierenschäden, fragiles X-Chromosom.
SST: Nicht anwenden.
NW: Magen/Darm, Haut, ZNS, Leber, Niere, Blutbild, vereinzelt aseptische Meningitis.
WW: Vorsicht: Andere Folsäureantagonisten verstärkt; Chemotherapie (Knochenmark), Antikoagulantien verstärkt, Ciclosporin (Nierenschäden), Orale Antidiabetika verstärkt. Orale Kontrazeptiva abgeschwächt.
Spironolacton (Hyperkaliämie).
WH: Kontrollen: Leber, Niere, Blutbild. Ev. Folsäuresubstitution. Dialysierbar.
PG: 10 ST (2) (EKO: G) [€ 4,45], 25 ST (EKO: G) [€ 9,10]

Triprim 300 mg - Tabletten 52A01, 34K

(Z.Nr. 1-20196) RP. P. J01EA01
ZI: Teva, Haarlem, Niederlande
Z: 1 Tablette enthält: Trimethoprim 300 mg, Cellulose, mikrokristalline, Maisstärke, Povidon, Talkum, Siliciumdioxid, hochdisperses, Magnesium stearat, Gelatine.
Kurzinformation: siehe Triprim 200 mg - Tabletten, → S. 1456
PG: 5 ST (EKO: G) [€ 3,35], 10 ST (EKO: G) [€ 5,65]

Triptofem 0,1 mg/ml - Injektionslösung in einer Fertigspritze 29C03
(Z.Nr. 1-31763) NR. P. E. nicht im Handel. L02AE04

Trisenox 1 mg/ml - Konzentrat zur Herstellung einer Infusionslösung 55L
(Z.Nr. EU/1/02/204/*) NR. P. nicht im Handel. L01XX27

Trisenox 2 mg/ml - Konzentrat zur Herstellung einer Infusionslösung 55L

(Z.Nr. EU/1/02/204/*) NR. P. L01XX27
ZI: Teva, Haarlem, Niederlande
Z: 1 ml Konzentrat enthält: Arsentrioxid 2 mg, Natriumhydroxid, Salzsäure zur pH-Wert-Einstellung, Wasser für Injektionszwecke.

EW: Antineoplastisch; Schädigung bzw. Abbau des Fusionsprotein PML/RAR-alpha.
AG: Akute Promyelozytenleukämie (APL) bei Vorhandensein einer t(15;17)-Translokation und/oder des Promyelozytenleukämie/ Retinsäurerezeptor-alpha-(PML/RAR-alpha-)Gens: -Neu diagnostizierte akute Promyelozytenleukämie (APL) in Kombination mit all-trans-Retinsäure.
-Rezidivierende/refraktäre akute Promyelozytenleukämie (APL) nach Vorbehandlung mit Retinoid und Chemotherapie.
AA: Durchstechflasche mit 6 ml Konzentrat enthält 12 mg Arsentrioxid: Konzentration 2mg/ml. Achtung **VERWECHSLUNGSGEFAHR** mit Ampullen! Nach Verdünnung (mit Gluocse- oder NaCl-Lösung) i.v. Infusion über 1-2(-4) Stunden.
DO: Neu diagnostizierte APL: -Induktion: Tgl. 0,15 mg/kg KG, bis zur Vollremission (max. 60 Tage).
-Konsolidierung: Tgl. 0,15 mg/kg KG an 5 Tagen pro Woche über 4 Wochen, dann 4 Wochen Pause. Insgesamt 4 Behandlungszyklen.
Rezidivierende/ refraktäre APL: -Induktion: Tgl. 0,15 mg/kg KG, bis zur Vollremission (max. 50 Tage).
-Konsolidierung: Beginn 3-4 Wochen nach Ende der Induktion; Tgl. 0,15 mg/kg KG an 5 aufeinander folgenden Tagen, dann 2 Tage Pause, über 5 Wochen (= 25 Dosen).
Keine Dosisempfehlung für Kinder und Jugendliche.
SST: Wirkstoff ist embryotoxisch und teratogen. Wirksame Kontrazeption für Männer und Frauen erforderlich. Nicht stillen.
NW: Hyperglykämie, Hypokaliämie, (febrile) Neutropenie, Thrombozytopenie, Leukozytose, Magen/Darm, Leber (ALT-Erhöhung), Herz (QT-Verlängerung), Lunge (Dyspnoe, Pleuraerguss), Myalgie, Knochenschmerzen, Herpes zoster, Fatigue, Fieber, periphere Neuropathien, Gewichtszunahme, Elektrolytverschiebungen, Nierenversagen, Haut, Entstehung von Zweittumoren, APL-Differenzierungssyndrom, Enzephalopathie.
WW: Vorsicht: QT-verlängernde Substanzen, Hypokaliämie oder Hypomagnesiämie induzierende Arzneimittel, lebertoxische Arzneimittel.
WH: Achtung VERWECHSLUNGSGEFAHR mit Ampullen (andere Konzentration!)! Bei toxischer Reaktion Grad 3 oder höher Behandlung anpassen oder aussetzen. Vorsicht bei Leber- oder Nierenschäden. Keine Untersuchungen an Dialysepatienten. Kontrolle: Elektrolyte, Blutzucker, Blutbild, Leber, Niere, Gerinnung, EKG (QT-Zeit).
Bei Überdosierung: massive Blutungen, septischer Schock, APL-Differenzierungssyndrom, Nieren-, Leberversagen möglich.
Maßnahmen bei Überdosierung: Dimercaprol (3 mg/kg KG i.m. alle 4 Stunden), dann 250 mg Penicillamin oral bis 4mal tgl., bei Koagulopathie Dimercaptosuccinsäure-Succimer (10 mg/kg KG bzw 350 mg/m² KOF alle 8 Stunden über 5 Tage, dann alle 12 Stunden über 2 Wochen).
PG: 10 ST * (EKO: N) [€ 5.960,25]

Trisequens - Filmtabletten
31H07, 29E02, 38D04

(Z.Nr. 0-16893) RP. P. G03FB05

ZI: Novo-Nordisk Pharma, Wien
Z: 1 Durchstechflasche enthält: Tablette, blau: Estradiol 2 mg (entspr. Estradiol hemihydrat); Tablette, weiss: Estradiol 2 mg (entspr. Estradiol hemihydrat), Norethisteron acetat 1 mg; Tablette, rot: Estradiol 1 mg (entspr. Estradiol hemihydrat), Tablettenkern: Lactose monohydrat 36,3-37,3 mg, Maisstärke, Hydroxypropylcellulose, Talkum, Magnesium stearat; Filmüberzug: Tablette, blau: Hypromellose, Talkum, Titandioxid, Indigotin, Macrogol 400; Tablette, weiss: Hypromellose, Triacetin, Talkum; Tablette, rot: Hypromellose, Talkum, Titandioxid, Eisenoxid rot, Propylenglykol.
EW: Östrogen + Gestagen.
AG: Substitutionstherapie für klimakterische Beschwerden, nicht als Kontrazeptivum. Mittel 2. Wahl zur Prävention einer Osteoporose bei postmenopausalen Frauen.
AA: Unzerkaut mit viel Flüssigkeit immer zur gleichen Tageszeit.
DO: Täglich 1 Filmtablette in der angegebenen Reihenfolge. Therapiebeginn bei hysterektomierten Frauen bzw. in der Postmenopause jederzeit möglich. Möglichst niedrig dosieren.
GA: Mammakarzinom (auch in der Anamnese), estrogenabhängige maligne Tumore (z.B. Endometriumkarzinom), nicht abgeklärte Genitalblutungen, unbehandelte Endometriumhyperplasie, venöse oder arterielle Thromboembolie (z.B. Angina pectoris, Herzinfarkt), Prädisposition für Thrombosen, Lebererkrankungen (auch in der Anamnese), Porphyrie.
SST: Nicht indiziert.
NW: Häufig: Depressionen, Kopfschmerzen, Magen/Darm, Krämpfe in den Beinen, Brustvergrößerung, Brustschmerzen, Ödeme, Gewichtszunahme.
Gelegentlich: Sehstörungen, venöse Embolien, Cholelithiasis, Hautausschlag.
Häufigkeit unbekannt: Generalisiserte Überempfindlichkeit, Verschlechterung von Migräne, Schlaganfall, Schwindel, Alopezie, Hypertonie, Myokardinfarkt, Herzinsuffizienz, vaginale Candidiasis, estrogenabhängige gutartige und bösartige Neubildungen, Schlaflosigkeit, Epilepsie, Verschlechterung von Asthma, wahrscheinliche Demenz.
Erhöhtes Risiko für Brustkrebs, venöse Thromboembolien, koronare Herzkrankheit, ischämischen Schlaganfall.
WW: Enzyminduktoren (Antikonvulsiva, Antiinfektiva, Johanniskraut) beschleunigen Abbau von Estrogenen und Gestagenen.
WH: Hormonersatztherapie nur bei Symptomen beginnen, die die Lebensqualität beeinträchtigen. Mindestens einmal jährlich Nutzen/Risiko-Abschätzung erforderlich.
Medizinische Untersuchungen vor und regelmäßig während der Therapie.
Besondere Überwachung bei Gebärmutter-Leiomyom, Endometriose, Risikofaktoren für estrogenabhängige Tumore, Hypertonie, Herz-, Nieren-, Leberschäden, Diabetes, Cholelithiasis, Migräne, Lupus erythematodes, Endometriumhyperplasie in der Anamnese, Epilepsie, Asthma, Otosklerose.
Bei Ikterus, Blutdruckanstieg, erstmaligen migräneartigen Kopfschmerzen, Schwangerschaft Behandlung sofort abbrechen.
Erhöhtes Endometriumkarzinomrisiko bei alleiniger Estrogentherapie, daher bei nicht hysterektomierten Frauen über mindestens 12 Tage pro Zyklus zusätzlich Gestagen geben.
Erhöhtes Brustkrebsrisiko bei kombinierter Behandlung mit Estrogen und Gestagen beachten.
Erhöhtes Risiko für venöse Thromboembolien (VTE); bei VTE sofort Therapie abbrechen. Keine Hinweise auf kardiovaskulären Nutzen einer kontinuierlichen Hormonersatztherapie, aber erhöhtes Risiko für ischämischen Schlaganfall. Erhöhtes Ovarialkarzinomrisiko bei Estrogen-Monotherapie. Erhöhtes Demenzrisiko bei Frauen, die nach dem 65.
Lebensjahr mit Hormonersatztherapie beginnen.
PG: 28 ST IND (2) (EKO: G) [€ 10,20]

Trispan 20 mg/ml - Injektionssuspension 31F01
(Z.Nr. 1-35416) NR. P. nicht im Handel. H02AB08

Trisuva 1 mg/ml - Infusionslösung
10C

(Z.Nr. 1-38383) NR. P. B01AC21

ZI: AOP Orphan Pharmaceuticals, Wien
Z: 1 ml Infusionslösung enthält: Treprostinil 1 mg (entspr. Treprostinil natrium), Metacresol, Natriumcitrat dihydrat, Natriumchlorid, Salzsäure, Natriumhydroxid, Wasser für Injektionszwecke.
EW: Prostazyklin-Analogon, gefäßerweiternd.
AG: Idiopathische oder hereditäre pulmonale arterielle Hypertonie (PAH) bei erwachsenen Patienten mit NYHA-Klasse III.
AA: S.c. (bevorzugt) oder eventuell verdünnt als i.v. Dauerinfusion (max. 24 Std. wegen Bakteriämie-Risiko).
DO: Initial 1,25 ng/kg/min, bei schlechter Verträglichkeit 0,625 ng/ kg/min. Dosisanpassung nach Bedarf. Mittlere Dosis nach 12 Monaten 26 ng/kg/min, nach 24 Monaten 36 ng/kg/min, nach 48 Monaten 42 ng/kg/min. Nicht plötzlich absetzen.
Bei adipösen Patienten nach Idealgewicht dosieren.
Keine Daten bei Patienten unter 18 Jahren.
Details siehe Austria-Codex - Fachinformation.
GA: Pulmonale arterielle Hypertonie mit Venenverschlusserkrankung, kongestive Herzinsuffizienz, schwerer Leberschäden, aktive Magen/Darm-Ulzera, Blutungen, Herzklappenfehler, schwere zerebro- oder kardiovaskuläre Ereignisse innerhalb der letzten Monate.
SST: Nutzen/Risiko-Abwägung, nicht stillen. Kontrazeption empfohlen.
NW: Lokale Reaktionen, Kopfschmerzen, Hitzegefühl, Hypotonie, Magen/Darm, Hautausschläge, Kieferschmerzen, Gliederschmerzen, Blutungen; High-Output-Herzinsuffizienz, bei i.v. Infusion Bakteriämie und Sepsis.
WW: Vorsicht: CYP2C8-Induktoren (z.B. Rifampicin) oder -Hemmer (z.B. Gemfibrozil): Dosisanpassung. Blutdrucksenker verstärkt, Gerinnungshemmer, Thrombozytenaggregationshemmer (erhöhtes Blutungsrisiko).
WH: Anwendung bei systolischen Arteriendruck unter 85 mm Hg nicht empfohlen. Vorsicht bei Leber- und Nierenschäden. Verkehrshinweis.
PG: 10 ML RE1 (EKO: Y) [€ 1.287,65]

Trisuva 2,5 mg/ml - Infusionslösung
10C

(Z.Nr. 1-38380) NR. P. B01AC21

ZI: AOP Orphan Pharmaceuticals, Wien
Z: 1 ml Infusionslösung enthält: Treprostinil 2,5 mg (entspr. Treprostinil natrium), Metacresol, Natriumcitrat dihydrat, Natriumchlorid, Salzsäure, Natriumhydroxid, Wasser für Injektionszwecke.
Kurzinformation: siehe Trisuva 1 mg/ml - Infusionslösung, → S. 1457
PG: 10 ML RE1 (EKO: Y) [€ 2.816,15]

T

Trisuva 5 mg/ml - Infusionslösung 10C
(Z.Nr. 1-38381) NR. P. B01AC21
ZI: AOP Orphan Pharmaceuticals, Wien
Z: 1 ml Infusionslösung enthält: Treprostinil 5 mg (entspr. Treprostinil natrium), Metacresol, Natriumcitrat dihydrat, Natriumchlorid, Salzsäure, Natriumhydroxid, Wasser für Injektionszwecke.
Kurzinformation: siehe Trisuva 1 mg/ml - Infusionslösung, → S. 1457
PG: 10 ML RE1 (EKO: Y) [€ 5.105,45]

Trisuva 10 mg/ml - Infusionslösung 10C
(Z.Nr. 1-38382) NR. P. B01AC21
ZI: AOP Orphan Pharmaceuticals, Wien
Z: 1 ml Infusionslösung enthält: Treprostinil 10 mg (entspr. Treprostinil natrium), Metacresol, Natriumcitrat dihydrat, Natriumchlorid, Salzsäure, Natriumhydroxid, Wasser für Injektionszwecke.
Kurzinformation: siehe Trisuva 1 mg/ml - Infusionslösung, → S. 1457
PG: 10 ML RE1 (EKO: Y) [€ 10.279,65]

Tritace 1,25 mg - Tabletten 10A01
(Z.Nr. 1-20030) RP. P. C09AA05
ZI: sanofi-aventis, Wien
Z: 1 Tablette enthält: Ramipril 1,25 mg, Hypromellose, Maisquellstärke, Cellulose, mikrokristalline, Natriumstearylfumarat.
EW: ACE-Hemmer.
AG: - Hypertonie
- Kardiovaskuläre Prävention bei manifester atherothrombotischer Erkrankung oder Diabetes + mindestens einem kardiovaskulären Risikofaktor)
- Nierenerkrankungen: Glomeruläre diabetische und nicht diabetische Nephropathie
- Symptomatische Herzinsuffizienz
- Sekundäre Prävention nach akutem Myokardinfarkt.
AA: Mit ausreichend Flüssigkeit unzerkaut einnehmen.
DO: Bei mit Diuretika behandelten Patienten initiale TD 1,25 mg.
- Hypertonie, Kardiovaskuläre Prävention: TD anfangs 2,5 mg, dann Dosis anpassen. MTD 10 mg.
- Nierenerkrankungen: TD initial 1,25 mg, langsam steigern, MTD 5 mg.
- Symptomatische Herzinsuffizienz: TD initial 1,25 mg, langsam steigern, MTD 10 mg.
- Sekundäre Prävention nach akutem Myokardinfarkt: Initial 2x tgl. (1,25)-2,5 mg 48 Std. nach dem Infarkt über 3 Tage. MTD 2x5 mg.
Dosisreduktion bei Nieren- oder Leberschäden, älteren Patienten.
Keine Dosisempfehlungen für Kinder.
GA: Angioneurotisches Ödem, Nierenarterienstenose, hypotesive oder hämodynamisch instabile Patienten.
SST: Kontraindiziert im 2. und 3. Trimenon; im 1. Trimenon und in der Stillzeit nicht empfohlen.
NW: Starker Blutdruckabfall, trockener Husten, angioneurotische Ödeme, Niere, Leber, Pankreatitis, Haut, Blutbild, ZNS, Psyche, Magen/Darm, Anstieg des Serumkaliums.
WW: Gegenanzeige: Sacubitril / Valsartan (36 Std. Abstand). Extrakorporakle Behandlungen (Hämodialyse oder Hämofiltration mit High-Flux-Membranen, LDL-Apherese mit Dextransulfat). Kombination mit Aliskiren nicht empfohlen, bei Patienten mit Nierenschäden oder Diabetes kontraindiziert. Duale Blockade des Renin-Angiotensin-Aldosteron-Systems nicht empfohlen Vorsicht: Kalium und Kalium erhöhende Substanzen, andere Blutdrucksenker, Vasopressoren, hämatotoxische Substanzen; Lithium, Antidiabetika, NSARs, ASS. Erhöhtes Risiko von Angioödemen durch Temsirolimus, Everolimus, Sirolimus, Vildagliptin, Racecadotril.
WH: Behandlung möglichst 1 Tag vor einer Operation abbrechen. Kontrollen: Niere, Kalium, Blutbild. Verkehrshinweis.
PG: 28 ST (2) (EKO: G) [€ 4,65]

Tritace 2,5 mg - Tabletten 10A01
(Z.Nr. 1-20031) RP. P. C09AA05
ZI: sanofi-aventis, Wien
Z: 1 Tablette enthält: Ramipril 2,5 mg, Hypromellose, Maisquellstärke, Cellulose, mikrokristalline, Natriumstearylfumarat, Eisenoxid gelb.
Kurzinformation: siehe Tritace 1,25 mg - Tabletten, → S. 1458
PG: 28 ST (2) (EKO: G) [€ 4,70]

Tritace 5 mg - Tabletten 10A01
(Z.Nr. 1-20028) RP. P. C09AA05
ZI: sanofi-aventis, Wien
Z: 1 Tablette enthält: Ramipril 5 mg, Hypromellose, Maisquellstärke, Cellulose, mikrokristalline, Natriumstearylfumarat, Eisenoxid rot.
Kurzinformation: siehe Tritace 1,25 mg - Tabletten, → S. 1458
PG: 28 ST (2) (EKO: G) [€ 7,85]

Tritace 10 mg - Tabletten 10A01
(Z.Nr. 1-23516) RP. P. C09AA05
ZI: sanofi-aventis, Wien
Z: 1 Tablette enthält: Ramipril 10 mg, Hypromellose, Maisquellstärke, Cellulose, mikrokristalline, Natriumstearylfumarat.
Kurzinformation: siehe Tritace 1,25 mg - Tabletten, → S. 1458
PG: 28 ST (2) (EKO: G) [€ 13,15]

Tritazide 2,5 mg/12,5 mg - Tabletten 10B05
(Z.Nr. 1-20398) RP. P. C09BA05
ZI: sanofi-aventis, Wien
Z: 1 Tablette enthält: Ramipril 2,5 mg, Hydrochlorothiazid 12,5 mg, Hypromellose, Stärke, quellbar, Cellulose, mikrokristalline, Natriumstearylfumarat.
EW: Kombination ACE-Hemmer + Diuretikum.
AG: Essentielle Hypertonie bei nicht ausreichender Monotherapie.
AA: Morgens unzerkaut mit reichlich Flüssigkeit einnehmen.
DO: Möglichst niedrig: 1mal tgl. 1 Tablette der niedrigeren Stärke, bei Bedarf nach mindestens 3 Wochen auf 1 Tablette der höheren Stärke wechseln.
GA: Sulfonamidempfindlichkeit, angioneurotisches Ödem, Nierenarterienstenose, nach Nierentransplantation, Dialyse mit Polyacrylnitril-metalylsulfonat-high-flux-Membranen, schwere Kardiomyopathien, Leberschäden, Kinder und Jugendliche.
SST: Gegenanzeige im 2. und 3. Trimenon und in der Stillzeit; im 1. Trimenon nicht empfohlen.
NW: Überempfindlichkeit, angioneurotisches Ödem, Haut, Herz/Kreislauf (schwere Hypotonie), ZNS, Psyche, Magen/Darm, Niere, Husten, Augen (akute Kurzsichtigkeit, Engwinkelglaukom), Stoffwechsel, Atemwege, Leukopenie, Labor, erhöhtes Risiko von nicht- melanozytärem Hautkrebs.
WW: Sacubitril/Valsartan kontraindiziert (36 Std. Abstand). Kombination mit Aliskiren nicht empfohlen, bei Patienten mit Nierenschäden oder Diabetes kontraindiziert. Duale Blockade des Renin-Angiotensin-Aldosteron-Systems nicht empfohlen. Vorsicht: Kalium und Kalium erhöhende Substanzen, Heparin (Hyperkaliämie), Lithium, andere Blutdrucksenker verstärkt, nichtsteroidale Antiphlogistika abschwächend, curareartige Muskelrelaxantien verstärkt, Zytostatika (Leukopenie), Cholestyramin (nicht gleichzeitig geben). Blutzuckersenker verstärkt. (Tem)sirolimus, Everolimus, Vildagliptin, Racecadotril (Angioödeme), mTOR- Inhibitoren, z.B. Sirolimus (Angioödeme).
WW der Einzelsubstanzen beachten.
WH: Vorsicht bei Ischämie, Lupus erythematodes, gestörter Immunreaktion, Salz- oder Flüssigkeitsmangel, Psoriasis.
Kontrollen: Blutdruck, Schwellungen im Gesichtsbereich, Niere, Blutbild, Leber, Elektrolyte, Verkehrshinweis. Positive Dopingtests möglich.
PG: 28 ST (2) (EKO: G) [€ 5,00]

Tritazide 5 mg/25 mg - Tabletten 10B05
(Z.Nr. 1-20395) RP. P. C09BA05
ZI: sanofi-aventis, Wien
Z: 1 Tablette enthält: Ramipril 5 mg, Hydrochlorothiazid 25 mg, Hypromellose, Stärke, quellbar, Cellulose, mikrokristalline, Natriumstearylfumarat.
Kurzinformation: siehe Tritazide 2,5 mg/12,5 mg - Tabletten, → S. 1458
PG: 28 ST (2) (EKO: G) [€ 8,50]

Trittico 100 mg - Filmtabletten 49A07
(Z.Nr. 1-19029) RP. P. nicht im Handel. N06AX05

Trittico retard 75 mg - Tabletten 49A07
(Z.Nr. 1-23300) RP. P. N06AX05
ZI: Angelini Pharma Österreich, Wien
Z: 1 Tablette enthält: Trazodon hydrochlorid 75 mg, Saccharose 42 mg, Polyvinylpyrrolidon, Carnaubawachs, Magnesium stearat.
EW: Antidepressivum.
AG: Depressive Erkrankungen mit oder ohne Angstkomponente oder Schlafstörungen.
AA: Unzerkaut mit Flüssigkeit nach den Mahlzeiten. TD als Einzeldosen oder in 2 Dosen (höhere Teildosis am Abend).
DO: TD initial 50-100 mg, dann meist 150-300 mg. MTD ambulant 400 mg, stationär 600 mg.
Für Kinder und Jugendliche nicht empfohlen.
GA: Alkohol-, Schlafmittelvergiftung, frischer Herzinfarkt.
SST: Vorsicht, erhöhtes Risiko einer primären pulmonalen Hypertonie beim Neugeborenen beachten. Nutzen/Risiko-Abwägung in der Stillzeit.
NW: Müdigkeit, Magen/Darm, Leber, Mundtrockenheit, Schlafstörungen, Hypotonie, Kopfschmerzen, Blutdruckabfall, Tachykardie, Herzrhythmusstörungen, Ödeme, Sehstörungen, selten Haut, Allergien, suizidales Verhalten, Blutbild, Priapismus, Serotoninsyndrom. NW können auch Symptome der Depression sein.
WW: Nicht empfohlen: Trizyklische Antidepressiva, MAO-Hemmer

(2 Wochen Abstand). Vorsicht: Blutdrucksenker, Sedativa, ZNS-aktive Substanzen, Muskelrelaxantien, volatile Anästhetika verstärkt. Phenothiazine (Blutdrucksenkung). QT-verlängernde Substanzen. Phenytoin, Digoxin, Warfarin. Andere serotonerge Substanzen (Serotoninsyndrom). CYP3A4-Hemmer (Trazodon-Dosis ggf.reduzieren), Carbamazepin, Fluoxetin. Schocktherapie vermeiden. Cave Alkohol.
WH: Vorsicht bei Epilepsie, Leber-, Nierenschäden, Herzerkrankungen, QT-Verlängerung, Hyperthyreose, Prostatahypertrophie, erhöhtem Augeninnendruck. Patienten mit Herzschäden (Rhythmusstörungen) sorgfältig überwachen. Dosis schrittweise reduzieren. Verkehrshinweis. Auf erhöhte Suizidalität achten.
Bei Überdosierung Krämpfe und anticholinerge Symptome, Atemstillstand, Koma. Keine gleichzeitige Schocktherapie. Engmaschige Überwachung bei Suizidgefahr.
PG: 30 ST (2) (EKO: G) [€ 6,45]

Trittico retard 150 mg - Tabletten 49A07
(Z.Nr. 1-23301) RP. P. N06AX05
ZI: Angelini Pharma Österreich, Wien
Z: 1 Tablette enthält: Trazodon hydrochlorid 150 mg, Saccharose 84 mg, Polyvinylpyrrolidon, Carnaubawachs, Magnesium stearat.
Kurzinformation: siehe Trittico retard 75 mg - Tabletten, → S. 1458
PG: 20 ST (2) (EKO: G) [€ 8,60], 60 ST (EKO: G) [€ 21,85]

Triumeq 50 mg/600 mg/300 mg - Filmtabletten 35E04
(Z.Nr. EU/1/14/940/*) NR. P. J05AR13
ZI: ViiV Healthcare, Zeist, Niederlande
Z: 1 Filmtablette enthält: Dolutegravir 50 mg (entspr. Dolutegravir natrium), Abacavir 600 mg (entspr. Abacavir sulfat), Lamivudin 300 mg, Tablettenkern: Mannitol, Cellulose, mikrokristalline, Povidon K29-32, Poly(O-carboxymethyl)stärke-Natrium Salz, Magnesium stearat; Filmüberzug: Poly(vinylalkohol), Titandioxid, Macrogol, Talkum, Eisen(II,III)-oxid, Eisen(III)-oxid.
EW: Antivirale Kombination.
AG: HIV-Infektionen.
AA: Oral.
DO: Personen über 12 Jahren und mind. 40 kg KG: 1mal tgl. 1 Tablette.
Keine Daten an Kindern.
SST: Strenge Nutzen/Risiko-Abwägung in der Schwangerschaft. Kontrazeption empfohlen. HIV-infizierte Frauen sollen unter keinen Umständen stillen.
NW: Überempfindlichkeit, Magen/Darm, Asthenie, Schlaflosigkeit, Schwindel, Kopfschmerz, Psyche (Suizidgedanken), Haut (auch schwere Reaktionen), Leber (akutes Leberversagen), Untersuchungen, Immun-Rekonstitutions-Syndrom, mitochondriale Funktionsstörung, Arthralgie, Osteonekrose, opportunistische Infektionen, Gewichtszunahme, Anstieg der Blutfette und der Blutglukose.
WW: Gegenanzeige: (Dal)fampridin.
Nicht empfohlen: Cladribin.
Vorsicht: Metformin (Dosisanpassung).
Triumeq 2 Std. vor oder 6 Std. nach Calcium-, Magnesium- oder Eisen-hältiger Arzneimittel (Antazida, Multivitaminpräparate) einnehmen.
WW mit vielen Arzneimitteln möglich.
WW der Einzelsubstanzen beachten (siehe Austria Codex - Fachinformation)
WH: Auf Überempfindlichkeitsreaktionen achten, bei Überempfindlichkeit auf Abacavir nie wieder anwenden. Vor Therapiebeginn immer HLA-B*5701-Status dokumentieren, bei positivem Status nie anwenden. Vorsicht bei Leberschäden (Risiko für Laktatazidose). Erhöhtes Risiko von NW bei chronischer Hepatitis B oder C. Bei Integrase-Inhibitor-Resistenz nicht empfohlen. Verkehrshinweis.
PG: 30 ST RE1 (EKO: Y) [€ 1.048,75]

Triumeq 50 mg/600 mg/300 mg - Filmtabletten 35E04
(Z.Nr. EU/1/14/940/*) NR. P. Parallelimport. J05AR13
n.l.
V: Abacus Medicine, Copenhagen, Dänemark
Z: 1 Filmtablette enthält: Dolutegravir 50 mg (entspr. Dolutegravir natrium), Abacavir 600 mg (entspr. Abacavir sulfat), Lamivudin 300 mg, Tablettenkern: Mannitol, Cellulose, mikrokristalline, Povidon K29-32, Poly(O-carboxymethyl)stärke-Natrium Salz, Magnesium stearat; Filmüberzug: Poly(vinylalkohol), Titandioxid, Macrogol, Talkum, Eisen(II,III)-oxid, Eisen(III)-oxid.
PG: 30 ST * (EKO: N) [€ 1.058,10 n.l.]

Triumeq 50 mg/600 mg/300 mg - Filmtabletten 35E04
(Z.Nr. EU/1/14/940/*) NR. P. Parallelimport. J05AR13
V: Haemato Pharm, Schönefeld, Deutschland
Z: 1 Filmtablette enthält: Dolutegravir 50 mg (entspr. Dolutegravir natrium), Abacavir 600 mg (entspr. Abacavir sulfat), Lamivudin 300 mg, Tablettenkern: Mannitol, Cellulose, mikrokristalline, Povidon K29-32, Poly(O-carboxymethyl)stärke-Natrium Salz, Magnesium stearat; Filmüberzug: Poly(vinylalkohol), Titandioxid, Macrogol, Talkum, Eisen(II,III)-oxid, Eisen(III)-oxid.
PG: 30 ST RE1 (EKO: Y) [€ 1.044,20]

Triumeq 50 mg/600 mg/300 mg - Filmtabletten 35E04
(Z.Nr. EU/1/14/940/*) NR. P. Parallelimport. J05AR13
V: Orifarm, Leverkusen, Deutschland
Z: 1 Filmtablette enthält: Dolutegravir 50 mg (entspr. Dolutegravir natrium), Abacavir 600 mg (entspr. Abacavir sulfat), Lamivudin 300 mg, Tablettenkern: Mannitol, Cellulose, mikrokristalline, Povidon K29-32, Poly(O-carboxymethyl)stärke-Natrium Salz, Magnesium stearat; Filmüberzug: Poly(vinylalkohol), Titandioxid, Macrogol, Talkum, Eisen(II,III)-oxid, Eisen(III)-oxid.
PG: 30 ST RE1 (EKO: Y) [€ 1.048,75]

Triveram 10 mg/5 mg/5 mg - Filmtabletten 10B11, 41B02
(Z.Nr. 1-36490) RP. P. C10BX11
ZI: Les Laboratoires Servier, Suresnes Cedex, Frankreich
Z: 1 Filmtablette enthält: Atorvastatin 10 mg, (entspr. Atorvastatin-Calcium-Trihydrat 10,82 mg), Perindopril arginin 5 mg (entspr. Perindopril 3,4 mg), Amlodipin 5 mg (entspr. Amlodipin besilat 6,94 mg), Tablettenkern: Lactose monohydrat 27,46 mg, Calciumcarbonat, Hydroxypropylcellulose, Carboxymethylstärke, Natrium Typ A, Cellulose, mikrokristalline, Maltodextrin, Magnesium stearat; Filmüberzug: Glycerol, Hypromellose, Macrogol 6000, Magnesium stearat, Titandioxid, Eisenoxid gelb.
EW: Kombination mit Wirkung auf den Lipidstoffwechsel.
AG: Hypertonie und/oder stabile koronare Herzkrankheit mit primärer Hypercholesterinämie oder gemischter Hyperlipidämie bei auf Atorvastatin + Perindopril + Amlodipin hinreichend eingestellten Patienten.
AA: Vor einer Mahlzeit am Morgen einnehmen.
DO: 1 Tablette tgl.; nicht zur Initialtherapie. Für Kinder und Jugendliche nicht empfohlen.
GA: Leberschäden, Schock, linksventrikuläre Obstruktion, instabile Herzinsuffizienz, Nierenarterienstenose, Angioödem.
GA der Einzelsubstanzen beachten.
SST: Gegenanzeige.
NW: Überempfindlichkeit, Psyche, Magen/Darm, Leber, Angioödeme, Haut (auch schwere Reaktionen), Arthralgie, Myalgie, Hypotonie, Untersuchungen.
NW der Einzelsubstanzen beachten.
WW: Gegenanzeige: Sacubitril/Valsartan (Angioödem), Glecaprevir / Pibrentasvir (Myopathie), extrakorporale Behandlungen (High Flux- Membranen, Lipoprotein-Apherese), Aliskiren (Gegenanzeige bei Diabetes oder Nierenschäden, sonst nicht empfohlen). Fusidinsäure (Gegenanzeige wegen Rhabdomyolysegefahr. 7 Tage Abstand).
Nicht empfohlen: Duale Blockade des Renin-Angiotensin-Aldosteron-Systems, Lithium, Letermovir + Ciclosporin.
Vorsicht: Starke CYP3A4- Hemmer (erhöhen Atorvastatin- Spiegel), Elbasvir / Grazoprevir, Letermovir (MTD 20 mg Atorvastatin), Co-Trimoxazol (Hyperkaliämie), mTOR-Inhibitoren, z.B. Sirolimus, Racecadotril (Angioödeme). Boceprevir (MTD 20 mg Atorvastatin), Rifampicin. WW der Einzelsubstanzen beachten.
WH: Bei primärem Hyperaldosteronismus nicht empfohlen. Kontrollen: Leber, Kreatinkinase (Myopathierisiko).
WH der Einzelsubstanzen beachten. Verkehrshinweis.
PG: 30 ST * (EKO: N) [€ 51,80]

Triveram 20 mg/5 mg/5 mg - Filmtabletten 10B11, 41B02
(Z.Nr. 1-36491) RP. P. nicht im Handel. C10BX11

Triveram 20 mg/10 mg/5 mg - Filmtabletten 10B11, 41B02
(Z.Nr. 1-36492) RP. P. nicht im Handel. C10BX11

Triveram 20 mg/10 mg/10 mg - Filmtabletten 10B11, 41B02
(Z.Nr. 1-36493) RP. P. nicht im Handel. C10BX11

Triveram 40 mg/10 mg/10 mg - Filmtabletten 10B11, 41B02
(Z.Nr. 1-36494) RP. P. nicht im Handel. C10BX11

Trizivir 300 mg/150 mg/300 mg - Filmtabletten 35E02
(Z.Nr. EU/1/00/156/*) NR. P. J05AR04
ZI: ViiV Healthcare, Zeist, Niederlande
Z: 1 Filmtablette enthält: Abacavir 300 mg (entspr. Abacavir sulfat), Lamivudin 150 mg, Zidovudin 300 mg; Tablettenkern: Cellulose, mikrokristalline, Poly(O-carboxymethyl)stärke-Natriumsalz (Typ A), Magnesium stearat; Filmüberzug: Opadry green 03B 11434 (entspr. Hypromellose) (entspr. Titandioxid) (entspr. Macrogol) (entspr. Indigocarmin-Aluminiumsalz) (entspr. Eisenoxidhydrat).
EW: Antivirale Kombination.

T

AG: HIV-Infektionen in besonderen Fällen (z.B. bei Tuberkulose-Koinfektion).
AA: Mit oder ohne Mahlzeit einnehmen.
DO: 2mal tgl. 1 Tablette. Keine Daten an Kindern und Jugendlichen.
GA: Schwere Nieren- oder Leberschäden, schwere Neutropenie oder Anämie, Kinder und Jugendliche.
SST: Nicht empfohlen.
NW: Überempfindlichkeitsreaktionen (auch bei HLA-B*5701-negativen Patienten; im Einzelfall tödlich), Magen/Darm, Kopfschmerz, Blutbild, Leber, Myalgie, Haut, Niere, allgemeines Krankheitsgefühl, Laktatazidose, Pankreatitis, Verlust von subkutanem Fettgewebe, Gewichtszunahme, Anstieg von Blutfetten und Blutglukose, Immun-Reaktivierungs-Syndrom.
WW: Kontraindiziert: Lamivudin, Emtricitabin. Nicht empfohlen: Cladribin, Ganciclovir, Foscarnet. Ribavirin, Sorbitol oder andere osmotisch wirkende Alkohole.
Vorsicht mit vielen Arzneimitteln.
WH: Auf mögliche Überempfindlichkeit streng achten, besonders bei Wiederaufnahme der Therapie. Blutbild kontrollieren. Bei Überempfindlichkeit gegen Abacavir sofort absetzen und nie wieder einnehmen! Patienten vor Therapiebeginn über mögliche Überempfindlichkeit informieren. Patienten mit Zeichen einer Überempfindlichkeit müssen sofort Kontakt mit ihrem Arzt aufnehmen. Vorsicht bei Leberschäden. Auf Myokardinfarkt bzw. Laktatazidose achten. Auf mitochondriale Schädigungen von in utero oder postnatal exponierten Kleinkindern achten. Auf Immun-Reaktivierungs-Syndrom achten. Vor Therapiebeginn Patienten auf HLA-B*5701-Allel (erhöhtes Überempfindlichkeitsrisiko) testen (auch vor Wiederaufnahme der Behandlung bei Patienten, die vorher Abacavir vertragen haben).
PG: 60 ST RE2 (EKO: Y) [€ 941,10]

Trizivir 300 mg/150 mg/300 mg - Filmtabletten 35E02
(Z.Nr. EU/1/00/156/*) NR. P. Parallelimport. nicht im Handel. J05AR04

Trizivir 300 mg/150 mg/300 mg - Filmtabletten 35E02
(Z.Nr. EU/1/00/156/*) NR. P. Parallelimport. nicht im Handel. J05AR04

Trockene Augen Augentropfen "Similasan" 47X

(Z.Nr. 3-00209) RPF. P. V03AX
ZI: Sanova Pharma, Wien
Z: 1 g (= 1 ml = 22 Tropfen) enthält: Atropa belladonna (Homöopathie) D6 303,33 mg, Euphrasia 3c D6 303,33 mg, Hydrargyrum bichloratum (Homöopathie) D6 303,33 mg, Natriumnitrat, Natrium tetraborat, Borsäure, Silbersulfat, Ethanol < 0,1 %, Wasser, hochgereinigtes.
EW: Homöopathikum.
AG: Milderung von Beschwerden durch Trockenheit des Auges, Lichtempfindlichkeit.
AA: Am Auge.
DO: Ein- bis mehrmals (max. 6mal) täglich 1-2 Tropfen pro Auge. Für Kinder unter 6 Jahren nicht empfohlen.
SST: Vorsicht.
NW: Lokale Überempfindlichkeit, sehr selten Hornhautkalzifizierungen.
WH: Vorsicht bei Nierenschäden. Bei Katarakt oder Glaukom nur nach ärztlicher Empfehlung anwenden. Kontaktlinsen vor dem Eintropfen entfernen und nach frühestens 15 min wieder einsetzen.
PG: 10 ML * (EKO: N) [€ 12,90]

Trockene Augen Augentropfen "Similasan" - Monodosen 47X

(Z.Nr. 3-35055) RPF. P. V03AX
ZI: Sanova Pharma, Wien
Z: 1 Monodosis zu 0,4 ml enthält: Atropa belladonna (Homöopathie) D6 121,33 mg, Euphrasia 3c D6 121,33 mg, Hydrargyrum bichloratum (Homöopathie) D6 121,33 mg, Natriumdihydrogenphosphat-dihydrat, Natriummonohydrogenphosphat, wasserfrei, Wasser, hochgereinigtes, Ethanol.
EW: Homöopathikum.
AG: Milderung von Beschwerden durch Trockenheit des Auges, Lichtempfindlichkeit.
AA: Am Auge.
DO: Personen ab 6 Jahren: Ein- bis mehrmals (max. 6mal) täglich 1-2 Tropfen pro Auge. Für Kinder unter 6 Jahren nicht empfohlen.
SST: Vorsicht.
NW: Lokale Überempfindlichkeit, sehr selten Hornhautkalzifizierungen.
WH: Vorsicht bei Nierenschäden. Bei Katarakt oder Glaukom nur nach ärztlicher Empfehlung anwenden. Kontaktlinsen vor dem Eintropfen entfernen und nach frühestens 15 min wieder einsetzen.
PG: 10 ST * (EKO: N) [€ 12,90]

Trocoxil 6 mg - Kautabletten für Hunde 806A
(Z.Nr. EU/2/08/084/*) RP. P. nicht im Handel. QM01AH92

Trocoxil 20 mg - Kautabletten für Hunde 806A

(Z.Nr. EU/2/08/084/*) RP. P. QM01AH92
ZI: Zoetis Belgium, Louvain-la-Neuve, Belgien
Z: 1 Kautablette enthält: Mavacoxib 20 mg, Sucrose, Cellulose, mikrokristalline, Siliciumdioxid-beschichtet, Fleischaroma, Croscarmellose natrium, Natriumdodecylsulfat, Magnesium stearat.
EW: Nichtsteroidales Antiphlogistikum.
AG: Schmerzen und Entzündungen bei degenerativen Gelenkerkrankungen bei Hunden.
AA: Zum Eingeben unmittelbar vor oder während der Hauptfütterung.
DO: Nicht zur täglichen Anwendung.
ED 2 mg/kg KG, Wiederholung nach 14 Tagen, dann 1mal monatlich. Max. 7 Anwendungen pro Behandlungszyklus.
GA: Tiere unter 12 Monaten bzw. unter 5 kg KG, dehydrierte, hypovolämische oder hypotonische Tiere, Magen/Darm-Störungen, Gerinnungsstörungen, Nieren-, Leber-, Herzschäden, Zuchttiere.
SST: Nicht anwenden.
NW: Magen/Darm, Niere.
WW: Innerhalb eines Monats nicht mit anderen Entzündungshemmern oder Glukokortikoiden anwenden. Antikoagulantien (Vorsicht).
WH: Lange Halbwertszeit im Plasma (bis 80 Tage). Nicht bei dehydrierten, hypovolämischen oder hypotonischen Tieren anwenden. Kontrollen: Hämatologie, klinische Chemie.
PG: 2 ST VT [€ 30,45]

Trocoxil 30 mg - Kautabletten für Hunde 806A

(Z.Nr. EU/2/08/084/*) RP. P. QM01AH92
ZI: Zoetis Belgium, Louvain-la-Neuve, Belgien
Z: 1 Kautablette enthält: Mavacoxib 30 mg, Sucrose, Cellulose, mikrokristalline, Siliciumdioxid-beschichtet, Fleischaroma, Croscarmellose natrium, Natriumdodecylsulfat, Magnesium stearat.
Kurzinformation: siehe Trocoxil 20 mg - Kautabletten für Hunde, → S. 1460
PG: 2 ST VT [€ 36,75]

Trocoxil 75 mg - Kautabletten für Hunde 806A

(Z.Nr. EU/2/08/084/*) RP. P. QM01AH92
ZI: Zoetis Belgium, Louvain-la-Neuve, Belgien
Z: 1 Kautablette enthält: Mavacoxib 75 mg, Sucrose, Cellulose, mikrokristalline, Siliciumdioxid-beschichtet, Fleischaroma, Croscarmellose natrium, Natriumdodecylsulfat, Magnesium stearat.
Kurzinformation: siehe Trocoxil 20 mg - Kautabletten für Hunde, → S. 1460
PG: 2 ST VT [€ 85,60]

Trocoxil 95 mg - Kautabletten für Hunde 806A

(Z.Nr. EU/2/08/084/*) RP. P. QM01AH92
ZI: Zoetis Belgium, Louvain-la-Neuve, Belgien
Z: 1 Kautablette enthält: Mavacoxib 95 mg, Sucrose, Cellulose, mikrokristalline, Siliciumdioxid-beschichtet, Fleischaroma, Croscarmellose natrium, Natriumdodecylsulfat, Magnesium stearat.
Kurzinformation: siehe Trocoxil 20 mg - Kautabletten für Hunde, → S. 1460
PG: 2 ST VT [€ 107,70]

▼ *Trogarzo 200 mg - Konzentrat zur Herstellung einer Infusionslösung* 35E04
(Z.Nr. EU/1/19/1359/*) NR. P. E. nicht im Handel. J05AX23

Trolise 1 mg - Filmtabletten 41A01
(Z.Nr. 1-30156) RP. P. nicht im Handel. C10AA08

Trolise 2 mg - Filmtabletten 41A01
(Z.Nr. 1-30154) RP. P. nicht im Handel. C10AA08

Trolise 4 mg - Filmtabletten 41A01
(Z.Nr. 1-30155) RP. P. nicht im Handel. C10AA08

Trommcardin - Filmtabletten 44F

(Z.Nr. 0-15016) RP. P. A12BA, A12CC
ZI: Jacoby GM Pharma, Hallein
Z: 1 Filmtablette enthält: Kalium L-hydrogenaspartat 360,42 mg, Magnesium-DL-hydrogenaspartat 4-Wasser 360,57 mg, Povidon, Hypromellose, Sorbitol 15 mg, Magnesium stearat, Eudragit L, Talkum, Macrogol 6000, Natriumhydroxid, Silikonemulsion,

Titandioxid.
EW: Mineralstoffe.
AG: Kombinierter Kalium/Magnesiummangel, auch mit Herzrhythmusstörungen.
AA: Mit Flüssigkeit einnehmen.
DO: Initial 3mal tgl. 2 Filmtabletten, Erhaltungsdosis 3mal tgl. 1 Film- tablette. Für Kinder und Jugendliche nicht empfohlen.
GA: Schwere Nierenschäden, Myasthenie, Hyperkaliämie, Hypermagnesiämie, Myasthenie, AV-Block 3. Grades.
SST: Nicht empfohlen.
NW: Häufiger Stuhlgang.
WW: Additiv: Kaliumsparende Diuretika, ACE-Hemmer, Antirheumatika, Heparin, kaliumhaltige Arzneimittel, Kochsalzsubstitute. Erhöhter Kaliumbedarf bei Kortikoid- oder ACTH-Gabe. Herzglykoside vermindert. Tetrazykline, Eisen, Natriumfluorid (3-4 Std. Abstand).
WH: Vorsicht bei metabolischer Azidose, Nebenniereninsuffizienz, Status posttraumaticus mit Hyperkaliämie, kaliumsparenden Diuretika, Hitzekrämpfen, periodischer familiärer Paralyse, Hypotonie. Kontrollen: EKG, Elektrolyte, pH, Niere.
Bei Vergiftungen Hyperkaliämie (Therapie: Glukose/Insulin-Infusion) und Hypermagnesiämie (Therapie: 10-20 ml Kalziumglukonat-Lösung 10% i.v.).
PG: 50 ST * (EKO: N) [€ 13,70]

Trommcardin - Infusionsflasche 44F
(Z.Nr. 0-16187) RP. P. nicht im Handel. A12BA, A12CC

Trommcardin K 120 - Infusionsflasche 44F

(Z.Nr. 0-16188) RP. P. A12BA, A12CC
ZI: Jacoby GM Pharma, Hallein
Z: 1 Flasche mit 250 ml Lösung enthalten: Kalium-DL-hydrogenaspartat 5,405 g (entspr. → 30 mmol) (entspr. Kalium 1173 mg), Magnesium-bis-D,L-hydrogenaspartat 2,7 g (entspr. → 7,5 mmol) (entspr. Magnesium 182,2 mg), Salzsäurelösung, Natriumhydroxid-Lösung (entspr. Natrium < 1 mmol), Wasser für Injektionszwecke.
EW: Mineralstoffe.
AG: Kombinierter Kalium/Magnesiummangel, auch mit Herzrhythmusstörungen.
AA: I.v. Infusion.
DO: 1-2 Infusionsflaschen pro Tag über mehrere Tage; Infusionsgeschwindigkeit initial 15, später bis 45 Tropfen/min (nicht überschreiten). Abstand zwischen 2 Infusionen 4-6 Stunden. Für Kinder und Jugendliche nicht empfohlen.
GA: Schwere Nierenschäden, Myasthenie, Hyperkaliämie, Hypermagnesiämie, Myasthenie, AV-Block 3. Grades.
SST: Nicht empfohlen.
NW: Häufiger Stuhlgang.
WW: Additiv: Kaliumsparende Diuretika, ACE-Hemmer, Antirheumatika, Heparin, kaliumhaltige Arzneimittel, Kochsalzsubstitute. Erhöhter Kaliumbedarf bei Kortikoid- oder ACTH-Gabe. Herzglykoside vermindert. Tetrazykline, Eisen, Natriumfluorid (3-4 Std. Abstand).
WH: Vorsicht bei metabolischer Azidose, Nebenniereninsuffizienz, Status posttraumaticus mit Hyperkaliämie, kaliumsparenden Diuretika, Hitzekrämpfen, periodischer familiärer Paralyse, Hypotonie. Kontrollen: EKG, Elektrolyte, pH, Niere.
Bei Vergiftungen Hyperkaliämie (Therapie: Glukose/Insulin-Infusion) und Hypermagnesiämie (Therapie: 10-20 ml Kalziumglukonat-Lösung 10% i.v.).
PG: 10 ST * (EKO: N) [€ 124,20]

Tropfen bei akutem Husten "Mag. Doskar" für Tiere 890B

(Z.Nr. 8-30071) RPF. P. QV03AX
ZI: Mag. Martin Doskar pharm. Produkte, Wien
Z: 100 g (= 114 ml, 1 ml = 26 Tropfen) enthalten: Ammonium bromatum (Homöopathie) D3 3 g, Ipecacuanhae (Homöopathie) D3 1 g, Rumex crispus (Homöopathie) D3 2 g, Drosera (Homöopathie) D4 6 g, Phosphorus (Homöopathie) D5 44 g, Belladonna (Homöopathie) D6 44 g, Ethanol (entspr. Gesamtethanolgehalt 71 % (V/V)), Wasser.
EW: Homöopathikum.
AG: Akute (fieberhafte) Bronchitis bei Pferd, Rind, Hund, Katze.
AA: Unverdünnt auf ein Stück Zucker oder mit Hilfe einer Einmalspritze (ohne Nadel) direkt in das Maul eingeben.
DO: Pferd und Rind: 3mal täglich 40 Tropfen.
Hund: 3mal tgl. 15-20 Tropfen.
Katze: 3mal tgl. 10-13 Tropfen.
SST: Anwendung nur nach Rücksprache mit dem Tierarzt.
PG: 50 ML VT [€ 14,50]

Tropfen bei akuter Lahmheit "Mag. Doskar" für Tiere 890B

(Z.Nr. 8-30077) RPF. P. QV03AX
ZI: Mag. Martin Doskar pharm. Produkte, Wien
Z: 100 g (= 108 ml, 1 ml = 26 Tropfen) enthalten: Arnica (Homöopathie) D3 1 g, Symphytum (Homöopathie) D8 89 g, Hypericum (Homöopathie) D3 2 g, Rhus toxicodendron (Homöopathie) D4 6 g, Bryonia (Homöopathie) D3 2 g, Ethanol (entspr. Gesamtethanolgehalt 51,8 % (V/V)), Wasser.
EW: Homöopathikum.
AG: Akute Erkrankungen des Stütz- und Bewegungsapparates, Verletzungen, nach Operationen bei Pferd, Rind, Hund, Katze.
AA: Unverdünnt auf ein Stück Zucker oder mit Hilfe einer Einmalspritze (ohne Nadel) direkt in das Maul eingeben.
DO: Pferd und Rind: Stündlich 40 Tropfen.
Hund: Stündlich 15-20 Tropfen.
Katze: Stündlich 10-13 Tropfen.
SST: Anwendung nur nach Rücksprache mit dem Tierarzt.
PG: 50 ML VT [€ 14,50]

Tropfen bei chronischem Husten "Mag. Doskar" für Tiere 890B

(Z.Nr. 8-30079) RPF. P. QV03AX
ZI: Mag. Martin Doskar pharm. Produkte, Wien
Z: 100 g (= 106 ml, 1 ml = 26 Tropfen) Tropfen enthalten: Coccus cacti (Homöopathie) D4 2 g, Verbascum (Homöopathie) D3 2 g, Corallium rubrum (Homöopathie) D12 31 g, Silicea (Homöopathie) D12 31 g, Kalium iodatum (Homöopathie) D2 1 g, Stannum jodatum (Homöopathie) D8 33 g, Ethanol (entspr. Gesamtethanolgehalt 44,5 % (V/V)), Wasser.
EW: Homöopathikum.
AG: Chronische Bronchitis bei Pferd, Rind, Hund, Katze.
AA: Unverdünnt auf ein Stück Zucker oder mit Hilfe einer Einmalspritze (ohne Nadel) direkt in das Maul eingeben.
DO: Pferd und Rind: 2mal täglich 40 Tropfen.
Hund: 2mal tgl. 15-20 Tropfen.
Katze: 2mal tgl. 10-13 Tropfen.
SST: Anwendung nur nach Rücksprache mit dem Tierarzt.
PG: 50 ML VT [€ 14,50]

Tropfen bei chronischem Nasenfluss "Mag. Doskar" für Tiere 890B

(Z.Nr. 8-30072) RPF. P. QV03AX
ZI: Mag. Martin Doskar pharm. Produkte, Wien
Z: 100 g (= 107 ml, 1 ml = 25 Tropfen) enthalten: Mercurius biiodatus (Homöopathie) D3 3 g, Kalium bichromicum (Homöopathie) D4 10 g, Hepar sulfuris (Homöopathie) D12 19 g, Hydrastis (Homöopathie) D3 1 g, Silicea (Homöopathie) D12 19 g, Sulfur iodatum (Homöopathie) D4 10 g, Stannum jodatum (Homöopathie) D8 19 g, Thuja occidentalis (Homöopathie) D6 19 g, Ethanol (entspr. Gesamtethanolgehalt 48,5 % (V/V)), Wasser.
EW: Homöopathikum.
AG: Entzündungen der Nasen- und Rachenschleimhaut, asthmatische und allergische Zustände bei Pferd, Rind, Hund, Katze.
AA: Unverdünnt auf ein Stück Zucker oder mit Hilfe einer Einmalspritze (ohne Nadel) direkt in das Maul eingeben.
DO: Pferd und Rind: 3mal täglich 40 Tropfen.
Hund: 3mal tgl. 15-20 Tropfen.
Katze: 3mal tgl. 10-13 Tropfen.
SST: Anwendung nur nach Rücksprache mit dem Tierarzt.
PG: 50 ML VT [€ 14,50]

Tropfen bei chronischer Lahmheit "Mag. Doskar" für Tiere 890B

(Z.Nr. 8-30073) RPF. P. QV03AX
ZI: Mag. Martin Doskar pharm. Produkte, Wien
Z: 100 g (= 108 ml; 1 ml = 25 Tropfen) enthalten: Rhus toxicodendron (Homöopathie) D4 6 g, Rhododendron (Homöopathie) D4 3 g, Gnaphalium (Homöopathie) D3 2 g, Ruta graveolens (Homöopathie) D4 5 g, Silicea (Homöopathie) D12 42 g, Calcium fluoratum (Homöopathie) D12 42 g, Ethanol (entspr. Gesamtethanolgehalt 51,4 % (V/V)), Wasser.
EW: Homöopathikum.
AG: Chronische Erkrankungen des Stütz- und Bewegungsapparates, Rheumatismus, Folgen von Überanstrengung bei Pferd, Rind, Hund, Katze.
AA: Unverdünnt auf ein Stück Zucker oder mit Hilfe einer Einmalspritze (ohne Nadel) direkt in das Maul eingeben.
DO: Pferd und Rind: 3mal täglich 40 Tropfen.
Hund: 3mal tgl. 15-20 Tropfen.
Katze: 3mal tgl. 10-13 Tropfen.
SST: Anwendung nur nach Rücksprache mit dem Tierarzt.
PG: 50 ML VT [€ 14,50]

T

🐾 Tropfen bei Durchfall "Mag. Doskar" für Tiere 825G, 890B
(Z.Nr. 8-30086) RPF. P. QV03AX
ZI: Mag. Martin Doskar pharm. Produkte, Wien
Z: 100 g (= 108 ml; 1 ml = 25 Tropfen) enthalten: Ferrum phosphoricum (Homöopathie) D12 30 g, Veratrum album (Homöopathie) D6 10 g, Acidum arsenicosum (Homöopathie) D6 25 g, Podophyllum (Homöopathie) D6 35 g, Ethanol (entspr. Gesamtethanolgehalt 56 % (V/V)), Wasser.
EW: Homöopathikum.
AG: Kolikartige Durchfälle, Vergiftungen bei Pferd, Rind, Hund, Katze.
AA: Unverdünnt auf ein Stück Zucker oder mit Einmalspritze (ohne Nadel) direkt in das Maul.
DO: 2 bis 3mal pro Stunde 30 Tropfen (Pferd, Rind), 15 Tropfen (Hund), 10 ì Tropfen (Katze).
SST: Anwendung möglich.
PG: 50 ML VT [€ 14,50]

🐾 Tropfen bei Start- und Turnierangst "Mag. Doskar" für Tiere 829, 890B
(Z.Nr. 8-30085) RPF. P. QV03AX
ZI: Mag. Martin Doskar pharm. Produkte, Wien
Z: 100 g (= 108 ml, 1 ml = 25 Tropfen) enthalten: Magnesium phosphoricum (Homöopathie) D12 20 g, Argentum nitricum (Homöopathie) D12 20 g, Strophantus (Homöopathie) D4 20 g, Gelsemium (Homöopathie) D30 20 g, Phosphorus (Homöopathie) D30 20 g, Ethanol (entspr. Gesamtethanolgehalt 50,6 % (V/V)), Wasser.
EW: Homöopathikum.
AG: Nervöse Erschöpfungszustände, Übererregbarkeit, Überforderung, übermäßiges Training bei Pferd, Rind, Hund, Katze.
AA: Unverdünnt auf ein Stück Zucker oder mit Hilfe einer Einmalspritze (ohne Nadel) direkt in das Maul eingeben.
DO: Pferd und Rind: 2-3mal täglich 40 Tropfen.
Hund: 2-3mal tgl. 15-20 Tropfen.
Katze: 2-3mal tgl. 10-13 Tropfen.
SST: Anwendung nur nach Rücksprache mit dem Tierarzt.
PG: 50 ML VT [€ 14,50]

🐾 Tropfen bei Überbein und Schale "Mag. Doskar" für Tiere 890B
(Z.Nr. 8-30065) RPF. P. QV03AX
ZI: Mag. Martin Doskar pharm. Produkte, Wien
Z: 100 g (= 106 ml, 1 ml = 25 Tropfen) enthalten: Symphytum (Homöopathie) D8 50 g, Hekla lava (Homöopathie) D8 50 g, Ethanol (entspr. Gesamtethanolgehalt 40,7 % (V/V)), Wasser.
EW: Homöopathikum.
AG: Nach Knochenbrüchen und anderen Verletzungen, Rückbildung traumatischer Exostosen, bei überschießender Narbenbildung bei Pferd, Rind, Hund, Katze.
AA: Unverdünnt auf ein Stück Zucker oder mit Hilfe einer Einmalspritze (ohne Nadel) direkt in das Maul eingeben.
DO: Pferd und Rind: 2mal täglich 40 Tropfen.
Hund: 2mal tgl. 15-20 Tropfen.
Katze: 2mal tgl. 10-13 Tropfen.
SST: Anwendung nur nach Rücksprache mit dem Tierarzt.
PG: 50 ML VT [€ 14,50]

Tropfen gegen Akne "Similasan" 22X
(Z.Nr. 3-00206) RPF. P. V03AX
ZI: Sanova Pharma, Wien
Z: 1 g (= 59 Tropfen) enthält: Acidum arsenicosum (Homöopathie) D12 333,33 mg, Clematis recta (Homöopathie) D8 333,33 mg, Graphites (Homöopathie) D12 333,33 mg, Ethanol (entspr. Gesamtethanolgehalt 50,6 % (V/V)), Wasser, Spuren von: Lactose.
EW: Homöopathikum.
AG: Akne, Pickel, Pusteln, Furunkel, Abszesse, Ekzeme.
AA: Tropfen auf die Zunge geben oder mit sehr wenig Wasser verdünnt einnehmen.
DO: 3mal tgl. 10 Tropfen (Kinder ab 6 Jahren: 3mal tgl. 5 Tropfen).
SST: Nicht empfohlen.
PG: 50 ML * (EKO: N) [€ 16,90]

🐾 Tropfen gegen Bänderschwäche und zur Huf- und Knochenbildung "Mag.Doskar" für Tiere 890B
(Z.Nr. 8-30063) RPF. P. QV03AX
ZI: Mag. Martin Doskar pharm. Produkte, Wien
Z: 100 g (= 108 ml, 1 ml = 25 Tropfen) enthalten: Calcium phosphoricum (Homöopathie) D12 25 g, Calcium fluoratum (Homöopathie) D12 25 g, Silicea (Homöopathie) D12 25 g, Calcium carbonicum Hahnemanni D12 25 g, Ethanol (entspr. Gesamtethanolgehalt 51,1 % (V/V)), Wasser.
EW: Homöopathikum.
AG: Wachstumsstörung, Demineralisation, nach Knochenbrüchen und anderen Verletzungen bei Pferd, Rind, Hund und Katze.
AA: Unverdünnt auf ein Stück Zucker oder mit Hilfe einer Einmalspritze (ohne Nadel) direkt in das Maul eingeben.
DO: Pferd und Rind: 3mal täglich 40 Tropfen.
Hund: 3mal tgl. 15-20 Tropfen.
Katze: 3mal tgl. 10-13 Tropfen.
SST: Anwendung nur nach Rücksprache mit dem Tierarzt.
PG: 50 ML VT [€ 14,50]

Tropfen gegen Haarausfall und brüchige Nägel "Similasan" 22X
(Z.Nr. 3-00278) RPF. P. V03AX
ZI: Sanova Pharma, Wien
Z: 1 g (= 59 Tropfen) enthält: Graphites (Homöopathie) D12 250 mg, Jodum (Homöopathie) D15 250 mg, Petroleum rectificatum (Homöopathie) D12 250 mg, Thallium sulfuricum (Homöopathie) D12 250 mg, Ethanol (entspr. Gesamtethanolgehalt 50,6 % (V/V)), Wasser, Spuren von: Lactose monohydrat.
EW: Homöopathikum.
AG: Haarausfall, brüchige Fingernägel.
AA: Tropfen 1/2 Std. vor oder nach den Mahlzeiten mit wenig Wasser verdünnt einnehmen.
DO: 3mal tgl. 5 Tropfen (Kinder ab 6 Jahren) bzw. 10 Tropfen (Jugendliche und Erwachsene).
SST: Vorsicht.
WH: Nicht für Alkoholkranke. Bwi Schilddrüsenerkrankungen nicht ohne ärztlichen Rat einnehmen.
PG: 50 ML * (EKO: N) [€ 16,90]

Tropfen gegen Heuschnupfen "Similasan" 50X04
(Z.Nr. 3-00281) RPF. P. V03AX
ZI: Sanova Pharma, Wien
Z: 1 g (= 59 Tropfen) enthält: Cardiospermum halicacabum (Homöopathie) D4 250 mg, Luffa operculata (Homöopathie) D6 250 mg, Thyrallis glauca (Homöopathie) D4 250 mg, Schoenocaulon officinale (Homöopathie) D4 250 mg, Ethanol (entspr. Gesamtethanolgehalt 50,6 % (V/V)), Wasser.
EW: Homöopathikum.
AG: Schnupfen, Heuschnupfen.
AA: Tropfen mit wenig Wasser verdünnt einnehmen.
DO: Akut viertel- oder halbstündlich, zum Ausheilen und Vorbeugen 3mal tgl. 10 Tropfen (Kinder ab 2. Jahren: ED 5 Tropfen).
SST: Vorsicht.
WH: Nicht für Alkoholkranke.
PG: 50 ML * (EKO: N) [€ 16,90]

Tropfen gegen Husten "Similasan" 50X02
(Z.Nr. 3-00261) RPF. P. V03AX
ZI: Sanova Pharma, Wien
Z: 1 g (= 59 Tropfen) enthält: Stibium sulfuratum aurantiacum (Homöopathie) D12 333,33 mg, Kalium iodatum (Homöopathie) D12 333,33 mg, Polygala senega (Homöopathie) D8 333,33 mg, Ethanol (entspr. Gesamtethanolgehalt 50,6 % (V/V)), Wasser, Spuren von: Lactose.
EW: Homöopathikum.
AG: Trockener Husten. Bronchialkatarrh.
AA: Tropfen direkt auf die Zunge geben oder (für Kinder immer) mit sehr wenig Wasser verdünnt einnehmen.
DO: ED 10 Tropfen, Kinder ab 6 Jahren: 5 Tropfen. Bei akuten Beschwerden mehrmals tgl. bis stündlich, bei chronischen Beschwerden und zum Ausheilen 3-6mal tgl.
SST: Vorsicht.
PG: 50 ML * (EKO: N) [€ 16,90]

Tropfen gegen Insektenstiche "Similasan" 05X
(Z.Nr. 3-00195) RPF. P. V03AX
ZI: Sanova Pharma, Wien
Z: 1 g (= 59 Tropfen) enthält: Apis mellifica (Homöopathie) D12 250 mg, Lachesis (Homöopathie) D12 250 mg, Ledum palustre (Homöopathie) D6 250 mg, Urtica urens (Homöopathie) D8 250 mg, Ethanol (entspr. Gesamtethanolgehalt 50,6 % (V/V)), Wasser.
EW: Homöopathikum.
AG: Insektenstiche, allergische Reaktionen, Brennschmerz auf Brennesseln.
AA: Äußerlich oder innerlich.
DO: Äußerlich alle 10 min betroffene Stelle bis zur deutlichen Besserung die Beschwerden benetzen.
Innerlich: ED 10 Tropfen (Kinder ab 6 Jahren: 5 Tropfen) in

Wasser verdünnt einnehmen.
SST: Vorsicht.
WH: Nicht für Alkoholkranke.
PG: 50 ML * (EKO: N) [€ 16,90]

Tropfen gegen Kopfweh "Similasan" 02X
(Z.Nr. 3-00265) RPF. P. V03AX
ZI: Sanova Pharma, Wien
Z: 1 g (= 59 Tropfen) enthält: Atropa belladonna (Homöopathie) D4 250 mg, Luffa operculata (Homöopathie) D6 250 mg, Strychnos nux-vomica (Homöopathie) D6 250 mg, Spigelia anthelmia (Homöopathie) D6 250 mg, Ethanol (entspr. Gesamtethanolgehalt 50,6 % (V/V)), Wasser.
EW: Homöopathikum.
AG: Kopfschmerzen, Nervenschmerzen.
AA: Tropfen direkt auf die Zunge geben oder (für Kinder immer) mit sehr wenig Wasser verdünnt einnehmen.
DO: ED 10 Tropfen, Kinder ab 6 Jahren: 5 Tropfen. Akut: Viertel- bis halbstündlich (bei Kindern maximal stündlich). Bei ersten Anzeichen und bei Spannungszuständen 3-6mal tgl.
SST: Anwendung möglich.
PG: 50 ML * (EKO: N) [€ 16,90]

Tropfen gegen Kreislaufbeschwerden "Similasan" 30X
(Z.Nr. 3-00208) RPF. P. V03AX
ZI: Sanova Pharma, Wien
Z: 1 g (= 59 Tropfen) enthält: Arnica montana (Homöopathie) D6 250 mg, Camphora (Homöopathie) D10 250 mg, Naja naja (Homöopathie) D10 250 mg, Viscum album (Homöopathie) D6 250 mg, Ethanol (entspr. Gesamtethanolgehalt 50,6 % (V/V)), Wasser.
EW: Homöopathikum.
AG: Kreislaufstörungen.
AA: Tropfen direkt auf die Zunge geben oder mit sehr wenig Wasser verdünnt einnehmen.
DO: ED 10 Tropfen, Kinder ab 6 Jahre 5 Tropfen.
Akut 6-8mal tgl., chronisch 3mal tgl.
SST: Vorsicht.
PG: 50 ML * (EKO: N) [€ 16,90]

Tropfen gegen Leber-Galle Beschwerden "Similasan" 40X
(Z.Nr. 3-00217) RPF. P. V03AX
ZI: Sanova Pharma, Wien
Z: 1 g (= 59 Tropfen) enthält: Atropa belladonna (Homöopathie) D6 333,32 mg, Silybum marianum (Homöopathie) D6 333,32 mg (entspr. Carduus marianus (Homöopathie)), Chelidonium majus (Homöopathie) D6 333,32 mg, Ethanol (entspr. Gesamtethanolgehalt 50,6 % (V/V)), Wasser.
EW: Homöopathikum.
AG: Verdauungsbeschwerden, Kopfweh, Schwindel, Neigung zu Gallensteinbildung.
AA: Tropfen auf die Zunge geben oder mit sehr wenig Wasser verdünnt einnehmen.
DO: Akut 10 Tropfen mit etwas Wasser verdünnt halbstündlich bis stündlich (max. 8mal tgl.).
Chronisch: 3-6mal tgl. 10 Tropfen.
Keine Erfahrungen bei Kindern und Jugendlichen.
SST: Vorsicht.
PG: 50 ML * (EKO: N) [€ 16,90]

Tropfen gegen nervöse Herzbeschwerden "Similasan" 30X
(Z.Nr. 3-00236) RPF. P. V03AX
ZI: Sanova Pharma, Wien
Z: 1 g (= 60 Tropfen) enthält: Asa foetida (Homöopathie) D4 250 mg, Convallaria majalis (Homöopathie) D6 250 mg, Lycopus virginicus (Homöopathie) D4 250 mg, Valeriana officinalis (Homöopathie) D4 250 mg, Ethanol (entspr. Gesamtethanolgehalt 56,9 % (V/V)), Wasser.
EW: Homöopathikum.
AG: Herzklopfen, Herzunruhe.
AA: Tropfen auf die Zunge geben oder mit sehr wenig Wasser verdünnt ein- nehmen.
DO: 3-6mal tgl., bei großer Unruhe viertel- oder halbstündlich 10 Tropfen.
Für Kinder nicht empfohlen.
SST: Vorsicht.
PG: 50 ML * (EKO: N) [€ 16,90]

Tropfen gegen Nieren-Blasen-Beschwerden "Similasan" 52X02
(Z.Nr. 3-00267) RPF. P. V03AX
ZI: Sanova Pharma, Wien
Z: 1 g (= 59 Tropfen) enthält: Apis mellifica (Homöopathie) D6 333,33 mg, Lytta vesicatoria (Homöopathie) D6 333,33 mg, Hydrargyrum bichloratum (Homöopathie) D6 333,33 mg, Ethanol, (entspr. Gesamtethanolgehalt 50,6 % (V/V)), Wasser.
EW: Homöopathikum.
AG: Schmerzen beim Wasserlassen, schmezhafter Harndrang.
AA: Tropfen direkt auf die Zunge geben oder (für Kinder immer) mit sehr wenig Wasser verdünnt einnehmen.
DO: Personen ab 12 Jahren: ED 10 Tropfen. Akut 6 bis 8mal tgl., ev.
stündlich. Zum Ausheilen und chronisch: 3 bis 6mal tgl.
GA: Nierenschäden, Kinder unter 6 Jahren. Für Kinder ab 6 Jahren nicht empfohlen.
SST: Nicht einnehmen.
WH: Nicht für Alkoholkranke. Ohne ärztlichen Rat max. 4 Tage anwenden.
PG: 50 ML * (EKO: N) [€ 16,90]

Tropfen gegen Periodenbeschwerden "Similasan" 29X01
(Z.Nr. 3-00294) RPF. P. V03AX
ZI: Sanova Pharma, Wien
Z: 1 g (= 59 Tropfen) enthält: Atropa belladonna (Homöopathie) D6 333,33 mg, Potentilla anserina (Homöopathie) D6 333,33 mg, Viburnum opulus (Homöopathie) D6 333,33 mg, Ethanol (entspr. Gesamtethanolgehalt 50,6 % (V/V)), Wasser.
EW: Homöopathikum.
AG: Periodenstörungen.
AA: Tropfen direkt auf die Zunge geben oder mit sehr wenig Wasser verdünnt einnehmen.
DO: Akut halbstündlich oder stündlich, nach Abklingen der akuten Beschwerden 3-6mal tgl. 10 Tropfen. Keine Indikation für Männer und Kinder.
SST: Vorsicht.
WH: Nicht für Alkoholkranke.
PG: 50 ML * (EKO: N) [€ 16,90]

Tropfen gegen Reizhusten und trockenen Husten "Similasan" 50X02
(Z.Nr. 3-00263) RPF. P. V03AX
ZI: Sanova Pharma, Wien
Z: 1 g (= 59 Tropfen) enthält: Drosera (Homöopathie) D3 600 mg, Drosera (Homöopathie) D6 200 mg, Drosera (Homöopathie) D12 200 mg, Ethanol (entspr. Gesamtethanolgehalt 50,6 % (V/V)), Wasser.
EW: Homöopathikum.
AG: Trockener Husten. Reizhusten, Hustenanfälle.
AA: Tropfen direkt auf die Zunge geben oder (für Kinder immer) mit sehr wenig Wasser verdünnt einnehmen.
DO: ED 10 Tropfen, Kinder ab 6 Jahren: 5 Tropfen. Bei Hustenanfällen viertel- oder halbstündlich, zum Ausheilen mindestens 3mal tgl.
SST: Vorsicht.
PG: 50 ML * (EKO: N) [€ 16,90]

T

Tropfen gegen Rheuma und Gicht "Similasan" 13X01
(Z.Nr. 3-00238) RPF. P. V03AX
ZI: Sanova Pharma, Wien
Z: 1 g (= 59 Tropfen) enthält: Arnica montana (Homöopathie) D8 200 mg, Ledum palustre (Homöopathie) D6 200 mg, Pulsatilla pratensis (Homöopathie) D8 200 mg, Rhus toxicodendron (Homöopathie) D6 200 mg, Filipendula ulmaria (Homöopathie) D6 200 mg, Ethanol (entspr. Gesamtethanolgehalt 50,6 % (V/V)), Wasser.
EW: Homöopathikum.
AG: Rheumatische Beschwerden, Gicht, Neuralgien, Torticollis.
AA: Tropfen direkt auf die Zunge geben oder mit sehr wenig Wasser verdünnt einnehmen.
DO: Akut 6mal tgl., chronisch 3mal tgl. 10 Tropfen. Nicht für Kinder unter 6 Jahren.
GA: Korbblütlerallergie.
SST: Vorsicht.
PG: 50 ML * (EKO: N) [€ 16,90]

Tropfen gegen starkes Schwitzen "Similasan" 70X
(Z.Nr. 3-00262) RPF. P. V03AX
ZI: Sanova Pharma, Wien
Z: 1 g (= 59 Tropfen) enthält: Aristolochia clematitis (Homöopathie) D12 333,33 mg, Salvia officinalis (Homöopathie) D10 333,33 mg, Sambucus nigra (Homöopathie) D6 333,33 mg, Ethanol (entspr. Gesamtethanolgehalt 50,6 % (V/V)), Wasser.
EW: Homöopathikum.
AG: Nachtschweiß, Schweißausbrüche während der Wechseljahre.
AA: Tropfen direkt auf die Zunge geben oder mit sehr wenig

Wasser verdünnt einnehmen.
DO: Akut mehrmals tgl. (bis stündlich, bei mäßigem Schwitzen 3-6mal tgl.
10 Tropfen (Kinder ab 6 Jahren: 5 Tropfen stets verdünnt).
SST: Vorsicht.
WH: Nicht für Alkoholkranke.
PG: 50 ML * (EKO: N) [€ 16,90]

Tropfen gegen Wechseljahrbeschwerden "Similasan" 29X02
(Z.Nr. 3-00237) RPF. P. V03AX
ZI: Sanova Pharma, Wien
Z: 1 g (= 59 Tropfen) enthält: Acidum sulfuricum (Homöopathie) D6 333,32 mg, Lilium lancifolium (Homöopathie) D10 333,32 mg (entspr. Lilium tigrinum (Homöopathie)), Sepia officinalis (Homöopathie) D6 333,32 mg, Ethanol (entspr. Gesamtethanolgehalt 46 % (V/V)), Wasser, Spuren von: Laktose.
EW: Homöopathikum.
AG: Wechseljahrsbeschwerden.
AA: Tropfen mit wenig Wasser verdünnt einnehmen.
DO: Akut mehrmals tgl. (bis stündlich), bei mäßigen Beschwerden 3mal tgl.
10 Tropfen (Kinder ab 6 Jahren: ED 5 Tropfen).
SST: Vorsicht.
PG: 50 ML * (EKO: N) [€ 16,90]

Tropfen gegen Wetterfühligkeit "Similasan" 70X
(Z.Nr. 3-00268) RPF. P. V03AX
ZI: Sanova Pharma, Wien
Z: 1 g (= 59 Tropfen) enthält: Aconitum napellus (Homöopathie) D10 250 mg, Causticum Hahnemanni (Homöopathie) D15 250 mg, Strychnos nux-vomica (Homöopathie) D10 250 mg, Rhus toxicodendron (Homöopathie) D12 250 mg, Ethanol (entspr. Gesamtethanolgehalt 50,6 % (V/V)), Wasser, Spuren von: Lactose.
EW: Homöopathikum.
AG: Kopfschmerzen, Reizbarkeit, Übelkeit.
AA: Tropfen direkt auf die Zunge geben oder (für Kinder immer) mit sehr wenig Wasser verdünnt einnehmen.
DO: ED 10 Tropfen, Kinder ab 6 Jahren: 5 Tropfen. Akut mehrmals tgl. (bis stündlich) zum Vorbeugen 3mal tgl.
SST: Vorsicht.
PG: 50 ML * (EKO: N) [€ 16,90]

Tropfen gegen Wundinfektion und Sepsis "Mag. Doskar" für Tiere 890B
(Z.Nr. 8-30088) RPF. P. QV03AX
ZI: Mag. Martin Doskar pharm. Produkte, Wien
Z: 100 g (= 109 ml, 1 ml = 25 Tropfen) enthalten: Lachesis (Homöopathie) D12 33,33 g, Phytolacca (Homöopathie) D6 33,33 g, Echinacea angustifolia (Homöopathie) D1 33,33 g, Ethanol (entspr. Gesamtethanolgehalt 57 % (V/V)), Wasser.
EW: Homöopathikum.
AG: Unterstützend bei Eiterungen nach Verletzungen, Sepsis, Phlegmone, Mastitis bei Pferd, Rind, Hund, Katze.
AA: Unverdünnt auf ein Stück Zucker oder mit Hilfe einer Einmalspritze (ohne Nadel) direkt in das Maul eingeben.
DO: Pferd und Rind: 2-3mal pro Stunde 40 Tropfen.
Hund: 2-3mal pro Stunde 15-20 Tropfen.
Katze: 2-3mal pro Stunde 10-13 Tropfen.
SST: Anwendung nur nach Rücksprache mit dem Tierarzt.
PG: 50 ML VT [€ 14,50]

Tropfen gegen Wurmbefall "Mag. Doskar" für Tiere 890B
(Z.Nr. 8-30082) RPF. P. QV03AX
ZI: Mag. Martin Doskar pharm. Produkte, Wien
Z: 100 g (= 108 ml, 1 ml = 25 Tropfen) enthalten: Gentiana (Homöopathie) D6 33,33 g, Cinchona pubescens (Homöopathie) D7 33,33 g, Artemisia cina (Homöopathie) D7 33,33 g, Ethanol (entspr. Gesamtethanolgehalt 50,1 % (V/V)), Wasser.
EW: Homöopathikum.
AG: Unterstützend bei Wurmbefall, Erschöpfungszuständen nach Durchfall oder Erbrechen bei Pferd, Rind, Hund, Katze.
AA: Unverdünnt auf ein Stück Zucker oder mit Hilfe einer Einmalspritze (ohne Nadel) direkt in das Maul eingeben.
DO: Pferd und Rind: Vorbeugend über 3 Monate sowie vor und nach einer Wurmkur 1mal täglich 40 Tropfen.
Hund: Vorbeugend über 3 Monate sowie vor und nach einer Wurmkur 1mal täglich 15-20 Tropfen.
Katze: Vorbeugend über 3 Monate sowie vor und nach einer Wurmkur 1mal täglich 10-13 Tropfen.
SST: Anwendung nur nach Rücksprache mit dem Tierarzt.
PG: 50 ML VT [€ 14,50]

Tropfen zur Abwehrkraftsteigerung "Mag. Doskar" für Tiere 890B
(Z.Nr. 8-30089) RPF. P. QV03AX
ZI: Mag. Martin Doskar pharm. Produkte, Wien
Z: 100 g (= 109 ml, 1 ml = 25 Tropfen) enthalten: Echinacea angustifolia (Homöopathie) D3 10 g, Sulfur iodatum (Homöopathie) D5 10 g, Hydrargyrum biiodatum (Homöopathie) D5 10 g, Vincetoxicum (Homöopathie) D12 60 g, Coffea (Homöopathie) D6 10 g, Ethanol (entspr. Gesamtethanolgehalt 57 % (V/V)), Wasser.
EW: Homöopathikum.
AG: Steigerung der körperlichen Abwehr, Prophylaxe über 14 Tage im Frühling und Herbst bei Pferd, Rind, Hund, Katze.
AA: Unverdünnt auf ein Stück Zucker oder mit Einmalspritze (ohne Nadel) direkt in das Maul.
DO: Pferd, Rind: 3-4mal tgl. oder häufiger 30 Tropfen. Hund: 3 bis 4mal tgl.
15 Tropfen, Katze: 3-4mal tgl. 10 Tropfen.
SST: Anwendung möglich.
PG: 50 ML VT [€ 14,50]

Trospium Aristo 15 mg - Filmtabletten 52C
(Z.Nr. 1-38346) RP. P. G04BD09
ZI: Aristo Pharma, Berlin, Deutschland
Z: 1 Filmtablette enthält: Trospium chlorid 15 mg, Carboxymethylstärke, Natrium Typ A, Povidon K30, Cellulose, mikrokristalline, Lactose 84,25 mg (entspr. Lactose monohydrat), Siliciumdioxid, hochdisperses, Magnesium stearat (pflanzlich), Hypromellose, Macrogol 400, Titandioxid.
EW: Anticholinergikum.
AG: Detrusorinstabilität oder Detrusorhyperreflexie (Harndrang).
AA: Unzerkaut mit Flüssigkeit nüchtern mindestens 1 Stunde vor einer Mahlzeit einzunehmen.
DO: TD 45 mg (3mal tgl. 15 mg oder morgens 30 mg und abends 15 mg). Dosisreduktion bei Nierenschäden. Für Kinder nicht empfohlen.
GA: Harnverhaltung; Engwinkelglaukom; Tachyarrhythmien; Myasthenia gravis; schwere Colitis ulcerosa; toxisches Megacolon; dialysepflichtige Niereninsuffizienz (Kreatininclearance unter 10 ml/min/1,73 m^2), schwere Leberschäden.
SST: Nutzen/Risiko-Abwägung.
NW: Anticholinerg: Magen/Darm (Mundtrockenheit, Bauchschmerzen), Restharnbildung, Tachykardie, Akkomodationsstörungen, Dyspnoe, Haut, Anaphylaxie.
WW: Anticholinergika verstärkt, prokinetische Substanzen abgeschwächt. Nicht empfohlen: Guar, Colestyramin, Colestipol. Nahrungszufuhr vermindert Bioverfügbarkeit von Trospium.
WH: Vorsicht bei Obstruktionen des Magen/Darm-Traktes bzw. der Harnwege, autonomer Neuropathie, Hiatushernie, Erkrankungen mit Tachykardie.
Bei Vergiftung Antidot Parasympathomimetika (z.B. Neostigmin) oder Beta-Blocker.
PG: 30 ST (EKO: G) [€ 5,25], 90 ST (3) (EKO: G) [€ 14,70]

Trospium Aristo 20 mg - Filmtabletten 52C
(Z.Nr. 1-38345) RP. P. G04BD09
ZI: Aristo Pharma, Berlin, Deutschland
Z: 1 Filmtablette enthält: Trospium chlorid 20 mg, Carboxymethylstärke, Natrium Typ A, Povidon K30, Cellulose, mikrokristalline, Lactose 112,33 mg (entspr. Lactose monohydrat), Siliciumdioxid, hochdisperses, Magnesium stearat (pflanzlich), Hypromellose, Macrogol 400, Titandioxid.
Kurzinformation: siehe Trospium Aristo 15 mg - Filmtabletten, → S. 1464
PG: 30 ST (EKO: G) [€ 7,85], 60 ST (3) (EKO: G) [€ 14,70]

Trospium Aristo 30 mg - Filmtabletten 52C
(Z.Nr. 1-38347) RP. P. G04BD09
ZI: Aristo Pharma, Berlin, Deutschland
Z: 1 Filmtablette enthält: Trospium chlorid 30 mg, Carboxymethylstärke, Natrium Typ A, Povidon K30, Cellulose, mikrokristalline, Lactose 168,49 mg (entspr. Lactose monohydrat), Siliciumdioxid, hochdisperses, Magnesium stearat (pflanzlich), Hypromellose, Macrogol 400, Titandioxid.
Kurzinformation: siehe Trospium Aristo 15 mg - Filmtabletten, → S. 1464
PG: 10 ST (EKO: G) [€ 3,50], 30 ST (3) (EKO: G) [€ 10,45]

Trospiumchlorid Pfleger 20 mg - Filmtabletten 52C
(Z.Nr. 1-28320) RP. P. nicht im Handel. G04BD09

Trosyd 1% - Creme 11A02
(Z.Nr. 0-17889) RPF. P. D01AC07
ZI: Pfizer Corporation Austria, Wien
Z: 1 g Creme enthält: Tioconazol 10 mg, Polysorbat 60, Sorbitan

monostearat Cetylstearylalkohol 100 mg, 2-octyl-1-dodecanol, Benzylalkohol, Wasser, destilliertes.
EW: Breitspektrumantimykotikum (Imidazolin).
AG: Fußpilzerkrankungen.
AA: Lokal.
DO: 1(-2)mal tgl. in befallene Hautstellen einmassieren. Behandlungsdauer bis 6 Wochen.
SST: Nutzen/Risiko-Abwägung, nicht stillen.
NW: Lokale Reizung, Allergie, Parästhesie, periphere Ödeme.
WH: Nicht am Auge anwenden.
PG: 30 G (EKO: G) [€ 6,70]

▼ Truberzi 75 mg - Filmtabletten 42I01
(Z.Nr. EU/1/16/1126/*) RP. P. A07DA06
ZI: Allergan Pharmaceuticals International, Dublin, Irland
Z: 1 Filmtablette enthält: Eluxadolin 75 mg, Cellulose, mikrokristalline, Siliciumdioxid-beschichtet, Siliciumdioxid, hochdisperses, Crospovidon Typ B, Mannitol, Magnesium stearat, Poly(vinylalkohol), Titandioxid, Macrogol 3350, Talkum, Eisen(III)-hydroxid-oxid x H2O, Eisen(III)-oxid.
EW: Gemischter Opioidagonist und -antagonist.
AG: Reizdarmsyndrom mit Diarrhö.
AA: Zu einer Mahlzeit einnehmen.
DO: 2mal tgl. 100 mg. Bei schlechter Verträglichkeit ev. auf 2mal tgl. 75 mg reduzieren. Keine Daten an Kindern und Jugendlichen.
GA: Alkoholismus, Obstruktion der Gallenwege oder des Pankreasgangs, Patienten ohne Gallenblase, Pankreatitis, Leberschäden, schwere Obstipation, gastrointestinale Obstruktion.
SST: In der Schwangerschaft nicht anwenden. Nutzen/Risiko-Abwägung in der Stillzeit.
NW: Magen/Darm (Obstipation, Übelkeit, Abdominalschmerz), Pankreatitis, Oddi-Sphinkter-Spasmus (besonders bei Patienten ohne Gallenblase), Schwindel, Somnolenz, Haut, Anstieg von ALT und AST, Überempfindlichkeit.
WW: Nicht empfohlen: Obstipation verursachende Arzneimittel (Loperamid, Anticholinergika, Opioide); Ciclosporin, Gemfibrozil, Proteasehemmer, Rifampicin.
Vorsicht: Statine, Sartane. Exposition von CYP3A4- Substraten (z. B. Alfentanil, Dihydroergotamin, Ergotamin, Fentanyl, Pimozid, Chinidin, Sirolimus, Tacrolimus) kann reduziert werden.
WH: Auf Spasmus des Sphinkter Oddi, Pankreatitis, Obstipation, Somnolenz achten. Alkohol meiden. Verkehrshinweis.
PG: 28 ST * (EKO: N) [€ 90,80], 56 ST * (EKO: N) [€ 165,55]

▼ Truberzi 100 mg - Filmtabletten 42I01
(Z.Nr. EU/1/16/1126/*) RP. P. A07DA06
ZI: Allergan Pharmaceuticals International, Dublin, Irland
Z: 1 Filmtablette enthält: Eluxadolin 100 mg, Cellulose, mikrokristalline, Siliciumdioxid-beschichtet, Siliciumdioxid, hochdisperses, Crospovidon Typ B, Mannitol, Magnesium stearat, Poly(vinylalkohol), Titandioxid, Macrogol 3350, Talkum, Eisen(III)-hydroxid-oxid x H2O, Eisen(III)-oxid.
Kurzinformation: siehe Truberzi 75 mg - Filmtabletten, → S. 1465
PG: 28 ST * (EKO: N) [€ 90,80], 56 ST * (EKO: N) [€ 165,55]

Trulicity 0,75 mg - Injektionslösung in einem Fertigpen 06C
(Z.Nr. EU/1/14/956/*) NR. P. E. A10BJ05
ZI: Lilly, Eli Nederland, Utrecht, Niederlande
Z: 1 Fertigpen enthält in 0,5 ml Lösung: Dulaglutid 0,75 mg, hergestellt durch rekombinante DNA-Technologie in CHO, Natrium citrat, Citronensäure, Mannitol, Polysorbat 80, Wasser für Injektionszwecke.
EW: Antidiabetikum (Glukagon-like Peptide-1-Rezeptoragonist).
AG: Diabetes mellitus Typ 2 (Mono- und Kombinationstherapie).
AA: S.c. unabhängig von den Mahlzeiten, nicht i.v. oder i.m.
DO: Monotherapie: 1mal wöchentlich 0,75 mg.
Kombinationstherapie: 1mal wöchentlich (0,75-)1,5 mg.
Keine Daten an Kindern und Jugendlichen.
SST: Nicht empfohlen, in der Stillzeit nicht anwenden.
NW: Magen/Darm, Hypoglykämie, Dehydrierung, Erschöpfung, Sinustachykardie, AV-Block 1. Grades, lokale Reaktionen.
WW: Dulaglutid verzögert Magenentleerung. Vorsicht, wenn rasche gastrointestinale Absorption erwünscht ist. Erhöhte Bioverfügbarkeit durch Sitagliptin.
WH: Nicht bei Diabetes Typ 1 oder Ketoazidose anwenden. Kein Ersatz für Insulin. Bei terminaler Niereninsuffizienz nicht empfohlen. Vorsicht bei Herzinsuffizienz. Auf Pankreatitis achten. Verkehrshinweis.
PG: 4 ST * (EKO: N) [€ 194,15]

Trulicity 0,75 mg - Injektionslösung in einer Fertigspritze 06C
(Z.Nr. EU/1/14/956/*) NR. P. E. nicht im Handel. A10BJ05

Trulicity 1,5 mg - Injektionslösung in einem Fertigpen 06C
(Z.Nr. EU/1/14/956/*) NR. P. E. A10BJ05
ZI: Lilly, Eli Nederland, Utrecht, Niederlande
Z: 1 Fertigpen enthält in 0,5 ml Lösung: Dulaglutid 1,5 mg, hergestellt durch rekombinante DNA-Technologie in CHO, Natrium citrat, Citronensäure, Mannitol, Polysorbat 80, Wasser für Injektionszwecke.
Kurzinformation: siehe Trulicity 0,75 mg - Injektionslösung in einem Fertigpen, → S. 1465
PG: 4 ST RE1 (EKO: Y) [€ 144,00]

Trulicity 1,5 mg - Injektionslösung in einer Fertigspritze 06C
(Z.Nr. EU/1/14/956/*) NR. P. E. nicht im Handel. A10BJ05

▼ Trumenba - Injektionssuspension in Fertigspritze 36A25
(Z.Nr. EU/1/17/1187/*) NR. P. E. J07AH09
ZI: Pfizer Europe, Brüssel, Belgien
Z: 1 Dosis (0,5 ml) enthält: Neisseria meningitidis Serogruppe B fHbp Unterfamilie A 60 µg, Neisseria meningitidis Serogruppe B fHbp Unterfamilie B 60 µg (entspr. Meningokokken-B-Lipoprotein-Impfstoff, rekombiniert, bivalent) hergestellt durch rekombinante DNA-Technologie in Escherichia coli, adsorbiert an Aluminiumphosphat (entspr. Aluminium 0,25 mg), Natriumchlorid, Histidin, Polysorbat 80, Wasser für Injektionszwecke.
EW: Impfstoff.
AG: Aktive Immunisierung für Personen ab 10 Jahren gegen Erkrankungen durch Meningokokken (Neisseria meningitidis Serogruppe B).
AA: Nur i.m. (Oberarm).
DO: Grundimmunisierung: 2 Dosen im Abstand von 6 Monaten, oder: 3 Dosen (2 Dosen im Abstand von 1 Monat und 3. Dosis mindestens 4 Monate nach der 2. Dosis). Auffrischungsimpfung bei fortbestehendem Risiko. Keine Daten an Kindern unter 10 Jahren.
SST: Bei potenziellem Risiko Anwendung möglich.
NW: Lokale Reaktionen, Kopfschmerzen, Müdigkeit, Magen/Darm, Muskel- oder Gelenkschmerzen, Schüttelfrost, Fieber, Synkope.
WW: Andere Impfstoffe an separater Injektionsstelle verabreichen.
WH: Bei schwerem Fieber Impfung verschieben. Verringerter Impfschutz bei Patienten mit Komplementdefizienz (z.B. C5-, C3-Mangel) Verkehrshinweis.
PG: 1 ST * (EKO: N) [€ 140,30]

Trusopt 20 mg/ml - Augentropfen, Lösung 47F01
(Z.Nr. 1-21324) RP. P. S01EC03
ZI: Santen Oy, Tampere, Finnland
Z: 1 ml enthält: Dorzolamid 20 mg (entspr. Dorzolamid hydrochlorid 22,26 mg), Benzalkonium chlorid, Hydroxyethylcellulose, Mannitol, Natrium citrat, Natriumhydroxid zur pH-Wert-Einstellung, Wasser für Injektionszwecke.
EW: Lokaler Carboanhydrasehemmer; senkt Augeninnendruck.
AG: Erhöhter Augeninnendruck (als Monotherapie oder als Zusatztherapie zu Beta-Blockern).
AA: In den Bindehautsack des erkrankten Auges tropfen.
AH: Nach Anbruch höchstens 4 Wochen verwendbar.
DO: Monotherapie: 3mal tgl. 1 Tropfen.
Kombinationstherapie: 2mal tgl. 1 Tropfen. Begrenzte Daten bei Kindern und Jugendlichen.
GA: Nierenschäden.
SST: Nicht anwenden.
NW: Okuläre Reizungen, Magen/Darm, Palpitationen, Überempfindlichkeit.
WW: Orale Carboanhydrasehemmer (nicht empfohlen).
WH: Nicht während des Tragens von weichen Kontaktlinsen applizieren. Verkehrshinweis. Patienten über korrekte Handhabung der Tropfflasche aufklären.
Vorsicht bei Leberschäden.
PG: 5 ML (2) (EKO: G) [€ 10,65]

Truvada 200 mg/245 mg - Filmtabletten 35E02
(Z.Nr. EU/1/04/305/*) NR. P J05AR03
ZI: Gilead Sciences Ireland, Carrigtohill County Cork, Irland
Z: 1 Filmtablette enthält: Emtricitabin 200 mg, Tenofovir disoproxil 245 mg (entspr. Tenofovir disoproxil fumarat 300 mg) (entspr. Tenofovir 136 mg), Tablettenkern: Croscarmellose natrium, Lactose monohydrat 96 mg, Magnesium stearat, Cellulose, mikrokristalline, Stärke, vorverkleistert (glutenfrei); Tablettenfilm: Triacetin, Hypromellose, Indigocarmin-Aluminiumsalz, Lactose monohydrat, Titandioxid.
EW: Antivirale Kombination, Nukleosid-Analoga.
AG: Behandlung von HIV-1-Infektionen (in Kombination mit anderen antiretroviralen Arzneimitteln).

Mittel 2. Wahl zur Behandlung von Jugendlichen mit HIV-1-Infektionen.
- Prä-Expositions-Prophylaxe einer sexuell erworbenen HIV-1-Infektion (in Kombination mit Safer-Sex-Praktiken).
AA: Oral zu einer Mahlzeit; bei Schluckbeschwerden in Wasser oder Saft auflösen und unverzüglich einnehmen.
DO: Behandlung und Prophylaxe bei Erwachsenen und Jugendlichen (ab 35 kg KG): 1mal tgl. 1 Tablette.
Nierenschäden: Dosisreduktion bei Erwachsenen, bei Jugendlichen Anwendung nicht empfohlen. Details siehe Austria-Codex Fachinformation.
Prophylaxe: nicht anwenden bei Nierenschäden.
Keine Untersuchungen an Kindern.
GA: Prophylaxe bei Personen mit unbekanntem oder positivem HIV-1-Status.
SST: Strenge Indikationsstellung, nicht stillen.
NW: Neutropenie, Allergien, Stoffwechsel, Gewichtszunahme, Anstieg von Blutlipiden und Blutglukose, ZNS, Psyche, Magen/Darm, Muskelschwäche, erhöhte Kreatinkinase, Osteonekrose, Leber, Haut, Niere (proximale renale Tubulopathie), Autoimmunerkrankungen (z.B. M. Basedow) im Rahmen einer Immun-Reaktivierung.
WW: Gegenanzeige: Adefovirdipivoxil, Lamivudin. Nephrotoxische Arzneimittel vermeiden. Didanosin nicht empfohlen. Vorsicht: NSAIDs, mit Ritonavir oder Cobicistat geboosterte Proteasehemmer (Niere kontrollieren), Ledipasvir/Sofosbuvir.
WW mit vielen Virustatika möglich.
WH: Vorsicht bei älteren Patienten. Zur Prophylaxe nicht immer wirksam. Bei Anwendung zur Prä-Expositions-Prophylaxe Auswirkungen auf Niere und Knochen berücksichtigen. Kontrollen: Niere, Leber (besonders bei Hepatitis B- oder C-Patienten). Auf mitochondriale Dysfunktion, Immun-Reaktivierungs-Syndrom achten.
PG: 30 ST * (EKO: N) [€ 783,45]

Truvada 200 mg/245 mg - Filmtabletten 35E02
(Z.Nr. EU/1/04/305/*) NR. P. Parallelimport. J05AR03
V: Abacus Medicine, Copenhagen, Dänemark
Z: 1 Filmtablette enthält: Emtricitabin 200 mg, Tenofovir disoproxil 245 mg (entspr. Tenofovir disoproxil fumarat 300 mg) (entspr. Tenofovir 136 mg), Tablettenkern: Croscarmellose natrium, Lactose monohydrat 96 mg, Magnesium stearat, Cellulose, mikrokristalline, Stärke, vorverkleistert (glutenfrei); Tablettenfilm: Triacetin, Hypromellose, Indigocarmin-Aluminiumsalz, Lactose monohydrat, Titandioxid.
PG: 30 ST * (EKO: N) [€ 782,05]

Truvada 200 mg/245 mg - Filmtabletten 35E02
(Z.Nr. EU/1/04/305/*) NR. P. Parallelimport. J05AR03
V: EMRAmed Arzneimittel, Trittau, Deutschland
Z: 1 Filmtablette enthält: Emtricitabin 200 mg, Tenofovir disoproxil 245 mg (entspr. Tenofovir disoproxil fumarat 300 mg) (entspr. Tenofovir 136 mg), Tablettenkern: Croscarmellose natrium, Lactose monohydrat 96 mg, Magnesium stearat, Cellulose, mikrokristalline, Stärke, vorverkleistert (glutenfrei); Tablettenfilm: Triacetin, Hypromellose, Indigocarmin-Aluminiumsalz, Lactose monohydrat, Titandioxid.
PG: 30 ST * (EKO: N) [€ 976,30]

Truvada 200 mg/245 mg - Filmtabletten 35E02
(Z.Nr. EU/1/04/305/*) NR. P. Parallelimport. J05AR03
nicht im Handel.

Truvada 200 mg/245 mg - Filmtabletten 35E02
(Z.Nr. EU/1/04/305/*) NR. P. Parallelimport. J05AR03
V: Haemato Pharm, Schönefeld, Deutschland
Z: 1 Filmtablette enthält: Emtricitabin 200 mg, Tenofovir disoproxil 245 mg (entspr. Tenofovir disoproxil fumarat 300 mg) (entspr. Tenofovir 136 mg), Tablettenkern: Croscarmellose natrium, Lactose monohydrat 96 mg, Magnesium stearat, Cellulose, mikrokristalline, Stärke, vorverkleistert (glutenfrei); Tablettenfilm: Triacetin, Hypromellose, Indigocarmin-Aluminiumsalz, Lactose monohydrat, Titandioxid.
PG: 30 ST * (EKO: N) [€ 783,45]

Truvada 200 mg/245 mg - Filmtabletten 35E02
(Z.Nr. EU/1/04/305/*) NR. P. Parallelimport. J05AR03
V: Inopha, Ludwigsfelde, Deutschland
Z: 1 Filmtablette enthält: Emtricitabin 200 mg, Tenofovir disoproxil 245 mg (entspr. Tenofovir disoproxil fumarat 300 mg) (entspr. Tenofovir 136 mg), Tablettenkern: Croscarmellose natrium, Lactose monohydrat 96 mg, Magnesium stearat, Cellulose, mikrokristalline, Stärke, vorverkleistert (glutenfrei); Tablettenfilm: Triacetin, Hypromellose, Indigocarmin-Aluminiumsalz, Lactose monohydrat, Titandioxid.
PG: 30 ST * (EKO: N) [€ 976,35]

Truvada 200 mg/245 mg - Filmtabletten 35E02
(Z.Nr. EU/1/04/305/*) NR. P. Parallelimport. J05AR03
nicht im Handel.

Truvada 200 mg/245 mg - Filmtabletten 35E02
(Z.Nr. EU/1/04/305/*) NR. P. Parallelimport. J05AR03
nicht im Handel.

Truvada 200 mg/245 mg - Filmtabletten 35E02
(Z.Nr. EU/1/04/305/*) NR. P. Parallelimport. J05AR03
nicht im Handel.

Truxal 15 mg - Filmtabletten 49B03
(Z.Nr. 0-10986) RP. P. N05AF03
ZI: Lundbeck Austria, Wien
Z: 1 Filmtablette enthält: Chlorprothixen hydrochlorid 15 mg, Kern: Maisstärke, Lactose monohydrat 57,8 mg, Copovidon, Glycerol 85%, Cellulose, mikrokristalline, Croscarmellose natrium, Talk, Magnesium stearat; Tablettenhülle: Opadry OY-Braun RM 1030.
EW: Neuroleptikum (Thioxanthen).
AG: Psychomotorische Unruhe und Erregung bei akuten psychotischen Syndromen, maniforme Syndrome.
AA: Unzerkaut mit Flüssigkeit, erste Gabe gegen Abend.
DO: TD ambulant 15-90 mg, stationär 30-400 mg und mehr.
Für Kinder und Jugendliche nicht empfohlen.
GA: Kreislaufkollaps, akute Intoxikation mit ZNS-Dämpfern, QT-Verlängerung, Kinder unter 3 Jahren.
SST: Nicht anwenden. Risiko von Neugeborenen für extrapyramidale und/oder Entzugssymptome bei Exposition im 3. Trimenon beachten.
NW: ZNS-Dämpfung, Psyche, Augen, Herz/Kreislauf (Tachykardie, QT-Verlängerung), Magen/Darm, Stoffwechsel, Asthenie, Vegetativum, Leukopenie, erniedrigte Krampfschwelle, extrapyramidale Symptome, Hyperhidrose, Myalgie, Priapismus.
WW: ZNS-Dämpfer, Blutdrucksenker verstärkt, Levodopa abgeschwächt.
QT-verlängernde Substanzen kontraindiziert. Cave Alkohol. Nicht mit trizyklischen Antidepressiva kombinieren. Ohne Wissen des Arztes keine anderen Arzneimittel einnehmen.
WH: Vorsicht bei Herz-, Leber-, Nierenschäden, Glaukom, Prostatahypertrophie, Myasthenie, Mammatumoren, Hypotonie, Epilepsie, Hyperthyreose, Risiko für Schlaganfall, Diabetes.
Kontrollen: Herz, Blutbild, Leber, Augen, Blutzucker. Verkehrshinweis.
Auf Krämpfe bzw. malignes neuroleptisches Syndrom bzw. venöse Thromboembolien achten. Nicht zur Behandlung von Verhaltensstörungen bei Demenz (erhöhte Mortalität bei älteren Menschen mit Demenz).
PG: 50 ST (EKO: G) [€ 6,00]

Truxal 50 mg - Filmtabletten 49B03
(Z.Nr. 0-10987) RP. P. N05AF03
ZI: Lundbeck Austria, Wien
Z: 1 Filmtablette enthält: Chlorprothixen hydrochlorid 50 mg, Kern: Maisstärke, Lactose monohydrat 55,4 mg, Copovidon, Glycerol 85%, Cellulose, mikrokristalline, Croscarmellose natrium, Talk, Magnesium stearat; Tablettenhülle: Opadry OY-Braun RM 1030.
Kurzinformation: siehe Truxal 15 mg - Filmtabletten, → S. 1466
PG: 50 ST (EKO: G) [€ 13,45], 100 ST (EKO: G) [€ 21,95]

▼ Truxima 100 mg - Konzentrat zur Herstellung einer Infusionslösung 55I01, 13A02
(Z.Nr. EU/1/16/1167/*) NR. P. E. L01XC02
ZI: Celltrion Healthcare Hungary Kft., Budapest, Ungarn
Z: 1 Durchstechflasche mit 10 ml Konzentrat enthält: Rituximab 100 mg, hergestellt in Ovarialzellen des chinesischen Hamsters (CHO), Natriumchlorid, Trinatrium citrat 2 H2O (entspr. Natrium 52,6 mg), Polysorbat 80, Wasser für Injektionszwecke.
EW: Monoklonaler chimärer Antikörper (Maus/Mensch), antineoplastisch.
AG: -Non-Hodgin-Lymphom (NHL): follikuläre Lymphome im Stadium III bis IV in Kombination mit Chemotherapie oder als Monotherapie bei Rezidiv oder Resistenz.
CD20-positives, großzellig diffuses B-Zell-Non-Hodgkin-Lymphom in Kombination mit einer CHOP-Chemotherapie.
-Chronische lymphatische Leukämie zusammen mit Chemotherapie.
-Schwere aktive rheumatoide Arthritis (in Kombination mit Methotrexat).
-Granulomatose mit Polyangiitis und mikroskopische Polyangiitis (in Kombination mit Glucocorticoiden).
-Pemphigus vulgaris.
AA: I.v. Infusion (initial 50 mg/h, dann 100 mg/h, maximal 400 mg/h). Vor jeder Infusion Prämedikation mit Antipyretikum (z.B. Paracetamol) und Antihistaminikum (z.B. Diphenhydramin).

DO: Vor jeder Anwendung Analgetikum (z.B. Paracetamol) und Antihistaminikum (z.B. Diphenhydramin) verabreichen. Ev. Prämedikation mit Glucocorticoiden.
Lymphome: Kombinationstherapie: 375 mg/m² KOF am Tag 1 jedes Chemotherapiezyklus über bis zu 8 Zyklen. Zur Erhaltungstherapie 375 mg/m² KOF einmal alle 2-3 Monate.
Monotherapie: 375 mg/m² KOF 1mal wöchentlich über 4 Wochen.
Chronische lymphatische Leukämie: 48 Std. vor Behandlungsbeginn Hydratation + Urikostatika. Kurz vor der Infusion 100 mg Prednison/Prednisolon.
Rituximab-Dosis: 375 mg/m² KOF am Tag 0 des ersten Chemotherapiezyklus, dann 500 mg/m² KOF am Tag 1 jedes folgenden Chemotherapiezyklus über insgesamt 6 Zyklen.
Rheumatoide Arthritis: 2 Infusionen zu je 1000 mg im Abstand von 2 Wochen. 30 min. vorher 100 mg Methylprednisolon i.v. geben. Nach 24 Wochen Notwendigkeit weiterer Behandlungszyklen überprüfen.
Granulomatose mit Polyangiitis: 375 mg/m² KOF einmal wöchentlich über 4 Wochen. Vorbehandlung mit Methylprednisolon (1000 mg i.v. tgl. über 1-3 Tage) empfohlen, während und nach der 4-wöchigen Induktionstherapie Prednison 1 mg/kg KG/Tag oral empfohlen. Erhaltungstherapie: 2 Infusionen zu 500 mg im Abstand von 2 Wochen, dann 500 mg alle 6 Monate.
Pemphigus vulgaris: 2 Infusionen zu je 1000 mg im Abstand von 2 Wochen; Erhaltungsinfusion 500 mg in den Monaten 12 und 18, anschließend alle 6 Monate.
Details siehe Austria Codex - Fachinformation.
Keine Daten an Kindern und Jugendlichen.
GA: Bei NHL und CLL: Schwere Infektionen, stark geschwächte Immunabwehr. Bei anderen Indikationen: Schwere Infektionen, stark geschwächte Immunabwehr, schwere Herzinsuffizienz, schwere unkontrollierte Herzerkrankungen.
SST: Nutzen/Risiko-Abwägung in der Schwangerschaft, nicht stillen. Kontrazeption bis 12 Monate nach Behandlung.
NW: Infusionsbedingt: Blutdruckabfall, Lunge (Bronchospasmus), Allergien (auch schwere Hautreaktionen), Blut, Hepatitis B Reaktivierung, erhöhtes Infektionsrisiko, "Cytokine release-Syndrom", Herz/Kreislauf (Arrhythmien), Neutropenie (auch Spätformen), Tumor-Lyse-Syndrom, Hypogammaglobulinämie. Nebenwirkungen der CHOP-Chemotherapie beachten. Sehr selten progressive multifokale Leukencephalopathie (PML).
WW: Virale Lebendimpfstoffe nicht empfohlen.
WH: Patientenpass erforderlich. Besondere Vorsicht bei Herzerkrankungen. Blutbefund (Neutrophile) kontrollieren. Auf "Cytokine release-Syndrom" achten. Vorsicht bei Hepatitis B-Anamnese, vor Behandlungsbeginn auf Hepatitis B-Virus testen. Auf infusionsbedingte Reaktionen, schwerwiegende Infektionen bzw. schwere Hautreaktionen achten. Erhöhtes Risiko einer progressiven multifokalen Enzephalopathie beachten.
PG: 2 ST * (EKO: N) [€ 678,80]

▼ Truxima 100 mg - Konzentrat zur Herstellung einer Infusionslösung
55I01, 13A02

(Z.Nr. EU/1/16/1167/*) NR. P. E.
Parallelimport.
L01XC02

V: Haemato Pharm, Schönefeld, Deutschland
Z: 1 Durchstechflasche mit 10 ml Konzentrat enthält: Rituximab 100 mg, hergestellt in Ovarialzellen des chinesischen Hamsters (CHO), Natriumchlorid, Trinatrium citrat 2 H2O (entspr. Natrium 52,6 mg), Polysorbat 80, Wasser für Injektionszwecke.
PG: 2 ST * (EKO: N) [€ 678,15]

▼ Truxima 500 mg - Konzentrat zur Herstellung einer Infusionslösung
55I01, 13A02

(Z.Nr. EU/1/16/1167/*) NR. P. E.
L01XC02

ZI: Celltrion Healthcare Hungary, Budapest, Ungarn
Z: 1 Durchstechflasche mit 50 ml Konzentrat enthält: Rituximab 500 mg, hergestellt in Ovarialzellen des chinesischen Hamsters (CHO), Natriumchlorid, Trinatrium citrat 2 H2O (entspr. Natrium 263,2 mg), Polysorbat 80, Wasser für Injektionszwecke.
Kurzinformation: siehe Truxima 100 mg - Konzentrat zur Herstellung einer Infusionslösung, → S. 1466
PG: 1 ST * (EKO: N) [€ 1.632,05]

▼ *Truxima 500 mg - Konzentrat zur Herstellung einer Infusionslösung* 55I01, 13A02
(Z.Nr. EU/1/16/1167/*) NR. P. E.
Parallelimport. nicht im Handel.
L01XC02

▼ Truxima 500 mg - Konzentrat zur Herstellung einer Infusionslösung
55I01, 13A02

(Z.Nr. EU/1/16/1167/*) NR. P. E.
Parallelimport.
L01XC02

V: Haemato Pharm, Schönefeld, Deutschland
Z: 1 Durchstechflasche mit 50 ml Konzentrat enthält: Rituximab 500 mg, hergestellt in Ovarialzellen des chinesischen Hamsters (CHO), Natriumchlorid, Trinatrium citrat 2 H2O (entspr. Natrium 263,2 mg), Polysorbat 80, Wasser für Injektionszwecke.
PG: 1 ST * (EKO: N) [€ 1.631,95]

Trydonis 87 Mikrogramm/5 Mikrogramm/9 Mikrogramm - Druckgasinhalation, Lösung 50B03
(Z.Nr. EU/1/18/1274/*) NR. P. E. nicht im Handel. R03AL09

🐾 *Trymox LA 150 mg/ml - Injektionssuspension für Rinder, Schafe, Schweine, Hunde, Katzen* 801AA
(Z.Nr. 8-38793) NR. P. VNW. nicht im Handel. QJ01CA04

🐾 Tsefalen 500 mg - Filmtabletten für Hunde
801AC

(Z.Nr. 8-01107) NR. P. QJ01DB01
ZI: ICF Industria Chimica Fine, Palazzo Pignano-Cremona, Italien
Z: 1 Filmtablette enthält: Cefalexin 500 mg (entspr. Cefalexin monohydrat), Talkum, Titandioxid, Eisen(III)-oxid, Eisen(III)-hydroxid-oxid x H2O, Glycerol, Hypromellose, Povidon K90, Carboxymethylstärke, Natrium Typ A, Magnesium stearat.
EW: Antibiotikum (Cephalosporin der 1. Generation).
AG: Bakterielle Infektionen bei Hunden: Atemwege, Haut und Weichteile, Urogenital-, Magen/Darm-Trakt.
AA: Zum Eingeben im Ganzen oder zerdrückt mit dem Futter.
DO: 2mal tgl. 15(-30) mg/kg KG über mindestens 5 Tage, bei Harnwegsinfekten 14 Tage, bei infektiöser Dermatitis mindestens 15-28 Tage.
GA: Kaninchen, Hamster, Meerschweinchen, Rennmäuse.
SST: Nutzen/Risiko-Abwägung durch den Tierarzt.
NW: Überempfindlichkeit, Übelkeit, Erbrechen, Durchfall.
WW: Nicht mit bakteriostatischen Antibiotika kombinieren. Polypeptid-Antibiotika, Aminoglykosiden oder Furosemid (erhöhte Nierentoxizität).
WH: Vorsicht bei Nierenschäden.
PG: 12 ST VT [€ 19,90]

🐾 Tsefalen 1000 mg - Filmtabletten für Hunde
801AC

(Z.Nr. 8-01108) NR. P. QJ01DB01
ZI: ICF Industria Chimica Fine, Palazzo Pignano-Cremona, Italien
Z: 1 Filmtablette enthält: Cefalexin 1000 mg (entspr. Cefalexin monohydrat), Talkum, Titandioxid, Eisen(III)-oxid, Eisen(III)-hydroxid-oxid x H2O, Glycerol, Hypromellose, Povidon K90, Carboxymethylstärke, Natrium Typ A, Magnesium stearat.
Kurzinformation: siehe Tsefalen 500 mg - Filmtabletten für Hunde, → S. 1467
PG: 8 ST VT [€ 22,55]

🐾 *Tsefalen 50 mg/ml - Pulver zur Herstellung einer Suspension zum Eingeben für Hunde bis 20 kg und Katzen* 801AC
(Z.Nr. 8-40317) NR. P. nicht im Handel. QJ01DB01

🐾 Tulaven 25 mg/ml - Injektionslösung für Schweine
801AF

(Z.Nr. EU/2/20/251/*) NR. P. VNW. QJ01FA94
ZI: Ceva Sante Animale, Libourne, Frankreich
Z: 1 ml Injektionslösung enthält: Tulathromycin 25 mg, Monothioglycerol 5 mg, Propylenglykol, Citronensäure, Salzsäure verdünnt zur pH-Einstellung, Natriumhydroxid zur pH-Wert-Einstellung, Wasser für Injektionszwecke.
EW: Makrolidantibiotikum.
AG: Atemwegserkrankungen bei Schweinen durch Tulathromycin-empfindliche Stämme: Actinobacillus pleuropneumoniae, Pasteurella multocida, Mycoplasma hyopneumoniae, Haemophilus parasuis, Bordetella bronchiseptica.
AA: I.m. in den Nacken, max. 4 ml pro Injektionsstelle.
DO: Einmalig 2,5 mg/kg KG (= 1 ml/10 kg KG).
SST: Nutzen/Risiko-Abschätzung.
NW: Lokale Reaktionen.
WW: Nicht mit anderen Makroliden oder Lincosamiden anwenden.
WH: Tulathromycin reizt die Augen; Überempfindlichkeit bei Hautkontakt möglich.
VNW: Essbare Gewebe 13 Tage.
PG: 100 ML VNW [€ 111,70]

Tulaven 100 mg/ml - Injektionslösung für Rinder, Schweine und Schafe 801AF
(Z.Nr. EU/2/20/251/*) NR. P. VNW. QJ01FA94
ZI: Ceva Sante Animale, Libourne, Frankreich
Z: 1 ml Injektionslösung enthält: Tulathromycin 100 mg, Monothioglycerol 5 mg, Propylenglykol, Citronensäure, Salzsäure verdünnt zur pH-Einstellung, Natriumhydroxid zur pH-Wert-Einstellung, Wasser für Injektionszwecke.
Kurzinformation: siehe Draxxin 100 mg/ml - Injektionslösung für Rinder, Schweine und Schafe, → S. 438
PG: 50 ML VNW [€ 205,20], 100 ML VNW [€ 370,95], 250 ML VNW [€ 853,90]

Tulinovet 100 mg/ml - Injektionslösung für Rinder, Schweine und Schafe 801AF
(Z.Nr. EU/2/20/257/*) NR. P. VNW. nicht im Handel. QJ01FA94

Tulissin 25 mg/ml - Injektionslösung für Schweine 801AF
(Z.Nr. EU/2/20/252/*) NR. P. VNW. nicht im Handel. QJ01FA94

Tulissin 100 mg/ml - Injektionslösung für Rinder, Schweine und Schafe 801AF
(Z.Nr. EU/2/20/252/*) NR. P. VNW. nicht im Handel. QJ01FA94

Tullavis 25 mg/ml - Injektionslösung für Schweine 801AF
(Z.Nr. 8-40338) NR. P. VNW. nicht im Handel. QJ01FA94

Tullavis 100 mg/ml - Injektionslösung für Rinder, Schweine und Schafe 801AF
(Z.Nr. 8-40337) NR. P. VNW. nicht im Handel. QJ01FA94

Tuscalman - Hustensirup 50E07
(Z.Nr. 0-14397) RP. P. R05FA02
ZI: Laboratorio Farmaceutico, Mede, Italien
Z: 100 ml enthalten: Noscapin hydrochlorid 0,15 g, Guaifenesin 1 g, Extractum Radicis Althaeae, Extractum Fructus Sambuci, Sorbitol-Lösung 70% 5 g, Saccharose 53,2 g, Methyl-4-hydroxybenzoat 0,07 g, Propyl-4-hydroxybenzoat 0,03 g, Ethanol 96% 3,18 g, Citronensäure monohydrat, Kirsch-Aroma, Minz-Aroma, Wasser, gereinigtes.
EW: Hustendämpfend.
AG: Atemwegserkrankungen mit gestörter Sekretbildung und erschwertem Sekrettransport.
AA: Nach dem Essen einnehmen.
DO: 1 bis 3mal tgl. 15 ml. Keine Daten an Kindern und Jugendlichen.
GA: Magen/Darm-, Leber-, Nierenschäden, Myasthenie, Epilepsie, organische Erkrankungen des Gehirns, Alkoholismus.
SST: Gegenanzeige (mutagen).
NW: Magen/Darm, ZNS, Überempfindlichkeit, Nierensteine.
WW: Gegenanzeige: MAO-Hemmer (10 Tage Abstand), andere Hustendämpfer. Besondere Vorsicht: Benzodiazepine. Vorsicht: ZNS-Dämpfer, Warfarin, Muskelrelaxantien verstärkt.
WH: Verkehrshinweis. Nicht für Alkoholkranke. 1 ml enthält 0,05 BE.
Bei Überdosierung Antidot Naloxon.
PG: 120 ML * (EKO: N) [€ 5,70]

Tussamag Hustensaft zuckerfrei 50Z02
(Z.Nr. HERB-00098) RPF. P. R05CA
ZI: Teva, Haarlem, Niederlande
Z: 100 g (= 85,47 ml) Flüssigkeit enthalten: Thymian-Flüssigextrakt (1:2-2,5); Ammoniak 10% (m/m), Glycerol 85% (m/m), Ethanol 90% (V/V), Wasser (1:20:70:109) (Auszugsmittel) 9,02 g (entspr. Ethanol 4 % (V/V)), Kalium sorbat, Citronensäure monohydrat, Ammonsulfit-Zuckerkulör, Glycerol 85%, Sorbitlösung 70% (nicht kristallisierend) 45 g, Wasser, gereinigtes.
AG: Traditionell pflanzlich zur Schleimlösung bei Husten mit Erkältung.
AA: Unverdünnt mit markiertem Messbecher einnehmen.
DO: Personen ab 12 Jahren: Bis 4mal tgl. 15-40 ml. Kinder (4-12 Jahre): 3-5mal tgl 5-10 ml.
SST: Nicht empfohlen.
NW: Überempfindlichkeit, Magenbeschwerden.
WH: Nicht für Alkoholkranke.
PG: 150 ML * (EKO: N) [€ 11,90]

Tussamag Hustensirup 50Z02
(Z.Nr. HERB-00118) RPF. P. R05CA
ZI: Montavit, Absam
Z: 100 g (= 79,37 ml) enthalten: Thymiankraut-Flüssigextrakt (1:1); gereinigtes Wasser, Ethanol 96%, Glycerol 85% (18:6:1) (Auszugsmittel) 8 g (entspr. Thymi herba), Glycerol, Saccharose 52 g, Zuckercouleur E 150, Edelkastanienblätter-Extrakt (entspr. Glucose-Sirup) (entspr. Glucose <= 280 mg) (entspr. Kalium sorbat), Natriumbenzoat, Ethanol 96% (entspr. Gesamtethanolgehalt 2,8 % (V/V)), Wasser, gereinigtes.
AG: Traditionell pflanzlich zur Schleimlösung bei Husten mit Erkältung.
AA: Unverdünnt oder verdünnt mit Messbecher einnehmen.
DO: 3-6mal tgl. 20 ml. Kinder (4-11 Jahre): 3-5mal tgl 10 ml. Kinder (2-3 Jahre): 3-5mal tgl. 5 ml.
SST: Nicht empfohlen.
NW: Überempfindlichkeit, Magenbeschwerden.
WH: Nicht für Alkoholkranke.
PG: 110 G * (EKO: N) [€ 7,40], 220 G * (EKO: N) [€ 11,90]

Tussastopp - Lösung zum Einnehmen 50E01
(Z.Nr. 1-27312) RPF. P. R05DA09
ZI: Teva, Haarlem, Niederlande
Z: 5 ml Lösung enthalten: Dextromethorphan hydrobromid 10 mg, Natriumbenzoat, Citronensäure, wasserfreie, Maltitol-Lösung 3,75 mg, Saccharin natrium, (entspr. Natrium < 1 mmol) (entspr. → < 23 mg), Propylenglycol 129,5 mg, Erdbeer-Aroma, Contramarum-Aroma, Wasser, gereinigtes.
EW: Antitussivum; Opiumalkaloid.
AG: Reizhusten, krampfartiger Husten.
AA: Oral mit Messlöffel einnehmen.
DO: Personen ab 12 Jahren: 10 - 15 mg alle 4 bis 6 Stunden (1 - 1½ Messlöffel zu 5ml). MTD 60 mg. Nicht für Kinder geeignet.
GA: Asthma bronchiale, COPD, Pneumonie, Ateminsuffizienz, Atemdepression.
SST: Strenge Nutzen-Risiko-Abwägun in der Schwangerschaft. Nicht stillen.
NW: Müdigkeit, Magen/Darm, Allergie, Halluzinationen, Serotonin-Syndrom.
WW: Besondere Vorsicht: Benzodiazepine (Atemdepression). MAO-Hemmer, SSRI (Serotonin-Syndrom). Vorsicht: ZNS-Dämpfer verstärkt; Alkohol (verstärkt Sedierung); CYP2D6-Hemmer (z.B. Cimetidin, Fluoxetin, Paroxetin, Chinidin), Grapefruit- oder Bitterorangensaft (erhöhen Dextromethorphan-Spiegel). Sekretolytika (Sekretstau).
GE: Bei längerem Gebrauch Toleranz und Abhängigkeit möglich.
WH: Vorsicht bei produktivem Husten, Leberschäden, Neigung zu Arzneimittelabhängigkeit. Nicht für Kinder unter 12 Jahren geeignet. Verkehrshinweis.
PG: 125 ML * (EKO: N) [€ 7,40], 200 ML * (EKO: N) [€ 10,70]

Tussimont - Hustensaft 50Z02
(Z.Nr. 0-06295) RPF. P. nicht im Handel. R05CA10

Tussimont - Hustensaft mit Thymian und Senegawurzel 50Z02
(Z.Nr. 7-36772) RPF. P. R05X
ZI: Pharmonta Dr.Fischer, Gratwein
Z: 100 g enthalten: Thymian-Flüssigextrakt (1:5-7); Ethanol 96 % (V/V) : Wasser : Glycerol 85 % (1:1,3:1) (Auszugsmittel) 10 g, Senega-Flüssigextrakt (1:1,3-1,5); Ethanol 34,6 % (V/V) (Auszugsmittel) 3 g, Bitterorangenschalen-Flüssigextrakt, Saccharose 50 g, Ethanol 96% (V/V) (entspr. Gesamtethanolgehalt 7,5 % (V/V)), Glycerol 85%, Zuckercouleur, einfaches, Methyl-4-hydroxybenzoat 56 mg, Propyl-4-hydroxybenzoat 28 mg, Wasser, gereinigtes.
AG: Traditionell pflanzlich zur Schleimlösung bei Husten mit Erkältung.
AA: Unverdünnt mit Messbecher einnehmen.
DO: ED 10 ml, akut alle 2-3 Std., bis 6mal tgl. Kinder (6-12 Jahre): 6mal tgl. 5 ml. Kinder (2-6 Jahre): 4mal tgl. 5 ml.
SST: Nicht empfohlen.
NW: Magen/Darm, Allergien.
WH: Nicht für Alkoholkranke. Enthält 0,26 BE pro 5 ml.
PG: 120 G * (EKO: N) [€ 8,30], 180 G * (EKO: N) [€ 11,50]

Tussimont Hustentee mit Thymian, Spitzwegerich, Eibisch und Anis 50Z06
(Z.Nr. HERB-00029) RPF. P. R05
ZI: Pharmonta Dr.Fischer, Gratwein
Z: 100 g Tee enthalten: Thymian 24,15 g, (entspr. Thymi herba), Spitzwegerichblätter 19,35 g, (entspr. Plantaginis folium), Eibischwurzel 24,15 g, (entspr. Althaeae radix), Anis 24,15 g, (entspr. Anisi fructus), Orangenblüten, Vanille Sahne Aroma, Honig-Aroma.
AG: Traditionell pflanzlich bei Verschleimung der Atemwege und

bei Husten.
AA: 1 Teebeutel pro Tasse mit siedendem Wasser übergießen und mindestens 5 min ziehen lassen.
DO: Bis zu 5mal tgl. (Kinder ab 2 Jahren: Bis zu 3mal tgl.) 1 Tasse trinken.
SST: Nicht empfohlen.
NW: Magen / Darm, Allergien.
PG:

Tussimont Hustentropfen mit Thymian und Spitzwegerich 50Z02

(Z.Nr. HERB-00115) RPF. P. R05CA
ZI: Pharmonta Dr.Fischer, Gratwein
Z: 100 g (1 g = 38 Tropfen) enthalten: Thymian-Flüssigextrakt (1:5-7); Ethanol 96 % (V/V) : Wasser : Glycerol 85% (30:40:30) (Auszugsmittel) 50 g, Spitzwegerichblätter-Flüssigextrakt (1:1); Ethanol 30% (V/V) (Auszugsmittel) 50 g, (entspr. Gesamtethanolgehalt ca. 30 % (V/V)), Glycerol 85%, Wasser, gereinigtes.
AG: Traditionell pflanzlich als Expectorans bei Husten mit Erkältung.
AA: Unverdünnt oder mit etwas Waser oder Tee einnehmen.
DO: 4-5mal tgl. 10-20 Tropfen.
Kinder (6-12 Jahre): 3-4mal tgl. 10 Tropfen.
Kinder (2-6 Jahre): 3-4mal tgl. 5 Tropfen.
SST: Nicht empfohlen.
NW: Magenbeschwerden, Überempfindlichkeit.
WH: Nicht für Alkoholkranke.
PG: 50 ML * (EKO: N) [€ 7,90]

Tussiplant - Sirup 50Z02
(Z.Nr. 7-38575) RPF. P. nicht im Handel. R05D

Twinrix Erwachsene - Injektionssuspension 36A21

(Z.Nr. EU/1/96/020/*) NR. P. E. J07BC20
ZI: GlaxoSmithKline Biologicals, Rixensart, Belgien
Z: 1 Dosis (1 ml) enthält: Hepatitis-A-(inaktiviert)-Hepatitis-B-(rDNA)-Adsorbat-Impfstoff: Hepatitis A Virus, inaktiviert 720 ELISA-E, hergestellt in humanen, diploiden (MRC-5) Zellen, Hepatitis-B-Oberflächen-Antigen 20 µg, hergestellt durch rekombinante DNA-Technologie in Saccharomyces cerevisiae, Aluminium hydroxyd, hydratisiert (entspr. Aluminium 0,05 mg), Aluminiumphosphat (entspr. Aluminium 0,4 mg), Natriumchlorid, Wasser für Injektionszwecke, Spuren von: Neomycin.
EW: Hepatitis A- und B-Impfstoff.
AG: Personen ab 16 Jahre mit erhöhtem Hepatitis A- und Hepatitis B-Risiko.
AA: I.m., bei Gerinnungsstörungen ausnahmsweise s.c., Cave intravasal!
DO: ED = 1 ml.
Grundimmunisierung: 3 Impfdosen im Abstand von 1 Monat bzw. 6 Monaten nach der ersten Dosis, in Ausnahmefällen am Tag 0/7/21 sowie nach 12 Monaten.
GA: Schwere fieberhafte Erkrankungen.
SST: Nur in dringenden Fällen während der Schwangerschaft impfen, sonst Impfung bis nach der Geburt verschieben. Nutzen-Risiko-Abwägung in der Stillzeit.
NW: Lokale Reaktionen, systemisch (Fieber, Kopfschmerzen, Übelkeit), Allergien, Anaphylaxie, neurologische Störungen, Synkope psychogen auf Nadelinjektion (besonders bei Jugendlichen).
WW: Keine Daten vorliegend.
WH: Nicht zur postexpositionellen Prophylaxe (z.B. nach Nadelstichverletzungen) empfohlen. Übergewicht (BMI >30 kg/m^2) kann Immunantwort verringern.
PG: 1 ST * (EKO: N) [€ 84,65]

Twinrix Kinder - Injektionssuspension 36A21

(Z.Nr. EU/1/97/029/*) NR. P. E. J07BC20
ZI: GlaxoSmithKline Biologicals, Rixensart, Belgien
Z: 1 Dosis (0,5 ml) enthält: Hepatitis-A-(inaktiviert)-Hepatitis-B-(rDNA)-Adsorbat-Impfstoff: Hepatitis A Virus, inaktiviert 360 ELISA-E, hergestellt in humanen, diploiden (MRC-5) Zellen, Hepatitis-B-Oberflächen-Antigen 10 µg, hergestellt durch rekombinante DNA-Technologie in Saccharomyces cerevisiae, Aluminium hydroxyd, hydratisiert (entspr. Aluminium 0,025 mg), Aluminiumphosphat (entspr. Aluminium 0,2 mg), Natriumchlorid, Wasser für Injektionszwecke, Spuren von: Neomycin.
EW: Hepatitis A- und B-Impfstoff.
AG: Kinder und Jugendliche ab vollendetem 1. bis 16. Lebensjahr mit erhöhtem Hepatitis A- und Hepatitis B-Risiko.
AA: I.m., bei Gerinnungsstörungen ausnahmsweise s.c., Cave intravasal!
DO: ED =0,5 ml.
Grundimmunisierung: 3 Impfdosen im Abstand von 1 Monat bzw. 6 Monaten nach der ersten Dosis, in Ausnahmefällen am Tag 0/7/21 sowie nach 12 Monaten.
Auffrischungsimpfung laut aktuellen nationalen Empfehlungen.
GA: Schwere fieberhafte Erkrankungen.
SST: Nur in dringenden Fällen während der Schwangerschaft impfen, sonst Impfung bis nach der Geburt verschieben. Nutzen-Risiko-Abwägung in der Stillzeit.
NW: Lokale Reaktionen, systemisch (Fieber, Kopfschmerzen, Übelkeit), Allergien, Anaphylaxie, neurologische Störungen, Synkope psychogen auf Nadelinjektion (besonders bei Jugendlichen).
WW: Nicht gleichzeitig mit anderen Impfstoffen verabreichen, ausgenommen HPV-Impfstoffe.
WH: Nicht zur postexpositionellen Prophylaxe (z.B. nach Nadelstichverletzungen) empfohlen. Übergewicht (BMI >30 kg/m^2) kann Immunantwort verringern.
PG: 1 ST * (EKO: N) [€ 47,80]

Twynsta 40 mg/5 mg - Tabletten 10B09

(Z.Nr. EU/1/10/648/*) NR. P. C09DB04
ZI: Boehringer Ingelheim International, Ingelheim/Rhein, Deutschland
Z: 1 Tablette enthält: Telmisartan 40 mg, Amlodipin 5 mg (entspr. Amlodipin besilat), Siliciumdioxid, hochdisperses, Brillantblau FCF, Eisen(II,III)-oxid, Eisen(III)-hydroxid-oxid x H2O, Magnesium stearat, Maisstärke, Meglumin, Cellulose, mikrokristalline, Povidon K25, Stärke, vorverkleistert (entspr. Maisstärke), Natriumhydroxid (entspr. Natrium < 1 mmol) (entspr. → < 23 mg), Sorbitol 168,64 mg (entspr. E 420).
EW: Kombination Angiotensin-II-Antagonist + Kalziumkanalblocker.
AG: Essentielle Hypertonie.
AA: Oral mit Flüssigkeit einnehmen.
DO: 1x tgl. 1 Tablette. MTD 80 mg/10 mg. Bei Leberschäden vorsichtig dosieren. Keine Studien an Kindern und Jugendlichen.
GA: Schwere Leberschäden, Schock, linksventrikuläre Ausflussbehinderung, instabile Herzinsuffizienz nach akutem Myokardinfarkt.
SST: Gegenanzeige im 2. und 3. Trimenon; im 1. Trimenon und in der Stillzeit nicht empfohlen.
NW: Schwindel, periphere Ödeme, Synkope, Herz/Kreislauf, Husten, Magen/Darm, Haut, Sehstörungen. NW der Einzelsubstanzen beachten.
WW: Kombination mit Aliskiren nicht empfohlen, bei Patienten mit Nierenschäden oder Diabetes kontraindiziert. Nicht empfohlen: Duale Blockade des Renin-Angiotensin-Aldosteron-Systems, Kalium, Kalium-sparende Diuretika, Lithium, Grapefruitsaft. Vorsicht: Andere den Blutdruck senkende Arzneimittel verstärkt. NSARs, Digoxin, CYP3A4-Induktoren und -Hemmer, Dantrolen, mTOR-Inhibitoren (z.B. Tacrolimus), Ciclosporin.
WH: Vorsicht bei Nierenschäden, Hyperkaliämie, dekompensierter Herzinsuffizienz. Symptomatische Hypotonie nach der ersten Dosis möglich. Blutzucker kontrollieren. Verkehrshinweis.
PG: 28 ST IND (2) (EKO: G) [€ 35,00]

Twynsta 40 mg/5 mg - Tabletten 10B09
(Z.Nr. EU/1/10/648/*) NR. P. Parallelimport. C09DB04
nicht im Handel.

Twynsta 40 mg/10 mg - Tabletten 10B09

(Z.Nr. EU/1/10/648/*) NR. P. C09DB04
ZI: Boehringer Ingelheim International, Ingelheim/Rhein, Deutschland
Z: 1 Tablette enthält: Telmisartan 40 mg, Amlodipin 10 mg (entspr. Amlodipin besilat), Siliciumdioxid, hochdisperses, Brillantblau FCF, Eisen(II,III)-oxid, Eisen(III)-hydroxid-oxid x H2O, Magnesium stearat, Maisstärke, Meglumin, Cellulose, mikrokristalline, Povidon K25, Stärke, vorverkleistert (entspr. Maisstärke), Natriumhydroxid (entspr. Natrium < 1 mmol) (entspr. → < 23 mg), Sorbitol 168,64 mg (entspr. E 420).
Kurzinformation: siehe Twynsta 40 mg/5 mg - Tabletten, → S. 1469
PG: 28 ST IND (2) (EKO: G) [€ 35,00]

Twynsta 80 mg/5 mg - Tabletten 10B09

(Z.Nr. EU/1/10/648/*) NR. P. C09DB04
ZI: Boehringer Ingelheim International, Ingelheim/Rhein, Deutschland
Z: 1 Tablette enthält: Telmisartan 80 mg, Amlodipin 5 mg (entspr. Amlodipin besilat), Siliciumdioxid, hochdisperses, Brillantblau FCF, Eisen(II,III)-oxid, Eisen(III)-hydroxid-oxid x H2O, Magnesium stearat, Maisstärke, Meglumin, Cellulose, mikrokristalline, Povidon K25, Stärke, vorverkleistert (entspr. Maisstärke), Natriumhydroxid (entspr. Natrium < 1 mmol) (entspr. → < 23 mg), Sorbitol 337,28 mg (entspr. E 420).
Kurzinformation: siehe Twynsta 40 mg/5 mg - Tabletten, → S. 1469
PG: 28 ST IND (2) (EKO: G) [€ 37,45]

Twynsta 80 mg/5 mg - Tabletten 10B09
(Z.Nr. EU/1/10/648/*) NR. P. Parallelimport. C09DB04
nicht im Handel.

T

Twynsta 80 mg/5 mg - Tabletten 10B09
(Z.Nr. EU/1/10/648/*) NR. P. Parallelimport. C09DB04
V: Orifarm, Leverkusen, Deutschland
Z: 1 Tablette enthält: Telmisartan 80 mg, Amlodipin 5 mg (entspr. Amlodipin besilat), Siliciumdioxid, hochdisperses, Brillantblau FCF, Eisen(II,III)-oxid, Eisen(III)-hydroxid-oxid x H2O, Magnesium stearat, Maisstärke, Meglumin, Cellulose, mikrokristalline, Povidon K25, Stärke, vorverkleistert (entspr. Maisstärke), Natriumhydroxid (entspr. Natrium < 1 mmol) (entspr. → < 23 mg), Sorbitol 337,28 mg (entspr. E 420).
PG: 28 ST IND (2) (EKO: G) [€ 36,70]

Twynsta 80 mg/10 mg - Tabletten 10B09
(Z.Nr. EU/1/10/648/*) NR. P. C09DB04
ZI: Boehringer Ingelheim International, Ingelheim/Rhein, Deutschland
Z: 1 Tablette enthält: Telmisartan 80 mg, Amlodipin 10 mg (entspr. Amlodipin besilat), Siliciumdioxid, hochdisperses, Brillantblau FCF, Eisen(II,III)-oxid, Eisen(III)-hydroxid-oxid x H2O, Magnesium stearat, Maisstärke, Meglumin, Cellulose, mikrokristalline, Povidon K25, Stärke, vorverkleistert (entspr. Maisstärke), Natriumhydroxid (entspr. Natrium < 1 mmol) (entspr. → < 23 mg), Sorbitol 337,28 mg (entspr. E 420).
Kurzinformation: siehe Twynsta 40 mg/5 mg - Tabletten, → S. 1469
PG: 28 ST IND (2) (EKO: G) [€ 37,45]

Tybost 150 mg - Filmtabletten 27B03, 35E04
(Z.Nr. EU/1/13/872/*) NR. P. V03AX03
ZI: Gilead Sciences Ireland, Carrigtohill County Cork, Irland
Z: 1 Filmtablette enthält: Cobicistat 150 mg, Tablettenkern: Siliciumdioxid, Croscarmellose natrium, Magnesium stearat, Cellulose, mikrokristalline; Filmüberzug: Gelborange S, Aluminiumsalz 59 µg, Macrogol 3350, Poly(vinylalkohol), Talkum, Titandioxid, Eisen(III)-hydroxid-oxid x H2O.
EW: CYP3A4-Hemmer.
AG: Booster von Atazanavir 300 mg 1mal tgl. (bei Personen ab 35 kg KG) oder Darunavir 800 mg 1mal tgl. (bei Personen ab 40 kg KG) bei antiretroviraler Therapie von HIV-Infektionen.
AA: Zum Essen einnehmen.
DO: 1mal tgl. 1 FT. Keine Daten an Kindern und Jugendlichen.
SST: In der Schwangerschaft keine Therapie mit Cobicistat und Atazanavir oder Darunavir beginnen. Alternative: Kombination mit niedrig dosiertem Ritonavir. Nicht stillen. Andere Formen der Kontrazeption (statt orale hormonelle Kontrazeptiva) empfohlen.
NW: Wie bei mit Ritonavir geboostertem Atazanavir: Hyperglykämie, Schlaflosigkeit, ZNS, Ikterus, Magen/Darm, Haut, Müdigkeit.
WW: Cobicistat ist starker CYP3A4-Inhibitor und CYP3A4-Substrat, ein schwacher CYP2D6-Inhibitor und Hemmer von Transportern (u.a. P-Glykoprotein).
Kontraindiziert: Andere Arzneimittel mit den Wirkstoffen Cobicistat oder Ritonavir, Mutterkornalkaloide, orales Midazolam, Triazolam, Amiodaron, Chinidin, Pimozid, Alfuzosin, Simvastatin, Lovastatin, Sildenafil, Johanniskraut, Rifampicin, Carbamazepin, Phenobarbital, Phenytoin, Dabigatran.
Nicht empfohlen: Etavirin, Efavirenz, Nevirapin, Boceprevir, Telaprevir, Bosentan, Azole, andere Proteasehemmer, Rifabutin, orale Kontrazeptiva, Rivaroxaban, Salmeterol, Atorvastatin.
Vorsicht: Maraviroc, Clarithromycin, Antineoplastika, Metformin, Antiarrhythmika, Digoxin, Beta-Blocker, Kalziumkanalblocker, Warfarin, Dabigatran, Pitavastatin, Trazodon, Immunsuppressiva, Neuroleptika, Hypnotika, Colchicin.
WH: Verkehrshinweis.
PG: 30 ST * (EKO: N) [€ 72,75]

Tygacil 50 mg - Pulver zur Herstellung einer Infusionslösung 34D
(Z.Nr. EU/1/06/336/*) NR. P. J01AA12
ZI: Pfizer Europe, Brüssel, Belgien
Z: 1 Durchstichflasche zu 5 ml enthält: Tigecyclin 50 mg, nach Rekonstitution 10 mg/ml, Lactose monohydrat, Salzsäure zur pH-Wert-Einstellung, Natriumhydroxid zur pH-Wert-Einstellung.
Kurzinformation: siehe Tigecyclin Sandoz 50 mg - Pulver zur Herstellung einer Infusionslösung, → S. 1420
PG: 10 ST * (EKO: N) [€ 740,75]

Tygacil 50 mg - Pulver zur Herstellung einer Infusionslösung 34D
(Z.Nr. EU/1/06/336/*) NR. P. Parallelimport. J01AA12
nicht im Handel.

Tylan 20 mg/g - Arzneimittel-Vormischung zur Herstellung von Fütterungsarzneimitteln für Schweine 801AF
(Z.Nr. 8-70047) NR. P. QJ01FA90
ZI: Richter Pharma, Feldgasse, Wels
Z: 1 kg enthält: Tylosin 20 g (entspr. Tylosin phosphat), Stärke, verkleistert, Sojabohnen Mehl, Isoparaffine M, Futtermittel: Sojaschalenmehl.
EW: Bakteriostatisches Makrolidantibiotikum.
AG: Intestinale Adenomatose bei Schweinen durch Lawsonia intracellularis, wenn Erkrankung im Bestand festgestellt wurde.
AA: Zum Verfüttern nach Vermischen mit dem Futter.
DO: Einmischrate 0,5%.
0,5 kg des Fütterungsarzneimittels pro 10 kg KG 1mal tgl. (= 5 mg Tylosan/kg KG). Anwendungsdauer 21 Tage. Ganzen Bestand behandeln.
GA: Kreuzresistenz mit anderen Makroliden, Leberschäden.
SST: Nutzen/Risiko-Abwägung durch den Tierarzt.
NW: Ödem, Erythem, Pruritus, Atmung, Vulvaschwellung, Mastdarmvorfall.
WW: Wirkung von Penicillinen, Chephalosporinen, Lincosamiden kann beein- trächtigt werden.
WH: Ausreichende Wasserversorgung gewährleisten. Hautkontakt vermeiden.
PG: 5 KG VN [€ 71,15]

Tylan 200 mg/ml - Injektionslösung für Rinder und Schweine 801AF
(Z.Nr. 8-13664) NR. P. VNW. QJ01FA90
ZI: Richter Pharma, Feldgasse, Wels
Z: 1 ml enthält: Tylosin 200 mg, Benzylalkohol 0,04 ml, Propylenglykol, Wasser für Injektionszwecke.
EW: Bakteriostatisches Makrolidantibiotikum für Tiere, auch gegen Mykoplasmen.
AG: Therapie von Infektionskrankheiten (vor allem der Atemwege), die durch gegenüber Tylosin empfindliche Erreger verursacht werden.
Rinder, Kälber: Pneumonie, Mastitis, Metritis; Pneumo-Enteritis, Sekundärinfektionen bei Viruskrankheiten.
Schweine: Husten, Arthritis, Dysenterie, Sekundärinfektionen bei Viruskrankheiten, Schnüffelkrankheit.
AA: Nur i.m.; max. 5 ml (Schwein) bzw. 15 ml (Rind, Kalb) pro Injektionsstelle.
DO: TD Rinder, Kälber: 1-2,5 ml/50 kg KG; Schweine: 0,5-2,5 ml/50 kg KG über maximal 3 Tage.
SST: Keine unerwünschten Wirkungen bekannt.
NW: Allergien, bei Schweinen Ödeme der Rektalschleimhaut mit Enddarmvorfall, Diarrhoe, Erythem, Pruritus.
WW: Penicilline (bakterizid).
VNW: Essbares Gewebe: Rind: 21 Tage, Schwein: 16 Tage; Milch: 3,5 Tage.
PG: 100 ML VNW [€ 32,70]

Tyljet 200 mg/ml - Injektionslösung für Rinder, Schafe, Ziegen und Schweine 801AF
(Z.Nr. 8-38749) NR. P. VNW. nicht im Handel. QJ01FA90

Tylogran 1000 mg/g - Granulat zum Eingeben über das Trinkwasser/ die Milch für Rinder (Kälber), Schweine, Hühner und Puten 801AF
(Z.Nr. 8-35943) NR. P. VNW. QJ01FA90
ZI: Dopharma Research, Raamsdonksveer, Niederlande
Z: 1,1 g Granulat enthält: Tylosin 1 g (entspr. → 1 Mio. IE) (entspr. Tylosin tartrat 1,1 g).
EW: Makrolid-Antibiotikum.
AG: Kälber: Therapie und Metaphylaxe der durch Mycoplasma spp. hervorgerufenen Pneumonie.
Schweine: -Therapie und Metaphylaxe der durch Mycoplasma hyopneumoniae und Mycoplasma hyorhinis hervorgerufenen enzootischen Pneumonie.
-Therapie und Metaphylaxe der Porcinen intestinalen Adenomatose (PIA oder Ileitis) in Verbindung mit Lawsonia intracellularis.
Puten: Therapie und Metaphylaxe der durch Mycoplasma gallisepticum hervorgerufenen infektiösen Sinusitis.
Hühner: Therapie und Metaphylaxe der
- durch Mycoplasma gallisepticum und Mycoplasma synoviae hervorgerufenen CRD (chronische respiratorische Erkrankung).
- durch Clostridium perfringens hervorgerufenen nekrotischen Enteritis.
AA: Zum Eingeben über das Trinkwasser, bei Kälbern auch in Milch oder Milchaustauscher aufgelöst verabreichen.
DO: Kälber: Pneumonie: Zweimal täglich, 1,1-2,2 g des Tierarzneimittels je 100 kg Körpergewicht, (20-40 mg entsprechend

20.000-40.000 IE Tylosin je kg Körpergewicht pro Tag), für 7-14 Tage.
Schweine: Enzootische Pneumonie: 2,2 g des Tierarzneimittels je 100 kg Körpergewicht, (20 mg entsprechend 20.000 IE Tylosin je kg Körpergewicht pro Tag), für 10 Tage.
PIA oder Ileitis: 0,55-1,1 g des Tierarzneimittels je 100 kg Körpergewicht, (5-10 mg entsprechend 5.000-10.000 IE Tylosin je kg Körpergewicht pro Tag), für 7 Tage.
Hühner: Chronische respiratorische Erkrankung (CRD): 8,25-11 g des Tierarzneimittels je 100 kg Körpergewicht, (75-100 mg entsprechend 75.000-100.000 IE Tylosin je kg Körpergewicht pro Tag), für 3-5 Tage.
Nekrotische Enteritis: 2,2 g des Tierarzneimittels je 100 kg Körpergewicht, (20 mg entsprechend 20.000 IE Tylosin je kg Körpergewicht pro Tag), für 3 Tage.
Puten: Infektiöse Sinusitis: 8,25-11 g des Tierarzneimittels je 100 kg Körpergewicht, (75-100 mg entsprechend 75.000-100.000 IE Tylosin je kg Körpergewicht pro Tag), für 3-5 Tage.
GA: Leberschäden. Nicht bei Pferden anwenden.
SST: Nutzen/Risiko-Abwägung durch den Tierarzt.
NW: Bei Schweinen Durchfall, Haut, Vulvaschwellung, Rektalprolaps.
WW: Lincosamide antagonistisch. Tylosin-empfindliche Impfstoffe (1 Woche Abstand).
VNW: Essbare Gewebe: Kälber 12 Tage, Schweine 1 Tag, Puten 2 Tage, Hühner 1 Tag, Eier: Null Tage.
PG: 550 G VNW [€ 123,75]

Tylosin-Phosphat "AniMed Service" 100 mg/g - Pulver zum Eingeben für Schweine — 801AF

(Z.Nr. 8-00691) NR. P. — QJ01FA90
ZI: AniMed Service, Graz
Z: 1000 g Pulver enthält: Tylosin 100 g (entspr. Tylosin phosphat), Lactose monohydrat.
EW: Makrolidantibiotikum, bakteriostatisch.
AG: Behandlung und Metaphylaxe der Porcinen intestinalen Adenomatose bei Schweinen durch Lawsonia intracellularis.
AA: Zum Eingeben über das Trinkwasser oder Futter. Tagesdosis auf Morgen- und Abendfütterung aufteilen.
DO: TD 5 mg Tylosin/kg KG in 2 ED. Behandlungsdauer: 21 Tage.
GA: Leberschäden, Pferde.
SST: Nutzen/Risiko-Abwägung durchTierarzt.
NW: Erytheme, Ödeme am Unterbauch, Schwellung der Vulva, Mastdarmvorfall, vereinzelt Aborte, Allergien.
WW: Gegenanzeige: Tylosin-empfindliche Lebendimpfstoffe (1 Woche Abstand). Bakterizide Antibiotika.
WH: Keine ausreichende Wirksamkeit bei Schweinedysenterie.
PG: **PLV5X1** 5 KG VN [€ 205,20], **PLV** 1 KG VN [€ 58,05], **PLV** 5 KG VN [€ 196,15]

Tylosintartrat PUR AniMed Service 1 g/g - Pulver zum Eingeben über das Trinkwasser/die Milch für Tiere — 801AF

(Z.Nr. 8-37302) RP. P. VNW. — QJ01FA90
ZI: AniMed Service, Graz
Z: 1,1 g Pulver enthält: Tylosin 1 g (entspr. Tylosin tartrat 1,1 g).
EW: Makrolid-Antibiotikum, bakteriostatisch.
AG: **Kälber:** Pneumonien durch Mycoplasma spp.
Schweine:
- Enzootische Pneumonie durch Mycoplasma hyopneumoniae und Mycoplasma hyorhinis
- Porcine intestinale Adenomatose (Ileitis) durch Lawsonia intracellularis.
Hühner:
- Respiratorische Infektionen durch Mycoplasma gallisepticum und Mycoplasma synoviae.
- Nekrotische Enteritis durch Clostridium perfringens.
Puten: Infektiöse Sinusitis durch Mycoplasma gallisepticum.
AA: Zum Eingeben über das Trinkwasser, bei Kälbern auch über Milch(austauscher).
DO. Kälber: 2mal tgl. 10-20 mg Tylosin/kg KG über 7-14 Tage.
Schweine: Enzootische Pneumonie: TD 20 mg Tylosin/kg KG über 10 Tage.
Ileitis: TD 5-10 mg/kg KG über 7 Tage.
Hühner:
Atemwegserkrankungen: TD 75-100 mg Tylosin/kg KG über 3-5 Tage.
Enteritis: TD 20 mg Tylosin/kg KG für 3 Tage.
Puten: TD 75-100 mg Tylosin/kg KG über 3-5 Tage.
GA: Kreuzresistenz zu anderen Makroliden, Leberschäden, Pferde.
SST: Nutzen/Risiko-Abwägung durch Tierarzt.
NW: Schweine: Durchfall, Juckreiz, Erythem, Rektalödeme, -prolaps.
WW: Gegenanzeige: Tylosin-empfindliche Lebendimpfstoffe (1 Woche Abstand). Lincosamid, Aminoglykosidantibiotika (antagonistisch).
VNW: Essbare Gewebe: Kälber 12 Tage, Puten 2 Tage, Schweine und Hühner 1 Tag.
Eier: 0 Tage.
PG: 1,1 KG VNW [€ 357,85], 550 G VNW [€ 177,85]

Tylucyl 200 mg/ml - Injektionslösung für Rinder und Schweine — 801AF

(Z.Nr. 8-36829) NR. P. VNW. — QJ01FA90
ZI: Vetoquinol Österreich, Wien
Z: 1 ml enthält: Tylosin 200 mg (entspr. → 200000 IE), Benzylalkohol 40 mg, Propylenglycol, Wasser für Injektionszwecke.
EW: Makrolid-Antibiotikum.
AG: Infektionen durch empfindliche Erreger:
Rinder: Atemwegsinfektionen, Metritis, Mastitis, interdigitale Nekrobazillose.
Kälber: Atemwegsinfektionen, Nekrobazillose.
Schweine über 25 kg KG: Enzootische Pneumonie, hämorrhagische Enteritis, Rotlauf, Metritis, Arthritis.
AA: I.m. oder (nur bei Rindern) langsam i.v.. Max Volumen pro Injektionsstelle 5 ml (Schwein) bzw. 15 ml (Rind).
DO: 5-10 mg Tylosin/kg KG tgl. über 3 Tage.
GA: Pferde.
SST: Nutzen/Risiko-Abwägung.
NW: Überempfindlichkeit, lokale Schwellungen, Vulvaschwellung bei Rindern, Rektalödeme bei Schweinen, anaphylaktischer Schock.
WH: Hohe Resistenz gegenüber Schweinedysenterie zu erwarten. Wirksamkeit bei Rinder-Mastitis durch Mycoplasma spp. nicht gesichert.
VNW: Essbare Gewebe: Rind 28 Tage, Schwein 16 Tage.
Milch (Rind): 108 Stunden.
PG: 100 ML VNW [€ 37,50]

Typhim Vi - Injektionslösung in einer Fertigspritze — 36A32

(Z.Nr. 2-00093) NR. P. E. — J07AP03
ZI: Sanofi Pasteur Europe, Lyon, Frankreich
Z: 1 Impfdosis (= 0,5 ml) enthält: Salmonella typhi Ty2, Vi-Kapselpolysaccharid, gereinigt 0,025 mg (entspr. Typhus-Polysaccharid-Impfstoff), Phenol, Natriumchlorid, Natriummonohydrogenphosphat-dihydrat, Natriumdihydrogenphosphat-dihydrat, Wasser für Injektionszwecke, Spuren von Formaldehyd, Casein.
EW: Enthält Kapselantigen von Salmonella typhi Ty-2; Impfschutz binnen 2-3 Wochen, hält bis zu 3 Jahren an.
AG: Typhusprophylaxe, besonders für Reisende in dauerverseuchte Gebiete.
AA: I.m. oder ev. s.c. nicht intradermal oder intravasal.
DO: Einmalig bei Personen ab 2 Jahren. Ev. Auffrischungsimpfung binnen 3 Jahren.
GA: Akute Infektionen, Fieber, Kinder unter 2 Jahren (Impferfolg eingeschränkt).
SST: Nutzen/Risiko-Abwägung.
NW: Lokale Reaktionen, Fieber; Anaphylaxie, Magen/Darm, Müdigkeit, vasovagale Synkopen.
WW: Immunsuppressiva.
WH: Impfung sollte mindestens 2 Wochen vor einer möglichen Ansteckung mit Salmonella typhi erfolgen. Vorsicht bei Blutungsstörungen. Bei lebens- bedrohlichen Reaktionen nach einer früheren Verabreichung des Impf- stoffes nicht anwenden.
PG: 1 ST * (EKO: N) [€ 35,70]

Tyrothricin "Provita" comp. - Lutschtabletten — 45A03

(Z.Nr. 0-11224) NR. P. — R02AB, R02AD01, R02AA16, R02AB02
ZI: Sigmapharm, Wien
Z: 1 Lutschtablette enthält: Tyrothricin 0,5 mg, Neomycin sulfat 0,83 mg, Benzalkonium chlorid 0,5 mg, Benzocain 1,5 mg, Aetheroleum Menthae piperitae, Aetheroleum Eucalypti, Povidon, Magnesium stearat, Menthol, Saccharose 955,5 mg/g, Talkum.
EW: Lokal antibiotisch.
AG: Unterstützend bei infektiösen Mund- und Rachenentzündungen.
AA: Langsam im Mund zergehen lassen, nicht schlucken. Nicht kurz vor oder nach dem Zähneputzen anwenden.
DO: Mehrmals tgl. 1-2 Tabletten. MTD 6 Tabletten. Für Jugendliche nicht empfohlen. Nicht für Kinder.
GA: Herz-, Nierenschäden, Hörschäden, Gleichgewichtsstörungen, frische Wunden im Mund- und Rachenraum, Radiomukositis, Asthma (enthält Menthol).
SST: Keine Erfahrungen, nicht anwenden.
NW: Lokale Überempfindlichkeit, Haut, Magen/Darm, bei Überdosierung Oto-, Nephrotoxizität.
WH: Sorgfältige Zahnpflege erforderlich (Kariesgefahr).

T

PG: 20 ST * (EKO: N) [€ 6,35], 40 ST * (EKO: N) [€ 8,10]

▼ Tysabri 300 mg - Konzentrat zur Herstellung einer Infusionslösung 33B

(Z.Nr. EU/1/06/346/*) RP. P. E. L04AA23
ZI: Biogen Netherlands, Badhoevedorp, Niederlande
Z: 1 ml Konzentrat enthält: Natalizumab 20 mg, Natriumdihydrogenphosphat Monohydrat, Dinatriumhydrogenphosphat-7-Wasser, Natriumchlorid, Polysorbat 80, Wasser für Injektionszwecke.
EW: Selektives Immunsuppressivum.
AG: Multiple Sklerose bei Patienten mit hoch aktiver Erkrankung trotz Behandlung mit einer krankheitsmodifizierenden Therapie sowie bei rasch fortschreitendem schubförmig remittierendem Verlauf.
AA: I.v. Infusion über 1 Std. nach Verdünnen; nicht als Bolus.
DO: 300 mg alle 4 Wochen, bei anti-JCV-Antikörper-positiven Patienten ca. alle 6 Wochen. Nutzen/Risiko-Abwägung nach 2 Jahren. Keine Dosisempfehlung für Kinder und Jugendliche.
GA: Progressive multifokale Leukoenzephalopathie (PML), erhöhtes Risiko für opportunisches Infektionen, Kombination mit anderen krankheitsmodifizierenden Therapien, aktive Malignome (ausgenommen Basaliome).
SST: Nutzen/Risiko-Abwägung, nicht stillen. Neugeborene auf hämatologische Störungen untersuchen.
NW: Infektionen (Herpes-Meningitis und -Enzephalitis), Überempfindlichkeit, ZNS, Magen/Darm, Arthralgie, Fieber, persistierender Antikörper, Auge (akute Netzhautnekrose), PML, IRIS (inflammatorisches Immunrekonstitutionssyndrom), Leber, schwere Anämie.
WW: Gegenanzeige: Kombination mit krankheitsmodifizierenden Therapien (DMTs).
WH: Erhöhtes PML-Risiko beachten (Patienten aufklären, besonders bei Behandlungsdauer über mehr als 2 Jahre; bei PML-Verdacht Therapie aussetzen). Vor Behandlungsbeginn aktuelle MRT-Aufnahme anfertigen und jährlich aktualisieren; Patienten laufend auf neurologische Symptome kontrollieren. Neue Nutzen/Risiko-Abwägung nach 2 Jahren Behandlung. Patientenpass aushändigen. Auf Leberschäden achten. Verkehrshinweis.
PG: 1 ST RE1 (EKO: Y) [€ 2.075,05]

▼ Tysabri 300 mg - Konzentrat zur Herstellung einer Infusionslösung 33B

(Z.Nr. EU/1/06/346/*) RP. P. E. L04AA23
Parallelimport. n.l.
V: EMRAmed Arzneimittel, Trittau, Deutschland
Z: 1 ml Konzentrat enthält: Natalizumab 20 mg, Natriumdihydrogenphosphat Monohydrat, Dinatriumhydrogenphosphat-7-Wasser, Natriumchlorid, Polysorbat 80, Wasser für Injektionszwecke.
PG: 1 ST * (EKO: N) [€ 2.176,25 n.l.]

▼ *Tysabri 300 mg - Konzentrat zur Herstellung einer Infusionlösung* 33B
(Z.Nr. EU/1/06/346/*) RP. P. E. L04AA23
Parallelimport. nicht im Handel.

▼ *Tysabri 300 mg - Konzentrat zur Herstellung einer Infusionslösung* 33B
(Z.Nr. EU/1/06/346/*) RP. P. E. L04AA23
Parallelimport. nicht im Handel.

Tyverb 250 mg - Filmtabletten 55G

(Z.Nr. EU/1/07/440/*) NR. P. L01EH01
ZI: Novartis Europharm, Dublin, Irland
Z: 1 Filmtablette enthält: Lapatinib 250 mg (entspr. Lapatinib ditosilat-1-Wasser), Tablettenkern: Cellulose, mikrokristalline, Povidon K30, Carboxymethylstärke, Natrium Typ A, Magnesium stearat; Filmüberzug: Hypromellose, Titandioxid, Macrogol 400, Polysorbat 80, Eisen(III)-hydroxid-oxid x H2O, Eisen(III)-oxid.
EW: Proteinkinasehemmer.
AG: Brustkrebs bei ErbB2 (HER2) Überexprimierung: In Kombination mit Capecitabin bei progredienter Erkrankung nach vorangegangener Therapie.
In Kombination mit Trastuzumab bei Hormonrezeptor-negativer metastasierter Erkrankung bei progredientem Verlauf nach vorheriger Trastuzumab-Therapie.
In Kombination mit einem Aromatase- Hemmer bei Hormonrezeptor- positiver metastasierter Erkrankung, wenn derzeit keine Chemotherapie vorgesehen ist.
AA: Oral mindestens 1 Std. vor bzw. 1 Std. nach dem Essen.
DO: 1mal tgl. 1250 mg Lapatinib (5 Tabletten), zusammen mit Capecitabin (TD 2000 mg/m² KOF in 2 ED von Tag 1-14 eines 21-tägigen Behandlungszyklus).
Kombination mit Aromatasehemmer: 1mal tgl. 1500 mg Lapatinib (6 Tabletten).
Kombination mit Trastuzumab: 1mal tgl. 1000 mg Lapatinib (4 Tabletten) + Trastuzumab initial 4 mg/kg KG i.v., dann wöchentlich 2 mg/kg KG i.v.
Bei schwerer Toxizität absetzen. Bei schwerer Diarrhoe absetzen und mit niedrigerer Dosis wieder beginnen. Keine Daten an Kindern und Jugendlichen.
SST: Strenge Indikationsstellung (beim Tier reproduktionstoxisch), bis mindestens 5 Tage nach der letzten Dosis nicht stillen. Kontrazeption bis mindestens 5 Tage nach der letzten Dosis erforderlich.
NW: Magen/Darm (schwere Diarrhoen), Haut (auch schwere Reaktionen), Herz, Lunge (pulmonale Hypertonie), Anorexie, Schleimhautentzündung, Schlaflosigkeit, Müdigkeit, Leber, Schmerzen.
WW: Lapatinib wird durch CYP3A metabolisiert. Starke CYP3A4-Hemmer und -Induktoren sowie Substrate für CYP2C8 vermeiden. Paclitaxel (Neutropenie und Diarrhö). Irinotecan (Vorsicht). Fettreiche Nahrung erhöht Bioverfügbarkeit von Lapatinib. Grapefruitsaft meiden.
WH: Nicht zur adjuvanten Behandlung. Vorsicht bei Herzinsuffizienz. Auf linksventrikuläre Funktion, QT-Verlängerung, Lunge, Leber, Niere, Durchfälle achten.
PG: 70 ST * (EKO: N) [€ 1.523,10], 84 ST * (EKO: N) [€ 2.152,10]

Tyverb 250 mg - Filmtabletten 55G
(Z.Nr. EU/1/07/440/*) NR. P. Parallelimport. L01EH01
nicht im Handel.

Tyverb 250 mg - Filmtabletten 55G
(Z.Nr. EU/1/07/440/*) NR. P. Parallelimport. L01EH01
nicht im Handel.

Tyverb 250 mg - Filmtabletten 55G

(Z.Nr. EU/1/07/440/*) NR. P. Parallelimport. L01EH01
V: Orifarm, Leverkusen, Deutschland
Z: 1 Filmtablette enthält: Lapatinib 250 mg (entspr. Lapatinib ditosilat-1-Wasser), Tablettenkern: Cellulose, mikrokristalline, Povidon K30, Carboxymethylstärke, Natrium Typ A, Magnesium stearat; Filmüberzug: Hypromellose, Titandioxid, Macrogol 400, Polysorbat 80, Eisen(III)-hydroxid-oxid x H2O, Eisen(III)-oxid.
PG: 84 ST * (EKO: N) [€ 2.109,95]

UBAC - Emulsion zur Injektion für Rinder 823AB
(Z.Nr. EU/2/18/227/*) NR. P. E. nicht im Handel. QI02AB18

Ubichinon compositum-Heel - Ampullen 70X

(Z.Nr. 3-00561) RP. P. V03AX
ZI: Biologische Heilmittel Heel, Baden-Baden, Deutschland
Z: 1 Ampulle zu 2,2 ml enthält: Acidum ascorbicum (Homöopathie) D6 22 mg, Thiamini hydrochloridum (Homöopathie) D6 22 mg, Riboflavin-5''-phosphat natrium (Homöopathie) D6 22 mg, Pyridoxinum hydrochloridum (Homöopathie) D6 22 mg, Nicotinamidum (Homöopathie) D6 22 mg, Vaccinium myrtillus (Homöopathie) D4 22 mg, Colchicum autumnale (Homöopathie) D4 22 mg, Podophyllum peltatum (Homöopathie) D4 22 mg, Conium maculatum (Homöopathie) D4 22 mg, Hydrastis canadensis (Homöopathie) D4 22 mg, Galium aparine (Homöopathie) D6 22 mg, Acidum L(+)-lacticum (Homöopathie) D6 22 mg, Hydrochinonum (Homöopathie) D8 22 mg, Trichinoylum (Homöopathie) D10 22 mg, Sulfur (Homöopathie) D8 22 mg, Anthrachinonum (Homöopathie) D10 22 mg, Naphthochinonum (Homöopathie) D10 22 mg, para-Benzochinonum (Homöopathie) D10 22 mg, Ubichinonum (Homöopathie) D10 22 mg, Adenosinum triphosphoricum (Homöopathie) D10 22 mg, Coenzym A (Homöopathie) D10 22 mg, Acidum acetylosalicylicum (Homöopathie) D10 22 mg, Histaminum (Homöopathie) D10 22 mg, Nicotinamid-adenin-dinucleotid (Homöopathie) D10 22 mg, Magnesium gluconicum (Homöopathie) D10 22 mg, alpha-Liponsäure (Homöopathie) D8 22 mg, Manganum phosphoricum (Homöopathie) D8 22 mg, Natrium oxalaceticum (Homöopathie) D8 22 mg, Natriumchlorid, Wasser für Injektionszwecke, Spuren von: Ethanol, Lactose monohydrat.
EW: Homöopathikum.
AG: Anregung körpereigener Enzymsysteme.
AA: i.m., s.c. oder intradermal.
DO: Akut tgl. 1 Ampulle über 3 Tage, sonst 1-3mal wöchentlich 1 Ampulle.
Für Kinder nicht empfohlen.
SST: Nicht anwenden.
NW: Allergien.
PG: 10 ST * (EKO: N) [€ 30,35], 50 ST * (EKO: N) [€ 114,45], 100 ST * (EKO: N) [€ 205,20]

Ubistesin 40 mg/ml + 5 Mikrogramm/ml - Injektionslösung 01A03

(Z.Nr. 1-18993) RP. P. N01BB58
ZI: 3M Deutschland, Neuss, Deutschland
Z: 1 ml Injektionslösung enthält: Articain hydrochlorid 40 mg, Epinephrin 5 µg (entspr. Epinephrin hydrochlorid), Natrium sulfit 0,6 mg Natriumchlorid, (entspr. Natrium 0,443 mg), Salzsäure-Lösung 14% zur pH-Einstellung, Natriumhydroxid-Lösung 9% zur pH-Einstellung, Wasser für Injektionszwecke.
EW: Lokalanästhetikum vom Amid-Typ + Vasokonstriktor.
AG: Infiltrations- und Leitungsanästhesie für Routineeingriffe in der Zahnheilkunde.
AA: Submucöse Injektion. Cave intravasal!
AH: Injektionsgeschwindigkeit 1 Ampulle pro Minute, wiederholte Aspirations- kontrolle.
DO: Möglichst niedrig.
Extraktion von Oberkieferzähnen: 1,7 ml pro Zahn.
Schnitt, Naht: 0,1 ml pro Einstich.
Extraktion von Unterkiefer-Prämolaren: 1,7 ml pro Zahn, ev. buccale Nachinjektion 1-1,7 ml.
Kavitätenpräparationen, Kronenstumpfschleifungen: 0,5-1,7 ml pro Zahn.
Behandlung von Unterkiefermolaren: Leitungsanästhesie.
MTD 12,5 ml (7 Zylinderampullen). Kinder ab 4 Jahren: 20-30 kg KG: 0,25-1 ml, 30-45 kg KG: 0,5-2 ml, MTD 7 mg/kg KG.
GA: Kinder unter 4 Jahren, Herzrhythmusstörungen, schwere Hypertonie, Blutungsneigung, Entzündung des Injektionsgebietes, Herzkrankheiten generell, Injektion in Akren, Sulfit-Überempfindlichkeit.
SST: Vorsicht. Erste Muttermilch nach der Anästheise verwerfen.
NW: ZNS (erregend oder hemmend), Kreislauf (Blutdruckabfall, Herzstillstand, Überleitungsstörungen), bei Sulfitüberempfindlichkeit Asthmaanfall, Schock; selten Allergie auf Articain.
WW: MAO-Hemmer, trizyklische Antidepressiva, Phenothiazine, halogenierte Inhalationsnarkotika nicht-kardioselektive Beta-Blocker (sympathomi- metische Wirkungsverstärkung, Rhythmusstörungen). Orale Antidiabetika abgeschwächt. Antikoagulantien verstärkt. Nicht mit anderen Arzneimitteln mischen.
WH: Verkehrshinweis. Positive Dopingtests möglich. Vorsicht bei schweren Nierenschäden, Gerinnungsstörungen, Thyreotoxikose, Engwinkelglaukom, Diabetes, allergischem Asthma, Phäochromozytom, Epilepsie. Für Zwischen- fälle Vorsorge treffen. Bei Krämpfen ggf. Benzodiazepine, bei Hypotonie Vasopressoren (Etilefrin i.v.), bei Bradykardie Atropin i.v., bei Schock ggf. Epinephrin i.v., Cortison i.v.
PG: 50 ST * (EKO: N) [€ 36,60]

Ubistesin forte 40 mg/ml + 10 Mikrogramm/ml - Injektionslösung 01A03

(Z.Nr. 1-18992) RP. P. N01BB58
ZI: 3M Deutschland, Neuss, Deutschland
Z: 1 ml Injektionslösung enthält: Articain hydrochlorid 40 mg, Epinephrin 10 µg (entspr. Epinephrin hydrochlorid), Natrium sulfit 0,6 mg Natriumchlorid, (entspr. Natrium 0,443 mg), Salzsäure-Lösung 14% zur pH-Einstellung, Natriumhydroxid-Lösung 9% zur pH-Einstellung, Wasser für Injektionszwecke.
EW: Lokalanästhetikum vom Amid-Typ + Vasokonstriktor.
AG: Infiltrations- und Leitungsanästhesie in der Zahnheilkunde, besonders bei aufwändigen Eingriffen, die eine verlängerte Anästhesie erfordern.
AA: Submucöse Injektion. Cave intravasal!
AH: Injektionsgeschwindigkeit 1 Ampulle pro Minute, wiederholte Aspirations- kontrolle.
DO: Möglichst niedrig.
Extraktion von Oberkieferzähnen: 1,7 ml pro Zahn.
Schnitt, Naht: 0,1 ml pro Einstich.
Extraktion von Unterkiefer-Prämolaren: 1,7 ml pro Zahn, ev. buccale Nachinjektion 1-1,7 ml.
Kavitätenpräparationen, Kronenstumpfschleifungen: 0,5-1,7 ml pro Zahn.
Behandlung von Unterkiefermolaren: Leitungsanästhesie.
MTD 12,5 ml (7 Zylinderampullen). Kinder ab 4 Jahren: 20-30 kg KG: 0,25-1 ml, 30-45 kg KG: 0,5-2 ml, MTD 7 mg/kg KG.
GA: Kinder unter 4 Jahren, Herzrhythmusstörungen, schwere Hypertonie, Blutungsneigung, Entzündung des Injektionsgebietes, Herzkrankheiten generell, Injektion in Akren, Sulfit-Überempfindlichkeit.
SST: Vorsicht. Erste Muttermilch nach der Anästheise verwerfen.
NW: ZNS (erregend oder hemmend), Kreislauf (Blutdruckabfall, Herzstillstand, Überleitungsstörungen), bei Sulfitüberempfindlichkeit Asthmaanfall, Schock; selten Allergie auf Articain.
WW: MAO-Hemmer, trizyklische Antidepressiva, Phenothiazine, halogenierte Inhalationsnarkotika nicht-kardioselektive Beta-Blocker (sympathomi- metische Wirkungsverstärkung, Rhythmusstörungen). Orale Antidiabetika abgeschwächt. Antikoagulantien verstärkt. Nicht mit anderen Arzneimitteln mischen.
WH: Verkehrshinweis. Positive Dopingtests möglich. Vorsicht bei schweren Nierenschäden, Gerinnungsstörungen, Thyreotoxikose, Engwinkelglaukom, Diabetes, allergischem Asthma, Phäochromozytom, Epilepsie. Für Zwischen- fälle Vorsorge treffen. Bei Krämpfen ggf. Benzodiazepine, bei Hypotonie Vasopressoren (Etilefrin i.v.), bei Bradykardie Atropin i.v., bei Schock ggf. Epinephrin i.v., Cortison i.v.
PG: 50 ST * (EKO: N) [€ 36,60]

Ubretid 0,5 mg - Ampullen 52C, 56C02
(Z.Nr. 0-13272) RP. P. E. nicht im Handel. N07AA03

Ubretid 5 mg - Tabletten 52C, 56C02
(Z.Nr. 0-10634) RP. P. nicht im Handel. N07AA03

Ubrolexin - Suspension zur intramammären Anwendung bei laktierenden Milchkühen 801B

(Z.Nr. 8-00759) NR. P. VNW. QJ51RD01
ZI: Boehringer Ingelheim-Vetmedica, Ingelheim, Deutschland
Z: 1 Euterinjektor mit 10 g enthält: Cefalexin 200 mg (entspr. Cefalexin monohydrat), Kanamycin 100000 IE (entspr. Kanamycin monosulfat), Paraffin, dickflüssiges, Paraffin, dünnflüssiges.
EW: Antibiotikum.
AG: Mastitiden bei laktierenden Milchkühen durch empfindliche Bakterien.
AA: Intramammär.
DO: 2x im Abstand von 24 Std. je Euterviertel Inhalt eines Euterinjektors anwenden.
GA: Rinder außerhalb der Laktation, bekannte Resistenzen.
SST: Anwendung möglich.
WW: Kreuzresistenzen möglich. Kombination mit bakteriostatischen Antibiotika meiden.
WH: Antibiogramm empfohlen.
VNW: Essbare Gewebe 10 Tage, Milch 5 Tage.
PG: 20 ST VNW [€ 94,95]

Ubropen 600 mg - Suspension zur intramammären Anwendung bei laktierenden Kühen 826, 834B
(Z.Nr. 8-36805) NR. P. nicht im Handel. QJ51CE09

U

🐾 Ubroseal blue Dry Cow 2,6 g - Suspension zur intramammären Anwendung bei Rindern 834D

(Z.Nr. 8-38170) RP. P. QG52X

ZI: Univet, Cavan, Ireland

Z: 1 Injektor zur intramammären Anwendung (4 g) enthält: Bismutnitrat, schweres, basisches 2,6 g, Paraffin, dickflüssiges, Aluminium(di/tri)stearat, Siliciumdioxid, kolloidal, wasserfrei, Indigocarmin-Aluminium-Salz (E 132) 0,02 g.

EW: Physische Barriere gegen Bakterien.

AG: Vorbeugung von Neuinfektionen des Euters während der Trockenstehzeit bei Milchkühen.

AA: Intramammär.

DO: Inhalt eines Injektors unmittelbar nach dem letzten Melken in der Laktation in jedes Euterviertel einbringen.

GA: Subklinische oder klinische Mastitis zum Zeitpunkt des Trockenstellens.

SST: Anwendung während der Trächtigkeit möglich; während der Laktation nicht anwenden.

WH: Trockenstehende Kühe regelmäßig auf klinische Mastitis kontrollieren.

PG: 20 ST VN [€ 80,70]

Ucedane 200 mg - Tabletten zur Herstellung einer Suspension zum Einnehmen 27C01

(Z.Nr. EU/1/17/1202/*) NR. P. A16AA05

ZI: Eurocept International, Ankeveen, Niederlande

Z: 1 Tablette enthält: Carglumsäure 200 mg, Cellulose, mikrokristalline, Mannitol, Siliciumdioxid, hochdisperses, Natriumstearylfumarat, Crospovidon Typ B, Povidon K28.

EW: Strukturelles Analogon von N-Acetylglutamat.

AG: Hyperammonämie durch primären N-Acetylglutamatsynthase-Mangel.

AA: Nur oral (Schlucken oder über Nasensonde mit einer Spritze) vor den Mahlzeiten.

DO: Alle Alter: TD initial 100 bis 250 mg/kg KG, langfristig 10 bis 100 mg/kg KG. TD in 2-4 ED. Dosierung entsprechend dem Ammoniakgehalt im Blut.

SST: Vorsicht in der Schwangerschaft. Stillen ist kontraindiziert.

NW: Haut (verstärktes Schwitzen), Magen/Darm, Bradykardie, Fieber, erhöhte Transaminasen.

WH: Kontrollen: Ammoniak und Aminosäuren im Plasma, Leber, Niere, Herz, Blutbild.

PG: 12 ST * (EKO: N) [€ 1.644,45], 60 ST * (EKO: N) [€ 7.906,20]

▼ *Udenyca 6 mg - Injektionslösung in einer Fertigspritze* 33C04
(Z.Nr. EU/1/18/1303/*) NR. P. E. nicht im Handel. L03AA13

Udima 50 mg - Kapseln 22G01, 34D

(Z.Nr. 1-20149) NR. P. J01AA08

ZI: Dermapharm, Wien

Z: 1 Kapsel enthält: Minocyclin 50 mg (entspr. Minocyclin hydrochlorid-2-Wasser 57,92 mg); Kapselinhalt: Maisstärke, Magnesium stearat; Kapselhülle: Titandioxid, Chinolingelb, Eisenoxid rot, Gelatine.

EW: Tetrazyklin.

AG: Akne vulgaris, Rosacea, periorale Dermatitis.

AA: Zu den Mahlzeiten mit reichlich Flüssigkeit.

DO: Morgens und abends je 1 Kapsel über 4-6 Wochen. Für Kinder nicht empfohlen.

GA: Schwere Leber- oder Nierenschäden, Kinder unter 8 Jahren (Knochen- und Zahnentwicklungsstörungen).

SST: Gegenanzeige.

NW: Überempfindlichkeit, Magen/Darm, Pankreatitis, Schwindel, Allergien (bis Stevens-Johnson, Lyell und exfoliativer Dermatitis), Lupus erythematodes, Hörstörungen. Durchfälle durch resistente Mikroorganismen, Candida-Infektionen der Vagina, UV-Dermatosen, intrakranielle Druckerhöhung (Pseudotumor cerebri), Knochenwachstumsstörungen, Zahnverfärbung, Hyperpigmentierung, Myopie, Pigmentablagerungen in der Konjunktiva, Blutschäden, Leber, Niere, Photosensibilisierung.

WW: Gegenanzeige: Isotretinoin (Hirndrucksteigerung). Nicht empfohlen: Aluminium, Kalzium, Eisen, Magnesium, Colestyramin (Resorptionshemmung).
Vorsicht: Cumarine, Sulfonylharnstoffe (verstärkt), bakterizide Antibiotika (Wirkungsminderung), leber- und nierentoxische Substanzen; Theophyllin, Beta-Laktam-Antibiotika, Methotrexat, Ciclosporin.

WH: Verkehrshinweis (Myopie). Alkohol meiden. Kontrollen: Blut, Leber, Niere.

PG: 10 ST * (EKO: N) [€ 3,30], 30 ST (EKO: G) [€ 7,50]

Überanstrengte Augen Augentropfen "Similasan" - Monodosen 47X
(Z.Nr. 3-36030) RPF. P. nicht im Handel. V03AX

Überanstrengte Augen Augentropfen "Similasan" 47X

(Z.Nr. 3-36031) RPF. P. V03AX

ZI: Sanova Pharma, Wien

Z: 1 g (= 1 ml bzw. 22 Tropfen) enthält: Senecio cineraria (Homöopathie) D6 303,33 mg, Natrium chloratum (Homöopathie) D6 303,33 mg, Ruta graveolens (Homöopathie) D6 303,33 mg, Natrium tetraborat-10-Wasser, Borsäure, Silbersulfat, Natriumnitrat, Wasser für Injektionszwecke.

EW: Homöopathikum.

AG: Überanstrengte Augen (Computer, Fernsehen, Lesen, Autofahren).

AA: In den Bindehautsack des Auges einträufeln.

DO: Personen ab 6 Jahre: 1-3mal tgl. 1 Tropfen pro Auge.

SST: Vorsicht.

NW: Überempfindlichkeit.

WH: Bei Katarakt oder Glaukom nur nach ärztlicher Empfehlung anwenden.
Kontaktlinsen vor dem Eintropfen entfernen und frühestens nach 15 min wieder einsetzen.

PG: 10 ML * (EKO: N) [€ 12,90]

Ulcamed 120 mg - Filmtabletten 42E05
(Z.Nr. 1-36679) RP. P. nicht im Handel. A02BX05

Ulcostad 200 mg - Tabletten 42E02

(Z.Nr. 1-20962) RP. P. A02BA01

ZI: Stada Arzneimittel, Wien

Z: 1 Tablette enthält: Cimetidin 200 mg, Cellulose, mikrokristalline, Natrium carboxymethylstärke 11 mg, Maisstärke, Polyvidon, Natriumdodecylsulfat 0,5 mg, Magnesium stearat.

EW: Histamin (H_2)-Rezeptor-Antagonist.

AG: Zur Behandlung von Erkrankungen, bei denen eine Verringerung der Säuresekretion angezeigt ist: — Ulcus duodeni, benignes Ulcus ventriculi, Rezidivulzera nach Operationen (z.B. Ulcus pepticum jejuni, Anastomosenulzera), — Rezidivprophylaxe von peptischen Ulzera (200 und 400 mg), — Therapie medikamentenbedingter Läsionen (Ulcera, Erosionen) im oberen Magen-Darm-Trakt (200 und 400 mg), — peptische Refluxösophagitis, — Zollinger-Ellison-Syndrom.

AA: Unzerkaut mit Flüssigkeit.

DO: Ulcera: TD 800-1000 mg.
Refluxösophagitis: TD 800(-1600) mg vor dem Schlafengehen.
Rezidivprophylaxe: TD 400 mg vor dem Schlafengehen.
Zollinger-Ellison-Syndrom: TD 1000-2000 mg.
Bei Kindern und Jugendlichen nicht indiziert. Dosisreduktion bei Nierenschäden; Verabreichung am Ende der Dialyse.

SST: Zwingende Indikationsstellung, nicht stillen.

NW: Mild: Durchfälle, Schmerzen, Ödeme, Schwindel, leichte Ermüdbarkeit, Hautausschlag, Obstipation. Selten Gynäkomastie, Galaktorrhoe, Libido- und Potenzstörungen, Depressionen, Haarausfall. Sehr selten Knochenmarkschäden, ZNS (Verwirrtheit), Transaminasenanstiege.

WW: Vorsicht: Antazida (Cimetidin 2 Std. vor Antazida verabreichen), Prokinetika, Warfarin, Beta- Blocker, Benzodiazepine, Antiepileptika, trizyklische Antidepresiva, Xanthine, Antiarrhythmika, Kalzium- antagonisten, Phenazon, Carmustin, Opioide, Zolmitriptan, Zalcitabine, Sildenafil, Moclobemid, Glipizid, Alkohol (verstärkt). Ketoconazol 2 Std. vor Cimetidin verabreichen.

WH: Bei Langzeitgabe Blutbild- und Leberkontrolle. Vor Behandlungsbeginn Malignität von Magenulzera ausschließen.

PG: 20 ST (2) (EKO: G) [€ 8,00], 50 ST (EKO: G) [€ 16,05]

Ulcostad 400 mg - Tabletten 42E02

(Z.Nr. 1-20972) RP. P. A02BA01

ZI: Stada Arzneimittel, Wien

Z: 1 Tablette enthält: Cimetidin 400 mg, Cellulose, mikrokristalline, Natrium carboxymethylstärke 22 mg, Maisstärke, Polyvidon, Natriumdodecylsulfat 1 mg, Magnesium stearat.

Kurzinformation: siehe Ulcostad 200 mg - Tabletten, → S. 1474

PG: 20 ST (2) (EKO: G) [€ 12,80], 50 ST (EKO: G) [€ 25,70]

Ulcostad 800 mg - Tabletten 42E02

(Z.Nr. 1-20950) RP. P. A02BA01

ZI: Stada Arzneimittel, Wien

Z: 1 Tablette enthält: Cimetidin 800 mg, Cellulose, mikrokristalline, Natrium carboxymethylstärke 44 mg, Maisstärke, Polyvidon, Natriumdodecylsulfat 2 mg, Magnesium stearat.

Kurzinformation: siehe Ulcostad 200 mg - Tabletten, → S. 1474

PG: 10 ST (2) (EKO: G) [€ 12,15], 30 ST (EKO: G) [€ 25,80]

Ulcusan 20 mg - Filmtabletten 42E02
(Z.Nr. 1-19673) RP. P. A02BA03
ZI: Kwizda Pharma, Wien
Z: 1 Filmtablette enthält: Famotidin 20 mg, Maisstärke, Cellulose, mikrokristalline, Magnesium stearat, Hypromellose, Macrogol 6000, Propylenglycol, Talkum, Titandioxid.
EW: Histamin (H_2)-Antagonist.
AG: Erkrankungen, bei denen eine Verringerung der Magensäureproduktion angezeigt ist: Ulcus duodeni, benignes Ulcus ventriculi; Rezidivprophylaxe von Ulcera duodeni; Zustände von Hypersekretion, wie Zollinger-Ellison-Syndrom; Stressulcusprophylaxe und -therapie, unterstützende Maßnahme bei Blutungen aus Schleimhautläsionen des oberen Gastrointestinaltraktes; Symptomatische Therapie der Refluxösophagitis.
AA: Unzerkaut mit Flüssigkeit einnehmen.
DO: Ulcus duodeni oder ventriculi: Abends 40 mg über 4(-8) Wochen.
Rezidivprophylaxe: Abends 20 mg.
Zollinger-Ellison-Syndrom: Initial 20 mg alle 6 Stunden. MTD bis 800 mg.
Refluxösophagitis/Stressulcus/Schleimhautläsion: 2mal tgl. 20 mg oder 1mal tgl. 40 mg.
Halbe Dosis bei schweren Nierenschäden.
Keine Untersuchungen an Kindern und Jugendlichen.
GA: Kreuzsensibilität mit anderen H_2-Blockern. Keine Erfahrungen bei Kindern.
SST: Nicht empfohlen, nicht stillen.
NW: Schwindel, Kopfschmerzen, Haut.
WW: Resorption von Atazanavir, Ketoconazol, Itraconazol vermindert. Antacida können Resorption von Famotidin vermindern. Probenecid (nicht gleichzeitig geben). Sucralfat (2 Std. Abstand). Calciumcarbonat (Risiko des Wirksamkeitsverlustes bei Hämodialysepatienten).
WH: Vorsicht bei Nierenschäden. Malignome ausschließen. Verkehrshinweis.
PG: 20 ST (2) (EKO: G) [€ 8,35], 50 ST (EKO: G) [€ 16,75]

Ulcusan 40 mg - Filmtabletten 42E02
(Z.Nr. 1-19672) RP. P. A02BA03
ZI: Kwizda Pharma, Wien
Z: 1 Filmtablette enthält: Famotidin 40 mg, Maisstärke, Cellulose, mikrokristalline, Magnesium stearat, Hypromellose, Macrogol 6000, Propylenglycol, Talkum, Titandioxid, Orangenlack.
EW: Histamin (H_2)-Antagonist.
AG: Erkrankungen, bei denen eine Verringerung der Magensäureproduktion angezeigt ist: Ulcus duodeni, benignes Ulcus ventriculi; Rezidivprophylaxe von Ulcera duodeni; Zustände von Hypersekretion, wie Zollinger-Ellison-Syndrom; Stressulcusprophylaxe und -therapie, unterstützende Maßnahme bei Blutungen aus Schleimhautläsionen des oberen Gastrointestinaltraktes; Eradikationstherapie von Helicobacter pylori; Symptomatische Therapie der Refluxösophagitis, peptische Ulzera bei NSAR-Therapie.
AA: Unzerkaut mit Flüssigkeit einnehmen.
DO: Ulcus duodeni oder ventriculi: Abends 40 mg über 4(-8) Wochen.
Rezidivprophylaxe: Abends 20 mg.
Zollinger-Ellison-Syndrom: Initial 20 mg alle 6 Stunden. MTD bis 800 mg.
Refluxösophagitis/Stressulcus/Schleimhautläsion: 2mal tgl. 20 mg oder 1mal tgl. 40 mg.
Eradikation: 1 bis 2mal tgl. 40 mg.
Ulcera bei NSAR-Therapie: 2mal tgl. 40 mg.
Halbe Dosis bei schweren Nierenschäden.
Keine Untersuchungen an Kindern und Jugendlichen.
GA: Kreuzsensibilität mit anderen H_2-Blockern. Keine Erfahrungen bei Kindern.
SST: Nicht empfohlen, nicht stillen.
NW: Schwindel, Kopfschmerzen, Haut.
WW: Resorption von Atazanavir, Ketoconazol, Itraconazol vermindert. Antacida können Resorption von Famotidin vermindern. Probenecid (nicht gleichzeitig geben). Sucralfat (2 Std. Abstand). Calciumcarbonat (Risiko des Wirksamkeitsverlustes bei Hämodialysepatienten).
WH: Vorsicht bei Nierenschäden. Malignome ausschließen. Verkehrshinweis.
PG: 10 ST (2) (EKO: G) [€ 7,80], 30 ST (EKO: G) [€ 19,20]

Ulipristal Acetate Gedeon Richter 5 mg - Tabletten 29D04
(Z.Nr. EU/1/18/1309/*) RP. P. nicht im Handel. G03XB02

Ulipristal Aristo 30 mg - Filmtablette 31I06
(Z.Nr. 1-39144) RPF. P. nicht im Handel. G03AD02

UlliOnce 30 mg - Filmtablette 31I06
(Z.Nr. 1-39044) RPF. P. G03AD02
ZI: Stada Arzneimittel, Wien
Z: 1 Filmtablette enthält: Ulipristal acetat 30 mg, Tablettenkern: Lactose 240 mg (entspr. Lactose monohydrat), Maisstärke, vorverkleistert, Natriumstärkeglykolat (entspr. Natrium 1,35 mg), Magnesium stearat; Filmüberzug: Hypromellose, Hydroxypropylcellulose, Stearinsäure, Talkum, Titandioxid.
Kurzinformation: siehe ellaOne 30 mg - Filmablette, → S. 470
PG: 1 ST * (EKO: N) [€ 39,00]

Ulsal 50 mg/2 ml - Ampullen 42E02
(Z.Nr. 1-17369) RP. P. n.l. A02BA02
ZI: Gebro Pharma, Fieberbrunn
Z: 1 Ampulle zu 2 ml enthält: Ranitidin 50 mg (entspr. Ranitidin hydrochlorid), Natriumchlorid (entspr. Natrium < 1 mmol), Kaliumdihydrogenphosphat (entspr. Kalium < 1 mmol), Natriummonohydrogenphosphat, wasserfrei, Natriumhydroxid zur pH-Wert-Einstellung, Salzsäure zur pH-Wert-Einstellung, Wasser für Injektionszwecke.
PG: 10 ST * (EKO: N) [€ 24,70 n.l.]

Ulsal 150 mg - Brausetabletten 42E02
(Z.Nr. 1-19713) RP. P. n.l. A02BA02
ZI: Gebro Pharma, Fieberbrunn
Z: 1 Brausetablette enthält: Ranitidin 150 mg (entspr. Ranitidin hydrochlorid), Natriumhydrogencarbonat, Natrium dihydrogencitrat, Dinatrium hydrogencitrat (entspr. Natrium 649,39 mg), Sorbitol 375,6 mg, Grapefruit-Aroma, Aspartam 60 mg, Leucin, Natriumbenzoat 10 mg, Simeticon.
PG: 20 ST (2) (EKO: G) [€ 9,95 n.l.], 50 ST (EKO: G) [€ 18,85 n.l.]

Ulsal 300 mg - Brausetabletten 42E02
(Z.Nr. 1-19711) RP. P. n.l. A02BA02
ZI: Gebro Pharma, Fieberbrunn
Z: 1 Brausetablette enthält: Ranitidin 300 mg (entspr. Ranitidin hydrochlorid), Natriumhydrogencarbonat, Natrium dihydrogencitrat, Dinatrium hydrogencitrat (entspr. Natrium 649,39 mg), Sorbitol 376,2 mg, Grapefruit-Aroma, Acesulfam K, Aspartam 40 mg, Leucin, Natriumbenzoat 10 mg, Simeticon.
PG: 10 ST (2) (EKO: G) [€ 8,00 n.l.], 30 ST (EKO: G) [€ 21,55 n.l.]

Ulsal 150 mg - Filmtabletten 42E02
(Z.Nr. 1-17368) RP. P. n.l. A02BA02
ZI: Gebro Pharma, Fieberbrunn
Z: 1 Filmtablette enthält: Ranitidin 150 mg (entspr. Ranitidin hydrochlorid), Tablettenkern: Zellulose, mikrokristallin, Magnesium stearat; Filmüberzug: Hypromellose, Titandioxid, Triacetin, Macrogol 6000.
PG: 20 ST (2) (EKO: G) [€ 8,20 n.l.], 50 ST (EKO: G) [€ 18,85 n.l.]

Ulsal 300 mg - Filmtabletten 42E02
(Z.Nr. 1-18559) RP. P. n.l. A02BA02
ZI: Gebro Pharma, Fieberbrunn
Z: 1 Filmtablette enthält: Ranitidin 300 mg (entspr. Ranitidin hydrochlorid), Tablettenkern: Zellulose, mikrokristallin, Magnesium stearat; Filmüberzug: Hypromellose, Titandioxid, Triacetin, Macrogol 6000.
PG: 10 ST (2) (EKO: G) [€ 8,00 n.l.], 30 ST (EKO: G) [€ 21,55 n.l.]

Ultibro Breezhaler 85 Mikrogramm/43 Mikrogramm - Hartkapseln mit Pulver zur Inhalation 50A09
(Z.Nr. EU/1/13/862/*) RP. P. R03AL04
ZI: Novartis Europharm, Dublin, Irland
Z: 1 abgegebene Dosis enthält: Indacaterol 85 µg (entspr. Indacaterol maleat 110 µg), Glycopyrronium 43 µg (entspr. Glycopyrronium bromid 54 µg), Kapselinhalt: Lactose 23,5 mg (entspr. Lactose monohydrat), Magnesium stearat.
EW: Kombination Beta-Sympathomimetikum + Anticholinergikum.
AG: Bronchialerweiternde Erhaltungstherapie bei COPD.
AA: Nur zur Inhalation mit dem Ultibro Breezhaler-Inhalator; Kapseln nicht schlucken.
DO: 1mal tgl. 1 Kapsel. Keine Daten an Kindern und Jugendlichen.
SST: Nutzen/Risiko-Abwägung (Wehenhemmung möglich).
NW: Infektionen der Atemwege, Schwindel, Kopfschmerzen, Husten, paradoxe Bronchospasmen, Magen/Darm, Haut, Schmerzen des Bewegungsapparates, Harnverhalt, Fieber.
WW: Nicht empfohlen: Beta-Blocker, andere Sympathomimetika oder Anticholinergika.
Vorsicht: Kalium-senkende Arzneimittel.
WH: Nicht zur Behandlung von Asthma oder von akuten Bronchospasmen. Auf Überempfindlichkeit achten. Vorsicht bei Engwinkelglaukom, Harnverhalt, schweren Nierenschäden, Herz/Kreislauf-Erkrankungen (QT-Verlängerung), Diabetes (Hyperglykämie), Krämpfen, Hyperthyreose. Verkehrshinweis.
PG: 30 ST IND (2) (EKO: G) [€ 88,00]

Ultibro Breezhaler 85 Mikrogramm/43 Mikrogramm - Hartkapseln mit Pulver zur Inhalation 50A09
(Z.Nr. EU/1/13/862/*) RP. P. Parallelimport. R03AL04
nicht im Handel.

Ultiva 1 mg - Pulver für ein Konzentrat zur Herstellung einer Injektions-/Infusionslösung 01C, 02A04
(Z.Nr. 1-21677) NR. SG. P. N01AH06
ZI: Aspen Pharma, Dublin, Irland
Z: 1 Durchstechflasche enthält: Remifentanil 1 mg (entspr. Remifentanil hydrochlorid), Glycin, Salzsäure zur pH-Wert-Einstellung, Natriumhydroxid zur pH-Wert-Einstellung (entspr. Natrium < 1 mmol) (entspr. → < 23 mg).
EW: Kurz wirksames Analgetikum (Opioid-Agonist).
AG: Einleitung und/oder Aufrechterhaltung einer Allgemeinanästhesie. Analgesie bei mechanisch beatmeten erwachsenen Intensivpatienten.
AA: Nur i.v., nicht epidural oder intrathekal; Details siehe Austria-Codex - Fachinformation.
DO: Narkoseeinleitung (nicht als Monotherapie): Bolus 1 µg/kg KG, kontinuierliche Infusion 0,5-1 µg/kg KG/min.
Aufrechterhaltung der Narkose: Bolus 0,5-1 µg/kg KG, kontinuierliche Infusion 0,05-2 µg/kg KG/min.
Kinder: Bolus 1 µg/kg KG, kontinuierliche Infusion anfangs 0,25, dann 0,05-1,3 µg/kg/min. Im 1. Lebensjahr nicht empfohlen.
Intensivmedizin: Initial 0,1-0,15 mcg/kg KG/min; Dosistitration in Schritten zu 0,025 mcg/kg/min.
Bei stimulierenden oder schmerzhaften Prozessen: Mittlere Infusionsraten von 0,25 mcg/kg KG/min., max. Infusionsrate 0,74 mcg/kg KG/min.
Details siehe Austria-Codex - Fachinformation.
GA: Epidurale und intrathekale Applikation.
SST: Keine Untersuchungen in der Schwangerschaft und während der Geburt; Stillen 24 Std. nach der letzten Anwendung unterbrechen.
NW: Erbrechen, Hypotonie, Muskelrigidität, Bradykardie, Schmerzen, Sedierung, Atemdepression, Allergien, Haut, postoperatives Frösteln.
WW: Nicht mit zusätzlichen Sedativa mischen. Besondere Vorsicht: Benzodiazepine (Atemdepression). Vorsicht: Dosierung anderer zentral dämpfender Arzneimittel verringern. Beta-Blocker, Kalziumkanalblocker.
GE: Abhängigkeit möglich (Opoid!).
WH: Nur in speziell ausgerüsteten und geschulten klinischen Einrichtungen anwenden. Raschen Wirkungsverlust nach Ende der Anwendung beachten, rechtzeitig andere Analgetika einsetzen. Bei über mehr als 3 Tage mechanisch beatmeten Intensivpatienten nicht empfohlen. Verkehrshinweis.
Bei Überdosierung Antidot Naloxon. Auf Atemdepression achten.
PG: 5 ST * (EKO: N) [€ 35,05]

Ultiva 2 mg - Pulver für ein Konzentrat zur Herstellung einer Injektions-/Infusionslösung 01C, 02A04
(Z.Nr. 1-21678) NR. SG. P. N01AH06
ZI: Aspen Pharma, Dublin, Irland
Z: 1 Durchstechflasche enthält: Remifentanil 2 mg (entspr. Remifentanil hydrochlorid), Glycin, Salzsäure zur pH-Wert-Einstellung, Natriumhydroxid zur pH-Wert-Einstellung (entspr. Natrium < 1 mmol) (entspr. → < 23 mg).
Kurzinformation: siehe Ultiva 1 mg - Pulver für ein Konzentrat zur Herstellung einer Injektions-/Infusionslösung, → S. 1476
PG: 5 ST * (EKO: N) [€ 63,80]

Ultiva 5 mg - Pulver für ein Konzentrat zur Herstellung einer Injektions-/Infusionslösung 01C, 02A04
(Z.Nr. 1-21679) NR. SG. P. N01AH06
ZI: Aspen Pharma, Dublin, Irland
Z: 1 Durchstechflasche enthält: Remifentanil 5 mg (entspr. Remifentanil hydrochlorid), Glycin, Salzsäure zur pH-Wert-Einstellung, Natriumhydroxid zur pH-Wert-Einstellung (entspr. Natrium < 1 mmol) (entspr. → < 23 mg).
Kurzinformation: siehe Ultiva 1 mg - Pulver für ein Konzentrat zur Herstellung einer Injektions-/Infusionslösung, → S. 1476
PG: 5 ST * (EKO: N) [€ 145,50]

▼ Ultomiris 300 mg/3 ml - Konzentrat zur Herstellung einer Infusionslösung 33B
(Z.Nr. EU/1/19/1371/*) NR. P. E. L04AA43
ZI: Alexion Europe, Levallois-Perret, Frankreich
Z: 1 Durchstechflasche mit 3 ml enthält: Ravulizumab 300 mg, mittels DNA-Technologie rekombinant aus Ovarialzellen des Chinesischen Hamsters hergestellt, Dinatriumhydrogenphosphat-7-Wasser, Natriumdihydrogenphosphat-1-Wasser (entspr. Natrium 4,6 mg), Polysorbat 80, Arginin, Sucrose, Wasser für Injektionszwecke.
EW: Monoklonaler Antikörper, hemmt Komplementprotein C5; reduziert Hämolyse; immunsuppressiv.
AG: Paroxysmale nächtliche Hämoglobinurie (PNH) bei Erwachsenen bei hoher Krankheitsaktivität (Hämolyse und klinische Symptome) oder nach mindestens 6monatiger Behandlung mit Eculizumab.
Atypisches Hämolytisch-Urämisches Syndrom (aHUS) ohne Vorbehandlung mit Komplementinhibitoren oder nach mindestens 3monatiger Behandlung mit Eculizumab.
AA: I.v. Infusion nach Verdünnung (Endkonzentration 50 mg/ml) je nach KG über mind. 25 - 75 min. Nicht als Druck- oder Bolusinjektion.
DO: Erwachsene Patienten ab 40 kg KG: PNH, aHUS: Initial je nach KG 2400-3000 mg, Erhaltungsdosis 3000-3600 mg alle 8 Wochen, beginnend 2 Wochen nach der Initialdosis.
Kinder (ab 10 kg KG): aHUS: Initial je nach KG 600-1200 mg, ab 40 kg KG Erwachsenendosis. Erhaltungsdosis 600-2700 mg alle 4 Wochen (10 - 20 kg KG) bzw. alle 8 Wochen (20 - 40 kg KG), beginnend 2 Wochen nach der Initialdosis.
Keine Dosisempfehlungen für Kinder unter 10 kg KG. Keine Daten bei Kindern und Jugendlichen mit PNH.
GA: Nicht ausgeheilte Meningokokkeninfektion bei Behandlungsbeginn, fehlender aktueller Impfschutz gegen Neisseria meningitidis (außer bei Antibiotikaprophylaxe bis 2 Wochen nach der Impfung).
SST: Nutzen/Risiko-Abwägung in der Schwangerschaft. Kontrazeption bis 8 Monate nach Therapieende erforderlich. Bis 8 Monate nach Therapieende nicht stillen.
NW: Diarrhoe, Übelkeit, Infektionen der oberen Atemwege, Nasopharyngitis, Kopfschmerz, erhöhte Anfälligkeit für Meningokokkeninfektion/Sepsis, muskuloskelettale Schmerzen, grippeähnliche Symptome.
WW: I.v. Immunglobulin kann Serumkonzentration von Ravulizumab verringern.
WH: Vorsicht bei aktiven systemischen Infektionen. Mindestens 2 Wochen vor Behandlungsbeginn Impfungen gegen Meningokokken-Infektionen (alle Patienten), Hämophilus influenza- und Pneumokokken-Infektionen (Patienten unter 18 Jahren). Bei Behandlungsabbruch bei PNH Patienten auf schwere intravaskuläre Hämolyse überwachen. Bei Behandlungsabbruch bei aHUS Patienten auf thrombotische Mikroangiopathie (TMA) überwachen.
PG: 1 ST * (EKO: N) [€ 7.184,95]

▼ Ultomiris 300 mg/30 ml - Konzentrat zur Herstellung einer Infusionslösung 33B
(Z.Nr. EU/1/19/1371/*) NR. P. E. L04AA43
ZI: Alexion Europe, Levallois-Perret, Frankreich
Z: 1 Durchstechflasche mit 30 ml enthält: Ravulizumab 300 mg, mittels DNA-Technologie rekombinant aus Ovarialzellen des Chinesischen Hamsters hergestellt, Dinatriumhydrogenphosphat-7-Wasser, Natriumdihydrogenphosphat-1-Wasser, Natriumchlorid (entspr. Natrium 115 mg), Polysorbat 80, Wasser für Injektionszwecke.
EW: Monoklonaler Antikörper, hemmt Komplementprotein C5; reduziert Hämolyse; immunsuppressiv.
AG: Paroxysmale nächtliche Hämoglobinurie (PNH) bei Erwachsenen bei hoher Krankheitsaktivität (Hämolyse und klinische Symptome) oder nach mindestens 6monatiger Behandlung mit Eculizumab.
Atypisches Hämolytisch-Urämisches Syndrom (aHUS) ohne Vorbehandlung mit Komplementinhibitoren oder nach mindestens 3monatiger Behandlung mit Eculizumab.
AA: I.v. Infusion nach Verdünnung (Endkonzentration 5 mg/ml) je nach KG über mind. 77 - 194 min. Nicht als Druck- oder Bolusinjektion.
DO: Erwachsene Patienten ab 40 kg KG: PNH, aHUS: Initial je nach KG 2400-3000 mg, Erhaltungsdosis 3000-3600 mg alle 8 Wochen, beginnend 2 Wochen nach der Initialdosis.
Kinder (ab 10 kg KG): aHUS: Initial je nach KG 600-1200 mg, ab 40 kg KG Erwachsenendosis. Erhaltungsdosis 600-2700 mg alle 4 Wochen (10 - 20 kg KG) bzw. alle 8 Wochen (20 - 40 kg KG), beginnend 2 Wochen nach der Initialdosis.
Keine Dosisempfehlungen für Kinder unter 10 kg KG. Keine Daten bei Kindern und Jugendlichen mit PNH.
GA: Nicht ausgeheilte Meningokokkeninfektion bei Behandlungsbeginn, fehlender aktueller Impfschutz gegen Neisseria meningitidis (außer bei Antibiotikaprophylaxe bis 2 Wochen nach der Impfung).
SST: Nutzen/Risiko-Abwägung in der Schwangerschaft. Kontrazeption bis 8 Monate nach Therapieende erforderlich. Bis 8 Monate nach Therapieende nicht stillen.
NW: Diarrhoe, Übelkeit, Infektionen der oberen Atemwege, Nasopharyngitis, Kopfschmerz, erhöhte Anfälligkeit für Meningokokkeninfektion/Sepsis, muskuloskelettale Schmerzen, grippeähnliche Symptome.

WW: I.v. Immunglobulin kann Serumkonzentration von Ravulizumab verringern.
WH: Vorsicht bei aktiven systemischen Infektionen. Mindestens 2 Wochen vor Behandlungsbeginn Impfungen gegen Meningokokken-Infektionen (alle Patienten), Hämophilus influenza- und Pneumokokken-Infektionen (Patienten unter 18 Jahren). Bei Behandlungsabbruch bei PNH Patienten auf schwere intravaskuläre Hämolyse überwachen. Bei Behandlungsabbruch bei aHUS Patienten auf thrombotische Mikroangiopathie (TMA) überwachen.
PG: 1 ST * (EKO: N) [€ 7.184,95]

▼ Ultomiris 1.100 mg/11 ml - Konzentrat zur Herstellung einer Infusionslösung 33B

(Z.Nr. EU/1/19/1371/*) NR. P. E. L04AA43
ZI: Alexion Europe, Levallois-Perret, Frankreich
Z: 1 Durchstechflasche mit 11 ml enthält: Ravulizumab 1100 mg, mittels DNA-Technologie rekombinant aus Ovarialzellen des Chinesischen Hamsters hergestellt, Dinatriumhydrogenphosphat-7-Wasser, Natriumdihydrogenphosphat-1-Wasser (entspr. Natrium 16,8 mg), Polysorbat 80, Arginin, Sucrose, Wasser für Injektionszwecke.
Kurzinformation: siehe Ultomiris 300 mg/3 ml - Konzentrat zur Herstellung einer Infusionslösung, → S. 1476
PG: 1 ST * (EKO: N) [€ 26.228,90]

Ultracain Dental - Ampullen 01A03

(Z.Nr. 0-16585) RP. P. N01BB58
ZI: sanofi-aventis, Wien
Z: 1 ml Injektionslösung enthält: Articain hydrochlorid 40 mg, Epinephrin hydrochlorid 0,006 mg (entspr. Epinephrin 0,005 mg), Natrium metabisulfit 0,5 mg (entspr. SO2 0,34 mg), Natriumchlorid 1 mg (entspr. Natrium 0,518 mg), Salzsäure zur pH-Wert-Einstellung, Natriumhydroxid zur pH-Wert-Einstellung, Wasser für Injektionszwecke.
EW: Lokalanästhetikum vom Amidtyp mit Vasokonstriktor.
AG: Routineeingriffe in der Zahnheilkunde.
AA: Langsame submuköse Injektion in die Mundhöhle. Cave intravasal!
DO: Pro Zahn vestibulär 1,7 ml, für Präparationen 0,5-1,7 ml. MTD 500 mg (= 12,5 ml Injektionslösung). Anästhesiedauer ca. 45 min (Ultracain) bis 75 min (Ultracain forte).
Kinder ab 1 Jahr und Jugendliche: max. 5 mg Articain/kg KG.
GA: Sulfitüberempfindlichkeit, schwere Überleitungsstörungen, schwere Hypotonie oder Hypertonie, akute dekompensierte Herzinsuffizienz, frischer Herzinfarkt, frischer Koronar-Bypass, Myasthenie, Engwinkelglaukom, Anästhesien im Endstrombereich (Finger, Zehen, Nasenspitze, Penis), schwere Arrhythmien, Hyperthyreose, Phäochromozytom.
SST: Nutzen/Risiko-Abwägung, stillen möglich.
NW: ZNS (Kopfschmerzen), Sehstörungen, Atmung, Erbrechen, Kreislauf (Hypertonie oder Hypotonie), Arrhythmien, Schock, Herzversagen, Allergien, Asthma (durch Sulfit), lokale Nekrosen (bei intravaskulärer Injektion).
WW: Gegenanzeige: nicht-kardioselektive Beta-blocker, trizyklische Antidepressiva, MAO-Hemmer (Blutdruckanstieg).
Vorsicht: Inhalationsnarkotika (Arrhythmien), Orale Antidiabetika, Gerinnungshemmer (Blutungen), Phenothiazine (können Blutdruckanstieg umkehren).
WH: Vorsicht bei Leber-, Nierenschäden, Thyreotoxikose, Herz- und Gefäßerkrankungen, Reizleitungsstörungen, Epilepsie, Diabetes, Zerebralsklerose, entzündetem Gewebe, Cholinesterasemangel.
Cave intravaskuläre Injektion, korrekte Technik erforderlich. Für kardiorespiratorische Reanimation vorsorgen. Nur zur Einmalentnahme. Verkehrshinweis.
Bei Intoxikation ZNS-Erregung oder ZNS-Depression, Kreislaufdepression.
PG: 12 ST * (EKO: N) [€ 12,65]

Ultracain Dental forte - Ampullen 01A03

(Z.Nr. 0-16586) RP. P. N01BB58
ZI: sanofi-aventis, Wien
Z: 1 ml Injektionslösung enthält: Articain hydrochlorid 40 mg, Epinephrin hydrochlorid 0,012 mg (entspr. Epinephrin 0,01 mg), Natrium metabisulfit 0,5 mg (entspr. SO2 0,34 mg), Natriumchlorid 1 mg (entspr. Natrium 0,518 mg), Salzsäure zur pH-Wert-Einstellung, Natriumhydroxid zur pH-Wert-Einstellung, Wasser für Injektionszwecke.
Kurzinformation: siehe Ultracain Dental - Ampullen, → S. 1477
PG: 12 ST * (EKO: N) [€ 14,75]

Ultracain Dental - Zylinderampullen 01A03

(Z.Nr. 0-16587) RP. P. N01BB58
ZI: sanofi-aventis, Wien
Z: 1 ml Injektionslösung enthält: Articain hydrochlorid 40 mg, Epinephrin hydrochlorid 0,006 mg (entspr. Epinephrin 0,005 mg), Natrium metabisulfit 0,5 mg (entspr. SO2 0,34 mg), Natriumchlorid 1 mg (entspr. Natrium 0,518 mg), Salzsäure zur pH-Wert-Einstellung, Natriumhydroxid zur pH-Wert-Einstellung, Wasser für Injektionszwecke.
Kurzinformation: siehe Ultracain Dental - Ampullen, → S. 1477
PG: 100 ST * (EKO: N) [€ 94,95]

Ultracain Dental forte - Zylinderampullen 01A03

(Z.Nr. 0-16588) RP. P. N01BB58
ZI: sanofi-aventis, Wien
Z: 1 ml Injektionslösung enthält: Articain hydrochlorid 40 mg, Epinephrin hydrochlorid 0,012 mg (entspr. Epinephrin 0,01 mg), Natrium metabisulfit 0,5 mg (entspr. SO2 0,34 mg), Natriumchlorid 1 mg (entspr. Natrium 0,518 mg), Salzsäure zur pH-Wert-Einstellung, Natriumhydroxid zur pH-Wert-Einstellung, Wasser für Injektionszwecke.
Kurzinformation: siehe Ultracain Dental - Ampullen, → S. 1477
PG: 100 ST * (EKO: N) [€ 94,95]

Ultracortenol 0,5% - Augensalbe 47D01

(Z.Nr. 0-10318) NR. P. S01BA04
ZI: Agepha Pharma, Senec, Slowakei
Z: 1 g enthält: Prednisolon pivalat 5 mg, Cetylstearylalkohol, Wollwachs, Vaselin, weisses, Paraffin, dickflüssiges, Wasser, gereinigtes.
EW: Glukokortikoid.
AG: Nichtinfektiöse Konjunktivitis, Keratitis, Uveitis.
AA: Am Auge.
DO: 3-5mal tgl. 3-5 mm Salbenstrang in den Bindehautsack einstreichen. MTD 5mal 5 mm Salbenstrang.
GA: Hornhautverletzungen und -ulcera, mikrobielle Infektionen, Glaukom.
SST: Strenge Indikationsstellung.
NW: Lokale Reizung, (subkapsuläre) Katarakte, Glaukom, penetrierende Augenverletzungen, bei Hochdosierung systemische Kortikoidwirkungen.
WW: Mydriatika (Atropin). Erhöhtes NW-Risiko durch CYP3A4-Hemmer einschl. Cobicistat.
WH: Infektionen am Auge können aktiviert werden. Kontrollen: Spaltlampe, Augendruck. Nicht während des Tragens von Kontaktlinsen anwenden. Verkehrshinweis. Bei Kindern und Jugendlichen nicht anwenden.
PG: 5 G AU (EKO: G) [€ 16,00]

Ultracortenol 0,5% - Augentropfen 47D01

(Z.Nr. 0-10319) NR. P. S01BA04
ZI: Agepha Pharma, Senec, Slowakei
Z: 1 ml enthält: Prednisolon acetat 5 mg, Benzalkonium chlorid 0,2 mg, Natriumdihydrogenphosphat, Natrium monohydrogenphosphat 12-H2O, Natriumchlorid, Wasser für Injektionszwecke.
EW: Glukokortikoid.
AG: Nichtinfektiöse Konjunktivitis, Keratitis, Uveitis.
DO: 2-4mal tgl. (bei schweren Entzündungen anfangs evtl. stündlich) 1-2 Tropfen in den Bindehautsack des betroffenen Auges instillieren. Max. 14 Tage anwenden, nicht abrupt absetzen. Für Kinder und Jugendliche nicht empfohlen.
GA: Hornhautverletzungen und -ulcera, mikrobielle Infektionen, Glaukom.
SST: Strenge Indikationsstellung.
NW: Lokale Reizung, (subkapsuläre) Katarakte, Glaukom, penetrierende Augenverletzungen, bei Hochdosierung systemische Kortikoidwirkungen.
WW: Mydriatika (Atropin). Erhöhtes NW-Risiko durch CYP3A4-Hemmer einschl. Cobicistat.
WH: Infektionen am Auge können aktiviert werden. Kontrollen: Spaltlampe, Augendruck. Nicht während des Tragens von Kontaktlinsen anwenden. Verkehrshinweis. Bei Kindern und Jugendlichen nicht anwenden.
PG: 5 ML * (EKO: N) [€ 25,90]

UltratechneKow FM - Generator 24F01
(Z.Nr. 4-00017) NR. N. nicht im Handel. V09FX01

Ultravist 240 mg J/ml - Injektionslösung 24B03

(Z.Nr. 1-18551) NR. P. V08AB05
ZI: Bayer Austria, Wien
Z: 1 ml enthält: Jod 240 mg (entspr. Iopromid 499 mg), Natriumcalciumedetat (entspr. Natrium 0,01 mg), Trometamol, Salzsäure zur pH-Wert-Einstellung, Wasser für Injektionszwecke; Osmolalität: 480 mosmol/kg.
EW: Nichtionisches nierengängiges Röntgenkontrastmittel.
AG: Kontrastverstärkung bei der Computertomographie (kraniale CT), Arteriographie und Phlebographie einschließlich der intravenösen / intraarteriellen digitalen Subtraktionsangiographie (DSA); intravenöse Urographie; Untersuchung des Subarachnoidalraums (nur Ultravist 240), Arthrographie, Darstellung anderer Körperhöh-

U

len.
AA: Intravasale Applikation; intrathekal (nur Ultravist 240).
AH: Auf Körpertemperatur erwärmen. Nur zur Einmalentnahme, Katheter sorgfältig spülen, Kontaktzeit in Spritzen und Kathetern möglichst kurz halten.
DO: Nach klinischer Fragestellung.
Details siehe Austria-Codex - Fachinformation oder Gebrauchsinformation.
SST: Nutzen/Risiko-Abwägung.
NW: Wärme, Hitze, Schmerzempfindungen, Magen/Darm, Niere, Herz/Kreislauf, lokale Reaktionen, allg. Kontrastmittel-Zwischenfälle, ZNS (Schwindel, Kopfschmerzen), Psyche.
WW: Schilddrüsendiagnostik mit Radioisotopen mehrere Wochen beeinflusst.
Neuroleptika und Antidepressiva, Interleukin-2, Biguanide.
WH: Keine Hysterosalpingographie bei akuten Beckenentzündungen und in der Schwangerschaft. Vorsicht bei Überempfindlichkeit gegen jodhaltige Kontrastmittel und blanden Knotenstrumen. Strenge Indikationsstellung bei Leber-, Nieren-, Herz/Kreislauf-, Lungenschäden, sehr schlechtem Allgemeinzustand, Hirnarteriosklerose, Diabetes, zerebralen Krampf- leiden, multiplem Myelom. Alkoholismus, Homocystinurie.
Siehe auch Maßnahmen bei Kontrastmittelzwischenfall.
PG: 10 ST * (EKO: N) [€ 309,80]

Ultravist 300 mg J/ml - Infusionsflaschen 24B03

(Z.Nr. 1-18546) NR. P. V08AB05
ZI: Bayer Austria, Wien
Z: 1 ml enthält: Jod 300 mg (entspr. Iopromid 623 mg), Natriumcalciumedetat (entspr. Natrium 0,01 mg), Trometamol, Salzsäure zur pH-Wert-Einstellung, Wasser für Injektionszwecke; Osmolalität: 590 mosmol/kg.
EW: Nichtionisches nierengängiges Röntgenkontrastmittel.
AG: Kontrastverstärkung bei der Computertomographie (kraniale CT), Arterio- graphie und Phlebographie einschließlich der intravenösen / intra- arteriellen digitalen Subtraktionsangiographie (DSA); intravenöse Urographie; Untersuchung des Subarachnoidalraums (nur Ultravist 240), Arthrographie, Darstellung anderer Körperhöhlen.
AA: Intravasale Applikation; nicht intrathekal(nur Ultravist 240mgJ/ml!).
AH: Auf Körpertemperatur erwärmen. Nur zur Einmalentnahme, Katheter sorg- fältig spülen, Kontaktzeit in Spritzen und Kathetern möglichst kurz halten.
DO: Nach klinischer Fragestellung.
Details siehe Austria-Codex - Fachinformation oder Gebrauchsinformation.
SST: Nutzen/Risiko-Abwägung.
NW: Wärme, Hitze, Schmerzempfindungen, Magen/Darm, Niere, Herz/Kreislauf, lokale Reaktionen, ZNS(Schwindel, Kopfschmerzen), Psyche.
WW: Schilddrüsendiagnostik mit Radioisotopen mehrere Wochen beeinflusst.
Neuroleptika und Antidepressiva, Interleukin-2, Biguanide.
WH: Keine Hysterosalpingographie bei akuten Beckenentzündungen und in der Schwangerschaft. Vorsicht bei Überempfindlichkeit gegen jodhaltige Kontrastmittel und blanden Knotenstrumen. Strenge Indikationsstellung bei Leber-, Nieren-, Herz/Kreislauf-, Lungenschäden, sehr schlechtem Allgemeinzustand, Hirnarteriosklerose, Diabetes, zerebralen Krampf- leiden, multiplem Myelom. Alkoholismus, Homocystinurie. Weitere Informationen siehe Maßnahmen bei Kontrastmittelzwischenfall.
PG: 10ML 10 ST * (EKO: N) [€ 93,95], **50ML** 10 ST * (EKO: N) [€ 376,50], **100ML** 10 ST * (EKO: N) [€ 638,65], **200ML** 10 ST * (EKO: N) [€ 1.189,30], **500ML** 8 ST * (EKO: N) [€ 2.278,20]

Ultravist 370 mg J/ml - Infusionsflaschen 24B03

(Z.Nr. 1-18548) NR. P. V08AB05
ZI: Bayer Austria, Wien
Z: 1 ml enthält: Jod 370 mg (entspr. Iopromid 769 mg), Natriumcalciumedetat (entspr. Natrium 0,01 mg), Trometamol, Salzsäure zur pH-Wert-Einstellung, Wasser für Injektionszwecke; Osmolalität: 770 mosmol/kg.
EW: Nichtionisches nierengängiges Röntgenkontrastmittel.
AG: Kontrastverstärkung bei der Computertomographie (kraniale CT), Arterio- graphie und Phlebographie einschließlich der intravenösen / intra- arteriellen digitalen Subtraktionsangiographie (DSA); intravenöse Urographie; Untersuchung des Subarachnoidalraums (nur Ultravist 240), Arthrographie, Darstellung anderer Körperhöhlen.
AA: Intravasale Applikation; nicht intrathekal (nur Ultravist 240mg J/ml!). Ultravist 370 ist speziell für Angiokardiographie geeignet.
AH: Auf Körpertemperatur erwärmen. Nur zur Einmalentnahme, Katheter sorg- fältig spülen, Kontaktzeit in Spritzen und Kathetern möglichst kurz halten.
DO: Nach klinischer Fragestellung.
Details siehe Austria-Codex - Fachinformation oder Gebrauchsinformation.
SST: Nutzen/Risiko-Abwägung.
NW: Wärme, Hitze, Schmerzempfindungen, Magen/Darm, Niere, Herz/Kreislauf, lokale Reaktionen,ZNS(Schwindel, Kopfschmerzen), Psyche.
WW: Schilddrüsendiagnostik mit Radioisotopen mehrere Wochen beeinflusst.
Neuroleptika und Antidepressiva, Interleukin-2, Biguanide.
WH: Keine Hysterosalpingographie bei akuten Beckenentzündungen und in der Schwangerschaft. Vorsicht bei Überempfindlichkeit gegen jodhaltige Kontrastmittel und blanden Knotenstrumen. Strenge Indikationsstellung bei Leber-, Nieren-, Herz/Kreislauf-, Lungenschäden, sehr schlechtem Allgemeinzustand, Hirnarteriosklerose, Diabetes, zerebralen Krampf- leiden, multiplem Myelom. Alkoholismus, Homocystinurie. Weitere Informationen siehe Maßnahmen bei Kontrastmittelzwischenfall.
PG: 50ML 10 ST * (EKO: N) [€ 519,55], **100ML** 10 ST * (EKO: N) [€ 864,85], **200ML** 10 ST * (EKO: N) [€ 1.554,30], **500ML** 8 ST * (EKO: N) [€ 2.769,35]

Ulunar Breezhaler 85 Mikrogramm/43 Mikrogramm - Hartkapseln mit Pulver zur Inhalation 50A09
(Z.Nr. EU/1/14/917/*) RP. P. nicht im Handel. R03AL04

Uman Big 180 IE/ml - Injektionslösung 36C08

(Z.Nr. 2-00356) NR. P. E. J06BB04
ZI: Kedrion, Castelvecchio Pascoli, Italien
Z: 1 ml Injektionslösung enthält: HBs-Antikörper mind. 180 IE (entspr. Humanproteine 100-180 g/l) (entspr. Immunglobulin vom Menschen mind. 90 %) (entspr. Antikörper gegen das HBs-Antigen (Anti-HBs)) (entspr. IgG1 63,7 %) (entspr. IgG2 31,8 %) (entspr. IgG3 3,3 %) (entspr. IgG4 1,2 %) (entspr. IgA max. 300 µg), Glycin, Natriumchlorid (entspr. Natrium < 3,9 mg), Wasser für Injektionszwecke.
EW: Immunglobulin.
AG: Prävention einer Hepatitis B-Reinfektion nach Lebertransplantation wegen Hepatitis B-bedingten Leberversagens; Immunprophylaxe der Hepatitis B.
AA: I.m., nicht intravaskulär, Immunglobulin und Impfstoff an 2 verschiedenen Körperstellen applizieren.
DO: Prävention nach Lebertransplantation: 2160 I.E. i.m. alle 15 Tage.
Keine Daten an Kindern und Jugendlichen.
Immunprophylaxe: Prävention bei zufälliger Exposition nicht immunisierter Personen: Mindestens 500 I.E. innerhalb von 24-72 Stunden.
Hämodialyse: 8-12 I.E./kg KG bis max. 500 I.E. alle 2 Monate bis zur Serokonversion nah Impfung Prävention von Neugeborenen von Hepatitis B- Virus tragenden Müttern: 30-100 I.E./kg KG möglichst bald nach der Geburt.
GA: Schwere Thrombozytopenie und andere Gerinnungsstörungen.
SST: Vorsicht.
NW: Allgemeinreaktionen (Fieber, Erbrechen), Überempfindlichkeit (bis Schock), Thromboembolie, lokale Reaktionen.
WW: Immunantwort auf abgeschwächte Lebendviren gestört (3 Monate Abstand nach Immunglobulingabe bis zur Impfung; nach Impfung 3-4 Wochen Abstand bis zur Immunglobulingabe). Interferenz mit serologischen Tests.
WH: Schockrisiko bei intravasaler Injektion. Bei Allergie/Anaphylaxie sofort abbrechen. Verkehrshinweis.
PG: 180IE 1ML 1 ST * (EKO: N) [€ 205,20], **540IE 3ML** 1 ST * (EKO: N) [€ 553,65]

Unasyn - Filmtabletten 34A04

(Z.Nr. 1-18707) NR. P. J01CR04
ZI: Pfizer Corporation Austria, Wien
Z: 1 Filmtablette enthält: Sultamicillin 375 mg (entspr. Sultamicillin tosilat 520,8 mg) (entspr. Sulbactam 147 mg) (entspr. Ampicillin 220 mg), Tablettenkern: Lactose, wasserfrei 34 mg, Maisstärke, Carboxymethylstärke, Natrium (entspr. Natrium < 1 mmol), Hydroxypropylcellulose, Magnesium stearat; Überzug: Macrogol 6000, Hypromellose, Titandioxid, Talkum.
EW: Kombination Beta-Laktamase-Inhibitor und Beta-Laktam-Antibiotikum (Breitspektrumpenicillin).
AG: Infektionen durch empfindliche Erreger: Luftwege, Harnwege, Haut, Weichteile, Gonokokken.
AA: Oral, unzerkaut mit Flüssigkeit.
DO: Personen über 30 kg KG: 2mal tgl. 1(-2) Tabletten.
Unkomplizierte Gonorrhoe: Einzeldosis 6 Tabletten, zusätzlich 1 g Probenecid. Dosisreduktion bei Nierenschäden.
GA: Penicillinallergie (Kreuzallergie mit Cephalosporinen möglich), infektiöse Mononukleose, lymphatische Leukämie.
SST: Nutzen-Risiko-Abwägung in der Schwangerschaft. In der Stillzeit nicht empfohlen.
NW: Blutbild, Überempfindlichkeit (bis Schock), Kounis-Syndrom, ZNS, Magen/Darm, Leber (Hepatitis), Galle, Haut (auch schwere

Reaktionen), CPK-Anstieg, Niere, lokale Reaktionen.
WW: Vorsicht: Antiphlogistika, Probenecid, Gerinnungshemmer, Methotrexat, Allopurinol, Aminoglykoside (mindestens 1 Std. Abstand), bakteriostatische Arzneimittel. Falsch positive nicht-enzymatische Glukosetests im Harn.
WH: Vorsicht bei Asthma bronchiale, Urtikaria, Heuschnupfen. Schockgefahr beachten. Auf Leberschäden achten. Bei schweren Durchfällen an Clostridium difficile-assoziierte Durchfälle denken. Therapie z.B. Vancomycin oral 4mal 250 mg tgl.
Kontrolle: Leber, Niere, Blutbild.
Nicht wirksam gegen Pseudomonas aeruginosa. Nicht zur Behandlung der infektiösen Mononukleose.
PG: 12 ST (2) (EKO: G) [€ 24,40]

Unasyn - Filmtabletten 34A04
(Z.Nr. 1-18707-P1) NR. P. Parallelimport. J01CR04
V: Orifarm, Leverkusen, Deutschland
Z: 1 Filmtablette enthält: Sultamicillin 375 mg (entspr. Sultamicillin tosilat 520,8 mg) (entspr. Sulbactam 147 mg) (entspr. Ampicillin 220 mg), Tablettenkern: Lactose, wasserfrei 34 mg, Maisstärke, Carboxymethylstärke, Natrium (entspr. Natrium < 1 mmol), Hydroxypropylcellulose, Magnesium stearat; Überzug: Macrogol 6000, Hypromellose, Titandioxid, Talkum.
PG: 12 ST (2) (EKO: G) [€ 23,95]

Unasyn - Filmtabletten 34A04
(Z.Nr. 1-18707-P2) NR. P. Parallelimport. J01CR04
nicht im Handel.

Unasyn 1,5 g - Trockenstechampullen 34A06
(Z.Nr. 1-18599) NR. P. J01CR01
ZI: Pfizer Corporation Austria, Wien
Z: 1 Durchstechflasche enthält: Sulbactam 500 mg (entspr. Sulbactam-natrium), Ampicillin 1000 mg (entspr. Ampicillin natrium) (entspr. Natrium ca. 115 mg) (entspr. → ca. 5 mmol).
EW: Kombination Beta-Laktamase-Inhibitor und Beta-Laktam-Antibiotikum.
AG: Infektionen durch empfindliche Erreger: Atemwege, Harnwege, (Pyelonephitis), intraabdominelle Infektionen, bakterielle Sepsis, Haut, Weichteile, Knochen, Gelenke, Gonokokken, Prophylaxe postoperativer Wundinfektionen.
AA: I.m., i.v. (Injektion und Infusion).
DO: Personen ab 40 kg KG: TD 1,5-12 g in 2-4 ED. Gonorrhoe: 3 g einmalig i.m. oder i.v., zusätzlich 1 g Probenecid.
Kinder und Jugendliche bis 40 kg KG: TD 150 mg/kg KG, in der ersten Lebenswoche 75 mg/kg KG in 2 ED.
Prophylaxe chirurgischer Infektionen: 1,5-3 g bei Einleitung der Narkose, ev. alle 6-8 Std wiederholen.
Bei Nierenschäden Dosisintervall verlängern.
GA: Penicillinallergie (Kreuzallergie mit Cephalosporinen möglich), infektiöse Mononukleose, lymphatische Leukämie.
SST: Nutzen-Risiko-Abwägung.
NW: Blutbild, Überempfindlichkeit (bis Schock), Kounis-Syndrom, ZNS, Magen/Darm, Leber (Hepatitis), Galle, Haut (auch schwere Reaktionen), CPK-Anstieg, Niere, lokale Reaktionen.
WW: Vorsicht: Antiphlogistika, Probenecid, Gerinnungshemmer, Methotrexat, Allopurinol, Aminoglykoside (mindestens 1 Std. Abstand), bakteriostatische Arzneimittel. Falsch positive nicht-enzymatische Glukosetests im Harn.
WH: Vorsicht bei Asthma bronchiale, Urtikaria, Heuschnupfen. Schockgefahr beachten. Auf Leberschäden achten. Bei schweren Durchfällen an Clostridium difficile-assoziierte Durchfälle denken. Therapie z.B. Vancomycin oral 4mal 250 mg tgl.
Kontrolle: Leber, Niere, Blutbild.
Nicht wirksam gegen Pseudomonas aeruginosa.
PG: 5 ST * (EKO: N) [€ 35,15]

Unasyn 3 g - Trockenstechampullen 34A06
(Z.Nr. 1-18596) NR. P. J01CR01
ZI: Pfizer Corporation Austria, Wien
Z: 1 Durchstechflasche enthält: Sulbactam 1 g (entspr. Sulbactam-natrium), Ampicillin 2 g (entspr. Ampicillin natrium) (entspr. Natrium ca. 230 mg) (entspr. → ca. 10 mmol).
Kurzinformation: siehe Unasyn 1,5 g - Trockenstechampullen, → S. 1479
PG: 5 ST * (EKO: N) [€ 69,45]

Unasyn 3 g - Trockensubstanz zur Infusionsbereitung 34A06
(Z.Nr. 1-18597) NR. P. J01CR01
ZI: Pfizer Corporation Austria, Wien
Z: 1 Infusionsflasche enthält: Sulbactam 1 g (entspr. Sulbactam-natrium), Ampicillin 2 g (entspr. Ampicillin natrium), (entspr. Natrium 230 mg) (entspr. → 10 mmol).
EW: Kombination Beta-Laktamase-Inhibitor und Beta-Laktam-Antibiotikum.
AG: Infektionen durch empfindliche Erreger: Atemwege, Harnwege, (Pyelonephitis), intraabdominelle Infektionen, bakterielle Sepsis, Haut, Weichteile, Knochen, Gelenke, Gonokokken, Prophylaxe postoperativer Wundinfektionen.
AA: I.v. Infusion.
DO: Personen ab 40 kg KG: TD 1,5-12 g in 2-4 ED. Gonorrhoe: 3 g einmalig i.m. oder i.v., zusätzlich 1 g Probenecid.
Kinder und Jugendliche bis 40 kg KG: TD 150 mg/kg KG, in der ersten Lebenswoche 75 mg/kg KG in 2 ED.
Prophylaxe chirurgischer Infektionen: 1,5-3 g bei Einleitung der Narkose, ev. alle 6-8 Std wiederholen.
Bei Nierenschäden Dosisintervall verlängern.
GA: Penicillinallergie (Kreuzallergie mit Cephalosporinen möglich), infektiöse Mononukleose, lymphatische Leukämie.
SST: Nutzen-Risiko-Abwägung.
NW: Blutbild, Überempfindlichkeit (bis Schock), Kounis-Syndrom, ZNS, Magen/Darm, Leber (Hepatitis), Galle, Haut (auch schwere Reaktionen), CPK-Anstieg, Niere, lokale Reaktionen.
WW: Vorsicht: Antiphlogistika, Probenecid, Gerinnungshemmer, Methotrexat, Allopurinol, Aminoglykoside (mindestens 1 Std. Abstand), bakteriostatische Arzneimittel. Falsch positive nicht-enzymatische Glukosetests im Harn.
WH: Vorsicht bei Asthma bronchiale, Urtikaria, Heuschnupfen. Schockgefahr beachten. Auf Leberschäden achten. Bei schweren Durchfällen an Clostridium difficile-assoziierte Durchfälle denken. Therapie z.B. Vancomycin oral 4mal 250 mg tgl.
Kontrolle: Leber, Niere, Blutbild.
Nicht wirksam gegen Pseudomonas aeruginosa.
PG: 5 ST * (EKO: N) [€ 70,90]

Unidrox 600 mg - Filmtabletten 52A03, 35F01
(Z.Nr. 1-26053) NR. P. J01MA17
ZI: Angelini Pharma Österreich, Wien
Z: 1 Filmtablette enthält: Prulifloxacin 600 mg, Kern: Lactose monohydrat 76 mg, Cellulose, mikrokristalline, Croscarmellose natrium, Povidon, Siliciumdioxid, hochdispers, wasserfrei, Magnesium stearat; Tablettenhülle: (entspr. Hypromellose) (entspr. Propylenglycol) (entspr. Talkum) (entspr. Titandioxid) (entspr. Eisenoxyde).
EW: Breitbandantibiotikum (Fluorchinolon).
AG: Infektionen durch empfindliche Erreger: Unkomplizierte und komplizierte Infektionen der unteren Harnwege, akute Exazerbation einer chronischen Bronchitis, akute bakterielle Rhinosinusitis. Bei weniger schwerwiegenden Infektionen nur als Mittel 2. Wahl anwenden.
AA: Unzerkaut mit Wasser.
DO: Einfache Zystitis: Einmalig 1 Tablette.
Komplizierte Infektionen der Harnwege, Bronchitis, Rhinosinusitis: 1mal tgl. 1 Tablette über max. 10 Tage. Nicht für Kinder und Jugendliche.
GA: Sehnenerkrankungen in der Anamnese.
SST: Gegenanzeige.
NW: Fieber, ZNS, periphere Neuropathie, Geschmacks-, Hörstörungen, Magen/Darm, Haut, Anorexie, Labor, Sehnenbeschwerden, Tendinitis, Sehnenruptur, Exazerbation von Myasthenia gravis, erhöhtes Risiko für Aortenaneurysma und Aortendissektion, Überempfindlichkeit. Sehr selten anhaltende schwerwiegende NW unter Einbeziehung mehrerer Körpersysteme.
WW: Antazida, Eisen, Kalzium (2-4 Std. Abstand), Milch, Fenbufen (Konvulsionen), Antidiabetika (Hypoglykämie), Theophyllin, Gerinnungshemmer, Nicardipin (Phototoxizität).
WH: Sorgfältige Nutzen/Risiko-Abwägung bei schwerwiegenden NW auf (Fluor)-chinolone in der Anamnese. Bei Myasthenia gravis nicht empfohlen. Vorsicht bei Krampfneigung, Leber- oder Nierenschäden, Rhythmusstörungen (QT-Verlängerung), Aortenaneurysma (auch in der Familienanamnese), Läsionen der Achillessehne. Starkes Sonnenlicht oder UV-Strahlung meiden. Auf Sehstörungen bzw. Clostridium-difficile-assoziierte Diarrhö achten. Ausreichend Flüssigkeit zuführen. Verkehrshinweis.
PG: 10 ST (EKO: G) [€ 35,70]

Unifyl retard 200 mg - Tabletten 50A03
(Z.Nr. 1-18171) RP. P. R03DA04
ZI: Mundipharma, Wien
Z: 1 Tablette enthält: Theophyllin 200 mg, Hydroxyethylcellulose, Povidon, Cetylstearylalkohol, Macrogol 6000, Magnesium stearat, Talkum.
EW: Methylxanthin: Bronchospasmolytisch, gefäßdilatierend, Herz stimulierend, diuretisch.
AG: Behandlung und Prophylaxe von Atemnot bei Asthma bronchiale und/oder bei chronisch obstruktiver Atemwegserkrankung wie z.B. bei chronischer Bron- chitis und Lungenemphysem.
AA: Nach den Mahlzeiten mit Flüssigkeit unzerkaut und unzerkleinert einneh- men.
DO: Einstellung abends mit der Hälfte der Erhaltungsdosis, dann stufenweise steigern. Therapeutischer Theophyllinspiegel

U

5-15(-20) mg/l.
Personen ab 16 Jahren: TD 11-13 mg/kg KG (bei Beschwerden während des Tages in 2 Dosen aufgeteilt).
Jugendliche (12-16 Jahre): TD 13 mg/kg KG in 2 ED.
Kinder ab 6 Jahren (22 kg KG): 2mal tgl. 9 mg/kg KG. Für Kinder nicht als Asthmamittel der 1. Wahl einsetzen. Bei Kindern unter 6 Jahren andere Darreichungsformen anwenden.
Höhere Dosen bei Rauchern, Hyperthyreose, zystischer Fibrose; niedrigere Dosen bei dekompensierter Herzinsuffizienz, Lungenödem, Cor pulmonale, Leber- und Nierenschäden, viralen Infektionen, Fieber, Hypothyreose, im Alter.
GA: Frischer Herzinfarkt, akute Tachyarrhythmien, Kinder unter 6 Monaten.
SST: Im 1. Trimenon vermeiden, sonst zwingende Indikationsstellung.
NW: Magen/Darm, ZNS (Krämpfe, Unruhe, Schlafstörungen), Psyche, Magen/Darm, Haut, Herz (Tachykardie, Arrhythmien, Blutdruckabfall), Diurese, Über- empfindlichkeit.
WW: Kontraindiziert: Ephedrin bei Kindern unter 6 Jahren. Nicht empfohlen: Fluvoxamin.
Vorsicht: Beschleunigter Theophyllin-Abbau und/oder verminderte Bioverfügbarkeit (ggf. Dosiserhöhung) bei Rauchern, gleichzeitiger Gabe von Barbituraten, Phenytoin, Sulfinpyrazon, Magnesiumhydroxid, Carbamazepin, Rifampicin, Ritonavir, Johanniskraut.
Verzögerter Abbau und/oder Erhöhung des Theophyllin-Plasmaspiegels (ggf.
Dosisreduzierung) bei gleichzeitiger Gabe von oralen Kontrazeptiva, Makrolid-Antibiotika, Gyrasehemmern, Cimetidin, Allopurinol, Propranolol, Aciclovir, Grippeimpfung, Methotrexat.
Theophyllinspiegel kontrollieren bei Schilddrüsenerkrankungen bzw.
Isoniazid-Therapie. Vorsicht auch mit: Halothan (Arrhythmien), hypokaliämische Substanzen, Bupropion.
Abschwächung von Beta-Blockern, Benzodiazepinen, Lomustin, Lithium.
Verstärkung von Furosemid, Herzglykosiden, Reserpin, Ephedrin (verstärkt toxisch).
WH: Vorsicht bei hypertropher obstruktiver Kardiomyopathie, Bluthochdruck, Epilepsie, Elektrokrampftherapie, Hyperthyreose, schweren Leber- oder Nierenschäden, Magen-Darm-Ulcera. Verkehrshinweis. Verstärkte Nebenwirkungen bei Überdosierung (Toxische Wirkungen bei Theophyllin- Serumspiegeln über 20 µg/ml). Bei Krämpfen Diazepam i.v. (keine Barbiturate), bei Herzrhythmusstörungen Verapamil i.v.
PG: 20 ST (2) (EKO: G) [€ 3,95], 50 ST (2) (EKO: G) [€ 7,25]

Unifyl retard 300 mg - Tabletten 50A03

(Z.Nr. 1-18815) RP. P. R03DA04
ZI: Mundipharma, Wien
Z: 1 Tablette enthält: Theophyllin 300 mg, Hydroxyethylcellulose, Povidon, Cetylstearylalkohol, Macrogol 6000, Magnesium stearat, Talkum.
Kurzinformation: siehe Unifyl retard 200 mg - Tabletten, → S. 1479
PG: 20 ST (2) (EKO: G) [€ 4,45], 50 ST (EKO: G) [€ 8,60]

Unifyl retard 400 mg - Tabletten 50A03

(Z.Nr. 1-17835) RP. P. R03DA04
ZI: Mundipharma, Wien
Z: 1 Tablette enthält: Theophyllin 400 mg, Hydroxyethylcellulose, Povidon, Cetylstearylalkohol, Macrogol 6000, Magnesium stearat, Talkum.
Kurzinformation: siehe Unifyl retard 200 mg - Tabletten, → S. 1479
PG: 20 ST (2) (EKO: G) [€ 6,45], 50 ST (EKO: G) [€ 11,95 n.l.]

Unifyl retard 600 mg - Tabletten 50A03

(Z.Nr. 1-18818) RP. P. R03DA04
ZI: Mundipharma, Wien
Z: 1 Tablette enthält: Theophyllin 600 mg, Hydroxyethylcellulose, Povidon, Cetylstearylalkohol, Macrogol 6000, Magnesium stearat, Talkum.
Kurzinformation: siehe Unifyl retard 200 mg - Tabletten, → S. 1479
PG: 20 ST (2) (EKO: G) [€ 7,75], 50 ST (EKO: G) [€ 13,90 n.l.]

Unilux 300 mg Jod/ml - Injektionslösung 24B03

(Z.Nr. 1-30684) NR. P. V08AB04
ZI: Sanochemia Pharmazeutika, Neufeld/Leitha
Z: 1 ml Lösung enthält: Jod 300 mg (entspr. Iopamidol 612 mg), Trometamol, Salzsäure zur pH-Wert-Einstellung, Natriumcalciumedetat (entspr. Natrium 0,39 mg), Wasser für Injektionszwecke; Osmolalität: 610-710 mosmol/kg.
EW: Nichtionisches, niederosmolares, nierengängiges Röntgenkontrastmittel.
AG: Angiographie, DSA, Kontrastverstärkung bei CT, Urographie, retrograde Kontrastmitteluntersuchungen, Darstellung aller Körperhöhlen.
AA: I.v., intraarteriell, direkt, Instillation in alle Körperhöhlen.
DO: Angiographie: 1-1,2 ml/kg KG.
Periphere Arteriographie: 30-50 ml.
Hirngefäße: 5-10 ml als Bolus.
Phlebographie: 30-50 ml pro Bein.
DSA: 40 ml als i.v. Bolus.
Kraniale CT: 1-2 ml/kg KG i.v.
I.v. Urographie: 1 ml/kg KG, bei Übergewichtigen oder eingeschränkter Nierenfunktion 1.5-2 ml/kg KG:; Neugeborene 5 ml/kg KG, Säuglinge 3,3 ml/kg KG, Kleinkinder 1,7 ml/kg KG.
GA: Manifeste Hyperthyreose, manifeste Tetanie; keine Hysterosalpingographie bei akuten Beckenentzündungen.
SST: Vitale Indikationsstellung. Strahlenexposition bei Schwangeren generell vermeiden. Schilddrüsenfunktion beim Neugeborenen überprüfen, Stillen möglich.
NW: Kopfschmerzen, Magen/Darm, Hitzewallungen, Herz/Kreislauf, Haut, lokale Reaktionen, anaphylaktischer Schock.
WW: Vorsicht: Metformin bei moderaten Nierenschäden (Risiko der Laktatazidose; Biguanid 48 Std. vor dem Kontrastmittel absetzen), Phenothiazine, Neuroleptika, Analgetika, Antihistaminika (Risiko von Krampfanfällen; 48 Std. vor dem Kontrastmittel absetzen), Betablocker/ Antihypertonika, Interferon/Interleukin, orale Cholezystographie, Schilddrüsendiagnostik, Papaverin, Vasopressoren, Labor.
WH: Vorsicht bei schweren Nieren- und Leberschäden, Diabetes (mit Azotämie), Herzinsuffizienz, multiplem Myelom, Phäochromozytom, Hirnarteriosklerose, Alkoholismus, Myasthenie, Lungenemphysem, zerebralen Anfallsleiden, Thyreotoxikose, sehr schlechtem Allgemeinzustand. Erhöhtes Risiko bei Säuglingen und bei älteren Patienten beachten. Siehe auch Kontrast- mittelzwischenfälle (allgemein).
PG: 50ML 10 ST * (EKO: N) [€ 328,25], **75ML** 10 ST * (EKO: N) [€ 458,25], **100ML** 10 ST * (EKO: N) [€ 578,55], **200ML** 10 ST * (EKO: N) [€ 1.075,20], **500ML** 5 ST * (EKO: N) [€ 1.075,20]

Unilux 370 mg Jod/ml - Injektionslösung 24B03

(Z.Nr. 1-30683) NR. P. V08AB04
ZI: Sanochemia Pharmazeutika, Neufeld/Leitha
Z: 1 ml Lösung enthält: Jod 370 mg (entspr. Iopamidol 755 mg), Trometamol, Salzsäure zur pH-Wert-Einstellung, Natriumcalciumedetat (entspr. Natrium 0,48 mg), Wasser für Injektionszwecke; Osmolalität: 820-920 mosmol/kg.
EW: Nichtionisches, niederosmolares, nierengängiges Röntgenkontrastmittel.
AG: Angiographie, DSA, Kontrastverstärkung bei CT, Urographie, retrograde Kontrastmitteluntersuchungen, Darstellung aller Körperhöhlen, intra- operative Cholangiographie.
AA: I.v., intraarteriell, direkt, Instillation in alle Körperhöhlen.
DO: Angiographie: 0,8-1,2 ml/kg KG.
Koronarangiographie 8-15 ml als Bolus, Linksventrikulographie 50-70 ml.
DSA: 40 ml als i.v. Bolus.
Kraniale CT: 1-1,5 ml/kg KG i.v.
I.v. Urographie: 0,8 ml/kg KG, bei Übergewichtigen oder eingeschränkter Nierenfunktion 1.2-1,6 ml/kg KG:; Neugeborene 4 ml/kg KG, Säuglinge 2,7 ml/kg KG, Kleinkinder 1,4 ml/kg KG.
GA: Manifeste Hyperthyreose, manifeste Tetanie; keine Hysterosalpingographie bei akuten Beckenentzündungen.
SST: Vitale Indikationsstellung. Strahlenexposition bei Schwangeren generell vermeiden. Schilddrüsenfunktion beim Neugeborenen überprüfen, Stillen möglich.
NW: Kopfschmerzen, Magen/Darm, Hitzewallungen, Herz/Kreislauf, Haut, lokale Reaktionen, anaphylaktischer Schock.
WW: Vorsicht: Metformin bei moderaten Nierenschäden (Risiko der Laktatazidose; Biguanid 48 Std. vor dem Kontrastmittel absetzen), Phenothiazine, Neuroleptika, Analgetika, Antihistaminika (Risiko von Krampfanfällen; 48 Std. vor dem Kontrastmittel absetzen), Betablocker/ Antihypertonika, Interferon/Interleukin, orale Cholezystographie, Schilddrüsendiagnostik, Papaverin, Vasopressoren, Labor.
WH: Vorsicht bei schweren Nieren- und Leberschäden, Diabetes (mit Azotämie), Herzinsuffizienz, multiplem Myelom, Phäochromozytom, Hirnarteriosklerose, Alkoholismus, Myasthenie, Lungenemphysem, zerebralen Anfallsleiden, Thyreotoxikose, sehr schlechtem Allgemeinzustand. Erhöhtes Risiko bei Säuglingen und bei älteren Patienten beachten. Siehe auch Kontrast- mittelzwischenfälle (allgemein).
PG: 50ML 10 ST * (EKO: N) [€ 377,40], **75ML** 10 ST * (EKO: N) [€ 552,90], **100ML** 10 ST * (EKO: N) [€ 661,10], **200ML** 10 ST * (EKO: N) [€ 1.221,80], **500ML** 5 ST * (EKO: N) [€ 1.221,80]

🐾 Unisol 100 mg/ml - Injektionslösung für Rinder und Schweine 812AD

(Z.Nr. 8-00973) NR. P. VNW. QJ01MA90
ZI: Vetpharma Animal Health, Barcelona, Spanien
Z: 1 ml Injektionslösung enthält: Enrofloxacin 100 mg, Benzylalkohol 7,8 mg, Natrium edetat 10 mg, Kaliumhydroxid,

Essigsäure 99%, Wasser für Injektionszwecke.
EW: Fluorchinolon-Antibiotikum.
AG: Rinder: Infektionen des Respirationstraktes durch Pasteurella multocida, Mannheimia haemolytica und Mycoplasma spp.
Infektionen des Verdauungstraktes, schwere Mastitis oder Septikämie durch Escherichia coli.
Akute Mycoplasma-assoziierte Arthritis durch Mycoplasma bovis bei Rindern im Alter unter 2 Jahren.
Schweine: Infektionen des Respirationstraktes durch Pasteurella multocida, Mycoplasma spp. und Actinobacillus pleuropneumoniae.
Infektionen der Harnwege durch Escherichia coli.
Postpartales Dysgalaktie-Syndrom (PDS) durch Escherichia coli und Klebsiella spp.
Infektionen des Verdauungstraktes oder Septikämie, durch Escherichia coli.
AA: I.v., s.c. oder i.m.
DO: Rinder: 5 mg/kg KG tgl. über 3-5 Tage (bei Arthritis über 5 Tage, bei Mastitis über 2 Tage) i.v. oder s.c.
Schweine: 2,5 mg/kg KG (bei Infektionen des Verdauungstraktes oder Septikämie 5 mg/kg KG) tgl. über 3 Tage i.m.
SST: Anwendung möglich.
NW: Lokale Reaktionen, Magen/Darm bei Rindern. Knorpelschäden in der Wachstumsphase bei Kälbern und Lämmern.
WW: Bakteriostatische Substanzen (Makrolide, Tetrazykline, Phenicole) antagonistisch.
WH: Vorsicht bei Epilepsie, Nierenschäden. Nicht zur Prophylaxe.
VNW: Rind: Essbare Gewebe s.c. 12 Tage, i.v. 5 Tage; Milch s.c. 4 Tage, i.v. 3 Tage.
Schwein i.m.: Essbare Gewebe 13 Tage.
PG: 1 ST VNW [€ 91,10]

🐾 *Unistrain PRRS - Lyophilisat und Lösungsmittel zur Herstellung einer Injektionssuspension für Schweine* 823AD
(Z.Nr. 8-20334) NR. P. E. nicht im Handel. QI09AD03

🐾 UpCard 0,75 mg - Tabletten für Hunde 821Z
(Z.Nr. EU/2/15/184/*) RP. P. QC03CA04
ZI: Vetoquinol, Magny-Vernois, Lure, Frankreich
Z: 1 Tablette enthält: Torasemid 0,75 mg, Lactose monohydrat, Povidon, Natrium laurylsulfat, Crospovidon, Cellulose, mikrokristalline, Natriumstearylfumarat, Schweinespeckaroma.
EW: Schleifendiuretikum.
AG: Ödeme bei kongestiver Herzinsuffizienz.
AA: Zum Eingeben.
DO: 1mal tgl. 0,1-0,3(-0,6) mg/kg KG.
GA: Nierenversagen, schwere Dehydratation, Hypovolämie, Hypotonie.
SST: Nicht empfohlen.
NW: Nierenfunktionsstörungen, Elektrolytmangel, Dehydratation, Magen/Darm, Rötung der Innenseite der Ohrmuschel.
WW: Nephrotoxische Arzneimittel (Aminoglykoside, Salizylate) meiden.
Vorsicht: NSAIDs (verringerte Natriurese), Mittel mit Einfluss auf den Elektrolythaushalt. Antihypertensiva (ACE-Hemmer) verstärkt. Digoxin (Dosis anpassen).
WH: Niere, Elektrolyte, Wasserhaushalt überwachen. Bei Zuchttieren nicht empfohlen.
PG: 30 ST VT [€ 23,65], 100 ST VT [€ 71,15]

🐾 UpCard 3 mg - Tabletten für Hunde 821Z
(Z.Nr. EU/2/15/184/*) RP. P. QC03CA04
ZI: Vetoquinol, Magny-Vernois, Lure, Frankreich
Z: 1 Tablette enthält: Torasemid 3 mg, Lactose monohydrat, Povidon, Natrium laurylsulfat, Crospovidon, Cellulose, mikrokristalline, Natriumstearylfumarat, Schweinespeckaroma.
Kurzinformation: siehe UpCard 0,75 mg - Tabletten für Hunde, → S. 1481
PG: 30 ST VT [€ 42,25], 100 ST VT [€ 103,20]

🐾 UpCard 7,5 mg - Tabletten für Hunde 821Z
(Z.Nr. EU/2/15/184/*) RP. P. QC03CA04
ZI: Vetoquinol, Magny-Vernois, Lure, Frankreich
Z: 1 Tablette enthält: Torasemid 7,5 mg, Lactose monohydrat, Povidon, Natrium laurylsulfat, Crospovidon, Cellulose, mikrokristalline, Natriumstearylfumarat, Schweinespeckaroma.
Kurzinformation: siehe UpCard 0,75 mg - Tabletten für Hunde, → S. 1481
PG: 30 ST VT [€ 87,65], 100 ST VT [€ 205,20]

🐾 *UpCard 18 mg - Tabletten für Hunde* 821Z
(Z.Nr. EU/2/15/184/*) RP. P. nicht im Handel. QC03CA04

▼ Uptravi 200 Mikrogramm - Filmtabletten 20B
(Z.Nr. EU/1/15/1083/*) NR. P. B01AC27
ZI: Janssen-Cilag International, Beerse, Belgien
Z: 1 Filmtablette enthält: Selexipag 200 µg, Tablettenkern: Mannitol, Maisstärke, Hyprolose niedrig substituiert, Hydroxypropylcellulose, Magnesium stearat; Filmüberzug: Hypromellose, Propylenglycol, Titandioxid, Eisen(III)-hydroxid-oxid x H2O, Carnaubawachs.
EW: Thrombozytenaggregationshemmer.
AG: Langzeitbehandlung der pulmonal arteriellen Hypertonie (PAH) Klasse II bis III (Monotherapie oder Kombinationstherapie mit Endothelin-Rezeptor-Antagonisten und/oder Phosphodiesterse-5-Inhibitor).
AA: Unzerkaut zu den Mahlzeiten mit Wasser einnehmen.
DO: Initial 2mal tgl. 200 mcg. Wöchentlich um 2mal tgl. 200 mcg steigern. Erhaltungsdosis 2mal tgl. 200 - 1600 mcg. Dosisreduktion auf 1mal tgl. Gabe bei gleichzeitiger Gabe moderater CYP2C8- Inhibitoren (z.B. Clopidogrel, Deferasirox, Teriflunomid). Für Kinder und Jugendliche nicht empfohlen.
GA: Schwere koronare Herzerkrankung, Myokardinfarkt innerhalb der letzten 6 Monate, dekompensierte Herzinsuffizenz, schwere Arrhythmien, zerebrovaskuläre Ereignisse, Klappendefekte, schwere Leberschäden.
SST: Nicht empfohlen. Zuverlässige Kontrazeption erforderlich.
NW: Schmerzen, Magen/Darm, Flush.
WW: Gegenanzeige: Starke CYP2C8-Inhibitoren (z.B. Gemfibrozil). Vorsicht: Moderate CYP2C8-Inhibitoren (z.B. Clopidogrel, Deferasirox, Teriflunomid), CYP2C8-Induktoren (z.B. Rifampicin, Carbamazepin, Phenytoin), Valproinsäure, Probenecid, Fluconazol.
WH: Bei Dialyse nicht empfohlen. Schilddrüse kontrollieren.
PG: 60 ST * (EKO: N) [€ 5.735,95], 140 ST * (EKO: N) [€ 13.326,60]

▼ Uptravi 400 Mikrogramm - Filmtabletten 20B
(Z.Nr. EU/1/15/1083/*) NR. P. B01AC27
ZI: Janssen-Cilag International, Beerse, Belgien
Z: 1 Filmtablette enthält: Selexipag 400 µg, Tablettenkern: Mannitol, Maisstärke, Hyprolose niedrig substituiert, Hydroxypropylcellulose, Magnesium stearat; Filmüberzug: Hypromellose, Propylenglycol, Titandioxid, Eisen(III)-oxid, Carnaubawachs.
Kurzinformation: siehe Uptravi 200 Mikrogramm - Filmtabletten, → S. 1481
PG: 60 ST * (EKO: N) [€ 5.735,95]

▼ Uptravi 600 Mikrogramm - Filmtabletten 20B
(Z.Nr. EU/1/15/1083/*) NR. P. B01AC27
ZI: Janssen-Cilag International, Beerse, Belgien
Z: 1 Filmtablette enthält: Selexipag 600 µg, Tablettenkern: Mannitol, Maisstärke, Hyprolose niedrig substituiert, Hydroxypropylcellulose, Magnesium stearat; Filmüberzug: Hypromellose, Propylenglycol, Titandioxid, Eisen(III)-oxid, Eisen(II,III)-oxid, Carnaubawachs.
Kurzinformation: siehe Uptravi 200 Mikrogramm - Filmtabletten, → S. 1481
PG: 60 ST * (EKO: N) [€ 5.735,95]

▼ Uptravi 800 Mikrogramm - Filmtabletten 20B
(Z.Nr. EU/1/15/1083/*) NR. P. B01AC27
ZI: Janssen-Cilag International, Beerse, Belgien
Z: 1 Filmtablette enthält: Selexipag 800 µg, Tablettenkern: Mannitol, Maisstärke, Hyprolose niedrig substituiert, Hydroxypropylcellulose, Magnesium stearat; Filmüberzug: Hypromellose, Propylenglycol, Titandioxid, Eisen(III)-hydroxid-oxid x H2O, Eisen(II,III)-oxid, Carnaubawachs.
Kurzinformation: siehe Uptravi 200 Mikrogramm - Filmtabletten, → S. 1481
PG: 60 ST * (EKO: N) [€ 5.735,95]

▼ Uptravi 1.000 Mikrogramm - Filmtabletten 20B
(Z.Nr. EU/1/15/1083/*) NR. P. B01AC27
ZI: Janssen-Cilag International, Beerse, Belgien
Z: 1 Filmtablette enthält: Selexipag 1000 µg, Tablettenkern: Mannitol, Maisstärke, Hyprolose niedrig substituiert, Hydroxypropylcellulose, Magnesium stearat; Filmüberzug: Hypromellose, Propylenglycol, Titandioxid, Eisen(III)-oxid, Eisen(III)-hydroxid-oxid x H2O, Carnaubawachs.
Kurzinformation: siehe Uptravi 200 Mikrogramm - Filmtabletten, → S. 1481
PG: 60 ST * (EKO: N) [€ 5.735,95]

▼ Uptravi 1.200 Mikrogramm - Filmtabletten 20B
(Z.Nr. EU/1/15/1083/*) NR. P. B01AC27
ZI: Janssen-Cilag International, Beerse, Belgien
Z: 1 Filmtablette enthält: Selexipag 1200 µg, Tablettenkern: Mannitol, Maisstärke, Hyprolose niedrig substituiert, Hydroxypropylcellulose, Magnesium stearat; Filmüberzug: Hypromellose, Propylenglycol, Titandioxid, Eisen(II,III)-oxid, Eisen(III)-oxid, Carnaubawachs.
Kurzinformation: siehe Uptravi 200 Mikrogramm - Filmtabletten, → S. 1481

U

PG: 60 ST * (EKO: N) [€ 5.735,95]

▼ Uptravi 1.400 Mikrogramm - Filmtabletten 20B
(Z.Nr. EU/1/15/1083/*) NR. P. B01AC27
ZI: Janssen-Cilag International, Beerse, Belgien
Z: 1 Filmtablette enthält: Selexipag 1400 µg, Tablettenkern: Mannitol, Maisstärke, Hyprolose niedrig substituiert, Hydroxypropylcellulose, Magnesium stearat; Filmüberzug: Hypromellose, Propylenglycol, Titandioxid, Eisen(III)-hydroxid-oxid x H2O, Carnaubawachs.
Kurzinformation: siehe Uptravi 200 Mikrogramm - Filmtabletten, → S. 1481
PG: 60 ST * (EKO: N) [€ 5.735,95]

▼ Uptravi 1.600 Mikrogramm - Filmtabletten 20B
(Z.Nr. EU/1/15/1083/*) NR. P. B01AC27
ZI: Janssen-Cilag International, Beerse, Belgien
Z: 1 Filmtablette enthält: Selexipag 1600 µg, Tablettenkern: Mannitol, Maisstärke, Hyprolose niedrig substituiert, Hydroxypropylcellulose, Magnesium stearat; Filmüberzug: Hypromellose, Propylenglycol, Titandioxid, Eisen(II,III)-oxid, Eisen(III)-oxid, Eisen(III)-hydroxid-oxid x H2O, Carnaubawachs.
Kurzinformation: siehe Uptravi 200 Mikrogramm - Filmtabletten, → S. 1481
PG: 60 ST * (EKO: N) [€ 5.735,95]

Uragelan 30 mg - Hartkapseln, retardiert 10A06
(Z.Nr. 1-40189) RP. P. nicht im Handel. C02CA06

Uragelan 60 mg - Hartkapseln, retardiert 10A06
(Z.Nr. 1-40190) RP. P. nicht im Handel. C02CA06

Uragelan 90 mg - Hartkapseln, retardiert 10A06
(Z.Nr. 1-40191) RP. P. nicht im Handel. C02CA06

Uralyt U - Granulat 52E
(Z.Nr. 0-13320) RP. P. G04BC
ZI: Madaus, Wien
Z: 1 Meßlöffel mit 2,5 g Granulat enthält: Hexakalium-Hexanatrium-trihydrogenpentacitrat 2,4 g, Zitronenöl ätherisch, Gelborange S.
EW: Neutralisiert oder alkalisiert Harn.
AG: Auflösung und Metaphylaxe von Harnsäure- und Calciumoxalatsteinen bzw. Mischsteinen.
-Unterstützenden Behandlung von Cystinsteinen und Cystinurie.
AA: Granulat in Wasser auflösen und trinken. Vor jeder Einnahme pH-Wert im Urin mit Teststreifen messen.
DO: Harnsäuresteine, Cystinsteine, Cystinurie: TD 4 gestrichene Messlöffel in 3 ED: Morgens und mittags je 1 Messlöffel, abends 2 Messlöffel.
Calciumoxaltsteine: 2-3 gestrichene Messlöffel abends.
Vor jeder Einnahme pH-Wert im Urin mit Teststreifen messen, ev. Dosisanpassung je nach pH-Bereich. Details siehe Austria-Codex - Fachinformation.
GA: Schwere Hypertonie, eingeschränkte exkretorische Nierenfunktion, metabolische Alkalose, Hyperkaliämie, Adynamia episodica hereditaria, Harnwegsinfekte mit harnstoffspaltenden Bakterien (Gefahr einer Struvitsteinbildung), natriumarme Diät.
SST: Bei bestimmungsgemäßem Gebrauch Anwendung möglich.
NW: Magen/Darm, Überempfindlichkeit, Hyperkaliämie.
WW: Vorsicht: Kaliumpräparate, Hyperkaliämie-induzierende Arzneimittel (z.B. Aldosteronantagonisten, kaliumsparenden Diuretika, ACE-Hemmern, AT-II-Blocker, NSAR). Citrat- und Aluminiumhaltige Substanzen (2 Std Abstand).
WH: Kontrollen vor Therapiebeginn: Serumelektrolyte, Niere, Säure/Basen. Urin-pH-Bereich nicht mehrtägig überschreiten. Sorgfältige Therapiekontrolle bei Nierenbecken- bzw. Nierenkelchsteinen erforderlich. Kaliumgehalt beachten: 10 g Granulat enthalten 1,7 g Kalium.
PG: 280 G (2) (EKO: G) [€ 22,65]

Urapidil Bluefish 30 mg - Hartkapseln, retardiert 10A06
(Z.Nr. 1-39406) RP. P. nicht im Handel. C02CA06

Urapidil Bluefish 60 mg - Hartkapseln, retardiert 10A06
(Z.Nr. 1-39408) RP. P. nicht im Handel. C02CA06

Urapidil Bluefish 90 mg - Hartkapseln, retardiert 10A06
(Z.Nr. 1-39407) RP. P. nicht im Handel. C02CA06

Uratens 30 mg - Hartkapsel, retardiert 10A06
(Z.Nr. 1-36690) RP. P. C02CA06
ZI: Stragen Nordic, Hillerod, Dänemark
Z: 1 retardierte Hartkapsel enthält: Urapidil 30 mg, Kapselinhalt: Zucker-Stärke-Pellets (entspr. Saccharose) (entspr. Maisstärke), Hypromellose, Fumarsäure, Ethylcellulose, Methacrylsäure-methylmethacrylat-copolymer (1:2), Hypromellose phthalat, Dibutyl sebacat; Kapselhülle: Gelatine, Titandioxid, Erythrosin, Chinolingelb.
EW: Peripherer Alpha 1-Rezeptoren-Blocker, zentrale Reduktion des Sympathikotonus.
AG: Hypertonie.
AA: Zu einer Mahlzeit im Ganzen einnehmen.
DO: Initial 2mal tgl. 30(-60) mg. Erhaltungstherapie 60-180 mg tgl. in 2 ED.
Keine Dosisempfehlung für Kinder und Jugendliche.
GA: Aortenisthmusstenose, arteriovenöser Shunt (ausgenommen Dialyseshunt).
SST: Nicht empfohlen.
NW: Magen-Darm, ZNS (Schwindel, Kopfschmerzen), Herz (Palpitationen, Angina pectoris-ähnliche Symptome), orthostatische Dysregulation, Haut.
WW: Nicht empfohlen: ACE-Hemmer. Vorsicht; Andere Blutdruck senkende Substanzen (auch Imipramin, Neuroleptika, Amifostin) verstärkt.
Kortikoide mindern Blutdruck senkende Wirkung. Baclofen, Cimetidin.
WH: Vorsicht bei Herzinsuffizienz, Lungenembolie, Leber-, Nierenschäden.
Verkehrshinweis.
PG: 30 ST (EKO: G) [€ 8,60], **BP** 60 ST (EKO: G) [€ 16,15]

Uratens 60 mg - Hartkapsel, retardiert 10A06
(Z.Nr. 1-36691) RP. P. C02CA06
ZI: Stragen Nordic, Hillerod, Dänemark
Z: 1 Retardkapsel enthält: Urapidil 60 mg, Kapselinhalt: Zucker-Stärke-Pellets (entspr. Saccharose) (entspr. Maisstärke), Hypromellose, Fumarsäure, Ethylcellulose, Methacrylsäure-methylmethacrylat-copolymer (1:2), Hypromellose phthalat, Dibutyl sebacat; Kapselhülle: Gelatine, Titandioxid, Indigocarmin.
Kurzinformation: siehe Uratens 30 mg - Hartkapsel, retardiert, → S. 1482
PG: 30 ST (EKO: G) [€ 14,30], **BP** 60 ST (EKO: G) [€ 27,35]

Urbason 4 mg Tabletten 31F01
(Z.Nr. 0-10807) NR. P. H02AB04
ZI: sanofi-aventis, Wien
Z: 1 Tablette enthält: Methylprednisolon 4 mg, Lactose monohydrat 84 mg, Maisstärke, Talkum, Siliciumdioxid, hochdisperses, Magnesium stearat.
EW: Glukokortikoid.
AG: Systemische Kortikoidbehandlung.
AA: Unzerkaut mit Flüssigkeit.
DO: TD initial 12-80 mg, zur Erhaltung und Substitution 4-8(-16) mg.
Kinder ab 6 Jahren und Jugendliche: TD 0,8-1,5 mg/kg KG, Erhaltungsdosis 2-4(-8) mg. Ausschleichend absetzen.
GA: Außer bei Substitution und Notfalltherapie: Magen/Darm-Ulcera, Osteoporose, Psychosen, Virosen, 8 Wochen vor bis 2 Wochen nach Schutzimpfungen, bis 1 Jahr nach BCG-Impfung, Amöbeninfektion, Systemmykosen, Poliomyelitis, Lymphome nach BCG-Impfung, Glaukom, Myopathie, Kinder unter 6 Jahren.
Strenge Indikationsstellung bei Kindern.
SST: Strengste Indikationsstellung, nicht stillen.
NW: Stammfettsucht, Hypertonie, Osteoporose, Diabetes, Hormonstörungen, Haut, Ödeme, Augen (Katarakt, Glaukom, sehr selten Chorioretinopathie), Magen/Darm-Ulcera, Verstärkung viraler Infekte, Wachstumsverzögerung, aspetische Nekrosen, Thrombosen, Pankreatitis, Leber, Phäochromozytom-Krisen, sklerodermale renale Krise bei systemischer Sklerose. Hypertrophe Kardiomyopathie bei Frühgeborenen.
WW: Vorsicht: Herzglykoside (durch Kaliummangel verstärkt); Antidiabetika, Cumarine abgeschwächt; CYP3A4-Hemmer einschl. Cobicistat erhöhen Nebenwirkungsrisiko (strenge Nutzen/Risiko-Abwägung); CYP3A4 Induktoren vermindern Kortikoidwirkung; Antiphlogistika (Magen/Darm-Blutungen), ACE-Hemmer, Diltiazem.
WH: Vorsicht bei Hepatitis, Lymphknotenverhärtung, bakteriellen Infektionen, Hypertonie, Thrombosen, Diabetes, Hornhautverletzungen, schweren Darmentzündungen. Kontrollen: Blutdruck, Blutzucker, Röntgen der Wirbelsäule, Augen. Verkehrshinweis.
PG: 20 ST (EKO: G) [€ 5,65], 100 ST RE2 (EKO: Y) [€ 25,65]

Urbason 40 mg Tabletten 31F01
(Z.Nr. 0-12208) NR. P. H02AB04
ZI: sanofi-aventis, Wien
Z: 1 Tablette enthält: Methylprednisolon 40 mg, Lactose monohydrat 136 mg, Maisstärke, Povidon 25000, Talkum, Magnesium stearat.
Kurzinformation: siehe Urbason 4 mg Tabletten, → S. 1482
PG: 10 ST (2) (EKO: G) [€ 25,65], 50 ST (EKO: G) [€ 112,20]

Urbason solubile 16 mg - Trockenampullen mit Lösungsmittel 31F01
(Z.Nr. 0-11404) NR. P. H02AB04
ZI: sanofi-aventis, Wien
Z: 1 Trockenampulle enthält: Methylprednisolon 15,78 mg (entspr. 6alpha-Methylprednisolon-21-hydrogensuccinat Natriumsalz 20,92 mg) Natriumdihydrogenphosphat 5 mg, Natrium monohydrogenphosphat 2 mg, Lösungsmittelampulle: Wasser für Injektionszwecke 1 ml.
EW: Glukokortikoid.
AG: Systemische Kortikoidtherapie (Status asthmaticus, schwere Allergien, schwere Dermatosen, akute Blut- oder Leberkrankheiten). Bei Addison-Krisen und Waterhouse-Friderichsen-Syndrom zusätzlich Mineralokortikoide geben.
AA: I.v. Injektion oder Infusion (mit NaCl- , Ringer- oder Glukoselösung), in Ausnahmefällen i.m..
DO: Allgemein: 1 bis mehrmals tgl. 40-80 mg und mehr. In lebensbedrohlichen Fällen bis 30 mg/kg KG. Kinder und Jugendliche: 1 bis mehrmals tgl. 10-40 mg (1-2 mg/kg KG).
Status asthmaticus: 250-500 mg.
Schwere Allergien, akute schwere Dermatosen, akute Blutkrankheiten: 96-160 mg.
Akute Leberparenchymerkrankungen: Initial tgl. 16-32 mg. Behandlung nicht abrupt absetzen.
GA: Außer bei Substitution und Notfalltherapie: Magen/Darm-Ulcera, Osteoporose, Psychosen, Viruserkrankungen, 8 Wochen vor bis 2 Wochen nach Schutzimpfungen, bis 1 Jahr nach BCG-Impfung, Amöbeninfektion, Systemmykosen, Tuberkulose, Herpeskeratitis, Poliomyelitis, Lymphadenopathie nach BCG-Impfung, Glaukom, Myopathie, Kinder unter 6 Jahren. Strenge Indikationsstellung bei Kindern.
SST: Strengste Indikationsstellung, nicht stillen.
NW: Stammfettsucht, Hypertonie, Osteoporose, Diabetes, Hormonstörungen, vermehrte Kaliumausscheidung, Haut, Ödeme, Augen (Katarakt, Glaukom, Chorioretinopathie), Magen/Darm-Ulcera, Verstärkung viraler Infekte, Wachstumsverzögerung, aseptische Knochennekrosen, Thrombosen, Pankreatitis, Leber, Phäochromozytom-Krisen, Psyche, sklerodermale renale Krise bei systemischer Sklerose, Bradykardie (bei i.v. Gabe hoher Dosen). Hypertrophe Kardiomyopathie bei Frühgeborenen.
WW: Vorsicht: Herzglykoside (durch Kaliummangel verstärkt); Antidiabetika, Cumarine abgeschwächt; CYP3A4-Hemmer einschl. Cobicistat erhöhen Nebenwirkungsrisiko (strenge Nutzen/Risiko-Abwägung); CYP3A4-Induktoren vermindern Kortikoidwirkung; Antiphlogistika (Magen/Darm-Blutungen), ACE-Hemmer, Diltiazem.
WH: Vorsicht bei Hepatitis, Lymphknotenverhärtung, bakteriellen Infektionen, Hypertonie, Thrombosen, Diabetes, Hornhautverletzungen, schweren Darmentzündungen, Phäochromozytom. Kontrollen: Blutdruck, Blutzucker, Röntgen der Wirbelsäule, Augen. Verkehrshinweis.
PG: 3 ST * (EKO: N) [€ 9,55]

Urbason solubile 32 mg - Trockenampullen mit Lösungsmittel 31F01
(Z.Nr. 0-11405) NR. P. H02AB04
ZI: sanofi-aventis, Wien
Z: 1 Ampulle mit Pulver enthält: Methylprednisolon 31,56 mg (entspr. 6alpha-Methylprednisolon-21-hydrogensuccinat Natriumsalz 41,85 mg), Natriumdihydrogenphosphat 5 mg, Natrium monohydrogenphosphat 2 mg; Lösungsmittelampulle: Wasser für Injektionszwecke 1 ml.
Kurzinformation: siehe Urbason solubile 16 mg - Trockenampullen mit Lösungsmittel, → S. 1483
PG: 3 ST * (EKO: N) [€ 15,80], 15 ST * (EKO: N) [€ 72,35 n.l.]

Urbason solubile 250 mg - Trockenampullen mit Lösungsmittel 31F01
(Z.Nr. 0-15040) NR. P. H02AB04
ZI: sanofi-aventis, Wien
Z: 1 Trockenampulle enthält: Methylprednisolon 250 mg (entspr. 6alpha-Methylprednisolon-21-hydrogensuccinat Natriumsalz 331,48 mg), Natriumdihydrogenphosphat 3,55 mg, Natrium monohydrogenphosphat 3,5 mg; Lösungsmittelampulle: Wasser für Injektionszwecke 5 ml.
EW: Glukokortikoid.
AG: Akut lebendbedrohliche Zustände (Anaphylaktischer Schock, Hirnödem, schwerer Status asthmaticus, Waterhouse-Friderichsen-Syndrom, immunologische Krisen nach Organtransplantation, toxisches Lungenödem, Addison-Krisen, akute Schübe der Multiplen Sklerose).
AA: I.v. Injektion oder Infusion (mit NaCl- , Ringer- oder Glukoselösung), in Ausnahmefällen i.m..
DO: Allgemein: ED 250-1000 mg und mehr. Kinder und Jugendliche: ED 4-20 mg/kg KG.
Anaphylaktischer Schock, schwerer Status asthmaticus, Hirnödem: 250-500 mg.
Immunologische Krisen nach Organtransplantation: Bis 30 mg/kg KG.
Waterhouse-Friderichsen-Syndrom: Initial 30 mg/kg KG, dann gleiche Dosis in 4-6 Teilmengen über 24-72 Std.
Akute Schübe der Multiplen Sklerose : TD 500-1000 mg i.v. für 3-5 Tage.
GA: Außer bei Substitution und Notfalltherapie: Magen/Darm-Ulcera, Osteoporose, Psychosen, Viruserkrankungen, 8 Wochen vor bis 2 Wochen nach Schutzimpfungen, bis 1 Jahr nach BCG-Impfung, Amöbeninfektion, Systemmykosen, Tuberkulose, Herpeskeratitis, Poliomyelitis, Lymphadenopathie nach BCG-Impfung, Glaukom, Myopathie, Kinder unter 6 Jahren. Strenge Indikationsstellung bei Kindern.
SST: Strengste Indikationsstellung, nicht stillen.
NW: Stammfettsucht, Hypertonie, Osteoporose, Diabetes, Hormonstörungen, vermehrte Kaliumausscheidung, Haut, Ödeme, Augen (Katarakt, Glaukom, Chorioretinopathie), Magen/Darm-Ulcera, Verstärkung viraler Infekte, Wachstumsverzögerung, aseptische Knochennekrosen, Thrombosen, Pankreatitis, Leber, Phäochromozytom-Krisen, Psyche, sklerodermale renale Krise bei systemischer Sklerose, Bradykardie (bei i.v. Gabe hoher Dosen). Hypertrophe Kardiomyopathie bei Frühgeborenen.
WW: Vorsicht: Herzglykoside (durch Kaliummangel verstärkt); Antidiabetika, Cumarine abgeschwächt; CYP3A4-Hemmer einschl. Cobicistat erhöhen Nebenwirkungsrisiko (strenge Nutzen/Risiko-Abwägung); CYP3A4-Induktoren vermindern Kortikoidwirkung; Antiphlogistika (Magen/Darm-Blutungen), ACE-Hemmer, Diltiazem.
WH: Vorsicht bei Hepatitis, Lymphknotenverhärtung, bakteriellen Infektionen, Hypertonie, Thrombosen, Diabetes, Hornhautverletzungen, schweren Darmentzündungen, Phäochromozytom. Kontrollen: Blutdruck, Blutzucker, Röntgen der Wirbelsäule, Augen. Verkehrshinweis.
PG: 5 ST * (EKO: N) [€ 91,90]

Urbason solubile 1000 mg - Trockenstechampulle mit Lösungsmittel 31F01
(Z.Nr. 0-16419) NR. P. H02AB04
ZI: sanofi-aventis, Wien
Z: 1 Durchstechflasche enthält: Methylprednisolon 1000 mg (entspr. 6alpha-Methylprednisolon-21-hydrogensuccinat Natriumsalz 1325,92 mg) Natriumdihydrogenphosphat 14,2 mg, Natrium monohydrogenphosphat 14 mg; Lösungsmittelampulle: Wasser für Injektionszwecke 10 ml.
Kurzinformation: siehe Urbason solubile 250 mg - Trockenampullen mit Lösungsmittel, → S. 1483
PG: 1 ST * (EKO: N) [€ 68,50]

Uricovac - Tabletten 28A02
(Z.Nr. 0-15257) RP. P. nicht im Handel. M04AB03

🐾 *Urilin 40 mg/ml - Sirup für Hunde* 833AH
(Z.Nr. 8-00895) NR. P. nicht im Handel. QG04BX91

Urivesc 60 mg - Retardkapseln 52C
(Z.Nr. 1-28100) RP. P. G04BD09
ZI: Meda Pharma, Wien
Z: 1 retardierte Hartkapsel enthält: Trospium chlorid 60 mg, Saccharose 154,5 mg, Maisstärke, Methylacrylat-Methylmethylacrylat-copolymer, Ammoniumhydroxid, Triglyceride, mittelkettige, Ölsäure, Ethylcellulose, Titandioxid, Hypromellose, Macrogol 400, Polysorbat 80, Triethylcitrat, Talkum, Kapselhülle: Gelatine, Titandioxid, Eisenoxid gelb, Eisenoxid rot; Drucktinte: Schellack, mit 20% Ethanol verestert, Eisenoxid schwarz, Propylenglycol.
EW: Spasmolytisch.
AG: Dranginkontinenz, häufiges Wasserlassen und Harndrang bei überaktiver Blase.
AA: Mit Wasser mindestens 1 Std. vor einer Mahlzeit.
DO: 1mal tgl. 1 Kapsel. Nicht für Kinder und Jugendliche.
GA: Harnretention, Myasthenie, toxisches Megacolon, Engwinkelglaukom, Tachyarrhythmien.
SST: Vorsicht.
NW: Anticholinergika verstärkt, Beta-Sympathomimetika verstärkt tachykard, Prokinetika (Metoclopramid) abgeschwächt. Gleichzeitige Gabe von Guar, Colestyramin und Colestipol nicht empfohlen.
WH: Vorsicht bei Obstruktion des Magen/Darm-Trakts bzw. der Harnwege, autonomer Neuropathie, Hiatushernie, beschleunigter Herzfrequenz. Bei Nieren- oder schweren Leberschäden Retardkapseln nicht empfohlen.
Verkehrshinweis.
Bei Überdosierung Antidot Neostigmin, bei Tachykardie Betablocker.
PG: 7 ST (2) (EKO: G) [€ 10,25], 28 ST (EKO: G) [€ 31,00]

Urocard 2 mg - Tabletten 10A06, 52D02
(Z.Nr. 1-25139) RP. P. C02CA, G04CA03
ZI: Stada Arzneimittel, Wien
Z: 1 Tablette enthält: Terazosin 2 mg (entspr. Terazosin hydrochlorid dihydrat), Lactose 110,82 mg (entspr. Lactose monohydrat), Cellulosepulver, Croscarmellose natrium, Magnesium stearat, Gelborange S 0,75 mg (entspr. Gelborange S-Lack) (entspr. E 110).
EW: Alpha-Adrenozeptor-Antagonist.
AG: - Leichte bis mittelschwere Hypertonie
- Symptomatisch bei benigner Prostatahyperplasie (BPH).
AA: Oral unzerkaut einnehmen.
DO: **Hypertonie:** Initial 1 mg 1mal tgl. vor dem Schlafengehen; wöchentlich steigern, Erhaltungsdosis 2 mg tgl. oder mehr. MTD 20 mg.
Prostatahyperplasie: Initial 1 mg tgl. vor dem Schlafengehen über 7 Tage, dann 2 mg und nach weiteren 2 Wochen 5 mg tgl.; MTD 10 mg. Nach Unterbrechung wieder mit 1 mg beginnen.
GA: Miktionssynkopen in der Anamnese.
SST: Nutzen/Risiko-Abwägung, nicht kurz vor einer Entbindung anwenden.
NW: Synkopen (meist 30-90 min nach der Initialdosis), ZNS, Sehstörungen, Tachykardie, Atemnot, Magen/Darm, Haut, Rückenschmerzen, Harninkontinenz, Impotenz, Schwindel, Bewusstseinsverlust, Labor.
WW: Andere Blutdrucksenker verstärkt; nichtsteroidale Antirheumatika oder Estrogene oder Sympathomimetika können Terazosinwirkung abschwächen.
PDE-5-Hemmer (Vorsicht).
Abschwächung der blutdrucksenkenden Wirkung von Clonidin i.v.
WH: Auf überschießenden Blutdruckabfall nach der ersten Dosis achten.
Synkopen möglich. Vor Behandlungsbeginn Prostatakarzinom ausschließen.
Vorsicht bei Lungenödem bzw. Herzinsuffizienz, Leberschäden. Bei Anurie, Stauung der oberen Harnwege, chronischem Harnwegsinfekt, Blasensteinen nicht anwenden. Verkehrshinweis. Auf "Intraoperative Floppy Iris Syndrome" bei Kataraktoperationen achten.
Bei Überdosierung Vasopressoren (Dopamin 4-5 µg/kg/min, später ev. Noradrenalin).
PG: 14 ST (EKO: G) [€ 4,95], 28 ST (EKO: G) [€ 9,40]

Urocard 5 mg - Tabletten 10A06, 52D02
(Z.Nr. 1-25140) RP. P. C02CA, G04CA03
ZI: Stada Arzneimittel, Wien
Z: 1 Tablette enthält: Terazosin 5 mg (entspr. Terazosin hydrochlorid dihydrat), Lactose 108,61 mg (entspr. Lactose monohydrat), Cellulosepulver, Croscarmellose natrium, Magnesium stearat, Eisenoxid rot (entspr. E 172).
Kurzinformation: siehe Urocard 2 mg - Tabletten, → S. 1484
PG: 28 ST (2) (EKO: G) [€ 11,00]

Urocit-K 1080 mg - Retardtabletten 52E
(Z.Nr. 1-37984) RP. P. G04BC
ZI: Pro Farma, Großebersdorf
Z: 1 Retardtablette enthält: Kaliumcitrat 1080 mg (entspr. → 10 mEq) (entspr. Kalium 390 mg), Carnaubawachs, Magnesium stearat.
EW: Harnkonkrement-lösendes Mittel.
AG: - Nierensteinleiden mit Calciumoxalatsteinen, Calciumphosphatsteinen und gleichzeitiger Hypocitraturie,
- Harnsäuresteine allein oder begleitet von Kalziumsteinen.
- Tubuläre Azidose mit Nephrolithiasis aus Calciumoxalatsteinen.
AA: 30 min nach den Hauptmahlzeiten unzerkaut mit Flüssigkeit schlucken.
DO: Schwere Hypocitraturie: Initial 3mal tgl. 20 mEq.
Milde Hypocitraturie: Initial 3mal tgl. 10 mEq.
MTD 100 mEq.
GA: Nierenversagen, anhaltende Harnwegsinfektionen, Harnwegsverschluss, Hyperkaliämie, Nebennierenrindeninsuffizienz, metabolische Alkalose, aktive Magenulzera, Darmverschluss, langsame Magenentleerung.
SST: Strenge Indikationsstellung.
NW: Magen/Darm, Hyperkaliämie.
WW: Nicht mit Kalium sparenden Diuretika verabreichen.
WH: Natriumaufnahme verringern, Flüssigkeitsaufnahme erhöhen. Vorsicht bei Leberschäden (Hyperkaliämie möglich).
PG: 100 ST * (EKO: N) [€ 76,75]

Uroflo 1 mg - Tabletten 52D02
(Z.Nr. 1-20343) RP. P. G04CA03
ZI: Amdipharm, Dublin, Irland
Z: 1 Tablette enthält: Terazosin 1 mg (entspr. Terazosin hydrochlorid dihydrat), Lactose 128,56 mg, Maisstärke, Stärke, prägelatiniert, Talkum, Magnesium stearat.
EW: Postsynaptischer Alpha-1-Adrenozeptoren-Blocker.
AG: Symptomatische Behandlung der benignen Prostatahyperplasie, wenn keine Operationsindikation besteht.
AA: Unzerkaut mit Flüssigkeit, unabhängig von den Mahlzeiten einnehmen.
DO: Männer (18 - 64 Jahre): Initial 1 mg vor dem Schlafengehen über 7 Tage; dann Dosis auf 2 bzw. 5 mg steigern.
TD meist 5 mg, MTD 10 mg.
Nach Therapieunterbrechung wieder mit 1 mg beginnen. Keine Indikation bei Kindern und Jugendlichen.
GA: Miktionssynkopen in der Anamnese.
SST: Keine Indikation für Frauen.
NW: Vor allem bei Behandlungsbeginn: ZNS, Magen/Darm, Schmerzen, Ödeme, Orthostase, Atemnot, Tachykardie, grippeähnliche Symptome, Amblyopie, Vorhofflimmern, Haut, Gelenke, Hypothermie, Hämodilution, Tinnitus, Konjunktivitis, Epistaxis, Mundtrockenheit, Impotenz, Priapismus, Harnwegsentzündungen, IFIS ("Intraoperative Floppy Iris Syndrome").
WW: Vorsicht: Verstärkung mit anderen Blutdrucksenkern bzw. Thiaziden, Abschwächung durch nichtsteroidale Antirheumatika oder Östrogene, Reduktion der Blutdrucksenkung durch Sympathomimetika, verstärkte Tachykardieneigung mit Adrenalin. WW mit Laborparametern. PDE5 Hemmer (Hypotonie).
WH: Vor Behandlungsbeginn Prostatakarzinom ausschließen. Vorsicht bei Herzinsuffizienz, Lungenödem, Leberschäden. Effekt der 1. Dosis (= übermäßiger Blutdruckabfall) beachten, abrupten Lagewechsel vermeiden, 1. Dosis vor dem Zubettgehen einnehmen. Auf Priapismusgefahr achten.
Strenger Verkehrshinweis.
Bei Überdosierung Kollaps. Bei Bedarf Vasopressoren geben (Vorsicht bei Adrenalin: Tachykardie).
PG: 7 ST U (2) (EKO: G) [€ 2,05]

Uroflo 2 mg - Tabletten 52D02
(Z.Nr. 1-20342) RP. P. G04CA03
ZI: Amdipharm, Dublin, Irland
Z: 1 Tablette enthält: Terazosin 2 mg (entspr. Terazosin hydrochlorid dihydrat), Lactose 127,28 mg, Maisstärke, Stärke, prägelatiniert, Talkum, Magnesium stearat, Chinolingelb.
Kurzinformation: siehe Uroflo 1 mg - Tabletten, → S. 1484
PG: 14 ST U (2) (EKO: G) [€ 4,25]

Uroflo 5 mg - Tabletten 52D02
(Z.Nr. 1-20341) RP. P. G04CA03
ZI: Amdipharm, Dublin, Irland
Z: 1 Tablette enthält: Terazosin 5 mg (entspr. Terazosin hydrochlorid dihydrat), Lactose 123,07 mg, Maisstärke, Stärke, prägelatiniert, Talkum, Magnesium stearat, Eisenoxyde.
Kurzinformation: siehe Uroflo 1 mg - Tabletten, → S. 1484
PG: 28 ST U (2) (EKO: G) [€ 11,10]

UROinfekt Blasenentzündung - Filmtabletten 52Z01
(Z.Nr. 7-39478) RPF. P. G04BX
ZI: Omega Pharma Deutschland, Herrenberg, Deutschland
Z: 1 Filmtablette enthält: Bärentraubenblättern-Trockenextrakt (2,5-4,5 :1); Wasser (Auszugsmittel) 864 mg (entspr. Hydrochinon-Derivate 180-210 mg) (entspr. Arbutin, wasserfrei), Tablettenkern: Cellulose, mikrokristalline, Siliciumdioxid, hochdisperses, Croscarmellose natrium (entspr. Natrium < 1 mmol), Magnesium stearat; Filmüberzug: Titandioxid, Talkum, Triglyceride, mittelkettige, Hypromellose, Hydroxypropylcellulose.
EW: Traditionell pflanzliches Arzneimittel; Urologikum.
AG: Zur Linderung leichter rezidivierender Entzündungen der ableitenden Harnwege bei Frauen.
AA: Oral unzerkaut mit Flüssigkeit einnehmen.
DO: Frauen ab 18 Jahren: 2 mal tgl. 1 FT. Max. 1 Woche anwenden. Für Kinder, Jugendliche und Männer nicht empfohlen.
GA: Nierenerkrankungen.
SST: In der Schwangerschaft nicht empfohlen, in der Stillzeit nicht anwenden.
NW: Magen/Darm, Grünbraunfärbung des Urins.
WW: Keine Studien.
PG: 14 ST * (EKO: N) [€ 16,95]

Urokinase medac 50.000 I.E. - Trockenstechampulle 20C
(Z.Nr. 2-00058) RP. P. n.l. B01AD04
ZI: medac Gesellschaft für klinische Spezialpräparate, Wedel, Deutschland
Z: 1 Durchstechflasche enthält: Urokinase 50000 IE (entspr. Urokinase Lyophilisat 37,67 mg), Humanalbumin 10 mg, Natriumdihydrogenphosphat, Natrium monohydrogenphosphat.
PG: 1 ST * (EKO: N) [€ 61,35 n.l.]

Urokinase medac 500.000 I.E. - Trockenstechampulle 20C
(Z.Nr. 2-00059) RP. P. nicht im Handel. B01AD04

Uromitexan 400 mg - Ampullen 07F02

(Z.Nr. 0-17565) RP. P. V03AF01
ZI: Baxter Healthcare, Wien
Z: 1 Ampulle zu 4 ml enthält: Mesna 400 mg, Natrium edetat 0,25 mg/ml, Natriumhydroxid zur pH-Wert-Einstellung, Wasser für Injektionszwecke.
EW: Uroprotektor.
AG: Zur Verhütung der Harnwegtoxizität von Oxazaphosphorinen (Ifosfamid, Cyclophosphamid oder Trofosfamid) im Rahmen einer antineoplastischen Chemotherapie.
AA: I.v. Injektion oder Infusion. Nicht verwendete Reste verwerfen.
DO: Bei intermittierender Oxazaphosphorin-Therapie: 20% der Zytostatika-Dosis zum Zeitpunkt 0/4/8 Std. nach Zytostatikagabe.
Bei Ifosfamid-Dauerinfusion: 20% der Zytostatika-Dosis als Bolusinjektion zum Zeitpunkt 0, dann gleichzeitig mit Zytostatikum bis 100% der Zytostatika-Dosis infundieren, ev. weitere 6-12 Stunden infundieren (bis zu 50% der Zytostatika-Dosis).
Keine ausreichenden Studien an Kindern und Jugendlichen.
GA: Gegenanzeigen von Oxazaphosphorinen beachten.
SST: Kein Hinweis auf teratogene Effekte; Zytostatika-Toxizität beachten (Kontraindiziert in der Schwangerschaft)! Nicht stillen.
NW: Venenreizung, Allergie (Haut, Schleimhaut; auch schwere Reaktionen), Kopfschmerz, Koliken, Durchfälle, Kreislauf. NW sind oft auf gleichzeitige Zytostatikagabe zurückzuführen.
WW: Labor (Verfälschung von Ketonkörpern im Harn).
WH: Vorsicht bei Autoimmunerkrankungen. Auf schwere Überempfindlichkeitsreaktionen achten. Auf ausreichende Urinausscheidung achten. Vorsichtsmaßnahmen im Umgang mit Zytostatika beibehalten. Kein Einfluss auf andere Toxizitäten der Zytostatika. Harn auf Hämaturie/Proteinurie untersuchen. Verkehrshinweis.
PG: 15 ST * (EKO: N) [€ 73,20]

Uromitexan 400 mg - Filmtabletten 07F02

(Z.Nr. 1-23108) RP. P. V03AF01
ZI: Baxter Healthcare, Wien
Z: 1 Filmtablette enthält: Mesna 400 mg, Kern: Lactose monohydrat 59,27 mg, Zellulose, Calcium hydrogenphosphat dihydrat, Maisstärke, Povidon K25, Magnesium stearat; Überzug: (entspr. Hypromellose) (entspr. Macrogol 6000) (entspr. Titandioxid) (entspr. Simeticon).
EW: Uroprotektor.
AG: Zur Verhütung der Harnwegtoxizität von Oxazaphosphorinen (Ifosfamid, Cyclophosphamid oder Trofosfamid) im Rahmen einer antineoplastischen Chemotherapie.
AA: Mit etwas Flüssigkeit unzerkaut schlucken.
DO: Bei intermittierender Oxazaphosphorin-Therapie: 20% der Zytostatikadosis Uromitexan i.v., nach 2 und 6 Stunden je 40% der Zytostatikadosis Uromitexan oral.
Bei Ifosfamid-Dauerinfusion: 20 % Bolus i.v. am Beginn, dann kombinierte Dauerinfusion (bis 100% der Zytostatikadosis), dann 40% oral unmittelbar nach Ende der Zytostatikagabe sowie 2 und 6 Std. danach.
Keine Studien an Kindern und Jugendlichen.
GA: Gegenanzeigen von Oxazaphosphorinen beachten.
SST: Kein Hinweis auf teratogene Effekte; Zytostatika-Toxizität beachten (Kontraindiziert in der Schwangerschaft)! Nicht stillen.
NW: Venenreizung, Allergie (Haut, Schleimhaut; auch schwere Reaktionen), Kopfschmerz, Koliken, Durchfälle, Kreislauf. NW sind oft auf gleichzeitige Zytostatikagabe zurückzuführen.
WW: Labor (Verfälschung von Ketonkörpern im Harn).
WH: Vorsicht bei Autoimmunerkrankungen. Auf schwere Überempfindlichkeitsreaktionen achten. Auf ausreichende Urinausscheidung achten. Vorsichtsmaßnahmen im Umgang mit Zytostatika beibehalten. Kein Einfluss auf andere Toxizitäten der Zytostatika. Harn auf Hämaturie/Proteinurie untersuchen. Verkehrshinweis.
PG: 10 ST RE2 (EKO: Y) [€ 50,90], 20 ST RE2 (EKO: Y) [€ 99,35]

Uromitexan 600 mg - Filmtabletten 07F02
(Z.Nr. 1-23107) RP. P. nicht im Handel. V03AF01

Uromont - Emulsion 52F05

(Z.Nr. 0-16583) NR. P. G04BX
ZI: Montavit, Absam
Z: 1 g enthält: Dexamethason 0,4 mg, Lidocain hydrochlorid 20 mg, Chlorhexidin dihydrochlorid 0,5 mg, Methyl-4-hydroxybenzoat 0,5 mg, Xalifin 15, Wasser, gereinigtes.
EW: Kortikoid + Lokalanästhetikum + Antiseptikum.
AG: Strikturprophylaxe nach instrumentellen transurethralen Eingriffen.
AA: Zur Instillation in die Harnröhre.
DO: 2-3 Spritzen pro Tag. Nicht für Kinder und Jugendliche.
GA: Schwere Herzerkrankungen, spezifische Prozesse im Anwendungsbereich.
SST: Gegenanzeige im 1. Trimenon, sonst Nutzen/Risiko-Abwägung.
NW: Lokale Überempfindlichkeit; systemische Wirkung von Dexamethason oder Lidocain (Herz, ZNS) möglich.
WW: Vorsicht: CYP3A-Hemmer einschl. Cobicistat (erhöhtes NW-Risiko), Antiarrhythmika, Betablocker, Kalziumantagonisten.
WH: Vorsicht bei Leber-, Nieren-, Atemstörungen, verletzter Urethralschleimhaut, geschwächten Patienten, Krampfneigung, Myasthenie.
PG: 5 ST (EKO: G) [€ 13,85]

Urorec 4 mg - Hartkapseln 52D02

(Z.Nr. EU/1/09/608/*) RP. P. G04CA04
ZI: Recordati Ireland, Ringaskiddy Co.Cork, Irland
Z: 1 Hartkapsel enthält: Silodosin 4 mg, Kapselinhalt: Maisstärke, vorverkleistert, Mannitol, Magnesium stearat, Natriumdodecylsulfat; Kapselhülle: Gelatine, Titandioxid, Eisen(III)-hydroxid-oxid x H2O.
EW: Alpha-Adrenozeptor-Antagonist.
AG: Benigne Prostatahyperplasie.
AA: Zu einer Mahlzeit mit Wasser einnehmen.
DO: TD 8 mg, bei mittelstarker Nierenschädigung initial 4 mg. Kein relevanter Nutzen für Kinder und Jugendliche.
SST: Vorübergehende Beeinträchtigung der männlichen Fertilität möglich.
NW: Ejakulationsstörungen, Schwindel, Hypotonie, Magen/Darm, Nasenverstopfung, Allergien, Leber.
WW: Nicht mit anderen Alpha-Blockern anwenden.
Nicht empfohlen: Starke CYP3A4-Hemmer (Ketoconazol, Itraconazol, Ritonavir).
Vorsicht: Blutdrucksenker, PDE5-Hemmer (Sildenafil, Tadalafil).
WH: Auf orthostatische Hypotonie, intraoperatives Floppy-Iris-Syndrom achten.
Bei schweren Nieren- oder Leberschäden nicht empfohlen. Vor Therapiebeginn Prostatakarzinom ausschließen. Verkehrshinweis.
PG: 30 ST * (EKO: N) [€ 12,00]

Urorec 8 mg - Hartkapseln 52D02

(Z.Nr. EU/1/09/608/*) RP. P. G04CA04
ZI: Recordati Ireland, Ringaskiddy Co.Cork, Irland
Z: 1 Hartkapsel enthält: Silodosin 8 mg, Kapselinhalt: Maisstärke, vorverkleistert, Mannitol, Magnesium stearat, Natriumdodecylsulfat; Kapselhülle: Gelatine, Titandioxid.
Kurzinformation: siehe Urorec 4 mg - Hartkapseln, → S. 1485
PG: 30 ST * (EKO: N) [€ 20,25]

Urosin 100 mg - Tabletten 28A01

(Z.Nr. 0-15358) RP. P. M04AA01
ZI: Teofarma, Valle Salimbene (PV), Italien
Z: 1 Tablette enthält: Allopurinol 100 mg, Zellulose, mikrokristallin, Natriumcarboxymethylamylopectin, Polyvidon 25000, Magnesium stearat, Siliciumdioxid, hochdisperses.
EW: Urikostatikum (Xanthinoxidasehemmer).
AG: - Erwachsene: Primäre Hyperurikämie (Serum-Harnsäure ab 9 mg/100 ml), manifeste Gicht, Urat-Nephropathie, Harnsäuresteine, Kalziumoxalatsteine bei gleichzeitiger Hyperurikämie.
- Erwachsene und Kinder ab 15 kg KG: Sekundäre Hyperurikämie.
- Kinder ab 15 kg KG: Urat-Nephropathie bei Leukämiebehandlung; Lesch-Nyhan-Syndrom, Adenin-Phosphoribosyl-Transferasemangel.
AA: Nach den Mahlzeiten unzerkaut mit reichlich Flüssigkeit einnehmen.
DO: TD initial 100 mg; Erhöhung in Abhängigkeit vom Serumharnsäurespiegel: TD 100 bis 900 mg (2-10 mg/kg KG); MED 300 mg. Kinder ab 15 kg KG und Jugendliche: TD 10 mg/kg KG (max. 400 mg) in 3 ED.
Dosisreduktion bei Nieren- oder Leberschäden.
GA: Kinder unter 15 kg KG.
SST: Gegenanzeige in der Schwangerschaft; in der Stillzeit nicht empfohlen.
NW: Haut, generalisierte Überempfindlichkeit (Stevens-Johnson Syndrom, toxische epidermale Nekrolyse, vermehrt bei Patienten mit HLA-B*5801-Allel), Blutbild, Magen/Darm, Leber, Schilddrüse (TSH erhöht).
WW: Nicht empfohlen: Ampicillin, Amoxicillin.
Vorsicht: 6 Mercaptopurin, Azathioprin (Dosis reduzieren), Vidarabin, Salizylate, Chlorpropamid, Cumarine, Theophyllin, Zytostatika, Cyclosporin, Didanosin, Captopril. Aluminiumhydroxid (3 Std. Abstand).
WH: Serumharnsäure unter 9 mg/100 ml und ohne Nierenschäden mit Diät behandeln. Bei Überempfindlichkeit sofort absetzen und Behandlung mit Allopurinol nie wieder aufnehmen. Vorsicht bei Leber-, Nieren-, Blutbildschäden. Harnmenge mindestens 2 Liter/Tag. Erst nach dem vollständigen Abklingen akuter Gichtanfälle mit Allopurinol behandeln. Verkehrshinweis.
PG: 30 ST (2) (EKO: G) [€ 2,80], 100 ST (EKO: G) [€ 7,95]

Urosin 300 mg - Tabletten 28A01
(Z.Nr. 0-15928) RP. P. M04AA01
ZI: Teofarma, Valle Salimbene (PV), Italien
Z: 1 Tablette enthält: Allopurinol 300 mg, Zellulose, mikrokristallin, Natriumcarboxymethylamylopectin, Polyvidon 25000, Magnesium stearat, Siliciumdioxid, hochdisperses.
Kurzinformation: siehe Urosin 100 mg - Tabletten, → S. 1485
PG: 30 ST (2) (EKO: G) [€ 6,90]

Uro-Vaxom 6 mg - Hartkapseln 52Y
(Z.Nr. 1-25631) RP. P. G04BX
ZI: OM Pharma, Amadora-Lisboa, Portugal
Z: 1 Kapsel enthält: Escherichia coli, Lyophilisat 6 mg, Kapselinhalt: Stärke, vorverkleistert, Magnesium stearat, Propylgallat, Natrium glutamat, Mannitol; Kapselhülle: Gelatine, Eisenoxid gelb, Eisenoxid rot, Titandioxid.
EW: Immunstimulans.
AG: Rekurrierende und chronische Harnwegsinfektionen.
AA: Unzerkaut mit Flüssigkeit auf nüchternen Magen einnehmen. Eine halbe Stunde Abstand zur ersten Mahlzeit.
DO: Tgl. 1 Kapsel über 3 Monate. Nicht für Kinder unter 4 Jahren.
SST: Aus Vorsichtsgründen in der Schwangerschaft Anwendung vermeiden.
Vorsicht in der Stillzeit.
NW: Magen/Darm, Kopfschmerzen, Allergien, Fieber, Ödeme (zum Teil schwerwiegend).
WW: Orale Lebendimpfstoffe (2 Wochen Abstand), Immunsuppressiva.
WH: Akute Infektionen mit Antibiotika behandeln.
PG: 30 ST RE1 (EKO: Y) [€ 36,25], 90 ST * (EKO: N) [€ 136,75]

Ursofalk 500 mg - Filmtabletten 40B02, 40B01
(Z.Nr. 1-31196) RP. P. A05AA02
ZI: Falk-Pharma, Freiburg, Deutschland
Z: 1 Filmtablette enthält: Ursodeoxycholsäure 500 mg, Magnesium stearat, Polysorbat 80, Povidon K25, Cellulose, mikrokristalline, Siliciumdioxid, hochdisperses, Crospovidon Typ A, Talkum, Hypromellose, Macrogol 6000.
EW: Physiologische Dihydroxygallensäure.
AG: Auflösung von Cholesterinsteinen in der Gallenblase, symptomatisch bei primär biliärer Zirrhose.
Kinder und Jugendliche (6-18 Jahre) mit hepatobiliärer Störung bei zystischer Fibrose.
AA: Oral.
DO: Gallensteinauflösung: TD 1-2 ½ FT (ca. 10 mg/kg KG) als abendliche Einnahme vor dem Schlafengehen. Röntgen- oder Ultraschallkontrolle alle 6 Monate.
Primäre biliäre Zirrhose: TD 1 ½-3 FT (12-15 mg/kg KG) in 3 ED, nach 3 Monaten 1mal tgl. (abends).
Patienten unter 50 kg KG verwenden Ursofalk orale Suspension.
Kinder und Jugendliche: TD 20(-30) mg/kg KG in 2-3 ED.
GA: Gallenblasen- und Gallenwegentzündungen, Gallenwegverschluss, häufige Gallekoliken, kalzifizierte Gallensteine, eingeschränkte Kontraktionsfähigkeit der Gallenblase;
Kinder und Jugendliche: Erfolglose Portoenterostomie, biliäre Atresie ohne Wiederherstellung des regulären Gallenflusses.
SST: Zwingende Indikationsstellung, in der Schwangerschaft; Stillen möglich.
Nicht-hormonelle Empfängnis verhütende Maßnahmen empfohlen.
NW: Kalkeinlagerung in die Steine, Urticaria, breiförmige Stühle, Dekompensation der Leberzirrhose.
WW: Anionenaustauscher, Antacida (Resorptionshemmung), Ciclosporin (Spiegel messen), Ciprofloxacin, Nitrendipin (Spiegel vermindert). Östrogene, Clofibrat fördern Gallensteinbildung.
WH: Leberparameter regelmäßig kontrollieren. Bei Cholesterin-Gallensteinen 6-10 Monate nach Behandlungsbeginn orale Cholezystografie und Ultraschallverlaufskontrolle durchführen. Bei Diarrhoe Dosis reduzieren.
PG: 50 ST (2) (EKO: G) [€ 48,90]

Ursofalk 250 mg - Kapseln 40B02, 40B01
(Z.Nr. 0-17053) RP. P. A05AA02
ZI: Falk-Pharma, Freiburg, Deutschland
Z: 1 Kapsel enthält: Ursodeoxycholsäure 250 mg, Maisstärke, Siliciumdioxid, hochdisperses, Magnesium stearat, Gelatine, Titandioxid, Natriumdodecylsulfat, Wasser, gereinigtes.
EW: Physiologische Dihydroxygallensäure.
AG: Auflösung von Cholesterinsteinen in der Gallenblase, symptomatisch bei primär biliärer Zirrhose.
Kinder und Jugendliche (6-18 Jahre) mit hepatobiliärer Störung bei zystischer Fibrose.
AA: Oral mit reichlich Flüssigkeit.
DO: Gallensteinauflösung: TD 2-5 Kapseln (ca. 10 mg/kg KG) als abendliche Einnahme vor dem Schlafengehen. Röntgen- oder Ultraschallkontrolle alle 6 Monate.
Primäre biliäre Zirrhose: TD 3-6 Kapseln (12-15 mg/kg KG) in 3 ED, nach 3 Monaten 1mal tgl. (abends).
Patienten unter 50 kg KG verwenden Ursofalk orale Suspension.
Kinder und Jugendliche: TD 20(-30) mg/kg KG in 2-3 ED.
GA: Gallenblasen- und Gallenwegentzündungen, Gallenwegverschluss, häufige Gallekoliken, kalzifizierte Gallensteine, eingeschränkte Kontraktionsfähigkeit der Gallenblase;
Kinder und Jugendliche: Erfolglose Portoenterostomie, biliäre Atresie ohne Wiederherstellung des regulären Gallenflusses.
SST: Zwingende Indikationsstellung, in der Schwangerschaft; Stillen möglich.
Nicht-hormonelle Empfängnis verhütende Maßnahmen empfohlen.
NW: Kalkeinlagerung in die Steine, Urticaria, breiförmige Stühle, Dekompensation der Leberzirrhose.
WW: Anionenaustauscher, Antacida (Resorptionshemmung), Ciclosporin (Spiegel messen), Ciprofloxacin, Nitrendipin (Spiegel vermindert). Östrogene, Clofibrat fördern Gallensteinbildung.
WH: Leberparameter regelmäßig kontrollieren. Bei Cholesterin-Gallensteinen 6-10 Monate nach Behandlungsbeginn orale Cholezystografie und Ultraschallverlaufskontrolle durchführen. Bei Diarrhoe Dosis reduzieren.
PG: 50 ST (2) (EKO: G) [€ 38,80]

Ursofalk 250 mg - Kapseln 40B02, 40B01
(Z.Nr. 0-17053-P1) RP. P. Parallelimport. nicht im Handel. A05AA02

Ursofalk 250 mg/5 ml - orale Suspension 40B02, 40B01
(Z.Nr. 1-24109) RP. P. A05AA02
ZI: Falk-Pharma, Freiburg, Deutschland
Z: 5 ml (1 Messlöffel) enthalten: Ursodeoxycholsäure 250 mg, Benzoesäure, Wasser, gereinigtes, Xylit, Glycerol, Cellulose, mikrokristalline, Carmellose natrium, Propylenglycol, Natrium citrat 0,5 mmol (entspr. → 11,39 mg), Natrium cyclamat, Citronensäure, Natriumchlorid, Zitronen-Aroma.
EW: Physiologische Dihydroxygallensäure.
AG: Auflösung von Cholesterinsteinen in der Gallenblase, symptomatisch bei primär biliärer Zirrhose.
Kinder und Jugendliche (1 Monat - 18 Jahre) mit hepatobiliärer Störung bei zystischer Fibrose.
AA: Regelmäßig oral einnehmen.
DO: Gallensteinauflösung: TD 10 mg/kg KG vor dem Schlafengehen.
Primär biliäre Zirrhose: TD 12-15 mg/kg KG.
Kinder und Jugendliche: TD 20 (- 30) mg/kg KG in 2 - 3 ED.
GA: Gallenblasen- und Gallenwegentzündungen, Gallenwegverschluss, häufige Gallekoliken, kalzifizierte Gallensteine, eingeschränkte Kontraktionsfähigkeit der Gallenblase; Kinder und Jugendliche: Erfolglose Portoenterostomie, biliäre Atresie ohne Wiederherstellung des regulären Gallenflusses.
SST: Zwingende Indikationsstellung, in der Schwangerschaft; Stillen möglich.
Nicht-hormonelle Empfängnis verhütende Maßnahmen empfohlen.
NW: Kalkeinlagerung in die Steine, Urticaria, breiförmige Stühle, Dekompensation der Leberzirrhose.
WW: Anionenaustauscher, Antacida (Resorptionshemmung), Ciclosporin (Spiegel messen), Ciprofloxacin, Nitrendipin (Spiegel vermindert). Östrogene, Clofibrat fördern Gallensteinbildung.
WH: Leberparameter regelmäßig kontrollieren. Bei Cholesterin-Gallensteinen 6-10 Monate nach Behandlungsbeginn orale Cholezystografie und Ultraschallverlaufskontrolle durchführen. Bei Diarrhoe Dosis reduzieren.
PG: 250 ML F14 (EKO: G) [€ 51,65]

Ursonorm 250 mg - Hartkapseln 40B02, 40B01
(Z.Nr. 1-38213) RP. P. nicht im Handel. A05AA02

Ursonorm 500 mg - Filmtabletten 40B02, 40B01
(Z.Nr. 1-37726) RP. P. nicht im Handel. A05AA02

🐾 **Urtica/Stannum comp. "Wala" - Injektionslösung für Tiere** 890B
(Z.Nr. 8-30018) RP. P. QV03AX
ZI: SaluVet, Bad Waldsee, Deutschland
Z: 1 ml enthält: Conchae (Homöopathie) D6 0,1 g, Stannum metallicum (Homöopathie) D9 0,1 g, Urtica urens ex herba ferm 33c D2 0,1 g, Natriumchlorid, Natriumhydrogencarbonat, Wasser für Injektionszwecke.
EW: Homöopathikum.
AG: Ekzeme, allergische Dermatitiden, Pruritus.
AA: S.c. oder i.m.
DO: Meerschweinchen, Hamster, Ratte: 0,5 ml s.c. oder i.m. 1mal

tgl. über 5 Tage.
Hund, Katze, Kaninchen: 1 ml s.c. oder i.m. 1mal täglich über 5 Tage.
Schwein, Schaf, Ziege: 5 ml s.c. oder i.m. jeden 2. Tag bis zur Besserung.
Pferd, Rind: 10 ml s.c. oder i.m. jeden 2. Tag bis zur Besserung. Therapie langsam absetzen.
Bei lokalen Erkrankungen empfiehlt sich die örtliche subkutane Injektion. Bei chronischer Verlaufsform Wiederholung der Injektion in 2 4tägigen Abständen.
SST: Nur nach Rücksprache mit dem Tierarzt anwenden.
PG: 5 ST VN [€ 47,80]

U-tab 2000 mg Tablette zur intrauterinen Anwendung für Rinder 801AE
(Z.Nr. 8-00947) NR. P. VNW. QG51AA02
ZI: Eurovet Animal Health, Bladel, Niederlande
Z: 1 Tablette enthält: Tetracyclin hydrochlorid 2000 mg, (entspr. Tetracyclin 1848,2 mg), Lactose monohydrat, Natriumdodecylsulfat, Carboxymethylstärke, Natrium Typ A, Cellulose, mikrokristalline, Siliciumdioxid, hochdisperses, Magnesium stearat.
EW: Bakteriostatisches Antiseptikum.
AG: Therapie und Prophylaxe von Störungen im Puerperium bei Kühen: Nach Schwergeburten, bei Nachgeburtsverhaltung sowie bei Endometritiden durch empfindliche Erreger.
AA: Intrauterin.
DO: 1 Tablette pro Kuh alle 24-48 Std (insgesamt 1-3 Behandlungen).
GA: Schwere Nieren- oder Leberschäden.
SST: Bei tragenden Tieren nicht indiziert, bei laktierenden Tieren Anwendung möglich.
NW: Superinfektionen, Niere, Leber, Allergien, Photodermatitis.
WW: Bakterizide Antibiotika.
VNW: Essbare Gewebe 10 Tage, Milch 4 Tage.
PG: 10 ST VNW [€ 40,45]

Uterus comp. "Wala" - Ampullen für Tiere 890B
(Z.Nr. 8-30026) RP. P. nicht im Handel. QV03AX

Utrogestan 100 mg - Kapseln 31H05, 29C03, 29E02
(Z.Nr. 1-22178) RP. P. G03DA04
ZI: Besins Healthcare, Brüssel, Belgien
Z: 1 Kapsel enthält: Progesteron 100 mg, Sonnenblumenöl, Soja-Lecithin, Titandioxid, Gelatine, Glycerin, Wasser, gereinigtes.
EW: Gestagen (Progesteron).
AG: Oral: Zusatztherapie im Rahmen einer Östrogensubstitution in der Menopause bei Frauen mit intaktem Uterus.
Vaginal: Ovarielle Funktionsschwäche oder völliges Ovarversagen bei unzureichender Ovarfunktion (Oozyten-Spende).
-Ergänzung der Lutealphase bei In Vitro Fertilisationszyklen.
AA: Oral unzerkaut mit einem Glas Wasser einnehmen. Mind. 1 ½ Stunden Abstand zu Mahlzeiten beachten.
Vaginal tief in die Vagina einführen.
DO: Oral: In Abhängigkeit von der Östrogendosis TD 200-300 mg.
TD 200 mg abends vor dem Schlafen über die letzten 12-14 Tage pro Zyklus.
TD 300 mg: 100 mg morgens mind. 1 ½ Stunden nach dem Frühstück und 200 mg abends vor dem Schlafen.
Vaginal: Ovarielle Funktionsschwäche (Ergänzung einer Östrogen-Therapie): TD 100 mg am Tag 13 und 14 des Zyklus, dann TD 200 mg an den Tagen 15-25, und im Falle einer Schwangerschaft TD 600 mg in 3 ED vom Tag 26 bis zum Tag 60 (max. bis zur 12. Schwangerschaftswoche).
In Vitro Fertilisation: TD 400-600 mg in 2-3 ED vom Tag der Choriongonadotropin-Gabe bis zur 7. (max. bis zur 12.) Schwangerschaftswoche.
GA: Nicht abgeklärte Genitalblutungen, unbehandelte Endometriumhyperplasie, schwere Leberschäden, Mammakarzinom (auch in der Anamnese), östrogen-abhängige bösartige Tumore, Porphyrie, Thrombophlebitis, bestehende oder vorangegangene Thromboembolien, thrombophile Erkrankungen, Angina pectoris, Myokardinfarkt.
SST: Im Falle einer Schwangerschaft nur vaginal und nur während der ersten 3 Monate anwenden. Keine Indikation in der Stillzeit.
NW: Oral: Kopfschmerzen, Thromboembolien, Magen/Darm, Haut, Durchbruchsblutungen, Amenorrhoe, Brustspannen, Hirsutismus, Leber; erhöhte Risiken für Brustkrebs, Endometrium- oder Ovarialkarzinom, venöse Thromboembolien, koronare Herzkrankheit, Schlaganfall.
Vaginal: Metrorrhagie, Schmierblutungen, Ausfluss; keine systemischen NW bekannt.
WH: Vorsicht bei Leiomyomen, Hypertonie, Asthma, Migräne, Epilepsie, Diabetes, Otosklerose, Cholelithiasis, Lupus erythematodes.
Regelmäßige gründliche allgemeine und gynäkologische Untersuchungen. Jährliche Nutzen/Risiko-Abwägung bei oraler Therapie postmenopausaler Symptome. Bei Leberschäden, Schwangerschaft, plötzlichen starken Kopfschmerzen oder Thromboembolien Therapie abbrechen. Nicht kontrazeptiv. Erhöhtes Krebsrisiko beachten. Verkehrshinweis.
PG: 30 ST (2) (EKO: G) [€ 11,10]

Utrogestan 200 mg - Kapseln 31H05, 29C03, 29E02
(Z.Nr. 1-31897) RP. P. G03DA04
ZI: Besins Healthcare, Brüssel, Belgien
Z: 1 Kapsel enthält: Progesteron 200 mg, Sonnenblumenöl, Soja-Lecithin, Titandioxid, Gelatine, Glycerin, Wasser, gereinigtes.
Kurzinformation: siehe Utrogestan 100 mg - Kapseln, →S. 1487
PG: 15 ST * (EKO: N) [€ 14,30]

Uvadex 20 Mikrogramm/ml - Lösung zur Modifikation einer Blutfraktion 55K
(Z.Nr. 1-24141) NR. P. nicht im Handel. L03AX

U

▼ Vaborem 1 g/1 g - Pulver für ein Konzentrat zur Herstellung einer Infusionslösung 34C01
(Z.Nr. EU/1/18/1334/*) NR. P. J01DH52
ZI: Menarini International Operations, Luxemburg
Z: 1 Durchstechflasche enthält: Meropenem 1 g (entspr. Meropenem trihydrat), Vaborbactam 1 g, Natriumcarbonat (entspr. Natrium 10,9 mmol) (entspr. → ca. 250 mg).
EW: Bakterizides Antibiotikum (Carbapenem + Beta-Lactamase-Inhibitor).
AG: Komplizierte Harnwegsinfekte einschl. Pyelonephritis, -Komplizierte intraabdominelle Infektion, -Nosokomiale Pneumonie (HAP) einschließlich Beatmungspneumonie (VAP), -Bakteriämie in Zusammenhang mit oben genannten Infektionen, Infektionen durch aerobe gramnegative Organismen bei Erwachsenen mit eingeschränkten Behandlungsmöglichkeiten.
AA: I.v. Infusion über 3 Std.
DO: 2 g/2 g alle 8 Std.; Dosisreduktion bei Nierenschäden mit CrCl < 40 ml/min.: -CrCl 20-39 ml/min: 1g/1g alle 8 Std.
-CrCl 10-19 ml/min: 1g/1g alle 12 Std.
-CrCl unter 10 ml/min: 0,5g/0,5g alle 12 Std.
Keine Daten an Kindern und Jugendlichen.
GA: Überempfindlichkeit gegen Carbapeneme. Schwere Überempfindlichkeit gegen Betalaktame.
SST: In der Schwangerschaft Anwendung vermeiden. Stillen unterbrechen.
NW: Überempfindlichkeit, Kopfschmerzen, Krampfanfälle, Fieber, Schlaflosigkeit, Leber, Magen/Darm, Clostridium difficile- assoziierte Diarrhö, Blutbild, Blutzucker, Elektrolyte (Kalium), Hypotonie, lokale Reaktionen, Untersuchungen (Leberenzymanstiege, positiver Coombs-Test).
WW: Nicht empfohlen: Probenecid. Vorsicht: Valproinsäure und Derivate, Warfarin, CYP2D6-Substrate mit geringer therapeutischer Breite.
WH: Keine Hemmung von Metallo-Beta-Laktamasen oder Carbapenemasen der Klasse D. Keine Wirkung auf Methicillin-resistente Staphylococcus aureus (MRSA) und Staphylococcus epidermidis (MRSE) oder Vancomycin-resistente Enterococci (VRE). Kontrolle: Leber. Auf Krämpfe achten. Verkehrshinweis.
PG: 6 ST * (EKO: N) [€ 577,10]

Valaciclovir Actavis 250 mg - Filmtabletten 35E02
(Z.Nr. 1-27897) NR. P. nicht im Handel. J05AB11

Valaciclovir Actavis 500 mg - Filmtabletten 35E02
(Z.Nr. 1-27898) NR. P. nicht im Handel. J05AB11

Valaciclovir Actavis 1000 mg - Filmtabletten 35E02
(Z.Nr. 1-27899) NR. P. nicht im Handel. J05AB11

Valaciclovir Arcana 500 mg - Filmtabletten 35E02
(Z.Nr. 1-28180) NR. P. J05AB11
ZI: Arcana Arzneimittel, Wien
Z: 1 Filmtablette enthält: Valaciclovir 500 mg (entspr. Valaciclovir hydrochlorid); Tablettenkern: Cellulose, mikrokristalline, Crospovidon, Povidon, Magnesium stearat; Tablettenüberzug: (entspr. Titandioxid) (entspr. Macrogol 400) (entspr. Polysorbat 80) (entspr. Hypromellose).
EW: Antiviral.
AG: - Behandlung von Herpes zoster (Gürtelrose) und Zoster ophthalmicus bei immunkompetenten Erwachsenen oder bei Erwachsenen mit leichter oder mäßiger Immunsuppression
- Behandlung und Suppression von Herpes simplex (HSV)-Infektionen der Haut und Schleimhäute, einschließlich primärem oder rezidivierendem Herpes genitalis sowie rezidivierenden HSV-Infektionen der Augen bei immunkompetenten Erwachsenen und Jugendlichen und bei immungeschwächten Erwachsenen
- Prophylaxe von Zytomegalie (CMV)-Infektionen nach Organtransplantation bei Erwachsenen und Jugendlichen.
AA: Oral mit ausreichend Flüssigkeit.
DO: Herpes zoster: 3mal tgl. 1000 mg über 7 Tage.
Herpes simplex: Initial 2mal tgl. 500 mg über 10 Tage, bei immungeschwächten Erwachsenen 2mal tgl. 500 mg über 5 Tage.
Herpes labialis: 2mal tgl. 2000 mg an einem Tag.
Suppression rezidivierender Herpes simplex-Infektionen: TD 500 mg in 1-2 ED; bei immungeschwächten Patienten 2mal tgl. 500 mg.
Prophylaxe von CMV-Infektionen: 4mal tgl. 2000 mg über 90 Tage oder mehr.
Dosisreduktion bei Nierenschäden. Keine Untersuchungen an Kindern.
SST: Nicht anwenden.
NW: ZNS, Magen/Darm, Haut, Niere, Dyspnoe, Psyche.
WW: Vorsicht mit nephrotoxischen Substanzen.
WH: Patienten ausreichend hydrieren. Vorsicht bei älteren Patienten bzw. bei Nieren- und Leberschäden.
PG: 10 ST (EKO: G) [€ 7,25], 30 ST (EKO: G) [€ 17,00], 42 ST (EKO: G) [€ 22,00]

Valaciclovir Arcana 1000 mg - Filmtabletten 35E02
(Z.Nr. 1-28181) NR. P. J05AB11
ZI: Arcana Arzneimittel, Wien
Z: 1 Filmtablette enthält: Valaciclovir 1000 mg (entspr. Valaciclovir hydrochlorid); Tablettenkern: Cellulose, mikrokristalline, Crospovidon, Povidon, Magnesium stearat; Tablettenüberzug: (entspr. Titandioxid) (entspr. Macrogol 400) (entspr. Polysorbat 80) (entspr. Hypromellose).
Kurzinformation: siehe Valaciclovir Arcana 500 mg - Filmtabletten, → S. 1488
PG: 21 ST (EKO: G) [€ 22,00]

Valaciclovir Bluefish 500 mg - Filmtabletten 35E02
(Z.Nr. 1-28549) NR. P. J05AB11
ZI: Bluefish Pharmaceuticals, Gävlegatan, Stockholm, Schweden
Z: 1 Filmtablette enthält: Valaciclovir 500 mg (entspr. Valaciclovir hydrochlorid), Kern: Cellulose, mikrokristalline, Crospovidon, Povidon, Magnesium stearat; Filmüberzug: Titandioxid, Hypromellose, Macrogol 400, Polysorbat 80.
EW: Antiviral.
AG: - Behandlung von Herpes zoster (Gürtelrose) und Zoster ophthalmicus bei immunkompetenten Erwachsenen oder bei Erwachsenen mit leichter oder mäßiger Immunsuppression
- Behandlung und Suppression von Herpes simplex (HSV)-Infektionen der Haut und Schleimhäute, einschließlich primärem oder rezidivierendem Herpes genitalis sowie rezidivierenden HSV-Infektionen der Augen bei immunkompetenten Erwachsenen und Jugendlichen und bei immungeschwächten Erwachsenen
- Prophylaxe von Zytomegalie (CMV)-Infektionen nach Organtransplantation bei Erwachsenen und Jugendlichen.
AA: Oral mit ausreichend Flüssigkeit.
DO: Herpes zoster: 3mal tgl. 1000 mg über 7 Tage.
Herpes simplex: Initial 2mal tgl. 500 mg über 10 Tage, bei immungeschwächten Erwachsenen 2mal tgl. 500 mg über 5 Tage.
Herpes labialis: 2mal tgl. 2000 mg an einem Tag.
Suppression rezidivierender Herpes simplex-Infektionen: TD 500 mg in 1-2 ED; bei immungeschwächten Patienten 2mal tgl. 500 mg.
Prophylaxe von CMV-Infektionen: 4mal tgl. 2000 mg über 90 Tage oder mehr.
Dosisreduktion bei Nierenschäden. Keine Untersuchungen an Kindern.
SST: Nicht anwenden.
NW: ZNS, Magen/Darm, Haut (DRESS), Niere, Dyspnoe, Psyche.
WW: Vorsicht mit nephrotoxischen Substanzen.
WH: Patienten ausreichend hydrieren. Vorsicht bei älteren Patienten bzw. bei Nieren- und Leberschäden.
PG: 10 ST (EKO: G) [€ 7,15], 30 ST (EKO: G) [€ 16,95], 42 ST (EKO: G) [€ 21,95]

Valaciclovir Mithridatum 250 mg - Filmtabletten 35E02
(Z.Nr. 1-27913) NR. P. nicht im Handel. J05AB11

Valaciclovir Mithridatum 500 mg - Filmtabletten 35E02
(Z.Nr. 1-27914) NR. P. nicht im Handel. J05AB11

Valaciclovir Mithridatum 1000 mg - Filmtabletten 35E02
(Z.Nr. 1-27915) NR. P. nicht im Handel. J05AB11

Valaciclovir Sandoz 250 mg - Filmtabletten 35E02
(Z.Nr. 1-22633) NR. P. nicht im Handel. J05AB11

Valaciclovir Sandoz 500 mg - Filmtabletten 35E02
(Z.Nr. 1-21105) NR. P. J05AB11
ZI: Sandoz, Kundl
Z: 1 Filmtablette enthält: Valaciclovir 500 mg (entspr. Valaciclovir hydrochlorid); Tablettenkern: Cellulose, mikrokristalline, Crospovidon, Povidon K90, Magnesium stearat, Siliciumdioxid, hochdispers, wasserfrei; Filmüberzug: Hypromellose, Titandioxid, Macrogol 400, Polysorbat 80, Carnaubawachs.
EW: Antiviral.
AG: - Behandlung von Herpes zoster (Gürtelrose) und Zoster ophthalmicus bei immunkompetenten Erwachsenen oder bei Erwachsenen mit leichter oder mäßiger Immunsuppression
- Behandlung und Suppression von Herpes simplex (HSV)-Infektionen der Haut und Schleimhäute, einschließlich primärem oder rezidivierendem Herpes genitalis sowie rezidivierenden HSV-Infektionen der Augen bei immunkompetenten Erwachsenen und Jugendlichen und bei immungeschwächten Erwachsenen
- Prophylaxe von Zytomegalie (CMV)-Infektionen nach Organtransplantation bei Erwachsenen und Jugendlichen.
AA: Oral mit ausreichend Flüssigkeit.
DO: Herpes zoster: 3mal tgl. 1000 mg über 7 Tage.
Herpes simplex: Initial 2mal tgl. 500 mg über 10 Tage, bei immungeschwächten Erwachsenen 2mal tgl. 500 mg über 5 Tage.
Herpes labialis: 2mal tgl. 2000 mg an einem Tag.
Suppression rezidivierender Herpes simplex-Infektionen: TD 500

mg in 1-2 ED; bei immungeschwächten Patienten 2mal tgl. 500 mg.
Prophylaxe von CMV-Infektionen: 4mal tgl. 2000 mg über 90 Tage oder mehr.
Dosisreduktion bei Nierenschäden. Keine Untersuchungen an Kindern.
GA: DRESS durch Valaciclovir in der Anamnese.
SST: Nicht anwenden.
NW: ZNS, Magen/Darm, Haut (DRESS), Niere, Dyspnoe, Psyche.
WW: Vorsicht mit nephrotoxischen Substanzen.
WH: Patienten ausreichend hydrieren. Vorsicht bei älteren Patienten bzw. bei Nieren- und Leberschäden.
PG: 10 ST (EKO: G) [€ 7,25], 30 ST (EKO: G) [€ 17,15], 42 ST (EKO: G) [€ 22,20]

Valaciclovir Sandoz 1000 mg - Filmtabletten 35E02
(Z.Nr. 1-21107) NR. P. J05AB11
ZI: Sandoz, Kundl
Z: 1 Filmtablette enthält: Valaciclovir 1000 mg (entspr. Valaciclovir hydrochlorid); Tablettenkern: Cellulose, mikrokristalline, Crospovidon, Povidon K90, Magnesium stearat, Siliciumdioxid, hochdispers, wasserfrei; Filmüberzug: Hypromellose, Titandioxid, Macrogol 400, Polysorbat 80, Carnaubawachs.
Kurzinformation: siehe Valaciclovir Sandoz 500 mg - Filmtabletten, → S. 1488
PG: 21 ST (EKO: G) [€ 22,20]

Valbazen 100 mg/ml - Suspension zum Eingeben für Rinder 803CA
(Z.Nr. 8-00316) RP. P. VNW. QP52AC11
ZI: Zoetis Österreich, Wien
Z: 1 ml Suspension enthält: Albendazol 100 mg (entspr. Methyl-[5-(propylthio)-2-benzimidazol]carbamat), Kalium sorbat 1,5 mg, Benzoesäure 1,8 mg, Aluminium-Magnesium-silicat, Carmellose natrium, Glycerol, Polysorbat 80, Sorbitan laurat, Antifoam DC 1510, Wasser, gereinigtes.
EW: Wurmmittel.
AG: Magen/Darm-Nematoden, Lungenwürmer, Trematoden, Cestoden beim Rind.
AA: Zum Eingeben. Einmalige Verabreichung als Drench.
DO: Einmalig 7,5 mg/kg KG, bei chronischem Leberegelbefall 10 mg/kg KG.
SST: Nicht im ersten Monat der Trächtigkeit anwenden.
NW: Vereinzelt Verringerung der Konzeptionsrate.
WH: Auf Resistenzen achten. Berührung mit menschlicher Haut und Schleimhaut vermeiden.
VNW: Milch 5 Tage, essbare Gewebe 28 Tage.
PG: 1 L VNW [€ 202,50]

Valcyte 450 mg - Filmtabletten 35E02
(Z.Nr. 1-24510) NR. P. J05AB14
ZI: Roche Austria, Wien
Z: 1 Filmtablette enthält: Valganciclovir 450 mg (entspr. Valganciclovir hydrochlorid 496,3 mg); Tablettenkern: Povidon K30, Crospovidon, Cellulose, mikrokristalline, Stearinsäure; Tablettenüberzug: Opadry Pink 15B24005: (entspr. Hypromellose) (entspr. Titandioxid) (entspr. Macrogol 400) (entspr. Eisenoxid rot) (entspr. Polysorbat 80).
EW: Antiviral.
AG: Initial- und Erhaltungstherapie der Cytomegalievirus (CMV)-Retinitis bei AIDS. Prophylaxe einer CMV-Erkrankung nach Organtransplantat von einem CMV-positiven Spender.
AA: Oral mit einer Mahlzeit.
DO: Initialtherapie der CMV-Retinitis: 2mal tgl. 900 mg über 21 Tage.
Erhaltungstherapie der CMV-Retinitis: 1mal tgl. 900 mg. Keine Untersuchungen an Kindern und Jugendlichen.
Prophylaxe der CMV-Erkrankung nach Transplantation: 1mal tgl. 900 mg; Beginn innerhalb von 10 Tagen nach der Transplantation, Dauer bis 100 Tage nach der Transplantation (bis 200 Tage nach Nierentransplantation).
Dosisreduktion bei Nierenschäden.
Details siehe Austria Codex - Fachinformation.
Kinder und Jugendliche: Dosis (mg) = 7 x KOF x Kreatinin-clearance nach Schwartz
SST: Teratogen. Kontrazeptive Maßnahmen für Frauen im gebärfähigen Alter bis 30 Tage nach der Behandlung und für Männer mindestens für 90 Tage nach der Behandlung erforderlich. Nicht stillen.
NW: Neutropenie, Thrombozytopenie, Anämie, Magen/Darm, Dyspnoe, Dermatitis, Leber, Sepsis, Candidiasis, ZNS, Psyche, Augen, Husten, Niere, Pyrexie, Müdigkeit, Schmerzen.
WW: Vorsicht: Imipenem/Cilastin (Krämpfe), Probenecid (reduziert Ganciclovir-Clearance), Zidovudin (Blutbild), Didanosin, Mycophenolatmofetil, Trimethoprim. Vorsicht mit Arzneimitteln, die myelosuppressiv sind oder eine Nierenfunktionsstörung verursachen können.
WH: Kreuzallergie mit Aciclovir oder Penciclovir möglich. Dosierungsempfehlungen strikt einhalten. Patienten vor Behandlungsbeginn über teratogene Wirkungen aufklären. Kontrollen: Blutbild, Thrombozyten. Bei Dialysepatienten nicht anwenden. Verkehrshinweis. Wenige Erfahrungen nach Lungen- oder Darmtransplantation.
PG: 60 ST * (EKO: N) [€ 1.521,65]

Valcyte 450 mg - Filmtabletten 35E02
(Z.Nr. 1-24510-P1/P2/P3/P4) NR. P. J05AB14
Parallelimport. nicht im Handel.

Valcyte 450 mg - Filmtabletten 35E02
(Z.Nr. 1-24510-P5) NR. P. Parallelimport. J05AB14
nicht im Handel.

Valcyte 450 mg - Filmtabletten 35E02
(Z.Nr. 1-24510-P6) NR. P. Parallelimport. J05AB14
V: Abacus Medicine, Copenhagen, Dänemark
Z: 1 Filmtablette enthält: Valganciclovir 450 mg (entspr. Valganciclovir hydrochlorid 496,3 mg); Tablettenkern: Povidon K30, Crospovidon, Cellulose, mikrokristalline, Stearinsäure; Tablettenüberzug: Opadry Pink 15B24005: (entspr. Hypromellose) (entspr. Titandioxid) (entspr. Macrogol 400) (entspr. Eisenoxid rot) (entspr. Polysorbat 80).
PG: 60 ST * (EKO: N) [€ 1.491,95]

Valcyte 50 mg/ml - Pulver zur Herstellung einer Lösung zum Einnehmen 35E02
(Z.Nr. 1-27549) NR. P. L. J05AB14
ZI: Roche Austria, Wien
Z: 1 ml rekonstituierte Lösung enthält: Valganciclovir 50 mg (entspr. Valganciclovir hydrochlorid), Povidon, Fumarsäure, Natriumbenzoat, Saccharin natrium, Mannitol, Tutti-Frutti-Aroma: Maltodextrin (Mais), Propylenglycol, Gummi arabisch, Aromastoffe, naturident (entspr. Bananen-Aroma) (entspr. Ananas-Aroma) (entspr. Pfirsich-Aroma).
EW: Antiviral.
AG: Initial- und Erhaltungstherapie der Cytomegalievirus (CMV)-Retinitis bei AIDS. Prophylaxe einer CMV-Erkrankung nach Organtransplantat von einem CMV-positiven Spender.
AA: Oral mit einer Mahlzeit nach Herstellung einer Lösung mit Dispenser.
DO: Initialtherapie der CMV-Retinitis: 2mal tgl. 900 mg über 21 Tage.
Erhaltungstherapie der CMV-Retinitis: 1mal tgl. 900 mg. Keine Untersuchungen an Kindern und Jugendlichen.
Prophylaxe der CMV-Erkrankung nach Transplantation: 1mal tgl. 900 mg; Beginn innerhalb von 10 Tagen nach der Transplantation, Dauer bis 100 Tage nach der Transplantation (bis 200 Tage nach Nierentransplantation).
Dosisreduktion bei Nierenschäden.
Details siehe Austria Codex - Fachinformation.
Kinder und Jugendliche: Dosis (mg) = 7 x KOF x Kreatinin-clearance nach Schwartz
SST: Teratogen. Kontrazeptive Maßnahmen für Frauen im gebärfähigen Alter bis 30 Tage nach der Behandlung und für Männer mindestens für 90 Tage nach der Behandlung erforderlich. Nicht stillen.
NW: Neutropenie, Thrombozytopenie, Anämie, Magen/Darm, Dyspnoe, Dermatitis, Leber, Sepsis, Candidiasis, ZNS, Psyche, Augen, Husten, Niere, Pyrexie, Müdigkeit, Schmerzen.
WW: Vorsicht: Imipenem/Cilastin (Krämpfe), Probenecid (reduziert Ganciclovir-Clearance), Zidovudin (Blutbild), Didanosin, Mycophenolatmofetil, Trimethoprim. Vorsicht mit Arzneimitteln, die myelosuppressiv sind oder eine Nierenfunktionsstörung verursachen können.
WH: Kreuzallergie mit Aciclovir oder Penciclovir möglich. Dosierungsempfehlungen strikt einhalten. Patienten vor Behandlungsbeginn über teratogene Wirkungen aufklären. Kontrollen: Blutbild, Thrombozyten. Bei Dialysepatienten nicht anwenden. Verkehrshinweis. Wenige Erfahrungen nach Lungen- oder Darmtransplantation.
PG: 12 G * (L) (EKO: N) [€ 479,30]

Valdoxan 25 mg - Filmtabletten 49A07
(Z.Nr. EU/1/08/499/*) NR. P. N06AX22
ZI: Les Laboratoires Servier, Suresnes Cedex, Frankreich
Z: 1 Filmtablette enthält: Agomelatin 25 mg, Tablettenkern: Lactose 61,8 mg (entspr. Lactose monohydrat), Maisstärke, Povidon K30, Carboxymethylstärke, Natrium Typ A, Stearinsäure, Magnesium stearat, Siliciumdioxid, hochdisperses; Filmüberzug: Hypromellose, Eisen(III)-hydroxid-oxid x H2O, Glycerol, Macrogol 6000, Magnesium stearat, Titandioxid; Drucktinte: Schellack, Propylenglycol, Indigocarmin-Aluminium-Salz (E 132).
Kurzinformation: siehe Agomelatin Aristo 25 mg - Filmtablet-

ten, → S. 51
PG: 14 ST * (EKO: N) [€ 48,25], 28 ST * (EKO: N) [€ 81,95]

Valdoxan 25 mg - Filmtabletten 49A07
(Z.Nr. EU/1/08/499/*) NR. P. Parallelimport. N06AX22
nicht im Handel.

Valdoxan 25 mg - Filmtabletten 49A07
(Z.Nr. EU/1/08/499/*) NR. P. Parallelimport. N06AX22
V: Haemato Pharm, Schönefeld, Deutschland
Z: 1 Filmtablette enthält: Agomelatin 25 mg, Tablettenkern: Lactose 61,8 mg (entspr. Lactose monohydrat), Maisstärke, Povidon K30, Carboxymethylstärke, Natrium Typ A, Stearinsäure, Magnesium stearat, Siliciumdioxid, hochdisperses; Filmüberzug: Hypromellose, Eisen(III)-hydroxid-oxid x H2O, Glycerol, Macrogol 6000, Magnesium stearat, Titandioxid; Drucktinte: Schellack, Propylenglycol, Indigocarmin-Aluminium-Salz (E 132).
PG: 28 ST * (EKO: N) [€ 80,35]

Valdoxan 25 mg - Filmtabletten 49A07
(Z.Nr. EU/1/08/499/*) NR. P. Parallelimport. N06AX22
nicht im Handel.

Valemont - Dragees 32Z01
(Z.Nr. 1-29370) RPF. P. nicht im Handel. N05CM09

Valette - Dragees 31I01
(Z.Nr. 1-24452) RP. P. G03AA16
ZI: Bayer Austria, Wien
Z: 1 Dragee enthält: Ethinylestradiol 0,03 mg, Dienogest 2 mg, Kern: Lactose monohydrat 27 mg, Maisstärke, Maltodextrin, Magnesium stearat, Überzug: Saccharose 23,69 mg, Glucose-Sirup (entspr. Glucose 1,65 mg), Calciumcarbonat, Povidon K25, Macrogol 35000, Carnaubawachs, Titandioxid.
Kurzinformation: siehe Peliette 0,03 mg/2 mg - Filmtabletten, → S. 1090
PG: 21 ST * (EKO: N) [€ 14,25], **3X21** 63 ST * (EKO: N) [€ 37,70]

Valevit - Dragees 32Z02
(Z.Nr. HERB-00033) RPF. P. nicht im Handel. N05CM

Valganciclovir Accord 450 mg - Filmtabletten 35E02
(Z.Nr. 1-36867) NR. P. J05AB14
ZI: Accord Healthcare, Utrecht, Niederlande
Z: 1 Filmtablette enthält: Valganciclovir 450 mg (entspr. Valganciclovir hydrochlorid 496,3 mg), Tablettenkern: Cellulose, mikrokristalline, Crospovidon Typ A, Povidon K30, Stearinsäure Typ 50; Filmüberzug: Hypromellose 3cP, Hypromellose 6cP, Titandioxid, Macrogol 400, Eisenoxid rot, Polysorbat 80.
Kurzinformation: siehe Valcyte 450 mg - Filmtabletten, → S. 1489
PG: 60 ST RE2 (EKO: Y) [€ 810,05]

Valganciclovir Bluefish 450 mg - Filmtabletten 35E02
(Z.Nr. 1-38006) NR. P. J05AB14
ZI: Bluefish Pharmaceuticals, Gävlegatan, Stockholm, Schweden
Z: 1 Filmtablette enthält: Valganciclovir 450 mg, Tablettenkern: Cellulose, mikrokristalline (entspr. Avicel PH 101) (entspr. Avicel PH 102), Crospovidon (entspr. Polyplasdon XL), Stearinsäure, Povidon K29-32; Filmüberzug: Hypromellose, Macrogol, Titandioxid, Allurarot AC Aluminium Lake 0,5 mg.
EW: Antiviral.
AG: Initial- und Erhaltungstherapie der Cytomegalievirus (CMV)-Retinitis bei AIDS. Prophylaxe einer CMV-Erkrankung nach Organtransplantat von einem CMV-positiven Spender.
AA: Oral mit einer Mahlzeit.
DO: **Initialtherapie der CMV-Retinitis:** 2mal tgl. 900 mg über 21 Tage.
Erhaltungstherapie der CMV-Retinitis: 1mal tgl. 900 mg. Keine Untersuchungen an Kindern und Jugendlichen.
Prophylaxe der CMV-Erkrankung nach Transplantation: 1mal tgl. 900 mg; Beginn innerhalb von 10 Tagen nach der Transplantation, Dauer bis 100 Tage nach der Transplantation (bis 200 Tage nach Nierentransplantation).
Dosisreduktion bei Nierenschäden.
Details siehe Austria Codex - Fachinformation.
Kinder und Jugendliche: Dosis (mg) = 7 x KOF x Kreatinin-clearance nach Schwartz
GA: Überempfindlichkeit gegen Aciclovir und Valaciclovir.
SST: Teratogen. Kontrazeptive Maßnahmen für Frauen im gebärfähigen Alter bis 30 Tage nach der Behandlung und für Männer mindestens für 90 Tage nach der Behandlung erforderlich. Nicht stillen.
NW: Neutropenie, Thrombozytopenie, Anämie, Magen/Darm, Dyspnoe, Dermatitis, Leber, Sepsis, Candidiasis, ZNS, Psyche, Augen, Husten, Niere, Pyrexie, Müdigkeit, Schmerzen.
WW: Vorsicht: Imipenem/Cilastin (Krämpfe), Probenecid (reduziert Ganciclovir-Clearance), Zidovudin (Blutbild), Didanosin, Mycophenolatmofetil, Trimethoprim. Vorsicht mit Arzneimitteln, die myelosuppressiv sind oder eine Nierenfunktionsstörung verursachen können.
WH: Kreuzallergie mit Aciclovir oder Penciclovir möglich. Dosierungsempfehlungen strikt einhalten. Patienten vor Behandlungsbeginn über teratogene Wirkungen aufklären. Kontrollen: Blutbild, Thrombozyten. Bei Dialysepatienten nicht anwenden. Verkehrshinweis. Wenige Erfahrungen nach Lungen- oder Darmtransplantation.
PG: 60 ST RE2 (EKO: Y) [€ 802,25]

Valganciclovir ratiopharm 450 mg - Filmtabletten 35E02
(Z.Nr. 1-35403) NR. P. J05AB14
ZI: Teva, Haarlem, Niederlande
Z: 1 Filmtablette enthält: Valganciclovir 450 mg (entspr. Valganciclovir hydrochlorid 496,3 mg), Tablettenkern: Cellulose, mikrokristalline, Mannitol, Magnesium stearat, Siliciumdioxid, hochdispers, wasserfrei, Crospovidon Typ A; Filmüberzug: Opadry II 32K54870 (entspr. Hypromellose) (entspr. Titandioxid) (entspr. Lactose monohydrat) (entspr. Lactose 6,365 mg) (entspr. Triacetin) (entspr. Eisenoxid rot).
Kurzinformation: siehe Valcyte 450 mg - Filmtabletten, → S. 1489
PG: 60 ST RE2 (EKO: Y) [€ 811,95]

Valganciclovir Sandoz 450 mg - Filmtabletten 35E02
(Z.Nr. 1-35945) NR. P. J05AB14
ZI: Sandoz, Kundl
Z: 1 Filmtablette enthält: Valganciclovir 450 mg (entspr. Valganciclovir hydrochlorid), Tablettenkern: Cellulose, mikrokristalline PH 101, Crospovidon Typ A, Povidon K30, Stearinsäure Typ 50; Filmüberzug: Opadry Pink 15B24005 (entspr. Hypromellose 3cP) (entspr. Hypromellose 6cP) (entspr. Titandioxid) (entspr. Macrogol 400) (entspr. Eisen(III)-oxid) (entspr. Polysorbat 80).
Kurzinformation: siehe Valcyte 450 mg - Filmtabletten, → S. 1489
PG: 60 ST RE2 (EKO: Y) [€ 809,40]

Valganciclovir Stada 450 mg - Filmtabletten 35E02
(Z.Nr. 1-36077) NR. P. J05AB14
ZI: Stada Arzneimittel, Wien
Z: 1 Filmtablette enthält: Valganciclovir 450 mg (entspr. Valganciclovir hydrochlorid 496,3 mg), Tablettenkern: Cellulose, mikrokristalline, Crospovidon Typ A, Povidon K30, Stearinsäure; Filmüberzug: Hypromellose 3cP, Hypromellose 6cP, Titandioxid, Macrogol 400, Eisenoxid rot, Polysorbat 80.
Kurzinformation: siehe Valcyte 450 mg - Filmtabletten, → S. 1489
PG: 60 ST RE2 (EKO: Y) [€ 811,50]

Valsacor 40 mg - Filmtabletten 10A08
(Z.Nr. 1-28062) RP. P. C09CA03
ZI: Krka, Novo Mesto, Slowenien
Z: 1 Filmtablette enthält: Valsartan 40 mg, Tablettenkern: Lactose 14,25 mg (entspr. Lactose monohydrat), Cellulose, mikrokristalline, Povidon, Croscarmellose natrium, Siliciumdioxid, hochdisperses, Magnesium stearat; Filmüberzug: Hypromellose, Titandioxid, Macrogol 4000, Eisenoxid gelb.
EW: Angiotensin II-Rezeptor-Antagonist.
AG: Hypertonie bei Kindern ab 6 Jahren und Jugendlichen, nach einem vor kurzem aufgetretenen Herzinfarkt, symptomatische Herzinsuffizienz.
AA: Oral mit etwas Wasser.
DO: Hypertonie bei Kindern: Startdosis 1mal tgl. 40 mg (bis 35 kg KG) bzw.
80 mg (ab 35 kg KG). MTD 80 mg (bis 35 kg KG) bzw. 160 mg (35-80 kg KG) bzw. 320 mg (ab 80 kg KG). Nach Herzinfarkt: Initial (ab 12 Stunden nach Infarkt) 2mal tgl. 20 mg, dann Dosis schrittweise steigern. MTD 2mal tgl. 160 mg.
Herzinsuffizienz: Initial 2mal tgl. 40 mg; MTD 2mal 160 mg.
GA: Schwere Leber-, Nierenschäden, primärer Hyperaldosteronismus.
SST: Gegenanzeige im 2. und 3. Trimenon; im 1. Trimenon und in der Stillzeit nicht empfohlen.
NW: Abnahme des Hämoglobins und Hämatokrits, Neutropenie, Überempfindlich- keit, Erhöhungen von Kreatinin, Kalium und Gesamtbilirubin, Haut.
WW: Aliskiren (Kontraindiziert bei Diabetes oder Nierenschäden, sonst nicht empfohlen). Duale Blockade des Renin-Angiotensin-Aldosteron-Systems oder Lithium nicht empfohlen. Vorsicht: Kalium (Hyperkaliämie), andere Blutdrucksenker verstärkt; Antiphlogistika (Niere).
WH: Vorsicht bei schwerer Herzinsuffizienz, Natrium- und/oder Volumenmangel, Nierenarterienstenose, Herzklappenstenose, keine Erfahrungen bei Nieren- transplantation. Auf Angioödeme achten. Verkehrshinweis.

PG: 30 ST (2) (EKO: G) [€ 11,65]

Valsacor 80 mg - Filmtabletten 10A08
(Z.Nr. 1-28063) RP. P. C09CA03
ZI: Krka, Novo Mesto, Slowenien
Z: 1 Filmtablette enthält: Valsartan 80 mg, Tablettenkern: Lactose 28,5 mg (entspr. Lactose monohydrat), Cellulose, mikrokristalline, Povidon, Croscarmellose natrium, Siliciumdioxid, hochdisperses, Magnesium stearat; Filmüberzug: Hypromellose, Titandioxid, Macrogol 4000, Eisenoxid rot.
EW: Angiotensin II-Rezeptor-Antagonist.
AG: Essentielle Hypertonie, nach frischem Herzinfarkt, symptomatische Herzinsuffizienz.
AA: Oral mit Flüssigkeit.
DO: **Hypertonie:** 1mal tgl. 80 mg, bei Bedarf auf 1mal tgl. 160 mg erhöhen.
MTD 320 mg.
Kinder ab 6 Jahren und Jugendliche: Startdosis 1mal tgl. 40 mg (bis 35 kg KG) bzw. 80 mg (ab 35 kg KG). MTD 80 mg (bis 35 kg KG) bzw. 160 mg (35-80 kg KG) bzw. 320 mg (ab 80 kg KG).
Nach Herzinfarkt: Initial 2mal tgl. 20 mg, dann schrittweise steigern, MTD 2mal 160 mg.
Herzinsuffizienz: Initial 2mal tgl. 40 mg, MTD 2mal 160 mg.
GA: Schwere Leber-, Nierenschäden, primärer Hyperaldosteronismus.
SST: Gegenanzeige im 2. und 3. Trimenon; im 1. Trimenon und in der Stillzeit nicht empfohlen.
NW: Abnahme des Hämoglobins und Hämatokrits, Neutropenie, Überempfindlich- keit, Erhöhungen von Kreatinin, Kalium und Gesamtbilirubin, Haut.
WW: Aliskiren (Kontraindiziert bei Diabetes oder Nierenschäden, sonst nicht empfohlen). Duale Blockade des Renin-Angiotensin-Aldosteron-Systems oder Lithium nicht empfohlen. Vorsicht: Kalium (Hyperkaliämie), andere Blutdrucksenker verstärkt; Antiphlogistika (Niere).
WH: Vorsicht bei schwerer Herzinsuffizienz, Natrium- und/oder Volumenmangel, Nierenarterienstenose, Herzklappenstenose, keine Erfahrungen bei Nieren- transplantation. Auf Angioödeme achten. Verkehrshinweis.
PG: 30 ST (2) (EKO: G) [€ 11,65]

Valsacor 160 mg - Filmtabletten 10A08
(Z.Nr. 1-28064) RP. P. C09CA03
ZI: Krka, Novo Mesto, Slowenien
Z: 1 Filmtablette enthält: Valsartan 160 mg, Tablettenkern: Lactose 57 mg (entspr. Lactose monohydrat), Cellulose, mikrokristalline, Povidon, Croscarmellose natrium, Siliciumdioxid, hochdisperses, Magnesium stearat; Filmüberzug: Hypromellose, Titandioxid, Macrogol 4000, Eisenoxid gelb, Eisenoxid rot.
Kurzinformation: siehe Valsacor 80 mg - Filmtabletten, → S. 1491
PG: 30 ST (2) (EKO: G) [€ 11,65]

Valsacor 320 mg - Filmtabletten 10A08
(Z.Nr. 1-29258) RP. P. nicht im Handel. C09CA03

Valsarcomp 80 mg/12,5 mg - Filmtabletten 10B06
(Z.Nr. 1-30691) RP. P. C09DA03
ZI: Genericon Pharma, Graz
Z: 1 Filmtablette enthält: Valsartan 80 mg, Hydrochlorothiazid 12,5 mg, Tablettenkern: Cellulose, mikrokristalline, Lactose monohydrat 29,72 mg, Croscarmellose natrium (entspr. Natrium < 1 mmol) (entspr. → < 23 mg), Povidon, Talkum, Magnesium stearat, Siliciumdioxid, hochdisperses; Filmüberzug: Poly(vinylalkohol), Talkum, Titandioxid, Macrogol, Lecithin 0,25 mg (entspr. Sojaöl), Eisenoxid rot, Eisenoxid gelb, Eisenoxid schwarz.
EW: Kombination Angiotensin II-Rezeptor-Antagonist + Diuretikum.
AG: Essentielle Hypertonie bei nicht ausreichender Monotherapie.
AA: Oral mit Flüssigkeit.
DO: Tgl. 1 Filmtablette. Für Kinder und Jugendliche nicht empfohlen.
GA: Schwere Leber- oder Nierenschäden, Nierenarterienstenose, schwere Herzinsuffizienz, Hypokaliämie, Hyponatriämie, Hyperkalzämie, Hyperurikämie.
SST: Gegenanzeige im 2. und 3. Trimenon; im 1. Trimenon nicht empfohlen. Nicht stillen.
NW: Haut, Magen/Darm, Blut, Elektrolyte, Leber, Idiosynkrasie, Stoffwechsel (Diabetes, Anstieg von Harnsäure und Blutfetten), Orthostase, Augen (Aderhauterguss, akute Myopie, akutes Engwinkelglaukom), Herzrhythmusstörungen, erhöhtes Risiko von nicht-melanozytärem Hautkrebs.
WW: Kombination mit Aliskiren nicht empfohlen, bei Patienten mit Nierenschäden oder Diabetes kontraindiziert.
Nicht empfohlen: Lithium, duale Blockade des Renin-Angiotensin-Aldosteron-Systems.
Vorsicht: Kalium (Hyperkaliämie), andere Blutdrucksenker (verstärkt), Curare (verstärkt); Kortikoide, Carbenoxolon, Amphotericin (verstärken Hypokaliämie). Antidiabetika (Dosisanpassung), Digitalis, QT-verlängernde Substanzen (Herzrhythmusstörungen).
WH: Vorsicht bei schwerer Herzinsuffizienz, Natrium- oder Volumenmangel, Klappenstenosen. Kontrollen: Elektrolyte (Kalium), Glukose, Lipide. Verkehrshinweis. Positive Dopingtests möglich.
PG: 30 ST (2) (EKO: G) [€ 13,75]

Valsarcomp 160 mg/12,5 mg - Filmtabletten 10B06
(Z.Nr. 1-30692) RP. P. C09DA03
ZI: Genericon Pharma, Graz
Z: 1 Filmtablette enthält: Valsartan 160 mg, Hydrochlorothiazid 12,5 mg, Tablettenkern: Cellulose, mikrokristalline, Lactose monohydrat 71,94 mg, Croscarmellose natrium (entspr. Natrium < 1 mmol) (entspr. → < 23 mg), Povidon, Talkum, Magnesium stearat, Siliciumdioxid, hochdisperses; Filmüberzug: Poly(vinylalkohol), Talkum, Titandioxid, Macrogol, Eisenoxid rot, Gelborange S 0,56 mg, Lecithin 0,5 mg (entspr. Sojaöl).
Kurzinformation: siehe Valsarcomp 80 mg/12,5 mg - Filmtabletten, → S. 1491
PG: 30 ST (2) (EKO: G) [€ 13,75]

Valsarcomp 160 mg/25 mg - Filmtabletten 10B06
(Z.Nr. 1-30693) RP. P. C09DA03
ZI: Genericon Pharma, Graz
Z: 1 Filmtablette enthält: Valsartan 160 mg, Hydrochlorothiazid 25 mg, Tablettenkern: Cellulose, mikrokristalline, Lactose monohydrat 59,44 mg, Croscarmellose natrium (entspr. Natrium < 1 mmol) (entspr. → < 23 mg), Povidon, Talkum, Magnesium stearat, Siliciumdioxid, hochdisperses; Filmüberzug: Poly(vinylalkohol), Talkum, Titandioxid, Macrogol, Eisenoxid gelb, Lecithin 0,5 mg (entspr. Sojaöl), Eisenoxid rot, Eisenoxid schwarz.
Kurzinformation: siehe Valsarcomp 80 mg/12,5 mg - Filmtabletten, → S. 1491
PG: 30 ST (2) (EKO: G) [€ 16,45]

Valsarcomp 320 mg/12,5 mg - Filmtabletten 10B06
(Z.Nr. 1-30694) RP. P. nicht im Handel. C09DA03

Valsarcomp 320 mg/25 mg - Filmtabletten 10B06
(Z.Nr. 1-30695) RP. P. C09DA03
ZI: Genericon Pharma, Graz
Z: 1 Filmtablette enthält: Valsartan 320 mg, Hydrochlorothiazid 25 mg, Tablettenkern: Cellulose, mikrokristalline, Lactose monohydrat 143,88 mg, Croscarmellose natrium (entspr. Natrium < 1 mmol) (entspr. → < 23 mg), Povidon, Talkum, Magnesium stearat, Siliciumdioxid, hochdisperses; Filmüberzug: Poly(vinylalkohol), Talkum, Titandioxid, Macrogol, Eisenoxid gelb, Lecithin 1,01 mg (entspr. Sojaöl), Eisenoxid rot.
Kurzinformation: siehe Valsarcomp 80 mg/12,5 mg - Filmtabletten, → S. 1491
PG: 30 ST (2) (EKO: G) [€ 16,45]

Valsartan 1A Pharma 80 mg - Filmtabletten 10A08
(Z.Nr. 1-29516) RP. P. C09CA03
ZI: 1A Pharma, Wien
Z: 1 Filmtablette enthält: Valsartan 80 mg, Tablettenkern: Cellulose, mikrokristalline, Crospovidon, Siliciumdioxid, hochdispers, wasserfrei, Magnesium stearat; Filmüberzug: Hypromellose, Titandioxid, Macrogol 8000, Eisenoxid rot, Eisenoxid gelb.
Kurzinformation: siehe Valsacor 80 mg - Filmtabletten, → S. 1491
PG: 28 ST (2) (EKO: G) [€ 10,10]

Valsartan 1A Pharma 160 mg - Filmtabletten 10A08
(Z.Nr. 1-29517) RP. P. C09CA03
ZI: 1A Pharma, Wien
Z: 1 Filmtablette enthält: Valsartan 160 mg, Tablettenkern: Cellulose, mikrokristalline, Crospovidon, Siliciumdioxid, hochdispers, wasserfrei, Magnesium stearat; Filmüberzug: Hypromellose, Titandioxid, Macrogol 8000, Eisenoxid rot, Eisenoxid gelb, Eisenoxid schwarz.
Kurzinformation: siehe Valsacor 80 mg - Filmtabletten, → S. 1491
PG: 28 ST (2) (EKO: G) [€ 10,10]

Valsartan Actavis 40 mg - Filmtabletten 10A08
(Z.Nr. 1-28263) RP. P. C09CA03
ZI: Actavis Group PTC, Hafnarfjördur, Island
Z: 1 Filmtablette enthält: Valsartan 40 mg, Tablettenkern: Lactose monohydrat 21,11 mg, Cellulose, mikrokristalline, Croscarmellose natrium, Povidon K29-32, Talkum, Magnesium stearat, Siliciumdioxid, hochdisperses; Tablettenfilm: Poly(vinylalkohol), Macrogol 3350, Talkum, Lecithin 0,126 mg, Sojaöl, Titandioxid, Eisenoxid gelb.
Kurzinformation: siehe Valsacor 40 mg - Filmtabletten, → S. 1490
PG: 30 ST (2) (EKO: G) [€ 13,40]

V

Valsartan Actavis 80 mg - Filmtabletten 10A08
(Z.Nr. 1-28264) RP. P. C09CA03
ZI: Actavis Group PTC, Hafnarfjördur, Island
Z: 1 Filmtablette enthält: Valsartan 80 mg, Tablettenkern: Lactose monohydrat 42,22 mg, Cellulose, mikrokristalline, Croscarmellose natrium, Povidon K29-32, Talkum, Magnesium stearat, Siliciumdioxid, hochdisperses; Tablettenfilm: Poly(vinylalkohol), Macrogol 3350, Talkum, Lecithin 0,252 mg, Sojaöl, Titandioxid, Eisenoxid gelb, Eisenoxid rot.
Kurzinformation: siehe Valsacor 80 mg - Filmtabletten, → S. 1491
PG: 30 ST (2) (EKO: G) [€ 11,85]

Valsartan Actavis 160 mg - Filmtabletten 10A08
(Z.Nr. 1-28265) RP. P. C09CA03
ZI: Actavis Group PTC, Hafnarfjördur, Island
Z: 1 Filmtablette enthält: Valsartan 160 mg, Tablettenkern: Lactose monohydrat 84,44 mg, Cellulose, mikrokristalline, Croscarmellose natrium, Povidon K29-32, Talkum, Magnesium stearat, Siliciumdioxid, hochdisperses; Tablettenfilm: Poly(vinylalkohol), Macrogol 3350, Talkum, Lecithin 0,504 mg, Sojaöl, Titandioxid, Eisenoxid gelb, Eisenoxid rot.
Kurzinformation: siehe Valsacor 80 mg - Filmtabletten, → S. 1491
PG: 30 ST (2) (EKO: G) [€ 11,85]

Valsartan G.L. 40 mg - Filmtabletten 10A08
(Z.Nr. 1-30635) RP. P. nicht im Handel. C09CA03

Valsartan G.L. 80 mg - Filmtabletten 10A08
(Z.Nr. 1-30639) RP. P. C09CA03
ZI: G.L. Pharma, Lannach
Z: 1 Filmtablette enthält: Valsartan 80 mg, Tablettenkern: Cellulose, mikrokristalline, Crospovidon, Magnesium stearat, Siliciumdioxid, hochdisperses, Stärke, vorverkleistert; Tablettenfilm: Opadry II 85G64757 (entspr. Poly(vinylalkohol), teilweise hydrolysiert) (entspr. Titandioxid) (entspr. Talkum) (entspr. Macrogol 3350) (entspr. Soja-Lecithin 0,144 mg) (entspr. Eisenoxid rot) (entspr. Eisenoxid schwarz) (entspr. Eisenoxid gelb).
Kurzinformation: siehe Valsacor 80 mg - Filmtabletten, → S. 1491
PG: 30 ST (2) (EKO: G) [€ 11,75]

Valsartan G.L. 160 mg - Filmtabletten 10A08
(Z.Nr. 1-30645) RP. P. C09CA03
ZI: G.L. Pharma, Lannach
Z: 1 Filmtablette enthält: Valsartan 160 mg, Tablettenkern: Cellulose, mikrokristalline, Crospovidon, Magnesium stearat, Siliciumdioxid, hochdisperses, Stärke, vorverkleistert; Tablettenfilm: Opadry II 85G62511 (entspr. Poly(vinylalkohol), teilweise hydrolysiert) (entspr. Titandioxid) (entspr. Talkum) (entspr. Macrogol 3350) (entspr. Eisenoxid gelb) (entspr. Soja-Lecithin 0,288 mg) (entspr. Eisenoxid rot) (entspr. Eisenoxid schwarz).
Kurzinformation: siehe Valsacor 80 mg - Filmtabletten, → S. 1491
PG: 30 ST (2) (EKO: G) [€ 11,75]

Valsartan G.L. 320 mg - Filmtabletten 10A08
(Z.Nr. 1-30646) RP. P. nicht im Handel. C09CA03

Valsartan Genericon 40 mg - Filmtabletten 10A08
(Z.Nr. 1-29605) RP. P. nicht im Handel. C09CA03

V

Valsartan Genericon 80 mg - Filmtabletten 10A08
(Z.Nr. 1-29606) RP. P. n.l. C09CA03
ZI: Genericon Pharma, Graz
Z: 1 Filmtablette enthält: Valsartan 80 mg, Tablettenkern: Cellulose, mikrokristalline, Maisstärke, vorverkleistert, Crospovidon, Magnesium stearat, Siliciumdioxid, hochdisperses; Filmüberzug: Opadry II pink 85G64757: (entspr. Poly(vinylalkohol), partiell hydrolysiert) (entspr. Titandioxid) (entspr. Talkum) (entspr. Macrogol 3350) (entspr. Soja-Lecithin 0,144 mg) (entspr. Eisenoxid rot) (entspr. Eisenoxid schwarz) (entspr. Eisenoxid gelb).
PG: 30 ST (2) (EKO: G) [€ 13,75 n.l.]

Valsartan Genericon 160 mg - Filmtabletten 10A08
(Z.Nr. 1-29607) RP. P. n.l. C09CA03
ZI: Genericon Pharma, Graz
Z: 1 Filmtablette enthält: Valsartan 160 mg, Tablettenkern: Cellulose, mikrokristalline, Maisstärke, vorverkleistert, Crospovidon, Magnesium stearat, Siliciumdioxid, hochdisperses; Filmüberzug: Opadry II gelb 85-G-62511: (entspr. Poly(vinylalkohol), partiell hydrolysiert) (entspr. Titandioxid) (entspr. Talkum) (entspr. Macrogol 3350) (entspr. Soja-Lecithin 0,288 mg) (entspr. Eisenoxid gelb) (entspr. Eisenoxid rot) (entspr. Eisenoxid schwarz).
PG: 30 ST (2) (EKO: G) [€ 13,75 n.l.]

Valsartan Genericon 320 mg - Filmtabletten 10A08
(Z.Nr. 1-29608) RP. P. n.l. C09CA03
ZI: Genericon Pharma, Graz
Z: 1 Filmtablette enthält: Valsartan 320 mg, Tablettenkern: Cellulose, mikrokristalline, Maisstärke, vorverkleistert, Crospovidon, Magnesium stearat, Siliciumdioxid, hochdisperses; Filmüberzug: Opadry II brown 85G66705: (entspr. Poly(vinylalkohol), partiell hydrolysiert) (entspr. Titandioxid) (entspr. Talkum) (entspr. Macrogol 3350) (entspr. Soja-Lecithin 0,576 mg) (entspr. Indigocarmin Aluminiumlack) (entspr. Eisenoxid rot) (entspr. Eisenoxid gelb) (entspr. Eisenoxid schwarz).
PG: 30 ST (2) (EKO: G) [€ 16,45 n.l.]

Valsartan mibe 40 mg - Filmtabletten 10A08
(Z.Nr. 1-28771) RP. P. nicht im Handel. C09CA03

Valsartan mibe 80 mg - Filmtabletten 10A08
(Z.Nr. 1-28772) RP. P. nicht im Handel. C09CA03

Valsartan mibe 160 mg - Filmtabletten 10A08
(Z.Nr. 1-28773) RP. P. nicht im Handel. C09CA03

Valsartan mibe 320 mg - Filmtabletten 10A08
(Z.Nr. 1-28774) RP. P. nicht im Handel. C09CA03

Valsartan +pharma 40 mg - Filmtabletten 10A08
(Z.Nr. 1-30676) RP. P. nicht im Handel. C09CA03

Valsartan +pharma 80 mg - Filmtabletten 10A08
(Z.Nr. 1-30677) RP. P. n.l. C09CA03
ZI: +pharma Arzneimittel, Graz
Z: 1 Filmtablette enthält: Valsartan 80 mg, Tablettenkern: Cellulose, mikrokristalline, Stärke, vorverkleistert, Crospovidon, Magnesium stearat, Siliciumdioxid, hochdisperses; Filmüberzug: Opadry II pink 85G64757: (entspr. Poly(vinylalkohol), partiell hydrolysiert) (entspr. Titandioxid) (entspr. Talkum) (entspr. Macrogol 3350) (entspr. Soja-Lecithin 0,144 mg) (entspr. Eisenoxid rot) (entspr. Eisenoxid schwarz) (entspr. Eisenoxid gelb).
PG: 30 ST (2) (EKO: G) [€ 10,80 n.l.]

Valsartan +pharma 160 mg - Filmtabletten 10A08
(Z.Nr. 1-30678) RP. P. n.l. C09CA03
ZI: +pharma Arzneimittel, Graz
Z: 1 Filmtablette enthält: Valsartan 160 mg, Tablettenkern: Cellulose, mikrokristalline, Stärke, vorverkleistert, Crospovidon, Magnesium stearat, Siliciumdioxid, hochdisperses; Filmüberzug: Opadry II yellow 85G62511: (entspr. Poly(vinylalkohol), partiell hydrolysiert) (entspr. Titandioxid) (entspr. Talkum) (entspr. Macrogol 3350) (entspr. Eisenoxid gelb 0,288 mg) (entspr. Soja-Lecithin) (entspr. Eisenoxid gelb) (entspr. Eisenoxid rot) (entspr. Eisenoxid schwarz).
PG: 30 ST (2) (EKO: G) [€ 10,80 n.l.]

Valsartan +pharma 320 mg - Filmtabletten 10A08
(Z.Nr. 1-30679) RP. P. nicht im Handel. C09CA03

Valsartan ratiopharm 40 mg - Filmtabletten 10A08
(Z.Nr. 1-29312) RP. P. C09CA03
ZI: Teva, Haarlem, Niederlande
Z: 1 Filmtablette enthält: Valsartan 40 mg, Tablettenkern: Cellulose, mikrokristalline, Povidon K30, Siliciumdioxid, hochdisperses, Croscarmellose natrium, Magnesium stearat; Filmüberzug: Opadry II gelb: (entspr. Poly(vinylalkohol), partiell hydrolysiert) (entspr. Titandioxid) (entspr. Macrogol) (entspr. Talkum) (entspr. Eisenoxid gelb).
Kurzinformation: siehe Valsacor 40 mg - Filmtabletten, → S. 1490
PG: 30 ST (2) (EKO: G) [€ 10,90]

Valsartan ratiopharm 80 mg - Filmtabletten 10A08
(Z.Nr. 1-29313) RP. P. n.l. C09CA03
ZI: Teva, Haarlem, Niederlande
Z: 1 Filmtablette enthält: Valsartan 80 mg, Tablettenkern: Cellulose, mikrokristalline, Povidon K30, Siliciumdioxid, hochdisperses, Croscarmellose natrium, Magnesium stearat; Filmüberzug: Opadry-II pink: (entspr. Poly(vinylalkohol), partiell hydrolysiert) (entspr. Titandioxid) (entspr. Macrogol) (entspr. Talkum) (entspr. Eisenoxid rot).
PG: 30 ST (2) (EKO: G) [€ 10,90 n.l.]

Valsartan ratiopharm 160 mg - Filmtabletten 10A08
(Z.Nr. 1-29315) RP. P. n.l. C09CA03
ZI: Teva, Haarlem, Niederlande
Z: 1 Filmtabletten enthält: Valsartan 160 mg, Tablettenkern: Cellulose, mikrokristalline, Povidon K30, Siliciumdioxid, hochdisperses, Croscarmellose natrium, Magnesium stearat; Filmüberzug: Opadry II gelb: (entspr. Poly(vinylalkohol), partiell hydrolysiert) (entspr. Titandioxid) (entspr. Macrogol) (entspr.

Talkum) (entspr. Eisenoxid gelb) (entspr. Eisenoxid rot).
PG: 30 ST (2) (EKO: G) [€ 10,90 n.l.]

Valsartan ratiopharm 320 mg - Filmtabletten 10A08
(Z.Nr. 1-30413) RP. P. n.l. C09CA03
ZI: Teva, Haarlem, Niederlande
Z: 1 Filmtablette enthält: Valsartan 320 mg, Tablettenkern: Cellulose, mikrokristalline, Povidon K30, Siliciumdioxid, hochdispers, wasserfrei, Croscarmellose natrium, Magnesium stearat; Filmüberzug: Opadry II braun: (entspr. Poly(vinylalkohol), partiell hydrolysiert) (entspr. Titandioxid) (entspr. Macrogol) (entspr. Talkum) (entspr. Eisenoxid rot) (entspr. Eisenoxid schwarz).
PG: 30 ST (2) (EKO: G) [€ 10,90 n.l.]

Valsartan Sandoz 80 mg - Filmtabletten 10A08
(Z.Nr. 1-29521) RP. P. C09CA03
ZI: Sandoz, Kundl
Z: 1 Filmtablette enthält: Valsartan 80 mg, Tablettenkern: Cellulose, mikrokristalline, Crospovidon, Siliciumdioxid, hochdispers, wasserfrei, Magnesium stearat; Filmüberzug: Hypromellose, Titandioxid, Macrogol 8000, Eisenoxid rot, Eisenoxid gelb.
Kurzinformation: siehe Valsacor 80 mg - Filmtabletten, → S. 1491
PG: 28 ST (2) (EKO: G) [€ 10,90]

Valsartan Sandoz 160 mg - Filmtabletten 10A08
(Z.Nr. 1-29522) RP. P. C09CA03
ZI: Sandoz, Kundl
Z: 1 Filmtablette enthält: Valsartan 160 mg, Tablettenkern: Cellulose, mikrokristalline, Crospovidon, Siliciumdioxid, hochdispers, wasserfrei, Magnesium stearat; Filmüberzug: Hypromellose, Titandioxid, Macrogol 8000, Eisenoxid rot, Eisenoxid gelb, Eisenoxid schwarz.
Kurzinformation: siehe Valsacor 80 mg - Filmtabletten, → S. 1491
PG: 28 ST (2) (EKO: G) [€ 10,90]

Valsartan Sandoz 320 mg - Filmtabletten 10A08
(Z.Nr. 1-29525) RP. P. C09CA03
ZI: Sandoz, Kundl
Z: 1 Filmtablette enthält: Valsartan 320 mg, Tablettenkern: Cellulose, mikrokristalline, Crospovidon, Siliciumdioxid, hochdispers, wasserfrei, Magnesium stearat; Filmüberzug: Hypromellose, Titandioxid, Macrogol 8000, Eisenoxid rot, Eisenoxid gelb, Eisenoxid schwarz.
EW: Angiotensin II-Rezeptor-Antagonist.
AG: Essentielle Hypertonie.
AA: Oral mit Flüssigkeit.
DO: 1mal tgl. 80 mg, bei Bedarf auf 1mal tgl. 160 mg erhöhen. MTD 320 mg.
GA: Schwere Leber-, Nierenschäden, primärer Hyperaldosteronismus.
SST: Gegenanzeige im 2. und 3. Trimenon; im 1. Trimenon und in der Stillzeit nicht empfohlen.
NW: Abnahme des Hämoglobins und Hämatokrits, Neutropenie, Überempfindlich- keit, Erhöhungen von Kreatinin, Kalium und Gesamtbilirubin, Haut.
WW: Aliskiren (Kontraindiziert bei Diabetes oder Nierenschäden, sonst nicht empfohlen). Duale Blockade des Renin-Angiotensin-Aldosteron-Systems oder Lithium nicht empfohlen. Vorsicht: Kalium (Hyperkaliämie), andere Blutdrucksenker verstärkt; Antiphlogistika (Niere).
WH: Vorsicht bei schwerer Herzinsuffizienz, Natrium- und/oder Volumenmangel, Nierenarterienstenose, Herzklappenstenose, keine Erfahrungen bei Nieren- transplantation. Auf Angioödeme achten. Verkehrshinweis.
PG: 28 ST (2) (EKO: G) [€ 10,90]

Valsartan Stada 40 mg - Filmtabletten 10A08
(Z.Nr. 1-28989) RP. P. nicht im Handel. C09CA03

Valsartan Stada 80 mg - Filmtabletten 10A08
(Z.Nr. 1-28990) RP. P. C09CA03
ZI: Stada Arzneimittel, Wien
Z: 1 Filmtablette enthält: Valsartan 80 mg, Tablettenkern: Lactose monohydrat 37,74 mg, Cellulosepulver, Hypromellose, Croscarmellose natrium, Siliciumdioxid, hochdisperses, Magnesium stearat; Filmüberzug: Hypromellose, Macrogol 8000, Titandioxid, Talkum, Eisenoxid rot.
Kurzinformation: siehe Valsacor 80 mg - Filmtabletten, → S. 1491
PG: 30 ST (2) (EKO: G) [€ 10,80]

Valsartan Stada 160 mg - Filmtabletten 10A08
(Z.Nr. 1-28991) RP. P. C09CA03
ZI: Stada Arzneimittel, Wien
Z: 1 Filmtablette enthält: Valsartan 160 mg, Tablettenkern: Lactose monohydrat 75,48 mg, Cellulosepulver, Hypromellose, Croscarmellose natrium, Siliciumdioxid, hochdisperses, Magnesium stearat; Filmüberzug: Hypromellose, Macrogol 8000, Titandioxid, Talkum, Eisenoxid gelb.
Kurzinformation: siehe Valsacor 80 mg - Filmtabletten, → S. 1491
PG: 30 ST (2) (EKO: G) [€ 10,80]

Valsartan Stada 320 mg - Filmtabletten 10A08
(Z.Nr. 1-28992) RP. P. C09CA03
ZI: Stada Arzneimittel, Wien
Z: 1 Filmtablette enthält: Valsartan 320 mg, Tablettenkern: Lactose monohydrat 150,96 mg, Cellulosepulver, Hypromellose, Croscarmellose natrium, Siliciumdioxid, hochdisperses, Magnesium stearat; Filmüberzug: Hypromellose, Macrogol 8000, Titandioxid, Talkum, Eisenoxid gelb, Eisenoxid rot, Eisenoxid schwarz.
EW: Angiotensin II-Rezeptor-Antagonist.
AG: Essentielle Hypertonie.
AA: Oral mit Flüssigkeit.
DO: 1mal tgl. 80 mg, bei Bedarf auf 1mal tgl. 160 mg erhöhen. MTD 320 mg (bei Patienten über 80 kg KG). Kinder unter 35 kg KG: 1mal tgl. 40 mg, MTD 80 mg.
GA: Schwere Leber-, Nierenschäden, primärer Hyperaldosteronismus.
SST: Gegenanzeige im 2. und 3. Trimenon; im 1. Trimenon und in der Stillzeit nicht empfohlen.
NW: Abnahme des Hämoglobins und Hämatokrits, Neutropenie, Überempfindlich- keit, Erhöhungen von Kreatinin, Kalium und Gesamtbilirubin, Haut.
WW: Aliskiren (Kontraindiziert bei Diabetes oder Nierenschäden, sonst nicht empfohlen). Duale Blockade des Renin-Angiotensin-Aldosteron-Systems oder Lithium nicht empfohlen. Vorsicht: Kalium (Hyperkaliämie), andere Blutdrucksenker verstärkt; Antiphlogistika (Niere).
WH: Vorsicht bei schwerer Herzinsuffizienz, Natrium- und/oder Volumenmangel, Nierenarterienstenose, Herzklappenstenose, keine Erfahrungen bei Nieren- transplantation. Auf Angioödeme achten. Verkehrshinweis.
PG: 30 ST (2) (EKO: G) [€ 10,80]

Valsartan/HCT 1A Pharma 80 mg/12,5 mg - Filmtabletten 10B06
(Z.Nr. 1-29546) RP. P. C09DA03
ZI: 1A Pharma, Wien
Z: 1 Filmtablette enthält: Valsartan 80 mg, Hydrochlorothiazid 12,5 mg, Tablettenkern: Cellulose, mikrokristalline, Crospovidon, Magnesium stearat, Siliciumdioxid, hochdispers, wasserfrei; Filmüberzug: Hypromellose, Macrogol 8000, Talkum, Titandioxid, Eisenoxid rot, Eisenoxid gelb.
EW: Kombination Angiotensin II-Rezeptor-Antagonist + Diuretikum.
AG: Essentielle Hypertonie bei nicht ausreichender Monotherapie.
AA: Oral mit Flüssigkeit.
DO: Tgl. 1 Filmtablette. Für Kinder und Jugendliche nicht empfohlen.
GA: Schwere Leber- oder Nierenschäden, Hypokaliämie, Hyponatriämie, Hyperkalzämie, Hyperurikämie.
SST: Gegenanzeige im 2. und 3. Trimenon; im 1. Trimenon nicht empfohlen. Nicht stillen.
NW: Haut, Magen/Darm, Blut, Elektrolyte, Leber, Idiosynkrasie, Stoffwechsel (Diabetes, Anstieg von Harnsäure und Blutfetten), Orthostase, Herzrhythmusstörungen, erhöhtes Risiko von nicht-melanozytärem Hautkrebs.
WW: Aliskiren (Kontraindiziert bei Diabetes oder Niereninsuffizienz, sonst nicht empfohlen). Nicht empfohlen: Lithium, duale Blockade des Renin-Angiotensin-Aldosteron-Systems. Vorsicht: Kalium (Hyperkaliämie), andere Blutdrucksenker verstärkt, Curare verstärkt; Kortikoide, Carbenoxolon, Amphotericin verstärken Hypokaliämie, Antidiabetika (Dosisanpassung), Digitalis, QT-verlängernde Substanzen (Rhythmusstörungen).
WH: Vorsicht bei schwerer Herzinsuffizienz, Natrium- oder Volumenmangel, Klappenstenosen. Kontrollen: Elektrolyte (Kalium), Glukose, Lipide. Verkehrshinweis. Positive Dopingtests möglich.
PG: 28 ST (2) (EKO: G) [€ 10,10]

Valsartan/HCT 1A Pharma 160 mg/12,5 mg - Filmtabletten 10B06
(Z.Nr. 1-29547) RP. P. C09DA03
ZI: 1A Pharma, Wien
Z: 1 Filmtablette enthält: Valsartan 160 mg, Hydrochlorothiazid 12,5 mg, Tablettenkern: Cellulose, mikrokristalline, Crospovidon, Magnesium stearat, Siliciumdioxid, hochdispers, wasserfrei; Filmüberzug: Hypromellose, Macrogol 8000, Talkum, Titandioxid, Eisenoxid rot.
Kurzinformation: siehe Valsartan/HCT 1A Pharma 80 mg/12,5 mg - Filmtabletten, → S. 1493
PG: 28 ST (2) (EKO: G) [€ 10,10]

V

Valsartan/HCT 1A Pharma 160 mg/25 mg - Filmtabletten 10B06
(Z.Nr. 1-29548) RP. P. C09DA03
ZI: 1A Pharma, Wien
Z: 1 Filmtablette enthält: Valsartan 160 mg, Hydrochlorothiazid 25 mg, Tablettenkern: Cellulose, mikrokristalline, Crospovidon, Magnesium stearat, Siliciumdioxid, hochdispers, wasserfrei; Filmüberzug: Hypromellose, Macrogol 4000, Talkum, Titandioxid, Eisenoxid rot, Eisenoxid gelb, Eisenoxid schwarz.
Kurzinformation: siehe Valsartan/HCT 1A Pharma 80 mg/12,5 mg - Filmtabletten, → S. 1493
PG: 28 ST (2) (EKO: G) [€ 10,10]

Valsartan/HCT Actavis 80 mg/12,5 mg - Filmtabletten 10B06
(Z.Nr. 1-28540) RP. P. C09DA03
ZI: Actavis Group PTC, Hafnarfjördur, Island
Z: 1 Filmtablette enthält: Valsartan 80 mg, Hydrochlorothiazid 12,5 mg, Cellulose, mikrokristalline, Lactose monohydrat 29,72 mg, Croscarmellose natrium, Povidon K29-32, Talkum, Magnesium stearat, Siliciumdioxid, kolloidales; Filmüberzug: Poly(vinylalkohol), Talkum, Titandioxid, Macrogol 3350, Lecithin 0,25 mg, Sojaöl, Eisenoxid rot, Eisenoxid gelb, Eisenoxid schwarz.
EW: Kombination Angiotensin II-Rezeptor-Antagonist + Diuretikum.
AG: Essentielle Hypertonie bei nicht ausreichender Monotherapie.
AA: Oral mit Flüssigkeit.
DO: Tgl. 1 Filmtablette. Für Kinder und Jugendliche nicht empfohlen.
GA: Schwere Leber- oder Nierenschäden, Hypokaliämie, Hyponatriämie, Hyperkalzämie, Hyperurikämie.
SST: Gegenanzeige im 2. und 3. Trimenon; im 1. Trimenon nicht empfohlen. Nicht stillen.
NW: Haut, Magen/Darm, Blut, Elektrolyte, Leber, Idiosynkrasie, Stoffwechsel (Diabetes, Anstieg von Harnsäure und Blutfetten), Orthostase, Herzrhythmusstörungen, erhöhtes Risiko von nicht-melanozytärem Hautkrebs, Auge (akutes Engwinkelglaukom, akute Myopie, Aderhauterguss).
WW: Aliskiren (Kontraindiziert bei Diabetes oder Niereninsuffizienz, sonst nicht empfohlen). Nicht empfohlen: Lithium, duale Blockade des Renin-Angiotensin-Aldosteron-Systems. Vorsicht: Kalium (Hyperkaliämie), andere Blutdrucksenker verstärkt, Curare verstärkt; Kortikoide, Carbenoxolon, Amphotericin verstärken Hypokaliämie, Antidiabetika (Dosisanpassung), Digitalis, QT-verlängernde Substanzen (Rhythmusstörungen).
WH: Vorsicht bei schwerer Herzinsuffizienz, Natrium- oder Volumenmangel, Klappenstenosen. Kontrollen: Elektrolyte (Kalium), Glukose, Lipide. Verkehrshinweis. Positive Dopingtests möglich.
PG: 30 ST (2) (EKO: G) [€ 11,85]

Valsartan/HCT Actavis 160 mg/12,5 mg - Filmtabletten 10B06
(Z.Nr. 1-28541) RP. P. C09DA03
ZI: Actavis Group PTC, Hafnarfjördur, Island
Z: 1 Filmtablette enthält: Valsartan 160 mg, Hydrochlorothiazid 12,5 mg, Cellulose, mikrokristalline, Lactose monohydrat 71,94 mg, Croscarmellose natrium, Povidon K29-32, Talkum, Magnesium stearat, Siliciumdioxid, kolloidales; Filmüberzug: Poly(vinylalkohol), Talkum, Titandioxid, Macrogol 3350, Lecithin 0,5 mg, Sojaöl, Eisenoxid rot, Gelborange S 0,56 mg.
Kurzinformation: siehe Valsartan/HCT Actavis 80 mg/12,5 mg - Filmtabletten, → S. 1494
PG: 30 ST (2) (EKO: G) [€ 11,85]

Valsartan/HCT Actavis 160 mg/25 mg - Filmtabletten 10B06
(Z.Nr. 1-28542) RP. P. C09DA03
ZI: Actavis Group PTC, Hafnarfjördur, Island
Z: 1 Filmtablette enthält: Valsartan 160 mg, Hydrochlorothiazid 25 mg, Cellulose, mikrokristalline, Lactose monohydrat 59,44 mg, Croscarmellose natrium, Povidon K29-32, Talkum, Magnesium stearat, Siliciumdioxid, kolloidales; Filmüberzug: Poly(vinylalkohol), Talkum, Titandioxid, Macrogol 3350, Lecithin 0,5 mg, Sojaöl, Eisenoxid rot, Eisenoxid gelb, Eisenoxid schwarz.
Kurzinformation: siehe Valsartan/HCT Actavis 80 mg/12,5 mg - Filmtabletten, → S. 1494
PG: 30 ST (2) (EKO: G) [€ 11,85]

Valsartan/HCT G.L. 80 mg/12,5 mg - Filmtabletten 10B06
(Z.Nr. 1-30658) RP. P. C09DA03
ZI: G.L. Pharma, Lannach
Z: 1 Filmtablette enthält: Valsartan 80 mg, Hydrochlorothiazid 12,5 mg, Tablettenkern: Cellulose, mikrokristalline, Crospovidon, Natriumstärkeglykolat (entspr. Natrium 1,73 mg), Magnesium stearat, Siliciumdioxid, hochdisperses; Tablettenfilm: Poly(vinylalkohol), teilweise hydrolysiert, Titandioxid, Talkum, Macrogol 3350, Soja-Lecithin 0,135 mg, Eisenoxid rot, Eisenoxid schwarz, Eisenoxid gelb.
EW: Kombination Angiotensin II-Rezeptor-Antagonist + Diuretikum.
AG: Essentielle Hypertonie bei nicht ausreichender Monotherapie.
AA: Oral mit Flüssigkeit.
DO: Tgl. 1 Filmtablette. Für Kinder und Jugendliche nicht empfohlen.
GA: Schwere Leber- oder Nierenschäden, Hypokaliämie, Hyponatriämie, Hyperkalzämie, Hyperurikämie.
SST: Gegenanzeige im 2. und 3. Trimenon; im 1. Trimenon nicht empfohlen. Nicht stillen.
NW: Haut, Magen/Darm, Blut, Elektrolyte, Leber, Idiosynkrasie, Stoffwechsel (Diabetes, Anstieg von Harnsäure und Blutfetten), Orthostase, Herzrhythmusstörungen, erhöhtes Risiko von nicht-melanozytärem Hautkrebs, Augen (Aderhauterguss, transiente Myopie, akutes Engwinkelglaukom).
WW: Kombination mit Aliskiren nicht empfohlen, bei Patienten mit Nierenschäden oder Diabetes kontraindiziert.
Nicht empfohlen: Lithium, duale Blockade des Renin-Angiotensin-Aldosteron-Systems.
Vorsicht: Kalium (Hyperkaliämie), andere Blutdrucksenker verstärkt, Curare verstärkt; kaliuretische Diuretika, Kortikosteroide, Laxanzien, ACTH, Amphotericin, Carbenoxolon, Penicillin G, Salicylsäure, Salicylate verstärken Hypokaliämie, Antidiabetika (Dosisanpassung), Digitalis, QT-verlängernde Substanzen (Rhythmusstörungen), Rifampicin, Ciclosporin, Ritonavir.
WH: Vorsicht bei schwerer Herzinsuffizienz, Natrium- oder Volumenmangel, Klappenstenosen. Kontrollen: Elektrolyte (Kalium), Glukose, Lipide. Verkehrshinweis. Positive Dopingtests möglich.
PG: 30 ST (2) (EKO: G) [€ 11,75]

Valsartan/HCT G.L. 160 mg/12,5 mg - Filmtabletten 10B06
(Z.Nr. 1-30659) RP. P. C09DA03
ZI: G.L. Pharma, Lannach
Z: 1 Filmtablette enthält: Valsartan 160 mg, Hydrochlorothiazid 12,5 mg, Tablettenkern: Cellulose, mikrokristalline, Crospovidon, Natriumstärkeglykolat (entspr. Natrium 3,45 mg), Magnesium stearat, Siliciumdioxid, hochdisperses; Tablettenfilm: Poly(vinylalkohol), teilweise hydrolysiert, Titandioxid, Talkum, Macrogol 3350, Soja-Lecithin 0,27 mg, Eisenoxid rot, Eisenoxid schwarz, Eisenoxid gelb.
Kurzinformation: siehe Valsartan/HCT G.L. 80 mg/12,5 mg - Filmtabletten, → S. 1494
PG: 30 ST (2) (EKO: G) [€ 11,75]

Valsartan/HCT G.L. 160 mg/25 mg - Filmtabletten 10B06
(Z.Nr. 1-30660) RP. P. C09DA03
ZI: G.L. Pharma, Lannach
Z: 1 Filmtablette enthält: Valsartan 160 mg, Hydrochlorothiazid 25 mg, Tablettenkern: Cellulose, mikrokristalline, Crospovidon, Natriumstärkeglykolat (entspr. Natrium 3,45 mg), Magnesium stearat, Siliciumdioxid, hochdisperses; Tablettenfilm: Poly(vinylalkohol), teilweise hydrolysiert, Titandioxid, Talkum, Macrogol 3350, Soja-Lecithin 0,27 mg, Eisenoxid rot, Eisenoxid gelb.
Kurzinformation: siehe Valsartan/HCT G.L. 80 mg/12,5 mg - Filmtabletten, → S. 1494
PG: 30 ST (2) (EKO: G) [€ 11,75]

Valsartan/HCT G.L. 320 mg/12,5 mg - Filmtabletten 10B06
(Z.Nr. 1-30661) RP. P. nicht im Handel. C09DA03

Valsartan/HCT G.L. 320 mg/25 mg - Filmtabletten 10B06
(Z.Nr. 1-30662) RP. P. nicht im Handel. C09DA03

Valsartan/Hydrochlorothiazid Krka 80 mg/12,5 mg - Filmtabletten 10B06
(Z.Nr. 1-28525) RP. P. C09DA03
ZI: Krka, Novo Mesto, Slowenien
Z: 1 Filmtablette enthält: Valsartan 80 mg, Hydrochlorothiazid 12,5 mg, Tablettenkern: Cellulose, mikrokristalline, Lactose monohydrat 16,27 mg, Magnesium stearat, Croscarmellose natrium, Povidon K25, Siliciumdioxid, hochdisperses; Filmüberzug: Hypromellose, Titandioxid, Macrogol 4000, Eisenoxid rot, Eisenoxid gelb.
Kurzinformation: siehe Valsartan/HCT 1A Pharma 80 mg/12,5 mg - Filmtabletten, → S. 1493
PG: 30 ST (2) (EKO: G) [€ 11,65]

Valsartan/Hydrochlorothiazid Krka 160 mg/12,5 mg - Filmtabletten 10B06
(Z.Nr. 1-28526) RP. P. C09DA03
ZI: Krka, Novo Mesto, Slowenien
Z: 1 Filmtablette enthält: Valsartan 160 mg, Hydrochlorothiazid 12,5 mg, Tablettenkern: Cellulose, mikrokristalline, Lactose monohydrat 44,41 mg, Magnesium stearat, Croscarmellose natrium, Povidon K25, Siliciumdioxid, hochdisperses; Filmüberzug: Hypromellose, Titandioxid, Macrogol 4000, Eisenoxid rot.
Kurzinformation: siehe Valsartan/HCT 1A Pharma 80 mg/12,5 mg - Filmtabletten, → S. 1493
PG: 30 ST (2) (EKO: G) [€ 11,65]

Valsartan/Hydrochlorothiazid Krka 160 mg/25 mg - Filmtabletten 10B06
(Z.Nr. 1-28527) RP. P. C09DA03
ZI: Krka, Novo Mesto, Slowenien
Z: 1 Filmtablette enthält: Valsartan 160 mg, Hydrochlorothiazid 25 mg, Tablettenkern: Cellulose, mikrokristalline, Lactose monohydrat 32,54 mg, Magnesium stearat, Croscarmellose natrium, Povidon K25, Siliciumdioxid, hochdisperses; Filmüberzug: Hypromellose, Titandioxid, Macrogol 4000, Eisenoxid rot, Eisenoxid gelb.
Kurzinformation: siehe Valsartan/HCT 1A Pharma 80 mg/12,5 mg - Filmtabletten, → S. 1493
PG: 30 ST (2) (EKO: G) [€ 11,65]

Valsartan/Hydrochlorothiazid Krka 320 mg/12,5 mg - Filmtabletten 10B06
(Z.Nr. 1-30046) RP. P. nicht im Handel. C09DA03

Valsartan/Hydrochlorothiazid Krka 320 mg/25 mg - Filmtabletten 10B06
(Z.Nr. 1-30047) RP. P. nicht im Handel. C09DA03

Valsartan/HCT +pharma 80 mg/12,5 mg - Filmtabletten 10B06
(Z.Nr. 1-31509) RP. P. C09DA03
ZI: +pharma Arzneimittel, Graz
Z: 1 Filmtablette enthält: Valsartan 80 mg, Hydrochlorothiazid 12,5 mg, Tablettenkern: Cellulose, mikrokristalline, Lactose monohydrat 29,72 mg, Croscarmellose natrium, Povidon, Talkum, Magnesium stearat, Siliciumdioxid, hochdisperses; Filmüberzug: Poly(vinylalkohol), Talkum, Titandioxid, Macrogol, Soja-Lecithin 0,25 mg (entspr. Sojaöl), Eisenoxid rot, Eisenoxid gelb, Eisenoxid schwarz.
EW: Kombination Angiotensin II-Rezeptor-Antagonist + Diuretikum.
AG: Essentielle Hypertonie bei nicht ausreichender Monotherapie.
AA: Oral mit Flüssigkeit.
DO: Tgl. 1 Filmtablette. Für Kinder und Jugendliche nicht empfohlen.
GA: Schwere Leber- oder Nierenschäden, Hypokaliämie, Hyponatriämie, Hyperkalzämie, Hyperurikämie.
SST: Gegenanzeige im 2. und 3. Trimenon; im 1. Trimenon nicht empfohlen. Nicht stillen.
NW: Haut, Magen/Darm, Blut, Elektrolyte, Leber, Idiosynkrasie, Stoffwechsel (Diabetes, Anstieg von Harnsäure und Blutfetten), Augen (Aderhauterguss, akute Myopie, sekundäres Winkelverschlussglaukom), Orthostase, Herzrhythmusstörungen, erhöhtes Risiko von nicht-melanozytärem Hautkrebs.
WW: Aliskiren (Kontraindiziert bei Diabetes oder Niereninsuffizienz, sonst nicht empfohlen). Nicht empfohlen: Lithium, duale Blockade des Renin-Angiotensin-Aldosteron-Systems. Vorsicht: Kalium (Hyperkaliämie), andere Blutdrucksenker verstärkt, Curare verstärkt; Kortikoide, Carbenoxolon, Amphotericin verstärken Hypokaliämie, Antidiabetika (Dosisanpassung), Digitalis, QT-verlängernde Substanzen (Rhythmusstörungen).
WH: Vorsicht bei schwerer Herzinsuffizienz, Natrium- oder Volumenmangel, Klappenstenosen. Kontrollen: Elektrolyte (Kalium), Glukose, Lipide. Verkehrshinweis. Positive Dopingtests möglich.
PG: 30 ST (2) (EKO: G) [€ 10,80]

Valsartan/HCT +pharma 160 mg/12,5 mg - Filmtabletten 10B06
(Z.Nr. 1-31510) RP. P. C09DA03
ZI: +pharma Arzneimittel, Graz
Z: 1 Filmtablette enthält: Valsartan 160 mg, Hydrochlorothiazid 12,5 mg, Tablettenkern: Cellulose, mikrokristalline, Lactose monohydrat 71,94 mg, Croscarmellose natrium, Povidon, Talkum, Magnesium stearat, Siliciumdioxid, hochdisperses; Filmüberzug: Poly(vinylalkohol), Talkum, Macrogol, Titandioxid, Eisenoxid rot, Gelborange S 0,56 mg, Soja-Lecithin 0,5 mg (entspr. Sojaöl).
Kurzinformation: siehe Valsartan/HCT +pharma 80 mg/12,5 mg - Filmtabletten, → S. 1495
PG: 30 ST (2) (EKO: G) [€ 10,80]

Valsartan/HCT +pharma 160 mg/25 mg - Filmtabletten 10B06
(Z.Nr. 1-31511) RP. P. C09DA03
ZI: +pharma Arzneimittel, Graz
Z: 1 Filmtablette enthält: Valsartan 160 mg, Hydrochlorothiazid 25 mg, Tablettenkern: Cellulose, mikrokristalline, Lactose monohydrat 59,44 mg, Croscarmellose natrium, Povidon, Talkum, Magnesium stearat, Siliciumdioxid, hochdisperses; Filmüberzug: Poly(vinylalkohol), Talkum, Titandioxid, Macrogol, Eisenoxid gelb, Soja-Lecithin 0,5 mg (entspr. Sojaöl), Eisenoxid rot, Eisenoxid schwarz.
Kurzinformation: siehe Valsartan/HCT +pharma 80 mg/12,5 mg - Filmtabletten, → S. 1495
PG: 30 ST (2) (EKO: G) [€ 10,80]

Valsartan/HCT ratiopharm 80 mg/12,5 mg - Filmtabletten 10B06
(Z.Nr. 1-27777) RP. P. C09DA03
ZI: Teva, Haarlem, Niederlande
Z: 1 Filmtablette enthält: Valsartan 80 mg, Hydrochlorothiazid 12,5 mg, Tablettenkern: Siliciumdioxid, hochdispers, wasserfrei, Carboxymethylstärke, Natrium Typ A, Crospovidon, Cellulose, mikrokristalline, Maisstärke, Magnesium stearat; Filmüberzug: Hypromellose, Macrogol 8000, Talkum, Titandioxid, Gelborange S 0,029 mg, Eisenoxid rot.
Kurzinformation: siehe Valsartan/HCT 1A Pharma 80 mg/12,5 mg - Filmtabletten, → S. 1493
PG: 30 ST (2) (EKO: G) [€ 10,90]

Valsartan/HCT ratiopharm 160 mg/12,5 mg - Filmtabletten 10B06
(Z.Nr. 1-29334) RP. P. C09DA03
ZI: Teva, Haarlem, Niederlande
Z: 1 Filmtablette enthält: Valsartan 160 mg, Hydrochlorothiazid 12,5 mg, Tablettenkern: Cellulose, mikrokristalline, Croscarmellose natrium, Povidon K30, Magnesium stearat; Filmüberzug: Poly(vinylalkohol), partiell hydrolysiert, Macrogol, Talkum, Titandioxid, Eisenoxid rot, Eisenoxid schwarz.
Kurzinformation: siehe Valsartan/HCT 1A Pharma 80 mg/12,5 mg - Filmtabletten, → S. 1493
PG: 30 ST (2) (EKO: G) [€ 10,90]

Valsartan/HCT ratiopharm 160 mg/25 mg - Filmtabletten 10B06
(Z.Nr. 1-27778) RP. P. C09DA03
ZI: Teva, Haarlem, Niederlande
Z: 1 Filmtablette enthält: Valsartan 160 mg, Hydrochlorothiazid 25 mg, Tablettenkern: Siliciumdioxid, hochdispers, wasserfrei, Carboxymethylstärke, Natrium Typ A, Crospovidon, Cellulose, mikrokristalline, Maisstärke, Magnesium stearat; Filmüberzug: Hypromellose, Macrogol 8000, Talkum, Titandioxid, Eisenoxid rot, Eisenoxid schwarz, Eisenoxid gelb.
Kurzinformation: siehe Valsartan/HCT 1A Pharma 80 mg/12,5 mg - Filmtabletten, → S. 1493
PG: 30 ST (2) (EKO: G) [€ 10,90]

Valsartan/HCT ratiopharm 320 mg/12,5 mg - Filmtabletten 10B06
(Z.Nr. 1-30186) RP. P. n.l. C09DA03
ZI: Teva, Haarlem, Niederlande
Z: 1 Filmtablette enthält: Valsartan 320 mg, Hydrochlorothiazid 12,5 mg, Tablettenkern: Cellulose, mikrokristalline, Croscarmellose natrium, Povidon, Magnesium stearat; Filmüberzug: Opadry-II pink: (entspr. Poly(vinylalkohol), partiell hydrolysiert) (entspr. Titandioxid) (entspr. Macrogol 3350) (entspr. Talkum) (entspr. Eisenoxid gelb) (entspr. Eisenoxid rot).
PG: 30 ST (2) (EKO: G) [€ 10,90 n.l.]

Valsartan/HCT ratiopharm 320 mg/25 mg - Filmtabletten 10B06
(Z.Nr. 1-30187) RP. P. n.l. C09DA03
ZI: Teva, Haarlem, Niederlande
Z: 1 Filmtablette enthält: Valsartan 320 mg, Hydrochlorothiazid 25 mg, Tablettenkern: Cellulose, mikrokristalline, Croscarmellose natrium, Povidon, Magnesium stearat; Filmüberzug: Opadry II gelb: (entspr. Poly(vinylalkohol), partiell hydrolysiert) (entspr. Titandioxid) (entspr. Macrogol 3350) (entspr. Talkum) (entspr. Eisenoxid gelb).
PG: 30 ST (2) (EKO: G) [€ 10,90 n.l.]

Valsartan/HCT Sandoz 80 mg/12,5 mg - Filmtabletten 10B06
(Z.Nr. 1-29536) RP. P. C09DA03
ZI: Sandoz, Kundl
Z: 1 Filmtablette enthält: Valsartan 80 mg, Hydrochlorothiazid 12,5 mg, Tablettenkern: Cellulose, mikrokristalline, Crospovidon, Magnesium stearat, Siliciumdioxid, hochdispers, wasserfrei; Filmüberzug: Hypromellose, Macrogol 8000, Talkum, Titandioxid, Eisenoxid rot, Eisenoxid gelb.
Kurzinformation: siehe Valsartan/HCT 1A Pharma 80 mg/12,5 mg - Filmtabletten, → S. 1493
PG: 28 ST (2) (EKO: G) [€ 10,90]

Valsartan/HCT Sandoz 160 mg/12,5 mg - Filmtabletten 10B06
(Z.Nr. 1-29537) RP. P. C09DA03
ZI: Sandoz, Kundl
Z: 1 Filmtablette enthält: Valsartan 160 mg, Hydrochlorothiazid 12,5 mg, Tablettenkern: Cellulose, mikrokristalline, Crospovidon, Magnesium stearat, Siliciumdioxid, hochdispers, wasserfrei; Filmüberzug: Hypromellose, Macrogol 8000, Talkum, Titandioxid, Eisenoxid rot.
Kurzinformation: siehe Valsartan/HCT 1A Pharma 80 mg/12,5 mg - Filmtabletten, → S. 1493
PG: 28 ST (2) (EKO: G) [€ 10,90]

Valsartan/HCT Sandoz 160 mg/25 mg - Filmtabletten 10B06
(Z.Nr. 1-29538) RP. P. C09DA03
ZI: Sandoz, Kundl
Z: 1 Filmtablette enthält: Valsartan 160 mg, Hydrochlorothiazid 25 mg, Tablettenkern: Cellulose, mikrokristalline, Crospovidon, Magnesium stearat, Siliciumdioxid, hochdispers, wasserfrei; Filmüberzug: Hypromellose, Macrogol 4000, Talkum, Titandioxid, Eisenoxid rot, Eisenoxid gelb, Eisenoxid schwarz.
Kurzinformation: siehe Valsartan/HCT 1A Pharma 80 mg/12,5 mg - Filmtabletten, → S. 1493
PG: 28 ST (2) (EKO: G) [€ 10,90]

Valsartan/HCT Sandoz 320 mg/12,5 mg - Filmtabletten 10B06
(Z.Nr. 1-29539) RP. P. C09DA03
ZI: Sandoz, Kundl
Z: 1 Filmtablette enthält: Valsartan 320 mg, Hydrochlorothiazid 12,5 mg, Tablettenkern: Cellulose, mikrokristalline, Crospovidon, Magnesium stearat, Siliciumdioxid, hochdispers, wasserfrei; Filmüberzug: Hypromellose, Macrogol 4000, Talkum, Titandioxid, Eisenoxid rot, Eisenoxid schwarz.
Kurzinformation: siehe Valsartan/HCT 1A Pharma 80 mg/12,5 mg - Filmtabletten, → S. 1493
PG: 28 ST (2) (EKO: G) [€ 10,90]

Valsartan/HCT Sandoz 320 mg/25 mg - Filmtabletten 10B06
(Z.Nr. 1-29540) RP. P. C09DA03
ZI: Sandoz, Kundl
Z: 1 Filmtablette enthält: Valsartan 320 mg, Hydrochlorothiazid 25 mg, Tablettenkern: Cellulose, mikrokristalline, Crospovidon, Magnesium stearat, Siliciumdioxid, hochdispers, wasserfrei; Filmüberzug: Hypromellose, Macrogol 4000, Talkum, Titandioxid, Eisenoxid gelb.
Kurzinformation: siehe Valsartan/HCT 1A Pharma 80 mg/12,5 mg - Filmtabletten, → S. 1493
PG: 28 ST (2) (EKO: G) [€ 10,90]

Valsartan HCT Stada 80 mg/12,5 mg - Filmtabletten 10B06
(Z.Nr. 1-29450) RP. P. C09DA03
ZI: Stada Arzneimittel, Wien
Z: 1 Filmtablette enthält: Valsartan 80 mg, Hydrochlorothiazid 12,5 mg, Tablettenkern: Lactose monohydrat 28,67 mg, Cellulose, mikrokristalline, Hypromellose, Croscarmellose natrium, Siliciumdioxid, kolloidal, wasserfrei, Magnesium stearat; Filmüberzug: Hypromellose, Macrogol 8000, Talkum, Titandioxid, Eisenoxid rot.
EW: Kombination Angiotensin II-Rezeptor-Antagonist + Diuretikum.
AG: Essentielle Hypertonie bei nicht ausreichender Monotherapie.
AA: Oral mit Flüssigkeit einnehmen.
DO: Tgl. 1 Filmtablette. Für Kinder und Jugendliche nicht empfohlen.
GA: Schwere Leber- oder Nierenschäden, Hypokaliämie, Hyponatriämie, Hyperkalzämie, Hyperurikämie.
SST: Gegenanzeige im 2. und 3. Trimenon; im 1. Trimenon nicht empfohlen. Nicht stillen.
NW: Haut, Magen/Darm, Blut, Elektrolyte, Leber, Idiosynkrasie, Stoffwechsel (Diabetes, Anstieg von Harnsäure und Blutfetten), Orthostase, Herzrhythmusstörungen, erhöhtes Risiko von nichtmelanozytärem Hautkrebs, Auge (Aderhauterguss, akute Myopie, sekundäres Winkelverschlussglaukom).
WW: Kombination mit Aliskiren nicht empfohlen, bei Patienten mit Nierenschäden oder Diabetes kontraindiziert. Nicht empfohlen: Lithium, duale Blockade des Renin-Angiotensin-Aldosteron-Systems. Vorsicht: Kalium (Hyperkaliämie), andere Blutdrucksenker (verstärkt), Curare (verstärkt); Kortikoide, Carbenoxolon, Amphotericin (verstärken Hypokaliämie), Antidiabetika (Dosisanpassung), Digitalis, QT-verlängernde Substanzen (Rhythmusstörungen).
WH: Vorsicht bei schwerer Herzinsuffizienz, Natrium- oder Volumenmangel, Klappenstenosen. Kontrollen: Elektrolyte (Kalium), Glukose, Lipide. Verkehrshinweis. Positive Dopingtests möglich.
PG: 30 ST (2) (EKO: G) [€ 10,80]

Valsartan HCT Stada 160 mg/12,5 mg - Filmtabletten 10B06
(Z.Nr. 1-29451) RP. P. C09DA03
ZI: Stada Arzneimittel, Wien
Z: 1 Filmtablette enthält: Valsartan 160 mg, Hydrochlorothiazid 12,5 mg, Tablettenkern: Lactose monohydrat 66,42 mg, Cellulose, mikrokristalline, Hypromellose, Croscarmellose natrium, Siliciumdioxid, kolloidal, wasserfrei, Magnesium stearat; Filmüberzug: Hypromellose, Macrogol 8000, Talkum, Eisenoxid gelb, Eisenoxid rot, Eisenoxid schwarz.
EW: Kombination Angiotensin II-Rezeptor-Antagonist + Diuretikum.
AG: Essentielle Hypertonie bei nicht ausreichender Monotherapie.
AA: Oral mit Flüssigkeit.
DO: Tgl. 1 Filmtablette. Für Kinder und Jugendliche nicht empfohlen.
GA: Schwere Leber- oder Nierenschäden, Hypokaliämie, Hyponatriämie, Hyperkalzämie, Hyperurikämie.
SST: Gegenanzeige im 2. und 3. Trimenon; im 1. Trimenon nicht empfohlen. Nicht stillen.
NW: Haut, Magen/Darm, Blut, Elektrolyte, Leber, Idiosynkrasie, Stoffwechsel (Diabetes, Anstieg von Harnsäure und Blutfetten), Orthostase, Herzrhythmusstörungen, erhöhtes Risiko von nichtmelanozytärem Hautkrebs, Auge (Aderhauterguss, akute Myopie, sekundäres Winkelverschlussglaukom).
WW: Kombination mit Aliskiren nicht empfohlen, bei Patienten mit Nierenschäden oder Diabetes kontraindiziert. Nicht empfohlen: Lithium, duale Blockade des Renin-Angiotensin-Aldosteron-Systems. Vorsicht: Kalium (Hyperkaliämie), andere Blutdrucksenker (verstärkt), Curare (verstärkt); Kortikoide, Carbenoxolon, Amphotericin (verstärken Hypokaliämie), Antidiabetika (Dosisanpassung), Digitalis, QT-verlängernde Substanzen (Rhythmusstörungen).
WH: Vorsicht bei schwerer Herzinsuffizienz, Natrium- oder Volumenmangel, Klappenstenosen. Kontrollen: Elektrolyte (Kalium), Glukose, Lipide. Verkehrshinweis. Positive Dopingtests möglich.
PG: 30 ST (2) (EKO: G) [€ 10,80]

Valsartan HCT Stada 160 mg/25 mg - Filmtabletten 10B06
(Z.Nr. 1-29454) RP. P. C09DA03
ZI: Stada Arzneimittel, Wien
Z: 1 Filmtablette enthält: Valsartan 160 mg, Hydrochlorothiazid 25 mg, Tablettenkern: Lactose monohydrat 57,35 mg, Cellulose, mikrokristalline, Hypromellose, Croscarmellose natrium, Siliciumdioxid, kolloidal, wasserfrei, Magnesium stearat; Filmüberzug: Hypromellose, Macrogol 8000, Talkum, Titandioxid, Eisenoxid gelb, Eisenoxid rot, Eisenoxid schwarz.
Kurzinformation: siehe Valsartan HCT Stada 160 mg/12,5 mg - Filmtabletten, → S. 1496
PG: 30 ST (2) (EKO: G) [€ 10,80]

Valsartan HCT Stada 320 mg/12,5 mg - Filmtabletten 10B06
(Z.Nr. 1-29452) RP. P. C09DA03
ZI: Stada Arzneimittel, Wien
Z: 1 Filmtablette enthält: Valsartan 320 mg, Hydrochlorothiazid 12,5 mg, Tablettenkern: Lactose monohydrat 132,83 mg, Cellulose, mikrokristalline, Hypromellose, Croscarmellose natrium, Siliciumdioxid, kolloidal, wasserfrei, Magnesium stearat; Filmüberzug: Hypromellose, Macrogol 8000, Talkum, Titandioxid, Eisenoxid rot.
Kurzinformation: siehe Valsartan HCT Stada 160 mg/12,5 mg - Filmtabletten, → S. 1496
PG: 30 ST (2) (EKO: G) [€ 10,80]

Valsartan HCT Stada 320 mg/25 mg - Filmtabletten 10B06
(Z.Nr. 1-29455) RP. P. C09DA03
ZI: Stada Arzneimittel, Wien
Z: 1 Filmtablette enthält: Valsartan 320 mg, Hydrochlorothiazid 25 mg, Tablettenkern: Lactose monohydrat 132,83 mg, Cellulose, mikrokristalline, Hypromellose, Croscarmellose natrium, Siliciumdioxid, kolloidal, wasserfrei, Magnesium stearat; Filmüberzug: Hypromellose, Macrogol 8000, Talkum, Titandioxid, Eisenoxid gelb.
Kurzinformation: siehe Valsartan HCT Stada 160 mg/12,5 mg - Filmtabletten, → S. 1496
PG: 30 ST (2) (EKO: G) [€ 10,80]

Valsax 40 mg - Filmtabletten 10A08
(Z.Nr. 1-30648) RP. P. nicht im Handel. C09CA03

Valsax 80 mg - Filmtabletten 10A08
(Z.Nr. 1-30649) RP. P. C09CA03
ZI: G.L. Pharma, Lannach
Z: 1 Filmtablette enthält: Valsartan 80 mg, Tablettenkern: Cellulose, mikrokristalline, Crospovidon, Magnesium stearat, Siliciumdioxid, hochdisperses, Stärke, vorverkleistert; Tablettenfilm: Opadry II 85G64757 (entspr. Poly(vinylalkohol), teilweise hydrolysiert) (entspr. Titandioxid) (entspr. Talkum) (entspr. Macrogol 3350) (entspr. Soja-Lecithin 0,144 mg) (entspr. Eisenoxid rot) (entspr. Eisenoxid schwarz) (entspr. Eisenoxid gelb).
Kurzinformation: siehe Valsacor 80 mg - Filmtabletten, → S. 1491
PG: 30 ST (2) (EKO: G) [€ 13,75]

Valsax 160 mg - Filmtabletten 10A08
(Z.Nr. 1-30650) RP. P. C09CA03
ZI: G.L. Pharma, Lannach
Z: 1 Filmtablette enthält: Valsartan 160 mg, Tablettenkern: Cellulose, mikrokristalline, Crospovidon, Magnesium stearat, Siliciumdioxid, hochdisperses, Stärke, vorverkleistert; Tablettenfilm: Opadry II 85G62511 (entspr. Poly(vinylalkohol), teilweise hydrolysiert) (entspr. Titandioxid) (entspr. Talkum) (entspr. Macrogol 3350) (entspr. Eisenoxid gelb) (entspr. Soja-Lecithin 0,288 mg) (entspr. Eisenoxid rot) (entspr. Eisenoxid schwarz).
Kurzinformation: siehe Valsacor 80 mg - Filmtabletten, → S. 1491
PG: 30 ST (2) (EKO: G) [€ 13,75]

Valsax 320 mg - Filmtabletten 10A08
(Z.Nr. 1-30651) RP. P. nicht im Handel. C09CA03

Valsol 80 mg/12,5 mg - Filmtabletten 10B06
(Z.Nr. 1-30562) RP. P. nicht im Handel. C09DA03

Valsol 160 mg/25 mg - Filmtabletten 10B06
(Z.Nr. 1-30563) RP. P. nicht im Handel. C09DA03

Valtrex 500 mg - Filmtabletten 35E02
(Z.Nr. 1-21007) NR. P. J05AB11
ZI: GlaxoSmithKline Pharma, Wien
Z: 1 Filmtablette enthält: Valaciclovir 500 mg (entspr. Valaciclovir hydrochlorid); Tablettenkern: Cellulose, mikrokristalline, Crospovidon, Povidon K90, Magnesium stearat, Siliciumdioxid, hochdispers, wasserfrei; Filmüberzug: Hypromellose, Titandioxid, Macrogol 400, Polysorbat 80, Carnaubawachs.
EW: Antiviral, Prodrug von Aciclovir.
AG: Herpes zoster, Herpes simplex der Haut und Schleimhäute, Herpes genitalis, CMV-Prophylaxe nach Organtransplantation.
AA: Nach den Mahlzeiten mit Flüssigkeit.
DO: Herpes zoster: 3mal tgl. 1000 mg über 7 Tage.
Herpes simplex: Akut: 2mal tgl. 500 mg über 5 bis 10 Tage.
Suppression: Immunkompetente Patienten: TD 500 mg in 1 oder 2 ED.
Immunsupprimierte Patienten: 2mal tgl. 500 mg.
CMV-Prophylaxe: 4mal tgl. 2 g über mindestens 90 Tage.
Dosisreduktion bei Nierenschäden. Keine Untersuchungen an Kindern.
SST: Nutzen/Risiko-Abwägung.
NW: Kopfschmerzen, Erbrechen, ZNS, Haut, Leber, Niere (Hämaturie), Blutbild, Magen/Darm.
WH: Vorsicht bei Nierenschäden. Möglichst frühzeitig einsetzen. Kontrazeption beachten. Ausreichend Flüssigkeit zuführen.
PG: 10 ST * (EKO: N) [€ 19,00], 42 ST * (EKO: N) [€ 73,10]

Vanacyclin 100 mg/ml - Injektionslösung für Rinder und Schweine 801AE
(Z.Nr. 8-00162) NR. P. VNW. QJ01AA06
ZI: Vana, Wien
Z: 1 ml enthält: Oxytetracyclin 100 mg (entspr. Oxytetracyclin hydrochlorid 110,5 mg), Polyvinylpyrrolidon, Magnesiumoxid, Natrium formaldehydsulfoxylat, Ethanolamin, Wasser für Injektionszwecke.
EW: Tetrazyklin-Antibiotikum.
AG: Infektionen durch empfindliche Erreger bei Rind, Kalb, Schwein.
-Rind, Kalb: Respirationstrakt, Metritis, Nabelschnurinfektionen, septische Arthritis.
-Schwein: Respirationstrakt, Nabelschnurinfektionen, septische Arthritis, Erysipel, Rhinitis atrophicans.
AA: I.m., i.v., s.c.
DO: 20 mg/kg KG i.m.
Max. Volumen pro Inj.stelle bei Kälbern (bis 200 kg KG) 10 ml, Rindern (> 200 kg KG) 20 ml.
Ev. nach 48 Std. Behandlung wiederholen.
GA: Leber-, Nierenschäden.
SST: Im letzten Drittel der Trächtigkeit nicht empfohlen, sonst strengste Indikationsstellung.
NW: Allergie/Anaphylaxie, lokale Reaktionen, Photodermatitis (bei intensiver Lichteinwirkung), bei i.v.-Injektion: Tachykardie, Blutdruckanstieg.
WW: Nicht mit bakteriziden Verbindungen kombinieren. Nicht mit Präparaten mit polyvalenten Kationen (Kalzium, Magnesium, Eisen) mischen. Muskelrelaxantien (Atemlähmung), Antikoagulantien (verstärkt).
WH: Anwendung im Wachstumsalter nur bei strengster Indikationsstellung (Störungen des Knochenwachstums!).
VNW: Essbares Gewebe 21 Tage, Milch 6 Tage.
PG: 100 ML VNW [€ 17,60]

Vanafer 100 mg/ml - Injektionslösung für Tiere 810B, 816A
(Z.Nr. 8-16408) RP. P. QB03AC06
ZI: Vana, Wien
Z: 1 ml enthält: Eisen(III)-Ion 100 mg (entspr. Eisen(III)-hydroxid-Dextran-Komplex 280 mg), Phenol 5 mg, Natriumchlorid, Natrium citrat, Wasser für Injektionszwecke.
EW: Setzt Eisen langsam frei.
AG: Pferd, Rind, Schaf, Ziege, Schwein (Saugferkel), Hund: Eisenmangelzustände unterschiedlicher Genese; bei Saugferkeln auch zur Prophylaxe und Therapie von Eisenmangelanämien.
AA: I.m.; cave i.v.
DO: Saugferkel: 2 ml/Tier.
Schwein, Schaf, Ziege: 0,2 ml/10 kg KG.
Rind, Pferd: 1 ml/100 kg KG.
Hund: 0,1-0,2 ml/10 kg KG.
Details siehe Austria-Codex - Fachinformation.
GA: Ferkel mit Durchfallerkrankungen, Vitamin E/Selenmangel bei Ferkeln.
SST: Unbedenklichkeit nicht belegt.
NW: Bei Saugferkeln Todesfälle durch Eisenüberempfindlichkeit wegen Vitamin E-/Selenmangels möglich.
WW: Nicht mit anderen Arzneimitteln in einer Mischspritze applizieren.
PG: 100 ML VN [€ 11,55]

Vanapen - Injektionssuspension für Tiere 801AA
(Z.Nr. 8-00661) NR. P. E. VNW. QJ01CE09
ZI: Vana, Wien
Z: 1 ml enthält: Procain-Benzylpenicillin 300000 IE, Natrium methyl-4-hydroxybenzoat 1,14 mg, Povidon 2,65 mg, Kaliumdihydrogenphosphat, Natrium citrat, Dinatrium edetat, Aqua ad injectabilia.
EW: Betalaktamantibiotikum.
AG: Infektionen durch Penicillin-empfindliche Erreger bei Pferd, Rind, Schaf, Ziege, Schwein, Hund, Katze.
AA: I.m.
DO: TD 1-2 ml/kg KG über 3-5 Tage.
GA: Schwere Nierenschäden; Meerschweinchen, Kaninchen, Goldhamster, Chinchillas, Stubenvögel.
SST: Am Ende der Trächtigkeit nicht anwenden, sonst Nutzen/Risiko- Abwägung.
NW: Allergien, beim Rind Schock, beim Schwein Krämpfe, Kollaps.
WW: Nicht mit bakteriostatischen Wirkstoffen kombinieren.
WH: Procainspiegel in Urin und Blut messbar (bei Dopingkontrollen bei Pferden im Leistungssport zu berücksichtigen).
VNW: Essbare Gewebe 10 Tage, Milch 4 Tage.
PG: 100 ML VNW [€ 17,35]

Vanaproc 333 mg/g - Suspension zur intramammären Anwendung für Rinder 801AA, 834B
(Z.Nr. 8-00169) NR. P. E. VNW. QJ51CE09
ZI: Vana, Wien
Z: 1 Euterinjektor zu 9 g enthält: Procain benzylpenicillin 1-Wasser 3 g (entspr. Benzylpenicillin 1,83 g) (entspr. Penicillin 3 Mio. IE),

V

Procain hydrochlorid, Natrium metabisulfit, Povidon, Natrium citrat, Cellulose, Natriumhydroxid-Lösung, Salzsäurelösung, Wasser für Injektionszwecke.
EW: Bakterizid.
AG: Euterentzündungen bei Milchkühen durch empfindliche Erreger.
AA: Intramammär.
DO: Inhalt eines Injektors 1mal tgl. nach dem Melken in jedes erkrankte Euterviertel einbringen.
Behandlungsdauer 1 - 3 Tage.
SST: Zur Anwendung vorgesehen.
NW: Allergien, Anaphylaxie.
WW: Potentieller Antagonismus zu bakteriostatischen Substanzen. Aminoglykoside verstärkt.
Verlängerte Ausscheidung von Benzylpenicillin durch Phenylbutazon oder ASS. Inkompatibel mit Aminosäuren, Ascorbinsäure, Heparin, Vitamin B- Komplex. Cholinesterasehemmer verzögern Abbau von Procain.
WH: Nicht bei Infektionen mit Beta-Laktamase- bildenden Erregern anwenden. Erkrankte Euterviertel gründlich ausmelken, Zitzen säubern und desinfizieren.
VNW: Essbare Gewebe und Milch 5 Tage.
PG: 20 ST VNW [€ 43,90]

Vanastress 10 mg/ml - Injektionslösung für Hunde und Katzen 809B

(Z.Nr. 8-00442) RP. P. QN05AA04
ZI: Vana, Wien
Z: 1 ml Lösung enthält: Acepromazin 10 mg (entspr. Acepromazin maleat 13,5 mg), Benzylalkohol 10 mg, Natriumcitrat-2-Wasser, Citronensäure monohydrat, Dinatrium edetat, Wasser für Injektionszwecke.
EW: Neuroleptikum.
AG: Hunde und Katzen:
- Ruhigstellung (Behebung von Abwehrbewegungen bei Untersuchungen etc.),
- Sedierung bei Aggressivität, Transport, Stresssituationen,
- Prämedikation von Narkosen.

Hunde:
- Als Antiemetikum, bei hirnorganischem Arzneimittel- und Toxininduziertem Erbrechen.

AA: I.v., i.m., s.c.
DO: Hund: i.v. 0,5 ml/10 kg KG i.m. 0,5 ml-1 mg/10 kg KG s.c. 0,1-1 ml/10 kg KG
Katze: i.m. 0,05-0,1 ml/kg KG
GA: Herzinsuffizienz, Hypovolämie, Hypothermie, Krampfneigung, Leberschäden, Gerinnungsstörungen.
SST: Nicht anwenden.
NW: Blutdruckabfall, Zunahme der Herzfrequenz, Abnahme der Atemfrequenz, Blutbild, Hemmung der Temperaturregulation, paradoxe Erregung.
WW: ZNS-Dämpfer, Blutdrucksenker verstärkt, organische Phosphorsäureester erhöhen Toxizität von Acepromazin.
WH: Bei Tieren im emotional erregten Zustand nicht anwenden. Vorsicht bei sehr großen Hunderassen, Collie, Sheltie, Australian Shepherd, Bobtaoil, Boxer. Bei Kreislaufkollaps Alpha-Mimetika (Norfenefrin) oder Dopamin, keine Analeptika.
VNW: Nicht für Tiere zur Gewinnung von Lebens- oder Arzneimitteln.
PG: 5 ST VT [€ 37,50]

Vanasulf 200 mg/40 mg/ml - Injektionslösung für Tiere 812BA
(Z.Nr. 8-00017) RP. P. VNW. nicht im Handel. QJ01EW11

Vanatyl 200 mg/ml - Injektionslösung für Tiere 801AF

(Z.Nr. 8-00461) NR. P. VNW. QJ01FA90
ZI: Vana, Wien
Z: 1 ml enthält: Tylosin für Tiere 200 mg (entspr. Tylosin tartrat 220 mg), Benzylalkohol 40 mg, Procain hydrochlorid, Natrium disulfit, Natrium citrat, Natrium edetat, Propylenglycol, Wasser für Injektionszwecke.
EW: Makrolidantibiotikum, bakteriostatisch.
AG: Infektionskrankheiten durch empfindliche Erreger.
Rinder: Atemwegsinfektionen bzw. Mastitis durch Streptococcus spp. oder Staphylococcus spp.; Metritis durch grampositive Erreger.
Kälber: Atemwegsinfektionen.
Schafe, Ziegen: Atemwegsinfektionen, Mastitis durch grampositive Erreger oder Mycoplasma spp.
Schweine: Enzootische Pneumonie durch Mycoplasma hyopneumoniae, hämorrhagische Enteritis durch Lawsonia intracellularis, Metritis, Arthritis durch Mycoplasma spp. und Staphylococcus spp.
Hunde: Bronchitis und Bronchopneumonie.
AA: I.m.
DO: Rind, Schwein: 5-10 mg Tylosin/kg KG tgl. über 3 Tage.
Schaf, Ziege: 42 Tage, Schwein: 7 Tage.
Milch: Rind: 84 Stunden; Schaf, Ziege: 108 Stunden.
GA: Kreuzresistenz gegen andere Makrolide, Hühner, Puten, Pferde und andere Equiden, neugeborene Tiere (enthält Benzylakohol).
SST: Keine Angaben.
NW: Lokale Reizung, bei Schweinen Durchfall, Erytheme, Ödeme, Rektal- prolaps, sehr selten anaphylaktischer Schock.
WW: Lincosamide, Aminoglykoside antagonistisch.
VNW: Essbares Gewebe: Rind: 21 Tage; Schaf, Ziege: 42 Tage, Schwein: 7 Tage.
Milch: Rind: 84 Stunden; Schaf, Ziege: 108 Stunden.
PG: 100 ML VNW [€ 26,95]

Vanatyl 1 g/g - Pulver zum Eingeben über das Trinkwasser für Tiere 801AF
(Z.Nr. 8-00506) NR. P. VNW. nicht im Handel. QJ01FA90

Vanavit B-Komplex - Injektionslösung für Tiere 835BA

(Z.Nr. 8-00395) RP. P. E. QA11EA
ZI: Vana, Wien
Z: 1 ml Lösung enthält: Thiamin hydrochlorid 10 mg, Natriumriboflavinphosphat 4 mg, Pyridoxin hydrochlorid 4 mg, Nicotinamid 50 mg, Calcium pantothenat 5 mg, Cyanocobalamin 10 µg, Natrium methyl-4-hydroxybenzoat 1,14 mg, Wasser für Injektionszwecke.
EW: Wasserlösliche Vitamine.
AG: Vitamin B-Mangel, erhöhter Vitaminbedarf bei Rind, Pferd, Schwein, Schaf, Ziege, Hund, Katze, Nerz, Fuchs.
AA: I.m., s.c., sehr langsam i.v.
DO: Pferd, Rind: 30 ml.
Fohlen, Kalb: 10-15 ml.
Schaf, Ziege: 3-10 ml.
Schwein: 10-20 ml.
Ferkel bis 10 kg: 0,5-2 ml.
Ferkel von 10 bis 30 kg: 2-5 ml.
Hund bis 10 kg: 0,5-2 ml.
Hund über 10 kg: 2-4 ml.
Katze, Nerz, Fuchs: 0,5-2 ml.
Wiederholung der Behandlung nach einer Woche.
SST: Unbedenklichkeit nicht belegt.
NW: Allergien. Bei Überdosierung Erbrechen und Durchfall. Bei zu rascher i.v.
Injektion anaphylaktischer Schock.
PG: 100 ML VN [€ 19,30]

Vancocin 500 mg - Pulver für ein Konzentrat zur Herstellung einer Infusionslösung und einer Lösung zum Einnehmen 34I

(Z.Nr. 0-17126) NR. P. J01XA01
ZI: Astro-Pharma, Wien
Z: 1 Durchstechflasche enthält: Vancomycin hydrochlorid 500 mg (entspr. Vancomycin 500000 IE).
EW: Glykopeptid-Antibiotikum gegen gram-positive Mikroorganismen.
AG: Intravenös: Komplizierte Haut- und Weichteilinfektionen, Knochen- und Gelenksinfektionen, ambulant erworbene Pneumonie, im Krankenhaus erworbene bzw. beatmungsassoziierte Pneumonie, infektiöse Endokarditis.
Oral: Clostridium difficile-Infektionen.
AA: Langsame intermittierende i.v. Infusion (max. 10 mg/min., mind. 60 min.) nach Rekonstitution und Verdünnung.
Cave i.m. (Nekrosegefahr)! Oder: Oral nach Auflösen (1 g in 60 ml Wasser).
DO: Intravenös: 15-20 (bei schweren Erkrankungen 25-30) mg/kg KG alle 8-12 Std; MED 2 g.
Kinder ab 28 Tagen: 10-15 mg/kg KG alle 6 Std.
Früh- und Neugeborene: 15 mg/kg KG alle 8-24 Std.
Behandlungsdauer meist 7-14 Tage, bei Knochen-, Gelenks- und nekrotisierenden Haut- und Weichteilinfektionen 4-6 Wochen.
Dosisanpassung bei Nierenschäden siehe Austria-Codex - Fachinformation.
Oral: 125 mg (in schweren Fällen bis 500 mg) alle 6 Std. für 10 Tage. MTD 2 g.
Kinder (alle Alter): 10 mg/kg KG alle 6 Std. für 10 Tage.
Vancomycin-Spiegel kontrollieren (Talspiegel von 10-20 mg/l empfohlen).
SST: Strenge Indikationsstellung, Abstillen empfohlen.
NW: Phlebitis, infusionsbedingte Reaktionen, Anaphylaxie, Niere, Hörverlust, Blutbild (Neutropenie), lokale Reaktionen, Haut (Rötung des Oberkörpers, Stevens-Johnson-Syndrom), Blutdruck-

V

abfall, Dyspnoe, Vaskulitis, Superinfektionen. Bei oraler Gabe verstärkte intestinale Resorption und systemische NW bei entzündlichen Darmerkrankungen oder pseudomembranöser Colitis.
WW: Vorsicht: Andere neuro- oder nephrotoxische Arzneimittel; myelosuppressive Arzneimittel, NSARs; neuromuskulüäre Blocker verstärkt; orale Kontrazeptiva abgeschwächt; Narkosemittel (Anaphylaxie, Kardiodepression); Protonenpumpenhemmer, Arzneimittel zur Hemmung der Darmmotilität.
WH: Auf Überempfindlichkeitsreaktionen achten. Vorsicht bei Niereninsuffizienz, Schwerhörigkeit, Frühgeborenen und Kleinkindern. Bei schweren Durchfällen an pseudomembranöse Enterokolitis denken. Kontrollen: Niere, Hörfunktion, Blutbild.
PG: 10 ST * (EKO: N) [€ 310,80]

Vancocin 1 g - Pulver für ein Konzentrat zur Herstellung einer Infusionslösung und einer Lösung zum Einnehmen 34I
(Z.Nr. 1-19487) NR. P. J01XA01
ZI: Astro-Pharma, Wien
Z: 1 Durchstechflasche enthält: Vancomycin hydrochlorid 1000 mg (entspr. Vancomycin 1 Mio. IE).
Kurzinformation: siehe Vancocin 500 mg - Pulver für ein Konzentrat zur Herstellung einer Infusionslösung und einer Lösung zum Einnehmen, → S. 1498
PG: 10 ST * (EKO: N) [€ 604,15]

Vancomycin Dr. Eberth 125 mg - Hartkapseln 34I
(Z.Nr. 1-38014) NR. P. A07AA09
ZI: Dr. Eberth Friedrich Arzneimittel, Ursensollen, Deutschland
Z: 1 Hartkapsel enthält: Vancomycin 125 mg (entspr. → 125000 IE) (entspr. Vancomycin hydrochlorid), Hartkapselinhalt: Macrogol; Kapseloberteil/-unterteil: Gelatine, Eisenoxid gelb, Eisenoxid rot, Titandioxid, Eisenoxid schwarz.
EW: Glykopeptid-Antibiotikum, bakterizid.
AG: Infektionen mit Clostridium difficile (CDI).
AA: Mit viel Wasser einnehmen. Kapseln nicht öffnen.
DO: 125 mg (bei schwerem Krankheitsverlauf bis 500 mg) alle 6 Std. über 10 Tage. Nicht für Kinder.
SST: Nutzen/Risiko-Abwägung, nicht stillen.
NW: Systemische NW bei schweren Entzündungen der Darmschleimhaut: Hypotonie, Dyspnoe, Haut (auch schwere Reaktionen), Niere.
WW: Keine WW für orales Vancomycin. Motilitätshemmer vermeiden. Vorsicht: Protonenpumpenhemmer.
WH: Vorsicht bei Entzündungen der Darmschleimhaut. Kontrollen: Niere, Gehör, Verkehrshinweis.
PG: 12 ST * (EKO: R) [€ 278,45], 28 ST * (EKO: R) [€ 597,05]

Vancomycin Dr. Eberth 250 mg - Hartkapseln 34I
(Z.Nr. 1-38015) NR. P. A07AA09
ZI: Dr. Eberth Friedrich Arzneimittel, Ursensollen, Deutschland
Z: 1 Hartkapsel enthält: Vancomycin 250 mg (entspr. → 250000 IE) (entspr. Vancomycin hydrochlorid), Hartkapselinhalt: Macrogol; Kapseloberteil/-unterteil: Gelatine, Eisenoxid gelb, Eisenoxid rot, Titandioxid, Eisenoxid schwarz.
Kurzinformation: siehe Vancomycin Dr. Eberth 125 mg - Hartkapseln, → S. 1499
PG: 12 ST * (EKO: R) [€ 278,45], 28 ST * (EKO: R) [€ 597,05]

Vancomycin Dr. Eberth 500 mg - Pulver für ein Konzentrat zur Herstellung einer Infusionslösung oder zur Herstellung einer Lösung zum Einnehmen 34I
(Z.Nr. 1-37150) NR. P. nicht im Handel. J01XA01

Vancomycin Dr. Eberth 1000 mg - Pulver für ein Konzentrat zur Herstellung einer Infusionslösung oder zur Herstellung einer Lösung zum Einnehmen 34I
(Z.Nr. 1-37151) NR. P. nicht im Handel. J01XA01

Vancomycin Enterocaps 250 mg - Kapseln 34I
(Z.Nr. 1-19057) NR. P. A07AA09
ZI: Riemser Pharma, Greifswald-Insel-Riems, Deutschland
Z: 1 Kapsel enthält: Vancomycin hydrochlorid 250 mg (entspr. Vancomycin 250000 IE), Kapselinhalt: Macrogol 6000; Kapselhülle: Gelatine, Wasser, gereinigtes, Titandioxid, Indigocarmin, Eisenoxid schwarz, Eisenoxid rot, Schellack, Propylenglycol, Kaliumhydroxid, Ammoniaklösung, konzentriert.
EW: Glykopeptidantibiotikum, wird kaum resorbiert.
AG: Clostridium difficile-Infektionen.
AA: Ungeöffnet mit viel Wasser einnehmen.
DO: 125(-500) mg alle 6 Std. für 10 Tage. MTD 2 g. Arzneiform für Kinder nicht geeignet.
SST: Nutzen/Risiko-Abwägung.
NW: Resistenzentwicklung. Bei systemischem Übertritt bei Darmentzündungen: Orale Candidose, Schwindel, Blutdruckabfall, Dyspnoe, Nephro-, Ototoxizität, Blutbild, Allergie/Anaphylaxie.
WW: Nicht empfohlen: Peristatik hemmende Substanzen, Protonenpumpenhemmer. Vorsicht: Andere neuro-, oto- und nephrotoxische Antibiotika, Narkotika. Kreuzreaktion mit Teicoplanin möglich.
WH: Nicht für andere Infektionen anwenden. Vorsicht bei Hör-, Nierenschäden. Kontrollen: Niere, Hörfunktion, Blutbild (bei Patienten mit Nierenschäden und bei über 60jährigen Patienten).
PG: 10 ST * (EKO: N) [€ 246,70], 30 ST * (EKO: N) [€ 673,90]

Vancomycin Hikma 500 mg - Pulver für ein Konzentrat zur Herstellung einer Infusionslösung 34I
(Z.Nr. 1-31669) NR. P. J01XA01
ZI: Hikma Farmaceutica, Terrugem, Portugal
Z: 1 Durchstechflasche enthält: Vancomycin hydrochlorid 500 mg (entspr. Vancomycin 500000 IE).
Kurzinformation: siehe Vancocin 500 mg - Pulver für ein Konzentrat zur Herstellung einer Infusionslösung und einer Lösung zum Einnehmen, → S. 1498
PG: 10 ST * (EKO: N) [€ 177,85]

Vancomycin Hikma 1000 mg - Pulver für ein Konzentrat zur Herstellung einer Infusionslösung 34I
(Z.Nr. 1-31670) NR. P. J01XA01
ZI: Hikma Farmaceutica, Terrugem, Portugal
Z: 1 Durchstechflasche enthält: Vancomycin hydrochlorid 1000 mg (entspr. Vancomycin 1 Mio. IE).
Kurzinformation: siehe Vancocin 500 mg - Pulver für ein Konzentrat zur Herstellung einer Infusionslösung und einer Lösung zum Einnehmen, → S. 1498
PG: 10 ST * (EKO: N) [€ 313,95]

Vancomycin-MIP 500 mg - Pulver zur Herstellung einer Infusionslösung 34I
(Z.Nr. 1-26309) NR. P. J01XA01
ZI: MIP Pharma Austria, Innsbruck
Z: 1 Durchstechflasche enthält: Vancomycin hydrochlorid 500 mg (entspr. Vancomycin 500000 IE).
EW: Glykopeptid-Antibiotikum gegen gram-positive Mikroorganismen.
AG: Komplizierte Haut- und Weichteilinfektionen, Knochen- und Gelenksinfektionen, ambulant erworbene Pneumonie, im Krankenhaus erworbene (HAP) bzw. beatmungsassoziierte Pneumonie (VAP), perioperative Prophylaxe oder Therapie der infektiösen Endokarditis, Bakteriämie mit einer der oben angeführten Infektionen.
AA: Langsame intermittierende i.v. Infusion nach ausreichender Verdünnung (mindestens 100 ml pro 500 mg).
Cave i.m. (Nekrosegefahr)!
DO: Personen ab 12 Jahren: 15-20 (bei schweren Erkrankungen 25-30) mg/kg KG alle 8-12 Std; MED 2 g.
Kinder ab 1 Monat bis unter 12 Jahren: 10-15 mg/kg KG alle 6 Std.
Früh- und Neugeborene: 15 mg/kg KG alle 8-24 Std.
Behandlungsdauer meist 7-14 Tage. Bei Knochen-, Gelenks- und nekrotisierenden Haut- und Weichteilinfektionen 4-6 Wochen. Bei Endokarditis auch längere Therapie möglich.
Dosisanpassung bei Nierenschäden siehe Austria-Codex - Fachinformation.
Vancomycin-Spiegel kontrollieren (Talspiegel von 10-20 mg/l empfohlen).
SST: Strenge Nutzen/Risiko- Abwägung.
NW: Lokale Reaktionen, infusionsbedingte Reaktionen, Anaphylaxie, Nierenschädigung, Hörverlust, Tinnitus, Blutbild (Neutropenie), Haut (Rötung des Oberkörpers, Stevens-Johnson-Syndrom), Blutdruckabfall, Dyspnoe, Vaskulitis, Superinfektionen.
WW: Vorsicht: Andere oto- oder nephrotoxische Arzneimittel; myelosuppressive Arzneimittel, NSARs; neuromuskulüäre Blocker verstärkt; Narkosemittel (Anaphylaxie, Kardiodepression).
WH: Nur gegen Gram- positive Erreger wirksam. Auf schwere Überempfindlichkeitsreaktionen achten. Vorsicht bei Niereninsuffizienz, Schwerhörigkeit, Frühgeborenen und Kleinkindern, Teicoplanin-Allergie. Bei schweren Durchfällen an pseudomembranöse Enterokolitis denken. Kontrollen: Niere, Hörfunktion, Blutbild.
PG: 5 ST * (EKO: N) [€ 112,65]

Vancomycin-MIP 1000 mg - Pulver zur Herstellung einer Infusionslösung 34I
(Z.Nr. 1-26310) NR. P. J01XA01
ZI: MIP Pharma Austria, Innsbruck
Z: 1 Durchstechflasche enthält: Vancomycin hydrochlorid 1000 mg (entspr. Vancomycin 1 Mio. IE).
Kurzinformation: siehe Vancomycin-MIP 500 mg - Pulver zur Herstellung einer Infusionslösung, → S. 1499

PG: 5 ST * (EKO: N) [€ 205,20]

Vancomycin Noridem 500 mg - Pulver für ein Konzentrat zur Herstellung einer Infusionlösung und Lösung zum Einnehmen 34I
(Z.Nr. 1-30789) NR. P. nicht im Handel. J01XA01

Vancomycin Noridem 1000 mg - Pulver für ein Konzentrat zur Herstellung einer Infusionslösung und Lösung zum Einnehmen 34I
(Z.Nr. 1-30790) NR. P. nicht im Handel. J01XA01

Vancomycin Pfizer 500 mg - Pulver für ein Konzentrat zur Herstellung einer Infusionslösung 34I
(Z.Nr. 1-30924) NR. P. J01XA01
ZI: Pfizer Corporation Austria, Wien
Z: 1 Durchstechflasche enthält: Vancomycin hydrochlorid 500 mg (entspr. Vancomycin 500000 IE).
EW: Glykopeptid-Antibiotikum gegen gram-positive Mikroorganismen.
AG: Komplizierte Haut- und Weichteilinfektionen, Knochen- und Gelenksinfektionen, ambulant erworbene Pneumonie, im Krankenhaus erworbene bzw. beatmungsassoziierte Pneumonie, infektiöse Endokarditis, perioperative Prophylaxe.
AA: Langsame intermittierende i.v. Infusion (max. 10 mg/min., mind. 60 min.) nach Rekonstitution und Verdünnung.
Cave i.m. (Nekrosegefahr)!
DO: Intravenös: 15-20 (bei schweren Erkrankungen 25-30) mg/kg KG alle 8-12 Std; MED 2 g.
Kinder ab 28 Tagen: 10-15 mg/kg KG alle 6 Std.
Früh- und Neugeborene: 15 mg/kg KG alle 8-24 Std.
Behandlungsdauer meist 7-14 Tage, bei Knochen-, Gelenks- und nekrotisierenden Haut- und Weichteilinfektionen 4-6 Wochen.
Perioperative Prophylaxe: Initial 15 mg/kg KG.
Dosisanpassung bei Nierenschäden siehe Austria-Codex - Fachinformation.
Vancomycin-Spiegel kontrollieren (Talspiegel von 10-20 mg/l empfohlen).
SST: Strenge Indikationsstellung, Abstillen empfohlen.
NW: Phlebitis, infusionsbedingte Reaktionen, Anaphylaxie, Niere, Hörverlust, Blutbild (Neutropenie), lokale Reaktionen, Haut (Rötung des Oberkörpers, Stevens-Johnson-Syndrom), Blutdruckabfall, Dyspnoe, retinale Vaskulitis, Superinfektionen.
WW: Vorsicht: Andere neuro- oder nephrotoxische Arzneimittel; myelosuppressive Arzneimittel, NSARs; neuromuskulüäre Blocker verstärkt; orale Kontrazeptiva abgeschwächt; Narkosemittel (Anaphylaxie, Kardiodepression); Protonenpumpenhemmer, Arzneimittel zur Hemmung der Darmmotilität.
WH: Auf Überempfindlichkeitsreaktionen achten. Vorsicht bei Niereninsuffizienz, Schwerhörigkeit, Frühgeborenen und Kleinkindern. Bei schweren Durchfällen an pseudomembranöse Enterokolitis denken. Kontrollen: Niere, Hörfunktion, Blutbild.
PG: 1 ST * (EKO: N) [€ 21,60]

Vancomycin Pfizer 1000 mg - Pulver für ein Konzentrat zur Herstellung einer Infusionslösung 34I
(Z.Nr. 1-30925) NR. P. J01XA01
ZI: Pfizer Corporation Austria, Wien
Z: 1 Durchstechflasche enthält: Vancomycin hydrochlorid 1000 mg (entspr. Vancomycin 1 Mio. IE).
Kurzinformation: siehe Vancomycin Pfizer 500 mg - Pulver für ein Konzentrat zur Herstellung einer Infusionslösung, → S. 1500
PG: 1 ST * (EKO: N) [€ 41,00]

Vaniqa 11,5% - Creme 22P03
(Z.Nr. EU/1/01/173/*) NR. P. D11AX16
ZI: Almirall, Barcelona, Spanien
Z: 1 g Creme enthält: Eflornithin 115 mg (entspr. Eflornithin hydrochlorid-monohydrat), Cetylstearylalkohol 47,2 mg, Macrogolcetylstearylether, Dimeticon, Glycerol stearat SE, Polyethylenglycolstearat, Methyl-4-hydroxybenzoat 0,8 mg, Paraffinöl, Phenoxyethanol, Propyl-4-hydroxybenzoat 0,32 mg, Wasser, gereinigtes, Stearylalkohol 14,2 mg, Natriumhydroxid zur pH-Wert-Einstellung.
EW: Hemmt Ornithin-Decarboxylase.
AG: Hirsutismus im Gesicht bei Frauen.
DO: 2mal tgl. dünn auf betroffenen Hautflächen auftragen. Nicht für Kinder und Jugendliche.
SST: Nicht anwenden.
NW: Akne, Hautreaktionen.
WH: Kontakt mit Augen oder Schleimhäuten vermeiden. Bei Unverträglichkeit nur 1mal tgl. anwenden. Vorsicht bei Nierenschäden.
PG: 30 G * (EKO: N) [€ 71,25]

Vanquoral 10 mg - Weichkapseln 33B
(Z.Nr. 1-31945) NR. P. nicht im Handel. L04AD01

Vanquoral 25 mg - Weichkapseln 33B
(Z.Nr. 1-31946) NR. P. L04AD01
ZI: Teva, Haarlem, Niederlande
Z: 1 Weichkapsel enthält: Ciclosporin 25 mg, Kapselfüllung: Macrogol glycerolhydroxystearat 108,5 mg, Glycerolmonolinoleat, Diethylenglycolmonoethylether, Ethanol, wasserfrei 40 mg, DL-alpha-Tocopherol; Kapselhülle: Gelatine, Glycerol 85%, Sorbitol-Lösung 70% (nicht kristallisierend) 7,42 mg, Glycin, Titandioxid, Eisenoxid gelb, Paraffin, dünnflüssiges;.
Kurzinformation: siehe Neoimmun 25 mg - Kapseln, → S. 956
PG: 60 ST IND (2) (EKO: G) [€ 63,45]

Vanquoral 50 mg - Weichkapseln 33B
(Z.Nr. 1-31947) NR. P. L04AD01
ZI: Teva, Haarlem, Niederlande
Z: 1 Weichkapsel enthält: Ciclosporin 50 mg, Kapselfüllung: Macrogol glycerolhydroxystearat 217 mg, Glycerolmonolinoleat, Diethylenglycolmonoethylether, Ethanol, wasserfrei 80 mg, DL-alpha-Tocopherol; Kapselhülle: Gelatine, Glycerol 85%, Sorbitol-Lösung 70% (nicht kristallisierend) 16,67 mg, Glycin, Titandioxid, Eisenoxid gelb, Paraffin, dünnflüssiges;.
Kurzinformation: siehe Neoimmun 25 mg - Kapseln, → S. 956
PG: 60 ST IND (2) (EKO: G) [€ 114,80]

Vanquoral 100 mg - Weichkapseln 33B
(Z.Nr. 1-31948) NR. P. L04AD01
ZI: Teva, Haarlem, Niederlande
Z: 1 Weichkapsel enthält: Ciclosporin 100 mg, Kapselfüllung: Macrogol glycerolhydroxystearat 434 mg, Glycerolmonolinoleat, Diethylenglycolmonoethylether, Ethanol, wasserfrei 160 mg, DL-alpha-Tocopherol; Kapselhülle: Gelatine, Glycerol 85%, Sorbitol-Lösung 70% (nicht kristallisierend) 28,83 mg, Glycin, Titandioxid, Eisenoxid braun, Paraffin, dünnflüssiges;.
Kurzinformation: siehe Neoimmun 25 mg - Kapseln, → S. 956
PG: 60 ST IND (2) (EKO: G) [€ 177,85]

Vantavo 70 mg/2.800 I.E. - Tabletten 38D02
(Z.Nr. EU/1/09/572/*) RP. P. nicht im Handel. M05BB03

Vantavo 70 mg/5.600 I.E. - Tabletten 38D02
(Z.Nr. EU/1/09/572/*) RP. P. nicht im Handel. M05BB03

Vantobra 170 mg - Lösung für einen Vernebler 34H02
(Z.Nr. EU/1/18/1350/*) NR. P. E. J01GB01
ZI: Pari Pharma, Starnberg, Deutschland
Z: Jede Einzeldosis-Ampulle mit 1,7 ml enthält: Tobramycin 170 mg, Natriumchlorid, Calciumchlorid, Magnesium sulfat, Schwefelsäure zur pH-Wert Einstellung, Natriumhydroxid zur pH-Wert-Einstellung, Wasser für Injektionszwecke.
EW: Aminoglykosid-Antibiotikum.
AG: Chronische Lungeninfektion mit Pseudomonas aeruginosa bei Mukoviscidose-Patienten ab 6 Jahren.
AA: Nur zur Inhalation mit Vernebler, nicht parenteral.
DO: 2mal tgl. 1 Ampulle über 28 Tage, dann 28 Tage Pause. Keine Dosisempfehlung für Kinder unter 6 Jahren.
SST: Nutzen/Risiko-Abwägung.
NW: Stimmveränderungen, reversibler Tinnitus, Atemwege (Husten), Sinnesorgane, Magen/Darm, Haut, Hörverlust, Allergien.
WW: Andere nephro- oder ototoxische Substanzen oder neuromuskuläre Blocker meiden.
WH: Auf Bronchialobstruktion, Oto- oder Nephrotoxizität achten. Vorsicht bei neuromuskulären Störungen. Serumkonzentration von Tobramycin (bei Oto-, Nephrotoxizität oder begleitender parenteraler Aminoglykosidtherapie) nur durch Venenpunktion überwachen; Therapie aussetzen, bis Serumkonzentration unter 2 µg/ml.
PG: 56 ST * (EKO: N) [€ 2.950,90]

Vaqta 50 E/1 ml - Injektionssuspension 36A18
(Z.Nr. 2-00194) NR. P. E. nicht im Handel. J07BC02

Vaqta 50 E/1 ml - Injektionssuspension in einer Fertigspritze 36A18
(Z.Nr. 2-00192) NR. P. E. J07BC02
ZI: Merck Sharp & Dohme, Wien
Z: 1 Dosis (1 ml) enthält: Hepatitis-A-Virus, inaktiviert, Stamm CR 326F 50 E, Wirtssystem: Humane diploide Fibroblastenzellen (MRC5), adsorbiert an Aluminiumhydroxyphosphat-Sulfat, amorph (entspr. Al 3+ 0,45 mg), Natrium borat, Natriumchlorid, Wasser für Injektionszwecke, Spuren von: Neomycin, Formaldehyd.
EW: Impfstoff.
AG: Aktive Prophylaxe von Hepatitis A-Virus-Erkrankungen.

AA: I.m., nur bei Blutungsstörungen auch s.c.; cave intravaskulär!
DO: 2mal 1 Impfdosis (1ml) im Abstand von 6 bis 18 Monaten. Gleichzeitige Gabe von Immun- globulinen (in verschiedenen Spritzen an verschiedenen Injektionsstellen) möglich. Nicht für Kinder und Jugendliche.
GA: Schwere fieberhafte Infektionen.
SST: Nutzen/Risiko-Abwägung.
NW: Lokale Reaktionen, Fieber, Magen/Darm, Kopfschmerzen, Müdigkeit.
WW: Nicht mit anderen Impfstoffen in einer Spritze mischen.
WH: Antikörperbildung kann 2-4 Wochen dauern. Schützt nicht vor anderen Hepatitiden (außer Hepatitis A). Impfstoffbehältnis enthält Latex. Kann Spuren von Neomycin oder Formaldehyd enthalten.
PG: 1 ST * (EKO: N) [€ 48,75]

Vaqta-K pro infantibus 25 E/0,5 ml - Injektionssuspension 36A18
(Z.Nr. 2-00195) NR. P. E. nicht im Handel. J07BC02

Vaqta-K pro infantibus 25 E/0,5 ml - Injektionssuspension in einer Fertigspritze 36A18
(Z.Nr. 2-00193) NR. P. E. J07BC02
ZI: Merck Sharp & Dohme, Wien
Z: 1 Dosis (0,5 ml) enthält: Hepatitis-A-Virus, inaktiviert, Stamm CR 326F 25 E, Wirtssystem: Humane diploide Fibroblastenzellen (MRC5), adsorbiert an Aluminiumhydroxyphosphat-Sulfat, amorph (entspr. Al 3+ 0,225 mg), Natrium borat, Natriumchlorid, Wasser für Injektionszwecke, Spuren von: Neomycin, Formaldehyd.
EW: Impfstoff.
AG: Aktive Prophylaxe von Hepatitis A Virus-Erkrankungen bei gesunden Personen von 12 Monaten bis 17 Jahren.
AA: I.m., nur bei Blutungsstörungen auch s.c.; cave intravaskulär!
DO: 2mal 1 Impfdosis (0,5 ml) im Abstand von 6 bis 18 Monaten. Gleichzeitige Gabe von Immunglobulinen (in verschiedenen Spritzen an verschiedenen Injektions- stellen) möglich.
GA: Schwere fieberhafte Infektionen.
SST: Nutzen/Risiko-Abwägung.
NW: Lokale Reaktionen, Fieber, Magen/Darm, Kopfschmerzen, Müdigkeit.
WW: Nicht mit anderen Impfstoffen in einer Spritze mischen.
WH: Antikörperbildung kann 2-4 Wochen dauern. Schützt nicht vor anderen Hepatitiden (außer Hepatitis A). Impfstoffbehältnis enthält Latex. Kann Spuren von Neomycin oder Formaldehyd enthalten.
PG: 1 ST * (EKO: N) [€ 36,20]

Vardenafil 1A Pharma 10 mg - Filmtabletten 52F01
(Z.Nr. 1-37779) RP. P. G04BE09
ZI: 1A Pharma, Wien
Z: 1 Filmtablette enthält: Vardenafil 10 mg (entspr. Vardenafil hydrochlorid), Tablettenkern: Cellulose, mikrokristalline, Crospovidon Typ A, Siliciumdioxid, hochdispers, wasserfrei, Magnesium stearat; Filmüberzug: Poly(vinylalkohol), Titandioxid, Talkum, Macrogol 3350, Methacrylsäure-Ethylacrylat-Copolymer (1:1), Typ A, Eisenoxid gelb, Natriumhydrogencarbonat, Eisenoxid rot.
EW: Selektiver PDE-5-Hemmer; steigert Durchblutung der Schwellkörper im Penis.
AG: Erektile Dysfunktion.
AA: Oral, 25-60 Minuten vor dem Geschlechtsverkehr.
DO: ED 10 mg (5-20 mg), MD 20 mg. Nicht mehr als einmal tgl. einnehmen. Bei Leberschäden ED 5 mg, MD 10 mg. Nicht für Kinder und Jugendliche.
GA: Schwere Herz/Kreislauf-Erkrankungen (instabile Angina pectoris, schwere Herzinsuffizienz), schwere Leberschäden, dialysepflichtige Nierenschäden, Hypotonie, frischer Schlaganfall oder Herzinfarkt (innerhalb von 6 Monaten), Retinitis pigmentosa, nicht arteriitische anteriore ischämische Optikusneuropathie (NAION) in der Anamnese.
SST: Für Frauen nicht indiziert.
NW: Flush, Kopfschmerzen, Magen/Darm, Schwindel, Rhinitis, Kreislauf, Sehstörungen, Photosensibilität, schwerwiegende kardiovaskuläre Ereignisse, nicht arteriitische ischämische Optikusneuropathie (NAION), Taubheit, Penisblutung, Hämatospermie, Hämaturie, Rückenschmerzen, Priapismus.
WW: Kontraindiziert: Riociguat, Nitrate, Nicorandil, Amylnitrit, starke CYP3A4-Inhibitoren (Ritonavir, Indinavir, Azole). Vorsicht: moderate CYP3A4-Inhibitoren (Clarithromycin, Grapefruitsaft). Alpha-Blocker.
WH: Vor Therapiebeginn exakte Diagnose, kardiovaskulärer Status. Vorsicht bei anatomischen Penismissbildungen oder für Priapismus prädisponierenden Erkrankungen. Nicht mit Alpha-Blockern kombinieren (starke Blutdrucksenkung). Verkehrshinweis.
Bei Überdosierung starke Rückenschmerzen.
PG: 4 ST * (EKO: N) [€ 17,85]

Vardenafil 1A Pharma 20 mg - Filmtabletten 52F01
(Z.Nr. 1-37778) RP. P. G04BE09
ZI: 1A Pharma, Wien
Z: 1 Filmtablette enthält: Vardenafil 20 mg (entspr. Vardenafil hydrochlorid), Tablettenkern: Cellulose, mikrokristalline, Crospovidon Typ A, Siliciumdioxid, hochdispers, wasserfrei, Magnesium stearat; Filmüberzug: Poly(vinylalkohol), Titandioxid, Talkum, Macrogol 3350, Methacrylsäure-Ethylacrylat-Copolymer (1:1), Typ A, Eisenoxid gelb, Natriumhydrogencarbonat, Eisenoxid rot.
Kurzinformation: siehe Vardenafil 1A Pharma 10 mg - Filmtabletten, → S. 1501
PG: 4 ST * (EKO: N) [€ 24,75], 8 ST * (EKO: N) [€ 49,30], 12 ST * (EKO: N) [€ 69,75]

Vardenafil Accord 5 mg - Filmtabletten 52F01
(Z.Nr. 1-37763) RP. P. nicht im Handel. G04BE09

Vardenafil Accord 10 mg - Filmtabletten 52F01
(Z.Nr. 1-37764) RP. P. nicht im Handel. G04BE09

Vardenafil Accord 20 mg - Filmtabletten 52F01
(Z.Nr. 1-37765) RP. P. nicht im Handel. G04BE09

Vardenafil Krka 5 mg - Filmtabletten 52F01
(Z.Nr. 1-37529) RP. P. nicht im Handel. G04BE09

Vardenafil Krka 10 mg - Filmtabletten 52F01
(Z.Nr. 1-37531) RP. P. nicht im Handel. G04BE09

Vardenafil Krka 20 mg - Filmtabletten 52F01
(Z.Nr. 1-37530) RP. P. nicht im Handel. G04BE09

Vardenafil Sandoz 10 mg - Filmtabletten 52F01
(Z.Nr. 1-37776) RP. P. G04BE09
ZI: Sandoz, Kundl
Z: 1 Filmtablette enthält: Vardenafil 10 mg (entspr. Vardenafil hydrochlorid), Tablettenkern: Cellulose, mikrokristalline, Crospovidon Typ A, Siliciumdioxid, hochdispers, wasserfrei, Magnesium stearat; Filmüberzug: Poly(vinylalkohol), Titandioxid, Talkum, Macrogol 3350, Methacrylsäure-Ethylacrylat-Copolymer (1:1), Typ A, Eisenoxid gelb, Natriumhydrogencarbonat, Eisenoxid rot.
Kurzinformation: siehe Vardenafil 1A Pharma 10 mg - Filmtabletten, → S. 1501
PG: 4 ST * (EKO: N) [€ 23,80]

Vardenafil Sandoz 20 mg - Filmtabletten 52F01
(Z.Nr. 1-37775) RP. P. G04BE09
ZI: Sandoz, Kundl
Z: 1 Filmtablette enthält: Vardenafil 20 mg (entspr. Vardenafil hydrochlorid), Tablettenkern: Cellulose, mikrokristalline, Crospovidon Typ A, Siliciumdioxid, hochdispers, wasserfrei, Magnesium stearat; Filmüberzug: Poly(vinylalkohol), Titandioxid, Talkum, Macrogol 3350, Methacrylsäure-Ethylacrylat-Copolymer (1:1), Typ A, Eisenoxid gelb, Natriumhydrogencarbonat, Eisenoxid rot.
Kurzinformation: siehe Vardenafil 1A Pharma 10 mg - Filmtabletten, → S. 1501
PG: 4 ST * (EKO: N) [€ 29,80], 8 ST * (EKO: N) [€ 54,80], 12 ST * (EKO: N) [€ 81,85]

Vardenafil Stada 5 mg - Filmtabletten 52F01
(Z.Nr. 1-37805) RP. P. nicht im Handel. G04BE09

Vardenafil Stada 10 mg - Filmtabletten 52F01
(Z.Nr. 1-37807) RP. P. G04BE09
ZI: Stada Arzneimittel, Wien
Z: 1 Filmtablette enthält: Vardenafil 10 mg (entspr. Vardenafil-Hydrochlorid-Trihydrat), Tablettenkern: Cellulose, mikrokristalline, Crospovidon Typ A, Siliciumdioxid, hochdisperses, Magnesium stearat; Filmüberzug: Poly(vinylalkohol), Titandioxid, Talkum, Macrogol, Methacrylsäure-Ethylacrylat-Copolymer, Eisenoxid gelb, Natriumhydrogencarbonat, Eisenoxid rot.
EW: Selektiver PDE-5-Hemmer; steigert Durchblutung der Schwellkörper im Penis.
AG: Erektile Dysfunktion.
AA: Oral, 25-60 Minuten vor dem Geschlechtsverkehr.
DO: ED 10 mg (5-20 mg), MD 20 mg. Nicht mehr als einmal tgl. einnehmen. Bei Leberschäden ED 5 mg, MD 10 mg. Nicht für Kinder und Jugendliche.
GA: Schwere Herz/Kreislauf-Erkrankungen (instabile Angina pectoris, schwere Herzinsuffizienz), schwere Leberschäden, dialysepflichtige Nierenschäden, Hypotonie, frischer Schlaganfall oder Herzinfarkt (innerhalb von 6 Monaten), Retinitis pigmentosa, nicht arteriitische anteriore ischämische Optikusneuropathie (NAION) in der Anamnese.
SST: Für Frauen nicht indiziert.
NW: Flush, Kopfschmerzen, Magen/Darm, Schwindel, Rhinitis, Kreislauf, Sehstörungen, Photosensibilität, Myokardinfarkt, nicht

arteriitische ischämische Optikusneuropathie (NAION), Taubheit, Penisblutung, Hämatospermie, Hämaturie, Rückenschmerzen, Priapismus.
WW: Kontraindiziert: Riociguat, Nitrate, Nicorandil, Amylnitrit, starke CYP3A4-Inhibitoren (Ritonavir, Indinavir, Azole). Vorsicht: moderate CYP3A4-Inhibitoren (Clarithromycin, Grapefruitsaft). Alpha-Blocker.
WH: Vor Therapiebeginn exakte Diagnose, kardiovaskulären Status beachten. Vorsicht bei anatomischen Penismissbildungen oder für Priapismus prädisponierenden Erkrankungen. Nicht mit Alpha-Blockern kombinieren (starke Blutdrucksenkung). Verkehrshinweis.
Bei Überdosierung starke Rückenschmerzen.
PG: 4 ST * (EKO: N) [€ 17,80], 12 ST * (EKO: N) [€ 65,40 n.l.]

Vardenafil Stada 20 mg - Filmtabletten 52F01
(Z.Nr. 1-37806) RP. P. G04BE09
ZI: Stada Arzneimittel, Wien
Z: 1 Filmtablette enthält: Vardenafil 20 mg (entspr. Vardenafil-Hydrochlorid-Trihydrat), Tablettenkern: Cellulose, mikrokristalline, Crospovidon Typ A, Siliciumdioxid, hochdisperses, Magnesium stearat; Filmüberzug: Poly(vinylalkohol), Titandioxid, Talkum, Macrogol, Methacrylsäure-Ethylacrylat-Copolymer, Eisenoxid gelb, Natriumhydrogencarbonat, Eisenoxid rot.
Kurzinformation: siehe Vardenafil Stada 10 mg - Filmtabletten, → S. 1501
PG: 4 ST * (EKO: N) [€ 24,65], 12 ST * (EKO: N) [€ 86,35]

Vardenaristo 5 mg - Filmtabletten 52F01
(Z.Nr. 1-37981) RP. P. nicht im Handel. G04BE09

Vardenaristo 10 mg - Filmtabletten 52F01
(Z.Nr. 1-37982) RP. P. G04BE09
ZI: Aristo Pharma, Berlin, Deutschland
Z: 1 Filmtablette enthält: Vardenafil 10 mg (entspr. Vardenafil-Hydrochlorid-Trihydrat), Tablettenkern: Cellulose, mikrokristalline, Hyprolose, Crospovidon Typ B, Siliciumdioxid, hochdisperses, Magnesium stearat; Filmüberzug: Opadry beige 03F570025 (entspr. Hypromellose) (entspr. Titandioxid) (entspr. Macrogol) (entspr. Eisenoxid gelb) (entspr. Tartrazin, Aluminiumsalz 0,03 mg) (entspr. Gelborange S 0,015 mg) (entspr. Eisenoxid rot).
EW: Selektiver PDE-5-Hemmer; steigert Durchblutung der Schwellkörper im Penis.
AG: Erektile Dysfunktion.
AA: Oral, 25-60 Minuten vor dem Geschlechtsverkehr.
DO: ED 10 mg (5-20 mg), MD 20 mg. Nicht mehr als einmal tgl. einnehmen. Bei Leberschäden ED 5 mg, MD 10 mg. Nicht für Kinder und Jugendliche.
GA: Schwere Herz/Kreislauf-Erkrankungen (instabile Angina pectoris, schwere Herzinsuffizienz), schwere Leberschäden, dialysepflichtige Nierenschäden, Hypotonie, frischer Schlaganfall oder Herzinfarkt (innerhalb von 6 Monaten), Retinitis pigmentosa, nicht arteriitische anteriore ischämische Optikusneuropathie (NAION) in der Anamnese.
SST: Für Frauen nicht indiziert.
NW: Schwerwiegende kardiovaskuläre Ereignisse, Flush, Kopfschmerzen, Magen/Darm, Schwindel, Rhinitis, Kreislauf, Sehstörungen, Photosensibilität, nicht arteriitische ischämische Optikusneuropathie (NAION), Taubheit, Penisblutung, Hämatospermie, Hämaturie, Rückenschmerzen, Priapismus.
WW: Kontraindiziert: Riociguat, Nitrate, Nicorandil, Amylnitrit, starke CYP3A4-Inhibitoren (Ritonavir, Indinavir, Azole). Vorsicht: moderate CYP3A4-Inhibitoren (Clarithromycin, Grapefruitsaft). Alpha-Blocker.
WH: Vor Therapiebeginn exakte Diagnose. Vorsicht bei anatomischen Penismissbildungen oder für Priapismus prädisponierenden Erkrankungen. Nicht mit Alpha-Blockern kombinieren (starke Blutdrucksenkung). Verkehrshinweis.
Bei Überdosierung starke Rückenschmerzen.
PG: 4 ST * (EKO: N) [€ 17,80], 8 ST * (EKO: N) [€ 43,80], 12 ST * (EKO: N) [€ 63,80], 20 ST * (EKO: N) [€ 108,80]

Vardenaristo 20 mg - Filmtabletten 52F01
(Z.Nr. 1-37983) RP. P. G04BE09
ZI: Aristo Pharma, Berlin, Deutschland
Z: 1 Filmtablette enthält: Vardenafil 20 mg (entspr. Vardenafil-Hydrochlorid-Trihydrat), Tablettenkern: Cellulose, mikrokristalline, Hyprolose, Crospovidon Typ B, Siliciumdioxid, hochdisperses, Magnesium stearat; Filmüberzug: Opadry beige 03F570025 (entspr. Hypromellose) (entspr. Titandioxid) (entspr. Macrogol) (entspr. Eisenoxid gelb) (entspr. Tartrazin, Aluminiumsalz 0,06 mg) (entspr. Gelborange S 0,03 mg) (entspr. Eisenoxid rot).
Kurzinformation: siehe Vardenaristo 10 mg - Filmtabletten, → S. 1502
PG: 4 ST * (EKO: N) [€ 24,80], 8 ST * (EKO: N) [€ 49,80], 12 ST * (EKO: N) [€ 79,80], 20 ST * (EKO: N) [€ 131,80], 30 ST * (EKO: N) [€ 166,80]

Vargatef 100 mg - Weichkapseln 55G
(Z.Nr. EU/1/14/954/*) NR. P. L01EX09
ZI: Boehringer Ingelheim International, Ingelheim/Rhein, Deutschland
Z: 1 Kapsel enthält: Nintedanib 100 mg (entspr. Nintedanib esilat), Kapselinhalt: Triglyceride, mittelkettige, Hartfett, Phospholipide aus Sojabohnen 1,2 mg; Kapselhülle: Gelatine, Glycerol 85%, Titandioxid, Eisen(III)-oxid, Eisen(III)-hydroxid-oxid x H2O; Drucktinte: Schellack, Eisen(II,III)-oxid, Propylenglycol.
EW: Antineoplastisch (Proteinkinase-Hemmer).
AG: In Kombination mit Docetaxel bei nicht-kleinzelligem Lungenkarzinom (NSCLC) mit Adenokarzinom-Histologie nach Erstlinienchemotherapie.
AA: Unzerkaut zu einer Mahlzeit mit Wasser schlucken.
DO: 2mal tgl. 200 mg Nintedanib an den Tagen 2 bis 21 eines 21-tägigen Behandlungszyklus. Am Tag 1 Docetaxel applizieren. Dosisreduktion bei Nebenwirkungen.
Keine Daten an Kindern und Jugendlichen.
GA: Erdnuss- oder Sojaallergie.
SST: Zwingende Indikationsstellung, nicht stillen. Kontrazeption bis 3 Monate nach Therapieende erforderlich.
NW: Magen/Darm, Leber (auch schwere Schäden), Niere (bis Nierenversagen), Neutropenie, Elektrolyte, periphere Neuropathie, Blutungen (auch schwerwiegend), Mukositis, Enzymanstiege, Lungenembolie.
WW: Vorsicht: Starke P-Glykoprotein-Hemmer (Ketoconazol) oder -Induktoren (Rifampicin, Carbamazepin, Phenytoin, Johanniskraut).
WH: Bei (mittel)schweren Leberschäden, Magen/Darm-Perforationen oder (Lungen)blutungen nicht empfohlen. Vorsicht bei erhöhtem kardiovaskulären Risiko, QT-Verlängerung. Kontrollen: Blutbild, Leber, Gerinnungsstatus. Verkehrshinweis.
PG: 120 ST RE1 (EKO: Y) [€ 3.107,75]

Vargatef 100 mg - Weichkapseln 55G
(Z.Nr. EU/1/14/954/*) NR. P. Parallelimport. L01EX09
V: Orifarm, Leverkusen, Deutschland
Z: 1 Kapsel enthält: Nintedanib 100 mg (entspr. Nintedanib esilat), Kapselinhalt: Triglyceride, mittelkettige, Hartfett, Phospholipide aus Sojabohnen 1,2 mg; Kapselhülle: Gelatine, Glycerol 85%, Titandioxid, Eisen(III)-oxid, Eisen(III)-hydroxid-oxid x H2O; Drucktinte: Schellack, Eisen(II,III)-oxid, Propylenglycol.
PG: 120 ST RE1 (EKO: Y) [€ 3.106,30]

Vargatef 150 mg - Weichkapseln 55G
(Z.Nr. EU/1/14/954/*) NR. P. L01EX09
ZI: Boehringer Ingelheim International, Ingelheim/Rhein, Deutschland
Z: 1 Kapsel enthält: Nintedanib 150 mg (entspr. Nintedanib esilat), Kapselinhalt: Triglyceride, mittelkettige, Hartfett, Phospholipide aus Sojabohnen 1,8 mg; Kapselhülle: Gelatine, Glycerol 85%, Titandioxid, Eisen(III)-oxid, Eisen(III)-hydroxid-oxid x H2O; Drucktinte: Schellack, Eisen(II,III)-oxid, Propylenglycol.
Kurzinformation: siehe Vargatef 100 mg - Weichkapseln, → S. 1502
PG: 60 ST RE1 (EKO: Y) [€ 3.107,75]

Varianta 15 Mikrogramm/60 Mikrogramm - Filmtabletten 31I01
(Z.Nr. 1-30481) RP. P. G03AA10
ZI: Gedeon Richter, Budapest, Ungarn
Z: 1 Packung enthält: Filmtabletten, gelb 24 Stk: Ethinylestradiol 15 µg, Gestoden 60 µg, Tablettenkern: Lactose monohydrat 40,118 mg, Cellulose, mikrokristalline, Polacrilin kalium, Magnesium stearat; Filmüberzug: Opadry II gelb 31K32378: (entspr. Lactose monohydrat) (entspr. Hypromellose) (entspr. Titandioxid) (entspr. Triacetin) (entspr. Chinolingelb); Filmtablette, grün (Placebo) 4 Stk: Tablettenkern: Cellulose, mikrokristalline, Lactose, wasserfrei 37,26 mg, Maisstärke, vorverkleistert, Magnesium stearat, Siliciumdioxid, hochdispers, wasserfrei; Filmüberzug: Opadry II grün 85F21389: (entspr. Poly(vinylalkohol)) (entspr. Titandioxid) (entspr. Macrogol 3350) (entspr. Talkum) (entspr. Indigotin) (entspr. Chinolingelb) (entspr. Eisenoxid schwarz) (entspr. Gelborange S 0,003 mg).
EW: Hormonales Kontrazeptivum (fixe Kombination Estrogen + Gestagen).
AG: Orale Kontrazeption (unter Berücksichtigung der individuellen Risikofaktoren, besonders auf venöse Thromboembolien).
AA: Zum Einnehmen.
DO: Täglich 1 Tablette ohne Unterbrechungen in der auf der Blisterpackung angegebenen Reihenfolge.
GA: Vorliegen oder Risiko für venöse Thromboembolie (auch Prädisposition, größere Operationen mit längerer Immobilisierung). Vorliegen oder Risiko für arterielle Thromboembolie (auch Prädisposition, Myokardinfarkt, Angina pectoris, Schlaganfall oder Vorstufen), hohes Risiko für arterielle Thromboembolie (Diabetes

mit Gefäßveränderungen, schwere Hypertonie, schwere Fettstoffwechselstörungen, Prädisposition für Thrombosen), schwere Leberschäden, Lebertumore, sexualhormonabhängige maligne Tumore, nicht abgeklärte vaginale Blutungen, Migräne.
SST: In der Schwangerschaft nicht anwenden, in der Stillzeit nicht empfohlen.
Bei Eintritt einer Schwangerschaft sofort absetzen.
NW: Häufig: Kopfschmerzen, Abdominalschmerzen, Brustschmerzen.
Gelegentlich: Vaginale Candidiasis oder andere Pilzinfektionen, erhöhter Appetit, Depression, Migräne, Schläfrigkeit, Beinkrämpfe, Nervosität, Augenbeschwerden, Herz/Kreislauf (Hypertonie, Hypotonie, selten Thrombose/Embolie), Magen/Darm, Haut, Harnwegsinfektionen, Zwischenblutungen, Ausbleiben der Abbruchblutung, Veränderungen an der Geschlechtsorganen, Hitzewallungen, Gewichtsänderungen, Ödeme.
WW:
Gegenanzeige:
Ombitasvir/Paritaprevir/Ritonavir, Dasabuvir mit oder ohne Ribavirin (Transaminasenanstieg; 2 Wochen Abstand).

Vorsicht:
Leberenzyminduktoren können zur Wirkungsminderung oraler Kontrazeptiva führen: Barbiturate, Bosentan, Carbamazepin, Phenytoin, Primidon, Rifampicin, Arzneimittel gegen HIV oder HCV (Ritonavir, Nevirapin, Efavirenz und andere), Felbamat, Griseofulvin, Oxcarbazepin, Topiramat, Johanniskraut.
Bei Kurzzeitbehandlung Barrieremethode bis 28 Tage nach dem Absetzen anwenden. Bei Langzeitbehandlung wird andere, nichthormonale Verhütungsmethode empfohlen.
Enzyminhibitoren (z.B. Etoricoxib) können die Plasmakonzentrationen von Estrogenen und/oder Progestagenen erhöhen. Ethinylestradiol kann die Plasmakonzentration von Theophyllin oder Tizanidin erhöhen.
WH: Erhöhtes Risiko für arterielle und venöse Thromboembolien beachten. Auf Symptome von apoplektischem Insult oder Myokardinfarkt achten. Blutdruck messen. Leicht erhöhtes Brustkrebsrisiko beachten. Bei Leberfunktionsstörungen orales Kontrazeptivum bis zur Normalisierung der Leberfunktion absetzen. Kein Schutz vor AIDS oder anderen sexuell übertragbaren Krankheiten. Anhaltende Blutungsunregelmäßigkeiten diagnostisch abklären. Durchbruchblutungen und/oder Verhütungsversagen als Folge von Wechselwirkungen mit anderen Arzneimitteln möglich.
PG: 84 ST * (EKO: N) [€ 29,60]

Varilrix - Pulver und Lösungsmittel zur Herstellung einer Injektionssuspension 36B14

(Z.Nr. 2-00180) NR. P. E. J07BK01
ZI: GlaxoSmithKline Pharma, Wien
Z: Nach Rekonstitution enthält 1 Dosis zu 0,5 ml: Varizellenviren abgeschwächt, OKA Stamm mind. 10^3,3 PBE, Lactose, Sorbitol 6 mg, Mannit, Aminosäuren-Mischung, Spuren von: Neomycin-B-sulfat; Lösungsmittel: Aqua ad injectionem.
EW: Varizellen-Lebendvirus-Impfstoff.
AG: Aktive Immunisierung von gesunden Personen (ab 9 Monaten) und seronegativen Hochrisiko-Patienten sowie deren gesunde empfängliche Kontaktpersonen gegen Varizellen-Infektion (Windpocken).
AA: S.c. nach Rekonstitution. Cave intravasal oder intradermal!
DO: ED 0,5 ml. 2 Impfdosen im Intervall von (4-)6 Wochen. Bei Hochrisikopatienten ev. weitere Impfdosen nötig.
GA: Schwere humorale oder zelluläre Immunschwäche (Blutkrebs, Agammaglobulinämie, AIDS), immunsuppressive Therapie, akute fieberhafte Infekte.
SST: Gegenanzeige in der Schwangerschaft; Kontrazeption bis 1 Monat nach der Impfung empfohlen. Keine Daten für die Stillzeit.
NW: Lokale Reaktionen, Fieber, (varizellenähnlicher) Hautausschlag, Magen/Darm, Husten, Atemwege, ZNS, Infektionen, neurologische Störungen.
WW: Gleichzeitige Gabe von anderen Impfungen möglich (an getrennten Injektionsstellen vornehmen). Bei Risikopatienten nicht zugleich mit anderen Lebendimpfstoffen geben. Immunglobuline (3-6 Monate Abstand). Tuberkulintest nicht innerhalb von 6 Wochen nach der Impfung durchführen. Salizylate nach Impfung 6 Wochen vermeiden (Reye-Syndrom).
WH: Nutzen/Risiko-Abwägung der Impfung bei bestimmten Formen von Immundefizienz. Verkehrshinweis.
PG: 1 ST * (EKO: N) [€ 65,20]

Varitect CP 25 I.E./ml - Infusionslösung 36C16

(Z.Nr. 2-00383) NR. P. E. J06BB03
ZI: Biotest Austria, Wien
Z: 1 ml Lösung enthält: Varizella-Zoster-Virus, Antikörper 25 IE (entspr. Varizellen-Immunglobulin vom Menschen) (entspr. Plasmaprotein (human) 50 mg) (entspr. IgG >= 96 %) (entspr. IgG1 62 %) (entspr. IgG2 33 %) (entspr. IgG3 3 %) (entspr. IgG4 2 %), (entspr. IgA max. 2000 µg), hergestellt aus dem Plasma menschlicher Spender, Glycin, Wasser für Injektionszwecke.
EW: Immunglobulin.
AG: Varizellen-Prophylaxe nach Exposition bei
- Schwangeren mit negativem VZW- Immunstatus bis zum frühen 3. Trimester
- Neugeborenen, deren Mütter 7 Tage vor bis 7 Tage nach der Geburt an Varizellen erkrankt sind
- Neugeborenen von Müttern ohne Varizellenanamnese und/oder negativem Immunstatus
- Frühgeborenen (Geburt vor der 28. SSW) oder Neugeborenen mit niederem Geburtsgewicht
- Patienten ohne Varizellen- Anamnese und/ oder negativem Immunstatus unter immunsuppessiver Therapie, nach Stammzelltransplantation oder mit Immunmangelkrankheit.
Anwendungshinweise siehe österreichischer Impfplan.
AA: I.v. Infusion (initial 0,1 mg/kg KG/h über 10 min, dann max. 1 ml/kg KG/h).
DO: Alle Alter: 1 ml/kg KG. Spätestens 96 Std. nach Exposition anwenden.
GA: Selektiver IgA-Mangel.
SST: In der Schwangerschaft Nutzen/Risiko-Abwägung. In der Stillzeit Anwendung möglich.
NW: Infusionsreaktionen, Anaphylaxie, Kopfschmerzen, Magen/Darm, Gelenkschmerzen, Allergien, Blutdruckabfall, Niere, aseptische Meningitis, hämolytische Anämie, Neutropenie / Leukopenie, transfusionsassoziierte akute Lungeninsuffizienz, sehr selten thromboembolische Reaktionen.
WW: Abgeschwächte Lebendimpfstoffe bis 3 Monate (Masern bis 1 Jahr) beeinträchtigt. Schleifendiuretika vermeiden. Beeinflussung serologischer Untersuchungen möglich.
WH: Infusionsgeschwindigkeit nicht überschreiten. Vorsicht bei Übergewicht, erhöhtem Thromboserisiko, längerer Immobilisation, schwerer Hypovolämie. Auf Nierenversagen achten. Patienten ausreichend hydrieren. Kontrolle: Urinausscheidung, Serumkreatinin. Verkehrshinweis.
PG: 5 ML * (EKO: N) [€ 187,20], 20 ML * (EKO: N) [€ 629,75]

Varivax - Pulver und Lösungsmittel zur Herstellung einer Injektionssuspension in einer Fertigspritze 36B14

(Z.Nr. 2-00300) NR. P. E. J07BK01
ZI: Merck Sharp & Dohme, Wien
Z: Nach Rekonstitution enthält 1 Dosis zu 0,5 ml: Varicella-Virus, Stamm Oka/Merck (lebend, attenuiert) >= 1,35 PFU, Saccharose, Gelatine hydrolysat, Harnstoff, Natriumchlorid, Natrium-L-glutamat, Natriummonohydrogenphosphat, wasserfrei, Kaliumdihydrogenphosphat, Kaliumchlorid, Lösungsmittel: Wasser für Injektionszwecke, Spuren von: Neomycin.
EW: Varizellen-Lebendvirus-Impfstoff.
AG: Aktive Immunisierung gegen Varizellen (Windpocken) ab 9 Monaten.
-Aktive Immunisierung nach Varizellen-Exposition bei nicht immunen Personen.
AA: I.m. oder s.c., nicht intravaskulär!
DO: **Kinder (9-12 Monate):** 2 Dosen im Abstand von mindestens 3 Monaten.
Kinder (ab 12 Monaten): 2 Dosen im Abstand von mindestens 1 Monat; bei asymptomatischer HIV-Infektion im Abstand von 12 Wochen.
Jugendliche und Erwachsene: 2 Dosen im Abstand von 4-8 Wochen.
GA: Hämatologische Erkrankungen, immunsuppressive Therapie, schwere Immundefizienz, aktive Tuberkulose, Fieber über 38,5° C.
SST: Nicht verabreichen; Kontrazeption bis 1 Monat nach der Impfung empfohlen. In der Stillzeit nicht empfohlen.
NW: Lokale Reaktionen, Fieber, (varizellenähnlicher) Hautausschlag, Auge (nekrotisierende Retinitis bei immungeschwächten Personen), Atemwege, ZNS, Infektionen, Psyche (Erregbarkeit), Magen/Darm, neurologische Störungen, selten Anaphylaxie. Übertragung des Impfvirus auf Kontaktpersonen.
WW: Nach Blut- oder Plasmatransfusionen oder Gabe von Immunglobulin bzw. Varizella-Zoster-Immunglobulin Impfung um mindestens 5 Monate verschieben. Salizylate nach Impfung 6 Wochen vermeiden (Reye-Syndrom).
MMR-Impfstoffe (1 Monat Abstand bei nicht gleichzeitiger Gabe).
WH: Nutzen/Risiko-Abwägung der Impfung bei bestimmten Formen von Immundefizienz. Kontakt mit anfälligen Hochrisikopersonen (Immunschwäche, Schwangere bzw. Neugeborene von Müttern ohne Windpockenanamnese) bis 6 Wochen nach der Impfung vermeiden.
PG: 1 ST * (EKO: N) [€ 65,20]

VarroMed 5 mg/ml + 44,0 mg/ml - Dispersion zur Anwendung an Bienenvölkern von Honigbienen 804E
(Z.Nr. EU/2/16/203/*) RPF. D. nicht im Handel. QP53AG30

VarroMed 75 mg/ml + 660 mg/ml - Dispersion zur Anwendung an Bienenvölkern von Honigbienen 804E
(Z.Nr. EU/2/16/203/*) RPF. D. nicht im Handel. QP53AG30

Vasa-Gastreu R63 - Tropfen zum Einnehmen 51X
(Z.Nr. 3-38921) RPF. P. nicht im Handel. V03AX

VasoKINOX 450 ppm mol/mol - Gas zur medizinischen Anwendung, druckverdichtet 56B
(Z.Nr. 1-35505) NR. P. nicht im Handel. R07AX01

VasoKINOX 800 ppm mol/mol - Gas zur medizinischen Anwendung, druckverdichtet 56B
(Z.Nr. 1-37734) NR. P. nicht im Handel. R07AX01

Vasonit 100 mg - Ampullen 39D07
(Z.Nr. 1-21817) RP. P. C04AD03
ZI: G.L. Pharma, Lannach
Z: 1 Ampulle mit 5 ml enthält: Pentoxifyllin 100 mg, Natrium, (entspr. Natriumchlorid 13,2 mg), Wasser.
EW: Fördert Durchblutung.
AG: Periphere arterielle Durchblutungsstörungen bei erhaltener Durchblutungs- reserve, wenn andere Therapien nicht durchgeführt werden können.
Durchblutungsbedingte Innenohrstörungen.
AA: I.v. Infusion mit NaCl- oder anderen gebräuchlichen Trägerlösungen; einschleichend beginnen.
DO: Initial 100 mg in 250-500 ml Infusionslösung über 90-180 Minuten, Steigerung an den folgenden Tagen um je 100 mg auf 300 mg, MTD 2mal 300 mg. Zusätzliche orale Gabe des Wirkstoffes möglich (MTD oral + parenteral 1200 mg). Nicht für Kinder und Jugendliche.
GA: Akuter Myokardinfarkt, klinisch relevante Blutungen, Magen/ Darm-Ulcera, Blutungsneigung, Netzhautblutungen.
SST: Nicht anwenden.
NW: Magen/Darm, Kopfschmerzen, Schwindel, Haut, Flush, Fieber, Angina pectoris, Tachykardie, Unruhe, Schlafstörungen, schwere Überempfind- lichkeit, Blutungen (Thrombozytopenie), Blutbild (aplastische Anämie).
WW: Vorsicht: Butdrucksenker verstärkt; orale Antidiabetika verstärkt, Theophyllin-Spiegel erhöht. Gerinnungshemmer (Gerinnung kontrollieren).
Cimetidin kann Pentoxifyllin-Plasmaspiegel erhöhen.
WH: Vorsicht bei Diabetes, Hypertonie, Hypotonie, Gefäßsklerose, schweren Herzrhythmusstörungen, Lupus erythematodes, Leber-, Nierenschäden, nach chirurgischen Eingriffen. Herzinsuffizienz vor Therapiebeginn mit Pentoxifyllin behandeln. Bei Netzhautblutung Therapie sofort abbrechen.
Blutbild kontrollieren. Bei Unverträglichkeit Infusion sofort abbrechen und Schocktherapie durchführen. Verkehrshinweis. Bei Vergiftungen bei Blutdruckabfall Plasmaexpander, bei Krämpfen Diazepam.
PG: 5 ST * (EKO: N) [€ 7,25]

Vasonit 300 mg - Ampullen 39D07
(Z.Nr. 1-21819) RP. P. nicht im Handel. C04AD03

Vasonit retard 400 mg - Filmtabletten 39D07
(Z.Nr. 1-22545) RP. P. C04AD03
ZI: G.L. Pharma, Lannach
Z: 1 Filmtablette enthält: Pentoxifyllin 400 mg, Kern: Hydroxyethylcellulose, Povidon, Cellulose, mikrokristalline, Siliciumdioxid, hochdisperses, Magnesium stearat; Überzug: (entspr. Macrogol 6000) (entspr. Hypromellose) (entspr. Titandioxid) (entspr. Talkum) (entspr. Polyacrylat-Dispersion 30%) (entspr. Eisenoxid rot).
EW: Fördert Durchblutung.
AG: Claudicatio intermittens bei erhaltener Durchblutungsreserve.
AA: Nach dem Essen unzerkaut mit Flüssigkeit einnehmen.
DO: 2(-3)mal tgl. 1 FT. MTD 1200 mg. Nicht für Kinder und Jugendliche.
GA: Akuter Myokardinfarkt, klinisch relevante Blutungen, Magen/ Darm-Ulcera, Blutungsneigung, Netzhautblutungen.
SST: Nicht anwenden.
NW: Magen/Darm, Kopfschmerzen, Schwindel, Haut, Flush, Fieber, Angina pectoris, Tachykardie, Unruhe, Schlafstörungen, schwere Überempfind- lichkeit, Blutungen (Thrombozytopenie), Blutbild (aplastische Anämie).
WW: Vorsicht: Butdrucksenker verstärkt; orale Antidiabetika verstärkt, Theophyllin-Spiegel erhöht. Gerinnungshemmer (Gerinnung kontrollieren).
Cimetidin kann Pentoxifyllin-Plasmaspiegel erhöhen.
WH: Vorsicht bei Diabetes, Hypertonie, Hypotonie, Gefäßsklerose, schweren Herzrhythmusstörungen, Lupus erythematodes, Leber-, Nierenschäden, nach chirurgischen Eingriffen. Herzinsuffizienz vor Therapiebeginn mit Pentoxifyllin behandeln. Bei Netzhautblutung Therapie sofort abbrechen.
Blutbild kontrollieren. Bei Unverträglichkeit Infusion sofort abbrechen und Schocktherapie durchführen. Verkehrshinweis. Bei Vergiftungen bei Blutdruckabfall Plasmaexpander, bei Krämpfen Diazepam.
PG: 20 ST (2) (EKO: G) [€ 5,50], 50 ST (EKO: G) [€ 12,60]

Vasonit retard 600 mg - Filmtabletten 39D07
(Z.Nr. 1-19165) RP. P. C04AD03
ZI: G.L. Pharma, Lannach
Z: 1 Filmtablette enthält Pentoxifyllin 600 mg, Kern: Hypromellose, Crospovidon, Cellulose, mikrokristalline, Siliciumdioxid, hochdisperses, Magnesium stearat; Überzug: (entspr. Macrogol 6000) (entspr. Hypromellose) (entspr. Titandioxid) (entspr. Talkum) (entspr. Polyacrylat-Dispersion 30%).
EW: Fördert Durchblutung.
AG: Periphere arterielle Durchblutungsstörungen bei erhaltener Durchblutungs- reserve, wenn andere Therapien nicht durchgeführt werden können.
Durchblutungsbedingte Innenohrstörungen.
AA: Nach den Mahlzeiten unzerkaut mit Flüssigkeit.
DO: 1 bis 2mal tgl. 1 FT. Nicht für Kinder und Jugendliche.
GA: Akuter Myokardinfarkt, klinisch relevante Blutungen, Magen/ Darm-Ulcera, Blutungsneigung, Netzhautblutungen.
SST: Nicht anwenden.
NW: Magen/Darm, Kopfschmerzen, Schwindel, Haut, Flush, Fieber, Angina pectoris, Tachykardie, Unruhe, Schlafstörungen, schwere Überempfind- lichkeit, Blutungen (Thrombozytopenie), Blutbild (aplastische Anämie).
WW: Vorsicht: Butdrucksenker verstärkt; orale Antidiabetika verstärkt, Theophyllin-Spiegel erhöht. Gerinnungshemmer (Gerinnung kontrollieren).
Cimetidin kann Pentoxifyllin-Plasmaspiegel erhöhen.
WH: Vorsicht bei Diabetes, Hypertonie, Hypotonie, Gefäßsklerose, schweren Herzrhythmusstörungen, Lupus erythematodes, Leber-, Nierenschäden, nach chirurgischen Eingriffen. Herzinsuffizienz vor Therapiebeginn mit Pentoxifyllin behandeln. Bei Netzhautblutung Therapie sofort abbrechen.
Blutbild kontrollieren. Bei Unverträglichkeit Infusion sofort abbrechen und Schocktherapie durchführen. Verkehrshinweis. Bei Vergiftungen bei Blutdruckabfall Plasmaexpander, bei Krämpfen Diazepam.
PG: 20 ST (2) (EKO: G) [€ 6,60], 50 ST (EKO: G) [€ 13,75]

Vasotop P 0,625 mg - Tabletten für Hunde 821E
(Z.Nr. 8-00640) RP. P. QC09AA05
ZI: Intervet, Wien
Z: 1 Tablette enthält: Ramipril 0,625 mg, Hypromellose, Stärke, verkleistert, Cellulose, mikrokristalline, Natriumstearylfumarat, Eisenoxid braun 1 mg, Rinderaromapulver, naturident, Siliciumdioxid, hochdisperses.
EW: ACE-Hemmer.
AG: Kongestive Herzinsuffizienz Grad II-IV beim Hund.
AA: Oral.
DO: 1mal tgl. 0,125 mg/kg KG, nach 2 Wochen ev. Dosissteigerung auf 1mal tgl. 0,25 mg/kg KG.
GA: Hämodynamisch relevante Stenosen, obstruktive hypertrophe Kardiomyopathie.
SST: Keine Erkenntnisse, nicht anwenden.
NW: Blutdrucksenkung.
WW: Diuretika bzw. natriumarme Diät verstärken ACE-Hemmer. Kalium bzw. Kalium-sparende Diuretika vermeiden (Hyperkaliämie).
WH: Bei Apathie oder Ataxie absetzen, nach Abklingen der Symptome mit halber Dosis fortsetzen. Bei Hypovolämie/Dehydratation zuerst Flüssigkeit und Elektrolyte ausgleichen.
PG: 28 ST VT [€ 21,50], 84 ST VT [€ 51,00]

Vasotop P 1,25 mg - Tabletten für Hunde 821E
(Z.Nr. 8-00404) RP. P. QC09AA05
ZI: Intervet, Wien
Z: 1 Tablette enthält: Ramipril 1,25 mg, Hypromellose, Stärke, verkleistert, Cellulose, mikrokristalline, Natriumstearylfumarat, Rinderaromapulver, naturident, Siliciumdioxid, hochdisperses.
Kurzinformation: siehe Vasotop P 0,625 mg - Tabletten für Hunde, → S. 1504
PG: 28 ST VT [€ 33,10], 84 ST VT [€ 86,45]

Vasotop P 2,5 mg - Tabletten für Hunde 821E
(Z.Nr. 8-00405) RP. P. QC09AA05
ZI: Intervet, Wien

V

Z: 1 Tablette enthält: Ramipril 2,5 mg, Hypromellose, Stärke, verkleistert, Cellulose, mikrokristalline, Natriumstearylfumarat, Eisen(III)-oxid, gelbes 0,5 mg, Rinderaromapulver, naturident, Siliciumdioxid, hochdisperses.
Kurzinformation: siehe Vasotop P 0,625 mg - Tabletten für Hunde, → S. 1504
PG: 28 ST VT [€ 44,20], 84 ST VT [€ 115,80]

Vasotop P 5 mg - Tabletten für Hunde 821E

(Z.Nr. 8-00406) RP. P. QC09AA05
ZI: Intervet, Wien
Z: 1 Tablette enthält: Ramipril 5 mg, Hypromellose, Stärke, verkleistert, Cellulose, mikrokristalline, Natriumstearylfumarat, Eisen(III)-oxid, rotes 0,25 mg, Rinderaromapulver, naturident, Siliciumdioxid, hochdisperses.
Kurzinformation: siehe Vasotop P 0,625 mg - Tabletten für Hunde, → S. 1504
PG: 28 ST VT [€ 54,80], 84 ST VT [€ 146,80]

Vastarel 35 mg - Filmtabletten mit veränderter Wirkstofffreisetzung 30B03

(Z.Nr. 1-27263) RP. P. C01EB15
ZI: Servier Austria, Wien
Z: 1 Filmtablette enthält: Trimetazidin dihydrochlorid 35 mg, Tablettenkern: Calcium hydrogenphosphat dihydrat, Hypromellose 4000, Povidon, Siliciumdioxid, kolloidal, wasserfrei, Magnesium stearat; Tablettenüberzug: Titandioxid, Glycerol, Hypromellose, Macrogol 6000, Eisenoxid rot, Magnesium stearat.
EW: Antianginös, unterstützt zelluläre Homöostase.
AG: Zusatztherapie bei stabiler Angina pectoris.
AA: Zu den Mahlzeiten einnehmen.
DO: 2mal tgl. 1 Tablette. Bei Nierenschäden 1mal tgl. 1 Tablette. Behandlungserfolg nach 3 Monaten bewerten. Keine Daten an Kindern und Jugendlichen.
GA: Schwere Nierenschäden, M. Parkinson.
SST: Nicht anwenden.
NW: Magen/Darm, Haut, Angioödem, Asthenie, Kopfschmerzen, Müdigkeit, Schwindelgefühl.
WH: Nicht zur Akutbehandlung von Anfällen oder zur Erstbehandlung von instabiler Angina pectoris oder Myokardinfarkt oder bei vasospastischen Angina. Auf Parkinson-Symptome achten. Verkehrshinweis.
PG: 30 ST (EKO: G) [€ 7,65], 60 ST (EKO: G) [€ 14,30]

▼ *Vaxchora - Brausepulver und Pulver zur Herstellung einer Suspension zum Einnehmen* 36B02
(Z.Nr. EU/1/20/1423/*) NR. P. E. nicht im Handel. J07AE02

Vaxelis - Injektionssuspension 36A14
(Z.Nr. EU/1/15/1079/*) NR. P. E. nicht im Handel. J07CA09

Vaxelis - Injektionssuspension in einer Fertigspritze 36A14
(Z.Nr. EU/1/15/1079/*) NR. P. E. nicht im Handel. J07CA09

▼ Vaxigrip Tetra - Injektionssuspension in einer Fertigspritze 36A23

(Z.Nr. 1-37203) NR. P. E. J07BB02
ZI: Sanofi Pasteur Europe, Lyon, Frankreich
Z: 1 Dosis zu 0,5 ml enthält: Influenza-Spalt-Impfstoff, inaktiviert, tetravalent 2020/2021 (entspr. A/Guangdong-Maonan/SWL1536/2019 (H1N1)pdm09-ähnlicher Stamm (A/Guangdong-Maonan/SWL1536/2019, CNIC-1909) 15 µg HA) (entspr. A/Hong Kong/2671/2019 (H3N2)-ähnlicher Stamm (A/Hong Kong/2671/2019 IVR-208 15 µg HA) (entspr. B/Washington/02/2019-ähnlicher Stamm (B/Washington/02/2019, Wildtyp) 15 µg HA) (entspr. B/Phuket/3073/2013-ähnlicher Stamm (B/Phuket/3073/2013, Wildtyp) 15 µg HA), Wirtssystem: Hühnereier, befruchtet, Impfstoff entspricht der WHO-Empfehlung (nördliche Hemisphäre) und der EU-Empfehlung für die Saison 2020/2021, Pufferlösung: Natriumchlorid, Kaliumchlorid, Dinatriumphosphat dihydrat, Kaliumdihydrogenphosphat, Wasser für Injektionszwecke, Spuren von Eibestandteile (entspr. Ovalbumin), Neomycin, Formaldehyd, Octoxinol-9.
EW: Grippeimpfstoff (tetravalent).
AG: Aktive Immunisierung gegen Influenza.
Passive Immunisierung von Säuglingen gegen Influenza nach der mütterlichen Immunisierung während der Schwangerschaft.
AA: I.m. oder s.c.; Cave i.v.!
DO: Aktive Immunisierung: Erwachsene und Kinder/Jugendliche ab 6 Monaten: 1mal 0,5 ml. Bei Kindern unter 9 Jahren und Erstimpfung gegen Influenza: 2 Dosen im Abstand von mindestens 4 Wochen impfen.
Jährliche Wiederholungsimpfung mit einem Influenzaimpfstoff empfohlen.
Keine Daten an Kindern unter 6 Monaten.
-Passive Immunisierung: 0,5 ml an schwangere Frauen schützt den Säugling ab der Geburt bis zu einem Aller von weniger als 6 Monaten.
GA: Hühnereiweißallergie, fieberhafte oder akute Erkrankungen.
SST: Anwendung möglich.
NW: Lokale oder allgemeine Unverträglichkeit (Fieber, Kopfschmerzen, Übelkeit); Myalgie, Unwohlsein, Allergie bis Schock, Angioödem.
WW: Immunsuppressiva beeinträchtigen Impfergebnis. Zeitabstände zu anderen Impfungen sind nicht erforderlich. Beeinflussung serologischer Tests (mit ELISA Methode).
PG: 1 ST * (EKO: N) [€ 24,80], **O . KANUE** 1 ST * (EKO: N) [€ 24,80 n.l.]

Vaxxitek HVT+IBD - Suspension und Verdünnungsmittel zur Herstellung einer Injektionssuspension 823AG

(Z.Nr. EU/2/02/032/*) NR. P. T. QI01AD15
ZI: Boehringer Ingelheim-Vetmedica, Ingelheim, Deutschland
Z: 1 Impfdosis enthält: HVT Lebendvirus/013/69, rekombinantes 3,6-5,0 log10 PBE, Dimethylsulfoxid, Verdünnungsmedium; Lösungsmittel: Saccharose, Casein-Hydrolysat, Phenolrot 1% Lösung, Salze.
EW: Rekombinanter Lebendimpfstoff.
AG: Aktive Immunisierung von Eintagsküken und embryonierte Eier am 18. Tag der Bebrütung gegen Infektiöse Bursitis (Gumboro Krankheit) und Marekschе Krankheit.
AA: S.c.; Zubereitung des Impfstoffes siehe Austria-Codex - Fachinformation; oder in-ovo-Anwendung.
DO: Einmalig 0,2 ml pro Küken im Alter von 1 Tag oder in ovo einmalig 0,05 ml pro Hühnerei am 18. Tag der Bebrütung.
GA: Kranke Tiere.
SST: Nicht bei legenden oder zur Zucht genützten Vögel anwenden.
PG: 1 ST VN [€ 50,45]

Vecoxan 2,5 mg/ml - Suspension zum Eingeben für Kälber und Lämmer 812AE

(Z.Nr. 8-00709) NR. P. QP51AJ03
ZI: Elanco, Cuxhaven, Deutschland
Z: 1 ml Suspension enthält: Diclazuril 2,5 mg, Methyl-4-hydroxybenzoat 1,8 mg, Propyl-4-hydroxybenzoat 0,2 mg, Cellulose, mikrokristalline, Carmellose calcium, Polysorbat 20, Citronensäure monohydrat, Natriumhydroxid-Lösung, Wasser, gereinigtes.
EW: Antikokzidium.
AG: Vorbeugung der Kokzidiose bei Lämmern und Kälbern.
AA: Zum Eingeben. Vor Gebrauch gut schütteln!
DO: Einmalig 1 ml Suspension/kg KG.
NW: Sehr selten Magen/Darm, Lethargie, Unruhe, Festliegen, Parese.
WH: Alle Tiere einer Herde behandeln. Hygiene verbessern. Unterdosierung vermeiden.
PG: 200 ML VN [€ 62,60], 1000 ML VN [€ 204,05]

Vectibix 20 mg/ml - Konzentrat zur Herstellung einer Infusionslösung 55G

(Z.Nr. EU/1/07/423/*) NR. P. E. L01XC08
ZI: Amgen Europe, Zg Breda, Niederlande
Z: 1 ml Konzentrat enthält: Panitumumab 20 mg, Natriumchlorid, Natrium acetat-Trihydrat (entspr. Natrium 0,15 mmol) (entspr. → 3,45 mg), Eisessig zur pH-Wert-Einstellung, Wasser für Injektionszwecke.
EW: Monoklonaler Antikörper, antineoplastisch.
AG: Metastasiertes kolorektales Karzinom mit RAS-Wildtyp: Mono- und Kombinationstherapie;
Details siehe Austria Codex - Fachinformation.
AA: I.v. Infusion (über 30-90 Minuten) nach Verdünnen mit 0,9 %iger Natriumchloridlösung; max. Endkonzentration 10 mg/ml.
DO: 6 mg/kg KG alle 2 Wochen. Kein Nutzen bei Kindern und Jugendlichen.
GA: Interstitielle Pneumonie, Lungenfibrose.
SST: Gegenanzeige (Kontrazeption über 6 Monate nach der letzten Dosis; 3 Monate nach der letzten Dosis nicht stillen).
NW: Haut (auch schwere Reaktionen), Weichteiltoxizität, Infusions- und andere Überempfindlichkeitsreaktionen, Magen/Darm, Müdigkeit, schwere Infektionen (nekrotisierende Fasziitis, Sepsis), Stoffwechsel, Dyspnoe, Augen (Keratitis). Toxizität anderer applizierter Chemotherapeutika beachten.
WW: Bevacizumab, IFL-Chemotherapie-Kombinationen (nicht empfohlen). Oxaliplatin ist kontraindiziert bei KRAS-mutiertem Kolorektalkarzinom oder bei unbekanntem KRAS- Status (verkürzte Gesamtüberlebenszeit).

WH: Auf Infusionsreaktionen, schwere Hautreaktionen bzw. Lungenkomplikationen achten. Vorsicht bei interstitieller Pneumonie oder Lungenfibrose in der Anamnese, (ulzerativer) Keratitis bzw. trockenem Auge.
Kontrollen: Magnesium, Kalzium. Verkehrshinweis.
PG: **5ML** 1 ST * (EKO: N) [€ 648,25], **20ML** 1 ST * (EKO: N) [€ 2.462,75]

Vectibix 20 mg/ml - Konzentrat zur Herstellung einer Infusionslösung 55G
(Z.Nr. EU/1/07/423/*) NR. P. E. L01XC08
Parallelimport. nicht im Handel.

Vectormune FP ILT + AE - Lyophilisat und Lösungsmittel zur Herstellung einer Injektionssuspension für Hühner 823BG
(Z.Nr. EU/2/20/250/*) NR. P. E. nicht im Handel. QI01AD

Vectormune ND - Suspension und Lösungsmittel zur Herstellung einer Injektionssuspension für Hühner 823AG
(Z.Nr. EU/2/15/188/*) NR. P. nicht im Handel. QI01AD

Vectra 3D - Lösung zum Auftropfen auf die Haut für Hunde von 1,5-4 kg 804B, 804C, 804D
(Z.Nr. EU/2/13/156/*) RPF. P. QP53AC54
ZI: Ceva Sante Animale, Libourne, Frankreich
Z: 1 Tropfapplikator mit 0,8 ml enthält: Dinotefuran 44 mg, Pyriproxyfen 3,9 mg, Permethrin 317 mg, Octylpyrrolidin-2-on, N-Methylpyrrolidon.
EW: Insektizid.
AG: Behandlung und Vorbeugung von Flohbefall. Zeckenbefall. Abwehr von Sandmücken, Stechmücken und Stechfliegen.
AA: Zum Auftropfen auf die Haut.
DO: 1 Applikator (0,12 ml / kg KG).
GA: Nicht bei Katzen anwenden (können Permethrin nicht verstoffwechseln).
SST: Nutzen/Risiko-Abwägung.
NW: Lokale Reaktionen, Magen/Darm, Verhaltensstörungen, sehr selten Ataxie, Magen/Darm.
WH: Alle Hunde eines Haushaltes behandeln. Behandelte Tiere 48 Std. nach der Behandlung nicht in Gewässern baden.
PG: 3 ST VT [€ 29,05]

Vectra 3D - Lösung zum Auftropfen auf die Haut für Hunde > 4-10 kg 804B, 804C, 804D
(Z.Nr. EU/2/13/156/*) RPF. P. QP53AC54
ZI: Ceva Sante Animale, Libourne, Frankreich
Z: 1 Tropfapplikator mit 1,6 ml enthält: Dinotefuran 87 mg, Pyriproxyfen 7,7 mg, Permethrin 635 mg, Octylpyrrolidin-2-on, N-Methylpyrrolidon.
Kurzinformation: siehe Vectra 3D - Lösung zum Auftropfen auf die Haut für Hunde von 1,5-4 kg, → S. 1506
PG: 3 ST VT [€ 32,25]

Vectra 3D - Lösung zum Auftropfen auf die Haut für Hunde > 10-25 kg 804B, 804C, 804D
(Z.Nr. EU/2/13/156/*) RPF. P. QP53AC54
ZI: Ceva Sante Animale, Libourne, Frankreich
Z: 1 Tropfapplikator mit 3,6 ml enthält: Dinotefuran 196 mg, Pyriproxyfen 17,4 mg, Permethrin 1429 mg, Octylpyrrolidin-2-on, N-Methylpyrrolidon.
Kurzinformation: siehe Vectra 3D - Lösung zum Auftropfen auf die Haut für Hunde von 1,5-4 kg, → S. 1506
PG: 3 ST VT [€ 35,50]

Vectra 3D - Lösung zum Auftropfen auf die Haut für Hunde > 25-40 kg 804B, 804C, 804D
(Z.Nr. EU/2/13/156/*) RPF. P. QP53AC54
ZI: Ceva Sante Animale, Libourne, Frankreich
Z: 1 Tropfapplikator mit 4,7 ml enthält: Dinotefuran 256 mg, Pyriproxyfen 22,7 mg, Permethrin 1865 mg, Octylpyrrolidin-2-on, N-Methylpyrrolidon.
Kurzinformation: siehe Vectra 3D - Lösung zum Auftropfen auf die Haut für Hunde von 1,5-4 kg, → S. 1506
PG: 3 ST VT [€ 45,00]

Vectra 3D - Lösung zum Auftropfen auf die Haut für Hunde > 40 kg 804B, 804C, 804D
(Z.Nr. EU/2/13/156/*) RPF. P. QP53AC54
ZI: Ceva Sante Animale, Libourne, Frankreich
Z: 1 Tropfapplikator mit 8 ml enthält: Dinotefuran 436 mg, Pyriproxyfen 38,7 mg, Permethrin 3175 mg, Octylpyrrolidin-2-on, N-Methylpyrrolidon.
Kurzinformation: siehe Vectra 3D - Lösung zum Auftropfen auf die Haut für Hunde von 1,5-4 kg, → S. 1506
PG: 3 ST VT [€ 52,95]

Vectra Felis 423 mg/42,3 mg - Lösung zum Auftropfen auf die Haut für Katzen 804B
(Z.Nr. EU/2/14/165/*) RP. P. QP53AX73
ZI: Ceva Sante Animale, Libourne, Frankreich
Z: 1 Tropfapplikator mit 0,9 ml enthält: Dinotefuran 423 mg, Pyriproxifen 42,3 mg, Dimethylsulfoxid.
EW: Ektoparasitikum.
AG: Behandlung und Vorbeugung von Flohbefall bei Katzen.
AA: Zum Auftropfen auf die Haut.
DO: Minimale Dosis 42,3 mg Dinotefuran/kg KG und 4,23 mg Pyriproxifen/kg KG.
Dosierungsspanne 42,3 - 705 mg Dinotefuran / kg KG und 4,23 - 70,5 mg Pyriproxifen/kg KG.
GA: Katzen oder Katzenwelpen unter 0,6 kg KG.
SST: Nutzen/Risiko-Bewertung.
NW: Selten leichte Hautreaktionen, Hyperaktivität, Tachypnoe.
WH: Innerhalb eines Haushaltes alle Katzen behandeln. Vorsicht bei kranken oder genesenden Katzen. Keine Untersuchungen bei Katzenwelpen unter 7 Wochen.
PG: 3 ST VT [€ 27,15]

▼ **Vedrop 50 mg/ml - Lösung zum Einnehmen** 54E01
(Z.Nr. EU/1/09/533/*) RP. P. A11HA08
ZI: Recordati Rare Diseases, Puteaux, Frankreich
Z: 1 ml Lösung enthält: R,R,R-alpha-Tocopherol 50 mg (entspr. Tocofersolan) (entspr. Tocopherol 74,5 IE), Kalium sorbat, Natrium methyl-4-hydroxybenzoat 6 mg, Natrium ethyl-4-hydroxybenzoat 4 mg (entspr. Natrium 0,18 mmol) (entspr. → 4,1 mg), Glycerol, Natriummonohydrogenphosphat Dodecahydrat, Salzsäure 36%, Wasser, gereinigtes.
EW: Vitamin E.
AG: Vitamin E-Mangel bei Kindern (ab 1. Lebenstag bei reifen Neugeborenen) und Jugendlichen (bis 18 Jahren) mit angeborener oder erblicher chro- nischer Cholestase.
AA: Oral mit Applikationsspritze mit oder ohne Wasser.
DO: TD 0,34 ml/kg KG. Dosisanpassung gemäß Vitamin E-Spiegel im Plasma.
GA: Frühgeborene.
SST: Vorsicht.
NW: Durchfall, Haut, Kopfschmerzen, Untersuchungen.
WW: Aufnahme anderer fettlöslicher Vitamine oder stark lipophiler Arznei- mittel in den Darm kann gesteigert werden. Vorsicht: Antikoagulantien.
WH: Vorsicht bei Leber- oder Nierenschäden.
PG: 20 ML * (EKO: N) [€ 153,60], 60 ML * (EKO: N) [€ 359,95]

Veinfibro 0,2% - Injektionslösung 53D
(Z.Nr. 1-37624) NR. P. nicht im Handel. C05BB04

Veinfibro 0,5% - Injektionslösung 53D
(Z.Nr. 1-37625) NR. P. nicht im Handel. C05BB04

Veinfibro 1% - Injektionslösung 53D
(Z.Nr. 1-37626) NR. P. nicht im Handel. C05BB04

Veinfibro 3% - Injektionslösung 53D
(Z.Nr. 1-37627) NR. P. nicht im Handel. C05BB04

▼ *Veklury 100 mg - Konzentrat zur Herstellung einer Infusionslösung* 35E04
(Z.Nr. EU/1/20/1459/*) NR. P. E. nicht im Handel. J05AJ03

▼ *Veklury 100 mg - Pulver für ein Konzentrat zur Herstellung einer Infusionslösung* 35E04
(Z.Nr. EU/1/20/1459/*) NR. P. nicht im Handel. J05AJ03

Velbe 10 mg - Trockensubstanz zur Injektionsbereitung 55F
(Z.Nr. 0-12269) NR. P. E. L01CA01
ZI: Stada Arzneimittel, Wien
Z: 1 Durchstechflasche enthält: Vinblastin sulfat 10 mg, Natriumhydroxid-Lösung, Schwefelsäure Wasser Gemisch.

EW: Vinca-Alkaloid (Mitosehemmstoff).
AG: Mono- oder Kombinationstherapie bei malignem Non-Hodgkin-Lymphom, M. Hodgkin, fortgeschrittenem Hodenkarzinom, metastasierendem Mammakarzinom nach Rezidiv, Histiozytose X.
AA: Nur i.v. und nur durch in der Tumortherapie erfahrene Ärzte. Cave paravenöse oder intrathekale Injektion.
DO: Initial: Erwachsene 0,1 mg/kg KG wöchentlich; Kinder: ED 2,5 mg/m^2 KOF, gefolgt von Leukozytenbestimmung.
Durchschnittliche Erhaltungsdosis bei Erwachsenen 4 - 6 mg/m^2 KOF, bei Kindern 5,5 - 7,5 mg/m^2 KOF.
Maximaldosis für Erwachsene 18,5 mg/m^2. Dosisintervall meist 7 Tage, abhängig von Leukozytenzahl.
Dosisreduktion bei Leberschäden.
Details siehe Austria-Codex - Fachinformation.
GA: Nicht durch Tumor induzierte Leukopenie, schwere unkontrollierte Infektionen, intrathekale Gabe (potentiell letal).
SST: Teratogen; Unfruchtbarkeit möglich; nicht stillen. Kontrazeption für Frauen und Männer bis 6 Monate nach Therapieende.
NW: Leukopenie, Anämie, Thrombozytopenie, Nervensystem (Parästhesien), schwere Augenreizungen nach direktem Kontakt, Herz/Kreislauf, Pharyngitis, Bronchospasmus, Magen / Darm, Leberfibrose, Haarausfall, Blasenbildung, Niere, lokale Reaktionen.
WW: Vorsicht: Kombinationen mit anderen myelotoxischen oder neurotoxischen Substanzen oder mit Strahlentherapie; Antikoagulantien, CYP3A4-Hemmer, Digitoxin, Phenytoin, Mitomycin C (Lungentoxizität), Cisplatin, Bleomycin (Gangrän), Interferon (verstärkt neuro- und kardiotoxisch), Methotrexat.
Nicht mit Lebendimpfstoffen impfen.
WH: Nicht täglich über einen längeren Zeitraum geben. Blutbild (Leukozyten, Thrombozyten) laufend kontrollieren. Vorsicht bei Leberschäden, ischämischer Herzerkrankung. Serumharnsäure kontrollieren. Prophylaxe gegen Verstopfung empfohlen. Bei Extravasation Hyaluronidase lokal applizieren. Verkehrshinweis.
Bei Überdosierung ev. Folsäure (100 mg i.v. alle 3 Std. für 48 Std.
und alle 6 Std. für die nächsten 48 Std.).
PG: 1 ST (2) (EKO: G) [€ 44,00]

Velbienne 1 mg/2 mg - Filmtabletten 31H07, 29E02
(Z.Nr. 1-35862) RP. P. G03FA15
ZI: Exeltis Germany, Ismaning, Deutschland
Z: 1 Filmtablette enthält: Estradiol valerat 1 mg (entspr. Estradiol 0,764 mg), Dienogest 2 mg, Tablettenkern: Lactose monohydrat 58,22 mg, Maisstärke, Maisstärke, vorverkleistert, Povidon K30, Magnesium stearat; Tablettenfilm: Poly(vinylalkohol), Titandioxid, Macrogol 3350, Talkum, Eisen(III)-oxid, rotes, Eisen(III)-oxid, schwarz.
EW: Östrogen + Gestagen.
AG: Hormonsubstitutionstherapie (HRT) zur Behandlung von Estrogenmangelsymptomen bei postmenopausalen Frauen.
AA: Tabletten im Ganzen mit Flüssigkeit einnehmen.
DO: Kontinuierlich 1mal tgl. 1 Tablette.
GA: Mammakarzinom (auch in der Anamnese), estrogenabhängige maligne Tumore (z.B. Endometriumkarzinom), nicht abgeklärte Genitalblutungen, unbehandelte Endometriumhyperplasie, venöse oder arterielle Thromboembolie (z.B. Angina pectoris, Herzinfarkt), Prädisposition für Thrombosen, Lebererkrankungen (auch in der Anamnese), Porphyrie.
SST: Nicht indiziert.
NW: Häufig: Depressionen, Kopfschmerzen, Magen/Darm, Krämpfe in den Beinen, Brustvergrößerung, Brustschmerzen, Ödeme, Gewichtszunahme.
Gelegentlich: Sehstörungen, venöse Embolien, Cholelithiasis, Hautausschlag.
Häufigkeit unbekannt: Generalisiserte Überempfindlichkeit, Verschlechterung von Migräne, Schlaganfall, Schwindel, Alopezie, Hypertonie, Myokardinfarkt, Herzinsuffizienz, vaginale Candidiasis, estrogenabhängige gutartige und bösartige Neubildungen, Schlaflosigkeit, Epilepsie, Verschlechterung von Asthma, wahrscheinliche Demenz.
Erhöhtes Risiko für Brustkrebs, venöse Thromboembolien, koronare Herzkrankheit, ischämischen Schlaganfall.
WW: Enzyminduktoren (Antikonvulsiva, Antiinfektiva, Johanniskraut) beschleunigen Abbau von Estrogenen und Gestagenen.
WH: Hormonersatztherapie nur bei Symptomen beginnen, die die Lebensqualität beeinträchtigen. Mindestens einmal jährlich Nutzen/Risiko-Abschätzung erforderlich.
Medizinische Untersuchungen vor und regelmäßig während der Therapie.
Besondere Überwachung bei Gebärmutter-Leiomyom, Endometriose, Risikofaktoren für estrogenabhängige Tumore, Hypertonie, Herz-, Nieren-, Leberschäden, Diabetes, Cholelithiasis, Migräne, Lupus erythematodes, Endometriumhyperplasie in der Anamnese, Epilepsie, Asthma, Otosklerose.
Bei Ikterus, Blutdruckanstieg, erstmaligen migräneartigen Kopfschmerzen, Schwangerschaft Behandlung sofort abbrechen.
Erhöhtes Endometriumkarzinomrisiko bei alleiniger Estrogentherapie, daher bei nicht hysterektomierten Frauen über mindestens 12 Tage pro Zyklus zusätzlich Gestagen geben.
Erhöhtes Brustkrebsrisiko bei kombinierter Behandlung mit Estrogen und Gestagen beachten.
Erhöhtes Risiko für venöse Thromboembolien (VTE); bei VTE sofort Therapie abbrechen. Keine Hinweise auf kardiovaskulären Nutzen einer kontinuierlichen Hormonersatztherapie, aber erhöhtes Risiko für ischämischen Schlaganfall. Erhöhtes Ovarialkarzinomrisiko bei Estrogen-Monotherapie. Erhöhtes Demenzrisiko bei Frauen, die nach dem 65.
Lebensjahr mit Hormonersatztherapie beginnen.
PG: 28 ST IND (2) (EKO: G) [€ 9,70]

Velcade 1 mg - Pulver zur Herstellung einer Injektionslösung 55L
(Z.Nr. EU/1/04/274/*) NR. P. nicht im Handel. L01XG01

Velcade 1 mg - Pulver zur Herstellung einer Injektionslösung 55L
(Z.Nr. EU/1/04/274/*) NR. P. Parallelimport. nicht im Handel. L01XG01

Velcade 3,5 mg - Pulver zur Herstellung einer Injektionslösung 55L
(Z.Nr. EU/1/04/274/*) NR. P. L01XG01
ZI: Janssen-Cilag International, Beerse, Belgien
Z: 1 Durchstechflasche enthält: Bortezomib 3,5 mg (entspr. Bortezomib-Mannitol-Borsäureester), Mannitol, Stickstoff.
Kurzinformation: siehe Bortezomib Stada 2,5 mg/ml - Injektionslösung, → S. 211
PG: 1 ST * (EKO: N) [€ 1.702,80]

Velcade 3,5 mg - Pulver zur Herstellung einer Injektionslösung 55L
(Z.Nr. EU/1/04/274/*) NR. P. Parallelimport. nicht im Handel. L01XG01

Velcade 3,5 mg - Pulver zur Herstellung einer Injektionslösung 55L
(Z.Nr. EU/1/04/274/*) NR. P. Parallelimport. L01XG01
V: Haemato Pharm, Schönefeld, Deutschland
Z: 1 Durchstechflasche enthält: Bortezomib 3,5 mg (entspr. Bortezomib-Mannitol-Borsäureester), Mannitol, Stickstoff.
PG: 1 ST * (EKO: N) [€ 1.608,90]

Velcade 3,5 mg - Pulver zur Herstellung einer Injektionslösung 55L
(Z.Nr. EU/1/04/274/*) NR. P. Parallelimport. L01XG01
V: Inopha, Ludwigsfelde, Deutschland
Z: 1 Durchstechflasche enthält: Bortezomib 3,5 mg (entspr. Bortezomib-Mannitol-Borsäureester), Mannitol, Stickstoff.
PG: 1 ST * (EKO: N) [€ 1.702,80]

Vellofent 67 Mikrogramm - Sublingualtabletten 02A04
(Z.Nr. 1-31928) NR. SG. P. nicht im Handel. N02AB03

Vellofent 133 Mikrogramm - Sublingualtabletten 02A04
(Z.Nr. 1-31929) NR. SG. P. nicht im Handel. N02AB03

Vellofent 267 Mikrogramm - Sublingualtabletten 02A04
(Z.Nr. 1-31930) NR. SG. P. nicht im Handel. N02AB03

Vellofent 400 Mikrogramm - Sublingualtabletten 02A04
(Z.Nr. 1-31931) NR. SG. P. nicht im Handel. N02AB03

Vellofent 533 Mikrogramm - Sublingualtabletten 02A04
(Z.Nr. 1-31932) NR. SG. P. nicht im Handel. N02AB03

Vellofent 800 Mikrogramm - Sublingualtabletten 02A04
(Z.Nr. 1-31933) NR. SG. P. nicht im Handel. N02AB03

Velmetia 50 mg/850 mg - Filmtabletten 06B06
(Z.Nr. EU/1/08/456/*) NR. P. A10BD07
ZI: Merck Sharp & Dohme, Haarlem, Niederlande
Z: 1 Filmtablette enthält: Sitagliptin 50 mg (entspr. Sitagliptin phosphat 1 H2O), Metformin hydrochlorid 850 mg, Tablettenkern: Cellulose, mikrokristalline, Povidon K29-32, Natriumdodecylsulfat, Natriumstearylfumarat; Filmüberzug: Poly(vinylalkohol), Macrogol 3350, Talkum, Titandioxid, Eisen(III)-oxid, Eisen(II,III)-oxid.
EW: Antidiabetische Kombination (DPP4-Inhibitor + Biguanid).
AG: Typ 2-Diabetes mellitus bei nicht ausreichender Therapie mit Metformin (allein oder in Kombination mit Sulfonylharnstoff) oder zur Dreifachtherapie mit einem PPARγ-Agonisten (z.B. Thiazolidindion) oder Insulin.

AA: Oral zu den Mahlzeiten einnehmen.
DO: 2mal tgl. 50 mg Sitagliptin + Metformin in bisheriger Dosis. Bei Dreifachtherapie eventuell Sulfonylharnstoff- oder Insulindosis reduzieren (Hyopglykämierisiko). Vorsicht bei älteren Patienten. Dosisreduktion bei GFR unter 60 ml/min (Details siehe Austria Codex - Fachinformation). Keine Daten an Kindern und Jugendlichen.
GA: Akute metabolische Azidose, diabetisches Präkoma, schwere Nierenschäden (GFR < 30ml/min.), akute Erkrankungen mit Einfluss auf die Nierenfunktion, Gewebshypoxie (Herz-, Lungeninsuffizienz, frischer Myokardinfarkt, Schock), Leberschäden, Alkoholismus.
SST: Nicht anwenden. In der Schwangerschaft so schnell wie möglich auf Insulin umstellen.
NW: Hypoglykämie, Laktatazidose, Haut (auch schwere Reaktionen),Magen/Darm, akute Pankreatitis, Schläfrigkeit, Überempfindlichkeit, metallischer Geschmack, Niere.
WW: Nicht anwenden: Jodhaltige Kontrastmittel (48 Std. Abstand). Cave Alkohol.
Vorsicht: Tubulär sezernierte Substanzen (z.B. Ranolazin, Vandetanib, Dolutegravir, Cimetidin), Arzneimittel mit Wirkung auf die Nierenfunktion (NSARs, ACE-Hemmer, AT II-Antagonisten, Schleifendiuretika), Glukokortikoide, Beta2-Agonisten.
WH: Nicht bei Typ 1-Diabetes anwenden. Auf Hypoglykämien, Laktatazidose, akute Pankreatitis, Überempfindlichkeit achten. Niere kontrollieren. Vor Operationen absetzen, frühestens 48 Std. nach Operationen Therapie wieder aufnehmen. Verkehrshinweis.
PG: 28 ST * (EKO: N) [€ 45,90], 56 ST RE1 (EKO: Y) [€ 65,55]

Velmetia 50 mg/1000 mg - Filmtabletten 06B06
(Z.Nr. EU/1/08/456/*) NR. P. A10BD07
ZI: Merck Sharp & Dohme, Haarlem, Niederlande
Z: 1 Filmtablette enthält: Sitagliptin 50 mg (entspr. Sitagliptin phosphat 1 H2O), Metformin hydrochlorid 1000 mg, Tablettenkern: Cellulose, mikrokristalline, Povidon K29-32, Natriumdodecylsulfat, Natriumstearylfumarat; Tablettenüberzug: Poly(vinylalkohol), Macrogol 3350, Talkum, Titandioxid, Eisen(III)-oxid, Eisen(II,III)-oxid.
Kurzinformation: siehe Velmetia 50 mg/850 mg - Filmtabletten, → S. 1507
PG: 28 ST * (EKO: N) [€ 45,90], 56 ST RE1 (EKO: Y) [€ 65,55]

Velmetia 50 mg/1000 mg - Filmtabletten 06B06
(Z.Nr. EU/1/08/456/*) NR. P. Parallelimport. A10BD07
V: Abacus Medicine, Copenhagen, Dänemark
Z: 1 Filmtablette enthält: Sitagliptin 50 mg (entspr. Sitagliptin phosphat 1 H2O), Metformin hydrochlorid 1000 mg, Tablettenkern: Cellulose, mikrokristalline, Povidon K29-32, Natriumdodecylsulfat, Natriumstearylfumarat; Tablettenüberzug: Poly(vinylalkohol), Macrogol 3350, Talkum, Titandioxid, Eisen(III)-oxid, Eisen(II,III)-oxid.
PG: 56 ST RE1 (EKO: Y) [€ 64,25]

Velmetia 50 mg/1000 mg - Filmtabletten 06B06
(Z.Nr. EU/1/08/456/*) NR. P. Parallelimport. A10BD07
V: EMRAmed Arzneimittel, Trittau, Deutschland
Z: 1 Filmtablette enthält: Sitagliptin 50 mg (entspr. Sitagliptin phosphat 1 H2O), Metformin hydrochlorid 1000 mg, Tablettenkern: Cellulose, mikrokristalline, Povidon K29-32, Natriumdodecylsulfat, Natriumstearylfumarat; Tablettenüberzug: Poly(vinylalkohol), Macrogol 3350, Talkum, Titandioxid, Eisen(III)-oxid, Eisen(II,III)-oxid.
PG: 56 ST RE1 (EKO: Y) [€ 64,25]

Velmetia 50 mg/1000 mg - Filmtabletten 06B06
(Z.Nr. EU/1/08/456/*) NR. P. Parallelimport. A10BD07
V: Orifarm, Leverkusen, Deutschland
Z: 1 Filmtablette enthält: Sitagliptin 50 mg (entspr. Sitagliptin phosphat 1 H2O), Metformin hydrochlorid 1000 mg, Tablettenkern: Cellulose, mikrokristalline, Povidon K29-32, Natriumdodecylsulfat, Natriumstearylfumarat; Tablettenüberzug: Poly(vinylalkohol), Macrogol 3350, Talkum, Titandioxid, Eisen(III)-oxid, Eisen(II,III)-oxid.
PG: 56 ST RE1 (EKO: Y) [€ 64,25]

Velostad 75 mg - Hartkapseln, retardiert 49A04
(Z.Nr. 1-37830) NR. P. N06AX16
ZI: Stada Arzneimittel, Wien
Z: 1 retardierte Hartkapsel enthält: Venlafaxin 75 mg (entspr. Venlafaxin hydrochlorid 84,9 mg), Tablettenkern: Cellulose, mikrokristalline, Povidon, Talkum, Siliciumdioxid, hochdisperses, Magnesium stearat; Filmüberzug: Ethylcellulose, Copovidon; Kapseloberteil: Eisenoxid schwarz, Eisenoxid rot, Titandioxid, Gelatine; Kapselunterteil: Eisenoxid schwarz, Eisenoxid rot, Titandioxid, Gelatine; Drucktinte, rot: Schellack, Propylenglycol, Ammoniaklösung, Eisenoxid (E 172).
EW: Antidepressivum.
AG: Major Depression (Behandlung und Rezidivprophylaxe), generalisierte oder soziale Angststörung, Panikstörung mit oder ohne Agoraphobie.
AA: Unzerkaut mit Flüssigkeit mit einer Mahlzeit einnehmen.
DO: Depression: Initial 1mal tgl. 75 mg; Dosissteigerung bei Bedarf auf 150 bzw. 225 mg; MTD 375 mg.
Angststörung: TD initial 75 mg, MTD 225 mg.
Panikstörung: TD initial 37,5 mg für 7 Tage, dann 75 mg. MTD 225 mg.
Dosisreduktion bei Leber- oder Nierenschäden.
Nicht für Kinder und Jugendliche. Ausschleichend absetzen.
GA: Schwere Hypertonie, Engwinkelglaukom, Prostataleiden, schwere Leber-, Nierenschäden.
SST: Strenge Indikationsstellung, nicht stillen. Erhöhtes Risiko einer persistierenden pulmonalen Hypertonie beim Neugeborenen beachten. Absetzerscheinungen des Neugeborenen bei Anwendung kurz vor der Geburt möglich.
NW: Herz (QT-Verlängerung, Arrhythmien), abnorme Blutungen, ZNS, Auge, Tinnitus, Magen/Darm, Mundtrockenheit, Harndrang, Schwitzen, Haut, erhöhte Cholesterinwerte, Kreislauf, Leber, erektile Dysfunktion, Verschlechterung eines Diabetes, Serotoninsyndrom, Psyche (suizidales Verhalten), sexuelle Funktionsstörungen, Beeinflussung von Labortests, beim abrupten Absetzen Entzugserscheinungen.
WW: Gegenanzeige: Irreversible MAO-Hemmer (7-14 Tage Abstand).
Nicht empfohlen: Moclobemid, Linezolid, QT-verlängernde Substanzen.
Vorsicht: ZNS-aktive Substanzen, Sympathomimetika, Johanniskraut, Elektrokrampftherapie, Gerinnungshemmer, Clozapin, orale Kontrazeptiva.
WH: Bei Kindern und Jugendlichen nicht anwenden. Erhöhte Suizidgefahr beachten. Auf aggressives Verhalten, Akathisie, Absetzreaktionen, Manie, Krämpfe, malignes neuroleptisches Syndrom, Engwinkelglaukom, Blutdruckänderungen, Überleitungsstörungen achten. Verkehrshinweis.
PG: 10 ST (2) (EKO: G) [€ 2,50], 30 ST (EKO: G) [€ 7,15]

Velostad 150 mg - Hartkapseln, retardiert 49A04
(Z.Nr. 1-37831) NR. P. N06AX16
ZI: Stada Arzneimittel, Wien
Z: 1 retardierte Hartkapsel enthält: Venlafaxin 150 mg (entspr. Venlafaxin hydrochlorid 169,8 mg), Tablettenkern: Cellulose, mikrokristalline, Povidon, Talkum, Siliciumdioxid, hochdisperses, Magnesium stearat; Filmüberzug: Ethylcellulose, Copovidon; Kapseloberteil: Brillantblau FCF, Allurarot 0,2 mg, Gelborange S 0,4 mg, Titandioxid, Gelatine; Kapselunterteil: Brillantblau FCF, Allurarot, Gelborange S, Titandioxid, Gelatine; Drucktinte, weiss: Schellack, Propylenglycol, Natriumhydroxid, Povidon, Titandioxid.
Kurzinformation: siehe Velostad 75 mg - Hartkapseln, retardiert, → S. 1508
PG: 10 ST (2) (EKO: G) [€ 5,30], 30 ST (EKO: G) [€ 14,55]

Velostad 225 mg - Hartkapseln, retardiert 49A04
(Z.Nr. 1-37832) NR. P. N06AX16
ZI: Stada Arzneimittel, Wien
Z: 1 retardierte Hartkapsel enthält: Venlafaxin 225 mg (entspr. Venlafaxin hydrochlorid 254,7 mg), Tablettenkern: Cellulose, mikrokristalline, Povidon, Talkum, Siliciumdioxid, hochdisperses, Magnesium stearat; Filmüberzug: Ethylcellulose, Copovidon; Kapseloberteil: Azorubin 0,02 mg, Titandioxid, Gelatine; Kapselunterteil: Azorubin, Titandioxid, Gelatine; Drucktinte, blau: Schellack, Propylenglycol, Ammoniaklösung, Indigokarmin.
Kurzinformation: siehe Velostad 75 mg - Hartkapseln, retardiert, → S. 1508
PG: 10 ST (2) (EKO: G) [€ 6,05], 30 ST (EKO: G) [€ 16,95]

Velphoro 500 mg - Kautabletten 44G01
(Z.Nr. EU/1/14/943/*) NR. P. V03AE05
ZI: Vifor Fresenius Medical Care Renal Pharma France, Paris La Defense Cedex, Frankreich
Z: 1 Kautablette enthält: Eisen 500 mg (entspr. Sucroferric oxyhydroxide) (entspr. Eisen(III)-hydroxidoxid-Sucrose-Stärke-Gemisch) (entspr. Sucrose 750 mg) (entspr. Stärke 700 mg) (entspr. Kartoffelstärke) (entspr. Maisstärke), Waldbeeren-Aroma, Neohesperidin dihydrochalcon, Magnesium stearat, Siliciumdioxid, hochdisperses.
EW: Phosphatbinder.
AG: Zur Kontrolle des Serumphosphatspiegels bei chronischer Nierenerkrankung mit Hämo- oder Peritonealdialyse.
AA: Tabletten mit den Mahlzeiten zerkauen, nicht im Ganzen schlucken.
DO: Startdosis 3mal tgl. 1 Tablette. Dosistitration gemäß Serumphosphatspiegel. TD meist 3-4 Tabletten, MTD 6 Tabletten. Keine Daten an Kindern und Jugendlichen.
GA: Hämochromatose, Eisenüberladung.

SST: Nutzen/Risiko-Abwägung.
NW: Magen/Darm (Diarrhoe, verfärbter Stuhl).
WH: Vorsicht nach Peritonitis oder schweren Magen/Darm- oder Leberschäden.
PG: 90 ST RE1 (EKO: Y) [€ 264,65]

Velphoro 125 mg - Pulver zum Einnehmen, im Beutel 44G01
(Z.Nr. EU/1/14/943/*) NR. P. nicht im Handel. V03AE05

▼ Veltassa 8,4 g - Pulver zur Herstellung einer Suspension zum Einnehmen 44G03

(Z.Nr. EU/1/17/1179/*) NR. P. E. V03AE09
ZI: Vifor Fresenius Medical Care Renal Pharma France, Paris La Defense Cedex, Frankreich
Z: 1 Beutel enthält: Patiromer 8,4 g (entspr. Patiromer Sorbitex Calcium), Xanthan gummi.
EW: Nicht resorbierbares Kationenaustauschpolymer.
AG: Hyperkaliämie.
AA: Mit Wasser (oder Apfel- bzw. Cranberrysaft) zu einer Suspension verrühren und innerhalb von 1 Stunde zu den Mahlzeiten einnehmen.
DO: Initial 1mal tgl. 8,4 mg. Dosisanpassung nach Serumkaliumspiegel. MTD 25,2 g. Keine Daten an Kindern und Jugendlichen.
SST: In der Schwangerschaft Anwendung vermeiden. Nutzen/Risisko- Abwägung in der Stillzeit.
NW: Magen/Darm, Hypomagnesiämie.
WW: 3 Std. Abstand zu anderen oralen Arzneimitteln.
WH: Vorsicht bei schweren gastrointestinalen Erkrankungen, Hyperkalzämie. Serumkalium und Serummagnesium kontrollieren.
PG: 30 ST RE1 (EKO: Y) [€ 373,60]

▼ Veltassa 16,8 g - Pulver zur Herstellung einer Suspension zum Einnehmen 44G03

(Z.Nr. EU/1/17/1179/*) NR. P. E. V03AE09
ZI: Vifor Fresenius Medical Care Renal Pharma France, Paris La Defense Cedex, Frankreich
Z: 1 Beutel enthält: Patiromer 16,8 g (entspr. Patiromer Sorbitex Calcium), Xanthan gummi.
Kurzinformation: siehe Veltassa 8,4 g - Pulver zur Herstellung einer Suspension zum Einnehmen, → S. 1509
PG: 30 ST RE1 (EKO: Y) [€ 373,60]

▼ *Veltassa 25,2 g - Pulver zur Herstellung einer Suspension zum Einnehmen* 44G03
(Z.Nr. EU/1/17/1179/*) NR. P. E. nicht im Handel. V03AE09

▼ Vemlidy 25 mg - Filmtabletten 35E02

(Z.Nr. EU/1/16/1154/*) NR. P. J05AF13
ZI: Gilead Sciences Ireland, Carrigtohill County Cork, Irland
Z: 1 Filmtablette enthält: Tenofovir alafenamid 25 mg (entspr. Tenofovir alafenamid fumarat), Tablettenkern: Lactose 95 mg (entspr. Lactose monohydrat), Cellulose, mikrokristalline, Croscarmellose natrium, Magnesium stearat; Filmüberzug: Poly(vinylalkohol), Titandioxid, Macrogol, Talkum, Eisen(III)-hydroxid-oxid x H2O.
EW: Antiviral.
AG: Chronische Hepatitis B.
AA: Mit einer Mahlzeit einnehmen.
DO: Personen ab 12 Jahren (> 35 kg KG): 1mal tgl. 1 Tablette.
SST: In der Schwangerschaft Anwendung möglich, in der Stillzeit nicht anwenden.
NW: ZNS (Kopfschmerzen, Schwindel), Magen/Darm, Erschöpfung, Haut, Lipidveränderungen, ALT-Anstieg.
WW: Gegenanzeige: Tenofoviralafenamid, Tenofovirdisoproxilfumarat, Adefovirdipivoxil.
Nicht empfohlen: Carbamazepin, Oxcarbazepin, Phenobarbital, Phenytoin, Rifampicin, Rifabutin, Rifapentin, Johanniskraut, starke P-gp-Inhibitoren (z. B. Itraconazol und Ketoconazol), Atazanavir oder Darunavir / Cobicistat oder Ritonavir, Lopinavir/Ritonavir, Tipranavir / Ritonavir. Details siehe Austria Codex- Fachinformation.
WH: Therapie verhindert nicht die HBV-Übertragung auf andere Personen. Keine Daten bei HBV-Patienten mit dekompensierter Lebererkrankung Klasse C. Bei schweren Nierenschäden nicht empfohlen. Vor Therapiebeginn HIV-Antikörpertest empfohlen. Verkehrshinweis.
PG: 30 ST * (EKO: N) [€ 528,50]

▼ Vemlidy 25 mg - Filmtabletten 35E02

(Z.Nr. EU/1/16/1154/*) NR. P. Parallelimport. J05AF13
V: Orifarm, Leverkusen, Deutschland
Z: 1 Filmtablette enthält: Tenofovir alafenamid 25 mg (entspr. Tenofovir alafenamid fumarat), Tablettenkern: Lactose 95 mg (entspr. Lactose monohydrat), Cellulose, mikrokristalline, Croscarmellose natrium, Magnesium stearat; Filmüberzug: Poly(vinylalkohol), Titandioxid, Macrogol, Talkum, Eisen(III)-hydroxid-oxid x H2O.
PG: 30 ST * (EKO: N) [€ 490,75]

Venbig 50 IE/ml - Pulver und Lösungsmittel zur Herstellung einer Infusionslösung 36C08

(Z.Nr. 2-00355) NR. P. J06BB04
ZI: Kedrion, Castelvecchio Pascoli, Italien
Z: Nach Rekonstitution enthält 1 ml: HBs-Antikörper 50 IE (entspr. Hepatitis-B-Immunglobulin vom Menschen) (entspr. Humanproteine 50 g/l) (entspr. Immunglobuline human mind. 95 %) (entspr. IgG1 26-40 mg) (entspr. IgG2 13-25 mg) (entspr. IgG3 1,2-2,5 mg) (entspr. IgG4 0,15-0,5 mg) (entspr. IgA max. 0,05 mg), Saccharose 91,9 mg, Natriumchlorid, Wasser für Injektionszwecke.
EW: Immunglobulin.
AG: - Prävention von Hepatitis-B-Rezidiven nach Lebertransplantation wegen Hepatitis B-Leberinsuffizienz.
- Immunprophylaxe der Hepatitis B.
AA: I.v. Infusion (initial 0,46-0,92 ml/kg/h, dann bis 1,85 ml/kg/h).
DO: Nach Lebertransplantation: 1000 IE perioperativ, dann 2000-10000 IE/Tag für 7 Tage; Antikörperspiegel soll bei HBV-DNA-negativen Patienten über 100-150 IE/l und bei HBV-DNA-positiven Patienten über 500 IE/l liegen.
Kinder: 10000 IE/1,73 m^2.
Immunprophylaxe:
Zufällige Exposition: Mind. 500 IE, möglichst binnen 24-72 Std.
Hämodialyse: 8-12 IE/kg KG bis max. 500 IE alle 2 Monate bis zur Serokonversion nach Impfung.
Neugeborene von HBV-Trägerinnen: 30-100 IE/kg KG bei oder möglichst bald nach der Geburt; bei Bedarf wiederholte Verabreichung i.m.
Keine Immunantwort nach Impfung: 500 IE (Kinder: 8 IE/kg KG) alle 2 Monate.
GA: Selektiver IgA- Mangel.
SST: Vorsicht.
NW: Überempfindlichkeit, Schock, akutes Nierenversagen, Herz/Kreislauf (Thromboembolie), Übelkeit, Erbrechen, Haut, Arthralgie, Fieber, Schüttelfrost, hämolytische Anämie durch Blutgruppenantikörper, Neutropenie /Leukopenie, aseptische Meningitis, transfusionsabhängige akute Lungeninsuffizienz (TRALI).
WW: Lebendimpfstoffe (3 Monate Abstand bis zur Impfung; Immunglobulin erst 3-4 Wochen nach Lebendimpfstoff geben); Schleifendiuretika vermeiden; serologische Tests falsch positiv.
WH: Vorsicht bei thrombotischen Risikofaktoren oder Risiko für akutes Nierenversagen.
Patienten sorgfältig auf eventuelle Symptome überwachen.
Bei Allergie/Anaphylaxie sofort abbrechen.
Kontrollen: Harnmenge und Serumkreatinin, Anti-HBs-Antikörper im Serum. Infusionsgeschwindigkeit einhalten.
PG: **500IE** 1 ST * (EKO: N) [€ 497,90], **2500IE** 1 ST * (EKO: N) [€ 2.035,80]

▼ Venclyxto 10 mg - Filmtabletten 55L

(Z.Nr. EU/1/16/1138/*) NR. P. L01XX52
ZI: AbbVie Deutschland, Ludwigshafen, Deutschland
Z: 1 Filmtablette enthält: Venetoclax 10 mg, Tablettenkern: Copovidon K28, Siliciumdioxid, hochdisperses, Polysorbat 80, Natriumstearylfumarat, Calciumhydrogenphosphat; Filmüberzug: Eisen(III)-hydroxid-oxid x H2O, Poly(vinylalkohol), Titandioxid, Macrogol 3350, Talkum.
EW: Antineoplastisch: Selektiver Inhibitor des antiapoptotischen B-Zell-Lymphom(BCL)-2-Proteins.
AG: Chronische lymphatische Leukämie (CLL): Monotherapie oder in Kombination mit Rituximab oder mit Obinutuzumab.
AA: Unzerkaut mit einer Mahlzeit einnehmen.
DO: Monotherapie: Initial 20 mg 1mal tgl. über 7 Tage. TD wöchentlich auf 50/100/200/400 mg aufsättigen. Nach Aufdosierung 1mal tgl. 400 mg.
-Schemata für Kombinationstherapie siehe Austira Codex-Fachinformation.
Dosisanpassung bei Tumorlysesyndrom und anderen Toxizitäten. Bei schweren Leberschäden Dosis um mindestens 50 % reduzieren.
Keine Daten an Personen unter 18 Jahren.
SST: Ohne wirksame Kontrazeption (bis 30 Tage nach Therapieende) nicht empfohlen. Stillen unterbrechen.
NW: Blutbild (Neutropenie, Anämie), Sepsis, Magen/Darm, Infektionen der oberen Atemwege, Fatigue, Hyperphosphatämie, Tumorlysesyndrom.
WW: Gegenanzeige: Starke CYP3A4-Inhibitoren (z.B. Azol-Antimykotika) während der Aufdosierungsphase, Grapefruitprodukte, Johanniskraut. Keine Lebendimpfstoffe verabreichen.
Nicht empfohlen: Mittelstarke und starke CYP3A4-Induktoren, mittelstarke CYP3A4- Inhibitoren (Gegenanzeige in der Aufdosie-

V

rungsphase, dann Venclyxto- Dosis reduzieren), Gallensäure-Komplexbildner, Substanzen mit geringer therapeutischer Breite (z.B. Digoxin, Dabigatran, Everolimus, Sirolimus).
Vorsicht: Warfarin, Statine.
WH: Auf Tumorlysesyndrom achten. Patienten ausreichend hydrieren. Vorsicht bei Leber- oder Nierenschäden. Verkehrshinweis.
PG: 14 ST RE1 (EKO: Y) [€ 114,50]

▼ *Venclyxto 10 mg - Filmtabletten* 55L
(Z.Nr. EU/1/16/1138/*) NR. P. Parallelimport. L01XX52
nicht im Handel.

▼ Venclyxto 50 mg - Filmtabletten 55L
(Z.Nr. EU/1/16/1138/*) NR. P. L01XX52
ZI: AbbVie Deutschland, Ludwigshafen, Deutschland
Z: 1 Filmtablette enthält: Venetoclax 50 mg, Tablettenkern: Copovidon K28, Siliciumdioxid, hochdisperses, Polysorbat 80, Natriumstearylfumarat, Calciumhydrogenphosphat; Filmüberzug: Eisen(III)-hydroxid-oxid x H2O, Eisen(III)-oxid, Eisen(II,III)-oxid, Poly(vinylalkohol), Titandioxid, Macrogol 3350, Talkum.
Kurzinformation: siehe Venclyxto 10 mg - Filmtabletten, → S. 1509
PG: 7 ST RE1 (EKO: Y) [€ 255,25]

▼ *Venclyxto 50 mg - Filmtabletten* 55L
(Z.Nr. EU/1/16/1138/*) NR. P. Parallelimport. L01XX52
nicht im Handel.

▼ Venclyxto 100 mg - Filmtabletten 55L
(Z.Nr. EU/1/16/1138/*) NR. P. L01XX52
ZI: AbbVie Deutschland, Ludwigshafen, Deutschland
Z: 1 Filmtablette enthält: Venetoclax 100 mg, Tablettenkern: Copovidon K28, Siliciumdioxid, hochdisperses, Polysorbat 80, Natriumstearylfumarat, Calciumhydrogenphosphat; Filmüberzug: Eisen(III)-hydroxid-oxid x H2O, Poly(vinylalkohol), Titandioxid, Macrogol 3350, Talkum.
Kurzinformation: siehe Venclyxto 10 mg - Filmtabletten, → S. 1509
PG: 7 ST RE1 (EKO: Y) [€ 484,50], 14 ST RE1 (EKO: Y) [€ 919,70], **4X28** 112 ST RE1 (EKO: Y) [€ 7.120,95]

▼ Venclyxto 100 mg - Filmtabletten 55L
(Z.Nr. EU/1/16/1138/*) NR. P. Parallelimport. L01XX52
V: Abacus Medicine, Copenhagen, Dänemark
Z: 1 Filmtablette enthält: Venetoclax 100 mg, Tablettenkern: Copovidon K28, Siliciumdioxid, hochdisperses, Polysorbat 80, Natriumstearylfumarat, Calciumhydrogenphosphat; Filmüberzug: Eisen(III)-hydroxid-oxid x H2O, Poly(vinylalkohol), Titandioxid, Macrogol 3350, Talkum.
PG: 112 ST RE1 (EKO: Y) [€ 7.120,95]

▼ Venclyxto 100 mg - Filmtabletten 55L
(Z.Nr. EU/1/16/1138/*) NR. P. Parallelimport. L01XX52
V: Orifarm, Leverkusen, Deutschland
Z: 1 Filmtablette enthält: Venetoclax 100 mg, Tablettenkern: Copovidon K28, Siliciumdioxid, hochdisperses, Polysorbat 80, Natriumstearylfumarat, Calciumhydrogenphosphat; Filmüberzug: Eisen(III)-hydroxid-oxid x H2O, Poly(vinylalkohol), Titandioxid, Macrogol 3350, Talkum.
PG: 14 ST RE1 (EKO: Y) [€ 919,70], **4X28** 112 ST RE1 (EKO: Y) [€ 7.120,95]

Vendal 10 mg - Ampullen 02A01
(Z.Nr. 0-00036) NR. SG. P. N02AA01
ZI: G.L. Pharma, Lannach
Z: 1 Ampulle mit 1 ml Lösung enthält: Morphin hydrochlorid trihydrat 10 mg (entspr. Morphin 7,6 mg), Salzsäure zur pH-Wert-Einstellung, Natriumhydroxid zur pH-Wert-Einstellung (entspr. Natrium < 1 mmol) (entspr. → < 23 mg), Wasser für Injektionszwecke.
EW: Stark wirksames Analgetikum.
AG: Starke und sehr starke Schmerzen (postoperativ, Tumorschmerzen).
AA: I.v., i.m., s.c., epidural, intrathekal.
DO: S.c., i.m.: 10-30 mg alle 4-6 h
I.v. (bei akuten Schmerzen): 5-10 mg alle 4-6 h
Epidural: 1-4 mg alle 24 h
Intrathekal: 0,5-1 mg alle 24 h
Kinder ab 6 Monaten und Jugendliche unter 50 kg KG:
S.c., i.m.: 0,05-0,2 mg/kg KG alle 4-6 h
I.v.: 0,05-0,1 mg/kg KG alle 4-6 h
Epidural: 0,05-0,1 mg/kg KG alle 24 h
Intrathekal: 0,02 mg/kg KG alle 24 h
Dosisreduktion und strenge Indikationsstellung bei Kindern von 6 Monaten bis unter 1 Jahr.
GA: Atemdämpfung, Krämpfe, Kopfverletzungen, Leberschäden, hepatische Porphyrie, paralytischer Ileus, akutes Abdomen, Säuglinge unter 6 Monaten.
SST: Strenge Indikationsstellung, während der Geburt nicht empfohlen. Neugeborene auf neonatalen Entzug überwachen. Nicht stillen. Kontrazeption für Männer und Frauen empfohlen.
NW: ZNS-Dämpfung, Atemdämpfung, Bronchospasmus, Magen/Darm (Tonuserhöhung), Kollaps, Miosis, Tachykardie, Schwitzen, Miktionsstörungen.
WW: Kontraindiziert: Morphin-Agonisten/Antagonisten. Besondere Vorsicht: Benzodiazepine (Atemdepression). Vorsicht: Verstärkung von Alkohol und ZNS-Dämpfern, Blutdrucksenkern. Cimetidin, MAO-Hemmer, Rifampicin, Clomipramin, Amitriptylin. Nicht mit anderen Arzneimitteln mischen.
GE: Missbrauchs- und Abhängigkeitspotential. Abruptes Absetzen führt zu Abstinenzsyndrom. Große Rückfallhäufigkeit.
WH: Vorsicht bei Opiat- oder Alkoholabhängigkeit, Substanzmissbrauch in der Anamnese, erhöhtem Hirndruck, Hypotonie mit Hypovolämie, Bewusstseinsstörungen, Gallen- oder Harnleiterkolik, Pankreatitis, Prostatahypertrophie, Phäochromozytom, Störungen des Atemzentrums, Cor pulmonale, Herzinsuffizienz, Hypothyreose, Leber-, Nierenschäden, Harnwegsverengungen oder -koliken, akutem Thoraxsyndrom bei Sichelzellkrankheit, Vorerkrankungen des Nervensystems (intrathekale oder epidurale Anwendung). Bei epiduraler oder intrathekaler Anwendung auf Kathetersspitzengranulome kontrollieren. Präoperativ nicht empfohlen. Aufhebung der Wirkung durch Opioid-Antagonisten (z.B.: Naloxon i.v.). Verkehrshinweis. Positive Dopingkontrollen möglich.
PG: 10 ST (EKO: G) [€ 9,55]

Vendal 5 mg/ml - orale Lösung 02A01
(Z.Nr. 1-22915) NR. SG. P. N02AA01
ZI: G.L. Pharma, Lannach
Z: 1 ml Lösung enthält: Morphin hydrochlorid trihydrat 5 mg (entspr. Morphin 3,8 mg), Kalium sorbat, Zitronensäure monohydrat, Orangen-Aroma, Sorbitol-Lösung (nicht kristallisierend) (entspr. Sorbitol 0,6 g), Natrium citrat, Natrium edetat, Wasser, gereinigtes.
EW: Opiat-Agonist.
AG: Zur Linderung schwerer und schwerster Schmerzen.
AA: Oral (mit beiliegendem Messbecher).
DO: Initial 10-30 mg alle 4 Std, Dosisanpassung nach Bedarf.
Kinder ab 1 Jahr: 0,3-0,6 mg/kg KG alle 4 Std.
GA: Atemdepression, Kopfverletzungen, paralytischer Ileus, akutes Abdomen, verzögerte Magenentleerung, obstruktive Atemwegserkrankung, bekannte Morphin-Empfindlichkeit, akute Lebererkrankung.
SST: Nicht empfohlen (Atemdepression beim Neugeborenen). Strenge Nutzen/Risiko-Abwägung. Neugeborene auf neonatalen Entzug überwachen. Effektive Kontrazeption für Männer und Frauen im zeugungs-/gebärfähigen Alter empfohlen.
NW: Übelkeit, Erbrechen, Obstipation, Benommenheit, ZNS, Vegetativum, Herz, Bronchospasmen, Koliken, Miktionsbeschwerden, Urticaria, Nebenniereninsuffizienz, akutes Thorax-Syndrom bei Sichelzellkrankheit, Sexualstörungen, bei Überdosis Atemdepression, enge Pupillen, Koma.
WW: Gegenanzeige: MAO-Hemmer (2 Wochen Abstand). Besondere Vorsicht: Benzodiazepine (Atemdepression). Vorsicht: ZNS-Dämpfer verstärkt; Antazida (2 Std. Abstand), Narkoanalgetika (Blutdruckkrisen!). Cave Alkohol (Atemdepression!). Rifampicin kann Plasmaspiegel von Morphin reduzieren.
GE: Missbrauchsrisiko bei richtiger Anwendung gering. Bei plötzlichem Absetzen Abstinenzsyndrom möglich.
WH: Vorsicht bei Alkohol- oder Drogenmissbrauch in der Anamnese, erhöhtem Hirndruck, Hypotonie, Gallenwegerkrankungen, Pankreatitis, Darmentzündungen, Prostatahypertrophie, Nebenniereninsuffizienz, akutem Thoraxsyndrom bei Sichelzellkrankheit. 24 Std. vor Chordotomie absetzen. Bei Ileus(verdacht) absetzen. Nicht ohne Dosistitration auf andere Morphin-Präparate umstellen. Verkehrshinweis. Bei Dopingkontrollen positiv.
Bei Überdosierung Antidot Naloxon i.v.
PG: 100 ML (2) (EKO: G) [€ 21,85]

Vendal 100 mg - Stechampullen 02A01
(Z.Nr. 1-20784) NR. SG. P. N02AA01
ZI: G.L. Pharma, Lannach
Z: 1 Durchstechflasche mit 10 ml enthält: Morphin hydrochlorid trihydrat 100 mg (entspr. Morphin 76 mg), Citronensäure monohydrat, Natrium edetat dihydrat (entspr. Natrium 1 mmol) (entspr. → 23 mg), Wasser für Injektionszwecke, Salzsäure zur pH-Wert-Einstellung, Natriumhydroxid zur pH-Wert-Einstellung.
EW: Stark wirksames Analgetikum.
AG: Starke und sehr starke Schmerzen (postoperativ, Tumorschmerzen).
AA: S.c., i.v., epidural, intrathekal.
AH: Ausschließlich kontinuierliche Verabreichungsform über steuerbare Injek- toren. Mit Glukose- oder physiol. Kochsalzlösung kompatibel. Für epi- durale und intrathekale Gabe mit 0,9% Na Cl-Lösung verdünnen (max. 1 mg Morphin pro ml verdünnter Lösung).
DO: S.c. 10-30 mg alle 4-6 h, i.v. 5-10 mg alle 4-6 h, epidural 1-4

mg alle 24 h, intrathekal 0,5-1 mg alle 24 h.
Kinder ab 1 Jahr bis 50 kg KG: S.c. 0,05-0,2 mg/kg KG alle 4-6 h, i.v. 0,05-0,1 mg/kg KG alle 4-6 h, epidural 0,05-0,1 mg/kg KG alle 24 h, intrathekal 0,02 mg/kg KG alle 24 h.
GA: Atemdämpfung, Krämpfe, Kopfverletzungen, Leberschäden, hepatische Porphyrie, paralytischer Ileus, akutes Abdomen, Säuglinge unter 6 Monaten.
SST: Strenge Indikationsstellung, während der Geburt nicht empfohlen. Nicht stillen. Kontrazeption für Männer und Frauen empfohlen.
NW: ZNS-Dämpfung, Atemdämpfung, Bronchospasmus, Magen/Darm (Tonuserhöhung), Kollaps, Miosis, Tachykardie, Schwitzen, Miktionsstörungen.
WW: Kontraindiziert: Morphin-Agonisten/Antagonisten. Besondere Vorsicht: Benzodiazepine (Atemdepression). Vorsicht: Verstärkung von Alkohol und ZNS-Dämpfern, Blutdrucksenkern. Cimetidin, MAO-Hemmer, Rifampicin, Clomipramin, Amitriptylin. Nicht mit anderen Arzneimitteln mischen.
GE: Missbrauchs- und Abhängigkeitspotential. Absetzen führt zu Entzungssymptomen. Große Rückfallhäufigkeit.
WH: Vorsicht bei Opiatabhängigkeit, erhöhtem Hirndruck, Hypotonie mit Hypovolämie, Bewusstseinsstörungen, Gallen- oder Harnleiterkolik, Pankreatitis, Prostatahypertrophie, Nebennierenrindeninsuffizienz, Störungen des Atemzentrums, Cor pulmonale, Herzinsuffizienz, Hypothyreose, Leber-, Nierenschäden, Harnwegsverengungen oder -koliken, Vorerkrankungen des Nervensystems (intrathekale oder epidurale Anwendung). Bei epiduraler oder intrathekaler Anwendung auf Katheterspitzengranulome kontrollieren. Präoperativ nicht empfohlen. Aufhebung der Wirkung durch Opioid-Antagonisten (z.B.: Naloxon i.v.). Verkehrshinweis. Positive Dopingkontrollen möglich.
PG: 5 ST (EKO: G) [€ 33,65]

Vendal 200 mg - Stechampullen 02A01
(Z.Nr. 1-21421) NR. SG. P. N02AA01
ZI: G.L. Pharma, Lannach
Z: 1 Durchstechflasche mit 10 ml enthält: Morphin hydrochlorid trihydrat 200 mg (entspr. Morphin 152 mg), Citronensäure monohydrat, Natrium edetat dihydrat (entspr. Natrium 1 mmol) (entspr. → 23 mg), Wasser für Injektionszwecke, Salzsäure zur pH-Wert-Einstellung, Natriumhydroxid zur pH-Wert-Einstellung.
Kurzinformation: siehe Vendal 100 mg - Stechampullen, → S. 1510
PG: 5 ST (EKO: G) [€ 41,30]

Vendal retard 10 mg - Filmtabletten 02A01
(Z.Nr. 1-19834) NR. SG. P. N02AA01
ZI: G.L. Pharma, Lannach
Z: 1 Filmtablette enthält: Morphin hydrochlorid-3-Wasser 10 mg (entspr. Morphin 7,59 mg), Lactose monohydrat 8 mg, Polyacrylat-Dispersion 30%, Methacrylsäure-Ethylacrylat-Copolymer (1:1), Ammoniummethacrylat-Copolymer (Typ B), Hypromellose 4000, Siliciumdioxid, kolloidal, wasserfrei, Magnesium stearat, Macrogol 6000, Talkum, Titandioxid, Hypromellose 5.
EW: Opiat-Agonist.
AG: Zur anhaltenden Linderung schwerer und schwerster Schmerzen.
AA: Oral, unzerkaut mit Flüssigkeit; nicht zerteilen oder auflösen.
DO: Initial 10-30 mg alle 12 Std., Dosissteigerung nach Bedarf um 30-50%.
Für Kinder nicht empfohlen, im 1. Jahr kontraindiziert.
GA: Atemdepression, Kopfverletzungen, paralytischer Ileus, akutes Abdomen, verzögerte Magenentleerung, obstruktive Atemwegserkrankung, bekannte Morphin-Empfindlichkeit, akute Lebererkrankung.
SST: Nicht empfohlen (Atemdepression beim Neugeborenen). Strenge Nutzen/Risiko-Abwägung. Effektive Kontrazeption für Männer und Frauen im zeugungs-/gebärfähigen Alter empfohlen.
NW: Übelkeit, Erbrechen, Obstipation, Benommenheit, ZNS, Vegetativum, Herz, Bronchospasmen, Koliken, Miktionsbeschwerden, Urticaria, Nebenniereninsuffizienz, akutes Thorax-Syndrom bei Sichelzellkrankheit, Sexualstörungen, bei Überdosis Atemdepression, enge Pupillen, Koma.
WW: Gegenanzeige: MAO-Hemmer (2 Wochen Abstand). Besondere Vorsicht: Benzodiazepine (Atemdepression). Vorsicht: ZNS-Dämpfer verstärkt; Antazida (2 Std. Abstand), Narkoanalgetika (Blutdruckkrisen!). Cave Alkohol (Atemdepression!). Rifampicin kann Plasmaspiegel von Morphin reduzieren.
GE: Missbrauchsrisiko bei richtiger Anwendung gering. Bei plötzlichem Absetzen Abstinenzsyndrom möglich.
WH: Vorsicht bei erhöhtem Hirndruck, Hypotonie, Gallenwegerkrankungen, Pankreatitis, Darmentzündungen, Prostatahypertrophie. 24 Std. vor Chordotomie absetzen. Bei Ileus(verdacht) absetzen. Nicht ohne Dosistitration auf andere Morphin-Präparate umstellen. Verkehrshinweis. Bei Dopingkontrollen positiv.
Bei Überdosierung Antidot Naloxon i.v.
PG: 10 ST (2) (EKO: G) [€ 5,50], 30 ST (EKO: G) [€ 13,75]

Vendal retard 30 mg - Filmtabletten 02A01
(Z.Nr. 1-19837) NR. SG. P. N02AA01
ZI: G.L. Pharma, Lannach
Z: 1 Filmtablette enthält: Morphin hydrochlorid-3-Wasser 30 mg (entspr. Morphin 22,78 mg), Lactose monohydrat 24,74 mg, Polyacrylat-Dispersion 30%, Methacrylsäure-Ethylacrylat-Copolymer (1:1), Ammoniummethacrylat-Copolymer (Typ B), Hypromellose 4000, Magnesium stearat, Macrogol 6000, Talkum, Titandioxid, Hypromellose 5, Indigocarmin Aluminiumlack, Chinolingelb, Aluminiumsalz.
Kurzinformation: siehe Vendal retard 10 mg - Filmtabletten, → S. 1511
PG: 10 ST (2) (EKO: G) [€ 11,30], 30 ST (EKO: G) [€ 27,05]

Vendal retard 60 mg - Filmtabletten 02A01
(Z.Nr. 1-19833) NR. SG. P. N02AA01
ZI: G.L. Pharma, Lannach
Z: 1 Filmtablette enthält: Morphin hydrochlorid-3-Wasser 60 mg (entspr. Morphin 45,55 mg), Lactose monohydrat 49,48 mg, Polyacrylat-Dispersion 30%, Methacrylsäure-Ethylacrylat-Copolymer (1:1), Ammoniummethacrylat-Copolymer (Typ B), Hypromellose 4000, Magnesium stearat, Macrogol 6000, Talkum, Titandioxid, Hypromellose 5, Chinolingelb, Aluminiumsalz, Gelborange S 1,28 µg.
Kurzinformation: siehe Vendal retard 10 mg - Filmtabletten, → S. 1511
PG: 10 ST (2) (EKO: G) [€ 17,05], 30 ST (EKO: G) [€ 43,00]

Vendal retard 100 mg - Filmtabletten 02A01
(Z.Nr. 1-19835) NR. SG. P. N02AA01
ZI: G.L. Pharma, Lannach
Z: 1 Filmtablette enthält: Morphin hydrochlorid-3-Wasser 100 mg (entspr. Morphin 75,92 mg), Lactose monohydrat 82,2 mg, Polyacrylat-Dispersion 30%, Methacrylsäure-Ethylacrylat-Copolymer (1:1), Ammoniummethacrylat-Copolymer (Typ B), Hypromellose 4000, Magnesium stearat, Macrogol 6000, Talkum, Titandioxid, Hypromellose 5, Chinolingelb, Aluminiumsalz, Gelborange S 0,0332 mg.
Kurzinformation: siehe Vendal retard 10 mg - Filmtabletten, → S. 1511
PG: 10 ST (2) (EKO: G) [€ 25,25], 30 ST (EKO: G) [€ 61,40]

Vendal retard 200 mg - Filmtabletten 02A01
(Z.Nr. 1-19836) NR. SG. P. N02AA01
ZI: G.L. Pharma, Lannach
Z: 1 Filmtablette enthält: Morphin hydrochlorid-3-Wasser 200 mg (entspr. Morphin 151,84 mg), Lactose monohydrat 164,4 mg, Polyacrylat-Dispersion 30%, Methacrylsäure-Ethylacrylat-Copolymer (1:1), Ammoniummethacrylat-Copolymer (Typ B), Hypromellose 4000, Magnesium stearat, Macrogol 6000, Talkum, Hypromellose 5, Ponceau 4R (E 124) 0,0225 mg, Gelborange S 13,75 µg.
Kurzinformation: siehe Vendal retard 10 mg - Filmtabletten, → S. 1511
PG: 10 ST (2) (EKO: G) [€ 38,25], 30 ST (EKO: G) [€ 100,30]

Venlafab 37,5 mg - Retardkapseln 49A04
(Z.Nr. 1-27006) NR. P. N06AX16
ZI: G.L. Pharma, Lannach
Z: 1 Kapsel enthält: Venlafaxin 37,5 mg (entspr. Venlafaxin hydrochlorid 42,435 mg), Kapsel: Zuckerkügelchen (Saccharose) max. 46,35 mg, Ethylcellulose, Hydroxypropylcellulose, Hypromellose, Talkum, Sebacinsäuredibutylester, Ölsäure, Siliciumdioxid, hochdisperses; Kapselhülle: Gelatine, Natriumdodecylsulfat; Pigmente: Cochenillerot A 0,0267 mg (entspr. Ponceau 4R (E 124)), Chinolingelb, Titandioxid.
EW: Antidepressivum.
AG: Major Depression (Behandlung und Rezidivprophylaxe), generalisierte oder soziale Angststörung, Panikstörung mit oder ohne Agoraphobie.
AA: Unzerkaut mit Flüssigkeit mit einer Mahlzeit einnehmen.
DO: Depression: Initial 1mal tgl. 75 mg; Dosissteigerung bei Bedarf auf 150 bzw. 225 mg; MTD 375 mg.
Angststörung: TD initial 75 mg, MTD 225 mg.
Panikstörung: TD initial 37,5 mg für 7 Tage, dann 75 mg. MTD 225 mg.
Dosisreduktion bei Leber- oder Nierenschäden.
Nicht für Kinder und Jugendliche. Ausschleichend absetzen.
GA: Schwere Hypertonie, Engwinkelglaukom, Prostataleiden, schwere Leber-, Nierenschäden.
SST: Strenge Indikationsstellung, nicht stillen. Erhöhtes Risiko einer persistierenden pulmonalen Hypertonie beim Neugeborenen beachten. Absetzerscheinungen des Neugeborenen bei Anwendung kurz vor der Geburt möglich.
NW: Herz (QT-Verlängerung, Arrhythmien), abnorme Blutungen, ZNS, Auge, Tinnitus, Magen/Darm, Mundtrockenheit, Harndrang,

V

Schwitzen, Haut, erhöhte Cholesterinwerte, Kreislauf, Leber, erektile Dysfunktion, Verschlechterung eines Diabetes, Serotoninsyndrom, Psyche (suizidales Verhalten), Störungen der Sexualfunktion, Beeinflussung von Labortests, beim abrupten Absetzen Entzugserscheinungen.
WW: Gegenanzeige: Irreversible MAO-Hemmer (7-14 Tage Abstand).
Nicht empfohlen: Moclobemid, Linezolid, QT-verlängernde Substanzen.
Vorsicht: ZNS-aktive Substanzen, Sympathomimetika, Johanniskraut, Elektrokrampftherapie, Gerinnungshemmer, Clozapin, orale Kontrazeptiva.
WH: Bei Kindern und Jugendlichen nicht anwenden. Erhöhte Suizidgefahr beachten. Auf aggressives Verhalten, Akathisie, Absetzreaktionen, Manie, Krämpfe, malignes neuroleptisches Syndrom, Engwinkelglaukom, Blutdruckänderungen, Überleitungsstörungen achten. Verkehrshinweis.
PG: 20 ST (EKO: G) [€ 5,55], 30 ST (EKO: G) [€ 8,35]

Venlafab 75 mg - Retardkapseln
49A04
(Z.Nr. 1-27007) NR. P. N06AX16
ZI: G.L. Pharma, Lannach
Z: 1 Kapsel enthält: Venlafaxin 75 mg (entspr. Venlafaxin hydrochlorid 84,87 mg), Kapsel: Zuckerkügelchen (Saccharose) max. 92,69 mg, Ethylcellulose, Hydroxypropylcellulose, Hypromellose, Talkum, Sebacinsäuredibutylester, Ölsäure, Siliciumdioxid, hochdisperses; Kapselhülle: Gelatine, Natriumdodecylsulfat; Pigmente: Gelborange S 0,0006 mg, Chinolingelb, Titandioxid.
Kurzinformation: siehe Venlafab 37,5 mg - Retardkapseln, → S. 1511
PG: 20 ST (EKO: G) [€ 6,55], 30 ST (EKO: G) [€ 9,80]

Venlafab 150 mg - Retardkapseln
49A04
(Z.Nr. 1-27008) NR. P. N06AX16
ZI: G.L. Pharma, Lannach
Z: 1 Kapsel enthält: Venlafaxin 150 mg (entspr. Venlafaxin hydrochlorid 169,74 mg), Kapsel: Zuckerkügelchen (Saccharose) max. 185,38 mg, Ethylcellulose, Hydroxypropylcellulose, Hypromellose, Talkum, Sebacinsäuredibutylester, Ölsäure, Siliciumdioxid, hochdisperses; Kapselhülle: Gelatine, Natriumdodecylsulfat; Pigmente: Gelborange S 0,0183 mg, Chinolingelb, Patentblau V, Titandioxid.
Kurzinformation: siehe Venlafab 37,5 mg - Retardkapseln, → S. 1511
PG: 20 ST (EKO: G) [€ 13,75], 30 ST (EKO: G) [€ 19,35]

Venlafab 25 mg - Tabletten 49A04
(Z.Nr. 1-27588) NR. P. nicht im Handel. N06AX16

Venlafab 37,5 mg - Tabletten 49A04
(Z.Nr. 1-27589) NR. P. nicht im Handel. N06AX16

Venlafab 50 mg - Tabletten
49A04
(Z.Nr. 1-27590) NR. P. n.l. N06AX16
ZI: G.L. Pharma, Lannach
Z: 1 Tablette enthält: Venlafaxin 50 mg (entspr. Venlafaxin hydrochlorid), Cellulose, mikrokristalline, Maisstärke, Eisenoxyde, Carboxymethylstärke, Natrium Typ A, Magnesium stearat.
PG: 30 ST (EKO: G) [€ 6,85 n.l.], 60 ST (EKO: G) [€ 13,65 n.l.]

V

Venlafab 75 mg - Tabletten
49A04
(Z.Nr. 1-27591) NR. P. N06AX16
ZI: G.L. Pharma, Lannach
Z: 1 Tablette enthält: Venlafaxin 75 mg (entspr. Venlafaxin hydrochlorid), Cellulose, mikrokristalline, Maisstärke, Eisenoxyde, Carboxymethylstärke, Natrium Typ A, Magnesium stearat.
EW: Antidepressivum.
AG: Depressionen (auch zur Erhaltungstherapie).
AA: Zu den Mahlzeiten unzerkaut mit Flüssigkeit.
DO: TD initial 75 mg in 2 ED, bei Bedarf erhöhen auf 150 mg in 2 ED bzw.
225 mg in 3 ED.
Schneller Wirkungseintritt: TD initial 150 mg in 2 ED. MTD 375 mg in 3 ED.
GA: Schwere Hypertonie, Engwinkelglaukom, Prostataleiden, schwere Leber-, Nierenschäden.
SST: Strenge Indikationsstellung, nicht stillen. Erhöhtes Risiko einer persistierenden pulmonalen Hypertonie beim Neugeborenen beachten. Absetzerscheinungen des Neugeborenen bei Anwendung kurz vor der Geburt möglich.
NW: Herz (QT-Verlängerung, Arrhythmien), abnorme Blutungen, ZNS, Auge, Tinnitus, Magen/Darm, Mundtrockenheit, Harndrang, Schwitzen, Haut, erhöhte Cholesterinwerte, Kreislauf, Leber, erektile Dysfunktion, Verschlechterung eines Diabetes, Serotoninsyndrom, Psyche (suizidales Verhalten), Störungen der Sexualfunktion, Beeinflussung von Labortests, beim abrupten Absetzen Entzugserscheinungen.
WW: Gegenanzeige: Irreversible MAO-Hemmer (7-14 Tage Abstand).
Nicht empfohlen: Moclobemid, Linezolid, QT-verlängernde Substanzen.
Vorsicht: ZNS-aktive Substanzen, Sympathomimetika, Johanniskraut, Elektrokrampftherapie, Gerinnungshemmer, Clozapin, orale Kontrazeptiva.
WH: Bei Kindern und Jugendlichen nicht anwenden. Erhöhte Suizidgefahr beachten. Auf aggressives Verhalten, Akathisie, Absetzreaktionen, Manie, Krämpfe, malignes neuroleptisches Syndrom, Engwinkelglaukom, Blutdruckänderungen, Überleitungsstörungen achten. Verkehrshinweis.
PG: 30 ST (EKO: G) [€ 9,90], 60 ST (EKO: G) [€ 18,50]

Venlafaxin 1A Pharma GmbH 37,5 mg - Hartkapseln, retardiert 49A04
(Z.Nr. 1-38097) NR. P. nicht im Handel. N06AX16

Venlafaxin 1A Pharma GmbH 75 mg - Hartkapseln, retardiert 49A04
(Z.Nr. 1-38098) NR. P. nicht im Handel. N06AX16

Venlafaxin 1A Pharma GmbH 150 mg - Hartkapseln, retardiert 49A04
(Z.Nr. 1-38099) NR. P. nicht im Handel. N06AX16

Venlafaxin 1A Pharma GmbH 225 mg - Hartkapseln, retardiert 49A04
(Z.Nr. 1-38100) NR. P. nicht im Handel. N06AX16

Venlafaxin 1A Pharma retard 37,5 mg - Kapseln
49A04
(Z.Nr. 1-27423) NR. P. N06AX16
ZI: 1A Pharma, Wien
Z: 1 Kapsel enthält: Venlafaxin 37,5 mg (entspr. Venlafaxin hydrochlorid), Kapselinhalt: Granulatkern: Cellulose, mikrokristalline, Hypromellose, Granulatmantel: Cetylstearylalkohol, Polyacrylat-Dispersion 30% (entspr. Ethylacrylat-Methylmethacrylat-Copolymer) (entspr. Nonoxinol), Macrogol 6000, Talkum; Kapselhülle: Gelatine, Eisenoxid schwarz, Titandioxid.
Kurzinformation: siehe Velostad 75 mg - Hartkapseln, retardiert, → S. 1508
PG: 10 ST (2) (EKO: G) [€ 2,65], 30 ST (EKO: G) [€ 8,25]

Venlafaxin 1A Pharma retard 75 mg - Kapseln
49A04
(Z.Nr. 1-27424) NR. P. N06AX16
ZI: 1A Pharma, Wien
Z: 1 Kapsel enthält: Venlafaxin 75 mg (entspr. Venlafaxin hydrochlorid), Kapselinhalt: Granulatkern: Cellulose, mikrokristalline, Hypromellose, Granulatmantel: Cetylstearylalkohol, Polyacrylat-Dispersion 30% (entspr. Ethylacrylat-Methylmethacrylat-Copolymer) (entspr. Nonoxinol), Macrogol 6000, Talkum; Kapselhülle: Gelatine, Eisenoxid rot, Eisenoxid gelb, Titandioxid.
Kurzinformation: siehe Velostad 75 mg - Hartkapseln, retardiert, → S. 1508
PG: 10 ST (2) (EKO: G) [€ 2,75], 30 ST (EKO: G) [€ 8,15]

Venlafaxin 1A Pharma retard 150 mg - Kapseln
49A04
(Z.Nr. 1-27425) NR. P. N06AX16
ZI: 1A Pharma, Wien
Z: 1 Kapsel enthält: Venlafaxin 150 mg (entspr. Venlafaxin hydrochlorid), Kapselinhalt: Granulatkern: Cellulose, mikrokristalline, Hypromellose, Granulatmantel: Cetylstearylalkohol, Polyacrylat-Dispersion 30% (entspr. Ethylacrylat-Methylmethacrylat-Copolymer) (entspr. Nonoxinol), Macrogol 6000, Talkum; Kapselhülle: Gelatine, Eisenoxid rot, Eisenoxid gelb, Titandioxid.
Kurzinformation: siehe Velostad 75 mg - Hartkapseln, retardiert, → S. 1508
PG: 10 ST (2) (EKO: G) [€ 5,55], 30 ST (EKO: G) [€ 15,45]

Venlafaxin Actavis 75 mg - Retardkapseln
49A04
(Z.Nr. 1-27811) NR. P. N06AX16
ZI: Actavis Group PTC, Hafnarfjördur, Island
Z: 1 Retardkapsel enthält: Venlafaxin 75 mg (entspr. Venlafaxin hydrochlorid), Kapselinhalt: Zucker-Stärke-Pellets (entspr. Saccharose 92,69 mg) (entspr. Maisstärke), Ethylcellulose, Hydroxypropylcellulose, Hypromellose, Talkum, Sebacinsäuredibutylester, Ölsäure, Siliciumdioxid, hochdisperses; Kapselhülle: Gelatine, Natriumdodecylsulfat; Farbstoffe: Gelborange S 0,0006 mg, Chinolingelb, Titandioxid.
Kurzinformation: siehe Velostad 75 mg - Hartkapseln, retardiert, → S. 1508
PG: 20 ST (EKO: G) [€ 6,55], 30 ST (EKO: G) [€ 9,65]

Venlafaxin Actavis 150 mg - Retardkapseln 49A04
(Z.Nr. 1-27812) NR. P. N06AX16
ZI: Actavis Group PTC, Hafnarfjördur, Island
Z: 1 Retardkapsel enthält: Venlafaxin 150 mg (entspr. Venlafaxin hydrochlorid), Kapselinhalt: Zucker-Stärke-Pellets (entspr. Saccharose 185,38 mg) (entspr. Maisstärke), Ethylcellulose, Hydroxypropylcellulose, Hypromellose, Talkum, Sebacinsäuredibutylester, Ölsäure, Siliciumdioxid, hochdisperses; Kapselhülle: Gelatine, Natriumdodecylsulfat; Farbstoffe: Gelborange S 0,0183 mg, Chinolingelb, Patentblau V, Titandioxid.
Kurzinformation: siehe Velostad 75 mg - Hartkapseln, retardiert, → S. 1508
PG: 20 ST (EKO: G) [€ 13,75], 30 ST (EKO: G) [€ 18,05]

Venlafaxin Aristo ER 75 mg - Hartkapseln 49A04
(Z.Nr. 1-28509) RP. P. N06AX16
ZI: Aristo Pharma, Berlin, Deutschland
Z: 1 Kapsel enthält: Venlafaxin 75 mg (entspr. Venlafaxin hydrochlorid 84,86 mg), Hypromellose, Eudragit RS 100, Natriumdodecylsulfat, Magnesium stearat, Eudragit E 12,5, Titandioxid, Eisenoxid rot, Gelatine.
EW: Antidepressivum.
AG: Major Depression (Behandlung und Rezidivprophylaxe), generalisierte oder soziale Angststörung, Panikstörung mit oder ohne Agoraphobie.
AA: Unzerkaut mit Flüssigkeit mit einer Mahlzeit einnehmen.
DO: Depression: Initial 1mal tgl. 75 mg; Dosissteigerung bei Bedarf auf 150 bzw. 225 mg; MTD 375 mg.
Angststörung: TD initial 75 mg, MTD 225 mg.
Panikstörung: TD initial 37,5 mg für 7 Tage, dann 75 mg. MTD 225 mg.
Dosisreduktion bei Leber- oder Nierenschäden.
Nicht für Kinder und Jugendliche. Ausschleichend absetzen.
GA: Schwere Hypertonie, Engwinkelglaukom, Prostataleiden, schwere Leber-, Nierenschäden.
SST: Strenge Indikationsstellung, nicht stillen. Erhöhtes Risiko einer persistierenden pulmonalen Hypertonie beim Neugeborenen beachten. Absetzerscheinungen des Neugeborenen bei Anwendung kurz vor der Geburt möglich.
NW: Herz (QT-Verlängerung, Arrhythmien), abnorme Blutungen, ZNS, Auge, Tinnitus, Magen/Darm, Mundtrockenheit, Harndrang, Schwitzen, Haut, erhöhte Cholesterinwerte, Kreislauf, Leber, erektile Dysfunktion, Verschlechterung eines Diabetes, Serotoninsyndrom, Psyche (suizidales Verhalten), Beeinflussung von Labortests, beim abrupten Absetzen Entzugserscheinungen.
WW: Gegenanzeige: Irreversible MAO-Hemmer (7-14 Tage Abstand).
Nicht empfohlen: Moclobemid, Linezolid, QT-verlängernde Substanzen.
Vorsicht: ZNS-aktive Substanzen, Sympathomimetika, Johanniskraut, Elektrokrampftherapie, Gerinnungshemmer, Clozapin, orale Kontrazeptiva.
WH: Bei Kindern und Jugendlichen nicht anwenden. Erhöhte Suizidgefahr beachten. Auf aggressives Verhalten, Akathisie, Absetzreaktionen, Manie, Krämpfe, malignes neuroleptisches Syndrom, Engwinkelglaukom, Blutdruckänderungen, Überleitungsstörungen achten. Verkehrshinweis.
PG: 10 ST (2) (EKO: G) [€ 3,25], 30 ST (EKO: G) [€ 9,35]

Venlafaxin Aristo ER 150 mg - Hartkapseln 49A04
(Z.Nr. 1-28510) RP. P. N06AX16
ZI: Aristo Pharma, Berlin, Deutschland
Z: 1 Kapsel enthält: Venlafaxin 150 mg (entspr. Venlafaxin hydrochlorid 169,71 mg), Hypromellose, Eudragit RS 100, Natriumdodecylsulfat, Magnesium stearat, Eudragit E 12,5, Titandioxid, Erythrosin, Indigocarmin, Gelatine.
Kurzinformation: siehe Venlafaxin Aristo ER 75 mg - Hartkapseln, → S. 1513
PG: 10 ST (2) (EKO: G) [€ 6,90], 30 ST (EKO: G) [€ 17,55]

Venlafaxin Bluefish 75 mg - Hartkapseln, retardiert 49A04
(Z.Nr. 1-28856) NR. P. N06AX16
ZI: Bluefish Pharmaceuticals, Gävlegatan, Stockholm, Schweden
Z: 1 Kapsel enthält: Venlafaxin 75 mg (entspr. Venlafaxin hydrochlorid), Tablettenkern: Cellulose, mikrokristalline, Povidon, Talkum, Siliciumdioxid, hochdisperses, Magnesium stearat; Filmüberzug: Ethylcellulose, Copovidon; Kapsel: Eisenoxid schwarz, Eisenoxid rot, Titandioxid, Gelatine; Drucktinte: Schellack, Eisenoxid rot.
EW: Antidepressivum.
AG: Major Depression (Behandlung und Rezidivprophylaxe), generalisierte oder soziale Angststörung, Panikstörung mit oder ohne Agoraphobie.
AA: Unzerkaut mit Flüssigkeit mit einer Mahlzeit einnehmen.
DO: Depression: Initial 1mal tgl. 75 mg; Dosissteigerung bei Bedarf auf 150 bzw. 225 mg; MTD 375 mg.
Angststörung: TD initial 75 mg, MTD 225 mg.
Panikstörung: TD initial 37,5 mg für 7 Tage, dann 75 mg. MTD 225 mg.
Dosisreduktion bei Leber- oder Nierenschäden.
Nicht für Kinder und Jugendliche. Ausschleichend absetzen.
GA: Schwere Hypertonie, Engwinkelglaukom, Prostataleiden, schwere Leber-, Nierenschäden.
SST: Strenge Indikationsstellung, nicht stillen. Erhöhtes Risiko einer persistierenden pulmonalen Hypertonie beim Neugeborenen beachten. Absetzerscheinungen des Neugeborenen bei Anwendung kurz vor der Geburt möglich.
NW: Herz (QT-Verlängerung, Arrhythmien), abnorme Blutungen, ZNS, Auge, Tinnitus, Magen/Darm, Mundtrockenheit, Harndrang, Schwitzen, Haut, erhöhte Cholesterinwerte, Kreislauf, Leber, erektile Dysfunktion, Verschlechterung eines Diabetes, Serotoninsyndrom, Psyche (suizidales Verhalten), Beeinflussung von Labortests, beim abrupten Absetzen Entzugserscheinungen, sexuelle Funktionsstörungen.
WW: Gegenanzeige: Irreversible MAO-Hemmer (7-14 Tage Abstand).
Nicht empfohlen: Moclobemid, Linezolid, QT-verlängernde Substanzen.
Vorsicht: ZNS-aktive Substanzen, Sympathomimetika, Johanniskraut, Elektrokrampftherapie, Gerinnungshemmer, Clozapin, orale Kontrazeptiva.
WH: Bei Kindern und Jugendlichen nicht anwenden. Erhöhte Suizidgefahr beachten. Auf aggressives Verhalten, Akathisie, Absetzreaktionen, Manie, Krämpfe, malignes neuroleptisches Syndrom, Engwinkelglaukom, Blutdruckänderungen, Überleitungsstörungen achten. Verkehrshinweis.
PG: 10 ST (2) (EKO: G) [€ 2,75], 30 ST (EKO: G) [€ 7,10]

Venlafaxin Bluefish 150 mg - Hartkapseln, retardiert 49A04
(Z.Nr. 1-28857) NR. P. N06AX16
ZI: Bluefish Pharmaceuticals, Gävlegatan, Stockholm, Schweden
Z: 1 Kapsel enthält: Venlafaxin 150 mg (entspr. Venlafaxin hydrochlorid), Tablettenkern: Cellulose, mikrokristalline, Povidon, Talkum, Siliciumdioxid, hochdisperses, Magnesium stearat; Filmüberzug: Ethylcellulose, Copovidon; Kapsel: Allurarot AC, Gelborange, Brillantblau FCF, Titandioxid, Gelatine; Drucktinte: Schellack, Eisenoxid rot.
Kurzinformation: siehe Venlafaxin Bluefish 75 mg - Hartkapseln, retardiert, → S. 1513
PG: 10 ST (2) (EKO: G) [€ 5,55], 30 ST (EKO: G) [€ 14,50]

Venlafaxin G.L. 37,5 mg - Retardkapseln 49A04
(Z.Nr. 1-28850) NR. P. nicht im Handel. N06AX16

Venlafaxin G.L. 75 mg - Retardkapseln 49A04
(Z.Nr. 1-28851) NR. P. nicht im Handel. N06AX16

Venlafaxin G.L. 150 mg - Retardkapseln 49A04
(Z.Nr. 1-28852) NR. P. nicht im Handel. N06AX16

Venlafaxin G.L. 25 mg - Tabletten 49A04
(Z.Nr. 1-27565) NR. P. nicht im Handel. N06AX16

Venlafaxin G.L. 37,5 mg - Tabletten 49A04
(Z.Nr. 1-27566) NR. P. nicht im Handel. N06AX16

Venlafaxin G.L. 50 mg - Tabletten 49A04
(Z.Nr. 1-27567) NR. P. n.l. N06AX16
ZI: G.L. Pharma, Lannach
Z: 1 Tablette enthält: Venlafaxin 50 mg (entspr. Venlafaxin hydrochlorid), Cellulose, mikrokristalline, Maisstärke, Eisenoxyde, Carboxymethylstärke, Natrium Typ A, Magnesium stearat.
PG: 30 ST (EKO: G) [€ 6,75 n.l.], 60 ST (EKO: G) [€ 13,40 n.l.]

Venlafaxin G.L. 75 mg - Tabletten 49A04
(Z.Nr. 1-27568) NR. P. n.l. N06AX16
ZI: G.L. Pharma, Lannach
Z: 1 Tablette enthält: Venlafaxin 75 mg (entspr. Venlafaxin hydrochlorid), Cellulose, mikrokristalline, Maisstärke, Eisenoxyde, Carboxymethylstärke, Natrium Typ A, Magnesium stearat.
PG: 30 ST (EKO: G) [€ 9,90 n.l.], 60 ST (EKO: G) [€ 18,50 n.l.]

Venlafaxin Genericon 37,5 mg - Retardkapseln 49A04
(Z.Nr. 1-27043) NR. P. N06AX16
ZI: Genericon Pharma, Graz
Z: 1 Kapsel enthält: Venlafaxin 37,5 mg (entspr. Venlafaxin hydrochlorid), Kapselinhalt: Zucker-Stärke-Pellets: Saccharose 46,35 mg; Ethylcellulose, Hydroxypropylcellulose, Hypromellose, Talkum, Sebacinsäuredibutylester, Ölsäure, Siliciumdioxid, hochdisperses; Kapselhülle: Gelatine, Natriumdodecylsulfat, Farbstoffe (entspr. Cochenillerot A 0,0237 mg) (entspr.

V

Chinolingelb) (entspr. Titandioxid).
EW: Antidepressivum.
AG: Major Depression (Behandlung und Rezidivprophylaxe), generalisierte oder soziale Angststörung, Panikstörung mit oder ohne Agoraphobie.
AA: Unzerkaut mit Flüssigkeit mit einer Mahlzeit einnehmen.
DO: Depression: Initial 1mal tgl. 75 mg; Dosissteigerung bei Bedarf auf 150 bzw. 225 mg; MTD 375 mg.
Angststörung: TD initial 75 mg, MTD 225 mg.
Panikstörung: TD initial 37,5 mg für 7 Tage, dann 75 mg. MTD 225 mg.
Dosisreduktion bei Leber- oder Nierenschäden.
Nicht für Kinder und Jugendliche. Ausschleichend absetzen.
GA: Schwere Hypertonie, Engwinkelglaukom, Prostataleiden, schwere Leber-, Nierenschäden.
SST: Strenge Indikationsstellung in der Schwangerschaft. Erhöhtes Risiko einer persistierenden pulmonalen Hypertonie beim Neugeborenen beachten. Absetzerscheinungen des Neugeborenen bei Anwendung kurz vor der Geburt möglich. Nutzen/Risiko- Abwägung in der Stillzeit.
NW: Herz (QT-Verlängerung, Arrhythmien), abnorme Blutungen, ZNS, Auge, Tinnitus, Magen/Darm, Mundtrockenheit, Harndrang, Schwitzen, Haut, erhöhte Cholesterinwerte, Kreislauf, Leber, erektile Dysfunktion, sexuelle Funktionsstörungen, Verschlechterung eines Diabetes, Serotoninsyndrom, Psyche (suizidales Verhalten), Beeinflussung von Labortests, beim abrupten Absetzen Entzugserscheinungen.
WW: Gegenanzeige: Irreversible MAO-Hemmer (7-14 Tage Abstand).
Nicht empfohlen: Moclobemid, Linezolid, QT-verlängernde Substanzen.
Vorsicht: ZNS-aktive Substanzen, serotonerge Substanzen (Serotoninsyndrom), Sympathomimetika, Johanniskraut, Elektrokrampftherapie, Gerinnungshemmer, Clozapin, orale Kontrazeptiva.
WH: Bei Kindern und Jugendlichen nicht anwenden. Erhöhte Suizidgefahr beachten. Auf aggressives Verhalten, Akathisie, Absetzreaktionen, Manie, Krämpfe, malignes neuroleptisches Syndrom, Engwinkelglaukom, Blutdruckänderungen, Überleitungsstörungen achten. Verkehrshinweis.
PG: 30 ST * (EKO: N) [€ 6,20]

Venlafaxin Genericon 75 mg - Retardkapseln 49A04
(Z.Nr. 1-27044) NR. P. N06AX16
ZI: Genericon Pharma, Graz
Z: 1 Kapsel enthält: Venlafaxin 75 mg (entspr. Venlafaxin hydrochlorid), Kapselinhalt: Zucker-Stärke-Pellets: Saccharose 92,69 mg; Ethylcellulose, Hydroxypropylcellulose, Hypromellose, Talkum, Sebacinsäuredibutylester, Ölsäure, Siliciumdioxid, hochdisperses; Kapselhülle: Gelatine, Natriumdodecylsulfat, Farbstoffe (entspr. Gelborange S 0,0006 mg) (entspr. Chinolingelb) (entspr. Titandioxid).
Kurzinformation: siehe Venlafaxin Genericon 37,5 mg - Retardkapseln, → S. 1513
PG: 10 ST (2) (EKO: G) [€ 3,25], 30 ST (EKO: G) [€ 9,80]

Venlafaxin Genericon 150 mg - Retardkapseln 49A04
(Z.Nr. 1-27045) NR. P. N06AX16
ZI: Genericon Pharma, Graz
Z: 1 Kapsel enthält: Venlafaxin 150 mg (entspr. Venlafaxin hydrochlorid), Kapselinhalt: Zucker-Stärke-Pellets: Saccharose 185,38 mg; Ethylcellulose, Hydroxypropylcellulose, Hypromellose, Talkum, Sebacinsäuredibutylester, Ölsäure, Siliciumdioxid, hochdisperses; Kapselhülle: Gelatine, Natriumdodecylsulfat, Farbstoffe (entspr. Gelborange S 0,0183 mg) (entspr. Chinolingelb) (entspr. Patentblau V) (entspr. Titandioxid).
Kurzinformation: siehe Venlafaxin Genericon 37,5 mg - Retardkapseln, → S. 1513
PG: 10 ST (2) (EKO: G) [€ 6,90], 30 ST (EKO: G) [€ 19,35]

Venlafaxin Genericon 225 mg - Retardtabletten 49A04
(Z.Nr. 1-27291) NR. P. N06AX16
ZI: Genericon Pharma, Graz
Z: 1 Retardtablette enthält: Venlafaxin 225 mg (entspr. Venlafaxin hydrochlorid), Kern: Mannitol, Povidon K90, Macrogol 400, Cellulose, mikrokristalline, Siliciumdioxid, hochdisperses, Magnesium stearat, Beschichtung: Celluloseacetat, Macrogol 400, Opadry Y30 18037: (entspr. Hypromellose), Lactose 6,5 mg (entspr. Lactose monohydrat) (entspr. Titandioxid) (entspr. Triacetin).
Kurzinformation: siehe Venlafaxin Genericon 37,5 mg - Retardkapseln, → S. 1513
PG: 10 ST (2) (EKO: G) [€ 8,20], 30 ST (EKO: G) [€ 23,00]

Venlafaxin Hexal 50 mg - Tabletten 49A04
(Z.Nr. 1-27815) NR. P. n.I. N06AX16
ZI: Hexal Pharma, Wien
Z: 1 Tablette enthält: Venlafaxin 50 mg (entspr. Venlafaxin hydrochlorid), Cellulose, mikrokristalline, Lactose monohydrat 34,77 mg, Carboxymethylstärke, Natrium Typ A, Magnesium stearat, Siliciumdioxid, hochdisperses, Eisenoxid braun.
PG: 30 ST * (EKO: N) [€ 6,85 n.I.], 60 ST * (EKO: N) [€ 13,65 n.I.]

Venlafaxin Hexal GmbH 37,5 mg - Hartkapseln, retardiert 49A04
(Z.Nr. 1-38101) NR. P. nicht im Handel. N06AX16

Venlafaxin Hexal GmbH 75 mg - Hartkapseln, retardiert 49A04
(Z.Nr. 1-38102) NR. P. nicht im Handel. N06AX16

Venlafaxin Hexal GmbH 150 mg - Hartkapseln, retardiert 49A04
(Z.Nr. 1-38103) NR. P. nicht im Handel. N06AX16

Venlafaxin Hexal GmbH 225 mg - Hartkapseln, retardiert 49A04
(Z.Nr. 1-38104) NR. P. nicht im Handel. N06AX16

Venlafaxin Hexal retard 37,5 mg - Kapseln 49A04
(Z.Nr. 1-27412) NR. P. N06AX16
ZI: Hexal Pharma, Wien
Z: 1 Kapsel enthält: Venlafaxin 37,5 mg (entspr. Venlafaxin hydrochlorid), Kapselinhalt: Granulatkern: Cellulose, mikrokristalline, Hypromellose, Granulatmantel: Cetylstearylalkohol, Polyacrylat-Dispersion 30% (entspr. Ethylacrylat-Methylmethacrylat-Copolymer) (entspr. Nonoxinol), Macrogol 6000, Talkum; Kapselhülle: Gelatine, Eisenoxid schwarz, Titandioxid.
EW: Antidepressivum.
AG: Major Depression (Behandlung und Rezidivprophylaxe), generalisierte oder soziale Angststörung, Panikstörung mit oder ohne Agoraphobie.
AA: Unzerkaut mit Flüssigkeit mit einer Mahlzeit einnehmen.
DO: Depression: Initial 1mal tgl. 75 mg; Dosissteigerung bei Bedarf auf 150 bzw. 225 mg; MTD 375 mg.
Angststörung: TD initial 75 mg, MTD 225 mg.
Panikstörung: TD initial 37,5 mg für 7 Tage, dann 75 mg. MTD 225 mg.
Dosisreduktion bei Leber- oder Nierenschäden.
Nicht für Kinder und Jugendliche. Ausschleichend absetzen.
GA: Schwere Hypertonie, Engwinkelglaukom, Prostataleiden, schwere Leber-, Nierenschäden.
SST: Strenge Indikationsstellung, nicht stillen. Erhöhtes Risiko einer persistierenden pulmonalen Hypertonie beim Neugeborenen beachten. Absetzerscheinungen des Neugeborenen bei Anwendung kurz vor der Geburt möglich.
NW: Herz (QT-Verlängerung, Arrhythmien), abnorme Blutungen, ZNS, Auge, Tinnitus, Magen/Darm, Mundtrockenheit, Harndrang, Schwitzen, Haut, erhöhte Cholesterinwerte, Kreislauf, Leber, erektile Dysfunktion, Verschlechterung eines Diabetes, Serotoninsyndrom, Psyche (suizidales Verhalten), sexuelle Funktionsstörungen, Beeinflussung von Labortests, beim abrupten Absetzen Entzugserscheinungen.
WW: Gegenanzeige: Irreversible MAO-Hemmer (7-14 Tage Abstand).
Nicht empfohlen: Moclobemid, Linezolid, serotonerge Substanzen (Serotonin-Syndrom), QT-verlängernde Substanzen.
Vorsicht: ZNS-aktive Substanzen, Sympathomimetika, Johanniskraut, Elektrokrampftherapie, Gerinnungshemmer, Clozapin, orale Kontrazeptiva.
WH: Bei Kindern und Jugendlichen nicht anwenden. Erhöhte Suizidgefahr beachten. Auf aggressives Verhalten, Akathisie, Absetzreaktionen, Manie, Krämpfe, malignes neuroleptisches Syndrom, Engwinkelglaukom, Blutdruckänderungen, Überleitungsstörungen achten. Verkehrshinweis.
PG: 10 ST (2) (EKO: G) [€ 2,65], 30 ST (EKO: G) [€ 8,25]

Venlafaxin Hexal retard 75 mg - Kapseln 49A04
(Z.Nr. 1-27413) NR. P. N06AX16
ZI: Hexal Pharma, Wien
Z: 1 Kapsel enthält: Venlafaxin 75 mg (entspr. Venlafaxin hydrochlorid), Kapselinhalt: Granulatkern: Cellulose, mikrokristalline, Hypromellose, Granulatmantel: Cetylstearylalkohol, Polyacrylat-Dispersion 30% (entspr. Ethylacrylat-Methylmethacrylat-Copolymer) (entspr. Nonoxinol), Macrogol 6000, Talkum; Kapselhülle: Gelatine, Eisenoxid rot, Eisenoxid gelb, Titandioxid.
Kurzinformation: siehe Venlafaxin Hexal retard 37,5 mg - Kapseln, → S. 1514
PG: 10 ST (2) (EKO: G) [€ 3,20], 30 ST (EKO: G) [€ 9,75]

Venlafaxin Hexal retard 150 mg - Kapseln 49A04
(Z.Nr. 1-27414) NR. P. N06AX16
ZI: Hexal Pharma, Wien
Z: 1 Kapsel enthält: Venlafaxin 150 mg (entspr. Venlafaxin hydrochlorid), Kapselinhalt: Granulatkern: Cellulose, mikrokristalline, Hypromellose, Granulatmantel:

Cetylstearylalkohol, Polyacrylat-Dispersion 30% (entspr. Ethylacrylat-Methylmethacrylat-Copolymer) (entspr. Nonoxinol), Macrogol 6000, Talkum; Kapselhülle: Gelatine, Eisenoxid rot, Eisenoxid gelb, Titandioxid.
Kurzinformation: siehe Venlafaxin Hexal retard 37,5 mg - Kapseln, → S. 1514
PG: 10 ST (2) (EKO: G) [€ 6,80], 30 ST (EKO: G) [€ 19,30]

Venlafaxin Krka 37,5 mg - Retardkapseln 49A04
(Z.Nr. 1-29832) NR. P. nicht im Handel. N06AX16

Venlafaxin Krka 75 mg - Retardkapseln 49A04
(Z.Nr. 1-29835) NR. P. N06AX16
ZI: Krka, Novo Mesto, Slowenien
Z: 1 Kapsel enthält: Venlafaxin 75 mg (entspr. Venlafaxin hydrochlorid 84,85 mg), Kapsel: Talkum, Sebacinsäuredibutylester, Povidon K30, Hydroxypropylcellulose, Ethylcellulose, Zucker-Stärke-Pellets: Saccharose 65 mg, Maisstärke; Kapselhülle: Kapseloberteil/-unterteil: Eisenoxid rot, Titandioxid, Gelatine, Eisenoxid gelb.
Kurzinformation: siehe Venlafaxin Hexal retard 37,5 mg - Kapseln, → S. 1514
PG: 10 ST (2) (EKO: G) [€ 3,25], 30 ST (EKO: G) [€ 9,35]

Venlafaxin Krka 150 mg - Retardkapseln 49A04
(Z.Nr. 1-29836) NR. P. N06AX16
ZI: Krka, Novo Mesto, Slowenien
Z: 1 Kapsel enthält: Venlafaxin 150 mg (entspr. Venlafaxin hydrochlorid 169,7 mg), Kapsel: Talkum, Sebacinsäuredibutylester, Povidon K30, Hydroxypropylcellulose, Ethylcellulose, Zucker-Stärke-Pellets: Saccharose 130 mg, Maisstärke; Kapselhülle: Kapseloberteil/-unterteil: Eisenoxid rot, Titandioxid, Gelatine, Eisenoxid gelb.
Kurzinformation: siehe Venlafaxin Hexal retard 37,5 mg - Kapseln, → S. 1514
PG: 10 ST (2) (EKO: G) [€ 6,85], 30 ST (EKO: G) [€ 17,55]

Venlafaxin +pharma 75 mg - Retardtabletten 49A04
(Z.Nr. 1-27287) NR. P. N06AX16
ZI: +pharma Arzneimittel, Graz
Z: 1 Retardtablette enthält: Venlafaxin 75 mg (entspr. Venlafaxin hydrochlorid), Kern: Mannitol, Povidon K90, Macrogol 400, Cellulose, mikrokristalline, Siliciumdioxid, hochdisperses, Magnesium stearat; Beschichtung: Celluloseacetat, Macrogol 400, Opadry Y30 18037 (entspr. Hypromellose) (entspr. Lactose monohydrat) (entspr. Lactose 3,4 mg) (entspr. Titandioxid) (entspr. Triacetin).
EW: Antidepressivum.
AG: Major Depression (Behandlung und Rezidivprophylaxe), generalisierte oder soziale Angststörung, Panikstörung mit oder ohne Agoraphobie.
AA: Unzerkaut mit Flüssigkeit mit einer Mahlzeit einnehmen.
DO: Depression: Initial 1mal tgl. 75 mg; Dosissteigerung bei Bedarf auf 150 bzw. 225 mg; MTD 375 mg.
Angststörung: TD initial 75 mg, MTD 225 mg.
Panikstörung: TD initial 37,5 mg für 7 Tage, dann 75 mg. MTD 225 mg.
Dosisreduktion bei Leber- oder Nierenschäden.
Nicht für Kinder und Jugendliche. Ausschleichend absetzen.
GA: Schwere Hypertonie, Engwinkelglaukom, Prostataleiden, schwere Leber-, Nierenschäden.
SST: Strenge Indikationsstellung, nicht stillen. Erhöhtes Risiko einer persistierenden pulmonalen Hypertonie beim Neugeborenen beachten. Absetzerscheinungen des Neugeborenen bei Anwendung kurz vor der Geburt möglich.
NW: Herz (QT-Verlängerung, Arrhythmien), abnorme Blutungen, ZNS, Auge, Tinnitus, Magen/Darm, Mundtrockenheit, Harndrang, Schwitzen, Haut, erhöhte Cholesterinwerte, Kreislauf, Leber, erektile Dysfunktion, sexuelle Funktionsstörungen, Verschlechterung eines Diabetes, Serotoninsyndrom, Psyche (suizidales Verhalten), Beeinflussung von Labortests, beim abrupten Absetzen Entzugserscheinungen.
WW: Gegenanzeige: Irreversible MAO-Hemmer (7-14 Tage Abstand).
Nicht empfohlen: Moclobemid, Linezolid, QT-verlängernde Substanzen.
Vorsicht: ZNS-aktive Substanzen, Sympathomimetika, Johanniskraut, Elektrokrampftherapie, Gerinnungshemmer, Clozapin, orale Kontrazeptiva.
WH: Bei Kindern und Jugendlichen nicht anwenden. Erhöhte Suizidgefahr beachten. Auf aggressives Verhalten, Akathisie, Absetzreaktionen, Manie, Krämpfe, malignes neuroleptisches Syndrom, Engwinkelglaukom, Blutdruckänderungen, Überleitungsstörungen achten. Verkehrshinweis.
PG: 10 ST (2) (EKO: G) [€ 2,55], 30 ST (EKO: G) [€ 7,15]

Venlafaxin +pharma 150 mg - Retardtabletten 49A04
(Z.Nr. 1-27289) NR. P. N06AX16
ZI: +pharma Arzneimittel, Graz
Z: 1 Retardtablette enthält: Venlafaxin 150 mg (entspr. Venlafaxin hydrochlorid), Kern: Mannitol, Povidon K90, Macrogol 400, Cellulose, mikrokristalline, Siliciumdioxid, hochdisperses, Magnesium stearat; Beschichtung: Celluloseacetat, Macrogol 400, Opadry Y30 18037 (entspr. Hypromellose) (entspr. Lactose monohydrat) (entspr. Lactose 5,7 mg) (entspr. Titandioxid) (entspr. Triacetin).
Kurzinformation: siehe Venlafaxin +pharma 75 mg - Retardtabletten, → S. 1515
PG: 10 ST (2) (EKO: G) [€ 5,30], 30 ST (EKO: G) [€ 14,55]

Venlafaxin Pfizer 37,5 mg - Hartkapseln, retardiert 49A04
(Z.Nr. 1-36198) NR. P. N06AX16
ZI: Pfizer Corporation Austria, Wien
Z: 1 Hartkapsel enthält: Venlafaxin 37,5 mg (entspr. Venlafaxin hydrochlorid 42,43 mg), Kapselinhalt: Cellulose, mikrokristalline, Ethylcellulose, Hypromellose, Talk; Kapselhülle: Gelatine, Eisenoxid schwarz, Eisenoxid rot, Eisenoxid gelb, Titandioxid; Drucktinte: Schellack, Eisenoxid rot, Simeticon, Propylenglycol.
Kurzinformation: siehe Velostad 75 mg - Hartkapseln, retardiert, → S. 1508
PG: 10 ST * (EKO: N) [€ 2,70], 30 ST * (EKO: N) [€ 8,40]

Venlafaxin Pfizer 75 mg - Hartkapseln, retardiert 49A04
(Z.Nr. 1-36200) NR. P. N06AX16
ZI: Pfizer Corporation Austria, Wien
Z: 1 Hartkapsel enthält: Venlafaxin 75 mg (entspr. Venlafaxin hydrochlorid 84,85 mg), Kapselinhalt: Cellulose, mikrokristalline, Ethylcellulose, Hypromellose, Talk; Kapselhülle: Gelatine, Eisenoxid rot, Eisenoxid gelb, Titandioxid; Drucktinte: Schellack, Eisenoxid rot, Simeticon, Propylenglycol.
Kurzinformation: siehe Velostad 75 mg - Hartkapseln, retardiert, → S. 1508
PG: 10 ST (2) (EKO: G) [€ 2,80], 30 ST (EKO: G) [€ 8,35]

Venlafaxin Pfizer 150 mg - Hartkapseln, retardiert 49A04
(Z.Nr. 1-36199) NR. P. N06AX16
ZI: Pfizer Corporation Austria, Wien
Z: 1 Hartkapsel enthält: Venlafaxin 150 mg (entspr. Venlafaxin hydrochlorid 169,7 mg), Kapselinhalt: Cellulose, mikrokristalline, Ethylcellulose, Hypromellose, Talk; Kapselhülle: Gelatine, Eisenoxid rot, Eisenoxid gelb, Titandioxid; Drucktinte: Schellack, Propylenglycol, Natriumhydroxid, Povidon, Titandioxid.
Kurzinformation: siehe Velostad 75 mg - Hartkapseln, retardiert, → S. 1508
PG: 10 ST (2) (EKO: G) [€ 5,55], 30 ST (EKO: G) [€ 15,65]

Venlafaxin Sandoz 50 mg - Tabletten 49A04
(Z.Nr. 1-27796) NR. P. n.l. N06AX16
ZI: Sandoz, Kundl
Z: 1 Tablette enthält: Venlafaxin 50 mg (entspr. Venlafaxin hydrochlorid), Cellulose, mikrokristalline, Lactose 34,77 mg (entspr. Lactose monohydrat), Carboxymethylstärke, Natrium Typ A, Magnesium stearat, Siliciumdioxid, hochdisperses, Eisenoxid braun.
PG: 30 ST * (EKO: N) [€ 6,85 n.l.]

Venlafaxin Sandoz GmbH 37,5 mg - Hartkapseln, retardiert 49A04
(Z.Nr. 1-38108) NR. P. nicht im Handel. N06AX16

Venlafaxin Sandoz GmbH 75 mg - Hartkapseln, retardiert 49A04
(Z.Nr. 1-38107) NR. P. nicht im Handel. N06AX16

Venlafaxin Sandoz GmbH 150 mg - Hartkapseln, retardiert 49A04
(Z.Nr. 1-38106) NR. P. nicht im Handel. N06AX16

Venlafaxin Sandoz GmbH 225 mg - Hartkapseln, retardiert 49A04
(Z.Nr. 1-38109) NR. P. nicht im Handel. N06AX16

Venlafaxin Sandoz retard 75 mg - Kapseln 49A04
(Z.Nr. 1-27521) NR. P. N06AX16
ZI: Sandoz, Kundl
Z: 1 Kapsel enthält: Venlafaxin 75 mg (entspr. Venlafaxin hydrochlorid), Kapselinhalt: Granulatkern: Cellulose, mikrokristalline, Hypromellose, Granulatmantel: Cetylstearylalkohol, Polyacrylat-Dispersion 30% (entspr. Ethylacrylat-Methylmethacrylat-Copolymer) (entspr. Nonoxinol),

V

Macrogol 6000, Talkum; Kapselhülle: Gelatine, Eisenoxid rot, Eisenoxid gelb, Titandioxid.
EW: Antidepressivum.
AG: Major Depression (Behandlung und Rezidivprophylaxe), generalisierte oder soziale Angststörung, Panikstörung mit oder ohne Agoraphobie.
AA: Unzerkaut mit Flüssigkeit mit einer Mahlzeit einnehmen.
DO: Depression: Initial 1mal tgl. 75 mg; Dosissteigerung bei Bedarf auf 150 bzw. 225 mg; MTD 375 mg.
Angststörung: TD initial 75 mg, MTD 225 mg.
Panikstörung: TD initial 37,5 mg für 7 Tage, dann 75 mg. MTD 225 mg.
Dosisreduktion bei Leber- oder Nierenschäden.
Nicht für Kinder und Jugendliche. Ausschleichend absetzen.
GA: Schwere Hypertonie, Engwinkelglaukom, Prostataleiden, schwere Leber-, Nierenschäden.
SST: Strenge Indikationsstellung, nicht stillen. Erhöhtes Risiko einer persistierenden pulmonalen Hypertonie beim Neugeborenen beachten. Absetzerscheinungen des Neugeborenen bei Anwendung kurz vor der Geburt möglich.
NW: Herz (QT-Verlängerung, Arrhythmien), abnorme Blutungen, ZNS, Auge, Tinnitus, Magen/Darm, Mundtrockenheit, Harndrang, Schwitzen, Haut, erhöhte Cholesterinwerte, Kreislauf, Leber, erektile Dysfunktion, Verschlechterung eines Diabetes, Serotoninsyndrom, Psyche (suizidales Verhalten), Beeinflussung von Labortests, beim abrupten Absetzen Entzugserscheinungen, Störungen der Sexualfunktion.
WW: Gegenanzeige: Irreversible MAO-Hemmer (7-14 Tage Abstand).
Nicht empfohlen: Moclobemid, Linezolid, serotonerge Substanzen (Serotonin-Syndrom), QT-verlängernde Substanzen.
Vorsicht: ZNS-aktive Substanzen, Sympathomimetika, Johanniskraut, Elektrokrampftherapie, Gerinnungshemmer, Clozapin, orale Kontrazeptiva.
WH: Bei Kindern und Jugendlichen nicht anwenden. Erhöhte Suizidgefahr beachten. Auf aggressives Verhalten, Akathisie, Absetzreaktionen, Manie, Krämpfe, malignes neuroleptisches Syndrom, Engwinkelglaukom, Blutdruckänderungen, Überleitungsstörungen achten. Verkehrshinweis.
PG: 10 ST (2) (EKO: G) [€ 3,25], 30 ST (EKO: G) [€ 9,75]

Venlafaxin Sandoz retard 150 mg - Kapseln — 49A04

(Z.Nr. 1-27523) NR. P. N06AX16
ZI: Sandoz, Kundl
Z: 1 Kapsel enthält: Venlafaxin 150 mg (entspr. Venlafaxin hydrochlorid), Kapselinhalt: Granulatkern: Cellulose, mikrokristalline, Hypromellose, Granulatmantel: Cetylstearylalkohol, Polyacrylat-Dispersion 30% (entspr. Ethylacrylat-Methylmethacrylat-Copolymer) (entspr. Nonoxinol), Macrogol 6000, Talkum; Kapselhülle: Gelatine, Eisenoxid rot, Eisenoxid gelb, Titandioxid.
Kurzinformation: siehe Venlafaxin Sandoz retard 75 mg - Kapseln, → S. 1515
PG: 10 ST (2) (EKO: G) [€ 6,80], 30 ST (EKO: G) [€ 19,30]

Venobene - Salbe — 53B02

(Z.Nr. 0-17942) RPF. P. E. C05BA53
ZI: Teva, Haarlem, Niederlande
Z: 100 g Salbe enthalten: Heparin natrium 30000 IE, Dexpanthenol 5 g, Kalium sorbat 0,1 g, Salzsäure 25%, Parfumöl dolcenta, Vaselin, weisses, Cetylalkohol 5 g, Imwitor 960K, Softisan 601, Wasser, gereinigtes.
EW: Thrombolytisch, antiphlogistisch.
AG: Oberflächliche Phlebitis und Periphlebitis, Hämorrhoiden, Sport- und Unfallverletzungen.
AA: Dünn auf die Haut auftragen und ohne zu massieren gleichmäßig verteilen.
Bei Sport- und Unfallverletzungen vorzugsweise dick in Form von Salben- verbänden auftragen. Nicht auf offene Wunden.
DO: 1-3mal tgl.
SST: Anwendung möglich.
NW: Allergien.
WH: Bei Salbenverbänden auf ausreichende Luftdurchlässigkeit des Verband- materials achten. Bei Phlebothrombosen nicht einmassieren.
PG: 40 G (2) (EKO: G) [€ 3,60], 100 G RE1 (EKO: Y) [€ 8,80]

Venodril - Tropfen — 53X

(Z.Nr. 3-00374) RPF. P. V03AX
ZI: Marien Apotheke, Dr.H.Reuther/Inh.C.Reither, Prien, Deutschland
Z: 100 ml (1 ml = 33 Tropfen) enthalten: Aesculus hippocastanum (Homöopathie) D6 25 ml, Hamamelis virginiana (Homöopathie) D4 25 ml, Melilotus officinalis (Homöopathie) D6 25 ml, Silybum marianum (Homöopathie) D4 25 ml, Ethanol 96% (entspr. Gesamtethanolgehalt ca. 52,5 Vol-%), Wasser, gereinigtes.
EW: Homöopathikum.
AG: Venöse Durchblutungsstörungen, Krampfadern.
AA: Unverdünnt oder mit Flüssigkeit vor den Mahlzeiten einnehmen.
DO: Personen ab 18 Jahren: Akut alle halbe bis ganze Stunde (max. 6mal tgl.) je 10 Tropfen, chronisch 1-3mal tgl. 20 Tropfen.
GA: Korbblütlerallergie.
SST: Vorsicht.
WH: Nicht für Alkoholkranke.
PG: 100 ML * (EKO: N) [€ 21,95]

▼ Venofer 20 mg/ml - Injektionslösung oder Konzentrat zur Herstellung einer Infusionslösung — 20F02

(Z.Nr. 1-23754) RP. P. B03AC
ZI: Vifor France, Paris La Defense, Frankreich
Z: 1 ml enthält: Eisen 20 mg (entspr. Eisen(III)-hydroxid-Saccharose-Komplex), (entspr. Eisen-Saccharose), Natriumhydroxid zur pH-Wert-Einstellung, Wasser für Injektionszwecke.
AG: Nachgewiesener Eisenmangel, wenn orale Eisenpräparate nicht indiziert sind.
AA: Nur langsam i.v. (Injektion, auch ins Dialysegerät, oder Infusion) mit 0,9% Kochsalzlösung verdünnt (1 ml/mg Eisen), cave i.m. oder paravenös!
DO: Ein bis max. 3mal wöchentlich 100-200 mg Eisen. Für Kinder nicht empfohlen.
Details siehe Austria-Codex-Fachinformation
GA: Andere Anämien, Hämochromatose, Eisenverwertungsstörungen.
SST: Im 1. Trimenon nicht anwenden, dann Nutzen/Risiko-Abwägung. Fetale Bradykardie möglich.
NW: Dysgeusie, Überempfindlichkeit (Kounis- Syndrom, Anaphylaxie), Magen/Darm, ZNS, Hypotonie oder Hypertonie, Haut, Dyspnoe, lokale Reaktionen.
WW: Orale Eisentherapie (5 Tage Abstand).
WH: Auf schwere Überempfindlichkeit achten, besonders bei Asthma oder Allergien in der Anamnese. Vorrichtungen zur Wiederbelebung bereithalten.
Vorsicht bei Leberschäden oder Infektionen.
Bei Überdosierung Antidot Eisenchelatbildner.
PG: 5 ST RE2 (EKO: Y) [€ 93,70]

▼ Venofer 20 mg/ml - Injektionslösung oder Konzentrat zur Herstellung einer Infusionslösung — 20F02

(Z.Nr. 1-23754-P1) RP. P. Parallelimport. B03AC
V: Orifarm, Leverkusen, Deutschland
Z: 1 ml enthält: Eisen 20 mg (entspr. Eisen(III)-hydroxid-Saccharose-Komplex), (entspr. Eisen-Saccharose), Natriumhydroxid zur pH-Wert-Einstellung, Wasser für Injektionszwecke.
PG: 5 ST RE2 (EKO: Y) [€ 91,80]

▼ *Venofer 20 mg/ml - Injektionslösung oder Konzentrat zur Herstellung einer Infusionslösung* — 20F02
(Z.Nr. 1-23754-P2) RP. P. Parallelimport. B03AC
nicht im Handel.

Venoruton 300 mg - Dragees — 53A01
(Z.Nr. 0-14503) RPF. P. nicht im Handel. C05CA01

Venoruton - Gel — 53B03

(Z.Nr. 0-15559) RPF. P. C05CA01
ZI: GSK-Gebro Consumer Healthcare, Fieberbrunn
Z: 1 g enthält: O-(beta-Hydroxyethyl)rutoside 20 mg (entspr. Oxerutine), Carbomer, Natriumhydroxid, Natrium edetat, Benzalkonium chlorid 0,05 mg, Wasser, gereinigtes.
EW: Kapillarabdichtend.
AG: Lokalbehandlung bei chronischer venöser Insuffizienz, Schmerzen nach Sklerotherapie.
AA: Dermal.
DO: Morgens und abends auf die zu behandelnden Flächen auftragen und kniewärts einreiben. Keine Daten an Kindern und Jugendlichen.
SST: Nutzen/Risiko-Abwägung. In der Stillzeit nicht auf der Brust auftragen.
NW: Hautunverträglichkeit.
WH: Bei akuter Thrombophlebitis nur nach ärztlicher Anweisung auftragen, nicht einmassieren.
PG: 40 G * (EKO: N) [€ 6,40], 100 G * (EKO: N) [€ 15,10]

Venoruton 1000 mg - Pulver zur Herstellung einer Lösung zum Einnehmen — 53A01

(Z.Nr. 1-23519) RPF. P. C05CA01

ZI: GSK-Gebro Consumer Healthcare, Fieberbrunn
Z: 1 Beutel (3 g) enthält: O-(beta-Hydroxyethyl)rutoside 1000 mg (entspr. Oxerutine), Saccharin natrium 10 mg, Mannitol, Zitronensäure.
EW: Kapillarabdichtend.
AG: Unterstützend bei chronisch venöser Insuffizienz, Adjuvans bei Hämorrhoiden.
AA: Beutelinhalt in Wasser auflösen und trinken.
DO: 1 Beutel pro Tag (morgens oder abends). Keine Daten an Kindern und Jugendlichen.
SST: Im 1. Trimenon der Schwangerschaft nicht einnehmen. Keine klare Aussage zur Stillzeit.
NW: Haut, Magen/Darm, sehr selten Kopfschmerzen, Flush.
PG: 16 ST (2) (EKO: G) [€ 9,00]

Venoruton 500 mg - Tabletten 53A01
(Z.Nr. 1-21776) RPF. P. C05CA01
ZI: GSK-Gebro Consumer Healthcare, Fieberbrunn
Z: 1 Tablette enthält: O-(beta-Hydroxyethyl)rutoside 500 mg (entspr. Oxerutine); Macrogol 6000, Magnesium stearat, Siliciumdioxid, hochdisperses.
EW: Kapillarabdichtend.
AG: Chronisch-venöse Insuffizienz, Adjuvans bei Hämorrhoiden.
AA: Während der Mahlzeiten unzerkaut mit ausreichend Flüssigkeit einnehmen.
DO: 2mal tgl. 1 Tablette oder 1mal tgl. 2 Tabletten. Keine Daten an Kindern und Jugendlichen.
SST: Im 1. Trimenon der Schwangerschaft nicht einnehmen. Keine klare Aussage zur Stillzeit.
NW: Haut, Magen/Darm, sehr selten Kopfschmerzen, Flush.
PG: 30 ST (2) (EKO: G) [€ 9,00]

Venoruton - Tropfen 53A01
(Z.Nr. 0-13997) RPF. P. nicht im Handel. C05CA01

Venoruton Heparin - Emulgel 53B01
(Z.Nr. 1-23221) RPF. P. nicht im Handel. C05BA03

Venosin retard 50 mg - Kapseln 53Z02
(Z.Nr. 0-14148) RPF. P. C05CX
ZI: Klinge Pharma, Holzkirchen, Deutschland
Z: 1 Kapsel enthält: beta-Aescin, wasserfrei 50 mg (entspr. beta-Aescin) (entspr. Triterpen-Glykoside) (entspr. Rosskastaniensamen-Trockenextrakt; Ethanol 50% (V/V) (Auszugsmittel) 240-290 mg), Dextrin, Copovidon, Talk, Eudragit, Triethylcitrat, Gelatine, Eisenoxid schwarz, Eisenoxid rot, Eisenoxid gelb, Titandioxid, Indigokarmin, Chinolingelb.
EW: Antiödematös.
AG: Chronische Veneninsuffizienz.
AA: Unzerkaut vor dem Essen mit ausreichend Flüssigkeit einnehmen.
DO: Morgens und abends je 1 Kapsel. Nicht für Personen unter 18 Jahren.
SST: Nicht anwenden.
NW: Magen/Darm, Schwindel, Kopfschmerzen, Haut, Tachykardie.
WW: Antikoagulantien verstärkt.
WH: Plötzliche ungewohnt starke Beschwerden an einem Bein können Anzeichen einer Beinvenenthrombose sein.
PG: 20 ST (2) (EKO: G) [€ 5,05], 60 ST (EKO: G) [€ 11,90]

Venostasin - Creme 53B04
(Z.Nr. HERB-00039) RPF. P. C05CX
ZI: Klinge Pharma, Holzkirchen, Deutschland
Z: 100 g Creme enthalten: Rosskastaniensamen-Trockenextrakt (4,5-5,5:1); Ethanol 50% (V/V) (Auszugsmittel) 3,8 g, Methyl-4-hydroxybenzoat 175 mg, Propyl-4-hydroxybenzoat 75 mg, Ethanol, Cetylstearylalkohol, emulgierender, Natriumcetylstearylsulfat, Vaselin, weisses, Parfümöl. Blumen-Kräuterduft (entspr. Butylhydroxytoluol) (entspr. Linalool) (entspr. Zimtaldehyd) (entspr. Benzoate), Simeticon-Emulsion 30% (entspr. Simeticon) (entspr. Polysorbat 65) (entspr. Stearate) (entspr. Mischung von Glycerol) (entspr. Mono-, Di- und Triglyceride von Fettsäuren) (entspr. Methylcellulose) (entspr. Xanthan gummi) (entspr. Sorbinsäure) (entspr. Benzoesäure) (entspr. Schwefelsäure 98%) (entspr. Wasser, gereinigtes), Wasser, gereinigtes.
AG: Traditionell pflanzlich bei Schweregefühl in den Beinen aufgrund leichter Venenbeschwerden.
DO: 1-3x tgl. dünn auf die intakte Haut über den betroffenen Körperpartien auftragen. Für Kinder und Jugendliche nicht vorgesehen.
GA: Geschädigte Haut.
SST: Nicht empfohlen.
NW: Haut, Allergien.
WH: Nicht unter abschließenden Verbänden und nicht gleichzeitig mit Wärme anwenden.
PG: 75 G * (EKO: N) [€ 9,90]

Venostasin - Gel 53B04
(Z.Nr. HERB-00038) RPF. P. C05CX
ZI: Klinge Pharma, Holzkirchen, Deutschland
Z: 100 g Gel enthält: Aescin 1 g (entspr. Rosskastaniensamen-Extrakt (45-77:1); Methanol 65% (V/V) (Auszugsmittel)), 2-Propanol, Propylenglycol 10 g, Carbomer 980, Trolamin, Wasser, gereinigtes.
Kurzinformation: siehe Venostasin - Creme, → S. 1517
PG: 75 G * (EKO: N) [€ 9,90]

Ventavis 10 Mikrogramm/ml - Lösung für einen Vernebler 10C
(Z.Nr. EU/1/03/255/*) NR. P. B01AC11
ZI: Bayer, Leverkusen, Deutschland
Z: 1 ml Lösung enthält: Iloprost 10 µg (entspr. Iloprost trometamol), Trometamol, Ethanol 96% (V/V) 0,81 mg (entspr. Ethanol 0,75 mg), Natriumchlorid, Salzsäure zur pH-Wert-Einstellung, Wasser für Injektionszwecke.
EW: Thrombozytenaggregationshemmer.
AG: Primäre pulmonale Hypertonie NYHA III.
AA: Zur Inhalation der vernebelten Lösung.
Details zu dem Vernebler siehe Austria-Codex - Fachinformation.
DO: ED initial 2,5 Mikrogramm, dann 2,5 oder 5 Mikrogramm; TD 6-9 ED; Dosisreduktion bei Leberschäden. Keine Studien an Kindern und Jugendlichen.
GA: Erhöhtes Blutungsrisiko, schwere zerebrovaskuläre oder kardiale Ereignisse, pulmonale veno-okkulsive Erkrankung, Klappendefekte ohne pulmonale Hypertonie.
SST: Nutzen/Risiko-Abwägung, nicht stillen. Kontrazeption für gebärfähige Frauen empfohlen.
NW: Lokale Wirkungen (z.B. vermehrtes Husten), Hypotonie, Synkopen, Kopfschmerzen, Trismus, Blutungen, periphere Ödeme, Bronchospasmus.
WW: Vorsicht: Blutdrucksenker, Vasodilatatoren, Antikoagulanzien, andere Thrombozytenaggregationshemmer verstärkt.
WH: Bei Rechtsherzinsuffizienz nicht empfohlen. Wirkdauer 1-2 Stunden. Vorsicht bei akuten pulmonalen Infektionen, Hypotonie. Blutdruck überwachen. Bei Lungenödem (Verdacht einer pulmonalen venookklusiven Erkrankung) Behandlung abbrechen. Nicht mit Augen oder Haut in Kontakt bringen, nicht oral aufnehmen. Verkehrshinweis.
PG: 42 ST * (EKO: N) [€ 1.097,20], 168 ST RE1 (EKO: Y) [€ 4.247,80]

Ventavis 20 Mikrogramm/ml - Lösung für einen Vernebler 10C
(Z.Nr. EU/1/03/255/*) NR. P. B01AC11
ZI: Bayer, Leverkusen, Deutschland
Z: 1 ml Lösung enthält: Iloprost 20 µg (entspr. Iloprost trometamol), Trometamol, Ethanol 96% 1,62 mg (entspr. Ethanol 1,5 mg), Natriumchlorid, Salzsäure zur pH-Wert-Einstellung, Wasser für Injektionszwecke.
Kurzinformation: siehe Ventavis 10 Mikrogramm/ml - Lösung für einen Vernebler, → S. 1517
PG: 42 ST * (EKO: N) [€ 1.097,20], 168 ST * (EKO: N) [€ 4.257,45]

🐾 Venti Plus - Granulat zum Eingeben für Pferde 807BZ, 832B
(Z.Nr. 8-00414) RP. P. VNW. QR03CC90
ZI: Boehringer Ingelheim-Vetmedica, Ingelheim, Deutschland
Z: 1 g Granulat enthält: Clenbuterol hydrochlorid 0,016 mg (entspr. Clenbuterol 0,014 mg), Dembrexin hydrochlorid 6 mg (entspr. Dembrexin 5,246 mg), Methylcellulose, Lactose monohydrat.
EW: Bronchodilatator und Sekretolytikum.
AG: Atemwegserkrankungen (Bronchitis, COPD, unterstützend bei Bronchopneumonie) bei Pferden.
AA: Zum Eingeben über das Futter.
DO: 1 g Venti Plus pro 20 kg KG.
Dosierungsrichtlinie: Pferde mit 200 kg KG: 1 Messlöffel 2mal tgl. Pferde mit 500 kg KG: 2½ Messlöffel 2mal tgl.
Behandlungsdauer 10 - 14 (- max. 30) Tage.
GA: Lungenödem, Leber , Nierenschäden, tachykarde Herzrhythmusstörungen, Hyperthyreose, Tiere zu Mastzwecken.
SST: Wehenhemmend; 1 - 2 Tage vor dem Geburtstermin oder bei Anzeichen der nahenden Geburt absetzen. Bei laktierenden Stuten nicht anwenden.
NW: Schwitzen, Tachykardie, Unruhe, Muskelzittern.
WW: Wirkungsverstärkung: Glukokortikoide, Beta-Sympathomimetika, Anti- cholinergika, Methylxanthine. Halogenierte Narkotika, Digitals (Arrhythmien). Abschwächung von Wehenmitteln. Sekretstau mit Hustendämpfern.
WH: Bei Überdosierung Antidot Beta-Blocker.
VNW: Essbares Gewebe 28 Tage. Nicht bei Stuten anwenden, deren Milch für den menschlichen Verzehr vorgesehen ist.

PG: 500 G VNW [€ 91,10]

Ventipulmin 0,025 mg/ml - Gel zum Eingeben für Pferde 807AC

(Z.Nr. 8-00493) RP. P. VNW. QR03CC13
ZI: Boehringer Ingelheim-Vetmedica, Ingelheim, Deutschland
Z: 1 ml Gel enthält: Clenbuterol hydrochlorid 0,025 mg, (entspr. Clenbuterol 0,022 mg), Methyl-4-hydroxybenzoat 1,8 mg, Propyl-4-hydroxybenzoat 0,2 mg, Carbomer, Saccharose, Macrogol, Glycerol, Ethanol, Trolamin, Wasser, gereinigtes.
EW: Beta 2-Mimetikum, bronchospasmolytisch.
AG: Dyspnoe, Husten, Bronchitis, COPD, Bronchopneumonie (mit Antibiotika, Sulfonamiden, Sekretolytika).
DO: 2mal tgl. 1 Hub (4 ml) pro 125 kg KG. Behandlungsdauer max. 30 Tage.
GA: Tachykarde Herzrhythmusstörungen, Hyperthyreose, Masttiere.
SST: Bei tragenden Stuten 1 2 Tage vor Geburtstermin absetzen. Nicht bei laktierenden Stuten geben.
NW: Tachykardie, Muskelzittern, Unruhe.
WW: Glukokortikoide (Müdigkeit, Kreislaufschwäche), uteruswirksame Substanzen (Abschwächung möglich), andere Sympathomimetika, Digitalis, Kohlenwasserstoffe (Cyclopropan, Halothan: Herzrhythmusstörungen).
Hemmung durch Beta- Blocker.
VNW: Essbares Gewebe 28 Tage. Nicht für Stuten, deren Milch für menschlichen Verzehr vorgesehen ist.
PG: 355 ML VNW [€ 70,35]

Ventipulmin 16 µg/g - Granulat zum Eingeben für Pferde 807AC

(Z.Nr. 8-00028) RP. P. VNW. QR03CC13
ZI: Boehringer Ingelheim-Vetmedica, Ingelheim, Deutschland
Z: 1 g enthält: Clenbuterol hydrochlorid 0,016 mg (entspr. Clenbuterol 0,014 mg), Lactose monohydrat, Mannitol, Stärke, löslich, Maisstärke, Povidon.
EW: Bronchospasmolyticum.
AG: Dyspnoe, Husten, Bronchitis, COPD, akute Bronchitis und Bronchopneumonie (zusammen mit Antibiotika, Sulfonamiden, Sekretolytika).
AA: Zum Eingeben über das Futter.
DO: 2mal tgl. 10 g (1 Messlöffel) pro 200 kg KG, Behandlungsdauer: Max. 30 Tage.
GA: Tachykarde Herzrhythmusstörungen, Hyperthyreose, Masttiere.
SST: Bei tragenden Stuten 1 2 Tage vor Geburtstermin absetzen. Nicht bei laktierenden Stuten geben.
NW: Tachykardie, Muskelzittern, Unruhe.
WW: Glukokortikoide (Müdigkeit, Kreislaufschwäche), uteruswirksame Substanzen (Abschwächung möglich), andere Sympathomimetika, Digitalis, Kohlenwasserstoffe (Cyclopropan, Halothan: Herzrhythmusstörungen).
Hemmung durch Beta- Blocker.
VNW: Essbares Gewebe 28 Tage. Nicht für Stuten, deren Milch für menschlichen Verzehr vorgesehen ist.
PG: 500 G VNW [€ 68,15]

▼ *Vepacel - Injektionssuspension in einer Fertigspritze* 36A23
(Z.Nr. EU/1/12/752/*) NR. P. E. nicht im Handel. J07BB01

▼ *Vepacel - Injektionssuspension in einem Mehrdosenbehältnis* 36A23
(Z.Nr. EU/1/12/752/*) NR. P. E. nicht im Handel. J07BB01

Vepesid - Weichkapseln 55F

(Z.Nr. 0-17994) NR. P. L01CB01
ZI: Cheplapharm Arzneimittel, Greifswald, Deutschland
Z: 1 Weichkapsel enthält: Etoposid 100 mg, Weichkapselinhalt: Zitronensäure, wasserfrei, Macrogol 400, Glycerin 85%, Wasser, gereinigtes; Weichkapselhülle: Glycerin 85%, Gelatine, Natrium ethyl-para-hydroxybenzoat 1,22 mg, Natrium propyl-para-hydroxybenzoat 0,61 mg, Titandioxid, Eisenoxid rot.
EW: Podophyllotoxinderivat, antineoplastisch.
AG: Kombinationstherapie bei rezidiviertem oder refraktärem Hodenkrebs, kleinzelligem Bronchialkarzinom , nicht epithelialen Ovarialkarzinom, Hodgkin-Lymphom, Non-Hodgkin-Lymphom, akuter myeloischer Leukämie.
Monotherapie: Platin-resistentes oder refraktäres epitheliales Ovarialkarzinom.
AA: Nüchtern einnehmen. TD über 200 mg in 2 ED einnehmen.
DO: Monotherapie und Kombinationstherapie: Initial TD 100-200 mg/m² KOF an Tag 1-5 oder TD 200 mg/m² KOF an Tag 1,3 und 5, Therapieintervall 3-4 Wochen.
Alternativ: TD 50 mg/m² KOF über 2-3 Wochen, dann 1 Woche Ruheperiode.
Bei Neutropenie unter 1500 Zellen/mm³ oder Thrombopenie unter 100.000 Zellen/mm³ (ausgenommen Tumor-induziert) keinen neuen Zyklus beginnen.
Dosisreduktion bei Nierenschäden.
Keine Dosisempfehlung für Kinder und Jugendliche.
SST: Strenge Gegenanzeige in der Schwangerschaft (teratogen). Kontrazeption bis 6 Monate nach Therapieende für Frauen und Männer. Bei Kinderwunsch nach Therapieende unbedingt genetische Beratung einholen. Nicht stillen.
NW: Schwere Myelosuppression (dosislimitierend), Infektionen, akute Leukämie, Magen/Darm, Stomatitis, Leber, Herz (Arrhythmien, Herzinfarkt), Hypertonie, Neuropathien, Überempfindlichkeit, Haut, Haarausfall, niedriges Serumalbumin, selten Lungenfibrose, Tumorlysesyndrom (mit anderen Chemotherapeutika), Leberenzymanstiege.
WW: Gegenanzeige: Gelbfieberimpfstoffe oder andere Lebendimpfstoffe. Vorsicht: Andere Myelosuppressiva, Antiepileptika (Phenytoin), Ciclosporin, Warfarin (INR überwachen).
WH: Intraindividuelle Variabilität bei oraler Therapie möglich. Vorsicht bei Myelosuppression. Kontrollen: Blutbild, Leber, Niere. Auf sekundäre Leukämien achten. Verkehrshinweis.
PG: 10 ST * (EKO: N) [€ 726,55]

Vepured - Injektionssuspension für Schweine 823AD
(Z.Nr. EU/2/17/214/*) NR. P. E. nicht im Handel. QI09AB02

Veraflox 25 mg/ml - Suspension zum Eingeben für Katzen 812AD

(Z.Nr. EU/2/10/107/*) NR. P. QJ01MA97
ZI: Bayer Animal Health, Leverkusen, Deutschland
Z: 1 ml enthält: Pradofloxacin 25 mg, Polacrilin, Sorbinsäure 2 mg, Ascorbinsäure, Xanthan gummi, Propylenglycol, Vanillearoma künstlich, Wasser, gereinigtes.
EW: Antibiotikum (Fluochinolon).
AG: Infektionen der oberen Atemwege, Wundinfektionen und Abszesse durch Pasteurella multocida, E.coli und Staphylococcus intermedius.
AA: Zum Eingeben.
DO: 1mal tgl. 5 mg/kg KG.
GA: Katzen unter 6 Wochen, ZNS-Störungen (Epilepsie).
SST: Nicht anwenden.
NW: Magen/Darm (Erbrechen).
WW: Nicht mit Antazida, Sucralfat, Multivitaminpräparaten oder Milchprodukten anwenden. Bei Anfallsleiden nicht mit nichtsteroidalen Antiphlogistika anwenden. Theophyllin, Digoxin vermeiden.
WH: Nur bei schweren Infektionen anwenden. Vorsicht bei Nierenschäden.
Übermäßiges Sonnenlicht vermeiden.
PG: 15 ML VT [€ 31,25]

Veraflox 15 mg - Tabletten für Hunde und Katzen 812AD

(Z.Nr. EU/2/10/107/*) NR. P. QJ01MA97
ZI: Bayer Animal Health, Leverkusen, Deutschland
Z: 1 Tablette enthält: Pradofloxacin 15 mg, Lactose monohydrat, Cellulose, mikrokristalline, Povidon, Magnesium stearat, Siliciumdioxid, hochdisperses, Fleischaroma, Croscarmellose natrium.
EW: Antibiotikum (Fluochinolon).
AG: Hunde: Wundinfektionen, Pyodermie, akute Harnwegsinfekte durch Staphylococcus intermedius, schwere Zahnfleischinfektionen.
Katzen: Infektionen der oberen Atemwege durch Pasteurella multocida, E. coli und Staphylococcus intermedius.
AA; Zum Eingeben.
DO: 1mal tgl. 3 mg/kg KG. Behandlungsdauer 5 Tage (Katzen), 7-35 Tage (Hunde).
GA: Hunde in der Wachstumsphase, Hunde mit chronischen Gelenkknorpelschäden, Katzen unter 6 Wochen, Hunde und Katzen mit ZNS-Störungen (Epilepsie).
SST: Nicht anwenden.
NW: Magen/Darm (Erbrechen).
WW: Nicht mit Antazida, Sucralfat, Multivitaminpräparaten oder Milchprodukten anwenden. Bei Anfallsleiden nicht mit nichtsteroidalen Antiphlogistika anwenden. Theophyllin, Digoxin vermeiden.
WH: Nur bei schweren Infektionen anwenden. Vorsicht bei Nierenschäden.
Übermäßiges Sonnenlicht vermeiden.
PG: 7 ST VT [€ 18,20]

Veraflox 60 mg Tabletten für Hunde 812AD

(Z.Nr. EU/2/10/107/*) NR. P. QJ01MA97
ZI: Bayer Animal Health, Leverkusen, Deutschland
Z: 1 Tablette enthält: Pradofloxacin 60 mg, Lactose monohydrat,

Cellulose, mikrokristalline, Povidon, Magnesium stearat, Siliciumdioxid, hochdisperses, Fleischaroma, Croscarmellose natrium.
EW: Antibiotikum (Fluochinolon).
AG: Wundinfektionen, Pyodermie, akute Harnwegsinfekte durch Staphylococcus intermedius, schwere Zahnfleischinfektionen.
AA: Zum Eingeben.
DO: 1mal tgl. 3 mg/kg KG über 7-35 Tage.
GA: Wachstumsphase, chronische Gelenkknorpelschäden, ZNS-Störungen (Epilepsie).
SST: Nicht anwenden.
NW: Magen/Darm (Erbrechen).
WW: Nicht mit Antazida, Sucralfat, Multivitaminpräparaten oder Milchprodukten anwenden. Bei Anfallsleiden nicht mit nichtsteroidalen Antiphlogistika anwenden. Theophyllin, Digoxin vermeiden.
WH: Nur bei schweren Infektionen anwenden. Vorsicht bei Nierenschäden.
Übermäßiges Sonnenlicht vermeiden.
PG: 7 ST VT [€ 42,40]

🐾 Veraflox 120 mg Tabletten für Hunde — 812AD

(Z.Nr. EU/2/10/107/*) NR. P. — QJ01MA97
ZI: Bayer Animal Health, Leverkusen, Deutschland
Z: 1 Tablette enthält: Pradofloxacin 120 mg, Lactose monohydrat, Cellulose, mikrokristalline, Povidon, Magnesium stearat, Siliciumdioxid, hochdisperses, Fleischaroma, Croscarmellose natrium.
Kurzinformation: siehe Veraflox 60 mg Tabletten für Hunde, → S. 1518
PG: 7 ST VT [€ 59,75]

Verapabene 40 mg - Filmtabletten — 21B

(Z.Nr. 1-20379) RP. P. — C08DA01
ZI: Teva, Haarlem, Niederlande
Z: 1 Filmtablette enthält: Verapamil hydrochlorid 40 mg, Tablettenkern: Cellulose, mikrokristalline, Maisquellstärke, Maisstärke, Croscarmellose natrium, Talkum, Siliciumdioxid, hochdisperses, Magnesium stearat; Filmüberzug: (entspr. Hypromellose) (entspr. Glycerol 85%).
EW: Kalziumantagonist.
AG: Koronare Herzkrankheit: Chronisch-stabile und instabile Angina pectoris, vasospastische Angina (Typ Prinzmetal), Postinfarktangina (ab 8 Tage nach Herzinfarkt). Sekundärprävention nach Myokardinfarkt.
Tachykarde Herzrhythmusstörungen: Paroxysmale supraventrikuläre Tachykardie, Vorhofflattern und/oder Vorhofflimmern mit schneller Überleitung (außer bei WPW- oder Lown-Ganong-Levine-Syndrom).
Essentielle Hypertonie.
AA: Unzerkaut zu oder kurz nach den Mahlzeiten schlucken.
DO: TD 120-480 mg (durchschnittlich 240 mg) in 3-4 Gaben. Kinder TD 80 bis 360 mg. Kinder unter 3 Jahren nur im Klinikbereich behandeln.
GA: Kardiogener Schock, Bradykardie, Hypotonie, komplizierter frischer Myokardinfarkt, manifeste Herzinsuffizienz, schwere Erregungsbildungs- und -leitungsstörungen (außer Schrittmacherpatienten), Präexzitations- syndrom.
SST: Gegenanzeige im 1. und 2. Trimenon. Strenge Indikationsstellung im 3.
Trimenon und in der Stillzeit.
NW: Kopfschmerzen, Herz-Kreislauf (Bradykardie, Tachykardie, AV-Block, Hypotonie, Herzinsuffizienz). Schwindel, Gesichtsröte, Knöchelödeme, Haut, Gynäkomastie, Enzymanstieg, Gingivahyperplasie, Allergien.
WW: Kontraindiziert: Betablocker i.v., Ibravidin.
Nicht empfohlen: Colchicin. Grapefruithaltige Speisen und Getränke meiden.
Vorsicht: Verstärkte Kardiodepression mit Beta-Blockern, Antiarrhythmika, Inhalationsanästhetika, Röntgenkontrastmitteln. Verstärkte Blutdrucksenkung durch andere Antihypertonika, Antidepressiva, Neuroleptika, antivirale Stoffe (z.B. Ritonavir) Abgeschwächte Wirksamkeit durch Barbiturate, Rifampicin, Kalziumsalze, Vitamin D.
Verstärkte neuromuskuläre Blockade durch Muskelrelaxantien (Curare), Kollapsgefahr durch Dantrolen. Lithium-Dosissteigerung nötig. Erhöhtes Myopathierisiko mit Statinen. Plasmaspiegelanstieg von Digoxin, Chinidin, Cyclosporin, Theophyllin, Carbamazepin, Dabigatran.
WH: Vorsicht bei hypertropher Kardiomyopathie, Leberinsuffizienz, Myasthenie, Porphyrie, akuter Koronarinsuffizienz, Cerebralinsult, intrakranieller Druckerhöhung.
Kontrolle: Leber, Blutzucker. Bei Herzinsuffizienz zuerst rekompensieren. Verkehrshinweis.
Bei Überdosierung 1-2 g Kalziumglukonat i.v., Atropin (0,6-1 mg i.v.) Beta-Mimetika, Vasokonstriktoren (z.B. Noradrenalin).
PG: 20 ST (2) (EKO: G) [€ 2,25], 50 ST (2) (EKO: G) [€ 4,85]

Verapabene 80 mg - Filmtabletten — 21B

(Z.Nr. 1-20380) RP. P. — C08DA01
ZI: Teva, Haarlem, Niederlande
Z: 1 Filmtablette enthält: Verapamil hydrochlorid 80 mg, Tablettenkern: Cellulose, mikrokristalline, Maisquellstärke, Maisstärke, Croscarmellose natrium, Talkum, Siliciumdioxid, hochdisperses, Magnesium stearat; Filmüberzug: (entspr. Hypromellose) (entspr. Glycerol 85%).
Kurzinformation: siehe Verapabene 40 mg - Filmtabletten, → S. 1519
PG: 20 ST (2) (EKO: G) [€ 3,65], 50 ST (2) (EKO: G) [€ 8,55]

Verapabene 120 mg - Filmtabletten — 21B

(Z.Nr. 1-20381) RP. P. — C08DA01
ZI: Teva, Haarlem, Niederlande
Z: 1 Filmtablette enthält: Verapamil hydrochlorid 120 mg, Tablettenkern: Cellulose, mikrokristalline, Maisquellstärke, Maisstärke, Croscarmellose natrium, Talkum, Siliciumdioxid, hochdisperses, Magnesium stearat; Filmüberzug: (entspr. Hypromellose) (entspr. Glycerol 85%).
Kurzinformation: siehe Verapabene 40 mg - Filmtabletten, → S. 1519
PG: 20 ST (2) (EKO: G) [€ 5,15], 50 ST (2) (EKO: G) [€ 11,25]

Verapabene retard 240 mg - Filmtabletten — 21B
(Z.Nr. 1-20394) RP. P. nicht im Handel. — C08DA01

▼ VeraSeal - Lösungen für Fibrinkleber — 20D04

(Z.Nr. EU/1/17/1239/*) NR. P. T. — B02BC30
ZI: Instituro Grifols, Barcelona, Spanien
Z: 1 ml je Komponente enthält: Komponente 1: Spritze mit Human-Fibrinogen: Fibrinogen human 80 mg, Natriumcitrat dihydrat, Natriumchlorid, Arginin, Isoleucin, Glutaminsäure Natriumsalz, Wasser für Injektionszwecke; Komponente 2: Spritze mit Human-Thrombin: Thrombin (human) 500 IE, Calciumchlorid, Albumin vom Menschen, Natriumchlorid, Glycin, Wasser für Injektionszwecke.
EW: Lokales Hämostyptikum.
AG: Unterstützend zur Verbesserung der Hämostase sowie als Nahtunterstützung in der Gefäßchirurgie, wenn chirurgische Standardtechniken nicht ausreichen.
AA: Epiläsional, nicht intravaskulär.
DO: Nach Bedarf. ED 0,3-12 ml. Keine Dosisempfehlung für Kinder und Jugendliche.
GA: Starke arterielle Blutungen, endoskopische Eingriffe.
SST: Zwingende Indikationsstellung.
NW: Überempfindlichkeit, Bildung von Antikörpern, bei versehentlicher intravaskulärer Injektion thromboembolische Ereignisse, bei Sprühgeräten mit Druckreglern Luft- oder Gasembolien. Infektionen, Plasmazellmyelom, Anämie, Untersuchungen, Vorhofflimmern, thromboembolische Erkrankungen, Magen/Darm, Haut (Pruritus), Schmerzen, Dysurie, Komplikationen durch Eingriffe.
WW: Denaturierung durch antiseptische Lösungen möglich.
WH: Nur von erfahrenen Chirurgen anzuwenden.
PG: 1ML 2 ST * (EKO: N) [€ 224,15], **2ML** 2 ST * (EKO: N) [€ 375,65], **5ML** 2 ST * (EKO: N) [€ 825,00]

Verboril 50 mg - Kapseln — 13D

(Z.Nr. 1-24325) RP. P. — M01AX21
ZI: TRB Chemedica (Austria), Wien
Z: 1 Kapsel enthält: Diacerein 50 mg, Lactose monohydrat 214,3 mg, Croscarmellose natrium, Povidon, Siliciumdioxid, hochdisperses, Magnesium stearat, Gelatine, Chinolingelb, Indigokarmin, Titandioxid, Wasser, gereinigtes.
Kurzinformation: siehe Artrolyt 50 mg - Kapseln, → S. 133
PG: 30 ST * (EKO: N) [€ 22,95], 60 ST * (EKO: N) [€ 36,40]

Verdye 5 mg/ml Injektionszubereitung - Pulver zur Herstellung einer Injektionslösung — 24A03

(Z.Nr. 1-25749) NR. P. — V04CX01
ZI: Diagnostic Green, Aschheim-Dornach, Deutschland
Z: 1 ml der rekonstituierten Lösung enthält: Indocyaningrün 5 mg.
EW: Diagnostikum.
AG: Diagnostik von Herz-, Kreislauf-, Mikrozirkulation, Leberfunktion, ophthalmalogische Angiographie.
AA: I.v. Injektion mit Injektionsnadel, zentralem oder peripherem Katheter oder Herzkatheter.
DO: ED pro Messung:
Herz/Kreislauf: 0,1-0,3 mg/kg KG als Bolus.
Leberfunktion: 0,25-0,5 mg/kg KG als Bolus.
Auge: 0,1-0,3 mg/kg KG als Bolus.
Details siehe Austria-Codex - Fachinformation.
GA: Jodüberempfindlichkeit, Hyperthyreose, autonomes Schilddrüsenadenom, Früh- oder Neugeborene.
SST: Vorsicht.

NW: Anaphylaxie, Urtikaria, Koronarspasmus.
WW: Arzneimittel mit Einfluss auf die Leberfunktion; Arzneimittel, die die Absorption ändern.
Details siehe Austria-Codex - Fachinformation.
WH: Nur unter Aufsicht eines Arztes anwenden. Schwere Anaphylaxie möglich.
Radiojodtest: 1 Woche Abstand empfohlen.
PG: **25MG** 5 ST * (EKO: N) [€ 515,35], **50MG** 5 ST * (EKO: N) [€ 854,60]

Veregen 10% - Salbe 22Z02

(Z.Nr. 1-29000) RP. P. D06BB12
ZI: Aresus Pharma, Strausberg, Deutschland
Z: 1 g Salbe enthält: Grünteeblätter-Trockenextrakt (24-56:1); Wasser (Auszugsmittel) 100 mg (entspr. Camellia sinensis) (entspr. Epigallocatechin gallat 55-72 mg), Vaselin, weisses (entspr. all-rac-alpha-Tocopherol), Wachs, gebleichtes, Isopropyl myristat 350 mg, Oleylalkohol, Propylenglycolmonopalmitostearat 50 mg.
EW: Pflanzliches Dermatikum.
AG: Condylomata acuminata im Genital- und Perianalbereich bei immun- kompetenten Patienten.
AA: Nur auf der Haut anwenden.
DO: 3x tgl. bis 250 mg Salbe (0,5 cm Salbenstrang) auf alle äußerlichen Feigwarzen mit dem Finger auftupfen. MTD 750 mg. Max. 16 Wochen anwenden.
Keine Daten an Kindern und Jugendlichen.
SST: Nicht empfohlen.
NW: Lokale Hautreaktionen und Infektionen, Phimose, Verfärbung von Kleidung und Bettwäsche.
WW: Keine anderen Topika gleichzeitig im Bereich der Feigwarzen anwenden.
Unter immunsuppressiver Therapie nicht anwenden. Gleichzeitige Einnahme oraler Präparate mit hohem Anteil an Grüntee-Extrakt vermeiden.
WH: Kontakt mit Augen, Nasenschleimhaut, Lippen, Mund, offenen Wunden, verletzter oder entzündeter Haut vermeiden. Nicht zur Behandlung innerlicher Warzen. Besondere Vorsicht bei Feigwarzen im Vulvabereich oder unter der Vorhaut. Bis zur völligen Abheilung Kondome bzw.
zusätzliche Verhütungsmethoden anwenden. Bei Infektion Sexualpartner mitbehandeln. Sonnen- oder UV-Bestrahlung der behandelten Hautbereiche vermeiden. Bei schweren Leberschäden nicht anwenden.
PG: 15 G RE1 (EKO: Y) [€ 74,90]

Verkazia 1 mg/ml - Augentropfen, Emulsion 47M05

(Z.Nr. EU/1/17/1219/*) NR. P. S01XA18
ZI: Santen Oy, Tampere, Finnland
Z: 1 ml Emulsion enthält: Ciclosporin 1 mg, Triglyceride, mittelkettige, Cetalkonium chlorid 0,05 mg, Glycerol, Tyloxapol, Poloxamer 188, Natriumhydroxid-Lösung zur pH-Wert Einstellung, Wasser für Injektionszwecke.
EW: Antiinflammatorisches Ophthalmologikum.
AG: Schwere vernale Keratokonjunktivitis.
AA: Am Auge.
DO: Kinder ab 4 Jahre und Jugendliche: 4mal tgl. 1 Tropfen in das/die betroffene(n) Auge(n). Bei über die Saison anhaltenden Symptomen ev. auf 2mal tgl. 1 Tropfen reduzieren. Max. 12 Monate anwenden.
GA: Akute oder vermutete (peri)okulare Infektion. (Peri)okulare (Prä)malignitäten.
SST: Nicht empfohlen; auch bei Frauen im gebärfähigen Alter ohne wirksame Verhütung nicht empfohlen.
NW: Augenschmerzen, Pruritus am Auge, Augeninfektionen, Kopfschmerzen, Husten.
WW: Vorsicht: Kortikosteroid- hältige Augentropfen.
WH: Für Kontaktlinsenträger nicht empfohlen. Vorsicht bei Herpes simplex-, Zoster- oder Vaccinia-Infektion. Verkehrshinweis.
PG: 120 ST * (EKO: N) [€ 517,70]

🐾 Verletzungs- und Wundtropfen "Mag. Doskar" für Tiere 890B

(Z.Nr. 8-30076) RPF. P. QV03AX
ZI: Mag. Martin Doskar pharm. Produkte, Wien
Z: 100 g (= 108 ml, 1 ml = 25 Tropfen) enthalten: Arnica (Homöopathie) D3 1 g, Hypericum (Homöopathie) D3 2 g, Lachesis (Homöopathie) D12 93 g, Veratrum album (Homöopathie) D4 2 g, Calendula (Homöopathie) D3 1 g, Aesculus (Homöopathie) D3 1 g, Ethanol (entspr. Gesamtethanolgehalt 51,4 % (V/V)), Wasser.
EW: Homöopathikum.
AG: Nach Operationen, Nabelschnurinfektionen, bei Verletzungen an Pferd, Rind, Hund, Katze.
AA: Unverdünnt auf ein Stück Zucker oder mit Hilfe einer Einmalspritze (ohne Nadel) direkt in das Maul eingeben.
DO: Pferd und Rind: Initial 1-2mal stündlich, dann 3mal täglich 40 Tropfen.
Hund: Initial 1-2mal stündlich, dann 3mal täglich 15-20 Tropfen.
Katze: Initial 1-2mal stündlich, dann 3mal täglich 10-13 Tropfen.
SST: Anwendung nur nach Rücksprache mit dem Tierarzt.
PG: 50 ML VT [€ 14,50]

VeroPol - Injektionslösung in einer Fertigspritze 36A29
(Z.Nr. 2-00366) NR. P. E. nicht im Handel. J07BF03

Verrumal - Lösung zur äußerlichen Anwendung 22M

(Z.Nr. 1-23320) RP. P. D11AF
ZI: Almirall Hermal, Reinbek, Deutschland
Z: 1 g (=1,05 ml) Lösung enthält: Fluorouracil 5 mg, Salicylsäure 100 mg, Dimethylsulfoxid 80 mg, Ethanol, wasserfrei, Ethylacetat, Pyroxylin, Poly(butylmethacrylat, methylmethacrylat).
EW: Zytostatikum (Antimetabolit).
AG: Warzen.
AA: Auf der Haut.
DO: 2-3mal tgl. auf jede Warze auftragen, durchschnittliche Anwendungsdauer 6 Wochen.
GA: Niereninsuffizienz, Säuglinge, große Hautflächen (>25 cm²).
SST: Gegenanzeige.
NW: Lokale Reaktionen (Brennen), Kopfschmerzen, Augen, ev. Salizylat-Unverträglichkeit.
WW: Gegenanzeige: Brivudin, Sorivudin und Analoga (mindestens 4 Wochen Abstand). Vorsicht: Phenytoin.
WH: Nicht auf die gesunde Haut der Warzenumgebung oder auf blutige Läsionen auftragen. Vorsicht bei Diabetes oder Durchblutungsstörungen. Bei peri- oder subungualen Warzen Nagelmatrix nicht schädigen. Feuergefährlich! Nicht mit Textilien oder Acryl in Berührung bringen.
PG: 13 ML * (EKO: N) [€ 17,15]

Versatis 700 mg - wirkstoffhaltiges Pflaster 01A06

(Z.Nr. 1-29025) RP. P. N01BB02
ZI: Grünenthal, Brunn am Gebirge
Z: 1 Pflaster enthält: Lidocain 700 mg, selbstklebende Schicht: Glycerol, Sorbitol-Lösung, Carmellose natrium, Propylenglycol 700 mg, Harnstoff, Ton, weisser, Weinsäure, Gelatine, Poly(vinylalkohol), Dihydroxyaluminium glycinat, Natrium edetat, Methyl-4-hydroxybenzoat 14 mg, Propyl-4-hydroxybenzoat 7 mg, Carbomer, Carbomer natrium, Wasser, gereinigtes; Trägerschicht: Poly(ethylenterephtalat); Schutzfolie: Poly(ethylenterephtalat).
EW: Lokalanästhetikum.
AG: Post-Zoster-Neuralgie.
DO: Pflaster 1mal tgl. für max. 12 Std. auf den schmerzenden Bereich kleben.
Keine Daten an Kindern und Jugendlichen.
GA: Entzündete oder verletzte Hautflächen.
SST: Strenge Indikationsstellung.
NW: Vor allem lokale Reaktionen; Überempfindlichkeit.
WW: Antiarrhythmika Klasse I (Vorsicht).
WH: Nicht auf Schleimhäute kleben. Vorsicht bei schweren Leber-, Nieren- oder Herzschäden.
PG: 10 ST * (EKO: N) [€ 80,10], 30 ST * (EKO: N) [€ 205,20]

Versatis 700 mg - wirkstoffhaltiges Pflaster 01A06

(Z.Nr. 1-29025-P2) RP. P. Parallelimport. N01BB02
V: Orifarm, Leverkusen, Deutschland
Z: 1 Pflaster enthält: Lidocain 700 mg, selbstklebende Schicht: Glycerol, Sorbitol-Lösung, Carmellose natrium, Propylenglycol 700 mg, Harnstoff, Ton, weisser, Weinsäure, Gelatine, Poly(vinylalkohol), Dihydroxyaluminium glycinat, Natrium edetat, Methyl-4-hydroxybenzoat 14 mg, Propyl-4-hydroxybenzoat 7 mg, Carbomer, Carbomer natrium, Wasser, gereinigtes; Trägerschicht: Poly(ethylenterephtalat); Schutzfolie: Poly(ethylenterephtalat).
PG: 10 ST * (EKO: N) [€ 78,50], 30 ST * (EKO: N) [€ 205,20]

Versatis 700 mg - wirkstoffhaltiges Pflaster 01A06

(Z.Nr. 1-29025-P3) RP. P. Parallelimport. N01BB02
V: Abacus Medicine, Copenhagen, Dänemark
Z: 1 Pflaster enthält: Lidocain 700 mg, selbstklebende Schicht: Glycerol, Sorbitol-Lösung, Carmellose natrium, Propylenglycol 700 mg, Harnstoff, Ton, weisser, Weinsäure, Gelatine, Poly(vinylalkohol), Dihydroxyaluminium glycinat, Natrium edetat, Methyl-4-hydroxybenzoat 14 mg, Propyl-4-hydroxybenzoat 7 mg, Carbomer, Carbomer natrium, Wasser, gereinigtes; Trägerschicht: Poly(ethylenterephtalat); Schutzfolie: Poly(ethylenterephtalat).
PG: 30 ST * (EKO: N) [€ 205,20]

Versatis 700 mg - wirkstoffhaltiges Pflaster 01A06

(Z.Nr. 1-29025-P4) RP. P. Parallelimport. N01BB02
V: Eurim-Pharm, Salzburg
Z: 1 Pflaster enthält: Lidocain 700 mg, selbstklebende Schicht: Glycerol, Sorbitol-Lösung, Carmellose natrium, Propylenglycol

700 mg, Harnstoff, Ton, weisser, Weinsäure, Gelatine, Poly(vinylalkohol), Dihydroxyaluminium glycinat, Natrium edetat, Methyl-4-hydroxybenzoat 14 mg, Propyl-4-hydroxybenzoat 7 mg, Carbomer, Carbomer natrium, Wasser, gereinigtes; Trägerschicht: Poly(ethylenterephtalat); Schutzfolie: Poly(ethylenterephtalat).
PG: 10 ST * (EKO: N) [€ 78,50], 30 ST * (EKO: N) [€ 205,20]

🐾 Versican Plus Bb Oral - Lyophilisat und Lösungsmittel zur Herstellung einer Suspension zur oralen Applikation für Hunde 823AE

(Z.Nr. 8-39005) NR. P. E. QI07AE01
ZI: Zoetis Österreich, Wien
Z: 1 Dosis zu 1 ml enthält: Bordetella bronchiseptica, lebend, attenuiert, Stamm 92B 140 Mio.-;5500 Mio. KBE, Lyophilisat: Bactopepton, Saccharose, Kaliumhydrogenphosphat, Kaliumdihydrogenphosphat, Kaliumhydroxid, Gelatine, Eagle HEPES Medium, Salzsäure zur pH-Wert-Einstellung, Natriumhydroxid zur pH-Wert-Einstellung; Lösungsmittel: Wasser, gereinigtes 1 ml.
EW: Attenuierter bakterieller Lebendimpfstoff.
AG: Aktive Immunisierung von Hunden zur Symptommilderung nach einer Infektion mit Bordetella bronchiseptica.
AA: Oral nach Rekonstitution in die Backentasche verabreichen. Cave parenteral!
DO: Hunde ab 8 Wochen: 1 Impfdosis (= 1 ml). Jährlich wiederholen.
SST: Nicht empfohlen.
NW: Milder Augen- oder Nasenausfluss, Magen/Darm, Husten, Abgeschlagenheit, Überempfindlichkeit.
WW: Immunsuppressiva (1 Monat Abstand), Antibiotika (14 Tage Abstand).
WH: Nur gesunde Tiere impfen. Geimpfte Hunde können Impfstamm oronasal (bis zu 35 Tage) und mit dem Kot (mind. 70 Tage) ausscheiden.
PG: 10 ST VT [€ 140,40]

🐾 *Versican Plus BbPi IN Nasentropfen - Lyophilisat und Lösungsmittel zur Herstellung einer Suspension für Hunde* 823BE
(Z.Nr. 8-39475) NR. P. E. nicht im Handel. QI07AF01

🐾 *Versican Plus DHPPi - Lyophilisat und Lösungsmittel zur Herstellung einer Injektionssuspension für Hunde* 823BE
(Z.Nr. EU/2/14/169/*) NR. P. E. nicht im Handel. QI07AD04

🐾 Versican Plus DHPPi/L4 - Lyophilisat und Suspension zur Herstellung einer Injektionssuspension für Hunde 823BE

(Z.Nr. EU/2/14/164/*) NR. P. E. QI07AI02
ZI: Zoetis Belgium, Louvain-la-Neuve, Belgien
Z: 1 Dosis zu 1 ml enthält: Lyophilisat, lebend, abgeschwächt: Staupe-Virus, canines, Stamm CDV Bio 11/A 10^3,1-10^5,1 GKID50, Adenovirus canin Typ 2, Stamm CAV2-Bio 13 10^3,6-10^5,3 GKID50, Parvovirus canines, Typ 2b, Stamm CPV-2b-Bio 12/B 10^4,3-10^6,6 GKID50, Parainfluenza Virus canin Typ 2, Stamm CPiV-2-Bio 15 10^3,1-10^5,1 GKID50, Suspension (inaktiviert): Leptospira interrogans, Serovar Icterohaemorrhagiae, MSLB 1089 MALR >= 1:51, Leptospira interrogans, Serovar Canicola, MSLB 1090 MALR >= 1:51, Leptospira kirschneri, Serovar Grippotyphosa, MSLB 1091 MALR >= 1:40, Leptospira interrogans, Serogruppe Australis, Serovar Bratislava, MSLB 1088 MALR >= 1:51, Adjuvans: Aluminiumhydroxid 1,8-2,2 mg, Lyophilisat: Trometamol, Edetinsäure, Saccharose, Dextran 70; Lösungsmittel: Natriumchlorid, Kaliumchlorid, Kaliumdihydrogenphosphat, Dinatriumhydrogenphosphat-12-Wasser, Wasser für Injektionszwecke.
EW: Impfstoff.
AG: Aktive Immunisierung von Hunden gegen canines Staupevirus, Parvovirus, Adenovirus Typ 1 und 2, Parainfluenzavirus und Leptospiren.
AA: S.c. nach Rekonstituierung.
DO: 1. Impfung ab Alter von 6 Wochen, 2. Impfung 3-4 Wochen später.
Jährliche Wiederholungsimpfung empfohlen.
SST: Anwendung im 2. und 3. Stadium der Trächtigkeit möglich. Unbedenklichkeit in der Frühphase der Trächtigkeit und während der Laktation ist nicht belegt.
NW: Lokale Reaktionen, selten Überempfindlichkeit, sehr selten immunvermittelte Krankheiten.
PG: 25 ST VT [€ 294,15]

🐾 Versican Plus DHPPi/L4R - Lyophilisat und Suspension zur Herstellung einer Injektionssuspension für Hunde 823BE

(Z.Nr. EU/2/14/163/*) NR. P. E. QI07AJ06
ZI: Zoetis Belgium, Louvain-la-Neuve, Belgien
Z: 1 Dosis zu 1 ml enthält: Lyophilisat, lebend, abgeschwächt: Staupe-Virus, canines, Stamm CDV Bio 11/A 10^3,1-10^5,1 GKID50, Adenovirus canin Typ 2, Stamm CAV2-Bio 13 10^3,6-10^5,3 GKID50, Parvovirus canines, Typ 2b, Stamm CPV-2b-Bio 12/B 10^4,3-10^6,6 GKID50, Parainfluenza Virus canin Typ 2, Stamm CPiV-2-Bio 15 10^3,1-10^5,1 GKID50, Suspension (inaktiviert): Leptospira interrogans, Serovar Icterohaemorrhagiae, MSLB 1089 MALR >= 1:51, Leptospira interrogans, Serovar Canicola, MSLB 1090 MALR >= 1:51, Leptospira kirschneri, Serovar Grippotyphosa, MSLB 1091 MALR >= 1:40, Leptospira interrogans, Serogruppe Australis, Serovar Bratislava, MSLB 1088 MALR >= 1:51, Tollwutvirus, inaktiviert (Stamm SAD Vnukovo-32) >= 2 IU, Adjuvans: Aluminiumhydroxid 1,8-2,2 mg, Lyophilisat: Trometamol, Edetinsäure, Saccharose, Dextran 70; Lösungsmittel: Natriumchlorid, Kaliumchlorid, Kaliumdihydrogenphosphat, Dinatriumhydrogenphosphat-12-Wasser, Wasser für Injektionszwecke.
EW: Impfstoff.
AG: Aktive Immunisierung von Hunden gegen canines Staupevirus, Parvovirus, Adenovirus Typ 1 und 2, Parainfluenzavirus, Leptospiren und Tollwutvirus.
AA: S.c. nach Rekonstituierung.
DO: 1. Impfung ab Alter von 8-9 Wochen, 2. Impfung 3-4 Wochen später.
Jährliche Wiederholungsimpfung empfohlen.
SST: Anwendung im 2. und 3. Stadium der Trächtigkeit möglich. Unbedenklichkeit in der Frühphase der Trächtigkeit und während der Laktation ist nicht belegt.
NW: Lokale Reaktionen, selten Überempfindlichkeit, sehr selten immunvermittelte Krankheiten.
PG: 25 ST VT [€ 307,55]

🐾 Versican Plus L4 - Injektionssuspension für Hunde 823BE

(Z.Nr. EU/2/14/171/*) NR. P. E. QI07AB01
ZI: Zoetis Belgium, Louvain-la-Neuve, Belgien
Z: 1 Dosis zu 1 ml enthält: Leptospira interrogans, Serovar Icterohaemorrhagiae, MSLB 1089 MALR >= 1:51, Leptospira interrogans, Serovar Canicola, MSLB 1090 MALR >= 1:51, Leptospira kirschneri, Serovar Grippotyphosa, MSLB 1091 MALR >= 1:40, Leptospira interrogans, Serogruppe Australis, Serovar Bratislava, MSLB 1088 MALR >= 1:51, Adjuvans: Aluminiumhydroxid 1,8-2,2 mg; Natriumchlorid, Kaliumchlorid, Kaliumdihydrogenphosphat, Dinatriumdihydrogenphosphat Dodecahydrat, Wasser für Injektionszwecke.
EW: Impfstoff.
AG: Aktive Immunisierung von Hunden gegen Infektionen durch Leptospira interrogans bzw. Leptospira kirschneri verschiedener Serogruppen.
AA: S.c.
DO: 1. Dosis im Alter von 6 Wochen, 2. Dosis 3-4 Wochen später. Jährlich mit 1 ED wiederholen.
SST: Anwendung im 2. und 3. Stadium der Trächtigkeit möglich. Unbedenklichkeit in der Frühphase der Trächtigkeit und während der Laktation ist nicht belegt.
NW: Lokale Reaktionen, selten Überempfindlichkeit, sehr selten immunvermittelte Krankheiten.
PG: 25 ST VT [€ 161,50]

🐾 *Versican Plus Pi - Lyophilisat und Lösungsmittel zur Herstellung einer Injektionssuspension für Hunde* 823BE
(Z.Nr. EU/2/14/168/*) NR. P. E. nicht im Handel. QI07AD08

🐾 Versican Plus Pi/L4 - Lyophilisat und Suspension zur Herstellung einer Injektionssuspension für Hunde 823BE

(Z.Nr. EU/2/14/172/*) NR. P. E. QI07AI08
ZI: Zoetis Belgium, Louvain-la-Neuve, Belgien
Z: 1 Dosis zu 1 ml enthält: Lyophilisat, lebend, abgeschwächt: Parainfluenza Virus canin Typ 2, Stamm CPiV-2-Bio 15 10^3,1-10^5,1 GKID50, Suspension (inaktiviert): Leptospira interrogans, Serovar Icterohaemorrhagiae, MSLB 1089 MALR >= 1:51, Leptospira interrogans, Serovar Canicola, MSLB 1090 MALR >= 1:51, Leptospira kirschneri, Serovar Grippotyphosa, MSLB 1091 MALR >= 1:40, Leptospira interrogans, Serogruppe Australis, Serovar Bratislava, MSLB 1088 MALR >= 1:51, Adjuvans: Aluminiumhydroxid 1,8-2,2 mg; Lyophilisat: Trometamol,

V

Edetinsäure, Saccharose, Dextran 70; Lösungsmittel: Natriumchlorid, Kaliumchlorid, Kaliumdihydrogenphosphat, Dinatriumdihydrogenphosphat Dodecahydrat, Wasser für Injektionszwecke.
EW: Impfstoff.
AG: Aktive Immunisierung von Hunden gegen Infektionen durch canines Parainfluenzavirus und Leptospira interrogans bzw. Leptospira kirschneri (verschiedene Serogruppen).
AA: S.c.
DO: 1. Dosis im Alter von 6 Wochen, 2. Dosis 3-4 Wochen später. Jährlich mit 1 ED wiederholen.
SST: Anwendung im 2. und 3. Stadium der Trächtigkeit möglich. Unbedenklichkeit in der Frühphase der Trächtigkeit und während der Laktation ist nicht belegt.
NW: Lokale Reaktionen, selten Überempfindlichkeit, sehr selten immunvermittelte Krankheiten.
PG: 25 ST VT [€ 247,95]

Versican Plus Pi/L4R - Lyophilisat und Suspension zur Herstellung einer Injektionssuspension für Hunde 823BE
(Z.Nr. EU/2/14/173/*) NR. P. E. nicht im Handel. QI07AJ

Versifel CVR - Lyophilisat und Lösungsmittel zur Herstellung einer Injektionssuspension, für Katzen 823BF

(Z.Nr. 8-20322) NR. P. E. QI06AD04
ZI: Zoetis Österreich, Wien
Z: 1 Impfdosis (1 ml) enthält: Panleukopenievirus, felines, lebendes, abgeschwächt mind. 1000 GKID50, Rhinotracheitisvirus, felines, lebendes, abgeschwächtes mind. 100000 GKID50, Calicivirus, felines, lebendes, abgeschwächt mind. 10^5,5 GKID50, Wirtssystem: Katzennierenzellen NL-1, Dextran 40, Kasein hydrolysat, Sorbitlösung 70%, Natriumhydroxid, Laktose; Lösungsmittel: Wasser für Injektionszwecke.
EW: Impfstoff.
AG: Aktive Immunisierung von Katzen ab 9 Wochen gegen das feline Rhinotracheitis-Virus, Calici-Viren und felines Enteritis-Virus (Panleukopenie-Virus).
AA: S.c. nach Auflösen unmittelbar vor der Injektion. Details zum Mischen mit Versifel FeLV siehe Austria Codex - Fachinformation.
DO: 1 Impfdosis = 1 ml.
Grundimmunisierung: 2 Impfungen im Abstand von 3-4 Wochen. Jährliche Wiederholungsimpfung erforderlich.
GA: Kranke Tiere, Parasitenbefall.
SST: Nicht anwenden.
NW: Lokale Reaktionen, Depression, Fieber, Lahmheit, Anorexie, Erbrechen, Durchfall, Leukopenie, sehr selten Überempfindlichkeit.
WW: Glukokortikoide, Immunsera (1 Monat Abstand).
PG: 25 ST VT [€ 280,00]

Versifel FeLV - Injektionssuspension für Katzen 823AF

(Z.Nr. 8-20329) NR. P. E. QI06AA01
ZI: Zoetis Österreich, Wien
Z: 1 Dosis zu 1 ml enthält: Leukämievirus, felin, inaktiviert, Subtypen A, B und C (Kawakami-Theilen Stamm), mit gp70 subunit Antigen (entspr. anti-gp70 Antikörper, per Mauspotenztest ermittelter GMT >= 8,1 log2), Adjuvanzien: Quil-A 20 µg, Cholesterol 20 µg, DDA 10 µg (entspr. Dimethyldioctadecylammonium bromid), Carbomer 0,5 mg, Salzlösung, phosphatgepuffert.
EW: Impfstoff.
AG: Aktive Immunisierung von Katzen ab 9 Wochen gegen felines Leukose-Virus.
AA: S.c.
DO: 1 Impfdosis =1 ml.
Grundimmunisierung: 2 Impfungen im Abstand von 3-4 Wochen. Wiederholungsimpfungen nach 1 Jahr und dann alle 3 Jahre.
SST: Nicht anwenden.
NW: Lokale Reaktionen, Fieber, kurzzeitiges Unwohlsein, Magen/Darm, sehr selten Allergien.
WH: FeLV Antigen positive Katzen nicht impfen.
PG: 25 ST VT [€ 384,40]

Versiguard Rabies - Injektionssuspension für Hunde, Katzen, Rinder, Schweine, Schafe, Ziegen, Pferde und Frettchen 823A

(Z.Nr. 8-20285) NR. P. E. QI07AA02
ZI: Zoetis Österreich, Wien
Z: 1 ml enthält: Tollwutvirus, inaktiviert (Stamm SAD Vnukovo-32) mind. 2 IE, Adjuvans Aluminiumhydroxid 2 mg, (entspr. Aluminium hydroxid Gel 2 %), Thiomersal 0,1 mg, Wasser für Injektionszwecke.
EW: Impfstoff.
AG: Aktive Immunisierung von Hunden, Katzen, Rindern, Schweinen, Schafen, Ziegen, Pferden und Frettchen (ab 12 Wochen) gegen Tollwut. Beginn der Immunität nach 14-21 Tagen, Dauer der Immunität mindestens 1 Jahr nach der Erstimpfung und 2 Jahre nach Wiederholungsimpfungen.
AA: S.c. oder i.m.
DO: ED 1 ml pro Tier (unabhängig von Alter, Gewicht und Rasse). Erstimpfung ab der 12. Lebenswoche. Wiederholungsimpfungen bei Hunden alle 3 Jahre, bei allen anderen Tierarten 1 Jahr nach der Erstimpfung und dann alle 2 Jahre.
GA: Tollwutverdächtige oder bereits an Tollwut erkrankte Tiere.
SST: Anwendung möglich.
NW: Lokale Schwellung oder Schmerz, ev. Überempfindlichkeit.
PG: 10 ST VT [€ 36,75]

Vertigoheel - Ampullen 08X

(Z.Nr. 3-00487) RP. P. V03AX
ZI: Biologische Heilmittel Heel, Baden-Baden, Deutschland
Z: 1 Ampulle zu 1,1 ml enthält: Ambra grisea (Homöopathie) D5 1,1 mg, Anamirta cocculus (Homöopathie) D3 7,7 mg, Conium maculatum (Homöopathie) D2 1,1 mg, Petroleum rectificatum (Homöopathie) D7 1,1 mg, Natriumchlorid, Wasser für Injektionszwecke.
EW: Homöopathikum.
AG: Schwindel, Reisekrankheit, Tinnitus.
AA: I.v. (nicht bei Kindern), i.m., s.c., intradermal.
DO: Personen ab 12 Jahren: 1-3mal wöchentlich 1 Ampulle. Akut tgl. 1 Ampulle über 3 Tage.
ED für Kinder (6-11 Jahre): 2/3 Ampullen (ca. 0,7 ml).
ED für Kinder (2-5 Jahre): ½ Ampulle (0,55 ml).
SST: Vorsicht.
NW: Allergische Hautreaktionen.
PG: 10 ST * (EKO: N) [€ 23,10], 50 ST * (EKO: N) [€ 91,65], 100 ST * (EKO: N) [€ 159,95]

Vertigoheel - Tabletten 08X

(Z.Nr. 3-00131) RPF. P. V03AX
ZI: Biologische Heilmittel Heel, Baden-Baden, Deutschland
Z: 1 Tablette enthält: Anamirta cocculus (Homöopathie) D4 210 mg, Conium maculatum (Homöopathie) D3 30 mg, Ambra grisea (Homöopathie) D6 30 mg, Petroleum rectificatum (Homöopathie) D8 30 mg, Lactose monohydrat 300 mg, Magnesium stearat.
EW: Homöopathikum.
AG: Schwindel.
AA: Langsam unter der Zunge zergehen lassen.
DO: Akut: Alle 1-2 Stunden, max. 8mal tgl. (Kinder 2-6 Jahre: max. 6mal tgl.): 1 Tablette.
Chronisch: 3mal tgl. 3 Tabletten; Jugendliche: 3mal tgl. 1 Tablette, Kinder (6-12 Jahre): 2mal tgl. 1 Tablette, Kinder (2-6 Jahre): 1-2mal tgl. 1 Tablette.
SST: Vorsicht.
NW: Haut.
PG: 100 ST * (EKO: N) [€ 17,95], 250 ST * (EKO: N) [€ 31,50]

Vertigoheel - Tropfen 08X

(Z.Nr. 3-00132) RPF. P. V03AX
ZI: Biologische Heilmittel Heel, Baden-Baden, Deutschland
Z: 100 g (= 105 ml, 1 ml = 19 Tropfen) Lösung enthalten: Conium maculatum (Homöopathie) D3 10 g, Ambra grisea (Homöopathie) D6 10 g, Petroleum rectificatum (Homöopathie) D8 10 g, Anamirta cocculus (Homöopathie) D4 70 g, Ethanol (entspr. Gesamtethanolgehalt 35 % (V/V)), Wasser, gereinigtes.
EW: Homöopathikum.
AG: Schwindel.
AA: Mit oder ohne Wasser vor deen Mahlzeiten einnehmen.
DO: Akut: Alle 15 min. (max. 8mal tgl.) 10 Tropfen, Kinder (6-12 Jahre): 7 Tropfen, Kinder (2-6 Jahre): 5 Tropfen.
Chronisch: 3mal tgl. 15-20 Tropfen. Kinder (6-12 Jahre): 7 Tropfen, Kinder (2-6 Jahre): 5 Tropfen.
SST: Vorsicht.
WH: Nicht für Alkoholkranke.
PG: 30 ML * (EKO: N) [€ 13,50], 100 ML * (EKO: N) [€ 31,50]

Vertigopas - Tropfen 08X

(Z.Nr. 3-00203) RPF. P. V03AX
ZI: Pascoe Pharmazeutische Präparate, Schiffenberger Weg, Giessen, Deutschland
Z: 10 g (= 10,3 ml, 1 g = 33 Tropfen) enthalten: Anamirta cocculus (Homöopathie) D4 2 g, Conium maculatum (Homöopathie) D4 2 g, Ambra grisea (Homöopathie) D6 2 g, Oenanthe crocata (Homöopathie) D3 2 g, Petroleum rectificatum (Homöopathie) D8 2 g, Ethanol (entspr. Gesamtethanolgehalt 23 % (V/V)), Wasser, gereinigtes.
EW: Homöopathikum.

AG: Schwindelgefühle.
AA: Mit etwas Wasser verdünnt einnehmen.
DO: Akut alle halbe bis ganze Stunde (max. 12mal tgl.), chronisch 1-3mal tgl. 5-10 Tropfen.
Kinder von 6-12 Jahren: Akut max. 6mal tgl., chronisch 1-3mal tgl. 3-5 Tropfen.
SST: Nicht empfohlen.
WH: Nicht für Alkoholkranke.
PG: 20 ML * (EKO: N) [€ 8,20]

Vertirosan 50 mg - Ampullen 08A
(Z.Nr. 0-09580) RP. P. R06AA02
ZI: Sigmapharm, Wien
Z: 1 Ampulle zu 1 ml enthält: Dimenhydrinat 50 mg, Lösung wässrig, stabil, 1,2-Propylenglykol, Aqua ad injectionem.
EW: H_1-Antihistaminikum.
AG: Schwindelzustände, Übelkeit und Erbrechen, Reisekrankheit.
AA: I.m. oder i.v. (verdünnt). Zur Prophylaxe von Kinetosen ca. ½ bis 1 Std.
vor Reisebeginn.
DO: 1-2 Ampullen, ev. alle 4-6 Std., MTD 400 mg.
Kinder ab 6 Jahren: 1 Ampulle alle 6-8 Std., MTD 5 mg/kg KG.
GA: Porphyrie, akuter Asthmaanfall, Phäochromozytom, Anfallsleiden, Engwinkelglaukom, Magen/Darm - Stenose, paralytischer Ileus, Prostatahyperplasie.
SST: Gegenanzeige im 3. Trimenon, sonst strenge Indikationsstellung.
NW: ZNS (Sedierung, ev. Erregung, vor allem bei Kindern), Psyche, Magen/Darm, Herz (Blutdruckabfall, Tachykardie), Sehstörungen, Haut, Blut, trockene Schleimhaut, verstopfte Nase, Appetithemmung, Leber, Harnentleerungsstörungen.
WW: Kontraindiziert: MAO-Hemmer.
Nicht empfohlen: QT-verlängernde Substanzen.
Vorsicht: ZNS-Dämpfer, Alkohol, Anticholinergika, Blutdrucksenker verstärkt. Ototoxische Effekte von Aminoglykosiden maskiert.
Einige Tage vor kutanen Allergietests absetzen.
WH: Vorsicht bei Leberschäden, Herzrhythmusstörungen, Hypokaliämie, Hypo- magnesiämie, Bradykardie, long QT-Syndrom, Asthma, Pylorusstenose, Alko- holismus. Verkehrshinweis. Bei Krämpfen Diazepam. Bei anticholinergem Syndrom Physostigmin.
PG: 5 ST * (EKO: N) [€ 9,00]

Vertirosan 150 mg - Ampullen 08A
(Z.Nr. 0-09581) RP. P. R06AA02
ZI: Sigmapharm, Wien
Z: 1 Ampulle zu 1 ml enthält: Dimenhydrinat 150 mg, Lösung wässrig, stabil, 1,2-Propylenglykol, Aqua ad injectionem.
EW: H_1-Antihistaminikum.
AG: Schwindelzustände, Übelkeit und Erbrechen, Reisekrankheit.
AA: I.m. oder i.v. (verdünnt). Zur Prophylaxe von Kinetosen ca. ½ bis 1 Std.
vor Reisebeginn.
DO: 1 Ampulle, ev. alle 4-6 Std. MTD 400 mg. Nicht für Personen unter 14 Jahren.
GA: Porphyrie, akuter Asthmaanfall, Phäochromozytom, Anfallsleiden, Engwinkelglaukom, Magen/Darm - Stenose, paralytischer Ileus, Prostatahyperplasie.
SST: Gegenanzeige im 3. Trimenon, sonst strenge Indikationsstellung.
NW: ZNS (Sedierung, ev. Erregung, vor allem bei Kindern), Psyche, Magen/Darm, Herz (Blutdruckabfall, Tachykardie), Sehstörungen, Haut, Blut, trockene Schleimhaut, verstopfte Nase, Appetithemmung, Leber, Harnentleerungsstörungen.
WW: Kontraindiziert: MAO-Hemmer.
Nicht empfohlen: QT-verlängernde Substanzen.
Vorsicht: ZNS-Dämpfer, Alkohol, Anticholinergika, Blutdrucksenker verstärkt. Ototoxische Effekte von Aminoglykosiden maskiert.
Einige Tage vor kutanen Allergietests absetzen.
WH: Vorsicht bei Leberschäden, Herzrhythmusstörungen, Hypokaliämie, Hypo- magnesiämie, Bradykardie, long QT-Syndrom, Asthma, Pylorusstenose, Alko- holismus. Verkehrshinweis. Bei Krämpfen Diazepam. Bei anticholinergem Syndrom Physostigmin.
PG: 5 ST * (EKO: N) [€ 9,00]

Vertirosan 50 mg - Dragees 08A
(Z.Nr. 0-06990) RP. P. R06AA02
ZI: Sigmapharm, Wien
Z: 1 Dragee enthält: Dimenhydrinat 50 mg, Kern: Carboxymethylstärke, Natrium Typ A, Cellulose, mikrokristalline, Cellulosepulver, Hydroxypropylcellulose, Siliciumdioxid, hochdisperses, Magnesium stearat; Drageehülle: Eudragit E, Saccharose 51,54 mg, Talkum, Titandioxid, Calciumcarbonat, Siliciumdioxid, hochdisperses, Gummi arabisch, Povidon, Glycerol, Methylcellulose, Montanglycolwachs, Farbstoff (entspr. Chinolingelb) (entspr. Indigotin).
EW: H_1-Antihistaminikum.
AG: Prophylaxe und Therapie der Symptome von Schwindel, Übelkeit, Erbrechen und Reisekrankheit.
AA: Unzerkaut mit Flüssigkeit einnehmen.
DO: ED 1-2 Dragees, ev. alle 4-6 Stunden. MTD 400 mg Dimenhydrinat.
Kinder (6-14 Jahre): 1 Dragee alle 6-8 Stunden, MTD 150 mg.
GA: Porphyrie, akuter Asthmaanfall, Phäochromozytom, Anfallsleiden, Engwinkelglaukom, Magen/Darm - Stenose, paralytischer Ileus, Prostatahyperplasie.
SST: Gegenanzeige im 3. Trimenon, sonst strenge Indikationsstellung.
NW: ZNS (Sedierung, ev. Erregung, vor allem bei Kindern), Psyche, Magen/Darm, Herz (Blutdruckabfall, Tachykardie), Sehstörungen, Haut, Blut, trockene Schleimhaut, verstopfte Nase, Appetithemmung, Leber, Harnentleerungsstörungen.
WW: Kontraindiziert: MAO-Hemmer.
Nicht empfohlen: QT-verlängernde Substanzen.
Vorsicht: ZNS-Dämpfer, Alkohol, Anticholinergika, Blutdrucksenker verstärkt. Ototoxische Effekte von Aminoglykosiden maskiert.
Einige Tage vor kutanen Allergietests absetzen.
WH: Vorsicht bei Leberschäden, Herzrhythmusstörungen, Hypokaliämie, Hypo- magnesiämie, Bradykardie, long QT-Syndrom, Asthma, Pylorusstenose, Alko- holismus. Verkehrshinweis. Bei Krämpfen Diazepam. Bei anticholinergem Syndrom Physostigmin.
PG: 10 ST (2) (EKO: G) [€ 3,65], 40 ST (EKO: G) [€ 6,60]

Vertirosan - Tropfen 08A
(Z.Nr. 1-21942) RP. P. R06AA02
ZI: Sigmapharm, Wien
Z: 1 ml (= 37 Tropfen) enthalten: Dimenhydrinat 92,5 mg, Ethanol 0,4 ml, Propylenglycol.
EW: H1-Antihistaminikum.
AG: Schwindel, Reisekrankheit, Übelkeit und Erbrechen.
AA: Oral mit Flüssigkeit (Fruchtsäften).
DO: Alle 4-6 Std. 50-100 mg (= 20-40 Tropfen); MTD 400 mg.
Kinder von 6-14 Jahren: Alle 6-8 Std. 25-50 mg (=10-20 Tropfen), MTD 150 mg.
GA: Porphyrie, akuter Asthmaanfall, Phäochromozytom, Anfallsleiden, Engwinkelglaukom, Magen/Darm - Stenose, paralytischer Ileus, Prostatahyperplasie.
SST: Gegenanzeige im 3. Trimenon, sonst strenge Indikationsstellung.
NW: ZNS (Sedierung, ev. Erregung, vor allem bei Kindern), Psyche, Magen/Darm, Herz (Blutdruckabfall, Tachykardie), Sehstörungen, Haut, Blut, trockene Schleimhaut, verstopfte Nase, Appetithemmung, Leber, Harnentleerungsstörungen.
WW: Kontraindiziert: MAO-Hemmer.
Nicht empfohlen: QT-verlängernde Substanzen.
Vorsicht: ZNS-Dämpfer, Alkohol, Anticholinergika, Blutdrucksenker verstärkt. Ototoxische Effekte von Aminoglykosiden maskiert.
Einige Tage vor kutanen Allergietests absetzen.
WH: Vorsicht bei Leberschäden, Herzrhythmusstörungen, Hypokaliämie, Hypo- magnesiämie, Bradykardie, long QT-Syndrom, Asthma, Pylorusstenose, Alko- holismus. Verkehrshinweis. Bei Krämpfen Diazepam. Bei anticholinergem Syndrom Physostigmin.
PG: 20 ML (2) (EKO: G) [€ 5,90]

Vertirosan 50 mg - Zäpfchen für Kinder 08A
(Z.Nr. 0-06992) RP. P. R06AA02
ZI: Sigmapharm, Wien
Z: 1 Zäpfchen enthält: Dimenhydrinat 50 mg, Hartfett, Wollwachs.
EW: H_1-Antihistaminikum.
AG: Prophylaxe und Therapie der Symptome von Schwindel, Übelkeit, Erbrechen und Reisekrankheit.
AA: Rektal.
DO: Kinder 6-14 Jahre: 1 Zäpfchen alle 6-8 Stunden, MTD 150 mg Dimenhydrinat.
Prophylaxe bei Reisekrankheit: 1 Zäpfchen halbe bis 1 Stunde vor Reiseantritt.
GA: Porphyrie, akuter Asthmaanfall, Phäochromozytom, Anfallsleiden, Engwinkelglaukom, Magen/Darm - Stenose, paralytischer Ileus, Prostatahyperplasie.
SST: Gegenanzeige im 3. Trimenon, sonst strenge Indikationsstellung.
NW: ZNS (Sedierung, ev. Erregung, vor allem bei Kindern), Psyche, Magen/Darm, Herz (Blutdruckabfall, Tachykardie), Sehstörungen, Haut, Blut, trockene Schleimhaut, verstopfte Nase, Appetithemmung, Leber, Harnentleerungsstörungen.
WW: Kontraindiziert: MAO-Hemmer.
Nicht empfohlen: QT-verlängernde Substanzen.
Vorsicht: ZNS-Dämpfer, Alkohol, Anticholinergika, Blutdrucksenker verstärkt. Ototoxische Effekte von Aminoglykosiden maskiert.
Einige Tage vor kutanen Allergietests absetzen.
WH: Vorsicht bei Leberschäden, Herzrhythmusstörungen, Hypokaliämie, Hypo- magnesiämie, Bradykardie, long QT-Syndrom, Asthma, Pylorusstenose, Alko- holismus. Verkehrshinweis. Bei Krämpfen Diazepam. Bei anticholinergem Syndrom Physostigmin.

PG: 5 ST (2) (EKO: G) [€ 3,55]

Vertirosan 100 mg - Zäpfchen 08A

(Z.Nr. 0-06991) RP. P. R06AA02

ZI: Sigmapharm, Wien

Z: 1 Zäpfchen enthält: Dimenhydrinat 100 mg, Hartfett, Wollwachs.

EW: H_1-Antihistaminikum.

AG: Prophylaxe und Therapie der Symptome von Schwindel, Übelkeit, Erbrechen und Reisekrankheit.

AA: Rektal.

DO: Personen ab 14 Jahren: 1 Zäpfchen alle 4-6 Stunden, MTD 400 mg Dimenhydrinat.
Prophylaxe bei Reisekrankheit: 1 Zäpfchen halbe bis 1 Stunde vor Reiseantritt.

GA: Porphyrie, akuter Asthmaanfall, Phäochromozytom, Anfallsleiden, Engwinkelglaukom, Magen/Darm - Stenose, paralytischer Ileus, Prostatahyperplasie.

SST: Gegenanzeige im 3. Trimenon, sonst strenge Indikationsstellung.

NW: ZNS (Sedierung, ev. Erregung, vor allem bei Kindern), Psyche, Magen/Darm, Herz (Blutdruckabfall, Tachykardie), Sehstörungen, Haut, Blut, trockene Schleimhaut, verstopfte Nase, Appetithemmung, Leber, Harnentleerungsstörungen.

WW: Kontraindiziert: MAO-Hemmer.
Nicht empfohlen: QT-verlängernde Substanzen.
Vorsicht: ZNS-Dämpfer, Alkohol, Anticholinergika, Blutdrucksenker verstärkt. Ototoxische Effekte von Aminoglykosiden maskiert. Einige Tage vor kutanen Allergietests absetzen.

WH: Vorsicht bei Leberschäden, Herzrhythmusstörungen, Hypokaliämie, Hypo- magnesiämie, Bradykardie, long QT-Syndrom, Asthma, Pylorusstenose, Alko- holismus. Verkehrshinweis. Bei Krämpfen Diazepam. Bei anticholinergem Syndrom Physostigmin.

PG: 5 ST (2) (EKO: G) [€ 3,55]

Vertirosan Vitamin B6 - Manteldragees 08A, 08B

(Z.Nr. 0-11830) RP. P. R06AA52

ZI: Sigmapharm, Wien

Z: 1 Dragee enthält: Dimenhydrinat 50 mg, Pyridoxol hydrochlorid (entspr. Vitamin B6 25 mg), Kern: Carboxymethylstärke, Natrium Typ A, Cellulose, mikrokristalline, Cellulosepulver, Hydroxypropylcellulose, Siliciumdioxid, hochdisperses, Magnesium stearat, Drageehülle: Eudragit E, Saccharose 51,53 mg, Talkum, Titandioxid, Calciumcarbonat, Siliciumdioxid, hochdisperses, Gummi arabisch, Povidon, Glycerol, Methylcellulose, Montanglycolwachs, Chinolingelb.

EW: H_1-Antihistaminikum.

AG: Prophylaxe und Therapie der Symptome von Schwindel, Übelkeit, Erbrechen und Reisekrankheit.

AA: Zu den Mahlzeiten unzerkaut mit ausreichend Flüssigkeit schlucken.

DO: Alle 4-6 Std. 1-2 Dragees, MTD 8 Dragees.
Personen von 6 - 14 Jahren: Alle 6 - 8 Std. 1 Dragee, MTD 3 Dragees (150 mg Dimenhydrinat).
Prophylaxe bei Reisekrankheit: 1 Dragee halbe bis 1 Stunde vor Reiseantritt.

GA: Porphyrie, akuter Asthmaanfall, Phäochromozytom, Anfallsleiden, Engwinkelglaukom, Magen/Darm - Stenose, paralytischer Ileus, Prostatahyperplasie.

SST: Gegenanzeige im 3. Trimenon, sonst strenge Indikationsstellung.

NW: ZNS (Sedierung, ev. Erregung, vor allem bei Kindern), Psyche, Magen/Darm, Herz (Blutdruckabfall, Tachykardie), Sehstörungen, Haut, Blut, trockene Schleimhaut, verstopfte Nase, Appetithemmung, Leber, Harnentleerungsstörungen.

WW: Kontraindiziert: MAO-Hemmer.
Nicht empfohlen: QT-verlängernde Substanzen.
Vorsicht: ZNS-Dämpfer, Alkohol, Anticholinergika, Blutdrucksenker verstärkt. Ototoxische Effekte von Aminoglykosiden maskiert. Einige Tage vor kutanen Allergietests absetzen.

WH: Vorsicht bei Leberschäden, Herzrhythmusstörungen, Hypokaliämie, Hypo- magnesiämie, Bradykardie, long QT-Syndrom, Asthma, Pylorusstenose, Alko- holismus. Verkehrshinweis. Bei Krämpfen Diazepam. Bei anticholinergem Syndrom Physostigmin.

PG: 10 ST (2) (EKO: G) [€ 3,65], 40 ST (EKO: G) [€ 6,60]

Vertirosan Vitamin B6 - Zäpfchen 08A, 08B

(Z.Nr. 0-11831) RP. P. R06AA52

ZI: Sigmapharm, Wien

Z: 1 Zäpfchen enthält: Dimenhydrinat 50 mg, Pyridoxol hydrochlorid (entspr. Vitamin B6 50 mg), Hartfett, Wollwachs.

EW: H_1-Antihistaminikum.

AG: Prophylaxe und Therapie der Symptome von Schwindel, Übelkeit, Erbrechen und Reisekrankheit.

AA: Rektal.

DO: Personen ab 14 Jahren: 1 Zäpfchen alle 4-6 Stunden, MTD 400 mg Dimenhydrinat.
Prophylaxe bei Reisekrankheit: 1 Dragee halbe bis 1 Stunde vor Reiseantritt.

GA: Porphyrie, akuter Asthmaanfall, Phäochromozytom, Anfallsleiden, Engwinkelglaukom, Magen/Darm - Stenose, paralytischer Ileus, Prostatahyperplasie.

SST: Gegenanzeige im 3. Trimenon, sonst strenge Indikationsstellung.

NW: ZNS (Sedierung, ev. Erregung, vor allem bei Kindern), Psyche, Magen/Darm, Herz (Blutdruckabfall, Tachykardie), Sehstörungen, Haut, Blut, trockene Schleimhaut, verstopfte Nase, Appetithemmung, Leber, Harnentleerungsstörungen.

WW: Kontraindiziert: MAO-Hemmer.
Nicht empfohlen: QT-verlängernde Substanzen.
Vorsicht: ZNS-Dämpfer, Alkohol, Anticholinergika, Blutdrucksenker verstärkt. Ototoxische Effekte von Aminoglykosiden maskiert. Einige Tage vor kutanen Allergietests absetzen.

WH: Vorsicht bei Leberschäden, Herzrhythmusstörungen, Hypokaliämie, Hypo- magnesiämie, Bradykardie, long QT-Syndrom, Asthma, Pylorusstenose, Alko- holismus. Verkehrshinweis. Bei Krämpfen Diazepam. Bei anticholinergem Syndrom Physostigmin.

PG: 5 ST (2) (EKO: G) [€ 3,55]

Vertirotravel 50 mg - Sublingualtabletten 08A

(Z.Nr. 1-36078) RPF. P. R06AA02

ZI: Sigmapharm, Wien

Z: 1 Sublingualtablette enthält: Dimenhydrinat 50 mg (entspr. Diphenhydramin 26,5-27,75 mg) (entspr. 8-Chlortheophyllin 22-23,25 mg), Methacrylsäure-methylmethacrylat-copolymer (1:1), Cellulose, mikrokristalline, Mannitol, Natrium stärkeglykolat Typ A, Vanille-Aroma, Saccharin, Siliciumdioxid, hochdispers, wasserfrei, Magnesium stearat, Levomenthol, Talkum.

EW: H_1-Antihistaminikum; antiemetisch, peripher anticholinerg.

AG: Vorbeugung und Behandlung von Reisekrankheit.

AA: Sublingual ohne Wasser nach den Mahlzeiten. Nicht kauen oder schlucken.

DO: Personen ab 12 Jahren: 3-4mal tgl. 50 - 100 mg (= 1-2 Tbl.). MTD 400 mg (= 8 Tbl.).
Zur Vorbeugung: Erste Dosis mindestens 30-60 min vor der Reise, Wiederholung während Fahrt möglich.

GA: Akutes Asthma, Phäochromozytom, Krämpfe, Risiko für Engwinkelglaukom oder Harnverhaltung.

SST: Strenge Nutzen/Risiko-Abwägung im 1. und 2. Trimenon; im 3. Trimenon und in der Stillzeit nicht anwenden.

NW: Kopfschmerz, erhöhter Augeninnendruck, ZNS (Schläfrigkeit, Sedierung), anticholinerg, sehr selten Blutbild.

WW: Alkohol, QT-verlängernde Substanzen meiden.
Vorsicht: Anticholinergika, ZNS-Dämpfer, Aminoglykoside (Ototoxizität), CYP2D6-Substrate mit enger therap. Breite, MAO-Hemmer, Sympathomimetika verstärkt.

WH: Vorsicht bei Zuständen, die durch Anticholinergika verstärkt werden können (z.B. erhöhter Augeninnendruck, Hypertonie), M. Parkinson, orthostatischer Hypotonie, schweren Leber- oder Nierenschäden. Verkehrshinweis.

PG: 4 ST * (EKO: N) [€ 5,15], 10 ST * (EKO: N) [€ 8,70]

▼ Verzenios 50 mg - Filmtabletten 55G

(Z.Nr. EU/1/18/1307/*) NR. P. L01EF03

ZI: Lilly, Eli Nederland, Utrecht, Niederlande

Z: 1 Filmtablette enthält: Abemaciclib 50 mg, Tablettenkern: Croscarmellose natrium, Lactose monohydrat 14 mg, Cellulose, mikrokristalline, Siliciumdioxid hydrat, Natriumstearylfumarat; Filmüberzug: Poly(vinylalkohol), Titandioxid, Macrogol, Talkum, Eisen(III)-hydroxid-oxid x H2O, Eisen(III)-oxid.

EW: Proteinkinasehemmer, antineoplastisch.

AG: Frauen mit Hormonrezeptor (HR)-positivem, humanem epidermalen Wachstumsfaktor-Rezeptor-2 (HER2)-negativem lokal fortgeschrittenem oder metastasiertem Brustkrebs in Kombination mit einem Aromatasehemmer oder Fulvestrant als initiale endokrine Therapie oder bei Frauen mit vorangegangener endokriner Therapie.

AA: Filmtabletten im Ganzen schlucken. Nicht mit Grapefruit(saft) einnehmen.

DO: 2mal tgl. 150 mg. Dosisreduktion bei starker Toxizität oder bei Anwendung starker CYP3A4- Hemmer. Keine Daten an Kindern und Jugendlichen.

SST: In der Schwangerschaft nicht empfohlen. Effektive Kontrazeption (z.B. doppelte Barrieremethoden) bis mindestens 3 Wochen nach Therapieende empfohlen. Nicht stillen.

NW: Infektionen, Blutbild, verminderter Appetit, Dysgeusie, Magen/Darm, Schwindel, Tränenfluss, Alopezie, Pruritus, Müdigkeit, Fieber, Untersuchungen..

WW: Starke CYP32A4-Hemmer (z.B. Azol-Antimykotika, Clarithromycin, Lopinavir/Ritonavir) und starke CYP3A4- Induktoren (z.B. Carbamazepin, Phenytoin, Rifampicin, Johanniskraut) vermeiden.

WH: Verkehrshinweis.

PG: 14 ST RE1 (EKO: Y) [€ 990,85], 56 ST RE1 (EKO: Y) [€ 3.803,65]

▼ Verzenios 50 mg - Filmtabletten 55G
(Z.Nr. EU/1/18/1307/*) NR. P. L01EF03
Parallelimport. n.l.
V: Orifarm, Leverkusen, Deutschland
Z: 1 Filmtablette enthält: Abemaciclib 50 mg, Tablettenkern: Croscarmellose natrium, Lactose monohydrat 14 mg, Cellulose, mikrokristalline, Siliciumdioxid hydrat, Natriumstearylfumarat; Filmüberzug: Poly(vinylalkohol), Titandioxid, Macrogol, Talkum, Eisen(III)-hydroxid-oxid x H2O, Eisen(III)-oxid.
PG: 56 ST * (EKO: N) [€ 3.779,15 n.l.]

▼ Verzenios 100 mg - Filmtabletten 55G
(Z.Nr. EU/1/18/1307/*) NR. P. L01EF03
ZI: Lilly, Eli Nederland, Utrecht, Niederlande
Z: 1 Filmtablette enthält: Abemaciclib 100 mg, Tablettenkern: Croscarmellose natrium, Lactose monohydrat 28 mg, Cellulose, mikrokristalline, Siliciumdioxid hydrat, Natriumstearylfumarat; Filmüberzug: Poly(vinylalkohol), Titandioxid, Macrogol, Talkum.
Kurzinformation: siehe Verzenios 50 mg - Filmtabletten, → S. 1524
PG: 14 ST RE1 (EKO: Y) [€ 990,85], 56 ST RE1 (EKO: Y) [€ 3.803,65]

▼ Verzenios 100 mg - Filmtabletten 55G
(Z.Nr. EU/1/18/1307/*) NR. P. L01EF03
Parallelimport.
V: Abacus Medicine, Copenhagen, Dänemark
Z: 1 Filmtablette enthält: Abemaciclib 100 mg, Tablettenkern: Croscarmellose natrium, Lactose monohydrat 28 mg, Cellulose, mikrokristalline, Siliciumdioxid hydrat, Natriumstearylfumarat; Filmüberzug: Poly(vinylalkohol), Titandioxid, Macrogol, Talkum.
PG: 56 ST * (EKO: N) [€ 3.779,15]

▼ Verzenios 100 mg - Filmtabletten 55G
(Z.Nr. EU/1/18/1307/*) NR. P. L01EF03
Parallelimport.
V: Orifarm, Leverkusen, Deutschland
Z: 1 Filmtablette enthält: Abemaciclib 100 mg, Tablettenkern: Croscarmellose natrium, Lactose monohydrat 28 mg, Cellulose, mikrokristalline, Siliciumdioxid hydrat, Natriumstearylfumarat; Filmüberzug: Poly(vinylalkohol), Titandioxid, Macrogol, Talkum.
PG: 56 ST * (EKO: N) [€ 3.779,15]

▼ Verzenios 150 mg - Filmtabletten 55G
(Z.Nr. EU/1/18/1307/*) NR. P. L01EF03
ZI: Lilly, Eli Nederland, Utrecht, Niederlande
Z: 1 Filmtablette enthält: Abemaciclib 150 mg, Tablettenkern: Croscarmellose natrium, Lactose monohydrat 42 mg, Cellulose, mikrokristalline, Siliciumdioxid hydrat, Natriumstearylfumarat; Filmüberzug: Poly(vinylalkohol), Titandioxid, Macrogol, Talkum, Eisen(III)-hydroxid-oxid x H2O.
Kurzinformation: siehe Verzenios 50 mg - Filmtabletten, → S. 1524
PG: 14 ST RE1 (EKO: Y) [€ 990,85], 56 ST RE1 (EKO: Y) [€ 3.803,65]

▼ Verzenios 150 mg - Filmtabletten 55G
(Z.Nr. EU/1/18/1307/*) NR. P. L01EF03
Parallelimport.
V: Abacus Medicine, Copenhagen, Dänemark
Z: 1 Filmtablette enthält: Abemaciclib 150 mg, Tablettenkern: Croscarmellose natrium, Lactose monohydrat 42 mg, Cellulose, mikrokristalline, Siliciumdioxid hydrat, Natriumstearylfumarat; Filmüberzug: Poly(vinylalkohol), Titandioxid, Macrogol, Talkum, Eisen(III)-hydroxid-oxid x H2O.
PG: 56 ST * (EKO: N) [€ 3.779,15]

▼ Verzenios 150 mg - Filmtabletten 55G
(Z.Nr. EU/1/18/1307/*) NR. P. L01EF03
Parallelimport.
V: Orifarm, Leverkusen, Deutschland
Z: 1 Filmtablette enthält: Abemaciclib 150 mg, Tablettenkern: Croscarmellose natrium, Lactose monohydrat 42 mg, Cellulose, mikrokristalline, Siliciumdioxid hydrat, Natriumstearylfumarat; Filmüberzug: Poly(vinylalkohol), Titandioxid, Macrogol, Talkum, Eisen(III)-hydroxid-oxid x H2O.
PG: 56 ST * (EKO: N) [€ 3.779,15]

Vesanoid 10 mg - Kapseln 55L
(Z.Nr. 1-21707) NR. P. L01XF01
ZI: Cheplapharm Arzneimittel, Greifswald, Deutschland
Z: 1 Weichkapsel enthält: Tretinoin 10 mg, Kapselinhalt: Bienenwachs, gelbes, Sojabohnenöl, hydriert, Sojabohnenöl, partiell hydriert, Sojabohnenöl 107,92 mg; Kapselhülle: Gelatine, Glycerol, Karion 83 (entspr. Sorbitol 1,93-2,94 mg) (entspr. Mannitol) (entspr. Maisstärke); Titandioxid, Eisenoxid gelb, Eisenoxid rot.
EW: Zytostatisch.
AG: Akute Promyelozytenleukämie.
AA: Mit oder kurz nach einer Mahlzeit unzerkaut mit Wasser einnehmen.
DO: TD 45 mg/m² KOF in 2 ED.
Behandlung bis zur Vollremission oder bis max. 90 Tage.
Bei Nieren- oder Leberinsuffizienz TD 25 mg/m² KOF.
Begrenzte Erfahrungen bei Kindern.
Details siehe Austria Codex - Fachinformation.
GA: Soja- oder Erdnussallergie.
SST: Teratogen! Gegenanzeige, hohes Missbildungsrisiko. Zuverlässige Kontrazeption bis 1 Monat nach Therapieende erforderlich.
NW: Retinsäuresyndrom (Retinoic Acid Syndrome, RAS; = Differenzierungssyndrom, DS), Leukozytose, Hypervitaminose A, Haut- und Schleimhauttrockenheit, ZNS (Kopfschmerzen, Pseudotumor cerebri), Magen/Darm, Psyche (Depressionen), Sehstörungen, Hypoakusis, Untersuchungen, Leber, Niere, Atemnot, Arrhythmien (QT-Verlängerung), Knochenschmerzen.
WW: Kontraindiziert: Tetrazykline (intrakranielle Drucksteigerung), Vitamin A (verstärkt). Vorsicht: CYP 450-Induktoren und -Hemmer, Antifibrinolytika.
WH: Nur von hämatologisch erfahrenen Ärzten anzuwenden. Auf RAS achten. Erhöhtes Thromboserisiko beachten. Serumkalzium beachten. Kontrollen: Blutbild, Gerinnung, Leber, Triglyzeride, Cholesterin. Verkehrshinweis.
PG: 100 ST * (EKO: N) [€ 683,85]

Vesicare 5 mg - Filmtabletten 52C
(Z.Nr. 1-25518) RP. P. G04BD08
ZI: Astellas Pharma, Wien
Z: 1 Filmtablette enthält: Solifenacin succinat 5 mg (entspr. Solifenacin 3,8 mg), Tablettenkern: Maisstärke, Lactose monohydrat 107,5 mg, Hypromellose, Magnesium stearat; Filmüberzug: Macrogol 8000, Talkum, Hypromellose, Titandioxid, Eisenoxid gelb.
EW: Cholinerger Antagonist, urologisches Spasmolytikum.
AG: Dranginkontinenz, Pollakisurie, imperativer Harndrang (Syndrom der überaktiven Blase).
AA: Unzerkaut mit Flüssigkeit schlucken.
DO: 1mal tgl. 5(-10) mg. Nicht für Kinder.
GA: Harnverhalten, schwere Magen/Darm-Erkrankungen (einschließlich toxisches Megakolon), Myasthenie, Engwinkelglaukom, Hämodialyse, schwere Nieren- oder Leberschäden.
SST: Vorsicht, nicht stillen.
NW: Anticholinerg: Mundtrockenheit, Obstipation, verschwommenes Sehen, Müdigkeit, trockene Haut und Nasenschleimhäute, Anaphylaxie, Angioödeme, QT-Verlängerung.
WW: Anticholinergika verstärkt; Wirkung von Metoclopramid oder Cisaprid ver- mindert. Bei gleichzeitiger Gabe von Ketoconazol oder anderer CYP3A4-Inhibitoren Vesicare-Dosis auf 5 mg begrenzen.
WH: Vor Behandlungsbeginn sonstige Ursachen der erhöhten Miktionsfrequenz (Herzinsuffizienz oder Nierenerkrankung) ausschließen.
Vorsicht bei obstruktiver Blasenentleerungsstörung, obstruktiver Magen/ Darm-Erkrankung, Hiatushernie, Ösophagitis induzierende Arzneimittel (Bisphosphonattherapie), vegetativer Neuropathie. Verkehrshinweis.
Bei Überdosierung Antidote Physostigmin oder Carbachol, bei Erregung Benzodiazepine, bei Tachykardie Betablocker, bei Mydriasis Pilocarpin.
PG: 10 ST (EKO: G) [€ 9,50], 30 ST (EKO: G) [€ 26,25]

Vesicare 10 mg - Filmtabletten 52C
(Z.Nr. 1-25519) RP. P. G04BD08
ZI: Astellas Pharma, Wien
Z: 1 Filmtablette enthält: Solifenacin succinat 10 mg (entspr. Solifenacin 7,5 mg), Tablettenkern: Maisstärke, Lactose monohydrat 102,5 mg, Hypromellose, Magnesium stearat; Filmüberzug: Macrogol 8000, Talkum, Hypromellose, Titandioxid, Eisenoxid rot.
Kurzinformation: siehe Vesicare 5 mg - Filmtabletten, → S. 1525
PG: 30 ST (EKO: G) [€ 20,90]

Vesicare 10 mg - Filmtabletten 52C
(Z.Nr. 1-25519-P1) RP. P. Parallelimport. G04BD08
V: Abacus Medicine, Copenhagen, Dänemark
Z: 1 Filmtablette enthält: Solifenacin succinat 10 mg (entspr. Solifenacin 7,5 mg), Tablettenkern: Maisstärke, Lactose monohydrat 102,5 mg, Hypromellose, Magnesium stearat; Filmüberzug: Macrogol 8000, Talkum, Hypromellose, Titandioxid, Eisenoxid rot.
PG: 30 ST (EKO: G) [€ 28,75]

V

Vesicare 1 mg/ml - Suspension zum Einnehmen 52C
(Z.Nr. 1-36800) RP. P. G04BD08
ZI: Astellas Pharma, Wien
Z: 1 ml Suspension enthält: Solifenacin succinat 1 mg (entspr. Solifenacin 0,75 mg), Polacrilin kalium, Methyl-4-hydroxybenzoat 1,6 mg, Propyl-4-hydroxybenzoat 0,2 mg, Propylenglycol 20 mg, Simeticon-Emulsion 30% (entspr. Simeticon) (entspr. Polysorbat 65) (entspr. Methylcellulose) (entspr. Macrogol stearat) (entspr. Glycerol(mono,di)alkanoat) (entspr. Xanthan gummi) (entspr. Benzoesäure 0,015 mg) (entspr. Sorbinsäure) (entspr. Schwefelsäure) (entspr. Wasser), Carbomer (entspr. Homopolymer Typ B), Xylitol, Acesulfam kalium, Orangenaroma, natürliches (entspr. Süssorangenschalenöl) (entspr. Aromastoffe, natürlich) (entspr. Ethanol) (entspr. Propylenglycol) (entspr. Butylhydroxyanisol) (entspr. Wasser), Natriumhydroxid-Lösung, Wasser, gereinigtes.
EW: Cholinerger Antagonist, urologisches Spasmolytikum.
AG: Überaktive Blase bei Erwachsenen.
Neurogene Detrusorhyperaktivität bei Kindern und Jugendlichen.
AA: Oral mit Applikationsspritze, dann ein Glas Wasser nachtrinken. Nicht zusammen mit Nahrungsmitteln oder anderen Getränken einnehmen, sonst ev. Solifenacin-Freisetzung im Mund (bitterer Geschmack, Taubheitsgefühl).
DO: Überaktive Blase: 1mal tgl. 5(-10) ml. Nicht für Kinder und Jugendliche.
Neurogene Detrusorhyperaktivität: Kinder ab 2 Jahren (mind. 9 kg KG) und Jugendliche: Initial 2-5 ml, MD 4-10 ml.
GA: Harnverhalten, schwere Magen/Darm-Erkrankungen (einschließlich toxisches Megakolon), Myasthenie, Engwinkelglaukom, Hämodialyse, schwere Nieren- oder Leberschäden.
SST: Vorsicht, nicht stillen.
NW: Anticholinerg: Mundtrockenheit, Obstipation, verschwommenes Sehen, Müdigkeit, trockene Haut und Nasenschleimhäute, Anaphylaxie, Angioödeme, QT-Verlängerung.
WW: Anticholinergika verstärkt; Wirkung von Metoclopramid oder Cisaprid vermindert. Bei gleichzeitiger Gabe von Ketoconazol oder anderer CYP3A4-Inhibitoren Vesicare-Dosis auf 5 mg begrenzen, Kindern nicht mehr als Initialdosis geben.
WH: Vor Behandlungsbeginn sonstige Ursachen der erhöhten Miktionsfrequenz (Herzinsuffizienz oder Nierenerkrankung) ausschließen.
Vorsicht bei obstruktiver Blasenentleerungsstörung, obstruktiver Magen/Darm-Erkrankung, Hiatushernie, Ösophagitis induzierende Arzneimittel (Bisphosphonattherapie), vegetativer Neuropathie. Verkehrshinweis.
Bei Überdosierung Antidote Physostigmin oder Carbachol, bei Erregung Benzodiazepine, bei Tachykardie Betablocker, bei Mydriasis Pilocarpin.
PG: 150 ML * (EKO: N) [€ 78,55]

Vesisol 5 mg - Filmtabletten 52C
(Z.Nr. 1-35530) RP. P. G04BD08
ZI: G.L. Pharma, Lannach
Z: 1 Filmtablette enthält: Solifenacin succinat 5 mg (entspr. Solifenacin 3,8 mg), Tablettenkern: Lactose monohydrat 55,25 mg, Maisstärke, Talkum, Magnesium stearat; Tablettenfilm: Opadry gelb OY 32823 (entspr. Hypromellose 6cP) (entspr. Titandioxid) (entspr. Macrogol 400) (entspr. Eisenoxid gelb) (entspr. Eisenoxid rot).
EW: Cholinerger Antagonist, urologisches Spasmolytikum.
AG: Dranginkontinenz, Pollakisurie, imperativer Harndrang (Syndrom der überaktiven Blase).
AA: Unzerkaut mit Flüssigkeit schlucken.
DO: 1mal tgl. 5(-10) mg. Nicht für Kinder.
GA: Harnverhalten, schwere Magen/Darm-Erkrankungen (einschließlich toxisches Megakolon), Myasthenie, Engwinkelglaukom, Hämodialyse, schwere Nieren- oder Leberschäden.
SST: Vorsicht, nicht stillen.
NW: Anticholinerg: Mundtrockenheit, Obstipation, verschwommenes Sehen, Müdigkeit, trockene Haut und Nasenschleimhäute, Anaphylaxie, Angioödeme, QT-Verlängerung.
WW: Anticholinergika verstärkt; Wirkung von Metoclopramid oder Cisaprid vermindert. Bei gleichzeitiger Gabe von Ketoconazol oder anderer CYP3A4-Inhibitoren Solifenacin-Dosis auf 5 mg begrenzen.
WH: Vor Behandlungsbeginn sonstige Ursachen der erhöhten Miktionsfrequenz (Herzinsuffizienz oder Nierenerkrankung) ausschließen.
Vorsicht bei obstruktiver Blasenentleerungsstörung, obstruktiver Magen/ Darm-Erkrankung, Hiatushernie, Ösophagitis induzierende Arzneimittel (Bisphosphonattherapie), vegetativer Neuropathie. Verkehrshinweis.
Bei Überdosierung Antidote Physostigmin oder Carbachol, bei Erregung Benzodiazepine, bei Tachykardie Betablocker, bei Mydriasis Pilocarpin.
PG: 10 ST (EKO: G) [€ 5,10], 30 ST (3) (EKO: G) [€ 15,15]

Vesisol 10 mg - Filmtabletten 52C
(Z.Nr. 1-35531) NR. P. G04BD08
ZI: G.L. Pharma, Lannach
Z: 1 Filmtablette enthält: Solifenacin succinat 10 mg (entspr. Solifenacin 7,5 mg), Tablettenkern: Lactose monohydrat 110,5 mg, Maisstärke, Talkum, Magnesium stearat; Tablettenfilm: Opadry weiss 03B28796 (entspr. Hypromellose 6cP) (entspr. Titandioxid) (entspr. Macrogol 400), Opadry braun 02F23883 (entspr. Hypromellose 5cP) (entspr. Titandioxid) (entspr. Macrogol 6000) (entspr. Eisenoxid gelb) (entspr. Eisenoxid rot).
Kurzinformation: siehe Vesisol 5 mg - Filmtabletten, → S. 1526
PG: 10 ST (EKO: G) [€ 5,10], 30 ST (3) (EKO: G) [€ 15,15]

Vesomni 6 mg/0,4 mg - Tabletten mit veränderter Wirkstofffreisetzung 52C, 52D02
(Z.Nr. 1-35278) RP. P. G04CA53
ZI: Astellas Pharma, Wien
Z: 1 Tablette enthält: Solifenacin succinat 6 mg (entspr. Solifenacin 4,5 mg), Tamsulosin hydrochlorid 0,4 mg (entspr. Tamsulosin 0,37 mg), Mannitol, Maltose, Macrogol 7000000, Macrogol 8000, Magnesium stearat, Butylhydroxytoluol, Siliciumdioxid, hochdispers, wasserfrei, Hypromellose, Eisenoxid rot.
EW: Muskarin-Rezeptorantagonist + Apha 1-Adrenozeptor-Antagonist.
AG: Dranginkontinenz, erhöhte Miktionsfrequenz, Harnentleerungsstörungen bei Männern mit benigner Prostatahyperplasie.
AA: Tabletten unzerkaut schlucken.
DO: 1mal tgl. 1 Tablette (= MTD). Nicht für Kinder und Jugendliche.
GA: Hämodialyse, schwere Leber- oder Nierenschäden, schwere Magen/Darm-Erkrankungen (einschließlich toxisches Megakolon), Myasthenie, Engwinkelglaukom, orthostatische Hypotonie.
SST: Nicht für Frauen indiziert.
NW: Mundtrockenheit, Magen/Darm, Schwindel, verschwommenes Sehen, Müdigkeit, Ejakulationsstörungen.
WW: Vorsicht: Andere Anticholinergika oder Alpha 1-Adrenozeptoren-Blocker, CYP3A4-Hemmer, Metoclopramid, Cisaprid.
WH: Vorsicht bei Risiko der Harnverhaltung, verringerter gastrointestnialer Motilität, Hiatushernie, Ösophagitis, QT-Verlängerung. Bei Angioödem oder anaphylaktischen Reaktionen sofort absetzen. Bei Augenoperationen auf "Intraoperative Floppy Iris Syndrome" (IFIS) achten. Verkehrshinweis.
PG: 10 ST * (EKO: N) [€ 32,00], 30 ST * (EKO: N) [€ 68,65]

Vesoxx 1 mg/ml - Lösung zur intravesikalen Anwendung 52C
(Z.Nr. 1-38455) RP. P. nicht im Handel. G04BD04

🐾 Vetalgin 500 mg/ml - Injektionslösung für Tiere 802AB, 825H, 832A
(Z.Nr. 8-07118) RP. P. VNW. QN02BB02
ZI: Intervet, Wien
Z: 1 ml Injektionslösung enthält: Metamizol natrium 500 mg, Benzylalkohol 30 mg, Wasser für Injektionszwecke.
EW: Analgetisch, spasmolytisch, antipyretisch, antiphlogistisch.
AG: Zur Bekämpfung von Schmerzen bei Koliken und anderen spasmusartigen Zu- ständen der Bauchhöhlenorgane; akute und chronische Arthritiden, rheu- matische Zustände der Muskeln und Gelenke, Neuritiden, Neuralgien, Tendovaginitiden.
Obstructio oesophagi durch Fremdkörper: zur Milderung des Spasmus.
Koliken, Lumbago und Tetanus beim Pferd.
Gelenksentzündung der Ferkel.
AA: Rind, Schwein, Hund: I.v. oder i.m.
Pferd: Nur langsam i.v.
DO: Pferd, Hund: 20-50 mg/kg KG, Rind: 20-40 mg/kg KG, Schwein: 15-50 mg/kg KG.
GA: Magen/Darm-Ulzera, Nierenschäden, Blutbildschäden, Gerinnungsstörungen, Asthma. Nicht bei Katzen anwenden.
SST: Strenge Indikationsstellung.
NW: Lokale Reaktionen. Bei Langzeitgabe Magen/Darm-Blutungen, Niere, Blutbild, Allergien, Bronchospasmen.
WW: Neuroleptika (Hypothermie); Enzyminduktoren verkürzen Wirkdauer von Metamizol. Glukokortikoide (Magen/Darm-Blutungen). Furosemid abgeschwächt.
WH: Bei Langzeitgabe Blutbild kontrollieren.
VNW: Essbare Gewebe: Schwein: 3 Tage. Rind 13 Tage, Pferd (i.v.) 6 Tage, Milch Rind 2,5 Tage. Nicht für Stuten, deren Milch für menschlichen Verzehr vorgesehen ist.
PG: 5 ST VNW [€ 68,40]

🐾 Veteglan 0,075 mg/ml - Injektionslösung für Kühe, Sauen und Stuten 822AI, 833AE
(Z.Nr. 8-37610) RP. P. VNW. QG02AD90

ZI: Laboratorios Calier, Les Franqueses del Vallès, Spanien
Z: 1 ml enthält: (+)-Cloprostenol 0,075 mg (entspr. (+)-Cloprostenol natrium 0,079 mg), Chlorocresol 1 mg, Citronensäure, Natriumhydroxid, Wasser für Injektionszwecke.
EW: Prostaglandin.
AG: Kühe: - Brunstinduktion und Brunstsynchronisation;
- Einleitung der Geburt nach dem 270. Tag der Trächtigkeit;
- Funktionsstörungen der Eierstöcke durch einen persistierenden Gelbkörper: Postpartale Anöstrie, stille Brunst, unregelmäßige und anovulatorische Zyklen, persistierendes Corpus luteum, Gelbkörper-Zysten;
- Pyometra, Endometritis;
- Abbruch der Trächtigkeit (bis zum 150. Trächtigkeitstag);
- Postpartale Dysfunktionen des Uterus, verzögerte Rückbildung des Uterus;
- Behandlungen im Zusammenhang mit Follikel-Lutein-Zysten (10-14 Tage nach der Verabreichung von GnRH oder hCG).
Sauen: - Einleitung der Geburt.
Stuten: - Auslösung der Luteolyse bei Stuten mit einem funktionellen Gelbkörper.
AA: Nur i.m.
DO: Kühe: 2 ml pro Tier. Details siehe Austria Codex - Fachinformation.
Sauen, Stuten: 1 ml pro Tier.
GA: Spastische Erkrankungen des Verdauungstraktes oder der Atemwege, Herz/Kreislauf- oder Atemwegserkrankungen.
SST: Nicht bei trächtigen Tieren anwenden, sofern keine Geburts- oder Aborteinleitung erwünscht ist.
NW: Infektionen an der Injektionsstelle, Nachgeburtsverhaltungen, Verhaltensänderungen bei Sauen.
WW: Nicht mit NSARs anwenden. Oxytocin verstärkt.
VNW: Essbare Gewebe: Rind 0 Tage, Schwein 1 Tag, Pferd 2 Tage. Milch: Keine.
PG: 20 ML VNW [€ 29,85]

🐾 Vetemex vet 10 mg/ml - Injektionslösung für Hunde und Katzen — 825A
(Z.Nr. 8-38747) RP. P. QA04AD90
ZI: CP-Pharma, Burgdorf, Deutschland
Z: 1 ml Injektionslösung enthält: Maropitant 10 mg, Betadex-Sulfobutylether-Natrium, Benzylalkohol 11,1 mg, Citronensäure, wasserfreie, Natriumhydroxid, Wasser für Injektionszwecke.
Kurzinformation: siehe Prevomax 10 mg/ml - Injektionslösung für Hunde und Katzen, → S. 1142
PG: 20 ML VT [€ 107,95]

🐾 Veterelin 0,004 mg/ml - Injektionslösung für Rinder, Schweine, Pferde und Kaninchen — 822AC, 833AC
(Z.Nr. 8-00975) RP. P. QH01CA90
ZI: Laboratorios Calier, Les Franqueses del Vallès, Spanien
Z: 1 ml enthält: Buserelin 0,004 mg (entspr. Buserelin acetat 0,0042 mg), Benzylalkohol 10 mg, Natriumchlorid, Natriumdihydrogenphosphat-1-Wasser, Natriumhydroxid, Wasser für Injektionszwecke.
Kurzinformation: siehe Receptal 0,004 mg/ml - Injektionslösung für Rinder, Pferde, Schweine und Kaninchen, → S. 1204
PG: 5 ST VN [€ 86,45]

🐾 *Vetergesic Multidose 0,3 mg/ml - Injektionslösung für Hunde und Katzen* — 802AA, 809Z
(Z.Nr. 8-00819) NR. SG. P. nicht im Handel. QN02AE01

🐾 Veteusan 100 mg/ml - Emulsion zur Anwendung auf der Haut für Hunde — 804A, 804B, 805AB
(Z.Nr. 8-16795) RP. P. QP53AX04
ZI: Richter Pharma, Feldgasse, Wels
Z: 1 ml enthält: Crotamiton 100 mg, Methyl-4-hydroxybenzoat 0,65 mg, Propyl-4-hydroxybenzoat 0,35 mg, Propylenglycol, Emulgade F, Trolamin, Carbomer, Wasser, gereinigtes.
EW: Akarizid, bakteriostatisch, juckreizstillend.
AG: Räude, Läuse- und Flöhebefall, Juckreiz bei Mykosen, Dermatosen und inneren Erkrankungen, chronische Ekzeme bei Hunden und Katzen.
AA: Auf die erkrankten Hautstellen auftragen und einreiben, für Katzen zur Hälfte mit Wasser verdünnen und höchstens 1/3 der Körperoberfläche ein- reiben.
DO: 3-4mal im Abstand von 2-3 Tagen.
SST: Nutzen/Risiko-Bewertung.
NW: Selten Allergien, vereinzelt Schmerzreaktionen.
WH: Bei Behandlung der Augenlider Cornea mit Vaselin schützen. Bei Katzen bei Ganzkörperbehandlung Schock möglich.
PG: 100 ML VT [€ 20,00]

🐾 Vetflurane 1000 mg/g - Flüssigkeit zur Herstellung eines Dampfes zur Inhalation — 811AB
(Z.Nr. 8-00916) NR. P. VNW. QN01AB06
ZI: Virbac, Carros, Frankreich
Z: 1 g enthält: Isofluran 1000 mg.
EW: Inhalationsnarkotikum.
AG: Einleitung und Aufrechterhaltung einer Allgemeinnarkose bei Pferden, Hunden, Katzen, Ziervögeln, Reptilien, Ratten, Mäusen, Hamster, Chinchillas, Gerbilen, Meerschweinchen und Frettchen.
AA: Mit geeichtem Verdampfer in Narkosesystem.
DO: Minimale alveoläre Konzentration beim Hund 1,28%, bei der Katze 1,63%, beim Pferd 1,31%.
Einleitung der Narkose: 2-4% in der Einatmungsluft (Pferd: 3-5%, kleine Säuger 2-3%).
Aufrechterhaltung der Narkose: Hund, Pferd 1,5-2,5%, Katze 1,5-3,0%, Ziervögel 2-3%.
Konzentration abhängig von Prämedikation und gleichzeitiger Anwendung von Lachgas.
GA: Maligne Hyperthermie.
SST: Nutzen/Risiko-Abwägung.
NW: Blutdruckabfall, Arrhythmien, Atemdepression, sehr selten maligne Hyperthermie, Hirndruckzunahme. Bei Überdosierung schwere Atemdepression.
WW: ZNS-Dämpfer, Sedativa, Analgetika; Pferde: Detomidin, Xylazin.
WH: Vorsicht bei herzkranken Tieren und bei Kopfverletzungen. Körpertemperatur überwachen. Narkosetiefe regelmäßig kontrollieren.
VNW: Essbare Gewebe: 2 Tage (Pferd). Nicht für Stuten, deren Milch für den menschlichen Verzehr vorgesehen ist.
PG: 250 ML VNW [€ 142,20]

🐾 Vetmedin 0,75 mg/ml - Injektionslösung für Hunde — 821A, 821C
(Z.Nr. 8-35890) RP. P. QC01CE90
ZI: Boehringer Ingelheim-Vetmedica, Ingelheim, Deutschland
Z: 1 ml enthält: Pimobendan 0,75 mg, Hydroxypropylbetadex, Dinatriumhydrogenphosphat-12-Wasser, Natriumdihydrogenphosphat-dihydrat, Natriumhydroxid zur pH-Wert-Einstellung, Salzsäure zur pH-Wert-Einstellung, Wasser für Injektionszwecke.
EW: Inotrop, vasodilatierend.
AG: Herzinsuffizienz beim Hund durch dilatative Kardiomyopathie oder Klappeninsuffizienz.
AA: I.v.
DO: Einmalig 0,15 mg Pimobendan/kg KG.
GA: Hypertrophische Kardiomyopathie, Aortenstenose, schwere Leberschäden.
SST: Nutzen/Risiko-Abwägung.
NW: Positiv chronotrop, Erbrechen.
WW: Verapamil, Diltiazem, Propranolol (negativ inotrop).
WH: Vorsicht bei Diabetes. Blutzuckerkontrolle und Kontrolle der Herzfunktion.
PG: 5 ML VT [€ 43,90]

🐾 Vetmedin 1,25 mg - Kapseln für Hunde — 821A, 821C
(Z.Nr. 8-00592) RP. P. QC01CE90
ZI: Boehringer Ingelheim-Vetmedica, Ingelheim, Deutschland
Z: 1 Kapsel enthält: Pimobendan 1,25 mg, Citronensäure, Siliciumdioxid, hochdisperses, Cellulose, mikrokristalline, Povidon, Magnesium stearat, Gelatine, Titandioxid, Eisenoxid gelb.
EW: Inotrop, vasodilatierend.
AG: Herzinsuffizienz beim Hund durch dilatative Kardiomyopathie oder Klappeninsuffizienz.
AA: Oral, 1 Std. vor der Fütterung.
DO: TD 0,5 (0,2-0,6) mg/kg KG in 2 ED. Kombination mit Diuretikum (z.B. Furosemid) möglich.
GA: Hypertrophische Kardiomyopathie, Aortenstenose, schwere Leberschäden.
SST: Keine Untersuchungen an trächtigen oder laktierenden Hündinnen. Nutzen/Risiko-Abwägung.
NW: Erhöhung der Herzfrequenz, Erbrechen, selten Zunahme der Mitralklappen- Regurgitation, sehr selten Petechien.
WW: Wirkungsabschwächung durch Verapamil, Diltiazem, Propranolol.
WH: Vorsicht bei Diabetes. Blutzuckerkontrolle und Kontrolle der Herzfunktion.
PG: 100 ST VT [€ 25,80]

🐾 Vetmedin 2,5 mg - Kapsel für Hunde — 821A, 821C
(Z.Nr. 8-00445) RP. P. QC01CE90
ZI: Boehringer Ingelheim-Vetmedica, Ingelheim, Deutschland

V

Z: 1 Kapsel enthält: Pimobendan 2,5 mg, Citronensäure, Siliciumdioxid, hochdisperses, Cellulose, mikrokristalline, Povidon, Magnesium stearat, Gelatine, Titandioxid, Eisenoxid rot, Eisenoxid gelb.
Kurzinformation: siehe Vetmedin 1,25 mg - Kapseln für Hunde, → S. 1527
PG: 100 ST VT [€ 41,05]

Vetmedin 5 mg - Kapseln für Hunde
821A, 821C
(Z.Nr. 8-00446) RP. P. QC01CE90
ZI: Boehringer Ingelheim-Vetmedica, Ingelheim, Deutschland
Z: 1 Kapsel enthält: Pimobendan 5 mg, Citronensäure, Siliciumdioxid, hochdisperses, Cellulose, mikrokristalline, Povidon, Magnesium stearat, Gelatine, Titandioxid, Gelborange S.
Kurzinformation: siehe Vetmedin 1,25 mg - Kapseln für Hunde, → S. 1527
PG: 100 ST VT [€ 55,55]

Vetmedin 10 mg - Kapseln für Hunde
821A, 821C
(Z.Nr. 8-35538) RP. P. QC01CE90
ZI: Boehringer Ingelheim-Vetmedica, Ingelheim, Deutschland
Z: 1 Kapsel enthält: Pimobendan 10 mg, Citronensäure, Siliciumdioxid, hochdisperses, Cellulose, mikrokristalline, Povidon, Magnesium stearat, Gelatine, Titandioxid, Gelborange S.
Kurzinformation: siehe Vetmedin 1,25 mg - Kapseln für Hunde, → S. 1527
PG: 100 ST VT [€ 91,60]

Vetmedin 1,25 mg - Kautabletten für Hunde 821A, 821C
(Z.Nr. 8-00933) RP. P. nicht im Handel. QC01CE90

Vetmedin 2,5 mg - Kautabletten für Hunde 821A, 821C
(Z.Nr. 8-00934) RP. P. nicht im Handel. QC01CE90

Vetmedin 5 mg - Kautabletten für Hunde 821A, 821C
(Z.Nr. 8-00935) RP. P. nicht im Handel. QC01CE90

Vetmedin 10 mg - Kautabletten für Hunde 821A, 821C
(Z.Nr. 8-35192) RP. P. nicht im Handel. QC01CE90

Vetmedin Chew 1,25 mg - Kautabletten für Hunde
821A, 821C
(Z.Nr. 8-36156) RP. P. QC01CE90
ZI: Boehringer Ingelheim-Vetmedica, Ingelheim, Deutschland
Z: 1 Kautablette enthält: Pimobendan 1,25 mg, Lactose monohydrat, Cellulose, mikrokristalline, Stärke, vorverkleistert, Poly(O-carboxymethyl)stärke-Natrium Salz, Macrogol 6000, Macrogolglyerolstearate, Trockenhefe, Schweineleberaroma, Talkum, Magnesium stearat.
EW: Inotrop, vasodilatierend.
AG: Herzinsuffizienz beim Hund durch dilatative Kardiomyopathie oder Klappeninsuffizienz.
AA: Oral, 1 Std. vor der Fütterung.
DO: TD 0,5 (0,2-0,6) mg/kg KG in 2 ED. Kombination mit Diuretikum (z.B. Furosemid) möglich.
GA: Hypertrophische Kardiomyopathie, Aortenstenose, schwere Leberschäden.
SST: Nutzen/Risiko-Abwägung.
NW: Positiv chronotrop, Erbrechen.
WW: Verapamil, Diltiazem, Propranolol (negativ inotrop).
WH: Vorsicht bei Diabetes. Blutzuckerkontrolle und Kontrolle der Herzfunktion.
PG: 100 ST VT [€ 35,00]

Vetmedin Chew 2,5 mg - Kautabletten für Hunde
821A, 821C
(Z.Nr. 8-36157) RP. P. QC01CE90
ZI: Boehringer Ingelheim-Vetmedica, Ingelheim, Deutschland
Z: 1 Kautablette enthält: Pimobendan 2,5 mg, Lactose monohydrat, Cellulose, mikrokristalline, Stärke, vorverkleistert, Poly(O-carboxymethyl)stärke-Natrium Salz, Macrogol 6000, Macrogolglyerolstearate, Trockenhefe, Schweineleberaroma, Talkum, Magnesium stearat.
Kurzinformation: siehe Vetmedin Chew 1,25 mg - Kautabletten für Hunde, → S. 1528
PG: 100 ST VT [€ 50,30]

Vetmedin Chew 5 mg - Kautabletten für Hunde
821A, 821C
(Z.Nr. 8-36158) RP. P. QC01CE90
ZI: Boehringer Ingelheim-Vetmedica, Ingelheim, Deutschland
Z: 1 Kautablette enthält: Pimobendan 5 mg, Lactose monohydrat, Cellulose, mikrokristalline, Stärke, vorverkleistert, Poly(O-carboxymethyl)stärke-Natrium Salz, Macrogol 6000, Macrogolglyerolstearate, Trockenhefe, Schweineleberaroma, Talkum, Magnesium stearat.
Kurzinformation: siehe Vetmedin Chew 1,25 mg - Kautabletten für Hunde, → S. 1528
PG: 100 ST VT [€ 72,80]

Vetmedin Chew 10 mg - Kautabletten für Hunde
821A, 821C
(Z.Nr. 8-36159) RP. P. QC01CE90
ZI: Boehringer Ingelheim-Vetmedica, Ingelheim, Deutschland
Z: 1 Kautablette enthält: Pimobendan 10 mg, Lactose monohydrat, Cellulose, mikrokristalline, Stärke, vorverkleistert, Poly(O-carboxymethyl)stärke-Natrium Salz, Macrogol 6000, Macrogolglyerolstearate, Trockenhefe, Schweineleberaroma, Talkum, Magnesium stearat.
Kurzinformation: siehe Vetmedin Chew 1,25 mg - Kautabletten für Hunde, → S. 1528
PG: 100 ST VT [€ 109,55]

Vetmulin 100 g/kg - Arzneimittel-Vormischung zur Herstellung von Fütterungsarzneimitteln für Schweine, Hühner, Puten und Kaninchen 812AZ
(Z.Nr. 8-70064) NR. P. VNW. nicht im Handel. QJ01XQ01

Vetmulin 100 mg/g - Granulat zum Eingeben über das Futter für Schweine 812AZ
(Z.Nr. 8-00829) NR. P. VNW. nicht im Handel. QJ01XQ01

Vetmulin 450 mg/g - Granulat zum Eingeben über das Trinkwasser für Schweine, Hühner und Puten
812AZ
(Z.Nr. 8-00805) NR. P. VNW. QJ01XQ01
ZI: Huvepharma, Antwerpen, Belgien
Z: 1 kg Granulat enthält: Tiamulin hydrogenfumarat 450 mg (entspr. Tiamulin 364,2 mg), Povidon, Lactose monohydrat.
EW: Antibiotikum.
AG: Schweine:
- Therapie der Schweinedysenterie durch Brachyspira hyodysenteriae.
- Therapie der Porcinen Intestinalen Spirochätose (Colitis) durch Brachyspira pilosicoli.
- Therapie der Porcinen Proliferativen Enteropathie (Ileitis) durch Lawsonia intracellularis.
- Therapie und Metaphylaxe der enzootischen Pneumonie durch Mycoplasma hypopneumoniae.
- Therapie der Pleuropneumonie duch Actinobacillus pleuropneumoniae.

Hühner: Zur Behandlung und Metaphylaxe chronischer Atemwegserkrankungen (CRD) durch Mycoplasma gallisepticum und der Luftsackentzündung und der infektiösen Synovitis durch Mycoplasma synoviae.
Puten: Zur Behandlung und Metaphylaxe der infektiösen Sinusitis und der Luftsackentzündung verursacht durch Tiamulin-empfindliche Stämme von Mycoplasma gallisepticum und Mycoplasma synoviae und Mycoplasma meleagridis.
AA: Zum Eingeben über das Trinkwasser.
DO: Schweine: Schweindysenterie, Colitis, Ileitis: 8,8 mg Tiamulinfumarat pro kg KG und Tag an (3-)5 Tagen.
Pneumonie: 20 mg Tiamulinfumarat pro kg KG und Tag an 5 Tagen.
Hühner: 25 mg Tiamulinhydrogenfumarat pro kg Körpergewicht und Tag an 3 bis 5 Tagen.
Puten: 40 mg Tiamulinhydrogenfumarat pro kg Körpergewicht und Tag an 3 bis 5 Tagen.
SST: Anwendung möglich.
NW: Schweine: Rötungen, schwache Hautödeme.
WW: Gegenanzeige: Monesin, Narasin, Salinomycin (7 Tage Abstand).
WH: Wasseraufnahme regelmäßig kontrollieren.
VNW: Essbare Gewebe: Schweine 2 Tage , Hühner 2 Tage, Puten 6 Tage. Hühnereier: Null Tage.
PG: 1 KG VNW [€ 219,15]

Vetmulin 162 mg/ml - Injektionslösung für Schweine 812AZ
(Z.Nr. 8-00832) NR. P. VNW. QJ01XQ01
ZI: Huvepharma, Antwerpen, Belgien
Z: 1 ml enthält: Tiamulin 162 mg, Butyl-4-hydroxybenzoat 0,324 mg, Propylgallat 0,163 mg, Ethanol 96%, Sesamöl, raffiniertes.
EW: Bakteriostatisches Antibiotikum.
AG: - Therapie und Metaphylaxe der Schweinedysenterie durch Brachyspira hyodysenteriae.
- Therapie der enzootischen Pneumonie durch Mycoplasma hypopneumoniae.
- Therapie der Arthritis durch Mycoplasma Hyosynoviae.
AA: Nur i.m. (in den Nackenmuskel).
DO: Schweinedysenterie: Einmalig 8,1 mg Tiamulinbase/kg KG (= 1 ml/ 20 kg KG), gefolgt von Tiamulin oral über Futter oder Wasser.
Enzootische Pneumonie, Arthritis: 12,1 mg Tiamulinbase/ kg KG/ Tag (= 1,5 ml/ 20 kg KG) über 3 Tage.
SST: Anwendung möglich.
NW: Überempfindlichkeit (Haut), lokale Reaktionen.
WW: Gegenanzeige: Monensin, Narasin, Salinomycin (7 Tage Abstand). Beta-Laktam-Antibiotika (abgeschwächt).
WH: Langzeit- und wiederholte Behandlungen wegen Resistenz-Risikos vermeiden.
VNW: Essbare Gewebe 21 Tage.
PG: 100 ML VNW [€ 48,20]

Vetofol 10 mg/ml - Emulsion zur Injektion für Hunde und Katzen 811AA
(Z.Nr. 8-00907) RP. P. nicht im Handel. QN01AX10

Vetoryl 10 mg - Hartkapseln für Hunde 880
(Z.Nr. 8-00706) RP. P. QH02CA01
ZI: Dechra Regulatory, Bladel, Niederlande
Z: 1 Kapsel enthält: Trilostan 10 mg, Maisstärke, Lactose monohydrat, Magnesium stearat, Kapsel: Gelatine, Titandioxid 0,942 mg, Eisen(III)-hydroxid-oxid x H2O 0,035 mg, Eisen(II,III)-oxid 0,532 mg; Schriftzug: Titandioxid, Eisen(II,III)-oxid Schellack.
EW: Antikortikosteroid.
AG: Hypophysärer oder adrenaler Hyperadrenokortizismus (M. Cushing und Cushing-Syndrom) bei Hunden.
AA: 1mal tgl. mit dem Futter.
DO: Individuell; TD initial 2 mg/kg KG, Dosiserhöhung um 50% nach Bedarf (bis 10 mg/kg KG und mehr). Überwachung durch Blutproben und ACTH-Stimulationstest (4-6 Std. nach der Behandlung).
GA: Hepatitis, Niereninsuffizienz, Hunde unter 3 kg KG.
SST: Nicht anwenden (auch bei Zuchttieren nicht anwenden).
NW: Magen/Darm, Appetitlosigkeit, Lethargie, Steroidentzugssyndrom, Hypoadrenokortizismus, Addisonkrise, Nierendysfunktion manifest, Arthritis manifest, plötzliche Todesfälle.
WW: Kaliumsparende Diuretika, ACE-Hemmer; Mitotan (1 Monat Abstand).
WH: Exakte Diagnose notwendig. Kontrollen: Leber, Niere. Besondere Vorsicht bei Anämie.
PG: 30 ST VT [€ 59,70]

Vetoryl 30 mg - Hartkapseln für Hunde 880
(Z.Nr. 8-00664) RP. P. QH02CA01
ZI: Dechra Regulatory, Bladel, Niederlande
Z: 1 Kapsel enthält: Trilostan 30 mg, Titandioxid 1,19 mg, Eisen(III)-hydroxid-oxid x H2O 0,045 mg, Eisen(II,III)-oxid 0,672 mg, Maisstärke, Lactose monohydrat, Magnesium stearat, Gelatine.
Kurzinformation: siehe Vetoryl 10 mg - Hartkapseln für Hunde, → S. 1529
PG: 30 ST VT [€ 77,35]

Vetoryl 60 mg - Hartkapseln für Hunde 880
(Z.Nr. 8-00665) RP. P. QH02CA01
ZI: Dechra Regulatory, Bladel, Niederlande
Z: 1 Kapsel enthält: Trilostan 60 mg, Titandioxid 1,19 mg, Eisen(III)-hydroxid-oxid x H2O 0,045 mg, Eisen(II,III)-oxid 0,672 mg, Maisstärke, Lactose monohydrat, Magnesium stearat, Gelatine.
Kurzinformation: siehe Vetoryl 10 mg - Hartkapseln für Hunde, → S. 1529
PG: 30 ST VT [€ 98,45]

Vetoryl 120 mg - Hartkapseln für Hunde 880
(Z.Nr. 8-00666) RP. P. QH02CA01
ZI: Dechra Regulatory, Bladel, Niederlande
Z: 1 Kapsel enthält: Trilostan 120 mg, Titandioxid 1,885 mg, Eisen(III)-hydroxid-oxid x H2O 0,071 mg, Eisen(II,III)-oxid 1,064 mg, Maisstärke, Lactose monohydrat, Magnesium stearat, Gelatine.
Kurzinformation: siehe Vetoryl 10 mg - Hartkapseln für Hunde, → S. 1529
PG: 30 ST VT [€ 140,20]

Vetramycin - Salbe zur intramammären Anwendung für Rinder 801BG, 826, 834B
(Z.Nr. 8-16801) NR. P. VNW. nicht im Handel. QJ51RC22

Vetramycin DC - Salbe zur intramammären Anwendung für Rinder 801BG, 826, 834B
(Z.Nr. 8-17939) NR. P. VNW. nicht im Handel. QJ51RC22

Vetren 60.000 I.E./100 g - Creme 53B01
(Z.Nr. 1-21322) RPF. P. C05BA03
ZI: Takeda Pharma, Wien
Z: 100 g enthalten: Heparin natrium 0,25-0,543 g (entspr. → 60000 IE), Bronopol 0,115 g, Cetylalkohol 1,5 g, Wollwachs 5 g, Glycerol (mono,di)stearat, Paraffin, dickflüssiges, Cetostearyl octanoat, Wachs, gebleichtes, Hostaphat kw 340 D, Propylenglycol 2 g, Carbomer 940, Natriumhydroxid, Wasser, gereinigtes.
EW: Antithrombotisch.
AG: Unterstützend bei akuten Schwellungen nach stumpfen Traumen. Oberfläch- liche Venenentzündungen.
DO: 2-3mal tgl. 3-5 cm Cremestrang dünn auf die Haut auftragen und ohne Druck verreiben. Keine Dosisempfehlungen für Kinder und Jugendliche.
GA: Heparin-induzierte Thrombozytopenie (Typ II).
SST: Nicht großflächig behandeln.
NW: Sehr selten Allergien.
WH: Nur auf intakter Haut anwenden, nicht im Augen-, Nasen- und Wundbereich anwenden. I.m. Injektionen wegen Hämatomgefahr vermeiden.
PG: 40 G * (EKO: N) [€ 9,55], 100 G * (EKO: N) [€ 17,55]

Vetren 60.000 I.E./100 g - Gel 53B01
(Z.Nr. 1-21320) RPF. P. C05BA03
ZI: Takeda Pharma, Wien
Z: 100 g Gel enthalten: Heparin natrium 0,25-0,543 g (entspr. → 60000 IE), Macrogolglycerolricinoleat 0,6 g, Latschenkiefernöl, aetherisch, Carbomer 940, 2-Propanol, Natriumhydroxid, Wasser, gereinigtes.
Kurzinformation: siehe Vetren 60.000 I.E./100 g - Creme, → S. 1529
PG: 40 G * (EKO: N) [€ 9,55], 100 G * (EKO: N) [€ 17,55]

Vetrimoxin L.A. 150 mg/ml - Injektionssuspension für Rinder und Schweine 801AA
(Z.Nr. 8-01135) NR. P. VNW. QJ01CA04
ZI: Ceva Sante Animale, Libourne, Frankreich
Z: 1 ml Injektionssuspension enthält: Amoxicillin 150 mg (entspr. Amoxicillin trihydrat), Siliciumdioxid, hochdisperses, Sorbitan oleat, Propylenglycol dicaprylocaprat.
EW: Antiinfektivum.
AG: Rinder: Respiratorische Infektionen durch Mannheimia haemolytica und Pasteurella multocida.
Schweine: Respiratorische Infektionen durch Pasteurella multocida.
AA: I.m.
DO: 15 mg/kg KG (= 1 ml pro 10 kg KG), nach 48 Std. wiederholen.
GA: Schwere Nierenschäden, Kaninchen, Hasen, Hamster, Meerschweinchen und andere kleine Pflanzenfresser, Pferde.
SST: Nutzen/Risiko-Abwägung.
NW: Allergien (bis Schock), lokale Reizungen.
WW: Nicht mit anderen Antibiotika anwenden, die die Wirkung von Penicillinen antagonisieren.
VNW: Essbare Gewebe: Rind 18 Tage, Schwein 20 Tage. Milch 3 Tage.
PG: 100 ML VNW [€ 47,80], 250 ML VNW [€ 83,45]

▼ **Veyvondi 650 I.E. - Pulver und Lösungsmittel zur Herstellung einer Injektionslösung** 20D01
(Z.Nr. EU/1/18/1298/*) NR. P. B02BD10
ZI: Baxalta Innovations, Wien
Z: 1 Durchstechflasche enthält: Vonicog alfa 650 IE (entspr. Von Willebrand-Faktor (human), rekombinant) (entspr. nach Rekonstitution 130 IE/ml), mittels DNA-Technologie rekombinant aus Ovarialzellen des Chinesischen Hamsters hergestellt, Natrium citrat, Glycin, Trehalose-Dihydrat, Mannitol, Polysorbat 80; Lösungsmittel: Wasser für Injektionszwecke.
EW: Antihämorrhagika; Rekombinanter Von-Willebrand-Faktor.

AG: Von-Willebrand-Syndrom, wenn Behandlung mit Desmopressin alleine nicht wirksam oder nicht indiziert ist.
Nicht zur Behandlung von Hämophilie A.
AA: I.v. Infusion nach Rekonstituierung, max. 4 ml/min.
DO: Individuell.
Im Allgemeinen hebt 1 I.E./kg Vonicog alfa den Plasmaspiegel des VWF:RCo um 0,02 I.E./ml (2 %) an.
Behandlung von Blutungsepisoden: Initial 40-80 I.E./kg KG, Folgedosen 40-60 I.E./kg KG alle 8-24 Std.
Vorbeugung von Blutungen: 12-24 Std. vor einer geplanten Operation 40-60 I.E./kg KG.
Details siehe Austria Codex - Fachinformation.
Keine Daten an Kindern und Jugendlichen.
GA: Allergien gegen Maus- oder Hamsterproteine.
SST: Zwingende Indikationsstellung.
NW: Überempfindlichkeit, ZNS, Tachykardie, thrombotische Ereignisse, Magen/Darm, Pruritus, lokale Parästhesie, Entwicklung neutralisierender Antikörper.
WH: Bei akut blutenden Patienten gleichzeitig FVIII-Arzneimittel verabreichen.
PG: 1 ST * (EKO: N) [€ 940,70]

▼ Veyvondi 1300 I.E. - Pulver und Lösungsmittel zur Herstellung einer Injektionslösung 20D01
(Z.Nr. EU/1/18/1298/*) NR. P. B02BD10
ZI: Baxalta Innovations, Wien
Z: 1 Durchstechflasche enthält: Vonicog alfa 1300 IE (entspr. Von Willebrand-Faktor (human), rekombinant) (entspr. nach Rekonstitution 130 IE/ml), mittels DNA-Technologie rekombinant aus Ovarialzellen des Chinesischen Hamsters hergestellt, Natrium citrat, Glycin, Trehalose-Dihydrat, Mannitol, Polysorbat 80; Lösungsmittel: Wasser für Injektionszwecke.
Kurzinformation: siehe Veyvondi 650 I.E. - Pulver und Lösungsmittel zur Herstellung einer Injektionslösung, → S. 1529
PG: 1 ST * (EKO: N) [€ 1.838,00]

Vfend 50 mg - Filmtabletten 11B02
(Z.Nr. EU/1/02/212/*) RP. P. J02AC03
ZI: Pfizer Europe, Brüssel, Belgien
Z: 1 Filmtablette enthält: Voriconazol 50 mg, Tablettenkern: Lactose monohydrat 63,42 mg, Maisstärke, vorverkleistert, Croscarmellose natrium, Povidon, Magnesium stearat; Filmüberzug: Hypromellose, Titandioxid, Lactose monohydrat, Triacetin.
EW: Breitspektrum-Antimykotikum.
AG: Invasive Aspergillose; Fluconazolresistente Candida; schwere Mykosen durch Scedosporium spp. und Fusarium spp., Candidämie bei nicht neutropenischen Patienten.
Prophylaxe invasiver Pilzinfektionen bei Hochrisikopatienten mit allogener hämatopoetischer Stammzelltransplantation (HSZT).
AA: Mindestens 1 Std. vor oder nach einer Mahlzeit einnehmen.
DO: Therapie und Prophylaxe (über bis zu 100 Tage ab dem Tag der Transplantation):
Initial: I.v.: 6 mg/kg KG alle 12 Stunden. Oral: 400 mg (Patienten ab 40 kg KG) bzw. 200 mg (Patienten unter 40 kg KG) alle 12 Std.
Ab 2. Tag: I.v.: 2mal tgl. 4 mg/kg KG. Oral: 200 mg (Patienten ab 40 kg KG) bzw. 100 mg (Patienten unter 40 kg KG) 2mal tgl.
Dosisanpassung oral bis 2mal tgl. 300 mg bzw. 350 mg (bei Rifabutingabe) bzw. 400 mg (bei Phenytoingabe oder Efavirenzgabe).
Dosisreduktion bei Leberzirrhose.
Kinder ab 2 Jahren und Jugendliche bis 50 kg KG: Am 1. Tag 9 mg/kg KG i.v. alle 12 Std., dann 2mal tgl. 8 mg/kg KG iv. oder 9 mg/kg KG oral (MTD 2mal 350 mg).
SST: Strenge Nutzen/Risiko-Abwägung, nicht stillen.
NW: Sehverschlechterungen (sehr häufig), Vegetativum, Fieber, Allgemeinreaktionen, Allergien, Herz/Kreislauf (QTc-Verlängerung, Arrhythmien), Magen/Darm, akute Pankreatitis, Blutbild, Leberenzymanstiege (besonders bei Kindern), ZNS, Atemnot, Haut (Phototoxizität, Plattenepithelkarzinom Stevens-Johnson-Syndrom), Netzhautblutungen, Niere, Ödeme.
WW: Kontraindiziert: Terfenadin, Astemizol, Cisaprid, Pimozid, Chinidin, Rifampicin, Carbamazepin, Phenobarbital, Ergot-Alkaloiden, Sirolimus, hoch dosiertes Ritonavir, Johanniskraut, hoch dosiertes Efavirenz (TD ab 400 mg).
Nicht empfohlen: Everolimus.
Vorsicht: Tacrolimus- oder Cyclosporinspiegel überwachen. Antikoagulantien (Prothrombinzeit überwachen). Sulfonylharnstoffe (Blutzucker kontrollieren). Statine, Benzodiazepine (Dosis anpassen). Phenytoin, Rifabutin, Omeprazol.
Ritonavir (verringert Voriconazol-Spiegel), Proteasehemmer, Methadon (ev. Dosis reduzieren). Efavirenz(-Dosis auf 1mal tgl. 300 mg verringern, Voriconazol-Dosis auf 2mal tgl. 400 mg erhöhen). Alfentanil-Dosis reduzieren. NSARs, Fluconazol, Opiate, orale Kontrazeptiva.
WH: Kontrollen: Leber, Niere, Pankreas, Elektrolyte, Haut (auf prämaligne Läsionen bzw. Plattenepithelkarzinome). Verkehrshinweis (Sehstörungen). Auf QTc-Verlängerung bzw. Phototoxizität achten.
PG: 10 ST RE1 (EKO: Y) [€ 57,50]

Vfend 200 mg - Filmtabletten 11B02
(Z.Nr. EU/1/02/212/*) RP. P. J02AC03
ZI: Pfizer Europe, Brüssel, Belgien
Z: 1 Filmtablette enthält: Voriconazol 200 mg, Tablettenkern: Lactose monohydrat 253,675 mg, Maisstärke, vorverkleistert, Croscarmellose natrium, Povidon, Magnesium stearat; Filmüberzug: Hypromellose, Titandioxid, Lactose monohydrat, Triacetin.
Kurzinformation: siehe Vfend 50 mg - Filmtabletten, → S. 1530
PG: 10 ST RE1 (EKO: Y) [€ 201,40], 30 ST RE1 (EKO: Y) [€ 539,05]

Vfend 200 mg - Filmtabletten 11B02
(Z.Nr. EU/1/02/212/*) RP. P. Parallelimport. J02AC03
nicht im Handel.

Vfend 200 mg - Filmtabletten 11B02
(Z.Nr. EU/1/02/212/*) RP. P. Parallelimport. J02AC03
nicht im Handel.

Vfend 200 mg - Pulver zur Herstellung einer Infusionslösung 11B02
(Z.Nr. EU/1/02/212/*) RP. P. J02AC03
ZI: Pfizer Europe, Brüssel, Belgien
Z: 1 Durchstichflasche enthält: Voriconazol 200 mg, Natrium-beta-cyclodextrin-sulfobutylether 217,6 mg, Wasser für Injektionszwecke.
EW: Breitspektrum-Antimykotikum.
AG: Invasive Aspergillose; Fluconazolresistente Candida; schwere Mykosen durch Scedosporium spp. und Fusarium spp., Candidämie bei nicht neutropenischen Patienten.
Prophylaxe invasiver Pilzinfektionen bei Hochrisikopatienten mit allogener hämatopoetischer Stammzelltransplantation (HSZT).
AA: I.v. Infusion (3 mg/kg KG/h über 1-3 Std.) nach Auflösen und Verdünnen; nicht als Bolus injizieren.
DO: Therapie und Prophylaxe (über bis zu 100 Tage ab dem Tag der Transplantation):
Initial: I.v.: 6 mg/kg KG alle 12 Stunden. Oral: 400 mg (Patienten ab 40 kg KG) bzw. 200 mg (Patienten unter 40 kg KG) alle 12 Std.
Ab 2. Tag: I.v.: 2mal tgl. 4 mg/kg KG. Oral: 200 mg (Patienten ab 40 kg KG) bzw. 100 mg (Patienten unter 40 kg KG) 2mal tgl.
Dosisanpassung oral bis 2mal tgl. 300 mg bzw. 350 mg (bei Rifabutingabe) bzw. 400 mg (bei Phenytoingabe oder Efavirenzgabe).
Dosisreduktion bei Leberzirrhose.
Kinder ab 2 Jahren und Jugendliche bis 50 kg KG: Am 1. Tag 9 mg/kg KG i.v. alle 12 Std., dann 2mal tgl. 8 mg/kg KG iv. oder 9 mg/kg KG oral (MTD 2mal 350 mg).
SST: Strenge Nutzen/Risiko-Abwägung, nicht stillen.
NW: Sehverschlechterungen (sehr häufig), Vegetativum, Fieber, Allgemeinreaktionen, Allergien, Herz/Kreislauf (QTc-Verlängerung, Arrhythmien), Magen/Darm, akute Pankreatitis, Blutbild, Leberenzymanstiege (besonders bei Kindern), ZNS, Atemnot, Haut (Phototoxizität, Plattenepithelkarzinom Stevens-Johnson-Syndrom), Netzhautblutungen, Niere, Ödeme.
WW: Kontraindiziert: Terfenadin, Astemizol, Cisaprid, Pimozid, Chinidin, Rifampicin, Carbamazepin, Phenobarbital, Ergot-Alkaloiden, Sirolimus, hoch dosiertes Ritonavir, Johanniskraut, hoch dosiertes Efavirenz (TD ab 400 mg).
Nicht empfohlen: Everolimus.
Vorsicht: Tacrolimus- oder Cyclosporinspiegel überwachen. Antikoagulantien (Prothrombinzeit überwachen). Sulfonylharnstoffe (Blutzucker kontrollieren). Statine, Benzodiazepine (Dosis anpassen). Phenytoin, Rifabutin, Omeprazol.
Ritonavir (verringert Voriconazol-Spiegel), Proteasehemmer, Methadon (ev. Dosis reduzieren). Efavirenz(-Dosis auf 1mal tgl. 300 mg verringern, Voriconazol-Dosis auf 2mal tgl. 400 mg erhöhen). Alfentanil-Dosis reduzieren. NSARs, Fluconazol, Opiate, orale Kontrazeptiva.
WH: Kontrollen: Leber, Niere, Pankreas, Elektrolyte, Haut (auf prämaligne Läsionen bzw. Plattenepithelkarzinome). Verkehrshinweis (Sehstörungen). Auf QTc-Verlängerung bzw. Phototoxizität achten.
PG: 1 ST * (EKO: N) [€ 255,60]

Vfend 200 mg - Pulver zur Herstellung einer Infusionslösung 11B02
(Z.Nr. EU/1/02/212/*) RP. P. Parallelimport. J02AC03
nicht im Handel.

Vfend 200 mg - Pulver zur Herstellung einer Infusionslösung 11B02
(Z.Nr. EU/1/02/212/*) RP. P. Parallelimport. J02AC03

V: Orifarm, Leverkusen, Deutschland
Z: 1 Durchstechflasche enthält: Voriconazol 200 mg, Natrium-beta-cyclodextrin-sulfobutylether 217,6 mg, Wasser für Injektionszwecke.
PG: 1 ST * (EKO: N) [€ 253,90]

Vfend 40 mg/ml - Pulver zur Herstellung einer Suspension zum Einnehmen 11B02
(Z.Nr. EU/1/02/212/*) RP. P. E. L. J02AC03
ZI: Pfizer Europe, Brüssel, Belgien
Z: 1 ml Suspension enthält nach Rekonstitution: Voriconazol 40 mg, Sucrose 0,54 g, Siliciumdioxid, hochdisperses, Titandioxid, Xanthan gummi, Natrium citrat, Citronensäure, wasserfreie, Natriumbenzoat, Orangenkonzentrat natürlich.
EW: Breitspektrum-Antimykotikum.
AG: Invasive Aspergillose; Fluconazolresistente Candida; schwere Mykosen durch Scedosporium spp. und Fusarium spp., Candidämie bei nicht neutropenischen Patienten.
Prophylaxe invasiver Pilzinfektionen bei Hochrisikopatienten mit allogener hämatopoetischer Stammzelltransplantation (HSZT).
AA: Mindestens 1 Std. vor oder 2 Stunden nach einer Mahlzeit einnehmen.
DO: Therapie und Prophylaxe (über bis zu 100 Tage ab dem Tag der Transplantation):
Initial: I.v.: 6 mg/kg KG alle 12 Stunden. Oral: 400 mg (Patienten ab 40 kg KG) bzw. 200 mg (Patienten unter 40 kg KG) alle 12 Std.
Ab 2. Tag: I.v.: 2mal tgl. 4 mg/kg KG. Oral: 200 mg (Patienten ab 40 kg KG) bzw. 100 mg (Patienten unter 40 kg KG) 2mal tgl.
Dosisanpassung oral bis 2mal tgl. 300 mg bzw. 350 mg (bei Rifabutingabe) bzw. 400 mg (bei Phenytoingabe oder Efavirenzgabe).
Dosisreduktion bei Leberzirrhose.
Kinder ab 2 Jahren und Jugendliche bis 50 kg KG: Am 1. Tag 9 mg/kg KG i.v. alle 12 Std., dann 2mal tgl. 8 mg/kg KG iv. oder 9 mg/kg KG oral (MTD 2mal 350 mg).
SST: Strenge Nutzen/Risiko-Abwägung, nicht stillen.
NW: Sehverschlechterungen (sehr häufig), Vegetativum, Fieber, Allgemeinreaktionen, Allergien, Herz/Kreislauf (QTc-Verlängerung, Arrhythmien), Magen/Darm, akute Pankreatitis, Blutbild, Leberenzymanstiege (besonders bei Kindern), ZNS, Atemnot, Haut (Phototoxizität, Plattenepithelkarzinom Stevens-Johnson-Syndrom), Netzhautblutungen, Niere, Ödeme.
WW: Kontraindiziert: Terfenadin, Astemizol, Cisaprid, Pimozid, Chinidin, Rifampicin, Carbamazepin, Phenobarbital, Ergot-Alkaloiden, Sirolimus, hoch dosiertes Ritonavir, Johanniskraut, hoch dosiertes Efavirenz (TD ab 400 mg).
Nicht empfohlen: Everolimus.
Vorsicht: Tacrolimus- oder Cyclosporinspiegel überwachen. Antikoagulantien (Prothrombinzeit überwachen). Sulfonylharnstoffe (Blutzucker kontrollieren). Statine, Benzodiazepine (Dosis anpassen). Phenytoin, Rifabutin, Omeprazol.
Ritonavir (verringert Voriconazol-Spiegel), Proteasehemmer, Methadon (ev. Dosis reduzieren). Efavirenz(-Dosis auf 1mal tgl. 300 mg verringern, Voriconazol-Dosis auf 2mal tgl. 400 mg erhöhen). Alfentanil-Dosis reduzieren. NSARs, Fluconazol, Opiate, orale Kontrazeptiva.
WH: Kontrollen: Leber, Niere, Pankreas, Elektrolyte, Haut (auf prämaligne Läsionen bzw. Plattenepithelkarzinome). Verkehrshinweis (Sehstörungen). Auf QTc-Verlängerung bzw. Phototoxizität achten.
PG: 1 ST * (L) (EKO: N) [€ 925,80]

Vfend 40 mg/ml - Pulver zur Herstellung einer Suspension zum Einnehmen 11B02
(Z.Nr. EU/1/02/212/*) RP. P. E. L. J02AC03
Parallelimport. nicht im Handel.

Vfend 200 mg - Pulver und Lösungsmittel zur Herstellung einer Infusionslösung 11B02
(Z.Nr. EU/1/02/212/*) RP. P. nicht im Handel. J02AC03

Viacoram 3,5 mg/2,5 mg - Tabletten 10B08
(Z.Nr. 1-36180) RP. P. C09BB04
ZI: Les Laboratoires Servier, Suresnes Cedex, Frankreich
Z: 1 Tablette enthält: Perindopril arginin 3,5 mg (entspr. Perindopril 2,378 mg), Amlodipin 2,5 mg (entspr. Amlodipin besilat 3,4675 mg), Lactose monohydrat 63,23 mg, Cellulose, mikrokristalline, Siliciumdioxid, hochdisperses, Magnesium stearat.
EW: ACE-Hemmer + Kalziumkanalblocker.
AG: Essentielle Hypertonie.
AA: Oral.
DO: Initial 1mal tgl. 3,5 mg/2,5 mg. Nach mindestens 4 Wochen bei Bedarf auf 1mal tgl. 7 mg/5 mg erhöhen. Dosisreduktion bei Nierenschäden. Keine Daten an Kindern und Jugendlichen.
GA: Schwere Nierenschäden, Angioödem, schwere Hypotonie, Schock, Aortenstenose, instabile Herzinsuffizienz, Nierenarterienstenose.
SST: Kontraindiziert im 2. Und 3. Trimenon. Nicht empfohlen im 1. Trimenon und in der Stillzeit.
NW: Hyperkaliämie, Hyperglykämie, Schwindel, Husten, Haut, Ödeme, Ermüdung, Augen, Magen/Darm.
NW der Einzelsubstanzen beachten.
WW: Kontraindiziert: Sacubitril /Valsartan (36 Std. Abstand); extrakorporale Behandlungen bei Kontakt von Blut mit negativ geladenen Oberflächen (High-Flux-Membranen, LDL-Apherese mit Dextransulfat).
Aliskiren (Kontraindiziert bei Diabetes oder Nierenschäden, sonst nicht empfohlen).
Nicht empfohlen: Duale Blockade des Renin-Angiotensin-Aldosteron-Systems, Estramustin, Kalium sparende Diuretika, Lithium, Dantrolen.
Vorsicht: Antidiabetika, Baclofen, Diuretika, NSARs, CYP3A4-Induktoren oder -Hemmer, Blutdrucksenker, Tacrolimus, Ciclosporin, Trimethoprim (+ Sulfonamid), mTOR-Inhibitoren (Everolimus, (Tem)sirolimus).
Gliptine, Racecadotril (Angioödem), Antipsychotika, Anästhetika. Sympathomimetika, Kortikosteroide, Alpha-Blocker, Amifostin, Gold, Grapefruit.
WH: Auf Hypotonie, Husten, Angioödeme, Hyperkaliämie, anaphylaktoide Reaktionen während einer Desensibilisierung achten. Nach Nierentransplantation nicht empfohlen. Verkehrshinweis.
PG: 30 ST * (EKO: N) [€ 31,80]

Viacoram 7 mg/5 mg - Tabletten 10B08
(Z.Nr. 1-36181) RP. P. C09BB04
ZI: Les Laboratoires Servier, Suresnes Cedex, Frankreich
Z: 1 Tablette enthält: Perindopril arginin 7 mg (entspr. Perindopril 4,756 mg), Amlodipin 5 mg (entspr. Amlodipin besilat 6,935 mg), Lactose monohydrat 31,62 mg, Cellulose, mikrokristalline, Siliciumdioxid, hochdisperses, Magnesium stearat.
Kurzinformation: siehe Viacoram 3,5 mg/2,5 mg - Tabletten, → S. 1531
PG: 30 ST * (EKO: N) [€ 45,40]

Viagra 25 mg - Filmtabletten 52F01
(Z.Nr. EU/1/98/077/*) RP. P. nicht im Handel. G04BE03

Viagra 25 mg - Filmtabletten 52F01
(Z.Nr. EU/1/98/077/*) RP. P. Parallelimport. G04BE03
V: Eurim-Pharm, Salzburg
Z: 1 Filmtablette enthält: Sildenafil 25 mg (entspr. Sildenafil citrat); Tablettenkern: Cellulose, mikrokristalline, Calciumhydrogenphosphat, Croscarmellose natrium, Magnesium stearat; Filmüberzug: Lactose 0,834 mg (entspr. Lactose monohydrat), Hypromellose, Titandioxid, Triacetin, Indigocarmin-Aluminiumsalz.
PG: 4 ST * (EKO: N) [€ 54,90]

Viagra 50 mg - Filmtabletten 52F01
(Z.Nr. EU/1/98/077/*) RP. P. G04BE03
ZI: Upjohn Eesv, Capelle Aan Den Ijssel, Niederlande
Z: 1 Filmtablette enthält: Sildenafil 50 mg (entspr. Sildenafil citrat); Tablettenkern: Cellulose, mikrokristalline, Calciumhydrogenphosphat, Croscarmellose natrium, Magnesium stearat; Filmüberzug: Lactose 1,667 mg (entspr. Lactose monohydrat), Hypromellose, Titandioxid, Triacetin, Indigocarmin-Aluminiumsalz.
EW: Hemmstoff der cGMP-spezifischen Phosphodiesterase im Corpus cavernosum.
AG: Erektile Dysfunktion.
AA: Oral.
DO: ED 50 mg (25-100 mg) 1 Std. vor dem Geschlechtsverkehr. Maximal 1mal tgl.
einnehmen. Ältere Patienten oder Therapie mit CYP3A4-Hemmer: ED initial 25 mg. Dosisreduktion bei Nieren- oder Leberschäden. Für Kinder und Jugendliche nicht indiziert.
GA: Schwere Herz-Kreislauf-Erkrankungen; schwere Leberschäden, Hypotonie, frischer Schlaganfall oder Herzinfarkt, Retinitis pigmentosa, Therapie mit Ritonavir. Bei nicht-arteriitischer Arterioser Ischämischer Optikusneuropathie (NAION) in der Anamnese nicht empfohlen.
SST: Für Frauen nicht indiziert.
NW: Herz/Kreislauf (Tachykardie, Infarkt, Arrhythmien), Dyspepsie, Erbrechen, verstopfte Nase, Sehstörungen, Kopfschmerzen, Schwerhörigkeit / Taubheit, Flush, Muskelschmerzen, Überempfindlichkeit (Stevens-Johnson-Syndrom), Priapismus. Nebenwirkungen sind dosisabhängig.
WW: Kontraindiziert: Riociguat. Gleichzeitige Gabe von NO-Donatoren (z.B.
Amylnitrit) oder Nitraten (Nicorandil). Nicht empfohlen: Andere PDE5-Hemmer. Vorsicht: Reduzierte Sildenafil-Clearance durch CYP 3A4-In- hibitoren (Ketoconazol, Erythromycin, Cimetidin, Ritonavir, Saquinavir): Anfangsdosis von 25 mg empfohlen; Alpha-

Blocker (Hypotonie).
WH: Medikation erst nach Diagnosestellung einer erektilen Dysfunktion.
Herz/Kreislauf-Status berücksichtigen. Auf schwerwiegende kardiovaskuläre Ereignisse achten. Vorsicht bei Blutungsstörungen oder aktiven peptischen Ulzera. Auf Sehstörungen (nicht arteriitische anteriore ischämische Optikusneuropathie) achten. Verkehrshinweis.
PG: 4 ST * (EKO: N) [€ 65,90], 12 ST * (EKO: N) [€ 184,90]

Viagra 50 mg - Filmtabletten 52F01
(Z.Nr. EU/1/98/077/*) RP. P. Parallelimport. G04BE03
nicht im Handel.

Viagra 50 mg - Filmtabletten 52F01
(Z.Nr. EU/1/98/077/*) RP. P. Parallelimport. G04BE03
nicht im Handel.

Viagra 100 mg - Filmtabletten 52F01

(Z.Nr. EU/1/98/077/*) RP. P. G04BE03
ZI: Upjohn Eesv, Capelle Aan Den Ijssel, Niederlande
Z: 1 Filmtablette enthält: Sildenafil 100 mg (entspr. Sildenafil citrat); Tablettenkern: Cellulose, mikrokristalline, Calciumhydrogenphosphat, Croscarmellose natrium, Magnesium stearat; Filmüberzug: Lactose 3,334 mg (entspr. Lactose monohydrat), Hypromellose, Titandioxid, Triacetin, Indigocarmin-Aluminiumsalz.
Kurzinformation: siehe Viagra 50 mg - Filmtabletten, → S. 1531
PG: 4 ST * (EKO: N) [€ 73,90], 12 ST * (EKO: N) [€ 211,90]

Viagra 100 mg - Filmtabletten 52F01

(Z.Nr. EU/1/98/077/*) RP. P. Parallelimport. G04BE03
V: Abacus Medicine, Copenhagen, Dänemark
Z: 1 Filmtablette enthält: Sildenafil 100 mg (entspr. Sildenafil citrat); Tablettenkern: Cellulose, mikrokristalline, Calciumhydrogenphosphat, Croscarmellose natrium, Magnesium stearat; Filmüberzug: Lactose 3,334 mg (entspr. Lactose monohydrat), Hypromellose, Titandioxid, Triacetin, Indigocarmin-Aluminiumsalz.
PG: 12 ST * (EKO: N) [€ 202,55]

Viagra 100 mg - Filmtabletten 52F01

(Z.Nr. EU/1/98/077/*) RP. P. Parallelimport. G04BE03
V: Eurim-Pharm, Salzburg
Z: 1 Filmtablette enthält: Sildenafil 100 mg (entspr. Sildenafil citrat); Tablettenkern: Cellulose, mikrokristalline, Calciumhydrogenphosphat, Croscarmellose natrium, Magnesium stearat; Filmüberzug: Lactose 3,334 mg (entspr. Lactose monohydrat), Hypromellose, Titandioxid, Triacetin, Indigocarmin-Aluminiumsalz.
PG: 12 ST * (EKO: N) [€ 195,00]

Viagra 100 mg - Filmtabletten 52F01
(Z.Nr. EU/1/98/077/*) RP. P. Parallelimport. G04BE03
nicht im Handel.

Viagra 50 mg - Schmelztabletten 52F01
(Z.Nr. EU/1/98/077/*) RP. P. nicht im Handel. G04BE03

Viant - Pulver zur Herstellung einer Infusionslösung 54H01

(Z.Nr. 1-38496) RP. P. E. B05XC
ZI: B. Braun, Melsungen, Deutschland
Z: 1 Durchstechflasche enthält: Retinol 0,99 mg (entspr. Vitamin A 3300 IE) (entspr. Retinol palmitat), Colecalciferol 0,005 mg (entspr. Vitamin D3 200 IE), all-rac-alpha-Tocopherol 9,11 mg (entspr. Vitamin E), Phytomenadion 0,15 mg (entspr. Vitamin K1), Ascorbinsäure 200 mg (entspr. Vitamin C), Thiamin 6 mg (entspr. Vitamin B1) (entspr. Thiamin chlorid hydrochlorid), Riboflavin 3,6 mg (entspr. Vitamin B2) (entspr. Riboflavinphosphat natrium), Pyridoxin 6 mg (entspr. Vitamin B6) (entspr. Pyridoxin hydrochlorid), Cyanocobalamin 0,005 mg (entspr. Vitamin B12), Folsäure 0,6 mg (entspr. Vitamin B9), Pantothensäure 15 mg (entspr. Vitamin B5) (entspr. Dexpanthenol), Biotin 0,06 mg (entspr. Vitamin B7), Nicotinamid 40 mg (entspr. Vitamin B3), Glycin, Salzsäure 36% (zur pH-Wert-Einstellung), Glycocholsäure-Natriumsalz, (3-sn-Phosphatidyl)cholin (Soja), Natriumhydroxid zur pH-Wert-Einstellung (entspr. Natrium <= 2 mmol) (entspr. → <= 46 mg), Stickstoff (Schutzgas).
EW: Parenterale Vitamine.
AG: Parenterale Vitaminzufuhr.
AA: Langsam i.v.
DO: Personen ab 11 Jahren: 1 Durchstechflasche pro Tag.
GA: Kinder unter 11 Jahren, Hypervitaminose, schwere Hyperkalzämie oder Hyperkalzurie.
SST: In der Schwangerschaft indizierte Anwendung möglich, TD nicht überschreiten. In der Stillzeit nicht empfohlen.
NW: Magen/Darm, lokale Reaktionen, Überempfindlichkeit, Untersuchungen.
WW: Vorsicht: Retinoide erhöhen Risiko der A-Hypervitaminose. Verminderung des Vitaminspiegels durch Antiepileptika, Antineoplastika, Pyridoxin-Antagonisten, Ethionamid, Folsäureantagonisten, Rifampicin. Beeinflussung der Bestimmung der Blutglukose möglich. Beeinflussung von Laboruntersuchungen durch Biotin.
WH: Vorsicht hei Alkoholmissbrauch. Vitaminzufuhr aus anderen Quellen berücksichtigen. Kontrollen: Gerinnung, Leber. Nicht vor einer Blutentnahme zum Nachweis einer megaloblastären Anämie anwenden.
PG: 5 ST * (EKO: N) [€ 74,20]

Viatim - Suspension und Lösung zur Herstellung einer Injektionssuspension in einer Fertigspritze 36A22

(Z.Nr. 2-00289) NR. P. E. J07CA10
ZI: Sanofi Pasteur Europe, Lyon, Frankreich
Z: Nach Rekonstitution enthält 1 Dosis zu 1 ml: Hepatitis-A-Adsorbat (inaktiviert)-Typhus-Polysaccharid-Impfstoff: Hepatitis A-Virus, Stamm GBM, inaktiviert 160 U hergestellt in humanen, diploiden Zellen (MRC-5), adsorbiert an Aluminiumhydroxyd hydriert (entspr. Aluminium 0,3 mg), Salmonella typhi Ty2, Vi-Kapselpolysaccharid, gereinigt 25 µg, Spuren von Neomycin; 2-Phenoxyethanol, (entspr. Natriumhydroxid zur pH-Wert-Einstellung) Formaldehyd, Polysorbat 80, Medium 199 Hanks (ohne Phenolrot) (entspr. Glucose) (entspr. Salzsäure zur pH-Wert-Einstellung) (entspr. Wasser für Injektionszwecke), Phosphatpuffer: (entspr. Natriumchlorid) (entspr. Natriumhydrogenphosphat-Dihydrat) (entspr. Natriumdihydrogenphosphat-dihydrat) (entspr. Wasser für Injektionszwecke).
EW: Impfstoff.
AG: Aktive Immunisierung gegen Typhus- und Hepatits A-Virus-Infektionen ab vollendetem 16. Lebensjahr.
AA: I.m. (M. deltoideus), nicht intravasal.
DO: 1 ml; nach 6-12 (-max. 36) Monaten Auffrischimpfung mit inaktiviertem Hepatitis A-Impfstoff empfohlen.
Details siehe Austria-Codex - Fachinformation. Keine Daten an Kindern und Jugendlichen bis 16 Jahren.
GA: Schweres akutes Fieber.
SST: Nutzen/Risiko-Abwägung.
NW: Sehr häufig Asthenie, lokale Reaktionen, Kopfschmerzen, Myalgie; häufig Fieber, Übelkeit, Durchfall; gelegentlich Haut, Schwindel, vasovagale Synkope; Überempfindlichkeit
WW: Nicht mit anderen Impfstoffen in einer Spritze mischen.
WH: Impfung bis zum Ende einer immunsuppressiven Therapie zurückstellen.
PG: 1 ST * (EKO: N) [€ 83,10]

Viatromb 2400 I.E./g - Spraygel 53B01

(Z.Nr. 1-24438) RPF. P. C05BA03
ZI: Cyathus Exquirere Pharmaforschung, Bisamberg
Z: 1 g Gel enthält: Heparin natrium 2400 IE, Sprühstoß: 0,19 g (entspr. → 458 IE), Soja-Lecithin, Ethanol 96% (V/V), Kaliumdihydrogenphosphat, Natriumhydroxid, Wasser, gereinigtes.
EW: Gerinnungshemmend.
AG: Zur unterstützenden Behandlung bei: Oberflächen Venenentzündungen, Thrombophlebitis, varikösem Symptomenkomplex; Hämatomen und Schwellungen nach stumpfen Sport- und Unfall- verletzungen, wie Prellungen, Verrenkungen und Verstauchungen sowie bei Hämatomen nach Venenpunktion.
DO: 3mal tgl. 3-4 Sprühstöße auf betroffene Stelle aufsprühen und leicht einmassieren. Keine Erfahrungen bei Kleinkindern (bis 2 Jahre).
SST: Anwendung möglich.
NW: Allergien.
WH: Nicht an Augen-, Nasen-, Mundpartie anwenden. Nicht mit offenen Wunden und Schleimhäuten in Berührung bringen. Bei thrombotischen und thromboembolischen Prozessen nicht einmassieren.
PG: 11,5 G * (EKO: N) [€ 13,95], 25 G * (EKO: N) [€ 20,75]

Vibramycin 50 mg - lösbare Tabletten 22G01, 34D

(Z.Nr. 1-18778) NR. P. J01AA02
ZI: Pfizer Corporation Austria, Wien
Z: 1 Tablette enthält: Doxycyclin 50 mg (entspr. Doxycyclin monohydrat), Siliciumdioxid, hochdisperses, Cellulose, mikrokristalline, Carboxymethyl cellulose natrium, Magnesium stearat, Chinolingelb (entspr. E 104), Indigotin (entspr. E 132).
EW: Bakteriostatisches Breitbandantibiotikum (Tetrazyklin).
AG: Akne vulgaris, Akne conglobata.
AA: Im Ganzen mit Flüssigkeit (ausgenommen Milch oder Milchprodukte) oder in Wasser gelöst in aufrechter Position und nicht vor

dem Schlafengehen einnehmen. Die Einnahme während einer Mahlzeit verringert die Häufigkeit von Magen/Darm-Störungen.
DO: Erwachsene und Jugendliche: TD 1 Tablette.
GA: Schwere Leberschäden. Kinder unter 8 Jahren (außer bei lebensbedrohlichen Erkrankungen ohne alternative Therapien).
SST: In der Schwangerschaft nur nach strengster Nutzen-Risiko-Abwägung (Zahnverfärbung, Knochendefekte) anwenden. Nicht stillen.
NW: Gastrointestinal, Ösophagitis, Haut (Photosensitivität, auch schwere Reaktionen), Überempfindlichkeitsreaktionen (Jarisch-Herxheimer-Reaktion bei Spirochäteninfektion), Blut, Dentition (Schmelzdefekte), intrakranielle Drucksteigerung (Pseudotumor cerebri), ZNS, Leber, Exazerbation eines Lupus erythematodes.
WW: Kontraindiziert: Isotretinoin. Vorsicht: Al-, Ca-, Mg-haltige Antacida, Eisen-Ionen, Wismutsalze, Anionenaustauscherharze (Resorption verschlechtert), orale Kontrazeptiva beeinträchtigt, Antikoagulantien (verstärkt), Theophyllin, Enzyminduktoren und chronischer Alkoholismus (beschleunigter Abbau), Secale-Alkaloide (Ergotismus), orale Antidiabetika verstärkt, andere nephrotoxische Substanzen, Methotrexat, Ciclosporin, Beta-Laktam-Antibiotika (Hemmung der Bakterizidie, gleichzeitige Anwendung nicht sinnvoll), falsch positive Labortests (Harnzucker), Digoxin (Leberschäden), Retinoide.
WH: Blutbildkontrolle (bei TD über 300 mg); bei Reizung der Magenschleimhaut mit einer Mahlzeit einnehmen. UV-Exposition vermeiden. Antibiotika-Resistenz möglich.
Clostridium difficile-assoziierte Durchfälle möglich (Therapie z.B. Vancomycin). Bei Lues-Verdacht entsprechende Diagnostik. Dosisreduktion bei Nierenschäden nicht erforderlich. Kontrollen: Leber, Niere, Blutbild. Verkehrshinweis (passagere Myopie).
PG: 28 ST (EKO: G) [€ 7,80]

Vibramycin 100 mg - lösbare Tabletten 34D

(Z.Nr. 1-17395) NR. P. J01AA02
ZI: Pfizer Corporation Austria, Wien
Z: 1 Tablette enthält: Doxycyclin 100 mg (entspr. Doxycyclin monohydrat), Siliciumdioxid, hochdisperses, Cellulose, mikrokristalline, Carboxymethyl cellulose natrium, Magnesium stearat, Chinolingelb (entspr. E 104), Indigotin (entspr. E 132).
EW: Bakteriostatisches Breitbandantibiotikum (Tetrazyklin).
AG: Bakterielle Infektionen durch empfindliche Erreger: Atemwege, HNO, Magen-Darm, Gallenwege, Urogenitale (Lues I und II), Haut und Weichteile, Augen (Chlamydien-Konjunktivitis und Trachom), weitere Infektionen (z.B. Lyme-Borreliose Stadium I, Listeriosen, Rickettsiosen, Leptospirosen, Milzbrand, Brucellosen, Malaria tropica, Bartonellosen, Ornithose, Cholera).
AA: Im Ganzen mit Flüssigkeit (ausgenommen Milch oder Milchprodukte) oder in Wasser gelöst in aufrechter Position und nicht vor dem Schlafengehen einnehmen. Die Einnahme während einer Mahlzeit verringert die Häufigkeit von Magen/Darm-Störungen.
DO: Erwachsene über 70 kg KG: Tagesdosis 200 mg.
Erwachsene unter 70 kg KG sowie Jugendliche und Kinder von 8-12 Jahren über 45 kg KG (strenge Indikationsstellung!): Am 1. Tag 200 mg Doxycyclin, anschließend 100 mg 1mal tgl., bei schweren Infektionen 200 mg 1mal tgl.
Kinder ab 8 Jahren und unter 45 kg KG: Am 1. Tag 4,4 mg/kg KG, dann tgl. 2,2 mg/kg KG als Einzeldosis. Bei schweren Infektionen 4,4 mg/kg KG während der ganzen Behandlungszeit.
Spezielle Therapien:
Lyme-Erkrankung Stadium I: 200 mg tgl. durch 14-60 Tage.
Akute Gonokokken-Infektion der Frau: 200 mg tgl. über mindestens 7 Tage.
Ureaplasma urealyticum-Infektion des männlichen Genitaltraktes mit ungeklärter Unfruchtbarkeit: 200 mg tgl. 4 Wochen lang (Partnerbehandlung!).
Akute Epididymo-Orchitis durch Chlamydien oder N. gonorrhoeae: 200 mg tgl. 10 Tage lang.
Lues I und II (bei Penicillinallergie): 300 mg tgl. mindestens 14 Tage lang.
Akute Adnexitis und Endometritis:
Stationär: Tgl. 200 mg Vibravenös und Cefoxitin i.v., mindestens 4 Tage lang und wenigstens 24-48 Stunden nach Abklingen der Symptome fortführen, dann 200 mg Vibramycin tgl. p.o., bis die Gesamtdauer der Therapie 14 Tage beträgt.
Ambulant: 200 mg Vibramycin tgl. 10-14 Tage lang.
Milzbrand: 100 mg 2mal tgl. durch 60 Tage. Kinder unter 45 kg KG: 2,2 mg/kg KG 2mal tgl. durch 60 Tage.
Rickettsiosen: 2mal tgl. 100 mg. Kinder unter 45 kg KG: 2mal tgl. 2,2 mg/kg KG über mindestens 5-7 Tage.
Malaria tropica: Tgl. 200 mg über mindestens 7 Tage. Prophylaxe: Tgl. 100 mg, Kinder unter 45 kg KG: Tgl. 2 mg/kg KG.
Cholera: Einmalig 300 mg.
GA: Schwere Leberschäden. Kinder unter 8 Jahren (außer bei lebensbedrohlichen Erkrankungen ohne alternative Therapien).
SST: In der Schwangerschaft nur nach strengster Nutzen-Risiko-Abwägung (Zahnverfärbung, Knochendefekte) anwenden. Nicht stillen.
NW: Gastrointestinal, Ösophagitis, Haut (Photosensitivität, auch schwere Reaktionen), Überempfindlichkeitsreaktionen (Jarisch-Herxheimer-Reaktion bei Spirochäteninfektion), Blut, Dentition (Schmelzdefekte), intrakranielle Drucksteigerung (Pseudotumor cerebri), ZNS, Leber, Exazerbation eines Lupus erythematodes.
WW: Kontraindiziert: Isotretinoin. Vorsicht: Al-, Ca-, Mg-haltige Antacida, Eisen-Ionen, Wismutsalze, Anionenaustauscherharze (Resorption verschlechtert), orale Kontrazeptiva beeinträchtigt, Antikoagulantien (verstärkt), Theophyllin, Enzyminduktoren und chronischer Alkoholismus (beschleunigter Abbau), Secale-Alkaloide (Ergotismus), orale Antidiabetika verstärkt, andere nephrotoxische Substanzen, Methotrexat, Ciclosporin, Beta-Laktam-Antibiotika (Hemmung der Bakterizidie, gleichzeitige Anwendung nicht sinnvoll), falsch positive Labortests (Harnzucker), Digoxin (Leberschäden), Retinoide.
WH: Blutbildkontrolle (bei TD über 300 mg); bei Reizung der Magenschleimhaut mit einer Mahlzeit einnehmen. UV-Exposition vermeiden. Antibiotika-Resistenz möglich.
Clostridium difficile-assoziierte Durchfälle möglich (Therapie z.B. Vancomycin). Bei Lues-Verdacht entsprechende Diagnostik. Dosisreduktion bei Nierenschäden nicht erforderlich. Kontrollen: Leber, Niere, Blutbild. Verkehrshinweis (passagere Myopie).
PG: 5 ST (EKO: G) [€ 3,35], 10 ST (2) (EKO: G) [€ 5,85]

Vibramycin 200 mg - lösbare Tabletten 34D

(Z.Nr. 1-19796) NR. P. J01AA02
ZI: Pfizer Corporation Austria, Wien
Z: 1 Tablette enthält: Doxycyclin 200 mg (entspr. Doxycyclin monohydrat), Siliciumdioxid, hochdisperses, Cellulose, mikrokristalline, Carboxymethyl cellulose natrium, Magnesium stearat, Chinolingelb (entspr. E 104), Indigotin (entspr. E 132).
Kurzinformation: siehe Vibramycin 100 mg - lösbare Tabletten, →S. 1533
PG: 5 ST (EKO: G) [€ 4,25 n.l.], 10 ST (EKO: G) [€ 8,05]

Vibravenös 100 mg/5 ml - Ampullen 34D

(Z.Nr. 1-15051) NR. P. E. J01AA02
ZI: Pfizer Corporation Austria, Wien
Z: 1 Ampulle zu 5 ml enthält: Doxycyclin 100 mg (entspr. Doxycyclin hyclat), Magnesiumchlorid-6-Wasser, 2-Aminoethanol, Polyvidon K 17, Wasser für Injektionszwecke.
EW: Bakteriostatisches Breitbandantibiotikum (Tetrazyklin).
AG: Infektionen durch empfindliche Erreger: Lunge (auch Actinomyceten und Chlamydia psittaci), obere Atemwege, Magen-Darm (auch Entamoeba histolytica), Urogenitale (auch Chlamydien), Weichteile (auch Actinomyceten), Augen, Rickettsiosen, chloroquinresistente Stämme von Plasmodium falciparum, Milzbrand, Lyme-Borreliose Stadium I.
AA: Nur i.v. direkt oder mischbar mit 0,9% NaCl-, 5-, 10-, 20%-Dextroselösung, nicht mit Ringer-Laktat-Lösung oder anderen Arzneimitteln mischen. Injektionsdauer für 1 Ampulle mind. 2-3 min. Infusionsdauer 1-4 Std.
Cave i.m., s.c. oder paravenös!
DO: Erwachsene über 70 kg KG: 200 mg (2 Ampullen) tgl.
Erwachsene unter 70 kg KG sowie Jugendliche und Kinder ab 8 Jahren über 45 kg KG: 1. Tag: 200 mg (2 Ampullen) als Einzeldosis, dann 100 mg (1 Ampulle) tgl. Bei schweren Infektionen 200 mg 1mal tgl. während der ganzen Behandlungszeit.
Kinder ab 8 Jahren und unter 45 kg KG (strenge Indikationsstellung): 1. Tag: 4,4 mg/kg KG in 1 oder 2 ED, dann 2,2 mg/kg KG tgl. Bei schweren Infektionen 4,4 mg/kg KG während der ganzen Behandlungszeit.
Spezielle Therapieempfehlungen (Erwachsenendosen):
Akute Adnexitis und Endometritis: Tgl. 200 mg Vibravenös und Cefoxitin i.v., wenigstens 4 Tage lang und wenigstens 48 Stunden nach Abklingen der Symptome fortführen, dann 200 mg Vibramycin tgl. p.o., bis die Gesamtdauer der Therapie 10-14 Tage beträgt.
Lues I und II: 300 mg tgl. mindestens 10 Tage lang.
Milzbrand: 2mal tgl. 100 mg, bei Kindern unter 45 kg KG 2mal tgl. 2,2 mg/kg KG über 60 Tage.
Rickettsiosen: 2mal tgl. 100 mg. Kinder unter 45 kg KG: 2mal tgl. 2,2 mg/kg KG über mindestens 5-7 Tage.
Malaria tropica: 200 mg tgl. über mindestens 7 Tage.
Lyme-Borreliose Stadium I: 200 mg tgl. für 14-60 Tage.
GA: Leberschäden, Myasthenia gravis, Nierenschäden (enthält Polyvinylpyrrolidone). Während der Dentition (letztes Trimenon bis Lebensalter von 8 Jahren), nur bei lebensbedrohlichen Erkrankungen geben, wenn andere Antibiotika nicht gegeben werden können.
SST: Strengste Nutzen-Risiko-Abwägung (Zahnverfärbung, Knochendefekte), nicht stillen.
NW: Lokale Reizung, Schwindel und Übelkeit bei zu rascher Injektion, Magen/Darm, Haut (Photosensitivität, auch schwere Reaktionen), Niere, Leber, Anaphylaxie, Blut, benigne intrakranielle Drucksteigerung (Vorwölben der Fontanellen), Zahn-, Knochendefekte, Exazerbation eines Lupus erythematodes. Jarisch-Herxheimer-Reaktion nach Spirochäteninfektion.

WW: Kontraindiziert: Isotretinoin. Vorsicht: Antikoagulantien (verstärkt), Enzyminduktoren oder Alkohol (beschleunigter Abbau), Secale-Alkaloide (Ergotismus), orale Antidiabetika (verstärkt), Theophyllin, Methoxyfluran (nephrotoxisch), Beta-Laktam-Antibiotika (bakterizid), Muskelrelaxantien (Verstärkung durch Magnesium), orale Kontrazeptiva, Methotrexat, Ciclosporin, Retinoide. Beeinflussung diagnostischer Methoden.
WH: Nicht i.m. oder paravenös anwenden. Langsam injizieren! Patienten mit Nierenschäden mit oralem Doxycyclin behandeln. Vorsicht bei Herzrhythmusstörungen und digitalisierten Patienten. UV-Exposition vermeiden. Auf überwuchernde resistente Keime achten.
Bei schweren Durchfällen an Clostridium difficile-assoziierte Durchfälle denken (Therapie z.B. Vancomycin). Bei Lues-Verdacht geeignete Diagnostik. Kontrollen: Blutbild, Leber, Niere.
PG: 1 ST (2) (EKO: G) [€ 15,90]

Vibrocil - Nasenspray 50H02

(Z.Nr. 1-19041) RPF. P. R01AB01
ZI: GSK-Gebro Consumer Healthcare, Fieberbrunn
Z: 1 ml Lösung enthält: Phenylephrin 2,5 mg, Dimetinden maleat 0,25 mg, Benzalkonium chlorid 0,1 mg, Citronensäure monohydrat, Natrium monohydrogenphosphat, Sorbitlösung 70%, Lavendel-Essenz, Wasser, gereinigtes.
EW: Vasokonstriktorisch, sekretionshemmend.
AG: Akute Rhinitis, akute Exazerbation der chronischen, allergischen und vasomotorischen Rhinitis, Adjuvans bei Sinusitis.
AA: Sprühöffnung in ein Nasenloch einführen und pumpen, während des Sprühens leicht durch die Nase einatmen.
DO: 3-4mal tgl. 2 Sprühstöße (Kinder von 6-12 Jahren 1 Sprühstoß) in jede Nasenöffnung. Mindestens 6 Stunden Abstand zwischen 2 Anwendungen. Max. 7 Tage anwenden, dann mehrtägige Behandlungspause.
GA: Rhinitis sicca, schwere Herzschäden, nach Freilegung der Dura mater, Engwinkelglaukom.
SST: Nicht anwenden.
NW: Lokales Brennen und Trockenheit, Geruchs- und Geschmacksstörungen.
WW: Kontraindiziert: MAO-Hemmer (2 Wochen Abstand). Vorsicht: Beta-Rezep- torenblocker (Bronchokonstriktion, Hypertension); trizyklische Antidepressiva, Ganglienblocker (Hypertension); Alpha-Rezeptorenblocker, z.B. Mutterkornalkaloide (Wirkungsaufhebung).
GE: Möglich.
WH: Vorsicht bei Hyperthyreose, kardiovaskulären Erkrankungen, Hypertonie, Diabetes, Epilepsie, Prostatahypertrophie, Phäochromozytom, Sympathomimetika-Überempfindlichkeit. Bei langfristiger Anwendung Nasenschleimhautatrophie; Verkehrshinweis bei Überdosierung.
PG: 20 ML * (EKO: N) [€ 9,90]

Vibrocil - Nasentropfen 50H02

(Z.Nr. 1-18035) RPF. W1. P. R01AB01
ZI: GSK-Gebro Consumer Healthcare, Fieberbrunn
Z: 1 ml Lösung enthält: Phenylephrin 2,5 mg, Dimetinden maleat 0,25 mg, Benzalkonium chlorid 0,1 mg, Citronensäure monohydrat, Natrium monohydrogenphosphat, Sorbitlösung 70%, Lavendel-Essenz, Wasser, gereinigtes.
EW: Vasokonstriktorisch, sekretionshemmend.
AG: Akute Rhinitis, akute Exazerbation der chronischen, allergischen und vasomotorischen Rhinitis, Adjuvans bei Sinusitis.
AA: Zum Eintropfen in die Nase.
DO: 3-4mal tgl. 2-3 Tropfen in jede Nasenöffnung.
Kinder (2-10 Jahre): ED 1-2 Tropfen.
Im 1. und 2. Lebensjahr nicht anwenden.
GA: Rhinitis sicca, schwere Herzschäden, nach Freilegung der Dura mater, Engwinkelglaukom.
SST: Nicht anwenden.
NW: Lokales Brennen und Trockenheit, Geruchs- und Geschmacksstörungen.
WW: Kontraindiziert: MAO-Hemmer (2 Wochen Abstand). Vorsicht: Beta-Rezep- torenblocker (Bronchokonstriktion, Hypertension); trizyklische Antidepressiva, Ganglienblocker (Hypertension); Alpha-Rezeptorenblocker, z.B. Mutterkornalkaloide (Wirkungsaufhebung).
GE: Möglich.
WH: Vorsicht bei Hyperthyreose, kardiovaskulären Erkrankungen, Hypertonie, Diabetes, Epilepsie, Prostatahypertrophie, Phäochromozytom, Sympathomimetika-Überempfindlichkeit. Bei langfristiger Anwendung Nasenschleimhautatrophie; Verkehrshinweis bei Überdosierung.
PG: 15 ML * (EKO: N) [€ 6,50]

Viburcol - Kinderzäpfchen 02X

(Z.Nr. 3-00185) RPF. P. V03AX
ZI: Biologische Heilmittel Heel, Baden-Baden, Deutschland
Z: 1 Zäpfchen zu 1,1 g enthält: Matricaria recutita (Homöopathie) D1 1,1 mg, Atropa belladonna (Homöopathie) D2 1,1 mg, Solanum dulcamara (Homöopathie) D4 1,1 mg, Plantago major (Homöopathie) D3 1,1 mg, Pulsatilla pratensis (Homöopathie) D2 2,2 mg, Calcium carbonicum Hahnemanni D8 4,4 mg, Adeps solidus.
EW: Homöopathikum.
AG: Unruhe bei Kindern und Jugendlichen mit und ohne Fieber.
AA: Rektal.
DO: Kinder ab 6 Jahren und Jugendliche: Akut alle 2 Std. (bis 8mal tgl.), dann 4mal tgl. 1 Zäpfchen.
Kinder (3-6 Jahre): Akut alle 2 Std. (bis 4mal tgl.), dann 3mal tgl. 1 Zäpfchen.
Kinder (6 Monate - 2 Jahre, im 1. Lebensjahr nur über ärztliche Empfehlung): Akut alle 2 Std. (bis 4mal tgl.), dann 2mal tgl. 1 Zäpfchen.
GA: Korbblütlerallergie.
SST: Nicht empfohlen.
NW: Allergien, leichter Durchfall.
PG: 12 ST * (EKO: N) [€ 8,90]

Viburcol - Phiolen - Lösung zum Einnehmen 02X

(Z.Nr. 3-00565) RPF. P. V03AX
ZI: Biologische Heilmittel Heel, Baden-Baden, Deutschland
Z: 1 Phiole zu 1 ml enthält: Atropa belladonna (Homöopathie) D6 11 mg, Calcium carbonicum Hahnemanni D8 75 mg, Matricaria recutita (Homöopathie) D4 25 mg, Plantago major (Homöopathie) D4 25 mg, Pulsatilla pratensis (Homöopathie) D6 50 mg, Solanum dulcamara (Homöopathie) D6 25 mg, Natriumchlorid, Wasser für Injektionszwecke, Spuren von Lactose monohydrat.
EW: Homöopathikum.
AG: Unterstützend bei banalen Infekten und Unruhezuständen mit und ohne Fieber.
AA: Zum Einnehmen.
DO: Personen ab 12 Jahren: Akut 1 Phiole alle halbe bis ganze Stunde (max. 8mal tgl.), sonst 3mal tgl.
Kinder (1 Tag bis 23 Monate): Akut 5 Tropfen alle halbe bis ganze Stunde (max. 4mal tgl.), sonst 3mal tgl.
Anwendung im ersten Lebensmonat unter ärztlicher Aufsicht.
Kinder (2-5 Jahre): Akut 5-10 Tropfen alle halbe bis ganze Stunde (max. 6mal tgl.), sonst 3mal tgl.
Kinder (6-11 Jahre): Akut 10 Tropfen alle halbe bis ganze Stunde (max. 8mal tgl.), sonst 3mal tgl.
GA: Korbblütlerüberempfindlichkeit.
SST: Nur nach Rücksprache mit einem Arzt anwenden.
NW: Allergien.
PG: 15 ST * (EKO: N) [€ 15,90]

Vicard 1 mg - Tabletten 10A06

(Z.Nr. 1-18683) RP. P. C02CA
ZI: Amdipharm, Dublin, Irland
Z: 1 Tablette enthält: Terazosin 1 mg (entspr. Terazosin hydrochlorid dihydrat), Lactose 128,56 mg, Maisstärke, Stärke, prägelatiniert, Talkum, Magnesium stearat.
EW: Postsynaptischer Alpha-1-Adrenozeptoren-Blocker.
AG: Arterielle Hypertonie (Mono- und Kombinationstherapie).
AA: Unzerkaut, unabhängig von den Mahlzeiten, mit ausreichend Flüssigkeit einnehmen.
DO: 1 mg/Tag abends für eine Woche; schrittweise Erhöhung der TD auf 2/5/10 mg als Einmalgabe möglich. MTD 20 mg. Nach mehrtägiger Therapie- pause mit 1 mg beginnen. Vorsichtige Dosistitration bei Leberschäden.
Retitration bei Kombination mit anderen Blutdrucksenkern. Für Kinder und Jugendliche nicht empfohlen.
GA: Miktionssynkopen in der Anamnese.
SST: Nutzen/Risiko-Abwägung.
NW: Vor allem bei Behandlungsbeginn: ZNS, Magen/Darm, Schmerzen, Ödeme, Orthostase, Atemnot, Tachykardie, grippeähnliche Symptome, Amblyopie, selten Vorhofflimmern, Haut, Gelenke, Hypothermie, Hämodilution, Tinni- tus, Konjunktivitis, Epistaxis, Mundtrockenheit, Impotenz, Priapismus, Harnwegsentzündungen, IFIS ("Intraoperative Floppy Iris Syndrome").
WW: Vorsicht: Verstärkung mit anderen Blutdrucksenkern, Abschwächung durch nichtsteroidale Antirheumatika oder Östrogene, Reduktion der Blutdruck- senkung durch Sympathomimetika, verstärkte Tachykardieneigung. WW mit Laborparametern. PDE5-Hemmer (Hypotonie).
WH: Auf Hypotonie bzw. Synkopen achten. Effekt der 1. Dosis (= übermäßiger Blutdruckabfall) beachten, abrupten Lagewechsel vermeiden, 1. Dosis vor dem Zubettgehen einnehmen. Vorsicht bei Herzerkrankungen. Bei benigner Prostatahyperplasie mit Stauung der oberen Harnwege, chronischen Harnwegsinfekten oder Blasensteinen nicht anwenden. Auf Priapismus achten. Strenger Verkehrshinweis.
Bei Überdosierung Kollaps. Bei Bedarf Vasopressoren geben (Vorsicht bei Adrenalin: Tachykardie).
PG: 10 ST (2) (EKO: G) [€ 2,70], 28 ST (EKO: G) [€ 6,55]

Vicard 2 mg - Tabletten 10A06
(Z.Nr. 1-18685) RP. P. C02CA
ZI: Amdipharm, Dublin, Irland
Z: 1 Tablette enthält: Terazosin 2 mg (entspr. Terazosin hydrochlorid dihydrat), Lactose 127,28 mg, Maisstärke, Stärke, prägelatiniert, Talkum, Magnesium stearat, Chinolingelb.
Kurzinformation: siehe Vicard 1 mg - Tabletten, → S. 1534
PG: 28 ST (2) (EKO: G) [€ 10,65]

Vicard 5 mg - Tabletten 10A06
(Z.Nr. 1-18684) RP. P. C02CA
ZI: Amdipharm, Dublin, Irland
Z: 1 Tablette enthält: Terazosin 5 mg (entspr. Terazosin hydrochlorid dihydrat), Lactose 123,07 mg, Maisstärke, Stärke, prägelatiniert, Talkum, Magnesium stearat, Eisenoxyde.
Kurzinformation: siehe Vicard 1 mg - Tabletten, → S. 1534
PG: 28 ST (2) (EKO: G) [€ 12,95]

Victoza 6 mg/ml - Injektionslösung in einem Fertigpen 06C
(Z.Nr. EU/1/09/529/*) NR. P. E. A10BJ02
ZI: Novo-Nordisk, Bagsvaerd, Dänemark
Z: 1 ml Lösung enthält: Liraglutid 6 mg hergestellt durch rekombinante DNA-Technologie in Saccharomyces cerevisiae Natriummonohydrogenphosphat-dihydrat, Propylenglycol, Phenol, Wasser für Injektionszwecke.
EW: Antidiabetisch.
AG: Diabetes mellitus Typ 2 als Monotherapie (wenn Metformin ungeeignet ist) oder in Kombination mit anderen Antidiabetika einschließlich Insulin.
AA: S.c., 1 x tgl. unabhägig von den Mahlzeiten; nicht i.v. oder i.m.
DO: TD initial 0,6 mg, nach mindestens 1 Woche 1,2 mg. MTD 1,8 mg. Keine Daten an Kindern unter 10 Jahren.
SST: Nicht anwenden.
NW: Magen/Darm (vor allem Übelkeit, Erbrechen und Durchfall), Pankreatitis, Dehydrierung, Niere (bis akutes Nierenversagen), Hypoglykämie, Anorexie, Kopfschmerzen, Schwindel, Schilddrüse, lokale Reaktionen, Untersuchungen.
WW: Liraglutid verzögert leicht die Magenentleerung. Kombination mit Insulin nicht empfohlen.
WH: Kein Ersatz für Insulin. Nicht bei Diabetes Typ 1 oder Ketoazidose anwenden. Vorsicht bei Herzinsuffizienz Stadium IV. Bei schweren Nieren- oder Leberschäden oder Darmentzündungen nicht empfohlen. Auf Hypoglykämie, Pankreatitis, Schilddrüsenerkrankungen, Flüssigkeitsverlust achten. Verkehrshinweis.
PG: 2 ST RE1 (EKO: Y) [€ 152,65]

🐾 **Vidalta 10 mg - Retardtabletten für Katzen** 822AJ
(Z.Nr. 8-01023) RP. P. QH03BB01
ZI: Intervet, Wien
Z: 1 Retardtablette enthält: Carbimazol 10 mg, Hypromellose, Cellulose, mikrokristalline, Eisen(III)-oxid 0,25 mg, Siliciumdioxid, hochdisperses, Magnesium stearat, Talkum.
EW: Thyreostatisch.
AG: Hyperthyreose und ihre klinischen Symptome bei Katzen.
AA: Zum Eingeben mit dem Futter; Tabletten nicht zerbrechen oder zerdrücken.
DO: Einstellung mit 1mal tgl. (10-)15 mg, bis Gesamtthyroxin im Normbereich (unter 50 nmol/l). Erhaltungsphase: 1mal tgl. 10-25 mg.
GA: Schwere Leberschäden, Diabetes, Autoimmunkrankheiten, Thrombozytopenie, Koagulopathie.
SST: Nicht anwenden.
NW: Magen/Darm (auch Blutungen), Niere, Polyurie, Polydipsie, Tachykardie, Antriebslosigkeit, Leber, Blutbild, Haut.
WW: Carbimazol abgeschwächt; Benzimidazol- Anthelminthika nicht gleichzeitig anwenden. Immunmodulatorische Wirkung von Thiamazol bei der Planung von Impfungen berücksichtigen.
WH: Dauerbehandlung erforderlich (ausgenommen nach Entfernung der Schilddrüse). Kontrollen: Leber, Niere, Blutbild. Schilddrüsenkarzinome nicht allein medikamentös behandeln.
PG: 30 ST VT [€ 31,45], 100 ST VT [€ 90,55]

🐾 **Vidalta 15 mg - Retardtabletten für Katzen** 822AJ
(Z.Nr. 8-01024) RP. P. QH03BB01
ZI: Intervet, Wien
Z: 1 Retardtablette enthält: Carbimazol 15 mg, Hypromellose, Cellulose, mikrokristalline, Eisen(III)-oxid 0,75 mg, Siliciumdioxid, hochdisperses, Magnesium stearat, Talkum.
Kurzinformation: siehe Vidalta 10 mg - Retardtabletten für Katzen, → S. 1535
PG: 30 ST VT [€ 44,20], 100 ST VT [€ 123,25]

Vidaza 25 mg/ml - Pulver zur Herstellung einer Injektionssuspension 55C
(Z.Nr. EU/1/08/488/*) NR. P. L01BC07
ZI: Celgene Europe, Utrecht, Niederlande
Z: Nach der Rekonstitution enthält 1 ml Suspension: Azacitidin 25 mg, Mannitol.
Kurzinformation: siehe Azacitidin betapharm 25 mg/ml - Pulver zur Herstellung einer Injektionssuspension, → S. 163
PG: 1 ST * (EKO: N) [€ 585,65]

Vidaza 25 mg/ml - Pulver zur Herstellung einer Injektionssuspension 55C
(Z.Nr. EU/1/08/488/*) NR. P. Parallelimport. L01BC07
nicht im Handel.

Vidaza 25 mg/ml - Pulver zur Herstellung einer Injektionssuspension 55C
(Z.Nr. EU/1/08/488/*) NR. P. Parallelimport. L01BC07
V: Orifarm, Leverkusen, Deutschland
Z: Nach der Rekonstitution enthält 1 ml Suspension: Azacitidin 25 mg, Mannitol.
PG: 1 ST * (EKO: N) [€ 574,80]

Vi-De3 - Tropfen 54D01
(Z.Nr. 0-08192) RP. P. A11CC05
ZI: Wabosan Arzneimittel, Wien
Z: 1 ml (= 50 Tropfen) enthält: Vitamin D3 20000 IE (entspr. Colecalciferol), Polysorbat 20, Glycerin, wasserfrei ca. 0,3 g/ml, Ethanol ca. 0,5 g/ml, Wasser, gereinigtes.
EW: Vitamin D_3, reguliert Kalzium- und Phosphatstoffwechsel.
AG: Rachitisprophylaxe.
AA: Oral (direkt in den Mund bringen oder mit etwas Flüssigkeit in einem Löffel).
DO: Tgl. 1-2 Tropfen ab 2.-3. Lebenswoche im 1. Jahr und in der sonnenarmen Zeit der folgenden 2 Jahre.
GA: Hyperkalzämie, Nierenschäden, Lungentuberkulose, Arteriosklerose.
SST: Vorsicht.
NW: **Bei Überdosierung** Hypervitaminose (Kopfschmerz, Magen/Darm, Wachstums- störungen). Durch Hyperkalzämie Nieren- und Herzschäden, Weichteilver- kalkungen. Bei schwerer Überdosierung Entkalkung der Knochen, Hyperkalz- ämie.
WW: Phenytoin, Barbiturate, Gluthethimid, Rifampicin (beschleunigter Vitamin-D_3-Abbau), Cholestyramin und Paraffinöl (verminderte Resorp- tion), Corticosteroide (beeinflussen Kalziumresorption).
WH: Eltern auf Gefahr der Überdosierung hinweisen, weitere Vitamin D Gaben vermeiden. Vorsicht bei Sarkoidose.
Bei Überdosierung Infusionen mit isotonischer NaCl-Lösung (3-6 l/24h) mit Furosemid oder Natriumedetat (15 mg/kg KG/h), ev. Hämodialyse, Glukokortikoide, Calcitonin.
PG: 10 ML (2) (EKO: G) [€ 3,95]

▼ **Viekirax 12,5 mg/75 mg/50 mg - Filmtabletten** 35E04
(Z.Nr. EU/1/14/982/*) NR. P. J05AP53
ZI: AbbVie Deutschland, Ludwigshafen, Deutschland
Z: 1 Filmtablette enthält: Ombitasvir 12,5 mg, Paritaprevir 75 mg, Ritonavir 50 mg, Tablettenkern: Copovidon, Tocofersolan, Propylenglycol monolaurat, Sorbitan laurat, Siliciumdioxid, hochdisperses, Natriumstearylfumarat; Filmüberzug: Poly(vinylalkohol), Macrogol 3350, Talkum, Titandioxid, Eisen(III)-oxid.
EW: Antiviral.
AG: Chronische Hepatitis C.
AA: Tabletten zusammen mit einer Mahlzeit im Ganzen schlucken.
DO: 1mal tgl. 2 Tabletten. Nur in Kombination mit anderen Arzneimitteln (Dasabuvir und/oder Ribavirin) einnehmen. Keine Daten an Kindern und Jugendlichen.
GA: Mittelschwere bis schwere Leberschäden.
SST: Kontraindiziert. Kontrazeption für Frauen bis 4 Monate und für Männer bis 7 Monate nach Therapieende erforderlich.
NW: Erschöpfung, Übelkeit, Schlaflosigkeit, Anämie, Psyche (Depression), Leber (Hepatitis B-Reaktivierung), Pruritus, Untersuchungen (ALT-Anstieg).
WW: Kontraindiziert: CYP 3A4-Substrate (Amiodaron, Dronedaron, Disopyramid, Cisaprid, Colchicin, Mutterkornalkaloide, Lovastatin, Simvastatin, Atorvastatin, Lurasidon, orales Midazolam, Triazolam, Pimozid, Quetiapin, Ticagrelor, Salmeterol, Sildenafil bei PAH, Lomitapid). Starke CYP3A4-Hemmer (Clarithromycin, Telithromycin, Conivaptan, Ketoconazol, Itraconazol, Posaconazol, Voriconazol, Astemizol, Terfenadin, Lurasidon, Indinavir, Saquinavir, Tipranavir, Lopinavir/Ritonavir, Cobicistat), Ethinylestradiol-hältige orale Kontrazeptiva, CYP3A4-Induktoren (Carbamazepin, Phenytoin, Phenobarbital, Efavirenz, Nevirapin, Etravirin, Apalutamid, Enzalutamid, Johanniskraut, Mitotan, Rifampicin), Alfuzosin, CYP2C8-Inhibitoren (Dasabuvir), Chinidin, Ranolazin, Fusidin-

V

säure. Nicht empfohlen: Andere antivirale Substanzen gegen HCV-Infektionen (keine Untersuchungen), Tacrolimus, Everolimus, Sirolimus, Fluvastatin.
Vorsicht: Sulfasalazin, Erythromycin, Digoxin, Trazodon, Colchicin, Fexofenadin, Imatinib, Warfarin, Dabigatran, S-Mephenytoin, Amlodipin, Diltiazem, Verapamil, Nifedipin, Furosemid, Fluticason, Rilpivirin, Pravastatin, Rosuvastatin, Repaglinid, Hydrocodon, Ciclosporin, Deferasirox, Terflunomid, (Es)omeprazol, Lansoprazol, Alprazolam, Levothyroxin, Angiotensin- Antagonisten, Vitamin K-Antagonisten (INR kontrollieren).
WH: Bei HCV-Infektion der Genotypen 2, 3, 5 oder 6 nicht anwenden. Bei HIV-Koinfektion mit Atazanavir oder Darunavir anwenden. Patienten mit Leberzirrhose überwachen. Diabetes- Einstellung kontrollieren. Verkehrshinweis.
PG: 56 ST * (EKO: N) [€ 12.582,10]

▼ *Viekirax 12,5 mg/75 mg/50 mg - Filmtabletten* 35E04
(Z.Nr. EU/1/14/982/*) NR. P. Parallelimport. J05AP53
nicht im Handel.

🐾 Vigophos 100 mg/ml + 0,05 mg/ml - Injektionslösung für Rinder 831C, 831G, 835B
(Z.Nr. 8-38229) RP. P. QA12CX91
ZI: Livisto Int'l, Cerdanyola del Valles, Spanien
Z: 1 ml Injektionslösung enthält: Butafosfan 100 mg, Cyanocobalamin 0,05 mg, Benzylalkohol 10 mg, Natriumhydroxid zur pH-Wert-Einstellung, Wasser für Injektionszwecke.
EW: Organische Phosphorquelle.
AG: Unterstützend bei sekundären Ketosen (z.B. bei Labmagenverlagerung) bei Rindern.
AA: I.v.
DO: 5 ml Vigophos/100 kg KG 1mal tgl. über 3 Tage.
SST: Anwendung möglich.
PG: 100 ML VN [€ 25,70]

▼ *Vihuma 250 I.E. - Pulver und Lösungsmittel zur Herstellung einer Injektionslösung* 20D01
(Z.Nr. EU/1/16/1168/*) NR. P. E. nicht im Handel. B02BD02

▼ *Vihuma 500 I.E. - Pulver und Lösungsmittel zur Herstellung einer Injektionslösung* 20D01
(Z.Nr. EU/1/16/1168/*) NR. P. E. nicht im Handel. B02BD02

▼ *Vihuma 1000 I.E. - Pulver und Lösungsmittel zur Herstellung einer Injektionslösung* 20D01
(Z.Nr. EU/1/16/1168/*) NR. P. E. nicht im Handel. B02BD02

▼ *Vihuma 2000 I.E. - Pulver und Lösungsmittel zur Herstellung einer Injektionslösung* 20D01
(Z.Nr. EU/1/16/1168/*) NR. P. E. nicht im Handel. B02BD02

▼ *Vihuma 2500 I.E. - Pulver und Lösungsmittel zur Herstellung einer Injektionslösung* 20D01
(Z.Nr. EU/1/16/1168/*) NR. P. E. nicht im Handel. B02BD02

▼ *Vihuma 3000 I.E. - Pulver und Lösungsmittel zur Herstellung einer Injektionslösung* 20D01
(Z.Nr. EU/1/16/1168/*) NR. P. E. nicht im Handel. B02BD02

▼ *Vihuma 4000 I.E. - Pulver und Lösungsmittel zur Herstellung einer Injektionslösung* 20D01
(Z.Nr. EU/1/16/1168/*) NR. P. E. nicht im Handel. B02BD02

Vikela 1,5 mg - Tablette 31I06
(Z.Nr. 1-26057) RPF. P. G03AD01
ZI: Laboratoire HRA Pharma, Chatillon, Frankreich
Z: 1 Tablette enthält: Levonorgestrel 1,5 mg, Lactose monohydrat 90,9 mg, Maisstärke, Povidon, Siliciumdioxid, hochdispers, wasserfrei, Magnesium stearat.
EW: Synthethisches Gestagen; blockiert und/oder verzögert Ovulation.
AG: Notfallverhütung innerhalb von 72 Stunden nach ungeschütztem Geschlechtsverkehr bzw. Versagen der Empfängnisverhütung.
AA: Oral; kann zu jedem Zeitpunkt eingenommen werden.
DO: 1 Tablette so früh wie möglich nach einem ungeschützten Geschlechtsverkehr einnehmen, vorzugsweise innerhalb von 12 Std., spätestens innerhalb von 72 Std..
Bei Erbrechen innerhalb von 3 Std. Einnahme wiederholen.
Bei schweren Leberschäden nicht einnehmen.
Bei Einnahme enzyminduzierende Arzneimittel in den letzten 4 Wochen doppelte Levonorgestrel-Dosis (= 2 Tabletten) einnehmen oder nicht-hormonale Notfallkontrazeption anwenden.
Keine Indikation für präpubertäre Kinder.
SST: Gegenanzeige. Levonorgestrel führt nicht zum Abbruch einer bereits bestehenden Schwangerschaft; Stillen vorübergehend aussetzen (mindestens 8 Std.). Zuverlässige Barrieremethode bis zur nächsten Menstruationsblutung empfohlen.
NW: Magen/Darm (Übelkeit), Kopfschmerzen, Schwindel, Brustspannung, Uterusschmerzen, Schmier- und Zwischenblutungen, Überempfindlichkeit.
WW: Gleichzeitige Gabe von Ulipristalacetat nicht empfohlen.
Vorsicht: starke CYP3A4-Induktoren (Rifampicin, Phenytoin, Phenobarbital, Carbamazepin, Efavirenz, Primidon, Rifabutin, Ritonavir, Johanniskraut) beschleunigen Metabolismus von Levonorgestrel. Ciclosporin (erhöhte Toxizität möglich).
WH: Kein Ersatz für regelmäßige Kontrazeption.
Nicht wiederholt innerhalb eines Menstruationszyklus anwenden. Eintritt der Schwangerschaft wird nicht in jedem Fall verhindert. Nicht bei bekanntem Risiko für Extrauterinschwangerschaften anwenden. Kein Schutz vor sexuell übertragbaren Krankheiten. Bei übergewichtigen Patientinnen verringerte Wirksamkeit möglich.
PG: 1 ST * (EKO: N) [€ 17,20]

Vildagerlan 50 mg/850 mg-Filmtabletten 06B06
(Z.Nr. 1-40157) NR. P. nicht im Handel. A10BD08

Vildagerlan 50 mg/1000 mg-Filmtabletten 06B06
(Z.Nr. 1-40158) NR. P. nicht im Handel. A10BD08

Vildagliptin Accord 50 mg - Tabletten 06B05
(Z.Nr. 1-40211) NR. P. nicht im Handel. A10BH02

Vildagliptin Krka 50 mg - Tabletten 06B05
(Z.Nr. 1-38118) NR. P. nicht im Handel. A10BH02

▼ Vimizim 1 mg/ml - Konzentrat zur Herstellung einer Infusionslösung 27A03
(Z.Nr. EU/1/14/914/*) NR. P. E. A16AB12
ZI: BioMarin International, County Cork, Irland
Z: 1 ml Lösung enthält: Elosulfase alfa 1 mg, Natrium acetat-Trihydrat, Natriumdihydrogenphosphat-1-Wasser, Arginin hydrochlorid, Sorbitol, Polysorbat 20, Wasser für Injektionszwecke.
EW: Enzymlieferant.
AG: Mucopolysaccharidose Typ IVA (Morquio A Syndrom).
AA: I.v. Infusion (ev. auch zu Hause unter Aufsicht von medizinischem Fachpersonal). Infusionsrate initial 3-6 ml/h, max. 36-72 ml/h.
DO: Alle Alter: 1mal wöchentlich 2 mg/kg KG.
SST: Zwingende Indikationsstellung.
NW: Infusionsreaktionen (auch schwer), Überempfindlichkeit, Kopfschmerzen, Schwindel, Dyspnoe, Magen/Darm, Myalgie, Schüttelfrost, Pyrexie.
WH: Auf Allergie/Anaphylaxie, Infusionsreaktionen, Zeichen von Rückenmarkskompression achten. Verkehrshinweis.
PG: 1 ST * (EKO: N) [€ 1.310,00]

Vimovo 500 mg/20 mg - Tabletten mit veränderter Wirkstofffreisetzung 13B05
(Z.Nr. 1-29937) RP. P. M01AE52
ZI: AstraZeneca Österreich, Wien
Z: 1 Tablette enthält: Naproxen 500 mg, Esomeprazol 20 mg (entspr. Esomeprazol magnesium trihydrat), Tablettenkern: Croscarmellose natrium, Magnesium stearat, Povidon K90, Silicium colloidal wasserfrei; Filmschicht: Carnaubawachs, Glycerolmonostearat 40-55%, Hypromellose Typ 2910 (3mPas, 6mPas, 50mPas), Eisenoxid gelb, Macrogol 8000, Methacrylsäure-Ethylacrylat-Copolymer (1:1), 30%ige Dispersion, Methyl-parahydroxybenzoat 0,02 mg, Polydextrose, Polysorbat 80, Propyl-parahydroxybenzoat 0,01 mg, Natriumdodecylsulfat, Titandioxid, Triethylcitrat; Drucktinte: Hypromellose 2910 (6 mPa*s), Eisenoxid schwarz, Propylenglycol.
EW: Nichtsteroidales Antiphlogistikum mit Magenschutz.
AG: Arthrose, rheumatoide Arthritis, ankylosierende Spondylitis bei Risiko für Magen- und Duodenalulzera.
AA: Mindestens 30 min vor einer Mahlzeit unzerkaut schlucken.
DO: 2mal tgl. 1 Tablette. Bei nicht geeigneter Dosierung eine niedrigere NSAR-Dosis eines nicht fix kombinierten Produktes versuchen. Keine Daten an Kindern und Jugendlichen.
GA: Analgetika-Asthma, schwere Leber-, Herz-, Nierenschäden, aktive peptische Ulzera, Magen/Darm-Blutungen.
SST: Nutzen/Risiko-Abschätzung im 1. und 2.Trimenon, Gegenanzeige im 3.
Trimenon. In der Stillzeit nicht anwenden.
NW: Magen/Darm, ZNS, Hypertonie, Herzinsuffizienz, Palpitationen, Haut, Arthralgie, Ödeme, Psyche, Seh- und Hörstörungen, Hypomagnesiämie, erhöhtes Frakturrisiko. Esomeprazol reduziert

V

die durch Naproxen ausgelösten gastrointestinalen Nebenwirkungen.
WW: Kontraindiziert: Atazanavir, Nelfinavir.
Nicht empfohlen: Posaconazol, Erlotinib, Clopidogrel.
Vorsicht: Andere Schmerzmittel (gleichzeitige Gabe vermeiden), ASS (nur niedrig dosiert anwenden), Ciclosporin, Tacrolimus (Niere), Diuretika, SSRIs, Kortikosteroide, ACE-Hemmer, Digoxin, Lithium, Methotrexat, Gerinnungshemmer, Beta-Blocker, Probenecid.
Vimovo 5 Tage vor Messung von Chromogranin A absetzen.
WH: Vorsicht bei Porphyrie, Mischkollagenosen, Lupus erythematodes, Hypertonie, ischämischen Erkrankungen. Auf gastrointestinale Blutungen bzw. schwere Hauterkrankungen achten.
Kontrollen: Blutbild, Augen. Verkehrshinweis.
PG: 30 ST (EKO: G) [€ 19,95], 60 ST (EKO: G) [€ 31,90]

Vimpat 50 mg - Filmtabletten 09A06
(Z.Nr. EU/1/08/470/*) NR. P. N03AX18
ZI: UCB Pharma, Brüssel, Belgien
Z: 1 Filmtablette enthält: Lacosamid 50 mg, Tablettenkern: Cellulose, mikrokristalline, Hyprolose, Hyprolose (5,0-16,0% Hydroxypropoxygruppen), Siliciumdioxid, hochdisperses, Crospovidon, Magnesium stearat; Tablettenüberzug: (entspr. Poly(vinylalkohol)) (entspr. Macrogol 3350) (entspr. Talkum) (entspr. Titandioxid) (entspr. Eisen(III)-oxid) (entspr. Eisen(II,III)-oxid) (entspr. Indigocarmin-Aluminium-Salz (E 132)).
EW: Antiepileptikum.
AG: Monotherapie und Zusatzbehandlung fokaler Anfälle mit oder ohne sekundäre Generalisierung bei Epilepsiepatienten ab 4 Jahren.
AA: Oral. TD in 2 ED.
DO: Personen ab 50 kg KG: Monotherapie: TD initial 100 oder 200 mg. Einzelne Aufsättigungsdosis 200 mg. Wöchentliche Steigerung um 2 x 50 mg/Tag; MTD 600 mg.
Zusatztherapie: TD initial 100 mg. Einzelne Aufsättigungsdosis 200 mg. Wöchentliche Steigerung um 2 x 50 mg/Tag; MTD 400 mg.
Bei mäßiger Einschränkung der Leberfunktion MTD 300 mg.
Kinder (ab 4 Jahre) und Jugendliche unter 50 kg KG: Monotherapie: TD initial 2 mg/kg KG; Dosissteigerung wöchentlich um 2 mg/kg KG pro Tag. MTD bis 12 mg/kg KG (Patienten unter 40 kg KG) bzw. bis 10 mg/kg KG (Patienten von 40 bis 50 kg KG).
Zusatztherapie: TD initial 2 mg/kg KG; Dosissteigerung wöchentlich um 2 mg/kg KG pro Tag. MTD bis 12 mg/kg KG (Patienten unter 20 kg KG) bzw. bis 10 mg/kg KG (Patienten von 20 bis 30 kg KG) bzw. bis 8 mg/kg KG (Patienten von 30 bis 50 kg KG).
Aufsättigungsdosis bei Kindern und Jugendlichen nicht empfohlen.
Keine Daten an Kindern unter 4 Jahren.
GA: AV-Block 2. oder 3. Grades.
SST: Nutzen/Risiko-Abwägung, nicht stillen.
NW: ZNS (Schwindel, Kopfschmerzen), Diplopie, Magen/Darm (Nausea), Depression, Haut, Asthenie, Stürze, AV-Block, Vorhofflattern oder -flimmern, Leber, Multiorgan-Überempfindlichkeit.
WW: Vorsicht: PR-verlängernde Substanzen.
WH: Vorsicht bei Störungen der Erregungsleitung bzw. bei älteren Patienten. Auf Schwindelgefühl (Sturzgefahr) bzw. suizidales Verhalten achten. Verkehrshinweis.
PG: 14 ST RE1 (EKO: Y) [€ 17,80]

Vimpat 50 mg - Filmtabletten 09A06
(Z.Nr. EU/1/08/470/*) NR. P. Parallelimport. N03AX18
nicht im Handel.

Vimpat 50 mg, 100 mg, 150 mg, 200 mg - Filmtabletten (Behandlungseinleitung für Jugendliche, Kinder ab 50 kg KG sowie Erwachsene) 09A06
(Z.Nr. EU/1/08/470/*) NR. P. nicht im Handel. N03AX18

Vimpat 100 mg - Filmtabletten 09A06
(Z.Nr. EU/1/08/470/*) NR. P. N03AX18
ZI: UCB Pharma, Brüssel, Belgien
Z: 1 Filmtablette enthält: Lacosamid 100 mg, Tablettenkern: Cellulose, mikrokristalline, Hyprolose, Hyprolose (5,0-16,0% Hydroxypropoxygruppen), Siliciumdioxid, hochdisperses, Crospovidon, Magnesium stearat; Tablettenüberzug: (entspr. Poly(vinylalkohol)) (entspr. Macrogol 3350) (entspr. Talkum) (entspr. Titandioxid) (entspr. Eisen(III)-hydroxid-oxid x H2O).
Kurzinformation: siehe Vimpat 50 mg - Filmtabletten, → S. 1537
PG: 14 ST RE1 (EKO: Y) [€ 33,75], 56 ST RE1 (EKO: Y) [€ 123,30]

Vimpat 100 mg - Filmtabletten 09A06
(Z.Nr. EU/1/08/470/*) NR. P. Parallelimport. N03AX18
nicht im Handel.

Vimpat 150 mg - Filmtabletten 09A06
(Z.Nr. EU/1/08/470/*) NR. P. N03AX18
ZI: UCB Pharma, Brüssel, Belgien
Z: 1 Filmtablette enthält: Lacosamid 150 mg, Tablettenkern: Cellulose, mikrokristalline, Hyprolose, Hyprolose (5,0-16,0% Hydroxypropoxygruppen), Siliciumdioxid, hochdisperses, Crospovidon, Magnesium stearat; Tablettenüberzug: (entspr. Poly(vinylalkohol)) (entspr. Macrogol 3350) (entspr. Talkum) (entspr. Titandioxid) (entspr. Eisen(III)-hydroxid-oxid x H2O) (entspr. Eisen(III)-oxid) (entspr. Eisen(II,III)-oxid).
Kurzinformation: siehe Vimpat 50 mg - Filmtabletten, → S. 1537
PG: 14 ST RE1 (EKO: Y) [€ 48,85], 56 ST RE1 (EKO: Y) [€ 177,85]

Vimpat 150 mg - Filmtabletten 09A06
(Z.Nr. EU/1/08/470/*) NR. P. Parallelimport. N03AX18
nicht im Handel.

Vimpat 200 mg - Filmtabletten 09A06
(Z.Nr. EU/1/08/470/*) NR. P. N03AX18
ZI: UCB Pharma, Brüssel, Belgien
Z: 1 Filmtablette enthält: Lacosamid 200 mg, Tablettenkern: Cellulose, mikrokristalline, Hyprolose, Hyprolose (5,0-16,0% Hydroxypropoxygruppen), Siliciumdioxid, hochdisperses, Crospovidon, Magnesium stearat; Tablettenüberzug: (entspr. Poly(vinylalkohol)) (entspr. Macrogol 3350) (entspr. Talkum) (entspr. Titandioxid) (entspr. Indigocarmin-Aluminium-Salz (E 132)).
Kurzinformation: siehe Vimpat 50 mg - Filmtabletten, → S. 1537
PG: 56 ST RE1 (EKO: Y) [€ 219,90]

Vimpat 200 mg - Filmtabletten 09A06
(Z.Nr. EU/1/08/470/*) NR. P. Parallelimport. N03AX18
nicht im Handel.

Vimpat 10 mg/ml - Infusionslösung 09A06
(Z.Nr. EU/1/08/470/*) NR. P. N03AX18
ZI: UCB Pharma, Brüssel, Belgien
Z: 1 ml Infusionslösung enthält: Lacosamid 10 mg, Wasser für Injektionszwecke, Natriumchlorid 2,99 mg, Salzsäure zur pH-Wert-Einstellung.
EW: Antiepileptikum.
AG: Monotherapie und Zusatzbehandlung fokaler Anfälle mit oder ohne sekundäre Generalisierung bei Epilepsiepatienten ab 4 Jahren.
AA: I.v. Infusion (unverdünnt oder verdünnt) über 15-60 min. Erfahrungen bis zu 5 Tagen liegen mit der 2x tgl. Infusion vor.
DO: Personen ab 50 kg KG: Monotherapie: TD initial 100 oder 200 mg. Einzelne Aufsättigungsdosis 200 mg. Wöchentliche Steigerung um 2 x 50 mg/Tag; MTD 600 mg.
Zusatztherapie: TD initial 100 mg. Einzelne Aufsättigungsdosis 200 mg. Wöchentliche Steigerung um 2 x 50 mg/Tag; MTD 400 mg.
Bei mäßiger Einschränkung der Leberfunktion MTD 300 mg.
Kinder (ab 4 Jahre) und Jugendliche unter 50 kg KG: Monotherapie: TD initial 2 mg/kg KG; Dosissteigerung wöchentlich um 2 mg/kg KG pro Tag. MTD bis 12 mg/kg KG (Patienten unter 40 kg KG) bzw. bis 10 mg/kg KG (Patienten von 40 bis 50 kg KG).
Zusatztherapie: TD initial 2 mg/kg KG; Dosissteigerung wöchentlich um 2 mg/kg KG pro Tag. MTD bis 12 mg/kg KG (Patienten unter 20 kg KG) bzw. bis 10 mg/kg KG (Patienten von 20 bis 30 kg KG) bzw. bis 8 mg/kg KG (Patienten von 30 bis 50 kg KG).
Aufsättigungsdosis bei Kindern und Jugendlichen nicht empfohlen.
Keine Daten an Kindern unter 4 Jahren.
GA: AV-Block 2. oder 3. Grades.
SST: Nutzen/Risiko-Abwägung, nicht stillen.
NW: ZNS (Schwindel, Kopfschmerzen), Diplopie, Magen/Darm (Nausea), Depression, Haut, Asthenie, Stürze, AV-Block, Vorhofflattern oder -flimmern, Leber, Multiorgan-Überempfindlichkeit.
WW: Vorsicht: PR-verlängernde Substanzen.
WH: Vorsicht bei Störungen der Erregungsleitung bzw. bei älteren Patienten. Auf Schwindelgefühl (Sturzgefahr) bzw. suizidales Verhalten achten. Verkehrshinweis.
PG: 5 ST * (EKO: N) [€ 304,35]

Vimpat 10 mg/ml - Sirup 09A06
(Z.Nr. EU/1/08/470/*) NR. P. N03AX18
ZI: UCB Pharma, Brüssel, Belgien
Z: 1 ml enthält: Lacosamid 10 mg, Glycerol, Carmellose natrium, Sorbitol-Lösung 70% (kristallisierend) (entspr. Sorbitol 187 mg), Macrogol 4000, Natriumchlorid (entspr. Natrium 1,42 mg), Citronensäure, Acesulfam kalium, Natrium methyl-4-hydroxybenzoat 2,6 mg, Erdbeer-Aroma (entspr. Propylenglycol) (entspr. 3-Hydroxy-2-methyl-4H-pyran-4-on), Geschmackskorrigens (entspr. Propylenglycol) (entspr. Aspartam 0,032 mg) (entspr. Acesulfam kalium) (entspr. 3-Hydroxy-2-methyl-4H-pyran-4-on) (entspr. Wasser, gereinigtes), Wasser, gereinigtes.
EW: Antiepileptikum.
AG: Monotherapie und Zusatzbehandlung fokaler Anfälle mit oder

ohne sekundäre Generalisierung bei Epilepsiepatienten ab 4 Jahren.
AA: Oral mit Messbecher bzw. mit Applikationsspritze mit Adapter.
DO: Personen ab 50 kg KG: Monotherapie: TD initial 100 oder 200 mg. Einzelne Aufsättigungsdosis 200 mg. Wöchentliche Steigerung um 2 x 50 mg/Tag; MTD 600 mg.
Zusatztherapie: TD initial 100 mg. Einzelne Aufsättigungsdosis 200 mg. Wöchentliche Steigerung um 2 x 50 mg/Tag; MTD 400 mg.
Bei mäßiger Einschränkung der Leberfunktion MTD 300 mg.
Kinder (ab 4 Jahre) und Jugendliche unter 50 kg KG: Monotherapie: TD initial 2 mg/kg KG; Dosissteigerung wöchentlich um 2 mg/kg KG pro Tag. MTD bis 12 mg/kg KG (Patienten unter 40 kg KG) bzw. bis 10 mg/kg KG (Patienten von 40 bis 50 kg KG).
Zusatztherapie: TD initial 2 mg/kg KG; Dosissteigerung wöchentlich um 2 mg/kg KG pro Tag. MTD bis 12 mg/kg KG (Patienten unter 20 kg KG) bzw. bis 10 mg/kg KG (Patienten von 20 bis 30 kg KG) bzw. bis 8 mg/kg KG (Patienten von 30 bis 50 kg KG).
Aufsättigungsdosis bei Kindern und Jugendlichen nicht empfohlen.
Keine Daten an Kindern unter 4 Jahren.
GA: AV-Block 2. oder 3. Grades.
SST: Nutzen/Risiko-Abwägung, nicht stillen.
NW: ZNS (Schwindel, Kopfschmerzen), Diplopie, Magen/Darm (Nausea), Depression, Haut, Asthenie, Stürze, AV-Block, Vorhofflattern oder -flimmern, Leber, Multiorgan-Überempfindlichkeit.
WW: Vorsicht: PR-verlängernde Substanzen.
WH: Vorsicht bei Störungen der Erregungsleitung bzw. bei älteren Patienten. Auf Schwindelgefühl (Sturzgefahr) bzw. suizidales Verhalten achten. Verkehrshinweis.
PG: 200 ML RE1 (EKO: Y) [€ 47,80]

Vimpat 10 mg/ml - Sirup 09A06
(Z.Nr. EU/1/08/470/*) NR. P. Parallelimport. N03AX18
nicht im Handel.

Vinceel - Halsspray 45X01
(Z.Nr. 3-35700) RPF. P. V03AX
ZI: Biologische Heilmittel Heel, Baden-Baden, Deutschland
Z: 10 g enthalten: Apis mellifica (Homöopathie) D7 0,125 g, Atropa belladonna (Homöopathie) D5 0,125 g, Calendula officinalis (Homöopathie) D3 0,125 g, Echinacea purpurea (Homöopathie) D5 0,125 g, Phytolacca americana (Homöopathie) D3 0,125 g, Plantago major (Homöopathie) D3 0,125 g, Salvia officinalis (Homöopathie) D3 0,125 g, Vincetoxicum hirundinaria (Homöopathie) D5 0,125 g, Ethanol 20 % (V/V), Wasser, gereinigtes, Glycerol 85%.
EW: Homöopathikum.
AG: Mund- und Rachenentzündungen.
AA: In die Mundhöhle einsprühen.
DO: 3-5mal tgl. 1-2 Sprühstöße; MTD 8mal 1 Sprühstoß. Kinder ab 6 Jahren (nur auf ärztliche Anordnung): 3(-6)mal tgl. 1 Sprühstoß.
SST: Anwendung nur auf ärztliche Empfehlung.
NW: Allergien.
WH: Nicht inhalieren. Nicht in Augen oder Nase sprühen.
PG: 20 ML * (EKO: N) [€ 11,55]

Vincristin Pfizer 2 mg - Injektions-/Infusionslösung 55F
(Z.Nr. 1-22267) NR. P. E. L01CA02
ZI: Pfizer Corporation Austria, Wien
Z: 1 Flasche mit 2 ml enthalten: Vincristin sulfat 2 mg, Mannitol 200 mg, Wasser für Injektionszwecke.
EW: Zytostatikum (Mitosehemmstoff).
AG: Leukämie, maligne Lymphome, multiple Myelome, solide Tumore (Mamma-, Lungen-, Kopf/Hals-Karzinom, Weichteilsarkom), solide Tumore bei Kindern (Ewing-Sarkom, embryonales Rhabdomyosarkom, Neuroblastom, Wilms-Tumor, Retinoblastom, Medulloblastom), Immunthrombozytopenie.
Details siehe Austria-Codex - Fachinformation.
AA: Nur i.v., cave andere Anwendungsarten wie paravenös oder intrathekal (= letal!).
DO: Wöchentliche Applikation: ED 1,4 mg/m² KOF, MED 2 mg.
Kinder: 1,4-2 mg/m² KOF, Kinder unter 10 kg KG: Initial 0,05 mg/kg KG.
Dosisreduktion bei Leberschäden.
GA: Bestrahlungstherapie der Leber, Ileus, neuromuskuläre Erkrankungen (demyelinisierende Form des Charcot-Marie-Tooth-Syndroms).
SST: Teratogen, Gegenanzeige vor allem im 1. Trimenon, nicht stillen. Kontrazeption für Frauen und Männer bis 6 Monate nach Therapieende erforderlich.
NW: Neurotoxizität (periphere Neuropathie), Alopezie, Magen/Darm (paralytischer Ileus), Niere, Bronchospasmus, Allergien, Herzinfarkt, Blut, Haut, Taubheit, Azoospermie, lokale Reizung.
WW: Nicht empfohlen: Phenytoin, Lebendimpfstoffe. Vorsicht: Antikoagulantien, P-gp-Inhibitoren, CYP3A4-Hemmer, andere Zytostatika (Toxizität verstärkt), neurotoxische Arzneimittel (Isoniazid, L-Asparaginase, Cyclosporin A), Digoxin, Mitomycin (Lunge), Strahlentherapie (neurotoxisch), koloniestimulierende Faktoren (Neuropathien), Dactinomycin(Lebertoxizität).
WH: Cave intrathekale Injektion! Paravasate vermeiden. Vorsicht bei Leberschäden, Knochenmarkschäden.
Nicht in die Augen bringen. Auf paralytischen Ileus achten.
Verstopfung vorbeugen. Verkehrshinweis.
PG: 1 ST * (EKO: N) [€ 26,35]

Vinorelbin Accord 10 mg/ml - Konzentrat zur Herstellung einer Infusionslösung 55F
(Z.Nr. 1-37462) NR. P. E. L01CA04
ZI: Accord Healthcare, Utrecht, Niederlande
Z: 1 ml Lösung enthält: Vinorelbin 10 mg (entspr. Vinorelbin tartrat 13,85 mg), Wasser für Injektionszwecke.
EW: Vinca-Alkaloid, antineoplastisch.
AG: Metastasierendes Mammakarzinom (Stadium IV), nicht kleinzelliges Bronchialkarzinom (Stadium III oder IV).
AA: Streng i.v.: Langsamer Bolus (6-10 min) nach Verdünnung mit 20-50 ml Kochsalz- oder Glukoselösung oder als Kurzinfusion (20-30 min) nach Verdünnung mit 125 ml Kochsalz- oder Glukoselösung, cave intrathekal.
DO: 25-30 mg/m■2 KOF einmal wöchentlich. MED 60 mg (35,4 mg/m■2 KOF). Für Kinder und Jugendliche nicht empfohlen.
GA: Neutropenie, Thrombozytopenie, schwere Leberschäden.
SST: Teratogen! Strenge Nutzen/Risiko-Abwägung. Kontrazeption für Frauen bis 3 Monate nach Therapieende.
Genotoxizität beachten (Männer sollen bis 6 Monate nach Therapieende kein Kind zeugen).
NW: Knochenmark, Allergien, Magen/Darm (Stomatitis), Herz, Dyspnoe, Leber, Haut, Alopezie, Myalgie, Niere, Allgemeinreaktionen, lokale Reaktionen (Nekrose), Infektionen, Nervensystem.
WW: Kontraindiziert: Gelbfieberimpfung.
Nicht empfohlen: Attenuierte Lebendimpfstoffe, Phenytoin, Itraconazol.
Vorsicht: Ciclosporin, Tacrolimus, CYP3A4-Induktoren und -Inhibitoren, Mitomycin C (Bronchospasmen), Lapatinib, Antikoagulantien.
WH: Cave paravenöse Infusion. Engmaschige hämatologische Kontrollen. Dosisreduktion bei schweren Leberschäden. Nicht mit Lebendimpfstoffen kombinieren. Augenkontakt unbedingt vermeiden.
PG: 1 ML * (EKO: N) [€ 58,35], 5 ML * (EKO: N) [€ 246,40]

Vinorelbin Fair-Med 10 mg/ml - Konzentrat zur Herstellung einer Infusionslösung 55F
(Z.Nr. 1-29164) NR. P. E. nicht im Handel. L01CA04

Viola 0,03 mg/2 mg - Filmtabletten 31I01, 22G02
(Z.Nr. 1-30589) RP. P. nicht im Handel. G03AA16

Viotensin - Tabletten 10X
(Z.Nr. 3-00369) RP. P. nicht im Handel. V03AX

Vipdomet 12,5 mg/850 mg - Filmtabletten 06B06
(Z.Nr. EU/1/13/843/*) NR. P. A10BD13
ZI: Takeda Pharma, Taastrup, Dänemark
Z: 1 Filmtablette enthält: Alogliptin 12,5 mg (entspr. Alogliptin benzoat), Metformin hydrochlorid 850 mg, Tablettenkern: Mannitol, Cellulose, mikrokristalline, Povidon K30, Crospovidon Typ A, Magnesium stearat; Filmüberzug: Hypromellose, Talkum, Titandioxid, Eisen(III)-hydroxid-oxid x H2O.
EW: Antidiabetische Kombination; Dipeptidyl-Peptidase-4-Hemmer und Biguanid.
AG: Diabetes mellitus Typ 2 (auch in Kombination mit Pioglitazon oder Insulin).
AA: Unzerkaut mit Wasser schlucken.
DO: 2mal tgl. 12,5 mg/850 mg oder 12,5 mg/1000 mg. MTD 25 mg Alogliptin. Vorsicht bei älteren Patienten bzw. bei GFR von 30 bis 60 ml/min (Details siehe Austria Codex - Fachinformation).
Keine Daten an Kindern und Jugendlichen.
GA: Akute metabolische Azidose, diabetisches Präkoma, schwere Nierenschäden, Leberschäden, Schock, Gewebehypoxie, Alkoholismus.
SST: Nicht anwenden.
NW: Pruritus, Kopfschmerzen, Magen/Darm, metallischer Geschmack, Überempfindlichkeit, Leber, akute Pankreatitis, Laktatazidose.
WW: Gegenanzeige: Jodhaltige Kontrastmittel (48 Std. Abstand). Nicht mit Sulfonylharnstoffen kombinieren. Nicht empfohlen: Alkohol, kationische Arzneimittel (z.B. Cimetidin). Vorsicht: Hyperglykämische Substanzen (Glukokortikoide, Beta 2-Agonisten, Diuretika); Arzneimittel, die die Nierenfunktion beeinträchtigen (ACE-Hemmer, AT II-Antagonisten, NSARs).
WH: Nicht bei Typ 1-Diabetes anwenden. Nicht mit Sulfonylharnstoff kombinieren. Hypoglykämierisiko beachten (Verkehrshin-

weis). Bei Herzinsuffizienz nicht empfohlen. Auf Überempfindlichkeit, akute Pankreatitis, Laktatazidose, Nierenfunktion achten. Vor Operationen absetzen und frühestens 48 Stunden später Therapie wieder aufnehmen.
PG: 56 ST RE1 (EKO: Y) [€ 53,65]

Vipdomet 12,5 mg/1000 mg - Filmtabletten 06B06
(Z.Nr. EU/1/13/843/*) NR. P. A10BD13
ZI: Takeda Pharma, Taastrup, Dänemark
Z: 1 Filmtablette enthält: Alogliptin 12,5 mg (entspr. Alogliptin benzoat), Metformin hydrochlorid 1000 mg, Tablettenkern: Mannitol, Cellulose, mikrokristalline, Povidon, Crospovidon, Magnesium stearat; Filmüberzug: Hypromellose, Talkum, Titandioxid, Eisen(III)-hydroxid-oxid x H_2O.
Kurzinformation: siehe Vipdomet 12,5 mg/850 mg - Filmtabletten, → S. 1538
PG: 56 ST RE1 (EKO: Y) [€ 53,65]

Vipdomet 12,5 mg/1000 mg - Filmtabletten 06B06
(Z.Nr. EU/1/13/843/*) NR. P. Parallelimport. A10BD13
V: Orifarm, Leverkusen, Deutschland
Z: 1 Filmtablette enthält: Alogliptin 12,5 mg (entspr. Alogliptin benzoat), Metformin hydrochlorid 1000 mg, Tablettenkern: Mannitol, Cellulose, mikrokristalline, Povidon, Crospovidon, Magnesium stearat; Filmüberzug: Hypromellose, Talkum, Titandioxid, Eisen(III)-hydroxid-oxid x H_2O.
PG: 56 ST RE1 (EKO: Y) [€ 52,55]

Vipidia 6,25 mg - Filmtabletten 06B05
(Z.Nr. EU/1/13/844/*) NR. P. A10BH04
ZI: Takeda Pharma, Taastrup, Dänemark
Z: 1 Filmtablette enthält: Alogliptin 6,25 mg (entspr. Alogliptin benzoat), Tablettenkern: Mannitol, Cellulose, mikrokristalline, Hyprolose, Croscarmellose natrium, Magnesium stearat; Filmüberzug: Hypromellose, Titandioxid, Eisen(III)-oxid, Eisen(III)-hydroxid-oxid x H_2O, Macrogol 8000; Druckfarbe: Schellack, Eisen(II,III)-oxid.
EW: Antidiabetisch; Dipeptidyl-Peptidase-4-Hemmer.
AG: Diabetes mellitus Typ 2.
AA: Unzerkaut mit Wasser schlucken.
DO: 1mal tgl. 25 mg als Zusatztherapie zu anderen Antidiabetika oder Insulin.
Halbe Dosis bei mittelschwerer Niereninsuffizienz, Vierteldosis bei schwerer Niereninsuffizienz. Keine Daten an Kindern und Jugendlichen.
SST: Nicht anwenden.
NW: Pruritus, Kopfschmerzen, Nasopharyngitis, Magen/Darm, Haut, Überempfindlichkeit, Leber, Pankreatitis.
WH: Nicht bei Typ 1-Diabetes oder diabetischer Ketoazidose anwenden.
Hypoglykämierisiko beachten (Verkehrshinweis). Bei schweren Leberschäden oder Herzinsuffizienz nicht empfohlen. Auf Überempfindlichkeit bzw. akute Pankreatitis achten.
PG: 28 ST * (EKO: N) [€ 47,35]

Vipidia 12,5 mg - Filmtabletten 06B05
(Z.Nr. EU/1/13/844/*) NR. P. A10BH04
ZI: Takeda Pharma, Taastrup, Dänemark
Z: 1 Filmtablette enthält: Alogliptin 12,5 mg (entspr. Alogliptin benzoat), Tablettenkern: Mannitol, Cellulose, mikrokristalline, Hyprolose, Croscarmellose natrium, Magnesium stearat; Filmüberzug: Hypromellose, Titandioxid, Eisen(III)-oxid, Eisen(III)-hydroxid-oxid x H_2O, Macrogol 8000; Druckfarbe: Schellack, Eisen(II,III)-oxid.
Kurzinformation: siehe Vipidia 6,25 mg - Filmtabletten, → S. 1539
PG: 28 ST RE1 (EKO: Y) [€ 43,00]

Vipidia 25 mg - Filmtabletten 06B05
(Z.Nr. EU/1/13/844/*) NR. P. A10BH04
ZI: Takeda Pharma, Taastrup, Dänemark
Z: 1 Filmtablette enthält: Alogliptin 25 mg (entspr. Alogliptin benzoat), Tablettenkern: Mannitol, Cellulose, mikrokristalline, Hyprolose, Croscarmellose natrium, Magnesium stearat; Filmüberzug: Hypromellose, Titandioxid, Eisen(III)-oxid, Eisen(III)-hydroxid-oxid x H_2O, Macrogol 8000; Druckfarbe: Schellack, Eisen(II,III)-oxid.
Kurzinformation: siehe Vipidia 6,25 mg - Filmtabletten, → S. 1539
PG: 28 ST RE1 (EKO: Y) [€ 53,65]

ViraferonPeg 50 Mikrogramm - Pulver und Lösungsmittel zur Herstellung einer Injektionslösung 33C02
(Z.Nr. EU/1/00/132/*) NR. P. E. nicht im Handel. L03AB10

ViraferonPeg 50 Mikrogramm - Pulver und Lösungsmittel zur Herstellung einer Injektionslösung in einem Fertigpen 33C02
(Z.Nr. EU/1/00/132/*) NR. P. E. nicht im Handel. L03AB10

ViraferonPeg 80 Mikrogramm - Pulver und Lösungsmittel zur Herstellung einer Injektionslösung 33C02
(Z.Nr. EU/1/00/132/*) NR. P. E. nicht im Handel. L03AB10

ViraferonPeg 80 Mikrogramm - Pulver und Lösungsmittel zur Herstellung einer Injektionslösung in einem Fertigpen 33C02
(Z.Nr. EU/1/00/132/*) NR. P. E. nicht im Handel. L03AB10

ViraferonPeg 100 Mikrogramm - Pulver und Lösungsmittel zur Herstellung einer Injektionslösung 33C02
(Z.Nr. EU/1/00/132/*) NR. P. E. nicht im Handel. L03AB10

ViraferonPeg 100 Mikrogramm - Pulver und Lösungsmittel zur Herstellung einer Injektionslösung in einem Fertigpen 33C02
(Z.Nr. EU/1/00/132/*) NR. P. E. nicht im Handel. L03AB10

ViraferonPeg 120 Mikrogramm - Pulver und Lösungsmittel zur Herstellung einer Injektionslösung in einem Fertigpen 33C02
(Z.Nr. EU/1/00/132/*) NR. P. E. nicht im Handel. L03AB10

ViraferonPeg 120 Mikrogramm - Pulver und Lösungsmittel zur Herstellung einer Injektionslösung 33C02
(Z.Nr. EU/1/00/132/*) NR. P. E. nicht im Handel. L03AB10

ViraferonPeg 150 Mikrogramm - Pulver und Lösungsmittel zur Herstellung einer Injektionslösung 33C02
(Z.Nr. EU/1/00/132/*) NR. P. E. nicht im Handel. L03AB10

ViraferonPeg 150 Mikrogramm - Pulver und Lösungsmittel zur Herstellung einer Injektionslösung in einem Fertigpen 33C02
(Z.Nr. EU/1/00/132/*) NR. P. E. nicht im Handel. L03AB10

Viramune 100 mg - Retardtabletten 35E04
(Z.Nr. EU/1/97/055/*) NR. P. nicht im Handel. J05AG01

Viramune 400 mg - Retardtabletten 35E04
(Z.Nr. EU/1/97/055/*) NR. P. J05AG01
ZI: Boehringer Ingelheim International, Ingelheim/Rhein, Deutschland
Z: 1 Retardtablette enthält: Nevirapin, wasserfrei 400 mg, Lactose monohydrat 400 mg, Hypromellose, Eisenoxid gelb, Magnesium stearat.
EW: Nicht nukleosidischer Reverse-Transkriptase-Hemmer des HIV-1.
AG: Kombinationstherapie von HIV-1-Infektionen.
AA: Unzerkaut im Ganzen mit Flüssigkeit einnehmen.
DO: Einleitungsphase mit unverzögert freisetzendem Nevirapin (14 Tage, nur mit Tabletten oder Suspension).
Erhaltungsdosis (mit Retardtabletten):
Erwachsene: 1x tgl. 400 mg in Kombination mit mindestens 2 antiretroviralen Substanzen.
Kinder und Jugendliche: je nach Körpergewicht 1mal tgl. 200-400 mg.
Kinder unter 3 Jahre nur Suspension verwenden.
Dialyse: 200 mg unverzögert freisetzendes Nevirapin zusätzlich nach jeder Dialyse.
GA: Schwere Haut- oder Leberreaktionen im Zusammenhang mit Nevirapin-Therapie, schwere Leberschäden.
SST: Vorsicht; nicht stillen. Orale Kontrazeptiva nicht als einzige Schwangerschaftsverhütung anwenden.
NW: Hautausschlag, Stevens-Johnson-Syndrom (SJS), toxisch epidermaler Nekrolyse (TEN), Leber (Hepatitis, Leberversagen), Granulozytopenie, Magen/Darm, Gewichtszunahme, Anstieg von Blutlipiden und Blutglukose.
In Kombinationstherapie: Pankreatitis, periphere Neuropathie, Thrombopenie, Leberversagen, Osteonekrose, Immunreaktivierungssyndrom, Autoimmunerkrankungen (z.B: M.Basedow).
WW: Nevirapin ist Induktor für CYP3A4 (und CYP2B6).
Kontraindiziert: Johanniskraut.
Nicht empfohlen: NNRTIs (Delavirdin, Etravirin, Rilpivirin), Boceprevir, Efavirenz, Azatanavir/Ritonavir, Elvitegravir/Cobicistat, Fosamprenavir, Rifampicin, Ketoconazol.

Vorsicht: Clarithromycin, Rifabutin, Lopinavir/Ritonavir, Telaprevir, Itraconazol, Warfarin, Methadon, Zidovudin (Granulozytopenie).
WH: In den ersten 18 Behandlungswochen besonders auf schwere Haut- und Leberreaktionen achten. Leberfunktion prüfen (zunächst alle 2 Wochen, dann regelmäßig). Bei AST/ALT-Anstieg auf das Fünffache Therapie sofort abbrechen. Bei Überempfindlichkeit auf Dauer absetzen. Nicht zur postexpositionellen Prophylaxe verwenden (Leberversagen möglich). Verkehrshinweis.
PG: 30 ST RE2 (EKO: Y) [€ 206,65]

Viramune 400 mg - Retardtabletten 35E04
(Z.Nr. EU/1/97/055/*) NR. P. Parallelimport. J05AG01
V: Orifarm, Leverkusen, Deutschland
Z: 1 Retardtablette enthält: Nevirapin, wasserfrei 400 mg, Lactose monohydrat 400 mg, Hypromellose, Eisenoxid gelb, Magnesium stearat.
PG: 30 ST RE2 (EKO: Y) [€ 205,20]

Viramune 50 mg/5 ml - Suspension zum Einnehmen 35E04
(Z.Nr. EU/1/97/055/*) RP. P. J05AG01
ZI: Boehringer Ingelheim International, Ingelheim/Rhein, Deutschland
Z: 1 ml Suspension enthält: Nevirapin 10 mg (entspr. Nevirapin hemihydrat), Carbomer, Methyl-4-hydroxybenzoat 1,8 mg, Propyl-4-hydroxybenzoat 0,24 mg, Sorbitol 162 mg, Saccharose 150 mg, Polysorbat 80, Natriumhydroxid zur pH-Wert-Einstellung, Wasser, gereinigtes.
EW: Nicht nukleosidischer Reverse-Transkriptase-Hemmer des HIV-1.
AG: Kombinationstherapie von HIV-1-Infektionen.
AA: Oral zum Einnehmen mit beiliegender Spritze.
DO: Kinder: 150 mg/m² KOF 1mal tgl. über 2 Wochen, dann 2mal tgl.
150 mg/m² KOF; oder Dosierung nach Körpergewicht:
Kinder bis 8 Jahre: 1mal tgl. 4 mg/kg KG über 2 Wochen, dann 2mal tgl. 7 mg/kg KG. MTD 400mg.
Patienten von 8-16 Jahren: 1mal tgl. 4 mg/kg KG über 2 Wochen, dann 2mal tgl. 4 mg/kg KG.
Patienten über 16 Jahren: 1mal tgl. 200 mg über 2 Wochen, dann 2mal tgl. 200 mg in Kombination mit wenigstens 2 antiretroviralen Substanzen.
Dialyse: 200 mg zusätzlich nach jeder Dialyse.
GA: Schwere Haut- oder Leberreaktionen im Zusammenhang mit Nevirapin-Therapie, schwere Leberschäden.
SST: Vorsicht; nicht stillen. Orale Kontrazeptiva nicht als einzige Schwangerschaftsverhütung anwenden.
NW: Hautausschlag, Stevens-Johnson-Syndrom (SJS), toxisch epidermaler Nekrolyse (TEN), Leber (Hepatitis, Leberversagen), Granulozytopenie, Magen/Darm, Gewichtszunahme, Anstieg von Blutlipiden und Blutglukose.
In Kombinationstherapie: Pankreatitis, periphere Neuropathie, Thrombopenie, Leberversagen, Osteonekrose, Immunreaktivierungssyndrom, Autoimmunerkrankungen (z.B: M.Basedow).
WW: Nevirapin ist Induktor für CYP3A4 (und CYP2B6).
Kontraindiziert: Johanniskraut.
Nicht empfohlen: NNRTIs (Delavirdin, Etravirin, Rilpivirin), Boceprevir, Efavirenz, Azatanavir/Ritonavir, Elvitegravir/Cobicistat, Fosamprenavir, Rifampicin, Ketoconazol.
Vorsicht: Clarithromycin, Rifabutin, Lopinavir/Ritonavir, Telaprevir, Itraconazol, Warfarin, Methadon, Zidovudin (Granulozytopenie).
WH: In den ersten 18 Behandlungswochen besonders auf schwere Haut- und Leberreaktionen achten. Leberfunktion prüfen (zunächst alle 2 Wochen, dann regelmäßig). Bei AST/ALT-Anstieg auf das Fünffache Therapie sofort abbrechen. Bei Überempfindlichkeit auf Dauer absetzen. Nicht zur postexpositionellen Prophylaxe verwenden (Leberversagen möglich). Verkehrshinweis.
PG: 240 ML RE2 (EKO: Y) [€ 104,50]

Viramune 200 mg - Tabletten 35E04
(Z.Nr. EU/1/97/055/*) NR. P. J05AG01
ZI: Boehringer Ingelheim International, Ingelheim/Rhein, Deutschland
Z: 1 Tablette enthält: Nevirapin 200 mg, Cellulose, mikrokristalline, Lactose monohydrat 318 mg, Polyvidon K 25, Poly(O-carboxymethyl)stärke-Natrium Salz, Siliciumdioxid, hochdisperses, Magnesium stearat.
EW: Nicht nukleosidischer Reverse-Transkriptase-Hemmer des HIV-1.
AG: Kombinationstherapie von HIV-1-Infektionen.
AA: Unzerkaut im Ganzen mit Flüssigkeit einnehmen.
DO: Patienten ab 16 Jahren: 1mal tgl. 200 mg über 14 Tage, dann 2mal tgl. 200 mg in Kombination mit mindestens 2 antiretroviralen Substanzen. Bei starkem Hautausschlag oder Leberenzymanstiegen (ausgenommen GGT) Therapie absetzen.
Dialyse: 200 mg zusätzlich nach jeder Dialyse.
GA: Schwere Haut- oder Leberreaktionen im Zusammenhang mit Nevirapin-Therapie, schwere Leberschäden.
SST: Vorsicht; nicht stillen. Orale Kontrazeptiva nicht als einzige Schwangerschaftsverhütung anwenden.
NW: Hautausschlag, Stevens-Johnson-Syndrom (SJS), toxisch epidermaler Nekrolyse (TEN), Leber (Hepatitis, Leberversagen), Granulozytopenie, Magen/Darm, Gewichtszunahme, Anstieg von Blutlipiden und Blutglukose.
In Kombinationstherapie: Pankreatitis, periphere Neuropathie, Thrombopenie, Leberversagen, Osteonekrose, Immunreaktivierungssyndrom, Autoimmunerkrankungen (z.B: M.Basedow).
WW: Nevirapin ist Induktor für CYP3A4 (und CYP2B6).
Kontraindiziert: Johanniskraut.
Nicht empfohlen: NNRTIs (Delavirdin, Etravirin, Rilpivirin), Boceprevir, Efavirenz, Azatanavir/Ritonavir, Elvitegravir/Cobicistat, Fosamprenavir, Rifampicin, Ketoconazol.
Vorsicht: Clarithromycin, Rifabutin, Lopinavir/Ritonavir, Telaprevir, Itraconazol, Warfarin, Methadon, Zidovudin (Granulozytopenie).
WH: In den ersten 18 Behandlungswochen besonders auf schwere Haut- und Leberreaktionen achten. Leberfunktion prüfen (zunächst alle 2 Wochen, dann regelmäßig). Bei AST/ALT-Anstieg auf das Fünffache Therapie sofort abbrechen. Bei Überempfindlichkeit auf Dauer absetzen.
Auf Lipodystrophie achten. Nicht zur postexpositionellen Prophylaxe verwenden (Leberversagen möglich). Verkehrshinweis.
PG: 14 ST RE2 (EKO: Y) [€ 79,05], 60 ST RE2 (EKO: Y) [€ 258,30]

Virbactan 150 mg - Salbe zur intramammären Anwendung für Rinder (Milchkühe) 801AC
(Z.Nr. 8-00633) NR. P. VNW. QJ51DE90
ZI: Virbac, Carros, Frankreich
Z: 1 Injektor zu 3 g enthält: Cefquinom 150 mg (entspr. Cefquinom sulfat), Siliciumdioxid, hochdispers, methyliert, Paraffin, dickflüssiges.
EW: Cephalosporin, bakterizid.
AG: Subklinische Mastitiden während des Trockenstellens, Verhinderung von bakteriellen Neuinfektionen des Euters bei Milchkühen in der Trockenstehperiode.
AA: Einmalig intramammär.
DO: Inhalt eines Injektors nach dem letzten Ausmelken vorsichtig in die Zitze jedes Euterviertels installieren.
GA: Klinische Mastitis.
SST: Für die Anwendung während der Trächtigkeit vorgesehen; bei versehent- licher Anwendung während der Laktation Milch 35 Tage lang verwerfen.
VNW: Essbare Gewebe: 2 Tage.
Milch: 36 Tage nach Anwendung bei einer Trockenstehperiode von weniger als 5 Wochen; 1 Tag nach dem Abkalben bei einer Trockenstehperiode von über 5 Wochen.
PG: 24 ST VNW [€ 144,75]

Virbagen canis B - Injektionssuspension, für Hunde 823AE
(Z.Nr. 8-20323) NR. P. E. QI07AB04
ZI: Virbac Österreich, Hallein
Z: 1 Dosis zu 1 ml enthält: Borrelia burgdorferi sensu lato, inaktiviert (entspr. Borrelia afzelii, inaktiviert >= 1 RP) (entspr. Borrelia garinii, inaktiviert >= 1 RP), Adjuvans: Aluminiumhydroxid, 2%ige Suspension 0,1 ml; Natriumchlorid, Kaliumchlorid, Natriummonohydrogenphosphat Dodecahydrat, Kaliumdihydrogenphosphat, Wasser für Injektionszwecke.
EW: Impfstoff.
AG: Aktive Immunisierung von gesunden Hunden ab 12 Wochen gegen Lyme- Borreliose.
AA: S.c.
DO: ED 1 ml.
Grundimmunisierung: 2 Impfungen im Abstand von 2-3 Wochen, weiter Impfungen nach 4-6 Monaten, nach weiteren 4-6 Monaten und jährlich zu Beginn der Zeckensaison.
GA: Tiere unter 12 Wochen, Endoparasitenbefall. früher an Borreliose erkrank- te Hunde.
SST: Anwendung bis 2 Wochen vor dem Geburtstermin möglich.
NW: Lokale Reaktionen, Müdigkeit, Überempfindlichkeit.
PG: 10 ST VT [€ 229,65]

Virbagen canis L - Injektionssuspension für Hunde 823BE
(Z.Nr. 8-37548) NR. P. E. QI07AB01
ZI: Virbac, Carros, Frankreich
Z: 1 Dosis (1 ml) enthält: Leptospira interrogans, inaktiviert, Serogruppe Canicola Serovar Canicola, Stamm 601903 4350-7330 ELISA-E, Leptospira interrogans, inaktiviert, Serogruppe Icterohaemorrhagiae Serovar Icterohaemorrhagiae Stamm 601895 4250-6910 ELISA-E, Saccharose, Dikalium

phosphat, Kaliumdihydrogenphosphat, Trypton, Natriumhydroxid, Wasser für Injektionszwecke.
EW: Impfstoff.
AG: Aktive Immunisierung von Hunden gegen Infektionen durch Leptospira canicola und Leptospira icterohaemorrhagiae.
AA: Behutsam schütteln und sofort 1 ml s.c. verabreichen.
DO: Grundimmunisierung: Erste Injektion von Welpen ab 8 Wochen, zweite Injektion 3-4 Wochen später. Wiederholungsimpfungen jährlich.
SST: Nicht anwenden.
NW: Lokale Schwellung, Lethargie, Magen/Darm, Überempfindlichkeit.
WH: Nur gesunde Tiere impfen.
PG: 10 ST VT [€ 63,15]

Virbagen canis Pi/L - Lyophilisat und Suspension zur Herstellung einer Injektionssuspension für Hunde 823BE

(Z.Nr. 8-37549) NR. P. E. QI07AI08
ZI: Virbac, Carros, Frankreich
Z: 1 Dosis (1 ml) enthält: Parainfluenzavirus, canines (CPiV), Stamm Manhattan 10^4,8-10^6,9 GKID50, Leptospira interrogans, inaktiviert, Serogruppe Canicola Serovar Canicola, Stamm 601903 4350-7330 ELISA-E, Leptospira interrogans, inaktiviert, Serogruppe Icterohaemorrhagiae Serovar Icterohaemorrhagiae Stamm 601895 4250-6910 ELISA-E, Lyophilisat: Gelatine, Kaliumhydroxid, Lactose monohydrat, Glutaminsäure, Kaliumdihydrogenphosphat, Dikalium phosphat, Natriumchlorid, Dinatrium phosphat, wasserfrei; Suspension: Saccharose, Dikalium phosphat, Kaliumhydrogenphosphat, Trypton, Natriumhydroxid, Wasser für Injektionszwecke.
EW: Impfstoff.
AG: Aktive Immunisierung von Hunden gegen Infektionen durch canines Parainfluenzavirus, Leptospira canicola und Leptospira icterohaemorrhagiae.
AA: Nach Rekonstitution behutsam schütteln und sofort 1 ml s.c. verabreichen.
DO: Grundimmunisierung: Erste Injektion von Welpen ab 8 Wochen, zweite Injektion 3-4 Wochen später. Wiederholungsimpfungen jährlich.
SST: Nicht anwenden.
NW: Lokale Schwellung, Lethargie, Magen/Darm, Überempfindlichkeit.
WH: Nur gesunde Tiere impfen.
PG: 10 ST VT [€ 108,30]

Virbagen canis SHA/L - Lyophilisat und Suspension zur Herstellung einer Injektionssuspension für Hunde 823BE

(Z.Nr. 8-20108) NR. P. E. QI07AI01
ZI: Virbac, Carros, Frankreich
Z: 1 Impfdosis (1 ml) enthält: Staupevirus, canines, attenuiert, Stamm Lederle VR 128 1000-100000 GKID50, Adenovirus Typ 2, canines, attenuiert, Stamm Manhatten 10000-1 Mio. GKID50, Leptospira interrogans, inaktiviert, Serogruppe Canicola Serovar Canicola, Stamm 601903 4350-7330 ELISA-E, Leptospira interrogans, inaktiviert, Serogruppe Icterohaemorrhagiae Serovar Icterohaemorrhagiae Stamm 601895 4250-6910 ELISA-E, Gelatine, Kaliumhydroxid, Lactose monohydrat, Glutaminsäure, Kaliumdihydrogenphosphat, Dikalium phosphat, Wasser für Injektionszwecke, Natriumchlorid, Dinatrium phosphat, wasserfrei; Suspension: Natriumhydroxid: Saccharose, Dikalium phosphat, Kaliumdihydrogenphosphat, Trypton, Wasser für Injektionszwecke.
EW: Impfstoff.
AG: Aktive Immunisierung von Hunden gegen Staupe, Hepatitis durch Adenovirus Typ 1, respiratorische Erkrankungen durch Adenovirus Typ 2, Infektionen durch L. canicola und L. icterohaemorrhagiae.
AA: S.c. nach Rekonstitution.
DO: Grundimmunisierung: Erste Injektion von Welpen ab 8 Wochen, zweite Injektion 3-4 Wochen später; bei maternalen Antikörpern dritte Injektion nach weiteren 3-4 Wochen.
Wiederholungsimpfungen: Boosterimpfung 1 Jahr nach der Grundimmunisierung. Weitere Impfungen gegen Leptospirose jährlich, gegen Staupevirus und Adenovirus (CAV-2) alle 3 Jahre.
SST: Nicht anwenden.
NW: Lokale Schwellung, Lethargie, Hyperthermie, Magen/Darm, Überempfindlichkeit.
WH: Nur gesunde Tiere impfen.
PG: 10 ST VT [€ 107,80]

Virbagen canis SHAPPi - Lyophilisat und Lösungsmittel zur Herstellung einer Injektionssuspension für Hunde 823BE

(Z.Nr. 8-37046) NR. P. E. QI07AD04
ZI: Virbac, Carros, Frankreich
Z: 1 Dosis (1 ml) enthält: Staupevirus, canines (CDV), Stamm Lederle 10^3-10^4,9 GKID50, Adenovirus, canines (CAV) Typ 2, Stamm Manhattan 10000-1 Mio. GKID50, Parvovirus, canines (CPV), Stamm CPV780916 10^5-10^6,8 GKID50, Parainfluenzavirus, canines (CPiV), Stamm Manhattan 10^5-10^6,9 GKID50, Lyophilisat: Gelatine, Kaliumhydroxid, Lactose monohydrat, Glutaminsäure, Kaliumdihydrogenphosphat, Dikalium phosphat, Wasser für Injektionszwecke, Natriumchlorid, Dinatrium phosphat, wasserfrei; Lösungsmittel: Wasser für Injektionszwecke.
EW: Impfstoff.
AG: Aktive Immunisierung von Hunden ab 8 Wochen gegen Staupe, Symptome durch Adenovirus Typen 1 und 2, Parvovirus Stämme CPV-2b und CPV-2c, canines Parainfluenzavirus.
AA: S.c.
DO: 1. Injektion ab 8 Wochen, 2. Injektion 3-4 Wochen später. Boosterimpfung nach 1 Jahr. Weitere Impfungen alle 3 Jahre, für canines Parainfluenzavirus jährlich.
SST: Nicht anwenden.
NW: Lokale Schwellung, Lethargie, Hyperthermie, Magen/Darm, sehr selten Überempfindlichkeit.
PG: 10 ST VT [€ 118,50]

Virbagen canis SHAPPi/L - Lyophilisat und Suspension zur Herstellung einer Injektionssuspension für Hunde 823BE

(Z.Nr. 8-36719) NR. P. E. QI07AI02
ZI: Virbac, Carros, Frankreich
Z: 1 Dosis zu 1 ml enthält: Staupevirus, canines (CDV), Stamm Lederle, attenuiert 10^3,0-10^4,9 GKID50, Adenovirus, canines (CAV) Typ 2, Stamm Manhattan, attenuiert 10000-1 Mio. GKID50, Parvovirus, canines (CPV), Stamm CPV780916, attenuiert 10^5,0-10^6,8 GKID50, Parainfluenzavirus, canines (CPiV), Stamm Manhattan, attenuiert 10^5,0-10^6,9 GKID50, Leptospira interrogans, inaktiviert, Serogruppe Canicola Serovar Canicola, Stamm 601903 4350-7330 ELISA-E, Leptospira interrogans, inaktiviert, Serogruppe Icterohaemorrhagiae Serovar Icterohaemorrhagiae Stamm 601895 4250-6910 ELISA-E, Lyophilisat: Gelatine, Kaliumhydroxid, Lactose monohydrat, Glutaminsäure, Kaliumdihydrogenphosphat, Dikalium phosphat, Natriumchlorid, Dinatrium phosphat, wasserfrei; Suspension: Natriumhydroxid, Saccharose, Dikalium phosphat, Kaliumdihydrogenphosphat, Trypton, Wasser für Injektionszwecke.
EW: Impfstoff.
AG: Aktive Immunisierung von Hunden ab 8 Wochen gegen canines Staupevirus, Adenovirus Typ 1, Parvovirus Stämme CPV-2b und CPV-2c, Parainfluenzavirus, Adenovirus Typ 2, Leptospirosen (L. Canicola, L. Icterohaemorrhagiae).
AA: S.c.
DO: 1 Impfdosis = 1 ml.
Grundimmunisierung: Erste Impfdosis ab 8 Wochen, zweite Impfdosis 3 bis 4 Wochen später. Bei maternalen Antikörpern dritte Impfdosis ab Alter von 15 Wochen.
Boosterimpfung 1 Jahr nach der Grundimmunisierung.
Wiederholungsimpfungen: alle 3 Jahre mit Ausnahme von Parainfluenzavirus und Leptospirosen (jährliche Auffrischung nötig).
SST: Nicht anwenden.
NW: Lokale Schwellung oder Ödem, Lethargie, Hyperthermie, Verdauungsstörungen, sehr selten Überempfindlichkeit.
WH: Nur gesunde Tiere impfen.
PG: 50 ST VT [€ 562,00]

Virbagen canis SHAPPi/LT - Lyophilisat und Lösungsmittel zur Herstellung einer Injektionssuspension für Hunde 823BE
(Z.Nr. 8-20138) NR. P. E. nicht im Handel. QI07AJ

Virbagen felis RCP - Lyophilisat und Lösungsmittel zur Herstellung einer Injektionssuspension für Katzen 823BF

(Z.Nr. 8-20026) NR. P. E. QI06AD04
ZI: Virbac, Carros, Frankreich
Z: 1 Impfdosis (1 ml) enthält: Rhinotracheitis-Virus, attenuiertes (F2 Stamm) 10^5,0-10^6,6 GKID50, Calicivirus, Stamm F9, attenuiert, lyophilisiert 10^4,6-10^6,1 GKID50, Panleukopenievirus, (LR72 Stamm) attenuiert 10^3,7-10^4,5 GKID50, Kaliumdihydrogenphosphat, Natriumchlorid, Kaliummonohydrogenphosphat, Kaliumhydroxid, Lactose

V

monohydrat, Glutaminsäure, Kaliummonohydrogenphosphat, Gelatine; Lösungsmittel: Wasser für Injektionszwecke 1 ml.
EW: Impfstoff.
AG: Aktive Immunisierung gesunder Katzen gegen felines Rhinotracheitisvirus, felines Calicivirus und felines Panleukopenievirus.
AA: S.c. nach Rekonstitution.
DO: Grundimmunisierung: Erste Impfdosis bei Katzenwelpen ab 8-9 Wochen, zweite Impfdosis 3-4 Wochen später, bei maternalen Antikörper ev. dritte Impfdosis im Alter von 15 Wochen.
Wiederholungsimpfungen: jährlich, gegen Panleukopenievirus alle 1 - 2 Jahre.
SST: Nicht anwenden.
NW: Leichte Hyperthermie, Lethargie, lokales Ödem, sehr selten Überempfindlichkeit, fieberhaftes Lahmheitssyndrom bei Welpen.
WH: Nur gesunde Tiere impfen. Tiere mindestens 10 Tage vor der Vakzinierung gegen Endoparasiten behandeln.
PG: 10 ST VT [€ 113,40], 50 ST VT [€ 472,10]

Virbagen felis RCP/T - Lyophilisat und Lösungsmittel zur Herstellung einer Injektionssuspension für Katzen 823BF

(Z.Nr. 8-20094) NR. P. E. QI06AH05
ZI: Virbac, Carros, Frankreich
Z: 1 Impfdosis (1 ml) enthält: Rhinotracheitis-Virus, attenuiertes (F2 Stamm) 10^5,0-10^6,6 GKID50, Calicivirus, Stamm F9, attenuiert, lyophilisiert 10^4,6-10^6,1 GKID50, Panleukopenievirus, (LR72 Stamm) attenuiert 10^3,7-10^4,5 GKID50, Tollwut Virus-Suspension (VP12 Stamm), inaktiviert mind. 1 IE, Kaliumdihydrogenphosphat, Natriumchlorid, Natrium monohydrogenphosphat, Kaliumhydroxid, Lactose monohydrat, Glutaminsäure, Kaliummonohydrogenphosphat, Gelatine; Lösungsmittel: Kaliumdihydrogenphosphat, Natriumchlorid, Natrium monohydrogenphosphat, Aluminiumhydroxid (entspr. Adjuvans) (entspr. Aluminiumhydroxid-Gel, 3%ig 0,1 ml), Saccharose, Kaliummonohydrogenphosphat, Casein, hydrolysiert, Natriumhydroxid.
EW: Impfstoff.
AG: Aktive Immunisierung gesunder Katzen gegen felines Rhinotracheitisvirus, felines Calicivirus, felines Panleukopenievirus und Tollwutvirus.
AA: S.c. nach Rekonstitution.
DO: 1 Impfdosis Virbagen felis RCP bei Katzenwelpen ab 8-9 Wochen, 3-4 Wochen später 1 Impfdosis Virbagen felis RCP/T. Wiederholungsimpfungen jährlich, gegen Panleukopenievirus alle 1-2 Jahre.
Tollwut-Boosterung nach 1 Jahr und dann alle 2-3 Jahre notwendig.
Bei Reisen in Risikogebiete oder außerhalb der EU ev. zusätzliche Tollwutimpfungen, wenn Tollwutantikörpertiter unter 0,5 I.E./ml.
SST: Nicht anwenden.
NW: Leichte Hyperthermie, Lethargie, lokales Ödem, sehr selten Überempfindlichkeit, fieberhaftes Lahmheitssyndrom bei Welpen.
WH: Tiere mindestens 10 Tage vor der Vakzinierung gegen Endoparasiten behandeln.
PG: 10 ST VT [€ 162,00]

Virbagen Omega 5 ME für Hunde und Katzen 823AZ
(Z.Nr. EU/2/01/030/*) RP. P. E. nicht im Handel. QL03AB

Virbagen Omega 10 ME für Hunde und Katzen 823AZ

(Z.Nr. EU/2/01/030/*) RP. P. E. QL03AB
ZI: Virbac, Carros, Frankreich
Z: 1 Dosis (1 ml) enthält: Omega-Interferon, rekombinantes (feliner Herkunft) 10 Mio. E, Natriumhydroxid 0,2 M, Natriumchlorid, D-Sorbitol, Gelatine, gereinigte, porciner Herkunft; Lösungsmittel Natriumchlorid, Wasser für Injektionszwecke.
EW: Steigert unspezifische Abwehr.
AG: Hunde: Reduktion der Mortalität und der klinischen Zeichen der Parvovirose (enterale Form) bei Hunden ab 1 Monat.
Behandlung von Katzen ab 9 Wochen mit FELV und/oder FIV-Infektion.
AA: I.v. oder s.c. nach Auflösen mit 1 ml des spezifischen Lösungsmittels.
DO: Hunde: 2,5 ME/kg KG 1mal tgl. über 3 Tage i.v.
Katzen: 1mal tgl. 1 ME/kg KG s.c. über 5 Tage. 3 Therapien ab Tag 0,14 und 60.
SST: Unbedenklichkeit nicht erwiesen.
NW: Hyperthermie, Lethargie, Erbrechen und weiche Fäzes bei Katzen,, leichte Abnahme der Blutzellen.
WW: Hunde bis zur vollständigen Genesung nicht impfen.
WH: Keine Information über Langzeitwirkungen (Autoimmunerkrankungen).
PG: 5 ST VT [€ 515,00]

Virbagen Parvo - Lyophilisat und Lösungsmittel zur Herstellung einer Injektionssuspension für Hunde 823AE

(Z.Nr. 8-20040) NR. P. E. QI07AA01
ZI: Virbac, Carros, Frankreich
Z: 1 Impfdosis (1 ml) enthält: Parvovirus canin, attenuiert 100000-10 Mio. GKID50, Puffer stabilisierend, Gelatine, Spuren von: Gentamicin; Lösungsmittel: Wasser für Injektionszwecke 1 ml.
EW: Impfstoff.
AG: Aktive Immunisierung von Hunden gegen canine Parvovirose.
AA: S.c. nach Rekonstitution.
DO: Grundimmunisierung: 1 Impfdosis ab 8 Wochen, zweite Injektion 3-4 Wochen später, bei maternalen Antikörpern dritte Injektion nach weiteren 3-4 Wochen.
Wiederholungsimpfungen alle 1-2 Jahre.
SST: Nicht anwenden.
NW: Lokale Schwellung, Überempfindlichkeit.
WH: Nur gesunde Tiere impfen. Tiere mindestens 10 Tage vor der Vakzinierung gegen Endoparasiten behandeln.
PG: 10 ST VT [€ 101,45]

Virbagen Puppy 2b - Injektionssuspension für Hunde 823AE

(Z.Nr. 8-20276) NR. P. E. QI07AD01
ZI: Virbac, Carros, Frankreich
Z: 1 Dosis (1 ml) enthält: Parvovirus canin 2b, attenuiert, lebend, Stamm CPV 39 10^5,6-10^7,5 GKID50, Natriumchlorid, Kaliumdihydrogenphosphat, Dinatrium phosphat, wasserfrei, Wasser für Injektionszwecke.
EW: Impfstoff.
AG: Aktive Immunisierung gegen canine Parvovirose.
AA: S.c.
DO: 1 Impfdosis im Alter von 5 Wochen, 2. Injektion 2 Wochen später.
SST: Nicht anwenden.
NW: Lokale Schwellung, Überempfindlichkeit.
WH: Nur gesunde Welpen impfen. Vor der Vakzinierung Tiere gegen Endoparasiten behandeln.
PG: 10 ST VT [€ 116,45]

Virbagen Tollwutimpfstoff - Injektionssuspension für Hunde und Katzen 823AE, 823AF

(Z.Nr. 8-20095) NR. P. E. QI07AA02, QI06AA
ZI: Virbac, Carros, Frankreich
Z: 1 Impfdosis (1 ml) enthält: Tollwut Virus-Suspension (VP12 Stamm), inaktiviert 1 IE, Adjuvans Aluminiumhydroxid-Gel, 3%ig 0,1 ml, Puffer stabilisierend, Trypton, Spuren von: Gentamicin.
EW: Impfstoff.
AG: Aktive Immunisierung von Hunden und Katzen ab 12 Wochen gegen Tollwut.
AA: S.c.
DO: Grundimmunisierung: 1 Injektion ab 12 Wochen, Boosterimpfung 1 Jahr nach der Grundimmunisierung.
Wiederholungsimpfungen bei Hunden alle 2 Jahre, bei Katzen alle 2-3 Jahre.
Bei Reisen in Risikogebiete oder außerhalb der EU ev. zusätzliche Tollwutimpfungen, wenn Tollwutantikörpertiter unter 0,5 I.E./ml.
SST: Nicht anwenden.
NW: Überempfindlichkeit, lokale Schwellung, Apathie, Hyperthermie.
WW: Nicht mit anderen Arzneimitteln mischen!
WH: Tiere mindestens 10 Tage vor der Vakzinierung gegen Endoparasiten behandeln. Nur gesunde Tiere impfen.
PG: 10 ST VT [€ 71,75], 50 ST VT [€ 300,65]

Virbagest 4 mg/ml - Lösung zum Eingeben für Schweine (Jungsauen) 822AB

(Z.Nr. 8-00818) NR. P. VNW. QG03DX90
ZI: Virbac, Carros, Frankreich
Z: 1 ml Lösung enthält: Altrenogest 4 mg, Butylhydroxytoluol 0,07 mg, Butylhydroxyanisol 0,07 mg, Sojabohnenöl, raffiniert.
EW: Progestagen.
AG: Brunstsynchronisation zuchtreifer Jungsauen.
AA: Zum Eingeben über das Futter unmittelbar vor der eigentlichen Fütterung.
DO: 20 mg Altrenogest (5 ml) pro Tier und Tag an 18 aufeinander folgenden Tagen.
GA: Eber, Uterusinfektionen.
SST: Gegenanzeige.
NW: Ovarialzysten bei Unterdosierung.
WW: Griseofulvin.
WH: Besondere Vorsicht für schwangere Frauen im Umgang mit

dem Tierarzneimittel. Beim Ausbringen von Gülle behandelter Tiere Mindestabstand zu Oberflächengewässern einhalten.
VNW: Essbare Gewebe: 9 Tage.
PG: 900 ML VNW [€ 215,70]

Virbamec 10 mg/ml - Injektionslösung für Rinder, Schafe und Schweine 803A, 804A, 804B
(Z.Nr. 8-00503) NR. P. VNW. QP54AA01
ZI: Virbac, Carros, Frankreich
Z: 1 ml Injektionslösung enthält: Ivermectin 10 mg, Glycerinformal.
EW: Injizierbares Antiparasitikum.
AG: Behandlung und Bekämpfung von Magen- und Darmrundwürmern, Lungenwürmern, Parafilarien, Augenwürmern, Dasselfliegen, (bzw. Nasen-Rachenbremsen), Läusen und Räudemilben. Beim Schaf werden auch Ostertagia circumcincta und Haemonchus contortus erfasst.
AA: S.c.
DO: Rinder, Schafe: Einmalig 1 ml/50 kg KG. Bei Schafräude 2 Injektionen im Abstand von 7 Tagen.
Schweine: Einmalig 1,5 ml/50 kg KG. Wiederholungsbehandlungen nicht unter 21 Tagen.
SST: Nicht bei trächtigen Rindern und Schafen innerhalb von 60 Tagen vor dem Abkalben/Ablammen anwenden. Nicht bei laktierenden Rindern und Schafen anwenden.
NW: Lokale Schwellungen und Schmerzreaktionen.
WH: Nicht unterdosieren. Resistenzen vermeiden.
VNW: Essbares Gewebe: Schweine: 28 Tage, Schafe: 42 Tage, Rinder: 49 Tage.
Milch: Nicht anwenden bei Tieren, deren Milch zum menschlichen Verzehr vorgesehen ist.
PG: 50 ML VNW [€ 59,25], 200 ML VNW [€ 167,90]

Viread 123 mg - Filmtabletten 35E02
(Z.Nr. EU/1/01/200/*) NR. P. J05AF07
ZI: Gilead Sciences Ireland, Carrigtohill County Cork, Irland
Z: 1 Filmtablette enthält: Tenofovir disoproxil 123 mg (entspr. Tenofovir disoproxil fumarat), Tablettenkern: Croscarmellose natrium, Lactose 82 mg (entspr. Lactose monohydrat), Magnesium stearat, Cellulose, mikrokristalline, Stärke, verkleistert; Tablettenfilm: Triacetin, Hypromellose, Lactose monohydrat, Titandioxid.
EW: Virustatikum.
AG: Kombinationstherapie von HIV-Infektionen bei Kindern von 6 - 12 Jahren bei virologischem Therapieversagen.
Chronische Hepatitis B- Infektionen (HBV) bei Kindern von 6 bis 12 Jahren mit kompensierter Lebererkrankung mit nachgewiesener immunaktiver Erkrankung.
AA: 1mal tgl. zu einer Mahlzeit einnehmen.
DO: 17-21 kg KG: TD 1 Tablette zu 123 mg.
22-27 kg KG: TD 1 Tablette zu 163 mg.
28-34 kg KG: TD 1 Tablette zu 204 mg.
SST: Wenn indiziert, Anwendung in der Schwangerschaft möglich. Nicht stillen.
NW: Magen/Darm (sehr häufig), Leber, Hypophosphatämie, Schwindel, Niere (proximale renale Tubulopathie) mit Knochenanomalien (Frakturen), Verminderung der Knochenmineraldichte (BMD), Osteonekrose, Gewichtszunahme, Exazerbationen einer Hepatitis B (auch nach Therapieende), Anstieg von Blutlipiden und Blutglukose, selten Laktatazidose, mitochondriale Dysfunktion, Autoimmunerkrankungen (z.B. M. Basedow) bei Immun-Reaktivierung.
WW: Gegenanzeige: Adefovir. Nicht empfohlen: Didanosin. Gleichzeitige Gabe mit nephrotoxischen Arzneimitteln vermeiden.
Vorsicht: Tacrolimus, Ledipasvir/Sofosbuvir, Sofobusvir / Velpatasvir/(Voxilaprevir). Nahrungsaufnahme erhöht Bioverfügbarkeit von Tenofovir.
WH: HBV- Patienten vor Therapiebeginn auf HIV- Antikörper untersuchen. Kontrollen: Leber (ALT), Niere (Kreatinin-Clearance, Serumphosphat). Ausscheidung erfolgt über anionischen Transporter. Auf Hepatitis-Exazerbationen achten.
Vorsicht bei dekompensierter Lebererkrankung. Begrenzte Erfahrungen bei Lebertransplantation. Auf mitochondriale Schädigungen bei in utero exponierten Kindern achten. Knochendichte beachten. Verkehrshinweis.
PG: 30 ST * (EKO: N) [€ 324,75]

Viread 163 mg - Filmtabletten 35E02
(Z.Nr. EU/1/01/200/*) NR. P. J05AF07
ZI: Gilead Sciences Ireland, Carrigtohill County Cork, Irland
Z: 1 Filmtablette enthält: Tenofovir disoproxil 163 mg (entspr. Tenofovir disoproxil fumarat), Tablettenkern: Croscarmellose natrium, Lactose 109 mg (entspr. Lactose monohydrat), Magnesium stearat, Cellulose, mikrokristalline, Stärke, verkleistert; Tablettenfilm: Triacetin, Hypromellose, Lactose monohydrat, Titandioxid.
Kurzinformation: siehe Viread 123 mg - Filmtabletten, → S. 1543
PG: 30 ST * (EKO: N) [€ 430,50]

Viread 204 mg - Filmtabletten 35E02
(Z.Nr. EU/1/12/200/*) NR. P. J05AF07
ZI: Gilead Sciences Ireland, Carrigtohill County Cork, Irland
Z: 1 Filmtablette enthält: Tenofovir disoproxil 204 mg (entspr. Tenofovir disoproxil fumarat), Tablettenkern: Croscarmellose natrium, Lactose 137 mg (entspr. Lactose monohydrat), Magnesium stearat, Cellulose, mikrokristalline, Stärke, verkleistert; Tablettenfilm: Triacetin, Hypromellose, Lactose monohydrat, Titandioxid.
Kurzinformation: siehe Viread 123 mg - Filmtabletten, → S. 1543
PG: 30 ST * (EKO: N) [€ 528,50]

Viread 245 mg - Filmtabletten 35E02
(Z.Nr. EU/1/01/200/*) NR. P. J05AF07
ZI: Gilead Sciences Ireland, Carrigtohill County Cork, Irland
Z: 1 Filmtablette enthält: Tenofovir disoproxil 245 mg (entspr. Tenofovir disoproxil fumarat), Tablettenkern: Croscarmellose natrium, Lactose 164 mg (entspr. Lactose monohydrat), Magnesium stearat, Cellulose, mikrokristalline, Stärke, verkleistert; Tablettenfilm: Triacetin, Hypromellose, Indigocarmin-Aluminiumsalz, Lactose monohydrat, Titandioxid.
EW: Virustatikum.
AG: Kombinationstherapie von HIV-Infektionen bei virologischem Therapieversagen.
-Chronische Hepatitis B Infektion mit kompensierter oder dekompensierter Lebererkrankung und bei nachgewiesener Lamivudin-Resistenz.
AA: Zu einer Mahlzeit einnehmen. Bei starken Schluckbeschwerden den Tabletten ausnahmsweise in mindestens 100 ml Wasser, Orangensaft oder Traubensaft auflösen und einnehmen.
DO: Erwachsene und Jugendliche: 1mal tgl. 1 Tablette.
Bei schweren Nierenschäden Dosisintervall verlängern.
Bei Kindern andere Arzneiformen verwenden.
SST: Wenn indiziert, Anwendung in der Schwangerschaft möglich. Nicht stillen.
NW: Magen/Darm (sehr häufig), Leber, Hypophosphatämie, Schwindel, Niere (proximale renale Tubulopathie) mit Knochenanomalien (Frakturen), Verminderung der Knochenmineraldichte (BMD), Osteonekrose, Gewichtszunahme, Exazerbationen einer Hepatitis B (auch nach Therapieende), Anstieg von Blutlipiden und Blutglukose, selten Laktatazidose, mitochondriale Dysfunktion, Autoimmunerkrankungen (z.B. M. Basedow) bei Immun-Reaktivierung.
WW: Gegenanzeige: Adefovir. Nicht empfohlen: Didanosin. Gleichzeitige Gabe mit nephrotoxischen Arzneimitteln vermeiden.
Vorsicht: Tacrolimus, Ledipasvir/Sofosbuvir, Sofobusvir / Velpatasvir/(Voxilaprevir). Nahrungsaufnahme erhöht Bioverfügbarkeit von Tenofovir.
WH: HBV- Patienten vor Therapiebeginn auf HIV- Antikörper untersuchen. Kontrollen: Leber (ALT), Niere (Kreatinin-Clearance, Serumphosphat). Ausscheidung erfolgt über anionischen Transporter. Auf Hepatitis-Exazerbationen achten.
Vorsicht bei dekompensierter Lebererkrankung. Begrenzte Erfahrungen bei Lebertransplantation. Auf mitochondriale Schädigungen bei in utero exponierten Kindern achten. Knochendichte beachten. Verkehrshinweis.
PG: 30 ST RE2 (EKO: Y) [€ 202,40]

Viread 245 mg - Filmtabletten 35E02
(Z.Nr. EU/1/01/200/*) NR. P. Parallelimport. J05AF07
nicht im Handel.

Viread 245 mg - Filmtabletten 35E02
(Z.Nr. EU/1/01/200/*) NR. P. Parallelimport. J05AF07
nicht im Handel.

Viread 245 mg - Filmtabletten 35E02
(Z.Nr. EU/1/01/200/*) NR. P. Parallelimport. J05AF07
V: Haemato Pharm, Schönefeld, Deutschland
Z: 1 Filmtablette enthält: Tenofovir disoproxil 245 mg (entspr. Tenofovir disoproxil fumarat), Tablettenkern: Croscarmellose natrium, Lactose 164 mg (entspr. Lactose monohydrat), Magnesium stearat, Cellulose, mikrokristalline, Stärke, verkleistert; Tablettenfilm: Triacetin, Hypromellose, Indigocarmin-Aluminiumsalz, Lactose monohydrat, Titandioxid.
PG: 30 ST RE2 (EKO: Y) [€ 199,15]

Viread 245 mg - Filmtabletten 35E02
(Z.Nr. EU/1/01/200/*) NR. P. Parallelimport. J05AF07
V: Inopha, Ludwigsfelde, Deutschland
Z: 1 Filmtablette enthält: Tenofovir disoproxil 245 mg (entspr. Tenofovir disoproxil fumarat), Tablettenkern: Croscarmellose natrium, Lactose 164 mg (entspr. Lactose monohydrat), Magnesium stearat, Cellulose, mikrokristalline, Stärke, verkleistert;

Tablettenfilm: Triacetin, Hypromellose, Indigocarmin-Aluminiumsalz, Lactose monohydrat, Titandioxid.
PG: 30 ST RE2 (EKO: Y) [€ 202,40]

Viread 245 mg - Filmtabletten 35E02
(Z.Nr. EU/1/01/200/*) NR. P. Parallelimport. J05AF07
nicht im Handel.

Viread 245 mg - Filmtabletten 35E02
(Z.Nr. EU/1/01/200/*) NR. P. Parallelimport. J05AF07
nicht im Handel.

Viread 33 mg/g - Granulat 35E02
(Z.Nr. EU/1/01/200/*) NR. P. J05AF07
ZI: Gilead Sciences Ireland, Carrigtohill County Cork, Irland
Z: 1 Messlöffel zu 1 g Granulat enthält: Tenofovir disoproxil 33 mg (entspr. Tenofovir disoproxil fumarat), Ethylcellulose, Hydroxypropylcellulose, Mannitol 622 mg, Siliciumdioxid.
EW: Virustatikum.
AG: Kombinationstherapie von HIV-Infektionen bei Patienten ab 2 Jahren bei virologischem Therapieversagen.
-Chronische Hepatitis B- Infektion (HBV) bei Erwachsenen (mit Schluckbeschwerden) mit kompensierter oder dekompensierter Lebererkrankung und bei nachgewiesener Lamivudin-Resistenz.
-Chronische Hepatitis B- Infektionen (HBV) bei Kindern ab 2 Jahren und Jugendlichen mit kompensierter Lebererkrankung mit nachgewiesener immunaktiver Erkrankung.
AA: Mit Messlöffel (1 gestrichener Messlöffel enthält 33 mg Wirkstoff) abmessen und mit einem weichen Nahrungsmittel (z.B. Apfelmus, Joghurt) gemischt zu einer Mahlzeit einnehmen. Nicht mit Flüssigkeiten mischen.
DO: Personen ab 12 Jahren (mind. 35kg KG): 1mal tgl. 245 mg (7,5 Messlöffel Granulat).
Kinder ab 2 Jahren: 1mal tgl. 6,5 mg Tenofovirdisoproxil/kg KG.
SST: Wenn indiziert, Anwendung in der Schwangerschaft möglich. Nicht stillen.
NW: Magen/Darm (sehr häufig), Leber, Hypophosphatämie, Schwindel, Niere (proximale renale Tubulopathie) mit Knochenanomalien (Frakturen), Verminderung der Knochenmineraldichte (BMD), Osteonekrose, Gewichtszunahme, Exazerbationen einer Hepatitis B (auch nach Therapieende), Anstieg von Blutlipiden und Blutglukose, selten Laktatazidose, mitochondriale Dysfunktion, Autoimmunerkrankungen (z.B. M. Basedow) bei Immun-Reaktivierung.
WW: Gegenanzeige: Adefovir. Nicht empfohlen: Didanosin. Gleichzeitige Gabe mit nephrotoxischen Arzneimitteln vermeiden.
Vorsicht: Tacrolimus, Ledipasvir/Sofosbuvir, Sofobusvir / Velpatasvir/(Voxilaprevir). Nahrungsaufnahme erhöht
WH: HBV- Patienten vor Therapiebeginn auf HIV- Antikörper untersuchen. Kontrollen: Leber (ALT), Niere (Kreatinin-Clearance, Serumphosphat). Ausscheidung erfolgt über anionischen Transporter. Auf Hepatitis-Exazerbationen achten.
Vorsicht bei dekompensierter Lebererkrankung. Begrenzte Erfahrungen bei Lebertransplantation. Auf mitochondriale Schädigungen bei in utero exponierten Kindern achten. Knochendichte beachten. Verkehrshinweis.
PG: 60 G * (EKO: N) [€ 190,50]

ViroMed 200 mg - Tabletten 35E02
(Z.Nr. 1-23052) NR. P. J05AB01
ZI: S. Med, Wien
Z: 1 Tablette enthält: Aciclovir 200 mg, Cellulose, mikrokristalline, Natrium carboxymethylstärke, Copolyvidon, Magnesium stearat, Lactose monohydrat 217,6 mg.
EW: Virustatikum.
AG: - Behandlung von primären und rezidivierenden Herpes simplex Infektionen der Haut und der Schleimhäute.
- Unterdrückung von Herpes-simplex-Rezidiven bei Patienten mit normaler Immunabwehr.
- Prophylaxe von Herpes-simplex-Infektionen bei immunsupprimierten Patienten.
AA: Nach den Mahlzeiten mit Flüssigkeit einnehmen.
DO: Herpes simplex-Infektionen: 1 Filmtablette 5mal täglich (alle 4 Std.) über ca. 5 Tage.
Unterdrückung von Herpes-simplex-Rezidiven: 4mal täglich 1 Filmtablette (alle 6 Std.) oder 2mal täglich 2 Filmtabletten. (alle 12 Std.); Dosisreduktion auf 3 oder 2 Filmtabletten pro Tag eventuell möglich. Behandlung periodisch alle 6-12 Monate unterbrechen.
Prophylaxe bei immunsupprimierten Patienten: 1 Filmtablette 4mal täglich (alle 6 Std.), bei starker Immunsuppression 2 Filmtabletten 4mal täglich.
Behandlung von Herpes simplex-Infektionen bei immunkompetenten Kindern und Prophylaxe von Herpes simplex-Infektionen bei immunsupprimierten Kindern: Kinder über 2 Jahre: Erwachsenendosis.
Kinder unter 2 Jahren: Halbe Erwachsenendosis.
Kreatinin-Clearance unter 10 ml/min: 2mal tgl. 200 mg.
SST: Nutzen/Risiko-Abwägung, nicht stillen.
NW: Haut, Kopfschmerzen, Schwindel, Magen/Darm, Fieber.
WW: Vorsicht: Probenecid, Cimetidin verzögern Ausscheidung von Aciclovir. Theophyllin-Plasmaspiegel messen.
WH: Möglichst frühzeitig einsetzen; Kontrollen: Niere, Leber, Blutbild. Verkehrshinweis.
PG: 25 ST IND (EKO: G) [€ 29,60]

ViroMed 400 mg - Tabletten 35E02
(Z.Nr. 1-23083) NR. P. J05AB01
ZI: S. Med, Wien
Z: 1 Tablette enthält: Aciclovir 400 mg, Cellulose, mikrokristalline, Natrium carboxymethylstärke, (entspr. Natrium < 1 mmol) (entspr. → < 23 mg), Copovidon, Magnesium stearat, Siliciumdioxid.
EW: Virustatikum.
AG: Unterdrückung von Herpes simplex-Rezidiven bei Patienten mit normaler Immunabwehr.
AA: Nach den Mahlzeiten mit Flüssigkeit einnehmen.
DO: Personen ab 12 Jahren: 2mal täglich 400 mg (alle 12 Stunden) oder weniger (2-3mal täglich 200 mg); Behandlung alle 6-12 Monate unterbrechen.
Kreatinin-Clearance unter 10 ml/min: 2mal tgl. 200 mg.
Keine Daten zur Dosierung bei Kindern.
SST: Nutzen/Risiko-Abwägung, nicht stillen. Eintritt einer Schwangerschaft vermeiden.
NW: Haut, Kopfschmerzen, Schwindel, Magen/Darm, Fieber.
WW: Vorsicht: Probenecid, Cimetidin verzögern Ausscheidung von Aciclovir. Ciclosporin, Tacrolimus. Theophyllin-Plasmaspiegel messen.
WH: Möglichst frühzeitig einsetzen; Kontrollen: Niere, Leber, Blutbild. Verkehrshinweis.
PG: 60 ST IND (EKO: G) [€ 94,15]

ViroMed 800 mg - Tabletten 35E02
(Z.Nr. 1-23089) NR. P. J05AB01
ZI: S. Med, Wien
Z: 1 Tablette enthält: Aciclovir 800 mg, Cellulose, mikrokristalline, Natrium carboxymethylstärke (entspr. Natrium < 1 mmol) (entspr. → < 23 mg), Copolyvidon, Magnesium stearat, Siliciumdioxid.
EW: Virustatikum.
AG: Herpes zoster, Varizellen. Prophylaxe bei schwer immunsupprimierten Patienten (Fortgeschrittene HIV-Infektion, CMV-Prophylaxe nach Organtransplantation).
DO: Erwachsene und Jugendliche: Herpes zoster, Varizellen: 5mal tgl. 800 mg (alle 4 Std., in der Nacht 8 Std. Pause) über 7 Tage.
-Kinder: -Varizellen bei Kindern über 6 Jahre: 4mal tgl. 20 mg/kg KG über 5 Tage, MTD 4mal 800 mg.
-Kinder unter 6 Jahren: andere Darreichungsform anwenden.
-Immunsupprimierte Patienten ab 2 Jahren: 4mal tgl. 800 mg. Bei schwerer Immunsuppression oder nach Knochenmarktransplantation Aciclovir i.v. geben.
Kreatinin-Clearance 10-25 ml/min: 3mal tgl. 800 mg.
Kreatinin-Clearance <10 ml/min: 2mal tgl. 800 mg.
SST: Nutzen/Risiko-Abwägung, nicht stillen.
NW: Haut, Kopfschmerzen, Schwindel, Magen/Darm, Fieber.
WW: Vorsicht: Probenecid, Cimetidin verzögern Ausscheidung von Aciclovir. Ciclosporin, Tacrolimus. Theophyllin-Plasmaspiegel messen.
WH: Möglichst frühzeitig einsetzen; Kontrollen: Niere, Leber, Blutbild. Verkehrshinweis.
PG: 35 ST IND (EKO: G) [€ 103,75]

Viropel 500 mg - Filmtabletten 35E02
(Z.Nr. 1-28426) NR. P. J05AB11
ZI: Pelpharma, Tulbing
Z: 1 Filmtablette enthält: Valaciclovir 500 mg (entspr. Valaciclovir hydrochlorid monohydrat 611,7 mg), Tablettenkern: Cellulose, mikrokristalline, Povidon K30, Magnesium stearat; Tablettenfilm: Opadry weiss Y-5-7068: (entspr. Hypromellose) (entspr. Hydroxypropylcellulose) (entspr. Titandioxid) (entspr. Macrogol 400).
EW: Antiviral, Vorstufe von Aciclovir.
AG: Herpes zoster, Herpes simplex der Haut und Schleimhäute und der Augen, Herpes genitalis, CMV-Prophylaxe nach Organtransplantation.
AA: Nach den Mahlzeiten mit Flüssigkeit.
DO: Herpes zoster: 3mal tgl. 1000 mg über 7 Tage.
Herpes simplex: 2mal tgl. 500 mg über 3 bis 5 (bis 10) Tage, bei immungeschwächten Patienten 2mal tgl. 1000 mg über mindestens 5 Tage.
Herpes labialis: 2mal 2000 mg im Abstand von 6-12 Std.
CMV-Prophylaxe: 4mal tgl. 2 g über mindestens 90 Tage.
Dosisreduktion bei Nierenschäden. Keine Untersuchungen an Kindern.
SST: Nutzen/Risiko-Abwägung.
NW: Kopfschmerzen, Erbrechen, ZNS, Psyche, Haut (DRESS),

Leber, Niere (akutes Nierenversagen), Blutbild (Purpura), Magen/Darm, Dyspnoe.
WW: Vorsicht: Mycophenolat mofetil, nephrotoxische Arzneimittel (Ciclo- sporin, Tacrolimus).
WH: Möglichst frühzeitig einsetzen. Kontrazeption beachten. Ausreichend Flüssigkeit zuführen. Vorsicht bei Niereninsuffizienz. Bei Herpes genitalis nicht auf Kondome verzichten.
PG: 10 ST (EKO: G) [€ 7,25], 30 ST (EKO: G) [€ 17,15], 42 ST (EKO: G) [€ 22,10]

Viropel 1000 mg - Filmtabletten 35E02
(Z.Nr. 1-28427) NR. P. J05AB11
ZI: Pelpharma, Tulbing
Z: 1 Filmtablette enthält: Valaciclovir 1000 mg (entspr. Valaciclovir hydrochlorid monohydrat 1223,4 mg), Tablettenkern: Cellulose, mikrokristalline, Povidon K30, Magnesium stearat; Tablettenfilm: Opadry weiss Y-5-7068: (entspr. Hypromellose) (entspr. Hydroxypropylcellulose) (entspr. Titandioxid) (entspr. Macrogol 400).
Kurzinformation: siehe Viropel 500 mg - Filmtabletten, → S. 1544
PG: 21 ST (EKO: G) [€ 22,10]

Visadron - Augentropfen 47E01
(Z.Nr. 0-08753) RPF. P. n.l. S01GA05
ZI: sanofi-aventis, Wien
Z: 10 ml (1 ml = 25 Tropfen) enthalten: Phenylephrin hydrochlorid 12,5 mg, Benzalkonium chlorid 0,4 mg, Borsäure, Natrium tetraborat-10-Wasser, Wasser für Injektionszwecke.
PG: 10 ML * (EKO: N) [€ 8,90 n.l.]

Visanne 2 mg - Tabletten 29D04, 31H05
(Z.Nr. 1-29018) RP. P. G03DB08
ZI: Bayer Austria, Wien
Z: 1 Tablette enthält: Dienogest 2 mg, Crospovidon, Lactose monohydrat 62,8 mg, Magnesium stearat, Cellulose, mikrokristalline, Kartoffelstärke, Povidon K25, Talkum.
EW: Gestagen.
AG: Endometriose.
AA: Oral.
DO: Jeden Tag möglichst zur gleichen Zeit 1 Tablette. Nicht für Kinder vor der Menarche.
GA: Venöse thromboembolische Erkrankungen, Myokardinfarkt, zerebrovaskulärer Insult, Diabetes mit Gefäßbeteiligung, schwere Leberschäden einschl.
Lebertumore, sexualabhängige Malignome, nicht abgeklärte vaginale Blutungen.
SST: Nicht anwenden.
NW: Blutungsstörungen, Veränderungen des menstruellen Blutungsmusters, Kopfschmerzen, Migräne, Brustbeschwerden, depressive Stimmung, Schlafstörungen, Akne, Gewichtszunahme oder Gewichtsabnahme, Magen/Darm, Schmerzen, Ödeme.
WW: Beeinflussung des Metabolismus von Gestagenen durch CYP3A4-Induktoren und -Hemmer. Beeinflussung von Laboruntersuchungen.
WH: Vorsicht bei Extrauteringravidität in der Anamnese, Osteoporose, Diabetes, Depressionen. Bei Rezidiven von cholestatischem Ikterus oder Pruritus Behandlung absetzen. Blutdruck kontrollieren. Ausreichend Kalzium und Vitamin D zuführen.
PG: 28 ST * (EKO: N) [€ 77,15]

VisioFlox 3 mg/g - Augensalbe 47C01
(Z.Nr. 1-38958) NR. P. nicht im Handel. S01AE01

Visipaque 270 mg J/ml - parenterale Röntgenkontrastmittellösung 24B03
(Z.Nr. 1-20723) NR. P. V08AB09
ZI: GE Healthcare, Wien
Z: 1 ml enthält: Jod 270 mg (entspr. Iodixanol 550 mg), Trometamol, Natriumchlorid 1,87 mg, Calciumchlorid dihydrat, Natriumcalciumedetat 0,1 mg, Salzsäurelösung, Wasser für Injektionszwecke; Osmolalität: 290 mosmol/kg.
EW: Nierengängiges nichtionisches Kontrastmittel.
AG: Röntgenkontrastmittel für die
-Kardioangiographie,
-Zerebralangiographie (konventionell und i.a. DSA),
-periphere Arteriographie (konventionell und i.a. DSA),
-abdominale Angiographie (i.a. DSA), Urographie,
-Venographie,
-CT-Kontrastverbesserung,
-lumbale, thorakale und zervikale Myelographie,
-Arthrographie,
-Hysterosalpingographie (HSG),
-Untersuchungen des Gastrointestinaltraktes.
AA: I.v., intraarteriell, intrathekal, rektal, oral, in Körperhöhlen.
DO: Intravasale Injektion 5-150 ml, Arthrographie 1 - 15 ml, gastrointestinal bis 400 ml.
Details siehe Austria-Codex - Fachinformation.
GA: Manifeste Hyperthyreose.
SST: Vitale Indikationsstellung in der Schwangerschaft. Stillen möglich. Bei in utero exponierten Neugeborenen Schilddrüsenfunktion überprüfen.
NW: Überempfindlichkeit, Kopfschmerzen, Augen, Herz, Hypotonie, thromboembolische Ereignisse bei Angiokardiografie, Magen/Darm, Hitzegefühl, akutes Nierenversagen, Kontrastmittelzwischenfälle.
WW: Metformin bei Nierenschäden (GFR 30 - 44 ml/min/1,73 m²) 48 Std. vor bis 48 Std. nach Kontrastmittelgabe aussetzen.
Vorsicht: Interleukin 2 (vermehrt Spätreaktionen). Betablocker (Überempfindlichkeit, Bronchospasmen). Krampfschwelle erniedrigende Substanzen (48 Std. vor bis 24 Std. nach der Untersuchung absetzen). Beeinflussung diagnostischer Tests.
WH: Vorsicht bei Nieren-, Leberschäden, schweren Herz- oder Schilddrüsen- erkrankungen, Phäochromozytom, Krampfleiden, Diabetikern. Patienten ausreichend hydrieren. Verkehrshinweis nach intrathekaler Gabe.
Siehe auch Maßnahmen bei Kontrastmittelzwischenfall
PG: **PLFL 50** 10 ST * (EKO: N) [€ 415,25], **PLFL 100** 10 ST * (EKO: N) [€ 743,50], **PLFL 200** 10 ST * (EKO: N) [€ 1.392,60], **PLFL 500** 6 ST * (EKO: N) [€ 2.034,20], **STAMP 20** 10 ST * (EKO: N) [€ 208,60]

Visipaque 320 mg J/ml - parenterale Röntgenkontrastmittellösung 24B03
(Z.Nr. 1-20722) NR. P. V08AB09
ZI: GE Healthcare, Wien
Z: 1 ml enthält: Jod 320 mg (entspr. Iodixanol 652 mg), Trometamol, Natriumchlorid 1,11 mg, Calciumchlorid dihydrat, Natriumcalciumedetat 0,1 mg, Salzsäurelösung, Wasser für Injektionszwecke; Osmolalität: 290 mosmol/kg.
Kurzinformation: siehe Visipaque 270 mg J/ml - parenterale Röntgenkontrastmittellösung, → S. 1545
PG: **50** 10 ST * (EKO: N) [€ 475,00], **100** 10 ST * (EKO: N) [€ 838,80], **200** 10 ST * (EKO: N) [€ 1.553,15], **500** 6 ST * (EKO: N) [€ 2.279,10]

Vistabel 4 Allergan-Einheiten/0,1 ml - Pulver zur Herstellung einer Injektionslösung 22P04, 46A04
(Z.Nr. 1-26323) NR. P. E. nicht im Handel. M03AX01

Vistagan Liquifilm unkonserviert 0,5% - Augentropfen 47F02
(Z.Nr. 1-20480) RP. P. S01ED03
ZI: Allergan Pharmaceuticals, Westport, Irland
Z: 0,4 ml Lösung enthalten: Levobunolol hydrochlorid 2 mg, Natrium edetat dihydrat, Poly(vinylalkohol), Natriumchlorid, Dinatriumhydrogenphosphat-7-Wasser, Kaliumdihydrogenphosphat, Salzsäure zur pH-Wert-Einstellung, Natriumhydroxid zur pH-Wert-Einstellung, Wasser, gereinigtes.
EW: Nichtselektiver Beta-Blocker.
AG: Okuläre Hypertension, chronisches Weitwinkelglaukom.
AA: In den Bindehautsack des erkrankten Auges tropfen.
AH: Nach Öffnen maximal 4 Wochen verwenden.
DO: Initial 2mal tgl., dann 1mal tgl. 1 Tropfen.
GA: Reaktive Atemwegserkrankungen, Herzinsuffizienz, kardiogener Schock, AV-Block 2. und 3. Grades, Sick-Sinus-Syndrom.
SST: Nutzen/Risiko-Abschätzung, in der Stillzeit nicht anwenden.
NW: Lokale Reaktionen (Augenreizung, sehr selten Hornhautkalzifizierung), Überempfindlichkeit, selten systemische Effekte (ZNS, Magen/Darm, Haut, Herz, Atemnot, Bronchospasmen).
WW: Herzmittel (Orale Kalziumkanalblocker, orale Betablocker, Antiarrhythmika, Digitalis, Parasympathomimetika, Guanethidin) verstärkt, Adrenalin (Mydriasis).
WH: Vorsicht bei chronischen Augenentzündungen, schweren Durchblutungsstörungen, Diabetes, Erkrankungen der Hornhaut, Hypotonie, Depression. Kontrollen: Augeninnendruck, Cornea, Herzfunktion. Verkehrshinweis. Kontaktlinsen frühestens 15 min. nach der Anwendung wieder einsetzen.
Positive Dopingtests möglich.
Unbenützten Restinhalt im Einzeldosisbehältnis nicht mehr verwenden.
PG: 60 ST RE2 (EKO: Y) [€ 21,25]

Visudyne 15 mg - Pulver zur Herstellung einer Infusionslösung 47L01
(Z.Nr. EU/1/00/140/*) RP. P. S01LA01
ZI: Cheplapharm Arzneimittel, Greifswald, Deutschland
Z: 1 Durchstichflasche enthält: Verteporfin 15 mg, Gebrauchsfertige Lösung enthält 2 mg/ml, Lactose monohydrat, (3-sn-Phosphatidyl)cholin, Colfosceril palmitat, Palmitoylascorbinsäure,

Butylhydroxytoluol.
EW: Antineoplastisch.
AG: Altersbezogene Makuladegeneration mit vorwiegend klassischen subfovealen chorioidalen Neovaskularisationen (CNV), subfoveale CNV infolge pathologischer Myopie.
AA: I.v. Infusion. Cave Extravasation.
DO: 6 mg/m² KOF als 10-minütige Infusion in 30 ml Infusionslösung, dann Lichtaktivierung 15 min. nach Beginn der Infusion. Behandlung bis zu 4mal jährlich möglich. Nicht für Kinder und Jugendliche.
Details siehe Austria-Codex - Fachinformation.
GA: Porphyrie, schwere Leberschäden.
SST: Nutzen/Risiko-Abwägung, nicht stillen.
NW: Sehstörungen (Visusverlust), infusionsbedingte Reaktionen, lokale Reaktionen (Nekrosen nach Extravasation), Übelkeit, Photosensibilität, Rückenschmerzen, vasovagale Reaktionen, Überempfindlichkeit (Anaphylaxie).
WW: Andere Photosensibilisatoren können Lichtempfindlichkeit verstärken.
WH: Erhöhte Lichtempfindlichkeit für 48 Stunden nach der Infusion. Verkehrshinweis.
PG: 1 ST * (EKO: N) [€ 1.772,35]

Vit. B1 "Agepha" - Tabletten — 54B01

(Z.Nr. 0-10003) RPF. P. — A11DA01
ZI: Agepha Pharma, Senec, Slowakei
Z: 1 Tablette enthält: Vitamin B1 200 mg (entspr. Thiamin hydrochlorid), Povidon K25, Lactose monohydrat 305,6 mg, Magnesium stearat.
AG: Schwerer Vitamin B_1-Mangel.
AA: Unzerkaut mit Flüssigkeit nach den Mahlzeiten.
DO: 1-2mal tgl. 1 Tablette, nach 1-2 Wochen 1mal tgl. 1 Tablette. Keine Erfahrungen bei Kindern und Jugendlichen.
SST: Nutzen/Risiko-Abwägung.
NW: Überempfindlichkeit.
PG: 20 ST * (EKO: N) [€ 6,40]

Vit. B6 "Agepha" - Tabletten — 54B02

(Z.Nr. 0-08707) RP. P. — A11HA02
ZI: Agepha Pharma, Senec, Slowakei
Z: 1 Tablette enthält: Pyridoxin 20 mg (entspr. Pyridoxin hydrochlorid 24,3 mg) (entspr. Vitamin B6), Lactose monohydrat 109,7 mg, Kartoffelstärke, Povidon K25, Magnesium stearat.
EW: Vitaminpräparat.
AG: Vitamin B6-Mangel.
AA: Unzerkaut mit Flüssigkeit schlucken.
DO: 1mal tgl. 1 Tablette.
SST: Nutzen/Risiko-Abwägung.
WW: L-Dopa (abgeschwächt), IHN, D-Penicillamin, Cycloserin (Vitamin B6-Bedarf erhöht).
WH: Bei Parästhesien ggf. absetzen.
PG: 20 ST * (EKO: N) [€ 6,50]

Vitalipid - Vitaminkonzentrat zur Infusionsbereitung für Erwachsene — 37F05, 54H01

(Z.Nr. 1-19571) RP. P. — B05XC
ZI: Fresenius Kabi Austria, Graz
Z: 1 Ampulle mit 10 ml Konzentrat enthält: Retinol palmitat 0,99 mg (entspr. Vit A 3300 IE), Ergocalciferol 5 µg (entspr. Vit D2 200 IE), alpha-Tocopherol 9,1 mg (entspr. Vit E 10 IE), Phytomenadion 0,15 mg (entspr. Vit K1), Sojabohnenöl fraktioniert 1000 mg, Eiphospholipide 120 mg, Glycerin, Natriumhydroxid, Aqua ad injectionem.
EW: Fettlösliche Vitamine.
AG: Zur Deckung des tgl. Bedarfs an fettlöslichen Vitaminen im Rahmen der parenteralen Ernährung von Erwachsenen.
AA: I.v. Infusion nach Zusatz zu kompatiblen Infusionslösungen.
DO: Tgl. 1 Ampulle. Nicht für Kinder unter 11 Jahren. MTD 5000 IE Vitamin A.
GA: Hypervitaminosen.
SST: Anwendung möglich.
NW: Bei zu rascher Infusion Hitzegefühl, Hypotonie, Tachykardie, Bronchospasmen. Bei Überdosierung Vitamin A- und D-Intoxikation.
WW: Cumarine (Vitamin K-Gehalt beachten).
WH: Mischung nicht dem direkten Sonnenlicht aussetzen.
PG: 10 ST * (EKO: N) [€ 70,05]

Vitalipid - Vitaminkonzentrat zur Infusionsbereitung für Kinder — 37F05, 54H01

(Z.Nr. 1-19572) RP. P. — B05XC
ZI: Fresenius Kabi Austria, Graz
Z: 1 Ampulle mit 10 ml Konzentrat enthält: Retinol palmitat 0,69 mg (entspr. Vit A 2300 IE), Ergocalciferol 10 µg (entspr. Vit D2 400 IE), alpha-Tocopherol 6,4 mg (entspr. Vit E 7 IE), Phytomenadion 0,2 mg (entspr. Vit K1), Sojabohnenöl fraktioniert 1000 mg, Eiphospholipide 120 mg, Glycerin 225 mg, Natriumhydroxid, Wasser für Injektionszwecke.
EW: Fettlösliche Vitamine.
AG: Zur Deckung des tgl. Bedarfs an fettlöslichen Vitaminen im Rahmen der parenteralen Ernährung von Kindern.
AA: I.v. Infusion nach Zusatz zu kompatiblen Infusionslösungen.
DO: TD 1 Ampulle, bei Kindern unter 2,5 kg KG: 4 ml/kg KG.
GA: Hypervitaminosen.
SST: Anwendung möglich.
NW: Bei zu rascher Infusion Hitzegefühl, Hypotonie, Tachykardie, Bronchospasmen. Bei Überdosierung Vitamin A- und D-Intoxikation.
WW: Cumarine (Vitamin K-Gehalt beachten).
WH: Mischung nicht dem direkten Sonnenlicht aussetzen.
PG: 10 ST * (EKO: N) [€ 68,85]

Vitamin AD3E - Injektionslösung für Rind, Pferd, Schwein und Hund — 835BB

(Z.Nr. 8-39012) RP. P. VNW. — QA11JA
ZI: Bela-Pharm, Vechta, Deutschland
Z: 1 ml Injektionslösung enthält: Retinol palmitat 176,47 mg (entspr. Vitamin A 300000 IE), all-rac-alpha-Tocopherol acetat 50 mg (entspr. alpha-Tocopherol 45,56 mg) (entspr. Vitamin E), Colecalciferol, ölige Lösung 100 mg (entspr. Colecalciferol 2,5 mg) (entspr. Vitamin D3 100000 IE), Triglyceride, mittelkettige, DL-alpha-Tocopherol.
EW: Vitaminkombination A + D_3 + E.
AG: Kombinierte Vitaminmangelerkrankungen.
AA: S.c. oder i.m.
DO: Einmalige Dosis: Rind: 5 ml.
Pferd: 2-4 ml.
Kalb: 2 ml.
Schwein: 1 ml.
Läufer: 0,2-0,4 ml.
Ferkel: 0,1-0,2 ml.
Hund: 0,05-0,3 ml.
GA: Hypervitaminose.
SST: Nutzen/Risiko-Bewertung durch den Tierarzt.
NW: Lokale Schwellungen, selten Anaphylaxie.
VNW: Essbare Gewebe: Rind, Pferd 50 Tage, Schwein 20 Tage. Milch (Rind): Keine.
Nicht für Pferde, deren Milch für menschlichen Verzehr vorgesehen ist.
PG: 1 ST VNW [€ 18,85]

Vitamin AD3EC "Ogris" - Konzentrat zur Herstellung einer Trinkwasserlösung für Tiere — 835BB
(Z.Nr. 8-15269) RP. P. E. nicht im Handel. — QA11A

Vitamin C Pascoe 150 mg/ml - Konzentrat zur Herstellung einer Injektions-/Infusionslösung — 54C01
(Z.Nr. 1-40365) RP. P. nicht im Handel. — A11GA01

Vitamin C-Injektopas 7,5 g - Injektionslösung — 54C01

(Z.Nr. 1-24450) RP. P. — A11GA01
ZI: Pascoe Pharmazeutische Präparate, Schiffenberger Weg, Giessen, Deutschland
Z: 1 Injektionsflasche mit 50 ml Lösung enthält: Ascorbinsäure 7,5 g (entspr. Ascorbinsäure Natriumsalz) (entspr. Natrium 972 mg), Wasser für Injektionszwecke.
AG: Hochdosistherapie von Vitamin C-Mangelzuständen, die ernährungsmäßig nicht behoben oder oral nicht substituiert werden können. Methämo- globinämie bei Kindern.
AA: I.v.
DO: **Vitamin C-Mangel:** Tgl. bis 50 ml Injektionsösung als Zusatz zur Infusion; max. 4-6 Wochen anwenden. Nicht für Kinder, keine Daten bei Jugendlichen.
Methämoglobinämie bei Kindern: Einmalig 500-1000 mg, ev. bei Bedarf wiederholen. MTD 100 mg/kg KG.
GA: Oxalat-Urolithiasis, Eisenspeicherkrankheiten, bei Hochdosisgabe Niereninsuffizienz, Glukose-6 phosphat-dehydrogenasemangel, Kinder unter 12 Jahren.
SST: Keine Hochdosistherapie, da MTD 100-500 mg.
NW: Sehr selten Haut, Kreislaufstörungen.
WW: Antikoagulantien, Fluphenazin, Acetylsalizylsäure; Chemotherapie (1-3 Tage Abstand). Deferoxamin (Herzfunktion beeinträchtigt). Orale Kontrazeptiva können Serumspiegel von Ascorbinsäure verringern.
WH: Vorsicht bei Nierensteinerkrankungen oder bei obstruktiven Atemwegs- erkrankungen. Ausreichend Flüssigkeit zuführen. Verkehrshinweis.
PG: 50 ML * (EKO: N) [€ 16,35]

Vitamin K1 Laboratoire TVM 50 mg - Filmtabletten für Hunde
835AL

(Z.Nr. 8-01128) RP. P. QB02BA01

ZI: Laboratoire TVM, Lempdes, Frankreich
Z: 1 Filmtablette enthält: Phytomenadion 50 mg, Tablettenkern: Siliciumdioxid, hochdisperses, Calcium hydrogenphosphat dihydrat, Glycerin dibehenat, Magnesium stearat, Lactose monohydrat, Croscarmellose natrium; Filmüberzug: Hypromellose, Polydextrose, Talkum, Maltodextrin, Triglyceride, mittelkettige.
EW: Antihämorrhagikum.
AG: Vergiftung mit gerinnungshemmendem Rattengift im Anschluss an parenterale Erstbehandloung.
AA: Oral, vorzugsweise an nicht-nüchternen Tieren.
DO: 5 mg/kg KG (= 1 Tablette pro 10 kg KG) 1mal tgl. für 21 Tage. Vitamin K1 oral erstmals binnen 12 Std. nach dem Ende der i.v. Notfallbehandlung (2mal 5 mg Vitamin K1 / kg KG im Abstand von 12 Std.) geben, Gerinnung 48 Std. nach der letzten Gabe prüfen.
SST: Nutzen/Risiko-Abwägung.
NW: Sehr selten Erbrechen, Haut, allergische Ödeme.
WW: Reduzierte Vitamin K1-Wirkung durch Salizylate oder Cephalosporine mit N-Methyl-Thiotetrazol-Rest.
WH: Vorsicht bei schweren Leberschäden (Gerinnung sorgfältig überwachen).
PG: 14 ST VT [€ 46,90]

Vitamin K1 Laboratoire TVM, 10 mg/ml - Injektionslösung für Hunde
835AL

(Z.Nr. 8-00937) RP. P. QB02BA01

ZI: Laboratoire TVM, Lempdes, Frankreich
Z: 1 ml enthält: Phytomenadion 10 mg, Glycocholsäure, Lecithin, Natriumhydroxid, Salzsäure 36%, Wasser für Injektionszwecke, Stickstoff.
EW: Antihämorrhagikum.
AG: Notfallbehandlung nach Vergiftung mit gerinnungshemmendem Rattengift vor oraler Weiterbehandlung beim Hund.
AA: Langsame i.v. Injektion.
DO: 5 mg/kg KG; einmalig nach 12-18 Std. wiederholen, wenn orale Gabe nicht sofort möglich ist.
SST: Nutzen/Risiko-Abwägung.
NW: Bei Überdosierung Erbrechen.
WW: Reduzierte Vitamin K1- Wirkung durch Salizylate oder Cephalosporine mit N-Methyl-Thiotetrazol-Rest.
WH: Vitamin K1 zusätzlich oral binnen 12 Std. nach der letzten Injektion für 3 Wochen geben und Gerinnung 48 Std. nach der letzten Gabe prüfen.
PG: 30 ML VT [€ 103,55]

Vitango 200 mg - Filmtabletten
16Z02

(Z.Nr. HERB-00008) RPF. P. A13A

ZI: Dr. Willmar Schwabe, Karlsruhe, Deutschland
Z: 1 Filmtablette enthält: Rosenwurz-Trockenextrakt (1,5-5:1) (WS1375); Ethanol 60% (m/m) (Auszugsmittel) 200 mg (entspr. Rhodiola rosea, radix et rhizoma), Cellulose, mikrokristalline, Croscarmellose natrium (entspr. Natrium < 1 mmol) (entspr. → < 23 mg), Siliciumdioxid, gefällt, Magnesium stearat, Hypromellose, Stearinsäure, Eisenoxid rot, Titandioxid, Antischaumemulsion.
AG: Traditionell pflanzliches Arzneimittel bei Stress.
AA: Mit Wasser einnehmen.
DO: 2x tgl. 1 Tablette (vor dem Frühstück und vor dem Mittagessen). Für Kinder und Jugendliche nicht empfohlen.
SST: Nicht empfohlen.
PG: 30 ST * (EKO: N) [€ 18,50], 60 ST * (EKO: N) [€ 30,90]

Vitaros 2 mg/g - Creme 52F01
(Z.Nr. 1-36266) NR. P. E. nicht im Handel. G04BE01

Vitaros 3 mg/g - Creme 52F01
(Z.Nr. 1-36267) NR. P. E. nicht im Handel. G04BE01

Vitasol A-D3-E - Injektionslösung für Tiere
835BB

(Z.Nr. 8-14250) RP. P. QA11A

ZI: Richter Pharma, Feldgasse, Wels
Z: 1 ml enthält: Vit A 50000 IE (entspr. Retinol palmitat), Vitamin D3 25000 IE (entspr. Colecalciferol), Vit E 20 IE (entspr. all rac alpha-Tocopherol acetat), Benzylalkohol 10 mg, Phenol 5 mg, Glycerol, Macrogolglycerolricinoleat, Natrium monohydrogenphosphat, Citronensäure, Wasser für Injektionszwecke.
EW: Fettlösliche Vitamine.
AG: Pferd, Rind, Schwein, Hund: Vitaminunterversorgung, erhöhter Vitamin- bedarf, Infektionsprophylaxe, additiv bei Rachitis, Osteodystrophie, Tetanie, Sterilität, Ovarialzysten.
AA: S.c., i.m., bei Großtieren auch langsam i.v.
DO: Pferde, Rinder 5-25 ml; Kälber, Fohlen 2-8 ml; Schweine 2-10 ml; Ferkel 1-6 ml; Hunde 2-7 ml. Wiederholung in Abständen von 2-3 Wochen möglich.
GA: Hyperkalzämie.
SST: Anwendung möglich, nicht überdosieren (wegen Vitamin A Gehalt).
NW: Lokale Reaktionen, sehr selten Allergien.
WH: Vorsicht bei Leber- oder Niereninsuffizienz. Wiederholte Gabe größerer Dosen erst nach 2 Wochen Abstand.
PG: 500 ML VN [€ 82,00]

Vitasol AD3EC - Injektionslösung für Tiere
835BB

(Z.Nr. 8-15145) RP. P. QA11JA

ZI: Richter Pharma, Feldgasse, Wels
Z: 1 ml enthält: Vitamin A 50000 IE (entspr. Retinol palmitat), Vitamin D3 25000 IE (entspr. Colecalciferol), all-rac-alpha-Tocopherol acetat 30 mg (entspr. Vitamin E), Ascorbinsäure 100 mg (entspr. Vitamin C), Sorbinsäure 1 mg, Methyl-4-hydroxybenzoat 0,7 mg, Propyl-4-hydroxybenzoat 0,3 mg, all-rac-alpha-Tocopherol 1 mg, Macrogolglycerolricinoleat, Natriumhydroxid, Wasser für Injektionszwecke.
EW: Vitaminkombination.
AG: Resistenzerhöhung, Vitaminunterversorgung, erhöhter Vitaminbedarf.
AA: S.c. oder i.m.
DO: Rinder, Pferde 5-30 ml; Kälber, Fohlen 5-10 ml; Sauen, Eber 5-10 ml; Ferkel, Hunde 1-6 ml. Wiederholung alle 2-3 Wochen möglich.
GA: Hypervitaminosen, Hyperkalzämie.
SST: Anwendung in therapeutischen Dosen möglich.
NW: Sehr selten Allergien, lokale Reaktionen.
PG: 500 ML VN [€ 85,80]

Vitawund 5,25 mg/g - Salbe
22A02

(Z.Nr. 1-19407) RPF. P. D08AC02

ZI: GSK-Gebro Consumer Healthcare, Fieberbrunn
Z: 1 g Salbe enthält: Chlorhexidin digluconat 5,25 mg, Lebertran (Typ A), Vaselin, weisses, Glycerolmonoisostearat, Polyglycerol oleat, Wachs, gebleichtes, Glycerol, Rizinusöl, hydriertes, Trometamol, Essigsäure, Natrium edetat dihydrat, Wasser, gereinigtes.
EW: Antiseptisch, fördert Epithelisierung der Haut.
AG: Förderung der Wundheilung bei oberflächlichen Wunden.
AA: Auf der Haut.
DO: 1-3mal tgl. auf betroffenes Hautgebiet auftragen.
GA: Perforiertes Trommelfell.
SST: Anwendung möglich, nicht zur Brustpflege.
NW: Hautreizung.
WW: Andere Antiseptika meiden.
WH: Nicht bei tiefen Wunden, schweren Verbrennungen, auf Augen, Schleimhäuten oder im Gehörgang anwenden.
PG: 40 G * (EKO: N) [€ 8,20], 100 G * (EKO: N) [€ 17,30]

Vitofyllin 50 mg - Filmtabletten für Hunde
831E

(Z.Nr. 8-01071) RP. P. QC04AD90

ZI: Wirtschaftsgenossenschaft deut.Tierärzte, Garbsen, Deutschland
Z: 1 Filmtablette enthält: Propentofyllin 50 mg, Lactose monohydrat, Maisstärke, Crospovidon Typ A, Talkum, Siliciumdioxid, kolloidal, wasserfrei, Magnesium stearat; Filmüberzug: Titandioxid 0,215 mg, Eisenoxid gelb 0,075 mg, Hypromellose, Macrogol 6000, Talkum.
EW: Peripherer Vasodilatator.
AG: Verbesserung der peripheren und zentralen Durchblutung. Verbesserung des Zustandes bei Trägheit und Lethargie, Verbesserung des Allgemeinzustandes bei Hunden.
AA: Zum Eingeben.
DO: TD 6-10 mg/kg KG in 2 ED.
GA: Hunde unter 2,5 kg KG.
SST: Nicht anwenden. Nicht bei Zuchttieren anwenden.
NW: Selten Allergien, Erbrechen, kardiale Störungen.
PG: 56 ST VT [€ 21,25], 140 ST VT [€ 47,20]

Vitofyllin 100 mg - Filmtabletten für Hunde
831E

(Z.Nr. 8-01072) RP. P. QC04AD90

ZI: Wirtschaftsgenossenschaft deut.Tierärzte, Garbsen, Deutschland
Z: 1 Filmtablette enthält: Propentofyllin 100 mg, Lactose monohydrat, Maisstärke, Crospovidon Typ A, Talkum, Siliciumdioxid, kolloidal, wasserfrei, Magnesium stearat; Filmüberzug: Titandioxid 0,43 mg, Eisenoxid gelb 0,15 mg, Hypromellose, Macrogol 6000, Talkum.
Kurzinformation: siehe Vitofyllin 50 mg - Filmtabletten für Hunde, → S. 1547
PG: 56 ST VT [€ 39,65], 140 ST VT [€ 90,25]

▼ *Vitrakvi 25 mg - Hartkapseln* 55G
(Z.Nr. EU/1/19/1385/*) NR. P. nicht im Handel. L01EX12

▼ *Vitrakvi 100 mg - Hartkapseln* 55G
(Z.Nr. EU/1/19/1385/*) NR. P. nicht im Handel. L01EX12

▼ Vitrakvi 20 mg/ml - Lösung zum Einnehmen 55G
(Z.Nr. EU/1/19/1385/*) NR. P. E. L01EX12
ZI: Bayer, Leverkusen, Deutschland
Z: 1 ml Lösung enthält: Larotrectinib 20 mg (entspr. Larotrectinib sulfat), Sucrose 295 mg, Hydroxypropylbetadex, Glycerin, Sorbitol 22 mg, Natrium citrat, Natriumdihydrogenphosphat-dihydrat, Citronensäure, Propylenglycol 1,6 mg, Kalium sorbat, Methyl-4-hydroxybenzoat 0,2 mg, Citrusfrucht-Aroma, Aroma, natürliches, Wasser, gereinigtes.
EW: Proteinkinasehemmer, antineoplastisch.
AG: Lokal fortgeschrittene oder metastasierte solide Tumore mit einer neurotrophen Tyrosin-Rezeptor-Kinase (NTRK)-Genfusion bei Fehlen anderer Therapieoptionen.
AA: Oral. Nicht mit Grapefruitsaft einnehmen. Lösung zum Einnehmen und Kapseln sind austauschbar.
DO: 2mal tgl. 100 mg bis zur Krankheitsprogression oder zu einer inakzeptablen Toxizität.
Kinder und Jugendliche: 2mal tgl. 100 mg/m² KOF.
Dosisanpassung bei schweren Leberschäden und Nebenwirkungen, Details siehe Austria Codex - Fachinformation.
SST: In der Schwangerschaft nicht anwenden. Zuverlässige Kontrazeption für Frauen und Männer bis 1 Monat nach Therapieende erforderlich. Stillen bis 3 Tage nach der letzten Dosis unterbrechen.
NW: Blutbild, Nervensystem (Schwindel, Gangstörungen, Parästhesien), Magen/Darm, Myalgie, Fatigue, Transaminasenanstiege.
WW: Vermeiden: CYP3A4/P-gp-Induktoren (senken Plasmaspiegel von Larotrectinib).
Vorsicht: CYP3A4-, P-gp- und BCRP-Inhibitoren (erhöhen Plasmaspiegel von Larotrectinib), CYP3A-Substrate mit enger therapeutischer Breite. WW mit vielen Substanzen möglich.
WH: Leber kontrollieren. Verkehrshinweis.
PG: 100 ML * (EKO: N) [€ 7.133,65]

Vivanza 5 mg - Filmtabletten 52F01
(Z.Nr. EU/1/03/249/*) NR. P. nicht im Handel. G04BE09

Vivanza 10 mg - Filmtabletten 52F01
(Z.Nr. EU/1/03/249/*) NR. P. G04BE09
ZI: Bayer, Leverkusen, Deutschland
Z: 1 Filmtablette enthält: Vardenafil 10 mg (entspr. Vardenafil hydrochlorid-3-Wasser); Tablettenkern: Crospovidon, Magnesium stearat, Cellulose, mikrokristalline, Siliciumdioxid, hochdisperses; Filmüberzug: Macrogol 400, Hypromellose, Titandioxid, Eisenoxidhydrat, Eisen(III)-oxid.
EW: Verbessert erektile Funktion bei Männern.
AG: Erektile Dysfunktion.
AA: Oral, 25-60 Minuten vor dem Geschlechtsverkehr.
DO: ED 10 mg (5-20 mg), MD 20 mg. Nicht mehr als einmal tgl. einnehmen. Bei Leberschäden ED 5 mg, MD 10 mg. Nicht für Kinder und Jugendliche.
GA: Schwere Herz/Kreislauf-, Leber, Nierenschäden, Hypotonie, frischer Schlaganfall oder Herzinfarkt (innerhalb von 6 Monaten), Retinitis pigmentosa, nicht arteriitische Anteriore Ischämische Optikusneuropathie (NAION) in der Anamnese.
SST: Für Frauen nicht indiziert.
NW: Flush, Kopfschmerzen, Magen/Darm, Schwindel, Rhinitis, kardiovaskuläre Ereignisse (auch schwerwiegend), Sehstörungen, Photosensibilität, nicht arteriitische ischämische Optikusneuropathie (NAION), Taubheit, Penisblutung, Hämatospermie, Hämaturie.
WW: Kontraindiziert: Riociguat, Nitrate, Amylnitrit; starke CYP3A4-Inhibitoren (Ritonavir, Indinavir, Azole) bei Männern über 75 Jahren Vorsicht: Erythromycin, Grapefruitsaft.
WH: Vor Therapiebeginn exakte Diagnose. Vorsicht bei anatomischen Penismissbildungen oder für Priapismus prädisponierenden Erkrankungen. Nicht mit Alpha-Blockern kombinieren (starke Blutdrucksenkung). Verkehrshinweis.
Bei Überdosierung starke Rückenschmerzen.
PG: 12 ST * (EKO: N) [€ 134,90]

Vivanza 20 mg - Filmtabletten 52F01
(Z.Nr. EU/1/03/249/*) NR. P. G04BE09
ZI: Bayer, Leverkusen, Deutschland
Z: 1 Filmtablette enthält: Vardenafil 20 mg (entspr. Vardenafil hydrochlorid-3-Wasser); Tablettenkern: Crospovidon, Magnesium stearat, Cellulose, mikrokristalline, Siliciumdioxid, hochdisperses; Filmüberzug: Macrogol 400, Hypromellose, Titandioxid, Eisenoxidhydrat, Eisen(III)-oxid.
Kurzinformation: siehe Vivanza 10 mg - Filmtabletten, →S. 1548
PG: 4 ST * (EKO: N) [€ 55,90], 12 ST * (EKO: N) [€ 156,90], 20 ST * (EKO: N) [€ 224,90]

Vivanza 10 mg - Schmelztabletten 52F01
(Z.Nr. EU/1/03/249/*) NR. P. n.l. G04BE09
ZI: Bayer, Leverkusen, Deutschland
Z: 1 Schmelztablette enthält: Vardenafil 10 mg (entspr. Vardenafil hydrochlorid), Aspartam 1,8 mg, Pfefferminz-Aroma, Magnesium stearat, Crospovidon, Mannitol, Siliciumdioxid hydrat, Sorbitol 7,96 mg.
PG: 4 ST * (EKO: N) [€ 15,90 n.l.]

Vividrin Azelastin 0,5 mg/ml - Augentropfen, Lösung 47B03
(Z.Nr. 1-39306) RP. P. nicht im Handel. S01GX07

Vividrin Azelastin 1 mg/ml - Nasenspray, Lösung 50H07
(Z.Nr. 1-38336) RPF. P. R01AC03
ZI: Mann Pharma, Berlin, Deutschland
Z: 1 Sprühstoß (0,14 ml) enthält: Azelastin hydrochlorid 0,14 mg (entspr. Azelastin 0,13 mg) (entspr. → 1 mg/ml), Hypromellose 2910, Natrium edetat, Citronensäure, Natriummonohydrogenphosphat Dodecahydrat, Natriumchlorid, Wasser, gereinigtes.
EW: H1-Antihistaminikum, antiallergisch.
AG: Saisonale und ganzjährige allergische Rhinitis.
AA: Nasal.
DO: Personen ab 6 Jahren: 2mal tgl. je 1 Sprühstoß pro Nasenloch.
SST: Vorsicht.
NW: Bitterer Geschmack (Kopf beim Sprühen aufrecht halten!), Übelkeit, Nasenreizung, sehr selten Überempfindlichkeit.
WH: Verkehrshinweis.
PG: 10 ML * (EKO: N) [€ 8,85]

Vivimed 333 mg/50 mg - Tabletten 02B08
(Z.Nr. 1-30548) RPF. W2. P. N02BE51
ZI: Mann Pharma, Berlin, Deutschland
Z: 1 Tablette enthält: Paracetamol 333 mg, Coffein 50 mg, Cellulose, mikrokristalline, Carboxymethylstärke, Natrium Typ A, Povidon, Magnesium stearat, Wasser, gereinigtes.
EW: Analgetisch, antipyretisch.
AG: Leichte bis mäßig starke Schmerzen (symptomatisch).
AA: Unzerkaut mit reichlich Flüssigkeit.
DO: ED 1 Tablette, MTD 4 Tabletten. Nicht für Kinder.
GA: Leber-, Nierenschäden, Glukose-6-Phosphat-Dehydrogenasemangel, Alkoholis- mus.
SST: Möglichst niedrig dosiert und kurzfristig anwenden.
NW: Paracetamol: Allergien, selten Blut, Methämoglobinämie, Asthma, Nasen- schleimhautschwellungen, bei Hochdosierung schwere Leber , Nierenschäden.
Vereinzelt Schock.
Coffein: Kopfdruck, Schlafstörungen.
WW: Paracetamol: Chloramphenicol, Leberenzyminduktoren (erhöhte Toxizität), Metoclopramid (erhöhte Resorption), Salicylamid, orale Antikoagulantien, Insulin (Blutzuckersenkung vermindert), Alkohol (erhöhte Lebertoxizität).
Coffein: Sedativa abgeschwächt, tachykarde Substanzen verstärkt.
WH: Antidot-N-Acetyl-Cystein (während der ersten 10 Std., initial 140 mg/kg KG, Erhaltungsdosis 70 mg/kg KG nach 8 Std. alle 4 Stunden) oder orales Methionin.
PG: 30 ST * (EKO: N) [€ 5,05]

Vivotif 2 x 10^9 - 2 x 10^10 CFU - magensaftresistente Hartkapsel 36B13
(Z.Nr. 2-38557) NR. P. E. J07AP01
ZI: Emergent Netherlands, Amsterdam, Niederlande
Z: 1 Hartkapsel enthält: Typhus-Lebend-Impfstoff, oral: Salmonella enterica Serotyp Typhi, Stamm Ty21a, Lebendzellen mind. 2 Mrd. CFU, Sucrose, Ascorbinsäure, Casein-Säure Hydrolysat, Lactose, wasserfrei, Magnesium stearat; Kapselhülle: Gelatine, Titandioxid, Erythrosin, Eisen(III)-hydroxid-oxid x H2O, Eisen(III)-oxid; Kapselüberzug: Hydroxypropylmethylcellulosephthalat, Ethylenglycol, Diethylphthalat, Salmonella typhi, Stamm Ty 21A, inaktiviert.
EW: Lebendimpfstoff; Impfschutz beginnt ca. 10 Tage nach der letzten Teilimpfung und hält mindestens 3 Jahre an (bei Reisen in endemische Gebiete Wiederimpfung nach mehr als 1 Jahr).
AG: Orale, aktive Immunisierung gegen Salmonella typhi. Impfschutz ca. 65%.
AA: Oral. Kapsel mit kaltem oder lauwarmem Wasser nüchtern und mindestens 1 Std. vor einer Mahlzeit im Ganzen schlucken.
DO: Personen ab 5 Jahren: Je 1 Kapsel an den Tagen 1, 3 und 5.
GA: Immundefizienz, immunsuppressive Therapie, akutes Fieber, akute Magen/Darm-Erkrankungen.
SST: Zwingende Indikationsstellung.
NW: Magen/Darm, Fieber, Kopfschmerzen, Haut, Allergien, ZNS (Schwindel).

WW: Antibiotika, Sulfonamide: Mindestens 3 Tage Abstand. Malariaprophylaxe frühestens 3 Tage nach der letzten Vivotif-Dosis beginnen. Andere Impfungen sind gleichzeitig möglich.
WH: Trotz Impfung Hygieneempfehlungen einhalten. Verkehrshinweis.
PG: 3 ST * (EKO: N) [€ 28,50]

Vizamyl 400 MBq/ml - Injektionslösung 24F01
(Z.Nr. EU/1/14/941/*) NR. N. V09AX04
ZI: GE Healthcare, Oslo, Norwegen
Z: 1 ml Injektionslösung enthält: Flutemetamol [18F] 400 MBq, Natriumchlorid (entspr. Natrium 4,1 mg), Ethanol 55,2 mg, Polysorbat 80, Natriumdihydrogenphosphat-dihydrat, Natriummonohydrogenphosphat Dodecahydrat, Wasser für Injektionszwecke.
EW: Radiodiagnostikum.
AG: Positronen-Emissions-Tomographie (PET) zur Darstellung der Dichte neuritischer ß-Amyloid-Plaques im Gehirn bei kognitiver Beeinträchtigung (Untersuchung auf M. Alzheimer).
AA: I.v. Bolus innerhalb von 40 sec, Injektionsvolumen 1-10 ml.
DO: 185 MBq Flutemetamol (18F). Aufnahmen 90 min nach Injektion. Keine Anwendung bei Kindern und Jugendlichen.
SST: Strenge Nutzen/Risiko-Abwägung, Stillen 24 Std. unterbrechen.
NW: Erröten oder Blässe, Magen/Darm, Beschwerden in der Brust, Blutdruckanstieg.
WH: Auf Überempfindlichkeit achten. Vorsicht bei Leber- oder Nierenschäden und bei Alkoholkranken. Verkehrshinweis.
PG: 10 ML * (EKO: N) [€ 1.751,20]

Vizarsin 25 mg - Filmtabletten 52F01
(Z.Nr. EU/1/09/551/*) RP. P. nicht im Handel. G04BE03

Vizarsin 50 mg - Filmtabletten 52F01
(Z.Nr. EU/1/09/551/*) RP. P. G04BE03
ZI: Krka, Novo Mesto, Slowenien
Z: 1 Filmtablette enthält: Sildenafil 50 mg (entspr. Sildenafil citrat), Tablettenkern: Cellulose, mikrokristalline, Calciumhydrogenphosphat, Croscarmellose natrium, Hypromellose, Magnesium stearat; Filmüberzug: Lactose 3,8 mg (entspr. Lactose monohydrat), Hypromellose, Titandioxid, Triacetin.
Kurzinformation: siehe Viagra 50 mg - Filmtabletten, → S. 1531
PG: 4 ST * (EKO: N) [€ 9,60], 12 ST * (EKO: N) [€ 24,50]

Vizarsin 100 mg - Filmtabletten 52F01
(Z.Nr. EU/1/09/551/*) RP. P. G04BE03
ZI: Krka, Novo Mesto, Slowenien
Z: 1 Filmtablette enthält: Sildenafil 100 mg (entspr. Sildenafil citrat), Tablettenkern: Cellulose, mikrokristalline, Calciumhydrogenphosphat, Croscarmellose natrium, Hypromellose, Magnesium stearat; Filmüberzug: Lactose 7,6 mg (entspr. Lactose monohydrat), Hypromellose, Titandioxid, Triacetin.
Kurzinformation: siehe Viagra 50 mg - Filmtabletten, → S. 1531
PG: 4 ST * (EKO: N) [€ 18,55], 12 ST * (EKO: N) [€ 47,60]

Vizarsin 25 mg - Schmelztabletten 52F01
(Z.Nr. EU/1/09/551/*) RP. P. nicht im Handel. G04BE03

Vizarsin 50 mg - Schmelztabletten 52F01
(Z.Nr. EU/1/09/551/*) RP. P. G04BE03
ZI: Krka, Novo Mesto, Slowenien
Z: 1 Schmelztablette enthält: Sildenafil 50 mg, Hyprolose, Mannitol, Aspartam 0,75 mg, Neohesperidin dihydrochalcon, Krauseminzöl, Pfefferminzöl (entspr. Sorbitol 0,0175 mg), Povidon, Calcium silikat, Magnesium stearat.
Kurzinformation: siehe Viagra 50 mg - Filmtabletten, → S. 1531
PG: 4 ST * (EKO: N) [€ 9,60], 12 ST * (EKO: N) [€ 24,50 n.l.]

Vizarsin 100 mg - Schmelztabletten 52F01
(Z.Nr. EU/1/09/551/*) RP. P. nicht im Handel. G04BE03

Vizilatan 0,05 mg/ml - Augentropfen, Lösung 47G02
(Z.Nr. 1-40182) RP. P. nicht im Handel. S01EE01

Vizilatan Duo 0,05 mg/ml + 5 mg/ml - Augentropfen, Lösung 47H04
(Z.Nr. 1-40364) RP. P. nicht im Handel. S01ED51

Vizimaco 0,3 mg/ml + 5 mg/ml - Augentropfen, Lösung 47H04
(Z.Nr. 1-40390) RP. P. nicht im Handel. S01ED51

▼ Vizimpro 15 mg - Filmtabletten 55G
(Z.Nr. EU/1/19/1354/*) NR. P. L01EB07
ZI: Pfizer Europe, Brüssel, Belgien
Z: 1 Filmtablette enthält: Dacomitinib 15 mg (entspr. Dacomitinib-1-Wasser), Tablettenkern: Lactose monohydrat 40 mg, Cellulose, mikrokristalline, Carboxymethylstärke, Natrium, Magnesium stearat; Filmüberzug: Opadry II Blau 85F30716 (entspr. Poly(vinylalkohol), teilweise hydrolysiert) (entspr. Talkum) (entspr. Titandioxid) (entspr. Macrogol) (entspr. Indigocarmin-Aluminiumsalz).
EW: Tyrosinkinasehemmer (EGFR-Inhibitor), antineoplastisch.
AG: Erstlinienbehandlung erwachsener Patienten mit lokal fortgeschrittenem oder metastasiertem nicht-kleinzelligen Lungenkarzinom (non-small cell lung cancer, NSCLC) mit aktivierenden EGFR-Mutationen.
AA: Tabletten mit Wasser einnehmen.
DO: 1mal tgl. 45 mg. Bei Nebenwirkungen Dosisreduktion auf 30 oder 15 mg. Keine Daten an Kindern und Jugendlichen.
SST: Kontrazeption bis mindestens 17 Tage nach Behandlungsende erforderlich. In der Schwangerschaft nicht anwenden, nicht stillen.
NW: Magen/Darm (Diarrhö), Ausschlag, Nagelerkrankungen, verminderter Appetit, Konjunktivitis, erniedrigtes Gewicht, Alopezie, Pruritus, Transaminasenanstiege, Stomatitis, Interstitielle Lungenerkrankung.
WW: Nicht empfohlen: Protonenpumpenhemmer (Resorption vermindert), Substrate für CYP2D6 (z.B. Dextromethorphan) Vorsicht: H2-Blocker, Antazida (Dacomitinib 2 Std. vor oder mindestens 10 Std. nach Antazida geben).
WH: Auf Verschlechterung pulmonaler Symptome, Diarrhö, Hautveränderungen achten. Leber kontrollieren. Resorption ist pH-abhängig. Verkehrshinweis.
PG: 30 ST * (EKO: N) [€ 5.572,25]

▼ Vizimpro 30 mg - Filmtabletten 55G
(Z.Nr. EU/1/19/1354/*) NR. P. L01EB07
ZI: Pfizer Europe, Brüssel, Belgien
Z: 1 Filmtablette enthält: Dacomitinib 30 mg (entspr. Dacomitinib-1-Wasser), Tablettenkern: Lactose monohydrat 81 mg, Cellulose, mikrokristalline, Carboxymethylstärke, Natrium, Magnesium stearat; Filmüberzug: Opadry II Blau 85F30716 (entspr. Poly(vinylalkohol), teilweise hydrolysiert) (entspr. Talkum) (entspr. Titandioxid) (entspr. Macrogol) (entspr. Indigocarmin-Aluminiumsalz).
Kurzinformation: siehe Vizimpro 15 mg - Filmtabletten, → S. 1549
PG: 30 ST * (EKO: N) [€ 5.572,25]

▼ Vizimpro 45 mg - Filmtabletten 55G
(Z.Nr. EU/1/19/1354/*) NR. P. L01EB07
ZI: Pfizer Europe, Brüssel, Belgien
Z: 1 Filmtablette enthält: Dacomitinib 45 mg (entspr. Dacomitinib-1-Wasser), Tablettenkern: Lactose monohydrat 121 mg, Cellulose, mikrokristalline, Carboxymethylstärke, Natrium, Magnesium stearat; Filmüberzug: Opadry II Blau 85F30716 (entspr. Poly(vinylalkohol), teilweise hydrolysiert) (entspr. Talkum) (entspr. Titandioxid) (entspr. Macrogol) (entspr. Indigocarmin-Aluminiumsalz).
Kurzinformation: siehe Vizimpro 15 mg - Filmtabletten, → S. 1549
PG: 30 ST * (EKO: N) [€ 5.572,25]

▼ Vizimpro 45 mg - Filmtabletten 55G
(Z.Nr. EU/1/19/1354/*) NR. P. L01EB07
Parallelimport.
V: Orifarm, Leverkusen, Deutschland
Z: 1 Filmtablette enthält: Dacomitinib 45 mg (entspr. Dacomitinib-1-Wasser), Tablettenkern: Lactose monohydrat 121 mg, Cellulose, mikrokristalline, Carboxymethylstärke, Natrium, Magnesium stearat; Filmüberzug: Opadry II Blau 85F30716 (entspr. Poly(vinylalkohol), teilweise hydrolysiert) (entspr. Talkum) (entspr. Titandioxid) (entspr. Macrogol) (entspr. Indigocarmin-Aluminiumsalz).
PG: 30 ST * (EKO: N) [€ 5.461,25]

Vizitrav 40 Mikrogramm/ml - Augentropfen, Lösung 47G02
(Z.Nr. 1-38877) RP. P. nicht im Handel. S01EE04

Vobaderm 1 mg/g + 20 mg/g - Creme 11A05
(Z.Nr. 1-19694) NR. P. D01AC20
ZI: Almirall Hermal, Reinbek, Deutschland
Z: 1 g Creme enthält: Flupredniden 21-acetat 1 mg, Miconazol nitrat 20 mg, Propylenglycol 100 mg, Stearylalkohol 90 mg, Glycerolmonostearat-Macrogolstearat 5000 (1:1), Glycerolmonostearat 40-55, Triglyceride, mittelkettige, Vaselin, weisses (entspr. Butylhydroxytoluol max. 2,5 ppm), Dimeticon, Wasser, gereinigtes.
EW: Glukokortikoid + Antimykotikum.

V

AG: Superinfizierte Ekzeme, Mischinfektionen der Haut.
DO: 2mal tgl. auf die betroffenen Hautstellen dünn auftragen und leicht ein- reiben. Max. Behandlungsdauer 1 Woche.
GA: Periorale Dermatitis, Rosazea, TBC, Lues, Virosen, Impfreaktionen, primär eitrige Hautinfektionen, Kinder bis 2 Jahre.
SST: Möglichst kurzfristig und kleinflächig anwenden. Im 1. Trimenon nicht anwenden.
NW: Selten Hautveränderungen, schwere Überempfindlichkeit. Bei großflächiger Anwendung systemische Glukokortikoideffekte möglich.
WW: Bei großflächiger Anwendung systemische Glukokortikoideffekte möglich.
WH: Nicht am Auge oder an offenen Wunden anwenden. Patient darf Cremereste ohne ärztliche Anordnung bei anderen Dermatosen nicht anwenden. Nicht mit Latex-Kondom oder Latex-Diaphragma anwenden.
PG: 15 G (2) (EKO: G) [€ 4,20]

Vokanamet 50 mg/850 mg - Filmtabletten 06B06
(Z.Nr. EU/1/14/918/*) NR. P. A10BD16
ZI: Janssen-Cilag International, Beerse, Belgien
Z: 1 Filmtablette enthält: Canagliflozin 50 mg (entspr. Canagliflozin-0,5-Wasser) (entspr. Canagliflozin hemihydrat), Metformin hydrochlorid 850 mg, Tablettenkern: Cellulose, mikrokristalline, Hypromellose, Croscarmellose natrium (entspr. Natrium < 1 mmol) (entspr. → < 23 mg), Magnesium stearat; Filmüberzug: Macrogol 3350, Poly(vinylalkohol), Talkum, Titandioxid, Eisen(III)-oxid, Eisen(II,III)-oxid.
EW: Antidiabetische Kombination (Hemmstoff des SGLT2-Transporters + Biguanid).
AG: Diabetes mellitus Typ 2 bei nicht ausreichender Blutzuckerkontrolle durch Metformin und andere Antidiabetika.
AA: Zu einer Mahlzeit einnehmen.
DO: Initial 2mal tgl. 50 mg Canagliflozin + Metformin in geeigneter Dosierung. Dosissteigerung bis 2mal tgl. 150 mg Canagliflozin + Metformin in geeigneter Dosierung. MTD von Metformin 3000 mg (GFR 60-89 ml/min), 2000 mg (GFR 45-59 ml/min), 1000 mg (GFR 30-44 ml).
Canagliflozin bei GFR unter 60 ml/min nicht initiieren und bei GFR unter 45 ml/min nicht anwenden.
Keine Daten an Kindern und Jugendlichen.
GA: Akute metabolische Azidose, diabetisches Präkoma, schwere Nierenschäden (GFR <30 ml/min), akute Erkrankungen mit Auswirkungen auf die Nierenfunktion, Erkrankungen mit Gewebshypoxie (Herzinsuffizienz, Herzinfarkt, Schock), Leberschäden, Alkoholismus.
SST: Nicht anwenden.
NW: Hypoglykämie (mit Insulin oder Sulfonylharnstoff), diabetische Ketoazidose, Dehydratation, Hypotonie, Schwindel, Magen/Darm, Niere (bis Nierenversagen), Knochenbrüche, Zunahme von Amputationen der unteren Gliedmaßen, Genitalinfektionen, Dyslipidämie, Untersuchungen, Fournier- Gangrän.
WW: Gegenanzeige: Jodhaltige Kontrastmittel (48 Std. Abstand). Nicht empfohlen: Schleifendiuretika, Alkohol, Cimetidin. Canagliflozin 1 Std. vor oder 4-6 Std. nach Gallensäurebindern einnehmen. Vorsicht: Insulin, Sulfonylharnstoffe (Hypoglykämie), Herzglykoside, Dabigatran, Glukokortikoide, Beta 2-Agonisten, Diuretika, Substenzen mit Wirkung auf die Nierenfunktion (NSARs, ACE-Hemmer, AT II-Antagonisten).
WH: Nicht zur Behandlung von Typ 1-Diabetes. Vorsicht bei erhöhtem Hämatokrit. Auf Laktatazidose, Volumenmangel, genitale Pilzinfektionen achten. Niere regelmäßig kontrollieren. Bei schweren Erkrankungen Ketonkörper im Blut kontrollieren. Vor Operationen absetzen und frühestens 48 Stunden später Therapie wieder aufnehmen. Verkehrshinweis.
PG: 60 ST RE1 (EKO: Y) [€ 74,60]

Vokanamet 50 mg/1000 mg - Filmtabletten 06B06
(Z.Nr. EU/1/14/918/*) NR. P. A10BD16
ZI: Janssen-Cilag International, Beerse, Belgien
Z: 1 Filmtablette enthält: Canagliflozin 50 mg (entspr. Canagliflozin-0,5-Wasser) (entspr. Canagliflozin hemihydrat), Metformin hydrochlorid 1000 mg, Tablettenkern: Cellulose, mikrokristalline, Hypromellose, Croscarmellose natrium (entspr. Natrium < 1 mmol) (entspr. → < 23 mg), Magnesium stearat; Filmüberzug: Macrogol 3350, Poly(vinylalkohol), Talkum, Titandioxid, Eisen(III)-oxid, Eisen(II,III)-hydroxid-oxid x H2O.
Kurzinformation: siehe Vokanamet 50 mg/850 mg - Filmtabletten, → S. 1550
PG: 60 ST RE1 (EKO: Y) [€ 74,60]

Vokanamet 150 mg/850 mg - Filmtabletten 06B06
(Z.Nr. EU/1/14/918/*) NR. P. nicht im Handel. A10BD16

Vokanamet 150 mg/1000 mg - Filmtabletten 06B06
(Z.Nr. EU/1/14/918/*) NR. P. nicht im Handel. A10BD16

Volibris 5 mg - Filmtabletten 10C
(Z.Nr. EU/1/08/451/*) NR. P. C02KX02
ZI: GlaxoSmithKline (Ireland), Dublin, Irland
Z: 1 Filmtablette enthält: Ambrisentan 5 mg, Tablettenkern: Lactose monohydrat 95 mg, Cellulose, mikrokristalline, Croscarmellose natrium, Magnesium stearat; Filmüberzug: Poly(vinylalkohol), teilweise hydrolysiert, Talkum, Titandioxid, Macrogol 3350, Soja-Lecithin 0,25 mg, Allurarot AC Aluminium Lake 0,11 mg.
Kurzinformation: siehe Ambrisentan Accord 5 mg - Filmtabletten, → S. 74
PG: 30 ST RE1 (EKO: Y) [€ 3.361,00]

Volibris 5 mg - Filmtabletten 10C
(Z.Nr. EU/1/08/451/*) NR. P. Parallelimport. C02KX02
V: Abacus Medicine, Copenhagen, Dänemark
Z: 1 Filmtablette enthält: Ambrisentan 5 mg, Tablettenkern: Lactose monohydrat 95 mg, Cellulose, mikrokristalline, Croscarmellose natrium, Magnesium stearat; Filmüberzug: Poly(vinylalkohol), teilweise hydrolysiert, Talkum, Titandioxid, Macrogol 3350, Soja-Lecithin 0,25 mg, Allurarot AC Aluminium Lake 0,11 mg.
PG: 30 ST RE1 (EKO: Y) [€ 3.299,85]

Volibris 5 mg - Filmtabletten 10C
(Z.Nr. EU/1/08/451/*) NR. P. Parallelimport. C02KX02
nicht im Handel.

Volibris 5 mg - Filmtabletten 10C
(Z.Nr. EU/1/08/451/*) NR. P. Parallelimport. C02KX02
nicht im Handel.

Volibris 5 mg - Filmtabletten 10C
(Z.Nr. EU/1/08/451/*) NR. P. Parallelimport. C02KX02
nicht im Handel.

Volibris 10 mg - Filmtabletten 10C
(Z.Nr. EU/1/08/451/*) NR. P. C02KX02
ZI: GlaxoSmithKline (Ireland), Dublin, Irland
Z: 1 Filmtablette enthält: Ambrisentan 10 mg, Tablettenkern: Lactose monohydrat 90 mg, Cellulose, mikrokristalline, Croscarmellose natrium, Magnesium stearat; Filmüberzug: Poly(vinylalkohol), teilweise hydrolysiert, Talkum, Titandioxid, Macrogol 3350, Soja-Lecithin 0,25 mg, Allurarot AC Aluminium Lake 0,45 mg.
Kurzinformation: siehe Ambrisentan Accord 5 mg - Filmtabletten, → S. 74
PG: 30 ST RE1 (EKO: Y) [€ 3.361,00]

Volibris 10 mg - Filmtabletten 10C
(Z.Nr. EU/1/08/451/*) NR. P. Parallelimport. C02KX02
nicht im Handel.

Volina 0,03 mg/3 mg - Filmtabletten 31I01
(Z.Nr. 1-29168) RP. P. G03AA12
ZI: Gedeon Richter, Budapest, Ungarn
Z: 1 Filmtablette enthält: Ethinylestradiol 0,03 mg, Drospirenon 3 mg, Tablettenkern: Lactose monohydrat 48,17 mg, Maisstärke, vorverkleistert, Maisstärke, Povidon K25, Magnesium stearat; Filmüberzug: Poly(vinylalkohol), Titandioxid, Talkum, Macrogol 3350, Soja-Lecithin 0,07 mg.
Kurzinformation: siehe Aliane 0,02 mg/3 mg - Filmtabletten, → S. 62
PG: 63 ST * (EKO: N) [€ 32,60]

Volina mite 0,02 mg/3 mg - Filmtabletten 31I01
(Z.Nr. 1-30113) RP. P. G03AA12
ZI: Gedeon Richter, Budapest, Ungarn
Z: 1 Filmtablette enthält: Ethinylestradiol 0,02 mg, Drospirenon 3 mg, Tablettenkern: Lactose monohydrat 48,53 mg, Maisstärke, Maisstärke, vorverkleistert, Macrogol-Poly(vinylalkohol)-Copolymer, Magnesium stearat; Filmüberzug: Poly(vinylalkohol), Titandioxid, Talkum, Macrogol 3350, Soja-Lecithin 0,07 mg.
Kurzinformation: siehe Aliane 0,02 mg/3 mg - Filmtabletten, → S. 62
PG: 63 ST * (EKO: N) [€ 32,60]

Volon 4 mg - Tabletten 31F01
(Z.Nr. 0-13566) NR. P. H02AB08
ZI: Dermapharm, Wien
Z: 1 Tablette enthält: Triamcinolon 4 mg, Lactose, Maisstärke, Magnesium stearat, Cellulose, mikrokristalline.
EW: Synthetisches Glukokortikoid.
AG: Systemische Glukokortikoidtherapie: Rheuma, Haut-, Lungen-

erkrankungen (COPD), Nierenerkrankungen (Glomerulonephritis). Kurzzeitig bei schweren allergischen Rhinitiden und Pollenallergie. Idiopathische retroperitoneale Fibrose.
AA: TD einmalig (zwischen 6 und 8 Uhr morgens) oder in 2-4 ED unzerkaut mit Wasser einnehmen.
DO: TD 4-48 mg, bei Asthma bronchiale, aktiver Sarkoidose oder Lungenfibrose bis 64 mg. Initial höher dosieren und nach Besserung alle 2-3 Tage um 2-4 mg bis Erhaltungsdosis reduzieren. Sehr strenge Indikationsstellung bei Kindern und Jugendlichen. Details siehe Austria-Codex - Fachinformation
GA: Systemmykosen und Parasitosen, 8 Wochen vor bis 2 Wochen nach einer Schutzimpfung mit Lebendimpfstoffen.
SST: Nicht empfohlen.
NW: Verschlimmerung von Infektionen, Elektrolyte, Muskulatur, Magen/Darm, Haut, ZNS, Endokrinium, Sehstörungen (Glaukom, Katarakt), Stoffwechsel, Psyche. Bei Beendigung oder Abbruch der Langzeittherapie Exazerbation oder Rezidiv der Grundkrankheit, akute Nebennierenrindeninsuffizienz, Kortison-Entzugssyndrom.
WW: Verstärkt: Herzglykoside, Saluretika, nichtsteroidale Antiphlogistika (Blutungen), Ciclosporin (Krämpfe).
Abgeschwächt: Orale Kontrazeptiva, Östrogene, Wachstumshormone, Antikoagulantien, aktive Immunisierung, Praziquantel, Somatropin.
Vorsicht: Antacida, Ephedrin, Anticholinergika. Verminderung der Kortikoidwirkung durch CYP3A4-Induktoren, Verstärkung der Kortikoidwirkung durch CYP3A4-Hemmer (Azole) einschließlich Cobicistat.
WH: Vorsicht bei Ulcus pepticum, Osteoporose, Myopathien, Virosen, Lymphadenitis nach BCG-Impfung, Glaukom, Divertikulitis, Darmanastomosen, metastasierenden Karzinomen, Psychosen, Kindern. Zwingende Indikationsstellung bei schwerer Colitis ulcerosa mit drohender Perforation. Strenge Indikationsstellung bei Hornhautverletzungen.
Bei Kindern intermittierende Therapie (3 Tage Behandlung, 4 Tage behandlungsfrei). Vorsicht beim Absetzen. Schwangerschaft meiden. Positive Dopingtests möglich.
PG: 10 ST (EKO: G) [€ 3,05], 20 ST (EKO: G) [€ 5,55]

Volon 8 mg - Tabletten — 31F01

(Z.Nr. 0-14347) NR. P. — H02AB08
ZI: Dermapharm, Wien
Z: 1 Tablette enthält: Triamcinolon 8 mg, Maisstärke, Cellulose, mikrokristalline, Lactose, Magnesium stearat, Natriumdodecylsulfat.
Kurzinformation: siehe Volon 4 mg - Tabletten, → S. 1550
PG: 10 ST (EKO: G) [€ 5,15], 20 ST (EKO: G) [€ 9,30]

Volon A - Creme antibiotikafrei — 22E01

(Z.Nr. 0-17192) NR. P. — D07AB09
ZI: Dermapharm, Wien
Z: 1 g Creme enthält: Triamcinolon acetonid 1 mg; Propylenglykol 146 mg, Cetylalkohol 43 mg, Glycerolmonostearat 40-55%, Isopropyl palmitat, Polysorbat 60, Wasser, gereinigtes.
EW: Synthetisches Glukokortikoid.
AG: Dermatosen, allergische und unspezifische Entzündungen zur lokalen Glukokortikoidtherapie.
DO: 1-2mal tgl. dünn auf erkrankte Hautbezirke auftragen und leicht einmassieren.
GA: Virosen, Impfreaktionen, Tuberkulose, Lues, Mykosen, bakterielle Infektionen.
SST: In der Schwangerschaft Gegenanzeige; in der Stillzeit nicht großflächig oder langfristig anwenden.
NW: Überempfindlichkeit, Haut, bei Langzeitanwendung systemische Kortikoideffekte (u.a. Sehstörungen).
WW: Bei Langzeit- bzw. großflächiger Gabe systemische Effekte möglich.
WH: Nicht am Auge anwenden. Bei Säuglingen und Kleinkindern möglichst kurzfristig und kleinflächig anwenden. Infektionen primär spezifisch behandeln.
PG: 20 G (EKO: G) [€ 5,45]

Volon A - Haftsalbe — 22E01, 45A05

(Z.Nr. 0-13218) NR. P — A01AC01
ZI: Dermapharm, Wien
Z: 1 g Haftsalbe enthält: Triamcinolon acetonid 1 mg, Basisgel, hydrophobes (entspr. Polyethylen) (entspr. Paraffin, dickflüssiges), Gelatine, Pektin, Carmellose natrium, Spuren von Natrium.
EW: Synthetisches Glukokortikoid.
AG: Nichtinfektiöse Munderkrankungen (Stomatitis aphtosa, Gingivitis) zur lokalen Glukokortikoidtherapie.
AA: In der Mundhöhle.
DO: 1-2mal tgl. (bei schweren Symptomen bis 3mal tgl.), am besten am Abend vor dem Schlafengehen bzw. nach den Mahlzeiten, dünn auf erkrankte Schleimhautbezirke auftragen, nicht einmassieren. Nicht für Kinder unter 2 Jahren.
GA: Virosen, Impfreaktionen, Tuberkulose, Lues, Mykosen, bakterielle Infektionen.
SST: Gegenanzeige in der Schwangerschaft. In der Stillzeit nur kurzzeitig und kleinflächig anwenden.
NW: Überempfindlichkeit, Haut, bei Langzeitanwendung systemische Kortikoideffekte (u.a. Sehstörungen).
WW: Bei Langzeit- bzw. großflächiger Gabe systemische Effekte möglich.
WH: Nicht am Auge anwenden. Bei Säuglingen und Kleinkindern möglichst kurzfristig und kleinflächig anwenden. Infektionen primär spezifisch behandeln.
PG: 10 G (EKO: G) [€ 5,45]

Volon A - Salbe antibiotikafrei — 22E01

(Z.Nr. 0-17193) NR. P. — D07AB09
ZI: Dermapharm, Wien
Z: 1 g enthält: Triamcinolon acetonid 1 mg, Polyethylen, Paraffin, dickflüssiges.
Kurzinformation: siehe Volon A - Creme antibiotikafrei, → S. 1551
PG: 20 G (EKO: G) [€ 5,45]

Volon A - Tinktur — 22E03, 22O02

(Z.Nr. 0-13640) NR. P. — D07XB02
ZI: Dermapharm, Wien
Z: 1 g (= 1,14 ml) enthält: Triamcinolon acetonid 2 mg, Salicylsäure 20 mg, Ethanol 96%, Wasser, gereinigtes.
EW: Synthetisches Glukokortikoid.
AG: Dermatosen, allergische und unspezifische Entzündungen zur lokalen Glukokortikoidtherapie.
DO: 1-2mal tgl. tropfenweise auf die erkrankte Haut auftragen. Nicht im Gehörgang anwenden.
GA: Virosen, Impfreaktionen, Tuberkulose, Lues, Mykosen, bakterielle Infektionen.
SST: In der Schwangerschaft Gegenanzeige; in der Stillzeit nicht großflächig oder langfristig anwenden.
NW: Überempfindlichkeit, Haut, bei Langzeitanwendung systemische Kortikoideffekte (u.a. Sehstörungen).
WW: Bei Langzeit- bzw. großflächiger Gabe systemische Effekte möglich.
WH: Nicht am Auge anwenden. Bei Säuglingen und Kleinkindern möglichst kurzfristig und kleinflächig anwenden. Infektionen primär spezifisch behandeln.
Nicht im Gehörgang anwenden.
PG: 10 ML (2) (EKO: G) [€ 3,75], 30 ML (EKO: G) [€ 9,05]

Volon A 10 mg - Kristallsuspension - Ampulle — 31F01

(Z.Nr. 0-13039) NR. P. — H02AB08
ZI: Dermapharm, Wien
Z: 1 Ampulle zu 1 ml enthält: Triamcinolon acetonid 10 mg, Benzylalkohol 9,9 mg, Natrium carboxymethylcellulose, Polysorbat 80, Natriumchlorid (entspr. Natrium 23 mg) (entspr. → < 1 mmol), Wasser für Injektionszwecke.
EW: Synthetisches Glukokortikoid.
AG: Sub- und intraläsionale Therapie (Keloide, Lichen, Alopecia areata), intrafokale und intraartikuläre Therapie bei Erkrankungen des Bewegungsapparates.
AA: Sub- und intraläsional, Infiltration, intraartikulär. Nicht intravitreal.
DO: Personen ab 14 Jahren: Subläsional: 1 mg pro cm^2 Hautläsion; MTD 30 mg, bei Jugendlichen 10 mg.
Intrafokal, intraartikulär: 10-40 mg. MTD 80 mg.
Bei wiederholter Anwendung 3-4 Wochen Abstand einhalten.
Nicht für Personen unter 14 Jahren.
GA: Personen unter 14 Jahren, Magen/Darm-Ulcera, Osteoporose, Myopathien, Virosen, Systemmykosen, Glaukom, metastasierende Karzinome, Infektionen im Anwendungsbereich. Psychosen in der Anamnese nur bei vitaler Indikation.
SST: Vor allem in der ersten 5 Monaten der Schwangerschaft möglichst nicht anwenden. Bei Langzeitgabe abstillen.
NW: Kortikoideffekte: Lokale Reaktionen, Elektrolyte, Muskulatur, Magen/Darm (Ulcera), Haut, ZNS, Endokrinium (Menstruationsstörungen, postmenopausale vaginale Blutungen), Sehstörungen (Glaukom, Katarakt), Stoffwechsel, erhöhte Infektionsgefahr.
WW: Kontraindiziert: 8 Wochen vor bis 2 Wochen nach Schutzimpfungen.
Vorsicht: ACE-Hemmer (Blutbild), Antikoagulantien abgeschwächt, Glykoside verstärkt, nichtsteroidale Antiphlogistika (Blutungen), Ciclosporin verstärkt, orale Kontrazeptiva abgeschwächt. CYP3A4 Hemmer einschl. Cobicistat (erhöhtes Nebenwirkungsrisiko der Kortikosteroide).
WW mit vielen Arzneimitteln möglich.
WH: Strenge Indikationsstellung bei Diabetes, Hypertonie, bakteriellen Infekten, Herz-, Niereninsuffizienz, Thromboembolien. Nicht i.v. injizieren.
Kontrollen: Blutzucker. Positive Dopingtests möglich.
PG: 1 ST (2) (EKO: G) [€ 2,95], 5 ST (EKO: G) [€ 12,45]

Volon A 40 mg - Kristallsuspension - Ampulle 31F01
(Z.Nr. 0-14008) NR. P. H02AB08
ZI: Dermapharm, Wien
Z: 1 Ampulle zu 1 ml enthält: Triamcinolon acetonid 40 mg, Benzylalkohol 9,9 mg, Natrium carboxymethylcellulose, Polysorbat 80, Natriumchlorid (entspr. Natrium 23 mg) (entspr. → < 1 mmol), Wasser für Injektionszwecke.
EW: Synthetisches Glukokortikoid.
AG: Systemisch (I.m.) bei Allergien, schwerem Asthma, schweren Dermatosen, lokal bei Entzündungen und degenerativen Erkrankungen der Gelenke sowie bei bestimmten Hauterkrankungen (Keloide, Lichen, Alopecia areata).
AA: I.m., subläsional, intraartikulär, intrafokal, nicht intravitreal oder intratendinös.
DO: Intramuskulär: Personen ab 16 Jahren: 40-80 mg.
Subläsional: 1 mg pro cm■2 Hautläsion; MTD 30 mg, bei Jugendlichen ab 14 Jahren 10 mg.
Intrafokal, intraartikulär: Personen ab 14 Jahren: 10-40 mg. MTD 80 mg.
Bei wiederholter Anwendung 3-4 Wochen Abstand einhalten.
GA: Magen/Darm-Ulcera, Osteoporose, Myopathien, Virosen, Systemmykosen, Glaukom, metastasierende Karzinome, Infektionen im Anwendungsbereich. Psychosen in der Anamnese nur bei vitaler Indikation.
SST: Vor allem in der ersten 5 Monaten der Schwangerschaft möglichst nicht anwenden. Bei Langzeitgabe abstillen.
NW: Kortikoideffekte: Lokale Reaktionen, Elektrolyte, Muskulatur, Magen/Darm (Ulcera), Haut, ZNS, Endokrinium (Menstruationsstörungen, postmenopausale vaginale Blutungen), Sehstörungen (Glaukom, Katarakt), Stoffwechsel, erhöhte Infektionsgefahr.
WW: Kontraindiziert: 8 Wochen vor bis 2 Wochen nach Schutzimpfungen.
Vorsicht: ACE-Hemmer (Blutbild), Antikoagulantien abgeschwächt, Glykoside verstärkt, nichtsteroidale Antiphlogistika (Blutungen), Ciclosporin verstärkt, orale Kontrazeptiva abgeschwächt. CYP3A4 Hemmer einschl. Cobicistat (erhöhtes Nebenwirkungsrisiko der Kortikosteroide).
WW mit vielen Arzneimitteln möglich.
WH: Strenge Indikationsstellung bei Diabetes, Hypertonie, bakteriellen Infekten, Herz-, Niereninsuffizienz, Thromboembolien. Nicht i.v. injizieren.
Kontrollen: Blutzucker. Positive Dopingtests möglich.
PG: 1 ST (2) (EKO: G) [€ 8,65], 5 ST (EKO: G) [€ 32,60]

Volon A 40 mg - Kristallsuspension - Spritzampulle 31F01
(Z.Nr. 0-16439) NR. P. H02AB08
ZI: Dermapharm, Wien
Z: 1 Spritzampulle zu 1 ml enthält: Triamcinolon acetonid 40 mg, Benzylalkohol 9,9 mg, Natrium carboxymethylcellulose, Polysorbat 80, Natriumchlorid (entspr. Natrium 23 mg) (entspr. → < 1 mmol), Wasser für Injektionszwecke.
Kurzinformation: siehe Volon A 40 mg - Kristallsuspension - Ampulle, → S. 1552
PG: 1 ST (2) (EKO: G) [€ 9,10]

Volon A 80 mg - Kristallsuspension - Spritzampulle 31F01
(Z.Nr. 0-15735) NR. P. H02AB08
ZI: Dermapharm, Wien
Z: 1 Spritzampulle zu 2 ml enthält: Triamcinolon acetonid 80 mg, Benzylalkohol 19,8 mg, Natrium carboxymethylcellulose, Polysorbat 80, Natriumchlorid (entspr. Natrium 23 mg/ml) (entspr. → < 1 mmol/ml), Wasser für Injektionszwecke.
EW: Synthetisches Glukokortikoid.
AG: Systemische Glukokortikoid-Therapie bei schweren Allergien, schwerem Asthma bronchiale, schweren Dermatosen.
AA: I.m.
DO: Personen ab 16 Jahren: ED 80 mg.
GA: Magen/Darm-Ulcera, Osteoporose, Myopathien, Virosen, Systemmykosen, Glaukom, metastasierende Karzinome, Infektionen im Anwendungsbereich. Psychosen in der Anamnese nur bei vitaler Indikation. Personen unter 16 Jahren.
SST: Vor allem in der ersten 5 Monaten der Schwangerschaft möglichst nicht anwenden. Bei Langzeitgabe abstillen.
NW: Kortikoideffekte: Lokale Reaktionen, Elektrolyte, Muskulatur, Magen/Darm (Ulcera), Haut, ZNS, Endokrinium (Menstruationsstörungen, postmenopausale vaginale Blutungen), Sehstörungen (Glaukom, Katarakt), Stoffwechsel, erhöhte Infektionsgefahr.
WW: Kontraindiziert: 8 Wochen vor bis 2 Wochen nach Schutzimpfungen.
Vorsicht: ACE-Hemmer (Blutbild), Antikoagulantien abgeschwächt, Glykoside verstärkt, nichtsteroidale Antiphlogistika (Blutungen), Ciclosporin verstärkt, orale Kontrazeptiva abgeschwächt. CYP3A4 Hemmer einschl. Cobicistat (erhöhtes Nebenwirkungsrisiko der Kortikosteroide).
WW mit vielen Arzneimitteln möglich.
WH: Strenge Indikationsstellung bei Diabetes, Hypertonie, bakteriellen Infekten, Herz-, Niereninsuffizienz, Thromboembolien. Nicht i.v. injizieren.
Kontrollen: Blutzucker. Positive Dopingtests möglich.
PG: 1 ST (2) (EKO: G) [€ 16,20]

Voltadol - Schmerzgel 13F01
(Z.Nr. 1-23820) RPF. P. M02AA15
ZI: GSK-Gebro Consumer Healthcare, Fieberbrunn
Z: 1 g Gel enthält: Diclofenac diethylamin 11,6 mg (entspr. Diclofenac natrium 10 mg), Diethylamin, Acrylsäurepolymer, Cetomacrogol 1000, Capryl/Caprinsäure-Fettalkoholester, Isopropylalkohol, Paraffinöl, Parfumcreme (entspr. Benzyl benzoat 1 mg), Propylenglycol 50 mg, Wasser, gereinigtes.
EW: Nichtsteroidales Antiphlogistikum.
AG: Zur lokalen Behandlung von Schmerzen durch Muskelverspannungen, Lumbago, Schmerzen und Schwellungen nach stumpfen Verletzungen und Sportverletzungen (wie z.B. Verstauchungen, Zerrungen, Prellungen).
AA: Auf der Haut.
DO: Personen ab 14 Jahren: 2-4 g Gel (= kirsch- bis walnussgroß) 3-4mal tgl. auf betroffene Körperpartie auftragen und leicht einreiben. Nicht für Kinder und Jugendliche unter 14 Jahren.
GA: Antiphlogistika-Überempfindlichkeit.
SST: Kontraindiziert im 3. Trimenon. Strenge Indikationsstellung im 1. und 2. Trimenon. In der Stillzeit nur nach ärztlicher Empfehlung anwenden.
NW: Haut, Überempfindlichkeit, sehr selten Photosensibilisierung. Bei längerer Anwendung auf großen Flächen systemische Nebenwirkungen möglich.
WH: Nicht auf Hautwunden, offene Verletzungen, Hautbereiche mit Ausschlag, Augen, Schleimhäute auftragen. Nicht mit Okklusivverbänden anwenden.
PG: 60 G * (EKO: N) [€ 7,30], 150 G * (EKO: N) [€ 14,70]

Voltadol Forte - Schmerzgel 13F01
(Z.Nr. 1-31531) RPF. P. M02AA15
ZI: GSK-Gebro Consumer Healthcare, Fieberbrunn
Z: 1 g Gel enthält: Diclofenac diethylamin 23,2 mg (entspr. Diclofenac natrium 20 mg), Butylhydroxytoluol 0,2 mg, Carbomer, Coco-Caprylcaprat, Diethylamin, Isopropylalkohol, Paraffin, flüssiges, Macrogol-Cetostearylether, Oleylalkohol, Propylenglycol 50 mg, Eukalyptus Parfum, Wasser, gereinigtes.
Kurzinformation: siehe Voltadol - Schmerzgel, → S. 1552
PG: 100 G * (EKO: N) [€ 17,20], 150 G * (EKO: N) [€ 22,90]

Voltaren Emulgel - Gel 13F01
(Z.Nr. 1-18355) RP. P. M02AA15
ZI: Novartis Pharma, Wien
Z: 100 g enthalten: Diclofenac diethylamin 1,16 g (entspr. Diclofenac natrium 1 g), Carbomer, Macrogol-cetylstearylether, Cocoylcaprylocaprat, Diethylamin, 2-Propanol, Paraffinöl, Parfumcreme, Propylenglycol 5 g, Wasser, gereinigtes.
EW: Antiphlogistikum zur äußerlichen Anwendung, penetriert in das Synovial- gewebe.
AG: Lokalbehandlung traumatisch bedingter Entzündungen, lokalisierte rheuma- tische Erkrankungen, lokalisierter Weichteilrheumatismus, Thrombophlebi- tis superficialis.
AA: Auf die Haut auftragen.
DO: Personen ab 14 Jahren: 2-4 g Emulgel (= kirsch- bis walnussgroß) auf betroffene Körperpartie auftragen und leicht einreiben. Bei Kindern unter 14 Jahren nicht empfohlen; bei Personen von 14-18 Jahren nur kleinflächig und unter ärztlicher Kontrolle anwenden.
GA: Analgetika-Überempfindlichkeit.
SST: Im 1. und 2. Trimenon zwingende Indikationsstellung. Kontraindikation im 3. Trimenon. In der Stillzeit nicht auf den Brüsten, nicht großflächig oder für einen längeren Zeitraum anwenden.
NW: Hautreaktionen. Bei längerer Anwendung auf großen Flächen systemische Nebenwirkungen (gastrointestinal) nicht auszuschließen.
WH: Nicht auf Hautwunden, offene Verletzungen, Augen, Schleimhäute auftragen.
PG: 40 G (2) (EKO: G) [€ 3,05], 100 G * (EKO: N) [€ 8,95]

Voltaren 25 mg - Filmtabletten 13B01
(Z.Nr. 1-15554) RP. P. nicht im Handel. M01AB05

Voltaren 50 mg - Filmtabletten 13B01
(Z.Nr. 1-16506) RP. P. M01AB05
ZI: Novartis Pharma, Wien
Z: 1 Filmtablette enthält: Diclofenac natrium 50 mg, Tablettenkern: Siliciumdioxid, hochdisperses, Lactose monohydrat 25 mg, Maisstärke, Carboxymethylstärke, Natrium (entspr. Natrium < 1 mmol), Povidon, Cellulose, mikrokristalline, Magnesium stearat;

Tablettenfilm: Hydroxypropylmethylcellulose, Eisenoxid gelb, Talk, gereinigter, Titandioxid, Methacrylsäure-Copolymer, Polyethylenglykol 8000, Silikon-Antischaumemulsion, Eisenoxid rot, Macrogolglycerolhydroxystearat 40.
EW: Nichtsteriodales Antiphlogistikum.
AG: Schmerzen bei entzündlichen und degenerativen rheumatischen Erkrankungen, akute Gichtanfälle, posttraumatische und postoperative Entzündungen, schmerzhafte Entzündungen in der Gynäkologie (Adnexitis) oder HNO-Heilkunde, primäre Dysmenorrhoe. Fieber allein ist keine Indikation.
AA: Unzerkaut mit Flüssigkeit vor den Mahlzeiten.
DO: Möglichst niedrig dosiert und kurzfristig anwenden. Erwachsene: 50-150 mg täglich. Primäre Dysmenorrhoe: 50-100 mg täglich.
Kinder ab 9 Jahren und Jugendliche bis 14 Jahre: TD 0,5-2 mg/kg KG in 2-3 Einzelgaben. MTD 150 mg. Vorsicht bei leichten bis mäßigen Leber- oder Nierenschäden.
GA: Ulcus ventriculi et duodeni, Überempfindlichkeit auf andere Antiphlogistika (Acetylsalizylsäure), Blutschäden. Asthmatiker mit Sulfitüberempfindlichkeit, schwere Herz-, Leber-, Nierenschäden, Hypertonie, M. Crohn, Colitis ulcerosa, Kinder unter 6 Jahren.
SST: Zwingende Indikationsstellung in den ersten 6 Monaten. Kontraindiziert im letzten Trimenon. In der Stillperiode nicht anwenden.
NW: Gastrointestinal (Blutungen, Ulcera mit Perforation, Anastomosenleck), ZNS (Analgetikakopfschmerz), Haut (vereinzelt Stevens-Johnson- oder Lyell-Syndrom), Niere, Leber, Blut (Anämie), Ödeme, Anaphylaxie, Kreislauf, lokale Komplikationen, bei Asthmatikern Überempfindlichkeitsreaktionen (Kounis- Syndrom), Hypertonie, Herzinsuffizienz, Myokardinfarkt, erhöhtes Risiko arterieller thrombotischer Ereignisse.
WW: Verstärkung: Lithium, Digoxin, Glukokortikoide (Blutungsrisiko), andere Antirheumatika, kaliumsparende Diuretika, Gerinnungshemmer und Thrombozytenaggregationshemmer, Methotrexat, Ciclosporin, Tacrolimus, Antikoagulantien, Antidiabetika. Sulfinpyrazon und Voriconazol können Diclofenac verstärken. Abschwächung: Furosemid, Schleifendiuretika, Antihypertensiva, Colestipol, Cholestyramin. CYP2C9-Hemmer (z.B. Rifampicin) reduzieren Exposition von Diclofenac. Metformin (metabolische Azidose).
WH: Bei Schmerzen während der Applikation Injektion abbrechen. Kontrollen: Blutbild, Gerinnung, Niere, Leber. Bei gastrointestinalen Blutungen absetzen. Im Alter vorsichtig dosieren. Verkehrshinweis. Vorsicht bei kardiovaskulären Risikofaktoren. Auf Ödeme achten. Erhöhtes Risiko für Herzinfarkt oder Schlaganfall beachten.
Nicht als i.v. Bolus verwenden.
PG: 30 ST (2) (EKO: G) [€ 7,15], 50 ST (2) (EKO: G) [€ 10,65]

Voltaren 75 mg/3 ml - Injektionslösung

13B01

(Z.Nr. 1-15915) RP. P. M01AB05

ZI: Novartis Pharma, Wien
Z: 1 Ampulle zu 3 ml enthält: Diclofenac natrium 75 mg, Natrium pyrosulfit 2 mg (entspr. SO2 1,35 mg), Benzylalkohol 120 mg, Mannit, Propylenglykol 600 mg, Natriumhydroxid zur pH-Wert-Einstellung, Wasser für Injektionszwecke.
EW: Nicht steroidales Antiphlogistikum.
AG: Intramuskulär: Initialtherapie von schmerzhaften Affektionen bei entzündlichen und degenerativen rheumatischen Erkrankungen, spondylogenen Schmerzsyndromen, extraartikulärem Rheumatismus, akuten Gichtanfällen, Nieren- und Gallenkoliken, posttraumatischen und postoperativen Entzündungen, Migräneanfällen.
Intravenös: bei postoperativen Schmerzen (im Krankenhaus).
AA: Tief intramuskulär oder i.v. über 30-120 min. (1 Ampulle in 100-500 ml NaCl-Lösung + 0,5 ml 8,4% Natriumbikarbonat). Nicht als i.v. Bolus verwenden!
DO: Möglichst niedrig dosiert und kurzfristig anwenden. TD 75 mg (= 1 Ampulle) pro Tag, bei schweren Fällen (z.B. Koliken) 2 Ampullen pro Tag im Abstand von einigen Stunden. MTD 150 mg. I.v. max. 2 Tage anwenden, Fortsetzung oral oder rektal. Nicht für Kinder und Jugendliche.
GA: Aktives Ulcus ventriculi und duodeni, rezidivierende peptische Ulcera, Analgetika-Asthma, Sulfit-Überempfindlichkeit, Blutungen, Hämatopoesestörungen; schwere Herzinsuffizienz, ischämische Herzkrankheit, periphere arterielle Verschlusskrankheit, zerebrovaskuläre Erkrankung, schwere Leber- oder Nierenschäden.
SST: Zwingende Indikationsstellung im 1. und 2. Trimenon. Kontraindiziert im letzten Trimenon. Nicht stillen.
NW: Gastrointestinal (selten Blutungen, Ulcera mit Perforation, Anastomosenleck des Gastrointestinaltrakts), ZNS (Schwindel), Haut (vereinzelt Stevens-Johnson- oder Lyell-Syndrom), Überempfindlichkeit (Kounis- Syndrom), Niere, Leber, Blut (Anämie), Hypertonie, Herzinsuffizienz, Ödeme, Anaphylaxie. Bei Missbrauch Analgetikakopfschmerz und Analgetikanephropathie.
WW: Kombination vermeiden: Pentoxifyllin, Alkohol, Ciclosporin, Tacrolimus.
Nicht empfohlen: Andere NSARs, Acetylsalicylsäure, Zidovudin, Chinolon-Antibiotika (Konvulsionen).
Vorsicht: Orale Antidiabetika (Blutzucker kontrollieren).
Verstärkung: Lithium, Phenytoin, Digoxin, Glukokortikoide, Bisphosphonate, SSRIs (Blutungsrisiko), andere Antirheumatika, kaliumsparende Diuretika, Thrombozytenaggregationshemmer, Methotrexat, CYP2D6-Hemmer (Sulfinpyrazon, Voriconazol), Moclobemid.
Abschwächung: Furosemid, andere Schleifendiuretika, Antihypertensiva (ACE-Hemmer, Angiotensin II-Antagonisten).
WH: Vorsicht bei Hypertonie, M. Crohn und Colitis ulcerosa (Verschlechterung), hepatischer Porphyrie, Lupus erythematodes, Mischkollagenosen, Asthma, Gerinnungsstörungen, schweren ZNS-Erkrankungen. Kontrollen: Blutbild, Gerinnung, Niere, Leber. Bei gastrointestinalen Blutungen oder Überempfindlichkeit sofort absetzen. Im Alter vorsichtig dosieren. Erhöhtes Risiko für arterielle thrombotische Ereignisse beachten. Auf schwere Hautreaktionen achten. Verkehrshinweis.
PG: 5 ST (EKO: G) [€ 3,65]

Voltaren rapid 50 mg - Dragees

13B01, 02B04

(Z.Nr. 1-19098) RP. P. M01AB05

ZI: Novartis Pharma, Wien
Z: 1 Dragee enthält: Diclofenac kalium 50 mg, Drageekern: Magnesium stearat, Povidon, Siliciumdioxid, hochdisperses, Carboxymethylstärke, Natriumsalz (entspr. Natrium < 1 mmol), Maisstärke, Calcium phosphat; Drageeüberzug: Cellulose, mikrokristalline, Polyethylenglykol 8000, Eisenoxid rot, Titandioxid, Povidon, Saccharose 67,36 mg, Talk; Politur: Polyethylenglykol 8000, Saccharose.
EW: Nichtsteriodales Antiphlogistikum.
AG: Schmerzen bei entzündlichen und degenerativen rheumatischen Erkrankungen, akute Gichtanfälle, posttraumatische und postoperative Entzündungen, schmerzhafte Entzündungen in der Gynäkologie (Adnexitis) oder HNO-Heilkunde, primäre Dysmenorrhoe. Fieber allein ist keine Indikation.
AA: Unzerkaut mit Flüssigkeit vor den Mahlzeiten.
DO: Möglichst niedrig dosiert und kurzfristig anwenden. TD (50)-100-150 mg, MTD 150 mg.
Migräne-Attacke: Initial 50 mg, nach 2 Std. eventuell wiederholen. Weitere Dosen von 50 mg ev. alle 4 6 Std. MTD 150 mg.
Nicht für Kinder und Jugendliche unter 14 Jahren.
GA: Ulcus ventriculi et duodeni, Überempfindlichkeit auf andere Antiphlogistika (Acetylsalizylsäure), Blutschäden. Asthmatiker mit Sulfitüberempfindlichkeit, schwere Herz-, Leber-, Nierenschäden, Hypertonie, M. Crohn, Colitis ulcerosa, Kinder unter 6 Jahren.
SST: Zwingende Indikationsstellung in den ersten 6 Monaten. Kontraindiziert im letzten Trimenon. In der Stillperiode nicht anwenden.
NW: Gastrointestinal (Blutungen, Ulcera mit Perforation, Anastomosenleck), ZNS (Analgetikakopfschmerz), Haut (vereinzelt Stevens-Johnson- oder Lyell-Syndrom), Niere, Leber, Blut (Anämie), Ödeme, Anaphylaxie, Kreislauf, lokale Komplikationen, bei Asthmatikern Überempfindlichkeitsreaktionen (Kounis- Syndrom), Hypertonie, Herzinsuffizienz, Myokardinfarkt, erhöhtes Risiko arterieller thrombotischer Ereignisse.
WW: Verstärkung: Lithium, Digoxin, Glukokortikoide (Blutungsrisiko), andere Antirheumatika, kaliumsparende Diuretika, Gerinnungshemmer und Thrombozytenaggregationshemmer, Methotrexat, Ciclosporin, Tacrolimus, Antikoagulantien, Antidiabetika. Sulfinpyrazon und Voriconazol können Diclofenac verstärken. Abschwächung: Furosemid, Schleifendiuretika, Antihypertensiva, Colestipol, Cholestyramin. CYP2C9-Hemmer (z.B. Rifampicin) reduzieren Exposition von Diclofenac. Metformin (metabolische Azidose).
WH: Bei Schmerzen während der Applikation Injektion abbrechen. Kontrollen: Blutbild, Gerinnung, Niere, Leber. Bei gastrointestinalen Blutungen absetzen. Im Alter vorsichtig dosieren. Verkehrshinweis. Vorsicht bei kardiovaskulären Risikofaktoren. Auf Ödeme achten. Erhöhtes Risiko für Herzinfarkt oder Schlaganfall beachten.
Nicht als i.v. Bolus verwenden.
PG: 10 ST (2) (EKO: G) [€ 2,40]

Voltaren Retard 100 mg - Filmtabletten

13B01

(Z.Nr. 1-16856) RP. P. M01AB05

ZI: Novartis Pharma, Wien
Z: 1 Filmtablette enthält: Diclofenac natrium 100 mg (entspr. Natrium < 1 mmol), Tablettenkern: Saccharose ca. 119 mg, Siliciumdioxid, hochdisperses, Cetylalkohol, Magnesium stearat, Polyvinylpyrrolidon; Filmüberzug: Saccharose, Hydroxypropylmethylcellulose, Polysorbat 80, Eisenoxid rot, Talk, gereinigter, Titandioxid, Polyethylenglykol 8000.
EW: Nichtsteriodales Antiphlogistikum.
AG: Schmerzen bei entzündlichen und degenerativen rheumatischen Erkrankungen, posttraumatische und postoperative Entzün-

V

dungen, schmerzhafte Entzündungen in der Gynäkologie (Adnexitis) oder HNO-Heilkunde, primäre Dysmenorrhoe. Fieber allein ist keine Indikation.
AA: Unzerkaut mit Flüssigkeit zu den Mahlzeiten.
DO: Möglichst niedrig dosiert und kurzfristig anwenden. Initialdosis 100-150 mg, je nach Schmerzintensität 50-150 mg pro Tag.
MTD von 150 mg kann durch zusätzliche Tabletten- oder Suppositoriengabe erreicht werden. Abendliche Gabe, wenn Symptome vorzugsweise in der Nacht oder am Morgen auftreten.
100 mg-Filmtabletten nicht bei Kindern und Jugendlichen unter 14 Jahren geeignet, andere Darreichungsform verwenden.
GA: Aktives Ulcus ventriculi und duodeni, rezidivierende peptische Ulcera, Analgetika-Asthma, Blutungen, Hämatopoesestörungen; schwere Herzinsuffizienz, ischämische Herzkrankheit, periphere arterielle Verschlusskrankheit, zerebrovaskuläre Erkrankung, schwere Leber- oder Nierenschäden.
SST: Zwingende Indikationsstellung in den ersten 6 Monaten. Kontraindiziert im letzten Trimenon. In der Stillperiode nicht anwenden.
NW: Gastrointestinal (Blutungen, Ulcera mit Perforation, Anastomosenleck), ZNS (Analgetikakopfschmerz), Haut (vereinzelt Stevens-Johnson- oder Lyell-Syndrom), Niere, Leber, Blut (Anämie), Ödeme, Anaphylaxie, Kreislauf, lokale Komplikationen, bei Asthmatikern Überempfindlichkeitsreaktionen (Kounis- Syndrom), Hypertonie, Herzinsuffizienz, Myokardinfarkt, erhöhtes Risiko arterieller thrombotischer Ereignisse.
WW: Verstärkung: Lithium, Digoxin, Glukokortikoide (Blutungsrisiko), andere Antirheumatika, kaliumsparende Diuretika, Gerinnungshemmer und Thrombozytenaggregationshemmer, Methotrexat, Ciclosporin, Tacrolimus, Antikoagulantien, Antidiabetika. Sulfinpyrazon und Voriconazol können Diclofenac verstärken.
Abschwächung: Furosemid, Schleifendiuretika, Antihypertensiva, Colestipol, Cholestyramin. CYP2C9-Hemmer (z.B. Rifampicin) reduzieren Exposition von Diclofenac. Metformin (metabolische Azidose).
WH: Bei Schmerzen während der Applikation Injektion abbrechen. Kontrollen: Blutbild, Gerinnung, Niere, Leber. Bei gastrointestinalen Blutungen absetzen. Im Alter vorsichtig dosieren. Verkehrshinweis. Vorsicht bei kardiovaskulären Risikofaktoren. Auf Ödeme achten. Erhöhtes Risiko für Herzinfarkt oder Schlaganfall beachten.
Nicht als i.v. Bolus verwenden.
PG: 30 ST (2) (EKO: G) [€ 11,30], 50 ST (EKO: G) [€ 17,60]

Voltaren 50 mg - Zäpfchen für Erwachsene — 13B01

(Z.Nr. 1-15868) RP. P. — M01AB05
ZI: Novartis Pharma, Wien
Z: 1 Zäpfchen enthält: Diclofenac natrium 50 mg, Hartfett.
EW: Nichtsteroidales Antiphlogistikum.
AG: Schmerzen bei entzündlichen und degenerativen rheumatischen Erkrankungen, akute Gichtanfälle, posttraumatische und postoperative Entzündungen, schmerzhafte Entzündungen in der Gynäkologie (Adnexitis) oder HNO-Heil- kunde, primäre Dysmenorrhoe, Migräne, Fieber allein ist keine Indikation.
AA: Rektal.
DO: Möglichst niedrig dosiert und kurzfristig anwenden. Erwachsene: 50-150 mg täglich.
Nicht bei Kindern und Jugendlichen unter 14 Jahren anwenden.
GA: Ulcus ventriculi et duodeni, Überempfindlichkeit auf andere Antiphlogistika (Acetylsalizylsäure), Blutschäden. Asthmatiker mit Sulfitüberempfindlichkeit, schwere Herz-, Leber-, Nierenschäden, Hypertonie, M. Crohn, Colitis ulcerosa, Kinder unter 6 Jahren.
SST: Zwingende Indikationsstellung in den ersten 6 Monaten. Kontraindiziert im letzten Trimenon. In der Stillperiode nicht anwenden.
NW: Gastrointestinal (Blutungen, Ulcera mit Perforation, Anastomosenleck), ZNS (Analgetikakopfschmerz), Haut (vereinzelt Stevens-Johnson- oder Lyell-Syndrom), Niere, Leber, Blut (Anämie), Ödeme, Anaphylaxie, Kreislauf, lokale Komplikationen, bei Asthmatikern Überempfindlichkeitsreaktionen (Kounis- Syndrom), Hypertonie, Herzinsuffizienz, Myokardinfarkt, erhöhtes Risiko arterieller thrombotischer Ereignisse.
WW: Verstärkung: Lithium, Digoxin, Glukokortikoide (Blutungsrisiko), andere Antirheumatika, kaliumsparende Diuretika, Gerinnungshemmer und Thrombozytenaggregationshemmer, Methotrexat, Ciclosporin, Tacrolimus, Antikoagulantien, Antidiabetika. Sulfinpyrazon und Voriconazol können Diclofenac verstärken.
Abschwächung: Furosemid, Schleifendiuretika, Antihypertensiva, Colestipol, Cholestyramin. CYP2C9-Hemmer (z.B. Rifampicin) reduzieren Exposition von Diclofenac. Metformin (metabolische Azidose).
WH: Bei Schmerzen während der Applikation Injektion abbrechen. Kontrollen: Blutbild, Gerinnung, Niere, Leber. Bei gastrointestinalen Blutungen absetzen. Im Alter vorsichtig dosieren. Verkehrshinweis. Vorsicht bei kardiovaskulären Risikofaktoren. Auf Ödeme achten. Erhöhtes Risiko für Herzinfarkt oder Schlaganfall beachten.
Nicht als i.v. Bolus verwenden.
PG: 6 ST (2) (EKO: G) [€ 2,55]

Voltaren 100 mg - Zäpfchen für Erwachsene — 13B01

(Z.Nr. 1-16308) RP. P. — M01AB05
ZI: Novartis Pharma, Wien
Z: 1 Zäpfchen enthält: Diclofenac natrium 100 mg, Hartfett.
Kurzinformation: siehe Voltaren 50 mg - Zäpfchen für Erwachsene, → S. 1554
PG: 6 ST (2) (EKO: G) [€ 4,40]

Voltaren dispers - lösliche Tabletten — 13B01
(Z.Nr. 1-20832) RP. P. nicht im Handel. — M01AB05

Voltaren Ophtha 1 mg/ml - Augentropfen — 47D02

(Z.Nr. 1-19877) RP. P. — S01BC03
ZI: Laboratoires Thea, Clermont-Ferrand, Frankreich
Z: 1 ml Lösung enthält: Diclofenac natrium 1 mg, Benzalkonium chlorid 0,5 g, Natrium edetat, Hydroxypropyl-gamma-cyclodextrin, Salzsäure 1M, Propylenglycol, Trometamol, Tyloxapol, Wasser für Injektionszwecke.
EW: Nichtsteriodaler Entzündungshemmer.
AG: Hemmung der Miosis während Katarakt-Operationen; Prävention von Entzündungen bei Kataraktoperationen und operativen Eingriffen am vorderen Augenabschnitt; Prä- und postoperativ: Zystisches Makulaödem bei Starlinsen- extraktion und intraokularer Linsenimplantation; Entzündungen nach Traumen: Nichtpenetrierende Verletzungen (in Verbindung mit lokaler antiinfektiöser Behandlung). Schmerzen und Lichtscheu nach foto- refraktiver Keratektomie und nach radiärer Keratotomie.
AA: In den Bindehautsack eintropfen. Verschließen des Tränennasenkanals oder Schließen der Augen für 5 min reduziert systemische Absorption. Nicht peri- oder intraokulär injizieren.
AH: Wegen des Gehalts an Konservierungsmittel nicht während der Operation am geöffneten Auge anwenden.
DO: Präoperativ bis 5mal 1 Tropfen während 3 Stunden vor dem Eingriff.
Postoperativ 3mal 1 Tropfen unmittelbar nach dem Eingriff und dann bei Bedarf 3 bis 5mal tgl. 1 Tropfen.
Schmerzen am Auge und Lichtscheu: Präoperativ 1 Tropfen in das zu operierende Auge 30-60 min vor dem Eingriff, postoperativ 1-2mal 1 Tropfen innerhalb von 10 min nach dem Eingriff und dann 4mal tgl.
1 Tropfen über 2 Tage.
Andere AG: 4-5mal tgl. 1 Tropfen.
Nicht für Kinder.
GA: Analgetikaüberempfindlichkeit.
SST: In der Schwangerschaft strenge Indikationsstellung, im 3. Trimenon Anwendung vermeiden. In der Stillzeit Nutzen/Risiko-Abwägung.
NW: Lokale Reaktionen, Hornhautdefekte, Sehstörungen, selten systemisch (Überempfindlichkeit, Haut, Atemwege).
WW: 15 min Abstand zu anderen Augentropfen. Vorsicht: Lokale Entzündungs- hemmer, lokale Steroide.
WH: Während der Behandlung keine weichen Kontaktlinsen tragen. Infektionen spezifisch behandeln. Verkehrshinweis.
PG: 5 ML (EKO: G) [€ 14,30]

Voltaren Ophtha 1 mg/ml - Augentropfen — 47D02

(Z.Nr. 1-19877-P2) RP. P. Parallelimport. — S01BC03
V: Eurim-Pharm, Salzburg
Z: 1 ml Lösung enthält: Diclofenac natrium 1 mg, Benzalkonium chlorid 0,5 g, Edetinsäure, dinatriumsalz 2 Wasser, Hydroxypropyl-gamma-cyclodextrin, Salzsäure, Propylenglycol, Trometamol, Tyloxapol, Wasser für Injektionszwecke.
PG: 5 ML (EKO: G) [€ 14,30]

Voltaren Ophtha 1 mg/ml - Einmalaugentropfen — 47D02

(Z.Nr. 1-23917) RP. P. — S01BC03
ZI: Laboratoires Thea, Clermont-Ferrand, Frankreich
Z: 1 ml Lösung enthält: Diclofenac natrium 1 mg (entspr. → 26,4 µg/Tr), Macrogolglycerolricinoleat, Trometamol, Borsäure, Wasser für Injektionszwecke.
Kurzinformation: siehe Voltaren Ophtha 1 mg/ml - Augentropfen, → S. 1554
PG: 20 ST * (EKO: N) [€ 12,30]

Voltaren Ophtha Abak 1 mg/ml - Augentropfen — 47D02

(Z.Nr. 1-30552) RP. P. — S01BC03
ZI: Laboratoires Thea, Clermont-Ferrand, Frankreich
Z: 1 ml Lösung enthält: Diclofenac natrium 1 mg, Macrogolglycerolricinoleat 50 mg, Trometamol, Borsäure, Wasser für Injektionszwecke.
EW: Nichtsteroidales Antiphlogistikum.
AG: Hemmung der Miosis während Kataraktchirurgie, Prävention von Entzündungen bei Operationen am vorderen Auge, Schmer-

zen am Auge während der ersten 24 Std. nach photorefraktiver Keratektomie.
AA: Am Auge.
DO: Kataraktchirurgie, Entzündungsprävention: Präoperativ bis 5mal 1 Tropfen während der 3 Std, vor dem Eingriff, postoperativ 3mal 1 Tropfen un- mittelbar nach dem Eingriff und dann 3-5mal tgl. 1 Tropfen nach Bedarf.
Schmerzen nach Keratektomie: Präoperativ 2 Tropfen während der Stunde vor dem Eingriff, postoperativ 2 Tropfen während der Stunde nach dem Eingriff und dann 4 Tropfen binnen 24 Std.
Keine Studien an Kindern.
GA: Analgetika-Asthma.
SST: In der Schwangerschaft möglichst kurzzeitig und niedrig doseiert anwenden. In der Stillzeit Anwendung möglich.
NW: Lokale Reaktionen (Keratitis, Hornhautulzera), Maskierung akuter Augeninfektionen.
WW: 15 min Abstand zu anderen Augentropfen.
WH: Bei Epithelstörungen der Cornea sofort absetzen. Kontaktlinsen nicht empfohlen. Verkehrshinweis.
PG: 10 ML (EKO: G) [€ 11,70]

▼ Volulyte 6% - Infusionslösung 20G04

(Z.Nr. 1-27594) RP. P. B05AA07
ZI: Fresenius Kabi Austria, Graz
Z: 1000 ml Infusionslösung enthält: Poly(O-2-hydroxyethyl)stärke MG 130000 60 g, Natrium acetat-Trihydrat 4,63 g, Natriumchlorid 6,02 g, Kaliumchlorid 0,3 g, Magnesiumchlorid-Hexahydrat 0,3 g, Elektrolyte: Na-Ion 137 mmol, K-Ion 4 mmol, Mg-Ion 1,5 mmol, Cl-Ion 110 mmol, Acetat-Ion 34 mmol; Natriumhydroxid zur pH-Wert-Einstellung, Salzsäure zur pH-Wert-Einstellung, Wasser für Injektionszwecke; Osmolarität: 286,5 mosmol/l.
EW: Blutersatzmittel.
AG: Hypovolämie bei akutem Blutverlust, wenn Kristalloide allein als nicht ausreichend erachtet werden.
AA: I.v. Infusion.
DO: Erste 10-20 ml langsam infundieren.
MTD 30 ml/kg KG. Im akuten Schock bis 20 ml/kg KG pro Std., in lebensbedrohlichen Situationen 500 ml als Druckinfusion infundieren.
Begrenzte Daten an Kindern, daher für Kinder nicht empfohlen.
GA: Lungenödem, Niereninsuffizienz, intrakranielle Blutungen, Hyperkaliämie, schwere Hypernatriämie, schwere Hyperchlorämie, schwere Leberschäden, dekompensierte Herzinsuffizienz, Sepsis, Verbrennungen, kritisch kranke Patienten, Hyperhydratation oder Dehydratation, schwere Gerinnungs- störungen, organtransplantierte Patienten.
SST: Nutzen/Risiko-Abwägung.
NW: Hämatokritabfall, Verdünnung von Gerinnungsfaktoren, Juckreiz, Labor, Anaphylaxie.
WW: Vorsicht: Aminoglykoside, Kalium- oder Natrium-retinierende Arzneimittel, Herzglykoside.
WH: Behandlung auf max. 24 Std. begrenzen. Bei Operationen am offenen Herzen nicht empfohlen. Vorsicht bei chirurgischen und Traumapatienten.
Volumenüberbelastung durch Überdosierung vermeiden. Kontrollen: Elektrolyte, Flüssigkeitsbilanz, Niere. Gerinnung. Auf allergische Reaktionen achten.
PG: **250** 30 ST * (EKO: N) [€ 428,15], **500** 20 ST * (EKO: N) [€ 541,55]

▼ Voluven (HES 130/0,4) 6% - Infusionslösung 20G04

(Z.Nr. 1-23687) RP. P. B05AA07
ZI: Fresenius Kabi Austria, Graz
Z: 1000 ml Lösung enthalten: Poly(O-2-hydroxyethyl)stärke MG 130000 60 g, Natriumchlorid 9 g (entspr. Natrium 154 mmol) (entspr. Chlorid 154 mmol), Natriumhydroxid, Salzsäure, Wasser für Injektionszwecke; Osmolarität: 308 mosmol/l.
EW: Blutersatzmittel.
AG: Hypovolämie bei akutem Blutverlust, wenn Kristalloide allein als nicht ausreichend erachtet werden.
AA: I.v. Infusion.
DO: Erste 10-20 ml langsam infundieren.
MTD 30 ml/kg KG. Im akuten Schock bis 20 ml/kg KG pro Std., in lebensbedrohlichen Situationen 500 ml als Druckinfusion infundieren.
Begrenzte Daten an Kindern, daher für Kinder nicht empfohlen.
GA: Lungenödem, Niereninsuffizienz, intrakranielle Blutungen, Hyperkaliämie, schwere Hypernatriämie, schwere Hyperchlorämie, schwere Leberschäden, dekompensierte Herzinsuffizienz, Sepsis, Verbrennungen, kritisch kranke Patienten, Hyperhydratation oder Dehydratation, schwere Gerinnungsstörungen, organtransplantierte Patienten.
SST: Nutzen/Risiko-Abwägung.
NW: Hämatokritabfall, Verdünnung von Gerinnungsfaktoren, Haut (Juckreiz), Labor (Erhöhung der Serumamylase), Anaphylaxie.
WH: Behandlung auf max. 24 Std. begrenzen. Vorsicht bei chirurgischen und Traumapatienten. Volumenüberbelastung durch Überdosierung vermeiden.
Kontrollen: Elektrolyte, Flüssigkeitsbilanz, Niere. Gerinnung. Auf allergische Reaktionen achten.
PG: **250ML** 30 ST * (EKO: N) [€ 364,85 n.l.], **500ML** 1 ST * (EKO: N) [€ 34,85], **500ML** 20 ST * (EKO: N) [€ 523,30]

🐾 Vomend 5 mg/ml - Injektionslösung für Hunde und Katzen 825A, 825G

(Z.Nr. 8-00913) RP. P.
QA03FA01
ZI: Eurovet Animal Health, Bladel, Niederlande
Z: 1 ml Injektionslösung enthält: Metoclopramid 4,457 mg (entspr. Metoclopramid hydrochlorid-1-Wasser) (entspr. Metoclopramid hydrochlorid 5 mg), Benzylalkohol 18 mg, Natriumchlorid, Natriumhydroxid zur pH-Wert-Einstellung, Salzsäure zur pH-Wert-Einstellung, Wasser für Injektionszwecke.
EW: Dopaminantagonist, antiemetisch.
AG: Erbrechen, herabgesetzte Magen/Darm-Tätigkeit, Verdauungsintoleranz.
AA: I.m. oder s.c.
DO: 0,5 mg/kg KG, ev. alle 6-8 Std. wiederholen.
GA: Gastrointestinale Perforation oder Obstruktion.
SST: Nutzen/Risiko-Abwägung.
NW: Sehr selten extrapyramidale Wirkungen, Allergien.
WW: Anticholinergika (Atropin) bei Gastritis vermeiden. Neuroleptika (erhöhtes Risiko extrapyramidaler Nebenwirkungen). Sedativa verstärkt.
PG: 10 ML VT [€ 20,55]

Vomitusheel - Tropfen 08X

(Z.Nr. 3-00153) RPF. P. V03AX
ZI: Biologische Heilmittel Heel, Baden-Baden, Deutschland
Z: 100 g (= 105 ml, 1 ml = 19 Tropfen) enthalten: Cephaelis ipecacuanha (Homöopathie) D4 10 g, Aethusa cynapium (Homöopathie) D4 10 g, Strychnos nux-vomica (Homöopathie) D4 10 g, Apomorphinum hydrochloricum (Homöopathie) D6 15 g, Colchicum autumnale (Homöopathie) D6 25 g, Strychnos ignatii (Homöopathie) D6 30 g, Ethanol 0,28 g/ml, (entspr. Gesamtethanolgehalt 35 % (V/V)), Wasser, gereinigtes.
EW: Homöopathikum.
AG: Erbrechen, Brechreiz.
AA: Mit oder ohne Wasser vor den Mahlzeiten.
DO: Akut alle halbe bis ganze Stunde (max. 8mal tgl.), sonst 3mal tgl.
10 Tropfen.
ED für Kinder (6-12 Jahre): 7 Tropfen, für Kinder (2-6 Jahre): 5 Tropfen.
SST: Vorsicht.
WH: Nicht für Alkoholkranke.
PG: 50 ML * (EKO: N) [€ 15,75]

Voncento 250 I.E. FVIII/600 I.E. VWF (5 ml Lösungsmittel) - Pulver und Lösungsmittel zur Herstellung einer Injektions- oder Infusionslösung 20D01
(Z.Nr. EU/1/13/857/*) NR. P. nicht im Handel. B02BD06

Voncento 500 I.E. FVIII/1200 I.E. VWF (5 ml Lösungsmittel) - Pulver und Lösungsmittel zur Herstellung einer Injektions- oder Infusionslösung 20D01
(Z.Nr. EU/1/13/857/*) NR. P. nicht im Handel. B02BD06

Voncento 500 I.E. FVIII/1200 I.E. VWF (10 ml Lösungsmittel) - Pulver und Lösungsmittel zur Herstellung einer Injektions- oder Infusionslösung 20D01
(Z.Nr. EU/1/13/857/*) NR. P. nicht im Handel. B02BD06

Voncento 1000 I.E. FVIII/2400 I.E. VWF (10 ml Lösungsmittel) - Pulver und Lösungsmittel zur Herstellung einer Injektions- oder Infusionslösung 20D01
(Z.Nr. EU/1/13/857/*) NR. P. nicht im Handel. B02BD06

Voriconazol Accord 50 mg - Filmtabletten 11B02

(Z.Nr. EU/1/13/835/*) RP. P. J02AC03
ZI: Accord Healthcare, Middlesex,Vereinigtes Königreich
Z: 1 Filmtablette enthält: Voriconazol 50 mg, Tablettenkern: Lactose 63 mg (entspr. Lactose monohydrat), Maisstärke, vorverkleistert, Croscarmellose natrium, Povidon, Magnesium stearat; Filmüberzug: Hypromellose, Titandioxid, Lactose monohydrat, Triacetin.
EW: Breitspektrum-Antimykotikum.
AG: Invasive Aspergillose; Fluconazolresistente Candida; schwere Mykosen durch Scedosporium spp. und Fusarium spp., Candidämie bei nicht neutropenischen Patienten.

Prophylaxe invasiver Pilzinfektionen bei Hochrisikopatienten mit allogener hämatopoetischer Stammzelltransplantation (HSZT).
AA: Mindestens 1 Std. vor oder nach einer Mahlzeit einnehmen.
DO: Therapie und Prophylaxe (über bis zu 100 Tage ab dem Tag der Transplantation):
Initial: I.v.: 6 mg/kg KG alle 12 Stunden. Oral: 400 mg (Patienten ab 40 kg KG) bzw. 200 mg (Patienten unter 40 kg KG) alle 12 Std.
Ab 2. Tag: I.v.: 2mal tgl. 4 mg/kg KG. Oral: 200 mg (Patienten ab 40 kg KG) bzw. 100 mg (Patienten unter 40 kg KG) 2mal tgl.
Dosisanpassung oral bis 2mal tgl. 300 mg bzw. 350 mg (bei Rifabutingabe) bzw. 400 mg (bei Phenytoingabe oder Efavirenzgabe).
Dosisreduktion bei Leberzirrhose.
Kinder ab 2 Jahren und Jugendliche bis 50 kg KG: Am 1. Tag 9 mg/kg KG i.v. alle 12 Std., dann 2mal tgl. 8 mg/kg KG iv. oder 9 mg/kg KG oral (MTD 2mal 350 mg).
SST: Strenge Nutzen/Risiko-Abwägung, nicht stillen.
NW: Sehverschlechterungen (sehr häufig), Vegetativum, Fieber, Allgemeinreaktionen, Allergien, Herz/Kreislauf (QTc-Verlängerung, Arrhythmien), Magen/Darm, akute Pankreatitis, Blutbild, Leberenzymanstiege (besonders bei Kindern), ZNS, Atemnot, Haut (Phototoxizität, Plattenepithelkarzinom Stevens-Johnson-Syndrom und andere schwere Reaktionen), Netzhautblutungen, Niere, Ödeme.
WW: Kontraindiziert: Terfenadin, Astemizol, Cisaprid, Pimozid, Chinidin, Rifampicin, Carbamazepin, Phenobarbital, Ergot-Alkaloiden, Sirolimus, hoch dosiertes Ritonavir, Johanniskraut, hoch dosiertes Efavirenz (TD ab 400 mg).
Nicht empfohlen: Everolimus.
Vorsicht: Tacrolimus- oder Cyclosporinspiegel überwachen. Antikoagulantien (Prothrombinzeit überwachen). Sulfonylharnstoffe (Blutzucker kontrollieren). Statine, Benzodiazepine (Dosis anpassen).
Phenytoin, Rifabutin, Omeprazol.
Ritonavir (verringert Voriconazol-Spiegel), Proteasehemmer, Methadon (ev. Dosis reduzieren). Efavirenz(-Dosis auf 1mal tgl. 300 mg verringern, Voriconazol-Dosis auf 2mal tgl. 400 mg erhöhen). Alfentanil-Dosis reduzieren. NSARs, Fluconazol, Opiate, orale Kontrazeptiva.
WH: Kontrollen: Leber, Niere, Pankreas, Elektrolyte, Haut (auf prämaligne Läsionen bzw. Plattenepithelkarzinome). Verkehrshinweis (Sehstörungen). Auf QTc-Verlängerung bzw. Phototoxizität achten.
PG: 10 ST RE1 (EKO: Y) [€ 47,80]

Voriconazol Accord 200 mg - Filmtabletten 11B02

(Z.Nr. EU/1/13/835/*) RP. P. J02AC03
ZI: Accord Healthcare, Middlesex,Vereinigtes Königreich
Z: 1 Filmtablette enthält: Voriconazol 200 mg, Tablettenkern: Lactose 251 mg (entspr. Lactose monohydrat), Maisstärke, vorverkleistert, Croscarmellose natrium, Povidon, Magnesium stearat; Filmüberzug: Hypromellose, Titandioxid, Lactose monohydrat, Triacetin.
Kurzinformation: siehe Voriconazol Accord 50 mg - Filmtabletten, → S. 1555
PG: 10 ST RE1 (EKO: Y) [€ 176,10], 30 ST RE1 (EKO: Y) [€ 465,90]

Voriconazol Accordpharma 200 mg - Pulver zur Herstellung einer Infusionslösung 11B02

(Z.Nr. 1-36884) RP. P. J02AC03
ZI: Accord Healthcare, Utrecht, Niederlande
Z: 1 Durchstechflasche enthält: Voriconazol 200 mg, Hydroxypropylbetadex, Arginin hydrochlorid, Natriumhydroxid zur pH-Wert-Einstellung (entspr. Natrium 23 mg) (entspr. → < 1 mmol), Salzsäure, konzentriert zur pH-Wert-Einstellung.
EW: Breitspektrum-Antimykotikum.
AG: Invasive Aspergillose; Fluconazolresistente Candida; schwere Mykosen durch Scedosporium spp. und Fusarium spp., Candidämie bei nicht neutropenischen Patienten.
Prophylaxe invasiver Pilzinfektionen bei Hochrisikopatienten mit allogener hämatopoetischer Stammzelltransplantation (HSZT).
AA: I.v. Infusion (max. 3 mg/kg KG/h über 1-3 Std.) nach Auflösen und Verdünnen; nicht als Bolus injizieren.
DO: Prophylaxe und Therapie: Initial 6 mg/kg KG alle 12 Std. über 24 Std., dann 2mal tgl. 4 mg/kg KG.
Kinder und Jugendliche (2-14 Jahre, unter 50 kg KG): Initial 9 mg/kg KG alle 12 Std. über 24 Std., dann 2mal tgl. 8 mg/kg KG. Keine Dosisempfehlung für Kinder unter 2 Jahren.
Dosiserhöhung oder -erniedrigung in Schritten von 1 mg/kg KG möglich.
SST: Strenge Nutzen/Risiko-Abwägung, nicht stillen.
NW: Sehverschlechterungen (sehr häufig), Vegetativum, Fieber, Allgemeinreaktionen, Allergien, Herz/Kreislauf (QTc-Verlängerung, Arrhythmien), Magen/Darm, akute Pankreatitis, Blutbild, Leberenzymanstiege (besonders bei Kindern), ZNS, Atemnot, Haut (Phototoxizität, Plattenepithelkarzinom Stevens-Johnson-Syndrom), Netzhautblutungen, Niere, Ödeme.
WW: Kontraindiziert: Terfenadin, Astemizol, Cisaprid, Pimozid, Chinidin, Rifampicin, Carbamazepin, Phenobarbital, Ergot-Alkaloiden, Sirolimus, hoch dosiertes Ritonavir, Johanniskraut, hoch dosiertes Efavirenz (TD ab 400 mg).
Nicht empfohlen: Everolimus.
Vorsicht: Tacrolimus oder Ciclosporin (Dosisreduktion, Plasmaspiegel überwachen).Antikoagulantien (Prothrombinzeit überwachen). Sulfonylharnstoffe (Blutzucker kontrollieren). Statine, Benzodiazepine (Dosis anpassen).
Phenytoin, Rifabutin, Omeprazol.
Ritonavir (verringert Voriconazol-Spiegel), Proteasehemmer, Methadon (ev. Dosis reduzieren). Efavirenz(-Dosis auf 1mal tgl. 300 mg verringern, Voriconazol-Dosis auf 2mal tgl. 400 mg erhöhen). Alfentanil-Dosis reduzieren. NSARs, Fluconazol, Opiate, orale Kontrazeptiva.
WH: Kontrollen: Leber, Niere, Pankreas, Elektrolyte, Haut (auf prämaligne Läsionen bzw. Plattenepithelkarzinome). Verkehrshinweis (Sehstörungen). Auf QTc-Verlängerung bzw. Phototoxizität achten.
PG: 1 ST * (EKO: N) [€ 255,60]

Voriconazol Aristo 50 mg - Filmtabletten 11B02

(Z.Nr. 1-36911) RP. P. J02AC03
ZI: Aristo Pharma, Berlin, Deutschland
Z: 1 Filmtablette enthält: Voriconazol 50 mg, Lactose monohydrat 65,15 mg, Stärke, partiell vorverkleistert, Maisstärke, Croscarmellose natrium, Povidon, Siliciumdioxid, hochdisperses, Magnesium stearat, Hypromellose, Titandioxid, Triacetin.
Kurzinformation: siehe Vfend 50 mg - Filmtabletten, → S. 1530
PG: 10 ST RE1 (EKO: Y) [€ 47,80]

Voriconazol Aristo 100 mg - Filmtabletten 11B02

(Z.Nr. 1-36912) RP. P. J02AC03
ZI: Aristo Pharma, Berlin, Deutschland
Z: 1 Filmtablette enthält: Voriconazol 100 mg, Lactose monohydrat 130,3 mg, Stärke, partiell vorverkleistert, Maisstärke, Croscarmellose natrium, Povidon, Siliciumdioxid, hochdisperses, Magnesium stearat, Hypromellose, Titandioxid, Triacetin.
Kurzinformation: siehe Vfend 50 mg - Filmtabletten, → S. 1530
PG: 10 ST RE1 (EKO: Y) [€ 110,95], 30 ST RE1 (EKO: Y) [€ 234,40]

Voriconazol Aristo 200 mg - Filmtabletten 11B02

(Z.Nr. 1-36913) RP. P. J02AC03
ZI: Aristo Pharma, Berlin, Deutschland
Z: 1 Filmtablette enthält: Voriconazol 200 mg, Lactose monohydrat 260,6 mg, Stärke, partiell vorverkleistert, Maisstärke, Croscarmellose natrium, Povidon, Siliciumdioxid, hochdisperses, Magnesium stearat, Hypromellose, Titandioxid, Triacetin.
Kurzinformation: siehe Vfend 50 mg - Filmtabletten, → S. 1530
PG: 10 ST RE1 (EKO: Y) [€ 169,80], 30 ST RE1 (EKO: Y) [€ 444,30]

Voriconazol Hikma 200 mg - Pulver zur Herstellung einer Infusionslösung 11B02
(Z.Nr. EU/1/15/1004/*) RP. P. nicht im Handel. J02AC03

Voriconazol ratiopharm 200 mg - Filmtabletten 11B02

(Z.Nr. 1-35023) RP. P. J02AC03
ZI: Teva, Haarlem, Niederlande
Z: 1 Filmtablette enthält: Voriconazol 200 mg, Tablettenkern: Lactose monohydrat 250 mg, Croscarmellose natrium, Povidon K25, Maisstärke, vorverkleistert, Magnesium stearat; Filmüberzug: (entspr. Hypromellose (5 mPa*s)) (entspr. Glycerol 85%) (entspr. Titandioxid).
EW: Breitspektrum-Antimykotikum.
AG: Invasive Aspergillose; Fluconazolresistente Candida; schwere Mykosen durch Scedosporium spp. und Fusarium spp., Candidämie bei nicht neutropenischen Patienten.
Prophylaxe invasiver Pilzinfektionen bei Hochrisikopatienten mit allogener hämatopoetischer Stammzelltransplantation (HSZT).
AA: Mindestens 1 Std. vor oder nach einer Mahlzeit einnehmen.
DO: Therapie und Prophylaxe (über bis zu 100 Tage ab dem Tag der Transplantation):
Initial: I.v.: 6 mg/kg KG alle 12 Stunden. Oral: 400 mg (Patienten ab 40 kg KG) bzw. 200 mg (Patienten unter 40 kg KG) alle 12 Std.
Ab 2. Tag: I.v.: 2mal tgl. 4 mg/kg KG. Oral: 200 mg (Patienten ab 40 kg KG) bzw. 100 mg (Patienten unter 40 kg KG) 2mal tgl.
Dosisanpassung oral bis 2mal tgl. 300 mg bzw. 350 mg (bei Rifabutingabe) bzw. 400 mg (bei Phenytoingabe oder Efavirenzgabe).
Dosisreduktion bei Leberzirrhose.
Kinder ab 2 Jahren und Jugendliche bis 50 kg KG: Am 1. Tag 9 mg/kg KG i.v. alle 12 Std., dann 2mal tgl. 8 mg/kg KG iv. oder 9 mg/kg KG oral (MTD 2mal 350 mg).
SST: Strenge Nutzen/Risiko-Abwägung, nicht stillen.
NW: Sehverschlechterungen (sehr häufig), Vegetativum, Fieber,

Allgemeinreaktionen, Allergien, Herz/Kreislauf (QTc-Verlängerung, Arrhythmien), Magen/Darm, akute Pankreatitis, Blutbild, Leberenzymanstiege (besonders bei Kindern), ZNS, Atemnot, Haut (Phototoxizität, Plattenepithelkarzinom Stevens-Johnson-Syndrom, DRESS-Syndrom), Netzhautblutungen, Niere, Ödeme.
WW: Kontraindiziert: Terfenadin, Astemizol, Cisaprid, Pimozid, Chinidin, Rifampicin, Carbamazepin, Phenobarbital, Ergot-Alkaloiden, Sirolimus, hoch dosiertes Ritonavir, Johanniskraut, hoch dosiertes Efavirenz (TD ab 400 mg).
Nicht empfohlen: Everolimus.
Vorsicht: Tacrolimus- oder Cyclosporinspiegel überwachen. Antikoagulantien (Prothrombinzeit überwachen). Sulfonylharnstoffe (Blutzucker kontrollieren). Statine, Benzodiazepine (Dosis anpassen). Phenytoin, Rifabutin, Omeprazol.
Ritonavir (verringert Voriconazol-Spiegel), Proteasehemmer, Methadon (ev. Dosis reduzieren). Efavirenz(-Dosis auf 1mal tgl. 300 mg verringern, Voriconazol-Dosis auf 2mal tgl. 400 mg erhöhen). Alfentanil-Dosis reduzieren. NSARs, Fluconazol, Opiate, orale Kontrazeptiva.
WH: Kontrollen: Leber, Niere, Pankreas, Elektrolyte, Haut (auf prämaligne Läsionen bzw. Plattenepithelkarzinome). Verkehrshinweis (Sehstörungen). Auf QTc-Verlängerung bzw. Phototoxizität achten.
PG: 10 ST RE1 (EKO: Y) [€ 177,45], 30 ST RE1 (EKO: Y) [€ 467,70]

Voriconazol ratiopharm 200 mg - Pulver zur Herstellung einer Infusionslösung 11B02
(Z.Nr. 1-36049) RP. P. J02AC03
ZI: Teva, Haarlem, Niederlande
Z: 1 Durchstechflasche enthält: Voriconazol 200 mg, Hydroxypropylbetadex, Salzsäure zur pH-Wert-Einstellung.
EW: Breitspektrum-Antimykotikum.
AG: Invasive Aspergillose; Fluconazolresistente Candida; schwere Mykosen durch Scedosporium spp. und Fusarium spp., Candidämie bei nicht neutropenischen Patienten.
Prophylaxe invasiver Pilzinfektionen bei Hochrisikopatienten mit allogener hämatopoetischer Stammzelltransplantation (HSZT).
AA: I.v. Infusion (max. 3 mg/kg KG/h über 1-3 Std.) nach Auflösen und Verdünnen; nicht als Bolus injizieren.
DO: Prophylaxe und Therapie: Initial 6 mg/kg KG alle 12 Std. über 24 Std., dann 2mal tgl. 4 mg/kg KG.
Kinder und Jugendliche (2-14 Jahre, unter 50 kg KG): Initial 9 mg/kg KG alle 12 Std. über 24 Std., dann 2mal tgl. 8 mg/kg KG. Keine Dosisempfehlung für Kinder unter 2 Jahren.
Dosiserhöhung oder -erniedrigung in Schritten von 1 mg/kg KG möglich.
SST: Strenge Nutzen/Risiko-Abwägung, nicht stillen.
NW: Sehverschlechterungen (sehr häufig), Vegetativum, Fieber, Allgemeinreaktionen, Allergien, Herz/Kreislauf (QTc-Verlängerung, Arrhythmien), Magen/Darm, akute Pankreatitis, Blutbild, Leberenzymanstiege (besonders bei Kindern), ZNS, Atemnot, Haut (Phototoxizität, Plattenepithelkarzinom, DRESS- Syndrom, Stevens-Johnson-Syndrom), Netzhautblutungen, Niere, Ödeme.
WW: Kontraindiziert: Terfenadin, Astemizol, Cisaprid, Pimozid, Chinidin, Rifampicin, Carbamazepin, Phenobarbital, Ergot-Alkaloiden, Sirolimus, hoch dosiertes Ritonavir, Johanniskraut, hoch dosiertes Efavirenz (TD ab 400 mg).
Nicht empfohlen: Everolimus.
Vorsicht: Tacrolimus- oder Cyclosporinspiegel überwachen. Antikoagulantien (Prothrombinzeit überwachen). Sulfonylharnstoffe (Blutzucker kontrollieren). Statine, Benzodiazepine (Dosis anpassen). Omeprazol.
Besondere Vorsicht: Phenytoin, Rifabutin, Fluconazol.
Ritonavir (verringert Voriconazol-Spiegel), Proteasehemmer, Methadon (ev. Dosis reduzieren). Efavirenz(-Dosis auf 1mal tgl. 300 mg verringern, Voriconazol-Dosis auf 2mal tgl. 400 mg erhöhen). Alfentanil-Dosis reduzieren. NSARs, Fluconazol, Opiate, orale Kontrazeptiva.
WH: Kontrollen: Leber, Niere, Pankreas, Elektrolyte, Haut (auf prämaligne Läsionen bzw. Plattenepithelkarzinome). Verkehrshinweis (Sehstörungen). Auf QTc-Verlängerung bzw. Phototoxizität achten.
PG: 1 ST * (EKO: N) [€ 255,60]

Voriconazol Sandoz 50 mg - Filmtabletten 11B02
(Z.Nr. 1-31909) RP. P. J02AC03
ZI: Sandoz, Kundl
Z: 1 Filmtablette enthält: Voriconazol 50 mg, Tablettenkern: Lactose 61,1 mg (entspr. Lactose monohydrat), Maisstärke, vorverkleistert, Croscarmellose natrium, Povidon, Magnesium stearat; Filmüberzug: HPMC 2910/Hypromellose 3cP, Lactose monohydrat, Titandioxid, Triacetin.
EW: Breitspektrum-Antimykotikum.
AG: Invasive Aspergillose; Fluconazolresistente Candida; schwere Mykosen durch Scedosporium spp. und Fusarium spp., Candidämie bei nicht neutropenischen Patienten.
Prophylaxe invasiver Pilzinfektionen bei Hochrisikopatienten mit allogener hämatopoetischer Stammzelltransplantation (HSZT).
AA: Mindestens 1 Std. vor oder nach einer Mahlzeit einnehmen.
DO: Therapie und Prophylaxe (über bis zu 100 Tage ab dem Tag der Transplantation):
Initial: I.v.: 6 mg/kg KG alle 12 Stunden. Oral: 400 mg (Patienten ab 40 kg KG) bzw. 200 mg (Patienten unter 40 kg KG) alle 12 Std.
Ab 2. Tag: I.v.: 2mal tgl. 4 mg/kg KG. Oral: 200 mg (Patienten ab 40 kg KG) bzw. 100 mg (Patienten unter 40 kg KG) 2mal tgl.
Dosisanpassung oral bis 2mal tgl. 300 mg bzw. 350 mg (bei Rifabutingabe) bzw. 400 mg (bei Phenytoingabe oder Efavirenzgabe).
Dosisreduktion bei Leberzirrhose.
Kinder ab 2 Jahren und Jugendliche bis 50 kg KG: Am 1. Tag 9 mg/kg KG i.v. alle 12 Std., dann 2mal tgl. 8 mg/kg KG iv. oder 9 mg/kg KG oral (MTD 2mal 350 mg).
SST: Strenge Nutzen/Risiko-Abwägung, nicht stillen.
NW: Sehverschlechterungen (sehr häufig), Vegetativum, Fieber, Allgemeinreaktionen, Allergien, Herz/Kreislauf (QTc-Verlängerung, Arrhythmien), Magen/Darm, akute Pankreatitis, Blutbild, Leberenzymanstiege (besonders bei Kindern), ZNS, Atemnot, Haut (Phototoxizität, DRESS, Plattenepithelkarzinom, Stevens-Johnson-Syndrom), Netzhautblutungen, Niere, Ödeme.
WW: Kontraindiziert: Terfenadin, Astemizol, Cisaprid, Pimozid, Chinidin, Rifampicin, Carbamazepin, Phenobarbital, Ergot-Alkaloiden, Sirolimus, hoch dosiertes Ritonavir, Johanniskraut, hoch dosiertes Efavirenz (TD ab 400 mg).
Nicht empfohlen: Everolimus.
Vorsicht: Tacrolimus- oder Cyclosporinspiegel überwachen. Antikoagulantien (Prothrombinzeit überwachen). Sulfonylharnstoffe (Blutzucker kontrollieren). Statine, Benzodiazepine (Dosis anpassen). Phenytoin, Rifabutin, Omeprazol.
Ritonavir (verringert Voriconazol-Spiegel), Proteasehemmer, Methadon (ev. Dosis reduzieren). Efavirenz(-Dosis auf 1mal tgl. 300 mg verringern, Voriconazol-Dosis auf 2mal tgl. 400 mg erhöhen). Alfentanil-Dosis reduzieren. NSARs, Fluconazol, Opiate, orale Kontrazeptiva.
WH: Kontrollen: Leber, Niere, Pankreas, Elektrolyte, Haut (auf prämaligne Läsionen bzw. Plattenepithelkarzinome). Verkehrshinweis (Sehstörungen). Auf QTc-Verlängerung bzw. Phototoxizität achten.
PG: 10 ST RE1 (EKO: Y) [€ 47,80]

Voriconazol Sandoz 200 mg - Filmtabletten 11B02
(Z.Nr. 1-31910) RP. P. J02AC03
ZI: Sandoz, Kundl
Z: 1 Filmtablette enthält: Voriconazol 200 mg, Tablettenkern: Lactose 244,2 mg (entspr. Lactose monohydrat), Maisstärke, vorverkleistert, Croscarmellose natrium, Povidon, Magnesium stearat; Filmüberzug: HPMC 2910/Hypromellose 3cP, Lactose monohydrat, Titandioxid, Triacetin.
Kurzinformation: siehe Voriconazol Sandoz 50 mg - Filmtabletten, → S. 1557
PG: 10 ST RE1 (EKO: Y) [€ 176,20], 30 ST RE1 (EKO: Y) [€ 466,20]

Voriconazol Stada 200 mg - Filmtabletten 11B02
(Z.Nr. 1-36067) RP. P. J02AC03
ZI: Stada Arzneimittel, Wien
Z: 1 Filmtablette enthält: Voriconazol 200 mg, Tablettenkern: Lactose monohydrat 259,76 mg, Maisstärke, vorverkleistert, Croscarmellose natrium (entspr. Natrium 1,9 mg), Povidon K29-32, Magnesium stearat; Filmüberzug: Hypromellose, Titandioxid, Lactose monohydrat, Triacetin.
Kurzinformation: siehe Vfend 50 mg - Filmtabletten, → S. 1530
PG: 10 ST RE1 (EKO: Y) [€ 176,10], 30 ST RE1 (EKO: Y) [€ 465,90]

Voriconazol Stada 200 mg - Pulver zur Herstellung einer Infusionslösung 11B02
(Z.Nr. 1-35319) RP. P. n.l. J02AC03
ZI: Stada Arzneimittel, Wien
Z: 1 Durchstechflasche enthält: Voriconazol 200 mg, Hydroxypropylbetadex 2,6 mg, Lactose monohydrat.
PG: 1 ST * (EKO: N) [€ 230,00 n.l.]

▼ Vosevi 400 mg/100 mg/100 mg - Filmtabletten 35E04
(Z.Nr. EU/1/17/1223/*) NR. P. J05AP56
ZI: Gilead Sciences Ireland, Carrigtohill County Cork, Irland
Z: 1 Filmtablette enthält: Sofosbuvir 400 mg, Velpatasvir 100 mg, Voxilaprevir 100 mg, Tablettenkern: Siliciumdioxid, hochdisperses, Copovidon, Croscarmellose natrium, Lactose 117 mg (entspr. Lactose monohydrat), Magnesium stearat, Cellulose, mikrokristalline; Filmüberzug: Eisen(II,III)-oxid, Eisen(III)-oxid,

Eisen(III)-hydroxid-oxid x H2O, Macrogol, Poly(vinylalkohol), Talkum, Titandioxid.
EW: Antivirale Kombination.
AG: Chronische Hepatitis-C-Virus (HCV)-Infektion.
AA: Im Ganzen mit einer Mahlzeit schlucken.
DO: 1mal tgl. 1 Tablette über 8-12 Wochen. Keine Daten an Kindern und Jugendlichen.
GA: Schwere Leberschäden.
SST: Nicht empfohlen.
NW: Kopfschmerzen, Magen/Darm, Haut (Stevens-Johnson-Syndrom), Myalgie, Bilirubinanstieg, Herzrhythmusstörungen.
WW: Gegenanzeige: Dabigatran, Rosuvastatin, Ethinylestradiol, starke P-gp- und CYP3A-Induktoren. Nicht empfohlen: Mittelstarke P-gp- und CYP3A-Induktoren, Atazanavir, Lopinavir, Ciclosporin, Modafinil. Vorsicht: Antazida (4 Std. Abstand), Protonenpumpenhemmer, Vitamin K-Antagonisten, Digoxin, Amiodaron, Pravastatin (MTD 40 mg), Atorvastatin (MTD 20 mg).
WH: Auf Hepatitis B-Reaktivierung achten. Bei Diabetikern Blutzucker kontrollieren.
PG: 28 ST * (EKO: N) [€ 25.823,35]

Votrient 200 mg - Filmtabletten — 55G

(Z.Nr. EU/1/10/628/*) NR. P. L01EX03
ZI: Novartis Europharm, Dublin, Irland
Z: 1 Filmtablette enthält: Pazopanib 200 mg (entspr. Pazopanib hydrochlorid), Tablettenkern: Magnesium stearat, Cellulose, mikrokristalline, Povidon K30, Carboxymethylstärke, Natrium Typ A; Filmüberzug: Hypromellose, Eisen(III)-oxid, Macrogol 400, Polysorbat 80, Titandioxid.
EW: Antineoplastisch (Proteinkinase-Inhibitor).
AG: Fortgeschrittenes Nierenzellkarzinom (RCC): Erstlinien-Behandlung und nach vorheriger Zytokin-Therapie. Bestimmte Weichteilsarkome.
AA: Mindestens eine Stunde vor oder zwei Stunden nach einer Mahlzeit unzerkaut einnehmen.
DO: Einmal tgl. 800 mg (=MTD). Bei Nebenwirkungen Dosis in 200 mg-Schritten unter engmaschiger Leberkontrolle anpassen. Dosisreduktion bei Leberschäden. Keine Daten an Kindern und Jugendlichen. Bei Kindern unter 2 Jahren nicht anwenden.
GA: Schwere Leberschäden.
SST: Strenge Indikationsstellung, zuverlässige Kontrazeption für Frauen und Männer bis mindestens 2 Wochen nach Behandlungsende erforderlich. Nicht stillen.
NW: Transitorische ischämische Attacken, ischämische Schlaganfälle, myokardiale Ischämien, kardiale Dysfunktion, venöse thromboembolische Ereignisse, Aneurysmen, Arteriendissektionen, schwere Infektionen, gastrointestinale Perforationen und Fisteln, QT-Verlängerung; pulmonale, gastrointestinale und zerebrale Blutungen; Durchfall, Verfärbung der Haare, Bluthochdruck, Übelkeit, Müdigkeit, Anorexie, Erbrechen, Geschmacksstörung, Untersuchungen (Transaminasenanstieg), Hypothyreose, Pneumothorax, interstitielle Lungenerkrankung, Pneumonitis, reversibles posteriores Leukoenzephalopathie-Syndrom, Tumorlysesyndrom, thrombotische Mikroangiopathie.
WW: Starke CYP3A4-Inhibitoren (z.B. Ketoconazol) sowie Arzneimittel, die den pH-Wert des Magensaftes anheben, vermeiden. Grapefruitsaft erhöht Pazopanib-Spiegel. Starke CYP 3A4-Induktoren (z.B. Rifampicin) senken Pazotinib-Spiegel.
Andere orale BCRP- und P-gp-Substraten vermeiden. Simvastatin (Leberenzymanstiege). Kombinationen mit Pemetrexed oder Lapatinib nicht empfohlen.
WH: Vorsicht bei erhöhtem Risiko für kardiovaskuläre oder hämorrhagische Ereignisse, gastrointestinale Perforationen oder Fisteln. Mind. 7 Tage vor geplanter OP absetzen (verzögerte Wundheilung).
Kontrollen: Leber (initial alle 2 Wochen, dann monatlich), Blutdruck, EKG (QT-Verlängerung), Schilddrüse (Hypothyreose), Niere (Proteinurie).
PG: 30 ST * (EKO: N) [€ 1.021,65], 90 ST * (EKO: N) [€ 3.092,40]

Votrient 200 mg - Filmtabletten — 55G

(Z.Nr. EU/1/10/628/*) NR. P. Parallelimport. L01EX03
n.I.
V: Abacus Medicine, Copenhagen, Dänemark
Z: 1 Filmtablette enthält: Pazopanib 200 mg (entspr. Pazopanib hydrochlorid), Tablettenkern: Magnesium stearat, Cellulose, mikrokristalline, Povidon K30, Carboxymethylstärke, Natrium Typ A; Filmüberzug: Hypromellose, Eisen(III)-oxid, Macrogol 400, Polysorbat 80, Titandioxid.
PG: 90 ST * (EKO: N) [€ 3.092,35 n.I.]

Votrient 400 mg - Filmtabletten — 55G

(Z.Nr. EU/1/10/628/*) NR. P. L01EX03
ZI: Novartis Europharm, Dublin, Irland
Z: 1 Filmtablette enthält: Pazopanib 400 mg (entspr. Pazopanib hydrochlorid), Tablettenkern: Magnesium stearat, Cellulose, mikrokristalline, Povidon K30, Carboxymethylstärke, Natrium Typ A; Filmüberzug: Hypromellose, Eisen(III)-oxid, Macrogol 400, Polysorbat 80, Titandioxid.
Kurzinformation: siehe Votrient 200 mg - Filmtabletten, → S. 1558
PG: 30 ST * (EKO: N) [€ 2.003,80], 60 ST * (EKO: N) [€ 3.999,25]

Votrient 400 mg - Filmtabletten — 55G
(Z.Nr. EU/1/10/628/*) NR. P. Parallelimport. L01EX03
nicht im Handel.

Votubia 2,5 mg - Tabletten — 55G

(Z.Nr. EU/1/11/710/*) NR. P. L01EG02
ZI: Novartis Europharm, Dublin, Irland
Z: 1 Tablette enthält: Everolimus 2,5 mg, Butylhydroxytoluol, Magnesium stearat, Lactose monohydrat, Hypromellose, Crospovidon Typ A, Lactose 74 mg.
EW: Proteinkinasehemmer.
AG: Renales Angiomyolipom oder subependymales Riesenzell-lastrozytom (SEGA) aufgrund einer tuberösen Sklerose.
AA: 1mal tgl. unzerkaut oder vollständig aufgelöst schlucken. Nicht austauschbar mit Tabletten zur Herstellung einer Suspension zum Einnehmen.
DO: Angiomyolipom: Erwachsene: 1mal tgl. 10 mg.
Riesenzellastrozytom: Personen ab 3 Jahren: 1mal tgl. 4,5 mg/m^2 KOF.
Kinder von 1 bis 3 Jahren: 1mal tgl. 7 mg/m^2 KOF.
Dosisanpassung nach Talkonzentration (erwünscht 5-15 ng/ml). Dosisreduktion bei Leberschäden oder bei Nebenwirkungen. Details siehe Austria Codex- Fachinformation.
SST: In der Schwangerschaft nicht empfohlen; Kontrazeption für Frauen bis 8 Wochen nach der Therapie erforderlich. Bis 2 Wochen nach Therapieende nicht stillen.
NW: Infektionen (Pneumocystis carinii-Pneumonie), nicht infektiöse Pneumonitis, Blutbild, Amenorrhoe, Blutungen, Stoffwechsel (Hypercholesterinämie), Psyche, Stomatitis, Geschmacksstörung, Lunge, Magen/Darm, Labor, Haut, Niere, allgemeine Beschwerden.
WW: Nicht empfohlen: Starke CYP3A4-/p-GP-Hemmer (z.B. Azole, Proteasehemmer), Grapefruitsaft, starke CYP3A4 Induktoren (Rifampicin, Kortikosteroide, Antiepileptika, Efavirenz, Nevirapin, Johanniskraut). Lebendimpfstoffe vermeiden.
Vorsicht: Verapamil, Ciclosporin oral, ACE-Hemmer (Angioödeme) moderate CYP3A4-/p-GP-Hemmer, (Fos)amprenavir.
WH: Auf Infektionen, nicht infektiöse Pneumonitis, Mundulzera, Nierenversagen achten. Kontrollen: Niere, Serumglukose, Lipide, Blutbild. Bei schweren Leberschäden nicht anwenden. Bei Kindern und Jugendlichen vor Behandlungsbeginn Kinderschutzimpfungen mit Lebendviren abschließen. Bei Kortikosteroidtherapie ev. Pnemocystis-Prophylaxe empfohlen.
PG: 30 ST * (EKO: N) [€ 1.774,60]

Votubia 2,5 mg - Tabletten — 55G

(Z.Nr. EU/1/11/710/*) NR. P. Parallelimport. L01EG02
V: Orifarm, Leverkusen, Deutschland
Z: 1 Tablette enthält: Everolimus 2,5 mg, Butylhydroxytoluol, Magnesium stearat, Lactose monohydrat, Hypromellose, Crospovidon Typ A, Lactose 74 mg.
PG: 30 ST * (EKO: N) [€ 1.751,20]

Votubia 5 mg - Tabletten — 55G

(Z.Nr. EU/1/11/710/*) NR. P. L01EG02
ZI: Novartis Europharm, Dublin, Irland
Z: 1 Tablette enthält: Everolimus 5 mg, Butylhydroxytoluol, Magnesium stearat, Lactose monohydrat, Hypromellose, Crospovidon Typ A, Lactose 149 mg.
Kurzinformation: siehe Votubia 2,5 mg - Tabletten, → S. 1558
PG: 30 ST * (EKO: N) [€ 3.327,55]

Votubia 5 mg - Tabletten — 55G

(Z.Nr. EU/1/11/710/*) NR. P. Parallelimport. L01EG02
V: Orifarm, Leverkusen, Deutschland
Z: 1 Tablette enthält: Everolimus 5 mg, Butylhydroxytoluol, Magnesium stearat, Lactose monohydrat, Hypromellose, Crospovidon Typ A, Lactose 149 mg.
PG: 30 ST * (EKO: N) [€ 3.281,05]

Votubia 10 mg - Tabletten — 55G

(Z.Nr. EU/1/11/710/*) NR. P. L01EG02
ZI: Novartis Europharm, Dublin, Irland
Z: 1 Tablette enthält: Everolimus 10 mg, Butylhydroxytoluol, Magnesium stearat, Lactose monohydrat, Hypromellose, Crospovidon Typ A, Lactose 297 mg.
Kurzinformation: siehe Votubia 2,5 mg - Tabletten, → S. 1558
PG: 30 ST * (EKO: N) [€ 4.633,50]

Votubia 10 mg - Tabletten 55G
(Z.Nr. EU/1/11/710/*) NR. P. Parallelimport. L01EG02
nicht im Handel.

Votubia 10 mg - Tabletten 55G
(Z.Nr. EU/1/11/710/*) NR. P. Parallelimport. L01EG02
V: Orifarm, Leverkusen, Deutschland
Z: 1 Tablette enthält: Everolimus 10 mg, Butylhydroxytoluol, Magnesium stearat, Lactose monohydrat, Hypromellose, Crospovidon Typ A, Lactose 297 mg.
PG: 30 ST * (EKO: N) [€ 4.561,85]

Votubia 1 mg - Tabletten zur Herstellung einer Suspension zum Einnehmen 55G
(Z.Nr. EU/1/11/710/*) NR. P. nicht im Handel. L01EG02

Votubia 2 mg - Tabletten zur Herstellung einer Suspension zum Einnehmen 55G
(Z.Nr. EU/1/11/710/*) NR. P. L01EG02
ZI: Novartis Europharm, Dublin, Irland
Z: 1 Tablette zur Herstellung einer Suspension zum Einnehmen enthält: Everolimus 2 mg, Butylhydroxytoluol, Magnesium stearat, Lactose 1,96 mg (entspr. Lactose monohydrat), Hypromellose, Crospovidon Typ A, Mannitol, Cellulose, mikrokristalline, Siliciumdioxid, hochdisperses.
EW: Proteinkinasehemmer.
AG: Refraktäre Krampfanfälle bei einer tuberösen Sklerose. Subependymales Riesenzellastrozytom (SEGA) aufgrund einer tuberösen Sklerose.
AA: 1mal tgl. als Suspension (nicht im Ganzen) einnehmen. Nicht austauschbar mit Votubia Tabletten.
DO: Refraktäre Krampfanfälle: Kinder bis 6 Jahre: 6 mg/m² KOF; Kinder ab 6 Jahren: 5 mg/m² KOF.
Bei gleichzeitiger Gabe eines CYP3A4/P-GP-Induktors: Kinder bis 6 Jahre: 9 mg/m² KOF; Kinder ab 6 Jahren: 8 mg/m² KOF.
- SEGA: Initial: 1mal tgl. 4,5 mg/m■2 KOF, bei Patienten zwischen 1 und 3 Jahren 7 mg/m■2 KOF. Dosisanpassung nach Talkonzentration (erwünscht 5-15 ng/ml). Dosisreduktion bei Nebenwirkungen.
Details siehe Austria Codex - Fachinformation.
SST: In der Schwangerschaft nicht empfohlen; Kontrazeption für Frauen bis 8 Wochen nach der Therapie erforderlich. Bis 2 Wochen nach Therapieende nicht stillen.
NW: Infektionen (Pneumocystis carinii-Pneumonie), nicht infektiöse Pneumonitis, Blutbild, Amenorrhoe, Blutungen, Stoffwechsel (Hypercholesterinämie), Psyche, Stomatitis, Geschmacksstörung, Lunge, Magen/Darm, Labor, Haut, Niere, allgemeine Beschwerden.
WW: Nicht empfohlen: Starke CYP3A4-/p-GP-Hemmer (z.B. Azole, Proteasehemmer), Grapefruitsaft, starke CYP3A4 Induktoren (Rifampicin, Kortikosteroide, Antiepileptika, Efavirenz, Nevirapin, Johanniskraut). Lebendimpfstoffe vermeiden.
Vorsicht: Verapamil, Ciclosporin oral, ACE-Hemmer (Angioödeme) moderate CYP3A4-/p-GP-Hemmer, (Fos)amprenavir.
WH: Auf Infektionen, nicht infektiöse Pneumonitis, Mundulzera, Nierenversagen achten. Kontrollen: Niere, Serumglukose, Lipide, Blutbild. Bei schweren Leberschäden nicht anwenden. Bei Kindern und Jugendlichen vor Behandlungsbeginn Kinderschutzimpfungen mit Lebendviren abschließen. Bei Kortikosteroidtherapie ev. Pnemocystis-Prophylaxe empfohlen.
PG: 30 ST * (EKO: N) [€ 1.588,95]

Votubia 3 mg - Tabletten zur Herstellung einer Suspension zum Einnehmen 55G
(Z.Nr. EU/1/11/710/*) NR. P. L01EG02
ZI: Novartis Europharm, Dublin, Irland
Z: 1 Tablette zur Herstellung einer Suspension zum Einnehmen enthält: Everolimus 3 mg, Butylhydroxytoluol, Magnesium stearat, Lactose 2,94 mg (entspr. Lactose monohydrat), Hypromellose, Crospovidon Typ A, Mannitol, Cellulose, mikrokristalline, Siliciumdioxid, hochdisperses.
Kurzinformation: siehe Votubia 2 mg - Tabletten zur Herstellung einer Suspension zum Einnehmen, → S. 1559
PG: 30 ST * (EKO: N) [€ 2.361,70]

Votubia 5 mg - Tabletten zur Herstellung einer Suspension zum Einnehmen 55G
(Z.Nr. EU/1/11/710/*) NR. P. L01EG02
ZI: Novartis Europharm, Dublin, Irland
Z: 1 Tablette zur Herstellung einer Suspension zum Einnehmen enthält: Everolimus 5 mg, Butylhydroxytoluol, Magnesium stearat, Lactose 4,9 mg (entspr. Lactose monohydrat), Hypromellose, Crospovidon Typ A, Mannitol, Cellulose, mikrokristalline, Siliciumdioxid, hochdisperses.
Kurzinformation: siehe Votubia 2 mg - Tabletten zur Herstellung einer Suspension zum Einnehmen, → S. 1559
PG: 30 ST * (EKO: N) [€ 3.794,95]

Votubia 5 mg - Tabletten zur Herstellung einer Suspension zum Einnehmen 55G
(Z.Nr. EU/1/11/710/*) NR. P. Parallelimport. L01EG02
V: Orifarm, Leverkusen, Deutschland
Z: 1 Tablette zur Herstellung einer Suspension zum Einnehmen enthält: Everolimus 5 mg, Butylhydroxytoluol, Magnesium stearat, Lactose 4,9 mg (entspr. Lactose monohydrat), Hypromellose, Crospovidon Typ A, Mannitol, Cellulose, mikrokristalline, Siliciumdioxid, hochdisperses.
PG: 30 ST * (EKO: N) [€ 3.743,55]

Vpriv 400 Einheiten - Pulver zur Herstellung einer Infusionslösung 27A03
(Z.Nr. EU/1/10/646/*) NR. P. E. A16AB10
ZI: Shire Pharmaceuticals Ireland, Dublin, Irland
Z: 1 Durchstechflasche enthält: Velaglucerase alfa 400 E, Sucrose, Natrium citrat (entspr. Natrium 12,15 mg), Citronensäure monohydrat, Polysorbat 20.
EW: Glykoprotein; gleiche Aminosäuresequenz wie körpereigenes Enzym Beta-Glucocerebrosidase.
AG: Langzeit-Enzymersatztherapie bei M. Gaucher Typ 1.
AA: I.v. Infusion über 60 Minuten.
DO: Erwachsene, Kinder und Jugendliche: 60 Einheiten/kg KG jede 2. Woche.
Keine Daten bei Kindern unter 4 Jahren.
SST: Vorsicht. Generelle Nutzen/Risiko-Abwägung einer Schwangerschaft bei M. Gaucher. Stillen unterbrechen.
NW: Überempfindlichkeit, infusionsbedingte Reaktionen (Schmerzen, Asthenie, Fieber), verschwommenes Sehen, Erbrechen.
WW: Keine Studien.
WH: Auf Überempfindlichkeit achten.
PG: 1 ST RE1 (EKO: Y) [€ 2.019,15], 5 ST RE1 (2) (EKO: Y) [€ 9.960,50]

🐾 *Vulketan 2,5 mg/g - Gel für Pferde* 837
(Z.Nr. 8-00990) RP. P. nicht im Handel. QD03AX90

Vulpur spag. Peka - Tropfen 45X01
(Z.Nr. 3-00401) RPF. P. V03AX
ZI: Pekana Naturheilmittel, Kißlegg, Deutschland
Z: 1 g (= 1,02 ml = 32 Tropfen) enthält: Argentum nitricum (Homöopathie) D6 70 mg, Armoracia (Homöopathie) D4 70 mg (entspr. Armoracia rusticana (Homöopathie)), Cinnamomum verum (Homöopathie) D12 40 mg (entspr. Cinnamomum (Homöopathie)), Kreosotum (Homöopathie) D6 50 mg, Capsella bursa-pastoris-spag. Peka D4 30 mg, Calendula officinalis (Homöopathie) D8 130 mg, Achillea millefolium (Homöopathie) D8 200 mg (entspr. Millefolium (Homöopathie)), Salvia officinalis (Homöopathie) D8 410 mg, Ethanol 96% (entspr. Gesamtethanolgehalt ca. 18 % (V/V)), Wasser, gereinigtes.
EW: Homöopathikum.
AG: Unterstützende Behandlung von Mundschleimhaut- und Zahnfleischreizungen oder -blutungen, Extraktionswunden, Bläschenbildung, Mundsoor.
AA: Peroral (in etwas Wasser verdünnt einnehmen), äußerlich (auf die Haut aufträufeln), nasal oder als Mundspülung.
DO: Innerlich: Personen ab 1 Jahr: akut stündlich, max. 6mal tgl. 5 Tropfen.
Äußerlich: 5 Tropfen auf die Haut auftropfen.
Mundspülung: Bis 3mal tgl. 20 Tropfen in ¼ Liter lauwarmem Wasser geben und spülen.
Nasenspülung: 5 Tropfen auf Mull geben und in die Nase applizieren.
GA: Korbblütlerallergie.
SST: Vorsicht.
WH: Nicht für Kinder unter 1 Jahr. Nicht auf geschädigte Haut anwenden.
PG: 50 ML * (EKO: N) [€ 14,05]

▼ **Vyndaqel 20 mg - Weichkapseln** 56E05
(Z.Nr. EU/1/11/717/*) NR. P. N07XX08
ZI: Pfizer Europe, Brüssel, Belgien
Z: 1 Weichkapsel enthält: Tafamidis meglumin 20 mg (entspr. Tafamidis 12,2 mg), Kapselhülle: Gelatine, Glycerol, Eisen(II,III)-oxid, Sorbitan, Sorbitol <= 44 mg, Mannitol, Titandioxid, Wasser, gereinigtes; Kapselinhalt: Macrogol 400, Sorbitan oleat, Polysorbat 80; Drucktinte: Opacode purpur (entspr. Ethanol) (entspr. 2-Propanol) (entspr. Wasser, gereinigtes) (entspr. Macrogol 400) (entspr. Polyvinylacetat phthalat) (entspr. Propylenglycol) (entspr. Carmin) (entspr. Brillantblau FCF) (entspr. Ammonium hydroxid 28%).

V

EW: Transthyretin-Stabilisator.
AG: Transthyretin-Amyloidose bei erwachsenen Patienten mit symptomatischer Polyneuropathie im Stadium 1.
AA: Im Ganzen schlucken.
DO: 1mal tgl. 20 mg (1 Kapsel).
Nicht mit Vyndaqel 61 mg-Weichkapseln austauschbar! Kein Nutzen bei Kindern und Jugendlichen.
SST: Nicht empfohlen. Kontrazeption für Frauen im gebärfähigen Alter bis 1 Monat nach Behandlungsende erforderlich.
NW: Harnwegsinfekte, Scheideninfektionen, Diarrhoe, Oberbauchschmerzen.
WW: Labortests (Gesamtthyroxin im Serum verringert).
WH: Keine Daten bei Patienten nach Lebertransplantation. Vor einer Lebertransplantation Präparat absetzen.
PG: 30 ST * (EKO: N) [€ 17.825,40]

▼ Vyndaqel 20 mg - Weichkapseln 56E05
(Z.Nr. EU/1/11/717/*) NR. P. Parallelimport. N07XX08
V: Abacus Medicine, Copenhagen, Dänemark
Z: 1 Weichkapsel enthält: Tafamidis meglumin 20 mg (entspr. Tafamidis 12,2 mg), Kapselhülle: Gelatine, Glycerol, Eisen(II,III)-oxid, Sorbitan, Sorbitol <= 44 mg, Mannitol, Titandioxid, Wasser, gereinigtes; Kapselinhalt: Macrogol 400, Sorbitan oleat, Polysorbat 80; Drucktinte: Opacode purpur (entspr. Ethanol) (entspr. 2-Propanol) (entspr. Wasser, gereinigtes) (entspr. Macrogol 400) (entspr. Polyvinylacetat phthalat) (entspr. Propylenglycol) (entspr. Carmin) (entspr. Brillantblau FCF) (entspr. Ammonium hydroxid 28%).
PG: 30 ST * (EKO: N) [€ 14.575,30]

▼ Vyndaqel 20 mg - Weichkapseln 56E05
(Z.Nr. EU/1/11/717/*) NR. P. Parallelimport. N07XX08
V: Haemato Pharm, Schönefeld, Deutschland
Z: 1 Weichkapsel enthält: Tafamidis meglumin 20 mg (entspr. Tafamidis 12,2 mg), Kapselhülle: Gelatine, Glycerol, Eisen(II,III)-oxid, Sorbitan, Sorbitol <= 44 mg, Mannitol, Titandioxid, Wasser, gereinigtes; Kapselinhalt: Macrogol 400, Sorbitan oleat, Polysorbat 80; Drucktinte: Opacode purpur (entspr. Ethanol) (entspr. 2-Propanol) (entspr. Wasser, gereinigtes) (entspr. Macrogol 400) (entspr. Polyvinylacetat phthalat) (entspr. Propylenglycol) (entspr. Carmin) (entspr. Brillantblau FCF) (entspr. Ammonium hydroxid 28%).
PG: 30 ST * (EKO: N) [€ 14.575,30]

▼ Vyndaqel 20 mg - Weichkapseln 56E05
(Z.Nr. EU/1/11/717/*) NR. P. Parallelimport. N07XX08
V: Orifarm, Leverkusen, Deutschland
Z: 1 Weichkapsel enthält: Tafamidis meglumin 20 mg (entspr. Tafamidis 12,2 mg), Kapselhülle: Gelatine, Glycerol, Eisen(II,III)-oxid, Sorbitan, Sorbitol <= 44 mg, Mannitol, Titandioxid, Wasser, gereinigtes; Kapselinhalt: Macrogol 400, Sorbitan oleat, Polysorbat 80; Drucktinte: Opacode purpur (entspr. Ethanol) (entspr. 2-Propanol) (entspr. Wasser, gereinigtes) (entspr. Macrogol 400) (entspr. Polyvinylacetat phthalat) (entspr. Propylenglycol) (entspr. Carmin) (entspr. Brillantblau FCF) (entspr. Ammonium hydroxid 28%).
PG: 30 ST * (EKO: N) [€ 14.575,30]

▼ Vyndaqel 61 mg - Weichkapseln 56E05
(Z.Nr. EU/1/11/717/*) NR. P. N07XX08
ZI: Pfizer Europe, Brüssel, Belgien
Z: 1 Weichkapsel enthält: Tafamidis, mikronisiertes 61 mg, Kapselhülle: Gelatine, Glycerol, Eisen(II,III)-oxid, Sorbitan, Sorbitol <= 44 mg, Mannitol, Wasser, gereinigtes; Kapselinhalt: Macrogol 400, Polysorbat 20, Povidon K90, Butylhydroxytoluol; Drucktinte (entspr. Opacode weiss): Ethanol, 2-Propanol, Macrogol 400, Polyvinylacetat phthalat, Propylenglycol, Titandioxid, Ammonium hydroxid 28%.
EW: Selektiver Stabilisator von Transthyretin.
AG: Wildtyp- oder hereditäre Transthyretin-Amyloidose bei Kardiomyopathie (ATTR-CM).
AA: Im Ganzen schlucken.
DO: 1mal tgl. 61 mg (1 Kapsel).
Nicht mit Vyndaqel 20 mg-Weichkapseln austauschbar! Kein Nutzen bei Kindern und Jugendlichen.
SST: Nicht anwenden. Kontrazeption für Frauen im gebärfähigen Alter bis 1 Monat nach Therapieende erforderlich.
NW: Magen/Darm, Leberenzymanstieg.
WW: Labortests (Gesamtthyroxin im Serum verringert).
WH: Zur Standardtherapie der Transthyretin- Amyloidose hinzufügen. Bei Organtransplantation absetzen.
PG: 30 ST * (EKO: R) [€ 17.825,40]

Vyxeos 44 mg/100 mg - Pulver für ein Konzentrat zur Herstellung einer Infusionslösung 55L
(Z.Nr. EU/1/18/1308/*) NR. P. E. L01XY01
ZI: Jazz Pharmaceuticals Ireland, Dublin, Irland
Z: 1 Durchstechflasche enthält: Daunorubicin 44 mg, Cytarabin 100 mg, Colfosceril stearat, 1,2-Distearoyl-sn-glycero(3)phospho(3)-sn-glycerol, Cholesterol, Kupfer(II)-D-gluconat, Trolamin, Sucrose.
EW: Liposomale Formulierung einer festen Kombination von Daunorubicin und Cytarabin (Molverhältnis 1:5), antineoplastisch.
AG: Neu diagnostizierte therapiebedingte akute myeloische Leukämie (t-AML) oder AML mit myelodysplastischen Veränderungen (AML-MRC).
AA: I.v. Infusion über 90 min.
DO: Erste Induktion: Daunorubicin 44 mg/m^2 und Cytarabin 100 mg/m^2 an den Tagen 1, 3 und 5.
Zweite Induktion: Daunorubicin 44 mg/m^2 und Cytarabin 100 mg/m^2 an den Tagen 1 und 3.
Konsolidierung (5-8 Wochen nach der letzten Induktion): Daunorubicin 29 mg/m^2 und Cytarabin 65 mg/m^2 an den Tagen 1 und 3.
Keine Daten an Kindern und Jugendlichen.
SST: Zwingende Indikationsstellung, nicht stillen. Kontrazeption für Patientinnen und Patienten sowie deren Partner bis 6 Monate nach Therapieende erforderlich.
NW: Myelosuppression, Kardiotoxizität, Überempfindlichkeit, Infektionen, Blutungen, lokale Gewebsnekrose (Paravasation), Niere, ZNS (Kopfschmerzen), Psyche, Tumorlysesyndrom, Augen, Lunge, Magen/Darm, Pruritus, Muskel- und Skelettschmerzen, Ödeme, Fieber.
WW: Nicht mit anderen Daunorubicin oder Cytarabin-haltigen Arzneimitteln austauschen. Lebendimpfstoffe vermeiden. Vorsicht: Kardio- oder hepatotoxische Wirkstoffe.
WH: Herzfunktion, Leber, Niere, Harnsäure kontrollieren. Verkehrshinweis.
PG: 1 ST * (EKO: N) [€ 9.009,15]

▼ Wakix 4,5 mg - Filmtabletten 49G02
(Z.Nr. EU/1/15/1068/*) NR. P. N07XX11
ZI: Bioprojet Pharma, Paris, Frankreich
Z: 1 Filmtablette enthält: Pitolisant hydrochlorid 5 mg (entspr. Pitolisant 4,45 mg), Tablettenkern: Cellulose, mikrokristalline, Crospovidon Typ A, Talkum, Magnesium stearat, Siliciumdioxid, hochdisperses; Filmüberzug: Poly(vinylalkohol), Titandioxid, Macrogol 3350, Talkum.
EW: Histamin-H3-Rezeptor-Antagonist, moduliert Neurotransmittersysteme.
AG: Narkolepsie mit oder ohne Kataplexie.
AA: Oral.
DO: Woche 1: 2mal tgl. 4,5 mg.
Woche 2: TD 18 mg (oder auf 4,5 mg verringern).
Woche 3: 2mal tgl. 18 mg.
TD zwischen 4,5 und 36 mg.
Keine Daten an Kindern und Jugendlichen.
GA: Schwere Leberschäden.
SST: Nutzen/Risiko-Abwägung, nicht stillen. Kontrazeption für Frauen im gebärfähigen Alter bis 21 Tage nach Therapieende erforderlich.
NW: Psyche (Schlafstörungen, Reizbarkeit, Depression, Suizidgedanken), Kopfschmerzen, Magen/Darm (Dyspepsie), Ermüdung, Gewichtszunahme oder -abnahme.
WW: Orale Kontrazeptiva (alternative Kontrazeption empfohlen). Vorsicht: Antidepressiva, H1-Antihistaminika, QT-verlängernde Substanzen, starke CYP3A4-Induktoren, CYP2D6-Inhibitoren (z.B. Paroxetin).
WH: Vorsicht bei psychiatrischen Erkrankungen, Nierenschäden, säurebedingten Magenerkrankungen, schwerer Adipositas oder Anorexie, QT-Verlängerung, schwerer Epilepsie. Verkehrshinweis.
PG: 30 ST * (EKO: N) [€ 540,10]

▼ *Wakix 4,5 mg - Filmtabletten* 49G02
(Z.Nr. EU/1/15/1068/*) NR. P. N07XX11
Parallelimport. nicht im Handel.

▼ Wakix 18 mg - Filmtabletten 49G02
(Z.Nr. EU/1/15/1068/*) NR. P. N07XX11
ZI: Bioprojet Pharma, Paris, Frankreich
Z: 1 Filmtablette enthält: Pitolisant hydrochlorid 18 mg (entspr. Pitolisant 17,8 mg), Tablettenkern: Cellulose, mikrokristalline, Crospovidon Typ A, Talkum, Magnesium stearat, Siliciumdioxid, hochdisperses; Filmüberzug: Poly(vinylalkohol), Titandioxid, Macrogol 3350, Talkum.
Kurzinformation: siehe Wakix 4,5 mg - Filmtabletten, → S. 1561
PG: 30 ST * (EKO: N) [€ 540,10]

Wamlox 5 mg/80 mg - Filmtabletten 10B09
(Z.Nr. 1-36929) RP. P. nicht im Handel. C09DB01

Wamlox 5 mg/160 mg - Filmtabletten 10B09
(Z.Nr. 1-36930) RP. P. nicht im Handel. C09DB01

Wamlox 10 mg/160 mg - Filmtabletten 10B09
(Z.Nr. 1-36931) RP. P. nicht im Handel. C09DB01

🐾 Warzentropfen "Mag. Doskar" für Tiere 890B
(Z.Nr. 8-30074) RPF. P. QV03AX
ZI: Mag. Martin Doskar pharm. Produkte, Wien
Z: 100 g (= 108 ml, 1 ml = 25 Tropfen) enthalten: Thuja (Homöopathie) D4 6 g, Acidum nitricum (Homöopathie) D4 10 g, Causticum Hahnemanni (Homöopathie) D6 84 g, Ethanol (entspr. Gesamtethanolgehalt 50 % (V/V)), Wasser.
EW: Homöopathikum.
AG: Warzen, Papillome, Polypen bei Pferd, Rind, Hund, Katze.
AA: Unverdünnt auf ein Stück Zucker oder mit Hilfe einer Einmalspritze (ohne Nadel) direkt in das Maul eingeben.
DO: Pferd und Rind: 2mal täglich 40 Tropfen.
Hund: 2mal tgl. 15-20 Tropfen.
Katze: 2mal tgl. 10-13 Tropfen.
SST: Anwendung nur nach Rücksprache mit dem Tierarzt.
PG: 50 ML VT [€ 14,50]

Wasser für Injektionszwecke CSL Behring - Lösungsmittel zur Herstellung von Parenteralia 37G
(Z.Nr. 1-38822) RP. P. nicht im Handel. V07AB

Wasser für Injektionszwecke Noridem - Lösungsmittel zur Herstellung von Parenteralia 37G
(Z.Nr. 1-28376) RP. P. nicht im Handel. V07AB

Wave ratiopharm 75 Mikrogramm/20 Mikrogramm - überzogene Tabletten 31I01
(Z.Nr. 1-28098) RP. P. G03AA10
ZI: Teva, Haarlem, Niederlande
Z: 1 Tablette enthält: Gestoden 75 µg, Ethinylestradiol 20 µg, Kern: Natriumcalciumedetat, Lactose monohydrat 36,865 mg, Maisstärke, Magnesium stearat, Povidon; Überzug: Saccharose 19,631 mg, (entspr. Povidon 90F) (entspr. Calciumcarbonat) (entspr. Macrogol 6000) (entspr. Talkum) (entspr. Montanglycolwachs).
Kurzinformation: siehe Gynovin - Dragees, → S. 646
PG: 21 ST * (EKO: N) [€ 7,25], 63 ST * (EKO: N) [€ 20,45], 126 ST * (EKO: N) [€ 34,85]

▼ Waylivra 285 mg - Injektionslösung in einer Fertigspritze 41A05
(Z.Nr. EU/1/19/1360/*) NR. P. E. C10AX
ZI: Akcea Therapeutics Ireland, Dublin, Irland
Z: 1 Einzeldosis-Fertigspritze enthält in 1,5 ml Lösung: Volanesorsen 285 mg (entspr. Volanesorsen natrium), Natriumhydroxid zur pH-Wert-Einstellung, Salzsäure zur pH-Wert-Einstellung, Wasser für Injektionszwecke.
EW: Antisense-Nukleotid; hemmt Bildung von Apolipoprotein C-III.
AG: Unterstützend bei genetisch bestätigtem Famliärem Chylomikronämie-Syndrom (FCS) und hohem Risiko für Pankreatitis.
AA: Nur s.c.
DO: 1 Fertigspritze einmal wöchentlich über 3 Monate, dann 1 Fertigspritze alle 2 Wochen. Keine Daten an Kindern und Jugendlichen.
GA: Thrombozytopenie.
SST: Anwendung vermeiden.
NW: Thrombozytopenie, lokale Reaktionen (Hämatome), Diabetes, Magen/Darm, ZNS, Haut, Myalgien, Asthenie.
WW: Thrombozytenaggregationshemmer, Antikoagulantien, NSAR bei Thrombozytopenie < 50 x 10^9/l absetzen.
WH: Thrombozyten kontrollieren: Wenn < 140 x 10^9/l, Therapie nicht beginnen (Details siehe Austria Codex - Fachinformation). Niere, Leber, BSG (Entzündungen) kontrollieren.
PG: 1 ST * (EKO: N) [€ 23.525,00]

Wechseltee St. Severin 29Z02
(Z.Nr. 0-11942) RPF. P. N05CM
ZI: Gall-Reidlinger, St. Lambrecht
Z: 100 g enthalten: Herba Passiflorae incarnatae 6 g, Radix Valerianae 27,5 g, Strobuli lupuli 8,5 g, Herba Hyperici 27,5 g, Folium Melissae 8,5 g, Herba Crataegi 11 g, Herba Visci albi 11 g.
EW: Sedierend, antidepressiv.
AG: Klimakterische Beschwerden, Angst- und Spannungszustände, Unruhe, Einschlafstörungen.
AA: Für 1 Schale Tee 1 schwach gehäuften Esslöffel Teegemisch mit kochendem Wasser übergießen, 20 Minuten ziehen lassen, abseihen, nach Geschmack süßen.
AH: Regelmäßig (2-3 Monate) anwenden.
DO: 4-5mal tgl. ½ Schale Tee langsam trinken.
SST: In den ersten Schwangerschaftsmonaten nicht einnehmen.
NW: Magen/Darm, Allergie, Lichtüberempfindlichkeit.
WW: ZNS-Dämpfer verstärkt.
WH: Verkehrshinweis. Alkohol meiden.
PG: 70 G (2) (EKO: G) [€ 2,50]

Weißdorn Arkocaps - Kapseln 30Z02
(Z.Nr. 7-36029) RPF. P. nicht im Handel. C01EB04

Wellbutrin XR 150 mg - Retardtabletten 49A07
(Z.Nr. 1-26840) NR. P. N06AX12
ZI: GlaxoSmithKline Pharma, Wien
Z: 1 Tablette enthält: Bupropion hydrochlorid 150 mg, Tablettenkern: Poly(vinylalkohol), Glycerol dibehenat; Filmüberzug: Erster Überzug: Ethylcellulose, Povidon K90, Macrogol 1450, Zweiter Überzug: Macrogol 1450, Methacrylsäure-Ethylacrylat-Copolymer Dispersion (Eudragit L30 D-55), Siliciumdioxid, Triethylcitrat; Drucktinte: Opacode Schwarz S-1-17823 (entspr. Schellackglasur 45 (20% verestert)) (entspr. Eisenoxid schwarz) (entspr. Ammonium hydroxid 28%).
EW: Antidepressivum.
AG: Major Depression.
AA: Ausschließlich oral unzerkaut einnehmen.
DO: TD initial 1mal 150 mg, bei Bedarf Dosissteigerung auf 1mal 300 mg. Bei Leber- oder Nierenschäden TD 1mal 150 mg. Mindestens 6 Monate behandeln. Nicht für Kinder und Jugendliche.
GA: Krampfneigung, ZNS-Tumor, Bulimie, Anorexia nervosa, schwere Leberzirrhose, Bulimie, Alkoholentzug.
SST: Zwingende Indikationsstellung, nicht stillen.
NW: Magen/Darm, ZNS (Krämpfe), Haut, Herz/Kreislauf (Blutdruckanstieg), Geschmacks-, Sehstörungen, Schlaflosigkeit, Psyche (Angst, Depression am Behandlungsbeginn, Aggressionen, suizidales Verhalten), Vegetativum, Fieber, selten schwere Überempfindlichkeit.
WW: Kontraindiziert: irreversible MAO-Hemmer (14 Tage Abstand), reversible MAO-Hemmer (24 Std. Abstand)Nicht empfohlen: Tamoxifen. Vorsicht: Carbamazepin, Valproat, Levodopa, Digoxin;

Arzneimittel, die über CYP2D6 metabolisiert werden (vor allem andere ZNS-aktive Substanzen). Nikotinersatztherapie (Bluthochdruck).
WH: Auf Krampfanfälle achten (Risiko dosisabhängig). Bei Krämpfen absetzen und Behandlung nicht wieder aufnehmen. Auf Überempfindlichkeitsreaktionen (bis zur Anaphylaxie) bzw. Blutdruckanstieg achten. Erhöhtes Suizidrisiko beachten. Verkehrshinweis. Falsch positive Urin-Tests für Amphetamine möglich.
PG: 7 ST (2) (EKO: G) [€ 13,10], 30 ST (EKO: G) [€ 34,25]

Wellbutrin XR 150 mg - Retardtabletten 49A07
(Z.Nr. 1-26840-P1) NR. P. Parallelimport. N06AX12
V: Orifarm, Leverkusen, Deutschland
Z: 1 Tablette enthält: Bupropion hydrochlorid 150 mg, Tablettenkern: Poly(vinylalkohol), Glycerol dibehenat; Filmüberzug: Erster Überzug: Ethylcellulose, Povidon K90, Macrogol 1450, Zweiter Überzug: Macrogol 1450, Methacrylsäure-Ethylacrylat-Copolymer Dispersion (Eudragit L30 D-55), Siliciumdioxid, Triethylcitrat; Drucktinte: Opacode Schwarz S-1-17823 (entspr. Schellackglasur 45 (20% verestert)) (entspr. Eisenoxid schwarz) (entspr. Ammonium hydroxid 28%).
PG: 30 ST (EKO: G) [€ 33,55]

Wellbutrin XR 150 mg - Retardtabletten 49A07
(Z.Nr. 1-26840-P2) NR. P. Parallelimport. N06AX12
nicht im Handel.

Wellbutrin XR 300 mg - Retardtabletten 49A07
(Z.Nr. 1-26841) NR. P. N06AX12
ZI: GlaxoSmithKline Pharma, Wien
Z: 1 Tablette enthält: Bupropion hydrochlorid 300 mg, Tablettenkern: Poly(vinylalkohol), Glycerol dibehenat; Filmüberzug: Erster Überzug: Ethylcellulose, Povidon K90, Macrogol 1450, Zweiter Überzug: Macrogol 1450, Methacrylsäure-Ethylacrylat-Copolymer Dispersion (Eudragit L30 D-55), Siliciumdioxid, Triethylcitrat; Drucktinte: Opacode Schwarz S-1-17823 (entspr. Schellackglasur 45 (20% verestert)) (entspr. Eisenoxid schwarz) (entspr. Ammonium hydroxid 28%).
Kurzinformation: siehe Wellbutrin XR 150 mg - Retardtabletten, → S. 1561
PG: 7 ST (2) (EKO: G) [€ 20,55], 30 ST (EKO: G) [€ 55,20]

🐾 *Weravet Dermisal C30 - Injektionslösung für Tiere* 890A
(Z.Nr. 8-30066) RP. P. nicht im Handel. QV03AX

🐾 *Weravet Fertilisal - Injektionslösung für Hunde und Katzen* 833BC, 890B
(Z.Nr. 8-30060) RP. P. nicht im Handel. QV03AX

🐾 *Weravet Staphylosal C30 - Injektionslösung für Tiere* 890A
(Z.Nr. 8-30061) RP. P. nicht im Handel. QV03AX

🐾 *Weravet Traumisal C30 - Injektionslösung für Tiere* 890A
(Z.Nr. 8-30055) RP. P. nicht im Handel. QV03AX

🐾 *Weravet Vomisal C30 - Injektionslösung für Tiere* 890A
(Z.Nr. 8-30056) RP. P. nicht im Handel. QV03AX

Wick DayMed Duo 200 mg/30 mg - Filmtabletten 50J01, 02B10
(Z.Nr. 1-35488) RPF. W10,W12. P. M01AE51, R01BA52, R05X
ZI: WICK Pharma, Schwalbach, Deutschland
Z: 1 Tablette enthält: Ibuprofen 200 mg, Pseudoephedrin hydrochlorid 30 mg (entspr. Pseudoephedrin 24,6 mg), Tablettenkern: Cellulose, mikrokristalline, Maisstärke, vorverkleistert, Povidon K30, Siliciumdioxid, hochdispers, wasserfrei, Stearinsäure 95, Croscarmellose natrium, Natriumdodecylsulfat; Tablettenüberzug: Hypromellose, Titandioxid, Macrogol 400, Eisenoxid gelb, Polysorbat 80, Eisenoxid rot, Eisenoxid schwarz, Poly(vinylalkohol), teilweise hydrolysiert, Talkum, Macrogol 3350, Glimmer-basiertes Perlglanzpigment (entspr. Kaliumaluminiumsilikat) (entspr. Titandioxid).
EW: Kombination Antiphlogistikum + Sympathomimetikum.
AG: Symptomatisch bei Rhinosinusitis bei Erkältung.
AA: Mit etwas Wasser nach dem Essen unzerkaut einnehmen.
DO: Personen ab 15 Jahren: ED 1 Tablette, ev. alle 4-6 Std. wiederholen.
Bei starken Symptomen ED 2 Tabletten, ev. alle 6-8 Std. wiederholen. MTD 6 Tabletten.
Maximale Anwendungsdauer 5 Tage, bei Jugendlichen 3 Tage.
GA: Analgetika-Überempfindlichkeit, peptische Ulzera oder Blutungen, schwere Herz-, Leber-, Nieren-, Blutschäden, Schlaganfall, Engwinkelglaukom, Harnretention, Myokardinfarkt, Krampfanfälle, Lupus erythematodes.
SST: Gegenanzeige.
NW: Magen/Darm, Überempfindlichkeit, Haut (auch schwere Reaktionen).
WW: Kontraindiziert. MAO-Hemmer (2 Wochen Abstand), andere Vasokonstriktoren, Methylphenidat. ASS ab 75 mg.
Vorsicht: Andere Sympathomimetika, halogenierte Anästhetika, Herzglykoside (Arrhythmien), Kortikosteroide, Thrombozytenaggregationshemmer, niedrig dosierte ASS, andere NSAIDs, Phenytoin, SSRIs, Lithium, Diuretika, ACE-Hemmer, Betablocker, AT II-Antagonisten, Methotrexat, Zidovudin, Antidiabetika, Chinolone, Heparine, Ginkgo biloba.
WH: Möglichst niedrig und kurzzeitig dosieren, MTD nicht überschreiten. Vorsicht bei Asthma, Hypertonie, Hyperthyreose, Psychose, Diabetes, Mischkollagenosen, neurologischen Symptomen. Niere kontrollieren (bei dehydrierten Jugendlichen Risiko von Nierenversagen). Positive Dopingkontrollen möglich. Verkehrshinweis.
PG: 24 ST * (EKO: N) > [€ 10,60]

Wick Formel 44 Husten-Pastillen mit Honig 7,33 mg 50E01
(Z.Nr. 1-23560) RPF. P. R05DA09
ZI: WICK Pharma, Schwalbach, Deutschland
Z: 1 Lutschpastille enthält: Dextromethorphan 7,33 mg, Saccharose 2,2 g, Glucose 1,2 g, (entspr. Glucose-Sirup), Levomenthol, Honig 72 mg, Honig-Aroma, Aromastoff, Simeticon, Talkum, Pflanzenöl, hydriert, Calciumcarbonat, Lecithin, Carnaubawachs, Wasser, gereinigtes.
EW: Antitussivum; Opiumalkaloid.
AG: Reizhusten bei Erkältung oder grippalen Infekten.
AA: Zum Lutschen.
DO: Personen ab 12 Jahren: 3mal tgl. 2 Pastillen hintereinander langsam im Mund zergehen lassen. Max. 5 Tage anwenden. Nicht für Kinder.
GA: Asthma, COPD, Pneumonie, Ateminsuffizienz, -depression, schwere Leberschäden.
SST: Gegenanzeige im 1. Trimenon und in der Stillzeit, sonst strenge Nutzen/Risiko-Abwägung.
NW: ZNS (Müdigkeit, Schwindel), Magen/Darm, Hautreaktionen.
WW: Gegenanzeige: Serotoninsyndrom durch SSRIs, Linezolid, MAO-Hemmer (2 Wochen Abstand).
Besondere Vorsicht: Benzodiazepine (Atemdepression), ZNS-Dämpfer verstärkt.
Vorsicht: Starke CYP2D6-Hemmer (Cimetidin, Haloperidol, Antiarrhythmika, SSRIs, Terbinafin) erhöhen Dextromethorphan-Konzentration. Sekretolytika (Sekretstau).
GE: Bei längerem Gebrauch Toleranz und Abhängigkeit möglich.
WH: Vorsicht bei produktivem Husten, Leberschäden, Neigung zu Arzneimittelabhängigkeit. Verkehrshinweis.
PG: 12 ST * (EKO: N) [€ 5,90], 18 ST * (EKO: N) [€ 7,95]

Wick Formel 44 Hustenstiller - Sirup 20 mg/15 ml 50E01
(Z.Nr. 1-20403) RPF. P. R05DA09
ZI: WICK Pharma, Schwalbach, Deutschland
Z: 15 ml Sirup enthalten: Dextromethorphan hydrobromid 20 mg (entspr. Dextromethorphan), Ethanol 96% (V/V) 0,63 g, Saccharose 5,55 g, Natriumbenzoat, Saccharin natrium, Polyethylenoxid, Carmellose natrium, Natriumcitrat-2-Wasser, Citronensäure, wasserfreie, Macrogol 1800-stearat, Propylenglycol, Menthoxypropandiol, Levomenthol, Kirsch-Aroma (entspr. Black cherry flavour 1195 RF), Cochenillerot A 7,5 mg, Wasser, gereinigtes.
EW: Antitussivum; Opiumalkaloid.
AG: Reizhusten bei Erkältung oder grippalen Infekten.
AA: Mit Messbecher einnehmen. Vor Gebrauch schütteln.
DO: Personen ab 14 Jahren: 3mal tgl. 15 ml einnehmen. Max. 5 Tage anwenden.
GA: Asthma, COPD, Pneumonie, Ateminsuffizienz, -depression, schwere Leberschäden.
SST: Gegenanzeige im 1. Trimenon und in der Stillzeit, sonst strenge Nutzen/Risiko-Abwägung.
NW: ZNS (Müdigkeit, Schwindel), Magen/Darm, Hautreaktionen.
WW: Gegenanzeige: Serotoninsyndrom durch SSRIs, Linezolid, MAO-Hemmer (2 Wochen Abstand).
Besondere Vorsicht: Benzodiazepine (Atemdepression), ZNS-Dämpfer verstärkt.
Vorsicht: Starke CYP2D6-Hemmer (Cimetidin, Haloperidol, Antiarrhythmika, SSRIs, Terbinafin) erhöhen Dextromethorphan-Konzentration. Sekretolytika (Sekretstau).
GE: Bei längerem Gebrauch Toleranz und Abhängigkeit möglich.
WH: Vorsicht bei produktivem Husten, Leberschäden, Neigung zu Arzneimittelabhängigkeit.
Nicht für Alkoholkranke. Verkehrshinweis.
Bei Überdosierung Antidot Naloxon.
PG: 120 ML * (EKO: N) [€ 9,95], 180 ML * (EKO: N) [€ 13,45]

Wick Formel 44 Hustenstiller - Sirup mit Honig 20 mg/15 ml — 50E01

(Z.Nr. 1-27061) RPF. P. R05DA09
ZI: WICK Pharma, Schwalbach, Deutschland
Z: 15 ml Sirup enthalten: Dextromethorphan hydrobromid 20 mg (entspr. Dextromethorphan), Ethanol 96% (V/V) 0,63 g, Saccharose 5,55 g, Natriumbenzoat, Saccharin natrium, Polyethylenoxid, Carmellose natrium, Natriumcitrat-2-Wasser, Citronensäure, wasserfreie, Honig 0,75 g, Honig-Aroma L-166952, Verveine Aroma 97445-73, Macrogol stearat 1800, Propylenglycol, Menthoxypropandiol, Zuckercouleur E 150, Wasser, gereinigtes.
Kurzinformation: siehe Wick Formel 44 Hustenstiller - Sirup 20 mg/15 ml, → S. 1562
PG: 120 ML * (EKO: N) [€ 9,95], 180 ML * (EKO: N) [€ 13,45]

Wick 200 mg/15 ml Hustenlöser-Sirup — 50E03

(Z.Nr. 1-31757) RPF. P. R05CA03
ZI: WICK Pharma, Schwalbach, Deutschland
Z: 15 ml Sirup enthalten: Guaifenesin 200 mg, Saccharose 5,5 g, Ethanol 96% 0,63 g, Natriumbenzoat 0,01 g, Saccharin natrium, Polyethylenoxid, Carmellose natrium, Natriumcitrat dihydrat (entspr. Natrium 1,3 mmol) (entspr. → 30 mg), Citronensäure, wasserfreie, Macrogol stearat, Propylenglycol, Levomenthol, Honig-Ingwer-Aroma, Verveine-Aroma, Wasser, gereinigtes.
EW: Expectorans.
AG: Husten mit zähem Schleim.
AA: Oral.
DO: Personen ab 14 Jahren: 3-4mal tgl. 15 ml (= 1 Messbecher).
GA: Schwere Magen/Darm-Erkrankungen, Niereninsuffizienz, Asthma.
SST: Gegenanzeige.
NW: Selten Kopfschmerz, Schwindel, Magen/Darm, sehr selten Allergien.
WW: Sedativa, Muskelrelaxantien verstärkt. Antitussiva können Schleimtransport aus den Bronchien verhindern.
WH: Vorsicht bei Myasthenie, chronischem Husten (Raucher, chronischer Bronchitis, Lungenemphysem). Nicht für Alkoholkranke. Verkehrshinweis.
PG: 120 ML * (EKO: N) [€ 8,95], 180 ML * (EKO: N) [€ 12,45]

Wick - Inhalierstift — 50H04

(Z.Nr. 1-24317) RPF. P. R01AX10
ZI: WICK Pharma, Schwalbach, Deutschland
Z: 1 Stift enthält: Levomenthol 396,6 mg, Kampfer, razemischer 396,6 mg, Methyl salicylat, Fichtennadelöl.
EW: Rhinologikum, verbessert Nasenatmung.
AG: Verstopfte Nase.
AA: Bei Bedarf das Applikationsröhrchen in eine Nasenöffnung halten, die jeweils andere Nasenöffnung zuhalten und dabei tief einatmen. Max. 7 Tage anwenden.
GA: Asthma bronchiale, Kinder unter 2 Jahren.
SST: Anwendung möglich.
NW: Überempfindlichkeit, Brennen in der Nase, Laryngospasmus bei Kindern unter 2 Jahren.
PG: 1 ST * (EKO: N) [€ 4,70]

Wick MediNait Erkältungssirup für die Nacht — 02B10, 50J02

(Z.Nr. 0-17710) RPF. P. N02BE51
ZI: WICK Pharma, Schwalbach, Deutschland
Z: 30 ml enthalten: Doxylamin succinat 7,5 mg, Ephedrin sulfat 8 mg (entspr. Ephedrin 6,2 mg), Dextromethorphan hydrobromid 15 mg, Paracetamol 600 mg, Saccharose 8,25 g, Ethanol 96% (V/V) 4,3 g, Glycerol, Macrogol 6000, Natriumcitrat-2-Wasser, (entspr. Natrium 0,08 g), Zitronensäure monohydrat, Natriumbenzoat, Anethol, Chinolingelb, Brillantblau FCF, Wasser, gereinigtes.
EW: Kombination: Schleimhautabschwellend, hustenstillend, analgetisch.
AG: Erkältungssymptome mit Fieber.
AA: Abends vor dem Schlafengehen mit Messbecher einnehmen.
DO: Personen ab 16 Jahren: 1mal tgl. 30 ml abends über max. 5 Tage.
GA: Herzerkrankungen, Hypertonie, Asthma, Prostatahyperplasie, Phäochromozytom. Engwinkelglaukom, schwere Leber-, Nierenschäden, Epilepsie, Hirnschäden.
SST: Nicht einnehmen.
NW: Haut, Knochenmark, ZNS (Krämpfe), Augendruckanstieg, Herz/Kreislauf, Magen/Darm, Serotoninsyndrom, bei Überdosierung Leber-, Nierenschäden (Analgetika-Nephropathie), Hyper- und Hypoglykämie.
WW: Kontraindiziert: MAO-Hemmer, SSRIs (2 Wochen Abstand). Besondere Vorsicht: Benzodiazepine (Atemdepression). Vorsicht: ZNS-Dämpfer, Alkohol, Anticholinergika, Theophyllin, Gerinnungshemmer verstärkt. Neuroleptika, Blutdrucksenker abgeschwächt. Herzglykoside (Rhythmusstörungen). Enzyminduktoren, Epinephrin, Halothan, Insulin. Starke CYP2D6-Hemmer (Cimetidin, Ritonavir, Fluoxetin, Chinidin, Terbinafin) verstärken Wirkung von Dextromethorphan. Cholestyramin verlangsamt Aufnahme von Paracetamol. Nicht gleichzeitig andere Paracetamol-hältige Arzneimittel anwenden.
GE: Bei längerem Gebrauch Toleranz und Abhängigkeit möglich.
WH: Vorsicht bei Gilbert-Syndrom, Reflux, Diabetes, Prostatavergrößerung. Cave Alkohol. Verkehrshinweis. Auf Atembeschwerden oder Schmerzen in der Brust achten. Nicht bei fieberfreiem Husten einnehmen. 1 Messkappe enthält 8,25 g Saccharose (0,69 BE). Hohen Alkoholgehalt (4,3 g pro 30 ml) beachten, nicht für Alkoholkranke.
PG: 90 ML * (EKO: N) [€ 10,95], 180 ML * (EKO: N) [€ 15,95]

Wick SinexAloe - Nasenspray 0,5 mg/ml Lösung — 50H02

(Z.Nr. 1-24037) RPF. P. R01AA05
ZI: WICK Pharma, Schwalbach, Deutschland
Z: 1 Sprühstoß (= 50 µl) enthält: Oxymetazolin hydrochlorid ca. 25 µg (entspr. → ca. 0,5 mg/ml), Sorbitol, Natriumcitrat zur pH-Wert Einstellung, Polysorbat 80, Benzylalcohol, Citronensäure, wasserfreie (zur pH-Einstellung), Benzalkonium chlorid Lösung (entspr. Benzalkonium chlorid 0,2 mg/ml), Acesulfam kalium, Levomenthol, Cineol, Natrium edetat, Aloe Trockenextrakt, L-Carvon, Wasser, gereinigtes.
EW: Lokales Sympathomimetikum, abschwellend.
AG: Symptomatisch bei verstopfter Nase.
AA: Nasal.
DO: Personen über 6 Jahre: max. 2-3mal tgl. 1-2 Sprühstöße, Kinder von 6-10 Jahren: 2-3mal tgl. 1 Sprühstoß in jede Nasenöffnung. Max. 5-7 Tage ununterbrochen anwenden. Für Kinder unter 6 Jahren nicht geeignet.
GA: Engwinkelglaukom, nach transsphenoidaler Hypophysektomie, Rhinitis sicca, akute Koronarerkrankung, Herzasthma.
SST: Nur auf ärztlichen Rat anwenden.
NW: Atemwegsreizung, Reizbarkeit, Sedierung, Schlafstörungen bei Kindern, Tachykardie, Blutdruckanstieg, Kopfschmerzen, Sehstörungen, bei zu langer Anwendung Wirkungsabnahme, Rebound-Effekt.
WW: MAO-Hemmer (2 Wochen Abstand), trizyklische Antidepressiva, Blutdrucksenker, Bromocriptin.
WH: Vorsicht bei Hypertonie, schweren Herzschäden, Hyperthyreose, Diabetes, Prostatahyperplasie.
PG: 15 ML * (EKO: N) [€ 9,95]

Wick VapoRub - Salbe — 50Z05

(Z.Nr. 0-11627) RPF. P. R05X
ZI: WICK Pharma, Schwalbach, Deutschland
Z: 100 g enthalten: Levomenthol 2,75 g, Campher, racemischer 5 g, Eucalyptusöl 1,5 g, Terpentinöl vom Strandkiefer-Typ 5 g, Thymol, Wacholderholzöl, ätherisches, Weisses Vaselin.
AG: Erkältungsbeschwerden.
AA: Auf Brust, Hals und Rücken auftragen und leicht einmassieren.
DO: 2-4 mal tgl. auftragen. Menge: Kinder ab 2 Jahren ½-1 Teelöffel; Erwachsene: 2-3 Teelöffel.
GA: Asthma, geschädigte Haut, Kinder unter 2 Jahren (wegen des Gehalts an Campher und Menthol).
SST: Nicht empfohlen.
NW: Hustenreiz, Allergien, Verbrennungen am Applikationsort, Laryngospasmus bei Kleinkindern.
WH: Nur äußerlich anwenden. Nicht im Gesicht, auf Schleimhäuten oder auf vorgeschädigter Haut anwenden.
PG: 50 G * (EKO: N) [€ 9,95], 100 G * (EKO: N) [€ 15,45]

Wilate 500 I.E. VWF und 500 I.E. FVIII - Pulver und Lösungsmittel zur Herstellung einer Injektionslösung — 20D01

(Z.Nr. 2-00392) NR. P. E. B02BD06
ZI: Octapharma Pharmazeutika, Wien
Z: 1 Packung enthält: Von Willebrand-Faktor (human) 500 IE Blutgerinnungsfaktor VIII (human) 500 IE Natriumchlorid (entspr. Natrium 58,7 mg), Glycin, Saccharose, Natrium citrat, Calciumchlorid; Lösungsmittel: Polysorbat 80, Wasser für Injektionszwecke.
EW: Gerinnungsfaktoren in Kombination.
AG: Von-Willebrand-Syndrom (bei Kontraindikation oder Unwirksamkeit von Desmopressin), Hämophilie A.
AA: i.v. Injektion nach Auflösen im beigefügten Lösungsmittel; max. 2-3 ml pro Minute injizieren.
DO: Von Willebrand-Syndrom: ca. 20-50 IE/kg KG, intial auch 50-80 IE/kg KG
Prophylaxe: 20-40 IE/kg KG, 2-3 x wöchentlich.
Hämophilie A: Erforderliche Einheiten = KG (kg) x gewünschter FVIII-Anstieg (%) (IE/dl) x 0,5 IE/kg.
Details siehe Austria-Codex - Fachinformation.
Keine Daten bei Kindern unter 6 Jahren.
SST: Strenge Indikationsstellung.
NW: Allergien (bis Schock), Temperaturanstieg, Inhibitoren gegen

VWF oder FVIII, Katheter-bedingte Komplikationen, Husten, Schwindel, Bauch-, Rückenschmerzen.
WH: Vorsicht bei erhöhtem Thromboserisiko. Auf Überempfindlichkeit achten. Enthält bis 58,7 mg Natrium.
PG: 1 ST RE1 (EKO: Y) [€ 483,55]

Wilate 1000 I.E. VWF und 1000 I.E. FVIII - Pulver und Lösungsmittel zur Herstellung einer Injektionslösung 20D01
(Z.Nr. 2-00393) NR. P. E. B02BD06
ZI: Octapharma Pharmazeutika, Wien
Z: 1 Packung enthält: Von Willebrand-Faktor (human) 1000 IE, Blutgerinnungsfaktor VIII (human) 1000 IE, Natriumchlorid (entspr. Natrium 117,3 mg), Glycin, Saccharose, Natrium citrat, Calciumchlorid; Lösungsmittel: Polysorbat 80, Wasser für Injektionszwecke.
Kurzinformation: siehe Wilate 500 I.E. VWF und 500 I.E. FVIII - Pulver und Lösungsmittel zur Herstellung einer Injektionslösung, → S. 1563
PG: 1 ST RE1 (EKO: Y) [€ 918,00]

Willfact 500 I.E. - Pulver und Lösungsmittel zur Herstellung einer Injektionslösung 20D01
(Z.Nr. 2-36141) NR. P. nicht im Handel. B02BD10

Willfact 1000 I.E. - Pulver und Lösungsmittel zur Herstellung einer Injektionslösung 20D01
(Z.Nr. 2-00384) NR. P. nicht im Handel. B02BD10

Willfact 2000 I.E. - Pulver und Lösungsmittel zur Herstellung einer Injektionslösung 20D01
(Z.Nr. 2-36142) NR. P. nicht im Handel. B02BD10

Wilzin 25 mg - Hartkapseln 44E
(Z.Nr. EU/1/04/286/*) RP. P. A16AX05
ZI: Recordati Rare Diseases, Puteaux, Frankreich
Z: 1 Hartkapsel enthält: Zink acetat 2-Wasser 83,92 mg (entspr. Zink 25 mg), Kapselinhalt: Maisstärke, Magnesium stearat; Kapselhülle: Gelatine, Titandioxid, Brillantblau FCF; Drucktinte: (entspr. Eisen(II,III)-oxid) (entspr. Schellack).
EW: Hemmt die Resorption von Kupfer.
AG: Therapie des Morbus Wilson.
AA: Mindestens 1 Std. vor oder 2-3 Std. nach einer Mahlzeit einnehmen, ev. mit einer kleinen Menge Eiweiß (z.B. Fleisch).
DO: Erwachsene: TD 3(-5)mal 50 mg.
Kinder (1-6 Jahre): 2mal tgl. 25 mg.
Kinder ab 6 Jahren (bis 57 kg KG): 3mal tgl. 25 mg.
Schwangere: 3mal tgl. 25 mg.
Bei Therapiewechsel Chelatbildner nach 2-3 Wochen beibehalten, mind.
1 Std. Abstand zu Wilzin.
SST: In der Schwangerschaft Therapie mit Zink oder Chelatbildnern erforder- lich. Nicht stillen.
NW: Magenreizung, Enzymanstiege, Anämie, Leukopenie.
WW: Nahrungsmittel, Eisen, Kalziumersatzpräparate, Tetrazykline, phosphor- haltige Verbindungen können Resorption von Zink reduzieren. Zink kann Resorption von Eisen, Tetrazyklinen und Fluorchinolonen reduzieren.
WH: Nicht zur Initialtherapie bei symptomatischen Patienten.
Vorsicht bei Therapiewechsel bei Patienten mit portaler Hypertonie.
Therapieziel: Freies Kupfer im Plasma unter 250 mcg/l und Kupfer- ausscheidung im Urin unter 125 mcg/24 Std.
Kontrollen: Labor, Blutbild, Lipoproteine. Auf Myeloneuropathien achten.
Bei Überdosierung Magenspülung, Chelatbildner.
PG: 250 ST * (EKO: N) [€ 401,20]

Wilzin 50 mg - Hartkapseln 44E
(Z.Nr. EU/1/04/286/*) RP. P. A16AX05
ZI: Recordati Rare Diseases, Puteaux, Frankreich
Z: 1 Hartkapsel enthält: Zink acetat 2-Wasser 167,84 mg (entspr. Zink 50 mg), Kapselinhalt: Maisstärke, Magnesium stearat; Kapselhülle: Gelatine, Titandioxid, Brillantblau FCF; Drucktinte: (entspr. Eisen(II,III)-oxid) (entspr. Schellack).
Kurzinformation: siehe Wilzin 25 mg - Hartkapseln, → S. 1564
PG: 250 ST * (EKO: N) [€ 698,10]

Wobe-Mugos - magensaftresistente Tabletten 55Y
(Z.Nr. 0-15831) RP. P. V03AX
ZI: Mucos Pharma, Berlin, Deutschland
Z: 1 magensaftresistente Tablette enthält: Papain 270 FIP-E, Chymotrypsin 12000 FIP-E (entspr. → 200 µkat), Trypsin 1740 FIP-E (entspr. → 29 µkat), Cellulose, mikrokristalline, Lactose monohydrat 194,4 mg, Macrogol 6000, Copovidon, Magnesium stearat, Siliciumdioxid, hochdisperses, Povidon, Crospovidon, Methacrylsäure-methylmethacrylat-copolymer (1:1), Natrium laurylsulfat, Talkum, Triethylcitrat, Vanillin, Natrium metabisulfit (entspr. E 223).
EW: Proteolytisches Enzym.
AG: Unterstützend bei onkologischen Erkrankungen.
AA: Mindestens ½ bis 1 Std. vor oder nach einer Mahlzeit unzerkaut mit viel Flüssigkeit schlucken.
DO: TD 3mal 2 bis 4mal 3 Tabletten, MTD 12 Tabletten. Details siehe Austria Codex-Fachinformation.
Keine Daten bei Kindern und Jugendlichen.
GA: Gerinnungsstörungen, akut blutende Tumore, schwere Leber- oder Nierenschäden, unmittelbar vor Operation, unmittelbar nach Operationen von ZNS-Tumoren, Allergieneigung.
SST: Nicht anwenden.
NW: Allergien, Magen/Darm.
WW: Kontraindiziert: Gerinnungshemmer.
WH: 4 Tage vor einer Operation absetzen.
PG: 100 ST * (EKO: N) [€ 173,75]

Wobenzym - magensaftresistente Tabletten 27A04
(Z.Nr. 0-17712) RP. P. M09AB52
ZI: Mucos Pharma, Berlin, Deutschland
Z: 1 magensaftresistente Tablette enthält: Trypsin 720 FIP-E (entspr. → 12 µkat), Chymotrypsin 300 FIP-E (entspr. → 5 µkat); Bromelain 225 FIP-E, Papain 164 FIP-E, Protease 300 E, Rutosid trihydrat 50 mg, Cellulose, mikrokristalline, Lactose max. 0,13 g (entspr. Lactose monohydrat), Magnesium stearat, Maisstärke, vorverkleistert, Siliciumdioxid, hochdisperses, Macrogol 6000, Talkum, Methacrylsäure-methylmethacrylat-copolymer (1:1), Natrium laurylsulfat, Triethylcitrat, Saccharose 0,03 g, Natrium metabisulfit, Maltodextrin.
EW: Entzündungshemmend, fibrinolytisch.
AG: Zur unterstützenden Behandlung bei: Thrombophlebitis, postthrombotischem Syndrom einschließlich des Ulcus cruris und des Ödems, traumatisch bedingten Schwellungen, Prophylaxe und Therapie postoperativer Entzündungs- und Schwellungszustände, Wirbelsäulensyndrom, rheumatoide Arthritis, aktivierte Gelenksarthrose, Adnexitis.
AA: Oral über den Tag verteilt mindestens ½-1 Std. vor oder nach den Mahlzeiten unzerkaut mit viel Flüssigkeit einnehmen.
DO: Erwachsene: 3mal tgl. 3 - 5 (- 10) Tabletten. MTD 30 Tabletten. Keine Erfahrungen bei Kindern und Jugendlichen.
GA: Gerinnungsstörungen, schwere Leber- oder Nierenschäden, unmittelbar vor chirurgischen Eingriffen.
SST: Nicht anwenden.
NW: Allergische Reaktionen, Magen/Darm, Blutbild (Gerinnung).
WW: Vorsicht: Antikoagulantien, Thrombozytenaggregationshemmer (Verstärkung). Erhöhte Plasmaspiegel von Antibiotika (Tetrazykline, Amoxicillin, Sulfonamide).
WH: Bei allergischen Reaktionen bzw. 4 Tage vor einer Operation absetzen.
PG: **DRG** 40 ST * (EKO: N) [€ 11,60], **DRG** 200 ST * (EKO: N) [€ 42,95], **DRG** 800 ST * (EKO: N) [€ 132,90], **MSR TBL** 40 ST * (EKO: N) [€ 11,60], **MSR TBL** 200 ST * (EKO: N) [€ 42,95], **MSR TBL** 800 ST * (EKO: N) [€ 132,90]

Wund- und Brandgel Wala 22X
(Z.Nr. 3-38254) RPF. P. V03AX
ZI: Wala Heilmittel, Bad Boll/Eckwälden, Deutschland
Z: 10 g enthalten: Argentum colloidale (Homöopathie) D5 0,1 g, Arnica montana e floribus LA 20% 0,15 g, Calendula officinalis e floribus LA 20% 0,1 g, Lytta vesicatoria (Cantharis)-Gl D5 0,1 g, Symphytum officinale ex herba LA 20% 0,1 g, Thuja occidentalis LA 20% 0,1 g, Urtica urens LA 20% 0,45 g, Glycerol, Kaliumdihydrogenphosphat, Natriumchlorid, Natriumhydrogencarbonat, Natrium monohydrogenphosphat 2-Wasser, Silbersulfat, Thymianöl vom Thymol-Typ, Tragant, Xanthan gummi, Wasser, gereinigtes.
EW: Homöopathikum.
AG: Verbrennungen 1. und 2. Grades, Sonnenbrand, Insektenstiche, Schürfwunden, Hautgeschwüre.
AA: Auf der Haut.
DO: Personen ab 1 Jahr: Mehrmals tgl. Gel auftragen und eintrocknen. Bei Brandwunden sofort eine 1 mm dicke Schicht Gel auftragen und feucht halten. MTD 10 g, bei Kindern von 1 bis 6 Jahren sollte die behandelte Fläche nicht größer als die Handfläche des Kindes sein.
SST: Vorsicht.
NW: Hautreaktionen.
PG: 30 G * (EKO: N) [€ 8,90]

Xadago 50 mg - Filmtabletten
12B05

(Z.Nr. EU/1/14/984/*) NR. P. N04BD03
ZI: Zambon, Bresso, Italien
Z: 1 Filmtablette enthält: Safinamid 50 mg (entspr. Safinamid mesilat), Tablettenkern: Cellulose, mikrokristalline, Crospovidon Typ A, Magnesium stearat, Siliciumdioxid, hochdisperses; Filmüberzug: Hypromellose, Macrogol 6000, Titandioxid, Eisen(III)-oxid, Muscovit.
EW: MAO B-Hemmer.
AG: Zusatz zu Levodopa bei M. Parkinson im mittleren bis Spätstadium mit Fluktuationen.
AA: Mit Wasser einnehmen.
DO: TD initial 50 mg, dann ev. 100 mg. Keine Daten an Kindern und Jugendlichen.
GA: Schwere Leberschäden; Albinismus, Uveitis, schwere Retinopathien.
SST: In der Schwangerschaft nicht empfohlen; zuverlässige Kontrazeption empfohlen. In der Stillzeit nicht einnehmen.
NW: Psyche (Schlaflosigkeit, Impulskontrollstörungen, Spielsucht), ZNS (Dyskinesien), Augen (Katarakt), Vertigo, Tachykardie, Hypotonie oder Hypertonie, Husten, Magen/Darm, Haut; Arthralgie, Untersuchungen, Stürze, Verletzungen.
WW: Kontraindiziert: Andere MAO-Hemmer (z.B. Moclobemid), Pethidin. Nicht empfohlen: Dextromethorphan, Fluoxetin, Fluvoxamin. Vorsicht: Antidepressiva, Sympathomimetika, BCRP-Substrate (z.B. Rosuvastatin, Pitavastatin, Pravastatin, Ciprofloxacin, Methotrexat,Topotecan, Diclofenac oder Glyburid).
WH: Auf Impulskontrollstörungen achten. Verkehrshinweis.
PG: 14 ST * (EKO: N) [€ 106,00], 30 ST * (EKO: N) [€ 199,05]

▼ Xadago 100 mg - Filmtabletten
12B05

(Z.Nr. EU/1/14/984/*) NR. P. N04BD03
ZI: Zambon, Bresso, Italien
Z: 1 Filmtablette enthält: Safinamid 100 mg (entspr. Safinamid mesilat), Tablettenkern: Cellulose, mikrokristalline, Crospovidon Typ A, Magnesium stearat, Siliciumdioxid, hochdisperses; Filmüberzug: Hypromellose, Macrogol 6000, Titandioxid, Eisen(III)-oxid, Muscovit.
Kurzinformation: siehe Xadago 50 mg - Filmtabletten, → S. 1565
PG: 14 ST * (EKO: N) [€ 106,00], 30 ST * (EKO: N) [€ 199,05]

Xagrid 0,5 mg - Hartkapseln 55L
(Z.Nr. EU/1/04/295/*) NR. P. nicht im Handel. L01XX35

Xalacom 50 Mikrogramm/ml + 5 mg/ml - Augentropfen
47H04

(Z.Nr. 1-24204) RP. P. E. S01ED51
ZI: Pfizer Corporation Austria, Wien
Z: 1 ml enthält: Latanoprost 50 µg, Timolol 5 mg (entspr. Timolol maleat 6,8 mg), Natriumchlorid, Benzalkonium chlorid 0,2 mg, Natriumdihydrogenphosphat Monohydrat, Natrium monohydrogenphosphat (entspr. Phosphat 6,3 mg), Salzsäure-Lösung zur pH-Wert-Einstellung, Natriumhydroxid-Lösung zur pH-Wert Einstellung, Wasser für Injektionszwecke.
EW: Augendruck senkende Kombination.
AG: Weitwinkelglaukom, okuläre Hypertension.
AA: Am betroffenen Auge. Systemische Resorption wird reduziert, wenn nasolakrimale Okklusion durchgeführt wird oder Augenlider 2 min geschlossen werden.
DO: 1mal tgl. 1 Tropfen in den Bindehautsack des erkrankten Auges. Keine Untersuchungen an Kindern und Jugendlichen.
GA: Reaktive Atemwegserkrankungen, Sinusbradykardie, AV-Block 2. oder 3. Grades ohne Schrittmacher, Herzinsuffizienz, kardiogener Schock.
SST: Nicht anwenden.
NW: Verstärkte Irispigmentierung, Sehstörungen, Augenirritationen, sehr selten Hornhautverkalkungen, Kopfschmerzen, Exanthem; systemische NW möglich; NW der Einzelsubstanzen beachten (Latanoprost: Asthma; Timolol: Herz/Kreislauf, Atemwege, ZNS, Magen/Darm).
WW: WW von Beta-Blockern beachten: Verstärkung anderer Blutdrucksenker oder Bradykardie induzierender Arzneimittel, Antidiabetika (Hypoglykämie), Clonidin (verstärkte Hypertension beim plötzlichen Absetzen). Paradoxe Augendruckerhöhung durch andere Prostaglandinanaloga.
WH: Vorsicht bei kardiovaskulären Erkrankungen, schweren peripheren Durchblutungsstörungen, COPD, Diabetes, Herpes-Keratitis in der Anamnese. Mögliche systemische Wirkungen von Timolol beachten. Kontaktlinsen vor der Anwendung herausnehmen und erst 15 min danach wieder einsetzen. Verkehrshinweis.
PG: 2,5 ML AU (2) (EKO: G) [€ 14,30]

Xalatan 50 Mikrogramm/ml - Augentropfen
47G02

(Z.Nr. 1-22019) RP. P. S01EE01
ZI: Pfizer Corporation Austria, Wien
Z: 1 ml enthält: Latanoprost 50 µg, Natriumchlorid, Benzalkonium chlorid 0,2 mg, Natriumdihydrogenphosphat Monohydrat 7,7 mg, Natriummonohydrogenphosphat, wasserfrei 1,55 mg, Wasser für Injektionszwecke.
EW: Prostaglandin $F_{2\alpha}$-Analogon, senkt Augeninnendruck.
AG: Weitwinkelglaukom, okuläre Hypertension, kindliches Glaukom.
DO: Alle Alter: 1mal tgl. (abends) 1 Tropfen in das erkrankte Auge eintropfen. Keine Daten an Frühgeborenen. Begrenze Daten im 1. Lebensjahr.
SST: Gegenanzeige.
NW: Zunahme des braunen Pigmentanteils der Iris, Augenentzündung, Dunkelfärbung der Augenwimpern oder der Haut des Augenlids. Fremdkörpergefühl, selten Uveitis/Iritis, Makulaödem, Herpes-Keratitis, Hornhautverkalkungen; Asthma, Haut, Kopfschmerzen, Herzklopfen, Muskel- und Gelenkschmerzen. Augenreizungen durch Benzalkonumchlorid.
WW: Nicht mit anderen Prostaglandinen anwenden.
WH: Vorsicht bei Aphakie, Risiko für zystoides Makulaödem. Iritis/Uveitis, Herpes-Keratitis, Asthma. Auf bleibende Farbveränderungen der Iris achten. Kontaktlinsen nach 15 min. wieder einsetzen. Verkehrshinweis.
PG: 2,5 ML AU (2) (EKO: G) [€ 13,75]

Xalkori 200 mg - Hartkapseln
55G

(Z.Nr. EU/1/12/793/*) NR. P. L01ED01
ZI: Pfizer Europe, Brüssel, Belgien
Z: 1 Kapsel enthält: Crizotinib 200 mg, Kapselinhalt: Siliciumdioxid, hochdisperses, Cellulose, mikrokristalline, Calciumhydrogenphosphat, Carboxymethylstärke, Natrium Typ A, Magnesium stearat (pflanzlich); Kapselhülle: Gelatine, Titandioxid, Eisen(III)-oxid; Drucktinte: Schellack, Propylenglycol, Kaliumhydroxid, Eisen(II,III)-oxid.
EW: Proteinkinasehemmer, antineoplastisch.
AG: Als Monotherapie: (Vorbehandeltes) Anaplastische-Lymphom-Kinase (ALK)-positives, fortgeschrittenes nicht kleinzelliges Lungenkarzinom (non small cell lung cancer, NSCLC).
ROS1-positives fortgeschrittenes nicht kleinzelliges Lungenkarzinom.
AA: Im Ganzen mit Wasser (nicht mit Grapefruitsaft) schlucken.
DO: Vor Therapiebeginn ist ALK- oder ROS1- positiver Nachweis erforderlich.
2mal tgl. 250 mg kontinuierlich. Bei Toxizität Dosisreduktion auf 2mal tgl. 200 mg oder 1mal tgl. 250 mg oder Therapieabbruch. Dosisanpassung bei schweren Nieren- und Leberschäden. Keine Daten an Kindern und Jugendlichen.
SST: Zwingende Indikationsstellung, nicht stillen. Kontrazeption für Frauen und Männer bis mindestens 3 Monate nach Therapieende.
NW: Sehstörungen, Magen/Darm (gastrointestinale Perforation), Ödeme, Müdigkeit, Blutbild, Pneumonitis, Herz (Bradykardie, QT-Verlängerung, Herzinsuffizienz), Niere (Kreatininanstieg), verminderter Appetit, Neuropathien, Leber (Enzymanstiege).
WW: Vermeiden: Starke CYP3A-Inhibitoren (z.B. Grapefruitsaft) und Induktoren. Vorsicht: QT-verlängernde Substanzen, Pg-Substrate, CYP3A4-Substrate mit geringer therapeutische Breite, Substrate für verschiedene Enzymsysteme.
WH: Auf Lebertoxizität, Pneumonitis, QT-Verlängerung, Sehstörungen achten. Niere kontrollieren. Verkehrshinweis.
PG: 60 ST * (EKO: N) [€ 8.340,25]

Xalkori 200 mg - Hartkapseln 55G
(Z.Nr. EU/1/12/793/*) NR. P. Parallelimport. L01ED01
nicht im Handel.

Xalkori 200 mg - Hartkapseln
55G

(Z.Nr. EU/1/12/793/*) NR. P. Parallelimport. L01ED01
V: Orifarm, Leverkusen, Deutschland
Z: 1 Kapsel enthält: Crizotinib 200 mg, Kapselinhalt: Siliciumdioxid, hochdisperses, Cellulose, mikrokristalline, Calciumhydrogenphosphat, Carboxymethylstärke, Natrium Typ A, Magnesium stearat (pflanzlich); Kapselhülle: Gelatine, Titandioxid, Eisen(III)-oxid; Drucktinte: Schellack, Propylenglycol, Kaliumhydroxid, Eisen(II,III)-oxid.
PG: 60 ST * (EKO: N) [€ 8.174,30]

Xalkori 250 mg - Hartkapseln
55G

(Z.Nr. EU/1/12/793/*) NR. P. L01ED01
ZI: Pfizer Europe, Brüssel, Belgien
Z: 1 Kapsel enthält: Crizotinib 250 mg, Kapselinhalt: Siliciumdioxid, hochdisperses, Cellulose, mikrokristalline, Calciumhydrogenphosphat, Carboxymethylstärke, Natrium Typ A, Magnesium stearat (pflanzlich); Kapselhülle: Gelatine, Titandioxid, Eisen(III)-oxid; Drucktinte: Schellack, Propylenglycol, Kaliumhydroxid, Eisen(II,III)-oxid.
Kurzinformation: siehe Xalkori 200 mg - Hartkapseln, → S. 1565
PG: 60 ST * (EKO: N) [€ 8.340,25]

Xalkori 250 mg - Hartkapseln 55G
(Z.Nr. EU/1/12/793/*) NR. P. Parallelimport. L01ED01
V: Abacus Medicine, Copenhagen, Dänemark
Z: 1 Kapsel enthält: Crizotinib 250 mg, Kapselinhalt: Siliciumdioxid, hochdisperses, Cellulose, mikrokristalline, Calciumhydrogenphosphat, Carboxymethylstärke, Natrium Typ A, Magnesium stearat (pflanzlich); Kapselhülle: Gelatine, Titandioxid, Eisen(III)-oxid; Drucktinte: Schellack, Propylenglycol, Kaliumhydroxid, Eisen(II,III)-oxid.
PG: 60 ST * (EKO: N) [€ 8.174,20]

Xalkori 250 mg - Hartkapseln 55G
(Z.Nr. EU/1/12/793/*) NR. P. Parallelimport. L01ED01
V: Haemato Pharm, Schönefeld, Deutschland
Z: 1 Kapsel enthält: Crizotinib 250 mg, Kapselinhalt: Siliciumdioxid, hochdisperses, Cellulose, mikrokristalline, Calciumhydrogenphosphat, Carboxymethylstärke, Natrium Typ A, Magnesium stearat (pflanzlich); Kapselhülle: Gelatine, Titandioxid, Eisen(III)-oxid; Drucktinte: Schellack, Propylenglycol, Kaliumhydroxid, Eisen(II,III)-oxid.
PG: 60 ST * (EKO: N) [€ 8.174,05]

Xalkori 250 mg - Hartkapseln 55G
(Z.Nr. EU/1/12/793/*) NR. P. Parallelimport. L01ED01
V: Orifarm, Leverkusen, Deutschland
Z: 1 Kapsel enthält: Crizotinib 250 mg, Kapselinhalt: Siliciumdioxid, hochdisperses, Cellulose, mikrokristalline, Calciumhydrogenphosphat, Carboxymethylstärke, Natrium Typ A, Magnesium stearat (pflanzlich); Kapselhülle: Gelatine, Titandioxid, Eisen(III)-oxid; Drucktinte: Schellack, Propylenglycol, Kaliumhydroxid, Eisen(II,III)-oxid.
PG: 60 ST * (EKO: N) [€ 8.174,05]

Xaluprine 20 mg/ml - Suspension zum Einnehmen 55C
(Z.Nr. EU/1/11/727/*) NR. P. L01BB02
ZI: Nova Labotarories Ireland, Dublin, Irland
Z: 1 ml Suspension enthält: Mercaptopurin 20 mg (entspr. Mercaptopurine-1-Wasser), Xanthan gummi, Aspartam 3 mg, Himbeersaft Konzentrat, Sucrose, Natrium methyl-4-hydroxybenzoat 1 mg, Natrium ethyl-4-hydroxybenzoat 0,5 mg, Kalium sorbat, Natriumhydroxid, Wasser, gereinigtes.
EW: Antineoplastisch (Antimetabolit).
AG: Akute lymphoblastische Leukämie.
AA: Oral (bevorzugt abends) mit Dosierspritze, nicht mit Milch oder Milchprodukten. Vor Entnahme mindestens 30 sec kräftig schütteln.
DO: TD 25-75 mg/m² KOF.
SST: Strenge Nutzen/Risiko-Abwägung, nicht stillen. Kontrazeption für Frauen und Männer bis mindestens 3 Monate nach Therapieende.
NW: Knochenmark, Anorexie, Hypoglykämie (besonders bei Kindern unter 6 Jahren oder mit niedrigem Body-Mass-Index), erhöhtes Infektionsrisiko, Magen/Darm, Leber/Galle, hepatosplenales T-Zell-Lymphom, Makrophagenaktivierungssyndrom, Neoplasien.
WW: Kontraindiziert: Gelbfieberimpfstoff.
Nicht empfohlen: Andere Lebendimpfstoffe, Xanthinoxidasehemmer (Mercaptopurin-Dosis reduzieren).
Vorsicht: Orale Antikoagulanzien, Phenytoin (und andere Antiepileptika).
WH: Kontrollen: Knochenmark, Leber, Harnsäure. Erhöhtes Toxizitätsrisiko bei angeborenem mutiertem NUDT15-Gen.
PG: 100 ML * (EKO: N) [€ 523,30]

Xanor 0,5 mg - Tabletten 18C
(Z.Nr. 1-18639) NR. P1. P. N05BA12
ZI: Pfizer Corporation Austria, Wien
Z: 1 Tablette enthält: Alprazolam 0,5 mg, Lactose 96 mg, Cellulose, mikrokristalline, Siliciumdioxid, hochdisperses, Maisstärke, Magnesium stearat, Docusat natrium, Natriumbenzoat 0,11 mg (entspr. Natrium 0,05 mg), Erythrosin.
EW: Benzodiazepin: Anxiolytische und gewisse antidepressive Eigenschaften.
AG: Kurzzeitig symptomatisch bei akuten und chronischen Spannungs-, Erregungs- und Angstzuständen, Panikstörungen mit und ohne phobischem Vermeidungsverhalten.
AA: Mit ausreichend Flüssigkeit einnehmen.
DO: Möglichst niedrig dosiert und kurzzeitig anwenden.
Initiale TD 0,75 bis 1,5 mg in 2-3 ED, Erhaltungsdosis tgl. 0,5-4 mg in 2-3 ED.
Panikstörungen: Initiale TD 0,5-1 mg vor dem Schlafengehen, Erhaltungsdosis tgl. 5-6 mg in 3-4 ED.
Ältere Patienten: Initial MTD 0,75 mg in 3 ED. Bei Kindern und Jugendlichen nicht anwenden.
GA: Depressionen mit psychotischen Zügen, bipolarer Typ, endogene Depressionen, obstruktive Lungenerkrankungen, schwere Leberschäden, akutes Engwinkelglaukom, Myasthenia gravis.
SST: Gegenanzeige.
NW: Somnolenz, Schwindel, Erschöpfung, Reizbarkeit, Magen-Darm, autonomes Nervensystem, Erregung, Halluzinationen, paradoxe Reaktionen, anterograde Amnesie, Rebound-Syndrom, Dystonie, Ikterus, Inkontinenz, intraokuläre Druckerhöhung.
WW: Cave Alkohol! Besondere Vorsicht: Opioide (Atemdepression).
Vorsicht: Additiv mit anderen ZNS-dämpfenden Arzneimitteln.
Imipramin und Desipramin (Serum Steady-State erhöht), Clozapin (Atem- und Herzstillstand), Narkoanalgetika (verstärkte Euphorie), Cimetidin, Makrolide, Azol-Antimykotika (nicht empfohlen), Kontrazeptiva (Ausscheidungsverzögerung), Proteasehemmer, Digoxin (Vorsicht).
GE: Missbrauch, physische und psychische Abhängigkeit möglich. Dosis schrittweise reduzieren, ansonsten Entzugssymptome möglich.
WH: Besondere Vorsicht bei suizidgefährdeten, alkoholabhängigen, schwer depressiven Patienten. Nicht zur Primärbehandlung von Psychosen. Nicht als Monotherapeutikum bei Depressionen, nicht bei depressiven Patienten mit Panikstörungen anwenden.
Vorsicht bei älteren Patienten, Leber- und Nierenschäden, Lungeninsuffizienz.
Verkehrshinweis. Krankheitsursachen behandeln. Antidot bei Überdosierung: Flumazenil i.v.
PG: 20 ST (2) (EKO: G) [€ 2,65], 50 ST (EKO: G) [€ 5,55]

Xanor 1 mg - Tabletten 18C
(Z.Nr. 1-18638) NR. P1. P. N05BA12
ZI: Pfizer Corporation Austria, Wien
Z: 1 Tablette enthält: Alprazolam 1 mg, Lactose 96 mg, Cellulose, mikrokristalline, Siliciumdioxid, hochdisperses, Maisstärke, Magnesium stearat, Docusat natrium, Natriumbenzoat 0,11 mg (entspr. Natrium 0,05 mg), Erythrosin, Indigotin.
Kurzinformation: siehe Xanor 0,5 mg - Tabletten, →S. 1566
PG: 20 ST P (2) (EKO: G) [€ 2,75], 50 ST P (EKO: G) [€ 6,15]

▼ Xarelto 2,5 mg - Filmtabletten 20A03
(Z.Nr. EU/1/08/472/*) NR. P. B01AF01
ZI: Bayer, Leverkusen, Deutschland
Z: 1 Filmtablette enthält: Rivaroxaban 2,5 mg, Tablettenkern: Cellulose, mikrokristalline, Croscarmellose natrium, Lactose 33,92 mg (entspr. Lactose monohydrat), Hypromellose 2910, Natriumdodecylsulfat, Magnesium stearat; Filmüberzug: Macrogol 3350, Hypromellose 2910, Titandioxid, Eisen(III)-hydroxid-oxid x H2O.
EW: Antithrombotikum; direkter Faktor-Xa-Inhibitor.
AG: In Kombination mit ASS oder ASS und Clopidogrel oder Ticlopidin zur Prophylaxe atherothrombotischer Ereignisse nach akutem Koronarsyndrom (ACS) mit erhöhten kardialen Biomarkern.
In Kombination mit ASS zur Prophylaxe atherothrombotischer Ereignisse bei koronarer Herzerkrankung (KHK) oder symptomatischer peripherer arterieller Verschlusserkrankung (pAVK) und einem hohen Risiko für ischämische Ereignisse.
AA: Oral unabbhängig von den Mahlzeiten. Im Ganzen schlucken oder zerstoßen mit Wasser oder Apfelmus einnehmen. Verabreichung auch über Magensonde möglich.
DO: 2mal tgl. 2,5 mg Rivaroxaban. Bei ACS zusätzlich tgl. 75-100 mg ASS mit oder ohne 75 mg Clopidogrel oder einer üblichen TD Ticlopidin. Bei KHK oder pAVK zusätzlich tgl. 75-100 mg ASS.
Für Kinder und Jugendliche nicht empfohlen.
GA: Akute Blutungen, Läsionen oder klinische Situationen mit erhöhtem Blutungsrisiko, Leberschäden mit erhöhtem Blutungsrisiko.
nur ACS: bei Schlaganfall oder TIA in Anamnese.
SST: Gegenanzeige. Kontrazeption während Therapie empfohlen.
NW: Blutungen, Anämie, Leber (Transaminaseanstieg, Hepatitis), allergische Reaktionen, Hypotonie, ZNS (Schwindel), Magen/Darm, Niere, Haut (Pruritus, auch schwere Reaktionen), peripere Ödeme, Untersuchungen.
WW: Nicht empfohlen: Starke CYP3A4- und P-gp-Inhibitoren (Azol-Antimykotika, Proteasehemmer).
Vorsicht: Andere Antikoagulanzien, Thrombozytenaggregationshemmer, NSARs, SSRIs, SNRIs, starke CYP3A4-Induktoren. Gerinnungsparameter beeinflusst.
WH: Vorsicht bei schweren Nieren-, Leberschäden, erhöhtem Blutungsrisiko, Spinal/Epiduralanästhesie oder -punktion. Bei künstlichen Herzklappen nicht empfohlen. Keine Untersuchungen nach Hüftfraktur. Verkehrshinweis.
PG: 30 ST * (EKO: N) [€ 68,25], 60 ST * (EKO: N) [€ 129,25], 100 ST * (EKO: N) [€ 199,35]

▼ Xarelto 10 mg - Filmtabletten 20A03
(Z.Nr. EU/1/08/472/*) NR. P. B01AF01
ZI: Bayer, Leverkusen, Deutschland

Z: 1 Filmtablette enthält: Rivaroxaban 10 mg, Tablettenkern: Cellulose, mikrokristalline, Croscarmellose natrium, Lactose 26,51 mg (entspr. Lactose monohydrat), Hypromellose 2910, Natriumdodecylsulfat, Magnesium stearat; Filmüberzug: Macrogol 3350, Hypromellose 2910, Titandioxid, Eisen(III)-oxid.
EW: Antithrombotikum; direkter Faktor-Xa-Inhibitor.
AG: Prophylaxe venöser Thromboembolien (VTE) nach elektiven Hüft- oder Kniegelenksersatzoperationen.
Behandlung von tiefen Venenthrombosen (TVT) und Lungenembolien (LE).
Prophylaxe von rezidiverenden tiefen Venenthrombosen (TVT) und Lungenembolien (LE).
AA: Oral unabbhängig von den Mahlzeiten. Im Ganzen schlucken oder zerstoßen mit Wasser oder Apfelmus einnehmen. Verabreichung auch über Magensonde möglich.
DO: VTE: 1mal tgl. 10 mg; erste Gabe 6-10 Std. nach der Operation. Behandlungsdauer 2 Wochen (Knieoperation) bis 5 Wochen (Hüftoperation).
Behandlung, Prophylaxe einer rezidivierenden TVT und LE: 2mal tgl. 15 mg über 21 Tage, dann 1mal tgl. 20 mg.
Verlängerte Prophylaxe einer rezidivierenden TVT oder LE (nach mind. 6 Monate Therapie): 1mal tgl. 10-20 mg.
Details zur Umstellung von anderen Gerinnungshemmern siehe Austria Codex - Fachinformation.
Für Kinder und Jugendliche nicht empfohlen.
GA: Akute Blutungen, Läsionen oder klinische Situationen mit erhöhtem Blutungsrisiko, Leberschäden mit erhöhtem Blutungsrisiko.
SST: Gegenanzeige. Kontrazeption während Therapie empfohlen.
NW: Blutungen, Anämie, Leber (Transaminaseanstieg, Hepatitis), allergische Reaktionen, Hypotonie, ZNS (Schwindel), Magen/Darm, Niere, Haut (Pruritus, auch schwere Reaktionen), peripere Ödeme, Untersuchungen.
WW: Nicht empfohlen: Starke CYP3A4- und P-gp-Inhibitoren (Azol-Antimykotika, Proteasehemmer).
Vorsicht: Andere Antikoagulanzien, Thrombozytenaggregationshemmer, NSARs, SSRIs, SNRIs, starke CYP3A4-Induktoren.
Gerinnungsparameter beeinflusst.
WH: Vorsicht bei schweren Nieren-, Leberschäden, erhöhtem Blutungsrisiko, Spinal/Epiduralanästhesie oder -punktion. Bei künstlichen Herzklappen, instabiler Lungenembolie nicht empfohlen. Keine Untersuchungen nach Hüftfraktur. Verkehrshinweis.
PG: 5 ST IND (EKO: G) [€ 21,20], 10 ST IND (2) (EKO: G) [€ 40,25], 30 ST RE1 (EKO: Y) [€ 110,95], 100 ST * (EKO: N) [€ 364,70]

▼ *Xarelto 10 mg - Filmtabletten* 20A03
(Z.Nr. EU/1/08/472/*) NR. P. Parallelimport. B01AF01
nicht im Handel.

▼ Xarelto 15 mg - Filmtabletten 20A03

(Z.Nr. EU/1/08/472/*) NR. P. B01AF01
ZI: Bayer, Leverkusen, Deutschland
Z: 1 Filmtablette enthält: Rivaroxaban 15 mg, Tablettenkern: Cellulose, mikrokristalline, Croscarmellose natrium, Lactose 24,13 mg (entspr. Lactose monohydrat), Hypromellose 2910, Natriumdodecylsulfat, Magnesium stearat; Filmüberzug: Macrogol 3350, Hypromellose 2910, Titandioxid, Eisen(III)-oxid.
EW: Antithrombotikum; direkter Faktor-Xa-Inhibitor.
AG: Prophylaxe von Schlaganfällen und systemischen Embolien mit nicht - valvulärem Vorhofflimmern und Risikofaktoren.
Behandlung von tiefen Venenthrombosen (TVT) und Lungenembolien (LE).
Prophylaxe von rezidiverenden tiefen Venenthrombosen (TVT) und Lungenembolien (LE).
AA: Oral mit einer Mahlzeit. Im Ganzen schlucken oder zerstoßen mit Wasser oder Apfelmus einnehmen. Verabreichung auch über Magensonde möglich.
DO: Prophylaxe von Schlaganfällen und systemischen Embolien: 1mal tgl. 20 mg.
Behandlung, Prophylaxe einer rezidivierenden TVT und LE: 2mal tgl. 15 mg über 21 Tage, dann 1mal tgl. 20 mg.
Verlängerte Prophylaxe einer rezidivierenden TVT oder LE (nach mind. 6 Monate Therapie): 1mal tgl. 10-20 mg.
Details zur Umstellung von anderen Gerinnungshemmern siehe Austria Codex - Fachinformation.
Für Kinder und Jugendliche nicht empfohlen.
GA: Akute Blutungen, Läsionen oder klinische Situationen mit erhöhtem Blutungsrisiko, Leberschäden mit erhöhtem Blutungsrisiko.
SST: Gegenanzeige. Kontrazeption während Therapie empfohlen.
NW: Blutungen, Anämie, Leber (Transaminaseanstieg, Hepatitis), allergische Reaktionen, Hypotonie, ZNS (Schwindel), Magen/Darm, Niere, Haut (Pruritus, auch schwere Reaktionen), peripere Ödeme, Untersuchungen.
WW: Nicht empfohlen: Starke CYP3A4- und P-gp-Inhibitoren (Azol-Antimykotika, Proteasehemmer).
Vorsicht: Andere Antikoagulanzien, Thrombozytenaggregationshemmer, NSARs, SSRIs, SNRIs, starke CYP3A4-Induktoren.
Gerinnungsparameter beeinflusst.
WH: Vorsicht bei schweren Nieren-, Leberschäden, erhöhtem Blutungsrisiko, Spinal/Epiduralanästhesie oder -punktion. Bei künstlichen Herzklappen, instabiler Lungenembolie nicht empfohlen. Keine Untersuchungen nach Hüftfraktur. Verkehrshinweis.
PG: 14 ST RE1 (EKO: Y) [€ 56,05], 28 ST RE1 (EKO: Y) [€ 110,05], 42 ST RE1 (EKO: Y) [€ 153,80], **SAMMELPACK** 100 ST * (EKO: N) [€ 364,70]

▼ *Xarelto 15 mg - Filmtabletten* 20A03
(Z.Nr. EU/1/08/472/*) NR. P. Parallelimport. B01AF01
nicht im Handel.

▼ *Xarelto 15 mg - Filmtabletten* 20A03
(Z.Nr. EU/1/08/472/*) NR. P. Parallelimport. B01AF01
nicht im Handel.

▼ *Xarelto 15 + 20 mg - Filmtabletten* 20A03
(Z.Nr. EU/1/08/472/*) NR. P. nicht im B01AF01
Handel.

▼ Xarelto 20 mg - Filmtabletten 20A03

(Z.Nr. EU/1/08/472/*) NR. P. B01AF01
ZI: Bayer, Leverkusen, Deutschland
Z: 1 Filmtablette enthält: Rivaroxaban 20 mg, Tablettenkern: Cellulose, mikrokristalline, Croscarmellose natrium, Lactose 21,76 mg (entspr. Lactose monohydrat), Hypromellose 2910, Natriumdodecylsulfat, Magnesium stearat; Filmüberzug: Macrogol 3350, Hypromellose 2910, Titandioxid, Eisen(III)-oxid.
Kurzinformation: siehe Xarelto 15 mg - Filmtabletten, → S. 1567
PG: 14 ST RE1 (EKO: Y) [€ 56,05], 28 ST RE1 (EKO: Y) [€ 110,05], **SAMMELPACK** 100 ST * (EKO: N) [€ 364,70]

▼ *Xarelto 20 mg - Filmtabletten* 20A03
(Z.Nr. EU/1/08/472/*) NR. P. Parallelimport. B01AF01
nicht im Handel.

Xatral SR 5 mg - Filmtabletten 52D02

(Z.Nr. 1-21754) RP. P. G04CA01
ZI: sanofi-aventis, Wien
Z: 1 Filmtablette enthält: Alfuzosin hydrochlorid 5 mg, Cellulose, mikrokristalline, Calcium hydrogenphosphat-2-Wasser, Rizinusöl, hydriertes 19,6 mg, Povidon, Magnesium stearat, Hypromellose, Propylenglykol, Titandioxid, Eisenoxid rot, Eisenoxid gelb.
EW: Alpha 1-Rezeptoren-Blocker.
AG: Benigne Prostatahyperplasie.
AA: Unzerteilt mit ausreichend Flüssigkeit einnehmen.
DO: 2mal tgl. 5 mg. MTD 10 mg. Erste Dosis vor dem Schlafengehen einnehmen.
Ältere Patienten: Initial 1mal tgl. 5 mg, dann Dosis anpassen.
Dosisreduktion bei Leber- und Nierenschäden.
GA: Orthostatische Hypotonie, schwere Leberschäden, Kombination mit anderen Alpha 1-Blockern.
SST: Keine Indikation.
NW: Schwindel, Orthostase, zerebrale Ischämie, Vorhofflimmern, Magen/Darm, Synkopen, Haut, Harninkontinenz, Leber, Priapismus, intraoperatives Floppy-Iris-Syndrom.
WW: Nicht mit anderen Alpha-Blockern kombinieren. Nicht empfohlen: Stark wirksame CYP3A4- Hemmer. Vorsicht: Narkotika, Nitrate, Blutdrucksenker.
WH: Vorsicht bei Patienten unter antihypertensiver Behandlung, bei QT-Verlängerung und bei akuter Herzinsuffizienz. Regelmäßige Blutdruckkontrollen. Auf intraoperatives Floppy-Iris-Syndrom achten. Verkehrshinweis.
PG: 56 ST U (2) (EKO: G) [€ 10,85]

🐾 Xeden 15 mg - Tabletten für Katzen 812AD

(Z.Nr. 8-00782) NR. P. QJ01MA90
ZI: Ceva Sante Animale, Libourne, Frankreich
Z: 1 Tablette enthält: Enrofloxacin 15 mg, Schweineleberpulver, Trockenhefe aus Saccharomyces cerevisiae HANSEN CBS 5926, Cellulose, mikrokristalline, Croscarmellose natrium, Siliciumdioxid, hochdisperses, Magnesium stearat, Lactose monohydrat.
EW: Fluorchinolon-Antibiotikum.
AG: Infektionen der oberen Atemwege.
AA: Zum Eingeben (direkt ins Maul oder ins Futter).
DO: 1mal tgl. 5 mg Enrofloxacin/kg KG an 5-10 Tagen.
GA: Wachstumsphase (unter 3 Monaten bzw. 1 kg KG), Chinolonresistenz, Epilepsie.
SST: Nutzen/Risiko-Abwägung, bei laktierenden Tieren nicht empfohlen.
NW: Erbrechen, Durchfall, Allergien, neurologische Symptome.
WW: Flunixin, Theophyllin; Antazida (2 Std. Abstand). Potentieller Anta- gonismus zur Tetrazyklinen, Phenicolen oder Makroliden (nicht gemeinsam anwenden).

WH: Bei Überdosierung Netzhautschädigung bis Blindheit.
PG: 120 ST VT [€ 103,40]

🐾 Xeden 50 mg - Tabletten für Hunde 812AD

(Z.Nr. 8-00781) NR. P. QJ01MA90
ZI: Ceva Sante Animale, Libourne, Frankreich
Z: 1 Tablette enthält: Enrofloxacin 50 mg, Schweineleberpulver, Trockenhefe aus Saccharomyces cerevisiae HANSEN CBS 5926, Cellulose, mikrokristalline, Croscarmellose natrium, Copovidon, Rizinusöl, hydriertes, Siliciumdioxid, hochdisperses, Lactose monohydrat.
EW: Fluorchinolon-Antibiotikum.
AG: Harnwegsinfektionen durch E. coli oder Proteus mirabilis; Pyodermie.
AA: Zum Eingeben ins Maul oder ins Futter.
DO: 1mal tgl. 5 mg Enrofloxacin/kg KG über
- 10 Tage bei Infektionen der unteren Harnwege;
- 15 Tage bei Infektionen der oberen Harnwege oder bei Infektionen der unteren Harnwege mit Prostatitis;
- bis 21 Tage bei oberflächlicher Pyodermie;
- bis 49 Tage bei tiefer Pyodermie.

GA: Junge oder wachsende Hunde (12 Monate bei kleinen Rassen, 18 Monate bei großen Rassen), Epilepsie, Chinolonresistenz
SST: Nutzen/Risiko-Abwägung, bei laktierenden Tieren nicht empfohlen.
NW: Erbrechen, Durchfall, Allergien, neurologische Symptome. Gelenkknorpel- veränderungen in der Wachstumsphase.
WW: Theophyllin; Antazida (2 Std. Abstand); potentieller Antagonismus zu Tetrazyklinen, Phenicolen oder Makroliden (nicht gemeinsam anwenden).
WH: Vorsicht bei schweren Leber- oder Nierenschäden. Möglichst nur nach Empfindlichkeitsprüfung anwenden.
PG: 100 ST VT [€ 136,45]

🐾 Xeden 150 mg - Tabletten für Hunde 812AD

(Z.Nr. 8-00783) NR. P. QJ01MA90
ZI: Ceva Sante Animale, Libourne, Frankreich
Z: 1 Tablette enthält: Enrofloxacin 150 mg, Schweineleberpulver, Trockenhefe aus Saccharomyces cerevisiae HANSEN CBS 5926, Cellulose, mikrokristalline, Croscarmellose natrium, Copovidon, Rizinusöl, hydriertes, Siliciumdioxid, hochdisperses, Lactose monohydrat.
Kurzinformation: siehe Xeden 50 mg - Tabletten für Hunde, → S. 1568
PG: 120 ST VT [€ 317,60]

🐾 Xeden 200 mg - Tabletten für Hunde 812AD

(Z.Nr. 8-00884) NR. P. QJ01MA90
ZI: Ceva Sante Animale, Libourne, Frankreich
Z: 1 Tablette enthält: Enrofloxacin 200 mg, Schweineleberpulver, Trockenhefe aus Saccharomyces cerevisiae, Cellulose, mikrokristalline, Croscarmellose natrium, Copovidon, Siliciumdioxid, hochdisperses, Rizinusöl, hydriertes, Lactose monohydrat.
Kurzinformation: siehe Xeden 50 mg - Tabletten für Hunde, → S. 1568
PG: 120 ST VT [€ 401,10]

Xefo 4 mg - Filmtabletten 13B04

(Z.Nr. 1-21851) RP. P. M01AC05
ZI: Takeda Austria, Linz
Z: 1 Filmtablette enthält: Lornoxicam 4 mg, Tablettenkern: Lactose monohydrat 94 mg, Cellulose, mikrokristalline, Povidon K30, Croscarmellose natrium, Magnesium stearat; Filmüberzug: Macrogol 6000, Titandioxid, Talkum, Hypromellose.
EW: Nichtsteroidales Antiphlogistikum.
AG: Kurzzeitbehandlung von akuten leichten bis mäßig starken Schmerzen.
Symptomatische Behandlung von Schmerzen und Entzündungen bei rheumatoider Arthritis und Osteoarthritis.
AA: Mit Flüssigkeit einnehmen.
DO: Möglichst niedrig und kurzzeitig dosieren. **Schmerzen:** TD 8-16 mg in 2-3 ED. MTD 16 mg.
Arthritis: TD initial 12 mg in 2-3 ED. MTD 16 mg.
Bei eingeschränkter Leber- oder Nierenfunktion MTD 12 mg.
Für Kinder und Jugendliche nicht empfohlen.
GA: Blutbildschäden, erhöhte Blutungsneigung, Magen/Darm-Blutungen, Herzinsuffizienz, schwere Leber- oder Nierenschäden.
SST: Gegenanzeige, besonderes im 3. Trimenon. Für Frauen, die eine Schwangerschaft planen, nicht empfohlen.
NW: Magen/Darm, allgemein, Blut, Kreislauf, Haut, Leber, Dyspnoe, Muskel- krämpfe, ZNS, Auge, Niere, lokale Reaktionen.
WW: Vorsicht mit Gerinnungshemmern, Methotrexat, Sulfonylharnstoff, Lithium, Diuretika, Cimetidin, Digoxin, Beta-Blockern, Ciclosporin, Methotrexat, Heparin, ACE-Hemmern, Rifampicin, Pemetrexed.
WH: Gerinnungskontrolle, Kontrollen der Leber- und Nierenfunktion, Blutbild- kontrollen. Verkehrshinweis. Risiko gastrointestinaler Blutungen beachten. Vorsicht bei erhöhter Blutungsneigung, Hypertonie, Herzinsuffizienz, Asthmaanamnese, SLE, Mischkollagenosen. Bei Varicellen nicht anwenden (Haut- und Weichteilkomplikationen möglich).
PG: 30 ST (2) (EKO: G) [€ 6,40], 50 ST (2) (EKO: G) [€ 9,30]

Xefo 8 mg - Filmtabletten 13B04

(Z.Nr. 1-21852) RP. P. M01AC05
ZI: Takeda Austria, Linz
Z: 1 Filmtablette enthält: Lornoxicam 8 mg, Tablettenkern: Lactose monohydrat 90 mg, Cellulose, mikrokristalline, Povidon K30, Croscarmellose natrium, Magnesium stearat; Filmüberzug: Macrogol 6000, Titandioxid, Talkum, Hypromellose.
Kurzinformation: siehe Xefo 4 mg - Filmtabletten, → S. 1568
PG: 10 ST (2) (EKO: G) [€ 4,05], 30 ST (2) (EKO: G) [€ 12,10], 50 ST (EKO: G) [€ 16,55]

Xefo Rapid 8 mg - Filmtabletten 13B04

(Z.Nr. 1-24965) RP. P. M01AC05
ZI: Takeda Austria, Linz
Z: 1 Filmtablette enthält: Lornoxicam 8 mg, Tablettenkern: Cellulose, mikrokristalline, Natriumhydrogencarbonat, Calcium hydrogenphosphat, wasserfreies, Hydroxypropylcellulose niedrig substituiert, Hydroxypropylcellulose, Calcium stearat; Filmüberzug: Titandioxid, Talkum, Propylenglycol, Hypromellose.
EW: Nichtsteroidales Antiphlogistikum.
AG: Kurzzeitbehandlung von akuten leichten bis mäßig starken Schmerzen.
AA: Oral mit Flüssigkeit.
DO: ED 8-16 mg; am ersten Tag initial 16 mg und nach 12 Std. weitere Gabe von 8 mg möglich, dann TD max. 16 mg .
Dosisreduktion bei eingeschränkter Leber- oder Nierenfunktion.
Für Kinder und Jugendliche nicht empfohlen.
GA: Blutbildschäden, erhöhte Blutungsneigung, Magen/Darm-Blutungen, Herzinsuffizienz, schwere Leber- oder Nierenschäden.
SST: Gegenanzeige, besonderes im 3. Trimenon. Für Frauen, die eine Schwangerschaft planen, nicht empfohlen.
NW: Magen/Darm, allgemein, Blut, Kreislauf, Haut, Leber, Dyspnoe, Muskel- krämpfe, ZNS, Auge, Niere, lokale Reaktionen.
WW: Vorsicht mit Gerinnungshemmern, Methotrexat, Sulfonylharnstoff, Lithium, Diuretika, Cimetidin, Digoxin, Beta-Blockern, Ciclosporin, Methotrexat, Heparin, ACE-Hemmern, Rifampicin, Pemetrexed.
WH: Gerinnungskontrolle, Kontrollen der Leber- und Nierenfunktion, Blutbild- kontrollen. Verkehrshinweis. Risiko gastrointestinaler Blutungen be- achten. Vorsicht bei erhöhter Blutungsneigung, Hypertonie, Herzinsuffizienz, Asthmaanamnese, SLE und Mischkollagenosen. Bei Varicellen nicht anwenden (Haut- und Weichteilkomplikationen möglich).
PG: 6 ST * (EKO: N) [€ 6,40]

Xefo 8 mg - Pulver und Lösungsmittel zur Herstellung einer Injektionslösung 13B04

(Z.Nr. 1-22673) RP. P. M01AC05
ZI: Takeda Austria, Linz
Z: 1 Durchstechflasche enthält: Lornoxicam 8 mg, Mannitol, Trometamol, Natrium edetat; Lösungsmittel Wasser für Injektionszwecke.
EW: Nichtsteroidales Antiphlogistikum.
AG: Kurzzeitbehandlung akuter leichter bis mäßig starker Schmerzen.
AA: I.v. oder i.m. Injektion.
DO: Möglichst niedrig und kurzzeitig dosieren. ED 8 mg, MTD 16 mg. Dosireduktion bei eingeschränkter Leber- oder Nierenfunktion. Nur einmalig für den Therapiebeginn anwenden.
Für Kinder und Jugendliche nicht empfohlen.
GA: Blutbildschäden, erhöhte Blutungsneigung, Magen/Darm-Blutungen, Herzinsuffizienz, schwere Leber- oder Nierenschäden.
SST: Gegenanzeige, besonderes im 3. Trimenon. Für Frauen, die eine Schwangerschaft planen, nicht empfohlen.
NW: Magen/Darm, allgemein, Blut, Kreislauf, Haut, Leber, Dyspnoe, Muskel- krämpfe, ZNS, Auge, Niere, lokale Reaktionen.
WW: Vorsicht mit Gerinnungshemmern, Methotrexat, Sulfonylharnstoff, Lithium, Diuretika, Cimetidin, Digoxin, Beta-Blockern, Ciclosporin, Methotrexat, Heparin, ACE-Hemmern, Rifampicin, Pemetrexed.
WH: Gerinnungskontrolle, Kontrollen der Leber- und Nierenfunktion, Blutbild- kontrollen. Verkehrshinweis. Risiko gastrointestinaler Blutungen be- achten. Vorsicht bei erhöhter Blutungsneigung, Hypertonie, Herzinsuffizienz, Asthmaanamnese, SLE und Mischkollagenosen. Bei Varicellen nicht anwenden (Haut- und Weichteilkomplikationen möglich).
PG: 1 ST * (EKO: N) [€ 3,70]

Xelevia 25 mg - Filmtabletten 06B05
(Z.Nr. EU/1/07/382/*) NR. P. nicht im Handel. A10BH01

Xelevia 50 mg - Filmtabletten 06B05
(Z.Nr. EU/1/07/382/*) NR. P. nicht im Handel. A10BH01

Xelevia 100 mg - Filmtabletten 06B05
(Z.Nr. EU/1/07/382/*) NR. P. nicht im Handel. A10BH01

▼ Xeljanz 5 mg - Filmtabletten 13A02, 42F
(Z.Nr. EU/1/17/1178/*) NR. P. L04AA29

ZI: Pfizer Europe, Brüssel, Belgien
Z: 1 Filmtablette enthält: Tofacitinib 5 mg (entspr. Tofacitinib citrat), Tablettenkern: Cellulose, mikrokristalline, Lactose 59,44 mg (entspr. Lactose monohydrat), Croscarmellose natrium, Magnesium stearat; Filmüberzug: Hypromellose 6cP, Titandioxid, Lactose monohydrat, Macrogol 3350, Triacetin.
EW: Selektives Immunsuppressivum.
AG: - Therapieresistente mittelschwere bis schwere aktive rheumatoide Arthritis (Monotherapie oder in Kombination mit Methotrexat).
- Aktive Psoriasis-Arthritis (in Kombination mit Methotrexat) bei Nichtansprechen auf vorangegangene DMARD-Therapie.
- Mittelschwere bis schwere aktive Colitis ulcerosa bei Nichtansprechen auf andere Therapien
AA: Oral. Tabletten können zerkleinert mit Wasser eingenommen werden.
DO: Arthritis: 2mal tgl. 5 mg.
Colitis ulcerosa: 2mal tgl. 10 mg über 8 Wochen, dann 2mal tgl. 5 (- 10) mg.
Dosisreduktion bei hämatologischen NW (Details siehe Austria Codex - Fachinformation).
Keine Daten bei Kindern und Jugendlichen.
GA: Aktive Tuberkulose, schwere Infektionen, schwere Leberschäden.
SST: Gegenanzeige. Kontrazeption für Frauen im gebärfähigen Alter bis mindestens 4 Wochen nach Therapieende erforderlich.
NW: Schwere Infektionen (z.B. Herpes zoster), Virusreaktivierung, nicht melanozytärer Hautkrebs, Lymphome und andere Malignome, Lunge (Pneumonie, interstitielle Lungenerkrankung), venöse thromboembolische Ereignisse (TVT, LE), Magen-Darm (Perforationen), Hypertonie, Überempfindlichkeit, Untersuchungen (Blutbild, Leber, Blutfette).
WW: Gegenanzeige: Lebendimpfungen während der Therapie (sollen 2-4 Wochen vor Therapiebeginn gegeben werden). Nicht empfohlen: Starke CYP3A4-Induktoren (Rifampicin), Tacrolimus, Ciclosporin.
Starke CYP3A-Hemmer (z.B. Ketoconazol, Fluconazol): Tofacitinib-Dosis auf 1mal tgl. 5 mg verringern.
WH: Vorsicht bei Patienten mit Risikofaktoren für venöse thromboembolische Ereignisse (nicht empfohlen bei der Erhaltungstherapie von 2mal tgl. 10 mg bei Colitis ulcerosa). Vorsicht bei kardiovaskulären Erkrankungen, Infektionsanfälligkeit, Patienten über 65 Jahren. Kontrollen: Leber, Blutbild, Hämoglobin, Blutfette.
PG: 56 ST RE2 (EKO: Y) [€ 1.011,90]

▼ *Xeljanz 5 mg - Filmtabletten* 13A02, 42F
(Z.Nr. EU/1/17/1178/*) NR. P. Parallelimport. nicht im Handel. L04AA29

▼ Xeljanz 10 mg - Filmtabletten 13A02, 42F
(Z.Nr. EU/1/17/1178/*) NR. P. L04AA29

ZI: Pfizer Europe, Brüssel, Belgien
Z: 1 Filmtablette enthält: Tofacitinib 10 mg (entspr. Tofacitinib citrat), Tablettenkern: Cellulose, mikrokristalline, Lactose 118,88 mg (entspr. Lactose monohydrat), Croscarmellose natrium, Magnesium stearat; Filmüberzug: Hypromellose 6cP, Titandioxid, Lactose monohydrat, Macrogol 3350, Triacetin, Indigocarmin-Aluminiumsalz, Brillantblau FCF, Aluminiumsalz.
Kurzinformation: siehe Xeljanz 5 mg - Filmtabletten, → S. 1569
PG: 56 ST RE2 (EKO: Y) [€ 1.990,00]

▼ Xeljanz 11 mg - Retardtabletten 13A02
(Z.Nr. EU/1/17/1178/*) NR. P. L04AA29
ZI: Pfizer Europe, Brüssel, Belgien
Z: 1 Retardtablette enthält: Tofacitinib 11 mg (entspr. Tofacitinib citrat), Tablettenkern: Sorbitol 152,23 mg, Hyetellose, Copovidon, Magnesium stearat; Filmüberzug: Celluloseacetat, Hyprolose, Hypromellose, Titandioxid, Triacetin, Eisen(III)-oxid; Drucktinte: Schellack, Ammoniumhydroxid, Propylenglycol, Eisen(II,III)-oxid.
EW: Selektives Immunsuppressivum.
AG: Therapieresistente mittelschwere bis schwere aktive rheumatoide Arthritis (Monotherapie oder in Kombination mit Methotrexat).
AA: Oral im Ganzen einnehmen.
DO: 1mal tgl. 1 Retardtablette. Umstellung von und auf 2mal tgl. Tofacitinib 5 mg Filmtabletten möglich.
Dosisreduktion bei hämatologischen NW (Details siehe Austria Codex - Fachinformation).
Keine Daten bei Kindern und Jugendlichen.
GA: Aktive Tuberkulose, schwere Infektionen, schwere Leberschäden.
SST: Gegenanzeige. Kontrazeption für Frauen im gebärfähigen Alter bis mindestens 4 Wochen nach Therapieende erforderlich.
NW: Schwere Infektionen (z.B. Herpes zoster), Virusreaktivierung, nicht melanozytärer Hautkrebs, Lymphome und andere Malignome, Lunge (Pneumonie, interstitielle Lungenerkrankung), venöse thromboembolische Ereignisse (TVT, LE), Magen-Darm (Perforationen), Hypertonie, Überempfindlichkeit, Untersuchungen (Blutbild, Leber, Blutfette).
WW: Gegenanzeige: Lebendimpfungen während der Therapie (sollen 2-4 Wochen vor Therapiebeginn gegeben werden).
Nicht empfohlen: Starke CYP3A4-Induktoren (Rifampicin), Tacrolimus, Ciclosporin.
Starke CYP3A-Hemmer (z.B. Ketoconazol, Fluconazol): Tofacitinib-Dosis auf 1mal tgl. 5 mg verringern.
WH: Vorsicht bei Patienten mit Risikofaktoren für venöse thromboembolische Ereignisse. Vorsicht bei kardiovaskulären Erkrankungen, Infektionsanfälligkeit, Patienten über 65 Jahren. Kontrollen: Leber, Blutbild, Hämoglobin, Blutfette.
PG: 28 ST * (EKO: N) [€ 1.021,55]

Xeloda 150 mg - Filmtabletten 55C
(Z.Nr. EU/1/00/163/*) NR. P. nicht im Handel. L01BC06

Xeloda 500 mg - Filmtabletten 55C
(Z.Nr. EU/1/00/163/*) NR. P. L01BC06
ZI: Roche Registration, Grenzach-Wyhlen, Deutschland
Z: 1 Filmtablette enthält: Capecitabin 500 mg, Tablettenkern: Lactose 52 mg, Croscarmellose natrium, Hypromellose 3mPas, Cellulose, mikrokristalline, Magnesium stearat; Filmüberzug: Hypromellose 3mPas, Titandioxid, Eisen(III)-hydroxid-oxid, Eisen(III)-oxid, Talkum.
EW: Zytostatikum (Antimetabolit).
AG: Metastasiertes Kolorektalkarzinom; fortgeschrittenes oder metastasiertes Mammakarzinom. First line Therapie des fortgeschrittenen Magenkarzinoms in Kombination mit Platin.
AA: Bis 30 min nach einer Mahlzeit im Ganzen mit Wasser einnehmen. Tabletten nicht zerdrücken.
DO: 2mal tgl. 1250 mg/m^2 KOF über 14 Tage, dann 7 Tage Pause.
Kombination mit Irinotecan: 2mal tgl. 800 mg Capecitabin/m^2 KOF über 14 Tage und 200 mg Irinotecan/m^2 KOF am Tag 1, dann 7 Tage Pause.
Dosisreduktion beim Auftreten von Nebenwirkungen bzw. bei Nierenschäden. Kein relevanter Nutzen bei Kindern und Jugendlichen.
GA: Schwere Blutbild-, Leber-, Nierenschäden, Dihydropyrimidin-Dehydrogenase-Mangel (DPD).
SST: Gegenanzeige (im Tierversuch teratogen). Wirksame Verhütungsmethode bis 6 Monate (Frauen) bzw. 3 Monate (Männer) nach Therapieende. Bis 2 Wochen nach Therapieende nicht stillen.
NW: Magen/Darm (Anorexie, Diarrhoe, Übelkeit/Erbrechen). Haut (Hand-Fuß-Syndrom, auch schwere Reaktionen), Abgeschlagenheit, ZNS, Ödeme, Blutbild, Bilirubinanstieg, Herz, Hypo/Hyperkalzämie, allgemeine Schwäche.
WW: Gegenanzeige: Brivudin (erhöhte Toxizität, potentiell tödlich; 4 Wochen Abstand bis zur ersten Gabe von Capecitabin). Vorsicht: Kumarine (Blutungen), CYP2C9-Substrate, z.B. Phenytoin (erhöhte Spiegel); Interferon alfa, Folinsäure (Verträglichkeit von Capecitabin herabgesetzt), Allopurinol, Strahlentherapie.
WH: Vor Behandlungsbeginn Phänotyp- und/oder Genotyp- Untersuchung auf DPD-Mangel empfohlen. Vorsicht bei ZNS-Erkrankungen, Diabetes oder Elektrolytstörungen. Bei Dehydrierung Behandlung unterbrechen und Dehydrierung ausgleichen. Auf Diarrhoe, Kardiotoxizität, Augen, Leber achten. Verkehrshinweis.
PG: 120 ST (EKO: G) [€ 241,95]

Xeloda 500 mg - Filmtabletten 55C
(Z.Nr. EU/1/00/163/*) NR. P. Parallelimport. n.l. L01BC06
V: Abacus Medicine, Copenhagen, Dänemark
Z: 1 Filmtablette enthält: Capecitabin 500 mg, Tablettenkern: Lactose 52 mg, Croscarmellose natrium, Hypromellose 3mPas, Cellulose, mikrokristalline, Magnesium stearat; Filmüberzug: Hypromellose 3mPas, Titandioxid, Eisen(III)-hydroxid-oxid, Eisen(III)-oxid, Talkum.
PG: 120 ST * (EKO: N) [€ 241,45 n.l.]

X

Xeloda 500 mg - Filmtabletten 55C
(Z.Nr. EU/1/00/163/*) NR. P. Parallelimport. L01BC06
nicht im Handel.

Xeloda 500 mg - Filmtabletten 55C
(Z.Nr. EU/1/00/163/*) NR. P. Parallelimport. L01BC06
V: Haemato Pharm, Schönefeld, Deutschland
Z: 1 Filmtablette enthält: Capecitabin 500 mg, Tablettenkern: Lactose 52 mg, Croscarmellose natrium, Hypromellose 3mPas, Cellulose, mikrokristalline, Magnesium stearat; Filmüberzug: Hypromellose 3mPas, Titandioxid, Eisen(III)-hydroxid-oxid, Eisen(III)-oxid, Talkum.
PG: 120 ST (EKO: G) [€ 236,90]

Xenetix 250 (250 mg Jod/ml) - Parenterale Röntgenkontrastmittellösung 24B03
(Z.Nr. 1-21880) NR. P. n.l. V08AB11
ZI: Guerbet, Roissy CdG Cedex, Frankreich
Z: 100 ml Injektionslösung enthalten: Jod 25 g (entspr. Iobitridol 54,84 g), Natriumcalciumedetat (entspr. Natrium 3,5 mg), Trometamol hydrochlorid, Trometamol, Salzsäure zur pH-Wert-Einstellung, Natriumhydroxid-Lösung 1N zur pH-Einstellung, Wasser für Injektionszwecke; Osmolalität: 585 mosmol/kg.
PG: 100ML 1 ST * (EKO: N) [€ 71,45 n.l.], **100ML** 10 ST * (EKO: N) [€ 557,45 n.l.], **200ML** 10 ST * (EKO: N) [€ 1.071,45 n.l.]

Xenetix 300 (300 mg Jod/ml) - Parenterale Röntgenkontrastmittellösung 24B03
(Z.Nr. 1-21881) NR. P. V08AB11
ZI: Guerbet, Roissy CdG Cedex, Frankreich
Z: 100 ml Injektionslösung enthalten: Jod 30 g (entspr. Iobitridol 65,81 g), Natriumcalciumedetat (entspr. Natrium 3,5 mg), Trometamol hydrochlorid, Trometamol, Salzsäure zur pH-Wert-Einstellung, Natriumhydroxid-Lösung 1N zur pH-Einstellung, Wasser für Injektionszwecke; Osmolalität: 695 mosmol/kg.
EW: Nichtionisches, wasserlösliches niederosmolares Kontrastmittel.
AG: Intravenöse Urographie, Schädel- und Ganzkörpertomographie, intravenöse digitale Subtraktionsangiographie, Arteriographie, Angiokardiographie, Arthrographie, Hysterosalpingographie (nach sicherem Ausschluss einer Schwangerschaft).
DO: Mittlere Dosierung 1,1-2,8 ml/kg KG je nach Anwendungsgebiet.
Details siehe Austria-Codex - Fachinformation.
GA: Myelographie (keine Untersuchungen), Hyperthyreose.
SST: Strenge Indikationsstellung, 24 Std. nicht stillen.
NW: Wärmegefühl, Erbrechen, schwerwiegende Reaktionen (bis Schock) möglich, Atemnot, Kreislauf, lokale Reaktionen (Schmerzen, Ödeme).
WW: Aufnahmefähigkeit der Schilddrüse für Radiojod einige Wochen vermindert.
Metformin (Laktatazidose), Diuretika (Niereninsuffizienz), Blutdruck- senker, Interleukon-2.
WH: Vorsicht bei Leber-, Nierenschäden, Diabetes, Sichelzellanämie, kardio- vaskulären Erkrankungen. Anwendung nur, wenn für Notfallmaßnahmen vorge- sorgt ist.
PG: IBTL 100ML 10 ST * (EKO: N) [€ 663,45 n.l.], **IBTL 200ML** 10 ST * (EKO: N) [€ 1.283,45 n.l.], **IBTL 500ML** 10 ST * (EKO: N) [€ 3.143,55 n.l.], **IFL 50ML** 1 ST * (EKO: N) [€ 47,80 n.l.], **IFL 50ML** 10 ST * (EKO: N) [€ 380,25], **IFL 75ML** 1 ST * (EKO: N) [€ 64,30 n.l.], **IFL 75ML** 10 ST * (EKO: N) [€ 515,45 n.l.], **IFL 100ML** 1 ST * (EKO: N) [€ 86,20 n.l.], **IFL 100ML** 10 ST * (EKO: N) [€ 663,45], **IFL 200ML** 10 ST * (EKO: N) [€ 1.283,45], **IFL 500ML** 10 ST * (EKO: N) [€ 3.143,55]

X

Xenetix 350 (350 mg Jod/ml) - Parenterale Röntgenkontrastmittellösung 24B03
(Z.Nr. 1-21882) NR. P. V08AB11
ZI: Guerbet, Roissy CdG Cedex, Frankreich
Z: 100 ml Injektionslösung enthalten: Jod 35 g (entspr. Iobitridol 76,78 g), Natriumcalciumedetat (entspr. Natrium 3,5 mg), Trometamol hydrochlorid, Trometamol, Salzsäure zur pH-Wert-Einstellung, Natriumhydroxid-Lösung 1N zur pH-Einstellung, Wasser für Injektionszwecke; Osmolalität: 915 mosmol/kg.
EW: Nichtionisches, wasserlösliches niederosmolares Kontrastmittel.
AG: Intravenöse Urographie, Schädel- und Ganzkörpertomographie, intravenöse digitale Subtraktionsangiographie, Arteriographie, Angiokardiographie, Arthrographie, Hysterosalpingographie (nach sicherem Ausschluss einer Schwangerschaft).
DO: Mittlere Dosierung 1,0-4,6 ml/kg KG je nach Anwendungsgebiet.
Details siehe Austria-Codex - Fachinformation.
GA: Myelographie (keine Untersuchungen), Hyperthyreose.
SST: Strenge Indikationsstellung, 24 Std. nicht stillen.
NW: Wärmegefühl, Erbrechen, schwerwiegende Reaktionen (bis Schock) möglich, Atemnot, Kreislauf, lokale Reaktionen (Schmerzen, Ödeme).
WW: Aufnahmefähigkeit der Schilddrüse für Radiojod einige Wochen vermindert.
Metformin (Laktatazidose), Diuretika (Niereninsuffizienz), Blutdruck- senker, Interleukon-2.
WH: Vorsicht bei Leber-, Nierenschäden, Diabetes, Sichelzellanämie, kardio- vaskulären Erkrankungen. Anwendung nur, wenn für Notfallmaßnahmen vorge- sorgt ist.
PG: IBTL 100ML 10 ST * (EKO: N) [€ 739,15 n.l.], **IBTL 200ML** 10 ST * (EKO: N) [€ 1.434,85 n.l.], **IBTL 500ML** 10 ST * (EKO: N) [€ 3.522,05 n.l.], **IFL 50ML** 1 ST * (EKO: N) [€ 53,05 n.l.], **IFL 50ML** 10 ST * (EKO: N) [€ 425,50 n.l.], **IFL 100ML** 1 ST * (EKO: N) [€ 96,70 n.l.], **IFL 100ML** 10 ST * (EKO: N) [€ 739,15], **IFL 200ML** 10 ST * (EKO: N) [€ 1.434,85], **IFL 500ML** 10 ST * (EKO: N) [€ 3.522,05]

Xenical 120 mg - Hartkapseln 04C
(Z.Nr. EU/1/98/071/*) NR. P. A08AB01
ZI: Cheplapharm Arzneimittel, Greifswald, Deutschland
Z: 1 Kapsel enthält: Orlistat 120 mg, Kapselinhalt: Cellulose, mikrokristalline, Poly(O-carboxymethyl)stärke-Natrium, Povidon, Natriumdodecylsulfat, Talkum; Kapselhülle: Gelatine, Indigocarmin, Titandioxid, Drucktinte (entspr. Eisen(II,III)-oxid) (entspr. Ammoniak konzentriert) (entspr. Kaliumhydroxid) (entspr. Schellack) (entspr. Propylenglycol).
EW: Hemmt gastrointestinale Lipasen.
AG: Adipositas (BMI >= 30 kg/m² oder BMI >= 28 kg/m² und Risikofaktoren).
DO: 1 Kapsel unmittelbar vor, während oder bis zu 1 Std. nach jeder Haupt- mahlzeit. MTD 3 Kapseln. Kein Nutzen für Kinder.
GA: Chronisches Malabsorptionssyndrom, Cholestase.
SST: Vorsicht, nicht stillen.
NW: Vor allem Magen/Darm (Flatulenz, fettige/ölige Stühle, rektale Blutungen, Inkontinenz), selten Überempfindlichkeit, Leber, Haut, Psyche, Oxalat-Nephropathie, Hypothyroidismus.
WW: Gleichzeitige Gabe mit Acarbose nicht empfohlen. Vorsicht: Vitamin A, D, E, K +Beta-Carotin (erniedrigte Resorption). Ciclosporin (Plasmaspiegel kontrollieren). Antikoagulantien (Gerinnung kontrollieren). Antikonvul- siva, antiretrovirale Arzneimittel (Absorption verringert). Lithium, Antidepressiva (verringerte Wirksamkeit).
WH: Behandlungsbeginn erst wenn mit Diät mindestens 2,5 kg Gewichtsverlust über 4 Wochen erreicht werden konnte. Auf ausgewogene Ernährung mit ca. 30% Fett achten. Behandlung nach 12 Wochen abbrechen, wenn Gewichtsverlust nicht mindestens 5% beträgt.
PG: 84 ST * (EKO: N) [€ 110,95]

Xenical 120 mg - Hartkapseln 04C
(Z.Nr. EU/1/98/071/*) NR. P. Parallelimport. A08AB01
V: Abacus Medicine, Copenhagen, Dänemark
Z: 1 Kapsel enthält: Orlistat 120 mg, Kapselinhalt: Cellulose, mikrokristalline, Poly(O-carboxymethyl)stärke-Natrium, Povidon, Natriumdodecylsulfat, Talkum; Kapselhülle: Gelatine, Indigocarmin, Titandioxid, Drucktinte (entspr. Eisen(II,III)-oxid) (entspr. Ammoniak konzentriert) (entspr. Kaliumhydroxid) (entspr. Schellack) (entspr. Propylenglycol).
PG: 84 ST * (EKO: N) [€ 106,80]

▼ *Xenleta 600 mg - Filmtabletten* 34K
(Z.Nr. EU/1/20/1457/*) NR. P. nicht im Handel. J01XX12

▼ *Xenleta 150 mg - Konzentrat und Lösungsmittel zur Herstellung einer Infusionslösung* 34K
(Z.Nr. EU/1/20/1457/*) NR. P. nicht im Handel. J01XX12

Xeomin 100 Einheiten - Pulver zur Herstellung einer Injektionslösung 46A04
(Z.Nr. 1-27340) NR. P. M03AX01
ZI: Merz Pharmaceuticals, Frankfurt/Main, Deutschland
Z: 1 Durchstechflasche enthält: Clostridium botulinum Neurotoxin Typ A (150kD), frei von Komplexproteinen 100 E, Albumin vom Menschen, Sucrose.
EW: Peripheres Muskelrelaxans.
AG: Blepharospasmus, Spasmus hemifacialis, Torticollis spasmodicus, Spastik der oberen Extremitäten, chronische Sialorrhö aufgrund neurologischer Erkrankungen.
AA: Rekonstituierte Lösung mit steriler Nadel i.m., bei Sialorrhö intraglandulär injizieren. Nicht in ein Blutgefäß injizieren.
DO: Blepharospasmus, Spasmus hemifacialis: 1,25 bis 2,5 Einheiten pro Injektionsstelle lokal injizieren.
Torticollis: Erstbehandlung: MD 200 Einheiten. Folgebehandlungen: MD 300 Einheiten. Pro Injektionsstelle max. 50 Einheiten lokal injizieren.

Obere Extremitäten: Gesamtdosis bis 500 Einheiten pro Sitzung, frühestens nach 12 Wochen wiederholen.
Sialorrhö: Pro Sitzung: Parotis 30 Einheiten pro Seite, Submandibularis 20 Einheiten pro Seite.
Keine Dosisempfehlungen für Kinder und Jugendliche.
Details siehe Austria-Codex - Fachinformation.
GA: Generalisierte Störungen der Muskeltätigkeit, Infektion an der vorgesehenen Injektionsstelle.
SST: Nutzen/Risiko-Abwägung, in der Stillzeit nicht empfohlen.
NW: ZNS (epileptische Anfälle), Auge (Ptosis), Haut, Mundtrockenheit, Infektionen der oberen Atemwege, Muskelschwäche, Magen/Darm, lokale Reaktionen, Anaphylaxie, sehr selten Ausbreitung des Toxins an entfernte Stellen (Dysphagie, Muskelschwäche, Aspirationspneumonie, Herz), starke Mundtrockenheit nach Behandlung der Sialorrhö, Überempfindlichkeit (auch schwere Reaktionen), Antikörperbildung. Selten Todesfälle bei Kindern bei off label- Anwendung.
WW: Vorsicht: Aminoglykoside, Spectinomycin, periphere Muskelrelaxantien, 4-Aminochinoline.
WH: Vorsicht bei Gerinnungsstörungen, amyotropher Lateralsklerose, Schwäche oder Atrophie des zu injizierenden Muskels, Engwinkelglaukom (bei Blepharospasmus), neuromuskulären Erkrankungen, Aspiration, Dysphagie. Bei Torticollis auf Dysphagien achten. Auf Schluck-, Sprech- oder Atemstörungen achten. Keine Erfahrungen mit Injektionen im unteren Gesichtsbereich. Vor Behandlung der Sialorrhö Zahnarzt besuchen. Behandlung der Sialorrhö während einer Bestrahlung nicht empfohlen. Verkehrshinweis.
PG: 1 ST * (EKO: N) [€ 378,25], 2 ST * (EKO: N) [€ 712,15], 6 ST * (EKO: N) [€ 2.019,55]

Xeomin 100 Einheiten - Pulver zur Herstellung einer Injektionslösung — 46A04
(Z.Nr. 1-27340-P2) NR. P. Parallelimport. M03AX01
V: Haemato Pharm, Schönefeld, Deutschland
Z: 1 Durchstechflasche enthält: Clostridium botulinum Neurotoxin Typ A (150kD), frei von Komplexproteinen 100 E, Albumin vom Menschen, Sucrose.
PG: 1 ST * (EKO: N) [€ 300,65]

Xeomin 100 Einheiten - Pulver zur Herstellung einer Injektionslösung — 46A04
(Z.Nr. 1-27340-P3) NR. P. Parallelimport. M03AX01
V: Abacus Medicine, Copenhagen, Dänemark
Z: 1 Durchstechflasche enthält: Clostridium botulinum Neurotoxin Typ A (150kD), frei von Komplexproteinen 100 E, Albumin vom Menschen, Sucrose.
PG: 1 ST * (EKO: N) [€ 300,65]

Xeomin 100 Einheiten - Pulver zur Herstellung einer Injektionslösung — 46A04
(Z.Nr. 1-27340-P5) NR. P. Parallelimport. M03AX01
n.I.
V: Orifarm, Leverkusen, Deutschland
Z: 1 Durchstechflasche enthält: Clostridium botulinum Neurotoxin Typ A (150kD), frei von Komplexproteinen 100 E, Albumin vom Menschen, Sucrose.
PG: 1 ST * (EKO: N) [€ 300,65 n.I.]

Xeomin 200 Einheiten - Pulver zur Herstellung einer Injektionslösung — 46A04
(Z.Nr. 2-37152) NR. P. M03AX01
ZI: Merz Pharmaceuticals, Frankfurt/Main, Deutschland
Z: 1 Durchstechflasche enthält: Clostridium botulinum Neurotoxin Typ A (150kD), frei von Komplexproteinen 200 E, Albumin vom Menschen, Sucrose.
Kurzinformation: siehe Xeomin 100 Einheiten - Pulver zur Herstellung einer Injektionslösung, → S. 1570
PG: 1 ST * (EKO: N) [€ 712,15], 3 ST * (EKO: N) [€ 2.019,55]

Xeplion 25 mg Depot-Injektionssuspension — 49B06
(Z.Nr. EU/1/11/672/*) RP. P. N05AX13
ZI: Janssen-Cilag International, Beerse, Belgien
Z: 1 Fertigspritze enthält: Paliperidon 25 mg (entspr. Paliperidon palmitat 39 mg), Polysorbat 20, Macrogol 4000, Citronensäure monohydrat, Dinatriumhydrogenphosphat, Natriumdihydrogenphosphat-1-Wasser, Natriumhydroxid zur pH-Wert-Einstellung, Wasser für Injektionszwecke.
EW: Antipsychotikum.
AG: Erhaltungstherapie der Schizophrenie bei auf Paliperidon oder Risperidon eingestellten Patienten.
AA: Nur i.m. (Delta- oder Glutealmuskel).
DO: Initial 150 mg am Tag 1 und 100 mg am Tag 8. Dritte Dosis 1 Monat nach zweiter Dosis. Monatliche Erhaltungsdosis 75 (25-150) mg.
Details zur Umstellung von Retardtabletten auf Injektion siehe Austria Codex - Fachinformation.
Dosisreduktion bei Nierenschäden. Keine Daten an Kindern und Jugendlichen.
SST: Strenge Indikationsstellung, nicht stillen. Erhöhtes Risiko des Neugeborenen für extrapyramidale Symptome und/oder Entzugserscheinungen bei intrauteriner Exposition im 3. Trimenon.
NW: ZNS (Schlaflosigkeit, Kopfschmerzen, Agitiertheit), extrapyramidale Symptome, Gewichtszunahme, lokale Reaktionen, Anaphylaxie, Magen/Darm, Infektionen, Husten, Blutbild, Diabetes, Thromboembolien, Herzrhythmusstörungen, Prolaktinanstieg, intraoperatives Floppy Iris-Syndrom während Kataraktoperationen.
WW: Vorsicht: QT-verlängernde Substanzen, andere ZNS-wirksame Substanzen, Levodopa, Dopaminagonisten, Blutdrucksenker, Krampf auslösende Substanzen, Carbamazepin, Risperidon, Psychostimulanzien (z.B. Methylphenidat: Extrapyramidale Symptome), orales Paliperidon.
WH: Nicht zur Behandlung akut erregter oder hochgradig psychotischer Patienten. Vorsicht bei QT-Verlängerung. Auf neuroleptisches Syndrom, tardive Dyskinesie, Hyperglykämie, Hyperprolaktinämie, orthostatische Hypotonie, venöse Thromboembolie, Priapismus achten. Vorsicht bei älteren Patienten mit Demenz (erhöhtes Mortalitätsrisiko). Gewicht kontrollieren. Verkehrshinweis.
PG: 1 ST IND (EKO: G) [€ 177,85]

Xeplion 50 mg Depot-Injektionssuspension — 49B06
(Z.Nr. EU/1/11/672/*) RP. P. N05AX13
ZI: Janssen-Cilag International, Beerse, Belgien
Z: 1 Fertigspritze enthält: Paliperidon 50 mg (entspr. Paliperidon palmitat 78 mg), Polysorbat 20, Macrogol 4000, Citronensäure monohydrat, Dinatriumhydrogenphosphat, Natriumdihydrogenphosphat-1-Wasser, Natriumhydroxid zur pH-Wert-Einstellung, Wasser für Injektionszwecke.
Kurzinformation: siehe Xeplion 25 mg Depot-Injektionssuspension, → S. 1571
PG: 1 ST IND (EKO: G) [€ 307,55]

Xeplion 75 mg Depot-Injektionssuspension — 49B06
(Z.Nr. EU/1/11/672/*) RP. P. N05AX13
ZI: Janssen-Cilag International, Beerse, Belgien
Z: 1 Fertigspritze enthält: Paliperidon 75 mg (entspr. Paliperidon palmitat 117 mg), Polysorbat 20, Macrogol 4000, Citronensäure monohydrat, Dinatriumhydrogenphosphat, Natriumdihydrogenphosphat-1-Wasser, Natriumhydroxid zur pH-Wert-Einstellung, Wasser für Injektionszwecke.
Kurzinformation: siehe Xeplion 25 mg Depot-Injektionssuspension, → S. 1571
PG: 1 ST IND (EKO: G) [€ 399,95]

Xeplion 100 mg Depot-Injektionssuspension — 49B06
(Z.Nr. EU/1/11/672/*) RP. P. N05AX13
ZI: Janssen-Cilag International, Beerse, Belgien
Z: 1 Fertigspritze enthält: Paliperidon 100 mg (entspr. Paliperidon palmitat 156 mg), Polysorbat 20, Macrogol 4000, Citronensäure monohydrat, Dinatriumhydrogenphosphat, Natriumdihydrogenphosphat-1-Wasser, Natriumhydroxid zur pH-Wert-Einstellung, Wasser für Injektionszwecke.
Kurzinformation: siehe Xeplion 25 mg Depot-Injektionssuspension, → S. 1571
PG: 1 ST IND (EKO: G) [€ 508,30]

Xeplion 150 mg Depot-Injektionssuspension — 49B06
(Z.Nr. EU/1/11/672/*) RP. P. N05AX13
ZI: Janssen-Cilag International, Beerse, Belgien
Z: 1 Fertigspritze enthält: Paliperidon 150 mg (entspr. Paliperidon palmitat 234 mg), Polysorbat 20, Macrogol 4000, Citronensäure monohydrat, Dinatriumhydrogenphosphat, Natriumdihydrogenphosphat-1-Wasser, Natriumhydroxid zur pH-Wert-Einstellung, Wasser für Injektionszwecke.
Kurzinformation: siehe Xeplion 25 mg Depot-Injektionssuspension, → S. 1571
PG: 1 ST IND (EKO: G) [€ 644,40]

Xeplion 150 mg und Xeplion 100 mg Depot-Injektionssuspension 49B06
(Z.Nr. EU/1/11/672/*) RP. P. nicht im Handel. N05AX13

Xeralid 0,5 mg - Hartkapseln 55L
(Z.Nr. 1-38795) NR. P. nicht im Handel. L01XX35

▼ *Xerava 50 mg - Pulver für ein Konzentrat zur Herstellung einer Infusionslösung* 34D
(Z.Nr. EU/1/18/1312/*) NR. P. E. nicht im Handel. J01AA13

X

Xeristar 30 mg - magensaftresistente Hartkapseln 49A04, 02D02
(Z.Nr. EU/1/04/297/*) NR. P. nicht im Handel.
N06AX21

Xeristar 60 mg - magensaftresistente Hartkapseln 49A04, 02D02
(Z.Nr. EU/1/04/297/*) NR. P. nicht im Handel.
N06AX21

▼ Xermelo 250 mg - Filmtabletten 55L
(Z.Nr. EU/1/17/1224/*) NR. P. A16AX15
ZI: Ipsen Pharma, Boulogne, Frankreich
Z: 1 Filmtablette enthält: Telotristat ethyl 250 mg (entspr. Telotristat etiprat), Tablettenkern: Lactose, wasserfrei 168 mg, Hyprolose, Croscarmellose natrium, Magnesium stearat, Siliciumdioxid, hochdisperses; Filmüberzug: Poly(vinylalkohol), partiell hydrolysiert, Titandioxid, Macrogol 3350, Talkum.
EW: Hemmstoff der L-Tryptophan-Hydroxilasen.
AG: Karzinoid-Syndrom-bedingte Diarrhö in Kombination mit einer Somatostatin-Analogon (SSA)- Therapie.
AA: Mit einer Mahlzeit einnehmen.
DO: 3mal tgl. 250 mg. Kein Nutzen bei Kindern und Jugendlichen.
SST: In der Schwangerschaft nicht empfohlen. Zuverlässige Kontrazeption erforderlich. Nicht stillen.
NW: Leberenzymanstiege, Magen/Darm (Verstopfung, Darmverschluss), Kopfschmerzen, Müdigkeit, Depression.
WW: Vorsicht: Kurz wirkendes Octreotid mindestens 30 min nach Telotristatetiprad anwenden. Wirksamkeit von CYP2B6- Substraten (z.B. Valproinsäure) oder CYP3A4-Substraten (z.B. Midazolam) kann verringert werden.
WH: Bei Dialysepflicht nicht empfohlen. Auf depressive Verstimmungen achten. Verkehrshinweis.
PG: 90 ST * (EKO: N) [€ 2.730,30]

▼ Xermelo 250 mg - Filmtabletten 55L
(Z.Nr. EU/1/17/1224/*) NR. P. A16AX15
Parallelimport.
V: Orifarm, Leverkusen, Deutschland
Z: 1 Filmtablette enthält: Telotristat ethyl 250 mg (entspr. Telotristat etiprat), Tablettenkern: Lactose, wasserfrei 168 mg, Hyprolose, Croscarmellose natrium, Magnesium stearat, Siliciumdioxid, hochdisperses; Filmüberzug: Poly(vinylalkohol), partiell hydrolysiert, Titandioxid, Macrogol 3350, Talkum.
PG: 90 ST * (EKO: N) [€ 2.676,20]

XGEVA 120 mg - Injektionslösung 38C09
(Z.Nr. EU/1/11/703/*) NR. P. E. M05BX04
ZI: Amgen Europe, Zg Breda, Niederlande
Z: 1 Durchstechflasche mit 1,7 ml Lösung enthält: Denosumab 120 mg, (entspr. → 70 mg/ml), mittels DNA-Technologie rekombinant aus Ovarialzellen des Chinesischen Hamsters hergestellt, Essigsäure 99%, Natriumhydroxid zur pH-Wert-Einstellung, Sorbitol 78 mg, Polysorbat 20, Wasser für Injektionszwecke.
EW: Monoklonaler Antikörper.
AG: - Prävention von skelettbezogenen Komplikationen bei fortgeschrittenen Krebserkrankungen und Knochenbefall.
- Nicht resezierbare Riesenzelltumore des Knochens.
AA: S.c.
DO: Knochenbefall: 120 mg alle 4 Wochen.
Riesenzelltumore: 120 mg alle 4 Wochen, zusätzlich 120 mg an den Behandlungstagen 8 und 15.
Für Kinder und Jugendliche nicht empfohlen (ausgenommen nicht resezierbare Riesenzelltumore bei skelettal ausgereiften Jugendlichen).
GA: Schwere Hypokalzämie, nicht verheilte Läsionen aus Zahn- oder Mundoperationen, Wachstumsphase.
SST: In der Schwangerschaft nicht empfohlen. Kontrazeption bis 5 Monate nach Therapieende erforderlich. Nutzen/Risiko-Abwägung in der Stillzeit.
NW: Dyspnoe, Diarrhoe, Infektionen, Ischiassyndrom, Katarakt, Obstipation, Haut (lichenoide Exantheme), Gliederschmerzen, schwere Hypokalzämie, Hyperkalzämie nach Behandlungsende bei Riesenzelltumoren des Knochens, Osteonekrose des Kiefers oder des äußeren Gehörgangs, atypische Femurfrakturen, neue primäre Malignome, Überempfindlichkeit.
WH: Ausreichend Kalzium und Vitamin D zuführen. Kalzium kontrollieren. Auf Hautinfektionen, Osteonekrose im Kieferbereich, atypische Femurfrakturen, Malignität bei Riesenzelltumoren achten. Gute Mundhygiene beachten.
PG: 1 ST IND (2) (EKO: G) [€ 457,60]

XGEVA 120 mg - Injektionslösung 38C09
(Z.Nr. EU/1/11/703/*) NR. P. E. M05BX04
Parallelimport. nicht im Handel.

XGEVA 120 mg - Injektionslösung 38C09
(Z.Nr. EU/1/11/703/*) NR. P. E. M05BX04
Parallelimport. nicht im Handel.

Xiclav 625 mg - Filmtabletten 34A06
(Z.Nr. 1-23134) NR. P. J01CR02
ZI: G.L. Pharma, Lannach
Z: 1 Filmtablette enthält: Amoxicillin 500 mg (entspr. Amoxicillin trihydrat), Clavulansäure 125 mg (entspr. Kalium clavulanat), Siliciumdioxid, hochdisperses, Crospovidon, Croscarmellose natrium, Magnesium stearat, Cellulose, mikrokristalline, Hydroxypropylcellulose, Ethylcellulose, Polysorbat 80, Triethylcitrat, Titandioxid, Talkum.
EW: Bakterizides Breitbandantibioticum (Beta-Laktamasehemmer).
AG: Kurzzeitbehandlung bakterieller Infektionen: Obere und untere Atemwege (akute Sinusitis, akute Exazerbation einer chronischen Bronchitis, ambulant erworbene Pneumonie), Otitis media, Urogenitale, Haut und Weichteile, Knochen und Gelenke.
AA: Unzerkaut mit Flüssigkeit zu Beginn einer Mahlzeit.
DO: Personen über 40 kg KG: 3x tgl. 500 mg/125 mg.
Kinder unter 40 kg KG: TD 20/5 bis 60/15 mg/kg KG in 3 ED.
Dosisreduktion bei Nierenschäden.
GA: Überempfindlichkeit gegen Penicillin oder eine anderes Beta-laktam-Antibiotikum. Leberschäden bei früherer Therapie.
SST: Nutzen/Risiko-Abwägung.
NW: Magen-Darm, Überempfindlichkeitsreaktionen, Blutbild, Leber, ZNS.
WW: Probenecid (nicht empfohlen). Antikoagulantien, Methotrexat (Vorsicht).
WH: Vorsicht bei Leberschäden. Bei Verdacht auf infektiöse Mononukleose nicht anwenden. An Antibiotika- assoziierte Kolitis denken. Verkehrshinweis.
PG: 12 ST (2) (EKO: G) [€ 12,15]

Xiclav 1 g - Filmtabletten 34A06
(Z.Nr. 1-24042) NR. P. J01CR02
ZI: G.L. Pharma, Lannach
Z: 1 Filmtablette enthält: Amoxicillin 875 mg (entspr. Amoxicillin trihydrat), Clavulansäure 125 mg (entspr. Kalium clavulanat), Siliciumdioxid, hochdisperses, Crospovidon, Croscarmellose natrium, Magnesium stearat, Cellulose, mikrokristalline, Hydroxypropylcellulose, Ethylcellulose, Polysorbat 80, Triethylcitrat, Titandioxid, Talkum.
EW: Bakterizides Breitbandantibioticum (Beta-Laktamasehemmer).
AG: Kurzzeitbehandlung bakterieller Infektionen: Obere und untere Atemwege (akute Sinusitis, akute Exazerbation einer chronischen Bronchitis, ambulant erworbene Pneumonie), Otitis media, Urogenitale, Haut und Weichteile, Knochen und Gelenke.
AA: Unzerkaut mit Flüssigkeit zu Beginn einer Mahlzeit.
DO: TD 2-3mal tgl. 1 FT.
GA: Überempfindlichkeit gegen Penicillin oder eine anderes Beta-laktam-Antibiotikum. Leberschäden bei früherer Therapie.
SST: Nutzen/Risiko-Abwägung.
NW: Magen-Darm, Überempfindlichkeitsreaktionen, Blutbild, Leber, ZNS.
WW: Probenecid (nicht empfohlen). Antikoagulantien, Methotrexat (Vorsicht).
WH: Vorsicht bei Leberschäden. Bei Verdacht auf infektiöse Mononukleose nicht anwenden. An Antibiotika- assoziierte Kolitis denken. Verkehrshinweis.
PG: 10 ST (2) (EKO: G) [€ 11,85], 14 ST (EKO: G) [€ 14,40]

Xiclav 156,25 mg/5 ml-Trockensaft 34A06
(Z.Nr. 1-23154) NR. P. L. J01CR02
ZI: G.L. Pharma, Lannach
Z: 5 ml Suspension enthalten: Amoxicillin 125 mg (entspr. Amoxicillin trihydrat), Clavulansäure 31,25 mg (entspr. Kalium clavulanat), Citronensäure, wasserfreie, Natriumcitrat, wasserfrei, Cellulose, mikrokristalline, Carmellose natrium, Xanthan gummi, Siliciumdioxid, hochdisperses, Silicium oxid, Erdbeer-Aroma, Natriumbenzoat, Saccharin natrium, Mannitol.
EW: Bakterizides Breitbandantibioticum (Beta-Laktamasehemmer).
AG: Kurzzeitbehandlung bakterieller Infektionen: Obere und untere Atemwege (akute Sinusitis, akute Exazerbation einer chronischen Bronchitis, ambulant erworbene Pneumonie), Otitis media, Urogenitale, Haut und Weichteile, Knochen und Gelenke.
AH: Zubereitung des Saftes durch Apotheker oder Arzt. Zubereiteter Saft 10 Tage haltbar.
DO: Personen über 40 kg KG: 3x tgl. 500 mg/125 mg.
Kinder unter 40 kg KG: TD 20/5 bis 60/15 mg/kg KG in 3 ED.
Dosisreduktion bei Nierenschäden.
GA: Überempfindlichkeit gegen Penicillin oder eine anderes Beta-laktam-Antibiotikum. Leberschäden bei früherer Therapie.
SST: Nutzen/Risiko-Abwägung.
NW: Magen-Darm, Überempfindlichkeitsreaktionen, Blutbild, Leber, ZNS.

X

WW: Probenecid (nicht empfohlen). Antikoagulantien, Methotrexat (Vorsicht).
WH: Vorsicht bei Leberschäden. Bei Verdacht auf infektiöse Mononukleose nicht anwenden. An Antibiotika- assoziierte Kolitis denken. Verkehrshinweis.
PG: 60 ML F14 (L) (EKO: G) [€ 6,30], 120 ML F14 (L) (EKO: G) [€ 10,75]

Xiclav 312,5 mg/5 ml - Trockensaft 34A06

(Z.Nr. 1-23155) NR. P. L. J01CR02
ZI: G.L. Pharma, Lannach
Z: 5 ml Suspension enthalten: Amoxicillin 250 mg (entspr. Amoxicillin trihydrat), Clavulansäure 62,5 mg (entspr. Kalium clavulanat), Citronensäure, wasserfreie, Natriumcitrat, wasserfrei, Cellulose, mikrokristalline, Carmellose natrium, Xanthan gummi, Siliciumdioxid, hochdisperses, Silicium oxid, Wildkirscharoma, Natriumbenzoat, Saccharin natrium, Mannitol.
Kurzinformation: siehe Xiclav 156,25 mg/5 ml-Trockensaft, → S. 1572
PG: 60 ML F14 (L) (EKO: G) [€ 8,10], 120 ML F14 (L) (EKO: G) [€ 13,65]

Xiclav duo 457 mg/5 ml - Trockensaft 34A06

(Z.Nr. 1-25400) NR. P. L. J01CR02
ZI: G.L. Pharma, Lannach
Z: 5 ml Suspension enthalten: Amoxicillin 400 mg (entspr. Amoxicillin trihydrat), Clavulansäure 57 mg (entspr. Kalium clavulanat), Citronensäure, wasserfreie, Natriumcitrat, wasserfrei, Cellulose, mikrokristalline, Carmellose natrium, Xanthan gummi, Siliciumdioxid, hochdisperses, Silicium oxid, Karamel-Aroma, Orangen-Aroma, Himbeer-Aroma, Saccharin natrium.
EW: Bakterizides Breitbandantibioticum (Beta-Laktamasehemmer).
AG: Kurzzeitbehandlung bakterieller Infektionen: Obere und untere Atemwege (akute Sinusitis, akute Exazerbation einer chronischen Bronchitis, ambulant erworbene Pneumonie), Otitis media, Urogenitale, Haut und Weichteile, Knochen und Gelenke.
AH: Zubereitung des Saftes durch Apotheker oder Arzt. Zubereiteter Saft 7 Tage haltbar.
DO: Personen über 40 kg KG: 2-3x tgl. 875/125 mg.
Kinder unter 40 kg KG: TD 25/3,6 bis 45/6,4 (bis 70/10) mg/kg KG in 2 ED.
GA: Überempfindlichkeit gegen Penicillin oder eine anderes Beta-laktam-Antibiotikum. Leberschäden bei früherer Therapie.
SST: Nutzen/Risiko-Abwägung.
NW: Magen-Darm, Überempfindlichkeitsreaktionen, Blutbild, Leber, ZNS.
WW: Probenecid (nicht empfohlen). Antikoagulantien, Methotrexat (Vorsicht).
WH: Vorsicht bei Leberschäden. Bei Verdacht auf infektiöse Mononukleose nicht anwenden. An Antibiotika- assoziierte Kolitis denken. Verkehrshinweis.
PG: 70 ML F14 (L) (EKO: G) [€ 6,85], 140 ML F14 (L) (EKO: G) [€ 11,65]

Xiclav Quicktab 625 mg - Tabletten 34A06

(Z.Nr. 1-26371) NR. P. J01CR02
ZI: G.L. Pharma, Lannach
Z: 1 Tablette enthält: Amoxicillin 500 mg (entspr. Amoxicillin trihydrat), Clavulansäure 125 mg (entspr. Kalium clavulanat), Tropische Aromamischung, Orangenaroma,süß, Aspartam 6,5 mg, Siliciumdioxid, hochdisperses, Eisenoxid gelb, Talkum, Rizinusöl, hydriertes, Cellulose, mikrokristallin, silifiziert (entspr. Siliciumdioxid, hochdisperses) (entspr. Cellulose, mikrokristalline).
EW: Bakterizides Breitbandantibioticum (Beta-Laktamasehemmer).
AG: Kurzzeitbehandlung bakterieller Infektionen: Obere und untere Atemwege (akute Sinusitis, akute Exazerbation einer chronischen Bronchitis, ambulant erworbene Pneumonie), Otitis media, Urogenitale, Haut und Weichteile, Knochen und Gelenke.
AA: Quicktab Tablette in einem halben Glas Wasser oder im Mund auflösen und Wasser nachtrinken.
DO: Personen über 40 kg KG: 3x tgl. 500 mg/125 mg.
Kinder unter 40 kg KG: TD 20/5 bis 60/15 mg/kg KG in 3 ED.
Dosisreduktion bei Nierenschäden.
GA: Überempfindlichkeit gegen Penicillin oder eine anderes Beta-laktam-Antibiotikum. Leberschäden bei früherer Therapie.
SST: Nutzen/Risiko-Abwägung.
NW: Magen-Darm, Überempfindlichkeitsreaktionen, Blutbild, Leber, ZNS.
WW: Probenecid (nicht empfohlen). Antikoagulantien, Methotrexat (Vorsicht).
WH: Vorsicht bei Leberschäden. Bei Verdacht auf infektiöse Mononukleose nicht anwenden. An Antibiotika- assoziierte Kolitis denken. Verkehrshinweis.
PG: 12 ST (2) (EKO: G) [€ 12,00]

Xiclav Quicktab 1 g - Tabletten 34A06

(Z.Nr. 1-26372) NR. P. J01CR02
ZI: G.L. Pharma, Lannach
Z: 1 Tablette enthält: Amoxicillin 875 mg (entspr. Amoxicillin trihydrat), Clavulansäure 125 mg (entspr. Kalium clavulanat), Tropische Aromamischung, Orangenaroma,süß, Aspartam 9,5 mg, Siliciumdioxid, hochdisperses, Eisenoxid gelb, Talkum, Rizinusöl, hydriertes, Cellulose, mikrokristallin, silifiziert (entspr. Siliciumdioxid, hochdisperses) (entspr. Cellulose, mikrokristalline).
Kurzinformation: siehe Xiclav Quicktab 625 mg - Tabletten, → S. 1573
PG: 10 ST (2) (EKO: G) [€ 11,85], 14 ST (EKO: G) [€ 14,40]

Xigduo 5 mg/850 mg - Filmtabletten 06B06

(Z.Nr. EU/1/13/900/*) NR. P. A10BD15
ZI: AstraZeneca, Södertälje, Schweden
Z: 1 Filmtablette enthält: Dapagliflozin 5 mg (entspr. Dapagliflozin-[(2S)-Propan-1,2-diol] (1:1)-1-Wasser), Metformin hydrochlorid 850 mg, Tablettenkern: Hyprolose, Cellulose, mikrokristalline, Magnesium stearat, Carboxymethylstärke, Natrium Typ A (entspr. Natrium < 1 mmol) (entspr. → < 23 mg); Filmüberzug: Poly(vinylalkohol), Macrogol 3350, Talkum, Titandioxid, Eisen(III)-hydroxid-oxid x H2O, Eisen(III)-oxid.
EW: Antidiabetische Kombination.
AG: Diabetes mellitus Typ 2 bei unzureichender Blutzuckerkontrolle mit Metformin (auch in Kombination mit anderen Blutzuckersenkern).
AA: Mit einer Mahlzeit einnehmen.
DO: 2mal tgl. 1 Tablette. Bei GFR <60 ml/min keine Behandlung beginnen. Bei GFR <45 ml/min nicht empfohlen. Keine Daten an Kindern und Jugendlichen.
GA: Akute metabolische Azidose, diabetisches Präkoma, schwere Niereninsuffizienz (GFR <30 ml/min), akute Erkrankungen mit Beeinflussung der Nierenfunktion, Erkrankungen mit Gewebshypoxie (Herz-/Lungeninsuffizienz, frischer Myokardinfarkt, Schock), Leberschäden, Alkoholismus.
SST: Im 2. und 3. Trimenon und in der Stillzeit nicht empfohlen. Diabetikerinnen in der Schwangerschaft mit Insulin behandeln.
NW: Hypoglykämie, diabetische Ketoazidose, Laktatazidose, Magen/Darm, Infektionen (des Genitalbereichs), Niere (Kreatininanstieg), Schwindel, Haut, Fournier- Gangrän.
WW: Nicht empfohlen: Kationische Substanzen (z.B. Cimetidin), jodhaltige Kontrastmittel (48 Std. Abstand), Alkohol.
Vorsicht: Insulin, Sulfonylharnstoffe (Hypoglykämie), Cimetidin, Glukokortikoide, Beta 2-Agonisten, Diuretika, NSARs, ACE-Hemmer, AT-II-Antagonisten. 1,5-Anhydroglucitol-Assay für Überwachung der glykämischen Kontrolle nicht empfohlen.
WH: Auf Laktatazidose achten. Kontrollen: Niere (GFR), Elektrolyte. Bei GFR von 30 bis 60 ml/mln nicht empfohlen. Vorsicht bei erhöhtem Hämatokrit. Behandlung 48 Std. vor einer geplanten Operation unterbrechen. Verkehrshinweis (Hypoglykämie).
PG: 28 ST * (EKO: N) [€ 49,55], 56 ST RE2 (2) (EKO: Y) [€ 65,55]

Xigduo 5 mg/1000 mg - Filmtabletten 06B06

(Z.Nr. EU/1/13/900/*) NR. P. A10BD15
ZI: AstraZeneca, Södertälje, Schweden
Z: 1 Filmtablette enthält: Dapagliflozin 5 mg (entspr. Dapagliflozin-[(2S)-Propan-1,2-diol] (1:1)-1-Wasser), Metformin hydrochlorid 1000 mg, Tablettenkern: Hyprolose, Cellulose, mikrokristalline, Magnesium stearat, Carboxymethylstärke, Natrium Typ A (entspr. Natrium < 1 mmol) (entspr. → < 23 mg); Filmüberzug: Poly(vinylalkohol), Macrogol 3350, Talkum, Titandioxid, Eisen(III)-hydroxid-oxid x H2O.
Kurzinformation: siehe Xigduo 5 mg/850 mg - Filmtabletten, → S. 1573
PG: 28 ST * (EKO: N) [€ 49,55], 56 ST RE2 (2) (EKO: Y) [€ 65,55]

Xiliarx 50 mg - Tabletten 06B05
(Z.Nr. EU/1/08/486/*) NR. P. nicht im Handel. A10BH02

Ximaract 50 mg - Pulver zur Herstellung einer Injektionslösung 34B02

(Z.Nr. 1-37106) NR. P. S01AA27
ZI: Mann Pharma, Berlin, Deutschland
Z: 1 Durchstechflasche enthält: Cefuroxim 50 mg (entspr. Cefuroxim natrium).
EW: Cephalosporin-Antibiotikum.
AG: Antibiotische Prophylaxe der postoperativen Endophthalmitis nach Kataraktoperationen.
AA: Nach Rekonstitution mit 0,9 %iger Kochsalzlösung aseptisch in die Vorderkammer des Auges injizieren.
DO: 1 mg Cefuroxin (=0,1 ml der zubereiteten Lösung). Keine Untersuchungen an Kindern.
SST: Anwendung möglich.
NW: Makulaödem. Sehr selten Anaphylaxie.

WH: Vorsicht bei Beta-Laktam-Überempfindlichkeit.
PG: 25 ST * (EKO: N) [€ 208,80]

▼ Xofigo 1100 kBq/ml - Injektionslösung 55L
(Z.Nr. EU/1/13/873/*) NR. N. V10XX03
ZI: Bayer, Leverkusen, Deutschland
Z: 1 ml Lösung enthält: [223Ra]Radium chlorid 1100 kBq (entspr. Radium [223Ra] 0,58 ng), Natrium citrat, Natriumchlorid (entspr. Natrium 0,194 mmol) (entspr. → 4,5 mg), Salzsäure 10%, Wasser für Injektionszwecke.
EW: Radiotherapeutikum, emittiert Alphateilchen.
AG: Therapieresistentes, metastasiertes, kastrationsresistentes Prostatakarzinom mit symptomatischen Knochenmetastasen ohne bekannte viszerale Metastasen (Monotherapie oder in Kombination mit einem LHRH-Analogon).
AA: Langsam i.v.
DO: 50 kBq/kg KG 6mal in 4-wöchigem Abstand. Kein relevanter Nutzen bei Kindern und Jugendlichen.
SST: Für Frauen nicht indiziert. Zuverlässige Kontrazeption für Männer bis 6 Monate nach der Behandlung erforderlich.
NW: Blutbild (Thrombopenie, Neutropenie), Magen/Darm, lokale Reaktionen, sekundäre maligne Neoplasien, erhöhtes Frakturrisiko, Osteoporose.
WW: Gegenanzeige: Abirateron und Prednison/Prednisolon. Nicht empfohlen: Enzalutamid (keine Untersuchungen). Vorsicht: Chemotherapie kann Knochenmarksuppression verstärken.
WH: Vorsicht bei akut entzündlichen Darmerkrankungen. Vor Therapiebeginn Knochenstatus untersuchen. Vor jeder Dosisgabe Blutbild kontrollieren. Calcium, Phosphat, Vitamin D einige Tage vor Behandlungsbeginn unterbrechen.
PG: 1 ST * (EKO: N) [€ 6.305,20]

Xolair 75 mg - Injektionslösung in einer Fertigspritze 50A05
(Z.Nr. EU/1/05/319/*) NR. P. E. R03DX05
ZI: Novartis Europharm, Dublin, Irland
Z: 1 Fertigspritze mit 0,5 ml enthält: Omalizumab 75 mg, hergestellt durch rekombinante DNA-Technologie in CHO, L-Arginin hydrochlorid, L-Histidin hydrochlorid, L-Histidin, Polysorbat 20, Wasser für Injektionszwecke.
EW: Monoklonaler Antikörper, bindet selektiv an Immunglobulin E; Hemmung IgE-vermittelter Entzündungsprozesse.
AG: Zusatztherapie bei schwerem IgE-vermitteltem persistierendem allergischem Asthma bei Erwachsenen und Kindern ab 6 Jahren.
-Zusatztherapie bei schwerer chronischer Rhinosinusitis mit Nasenpolypen (zusätzlich zu intranasalen Koritkosteroiden) bei Erwachsenen.
AA: S.c. (Selbstinjektion nach Einschulung ab der vierten Anwendung möglich), nicht i.v. oder i.m.; Dosen > 150 mg auf mehrere Injektionsstellen aufteilen.
DO: ED 75-600 mg je nach IgE-Basiswert (vor Behandlungsbeginn messen) und Körpergewicht in Form von 1-4 Injektionen. MD 600 mg alle 2 Wochen.
Effekt zeigt sich frühestens nach 12-16 Wochen. Keine Daten bei Kindern mit Asthma unter 6 Jahren bzw. bei Personen mit Rhinosinusitis unter 18 Jahren .
SST: Bei klinischer Notwendigkeit Anwendung möglich.
NW: Lokale Reaktionen, Fieber, Arthralgie, ZNS (Kopfschmerzen), Magen/Darm (Schmerzen im Oberbauch), Haut, allergische Reaktionen (bis Anaphylaxie, septischem Schock), Serumkrankheit, systemischer Lupus erythematodes.
WW: Arzneimittel gegen Wurm- und andere parasitäre Infektionen (Wirksamkeit verringert).
WH: Nicht zur Behandlung akuter Asthmaanfälle. Vorsicht bei Autoimmunkrankheiten, Leber-, Nierenschäden. Kortikoide nicht plötzlich reduzieren. Verkehrshinweis. Auf allergische Reaktionen, Serumkrankheit, Churg-Strauss-Syndrom, hypereosinophiles Syndrom achten.
PG: 1 ST RE1 (EKO: Y) [€ 283,00]

Xolair 75 mg - Injektionslösung in einer Fertigspritze 50A05
(Z.Nr. EU/1/05/319/*) NR. P. E. R03DX05
Parallelimport. nicht im Handel.

Xolair 150 mg - Injektionslösung in einer Fertigspritze 50A05
(Z.Nr. EU/1/05/319/*) NR. P. E. R03DX05
ZI: Novartis Europharm, Dublin, Irland
Z: 1 Fertigspritze mit 1 ml enthält: Omalizumab 150 mg, hergestellt durch rekombinante DNA-Technologie in CHO, L-Arginin hydrochlorid, L-Histidin hydrochlorid, L-Histidin, Polysorbat 20, Wasser für Injektionszwecke.
EW: Monoklonaler Antikörper, bindet selektiv an Immunglobulin E; Hemmung IgE-vermittelter Entzündungsprozesse.
AG: Zusatztherapie bei schwerem IgE-vermitteltem persistierendem allergischem Asthma bei Erwachsenen und Kindern ab 6 Jahren.
-Zusatztherapie bei chronisch spontaner Urticaria bei Personen ab 12 Jahren.
-Zusatztherapie bei schwerer chronischer Rhinosinusitis mit Nasenpolypen (zusätzlich zu intranasalen Koritkosteroiden) bei Erwachsenen.
AA: S.c. (Selbstinjektion nach Einschulung ab der vierten Anwendung möglich), nicht i.v. oder i.m.; Dosen > 150 mg auf mehrere Injektionsstellen aufteilen.
DO: Allergisches Asthma; Rhinosinusitis: 75-600 mg je nach IgE-Basiswert (vor Behandlungsbeginn messen) und Körpergewicht in Form von 1-4 Injektionen. MD 600 mg alle 2 Wochen.
Effekt zeigt sich frühestens nach 12-16 Wochen. Keine Daten bei Kindern mit Asthma unter 6 Jahren bzw. bei Personen mit Rhinosinusitis unter 18 Jahren .
Chronische spontane Urtikaria: 300 mg alle 4 Wochen. Nicht für Kinder.
SST: Bei klinischer Notwendigkeit Anwendung möglich.
NW: Lokale Reaktionen, Fieber, Arthralgie, ZNS (Kopfschmerzen), Magen/Darm (Schmerzen im Oberbauch), Haut, allergische Reaktionen (bis Anaphylaxie, septischem Schock), Serumkrankheit, systemischer Lupus erythematodes.
WW: Arzneimittel gegen Wurm- und andere parasitäre Infektionen (Wirksamkeit verringert).
WH: Nicht zur Behandlung akuter Asthmaanfälle. Vorsicht bei Autoimmunkrankheiten, Leber-, Nierenschäden. Kortikoide nicht plötzlich reduzieren. Verkehrshinweis. Auf allergische Reaktionen, Serumkrankheit, Churg-Strauss-Syndrom, hypereosinophiles Syndrom achten.
PG: 1 ST RE1 (EKO: Y) [€ 513,75]

Xolair 150 mg - Injektionslösung in einer Fertigspritze 50A05
(Z.Nr. EU/1/05/319/*) NR. P. E. R03DX05
Parallelimport.
V: Abacus Medicine, Copenhagen, Dänemark
Z: 1 Fertigspritze mit 1 ml enthält: Omalizumab 150 mg, hergestellt durch rekombinante DNA-Technologie in CHO, L-Arginin hydrochlorid, L-Histidin hydrochlorid, L-Histidin, Polysorbat 20, Wasser für Injektionszwecke.
PG: 1 ST RE1 (EKO: Y) [€ 513,70]

Xolair 150 mg - Injektionslösung in einer Fertigspritze 50A05
(Z.Nr. EU/1/05/319/*) NR. P. E. R03DX05
Parallelimport. nicht im Handel.

Xolair 150 mg - Injektionslösung in einer Fertigspritze 50A05
(Z.Nr. EU/1/05/319/*) NR. P. E. R03DX05
Parallelimport.
V: Haemato Pharm, Schönefeld, Deutschland
Z: 1 Fertigspritze mit 1 ml enthält: Omalizumab 150 mg, hergestellt durch rekombinante DNA-Technologie in CHO, L-Arginin hydrochlorid, L-Histidin hydrochlorid, L-Histidin, Polysorbat 20, Wasser für Injektionszwecke.
PG: 1 ST RE1 (EKO: Y) [€ 513,70]

Xolair 150 mg - Injektionslösung in einer Fertigspritze 50A05
(Z.Nr. EU/1/05/319/*) NR. P. E. R03DX05
Parallelimport.
V: Orifarm, Leverkusen, Deutschland
Z: 1 Fertigspritze mit 1 ml enthält: Omalizumab 150 mg, hergestellt durch rekombinante DNA-Technologie in CHO, L-Arginin hydrochlorid, L-Histidin hydrochlorid, L-Histidin, Polysorbat 20, Wasser für Injektionszwecke.
PG: 1 ST RE1 (EKO: Y) [€ 513,75]

Xolair 75 mg - Pulver und Lösungsmittel zur Herstellung einer Injektionslösung 50A05
(Z.Nr. EU/1/05/319/*) NR. P. E. nicht im Handel. R03DX05

Xolair 150 mg - Pulver und Lösungsmittel zur Herstellung einer Injektionslösung 50A05
(Z.Nr. EU/1/05/319/*) NR. P. E. nicht im Handel. R03DX05

Xomolix 2,5 mg/ml - Injektionslösung 08A
(Z.Nr. 1-27344) NR. P. n.l. N05AD08
ZI: Chiesi Pharma, Wien
Z: 1 ml Lösung enthält: Droperidol 2,5 mg (entspr. Natrium < 23 mg/ml), Mannitol, Weinsäure, Natriumhydroxid zur pH-Wert-Einstellung, Wasser für Injektionszwecke.
PG: 10 ST * (EKO: N) [€ 97,90 n.l.]

Xorox 30 mg/g - Augensalbe 47J
(Z.Nr. 1-22109) NR. P. S01AD03
ZI: Agepha Pharma, Senec, Slowakei
Z: 1 g enthält: Aciclovir 30 mg, Paraffin weich, weiss.
EW: Purinnukleosid-Analog mit hoher in-vitro-Aktivität gegen Herpes simplex-Viren Typ I und II und gegen Varicella-Zoster-Viren.
AG: Herpes simplex- Keratitis.
AA: Am Auge. Nach dem erstmaligen Öffnen max. 28 Tage aufbewahren.
DO: Alle Alter: 1 cm Salbenstreifen 5mal täglich (alle 4 Stunden) in den unteren Bindehautsack einbringen (mindestens bis 3 Tage nach Abheilung).
SST: Anwendung möglich.
NW: Vorübergehendes Stechen und Brennen, oberflächliche Keratopathia punctata, Konjunktivitis, Blepharitis, sehr selten Überempfindlichkeit.
WH: Verkehrshinweis (beeinträchtigtes Sehvermögen); bei bakteriellen Begleiterkrankungen zusätzlich Antibiotika geben. Keine Kontaktlinsen tragen.
PG: 4,5 G IND (EKO: G) [€ 27,75]

▼ Xospata 40 mg - Filmtabletten 55G
(Z.Nr. EU/1/19/1399/*) NR. P. L01EX13
ZI: Astellas Pharma Europe, Leiden, Niederlande
Z: 1 Filmtablette enthält: Gilteritinib 40 mg (entspr. Gilteritinib fumarat), Tablettenkern: Mannitol, Hydroxypropylcellulose, Hydroxypropylcellulose niedrig substituiert, Magnesium stearat; Filmüberzug: Hypromellose, Talkum, Macrogol 8000, Titandioxid, Eisen(III)-hydroxid-oxid x H2O.
EW: Proteinkinasehemmer, antineoplastisch.
AG: Rezidivierte oder refraktäre akute myeloische Leukämie (AML) mit einer FLT3-Mutation.
AA: Unzerkaut mit Wasser einnehmen.
DO: Initial 1mal tgl. 120 mg. Nach 4 Wochen ev. auf 1mal tgl. 200 mg steigern.
Dosisreduktion bei schweren NW, Details siehe Austria Codex Fachinformation.
Keine Daten an Kindern und Jugendlichen.
SST: In der Schwangerschaft nicht empfohlen. Mindestens 2 Monate nach Therapieende nicht stillen. Schwangerschaftstest 7 Tage vor Therapiebeginn empfohlen. Zuverlässige Kontrazeption für Frauen für mindestens 6 Monate und für Männer für mindestens 4 Monate nach Therapieende erforderlich.
NW: Untersuchungen (Transaminasen, Kreatinphosphokinase), Anaphylaxie, Magen/Darm, Ermüdung, Husten, Ödeme, Hypotonie, Schmerzen, Differenzierungssyndrom, posteriores reversibles Enzephalopathiesyndrom, QT-Verlängerung, Pankreatitis.
WW: Nicht empfohlen: CYP3A/P-gp-Induktoren (reduzieren Gilteritinib- Exposition).
Vorsicht: Starke CYP3A/Pgp-Hemmer (erhöhen Gilteritinib- Exposition).
WH: Kontrollen (vor und während Therapie): Serumchemie (Kreatinphosphokinase), EKG. Verkehrshinweis.
PG: 84 ST * (EKO: N) [€ 26.371,25]

Xoterna Breezhaler 85 Mikrogramm/43 Mikrogramm - Hartkapseln mit Pulver zur Inhalation 50A09
(Z.Nr. EU/1/13/863/*) RP. P. nicht im Handel. R03AL04

Xoterna Breezhaler 85 Mikrogramm/43 Mikrogramm - Hartkapseln mit Pulver zur Inhalation 50A09
(Z.Nr. EU/1/13/863/*) RP. P. Parallelimport. nicht im Handel. R03AL04

X-Prep - orale Lösung 42J04
(Z.Nr. 0-14756) RP. P. E. A06AB06
ZI: Mundipharma, Wien
Z: 1 Flasche zu 75 ml Lösung enthält: Alexandriner-Sennesfruechte-Trockenextrakt (3-5:1); Wasser (Auszugsmittel) 1,26-1,85 g (entspr. Fructus Sennae acutifoliae) (entspr. Hydroxyanthracen-Glycoside 150 mg) (entspr. Sennosid B), Kalium sorbat 142,5 mg, Sucrose 49,5 g, Ethanol 1,75 g, Maltodextrin, Kakao-Aroma, Wasser, gereinigtes.
EW: Pflanzliches Laxans.
AG: Darmreinigung vor Untersuchungen und Operationen.
AA: Am Tag vor der Untersuchung zwischen 14 und 16 Uhr einnehmen, 1 großes Glas Wasser nachtrinken und stündlich ein großes Glas Wasser bis zum Schlafengehen (insgesamt 2-3 Liter). Nach der Einnahme bis zur Unter- suchung nichts mehr essen.
DO: Erwachsene 1 Flasche, Kinder ab 7. Lebensmonat, Jugendliche und unter- gewichtige Patienten 1 ml/kg KG (max. 1 Flasche).
GA: Ileus, Darmstenose und -atonie, Appendizitis, akute Darmentzündungen, Bauchschmerzen unbekannter Ursache, akutes chirurgisches Abdomen, schwere Dehydratation, Säuglinge bis zu 6 Monaten.
SST: In der Schwangerschaft nicht empfohlen; in der Stillzeit Anwendung möglich.
NW: Darmspasmen, Nausea, Durchfall, Überempfindlichkeit, Elektrolytverluste; Verfärbung von Stuhl, Harn und Muttermilch ohne klinische Bedeutung.
WW: Herzglykoside (durch Kaliummangel verstärkt). Diuretika, Kortikosteroide, Süßholzwurzel verstärken Kaliumverluste.
Vorsicht: Antiarrhythmika (Chinidin), QT-verlängernde Arzneimittel.
WH: Bei Kindern strenge Nutzen/Risiko-Abwägung. Nicht zur Gewichtsreduktion geeignet. 1 Flasche = 4,16 BE.
PG: 75 ML (EKO: G) [€ 5,45]

Xromi 100 mg/ml - Lösung zum Einnehmen 20F06
(Z.Nr. EU/1/19/1366/*) NR. P. E. L01XX05
ZI: Nova Labotarories Ireland, Dublin, Irland
Z: 1 ml Lösung enthält: Hydroxycarbamid 100 mg, Xanthan gummi, Sucralose, Erdbeer-Aroma, flüssig, 501099 A, Firmenich, Methyl-4-hydroxybenzoat 0,5 mg, Natriumhydroxid, Wasser, gereinigtes.
EW: Antineoplastisch.
AG: Prävention vaso-okklusiver Komplikationen (Gefäßverschlüsse) infolge von Sichelzellanämie.
AA: Zum Einnehmen mit Dosierspritze. Wasser nachtrinken.
DO: TD initial 15 mg/kg KG, dann 20-25 mg/kg KG. MTD 35 mg/kg KG. Ziel: Neutrophile 2000-4000/µl, Thrombozyten > 80000/µl. Keine Daten an Kindern unter 2 Jahren.
GA: Schwere Leber- oder Nierenschäden, Myelosuppression.
SST: Gegenanzeige. Kontrazeption für Frauen und Männer erforderlich
NW: Knochenmarkdepression, Oligospermie, Azoospermie, Magen/Darm, Kopfschmerzen, Schwindel, Haut, Ulcus cruris, sekundäre Leukämie, Hautkrebs, kutane Vaskulitis.
WW: Gegenanzeige: Antiretrovirale Mittel. Lebendimpfstoffe mindestens 6 Monate vermeiden.
Vorsicht: Strahlen- oder zytotoxische Therapie verstärkt. Interferon (Vaskulitis).
WH: Kontrollen: Großes Blutbild (initial alle 2 Wochen), Knochenmark, Niere, Leber. Vorsicht bei Ulcus cruris. Verkehrshinweis.
PG: 150 ML * (EKO: N) [€ 771,05]

Xtandi 40 mg - Filmtabletten 55D06
(Z.Nr. EU/1/13/846/*) NR. P. L02BB04
ZI: Astellas Pharma Europe, Leiden, Niederlande
Z: 1 Filmtablette enthält: Enzalutamid 40 mg, Tablettenkern: Hypromellose acetatsuccinat, Cellulose, mikrokristalline, Siliciumdioxid, hochdisperses, Croscarmellose natrium, Magnesium stearat; Tablettenüberzug: Hypromellose, Talkum, Macrogol 8000, Titandioxid, Eisen(III)-hydroxid-oxid x H2O.
EW: Hemmt Androgenrezeptor-Signalweg.
AG: Nicht metastasiertes kastrationsresistentes Hochrisiko-Prostatakarzinom (CRPC).
- Metastasiertes CRPC nach Versagen einer Androgenentzugstherapie.
- CRPC bei Fortschreiten während oder nach Docetaxel-Therapie.
AA: Unzerkaut mit Wasser schlucken.
DO: Oral 1mal tgl. 160 mg. Dosisreduktion bei schweren NW. Kein Nutzen bei Kindern und Jugendlichen.
SST: Nicht zur Anwendung bei Frauen indiziert. Zuverlässliche Kontrazeption für Männer bis 3 Monate nach Behandlungsende erforderlich.
NW: Asthenie, Hitzewallungen, Herz (QT-Verlängerung, ischämische Herzerkrankungen), Hypertonie, Gynäkomastie, Psyche (Angst), ZNS (Kopfschmerzen, Krampfanfälle, kognitive Störungen), Haut, pathologische Frakturen, Stürze, Blutbild (Neutropenie), Überempfindlichkeit (Ödeme).
Selten posteriores reversibles Enzephalopathie-Syndrom.
WW: Starke CYP2C8-Inhibitoren (Gemfibrozil) meiden, Vorsicht bei CYP2C8-Induktoren (Rifampicin), QT-verlängernde Substanzen, Vit-K-Antagonisten. WW mit vielen Arzneimitteln möglich.
WH: Medikamentöse Kastration mit LHRH-Analogon bei nicht chirurgisch kastrierten Patienten fortführen. Vorsicht bei Krampfanfällen, schweren Nieren- oder Leberschäden, frischen kardiovaskulären Erkrankungen, QT-Verlängerung. Verkehrshinweis.
PG: 112 ST RE1 (2) (EKO: Y) [€ 3.954,25]

Xtandi 40 mg - Filmtabletten 55D06
(Z.Nr. EU/1/13/846/*) NR. P. Parallelimport. L02BB04
V: Abacus Medicine, Copenhagen, Dänemark
Z: 1 Filmtablette enthält: Enzalutamid 40 mg, Tablettenkern: Hypromellose acetatsuccinat, Cellulose, mikrokristalline, Siliciumdioxid, hochdisperses, Croscarmellose natrium, Magnesium stearat; Tablettenüberzug: Hypromellose, Talkum, Macrogol 8000, Titandioxid, Eisen(III)-hydroxid-oxid x H2O.
PG: 112 ST RE1 (2) (EKO: Y) [€ 3.843,75]

Xtandi 40 mg - Filmtabletten
55D06

(Z.Nr. EU/1/13/846/*) NR. P. Parallelimport. L02BB04
V: Haemato Pharm, Schönefeld, Deutschland
Z: 1 Filmtablette enthält: Enzalutamid 40 mg, Tablettenkern: Hypromellose acetatsuccinat, Cellulose, mikrokristalline, Siliciumdioxid, hochdisperses, Croscarmellose natrium, Magnesium stearat; Tablettenüberzug: Hypromellose, Talkum, Macrogol 8000, Titandioxid, Eisen(III)-hydroxid-oxid x H2O.
PG: 112 ST RE1 (2) (EKO: Y) [€ 3.843,75]

Xtandi 40 mg - Filmtabletten
55D06

(Z.Nr. EU/1/13/846/*) NR. P. Parallelimport. L02BB04
V: Orifarm, Leverkusen, Deutschland
Z: 1 Filmtablette enthält: Enzalutamid 40 mg, Tablettenkern: Hypromellose acetatsuccinat, Cellulose, mikrokristalline, Siliciumdioxid, hochdisperses, Croscarmellose natrium, Magnesium stearat; Tablettenüberzug: Hypromellose, Talkum, Macrogol 8000, Titandioxid, Eisen(III)-hydroxid-oxid x H2O.
PG: 112 ST RE1 (2) (EKO: Y) [€ 3.843,75]

Xtandi 80 mg - Filmtabletten 55D06
(Z.Nr. EU/1/13/846/*) NR. P. nicht im Handel. L02BB04

Xtandi 40 mg - Weichkapseln
55D06

(Z.Nr. EU/1/13/846/*) NR. P. L02BB04
ZI: Astellas Pharma Europe, Leiden, Niederlande
Z: 1 Weichkapsel enthält: Enzalutamid 40 mg, Kapselinhalt: Macrogolglycerolcaprylocaprate 400, Butylhydroxyanisol, Butylhydroxytoluol; Kapselhülle: Gelatine, Sorbitol-Lösung von partiell dehydratisiertem Sorbitol (entspr. Sorbitol 57,8 mg) (entspr. Sorbitan), Glycerol, Titandioxid, Wasser, gereinigtes; Drucktinte: Eisen(II,III)-oxid, Poly(phthalsäure-co-vinylacetat).
EW: Hemmt Androgenrezeptor-Signalweg.
AG: Nicht metastasiertes kastrationsresistentes Hochrisiko-Prostatakarzinom (CRPC).
- Metastasiertes CRPC nach Versagen einer Androgenentzugstherapie.
- CRPC bei Fortschreiten während oder nach Docetaxel-Therapie.
AA: Oral mit Wasser schlucken. Kapseln nicht zerkauen, auflösen oder öffnen.
DO: Oral 1mal tgl. 160 mg. Dosisreduktion bei schweren NW. Kein Nutzen bei Kindern und Jugendlichen.
SST: Nicht zur Anwendung bei Frauen indiziert. Zuverlässliche Kontrazeption für Männer bis 3 Monate nach Behandlungsende erforderlich.
NW: Asthenie, Hitzewallungen, Herz (QT-Verlängerung, ischämische Herzerkrankungen), Hypertonie, Gynäkomastie, Psyche (Angst), ZNS (Kopfschmerzen, Krampfanfälle, kognitive Störungen), Haut, pathologische Frakturen, Stürze, Blutbild (Neutropenie), Überempfindlichkeit (Ödeme).
Selten posteriores reversibles Enzephalopathie-Syndrom.
WW: Starke CYP2C8-Inhibitoren (Gemfibrozil) meiden, Vorsicht bei CYP2C8-Induktoren (Rifampicin), QT-verlängernde Substanzen, Vit-K-Antagonisten. WW mit vielen Arzneimitteln möglich.
WH: Medikamentöse Kastration mit LHRH-Analogon bei nicht chirurgisch kastrierten Patienten fortführen. Vorsicht bei Krampfanfällen, schweren Nieren- oder Leberschäden, frischen kardiovaskulären Erkrankungen, QT-Verlängerung. Verkehrshinweis.
PG: 112 ST * (EKO: N) [€ 4.106,40]

Xtandi 40 mg - Weichkapseln
55D06

(Z.Nr. EU/1/13/846/*) NR. P. Parallelimport. L02BB04
V: Abacus Medicine, Copenhagen, Dänemark
Z: 1 Weichkapsel enthält: Enzalutamid 40 mg, Kapselinhalt: Macrogolglycerolcaprylocaprate 400, Butylhydroxyanisol, Butylhydroxytoluol; Kapselhülle: Gelatine, Sorbitol-Lösung von partiell dehydratisiertem Sorbitol (entspr. Sorbitol 57,8 mg) (entspr. Sorbitan), Glycerol, Titandioxid, Wasser, gereinigtes; Drucktinte: Eisen(II,III)-oxid, Poly(phthalsäure-co-vinylacetat).
PG: 112 ST * (EKO: N) [€ 4.081,45]

Xtandi 40 mg - Weichkapseln
55D06

(Z.Nr. EU/1/13/846/*) NR. P. Parallelimport. L02BB04
V: Haemato Pharm, Schönefeld, Deutschland
Z: 1 Weichkapsel enthält: Enzalutamid 40 mg, Kapselinhalt: Macrogolglycerolcaprylocaprate 400, Butylhydroxyanisol, Butylhydroxytoluol; Kapselhülle: Gelatine, Sorbitol-Lösung von partiell dehydratisiertem Sorbitol (entspr. Sorbitol 57,8 mg) (entspr. Sorbitan), Glycerol, Titandioxid, Wasser, gereinigtes; Drucktinte: Eisen(II,III)-oxid, Poly(phthalsäure-co-vinylacetat).
PG: 112 ST * (EKO: N) [€ 4.081,45]

Xtandi 40 mg - Weichkapseln
55D06

(Z.Nr. EU/1/13/846/*) NR. P. Parallelimport. L02BB04
n.l.
V: Orifarm, Leverkusen, Deutschland
Z: 1 Weichkapsel enthält: Enzalutamid 40 mg, Kapselinhalt: Macrogolglycerolcaprylocaprate 400, Butylhydroxyanisol, Butylhydroxytoluol; Kapselhülle: Gelatine, Sorbitol-Lösung von partiell dehydratisiertem Sorbitol (entspr. Sorbitol 57,8 mg) (entspr. Sorbitan), Glycerol, Titandioxid, Wasser, gereinigtes; Drucktinte: Eisen(II,III)-oxid, Poly(phthalsäure-co-vinylacetat).
PG: 112 ST * (EKO: N) [€ 4.081,45 n.l.]

Xultophy 100 Einheiten/ml + 3,6 mg/ml - Injektionslösung
06C

(Z.Nr. EU/1/14/947/*) NR. P. E. A10AE56
ZI: Novo-Nordisk, Bagsvaerd, Dänemark
Z: 1 ml Injektionslösung enthält: Insulin degludec 100 E, Liraglutid 3,6 mg, hergestellt durch rekombinante DNA-Technologie in Saccharomyces cerevisiae, Glycerol, Phenol, Zink acetat, Salzsäure zur pH-Wert-Einstellung, Natriumhydroxid zur pH-Wert-Einstellung, Wasser für Injektionszwecke.
EW: Antidiabetische Kombination.
AG: Unzureichend kontrollierter Diabetes mellitus Typ 2 in Ergänzung zu oralen Blutzuckersenkern.
AA: S.c. mit Pen. Nicht aus der Patrone des Fertigpens in eine Spritze aufziehen.
DO: 1mal tgl. nach Bedarf; MTD 50 Einheiten Insulin degludec + 1,8 mg Liraglutid. GLP-1-Rezeptor-Agonisten vor Xultophy-Therapie absetzen. Kein Nutzen bei Kindern und Jugendlichen.
SST: Nicht anwenden.
NW: Hypoglykämie, Allergien, Magen/Darm, akute Pankreatitis, Schilddrüse, lokale Reaktionen, Lipodystrophie, Untersuchungen. Bei Überdosierung Hypoglykämie.
WW: Verminderter Bedarf an Xultophy durch:
Antidiabetika, MAO-Hemmer, Betarezeptorenblocker, Angiotensin-Converting-Enzym (ACE)-Hemmer, Salicylate, anabole Steroide und Sulfonamide.
Erhöhter Bedarf an Xultophy durch:
Orale Kontrazeptiva, Thiazide, Glucocorticoide, Schilddrüsenhormone, Sympathomimetika, Wachstumshormone und Danazol.
Betarezeptorenblocker können die Symptome einer Hypoglykämie verschleiern. Octreotid/Lanreotid kann den Bedarf an Xultophy sowohl senken als auch erhöhen. Alkohol kann die blutzuckersenkende Wirkung von Xultophy verstärken oder verringern.
WH: Nicht bei Diabetes Typ 1 oder diabetischer Ketoazidose anwenden. Bei schweren Leberschäden oder Herzinsuffizienz NYHA IV nicht empfohlen. Auf akute Pankreatitis, Herzinsuffizienz (in Kombination mit Pioglitazon) bzw. Dehydrierung achten. Verkehrshinweis.
PG: 3 ST * (EKO: N) [€ 205,20], 5 ST * (EKO: N) [€ 319,35]

Xydalba 500 mg - Pulver für ein Konzentrat zur Herstellung einer Infusionslösung
34I

(Z.Nr. EU/1/14/986/*) NR. P. J01XA04
ZI: Allergan Pharmaceuticals International, Dublin, Irland
Z: 1 Durchstechflasche enthält: Dalbavancin 500 mg (entspr. Dalbavancin hydrochlorid), Mannitol, Lactose monohydrat, Salzsäure zur pH-Wert-Einstellung, Natriumhydroxid zur pH-Wert-Einstellung.
EW: Bakterizides Lipoglykopeptid-Antibiotikum.
AG: Akute bakterielle Haut- und Weichteilinfektionen.
AA: I.v. Infusion über 30 min nach Rekonstituierung und Verdünnung.
DO: Einmalig 1500 mg oder: Einmalig 1000 mg und nach einer Woche 500 mg. Dosisanpassung bei schweren Nierenschäden. Keine Dosisempfehlung für Kinder und Jugendliche.
SST: Keine Daten vorliegend. Strenge Nutzen-Risiko-Abwägung.
NW: Magen/Darm, Kopfschmerzen, Enzymanstiege, Haut.
WH: Auf mit Clostridium difficile verbundene Diarrhoe achten. Verkehrshinweis.
PG: 1 ST * (EKO: N) [€ 1.153,50]

Xylanaest purum 0,5 % - Durchstechflaschen 01A01
(Z.Nr. 0-15694) RP. P. nicht im Handel. N01BB02

Xylanaest purum 1 % - Durchstechflaschen
01A01

(Z.Nr. 0-15695) RP. P. N01BB02
ZI: Gebro Pharma, Fieberbrunn
Z: 1 ml enthält: Lidocain hydrochlorid 10 mg, Methyl-4-hydroxybenzoat 1 mg (entspr. E 218), Natriumchlorid, Natriumhydroxid zur pH-Wert-Einstellung, Wasser für Injektionszwecke.
EW: Lokalanästhetikum vom Amid-Typ.
AG: Zur Lokal- und Regionalanästhesie ohne Vasokonstriktor.
AA: Langsam in das zu anästhesierende Gewebe injizieren,

wiederholt aspirieren (cave intravasal!).
DO: Personen ab 12 Jahren: Dosierungsrichtlinien für Injektionslösungen von Lidocain (bezogen auf einen normalgewichtigen Erwachsenen mit 70 kg):
Infiltrationsanästhesie: Tonsillektomie, pro Tonsille: 0,5% 5-10 ml, 1% 5-10 ml; Dammnaht: 0,5% 20 ml; Fraktur-Reposition: 0,5% 5-20 ml, 1% 5-20 ml;
Leitungsanästhesie: Oberst'sche Anästhesie: 1% 2 ml; Retrobulbäranästhesie: 0,5% 1-2 ml, 1% 1-2 ml; Brachialplexusblockade: 1% 20-30 ml, 2% 10 ml; Interkostalblockade: 2% 2-4 ml; Paravertebralanästhesie: 1% 3-5 ml; Sacralanästhesie (nur Ampullen): 2% 10 ml; Periduralanästhesie (nur Ampullen): 2% 10 ml; Parazervikalblockade/pro Seite: 0,5% 6-10 ml; Pudendus-Anästhesie/pro Seite: 1% 7-10 ml; Stellatumblockade: 1% 5 ml; Grenzstrangblockade: 0,5% 5-10 ml; Intravenöse Regionalanästhesie: 0,5% 20-60 ml.
Die Gesamtdosis von Lidocain ohne Vasokonstriktor soll 300 mg/70 kg Körpergewicht bei 0,5%iger und 1%iger Lösung und 200 mg/70 kg Körpergewicht bei 2%iger Lösung nicht überschreiten.
Maximalvolumina von Lidocainlösungen Ampullen: 2% 10 ml. Durchstechflaschen (enthalten Konservierungsmittel): 0,5% 15 ml, 1% 15 ml, 2% 10 ml.
Dosisreduktion bei kardialer Insuffizirnz, älteren, geschwächten Patienten.
Halben Maximaldosen im Dental-, HNO-, Augebereich (gehirnnahe Gefäßzirkulation) und Schleimhautbereich.
Für Kinder ab 1 Jahr gilt eine Maximaldosis von 4,5 mg/kg KG in maximal 1%iger Lösung. Nicht für Kinder unter Jahr.
GA: Bradykardie, hochgradige Überleitungsstörungen, manifeste Herzinsuffizienz, schwere Hypotonie, Schock.
GA bei Geburtshilfe: Parazervikalblockade, keine 2%-igen Lidocain-Lösungen sowie Lösungen mit Konservierungsmittel, Epiduralanästhesie bei (drohenden) Blutungen.
Spezielle GA bei Spinal-, Periduralanästhesie beachten.
SST: Strenge Indikationsstellung in der Schwangerschaft, Grenzdosen beachten. Anwendung in der Stillzeit möglich.
Während Geburt bei einer drohenden oder bereits bestehenden Blutung für Epiduralanästhesie kontraindiziert!
NW: Kardiale Arrhythmien, Hypo-, Hypertonie, Schwindel, Benommenheit, Übelkeit, Erbrechen, ZNS (Transitorisches Neurologisches Syndrom), Überempfindlichkeit.
WW: Vorsicht: unselektive Beta-Blocker, Calciumantagonisten (Verapamil, Diltiazem), Amiodaron, andere Antiarrhythmika, Inhalationsanästhetika, Cimetidin, nicht-depolarisierende Muskelrelaxantien, Mutterkornalkaloide, Sedativa, starke Enzyminduktoren, Opioide, Clonidin, Ethanol.
Nicht mit alkalischen Lösungen (z.B. Carbonaten) mischen.
WH: Besondere Vorsicht bei Leber-, Nierenschäden, Gerinnungsstörungen, Porphyrie, zerebrale Anfallsleiden.
Am liegenden Patienten anwenden. Nicht in entzündetes Gewebe injizieren.Verkehrshinweis.
Beim Auftreten von Nebenwirkungen Therapie sofort unterbrechen. Bei Krämpfen Diazepam oder Midazolam i.v., bei Bradykardie und AV-Block Atropin bzw. Sympathomimetika i.v., bei Schock Adrenalin, Glukokortikoide (1000 mg Prednisolon), Reanimation.
PG: 5 ST * (EKO: N) [€ 37,75]

Xylanaest purum 2 % - Ampullen 01A01

(Z.Nr. 0-17792) RP. P. N01BB02
ZI: Gebro Pharma, Fieberbrunn
Z: 1 ml enthält: Lidocain hydrochlorid 20 mg, Natriumchlorid, Natriumhydroxid zur pH-Wert-Einstellung, Wasser für Injektionszwecke.
Kurzinformation: siehe Xylanaest purum 1 % - Durchstechflaschen, → S. 1576
PG: **2ML** 10 ST * (EKO: N) [€ 6,85], **5ML** 5 ST * (EKO: N) [€ 6,55]

Xylanaest purum 2 % - Durchstechflaschen 01A01

(Z.Nr. 0-15696) RP. P. N01BB02
ZI: Gebro Pharma, Fieberbrunn
Z: 1 ml enthält: Lidocain hydrochlorid 20 mg, Methyl-4-hydroxybenzoat 1 mg (entspr. E 218), Natriumchlorid, Natriumhydroxid zur pH-Wert-Einstellung, Wasser für Injektionszwecke.
Kurzinformation: siehe Xylanaest purum 1 % - Durchstechflaschen, → S. 1576
PG: 5 ST * (EKO: N) [€ 43,05]

Xylanaest 0,5 % mit Epinephrin 1:200.000 - Durchstechflaschen 01A03

(Z.Nr. 0-17909) RP. P. N01BB52
ZI: Gebro Pharma, Fieberbrunn
Z: 1 ml enthält: Lidocain hydrochlorid 5 mg, Epinephrin 0,005 mg (entspr. Adrenalin), Methyl-4-hydroxybenzoat 1 mg, Natrium metabisulfit 0,6 mg (entspr. SO2 0,4 mg), Natriumchlorid, Natriumhydroxid zur pH-Wert-Einstellung, Wasser für Injektionszwecke.
EW: Lokalanästhetikum vom Amid-Typ mit Vasokonstriktor.
AG: Lokal- und Regionalanästhesie mit Vasokonstriktor.
AA: Langsam in das zu anästhesierende Gewebe injizieren, wiederholt aspirieren (cave intravasal!).
DO: Personen ab 12 Jahren: Dosierungsrichtlinien für Injektionslösungen von Lidocain mit Epinephrin (bezogen auf einen normalgewichtigen Erwachsenen mit 70 kg):
Infiltrationsanästhesie: Tonsillektomie, pro Tonsille: 0,5% 5-10 ml, 1% 5-10 ml;
Leitungsanästhesie: Brachialplexusblockade: 1% 30 ml, 2% 15 ml; Interkostalblockade: 1% 2-4 ml, 2% 2-4 ml; Paravertebralanästhesie: 1% 5-10 ml; Sacralanästhesie (nur Ampullen): 1% 10-30 ml, 2% 15 ml; Periduralanästhesie (nur Ampullen): 1% 10-30 ml, 2% 10-15 ml; Pudendus-Anästhesie/pro Seite: 1% 7-10 ml.
Die Gesamtdosis von Lidocain mit Vasokonstriktor soll 500 mg/70 kg KG nicht überschreiten. Die Gesamtdosis von Epinephrin soll 0,25 mg/70 kg KG nicht überschreiten.
Maximalvolumina von Lidocainlösungen mit Epinephrin: Ampullen: 1% 50 ml, 2% 25 ml. Durchstechflaschen: alle Stärken max. 15 ml (enthält Konservierungsmittel).
Dosisreduktion bei kardialer Insuffizirnz, älteren, geschwächten Patienten.
Halben Maximaldosen im Dental-, HNO- und Augenbereich (gehirnnahe Gefäßzirkulation).
Für Kinder ab 1 Jahr gilt eine Maximaldosis von 7 mg/kg KG in maximal 1%iger Lösung. Nicht für Kinder unter Jahr.
GA: Lidocain: Bradykardie, hochgradige Überleitungsstörungen, manifeste Herzinsuffizienz, schwere Hypotonie, frischer Myokardinfarkt, Schock. Asthmatikern mit Sulfit-Überempfindlichkeit.
GA bei Geburtshilfe: Parazervikalblockade, keine 2%-igen Lidocain-Lösungen sowie Lösungen mit Konservierungsmittel, Epiduralanästhesie bei (drohenden) Blutungen.
GA für Epinephrin: Lokalanästhesie im Bereich der Akren, Engwinkelglaukom, tachykarde Arrhythmien, Hyperthyreose.
Spezielle GA bei Spinal-, Periduralanästhesie beachten.
SST: Strenge Indikationsstellung in der Schwangerschaft, Grenzdosen beachten. Anwendung in der Stillzeit möglich.
Während Geburt bei einer drohenden oder bereits bestehenden Blutung für Epiduralanästhesie kontraindiziert!
NW: Kardiale Arrhythmien, Hypo-, Hypertonie, Schwindel, Benommenheit, Übelkeit, Erbrechen, Sulfitüberempfindlichkeit.
WW: Gegenanzeige: MAO-Hemmer (2 Wochen Abstand). Trizyklische Antidepressiva (verstärken Epinephrin).
Vorsicht: unselektive Beta-Blocker, Calciumantagonisten (Verapamil, Diltiazem), Amiodaron, Inhalationsanästhetika, Oxytocin, Cimetidin, nicht-depolarisierende Muskelrelaxantien, Mutterkornalkaloide, Sedativa, starke Enzyminduktoren, Opioide, Clonidin, Ethanol.
Nicht mit anderen Arzneimitteln mischen.
WH: Besondere Vorsicht bei Leber-, Nierenschäden, Gerinnungsstörungen, Diabetes, Porphyrie, Hypertyreose, zerebrale Anfallsleiden.
Am liegenden Patienten anwenden. Nicht in entzündetes Gewebe injizieren.Verkehrshinweis.
Beim Auftreten von Nebenwirkungen Therapie sofort unterbrechen. Bei Krämpfen Diazepam oder Midazolam i.v., bei Bradykardie und AV-Block Atropin bzw. Sympathomimetika i.v., bei Schock Adrenalin, Glukokortikoide (1000 mg Prednisolon), Reanimation.
PG: 5 ST * (EKO: N) [€ 44,40]

Xylanaest 1 % mit Epinephrin 1:200.000 - Ampullen 01A03

(Z.Nr. 1-19137) RP. P. N01BB52
ZI: Gebro Pharma, Fieberbrunn
Z: 1 ml enthält: Lidocain hydrochlorid 10 mg, Epinephrin 0,005 mg (entspr. Adrenalin), Natrium metabisulfit 0,6 mg (entspr. SO2 0,4 mg), Natriumchlorid, Natriumhydroxid zur pH-Wert-Einstellung, Wasser für Injektionszwecke.
Kurzinformation: siehe Xylanaest 0,5 % mit Epinephrin 1:200.000 - Durchstechflaschen, → S. 1577
PG: 5 ST * (EKO: N) [€ 9,50]

Xylanaest 1 % mit Epinephrin 1:200.000 - Durchstechflaschen 01A03

(Z.Nr. 0-17908) RP. P. N01BB52
ZI: Gebro Pharma, Fieberbrunn
Z: 1 ml enthält: Lidocain hydrochlorid 10 mg, Epinephrin 0,005 mg (entspr. Adrenalin), Methyl-4-hydroxybenzoat 1 mg, Natrium metabisulfit 0,6 mg (entspr. SO2 0,4 mg), Natriumchlorid, Natriumhydroxid zur pH-Wert-Einstellung, Wasser für Injektionszwecke.
Kurzinformation: siehe Xylanaest 0,5 % mit Epinephrin 1:200.000 - Durchstechflaschen, → S. 1577
PG: 5 ST * (EKO: N) [€ 47,25]

Xylanaest 2 % mit Epinephrin 1:200.000 - Ampullen 01A03
(Z.Nr. 1-19138) RP. P. N01BB52
ZI: Gebro Pharma, Fieberbrunn
Z: 1 ml enthält: Lidocain hydrochlorid 20 mg, Epinephrin 0,005 mg (entspr. Adrenalin), Natrium metabisulfit 0,6 mg (entspr. SO2 0,4 mg), Natriumchlorid, Natriumhydroxid zur pH-Wert-Einstellung, Wasser für Injektionszwecke.
Kurzinformation: siehe Xylanaest 0,5 % mit Epinephrin 1:200.000 - Durchstechflaschen, →S. 1577
PG: 5 ST * (EKO: N) [€ 10,40]

Xylanaest 2 % mit Epinephrin 1:200.000 - Durchstechflaschen 01A03
(Z.Nr. 0-17975) RP. P. N01BB52
ZI: Gebro Pharma, Fieberbrunn
Z: 1 ml enthält: Lidocain hydrochlorid 20 mg, Epinephrin 0,005 mg (entspr. Adrenalin), Methyl-4-hydroxybenzoat 1 mg, Natrium metabisulfit 0,6 mg (entspr. SO2 0,4 mg), Natriumchlorid, Natriumhydroxid zur pH-Wert-Einstellung, Wasser für Injektionszwecke.
Kurzinformation: siehe Xylanaest 0,5 % mit Epinephrin 1:200.000 - Durchstechflaschen, →S. 1577
PG: 5 ST * (EKO: N) [€ 51,90]

🐾 **Xylapan 20 mg/ml - Injektionslösung für Tiere** 809Z, 811AA, 824AF
(Z.Nr. 8-00359) RP. P. VNW. QN05CM92
ZI: Vetoquinol Österreich, Wien
Z: 1 ml enthält: Xylazin 20 mg (entspr. Xylazin hydrochlorid 23,3 mg), Methyl-4-hydroxybenzoat 0,65 mg, Propyl-4-hydroxybenzoat 0,35 mg, Natriumchlorid, Wasser für Injektionszwecke.
EW: Alpha 2-Agonist, erzeugt Sedation/Hypnose.
AG: Sedierung; in Kombination mit anderen Substanzen zur Muskelrelaxation, Analgesie, Anästhesie.
AA: I.m., i.v.
DO: Rind: 0,05-0,3 mg/kg KG i.m.
Pferd: 0,6-1 mg/kg KG langsam i.v.
Hund: 1-3 mg/kg KG i.m. oder i.v.
Katze: 2-4 mg/kg KG i.m.
GA: Diabetes, Lungen-, Herzerkrankungen (ventrikuläre Arrhythmien), Hypotension, Schock, Krampfneigung. Bei Hund und Katze bei Schlundverstopfungen, Magendrehungen, Hernien u.ä. nicht anwenden.
SST: Im letzten Drittel der Trächtigkeit nicht anwenden.
NW: Herzrhythmusstörungen, Abfall der Körpertemperatur, paradoxe Erregung, Blutdruckanstieg, gefolgt von Blutdruckabfall, Hyperglykämie und Polyurie, Salivation, Bradykardie, Atemdepression (besonders bei Katzen), Magen/Darm (Erbrechen bei Hunden und Katzen, Durchfall bei Rindern, milde Koliken bei Pferden), Uteruskontraktionen bei Rind und Pferd.
WW: Nicht anwenden: Sympathomimetika. Vorsicht: ZNS-Dämpfer, Sulfonamide (kardiale Arrhythmien).
VNW: Essbare Gewebe (Rind, Pferd): 1 Tag; Milch: 0 Tage.
PG: 50 ML VNW [€ 59,15]

🐾 **Xylasol 20 mg/ml - Injektionslösung für Tiere** 809Z, 811AA, 824AF
(Z.Nr. 8-00178) NR. P. VNW. QN05CM92
ZI: aniMedica, Senden-Bösensell, Deutschland
Z: 1 ml enthält: Xylazin 20 mg (entspr. Xylazin hydrochlorid 23,3 mg), Methyl-4-hydroxybenzoat 1 mg, Wasser für Injektionszwecke.
EW: Sedativ, muskelrelaxierend, analgetisch.
AG: Sedation, Analgesie und Muskelrelaxation.
AA: I.m., i.v., s.c.. Cave intraarteriell.
DO: Pferd: 3-5 ml/100 kg KG langsam i.v.
Rind: 0,08-0,5 ml/100 kg KG i.v., 0,25-1,5 ml/100 kg KG i.m.
Hund: 0,5-1,5 ml/10 kg KG i.m., s.c. oder i.v.; zur Einleitung einer Anästhesie 1 ml/10 kg KG + 60-100 mg Ketamin/10 kg KG i.m.
Katze: 0,1-0,2 ml/kg KG i.m. oder s.c., zur Einleitung einer Anästhesie 0,1 ml/kg KG + 6-15 mg Ketamin/kg KG i.m.
GA: Magen/Darm-Obstruktionen, schwere Leber-, Nieren-, Herz-, Atemwegs- erkrankungen, Hypotension, Schock, Diabetes, Krampfanfälle.
SST: Bei Rindern und Katzen im letzten Drittel der Trächtigkeit nicht bzw.
nur mit Tokolytikum anwenden. Nicht bei Rindern anwenden, die Eizellen transplantiert bekommen. Anwendung während der Laktation möglich.
NW: Atemdämpfung, Bradykardie, Arrhythmien, Hypotension, Tympamie, beim Rind Uterustonisierung (vorzeitige Geburt), Durchfälle; beim Pferd Schwitzen, vermehrter Harnabsatz, Muskelzitten, paradoxe Reaktionen; bei Hunden und Katzen Erbrechen. Änderungen der Körpertemperatur, Salivation, Hyper- glykämie.
WW: Andere ZNS-Dämpfer, Opiate verstärkend, Analeptika schwächen Sedierung ab. Thiobarbiturate, Halothan (Rhythmusstörungen). Nicht mit Sympathomimetika kombinieren. Nicht mit Trimethoprim/Sulfonamid i.v. kombinieren.
WH: Hemmung der Darmmotorik beachten. Tiere in ruhiger Umgebung halten. Hunde und Katzen 12 Std. vor der Operation fasten.
VNW: Rind: Essbares Gewebe: 1 Tag, Milch: Null Tage.
Pferd: Essbares Gewebe: 1 Tag.
PG: 20 ML VNW [€ 22,15], 50 ML VNW [€ 43,95]

🐾 *Xylavet 20 mg/ml - Injektionslösung für Pferde, Rinder, Hunde und Katzen* 809Z, 811AA, 824AF
(Z.Nr. 8-01049) RP. P. VNW. nicht im Handel. QN05CM92

Xylocain 1% - Durchstechflasche 01A01
(Z.Nr. 0-16720) RP. P. N01BB02
ZI: Aspen Pharma, Dublin, Irland
Z: 1 ml wässrige Lösung enthält: Lidocain hydrochlorid 10 mg, Methyl-4-hydroxybenzoat 1 mg, Natriumchlorid, Natriumhydroxid zur pH-Wert-Einstellung (entspr. Natrium ca. 3,5 mg), Salzsäure zur pH-Wert-Einstellung, Wasser für Injektionszwecke.
EW: Lokalanästhetikum von Säureamid-Typ.
AG: Lokale und regionale Anästhesie durch lokale Infiltration, kleine und große Nervenblockaden. Epiduralblockade, intravenöse Regionalanästhesie.
AA: Epidural, intravenös, subkutan, lokal.
DO: ED ab 10 mg (Digitalblockade) bis 300 mg (= MED).
Details siehe Austria Codex Fachinformation.
Kinder: Max. 5 mg/kg KG in max. 1%iger Lösung.
Für Epiduralanästhesie sowie für Dosierungen ab 15 ml konservierungs- mittelfreie Lösung (z.B. Xylocain 2 %-Ampullen) vorziehen.
GA: Parazervikalblockade in der Geburtshilfe, Bradykardie, AV-Block, Herzinsuffizienz, Hypotonie.
SST: Anwendung möglich, Grenzdosen beachten.
NW: Schwindel, Kollaps, ZNS (Krämpfe, Koma, Atemlähmung), transitorisches neurologisches Syndrom, Herz/Kreislauf (Bradykardie, Herzstillstand), Allergie (bis anaphylaktischer Schock), Dyspnoe.
WW: Antiarrhythmika, Beta-Blocker, Kalziumantagonisten (negativ dromotrop), Cimetidin (verzögerter Abbau von Lidocain), Vasokonstriktoren, Muskelrelaxantien.
WH: Vorsicht bei Leber-, Nierenschäden, Gerinnungsstörungen. Am liegenden Patienten anwenden. Nicht in entzündetes Gewebe injizieren.
Verkehrshinweis. Bei Nebenwirkungen bei Krämpfen Diazepam oder Thiopental i.v., Reanimation.
PG: 1 ST * (EKO: N) [€ 10,35]

Xylocain 2% - Ampullen 01A01
(Z.Nr. 0-16722) RP. P. N01BB02
ZI: Aspen Pharma, Dublin, Irland
Z: 1 ml wässrige Lösung enthält: Lidocain hydrochlorid 20 mg, Natriumchlorid, Natriumhydroxid zur pH-Wert-Einstellung (entspr. Natrium ca. 3,5 mg), Salzsäure zur pH-Wert-Einstellung, Wasser für Injektionszwecke.
Kurzinformation: siehe Xylocain 1% - Durchstechflasche, →S. 1578
PG: 5 ST (2) (EKO: G) [€ 5,60]

Xylocain 2% - Durchstechflasche 01A01
(Z.Nr. 0-16721) RP. P. nicht im Handel. N01BB02

Xylocain 2% - Gel 01A05
(Z.Nr. 0-08456) RP. P. N01BB02
ZI: Aspen Pharma, Dublin, Irland
Z: 1 g Gel enthält: Lidocain hydrochlorid 20 mg, Methyl-4-hydroxybenzoat 0,61 mg, Propyl-4-hydroxybenzoat 0,27 mg, Hydroxypropylmethylcellulose, Natriumhydroxid, Salzsäure, Wasser.
EW: Lokalanästhetikum vom Säureamid-Typ.
AG: Zur Schleimhautanästhesie und als Gleitmittel z.B. für die Urethra, bei Intubation oder Endoskopie; Schmerzlinderung nach Zirkumzision bei Kindern.
DO: Harnröhren-Anästhesie: bei Männern: 2mal etwa 8 ml, bei Frauen: etwa 5-8 ml
Anästhesiologie allgemein: ca. 5 ml.
Vorsichtig dosieren bei älteren Personen, akute Kranken, Kindern, Schleimhautschäden.
Kinder: MED 0,3 ml Gel/kg KG, max. 4 Dosen in 24 Std.
GA: Bekannter bulbokavernöser Reflux, schwere Herzerkrankun-

gen, Schock.
SST: Strenge Indikationsstellung.
NW: Allergien, lokale Reaktionen. Systemische NW selten (ZNS, Kreislauf, Allergie).
WW: Andere Lokalanästhetika, Propanolol, Diltiazem, Verapamil, Amiodaron (Vorsicht).
WH: Vorsicht unter Vollnarkose, auf Wunden, bei Herz-, Leber-, Nierenschäden, Porphyrie, oropharyngealer Anwendung. Verkehrshinweis.
PG: 30 ML (2) (EKO: G) [€ 6,35]

Xylocain 5% - Salbe 01A05, 22I
(Z.Nr. 0-08498) RP. P. D04AB01
ZI: Aspen Pharma, Dublin, Irland
Z: 1 g enthält: Lidocain 50 mg, Unguentum Polyaethylenglycoli, Macrogol 3350, Propylenglycol 250 mg, Wasser, gereinigtes.
EW: Lokalanästhetikum.
AG: Linderung von Schmerzen bei Untersuchungen (mit Instrumenten), Zahnbe- handlung, Hämorrhoiden, Schmerzen auf Haut oder Schleimhaut.
AA: Lokal auftragen oder als Kompresse auflegen.
DO: MED 10 g Salbe, MTD 20 g. Kinder MED 0,1 g/kg KG bis max. 3mal tgl.
GA: Bekannter bulbokavernöser Reflux, schwere Herzerkrankungen, Schock.
SST: Strenge Indikationsstellung.
NW: Allergien, lokale Reaktionen. Systemische NW selten (ZNS, Kreislauf, Allergie).
WW: Andere Lokalanästhetika, Propanolol, Diltiazem, Verapamil, Amiodaron (Vorsicht).
WH: Vorsicht unter Vollnarkose, auf Wunden, bei Herz-, Leber-, Nierenschäden, Porphyrie, oropharyngealer Anwendung. Verkehrshinweis.
PG: 35 G * (EKO: N) [€ 10,80]

Xylocain 10% - Pumpspray 01A05
(Z.Nr. 0-12979) RP. P. N01BB02
ZI: Aspen Pharma, Dublin, Irland
Z: 1 Sprühstoß (=0,1 ml) enthält: Lidocain 10 mg, Saccharin, Ethanol, Bananen-Aroma, Macrogol, Levomenthol, Wasser, gereinigtes.
EW: Lokalanästhetikum.
AG: Oberflächenanästhesie (HNO, Atemwege, Mund, Geburtshilfe).
AA: Zum Aufsprühen auf Haut und Schleimhaut durch Sprühkanüle.
DO: Nach Bedarf versprühen. MD bis 200 mg.
Kinder ab 2 Jahre: MD 3-5 mg/kg KG.
GA: Schwere Herzschäden, Schock, Asthma.
SST: Strenge Indikationsstellung.
NW: Lokale Reizungen, Allergien, selten systemisch (ZNS-Erregung oder -De- pression, Herz/Kreislauf-Depression).
WW: Andere Lokalanästhetika, Propranolol, Diltiazem, Verapamil, Amiodaron (Vorsicht).
WH: Vorsicht bei Wunden, Vollnarkose, Leber-, Nierenschäden, älteren Patienten, Porphyrie. Nicht auf Manschetten von Endotrachealtuben aus Plastik verwenden.
Verkehrshinweis. Bei Intoxikation Krämpfe (Therapie: Thiopental 1-3 mg/kg KG i.v., Diazepam 0,1 mg/kg KG i.v., Suxamethonium 1 mg/kg KG). Bei Blutdruckabfall Ephedrin 5-10 mg i.v., Adrenalin 0,1-0,2 mg i.v..
PG: 50 ML * (EKO: N) [€ 29,30]

Xylocain - viscös oral 2% 01A05
(Z.Nr. 0-08840) RP. P. nicht im Handel. N01BB02

Xylometazolin Rat & Tat 1 mg/ml - Nasenspray, Lösung 50H02
(Z.Nr. 1-40214) RPF. P. n.l. R01AA07
ZI: Easypharm OTC, Gießhübl
Z: 1 Sprühstoß (= 140 µl) enthält: Xylometazolin hydrochlorid 140 µg (entspr. → 1 mg/ml), Natriumhyaluronat, Meerwasser, gereinigt, Kaliumdihydrogenphosphat, Wasser, gereinigtes.
PG: 10 ML * (EKO: N) [€ 8,90 n.l.]

Xylometazolin Rat & Tat junior 0,5 mg/ml - Nasenspray, Lösung 50H02
(Z.Nr. 1-40213) RPF. P. n.l. R01AA07
ZI: Easypharm OTC, Gießhübl
Z: 1 Sprühstoß (= 70 µl) enthält: Xylometazolin hydrochlorid 35 µg (entspr. → 0,5 mg/ml), Natriumhyaluronat, Meerwasser, gereinigt, Kaliumdihydrogenphosphat, Wasser, gereinigtes.
PG: 10 ML * (EKO: N) [€ 8,90 n.l.]

Xyloneural - Ampullen 01A02
(Z.Nr. 0-14379) RP. P. N01BB02
ZI: Gebro Pharma, Fieberbrunn
Z: 1 ml enthält: Lidocain hydrochlorid 10 mg, Natriumchlorid, Natriumhydroxid zur pH-Wert-Einstellung, Wasser für Injektionszwecke.
EW: Lokalanästhetikum vom Amid-Typ.
AG: Neuraltherapie; Details siehe Austria Codex - Fachinformation. (Lokal-/ Segment-/ Störfeldtherapie).
AA: Zum Quaddeln und Infiltrieren.
DO: Quaddelung: 0,2-0,4 ml pro Quaddel intrakutan.
Infiltration: s.c., submukös, periartikulär, perineural, perivasal 0,5-5 ml, i.m. 1-10 ml.
Injektion: Intraartikulär 0,5-2 ml, i.v. bis 1 ml, davon 0,1-0,2 ml auch paravenös.
Langsam injizieren, wiederholt aspirieren.
Höchstdosis pro Behandlung 200 mg (= 20 ml).
GA: Bradykardie, Überleitungsstörungen, Herzinsuffizienz, Hypotonie, Schock.
SST: Strenge Indikationsstellung: in der Stillzeit Anwendung möglich.
NW: Lokale Reaktionen, ZNS (Parästhesie, Schwindel, transitorisches neurologisches Syndrom), kurzfristige Kollapszustände (Schocklagerung), Allergien (bis Schock), bei Überdosierung schwere NW auf ZNS (Erregung, dann Atemlähmung) und Herz (Überleitungsstörungen, Herzstillstand).
WW: Antiarrhythmika, Beta-Blocker, Kalziumantagonisten (hemmen AV-Überleitung), Cimetidin (verzögert Lidocain-Abbau), Ergotamin, Antiepileptika, Sedativa, Opiode, Ethanol.
WH: Vorsicht bei Leber-, Nierenschäden, Antiarrhythmikagabe, Gerinnungs- störungen, Porphyrie, Krampfleiden. Zurückhaltend dosieren bei Kindern und älteren Patienten. Nicht in entzündetes Gewebe injizieren. Max. 4-8 Wochen anwenden. Verkehrshinweis. Bei Krämpfen Diazepam i.v., bei anhaltenden Krämpfen Thiopental und ein kurz wirksames Muskelrelaxans, bei Bradykardie Atropin, bei Blutdruckabfall Beta- Sympathomimetika.
PG: 5 ST (2) (EKO: G) [€ 5,60], 50 ST * (EKO: N) [€ 49,05]

Xyloneural - Durchstechflasche 01A02
(Z.Nr. 0-14380) RP. P. N01BB02
ZI: Gebro Pharma, Fieberbrunn
Z: 1 ml enthält: Lidocain hydrochlorid 10 mg, Natriumchlorid, Natriumhydroxid zur pH-Wert-Einstellung, Wasser für Injektionszwecke, p-Hydroxybenzoesäuremethylester 1 mg.
Kurzinformation: siehe Xyloneural - Ampullen, → S. 1579
PG: 1 ST * (EKO: N) [€ 11,45]

Xylonor - Spray 01A05
(Z.Nr. 0-17902) RP. P. N01BB02
ZI: Septodont Niederkassel-Mondorf, Deutschland
Z: 1 g (1 Sprühstoß = 60 mg) Lösung enthält: Lidocain 0,15 g, Cetrimid 0,0015 g, Saccharin, Minzaroma, natürliches, Dipropylenglykol, Ethanol 96%.
EW: Lokalanästhetisch, desinfizierend.
AG: Oberflächenanästhesie bei Eingriffen im Mund- und Zahnbereich.
AA: Aus ca. 2 cm Entfernung aufsprühen. Mit dem Eingriff 3-5 min nach dem Aufsprühen warten.
DO: ED 1-2 Sprühstöße, max. 8 Sprühstöße. Kinder ab 6 Jahren: ED 1 Sprühstoß.
GA: Herzblock, Herzinsuffizienz, Schock, Asthma bronchiale.
SST: In der Schwangerschaft strenge Indikationsstellung, in der Stillzeit Anwendung möglich.
NW: Allergien, lokale Reizung, bei starker Überdosierung systemische NW (ZNS, Herz).
WW: Vorsicht: Andere Lokalanästhetika, Antiarrhythmika Klasse III (Amiodaron).
WH: Anwendung nur durch Ärzte und Zahnärzte. Vorsicht bei hoher Dosierung oder zu kurzen Abständen, Wunden am Applikationsort, unter Vollnarkose, bei oropharyngealer Anwendung, älteren Patienten, Leber- oder Nieren- schäden, akuter Porphyrie. Nicht in die Augen sprühen. Bis 60 Minuten nach Anwendung weder essen noch trinken. Nicht einatmen, nicht schlucken.
PG: 36 G * (EKO: N) [€ 41,35]

Xyrem 500 mg/ml - Lösung zum Einnehmen 49G02
(Z.Nr. EU/1/05/312/*) NR. SG. P. N07XX04
ZI: UCB Pharma, Brüssel, Belgien
Z: 1 ml enthält: 4-Hydroxybutansäure, Natriumsalz 500 mg, Wasser, gereinigtes, Äpfelsäure zur pH-Wert Einstellung, Natriumhydroxid zur pH-Wert-Einstellung.
EW: Antikataplektisch.
AG: Kataplexie bei Narkolepsie.
AA: Mindestens 2-3 Std. nach einer Mahlzeit; erste Dosis direkt vor dem Zubettgehen, zweite Dosis 2,5-4 Std. später.
DO: TD initial 2mal 2,25 g, später 1,5-9 g in 2 ED. MTD 9 g.

Keine Studien an Kindern und Jugendlichen.
GA: Succinatsemialdehyddehydrogenasemangel, Opioid- oder Barbiturat-Vorbehandlung, schwere Depression.
SST: In der Schwangerschaft nicht empfohlen. In der Stillzeit nicht anwenden.
NW: Schlafstörungen, Schwindel, Übelkeit, Kopfschmerzen, Appetitlosigkeit, Psyche (Suizidversuch), ZNS, verschwommenes Sehen, Magen/Darm, Haut, Enuresis nocturna, Palpitationen, Blutdruckanstieg, Atemdepression, Infektionen.
WW: Cave Alkohol (ZNS-Dämpfung!). Nicht empfohlen: Benzodiazepine, Topiramat. Vorsicht: Andere ZNS-Dämpfer, Valproat (Natriumoxybat-Dosis um 20% reduzieren).
GE: Missbrauchspotential beachten.
WH: Auf Atemdepression, Missbrauchspotential, Verwirrtheit, Depression, Porphyrie, Inkontinenz, Schlafwandeln achten. Vorsicht bei Schlafapnoe. Verkehrshinweis (mind. 6 Stunden keine Tätigkeiten ausführen, die geistige Wachheit erfordern).
PG: 180 ML * (EKO: N) [€ 608,35]

Xyzall 5 mg - Filmtabletten 05A01
(Z.Nr. 1-24226) RP. P. R06AE09
ZI: UCB Pharma, Wien
Z: 1 Filmtablette enthält: Levocetirizin dihydrochlorid 5 mg, Tablettenkern: Cellulose, mikrokristalline, Lactose monohydrat 63,5 mg, Siliciumdioxid, hochdisperses, Magnesium stearat; Filmüberzug: Opadry-Y-1-7000, Hypromellose, Titandioxid, Macrogol 400.
EW: H_1-Antihistaminikum.
AG: Allergische Rhinitis.
Chronisch-idiopathische Urtikaria.
AA: Unzerkaut mit Flüssigkeit einnehmen.
DO: Personen ab 6 Jahren: 1 x tgl. 5 mg. Dosisanpassung bei Nierenschäden.
Für Kinder unter 6 Jahren andere Darreichungsform verwenden,
GA: Schwere Niereninsuffizienz (Kreatinin-Clearance <10 ml/min).
SST: Vorsicht.
NW: Kopfschmerzen, Somnolenz, Mundtrockenheit, Harnretention, , Überempfindlichkeit.
WW: ZNS-Dämpfer, Alkohol verstärkt.
WH: Vorsicht bei Epilepsie, Krampfrisiko und Harnverhalten. 3 Tage vor Durchführung von Hauttests absetzen. Verkehrshinweis.
PG: 7 ST (2) (EKO: G) [€ 1,90], 28 ST (EKO: G) [€ 7,60]

X

Yal - Klistier

42J03

(Z.Nr. 1-18252) RP. P. A06AG10, A06AD
ZI: Jacoby GM Pharma, Hallein
Z: 1 Flasche (= 67,5 ml) enthält: Sorbitol 13,4 g, Natrium dioctylsulfosuccinat 0,01 g (entspr. Docusat natrium), Hydroxypropylmethylcellulose, Salzsäure, Natriumhydroxid, Aqua ad injectabilia.
EW: Abführmittel zur rektalen Anwendung.
AG: Darmreinigung zur Vorbereitung von diagnostischen Maßnahmen an Rektum und Sigma. Zur Vorbereitung operativer Maßnahmen am Rektum. Hartnäckige Obstipation.
AA: Vor Gebrauch kräftig schütteln, Schaum rektal applizieren.
DO: Einmalig 1-2 Flaschen. Kinder ab 6 Jahren und Jugendliche: ½-1 Flasche.
GA: Ileus oder Verdacht auf Ileus, Blutungen/Verletzungen im Analbereich, nach Operationen, Divertikulitis, Appendizitis, Darmperforation, Wasser- und Elektrolytstörungen.
SST: Anwendung möglich.
NW: Blähungen, Leibschmerzen, Durchfall, bei Missbrauch Wasser- und Elektrolytverluste.
WW: Nicht mit Natriumpolystyrolsulfonat anwenden (Darmnekrosen!).
Herzglykoside vermeiden: Kalium- und Magnesiumverlust; andere Abführmittel, die Glycerin, Povidon oder Paraffinöl enthalten, vermeiden (können Optik der Endoskope verschmieren). Vorsicht: Diuretika.
WH: Vor der Anwendung Wasser- und Elektrolytverluste korrigieren.
PG: 10 ST * (EKO: N) [€ 37,90]

Yaldigo 1600 mg - Tabletten mit veränderter Wirkstofffreisetzung

42F

(Z.Nr. 1-38193) RP. P. A07EC02
ZI: Tillotts Pharma, Rheinfelden, Deutschland
Z: 1 Tablette mit veränderter Wirkstofffreisetzung enthält: Mesalazin 1600 mg, Magnesium stearat, Methacrylsäure-methylmethacrylat-copolymer (1:2), Triethylcitrat, Eisenoxid gelb, Eisenoxid rot, Macrogol, Cellulose, mikrokristalline, Glycerolmonostearat 40-55, Hypromellose, Maisstärke, Polysorbat 80, Kaliumdihydrogenphosphat, Siliciumdioxid, kolloidales, Carboxymethylstärke, Natrium Typ A.
EW: Aminosalizylat, entzündungshemmend.
AG: Colitis ulcerosa: Behandlung akuter Schübe, Langzeitbehandlung zur Vermeidung eines Rezidivs.
AA: Unzerkaut mit Wasser schlucken.
DO: Akut: TD 4800 mg in 1-3 ED.
Erhaltungstherapie: 1mal tgl. 1600 mg.
Keine Daten an Kindern und Jugendlichen.
GA: Schwere Nieren- oder Leberschäden.
SST: Strenge Indikationsstellung.
NW: Magen/Darm (Blähungen, Übelkeit, Colitis), ZNS (Kopfschmerzen, Pseudotumor cerebri), Kreislauf, Haut (Lichtempfindlichkeit bei bestehenden Hauterkrankungen), Blut, Schmerzen, Niere (Nephrolithiasis), Leber, Überempfindlichkeit.
WW: Nephrotoxische Substanzen (NSAR, Azathioprin), Cumarine.
WH: Vorsicht bei Asthma, bestehenden Hauterkrankungen. Kreuzallergie gegen Sulfasalazin möglich. Auf Nierenschäden, Blutdyskrasien, Myo- und Perikarditis, akutes Unverträglichkeitssyndrom achten.
PG: 30 ST * (EKO: N) [€ 122,25], 60 ST (EKO: G) [€ 102,70]

Yargesa 100 mg - Hartkapseln 27B01
(Z.Nr. EU/1/17/1176/*) NR. P. nicht im Handel. A16AX06

Yasmin 0,03 mg/3 mg - Filmtabletten

31I01

(Z.Nr. 1-23811) RP. P. G03AA12
ZI: Bayer Austria, Wien
Z: 1 Filmtablette enthält: Ethinylestradiol 0,03 mg, Drospirenon 3 mg, Tablettenkern: Lactose monohydrat 46 mg, Maisstärke, Maisstärke, vorverkleistert, Povidon K25, Magnesium stearat; Tablettenhülle: Hypromellose, Macrogol 6000, Talkum, Titandioxid, Eisenoxid gelb.
Kurzinformation: siehe Aliane 0,02 mg/3 mg - Filmtabletten, → S. 62
PG: 21 ST * (EKO: N) [€ 15,60 n.l.], **3X21** 63 ST * (EKO: N) [€ 45,90 n.l.], **6X21** 126 ST * (EKO: N) [€ 85,90]

Yasmin 0,03 mg/3 mg - Filmtabletten 31I01
(Z.Nr. 1-23811-P1) RP. P. Parallelimport. G03AA12
nicht im Handel.

Yasmin 0,03 mg/3 mg - Filmtabletten

31I01

(Z.Nr. 1-23811-P2) RP. P. Parallelimport. G03AA12
V: Eurim-Pharm, Salzburg
Z: 1 Filmtablette enthält: Ethinylestradiol 0,03 mg, Drospirenon 3 mg, Tablettenkern: Lactose monohydrat 46 mg, Maisstärke, Maisstärke, vorverkleistert, Povidon K25, Magnesium stearat; Tablettenhülle: Hypromellose, Macrogol 6000, Talkum, Titandioxid, Eisenoxid gelb.
PG: **3X21** 63 ST * (EKO: N) [€ 44,70], **6X21** 126 ST * (EKO: N) [€ 84,20]

Yasminelle 0,02 mg/3 mg - Filmtabletten

31I01

(Z.Nr. 1-26451) RP. P. G03AA12
ZI: Bayer Austria, Wien
Z: 1 Filmtablette enthält: Ethinylestradiol 0,02 mg (entspr. Ethinylestradiol betadex clathrat), Drospirenon 3 mg, Tablettenkern: Lactose monohydrat (entspr. Lactose 46 mg), Maisstärke, Magnesium stearat; Tablettenhülle: Hypromellose, Talkum, Titandioxid, Eisenoxid rot.
Kurzinformation: siehe Aliane 0,02 mg/3 mg - Filmtabletten, → S. 62
PG: 21 ST * (EKO: N) [€ 16,70 n.l.], **3X21** 63 ST * (EKO: N) [€ 44,55], **6X21** 126 ST * (EKO: N) [€ 82,95 n.l.]

Yaz 0,02 mg/3 mg - Filmtabletten

31I01

(Z.Nr. 1-27586) RP. P. G03AA12
ZI: Bayer Austria, Wien
Z: 1 Packung enthält: Filmtablette, hellrosa 24 Stk: Ethinylestradiol 0,02 mg (entspr. Ethinylestradiol betadex clathrat), Drospirenon 3 mg, Tablettenkern: Lactose 46 mg (entspr. Lactose monohydrat 48,18 mg), Maisstärke, Magnesium stearat; Tablettenfilm: Hypromellose, Talkum, Titandioxid, Eisenoxid rot; Filmtablette, weiss (Placebo) 4 Stk: Tablettenkern: Lactose 22 mg (entspr. Lactose monohydrat 23,21 mg), Povidon K25, Maisstärke, Magnesium stearat; Tablettenfilm: Hypromellose, Talkum, Titandioxid.
EW: Estrogen/Gestagen-Kombination.
AG: Orale Kontrazeption.
AA: Jeden Tag etwa zur gleichen Zeit mit etwas Flüssigkeit einnehmen.
DO: Tgl. 1 FT durchgehend in der auf der Blisterpackung angegebenen Reihen- folge. Jede Packung enthält 24 wirkstoffhaltige Filmtabletten und 4 Placebofilmtabletten.
GA: Vorliegen oder Risiko für venöse Thromboembolie (auch Prädisposition, größere Operationen mit längerer Immobilisierung). Vorliegen oder Risiko für arterielle Thromboembolie (auch Prädisposition, Myokardinfarkt, Angina pectoris, Schlaganfall oder Vorstufen), hohes Risiko für arterielle Thromboembolie (Diabetes mit Gefäßveränderungen, schwere Hypertonie, schwere Fettstoffwechselstörungen, Prädisposition für Thrombosen), schwere Leberschäden, Lebertumore, schwere Nierenschäden, akutes Nierenversagen, sexualhormonabhängige maligne Tumore, nicht abgeklärte vaginale Blutungen, Migräne.
SST: In der Schwangerschaft nicht anwenden, in der Stillzeit nicht empfohlen.
Bei Eintritt einer Schwangerschaft sofort absetzen.
NW: Häufig: Kopfschmerzen, Abdominalschmerzen, Brustschmerzen.
Gelegentlich: Vaginale Candidiasis oder andere Pilzinfektionen, erhöhter Appetit, Depression, Migräne, Schläfrigkeit, Beinkrämpfe, Nervosität, Augenbeschwerden, Herz/Kreislauf (Hypertonie, Hypotonie, selten Thrombose/Embolie), Magen/Darm, Haut, Harnwegsinfektionen, Zwischenblutungen, Ausbleiben der Abbruchblutung, Veränderungen an der Geschlechtsorganen, Hitzewallungen, Gewichtsänderungen, Ödeme.
WW: **Gegenanzeige:** Ombitasvir/Paritaprevir/Ritonavir, Dasabuvir mit oder ohne Ribavirin (Transaminasenanstieg; 2 Wochen Abstand).
Vorsicht: Leberenzyminduktoren können zur Wirkungsminderung oraler Kontrazeptiva führen: Barbiturate, Bosentan, Carbamazepin, Phenytoin, Primidon, Rifampicin, Arzneimittel gegen HIV oder HCV (Ritonavir, Nevirapin, Efavirenz und andere), Felbamat, Griseofulvin, Oxcarbazepin, Topiramat, Johanniskraut.
Bei Kurzzeitbehandlung Barrieremethode bis 28 Tage nach dem Absetzen anwenden. Bei Langzeitbehandlung wird andere, nicht-hormonale Verhütungsmethode empfohlen.
Enzyminhibitoren (z.B. Etoricoxib) können die Plasmakonzentrationen von Estrogenen und/oder Progestagenen erhöhen. Ethinylestradiol kann die Plasmakonzentration von Theophyllin oder Tizanidin erhöhen.
WH: Erhöhtes Risiko für arterielle und venöse Thromboembolien beachten. Auf Symptome von apoplektischem Insult oder Myokardinfarkt achten. Blutdruck messen. Leicht erhöhtes Brustkrebsrisiko beachten. Bei Leberfunktionsstörungen orales Kontrazeptivum bis zur Normalisierung der Leberfunktion absetzen. Kein Schutz vor AIDS oder anderen sexuell übertragbaren Krankheiten. Anhaltende Blutungsunregelmäßigkeiten diagnostisch abklären. Durchbruchblutungen und/oder Verhütungsversagen als Folge von Wechselwirkungen mit anderen Arzneimitteln möglich.
PG: 28 ST * (EKO: N) [€ 17,10 n.l.], **3X28** 84 ST * (EKO: N) [€ 47,80 n.l.], **6X28** 168 ST * (EKO: N) [€ 91,10]

Y

Yellox 0,9 mg/ml - Augentropfen, Lösung 47D02
(Z.Nr. EU/1/11/692/*) RP. P. S01BC11
ZI: Bausch Health Ireland, Dublin 24, Irland
Z: 1 ml Lösung enthält: Bromfenac 0,9 mg (entspr. → ca. 33 µg/Tr) (entspr. Bromfenac natrium-1,5-Wasser), Borsäure, Natrium tetraborat-10-Wasser, Natrium sulfit, Tyloxapol, Povidon, Benzalkonium chlorid 50 µg, Natrium edetat, Natriumhydroxid zur pH-Wert-Einstellung, Wasser für Injektionszwecke.
EW: Nichtsteroidales Antiphlogistikum.
AG: Postoperative Augenentzündungen nach Kataraktextraktion.
AA: Am Auge.
DO: 2mal tgl. 1 Tropfen in das betroffene Auge ab dem Tag der Operation über 2 Wochen eintropfen. Keine Daten an Kindern und Jugendlichen.
GA: Analgetika-Asthma.
SST: Nutzen/Risiko-Abwägung, im 3. Trimenon nicht anwenden.
NW: Lokale Reaktionen, Wiederaufflammen von Entzündungen nach dem Absetzen, Schädigungen des Hornhautepithels.
WW: Mindestens 5 min Abstand zu anderen Ophthalmika.
WH: Sulfitüberempfindlichkeit beachten. Vorsicht bei Schäden des Hornhautepithels bzw. bei Blutungsneigung. Akute Augeninfektion kann maskiert werden. Während der Behandlung keine Kontaktlinsen tragen.
Verkehrshinweis.
PG: 5 ML (EKO: G) [€ 14,30]

Yentreve 20 mg - magensaftresistente Hartkapseln 52C
(Z.Nr. EU/1/04/280/*) NR. P. G04B, N06AX21
ZI: Lilly, Eli Nederland, Utrecht, Niederlande
Z: 1 Hartkapsel enthält: Duloxetin 20 mg (entspr. Duloxetin hydrochlorid), Kapselinhalt: Hypromellose, Hypromellose acetatsuccinat, Sucrose 37 mg, Zucker-Stärke-Pellets, Talkum, Titandioxid, Triethylcitrat; Kapselhülle: Gelatine, Natriumdodecylsulfat, Titandioxid, Indigocarmin; Drucktinte, schwarz, essbar (entspr. Eisen(II,III)-oxid) (entspr. Propylenglycol) (entspr. Schellack).
EW: Serotonin- und Noradrenalin-Wiederaufnahmehemmer.
AG: Frauen mit mittelschwerer bis schwerer Belastungs(harn)inkontinenz.
AA: Oral.
DO: 2mal tgl. (20-) 40 mg. Keine Daten an Kindern und Jugendlichen.
GA: Leberschäden, schwere Nierenschäden, unkontrollierte Hypertonie.
SST: Strenge Nutzen/Risiko-Abwägung; erhöhtes Risiko einer primären pulmonalen Hypertonie bei Neugeborenen beachten. Entzugssymptome bei Neugeborenen möglich. Anwendung in der Stillzeit nicht empfohlen.
NW: Übelkeit, trockener Mund, Müdigkeit, Schlaflosigkeit, Serotoninsyndrom, Obstipation, Appetitlosigkeit, Durst, Schwitzen, Libidoverlust, Mydriasis, Blutungen (erhöhtes Risiko postpartaler Blutungen), Leber, Hyponatriämie, Blutdruckanstieg, sexuelle Funktionsstörungen, Absetzphänomene, Akathisie
WW: Gegenanzeige: Irreversible MAO-Hemmer, CYP1A2-Hemmer (Fluvoxamin, Ciprofloxacin, Enoxacin).
Nicht empfohlen: Antidepressiva, Moclobemid, Linezolid.
Vorsicht: Serotonerge Arzneimittel (Serotonin-Syndrom!), ZNS-Dämpfer.
Gerinnungshemmer, Johanniskraut. Rauchen reduziert Duloxetin-Spiegel.
WH: Vorsicht bei Manie, Epilepsie, Glaukom. Nicht abrupt absetzen. Auf suizidales Verhalten achten. Verkehrshinweis. Auf Serotoninsyndrom achten. Auf Bluthochdruck achten.
PG: 56 ST * (EKO: N) [€ 83,70]

Yentreve 40 mg - magensaftresistente Hartkapseln 52C
(Z.Nr. EU/1/04/280/*) NR. P. G04B, N06AX21
ZI: Lilly, Eli Nederland, Utrecht, Niederlande
Z: 1 Hartkapsel enthält: Duloxetin 40 mg (entspr. Duloxetin hydrochlorid), Kapselinhalt: Hypromellose, Hypromellose acetatsuccinat, Sucrose 74 mg, Zucker-Stärke-Pellets, Talkum, Titandioxid, Triethylcitrat; Kapselhülle: Gelatine, Natriumdodecylsulfat, Titandioxid, Indigocarmin; Eisen(III)-oxid, Eisen(III)-hydroxid-oxid x H2O, Drucktinte, schwarz, essbar (entspr. Eisen(II,III)-oxid) (entspr. Propylenglycol) (entspr. Schellack).
Kurzinformation: siehe Yentreve 20 mg - magensaftresistente Hartkapseln, → S. 1582
PG: 56 ST * (EKO: N) [€ 84,00]

Yentreve 40 mg - magensaftresistente Hartkapseln 52C
(Z.Nr. EU/1/04/280/*) NR. P. Parallelimport. N06AX21, G04B
nicht im Handel.

Yervoy 5 mg/ml - Konzentrat zur Herstellung einer Infusionslösung 55I01
(Z.Nr. EU/1/11/698/*) NR. P. E. L01XC11
ZI: Bristol-Myers Squibb Pharma, Dublin, Irland
Z: 1 ml enthält: Ipilimumab 5 mg, Trometamol hydrochlorid, Natriumchlorid, Mannitol, Pentetsäure, Polysorbat 80, Natriumhydroxid zur pH-Wert-Einstellung, Salzsäure zur pH-Wert-Einstellung, Wasser für Injektionszwecke.
EW: Monoklonaler Antikörper, antineoplastisch.
AG: Fortgeschrittenes (nicht resezierbares oder metastasiertes) Melanom(Monotherapie oder in Kombination mit Nivolumab).
Fortgeschrittenes Nierenzellkarzinom bei intermediärem/ungünstigem Risikoprofil (in Kombination mit Nivolumab).
AA: I.v. Infusion über 30-90 min (dosisabhängig).
DO: Melanom:
Monotherapie: 4 ED zu 3 mg/kg KG über 90 min im Abstand von je 3 Wochen.
Kombinationstherapie: 1 mg Nivolumab/kg KG über 30 min, gefolgt von 3 mg Ipilimumab/kg KG über 90 min alle 3 Wochen für 4 Dosierungszyklen; anschließend Monotherapie mit Nivolumab 240 mg alle 2 Wochen über 30 min oder 480 mg alle 4 Wochen über 60 min.
Nierenzellkarzinom: 1 mg/kg Ipilimumab in Kombination mit 3 mg/kg Nivolumab alle 3 Wochen für die ersten 4 Dosen, dann Nivolumab als Monotherapie (240 mg alle 2 Wochen oder 480 mg alle 4 Wochen).
Dosisabbruch bei schweren NW. Nicht für Kinder.
Details siehe Austria Codex- Fachinformation.
SST: Nicht empfohlen.
NW: Magen/Darm, Leber, Niere, Haut (auch schwere Reaktionen, DRESS), Müdigkeit, verminderter Appetit, Neuropathien, Endokrinium, Augen (Vogt-Koyanagi-Harada-Syndrom, Netzhautablösung), Zytomegalievirus- Infektionen, Blut (hämophagozystische Histiozytose) Untersuchungen, lokale Reaktionen. NW der Kombination mit Nivolumab: Immunvermittelte NW (schwere Diarrhö, Kolitis), Herz (Myokarditis), Pneumonitis, Lungenembolien, Hepatitis, schwere Hautreaktionen, Nephritis, Endokrinopathien, Hyperglykämie, Schilddrüse, Untersuchungen, Infusionsreaktionen.
WW: Nicht empfohlen: Vemurafenib. Systemische Kortikosteroide vor Behandlungsbeginn vermeiden. Antikoagulantien überwachen. Vorsicht: Dacarbazin (Leber).
In Kombination mit Nivolumab nicht gleichzeitig mit Kortikosteroiden oder anderen Immunsuppressiva anwenden.
WH: Auf immunvermittelte entzündliche Nebenwirkungen (Magen/Darm, Leber, Haut, ZNS, Endokrinopathien) achten. Vorsicht bei Autoimmunerkrankungen in der Anamnese. Keine Erfahrungen bei der Therapie des Nierenzellkarzinoms bei Patientehn mit Hirnmetastasen, aktiven Autoimmunerkrankungen oder systemischer Immunsuppression. Bei schweren
NW Behandlung aufschieben oder absetzen (Details siehe Austria-Codex - Fachinformation). Verkehrshinweis.
PG: **10ML** 1 ST * (EKO: N) [€ 6.091,70], **40ML** 1 ST * (EKO: N) [€ 24.236,55]

▼ *Yescarta 0,4 - 2 x 10^8 Zellen - Infusionsdispersion* 55L
(Z.Nr. EU/1/18/1299/*) NR. P. T. nicht im Handel. L01XX70

Yirala 0,03 mg/3 mg - Filmtabletten 31I01
(Z.Nr. 1-23812) RP. P. n.l. G03AA12
ZI: Bayer Austria, Wien
Z: 1 Filmtablette enthält: Ethinylestradiol 0,03 mg, Drospirenon 3 mg, Tablettenkern: Lactose 46 mg (entspr. Lactose monohydrat 48,17 mg), Maisstärke, Maisstärke, vorverkleistert, Povidon K25, Magnesium stearat; Tablettenhülle: Hypromellose, Macrogol 6000, Talkum, Titandioxid, Eisenoxid gelb.
PG: 63 ST * (EKO: N) [€ 32,60 n.l.]

Yocon-Glenwood - Tabletten 5 mg 16B02
(Z.Nr. 1-21737) RP. P. G04BE04
ZI: Cheplapharm Arzneimittel, Greifswald, Deutschland
Z: 1 Tablette enthält: Yohimbin hydrochlorid 5 mg, Calcium hydrogenphosphat dihydrat, Povidon K25, Cellulose, mikrokristalline, Magnesium stearat, Maisstärke, Siliciumdioxid, hochdisperses.
EW: Alpha 2-Adrenolytikum.
AG: Leichte und mittelschwere psychogen bedingte Erektionsstörungen (erektile Dysfunktion).
AA: Tabletten nach den Mahlzeiten mit Wasser einnehmen.
DO: 3mal tgl. 2 Tabletten über bis zu 8 Wochen. Wirkungseintritt nach 2-3 Wochen. Nicht für Frauen, Kinder und Jugendliche.
GA: Schwere Leber- oder Nierenschäden, Herzschäden, Hypotonie oder Hypertonie, Magen/Darm-Ulcera, Glaukom, psychiatrischen Erkrankungen.
SST: Keine Indikation für Frauen.
NW: Hypertonie, Tachykardie, ZNS (erhöhte Anfallsneigung),

Psyche, Vegetativum, Haut, Niere, Magen/Darm, Bronchospasmen.
WW: Gegenanzeige: Antidepressiva. Nicht empfohlen: Clonidin, Amphetamine, Sibutramin.
WH: Verkehrshinweis; Bei organisch oder schweren psychisch bedingten Erektionsstörungen nicht anwenden.
PG: 50 ST * (EKO: N) [€ 27,80], 100 ST * (EKO: N) [€ 47,40]

Yomogi - Kapseln 42Y01
(Z.Nr. 1-23695) RPF. P. A07FA02
ZI: Ardeypharm, Herdecke/Ruhr, Deutschland
Z: 1 Kapsel enthält: Trockenhefe aus Saccharomyces boulardii 250 mg (entspr. Saccharomyces cerevisiae HANSEN CBS 5926, Trockenhefe) (entspr. Lebensfähige Zellen mind. 2500 Mio. Keime), Lactose, wasserfrei 61,25 mg, Magnesium stearat, Chlorophyllin-Kupfer-Komplex, Titandioxid, Eisenoxidhydrat, Gelatine, Natriumdodecylsulfat.
EW: Probiotikum.
AG: Symptomatisch: Akute Durchfallerkrankungen, Reisediarrhoen, Diarrhoen unter Sondennahrung, Adjuvans bei chronischer Akne.
AA: Mit ausreichender Flüssigkeit vor den Mahlzeiten.
DO: Kinder ab 2 Jahren und Erwachsene: TD 1-2 Kapseln, bei Akne 3 Kapseln.
Zur Prophylaxe vor Reisediarrhoen beginnend 5 Tage vor der Abreise 1-2 Kapseln tgl.
Sondennahrungs-bedingte Diarrhoe: Inhalt von 2 Kapseln pro Liter Nährlösung geben.
GA: Hefeallergie, zentrale Venenkatheter, schwerkranke oder immunsupprimierte Patienten (Fungämierisiko).
SST: Anwendung möglich.
NW: Blähungen, Unverträglichkeitsreaktionen, sehr selten Fungämie.
WW: Antimykotika; MAO-Hemmer (Blutdruckanstieg).
WH: Flüssigkeit und Elektrolyte ersetzen. Bei Kleinkindern unter 2 Jahren nur auf ärztliche Anordnung anwenden. Bei gestörtem Immunstatus nicht ohne ärztlichen Rat einnehmen. Kapseln nicht in den Räumen von Patienten öffnen. Zur Verabreichung Handschuhe tragen.
PG: 10 ST (EKO: G) [€ 5,15], 20 ST * (EKO: N) [€ 9,95]

Yondelis 0,25 mg - Pulver zur Herstellung eines Infusionslösungskonzentrats 55L
(Z.Nr. EU/1/07/417/*) NR. P. E. L01CX01
ZI: PharmaMar, Colmenar Viejo, Madrid, Spanien
Z: 1 Durchstechflasche enthält: Trabectedin 0,25 mg (entspr. nach Rekonstitution 0,05 mg/ml), Sucrose 0,1 g, Kaliumdihydrogenphosphat 2 mg, (entspr. Kalium 2 mg), Phosphorsäure zur pH-Wert Einstellung, Kaliumhydroxid zur pH-Wert-Einstellung.
EW: Antineoplastisch.
AG: Fortgeschrittenes Weichteilsarkom nach Versagen von Anthrazyklinen und Ifosfamid.
Platinsensibles Ovarialkarzinomrezidiv in Kombination mit pegyliertem liposomalen Doxorubicin (PLD).
AA: I.v. Infusion über 24 Std., cave extravasal (Nekrosen!). Zentraler Venenkatheter empfohlen.
DO: **Weichteilsarkom:** 1,5 mg/m² KOF alle 3 Wochen; 30 min vor der Infusion 20 mg Dexamethason i.v. geben.
Ovarialkarzinom: 1,1 mg/m² KOF alle 3 Wochen langsam unmittelbar nach PLD 30 mg/m² KOF.
Dosisanpassung bei schweren NW.
Nicht für Kinder und Jugendliche.
GA: Schwere Infektionen.
SST: Genotoxisch; Kontrazeption für Frauen bis 3 Monate und für Männer bis 5 Monate nach der Behandlung; bis 3 Monate nach der Behandlung nicht stillen.
NW: Treten bei mehr als 90% der Patienten auf: Überempfindlichkeit (auch schwer), neutropenische Infektionen, septischer Schock, Magen/Darm, Enzymanstiege, Gewichtsverlust, Blutbild, ZNS, Husten, Alopezie, Schmerzen, Anorexie, Hypotonie, Gesichtsröte, Asthenie, Ödeme, Fieber, Leberversagen, lokale Reaktionen (Paravasation und Gewebenekrose), Insomnie, Kapillarlecksyndrom, Enzymanstiege.
WW: Gegenanzeige: Gelbfieberimpfstoff. Vorsicht: Starke CYP3A4-Hemmer (Azole, Ritonavir, Clarithromycin, Aprepitant) oder starke CYP3A4-Induktoren (Rifampicin, Phenobarbital, Johanniskraut), Cyclosporin, Verapamil. Cave Alkohol.
WH: Kontrollen: Leber, Niere, Blutbild, CPK, Herzfunktion. Verkehrshinweis.
PG: 1 ST * (EKO: N) [€ 797,70]

Yondelis 0,25 mg - Pulver zur Herstellung eines Infusionslösungskonzentrats 55L
(Z.Nr. EU/1/07/417/*) NR. P. E. L01CX01
Parallelimport. nicht im Handel.

Yondelis 0,25 mg - Pulver zur Herstellung eines Infusionslösungskonzentrats 55L
(Z.Nr. EU/1/07/417/*) NR. P. E. L01CX01
Parallelimport.
V: Orifarm, Leverkusen, Deutschland
Z: 1 Durchstechflasche enthält: Trabectedin 0,25 mg (entspr. nach Rekonstitution 0,05 mg/ml), Sucrose 0,1 g, Kaliumdihydrogenphosphat 2 mg, (entspr. Kalium 2 mg), Phosphorsäure zur pH-Wert Einstellung, Kaliumhydroxid zur pH-Wert-Einstellung.
PG: 1 ST * (EKO: N) [€ 783,45]

Yondelis 1 mg - Pulver zur Herstellung eines Infusionslösungskonzentrats 55L
(Z.Nr. EU/1/07/417/*) NR. P. E. L01CX01
ZI: PharmaMar, Colmenar Viejo, Madrid, Spanien
Z: 1 Durchstechflasche enthält: Trabectedin 1 mg (entspr. nach Rekonstitution 0,05 mg/ml), Sucrose 0,4 g, Kaliumdihydrogenphosphat 2 mg, (entspr. Kalium 8 mg), Phosphorsäure zur pH-Wert Einstellung, Kaliumhydroxid zur pH-Wert-Einstellung.
Kurzinformation: siehe Yondelis 0,25 mg - Pulver zur Herstellung eines Infusionslösungskonzentrats, → S. 1583
PG: 1 ST * (EKO: N) [€ 2.881,15]

Yondelis 1 mg - Pulver zur Herstellung eines Infusionslösungskonzentrats 55L
(Z.Nr. EU/1/07/417/*) NR. P. E. L01CX01
Parallelimport. nicht im Handel.

Yondelis 1 mg - Pulver zur Herstellung eines Infusionslösungskonzentrats 55L
(Z.Nr. EU/1/07/417/*) NR. P. E. L01CX01
Parallelimport.
V: Orifarm, Leverkusen, Deutschland
Z: 1 Durchstechflasche enthält: Trabectedin 1 mg (entspr. nach Rekonstitution 0,05 mg/ml), Sucrose 0,4 g, Kaliumdihydrogenphosphat 2 mg, (entspr. Kalium 8 mg), Phosphorsäure zur pH-Wert Einstellung, Kaliumhydroxid zur pH-Wert-Einstellung.
PG: 1 ST * (EKO: N) [€ 2.854,10]

Ypozane 1,875 mg - Tabletten für Hunde 822AB
(Z.Nr. EU/2/06/068/*) RP. P. QG04CX
ZI: Virbac, Carros, Frankreich
Z: 1 Tablette enthält: Osateron acetat 1,875 mg, Lactose monohydrat, Stärke, verkleistert, Carmellose calcium, Maisstärke, Talkum, Magnesium stearat.
EW: Progestagen, antiandrogen.
AG: Benigne Prostatahypertrophie (BPH) bei Rüden.
AA: Zum Eingeben.
DO: 0,25-0,5 mg/kg KG 1mal tgl. über 7 Tage.
Wirkungseinritt innerhalb von 2 Wochen.
Wirkung hält mindestens 5 Monate an.
NW: Appetitsteigerung, Verhaltensänderungen, Magen/Darm, Polyurie/Poly- dipsie, Lethargie, Feminisierung, Hyperplasie der Milchleiste, Haar- kleidveränderungen, Abnahme des Plasmacortisols.
WH: Vorsicht bei Leberschäden. Frauen im gebärfähigen Alter sollten Kontakt mit Arzneimittel vermeiden oder Einmalhandschuhe tragen.
PG: 7 ST VT [€ 32,60]

Ypozane 3,75 mg - Tabletten für Hunde 822AB
(Z.Nr. EU/2/06/068/*) RP. P. QG04CX
ZI: Virbac, Carros, Frankreich
Z: 1 Tablette enthält: Osateron acetat 3,75 mg, Lactose monohydrat, Stärke, verkleistert, Carmellose calcium, Maisstärke, Talkum, Magnesium stearat.
Kurzinformation: siehe Ypozane 1,875 mg - Tabletten für Hunde, → S. 1583
PG: 7 ST VT [€ 43,20]

Ypozane 7,5 mg - Tabletten für Hunde 822AB
(Z.Nr. EU/2/06/068/*) RP. P. QG04CX
ZI: Virbac, Carros, Frankreich
Z: 1 Tablette enthält: Osateron acetat 7,5 mg, Lactose monohydrat, Stärke, verkleistert, Carmellose calcium, Maisstärke, Talkum, Magnesium stearat.
Kurzinformation: siehe Ypozane 1,875 mg - Tabletten für Hunde, → S. 1583
PG: 7 ST VT [€ 55,20]

Ypozane 15 mg - Tabletten für Hunde 822AB
(Z.Nr. EU/2/06/068/*) RP. P. QG04CX

ZI: Virbac, Carros, Frankreich
Z: 1 Tablette enthält: Osateron acetat 15 mg, Lactose monohydrat, Stärke, verkleistert, Carmellose calcium, Maisstärke, Talkum, Magnesium stearat.
Kurzinformation: siehe Ypozane 1,875 mg - Tabletten für Hunde, → S. 1583
PG: 7 ST VT [€ 73,30]

Yris 0,075 mg/0,03 mg - Dragees 31I01

(Z.Nr. 1-25481) RP. P. G03AA10
ZI: Kwizda Pharma, Wien
Z: 1 Dragee enthält: Gestoden 0,075 mg, Ethinylestradiol 0,03 mg, Kern: Natriumcalciumedetat, Magnesium stearat, Siliciumdioxid, Povidon, Maisstärke, Lactose monohydrat 37,16 mg; Drageehülle: Chinolingelb, Povidon, Titandioxid, Macrogol 6000, Talk, Calciumcarbonat, Saccharose 19,66 mg.
Kurzinformation: siehe Gynovin - Dragees, → S. 646
PG: 21 ST * (EKO: N) [€ 12,30], **3X21** 63 ST * (EKO: N) [€ 29,90]

Yris mite 0,075 mg/0,02 mg - Dragees 31I01

(Z.Nr. 1-25482) RP. P. G03AA10
ZI: Kwizda Pharma, Wien
Z: 1 Dragee enthält: Gestoden 0,075 mg, Ethinylestradiol 0,02 mg, Kern: Natriumcalciumedetat, Magnesium stearat, Siliciumdioxid, Povidon, Maisstärke, Lactose monohydrat 37,17 mg; Drageehülle: Chinolingelb, Povidon, Titandioxid, Macrogol 6000, Talk, Calciumcarbonat, Saccharose 19,66 mg.
Kurzinformation: siehe Gynovin - Dragees, → S. 646
PG: 21 ST * (EKO: N) [€ 12,30], **3X21** 63 ST * (EKO: N) [€ 29,90]

Ytracis - Markerzubereitung, Lösung 24F01
(Z.Nr. EU/1/03/250/*) NR. P. nicht im Handel. V09XX

Yttriga - Markerzubereitung, Lösung 24F01
(Z.Nr. EU/1/05/322/*) NR. P. nicht im Handel. V09XX

▼ *Zabdeno - Injektionssuspension* 36A33
(Z.Nr. EU/1/20/1444/*) NR. P. T. nicht im Handel. J07BX02

Zactran 150 mg/ml - Injektionslösung für Rinder, Schafe und Schweine 801A
(Z.Nr. EU/2/08/082/*) NR. P. VNW. QJ01FA95
ZI: Boehringer Ingelheim-Vetmedica, Ingelheim, Deutschland
Z: 1 ml Lösung enthält: Gamithromycin 150 mg, 3-Sulfanylpropan-1,2-diol 1 mg, Bernsteinsäure, (1,3 dioxolan-4yl)methanol-13-dioxpin- 5-ol-gemisch.
EW: Makrolidantibiotikum.
AG: Therapie und Metaphylaxe von Atemwegserkrankungen beim Rind durch Mannheimia haemolytica, Pasteurella multocida und Histophilus somni.
Atemwegserkrankungen beim Schwein durch Actinobacillus pleuropneumoniae, Pasteurella multocida, Bordetella bronchiseptica und Haemophilus parasuis.
Infektiöse Pododermatitis (Moderhinke) bei Schafen.
AA: Rinder und Schafe: S.c.
Schweine: I.m.
DO: Einmalig 6 mg Gamithromycin/kg KG.
SST: Nutzen/Risiko-Abwägung.
NW: Lokale Schwellungen.
WW: Nicht gleichzeitig mit anderen Makroliden oder Lincosamiden anwenden.
WH: Kontakt mit Haut oder Augen vermeiden. Bei Schafen mit Moderhinke trockene Umgebung bereitstellen.
VNW: Essbare Gewebe: Rinder: 64 Tage; Schafe: 29 Tage; Schweine: 16 Tage.
Nicht bei Tieren anwenden, deren Milch für den menschlichen Verzehr vorgesehen ist.
Bei trächtigen Tieren, deren Milch für den menschlichen Verzehr vorgesehen ist, nicht innerhalb von 2 Monaten (Kühe oder Färsen) oder 1 Monat (Mutterschafe) vor dem voraussichtlichen Geburtstermin anwenden.
PG: 50 ML VNW [€ 114,40], 100 ML VNW [€ 205,20]

Zaditen 0,025% - Augentropfen 47B03
(Z.Nr. 1-23998) RP. P. S01GX08
ZI: Laboratoires Thea, Clermont-Ferrand, Frankreich
Z: 1 ml enthält: Ketotifen 0,25 mg (entspr. Ketotifen fumarat 0,345 mg) (entspr. → 8,5 µg/Tr), Benzalkonium chlorid 0,1 mg, Glycerol, Natriumhydroxid, Wasser für Injektionszwecke.
EW: H1-Antihistaminikum.
AG: Symptomatisch bei saisonaler allergischer Konjunktivitis.
DO: Personen ab 3 Jahren: 2mal tgl. 1 Tropfen in den Bindehautsack träufeln.
SST: Vorsicht; Stillen möglich.
NW: Lokale Reaktionen, Kopfschmerzen, Mundtrockenheit, Haut, Allergien, Ödeme.
WW: Mindestens 5 Minuten Abstand zur lokalen Anwendung anderer Arzneimittel.
WH: Während des Tragens weicher Kontaktlinsen nicht applizieren. Verkehrs- hinweis.
PG: 5 ML IND (EKO: G) [€ 12,50]

Zaditen konservierungsmittelfrei 0,025% - Augentropfen in Einzeldosenbehältnissen 47B03
(Z.Nr. 1-23999) RP. P. S01GX08
ZI: Laboratoires Thea, Clermont-Ferrand, Frankreich
Z: 1 Einzeldosisbehältnis zu 0,4 ml enthalten: Ketotifen 0,1 mg (entspr. Ketotifen fumarat 0,138 mg) (entspr. → 9,5 µg/Tr), Glycerol, Natriumhydroxid, Wasser für Injektionszwecke.
EW: H1-Antihistaminikum.
AG: Symptomatisch bei saisonaler allergischer Konjunktivitis.
DO: Personen ab 3 Jahren: 2mal tgl. 1 Tropfen in den Bindehautsack träufeln.
SST: Vorsicht; Stillen möglich.
NW: Lokale Reaktionen, Kopfschmerzen, Mundtrockenheit, Haut, Allergien, Ödeme.
WW: Mindestens 5 Minuten Abstand zur lokalen Anwendung anderer Arzneimittel.
Augentropfen in Einzeldosenbehältnissen enthalten kein Benzalkoniumchlorid.
WH: Verkehrshinweis.
PG: 20 ST * (EKO: N) [€ 20,10]

Zaditen Ophtha Abak 0,25 mg/ml - Augentropfen 47B03
(Z.Nr. 1-29510) RP. P. S01GX08
ZI: Laboratoires Thea, Clermont-Ferrand, Frankreich
Z: 1 ml Tropfen enthält: Ketotifen 0,25 mg (entspr. Ketotifen hydrogenfumarat 0,345 mg), Glycerol, Natriumhydroxid zur pH-Wert-Einstellung, Wasser für Injektionszwecke.
EW: H1-Antihistaminikum.
AG: Symptomatisch bei saisonaler allergischer Konjunktivitis.
DO: Personen ab 3 Jahren: 2mal tgl. 1 Tropfen in den Bindehautsack träufeln.
SST: Vorsicht; Stillen möglich.
NW: Lokale Reaktionen, Kopfschmerzen, Mundtrockenheit, Haut, Allergien, Ödeme.
WW: Mindestens 5 Minuten Abstand zur lokalen Anwendung anderer Arzneimittel.
WH: Verkehrshinweis.
PG: 5 ML IND (EKO: G) [€ 14,30]

Zafrilla 2 mg - Tabletten 29D04, 31H05
(Z.Nr. 1-38796) RP. P. G03DB08
ZI: Gedeon Richter, Budapest, Ungarn
Z: 1 Tablette enthält: Dienogest 2 mg, Lactose monohydrat 62,8 mg, Maisstärke, vorverkleistert, Cellulose, mikrokristalline, Povidon K25, Crospovidon Typ A, Talkum, Magnesium stearat.
Kurzinformation: siehe Aridya 2 mg -Tabletten, → S. 123
PG: 28 ST * (EKO: N) [€ 14,90]

Zahnkügelchen "Similasan" 45X02
(Z.Nr. 3-00210) RPF. P. nicht im Handel. V03AX

Zalasta 5 mg - Schmelztabletten 49B05
(Z.Nr. EU/1/07/415/*) NR. P. n.l. N05AH03
ZI: Krka, Novo Mesto, Slowenien
Z: 1 Schmelztablette enthält: Olanzapin 5 mg, Mannitol, Cellulose, mikrokristalline, Crospovidon, Hyprolose (5,0-16,0% Hydroxypropoxygruppen), Aspartam 0,5 mg, Calciumtrimetasilicat, Magnesium stearat.
PG: 14 ST * (EKO: N) [€ 19,90 n.l.], 28 ST * (EKO: N) [€ 37,80 n.l.]

Zalasta 7,5 mg - Schmelztabletten 49B05
(Z.Nr. EU/1/07/415/*) NR. P. nicht im Handel. N05AH03

Zalasta 10 mg - Schmelztabletten 49B05
(Z.Nr. EU/1/07/415/*) NR. P. n.l. N05AH03
ZI: Krka, Novo Mesto, Slowenien
Z: 1 Schmelztablette enthält: Olanzapin 10 mg, Mannitol, Cellulose, mikrokristalline, Crospovidon, Hyprolose (5,0-16,0% Hydroxypropoxygruppen), Aspartam 1 mg, Calciumtrimetasilicat, Magnesium stearat.
PG: 14 ST * (EKO: N) [€ 38,10 n.l.], 28 ST * (EKO: N) [€ 73,50 n.l.]

Zalasta 15 mg - Schmelztabletten 49B05
(Z.Nr. EU/1/07/415/*) NR. P. n.l. N05AH03
ZI: Krka, Novo Mesto, Slowenien
Z: 1 Schmelztablette enthält: Olanzapin 15 mg, Mannitol, Cellulose, mikrokristalline, Crospovidon, Hyprolose (5,0-16,0% Hydroxypropoxygruppen), Aspartam 1,5 mg, Calciumtrimetasilicat, Magnesium stearat.
PG: 14 ST * (EKO: N) [€ 44,05 n.l.], 28 ST * (EKO: N) [€ 85,00 n.l.]

Zalasta 20 mg - Schmelztabletten 49B05
(Z.Nr. EU/1/07/415/*) NR. P. nicht im Handel. N05AH03

Zalasta 2,5 mg - Tabletten 49B05
(Z.Nr. EU/1/07/415/*) NR. P. nicht im Handel. N05AH03

Zalasta 5 mg - Tabletten 49B05
(Z.Nr. EU/1/07/415/*) NR. P. nicht im Handel. N05AH03

Zalasta 7,5 mg - Tabletten 49B05
(Z.Nr. EU/1/07/415/*) NR. P. nicht im Handel. N05AH03

Zalasta 10 mg - Tabletten 49B05
(Z.Nr. EU/1/07/415/*) NR. P. nicht im Handel. N05AH03

Zalasta 15 mg - Tabletten 49B05
(Z.Nr. EU/1/07/415/*) NR. P. nicht im Handel. N05AH03

Zalasta 20 mg - Tabletten 49B05
(Z.Nr. EU/1/07/415/*) NR. P. nicht im Handel. N05AH03

Zaldiar 37,5 mg/325 mg - Filmtabletten 02A08
(Z.Nr. 1-25827) NR. S1. P. N02AJ13
ZI: Grünenthal, Brunn am Gebirge
Z: 1 Filmtablette enthält: Tramadol hydrochlorid 37,5 mg,

Paracetamol 325 mg, Tablettenkern: Cellulosepulver, Stärke, vorverkleistert, Carboxymethylstärke, Natrium Typ A, Maisstärke, Magnesium stearat; Filmüberzug: Hypromellose, Lactose monohydrat 1,878 mg (entspr. Lactose 1,784 mg), Titandioxid, Macrogol 6000, Eisenoxid gelb, Propylenglycol, Talk.
EW: Analgetische Kombination.
AG: Mäßig starke bis starke Schmerzen.
AA: Unzerkaut mit ausreichend Flüssigkeit einnehmen.
DO: Initial 2 Tabletten, MTD 8 Tabletten; Dosierungsintervall mindestens 6 Stunden, bei älteren Patienten, Leber- oder Nierenschäden ev. verlängern. Für Kinder nicht empfohlen.
GA: Akute Vergiftungen mit ZNS-Dämpfern, schwere Leberschäden, nicht kontrollierte Epilepsie, Kinder.
SST: Nicht anwenden. Entzugssymptome beim Neugeborenen möglich.
NW: Übelkeit, Schwindel, Schläfrigkeit, schlafbezogene Atmungsstörungen, Herz/Kreislauf, Psyche, Entzugsreaktionen, Magen/ Darm, Schwitzen, Hypoglykämie, Haut (sehr selten auch schwere Reaktionen), Niere.
WW: Kontraindiziert: Nicht selektive MAO-Hemmer, selektive MAO-A- oder MAO-B-Hemmer (2 Wochen Abstand).
Nicht empfohlen: Alkohol, Enzyminduktoren (Carbamazepin), Opioid-Agonisten/-Antagonisten. Besondere Vorsicht: Benzodiazepine (Atemdepression). Vorsicht: ZNS-Dämpfer, Cumarine, die Krampfschwelle senkende Arzneimittel, serotonerge Substanzen (Serotoninsyndrom).
GE: Abhängigkeitsentwicklung und Entzugserscheinungen auch bei therapeutischen Dosen möglich.
WH: Bei schweren Nierenschäden oder schweren Atemstörungen nicht empfohlen. Nicht zur Substitutionsbehandlung von Opiatabhängigen. Auf Krämpfe achten. Lebertoxizität von Paracetamol beachten. Abhängigkeit und Entzugssymptome durch Tramadol möglich. Verkehrshinweis.
Bei Überdosierung Toxizität von Tramadol (Antidot gegen Atemdepression Naloxon, bei Krämpfen Diazepam) bzw. Paracetamol (Antidot Acetylcystein) beachten.
PG: 20 ST * (EKO: N) [€ 9,10], 30 ST * (EKO: N) [€ 16,20]

Zaltrap 25 mg/ml - Konzentrat zur Herstellung einer Infusionslösung — 55J02

(Z.Nr. EU/1/12/814/*) NR. P. E. — L01XX44
ZI: Sanofi-Aventis Groupe, Paris, Frankreich
Z: 1 ml Konzentrat zur Herstellung einer Infusionslösung enthält: Aflibercept 25 mg aus Ovarialzellen des chinesischen Hamsters (CHO-K1) mittels rekombinanter DNA-Technologie hergestellt, Sucrose, Natriumchlorid, Natrium citrat, Citronensäure monohydrat, Polysorbat 20, Dinatriumhydrogenphosphat-7-Wasser, Natriumdihydrogenphosphat-1-Wasser, Salzsäure zur pH-Wert-Einstellung, Natriumhydroxid zur pH-Wert-Einstellung, Wasser für Injektionszwecke.
EW: Antineoplastisch.
AG: In Kombination mit Irinotecan/5-Fluorouracil/Folinsäure (FOLFRI) bei metastasiertem kolorektalem Karzinom mit Progredienz unter/nach Oxaliplatin.
AA: Nur als i.v. Infusion über 1 Stunde, nicht als i.v. Bolus oder intravitreal.
DO: Alle 2 Wochen 4 mg/kg KG, gefolgt von FOLFRI. Kein Nutzen bei Kindern und Jugendlichen.
SST: Strenge Nutzen/Risiko-Abwägung. Kontrazeption für Frauen und Männer bis mindestens 6 Monate nach Behandlungsende.
NW: Blutungen, Perforation, Fistelbildung, Hypertonie, Thromboembolien, Niere (Proteinurie), Blutbild (Neutropenie), Magen/Darm (schwerer Durchfall), Dehydratation, Überempfindlichkeit, Wundheilungsstörungen, Herzversagen, Lungenembolie, Kopfschmerzen, Leber, Haut, Schwächezustände, posteriores reversibles Enzephalopathie-Syndrom, Osteonekrose des Kieferknochens (Vorsicht in Kombination mit Bisphosphonaten).
WH: Schwere Hypertonie kontrollieren, ev. Aflibercept absetzen. Verkehrshinweis.
PG: 4 ML * (EKO: N) [€ 634,05], 8 ML * (EKO: N) [€ 1.224,65]

Zaltrap 25 mg/ml - Konzentrat zur Herstellung einer Infusionslösung — 55J02

(Z.Nr. EU/1/12/814/*) NR. P. E. — L01XX44
Parallelimport. n.l.
V: Haemato Pharm, Schönefeld, Deutschland
Z: 1 ml Konzentrat zur Herstellung einer Infusionslösung enthält: Aflibercept 25 mg aus Ovarialzellen des chinesischen Hamsters (CHO-K1) mittels rekombinanter DNA-Technologie hergestellt, Sucrose, Natriumchlorid, Natrium citrat, Citronensäure monohydrat, Polysorbat 20, Dinatriumhydrogenphosphat-7-Wasser, Natriumdihydrogenphosphat-1-Wasser, Salzsäure zur pH-Wert-Einstellung, Natriumhydroxid zur pH-Wert-Einstellung, Wasser für Injektionszwecke.
PG: 4 ML * (EKO: N) [€ 622,20 n.l.], 8 ML * (EKO: N) [€ 1.201,00 n.l.]

Zaltrap 25 mg/ml - Konzentrat zur Herstellung einer Infusionslösung — 55J02

(Z.Nr. EU/1/12/814/*) NR. P. E. — L01XX44
Parallelimport.
V: Orifarm, Leverkusen, Deutschland
Z: 1 ml Konzentrat zur Herstellung einer Infusionslösung enthält: Aflibercept 25 mg aus Ovarialzellen des chinesischen Hamsters (CHO-K1) mittels rekombinanter DNA-Technologie hergestellt, Sucrose, Natriumchlorid, Natrium citrat, Citronensäure monohydrat, Polysorbat 20, Dinatriumhydrogenphosphat-7-Wasser, Natriumdihydrogenphosphat-1-Wasser, Salzsäure zur pH-Wert-Einstellung, Natriumhydroxid zur pH-Wert-Einstellung, Wasser für Injektionszwecke.
PG: 4 ML * (EKO: N) [€ 622,20], 8 ML * (EKO: N) [€ 1.200,45]

Zalviso 15 Mikrogramm - Sublingualtabletten — 02A04

(Z.Nr. EU/1/15/1042/*) NR. SG. P. — N01AH03
ZI: Grünenthal, Aachen, Deutschland
Z: 1 Sublingualtablette enthält: Sufentanil 15 µg (entspr. Sufentanil citrat), Mannitol, Calciumhydrogenphosphat, Hypromellose, Croscarmellose natrium (entspr. Natrium 0,013 mg), Stearinsäure, Magnesium stearat, Gelborange S, Aluminiumsalz 0,074 mg.
EW: Opioidanästhetikum.
AG: Mäßig starke bis starke postoperative Schmerzen.
AA: Sublingual (zur Selbstverabreichung mit dem Zalviso Applikationsgerät); nicht zerdrücken, kauen oder schlucken.
DO: 1 Tablette bei Bedarf (Sperrzeit 20 min) über bis zu 72 Std.. Keine Daten an Kindern und Jugendlichen.
GA: Atemdepression.
SST: Nicht empfohlen.
NW: Atemdepression, Übelkeit, Erbrechen, Obstipation, Fieber, ZNS, Psyche, Herz/Kreislauf, Haut, Muskelzucken, Harnretention.
WW: Gegenanzeige: MAO-Hemmer (2 Wochen Abstand). Besondere Vorsicht: Benzodiazepine (Atemdepression). Vorsicht: CYP3A4-Hemmer (z.B. Ketoconazol) erhöhen Exposition von Sulfentanil (Dosis anpassen). ZNS-Dämpfer verstärkt. Serotonerge Wirkstoffe (Serotoninsyndrom). Nicht gleichzeitig mit anderen sublingual applizierten Arzneimitteln anwenden.
GE: Missbrauchspotential und Toleranz beachten. Entzugssymptome beim abrupten Absetzen.
WH: Darf nur in einem Krankenhaus angewendet werden. Auf Atemdepression achten. Vorsicht bei erhöhtem intrakraniellen Druck oder Bewusstseinsstörung, Kopfverletzung, Hirntumoren, Bradyarrhythmie, schweren Leber- oder Nierenschäden, Ileus-Risiko. Verkehrshinweis. Bei Atemdepression Naloxon (wiederholt oder per Infusion) verabreichen.
PG: 20 ST * (EKO: N) [€ 2.861,85]

Zanidip 10 mg - Filmtabletten — 21A02

(Z.Nr. 1-21844) RP. P. — C08CA13
ZI: Kwizda Pharma, Wien
Z: 1 Filmtablette enthält: Lercanidipin hydrochlorid 10 mg (entspr. Lercanidipin 9,4 mg), Tablettenkern: Lactose monohydrat 30 mg, Cellulose, mikrokristalline, Natriumstärkeglykolat, Povidon K30, Magnesium stearat; Filmüberzug: Hypromellose, Talkum, Titandioxid, Macrogol 6000, Eisenoxid (E 172).
Kurzinformation: siehe Lercadip 10 mg - Filmtabletten, → S. 795
PG: 28 ST (2) (EKO: G) [€ 8,90]

Zanidip 20 mg - Filmtabletten — 21A02

(Z.Nr. 1-26285) RP. P. — C08CA13
ZI: Kwizda Pharma, Wien
Z: 1 Filmtablette enthält: Lercanidipin hydrochlorid 20 mg (entspr. Lercanidipin 18,8 mg), Tablettenkern: Lactose monohydrat 60 mg, Cellulose, mikrokristalline, Natriumstärkeglykolat, Povidon K30, Magnesium stearat; Filmüberzug: Hypromellose, Talkum, Titandioxid, Macrogol 6000, Eisenoxid (E 172).
Kurzinformation: siehe Lercadip 10 mg - Filmtabletten, → S. 795
PG: 28 ST (2) (EKO: G) [€ 8,90]

Zanipril 10 mg/10 mg - Filmtabletten — 10B08

(Z.Nr. 1-27654) RP. P. — C09BB02
ZI: Recordati Ireland, Ringaskiddy Co.Cork, Irland
Z: 1 Filmtablette enthält: Enalapril maleat 10 mg (entspr. Enalapril 7,64 mg), Lercanidipin hydrochlorid 10 mg (entspr. Lercanidipin 9,44 mg), Kern: Lactose monohydrat 102 mg, Cellulose, mikrokristalline, Natrium stärkeglykolat Typ A, Povidon K30, Natriumhydrogencarbonat, Magnesium stearat; Filmüberzug: Hypromellose 5cP, Titandioxid, Talk, Macrogol 6000.
EW: ACE-Hemmer + Kalziumkanalblocker.
AG: Essentielle Hypertonie bei nicht ausreichender Monotherapie mit den Einzelsubstanzen.

AA: 15 min vor einer Mahlzeit einnehmen.
DO: 1mal tgl. 1 FT. Nicht für Kinder und Jugendliche.
GA: Unbehandelte Herzinsuffizienz, linksventrikuläre Ausflussbehinderung, instabile Angina pectoris, frischer Myokardinfarkt, schwere Nieren- oder Leberschäden, Angioödem.
SST: Im 1. Trimenon nicht empfohlen, im 2. und 3. Trimenon kontraindiziert.
In der Stillzeit nicht anwenden.
NW: ZNS, Vertigo, Kreislauf, Husten, trüber peritonealer Ausfluss bei Peritonealdialyse (reversibel, nicht therapiebedürftig); NW der Einzelsubstanzen beachten.
WW: Kontraindiziert: Sacubitril / Valsartan (36 Std. Abstand). CYP3A4- Inhibitoren, Cyclosporin, Grapefruitsaft. Kombination mit Aliskiren nicht empfohlen, bei Patienten mit Nierenschäden oder Diabetes kontraindiziert.
Nicht empfohlen: Duale Blockade des Renin-Angiotensin-Aldosteron- Systems, Lithium, Estramustin.
Vorsicht: Andere Blutdrucksenker verstärkt. Substrate für CYP3A4. Kaliumpräparate, Kaliumsparende Diuretika, WW der Einzelsubstanzen berücksichtigen.
WH: Vorsicht bei schwerer Hypotonie, Sick-Sinus-Syndrom, renovaskulärer Hypertonie.
Kontrollen: Blutbild, Blutzucker, Kalium. Auf angioneurotische Ödeme, anaphylaktische Reaktionen während Desensibilisierung bzw.
LDL-Apherese, Husten achten. Cave Alkohol. Verkehrshinweis.
PG: 28 ST (2) (EKO: G) [€ 11,10]

Zanipril 20 mg/10 mg - Filmtabletten 10B08
(Z.Nr. 1-27656) RP. P. C09BB02
ZI: Recordati Ireland, Ringaskiddy Co.Cork, Irland
Z: 1 Filmtablette enthält: Enalapril maleat 20 mg (entspr. Enalapril 15,29 mg), Lercanidipin hydrochlorid 10 mg (entspr. Lercanidipin 9,44 mg), Kern: Lactose monohydrat 92 mg, Cellulose, mikrokristalline, Natrium stärkeglykolat Typ A, Povidon K30, Natriumhydrogencarbonat, Magnesium stearat; Filmüberzug: Hypromellose 5cP, Titandioxid, Talk, Macrogol 6000, Chinolingelb, Aluminiumlack, Eisenoxid gelb.
Kurzinformation: siehe Zanipril 10 mg/10 mg - Filmtabletten, → S. 1586
PG: 28 ST (2) (EKO: G) [€ 11,10]

Zanipril 20 mg/20 mg - Filmtabletten 10B08
(Z.Nr. 1-36771) RP. P. n.l. C09BB02
ZI: Recordati Ireland, Ringaskiddy Co.Cork, Irland
Z: 1 Filmtablette enthält: Enalapril maleat 20 mg (entspr. Enalapril 15,29 mg), Lercanidipin hydrochlorid 20 mg (entspr. Lercanidipin 18,88 mg), Tablettenkern: Lactose monohydrat 204 mg, Cellulose, mikrokristalline, Natrium stärkeglykolat Typ A, Povidon K30, Natriumhydrogencarbonat, Magnesium stearat; Filmüberzug: Hypromellose 5cP, Titandioxid, Macrogol 6000, Eisenoxid gelb, Talkum, Eisenoxid rot.
PG: 28 ST * (EKO: N) [€ 21,60 n.l.]

Zantac 150 mg - Brausetabletten 42E02
(Z.Nr. 1-19710) RP. P. nicht im Handel. A02BA02

Zantac 300 mg - Brausetabletten 42E02
(Z.Nr. 1-19712) RP. P. nicht im Handel. A02BA02

Zapolin - Globuli für Kinder 32X, 45X02
(Z.Nr. 3-00457) RPF. P. V03AX
ZI: Schwabe Austria, Wien
Z: 8 g Globuli enthalten: Matricaria recutita (Homöopathie) D2 0,02 g, Coffea arabica (Homöopathie) D3 0,02 g, Atropa belladonna (Homöopathie) D3 0,02 g, Calcium carbonicum Hahnemanni D12 0,02 g, Xylit, geringe Mengen Lactose monohydrat.
EW: Homöopathikum.
AG: Unruhe mit und ohne Fieber, Zahnungsbeschwerden, Bauchschmerzen.
AA: Direkt auf die Zunge geben und zergehen lassen.
DO: Kinder (4 Monate - 11 Jahre): 5 Globuli alle halbe Stunde (max. 6mal tgl.).
GA: Korbblütlerüberempfindlichkeit.
PG: 8 G * (EKO: N) [€ 7,55]

Zarzio 30 Mio.E./0,5 ml - Injektionslösung oder Infusionslösung in einer Fertigspritze 33C04
(Z.Nr. EU/1/08/495/*) NR. P. E. L03AA02
ZI: Sandoz, Kundl
Z: 1 Fertigspritze mit 0,5 ml enthält: Filgrastim 30 Mio. E (entspr. → 300 µg), hergestellt durch rekombinante DNA-Technologie in Escherichia coli, Glutaminsäure, Sorbitol 50 mg/ml, Polysorbat 80, Wasser für Injektionszwecke.
EW: Gentechnologisch hergestelltes Protein, reguliert die Entstehung funktionsfähiger neutrophiler Granulozyten und deren Freisetzung aus dem Knochenmark.
AG: - Zur Verkürzung der Dauer von Neutropenien sowie zur Verminderung der Häufigkeit neutropenischen Fiebers bei Patienten, die wegen einer malignen Erkrankung mit zytotoxischer Chemotherapie behandelt werden (mit Ausnahme von chronisch-myeloischer Leukämie und myelodysplastischem Syndrom).
- Myeloablative Therapie mit Knochenmarktransplantation
- Mobilisierung von Blutstammzellen
- Schwere idiopathische, zyklische oder kongenitale Neutropenie
- Neutropenie bei fortgeschrittener HIV-Infektion.
AA: S.c. oder i.v. Infusion verdünnt in 5% Glukoselösung. Nicht mit Kochsalz verdünnen.
DO: Alle Alter:
Zytotoxische Chemotherapie: TD 5 mcg/kg KG (bzw. 230 µg/m^2 KOF) meist s.c.
Myeloablative Therapie: TD 10 mcg/kg KG i.v. oder s.c.
Mobilisierung von Blutstammzellen: TD 10 mcg/kg s.c.
Kongenitale Neutropenie: TD 12 mcg/kg KG s.c.
Idiopathische oder zyklische Neutropenie: TD 5 mcg/kg KG s.c.
Neutropenie bei HIV-Infektionen: TD initial 1 mcg/kg KG, dann bis 4 mcg/kg KG s.c.
GA: Myelosen und ihre Vorstadien, Kostman-Syndrom.
SST: In der Schwangerschaft nicht empfohlen. Nutzen/Risiko-Abwägung in der Stillzeit.
NW: Überempfindlichkeit, Knochen-, Muskelschmerzen, Dysurie, Glomerulonephritis, Hypotonie, Allergien, Lunge (interstitielle Lungenerkrankungen), Spenomegalie (Milzrupturen), Diarrhoen, Enzymanstiege, Thrombozytopenie, Anämie, Kapillarlecksyndrom, Immunogenität, bei hohen Dosen Leukozytose, Übergang in myelodysplastisches Syndrom oder Leukämie, Lungeninfiltrate. Graft-versus-Host-Reaktionen nach allogener Knochenmarktransplantation, Aortitis. Keine erhöhte Nebenwirkungsrate der Chemotherapie.
WW: Myelosuppressiva (24 Stunden Abstand), hämatopoetische Wachstumsfaktoren (bisher nicht geprüft).
WH: Regelmäßige Blutbildkontrollen (Leuko max. 50x10^9/l). Keine überhöhten Chemotherapie-Dosen applizieren. Ampullen nicht einfrieren! Bei Selbstapplikation Patienten genauestens unterrichten. Langzeitsicherheit überwachen. Vorsicht bei Sichelzellanlage und Sichelzellanämie. Handelsnamen in den Patientendaten anführen. Verkehrshinweis.
PG: 5 ST (EKO: G) [€ 381,15]

Zarzio 30 Mio.E./0,5 ml - Injektionslösung oder Infusionslösung in einer Fertigspritze 33C04
(Z.Nr. EU/1/08/495/*) NR. P. E. L03AA02
Parallelimport.
V: Abacus Medicine, Copenhagen, Dänemark
Z: 1 Fertigspritze mit 0,5 ml enthält: Filgrastim 30 Mio. E (entspr. → 300 µg), hergestellt durch rekombinante DNA-Technologie in Escherichia coli, Glutaminsäure, Sorbitol 50 mg/ml, Polysorbat 80, Wasser für Injektionszwecke.
PG: 5 ST (EKO: G) [€ 373,50]

Zarzio 30 Mio.E./0,5 ml - Injektionslösung oder Infusionslösung in einer Fertigspritze 33C04
(Z.Nr. EU/1/08/495/*) NR. P. E. L03AA02
Parallelimport.
V: EMRAmed Arzneimittel, Trittau, Deutschland
Z: 1 Fertigspritze mit 0,5 ml enthält: Filgrastim 30 Mio. E (entspr. → 300 µg), hergestellt durch rekombinante DNA-Technologie in Escherichia coli, Glutaminsäure, Sorbitol 50 mg/ml, Polysorbat 80, Wasser für Injektionszwecke.
PG: 5 ST (EKO: G) [€ 372,40]

Zarzio 30 Mio.E./0,5 ml - Injektionslösung oder Infusionslösung in einer Fertigspritze 33C04
(Z.Nr. EU/1/08/495/*) NR. P. E. L03AA02
Parallelimport.
V: Eurim-Pharm, Salzburg
Z: 1 Fertigspritze mit 0,5 ml enthält: Filgrastim 30 Mio. E (entspr. → 300 µg), hergestellt durch rekombinante DNA-Technologie in Escherichia coli, Glutaminsäure, Sorbitol 50 mg/ml, Polysorbat 80, Wasser für Injektionszwecke.
PG: 5 ST (EKO: G) [€ 372,40]

Zarzio 30 Mio.E./0,5 ml - Injektionslösung oder Infusionslösung in einer Fertigspritze 33C04
(Z.Nr. EU/1/08/495/*) NR. P. E. L03AA02
Parallelimport.
V: Haemato Pharm, Schönefeld, Deutschland
Z: 1 Fertigspritze mit 0,5 ml enthält: Filgrastim 30 Mio. E (entspr. → 300 µg), hergestellt durch rekombinante DNA-Technologie in

Z

Escherichia coli, Glutaminsäure, Sorbitol 50 mg/ml, Polysorbat 80, Wasser für Injektionszwecke.
PG: 5 ST (EKO: G) [€ 372,35]

Zarzio 30 Mio.E./0,5 ml - Injektionslösung oder Infusionslösung in einer Fertigspritze 33C04
(Z.Nr. EU/1/08/495/*) NR. P. E. L03AA02
Parallelimport.
V: Orifarm, Leverkusen, Deutschland
Z: 1 Fertigspritze mit 0,5 ml enthält: Filgrastim 30 Mio. E (entspr. → 300 µg), hergestellt durch rekombinante DNA-Technologie in Escherichia coli, Glutaminsäure, Sorbitol 50 mg/ml, Polysorbat 80, Wasser für Injektionszwecke.
PG: 5 ST (EKO: G) [€ 372,40]

Zarzio 48 Mio.E./0,5 ml - Injektionslösung oder Infusionslösung in einer Fertigspritze 33C04
(Z.Nr. EU/1/08/495/*) NR. P. E. L03AA02
ZI: Sandoz, Kundl
Z: 1 Fertigspritze mit 0,5 ml enthält: Filgrastim 48 Mio. E (entspr. → 480 µg), hergestellt durch rekombinante DNA-Technologie in Escherichia coli, Glutaminsäure, Sorbitol 50 mg/ml, Polysorbat 80, Wasser für Injektionszwecke.
Kurzinformation: siehe Zarzio 30 Mio.E./0,5 ml - Injektionslösung oder Infusionslösung in einer Fertigspritze, → S. 1587
PG: 5 ST (EKO: G) [€ 551,55]

Zarzio 48 Mio.E./0,5 ml - Injektionslösung oder Infusionslösung in einer Fertigspritze 33C04
(Z.Nr. EU/1/08/495/*) NR. P. E. L03AA02
Parallelimport.
V: Abacus Medicine, Copenhagen, Dänemark
Z: 1 Fertigspritze mit 0,5 ml enthält: Filgrastim 48 Mio. E (entspr. → 480 µg), hergestellt durch rekombinante DNA-Technologie in Escherichia coli, Glutaminsäure, Sorbitol 50 mg/ml, Polysorbat 80, Wasser für Injektionszwecke.
PG: 5 ST (EKO: G) [€ 541,15]

Zarzio 48 Mio.E./0,5 ml - Injektionslösung oder Infusionslösung in einer Fertigspritze 33C04
(Z.Nr. EU/1/08/495/*) NR. P. E. L03AA02
Parallelimport.
V: EMRAmed Arzneimittel, Trittau, Deutschland
Z: 1 Fertigspritze mit 0,5 ml enthält: Filgrastim 48 Mio. E (entspr. → 480 µg), hergestellt durch rekombinante DNA-Technologie in Escherichia coli, Glutaminsäure, Sorbitol 50 mg/ml, Polysorbat 80, Wasser für Injektionszwecke.
PG: 5 ST (EKO: G) [€ 539,65]

Zarzio 48 Mio.E./0,5 ml - Injektionslösung oder Infusionslösung in einer Fertigspritze 33C04
(Z.Nr. EU/1/08/495/*) NR. P. E. L03AA02
Parallelimport.
V: Eurim-Pharm, Salzburg
Z: 1 Fertigspritze mit 0,5 ml enthält: Filgrastim 48 Mio. E (entspr. → 480 µg), hergestellt durch rekombinante DNA-Technologie in Escherichia coli, Glutaminsäure, Sorbitol 50 mg/ml, Polysorbat 80, Wasser für Injektionszwecke.
PG: 5 ST (EKO: G) [€ 539,65]

Zarzio 48 Mio.E./0,5 ml - Injektionslösung oder Infusionslösung in einer Fertigspritze 33C04
(Z.Nr. EU/1/08/495/*) NR. P. E. L03AA02
Parallelimport.
V: Haemato Pharm, Schönefeld, Deutschland
Z: 1 Fertigspritze mit 0,5 ml enthält: Filgrastim 48 Mio. E (entspr. → 480 µg), hergestellt durch rekombinante DNA-Technologie in Escherichia coli, Glutaminsäure, Sorbitol 50 mg/ml, Polysorbat 80, Wasser für Injektionszwecke.
PG: 5 ST (EKO: G) [€ 539,55]

Zarzio 48 Mio.E./0,5 ml - Injektionslösung oder Infusionslösung in einer Fertigspritze 33C04
(Z.Nr. EU/1/08/495/*) NR. P. E. L03AA02
Parallelimport.
V: Orifarm, Leverkusen, Deutschland
Z: 1 Fertigspritze mit 0,5 ml enthält: Filgrastim 48 Mio. E (entspr. → 480 µg), hergestellt durch rekombinante DNA-Technologie in Escherichia coli, Glutaminsäure, Sorbitol 50 mg/ml, Polysorbat 80, Wasser für Injektionszwecke.
PG: 5 ST (EKO: G) [€ 539,65]

Zavedos 5 mg - Kapseln 55B
(Z.Nr. 1-21099) NR. P. L01DB06
ZI: Pfizer Corporation Austria, Wien
Z: 1 Kapsel enthält: Idarubicin hydrochlorid 5 mg, Kapselinhalt: Cellulose, Partialglyceride, langkettige; Kapselhülle: Gelatine, Eisenoxid rot, Titandioxid; Drucktinte: Schellack, Propylenglycol Ammoniaklösung, Kaliumhydroxid, Eisenoxid schwarz.
EW: Anthrazyklin-Antibiotikum, antitumoral.
AG: Remissionsinduktion der akuten myeloischen Leukämie, fortgeschrittenes Mammakarzinom.
AA: Oral mit Flüssigkeit.
DO: Akute myeloische Leukämie: 15-30 mg/m² KOF tgl. über 3 Tage in Kombination.
Mammakarzinom: 45 mg/m² KOF als ED oder 15 mg/m² KOF an 3 konsekutiven Tagen. Wiederholung alle 3-4 Wochen.
Kumulative Gesamtdosis 400 mg/m² KOF.
GA: Schwere Nieren-, Leberschäden, floride Infektionen, schwere Herzschäden, Knochenmarkssuppression, Vorbehandlung mit Anthrazyklinen oder Anthrachinonen in der maximalen kumulativen Dosis, Blutungsneigung, Stomatitis.
SST: Gegenanzeige (teratogen!). Konzeptionsschutz für weibliche (bis 6 Monate nach der Behandlung) und männliche Patienten (bis 3 Monate nach der Behandlung) erforderlich.
NW: Myelosuppression, Kardiotoxizität, Haarausfall, Erbrechen, Schleimhaut- entzündung, Magen/Darm, Haut, Fieber, ZNS, sekundäre Leukämie, Leber-, Nierenschäden, Infektionen, Hyperurikämie, myokardiale Spättoxizität, Tumorlysesyndrom.
WW: Myelosuppressive und kardiotoxische Substanzen verstärkt. Lebendimpf- stoffe nicht empfohlen. Vorsicht: Antikoagulantien.
WH: Anwendung nur durch mit Zytostatika erfahrene Ärzte. Kontrollen: Knochenmark (Blutbild), Herz (erweiterte Diagnostik), Leber, Niere.
Verkehrshinweis.
PG: 1 ST RE2 (EKO: Y) [€ 86,10]

Zavedos 10 mg - Kapseln 55B
(Z.Nr. 1-21096) NR. P. L01DB06
ZI: Pfizer Corporation Austria, Wien
Z: 1 Kapsel enthält: Idarubicin hydrochlorid 10 mg, Kapselinhalt: Cellulose, Partialglyceride, langkettige; Kapseloberteil: Gelatine, Eisenoxid rot, Titandioxid; Kapselunterteil: Gelatine, Titandioxid; Drucktinte: Schellack, Propylenglycol, Ammoniaklösung, Kaliumhydroxid, Eisenoxid schwarz.
Kurzinformation: siehe Zavedos 5 mg - Kapseln, → S. 1588
PG: 1 ST RE2 (EKO: Y) [€ 146,75]

Zavedos 10 mg - Trockenstechampulle 55B
(Z.Nr. 1-19481) NR. P. L01DB06
ZI: Pfizer Corporation Austria, Wien
Z: 1 Durchstechflasche enthält: Idarubicin hydrochlorid 10 mg, Lactose.
EW: Anthrazyklin-Antibiotikum, antitumoral.
AG: Akute myeloische Leukämie = akute nicht lymphozytäre Leukämie (auch in Kombinationen und zur Remissionsinduktion bei nicht vorbehandelten Kindern und Jugendlichen).
AA: Nur i.v. nach Rekonstruktion; nicht intrathekal. Cave paravasal! Details siehe Austria-Codex - Fachinformation.
DO: 12 mg/m² i.v. tgl. über 3 Tage in Kombination mit Cytarabin, oder: 8 mg/m² i.v. tgl. über 5 Tage.
Kumulative Gesamtdosis 120 mg/m² KOF.
Kinder und Jugendliche: 10-12 mg/m² i.v. in Kombination mit Cytarabin tgl. für 3 Tage.
GA: Schwere Nieren-, Leberschäden, floride Infektionen, schwere Herzschäden, Knochenmarkssuppression, Vorbehandlung mit Anthrazyklinen oder Anthrachinonen in der maximalen kumulativen Dosis, Blutungsneigung, Stomatitis.
SST: Gegenanzeige (teratogen!). Konzeptionsschutz für weibliche (bis 6 Monate nach der Behandlung) und männliche Patienten (bis 3 Monate nach der Behandlung) erforderlich.
NW: Myelosuppression, Kardiotoxizität, Haarausfall, Erbrechen, Schleimhaut- entzündung, Magen/Darm, Haut, Fieber, ZNS, sekundäre Leukämie, Leber-, Nierenschäden, Infektionen, Hyperurikämie, myokardiale Spättoxizität, Tumorlysesyndrom.
WW: Myelosuppressive und kardiotoxische Substanzen verstärkt. Lebendimpf- stoffe nicht empfohlen. Vorsicht: Antikoagulantien.
WH: Anwendung nur durch mit Zytostatika erfahrene Ärzte. Kontrollen: Knochenmark (Blutbild), Herz (erweiterte Diagnostik), Leber, Niere.
Verkehrshinweis.
PG: 1 ST * (EKO: N) [€ 385,20]

Zavesca 100 mg - Kapseln 27B01
(Z.Nr. EU/1/02/238/*) NR. P. A16AX06
ZI: Janssen-Cilag International, Beerse, Belgien
Z: 1 Kapsel enthält: Miglustat 100 mg, Kapselinhalt: Carboxymethylstärke, Natrium Typ A, Povidon K30, Magnesium

stearat; Kapselhülle: Gelatine, Titandioxid; Drucktinte: Eisen(II,III)-oxid, Schellack.
EW: Hemmt Glucosylceramidsynthase.
AG: Orale Behandlung leichter bis mittelschwerer Formen von M. Gaucher Typ I bei Erwachsenen, wenn Enzymsubstitution nicht in Frage kommt.
Progressive neurologische Manifestationen bei Erwachsenen und Kindern mit Niemann-Pick-Krankheit Typ C.
AA: Oral.
DO: **M. Gaucher:** 3mal tgl. 100 mg; bei Durchfall auf 1-2mal tgl. 100 mg reduzieren. Keine Daten an Kindern und Jugendlichen.
M.Niemann-Pick: 3mal tgl. 200 mg. Kinder TD 100 - 600 mg je nach KOF.
Dosisreduktion bei Nierenschäden.
SST: Nicht einnehmen. Zuverlässige Kontrazeption bei Frauen und Männern (bis 3 Monate nach Therapieende) empfohlen.
NW: Gewichtsverlust oder -zunahme, ZNS (Tremor), Psyche, Thrombozytopenie, periphere Neuropathie, Muskelkrämpfe, Erschöpfung, Magen/Darm (Durchfälle).
WH: Nutzen der Behandlung regelmäßig bewerten. Vitamin B_{12}-Gehalt überwachen. Kognitive Funktionen kontrollieren. Thrombozyten kontrollieren. Vorsicht bei Nieren- oder Leberschäden. Verkehrshinweis. Auf chronischen Durchfall achten. Bei Kindern und Jugendlichen Wachstum überwachen.
PG: 84 ST RE1 (EKO: Y) [€ 6.793,65]

Zavesca 100 mg - Kapseln 27B01
(Z.Nr. EU/1/02/238/*) NR. P. Parallelimport. A16AX06
V: Orifarm, Leverkusen, Deutschland
Z: 1 Kapsel enthält: Miglustat 100 mg, Kapselinhalt: Carboxymethylstärke, Natrium Typ A, Povidon K30, Magnesium stearat; Kapselhülle: Gelatine, Titandioxid; Drucktinte: Eisen(II,III)-oxid, Schellack.
PG: 84 ST RE1 (EKO: Y) [€ 6.658,45]

▼ Zavicefta 2 g/0,5 g - Pulver für ein Konzentrat zur Herstellung einer Infusionslösung 34B02
(Z.Nr. EU/1/16/1109/*) NR. P. J01DD52
ZI: Pfizer Ireland Pharmaceuticals , Ringaskiddy, County Cork, Irland
Z: 1 Durchstechflasche enthält: Ceftazidim 2 g (entspr. Ceftazidim-5-Wasser), Avibactam 0,5 g (entspr. Avibactam natrium), Natriumcarbonat (entspr. Natrium ca. 146 mg).
EW: Antibiotische Kombination: Cephalosporin (3. Generation) + ESBL-Inhibitor.
AG: Komplizierte intraabdominale oder Harnwegs-Infektionen (einschließlich Pyelonephritis), -Nosokomiale Pneumonien (einschließlich beatmungsassoziierte Pneumonien), -Infektionen mit aeroben Gram-negativen Erregern mit begrenzten Behandlungsoptionen.
-Bakteriämie mit oben genannten Infektionen.
AA: I.v. Infusion nach Rekonstitution über 120 min.
DO: Erwachsene: 2 g/0,5 g alle 8 Std. für 5 - 14 Tage.
Kinder (ab 3 Monaten bis 6 Monate): 40 mg/10 mg/kg KG alle 8 Std für 5 - 14 Tage; Kinder (ab 6 Monaten) und Jugendliche: 50 mg/ 12,5 mg/kg KG alle 8 Std für 5 - 14 Tage.
Nur begrenzte Daten bei Kindern von 3-6 Monaten, keine Daten bei Kinder unter 3 Monaten. Dosisanpassung bei Nierenschäden (Details siehe Austria Codex-Fachinformation).
GA: Überempfindlichkeit gegen Betalaktam-Antibiotika.
SST: Nutzen/Risiko-Abwägung in der Schwangerschaft; nicht stillen.
NW: Blut (Positiver direkter Coombs- Test, Blutbild), ZNS (Kopfschmerzen, Schwindel), Magen/Darm (Diarrhoe), Leber, Haut (auch schwere Reaktionen), Candidiasis, lokale Reaktionen (Thrombose, Phlebitis).
WW: Nephrotoxische Arzneimittel (Aminoglykoside, Furosemid) verstärkt. Probenecid, Chloramphenicol nicht empfohlen. Laborparameter (Harnzuckertests, falsch positiver Coombs-Test).
WH: Auf allergische Reaktionen achten. Natriumgehalt beachten. Besondere Vorsicht bei pädiatrischen Patienten im 1. Lebensjahr (Überdosierungsrisiko!). Bei schweren Durchfällen an Antibiotika-assoziierte Kolitis denken. Vorsicht bei Nierenschäden, bei Langzeitgabe Superinfektionen möglich. Verkehrshinweis.
PG: 10 ST * (EKO: N) [€ 1.680,05]

Zebinix 50 mg/ml - Suspension zum Einnehmen 09A06
(Z.Nr. EU/1/09/514/*) RP. P. nicht im Handel. N03AF04

Zebinix 200 mg - Tabletten 09A06
(Z.Nr. EU/1/09/514/*) RP. P. nicht im Handel. N03AF04

Zebinix 400 mg - Tabletten 09A06
(Z.Nr. EU/1/09/514/*) RP. P. nicht im Handel. N03AF04

Zebinix 600 mg - Tabletten 09A06
(Z.Nr. EU/1/09/514/*) RP. P. nicht im Handel. N03AF04

Zebinix 800 mg - Tabletten 09A06
(Z.Nr. EU/1/09/514/*) RP. P. N03AF04
ZI: Bial Portela, Mamede do Coronado, Portugal
Z: 1 Tablette enthält: Eslicarbazepin acetat 800 mg, Povidon K29-32, Croscarmellose natrium, Magnesium stearat.
EW: Antiepileptikum.
AG: - Monotherapie partieller epileptischer Anfälle mit oder ohne sekundärer Generalisierung bei Erwachsenen mit neu diagnostizierter Epilepsie.
- Begleittherapie bei Personen über 6 Jahren mit partiellen epileptischen Anfällen mit oder ohne sekundärer Generalisierung.
AA: Oral.
DO: TD anfangs 400 mg, nach 1-2 Wochen 800 mg (und in der Folge 1.200 mg) einmal täglich. Unter Monotherapie TD bis 1600 mg. Kinder über 6 Jahren: Initial 1mal tgl. 10 mg/kg KG, nach 1-2 Wochen um 10 mg/kg KG steigern. MTD 30 mg/kg KG bzw. 1200 mg. Dosisanpassung bei Nierenschäden.
GA: AV-Block 2. und 3. Grades.
SST: Nutzen/Risiko-Abwägung, möglichst nicht stillen.
NW: Schwindel, Schläfrigkeit, Kopfschmerzen, abnorme Koordination, Aufmerksamkeitsstörung, Tremor, Magen/Darm, Haut (auch schwere Reaktionen), Sehstörungen, Hyponatriämie, PR-Verlängerung, Angioödem, Urtikaria.
WW: Nicht empfohlen: Oxcarbazepin. Vorsicht: Phenytoin, Carbamazepin, Valproat, Levetiracetam, Simvastatin, orale Kontrazeptiva, Warfarin, MAO-Hemmer. Vorsicht: Rosuvastatin.
WH: Dosis schrittweise verringern. Bei generalisierten Anfällen nicht empfohlen. Vorsicht bei Nieren- oder Leberschäden. Auf suizidales Verhalten achten. Verkehrshinweis.
PG: 30 ST * (EKO: N) [€ 300,50]

Zebinix 800 mg - Tabletten 09A06
(Z.Nr. EU/1/09/514/*) RP. P. Parallelimport. N03AF04
V: Abacus Medicine, Copenhagen, Dänemark
Z: 1 Tablette enthält: Eslicarbazepin acetat 800 mg, Povidon K29-32, Croscarmellose natrium, Magnesium stearat.
PG: 30 ST * (EKO: N) [€ 294,35]

Zebinix 800 mg - Tabletten 09A06
(Z.Nr. EU/1/09/514/*) RP. P. Parallelimport. N03AF04
V: EMRAmed Arzneimittel, Trittau, Deutschland
Z: 1 Tablette enthält: Eslicarbazepin acetat 800 mg, Povidon K29-32, Croscarmellose natrium, Magnesium stearat.
PG: 30 ST * (EKO: N) [€ 294,40]

Zebinix 800 mg - Tabletten 09A06
(Z.Nr. EU/1/09/514/*) RP. P. Parallelimport. nicht im Handel. N03AF04

Zebinix 800 mg - Tabletten 09A06
(Z.Nr. EU/1/09/514/*) RP. P. Parallelimport. N03AF04
V: Haemato Pharm, Schönefeld, Deutschland
Z: 1 Tablette enthält: Eslicarbazepin acetat 800 mg, Povidon K29-32, Croscarmellose natrium, Magnesium stearat.
PG: 30 ST * (EKO: N) [€ 294,15]

Zebinix 800 mg - Tabletten 09A06
(Z.Nr. EU/1/09/514/*) RP. P. Parallelimport. N03AF04
V: Orifarm, Leverkusen, Deutschland
Z: 1 Tablette enthält: Eslicarbazepin acetat 800 mg, Povidon K29-32, Croscarmellose natrium, Magnesium stearat.
PG: 30 ST * (EKO: N) [€ 294,15]

Zeel - Ampullen 13X01
(Z.Nr. 3-36462) RP. P. V03AX
ZI: Biologische Heilmittel Heel, Baden-Baden, Deutschland
Z: 1 Ampulle zu 2 ml enthält: Cartilago suis (Homöopathie) D6 2 mg, Funiculus umbilicalis suis (Homöopathie) D6 2 mg, Embryo suis (Homöopathie) D6 2 mg, Placenta suis (Homöopathie) D6 2 mg, Solanum dulcamara (Homöopathie) D3 10 mg, Symphytum officinale (Homöopathie) D6 10 mg, Nadidum (Homöopathie) D8 2 mg Coenzym A (Homöopathie) D8 2 mg, Sanguinaria canadensis (Homöopathie) D4 3 mg, Natrium diethyloxalaceticum (Homöopathie) D8 2 mg, Acidum alpha-liponicum (Homöopathie) D8 2 mg, Toxicodendrum quercifolium (Homöopathie) D2 10 mg, Arnica montana (Homöopathie) D4 200 mg, Sulfur (Homöopathie) D6 3,6 mg, Natriumchlorid, Wasser für Injektionszwecke, Spuren von: Ethanol, Lactose monohydrat.

EW: Homöopathikum.
AG: Unterstützend bei Arthrose oder rheumatischen Gelenkerkrankungen.
AA: I.v., i.m., s.c., intradermal, intra- oder periartikulär.
DO: Akut 1 Ampulle tgl. über 3 Tage, dann 1-3mal wöchentlich 1 Ampulle. Für Kinder nicht empfohlen.
GA: Korbblütlerüberempfindlichkeit.
SST: Vorsicht.
NW: Gelenkreizung nach intraartikulärer Injektion, Anaphylaxie.
PG: 10 ST * (EKO: N) [€ 37,50], 50 ST * (EKO: N) [€ 153,15], 100 ST * (EKO: N) [€ 254,90]

Zeel - Injektionslösung für Tiere 890B
(Z.Nr. 8-30109) RP. P. nicht im Handel. QV03AX

Zeel - Salbe 13X02
(Z.Nr. 3-00541) RPF. P. nicht im Handel. V03AX

Zeel - Tabletten 13X01
(Z.Nr. 3-00540) RPF. P. nicht im Handel. V03AX

Zeel - Tabletten für Tiere 890B

(Z.Nr. 8-38068) RPF. P. QV03AX
ZI: Biologische Heilmittel Heel, Baden-Baden, Deutschland
Z: 1 Tablette enthält: Acidum thiocticum (Homöopathie) D6 10 mg, Arnica montana (Homöopathie) D4 60 mg, Cartilago suis (Homöopathie) D6 15 mg, Coenzym A (Homöopathie) D6 10 mg, Embryo totalis suis (Homöopathie) D6 15 mg, Funiculus umbilicalis suis (Homöopathie) D6 15 mg, Nadidum (Homöopathie) D6 10 mg, Natrium diethyloxalaceticum (Homöopathie) D6 10 mg, Placenta totalis suis (Homöopathie) D6 15 mg, Rhus toxicodendron (Homöopathie) D3 30 mg, Sanguinaria canadensis (Homöopathie) D4 30 mg, Solanum dulcamara (Homöopathie) D3 20 mg, Sulfur (Homöopathie) D6 40 mg, Symphytum officinale (Homöopathie) D8 20 mg, Lactose monohydrat, Magnesium stearat.
EW: Homöopathikum.
AG: Chronisch-degenerative Gelenkerkrankungen bei Pferd, Rind, Schwein, Schaf, Ziege, Hund, Katze.
AA: Zum Eingeben.
DO: Pferd, Rind (über 500 kg): 2-3 mal täglich 10 Tabletten
Pferd, Rind (bis zu 500 kg): 2-3 mal täglich 6-8 Tabletten
Schwein: 2-3mal tgl. 4 Tabletten
Schaf, Ziege: 2-3 mal täglich 3-4 Tabletten
Großer Hund (über 25 kg): 2-3 mal täglich 3 Tabletten
Mittelgroßer Hund (15-25 kg): 2-3 mal täglich 2 Tabletten
Kleiner Hund (bis zu 15 kg), Katze: 2-3 mal täglich 1 Tablette
Akut alle halbe bis ganze Stunde (über bis zu 2 Stunden) ED geben, chronisch ED alle 1-4 Tage applizieren.
SST: Nur nach Rücksprache mit dem Tierarzt anwenden.
PG: 100 ST VN [€ 22,25]

Zeffix 100 mg - Filmtabletten 35E02

(Z.Nr. EU/1/99/114/*) NR. P. J05AF05
ZI: GlaxoSmithKline (Ireland), Dublin, Irland
Z: 1 Filmtablette enthält: Lamivudin 100 mg, Tablettenkern: Cellulose, mikrokristalline, Poly(O-carboxymethyl)stärke-Natrium Salz, Magnesium stearat; Filmüberzug: Hypromellose, Titandioxid, Macrogol 400, Polysorbat 80, Eisen(III)-hydroxid-oxid x H2O, Eisen(III)-oxid.
EW: Antiviral (Nukleosidanalogon).
AG: Chronische Hepatitis B bei Erwachsenen bei kompensierter (Mittel 2.Wahl) oder in Kombination bei dekompensierter Lebererkrankung.
AA: Oral, sowohl mit als auch unabhängig von den Mahlzeiten.
DO: 1mal tgl. 100 mg. Bei Patienten mit dekompensierter Lebererkrankung immer in Kombination mit einem zweiten Arzneimittel anwenden, das keine Kreuzresistenz gegen Lamivudin aufweist.
Co-Infektion mit HIV: 2mal tgl. 150 mg Lamivudin + antiretrovirale Mittel.
Dosisreduktion bei Nierenschäden. Keine Dosisempfehlung für Kinder und Jugendliche.
SST: Bei klinischer Indikation Anwendung möglich.
NW: Allgemeines Krankheitsgefühl, CPK- und ALT-Anstiege, Exazerbation einer chronischen Hepatitis B, Haut, Myalgie, Magen/Darm, sehr selten Laktatazidose.
WW: Nicht empfohlen: Emtricitabin, Zalcitabin, Cladribin. Vorsicht: Trimethoprim (erhöhte Lamivudin-Exposition); Sorbitol (vermindert Lamivudin-Exposition).
WH: Vorsicht bei Chemotherapie. Kontrollen: ALT, HBV-DNS, HBeAg. Hepatitis B-Übertragung trotz Behandlung möglich. Bei längerer Gabe Wirksamkeitsverlust möglich. Mögliche Exazerbationen nach Absetzen der Behandlung bzw. bei dekompensierter Zirrhose beachten. Wirksamkeit bei Hepatitis D- oder C-Infektion nicht belegt. Auf Laktatazidose bzw. mitochondriale Funktionsstörung achten. Verkehrshinweis.
PG: 84 ST RE2 (EKO: Y) [€ 269,50]

Zeffix 5 mg/ml - Lösung zum Einnehmen 35E02
(Z.Nr. EU/1/99/114/*) NR. P. nicht im Handel. J05AF05

▼ Zejula 100 mg - Hartkapseln 55L

(Z.Nr. EU/1/17/1235/*) NR. P. L01XK02
ZI: GlaxoSmithKline (Ireland), Dublin, Irland
Z: 1 Hartkapsel enthält: Niraparib 100 mg (entspr. Niraparib tosilat-1-Wasser), Kapselinhalt: Magnesium stearat, Lactose monohydrat 254,5 mg; Kapselhülle: Titandioxid, Gelatine, Brillantblau FCF, Erythrosin, Tartrazin 0,0172 mg; Drucktinte: Schellack, Propylenglycol, Kaliumhydroxid, Eisen(II,III)-oxid, Natriumhydroxid, Povidon.
EW: Antineoplastisch, Hemmstoff der Poly-[ADP-Ribose-]Polymerase 1 und 2 (PARP-Enzyme).
AG: Erhaltungstherapie bei Rezidiv eines Platin-sensiblen, high-grade serösen epithelialen Karzinoms der Ovarien, der Tuben oder mit primärer Peritonealkarzinose.
AA: Kapseln im Ganzen mit Wasser schlucken.
DO: 1mal tgl. 300 mg. Dosisreduktion bei Nebenwirkungen; Details siehe Austria Codex - Fachinformation. Keine Daten an Kindern und Jugendlichen.
SST: Nicht anwenden, Kontrazeption bis 1 Monat nach Therapieende erforderlich. Bis 1 Monat nach Therapieende nicht stillen.
NW: Blutbild (Thrombozytopenie, Anämie, febrile Neutropenie), myelodysplastisches Syndrom, akute myeloische Leukämie, Magen/Darm, Tachykardie, Hypertonie (einschl. hypertensive Krisen), Asthenie, Infektionen, Hypokaliämie, Psyche (Schlaflosigkeit, Depression), Kopfschmerz, Dyspnoe, Haut, Arthralgie, Myalgie, Untersuchungen, Photosensitivität, Posteriores Reversibles Enzephalopathie-Syndrom (PRES).
WW: Vorsicht: Impfstoffe, Immunsuppressiva, andere zytotoxische Arzneimittel, Metformin.
WH: Regelmäßige Kontrolle: Blutbild, Blutdruck. Verkehrshinweis.
PG: 56 ST RE1 (EKO: Y) [€ 6.560,45], 84 ST RE1 (EKO: Y) [€ 9.823,80]

▼ Zejula 100 mg - Hartkapseln 55L

(Z.Nr. EU/1/17/1235/*) NR. P. L01XK02
Parallelimport.
V: Abacus Medicine, Copenhagen, Dänemark
Z: 1 Hartkapsel enthält: Niraparib 100 mg (entspr. Niraparib tosilat-1-Wasser), Kapselinhalt: Magnesium stearat, Lactose monohydrat 254,5 mg; Kapselhülle: Titandioxid, Gelatine, Brillantblau FCF, Erythrosin, Tartrazin 0,0172 mg; Drucktinte: Schellack, Propylenglycol, Kaliumhydroxid, Eisen(II,III)-oxid, Natriumhydroxid, Povidon.
PG: 84 ST * (EKO: N) [€ 10.898,20]

Zelboraf 240 mg - Filmtabletten 55G

(Z.Nr. EU/1/12/751/*) NR. P. L01EC01
ZI: Roche Registration, Grenzach-Wyhlen, Deutschland
Z: 1 Filmtablette enthält: Vemurafenib 240 mg, Kopräzipitat mit: Hypromellose acetatsuccinat, Tablettenkern: Croscarmellose natrium, Siliciumdioxid, hochdisperses, Magnesium stearat, Hyprolose; Filmüberzug: Poly(vinylalkohol), Titandioxid, Macrogol 3350, Talkum, Eisen(III)-oxid.
EW: Proteinkinasehemmer, antineoplastisch.
AG: BRAF-V600 Mutation-positives nicht resezierbares oder metastasiertes Melanom.
AA: Nicht auf leeren Magen im Ganzen mit Wasser schlucken.
DO: 2mal tgl. 4 FT. Dosisreduktion bei QT-Verlängerung oder schweren Nebenwirkungen. Keine Dosisempfehlung für Kinder und Jugendliche.
SST: Nutzen/Risiko-Abwägung. Effektive Kontrazeption bis 6 Monate nach Therapieende.
NW: Haut (Plattenepithelkarzinome, neue primäre Melanome), Dupuytren-Kontraktur, Morbus Ledderhose, Progression von Krebserkrankungen mit RAS-Mutationen, nicht-kutanes Plattenepithelkarzinom, DRESS-Syndrom, Überempfindlichkeit. ZNS, Augen, Husten, Magen/Darm, Leber, Pankreatitis, Niere, Lichtempfindlichkeit, Schmerzen, Müdigkeit, Enzymanstiege, QT-Verlängerung. Radiation-Recall und Strahlensensibilisierung bei gleichzeitiger Strahlentherapie.
WW: Nicht empfohlen: Ipilimumab (Transaminasenanstieg), Substrate für CYP1A2 und CYP3A4. Vorsicht: Orale Kontrazeptiva (Wirkungsminderung möglich), Warfarin, CYP3A4-Induktoren oder -Hemmer, P-gp-beeinflussende Substanzen (Digoxin, Dabigatran, Aliskiren), Strahlentherapie.
WH: Vor Therapiebeginn Tumorstatus bestätigen. Vorsicht bei schweren Leber- oder Nierenschäden. Kontrollen: EKG (QT), Elektrolyte, Leber. Auf schwere Hautreaktionen bzw. Plattenepithelkarzinome achten. Vorsicht bei Strahlentherapie; Sonnenexposition vermeiden. Verkehrshinweis.
PG: 56 ST RE1 (EKO: Y) [€ 2.190,95]

Zelboraf 240 mg - Filmtabletten 55G
(Z.Nr. EU/1/12/751/*) NR. P. Parallelimport. L01EC01
n.l.
V: Abacus Medicine, Copenhagen, Dänemark
Z: 1 Filmtablette enthält: Vemurafenib 240 mg, Kopräzipitat mit: Hypromellose acetatsuccinat, Tablettenkern: Croscarmellose natrium, Siliciumdioxid, hochdisperses, Magnesium stearat, Hyprolose; Filmüberzug: Poly(vinylalkohol), Titandioxid, Macrogol 3350, Talkum, Eisen(III)-oxid.
PG: 56 ST * (EKO: N) [€ 2.185,25 n.l.]

Zelboraf 240 mg - Filmtabletten 55G
(Z.Nr. EU/1/12/751/*) NR. P. Parallelimport. L01EC01
nicht im Handel.

Zelboraf 240 mg - Filmtabletten 55G
(Z.Nr. EU/1/12/751/*) NR. P. Parallelimport. L01EC01
V: Haemato Pharm, Schönefeld, Deutschland
Z: 1 Filmtablette enthält: Vemurafenib 240 mg, Kopräzipitat mit: Hypromellose acetatsuccinat, Tablettenkern: Croscarmellose natrium, Siliciumdioxid, hochdisperses, Magnesium stearat, Hyprolose; Filmüberzug: Poly(vinylalkohol), Titandioxid, Macrogol 3350, Talkum, Eisen(III)-oxid.
PG: 56 ST * (EKO: N) [€ 2.136,30]

Zeldox 20 mg - Hartkapseln 49B06
(Z.Nr. 1-24361) NR. P. N05AE04
ZI: Pfizer Corporation Austria, Wien
Z: 1 Kapsel enthält: Ziprasidon 20 mg (entspr. Ziprasidon hydrochlorid monohydrat), Kapselinhalt: Lactose monohydrat 66,1 mg, Maisstärke, vorverkleistert, Magnesium stearat; Kapselhülle: Gelatine, Titandioxid, Natrium laurylsulfat (entspr. Natriumdodecylsulfat), Indigotin, Drucktinte: Schellack, Ethanol, wasserfrei, Isopropylalkohol, N-Butylalkohol, Propylenglycol, Wasser, gereinigtes, Ammoniumhydroxid, Kaliumhydroxid, Eisenoxid schwarz.
EW: Antipsychotisch.
AG: Schizophrenie bei Erwachsenen.
Manische oder gemischte Episoden bei bipolaren Störungen bei Patienten ab 10 Jahren.
AA: Oral mit etwas Nahrung.
DO: Erwachsene: Akut 2mal tgl. 40 mg; Dosissteigerung bei Bedarf auf 2mal tgl. 80 mg. Erhaltungsdosis möglichst niedrig, ev. 2mal tgl. 20 mg ausreichend. MTD von 160 mg nicht überschreiten.
Kinder und Jugendliche ab 10 Jahren: Akut 20 mg als ED; Dosissteigerung über 1-2 Wochen auf 120-160 mg (Patienten ab 45 kg KG) bzw. 60-80 mg (Patienen unter 45 kg KG) pro Tag. Dosis aufgeteilt auf 2 ED. MTD 160 mg (ab 45 kg KG) bzw. 80 mg (unter 45 kg KG) nicht überschreiten.
GA: QT-Verlängerung, akuter Myokardinfarkt, dekompensierte Herzinsuffizienz, Herzrhythmusstörungen.
SST: Nutzen/Risiko- Abwägung in der Schwangerschaft, nicht stillen. Erhöhtes Risiko des Neugeborenen für extrapyramidale und/ oder Entzugssymptome bei Exposition im 3. Trimenon beachten. Kontrazeption für Frauen im gebärfähigen Alter empfohlen.
NW: Schlaflosigkeit, Somnolenz, Kopfschmerzen, Parkinsonismus, Psyche, Fieber, Schmerzen, Orthostase, Magen/Darm, ZNS (Dyskinesien, Krämpfe), Sehstörungen, Herz/Kreislauf (Tachykardie, QT-Verlängerung, Hypertonie), Rigidität der Skelettmuskulatur, Serotonin-Syndrom, Priapismus, Hyperprolaktinämie, schwere Hautreaktionen (DRESS-Syndrom), Stürze.
WW: Gegenanzeige: QT-verlängernde Arzneimittel, Antiarrhythmika der Klassen IA und III, ZNS-wirksame Arzneimittel, Alkohol.
WH: Auf Spätdyskinesien bzw. venöse Thromboembolien achten. Vorsicht bei Krampfneigung bzw. schweren Leberschäden. Erhöhtes zerebrovaskuläres Risiko bei Demenz-Patienten. Verkehrshinweis.
PG: 56 ST * (EKO: N) [€ 78,20 n.l.], 60 ST (2) (EKO: G) [€ 82,25]

Zeldox 40 mg - Hartkapseln 49B06
(Z.Nr. 1-24362) NR. P. N05AE04
ZI: Pfizer Corporation Austria, Wien
Z: 1 Kapsel enthält: Ziprasidon 40 mg (entspr. Ziprasidon hydrochlorid monohydrat), Kapselinhalt: Lactose monohydrat 87,83 mg, Maisstärke, vorverkleistert, Magnesium stearat; Kapselhülle: Gelatine, Titandioxid, Natrium laurylsulfat (entspr. Natriumdodecylsulfat), Indigotin, Drucktinte Schellack, Ethanol, wasserfrei, Isopropylalkohol, N-Butylalkohol, Propylenglycol, Wasser, gereinigtes, Ammoniumhydroxid, Kaliumhydroxid, Eisenoxid schwarz.
Kurzinformation: siehe Zeldox 20 mg - Hartkapseln, → S. 1591
PG: 56 ST * (EKO: N) [€ 78,20 n.l.], 60 ST (2) (EKO: G) [€ 82,25]

Zeldox 60 mg - Hartkapseln 49B06
(Z.Nr. 1-24363) NR. P. N05AE04
ZI: Pfizer Corporation Austria, Wien
Z: 1 Kapsel enthält: Ziprasidon 60 mg (entspr. Ziprasidon hydrochlorid monohydrat), Kapselinhalt: Lactose monohydrat 131,74 mg, Maisstärke, vorverkleistert, Magnesium stearat; Kapselhülle: Gelatine, Titandioxid, Natrium laurylsulfat, (entspr. Natriumdodecylsulfat), Drucktinte (entspr. Schellack) (entspr. Ethanol, wasserfrei) (entspr. Isopropylalkohol) (entspr. N-Butylalkohol) (entspr. Propylenglycol) (entspr. Wasser, gereinigtes) (entspr. Ammoniumhydroxid) (entspr. Kaliumhydroxid) (entspr. Eisenoxid schwarz).
Kurzinformation: siehe Zeldox 20 mg - Hartkapseln, → S. 1591
PG: 56 ST * (EKO: N) [€ 79,10 n.l.], 60 ST (2) (EKO: G) [€ 82,25]

Zeldox 80 mg - Hartkapseln 49B06
(Z.Nr. 1-24364) NR. P. N05AE04
ZI: Pfizer Corporation Austria, Wien
Z: 1 Kapsel enthält: Ziprasidon 80 mg (entspr. Ziprasidon hydrochlorid monohydrat), Kapselinhalt: Lactose monohydrat 175,65 mg, Maisstärke, vorverkleistert, Magnesium stearat; Kapselhülle: Gelatine, Titandioxid, Natrium laurylsulfat (entspr. Natriumdodecylsulfat), Indigotin, Drucktinte (entspr. Schellack) (entspr. Ethanol, wasserfrei) (entspr. Isopropylalkohol) (entspr. N-Butylalkohol) (entspr. Propylenglycol) (entspr. Wasser, gereinigtes) (entspr. Ammoniumhydroxid) (entspr. Kaliumhydroxid) (entspr. Eisenoxid schwarz).
Kurzinformation: siehe Zeldox 20 mg - Hartkapseln, → S. 1591
PG: 56 ST * (EKO: N) [€ 78,20 n.l.], 60 ST (2) (EKO: G) [€ 82,25]

Zeldox 20 mg/ml - Pulver und Lösungsmittel zur Herstellung einer Injektionslösung 49B06
(Z.Nr. 1-24365) NR. P. N05AE04
ZI: Pfizer Corporation Austria, Wien
Z: 1 Durchstechflasche enthält: Ziprasidon 20 mg (entspr. Ziprasidon mesilat), Natrium-beta-cyclodextrin-sulfobutylether (entspr. Natrium 20 mg) (entspr. → 1 mmol), Wasser für Injektionszwecke.
EW: Antipsychotisch.
AG: Akuttherapie von Erregungszuständen bei Schizophrenie für die Dauer von höchstens 3 Tagen.
AA: I.m., cave i.v.
DO: ED 10 mg, ev. alle 2 Stunden; Anfangsdosis 10-20 mg, MTD 40 mg. Fortsetzung oral. Nicht für Kinder und Jugendliche.
GA: QT-Verlängerung, akuter Myokardinfarkt, dekompensierte Herzinsuffizienz, Herzrhythmusstörungen.
SST: Nutzen/Risiko- Abwägung in der Schwangerschaft, nicht stillen. Erhöhtes Risiko des Neugeborenen für extrapyramidale und/ oder Entzugssymptome bei Exposition im 3. Trimenon beachten. Kontrazeption für Frauen im gebärfähigen Alter empfohlen.
NW: Schlaflosigkeit, Somnolenz, Kopfschmerzen, Parkinsonismus, Psyche, Fieber, Schmerzen, Orthostase, Magen/Darm, ZNS (Dyskinesien, Krämpfe), Sehstörungen, Herz/Kreislauf (Tachykardie, QT-Verlängerung, Hypertonie), Rigidität der Skelettmuskulatur, Serotonin-Syndrom, Priapismus, Hyperprolaktinämie, schwere Hautreaktionen (DRESS-Syndrom), Stürze.
WW: Gegenanzeige: QT-verlängernde Arzneimittel, Antiarrhythmika der Klassen IA und III, ZNS-wirksame Arzneimittel, Alkohol.
WH: Auf Spätdyskinesien bzw. venöse Thromboembolien achten. Vorsicht bei Krampfneigung bzw. schweren Leberschäden. Erhöhtes zerebrovaskuläres Risiko bei Demenz-Patienten. Verkehrshinweis.
PG: 1 ST * (EKO: N) [€ 42,00]

Zeldox 10 mg/ml - Suspension zum Einnehmen 49B06
(Z.Nr. 1-26475) NR. P. N05AE04
ZI: Pfizer Corporation Austria, Wien
Z: 1 ml Suspension enthält: Ziprasidon 10 mg (entspr. Ziprasidon hydrochlorid monohydrat), Xylitol, Natriumchlorid (entspr. Natrium 4,65 mg), Siliciumdioxid, hochdisperses, Kirsch-Aroma, Xanthan gummi, Methyl-4-hydroxybenzoat 1,36 mg, Natrium citrat, Citronensäure, wasserfreie, Polysorbat 80, Propyl-4-hydroxybenzoat 0,17 mg, Wasser, gereinigtes.
EW: Antipsychotisch.
AG: Schizophrenie bei Erwachsenen.
Manische oder gemischte Episoden bei bipolaren Störungen bei Patienten ab 10 Jahren.
AA: Oral direkt in den Mund zu einer Mahlzeit verabreichen.
DO: Erwachsene: Akut 2mal tgl. 40 mg; Dosissteigerung bei Bedarf auf 2mal tgl. 80 mg. Erhaltungsdosis möglichst niedrig, ev. 2mal tgl. 20 mg ausreichend. MTD von 160 mg nicht überschreiten.
Kinder und Jugendliche ab 10 Jahren: Akut 20 mg als ED; Dosissteigerung über 1-2 Wochen auf 120-160 mg (Patienten ab 45 kg KG) bzw. 60-80 mg (Patienen unter 45 kg KG) pro Tag. Dosis aufgeteilt auf 2 ED. MTD 160 mg (ab 45 kg KG) bzw. 80 mg (unter 45 kg KG) nicht überschreiten.
GA: QT-Verlängerung, akuter Myokardinfarkt, dekompensierte Herzinsuffizienz, Herzrhythmusstörungen.
SST: Nutzen/Risiko- Abwägung in der Schwangerschaft, nicht stil-

Z

len. Erhöhtes Risiko des Neugeborenen für extrapyramidale und/ oder Entzugssymptome bei Exposition im 3. Trimenon beachten. Kontrazeption für Frauen im gebärfähigen Alter empfohlen.
NW: Schlaflosigkeit, Somnolenz, Kopfschmerzen, Parkinsonismus, Psyche, Fieber, Schmerzen, Orthostase, Magen/Darm, ZNS (Dyskinesien, Krämpfe), Sehstörungen, Herz/Kreislauf (Tachykardie, QT-Verlängerung, Hypertonie), Rigidität der Skelettmuskulatur, Serotonin-Syndrom, Priapismus, Hyperprolaktinämie, schwere Hautreaktionen (DRESS-Syndrom), Stürze.
WW: Gegenanzeige: QT-verlängernde Arzneimittel, Antiarrhythmika der Klassen IA und III, ZNS-wirksame Arzneimittel, Alkohol.
WH: Auf Spätdyskinesien bzw. venöse Thromboembolien achten. Vorsicht bei Krampfneigung bzw. schweren Leberschäden. Erhöhtes zerebrovaskuläres Risiko bei Demenz-Patienten. Verkehrshinweis.
PG: 60 ML * (EKO: N) [€ 62,00]

Zeleris 400 mg/ml + 5 mg/ml - Injektionslösung für Rinder 801BI
(Z.Nr. EU/2/17/210/*) NR. P. VNW. QJ01BA99
ZI: Ceva Sante Animale, Libourne, Frankreich
Z: 1 ml Injektionslösung enthält: Florfenicol 400 mg, Meloxicam 5 mg, Dimethylsulfoxid, Glycerinformal, stabilisiert.
EW: Breitspektrum-Antibiotikum + nicht-steroidales Antiphlogistikum.
AG: Atemwegserkrankungen beim Rind (Bovine Respiratory Disease = BRD) in Verbindung mit Fieber durch Florfenicol-empfindliche Mannheimia haemolytica, Pasteurella multocida und Histophilus somni.
AA: S.c. (Halsbereich).
DO: Einmalig 1 ml/10 kg KG.
GA: Herz-, Leber-, Nieren-, Blutschäden, Magen/Darm-Ulzera.
SST: Nutzen/Risiko-Abwägung. Nicht bei adulten Bullen zur Zucht anwenden.
NW: Lokale Reaktionen, mäßige Schmerzen.
WW: Nicht gleichzeitig mit Glukokortikoiden, anderen nichtsteroidalen Antiphlogistika oder mit Antikoagulantien verabreichen.
WH: Bei starker Dehydrierung, Hypovolämie oder Hypotonie nicht anwenden. Für Kälber unter 4 Wochen nicht empfohlen.
VNW: Essbare Gewebe 56 Tage. Nicht bei Tieren anwenden, deren Milch für den menschlichen Verzehr bestimmt ist. Trächtige Kühe, die Milch für den menschlichen Verzehr liefern sollen, dürfen innerhalb von 2 Monaten vor dem erwarteten Abkalbetermin nicht behandelt werden.
PG: 50 ML VNW [€ 94,20], 100 ML VNW [€ 166,30], 250 ML VNW [€ 326,95]

Zelys 1,25 mg - Kautabletten für Hunde 821A, 821C
(Z.Nr. 8-38163) RP. P. QC01CE90
ZI: Ceva Sante Animale, Libourne, Frankreich
Z: 1 Kautablette enthält: Pimobendan 1,25 mg, Siliciumdioxid, hochdisperses, Stearinsäure, Copovidon, Croscarmellose natrium, Äpfelsäure, Maisstärke, Cellulose, mikrokristalline, Lactose monohydrat, Trockenhefe aus Saccharomyces cerevisiae, Schweineleberaroma.
EW: Herzstimulans (Phosphodiesterasehemmer).
AG: Hund: Kongestive Herzinsuffizienz (durch Klappeninsuffizienz, dilatative Kardiomyopathie); -Mitralklappenendokardiose, dilatative Kardiomyopathie im präklinischen Stadium.
AA: Oral ca. 1 Stunde vor dem Füttern.
DO: TD 0,5 (0,2 - 0,6) mg / kg KG in 2 ED. Anwendung mit Diuretikum (z.B. Furosemid) möglich.
GA: Hypertrophe Kardiomyopathien, Aortenstenose, schwere Leberschäden.
SST: Nutzen/Risiko- Abwägung durch Tierarzt.
NW: Anstieg der Herzfrequenz, Magen/Darm, Lethargie, Petechien, subkutane Blutungen, Zunahme der Mitralklappen- Regurgitation.
WW: Kalziumantagonisten, Betablocker (antagonistisch).
WH: Vorsicht bei Diabetes, Tachyarrhythmien. Herzfunktion und Herzmorphologie kontrollieren.
PG: 96 ST VT [€ 33,55]

Z

Zelys 5 mg - Kautabletten für Hunde 821A, 821C
(Z.Nr. 8-38164) RP. P. QC01CE90
ZI: Ceva Sante Animale, Libourne, Frankreich
Z: 1 Kautablette enthält: Pimobendan 5 mg, Siliciumdioxid, hochdisperses, Stearinsäure, Copovidon, Croscarmellose natrium, Äpfelsäure, Maisstärke, Cellulose, mikrokristalline, Lactose monohydrat, Trockenhefe aus Saccharomyces cerevisiae, Schweineleberaroma.
Kurzinformation: siehe Zelys 1,25 mg - Kautabletten für Hunde, → S. 1592
PG: 96 ST VT [€ 63,65]

Zelys 10 mg - Kautabletten für Hunde 821A, 821C
(Z.Nr. 8-38165) RP. P. QC01CE90
ZI: Ceva Sante Animale, Libourne, Frankreich
Z: 1 Kautablette enthält: Pimobendan 10 mg, Siliciumdioxid, hochdisperses, Stearinsäure, Copovidon, Croscarmellose natrium, Äpfelsäure, Maisstärke, Cellulose, mikrokristalline, Lactose monohydrat, Trockenhefe aus Saccharomyces cerevisiae, Schweineleberaroma.
Kurzinformation: siehe Zelys 1,25 mg - Kautabletten für Hunde, → S. 1592
PG: 96 ST VT [€ 96,70]

Zemplar 5 Mikrogramm/ml - Injektionslösung 31E03, 54D02
(Z.Nr. 1-24969) RP. P. H05BX02
ZI: AbbVie, Wien
Z: 1 ml Injektionslösung enthält: Paricalcitol 5 µg, Ethanol 20 % (V/V), Propylenglykol 30 % (V/V), Wasser für Injektionszwecke.
EW: Synthetisches Vitamin D-Derivat.
AG: Prävention und Therapie eines sekundären Hyperparathyroidismus bei chronischer Nierenerkrankung Stadium 5 mit Notwendigkeit einer Hämodialyse.
AA: Über Hämodialyse-Zugang.
DO: Initialdosis (mcg)=Basis-iPTH-Spiegel (pg/ml)/80; MD 40 mcg. Titrationsdosis: 1,5 bis 3facher nicht-urämischer oberer Grenzwert des Normalwerts für iPTH (150 pg/ml). Paricalcitol jeweils um 2-4 mcg erhöhen oder reduzieren.
Keine Dosisempfehlung für Kinder und Jugendliche.
GA: Hyperkalzämie, Vitamin D-Intoxikation.
SST: In der Schwangerschaft nicht empfohlen. Abstillen.
NW: Hyperkalzämie, Hyperphosphatämie, Hyper- oder Hypoparathyreoidismus, Juckreiz, Kopfschmerzen, gelegentlich Beeinflussung anderer Organsysteme.
WW: Phosphate oder Vitamin D-Präparate nicht gemeinsam mit Paricalcitol anwenden. Vorsicht: Aluminiumhaltige Arzneimittel nicht dauerhaft anwenden. Digitalis, Thiazíddiuretika (Hyperkalzämie). Magnesiumhaltige Arzneimittel (Hypermagnesiämie).
WH: Verkehrshinweis. **Bei akuter Überdosierung** Hyperkalzämie. Kontrollen: Serum-Kalzium und Serum-Phosphat.
PG: 5 ST * (EKO: N) [€ 168,55]

ZentroOLIMEL 4,4% - Emulsion zur Infusion 37F02, 37F03
(Z.Nr. 1-29004) RP. P. nicht im Handel. B05BA10

ZentroOLIMEL 5,7% - Emulsion zur Infusion 37F02, 37F03
(Z.Nr. 1-29006) RP. P. B05BA10
ZI: Baxter Healthcare, Wien
Z: 1000 ml gebrauchsfertige Emulsion enthalten: Glucose 110 g (entspr. Glucose monohydrat 121 g) (entspr. Glucoselösung 27,5% 400 ml); Lipide 40 g (entspr. Lipidemulsion 20% 200 ml): Oliven-Öl, raffiniert zur parenteralen Anwendung ca. 32 g, Sojaöl, raffiniert zur parenteralen Anwendung ca. 8 g; Aminosäuren 56,9 g (entspr. Aminosäurenlösung 14,2% 400 ml) (entspr. Stickstoff 9 g): Alanin 8,24 g, Arginin 5,58 g, Asparaginsäure 1,65 g, Glutaminsäure 2,84 g, Glycin 3,95 g, Histidin 3,4 g, Isoleucin 2,84 g, Leucin 3,95 g, Lysin 4,48 g (entspr. Lysin acetat 6,32 g), Methionin 2,84 g, Phenylalanin 3,95 g, Prolin 3,4 g, Serin 2,25 g, Threonin 2,84 g, Tryptophan 0,95 g, Tyrosin 0,15 g, Valin 3,64 g; Elektrolyte: Phosphat 3 mmol, Acetat 40 mmol, Osmolarität: 1170 mosmol/l; Kammer mit Lipidemulsion: Phospholipide aus Eiern, gereinigte, Glycerol, Natrium oleat, Natriumhydroxid zur pH-Wert-Einstellung, Wasser für Injektionszwecke; Kammer mit Aminosäurenlösung: Essigsäure zur pH-Wert-Einstellung, Wasser für Injektionszwecke; Kammer mit Glucoselösung: Salzsäure zur pH-Wert-Einstellung, Wasser für Injektionszwecke.
AG: Parenterale Ernährung.
AA: I.v. Infusion (nur zentralvenös), max. Infusionsrate 1,8 ml/kg/h.
DO: Tagesbedarf Erwachsene 20-40 ml/kg KG, Jugendliche 50-80 ml/kg KG.
Kinder ab 2 Jahren: 60-120 ml/kg KG. MTD nicht überschreiten.
GA: Kinder unter 2 Jahren, schwere Fett- oder Aminosäurestoffwechselstörungen, schwere Gerinnungsstörungen, schwere Hyperglykämie, allgemeine GA für Infusionen.
SST: Anwendung nach sorgfältiger Abwägung möglich.
NW: Überempfindlichkeit, Tachykardie, Hypertonie, Magen/Darm, Leber/Galle, Untersuchungen, Fat Overload Syndrom, Fieber, Schüttelfrost, Paravasate, Lungengefäßpräzipitate.
WW: Nicht mit Blut oder kalziumhaltigen Lösungen durch dasselbe Infusionsset verabreichen. Beeinflussung von Labortests möglich.
WH: Vorsicht bei Leber-, Nierenschäden, Anämie, metabolischer Azidose, Tendenz zu Elektrolytretention.
Kontrollen: Wasser, Elektrolyte, Triglyceride, Säure/Basen, Blutzucker, Niere, Leber, Gerinnung, Blutbild. Vitamine oder Spurenele-

mente ergänzen. Auf Fettüberladungssyndrom achten.
PG: 1000 6 ST * (EKO: N) [€ 757,20], **1500** 4 ST * (EKO: N) [€ 528,50], **2000** 4 ST * (EKO: N) [€ 668,45]

ZentroOLIMEL 7,6% - Emulsion zur Infusion

37F02, 37F03

(Z.Nr. 1-38845) RP. P.

B05BA10

ZI: Baxter Healthcare, Wien
Z: 1000 ml gebrauchsfertige Emulsion enthalten: Glucose 73,33 g (entspr. Glucose monohydrat 80,67 g) (entspr. Glucoselösung 27,5% 267 ml); Fette 35 g (entspr. Lipidemulsion 17,5 % 200 ml): Oliven-Öl, raffiniert zur parenteralen Anwendung ca. 28 g, Sojaöl, raffiniert zur parenteralen Anwendung ca. 7 g; Aminosäuren 75,9 g (entspr. Aminosäurenlösung 14,2% 533 ml) (entspr. Stickstoff 12 g): Alanin 10,99 g, Arginin 7,44 g, Asparaginsäure 2,2 g, Glutaminsäure 3,79 g, Glycin 5,26 g, Histidin 4,53 g, Isoleucin 3,79 g, Leucin 5,26 g, Lysin 5,97 g (entspr. Lysin acetat 8,43 g), Methionin 3,79 g, Phenylalanin 5,26 g, Prolin 4,53 g, Serin 3 g, Threonin 3,79 g, Tryptophan 1,26 g, Tyrosin 0,2 g, Valin 4,86 g; Elektrolyte: Phosphat 2,6 mmol, Acetat 54 mmol, Osmolarität: ca. 1130 mosmol/l; Kammer mit Lipidemulsion: Phospholipide aus Eiern zur Injektion, Glycerol, Natrium oleat, Natriumhydroxid zur pH-Wert-Einstellung, Wasser für Injektionszwecke; Kammer mit Aminosäurenlösung: Essigsäure zur pH-Wert-Einstellung, Wasser für Injektionszwecke; Kammer mit Glucoselösung: Salzsäure zur pH-Wert-Einstellung, Wasser für Injektionszwecke.
EW: Lösung mit Aminosäuren, Glukose und Triglyzeriden.
AG: Parenterale Ernährung.
AA: I.v. Infusion (nur zentralvenös), max. Infusionsrate 1,3 ml/kg/h, bei Jugendlichen 1,6 ml/kg KG/h, bei Kindern ab 2 Jahren 2,6 ml/kg KG/h, bei intradialytischer Ernährung 2,7 ml/kg KG/h.
DO: Tagesbedarf Erwachsene 20-40 ml/kg KG, Jugendliche 50-80 ml/kg KG, Kinder ab 2 Jahren 60-120 ml/kg KG. MTD nicht überschreiten.
GA: Überempfindlichkeit gegen Ei-, Soja-, Erdnussproteine oder Mais(produkte); Kinder unter 2 Jahren, schwere Fett- oder Aminosäurestoffwechselstörungen, schwere Hyperglykämie, allgemeine GA für Infusionen.
SST: Anwendung nach sorgfältiger Abwägung möglich.
NW: Überempfindlichkeit, Tachykardie, Hypertonie, Magen/Darm, Untersuchungen, Fat Overload Syndrom, Leber (Cholestase, Hepatomegalie), Fieber, Schüttelfrost, Paravasate, Lungengefäßpräzipitate.
WW: Nicht mit Blut oder kalziumhaltigen Lösungen durch dasselbe Infusionsset verabreichen. Beeinflussung von Labortests möglich.
WH: Vorsicht bei Leber-, Nierenschäden, schweren Gerinnungsstörungen, Anämie, metabolischer Azidose, Tendenz zu Elektrolytretention.
Kontrollen: Wasser, Elektrolyte, Triglyceride, Säure/Basen, Blutzucker, Niere, Leber, Gerinnung, Blutbild. Vitamine oder Spurenelemente ergänzen. Auf Fettüberladungssyndrom achten.
PG: 650 10 ST * (EKO: N) [€ 1.039,65], **1000** 6 ST * (EKO: N) [€ 769,25], **1500** 4 ST * (EKO: N) [€ 669,60]

ZentroOLIMEL 3,3% mit Elektrolyten - Emulsion zur Infusion

37F02, 37F04

(Z.Nr. 1-29002) RP. P.

B05BA10

ZI: Baxter Healthcare, Wien
Z: 1500 ml gebrauchsfertige Emulsion enthalten: Glucose 172,5 g (entspr. Glucose monohydrat 189,75 g) (entspr. Glucoselösung 28,75% 600 ml); Lipide 60 g (entspr. Lipidemulsion 20% 300 ml): Oliven-Öl, raffiniert zur parenteralen Anwendung ca. 48 g, Sojaöl, raffiniert zur parenteralen Anwendung ca. 12 g; Aminosäuren 49,4 g (entspr. Aminosäurenlösung 8,2% 600 ml) (entspr. Stickstoff 7,8 g): Alanin 7,14 g, Arginin 4,84 g, Asparaginsäure 1,43 g, Glutaminsäure 2,47 g, Glycin 3,42 g, Histidin 2,95 g, Isoleucin 2,47 g, Leucin 3,42 g, Lysin 3,88 g (entspr. Lysin acetat 5,48 g), Methionin 2,47 g, Phenylalanin 3,42 g, Prolin 2,95 g, Serin 1,95 g, Threonin 2,47 g, Tryptophan 0,82 g, Tyrosin 0,13 g, Valin 3,16 g; Elektrolyte: Natrium 52,5 mmol (entspr. Natrium acetat-Trihydrat 2,24 g) (entspr. Natrium glycerophosphat, hydratisiert 5,51 g), Kalium 45 mmol (entspr. Kaliumchlorid 3,35 g), Magnesium 6 mmol (entspr. Magnesiumchlorid-Hexahydrat 1,22 g), Calcium 5,3 mmol (entspr. Calciumchlorid dihydrat 0,77 g); Phosphat 22,5 mmol, Acetat 55 mmol, Chlorid 68 mmol, Osmolarität: 1120 mosmol/l; Kammer mit Lipidemulsion: Phospholipide aus Eiern, gereinigte, Glycerol, Natrium oleat, Natriumhydroxid zur pH-Wert-Einstellung, Wasser für Injektionszwecke; Kammer mit Aminosäurenlösung mit Elektrolyten: Essigsäure zur pH-Wert-Einstellung, Wasser für Injektionszwecke; Kammer mit Glucoselösung mit Calcium: Salzsäure zur pH-Wert-Einstellung, Wasser für Injektionszwecke.
AG: Parenterale Ernährung.
AA: I.v. Infusion (nur zentralvenös), max. Infusionsrate 2,1 ml/kg/h. Katheterstelle regelmäßig auf Paravasate untersuchen.
DO: Tagesbedarf Erwachsene 20-40 ml/kg KG, Jugendliche 50-80 ml/kg KG, Kinder ab 2 Jahren 60-120 ml/kg KG. MTD nicht überschreiten.
GA: Überempfindlichkeit gegen Ei-, Soja-, Erdnussproteine oder Mais(produkte); Kinder unter 2 Jahren, schwere Fett- oder Aminosäurestoffwechselstörungen, schwere Gerinnungsstörungen, schwere Hyperglykämie, allgemeine GA für Infusionen.
SST: Anwendung nach sorgfältiger Abwägung möglich.
NW: Überempfindlichkeit, Tachykardie, Hypertonie, Magen/Darm, Untersuchungen, Fat Overload Syndrom, Leber (Cholestase, Hepatomegalie), Fieber, Schüttelfrost, Paravasate, Lungengefäßpräzipitate.
WW: Nicht mit Blut oder kalziumhaltigen Lösungen durch dasselbe Infusionsset verabreichen. Ceftriaxon nicht gleichzeitig verabreichen (Präzipitate). Beeinflussung von Labortests möglich.
WH: Vorsicht bei Leber-, Nierenschäden, schweren Gerinnungsstörungen, Anämie, metabolischer Azidose, Tendenz zu Elektrolytretention.
Kontrollen: Wasser, Elektrolyte, Triglyceride, Säure/Basen, Blutzucker, Niere, Leber, Gerinnung, Blutbild. Vitamine oder Spurenelemente ergänzen. Auf Fettüberladungssyndrom achten.
PG: 4 ST * (EKO: N) [€ 481,10]

ZentroOLIMEL 4,4% mit Elektrolyten - Emulsion zur Infusion

37F02, 37F04

(Z.Nr. 1-29003) RP. P.

B05BA10

ZI: Baxter Healthcare, Wien
Z: 1000 ml gebrauchsfertige Emulsion enthalten: Glucose 140 g (entspr. Glucose monohydrat 154 g) (entspr. Glucoselösung 35% 400 ml); Lipide 40 g (entspr. Lipidemulsion 20% 200 ml): Oliven-Öl, raffiniert zur parenteralen Anwendung ca. 32 g, Sojaöl, raffiniert zur parenteralen Anwendung ca. 8 g; Aminosäuren 44,3 g (entspr. Aminosäurenlösung 11,1% 400 ml) (entspr. Stickstoff 7 g): Alanin 6,41 g, Arginin 4,34 g, Asparaginsäure 1,28 g, Glutaminsäure 2,21 g, Glycin 3,07 g, Histidin 2,64 g, Isoleucin 2,21 g, Leucin 3,07 g, Lysin 3,48 g (entspr. Lysin acetat 4,88 g), Methionin 2,21 g, Phenylalanin 3,07 g, Prolin 2,64 g, Serin 1,75 g, Threonin 2,21 g, Tryptophan 0,74 g, Tyrosin 0,11 g, Valin 2,83 g; Elektrolyte: Natrium 35 mmol (entspr. Natrium acetat-Trihydrat 1,5 g) (entspr. Natrium glycerophosphat, hydratisiert 3,67 g), Kalium 30 mmol (entspr. Kaliumchlorid 2,24 g), Magnesium 4 mmol (entspr. Magnesiumchlorid-Hexahydrat 0,81 g), Calcium 3,5 mmol (entspr. Calciumchlorid dihydrat 0,52 g), Phosphat 15 mmol, Acetat 45 mmol, Chlorid 45 mmol, Osmolarität: 1360 mosmol/l; Kammer mit Lipidemulsion: Phospholipide aus Eiern, gereinigte, Glycerol, Natrium oleat, Natriumhydroxid zur pH-Wert-Einstellung, Wasser für Injektionszwecke; Kammer mit Aminosäurenlösung mit Elektrolyten: Essigsäure zur pH-Wert-Einstellung, Wasser für Injektionszwecke; Kammer mit Glucoselösung mit Calcium: Salzsäure zur pH-Wert-Einstellung, Wasser für Injektionszwecke.
AG: Parenterale Ernährung.
AA: I.v. Infusion (nur zentralvenös), max. Infusionsrate 1,7 ml/kg/h.
DO: Tagesbedarf Erwachsene 20-40 ml/kg KG, Jugendliche 50-80 ml/kg KG, Kinder ab 2 Jahren 60-120 ml/kg KG. MTD nicht überschreiten.
GA: Überempfindlichkeit gegen Ei-, Soja-, Erdnussproteine oder Mais(produkte); Kinder unter 2 Jahren, schwere Fett- oder Aminosäurestoffwechselstörungen, schwere Gerinnungsstörungen, schwere Hyperglykämie, allgemeine GA für Infusionen.
SST: Anwendung nach sorgfältiger Abwägung möglich.
NW: Überempfindlichkeit, Tachykardie, Hypertonie, Magen/Darm, Untersuchungen, Fat Overload Syndrom, Leber (Cholestase, Hepatomegalie), Fieber, Schüttelfrost, Paravasate, Lungengefäßpräzipitate.
WW: Nicht mit Blut oder kalziumhaltigen Lösungen durch dasselbe Infusionsset verabreichen. Ceftriaxon nicht gleichzeitig verabreichen (Präzipitate). Beeinflussung von Labortests möglich.
WH: Vorsicht bei Leber-, Nierenschäden, schweren Gerinnungsstörungen, Anämie, metabolischer Azidose, Tendenz zu Elektrolytretention.
Kontrollen: Wasser, Elektrolyte, Triglyceride, Säure/Basen, Blutzucker, Niere, Leber, Gerinnung, Blutbild. Vitamine oder Spurenelemente ergänzen. Auf Fettüberladungssyndrom achten.
PG: 1000 6 ST * (EKO: N) [€ 536,30], **2000** 4 ST * (EKO: N) [€ 569,80]

ZentroOLIMEL 5,7% mit Elektrolyten - Emulsion zur Infusion

37F02, 37F04

(Z.Nr. 1-29005) RP. P.

B05BA10

ZI: Baxter Healthcare, Wien
Z: 1000 ml gebrauchsfertige Emulsion enthalten: Glucose 110 g (entspr. Glucose monohydrat 121 g) (entspr. Glucoselösung 27,5% 400 ml); Lipide 40 g (entspr. Lipidemulsion 20% 200 ml): Oliven-

Öl, raffiniert zur parenteralen Anwendung ca. 32 g, Sojaöl, raffiniert zur parenteralen Anwendung ca. 8 g; Aminosäuren 56,9 g (entspr. Aminosäurenlösung 14,2% 400 ml) (entspr. Stickstoff 9 g): Alanin 8,24 g, Arginin 5,58 g, Asparaginsäure 1,65 g, Glutaminsäure 2,84 g, Glycin 3,95 g, Histidin 3,4 g, Isoleucin 2,84 g, Leucin 3,95 g, Lysin 4,48 g (entspr. Lysin acetat 6,32 g), Methionin 2,84 g, Phenylalanin 3,95 g, Prolin 3,4 g, Serin 2,25 g, Threonin 2,84 g, Tryptophan 0,95 g, Tyrosin 0,15 g, Valin 3,64 g; Elektrolyte: Natrium 35 mmol (entspr. Natrium acetat-Trihydrat 1,5 g) (entspr. Natrium glycerophosphat, hydratisiert 3,67 g), Kalium 30 mmol (entspr. Kaliumchlorid 2,24 g), Magnesium 4 mmol (entspr. Magnesiumchlorid-Hexahydrat 0,81 g), Calcium 3,5 mmol (entspr. Calciumchlorid dihydrat 0,52 g), Phosphat 15 mmol, Acetat 54 mmol, Chlorid 45 mmol, Osmolarität: 1310 mosmol/l; Kammer mit Lipidemulsion: Phospholipide aus Eiern, gereinigte, Glycerol, Natrium oleat, Natriumhydroxid zur pH-Wert-Einstellung, Wasser für Injektionszwecke; Kammer mit Aminosäurenlösung mit Elektrolyten: Essigsäure zur pH-Wert-Einstellung, Wasser für Injektionszwecke; Kammer mit Glucoselösung mit Calcium: Salzsäure zur pH-Wert-Einstellung, Wasser für Injektionszwecke.
AG: Parenterale Ernährung.
AA: I.v. Infusion (nur zentralvenös), max. Infusionsrate 1,8 ml/kg/h.
DO: Tagesbedarf Erwachsene 20-40 ml/kg KG, Jugendliche 50-80 ml/kg KG, Kinder ab 2 Jahren 60-120 ml/kg KG. MTD nicht überschreiten.
GA: Überempfindlichkeit gegen Ei-, Soja-, Erdnussproteine oder Mais(produkte); Kinder unter 2 Jahren, schwere Fett- oder Aminosäurestoffwechselstörungen, schwere Gerinnungsstörungen, schwere Hyperglykämie, allgemeine GA für Infusionen.
SST: Anwendung möglich.
NW: Tachykardie, Hypertonie, Magen/Darm, Untersuchungen, Fat Overload Syndrom, Fieber, Schüttelfrost, Paravasate, Lungengefäßpräzipitate.
WW: Nicht mit Blut oder kalziumhaltigen Lösungen durch dasselbe Infusionsset verabreichen. Ceftriaxon nicht gleichzeitig verabreichen (Präzipitate). Beeinflussung von Labortests möglich.
WH: Vorsicht bei Leber-, Nierenschäden, Anämie, metabolischer Azidose. Kontrollen: Wasser, Elektrolyte, Triglyceride, Säure/Basen, Blutzucker, Niere, Leber, Gerinnung, Blutbild. Vitamine oder Spurenelemente ergänzen. Auf Fettüberladungssyndrom achten.
PG: 1000 6 ST * (EKO: N) [€ 674,20], **1500** 4 ST * (EKO: N) [€ 650,55], **2000** 4 ST * (EKO: N) [€ 713,15]

ZentroOLIMEL 7,6% mit Elektrolyten - Emulsion zur Infusion 37F02, 37F04

(Z.Nr. 1-38846) RP. P. B05BA10
ZI: Baxter Healthcare, Wien
Z: 1000 ml gebrauchsfertige Emulsion enthalten: Glucose 73,33 g (entspr. Glucose monohydrat 80,67 g) (entspr. Glucoselösung 27,5% 267 ml); Fette 35 g (entspr. Lipidemulsion 17,5 % 200 ml): Oliven-Öl, raffiniert zur parenteralen Anwendung ca. 28 g, Sojaöl, raffiniert zur parenteralen Anwendung ca. 7 g; Aminosäuren 75,9 g (entspr. Aminosäurenlösung 14,2% 533 ml) (entspr. Stickstoff 12 g): Alanin 10,99 g, Arginin 7,44 g, Asparaginsäure 2,2 g, Glutaminsäure 3,79 g, Glycin 5,26 g, Histidin 4,53 g, Isoleucin 3,79 g, Leucin 5,26 g, Lysin 5,97 g (entspr. Lysin acetat 8,43 g), Methionin 3,79 g, Phenylalanin 5,26 g, Prolin 4,53 g, Serin 3 g, Threonin 3,79 g, Tryptophan 1,26 g, Tyrosin 0,2 g, Valin 4,86 g; Elektrolyte: Natrium 35 mmol (entspr. Natrium acetat-Trihydrat 1,5 g) (entspr. Natrium glycerophosphat, hydratisiert 3,67 g), Kalium 30 mmol (entspr. Kaliumchlorid 2,24 g), Magnesium 4 mmol (entspr. Magnesiumchlorid-Hexahydrat 0,81 g), Calcium 3,5 mmol (entspr. Calciumchlorid dihydrat 0,52 g), Phosphat 15 mmol, Acetat 70 mmol, Chlorid 45 mmol, Osmolarität: 1270 mosmol/l; Kammer mit Lipidemulsion: Phospholipide aus Eiern, gereinigte, Glycerol, Natrium oleat, Natriumhydroxid zur pH-Wert-Einstellung, Wasser für Injektionszwecke; Kammer mit Aminosäurenlösung mit Elektrolyten: Essigsäure zur pH-Wert-Einstellung, Wasser für Injektionszwecke; Kammer mit Glucoselösung mit Calcium: Salzsäure zur pH-Wert-Einstellung, Wasser für Injektionszwecke.
EW: Lösung mit Aminosäuren, Glukose, Triglyzeriden und Elektrolyten.
AG: Parenterale Ernährung.
AA: I.v. Infusion (nur zentralvenös), max. Infusionsrate 1,3 ml/kg/h, bei Jugendlichen 1,6 ml/kg KG/h, bei Kindern ab 2 Jahren 2,6 ml/kg KG/h.
DO: Tagesbedarf Erwachsene 20-40 ml/kg KG, Jugendliche 50-80 ml/kg KG, Kinder ab 2 Jahren 60-120 ml/kg KG. MTD nicht überschreiten.
GA: Überempfindlichkeit gegen Ei-, Soja-, Erdnussproteine oder Mais(produkte); Kinder unter 2 Jahren, schwere Fett- oder Aminosäurestoffwechselstörungen, schwere Hyperglykämie, pathologisch erhöhte Elektrolyte, allgemeine GA für Infusionen.
SST: Anwendung nach sorgfältiger Abwägung möglich.
NW: Überempfindlichkeit, Tachykardie, Hypertonie, Magen/Darm, Untersuchungen, Fat Overload Syndrom, Leber (Cholestase, Hepatomegalie), Fieber, Schüttelfrost, Paravasate, Lungengefäßpräzipitate.
WW: Nicht mit Blut oder kalziumhaltigen Lösungen durch dasselbe Infusionsset verabreichen. Ceftriaxon nicht gleichzeitig verabreichen (Präzipitate). Beeinflussung durch Arzneimittel mit Wirkungen auf den Kaliumstoffwechsel möglich. Beeinflussung von Labortests möglich.
WH: Vorsicht bei Leber-, Nierenschäden, schweren Gerinnungsstörungen, Anämie, metabolischer Azidose, Tendenz zu Elektrolytretention.
Kontrollen: Wasser, Elektrolyte, Triglyceride, Säure/Basen, Blutzucker, Niere, Leber, Gerinnung, Blutbild. Vitamine oder Spurenelemente ergänzen. Auf Fettüberladungssyndrom achten.
PG: 650 10 ST * (EKO: N) [€ 1.039,65], **1000** 6 ST * (EKO: N) [€ 769,25], **1500** 4 ST * (EKO: N) [€ 669,60]

▼ Zepatier 50 mg/100 mg - Filmtabletten 35E04

(Z.Nr. EU/1/16/1119/*) NR. P. J05AP54
ZI: Merck Sharp & Dohme, Haarlem, Niederlande
Z: 1 Filmtablette enthält: Elbasvir 50 mg, Grazoprevir 100 mg, Tablettenkern: Natriumdodecylsulfat, Vitamin-E-Polyethylenglycolsuccinat, Copovidon, Hypromellose, Cellulose, mikrokristalline, Mannitol, Lactose 87,02 mg (entspr. Lactose monohydrat), Croscarmellose natrium, Natriumchlorid (entspr. Natrium 3,04 mmol) (entspr. → 69,85 mg), Siliciumdioxid, Magnesium stearat; Filmüberzug: Lactose monohydrat, Hypromellose, Titandioxid, Triacetin, Eisenoxid gelb, Eisenoxid rot, Eisenoxid schwarz, Carnaubawachs.
EW: Antivirale Kombination.
AG: Chronische Hepatitis C.
AA: Oral unzerkaut schlucken.
DO: 1mal tgl. 1 Tablette über 12 Wochen, ev. über 16 Wochen (Details siehe Austria Codex- Fachinformation). Keine Daten an Kindern und Jugendlichen.
GA: Mittelschwere oder schwere Leberschäden.
SST: Nutzen/Risiko-Abwägung; bei gleichzeitiger Anwendung von Ribavirin Kontrazeption erforderlich.
NW: ZNS (Kopfschmerzen, Schwindel), Psyche, Magen/Darm, Haut, Arthralgie, Myalgie, Ermüdung, Anstieg von ALT (auch späte Erhöhungen) und Bilirubin.
WW: Gegenanzeige: OATP1B-Hemmer, z.B. Rifampicin, Azatanavir, Darunavir, Grazoprevir, Lopinavir, Saquinavir, Tipranavir, Cobicistat, Ciclosporin.
CYP3A4-Induktoren oder P-gp-Induktoren, z.B. Efavirenz, Phenytoin, Carbamazepin, Bosentan, Etravirin, Modafinil, Johanniskraut.
Nicht empfohlen: Starke CYP3A4-Hemmer (Azole).
Vorsicht: Dabigatran, Tacrolimus; Sunitinib, Atorvastatin, Fluvastatin, Lovastatin, Simvastatin (MTD 20 mg), Rosuvastatin (MTD 10 mg), Vitamin K-Antagonisten (INR kontrollieren).
Details siehe Austria Codex Fachinformation.
WH: Leberenzym ALT kontrollieren, bei Anstieg über das Zehnfache der oberen Normgrenze ev. Therapie absetzen. Bei HCV-Genotypen 2,3,5,6 nicht empfohlen. Vorsicht bei Diabetikern (Blutzucker kontrollieren).
PG: 28 ST RE1 (EKO: Y) [€ 10.029,85]

▼ Zepatier 50 mg/100 mg - Filmtabletten 35E04

(Z.Nr. EU/1/16/1119/*) NR. P. Parallelimport. J05AP54
V: Haemato Pharm, Schönefeld, Deutschland
Z: 1 Filmtablette enthält: Elbasvir 50 mg, Grazoprevir 100 mg, Tablettenkern: Natriumdodecylsulfat, Vitamin-E-Polyethylenglycolsuccinat, Copovidon, Hypromellose, Cellulose, mikrokristalline, Mannitol, Lactose 87,02 mg (entspr. Lactose monohydrat), Croscarmellose natrium, Natriumchlorid (entspr. Natrium 3,04 mmol) (entspr. → 69,85 mg), Siliciumdioxid, Magnesium stearat; Filmüberzug: Lactose monohydrat, Hypromellose, Titandioxid, Triacetin, Eisenoxid gelb, Eisenoxid rot, Eisenoxid schwarz, Carnaubawachs.
PG: 28 ST * (EKO: N) [€ 10.019,55]

▼ *Zepatier 50 mg/100 mg - Filmtabletten* 35E04
(Z.Nr. EU/1/16/1119/*) NR. P. Parallelimport. J05AP54
nicht im Handel.

▼ Zeposia 0,23 mg + 0,46 mg - Hartkapseln 56C01

(Z.Nr. EU/1/20/1442/*) NR. P. L04AA38
ZI: Celgene Europe, Utrecht, Niederlande
Z: 1 Starterpackung enthält: Hartkapsel (hellgrau): Ozanimod 0,23 mg (entspr. Ozanimod hydrochlorid); Hartkapsel (hellgrau/orange): Ozanimod 0,46 mg (entspr. Ozanimod hydrochlorid); Kapselinhalt: Cellulose, mikrokristalline, Siliciumdioxid, hochdisperses, Croscarmellose natrium, Magnesium stearat (pflanzlich); Kapselhülle: Gelatine, Titandioxid, Eisen(III)-hydroxid-oxid x H2O, Eisen(II,III)-oxid, Eisen(III)-oxid; Drucktinte: Schellack,

Eisen(II,III)-oxid, Propylenglycol, Ammoniaklösung, konzentriert, Kaliumhydroxid.
EW: Immunsuppressiv; Sphingosin-1-Phosphat-Rezeptor-Modulator.
AG: Schubförmig remittierende Multiple Sklerose.
AA: Zum Einnehmen.
DO: Tag 1 - 4: 1mal tgl. 0,23 mg; Tag 5 - 7: 1mal tgl. 0,46 mg; ab Tag 8: 1mal tgl. 0,92 mg.
Keine Daten an Kindern und Jugendlichen.
GA: Immunschwäche, schwere Herz/Kreislauf- Erkrankungen oder bradykarde Herzrhythmusstörungen, schwere Infektionen (Hepatitis, Tuberkulose), aktive maligne Erkrankungen, schwere Leberschäden.
SST: Gegenanzeige. 3 Monate vor einer geplanten Schwangerschaft absetzen. Zuverlässige Kontrazeption bis 3 Monate nach Therapieende erforderlich.
NW: Herz (Bradykardie, Hypertonie), Leberenzymanstiege, Überempfindlichkeit, Infektionen (Nasopharyngitis, Herpes zoster), Blutbild (Lymphopenie), progressive multifokale Enzephalopathie, posteriores reversibles Enzephalopathiesyndrom, (kutane) Neoplasien, Augen (Makulaödem). Rebound nach Absetzen.
WW: Impfungen mit attenuierten Lebendimpfstoffen von 1 Monat vor Beginn bis 3 Monate nach Ende der Ozanimod- Therapie vermeiden.
Antineoplastische, immunmodulatorische oder nicht- kortikosteroidhaltige immunsuppressive Therapien nicht gemeinsam anwenden.
Nicht empfohlen: BCRP-Hemmer (Ciclosporin), Rifampicin, MAO-Hemmer (Seleginin, Phenelzin).
Vorsicht: CYP2C8-Hemmer (Gemfibrozil, Clopidogrel), Betablocker, Kalziumkanalblocker.
WH: Vor und während Therapie EKG (Bradykardie), Leber, Blutbild regelmäßig kontrollieren. Vorsicht bei schweren Atemwegserkrankungen. UV-Exposition meiden (Sonnenschutz empfohlen).
PG: 7 ST * (EKO: R) [€ 511,40]

▼ Zeposia 0,92 mg - Hartkapseln 56C01

(Z.Nr. EU/1/20/1442/*) NR. P. L04AA38
ZI: Celgene Europe, Utrecht, Niederlande
Z: 1 Hartkapsel enthält: Ozanimod 0,92 mg (entspr. Ozanimod hydrochlorid); Kapselinhalt: Cellulose, mikrokristalline, Siliciumdioxid, hochdisperses, Croscarmellose natrium, Magnesium stearat (pflanzlich); Kapselhülle: Gelatine, Titandioxid, Eisen(III)-hydroxid-oxid x H2O, Eisen(III)-oxid; Drucktinte: Schellack, Eisen(II,III)-oxid, Propylenglycol, Ammoniaklösung, konzentriert, Kaliumhydroxid.
Kurzinformation: siehe Zeposia 0,23 mg + 0,46 mg - Hartkapseln, → S. 1594
PG: 28 ST * (EKO: R) [€ 1.879,25]

Zerbaxa 1 g/0,5 g - Pulver für ein Konzentrat zur Herstellung einer Infusionslösung 34B02

(Z.Nr. EU/1/15/1032/*) NR. P. E. J01DI54
ZI: Merck Sharp & Dohme, Haarlem, Niederlande
Z: 1 Durchstechflasche enthält: Ceftolozan 1 g (entspr. Ceftolozan sulfat), Tazobactam 0,5 g (entspr. Tazobactam natrium), Natriumchlorid (entspr. Natrium 10 mmol) (entspr. → 230 mg), Arginin, Citronensäure.
EW: Cephalosporin-Antibiotikum.
AG: Komplizierte intraabdominale oder Harnwegsinfektionen.
-akute Pyelonephritis.
-im Krankenhaus erworbene Pneumonie (HAP), einschließlich beatmungsassoziierter Pneumonie (VAP).
AA: I.v. Infusion über 1 Std..
DO: 1 g Ceftozolan/0,5 g Tazobactam alle 8 Std. über 4-14 Tage.
HAP/VAP: 2 g Ceftozolan/1 g Tazobactam alle 8 Std. über 8 - 14 Tage.
Dosisreduktion bei Nierenschäden. Keine Daten an Kindern und Jugendlichen.
GA: Schwere Überempfindlichkeit gegen Betalaktame.
SST: Nutzen/Risiko-Abwägung.
NW: Magen/Darm, ZNS (Kopfschmerzen), Fieber, Haut, Blutbild, Hypotonie, Enzymanstiege, Psyche.
WH: Auf Überempfindlichkeiten, Clostridium difficile-assoziierte Diarrhö achten. Verkehrshinweis.
PG: 10 ST * (EKO: N) [€ 1.348,45]

▼ Zercepac 150 mg - Pulver zur Herstellung eines Infusionslösungskonzentrats 55L

(Z.Nr. EU/1/20/1456/*) NR. P. E. L01XC03
ZI: Accord Healthcare, Barcelona, Spanien
Z: 1 Filmtablette enthält: Trastuzumab 150 mg, hergestellt in Ovarialzellen des chinesischen Hamsters (CHO), L-Histidin hydrochlorid-monohydrat, L-Histidin, L-Histidin, alpha, alpha-Trehalosedihydrat, Polysorbat 20.
Kurzinformation: siehe Herceptin 150 mg - Pulver zur Herstellung eines Infusionslösungskonzentrats, → S. 659
PG: 1 ST * (EKO: N) [€ 750,45]

🐾 Zeromectin 5 mg/ml - Lösung zum Übergießen für Mast- und Milchrinder 803A, 804A, 804B, 804C

(Z.Nr. 8-36924) NR. P. VNW. QP54AA04
ZI: Chanelle Pharmaceuticals Manufacturing, Galway, Irland
Z: 1 ml Lösung enthält: Eprinomectin 5 mg, Propylenglycol dicaprylocaprat, Butylhydroxytoluol 10 mg.
EW: Endektozid.
AG: Befall von Mast- und Milchrindern mit Magen- und Darmrundwürmern, Lungenwürmern, Dasselfliegen, Räudemilben, Läusen, kleinen Weidestechfliegen; Vorbeugung gegen Neubefall.
AA: Zum Übergießen in einem schmalen Streifen entlang der Rückenlinie.
DO: 1 ml Tierarzneimittel / 10 kg KG (= 0,5 mg Eprinomectin / kg KG).
SST: Anwendung möglich.
NW: Sehr selten Juckreiz, Haarausfall.
WH: Nicht zu häufig und wiederholt anwenden, nicht unterdosieren. Nur auf intakter Haut anwenden. Risiko für aquatische Ökosysteme beachten.
VNW: Essbares Gewebe: 15 Tage. Milch: 0 Stunden.
PG: 1000 ML VNW [€ 190,40]

▼ Zessly 100 mg - Pulver für ein Konzentrat zur Herstellung einer Infusionslösung 13A02, 42F, 22F01

(Z.Nr. EU/1/18/1280/*) NR. P. E. L04AB02
ZI: Sandoz, Kundl
Z: 1 Durchstechflasche enthält: Infliximab 100 mg mittels DNA-Technologie rekombinant aus Ovarialzellen des Chinesischen Hamsters hergestellt, Natrium succinat 6-Wasser, Bernsteinsäure, Sucrose, Polysorbat 80.
EW: Monoklonaler Antikörper.
AG: Mäßig- bis schwergradig aktiver Morbus Crohn, rheumatoide Arthritis, Colitis ulcerosa, ankylosierende Spondylitis, Psoriasis-Arthritis, Plaque-Psoriasis.
AA: I.v. Infusion. Dauer in der Induktionsphase 2 Std., dann ev. verkürzt auf 1 Std.
DO: M. Crohn (auch für Kinder ab 6 Jahren): 5 mg/kg KG über 2 Std., Wiederholung nach 2 und 6 Wochen, danach alle 8 Wochen oder bei Wiederauftreten der Krankheitssymptomatik.
Colitis ulcerosa (auch für Kinder ab 6 Jahren): 5 mg/kg KG über 2 Std.; Wiederholung nach 2 und 6 Wochen, danach alle 8 Wochen.
Rheumatoide Arthritis (zusammen mit Methotrexat): 3 mg/kg KG über 2 Std.
Wiederholung nach 2 und 6 Wochen, danach alle 8 Wochen.
Ankylosierende Spondylitis: 5 mg/kg über 2 Std., Wiederholung nach 2 und 6 Wochen, danach alle 6-8 Wochen.
Psoriasis-Arthritis, Psoriasis: 5 mg/kg; Wiederholung nach 2 und 6 Wochen, danach alle 8 Wochen.
‖ Bei Bedarf schrittweise Dosiserhöhung bis 7,5 mg/kg alle 8 Wochen.
GA: Sepsis, klinische manifeste Infektionen und Abszesse, Tuberkulose, Herzinsuffizienz NYHA III-IV.
SST: Nicht empfohlen; Empfängnisverhütung bis mindestens 6 Monate nach der letzten Behandlung empfohlen. In utero exponierte Säuglinge bis 6 Monate nach der letzten Infliximab-Gabe während der Schwangerschaft nicht mit Lebendimpfstoffen impfen.
NW: Dyspnoe, infusionsbedingte Reaktionen (Anaphylaxie), lokale Reaktionen, verzögerte Überempfindlichkeit, Infektionen, Blutbild, Antikörperbildung, ZNS (demyelinisierende Erkrankungen), Augen (reversibler Sehverlust), Kreislauf, Haut (Psoriasis), Magen/Darm, Leber, Lymphome, Infusionsreaktionen nach Wiederholungstherapie, myokardiale Ischämie, invasive Pilzerkrankungen, aktive Tuberkulose, Malignome, lymphoproliferative Erkrankungen, Melanome, hepatosplenale T- Zell- Lymphome, Merkelzell- Karzinom.
WW: Lebendimpfstoffe, infektiöse therapeutische Agentien (z.B. attenuierte Bakterien) nicht gleichzeitig verabreichen. Nicht empfohlen: Abatacept, Anakinra, andere biologische Arzneimittel mit vergleichbarer Indikation.
WH: Notfallausrüstung zur Schockbekämpfung bereithalten. Auf neue Infektionen (besonders bei älteren Patienten), Autoimmunprozesse, neurologische Ereignisse, aktive Tuberkulose, erhöhtes Dysplasierisiko, erhöhte Inzidenz an Zervixkarzinomen, Leukämie, Lymphome achten. Impfstatus der Patienten vor Therapiebeginn vervollständigen.
‖ Bei Präparatwechsel auf anderen DMARD auf Infektionszeichen achten.
PG: 1 ST IND (EKO: G) [€ 250,95], 2 ST IND (EKO: G) [€ 476,30], 3 ST IND (EKO: G) [€ 687,00]

Z

Zevalin 1,6 mg/ml - Kit für ein radioaktives Arzneimittel zur Infusion 55I02
(Z.Nr. EU/1/03/264/*) NR. P. E. V10XX02
ZI: Ceft Biopharma, Praha, Tscheschiche Republik
Z: 1 ml enthält: Ibritumomab tiuxetan 1,6 mg Flasche 1: Natriumchlorid, Wasser für Injektionszwecke; Flasche 2: Natriumacetat, Wasser für Injektionszwecke, Flasche 3: Humanalbumin, Dinatriumhydrogenphosphat-12-Wasser, Natriumhydroxid, Kaliumdihydrogenphosphat, Kaliumchlorid, Pentetsäure, Salzsäure, verdünnt, Wasser für Injektionszwecke.
EW: Monoklonaler Antikörper.
AG: - Konsolidierungstherapie nach Remissionsinduktion bei zuvor nicht therapierten Patienten mit follikulärem Lymphom.
- Zur Behandlung erwachsener Patienten mit einem nach Rituximab-Behandlung rezidivierenden oder refraktären CD20-positiven follikulären Non-Hodgkin-Lymphom (NHL) vom B-Zell-Typ.
AA: Einmalige i.v. Infusion über 10 Minuten, nicht als Bolus.
DO: Tag 1: 250 mg/m² Rituximab.
Tag 7 oder 8 oder 9: 250 mg/m² Rituximab, gefolgt von Zevalin.
Patienten mit >150000 Thrombozyten/mm³: 15 MBq/kg KG.
Patienten mit 100000-150000 Thrombozyten/mm³: 11 MBq/kg KG.
Maximaldosis: 1200 MBq.
Für Kinder und Jugendliche nicht empfohlen.
SST: Gegenanzeige; Kontrazeption für Frauen und Männer bis 12 Monate nach der Behandlung erforderlich. Beeinträchtigung der Fertilität möglich.
NW: Überempfindlichkeit/Anaphylaxie, Thrombozytopenie, Neutropenie, Infektionen, erhöhtes Risiko für sekundäre Malignome (myelodysplastisches Syndrom/akute myeloische Leukämie), Reaktionen an vielen Organsystemen möglich. Selten schwere Schleimhautreaktionen, Extravasation.
WH: Nur von qualifiziertem Personal in entsprechenden Einrichtungen anzuwenden. Auf Depletion des Knochenmarks achten. Verkehrshinweis (Benommenheit). 2-3 Wochen Abstand zur Behandlung mit Wachstumsfaktoren.
PG: 1 ST * (EKO: N) [€ 14.701,65]

Zevtera 500 mg - Pulver für ein Konzentrat zur Herstellung einer Infusionslösung 34B02
(Z.Nr. 1-35392) NR. P. E. J01DI01
ZI: Correvio, Puteaux, Frankreich
Z: 1 Durchstechflasche enthält: Ceftobiprol 500 mg (entspr. Ceftobiprol medocaril 666,6 mg), Citronensäure monohydrat, Natriumhydroxid (entspr. Natrium ca. 1,3 mmol) (entspr. → 29 mg).
EW: Cephalosporin-Antibiotikum.
AG: Nosokomiale Pneumonie (außer beatmungsassoziierter Pneumonie), ambulant erworbene Pneumonie.
AA: I.v. Infusion über 2 Stunden nach Rekonstituieren und Verdünnen. Nicht mit Calcium-haltigen Lösungen (außer Ringer-Laktat-Injektionslösung) mischen.
DO: ED 500 mg alle 8 Std. über mindestens 3 Tage, Fortsetzung oral. Bei Nierenschäden nur alle 12 oder 24 Std. infundieren. Für Kinder und Jugendliche nicht empfohlen.
GA: Beta-Laktam-Überempfindlichkeit.
SST: Zwingende Indikationsstellung; Nutzen/Risiko-Abwägung in der Stillzeit.
NW: Magen/Darm, Dysgeusie, lokale Reaktionen, Überempfindlichkeit, gelegentlich Agitiertheit, Krampfanfälle, Blutbild, Niere.
WW: Beeinflussung von Labortests möglich (Jaffe-Reaktion, direkter Coombs- Test, Urin-Glukose-Tests).
WH: Vorsicht bei HIV-positiven Patienten, Neutropenie, Immunschwäche, Myelosuppression, Krampfneigung. Auf Antibiotika-assoziierte und pseudomembranöse Kolitis achten. Verkehrshinweis.
PG: 10 ST * (EKO: N) [€ 898,55]

Ziagen 300 mg - Filmtabletten 35E02
(Z.Nr. EU/1/99/112/*) NR. P. J05AF06
ZI: ViiV Healthcare, Zeist, Niederlande
Z: 1 Filmtablette enthält: Abacavir 300 mg (entspr. Abacavir sulfat), Tablettenkern: Cellulose, mikrokristalline, Poly(O-carboxymethyl)stärke-Natrium Salz, Magnesium stearat, Siliciumdioxid, hochdisperses; Filmüberzug: Triacetin, Hypromellose, Titandioxid, Polysorbat 80, Eisen(III)-hydroxid-oxid.
EW: Nukleosidanaloger Hemmer der Reverse-Transkriptase.
AG: Antiretrovirale Kombinationstherapie bei HIV-Infektion.
AA: Mit oder ohne Mahlzeiten einnehmen (bevorzugt unzerkleinert).
DO: 2mal tgl. 300 mg oder 1mal tgl. 600 mg.
Kinder (20-25 kg KG): 150 mg am Morgen und 300 mg am Abend oder 1mal tgl. 450 mg.
Kinder (14-20 kg KG): 2mal tgl. 150 mg oder 1mal tgl. 300 mg.
Richtwert für Kinder: 2mal tgl. 8 mg/kg KG oder 1mal tgl. 16 mg/kg KG, MTD 600 mg.
Keine Dosisempfehlung für Kinder unter 3 Monaten.
SST: Strenge Nutzen/Risiko-Abwägung, nicht stillen.
NW: Überempfindlichkeitsreaktionen (in einigen Fällen mit tödlichem Verlauf), besonders bei Wiederaufnahme der Therapie, Magen/Darm, Fieber, Leber, Dyspnoe, Niere, Kopfschmerzen, Immunreaktivierung (mit Autoimmunerkrankungen), Myalgie, Gewichtszunahme, Zunahme der Blutlipide und der Blutglukose, Osteonekrose.
WW: Methadon, ev. Retinoide.
WH: Bei einmaliger Überempfindlichkeitsreaktion sofort absetzen und
nie wieder verwenden. Vor Behandlungsbeginn bzw. Wiederaufnahme der Behandlung Patienten auf HLA-B*5701-Allel untersuchen. Bei (mittel)schweren Leberschäden nicht empfohlen. Bei Überempfindlichkeit sofort absetzen und Kontakt mit Arzt aufnehmen. Bei in utero und/oder postnatal exponierten Kleinkindern auf mitochondiale Schäden achten. Auf Immun-Reaktivierungs-Syndrom achten. Erhöhtes Risiko schwerer Leberschäden bei Patienten mit chronischer Hepatitis B oder C.
PG: 60 ST RE2 (EKO: Y) [€ 334,45]

Ziagen 300 mg - Filmtabletten 35E02
(Z.Nr. EU/1/99/112/*) NR. P. Parallelimport. J05AF06
nicht im Handel.

Ziagen 300 mg - Filmtabletten 35E02
(Z.Nr. EU/1/99/112/*) NR. P. Parallelimport. J05AF06
nicht im Handel.

Ziagen 20 mg/ml - Lösung zum Einnehmen 35E02
(Z.Nr. EU/1/99/112/*) NR. P. J05AF06
ZI: ViiV Healthcare, Zeist, Niederlande
Z: 1 ml enthält: Abacavir 20 mg (entspr. Abacavir sulfat), Sorbitol 340 mg (entspr. Sorbitlösung 70%), Saccharin natrium, Natrium citrat, Citronensäure, wasserfreie, Methyl-4-hydroxybenzoat 1,5 mg, Propyl-4-hydroxybenzoat 0,18 mg, Propylenglycol, Maltodextrin, Milchsäure, Triacetin, Erdbeer-Aroma, künstlich, Bananenaroma künstlich, Wasser, gereinigtes, Natriumhydroxid zur pH-Wert-Einstellung, Salzsäure zur pH-Wert-Einstellung.
EW: Nukleosidanaloger Hemmer der Reverse-Transkriptase.
AG: Antiretrovirale Kombinationstherapie bei HIV-Infektion.
AA: Mit oder ohne Mahlzeiten einnehmen.
DO: 2mal tgl. 300 mg oder 1mal tgl. 600 mg.
Kinder (20-25 kg KG): 150 mg am Morgen und 300 mg am Abend oder 1mal tgl. 450 mg.
Kinder (14-20 kg KG): 2mal tgl. 150 mg oder 1mal tgl. 300 mg.
Richtwert für Kinder: 2mal tgl. 8 mg/kg KG oder 1mal tgl. 16 mg/kg KG, MTD 600 mg.
Keine Dosisempfehlung für Kinder unter 3 Monaten.
SST: Strenge Nutzen/Risiko-Abwägung, nicht stillen.
NW: Überempfindlichkeitsreaktionen (in einigen Fällen mit tödlichem Verlauf), besonders bei Wiederaufnahme der Therapie, Magen/Darm, Fieber, Leber, Dyspnoe, Niere, Kopfschmerzen, Immunreaktivierung (mit Autoimmunerkrankungen), Myalgie, Gewichtszunahme, Zunahme der Blutlipide und der Blutglukose, Osteonekrose.
WW: Methadon, ev. Retinoide.
WH: Bei einmaliger Überempfindlichkeitsreaktion sofort absetzen und
nie wieder verwenden. Vor Behandlungsbeginn bzw. Wiederaufnahme der Behandlung Patienten auf HLA-B*5701-Allel untersuchen. Bei (mittel)schweren Leberschäden nicht empfohlen. Bei Überempfindlichkeit sofort absetzen und Kontakt mit Arzt aufnehmen. Bei in utero und/oder postnatal exponierten Kleinkindern auf mitochondiale Schäden achten. Auf Immun-Reaktivierungs-Syndrom achten. Erhöhtes Risiko schwerer Leberschäden bei Patienten mit chronischer Hepatitis B oder C.
PG: 240 ML RE2 (EKO: Y) [€ 110,95]

🐾 *Ziapam 5 mg/ml - Injektionslösung für Katzen und Hunde* 809C, 811AA
(Z.Nr. 8-35471) NR. P1. P. nicht im Handel.
QN05BA01

Zienam 500 mg/500 mg - Pulver zur Herstellung einer Infusionslösung 34C01
(Z.Nr. 1-18024) NR. P. nicht im Handel. J01DH51

▼ Ziextenzo 6 mg - Injektionslösung in einer Fertigspritze 33C04
(Z.Nr. EU/1/18/1327/*) NR. P. E. L03AA13
ZI: Sandoz, Kundl
Z: 1 Fertigspritze zu 0,6 ml enthält: Pegfilgrastim 6 mg, hergestellt durch rekombinante DNA-Technologie in Escherichia coli, Essigsäure, Sorbitol 30 mg, Polysorbat 20, Natriumhydroxid zur pH-Wert-Einstellung, Wasser für Injektionszwecke.
EW: Granulozyten-koloniestimulierender Wachstumsfaktor.
AG: Zur Verkürzung der Dauer von Neutropenien sowie zur Vermin-

derung der Häufigkeit neutropenischen Fiebers bei Patienten, die wegen einer malignen Erkrankung mit zytotoxischer Chemotherapie behandelt werden (mit Ausnahme von chronisch-myeloischer Leukämie und Myelodysplastischem Syndrom).
AA: S.c..
DO: 6 mg (1 Fertigspritze) pro Chemotherapiezyklus frühestens 24 Std. nach Chemotherapie.
Keine Dosisempfehlung für Kinder.
SST: Nicht empfohlen.
NW: Knochenschmerzen, Muskelschmerzen, Kopfschmerzen, Übelkeit, Enyzmanstiege, lokale Reaktionen, Überempfindlichkeit (Stevens- Johnson- Syndrom), Splenomegalie, Milzruptur, Thrombozytopenie, Lunge (interstitielle Pneumonie, Atemnotsyndrom), Glomerulonephritis, Kapillarlecksyndrom, Aortitis.
WH: Bei akuter myeloischer Leukämie mit Vorsicht anwenden. Auf Atemnotsyndrom, Milzrupturen achten. Kontrollen: Thrombozyten, Hämatokrit, Leukozyten.
PG: 1 ST (EKO: G) [€ 591,90]

▼ Ziextenzo 6 mg - Injektionslösung in einer Fertigspritze 33C04
(Z.Nr. EU/1/18/1327/*) NR. P. E. L03AA13
Parallelimport.
V: Abacus Medicine, Copenhagen, Dänemark
Z: 1 Fertigspritze zu 0,6 ml enthält: Pegfilgrastim 6 mg, hergestellt durch rekombinante DNA-Technologie in Escherichia coli, Essigsäure, Sorbitol 30 mg, Polysorbat 20, Natriumhydroxid zur pH-Wert-Einstellung, Wasser für Injektionszwecke.
PG: 1 ST (EKO: G) [€ 580,75]

Zimbus Breezhaler 114 Mikrogramm/46 Mikrogramm/136 Mikrogramm - Hartkapseln mit Pulver zur Inhalation 50B04
(Z.Nr. EU/1/20/1440/*) NR. P. nicht im Handel. R03AL12

Zimino 2,5 mg/ml - Konzentrat zur Herstellung einer Infusionslösung 30E04
(Z.Nr. 1-36124) NR. P. E. nicht im Handel. C01CX08

Zindaclin 1% - Gel 22H03
(Z.Nr. 1-25041) NR. P. D10AF01
ZI: KCI Europe Holding, Utrecht, Niederlande
Z: 1 g Gel enthält: Clindamycin 10 mg (entspr. Clindamycin phosphat 11,88 mg), Propylenglycol, Wasser, gereinigtes, Ethanol 96% (V/V), Zink acetat 2-Wasser, Hydroxyethylcellulose, Natriumhydroxid 30 %.
EW: Antiinfektivum.
AG: Leichte bis mittelschwere Akne vulgaris.
DO: 1mal tgl. über max. 12 Wochen dünn auf betroffene Hautstelle auftragen.
Nicht für Kinder unter 12 Jahren.
GA: Clindamycin- oder Lincomycin-Überempfindlichkeit.
SST: Vorsicht, nicht stillen.
NW: Irritative Dermatitis.
WH: An Antibiotika-assoziierte Kolitis denken. Kontakt mit Augen oder Schleimhäuten vermeiden.
PG: 30 G (EKO: G) [€ 15,95]

Zinforo 600 mg - Pulver zur Herstellung eines Konzentrats für eine Infusionslösung 34B02
(Z.Nr. EU/1/12/785/*) NR. P. J01DI02
ZI: Pfizer Ireland Pharmaceuticals , Ringaskiddy, County Cork, Irland
Z: 1 Durchstechflasche enthält: Ceftarolin fosamil 600 mg (entspr. Ceftarolin fosamil acetat (1:1)-1-Wasser), Arginin.
EW: Cephalosporin-Antibiotikum.
AG: Infektionen in jedem Lebensalter:
- Komplizierte Haut- und Weichgewebeinfektionen,
- Ambulant erworbene Pneumonie.
AA: I.v. Infusion über 5 - 60 min bei der Standarddosis oder 120 min bei der hohen Dosis.
DO: 600 mg alle 12 Std. über 5-7(-14) Tage.
Kinder (2-12 Jahre) und Jugendliche: 12 mg/kg KG alle 8 Std..
Säuglinge und Kinder (bis 2 Jahre): 8 mg/kg KG alle 8 Std..
Dosisanpassung bei Nierenschäden.
GA: Schwere Cephalosporin- und Penicillinüberempfindlichkeit.
SST: Nutzen/Risiko-Abwägung.
NW: Magen/Darm, Kopfschmerzen, Haut, Überempfindlichkeit, lokale Reaktionen, positiver direkter Coombs-Test.
WH: Auf Clostridium difficile-asoziierte Diarrhö achten. Vorsicht bei Krampfleiden. Verkehrshinweis.
PG: 10 ST * (EKO: N) [€ 897,30]

Zink Aguettant 1 mg/ml - Konzentrat zur Herstellung einer Infusionslösung 44E
(Z.Nr. 1-36521) RP. P. nicht im Handel. A12CB02

Zinkorotat-Pos - Filmtabletten 40 mg, magensaftresistente Tabletten 44E
(Z.Nr. 1-22564) RPF. P. A12CB
ZI: Ursapharm, Klosterneuburg
Z: 1 Tablette enthält: Zinkorotat-Dihydrat 40 mg (entspr. Zink 6,3 mg), Maltodextrin, Maisstärke, Mannitol, Calciumhydrogenphosphat, Cellulose, mikrokristalline, Copovidon, Crospovidon, Magnesium stearat, Eudragit L, Talkum, Triethylcitrat.
EW: Spurenelement.
AG: Zinkmangelzustände, die nicht mit der Ernährung behoben werden können.
AA: Unzerkaut mit Flüssigkeit ca. 1/2 Std. vor den Mahlzeiten.
DO: 3mal tgl. 1 Tablette, zur Dauerbehandlung 2-3mal tgl. 1 Tablette.
Kinder (4-11 Jahre): 2mal tgl. 1 Tablette.
SST: Anwendung möglich.
NW: Sehr selten Magen/Darm, Allergien, Kupfermangel.
WW: Eisen, Phosphor, Kupfer, Calcium reduzieren Resorption von Zink. 4 Std.
Abstand zu Chelatbildnern (Tetrazykline). Zink hemmt die Resorption von Chinolonen. Nahrungsmittel mit hohem Phytinsäuregehalt (Vollkornbrot, Bohnenkeimlinge, Mais) vermeiden.
WH: Vorsicht bei schweren Nierenschäden. Monatliche Kontrollen des Zinkstatus und der alkalischen Phosphatase im Serum, bei Langzeitgaben Kontrolle des Serumspiegels. Bei Zinkvergiftung Antidot Calcium-Trinatrium-Pentetat oder D-Penicillamin.
PG: 50 ST * (EKO: N) [€ 10,05]

Zinnat 250 mg - Filmtabletten 34B01
(Z.Nr. 1-19106) NR. P. J01DC02
ZI: GlaxoSmithKline Pharma, Wien
Z: 1 Filmtablette enthält: Cefuroxim 250 mg (entspr. Cefuroxim axetil), Tablettenkern: Cellulose, mikrokristalline, Croscarmellose natrium, Natriumdodecylsulfat, Pflanzenöl, hydriert, Siliciumdioxid, kolloidales; Filmüberzug: Hypromellose, Propylenglykol, Methyl-4-hydroxybenzoat 0,07 mg, Propyl-4-hydroxybenzoat 0,06 mg; Opaspray weiß M-1-7120J (entspr. Hypromellose) (entspr. Titandioxid) (entspr. Natriumbenzoat) (entspr. Industrial Methylated Spirits 74 OP).
EW: Cephalosporin, bakterizid.
AG: Infektionen durch empfindliche Erreger (Atemwege, HNO, Niere und Harnwege, Haut, Weichteile), Lyme-Borreliose.
AA: Nach einer Mahlzeit unzerkaut mit Flüssigkeit einnehmen. Einnahmeabstand 12 Stunden.
DO: 2mal tgl. 250-500 mg.
Kinder unter 40 kg KG: 2mal tgl. 10-15 mg/kg KG.
Behandlungsdauer 7 (5-10) Tage. Bei Niereninsuffizienz Dosisintervall verlängern.
GA: Kreuzallergie mit Pencillinen möglich.
SST: Nutzen/Risiko-Abwägung.
NW: Magen/Darm, Überempfindlichkeit (bis Anaphylaxie), Jarisch-Herxheimer- Reaktion bei Lyme-Borreliose, Blut, Antikörperbildung, ZNS, Trans- aminasenanstieg, Ikterus, Superinfektionen, Arzneimittelfieber, Serumkrankheit.
WW: Nicht empfohlen: Probenecid. Vorsicht: Antazida (Resorptionshemmung), Saluretika, Aminoglykoside (verstärkte Nephrotoxizität), orale Kontrazeptiva (vermindert resorbiert), Antikoagulantien.
WH: Bei schweren Durchfällen an pseudomembranöse Colitis denken. Kontrollen: Niere, Blutbild, Leber. Verkehrshinweis.
Bei Überdosierung Konvulsionen möglich.
PG: 14 ST (EKO: G) [€ 8,05]

Zinnat 500 mg - Filmtabletten 34B01
(Z.Nr. 1-19105) NR. P. J01DC02
ZI: GlaxoSmithKline Pharma, Wien
Z: 1 Filmtablette enthält: Cefuroxim 500 mg (entspr. Cefuroxim axetil), Tablettenkern: Cellulose, mikrokristalline, Croscarmellose natrium, Natriumdodecylsulfat, Pflanzenöl, hydriert, Siliciumdioxid, kolloidales; Filmüberzug: Hypromellose, Propylenglykol, Methyl-4-hydroxybenzoat 0,18 mg, Propyl-4-hydroxybenzoat 0,15 mg; Opaspray weiß M-1-7120J (entspr. Hypromellose) (entspr. Titandioxid) (entspr. Natriumbenzoat) (entspr. Industrial Methylated Spirits 74 OP).
Kurzinformation: siehe Zinnat 250 mg - Filmtabletten, → S. 1597
PG: 14 ST (EKO: G) [€ 13,35]

Zinnat 125 mg/5 ml - Granulat zur Herstellung einer Suspension zum Einnehmen 34B01
(Z.Nr. 1-19967) NR. P. L. nicht im Handel. J01DC02

▼ Zinplava 25 mg/ml - Konzentrat zur Herstellung einer Infusionslösung 56F
(Z.Nr. EU/1/16/1156/*) NR. P. E. J06BB21

Z

ZI: Merck Sharp & Dohme, Haarlem, Niederlande
Z: 1 ml Konzentrat enthält: Bezlotoxumab 25 mg, mittels DNA-Technologie rekombinant aus Ovarialzellen des Chinesischen Hamsters hergestellt, Citronensäure monohydrat, Diethylentriaminpentaessigsäure, Polysorbat 80, Natriumchlorid, Natriumcitrat dihydrat, Natriumhydroxid-Lösung zur pH-Wert Einstellung (entspr. Natrium 0,2 mmol) (entspr. → 4,57 mg), Wasser für Injektionszwecke.
EW: Monoklonaler Antikörper.
AG: Prävention der Rekurrenz einer Clostridium difficile Infektion (CDI) bei Erwachsenen mit einem hohen Rekurrenzrisiko einer CDI.
AA: I.v. Infusion über 60 min. Nicht als Druck- oder Bolusinjektion.
DO: Einmalig 10 mg/kg KG. Anwendung während der antibakteriellen Therapie gegen CDI. Keine Daten an Kindern und Jugendlichen.
SST: Zwingende Indikationsstellung in der Schwangerschaft; Nutzen/Risiko-Abwägung in der Stillzeit.
NW: Magen/Darm, Fieber, Kopfschmerz, infusionsbedingte Reaktionen.
WH: Nicht zur Behandlung einer CDI. Keine Erfahrung zur wiederholten Anwendung.
PG: 1 ST * (EKO: N) [€ 4.241,65]

Zintona - Kapseln — 08Z

(Z.Nr. 1-18282) RPF. P. A04AD
ZI: Herbalist & Doc, Berlin, Deutschland
Z: 1 Kapsel enthält Ingwerwurzelstock-Pulver 250 mg, Kapselinhalt: Siliciumdioxid, hochdisperses; Kapselhülle: Gelatine, Indigocarmin, Titandioxid, Spuren von Natriumdodecylsulfat.
EW: Pflanzliches Arzneimittel gegen Blähungen und Kinetosen.
AG: Vorbeugung gegen Symptome der Reisekrankheit (Schwindel, Übelkeit, Erbrechen). Leichtes Erbrechen und Übelkeit in der Frühschwangerschaft bis zur 16. Woche.
DO: Reisekrankheit: 2 Kapseln ½ Std. vor Reisebeginn, dann 2 Kapseln alle 4 Std.
Schwangerschaft: 2 Kapseln am Morgen, ev. später nochmals 2 Kapseln. MTD 4 Kapseln.
Für Kinder unter 6 Jahren nicht empfohlen.
SST: Anwendung in der Schwangerschaft möglich, in der Stillzeit nicht empfohlen.
NW: Kopfschmerzen, Müdigkeit, Sodbrennen, Magendrücken.
WH: Vorsicht bei Gallensteinen.
PG: 10 ST * (EKO: N) [€ 7,40], 20 ST * (EKO: N) [€ 13,40]

Ziprasidon Krka 20 mg - Hartkapseln — 49B06

(Z.Nr. 1-31405) NR. P. N05AE04
ZI: Krka, Novo Mesto, Slowenien
Z: 1 Kapsel enthält: Ziprasidon 20 mg (entspr. Ziprasidon hydrogensulfat), Kapselinhalt: Lactose 57,43 mg (entspr. Lactose monohydrat), Maisstärke, vorverkleistert, Povidon K25, Magnesium stearat; Kapselhülle: Titandioxid, Gelatine, Indigocarmin, Eisenoxid gelb.
EW: Antipsychotisch.
AG: Schizophrenie bei Erwachsenen.
Manische oder gemischte Episoden bei bipolaren Störungen bei Patienten ab 10 Jahren.
AA: Oral mit etwas Nahrung.
DO: Erwachsene: Akut 2mal tgl. 40 mg; Dosissteigerung bei Bedarf auf 2mal tgl. 80 mg. Erhaltungsdosis möglichst niedrig, ev. 2mal tgl. 20 mg ausreichend. MTD von 160 mg nicht überschreiten.
Kinder und Jugendliche ab 10 Jahren: Akut 20 mg als ED; Dosissteigerung über 1-2 Wochen auf 120-160 mg (Patienten ab 45 kg KG) bzw. 60-80 mg (Patienen unter 45 kg KG) pro Tag. Dosis aufgeteilt auf 2 ED. MTD 160 mg (ab 45 kg KG) bzw. 80 mg (unter 45 kg KG) nicht überschreiten.
GA: QT-Verlängerung, akuter Myokardinfarkt, dekompensierte Herzinsuffizienz, Herzrhythmusstörungen.
SST: Nur unter Konzeptionsschutz einnehmen. Strenge Indikationsstellung in der Schwangerschaft. Erhöhtes Risiko des Neugeborenen für extrapyramidale und/oder Entzugssymptome bei Exposition im 3. Trimenon beachten. Nicht stillen.
NW: Schlaflosigkeit, Somnolenz, Kopfschmerzen, Parkinsonismus, Psyche, Fieber, Schmerzen, Orthostase, Magen/Darm, ZNS (Dyskinesien, Krämpfe), Sehstörungen, Herz/Kreislauf (Tachykardie, QT-Verlängerung, Hypertonie), Rigidität der Skelettmuskulatur, Serotonin-Syndrom, Priapismus, Hyperprolaktinämie, schwere Hautreaktionen (DRESS-Syndrom).
WW: Gegenanzeige: QT-verlängernde Arzneimittel, Antiarrhythmika der Klassen IA und III, ZNS-wirksame Arzneimittel, Alkohol.
WH: Auf Spätdyskinesien bzw. venöse Thromboembolien achten. Vorsicht bei Krampfneigung bzw. schweren Leberschäden. Erhöhtes zerebrovaskuläres Risiko bei Demenz-Patienten. Verkehrshinweis.
PG: 30 ST (EKO: G) [€ 42,90], 60 ST (2) (EKO: G) [€ 82,80]

Ziprasidon Krka 40 mg - Hartkapseln — 49B06

(Z.Nr. 1-31411) NR. P. N05AE04
ZI: Krka, Novo Mesto, Slowenien
Z: 1 Kapsel enthält: Ziprasidon 40 mg (entspr. Ziprasidon hydrogensulfat), Kapselinhalt: Lactose 114,86 mg (entspr. Lactose monohydrat), Maisstärke, vorverkleistert, Povidon K25, Magnesium stearat; Kapselhülle: Titandioxid, Gelatine, Indigocarmin, Eisenoxid gelb.
Kurzinformation: siehe Ziprasidon Krka 20 mg - Hartkapseln, → S. 1598
PG: 30 ST (EKO: G) [€ 42,90], 60 ST (2) (EKO: G) [€ 82,80]

Ziprasidon Krka 60 mg - Hartkapseln — 49B06

(Z.Nr. 1-31412) NR. P. N05AE04
ZI: Krka, Novo Mesto, Slowenien
Z: 1 Kapsel enthält: Ziprasidon 60 mg (entspr. Ziprasidon hydrogensulfat), Kapselinhalt: Lactose 172,3 mg (entspr. Lactose monohydrat), Maisstärke, vorverkleistert, Povidon K25, Magnesium stearat; Kapselhülle: Titandioxid, Gelatine, Indigocarmin, Eisenoxid gelb.
Kurzinformation: siehe Ziprasidon Krka 20 mg - Hartkapseln, → S. 1598
PG: 30 ST (EKO: G) [€ 42,90], 60 ST (2) (EKO: G) [€ 82,80]

Ziprasidon Krka 80 mg - Hartkapseln — 49B06

(Z.Nr. 1-31413) NR. P. N05AE04
ZI: Krka, Novo Mesto, Slowenien
Z: 1 Kapsel enthält: Ziprasidon 80 mg (entspr. Ziprasidon hydrogensulfat), Kapselinhalt: Lactose 229,73 mg (entspr. Lactose monohydrat), Maisstärke, vorverkleistert, Povidon K25, Magnesium stearat; Kapselhülle: Titandioxid, Gelatine, Indigocarmin, Eisenoxid gelb.
Kurzinformation: siehe Ziprasidon Krka 20 mg - Hartkapseln, → S. 1598
PG: 30 ST (EKO: G) [€ 42,90], 60 ST (2) (EKO: G) [€ 82,80]

Ziprasidon Pfizer 20 mg - Hartkapseln — 49B06

(Z.Nr. 1-31098) NR. P. N05AE04
ZI: Pfizer Corporation Austria, Wien
Z: 1 Kapsel enthält: Ziprasidon 20 mg (entspr. Ziprasidon hydrochlorid monohydrat), Kapselinhalt: Lactose monohydrat 66,1 mg, Maisstärke, vorverkleistert, Magnesium stearat; Kapselhülle: Gelatine, Titandioxid, Natrium laurylsulfat, Indigotin; Drucktinte: Schellack, Propylenglycol, Kaliumhydroxid, Eisenoxid schwarz.
Kurzinformation: siehe Zeldox 20 mg - Hartkapseln, → S. 1591
PG: 28 ST (EKO: G) [€ 39,75], 60 ST (2) (EKO: G) [€ 82,25]

Ziprasidon Pfizer 40 mg - Hartkapseln — 49B06

(Z.Nr. 1-31099) NR. P. N05AE04
ZI: Pfizer Corporation Austria, Wien
Z: 1 Kapsel enthält: Ziprasidon 40 mg (entspr. Ziprasidon hydrochlorid monohydrat), Kapselinhalt: Lactose monohydrat 87,83 mg, Maisstärke, vorverkleistert, Magnesium stearat; Kapselhülle: Gelatine, Titandioxid, Natrium laurylsulfat, Indigotin; Drucktinte: Schellack, Propylenglycol, Kaliumhydroxid, Eisenoxid schwarz.
Kurzinformation: siehe Zeldox 20 mg - Hartkapseln, → S. 1591
PG: 28 ST (EKO: G) [€ 39,75], 60 ST (2) (EKO: G) [€ 82,25]

Ziprasidon Pfizer 60 mg - Hartkapseln — 49B06

(Z.Nr. 1-31100) NR. P. N05AE04
ZI: Pfizer Corporation Austria, Wien
Z: 1 Kapsel enthält: Ziprasidon 60 mg (entspr. Ziprasidon hydrochlorid monohydrat), Kapselinhalt: Lactose monohydrat 131,74 mg, Maisstärke, vorverkleistert, Magnesium stearat; Kapselhülle: Gelatine, Titandioxid, Natrium laurylsulfat; Drucktinte: Schellack, Propylenglycol, Kaliumhydroxid, Eisenoxid schwarz.
Kurzinformation: siehe Zeldox 20 mg - Hartkapseln, → S. 1591
PG: 28 ST (EKO: G) [€ 39,75], 56 ST * (EKO: N) [€ 78,20 n.l.], 60 ST (2) (EKO: G) [€ 82,25]

Ziprasidon Pfizer 80 mg - Hartkapseln — 49B06

(Z.Nr. 1-31101) NR. P. N05AE04
ZI: Pfizer Corporation Austria, Wien
Z: 1 Kapsel enthält: Ziprasidon 80 mg (entspr. Ziprasidon hydrochlorid monohydrat), Kapselinhalt: Lactose monohydrat 175,65 mg, Maisstärke, vorverkleistert, Magnesium stearat; Kapselhülle: Gelatine, Titandioxid, Natrium laurylsulfat, Indigotin; Drucktinte: Schellack, Propylenglycol, Kaliumhydroxid, Eisenoxid schwarz.
Kurzinformation: siehe Zeldox 20 mg - Hartkapseln, → S. 1591
PG: 28 ST (EKO: G) [€ 39,75], 56 ST (2) (EKO: G) [€ 76,75]

Ziprasidon Stada 20 mg - Hartkapseln 49B06
(Z.Nr. 1-31037) NR. P. N05AE04
ZI: Stada Arzneimittel, Wien
Z: 1 Hartkapsel enthält: Ziprasidon 20 mg (entspr. Ziprasidon hydrochlorid monohydrat), Kapselinhalt: Lactose 42,022 mg (entspr. Lactose monohydrat), Cellulose, mikrokristalline, Maisstärke, vorverkleistert, Croscarmellose natrium, Magnesium stearat; Kapselhülle: Gelatine, Titandioxid, Indigotin, Erythrosin, Eisenoxid schwarz.
Kurzinformation: siehe Ziprasidon Krka 20 mg - Hartkapseln, → S. 1598
PG: 10 ST (2) (EKO: G) [€ 15,15], 60 ST (2) (EKO: G) [€ 82,30]

Ziprasidon Stada 40 mg - Hartkapseln 49B06
(Z.Nr. 1-31038) NR. P. N05AE04
ZI: Stada Arzneimittel, Wien
Z: 1 Hartkapsel enthält: Ziprasidon 40 mg (entspr. Ziprasidon hydrochlorid monohydrat), Kapselinhalt: Lactose 84,04 mg (entspr. Lactose monohydrat), Cellulose, mikrokristalline, Maisstärke, vorverkleistert, Croscarmellose natrium, Magnesium stearat; Kapselhülle: Gelatine, Titandioxid, Indigotin, Erythrosin, Eisenoxid schwarz.
Kurzinformation: siehe Ziprasidon Krka 20 mg - Hartkapseln, → S. 1598
PG: 10 ST (2) (EKO: G) [€ 15,15], 60 ST (2) (EKO: G) [€ 82,25]

Ziprasidon Stada 60 mg - Hartkapseln 49B06
(Z.Nr. 1-31039) NR. P. N05AE04
ZI: Stada Arzneimittel, Wien
Z: 1 Hartkapsel enthält: Ziprasidon 60 mg (entspr. Ziprasidon hydrochlorid monohydrat), Kapselinhalt: Lactose 126,065 mg (entspr. Lactose monohydrat), Cellulose, mikrokristalline, Maisstärke, vorverkleistert, Croscarmellose natrium, Magnesium stearat; Kapselhülle: Gelatine, Titandioxid.
Kurzinformation: siehe Ziprasidon Krka 20 mg - Hartkapseln, → S. 1598
PG: 10 ST (2) (EKO: G) [€ 15,15], 60 ST (2) (EKO: G) [€ 82,25]

Ziprasidon Stada 80 mg - Hartkapseln 49B06
(Z.Nr. 1-31040) NR. P. N05AE04
ZI: Stada Arzneimittel, Wien
Z: 1 Hartkapsel enthält: Ziprasidon 80 mg (entspr. Ziprasidon hydrochlorid monohydrat), Kapselinhalt: Lactose 168,086 mg (entspr. Lactose monohydrat), Cellulose, mikrokristalline, Maisstärke, vorverkleistert, Croscarmellose natrium, Magnesium stearat; Kapselhülle: Gelatine, Titandioxid, Indigotin, Erythrosin, Eisenoxid schwarz.
Kurzinformation: siehe Ziprasidon Krka 20 mg - Hartkapseln, → S. 1598
PG: 10 ST (2) (EKO: G) [€ 15,15], 60 ST (2) (EKO: G) [€ 82,25]

🐾 *Zipyran - Tabletten für Hunde* 803A, 803B2, 803CB
(Z.Nr. 8-00976) RP. P. nicht im Handel. QP52AA51

🐾 *Zipyran XL - Tabletten für Hunde* 803A, 803B2, 803CB
(Z.Nr. 8-35748) RP. P. nicht im Handel. QP52AA51

Zipzoc - imprägnierter Strumpf 22A07
(Z.Nr. 1-22339) RPF. P. nicht im Handel. D09AB01

▼ Zirabev 25 mg/ml - Konzentrat zur Herstellung einer Infusionslösung 55J02
(Z.Nr. EU/1/18/1344/*) NR. P. E. L01XC07
ZI: Pfizer Europe, Brüssel, Belgien
Z: 1 ml Konzentrat enthält: Bevacizumab 25 mg, mittels DNA-Technologie rekombinant aus Ovarialzellen des Chinesischen Hamsters hergestellt, Saccharose, Bernsteinsäure, Dinatrium edetat, Polysorbat 80, Natriumhydroxid-Lösung zur pH-Wert Einstellung, Wasser für Injektionszwecke.
EW: Monoklonaler Antikörper, VEGF-Inhibitor: antineoplastisch.
AG: Metastasiertes Kolon- oder Rektumkarzinom (in Kombination mit Chemotherapie auf Fluoropyrimidin-Basis).
-Metastasierendes Mammakarzinom (in Kombination mit Paclitaxel oder Capecitabin).
-Inoperables nicht-kleinzelliges Bronchialkarzinom (zusätzlich zu Platin-Chemotherapie).
-Nierenzellkarzinom (in Kombination mit Interferon alfa-2a).
- Fortgeschrittenes epitheliales Ovarialkarzinom, Eileiterkarzinom oder primäres Peritonealkarzinom einschließlich platinsensitive Rezidive (in Kombination mit Carboplatin, Paclitaxel, Gemcitabin, Topotecan oder pegyliertem liposomalem Doxorubicin).
-Zervixkarzinom (in Kombination mit Paclitaxel und Cisplatin oder Topotecan).
AA: I.v. Infusion (zunächst über 90 min, bei guter Verträglichkeit über 60 bzw. 30 min).
DO: Kolorektalkarzinom: Alle 2 Wochen 5 oder 10 mg/kg KG bzw. alle 3 Wochen 7,5 oder 15 mg/kg KG.
Mammakarzinom: Alle 2 Wochen 10 mg/kg KG oder alle 3 Wochen 15 mg/kg KG.
Nicht-kleinzelliges Bronchialkarzinom: Alle 3 Wochen 7,5 oder 15 mg/kg KG.
Nierenzellkarzinom: Alle 2 Wochen 10 mg/kg KG.
Ovarial-, Eileiter-, Peritoneal-, Zervixkarzinom: Alle 3 Wochen 15 mg/kg KG oder alle 2 Wochen 10mg/kg KG (in Kombination mit Doxorubicin).
Keine Dosisempfehlung für Kinder und Jugendliche.
SST: Gegenanzeige; bis 6 Monate nach der letzten Bevacizumab-Dosis Kontrazeption erforderlich. Bis mindestens 6 Monate nach Therapieende nicht stillen. Beeinträchtigung der Fertilität bei Frauen möglich.
NW: Magen/Darm-Perforationen, Gallenblasenperforation, Blutungen, Leukopenie, arterielle und venöse Thromboembolie, Hypertonie, Aneurysmen, Arteriendissektionen, Komplikation bei der Wundheilung, (GI-vaginale) Fisteln, Proteinurie, kongestive Herzinsuffizienz, Dyspnoe, Bluthusten, Neuropathien, Asthenie, Müdigkeit, Enzephalopathie, Ovarialinsuffizienz, Kiefernekrosen, nekrotisierende Fasziitis, Überempfindlichkeits- oder Infusionsreaktionen, Auge (nach nicht zugelassener intravitrealer Anwendung).
WW: Sutinimib (mikroangiopathische hämolytische Anämie). Platine, Taxane (Neutropenie-Risiko erhöht). Monoklonale EGFR-Antikörper nicht gleichzeitig anwenden.
WH: Auf Magen/Darm-Perforationen, GI-vaginale Fisteln, posteriores reversibles Enzephalopathie-Syndrom, Tumor-assoziierte Blutungen, Neutropenie, Kiefernekrosen, Überempfindlichkeits- oder Infusionsreaktionen achten. Vorsicht bei unbehandelten ZNS-Metastasen (Blutungsgefahr). Nicht intravitreal applizieren (Augenschäden!). Nicht mit Glucoselösungen mischen. Verkehrshinweis.
PG: 4 ML * (EKO: N) [€ 567,15], 16 ML * (EKO: N) [€ 1.947,60]

Zithromax 500 mg - Filmtabletten 34F
(Z.Nr. 1-21939) NR. P. J01FA10
ZI: Pfizer Corporation Austria, Wien
Z: 1 Filmtablette enthält: Azithromycin 500 mg (entspr. Azithromycin dihydrat 524,1 mg), Tablettenkern: Calcium hydrogenphosphat, wasserfreies, Croscarmellose natrium (entspr. Natrium), Stärke, prägelatiniert, Magnesium stearat, Natrium laurylsulfat; Tablettenfilm: Lactose 14,4 mg, Hydroxypropylcellulose, Triacetin, Titandioxid.
EW: Azalid (Makrolid)- Antibiotikum, bakterizid.
AG: Infektionen durch empfindliche Erreger: HNO, Atemwege, Haut und Weichteile, Genitale (Chlamydien, Gonokokken).
AA: Unzerkaut mit Flüssigkeit, 1mal tgl. mit oder ohne Nahrung einnehmen.
DO: Personen ab 45 kg KG: TD 500 mg über 3 Tage.
Chlamydieninfektionen: 1mal 1 g.
Gonokokkeninfektionen: 1 oder 2 g Azithromycin + 250 oder 500 mg Ceftriaxon.
SST: Strenge Indikationsstellung, im 1. Trimenon nicht anwenden. Nutzen/Risiko-Abwägung in der Stillzeit.
NW: Magen/Darm, Leber/Galle, Blutbild, Überempfindlichkeit, ZNS, Haut (auch schwere Reaktionen), Leber (auch schwere Reaktionen), Herz (QT-Verlängerung), reversible Hörstörungen, Geruchs- oder Geschmacksveränderungen. Infantile hypertrophe Pylorusstenose bei Neugeborenen.
WW: Vorsicht: Antacida, Säuresekretionshemmer (2-3 Std. Abstand), Mutterkornalkaloide (Ergotismus), Theophyllin (erhöhte Spiegel), Antikoagulantien (Gerinnungskontrolle), Cyclosporin, Digoxin; Colchicin, andere Makrolid-Antibiotika (Kreuzresistenzen).
WH: Vorsicht bei schweren Leber- oder Nierenschäden, QT-Verlängerung, älteren Patienten. Clostidium difficile assozierte Durchfälle möglich.
Bei Clostridium difficile-assoziierten Durchfällen Therapie z.B. Vancomycin oral 4mal tgl. 250 mg. Verkehrshinweis.
PG: 3 ST (EKO: G) [€ 11,30]

Zithromax i.v. 500 mg - Pulver zur Herstellung einer Infusionslösung 34F
(Z.Nr. 1-24636) NR. P. J01FA10
ZI: Pfizer Corporation Austria, Wien
Z: 1 Durchstechflasche enthält: Azithromycin 500 mg (entspr. Azithromycin dihydrat), Zitronensäure, Natriumhydroxid 198,3 mg.
EW: Azalid (Makrolid)-Antibiotikum, bakterizid.
AG: Ambulant erworbene Pneumonie durch empfindliche Erreger einschließlich Legionella pneumophila.
AA: I.v. Infusion nach Auflösen und Verdünnung; Nicht als Bolus, nicht i.m.
Details siehe Austria-Codex - Fachinformation
DO: TD 500 mg für mindestens 2 Tage.

Fortsetzung oral. Keine Untersuchungen an Kindern und Jugendlichen.
SST: Strenge Indikationsstellung, im 1. Trimenon nicht anwenden. Nutzen/Risiko-Abwägung in der Stillzeit.
NW: Magen/Darm, Leber/Galle, Blutbild, Überempfindlichkeit, ZNS, Haut (auch schwere Reaktionen), Leber (auch schwere Reaktionen), Herz (QT-Verlängerung), reversible Hörstörungen, Geruchs- oder Geschmacksveränderungen. Infantile hypertrophe Pylorusstenose bei Neugeborenen.
WW: Vorsicht: Antacida, Säuresekretionshemmer (2-3 Std. Abstand), Mutterkornalkaloide (Ergotismus), Theophyllin (erhöhte Spiegel), Antikoagulantien (Gerinnungskontrolle), Cyclosporin, Digoxin; Colchicin, andere Makrolid-Antibiotika (Kreuzresistenzen).
WH: Vorsicht bei schweren Leber- oder Nierenschäden, QT-Verlängerung, älteren Patienten. Clostidium difficile assozierte Durchfälle möglich.
Bei Clostridium difficile-assoziierten Durchfällen Therapie z.B. Vancomycin oral 4mal tgl. 250 mg. Verkehrshinweis.
PG: 1 ST * (EKO: N) [€ 50,50]

Zithromax 200 mg/5 ml - Trockensaft 34F

(Z.Nr. 1-20313) NR. P. L. J01FA10
ZI: Pfizer Corporation Austria, Wien
Z: 1 Messlöffel (= 5 ml) enthält: Azithromycin 200 mg, Saccharose 3,87 g, Trinatriumphosphat, wasserfrei (entspr. Natrium), Hydroxypropylcellulose, Xanthan gummi, Kirscharoma künstlich, Vanillearoma künstlich, Bananenaroma künstlich.
EW: Azalid (Makrolid)- Antibiotikum, bakterizid.
AG: Infektionen durch empfindliche Erreger: HNO, Atemwege, Haut und Weichteile, Genitale (Chlamydien, Gonokokken).
AA: Oral, nicht gleichzeitig mit den Mahlzeiten.
Zubereitung des Saftes durch Arzt oder Apotheker.
AH: Zubereiteter Saft: 5 Tage bei Raumtemperatur (bis 25° C) haltbar.
DO: Kinder unter 15 kg KG: 1mal tgl. 10 mg/kg KG (mit beigepackter Dosierspritze abmessen) über 3 Tage.
15-25 kg KG: 1mal tgl. 200 mg über 3 Tage
26-35 kg KG: 1mal tgl. 300 mg über 3 Tage
36-45 kg KG: 1mal tgl. 400 mg über 3 Tage
Erwachsene und Kinder über 45 kg KG: 1mal tgl. 500 mg über 3 Tage.
Chlamydien-Infektion des Genitaltrakts: Einmalig 1 g.
Akute Otitis media: Einmalig 30 mg/kg oder 1mal tgl. 10 mg/kg für 3 Tage.
Streptokokken-Pharyngitis bei Kindern: TD 10 oder 20 mg/kg KG über 3 Tage.
SST: Strenge Indikationsstellung, im 1. Trimenon nicht anwenden. Nutzen/Risiko-Abwägung in der Stillzeit.
NW: Magen/Darm, Leber/Galle, Blutbild, Überempfindlichkeit, ZNS, Haut (auch schwere Reaktionen), Leber (auch schwere Reaktionen), Herz (QT-Verlängerung), reversible Hörstörungen, Geruchs- oder Geschmacksveränderungen. Infantile hypertrophe Pylorusstenose bei Neugeborenen.
WW: Vorsicht: Antacida, Säuresekretionshemmer (2-3 Std. Abstand), Mutterkornalkaloide (Ergotismus), Theophyllin (erhöhte Spiegel), Antikoagulantien (Gerinnungskontrolle), Cyclosporin, Digoxin; Colchicin, andere Makrolid-Antibiotika (Kreuzresistenzen).
WH: Vorsicht bei schweren Leber- oder Nierenschäden, QT-Verlängerung, älteren Patienten. Clostidium difficile assozierte Durchfälle möglich.
Bei Clostridium difficile-assoziierten Durchfällen Therapie z.B. Vancomycin oral 4mal tgl. 250 mg. Verkehrshinweis.
PG: 15 ML F14 (L) (EKO: G) [€ 7,55], 30 ML F14 (L) (EKO: G) [€ 12,50]

🐾 Zobuxa 15 mg - Tabletten für Katzen und kleine Hunde 812AD

(Z.Nr. 8-01006) NR. P. QJ01MA90
ZI: Elanco, Cuxhaven, Deutschland
Z: 1 Tablette enthält: Enrofloxacin 15 mg, Lactose monohydrat, Cellulose, mikrokristalline, Povidon K30, Croscarmellose natrium, Siliciumdioxid, hochdisperses, Magnesium stearat, Rindfleisch-Aroma, künstliches.
EW: Chinolon-Antibiotikum.
AG: Bakterielle Infektionen des Verdauungstraktes, der Atemwege, des Urogenitaltrakts und der Haut, Wundinfektionen, Otitis externa.
AA: Direkt oder mit dem Futter verabreichen.
DO: 1mal tgl. 5 mg/kg KG über 5-10 Tage.
GA: Hunde unter 12 Monaten (kleine Rassen) bzw. unter 18 Monaten (große Rassen), Katzen unter 8 Wochen oder unter 1 kg KG, zentrale Anfallleiden.
SST: Nutzen/Risiko-Abwägung, während der Laktation nicht empfohlen.
NW: Beeinträchtigung der Gelenkknorpel bei heranwachsenden Welpen, Magen/Darm, Überempfindlichkeit, ZNS, bei Überdosierung bei Katzen Erblindung.
WW: Gegenanzeige: Tetrazykline, Phenicole, Makrolide, nichtsteroidale Entzündungshemmer. Vorsicht: Theophyllin. Säureblocker, Sucralfat (2 Std. Abstand).
WH: Nicht zur Prophylaxe. Vorsicht bei schweren Nieren- oder Leberschäden.
PG: 100 ST VT [€ 71,50]

🐾 Zobuxa 50 mg - Tabletten für Katzen und Hunde 812AD

(Z.Nr. 8-01007) NR. P. QJ01MA90
ZI: Elanco, Cuxhaven, Deutschland
Z: 1 Tablette enthält: Enrofloxacin 50 mg, Lactose monohydrat, Cellulose, mikrokristalline, Povidon K30, Croscarmellose natrium, Siliciumdioxid, hochdisperses, Magnesium stearat, Rindfleisch-Aroma, künstliches.
Kurzinformation: siehe Zobuxa 15 mg - Tabletten für Katzen und kleine Hunde, → S. 1600
PG: 100 ST VT [€ 116,35]

🐾 Zobuxa 100 mg - Tabletten für Hunde 812AD

(Z.Nr. 8-01008) NR. P. QJ01MA90
ZI: Elanco, Cuxhaven, Deutschland
Z: 1 Tablette enthält: Enrofloxacin 100 mg, Lactose monohydrat, Cellulose, mikrokristalline, Povidon K30, Croscarmellose natrium, Siliciumdioxid, hochdisperses, Magnesium stearat, Rindfleisch-Aroma, künstliches.
Kurzinformation: siehe Zobuxa 15 mg - Tabletten für Katzen und kleine Hunde, → S. 1600
PG: 100 ST VT [€ 174,75]

🐾 Zobuxa 150 mg - Tabletten für Hunde 812AD

(Z.Nr. 8-01009) NR. P. QJ01MA90
ZI: Elanco, Cuxhaven, Deutschland
Z: 1 Tablette enthält: Enrofloxacin 150 mg, Lactose monohydrat, Cellulose, mikrokristalline, Povidon K30, Croscarmellose natrium, Siliciumdioxid, hochdisperses, Magnesium stearat, Rindfleisch-Aroma, künstliches.
Kurzinformation: siehe Zobuxa 15 mg - Tabletten für Katzen und kleine Hunde, → S. 1600
PG: 100 ST VT [€ 253,30]

Zocord 20 mg - Filmtabletten 41A01

(Z.Nr. 1-19502) RP. P. C10AA01
ZI: Merck Sharp & Dohme, Wien
Z: 1 Filmtablette enthält: Simvastatin 20 mg, Tablettenkern: Butylhydroxyanisol, Ascorbinsäure, Citronensäure monohydrat, Cellulose, mikrokristalline, Stärke, verkleistert, Magnesium stearat, Lactose monohydrat 141,5 mg; Filmüberzug: Hypromellose, Hydroxypropylcellulose, Titandioxid, Talkum, Eisenoxid gelb, Eisenoxid rot.
EW: HMG-CoA-Reduktase-Hemmer, senkt LDL-Cholesterin.
AG: Hypercholesterinämie (primäre Hypercholesterinämie oder gewünschte Dyslipidämie, homozygote familiäre Hypercholesterinämie) kardiovaskuläre Prävention.
AA: Orale ED am Abend.
DO: TD 5-80 mg (80 mg nur in schweren Fällen).
Hypercholesterinämie: TD initial 10-20 (ev. bis 40 mg).
Homozygote familiäre Hypercholesterinämie: TD 40 mg abends begleitend zu anderen lipidsenkenden Maßnahmen (z.B. LDL-Apherese).
Kardiovaskuläre Prävention: TD 20-40 mg.
MTD 10 mg bei gleichzeitiger Einnahme mit anderen Fibraten (außer Fenofibrat).
MTD 20 mg bei gleichzeitiger Einnahme von Amiodaron, Amlodipin, Diltiazem, Verapamil, Elbasvir, Grazoprevir.
MTD 40 mg bei gleichzeitiger Einnahme mit Lomitapid.
Kinder und Jugendliche: TD anfangs 10 mg, dann 10-40 mg. MTD 40 mg.
GA: Akute Lebererkrankung.
SST: Gegenanzeige.
NW: Anämie, ZNS, Magen/Darm, Leber (selten Leberversagen), Haut, Myopathie (sehr selten immunvermittelte nekrotisierende Myopathie), Rhabdomyolyse, Asthenie, Hypersensitivitätssyndrom, interstitielle Lungenerkrankung, kognitive Beeinträchtigung, Blutzuckeranstieg.
WW: WW mit vielen Arzneimitteln möglich.
Kontraindiziert: Fusidinsäure (7 Tage Abstand). CYP3A4 Hemmer (Itraconazol, Ketoconazol, Posaconazol, Erythromycin, Clarithromycin, Telithromycin, Proteasehemmer, Nefazodon, Cobicistat), Ciclosporin, Danazol, Gemfibrozil.
Nicht empfohlen: Grapefruitsaft.
Vorsicht: Reduzierte TD von Simvastatin mit anderen Arzneimitteln siehe DO; Diltiazem, Amlodipin, orale Antikoagulanzien, Danozol, Niacin (bei asiatischen Patienten nicht empfohlen), Acipimox, Colchicin, Rifampicin, Daptomycin (Myopathie).

WH: Auf Myopathie/Rhabdomyolyse bzw. Leberversagen achten: Erhöhte Simvastatin-Exposition und erhöhtes Myopathie-Risiko bei Patienten, die das Allel c.521T>C des SLCO1B1-Gens tragen. Kreatinkinase (CK) messen. Leberfunktionstest empfohlen. Vorsicht bei asiatischen Patienten. Vorsicht bei Alkoholismus.
PG: 30 ST (2) (EKO: G) [€ 10,70]

Zocord 40 mg - Filmtabletten 41A01
(Z.Nr. 1-21714) RP. P. nicht im Handel. C10AA01

Zodon 88 mg - Kautabletten für Hunde 801AZ

(Z.Nr. 8-35718) NR. P. QJ01FF01
ZI: Ceva Sante Animale, Libourne, Frankreich
Z: 1 Kautablette enthält: Clindamycin 88 mg (entspr. Clindamycin hydrochlorid), Lactose monohydrat, Trockenhefe aus Saccharomyces cerevisiae, Cellulose, mikrokristalline, Croscarmellose natrium, Copovidon, Brathähnchen-Aroma aus Hefe, Magnesium stearat, Siliciumdioxid, hochdisperses.
EW: Lincosamid-Antibiotikum, bakteriostatisch.
AG: Infizierte Wunden, Abszesse und Maulhöhlen-/Zahninfektionen durch Staphylococcus spp., Streptococcus spp., Bacteroides spp., Fusobacterium necrophorum, Clostridium perfringens; oberflächliche Pyodermie durch Staphylococcus pseudointermedius; Osteomyeltis durch Staphylococcus aureus.
AA: Zum Eingeben.
DO: 1mal tgl. 11 mg/kg KG oder 2mal tgl. 5,5 mg/kg KG über 7-10 Tage, bei Pyodermie über 21 Tage oder länger. Osteomyelitis: 2mal tgl. 11 mg/kg KG für mindestens 28 Tage.
GA: Hamster, Meerschweinchen, Kaninchen, Chinchillas, Pferde, Wiederkäuer.
SST: Nutzen/Risiko-Abwägung.
NW: Erbrechen, Durchfall, Überempfindlichkeit, Sekundärinfektionen.
WW: Nicht mit Makroliden anwenden. Vorsicht: Ciclosporin (Wirkungsverlust), neuromuskuläre Blocker verstärkt, Aminoglykoside (Nierenversagen).
WH: Auf Resistenzen achten. Vorsicht bei Leber- oder Nierenschäden. Bei neugeborenen Welpen nicht empfohlen.
PG: 120 ST VT [€ 111,70]

Zodon 150 mg - Kautabletten für Hunde 801AZ
(Z.Nr. 8-35717) NR. P. nicht im Handel. QJ01FF01

Zodon 264 mg - Kautabletten für Hunde 801AZ

(Z.Nr. 8-35716) NR. P. QJ01FF01
ZI: Ceva Sante Animale, Libourne, Frankreich
Z: 1 Kautablette enthält: Clindamycin 264 mg (entspr. Clindamycin hydrochlorid), Lactose monohydrat, Trockenhefe aus Saccharomyces cerevisiae, Cellulose, mikrokristalline, Croscarmellose natrium, Copovidon, Brathähnchen-Aroma aus Hefe, Magnesium stearat, Siliciumdioxid, hochdisperses.
Kurzinformation: siehe Zodon 88 mg - Kautabletten für Hunde, → S. 1601
PG: 120 ST VT [€ 193,50]

Zodon 25 mg/ml - Lösung zum Eingeben für Katzen und Hunde 801AZ

(Z.Nr. 8-35575) NR. P. QJ01FF01
ZI: Ceva Sante Animale, Libourne, Frankreich
Z: 1 ml Lösung enthält: Clindamycin 25 mg (entspr. Clindamycin hydrochlorid 27,15 mg), Ethanol 96% 72 mg, Glycerol, Sorbitol-Lösung (nicht kristallisierend), Sucrose, Propylenglycol, Grillfleisch-Aroma aus Hefe, Citronensäure monohydrat, Wasser, gereinigtes.
EW: Lincosamid-Antibiotikum, bakteriostatisch.
AG: Katzen: Infizierte Wunden und Abszesse durch Staphylococcus spp. und Streptococcus spp.
Hunde: Infizierte Wunden, Abszesse und Maulhöhlen-/Zahninfektionen durch Staphylococcus spp., Streptococcus spp., Bacteroides spp., Fusobacterium necrophorum, Clostridium perfringens; unterstützende Behandlung von Gingival- und Parodontalinfektionen bei chirurgischen Maßnahmen; Osteomyelitis durch Staphylococcus aureus.
AA: Zum Eingeben.
DO: Infizierte Wunden, Abszesse: 1mal tgl. 11 mg/kg KG oder 2mal tgl. 5,5 mg/kg KG über 7-10 Tage.
Osteomyelitis: 2mal tgl. 11 mg/kg KG für mindestens 28 Tage.
GA: Hamster, Meerschweinchen, Kaninchen, Chinchillas, Pferde, Wiederkäuer.
SST: Nutzen/Risiko-Abwägung. Behandlung laktierender Tiere kann Durchfall bei den Welpen auslösen.
NW: Erbrechen, Durchfall, Sekundärinfektionen.
WW: Nicht mit Chloramphenicol oder Makroliden anwenden. Vorsicht: Aluminiumsalze (2 Std. vor Clindamycin geben). Ciclosporin (Wirkungs- verlust), neuromuskuläre Blocker verstärkt, Aminoglykoside (Nieren- versagen).
WH: Auf Resistenzen achten. Vorsicht bei Leber- oder Nierenschäden.
PG: 20 ML VT [€ 14,20]

▼ Zoely 2,5 mg/1,5 mg - Filmtabletten 31I01

(Z.Nr. EU/1/11/690/*) RP. P. G03AA14
ZI: Theramex Ireland, Dublin, Irland
Z: 1 Packung enthält: Wirkstoffhaltige Tabletten, weiss: 24 Stk Nomegestrol acetat 2,5 mg, Estradiol 1,5 mg (entspr. Estradiol hemihydrat), Tablettenkern: Lactose monohydrat 57,71 mg, Cellulose, mikrokristalline, Crospovidon, Talkum, Magnesium stearat, Siliciumdioxid, hochdisperses; Filmüberzug, weiss: Poly(vinylalkohol), Titandioxid, Macrogol 3350, Talkum; Placebotabletten, gelb 4 Stk: Tablettenkern: Lactose monohydrat 61,76 mg, Cellulose, mikrokristalline, Crospovidon, Talkum, Magnesium stearat, Siliciumdioxid, hochdisperses; Filmüberzug, gelb: Poly(vinylalkohol), Titandioxid, Macrogol 3350, Talkum, Eisen(III)-hydroxid-oxid x H2O, Eisen(II,III)-oxid.
EW: Hormonales Kontrazeptivum (fixe Kombination Estrogen + Gestagen).
AG: Orale Kontrazeption (unter Berücksichtigung der individuellen Risikofaktoren, besonders auf venöse Thromboembolien).
AA: Zum Einnehmen.
DO: Tgl. 1 weiße Tablette (enthält Wirkstoffe) über 24 Tage, gefolgt von tgl. 1 gelbe Tablette (enthält Placebo) über 4 Tage. Kontinuierlich einnehmen.
Bei der Entscheidung zur Verschreibung aktuelle Risikofaktoren (besonders für venöse Thromboembolien) berücksichtigen.
GA: Vorliegen oder Risiko für venöse Thromboembolie (auch Prädisposition, größere Operationen mit längerer Immobilisierung). Vorliegen oder Risiko für arterielle Thromboembolie (auch Prädisposition, Myokardinfarkt, Angina pectoris, Schlaganfall oder Vorstufen), hohes Risiko für arterielle Thromboembolie (Diabetes mit Gefäßveränderungen, schwere Hypertonie, schwere Fettstoffwechselstörungen, Prädisposition für Thrombosen), schwere Leberschäden, Lebertumore, sexualhormonabhängige maligne Tumore, Meningiom, nicht abgeklärte vaginale Blutungen, Migräne.
SST: In der Schwangerschaft nicht anwenden, in der Stillzeit nicht empfohlen.
Bei Eintritt einer Schwangerschaft sofort absetzen.
NW: Häufig: Kopfschmerzen, Abdominalschmerzen, Brustschmerzen.
Gelegentlich: Vaginale Candidiasis oder andere Pilzinfektionen, erhöhter Appetit, Depression, Migräne, Schläfrigkeit, Beinkrämpfe, Nervosität, Augenbeschwerden, Herz/Kreislauf (Hypertonie, Hypotonie, selten Thrombose/Embolie), Magen/Darm, Haut, Harnweginfektionen, Zwischenblutungen, Ausbleiben der Abbruchblutung, Veränderungen an der Geschlechtsorganen, Hitzewallungen, Gewichtsänderungen, Ödeme.
WW: Gegenanzeige: Ombitasvir/Paritaprevir/Ritonavir, Dasabuvir mit oder ohne Ribavirin (Transaminasenanstieg; 2 Wochen Abstand).
Vorsicht: Leberenzyminduktoren können zur Wirkungsminderung oraler Kontrazeptiva führen: Barbiturate, Bosentan, Carbamazepin, Phenytoin, Primidon, Rifampicin, Arzneimittel gegen HIV oder HCV (Ritonavir, Nevirapin, Efavirenz und andere), Felbamat, Griseofulvin, Oxcarbazepin, Topiramat, Johanniskraut.
Bei Kurzzeitbehandlung Barrieremethode bis 28 Tage nach dem Absetzen anwenden. Bei Langzeitbehandlung wird andere, nichthormonale Verhütungsmethode empfohlen.
Enzyminhibitoren (z.B. Etoricoxib) können die Plasmakonzentrationen von Estrogenen und/oder Progestagenen erhöhen. Ethinylestradiol kann die Plasmakonzentration von Theophyllin oder Tizanidin erhöhen.
WH: Erhöhtes Risiko für arterielle und venöse Thromboembolien beachten. Auf Symptome von apoplektischem Insult oder Myokardinfarkt achten. Blutdruck messen. Leicht erhöhtes Brustkrebsrisiko beachten. Bei Leberfunktionsstörungen orales Kontrazeptivum bis zur Normalisierung der Leberfunktion absetzen. Kein Schutz vor AIDS oder anderen sexuell übertragbaren Krankheiten. Anhaltende Blutungsunregelmäßigkeiten diagnostisch abklären. Durchbruchblutungen und/oder Verhütungsversagen als Folge von Wechselwirkungen mit anderen Arzneimitteln möglich.
PG: 28 ST * (EKO: N) [€ 17,45], 84 ST * (EKO: N) [€ 47,80]

Zofenil plus 30 mg/12,5 mg - Filmtabletten 10B01
(Z.Nr. 1-26397) RP. P. nicht im Handel. C09BA15

Zofran 4 mg - Ampullen 08C

(Z.Nr. 1-19340) RP. P. A04AA01
ZI: Novartis Pharma, Wien
Z: 1 Ampulle zu 2 ml enthält: Ondansetron 4 mg (entspr. Ondansetron hydrochlorid-2-Wasser), Natriumchlorid (entspr. Natrium < 1 mmol), Zitronensäure monohydrat, Natriumcitrat dihydrat, Wasser für Injektionszwecke.
EW: Serotonin-(5 HT_3)-Rezeptorantagonist; antiemetisch.

AG: Emesis und Nausea durch zytotoxische Chemotherapie sowie postoperativ.
AA: I.m. Injektion, langsame i.v. Injektion oder Infusion. Kompatibel mit NaCl-, Glukose-, 10%-Mannit-, Ringer-, 0,3%-KCl in NaCl- oder in Glukose-Lösung. Mischbarkeit mit anderen Arzneimitteln siehe Austria Codex - Fachinformation. Ampullen nicht autoklavieren.
DO: Emetische Chemo- und Strahlentherapie:
Erwachsene: Unmittelbar vor Therapie 8 mg langsam i.v. oder i.m., ev. Fortsetzung mit 8 mg oral alle 12 Std. über max. 5 Tage.
Bei stark emetischer Chemotherapie initial 16 mg i.v., bei Bedarf dann i.v. Dauerinfusion von 1 mg/h über bis zu 24 Std. oder 2mal 8 mg i.v. im 4 stündigen Intervall. MED 16 mg, MTD 32 mg.
I.v. Dosen über 8 mg müssen verdünnt werden.
Kinder ab 6 Monaten und Jugendliche: Unmittelbar vor der Chemotherapie 5 mg/m² (max. 8 mg) langsam i.v., Fortsetzung oral 2-8 mg nach 12 Std. sowie 2mal tgl. 2-8 mg über über 5 Tage. Alternativ nach Körpergewicht: 0,15 mg/kg i.v. (max. 8 mg), ev. zwei weitere i.v. Dosen alle 4 Stunden. Nach 12 Stunden Fortsetzung oral 2mal tgl. 2-4 mg über max. 5 Tage.
Postoperative Nausea und Emesis:
Erwachsene: Vorbeugung: ED 4 mg i.m. oder i.v. bei der Narkoseeinleitung.
Therapie: ED 4 mg i.m. oder i.v..
Kinder ab 1 Monat und Jugendliche: Vorbeugung und Therapie: 0,1 mg/kg KG langsam i.v. (max. 4 mg) vor, bei, nach Narkoseeinleitung oder postoperativ.
SST: In der Schwangerschaft nicht empfohlen. Kontrazeption bis 2 Tage nach Behandlungsende empfohlen. Nicht stillen.
NW: Überempfindlichkeit (Atembeschwerden), Kopfschmerzen, Flush, Hitzegefühl, Schluckauf, lokale Reizung an der Einstichstelle, Obstipation, Sehstörungen (vorübergehende Blindheit), Leber, Krämpfe, extrapyramidale Reaktionen, Serotoninsyndrom (bei versehentlicher Überdosierung bei Säuglingen), Hypotonie, Brustschmerzen, QT-Verlängerung.
WW: Gegenanzeige: Apomorphin. Vorsicht: QT-verlängernde Arzneimittel, kardiotoxische Substanzen (Arrhythmien), starke CYP3A4-Induktoren (Phenytoin, Carbamazepin, Rifampicin) vermindern Ondansetron-Spiegel. Tramadol (analgetischer Effekt abgeschwächt). Serotonerge Arzneimittel (Serotoninsyndrom).
WH: Vorsicht bei Arrhythmien bzw. antiarrhythmischer Therapie, QT-Verlängerung, intestinaler Obstruktion. Auf Atembeschwerden (Überempfindlichkeitsreaktion) bzw. verborgene Blutungen nach adenotonsillären Eingriffen achten. Bei Kindern auf Leberschäden nach Gabe hepatotoxischer Chemotherapeutika achten. Hypokaliämie und Hypomagnesiämie vor Ondansetron korrigieren.
PG: 5 ST * (EKO: N) [€ 142,40]

Zofran 4 mg - Ampullen 08C
(Z.Nr. 1-19340-P1) RP. P. Parallelimport. A04AA01
nicht im Handel.

Zofran 8 mg - Ampullen 08C

(Z.Nr. 1-19342) RP. P. A04AA01
ZI: Novartis Pharma, Wien
Z: 1 Ampulle zu 4 ml enthält: Ondansetron 8 mg (entspr. Ondansetron hydrochlorid-2-Wasser), Natriumchlorid (entspr. Natrium < 1 mmol), Zitronensäure monohydrat, Natriumcitrat dihydrat, Wasser für Injektionszwecke.
Kurzinformation: siehe Zofran 4 mg - Ampullen, → S. 1601
PG: 5 ST * (EKO: N) [€ 188,40]

Zofran 8 mg - Ampullen 08C
(Z.Nr. 1-19342-P1) RP. P. Parallelimport. A04AA01
nicht im Handel.

Zofran 4 mg - Filmtabletten 08C

(Z.Nr. 1-19341) RP. P. A04AA01
ZI: Novartis Pharma, Wien
Z: 1 Filmtablette enthält: Ondansetron 4 mg (entspr. Ondansetron hydrochlorid-2-Wasser), Lactose 81,875 mg, Cellulose, mikrokristalline, Stärke, vorverkleistert, Magnesium stearat, Hypromellose, Farbstoff, gelb (entspr. Titandioxid) (entspr. Eisenoxid (E 172)).
EW: Serotonin-(5 HT_3)-Rezeptorantagonist; antiemetisch.
AG: Emesis und Nausea durch zytotoxische Chemotherapie und Strahlentherapie sowie postoperativ.
AA: Unzerkaut mit Flüssigkeit einnehmen.
DO: Erwachsene:
Übelkeit und Erbrechen durch Chemo- und Strahlentherapie: 8 mg 1-2 Std. vor der Therapie sowie 12 Std. später. Bei stark emetischer Chemotherapie bis 24 mg zusammen mit 12 mg Dexamethason-Natrium 1-2 Std. vor der Chemotherapie.
Fortführung mit 2mal tgl. 8 mg über max. 5 Tage.
Prävention von postoperativer Nausea und Emesis: 16 mg oral 1 Std. vor der Narkoseeinleitung.
Therapie von postoperativer Übelkeit: I.v. Gabe.
Kinder ab 6 Monaten und Jugendliche:
Nausea und Erbrechen durch Chemotherapie: Unmittelbar vor der Behandlung 5 mg/m² oder 0,15 mg/kg KG i.v., nach 12 Std. 2-8 mg oral. Fortführung oral mit 2mal tgl. 2-8 mg über max. 5 Tage.
Prävention und Therapie von postoperativer Nausea und Emesis bei Kindern ab 1 Monat: I.v. Gabe.
SST: In der Schwangerschaft nicht empfohlen. Kontrazeption bis 2 Tage nach Behandlungsende empfohlen. Nicht stillen.
NW: Überempfindlichkeit (Atembeschwerden), Kopfschmerzen, Flush, Hitzegefühl, Schluckauf, Obstipation, Sehstörungen (vorübergehende Blindheit), Leber, Krämpfe, extrapyramidale Reaktionen, Serotoninsyndrom (bei versehentlicher Überdosierung bei Säuglingen), Hypotonie, Brustschmerzen, QT-Verlängerung.
WW: Gegenanzeige: Apomorphin. Vorsicht: QT-verlängernde Arzneimittel, kardiotoxische Substanzen (Arrhythmien), starke CYP3A4-Induktoren (Phenytoin, Carbamazepin, Rifampicin) vermindern Ondansetron-Spiegel. Tramadol (analgetischer Effekt abgeschwächt). Serotonerge Arzneimittel (Serotoninsyndrom).
WH: Vorsicht bei Arrhythmien bzw. antiarrhythmischer Therapie, QT-Verlängerung, intestinaler Obstruktion. Auf Atembeschwerden (Überempfindlichkeitsreaktion) bzw. verborgene Blutungen nach adenotonsillären Eingriffen achten. Bei Kindern auf Leberschäden nach Gabe hepatotoxischer Chemotherapeutika achten. Hypokaliämie und Hypomagnesiämie vor Ondansetron korrigieren.
PG: 10 ST IND (EKO: G) [€ 41,50]

Zofran 4 mg - Filmtabletten 08C

(Z.Nr. 1-19341-P2) RP. P. Parallelimport. A04AA01
V: Orifarm, Leverkusen, Deutschland
Z: 1 Filmtablette enthält: Ondansetron 4 mg (entspr. Ondansetron hydrochlorid-2-Wasser), Lactose 81,875 mg, Cellulose, mikrokristalline, Stärke, vorverkleistert, Magnesium stearat, Hypromellose, Farbstoff, gelb (entspr. Titandioxid) (entspr. Eisenoxid (E 172)).
PG: 10 ST IND (EKO: G) [€ 40,70]

Zofran 8 mg - Filmtabletten 08C

(Z.Nr. 1-19343) RP. P. A04AA01
ZI: Novartis Pharma, Wien
Z: 1 Filmtablette enthält: Ondansetron 8 mg (entspr. Ondansetron hydrochlorid-2-Wasser), Lactose 163,75 mg, Cellulose, mikrokristalline, Stärke, vorverkleistert, Magnesium stearat, Hypromellose, Farbstoff, gelb (entspr. Titandioxid) (entspr. Eisenoxid (E 172)).
Kurzinformation: siehe Zofran 4 mg - Filmtabletten, → S. 1602
PG: 10 ST IND (EKO: G) [€ 61,80]

Zofran 8 mg - Filmtabletten 08C

(Z.Nr. 1-19343-P2) RP. P. Parallelimport. A04AA01
V: Orifarm, Leverkusen, Deutschland
Z: 1 Filmtablette enthält: Ondansetron 8 mg (entspr. Ondansetron hydrochlorid-2-Wasser), Lactose 163,75 mg, Cellulose, mikrokristalline, Stärke, vorverkleistert, Magnesium stearat, Hypromellose, Farbstoff, gelb (entspr. Titandioxid) (entspr. Eisenoxid (E 172)).
PG: 10 ST IND (EKO: G) [€ 60,55]

Zofran - Lösung zum Einnehmen 08C

(Z.Nr. 1-22404) RP. P. A04AA01
ZI: Novartis Pharma, Wien
Z: 1 Messlöffel (5 ml) enthält: Ondansetron 4 mg (entspr. Ondansetron hydrochlorid-2-Wasser), Natriumbenzoat 10 mg, Zitronensäure, Natriumcitrat-2-Wasser, Sorbitlösung 70% (entspr. Sorbit 21 mg), Erdbeer-Aroma (entspr. Ethanol 3 mg), Wasser, gereinigtes.
EW: Serotonin-(5 HT_3)-Rezeptorantagonist; antiemetisch.
AG: Emesis und Nausea durch zytotoxische Chemotherapie und Strahlentherapie sowie postoperativ.
AA: Mit beigefügtem Messlöffel einnehmen, ev. Flüssigkeit nachtrinken.
DO: Erwachsene:
Übelkeit und Erbrechen durch Chemo- und Strahlentherapie: 8 mg 1-2 Std. vor der Therapie sowie 12 Std. später. Bei stark emetischer Chemotherapie bis 24 mg zusammen mit 12 mg Dexamethason-Natrium 1-2 Std. vor der Chemotherapie.
Fortführung mit 2mal tgl. 8 mg über max. 5 Tage.
Prävention von postoperativer Nausea und Emesis: 16 mg oral 1 Std. vor der Narkoseeinleitung.
Therapie von postoperativer Übelkeit: I.v. Gabe.
Kinder ab 6 Monaten und Jugendliche:
Nausea und Erbrechen durch Chemotherapie: Unmittelbar vor der Behandlung 5 mg/m² oder 0,15 mg/kg KG i.v., nach 12 Std. 2-8 mg oral. Fortführung oral mit 2mal tgl. 2-8 mg über max. 5 Tage.
Prävention und Therapie von postoperativer Nausea und Emesis bei Kindern ab 1 Monat: I.v. Gabe.
SST: In der Schwangerschaft nicht empfohlen. Kontrazeption bis 2

Z

Tage nach Behandlungsende empfohlen. Nicht stillen.
NW: Überempfindlichkeit (Atembeschwerden), Kopfschmerzen, Flush, Hitzegefühl, Schluckauf, Obstipation, Sehstörungen (vorübergehende Blindheit), Leber, Krämpfe, extrapyramidale Reaktionen, Serotoninsyndrom (bei versehentlicher Überdosierung bei Säuglingen), Hypotonie, Brustschmerzen, QT-Verlängerung.
WW: Gegenanzeige: Apomorphin. Vorsicht: QT-verlängernde Arzneimittel, kardiotoxische Substanzen (Arrhythmien), starke CYP3A4-Induktoren (Phenytoin, Carbamazepin, Rifampicin) vermindern Ondansetron-Spiegel. Tramadol (analgetischer Effekt abgeschwächt). Serotonerge Arzneimittel (Serotoninsyndrom).
WH: Vorsicht bei Arrhythmien bzw. antiarrhythmischer Therapie, QT-Verlängerung, intestinaler Obstruktion. Auf Atembeschwerden (Überempfindlichkeitsreaktion) bzw. verborgene Blutungen nach adenotonsillären Eingriffen achten. Bei Kindern auf Leberschäden nach Gabe hepatotoxischer Chemotherapeutika achten. Hypokaliämie und Hypomagnesiämie vor Ondansetron korrigieren.
PG: 50 ML IND (EKO: G) [€ 99,60]

Zofran - Zäpfchen 08C

(Z.Nr. 1-22412) RP. P. A04AA01
ZI: Novartis Pharma, Wien
Z: 1 Zäpfchen enthält: Ondansetron 16 mg (entspr. Ondansetron hydrochlorid-2-Wasser), Hartfett.
EW: Serotonin-Antagonist, wirkt auf 5-HT_3-Rezeptoren antiemetisch.
AG: Nausea und Emesis durch Chemo- oder Strahlentherapie.
AA: Rektal. Anwendung nach dem Stuhlgang empfohlen.
DO: 1 Zäpfchen 1-2 Std. vor der emetogenen Behandlung. Verzögerte Emesis: 1mal tgl. 1 Zäpfchen bis zu 5 Tage nach einem Behandlungszyklus. Nicht für Kinder und Jugendliche.
SST: In der Schwangerschaft nicht empfohlen. Kontrazeption bis 2 Tage nach Behandlungsende empfohlen. Nicht stillen.
NW: Überempfindlichkeit (Atembeschwerden), Kopfschmerzen, Flush, Hitzegefühl, Schluckauf, Obstipation, Sehstörungen (vorübergehende Blindheit), Leber, Krämpfe, extrapyramidale Reaktionen, Serotoninsyndrom (bei versehentlicher Überdosierung bei Säuglingen), Hypotonie, Brustschmerzen, QT-Verlängerung.
WW: Gegenanzeige: Apomorphin. Vorsicht: QT-verlängernde Arzneimittel, kardiotoxische Substanzen (Arrhythmien), starke CYP3A4-Induktoren (Phenytoin, Carbamazepin, Rifampicin) vermindern Ondansetron-Spiegel. Tramadol (analgetischer Effekt abgeschwächt). Serotonerge Arzneimittel (Serotoninsyndrom).
WH: Vorsicht bei Arrhythmien bzw. antiarrhythmischer Therapie, QT-Verlängerung, intestinaler Obstruktion. Auf Atembeschwerden (Überempfindlichkeitsreaktion) bzw. verborgene Blutungen nach adenotonsillären Eingriffen achten. Bei Kindern auf Leberschäden nach Gabe hepatotoxischer Chemotherapeutika achten. Hypokaliämie und Hypomagnesiämie vor Ondansetron korrigieren.
PG: 5 ST * (EKO: N) [€ 149,70]

Zofran Zydis 4 mg - Tabletten 08C

(Z.Nr. 1-22512) RP. P. A04AA01
ZI: Novartis Pharma, Wien
Z: 1 Tablette enthält: Ondansetron 4 mg Gelatine, Mannitol, Aspartam 0,625 mg, Natrium methyl-4-hydroxybenzoat 0,056 mg, Natrium propyl-4-hydroxybenzoat 0,0069 mg, Erdbeer-Aroma: Ethanol 0,0015 mg.
EW: Serotonin-(5 HT_3)-Rezeptorantagonist; antiemetisch.
AG: Emesis und Nausea durch zytotoxische Chemotherapie und Strahlentherapie sowie postoperativ.
AA: Tablette auf die Zunge legen, wo sie innerhalb von Sekunden zerfällt. Bei Mundtrockenheit mit reichlich Flüssigkeit einnehmen.
DO: Erwachsene:
Übelkeit und Erbrechen durch Chemo- und Strahlentherapie: 8 mg 1-2 Std. vor der Therapie sowie 12 Std. später. Bei stark emetischer Chemotherapie bis 24 mg zusammen mit 12 mg Dexamethason-Natrium 1-2 Std. vor der Chemotherapie.
Fortführung mit 2mal tgl. 8 mg über max. 5 Tage.
Prävention von postoperativer Nausea und Emesis: 16 mg oral 1 Std. vor der Narkoseeinleitung.
Therapie von postoperativer Übelkeit: I.v. Gabe.
Kinder ab 6 Monaten und Jugendliche:
Nausea und Erbrechen durch Chemotherapie: Unmittelbar vor der Behandlung 5 mg/m² oder 0,15 mg/kg KG i.v., nach 12 Std. 2-8 mg oral. Fortführung oral mit 2mal tgl. 2-8 mg über max. 5 Tage.
Prävention und Therapie von postoperativer Nausea und Emesis bei Kindern ab 1 Monat: I.v. Gabe.
SST: In der Schwangerschaft nicht empfohlen. Kontrazeption bis 2 Tage nach Behandlungsende empfohlen. Nicht stillen.
NW: Überempfindlichkeit (Atembeschwerden), Kopfschmerzen, Flush, Hitzegefühl, Schluckauf, Obstipation, Sehstörungen (vorübergehende Blindheit), Leber, Krämpfe, extrapyramidale Reaktionen, Serotoninsyndrom (bei versehentlicher Überdosierung bei Säuglingen), Hypotonie, Brustschmerzen, QT-Verlängerung.
WW: Gegenanzeige: Apomorphin. Vorsicht: QT-verlängernde Arzneimittel, kardiotoxische Substanzen (Arrhythmien), starke CYP3A4-Induktoren (Phenytoin, Carbamazepin, Rifampicin) vermindern Ondansetron-Spiegel. Tramadol (analgetischer Effekt abgeschwächt). Serotonerge Arzneimittel (Serotoninsyndrom).
WH: Vorsicht bei Arrhythmien bzw. antiarrhythmischer Therapie, QT-Verlängerung, intestinaler Obstruktion. Auf Atembeschwerden (Überempfindlichkeitsreaktion) bzw. verborgene Blutungen nach adenotonsillären Eingriffen achten. Bei Kindern auf Leberschäden nach Gabe hepatotoxischer Chemotherapeutika achten. Hypokaliämie und Hypomagnesiämie vor Ondansetron korrigieren.
PG: 10 ST IND (EKO: G) [€ 41,50]

Zofran Zydis 4 mg - Tabletten 08C
(Z.Nr. 1-22512-P1) RP. P. Parallelimport. A04AA01
nicht im Handel.

Zofran Zydis 8 mg - Tabletten 08C

(Z.Nr. 1-22513) RP. P. A04AA01
ZI: Novartis Pharma, Wien
Z: 1 Tablette enthält: Ondansetron 8 mg Gelatine, Mannitol, Aspartam 1,25 mg, Natrium methyl-4-hydroxybenzoat 0,11 mg, Natrium propyl-4-hydroxybenzoat 0,014 mg, Erdbeer-Aroma: Ethanol 0,003 mg.
Kurzinformation: siehe Zofran Zydis 4 mg - Tabletten, → S. 1603
PG: 10 ST IND (EKO: G) [€ 61,80]

Zofran Zydis 8 mg - Tabletten 08C

(Z.Nr. 1-22513-P1) RP. P. Parallelimport. A04AA01
V: Abacus Medicine, Copenhagen, Dänemark
Z: 1 Tablette enthält: Ondansetron 8 mg Gelatine, Mannitol, Aspartam 1,25 mg, Natrium methyl-4-hydroxybenzoat 0,11 mg, Natrium propyl-4-hydroxybenzoat 0,014 mg, Erdbeer-Aroma: Ethanol 0,003 mg.
PG: 10 ST IND (EKO: G) [€ 60,55]

Zofran Zydis 8 mg - Tabletten 08C

(Z.Nr. 1-22513-P2) RP. P. Parallelimport. A04AA01
V: Orifarm, Leverkusen, Deutschland
Z: 1 Tablette enthält: Ondansetron 8 mg Gelatine, Mannitol, Aspartam 1,25 mg, Natrium methyl-4-hydroxybenzoat 0,11 mg, Natrium propyl-4-hydroxybenzoat 0,014 mg, Erdbeer-Aroma: Ethanol 0,003 mg.
PG: 10 ST IND (EKO: G) [€ 60,55]

Zofran Zydis 8 mg - Tabletten 08C

(Z.Nr. 1-22513-P3) RP. P. Parallelimport. A04AA01
V: Eurim-Pharm, Salzburg
Z: 1 Tablette enthält: Ondansetron 8 mg Gelatine, Mannitol, Aspartam 1,25 mg, Natrium methyl-4-hydroxybenzoat 0,11 mg, Natrium propyl-4-hydroxybenzoat 0,014 mg, Erdbeer-Aroma: Ethanol 0,003 mg.
PG: 10 ST IND (EKO: G) [€ 60,55]

Zoladex Depot 3,6 mg - Implantat 55D01, 29D04, 29C03

(Z.Nr. 1-18860) NR. P. L02AE03
ZI: AstraZeneca Österreich, Wien
Z: 1 Implantat enthält: Goserelin 3,6 mg (entspr. Goserelin acetat 3,8 mg), Milchsäure, Glycolsäure-Copolymer.
EW: Gonadorelin-Analogon, senkt Testosteronspiegel bzw. Östradiolspiegel.
AG: Hormonabhängiges Prostatakarzinom; Fortgeschrittenes Mammakarzinom bei Frauen vor der Menopause; Adjuvante Therapie des frühen, für eine Hormonbehandlung geeigneten Mammakarzinoms bei prä- und perimenopausalen Frauen, in Kombination mit Chemotherapie und Tamoxifen. Präoperative Therapie uteriner Myome; Präoperative Behandlung vor Endometrium- resektion; Endometriose: Symptomatische, laparoskopisch gesicherte Endometriose, wenn eine Unterdrückung der ovariellen Hormonbildung ange- zeigt ist, sofern die Erkrankung nicht primär einer chirurgischen Thera- pie bedarf; Assistierte Reproduktion: Hypophysäre Downregulation zur Vor- bereitung für die kontrollierte ovarielle Stimulation (Superovulation).
AA: S.c.
DO: Alle 28 Tage 1 Implantat, einmalige Applikation zur assistierten Reproduktion. Nicht für Kinder und Jugendliche.
Details siehe Austria-Codex - Fachinformation.
SST: Gegenanzeige. Nicht hormoneller Kontrazeptionsschutz empfohlen, bis die Menstruation wieder eintritt.
NW: Mann: Hitzewallungen, Potenz- und Libidoverlust; initial verstärkte Tumorschmerzen ("Flare-up"). Verringerung der Glukosetoleranz, Herzin- suffizienz, Myokardinfarkt, Gewichtszunahme.
Frau: Inital "Flare-up", später Menopausensymptome (wie Ovarektomie), Entzugsblutungen, Depressionen, Arthralgie, Hautausschlag, Haarausfall, lokale Reizung. Abnahme der Knochendichte, bei Knochenmetastasen, Hyper- kalzämie, hypophysäre Apople-

xie, Ovarialzysten, Harnleiterobstruktion, Gewichtszunahme, Verletzungen an der Injektionsstelle.
WW: Vorsicht: QT-verlängernde Substanzen, Methadon, Moxifloxacin, Neuroleptika.
WH: Vorsicht bei Osteoporoserisiko oder Risiko für Harnleiterobstruktion oder Rückenmarkskompression, Cervixdilatation, Depression, Bluthochdruck, QT-Verlängerung, schweren Nierenschäden, niedrigem BMI oder unter Antikoagulationstherapie. Kontrolle der Serumtestosteronspiegel. Orale Kontrazeptiva vor Be- handlungsbeginn absetzen. Nur bei Frauen über 18 Jahren und maximal 6 Monate anwenden. Positiver Antidopingtest möglich.
PG: 1 ST IND (2) (EKO: G) [€ 232,00]

Zoladex Depot 3,6 mg - Implantat 55D01, 29D04, 29C03
(Z.Nr. 1-18860-P2/P4) NR. P. Parallelimport. L02AE03
V: Eurim-Pharm, Salzburg
Z: 1 Implantat enthält: Goserelin 3,6 mg (entspr. Goserelin acetat 3,8 mg), Milchsäure, Glycolsäure-Copolymer.
PG: 1 ST IND (2) (EKO: G) [€ 227,15]

Zoladex Depot 3,6 mg - Implantat 55D01, 29D04, 29C03
(Z.Nr. 1-18860-P6/P7/P8) NR. P. Parallelimport. L02AE03
V: Haemato Pharm, Schönefeld, Deutschland
Z: 1 Implantat enthält: Goserelin 3,6 mg (entspr. Goserelin acetat 3,8 mg), Milchsäure, Glycolsäure-Copolymer.
PG: 1 ST IND (2) (EKO: G) [€ 227,15]

Zoladex Depot 3,6 mg - Implantat 55D01, 29D04, 29C03
(Z.Nr. 1-18860-P9) NR. P. Parallelimport. L02AE03
V: EMRAmed Arzneimittel, Trittau, Deutschland
Z: 1 Implantat enthält: Goserelin 3,6 mg (entspr. Goserelin acetat 3,8 mg), Milchsäure, Glycolsäure-Copolymer.
PG: 1 ST IND (2) (EKO: G) [€ 227,35]

Zoladex Depot 3,6 mg - Implantat 55D01, 29D04, 29C03
(Z.Nr. 1-18860-P10) NR. P. Parallelimport. L02AE03
V: Abacus Medicine, Copenhagen, Dänemark
Z: 1 Implantat enthält: Goserelin 3,6 mg (entspr. Goserelin acetat 3,8 mg), Milchsäure, Glycolsäure-Copolymer.
PG: 1 ST IND (2) (EKO: G) [€ 227,15]

Zoladex Depot 3,6 mg - Implantat 55D01, 29D04, 29C03
(Z.Nr. 1-18860-P11) NR. P. Parallelimport. L02AE03
V: Orifarm, Leverkusen, Deutschland
Z: 1 Implantat enthält: Goserelin 3,6 mg (entspr. Goserelin acetat 3,8 mg), Milchsäure, Glycolsäure-Copolymer.
PG: 1 ST IND (2) (EKO: G) [€ 227,15]

Zoladex Depot 10,8 mg - Implantat 55D01, 29D04
(Z.Nr. 1-21236) NR. P. L02AE03
ZI: AstraZeneca Österreich, Wien
Z: 1 Implantat enthält: Goserelin 10,8 mg (entspr. Goserelin acetat 11,4 mg), Milchsäure, Glycolsäure-Copolymer.
EW: Gonadorelin - Analogen, senkt Testosteronspiegel.
AG: Fortgeschrittenes, hormonabhängiges Prostatakarzinom; Endometriose.
DO: Alle 13 Wochen (Mann) bzw. 12 Wochen (Frau) 1 Implantat s.c. unter die Bauchhaut.
SST: Gegenanzeige. Nicht hormoneller Kontrazeptionsschutz empfohlen, bis die Menstruation wieder eintritt.
NW: Mann: Hitzewallungen, Potenz- und Libidoverlust; initial verstärkte Tumorschmerzen ("Flare-up"). Verringerung der Glukosetoleranz, Herzin- suffizienz, Myokardinfarkt, Gewichtszunahme.
Frau: Inital "Flare-up", später Menopausensymptome (wie Ovarektomie), Entzugsblutungen, Depressionen, Arthralgie, Hautausschlag, Haarausfall, lokale Reizung. Abnahme der Knochendichte, bei Knochenmetastasen, Hyper- kalzämie, hypophysäre Apoplexie, Ovarialzysten, Harnleiterobstruktion, Gewichtszunahme, Verletzungen an der Injektionsstelle.
WW: Vorsicht: QT-verlängernde Substanzen, Methadon, Moxifloxacin, Neuroleptika.
WH: Vorsicht bei Osteoporoserisiko oder Risiko für Harnleiterobstruktion oder Rückenmarkskompression, Cervixdilatation, Depression, Bluthochdruck, QT-Verlängerung, schweren Nierenschäden, niedrigem BMI oder unter Antikoagulationstherapie. Kontrolle der Serumtestosteronspiegel. Orale Kontrazeptiva vor Be- handlungsbeginn absetzen. Nur bei Frauen über 18 Jahren und maximal 6 Monate anwenden. Positiver Antidopingtest möglich.
PG: 1 ST IND (EKO: G) [€ 571,60]

Zoladex Depot 10,8 mg - Implantat 55D01, 29D04
(Z.Nr. 1-21236-P3) NR. P. Parallelimport. L02AE03
V: Haemato Pharm, Schönefeld, Deutschland
Z: 1 Implantat enthält: Goserelin 10,8 mg (entspr. Goserelin acetat 11,4 mg), Milchsäure, Glycolsäure-Copolymer.
PG: 1 ST IND (EKO: G) [€ 560,65]

Zoladex Depot 10,8 mg - Implantat 55D01, 29D04
(Z.Nr. 1-21236-P4) NR. P. Parallelimport. L02AE03
V: EMRAmed Arzneimittel, Trittau, Deutschland
Z: 1 Implantat enthält: Goserelin 10,8 mg (entspr. Goserelin acetat 11,4 mg), Milchsäure, Glycolsäure-Copolymer.
PG: 1 ST IND (EKO: G) [€ 560,80]

Zoladex Depot 10,8 mg - Implantat 55D01, 29D04
(Z.Nr. 1-21236-P5) NR. P. Parallelimport. L02AE03
V: Abacus Medicine, Copenhagen, Dänemark
Z: 1 Implantat enthält: Goserelin 10,8 mg (entspr. Goserelin acetat 11,4 mg), Milchsäure, Glycolsäure-Copolymer.
PG: 1 ST IND (EKO: G) [€ 560,70]

Zoladex Depot 10,8 mg - Implantat 55D01, 29D04
(Z.Nr. 1-21236-P6) NR. P. Parallelimport. L02AE03
V: Eurim-Pharm, Salzburg
Z: 1 Implantat enthält: Goserelin 10,8 mg (entspr. Goserelin acetat 11,4 mg), Milchsäure, Glycolsäure-Copolymer.
PG: 1 ST IND (EKO: G) [€ 560,35]

Zoladex Depot 10,8 mg - Implantat 55D01, 29D04
(Z.Nr. 1-21236-P7) NR. P. Parallelimport. L02AE03
V: Orifarm, Leverkusen, Deutschland
Z: 1 Implantat enthält: Goserelin 10,8 mg (entspr. Goserelin acetat 11,4 mg), Milchsäure, Glycolsäure-Copolymer.
PG: 1 ST IND (EKO: G) [€ 560,65]

Zoldem 5 mg - Filmtabletten 32A04
(Z.Nr. 1-24306) NR. P1. P. nicht im Handel. N05CF02

Zoldem 10 mg - Filmtabletten 32A04
(Z.Nr. 1-24307) NR. P1. P. N05CF02
ZI: G.L. Pharma, Lannach
Z: 1 Filmtablette enthält: Zolpidem tartrat 10 mg, Tablettenkern: Lactose 90,4 mg (entspr. Lactose monohydrat), Cellulose, mikrokristalline, Carboxymethylstärke, Natrium Typ A (entspr. Natrium < 1 mmol) (entspr. → < 23 mg), Magnesium stearat, Hypromellose; Filmüberzug: Hypromellose, Titandioxid, Macrogol 400.
EW: Benzodiazepin-ähnliches Hypnotikum.
AG: Kurzzeitbehandlung von schweren Schlafstörungen.
AA: Unmittelbar vor dem Schlafengehen mit Flüssigkeit einnehmen. Keine erneute Gabe in derselben Nacht.
DO: TD 10 mg, bei älteren oder geschwächten Patienten und bei Leberinsuffizienz 5 mg. MTD 10 mg. Möglichst kurz (einschließlich Absetzphase max. 4 Wochen) anwenden. Für Kinder und Jugendliche nicht empfohlen.
GA: Schwere Leberinsuffizienz, Schlafapnoe-Syndrom, Myasthenia gravis, schwere Ateminsuffizienz.
SST: In der Schwangerschaft nicht empfohlen, in der Stillzeit nicht anwenden.
NW: Schläfrigkeit und psychomotorische Störungen am folgenden Tag, ZNS-Dämpfung, Magen/Darm, Sehstörungen, Haut, anterograde Amnesie, psychiatrische und paradoxe Reaktionen, Somnambulismus, Depression, Suizidalität, Stürze, Muskelschwäche, Rückenschmerzen, Atemwegsinfektionen.
WW: Nicht empfohlen: Fluvoxamin, Ciprofloxacin, Johanniskraut. Besondere Vorsicht: Opioide (Atemdepression). Vorsicht: ZNS-Dämpfer verstärkt, Muskelrelaxantien, CYP3A-Induktoren (Zolpidem abeschwächt). Cave Alkohol.
GE: Toleranz und Abhängigkeit möglich.
WH: Auf Abhängigkeit achten. Beim Absetzen Rebound-Insomnie möglich. Vorsicht bei Nierenschäden, chronisch respiratorischer Insuffizienz, QT- Syndrom, Depressionen, Alkohol- und Drogen-

missbrauch in der Anamnese. Verkehrshinweis (mindestens 8 Std. Abstand zur Einnahme des Arzneimittels). Zur primären Behandlung von Psychosen nicht empfohlen.
Bei Überdosierung Schläfrigkeit bis Koma. Antidot: Flumazenil möglich.
PG: 10 ST (2) (EKO: G) [€ 2,20], 30 ST * (EKO: N) [€ 10,80]

Zoledronsäure Accord 4 mg/100 ml - Infusionslösung 38C01
(Z.Nr. 1-38353) RP. P. nicht im Handel. M05BA08

Zoledronsäure Accord 4 mg/5 ml - Konzentrat zur Herstellung einer Infusionslösung 38C01

(Z.Nr. EU/1/13/834/*) RP. P. M05BA08
ZI: Accord Healthcare, Barcelona, Spanien
Z: 1 Durchstechflasche mit 5 ml Konzentrat enthält: Zoledronsäure 4 mg (entspr. Zoledronsäuremonohydrat), Mannitol, Natrium citrat, Wasser für Injektionszwecke.
EW: Bisphosphonat, hemmt Knochenresorption.
AG: Tumorinduzierte Hyperkalzämie, Prävention skelettbezogener Komplikationen bei Tumorerkrankungen.
AA: I.v. Infusion in 100 ml einer sterilen 0,9% NaCl oder 5% Glukoselösung.
DO: 4 mg alle 3-4 Wochen. Patienten ausreichend hydrieren. Bei Kindern nicht anwenden.
SST: Nicht anwenden.
NW: Fieber, grippeähnliche Symptome, Abfall von Serumphosphat und Serumkalzium (auch schwere Hypokalzämie mit Herzrhythmusstörungen und Krämpfen), Magen/Darm, lokale Reaktionen, Haut, Konjunktivitis, Hypomagnesiämie, Niere, Blutbild (Anämie), selten Osteonekrosen (vorwiegend im Kieferbereich), atypische Femurfrakturen, Hypotonie.
WW: Vorsicht: Aminoglykoside (Serumkalzium erniedrigt), nephrotoxische Arzneimittel, Thalidomid (Niere), anti-angiogenetische Arzneimittel.
WH: Serumspiegel von Kalzium, Phosphat und Magnesium überwachen. Auf Osteonekrosen im Kieferbereich achten. Gute Mundhygiene erforderlich.
Vorsicht bei Nierenschäden. Vor jeder Gabe Serumkreatinin bestimmen. Behandlungseffekt bei Knochenmetastasen setzt nach 2-3 Monaten ein.
PG: 1 ST IND (2) (EKO: G) [€ 97,15]

Zoledronsäure Actavis 4 mg/5 ml - Konzentrat zur Herstellung einer Infusionslösung 38C01
(Z.Nr. EU/1/12/759/*) RP. P. nicht im Handel. M05BA08

Zoledronsäure Fresenius Kabi 4 mg/5 ml - Konzentrat zur Herstellung einer Infusionslösung 38C01

(Z.Nr. 1-31825) RP. P. M05BA08
ZI: Fresenius Kabi Austria, Graz
Z: 1 Durchstechflasche mit 5 ml Konzentrat enthält: Zoledronsäure 4 mg (entspr. Zoledronsäuremonohydrat), Mannitol, Natrium citrat, Wasser für Injektionszwecke.
Kurzinformation: siehe Zoledronsäure Accord 4 mg/5 ml - Konzentrat zur Herstellung einer Infusionslösung, → S. 1605
PG: 1 ST IND (2) (EKO: G) [€ 119,55], 10 ST * (EKO: N) [€ 1.016,85]

Zoledronsäure G.L. 5 mg/100 ml - Infusionslösung 38C01
(Z.Nr. 1-31672) RP. P. nicht im Handel. M05BA08

Zoledronsäure G.L. 4 mg/5 ml - Konzentrat zur Herstellung einer Infusionslösung 38C01
(Z.Nr. 1-31671) RP. P. nicht im Handel. M05BA08

Zoledronsäure-hameln 4 mg/5 ml - Konzentrat zur Herstellung einer Infusionslösung 38C01
(Z.Nr. 1-36201) RP. P. nicht im Handel. M05BA08

Zoledronsäure Hikma 4 mg/5 ml - Konzentrat zur Herstellung einer Infusionslösung 38C01
(Z.Nr. 1-31747) RP. P. nicht im Handel. M05BA08

Zoledronsäure Hospira 4 mg/100 ml - Infusionslösung 38C01
(Z.Nr. EU/1/12/800/*) RP. P. nicht im Handel. M05BA08

Zoledronsäure Hospira 5 mg/100 ml - Infusionslösung 38C01
(Z.Nr. EU/1/12/800/*) RP. P. nicht im Handel. M05BA08

Zoledronsäure Hospira 4 mg/5 ml - Konzentrat zur Herstellung einer Infusionslösung 38C01
(Z.Nr. EU/1/12/800/*) RP. P. nicht im Handel. M05BA08

Zoledronsäure medac 4 mg/100 ml - Infusionslösung 38C01
(Z.Nr. EU/1/12/779/*) RP. P. nicht im Handel. M05BA08

Zoledronsäure Mylan 4 mg/5 ml - Konzentrat zur Herstellung einer Infusionslösung 38C01
(Z.Nr. EU/1/12/786/*) RP. P. nicht im Handel. M05BA08

Zoledronsäure Noridem 4 mg/5 mL - Konzentrat zur Herstellung einer Infusionslösung 38C01
(Z.Nr. 1-31882) RP. P. nicht im Handel. M05BA08

Zoledronsäure Sandoz 4 mg/100 ml - Infusionslösung 38C01

(Z.Nr. 1-31349) RP. P. M05BA08
ZI: Sandoz, Kundl
Z: 1 Flasche mit 100 ml Infusionslösung enthält: Zoledronsäure 4 mg (entspr. Zoledronsäuremonohydrat 4,264 mg), Mannitol, Natrium citrat (entspr. Natrium 0,245 mmol) (entspr. → 5,63 mg), Wasser für Injektionszwecke.
EW: Bisphosphonat, hemmt Knochenresorption.
AG: Tumorinduzierte Hyperkalzämie, Prävention skelettbezogener Komplikationen bei Tumorerkrankungen.
AA: I.v. Infusion.
DO: 4 mg alle 3-4 Wochen. Patienten ausreichend hydrieren. Bei Kindern nicht anwenden.
SST: Nicht anwenden.
NW: Fieber, grippeähnliche Symptome, Abfall von Serumphosphat und Serumkalzium (auch schwere Hypokalzämie mit Herzrhythmusstörungen und Krämpfen), Magen/Darm, lokale Reaktionen, Haut, Konjunktivitis, Hypomagnesiämie, Niere, Blutbild (Anämie), selten Osteonekrosen (vorwiegend im Kieferbereich), atypische Femurfrakturen, Hypotonie.
WW: Vorsicht: Aminoglykoside (Serumkalzium erniedrigt), nephrotoxische Arzneimittel, Thalidomid (Niere), Angiogenese-Inhibitoren (Kieferknochennekrosen).
WH: Serumspiegel von Kalzium, Phosphat und Magnesium überwachen. Auf Osteonekrosen im Kieferbereich achten. Gute Mundhygiene erforderlich.
Vorsicht bei Nierenschäden. Vor jeder Gabe Serumkreatinin bestimmen. Behandlungseffekt bei Knochenmetastasen setzt nach 2-3 Monaten ein.
PG: 1 ST IND (2) (EKO: G) [€ 119,55]

Zoledronsäure Sandoz 5 mg/100 ml - Infusionslösung 38C01
(Z.Nr. 1-31340) RP. P. nicht im Handel. M05BA08

Zoledronsäure Sandoz 4 mg/5 ml - Konzentrat zur Herstellung einer Infusionslösung 38C01
(Z.Nr. 1-31348) RP. P. nicht im Handel. M05BA08

Zoledronsäure Stada 4 mg/100 ml - Infusionslösung 38C01
(Z.Nr. 1-35317) RP. P. nicht im Handel. M05BA08

Zoledronsäure Stada 5 mg/100 ml - Infusionslösung 38C01
(Z.Nr. 1-37635) RP. P. nicht im Handel. M05BA08

Zoledronsäure Teva 4 mg/5 ml - Konzentrat zur Herstellung einer Infusionslösung 38C01
(Z.Nr. EU/1/12/771/*) RP. P. nicht im Handel. M05BA08

Zoletil 100 (50 mg/ml + 50 mg/ml) - Lyophilisat und Lösungsmittel zur Herstellung einer Injektionslösung für Hunde und Katzen 811AZ

(Z.Nr. 8-36799) NR. P1. P. QN01AX99
ZI: Virbac, Carros, Frankreich
Z: 1 ml der rekonstituierten Lösung enthält: Tiletamin 50 mg (entspr. Tiletamin hydrochlorid), Zolazepam 50 mg (entspr. Zolazepam hydrochlorid), Natrium sulfat, Lactose monohydrat, Lösungsmittelflasche: Wasser für Injektionszwecke.
EW: Anästhetische Kombination.
AG: Allgemeinanästhesie bei Hund und Katze.
AA: I.m.oder i.v. nach Lösen im beiliegenden Lösungsmittel.
DO: Hunde: Je nach Eingriff 7-25 mg/kg KG i.m. oder 5-10 mg/kg KG i.v.
Katzen: Je nach Eingriff 10-15 mg/kg KG i.m. oder 5-7,5 mg/kg KG i.v.
GA: Schwere Herz-, Lungen-, Nieren-, Pankreas-, Leberschäden, schwerer Bluthochdruck, Kopftrauma, intrakraniale Tumore; Kaninchen.
SST: Nutzen/Risiko-Abwägung. Nicht bei Sectio anwenden (Atemdepression bei Neugeborenen).
NW: Katzen: Schmerz bei der Injektion. Sehr selten ZNS (Krämpfe, Koma).
Dyspnoe, Hyperthermie oder Hypothermie, Hypersalivation,

erschwertes Aufwachen.
WW: Chloramphenicol nicht anwenden. Vorsicht: Andere (Prä)anästhetika (Dosisreduktion).
WH: Sedierende Wirkung hält bei Hunden weniger lange als die anästhetische Wirkung. Tiere 12 Std. vor der Anästhesie fasten. Antiparasitenhalsbänder 24 Std. vor der Anästhesie entfernen.
PG: 1 ST VT [€ 52,20]

▼ *Zolgensma 2 x 10^13 Vektorgenome/ml - Infusionslösung* 56C06
(Z.Nr. EU/1/20/1443/*) NR. P. T. nicht im Handel. M09AX09

Zolmitriptan 1A Pharma 2,5 mg - Filmtabletten 43F
(Z.Nr. 1-30734) RP. P. N02CC03
ZI: 1A Pharma, Wien
Z: 1 Tablette enthält: Zolmitriptan 2,5 mg, Tablettenkern: Lactose 83 mg, Siliciumdioxid, hochdispers, wasserfrei, Cellulose, mikrokristalline, Crospovidon, Magnesium stearat; Tablettenüberzug: (entspr. Hypromellose) (entspr. Hydroxypropylcellulose) (entspr. Macrogol) (entspr. Eisenoxid gelb) (entspr. Titandioxid) (entspr. Talkum).
EW: Serotonin (5-$HT_{1B/1D}$)-Agonist.
AG: Akutbehandlung der Migräne mit oder ohne Aura.
AA: Oral unzerkaut mit Wasser einnehmen. So früh wie möglich nach Beginn der Migräne einnehmen.
DO: ED 2,5 mg; bei Nichtansprechen bei Folgeattacken ED bis 5 mg. Zweite Dosis frühestens 2 Std. nach der ersten Dosis. MTD 10 mg bzw. 2 ED. Für Kinder und Jugendliche nicht empfohlen.
GA: Hypertonie, Myokardinfarkt, koronare Herzkrankheit, periphere Durchblutungsstörungen, Herzrhythmusstörungen, Apoplexie, schwere Nierenschäden.
SST: Nutzen/Risiko-Abwägung, 24 Std. nach der Einnahme nicht stillen.
NW: Magen/Darm, ZNS, Myalgie, Asthenie, Herz/Kreislauf, bei Überdosierung Sedierung. Serotonin-Syndrom.
WW: Gegenanzeige: Ergotamin, Methysergid oder andere 5-HT_1-Agonisten (24 Std. Abstand). Vorsicht: Moclobemid, Cimetidin, Fluvoxamin, Chinolone (MTD 5 mg Zolmitriptan).
WH: Nur bei eindeutiger Diagnose einsetzen. Vor Therapiebeginn andere neurologische Erkrankungen ausschließen. Bei Personen über 65 Jahren nicht empfohlen.
Nicht an Patienten mit Verdacht auf nicht diagnostizierte Herzkrankheit verabreichen. Verkehrshinweis.
PG: 3 ST IND (EKO: G) [€ 12,10], 6 ST IND (EKO: G) [€ 22,70]

Zolmitriptan 1A Pharma 2,5 mg - Schmelztabletten 43F
(Z.Nr. 1-30735) RP. P. N02CC03
ZI: 1A Pharma, Wien
Z: 1 Tablette enthält: Zolmitriptan 2,5 mg, Cellulose, mikrokristalline, verkieselte, Crospovidon, Natriumhydrogencarbonat, Citronensäure, wasserfreie, Siliciumdioxid, hochdispers, wasserfrei, Mannitol, Orangen-Aroma, Aspartam 2,5 mg, Magnesium stearat.
EW: Serotonin (5-$HT_{1B/1D}$)-Agonist.
AG: Akutbehandlung der Migräne mit oder ohne Aura.
AA: Tablette auf die Zunge legen.
DO: ED 2,5 mg; bei Nichtansprechen bei Folgeattacken ED bis 5 mg. Zweite Dosis frühestens 2 Std. nach der ersten Dosis. MTD 10 mg bzw. 2 ED. Für Kinder und Jugendliche nicht empfohlen.
GA: Hypertonie, Myokardinfarkt, koronare Herzkrankheit, periphere Durchblutungsstörungen, Herzrhythmusstörungen, Apoplexie, schwere Nierenschäden.
SST: Nutzen/Risiko-Abwägung, 24 Std. nach der Einnahme nicht stillen.
NW: Magen/Darm, ZNS, Myalgie, Asthenie, Herz/Kreislauf, bei Überdosierung Sedierung. Serotonin-Syndrom.
WW: Gegenanzeige: Ergotamin, Methysergid oder andere 5-HT_1-Agonisten (24 Std. Abstand). Vorsicht: Moclobemid, Cimetidin, Fluvoxamin, Chinolone (MTD 5 mg Zolmitriptan).
WH: Nur bei eindeutiger Diagnose einsetzen. Vor Therapiebeginn andere neurologische Erkrankungen ausschließen. Bei Personen über 65 Jahren nicht empfohlen.
Nicht an Patienten mit Verdacht auf nicht diagnostizierte Herzkrankheit verabreichen. Verkehrshinweis.
PG: 2 ST IND (2) (EKO: G) [€ 8,05], 6 ST IND (EKO: G) [€ 22,70]

Zolmitriptan Sandoz 2,5 mg - Schmelztabletten 43F
(Z.Nr. 1-30733) RP. P. N02CC03
ZI: Sandoz, Kundl
Z: 1 Tablette enthält: Zolmitriptan 2,5 mg, Cellulose, mikrokristalline, verkieselte, Crospovidon, Natriumhydrogencarbonat, Citronensäure, wasserfreie, Siliciumdioxid, hochdispers, wasserfrei, Mannitol, Orangen-Aroma, Aspartam 2,5 mg, Magnesium stearat.
Kurzinformation: siehe Zolmitriptan 1A Pharma 2,5 mg - Schmelztabletten, → S. 1606
PG: 2 ST IND (2) (EKO: G) [€ 8,10], 6 ST IND (EKO: G) [€ 22,75]

Zolmitriptan Stada 2,5 mg - Schmelztabletten 43F
(Z.Nr. 1-29610) RP. P. N02CC03
ZI: Stada Arzneimittel, Wien
Z: 1 Schmelztablette enthält: Zolmitriptan 2,5 mg, Mannitol, Maltodextrin, Cellulose, mikrokristalline, Crospovidon Typ A, Natriumhydrogencarbonat, Citronensäure, wasserfreie, Siliciumdioxid, hochdispers, wasserfrei, Saccharin natrium, Magnesium stearat, Menthol Aroma: (entspr. Maltodextrin) (entspr. Menthol) (entspr. Maisstärke, modifiziert).
EW: Serotonin (5-$HT_{1B/1D}$)-Agonist.
AG: Akutbehandlung der Migräne mit oder ohne Aura.
AA: Tablette auf die Zunge legen, nach Auflösen schlucken.
DO: ED 2,5 mg; bei Nichtansprechen bei Folgeattacken ED bis 5 mg. Zweite Dosis frühestens 2 Std. nach der ersten Dosis. MTD 10 mg bzw. 2 ED. Für Kinder und Jugendliche nicht empfohlen.
GA: Hypertonie, Myokardinfarkt, koronare Herzkrankheit, periphere Durchblutungsstörungen, Herzrhythmusstörungen, Apoplexie, schwere Nierenschäden.
SST: Nutzen/Risiko-Abwägung, 24 Std. nach der Einnahme nicht stillen.
NW: Magen/Darm, ZNS, Myalgie, Asthenie, Herz/Kreislauf, bei Überdosierung Sedierung. Serotonin-Syndrom.
WW: Gegenanzeige: Ergotamin, Methysergid oder andere 5-HT_1-Agonisten (24 Std. Abstand). Vorsicht: Moclobemid, Cimetidin, Fluvoxamin, Chinolone (MTD 5 mg Zolmitriptan).
WH: Nur bei eindeutiger Diagnose einsetzen. Vor Therapiebeginn andere neurologische Erkrankungen ausschließen. Bei Personen über 65 Jahren nicht empfohlen.
Nicht an Patienten mit Verdacht auf nicht diagnostizierte Herzkrankheit verabreichen. Verkehrshinweis.
PG: 2 ST IND (2) (EKO: G) [€ 8,05], 6 ST IND (EKO: G) [€ 22,70]

Zolmitriptan Stada 5 mg - Schmelztabletten 43F
(Z.Nr. 1-29611) RP. P. N02CC03
ZI: Stada Arzneimittel, Wien
Z: 1 Schmelztablette enthält: Zolmitriptan 5 mg, Mannitol, Maltodextrin, Cellulose, mikrokristalline, Crospovidon Typ A, Natriumhydrogencarbonat, Citronensäure, wasserfreie, Siliciumdioxid, hochdispers, wasserfrei, Saccharin natrium, Magnesium stearat, Menthol Aroma: (entspr. Maltodextrin) (entspr. Menthol) (entspr. Maisstärke, modifiziert).
Kurzinformation: siehe Zolmitriptan Stada 2,5 mg - Schmelztabletten, → S. 1606
PG: 2 ST IND (2) (EKO: G) [€ 8,10], 6 ST IND (EKO: G) [€ 22,75]

Zolmitriptan Stada 2,5 mg - Tabletten 43F
(Z.Nr. 1-29612) RP. P. N02CC03
ZI: Stada Arzneimittel, Wien
Z: 1 Tablette enthält: Zolmitriptan 2,5 mg, Mannitol, Maltodextrin, Cellulose, mikrokristalline, Crospovidon Typ A, Natriumhydrogencarbonat, Citronensäure, wasserfreie, Siliciumdioxid, hochdispers, wasserfrei, Saccharin natrium, Magnesium stearat, Menthol Aroma (entspr. Maltodextrin) (entspr. Menthol) (entspr. Maisstärke, modifiziert).
Kurzinformation: siehe Zolmitriptan 1A Pharma 2,5 mg - Filmtabletten, → S. 1606
PG: 3 ST IND (EKO: G) [€ 12,10], 6 ST IND (EKO: G) [€ 22,70]

Zolmitriptan Stada 5 mg - Tabletten 43F
(Z.Nr. 1-29613) RP. P. N02CC03
ZI: Stada Arzneimittel, Wien
Z: 1 Tablette enthält: Zolmitriptan 5 mg, Mannitol, Maltodextrin, Cellulose, mikrokristalline, Crospovidon Typ A, Natriumhydrogencarbonat, Citronensäure, wasserfreie, Siliciumdioxid, hochdispers, wasserfrei, Saccharin natrium, Magnesium stearat, Menthol Aroma (entspr. Maltodextrin) (entspr. Menthol) (entspr. Maisstärke, modifiziert).
Kurzinformation: siehe Zolmitriptan 1A Pharma 2,5 mg - Filmtabletten, → S. 1606
PG: 3 ST IND (EKO: G) [€ 12,15], 6 ST IND (EKO: G) [€ 22,75]

Zolpidem G.L. 10 mg - Filmtabletten 32A04
(Z.Nr. 1-29269) NR. P1. P. nicht im Handel. N05CF02

Zolpidem Hexal - Filmtabletten 32A04
(Z.Nr. 1-25579) NR. P1. P. N05CF02
ZI: Hexal Pharma, Wien
Z: 1 Filmtablette enthält: Zolpidem tartrat 10 mg (entspr. Zolpidem 8,03 mg), Tablettenkern: Magnesium stearat, Cellulose, mikrokristalline, Lactose 54 mg (entspr. Lactose monohydrat), Siliciumdioxid, hochdisperses, Carboxymethylstärke, Natrium Typ A, Bernsteinsäure; Tablettenfilm: Lactose monohydrat, Macrogol

4000, Hypromellose, Titandioxid.
EW: Benzodiazepin-ähnliches Hypnotikum.
AG: Kurzzeitbehandlung von schweren Schlafstörungen.
AA: Unmittelbar vor dem Schlafengehen mit Flüssigkeit einnehmen. Keine erneute Gabe in derselben Nacht.
DO: TD 10 mg, bei älteren oder geschwächten Patienten und bei Leberin- suffizienz 5 mg. MTD 10 mg.
Möglichst kurz (einschließlich Absetzphase max. 4 Wochen) anwenden. Für Kinder und Jugendliche nicht empfohlen.
GA: Schwere Leberinsuffizienz, Schlafapnoe-Syndrom, Myasthenia gravis, schwere Ateminsuffizienz.
SST: In der Schwangerschaft nicht empfohlen, in der Stillzeit nicht anwenden.
NW: Schläfrigkeit und psycomotorische Störungen am folgenden Tag, ZNS-Dämpfung, Magen/Darm, Sehstörungen, Haut, anterograde Amnesie, psychiatrische und paradoxe Reaktionen, Somnambulismus, Depression, Suizidalität, Stürze,
WW: Nicht empfohlen: Fluvoxamin, Ciprofloxacin. Besondere Vorsicht: Opioide (Atemdepression). Vorsicht: ZNS-Dämpfer verstärkt. Muskelrelaxantien. Cave Alkohol.
GE: Toleranz und psychische Abhängigkeit möglich.
WH: Auf Abhängigkeit achten. Beim Absetzen Rebound-Insomnie möglich. Vorsicht bei Nierenschäden, chronisch respiratorischer Insuffizienz, QT- Syndrom, Depressionen, Alkohol- und Drogenmissbrauch in der Anamnese. Verkehrshinweis (mindestens 8 Std. Abstand zur Einnahme des Arzneimittels). Zur primären Behandlung von Psychosen nicht empfohlen.
Bei Überdosierung Schläfrigkeit bis Koma. Anwendung von Flumazenil möglich.
PG: 10 ST (2) (EKO: G) [€ 1,80]

Zolpidem "ratiopharm" 10 mg - Filmtabletten — 32A04

(Z.Nr. 1-24238) NR. P1. P. — N05CF02
ZI: Teva, Haarlem, Niederlande
Z: 1 Filmtablette enthält: Zolpidem tartrat 2:1 10 mg, Tablettenkern: Lactose monohydrat 86 mg, Cellulose, mikrokristalline, Carboxymethylstärke, Natrium Typ A, Magnesium stearat, Hypromellose; Tablettenhülle: (entspr. Hypromellose) (entspr. Macrogol 400) (entspr. Titandioxid).
EW: Benzodiazepin-ähnliches Hypnotikum.
AG: Kurzzeitbehandlung von schweren Schlafstörungen.
AA: Unmittelbar vor dem Schlafengehen mit Flüssigkeit einnehmen. Keine erneute Gabe in derselben Nacht.
DO: TD 10 mg, bei älteren oder geschwächten Patienten und bei Leberinsuffizienz 5 mg. MTD 10 mg. Möglichst kurz (einschließlich Absetzphase max. 4 Wochen) anwenden. Für Kinder und Jugendliche nicht empfohlen.
GA: Schwere Leberinsuffizienz, Schlafapnoe-Syndrom, Myasthenia gravis, schwere Ateminsuffizienz.
SST: In der Schwangerschaft nicht empfohlen, in der Stillzeit nicht anwenden.
NW: Schläfrigkeit und psychomotorische Störungen am folgenden Tag, ZNS-Dämpfung, Magen/Darm, Sehstörungen, Haut, anterograde Amnesie, psychiatrische und paradoxe Reaktionen, Somnambulismus, Depression, Suizidalität, Stürze, Muskelschwäche, Rückenschmerzen, Atemwegsinfektionen.
WW: Nicht empfohlen: Fluvoxamin, Ciprofloxacin, Johanniskraut. Besondere Vorsicht: Opioide (Atemdepression). Vorsicht: ZNS-Dämpfer verstärkt, Muskelrelaxantien, CYP3A-Induktoren (Zolpidem abeschwächt). Narkoanalgetika (verstärkte Euphorie), Antidepressiva (visuelle Halluzinationen). Cave Alkohol.
GE: Toleranz und Abhängigkeit möglich.
WH: Auf Abhängigkeit achten. Beim Absetzen Rebound-Insomnie möglich. Vorsicht bei Nierenschäden, chronisch respiratorischer Insuffizienz, QT- Syndrom, Depressionen, Alkohol- und Drogenmissbrauch in der Anamnese. Verkehrshinweis (mindestens 8 Std. Abstand zur Einnahme des Arzneimittels). Zur primären Behandlung von Psychosen nicht empfohlen.
Bei Überdosierung Schläfrigkeit bis Koma. Antidot: Flumazenil möglich.
PG: 10 ST (2) (EKO: G) [€ 2,15], 30 ST * (EKO: N) [€ 8,25]

🐾 Zolvix 25 mg/ml - Lösung zum Eingeben für Schafe — 803A

(Z.Nr. EU/2/09/101/*) RP. P. VNW. — QP52AX09
ZI: Elanco, Cuxhaven, Deutschland
Z: 1 ml enthält: Monepantel 25 mg, all-rac-alpha-Tocopherol, Betacaroten, Maiskeimöl, Propylenglycol, Macrogol glycerolhydroxystearat, Polysorbat 80, Propylenglycol monocaprylat, Propylenglycol dicaprylat.
EW: Anthelminthikum.
AG: Gastrointestinale Infektionen mit Nematoden bei Schafen.
AA: Oral mit Applikator.
DO: Einmalig 2,5 mg Monepantel/kg KG.
SST: Anwendung möglich.
WH: Keine Untersuchen bei Schafen unter 10 kg KG bzw. jünger als 2 Wochen.
VNW: 7 Tage. Nicht für Tiere, deren Milch für menschlichen Verzehr vorgesehen ist.
PG: 500 ML VNW [€ 165,95], 1 L VNW [€ 285,50]

Zom - Globuli — 45X01
(Z.Nr. 3-38081) RPF. P. nicht im Handel. — V03AX

Zom - Tropfen — 45X01

(Z.Nr. 3-00024) RPF. P. — V03AX
ZI: HWS-OTC Service, Mauterndorf
Z: 10 g (= 10,8 ml, 1 ml = 40 Tropfen) enthalten: Acidum silicicum (Homöopathie) D7 1 g, Arnica montana (Homöopathie) D3 1 g, Echinacea angustifolia (Homöopathie) D3 1 g, Mercurius solubilis Hahnemanni (Homöopathie) D8 1 g, Ethanol 0,46 g/ml (entspr. Gesamtethanolgehalt 53,3 % (V/V)), Wasser.
EW: Homöopathikum.
AG: Unterstützend bei Beschwerden in der Mundhöhle.
AA: Direkt auf die Zunge tropfen oder in etwas Wasser vor den Mahlzeiten einnehmen.
DO: 3mal tgl., akut bis 1-2stündlich (max. 12mal tgl.) 20 Tropfen.
Jugendliche: 3mal tgl., akut bis 1-2stündlich (max. 10mal tgl.) 10 Tropfen.
Kinder ab 7 Jahren: 3mal tgl., akut bis 1-2stündlich (max. 8mal tgl.) 5 Tropfen.
SST: Nicht anwenden.
WH: Nicht für Alkoholkranke.
PG: 50 ML * (EKO: N) [€ 12,50], 100 ML * (EKO: N) [€ 21,95]

Zomacton 4 mg - Pulver und Lösungsmittel zur Herstellung einer Injektionslösung — 31B01

(Z.Nr. 1-22377) RP. P. E. — H01AC01
ZI: Ferring Arzneimittel, Wien
Z: 1 Packung enthält: Somatropin 4 mg, hergestellt durch rekombinante DNA-Technologie in Escherichia coli, D-Mannitol, Lösungsmittel: Natriumchlorid, Benzylalkohol 9 mg/ml, Wasser für Injektionszwecke.
EW: Wachstumshormon.
AG: Hypophysärer Minderwuchs von Kindern mit unzureichender Wachstumshormonsekretion. Ullrich-Turner-Syndrom.
AA: S.c.; Injektionsstelle wechseln.
DO: Wachstumshormonmangel bei Kindern: 0,17-0,23 mg/kg KG/Woche in 6-7 ED.
Ullrich-Turner-Syndrom: 0,33 mg/kg KG/Woche in 6-7 ED.
GA: Erfolgter Epiphysenschluss, intrakranielle Läsionen, Anzeichen von Tumoraktivität, Frühgeborene (enthält Benzylalkohol).
SST: In der Schwangerschaft nicht anwenden. Vorsicht in der Stillzeit.
NW: Lokale Reaktionen, Kopfschmerzen, Ödeme, benigne intrakranielle Hypertension, Arthralgie, Myalgie, Diabetes Typ II, Nervensystem, erhöhtes Risiko für weitere Neoplasmen, Pankreatitis, Hypoadrenalismus.
WW: Glukokortikoide (abgeschwächt); Androgene, Östrogene, Anabolika (vorzeitiger Epiphysenfugenschluss), Insulin (Resistenz möglich).
WH: Nur unter Aufsicht eines endokrinologisch erfahrenen Arztes anwenden. Tageshöchstdosis nicht überschreiten. Kontrollen: Blutzucker, Fundoskopie, Schilddrüse. Auf Hinken oder Klagen über Hüft- oder Knieschmerzen bzw. auf Skoliose achten. Nicht bei Prader-Willi-Syndrom anwenden (ausgenommen bei gleichzeitigem Wachstumshormonmangel). Positive Dopingkontrollen möglich.
PG: 5 ST RE1 (EKO: Y) [€ 773,80]

Zomacton 10 mg/ml - Pulver und Lösungsmittel zur Herstellung einer Injektionslösung — 31B01

(Z.Nr. 2-00353) RP. P. E. — H01AC01
ZI: Ferring Arzneimittel, Wien
Z: 1 ml enthält: Somatropin 10 mg, hergestellt durch rekombinante DNA-Technologie in Escherichia coli, Mannitol, Natriummonohydrogenphosphat Dodecahydrat, Natriumdihydrogenphosphat-dihydrat, Lösungsmittel: Metacresol, Wasser für Injektionszwecke.
Kurzinformation: siehe Zomacton 4 mg - Pulver und Lösungsmittel zur Herstellung einer Injektionslösung, → S. 1607
PG: 1 ST RE1 (EKO: Y) [€ 404,70], 5 ST RE1 (EKO: Y) [€ 1.883,85]

Zomarist 50 mg/850 mg - Filmtabletten — 06B06
(Z.Nr. EU/1/08/483/*) NR. P. nicht im Handel. — A10BD08

Zomarist 50 mg/1000 mg - Filmtabletten — 06B06
(Z.Nr. EU/1/08/483/*) NR. P. nicht im Handel. — A10BD08

Zometa 4 mg/100 ml - Infusionslösung 38C01
(Z.Nr. EU/1/01/176/*) RP. P. M05BA08
ZI: Novartis Europharm, Dublin, Irland
Z: 1 Flasche mit 100 ml enthält: Zoledronsäure-1-Wasser 4,264 mg, (entspr. Zoledronsäure 4 mg), Mannitol, Natrium citrat, Wasser für Injektionszwecke.
EW: Bisphosphonat, hemmt Knochenresorption.
AG: Tumorinduzierte Hyperkalzämie, Prävention skelettbezogener Komplikationen bei Tumorerkrankungen.
AA: I.v. Infusion.
DO: 4 mg alle 3-4 Wochen. Patienten ausreichend hydrieren. Bei Kindern nicht anwenden.
SST: Nicht anwenden.
NW: Fieber, grippeähnliche Symptome, Abfall von Serumphosphat und Serumkalzium (auch schwere Hypokalzämie mit Herzrhythmusstörungen und Krämpfen), Magen/Darm, lokale Reaktionen, Haut, Konjunktivitis, Hypomagnesiämie, Niere, Blutbild (Anämie), selten Osteonekrosen (vorwiegend im Kieferbereich), atypische Femurfrakturen, Hypotonie.
WW: Vorsicht: Aminoglykoside (Serumkalzium erniedrigt), nephrotoxische Arzneimittel, Thalidomid (Niere), anti-angiogenetische Arzneimittel.
WH: Serumspiegel von Kalzium, Phosphat und Magnesium überwachen. Auf Osteonekrosen im Kieferbereich achten. Gute Mundhygiene erforderlich.
Vorsicht bei Nierenschäden. Vor jeder Gabe Serumkreatinin bestimmen. Behandlungseffekt bei Knochenmetastasen setzt nach 2-3 Monaten ein.
PG: 1 ST IND (2) (EKO: G) [€ 119,55]

Zometa 4 mg/5 ml - Konzentrat zur Herstellung einer Infusionslösung 38C01
(Z.Nr. EU/1/01/176/*) RP. P. nicht im Handel. M05BA08

Zometa 4 mg/5 ml - Konzentrat zur Herstellung einer Infusionslösung 38C01
(Z.Nr. EU/1/01/176/*) RP. P. Parallelimport. M05BA08
V: Inopha, Ludwigsfelde, Deutschland
Z: 1 Durchstechflasche mit 5 ml Konzentrat enthält: Zoledronsäure 4 mg, (entspr. Zoledronsäure-1-Wasser 4,264 mg), Mannitol, Natrium citrat, Wasser für Injektionszwecke.
PG: 1 ST * (EKO: N) [€ 423,80]

Zometa 4 mg - Pulver und Lösungsmittel zur Herstellung einer Infusionslösung 38C01
(Z.Nr. EU/1/01/176/*) RP. P. nicht im Handel. M05BA08

Zomig 2,5 mg - Filmtabletten 43F
(Z.Nr. 1-22068) RP. P. N02CC03
ZI: Grünenthal, Brunn am Gebirge
Z: 1 Filmtablette enthält: Zolmitriptan 2,5 mg, Lactose, wasserfrei 100 mg, Cellulose, mikrokristalline, Carboxymethylstärke, Natrium Typ A, Magnesium stearat, Hypromellose, Macrogol 400, Macrogol 8000, Eisenoxid gelb, Titandioxid.
Kurzinformation: siehe Zolmitriptan 1A Pharma 2,5 mg - Filmtabletten, → S. 1606
PG: 3 ST IND (EKO: G) [€ 14,70], 6 ST IND (EKO: G) [€ 28,85]

Zomig 5 mg - Filmtabletten 43F
(Z.Nr. 1-22069) RP. P. nicht im Handel. N02CC03

Zomig 2,5 mg - Nasenspray 43F
(Z.Nr. 1-24641) RP. P. nicht im Handel. N02CC03

Zomig 5 mg - Nasenspray 43F
(Z.Nr. 1-24642) RP. P. N02CC03
ZI: Grünenthal, Brunn am Gebirge
Z: 1 Dosis enthält: Zolmitriptan 5 mg, Zitronensäure, wasserfrei, Natrium monohydrogenphosphat, Wasser, gereinigtes.
EW: Serotonin-Agonist.
AG: Akutbehandlung der Migräne mit und ohne Aura, Cluster-Kopfschmerz.
AA: Als Einmaldosis in einem Nasenloch.
DO: Migräne: ED 2,5-5 mg (für Erwachsene und Jugendliche).
Cluster-Kopfschmerz: ED 5-10 mg.
MTD 10 mg.
Für Kinder nicht empfohlen.
GA: Hypertonie, Myokardinfarkt, koronare Herzkrankheit, periphere Durchblutungsstörungen, Herzrhythmusstörungen, Apoplexie, schwere Nierenschäden.
SST: Nutzen/Risiko-Abwägung, 24 Std. nach der Einnahme nicht stillen.
NW: Magen/Darm, ZNS, Myalgie, Asthenie, Herz/Kreislauf, bei Überdosierung Sedierung. Serotonin-Syndrom.
WW: Gegenanzeige: Ergotamin, Methysergid oder andere 5-HT-1-Agonisten (24 Std. Abstand). Vorsicht: Moclobemid, Cimetidin, Fluvoxamin, Chinolone (MTD 5 mg Zolmitriptan).
WH: Nur bei eindeutiger Diagnose einsetzen. Vor Therapiebeginn andere neurologische Erkrankungen ausschließen. Bei Personen über 65 Jahren nicht empfohlen.
Nicht an Patienten mit Verdacht auf nicht diagnostizierte Herzkrankheit verabreichen. Verkehrshinweis.
PG: 2 ST IND (EKO: G) [€ 30,20]

Zomig Rapimelt 2,5 mg - Schmelztabletten 43F
(Z.Nr. 1-23337) RP. P. N02CC03
ZI: Grünenthal, Brunn am Gebirge
Z: 1 Tablette enthält: Zolmitriptan 2,5 mg, Aspartam 5 mg, Citronensäure, wasserfreie, Siliciumdioxid, hochdisperses, Crospovidon, Magnesium stearat, Mannitol, Cellulose, mikrokristalline, Orangen-Aroma SN 027512, Natriumhydrogencarbonat.
EW: Serotonin (5-$HT_{1B/1D}$)-Agonist.
AG: Akutbehandlung der Migräne mit oder ohne Aura.
AA: Tablette auf die Zunge legen und schlucken. Schmelztablette löst sich auf der Zunge auf, Flüssigkeit nicht erforderlich.
DO: ED 2,5 mg; bei Nichtansprechen bei Folgeattacken ED bis 5 mg. Zweite Dosis frühestens 2 Std. nach der ersten Dosis. MTD 10 mg bzw. 2 ED. Für Kinder und Jugendliche nicht empfohlen.
GA: Hypertonie, Myokardinfarkt, koronare Herzkrankheit, periphere Durchblutungsstörungen, Herzrhythmusstörungen, Apoplexie, schwere Nierenschäden.
SST: Nutzen/Risiko-Abwägung, 24 Std. nach der Einnahme nicht stillen.
NW: Magen/Darm, ZNS, Myalgie, Asthenie, Herz/Kreislauf, bei Überdosierung Sedierung. Serotonin-Syndrom.
WW: Gegenanzeige: Ergotamin, Methysergid oder andere 5-HT-1-Agonisten (24 Std. Abstand). Vorsicht: Moclobemid, Cimetidin, Fluvoxamin, Chinolone (MTD 5 mg Zolmitriptan).
WH: Nur bei eindeutiger Diagnose einsetzen. Vor Therapiebeginn andere neurologische Erkrankungen ausschließen. Bei Personen über 65 Jahren nicht empfohlen.
Nicht an Patienten mit Verdacht auf nicht diagnostizierte Herzkrankheit verabreichen. Verkehrshinweis.
PG: 2 ST IND (2) (EKO: G) [€ 10,45], 6 ST IND (EKO: G) [€ 28,85]

Zomig Rapimelt 5 mg - Schmelztabletten 43F
(Z.Nr. 1-25040) RP. P. nicht im Handel. N02CC03

Zonegran 25 mg - Hartkapseln 09A06
(Z.Nr. EU/1/04/307/*) NR. P. N03AX15
ZI: Eisai, Frankfurt, Deutschland
Z: 1 Kapsel enthält: Zonisamid 25 mg, Kapselinhalt: Cellulose, mikrokristalline, Sojabohnenöl, hydriert 0,75 mg, Natriumdodecylsulfat; Kapselhülle: Gelatine, Titandioxid, Schellack, Propylenglykol, Kaliumhydroxid, Eisen(II,III)-oxid.
EW: Antiepileptikum.
AG: Mono- oder Zusatztherapie fokaler Anfälle mit oder ohne Generalisierung.
AA: Oral.
DO: Monotherapie (nur für Erwachsene): TD 1mal tgl. 100 mg über 2 Wochen, dann 1mal tgl. 200 mg über 2 Wochen, dann 1mal tgl. 300 mg. Erhaltungsdosis 1mal tgl. 300-500 mg.
Zusatztherapie: TD 2mal 25 mg über 2 Wochen, dann 2mal 50 mg über 2 Wochen; Steigerung nach Bedarf. Erhaltungsdosis tgl. 300-500 mg in 1 oder 2 ED.
Kinder ab 6 Jahren und Jugendliche: 1mal tgl. 1 mg/kg KG für 1 Woche, dann wöchentlich um 1 mg/kg KG /d steigern. Erhaltungsdosis 1mal tgl. 6-8 mg/kg KG, ab 55 kg KG 300-500 mg.
Vorsichtige Dosierung bei älteren Patienten, Leber-, Nierenschäden.
GA: Sulfonamidallergie.
SST: Fetotoxisch! Strenge Nutzen/Risiko-Abwägung, Kontrazeption bis 1 Monat nach Therapieende erforderlich. Bis 1 Monat nach Therapieende nicht stillen.
NW: ZNS (Schläfrigkeit), Psyche, Anorexie, Augen (Diplopie, sehr selten akute Myopie und sekundäres Engwinkelglaukom), Magen/Darm, Haut (auch schwere Reaktionen, Stevens-Johnson-Syndrom), Fieber, Leber, Niere (Nephrolithiasis), Gewichtsverlust, Hyperchloridämie, metabolische Azidose, Untersuchungen. Bei Kindern verminderte Schweißbildung und Überhitzung (besonders bei heißem Wetter).
WW: Arzneimittel, die Urolithiasis auslösen können; Rifampicin, Topiramat. Vorsicht mit Carboanhydrasehemmern (Topiramat, Acetazolamid) und Anticholinergika (bei Kindern kontraindiziert).
WH: Dosis schrittweise reduzieren. Auf schwere Hautausschläge, Nierensteine, Hitzschlag, Leberschäden, Pankreatitis, Muskelschwäche, metabolische Azidose (besonders bei Kindern), suizidales Verhalten achten. Bei Kindern mit Untergewicht oder Appetitlosigkeit nicht empfohlen. Verkehrshinweis.
PG: 28 ST RE2 (EKO: Y) [€ 25,60]

Zonegran 25 mg - Hartkapseln 09A06
(Z.Nr. EU/1/04/307/*) NR. P. Parallelimport. N03AX15
nicht im Handel.

Zonegran 25 mg - Hartkapseln 09A06
(Z.Nr. EU/1/04/307/*) NR. P. Parallelimport. N03AX15
nicht im Handel.

Zonegran 50 mg - Hartkapseln 09A06
(Z.Nr. EU/1/04/307/*) NR. P. N03AX15
ZI: Eisai, Frankfurt, Deutschland
Z: 1 Kapsel enthält: Zonisamid 50 mg, Kapselinhalt: Cellulose, mikrokristalline, Sojabohnenöl, hydriert 1,5 mg, Natriumdodecylsulfat; Kapselhülle: Gelatine, Titandioxid, Schellack, Propylenglykol, Kaliumhydroxid, Eisen(II,III)-oxid.
Kurzinformation: siehe Zonegran 25 mg - Hartkapseln, → S. 1608
PG: 28 ST RE2 (EKO: Y) [€ 33,95]

Zonegran 50 mg - Hartkapseln 09A06
(Z.Nr. EU/1/04/307/*) NR. P. Parallelimport. N03AX15
nicht im Handel.

Zonegran 50 mg - Hartkapseln 09A06
(Z.Nr. EU/1/04/307/*) NR. P. Parallelimport. N03AX15
V: EMRAmed Arzneimittel, Trittau, Deutschland
Z: 1 Kapsel enthält: Zonisamid 50 mg, Kapselinhalt: Cellulose, mikrokristalline, Sojabohnenöl, hydriert 1,5 mg, Natriumdodecylsulfat; Kapselhülle: Gelatine, Titandioxid, Schellack, Propylenglykol, Kaliumhydroxid, Eisen(II,III)-oxid.
PG: 28 ST RE2 (EKO: Y) [€ 33,00]

Zonegran 50 mg - Hartkapseln 09A06
(Z.Nr. EU/1/04/307/*) NR. P. Parallelimport. N03AX15
nicht im Handel.

Zonegran 50 mg - Hartkapseln 09A06
(Z.Nr. EU/1/04/307/*) NR. P. Parallelimport. N03AX15
nicht im Handel.

Zonegran 50 mg - Hartkapseln 09A06
(Z.Nr. EU/1/04/307/*) NR. P. Parallelimport. N03AX15
V: Orifarm, Leverkusen, Deutschland
Z: 1 Kapsel enthält: Zonisamid 50 mg, Kapselinhalt: Cellulose, mikrokristalline, Sojabohnenöl, hydriert 1,5 mg, Natriumdodecylsulfat; Kapselhülle: Gelatine, Titandioxid, Schellack, Propylenglykol, Kaliumhydroxid, Eisen(II,III)-oxid.
PG: 28 ST RE2 (EKO: Y) [€ 33,00]

Zonegran 100 mg - Hartkapseln 09A06
(Z.Nr. EU/1/04/307/*) NR. P. N03AX15
ZI: Eisai, Frankfurt, Deutschland
Z: 1 Kapsel enthält: Zonisamid 100 mg, Kapselinhalt: Cellulose, mikrokristalline, Sojabohnenöl, hydriert 3 mg, Natriumdodecylsulfat; Kapselhülle: Gelatine, Titandioxid, Allurarot AC 0,147 mg, Gelborange S 0,002 mg, Schellack, Propylenglykol, Kaliumhydroxid, Eisen(II,III)-oxid.
Kurzinformation: siehe Zonegran 25 mg - Hartkapseln, → S. 1608
PG: 28 ST RE2 (EKO: Y) [€ 60,30], 98 ST RE2 (EKO: Y) [€ 174,00]

Zonegran 100 mg - Hartkapseln 09A06
(Z.Nr. EU/1/04/307/*) NR. P. Parallelimport. N03AX15
V: Abacus Medicine, Copenhagen, Dänemark
Z: 1 Kapsel enthält: Zonisamid 100 mg, Kapselinhalt: Cellulose, mikrokristalline, Sojabohnenöl, hydriert 3 mg, Natriumdodecylsulfat; Kapselhülle: Gelatine, Titandioxid, Allurarot AC 0,147 mg, Gelborange S 0,002 mg, Schellack, Propylenglykol, Kaliumhydroxid, Eisen(II,III)-oxid.
PG: 98 ST RE2 (EKO: Y) [€ 170,50]

Zonegran 100 mg - Hartkapseln 09A06
(Z.Nr. EU/1/04/307/*) NR. P. Parallelimport. N03AX15
V: EMRAmed Arzneimittel, Trittau, Deutschland
Z: 1 Kapsel enthält: Zonisamid 100 mg, Kapselinhalt: Cellulose, mikrokristalline, Sojabohnenöl, hydriert 3 mg, Natriumdodecylsulfat; Kapselhülle: Gelatine, Titandioxid, Allurarot AC 0,147 mg, Gelborange S 0,002 mg, Schellack, Propylenglykol, Kaliumhydroxid, Eisen(II,III)-oxid.
PG: 98 ST RE2 (EKO: Y) [€ 173,35]

Zonegran 100 mg - Hartkapseln 09A06
(Z.Nr. EU/1/04/307/*) NR. P. Parallelimport. N03AX15
V: Eurim-Pharm, Salzburg
Z: 1 Kapsel enthält: Zonisamid 100 mg, Kapselinhalt: Cellulose, mikrokristalline, Sojabohnenöl, hydriert 3 mg, Natriumdodecylsulfat; Kapselhülle: Gelatine, Titandioxid, Allurarot AC 0,147 mg, Gelborange S 0,002 mg, Schellack, Propylenglykol, Kaliumhydroxid, Eisen(II,III)-oxid.
PG: 98 ST RE2 (EKO: Y) [€ 169,95]

Zonegran 100 mg - Hartkapseln 09A06
(Z.Nr. EU/1/04/307/*) NR. P. Parallelimport. N03AX15
nicht im Handel.

Zonegran 100 mg - Hartkapseln 09A06
(Z.Nr. EU/1/04/307/*) NR. P. Parallelimport. N03AX15
V: Orifarm, Leverkusen, Deutschland
Z: 1 Kapsel enthält: Zonisamid 100 mg, Kapselinhalt: Cellulose, mikrokristalline, Sojabohnenöl, hydriert 3 mg, Natriumdodecylsulfat; Kapselhülle: Gelatine, Titandioxid, Allurarot AC 0,147 mg, Gelborange S 0,002 mg, Schellack, Propylenglykol, Kaliumhydroxid, Eisen(II,III)-oxid.
PG: 98 ST RE2 (EKO: Y) [€ 170,50]

Zonegran 25 mg - Schmelztabletten 09A06
(Z.Nr. EU/1/04/307/*) NR. P. nicht im Handel. N03AX15

Zonegran 50 mg - Schmelztabletten 09A06
(Z.Nr. EU/1/04/307/*) NR. P. nicht im Handel. N03AX15

Zonegran 100 mg - Schmelztabletten 09A06
(Z.Nr. EU/1/04/307/*) NR. P. nicht im Handel. N03AX15

Zonegran 300 mg - Schmelztabletten 09A06
(Z.Nr. EU/1/04/307/*) NR. P. nicht im Handel. N03AX15

Zonibon 25 mg - Hartkapseln 09A06
(Z.Nr. 1-37102) RP. P. N03AX15
ZI: G.L. Pharma, Lannach
Z: 1 Hartkapsel enthält: Zonisamid 25 mg, Kapselinhalt: Cellulose, mikrokristalline, Magnesium stearat (pflanzlich); Kapselhülle: Titandioxid, Gelatine, Wasser, gereinigtes, Natrium laurylsulfat; Drucktinte: Schellack, Propylenglycol, Ammoniaklösung, konzentriert, Eisenoxid schwarz, Kaliumhydroxid.
Kurzinformation: siehe Zonegran 25 mg - Hartkapseln, → S. 1608
PG: 30 ST IND (EKO: G) [€ 7,05]

Zonibon 50 mg - Hartkapseln 09A06
(Z.Nr. 1-37103) RP. P. N03AX15
ZI: G.L. Pharma, Lannach
Z: 1 Hartkapsel enthält: Zonisamid 50 mg, Kapselinhalt: Cellulose, mikrokristalline, Magnesium stearat (pflanzlich); Kapselhülle: Eisenoxid schwarz, Titandioxid, Gelatine, Wasser, gereinigtes, Natrium laurylsulfat; Drucktinte: Schellack, Propylenglycol, Ammoniaklösung, konzentriert, Eisenoxid schwarz, Kaliumhydroxid.
Kurzinformation: siehe Zonegran 25 mg - Hartkapseln, → S. 1608
PG: 30 ST IND (EKO: G) [€ 14,05]

Zonibon 100 mg - Hartkapseln 09A06
(Z.Nr. 1-37104) RP. P. N03AX15
ZI: G.L. Pharma, Lannach
Z: 1 Hartkapsel enthält: Zonisamid 100 mg, Kapselinhalt: Cellulose, mikrokristalline, Magnesium stearat (pflanzlich); Kapselhülle: Titandioxid, Gelatine, Wasser, gereinigtes, Natrium laurylsulfat; Drucktinte: Schellack, Propylenglycol, Ammoniaklösung, konzentriert, Eisenoxid schwarz, Kaliumhydroxid.
Kurzinformation: siehe Zonegran 25 mg - Hartkapseln, → S. 1608
PG: 30 ST IND (EKO: G) [€ 26,25], 100 ST IND (EKO: G) [€ 72,85]

Zonisamid Aristo 25 mg - Hartkapseln 09A06
(Z.Nr. 1-37373) RP. P. N03AX15
ZI: Aristo Pharma, Berlin, Deutschland
Z: 1 Hartkapsel enthält: Zonisamid 25 mg, Kapselinhalt: Cellulose, mikrokristalline, Macrogol glycerolhydroxystearat, Pflanzenöl, hydriert; Kapselhülle: Titandioxid, Gelatine, Wasser, gereinigtes.
Kurzinformation: siehe Zonegran 25 mg - Hartkapseln, → S. 1608
PG: 28 ST IND (3) (EKO: G) [€ 6,55]

Zonisamid Aristo 50 mg - Hartkapseln 09A06
(Z.Nr. 1-37374) RP. P. N03AX15
ZI: Aristo Pharma, Berlin, Deutschland
Z: 1 Hartkapsel enthält: Zonisamid 50 mg, Kapselinhalt: Cellulose, mikrokristalline, Macrogol glycerolhydroxystearat, Pflanzenöl, hydriert; Kapselhülle: Titandioxid, Gelatine, Eisen(II,III)-oxid, Wasser, gereinigtes.
Kurzinformation: siehe Zonegran 25 mg - Hartkapseln, → S. 1608
PG: 28 ST IND (3) (EKO: G) [€ 13,15]

Zonisamid Aristo 100 mg - Hartkapseln 09A06
(Z.Nr. 1-37375) RP. P. N03AX15
ZI: Aristo Pharma, Berlin, Deutschland
Z: 1 Hartkapsel enthält: Zonisamid 100 mg, Kapselinhalt: Cellulose, mikrokristalline, Macrogol glycerolhydroxystearat, Pflanzenöl, hydriert; Kapselhülle: Titandioxid, Gelatine, Ponceau 4R (E 124) 0,0487 mg, Chinolingelb, Wasser, gereinigtes.
Kurzinformation: siehe Zonegran 25 mg - Hartkapseln, → S. 1608
PG: 28 ST IND (EKO: G) [€ 24,60], 98 ST IND (3) (EKO: G) [€ 71,35]

Zonisamid Mylan 25 mg - Hartkapseln 09A06
(Z.Nr. EU/1/16/1093/*) RP. P. nicht im Handel. N03AX15

Zonisamid Mylan 50 mg - Hartkapseln 09A06
(Z.Nr. EU/1/16/1093/*) RP. P. nicht im Handel. N03AX15

Zonisamid Mylan 100 mg - Hartkapseln 09A06
(Z.Nr. EU/1/16/1093/*) RP. P. nicht im Handel. N03AX15

Zoosaloral H - Lyophilisat zur Herstellung einer Suspension für Hühner 823AG
(Z.Nr. 8-20142) NR. P. E. VNW. nicht im Handel. QI01AE01

Zoreeda 25 Mikrogramm/125 Mikrogramm/Dosis - Druckgasinhalation, Suspension 50B03
(Z.Nr. 1-35937) NR. P. R03AK06
ZI: Cipla Europe, Antwerpen, Belgien
Z: 1 Sprühstoß enthält: Salmeterol 25 µg (entspr. Salmeterol xinafoat), Fluticason propionat 125 µg, Treibmittel: Norfluran (HFA 134a).
EW: Beta 2-Agonist und Glukokortikoid.
AG: Asthma bronchiale, wenn Kombination Beta-Agonist + inhalatives Kortikosteroid indiziert ist.
AA: Nur zur Inhalation, ev. mit Inhalierhilfe. Immer die gleiche Inhalierhilfe verwenden. Vor jeder Anwendung Inhalationsgerät schütteln. Nach jeder Anwendung Mund mit Wasser ausspülen und ausspucken oder Zähne putzen.
DO: Möglichst niedrig dosieren! Personen ab 12 Jahren: 2mal tgl. 2 Inhalationen, Dosisstärke nach Bedarf. Nicht plötzlich abbrechen.
SST: Nutzen/Risiko-Abwägung in der Schwangerschaft. Stillen unterbrechen.
NW: Kopfschmerzen, Tremor, Nasopharyngitis, paradoxe Bronchospasmen, Palpitationen, Candidiasis, Heiserkeit, Hypokaliämie, Hyperglykämie, Blutergüsse, Muskelkrämpfe, traumatische Frakturen, Psyche (Angstzustände, Schlafstörungen, Depression, Aggression), Sehstörungen. Erhöhte Pneumonie-Inzidenz bei COPD-Patienten.
WW: Beta-Agonisten (potentiell additiv, Hypokaliämie), Beta-Blocker (nicht empfohlen). Kombination mit starken CYP3A4 Inhibitoren einschl. Cobicistat (erhöhtes Risiko systemischer NW) meiden.
WH: Nicht zur Behandlung eines akuten Asthmaanfalles bzw. einer COPD. Vorsicht bei Lungentuberkulose oder anderen Atemwegsinfektionen, Herzrhythmusstörungen, Diabetes, Hypokaliämie, Thyreotoxikose. Vorsicht bei Therapieumstellung. Bei Stress oder vor einer geplanten Operation zusätzlich Glukokortikoide systemisch geben. Erhöhtes systemisches Risiko der Kortikoidtherapie bei Kindern und Jugendlichen beachten, Körpergröße von Jugendlichen überprüfen. Auf Verhaltensänderungen achten. Verkehrshinweis (Sehstörungen).
Bei Überdosierung Antidot kardioselektive Beta-Blocker.
PG: 1 ST IND (EKO: G) [€ 39,05]

Zoreeda 25 Mikrogramm/250 Mikrogramm/Dosis - Druckgasinhalation, Suspension 50B03
(Z.Nr. 1-35938) NR. P. R03AK06
ZI: Cipla Europe, Antwerpen, Belgien
Z: 1 Sprühstoß enthält: Salmeterol 25 µg (entspr. Salmeterol xinafoat), Fluticason propionat 250 µg, Treibmittel: Norfluran (HFA 134a).
Kurzinformation: siehe Zoreeda 25 Mikrogramm/125 Mikrogramm/Dosis - Druckgasinhalation, Suspension, → S. 1610
PG: 1 ST IND (EKO: G) [€ 39,05]

Zoroxin - Augentropfen 47C01
(Z.Nr. 1-18831) NR. P. S01AE02
ZI: Laboratoires Thea, Clermont-Ferrand, Frankreich
Z: 1 ml enthält: Norfloxacin 3 mg, Benzalkonium chlorid 1,2 µg/Tr, Natriumacetat, Natrium edetat, Natriumchlorid, Salzsäure zur pH-Wert-Einstellung, Wasser für Injektionszwecke.
EW: Antibiotikum (Gyrasehemmer).
AG: Augeninfektionen durch empfindliche Erreger.
DO: Erwachsene und Kinder ab 2 Jahren: Am 1. Tag alle 2 Stunden, dann 4mal tgl. 1 2 Tropfen ins Auge eintropfen. Therapiedauer 1 7(-13) Tage.
NW: Lokale Reaktionen, Chemosis, Photophobie, bitterer Geschmack.
WH: Kontaktlinsen frühestens 15 min nach Anwendung wieder einsetzen.
Verkehrshinweis.
PG: 5 ML (EKO: G) [€ 5,05]

Zostavax - Pulver und Lösungsmittel zur Herstellung einer Injektionssuspension 36B14
(Z.Nr. EU/1/06/341/*) NR. P. E. nicht im Handel. J07BK02

Zostavax - Pulver und Lösungsmittel zur Herstellung einer Injektionssuspension in einer Fertigspritze 36B14
(Z.Nr. EU/1/06/341/*) NR. P. E. J07BK02
ZI: MSD Vaccins, Lyon, Frankreich
Z: 1 Dosis (0,65 ml) enthält: Varicella-zoster-Virus, Stamm Oka/Merck lebend, attenuiert 19400 PBE, hergestellt in humanen, diploiden Zellen (MRC-5); Saccharose, Gelatine, hydrolisiert, Natriumchlorid, Kaliumdihydrogenphosphat, Kaliumchlorid, Natrium-L-Glutamat-Monohydrat, Dinatriumhydrogenphosphat, Natriumhydroxid zur pH-Wert-Einstellung, Harnstoff, Spuren von: Neomycin; Lösungsmittel: Wasser für Injektionszwecke.
EW: Viraler Lebendimpfstoff.
AG: Prävention von Herpes zoster und durch Herpes zoster verursachter postherpetischer Neuralgie bei Personen ab 50 Jahren.
AA: S.c. oder i.m., nicht intravasal.
DO: Einmalig 1 Dosis. Keine Daten an Kindern und Jugendlichen.
GA: Immunschwäche, hochdosierte immunsuppressive Therapie, aktive Tuberkulose.
SST: Gegenanzeige in der Schwangerschaft. Nach der Impfung Kontrazeption für 1 Monat erforderlich. Nicht stillen.
NW: Lokale Reaktionen, Kopfschmerzen, Exanthem, Arthralgie, Myalgie, Fieber, sehr selten nekrotisierende Retinitis.
WW: Gleichzeitige Gabe mit inaktiviertem Grippe-Impfstoff an unterschiedlichen Körperstellen möglich. Keine Daten zur gleichzeitigen Gabe mit anderen Impfstoffen.
WH: Auf anaphylaktische Reaktionen achten. Nicht zur Behandlung von Zoster oder postherpetischer Neuralgie indiziert. Bei Fieber Impfung verschieben. Kein Nutzen zur Prävention einer primären Varicella-Infektion bei Kindern und Jugendlichen. Bei schwerer Thrombozytopenie oder Gerinnungsstörungen nur s.c. applizieren.
PG: 1 ST * (EKO: N) [€ 217,15]

Zovirax 3% - Augensalbe 47J
(Z.Nr. 1-18042) NR. P. nicht im Handel. S01AD03

Zovirax 5% - Creme 22D
(Z.Nr. 1-18064) NR. P. D06BB03
ZI: GlaxoSmithKline Pharma, Wien
Z: 1 g enthält: Aciclovir 50 mg, Poloxamer, Cetylstearylalkohol 67,5 mg, Natriumdodecylsulfat 7,5 mg, Vaselin, weisses, Paraffin, flüssiges, Propylenglycol 400 mg, Dimeticon, Glycerolmonostearat, Macrogol-100-stearat, Wasser, gereinigtes.
EW: Virustatikum.
AG: Herpes simplex-Infektionen der Haut, einschließlich Herpes genitalis und Herpes labialis.
DO: 5mal täglich in 4stündigen Intervallen auf die befallenen Hautstellen auftragen. Therapiebeginn zum frühestmöglichen Zeitpunkt, Behandlungsdauer 4-5(-10) Tage.
SST: Nutzen/Risiko-Abwägung.
NW: Vorübergehend leichtes Stechen, Brennen, Rötung, Austrocknung, Schuppung der behandelten Hautstelle, Überempfindlichkeit.
WH: Nicht am Auge, nicht bei Läsionen im Mund- bzw. Vaginalbereich anwenden.
PG: 2 G * (EKO: N) [€ 6,20], 10 G RE1 (EKO: Y) [€ 25,60]

Zovirax 200 mg - Filmtabletten 35E02
(Z.Nr. 1-18043) NR. P. J05AB01
ZI: GlaxoSmithKline Pharma, Wien
Z: 1 Filmtablette enthält: Aciclovir 200 mg, Cellulose, mikrokristalline, Aluminium-Magnesium-silicat, Natrium carboxymethylstärke, Povidon, Magnesium stearat; Filmüberzug: Hypromellose, Titandioxid, Polyethylenglycol.
EW: Virustatikum.
AG: - Behandlung von primären und rezidivierenden Herpes simplex (HSV)-Infektionen der Haut und der Schleimhäute (ausgenommen neonatale HSV und schwere HSV-Infektionen bei immunsupprimierten Kindern).
- Unterdrückung von Herpes-simplex-Rezidiven bei Patienten mit

normaler Immunabwehr.
- Prophylaxe von Herpes-simplex-Infektionen bei immunsupprimierten Patienten.
AA: Oral.
DO: Herpes simplex-Infektionen: 1 Filmtablette 5mal täglich (alle 4 Std., nicht in der Nacht) über ca. 5 Tage.
Unterdrückung von Herpes-simplex-Rezidiven: 4mal täglich 1 Filmtablette (alle 6 Std.) oder 2mal täglich 2 Filmtabletten. (alle 12 Std.); Dosisreduktion auf 3 oder 2 Filmtabletten pro Tag eventuell möglich. Behandlung periodisch alle 6-12 Monate unterbrechen.
Prophylaxe bei immunsupprimierten Patienten: 1 Filmtablette 4mal täglich (alle 6 Std.), bei starker Immunsuppression 2 Filmtabletten 4mal täglich.
Kinder über 2 Jahre: Erwachsenendosis. Kinder unter 2 Jahren: Halbe Erwachsenendosis. Herpes-Infektionen bei Neugeborenen mit Aciclovir i.v. behandeln.
Kreatinin-Clearance unter 10 ml/min: 2mal tgl. 200 mg.
SST: Nutzen/Risiko-Abwägung, nicht stillen. Eintritt einer Schwangerschaft vermeiden.
NW: Haut, Magen/Darm, Fieber, ZNS, selten Leber, Niere.
WW: Vorsicht: Probenecid und Cimetidin erhöhen Plasmaspiegel von Aciclovir. Nephrotoxische Arzneimittel (Risiko der Niereninsuffizienz). Theophyllin (-Spiegel messen).
WH: Möglichst frühzeitig einsetzen; Kontrollen: Niere, Leber, Blutbild. Bei älteren Patienten ausreichend Flüssigkeit zuführen. Resistenzentwicklung beachten. Verkehrshinweis.
PG: 25 ST IND (EKO: G) [€ 33,20]

Zovirax 400 mg - Filmtabletten — 35E02

(Z.Nr. 1-18445) NR. P. n.l. J05AB01
ZI: GlaxoSmithKline Pharma, Wien
Z: 1 Filmtablette enthält: Aciclovir 400 mg, Cellulose, mikrokristalline, Aluminium-Magnesium-silicat, Natrium carboxymethylstärke, Povidon, Magnesium stearat; Filmüberzug: Hypromellose, Titandioxid, Macrogol.
PG: 25 ST * (EKO: N) [€ 46,10 n.l.]

Zovirax 800 mg - Filmtabletten — 35E02

(Z.Nr. 1-18619) NR. P. J05AB01
ZI: GlaxoSmithKline Pharma, Wien
Z: 1 Filmtablette enthält: Aciclovir 800 mg, Cellulose, mikrokristalline, Aluminium-Magnesium-silicat, Natrium carboxymethylstärke, Povidon, Magnesium stearat; Filmüberzug: Hypromellose, Titandioxid, Macrogol.
EW: Virustatikum.
AG: Herpes zoster, Varizellentherapie. Prophylaxe bei schwer immunsupprimierten Patienten.
AA: Oral.
DO: Erwachsene und Jugendliche: 5mal tgl. 1 Filmtablette (alle 4 Std., in der Nacht 8 Std. Pause) über 7 Tage. Varizellen bei Kindern über 6 Jahre: 4mal tgl. 20 mg/kg KG über 5 Tage, MTD 4mal 1 Filmtablette. Schwer immunsupprimierte Patienten oder nach Knochenmark-Transplantation: Personen ab 2 Jahren: 4mal tgl. (= alle 6 Std.): 800 mg.
Dosierungsintervall bei Niereninsuffizienz alle 8-12 Std.
SST: Nutzen/Risiko-Abwägung, nicht stillen. Eintritt einer Schwangerschaft vermeiden.
NW: Haut, Magen/Darm, Fieber, ZNS, selten Leber, Niere.
WW: Vorsicht: Probenecid und Cimetidin erhöhen Plasmaspiegel von Aciclovir. Nephrotoxische Arzneimittel (Risiko der Niereninsuffizienz). Theophyllin (-Spiegel messen).
WH: Möglichst frühzeitig einsetzen; Kontrollen: Niere, Leber, Blutbild. Bei älteren Patienten ausreichend Flüssigkeit zuführen. Resistenzentwicklung beachten. Verkehrshinweis.
PG: 35 ST IND (EKO: G) [€ 115,50]

Zovirax 400 mg/5 ml - Saft — 35E02

(Z.Nr. 1-19562) NR. P. J05AB01
ZI: GlaxoSmithKline Pharma, Wien
Z: 5 ml enthalten: Aciclovir 400 mg, Sorbitlösung 70% (nicht kristallisierend) 2,25 g, Glycerol, Cellulose, mikrokristalline, Carmellose natrium (entspr. Natrium < 1 mmol), Methyl-4-hydroxybenzoat 5 mg, Propyl-4-hydroxybenzoat 1 mg, Orangen-Aroma, Wasser, gereinigtes.
EW: Virustatikum.
AG: - Behandlung von primären und rezidivierenden Herpes simplex (HSV)-Infektionen der Haut und der Schleimhäute (ausgenommen neonatale HSV und schwere HSV-Infektionen bei immunsupprimierten Kindern).
- Unterdrückung von Herpes-simplex-Rezidiven bei Patienten mit normaler Immunabwehr.
- Prophylaxe von Herpes-simplex-Infektionen bei immunsupprimierten Patienten.
- Varizellen, Herpes zoster.
AA: Oral mit beiliegendem Messlöffel oder mit einer Dosierspritze. Saft nicht verdünnen.
DO: Möglichst frühzeitig Behandlung beginnen.
Kinder: Herpes simplex: 5mal tgl. 100 mg (Alter bis 2 Jahre) bzw. 5mal tgl. 200 mg (Alter über 2 Jahre) alle 4 Stunden, 8 Std. Einnahmepause während der Nacht. Herpes simplex-Prophylaxe bei immunsupprimierten Kindern: Gleiche Dosen 4mal tgl. (=alle 6 Std.). Varizellen: 4mal tgl. 20 mg/kg KG (max. 800 mg) alle 6 Std. über 5 Tage.
Herpes-Infektionen bei Neugeborenen mit Aciclovir i.v. behandeln.
Erwachsene und Jugendliche: Herpes simplex: 5mal tgl. 200 mg über 5 Tage. Herpes simplex-Rezidive: 2mal tgl. (200-)400 mg. Herpes zoster, Varizellen: 5mal tgl. 800 mg über 7 Tage.
Herpes simplex-Prophylaxe bei immunsupprimierten Patienten: 4mal tgl. 200 mg, bei schwerer Immunsuppression oder ungenügender Resorption aus dem Darm ED 400 mg oder parenterale Gabe.
Dosisreduktion bei Nierenschäden, bei Anurie nicht prophylaktisch anwenden.
Details siehe Austria-Codex - Fachinformation.
SST: Nutzen/Risiko-Abwägung, nicht stillen. Eintritt einer Schwangerschaft vermeiden.
NW: Haut, Magen/Darm, Fieber, ZNS, selten Leber, Niere.
WW: Vorsicht: Probenecid und Cimetidin erhöhen Plasmaspiegel von Aciclovir. Nephrotoxische Arzneimittel (Risiko der Niereninsuffizienz). Theophyllin (-Spiegel messen).
WH: Möglichst frühzeitig einsetzen; Kontrollen: Niere, Leber, Blutbild. Bei älteren Patienten ausreichend Flüssigkeit zuführen. Resistenzentwicklung beachten. Verkehrshinweis.
PG: 100 ML IND (EKO: G) [€ 69,05]

Zovirax 400 mg/5 ml - Saft — 35E02

(Z.Nr. 1-19562-P4) NR. P. Parallelimport. J05AB01
V: Orifarm, Leverkusen, Deutschland
Z: 5 ml enthalten: Aciclovir 400 mg, Sorbitlösung 70% 2,25 g (entspr. Sorbitlösung 70% (nicht kristallisierend)), Glycerol, Cellulose, mikrokristalline, Carmellose natrium, Methyl-4-hydroxybenzoat 5 mg, Propyl-4-hydroxybenzoat 1 mg, Orangen-Aroma, Wasser, gereinigtes.
PG: 100 ML IND (EKO: G) [€ 67,70]

Zovirax 400 mg/5 ml - Saft — 35E02

(Z.Nr. 1-19562-P5) NR. P. Parallelimport. J05AB01
V: Eurim-Pharm, Salzburg
Z: 5 ml enthalten: Aciclovir 400 mg, Sorbitlösung 70% 2,25 g (entspr. Sorbitlösung 70% (nicht kristallisierend)), Glycerol, Cellulose, mikrokristalline, Carmellose natrium, Methyl-4-hydroxybenzoat 5 mg, Propyl-4-hydroxybenzoat 1 mg, Orangen-Aroma, Wasser, gereinigtes.
PG: 100 ML IND (EKO: G) [€ 67,70]

Zovirax 250 mg - Trockensubstanz zur Infusionsbereitung — 35E02

(Z.Nr. 1-18044) NR. P. J05AB01
ZI: GlaxoSmithKline Pharma, Wien
Z: 1 Durchstechflasche enthält: Aciclovir 250 mg, Natriumhydroxid (entspr. Natrium ca. 26 mg) (entspr. → ca. 1,13 mmol).
EW: Virustatikum.
AG: Herpes-simplex-Infektionen und Varicella-Zoster-Infektionen bei Patienten mit beeinträchtigter Immunabwehr (unter immunsuppressiver oder zytostatischer Therapie),
- Herpes simplex-Infektionen bei Neugeborenen,
- Herpes-simplex-Enzephalitis
- Schwere Varicella-Zoster-Infektionen sowie schwerer Herpes genitalis bei immunkompetenten, vor allem älteren Patienten
- Prophylaxe zur Verhinderung von Herpes-simplex und CMV-Infektionen insbesondere nach Organtransplantationen.
AA: Nur als i.v. Infusion, nicht als Bolus; Infusion jeder Einzeldosis über mindestens 1 Stunde; Zubereitung der Infusion (siehe Austria-Codex - Fachinformation und Gebrauchsinformation) erst unmittelbar vor Verabreichung.
DO: Herpes-simplex-, Varicella-Zoster-Infektionen: 5 mg/kg KG alle 8 Std.
Herpes-simplex-Enzephalitis, immunsupprimierte Patienten: 10 mg/kg KG alle 8 Std.
Neugeborene (0-3 Monate): 20 mg/kg KG alle 8 Std.
Kinder (3 Monate bis 12 Jahre): 250-500 mg/m² KOF 3mal tgl.
Prophylaxe von CMV-Infektionen: Personen ab 2 Jahren: 500 mg/m² KOF alle 8 Std.
Prophylaxe von Herpes simplex-Infektionen: 5 mg/kg KG alle 8 Std.. Kinder ab 3 Monaten: 250 mg/m² KOF alle 8 Std.
Dosisanpassung bei Nierenschäden: Kreatinin-Clearance 25-50 ml/min: Einzeldosis alle 12 Std.
— Kreatinin-Clearance 10-25 ml/min: Einzeldosis alle 24 Std.
— Kreatinin-Clearance 0-10 ml/min: Halbe Einzeldosis alle 24 Std. und nach jeder Dialyse.
SST: Nutzen/Risiko-Abwägung, nicht stillen. Eintritt einer Schwangerschaft möglichst vermeiden.
NW: Rasche, reversible Harnstoff- und Kreatininanstiege im Serum

Z

(adäquat Flüssigkeit zuführen!), sehr selten akutes Nierenversagen. Lokale Reizung (Phlebitis), Leberenzymanstiege, reversible neurologische Veränderungen, vereinzelt Krämpfe und Koma, selten Haut, Übelkeit, Erbrechen, Blutbild, Hypotension, Hämaturie, Diaphorese.
WW: Vorsicht: Probenecid und Cimetidin erhöhen Plasmaspiegel von Aciclovir.
Andere nephrotoxische Arzneimittel, Cyclosporin, Tacrolimus, Lithium, Theophyllin.
WH: Langsam infundieren (Niere!), ausreichend hydrieren: Streng i.v. infundieren (pH 11, Nekrosegefahr!). Kontrollen: Leber, Blutbild.
PG: 5 ST * (EKO: N) [€ 145,65]

Zuades 5 mg/1,25 mg - Tabletten zur Herstellung einer Suspension zum Einnehmen für ein Dosiergerät 12B02
(Z.Nr. 1-37467) RP. P. nicht im Handel. N04BA02

Zubsolv 0,7 mg/0,18 mg - Sublingualtabletten 26C
(Z.Nr. EU/1/17/1233/*) NR. SG. P. nicht im Handel. N07BC51

Zubsolv 1,4 mg/0,36 mg - Sublingualtabletten 26C
(Z.Nr. EU/1/17/1233/*) NR. SG. P. nicht im Handel. N07BC51

Zubsolv 2,9 mg/0,71 mg - Sublingualtabletten 26C
(Z.Nr. EU/1/17/1233/*) NR. SG. P. nicht im Handel. N07BC51

Zubsolv 5,7 mg/1,4 mg - Sublingualtabletten 26C
(Z.Nr. EU/1/17/1233/*) NR. SG. P. nicht im Handel. N07BC51

Zubsolv 8,6 mg/2,1 mg - Sublingualtabletten 26C
(Z.Nr. EU/1/17/1233/*) NR. SG. P. nicht im Handel. N07BC51

Zubsolv 11,4 mg/2,9 mg - Sublingualtabletten 26C
(Z.Nr. EU/1/17/1233/*) NR. SG. P. nicht im Handel. N07BC51

Zulvac 1+8 Bovis - Suspension zur Injektion für Rinder 823AB
(Z.Nr. EU/2/12/139/*) NR. P. E. nicht im Handel. QI02AA08

Zulvac 1+8 Ovis - Suspension zur Injektion für Schafe 823BC
(Z.Nr. EU/2/11/120/*) NR. P. E. nicht im Handel. QI04AA02

Zulvac 8 Ovis - Suspension zur Injektion für Schafe 823AC
(Z.Nr. EU/2/09/104/*) NR. P. E. nicht im Handel. QI02AA02

Zulvac BTV - Suspension zur Injektion für Schafe und Rinder 823AC
(Z.Nr. EU/2/17/207/*) NR. P. E. nicht im Handel. QI04AA02

Zulvac SBV - Suspension zur Injektion für Rinder und Schafe 823AB, 823AC
(Z.Nr. EU/2/14/178/*) NR. P. E. nicht im Handel. QI02AA

Zuprevo 40 mg/ml - Injektionslösung für Schweine 801AF
(Z.Nr. EU/2/11/124/*) NR. P. VNW. QJ01FA96
ZI: Intervet International, Boxmeer, Niederlande
Z: 1 ml enthält: Tildipirosin 40 mg, Citronensäure monohydrat, Propylenglycol, Wasser für Injektionszwecke.
EW: Makrolidantibiotikum.
AG: Therapie und Metaphylaxe von Atemwegserkrankungen beim Schwein (SRD) in Verbindung mit Tildipirosin-empfindlichen Actinobacillus pleuropneumoniae, Pasteurella multocida, Bordetella bronchiseptica und Haemophilus parasuis.
AA: Nur i.m.
DO: Einmalig 4 mg (= 0,1 ml)/kg KG.
SST: Nutzen/Risiko-Abwägung.
NW: Lokale Reaktionen, sehr selten Schock, Lethargie.
WW: Gegenanzeige: Andere Makrolide oder Lincosamide.
WH: Vorsicht bei jungen Ferkeln. Metaphylaxe nur bei schweren Ausbrüchen von SRD.
VNW: Essbare Gewebe 9 Tage.
PG: 100 ML VNW [€ 111,40]

Zuprevo 180 mg/ml - Injektionslösung für Rinder 801AF
(Z.Nr. EU/2/11/124/*) NR. P. VNW. QJ01FA96
ZI: Intervet International, Boxmeer, Niederlande
Z: 1 ml enthält: Tildipirosin 180 mg, Citronensäure monohydrat, Propylenglycol, Wasser für Injektionszwecke.
EW: Makrolidantibiotikum.
AG: Zur Therapie und Metaphylaxe von Atemwegserkrankungen beim Rind (BRD) in Verbindung mit Tildipirosin-empfindlichen Mannheimia haemolytica, Pasteu- rella multocida und Histophilus somni.
AA: S.c.
DO: Einmalig 4 mg/kg KG (= 1 ml/45 kg KG).
SST: Nutzen/Risiko-Abwägung. Trächtige Kühe und Färsen zur Milchgewinnung 2 Monate vor dem Abkalbetermin nicht behandeln.
NW: Lokale Reaktionen.
WW: Kreuzresistenz mit anderen Makroliden.
VNW: Essbare Gewebe 47 Tage. Nicht für Tiere, deren Milch zum menschlichen Verzehr vorgesehen ist.
PG: 20 ML VNW [€ 97,50], 50 ML VNW [€ 205,20], 100 ML VNW [€ 386,45]

Zurcal 20 mg - Filmtabletten 42E03
(Z.Nr. 1-22886) RP. P. A02BC02
ZI: Takeda Austria, Linz
Z: 1 Filmtablette enthält: Pantoprazol 20 mg (entspr. Pantoprazol natrium sesquihydrat), Kern: Natriumcarbonat, wasserfrei, Mannitol, Crospovidon, Povidon K90, Calcium stearat; Überzug: Hypromellose, Povidon K25, Titandioxid, Eisenoxid gelb, Propylenglycol, Methacrylsäure-Ethylacrylat-Copolymer (1:1), Polysorbat 80, Natriumdodecylsulfat, Triethylcitrat; Drucktinte: Schellack, Eisenoxid rot, Eisenoxid schwarz, Eisenoxid gelb, Ammoniak konzentriert.
EW: Protonenpumpenhemmer.
AG: Jugendliche und Erwachsene: Refluxösophagitis, gastroösophageale Refluxkrankheit, Erwachsene: Prävention von Ulzera durch nichtsteroidale Entzündungshemmer bei Risikopatienten.
AA: Unzerkaut mit etwas Wasser 1 Std. vor der Mahlzeit.
DO: TD 20 mg, zur Rezidivprophylaxe der Refluxösophagitis 40 mg. MTD bei schweren Leberschäden 20 mg. Für Kinder nicht empfohlen.
SST: In der Schwangerschaft nicht empfohlen. Nutzen/Risiko-Abwägung in der Stillzeit.
NW: Kopfschmerz, Magen/Darm (Diarrhoe), Haut (subakuter kutaner Lupus erythematosus), Ödem, Fieber, ZNS, Depression, verschwommenes Sehen, Leberschäden, Schock, Hypomagnesiämie, leicht erhöhtes Frakturrisiko.
WW: Nicht empfohlen: Azatanavir.
Vorsicht: Cumarine (Gerinnungskontrollen empfohlen). Proteasehemmer. Methotrexat in hohen Dosen. Resorption anderer Arzneimittel (z.B. Ketoconazol, Itraconazol, Posaconazol) kann pH-abhängig vermindert sein. 5 Tage vor Chromogranin A-Messung Pantoprazol absetzen.
WH: Leberkontrolle. Vor Therapiebeginn Malignität ausschließen. Verkehrshinweis.
PG: 14 ST (EKO: G) [€ 1,60], 28 ST (2) (EKO: G) [€ 3,20]

Zurcal 40 mg - Filmtabletten 42E03
(Z.Nr. 1-21016) RP. P. A02BC02
ZI: Takeda Austria, Linz
Z: 1 Filmtablette enthält: Pantoprazol 40 mg (entspr. Pantoprazol natrium sesquihydrat), Kern: Natriumcarbonat, wasserfrei, Mannitol, Crospovidon, Povidon K90, Calcium stearat; Überzug: Hypromellose, Povidon K25, Titandioxid, Eisenoxid gelb, Propylenglycol, Methacrylsäure-Ethylacrylat-Copolymer (1:1), Polysorbat 80, Natriumdodecylsulfat, Triethylcitrat; Drucktinte: Schellack, Eisenoxid rot, Eisenoxid schwarz, Eisenoxid gelb, Ammoniak konzentriert.
EW: Protonenpumpenhemmer.
AG: Erwachsene und Jugendliche: Refluxösphagitis.
Erwachsene: Ulcus ventriculi oder duodeni, Begleittherapie zur H.pylori-Eradikation in Kombination mit Antibiotika.
AA: Unzerkaut mit Flüssigkeit 1 Std. vor einer Mahlzeit.
DO: 1-2mal tgl. 1 Tablette.
H.pylori-Eradikation: 2mal tgl. 1 FT über 1 Woche mit 2mal tgl. 250-500 mg Clarithromycin und 2mal tgl. 400-500 mg Metronidazol
- oder 2mal tgl. 1 FT über 1 Woche mit 2mal tgl. 500 mg Clarithromycin und 2mal tgl. 1000 mg Amoxicillin - oder 2mal tgl. 1 FT über 1 Woche mit 2mal tgl. 1000 mg Amoxicillin und 2mal tgl. 400-500 mg Metronidazol.
Zollinger-Ellison-Syndrom: TD 80(-160) mg.
Für Kinder nicht empfohlen.
SST: In der Schwangerschaft nicht empfohlen. Nutzen/Risiko-Abwägung in der Stillzeit.

Z

NW: Kopfschmerz, Magen/Darm (Diarrhoe), Haut (subakuter kutaner Lupus erythematosus), Ödem, Fieber, ZNS, Depression, verschwommenes Sehen, Leberschäden, Schock, Hypomagnesiämie, leicht erhöhtes Frakturrisiko.
WW: Nicht empfohlen: Azatanavir.
Vorsicht: Cumarine (Gerinnungskontrollen empfohlen). Proteasehemmer. Methotrexat in hohen Dosen. Resorption anderer Arzneimittel (z.B. Ketoconazol, Itraconazol, Posaconazol) kann pH-abhängig vermindert sein. 5 Tage vor Chromogranin A-Messung Pantoprazol absetzen.
WH: Leberkontrolle. Vor Therapiebeginn Malignität ausschließen. Verkehrshinweis.
PG: 7 ST (EKO: G) [€ 1,60], 14 ST (EKO: G) [€ 3,25], 28 ST (EKO: G) [€ 6,50]

Zurcal 40 mg - Trockenstechampulle 42E03
(Z.Nr. 1-22442) RP. P. nicht im Handel. A02BC02

Zuritol 25 mg/ml - Lösung zum Eingeben über das Trinkwasser für Hühner 812AE
(Z.Nr. 8-01100) RP. P. VNW. QP51AJ01
ZI: Laboratorios Calier, Les Franqueses del Vallès, Spanien
Z: 1 ml Lösung enthält: Toltrazuril 25 mg, Trolamin, Macrogol 300.
EW: Antiprotozoikum (Triazon).
AG: Kokzidiose bei Junghennen und Broilerelterntieren.
AA: Mit dem Trinkwasser.
DO: 7 mg/kg KG (= 1,4 ml pro Liter Trinkwasser) pro Tag über 2 Tage.
WH: Gute Hygiene vermindert Kokzidioserisiko. Auf Resistenzentwicklung achten.
VNW: Essbare Gewebe: 16 Tage. Nicht für Legehennen, deren Eier für menschlichen Verzehr bestimmt sind. Nicht innerhalb von 4 Wochen vor Legebeginn anwenden.
PG: 1 L VNW [€ 138,90]

Zuritol 50 mg/ml - Suspension zum Eingeben für Schweine 812AE
(Z.Nr. 8-35273) RP. P. VNW. QP51AJ01
ZI: Laboratorios Calier, Les Franqueses del Vallès, Spanien
Z: 1 ml Suspension enthält: Toltrazuril 50 mg, Natriumbenzoat 2,1 mg, Natriumpropionat 2,1 mg, Docusat natrium, Bentonit, Xanthan, Propylenglycol, Citronensäure, wasserfreie, Simeticon-Emulsion, Wasser, gereinigtes.
EW: Antiprotozoikum.
AG: Vorbeugung der Kokzidiose bei Ferkeln (3-5 Tage alt) in Betrieben, in denen in der Vergangenheit Kokzidiose nachgewiesen wurde.
AA: Zum Eingeben mit Dosierhilfe.
DO: Einmalig 20 mg Toltrazuril (= 0,4 ml Suspension)/kg KG.
WH: Alle Tiere einer Gruppe behandeln. Tiere noch vor dem Auftreten der klinischen Symptome behandeln. Körpergewicht möglichst genau bestimmen.
VNW: Essbare Gewebe 77 Tage.
PG: 250 ML VNW [€ 96,05]

Zutectra 500 I.E. - Injektionslösung in einer Fertigspritze 36C08
(Z.Nr. EU/1/09/600/*) NR. P. E. J06BB04
ZI: Biotest Pharma, Dreieich, Deutschland
Z: 1 Fertigspritze mit 1 ml enthält: Hepatitis-B-Immunglobulin vom Menschen 500 IE, (entspr. Hepatitis-B-Oberflächeantigen (HBs), Antikörper) (entspr. Protein vom Menschen 150 mg), (entspr. IgG mind. 96 %), (entspr. IgG1 59 %) (entspr. IgG2 35 %) (entspr. IgG3 3 %) (entspr. IgG4 3 %) (entspr. IgA 6 µg), Glycin, Wasser für Injektionszwecke.
EW: Immunglobulin.
AG: Prävention einer Hepatitis B-Reinfektion bei HBsAG- und HBV-DNA-negativen Patienten mindestens 1 Woche nach einer Lebertransplantation aufgrund einer Hepatitis B-induzierten Leberinsuffizienz.
AA: S.c., cave intravaskulär.
DO: Gemäß Anti-HBs-Serumtalspiegel (über 100 I.E./l empfohlen): 500-1000 (-1500) I.E. alle 1 oder 2 Wochen. Keine Indikation für Kinder und Jugendliche.
SST: Nutzen/Risiko-Abwägung.
NW: Schmerzen, Haut, lokale Reaktionen, Überempfindlichkeit.
WW: Vor der Impfung mit attenuierten Lebendimpfstoffen 3 Monate Abstand.
Hepatitis B Immunglobulin erst 3-4 Wochen nach Impfung mit attenuierten Lebendimpfstoffen verabreichen.
WH: Patienten bis 1 Stunde nach der ersten Injektion auf NW überwachen.
Keine Daten zur postexpositionellen Prophylaxe.
PG: 5 ST * (EKO: N) [€ 3.144,90]

Zutectra 500 I.E. - Injektionslösung in einer Fertigspritze 36C08
(Z.Nr. EU/1/09/600/*) NR. P. E. J06BB04
Parallelimport. nicht im Handel.

Zyclara 3,75% - Creme 22P01
(Z.Nr. EU/1/12/783/*) NR. P. D06BB10
ZI: Meda, Solna, Schweden
Z: 1 g Creme enthält: Imiquimod 37,5 mg, Isostearinsäure, Benzylalkohol 20 mg, Cetylalkohol 22 mg, Stearylalkohol 31 mg, Weisses Vaselin, Polysorbat 60, Sorbitan stearat, Glycerol, Methyl-4-hydroxybenzoat 2 mg, Propyl-4-hydroxybenzoat 0,2 mg, Xanthan gummi, Wasser, gereinigtes.
EW: Antiviral.
AG: Aktinische Keratose im Gesicht oder auf der unbehaarten Kopfhaut bei immunkompetenten Erwachsenen.
AA: Äußerlich.
DO: 1mal tgl. vor dem Zubettgehen auf die Haut des betroffenen Bereiches auftragen. 2 Behandlungszyklen zu je 2 Wochen, dazwischen 2 Wochen Pause.
Keine Studien an Kindern und Jugendlichen.
SST: Nutzen/Risiko-Abwägung.
NW: Lokale Hautreaktionen, Lymphadenopathie, Anorexie, Kopfschmerz, Magen/Darm, Myalgie, Arthralgie.
WW: Nicht im gleichen Behandlungsbereich mit anderen Imiquimod-Cremes anwenden.
WH: Kontakt mit Augen, Lippen und Nasenlöchern vermeiden. Sonnenlicht meiden.
Vorsicht bei verminderter hämatologischer Reserve oder bei immunsuppri- mierten Patienten.
PG: 28 ST RE1 (EKO: Y) [€ 160,60]

Zyclara 3,75% - Creme 22P01
(Z.Nr. EU/1/12/783/*) NR. P. Parallelimport. D06BB10
V: Abacus Medicine, Copenhagen, Dänemark
Z: 1 g Creme enthält: Imiquimod 37,5 mg, Isostearinsäure, Benzylalkohol 20 mg, Cetylalkohol 22 mg, Stearylalkohol 31 mg, Weisses Vaselin, Polysorbat 60, Sorbitan stearat, Glycerol, Methyl-4-hydroxybenzoat 2 mg, Propyl-4-hydroxybenzoat 0,2 mg, Xanthan gummi, Wasser, gereinigtes.
PG: 28 ST RE1 (EKO: Y) [€ 157,35]

Zyclara 3,75% - Creme 22P01
(Z.Nr. EU/1/12/783/*) NR. P. Parallelimport. D06BB10
V: Eurim-Pharm, Salzburg
Z: 1 g Creme enthält: Imiquimod 37,5 mg, Isostearinsäure, Benzylalkohol 20 mg, Cetylalkohol 22 mg, Stearylalkohol 31 mg, Weisses Vaselin, Polysorbat 60, Sorbitan stearat, Glycerol, Methyl-4-hydroxybenzoat 2 mg, Propyl-4-hydroxybenzoat 0,2 mg, Xanthan gummi, Wasser, gereinigtes.
PG: 28 ST RE1 (EKO: Y) [€ 157,30]

Zyclara 3,75% - Creme 22P01
(Z.Nr. EU/1/12/783/*) NR. P. Parallelimport. D06BB10
V: Haemato Pharm, Schönefeld, Deutschland
Z: 1 g Creme enthält: Imiquimod 37,5 mg, Isostearinsäure, Benzylalkohol 20 mg, Cetylalkohol 22 mg, Stearylalkohol 31 mg, Weisses Vaselin, Polysorbat 60, Sorbitan stearat, Glycerol, Methyl-4-hydroxybenzoat 2 mg, Propyl-4-hydroxybenzoat 0,2 mg, Xanthan gummi, Wasser, gereinigtes.
PG: 28 ST RE1 (EKO: Y) [€ 157,30]

Zyclara 3,75% - Creme 22P01
(Z.Nr. EU/1/12/783/*) NR. P. Parallelimport. D06BB10
V: Orifarm, Leverkusen, Deutschland
Z: 1 g Creme enthält: Imiquimod 37,5 mg, Isostearinsäure, Benzylalkohol 20 mg, Cetylalkohol 22 mg, Stearylalkohol 31 mg, Weisses Vaselin, Polysorbat 60, Sorbitan stearat, Glycerol, Methyl-4-hydroxybenzoat 2 mg, Propyl-4-hydroxybenzoat 0,2 mg, Xanthan gummi, Wasser, gereinigtes.
PG: 28 ST RE1 (EKO: Y) [€ 157,30]

Zycortal 25 mg/ml - Depot-Injektionssuspension für Hunde 813AZ
(Z.Nr. EU/2/15/189/*) NR. P. QH02AA03
ZI: Dechra Regulatory, Bladel, Niederlande
Z: 1 ml enthält: Desoxycorton pivalat 25 mg, Methylcellulose, Carmellose natrium, Polysorbat 60, Natriumchlorid, Chlorocresol 1 mg, Wasser für Injektionszwecke.
EW: Mineralokortikoid.
AG: Primärer Hypoadrenokortizismus (Morbus Addison) bei Hunden.
AA: S.c.
DO: Initial 2,2 mg/kg KG.
Dosisanpassung siehe Austria Codex - Fachinformation.
Endgültige Dosis 1,9 (1,2-2,5) mg/kg KG meist alle 20-46 Tage.

SST: Nutzen/Risiko-Abwägung.
NW: Polydipsie, Polyurie, ZNS, Magen/Darm, Störungen der Pankreasfunktion.
WW: Vorsicht: Arzneimittel mit Einfluss auf Natrium- oder Kalium-Spiegel im Serum (Trimethoprim, Amphotericin B, Digoxin, Insulin).
WH: Vor Behandlungsbeginn Diagnose sichern und Tier rehydrieren. Vorsicht bei kongestiven Herzerkrankungen schweren Nieren- oder Leberschäden, Ödemen.
PG: 1 ST VT [€ 122,05]

Zydelig 100 mg - Filmtabletten 55G

(Z.Nr. EU/1/14/938/*) NR. P. L01EM01
ZI: Gilead Sciences Ireland, Carrigtohill County Cork, Irland
Z: 1 Filmtablette enthält: Idelalisib 100 mg, Tablettenkern: Cellulose, mikrokristalline, Hyprolose, Croscarmellose natrium, Carboxymethylstärke, Natriumsalz, Magnesium stearat; Filmüberzug: Poly(vinylalkohol), Macrogol 3350, Titandioxid, Talkum, Gelborange S 0,1 mg.
EW: Antineoplastisch.
AG: Chronisch lymphatische Leukämie (CLL) als Mittel 2. Wahl in Kombination mit Rituximab.
Therapierefraktäres follikuläres Lymphom.
AA: Tabletten im Ganzen schlucken.
DO: 2mal tgl. 150 mg. Nach Unterbrechen der Therapie Wiederaufnahme mit 2mal tgl. 100 mg bei Transaminasenanstieg; Diarrhoe/Colitis, Pneumonie oder Exanthem Schweregrad 3 oder 4. Keine Daten an Kindern und Jugendlichen.
SST: Nicht anwenden, nicht stillen. Kontrazeption bis 1 Monat nach Therapieende erforderlich.
NW: Infektionen, Neutropenie, Diarrhoe/Colitis, Transaminasenanstieg, Haut (auch schwere Reaktionen), Pyrexie, erhöhte Triglyzeride, Pneumonitis und organisierende Pneumonie.
WW: Nicht empfohlen: CYP3A4-Induktoren (Rifampicin, Phenytoin, Johanniskraut) Alfuzosin, Amiodaron, Chinidin, Quetiapin, Pimozid. Mutterkornalkaloide, Cisaprid, Lovastatin, Simvastatin, Salmeterol, Sildenafil (bei Lungenhochdruck nicht anwenden), orales Midazolam, Triazolam.
Vorsicht: Zentrale Analgetika, Bepridil, Disopyramid, Lidocain, Tyrosinkinasehemmer, Antikoagulanzien, Carbamazepin, Trazodon, Colchicin, Antihypertensiva, Antimykotika, Rifabutin, Boceprevir, Telaprevir, Makrolide, Bosentan, Glukokortikoide, Atorvastatin, Immunsuppressiva, Tadalafil, Sedativa/Hypnotika, Quetiapin, Pimozid.
WH: Vorsicht bei Leberschäden, aktiver Hepatitis.
Auf Cytomegalievirus-Infektionen achten. Bei Verdacht auf akute schwere Infektionen Behandlung nicht beginnen. Neutrophilenzahl engmaschig überprüfen.
PG: 60 ST RE1 (EKO: Y) [€ 5.299,35]

Zydelig 150 mg - Filmtabletten 55G

(Z.Nr. EU/1/14/938/*) NR. P. L01EM01
ZI: Gilead Sciences Ireland, Carrigtohill County Cork, Irland
Z: 1 Filmtablette enthält: Idelalisib 150 mg, Tablettenkern: Cellulose, mikrokristalline, Hyprolose, Croscarmellose natrium, Carboxymethylstärke, Natriumsalz, Magnesium stearat; Filmüberzug: Poly(vinylalkohol), Macrogol 3350, Titandioxid, Talkum, Eisen(III)-oxid.
Kurzinformation: siehe Zydelig 100 mg - Filmtabletten, → S. 1614
PG: 60 ST RE1 (EKO: Y) [€ 5.299,35]

▼ *Zykadia 150 mg - Filmtabletten* 55G
(Z.Nr. EU/1/15/999/*) NR. P. nicht im Handel. L01ED02

▼ Zykadia 150 mg - Hartkapseln 55G

(Z.Nr. EU/1/15/999/*) NR. P. L01ED02
ZI: Novartis Europharm, Dublin, Irland
Z: 1 Hartkapsel enthält: Ceritinib 150 mg, Kapselinhalt: Cellulose, mikrokristalline, Hyprolose niedrig substituiert, Poly(O-carboxymethyl)stärke-Natrium Salz, Magnesium stearat, Siliciumdioxid, hochdisperses; Kapselhülle: Gelatine, Indigocarmin, Titandioxid; Drucktinte: Schellack, gebleicht, entwachst 45%, Eisen(II,III)-oxid, Propylenglycol, Ammoniaklösung 28%.
EW: Antineoplastisch; hoch selektiver ALK-Inhibitor.
AG: Fortgeschrittenes, anaplastisches-Lymphomkinase (ALK)-positives, nicht-kleinzelliges Bronchialkarzinom (NSCLC) als Erstlinienbehandlung oder nach Vorbehandlung mit Crizotinib.
AA: 1mal tgl. (immer zur gleichen Tageszeit) mit einer Mahlzeit im Ganzen mit Wasser schlucken.
DO: Nach ALK-Nachweis: 1mal tgl. 450 mg (= MTD). Dosisanpassung bei Nebenwirkungen. Keine Daten an Kindern und Jugendlichen.
SST: Zwingende Indikationsstellung in der Schwangerschaft, Nutzen/Risiko-Abwägung in der Stillzeit. Kontrazeption für Frauen bis 3 Monate nach der Behandlung empfohlen.
NW: Magen/Darm, Pankreatitis, verminderter Appetit, Hyperglykämie, Haut, Niere, Anämie, Pneumonitis, Leber, Labor (Lipase- und/oder Amylaseanstieg), QT-Verlängerung.
WW: Nahrung erhöht die Bioverfügbarkeit von Ceritinib. Nicht empfohlen: Starke CYP3A/P-gp-Induktoren, CYP3A- Substrate. Vorsicht: CYP3A/P-gp-Hemmer, P-gp-Substrate, CYP2C9-Substrate mit geringer therapeutischer Breite, BCRP-Substanzen, QT-verlängernde Substanzen. pH-Wert erhöhende Substanzen: Protonenpumpenhemmer meiden (Ceritinib ist pH-abhängig löslich), H2-Blocker (10 Std. vor oder 2 Std. nach Ceritinib), Antazida (2 Std. Abstand). Grapefruit(saft) meiden.
WH: Auf Lebertoxizität, interstitielle Lungenerkrankung, QT-Verlängerung, Bradykardie, gastrointestinale Toxizität, Hyperglykämie achten.
PG: 150 ST RE1 (EKO: Y) [€ 7.655,05]

▼ *Zykadia 150 mg - Hartkapseln* 55G
(Z.Nr. EU/1/15/999/*) NR. P. Parallelimport. L01ED02
nicht im Handel.

Zyllt 75 mg - Filmtabletten 20B
(Z.Nr. EU/1/09/553/*) RP. P. nicht im Handel. B01AC04

Zyloric 100 mg - Tabletten 28A01

(Z.Nr. 0-13512) RP. P. M04AA01
ZI: Aspen Pharma, Dublin, Irland
Z: 1 Tablette enthält: Allopurinol 100 mg, Lactose monohydrat 50 mg, Maisstärke, Povidon, Magnesium stearat.
EW: Urikostatikum.
AG: Erwachsene: Alle Formen der Hyperurikämie (Serum-Harnsäure ab 9 mg/100 ml) sowie klinische Komplikationen hyperurikämischer Zustände (Gicht, Uratsteine)
Erwachsene und Kinder ab 15 kg KG:
- Sekundäre Hyperurikämie
- Urat-Nephropathie während einer Leukämie-Behandlung
- Angeborene Enzymmangelkrankheiten: Lesch-Nyhan-Syndrom, Adenin-Phosphoribosyl-Transferasemangel.

AA: Oral.
DO: Erwachsene: TD initial 100 mg; steigern bei Bedarf bis 900 mg (2-10 mg/kg KG). MED 300 mg.
Kinder: TD 10 mg/kg KG (max. 400 mg) in 3 ED.
GA: Kinder unter 15 kg.
SST: Strenge Indikationsstellung, in der Stillzeit nicht empfohlen.
NW: Hautreaktionen (selten schwer, DRESS-Syndrom), Vaskulitis, Leber, Magen/Darm, Blutbild, Angioödeme, Fieber.
WW: Vorsicht: 6-Mercaptopurin, Azathioprin (Dosis auf ein Viertel reduzieren), Vidarabin, Salizylate, Urikosurika, Chlorpropamid, Cumarine, Theophyllin, Captopril, Ampicillin, Amoxicillin (vermehrt Ausschläge), (Thiazid)diuretika (vermehrt Überempfindlichkeit), Cyclosporin, Didanosin, Zytostatika (Blutbild kontrollieren). Aluminiumhydroxid (3 Std. Abstand).
WH: Keine Therapie bei Serumharnsäure unter 9 mg/dl. Auf schwere Hautreaktionen achten (besonders bei chronischer Niereninsuffizienz). Bei allergischen Reaktionen sofort absetzen. Träger des Allels HLA-B*5801 sind Risikogruppe für Überempfindlichkeitsreaktionen auf Allopurinol. Vorsicht bei Nieren-, Blutbild-, Leberschäden. Harnmenge mindestens 2 l/Tag. Reichlich Flüssigkeit zuführen.
PG: 20 ST (2) (EKO: G) [€ 1,85], 100 ST (EKO: G) [€ 7,95]

Zyloric 300 mg - Tabletten 28A01

(Z.Nr. 0-15555) RP. P. M04AA01
ZI: Aspen Pharma, Dublin, Irland
Z: 1 Tablette enthält: Allopurinol 300 mg, Lactose monohydrat 150 mg, Maisstärke, Povidon, Magnesium stearat.
Kurzinformation: siehe Zyloric 100 mg - Tabletten, → S. 1614
PG: 30 ST (2) (EKO: G) [€ 6,90], 90 ST * (EKO: N) [€ 26,20]

Zymafluor 0,25 mg - Tabletten 44B02, 45B

(Z.Nr. 0-08423) RPF. P.
A01AA01
ZI: Meda Pharma, Wien
Z: 1 Tablette enthält: Natriumfluorid 0,553 mg (entspr. Fluorid-Ion 0,25 mg), Sorbitol 38,24 mg, Siliciumdioxid, hochdisperses, Magnesium stearat, Pfefferminzöl ätherisch.
EW: Erhöht Fluoridionen im Speichel.
AG: Kariesprophylaxe.
AA: Tabletten langsam im Mund zergehen lassen, bei Kleinkindern auch zerkleinert in Wasser (nicht in Milch) bzw. mit einer festen Mahlzeit.
DO: TD bei weniger als 0,3 mg Fluorid/l Trinkwasser: Bis 2 Jahre 0,25 mg, 3.-5. Lebensjahr 0,5 mg, ab 6. Lebensjahr 1 mg.
GA: Verwendung von fluoridiertem Salz zur Kariesprophylaxe, Fluorgehalt des Trinkwassers über 0,7 mg/l.
SST: Anwendung möglich.
NW: Hautausschlag, bei chronischer Überdosierung Zahnfluorose.

WW: Nicht gleichzeitig mit Milch, Milchprodukten oder Antazida geben.
WH: Bei systemischer Anwendung anderer Fluoridsupplemente Zymafluor nicht anwenden.
Bei akuter Überdosierung Kalzium oral (z.B. Milch, Kalziumbrausetabletten), bei schweren Vergiftungen stationäre Aufnahme, Aluminiumhydroxid.
PG: 300 ST (EKO: G) [€ 3,65]

Zymafluor 1 mg - Tabletten 44B02, 45B
(Z.Nr. 0-11027) RPF. P. A01AA01
ZI: Meda Pharma, Wien
Z: 1 Tablette enthält: Natriumfluorid 2,211 mg (entspr. Fluorid-Ion 1 mg), Sorbitol 36,51 mg, Siliciumdioxid, hochdisperses, Magnesium stearat, Eisenoxid gelb.
Kurzinformation: siehe Zymafluor 0,25 mg - Tabletten, → S. 1614
PG: 100 ST (EKO: G) [€ 3,75]

▼ *Zynquista 200 mg - Filmtabletten* 06B05
(Z.Nr. EU/1/19/1363/*) NR. P. nicht im Handel. A10BK06

Zynrelef (60 mg + 1,8 mg) / 2,3 ml - Wundlösung mit verlängerter Wirkdauer 01A
(Z.Nr. EU/1/20/1478/*) NR. P. nicht im Handel. N01BB59

Zynrelef (200 mg + 6 mg) / 7 ml - Wundlösung mit verlängerter Wirkdauer 01A
(Z.Nr. EU/1/20/1478/*) NR. P. nicht im Handel. N01BB59

Zynrelef (400 mg + 12 mg) / 14 ml - Wundlösung mit verlängerter Wirkdauer 01A
(Z.Nr. EU/1/20/1478/*) NR. P. nicht im Handel. N01BB59

▼ *Zynteglo 1,2-20 x 10^6 Zellen/ml - Infusionsdispersion* 20
(Z.Nr. EU/1/19/1367/*) NR. P. T. nicht im Handel. B06AX

Zypadhera 210 mg - Pulver und Lösungsmittel zur Herstellung einer Depot-Injektionssuspension 49B05
(Z.Nr. EU/1/08/479/*) NR. P. N05AH03
ZI: Lilly, Eli Nederland, Utrecht, Niederlande
Z: 1 Durchstechflasche enthält: Olanzapin 210 mg (entspr. Olanzapin pamoat-1-Wasser), Lösungsmittel: Carmellose natrium, Mannitol, Polysorbat 80, Wasser für Injektionszwecke, Salzsäure zur pH-Wert-Einstellung, Natriumhydroxid zur pH-Wert-Einstellung.
EW: Neuroleptikum.
AG: Erhaltungstherapie erwachsener Patienten mit Schizophrenie nach hin- reichender Stabilisierung mit oralem Olanzapin während einer akuten Behandlung.
AA: Nur i.m., nicht i.v. oder s.c.
DO: Nicht mit Olanzapin 10 mg Pulver zur Herstellung einer Injektionslösung verwechseln.
Zieldosis von 10 mg oralem Olanzapin/Tag: Zypadhera initial 210 mg/2 Wochen oder 405 mg/4 Wochen, nach 2 Monaten 150 mg/2 Wochen oder 300 mg/4 Wochen.
Zieldosis von 15 mg oralem Olanzapin/Tag: Zypadhera initial 300 mg/2 Wochen, nach 2 Monaten 210 mg/2 Wochen oder 405 mg/4 Wochen.
Zieldosis von 20 mg oralem Olanzapin/Tag: Zypadhera 300 mg/ 2 Wochen (Initial- und Erhaltungsdosis).
Für Kinder und Jugendliche nicht empfohlen.
GA: Engwinkelglaukom, instabile Herz/Kreislaufzustände, Alkohol- oder Arzneimittelvergiftung.
SST: Nutzen/Risiko-Abwägung, nicht stillen. Bei Anwendung im 3. Trimenon extrapyramidale Symptome und Absetzreaktionen bei Neugeborenen möglich.
NW: Lokale Reaktionen, Bradykardie, Atemdepression, Schläfrigkeit, Gewichts- zunahme, ZNS (selten Krämpfe), QT-Verlängerung, Hypotonie, plötzlicher Herztod, anticholinerg, Leber, Lipidveränderungen, Lichtüberempfindlich- keit, malignes neuroleptisches Syndrom, Verschlechterung der Parkinson-Symptome, sexuelle Dysfunktion, sehr selten Thromboembolien.
WW: ZNS-Dämpfer (Vorsicht).
WH: Vorsicht bei Kreislaufstörungen; parenterale Benzodiazepine nicht gleichzeitig geben. Bei i.m. Gabe besonders auf Hypotonie achten.
Leberenzyme kontrollieren. Vorsicht bei Knochenschäden, Krampfanfällen, QT-Verlängerung. Auf malignes neuroleptisches Syndrom achten. Spätdys- kinesien möglich. Auf Hyperglykämie achten. Blutzucker und Blutfette regelmäßig kontrollieren.
PG: 1 ST * (EKO: N) [€ 381,80]

Zypadhera 210 mg - Pulver und Lösungsmittel zur Herstellung einer Depot-Injektionssuspension 49B05
(Z.Nr. EU/1/08/479/*) NR. P. Parallelimport. nicht im Handel. N05AH03

Zypadhera 300 mg - Pulver und Lösungsmittel zur Herstellung einer Depot-Injektionssuspension 49B05
(Z.Nr. EU/1/08/479/*) NR. P. N05AH03
ZI: Lilly, Eli Nederland, Utrecht, Niederlande
Z: 1 Durchstechflasche enthält: Olanzapin 300 mg (entspr. Olanzapin pamoat-1-Wasser), Lösungsmittel: Carmellose natrium, Mannitol, Polysorbat 80, Wasser für Injektionszwecke, Salzsäure zur pH-Wert-Einstellung, Natriumhydroxid zur pH-Wert-Einstellung.
Kurzinformation: siehe Zypadhera 210 mg - Pulver und Lösungsmittel zur Herstellung einer Depot- Injektionssuspension, → S. 1615
PG: 1 ST RE1 (EKO: Y) [€ 334,65]

Zypadhera 300 mg - Pulver und Lösungsmittel zur Herstellung einer Depot-Injektionssuspension 49B05
(Z.Nr. EU/1/08/479/*) NR. P. Parallelimport. nicht im Handel. N05AH03

Zypadhera 405 mg - Pulver und Lösungsmittel zur Herstellung einer Depot-Injektionssuspension 49B05
(Z.Nr. EU/1/08/479/*) NR. P. N05AH03
ZI: Lilly, Eli Nederland, Utrecht, Niederlande
Z: 1 Durchstechflasche enthält: Olanzapin 405 mg (entspr. Olanzapin pamoat-1-Wasser), Lösungsmittel: Carmellose natrium, Mannitol, Polysorbat 80, Wasser für Injektionszwecke, Salzsäure zur pH-Wert-Einstellung, Natriumhydroxid zur pH-Wert-Einstellung.
Kurzinformation: siehe Zypadhera 210 mg - Pulver und Lösungsmittel zur Herstellung einer Depot- Injektionssuspension, → S. 1615
PG: 1 ST RE1 (EKO: Y) [€ 417,85]

Zyprexa 10 mg - Pulver zur Herstellung einer Injektionslösung 49B05
(Z.Nr. EU/1/96/022/*) NR. P. N05AH03
ZI: Lilly, Eli Nederland, Utrecht, Niederlande
Z: 1 Durchstechflasche enthält: Olanzapin 10 mg, Lactose monohydrat, Weinsäure, Salzsäure, Natriumhydroxid.
EW: Neuroleptikum.
AG: Zur schnellen Beherrschung von Agitation und gestörtem Verhalten bei Schizophrenie, wenn orale Therapie nicht geeignet ist.
AA: I.m., nicht i.v. oder s.c.
DO: ED (5-)10 mg; zweite Injektion (5-10 mg) nach 2 Stunden möglich.
MTD 20 mg (höchstens 3 Injektionen). Für Kinder und Jugendliche nicht empfohlen.
GA: Engwinkelglaukom, instabile Herz/Kreislaufzustände, Alkohol- oder Arzneimittelvergiftung.
SST: Nutzen/Risiko-Abwägung, nicht stillen. Bei Anwendung im 3. Trimenon extrapyramidale Symptome und Absetzreaktionen bei Neugeborenen möglich.
NW: Lokale Reaktionen, Bradykardie, Atemdepression, Schläfrigkeit, Gewichts- zunahme, ZNS (selten Krämpfe), QT-Verlängerung, Hypotonie, plötzlicher Herztod, anticholinerg, Leber, Lipidveränderungen, Lichtüberempfindlich- keit, malignes neuroleptisches Syndrom, Verschlechterung der Parkinson-Symptome, sexuelle Dysfunktion, sehr selten Thromboembolien.
WW: ZNS-Dämpfer (Vorsicht).
WH: Vorsicht bei Kreislaufstörungen; parenterale Benzodiazepine nicht gleichzeitig geben. Bei i.m. Gabe besonders auf Hypotonie achten.
Leberenzyme kontrollieren. Vorsicht bei Knochenschäden, Krampfanfällen, QT-Verlängerung. Auf malignes neuroleptisches Syndrom achten. Spätdys- kinesien möglich. Auf Hyperglykämie achten. Blutzucker und Blutfette regelmäßig kontrollieren.
PG: 1 ST * (EKO: N) [€ 34,85]

Zyprexa 2,5 mg - überzogene Tabletten 49B05
(Z.Nr. EU/1/96/022/*) NR. P. N05AH03
ZI: Lilly, Eli Nederland, Utrecht, Niederlande
Z: 1 Tablette enthält: Olanzapin 2,5 mg, Tablettenkern: Lactose monohydrat 102 mg, Hyprolose, Crospovidon, Cellulose, mikrokristalline, Magnesium stearat; Tablettenfilm: (entspr.

Hypromellose) (entspr. Carnaubawachs), Farbmischung weiss: (entspr. Hypromellose) (entspr. Titandioxid) (entspr. Macrogol) (entspr. Polysorbat 80), Tinte, eßbar blau (entspr. Schellack) (entspr. Ethanol, wasserfrei) (entspr. 2-Propanol) (entspr. Butylalkohol) (entspr. Propylenglycol) (entspr. Ammoniumhydroxid) (entspr. Indigocarmin).
EW: Neuroleptikum.
AG: Schizophrenie, manische Episoden, Phasenprophylaxe bei bipolarer Störung.
AA: Oral, einmal täglich.
DO: Schizophrenie: TD 5-20 mg, initial 10 mg, Niedrige Anfangsdosis (5 mg) bei Leber- oder Nierenschäden.
Manische Episoden: TD initial bei Monotherapie 15 mg, bei Kombina- tionstherapie 10 mg.
Bipolare Störung: TD initial 10 mg.
Für Kinder und Jugendliche nicht empfohlen.
GA: Engwinkelglaukom.
SST: Nutzen/Risiko-Abwägung, nicht stillen. Bei Anwendung im 3. Trimenon extrapyramidale Symptome und Absetzreaktionen bei Neugeborenen möglich.
NW: Lokale Reaktionen, Bradykardie, Atemdepression, Schläfrigkeit, Gewichts- zunahme, ZNS (selten Krämpfe), QT-Verlängerung, Hypotonie, plötzlicher Herztod, anticholinerg, Leber, Lipidveränderungen, Lichtüberempfindlich- keit, malignes neuroleptisches Syndrom, Verschlechterung der Parkinson- Symptome, sexuelle Dysfunktion, sehr selten Thromboembolien.
WW: Fluvoxamin (Olanzapin-Anfangsdosis reduzieren), Aktivkohle (2 Std.
Abstand), Valproat (Neutropenie).
WH: Keine Erfahrungen bei Kindern.
Vorsicht bei Prostatahypertrophie, paralytischem Ileus; Leberkontrollen.
Vorsicht bei Krampfleiden. Auf Spätdyskinesien, malignes neuroleptisches Syndrom bzw. Hyperglykämie achten. Verkehrshinweis. QT-Strecken- Verlängerung möglich. Nicht zur Behandlung von Psychosen bei Demenz an- wenden (Mortalität und Risiko zerebrovaskulärer Zwischenfälle erhöht).
Blutzucker und Blutfette regelmäßig kontrollieren.
PG: 28 ST (2) (EKO: G) [€ 19,95]

Zyprexa 5 mg - überzogene Tabletten 49B05
(Z.Nr. EU/1/96/022/*) NR. P. N05AH03
ZI: Lilly, Eli Nederland, Utrecht, Niederlande
Z: 1 Tablette enthält: Olanzapin 5 mg, Tablettenkern: Lactose monohydrat 156 mg, Hyprolose, Crospovidon, Cellulose, mikrokristalline, Magnesium stearat; Tablettenfilm: (entspr. Hypromellose) (entspr. Carnaubawachs), Farbmischung weiss: (entspr. Hypromellose) (entspr. Titandioxid) (entspr. Macrogol) (entspr. Polysorbat 80), Tinte, eßbar blau (entspr. Schellack) (entspr. Ethanol, wasserfrei) (entspr. 2-Propanol) (entspr. Butylalkohol) (entspr. Propylenglycol) (entspr. Ammoniumhydroxid) (entspr. Indigocarmin).
Kurzinformation: siehe Zyprexa 2,5 mg - überzogene Tabletten, → S. 1615
PG: 28 ST (2) (EKO: G) [€ 37,15]

Zyprexa 5 mg - überzogene Tabletten 49B05
(Z.Nr. EU/1/96/022/*) NR. P. Parallelimport. N05AH03
V: Abacus Medicine, Copenhagen, Dänemark
Z: 1 Tablette enthält: Olanzapin 5 mg, Tablettenkern: Lactose monohydrat 156 mg, Hyprolose, Crospovidon, Cellulose, mikrokristalline, Magnesium stearat; Tablettenfilm: (entspr. Hypromellose) (entspr. Carnaubawachs), Farbmischung weiss: (entspr. Hypromellose) (entspr. Titandioxid) (entspr. Macrogol) (entspr. Polysorbat 80), Tinte, eßbar blau (entspr. Schellack) (entspr. Ethanol, wasserfrei) (entspr. 2-Propanol) (entspr. Butylalkohol) (entspr. Propylenglycol) (entspr. Ammoniumhydroxid) (entspr. Indigocarmin).
PG: 28 ST (2) (EKO: G) [€ 36,25]

Zyprexa 5 mg - überzogene Tabletten 49B05
(Z.Nr. EU/1/96/022/*) NR. P. Parallelimport. N05AH03
V: Eurim-Pharm, Salzburg
Z: 1 Tablette enthält: Olanzapin 5 mg, Tablettenkern: Lactose monohydrat 156 mg, Hyprolose, Crospovidon, Cellulose, mikrokristalline, Magnesium stearat; Tablettenfilm: (entspr. Hypromellose) (entspr. Carnaubawachs), Farbmischung weiss: (entspr. Hypromellose) (entspr. Titandioxid) (entspr. Macrogol) (entspr. Polysorbat 80), Tinte, eßbar blau (entspr. Schellack) (entspr. Ethanol, wasserfrei) (entspr. 2-Propanol) (entspr. Butylalkohol) (entspr. Propylenglycol) (entspr. Ammoniumhydroxid) (entspr. Indigocarmin).
PG: 28 ST (2) (EKO: G) [€ 36,25]

Zyprexa 5 mg - überzogene Tabletten 49B05
(Z.Nr. EU/1/96/022/*) NR. P. Parallelimport. N05AH03
V: Haemato Pharm, Schönefeld, Deutschland
Z: 1 Tablette enthält: Olanzapin 5 mg, Tablettenkern: Lactose monohydrat 156 mg, Hyprolose, Crospovidon, Cellulose, mikrokristalline, Magnesium stearat; Tablettenfilm: (entspr. Hypromellose) (entspr. Carnaubawachs), Farbmischung weiss: (entspr. Hypromellose) (entspr. Titandioxid) (entspr. Macrogol) (entspr. Polysorbat 80), Tinte, eßbar blau (entspr. Schellack) (entspr. Ethanol, wasserfrei) (entspr. 2-Propanol) (entspr. Butylalkohol) (entspr. Propylenglycol) (entspr. Ammoniumhydroxid) (entspr. Indigocarmin).
PG: 28 ST (2) (EKO: G) [€ 36,25]

Zyprexa 5 mg - überzogene Tabletten 49B05
(Z.Nr. EU/1/96/022/*) NR. P. Parallelimport. N05AH03
V: Orifarm, Leverkusen, Deutschland
Z: 1 Tablette enthält: Olanzapin 5 mg, Tablettenkern: Lactose monohydrat 156 mg, Hyprolose, Crospovidon, Cellulose, mikrokristalline, Magnesium stearat; Tablettenfilm: (entspr. Hypromellose) (entspr. Carnaubawachs), Farbmischung weiss: (entspr. Hypromellose) (entspr. Titandioxid) (entspr. Macrogol) (entspr. Polysorbat 80), Tinte, eßbar blau (entspr. Schellack) (entspr. Ethanol, wasserfrei) (entspr. 2-Propanol) (entspr. Butylalkohol) (entspr. Propylenglycol) (entspr. Ammoniumhydroxid) (entspr. Indigocarmin).
PG: 28 ST (2) (EKO: G) [€ 37,15]

Zyprexa 7,5 mg - überzogene Tabletten 49B05
(Z.Nr. EU/1/96/022/*) RP. P. nicht im Handel. N05AH03

Zyprexa 10 mg - überzogene Tabletten 49B05
(Z.Nr. EU/1/96/022/*) NR. P. N05AH03
ZI: Lilly, Eli Nederland, Utrecht, Niederlande
Z: 1 Tablette enthält: Olanzapin 10 mg, Tablettenkern: Lactose monohydrat 321 mg, Hyprolose, Crospovidon, Cellulose, mikrokristalline, Magnesium stearat; Tablettenfilm: (entspr. Hypromellose) (entspr. Carnaubawachs), Farbmischung weiss: (entspr. Hypromellose) (entspr. Titandioxid) (entspr. Macrogol) (entspr. Polysorbat 80), Tinte, eßbar blau (entspr. Schellack) (entspr. Ethanol, wasserfrei) (entspr. 2-Propanol) (entspr. Butylalkohol) (entspr. Propylenglycol) (entspr. Ammoniumhydroxid) (entspr. Indigocarmin).
Kurzinformation: siehe Zyprexa 2,5 mg - überzogene Tabletten, → S. 1615
PG: 28 ST (2) (EKO: G) [€ 72,20]

Zyprexa 10 mg - überzogene Tabletten 49B05
(Z.Nr. EU/1/96/022/*) NR. P. Parallelimport. N05AH03
V: Abacus Medicine, Copenhagen, Dänemark
Z: 1 Tablette enthält: Olanzapin 10 mg, Tablettenkern: Lactose monohydrat 321 mg, Hyprolose, Crospovidon, Cellulose, mikrokristalline, Magnesium stearat; Tablettenfilm: (entspr. Hypromellose) (entspr. Carnaubawachs), Farbmischung weiss: (entspr. Hypromellose) (entspr. Titandioxid) (entspr. Macrogol) (entspr. Polysorbat 80), Tinte, eßbar blau (entspr. Schellack) (entspr. Ethanol, wasserfrei) (entspr. 2-Propanol) (entspr. Butylalkohol) (entspr. Propylenglycol) (entspr. Ammoniumhydroxid) (entspr. Indigocarmin).
PG: 28 ST (2) (EKO: G) [€ 70,75]

Zyprexa 10 mg - überzogene Tabletten 49B05
(Z.Nr. EU/1/96/022/*) NR. P. Parallelimport. N05AH03
V: Eurim-Pharm, Salzburg
Z: 1 Tablette enthält: Olanzapin 10 mg, Tablettenkern: Lactose monohydrat 321 mg, Hyprolose, Crospovidon, Cellulose, mikrokristalline, Magnesium stearat; Tablettenfilm: (entspr. Hypromellose) (entspr. Carnaubawachs), Farbmischung weiss: (entspr. Hypromellose) (entspr. Titandioxid) (entspr. Macrogol) (entspr. Polysorbat 80), Tinte, eßbar blau (entspr. Schellack) (entspr. Ethanol, wasserfrei) (entspr. 2-Propanol) (entspr. Butylalkohol) (entspr. Propylenglycol) (entspr. Ammoniumhydroxid) (entspr. Indigocarmin).
PG: 28 ST (2) (EKO: G) [€ 70,75]

Zyprexa 10 mg - Überzogene Tabletten 49B05
(Z.Nr. EU/1/96/022/*) NR. P. Parallelimport. N05AH03
V: Haemato Pharm, Schönefeld, Deutschland
Z: 1 Tablette enthält: Olanzapin 10 mg, Tablettenkern: Lactose monohydrat 321 mg, Hyprolose, Crospovidon, Cellulose, mikrokristalline, Magnesium stearat; Tablettenfilm: (entspr. Hypromellose) (entspr. Carnaubawachs), Farbmischung weiss: (entspr. Hypromellose) (entspr. Titandioxid) (entspr. Macrogol) (entspr. Polysorbat 80), Tinte, eßbar blau (entspr. Schellack) (entspr. Ethanol, wasserfrei) (entspr. 2-Propanol) (entspr. Butylalkohol) (entspr. Propylenglycol) (entspr. Ammoniumhydroxid) (entspr. Indigocarmin).

PG: 28 ST (2) (EKO: G) [€ 70,75]

Zyprexa 10 mg - überzogene Tabletten 49B05
(Z.Nr. EU/1/96/022/*) NR. P. Parallelimport. N05AH03
V: Orifarm, Leverkusen, Deutschland
Z: 1 Tablette enthält: Olanzapin 10 mg, Tablettenkern: Lactose monohydrat 321 mg, Hyprolose, Crospovidon, Cellulose, mikrokristalline, Magnesium stearat; Tablettenfilm: (entspr. Hypromellose) (entspr. Carnaubawachs), Farbmischung weiss: (entspr. Hypromellose) (entspr. Titandioxid) (entspr. Macrogol) (entspr. Polysorbat 80), Tinte, eßbar blau (entspr. Schellack) (entspr. Ethanol, wasserfrei) (entspr. 2-Propanol) (entspr. Butylalkohol) (entspr. Propylenglycol) (entspr. Ammoniumhydroxid) (entspr. Indigocarmin).
PG: 28 ST (2) (EKO: G) [€ 70,75]

Zyprexa 15 mg - überzogene Tabletten 49B05
(Z.Nr. EU/1/96/002/*) NR. P. N05AH03
ZI: Lilly, Eli Nederland, Utrecht, Niederlande
Z: 1 Tablette enthält: Olanzapin 15 mg, Tablettenkern: Lactose monohydrat 178 mg, Hyprolose, Crospovidon, Cellulose, mikrokristalline, Magnesium stearat; Tablettenfilm: (entspr. Hypromellose) (entspr. Carnaubawachs), Farbmischung hellblau: (entspr. Titandioxid) (entspr. Lactose monohydrat) (entspr. Hypromellose) (entspr. Triacetin) (entspr. Indigocarmin).
Kurzinformation: siehe Zyprexa 2,5 mg - überzogene Tabletten, → S. 1615
PG: 28 ST (EKO: G) [€ 83,50]

Zyprexa 20 mg - überzogene Tabletten 49B05
(Z.Nr. EU/1/96/022/*) NR. P. nicht im Handel. N05AH03

Zyprexa Velotab 5 mg - Schmelztabletten 49B05
(Z.Nr. EU/1/99/125/*) NR. P. N05AH03
ZI: Lilly, Eli Nederlande, Utrecht, Niederlande
Z: 1 Schmelztablette enthält: Olanzapin 5 mg, Gelatine, Mannitol, Aspartam 0,6 mg, Natrium methyl-4-hydroxybenzoat 0,1125 mg, Natrium propyl-4-hydroxybenzoat 0,0375 mg.
EW: Neuroleptikum.
AG: Schizophrenie, manische Episoden, Phasenprophylaxe bei bipolarer Störung.
AA: Oral. Tablette auf die Zunge legen oder in ein Glas Flüssigkeit auflösen.
DO:
Schizophrenie:
TD 5-20 mg, initial 10 mg, Niedrige Anfangsdosis (5 mg) bei Leber- oder Nierenschäden.

Manische Episoden:
TD initial bei Monotherapie 15 mg, bei Kombina- tionstherapie 10 mg.

Bipolare Störung:
TD initial 10 mg.
Für Kinder und Jugendliche nicht empfohlen.
GA: Engwinkelglaukom.
SST: Nutzen/Risiko-Abwägung, nicht stillen. Bei Anwendung im 3. Trimenon extrapyramidale Symptome und Absetzreaktionen bei Neugeborenen möglich.
NW: Lokale Reaktionen, Bradykardie, Atemdepression, Schläfrigkeit, Gewichts- zunahme, ZNS (selten Krämpfe), QT-Verlängerung, Hypotonie, plötzlicher Herztod, anticholinerg, Leber, Lipidveränderungen, Lichtüberempfindlich- keit, malignes neuroleptisches Syndrom, Verschlechterung der Parkinson- Symptome, sexuelle Dysfunktion, sehr selten Thromboembolien.
WW: Fluvoxamin (Olanzapin-Anfangsdosis reduzieren), Aktivkohle (2 Std.
Abstand), Valproat (Neutropenie).
WH: Keine Erfahrungen bei Kindern.
Vorsicht bei Prostatahypertrophie, paralytischem Ileus; Leberkontrollen.
Vorsicht bei Krampfleiden. Auf Spätdyskinesien, malignes neuroleptisches Syndrom bzw. Hyperglykämie achten. Verkehrshinweis. QT-Strecken- Verlängerung möglich. Nicht zur Behandlung von Psychosen bei Demenz an- wenden (Mortalität und Risiko zerebrovaskulärer Zwischenfälle erhöht).
Blutzucker und Blutfette regelmäßig kontrollieren.
PG: 28 ST (2) (EKO: G) [€ 37,15]

Zyprexa Velotab 5 mg - Schmelztabletten 49B05
(Z.Nr. EU/1/99/125/*) NR. P. Parallelimport. N05AH03
V: Eurim-Pharm, Salzburg
Z: 1 Schmelztablette enthält: Olanzapin 5 mg, Gelatine, Mannitol, Aspartam 0,6 mg, Natrium methyl-4-hydroxybenzoat 0,1125 mg, Natrium propyl-4-hydroxybenzoat 0,0375 mg.
PG: 28 ST (2) (EKO: G) [€ 36,25]

Zyprexa Velotab 5 mg - Schmelztabletten 49B05
(Z.Nr. EU/1/99/125/*) NR. P. Parallelimport. N05AH03
V: Haemato Pharm, Schönefeld, Deutschland
Z: 1 Schmelztablette enthält: Olanzapin 5 mg, Gelatine, Mannitol, Aspartam 0,6 mg, Natrium methyl-4-hydroxybenzoat 0,1125 mg, Natrium propyl-4-hydroxybenzoat 0,0375 mg.
PG: 28 ST (2) (EKO: G) [€ 36,25]

Zyprexa Velotab 5 mg - Schmelztabletten 49B05
(Z.Nr. EU/1/99/125/*) NR. P. Parallelimport. N05AH03
V: Orifarm, Leverkusen, Deutschland
Z: 1 Schmelztablette enthält: Olanzapin 5 mg, Gelatine, Mannitol, Aspartam 0,6 mg, Natrium methyl-4-hydroxybenzoat 0,1125 mg, Natrium propyl-4-hydroxybenzoat 0,0375 mg.
PG: 28 ST (2) (EKO: G) [€ 37,15]

Zyprexa Velotab 10 mg - Schmelztabletten 49B05
(Z.Nr. EU/1/99/125/*) NR. P. N05AH03
ZI: Lilly, Eli Nederland, Utrecht, Niederlande
Z: 1 Schmelztablette enthält: Olanzapin 10 mg, Gelatine, Mannitol, Aspartam 0,8 mg, Natrium methyl-4-hydroxybenzoat 0,15 mg, Natrium propyl-4-hydroxybenzoat 0,05 mg.
Kurzinformation: siehe Zyprexa Velotab 5 mg - Schmelztabletten, → S. 1617
PG: 28 ST (2) (EKO: G) [€ 72,20]

Zyprexa Velotab 10 mg - Schmelztabletten 49B05
(Z.Nr. EU/1/99/125/*) NR. P. Parallelimport. N05AH03
V: Abacus Medicine, Copenhagen, Dänemark
Z: 1 Schmelztablette enthält: Olanzapin 10 mg, Gelatine, Mannitol, Aspartam 0,8 mg, Natrium methyl-4-hydroxybenzoat 0,15 mg, Natrium propyl-4-hydroxybenzoat 0,05 mg.
PG: 28 ST (2) (EKO: G) [€ 70,75]

Zyprexa Velotab 10 mg - Schmelztabletten 49B05
(Z.Nr. EU/1/99/125/*) NR. P. Parallelimport. N05AH03
V: Eurim-Pharm, Salzburg
Z: 1 Schmelztablette enthält: Olanzapin 10 mg, Gelatine, Mannitol, Aspartam 0,8 mg, Natrium methyl-4-hydroxybenzoat 0,15 mg, Natrium propyl-4-hydroxybenzoat 0,05 mg.
PG: 28 ST (2) (EKO: G) [€ 70,75]

Zyprexa Velotab 10 mg - Schmelztabletten 49B05
(Z.Nr. EU/1/99/125/*) NR. P. Parallelimport. N05AH03
V: Haemato Pharm, Schönefeld, Deutschland
Z: 1 Schmelztablette enthält: Olanzapin 10 mg, Gelatine, Mannitol, Aspartam 0,8 mg, Natrium methyl-4-hydroxybenzoat 0,15 mg, Natrium propyl-4-hydroxybenzoat 0,05 mg.
PG: 28 ST (2) (EKO: G) [€ 70,75]

Zyprexa Velotab 10 mg - Schmelztabletten 49B05
(Z.Nr. EU/1/99/125/*) NR. P. Parallelimport. N05AH03
V: Orifarm, Leverkusen, Deutschland
Z: 1 Schmelztablette enthält: Olanzapin 10 mg, Gelatine, Mannitol, Aspartam 0,8 mg, Natrium methyl-4-hydroxybenzoat 0,15 mg, Natrium propyl-4-hydroxybenzoat 0,05 mg.
PG: 28 ST (2) (EKO: G) [€ 70,75]

Zyprexa Velotab 15 mg - Schmelztabletten 49B05
(Z.Nr. EU/1/99/125/*) NR. P. N05AH03
ZI: Lilly, Eli Nederland, Utrecht, Niederlande
Z: 1 Schmelztablette enthält: Olanzapin 15 mg, Gelatine, Mannitol, Aspartam 1,2 mg, Natrium methyl-4-hydroxybenzoat 0,225 mg, Natrium propyl-4-hydroxybenzoat 0,075 mg.
Kurzinformation: siehe Zyprexa Velotab 5 mg - Schmelztabletten, → S. 1617
PG: 28 ST (EKO: G) [€ 83,50]

Zyprexa Velotab 15 mg - Schmelztabletten 49B05
(Z.Nr. EU/1/99/125/*) NR. P. Parallelimport. N05AH03
V: Orifarm, Leverkusen, Deutschland
Z: 1 Schmelztablette enthält: Olanzapin 15 mg, Gelatine, Mannitol, Aspartam 1,2 mg, Natrium methyl-4-hydroxybenzoat 0,225 mg, Natrium propyl-4-hydroxybenzoat 0,075 mg.
PG: 28 ST (EKO: G) [€ 81,85]

Zyprexa Velotab 20 mg - Schmelztabletten 49B05
(Z.Nr. EU/1/99/125/*) NR. P. nicht im Handel. N05AH03

Zyrtec 10 mg - Filmtabletten 05A01
(Z.Nr. 1-19030) RP. P. R06AE07
ZI: UCB Pharma, Wien
Z: 1 Filmtablette enthält: Cetirizin dihydrochlorid 10 mg, Cellulose, mikrokristalline, Lactose monohydrat 66,4 mg, Siliciumdioxid,

hochdisperses, Magnesium stearat, Opadry-Y-1-7000 (entspr. Hypromellose), (entspr. Titandioxid), (entspr. Macrogol 400).
EW: Antiallergikum, Histamin (H_1)-Blocker.
AG: Bei Erwachsenen und Kindern ab 6 Jahren:
- zur Linderung von nasalen und okularen Symptomen bei saisonaler und perennialer allergischer Rhinitis.
- zur Linderung von Symptomen bei chronischer idiopathischer Urtikaria.
AA: Unzerkaut mit Flüssigkeit einnehmen.
DO: 1mal tgl. 10 mg. Kinder ab 6 Jahren: 2mal tgl. 5 mg. Dosisreduktion bei Nierenschäden.
GA: Schwere Nierenschäden.
SST: Vorsicht.
NW: Kopfschmerzen, Schwindel, Amnesie, Magen/Darm, Mundtrockenheit, Schläf- rigkeit, Unruhe, Leber, Haut. Pruritus und Urtikaria nach Ende der Behandlung.
WW: Kutane Allergietests (3 Tage Abstand).
WH: Vorsicht bei Epilepsie, Risiko für Harnverhalt, Krampfneigung. Alkohol meiden. Verkehrshinweis.
PG: 10 ST (2) (EKO: G) [€ 3,75], 30 ST (EKO: G) [€ 11,25]

Zyrtec 1 mg/ml - orale Lösung 05A01
(Z.Nr. 1-20143) RP. P. R06AE07
ZI: UCB Pharma, Wien
Z: 1 ml Lösung enthält: Cetirizin dihydrochlorid 1 mg, Sorbitlösung 70% (nicht kristallisierend) 450 mg, Glycerol, Propylenglycol, Saccharin natrium, Methyl-4-hydroxybenzoat 1,35 mg, Propyl-4-hydroxybenzoat 0,15 mg, Bananenaroma 54,330/A, Natriumacetat, Essigsäure, Wasser, gereinigtes.
EW: Antiallergikum, Histamin (H_1)-Blocker.
AG: Bei Erwachsenen und Kindern ab 2 Jahren:
- zur Linderung von nasalen und okularen Symptomen bei saisonaler und perennialer allergischer Rhinitis.
- zur Linderung von Symptomen bei chronischer idiopathischer Urtikaria.
AA: Oral unverdünnt.
DO: 1mal tgl. 10 mg.
Kinder ab 6 Jahren: 2mal tgl. 5 mg.
Kinder (2-6 Jahre): 2mal tgl. 2,5 mg.
Dosisreduktion bei Nierenschäden.
GA: Schwere Nierenschäden.
SST: Vorsicht.
NW: Kopfschmerzen, Schwindel, Amnesie, Magen/Darm, Mundtrockenheit, Schläf- rigkeit, Unruhe, Leber, Haut. Pruritus und Urtikaria nach Ende der Behandlung.
WW: Kutane Allergietests (3 Tage Abstand).
WH: Vorsicht bei Epilepsie, Risiko für Harnverhalt, Krampfneigung. Alkohol meiden. Verkehrshinweis.
PG: 60 ML F14 (2) (EKO: G) [€ 6,15]

Zyrtec 10 mg/ml - Tropfen 05A01
(Z.Nr. 1-20142) RP. P. R06AE07
ZI: UCB Pharma, Wien
Z: 1 ml (= 20 Tropfen) enthält: Cetirizin dihydrochlorid 10 mg, Glycerol, Propylenglycol, Saccharin natrium, Methyl-4-hydroxybenzoat 1,35 mg, Propyl-4-hydroxybenzoat 0,15 mg, Natriumacetat, Essigsäure, Wasser, gereinigtes.
EW: Antiallergikum, Histamin (H_1)-Blocker.
AG: Bei Erwachsenen und Kindern ab 2 Jahren:
- zur Linderung von nasalen und okularen Symptomen bei saisonaler und perennialer allergischer Rhinitis.
- zur Linderung von Symptomen bei chronischer idiopathischer Urtikaria.
AA: Auf einem Löffel oder in Wasser verdünnt oral einnehmen.
DO: Erwachsene und Jugendliche: 1mal tgl. 10 mg (entspricht 20 Tropfen).
Kinder ab 6 Jahren: 2mal tgl. 5 mg (10 Tropfen).
Kinder (2-6 Jahre): 2mal tgl. 2,5 mg (5 Tropfen).
Dosisreduktion bei Nierenschäden.
GA: Schwere Nierenschäden.
SST: Vorsicht.
NW: Kopfschmerzen, Schwindel, Amnesie, Magen/Darm, Mundtrockenheit, Schläf- rigkeit, Unruhe, Leber, Haut. Pruritus und Urtikaria nach Ende der Behandlung.
WW: Kutane Allergietests (3 Tage Abstand).
WH: Vorsicht bei Epilepsie, Risiko für Harnverhalt, Krampfneigung. Alkohol meiden. Verkehrshinweis.
PG: 20 ML F14 (EKO: G) [€ 14,30]

Zytiga 250 mg - Tabletten 55D06
(Z.Nr. EU/1/11/714/*) NR. P. nicht im Handel. L02BX03

Zytiga 250 mg - Tabletten 55D06
(Z.Nr. EU/1/11/714/*) NR. P. Parallelimport. nicht im Handel. L02BX03

Zytiga 500 mg - Filmtabletten 55D06
(Z.Nr. EU/1/11/714/*) NR. P. L02BX03
ZI: Janssen-Cilag International, Beerse, Belgien
Z: 1 Filmtablette enthält: Abirateron acetat 500 mg, Tablettenkern: Cellulose, mikrokristalline, Siliciumdioxid-beschichtet, Croscarmellose natrium (entspr. Natrium 13,5 mg), Hypromellose 2910 (15 mPa*s), Lactose 253,2 mg (entspr. Lactose monohydrat), Magnesium stearat, Siliciumdioxid, hochdisperses, Natriumdodecylsulfat; Filmüberzug: Eisen(II,III)-oxid, Eisen(III)-oxid, Macrogol 3350, Poly(vinylalkohol), Talkum, Titandioxid.
EW: Hormonantagonist; 17-alpha-Hydroxylase-Inhibitor.
AG: - Neu diagnostiziertes Hochrisiko-metastasiertes hormonsensitives Prostatakarzinom in Kombination mit Androgenentzugstherapie.
- Metastasiertes kastrationsresistentes Prostatakarzinom nach Versagen der Androgenentzugstherapie oder bei Progredienz nach Docetaxel-Therapie.
AA: Mindestens 1 Std. vor oder 2 Std. nach dem Essen im Ganzen mit Wasser einnehmen.
DO: 1mal tgl. 1000 mg (zusammen mit 5 mg Prednison oder Prednisolon beim Hochrisikokarzinom bzw. 10 mg Prednison oder Prednisolon beim kastrationsresistenten Karzinom). Kein Nutzen bei Kindern und Jugendlichen.
GA: Schwere Leberschäden.
SST: Nicht für Frauen bestimmt. Kontrazeption für Männer erforderlich.
NW: Ödeme, Hypokaliämie, Hypertriglyzeridämie, Hypertonie, Harnwegsinfektionen, Hämaturie, Herzinsuffizienz, Leber (Enzymanstiege, akutes Leberversagen), Dyspepsie, Frakturen, Haut, Myopathie/Rhabdomyolyse, allergische Alveolitis.
WW: Gegenanzeige: Abirateron und Prednison / Prednisolon mit Ra - 223 (5 Tage Abstand). Nicht zusammen mit Nahrungsmitteln einnehmen.
Nicht empfohlen: Spironolacton.
Vorsicht: Substrate für CYP2D6, CYP3A4-Induktoren (Besondere Vorsicht: Rifampicin, Phenytoin, Carbamazepin, Johanniskraut). QT-verlängernde Substanzen. Arzneimittel mit Myopathie-Risiko.
WH: Vorsicht bei kardiovaskulären Erkrankungen. Kontrollen: Leber, Blutdruck, Serumkalium, Flüssigkeitsretention, Herzfunktion, Blutzucker bei Diabetikern.
PG: 56 ST RE1 (2) (EKO: Y) [€ 4.046,10]

Zyvoxid 600 mg - Filmtabletten 34K
(Z.Nr. 1-24229) NR. P. J01XX08
ZI: Pfizer Corporation Austria, Wien
Z: 1 Filmtablette enthält: Linezolid 600 mg, Tablettenkern: Maisstärke, Cellulose, mikrokristalline, Hydroxypropylcellulose, Natrium stärkeglykolat Typ A, Magnesium stearat; Filmüberzug: Opadry weiss YS-1-18202-A(e) (entspr. Hypromellose) (entspr. Titandioxid) (entspr. Macrogol 400) (entspr. Carnaubawachs).
EW: Antibiotikum (Oxazolidinon), Hemmstoff der Proteinsynthese.
AG: Infektionen durch empfindliche grampositive Bakterien: Nosokomiale Pneumonie, ambulant erworbene Pneumonie, komplizierte Haut- und Weichteilinfektionen.
AA: Oral.
DO: 2mal tgl. 600 mg über 10-14 Tage, maximal 28 Tage. Keine Dosisempfehlung für Kinder und Jugendliche.
GA: Gleichzeitige MAO-Hemmer-Therapie oder mit serotonergen Arzneimitteln.
SST: Nutzen/Risiko-Abwägung, nicht stillen.
NW: Kopfschmerzen, Magen/Darm, Superinfektionen (Candidiasis), Hypertonie, Blutbild (sideroblastische Anämie), Krämpfe, Haut, Leber, Niere, Labor, Neuropathien (peripher und optisch), Sehverschlechterung.
WW: Kontraindiziert: MAO-Hemmer, serotonerge Substanzen.
WH: MAO-hemmende Wirkung von Linezolid berücksichtigen. Vorsicht bei schweren Nierenschäden, unkontrollierter Hypertonie, Phäochromozytom, Karzinoid, Thyreotoxikose, Psychosen. Kontrollen: Blutbild wöchentlich (Myelosuppression), Niere, Leber. Auf durch Antibiotika bedingte Diarrhoe und Kolitis achten. Auf Konvulsionen, periphere und optische Neuropathien, Laktatazidose, Serotonin-Syndrom, Sehverschlechterung achten, Sehfunktion überwachen. Verkehrshinweis.
PG: 10 ST RE1 (EKO: Y) [€ 337,50], 20 ST RE1 (EKO: Y) [€ 650,90]

Zyvoxid 100 mg/5 ml - Granulat zur Herstellung einer Suspension zum Einnehmen 34K
(Z.Nr. 1-24230) NR. P. L. J01XX08
ZI: Pfizer Corporation Austria, Wien
Z: 5 ml enthalten: Linezolid 100 mg, Saccharose 1052,9 mg, Mannit 500 mg, Cellulose, mikrokristalline, Carboxymethyl cellulose natrium, Aspartam 35 mg, Siliciumdioxid, hochdispers, wasserfrei, Natrium citrat (entspr. Natrium 8,5 mg), Xanthan gummi, Natriumbenzoat, Zitronensäure, wasserfrei, Natriumchlorid, Süßstoffe (entspr. Fructose 12 mg) (entspr. Maltodextrin (Mais))

(entspr. Monoammoniumglycyrrhizinat) (entspr. Sorbit 36 mg), Nor-Cap, natürliches, künstliches Orangenaroma, Nor-Cap, natürliches, künstliches Orangencremearoma, Pfefferminzaroma S.D F93125, natürliches, künstliches, Vanillearoma S.D, natürliches, künstliches (entspr. Ethanol < 100 mg).
EW: Antibiotikum (Oxazolidinon), Hemmstoff der Proteinsynthese.
AG: Infektionen durch empfindliche grampositive Bakterien: Nosokomiale Pneumonie, ambulant erworbene Pneumonie, komplizierte Haut- und Weichteilinfektionen.
AA: Oral. Granulat auflockern, 123 ml Wasser in 2 Portionen zugeben und kräftig schütteln.
DO: 2mal tgl. 600 mg über 10-14 Tage, maximal 28 Tage. Keine Dosisempfehlung für Kinder und Jugendliche.
GA: Gleichzeitige MAO-Hemmer-Therapie oder mit serotonergen Arzneimitteln.
SST: Nutzen/Risiko-Abwägung, nicht stillen.
NW: Kopfschmerzen, Magen/Darm, Superinfektionen (Candidiasis), Hypertonie, Blutbild (sideroblastische Anämie), Krämpfe, Haut, Leber, Niere, Labor, Neuropathien (peripher und optisch), Sehverschlechterung.
WW: Kontraindiziert: MAO-Hemmer, serotonerge Substanzen.
WH: MAO-hemmende Wirkung von Linezolid berücksichtigen. Vorsicht bei schweren Nierenschäden, unkontrollierter Hypertonie, Phäochromozytom, Karzinoid, Thyreotoxikose, Psychosen. Kontrollen: Blutbild wöchentlich (Myelosuppression), Niere, Leber. Auf durch Antibiotika bedingte Diarrhoe und Kolitis achten. Auf Konvulsionen, periphere und optische Neuropathien, Laktatazidose, Serotonin-Syndrom, Sehverschlechterung achten, Sehfunktion überwachen. Verkehrshinweis.
PG: 150 ML * (L) (EKO: N) [€ 432,15]

Zyvoxid 2 mg/ml - Infusionslösung 34K

(Z.Nr. 1-24227) NR. P. J01XX08
ZI: Pfizer Corporation Austria, Wien
Z: 1 ml Lösung enthält: Linezolid 2 mg, Glucose monohydrat (entspr. Glucose 45,67 mg), Natriumcitrat dihydrat (entspr. Natrium 0,38 mg), Zitronensäure, wasserfrei, Salzsäure, Natriumhydroxid, Wasser für Injektionszwecke.
EW: Antibiotikum (Oxazolidinon), Hemmstoff der Proteinsynthese.
AG: Infektionen durch empfindliche grampositive Bakterien: Nosokomiale Pneumonie, ambulant erworbene Pneumonie, komplizierte Haut- und Weichteilinfektionen.
AA: I.v. Infusion; Infusionsdauer 30-120 min.
DO: 2mal tgl. 600 mg über 10-14 Tage, maximal 28 Tage. Keine Dosisempfehlung für Kinder und Jugendliche.
GA: Gleichzeitige MAO-Hemmer-Therapie oder mit serotonergen Arzneimitteln.
SST: Nutzen/Risiko-Abwägung, nicht stillen.
NW: Kopfschmerzen, Magen/Darm, Superinfektionen (Candidiasis), Hypertonie, Blutbild (sideroblastische Anämie), Krämpfe, Haut, Leber, Niere, Labor, Neuropathien (peripher und optisch), Sehverschlechterung.
WW: Kontraindiziert: MAO-Hemmer, serotonerge Substanzen.
WH: MAO-hemmende Wirkung von Linezolid berücksichtigen. Vorsicht bei schweren Nierenschäden, unkontrollierter Hypertonie, Phäochromozytom, Karzinoid, Thyreotoxikose, Psychosen. Kontrollen: Blutbild wöchentlich (Myelosuppression), Niere, Leber. Auf durch Antibiotika bedingte Diarrhoe und Kolitis achten. Auf Konvulsionen, periphere und optische Neuropathien, Laktatazidose, Serotonin-Syndrom, Sehverschlechterung achten, Sehfunktion überwachen. Verkehrshinweis.
PG: 10 ST * (EKO: N) [€ 819,10]

3.
Wirkstoff-Verzeichnis
mit im Handel befindlichen Arzneispezialitäten

Abacavir
Reverse-Transkriptase-Hemmer (nicht-nukleosidisch)

Ziagen 300 mg - Filmtabletten → S. 1596
Ziagen 20 mg/ml - Lösung zum Einnehmen → S. 1596
■ Abacavir/Lamivudin Aristo 600 mg/300 mg - Filmtabletten → S. 15
■ Abacavir/Lamivudin ratiopharm 600 mg/300 mg - Filmtabletten → S. 15
■ Abacavir/Lamivudin Sandoz 600 mg/300 mg - Filmtabletten → S. 15
■ Abacavir/Lamivudin Stada 600 mg/300 mg - Filmtabletten → S. 15
■ Kivexa 600 mg/300 mg Filmtabletten → S. 761
■ Triumeq 50 mg/600 mg/300 mg - Filmtabletten → S. 1459
■ Trizivir 300 mg/150 mg/300 mg - Filmtabletten → S. 1459

Abatacept
Immunmodulator, Polyarthritis-Therapeutikum

Orencia 125 mg - Injektionslösung in einer Fertigspritze → S. 1048
Orencia 250 mg - Pulver für ein Konzentrat zur Herstellung einer Infusionslösung → S. 1048

Abemaciclib
CDK4/CDK6-Hemmer - Zytostatikum

Verzenios 50 mg - Filmtabletten → S. 1524
Verzenios 100 mg - Filmtabletten → S. 1525
Verzenios 150 mg - Filmtabletten → S. 1525

Abirateron
Antiandrogen - Zytostatikum (Prostatakarzinom)

Zytiga 500 mg - Filmtabletten → S. 1618

Acalabrutinib
Bruton-Tyrosinkinase-Inhibitor - Zytostatikum

Calquence 100 mg - Hartkapseln → S. 246

Acamprosat
Entwöhnungsmittel (Alkohol)

Campral - Filmtabletten → S. 247

Acemetacin
Arylessigsäure-Derivat - Nicht-steroidales Antiphlogistikum

Rheutrop - Kapseln → S. 1230
Rheutrop retard - Kapseln → S. 1230

Acenocoumarol
Cumarin-Derivat - Vitamin-K-Antagonist, orales Antikoagulans

Sintrom - Tabletten → S. 1321

Acepromazin
Phenothiazin-Derivat - Neuroleptikum

🐾 Sedalin 35 mg/ml - Gel zum Eingeben für Hunde und Pferde → S. 1284
🐾 Temprace 0,5 mg/ml - Injektionslösung für Hunde und Katzen → S. 1406
🐾 Tranquigel 35 mg/g - Gel zum Eingeben für Hunde und Pferde → S. 1442
🐾 Tranquiline 35 mg/ml - Gel zum Eingeben für Hunde → S. 1442
🐾 Tranquinervin 10 mg/ml - Injektionslösung für Pferde → S. 1443
🐾 Vanastress 10 mg/ml - Injektionslösung für Hunde und Katzen → S. 1498

Acetat-Anion

■ Aminomix 1 Novum - Infusionslösung → S. 80
■ Aminomix 2 Novum - Infusionslösung → S. 80
■ Aminoplasmal B.Braun 10% - Infusionslösung → S. 80
■ ELO-MEL isoton - Infusionslösung → S. 472
■ ELO-MEL OP (postoperativ) - Infusionslösung → S. 473
■ ELO-MEL OP (postoperativ) G - Infusionslösung → S. 473
■ ELO-MEL paediatric - Infusionslösung → S. 473
■ Elonorm - Infusionslösung → S. 473
■ Finomel - Emulsion zur Infusion → S. 572
■ Finomel Peri - Emulsion zur Infusion → S. 572
■ Gelofusin Iso 40 mg/ml - Infusionslösung → S. 622
■ Numeta G 13% E - Emulsion zur Infusion → S. 1007
■ Numeta G 16% E - Emulsion zur Infusion → S. 1008
■ Numeta G 19% E - Emulsion zur Infusion → S. 1008
■ Nutriflex peri - Infusionslösung → S. 1011
■ Nutriflex plus - Infusionslösung → S. 1011
■ Nutriflex special - Infusionslösung → S. 1012
■ Nutriflex Lipid peri B. Braun - Emulsion zur Infusion → S. 1012
■ Nutriflex Lipid plus B. Braun - Emulsion zur Infusion → S. 1012
■ Nutriflex Lipid special B. Braun - Emulsion zur Infusion → S. 1013
■ Nutriflex Omega peri B. Braun - Emulsion zur Infusion → S. 1013
■ NuTRIflex Omega plus Emulsion zur Infusion → S. 1014
■ Nutriflex Omega plus B. Braun - Emulsion zur Infusion → S. 1014
■ Nutriflex Omega special B. Braun - Emulsion zur Infusion → S. 1014
■ Perflux - Infusionsflasche → S. 1097
■ PeriOLIMEL 2,5% mit Elektrolyten - Emulsion zur Infusion → S. 1098
■ SmofKabiven Low Osmo peripher - Emulsion zur Infusion → S. 1325
■ SmofKabiven peripher - Emulsion zur Infusion → S. 1326
■ SmofKabiven zentral - Emulsion zur Infusion → S. 1326
■ SmofKabiven zentral elektrolytfrei - Emulsion zur Infusion → S. 1326
■ SmofKabiven N-Plus zentral - Emulsion zur Infusion → S. 1327
■ SmofKabiven N-Plus zentral elektrolytfrei - Emulsion zur Infusion → S. 1327
■ Sterofundin ISO - Infusionslösung → S. 1352
■ ZentroOLIMEL 5,7% - Emulsion zur Infusion → S. 1592
■ ZentroOLIMEL 7,6% - Emulsion zur Infusion → S. 1593
■ ZentroOLIMEL 3,3% mit Elektrolyten - Emulsion zur Infusion → S. 1593
■ ZentroOLIMEL 4,4% mit Elektrolyten - Emulsion zur Infusion → S. 1593
■ ZentroOLIMEL 5,7% mit Elektrolyten - Emulsion zur Infusion → S. 1593
■ ZentroOLIMEL 7,6% mit Elektrolyten - Emulsion zur Infusion → S. 1594
⌘ Sterofundin ISO B.Braun Vet Care - Infusionslösung für Rinder, Pferde, Schafe, Ziegen, Schweine, Hunde und Katzen → S. 1353

Acetazolamid
Carboanhydrase-Hemmmer - Diuretikum

Acetazolamid "Agepha" 250 mg - Tabletten → S. 25
Diamox 500 mg - Durchstechflaschen mit Pulver zur Herstellung einer Injektionslösung → S. 396
Diamox 250 mg - Tabletten → S. 396

Acetylcystein
Mukolytikum; Antidot

N-Acetyl-DL-methionin
Lebertherapeutikum

Acetylsalicylsäure
Salicylat - Antipyretisch wirkendes Analgetikum, nicht-steroidales Analgetikum

N-Acetyltyrosin
Substitution (Aminosäuren)

Achillea millefolium (Homöopathie)

Achillea millefolium L. (Asteraceae)

Aciclovir
Guanin-Derivat - Virustatikum

Xorox 30 mg/g - Augensalbe → S. 1575
Zovirax 5% - Creme → S. 1610
Zovirax 200 mg - Filmtabletten → S. 1610
Zovirax 800 mg - Filmtabletten → S. 1611
Zovirax 400 mg/5 ml - Saft → S. 1611
Zovirax 250 mg - Trockensubstanz zur Infusionsbereitung → S. 1611
■ Activir Duo 50 mg/g + 10 mg/g - Creme → S. 32

Acidum acetylosalicylicum (Homöopathie)

■ Ubichinon compositum-Heel - Ampullen → S. 1473

Acidum alpha-ketoglutaricum (Homöopathie)

■ Coenzyme compositum-Heel - Ampullen → S. 327
■ Cor compositum-Heel - Ampullen → S. 344
■ Cutis compositum-Heel - Ampullen → S. 355
■ Hepar compositum-Heel - Ampullen → S. 656
■ Thyreoidea compositum-Heel - Ampullen → S. 1418

Acidum arsenicosum (Homöopathie)

■ Adrisin - Tabletten → S. 40
■ Ailgeno spag. Peka - Tropfen → S. 52
■ Allergon - Tropfen → S. 65
■ Apozema Allergie Acidum formicicum complex Nr.2 - Tropfen zum Einnehmen → S. 109
■ Apozema Allium cepa compositum - Augentropfen → S. 109
■ Apozema Ischias Rhus toxicodendron complex Nr.20 - Tropfen → S. 112
■ Apozema Nervenschmerzen Colocynthis complex Nr.24 - Tropfen zum Einnehmen → S. 113
■ Cor compositum-Heel - Ampullen → S. 344
■ Echinacea compositum-Heel - Ampullen → S. 458
■ Echinacea compositum-forte-Heel - Ampullen → S. 458
■ Echinacea-Cosmoplex - Tropfen → S. 459
■ Fepyr spag. Peka - Globuli → S. 567
■ Gastricumeel - Tabletten → S. 618
■ Ho-Len-Complex Hewa-cyl - Tropfen → S. 664
■ Ho-Len-Complex Neuri-cyl - Tropfen zum Einnehmen → S. 665
■ Ho-Len-Complex Thyreo-cyl -Tropfen zum Einnehmen → S. 665
■ Lymphdiaral - Basistropfen → S. 843
■ Nr. 37 Magen- und Verdauungsstörungstropfen "Mag. Doskar" → S. 1006
■ Nr. 38 Durchfalltropfen "Mag. Doskar" → S. 1006
■ Phönix Antitox - Tropfen → S. 1105
■ Phönix Ferrum - Tropfen → S. 1106
■ Phönix Phönohepan - Tropfen → S. 1106
■ Solidago compositum-Heel - Ampullen → S. 1330
■ Tabletten gegen Magen-Darm-Beschwerden "Similasan" → S. 1376
■ Tropfen gegen Akne "Similasan" → S. 1462
✿ Arsenicum album RemaVet - Globuli für Tiere → S. 131
⌘ Beruhigungstropfen "Mag. Doskar" für Tiere → S. 186
⌘ Diarrect ReVet RV6 - Globuli für Tiere → S. 397
⌘ Ekzemtropfen "Mag. Doskar" für Tiere → S. 467
⌘ Tropfen bei Durchfall "Mag. Doskar" für Tiere → S. 1462

Acidum ascorbicum (Homöopathie)

■ Coenzyme compositum-Heel - Ampullen → S. 327
■ Discus compositum-Heel - Ampullen → S. 416
■ Ubichinon compositum-Heel - Ampullen → S. 1473

Acidum benzoicum (Homöopathie)

■ Akutur spag. Peka - Tropfen → S. 55
■ Globuli gegen Gelenkschmerzen "Similasan" → S. 634
■ Renelix spag. Peka - Tropfen zum Einnehmen → S. 1213

Acidum boricum (Homöopathie)

■ Otodolor - Ohrentropfen → S. 1057
■ Otodolor forte - Ohrentropfen → S. 1057

Acidum cis-aconiticum (Homöopathie)

■ Coenzyme compositum-Heel - Ampullen → S. 327
■ Ovarium compositum-Heel - Ampullen → S. 1059

Acidum citricum (Homöopathie)

■ Coenzyme compositum-Heel - Ampullen → S. 327

Acidum DL-malicum (Homöopathie)

■ Coenzyme compositum-Heel - Ampullen → S. 327
■ Cor compositum-Heel - Ampullen → S. 344
■ Hepar compositum-Heel - Ampullen → S. 656
■ Thyreoidea compositum-Heel - Ampullen → S. 1418

Acidum formicicum (Homöopathie)

■ Adler HOM YvoAzem - Streukügelchen → S. 38
■ Adler HOM YvoSniff - Streukügelchen → S. 38
■ Adrisin - Tabletten → S. 40
■ Apozema Allergie Acidum formicicum complex Nr.2 - Tropfen zum Einnehmen → S. 109
■ Apozema Allium cepa compositum - Augentropfen → S. 109
■ Cutis compositum-Heel - Ampullen → S. 355
■ Habifac spag. Peka - Tropfen → S. 648
■ Pascallerg - Tabletten → S. 1086

Acidum fumaricum (Homöopathie)

■ Coenzyme compositum-Heel - Ampullen → S. 327
■ Cor compositum-Heel - Ampullen → S. 344
■ Cutis compositum-Heel - Ampullen → S. 355
■ Hepar compositum-Heel - Ampullen → S. 656
■ Thyreoidea compositum-Heel - Ampullen → S. 1418

Acidum hydrofluoricum (Homöopathie)

■ Crimax - Haarvitaltropfen → S. 352
■ Nr. 27 Stoffwechseltropfen "Mag. Doskar" → S. 1005

Acidum lacticum (Homöopathie)

■ Aflubin - Grippetropfen → S. 48
■ Cor compositum-Heel - Ampullen → S. 344
■ metavirulent - Tropfen → S. 882
■ Thyreoidea compositum-Heel - Ampullen → S. 1418
■ Ubichinon compositum-Heel - Ampullen → S. 1473

Acidum nitricum (Homöopathie)

■ Akutur spag. Peka - Tropfen → S. 55
■ Habifac spag. Peka - Tropfen → S. 648
■ Opsonat spag. Peka - Tropfen zum Einnehmen → S. 1044
■ Renelix spag. Peka - Tropfen zum Einnehmen → S. 1213
⌘ Warzentropfen "Mag. Doskar" für Tiere → S. 1561

Acidum oroticum (Homöopathie)

■ Hepar compositum-Heel - Ampullen → S. 656

Acidum phosphoricum (Homöopathie)

■ Apozema Schule Acidum phosphoricum complex Nr.29 - Tropfen zum Einnehmen → S. 113
■ Apozema Stärkung für Männer Ginseng complex Nr.32 - Tropfen zum Einnehmen → S. 114

- ■ Apozema Stimmungsaufhellung Ignatia complex Nr.13 - Tropfen zum Einnehmen → S. 114
- ■ Cerebrum compositum-Heel - Ampullen → S. 285
- ■ Cutis compositum-Heel - Ampullen → S. 355
- ■ Nervoheel - Tabletten → S. 963
- ■ Nr. 32 Neurasthenietropfen "Mag. Doskar" → S. 1005
- ■ Nr. 33 Entwöhnungstropfen "Mag. Doskar" → S. 1005
- ■ Nr. 34 Stärkungstropfen "Mag. Doskar" → S. 1005
- ■ Oss-regen spag. Peka - Tropfen zum Einnehmen → S. 1055
- ■ Psta spag. Peka - Globuli → S. 1164
- ■ Psta spag. Peka - Tropfen zum Einnehmen → S. 1165
- ⌘ Kräftigungstropfen "Mag. Doskar" für Tiere → S. 766

Acidum picrinicum (Homöopathie)

- ■ Discus compositum-Heel - Ampullen → S. 416

Acidum silicicum (Homöopathie)

- ■ Adler HOM YvoSting - Streukügelchen → S. 38
- ■ Discus compositum-Heel - Ampullen → S. 416
- ■ Ho-Len-Complex Disco-cyl - Tropfen → S. 664
- ■ Mobilopas Injektopas - Ampullen → S. 915
- ■ Nr. 26 Nebenhöhlen-Tropfen "Mag. Doskar" → S. 1004
- ■ Nr. 27 Stoffwechseltropfen "Mag. Doskar" → S. 1005
- ■ Nr. 28 Venentropfen "Mag. Doskar" → S. 1005
- ■ Ossop - Tropfen → S. 1055
- ■ Otodolor - Ohrentropfen → S. 1057
- ■ Otodolor forte - Ohrentropfen → S. 1057
- ■ Spigelon - Tabletten → S. 1342
- ■ Steiroplex - Injektionslösung → S. 1351
- ■ Tonsiotren - Tabletten → S. 1428
- ■ Zom - Tropfen → S. 1607
- ✤ Silicea RemaVet - Globuli für Tiere → S. 1311
- ⌘ Broncho-Chron ReVet RV 3C - Globuli für Tiere → S. 223
- ⌘ Ektoderm ReVet RV8 - Globuli für Tiere → S. 467
- ⌘ Tropfen bei chronischem Husten "Mag. Doskar" für Tiere → S. 1461
- ⌘ Tropfen bei chronischem Nasenfluss "Mag. Doskar" für Tiere → S. 1461
- ⌘ Tropfen bei chronischer Lahmheit "Mag. Doskar" für Tiere → S. 1461
- ⌘ Tropfen gegen Bänderschwäche und zur Huf- und Knochenbildung "Mag.Doskar" für Tiere → S. 1462

Acidum succinicum (Homöopathie)

- ■ Coenzyme compositum-Heel - Ampullen → S. 327

Acidum sulfuricum (Homöopathie)

- ■ Adrisin - Tabletten → S. 40
- ■ Apozema Wechseljahre Lachesis complex Nr.36 - Tropfen zum Einnehmen → S. 114
- ■ Opsonat spag. Peka - Tropfen zum Einnehmen → S. 1044
- ■ Proscenat spag. Peka - Tropfen zum Einnehmen → S. 1159
- ■ Tropfen gegen Wechseljahrbeschwerden "Similasan" → S. 1464

Acidum thiocticum (Homöopathie)

- ■ Arthroheel - Ampullen → S. 132
- ■ Coenzyme compositum-Heel - Ampullen → S. 327
- ■ Discus compositum-Heel - Ampullen → S. 416
- ■ Hepar compositum-Heel - Ampullen → S. 656
- ■ Ubichinon compositum-Heel - Ampullen → S. 1473
- ■ Zeel - Ampullen → S. 1589
- ⌘ Zeel - Tabletten für Tiere → S. 1590

Acitretin

Retinoid - Antipsoriatikum; Immunmodulator

- Keracutan 10 mg - Kapseln → S. 753
- Keracutan 25 mg - Kapseln → S. 754

Aclidin bromid

Muscarin-Rezeptor-Antagonist - Bronchodilatator

- Bretaris Genuair 322 Mikrogramm - Pulver zur Inhalation → S. 217
- Eklira Genuair 322 Mikrogramm - Pulver zur Inhalation → S. 467
- ■ Brimica Genuair 340 Mikrogramm/12 Mikrogramm - Pulver zur Inhalation → S. 219
- ■ Duaklir Genuair 340 Mikrogramm/12 Mikrogramm - Pulver zur Inhalation → S. 440

Aconitinum (Homöopathie)

- ■ Meditonsin - Globuli → S. 864
- ■ Meditonsin - Tropfen → S. 864

Aconitum napellus (Homöopathie)

- Apozema Dreiklang Globuli bei beginnenden grippalen Infekten Aconitum D12/D18/D30 → S. 111
- ■ Adol spag. Peka - Tropfen zum Einnehmen → S. 38
- ■ Aflubin - Grippetropfen → S. 48
- ■ Apozema Allium cepa compositum - Augentropfen → S. 109
- ■ Apozema Ischias Rhus toxicodendron complex Nr.20 - Tropfen → S. 112
- ■ Apozema Nervenschmerzen Colocynthis complex Nr.24 - Tropfen zum Einnehmen → S. 113
- ■ Apozema Schnupfen und Grippe Aconitum complex Nr.28 - Tropfen → S. 113
- ■ Arthroheel - Ampullen → S. 132
- ■ Cerebrum compositum-Heel - Ampullen → S. 285
- ■ Circuvin - Kreislauftropfen → S. 305
- ■ Contramutan - Saft → S. 341
- ■ Echinacea compositum-Heel - Ampullen → S. 458
- ■ Echinacea compositum-forte-Heel - Ampullen → S. 458
- ■ Fepyr spag. Peka - Globuli → S. 567
- ■ Gripp-Heel - Ampullen → S. 643
- ■ Gripp-Heel - Tabletten → S. 643
- ■ Ho-Len-Complex Febro-cyl -Tropfen zum Einnehmen → S. 664
- ■ Infludo - Tropfen → S. 709
- ■ Infludoron - Globuli → S. 709
- ■ metavirulent - Tropfen → S. 882
- ■ Nr. 20 Grippetropfen "Mag. Doskar" → S. 1004
- ■ Nr. 29 Neuralgietropfen "Mag. Doskar" → S. 1005
- ■ Otovowen - Tropfen → S. 1057
- ■ Pneumodoron Nr. 1 - Tropfen → S. 1114
- ■ Spascupreel - Ampullen → S. 1340
- ■ toxiLoges - Tropfen → S. 1433
- ■ Traumeel - Ampullen → S. 1445
- ■ Traumeel - Gel → S. 1446
- ■ Traumeel - Salbe → S. 1446
- ■ Traumeel - Tabletten → S. 1446
- ■ Traumeel - Tropfen → S. 1446
- ■ Tropfen gegen Wetterfühligkeit "Similasan" → S. 1464
- ✤ Aconitum RemaVet - Globuli für Tiere → S. 29
- ⌘ Broncho-Akut ReVet RV 3A - Globuli für Tiere → S. 223
- ⌘ Grippetropfen "Mag. Doskar" für Tiere → S. 643
- ⌘ Remalind - Verletzungsglobuli für Tiere → S. 1210
- ⌘ RemastinVet - Globuli für Tiere → S. 1210
- ⌘ RemInflu - Grippeglobuli für Tiere → S. 1212
- ⌘ Traumeel - Gel für Tiere → S. 1446

⌘ Traumeel - Tabletten für Tiere → S. 1446

Acorus calamus L. (Araceae)

■ Dr. Kottas Magen-Darmtee → S. 437
■ Original Schwedenbitter Riviera - Lösung zum Einnehmen → S. 1050
■ Sidroga Magen-Darm Verdauungstee → S. 1305

Actinobacillus pleuropneumoniae

✿ Coglapix - Injektionssuspension für Schweine → S. 327

Adalimumab

TNF-alpha-Antagonist - Antipsoriatikum; Antirheumatikum; Immunsuppressivum

Amgevita 20 mg - Injektionslösung in einer Fertigspritze → S. 78
Amgevita 40 mg - Injektionslösung in einer Fertigspritze → S. 79
Amgevita 40 mg - Injektionslösung im Fertigpen → S. 79
Hulio 40 mg - Injektionslösung in einer Fertigspritze → S. 667
Hulio 40 mg - Injektionslösung im Fertigpen → S. 667
Humira 20 mg - Injektionslösung in einer Fertigspritze → S. 673
Humira 40 mg - Injektionslösung in einer Fertigspritze → S. 673
Humira 40 mg - Injektionslösung im Fertigpen → S. 674
Humira 80 mg - Injektionslösung in einer Fertigspritze → S. 674
Humira 80 mg - Injektionslösung im Fertigpen → S. 674
Hyrimoz 40 mg - Injektionslösung in einer Fertigspritze → S. 681
Hyrimoz 40 mg - Injektionslösung im Fertigpen → S. 682
Idacio 40 mg - Injektionslösung in einer Fertigspritze → S. 691
Idacio 40 mg - Injektionslösung im Fertigpen → S. 691
Imraldi 40 mg - Injektionslösung in einer Fertigspritze → S. 702
Imraldi 40 mg - Injektionslösung im Fertigpen → S. 702

Adapalen

Aknetherapeutikum; Antipsoriatikum; Arotinoid; Immunmodulator

Differin - Gel → S. 407

Adefovir

Reverse-Transkriptase-Hemmer (nucleotidisch) - Hepatitis B-Therap., Virustat.

Hepsera 10 mg - Tabletten → S. 659

Adenosinum triphosphoricum (Homöopathie)

■ Coenzyme compositum-Heel - Ampullen → S. 327
■ Thyreoidea compositum-Heel - Ampullen → S. 1418
■ Ubichinon compositum-Heel - Ampullen → S. 1473

Adenovirose Lebend-Impfstoff für Hunde

Hundehepatitis (infektiös), durch Adenovirus verursachte Atemwegserkrankung

⌘ Canigen DHPPi/L - Lyophilisat und Lösungsmittel zur Herstellung einer Injektionssuspension für Hunde → S. 257
⌘ Eurican DAP-Lmulti - Lyophilisat und Suspension zur Herstellung einer Injektionssuspension für Hunde → S. 531
⌘ Eurican DAPPi - Lyophilisat und Lösungsmittel zur Herstellung einer Injektionssuspension → S. 531
⌘ Eurican DAPPi-L - Lyophilisat und Lösungsmittel zur Herstellung einer Injektionssuspension → S. 531
⌘ Nobivac SHP - Lyophilisat und Lösungsmittel zur Herstellung einer Injektionssuspension für Hunde → S. 985
⌘ Nobivac SHPPi - Lyophilisat und Lösungsmittel zur Herstellung einer Injektionssuspension für Hunde → S. 985
⌘ Versican Plus DHPPi/L4 - Lyophilisat und Suspension zur Herstellung einer Injektionssuspension für Hunde → S. 1521
⌘ Versican Plus DHPPi/L4R - Lyophilisat und Suspension zur Herstellung einer Injektionssuspension für Hunde → S. 1521
⌘ Virbagen canis SHA/L - Lyophilisat und Suspension zur Herstellung einer Injektionssuspension für Hunde → S. 1541
⌘ Virbagen canis SHAPPi - Lyophilisat und Lösungsmittel zur Herstellung einer Injektionssuspension für Hunde → S. 1541
⌘ Virbagen canis SHAPPi/L - Lyophilisat und Suspension zur Herstellung einer Injektionssuspension für Hunde → S. 1541

Adonis (Homöopathie)

■ Homviocorin - Tabletten → S. 666
⌘ Scilla comp. "Wala" - Injektionslösung für Tiere → S. 1282

Aegle marmelos L. (Rutaceae)

■ Padma Circosan - Kapseln → S. 1069

Äpfelsäure

Mineralstoff-substituierend, anionisch

■ Kalium-L-malat "Fresenius" 1 molar Infusionszusatz - Ampullen → S. 748
■ Sterofundin HG 5 - Infusionslösung → S. 1352
■ Sterofundin ISO - Infusionslösung → S. 1352
⌘ Sterofundin ISO B.Braun Vet Care - Infusionslösung für Rinder, Pferde, Schafe, Ziegen, Schweine, Hunde und Katzen → S. 1353

DL-Äpfelsäure

■ Acerbine - Lösung → S. 24
■ Acerbine - Salbe → S. 24

Aescin

Kapillartherapeutikum

Reparil 20 mg - Dragees → S. 1217
Venostasin - Gel → S. 1517
■ Reparil - Gel → S. 1217

beta-Aescin

Antivarikosum, Kapillarstabilisationstherapeutikum

Venosin retard 50 mg - Kapseln → S. 1517

Aesculus hippocastanum (Homöopathie)

■ Apozema Venen Aesculus complex Nr.35 - Tropfen → S. 114
■ Cerebrum compositum-Heel - Ampullen → S. 285
■ Cutis compositum-Heel - Ampullen → S. 355
■ Discus compositum-Heel - Ampullen → S. 416
■ Haemex - Tropfen → S. 648
■ Ho-Len-Complex Neuri-cyl - Tropfen zum Einnehmen → S. 665
■ Ho-Len-Complex Varicylum -Tropfen zum Einnehmen → S. 665
■ Itiresal spag. Peka - Salbe → S. 732
■ Nr. 2 Wirbelsäulen- und Gelenkstropfen "Mag. Doskar" → S. 1002
■ Nr. 28 Venentropfen "Mag. Doskar" → S. 1005
■ Phönix Phönohepan - Tropfen → S. 1106
■ Venodril - Tropfen → S. 1516
⌘ Verletzungs- und Wundtropfen "Mag. Doskar" für Tiere → S. 1520

Aesculus hippocastanum L. (Hippocastanaceae)

Venosin retard 50 mg - Kapseln → S. 1517
Venostasin - Creme → S. 1517

sion zur Infusion → S. 1015
■ Pädamin - Infusionslösung → S. 1069
■ PeriOLIMEL 2,5% mit Elektrolyten - Emulsion zur Infusion → S. 1098
■ Primene 10% pur - Infusionslösung → S. 1146
■ SmofKabiven Low Osmo peripher - Emulsion zur Infusion → S. 1325
■ SmofKabiven peripher - Emulsion zur Infusion → S. 1326
■ SmofKabiven zentral - Emulsion zur Infusion → S. 1326
■ SmofKabiven zentral elektrolytfrei - Emulsion zur Infusion → S. 1326
■ SmofKabiven N-Plus zentral - Emulsion zur Infusion → S. 1327
■ SmofKabiven N-Plus zentral elektrolytfrei - Emulsion zur Infusion → S. 1327
■ Trimix HP - Emulsion zur Infusion → S. 1454
■ Trimix MOF - Emulsion zur Infusion → S. 1454
■ Trimix nephro - Emulsion zur Infusion → S. 1454
■ Trimix perikal - Emulsion zur Infusion → S. 1454
■ ZentroOLIMEL 5,7% - Emulsion zur Infusion → S. 1592
■ ZentroOLIMEL 7,6% - Emulsion zur Infusion → S. 1593
■ ZentroOLIMEL 3,3% mit Elektrolyten - Emulsion zur Infusion → S. 1593
■ ZentroOLIMEL 4,4% mit Elektrolyten - Emulsion zur Infusion → S. 1593
■ ZentroOLIMEL 5,7% mit Elektrolyten - Emulsion zur Infusion → S. 1593
■ ZentroOLIMEL 7,6% mit Elektrolyten - Emulsion zur Infusion → S. 1594

L-Alanyl-L-glutamin
Substitution (Aminosäuren)

Dipeptiven 200 mg/ml - Konzentrat zur Herstellung einer Infusionslösung → S. 413

Albendazol
Benzimidazol-Derivat - Anthelminthikum

Eskazole 400 mg - Tabletten → S. 516
✿ Albendazol-aniMedica 100 mg/ml - Suspension zum Eingeben für Rinder → S. 56
✿ Alphalben 100 mg/ml - Suspension zum Eingeben für Rinder und Schafe → S. 69
✿ Valbazen 100 mg/ml - Suspension zum Eingeben für Rinder → S. 1489

Albumin (human)

Albiomin 50 g/l - Infusionslösung → S. 56
Albiomin 200 g/l - Infusionslösung → S. 56
Albunorm 50 g/l - Infusionslösung → S. 57
Albunorm 200 g/l - Infusionslösung → S. 57
Alburex 5% - Infusionslösung → S. 57
Alburex 20% - Infusionslösung → S. 57
Human Albumin "CSL Behring" 20% - Infusionslösung → S. 669
Humanalbumin Kedrion 200 g/l - Infusionslösung → S. 670
Rhophylac 300 Mikrogramm/2 ml - Injektionslösung in einer Fertigspritze → S. 1231

Albumin-Mikrosphären, perflutrenhaltig
Diagnostikum

Optison 0,19 mg/ml - Injektionsdispersion → S. 1046

Aldesleukin
Interleukin-2-Rezeptor-Agonist - Immunstimulans; Zytostatikum

Proleukin 18 x 10^6 IE - Pulver zur Herstellung einer Injektions- oder Infusionslösung → S. 1154

Alectinib
Tyrosinkinase-Hemmer - Zytostatikum

Alecensa 150 mg - Hartkapseln → S. 59

Alemtuzumab
CD52-Ligand - Zytostatikum; Multiple Sklerose-Therapeutikum

Lemtrada 12 mg - Konzentrat zur Herstellung einer Infusionslösung → S. 792

Alendronsäure
Bisphosphonat - Calcium-Regulator, Osteoporose

Alendronsäure Arcana 70 mg - einmal wöchentlich Tabletten → S. 59
Alendronsäure Bluefish 70 mg - einmal wöchentlich Tabletten → S. 59
Alendronstad 70 mg einmal wöchentlich - Tabletten → S. 60
Fosamax einmal wöchentlich 70 mg - Tabletten → S. 594

Aletris farinosa (Homöopathie)

■ Pascofemin - Tropfen → S. 1086

Alfacalcidol
Vitamin-D-Derivat

Etalpha "Leo" 1 µg - Ampullen → S. 526
Etalpha "Leo" 2 µg - Ampullen → S. 527
Etalpha "Leo" 0,25 µg - Kapseln → S. 527
Etalpha "Leo" 1,0 µg - Kapseln → S. 527

Alfentanil
Opioid-Analgetikum

Alfentanil-hameln 0,5 mg/ml - Injektionslösung → S. 61
Rapifen 1 mg - Ampullen → S. 1196
Rapifen 5 mg - Ampullen → S. 1196

Alfuzosin
Alpha-Sympatholytikum - Antihypertonikum

Alfuzosin Stada 5 mg - Retardtabletten → S. 61
Alfuzosin Stada 10 mg - Retardtabletten → S. 61
Xatral SR 5 mg - Filmtabletten → S. 1567

Alginsäure
Ulcus-Therapeutikum

■ Gaviscon Erdbeer - Kautabletten → S. 620
■ Gaviscon Mint - Kautabletten → S. 620
■ Gaviscon Liquid forte Anis 100 mg/ml + 20 mg/ml - Suspension zum Einnehmen → S. 620
■ Gaviscon Liquid Sachets Mint - Suspension zum Einnehmen → S. 620

Alglucosidase alfa
Pompe-Krankheit (Orphan drug)

Myozyme 50 mg - Lyophilisat für ein Konzentrat zur Herstellung einer Infusionslösung → S. 941

Alirocumab
Proprotein-Convertase-Subtilisin/Kexin-Typ-9-Hemmer - Lipidsenker

Praluent 75 mg - Injektionslösung in einem Fertigpen → S. 1121
Praluent 150 mg - Injektionslösung in einem Fertigpen → S. 1121

Aliskiren
Renin-Inhibitor - Antihypertonikum

Rasilez 150 mg - Filmtabletten → S. 1198
Rasilez 300 mg - Filmtabletten → S. 1198
■ Rasilez HCT 150 mg/12,5 mg - Filmtabletten → S. 1198
■ Rasilez HCT 150 mg/25 mg - Filmtabletten → S. 1199
■ Rasilez HCT 300 mg/12,5 mg - Filmtabletten → S. 1199
■ Rasilez HCT 300 mg/25 mg - Filmtabletten → S. 1199

Alitretinoin
Retinoid - Zytostatikum

Alitretan 10 mg - Kapseln → S. 63
Alitretan 30 mg - Kapseln → S. 63
Toctino 10 mg - Weichkapseln → S. 1425
Toctino 30 mg - Weichkapseln → S. 1425

Allantoin
Wundbehandlungsmittel, Antipsoriatikum

■ Contractubex - Gel → S. 341

Allergen-Extrakt
Desensibilisierungs-Therapeutika

Acarizax 12 SQ-HDM - Lyophilisat zum Einnehmen → S. 20
Grazax 75.000 SQ-T - Lyophilisat zum Einnehmen → S. 642
Itulazax 12 SQ-Bet - Lyophilisat zum Einnehmen → S. 733
Ragwizax 12 SQ-Amb - Lyophilisat zum Einnehmen → S. 1185
■ Oralair 100 IR + 300 IR - Sublingualtabletten Einleitungsbehandlung → S. 1047
■ Oralair 300 IR - Sublingualtabletten Fortsetzungsbehandlung → S. 1047

Allergen-Extrakt aus Bienengift
Desensibilisierungs-Therapeutikum

Alutard SQ Bienengift - Injektionssuspension (Anfangsbehandlung) (100 SQ-E/ml, 1.000 SQ-E/ml, 10.000 SQ-E/ml und 100.000 SQ-E/ml) → S. 72
Alutard SQ Bienengift 100.000 SQ-E/ml - Injektionssuspension (Fortsetzungsbehandlung) → S. 72

Allergen-Extrakt aus Wespengift
Desensibilisierungs-Therapeutikum

Alutard SQ Wespengift - Injektionssuspension (Anfangsbehandlung) (100 SQ-E/ml, 1.000 SQ-E/ml, 10.000 SQ-E/ml und 100.000 SQ-E/ml) → S. 72
Alutard SQ Wespengift 100.000 SQ-E/ml - Injektionssuspension (Fortsetzungsbehandlung) → S. 73

Allium cepa (Homöopathie)

Apozema Dreiklang Globuli bei Fließschnupfen Allium cepa D2/D4/D6 → S. 111
Globuli gegen fließenden Schnupfen "Similasan" → S. 634
■ Adler HOM YvoSniff - Streukügelchen → S. 38
■ Apozema Allium cepa compositum - Augentropfen → S. 109
■ Apulo spag. Peka - Tropfen zum Einnehmen → S. 116
■ Globuli gegen Heiserkeit "Similasan" → S. 635
■ Ho-Len-Complex Muco-cyl - Tropfen zum Einnehmen → S. 665

Allium cepa L. (Liliaceae)

■ Contractubex - Gel → S. 341

Allium sativum L. (Liliaceae)

■ Biogelat Knoblauch-Mistel-Weißdorn Kapseln → S. 201

Allopurinol
Xanthinoxidase-Hemmer - Urikostatikum

Allopurinol G.L. 300 mg - Tabletten → S. 66
Allopurinol Genericon 300 mg - Tabletten → S. 66
Allopurinol Genericon retard 300 mg - Tabletten → S. 66
Allopurinol Hexal 300 mg - Tabletten → S. 67
Allopurinol +pharma 300 mg - Tabletten → S. 67
Allopurinol Sandoz 100 mg - Tabletten → S. 67
Allopurinol Sandoz 300 mg - Tabletten → S. 67
Allostad 100 mg - Tabletten → S. 67
Allostad 300 mg - Tabletten → S. 67
Gichtex retard 250 mg - Kapseln → S. 628
Purinol 100 mg - Tabletten → S. 1170
Purinol 300 mg - Tabletten → S. 1170
Urosin 100 mg - Tabletten → S. 1485
Urosin 300 mg - Tabletten → S. 1486
Zyloric 100 mg - Tabletten → S. 1614
Zyloric 300 mg - Tabletten → S. 1614

Almasilat
Antazidum

⌘ Dysticum - Pulver zum Eingeben für Tiere → S. 452

Aloe (Homöopathie)

■ Haemex - Tropfen → S. 648
🐾 Aloe RemaVet - Globuli für Tiere → S. 68

Aloe arborescens Mill. (Liliaceae)

■ Osa Grippalsirup mit Vitamin C → S. 1051

Alogliptin
Dipeptidyl-Peptidase-IV-Hemmer - Antidiabetikum (oral)

Vipidia 6,25 mg - Filmtabletten → S. 1539
Vipidia 12,5 mg - Filmtabletten → S. 1539
Vipidia 25 mg - Filmtabletten → S. 1539
■ Incresync 12,5 mg/30 mg - Filmtabletten → S. 703
■ Incresync 25 mg/30 mg - Filmtabletten → S. 704
■ Vipdomet 12,5 mg/850 mg - Filmtabletten → S. 1538
■ Vipdomet 12,5 mg/1000 mg - Filmtabletten → S. 1539

Alpelisib
PI3-Kinase-Inhibitor - Zytostatikum

Piqray 50 mg + 200 mg - Filmtabletten → S. 1110
Piqray 150 mg - Filmtabletten → S. 1111
Piqray 200 mg - Filmtabletten → S. 1111

Alpha-1-Antitrypsin human
Antifibrinolytikum; Protease-Hemmer - Alpha-1-Antitrypsin-Mangel (hereditär)

Prolastin 1000 mg - Pulver und Lösungsmittel zur Herstellung einer Infusionslösung → S. 1154
Respreeza 1.000 mg - Pulver und Lösungsmittel zur Herstellung einer Infusionslösung → S. 1220
Respreeza 4.000 mg - Pulver und Lösungsmittel zur Herstellung einer Infusionslösung → S. 1220

Alpinia officinarum Hance (Zingiberaceae)

■ Klosterfrau Melissengeist - Flüssigkeit zum Einnehmen und zur Anwendung auf der Haut → S. 763

Alprazolam
Benzodiazepin-Derivat - Tranquillans

Alprastad 0,5 mg - Tabletten → S. 70
Alprazolam "ratiopharm" 0,5 mg - Tabletten → S. 70

Alprazolam "ratiopharm" 1 mg - Tabletten → S. 70
Xanor 0,5 mg - Tabletten → S. 1566
Xanor 1 mg - Tabletten → S. 1566

Alprostadil

Prostaglandin-Derivat - Vasodilatator

Alprostapint 500 Mikrogramm - Konzentrat zur Herstellung einer Infusionslösung → S. 71
Caverject 10 µg - Trockenstechampulle mit Lösungsmittelspritze → S. 269
Caverject 20 µg - Trockenstechampulle mit Lösungsmittelspritze → S. 269
Caverject Dual 10 µg - Zweikammerzylinderampullen → S. 269
Caverject Dual 20 µg - Zweikammerzylinderampullen → S. 269
Minprog 500 Mikrogramm - Konzentrat zur Herstellung einer Infusionslösung → S. 908
Muse 500 Mikrogramm - Stäbchen zur Anwendung in der Harnröhre → S. 934
Muse 1000 Mikrogramm - Stäbchen zur Anwendung in der Harnröhre → S. 935
Pridax 20 Mikrogramm/ml - Konzentrat zur Herstellung einer Infusionslösung → S. 1144
Prostavasin 20 µg - Trockensubstanz zur Infusionsbereitung → S. 1161

Alteplase

Antikoagulans; Fibrinolytikum

Actilyse - Pulver und Lösungsmittel zur Herstellung einer Injektions- oder Infusionslösung → S. 30
Actilyse Cathflo 2 mg - Pulver zur Herstellung einer Injektionslösung → S. 30

Althaea officinalis L. (Malvaceae)

Alpinamed Hustenreizlinderer Eibisch-Sirup → S. 70
■ Bronchostop - Erkältungssaft → S. 223
■ Bronchostop duo - Hustenpastillen → S. 224
■ Bronchostop - Hustensaft → S. 224
■ Bronchostop sine - Hustensaft → S. 224
■ Dr. Kottas Grippe-Erkältungstee → S. 436
■ Dr. Kottas Husten-Bronchialtee → S. 436
■ Heumann Bronchialtee Solubifix → S. 661
■ Sidroga Husten- und Bronchialtee → S. 1304
■ Sidroga Hustenlösender Bronchialtee → S. 1304
■ Tussimont Hustentee mit Thymian, Spitzwegerich, Eibisch und Anis → S. 1468

Altrenogest

Gestagen - Androgen-Rezeptor-Agonist

🐾 Altresyn 4 mg/ml - Lösung zum Eingeben für Schweine → S. 71
🐾 Regumate Equine 2,2 mg/ml - Lösung zum Eingeben für Pferde → S. 1207
🐾 Suifertil 4 mg/ml - Lösung zum Eingeben für Schweine → S. 1361
🐾 Virbagest 4 mg/ml - Lösung zum Eingeben für Schweine (Jungsauen) → S. 1542

Aluminiumhydroxid

Antazidum; Phosphatbinder

■ Maalox - Kautabletten → S. 849

Aluminium-Ion

Sucralan 1 g/5 ml - orale Suspension → S. 1360
Sucralfat Genericon 1 g/5 ml - orale Suspension → S. 1360
Sucralfat Genericon 1 g - Tabletten → S. 1360

Aluminium-kalium-sulfuricum (Homöopathie)

■ Biochemie nach Dr. Schüssler Zell Nubliron - Tabletten → S. 200

Aluminiumoxid

Antazidum; Aknetherapeutikum

■ Maalox - Kautabletten → S. 849
■ Reneel - Tabletten → S. 1213

Amanita (Homöopathie)

■ Ailgeno spag. Peka - Tropfen → S. 52
■ Ho-Len-Complex Plexus-cyl - Tropfen zum Einnehmen → S. 665
■ Psta spag. Peka - Globuli → S. 1164
■ Psta spag. Peka - Tropfen zum Einnehmen → S. 1165
■ Spascupreel - Ampullen → S. 1340

Amantadin

Dopamin-Agonist - Parkinson-Therapeutikum; Grippe-Therapeutikum

Amantadinsulfat-gespag 200 mg - Infusionslösung → S. 73
PK-Merz-Schoeller 100 mg - Filmtabletten → S. 1111
PK-Merz-Schoeller 0,4 mg/ml - Infusionslösung → S. 1112

Ambra grisea (Homöopathie)

■ Adler HOM YvoFlip - Streukügelchen → S. 38
■ Ambrax - Tabletten → S. 74
■ Cerebrum compositum-Heel - Ampullen → S. 285
■ Nr. 10 Sklerosetropfen "Mag. Doskar" → S. 1003
■ Nr. 13 Nerventropfen für Männer "Mag. Doskar" → S. 1003
■ Nr. 14 Nerven- und Examentropfen "Mag. Doskar" → S. 1003
■ Nr. 17 Schultropfen für Jugendliche "Mag. Doskar" → S. 1003
■ Nr. 18 Frauentropfen "Mag. Doskar" → S. 1004
■ Nr. 30 Schlaftropfen "Mag. Doskar" → S. 1005
■ Nr. 33 Entwöhnungstropfen "Mag. Doskar" → S. 1005
■ Relax Nerven-Globuli → S. 1208
■ Relax Nerven-Tabletten → S. 1208
■ Relax Nerven-Tropfen → S. 1208
■ Vertigoheel - Ampullen → S. 1522
■ Vertigoheel - Tabletten → S. 1522
■ Vertigoheel - Tropfen → S. 1522
■ Vertigopas - Tropfen → S. 1522

Ambrisentan

Endothelin-Antagonist - Antihypertonikum

Ambrisentan Accord 5 mg - Filmtabletten → S. 74
Ambrisentan Accord 10 mg - Filmtabletten → S. 75
Ambrisentan ratiopharm 5 mg - Filmtabletten → S. 75
Ambrisentan ratiopharm 10 mg - Filmtabletten → S. 75
Ambrisentan Sandoz 5 mg - Filmtabletten → S. 75
Ambrisentan Sandoz 10 mg - Filmtabletten → S. 75
Volibris 5 mg - Filmtabletten → S. 1550
Volibris 10 mg - Filmtabletten → S. 1550

Ambroxol

Expektorans, Mukolytikum - Lungentherapeutikum

Ambrobene 15 mg - Ampullen → S. 75
Ambrobene 7,5 mg/ml - Lösung → S. 75
Ambrobene 15 mg/5 ml - Saft → S. 75
Ambrobene 30 mg - Tabletten → S. 76
Ambrohexal 30 mg - lösbare Tabletten → S. 76
Ambrohexal 7,5 mg/ml - Lösung → S. 76
Ambroxol 1A Pharma 7,5 mg/ml - Lösung → S. 76

Amitriptylin

Trizyklisches Antidepressivum

Amlodipin

Dihydropyridin-Derivat - Calciumantagonist

- ■ Amlodipin/Valsartan/HCT Stada 10 mg/160 mg/25 mg - Filmtabletten → S. 90
- ■ Amlodipin/Valsartan/HCT Stada 10 mg/320 mg/25 mg - Filmtabletten → S. 90
- ■ Amlovalsax 5 mg/80 mg - Filmtabletten → S. 90
- ■ Amlovalsax 5 mg/160 mg - Filmtabletten → S. 90
- ■ Amlovalsax 10 mg/160 mg - Filmtabletten → S. 90
- ■ Caduet 5 mg/10 mg - Filmtabletten → S. 239
- ■ Caduet 10 mg/10 mg - Filmtabletten → S. 239
- ■ CandAm 8 mg/5 mg - Hartkapseln → S. 247
- ■ CandAm 16 mg/5 mg - Hartkapseln → S. 247
- ■ CandAm 16 mg/10 mg - Hartkapseln → S. 248
- ■ Candecam 8 mg/5 mg - Tabletten → S. 248
- ■ Candecam 16 mg/5 mg - Tabletten → S. 249
- ■ Candecam 16 mg/10 mg - Tabletten → S. 249
- ■ Candesartan/Amlodipin Sandoz 8 mg/5 mg - Hartkapseln → S. 251
- ■ Candesartan/Amlodipin Sandoz 8 mg/10 mg - Hartkapseln → S. 252
- ■ Candesartan/Amlodipin Sandoz 16 mg/5 mg - Hartkapseln → S. 252
- ■ Candesartan/Amlodipin Sandoz 16 mg/10 mg - Hartkapseln → S. 252
- ■ Concor AMLO 5 mg/5 mg - Tabletten → S. 339
- ■ Coreyra 5 mg/5 mg - Hartkapseln → S. 345
- ■ Coreyra 10 mg/5 mg - Hartkapseln → S. 345
- ■ Exforge 5 mg/80 mg - Filmtabletten → S. 540
- ■ Exforge 5 mg/160 mg - Filmtabletten → S. 540
- ■ Exforge 10 mg/160 mg - Filmtabletten → S. 540
- ■ Exforge HCT 5 mg/160 mg/12,5 mg - Filmtabletten → S. 540
- ■ Exforge HCT 5 mg/160 mg/25 mg - Filmtabletten → S. 540
- ■ Exforge HCT 10 mg/160 mg/12,5 mg - Filmtabletten → S. 540
- ■ Exforge HCT 10 mg/160 mg/25 mg - Filmtabletten → S. 540
- ■ Fludexam 1,5 mg/5 mg - Tabletten mit veränderter Wirkstofffreisetzung → S. 583
- ■ Fludexam 1,5 mg/10 mg - Tabletten mit veränderter Wirkstofffreisetzung → S. 583
- ■ Lisam 10 mg/5 mg - Tabletten → S. 818
- ■ Lisam 20 mg/5 mg - Tabletten → S. 818
- ■ Lisam 20 mg/10 mg - Tabletten → S. 819
- ■ Ramipril/Amlodipin Genericon 2,5 mg/5 mg - Hartkapseln → S. 1189
- ■ Ramipril/Amlodipin Genericon 5 mg/5 mg - Hartkapseln → S. 1189
- ■ Ramipril/Amlodipin Genericon 5 mg/10 mg - Hartkapseln → S. 1189
- ■ Ramipril/Amlodipin Genericon 10 mg/5 mg - Hartkapseln → S. 1189
- ■ Ramipril/Amlodipin Genericon 10 mg/10 mg - Hartkapseln → S. 1190
- ■ Ramipril/Amlodipin Pfizer 5 mg/5 mg - Hartkapseln → S. 1190
- ■ Ramipril/Amlodipin Pfizer 5 mg/10 mg - Hartkapseln → S. 1190
- ■ Ramipril/Amlodipin Pfizer 10 mg/5 mg - Hartkapseln → S. 1190
- ■ Ramipril/Amlodipin Pfizer 10 mg/10 mg - Hartkapseln → S. 1190
- ■ Ramipril/Amlodipin Stada 5 mg/5 mg - Hartkapseln → S. 1190
- ■ Ramipril/Amlodipin Stada 5 mg/10 mg - Hartkapseln → S. 1190
- ■ Ramipril/Amlodipin Stada 10 mg/5 mg - Hartkapseln → S. 1190
- ■ Ramipril/Amlodipin Stada 10 mg/10 mg - Hartkapseln → S. 1191
- ■ Ramipril/Amlodipin/HCT 1A Pharma 5 mg/5 mg/12,5 mg - Hartkapseln → S. 1191
- ■ Ramipril/Amlodipin/HCT 1A Pharma 5 mg/5 mg/25 mg - Hartkapseln → S. 1191
- ■ Ramipril/Amlodipin/HCT 1A Pharma 10 mg/5 mg/25 mg - Hartkapseln → S. 1191
- ■ Ramipril/Amlodipin/HCT 1A Pharma 10 mg/10 mg/25 mg - Hartkapseln → S. 1191
- ■ Ramipril/Amlodipin/HCT Genericon 5 mg/5 mg/12,5 mg - Hartkapseln → S. 1191
- ■ Ramipril/Amlodipin/HCT Genericon 5 mg/5 mg/25 mg - Hartkapseln → S. 1191
- ■ Ramipril/Amlodipin/HCT Genericon 10 mg/5 mg/25 mg - Hartkapseln → S. 1192
- ■ Ramipril/Amlodipin/HCT Genericon 10 mg/10 mg/25 mg - Hartkapseln → S. 1192
- ■ Sevikar 20 mg/5 mg - Filmtabletten → S. 1300
- ■ Sevikar 40 mg/5 mg - Filmtabletten → S. 1300
- ■ Sevikar 40 mg/10 mg - Filmtabletten → S. 1300
- ■ Sevikar HCT 20 mg/5 mg/12,5 mg - Filmtabletten → S. 1300
- ■ Sevikar HCT 40 mg/5 mg/12,5 mg - Filmtabletten → S. 1301
- ■ Sevikar HCT 40 mg/5 mg/25 mg - Filmtabletten → S. 1301
- ■ Sevikar HCT 40 mg/10 mg/12,5 mg - Filmtabletten → S. 1301
- ■ Sevikar HCT 40 mg/10 mg/25 mg - Filmtabletten → S. 1301
- ■ Tilamcar 8 mg/5 mg - Hartkapseln → S. 1420
- ■ Tilamcar 8 mg/10 mg - Hartkapseln → S. 1420
- ■ Tilamcar 16 mg/5 mg - Hartkapseln → S. 1420
- ■ Tilamcar 16 mg/10 mg - Hartkapseln → S. 1420
- ■ Triplixam 5 mg/1,25 mg/5 mg - Filmtabletten → S. 1456
- ■ Triveram 10 mg/5 mg/5 mg - Filmtabletten → S. 1459
- ■ Twynsta 40 mg/5 mg - Tabletten → S. 1469
- ■ Twynsta 40 mg/10 mg - Tabletten → S. 1469
- ■ Twynsta 80 mg/5 mg - Tabletten → S. 1469
- ■ Twynsta 80 mg/10 mg - Tabletten → S. 1470
- ■ Viacoram 3,5 mg/2,5 mg - Tabletten → S. 1531
- ■ Viacoram 7 mg/5 mg - Tabletten → S. 1531
- 🐾 Amodip 1,25 mg - Kautabletten für Katzen → S. 91

Ammi visnaga (Homöopathie)

- ■ Apozema Migräne Gelsemium complex Nr.22 - Tropfen → S. 112
- ■ Deas spag. Peka - Tropfen zum Einnehmen → S. 377

Ammoniumbituminosulfonat

Antiphlogistikum, Dermatikum

- Ichtho - Bad → S. 690
- Ichtholan 10 % - Salbe → S. 690
- Ichtholan 20 % - Salbe → S. 690
- Ichtholan 50 % - Salbe → S. 690
- ■ Delta-Hädensa - Zäpfchen → S. 382
- ■ Hädensa - Salbe → S. 648
- ■ Hädensa - Zäpfchen → S. 648
- ■ Inotyol - Salbe → S. 714
- ⌘ Phlegmovet - Salbe für Tiere → S. 1105

Ammonium bituminosulfonicum (Homöopathie)

- ■ Cutis compositum-Heel - Ampullen → S. 355

Ammonium bromatum (Homöopathie)

- ■ Apozema Bronchial und Husten Grindelia complex Nr.12 - Tropfen → S. 110
- ■ Nr. 24 Hustentropfen "Mag. Doskar" → S. 1004
- ■ Spascupreel - Ampullen → S. 1340

■ Tonsillopas - Tropfen → S. 1428

⌘ Tropfen bei akutem Husten "Mag. Doskar" für Tiere → S. 1461

Ammonium carbonicum (Homöopathie)

■ Apozema Ischias Rhus toxicodendron complex Nr.20 - Tropfen → S. 112

■ Cranagil Föhn- und Wettertropfen → S. 349

Ammonium chloratum (Homöopathie)

■ Discus compositum-Heel - Ampullen → S. 416

■ Ho-Len-Complex Muco-cyl - Tropfen zum Einnehmen → S. 665

Amorolfin

Antimykotikum

Amorocutan 50 mg/ml - wirkstoffhaltiger Nagellack → S. 91
Exorolfin 50 mg/ml - wirkstoffhaltiger Nagellack → S. 542
Loceryl - antimykotischer Nagellack → S. 827

Amoxicillin

Penicillin-Antibiotikum

Amoxicillin 1A Pharma 1000 mg - Filmtabletten → S. 91
Amoxicillin "ratiopharm" 500 mg - Filmtabletten → S. 92
Amoxicillin "ratiopharm" 1000 mg - Filmtabletten → S. 92
Amoxilan 1000 mg - Tabletten → S. 93
Amoxilan 250 mg/5 ml - Trockensaft → S. 93
Amoxilan 500 mg/5 ml - Trockensaft → S. 94
Amoxistad 500 mg - Filmtabletten → S. 94
Amoxistad 1000 mg - Filmtabletten → S. 94
Ospamox 500 mg - Filmtabletten → S. 1052
Ospamox 750 mg - Filmtabletten → S. 1052
Ospamox 1000 mg - Filmtabletten → S. 1052
Ospamox 250 mg - lösbare Tabletten → S. 1052
Ospamox 250 mg/5 ml - Pulver für orale Suspension → S. 1053
Ospamox 500 mg/5 ml - Pulver für orale Suspension → S. 1053

■ Amoclanhexal 1 g (875 mg/125 mg) - Filmtabletten → S. 90

■ Amoxicillin/Clavulansäure Actavis 875 mg/125 mg - Filmtabletten → S. 92

■ Amoxicillin/Clavulansäure A-Med 500 mg/125 mg - Filmtabletten → S. 92

■ Amoxicillin/Clavulansäure A-Med 875 mg/125 mg - Filmtabletten → S. 92

■ Amoxicillin/Clavulansäure Krka 875 mg/125 mg - Filmtabletten → S. 93

■ Amoxiclavulan 1A Pharma 1 g (875 mg/125 mg) - Filmtabletten → S. 93

■ Amoxicomp Genericon 1 g - Filmtabletten → S. 93

■ AmoxiPLUS "ratiopharm" 625 mg - Filmtabletten → S. 94

■ AmoxiPLUS "ratiopharm" 1 g - Filmtabletten → S. 94

■ Amoxistad plus 875 mg/125 mg - Filmtabletten → S. 94

■ Augmentin 500 mg/125 mg - Filmtabletten → S. 157

■ Augmentin 875 mg/125 mg - Filmtabletten → S. 157

■ Augmentin 400 mg/57 mg/5 ml - Pulver zur Herstellung einer Suspension zum Einnehmen Multifruchtgeschmack → S. 157

■ Clavamox 875 mg/125 mg - Filmtabletten → S. 315

■ Clavamox 1 g - Granulat zur Herstellung einer Suspension zum Einnehmen → S. 315

■ Clavamox Duo - Trockensaft → S. 315

■ Curam intravenös 500 mg/50 mg - Pulver zur Herstellung einer Injektions-/Infusionslösung → S. 353

■ Curam intravenös 1000 mg/200 mg - Pulver zur Herstellung einer Injektions-/Infusionslösung → S. 353

■ Curam intravenös 2000 mg/200 mg - Pulver zur Herstellung einer Infusionslösung → S. 354

■ Xiclav 625 mg - Filmtabletten → S. 1572

■ Xiclav 1 g - Filmtabletten → S. 1572

■ Xiclav 156,25 mg/5 ml-Trockensaft → S. 1572

■ Xiclav 312,5 mg/5 ml - Trockensaft → S. 1573

■ Xiclav duo 457 mg/5 ml - Trockensaft → S. 1573

■ Xiclav Quicktab 625 mg - Tabletten → S. 1573

■ Xiclav Quicktab 1 g - Tabletten → S. 1573

❖ Amoxibactin 50 mg - Tabletten für Hunde und Katzen → S. 91

❖ Amoxibactin 250 mg - Tabletten für Hunde → S. 91

❖ Amoxibactin 500 mg - Tabletten für Hunde → S. 91

❖ Amoxicillin "Chevita" 200 mg/g - Pulver zum Eingeben für Schweine und Kälber → S. 91

❖ Amoxicillin-Trihydrat PUR "AniMed Service" 1 g/g - Pulver zum Eingeben für Rinder (Kälber) und Schweine → S. 93

❖ Amoxi-Mix 100 mg/g - Pulver zum Eingeben für Rinder und Schweine → S. 94

❖ Amoxy Active 697 mg/g - Pulver zum Eingeben für Schweine und Hühner → S. 94

❖ Betamox - Injektionssuspension für Tiere → S. 190

❖ Betamox long acting - Injektionssuspension für Tiere → S. 190

❖ Bioamoxi 500 mg/g - Pulver zur Herstellung einer Lösung zum Eingeben für Hühner → S. 199

❖ Citramox 500 mg/g - Pulver zum Eingeben über das Trinkwasser für Hühner, Puten, Enten und Schweine → S. 311

❖ Duphamox Depot 150 mg/ml - Injektionssuspension für Tiere → S. 447

❖ Octacillin 800 mg/g - Pulver zum Eingeben über das Trinkwasser für Schweine → S. 1019

❖ Paracillin 800 mg/g - Pulver zum Eingeben für Schweine und Hühner → S. 1081

❖ Rhemox Forte 1000 mg/g - Pulver zum Eingeben über das Trinkwasser für Hühner, Enten und Puten → S. 1228

❖ Roxilin - Injektionssuspension für Tiere → S. 1265

❖ Roxilin Depot - Injektionssuspension für Tiere → S. 1265

❖ Roxilin 200 mg - Tabletten für Hunde → S. 1265

❖ Solamocta 697 mg/g - Pulver zum Eingeben über das Trinkwasser für Hühner, Enten, Puten → S. 1329

❖ Suramox 1000 mg/g - Pulver zum Eingeben über das Trinkwasser für Hühner, Enten und Puten → S. 1367

❖ Vetrimoxin L.A. 150 mg/ml - Injektionssuspension für Rinder und Schweine → S. 1529

⌘ Clavaseptin 50 mg - Tabletten für Hunde und Katzen → S. 316

⌘ Clavaseptin 62,5 mg - Tabletten für Hunde und Katzen → S. 316

⌘ Clavaseptin 250 mg - Tabletten für Hunde → S. 316

⌘ Clavaseptin 500 mg - Tabletten für Hunde → S. 316

⌘ Clavubactin 50/12,5 mg - Tabletten für Katzen und Hunde → S. 317

⌘ Clavubactin 250/62,5 mg - Tabletten für Hunde → S. 317

⌘ Clavubactin 500/125 mg - Tabletten für Hunde → S. 317

⌘ Clavudale 40 mg/10 mg - Tabletten für Katzen und Hunde → S. 317

⌘ Clavudale 200 mg/50 mg - Tabletten für Hunde → S. 317

⌘ Clavudale 400 mg/100 mg - Tabletten für Hunde → S. 317

⌘ Kesium 40 mg/10 mg - Kautabletten für Katzen und Hunde → S. 754

⌘ Kesium 50 mg/12,5 mg - Kautabletten für Katzen und Hunde → S. 754

⌘ Kesium 200 mg/50 mg Kautabletten für Hunde → S. 754

⌘ Kesium 400 mg/100 mg Kautabletten für Hunde → S. 754

⌘ Kesium 500 mg/125 mg - Kautabletten für Hunde → S. 754

⌘ Noroclav Flavour 50 mg - Tabletten für Hunde und Katzen → S. 992

⌘ Noroclav Flavour 250 mg - Tabletten für Hunde → S. 992

⌘ Noroclav Flavour 500 mg - Tabletten für Hunde → S. 992

⌘ Synulox comp. - Suspension zur intramammären Anwendung für laktierende Kühe → S. 1375
⌘ Synulox RTU 140/35 mg/ml - Injektionssuspension für Rinder, Schweine (Ferkel, Mastschweine), Hunde und Katzen → S. 1375

Amphotericin B
Polyen-Antibiotikum - Antimykotikum

AmBisome Amphotericin B liposomal 50 mg - Pulver zur Herstellung einer Infusionsdispersion → S. 74
Ampho Moronal - Lutschtabletten → S. 95
Ampho-Moronal - Suspension → S. 95
Ampho Moronal - Tabletten → S. 95
Amphotericin B "Cheplapharm" 50 mg - Pulver zur Herstellung einer Infusionslösung → S. 95

Ampicillin
Penicillin-Antibiotikum

Standacillin 1 g - Trockenstechampulle mit Lösungsmittel → S. 1349
Standacillin 2 g - Trockenstechampulle mit Lösungsmittel → S. 1350
Unasyn - Filmtabletten → S. 1478
■ Unasyn 1,5 g - Trockenstechampullen → S. 1479
■ Unasyn 3 g - Trockenstechampullen → S. 1479
■ Unasyn 3 g - Trockensubstanz zur Infusionsbereitung → S. 1479
✿ Albipenal Depot 100 mg/ml - Injektionssuspension für Tiere → S. 56
✿ Ampicillin "Vana" 200 mg/ml - Injektionssuspension für Tiere → S. 95
✿ Ampi-Mix 50 mg/g - Pulver zum Eingeben für Rinder und Schweine → S. 95
⌘ Aniclox 500/500 mg - Tabletten zur intrauterinen Anwendung für Rinder → S. 103
⌘ Seroclox - Euterinjektoren für Rinder → S. 1293

Amprenavir
HIV-Proteinase-Inhibitor - Virustatikum

Telzir 700 mg - Filmtabletten → S. 1403

Amsacrin
Zytostatikum

Amsidyl 75 mg/1,5 ml - Konzentrat und Lösungsmittel für ein Konzentrat zur Herstellung einer Infusionslösung → S. 96

Amylmetacresol
Antiseptikum; Desinfektionsmittel

■ Coldangin - Lutschpastillen → S. 329
■ neo-angin - Pastillen → S. 955
■ neo-angin zuckerfrei - Pastillen → S. 955
■ neo-angin Kirsche zuckerfrei - Pastillen → S. 955
■ neo-angin Salbei zuckerfrei - Pastillen → S. 955

Anagallis arvensis (Homöopathie)

⌘ Hepar comp. "Wala" - Injektionslösung für Tiere → S. 656

Anagrelid
Thrombozytenaggregations-Hemmer; Thrombozythämie

Anagrelid Bluefish 0,5 mg - Hartkapseln → S. 99
Anagrelid ratiopharm 0,5 mg - Hartkapseln → S. 99
Anagrelid ratiopharm 1 mg - Hartkapseln → S. 99
Thromboreductin 0,5 mg - Kapseln → S. 1417

Anakinra
Interleukin-Antagonist - Immunsuppressivum; Polyarthritis-Therapeutikum

Kineret 100 mg/0,67 ml - Injektionslösung in einer Fertigspritze → S. 759

Anamirta cocculus (Homöopathie)

■ Adler HOM YvoTour - Streukügelchen → S. 38
■ Apozema Schlaf und Durchschlaf Passiflora incarnata complex Nr.27 - Tropfen → S. 113
■ Apozema Schwindel und Kreislauf Cocculus complex Nr.30 - Tropfen zum Einnehmen → S. 113
■ Calmvalera Hevert - Tropfen zum Einnehmen → S. 246
■ Cefavertigo - Tabletten → S. 272
■ Cerebrum compositum-Heel - Ampullen → S. 285
■ co-HYPERT spag. Peka - Tropfen zum Einnehmen → S. 327
■ Ho-Len-Complex Oto-cyl - Tropfen zum Einnehmen → S. 665
■ Nr. 31 Schwindeltropfen "Mag. Doskar" → S. 1005
■ Taumea - Tabletten → S. 1394
■ Vertigoheel - Ampullen → S. 1522
■ Vertigoheel - Tabletten → S. 1522
■ Vertigoheel - Tropfen → S. 1522
■ Vertigopas - Tropfen → S. 1522

Ananas comosus (L.) Merr. (Bromeliaceae)

NexoBrid 2 g - Pulver und Gel zur Herstellung eines Gels → S. 971
NexoBrid 5 g - Pulver und Gel zur Herstellung eines Gels → S. 971

Anastrozol
Aromatase-Hemmer

Anastrolan 1 mg - Filmtabletten → S. 99
Anastrozol 1A Pharma 1 mg - Filmtabletten → S. 99
Anastrozol Accord 1 mg - Filmtabletten → S. 100
Anastrozol Actavis 1 mg - Filmtabletten → S. 100
Anastrozol Arcana 1 mg - Filmtabletten → S. 100
Anastrozol Bluefish 1 mg - Filmtabletten → S. 100
Anastrozol Genericon 1 mg - Filmtabletten → S. 100
Anastrozol +pharma 1 mg - Filmtabletten → S. 100
Anastrozol ratiopharm 1 mg - Filmtabletten → S. 100
Anastrozol Sandoz 1 mg - Filmtabletten → S. 100
Anastrozol Stada 1 mg - Filmtabletten → S. 100
Arimidex 1 mg - Filmtabletten → S. 123

Andexanet alfa
Antidot - Breitband-Antidot gegen Faktor-Xa-Inhibitoren

Ondexxya 200 mg - Pulver zur Herstellung einer Infusionslösung → S. 1041

Anethol
Aromatikum - Karminativum, Expektorans

■ Rowatinex - Kapseln → S. 1265

Angelica archangelica (Homöopathie)

Archangelica - Salbe Weleda → S. 121

Angelica archangelica L. (Apiaceae)

■ Carvomin - Verdauungstropfen → S. 266
■ GastroMed Madaus - Tropfen → S. 619
■ Iberogast - Tropfen zum Einnehmen → S. 684
■ Klosterfrau Melissengeist - Flüssigkeit zum Einnehmen und zur Anwendung auf der Haut → S. 763
■ Original Schwedenbitter Riviera - Lösung zum Einneh-

Apomorphinum hydrochloricum (Homöopathie)

■ Vomitusheel - Tropfen → S. 1555

Apraclonidin

Alpha-2-Rezeptor-Agonist, Sympathomimetikum - Glaukom-Therapeutikum

Iopidine 0,5% - Augentropfen → S. 723

Apremilast

TNF-alpha-Antagonist - Antiasthmatikum; Antipsoriatikum; Arthrose-Therap.

Otezla 10 mg, 20 mg, 30 mg - Filmtabletten → S. 1056
Otezla 30 mg - Filmtabletten → S. 1057

Aprepitant

Neurokinin-Rezeptor-Antagonist - Antiemetikum

Aprepitant Accord 80 mg - Hartkapseln → S. 115
Aprepitant Accord 125 mg - Hartkapseln → S. 115
Aprepitant Accord 125 mg + 80 mg - Hartkapseln → S. 115
Aprepitant ratiopharm 80 mg - Hartkapseln → S. 115
Aprepitant ratiopharm 80 mg/125 mg - Hartkapseln → S. 116
Aprepitant ratiopharm 125 mg - Hartkapseln → S. 116
Aprepitant Sandoz 80 mg - Hartkapseln → S. 116
Aprepitant Sandoz 80 mg + 125 mg - Hartkapseln → S. 116
Aprepitant Sandoz 125 mg - Hartkapseln → S. 116
Emend 80 mg - Hartkapseln → S. 476
Emend 125 mg - Hartkapseln → S. 476
Emend 125 mg+80 mg - Hartkapseln → S. 476
Ivemend 150 mg - Pulver zur Herstellung einer Infusionslösung → S. 735

Aprotinin

Proteasen-Inhibitor - Antifibrinolytikum

■ Artiss - Lösungen für einen Gewebekleber tiefgefroren → S. 133
■ Tisseel - Lösungen für einen Gewebekleber → S. 1422

Aquilegia vulgaris (Homöopathie)

■ Ovarium compositum-Heel - Ampullen → S. 1059

Aquilegia vulgaris L. (Ranunculaceae)

■ Padma Circosan - Kapseln → S. 1069

Arachis hypogaea L. (Fabaceae)

■ Balneum Hermal F - Badezusatz → S. 170

Aralia racemosa (Homöopathie)

■ Allergon - Tropfen → S. 65
■ Deas spag. Peka - Tropfen zum Einnehmen → S. 377
■ Luffa compositum-Heel - Tabletten → S. 840

Araneus diadematus (Homöopathie)

■ Clauparest spag. Peka - Tropfen zum Einnehmen → S. 315
■ Lymphomyosot - Ampullen → S. 843
■ Lymphomyosot - Tabletten → S. 843
■ Lymphomyosot - Tropfen → S. 843
■ Osteoheel - Tabletten → S. 1055

Arbutin

Desinfektionsmittel (Harnwege); Diuretikum; Harnwegstherapeutikum (supportiv)

UROinfekt Blasenentzündung - Filmtabletten → S. 1484
■ Femidoc Nieren- und Blasenfilmtabletten → S. 558

Arctium (Homöopathie)

■ Adrisin - Tabletten → S. 40
■ Cutis compositum-Heel - Ampullen → S. 355

Arctostaphylos uva-ursi (L.) Sprengl. (Ericaceae)

UROinfekt Blasenentzündung - Filmtabletten → S. 1484
■ Femidoc Nieren- und Blasenfilmtabletten → S. 558
■ Sidroga Blasentee akut → S. 1303

Argatroban

Thrombin-Inhibitor

Argatra 1 mg/ml - Infusionslösung → S. 122
Argatra Multidose 100 mg/ml - Konzentrat zur Herstellung einer Infusionslösung → S. 122
Argatroban Accord 1 mg/ml - Infusionslösung → S. 122

Argentum colloidale (Homöopathie)

■ Wund- und Brandgel Wala → S. 1564

Argentum metallicum (Homöopathie)

■ Discus compositum-Heel - Ampullen → S. 416
ꕤ Endometrium comp. "Wala" - Injektionslösung für Tiere → S. 487
ꕤ Membrana nasalium comp. "Wala" - Injektionslösung für Tiere → S. 871
ꕤ Pyrogenium compositum - Injektionslösung für Rinder → S. 1171

Argentum metallicum praeparatum (Homöopathie)

■ Sinudoron - Tropfen → S. 1321

Argentum nitricum (Homöopathie)

■ Adler HOM YvoFlip - Streukügelchen → S. 38
■ Adler HOM YvoTour - Streukügelchen → S. 38
■ Apozema Gastritis Argentum nitricum complex Nr.16 - Tropfen → S. 112
■ Dalektro - Tropfen zum Einnehmen → S. 367
■ Echinacea compositum-Heel - Ampullen → S. 458
■ Echinacea compositum-forte-Heel - Ampullen → S. 458
■ Echinacea-Cosmoplex - Tropfen → S. 459
■ Euphorbium compositum-Heel - Ampullen → S. 530
■ Euphorbium compositum-Heel - Nasenspray → S. 530
■ Euphorbium compositum-Heel - Tropfen → S. 530
■ Fepyr spag. Peka - Globuli → S. 567
■ Gastricumeel - Tabletten → S. 618
■ Infragil spag. Peka - Globuli → S. 709
■ Infragil spag. Peka - Tropfen zum Einnehmen → S. 710
■ Mucosa compositum-Heel - Ampullen → S. 930
■ Neureg spag. Peka - Tropfen zum Einnehmen → S. 965
■ Nr. 14 Nerven- und Examentropfen "Mag. Doskar" → S. 1003
■ Phönix Argentum - Tropfen zum Einnehmen → S. 1106
■ Phosphor - Homaccord - Tropfen → S. 1107
■ Robinia comp. Wala - Globuli velati → S. 1251
■ Silicea comp. Wala - Globuli velati → S. 1311
■ Solidago compositum-Heel - Ampullen → S. 1330
■ Somcupin spag. Peka - Tropfen zum Einnehmen → S. 1337
■ Tabletten gegen Lampenfieber "Similasan" → S. 1376
■ Toex spag. Peka - Globuli → S. 1425
■ Toex spag. Peka - Tropfen zum Einnehmen → S. 1425

Arginin

Lebertherapeutikum, Aminosäurensubstitution

Argipressin

Antidiuretikum, Vasokonstriktor - Oesophagusvarizenblutung, Diabetes insipidus

Aripiprazol

Neuroleptikum - Psychose (schizophren), Manie (bipolar)

Aristolochia clematitis (Homöopathie)

■ Tropfen gegen starkes Schwitzen "Similasan" → S. 1463
⌘ Trächtigkeitstropfen "Mag. Doskar" für Tiere → S. 1437

Armoracia (Homöopathie)

■ Vulpur spag. Peka - Tropfen → S. 1559

Armoracia rusticana (Homöopathie)

■ Atustro spag. Peka - Globuli → S. 156
■ Atustro spag. Peka - Tropfen zum Einnehmen → S. 156
■ Vulpur spag. Peka - Tropfen → S. 1559

Arnica montana (Homöopathie)

Arnica-Essenz Weleda → S. 129
Arnica-Gel Weleda → S. 129
Arnica-Salbe Weleda → S. 129
Osanit Verletzungskügelchen → S. 1052
Remasan - Globuli → S. 1210
■ Adrisin - Tabletten → S. 40
■ apo-RHEUM spag. Peka - Tropfen zum Einnehmen → S. 109
■ Apozema Arteriosklerose Arnica complex Nr.5 - Tropfen → S. 110
■ Apozema Bluthochdruck Crataegus complex Nr.10 - Tropfen zum Einnehmen → S. 110
■ Apozema Venen Aesculus complex Nr.35 - Tropfen → S. 114
■ Arthroheel - Ampullen → S. 132
■ Aurumheel - Tropfen → S. 158
■ Cerebrum compositum-Heel - Ampullen → S. 285
■ Circuvin - Kreislauftropfen → S. 305
■ Clauparest spag. Peka - Tropfen zum Einnehmen → S. 315
■ Combudoron - Gel → S. 335
■ Combudoron - Salbe → S. 335
■ Cor compositum-Heel - Ampullen → S. 344
■ Echinacea compositum-Heel - Ampullen → S. 458
■ Echinacea compositum-forte-Heel - Ampullen → S. 458
■ Flamyar spag. Peka - Salbe → S. 574
■ Ho-Len-Complex Varicylum -Tropfen zum Einnehmen → S. 665
■ Itiresal spag. Peka - Salbe → S. 732
■ Mobilopas Injektopas - Ampullen → S. 915
■ Mund- und Halsentzündungen "Similasan" Spray → S. 933
■ Nr. 25 Verletzungstropfen "Mag. Doskar" → S. 1004
■ Phönix Antitox - Tropfen → S. 1105
■ Phönix Ferrum - Tropfen → S. 1106
■ Phönix Hydrargyrum - Tropfen → S. 1106
■ Phönix Lymphophön - Tropfen zum Einnehmen → S. 1106
■ Phönix Phönohepan - Tropfen → S. 1106
■ Phönix Plumbum - Tropfen → S. 1106
■ Phönix Solidago - Tropfen → S. 1106
■ Repisan - Tropfen → S. 1218
■ Traumeel - Ampullen → S. 1445
■ Traumeel - Gel → S. 1446
■ Traumeel - Salbe → S. 1446
■ Traumeel - Tabletten → S. 1446
■ Traumeel - Tropfen → S. 1446
■ Tropfen gegen Kreislaufbeschwerden "Similasan" → S. 1463
■ Tropfen gegen Rheuma und Gicht "Similasan" → S. 1463
■ Wund- und Brandgel Wala → S. 1564
■ Zeel - Ampullen → S. 1589
■ Zom - Tropfen → S. 1607
✿ Arnica RemaVet - Globuli für Tiere → S. 129
⌘ Remalind - Verletzungsglobuli für Tiere → S. 1210
⌘ Traumeel - Gel für Tiere → S. 1446
⌘ Traumeel - Tabletten für Tiere → S. 1446
⌘ Tropfen bei akuter Lahmheit "Mag. Doskar" für Tiere → S. 1461
⌘ Verletzungs- und Wundtropfen "Mag. Doskar" für Tiere → S. 1520
⌘ Zeel - Tabletten für Tiere → S. 1590

Arnica montana L. (Asteraceae)

Atrosan Arnika Gel → S. 156
doc Arnika Salbe → S. 417
■ Asthmatee EF-EM-ES → S. 138
■ Gothaplast Rheumamed Wärmepflaster → S. 640

Arsentrioxid

Zytostatikum

Arsen(III)-oxid Accord 1 mg/ml - Konzentrat zur Herstellung einer Infusionslösung → S. 131
Trisenox 2 mg/ml - Konzentrat zur Herstellung einer Infusionslösung → S. 1456

Arsenum iodatum (Homöopathie)

■ Biochemie nach Dr. Schüssler Zell Allergie Komplex - Tabletten → S. 199
■ Ho-Len-Complex Thyreo-cyl -Tropfen zum Einnehmen → S. 665
■ Luffa compositum-Heel - Tabletten → S. 840
■ Tartephedreel - Tropfen → S. 1393

Artemisia abrotanum (Homöopathie)

■ Apozema Akne Sulfur complex Nr.1 - Tropfen zum Einnehmen → S. 109
■ Apozema Appetit Abrotanum complex Nr.4 - Tropfen → S. 110
■ Ho-Len-Complex Arteria-cyl - Tropfen → S. 663

Artemisia absinthium (Homöopathie)

■ Amara Tropfen Weleda → S. 73
■ Gentiana Magen - Globuli velati Wala → S. 625

Artemisia absinthium L. (Asteraceae)

■ Magentee St. Severin → S. 852
■ Original Schwedenbitter Riviera - Lösung zum Einnehmen → S. 1050

Artemisia cina (Homöopathie)

⌘ Tropfen gegen Wurmbefall "Mag. Doskar" für Tiere → S. 1464

Articain

Natriumkanal-Blocker - Lokalanästhetikum

■ Orabloc 40 mg/ml + 5 Mikrogramm/ml - Injektionslösung → S. 1046
■ Orabloc 40 mg/ml + 10 Mikrogramm/ml - Injektionslösung → S. 1047
■ Septanest mit Epinephrin 1:200.000 40 mg/ml + 5 Mikrogramm/ml - Injektionslösung → S. 1290
■ Septanest mit Epinephrin 1:100.000 40 mg/ml + 10 Mikrogramm/ml - Injektionslösung → S. 1290
■ Sopira Citocartin 40 mg/ml + 5 Mikrogramm/ml - Injektionslösung → S. 1338
■ Sopira Citocartin 40 mg/ml + 10 Mikrogramm/ml - Injektionslösung → S. 1338
■ Ubistesin 40 mg/ml + 5 Mikrogramm/ml - Injektionslösung → S. 1473
■ Ubistesin forte 40 mg/ml + 10 Mikrogramm/ml - Injektionslösung → S. 1473

Aspidosperma (Homöopathie)

Ataluren

Muskeldystrophie (Typ Duchenne), Mukoviszidose

Atazanavir

HIV-Proteinase-Inhibitor

Atenolol

Beta-Blocker

Atezolizumab

PD-L1-Inhibitor - Immunmodulator; Zytostatikum

Atipamezol

Alpha-2-Rezeptorantagonist - nootropisch, neuroprotektiv

Atomoxetin

Noradrenalin-Wiederaufnahmehemmer, selektiver - ADHS

Atorvastatin

Cholesterol-Synthese-Hemmer - Hyperlipoproteinämie-Therapeutikum

Atosiban
Oxytocin-Antagonist

Atovaquon
Protozoenmittel - Toxoplasmose; PVP (AIDS-assoziierte) (Orphan drugs)

Atracurium besilat
Peripheres Muskelrelaxans

Atropa belladonna (Homöopathie)

■ Tartephedreel - Tropfen → S. 1393
■ Tonsiotren - Tabletten → S. 1428
■ Traumeel - Ampullen → S. 1445
■ Traumeel - Gel → S. 1446
■ Traumeel - Salbe → S. 1446
■ Traumeel - Tabletten → S. 1446
■ Traumeel - Tropfen → S. 1446
■ Trockene Augen Augentropfen "Similasan" → S. 1460
■ Trockene Augen Augentropfen "Similasan" - Monodosen → S. 1460
■ Tropfen gegen Kopfweh "Similasan" → S. 1463
■ Tropfen gegen Leber-Galle Beschwerden "Similasan" → S. 1463
■ Tropfen gegen Periodenbeschwerden "Similasan" → S. 1463
■ Viburcol - Kinderzäpfchen → S. 1534
■ Viburcol - Phiolen - Lösung zum Einnehmen → S. 1534
■ Vinceel - Halsspray → S. 1538
■ Zapolin - Globuli für Kinder → S. 1587
✿ Belladonna RemaVet - Globuli für Tiere → S. 176
⌘ Apis comp. "Wala" - Injektionslösung für Tiere → S. 108
⌘ Febrisept ReVet RV11 - Globuli für Tiere → S. 553
⌘ Koliktropfen "Mag. Doskar" für Tiere → S. 765
⌘ Metro ReVet RV 17 - Globuli für Tiere → S. 890
⌘ Remalind - Verletzungsglobuli für Tiere → S. 1210
⌘ RemastinVet - Globuli für Tiere → S. 1210
⌘ RemInflu - Grippeglobuli für Tiere → S. 1212
⌘ Traumeel - Gel für Tiere → S. 1446
⌘ Traumeel - Tabletten für Tiere → S. 1446
⌘ Tropfen bei akutem Husten "Mag. Doskar" für Tiere → S. 1461

Atropin
Mydriatikum; Parasympatholytikum

Atropinsulfat Aguettant 0,1 mg/ml - Injektionslösung in Fertigspritze → S. 155
Atropinsulfat Aguettant 0,2 mg/ml - Injektionslösung in Fertigspritze → S. 156
Atropinum sulfuricum "Nycomed" 0,5 mg - Ampullen → S. 156

Aurum chloratum (Homöopathie)

■ Phönix Antitox - Tropfen → S. 1105
■ Phönix Ferrum - Tropfen → S. 1106
■ Phönix Phönohepan - Tropfen → S. 1106
■ Phönix Solidago - Tropfen → S. 1106

Aurum colloidale (Homöopathie)

■ Apozema Arteriosklerose Arnica complex Nr.5 - Tropfen → S. 110
■ Apozema Stimmungsaufhellung Ignatia complex Nr.13 - Tropfen zum Einnehmen → S. 114
■ Nr. 16 Herz- und Kreislauftropfen "Mag. Doskar" → S. 1003

Aurum metallicum (Homöopathie)

■ Neurodoron - Tabletten → S. 965
■ Nr. 13 Nerventropfen für Männer "Mag. Doskar" → S. 1003
■ Relax Nerven-Globuli → S. 1208
■ Relax Nerven-Tabletten → S. 1208
■ Relax Nerven-Tropfen → S. 1208
■ Tonico-Injeel - Ampullen → S. 1427
✿ Aurum RemaVet - Globuli für Tiere → S. 158
⌘ Nympho ReVet RV20 - Globuli für Tiere → S. 1018

Avanafil
Phosphodiesterase-Hemmer - Vasodilatator

Spedra 50 mg - Tabletten → S. 1341
Spedra 100 mg - Tabletten → S. 1341
Spedra 200 mg - Tabletten → S. 1342

Avatrombopag
Blutplättchen-Wachstumsfaktor

Doptelet 20 mg - Filmtabletten → S. 425

Avelumab
PD-L1-Inhibitor - Immunmodulator; Zytostatikum

Bavencio 20 mg/ml - Konzentrat zur Herstellung einer Infusionslösung → S. 172

Avena sativa (Homöopathie)

■ Apozema Schlaf und Durchschlaf Passiflora incarnata complex Nr.27 - Tropfen → S. 113
■ Apozema Stress und Nerven Lycopus virginicus complex Nr.33 - Tropfen → S. 114
■ Calmedoron - Globuli → S. 245
■ Calmedoron - Tropfen → S. 245
■ Cefaneuro - Tabletten → S. 271
■ Globuli gegen Schlafstörungen "Similasan" → S. 635
■ Hepar compositum-Heel - Ampullen → S. 656
■ Ho-Len-Complex Dormi-cyl - Tropfen zum Einnehmen → S. 664
■ Neureg spag. Peka - Tropfen zum Einnehmen → S. 965
■ Neurexan - Tabletten → S. 965
■ Notta - Tropfen → S. 994
■ Nr. 30 Schlaftropfen "Mag. Doskar" → S. 1005
■ Nr. 34 Stärkungstropfen "Mag. Doskar" → S. 1005
■ Pasconal - Nerventropfen → S. 1086
■ Psta spag. Peka - Globuli → S. 1164
■ Psta spag. Peka - Tropfen zum Einnehmen → S. 1165
■ Schlaf- und Entspannungstropfen "Similasan" → S. 1281
■ Sedacalman - Tabletten → S. 1283
■ Somcupin spag. Peka - Tropfen zum Einnehmen → S. 1337
⌘ Avena/Phosphor "Wala" - Injektionslösung für Tiere → S. 160
⌘ Beruhigungstropfen "Mag. Doskar" für Tiere → S. 186
⌘ Kräftigungstropfen "Mag. Doskar" für Tiere → S. 766

Avibactam
Beta-Lactamase-Hemmer - Antibiotikum

■ Zavicefta 2 g/0,5 g - Pulver für ein Konzentrat zur Herstellung einer Infusionslösung → S. 1589

Axitinib
Angiogenese-Hemmer - Zytostatikum

Inlyta 1 mg - Filmtabletten → S. 713
Inlyta 3 mg - Filmtabletten → S. 713
Inlyta 5 mg - Filmtabletten → S. 713
Inlyta 7 mg - Filmtabletten → S. 713

Azacitidin
Zytostatikum

Azacitidin betapharm 25 mg/ml - Pulver zur Herstellung einer Injektionssuspension → S. 163
Azacitidin Mylan 25 mg/ml - Pulver zur Herstellung einer Injektionssuspension → S. 163
Azacitidin Sandoz 25 mg/ml - Pulver zur Herstellung einer Injektionssuspension → S. 163
Azacitidine Accord 25 mg/ml - Pulver zur Herstellung einer Injektionssuspension → S. 163
Vidaza 25 mg/ml - Pulver zur Herstellung einer Injektionssuspension → S. 1535

Azadirachta indica A. Juss. (Meliaceae)

■ Padma Circosan - Kapseln → S. 1069

Azaperon

Butyrophenon-Derivat - Tranquillans (vet.)

❖ Stresnil 40 mg/ml - Injektionslösung für Schweine → S. 1356

Azathioprin

Antimetabolit - Immunsuppressivum

Azafalk 50 mg - Filmtabletten → S. 164
Immunoprin 75 mg - Filmtabletten → S. 699
Immunoprin 100 mg - Filmtabletten → S. 699
Immunoprin mite 50 mg - Filmtabletten → S. 699
Imurek 50 mg - Filmtabletten → S. 703

Azelainsäure

Keratolytikum - Akne-Therapeutikum

Skinoren 20% - Creme → S. 1325
Skinoren 15% - Gel → S. 1325

Azelastin

Antihistaminikum

Allergodil 0,5 mg/ml - Augentropfen → S. 65
Allergodil - Filmtabletten → S. 65
Allergodil - Nasenspray → S. 65
Allergodil mit Sucralose 1,5 mg/ml - Nasenspray → S. 65
Allergospray - Nasenspray → S. 66
Astepro 0,15 % - Nasenspray → S. 138
Azedil 0,5 mg/ml - Augentropfen → S. 164
Azedil 1 mg/ml - Nasenspray → S. 164
Azelastin COMOD 0,5 mg/ml - Augentropfen, Lösung → S. 165
Azela-Vision MD sine 0,5 mg/ml - Augentropfen, Lösung → S. 165
Azela-Vision sine 0,5 mg/ml Augentropfen, Lösung im Einzeldosisbehältnis → S. 165
Vividrin Azelastin 1 mg/ml - Nasenspray, Lösung → S. 1548
■ Dymista 137 Mikrogramm/50 Mikrogramm pro Sprühstoß - Nasenspray, Suspension → S. 450

Azilsartan

Angiotensin-Antagonist - Antihypertonikum

Edarbi 20 mg - Tabletten → S. 460
Edarbi 40 mg - Tabletten → S. 460
Edarbi 80 mg - Tabletten → S. 460

Azithromycin

Makrolid-Antibiotikum

Azithromycin 1A Pharma 500 mg - Filmtabletten → S. 165
Azithromycin Arcana 200 mg/5 ml - Pulver zur Herstellung einer Suspension zum Einnehmen → S. 165
Azithromycin Genericon 500 mg - Filmtabletten → S. 165
Azithromycin +pharma 500 mg - Filmtabletten → S. 166
Azithromycin-ratiopharm 500 mg - Filmtabletten → S. 166
Azithromycin Sandoz 500 mg - Filmtabletten → S. 166
Azithromycin Sandoz 200 mg/5 ml - Pulver zur Herstellung einer Suspension zum Einnehmen → S. 166
Azithromycin Stada 500 mg - Filmtabletten → S. 167
Azithromycin Stada 200 mg/5 ml - Pulver zur Herstellung einer Suspension zum Einnehmen → S. 167
Azyter 15 mg/g - Augentropfen im Einzeldosisbehältnis → S. 167
Zithromax 500 mg - Filmtabletten → S. 1599
Zithromax i.v. 500 mg - Pulver zur Herstellung einer Infusionslösung → S. 1599
Zithromax 200 mg/5 ml - Trockensaft → S. 1600

Aztreonam

Beta-Lactam-Antibiotikum

Azactam 1 g - Trockenstechampulle → S. 164
Azactam 2 g - Trockenstechampulle → S. 164
Cayston 75 mg - Pulver und Lösungsmittel zur Herstellung einer Lösung für einen Vernebler → S. 269

Bacitracin

Lokalantibiotikum

■ Baneocin - Puder → S. 170
■ Baneocin - Salbe → S. 170
■ Eucillin "B" - Salbe → S. 529

Baclofen

Zentrales Muskelrelaxans

Baclofen Sintetica 0,05 mg/ml - Intrathekal Injektionslösung → S. 168
Baclofen Sintetica 0,5 mg/ml - Intrathekal Infusionslösung → S. 168
Baclofen Sintetica 2 mg/ml - Intrathekal Infusionslösung → S. 168
Lioresal 10 mg - Tabletten → S. 816
Lioresal 25 mg - Tabletten → S. 816
Lioresal intrathekal 0,05 mg/1 ml - Ampullen → S. 817
Lioresal intrathekal 10 mg/5 ml - Ampulle → S. 817
Lioresal intrathekal 10 mg/20 ml - Ampulle → S. 817

Bacterium-Calmette-Guerin (Mycobacteriaceae)

OncoTice zur intravesikalen Instillation → S. 1039

Bambuterol

Beta-Sympathomimetikum - Bronchodilatator

Bambec 10 mg - Tabletten → S. 170

Bamipin

H1-Rezeptor-Antagonist - Antihistaminikum, Antiallergikum

Soventol - Gel → S. 1340

Baptisia (Homöopathie)

■ Apozema Schnupfen und Grippe Aconitum complex Nr.28 - Tropfen → S. 113
■ Echinacea compositum-Heel - Ampullen → S. 458
■ Echinacea compositum-forte-Heel - Ampullen → S. 458
■ Habifac spag. Peka - Tropfen → S. 648
■ Solidago compositum-Heel - Ampullen → S. 1330
■ Tonsillopas - Tropfen → S. 1428
■ toxiLoges - Tropfen → S. 1433

Baricitinib

Antiphlogistikum

Olumiant 2 mg - Filmtabletten → S. 1034
Olumiant 4 mg - Filmtabletten → S. 1035

Barium carbonicum (Homöopathie)

■ co HYPERT spag. Peka - Tropfen zum Einnehmen → S. 327
■ Itires spag. Peka - Globuli → S. 731
■ Itires spag. Peka - Tropfen zum Einnehmen → S. 732
■ Nr. 10 Sklerosetropfen "Mag. Doskar" → S. 1003
■ Seonsil spag. Peka - Globuli → S. 1289
■ Seonsil spag. Peka - Tropfen zum Einnehmen → S. 1289

Barium iodatum (Homöopathie)

■ Apozema Arteriosklerose Arnica complex Nr.5 - Trop-

Barium oxalicum succinicum (Homöopathie)

Bariumsulfat
Röntgenkontrastmittel

Barosma (Homöopathie)

Bazedoxifen
Antiestrogen - Estrogen-Rezeptor-Modulator (selektiv)

Beclometason
Glukokortikoid

Bedaquilin
Chinolin-Derivat - Tuberkulostatikum

Belatacept
Immunsuppressivum

Belimumab
B-Zell-Blocker - Kollagenose-Therapeut.; Immundmod.Lupus erythematodes

Bellis perennis (Homöopathie)

Bemiparin natrium
Heparin-Derivat - Antikoagulans, niedermolekulare Heparine

Bempedoinsäure
AMP-aktivierte Proteinkinase-Agonist - Lipidsenker

Benazepril
ACE-Hemmer - Antihypertonikum; Herzinsuffizienz-Therapeutikum

Bendamustin
Stickstoff-Lost-Derivat - Zytostatikum

Bendamustin Kabi 2,5 mg/ml - Pulver für ein Konzentrat zur Herstellung einer Infusionslösung → S. 179

Benralizumab
Interleukin-5a-Rezeptor-Antagonist - Antiasthmatikum; Immunmodulator

Fasenra 30 mg - Injektionslösung in einem Fertigpen → S. 552
Fasenra 30 mg - Injektionslösung in einer Fertigspritze → S. 552

Benserazid
Decarboxylase-Hemmer - Parkinson-Therapeutikum

■ Madopar 50 mg/12,5 mg - Kapseln → S. 851
■ Madopar 100 mg/25 mg - lösliche Tabletten → S. 851
■ Madopar 100 mg/25 mg - Tabletten → S. 852
■ Madopar 200 mg/50 mg - Tabletten → S. 852
■ Madopar CR 100 mg/25 mg - Kapseln → S. 852
■ Restex 100 mg/25 mg - Retardkapseln → S. 1220
■ Restex 100 mg/25 mg - Tabletten → S. 1220

Benzalkonium chlorid
Ammoniumverbindung, quartär - Antiseptikum; Desinfektionsmittel

■ Cutasept - Desinfektionslösung farblos → S. 355
■ Cutasept - Desinfektionslösung gefärbt → S. 355
■ Dequonal - Lösung → S. 386
■ Dorithricin Halstabletten Classic 0,5 mg/1,0 mg/1,5 mg - Lutschtabletten → S. 425
■ Dorithricin Halstabletten Waldbeergeschmack 0,5 mg/1,0 mg/1,5 mg - Lutschtabletten → S. 425
■ Tyrothricin "Provita" comp. - Lutschtabletten → S. 1471

Benzocain
Natriumkanal-Blocker - Lokalanästhetikum

Anaestherit 10% - Salbe → S. 98
■ Dorithricin Halstabletten Classic 0,5 mg/1,0 mg/1,5 mg - Lutschtabletten → S. 425
■ Dorithricin Halstabletten Waldbeergeschmack 0,5 mg/1,0 mg/1,5 mg - Lutschtabletten → S. 425
■ Herposicc - Lippensalbe → S. 660
■ Insecticum Gel → S. 715
■ Tyrothricin "Provita" comp. - Lutschtabletten → S. 1471

Benzoesäure
Konservierungsmittel - Antiseptikum/Desinfektionsmittel

■ Acerbine - Lösung → S. 24
■ Acerbine - Salbe → S. 24

Benzoylperoxid
Aknetherapeutikum, Antiseptikum/Desinfektionsmittel

Benzaknen 5% - Gel → S. 182
Benzaknen 10% - Gel → S. 182
Benzaknen 5% - Suspension zum Auftragen der Haut → S. 182
■ Acne Plus - Creme Widmer → S. 29

Benzydamin
Nicht-steroidales Antiphlogistikum

Tantum Rosa - Vaginallösung → S. 1389
Tantum Verde - Lösung zum Gurgeln → S. 1389
Tantum Verde - Mundspray → S. 1389
Tantum Verde forte - Mundspray → S. 1389
Tantum Verde 3 mg - Pastillen mit Honig- und Orangengeschmack → S. 1389
Tantum Verde 3 mg - Pastillen mit Minzgeschmack → S. 1390
Tantum Verde 3 mg - Pastillen mit Zitronengeschmack → S. 1390

Benzylalkohol
Konservierungsmittel, Lösungsvermittler

■ Skinsept color - Lösung zur Anwendung auf der Haut → S. 1325
■ Skinsept pur - Lösung zur Anwendung auf der Haut → S. 1325

Benzyl nicotinat
Hyperämisierungsmittel

■ Rubriment - Emulsion → S. 1267

Benzylpenicillin
Penicillin-Antibiotikum

Penicillin G-Natrium Sandoz 1 Mega IE - Trockenstechampulle → S. 1092
Penicillin G-Natrium Sandoz 5 Mega IE - Trockenstechampulle → S. 1093
Penicillin G-Natrium Sandoz 10 Mega IE - Trockenstechampulle → S. 1093
Penicillin G-Natrium Sandoz 10 Mega IE - Trockensubstanz zur Infusionsbereitung → S. 1093
Retarpen 2,4 Mio. I.E. - Pulver und Lösungsmittel zur Herstellung einer Injektionssuspension → S. 1223
🐾 Procain Penicillin G "aniMedica" 300 mg/ml - Injektionssuspension für Tiere → S. 1148
🐾 Procain Penicillin G "Ogris" 300 mg/ml - Suspension zur intramammären Anwendung für Kühe → S. 1148
🐾 Pro-Pen 300 mg/g - Suspension zur intramammären Anwendung für Rinder → S. 1156
🐾 Serocillin 300 mg/ml - Injektionssuspension für Tiere → S. 1293
🐾 Vanapen - Injektionssuspension für Tiere → S. 1497
🐾 Vanaproc 333 mg/g - Suspension zur intramammären Anwendung für Rinder → S. 1497
⌘ Benestermycin - Suspension zur intramammären Anwendung für Rinder → S. 181
⌘ Combiotic Suspension 200/333,3 mg/ml - Injektionssuspension für Tiere → S. 334
⌘ Depomycin 200/278,9 mg/ml - Injektionssuspension für Rinder und Schweine → S. 385
⌘ Nafpenzal T - Salbe zur intramammären Anwendung für Rinder → S. 943
⌘ Neomycin-Penicillin - Injektionssuspension für Schweine und Rinder → S. 958
⌘ Peni-Strepto 200/200 mg/ml - Injektionssuspension für Tiere → S. 1093
⌘ Pen-Strep 200/250 mg/ml - Injektionssuspension für Tiere → S. 1094

Berberis vulgaris (Homöopathie)

■ Adler HOM YvoAzem - Streukügelchen → S. 38
■ Adler HOM YvoSting - Streukügelchen → S. 38
■ Apozema Leber und Galle Carduus marianus complex Nr.21 - Tropfen zum Einnehmen → S. 112
■ Berberis/Quarz Wala - Globuli velati → S. 183
■ Discus compositum-Heel - Ampullen → S. 416
■ Ho-Len-Complex Chole-cyl - Tropfen zum Einnehmen → S. 664
■ Nr. 3 Nieren- und Blasentropfen "Mag. Doskar" → S. 1002
■ Nr. 19 Aknetropfen "Mag. Doskar" → S. 1004
■ Reneel - Tabletten → S. 1213
■ Renelix spag. Peka - Tropfen zum Einnehmen → S. 1213
■ Sinudoron - Tropfen → S. 1321
■ Solidago compositum-Heel - Ampullen → S. 1330
🐾 Berberis RemaVet - Globuli für Tiere → S. 183

Bifonazol
Imidazol-Derivat - Antimykotikum

Canesten Bifonazol - Creme → S. 255
■ Canesten Bifonazol comp. - Salbe + Nagelset → S. 255

Bilastin
Antihistaminikum

Nasitop 20 mg - Tabletten → S. 948

Bimatoprost
Prostaglandin F-Rezeptor-Agonist - Glaukom-Therapeutikm

Bimatoprost Stada 100 Mikrogramm/ml - Augentropfen → S. 196
Bimato-Vision 100 Mikrogramm/ml - Augentropfen, Lösung → S. 196
Bimato-Vision 300 Mikrogramm/ml - Augentropfen, Lösung → S. 196
Bima-Vision sine 300 Mikrogramm/ml - Augentropfen, Lösung im Einzeldosisbehältnis → S. 196
Lumigan 0,1 mg/ml - Augentropfen → S. 840
Lumigan 0,3 mg/ml - Augentropfen, im Einzeldosisbehältnis → S. 840
■ Ganfort 0,3 mg/ml + 5 mg/ml - Augentropfen → S. 617
■ Ganfort 0,3 mg/ml + 5 mg/ml - Augentropfen, im Einzeldosisbehältnis → S. 617

Binimetinib
MEK-Inhibitor - Zytostatikum

Mektovi 15 mg - Filmtabletten → S. 866

Biotin

Biogelat Biotin 5 mg - Tabletten → S. 201
Bio-H-Tin Vitamin H 2,5 mg - Tabletten → S. 201
Bio-H-Tin Vitamin H 5 mg - Tabletten → S. 201
Curatin 2,5 mg - Tabletten → S. 354
Curatin 5 mg - Tabletten → S. 354
Medobiotin 2,5 mg - Tabletten → S. 864
■ Berocca plus Zink - Brausetabletten → S. 185
■ Berocca plus Zink - Filmtabletten → S. 185
■ Cernevit - Pulver zur Herstellung einer Infusionslösung → S. 286
■ Elevit pronatal - Filmtabletten → S. 468
■ Soluvit - Trockensubstanz zur Infusionsbereitung → S. 1335
■ Viant - Pulver zur Herstellung einer Infusionslösung → S. 1532

Biperiden
Anticholinergikum - Antiparkinson-Mittel

Akineton 5 mg - Injektionslösung → S. 53
Akineton 4 mg - Retardtabletten → S. 54
Akineton 2 mg - Tabletten → S. 54

Biphenyl-2-ol
Antiseptikum, Desinfektionsmittel, Ätzmittel

■ kodan forte farblos - Lösung zur Hautdesinfektion → S. 764
■ kodan forte gefärbt - Lösung zur Hautdesinfektion → S. 764

Bisabolol
Spasmolytikum; Hautpflegemittel

■ Sensicutan - Salbe → S. 1289

Bisacodyl
Antiresorptiv wirkendes Laxans

Dulcolax - Dragees → S. 441
Dulcolax - Zäpfchen → S. 441
Laxbene ratiopharm - magensaftresistente Tabletten → S. 789
Laxbene ratiopharm - Zäpfchen → S. 789

Bismut(III)-citrat-hydroxid-Komplex
Ulcus-Therapeutikum

■ Pylera 140 mg/125 mg/125 mg - Hartkapseln → S. 1170

Bismut(III)-oxid
Ulcus-Therapeutikum

■ Pylera 140 mg/125 mg/125 mg - Hartkapseln → S. 1170

Bismutnitratoxid
Adstringens, Antazidum, Antidiarrhoikum, Ulcus-Therapeutikum

✿ Noroseal 2,6 g - Suspension zur intramammären Anwendung bei Rindern → S. 993
✿ Orbeseal 2,6 g - Suspension zur intramammären Anwendung für Rinder → S. 1048
✿ Ubroseal blue Dry Cow 2,6 g - Suspension zur intramammären Anwendung bei Rindern → S. 1474

Bisoprolol
Beta-Blocker

Bisocor 5 mg - Tabletten → S. 202
Bisocor 10 mg - Tabletten → S. 203
Bisoprolol 1A Pharma 5 mg - Filmtabletten → S. 203
Bisoprolol 1A Pharma 10 mg - Filmtabletten → S. 204
Bisoprolol Accord 2,5 mg - Filmtabletten → S. 204
Bisoprolol Accord 5 mg - Filmtabletten → S. 204
Bisoprolol Accord 10 mg - Filmtabletten → S. 204
Bisoprolol Arcana 5 mg - Filmtabletten → S. 204
Bisoprolol Arcana 10 mg - Filmtabletten → S. 204
Bisoprolol "ratiopharm" 5 mg - Tabletten → S. 204
Bisoprolol "ratiopharm" 10 mg - Tabletten → S. 204
Bisoprolol Sandoz 1,25 mg - Filmtabletten → S. 204
Bisoprolol Sandoz 2,5 mg - Filmtabletten → S. 204
Bisoprolol Sandoz 5 mg - Filmtabletten → S. 204
Bisoprolol Sandoz 10 mg - Filmtabletten → S. 205
Bisostad 5 mg - Filmtabletten → S. 205
Bisostad 10 mg - Filmtabletten → S. 205
Concor 5 mg - Filmtabletten → S. 338
Concor 10 mg - Filmtabletten → S. 338
Concor Cor 1,25 mg - Filmtabletten → S. 339
Concor Cor 2,5 mg - Filmtabletten → S. 339
Concor Cor 3,75 mg - Filmtabletten → S. 339
Concor Cor 5 mg - Filmtabletten → S. 339
Concor Cor 7,5 mg - Filmtabletten → S. 339
Concor Cor 10 mg - Filmtabletten → S. 339
Rivacor 5 mg - Filmtabletten → S. 1246
Rivacor 10 mg - Filmtabletten → S. 1246
■ Bisoprolol-HCT Arcana 5 mg/12,5 mg - Filmtabletten → S. 205
■ Bisostad plus 5 mg/12,5 mg - Filmtabletten → S. 205
■ Concor AMLO 5 mg/5 mg - Tabletten → S. 339
■ Concor plus 5 mg/12,5 mg - Filmtabletten → S. 339
■ Rivacor plus - Filmtabletten → S. 1246
■ Rivacor plus forte - Filmtabletten → S. 1246

Bivalirudin
Antikoagulans; Fibrinolytikum; Thrombin-Hemmer

Bivalirudin Accord 250 mg - Pulver für ein Konzentrat zur Herstellung einer Injektions- oder Infusionslösung → S. 205

Blatta orientalis (Homöopathie)

■ Tartephedreel - Tropfen → S. 1393

Bleomycin
Zytostatikum

Bleomycin "Baxter" 15000 I.E. - Durchstechflasche → S. 206

Blinatumomab
CD3/CD19-Ligand - Zytostatikum, Leukämie (akut, lymphatisch) (Orphan drug)

Blincyto 38,5 Mikrogramm - Pulver für ein Konzentrat und Lösung zur Herstellung einer Infusionslösung → S. 206

Blut-Dialysat vom Kalb, deproteinisiert
Antiseptikum

Solcoseryl - Gel → S. 1329
Solcoseryl - Salbe → S. 1329
■ Solcoseryl 2,125 mg/g + 10 mg/g - Dentalpaste → S. 1329

Blutgerinnungsfaktor I, gefriergetrocknet (human)
Blutgerinnungsfaktor - Fibrinogen-Mangel (Orphan Drug)

Fibryga 1 g - Pulver und Lösungsmittel zur Herstellung einer Injektions-/Infusionslösung → S. 570
Haemocomplettan P 1 g/2 g - Pulver zur Herstellung einer Injektions-/Infusionslösung → S. 648
■ Artiss - Lösungen für einen Gewebekleber tiefgefroren → S. 133
■ Evicel - Lösungen für Fibrinkleber → S. 535
■ TachoSil - Versiegelungsmatrix → S. 1377
■ Tisseel - Lösungen für einen Gewebekleber → S. 1422
■ VeraSeal - Lösungen für Fibrinkleber → S. 1519

Blutgerinnungsfaktor II (human)
Blutgerinnungsfaktor

■ Beriplex P/N 500 I.E. - Pulver und Lösungsmittel zur Herstellung einer Injektionslösung → S. 184
■ Beriplex P/N 1000 I.E.- Pulver und Lösungsmittel zur Herstellung einer Injektionslösung → S. 185
■ Cofact 500 I.E. → S. 327
■ Octaplex 500 I.E - Pulver und Lösungsmittel zur Herstellung einer Infusionslösung → S. 1021
■ Octaplex 1000 I.E. - Pulver und Lösungsmittel zur Herstellung einer Infusionslösung → S. 1021
■ Prothromplex Total 600 I.E. - Pulver und Lösungsmittel zur Herstellung einer Injektionslösung → S. 1163

Blutgerinnungsfaktor VII (human)
Blutgerinnungsfaktor

Faktor VII Baxter 600 I.E. - Pulver und Lösungsmittel zur Herstellung einer Injektionslösung → S. 549
■ Beriplex P/N 500 I.E. - Pulver und Lösungsmittel zur Herstellung einer Injektionslösung → S. 184
■ Beriplex P/N 1000 I.E.- Pulver und Lösungsmittel zur Herstellung einer Injektionslösung → S. 185
■ Cofact 500 I.E. → S. 327
■ Octaplex 500 I.E - Pulver und Lösungsmittel zur Herstellung einer Infusionslösung → S. 1021
■ Octaplex 1000 I.E. - Pulver und Lösungsmittel zur Herstellung einer Infusionslösung → S. 1021
■ Prothromplex Total 600 I.E. - Pulver und Lösungsmittel zur Herstellung einer Injektionslösung → S. 1163

Blutgerinnungsfaktor VIIa, rekombinant
Blutgerinnungsfaktor - Hämophilie A und B (Orphan drug)

NovoSeven 1 mg (50 kIE) - Pulver und Lösungsmittel zur Herstellung einer Injektionslösung → S. 999
NovoSeven 2 mg (100 kIE) - Pulver und Lösungsmittel zur Herstellung einer Injektionslösung → S. 999
NovoSeven 5 mg (250 kIE) - Pulver und Lösungsmittel zur Herstellung einer Injektionslösung → S. 1000

Blutgerinnungsfaktor VIII (human)
Blutgerinnungsfaktor - Hämophilie A; Willebrand-Jürgens-Syndrom (Orphan drug)

Beriate 100 I.E./ml - Pulver und Lösungsmittel zur Herstellung einer Injektions- oder Infusionslösung → S. 183
Beriate 200 I.E./ml - Pulver und Lösungsmittel zur Herstellung einer Injektions- oder Infusionslösung → S. 184
Haemoctin SDH 50 I.E./ml - Pulver und Lösungsmittel zur Herstellung einer Injektionslösung → S. 648
Haemoctin SDH 100 I.E./ml - Pulver und Lösungsmittel zur Herstellung einer Injektionslösung → S. 649
Haemoctin SDH 200 I.E./ml - Pulver und Lösungsmittel zur Herstellung einer Injektionslösung → S. 649
Octanate 50 I.E./ml - Pulver und Lösungsmittel zur Herstellung einer Injektionslösung → S. 1020
Octanate 100 I.E./ml - Pulver und Lösungsmittel zur Herstellung einer Injektionslösung → S. 1020
Octanate LV 100 I.E./ml - Pulver und Lösungsmittel zur Herstellung einer Injektionslösung → S. 1020
Octanate LV 200 I.E./ml - Pulver und Lösungsmittel zur Herstellung einer Injektionslösung → S. 1020
■ Haemate P 250 I.E. FVIII/600 I.E. VWF oder 500 I.E. FVIII/1200 I.E. VWF oder 1000 I.E. FVIII/2400 I.E. VWF - Pulver und Lösungsmittel zur Herstellung einer Injektions- oder Infusionslösung → S. 648
■ Immunate 500 I.E. FVIII/375 I.E. VWF - Pulver und Lösungsmittel zur Herstellung einer Injektionslösung → S. 698
■ Immunate 1000 I.E. FVIII/750 I.E. VWF - Pulver und Lösungsmittel zur Herstellung einer Injektionslösung → S. 699
■ Wilate 500 I.E. VWF und 500 I.E. FVIII - Pulver und Lösungsmittel zur Herstellung einer Injektionslösung → S. 1563
■ Wilate 1000 I.E. VWF und 1000 I.E. FVIII - Pulver und Lösungsmittel zur Herstellung einer Injektionslösung → S. 1564

Blutgerinnungsfaktor VIII (rDNA) human
Blutgerinnungsfaktor

Advate 250 I.E. - Pulver und Lösungsmittel zur Herstellung einer Injektionslösung (Lösungsmittel 2 ml) → S. 43
Advate 500 I.E. - Pulver und Lösungsmittel zur Herstellung einer Injektionslösung (Lösungsmittel 2 ml) → S. 44
Advate 1000 I.E. - Pulver und Lösungsmittel zur Herstellung einer Injektionslösung (Lösungsmittel 2 ml) → S. 44
Advate 1500 I.E. - Pulver und Lösungsmittel zur Herstellung einer Injektionslösung (Lösungsmittel 2 ml) → S. 44
Advate 2000 I.E. - Pulver und Lösungsmittel zur Herstellung einer Injektionslösung → S. 44
Advate 3000 I. E. - Pulver und Lösungsmittel zur Herstellung einer Injektionslösung → S. 44
Adynovi 500 I.E./2 ml - Pulver und Lösungsmittel zur Herstellung einer Injektionslösung → S. 45
Adynovi 1000 I.E./2 ml - Pulver und Lösungsmittel zur Herstellung einer Injektionslösung → S. 45
Adynovi 2000 I.E./5 ml - Pulver und Lösungsmittel zur Herstellung einer Injektionslösung → S. 45
Afstyla 250 I.E. - Pulver und Lösungsmittel zur Herstellung einer Injektionslösung → S. 49
Afstyla 500 I.E. - Pulver und Lösungsmittel zur Herstellung einer Injektionslösung → S. 49
Afstyla 1000 I.E. - Pulver und Lösungsmittel zur Herstellung einer Injektionslösung → S. 49
Afstyla 1500 I.E. - Pulver und Lösungsmittel zur Herstellung

Blutgerinnungsfaktor VIII vom Schwein, rekombiniert

Blutgerinnungsfaktor VIII-Mimetikum - Hämostatikum

Blutgerinnungsfaktor VIIIa (human)

Untereinheit des Blutgerinnungsfaktors VIII - Willebrand-Jürgens-Syndrom

Blutgerinnungsfaktor VIIIa (human), rekombinant

Blutgerinnungsfaktor VIII-Mimetikum - Hämostatikum

Blutgerinnungsfaktor IX (human)

Blutgerinnungsfaktor - Hämophilie B

■ Beriplex P/N 1000 I.E.- Pulver und Lösungsmittel zur Herstellung einer Injektionslösung → S. 185
■ Cofact 500 I.E. → S. 327
■ Octaplex 500 I.E - Pulver und Lösungsmittel zur Herstellung einer Infusionslösung → S. 1021
■ Octaplex 1000 I.E. - Pulver und Lösungsmittel zur Herstellung einer Infusionslösung → S. 1021
■ Prothromplex Total 600 I.E. - Pulver und Lösungsmittel zur Herstellung einer Injektionslösung → S. 1163

Blutgerinnungsfaktor IX, rekombinant

Blutgerinnungsfaktor IX-Mimetikum - Hämophilie B (Orphan drug)

BeneFIX 250 I.E. - Pulver und Lösungsmittel zur Herstellung einer Injektionslösung → S. 179
BeneFIX 500 I.E. - Pulver und Lösungsmittel zur Herstellung einer Injektionslösung → S. 180
BeneFIX 1000 I.E. - Pulver und Lösungsmittel zur Herstellung einer Injektionslösung → S. 180
BeneFIX 2000 I.E. - Pulver und Lösungsmittel zur Herstellung einer Injektionslösung → S. 180
BeneFIX 3000 I.E. - Pulver und Lösungsmittel zur Herstellung einer Injektionslösung → S. 180

Blutgerinnungsfaktor IX, rekombinant, pegylierter, human

Refixia 500 I.E. - Pulver und Lösungsmittel zur Herstellung einer Injektionslösung → S. 1206
Refixia 1000 I.E. - Pulver und Lösungsmittel zur Herstellung einer Injektionslösung → S. 1206
Refixia 2000 I.E. - Pulver und Lösungsmittel zur Herstellung einer Injektionslösung → S. 1206

Blutgerinnungsfaktor IX, rekombiniert, Fc Fusionsprotein

Blutgerinnungsfaktor IX-Mimetikum - Hämophilie B (Orphan drug)

Alprolix 250 I.E. - Pulver und Lösungsmittel zur Herstellung einer Injektionslösung → S. 70
Alprolix 500 I.E. - Pulver und Lösungsmittel zur Herstellung einer Injektionslösung → S. 71
Alprolix 1000 I.E. - Pulver und Lösungsmittel zur Herstellung einer Injektionslösung → S. 71
Alprolix 2000 I.E. - Pulver und Lösungsmittel zur Herstellung einer Injektionslösung → S. 71
Alprolix 3000 I.E. - Pulver und Lösungsmittel zur Herstellung einer Injektionslösung → S. 71

Blutgerinnungsfaktor IX und Albumin, Fusionsprotein, rekombinant

Blutgerinnungsfaktor - Hämophilie B (orphan drug)

Idelvion 500 I.E. - Pulver und Lösungsmittel zur Herstellung einer Injektionslösung → S. 691
Idelvion 1000 I.E. - Pulver und Lösungsmittel zur Herstellung einer Injektionslösung → S. 692
Idelvion 2000 I.E. - Pulver und Lösungsmittel zur Herstellung einer Injektionslösung → S. 692

Blutgerinnungsfaktor X (human)

Blutgerinnungsfaktor

■ Beriplex P/N 500 I.E. - Pulver und Lösungsmittel zur Herstellung einer Injektionslösung → S. 184
■ Beriplex P/N 1000 I.E.- Pulver und Lösungsmittel zur Herstellung einer Injektionslösung → S. 185
■ Cofact 500 I.E. → S. 327
■ Octaplex 500 I.E - Pulver und Lösungsmittel zur Herstellung einer Infusionslösung → S. 1021
■ Octaplex 1000 I.E. - Pulver und Lösungsmittel zur Herstellung einer Infusionslösung → S. 1021
■ Prothromplex Total 600 I.E. - Pulver und Lösungsmittel zur Herstellung einer Injektionslösung → S. 1163

Blutgerinnungsfaktor XIII (human)

Blutgerinnungsfaktor

Fibrogammin 250 IE - Pulver und Lösungsmittel zur Herstellung einer Injektions-/Infusionslösung → S. 570
Fibrogammin 1250 IE - Pulver und Lösungsmittel zur Herstellung einer Injektions-/Infusionslösung → S. 570
■ Artiss - Lösungen für einen Gewebekleber tiefgefroren → S. 133
■ Tisseel - Lösungen für einen Gewebekleber → S. 1422

Bolus alba (Homöopathie)

■ Phönix Antitox - Tropfen → S. 1105
■ Phönix Ferrum - Tropfen → S. 1106
■ Phönix Hydrargyrum - Tropfen → S. 1106
■ Phönix Lymphophön - Tropfen zum Einnehmen → S. 1106
■ Phönix Phönohepan - Tropfen → S. 1106
■ Phönix Plumbum - Tropfen → S. 1106
■ Phönix Solidago - Tropfen → S. 1106

Bordetella bronchiseptica (Brucellaceae)

❖ Nobivac Bb - Lyophilisat und Lösungsmittel zur Herstellung einer Suspension für Katzen → S. 984
❖ Versican Plus Bb Oral - Lyophilisat und Lösungsmittel zur Herstellung einer Suspension zur oralen Applikation für Hunde → S. 1521
⌘ Nobivac BbPi - Lebendimpfstoff - Lyophilisat und Lösungsmittel zur Herstellung einer intranasalen Suspension für Hunde → S. 984
⌘ Porcilis AR-T DF - Injektionssuspension für Schweine → S. 1115

Bornaprin

Anticholinergikum - Antiparkinsonmittel

Sormodren - Tabletten → S. 1338

Borreliose-Impfstoff für Hunde

❖ Merilym 3 - Injektionssuspension für Hunde → S. 876
❖ Virbagen canis B - Injektionssuspension, für Hunde → S. 1540

Borsäure

⌘ Calcibel 240/60/60 mg/ml - Infusionslösung für Pferde, Rinder, Schafe, Ziegen und Schweine → S. 240
⌘ Calcium "Norbrook" - Injektionslösung für Rinder → S. 244
⌘ Calcium "Pro Zoon" - Injektionslösung für Rinder → S. 244

Bortezomib

Proteasomen-Hemmer - Zytostatikum

Bortezomib Stada 2,5 mg/ml - Injektionslösung → S. 211
Velcade 3,5 mg - Pulver zur Herstellung einer Injektionslösung → S. 1507

Bosentan

Endothelin-Antagonist - Antihypertonikum

Stayveer 62,5 mg - Filmtabletten → S. 1350
Stayveer 125 mg - Filmtabletten → S. 1350
Tracleer 62,5 mg - Filmtabletten → S. 1434
Tracleer 125 mg - Filmtabletten → S. 1434
Tracleer 32 mg - Tabletten zur Herstellung einer Suspension zum Einnehmen → S. 1434

Bosutinib
Zytostatikum - Leukämie (chronisch, myeloisch)

Bosulif 100 mg - Filmtabletten → S. 211
Bosulif 400 mg - Filmtabletten → S. 212
Bosulif 500 mg - Filmtabletten → S. 212

Brassica nigra (Homöopathie)

■ Aflubin - Nasenspray → S. 49

Brentuximab vedotin
Mitose-Hemmer, Zytostatikum - Hodgkin Lymphom (Orphan drug)

Adcetris 50 mg - Pulver für ein Konzentrat zur Herstellung einer Infusionslösung → S. 35

Brigatinib
Tyrosinkinase-Hemmer - Zytostatikum

Alunbrig 30 mg - Filmtabletten → S. 71
Alunbrig 90 mg - Filmtabletten → S. 72
Alunbrig 180 mg - Filmtabletten → S. 72
Alunbrig Starterpackung 90 mg + 180 mg - Filmtabletten → S. 72

Brimonidin
Alpha-2-Rezeptor-Agonist - Glaukom-Therapeutikum (Weitwinkel)

Alphagan 0,2% - Augentropfen → S. 69
Alpha-Vision sine 2 mg/ml - Augentropfen, Lösung im Einzeldosisbehältnis → S. 69
Brimogen 2 mg/ml - Augentropfen, Lösung → S. 219
Brimonidin Arcana 2 mg/ml - Augentropfen → S. 219
Brimonidin Stulln sine 2 mg/ml - Augentropfen, Lösung im Einzeldosisbehältnis → S. 220
■ Combigan 2 mg/ml + 5 mg/ml - Augentropfen → S. 334
■ Simbrinza 10 mg/ml + 2 mg/ml - Augentropfensuspension → S. 1312

Brinzolamid
Carboanhydrase-Hemmer - Glaukom-Therapeutikum (Weitwinkel); okul. Hypertonie

Azopt 10 mg/ml - Augentropfensuspension → S. 167
Brinzolamid Stada 10 mg/ml - Augentropfensuspension → S. 221
Brinzo-Vision 10 mg/ml - Augentropfensuspension → S. 221
■ Azarga 10 mg/ml+5 mg/ml - Augentropfensuspension → S. 164
■ Simbrinza 10 mg/ml + 2 mg/ml - Augentropfensuspension → S. 1312

Brivaracetam
Antikonvulsivum; Nootropikum

Briviact 10 mg - Filmtabletten → S. 221
Briviact 25 mg - Filmtabletten → S. 221
Briviact 50 mg - Filmtabletten → S. 221
Briviact 75 mg - Filmtabletten → S. 221
Briviact 100 mg - Filmtabletten → S. 221
Briviact 10 mg/ml - Injektions-/Infusionslösung → S. 221
Briviact 10 mg/ml - Lösung zum Einnehmen → S. 221

Brivudin
Virustatikum (Herpes zoster; Herpes simplex Typ 1; Varicella zoster Infektion)

Brivudin Aristo 125 mg - Tabletten → S. 222
Mevir 125 mg - Tabletten → S. 892

Brodalumab
Interleukin-Rezeptor-Antagonist - Antipsoriatikum, Antiasthmatikum, Immunmod.

Kyntheum 210 mg - Injektionslösung in einer Fertigspritze → S. 768

Brolucizumab
VEGF-Rezeptor-Antagonist - Angiogenesehemmer, Makula-Therapeutikum

Beovu 120 mg/ml - Injektionslösung in einer Fertigspritze → S. 182

Bromazepam
Benzodiazepin-Derivat - Tranquillans

Bromazepam Genericon 3 mg - Filmtabletten → S. 222
Bromazepam Genericon 6 mg - Filmtabletten → S. 222
Lexotanil 3 mg - Tabletten → S. 812

Bromelain
Proteolytisches Enzym - Antiphlogistikum

NexoBrid 2 g - Pulver und Gel zur Herstellung eines Gels → S. 971
NexoBrid 5 g - Pulver und Gel zur Herstellung eines Gels → S. 971
■ Phlogenzym - Filmtabletten → S. 1105
■ Rutozym - Filmtabletten → S. 1268
■ Traumazym - Filmtabletten → S. 1445
■ Wobenzym - magensaftresistente Tabletten → S. 1564

Bromfenac
Antiphlogistikum (nicht-steroidal)

Yellox 0,9 mg/ml - Augentropfen, Lösung → S. 1582

Bromhexin
Expektorans

Bisolvon - Lösung → S. 203
🐾 Bisolvon 3 mg/ml - Injektionslösung für Rinder, Schweine, Hunde und Katzen → S. 203
🐾 Bisolvon 10 mg/g - Pulver zum Eingeben für Rinder, Schweine, Hunde und Katzen → S. 203
🐾 Exflow Vet 10 mg/g - Pulver zum Eingeben über das Trinkwasser für Rinder (Kälber), Schweine, Hühner, Puten und Enten → S. 539

Bronchi bovis (Homöopathie)

⌘ Bronchi comp. "Wala" - Injektionslösung für Tiere → S. 222

Brotizolam
Benzodiazepin-Derivat - Tranquillans, Hypnotikum

Lendorm 0,25 mg - Tabletten → S. 793

BRS-Virus

⌘ Bovalto Respi 3 - Injektionssuspension für Rinder → S. 213
⌘ Bovalto Respi intranasal - Nasenspray, Lyophilisat und Lösungsmittel zur Herstellung einer Suspension für Rinder → S. 213
⌘ Bovigrip RSP plus - Injektionssuspension für Rinder → S. 214
⌘ Bovilis IntraNasal RSP Live - Lyophilisat und Lösungsmittel zur Herstellung einer Suspension zur intranasalen Verabreichung, für Rinder → S. 214
⌘ Rispoval RS+PI3 IntraNasal - Lyophilisat und Lösungsmittel zur Herstellung einer Suspension für Rinder → S. 1244

Bryonia (Homöopathie)

Budesonid
Lokalkortikoid

Bufo (Homöopathie)

Bulevirtid
Antiinfektivum (antiviral)

Bumetanid
Schleifendiuretikum

Bupivacain
Natriumkanal-Blocker - Lokalanästhetikum

Buprenorphin
Opioid-Analgetikum

Pflaster → S. 231
Buprenorphin Stada 35 Mikrogramm/h - Transdermales Pflaster → S. 231
Buprenorphin Stada 52,5 Mikrogramm/h - Transdermales Pflaster → S. 232
Buprenorphin Stada 70 Mikrogramm/h - Transdermales Pflaster → S. 232
Bupretec 35 Mikrogramm/h - transdermales Matrixpflaster → S. 232
Bupretec 52,5 Mikrogramm/h - transdermales Matrixpflaster → S. 232
Bupretec 70 Mikrogramm/h - transdermales Matrixpflaster → S. 232
Buvidal 8 mg - Depot-Injektionslösung → S. 236
Buvidal 16 mg - Depot-Injektionslösung → S. 236
Buvidal 24 mg - Depot-Injektionslösung → S. 236
Buvidal 32 mg - Depot-Injektionslösung → S. 237
Buvidal 64 mg - Depot-Injektionslösung → S. 237
Buvidal 96 mg - Depot-Injektionslösung → S. 237
Buvidal 128 mg - Depot-Injektionslösung → S. 237
Subutex 2 mg - Sublingualtabletten → S. 1359
Subutex 8 mg - Sublingualtabletten → S. 1360
Temgesic 0,3 mg - Injektionslösung → S. 1404
Temgesic 0,2 mg - Sublingualtabletten → S. 1404
Temgesic 0,4 mg - Sublingualtabletten → S. 1404
Transtec 35 Mikrogramm/h - transdermales Pflaster → S. 1443
Transtec 52,5 Mikrogramm/h - transdermales Pflaster → S. 1444
Transtec 70 Mikrogramm/h - transdermales Pflaster → S. 1444
■ Bupensan Duo 2 mg/0,5 mg - Sublingualtabletten → S. 228
■ Bupensan Duo 4 mg/1 mg - Sublingualtabletten → S. 229
■ Bupensan Duo 8 mg/2 mg - Sublingualtabletten → S. 229
■ Suboxone 2 mg/0,5 mg - Sublingualtabletten → S. 1359
■ Suboxone 8 mg/2 mg - Sublingualtabletten → S. 1359
❖ Bupaq 0,3 mg/ml - Injektionslösung für Hunde und Katzen → S. 228
❖ Bupaq Multidose 0,3 mg/ml - Injektionslösung für Hunde und Katzen → S. 228
❖ Buprenodale Multidose 0,3 mg/ml - Injektionslösung für Hunde, Katzen und Pferde → S. 230

Bupropion
Antidepressivum; Entwöhnungsmittel (Rauchen)

Bupropion Genericon 150 mg - Tabletten mit veränderter Wirkstofffreisetzung → S. 232
Bupropion +pharma 150 mg - Tabletten mit veränderter Wirkstofffreisetzung → S. 233
Bupropion ratiopharm 150 mg - Tabletten mit veränderter Wirkstofffreisetzung → S. 233
Bupropion ratiopharm 300 mg - Tabletten mit veränderter Wirkstofffreisetzung → S. 233
Wellbutrin XR 150 mg - Retardtabletten → S. 1561
Wellbutrin XR 300 mg - Retardtabletten → S. 1562
■ Mysimba 8 mg/90 mg - Retardtabletten → S. 942

Burosumab
Fibroblasten-Wachstumsfaktor-23-Hemmer - Hypophosphatämie (X chromosomal)

Crysvita 10 mg - Injektionslösung → S. 352
Crysvita 20 mg - Injektionslösung → S. 352
Crysvita 30 mg - Injektionslösung → S. 352

Bursitis-Lebend-Impfstoff für Geflügel, infektiöse
Bursitis (Aktivimmunisierung)

❖ Innovax-ND-IBD - Suspension und Lösungsmittel zur Herstellung einer Injektionssuspension für Hühner → S. 714
❖ Nobilis Gumboro D 78 - Pulver zur Herstellung einer Lösung zur Verabreichung über das Trinkwasser für Hühner → S. 981
❖ Vaxxitek HVT+IBD - Suspension und Verdünnungsmittel zur Herstellung einer Injektionssuspension → S. 1505
⌘ Nobilis RT + IB Multi + G + ND - Emulsion zur Injektion für Hühner → S. 983

Buserelin
Gonadorelin-Analoges

Suprecur 0,15 mg - nasale Sprühlösung → S. 1366
Suprefact 1 mg/ml - Durchstechflasche → S. 1366
Suprefact Depot - Implantat für 3 Monate → S. 1366
❖ Buserelin aniMedica 0,004 mg/ml - Injektionslösung für Rinder, Pferde und Kaninchen → S. 235
❖ Receptal 0,004 mg/ml - Injektionslösung für Rinder, Pferde, Schweine und Kaninchen → S. 1204
❖ Veterelin 0,004 mg/ml - Injektionslösung für Rinder, Schweine, Pferde und Kaninchen → S. 1527

Busulfan
Alkylierungsmittel, Zytostatikum

Busulfan Accord 6 mg/ml - Konzentrat zur Herstellung einer Infusionslösung → S. 235
Busulfan Fresenius Kabi 6 mg/ml - Konzentrat zur Herstellung einer Infusionslösung → S. 235
Myleran 2 mg - Filmtabletten → S. 940

Butafosfan
Phosphatquelle für Rinder

⌘ Catosal 100/0,05 mg/ml - Injektionslösung für Tiere → S. 269
⌘ Vigophos 100 mg/ml + 0,05 mg/ml - Injektionslösung für Rinder → S. 1536

Butizid
Thiazid-Diuretikum

■ Aldactone-Saltucin forte - Hartkapseln → S. 58

Butorphanol
Opioid-Analgetikum

❖ Alvegesic vet. 10 mg/ml - Injektionslösung für Pferde, Hunde und Katzen → S. 73
❖ Butomidor 10 mg/ml - Injektionslösung für Pferde, Hunde und Katzen → S. 236
❖ Morphasol 4 mg/ml - Injektionslösung für Hunde und Katzen → S. 922
❖ Morphasol 10 mg/ml - Injektionslösung für Pferde → S. 923
❖ Torphadine 10 mg/ml - Injektionslösung für Hunde, Katzen und Pferde → S. 1432

Butylhydroxytoluol
Antioxidans

■ Vobaderm 1 mg/g + 20 mg/g - Creme → S. 1549

Butylscopolaminiumbromid
Parasympatholytikum, Spasmolytikum

Buscapina 20 mg/1 ml - Ampullen → S. 234
Buscopan 10 mg - Dragees → S. 234
Buscopan 10 mg - Zäpfchen → S. 234
■ Buscopan plus Paracetamol 10 mg/500 mg - Filmtablet-

ten → S. 234
❖ Spasmipur 20 mg/ml - Injektionslösung → S. 1340
⌘ Buscopan compositum - Injektionslösung für Tiere → S. 235
⌘ Spasmium comp. 500 mg/ml + 4 mg/ml - Injektionslösung für Tiere → S. 1341

C1-Esterase-Inhibitor, human
Antifibrinolytikum; Protease-Hemmer - Ödem (hereditär, angioneurotisch)

Berinert 500 IE - Pulver und Lösungsmittel zur Herstellung einer Injektions- oder Infusionslösung → S. 184
Berinert 1500 IE - Pulver und Lösungsmittel zur Herstellung einer Injektionslösung → S. 184
Berinert 2000 IE - Pulver und Lösungsmittel zur Herstellung einer Injektionslösung → S. 184
Cinryze 500 I.E. - Pulver und Lösungsmittel zur Herstellung einer Injektionslösung → S. 299

Cabazitaxel
Mitose-Hemmer - Zytostatikum

Jevtana 60 mg - Konzentrat und Lösungsmittel zur Herstellung einer Infusionslösung → S. 741

Cabergolin
Hydriertes Mutterkornalkaloid-Derivat - Dopamin-Agonist

Cabaseril 1 mg - Tabletten → S. 238
Cabaseril 2 mg - Tabletten → S. 238
Dostinex 0,5 mg - Tabletten → S. 427
❖ Canigolin 50 µg/ml - Lösung zum Eingeben für Hunde und Katzen → S. 257
❖ Finilac 50 Mikrogramm/ml - Lösung zum Eingeben für Hunde und Katzen → S. 572
❖ Galastop 50 µg/ml - Lösung zum Eingeben für Hunde → S. 614

Cabozantinib
Zytostatikum

Cabometyx 20 mg - Filmtabletten → S. 238
Cabometyx 40 mg - Filmtabletten → S. 238
Cabometyx 60 mg - Filmtabletten → S. 239
Cometriq 20 mg - Hartkapseln → S. 336
Cometriq 20 mg + 80 mg - Hartkapseln → S. 336

Calcipotriol
Vitamin-D-Analoges - Antipsoriatikum

Psorcutan - Creme → S. 1164
Psorcutan - Salbe → S. 1164
■ Daivobet 50 Mikrogramm/g + 0,5 mg/g - Gel → S. 366
■ Enstilar 50 Mikrogramm/g + 0,5 mg/g - Schaum zur Anwendung auf der Haut → S. 492

Calcitonin
Parathormon-Antagonist - Calcium-Regulator

Calcitonin Essential Pharma 100 I.E./ml - Lösung zur Injektion und Infusion → S. 242

Calcitriol
Vitamin-D-Derivat

Rocaltrol 0,25 Mikrogramm - Kapseln → S. 1252
Rocaltrol 0,5 Mikrogramm - Kapseln → S. 1252

Calciumborogluconat
Calciumsubstitution (vet.)

⌘ Calcamyl forte - Injektionslösung für Rinder → S. 240
⌘ Calcitat - Injektionslösung für Tiere → S. 241
⌘ Calcitat forte - Injektionslösung für Tiere → S. 241
⌘ Methiocalcin - Injektionslösung für Rinder, Schafe und Ziegen → S. 884

Calciumcarbonat
Antazidum; Substitution (Calcium)

Calcium Sandoz 500 mg - Brausetabletten → S. 244
Maxi-Kalz 500 mg - Brausetabletten → S. 860
Maxi-Kalz 1000 mg - Brausetabletten → S. 861
■ Berocca plus Zink - Brausetabletten → S. 185
■ Berocca plus Zink - Filmtabletten → S. 185
■ Calciduran Vit. D3 500 mg/800 I.E. - Filmtabletten → S. 240
■ Calciduran Vit. D3 500 mg/800 I.E. - Kautabletten → S. 241
■ Calcimed D3 1000 mg/880 I.E. - Kautabletten → S. 241
■ Calcium-D-Sandoz - Brausetabletten → S. 242
■ Gaviscon Erdbeer - Kautabletten → S. 620
■ Gaviscon Mint - Kautabletten → S. 620
■ Gaviscon Liquid Sachets Mint - Suspension zum Einnehmen → S. 620
■ Maxi-Kalz Vit. D3 500 mg/400 IE Kautabletten → S. 861
■ Maxi-Kalz Vit.D3 1000 mg/880 I.E. - Granulat → S. 861
■ Rennie Antacidum Orange - Lutschtabletten → S. 1215
■ Rennie Antacidum Spearmint - Lutschtabletten → S. 1215

Calcium carbonicum (Homöopathie)

■ Adler HOM Yvodont - Zahnungskügelchen → S. 38
■ Apozema Allergie Acidum formicicum complex Nr.2 - Tropfen zum Einnehmen → S. 109
■ Aufbaukalk 2 Pulver Weleda → S. 157
■ Biochemie nach Dr. Schüssler Zell Juvebene - Tabletten → S. 200
■ Difoss spag. Peka - Globuli → S. 409
■ Hepar compositum-Heel - Ampullen → S. 656
■ Ho-Len-Complex Oto-cyl - Tropfen zum Einnehmen → S. 665
■ Ho-Len-Complex Thyreo-cyl -Tropfen zum Einnehmen → S. 665
■ Nr. 27 Stoffwechseltropfen "Mag. Doskar" → S. 1005
■ Osanit Zahnungskügelchen → S. 1052
■ Ossop - Tropfen → S. 1055
■ Steiroplex - Injektionslösung → S. 1351
■ Tabletten gegen Magenübersäuerung "Similasan" → S. 1376
■ Viburcol - Kinderzäpfchen → S. 1534
■ Viburcol - Phiolen - Lösung zum Einnehmen → S. 1534
■ Zapolin - Globuli für Kinder → S. 1587
❖ Calcium carbonicum RemaVet - Globuli für Tiere → S. 242
⌘ RemOvar - Fruchtbarkeitsglobuli für Tiere → S. 1213
⌘ Tropfen gegen Bänderschwäche und zur Huf- und Knochenbildung "Mag.Doskar" für Tiere → S. 1462
⌘ Urtica/Stannum comp. "Wala" - Injektionslösung für Tiere → S. 1486

Calciumchlorid
Calcium-Therapie und -substitution

■ Aminomix 1 Novum - Infusionslösung → S. 80
■ Aminomix 2 Novum - Infusionslösung → S. 80
■ Aminomix peripher - Infusionslösung → S. 80
■ Clinimix 3% G-E - Infusionsbeutel → S. 319
■ Clinimix 5% G-E - Infusionsbeutel → S. 320
■ Custodiol - Perfusionslösung → S. 355
■ ELO-MEL isoton - Infusionslösung → S. 472
■ ELO-MEL OP (postoperativ) - Infusionslösung → S. 473
■ ELO-MEL OP (postoperativ) G - Infusionslösung → S. 473
■ ELO-MEL paediatric - Infusionslösung → S. 473
■ ELO-MEL semiton mit Glucose - Infusionslösung → S. 473

Calciumdiacetat

Substitution (Calcium); Antiseptikum

Calcium fluoratum (Homöopathie)

Calciumhydrogenphosphat

Calcium-Therapie und -Substitution

Calciumhydroxid

Calcium iodatum (Homöopathie)

Calcium-Ion

Substitution (Calcium) - Osteoporose-Therapeutikum

Calcium lactogluconat

Substitution (Calcium)

Calcium-natrium-hydrogencitrat (6:6:3:7)

Azidose-Therapeutikum

Calcium phosphoricum (Homöopathie)

Calciumsaccharat

Calciumsulfat

Calcium sulfuricum (Homöopathie)

Calendula officinalis (Homöopathie)

■ Cution spag. Peka - Lotion → S. 355
■ Lymphdiaral - Basistropfen → S. 843
■ Lymphdiaral - Drainagesalbe → S. 843
■ Mund- und Halsentzündungen "Similasan" Spray → S. 933
■ Nasenöl Weleda → S. 947
■ Nr. 25 Verletzungstropfen "Mag. Doskar" → S. 1004
■ Repisan - Tropfen → S. 1218
■ Traumeel - Ampullen → S. 1445
■ Traumeel - Gel → S. 1446
■ Traumeel - Salbe → S. 1446
■ Traumeel - Tabletten → S. 1446
■ Traumeel - Tropfen → S. 1446
■ Vinceel - Halsspray → S. 1538
■ Vulpur spag. Peka - Tropfen → S. 1559
■ Wund- und Brandgel Wala → S. 1564
❖ Calendula ReVet RV 27 - Lösung zur Anwendung auf der Haut für Tiere → S. 245
⌘ Eucacomp - Suspension zur vaginalen und intrauterinen Anwendung für Tiere → S. 528
⌘ Remalind - Verletzungsglobuli für Tiere → S. 1210
⌘ Traumeel - Gel für Tiere → S. 1446
⌘ Traumeel - Tabletten für Tiere → S. 1446
⌘ Verletzungs- und Wundtropfen "Mag. Doskar" für Tiere → S. 1520

Calendula officinalis L. (Asteraceae)

■ Padma Circosan - Kapseln → S. 1069

Calicivirose-Lebend-Impfstoff für Katzen

Immunisierend (aktiv)

⌘ Leucofeligen FeLV/RCP - Lyophilisat und Suspension zur Herstellung einer Injektionssuspension für Katzen → S. 798
⌘ Nobivac RC - Lyophilisat und Lösungsmittel zur Herstellung einer Injektionssuspension für Katzen → S. 985
⌘ Nobivac RCP - Lyophilisat und Lösungsmittel zur Herstellung einer Injektionssuspension für Katzen → S. 985
⌘ Versifel CVR - Lyophilisat und Lösungsmittel zur Herstellung einer Injektionssuspension, für Katzen → S. 1522
⌘ Virbagen felis RCP - Lyophilisat und Lösungsmittel zur Herstellung einer Injektionssuspension für Katzen → S. 1541
⌘ Virbagen felis RCP/T - Lyophilisat und Lösungsmittel zur Herstellung einer Injektionssuspension für Katzen → S. 1542

Calicivirosis-Impfstoff für Katzen, inaktiviert

⌘ Fevaxyn Quatrifel - Emulsion zur Injektion für Katzen → S. 569
⌘ Purevax RCP - Lyophilisat und Lösungsmittel zur Herstellung einer Injektionssuspension → S. 1169
⌘ Purevax RCP FeLV - Lyophilisat und Lösungsmittel zur Herstellung einer Injektionssuspension → S. 1169
⌘ Purevax RCPCh - Lyophilisat und Lösungsmittel zur Herstellung einer Injektionssuspension → S. 1169
⌘ Purevax RCPCh FeLV - Lyophilisat und Lösungsmittel zur Herstellung einer Injektionssuspension → S. 1169

Calluna vulgaris (L.) Hull. (Ericaceae)

■ Blasentee St. Severin → S. 206
■ Nerventee St. Severin → S. 962

Calotropis gigantea (Homöopathie)

Gacela Schlankheits - Tabletten → S. 613

Calvatia (Homöopathie)

■ Ovarium compositum-Heel - Ampullen → S. 1059

Camellia sinensis (L.) O. Kuntze (Theaceae)

Veregen 10% - Salbe → S. 1520

Camphen

Antitussivum, Gallen-Therapeutikum; Harnkonkrement-Therapeutikum

■ Rowachol - Kapseln → S. 1265
■ Rowatinex - Kapseln → S. 1265

Campher, racemischer

Expektorans; Hyperämisierungstherapeutikum

■ Wick - Inhalierstift → S. 1563
■ Wick VapoRub - Salbe → S. 1563
⌘ Phlegmovet - Salbe für Tiere → S. 1105

D-Campher

Expektorans; Externes Analgetikum; Hyperämisierungstherapeutikum

■ Kinder Luuf - Balsam → S. 759
■ Korodin Herz-Kreislauf - Tropfen → S. 766
■ Luuf ätherische Öle - Balsam → S. 842
■ Padma Circosan - Kapseln → S. 1069
■ Trauma - Salbe kühlend Mayrhofer → S. 1445

Camphora (Homöopathie)

■ Apozema Herz- und Kreislauf Camphora complex Nr.18 - Tropfen → S. 112
■ Ho-Len-Complex Conva-cyl - Tropfen zum Einnehmen → S. 664
■ Nr. 16 Herz- und Kreislauftropfen "Mag. Doskar" → S. 1003
■ Phönix Antitox - Tropfen → S. 1105
■ Phönix Phönohepan - Tropfen → S. 1106
■ Phönix Plumbum - Tropfen → S. 1106
■ Phönix Solidago - Tropfen → S. 1106
■ Tropfen gegen Kreislaufbeschwerden "Similasan" → S. 1463
⌘ Herz- und Kreislauftropfen "Mag. Doskar" für Tiere → S. 660

Canagliflozin

Natrium-Glucose-Cotransporter-2-Hemmer - Antidiabetikum

Invokana 100 mg - Filmtabletten → S. 722
Invokana 300 mg - Filmtabletten → S. 722
■ Vokanamet 50 mg/850 mg - Filmtabletten → S. 1550
■ Vokanamet 50 mg/1000 mg - Filmtabletten → S. 1550

Canakinumab

Interleukin-1ß-Rezeptor-Antagonist - Cryopyrin-assoziierte period. Syndrome

Ilaris 150 mg/ml - Injektionslösung → S. 693

Candesartan

Angiotensin-Antagonist - Antihypertonikum

Atacand 8 mg - Tabletten → S. 139
Atacand 16 mg - Tabletten → S. 139
Atacand 32 mg - Tabletten → S. 139
Blopress 4 mg - Tabletten → S. 207
Blopress 8 mg - Tabletten → S. 207
Blopress 16 mg - Tabletten → S. 207
Blopress 32 mg - Tabletten → S. 207
Candeblo 8 mg - Tabletten → S. 248
Candeblo 16 mg - Tabletten → S. 248
Candeblo 32 mg - Tabletten → S. 248
Candesartan 1A Pharma 4 mg - Tabletten → S. 249
Candesartan 1A Pharma 8 mg - Tabletten → S. 249
Candesartan 1A Pharma 16 mg - Tabletten → S. 249

Cassia angustifolia Vahl (Caesalpiniaceae)

Cassia senna L. (Caesalpiniaceae)

Castanea sativa Mill. (Fagaceae)

Caulophyllum thalictroides (Homöopathie)

Causticum Hahnemanni (Homöopathie)

Ceanothus americanus (Homöopathie)

Cefaclor

Cephalosporin-Antibiotikum

Cefadroxil

Cephalosporin-Antibiotikum

Cefalexin

Cephalosporin-Antibiotikum

Cefalonium
Cephalosporin-Antibiotikum

❖ Arentor DC 250 mg - Suspension zur intramammären Anwendung für trockenstehende Kühe → S. 121
❖ Cepravin Dry Cow 250 mg - Suspension zur intramammären Anwendung → S. 284

Cefazolin
Cephalosporin-Antibiotikum

Cefazolin-MIP 2 g - Pulver zur Herstellung einer Injektions- oder Infusionslösung → S. 273
Cefazolin Sandoz 1 g - Pulver zur Herstellung einer Injektionslösung → S. 273
Cefazolin "Sandoz" 2 g - Pulver zur Herstellung einer Injektionslösung → S. 273
Kefzol 1 g - Trockenstechampullen → S. 751
Kefzol 2 g - Trockensubstanz zur Infusionsbereitung → S. 752

Cefepim
Cephalosporin-Antibiotikum

Cefepim-MIP 1 g - Pulver zur Herstellung einer Injektions-/Infusionslösung → S. 273
Cefepim-MIP 2 g - Pulver zur Herstellung einer Injektions-/Infusionslösung → S. 274

Cefixim
Cephalosporin-Antibiotikum

Tricef 200 mg - Filmtabletten → S. 1451
Tricef 100 mg/5 ml - Trockensaft → S. 1451

Cefoperazon
Cephalosporin-Antibiotikum

Cefobid 2 g - Trockenstechampullen → S. 274
❖ Peracef 10 mg/ml - Suspension zur intramammären Anwendung für Rinder → S. 1097

Cefotaxim
Cephalosporin-Antibiotikum

Cefotaxim AptaPharma 1 g - Pulver zur Herstellung einer Injektions-/Infusionslösung → S. 274
Cefotaxim AptaPharma 2 g - Pulver zur Herstellung einer Injektions-/Infusionslösung → S. 275
Cefotaxim Eberth 1 g - Pulver zur Herstellung einer Injektions- oder Infusionslösung → S. 275
Cefotaxim Eberth 2 g - Pulver zur Herstellung einer Injektions- oder Infusionslösung → S. 275
Cefotaxim-MIP 1 g - Pulver zur Herstellung einer Injektions- oder Infusionslösung → S. 275
Cefotaxim-MIP 2 g - Pulver zur Herstellung einer Injektions- oder Infusionslösung → S. 275

Cefovecin
Antibiotikum - zur Anwendung bei Tieren

❖ Convenia 80 mg/ml - Pulver und Lösungsmittel zur Herstellung einer Injektionslösung für Hunde und Katzen → S. 341

Cefpodoxim
Cephalosporin-Antibiotikum

Biocef 200 mg - Filmtabletten → S. 199
Biocef 40 mg/5 ml - Pulver zur Herstellung einer Suspension zum Einnehmen → S. 199

Cefquinom
Cephalosporin-Antibiotikum

❖ Cefaxxess LC 75 mg - Salbe zur intramammären Anwendung bei laktierenden Kühen → S. 272
❖ Ceffect 25 mg/ml Injektionssuspension für Rinder und Schweine → S. 274
❖ Cefimam DC 150 mg - Salbe zur intramammären Anwendung bei trockenstehenden Milchkühen → S. 274
❖ Cefimam LC, 75 mg - Salbe zur intramammären Anwendung bei laktierenden Kühen → S. 274
❖ Cefquinor DC 150 mg - Salbe zur intramammären Anwendung bei Rindern (trockenstehende Milchkühe) → S. 276
❖ Cefquinor LC, 75 mg - Salbe zur intramammären Anwendung bei laktierenden Kühen → S. 276
❖ Cobactan 2,5% w/v - Injektionssuspension für Rinder und Schweine → S. 324
❖ Cobactan LA 7,5% w/v Injektionssuspension für Rinder → S. 325
❖ Cobactan LC 75 mg - Salbe zur intramammären Anwendung für Rinder (laktierende Kühe) → S. 325
❖ Qivitan 25 mg/ml - Injektionssuspension für Rinder und Schweine → S. 1172
❖ Qivitan LC 75 mg - Salbe zur intramammären Anwendung für laktierende Kühe → S. 1172
❖ Virbactan 150 mg - Salbe zur intramammären Anwendung für Rinder (Milchkühe) → S. 1540

Ceftarolin
Antibiotikum

Zinforo 600 mg - Pulver zur Herstellung eines Konzentrats für eine Infusionslösung → S. 1597

Ceftazidim
Cephalosporin-Antibiotikum

Ceftazidim AptaPharma 1 g - Pulver zur Herstellung einer Injektions-/ Infusionslösung → S. 276
Ceftazidim Kabi 1 g - Pulver zur Herstellung einer Injektionslösung → S. 277
Ceftazidim Kabi 2 g - Pulver zur Herstellung einer Injektions-/Infusionslösung → S. 277
Ceftazidim-MIP 1 g - Pulver zur Herstellung einer Injektions-/Infusionslösung → S. 277
Ceftazidim-MIP 2 g - Pulver zur Herstellung einer Injektions-/Infusionslösung → S. 277
Fortum 2 g - Pulver zur Herstellung einer Injektions- oder Infusionslösung → S. 594
■ Zavicefta 2 g/0,5 g - Pulver für ein Konzentrat zur Herstellung einer Infusionslösung → S. 1589

Ceftiofur
Cephalosporin-Antibiotikum

❖ Cefenil RTU 50 mg/ml - Injektionssuspension für Schweine und Rinder → S. 273
❖ Ceftiocyl 50 mg/ml - Injektionssuspension für Rinder und Schweine → S. 277
❖ Ceftiomax 50 mg/ml - Injektionssuspension für Schweine und Rinder → S. 277
❖ Cevaxel-RTU 50 mg/ml - Injektionssuspension für Rinder und Schweine → S. 289
❖ Excenel Flow 50 mg/ml - Injektionssuspension für Schweine und Rinder → S. 538
❖ Naxcel 100 mg/ml - Injektionssuspension für Schweine → S. 952
❖ Naxcel 200 mg/ml - Injektionssuspension für Rinder → S. 952

■ Phönix Plumbum - Tropfen → S. 1106
■ Tropfen gegen Leber-Galle Beschwerden "Similasan" → S. 1463

Chelidonium majus L. (Papaveraceae)

■ Iberogast - Tropfen zum Einnehmen → S. 684

Chimaphila umbellata (Homöopathie)

■ Apozema Prostata Sabal serrulatum complex Nr.25 - Tropfen zum Einnehmen → S. 113
■ Nr. 23 Prostatatropfen "Mag. Doskar" → S. 1004

Chininum arsenicosum (Homöopathie)

■ Apozema Blutniederdruck Kalium carbonicum complex Nr.11 - Tropfen → S. 110
■ Apozema Stress und Nerven Lycopus virginicus complex Nr.33 - Tropfen → S. 114
■ Ho-Len-Complex Thyreo-cyl -Tropfen zum Einnehmen → S. 665
■ Tonico-Injeel - Ampullen → S. 1427

Chininum sulfuricum (Homöopathie)

■ Ho-Len-Complex Oto-cyl - Tropfen zum Einnehmen → S. 665

Chionanthus virginicus (Homöopathie)

■ Hechocur spag. Peka - Globuli → S. 653
■ Hechocur spag. Peka - Tropfen zum Einnehmen → S. 654
■ Speciol spag. Peka - Tropfen zum Einnehmen → S. 1341

Chlamydophila felis (Chlamydiaceae)

⌘ Fevaxyn Quatrifel - Emulsion zur Injektion für Katzen → S. 569
⌘ Purevax RCPCh - Lyophilisat und Lösungsmittel zur Herstellung einer Injektionssuspension → S. 1169
⌘ Purevax RCPCh FeLV - Lyophilisat und Lösungsmittel zur Herstellung einer Injektionssuspension → S. 1169

Chlorambucil

Stickstoff-Lost-Derivat - Zytostatikum

Leukeran 2 mg - Filmtabletten → S. 798

Chloramphenicol

Antibiotikum

Chloramphenicol "Agepha" 1% - Augensalbe → S. 291

3-Chlorcarvacrol

Antimykotikum, Desinfektionsmittel

■ Delta-Hädensa - Zäpfchen → S. 382
■ Hädensa - Salbe → S. 648
■ Hädensa - Zäpfchen → S. 648

Chlorhexidin

Desinfektionsmittel

Chlorhexamed 1% - Gel zur Anwendung in der Mundhöhle → S. 292
Chlorhexamed fluid 0,1% → S. 292
Chlorhexamed Forte 2 mg/ml - Dentallösung zur Anwendung in der Zahnarztpraxis → S. 292
Chlorhexamed Forte alkoholfrei 2 mg/ml - Lösung zur Anwendung in der Mundhöhle → S. 292

■ Bepanthen Plus - Creme → S. 183
■ Bepanthen Plus - Spray → S. 183
■ Cathejell Diphenhydramin 1%/Chlorhexidin 0,05% - Gel (in Tuben) → S. 268
■ Cathejell Diphenhydramin 1%/Chlorhexidin 0,05% - Gel (sterile Einmalabgabeform) → S. 268
■ Cathejell Lidocain 2%/Chlorhexidin 0,05% - Gel → S. 269
■ easyangin 5 mg/1 mg - Lutschtabletten → S. 453
■ easyangin lemon 5 mg/1 mg - Lutschtabletten → S. 453
■ easyangin - Spray zur Anwendung in der Mundhöhle → S. 453
■ Instillagel - Einmalspritze → S. 716
■ Uromont - Emulsion → S. 1485
■ Vitawund 5,25 mg/g - Salbe → S. 1547

⌘ Adaxio 20 mg/ml + 20 mg/ml - Shampoo für Hunde → S. 35
⌘ Malaseb - Shampoo für Hunde und Katzen → S. 855

Chlorid-Ion

Isotonische Kochsalzlösung "Serumwerk" 0,9% - Infusionslösung → S. 731
Kaliumchlorid B.Braun 74,5 mg/ml - Konzentrat zur Herstellung einer Infusionslösung → S. 747
Kaliumchlorid "Fresenius" 1 molar - Infusionszusatz - Ampullen → S. 747
Kochsalz "Braun" 0,9% - Infusionslösung → S. 764
Natrium chloratum physiologicum 0,9% Medipharm - Infusionslösung → S. 950
Natriumchlorid B.Braun 9 mg/ml - Injektionslösung → S. 950
Natriumchlorid "Fresenius" 1molar Infusionszusatz - Ampullen → S. 951
Physiologische Kochsalzlösung "Fresenius" - Infusionslösung → S. 1107

■ Aminomix 1 Novum - Infusionslösung → S. 80
■ Aminomix 2 Novum - Infusionslösung → S. 80
■ Aminomix peripher - Infusionslösung → S. 80
■ ELO-MEL basis mit Glucose - Infusionslösung → S. 472
■ ELO-MEL isoton - Infusionslösung → S. 472
■ ELO-MEL OP (postoperativ) - Infusionslösung → S. 473
■ ELO-MEL OP (postoperativ) G - Infusionslösung → S. 473
■ ELO-MEL paediatric - Infusionslösung → S. 473
■ ELO-MEL semiton mit Glucose - Infusionslösung → S. 473
■ Elonorm - Infusionslösung → S. 473
■ Elotrace - Infusionszusatz → S. 474
■ Elozell "spezial" - Infusionsflasche → S. 475
■ Endofalk - Pulver zur Herstellung einer Lösung zum Einnehmen → S. 486
■ Finomel - Emulsion zur Infusion → S. 572
■ Finomel Peri - Emulsion zur Infusion → S. 572
■ Gelofusin - Infusionslösung → S. 622
■ Gelofusin Iso 40 mg/ml - Infusionslösung → S. 622
■ Geloplasma - Infusionslösung → S. 622
■ Hemosol B0 - Hämodialyse-/Hämofiltrationslösung → S. 656
■ Klean-Prep - Pulver → S. 763
■ Laxogol - Pulver zur Herstellung einer Lösung zum Einnehmen → S. 789
■ Movicol Liquid Orange → S. 925
■ Movicol Junior aromafrei 6,9 g - Pulver zur Herstellung einer Lösung zum Einnehmen → S. 925
■ Movicol - Pulver → S. 925
■ Moviprep - Pulver zur Herstellung einer Lösung zum Einnehmen → S. 925
■ Moviprep Orange - Pulver zur Herstellung einer Lösung zum Einnehmen → S. 925
■ Multibic kaliumfrei - Hämodialyselösung/Hämofiltrationslösung → S. 931
■ Multibic 2 mmol/l Kalium - Hämodialyselösung/Hämofiltrationslösung → S. 932
■ Multibic 3 mmol/l Kalium - Hämodialyselösung/Hämofiltrationslösung → S. 932

■ Multibic 4 mmol/l Kalium - Hämodialyselösung/Hämofiltrationslösung → S. 932
■ Normhydral - lösliches Pulver → S. 990
■ Normolyt für Kinder - lösliches Pulver → S. 991
■ Numeta G 13% E - Emulsion zur Infusion → S. 1007
■ Numeta G 16% E - Emulsion zur Infusion → S. 1008
■ Numeta G 19% E - Emulsion zur Infusion → S. 1008
■ Nutriflex peri - Infusionslösung → S. 1011
■ Nutriflex plus - Infusionslösung → S. 1011
■ Nutriflex special - Infusionslösung → S. 1012
■ Nutriflex Lipid peri B. Braun - Emulsion zur Infusion → S. 1012
■ Nutriflex Lipid plus B. Braun - Emulsion zur Infusion → S. 1012
■ Nutriflex Lipid special B. Braun - Emulsion zur Infusion → S. 1013
■ Nutriflex Omega peri B. Braun - Emulsion zur Infusion → S. 1013
■ NuTRIflex Omega plus Emulsion zur Infusion → S. 1014
■ Nutriflex Omega plus B. Braun - Emulsion zur Infusion → S. 1014
■ Nutriflex Omega special B. Braun - Emulsion zur Infusion → S. 1014
■ Perflux - Infusionsflasche → S. 1097
■ PeriOLIMEL 2,5% mit Elektrolyten - Emulsion zur Infusion → S. 1098
■ Pleinvue - Pulver zur Herstellung einer Lösung zum Einnehmen → S. 1113
■ Prismasol 2 mmol/l Kalium - Lösung für Hämofiltration und Hämodialyse → S. 1147
■ Prismasol 4 mmol/l Kalium - Lösung für Hämofiltration und Hämodialyse → S. 1147
■ Ringer-Lactat "Fresenius" - Infusionslösung → S. 1236
■ Ringer-Lactat nach Hartmann B.Braun - Infusionslösung → S. 1236
■ Ringer-Lactat nach Hartmann Medipharm - Infusionslösung → S. 1236
■ Ringerlösung B. Braun - Infusionslösung → S. 1237
■ Ringer-Lösung "Fresenius" - Infusionslösung → S. 1237
■ Ringer-Lösung Medipharm - Infusionslösung → S. 1237
■ SmofKabiven Low Osmo peripher - Emulsion zur Infusion → S. 1325
■ SmofKabiven peripher - Emulsion zur Infusion → S. 1326
■ SmofKabiven zentral - Emulsion zur Infusion → S. 1326
■ SmofKabiven N-Plus zentral - Emulsion zur Infusion → S. 1327
■ Sterofundin B - Infusionslösung → S. 1352
■ Sterofundin HG 5 - Infusionslösung → S. 1352
■ Sterofundin ISO - Infusionslösung → S. 1352
■ ZentroOLIMEL 3,3% mit Elektrolyten - Emulsion zur Infusion → S. 1593
■ ZentroOLIMEL 4,4% mit Elektrolyten - Emulsion zur Infusion → S. 1593
■ ZentroOLIMEL 5,7% mit Elektrolyten - Emulsion zur Infusion → S. 1593
■ ZentroOLIMEL 7,6% mit Elektrolyten - Emulsion zur Infusion → S. 1594
❋ Hypertone Natriumchlorid-Lösung 7,5 g/100 ml B.Braun Vet Care - Infusionslösung für Pferde, Rinder, Schafe, Ziegen, Schweine, Hunde und Katzen → S. 681
❋ Natriumchlorid-Lösung 0,9 g/100 ml B.Braun Vet Care - Infusionslösung für Rinder, Pferde, Schafe, Ziegen, Schweine, Hunde und Katzen → S. 950
❋ Sterofundin ISO B.Braun Vet Care - Infusionslösung für Rinder, Pferde, Schafe, Ziegen, Schweine, Hunde und Katzen → S. 1353

Chlormadinon
Gestagen, Antiandrogen

■ Balanca 0,03 mg/2 mg - Filmtabletten → S. 168
■ Belara 0,03 mg/2 mg - Filmtabletten → S. 175
■ Bilinda 0,03 mg/2 mg - Filmtabletten → S. 195
■ Bilinda Gynial 0,03 mg/2 mg - Filmtabletten → S. 195
■ Delia 0,03 mg/2 mg - Filmtabletten → S. 381
■ Madinette 0,03 mg/2 mg - Filmtabletten → S. 851
❋ Synchrosyn 10 mg - Tabletten für Rinder → S. 1372

Chlormethin
Stickstoff-Lost-Derivat - Zytostatikum

Ledaga 160 Mikrogramm/g - Gel → S. 790

Chloroprocain
Lokalanästhetikum

Ampres 10 mg/ml - Injektionslösung → S. 96
Ampres 20 mg/ml - Injektionslösung → S. 96

Chlorphenamin
H1-Rezeptor-Antagonist - Antihistaminikum, Antiallergikum

■ Grippostad C - Kapseln → S. 644
■ Grippostad C forte - Granulat zur Herstellung einer Lösung zum Einnehmen → S. 644
❋ Ancesol 10 mg/ml - Injektionslösung für Rinder → S. 100

Chlorprothixen
Thioxanthen-Derivat - Neuroleptikum

Truxal 15 mg - Filmtabletten → S. 1466
Truxal 50 mg - Filmtabletten → S. 1466

Chlortalidon
Antihypertonikum, Diuretikum, Herzinsuffizienz-Therapeutikum

Hydrosan - Tabletten → S. 679
■ Atenolan comp. - Filmtabletten → S. 141
■ Atenolan comp. mite - Filmtabletten → S. 142
■ Atenolol Genericon comp. - Filmtabletten → S. 142
■ Atenolol Genericon comp. mite - Filmtabletten → S. 143
■ Tenoretic - Filmtabletten → S. 1408
■ Tenoretic mite - Filmtabletten → S. 1408

Chlortetracyclin
Tetracyclin-Antibiotikum

■ Aureocort 1 mg/g + 30 mg/g - Salbe → S. 158
❋ Animedazon Spray 2,45% w/w - Spray zur Anwendung auf der Haut, Suspension für Rinder, Schafe und Schweine → S. 103
❋ Chevicet 200 mg/g - Arzneimittel-Vormischung zur Herstellung von Fütterungsarzneimittel für Tiere → S. 291
❋ Chevicet 200 mg/g - Pulver zum Eingeben für Tiere → S. 291
❋ Cyclo-Spray 2,45% w/w, Spray zur Anwendung auf der Haut, Suspension für Rinder, Schafe, Schweine → S. 357
❋ Ophtocycline 10 mg/g - Augensalbe für Hunde, Katzen und Pferde → S. 1044

Chlortheophyllin
Xanthin-Derivat

Vertirotravel 50 mg - Sublingualtabletten → S. 1524

Cholesterolum (Homöopathie)

■ Hepar compositum-Heel - Ampullen → S. 656
■ Ho-Len-Complex Chole-cyl - Tropfen zum Einnehmen → S. 664

Chondrodendron (Homöopathie)

■ Apozema Blasen- und Nieren Belladonna complex Nr.9 - Tropfen → S. 110
■ Solidago compositum-Heel - Ampullen → S. 1330

Chondroitinpolysulfat

Faktor-Xa-Hemmer, Thrombin-Hemmer - Antikoagulans, Heparinoid

Cartexan 400 mg - Hartkapseln → S. 264
Condrosulf 400 mg - Kapseln → S. 340
Condrosulf 800 mg - Tabletten → S. 340
Hirudoid - Gel → S. 662
Hirudoid - Salbe → S. 663
Hirudoid forte - Gel → S. 663
Hirudoid forte - Salbe → S. 663
■ Mobilat - Gel → S. 914
■ Mobilat - Salbe → S. 915

Choriongonadotropin

Hypophysenvorderlappen-Hormon

Meriofert 75 I.E. - Pulver und Lösungsmittel zur Herstellung einer Injektionslösung → S. 876
Meriofert 150 I.E. - Pulver und Lösungsmittel zur Herstellung einer Injektionslösung → S. 876
Pregnyl 5000 I.E. - Pulver und Lösungsmittel zur Herstellung einer Injektionslösung → S. 1140
❖ Chorulon 1500 I.E. - Lyophilisat und Lösungsmittel zur Herstellung einer Injektionslösung für Tiere → S. 293
ꕤ P.G. 600 - Pulver und Lösungsmittel zur Herstellung einer Injektionslösung für Schweine → S. 1069

Choriongonadotropin alfa

Hypophysenvorderlappen-Hormon

Ovitrelle 250 Mikrogramm/0,5 ml - Injektionslösung in einer Fertigspritze → S. 1061

Chrom

Substitution (Chrom)

■ Addaven - Konzentrat zur Herstellung einer Infusionslösung → S. 36
■ Nutryelt - Konzentrat zur Herstellung einer Infusionslösung → S. 1016
■ Tracutil - Konzentrat zur Herstellung einer Infusionslösung → S. 1435

Chrysanthemum parthenium (L.) Bernh. (Asteraceae)

Dr. Böhm Mutterkraut 100 mg - Kapseln → S. 435

Chymotrypsin

Proteolytisches Enzym, Resorptionsbeschleuniger

■ Wobe-Mugos - magensaftresistente Tabletten → S. 1564
■ Wobenzym - magensaftresistente Tabletten → S. 1564

Cichorium intybus (Homöopathie)

■ Amara Tropfen Weleda → S. 73
ꕤ Hepar comp. "Wala" - Injektionslösung für Tiere → S. 656

Ciclesonid

Glucocorticoid - Antiasthmatikum

Alvesco 80 Mikrogramm - Dosieraerosol → S. 73
Alvesco 160 Mikrogramm - Dosieraerosol → S. 73
❖ Aservo EquiHaler 343 Mikrogramm/Sprühstoß - Inhalationslösung für Pferde → S. 134

Ciclopirox

Antimykotikum, Antiseptikum - Nagelmykose; Dermatitis (seborrhoisch)

Batrafen - antimykotischer Nagellack → S. 172
Ciclocutan 80 mg/g - wirkstoffhaltiger Nagellack → S. 294
Kitonail 80 mg/g - wirkstoffhaltiger Nagellack → S. 761
Stieprox 1,5% - Shampoo → S. 1354

Ciclosporin

Immunsuppressivum

Ikervis 1 mg/ml - Augentropfen, Emulsion → S. 692
Neoimmun 25 mg - Kapseln → S. 956
Neoimmun 50 mg - Kapseln → S. 957
Neoimmun 100 mg - Kapseln → S. 957
Neoimmun 100 mg/ml - Lösung zum Einnehmen → S. 957
Sandimmun 50 mg - Konzentrat zur Infusionsbereitung → S. 1275
Sandimmun Neoral 25 mg - Kapseln → S. 1275
Sandimmun Neoral 50 mg - Kapseln → S. 1276
Sandimmun Neoral 100 mg - Kapseln → S. 1276
Sandimmun Neoral 100 mg/ml - Trinklösung → S. 1276
Vanquoral 25 mg - Weichkapseln → S. 1500
Vanquoral 50 mg - Weichkapseln → S. 1500
Vanquoral 100 mg - Weichkapseln → S. 1500
Verkazia 1 mg/ml - Augentropfen, Emulsion → S. 1520
❖ Atopica 100 mg/ml - Lösung zum Eingeben für Katzen und Hunde → S. 145
❖ Atopica 25 mg - Weichkapseln für Hunde → S. 145
❖ Atopica 50 mg - Weichkapseln für Hunde → S. 145
❖ Atopica 100 mg - Weichkapseln für Hunde → S. 145
❖ Cyclavance 100 mg/ml - Lösung zum Eingeben für Hunde und Katzen → S. 357
❖ Optimmune Augensalbe 2,0 mg/g für Hunde → S. 1045
❖ Sporimune 50 mg/ml - Lösung zum Eingeben für Katzen und Hunde → S. 1346

Cilastatin

Dehydropeptidase-Hemmer

■ Imipenem/Cilastatin AptaPharma 500 mg/500 mg - Pulver zur Herstellung einer Infusionslösung → S. 697
■ Imipenem/Cilastatin Kabi 500 mg/500 mg - Pulver zur Herstellung einer Infusionslösung → S. 698

Cilazapril

ACE-Hemmer - Antihypertonikum

Inhibace 0,5 mg - Filmtabletten → S. 711
Inhibace 2,5 mg - Filmtabletten → S. 711
Inhibace 5 mg - Filmtabletten → S. 711
■ Inhibace plus 5 mg/12,5 mg - Filmtabletten → S. 711

Cimetidin

H2-Rezeptor-Antagonist - Ulkustherapeutikum

Cimetidin Genericon 400 mg - Filmtabletten → S. 296
Cimetidin Genericon 800 mg - Filmtabletten → S. 296
Ulcostad 200 mg - Tabletten → S. 1474
Ulcostad 400 mg - Tabletten → S. 1474
Ulcostad 800 mg - Tabletten → S. 1474

Cimicifuga racemosa (Homöopathie)

■ Calmvalera Hevert - Tropfen zum Einnehmen → S. 246
■ Discus compositum-Heel - Ampullen → S. 416
■ Klimaktoplant - Tabletten → S. 763
■ Metro-Adnex-Injeel - Ampullen → S. 890

■ Nr. 11 Migränetropfen für Frauen "Mag. Doskar" → S. 1003
■ Nr. 18 Frauentropfen "Mag. Doskar" → S. 1004
■ Orgafem - Tropfen → S. 1049
■ Pascofemin - Tropfen → S. 1086
■ Restaxil - Tropfen → S. 1220
⌘ Geburtsvorbereitungstropfen "Mag. Doskar" für Tiere → S. 621

Cimicifuga racemosa (L.) Nutt. (Ranunculaceae)

Dr. Böhm Traubensilberkerze 6,5 mg - Filmtabletten → S. 435
Mensifem - Filmtabletten → S. 874
Remifemin - Tabletten → S. 1211
■ Remifemin plus - Dragees → S. 1211

Cimicoxib

COX-2-Inhibitor - Antiphlogistikum (vet.)

🐾 Cimalgex 8 mg - Kautabletten für Hunde → S. 296
🐾 Cimalgex 30 mg - Kautabletten für Hunde → S. 296
🐾 Cimalgex 80 mg - Kautabletten für Hunde → S. 296

Cinacalcet

Sek. Hyperparathyreoidismus; Hypercalcämie bei Nebenschilddrüsenkarzinom

Cinacalcet Accord 30 mg - Filmtabletten → S. 297
Cinacalcet Accord 60 mg - Filmtabletten → S. 297
Cinacalcet Accord 90 mg - Filmtabletten → S. 297
Cinacalcet Aristo 30 mg - Filmtabletten → S. 297
Cinacalcet Aristo 60 mg - Filmtabletten → S. 298
Cinacalcet Aristo 90 mg - Filmtabletten → S. 298
Cinacalcet ratiopharm 30 mg - Filmtabletten → S. 298
Cinacalcet ratiopharm 60 mg - Filmtabletten → S. 298
Cinacalcet ratiopharm 90 mg - Filmtabletten → S. 298
Cinacalcet Stada 30 mg - Filmtabletten → S. 298
Cinacalcet Stada 60 mg - Filmtabletten → S. 299
Cinacalcet Stada 90 mg - Filmtabletten → S. 299
Cinglan 30 mg - Filmtabletten → S. 299
Cinglan 60 mg - Filmtabletten → S. 299
Cinglan 90 mg - Filmtabletten → S. 299
Mimpara 30 mg - Filmtabletten → S. 905
Mimpara 60 mg - Filmtabletten → S. 905
Mimpara 90 mg - Filmtabletten → S. 906

Cinchocain

Natriumkanal-Blocker - Lokalanästhetikum

■ Scheriproct - Salbe → S. 1281
■ Scheriproct - Suppositorien → S. 1281

Cinchona pubescens (Homöopathie)

■ Ailgeno spag. Peka - Tropfen → S. 52
■ Apozema Blutniederdruck Kalium carbonicum complex Nr.11 - Tropfen → S. 110
■ Apozema Gastritis Argentum nitricum complex Nr.16 - Tropfen → S. 112
■ Apozema Schule Acidum phosphoricum complex Nr.29 - Tropfen zum Einnehmen → S. 113
■ Cerebrum compositum-Heel - Ampullen → S. 285
■ Discus compositum-Heel - Ampullen → S. 416
■ Fepyr spag. Peka - Globuli → S. 567
■ Gripagil - Grippetropfen mit Echinacea → S. 642
■ Hedros Saft → S. 654
■ Hepar compositum-Heel - Ampullen → S. 656
■ Hepeel - Ampullen → S. 659
■ Ho-Len-Complex Conva-cyl - Tropfen zum Einnehmen → S. 664
■ Ho-Len-Complex Febro-cyl -Tropfen zum Einnehmen → S. 664
■ Infragil spag. Peka - Globuli → S. 709
■ Infragil spag. Peka - Tropfen zum Einnehmen → S. 710
■ Neureg spag. Peka - Tropfen zum Einnehmen → S. 965
■ Nr. 22 Stärkungstropfen für Kinder "Mag. Doskar" → S. 1004
■ Nr. 31 Schwindeltropfen "Mag. Doskar" → S. 1005
■ Nr. 34 Stärkungstropfen "Mag. Doskar" → S. 1005
■ Psta spag. Peka - Globuli → S. 1164
■ Psta spag. Peka - Tropfen zum Einnehmen → S. 1165
■ toxiLoges - Tropfen → S. 1433
⌘ Kräftigungstropfen "Mag. Doskar" für Tiere → S. 766
⌘ Tropfen gegen Wurmbefall "Mag. Doskar" für Tiere → S. 1464

Cineol

Geschmackskorrigens, Expektorans, Hyperämisierungsmittel

Sinolpan forte 200 mg - magensaftresistente Weichkapseln → S. 1321
Soledum 200 mg - Kapseln → S. 1329
■ Rowachol - Kapseln → S. 1265
■ Rowatinex - Kapseln → S. 1265

Cinnamomum aromaticum Nees (Lauraceae)

■ Klosterfrau Melissengeist - Flüssigkeit zum Einnehmen und zur Anwendung auf der Haut → S. 763
⌘ Colosan - Lösung zum Eingeben für Tiere → S. 333

Cinnamomum verum (Homöopathie)

■ Vulpur spag. Peka - Tropfen → S. 1559

Cinnamomum verum J.S. Presl (Lauraceae)

■ esto-gast - Flüssigkeit zum Einnehmen → S. 525
■ Klosterfrau Melissengeist - Flüssigkeit zum Einnehmen und zur Anwendung auf der Haut → S. 763
■ Montana - Haustropfen → S. 919
■ Original Schwedenbitter Riviera - Lösung zum Einnehmen → S. 1050

Cinnarizin

Vasodilatator, Antiemetikum, Antihistaminikum

■ Arlevert 20 mg/40 mg - Tabletten → S. 129

Ciprofloxacin

Fluorchinolon - Gyrasehemmer-Antibiotikum

Ciflox 250 mg - Filmtabletten → S. 295
Ciflox 500 mg - Filmtabletten → S. 295
Ciloxan - Augensalbe → S. 295
Ciloxan - Augentropfen → S. 296
Ciprofloxacin 1A Pharma 250 mg - Filmtabletten → S. 300
Ciprofloxacin 1A Pharma 500 mg - Filmtabletten → S. 300
Ciprofloxacin Genericon 250 mg - Filmtabletten → S. 301
Ciprofloxacin Genericon 500 mg - Filmtabletten → S. 301
Ciprofloxacin Hexal 250 mg - Filmtabletten → S. 301
Ciprofloxacin Hexal 500 mg - Filmtabletten → S. 301
Ciprofloxacin Hikma 2 mg/ml - Infusionlösung → S. 301
Ciprofloxacin Kabi 100 mg/50 ml - Infusionslösung → S. 302
Ciprofloxacin Kabi 200 mg/100 ml - Infusionslösung → S. 302
Ciprofloxacin Kabi 400 mg/200 ml - Infusionslösung → S. 302
Ciprofloxacin Krka 250 mg - Filmtabletten → S. 302
Ciprofloxacin Krka 500 mg - Filmtabletten → S. 302
Ciprofloxacin-ratiopharm 250 mg - Filmtabletten → S. 302
Ciprofloxacin-ratiopharm 500 mg - Filmtabletten → S. 303
Ciprofloxacin Sandoz 250 mg - Filmtabletten → S. 303
Ciprofloxacin Sandoz 500 mg - Filmtabletten → S. 303

CiproMed 250 mg - Filmtabletten → S. 303
CiproMed 500 mg - Filmtabletten → S. 304
Ciprostad 250 mg - Filmtabletten → S. 304
Ciprostad 500 mg - Filmtabletten → S. 304
Ciproxin 250 mg - Filmtabletten → S. 304
Ciproxin 500 mg - Filmtabletten → S. 304
Ciproxin 5% - orale Suspension → S. 305
Otanol 1 mg - Ohrentropfen, Lösung → S. 1056
■ InfectoCiproCort 3 mg/ml + 0,25 mg/ml - Ohrentropfen, Lösung → S. 707

Circo-Virus

❖ Circovac - Emulsion und Suspension zur Herstellung einer Injektionsemulsion für Schweine → S. 305
❖ Ingelvac CircoFLEX - Injektionssuspension für Schweine → S. 710
❖ Porcilis PCV - Injektionsemulsion für Schweine → S. 1116
❖ Porcilis PCV ID - Emulsion zur Injektion für Schweine → S. 1117
❖ Suvaxyn Circo - Emulsion zur Injektion für Schweine → S. 1368
⌘ Porcilis PCV M Hyo - Emulsion zur Injektion für Schweine → S. 1117
⌘ Suvaxyn Circo+MH RTU - Emulsion zur Injektion für Schweine → S. 1368

Cisatracurium besilat

Acetylcholin-Rezeptor-Antagonist - Muskelrelaxans (peripher)

Cisatracurium Accord 2 mg/ml - Injektions-/Infusionslösung → S. 305
Cisatracurium Hikma 2 mg/ml - Injektions-/Infusionslösung → S. 306
Cisatracurium Kalceks 2 mg/ml - Injektions-/Infusionslösung → S. 306
Nimbex 2 mg/ml - Injektions-/Infusionslösung → S. 976

Cisplatin

Zytostatikum

Cisplatin Accord 1 mg/ml - Konzentrat zur Herstellung einer Infusionslösung → S. 307
Cisplatin Ebewe 1 mg/ml - Konzentrat zur Herstellung einer Infusionslösung → S. 308

Citalopram

Antidepressivum

Citalopram 1A Pharma 20 mg - Filmtabletten → S. 308
Citalopram G.L. 10 mg - Filmtabletten → S. 308
Citalopram G.L. 20 mg - Filmtabletten → S. 309
Citalopram G.L. 40 mg - Filmtabletten → S. 309
Citalopram Genericon 10 mg - Filmtabletten → S. 309
Citalopram Genericon 20 mg - Filmtabletten → S. 309
Citalopram Genericon 40 mg - Filmtabletten → S. 309
Citalopram Hexal 20 mg - Filmtabletten → S. 309
Citalopram Hexal 30 mg - Filmtabletten → S. 310
Citalopram Hexal 40 mg - Filmtabletten → S. 310
Citalopram +pharma 20 mg - Filmtabletten → S. 310
Citalopram +pharma 40 mg - Filmtabletten → S. 310
Citalopram-ratiopharm 10 mg - Filmtabletten → S. 310
Citalopram-ratiopharm 20 mg - Filmtabletten → S. 310
Citalopram-ratiopharm 40 mg - Filmtabletten → S. 310
Citalostad 10 mg - Filmtabletten → S. 311
Citalostad 20 mg - Filmtabletten → S. 311
Citalostad 40 mg - Filmtabletten → S. 311
Pram 10 mg - Filmtabletten → S. 1122
Pram 20 mg - Filmtabletten → S. 1122
Pram 40 mg - Filmtabletten → S. 1122

Seropram 10 mg - Filmtabletten → S. 1293
Seropram 20 mg - Filmtabletten → S. 1293
Seropram 20 mg - Konzentrat zur Infusionsbereitung → S. 1294
Seropram 40 mg - Konzentrat zur Infusionsbereitung → S. 1294

Citicolin

Nootropikum

Startonyl 125 mg/ml - Injektions-/Infusionslösung → S. 1350

Citrat-Ion

Acetolyt - Granulat → S. 25
■ Normhydral - lösliches Pulver → S. 990
■ Normolyt für Kinder - lösliches Pulver → S. 991

Citronensäure

■ CitraFleet - Pulver zur Herstellung einer Lösung zum Einnehmen → S. 311
■ Kalioral "Fresenius" - Pulver → S. 747
■ Olopeg - Konzentrat zur Herstellung einer Lösung zum Einnehmen → S. 1034
■ Picoprep - Pulver zur Herstellung einer Lösung zum Einnehmen → S. 1108

Citrullus colocynthis (Homöopathie)

■ Apozema Ischias Rhus toxicodendron complex Nr.20 - Tropfen → S. 112
■ Apozema Nervenschmerzen Colocynthis complex Nr.24 - Tropfen zum Einnehmen → S. 113
■ Asto spag. Peka - Globuli → S. 138
■ Asto spag. Peka - Tropfen zum Einnehmen → S. 138
■ Diluplex - Tropfen bei Nervenschmerzen → S. 412
■ Discus compositum-Heel - Ampullen → S. 416
■ Hepeel - Ampullen → S. 659
■ Ho-Len-Complex Chole-cyl - Tropfen zum Einnehmen → S. 664
■ Ho-Len-Complex Neuri-cyl - Tropfen zum Einnehmen → S. 665
■ Neuralgo-Rheum-Injeel - Ampullen → S. 964
■ Nr. 29 Neuralgietropfen "Mag. Doskar" → S. 1005
■ Nux vomica - Homaccord - Ampullen → S. 1017
■ Nux Vomica - Homaccord - Tropfen → S. 1017
■ Spascupreel - Ampullen → S. 1340
⌘ Epispas ReVet RV10 - Globuli für Tiere → S. 499
⌘ Koliktropfen "Mag. Doskar" für Tiere → S. 765

Citrus aurantium L. ssp.aurantium (Rutaceae)

■ Klosterfrau Melissengeist - Flüssigkeit zum Einnehmen und zur Anwendung auf der Haut → S. 763
■ Montana - Haustropfen → S. 919

Citrus limon (L.) Burm.f. (Rutaceae)

GeloMyrtol 120 mg - Kapseln → S. 622
GeloMyrtol 300 mg - Kapseln → S. 622

Citrus sinensis (L.) Pers. (Rutaceae)

GeloMyrtol 120 mg - Kapseln → S. 622
GeloMyrtol 300 mg - Kapseln → S. 622
■ Magentee St. Severin → S. 852

Cladribin
Antimetabolit, Immunsuppressivum, Zytostatikum

Litak 2 mg/ml - Injektionslösung → S. 825
Mavenclad 10 mg - Tabletten → S. 860

Clarithromycin
Makrolid-Antibiotikum

Clarithromycin 1A Pharma 250 mg - Filmtabletten → S. 312
Clarithromycin 1A Pharma 500 mg - Filmtabletten → S. 312
Clarithromycin Accord 250 mg - Filmtabletten → S. 313
Clarithromycin Accord 500 mg - Filmtabletten → S. 313
Clarithromycin-hameln 500 mg - Pulver für ein Konzentrat zur Herstellung einer Infusionslösung → S. 313
Clarithromycin Hexal 250 mg - Filmtabletten → S. 313
Clarithromycin Hexal 500 mg - Filmtabletten → S. 313
Clarithromycin Hikma 500 mg - Pulver zur Herstellung einer Infusionslösung → S. 313
Clarithromycin ratiopharm GmbH 250 mg - Filmtabletten → S. 314
Clarithromycin ratiopharm GmbH 500 mg - Filmtabletten → S. 314
Clarithromycin Sandoz 250 mg - Filmtabletten → S. 314
Clarithromycin Sandoz 500 mg - Filmtabletten → S. 314
Clarithromycin Sandoz 125 mg/5 ml - Granulat für orale Suspension → S. 314
Clarithromycin Sandoz 250 mg/5 ml - Granulat für orale Suspension → S. 314
Clarithromycin Stada 250 mg - Filmtabletten → S. 314
Clarithromycin Stada 500 mg - Filmtabletten → S. 315
Klacid 250 mg - Filmtabletten → S. 761
Klacid 125 mg/5 ml - Granulat für orale Suspension → S. 762
Klacid 250 mg/5 ml - Granulat für orale Suspension → S. 762
Klacid-Lactobionat 0,5 g - Trockensubstanz zur Infusionsbereitung → S. 762
Klacid Uno - Filmtabletten mit veränderter Wirkstoff-Freisetzung → S. 762

Clavulansäure
Beta-Lactamase-Hemmer

■ Amoclanhexal 1 g (875 mg/125 mg) - Filmtabletten → S. 90
■ Amoxicillin/Clavulansäure Actavis 875 mg/125 mg - Filmtabletten → S. 92
■ Amoxicillin/Clavulansäure A-Med 500 mg/125 mg - Filmtabletten → S. 92
■ Amoxicillin/Clavulansäure A-Med 875 mg/125 mg - Filmtabletten → S. 92
■ Amoxicillin/Clavulansäure Krka 875 mg/125 mg - Filmtabletten → S. 93
■ Amoxiclavulan 1A Pharma 1 g (875 mg/125 mg) - Filmtabletten → S. 93
■ Amoxicomp Genericon 1 g - Filmtabletten → S. 93
■ AmoxiPLUS "ratiopharm" 625 mg - Filmtabletten → S. 94
■ AmoxiPLUS "ratiopharm" 1 g - Filmtabletten → S. 94
■ Amoxistad plus 875 mg/125 mg - Filmtabletten → S. 94
■ Augmentin 500 mg/125 mg - Filmtabletten → S. 157
■ Augmentin 875 mg/125 mg - Filmtabletten → S. 157
■ Augmentin 400 mg/57 mg/5 ml - Pulver zur Herstellung einer Suspension zum Einnehmen Multifruchtgeschmack → S. 157
■ Clavamox 875 mg/125 mg - Filmtabletten → S. 315
■ Clavamox 1 g - Granulat zur Herstellung einer Suspension zum Einnehmen → S. 315
■ Clavamox Duo - Trockensaft → S. 315
■ Curam intravenös 500 mg/50 mg - Pulver zur Herstellung einer Injektions-/Infusionslösung → S. 353
■ Curam intravenös 1000 mg/200 mg - Pulver zur Herstellung einer Injektions-/Infusionslösung → S. 353
■ Curam intravenös 2000 mg/200 mg - Pulver zur Herstellung einer Infusionslösung → S. 354
■ Xiclav 625 mg - Filmtabletten → S. 1572
■ Xiclav 1 g - Filmtabletten → S. 1572
■ Xiclav 156,25 mg/5 ml-Trockensaft → S. 1572
■ Xiclav 312,5 mg/5 ml - Trockensaft → S. 1573
■ Xiclav duo 457 mg/5 ml - Trockensaft → S. 1573
■ Xiclav Quicktab 625 mg - Tabletten → S. 1573
■ Xiclav Quicktab 1 g - Tabletten → S. 1573
⌘ Clavaseptin 50 mg - Tabletten für Hunde und Katzen → S. 316
⌘ Clavaseptin 62,5 mg - Tabletten für Hunde und Katzen → S. 316
⌘ Clavaseptin 250 mg - Tabletten für Hunde → S. 316
⌘ Clavaseptin 500 mg - Tabletten für Hunde → S. 316
⌘ Clavubactin 50/12,5 mg - Tabletten für Katzen und Hunde → S. 317
⌘ Clavubactin 250/62,5 mg - Tabletten für Hunde → S. 317
⌘ Clavubactin 500/125 mg - Tabletten für Hunde → S. 317
⌘ Clavudale 40 mg/10 mg - Tabletten für Katzen und Hunde → S. 317
⌘ Clavudale 200 mg/50 mg - Tabletten für Hunde → S. 317
⌘ Clavudale 400 mg/100 mg - Tabletten für Hunde → S. 317
⌘ Kesium 40 mg/10 mg - Kautabletten für Katzen und Hunde → S. 754
⌘ Kesium 50 mg/12,5 mg - Kautabletten für Katzen und Hunde → S. 754
⌘ Kesium 200 mg/50 mg Kautabletten für Hunde → S. 754
⌘ Kesium 400 mg/100 mg Kautabletten für Hunde → S. 754
⌘ Kesium 500 mg/125 mg - Kautabletten für Hunde → S. 754
⌘ Noroclav Flavour 50 mg - Tabletten für Hunde und Katzen → S. 992
⌘ Noroclav Flavour 250 mg - Tabletten für Hunde → S. 992
⌘ Noroclav Flavour 500 mg - Tabletten für Hunde → S. 992
⌘ Synulox comp. - Suspension zur intramammären Anwendung für laktierende Kühe → S. 1375
⌘ Synulox RTU 140/35 mg/ml - Injektionssuspension für Rinder, Schweine (Ferkel, Mastschweine), Hunde und Katzen → S. 1375

Clematis recta (Homöopathie)

■ Itiresal spag. Peka - Salbe → S. 732
■ Seonsil spag. Peka - Globuli → S. 1289
■ Seonsil spag. Peka - Tropfen zum Einnehmen → S. 1289
■ Toex spag. Peka - Globuli → S. 1425
■ Toex spag. Peka - Tropfen zum Einnehmen → S. 1425
■ Tropfen gegen Akne "Similasan" → S. 1462

Clenbuterol
Beta-Sympathomimetikum

■ Mucospas - Saft → S. 931
■ Mucospas - Tabletten → S. 931
✤ Dilaterol 25 Mikrogramm/ml - Sirup für Pferde → S. 410
✤ Equipulmin 25 Mikrogramm/ml - Sirup für Pferde → S. 505
✤ Ventipulmin 0,025 mg/ml - Gel zum Eingeben für Pferde → S. 1518
✤ Ventipulmin 16 µg/g - Granulat zum Eingeben für Pferde → S. 1518
⌘ Venti Plus - Granulat zum Eingeben für Pferde → S. 1517

Clevidipin
Dihydropyridin-Derivat, Calciumantagonist - Antihypertonikum

Cleviprex 0,5 mg/ml - Emulsion zur Injektion → S. 317

Clindamycin
Lincosamid-Antibiotikum

Clindac Sandoz 450 mg - Filmtabletten → S. 318
Clindac Sandoz 600 mg - Filmtabletten → S. 318
Clindac Sandoz 150 mg - Kapseln → S. 318
Clindac Sandoz 300 mg - Kapseln → S. 318
Clindamycin 1A Pharma 450 mg - Filmtabletten → S. 318
Clindamycin 1A Pharma 600 mg - Filmtabletten → S. 318
Clindamycin 1A Pharma 300 mg - Kapseln → S. 318
Clindamycin MIP 150 mg - Filmtabletten → S. 319
Clindamycin MIP 300 mg - Filmtabletten → S. 319
Clindamycin MIP 600 mg - Filmtabletten → S. 319
Clindamycin-MIP 150 mg/ml - Injektionslösung → S. 319
Clindamycin "ratiopharm" 300 mg - Ampullen → S. 319
Clindamycin "ratiopharm" 600 mg - Ampullen → S. 319
Clindamycin "ratiopharm" 300 mg - Kapseln → S. 319
Dalacin - Lotion → S. 366
Dalacin - Vaginalcreme → S. 366
Dalacin C 75 mg/5 ml - Granulat für orale Lösung → S. 367
Dalacin C 150 mg - Kapseln → S. 367
Dalacin C 300 mg - Kapseln → S. 367
Dalacin C Phosphat 300 mg/2 ml - Ampullen → S. 367
Dalacin C Phosphat 600 mg/4 ml - Ampullen → S. 367
Dalacin C Phosphat 900 mg/6 ml - Ampullen → S. 367
Zindaclin 1% - Gel → S. 1597

■ Acnatac 10 mg/g + 0,25 mg/g - Gel → S. 29

🐾 Antirobe 150 mg - Kapseln für Hunde → S. 106
🐾 Clinacin 25 mg - Tabletten für Hunde → S. 318
🐾 Clinacin 150 mg - Tabletten für Hunde → S. 318
🐾 Clinacin 300 mg - Tabletten für Hunde → S. 318
🐾 Clindaseptin 25 mg/ml - Lösung zum Eingeben für Hunde und Katzen → S. 319
🐾 Zodon 88 mg - Kautabletten für Hunde → S. 1601
🐾 Zodon 264 mg - Kautabletten für Hunde → S. 1601
🐾 Zodon 25 mg/ml - Lösung zum Eingeben für Katzen und Hunde → S. 1601

Clobazam
Benzodiazepin-Derivat - Tranquillans

Frisium 10 mg - Tabletten → S. 600

Clobetasol
Glukokortikoid

Clarelux 500 Mikrogramm/g - Schaum zur Anwendung auf der Haut → S. 312
Clobex 500 Mikrogramm/g - Shampoo → S. 320
Dermovate - Creme → S. 386
Dermovate - Crinale Lösung → S. 386
Dermovate - Salbe → S. 386

Clobetason
Glukokortikoid

Emovate - Creme → S. 477

Clodronsäure
Bisphosphonat - Osteoporose-Therapeutikum

Lodronat 520 mg - Filmtabletten → S. 827

🐾 Osphos 51 mg/ml - Injektionslösung für Pferde → S. 1055

Clofarabin
Zytostatikum

Evoltra 1 mg/ml - Konzentrat zur Herstellung einer Infusionslösung → S. 537

Clomifen
Antiestrogen

Clomiphen Arcana - Tabletten → S. 321

Clomipramin
Trizyklisches Antidepressivum

Anafranil - Ampullen → S. 98
Anafranil 25 mg - Dragees → S. 98
Anafranil retard 75 mg - Filmtabletten → S. 98

🐾 Clomicalm 5 mg - Tabletten für Hunde → S. 320
🐾 Clomicalm 20 mg - Tabletten für Hunde → S. 320
🐾 Clomicalm 80 mg - Tabletten für Hunde → S. 321

Clonazepam
Benzodiazepin-Derivat - Zentrales Muskelrelaxans

Rivotril "Roche" 0,5 mg - Tabletten → S. 1249
Rivotril "Roche" 2 mg - Tabletten → S. 1249

Clonidin
Imidazolin-Rezeptor-Agonist - Antihypertonikum

Catapresan 0,15 mg/ml - Ampullen → S. 268
Catapresan 0,15 mg - Tabletten → S. 268

Clopidogrel
Thrombozytenaggregations-Hemmer

Aclop 75 mg - Filmtabletten → S. 28
Clopidogrel 1A Pharma 75 mg - Filmtabletten → S. 321
Clopidogrel Accord 75 mg - Filmtabletten → S. 321
Clopidogrel Actavis 75 mg - Filmtabletten → S. 321
Clopidogrel G.L. 75 mg - Filmtabletten → S. 322
Clopidogrel Genericon 75 mg - Filmtabletten → S. 322
Clopidogrel Krka d.d. 75 mg - Filmtabletten → S. 322
Clopidogrel +pharma 75 mg - Filmtabletten → S. 322
Clopidogrel ratiopharm 75 mg - Filmtabletten → S. 323
Clopidogrel Sandoz 75 mg - Filmtabletten → S. 323
Clopidogrel Stada 75 mg - Filmtabletten → S. 323
Plavix 75 mg - Filmtabletten → S. 1112
Plavix 300 mg - Filmtabletten → S. 1112

Cloprostenol
Prostaglandin-Derivat - Luteolytikum

🐾 Bioestrovet 0,250 mg/ml - Injektionslösung für Rinder → S. 200
🐾 Cyclix 250 µg/ml - Injektionslösung für Rinder (Kühe) → S. 357
🐾 Dalmazin 75 µg/ml - Injektionslösung für Kühe und Sauen → S. 368
🐾 Estrumate 250 µg/ml - Injektionslösung für Rinder, Pferde und Schweine → S. 526
🐾 Genestran 75 Mikrogramm/ml - Injektionslösung für Rinder, Pferde und Schweine → S. 623
🐾 Indupart 75 Mikrogramm/ml - Injektionslösung für Rinder, Schweine und Pferde → S. 706
🐾 Prosync 250 µg/ml - Injektionslösung für Rinder, Pferde und Schweine → S. 1161
🐾 Veteglan 0,075 mg/ml - Injektionslösung für Kühe, Sauen und Stuten → S. 1520

Closantel
Anthelminthikum (vet.)

⌘ Closamectin 5 mg/ml + 200 mg/ml Pour-on - Lösung zum Übergießen für Rinder → S. 323

Clostridium botulinum (Bacillaceae)

Azzalure 125 Speywood-Einheiten - Pulver zur Herstellung

■ Somcupin spag. Peka - Tropfen zum Einnehmen → S. 1337
■ Zapolin - Globuli für Kinder → S. 1587
🐾 Coffea Praeparata - Lösung zum Eingeben für Tiere → S. 327
⌘ Tropfen zur Abwehrkraftsteigerung "Mag. Doskar" für Tiere → S. 1464

Coffein
Methylxanthin-Derivat - Analeptikum, Psychostimulans

Coffekapton 100 mg - Tabletten → S. 327
Peyona 20 mg/ml - Infusionslösung und Lösung zum Einnehmen → S. 1103
■ Adolomed 250 mg/300 mg/50 mg - Tabletten → S. 38
■ Dolomo - Tabletten → S. 421
■ Grippostad C - Kapseln → S. 644
■ Grippostad C forte - Granulat zur Herstellung einer Lösung zum Einnehmen → S. 644
■ InfluASS - Tabletten → S. 709
■ Migranal 4 mg/ml-Nasalspray → S. 901
■ Neo-Emedyl - Dragees → S. 956
■ Neuralgin - Schmerztabletten → S. 964
■ ThomaDuo 400 mg/100 mg - Filmtabletten → S. 1415
■ Thomapyrin - Tabletten → S. 1415
■ Vivimed 333 mg/50 mg - Tabletten → S. 1548
⌘ Novacoc forte - Infusionslösung für Tiere → S. 994

Colchicin
Gichtmittel

Colchicin "Agepha" 0,372 mg - Tabletten → S. 327
Colchicin Tiofarma 0,5 mg - Tabletten → S. 328
Colctab 1 mg - Tabletten → S. 328

Colchicum autumnale (Homöopathie)

■ apo-RHEUM spag. Peka - Tropfen zum Einnehmen → S. 109
■ Apozema Appetit Abrotanum complex Nr.4 - Tropfen → S. 110
■ Asto spag. Peka - Globuli → S. 138
■ Asto spag. Peka - Tropfen zum Einnehmen → S. 138
■ Neuralgo-Rheum-Injeel - Ampullen → S. 964
■ Nr. 40 Gelenksentzündungstropfen "Mag. Doskar" → S. 1006
■ Renelix spag. Peka - Tropfen zum Einnehmen → S. 1213
■ Thyreoidea compositum-Heel - Ampullen → S. 1418
■ Ubichinon compositum-Heel - Ampullen → S. 1473
■ Vomitusheel - Tropfen → S. 1555

Colecalciferol
Vitamin-D-Derivat

Dekristolmin 20.000 I.E. - Weichkapseln → S. 381
Oleovit D3 Tropfen → S. 1032
Vi-De3 - Tropfen → S. 1535
■ Calciduran Vit. D3 500 mg/800 I.E. - Filmtabletten → S. 240
■ Calciduran Vit. D3 500 mg/800 I.E. - Kautabletten → S. 241
■ Calcimed D3 1000 mg/880 I.E. - Kautabletten → S. 241
■ Calcium-D-Sandoz - Brausetabletten → S. 242
■ Cernevit - Pulver zur Herstellung einer Infusionslösung → S. 286
■ Elevit pronatal - Filmtabletten → S. 468
■ Maxi-Kalz Vit. D3 500 mg/400 IE Kautabletten → S. 861
■ Maxi-Kalz Vit.D3 1000 mg/880 I.E. - Granulat → S. 861
■ Viant - Pulver zur Herstellung einer Infusionslösung → S. 1532
🐾 Duphafral Vit. D3 27,50 mg/ml - Emulsion zur Injektion für Rinder → S. 446
⌘ Vitamin AD3E - Injektionslösung für Rind, Pferd, Schwein und Hund → S. 1546
⌘ Vitasol A-D3-E - Injektionslösung für Tiere → S. 1547
⌘ Vitasol AD3EC - Injektionslösung für Tiere → S. 1547

Colesevelam
Anionenaustauscherharz; Antidiabetikum (oral); Hyperlipoproteinämie-Therap.

Cholestagel 625 mg - Filmtabletten → S. 292

Colestyramin
Anionenaustauscher-Harz - Lipidsenker

Quantalan zuckerfrei - Pulver → S. 1173

Colibacillinium (Homöopathie)

■ Mucosa compositum-Heel - Ampullen → S. 930
■ Solidago compositum-Heel - Ampullen → S. 1330

Colistin
Polypeptid-Antibiotikum

ColiFin 1 Mio. I.E. - Pulver zur Herstellung einer Lösung für einen Vernebler → S. 330
ColiFin 2 Mio. I.E. - Pulver zur Herstellung einer Lösung für einen Vernebler → S. 330
Colistin ratiopharm - Trockenstechampullen mit Lösungsmittel → S. 332
Colobreathe 1.662.500 IE - Hartkapsel mit Pulver zur Inhalation → S. 333
Kolneb 2 Mio. I.E. - Pulver zur Herstellung einer Lösung für einen Vernebler → S. 765
Tadim 1 Million I.E. - Pulver zur Herstellung einer Infusionslösung → S. 1382
Tadim 1 Million I.E. - Pulver zur Herstellung einer Lösung für einen Vernebler → S. 1382
🐾 Bioplex Colistin 25 mg/g - Pulver zum Eingeben für Rinder, Schweine und Hühner → S. 201
🐾 Colfive 5.000.000 I.E./ml - Konzentrat zur Herstellung einer Lösung zum Eingeben für Kälber, Schweine, Lämmer, Hühner und Puten → S. 330
🐾 Colistin-Enteromix 25 mg/g - Pulver zum Eingeben für Tiere → S. 332
🐾 Colistinsulfat 120 mg/g Ogris - Pulver zum Eingeben für Tiere → S. 332
🐾 Colistinsulfat 1000 mg/g AniMedica - Pulver zum Eingeben für Rinder, Schweine und Hühner → S. 332
🐾 Colistinsulfat PUR "AniMed Service" 1 g/g - Pulver zum Eingeben für Tiere → S. 332
🐾 Colivet 2 000 000 IU/ml - Konzentrat für eine orale Lösung für Schweine und Geflügel → S. 333
🐾 Colixid 25 mg/g - Pulver zum Eingeben für Schweine → S. 333
🐾 Enteroxid "Ogris" 25 mg/g - Pulver zum Eingeben für Schweine → S. 494
🐾 Sabaco Colistin 120 mg/g - Pulver zum Eingeben für Tiere → S. 1271

Colon suis (Homöopathie)

■ Hepar compositum-Heel - Ampullen → S. 656

Commiphora molmol Engl. (Burseraceae)

■ Original Schwedenbitter Riviera - Lösung zum Einnehmen → S. 1050

Conestat alfa
C1-Esterase-Inhibitor, human

Ruconest 2100 Einheiten Pulver zur Herstellung einer Injekti-

onslösung → S. 1267
Ruconest 2100 Einheiten - Pulver und Lösungsmittel zur Herstellung einer Injektionslösung → S. 1267

Conium maculatum (Homöopathie)

■ Apozema Arteriosklerose Arnica complex Nr.5 - Tropfen → S. 110
■ Apozema Schwindel und Kreislauf Cocculus complex Nr.30 - Tropfen zum Einnehmen → S. 113
■ Cefavertigo - Tabletten → S. 272
■ Cerebrum compositum-Heel - Ampullen → S. 285
■ Gentos - Tropfen → S. 625
■ Ho-Len-Complex Oto-cyl - Tropfen zum Einnehmen → S. 665
■ Itires spag. Peka - Globuli → S. 731
■ Itires spag. Peka - Tropfen zum Einnehmen → S. 732
■ Itiresal spag. Peka - Salbe → S. 732
■ Lymphdiaral - Drainagesalbe → S. 843
■ Neureg spag. Peka - Tropfen zum Einnehmen → S. 965
■ Nr. 31 Schwindeltropfen "Mag. Doskar" → S. 1005
■ Proscenat spag. Peka - Tropfen zum Einnehmen → S. 1159
■ Thyreoidea compositum-Heel - Ampullen → S. 1418
■ Ubichinon compositum-Heel - Ampullen → S. 1473
■ Vertigoheel - Ampullen → S. 1522
■ Vertigoheel - Tabletten → S. 1522
■ Vertigoheel - Tropfen → S. 1522
■ Vertigopas - Tropfen → S. 1522
❖ Conium RemaVet - Globuli für Tiere → S. 340

Convallaria majalis (Homöopathie)

■ Apozema Blutniederdruck Kalium carbonicum complex Nr.11 - Tropfen → S. 110
■ Aurumheel - Tropfen → S. 158
■ Ho-Len-Complex Conva-cyl - Tropfen zum Einnehmen → S. 664
■ Homviocorin - Tabletten → S. 666
■ Tropfen gegen nervöse Herzbeschwerden "Similasan" → S. 1463
⌘ Scilla comp. "Wala" - Injektionslösung für Tiere → S. 1282

Corallium rubrum (Homöopathie)

⌘ Tropfen bei chronischem Husten "Mag. Doskar" für Tiere → S. 1461

Corifollitropin alfa
Hypophysenvorderlappen-Hormon

Elonva 100 Mikrogramm - Injektionslösung → S. 474
Elonva 150 Mikrogramm - Injektionslösung → S. 474

Corona-Viren-Impfstoff, inaktiviert
Corona-Viren (Passivimmunisierung)

⌘ Bovigen Scour - Emulsion zur Injektion für Rinder → S. 213
⌘ Gallimune 407 ND+IB+EDS+ART - Emulsion zur Injektion, für Hühner → S. 615
⌘ Nobilis RT + IB Multi + G + ND - Emulsion zur Injektion für Hühner → S. 983
⌘ Nobilis RT + IBmulti + ND + EDS - Emulsion zur Injektion für Hühner → S. 983
⌘ Rotavec Corona Emulsion zur Injektion für Rinder → S. 1264

Corona-Viren-Lebendimpfstoff
Corona-Viren (Aktivimmunisierung)

❖ Avishield IB H120 - Lyophilisat zur Herstellung einer Suspension für Hühner → S. 161
❖ Cevac IBird - Lyophilisat zur Herstellung einer Suspension für Hühner → S. 289
❖ Cevac Mass L - Lyophilisat zur Herstellung einer Suspension zur oculonasalen Anwendung für Hühner → S. 289
❖ Nobilis IB 4-91 - Lyophilisat zur Herstellung einer Suspension für Hühner → S. 981
❖ Nobilis IB Ma5 - Lyophilisat zur Herstellung einer Suspension für Hühner → S. 982
❖ Nobilis IB Primo QX - Lyophilisat zur Herstellung einer oculonasalen Suspension für Hühner → S. 982

Corona-Virus Immunglobulin
Corona-Virus (Passivimmunisierung)

⌘ Gammaserin 100 mg/ml - Injektionslösung für Rinder → S. 617

Corpus pineale (Homöopathie)

■ Thyreoidea compositum-Heel - Ampullen → S. 1418

Cor suis (Homöopathie)

■ Cor compositum-Heel - Ampullen → S. 344

Corticorelin
Diagnostikum, sonstige - Hypothalamus-Hormon

CRH "Ferring" - Pulver und Lösungsmittel zur Herstellung einer Injektionslösung → S. 351

Cortisonum aceticum (Homöopathie)

■ Cutis compositum-Heel - Ampullen → S. 355
■ Echinacea compositum-Heel - Ampullen → S. 458
■ Echinacea compositum-forte-Heel - Ampullen → S. 458
■ Thyreoidea compositum-Heel - Ampullen → S. 1418

Co-trimoxazol
Chemotherapeutikum

■ Eusaprim Infusionszusatz - Ampullen → S. 532

Coxiella burnetii (Rickettsiaceae)

❖ Coxevac - Injektionssuspension für Rinder und Ziegen → S. 349

Coxsackie-Nosode (Homöopathie)

■ Solidago compositum-Heel - Ampullen → S. 1330

Crataegus laevigata (Homöopathie)

■ Apozema Arteriosklerose Arnica complex Nr.5 - Tropfen → S. 110
■ Apozema Bluthochdruck Crataegus complex Nr.10 - Tropfen zum Einnehmen → S. 110
■ Apozema Blutniederdruck Kalium carbonicum complex Nr.11 - Tropfen → S. 110
■ Apozema Herz- und Kreislauf Camphora complex Nr.18 - Tropfen → S. 112
■ Aurumheel - Tropfen → S. 158
■ Cefavora - Tabletten → S. 272
■ Cor compositum-Heel - Ampullen → S. 344
■ Cora Herz- und Kreislauftropfen → S. 344
■ Corasan - Tropfen → S. 344
■ Cralonin - Tropfen → S. 349
■ Ho-Len-Complex Conva-cyl - Tropfen zum Einnehmen → S. 664
■ Ho-Len-Complex Oto-cyl - Tropfen zum Einnehmen → S. 665
■ Ho-Len-Complex Plexus-cyl - Tropfen zum Einnehmen → S. 665
■ Homviocorin - Tabletten → S. 666

■ Homviotensin - Tabletten → S. 666
■ Nerventropfen "Similasan" → S. 962
■ Nr. 15 Herz- und Kreislauftropfen mild "Mag. Doskar" → S. 1003
■ Nr. 16 Herz- und Kreislauftropfen "Mag. Doskar" → S. 1003
■ Nr. 39 Durchblutungstropfen "Mag. Doskar" → S. 1006
■ Phönix Phönohepan - Tropfen → S. 1106
■ Rytmopasc - Tropfen → S. 1269
⌘ Herz- und Kreislauftropfen "Mag. Doskar" für Tiere → S. 660
⌘ Scilla comp. "Wala" - Injektionslösung für Tiere → S. 1282

Crataegus laevigata (Poir.) DC. (Rosaceae)

Bericard - Tropfen zum Einnehmen → S. 184
Crataegan - Tropfen zum Einnehmen → S. 350
Crataegutt 450 mg - Filmtabletten → S. 350
Crataegutt - Flüssigkeit zum Einnehmen → S. 350
Dr. Kottas Weissdorntee → S. 438
Sidroga Weißdorntee → S. 1306
■ Biogelat Knoblauch-Mistel-Weißdorn Kapseln → S. 201
■ Doppelherz Herz-Kreislauf Tonikum → S. 425
■ Doppelherz Herz-Kreislauf alkohol- und zuckerfrei Tonikum → S. 425
■ Dr. Kottas Herz-Kreislauftee → S. 436
■ Korodin Herz-Kreislauf - Tropfen → S. 766
■ Wechseltee St. Severin → S. 1561

Crizotinib
Tyrosinkinase-Hemmer - Zytostatikum

Xalkori 200 mg - Hartkapseln → S. 1565
Xalkori 250 mg - Hartkapseln → S. 1565

Crocus sativus (Homöopathie)

■ Orgafem - Tropfen → S. 1049

Cromoglicinsäure
Mastzellen-Stabilisator - Antihistaminikum

Allergo-Comod - Augentropfen → S. 65
Allergo-Comod - Nasenspray → S. 65
Lomusol - Augentropfen → S. 829
Lomusol - Nasenspray → S. 829

Crotamiton
Akarizid

🐾 Veteusan 100 mg/ml - Emulsion zur Anwendung auf der Haut für Hunde → S. 1527

Cucurbita flos (Homöopathie)

■ Aufbaukalk 1 Pulver Weleda → S. 157

Cucurbita pepo L. (Cucurbitaceae)

Granufink Prosta forte - Hartkapseln → S. 642
■ Granufink femina - Hartkapseln → S. 641
■ Granufink Prosta plus Sabal - Hartkapseln → S. 642

Cuprum aceticum (Homöopathie)

■ Apozema Bronchial und Husten Grindelia complex Nr.12 - Tropfen → S. 110
■ Atustro spag. Peka - Globuli → S. 156
■ Atustro spag. Peka - Tropfen zum Einnehmen → S. 156
■ Clauparest spag. Peka - Tropfen zum Einnehmen → S. 315
■ Dalektro - Tropfen zum Einnehmen → S. 367
■ Difoss spag. Peka - Globuli → S. 409
■ Discus compositum-Heel - Ampullen → S. 416
■ Nr. 7 Bronchialtropfen für Kinder "Mag. Doskar" → S. 1002
■ Pulmagil Hevert - Grippe- und Hustentropfen zum Einnehmen → S. 1165

Cuprum arsenicosum (Homöopathie)

■ Biochemie nach Dr. Schüssler Zell Calmin - Tabletten → S. 199
■ Biochemie nach Dr. Schüssler Zell Euclim - Tabletten → S. 200
■ Ho-Len-Complex Arteria-cyl - Tropfen → S. 663

Cuprum metallicum (Homöopathie)

■ Ho-Len-Complex Pulmo-cyl - Tropfen zum Einnehmen → S. 665
⌘ Epispas ReVet RV10 - Globuli für Tiere → S. 499

Cuprum metallicum praeparatum (Homöopathie)

Cuprum metallicum praeparatum D1 (0,4%) - Salbe Weleda → S. 353

Cuprum sulfuricum (Homöopathie)

■ Hedros Saft → S. 654
■ Phönix Antitox - Tropfen → S. 1105
■ Phönix Ferrum - Tropfen → S. 1106
■ Phönix Hydrargyrum - Tropfen → S. 1106
■ Phönix Lymphophön - Tropfen zum Einnehmen → S. 1106
■ Phönix Phönohepan - Tropfen → S. 1106
■ Phönix Plumbum - Tropfen → S. 1106
■ Phönix Solidago - Tropfen → S. 1106
■ Solidago compositum-Heel - Ampullen → S. 1330
■ Spascupreel - Ampullen → S. 1340

Cuprum sulfuricum et Sulfur et Tartarus depuratus-spag. Glückselig (1:1:1)

■ Phönix Argentum - Tropfen zum Einnehmen → S. 1106

Curcuma xanthorrhiza (Homöopathie)

■ Choleodoron - Tropfen → S. 292

Curcuma zedoaria (Christm.) Rosc. (Zingiberaceae)

■ Original Schwedenbitter Riviera - Lösung zum Einnehmen → S. 1050

Cutis suis (Homöopathie)

■ Cutis compositum-Heel - Ampullen → S. 355

Cyanocobalamin
Anämie (perniziös)

■ Arca-Be - Dragees → S. 120
■ Berocca plus Zink - Brausetabletten → S. 185
■ Berocca plus Zink - Filmtabletten → S. 185
■ Cernevit - Pulver zur Herstellung einer Infusionslösung → S. 286
■ Diclovit - Kapseln → S. 406
■ Elevit pronatal - Filmtabletten → S. 468
■ Neurobion - Ampullen → S. 965
■ Neurobion forte - Dragees → S. 965
■ Neuromultivit - Filmtabletten → S. 966
■ Pronerv - Kapseln → S. 1155
■ Rheumesser 3 ml - Ampullen → S. 1228
■ Soluvit - Trockensubstanz zur Infusionsbereitung → S. 1335
■ Viant - Pulver zur Herstellung einer Infusionslö-

Dactylopius coccus (Homöopathie)

- ■ Atustro spag. Peka - Globuli → S. 156
- ■ Atustro spag. Peka - Tropfen zum Einnehmen → S. 156
- ■ Bropert spag. Peka - Tropfen zum Einnehmen → S. 225
- ■ Deas spag. Peka - Tropfen zum Einnehmen → S. 377
- ■ Hedros Saft → S. 654
- ■ Renelix spag. Peka - Tropfen zum Einnehmen → S. 1213
- ⌘ Tropfen bei chronischem Husten "Mag. Doskar" für Tiere → S. 1461

Dalbavancin
Antibiotikum; Glykopeptid-Antibiotikum

Xydalba 500 mg - Pulver für ein Konzentrat zur Herstellung einer Infusionslösung → S. 1576

Dalteparin natrium
Heparin-Derivat - Antikoagulans, niedermolekulare Heparine

Fragmin 10 000 IE/1 ml - Ampullen → S. 598
Fragmin 25.000 I.E./1 ml - Durchstichflasche → S. 598
Fragmin 2500 IE - Fertigspritzen → S. 598
Fragmin 5000 IE - Fertigspritzen → S. 599
Fragmin 7500 IE - Fertigspritzen → S. 599
Fragmin 10000 IE - Fertigspritzen → S. 599
Fragmin 12500 IE - Fertigspritzen → S. 599
Fragmin 15000 IE - Fertigspritzen → S. 599
Fragmin 18000 IE - Fertigspritzen → S. 599
Fragmin 10 000 IE/4 ml - Stechampullen → S. 599

Danaparoid
Venenthrombose; thromboembolische Erkrankung, Heparinoid

Orgaran - Ampullen → S. 1050

Danofloxacin
Fluorchinolon - Gyrasehemmer-Antibiotikum

🐾 Advocid 25 mg/ml - Injektionslösung für Rinder und Schweine → S. 45

Dantrolen
Muskelrelaxans

Dantrolen i.v. 20 mg - Pulver zur Herstellung einer Injektions-/Infusionslösung → S. 369

Dapagliflozin
Antidiabetikum

Forxiga 5 mg - Filmtabletten → S. 594
Forxiga 10 mg - Filmtabletten → S. 594
- ■ Qtern 5 mg/10 mg - Filmtabletten → S. 1172
- ■ Xigduo 5 mg/850 mg - Filmtabletten → S. 1573
- ■ Xigduo 5 mg/1000 mg - Filmtabletten → S. 1573

Daphne mezereum (Homöopathie)

- ■ Cutro spag. Peka - Globuli → S. 356
- ■ Cutro spag. Peka - Tropfen zum Einnehmen → S. 356
- ■ Diluplex - Tropfen bei Nervenschmerzen → S. 412
- ⌘ Ektoderm ReVet RV8 - Globuli für Tiere → S. 467

Dapoxetin
5-HT-Reuptake-Inhibitor - Ejaculatio praecox

Priligy 30 mg - Filmtabletten → S. 1145
Priligy 60 mg - Filmtabletten → S. 1145

Daptomycin
Antibiotikum

Cubicin 350 mg - Pulver zur Herstellung einer Injektions- bzw. Infusionslösung → S. 352
Cubicin 500 mg - Pulver zur Herstellung einer Injektions- bzw. Infusionslösung → S. 353
Daptomycin Accordpharma 350 mg - Pulver zur Herstellung einer Injektions-/Infusionslösung → S. 369
Daptomycin Accordpharma 500 mg - Pulver zur Herstellung einer Injektions-/Infusionslösung → S. 369
Daptomycin Norameda 350 mg - Pulver zur Herstellung einer Injektions-/Infusionslösung → S. 369
Daptomycin Norameda 500 mg - Pulver zur Herstellung einer Injektions-/Infusionslösung → S. 369

Daratumumab
CD38-Ligand - Zytostatikum

Darzalex 1.800 mg - Injektionslösung → S. 373
Darzalex 20 mg/ml - Konzentrat zur Herstellung einer Infusionslösung → S. 373

Darbepoetin alfa
Hämatopoetischer Wachstumsfaktor

Aranesp 10 Mikrogramm - Injektionslösung in einer Fertigspritze → S. 117
Aranesp 20 Mikrogramm - Injektionslösung in einer Fertigspritze → S. 118
Aranesp 30 Mikrogramm - Injektionslösung in einer Fertigspritze → S. 118
Aranesp 40 Mikrogramm - Injektionslösung in einem Fertigpen → S. 118
Aranesp 40 Mikrogramm - Injektionslösung in einer Fertigspritze → S. 118
Aranesp 50 Mikrogramm - Injektionslösung in einer Fertigspritze → S. 118
Aranesp 60 Mikrogramm - Injektionslösung in einem Fertigpen → S. 119
Aranesp 60 Mikrogramm - Injektionslösung in einer Fertigspritze → S. 119
Aranesp 80 Mikrogramm - Injektionslösung in einem Fertigpen → S. 119
Aranesp 80 Mikrogramm - Injektionslösung in einer Fertigspritze → S. 119
Aranesp 100 Mikrogramm - Injektionslösung in einem Fertigpen → S. 119
Aranesp 100 Mikrogramm - Injektionslösung in einer Fertigspritze → S. 119
Aranesp 150 Mikrogramm - Injektionslösung in einem Fertigpen → S. 119
Aranesp 150 Mikrogramm - Injektionslösung in einer Fertigspritze → S. 119
Aranesp 300 Mikrogramm - Injektionslösung in einem Fertigpen → S. 119
Aranesp 300 Mikrogramm - Injektionslösung in einer Fertigspritze → S. 120
Aranesp 500 Mikrogramm - Injektionslösung in einem Fertigpen → S. 120
Aranesp 500 Mikrogramm - Injektionslösung in einer Fertigspritze → S. 120

Darolutamid
Antiandrogen - Zytostatikum; Prostata-Therapeutikum

Nubeqa 300 mg - Filmtabletten → S. 1006

Darunavir
HIV-Proteinase-Hemmer - HIV-Therapeutikum

Darunavir Accord 600 mg - Filmtabletten → S. 370
Darunavir Accord 800 mg - Filmtabletten → S. 370
Darunavir Krka 600 mg - Filmtabletten → S. 371

Darunavir Krka 800 mg - Filmtabletten → S. 371
Darunavir Mylan 600 mg - Filmtabletten → S. 371
Darunavir Mylan 800 mg - Filmtabletten → S. 372
Darunavir ratiopharm 800 mg - Filmtabletten → S. 372
Darunavir Sandoz 800 mg - Filmtabletten → S. 372
Darunavir Stada 800 mg - Filmtabletten → S. 373
Prezista 75 mg - Filmtabletten → S. 1142
Prezista 150 mg - Filmtabletten → S. 1143
Prezista 600 mg - Filmtabletten → S. 1143
Prezista 800 mg - Filmtabletten → S. 1143
Prezista 100 mg/ml - Suspension zum Einnehmen → S. 1144
■ Rezolsta 800 mg/150 mg - Filmtabletten → S. 1228

Dasabuvir
Virustatikum - Hepatitis C-Therapeutikum

Exviera 250 mg - Filmtabletten → S. 543

Dasatinib
Tyrosinkinase-Hemmer - Zytostatikum, Leukämie (chronisch myeloisch)

Dasatinib G.L. 20 mg - Filmtabletten → S. 374
Dasatinib G.L. 50 mg - Filmtabletten → S. 374
Dasatinib G.L. 80 mg - Filmtabletten → S. 374
Dasatinib G.L. 100 mg - Filmtabletten → S. 374
Dasatinib G.L. 140 mg - Filmtabletten → S. 374
Dasatinib HCS 20 mg - Filmtabletten → S. 374
Dasatinib HCS 50 mg - Filmtabletten → S. 375
Dasatinib HCS 80 mg - Filmtabletten → S. 375
Dasatinib HCS 100 mg - Filmtabletten → S. 375
Dasatinib HCS 140 mg - Filmtabletten → S. 375
Sprycel 20 mg - Filmtabletten → S. 1346
Sprycel 50 mg - Filmtabletten → S. 1347
Sprycel 80 mg - Filmtabletten → S. 1347
Sprycel 100 mg - Filmtabletten → S. 1347
Sprycel 140 mg - Filmtabletten → S. 1347

Daunorubicin
Zytostatikum

Daunoblastin 20 mg - Pulver zur Herstellung einer Infusions- oder Injektionslösung → S. 375
■ Vyxeos 44 mg/100 mg - Pulver für ein Konzentrat zur Herstellung einer Infusionslösung → S. 1560

Decitabin
Antimetabolit - Zytostatikum

Dacogen 50 mg - Pulver für ein Konzentrat zur Herstellung einer Infusionslösung → S. 365

Dectaflur
Kariesprophylaxe

■ elmex - Zahngel → S. 470

Deferasirox
Komplexbildner - Eisenüberladungstherapeutikum

Exjade 90 mg - Filmtabletten → S. 541
Exjade 180 mg - Filmtabletten → S. 541
Exjade 360 mg - Filmtabletten → S. 541

Deferipron
Komplexbildner - Eisenüberladungstherapeutikum

Ferriprox 500 mg - Filmtabletten → S. 568
Ferriprox 100 mg/ml - Lösung zum Einnehmen → S. 569

Deferoxamin
Komplexbildner - Eisenüberladungstherapeutikum

Desferal 500 mg - Trockenstechampullen → S. 387

Defibrotid
Fibrinolytikum, Zytoprotektor

Defitelio 80 mg/ml - Konzentrat zur Herstellung einer Infusionslösung → S. 379

Degarelix
Gonadorelin-Rezeptor-Antagnonist - Zytostatikum

Firmagon 80 mg - Pulver und Lösungsmittel zur Herstellung einer Injektionslösung → S. 573
Firmagon 120 mg - Pulver und Lösungsmittel zur Herstellung einer Injektionslösung → S. 573

Delafloxacin
Fluorchinolon - Gyrasehemmer-Antibiotikum

Quofenix 300 mg - Pulver für ein Konzentrat zur Herstellung einer Infusionslösung → S. 1182
Quofenix 450 mg - Tabletten → S. 1182

Delamanid
Tuberkulostatikum - Tuberkulose (pulmonal) (Orphan drug)

Deltyba 50 mg - Filmtabletten → S. 382

Delmadinon
Gestagen, Antiandrogen (vet.)

❖ Tardak 10 mg/ml - Injektionssuspension für Hunde → S. 1390

Delphinium consolida L. (Ranunculaceae)

■ Entschlackender Abführtee EF-EM-ES → S. 495
■ Nerventee St. Severin → S. 962

Delphinium staphisagria (Homöopathie)

■ Adler HOM Yvodont - Zahnungskügelchen → S. 38
■ Apozema Stärkung für Männer Ginseng complex Nr.32 - Tropfen zum Einnehmen → S. 114
■ Cution spag. Peka - Lotion → S. 355
■ Ho-Len-Complex Cysto-cyl - Tropfen zum Einnehmen → S. 664
■ Neureg spag. Peka - Tropfen zum Einnehmen → S. 965
■ Proscenat spag. Peka - Tropfen zum Einnehmen → S. 1159
■ Somcupin spag. Peka - Tropfen zum Einnehmen → S. 1337

Deltamethrin
Pyrethroid - Insektizid

❖ Butox Protect 7,5 mg/ml pour on - Suspension zum Übergießen für Rinder und Schafe → S. 236
❖ Deltanil 10 mg/ml - Pour-on Lösung zum Übergießen für Rinder und Schafe → S. 382
❖ Insecinor 10 mg/ml - Spot-On-Lösung für Rinder und Schafe → S. 714
❖ Prevendog 1,056 g - wirkstoffhaltiges Halsband für kleine bis mittelgroße Hunde → S. 1141
❖ Prevendog 1,304 g - wirkstoffhaltiges Halsband für große bis sehr große Hunde → S. 1141
❖ Scalibor Protectorband 0,76 g - medikiertes Halsband für kleine und mittlere Hunde → S. 1280
❖ Scalibor Protectorband 1,0 g - medikiertes Halsband für große Hunde → S. 1280
❖ Spotinor 10 mg/ml Spot-On - Lösung für Rinder und Schafe → S. 1346

■ neo-angin Salbei zuckerfrei - Pastillen → S. 955

Diclazuril
Protozoenmittel (vet.)

✿ Dycoxan 2,5 mg/ml - Suspension zum Eingeben für Schafe und Rinder → S. 450
✿ Vecoxan 2,5 mg/ml - Suspension zum Eingeben für Kälber und Lämmer → S. 1505

Diclofenac
Arylessigsäure-Derivat - Nicht-steroidales Antiphlogistikum

Dedolor akut 75 mg - Kapseln → S. 378
Dedolor DRS 100 mg - Kapseln → S. 379
Deflamat 75 mg - Ampullen → S. 379
Deflamat 2% - Gel → S. 379
Deflamat 50 mg - Kapseln → S. 380
Deflamat retard 100 mg - Kapseln → S. 380
Deflamat DRS 75 mg - Kapseln → S. 380
DiclacHexal 50 mg - Filmtabletten → S. 399
DiclacHexal rapid 50 mg - lösbare Tabletten → S. 399
DiclacHexal retard 75 mg - Tabletten → S. 399
DicloAkut 1% - Gel → S. 399
Diclobene 75 mg - Ampullen → S. 400
Diclobene 50 mg - Filmtabletten → S. 400
Diclobene - Gel → S. 400
Diclobene rapid 50 mg - Filmtabletten → S. 400
Diclobene retard 100 mg - Kapseln → S. 401
Diclobene uno 150 mg - Retardtabletten → S. 401
Diclofenac akut 1A Pharma 50 mg - lösbare Tabletten → S. 401
Diclofenac 1A Pharma retard 75 mg - Tabletten → S. 402
Diclofenac G.L. 50 mg - Filmtabletten → S. 402
Diclofenac G.L. retard 100 mg - Filmtabletten → S. 402
Diclofenac Genericon 50 mg - Filmtabletten → S. 402
Diclofenac Genericon retard 100 mg - Filmtabletten → S. 403
Diclofenac Kabi 75 mg - Infusionslösung → S. 403
Diclofenac "S.Med" 50 mg - Filmtabletten → S. 403
Diclofenac "S.Med" retard 75 mg - Tabletten → S. 403
Diclofenac "S.Med" retard 100 mg - Tabletten → S. 404
Diclofenac Sandoz 50 mg - Filmtabletten → S. 404
Diclofenac Sandoz retard 100 mg - Filmtabletten → S. 404
Diclofenac Sandoz 75 mg - Retardtabletten → S. 404
Diclostad 50 mg - Filmtabletten → S. 405
Diclostad retard 100 mg - Filmtabletten → S. 405
Diclostad 1% - Gel → S. 405
Diclo-Vision sine 1 mg/ml - Augentropfen, Lösung im Einzeldosisbehältnis → S. 405
Flector EP - Pflaster → S. 574
Solacutan 3% - Gel → S. 1328
Solaraze 3% - Gel → S. 1329
Tratul 90 mg - Ampullen → S. 1444
Tratul 50 mg - Kapseln → S. 1444
Voltadol - Schmerzgel → S. 1552
Voltadol Forte - Schmerzgel → S. 1552
Voltaren Emulgel - Gel → S. 1552
Voltaren 50 mg - Filmtabletten → S. 1552
Voltaren 75 mg/3 ml - Injektionslösung → S. 1553
Voltaren rapid 50 mg - Dragees → S. 1553
Voltaren Retard 100 mg - Filmtabletten → S. 1553
Voltaren 50 mg - Zäpfchen für Erwachsene → S. 1554
Voltaren 100 mg - Zäpfchen für Erwachsene → S. 1554
Voltaren Ophtha 1 mg/ml - Augentropfen → S. 1554
Voltaren Ophtha 1 mg/ml - Einmalaugentropfen → S. 1554
Voltaren Ophtha Abak 1 mg/ml - Augentropfen → S. 1554

■ ArthroComb 75 mg/20 mg - Hartkapseln mit veränderter Wirkstofffreisetzung → S. 132
■ Arthrotec - Manteltabletten → S. 132
■ Arthrotec forte - Manteltabletten → S. 132
■ Diclovit - Kapseln → S. 406
■ Neodolpasse - Infusionslösung → S. 956

Dienogest
Gestagen - Kontrazeptivum

Aridya 2 mg -Tabletten → S. 123
Endovelle 2 mg - Tabletten → S. 487
Metrissa 2 mg - Filmtabletten → S. 890
Visanne 2 mg - Tabletten → S. 1545
Zafrilla 2 mg - Tabletten → S. 1585

■ Dienorette 0,03 mg/2 mg - Filmtabletten → S. 406
■ Dienovel 0,03 mg/2,0 mg - Filmtabletten → S. 406
■ Larissa Gynial 0,03 mg/2 mg - Filmtabletten → S. 785
■ Mayra 0,03 mg/2 mg - Filmtabletten → S. 861
■ Motion ratiopharm 2 mg/0,03 mg - Filmtabletten → S. 923
■ Peliette 0,03 mg/2 mg - Filmtabletten → S. 1090
■ Qlaira - Filmtabletten → S. 1172
■ Sibilla 0,03 mg/2 mg - 21 Filmtabletten → S. 1302
■ Valette - Dragees → S. 1490
■ Velbienne 1 mg/2 mg - Filmtabletten → S. 1507

Diflucortolon
Lokalkortikoid

Neriforte - Fettsalbe → S. 961
Neriforte - Salbe → S. 961
Nerisona - Creme → S. 961
Nerisona - Fettsalbe → S. 962
Nerisona - Salbe → S. 962

■ Travocort - Creme → S. 1447

Digitalis purpurea (Homöopathie)

■ Apozema Prostata Sabal serrulatum complex Nr.25 - Tropfen zum Einnehmen → S. 113
■ Cora Herz- und Kreislauftropfen → S. 344
■ Corasan - Tropfen → S. 344
■ Ho-Len-Complex Conva-cyl - Tropfen zum Einnehmen → S. 664
■ Ho-Len-Complex Hewa-cyl - Tropfen → S. 664
■ Nr. 23 Prostatatropfen "Mag. Doskar" → S. 1004
■ Phönix Antitox - Tropfen → S. 1105
■ Phönix Ferrum - Tropfen → S. 1106
■ Phönix Phönohepan - Tropfen → S. 1106
■ Phönix Solidago - Tropfen → S. 1106

⌘ Cardio ReVet RV 4 - Globuli für Tiere → S. 261

Digitoxin
Herzglykosid

Digimerck 0,1 mg/ml - Injektionslösung → S. 409
Digimerck 0,07 mg - Tabletten → S. 409
Digimerck 0,1 mg - Tabletten → S. 410

Dihydrocodein
Antitussivum, Opioid-Analgetikum

Codidol retard 60 mg - Filmtabletten → S. 325
Codidol retard 90 mg - Filmtabletten → S. 325
Codidol retard 120 mg - Filmtabletten → S. 325
Dehace retard 60 mg - Filmtabletten → S. 380
Dehace retard 90 mg - Filmtabletten → S. 380
Dehace retard 120 mg - Filmtabletten → S. 381
Paracodin - Tabletten → S. 1081
Paracodin - Tropfen → S. 1081

Dihydroergotamin
Hydriertes Mutterkornalkaloid-Derivat - Vasokonstriktor

Dihydergot 2,5 mg - Tabletten → S. 410

■ Migranal 4 mg/ml-Nasalspray → S. 901

Dihydrogenphosphat-Ion

■ ELO-MEL basis mit Glucose - Infusionslösung → S. 472

Dihydrostreptomycin
Aminoglykosid-Antibiotikum

⌘ Combiotic Suspension 200/333,3 mg/ml - Injektionssuspension für Tiere → S. 334
⌘ Depomycin 200/278,9 mg/ml - Injektionssuspension für Rinder und Schweine → S. 385
⌘ Nafpenzal T - Salbe zur intramammären Anwendung für Rinder → S. 943
⌘ Peni-Strepto 200/200 mg/ml - Injektionssuspension für Tiere → S. 1093
⌘ Pen-Strep 200/250 mg/ml - Injektionssuspension für Tiere → S. 1094

Diltiazem
Calciumantagonist

Diltiazem Genericon retard 90 mg - Filmtabletten → S. 411
Diltiazem Genericon retard 180 mg - Filmtabletten → S. 411
Diltiazem "ratiopharm" 60 mg - Tabletten → S. 411
Diltiazem "ratiopharm" retard 90 mg - Filmtabletten → S. 411

Dimenhydrinat
Antihistaminikum, Antiemetikum

Travelgum 20 mg Kaugummi - Dragee → S. 1447
Vertirosan 50 mg - Ampullen → S. 1523
Vertirosan 150 mg - Ampullen → S. 1523
Vertirosan 50 mg - Dragees → S. 1523
Vertirosan - Tropfen → S. 1523
Vertirosan 50 mg - Zäpfchen für Kinder → S. 1523
Vertirosan 100 mg - Zäpfchen → S. 1524
Vertirotravel 50 mg - Sublingualtabletten → S. 1524
■ Arlevert 20 mg/40 mg - Tabletten → S. 129
■ Neo-Emedyl - Dragees → S. 956
■ Vertirosan Vitamin B6 - Manteldragees → S. 1524
■ Vertirosan Vitamin B6 - Zäpfchen → S. 1524

Dimethyl fumarat
Antipsoriatikum; Immunmodulator; Zytoprotektor; Multiple Sklerose-Therapeutik.

Skilarence 30 mg - magensaftresistente Tabletten → S. 1324
Skilarence 120 mg - magensaftresistente Tabletten → S. 1325
Tecfidera 120 mg - magensaftresistente Hartkapseln → S. 1397
Tecfidera 240 mg - magensaftresistente Hartkapseln → S. 1397

Dimethylsulfoxid
Penetrationsverbesserer, Antiphlogistikum

■ Dolobene ratiopharm - Gel → S. 420

Dimeticon
Meteorismustherapeutikum

■ Pankreoflat - Dragees → S. 1075

Dimetinden
H1-Rezeptor-Antagonist - Antihistaminikum

Fenistil 1 mg - Dragees → S. 560
Fenistil - Gel → S. 560
Fenistil - Tropfen → S. 560
Histakut 1 mg/ml - Injektionslösung → S. 663
■ Vibrocil - Nasenspray → S. 1534
■ Vibrocil - Nasentropfen → S. 1534

Dinatriumtetraborat
Borsäure-Derivat

■ Otovowen - Tropfen → S. 1057

Dinoprost
Prostaglandin-Derivat; Geburtseinleitung

🐾 Dinolytic 5 mg/ml - Injektionslösung für Tiere → S. 412
🐾 Enzaprost T 5 mg/ml - Injektionslösung für Rinder und Schweine → S. 497

Dinoproston
Prostaglandin-Derivat

Prepidil - Gel zur intrazervikalen Anwendung → S. 1140
Propess 10 mg - vaginales Freisetzungssystem → S. 1156
Prostin E2 3 mg - Vaginaltabletten → S. 1161

Dinotefuran
Insektizid - Antiparasitäres Mittel (vet.)

⌘ Vectra 3D - Lösung zum Auftropfen auf die Haut für Hunde von 1,5-4 kg → S. 1506
⌘ Vectra 3D - Lösung zum Auftropfen auf die Haut für Hunde > 4-10 kg → S. 1506
⌘ Vectra 3D - Lösung zum Auftropfen auf die Haut für Hunde > 10-25 kg → S. 1506
⌘ Vectra 3D - Lösung zum Auftropfen auf die Haut für Hunde > 25-40 kg → S. 1506
⌘ Vectra 3D - Lösung zum Auftropfen auf die Haut für Hunde > 40 kg → S. 1506
⌘ Vectra Felis 423 mg/42,3 mg - Lösung zum Auftropfen auf die Haut für Katzen → S. 1506

Dioctylsuccinatsulfonsäure
Emulgator - Laxans

■ Yal - Klistier → S. 1581

Diosmin
Venentonisierender Stoff

Daflon 500 mg - Filmtabletten → S. 365
Dioscomb 500 mg - Filmtabletten → S. 412

Diphenhydramin
Antihistaminikum, Hypnotikum/Sedativum

Calmaben - Dragees → S. 245
Dermodrin - Salbe → S. 386
Dibondrin - Ampullen → S. 398
Dibondrin - Dragees → S. 398
Dibondrin - liquid → S. 398
Noctor 50 mg - Dragees → S. 986
Vertirotravel 50 mg - Sublingualtabletten → S. 1524
■ Cathejell Diphenhydramin 1%/Chlorhexidin 0,05% - Gel (in Tuben) → S. 268
■ Cathejell Diphenhydramin 1%/Chlorhexidin 0,05% - Gel (sterile Einmalabgabeform) → S. 268
■ Coldistan - Augentropfen → S. 329
■ Coldistan - Nasentropfen → S. 329
■ Insecticum Gel → S. 715
■ Luuf Naphazolin compositum - Nasenspray → S. 842
■ Multodrin - Salbe → S. 933

Diphenylpyralin
H1-Rezeptor-Antagonist - Antihistaminikum

■ Eucillin "B" - Salbe → S. 529

Diphtherie-Adsorbat-Impfstoff
Diphtherie (Aktivimmunisierung)

■ Boostrix - Injektionssuspension in einer Fertigspritze → S. 210
■ Boostrix Polio - Injektionssuspension in einer Fertigspritze → S. 210
■ dT-reduct "Merieux" - Injektionssuspension in einer Fertigspritze → S. 440
■ Hexyon - Injektionssuspension in einer Fertigspritze → S. 662
■ Infanrix hexa - Pulver und Suspension zur Herstellung einer Injektionssuspension → S. 706
■ Repevax - Injektionssuspension in einer Fertigspritze → S. 1217
■ Revaxis Injektionssuspension in einer Fertigspritze → S. 1224
■ Td-pur für Erwachsene und Heranwachsende → S. 1396

Diphtherie-Tetanus-Adsorbat-Impfstoff (reduzierter Antigengehalt)
Diphtherie-Tetanus (Aktivimmunisierung)

■ dT-reduct "Merieux" - Injektionssuspension in einer Fertigspritze → S. 440
■ Td-pur für Erwachsene und Heranwachsende → S. 1396

Diphtherie-Tetanus-Pertussis (azellulär, aus Komponenten)-Hepatitis-B(rDNA)-Poliomyelitis (inaktiviert)-Haemophilus-Typ-b (konjugiert)-Adsorbat-Impfstoff
Impfstoff (Toxoid) - Kombinationsimpfstoff

■ Hexyon - Injektionssuspension in einer Fertigspritze → S. 662
■ Infanrix hexa - Pulver und Suspension zur Herstellung einer Injektionssuspension → S. 706

Diphtherie-Tetanus-Pertussis (azellulär, aus Komponenten)-Poliomyelitis (inaktiviert)-Adsorbat-Impfstoff (reduzierter Antigengehalt)
Impfstoff (Toxoid) - Kombinationsimpfstoff

■ Boostrix Polio - Injektionssuspension in einer Fertigspritze → S. 210
■ Repevax - Injektionssuspension in einer Fertigspritze → S. 1217

Diphtherie-Tetanus-Pertussis (azellulär, aus Komponenten)-Adsorbat-Impfstoff (reduzierter Antigengehalt)
Diphtherie-Tetanus-Pertussis (Aktivimmunisierung)

■ Boostrix - Injektionssuspension in einer Fertigspritze → S. 210

Diphtherie-Tetanus-Poliomyelitis (inaktiviert)-Adsorbat-Impfstoff (reduzierter Antigengehalt)
Impfstoff (Toxoid) - Kombinationsimpfstoff

■ Revaxis Injektionssuspension in einer Fertigspritze → S. 1224

Diplococcus pneumoniae (Lactobacillaceae)

Pneumovax 23 - Injektionslösung in einer Fertigspritze → S. 1114
Prevenar 13 - Injektionssuspension → S. 1141
Synflorix - Injektionssuspension → S. 1372
■ Broncho-Vaxom 3,5 mg - Kapseln für Kinder → S. 224
■ Broncho-Vaxom 7 mg - Kapseln für Erwachsene → S. 224
■ Buccalin - Filmtabletten → S. 226
■ Luivac - Tabletten → S. 840

Diplococcus pneumoniae-Nosoden (Homöopathie)

■ Spenglersan Kolloid K - Spray zur Anwendung auf der Haut, Lösung → S. 1342

Dipyridamol
Vasodilatator, Thrombozytenaggregationshemmer

Persantin - Ampullen → S. 1101

Disci intervertebrales suis (Homöopathie)

■ Discus compositum-Heel - Ampullen → S. 416

Disci intervertebrales (Homöopathie)

⌘ Disci comp. "Wala" - Injektionslösung für Tiere → S. 415

Distickstoffmonoxid
Inhalationsnarkotikum

Stickoxydul medizinisch Linde → S. 1353
■ Livopan 50%/50% - Gas zur medizinischen Anwendung, druckverdichtet → S. 826

Disulfiram
Aldehyddehydrogenase-Hemmer - Entwöhnungsmittel (Alkohol)

Antabus 400 mg - lösliche Tabletten → S. 104

Dobutamin
Beta-Sympathomimetikum, positiv inotrop wirkender Stoff

Dobutamin "Pharmaselect" 250 mg - Infusionslösung → S. 417
Dobutamin "Pharmaselect" 500 mg - Infusionslösung → S. 417

Docetaxel
Zytostatikum

Docetaxel Accord 20 mg/1 ml - Konzentrat zur Herstellung einer Infusionslösung → S. 417
Docetaxel Accord 80 mg/4 ml - Konzentrat zur Herstellung einer Infusionslösung → S. 418
Docetaxel Accord 160 mg/8 ml - Konzentrat zur Herstellung einer Infusionslösung → S. 418
Docetaxel Ebewe 10 mg/ml - Konzentrat zur Herstellung einer Infusionslösung → S. 418
Docetaxel Kabi 20 mg/1 ml - Konzentrat zur Herstellung einer Infusionslösung → S. 418
Docetaxel Kabi 80 mg/4 ml - Konzentrat zur Herstellung einer Infusionslösung → S. 419
Docetaxel Kabi 160 mg/8 ml - Konzentrat zur Herstellung einer Infusionslösung → S. 419
Taxotere 160 mg/8 ml - Konzentrat zur Herstellung einer Infusionslösung → S. 1395

Doconexent
Lipidsenker, Ernährungstherapeutikum

Omacor 1000 mg - Weichkapseln → S. 1035

■ Lipidem - Emulsion zur Infusion → S. 818
■ Omegaven "Fresenius" - Emulsion zur Infusion → S. 1036

n-Docosanol
Virustatikum

Erazaban 100 mg/g - Creme → S. 507

Dodecyl(sulfoacetat), Natriumsalz
Laxans

■ Microlax - Microklistier → S. 896

Dolutegravir
HIV-Integrase-Hemmer - HIV-Therapeutikum

Tivicay 10 mg - Filmtabletten → S. 1422
Tivicay 25 mg - Filmtabletten → S. 1423
Tivicay 50 mg - Filmtabletten → S. 1423
■ Dovato 50 mg/300 mg - Filmtabletten → S. 428
■ Juluca 50 mg/25 mg - Filmtabletten → S. 744
■ Triumeq 50 mg/600 mg/300 mg - Filmtabletten → S. 1459

Domperidon
Dopamin-Antagonist - Magen-Darm-motilitätsfördernder Stoff

Motilium 10 mg - Filmtabletten → S. 923
Motilium 1 mg/ml - Suspension zum Einnehmen → S. 923

Donepezil
Acetylcholinesterase-Hemmer - Morbus Alzheimer

Aricept 5 mg - Filmtabletten → S. 122
Aricept 10 mg - Filmtabletten → S. 122
Donepezil Accord 5 mg - Filmtabletten → S. 423
Donepezil Accord 10 mg - Filmtabletten → S. 423
Donepezil Actavis 5 mg - Filmtabletten → S. 423
Donepezil Actavis 10 mg - Filmtabletten → S. 423
Donepezil Bluefish 5 mg - Filmtabletten → S. 423
Donepezil Bluefish 10 mg - Filmtabletten → S. 423
Donepezil Genericon 5 mg - Filmtabletten → S. 423
Donepezil Genericon 10 mg - Filmtabletten → S. 423
Donepezil Krka 5 mg - Filmtabletten → S. 423
Donepezil Krka 10 mg - Filmtabletten → S. 424
Donepezil +pharma 5 mg - Filmtabletten → S. 424
Donepezil +pharma 10 mg - Filmtabletten → S. 424
Donepezil ratiopharm 5 mg - Filmtabletten → S. 424
Donepezil ratiopharm 10 mg - Filmtabletten → S. 424
Donepezil Stada 5 mg - Filmtabletten → S. 424
Donepezil Stada 10 mg - Filmtabletten → S. 424
Donepezil HCl 1A Pharma 5 mg - Filmtabletten → S. 424
Donepezil HCl 1A Pharma 10 mg - Filmtabletten → S. 424
Donepezil HCl Arcana 5 mg - Filmtabletten → S. 424
Donepezil HCl Arcana 10 mg - Filmtabletten → S. 424
Donepezil HCl Sandoz 5 mg - Filmtabletten → S. 424
Donepezil HCl Sandoz 10 mg - Filmtabletten → S. 424
Donepezil HCl Sandoz 5 mg - Schmelztabletten → S. 425

Dopamin
Sympathomimetikum

Giludop 10 mg/ml - Infusionskonzentrat → S. 629

Doramectin
Anthelminthikum

✿ Dectomax 5 mg/ml - Lösung zum Aufgießen für Rinder → S. 378
✿ Dectomax 10 mg/ml - Injektionslösung für Rinder, Schafe und Schweine → S. 378
✿ Taurador 5 mg/ml - Pour-on-Lösung zum Übergießen für Rinder → S. 1394

Doravirin
Reverse-Transkriptase-Hemmer (nicht-nucleosidisch) - HIV-Therap., Virustat.

Pifeltro 100 mg - Filmtabletten → S. 1108
■ Delstrigo 100 mg/300 mg/245 mg - Filmtabletten → S. 381

Dornase alfa
Desoxyribonuclease-Mimetikum - Mukoviszidose-Therapeutikum

Pulmozyme 2.500 E./2,5 ml - Lösung für einen Vernebler → S. 1167

Dorzolamid
Carboanhydrase-Hemmer - Glaukomtherapeutikum

Dorlazept 20 mg/ml - Augentropfen, Lösung → S. 426
Dorzo-Vision 20 mg/ml - Augentropfen → S. 426
Trusopt 20 mg/ml - Augentropfen, Lösung → S. 1465
■ Cosopt 20 mg/ml + 5 mg/ml - Augentropfen, Lösung → S. 348
■ Cosopt sine 20 mg/ml + 5 mg/ml - Augentropfen, Lösung im Einzeldosisbehältnis → S. 348
■ Dorzastad 20 mg/ml + 5 mg/ml - Augentropfen → S. 426
■ DorzoComp-Vision 20 mg/ml + 5 mg/ml - Augentropfen, Lösung → S. 426
■ Dorzolamid + Timolol Arcana 20 mg/ml + 5 mg/ml - Augentropfen → S. 427
■ Dorzolamid + Timolol Pharma Stulln sine 20 mg/ml + 5 mg/ml - Augentropfen, Lösung im Einzeldosisbehältnis → S. 427
■ Duokopt 20 mg/ml + 5 mg/ml - Augentropfen, Lösung → S. 446

Doxazosin
Alpha-1-Rezeptorantagonist - Antihypertonikum

Ascalan 2 mg - Tabletten → S. 133
Ascalan 4 mg - Tabletten → S. 134
Ascalan 8 mg - Tabletten → S. 134
Doxapress 4 mg - Tabletten → S. 428
Doxarutis 8 mg - Retardtabletten → S. 429
Doxazosin 1A Pharma 2 mg - Tabletten → S. 429
Doxazosin 1A Pharma 4 mg - Tabletten → S. 429
Doxazosin Actavis 4 mg - Retardtabletten → S. 429
Doxazosin Genericon 2 mg - Tabletten → S. 430
Doxazosin Genericon 4 mg - Tabletten → S. 430
Doxazosin Genericon 8 mg - Tabletten → S. 430
Doxazosin Hexal 2 mg - Tabletten → S. 430
Doxazosin Hexal 4 mg - Tabletten → S. 430
Doxazosin ratiopharm 2 mg - Tabletten → S. 430
Doxazosin ratiopharm 4 mg - Tabletten → S. 430
Hibadren 2 mg - Tabletten → S. 662
Hibadren 4 mg - Tabletten → S. 662
Supressin 2 mg - Tabletten → S. 1367
Supressin 4 mg - Tabletten → S. 1367

Doxorubicin
Topoisomerase II-Hemmer - Zytostatikum

Adriblastin 10 mg - Stechampulle → S. 40
Adriblastin 50 mg - Stechampulle → S. 40
Adriblastin 200 mg - Stechampulle → S. 40
Adriblastin 50 mg - Trockenstechampulle → S. 40
Caelyx pegylated liposomal 2 mg/ml - Konzentrat zur Herstellung einer Infusionslösung → S. 239
Doxorubicin Accord 2 mg/ml - Konzentrat zur Herstellung einer Infusionslösung → S. 431
Doxorubicin Ebewe 2 mg/ml - Stechampulle → S. 431
Myocet 50 mg - Pulver, Dispersion und Lösungsmittel für ein Konzentrat zur Herstellung einer Infusionsdispersion → S. 940

Doxycyclin
Tetracyclin-Antibiotikum

Dotur 100 mg - Kapseln → S. 428
Doxybene 100 mg - lösbare Tabletten → S. 432
Doxybene 200 mg - lösbare Tabletten → S. 432
Doxycyclin Genericon 100 mg - lösliche Tabletten → S. 432
Doxycyclin Genericon 200 mg - lösliche Tabletten → S. 433
Doxydyn 200 mg - Filmtabletten → S. 433
Ligosan 140 mg/g - Gel zur periodontalen Anwendung → S. 814
Oraycea 40 mg - Hartkapseln mit veränderter Wirkstofffreisetzung → S. 1047
Vibramycin 50 mg - lösbare Tabletten → S. 1532
Vibramycin 100 mg - lösbare Tabletten → S. 1533
Vibramycin 200 mg - lösbare Tabletten → S. 1533
Vibravenös 100 mg/5 ml - Ampullen → S. 1533

🐾 Altidox 500 mg/g - Pulver zum Eingeben über das Trinkwasser für Schweine, Hühner und Puten → S. 71
🐾 Centidox 1000 mg/g Pulver zum Eingeben über das Trinkwasser oder Milch(-austauscher) für Rinder und Schweine → S. 283
🐾 Doxybactin 50 mg - Tabletten für Hunde und Katzen → S. 431
🐾 Doxybactin 200 mg - Tabletten für Hunde → S. 431
🐾 Doxybactin 400 mg - Tabletten für Hunde → S. 431
🐾 Doxycyclin "AniMed Service" 100 mg/g - Pulver zum Eingeben für Schweine → S. 432
🐾 Doxycyclin Chevita 462,1 mg/g - Pulver zum Eingeben für Schweine → S. 432
🐾 Powdox 500 mg/g - Pulver zum Eingeben über das Trinkwasser für Schweine, Hühner und Puten → S. 1119
🐾 Pulmodox 500 mg/g - Granulat zur Herstellung einer Lösung zum Eingeben für Schweine, Hühner und Puten → S. 1166
🐾 Pulmodox 5% Premix - Arzneimittel-Vormischung zur Herstellung von Fütterungsarzneimittel für Schweine → S. 1166
🐾 Soludox 500 mg/g - Pulver zum Eingeben über das Trinkwasser für Schweine und Hühner → S. 1334

Doxylamin
Antihistaminikum, Hypnotikum/Sedativum

Hoggar Night 25 mg - Schmelztabletten → S. 663
■ Wick MediNait Erkältungssirup für die Nacht → S. 1563

Dronedaron
Antiarrhythmikum

Dronedaron Aristo 400 mg - Filmtabletten → S. 439
Multaq 400 mg - Filmtabletten → S. 931

Droperidol
Butyrophenon-Derivat - Neuroleptikum

PONVeridol 1,25 mg/ml - Injektionslösung → S. 1115

Drosera (Homöopathie)

Apozema Dreiklang Globuli bei trockenem Krampf- und Reizhusten Drosera D3/D4/D6 → S. 111
Globuli gegen Reizhusten und trockenen Husten "Similasan" → S. 635
Osanit Hustenkügelchen → S. 1052
Tropfen gegen Reizhusten und trockenen Husten "Similasan" → S. 1463
■ Hedros Saft → S. 654
■ Ho-Len-Complex Pulmo-cyl - Tropfen zum Einnehmen → S. 665
■ Nr. 24 Hustentropfen "Mag. Doskar" → S. 1004
■ Pulmagil Hevert - Grippe- und Hustentropfen zum Einnehmen → S. 1165
🐾 Drosera RemaVet - Globuli für Tiere → S. 440
⌘ Tropfen bei akutem Husten "Mag. Doskar" für Tiere → S. 1461

Drosera rotundifolia L. (Droseraceae)

■ Hustensaft - Weleda → S. 675

Drospirenon
Gestagen

Lyzbet 4 mg - Filmtabletten → S. 848
■ Aliane 0,02 mg/3 mg - Filmtabletten → S. 62
■ Danselle 0,02 mg/3 mg 21 - Filmtabletten → S. 369
■ Danseo 0,03 mg/3 mg 21 - Filmtabletten → S. 369
■ Daylina 0,02 mg/3 mg - Filmtabletten → S. 376
■ Volina 0,03 mg/3 mg - Filmtabletten → S. 1550
■ Volina mite 0,02 mg/3 mg - Filmtabletten → S. 1550
■ Yasmin 0,03 mg/3 mg - Filmtabletten → S. 1581
■ Yasminelle 0,02 mg/3 mg - Filmtabletten → S. 1581
■ Yaz 0,02 mg/3 mg - Filmtabletten → S. 1581

Dryopteris (Homöopathie)

■ Phönix Antitox - Tropfen → S. 1105
■ Phönix Ferrum - Tropfen → S. 1106
■ Phönix Lymphophön - Tropfen zum Einnehmen → S. 1106

Dryopteris filix-mas (Homöopathie)

■ Digestodoron - Tropfen → S. 409

Dulaglutid
GLP-1-Rezeptor-Agonist - Antidiabetikum

Trulicity 0,75 mg - Injektionslösung in einem Fertigpen → S. 1465
Trulicity 1,5 mg - Injektionslösung in einem Fertigpen → S. 1465

Duloxetin
5-HT/Noradrenalin-Reuptake-Inhibitor

Cymbalta 30 mg - magensaftresistente Hartkapseln → S. 360
Cymbalta 60 mg - magensaftresistente Hartkapseln → S. 360
Dulasolan 30 mg - magensaftresistente Hartkapseln → S. 441
Dulasolan 60 mg - magensaftresistente Hartkapseln → S. 441
DuloxeHexal 30 mg - magensaftresistente Hartkapseln → S. 442
DuloxeHexal 60 mg - magensaftresistente Hartkapseln → S. 442
Duloxetin 1A Pharma 30 mg - magensaftresistente Hartkapseln → S. 442
Duloxetin 1A Pharma 60 mg - magensaftresistente Hartkapseln → S. 442
Duloxetin Accord 30 mg - magensaftresistente Hartkapseln → S. 442
Duloxetin Accord 60 mg - magensaftresistente Hartkapseln → S. 442
Duloxetin G.L. 30 mg - magensaftresistente Hartkapseln → S. 443
Duloxetin G.L. 60 mg - magensaftresistente Hartkapseln → S. 443
Duloxetin Genericon 30 mg - magensaftresistente Hartkapseln → S. 443
Duloxetin Genericon 60 mg - magensaftresistente Hartkapseln → S. 443
Duloxetin Krka 30 mg - magensaftresistente Hartkapseln → S. 443
Duloxetin Krka 60 mg - magensaftresistente Hartkap-

Duodenum suis (Homöopathie)

Dupilumab

Interleukin-4-Rezeptor-Antagonist - Immunmodulator; Antipsoriatikum

Durvalumab

Checkpoint-Inhibitor (PD-L1-Inhibitor) - Immunmodulator, Antineoplastikum

Dutasterid

5-Alpha-Reduktase-Hemmer - Prostatahyperplasie (benigne)

Dydrogesteron

Gestagen - Hormonmangeltherapeutikum

E. Coli Fimbrienantigen F 11

E. Coli Flagellartoxinantigen FT

E.coli Immunglobulin

E. coli (Passivimmunisierung)

Echinacea (Homöopathie)

Echinacea angustifolia (Homöopathie)

Echinacea pallida (Homöopathie)

Echinacea purpurea (Homöopathie)

- ■ Aktiferrin - Saft → S. 54
- ■ Aktiferrin - Tropfen → S. 55
- ■ Ferrograd-Fol 105 mg/0,35 mg - Filmtabletten → S. 569
- ■ Tardyferon Fol - Retardtabletten → S. 1391

Eisen(III)-chlorid
Eisenmangel-Therapie, Adstringens, lokales Hämostyptikum

- ■ Addaven - Konzentrat zur Herstellung einer Infusionslösung → S. 36
- ■ Elotrace - Infusionszusatz → S. 474
- ■ Tracel - Injektionslösung in einer Fertigspritze → S. 1434

Eisen(III)-hydroxid-Dextran-Komplex
Eisenmangel-Therapie

- ✿ Belfer 100 mg/ml - Injektionslösung für Pferde, Rinder, Schweine, Schafe, Ziegen und Hunde → S. 175
- ✿ Ferriphor 100 mg/ml - Injektionslösung für Schweine → S. 568
- ✿ Vanafer 100 mg/ml - Injektionslösung für Tiere → S. 1497

Eisen(III)-hydroxid-Saccharose-Komplex
Mangelernährungstherapeutikum

FerMed 100 mg/5 ml - Injektions-/Infusionslösung → S. 568
Venofer 20 mg/ml - Injektionslösung oder Konzentrat zur Herstellung einer Infusionslösung → S. 1516

Eisen(III)-oxidhydroxid-Sacharose-Stärke-Komplex
Phosphatbinder

Velphoro 500 mg - Kautabletten → S. 1508

Eisencarboxymaltose
Eisenmangel-Therapie

Ferinject 50 mg Eisen/ml - Injektionslösung oder Konzentrat zur Herstellung einer Infusionslösung → S. 567

Eisenderisomaltose
Eisenmangel-Therapie

MonoFer 100 mg/ml - Lösung zur Injektion/Infusion → S. 918

Eisenmaltol
Eisenmangel-Therapie

Feraccru 30 mg - Hartkapseln → S. 567

Eisenoxide und -hydroxide

Baldrian "Sanova" Nachtruhe - Dragees → S. 169
Urocard 5 mg - Tabletten → S. 1484

Elbasvir
Hepatitis C-Therapeutikum

- ■ Zepatier 50 mg/100 mg - Filmtabletten → S. 1594

Eletriptan
5-HT1B/1D-Rezeptor-Agonist - Migräne-Therapeutikum

Eletop 20 mg - Filmtabletten → S. 468
Eletop 40 mg - Filmtabletten → S. 468
Relpax 20 mg - Filmtabletten → S. 1209
Relpax 40 mg - Filmtabletten → S. 1210

Elettaria cardamomum (L.) Maton (Zingiberaceae)

- ■ Klosterfrau Melissengeist - Flüssigkeit zum Einnehmen und zur Anwendung auf der Haut → S. 763
- ■ Original Schwedenbitter Riviera - Lösung zum Einnehmen → S. 1050
- ■ Padma Circosan - Kapseln → S. 1069

Elexacaftor
Mukoviszidose-Therapeutikum

- ■ Kaftrio 75 mg/50 mg/100 mg - Filmtabletten → S. 746

Eliglustat
Morbus Gaucher (Orphan Drug)

Cerdelga 84 mg - Hartkapseln → S. 285

Elosulfase alfa
N-Acetylgalactosamin-6-Sulfatase-Mimetikum - Morbus Morquio

Vimizim 1 mg/ml - Konzentrat zur Herstellung einer Infusionslösung → S. 1536

Elotuzumab
Glycoprotein SLAMF7-Ligand - Zytostatikum, Multiples Myelom (Orphan drug)

Empliciti 300 mg - Pulver für ein Konzentrat zur Herstellung einer Infusionslösung → S. 478
Empliciti 400 mg - Pulver für ein Konzentrat zur Herstellung einer Infusionslösung → S. 478

Eltrombopag
Blutplättchen-Wachstumsfaktor

Revolade 25 mg - Filmtabletten → S. 1226
Revolade 50 mg - Filmtabletten → S. 1227
Revolade 75 mg - Filmtabletten → S. 1227
Revolade 25 mg - Pulver zur Herstellung einer Suspension zum Einnehmen → S. 1227

Eluxadolin
Analgetikum, Andidiarrhoikum - Reizdarmsyndrom mit Diarrhoe

Truberzi 75 mg - Filmtabletten → S. 1465
Truberzi 100 mg - Filmtabletten → S. 1465

Elvitegravir
HIV-Integrase-Hemmer - HIV-Therapeutikum

- ■ Genvoya 150 mg/150 mg/200 mg/10 mg - Filmtabletten → S. 625
- ■ Stribild 150 mg/150 mg/200 mg/245 mg - Filmtabletten → S. 1357

Embryo suis (Homöopathie)

- ■ Arthroheel - Ampullen → S. 132
- ■ Cerebrum compositum-Heel - Ampullen → S. 285
- ■ Discus compositum-Heel - Ampullen → S. 416
- ■ Zeel - Ampullen → S. 1589
- ⌘ Zeel - Tabletten für Tiere → S. 1590

Embutramid
Stark wirksames Analgetikum (vet.)

- ⌘ T 61 - Injektionslösung für Tiere → S. 1376

Emicizumab
Immunmodulator - Hämophilie A

Hemlibra 30 mg/ml - Injektionslösung → S. 656
Hemlibra 150 mg/ml - Injektionslösung → S. 656

Emodepsid
Anthelminthikum

- ⌘ Profender 30 mg/7,5 mg - Lösung zum Auftropfen für kleine Katzen → S. 1150

200 mg - Filmtabletten → S. 808
■ Pentiro 50 mg/12,5 mg/200 mg - Filmtabletten → S. 1096
■ Pentiro 100 mg/25 mg/200 mg - Filmtabletten → S. 1096
■ Pentiro 150 mg/37,5 mg/200 mg - Filmtabletten → S. 1096
■ Sastravi 50 mg/12,5 mg/200 mg - Filmtabletten → S. 1278
■ Sastravi 100 mg/25 mg/200 mg - Filmtabletten → S. 1279
■ Sastravi 150 mg/37,5 mg/200 mg - Filmtabletten → S. 1279
■ Trigelan 50 mg/12,5 mg/200 mg - Filmtabletten → S. 1452
■ Trigelan 100 mg/25 mg/200 mg - Filmtabletten → S. 1452
■ Trigelan 150 mg/37,5 mg/200 mg - Filmtabletten → S. 1452
■ Trigelan 200 mg/50 mg/200 mg - Filmtabletten → S. 1452

Entecavir
Reverse-Transkriptase-Hemmer (nucleosidisch) - Virustatikum

Baraclude 0,5 mg - Filmtabletten → S. 171
Baraclude 1 mg - Filmtabletten → S. 171
Baraclude 0,05 mg/ml - Lösung zum Einnehmen → S. 171
Entecavir Accord 0,5 mg - Filmtabletten → S. 493
Entecavir Accord 1 mg - Filmtabletten → S. 493
Entecavir Mylan 0,5 mg - Filmtabletten → S. 493
Entecavir Mylan 1 mg - Filmtabletten → S. 493
Entecavir ratiopharm 0,5 mg - Filmtabletten → S. 493
Entecavir ratiopharm 1 mg - Filmtabletten → S. 493

Enterococcus faecalis (Enterococcaceae)
Antidiarrhoikum - Antiinfektivum (antibakteriell)

Symbioflor Enterococcus - Tropfen → S. 1370

Enterococcus faecium (Enterococcaceae)
Antidiarrhoikum

Bioflorin - Kapseln → S. 201
Reflor - Kapseln → S. 1206
❖ Enteroferment - Pulver zum Eingeben für Tiere → S. 494

Entrectinib
Tyrosinkinase-Rezeptor-Hemmer - Zytostatikum

Rozlytrek 100 mg - Hartkapseln → S. 1266
Rozlytrek 200 mg - Hartkapseln → S. 1266

Enzalutamid
Antiandrogen - Zytostatikum

Xtandi 40 mg - Filmtabletten → S. 1575
Xtandi 40 mg - Weichkapseln → S. 1576

Enzianwurzel-, Schlüsselblumenblüten-, Ampferkraut-, Holunderblüten-, Eisenkraut- (1:3:3:3:3)-Trockenextrakt (3-6:1); Ethanol 51% (m/m) (Auszugsmittel)

■ Sinupret intens - überzogene Tablette → S. 1322

Ephedra distachya (Homöopathie)

■ Tartephedreel - Tropfen → S. 1393

(-)-Ephedrin
Sympathomimetikum - Psychostimulans

Ephedrin Meduna 10 mg/ml - Injektionslösung → S. 497
Ephedrinhydrochlorid Aguettant 3 mg/ml - Injektionslösung in Fertigspritze → S. 498
■ Coldargan - Lösung → S. 329
■ Wick MediNait Erkältungssirup für die Nacht → S. 1563
❖ Caniphedrin 20 mg - Tabletten für Hunde → S. 258
❖ Caniphedrin 50 mg - Tabletten für Hunde → S. 258

(-)-Epigallocatechol gallat
Antioxidans

Veregen 10% - Salbe → S. 1520

Epinastin
H1-Rezeptor-Antagonist - Antihistaminikum

Relestat 0,5 mg/ml - Augentropfen → S. 1209

Epinephrin
Sympathomimetikum - Antiasthmatikum; Dromotrop (positiv)

Adrenalin Aguettant 1 mg/10 ml (1:10.000) - Injektionslösung in einer Fertigspritze → S. 39
EpiPen 300 Mikrogramm - Injektionslösung in einem Fertigpen → S. 498
EpiPen Junior 150 Mikrogramm - Injektionslösung in einem Fertigpen → S. 499
Jext 150 Mikrogramm - Injektionslösung in einem Fertigpen → S. 741
Jext 300 Mikrogramm - Injektionslösung in einem Fertigpen → S. 742
L-Adrenalin "Fresenius" spritzfertig 2,0 mg - Ampullen → S. 772
Suprarenin 1 mg/ml - Ampullen → S. 1365
■ Orabloc 40 mg/ml + 5 Mikrogramm/ml - Injektionslösung → S. 1046
■ Orabloc 40 mg/ml + 10 Mikrogramm/ml - Injektionslösung → S. 1047
■ Septanest mit Epinephrin 1:200.000 40 mg/ml + 5 Mikrogramm/ml - Injektionslösung → S. 1290
■ Septanest mit Epinephrin 1:100.000 40 mg/ml + 10 Mikrogramm/ml - Injektionslösung → S. 1290
■ Sopira Citocartin 40 mg/ml + 5 Mikrogramm/ml - Injektionslösung → S. 1338
■ Sopira Citocartin 40 mg/ml + 10 Mikrogramm/ml - Injektionslösung → S. 1338
■ Ubistesin 40 mg/ml + 5 Mikrogramm/ml - Injektionslösung → S. 1473
■ Ubistesin forte 40 mg/ml + 10 Mikrogramm/ml - Injektionslösung → S. 1473
■ Ultracain Dental - Ampullen → S. 1477
■ Ultracain Dental forte - Ampullen → S. 1477
■ Ultracain Dental - Zylinderampullen → S. 1477
■ Ultracain Dental forte - Zylinderampullen → S. 1477
■ Xylanaest 0,5 % mit Epinephrin 1:200.000 - Durchstechflaschen → S. 1577
■ Xylanaest 1 % mit Epinephrin 1:200.000 - Ampullen → S. 1577
■ Xylanaest 1 % mit Epinephrin 1:200.000 - Durchstechflaschen → S. 1577
■ Xylanaest 2 % mit Epinephrin 1:200.000 - Ampullen → S. 1578
■ Xylanaest 2 % mit Epinephrin 1:200.000 - Durchstechflaschen → S. 1578
⌘ Procamidor Duo 40 mg/ml + 0,036 mg/ml - Injektionslösung für Tiere → S. 1149
⌘ Pronestesic 40 mg/ml / 0,036 mg/ml - Injektionslösung für Pferde, Rinder, Schweine und Schafe → S. 1155

Epirubicin
Zytostatikum

Epirubicin Accord 2 mg/ml - Lösung zur Injektion oder Infusion → S. 499
Epirubicin Hikma 2 mg/ml - Injektionslösung → S. 499
Farmorubicin 10 mg - Stechampulle → S. 551
Farmorubicin 50 mg - Stechampulle → S. 551
Farmorubicin 200 mg - Stechampulle → S. 552

Eplerenon
Diuretikum (kaliumsparend)

Epoetin alfa
Hämatopoetischer Wachstumsfaktor

Epoetin beta
Hämatopoetischer Wachstumsfaktor

Epoetin theta
Hämatopoetischer Wachstumsfaktor

Epoetin zeta
Hämatopoetischer Wachstumsfaktor

Epoprostenol
Prostaglandin-Derivat - Thrombozytenaggregationshemmer

Eprinomectin
Anthelminthikum (vet.)

Eprosartan
Angiotensin-Antagonist - Antihypertonikum

Teveten 600 mg - Filmtabletten → S. 1412
■ Teveten Plus 600 mg/12,5 mg - Filmtabletten → S. 1412

Eptifibatid
Thrombozytenaggregations-Hemmer - Glycoprotein-IIb/IIIa-Hemmer

Integrilin 0,75 mg/ml - Infusionslösung → S. 719
Integrilin 2 mg/ml - Injektionslösung → S. 719

Equisetum arvense (Homöopathie)

■ Nr. 8 Blasentropfen "Mag. Doskar" → S. 1002
■ Oss-regen spag. Peka - Tropfen zum Einnehmen → S. 1055
⌘ Disci comp. "Wala" - Injektionslösung für Tiere → S. 415
⌘ Renes/Viscum comp. "Wala" - Injektionslösung für Tiere → S. 1214

Equisetum arvense L. (Equisetaceae)

Dr. Kottas Zinnkrauttee → S. 438
Sidroga Zinnkrauttee → S. 1306
■ Blasentee St. Severin → S. 206
■ Dr. Kottas Nieren-Blasentee → S. 437
■ Entschlackender Abführtee EF-EM-ES → S. 495
■ Nierentee St. Severin → S. 975

Equisetum hyemale (Homöopathie)

■ Lymphomyosot - Ampullen → S. 843
■ Lymphomyosot - Tabletten → S. 843
■ Lymphomyosot - Tropfen → S. 843
■ Solidago compositum-Heel - Ampullen → S. 1330

Erenumab
CGRP-Antagonist - Migräne-Therapeutikum

Aimovig 70 mg - Injektionslösung im Fertigpen → S. 52
Aimovig 140 mg - Injektionslösung im Fertigpen → S. 52

Ergocalciferol
Vitamin-D-Derivat

■ Vitalipid - Vitaminkonzentrat zur Infusionsbereitung für Erwachsene → S. 1546
■ Vitalipid - Vitaminkonzentrat zur Infusionsbereitung für Kinder → S. 1546

Eribulin
Zytostatikum

Halaven 0,44 mg/ml - Injektionslösung → S. 649

Eriodictyon californicum (Homöopathie)

■ Deas spag. Peka - Tropfen zum Einnehmen → S. 377

Erlotinib
Zytostatikum

Tarceva 100 mg - Filmtabletten → S. 1390
Tarceva 150 mg - Filmtabletten → S. 1390

Ertapenem
Antibiotikum

Ertapenem AptaPharma 1 g - Pulver für ein Konzentrat zur Herstellung einer Infusionslösung → S. 509
Ertapenem Fresenius Kabi 1 g - Pulver für ein Konzentrat zur Herstellung einer Infusionslösung → S. 510
Invanz 1 g - Pulver für ein Konzentrat zur Herstellung einer Infusionslösung → S. 721

Ertugliflozin
Antidiabetikum

Steglatro 5 mg - Filmtabletten → S. 1350
Steglatro 15 mg - Filmtabletten → S. 1350
■ Segluromet 2,5 mg/1000 mg - Filmtabletten → S. 1285
■ Segluromet 7,5 mg/1000 mg - Filmtabletten → S. 1285

Erythromycin
Makrolid-Antibiotikum

Erythrocin-Lactobionat 1,0 g - Trockensubstanz zur Infusionsbereitung → S. 511

Escherichia coli, inaktiviert
E. coli (Aktivimmunisierung)

Mutaflor - Kapseln → S. 935
Mutaflor - Kapseln mite → S. 935
Symbioflor E. coli - Tropfen zum Einnehmen, Suspension → S. 1370
Uro-Vaxom 6 mg - Hartkapseln → S. 1486
■ Hylak forte - Tropfen → S. 680
🐾 Ecoporc Shiga - Injektionssuspension für Schweine → S. 460
🐾 Porcilis Porcoli Diluvac Forte → S. 1117
⌘ Bovigen Scour - Emulsion zur Injektion für Rinder → S. 213
⌘ Entericolix - Emulsion zur Injektion für Schweine → S. 493
⌘ Porcilis ColiClos - Injektionssuspension für Schweine → S. 1115
⌘ Rotavec Corona Emulsion zur Injektion für Rinder → S. 1264

Escherichia coli, lebend
E.coli (Aktivimmunisierung)

Mutaflor - Kapseln → S. 935
Mutaflor - Kapseln mite → S. 935
Mutaflor - Suspension → S. 935
🐾 Coliprotec F4/F18 - Lyophilisat zur Herstellung einer Suspension zur oralen Verabreichung für Schweine → S. 331

Eschscholtzia californica (Homöopathie)

■ Somcupin spag. Peka - Tropfen zum Einnehmen → S. 1337

Escitalopram
5-HT-Reuptake-Inhibitor - Antidepressivum

Cipralex 5 mg - Filmtabletten → S. 300
Cipralex 10 mg - Filmtabletten → S. 300
Cipralex 20 mg - Filmtabletten → S. 300
Escitalopram 1A Pharma 5 mg - Filmtabletten → S. 512
Escitalopram 1A Pharma 10 mg - Filmtabletten → S. 513
Escitalopram 1A Pharma 15 mg - Filmtabletten → S. 513
Escitalopram 1A Pharma 20 mg - Filmtabletten → S. 513
Escitalopram Accord 5 mg - Filmtabletten → S. 513
Escitalopram Accord 10 mg - Filmtabletten → S. 513
Escitalopram Accord 20 mg - Filmtabletten → S. 513
Escitalopram Actavis 5 mg - Filmtabletten → S. 513
Escitalopram Actavis 10 mg - Filmtabletten → S. 513
Escitalopram Actavis 20 mg - Filmtabletten → S. 513
Escitalopram Aristo 5 mg - Filmtabletten → S. 514
Escitalopram Aristo 10 mg - Filmtabletten → S. 514
Escitalopram Aristo 20 mg - Filmtabletten → S. 514
Escitalopram Bluefish 5 mg - Filmtabletten → S. 514
Escitalopram Bluefish 10 mg - Filmtabletten → S. 514
Escitalopram G.L. 5 mg - Filmtabletten → S. 514
Escitalopram G.L. 10 mg - Filmtabletten → S. 514
Escitalopram G.L. 15 mg - Filmtabletten → S. 514

Esketamin

Analgetikum, Injektionsnarkotikum

Eslicarbazepin

Antikonvulsivum

Esmolol

Beta-Blocker

Esomeprazol

Protonenpumpenblocker - Ulcus-Therapeutikum

Essigsäure 99%

Estradiol

Estrogen

■ Estalis 50/250 - transdermales Pflaster → S. 524
■ Femoston - Filmtabletten → S. 558
■ Femoston conti 0,5 mg/2,5 mg - Filmtabletten → S. 559
■ Femoston conti 1 mg/5 mg - Filmtabletten → S. 559
■ Femoston mite - Filmtabletten → S. 560
■ Kliogest 2 mg/1 mg - Filmtabletten → S. 763
■ Qlaira - Filmtabletten → S. 1172
■ Trisequens - Filmtabletten → S. 1457
■ Velbienne 1 mg/2 mg - Filmtabletten → S. 1507
■ Zoely 2,5 mg/1,5 mg - Filmtabletten → S. 1601

Estriol
Estrogen

Ovestin - Creme → S. 1060
Ovestin - Ovula → S. 1060
Ovestin 1 mg - Tabletten → S. 1061
■ Gynoflor - Vaginaltabletten → S. 646
✿ Incurin 1 mg - Tabletten → S. 704

Estrogene, konjugierte
Estrogen

■ Duavive 0,45 mg/20 mg - Tabletten mit veränderter Wirkstofffreisetzung → S. 440

Etanercept
Polyarthritis (chronische); Psoriasis-Arthritis

Benepali 50 mg - Injektionslösung in einer Fertigspritze → S. 180
Benepali 50 mg - Injektionslösung im Fertigpen → S. 181
Enbrel 25 mg - Injektionslösung im Fertigpen → S. 485
Enbrel 50 mg - Injektionslösung im Fertigpen → S. 485
Enbrel 25 mg - Injektionslösung in Fertigspritze → S. 485
Enbrel 50 mg - Injektionslösung in Fertigspritze → S. 486
Enbrel 25 mg - Pulver und Lösungsmittel zur Herstellung einer Injektionslösung → S. 486
Enbrel 10 mg - Pulver und Lösungsmittel zur Herstellung einer Injektionslösung zur Anwendung bei Kindern und Jugendlichen → S. 486
Erelzi 50 mg - Injektionslösung in Fertigpen → S. 507
Erelzi 25 mg - Injektionslösung in Fertigspritze → S. 508
Erelzi 50 mg - Injektionslösung in Fertigspritze → S. 508

Etelcalcetid
Calcimimetikum - Schilddrüsen-Therapeutikum

Parsabiv 2,5 mg - Injektionslösung → S. 1085
Parsabiv 5 mg - Injektionslösung → S. 1085
Parsabiv 10 mg - Injektionslösung → S. 1085

Ethambutol
Tuberkulostatikum

Etibi 500 mg - Ampullen → S. 527
Etibi 500 mg - Tabletten → S. 527

Ethanol
Desinfektionsmittel; Konservierungsmittel

■ Betaseptic - Lösung zur Hautdesinfektion → S. 190

Ethanol, vergällt
Desinfektionsmittel

■ Skinsept color - Lösung zur Anwendung auf der Haut → S. 1325
■ Skinsept pur - Lösung zur Anwendung auf der Haut → S. 1325

Ethinylestradiol
Estrogen

■ Aliane 0,02 mg/3 mg - Filmtabletten → S. 62
■ Alisma Gynial 2 mg/0,035 mg - Filmtabletten → S. 63
■ Balanca 0,03 mg/2 mg - Filmtabletten → S. 168
■ Belara 0,03 mg/2 mg - Filmtabletten → S. 175
■ Bellgyn "ratiopharm" 2 mg/0,035 mg - überzogene Tabletten → S. 176
■ Bilinda 0,03 mg/2 mg - Filmtabletten → S. 195
■ Bilinda Gynial 0,03 mg/2 mg - Filmtabletten → S. 195
■ Danselle 0,02 mg/3 mg 21 - Filmtabletten → S. 369
■ Danseo 0,03 mg/3 mg 21 - Filmtabletten → S. 369
■ Daylina 0,02 mg/3 mg - Filmtabletten → S. 376
■ Delia 0,03 mg/2 mg - Filmtabletten → S. 381
■ Desofemine 20 Mikrogramm/150 Mikrogramm - Filmtabletten → S. 389
■ Desofemine 30 Mikrogramm/150 Mikrogramm - Filmtabletten → S. 389
■ Diane mite - Dragees → S. 397
■ Dienorette 0,03 mg/2 mg - Filmtabletten → S. 406
■ Dienovel 0,03 mg/2,0 mg - Filmtabletten → S. 406
■ Erlidona 20 Mikrogramm/100 Mikrogramm - Filmtabletten → S. 509
■ Evra 203 Mikrogramm/24 Stunden + 33,9 Mikrogramm/24 Stunden - transdermales Pflaster → S. 537
■ Flow 15 Mikrogramm/60 Mikrogramm - Filmtabletten → S. 577
■ Gefemin 15 Mikrogramm/60 Mikrogramm - Filmtabletten → S. 621
■ GinoRing Vaginalring 0,120 mg/0,015 mg pro 24 Stunden - vaginales Wirkstofffreisetzungssystem → S. 630
■ Gracial - Tabletten → S. 641
■ Gynovin - Dragees → S. 646
■ Harmonette - Dragees 75 Mikrogramm/20 Mikrogramm überzogene Tabletten → S. 652
■ Larissa Gynial 0,03 mg/2 mg - Filmtabletten → S. 785
■ Lenea 20 µg/75 µg - überzogene Tabletten → S. 794
■ Levostrol 30 Mikrogramm/150 Mikrogramm - Filmtabletten → S. 811
■ Liberel 0,15 mg/0,03 mg - Filmtabletten → S. 812
■ Liberel mite 0,15 mg/0,02 mg - Filmtabletten → S. 812
■ Loette - Filmtabletten 100 Mikrogramm/20 Mikrogramm → S. 827
■ Madinette 0,03 mg/2 mg - Filmtabletten → S. 851
■ Madonella 0,15 mg/0,03 mg - Dragees → S. 851
■ Madonella mite 0,1 mg/0,02 mg - Filmtabletten → S. 851
■ Marvelon - Tabletten → S. 858
■ Mayra 0,03 mg/2 mg - Filmtabletten → S. 861
■ Meliane - Dragees → S. 866
■ Melleva 100 Mikrogramm/20 Mikrogramm - Filmtabletten → S. 866
■ Melleva 150 Mikrogramm/30 Mikrogramm - Filmtabletten → S. 866
■ Mercilon - Tabletten → S. 876
■ Microgynon 30 - Dragees → S. 895
■ Midane - Dragees → S. 897
■ Minerva - Dragees → S. 906
■ Minesse 15 Mikrogramm/60 Mikrogramm - Filmtabletten → S. 906
■ Minulet - Dragees 75 Mikrogramm/30 Mikrogramm überzogene Tabletten → S. 908
■ Mirelle 15 Mikrogramm/60 Mikrogramm - Filmtabletten → S. 910
■ Motion ratiopharm 2 mg/0,03 mg - Filmtabletten → S. 923
■ MyRing 0,120 mg/0,015 mg pro 24 Stunden - vaginales Wirkstofffreisetzungssystem → S. 941

■ NuvaRing 0,120 mg/0,015 mg pro 24 Stunden - Vaginalring → S. 1016
■ Peliette 0,03 mg/2 mg - Filmtabletten → S. 1090
■ Rigevidon 30 Mikrogramm/150 Mikrogramm - überzogene Tabletten → S. 1234
■ Seasonique 150 Mikrogramm/30 Mikrogramm + 10 Mikrogramm - Filmtabletten → S. 1282
■ Selina Gynial 0,03 mg/0,15 mg - Filmtabletten → S. 1286
■ Selina mite Gynial 0,02 mg/0,1 mg - Filmtabletten → S. 1287
■ Selly Gynial 30 Mikrogramm/125 Mikrogramm - Filmtabletten → S. 1287
■ Sibilla 0,03 mg/2 mg - 21 Filmtabletten → S. 1302
■ Solvetta Vaginalring 0,120 mg/0,015 mg pro 24 Stunden - vaginales Wirkstofffreisetzungssystem → S. 1335
■ Triodena - Dragees → S. 1455
■ Valette - Dragees → S. 1490
■ Varianta 15 Mikrogramm/60 Mikrogramm - Filmtabletten → S. 1502
■ Volina 0,03 mg/3 mg - Filmtabletten → S. 1550
■ Volina mite 0,02 mg/3 mg - Filmtabletten → S. 1550
■ Wave ratiopharm 75 Mikrogramm/20 Mikrogramm - überzogene Tabletten → S. 1561
■ Yasmin 0,03 mg/3 mg - Filmtabletten → S. 1581
■ Yasminelle 0,02 mg/3 mg - Filmtabletten → S. 1581
■ Yaz 0,02 mg/3 mg - Filmtabletten → S. 1581
■ Yris 0,075 mg/0,03 mg - Dragees → S. 1584
■ Yris mite 0,075 mg/0,02 mg - Dragees → S. 1584

Ethiodiertes Öl
Röntgenkontrastmittel

Lipiodol ultra fluid - Ampullen → S. 818

Ethosuximid
Antiepileptikum

Ethosuximid neuraxpharm 50 mg/ml - Lösung zum Einnehmen → S. 527
Petinimid - Kapseln → S. 1102
Petinimid - Sirup → S. 1102

Etilefrin
Sympathomimetikum - Antihypotonikum

Effortil - Ampullen → S. 466
Effortil 7,5 mg/ml - Tropfen → S. 466

Etofenamat
Lokales Antirheumatikum

Rheumon-Depot - Ampullen → S. 1230
Rheumon - Gel → S. 1230
Traumon - Gel → S. 1447

Etomidat
Injektionsnarkotikum

Etomidat-Lipuro 2 mg/ml - Emulsion zur Injektion → S. 528
Hypnomidate - Ampullen → S. 681

Etonogestrel
Gestagen - Kontrazeptivum

Implanon NXT 68 mg - Implantat zur subkutanen Anwendung → S. 701
■ GinoRing Vaginalring 0,120 mg/0,015 mg pro 24 Stunden - vaginales Wirkstofffreisetzungssystem → S. 630
■ MyRing 0,120 mg/0,015 mg pro 24 Stunden - vaginales Wirkstofffreisetzungssystem → S. 941
■ NuvaRing 0,120 mg/0,015 mg pro 24 Stunden - Vaginalring → S. 1016
■ Solvetta Vaginalring 0,120 mg/0,015 mg pro 24 Stunden - vaginales Wirkstofffreisetzungssystem → S. 1335

Etoposid
Zytostatikum

Etoposid Accord 20 mg/ml - Konzentrat zur Herstellung einer Infusionslösung → S. 528
Etoposid Ebewe 20 mg/ml - Konzentrat zur Herstellung einer Infusionslösung → S. 528
Vepesid - Weichkapseln → S. 1518

Etoricoxib
COX-2-Hemmer - Antiphlogistikum (nicht-steroidal)

Arcoxia 30 mg - Filmtabletten → S. 121
Arcoxia 60 mg - Filmtabletten → S. 121
Arcoxia 90 mg - Filmtabletten → S. 121

Etravirin
Reverse-Transkriptase-Hemmer (nicht-nucleosidisch) - HIV-Therapeutikum

Intelence 200 mg - Tabletten → S. 719

Eucalyptus globulus (Homöopathie)

■ Infludo - Tropfen → S. 709
■ Infludoron - Globuli → S. 709

Eucalyptus globulus Labill. (Myrtaceae)

GeloMyrtol 120 mg - Kapseln → S. 622
GeloMyrtol 300 mg - Kapseln → S. 622
■ Baby Luuf ätherische Öle - Balsam → S. 168
■ ilon Abszess - Salbe mit Eukalyptusöl → S. 693
■ Kinder Luuf - Balsam → S. 759
■ Luuf ätherische Öle - Balsam → S. 842
■ Scottopect - Gelee → S. 1282
■ Wick VapoRub - Salbe → S. 1563
ꕤ Eucacomp - Suspension zur vaginalen und intrauterinen Anwendung für Tiere → S. 528

Eugenol
Antiseptikum/Desinfektionsmittel

ꕤ Sporyl - Salbe für Rinder → S. 1346

Eupatorium cannabinum (Homöopathie)

ꕤ Bronchi comp. "Wala" - Injektionslösung für Tiere → S. 222

Eupatorium perfoliatum (Homöopathie)

■ Apozema Schnupfen und Grippe Aconitum complex Nr.28 - Tropfen → S. 113
■ Contramutan - Saft → S. 341
■ Echinacea compositum-Heel - Ampullen → S. 458
■ Echinacea compositum-forte-Heel - Ampullen → S. 458
■ Fepyr spag. Peka - Globuli → S. 567
■ Globuli gegen Grippe "Similasan" → S. 635
■ Gripp-Heel - Ampullen → S. 643
■ Gripp-Heel - Tabletten → S. 643
■ Ho-Len-Complex Muco-cyl - Tropfen zum Einnehmen → S. 665
■ Infludo - Tropfen → S. 709
■ Infludoron - Globuli → S. 709
■ Nr. 20 Grippetropfen "Mag. Doskar" → S. 1004
■ toxiLoges - Tropfen → S. 1433
ꕤ Grippetropfen "Mag. Doskar" für Tiere → S. 643
ꕤ Reminflu - Grippeglobuli für Tiere → S. 1212

Fenbendazol
Anthelminthikum (vet.)

D-Fenchon

Fenofibrat
Lipidsenker

Fenoterol
Beta-Sympathomimethikum - Bronchodilatator, Tokolytikum

Fentanyl
Opioid-Analgetikum

Fenticonazol

Imidazol-Derivat - Antimykotikum

Ferrum jodatum (Homöopathie)

Ferrum metallicum (Homöopathie)

Ferrum phosphoricum (Homöopathie)

Ferrum picrinicum (Homöopathie)

Ferrum-Quarz (Homöopathie)

Ferrum sesquichloratum solutum (Homöopathie)

Ferrum sidereum aquosum (Homöopathie)

Ferula moschata (Homöopathie)

Fesoterodin

Muscarin-Antagonist

Fette

Fettsäuren, essentiell

Fexofenadin
Antihistaminikum

Allegra 120 mg - Filmtabletten → S. 65

Fibronektin
Gewebekleber

■ Evicel - Lösungen für Fibrinkleber → S. 535

Fidaxomicin
Makrolid-Antibiotikum

Dificlir 200 mg - Filmtabletten → S. 407

Filgotinib
JAK-1-Inhibitor - Zytostatikum; Polyarthritis-Therapeutikum

Jyseleca 100 mg - Filmtabletten → S. 745
Jyseleca 200 mg - Filmtabletten → S. 745

Filgrastim
Granulozyten-Koloniestimulierender-Faktor - Hämatopoetischer Wachstumsfaktor

Accofil 30 Mio.E./0,5 ml - Injektions- oder Infusionslösung in einer Fertigspritze → S. 21
Accofil 48 Mio.E./0,5 ml - Injektions- oder Infusionslösung in einer Fertigspritze → S. 21
Nivestim 12 Mio. E/0,2 ml Injektions-/Infusionslösung → S. 980
Nivestim 30 Mio. E/0,5 ml Injektions-/Infusionslösung → S. 981
Nivestim 48 Mio.E/0,5 ml Injektions-/Infusionslösung → S. 981
Ratiograstim 30 Mio. I.E./0,5 ml - Injektions-/Infusionslösung → S. 1200
Ratiograstim 48 Mio. I.E./0,8 ml - Injektions-/Infusionslösung → S. 1200
Zarzio 30 Mio.E./0,5 ml - Injektionslösung oder Infusionslösung in einer Fertigspritze → S. 1587
Zarzio 48 Mio.E./0,5 ml - Injektionslösung oder Infusionslösung in einer Fertigspritze → S. 1588

Filipendula ulmaria (Homöopathie)

■ Neuralgo-Rheum-Injeel - Ampullen → S. 964
■ Phönix Antitox - Tropfen → S. 1105
■ Phönix Phönohepan - Tropfen → S. 1106
■ Phönix Solidago - Tropfen → S. 1106
■ Tropfen gegen Rheuma und Gicht "Similasan" → S. 1463

Filipendula ulmaria (Rosaceae)

■ Dr. Kottas Grippe-Erkältungstee → S. 436

Finasterid
5-Alpha-Reduktase-Hemmer - Prostatahyperplasie (benigne), Alopezie

Androfin 5 mg - Filmtabletten → S. 102
Finasterid Actavis 5 mg - Filmtabletten → S. 571
Finasterid G.L. 5 mg - Filmtabletten → S. 571
Finasterid Genericon 5 mg - Filmtabletten → S. 571
Finasterid "Interpharm" 5 mg - Filmtabletten → S. 571
Finasterid +pharma 5 mg - Filmtabletten → S. 572
Finasterid-ratiopharm 5 mg - Filmtabletten → S. 572
Finasterid Stada 5 mg - Filmtabletten → S. 572
Propecia 1 mg - Filmtabletten → S. 1156
Proscar 5 mg - Filmtabletten → S. 1159

Fingolimod
Immunsuppressivum, Multiple Sklerose-Therapeutikum

Gilenya 0,25 mg - Hartkapseln → S. 629
Gilenya 0,5 mg - Hartkapseln → S. 629

Fipronil
Insektizid - Antiparasitäres Mittel (vet.)

Effipro 50 mg - Lösung zum Auftropfen für Katzen → S. 464
Effipro 67 mg - Lösung zum Auftropfen für kleine Hunde → S. 464
Effipro 134 mg - Lösung zum Auftropfen für mittelgroße Hunde → S. 464
Effipro 268 mg - Lösung zum Auftropfen für große Hunde → S. 464
Effipro 2,5 mg/ml - Spray zur Anwendung auf der Haut, Lösung für Katzen und Hunde → S. 464
Frontline 1,5 ml - Pumpspray für Hunde und Katzen → S. 601
Frontline Spot on Hund L 268 mg Lösung zum Auftropfen auf die Haut für Hunde → S. 602
Frontline Spot on Hund M 134 mg Lösung zum Auftropfen auf die Haut für Hunde → S. 602
Frontline Spot on Hund S 67 mg Lösung zum Auftropfen auf die Haut für Hunde → S. 602
Frontline Spot on Katze 50 mg Lösung zum Auftropfen auf die Haut für Katzen → S. 602
Pestigon 50 mg - Lösung zum Auftropfen für Katzen → S. 1101
Pestigon 67 mg - Lösung zum Auftropfen für kleine Hunde → S. 1101
Pestigon 134 mg - Lösung zum Auftropfen für mittelgroße Hunde → S. 1101
Pestigon 268 mg - Lösung zum Auftropfen für große Hunde → S. 1101
Pestigon 402 mg - Lösung zum Auftropfen für sehr große Hunde → S. 1102

Broadline Spot on Lösung für Katzen <2,5 kg → S. 222
Broadline Spot on Lösung für Katzen 2,5-7,5 kg → S. 222
Effipro Duo 50 mg/60 mg - Lösung zum Auftropfen für Katzen → S. 464
Effipro Duo 67 mg/20 mg - Lösung zum Auftropfen für kleine Hunde → S. 464
Effipro Duo 100 mg/120 mg - Lösung zum Auftropfen für sehr große Katze → S. 465
Effipro Duo 134 mg/40 mg - Lösung zum Auftropfen für mittelgroße Hunde → S. 465
Effipro Duo 268 mg/80 mg - Lösung zum Auftropfen für große Hunde → S. 465
Effitix 26,8 mg/240 mg - Lösung zum Auftropfen für sehr kleine Hunde → S. 465
Effitix 67 mg/600 mg - Lösung zum Auftropfen für kleine Hunde → S. 465
Effitix 134 mg/1200 mg - Lösung zum Auftropfen für mittelgroße Hunde → S. 465
Effitix 268 mg/2400 mg - Lösung zum Auftropfen für große Hunde → S. 465
Effitix 402 mg/3600 mg - Lösung zum Auftropfen für sehr große Hunde → S. 466
Frontline Combo Spot on Hund S, Lösung zum Auftropfen auf die Haut, für Hunde → S. 601
Frontline Combo Spot on Hund M, Lösung zum Auftropfen auf die Haut, für Hunde → S. 601
Frontline Combo Spot on Hund L, Lösung zum Auftropfen auf die Haut, für Hunde → S. 601
Frontline Combo Spot on Hund XL, Lösung zum Auftropfen auf die Haut, für Hunde → S. 601
Frontline Combo Spot on Katze, Lösung zum Auftropfen auf die Haut, für Katzen und Frettchen → S. 601
Frontline Tri-Act - Lösung zum Auftropfen für Hunde 2-5 kg → S. 602
Frontline Tri-Act - Lösung zum Auftropfen für Hunde 5-10

Flunarizin
Calciumantagonist, Vasodilatator

Sibelium 10 mg - Tabletten → S. 1302

Flunitrazepam
Benzodiazepin-Derivat - Hypnotikum

Rohypnol 1 mg - Filmtabletten → S. 1253

Flunixin
Anthranilsäure-Derivat - Nicht-steroidales Antiphlogistikum

✿ Cronyxin 50 mg/g - Paste zum Eingeben für Pferde → S. 352
✿ Finadyne 50 mg/ml - Injektionslösung für Rinder, Pferde und Schweine → S. 571
✿ Finadyne Transdermal 50 mg/ml - Lösung zum Übergießen für Rinder → S. 571
✿ Flunalgin 50 mg/ml - Injektionslösung für Rinder, Pferde und Schweine → S. 584
✿ Niglumine 50 mg/ml - Injektionslösung für Rinder, Pferde und Schweine → S. 976

⌘ Hexasol - Injektionslösung für Rinder → S. 661
⌘ Resflor 300/16,5 mg/ml - Injektionslösung für Rinder → S. 1219

Fluocinolon acetonid
Lokalkortikoid

Iluvien 190 Mikrogramm - intravitreales Implantat im Applikator → S. 693

■ InfectoCiproCort 3 mg/ml + 0,25 mg/ml - Ohrentropfen, Lösung → S. 707

Fluor, Spurenelement
Substitution (Fluor)

Zymafluor 0,25 mg - Tabletten → S. 1614
Zymafluor 1 mg - Tabletten → S. 1615

■ Addaven - Konzentrat zur Herstellung einer Infusionslösung → S. 36
■ Elotrace - Infusionszusatz → S. 474
■ Nutryelt - Konzentrat zur Herstellung einer Infusionslösung → S. 1016
■ Peditrace - Infusionszusatz → S. 1088
■ Tracel - Injektionslösung in einer Fertigspritze → S. 1434

Fluorouracil
Zytostatikum

Fluorouracil Accord 50 mg/ml - Injektions- oder Infusionslösung → S. 585
5-Fluorouracil Ebewe 50 mg/ml - Konzentrat zur Herstellung einer Infusionslösung → S. 585

■ Actikerall 5 mg/g + 100 mg/g - Lösung zur Anwendung auf der Haut → S. 30
■ Verrumal - Lösung zur äußerlichen Anwendung → S. 1520

Fluoxetin
Antidepressivum

Felicium 20 mg - Kapseln → S. 556
Felicium 20 mg - Tabletten → S. 557
Fluctine 20 mg - Kapseln → S. 582
Fluoxetin 1A Pharma 20 mg - Kapseln → S. 585
Fluoxetin 1A Pharma 20 mg - Tabletten → S. 585
Fluoxetin 1A Pharma 40 mg - Tabletten → S. 586
Fluoxetin Arcana 20 mg - Kapseln → S. 586
Fluoxetin Genericon 20 mg - Kapseln → S. 586
Fluoxetin Genericon 40 mg - Kapseln → S. 586
Fluoxetin Genericon 20 mg - Tabletten → S. 586
Flux Hexal 20 mg - Kapseln → S. 587
Flux Hexal Tabs 20 mg - Tabletten → S. 588
Flux Hexal Tabs 40 mg - Tabletten → S. 588
FluxoMed 20 mg - Kapseln → S. 588
Mutan 20 mg - Filmtabletten → S. 935
Mutan 40 mg - Filmtabletten → S. 935
Mutan 60 mg - Filmtabletten → S. 935
Mutan 20 mg - Kapseln → S. 936
Positivum - Kapseln → S. 1118

Flupentixol
Thioxanthen-Derivat - Neuroleptikum

Fluanxol 1 mg - Filmtabletten → S. 579
Fluanxol 5 mg - Filmtabletten → S. 579
Fluanxol Depot 100 mg - Ampullen → S. 580
Fluanxol Depot 20 mg - Injektionslösung → S. 580

■ Deanxit - Filmtabletten → S. 377

Flupredniden
Glukokortikoid

Decoderm - Creme → S. 377

■ Decoderm compositum - Creme → S. 378
■ Vobaderm 1 mg/g + 20 mg/g - Creme → S. 1549

Fluralaner
Antiparasitäres Mittel

✿ Bravecto 112,5 mg - Kautabletten für sehr kleine Hunde (2-4,5 kg) → S. 215
✿ Bravecto 250 mg - Kautabletten für kleine Hunde (>4,5-10 kg) → S. 216
✿ Bravecto 500 mg - Kautabletten für mittelgroße Hunde (>10-20 kg) → S. 216
✿ Bravecto 1000 mg - Kautabletten für große Hunde (>20-40 kg) → S. 216
✿ Bravecto 1400 mg - Kautabletten für sehr große Hunde (>40-56 kg) → S. 216
✿ Bravecto 112,5 mg - Lösung zum Auftropfen auf die Haut für sehr kleine Hunde (2-4,5 kg) → S. 216
✿ Bravecto 250 mg - Lösung zum Auftropfen auf die Haut für kleine Hunde (>4,5-10 kg) → S. 216
✿ Bravecto 500 mg - Lösung zum Auftropfen auf die Haut für mittelgroße Hunde (>10-20 kg) → S. 216
✿ Bravecto 1000 mg - Lösung zum Auftropfen auf die Haut für große Hunde (20-40 kg) → S. 216
✿ Bravecto 1400 mg - Lösung zum Auftropfen auf die Haut für sehr große Hunde (>40-56 kg) → S. 216
✿ Bravecto 112,5 mg - Lösung zum Auftropfen auf die Haut für kleine Katzen (1,2-2,8 kg) → S. 216
✿ Bravecto 250 mg - Lösung zum Auftropfen für mittelgroße Katzen (>2,8-6,25 kg) → S. 216
✿ Bravecto 500 mg - Lösung zum Auftropfen auf die Haut für große Katzen → S. 217
✿ Exzolt 10 mg/ml - Lösung zum Eingeben über das Trinkwasser für Hühner → S. 543

⌘ Bravecto Plus 112,5 mg/5,6 mg - Lösung zum Auftropfen auf die Haut für kleine Katzen (1,2-2,8 kg) → S. 217
⌘ Bravecto Plus 250 mg/12,5 mg - Lösung zum Auftropfen auf die Haut für mittelgroße Katzen (>2,8-6,25 kg) → S. 217
⌘ Bravecto Plus 500 mg/25 mg - Lösung zum Auftropfen auf die Haut für große Katzen (>6,25-12,5 kg) → S. 217

Flurbiprofen
Arylessigsäure-Derivat - Nicht-steroidales Antiphlogistikum

Flurbiangin akut 8,75 mg - Lutschtabletten → S. 586
ratioDolor Flurbiprofen 8,75 mg - Lutschtabletten mit Zitronen-

geschmack → S. 1199
Strepsils 8,75 mg - Lutschtabletten → S. 1356
Strepsils Orange Zuckerfrei 8,75 mg - Lutschtabletten → S. 1356
Strepsils 8,75 mg/Dosis - Spray zur Anwendung in der Mundhöhle, Lösung → S. 1356
Strepsils Honig & Zitrone 8,75 mg/Dosis - Spray zur Anwendung in der Mundhöhle, Lösung → S. 1356

Flutemetamol [18F]
Radiodiagnostikum

Vizamyl 400 MBq/ml - Injektionslösung → S. 1549

Fluticason
Glukokortikoid

Avamys 27,5 Mikrogramm/Sprühstoß - Nasenspray, Suspension → S. 159
Flixonase aquosum - Nasenspray → S. 575
Flixotide junior 50 Mikrogramm - Dosieraerosol → S. 575
Flixotide standard 125 Mikrogramm - Dosieraerosol → S. 575
Flixotide forte 250 Mikrogramm - Dosieraerosol → S. 575
Flixotide Diskus junior 100 Mikrogramm - Pulver zur Trockeninhalation → S. 575
Flixotide Diskus standard 250 Mikrogramm - Pulver zur Trockeninhalation → S. 576
Flixotide Diskus forte 500 Mikrogramm - Pulver zur Trockeninhalation → S. 576
■ AirFluSal Forspiro 50 Mikrogramm/250 Mikrogramm - einzeldosiertes Pulver zur Inhalation → S. 53
■ AirFluSal Forspiro 50 Mikrogramm/500 Mikrogramm - einzeldosiertes Pulver zur Inhalation → S. 53
■ Dymista 137 Mikrogramm/50 Mikrogramm pro Sprühstoß - Nasenspray, Suspension → S. 450
■ Flutiform 125 Mikrogramm/5 Mikrogramm pro Sprühstoß Druckgasinhalation, Suspension → S. 587
■ Flutiform 250 Mikrogramm/10 Mikrogramm pro Sprühstoß Druckgasinhalation, Suspension → S. 587
■ Relvar Ellipta 92 Mikrogramm/22 Mikrogramm - einzeldosiertes Pulver zur Inhalation → S. 1210
■ Relvar Ellipta 184 Mikrogramm/22 Mikrogramm - einzeldosiertes Pulver zur Inhalation → S. 1210
■ Salmecomp 50 Mikrogramm/100 Mikrogramm - einzeldosiertes Pulver zur Inhalation → S. 1273
■ Salmecomp 50 Mikrogramm/250 Mikrogramm - einzeldosiertes Pulver zur Inhalation → S. 1273
■ Salmecomp 50 Mikrogramm/500 Mikrogramm - einzeldosiertes Pulver zur Inhalation → S. 1273
■ Seretide levis 25 Mikrogramm/50 Mikrogramm pro Sprühstoß - Druckgasinhalation → S. 1292
■ Seretide standard 25 Mikrogramm/125 Mikrogramm pro Sprühstoß - Druckgasinhalation → S. 1292
■ Seretide forte 25 Mikrogramm/250 Mikrogramm pro Sprühstoß - Druckgasinhalation → S. 1292
■ Seretide Diskus levis 50 Mikrogramm/100 Mikrogramm - einzeldosiertes Pulver zur Inhalation → S. 1292
■ Seretide Diskus standard 50 Mikrogramm/250 Mikrogramm - einzeldosiertes Pulver zur Inhalation → S. 1292
■ Seretide Diskus forte 50 Mikrogramm/500 Mikrogramm - einzeldosiertes Pulver zur Inhalation → S. 1292
■ Trelegy Ellipta 92 Mikrogramm/55 Mikrogramm/22 Mikrogramm - einzeldosiertes Pulver zur Inhalation → S. 1448
■ Zoreeda 25 Mikrogramm/125 Mikrogramm/Dosis - Druckgasinhalation, Suspension → S. 1610
■ Zoreeda 25 Mikrogramm/250 Mikrogramm/Dosis - Druckgasinhalation, Suspension → S. 1610

Flutrimazol
Imidazol-Derivat - Antimykotikum

Micetal - Creme → S. 895

Fluvastatin
Cholesterol-Synthese-Hemmer

Fluvastatin Accord 80 mg - Retardtabletten → S. 587
Lescol MR 80 mg - Filmtabletten → S. 796

Fluvoxamin
Antidepressivum

Floxyfral 50 mg - Filmtabletten → S. 579
Floxyfral 100 mg - Filmtabletten → S. 579

Foeniculum vulgare Mill. ssp. vulgare var. vulgare (Apiaceae)

Sidroga Fencheltee → S. 1304
■ Dr. Kottas Abführtee → S. 436
⌘ Colosan - Lösung zum Eingeben für Tiere → S. 333

Folinsäure
Antidot (Überdosierung von Folsäureantagonisten)

Calciumfolinat Ebewe 15 mg - Kapseln → S. 242
Calciumfolinat Kabi 10 mg/ml - Injektions-/Infusionslösung → S. 243
Calciumfolinat Sandoz 10 mg/ml - Injektions-/Infusionslösung → S. 243

Follitropin (Schwein)

🐾 Folltropin 700 IE - Pulver und Lösungsmittel zur Herstellung einer Injektionslösung → S. 588

Follitropin alfa
Hypophysenvorderlappen-Hormon - FSH-Mimetikum

Bemfola 75 I.E./0,125 ml - Injektionslösung in einem Fertigpen → S. 177
Bemfola 150 I.E./0,25 ml - Injektionslösung in einem Fertigpen → S. 178
Bemfola 225 I.E./0,375 ml - Injektionslösung in einem Fertigpen → S. 178
Bemfola 300 I.E./0,50 ml - Injektionslösung in einem Fertigpen → S. 178
Bemfola 450 I.E./0,75 ml - Injektionslösung in einem Fertigpen → S. 178
Gonal-f 300 I.E./0,5 ml (22 Mikrogramm/0,5 ml) - Injektionslösung im Fertigpen → S. 639
Gonal-f 450 I.E./0,75 ml (33 Mikrogramm/0,75 ml) - Injektionslösung im Fertigpen → S. 639
Gonal-f 900 I.E./1,5 ml (66 Mikrogramm/1,5 ml) - Injektionslösung im Fertigpen → S. 640
Gonal-f 1050 I.E./1,75 ml (77 Mikrogramm/1,75 ml) - Pulver und Lösungsmittel zur Herstellung einer Injektionslösung → S. 640
Ovaleap 300 I.E./0,5 ml - Injektionslösung → S. 1059
Ovaleap 450 I.E./0,75 ml - Injektionslösung → S. 1059
Ovaleap 900 I.E./1,5 ml - Injektionslösung → S. 1059
■ Pergoveris 150 I.E./75 I.E. - Pulver und Lösungsmittel zur Herstellung einer Injektionslösung → S. 1098
■ Pergoveris (300 I.E.+ 150 I.E.)/0,48 ml - Injektionslösung im Fertigpen → S. 1098
■ Pergoveris (450 I.E.+ 225 I.E.)/0,72 ml - Injektionslösung im Fertigpen → S. 1098
■ Pergoveris (900 I.E.+ 450 I.E.)/1,44 ml - Injektionslösung im Fertigpen → S. 1098

Follitropin beta
Hypophysenvorderlappen-Hormon - FSH-Mimetikum

Puregon 300 IE/0,36 ml - Injektionslösung → S. 1167
Puregon 600 IE/0,72 ml - Injektionslösung → S. 1168
Puregon 900 IE/1,08 ml - Injektionslösung → S. 1168

Follitropin delta
Hypophysenvorderlappen-Hormon - FSH-Mimetikum

Rekovelle 12 Mikrogramm/0,36 ml - Injektionslösung in einem Fertigpen → S. 1208
Rekovelle 36 Mikrogramm/1,08 ml - Injektionslösung in einem Fertigpen → S. 1208
Rekovelle 72 Mikrogramm/2,16 ml - Injektionslösung in einem Fertigpen → S. 1208

Folsäure
Folsäuremangel

Folsan 0,4 mg - Tabletten → S. 589
Folsan 5 mg - Tabletten → S. 589
Gerofol 5 mg - Tabletten → S. 626

■ Berocca plus Zink - Brausetabletten → S. 185
■ Berocca plus Zink - Filmtabletten → S. 185
■ Cernevit - Pulver zur Herstellung einer Infusionslösung → S. 286
■ Elevit pronatal - Filmtabletten → S. 468
■ Ferretab comp. - Kapseln → S. 568
■ Ferrograd-Fol 105 mg/0,35 mg - Filmtabletten → S. 569
■ Soluvit - Trockensubstanz zur Infusionsbereitung → S. 1335
■ Tardyferon Fol - Retardtabletten → S. 1391
■ Viant - Pulver zur Herstellung einer Infusionslösung → S. 1532

Fomepizol
Alkoholdehydrogenasehemmer - Antidot

Fomepizole Serb 5 mg/ml - Konzentrat zur Herstellung einer Infusionslösung → S. 589

Fondaparinux natrium
Faktor-Xa-Hemmer - Antikoagulans

Arixtra 1,5 mg/0,3 ml - Injektionslösung, Fertigspritze → S. 128
Arixtra 2,5 mg/0,5 ml - Injektionslösung, Fertigspritze → S. 128
Arixtra 5 mg/0,4 ml - Injektionslösung, Fertigspritze → S. 128
Arixtra 7,5 mg/0,6 ml - Injektionslösung, Fertigspritze → S. 128
Arixtra 10 mg/0,8 ml - Injektionslösung, Fertigspritze → S. 129

Formica rufa (Homöopathie)

ⵣ Disci comp. "Wala" - Injektionslösung für Tiere → S. 415

Formoterol
Beta-Sympathomimetikum

Foradil 12 Mikrogramm - Kapseln zur Trockeninhalation → S. 589
Forair 12 Mikrogramm - Druckgasinhalation, Lösung → S. 590
Formoterol "ratiopharm" 12 Mikrogramm - Kapseln zur Trockeninhalation → S. 590
Novolizer Formoterol Meda 12 Mikrogramm - Pulver zur Inhalation → S. 996
Oxis Turbohaler 6 µg - Dosier-Pulverinhalator → S. 1062
Oxis Turbohaler 12 µg - Dosier-Pulverinhalator → S. 1062

■ Brimica Genuair 340 Mikrogramm/12 Mikrogramm - Pulver zur Inhalation → S. 219
■ Duaklir Genuair 340 Mikrogramm/12 Mikrogramm - Pulver zur Inhalation → S. 440
■ Flutiform 125 Mikrogramm/5 Mikrogramm pro Sprühstoß Druckgasinhalation, Suspension → S. 587
■ Flutiform 250 Mikrogramm/10 Mikrogramm pro Sprühstoß Druckgasinhalation, Suspension → S. 587
■ Foster 100/6 Mikrogramm/Sprühstoß, Druckgasinhalation, Lösung → S. 596
■ Foster 200/6 Mikrogramm pro Sprühstoß, Druckgasinhalation, Lösung → S. 597
■ Foster NEXThaler 100 Mikrogramm/6 Mikrogramm pro Inhalation - Pulver zur Inhalation → S. 597
■ Symbicort 160 Mikrogramm/4,5 Mikrogramm/Inhalation - Druckgasinhalation, Suspension → S. 1369
■ Symbicort mite Turbohaler 80 Mikrogramm/4,5 Mikrogramm pro Dosis - Pulver zur Inhalation → S. 1369
■ Symbicort Turbohaler 160 Mikrogramm/4,5 Mikrogramm pro Dosis - Pulver zur Inhalation → S. 1370
■ Symbicort forte Turbohaler 320 Mikrogramm/9 Mikrogramm pro Dosis - Pulver zur Inhalation → S. 1370
■ Trimbow 87 Mikrogramm/5 Mikrogramm/9 Mikrogramm - Druckgasinhalation, Lösung → S. 1453

Fosamprenavir
HIV-Proteinase-Inhibitor - Virustatikum

Telzir 700 mg - Filmtabletten → S. 1403

Fosaprepitant
Neurokinin-Rezeptor-Antagonist - Antiemetikum

Ivemend 150 mg - Pulver zur Herstellung einer Infusionslösung → S. 735

Fosfomycin
Antibiotikum

Cystium 3 g - Pulver zur Herstellung einer Lösung zum Einnehmen → S. 362
Fomicyt 40 mg/ml - Pulver zur Herstellung einer Infusionslösung → S. 589
Monuril 3 g - Granulat → S. 922

Fosinopril
ACE-Hemmer - Antihypertonikum; Herzinsuffizienz-Therapeutikum

Fosinopril Actavis 10 mg - Tabletten → S. 595
Fosinopril Actavis 20 mg - Tabletten → S. 595
Fositens 10 mg - Tabletten → S. 596
Fositens 20 mg - Tabletten → S. 596

■ Fosicomb - Tabletten → S. 595
■ Fosinopril/HCT Stada 20 mg/12,5 mg - Tabletten → S. 596
■ Fosinopril-Natrium/HCT Actavis 20 mg/12,5 mg - Tabletten → S. 596

Fotemustin
N-Nitrosoharnstoff-Derivat, Stickstoff-Lost-Derivat - Zytostatikum

Muphoran 200 mg/4 ml - Pulver und Lösungsmittel zur Herstellung einer Infusionslösung → S. 934

Fragaria vesca L. (Rosaceae)

■ Hepatodoron - Kautabletten → S. 658

Framycetin
Aminoglykosid-Antibiotikum

ⵣ Benestermycin - Suspension zur intramammären Anwendung für Rinder → S. 181
ⵣ Canaural - Ohrentropfen, Suspension für Hunde und Katzen → S. 247

Fraxinus americana (Homöopathie)

■ Pascofemin - Tropfen → S. 1086

Fraxinus excelsior L. (Oleaceae)

■ Phytodolor - Rheumatropfen → S. 1107

Fremanezumab
CGRP-Antikörper - Migräne-Prophylaktikum

Ajovy 225 mg - Injektionslösung in Fertigspritze → S. 53

Frovatriptan
5-HT1B/5-HT1D-Rezeptor-Agonist - Migränemittel

Eumitan 2,5 mg - Filmtabletten → S. 530
Frovalan 2,5 mg - Filmtabletten → S. 603

FSME-Impfstoff, inaktiviert
Frühsommer-Meningoenzephalitis (Aktivimmunisierung)

Encepur 0,25 ml für Kinder - Injektionssuspension in einer Fertigspritze → S. 486
Encepur 0,5 ml - Injektionssuspension in einer Fertigspritze → S. 486
FSME-Immun 0,25 ml Junior - Injektionssuspension in einer Fertigspritze → S. 603
FSME-Immun 0,5 ml Erwachsene - Injektionssuspension in einer Fertigspritze → S. 603

Fucus (Homöopathie)

■ Ho-Len-Complex Fuco-cy -Tropfen zum Einnehmen → S. 664
■ RIXX - Schlankheitstropfen → S. 1250
■ Thyreoidea compositum-Heel - Ampullen → S. 1418

Fulvestrant
Antiestrogen - Mammakarzinom

Faslodex 250 mg - Injektionslösung → S. 552
Fulvestrant Ever Pharma 250 mg - Injektionslösung in einer Fertigspritze → S. 604
Fulvestrant Mylan 250 mg - Injektionslösung in einer Fertigspritze → S. 604
Fulvestrant ratiopharm 250 mg - Injektionslösung in einer Fertigspritze → S. 604
Fulvestrant Sandoz 250 mg - Injektionslösung in einer Fertigspritze → S. 604
Fulvestrant Stada 250 mg - Injektionslösung in einer Fertigspritze → S. 604

Fumaria officinalis (Homöopathie)

■ Cutro spag. Peka - Globuli → S. 356
■ Cutro spag. Peka - Tropfen zum Einnehmen → S. 356
■ Lymphomyosot - Ampullen → S. 843
■ Lymphomyosot - Tabletten → S. 843
■ Lymphomyosot - Tropfen → S. 843

Funiculus umbilicalis suis (Homöopathie)

■ Arthroheel - Ampullen → S. 132
■ Cutis compositum-Heel - Ampullen → S. 355
■ Discus compositum-Heel - Ampullen → S. 416
■ Thyreoidea compositum-Heel - Ampullen → S. 1418
■ Zeel - Ampullen → S. 1589
⌘ Zeel - Tabletten für Tiere → S. 1590

Furosemid
Schleifendiuretikum

Furohexal 40 mg - Tabletten → S. 605
Furohexal 80 mg - Tabletten → S. 606
Furohexal 500 mg - Tabletten → S. 606
Furon 20 mg - Ampullen → S. 606
Furon 40 mg - Ampullen → S. 606
Furon 250 mg - Konzentrat zur Infusionsbereitung → S. 606
Furon 40 mg - Tabletten → S. 607
Furon 500 mg - Tabletten → S. 607
Furosemid 1A Pharma 40 mg - Tabletten → S. 607
Furosemid Accord 10 mg/ml - Injektions- oder Infusionslösung → S. 607
Furosemid Genericon 40 mg - Tabletten → S. 607
Furostad 40 mg - Tabletten → S. 608
Lasix 20 mg/2 ml - Ampullen → S. 786
Lasix 40 mg/4 ml - Ampullen → S. 786
Lasix retard 30 mg - Kapseln → S. 786
Lasix retard 60 mg - Kapseln → S. 786
Lasix 250 mg - Konzentrat zur Herstellung einer Infusionslösung → S. 786
Lasix 40 mg - Tabletten → S. 787
Lasix 80 mg- Tabletten → S. 787
Lasix 500 mg - Tabletten → S. 787
■ Furo-Spirobene - Filmtabletten → S. 608
■ Furo-Spirobene forte - Filmtabletten → S. 608
■ Lasilacton 20 mg/50 mg - Kapseln → S. 785
■ Lasilacton 20 mg/100 mg - Kapseln → S. 786
■ Spirono Genericon comp. - Tabletten → S. 1344
■ Spirono Genericon comp. forte - Tabletten → S. 1344
✿ Dimazon 50 mg/ml - Injektionslösung für Rinder, Pferde, Hunde und Katzen → S. 412
✿ Furosoral 10 mg - Tabletten für Katzen und Hunde → S. 608
✿ Furosoral 40 mg - Tabletten für Katzen und Hunde → S. 608
✿ Libeo 10 mg - Kautabletten für Hunde → S. 812
✿ Libeo 40 mg - Kautabletten für Hunde → S. 812

Fusidinsäure
Steroid - Antibiotikum

Fucidin - Filmtabletten → S. 603
Fucidin - Salbe → S. 603
Fucithalmic - Augengel → S. 604
Natrium Fusidat Essential Pharma 500 mg - Pulver und Lösungsmittel für ein Konzentrat zur Herstellung einer Infusionslösung → S. 951
■ Fusicutan 20 mg/g + 1 mg/g - Creme → S. 608
⌘ Betafuse 1 mg/g + 5 mg/g - Gel für Hunde → S. 188
⌘ Canaural - Ohrentropfen, Suspension für Hunde und Katzen → S. 247
⌘ Isaderm 5 mg/g + 1 mg/g - Gel für Hunde → S. 726

Gabapentin
Antikonvulsivum

Gabadal 600 mg - Filmtabletten → S. 611
Gabadal 300 mg - Kapseln → S. 611
Gabapentin 1A Pharma 300 mg - Hartkapseln → S. 611
Gabapentin 1A Pharma 400 mg - Hartkapseln → S. 611
Gabapentin Accord 100 mg - Hartkapseln → S. 611
Gabapentin Accord 300 mg - Hartkapseln → S. 611
Gabapentin Accord 400 mg - Hartkapseln → S. 611
Gabapentin Arcana 300 mg - Hartkapseln → S. 611
Gabapentin Arcana 400 mg - Hartkapseln → S. 611
Gabapentin Genericon 300 mg - Kapseln → S. 611
Gabapentin Genericon 400 mg - Kapseln → S. 611
Gabapentin Hexal 100 mg - Hartkapseln → S. 612
Gabapentin Hexal 300 mg - Hartkapseln → S. 612
Gabapentin Hexal 400 mg - Hartkapseln → S. 612
Gabapentin Pfizer 600 mg - Filmtabletten → S. 612
Gabapentin Pfizer 800 mg - Filmtabletten → S. 612
Gabapentin Pfizer 300 mg - Hartkapseln → S. 612
Gabapentin Pfizer 400 mg - Hartkapseln → S. 612
Gabapentin "ratiopharm" 600 mg - Filmtabletten → S. 612

Gabapentin "ratiopharm" 800 mg - Filmtabletten → S. 612
Gabapentin "ratiopharm" 300 mg - Kapseln → S. 612
Gabapentin "ratiopharm" 400 mg - Kapseln → S. 612
Neurontin 600 mg - Filmtabletten → S. 966
Neurontin 800 mg - Filmtabletten → S. 966
Neurontin 300 mg - Hartkapseln → S. 966
Neurontin 400 mg - Hartkapseln → S. 967

Gadobensäure
Diagnostikum (Kernspintomographie)

Multihance 0,5 M - Injektionslösung → S. 932
MultiHance 0,5 mmol/ml - Injektionslösung in Fertigspritze → S. 932

Gadobutrol
Diagnose-Hilfsmittel (Kernspintomographie)

Gadovist 1,0 mmol/ml - Injektionslösung → S. 613
Gadovist 1,0 mmol/ml - Injektionslösung in Fertigspritzen/Patronen → S. 613

Gadolinium

Artirem 0,0025 mmol/ml - Injektionslösung → S. 133
Clariscan 0,5 mmol/ml - Injektionslösung → S. 312
Clariscan 0,5 mmol/ml - Injektionslösung in einer Fertigspritze → S. 312
Gadovist 1,0 mmol/ml - Injektionslösung → S. 613
Gadovist 1,0 mmol/ml - Injektionslösung in Fertigspritzen/Patronen → S. 613
Magnevist 2 mmol/l - Injektionslösung → S. 854
ProHance - Injektionslösung → S. 1154

Gadopentetsäure
Diagnose-Hilfsmittel (NMR-Spektroskopie)

Magnevist 2 mmol/l - Injektionslösung → S. 854

Gadoteridol
Diagnose-Hilfmittel (Kernspintomographie)

ProHance - Injektionslösung → S. 1154

Gadotersäure
Diagnose-Hilfsmittel (Kernspintomographie)

Artirem 0,0025 mmol/ml - Injektionslösung → S. 133
Clariscan 0,5 mmol/ml - Injektionslösung → S. 312
Clariscan 0,5 mmol/ml - Injektionslösung in einer Fertigspritze → S. 312
Cyclolux 0,5 mmol/ml - Injektionslösung → S. 358
Cyclolux 0,5 mmol/ml - Injektionslösung im Einzeldosisbehältnis → S. 358
Dotagraf 0,5 mmol/ml - Injektionslösung → S. 427
Dotagraf 0,5 mmol/ml - Injektionslösung im Einzeldosisbehältnis → S. 428
Dotarem - Injektionslösung → S. 428

Gadoxetsäure
Magnetresonanztomographie

Primovist 0,25 mmol/ml - Injektionslösung, Fertigspritze → S. 1146

Galantamin
Acethylcholinesterase-Hemmer

Galantamin Actavis 8 mg - Retardkapseln → S. 613
Galantamin Actavis 16 mg - Retardkapseln → S. 613
Galantamin Actavis 24 mg - Retardkapseln → S. 613
Galantamin Aristo 8 mg - Retardkapseln → S. 613
Galantamin Aristo 16 mg - Retardkapseln → S. 614
Galantamin Aristo 24 mg - Retardkapseln → S. 614
Galantamin Krka 8 mg - Retardkapseln → S. 614
Galantamin Krka 16 mg - Retardkapseln → S. 614
Galantamin Krka 24 mg - Retardkapseln → S. 614
Galantamin ratiopharm GmbH 8 mg - Retardkapseln → S. 614
Galantamin ratiopharm GmbH 16 mg - Retardkapseln → S. 614
Galantamin ratiopharm GmbH 24 mg - Retardkapseln → S. 614
Galantamin Sandoz 8 mg - Retardkapseln → S. 614
Galantamin Sandoz 16 mg - Retardkapseln → S. 614
Galantamin Sandoz 24 mg - Retardkapseln → S. 614
Reminyl 4 mg/ml - Lösung zum Einnehmen → S. 1212
Reminyl 8 mg - Retardkapseln → S. 1212
Reminyl 16 mg - Retardkapseln → S. 1212
Reminyl 24 mg - Retardkapseln → S. 1212

Galcanezumab
CGRP-Antikörper - Migräne-Prophylaktikum

Emgality 120 mg - Injektionslösung in einem Fertigpen → S. 476

Galipea officinalis (Homöopathie)

■ Oss-regen spag. Peka - Tropfen zum Einnehmen → S. 1055

Galium aparine (Homöopathie)

■ Cutis compositum-Heel - Ampullen → S. 355
■ Itires spag. Peka - Globuli → S. 731
■ Itires spag. Peka - Tropfen zum Einnehmen → S. 732
■ Thyreoidea compositum-Heel - Ampullen → S. 1418
■ Toex spag. Peka - Globuli → S. 1425
■ Toex spag. Peka - Tropfen zum Einnehmen → S. 1425
■ Ubichinon compositum-Heel - Ampullen → S. 1473

Galsulfase
Mucopolysaccharidose 6 (Orphan drug)

Naglazyme 1 mg/ml - Konzentrat zur Herstellung einer Infusionslösung → S. 943

Gamithromycin
Antibiotikum

🐾 Zactran 150 mg/ml - Injektionslösung für Rinder, Schafe und Schweine → S. 1585

Ganciclovir
Virustatikum

Cymevene 500 mg - Trockensubstanz zur Infusionsbereitung → S. 360

Ganirelix
Gonadorelin-Inhibitor

Ganirelix Astro 0,25 mg/0,5 ml - Injektionslösung in einer Fertigspritze → S. 617
Orgalutran 0,25 mg/0,5 ml - Injektionslösung → S. 1049

Gefitinib
Tyrosinkinase-Hemmer - Zytostatikum

Gefitinib Accord 250 mg - Filmtabletten → S. 621
Iressa 250 mg - Filmtabletten → S. 725

Gehirn-Proteolysat (Schwein)

Cerebrolysin - parenterale Lösung → S. 285

Gelatine
Plasmaexpander, lokales Hämostyptikum

■ Gelofusin - Infusionslösung → S. 622
■ Gelofusin Iso 40 mg/ml - Infusionslösung → S. 622

■ Geloplasma - Infusionslösung → S. 622

Gelbfieber-Lebend-Impfstoff (PCEC); Stamm 17D-204

Stamaril - Pulver und Lösungsmittel zur Herstellung einer Injektionssuspension → S. 1349

Gelsemium sempervirens (Homöopathie)

■ Adol spag. Peka - Tropfen zum Einnehmen → S. 38
■ Apozema Migräne Gelsemium complex Nr.22 - Tropfen → S. 112
■ Apozema Nervenschmerzen Colocynthis complex Nr.24 - Tropfen zum Einnehmen → S. 113
■ Apozema Schnupfen und Grippe Aconitum complex Nr.28 - Tropfen → S. 113
■ Atustro spag. Peka - Globuli → S. 156
■ Atustro spag. Peka - Tropfen zum Einnehmen → S. 156
■ Cefaneuro - Tabletten → S. 271
■ Cerebrum compositum-Heel - Ampullen → S. 285
■ Circuvin - Kreislauftropfen → S. 305
■ Cranagil Föhn- und Wettertropfen → S. 349
■ Echinacea compositum-Heel - Ampullen → S. 458
■ Echinacea compositum-forte-Heel - Ampullen → S. 458
■ Globuli gegen Kopfschmerzen "Similasan" → S. 635
■ Ho-Len-Complex Febro-cyl -Tropfen zum Einnehmen → S. 664
■ metavirulent - Tropfen → S. 882
■ Nr. 6 Heuschnupfentropfen "Mag. Doskar" → S. 1002
■ Nr. 14 Nerven- und Examentropfen "Mag. Doskar" → S. 1003
■ Nr. 20 Grippetropfen "Mag. Doskar" → S. 1004
■ Pascallerg - Tabletten → S. 1086
■ Restaxil - Tropfen → S. 1220
■ Rytmopasc - Tropfen → S. 1269
■ Spascupreel - Ampullen → S. 1340
■ Spigelon - Tabletten → S. 1342
■ Taumea - Tabletten → S. 1394
⌘ Reminflu - Grippeglobuli für Tiere → S. 1212
⌘ Tropfen bei Start- und Turnierangst "Mag. Doskar" für Tiere → S. 1462

Gemcitabin

Antimetabolit - Zytostatikum

Gemcitabin Accord 100 mg/ml - Konzentrat zur Herstellung einer Infusionslösung → S. 622
Gemsol 40 mg/ml - Konzentrat zur Herstellung einer Infusionslösung → S. 623

Gemfibrozil

Lipidsenker

Gevilon 450 mg - Filmtabletten → S. 627

Gemtuzumab ozogamicin

CD33-Ligand - Zytostatikum; Leukämie (akut-myeloisch)

Mylotarg 5 mg - Pulver für ein Konzentrat zur Herstellung einer Infusionslösung → S. 940

Gentamicin

Aminoglykosid-Antibiotikum

Gentamicin B.Braun 1 mg/ml - Infusionslösung → S. 624
Gentamicin B.Braun 3 mg/ml - Infusionslösung → S. 624
Gentax - Augensalbe → S. 625
Gentax - Augentropfen → S. 625
Refobacin 10 mg - Ampullen → S. 1206
Refobacin 120 mg - Ampullen → S. 1207
Refobacin 1 mg/g - Creme → S. 1207
Septopal - Kette zur Implantation → S. 1290
Septopal - Minikette zur Implantation → S. 1290
■ Decoderm compositum - Creme → S. 378
■ Dexagenta - POS - Augensalbe → S. 391
■ Dexagenta - POS - Augentropfen → S. 391
■ Diprogenta - Creme → S. 414
■ Diprogenta - Salbe → S. 414
■ Sulmycin Implant - Schwamm → S. 1362
🐾 Genta-Mix 50 mg/g - Pulver zum Eingeben für Kälber und Schweine → S. 624
🐾 Gentavan 50 mg/ml - Injektionslösung für Tiere → S. 625
🐾 Soligental 3000 I.E. - Augentropfen, Lösung für Hunde und Katzen → S. 1332
⌘ Easotic - Ohrentropfen Suspension für Hunde → S. 453
⌘ Marbogen Complex - Ohrentropfen, Lösung für Hunde → S. 856
⌘ Otomax Ohrentropfen - Ohrentropfen Suspension → S. 1057

Gentiana lutea (Homöopathie)

■ Aflubin - Grippetropfen → S. 48
■ Amara Tropfen Weleda → S. 73
■ Gentiana Magen - Globuli velati Wala → S. 625
■ Lymphomyosot - Ampullen → S. 843
■ Lymphomyosot - Tabletten → S. 843
■ Lymphomyosot - Tropfen → S. 843
■ metavirulent - Tropfen → S. 882
⌘ Tropfen gegen Wurmbefall "Mag. Doskar" für Tiere → S. 1464

Gentiana lutea L. (Gentianaceae)

■ GastroMed Madaus - Tropfen → S. 619
■ Klosterfrau Melissengeist - Flüssigkeit zum Einnehmen und zur Anwendung auf der Haut → S. 763
■ Montana - Haustropfen → S. 919
■ Original Schwedenbitter Riviera - Lösung zum Einnehmen → S. 1050
■ Sinupret - Dragees → S. 1322
■ Sinupret forte - Dragees → S. 1322
■ Sinupret - Saft → S. 1322
■ Sinupret - Tropfen → S. 1322

Geranium robertianum (Homöopathie)

■ Lymphomyosot - Ampullen → S. 843
■ Lymphomyosot - Tabletten → S. 843
■ Lymphomyosot - Tropfen → S. 843

Gestoden

Gestagen - Kontrazeptivum

■ Flow 15 Mikrogramm/60 Mikrogramm - Filmtabletten → S. 577
■ Gefemin 15 Mikrogramm/60 Mikrogramm - Filmtabletten → S. 621
■ Gynovin - Dragees → S. 646
■ Harmonette - Dragees 75 Mikrogramm/20 Mikrogramm überzogene Tabletten → S. 652
■ Lenea 20 µg/75 µg - überzogene Tabletten → S. 794
■ Meliane - Dragees → S. 866
■ Minesse 15 Mikrogramm/60 Mikrogramm - Filmtabletten → S. 906
■ Minulet - Dragees 75 Mikrogramm/30 Mikrogramm überzogene Tabletten → S. 908
■ Mirelle 15 Mikrogramm/60 Mikrogramm - Filmtabletten → S. 910
■ Triodena - Dragees → S. 1455

■ Varianta 15 Mikrogramm/60 Mikrogramm - Filmtabletten → S. 1502
■ Wave ratiopharm 75 Mikrogramm/20 Mikrogramm - überzogene Tabletten → S. 1561
■ Yris 0,075 mg/0,03 mg - Dragees → S. 1584
■ Yris mite 0,075 mg/0,02 mg - Dragees → S. 1584

Gilteritinib
FLT3-Tyrosinkinase-Hemmer - Antineoplastikum

Xospata 40 mg - Filmtabletten → S. 1575

Gimeracil
Zytostatikum

■ Teysuno 15 mg/4,35 mg/11,8 mg - Hartkapseln → S. 1412
■ Teysuno 20 mg/5,8 mg/15,8 mg - Hartkapseln → S. 1413

Ginkgo biloba (Homöopathie)

■ Cefavora - Tabletten → S. 272

Ginkgo biloba L. (Ginkgoaceae)

Cerebokan 80 mg - Filmtabletten → S. 285
Cerebokan 120 mg - Filmtabletten → S. 285
Ceremin 40 mg - Filmtabletten → S. 286
Ginkgobene 240 mg - Filmtabletten → S. 630
Tebofortan 40 mg - Filmtabletten → S. 1396
Tebofortan 4% - Tropfen → S. 1396

Givosiran

Givlaari 189 mg/ml - Injektionslösung → S. 631

Glandula suprarenalis bovis (Homöopathie)

ꕤ Suprarenales comp. "Wala" - Injektionslösung für Tiere → S. 1365

Glandula suprarenalis suis (Homöopathie)

■ Cutis compositum-Heel - Ampullen → S. 355
■ Discus compositum-Heel - Ampullen → S. 416

Glasdegib
SMO-Rezeptor-Antagonist - Zytostatikum

Daurismo 25 mg - Filmtabletten → S. 376
Daurismo 100 mg - Filmtabletten → S. 376

Glatiramer
Immunmodulator - Multiple Sklerose-Therapeutikum

Copaxone 20 mg/ml - Injektionslösung in einer Fertigspritze → S. 343
Copaxone 40 mg/ml - Injektionslösung in einer Fertigspritze → S. 344
Perscleran 20 mg/ml - Injektionslösung in einer Fertigspritze → S. 1101
Perscleran 40 mg/ml - Injektionslösung in einer Fertigspritze → S. 1101

Glecaprevir
Protease-Hemmer, Virustatikum, Hepatitis C-Therapeutikum

■ Maviret 100 mg/40 mg - Filmtabletten → S. 860

Glechoma hederacea (Homöopathie)

■ Ailgeno spag. Peka - Tropfen → S. 52
■ Habifac spag. Peka - Tropfen → S. 648
■ Opsonat spag. Peka - Tropfen zum Einnehmen → S. 1044
■ Speciol spag. Peka - Tropfen zum Einnehmen → S. 1341
■ Toex spag. Peka - Globuli → S. 1425
■ Toex spag. Peka - Tropfen zum Einnehmen → S. 1425

Gleptoferron
Eisenmangel-Therapie

ꕤ Baycox Iron 36 mg/ml + 182 mg/ml - Injektionssuspension für Ferkel → S. 172
ꕤ Forceris 30 mg/ml + 133 mg/ml - Injektionssuspension für Ferkel → S. 590

Gliclazid
Sulfonylharnstoff-Derivat - Orales Antidiabetikum

Diamicron MR 30 mg - Tabletten mit veränderter Wirkstofffreisetzung → S. 396
Diamicron MR 60 mg - Tabletten mit veränderter Wirkstofffreisetzung → S. 396
Gliclada 30 mg - Tabletten mit veränderter Wirkstofffreisetzung → S. 632
Gliclada 60 mg - Tabletten mit veränderter Wirkstofffreisetzung → S. 632
Gliclazid-ratiopharm 30 mg - Tabletten mit veränderter Wirkstofffreisetzung → S. 632

Glimepirid
Sulfonylharnstoff-Derivat - Orales Antidiabetikum

Amaryl 1 mg - Tabletten → S. 74
Amaryl 2 mg - Tabletten → S. 74
Amaryl 3 mg - Tabletten → S. 74
Amaryl 4 mg - Tabletten → S. 74
Amaryl 6 mg - Tabletten → S. 74
Glimepirid 1A Pharma 1 mg - Tabletten → S. 632
Glimepirid 1A Pharma 2 mg - Tabletten → S. 632
Glimepirid 1A Pharma 3 mg - Tabletten → S. 632
Glimepirid 1A Pharma 4 mg - Tabletten → S. 633
Glimepirid Hexal 1 mg - Tabletten → S. 633
Glimepirid Hexal 2 mg - Tabletten → S. 633
Glimepirid Hexal 3 mg - Tabletten → S. 633
Glimepirid Hexal 4 mg - Tabletten → S. 633
Glimepirid ratiopharm 2 mg - Tabletten → S. 633
Glimepirid ratiopharm 3 mg - Tabletten → S. 633
Glimepirid ratiopharm 4 mg - Tabletten → S. 633
Glimepirid ratiopharm 6 mg - Tabletten → S. 633
Glimepirid Sandoz 1 mg - Tabletten → S. 633
Glimepirid Stada 2 mg - Tabletten → S. 633
Glimepirid Stada 3 mg - Tabletten → S. 633
Glimepirid Stada 4 mg - Tabletten → S. 633
Glimepirid Stada 6 mg - Tabletten → S. 634
■ Tandemact 30 mg/2 mg - Tabletten → S. 1388
■ Tandemact 30 mg/4 mg - Tabletten → S. 1388

Gliquidon
Sulfonylharnstoff-Derivat - Orales Antidiabetikum

Glurenorm 30 mg - Tabletten → S. 638

Glucagon
Inselzellhormon, Insulinantagonist

Baqsimi 3 mg - Nasenpulver in einem Einzeldosisbehältnis → S. 171

Glucagon, rekombiniert
Glucagon-Rezeptor-Agonist

GlucaGen 1 mg/ml - Pulver und Lösungsmittel zur Herstellung einer Injektionslösung → S. 636
GlucaGen HypoKit 1 mg/ml - Pulver und Lösungsmittel zur Herstellung einer Injektionslösung → S. 636

D-Gluconsäure, Kupfer(II)-salz
Substitution (Kupfer)

■ Addel Junior - Konzentrat zur Herstellung einer Infusionslösung → S. 36
■ Nutryelt - Konzentrat zur Herstellung einer Infusionslösung → S. 1016

D-Gluconsäure, Magnesiumsalz
Magnesium-Substitution

Magnesium Gluconicum "G.L." - Ampullen → S. 854
⌘ Novacoc forte - Infusionslösung für Tiere → S. 994

D-Gluconsäure, Zinksalz (2:1)
Komplexbildner; Substitution (Zink)

■ Addel Junior - Konzentrat zur Herstellung einer Infusionslösung → S. 36
■ Nutryelt - Konzentrat zur Herstellung einer Infusionslösung → S. 1016

D-Gluconsäure, Calciumsalz
Calcium-Therapie und -Substitution

Calcium "Fresenius" - Ampullen → S. 243
Calciumgluconat B.Braun 10% - Injektionslösung → S. 243
⌘ Calcamyl forte - Injektionslösung für Rinder → S. 240
⌘ Calcibel 240/60/60 mg/ml - Infusionslösung für Pferde, Rinder, Schafe, Ziegen und Schweine → S. 240
⌘ Calcitat - Injektionslösung für Tiere → S. 241
⌘ Calcitat forte - Injektionslösung für Tiere → S. 241
⌘ Calcium gluconicum "Jacoby" - Injektionslösung für Tiere → S. 244
⌘ Calcium "Norbrook" - Injektionslösung für Rinder → S. 244
⌘ Calcium "Pro Zoon" - Injektionslösung für Rinder → S. 244
⌘ Methiocalcin - Injektionslösung für Rinder, Schafe und Ziegen → S. 884
⌘ Novacoc forte - Infusionslösung für Tiere → S. 994

D-Glucosamin vom Schalentier
Antiphlogistikum (nicht-steroidal), Arthrose-Therapeutikum (chondroprotektiv)

Dona 1500 mg - Pulver zur Herstellung einer Lösung zum Einnehmen → S. 422

Glucose

Glucose B.Braun 50 mg/ml - Infusionslösung → S. 636
Glucose B.Braun 100 mg/ml - Infusionslösung → S. 636
Glucose B.Braun 200 mg/ml - Infusionslösung → S. 637
Glucose 5% "Fresenius" - Infusionslösung → S. 637
Glucose-1-phosphat "Fresenius" 1 molar - Infusionszusatz - Ampullen → S. 637
Glucose 5% Medipharm - Infusionslösung → S. 637
■ Aminomix 1 Novum - Infusionslösung → S. 80
■ Aminomix 2 Novum - Infusionslösung → S. 80
■ Aminomix peripher - Infusionslösung → S. 80
■ Clinimix 3% G-E - Infusionsbeutel → S. 319
■ Clinimix 5% G-E - Infusionsbeutel → S. 320
■ ELO-MEL basis mit Glucose - Infusionslösung → S. 472
■ ELO-MEL OP (postoperativ) G - Infusionslösung → S. 473
■ ELO-MEL paediatric - Infusionslösung → S. 473
■ ELO-MEL semiton mit Glucose - Infusionslösung → S. 473
■ Finomel - Emulsion zur Infusion → S. 572
■ Finomel Peri - Emulsion zur Infusion → S. 572
■ Multibic kaliumfrei - Hämodialyselösung/Hämofiltrationslösung → S. 931
■ Multibic 2 mmol/l Kalium - Hämodialyselösung/Hämofiltrationslösung → S. 932
■ Multibic 3 mmol/l Kalium - Hämodialyselösung/Hämofiltrationslösung → S. 932
■ Multibic 4 mmol/l Kalium - Hämodialyselösung/Hämofiltrationslösung → S. 932
■ Normhydral - lösliches Pulver → S. 990
■ Normolyt für Kinder - lösliches Pulver → S. 991
■ Numeta G 13% E - Emulsion zur Infusion → S. 1007
■ Numeta G 16% E - Emulsion zur Infusion → S. 1008
■ Numeta G 19% E - Emulsion zur Infusion → S. 1008
■ Nutriflex peri - Infusionslösung → S. 1011
■ Nutriflex plus - Infusionslösung → S. 1011
■ Nutriflex special - Infusionslösung → S. 1012
■ Nutriflex Lipid peri B. Braun - Emulsion zur Infusion → S. 1012
■ Nutriflex Lipid plus B. Braun - Emulsion zur Infusion → S. 1012
■ Nutriflex Lipid special B. Braun - Emulsion zur Infusion → S. 1013
■ Nutriflex Lipid special ohne Elektrolyte B. Braun - Emulsion zur Infusion → S. 1013
■ Nutriflex Omega peri B. Braun - Emulsion zur Infusion → S. 1013
■ NuTRIflex Omega plus Emulsion zur Infusion → S. 1014
■ Nutriflex Omega plus B. Braun - Emulsion zur Infusion → S. 1014
■ Nutriflex Omega special B. Braun - Emulsion zur Infusion → S. 1014
■ Nutriflex Omega special ohne Elektrolyte B. Braun - Emulsion zur Infusion → S. 1015
■ Perflux - Infusionsflasche → S. 1097
■ PeriOLIMEL 2,5% mit Elektrolyten - Emulsion zur Infusion → S. 1098
■ Prismasol 2 mmol/l Kalium - Lösung für Hämofiltration und Hämodialyse → S. 1147
■ Prismasol 4 mmol/l Kalium - Lösung für Hämofiltration und Hämodialyse → S. 1147
■ SmofKabiven Low Osmo peripher - Emulsion zur Infusion → S. 1325
■ SmofKabiven peripher - Emulsion zur Infusion → S. 1326
■ SmofKabiven zentral - Emulsion zur Infusion → S. 1326
■ SmofKabiven zentral elektrolytfrei - Emulsion zur Infusion → S. 1326
■ SmofKabiven N-Plus zentral - Emulsion zur Infusion → S. 1327
■ SmofKabiven N-Plus zentral elektrolytfrei - Emulsion zur Infusion → S. 1327
■ Sterofundin B - Infusionslösung → S. 1352
■ Sterofundin HG 5 - Infusionslösung → S. 1352
■ Trimix HP - Emulsion zur Infusion → S. 1454
■ Trimix MOF - Emulsion zur Infusion → S. 1454
■ Trimix nephro - Emulsion zur Infusion → S. 1454
■ Trimix perikal - Emulsion zur Infusion → S. 1454
■ ZentroOLIMEL 5,7% - Emulsion zur Infusion → S. 1592
■ ZentroOLIMEL 7,6% - Emulsion zur Infusion → S. 1593
■ ZentroOLIMEL 3,3% mit Elektrolyten - Emulsion zur Infusion → S. 1593
■ ZentroOLIMEL 4,4% mit Elektrolyten - Emulsion zur Infusion → S. 1593
■ ZentroOLIMEL 5,7% mit Elektrolyten - Emulsion zur Infusion → S. 1593
■ ZentroOLIMEL 7,6% mit Elektrolyten - Emulsion zur Infusion → S. 1594
🐾 Glucose B.Braun Vet Care 40 g/100 ml - Infusionslösung für Rinder, Pferde, Schafe, Ziegen, Schweine, Hunde und Katzen → S. 637
⌘ Methiocalcin - Injektionslösung für Rinder, Schafe und Ziegen → S. 884

⌘ Novacoc forte - Infusionslösung für Tiere → S. 994

Glutamin
Aminosäuresubstitution

Dipeptiven 200 mg/ml - Konzentrat zur Herstellung einer Infusionslösung → S. 413

■ Trimix MOF - Emulsion zur Infusion → S. 1454

Glutaminsäure
Azidum

■ Aminoplasmal B.Braun 10% - Infusionslösung → S. 80
■ Aminoplasmal Paed 10% - Infusionslösung → S. 80
■ Numeta G 13% E - Emulsion zur Infusion → S. 1007
■ Numeta G 16% E - Emulsion zur Infusion → S. 1008
■ Numeta G 19% E - Emulsion zur Infusion → S. 1008
■ Nutriflex peri - Infusionslösung → S. 1011
■ Nutriflex plus - Infusionslösung → S. 1011
■ Nutriflex special - Infusionslösung → S. 1012
■ Nutriflex Lipid peri B. Braun - Emulsion zur Infusion → S. 1012
■ Nutriflex Lipid plus B. Braun - Emulsion zur Infusion → S. 1012
■ Nutriflex Lipid special B. Braun - Emulsion zur Infusion → S. 1013
■ Nutriflex Lipid special ohne Elektrolyte B. Braun - Emulsion zur Infusion → S. 1013
■ Nutriflex Omega peri B. Braun - Emulsion zur Infusion → S. 1013
■ NuTRIflex Omega plus Emulsion zur Infusion → S. 1014
■ Nutriflex Omega plus B. Braun - Emulsion zur Infusion → S. 1014
■ Nutriflex Omega special B. Braun - Emulsion zur Infusion → S. 1014
■ Nutriflex Omega special ohne Elektrolyte B. Braun - Emulsion zur Infusion → S. 1015
■ Pädamin - Infusionslösung → S. 1069
■ PeriOLIMEL 2,5% mit Elektrolyten - Emulsion zur Infusion → S. 1098
■ Primene 10% pur - Infusionslösung → S. 1146
■ Trimix MOF - Emulsion zur Infusion → S. 1454
■ ZentroOLIMEL 5,7% - Emulsion zur Infusion → S. 1592
■ ZentroOLIMEL 7,6% - Emulsion zur Infusion → S. 1593
■ ZentroOLIMEL 3,3% mit Elektrolyten - Emulsion zur Infusion → S. 1593
■ ZentroOLIMEL 4,4% mit Elektrolyten - Emulsion zur Infusion → S. 1593
■ ZentroOLIMEL 5,7% mit Elektrolyten - Emulsion zur Infusion → S. 1593
■ ZentroOLIMEL 7,6% mit Elektrolyten - Emulsion zur Infusion → S. 1594

Glycerol
Lösungsmittel, Feuchthaltemittel - Laxans

■ Omegaven "Fresenius" - Emulsion zur Infusion → S. 1036

Glyceroltrinitrat
Herzinsuffizienz-Therapeutikum, Koronartherapeutikum, Vasodilatator

Nitro Pohl - Ampullen zur Infusion → S. 979
Nitro Pohl - Stechampullen zur Infusion → S. 979
Nitroderm TTS 5 mg/24 h Depot - Pflaster → S. 979
Nitroderm TTS 10 mg/24 h Depot - Pflaster → S. 980
Nitrolingual 0,4 mg - Pumpspray → S. 980

Glyceroltris(phenylbutyrat)
Blutammoniak-senkend - Hyperammonämie-Therapeutikum; Leber-Therapeutikum

Ravicti 1,1 g/ml - Flüssigkeit zum Einnehmen → S. 1201

Glycin
Aminosäuresubstitution

■ Amino-Mel "nephro" - Infusionsflasche → S. 79
■ Aminomix 1 Novum - Infusionslösung → S. 80
■ Aminomix 2 Novum - Infusionslösung → S. 80
■ Aminomix peripher - Infusionslösung → S. 80
■ Aminoplasmal B.Braun 10% - Infusionslösung → S. 80
■ Aminoplasmal Paed 10% - Infusionslösung → S. 80
■ Aminosteril Hepa 8% - Infusionslösung → S. 81
■ Aminoven 10% - Infusionslösung → S. 81
■ Aminoven 15% - Infusionslösung → S. 81
■ Clinimix 3% G-E - Infusionsbeutel → S. 319
■ Clinimix 5% G-E - Infusionsbeutel → S. 320
■ Finomel - Emulsion zur Infusion → S. 572
■ Finomel Peri - Emulsion zur Infusion → S. 572
■ Numeta G 13% E - Emulsion zur Infusion → S. 1007
■ Numeta G 16% E - Emulsion zur Infusion → S. 1008
■ Numeta G 19% E - Emulsion zur Infusion → S. 1008
■ Nutriflex peri - Infusionslösung → S. 1011
■ Nutriflex plus - Infusionslösung → S. 1011
■ Nutriflex special - Infusionslösung → S. 1012
■ Nutriflex Lipid peri B. Braun - Emulsion zur Infusion → S. 1012
■ Nutriflex Lipid plus B. Braun - Emulsion zur Infusion → S. 1012
■ Nutriflex Lipid special B. Braun - Emulsion zur Infusion → S. 1013
■ Nutriflex Lipid special ohne Elektrolyte B. Braun - Emulsion zur Infusion → S. 1013
■ Nutriflex Omega peri B. Braun - Emulsion zur Infusion → S. 1013
■ NuTRIflex Omega plus Emulsion zur Infusion → S. 1014
■ Nutriflex Omega plus B. Braun - Emulsion zur Infusion → S. 1014
■ Nutriflex Omega special B. Braun - Emulsion zur Infusion → S. 1014
■ Nutriflex Omega special ohne Elektrolyte B. Braun - Emulsion zur Infusion → S. 1015
■ Pädamin - Infusionslösung → S. 1069
■ PeriOLIMEL 2,5% mit Elektrolyten - Emulsion zur Infusion → S. 1098
■ Primene 10% pur - Infusionslösung → S. 1146
■ SmofKabiven Low Osmo peripher - Emulsion zur Infusion → S. 1325
■ SmofKabiven peripher - Emulsion zur Infusion → S. 1326
■ SmofKabiven zentral - Emulsion zur Infusion → S. 1326
■ SmofKabiven zentral elektrolytfrei - Emulsion zur Infusion → S. 1326
■ SmofKabiven N-Plus zentral - Emulsion zur Infusion → S. 1327
■ SmofKabiven N-Plus zentral elektrolytfrei - Emulsion zur Infusion → S. 1327
■ Trimix HP - Emulsion zur Infusion → S. 1454
■ Trimix MOF - Emulsion zur Infusion → S. 1454
■ Trimix nephro - Emulsion zur Infusion → S. 1454
■ Trimix perikal - Emulsion zur Infusion → S. 1454
■ ZentroOLIMEL 5,7% - Emulsion zur Infusion → S. 1592
■ ZentroOLIMEL 7,6% - Emulsion zur Infusion → S. 1593
■ ZentroOLIMEL 3,3% mit Elektrolyten - Emulsion zur Infusion → S. 1593
■ ZentroOLIMEL 4,4% mit Elektrolyten - Emulsion zur Infu-

sion → S. 1593
■ ZentroOLIMEL 5,7% mit Elektrolyten - Emulsion zur Infusion → S. 1593
■ ZentroOLIMEL 7,6% mit Elektrolyten - Emulsion zur Infusion → S. 1594

Glycine max (L.) Merr. (Fabaceae)

Balneum Hermal - Badezusatz → S. 169
Intralipid 20% - Emulsion zur Infusion → S. 720
■ Balneum Hermal Plus Polidocanol - Badezusatz → S. 170
■ Clinoleic 20% - Emulsion zur Infusion → S. 320
■ Finomel - Emulsion zur Infusion → S. 572
■ Finomel Peri - Emulsion zur Infusion → S. 572
■ Lipidem - Emulsion zur Infusion → S. 818
■ Numeta G 13% E - Emulsion zur Infusion → S. 1007
■ Numeta G 16% E - Emulsion zur Infusion → S. 1008
■ Numeta G 19% E - Emulsion zur Infusion → S. 1008
■ Nutriflex Lipid peri B. Braun - Emulsion zur Infusion → S. 1012
■ Nutriflex Lipid plus B. Braun - Emulsion zur Infusion → S. 1012
■ Nutriflex Lipid special B. Braun - Emulsion zur Infusion → S. 1013
■ Nutriflex Lipid special ohne Elektrolyte B. Braun - Emulsion zur Infusion → S. 1013
■ Nutriflex Omega peri B. Braun - Emulsion zur Infusion → S. 1013
■ NuTRIflex Omega plus Emulsion zur Infusion → S. 1014
■ Nutriflex Omega plus B. Braun - Emulsion zur Infusion → S. 1014
■ Nutriflex Omega special B. Braun - Emulsion zur Infusion → S. 1014
■ Nutriflex Omega special ohne Elektrolyte B. Braun - Emulsion zur Infusion → S. 1015
■ PeriOLIMEL 2,5% mit Elektrolyten - Emulsion zur Infusion → S. 1098
■ SmofKabiven Low Osmo peripher - Emulsion zur Infusion → S. 1325
■ SmofKabiven peripher - Emulsion zur Infusion → S. 1326
■ SmofKabiven zentral - Emulsion zur Infusion → S. 1326
■ SmofKabiven zentral elektrolytfrei - Emulsion zur Infusion → S. 1326
■ SmofKabiven N-Plus zentral - Emulsion zur Infusion → S. 1327
■ SmofKabiven N-Plus zentral elektrolytfrei - Emulsion zur Infusion → S. 1327
■ Smoflipid 200 mg/ml - Emulsion zur Infusion → S. 1327
■ Trimix HP - Emulsion zur Infusion → S. 1454
■ Trimix MOF - Emulsion zur Infusion → S. 1454
■ Trimix nephro - Emulsion zur Infusion → S. 1454
■ Trimix perikal - Emulsion zur Infusion → S. 1454
■ ZentroOLIMEL 5,7% - Emulsion zur Infusion → S. 1592
■ ZentroOLIMEL 7,6% - Emulsion zur Infusion → S. 1593
■ ZentroOLIMEL 3,3% mit Elektrolyten - Emulsion zur Infusion → S. 1593
■ ZentroOLIMEL 4,4% mit Elektrolyten - Emulsion zur Infusion → S. 1593
■ ZentroOLIMEL 5,7% mit Elektrolyten - Emulsion zur Infusion → S. 1593
■ ZentroOLIMEL 7,6% mit Elektrolyten - Emulsion zur Infusion → S. 1594

Glycopyrronium bromid

Parasympatholytikum

Glycopyrroniumbromid Accord 200 Mikrogramm/ml - Injektionslösung → S. 638
Glycopyrroniumbromid Martindale 200 Mikrogramm/ml - Injektionslösung → S. 638
Robinul 0,2 mg - Ampullen → S. 1251
Seebri Breezhaler 44 Mikrogramm - Hartkapseln mit Pulver zur Inhalation → S. 1285
Sialanar 320 Mikrogramm/ml - Lösung zum Einnehmen → S. 1302
■ Enerzair Breezhaler 114 Mikrogramm/46 Mikrogramm/136 Mikrogramm - Hartkapseln mit Pulver zur Inhalation → S. 488
■ Trimbow 87 Mikrogramm/5 Mikrogramm/9 Mikrogramm - Druckgasinhalation, Lösung → S. 1453
■ Ultibro Breezhaler 85 Mikrogramm/43 Mikrogramm - Hartkapseln mit Pulver zur Inhalation → S. 1475

N2-Glycyl-L-glutamin

Substitution (Aminosäuren)

■ Trimix MOF - Emulsion zur Infusion → S. 1454

N2-Glycyl-L-tyrosin

■ Amino-Mel "nephro" - Infusionsflasche → S. 79
■ Trimix MOF - Emulsion zur Infusion → S. 1454
■ Trimix nephro - Emulsion zur Infusion → S. 1454

Glycyrrhiza glabra L. (Fabaceae)

■ GastroMed Madaus - Tropfen → S. 619
■ Heumann Bronchialtee Solubifix → S. 661
■ Iberogast - Tropfen zum Einnehmen → S. 684
■ Padma Circosan - Kapseln → S. 1069
■ Sidroga Husten- und Bronchialtee → S. 1304

Glyoxalum (Homöopathie)

■ Glyoxal compositum-Heel - Ampullen → S. 639

Gnaphalium leontopodium (Homöopathie)

■ Apozema Ischias Rhus toxicodendron complex Nr.20 - Tropfen → S. 112
❖ Tropfen bei chronischer Lahmheit "Mag. Doskar" für Tiere → S. 1461

Golimumab

TNF-a-Antagonist - Polyarthritis-Therapeutikum; Morbus Bechterew-Therapeutikum

Simponi 50 mg - Injektionslösung in einer Fertigspritze → S. 1314
Simponi 50 mg - Injektionslösung in vorgefülltem Injektor → S. 1314
Simponi 100 mg - Injektionslösung in einer Fertigspritze → S. 1314
Simponi 100 mg - Injektionslösung in vorgefülltem Injektor → S. 1315

Gonadorelin

Hypothalamus-Hormon, Diagnostikum

Kryptocur 0,2 mg/0,1 ml - nasale Sprühlösung → S. 767
Lutrelef 3,2 mg - Pulver und Lösungsmittel zur Herstellung einer Injektionslösung → S. 841
🐾 Acegon 50 Mikrogramm/ml - Injektionslösung für Rinder → S. 23
🐾 Ovarelin 50 µg/ml - Injektionslösung für Rinder → S. 1059

Gonadotropin-releasing-factor (GnRF)-Analogon mit Trägerprotein, konjugiert mit Diphtherietoxoid
Hormonelle Kastration beim Eber

✿ Improvac - Injektionslösung für Schweine → S. 702

Goserelin
Gonadorelin-Analoges

Zoladex Depot 3,6 mg - Implantat → S. 1603
Zoladex Depot 10,8 mg - Implantat → S. 1604

Gramicidin
Polypeptid-Antibiotikum

■ Lemocin - Lutschtabletten → S. 792

Granisetron
Serotoninantagonist - Antiemetikum

Granisetron Actavis 2 mg - Filmtabletten → S. 641
Kytril 2 mg - Filmtabletten → S. 769
Kytril 3 mg - Injektionslösung → S. 770

Graphites (Homöopathie)

■ Adrisin - Tabletten → S. 40
■ Apozema Akne Sulfur complex Nr.1 - Tropfen zum Einnehmen → S. 109
■ Apozema Allergie Acidum formicicum complex Nr.2 - Tropfen zum Einnehmen → S. 109
■ Crimax - Haarvitaltropfen → S. 352
■ Habifac spag. Peka - Tropfen → S. 648
■ Ho-Len-Complex Fuco-cy -Tropfen zum Einnehmen → S. 664
■ RIXX - Schlankheitstropfen → S. 1250
■ Tropfen gegen Akne "Similasan" → S. 1462
■ Tropfen gegen Haarausfall und brüchige Nägel "Similasan" → S. 1462
✿ Graphites RemaVet - Globuli für Tiere → S. 642
⌘ Ektoderm ReVet RV8 - Globuli für Tiere → S. 467
⌘ Ekzemtropfen "Mag. Doskar" für Tiere → S. 467

Grapiprant
EP4-Rezeptor-Antagonist - Antiphlogistikum

✿ Galliprant 20 mg - Tabletten für Hunde → S. 615
✿ Galliprant 60 mg - Tabletten für Hunde → S. 616
✿ Galliprant 100 mg - Tabletten für Hunde → S. 616

Gratiola (Homöopathie)

■ Opsonat spag. Peka - Tropfen zum Einnehmen → S. 1044
■ Proal spag. Peka - Globuli → S. 1148
■ Proal spag. Peka - Tropfen zum Einnehmen → S. 1148

Grazoprevir
Hepatitis C-Therapeutikum; Protease-Hemmer; Virustatikum

■ Zepatier 50 mg/100 mg - Filmtabletten → S. 1594

Grindelia robusta (Homöopathie)

■ Ailgeno spag. Peka - Tropfen → S. 52
■ Apozema Bronchial und Husten Grindelia complex Nr.12 - Tropfen → S. 110
■ Bropert spag. Peka - Tropfen zum Einnehmen → S. 225
■ Deas spag. Peka - Tropfen zum Einnehmen → S. 377

Grippe-Nosode (Homöopathie)

■ Echinacea compositum-Heel - Ampullen → S. 458
■ Echinacea compositum-forte-Heel - Ampullen → S. 458
■ metavirulent - Tropfen → S. 882
■ Spenglersan Kolloid G - Spray zur Anwendung auf der Haut, Lösung → S. 1342

Guaiacum (Homöopathie)

Globuli gegen Schluckbeschwerden "Similasan" → S. 635
■ Anfokali - Tropfen → S. 102
■ apo-RHEUM spag. Peka - Tropfen zum Einnehmen → S. 109
■ Bropert spag. Peka - Tropfen zum Einnehmen → S. 225
■ Flamyar spag. Peka - Salbe → S. 574
■ Mund- und Halsentzündungen "Similasan" Spray → S. 933
■ Oss-regen spag. Peka - Tropfen zum Einnehmen → S. 1055

Guaifenesin
Expektorans, Spasmolytikum, Sedativum

Bronchostop Guaifenesin 10% akut - Hustentropfen → S. 224
Resyl - Tropfen → S. 1221
Wick 200 mg/15 ml Hustenlöser-Sirup → S. 1563
■ Influbene Erkältungsgetränk - Pulver zur Herstellung einer Lösung zum Einnehmen → S. 709
■ Resyl mit Codein - Tropfen → S. 1221
■ Tuscalman - Hustensirup → S. 1468

Guanfacin
Imidazolin-Rezeptor-Agonist - Antihypertonikum

Intuniv 1 mg - Retardtabletten → S. 721
Intuniv 2 mg - Retardtabletten → S. 721
Intuniv 3 mg - Retardtabletten → S. 721
Intuniv 4 mg - Retardtabletten → S. 721

Guselkumab
Interleukin-23-Rezeptor-Antagonist - Antipsoriatikum; Immunmod.; Antiphlogist.

Tremfya 100 mg - Injektionslösung in einem Fertigpen → S. 1448
Tremfya 100 mg - Injektionslösung in einer Fertigspritze → S. 1448

Haemophilus influenzae (Brucellaceae)

■ Broncho-Vaxom 3,5 mg - Kapseln für Kinder → S. 224
■ Broncho-Vaxom 7 mg - Kapseln für Erwachsene → S. 224
■ Buccalin - Filmtabletten → S. 226
■ Hexyon - Injektionssuspension in einer Fertigspritze → S. 662
■ Infanrix hexa - Pulver und Suspension zur Herstellung einer Injektionssuspension → S. 706
■ Luivac - Tabletten → S. 840

Haemophilus influenzae Nosoden (Homöopathie)

■ Spenglersan Kolloid G - Spray zur Anwendung auf der Haut, Lösung → S. 1342

Haemophilus parasuis (Brucellaceae)

✿ Porcilis Glässer - Injektionssuspension für Schweine → S. 1116

Hämorrhagie-Virus, Kaninchen, inaktiviert

✿ Eravac - Emulsion zur Injektion für Kaninchen → S. 507
✿ Filavac VHD K C+V - Injektionssuspension für Kaninchen → S. 570

Halofuginon
Protozoenmittel

- ✿ Halagon 0,5 mg/ml - Lösung zum Eingeben für Kälber → S. 649
- ✿ Halocur 0,5 mg/ml - Lösung zum Eingeben für Kälber → S. 651
- ✿ Kriptazen 0,5 mg/ml - Lösung zum Eingeben für Kälber → S. 767

Haloperidol
Butyrophenon-Derivat - Neuroleptikum

- Haldol 5 mg/ml - Injektionslösung → S. 650
- Haldol 2 mg/ml - Lösung zum Einnehmen → S. 650
- Haldol 1 mg - Tabletten → S. 650
- Haldol 10 mg - Tabletten → S. 650
- Haldol Decanoat 50 mg/ml - Injektionslösung → S. 651

Hamamelis virginiana (Homöopathie)

- Hamamelis-Salbe Weleda → S. 651
- ■ Apozema Venen Aesculus complex Nr.35 - Tropfen → S. 114
- ■ Arthroheel - Ampullen → S. 132
- ■ Ho-Len-Complex Varicylum -Tropfen zum Einnehmen → S. 665
- ■ Traumeel - Ampullen → S. 1445
- ■ Traumeel - Gel → S. 1446
- ■ Traumeel - Salbe → S. 1446
- ■ Traumeel - Tabletten → S. 1446
- ■ Traumeel - Tropfen → S. 1446
- ■ Venodril - Tropfen → S. 1516
- ✠ Remalind - Verletzungsglobuli für Tiere → S. 1210
- ✠ Traumeel - Gel für Tiere → S. 1446
- ✠ Traumeel - Tabletten für Tiere → S. 1446

Hamamelis virginiana L. (Hamamelidaceae)

- ■ Inotyol - Salbe → S. 714

Harnstoff
Antiseptikum, Keratolytikum, osmotisch wirkendes Diuretikum

- Keratosis Creme Widmer → S. 754
- ■ Canesten Bifonazol comp. - Salbe + Nagelset → S. 255
- ■ Keratosis + Tretinoin Creme Widmer → S. 754
- ■ Optiderm - Creme → S. 1045
- ■ Optiderm Fett - Creme → S. 1045

Harpagophytum procumbens (Burch.) DC. (Pedaliaceae)

- Dr. Böhm Teufelskralle 600 mg - Filmtabletten → S. 435
- Pascoflex - Filmtabletten → S. 1086
- Teufelskralle ratiopharm 480 mg - Filmtabletten → S. 1412

Harpagophytum procumbens (Homöopathie)

- ■ Globuli gegen Gelenkschmerzen "Similasan" → S. 634
- ■ Mobilopas Injektopas - Ampullen → S. 915

Hedera helix (Homöopathie)

- ■ Apulo spag. Peka - Tropfen zum Einnehmen → S. 116
- ■ Atustro spag. Peka - Globuli → S. 156
- ■ Atustro spag. Peka - Tropfen zum Einnehmen → S. 156
- ■ Hedros Saft → S. 654
- ■ Itiresal spag. Peka - Salbe → S. 732
- ■ Nr. 27 Stoffwechseltropfen "Mag. Doskar" → S. 1005
- ■ Speciol spag. Peka - Tropfen zum Einnehmen → S. 1341

Hedera helix L. (Araliaceace)

- Alpinamed Hustenlöser - Sirup → S. 69
- Alpinamed Hustenlöser - Tropfen zum Einnehmen → S. 69
- Bronchoverde Hustenlöser 50 mg - Brausetabletten → S. 225
- Bronchoverde Hustenlöser 50 mg - Granulat → S. 225
- Luuf-Efeu - Hustenpastillen → S. 842
- Mucoplant - Hustensaft Efeu Sirup → S. 929
- Prospan akut - Brausetabletten → S. 1160
- Prospan Hustenliquid - Flüssigkeit zum Einnehmen → S. 1160
- Prospan - Hustenpastillen → S. 1160
- Prospan - Hustensaft → S. 1160
- Prospan - Hustentropfen → S. 1160
- ■ Bronchipret Thymian Efeu - Lösung zum Einnehmen → S. 223
- ■ Bronchipret Thymian Efeu - Saft → S. 223

Hekla lava e lava (Homöopathie)

- ■ Osteoheel - Tabletten → S. 1055
- ✠ Tropfen bei Überbein und Schale "Mag. Doskar" für Tiere → S. 1462

Helianthemum canadense (Homöopathie)

- ■ Anfokali - Tropfen → S. 102
- ■ Cution spag. Peka - Lotion → S. 355
- ■ Cutro spag. Peka - Globuli → S. 356
- ■ Cutro spag. Peka - Tropfen zum Einnehmen → S. 356
- ■ Itires spag. Peka - Globuli → S. 731
- ■ Itires spag. Peka - Tropfen zum Einnehmen → S. 732

Helleborus niger (Homöopathie)

- ■ Nr. 4 Beruhigungs- und Schlaftropfen für Kinder "Mag. Doskar" → S. 1002
- ■ Nr. 10 Sklerosetropfen "Mag. Doskar" → S. 1003

Hemin
Porphyrie; Koproporphyrie (Orphan drug)

- Normosang 25 mg/ml - Konzentrat zur Herstellung einer Infusionslösung → S. 991

Hepar bovis (Homöopathie)

- ✠ Hepar comp. "Wala" - Injektionslösung für Tiere → S. 656

Heparin
Antikoagulans; Lipidsenker; Thrombin-Hemmer

- Depot-Heparin Gilvasan 25.000 I.E./ml - Ampullen → S. 385
- Heparin Gilvasan 1000 I.E./ml - Durchstechflasche → S. 657
- Heparin Gilvasan 5000 I.E./ml - Durchstechflasche → S. 657
- Lioton 1000 I.E./g - Gel → S. 817
- Thrombophob - Gel → S. 1417
- Thrombophob S - Gel → S. 1417
- Vetren 60.000 I.E./100 g - Creme → S. 1529
- Vetren 60.000 I.E./100 g - Gel → S. 1529
- Viatromb 2400 I.E./g - Spraygel → S. 1532
- ■ Contractubex - Gel → S. 341
- ■ Dolobene ratiopharm - Gel → S. 420
- ■ Dolo-Menthoneurin - Gel → S. 421
- ■ Etrat - Gel → S. 528
- ■ Lipactin 175 I.E./g + 5 mg/g - Gel → S. 817
- ■ Pasta Cool → S. 1087
- ■ Sensicutan - Salbe → S. 1289
- ■ Venobene - Salbe → S. 1516

Hexetidin
Antiseptikum/Desinfektionsmittel

■ Hexoral - Lösung zum Gurgeln → S. 661
■ Isozid - H farblos - alkoholische Lösung zur Hautdesinfektion → S. 731
■ Isozid - H gefärbt - alkoholische Lösung zur Hautdesinfektion → S. 731

Hexoprenalin
Beta-Sympathomimetikum - Antiasthmatikum; Tokolytikum

Gynipral 10 µg/2 ml - Ampullen → S. 645
Gynipral 25 µg - Konzentrat zur Infusionsbereitung → S. 646

Hexyl(5-amino-4-oxopentanoat)
Diagnose-Hilfsmittel

Hexvix 85 mg - Pulver und Lösungsmittel zur Herstellung einer Lösung zur intravesikalen Anwendung → S. 661

Histamin
Diagnostikum (Magensäureproduktion), Hyperämisierungsmittel

Alk Prick Positiv Kontrolle - Lösung für Haut-Pricktest → S. 64

Histaminum (Homöopathie)

■ Adrisin - Tabletten → S. 40
■ Hepar compositum-Heel - Ampullen → S. 656
■ Ubichinon compositum-Heel - Ampullen → S. 1473

Histidin
Aminosäuren-Substitution

■ Amino-Mel "nephro" - Infusionsflasche → S. 79
■ Aminomix 1 Novum - Infusionslösung → S. 80
■ Aminomix 2 Novum - Infusionslösung → S. 80
■ Aminomix peripher - Infusionslösung → S. 80
■ Aminoplasmal B.Braun 10% - Infusionslösung → S. 80
■ Aminoplasmal Paed 10% - Infusionslösung → S. 80
■ Aminosteril Hepa 8% - Infusionslösung → S. 81
■ Aminoven 10% - Infusionslösung → S. 81
■ Aminoven 15% - Infusionslösung → S. 81
■ Clinimix 3% G-E - Infusionsbeutel → S. 319
■ Clinimix 5% G-E - Infusionsbeutel → S. 320
■ Custodiol - Perfusionslösung → S. 355
■ Finomel - Emulsion zur Infusion → S. 572
■ Finomel Peri - Emulsion zur Infusion → S. 572
■ Numeta G 13% E - Emulsion zur Infusion → S. 1007
■ Numeta G 16% E - Emulsion zur Infusion → S. 1008
■ Numeta G 19% E - Emulsion zur Infusion → S. 1008
■ Nutriflex peri - Infusionslösung → S. 1011
■ Nutriflex plus - Infusionslösung → S. 1011
■ Nutriflex special - Infusionslösung → S. 1012
■ Nutriflex Lipid peri B. Braun - Emulsion zur Infusion → S. 1012
■ Nutriflex Lipid plus B. Braun - Emulsion zur Infusion → S. 1012
■ Nutriflex Lipid special B. Braun - Emulsion zur Infusion → S. 1013
■ Nutriflex Lipid special ohne Elektrolyte B. Braun - Emulsion zur Infusion → S. 1013
■ Nutriflex Omega peri B. Braun - Emulsion zur Infusion → S. 1013
■ NuTRIflex Omega plus Emulsion zur Infusion → S. 1014
■ Nutriflex Omega plus B. Braun - Emulsion zur Infusion → S. 1014
■ Nutriflex Omega special B. Braun - Emulsion zur Infusion → S. 1014
■ Nutriflex Omega special ohne Elektrolyte B. Braun - Emulsion zur Infusion → S. 1015
■ Pädamin - Infusionslösung → S. 1069
■ PeriOLIMEL 2,5% mit Elektrolyten - Emulsion zur Infusion → S. 1098
■ Primene 10% pur - Infusionslösung → S. 1146
■ SmofKabiven Low Osmo peripher - Emulsion zur Infusion → S. 1325
■ SmofKabiven peripher - Emulsion zur Infusion → S. 1326
■ SmofKabiven zentral - Emulsion zur Infusion → S. 1326
■ SmofKabiven zentral elektrolytfrei - Emulsion zur Infusion → S. 1326
■ SmofKabiven N-Plus zentral - Emulsion zur Infusion → S. 1327
■ SmofKabiven N-Plus zentral elektrolytfrei - Emulsion zur Infusion → S. 1327
■ Trimix HP - Emulsion zur Infusion → S. 1454
■ Trimix MOF - Emulsion zur Infusion → S. 1454
■ Trimix nephro - Emulsion zur Infusion → S. 1454
■ Trimix perikal - Emulsion zur Infusion → S. 1454
■ ZentroOLIMEL 5,7% - Emulsion zur Infusion → S. 1592
■ ZentroOLIMEL 7,6% - Emulsion zur Infusion → S. 1593
■ ZentroOLIMEL 3,3% mit Elektrolyten - Emulsion zur Infusion → S. 1593
■ ZentroOLIMEL 4,4% mit Elektrolyten - Emulsion zur Infusion → S. 1593
■ ZentroOLIMEL 5,7% mit Elektrolyten - Emulsion zur Infusion → S. 1593
■ ZentroOLIMEL 7,6% mit Elektrolyten - Emulsion zur Infusion → S. 1594

Hornhautepithelzellen, autolog
Augenentzündungstherapeutikum

Holoclar, lebendes Gewebeäquivalent, 79.000 - 316.000 Zellen/cm² → S. 666

Hühner-Herpes-Virus

✿ Nobilis Rismavac - Konzentrat und Lösungsmittel zur Herstellung einer Injektionssuspension, für Hühner → S. 982
✠ Nobilis Rismavac + CA 126 - Konzentrat und Lösungsmittel zur Herstellung einer Injektionssuspension für Hühner → S. 982

Human-Plasmaproteine mit Faktor VIII-Inhibitor Bypass Aktivität
Hamostatikum

Feiba 50 E./ml - Pulver und Lösungsmittel zur Herstellung einer Infusionslösung → S. 556

Huminsäuren
Quellmittel

✠ Dysticum - Pulver zum Eingeben für Tiere → S. 452

Humulus lupulus (Homöopathie)

■ Calmedoron - Globuli → S. 245
■ Calmedoron - Tropfen → S. 245
■ Ho-Len-Complex Dormi-cyl - Tropfen zum Einnehmen → S. 664
■ Sedacalman - Tabletten → S. 1283

Humulus lupulus L. (Cannabaceae)

■ Allunadoc Baldrian Hopfen - Filmtabletten → S. 67
■ Doppelherz Herz-Kreislauf alkohol- und zuckerfrei Tonikum → S. 425
■ Granufink femina - Hartkapseln → S. 641
■ Hova - Filmtabletten → S. 666
■ Montana - Haustropfen → S. 919

■ Nervenruh forte - Dragees → S. 962
■ Nerventee St. Severin → S. 962
■ Wechseltee St. Severin → S. 1561

Hyaluronidase
Antidot; Resorptionsbeschleuniger

Hylase "Dessau" 150 I.E. - Pulver zur Herstellung einer Injektionslösung → S. 680

Hyaluronsäure
Wundbehandlungsmittel

Hyalgan 20 mg - Spritzampullen → S. 675
Hyalgan 20 mg - Stechampullen → S. 675
✿ Bonharen IVN 10 mg/ml - Injektionslösung für Pferde und Hunde → S. 210
✿ Hyonate 10 mg/ml - Injektionslösung für Pferde → S. 680

Hydrargyrum bichloratum (Homöopathie)

■ Apozema Prostata Sabal serrulatum complex Nr.25 - Tropfen zum Einnehmen → S. 113
■ Echinacea compositum-Heel - Ampullen → S. 458
■ Echinacea compositum-forte-Heel - Ampullen → S. 458
■ Metro-Adnex-Injeel - Ampullen → S. 890
■ Mund- und Halsentzündungen "Similasan" Spray → S. 933
■ Phönix Antitox - Tropfen → S. 1105
■ Phönix Ferrum - Tropfen → S. 1106
■ Phönix Hydrargyrum - Tropfen → S. 1106
■ Phönix Lymphophön - Tropfen zum Einnehmen → S. 1106
■ Phönix Phönohepan - Tropfen → S. 1106
■ Phönix Solidago - Tropfen → S. 1106
■ Solidago compositum-Heel - Ampullen → S. 1330
■ Tabletten gegen Magen-Darm-Beschwerden "Similasan" → S. 1376
■ Trockene Augen Augentropfen "Similasan" → S. 1460
■ Trockene Augen Augentropfen "Similasan" - Monodosen → S. 1460
■ Tropfen gegen Nieren-Blasen-Beschwerden "Similasan" → S. 1463

Hydrargyrum bicyanatum (Homöopathie)

■ Meditonsin - Globuli → S. 864
■ Meditonsin - Tropfen → S. 864
■ Otovowen - Tropfen → S. 1057
■ Tonsillopas - Tropfen → S. 1428

Hydrargyrum biiodatum (Homöopathie)

■ Aflubin - Nasenspray → S. 49
■ Euphorbium compositum-Heel - Ampullen → S. 530
■ Euphorbium compositum-Heel - Nasenspray → S. 530
■ Euphorbium compositum-Heel - Tropfen → S. 530
■ Globuli gegen Halsentzündung "Similasan" → S. 635
■ Lymphdiaral - Drainagesalbe → S. 843
■ Lymphdiaral - Halstabletten → S. 843
■ Nr. 9 Tropfen zur unspezifischen Abwehrsteigerung "Mag. Doskar" → S. 1003
■ Nr. 20 Grippetropfen "Mag. Doskar" → S. 1004
■ Nr. 21 Halstropfen "Mag. Doskar" → S. 1004
■ Nr. 26 Nebenhöhlen-Tropfen "Mag. Doskar" → S. 1004
■ Tonsiotren - Tabletten → S. 1428
⌘ Tropfen bei chronischem Nasenfluss "Mag. Doskar" für Tiere → S. 1461
⌘ Tropfen zur Abwehrkraftsteigerung "Mag. Doskar" für Tiere → S. 1464

Hydrargyrum oxydatum rubrum (Homöopathie)

■ Discus compositum-Heel - Ampullen → S. 416
■ Echinacea-Cosmoplex - Tropfen → S. 459
■ Osteoheel - Tabletten → S. 1055

Hydrargyrum sulfuratum rubrum (Homöopathie)

■ Globuli gegen stockenden Schnupfen "Similasan" → S. 635
■ Ho-Len-Complex Muco-cyl - Tropfen zum Einnehmen → S. 665
■ metasinusit - Tropfen → S. 881
■ Nasenöl Weleda → S. 947
■ Ricura spag. Peka - Globuli → S. 1232
■ Ricura spag. Peka - Tropfen zum Einnehmen → S. 1232
■ Sinfrontal - Tabletten → S. 1320

Hydrastis canadensis (Homöopathie)

■ Cutral spag. Peka - Salbe → S. 356
■ Ho-Len-Complex Fuco-cy -Tropfen zum Einnehmen → S. 664
■ Lymphdiaral - Basistropfen → S. 843
■ metasinusit - Tropfen → S. 881
■ Mucosa compositum-Heel - Ampullen → S. 930
■ Nr. 26 Nebenhöhlen-Tropfen "Mag. Doskar" → S. 1004
■ Opsonat spag. Peka - Tropfen zum Einnehmen → S. 1044
■ Otovowen - Tropfen → S. 1057
■ Ovarium compositum-Heel - Ampullen → S. 1059
■ Toex spag. Peka - Globuli → S. 1425
■ Toex spag. Peka - Tropfen zum Einnehmen → S. 1425
■ Ubichinon compositum-Heel - Ampullen → S. 1473
⌘ Tropfen bei chronischem Nasenfluss "Mag. Doskar" für Tiere → S. 1461

Hydrochinon

UROinfekt Blasenentzündung - Filmtabletten → S. 1484

Hydrochinonum (Homöopathie)

■ Ubichinon compositum-Heel - Ampullen → S. 1473

Hydrochlorothiazid
Thiazid-Diuretikum

HCT G.L. 50 mg - Tabletten → S. 653
■ Accuzide - Filmtabletten → S. 22
■ Accuzide forte - Filmtabletten → S. 22
■ Acecomb - mite - Tabletten → S. 22
■ Acecomb semi - Tabletten → S. 23
■ Acecomb - Tabletten → S. 23
■ Acelisino comp. semi - Tabletten → S. 23
■ Acelisino comp. mite - Tabletten → S. 23
■ Acelisino comp. forte - Tabletten → S. 23
■ Amelior plus HCT 20 mg/5 mg/12,5 mg - Filmtabletten → S. 77
■ Amelior plus HCT 40 mg/5 mg/12,5 mg - Filmtabletten → S. 77
■ Amelior plus HCT 40 mg/5 mg/25 mg - Filmtabletten → S. 77
■ Amelior plus HCT 40 mg/10 mg/12,5 mg - Filmtabletten → S. 78
■ Amelior plus HCT 40 mg/10 mg/25 mg - Filmtabletten → S. 78
■ Amilostad HCT - Tabletten → S. 79
■ Amlodipin/Valsartan/HCT 1A Pharma 5 mg/160 mg/12,5 mg - Filmtabletten → S. 87
■ Amlodipin/Valsartan/HCT 1A Pharma 5 mg/160 mg/25 mg -

Hydrocortison

Glukokortikoid

Hydrogencarbonat-Ion

Hydromorphon

Stark wirksames Analgetikum

Hydal retard 8 mg - Kapseln → S. 677
Hydal retard 16 mg - Kapseln → S. 677
Hydal retard 24 mg - Kapseln → S. 677
Hydromorphon-hameln 2 mg/ml - Injektions-/Infusionslösung → S. 677
Hydromorphon-hameln 10 mg/ml - Injektions-/Infusionslösung → S. 678
Hydromorphon Hexal 8 mg - Retardtabletten → S. 678
Hydromorphon Hexal 16 mg - Retardtabletten → S. 678
Hydromorphon Hexal 24 mg - Retardtabletten → S. 678
Hydromorphon Kalceks 2 mg/ml - Injektions-/Infusionslösung → S. 678
Hydromorphon Kalceks 10 mg/ml - Injektions-/Infusionslösung → S. 678
Hydromorphon Kalceks 20 mg/ml - Injektions-/Infusionslösung → S. 678
Hydromorphon Kalceks 50 mg/ml - Injektions-/Infusionslösung → S. 678
Hydromorphon ratiopharm 4 mg - Retardtabletten → S. 678
Hydromorphon ratiopharm 8 mg - Retardtabletten → S. 679
Hydromorphon ratiopharm 16 mg - Retardtabletten → S. 679
Hydromorphon ratiopharm 24 mg - Retardtabletten → S. 679
Hydromorphon Stada 4 mg - Retardtabletten → S. 679
Hydromorphon Stada 8 mg - Retardtabletten → S. 679
Hydromorphon Stada 16 mg - Retardtabletten → S. 679
Hydromorphon Stada 24 mg - Retardtabletten → S. 679

Hydrotalcit
Antazidum

Talcid - Kautabletten → S. 1384

Hydroxocobalamin
Vitamin-B12-Derivat - Perniziöse Anämie

Cyanokit 5 g - Pulver zur Herstellung einer Infusionslösung → S. 356
Erycytol Depot 1 mg - Ampulle → S. 510

4-Hydroxybutansäure
Injektionsnarkotikum - Narkolepsie-Symptome

Alcover - Sirup → S. 57
Xyrem 500 mg/ml - Lösung zum Einnehmen → S. 1579

Hydroxycarbamid
Zytostatikum

Hydroxyurea medac 500 mg - Hartkapseln → S. 679
Litalir 500 mg - Kapseln → S. 825
Xromi 100 mg/ml - Lösung zum Einnehmen → S. 1575

Hydroxyethylsalicylat
Antirheumatikum (lokal)

■ Etrat - Gel → S. 528
■ Rubriment - Emulsion → S. 1267

Hydroxyethylstärke, mittelmolekular 130000 Da
Plasmaexpander

Volulyte 6% - Infusionslösung → S. 1555
Voluven (HES 130/0,4) 6% - Infusionslösung → S. 1555

Hydroxyprogesteron
Gestagen

Proluton - Depot 250 mg - Ampullen → S. 1154

Hydroxyzin
Tranquillans

Atarax 25 mg - Filmtabletten → S. 139

Hyoscyamus niger (Homöopathie)

■ Ambrax - Tabletten → S. 74
■ Apozema Bronchial und Husten Grindelia complex Nr.12 - Tropfen → S. 110
■ Apozema Schlaf und Durchschlaf Passiflora incarnata complex Nr.27 - Tropfen → S. 113
■ Apulo spag. Peka - Tropfen zum Einnehmen → S. 116
■ Bronchalis - Heel - Tabletten → S. 222
■ Cerebrum compositum-Heel - Ampullen → S. 285
■ Hedros Saft → S. 654
■ Ho-Len-Complex Cysto-cyl - Tropfen zum Einnehmen → S. 664
■ Nr. 10 Sklerosetropfen "Mag. Doskar" → S. 1003
■ Tabletten bei Reisekrankheit "Similasan" → S. 1376
ꕤ Epispas ReVet RV10 - Globuli für Tiere → S. 499

Hyoscyamus niger L. (Solanaceae)

Kelosoft - Narbensalbe → S. 752
■ Cardiodoron - Tropfen → S. 262

Hyperforin

Dr. Böhm Johanniskraut 425 mg - Kapseln → S. 434

Hypericin

Dr. Böhm Johanniskraut 425 mg - Kapseln → S. 434
■ Remifemin plus - Dragees → S. 1211

Hypericum perforatum (Homöopathie)

■ Apozema Stimmungsaufhellung Ignatia complex Nr.13 - Tropfen zum Einnehmen → S. 114
■ Arthroheel - Ampullen → S. 132
■ Globuli gegen Sonnenallergie "Similasan" → S. 635
■ Nr. 2 Wirbelsäulen- und Gelenkstropfen "Mag. Doskar" → S. 1002
■ Nr. 25 Verletzungstropfen "Mag. Doskar" → S. 1004
■ Phönix Antitox - Tropfen → S. 1105
■ Repisan - Tropfen → S. 1218
■ Sedacalman - Tabletten → S. 1283
■ Tonico-Injeel - Ampullen → S. 1427
■ Traumeel - Ampullen → S. 1445
■ Traumeel - Gel → S. 1446
■ Traumeel - Salbe → S. 1446
■ Traumeel - Tabletten → S. 1446
■ Traumeel - Tropfen → S. 1446
🐾 Hypericum RemaVet - Globuli für Tiere → S. 680
ꕤ Remalind - Verletzungsglobuli für Tiere → S. 1210
ꕤ Suprarenales comp. "Wala" - Injektionslösung für Tiere → S. 1365
ꕤ Traumeel - Gel für Tiere → S. 1446
ꕤ Traumeel - Tabletten für Tiere → S. 1446
ꕤ Tropfen bei akuter Lahmheit "Mag. Doskar" für Tiere → S. 1461
ꕤ Verletzungs- und Wundtropfen "Mag. Doskar" für Tiere → S. 1520

Hypericum perforatum L. (Hypericaceae)

Dr. Böhm Johanniskraut 425 mg - Kapseln → S. 434
Dr. Böhm Johanniskraut forte 600 mg - Filmtabletten → S. 434
Dr. Kottas Johanniskrauttee → S. 436
Sidroga Johanniskrauttee → S. 1304

Imiglucerase
Beta-Glucocerebrosidase-Mimetikum - Morbus Gaucher-Therapeutikum

Cerezyme 400 U - Pulver für ein Konzentrat zur Herstellung einer Infusionslösung → S. 286

Imipenem
Carbapenem-Derivat - Beta-Lactam-Antibiotikum

■ Imipenem/Cilastatin AptaPharma 500 mg/500 mg - Pulver zur Herstellung einer Infusionslösung → S. 697
■ Imipenem/Cilastatin Kabi 500 mg/500 mg - Pulver zur Herstellung einer Infusionslösung → S. 698

Imiquimod
Immunmodulator; Virustatikum

Aldara 5% - Creme → S. 58
Zyclara 3,75% - Creme → S. 1613

Immunglobulin vom Tier

ꕤ Gammaserin 100 mg/ml - Injektionslösung für Rinder → S. 617

Immunglobulin A vom Menschen

Beriglobin P Fertigspritze - Injektionslösung zur subkutanen oder intramuskulären Anwendung → S. 184
Cuvitru 200 mg/ml - Injektionslösung zur subkutanen Anwendung → S. 356
Cytotect CP Biotest 100 E/ml - Infusionslösung → S. 363
Gammagard S/D - Pulver und Lösungsmittel zur Herstellung einer Infusionslösung → S. 616
Gammanorm 165 mg/ml - Injektionslösung → S. 616
Hepatect CP 50 I.E./ml - Infusionslösung → S. 658
Hizentra 200 mg/ml - Lösung zur subkutanen Injektion → S. 663
HyQvia 100 mg/ml - Infusionslösung zur subkutanen Anwendung → S. 681
Ig Vena 50 g/l - Infusionslösung → S. 692
Intratect 50 g/l - Infusionslösung → S. 720
Intratect 100 g/l - Infusionslösung → S. 720
Kiovig 100 mg/ml - Infusionslösung → S. 760
Octagam 100 mg/ml - Infusionslösung → S. 1019
Octagam 5% - Infusionslösung → S. 1020
Pentaglobin 50 g/l - Infusionslösung → S. 1094
Privigen 100 mg/ml - Infusionslösung → S. 1147
Rhophylac 300 Mikrogramm/2 ml - Injektionslösung in einer Fertigspritze → S. 1231
Uman Big 180 IE/ml - Injektionslösung → S. 1478
Varitect CP 25 I.E./ml - Infusionslösung → S. 1503
Venbig 50 IE/ml - Pulver und Lösungsmittel zur Herstellung einer Infusionslösung → S. 1509
Zutectra 500 I.E. - Injektionslösung in einer Fertigspritze → S. 1613

Immunglobulin G vom Menschen

Beriglobin P Fertigspritze - Injektionslösung zur subkutanen oder intramuskulären Anwendung → S. 184
Cuvitru 200 mg/ml - Injektionslösung zur subkutanen Anwendung → S. 356
Cytotect CP Biotest 100 E/ml - Infusionslösung → S. 363
Gammagard S/D - Pulver und Lösungsmittel zur Herstellung einer Infusionslösung → S. 616
Gammanorm 165 mg/ml - Injektionslösung → S. 616
Hepatect CP 50 I.E./ml - Infusionslösung → S. 658
Hizentra 200 mg/ml - Lösung zur subkutanen Injektion → S. 663
HyQvia 100 mg/ml - Infusionslösung zur subkutanen Anwendung → S. 681
Ig Vena 50 g/l - Infusionslösung → S. 692
Intratect 50 g/l - Infusionslösung → S. 720
Intratect 100 g/l - Infusionslösung → S. 720
Kiovig 100 mg/ml - Infusionslösung → S. 760
Octagam 100 mg/ml - Infusionslösung → S. 1019
Octagam 5% - Infusionslösung → S. 1020
Pentaglobin 50 g/l - Infusionslösung → S. 1094
Privigen 100 mg/ml - Infusionslösung → S. 1147
Rhophylac 300 Mikrogramm/2 ml - Injektionslösung in einer Fertigspritze → S. 1231
Uman Big 180 IE/ml - Injektionslösung → S. 1478
Varitect CP 25 I.E./ml - Infusionslösung → S. 1503
Venbig 50 IE/ml - Pulver und Lösungsmittel zur Herstellung einer Infusionslösung → S. 1509
Zutectra 500 I.E. - Injektionslösung in einer Fertigspritze → S. 1613

Immunglobulin M vom Menschen

Pentaglobin 50 g/l - Infusionslösung → S. 1094

Immunglobulin vom Menschen
Infektionskrankheiten

Beriglobin P Fertigspritze - Injektionslösung zur subkutanen oder intramuskulären Anwendung → S. 184
Berirab P - Fertigspritze → S. 185
Cuvitru 200 mg/ml - Injektionslösung zur subkutanen Anwendung → S. 356
Gammagard S/D - Pulver und Lösungsmittel zur Herstellung einer Infusionslösung → S. 616
Gammanorm 165 mg/ml - Injektionslösung → S. 616
Hizentra 200 mg/ml - Lösung zur subkutanen Injektion → S. 663
HyQvia 100 mg/ml - Infusionslösung zur subkutanen Anwendung → S. 681
Ig Vena 50 g/l - Infusionslösung → S. 692
Intratect 50 g/l - Infusionslösung → S. 720
Intratect 100 g/l - Infusionslösung → S. 720
Kiovig 100 mg/ml - Infusionslösung → S. 760
Octagam 100 mg/ml - Infusionslösung → S. 1019
Octagam 5% - Infusionslösung → S. 1020
Pentaglobin 50 g/l - Infusionslösung → S. 1094
Privigen 100 mg/ml - Infusionslösung → S. 1147
Tetagam P - Fertigspritze → S. 1411
Uman Big 180 IE/ml - Injektionslösung → S. 1478
Venbig 50 IE/ml - Pulver und Lösungsmittel zur Herstellung einer Infusionslösung → S. 1509

Immunocyanin, rekombiniert
Immunmodulator, Blasenkarzinom

Immucothel 1 mg - Trockensubstanz mit Lösungsmittel → S. 698
Immucothel 10 mg - Trockensubstanz mit Lösungsmittel → S. 698

Imperatoria ostruthium (Homöopathie)

■ Amara Tropfen Weleda → S. 73

Indacaterol
Bronchodilatator - Antiasthmatikum

■ Atectura Breezhaler 125 Mikrogramm/62,5 Mikrogramm - Hartkapseln mit Pulver zur Inhalation → S. 140
■ Atectura Breezhaler 125 Mikrogramm/127,5 Mikrogramm - Hartkapseln mit Pulver zur Inhalation → S. 140
■ Atectura Breezhaler 125 Mikrogramm/260 Mikrogramm -

Insulin degludec
Antidiabetikum

Insulin detemir
Antidiabetikum

Insulin glargin
Antidiabetikum

Insulin glulisin
Antidiabetikum

Insulin-Isophan (human)
Antidiabetikum

Insulin lispro
Antidiabetikum

Insulin lispro-Isophan
Antidiabetikum

Insulin-Zink, gemischt (Schwein)
Antidiabetikum

Interferon alfa-2b
Zytostatikum; Hepatitis B-, Hepatitis C-, Hepatitis D-Therapeutikum

Interferon beta
Immunmodulator, Virustatikum - Multiple Sklerose-Therapeutikum

Interferon gamma
Ornithin-Decarboxylase-Hemmer - Immunmodulator; Polyarthritis (chronische)

Interferon omega, rekombinant (feliner Herkunft)
Ornithin-Decarboxylase-Hemmer - Immunmodulator

Inula helenium L. (Asteraceae)

Iobitridol
Iodhaltiges Röntgenkontrastmittel

Iod
Antiseptikum, Desinfektionsmittel

Iod, organisch gebunden
Diagnostikum

Iod, Spurenelement
Substitution (Iod); Antidot

Jodid "Merck" 100 µg - Tabletten → S. 743
Kaliumjodid G.L. 65 mg - Tabletten → S. 748
■ Addaven - Konzentrat zur Herstellung einer Infusionslösung → S. 36
■ Addel Junior - Konzentrat zur Herstellung einer Infusionslösung → S. 36
■ Elotrace - Infusionszusatz → S. 474
■ Jodthyrox - Tabletten → S. 743
■ Nutryelt - Konzentrat zur Herstellung einer Infusionslösung → S. 1016
■ Peditrace - Infusionszusatz → S. 1088
■ Tracel - Injektionslösung in einer Fertigspritze → S. 1434
■ Tracutil - Konzentrat zur Herstellung einer Infusionslösung → S. 1435

Iodixanol
Iodhaltiges Röntgenkontrastmittel

Visipaque 270 mg J/ml - parenterale Röntgenkontrastmittellösung → S. 1545
Visipaque 320 mg J/ml - parenterale Röntgenkontrastmittellösung → S. 1545

Iodum (Homöopathie)

■ Otovowen - Tropfen → S. 1057
■ Phönix Lymphophön - Tropfen zum Einnehmen → S. 1106
■ Tropfen gegen Haarausfall und brüchige Nägel "Similasan" → S. 1462

Iohexol
Iodhaltiges Röntgenkontrastmittel

Accupaque 300 mg J/ml - parenterale Röntgenkontrastmittellösung → S. 21
Accupaque 350 mg J/ml - parenterale Röntgenkontrastmittellösung → S. 21

Iomeglaminsäure
Iodhaltiges Röntgenkontrastmittel

Iomeron 350 mg J/ml - Infusionsflasche → S. 723

Iomeprol
Iodhaltiges Röntgenkontrastmittel

Iomeron 150 mg J/ml - Infusionsflasche → S. 722
Iomeron 300 mg J/ml - Ampulle → S. 722
Iomeron 300 mg J/ml - Infusionsflasche → S. 723
Iomeron 400 mg J/ml - Infusionsflasche → S. 723

Iopamidol
Iodhaltiges Röntgenkontrastmittel

Gastromiro - nichtionisches Röntgenkontrastmittel - enterale Lösung → S. 619
Jopamiro 200 mg J/ml - Ampullen → S. 743
Jopamiro 200 mg J/ml - Infusionsflasche → S. 743
Jopamiro 300 mg J/ml - Ampullen → S. 743
Jopamiro 300 mg J/ml - Stechampullen → S. 744
Jopamiro 370 mg J/ml - Ampullen → S. 744
Jopamiro 370 mg J/ml - Stechampullen → S. 744
Scanlux 300 mg J/ml - Injektionslösung → S. 1280
Scanlux 370 mg J/ml - Injektionslösung → S. 1281
Unilux 300 mg Jod/ml - Injektionslösung → S. 1480
Unilux 370 mg Jod/ml - Injektionslösung → S. 1480

Iopromid
Iodhaltiges Röntgenkontrastmittel

Ultravist 240 mg J/ml - Injektionslösung → S. 1477
Ultravist 300 mg J/ml - Infusionsflaschen → S. 1478
Ultravist 370 mg J/ml - Infusionsflaschen → S. 1478

Ioversol
Iodhaltiges Röntgenkontrastmittel

Optiray 240 mg J/ml - (nichtionische) parenterale Röntgenkontrastmittellösung → S. 1045
Optiray 300 mg J/ml - (nichtionische) parenterale Röntgenkontrastmittellösung → S. 1045
Optiray 320 mg J/ml - (nichtionische) parenterale Röntgenkontrastmittellösung → S. 1046
Optiray 350 mg J/ml - (nichtionische) parenterale Röntgenkontrastmittellösung → S. 1046

Ipilimumab
Immunmodulator, Zytostatikum - Melanom (Stadium II, III, IV) (Orphan drug)

Yervoy 5 mg/ml - Konzentrat zur Herstellung einer Infusionslösung → S. 1582

Ipratropium bromid
Antiarrhythmikum, Antiasthmatikum, Anticholinergikum, Parasympatholytikum

Atrovent - Dosier - Aerosol → S. 156
■ Berodual - Dosieraerosol → S. 185
■ Berodualin - Inhalationslösung → S. 186
■ Combivent - Lösung für einen Vernebler in Einzeldosisbehältnissen → S. 335
■ Otrivin Duo 0,5 mg/ml + 0,6 mg/ml - Nasenspray, Lösung → S. 1058

Irbesartan
Angiotensin-Antagonist - Antihypertonikum

Irbepress 75 mg - Filmtabletten → S. 724
Irbepress 150 mg - Filmtabletten → S. 724
Irbepress 300 mg - Filmtabletten → S. 724
■ Irbepress/HCT 150 mg/12,5 mg - Filmtabletten → S. 724
■ Irbepress/HCT 300 mg/12,5 mg - Filmtabletten → S. 724
■ Irbepress/HCT 300 mg/25 mg - Filmtabletten → S. 724

Irinotecan
Topoisomerase-Hemmer - Zytostatikum; Karzinom (kolorektal)

Irinotecan Accord 20 mg/ml - Konzentrat zur Herstellung einer Infusionslösung → S. 725
Irinotecan Kabi 20 mg/ml - Konzentrat zur Herstellung einer Infusionslösung → S. 726
Onivyde pegylated liposomal 4,3 mg/ml - Konzentrat zur Herstellung einer Infusionsdispersion → S. 1042

Iris versicolor (Homöopathie)

■ Apozema Migräne Gelsemium complex Nr.22 - Tropfen → S. 112
■ Globuli gegen Kopfschmerzen "Similasan" → S. 635
■ Mastodynon - Tabletten → S. 859
■ Nr. 11 Migränetropfen für Frauen "Mag. Doskar" → S. 1003
■ Nr. 12 Migränetropfen für Männer "Mag. Doskar" → S. 1003
■ Nr. 37 Magen- und Verdauungsstörungstropfen "Mag. Doskar" → S. 1006
■ Restaxil - Nervenschmerzgel → S. 1220
■ Restaxil - Tropfen → S. 1220
■ Speciol spag. Peka - Tropfen zum Einnehmen → S. 1341

Isatuximab
CD38-Ligand - Antineoplastikum; Immunmodulator

Sarclisa 20 mg/ml - Konzentrat zur Herstellung einer Infusionslösung → S. 1278

Isavuconazol
Antimykotikum

Cresemba 100 mg - Hartkapseln → S. 350
Cresemba 200 mg - Pulver für ein Konzentrat zur Herstellung einer Infusionslösung → S. 351

Isländische Flechte-, Rote Seifenwurzel-, Bibernellwurzel-, Eucalyptusblätter- , Bittere Fenchel-, Sternanis (Hilfsstoff)-Flüssigextrakt-Mischung (1:3-4); Ethanol 30% (V/V) (Auszugsmittel)

■ Cefabronchin - Tropfen zum Einnehmen → S. 271

Isoconazol
Imidazol-Derivat - Antimykotikum

Travogen - Creme → S. 1447
■ Travocort - Creme → S. 1447

Isofluran
Inhalationsnarkotikum

❖ IsoFlo 100% w/w - Flüssigkeit zur Herstellung eines Dampfs zur Inhalation → S. 729
❖ Iso-Vet 1000 mg/g Flüssigkeit zur Herstellung eines Dampfes zur Inhalation für Tiere → S. 731
❖ Vetflurane 1000 mg/g - Flüssigkeit zur Herstellung eines Dampfes zur Inhalation → S. 1527

Isoleucin
Aminosäuren-Substitution

■ Amino-Mel "nephro" - Infusionsflasche → S. 79
■ Aminomix 1 Novum - Infusionslösung → S. 80
■ Aminomix 2 Novum - Infusionslösung → S. 80
■ Aminomix peripher - Infusionslösung → S. 80
■ Aminoplasmal B.Braun 10% - Infusionslösung → S. 80
■ Aminoplasmal Paed 10% - Infusionslösung → S. 80
■ Aminosteril Hepa 8% - Infusionslösung → S. 81
■ Aminoven 10% - Infusionslösung → S. 81
■ Aminoven 15% - Infusionslösung → S. 81
■ Clinimix 3% G-E - Infusionsbeutel → S. 319
■ Clinimix 5% G-E - Infusionsbeutel → S. 320
■ Finomel - Emulsion zur Infusion → S. 572
■ Finomel Peri - Emulsion zur Infusion → S. 572
■ Numeta G 13% E - Emulsion zur Infusion → S. 1007
■ Numeta G 16% E - Emulsion zur Infusion → S. 1008
■ Numeta G 19% E - Emulsion zur Infusion → S. 1008
■ Nutriflex peri - Infusionslösung → S. 1011
■ Nutriflex plus - Infusionslösung → S. 1011
■ Nutriflex special - Infusionslösung → S. 1012
■ Nutriflex Lipid peri B. Braun - Emulsion zur Infusion → S. 1012
■ Nutriflex Lipid plus B. Braun - Emulsion zur Infusion → S. 1012
■ Nutriflex Lipid special B. Braun - Emulsion zur Infusion → S. 1013
■ Nutriflex Lipid special ohne Elektrolyte B. Braun - Emulsion zur Infusion → S. 1013
■ Nutriflex Omega peri B. Braun - Emulsion zur Infusion → S. 1013
■ NuTRIflex Omega plus Emulsion zur Infusion → S. 1014
■ Nutriflex Omega plus B. Braun - Emulsion zur Infusion → S. 1014
■ Nutriflex Omega special B. Braun - Emulsion zur Infusion → S. 1014
■ Nutriflex Omega special ohne Elektrolyte B. Braun - Emulsion zur Infusion → S. 1015
■ Pädamin - Infusionslösung → S. 1069
■ PeriOLIMEL 2,5% mit Elektrolyten - Emulsion zur Infusion → S. 1098
■ Primene 10% pur - Infusionslösung → S. 1146
■ SmofKabiven Low Osmo peripher - Emulsion zur Infusion → S. 1325
■ SmofKabiven peripher - Emulsion zur Infusion → S. 1326
■ SmofKabiven zentral - Emulsion zur Infusion → S. 1326
■ SmofKabiven zentral elektrolytfrei - Emulsion zur Infusion → S. 1326
■ SmofKabiven N-Plus zentral - Emulsion zur Infusion → S. 1327
■ SmofKabiven N-Plus zentral elektrolytfrei - Emulsion zur Infusion → S. 1327
■ Trimix HP - Emulsion zur Infusion → S. 1454
■ Trimix MOF - Emulsion zur Infusion → S. 1454
■ Trimix nephro - Emulsion zur Infusion → S. 1454
■ Trimix perikal - Emulsion zur Infusion → S. 1454
■ ZentroOLIMEL 5,7% - Emulsion zur Infusion → S. 1592
■ ZentroOLIMEL 7,6% - Emulsion zur Infusion → S. 1593
■ ZentroOLIMEL 3,3% mit Elektrolyten - Emulsion zur Infusion → S. 1593
■ ZentroOLIMEL 4,4% mit Elektrolyten - Emulsion zur Infusion → S. 1593
■ ZentroOLIMEL 5,7% mit Elektrolyten - Emulsion zur Infusion → S. 1593
■ ZentroOLIMEL 7,6% mit Elektrolyten - Emulsion zur Infusion → S. 1594

Isoniazid
Tuberkulostatikum

INH "Agepha" 100 mg - Tabletten → S. 710
■ Rifoldin 300 mg mit INH - Dragees → S. 1232

Isopropanol
Antiseptikum; Desinfektionsmittel

■ Betaseptic - Lösung zur Hautdesinfektion → S. 190
■ Cutasept - Desinfektionslösung farblos → S. 355
■ Cutasept - Desinfektionslösung gefärbt → S. 355
■ Isozid - H farblos - alkoholische Lösung zur Hautdesinfektion → S. 731
■ Isozid - H gefärbt - alkoholische Lösung zur Hautdesinfektion → S. 731
■ kodan forte farblos - Lösung zur Hautdesinfektion → S. 764
■ kodan forte gefärbt - Lösung zur Hautdesinfektion → S. 764
■ Octeniderm - Lösung zur Hautdesinfektion → S. 1021
■ Skinsept color - Lösung zur Anwendung auf der Haut → S. 1325
■ Skinsept pur - Lösung zur Anwendung auf der Haut → S. 1325
■ Sterillium - Lösung zur Anwendung auf der Haut → S. 1352

Isosorbid mononitrat
Nitrat - Vasodilatator

ISMN Genericon 20 mg - Tabletten → S. 728
ISMN Genericon 40 mg - Tabletten → S. 728
ISMN Genericon retard 60 mg - Kapseln → S. 728
ISMN Hexal retard 60 mg - Tabletten → S. 729
Isomonat 20 mg - Tabletten → S. 729
Isomonat retard 40 mg - Retardtabletten → S. 729

■ Phönix Antitox - Tropfen → S. 1105
■ Phönix Phönohepan - Tropfen → S. 1106
■ Phönix Solidago - Tropfen → S. 1106

Juniperus sabina (Homöopathie)

❖ Juniperus Sabina RemaVet - Globuli für Tiere → S. 745
⌘ Metro ReVet RV 17 - Globuli für Tiere → S. 890
⌘ Nachgeburtstropfen "Mag. Doskar" für Tiere → S. 943

Kaempheria galanga L. (Zingiberaceae)

■ Padma Circosan - Kapseln → S. 1069

Kalium (R,R)-hydrogentartrat

Substitution (Kalium); Laxans (osmotisch wirksam)

■ Lecicarbon - Zäpfchen → S. 790

Kalium-4-aminobenzoat

Paraaminobenzoesäure-Derivat - Induratio penis plastica; Sklerodermie

Potaba Glenwood Pulver 3 g → S. 1118

Kaliumacetat

Kalium-Substitution

■ Nierentee St. Severin → S. 975
■ Numeta G 13% E - Emulsion zur Infusion → S. 1007
■ Numeta G 16% E - Emulsion zur Infusion → S. 1008
■ Numeta G 19% E - Emulsion zur Infusion → S. 1008
■ Nutriflex Lipid peri B. Braun - Emulsion zur Infusion → S. 1012
■ Nutriflex Lipid plus B. Braun - Emulsion zur Infusion → S. 1012
■ Nutriflex Lipid special B. Braun - Emulsion zur Infusion → S. 1013
■ Nutriflex Omega peri B. Braun - Emulsion zur Infusion → S. 1013
■ NuTRIflex Omega plus Emulsion zur Infusion → S. 1014
■ Nutriflex Omega plus B. Braun - Emulsion zur Infusion → S. 1014
■ Nutriflex Omega special B. Braun - Emulsion zur Infusion → S. 1014

Kalium arsenicosum (Homöopathie)

■ Biochemie nach Dr. Schüssler Zell Euclim - Tabletten → S. 200
■ Biochemie nach Dr. Schüssler Zell Juvebene - Tabletten → S. 200

Kalium bichromicum (Homöopathie)

Apozema Dreiklang Globuli bei Beschwerden von Stirn- und Nebenhöhlen Kalium bichromicum D4/D6/D12 → S. 111
■ Cerebrum compositum-Heel - Ampullen → S. 285
■ Globuli gegen stockenden Schnupfen "Similasan" → S. 635
■ Ho-Len-Complex Muco-cyl - Tropfen zum Einnehmen → S. 665
■ metasinusit - Tropfen → S. 881
■ Mucosa compositum-Heel - Ampullen → S. 930
■ Nr. 26 Nebenhöhlen-Tropfen "Mag. Doskar" → S. 1004
■ Schnupfenspray "Similasan" → S. 1281
■ Tonsillopas - Tropfen → S. 1428
■ Tonsiotren - Tabletten → S. 1428
⌘ Tropfen bei chronischem Nasenfluss "Mag. Doskar" für Tiere → S. 1461

Kalium bromatum (Homöopathie)

■ Adler HOM YvoFlip - Streukügelchen → S. 38
■ Biochemie nach Dr. Schüssler Zell Euclim - Tabletten → S. 200
■ Nervoheel - Tabletten → S. 963
■ Sedacalman - Tabletten → S. 1283
■ Sensicare Hautfunktions -Tabletten → S. 1289

Kaliumbromid

Antikonvulsivum

❖ Libromide 325 mg - Tabletten für Hunde → S. 813

Kalium carbonicum (Homöopathie)

■ Agropyron comp. Wala - Globuli velati → S. 52
■ Apozema Blutniederdruck Kalium carbonicum complex Nr.11 - Tropfen → S. 110
■ Cor compositum-Heel - Ampullen → S. 344
■ Cralonin - Tropfen → S. 349
■ Discus compositum-Heel - Ampullen → S. 416
■ Globuli gegen Kopfschmerzen "Similasan" → S. 635
■ Ho-Len-Complex Conva-cyl - Tropfen zum Einnehmen → S. 664
■ Ho-Len-Complex Hewa-cyl - Tropfen → S. 664
■ Nr. 39 Durchblutungstropfen "Mag. Doskar" → S. 1006
⌘ Hepar comp. "Wala" - Injektionslösung für Tiere → S. 656

Kalium chloratum (Homöopathie)

■ Adler HOM YvoSting - Streukügelchen → S. 38
■ Biochemie nach Dr. Schüssler Zell Allergie Komplex - Tabletten → S. 199
■ Biochemie nach Dr. Schüssler Zell Immuferin - Tabletten → S. 200
■ Biochemie nach Dr. Schüssler Zell Juvebene - Tabletten → S. 200
■ Biochemie nach Dr. Schüssler Zell Vita - Tabletten → S. 200
■ Tonsillopas - Tropfen → S. 1428

Kaliumchlorid

Kalium-Substitution

Kaliumchlorid B.Braun 74,5 mg/ml - Konzentrat zur Herstellung einer Infusionslösung → S. 747
Kaliumchlorid "Fresenius" 1 molar - Infusionszusatz - Ampullen → S. 747
KCl-retard Slow-K 600 mg - Dragees → S. 751
Micro-Kalium retard - Kapseln → S. 896
■ Aminomix peripher - Infusionslösung → S. 80
■ Custodiol - Perfusionslösung → S. 355
■ ELO-MEL basis mit Glucose - Infusionslösung → S. 472
■ ELO-MEL isoton - Infusionslösung → S. 472
■ ELO-MEL OP (postoperativ) - Infusionslösung → S. 473
■ ELO-MEL OP (postoperativ) G - Infusionslösung → S. 473
■ ELO-MEL paediatric - Infusionslösung → S. 473
■ ELO-MEL semiton mit Glucose - Infusionslösung → S. 473
■ Elonorm - Infusionslösung → S. 473
■ Elozell "spezial" - Infusionsflasche → S. 475
■ Endofalk - Pulver zur Herstellung einer Lösung zum Einnehmen → S. 486
■ Finomel - Emulsion zur Infusion → S. 572
■ Finomel Peri - Emulsion zur Infusion → S. 572
■ Gelofusin Iso 40 mg/ml - Infusionslösung → S. 622
■ Geloplasma - Infusionslösung → S. 622
■ Glandosane synthetischer Speichel - Aerosol → S. 632
■ Klean-Prep - Pulver → S. 763
■ Laxogol - Pulver zur Herstellung einer Lösung zum Einnehmen → S. 789

Kalium chromosulfuricum (Homöopathie)

Kaliumcitrat

Kalium-Substitution

Kaliumdihydrogenphosphat

Substitution (Kalium); pH-Regulator

Kaliumhydrogencarbonat

Kalium-Substitution

Kaliumhydrogen-DL-aspartat

Kaliumhydrogen-L-aspartat

Substitution (Aminosäuren)

Kaliumhydroxid

Kalium iodatum (Homöopathie)

Kalium-Ion

■ Addaven - Konzentrat zur Herstellung einer Infusionslösung → S. 36
■ Addel Junior - Konzentrat zur Herstellung einer Infusionslösung → S. 36
■ Aminomix 1 Novum - Infusionslösung → S. 80
■ Aminomix 2 Novum - Infusionslösung → S. 80
■ Aminomix peripher - Infusionslösung → S. 80
■ ELO-MEL basis mit Glucose - Infusionslösung → S. 472
■ ELO-MEL isoton - Infusionslösung → S. 472
■ ELO-MEL OP (postoperativ) - Infusionslösung → S. 473
■ ELO-MEL OP (postoperativ) G - Infusionslösung → S. 473
■ ELO-MEL paediatric - Infusionslösung → S. 473
■ ELO-MEL semiton mit Glucose - Infusionslösung → S. 473
■ Elonorm - Infusionslösung → S. 473
■ Elotrace - Infusionszusatz → S. 474
■ Elozell "forte" - Infusionsflasche → S. 474
■ Elozell "spezial" - Infusionsflasche → S. 475
■ Endofalk - Pulver zur Herstellung einer Lösung zum Einnehmen → S. 486
■ Finomel - Emulsion zur Infusion → S. 572
■ Finomel Peri - Emulsion zur Infusion → S. 572
■ Gelofusin Iso 40 mg/ml - Infusionslösung → S. 622
■ Geloplasma - Infusionslösung → S. 622
■ Kalioral "Fresenius" - Pulver → S. 747
■ Kalium-L-malat "Fresenius" 1 molar Infusionszusatz - Ampullen → S. 748
■ Klean-Prep - Pulver → S. 763
■ Laxogol - Pulver zur Herstellung einer Lösung zum Einnehmen → S. 789
■ Losartan/HCT MSD 50 mg/12,5 mg - Filmtabletten → S. 835
■ Magnosolv - Granulat → S. 854
■ Movicol Liquid Orange → S. 925
■ Movicol Junior aromafrei 6,9 g - Pulver zur Herstellung einer Lösung zum Einnehmen → S. 925
■ Movicol - Pulver → S. 925
■ Moviprep - Pulver zur Herstellung einer Lösung zum Einnehmen → S. 925
■ Moviprep Orange - Pulver zur Herstellung einer Lösung zum Einnehmen → S. 925
■ Multibic 2 mmol/l Kalium - Hämodialyselösung/Hämofiltrationslösung → S. 932
■ Multibic 3 mmol/l Kalium - Hämodialyselösung/Hämofiltrationslösung → S. 932
■ Multibic 4 mmol/l Kalium - Hämodialyselösung/Hämofiltrationslösung → S. 932
■ Normhydral - lösliches Pulver → S. 990
■ Normolyt für Kinder - lösliches Pulver → S. 991
■ Numeta G 13% E - Emulsion zur Infusion → S. 1007
■ Numeta G 16% E - Emulsion zur Infusion → S. 1008
■ Numeta G 19% E - Emulsion zur Infusion → S. 1008
■ Nutriflex peri - Infusionslösung → S. 1011
■ Nutriflex plus - Infusionslösung → S. 1011
■ Nutriflex special - Infusionslösung → S. 1012
■ Nutriflex Lipid peri B. Braun - Emulsion zur Infusion → S. 1012
■ Nutriflex Lipid plus B. Braun - Emulsion zur Infusion → S. 1012
■ Nutriflex Lipid special B. Braun - Emulsion zur Infusion → S. 1013
■ Nutriflex Omega peri B. Braun - Emulsion zur Infusion → S. 1013
■ NuTRIflex Omega plus Emulsion zur Infusion → S. 1014
■ Nutriflex Omega plus B. Braun - Emulsion zur Infusion → S. 1014
■ Nutriflex Omega special B. Braun - Emulsion zur Infusion → S. 1014
■ Nutryelt - Konzentrat zur Herstellung einer Infusionslösung → S. 1016
■ Perflux - Infusionsflasche → S. 1097
■ PeriOLIMEL 2,5% mit Elektrolyten - Emulsion zur Infusion → S. 1098
■ Pleinvue - Pulver zur Herstellung einer Lösung zum Einnehmen → S. 1113
■ Prismasol 2 mmol/l Kalium - Lösung für Hämofiltration und Hämodialyse → S. 1147
■ Prismasol 4 mmol/l Kalium - Lösung für Hämofiltration und Hämodialyse → S. 1147
■ Pylera 140 mg/125 mg/125 mg - Hartkapseln → S. 1170
■ Ringer-Lactat "Fresenius" - Infusionslösung → S. 1236
■ Ringer-Lactat nach Hartmann B.Braun - Infusionslösung → S. 1236
■ Ringer-Lactat nach Hartmann Medipharm - Infusionslösung → S. 1236
■ Ringerlösung B. Braun - Infusionslösung → S. 1237
■ Ringer-Lösung "Fresenius" - Infusionslösung → S. 1237
■ Ringer-Lösung Medipharm - Infusionslösung → S. 1237
■ SmofKabiven Low Osmo peripher - Emulsion zur Infusion → S. 1325
■ SmofKabiven peripher - Emulsion zur Infusion → S. 1326
■ SmofKabiven zentral - Emulsion zur Infusion → S. 1326
■ SmofKabiven N-Plus zentral - Emulsion zur Infusion → S. 1327
■ Sterofundin B - Infusionslösung → S. 1352
■ Sterofundin HG 5 - Infusionslösung → S. 1352
■ Sterofundin ISO - Infusionslösung → S. 1352
■ Trommcardin K 120 - Infusionsflasche → S. 1461
■ ZentroOLIMEL 3,3% mit Elektrolyten - Emulsion zur Infusion → S. 1593
■ ZentroOLIMEL 4,4% mit Elektrolyten - Emulsion zur Infusion → S. 1593
■ ZentroOLIMEL 5,7% mit Elektrolyten - Emulsion zur Infusion → S. 1593
■ ZentroOLIMEL 7,6% mit Elektrolyten - Emulsion zur Infusion → S. 1594

⌘ Sterofundin ISO B.Braun Vet Care - Infusionslösung für Rinder, Pferde, Schafe, Ziegen, Schweine, Hunde und Katzen → S. 1353

Kaliummonohydrogenphosphat

Substitution (Kalium); pH-Regulator; Laxans (osmotisch wirksam)

■ Clinimix 3% G-E - Infusionsbeutel → S. 319
■ Clinimix 5% G-E - Infusionsbeutel → S. 320
■ Glandosane synthetischer Speichel - Aerosol → S. 632

Kalium nitricum (Homöopathie)

■ Phönix Antitox - Tropfen → S. 1105
■ Phönix Phönohepan - Tropfen → S. 1106
■ Phönix Plumbum - Tropfen → S. 1106

Kalium phosphoricum (Homöopathie)

■ Biochemie nach Dr. Schüssler Zell Juvebene - Tabletten → S. 200
■ Biochemie nach Dr. Schüssler Zell Nubliron - Tabletten → S. 200
■ Biochemie nach Dr. Schüssler Zell Vita - Tabletten → S. 200
■ Cerebrum compositum-Heel - Ampullen → S. 285
■ Ho-Len-Complex Dormi-cyl - Tropfen zum Einnehmen → S. 664
■ Neurodoron - Tabletten → S. 965
■ Nr. 32 Neurasthenietropfen "Mag. Doskar" → S. 1005
■ Tonico-Injeel - Ampullen → S. 1427

■ Nutriflex Omega special ohne Elektrolyte B. Braun - Emulsion zur Infusion → S. 1015
■ SmofKabiven N-Plus zentral - Emulsion zur Infusion → S. 1327

Kokzidiose-Lebend-Impfstoff für Hühner

✿ Paracox 5 - Suspension zur Herstellung einer oralen Suspension für Hühner → S. 1081
✿ Paracox 8 - Suspension zur Herstellung einer oralen Suspension für Hühner → S. 1082

Kollagen
Lokales Hämostyptikum

■ Sulmycin Implant - Schwamm → S. 1362

Krameria triandra (Homöopathie)

■ Haemex - Tropfen → S. 648

Kreosotum (Homöopathie)

■ Bronchalis - Heel - Tabletten → S. 222
■ Cutral spag. Peka - Salbe → S. 356
■ Ho-Len-Complex Arteria-cyl - Tropfen → S. 663
■ Mucosa compositum-Heel - Ampullen → S. 930
■ Ovarium compositum-Heel - Ampullen → S. 1059
■ Ricura spag. Peka - Globuli → S. 1232
■ Ricura spag. Peka - Tropfen zum Einnehmen → S. 1232
■ Sinupas - Tropfen zum Einnehmen → S. 1322
■ Vulpur spag. Peka - Tropfen → S. 1559
⌘ Stomato ReVet RV24 - Globuli für Tiere → S. 1355

Kupfer
Substitution (Kupfer)

■ Addaven - Konzentrat zur Herstellung einer Infusionslösung → S. 36
■ Addel Junior - Konzentrat zur Herstellung einer Infusionslösung → S. 36
■ Elevit pronatal - Filmtabletten → S. 468
■ Elotrace - Infusionszusatz → S. 474
■ Nutryelt - Konzentrat zur Herstellung einer Infusionslösung → S. 1016
■ Peditrace - Infusionszusatz → S. 1088
■ Tracel - Injektionslösung in einer Fertigspritze → S. 1434

Kupfer(II)-chlorid-2-Wasser
Substitution (Kupfer)

■ Addaven - Konzentrat zur Herstellung einer Infusionslösung → S. 36
■ Elotrace - Infusionszusatz → S. 474
■ Peditrace - Infusionszusatz → S. 1088
■ Tracel - Injektionslösung in einer Fertigspritze → S. 1434
■ Tracutil - Konzentrat zur Herstellung einer Infusionslösung → S. 1435

Kupfer(II)-sulfat
Substitution (Kupfer); Adstringens

■ Elevit pronatal - Filmtabletten → S. 468

Labetalol
Beta-Blocker, Alpha-Sympatholytikum

Trandate 100 mg - Ampullen → S. 1441

Lac caninum (Homöopathie)

■ Milchbildungstropfen "Similasan" → S. 903

Lachesis muta (Homöopathie)

■ Aflubin - Hals- und Rachentropfen → S. 49
■ Apozema Leber und Galle Carduus marianus complex Nr.21 - Tropfen zum Einnehmen → S. 112
■ Apozema Stress und Nerven Lycopus virginicus complex Nr.33 - Tropfen → S. 114
■ Apozema Wechseljahre Lachesis complex Nr.36 - Tropfen zum Einnehmen → S. 114
■ Echinacea compositum-Heel - Ampullen → S. 458
■ Echinacea compositum-forte-Heel - Ampullen → S. 458
■ Echinacea-Cosmoplex - Tropfen → S. 459
■ Fepyr spag. Peka - Globuli → S. 567
■ Globuli gegen Grippe "Similasan" → S. 635
■ Globuli gegen Halsentzündung "Similasan" → S. 635
■ Gripp-Heel - Ampullen → S. 643
■ Gripp-Heel - Tabletten → S. 643
■ Ho-Len-Complex Thyreo-cyl -Tropfen zum Einnehmen → S. 665
■ Infragil spag. Peka - Globuli → S. 709
■ Infragil spag. Peka - Tropfen zum Einnehmen → S. 710
■ Metro-Adnex-Injeel - Ampullen → S. 890
■ Mucosa compositum-Heel - Ampullen → S. 930
■ Nr. 20 Grippetropfen "Mag. Doskar" → S. 1004
■ Opsonat spag. Peka - Tropfen zum Einnehmen → S. 1044
■ Ovarium compositum-Heel - Ampullen → S. 1059
■ Phönix Lymphophön - Tropfen zum Einnehmen → S. 1106
■ Seonsil spag. Peka - Globuli → S. 1289
■ Seonsil spag. Peka - Tropfen zum Einnehmen → S. 1289
■ Tropfen gegen Insektenstiche "Similasan" → S. 1462
✿ Lachesis RemaVet - Globuli für Tiere → S. 771
⌘ Epispas ReVet RV10 - Globuli für Tiere → S. 499
⌘ Febrisept ReVet RV11 - Globuli für Tiere → S. 553
⌘ Grippetropfen "Mag. Doskar" für Tiere → S. 643
⌘ Mastitistropfen "Mag. Doskar" für Tiere → S. 859
⌘ Pyrogenium compositum - Injektionslösung für Rinder → S. 1171
⌘ Tropfen gegen Wundinfektion und Sepsis "Mag. Doskar" für Tiere → S. 1464
⌘ Verletzungs- und Wundtropfen "Mag. Doskar" für Tiere → S. 1520

Lacosamid
Antikonvulsivum

Vimpat 50 mg - Filmtabletten → S. 1537
Vimpat 100 mg - Filmtabletten → S. 1537
Vimpat 150 mg - Filmtabletten → S. 1537
Vimpat 200 mg - Filmtabletten → S. 1537
Vimpat 10 mg/ml - Infusionslösung → S. 1537
Vimpat 10 mg/ml - Sirup → S. 1537

Lactat-Anion

■ Geloplasma - Infusionslösung → S. 622
■ Hemosol B0 - Hämodialyse-/Hämofiltrationslösung → S. 656
■ Prismasol 2 mmol/l Kalium - Lösung für Hämofiltration und Hämodialyse → S. 1147
■ Prismasol 4 mmol/l Kalium - Lösung für Hämofiltration und Hämodialyse → S. 1147
■ Ringer-Lactat "Fresenius" - Infusionslösung → S. 1236
■ Ringer-Lactat nach Hartmann B.Braun - Infusionslösung → S. 1236
■ Ringer-Lactat nach Hartmann Medipharm - Infusionslösung → S. 1236
■ Sterofundin B - Infusionslösung → S. 1352

Lactitol
Zuckeraustauschstoff - Osmotisch wirkendes Laxans

Importal - Pulver → S. 701

Lactobacillus casei var. rhamnosus (Lactobacillaceae)

Antibiophilus - Hartkapseln → S. 105
Antibiophilus - Pulver zum Einnehmen → S. 105

Lactobacillus gasseri (Lactobacillaceae)

Döderlein Med - Vaginalkapseln → S. 419
■ Omniflora - Kapseln → S. 1038

Lactobacillus helveticus (Lactobacteriaceae)
Darmflora-Regeneration

■ Hylak forte - Tropfen → S. 680

Lactobacterium acidophilum (Lactobacteriaceae)

■ Gynoflor - Vaginaltabletten → S. 646
■ Hylak forte - Tropfen → S. 680

Lactuca sativa L. (Asteraceae)

■ Padma Circosan - Kapseln → S. 1069

Lactuca virosa (Homöopathie)

■ Atustro spag. Peka - Globuli → S. 156
■ Atustro spag. Peka - Tropfen zum Einnehmen → S. 156
■ Deas spag. Peka - Tropfen zum Einnehmen → S. 377
■ Somcupin spag. Peka - Tropfen zum Einnehmen → S. 1337

Lactulose
Osmotisch wirkendes Laxans

Lactulose Genericon Konzentrat - orale Lösung → S. 772
Lactulose Hexal 670 mg/ml - Lösung zum Einnehmen → S. 772
Lactulose-MIP 650 mg/ml - Lösung zum Einnehmen → S. 772
LaevoGO Pflaumenaroma 10 g/15 ml - Lösung zum Einnehmen → S. 773
Laevolac Lactulose Konzentrat - orale Lösung → S. 773

Lamivudin
Reverse-Transkriptase-Hemmer - Virustatikum

Epivir 150 mg - Filmtabletten → S. 500
Epivir 300 mg - Filmtabletten → S. 500
Epivir 10 mg/ml - Lösung zum Einnehmen → S. 500
Lamivudin Sandoz 300 mg - Filmtabletten → S. 775
Zeffix 100 mg - Filmtabletten → S. 1590
■ Abacavir/Lamivudin Aristo 600 mg/300 mg - Filmtabletten → S. 15
■ Abacavir/Lamivudin ratiopharm 600 mg/300 mg - Filmtabletten → S. 15
■ Abacavir/Lamivudin Sandoz 600 mg/300 mg - Filmtabletten → S. 15
■ Abacavir/Lamivudin Stada 600 mg/300 mg - Filmtabletten → S. 15
■ Combivir 150 mg/300 mg - Filmtabletten → S. 335
■ Delstrigo 100 mg/300 mg/245 mg - Filmtabletten → S. 381
■ Dovato 50 mg/300 mg - Filmtabletten → S. 428
■ Kivexa 600 mg/300 mg Filmtabletten → S. 761
■ Triumeq 50 mg/600 mg/300 mg - Filmtabletten → S. 1459
■ Trizivir 300 mg/150 mg/300 mg - Filmtabletten → S. 1459

Lamotrigin
Antiepileptikum

Gerolamic 5 mg - lösliche Tabletten → S. 626
Gerolamic 25 mg - lösliche Tabletten → S. 626
Gerolamic 50 mg - lösliche Tabletten → S. 626
Gerolamic 100 mg - lösliche Tabletten → S. 626
Gerolamic 200 mg - lösliche Tabletten → S. 627
Lamictal 5 mg - Tabletten (kaubar/suspendierbar) → S. 774
Lamictal 25 mg - Tabletten (kaubar/suspendierbar) → S. 774
Lamictal 50 mg - Tabletten (kaubar/suspendierbar) → S. 774
Lamictal 100 mg - Tabletten (kaubar/suspendierbar) → S. 774
Lamictal 200 mg - Tabletten (kaubar/suspendierbar) → S. 774
Lamotrigin 1A Pharma 25 mg - lösliche Tabletten → S. 775
Lamotrigin 1A Pharma 50 mg - lösliche Tabletten → S. 776
Lamotrigin 1A Pharma 100 mg - lösliche Tabletten → S. 776
Lamotrigin 1A Pharma 200 mg - lösliche Tabletten → S. 776
Lamotrigin Genericon 25 mg - lösliche Tabletten → S. 776
Lamotrigin Genericon 50 mg - lösliche Tabletten → S. 776
Lamotrigin Genericon 100 mg - lösliche Tabletten → S. 776
Lamotrigin Genericon 200 mg - lösliche Tabletten → S. 776
Lamotrigin ratiopharm GmbH 25 mg - lösliche Tabletten → S. 776
Lamotrigin ratiopharm GmbH 50 mg - lösliche Tabletten → S. 777
Lamotrigin ratiopharm GmbH 100 mg - lösliche Tabletten → S. 777
Lamotrigin ratiopharm GmbH 200 mg - lösliche Tabletten → S. 777
Lamotrigin Sandoz 25 mg - lösliche Tabletten → S. 777
Lamotrigin Sandoz 50 mg - lösliche Tabletten → S. 777
Lamotrigin Sandoz 100 mg - lösliche Tabletten → S. 777
Lamotrigin Sandoz 200 mg - lösliche Tabletten → S. 777
Lamotrigin Sandoz GmbH 25 mg - lösliche Tabletten → S. 777
Lamotrigin Sandoz GmbH 50 mg - lösliche Tabletten → S. 777
Lamotrigin Sandoz GmbH 100 mg - lösliche Tabletten → S. 778
Lamotrigin Sandoz GmbH 200 mg - lösliche Tabletten → S. 778
Lamotrigin Stada 25 mg - lösliche Tabletten → S. 778
Lamotrigin Stada 50 mg - lösliche Tabletten → S. 778
Lamotrigin Stada 100 mg - lösliche Tabletten → S. 778
Lamotrigin Stada 200 mg - lösliche Tabletten → S. 778

Lanadelumab
Kallikrein-Hemmer - Immunmodulator

Takhzyro 300 mg - Injektionslösung → S. 1383
Takhzyro 300 mg - Injektionslösung in einer Fertigspritze → S. 1383

Landiolol
Antiarrhythmikum - Beta-Blocker

Rapibloc 20 mg/2 ml - Konzentrat zur Herstellung einer Injektionslösung → S. 1195
Rapibloc 300 mg - Pulver zur Herstellung einer Infusionslösung → S. 1196

Lanreotid
Somatostatin-Analoges

Somatuline Autogel 60 mg - Injektionslösung in einer Fertigspritze → S. 1336
Somatuline Autogel 90 mg - Injektionslösung in einer Fertigspritze → S. 1336
Somatuline Autogel 120 mg - Injektionslösung in einer Fertigspritze → S. 1336

Lansoprazol
Protonenpumpenblocker - Ulcus-Therapeutikum

Agopton 15 mg - Kapseln → S. 51
Agopton 30 mg - Kapseln → S. 52
Lansobene 15 mg - Kapseln → S. 782
Lansobene 30 mg - Kapseln → S. 782
Lansohexal 15 mg - Hartkapseln → S. 782
Lansohexal 30 mg - Hartkapseln → S. 782
Lansoprazol Actavis 15 mg - magensaftresistente Hartkapseln → S. 782
Lansoprazol Actavis 30 mg - magensaftresistente Hartkapseln → S. 783
Lansoprazol Alternova 15 mg - Kapseln → S. 783
Lansoprazol Alternova 30 mg - Kapseln → S. 783
Lansoprazol Genericon 15 mg - magensaftresistente Kapseln → S. 783
Lansoprazol Genericon 30 mg - magensaftresistente Kapseln → S. 783
Lansoprazol +pharma 15 mg - magensaftresistente Kapseln → S. 783
Lansoprazol +pharma 30 mg - magensaftresistente Kapseln → S. 783
Lansoprazol Sandoz 15 mg - Hartkapseln → S. 783
Lansoprazol Sandoz 30 mg - Hartkapseln → S. 783
Lansoprazol Stada 15 mg - magensaftresistente Hartkapseln → S. 784
Lansoprazol Stada 30 mg - magensaftresistente Hartkapseln → S. 784

Lanthan(III)-Ion
Blutphosphat-bindend - Hyperkaliämie-Therapeut.; Hyperphosphatämie-Therapeut.

Fosrenol 500 mg - Kautabletten → S. 596
Fosrenol 750 mg - Kautabletten → S. 596
Fosrenol 1000 mg - Kautabletten → S. 596

Lapatinib
Tyrosinkinase-Hemmer - Zytostatikum

Tyverb 250 mg - Filmtabletten → S. 1472

Larix decidua Mill. (Pinaceae)

■ ilon Abszess - Salbe mit Eukalyptusöl → S. 693

Laronidase
Mucopolysaccharidose 1

Aldurazyme 100 E/ml - Konzentrat zur Herstellung einer Infusionslösung → S. 59

Larotrectinib
Tropomyosin-related-Kinase (Trk)-Inhibitor - Zytostatikum

Vitrakvi 20 mg/ml - Lösung zum Einnehmen → S. 1548

Laryngotracheitis-Lebend-Impfstoff für Vögel

❖ Innovax-ILT - Konzentrat und Lösungsmittel zur Herstellung einer Injektionssuspension für Hühner → S. 713

Larynx (Homöopathie)

⌘ Bronchi comp. "Wala" - Injektionslösung für Tiere → S. 222
⌘ Larynx/Apis comp. "Wala" - Injektionslösung für Tiere → S. 785

L-Asparaginsäure, Mono-L-Argininsalz
Substitution (Aminosäuren)

Sangenor - Trinkampullen → S. 1277

Latanoprost
Prostaglandin F-Rezeptor-Agonist - Glaukom-Therapeutikum

Akistan 50 Mikrogramm/ml - Augentropfen → S. 54
Latacris 50 Mikrogramm/ml - Augentropfen → S. 787
Latanoprost Agepha 50 Mikrogramm/ml - Augentropfen → S. 788
Latanoprost Pfizer 50 Mikrogramm/ml - Augentropfen → S. 788
Latanoprost Stada 50 Mikrogramm/ml - Augentropfen → S. 788
Latanoprost Unimed Pharma 50 Mikrogramm/ml - Augentropfen → S. 788
Latano-Vision 50 Mikrogramm/ml - Augentropfen, Lösung → S. 789
Monopost 50 Mikrogramm/ml - Augentropfen im Einzeldosisbehältnis → S. 919
Xalatan 50 Mikrogramm/ml - Augentropfen → S. 1565

■ Latanoprost comp ratiopharm 50 Mikrogramm/ml und 5 mg/ml - Augentropfen → S. 788
■ Latanoprost/Timolol Pfizer 50 Mikrogramm/ml + 5 mg/ml - Augentropfen → S. 788
■ Latanoprost/Timolol Stada 50 Mikrogramm/ml + 5 mg/ml - Augentropfen → S. 788
■ LatanoTim-Vision 50 Mikrogramm/ml + 5 mg/ml - Augentropfen, Lösung → S. 788
■ Xalacom 50 Mikrogramm/ml + 5 mg/ml - Augentropfen → S. 1565

Latrodectus curacaviensis (Homöopathie)

■ Tabletten bei Reisekrankheit "Similasan" → S. 1376

Lavandula angustifolia Mill. (Lamiaceae)

Lasea 80 mg - Weichkapseln → S. 785

■ Sidroga Stress- und Nerventee → S. 1305

Lavandula latifolia Medik. (Lamiaceae)

Taviforte Speiklavendelöl 300 mg - Kapseln → S. 1395
Tavipec - Kapseln → S. 1395

Lawsonia intracellularis-Impfstoff, inaktiviert für Schweine

❖ Enterisol Ileitis - Lyophilisat und Lösungsmittel zur Herstellung einer Suspension zur oralen Verabreichung für Schweine → S. 493

Lebertran
Wundbehandlungsmittel

■ Desitin - Salbe → S. 388
■ Leukichtan - Salbe → S. 798

Lecirelin
Gonadotropin Releasing Hormon

❖ Dalmarelin 25 µg/ml - Injektionslösung für Rinder und Kaninchen → S. 368

Lecithin
Phosphatidylcholin-Derivat - Roborans

Buerlecithin - flüssig → S. 228

■ Omegaven "Fresenius" - Emulsion zur Infusion → S. 1036

Ledipasvir
Hepatitis C-Therapeutikum; Virustatikum

■ Harvoni 90 mg/400 mg - Filmtabletten → S. 652

Ledum palustre (Homöopathie)

- ■ Adrisin - Tabletten → S. 40
- ■ Cution spag. Peka - Lotion → S. 355
- ■ Cutis compositum-Heel - Ampullen → S. 355
- ■ Cutro spag. Peka - Globuli → S. 356
- ■ Cutro spag. Peka - Tropfen zum Einnehmen → S. 356
- ■ Discus compositum-Heel - Ampullen → S. 416
- ■ Flamyar spag. Peka - Salbe → S. 574
- ■ Nr. 25 Verletzungstropfen "Mag. Doskar" → S. 1004
- ■ RheumaCare - Tabletten → S. 1228
- ■ Toex spag. Peka - Globuli → S. 1425
- ■ Toex spag. Peka - Tropfen zum Einnehmen → S. 1425
- ■ Tropfen gegen Insektenstiche "Similasan" → S. 1462
- ■ Tropfen gegen Rheuma und Gicht "Similasan" → S. 1463

✿ Ledum RemaVet - Globuli für Tiere → S. 790

Leflunomid

Dihydroorotat-Dehydrogenase-Hemmer - Antirheumatikum

Arava 10 mg - Filmtabletten → S. 120
Arava 20 mg - Filmtabletten → S. 120
Leflunomid medac 10 mg - Filmtabletten → S. 791
Leflunomid medac 20 mg - Filmtabletten → S. 791
Leflunomid Stada 10 mg - Filmtabletten → S. 791
Leflunomid Stada 20 mg - Filmtabletten → S. 791

Leishmania infantum

Leishmaniose-Erreger (Mensch, Hund)

✿ CaniLeish - Lyophilisat und Lösungsmittel zur Herstellung einer Injektionssuspension für Hunde → S. 257
✿ Letifend - Lyophilisat und Lösungsmittel zur Herstellung einer Injektionslösung für Hunde → S. 796

Lenalidomid

Zytostatikum

Revlimid 2,5 mg Hartkapseln → S. 1225
Revlimid 5 mg - Hartkapseln → S. 1225
Revlimid 7,5 mg Hartkapseln → S. 1226
Revlimid 10 mg - Hartkapseln → S. 1226
Revlimid 15 mg - Hartkapseln → S. 1226
Revlimid 20 mg - Hartkapseln → S. 1226
Revlimid 25 mg - Hartkapseln → S. 1226

Lenvatinib

Zytostatikum

Kisplyx 4 mg - Hartkapseln → S. 760
Kisplyx 10 mg - Hartkapseln → S. 760
Lenvima 4 mg - Hartkapseln → S. 794
Lenvima 10 mg - Hartkapseln → S. 794

Leptospira canicola-Impfstoff, inaktiviert für Tiere

✿ Virbagen canis L - Injektionssuspension für Hunde → S. 1540

⌘ Canigen DHPPi/L - Lyophilisat und Lösungsmittel zur Herstellung einer Injektionssuspension für Hunde → S. 257
⌘ Eurican DAP-Lmulti - Lyophilisat und Suspension zur Herstellung einer Injektionssuspension für Hunde → S. 531
⌘ Eurican DAPPi-L - Lyophilisat und Lösungsmittel zur Herstellung einer Injektionssuspension → S. 531
⌘ Eurican Lmulti - Injektionssuspension für Hunde → S. 531
⌘ Nobivac L4 - Injektionssuspension für Hunde → S. 984
⌘ Nobivac Lepto - Injektionssuspension für Hunde → S. 984
⌘ Porcilis Ery+Parvo+Lepto - Injektionssuspension für Schweine → S. 1116
⌘ Versican Plus DHPPi/L4 - Lyophilisat und Suspension zur Herstellung einer Injektionssuspension für Hunde → S. 1521
⌘ Versican Plus DHPPi/L4R - Lyophilisat und Suspension zur Herstellung einer Injektionssuspension für Hunde → S. 1521
⌘ Versican Plus L4 - Injektionssuspension für Hunde → S. 1521
⌘ Versican Plus Pi/L4 - Lyophilisat und Suspension zur Herstellung einer Injektionssuspension für Hunde → S. 1521
⌘ Virbagen canis Pi/L - Lyophilisat und Suspension zur Herstellung einer Injektionssuspension für Hunde → S. 1541
⌘ Virbagen canis SHA/L - Lyophilisat und Suspension zur Herstellung einer Injektionssuspension für Hunde → S. 1541
⌘ Virbagen canis SHAPPi/L - Lyophilisat und Suspension zur Herstellung einer Injektionssuspension für Hunde → S. 1541

Leptospira icterohaemorrhagiae-Impfstoff, inaktiviert für Tiere

✿ Virbagen canis L - Injektionssuspension für Hunde → S. 1540

⌘ Canigen DHPPi/L - Lyophilisat und Lösungsmittel zur Herstellung einer Injektionssuspension für Hunde → S. 257
⌘ Eurican DAP-Lmulti - Lyophilisat und Suspension zur Herstellung einer Injektionssuspension für Hunde → S. 531
⌘ Eurican DAPPi-L - Lyophilisat und Lösungsmittel zur Herstellung einer Injektionssuspension → S. 531
⌘ Eurican Lmulti - Injektionssuspension für Hunde → S. 531
⌘ Nobivac L4 - Injektionssuspension für Hunde → S. 984
⌘ Nobivac Lepto - Injektionssuspension für Hunde → S. 984
⌘ Porcilis Ery+Parvo+Lepto - Injektionssuspension für Schweine → S. 1116
⌘ Versican Plus DHPPi/L4 - Lyophilisat und Suspension zur Herstellung einer Injektionssuspension für Hunde → S. 1521
⌘ Versican Plus DHPPi/L4R - Lyophilisat und Suspension zur Herstellung einer Injektionssuspension für Hunde → S. 1521
⌘ Versican Plus L4 - Injektionssuspension für Hunde → S. 1521
⌘ Versican Plus Pi/L4 - Lyophilisat und Suspension zur Herstellung einer Injektionssuspension für Hunde → S. 1521
⌘ Virbagen canis Pi/L - Lyophilisat und Suspension zur Herstellung einer Injektionssuspension für Hunde → S. 1541
⌘ Virbagen canis SHA/L - Lyophilisat und Suspension zur Herstellung einer Injektionssuspension für Hunde → S. 1541
⌘ Virbagen canis SHAPPi/L - Lyophilisat und Suspension zur Herstellung einer Injektionssuspension für Hunde → S. 1541

Leptospira kirschneri-Impfstoff, inaktiviert für Tiere

⌘ Nobivac L4 - Injektionssuspension für Hunde → S. 984
⌘ Porcilis Ery+Parvo+Lepto - Injektionssuspension für Schweine → S. 1116
⌘ Versican Plus DHPPi/L4 - Lyophilisat und Suspension zur Herstellung einer Injektionssuspension für Hunde → S. 1521
⌘ Versican Plus DHPPi/L4R - Lyophilisat und Suspension zur Herstellung einer Injektionssuspension für Hunde → S. 1521
⌘ Versican Plus L4 - Injektionssuspension für Hunde → S. 1521
⌘ Versican Plus Pi/L4 - Lyophilisat und Suspension zur Herstellung einer Injektionssuspension für Hunde → S. 1521

Leptospira santarosai-Impfstoff, inaktiviert für Tiere

⌘ Porcilis Ery+Parvo+Lepto - Injektionssuspension für Schweine → S. 1116

Lercanidipin
Dihydropyridin-Derivat - Calciumantagonist

Lespedeza capitata (Homöopathie)

Letermovir
Virustatikum - Cytomegalievirus-Infektion (Orphan drug)

Letrozol
Aromatase-Hemmer - Zytostatikum

Leucin
Aminosäuren-Substitution

Leukose-Impfstoff (inaktiviert) für Katzen
Katzenleukämie-Impfstoff

Leuprorelin
Gonadorelin-Analoges

Eligard Depot 7,5 mg - Pulver und Lösungsmittel zur Herstellung einer Injektionslösung → S. 468
Eligard Depot 22,5 mg - Pulver und Lösungsmittel zur Herstellung einer Injektionslösung → S. 469
Eligard Depot 45 mg - Pulver und Lösungsmittel zur Herstellung einer Injektionslösung → S. 469
Enantone Monats - Depot - Zweikammerspritze → S. 485
Enantone-Gyn Monats-Depot - Zweikammerspritze → S. 485
Leuprorelin Sandoz 5 mg - Implantat für 3 Monate → S. 798
Lutrate 3-Monats-Depot 22,5 mg - Pulver und Lösungsmittel zur Herstellung einer Depot-Injektionssuspension → S. 841
Sixantone - Zweikammerspritze → S. 1324
Trenantone - Zweikammerspritze → S. 1448

Levamisol
Anthelminthikum, Immunmodulator

🐾 Chronomintic Retard Bolus 22,05 g - intraruminales System für Rinder → S. 293

Levetiracetam
Nootropikum

Keppra 500 mg - Filmtabletten → S. 752
Keppra 1000 mg - Filmtabletten → S. 753
Keppra 100 mg/ml - Konzentrat zur Herstellung einer Infusionslösung → S. 753
Keppra 100 mg/ml - Lösung zum Einnehmen → S. 753
Levebon 500 mg - Filmtabletten → S. 799
Levebon 1000 mg - Filmtabletten → S. 799
Levebon 1500 mg - Filmtabletten → S. 799
Levebon 100 mg/ml - Lösung zum Einnehmen → S. 799
Levetiracetam 1A Pharma 500 mg - Filmtabletten → S. 800
Levetiracetam 1A Pharma 1000 mg - Filmtabletten → S. 800
Levetiracetam Accord 250 mg - Filmtabletten → S. 800
Levetiracetam Accord 500 mg - Filmtabletten → S. 800
Levetiracetam Accord 750 mg - Filmtabletten → S. 801
Levetiracetam Accord 1000 mg - Filmtabletten → S. 801
Levetiracetam Accord 100 mg/ml - Lösung zum Einnehmen → S. 801
Levetiracetam Actavis 250 mg - Filmtabletten → S. 801
Levetiracetam Actavis 500 mg - Filmtabletten → S. 801
Levetiracetam Actavis 1000 mg - Filmtabletten → S. 801
Levetiracetam Aristo 500 mg - Filmtabletten → S. 801
Levetiracetam Aristo 1000 mg - Filmtabletten → S. 801
Levetiracetam Bluefish 500 mg - Filmtabletten → S. 801
Levetiracetam Bluefish 1000 mg - Filmtabletten → S. 801
Levetiracetam G.L. 500 mg - Filmtabletten → S. 802
Levetiracetam G.L. 1000 mg - Filmtabletten → S. 802
Levetiracetam Genericon 500 mg - Filmtabletten → S. 802
Levetiracetam Genericon 1000 mg - Filmtabletten → S. 802
Levetiracetam Hikma 100 mg/ml - Konzentrat zur Herstellung einer Infusionslösung → S. 802
Levetiracetam Krka 500 mg - Filmtabletten → S. 802
Levetiracetam Krka 1000 mg - Filmtabletten → S. 803
Levetiracetam +pharma 500 mg - Filmtabletten → S. 803
Levetiracetam +pharma 1000 mg - Filmtabletten → S. 803
Levetiracetam ratiopharm 500 mg - Filmtabletten → S. 803
Levetiracetam ratiopharm 1000 mg - Filmtabletten → S. 803
Levetiracetam ratiopharm 1500 mg - Filmtabletten → S. 803
Levetiracetam ratiopharm 100 mg/ml - Lösung zum Einnehmen → S. 804
Levetiracetam Sandoz 500 mg - Filmtabletten → S. 804
Levetiracetam Sandoz 1000 mg - Filmtabletten → S. 804
Levetiracetam Sandoz 100 mg/ml - Konzentrat zur Herstellung einer Infusionslösung → S. 804
Levetiracetam Sandoz 100 mg/ml - Lösung zum Einnehmen → S. 804
Levetiracetam Stada 500 mg - Filmtabletten → S. 805
Levetiracetam Stada 1000 mg - Filmtabletten → S. 805
Levetiracetam Stada 100 mg/ml - Lösung zum Einnehmen → S. 805
Levetiracetam UCB 500 mg - Filmtabletten → S. 805
Levetiracetam UCB 1000 mg - Filmtabletten → S. 806

Levico (Homöopathie)

⌧ Suprarenales comp. "Wala" - Injektionslösung für Tiere → S. 1365

Levisticum officinale (Homöopathie)

Otidoron - Ohrentropfen → S. 1057
⌧ Larynx/Apis comp. "Wala" - Injektionslösung für Tiere → S. 785

Levisticum officinale W.D.J. Koch (Apiaceae)

■ Canephron forte - Dragees → S. 255

Levobunolol
Beta-Blocker

Vistagan Liquifilm unkonserviert 0,5% - Augentropfen → S. 1545

Levocabastin
Antihistaminikum

Levocamed 0,5 mg/ml - Augentropfensuspension → S. 806
Levocamed 0,5 mg/ml - Nasenspray, Suspension → S. 806
Livostin - Augentropfen → S. 826
Livostin - Nasenspray → S. 826

Levocarnitin
L-Carnitin-Substitution bei Dialysepatienten; Kardiomyopathie

L-Carnitin "Fresenius" - orale Lösung → S. 790
L-Carnitin "Fresenius" 1 g - Ampullen → S. 790
■ Trimix MOF - Emulsion zur Infusion → S. 1454
■ Trimix nephro - Emulsion zur Infusion → S. 1454

Levocetirizin
Antihistaminikum

Levocetirizin Actavis 5 mg - Filmtabletten → S. 807
Levocetirizin Genericon 5 mg - Filmtabletten → S. 807
Levocetirizin Hexal 5 mg - Filmtabletten → S. 807
Levocetirizin Krka 5 mg - Filmtabletten → S. 807
Levocetirizin +pharma 5 mg - Filmtabletten → S. 807
Levocetirizin Stada 5 mg - Filmtabletten → S. 807
Xyzall 5 mg - Filmtabletten → S. 1580

Levodopa
Dopamin-Agonist

■ Corbilta 50 mg/12,5 mg/200 mg - Filmtabletten → S. 344
■ Corbilta 100 mg/25 mg/200 mg - Filmtabletten → S. 344
■ Corbilta 150 mg/37,5 mg/200 mg - Filmtabletten → S. 344
■ Duodopa, 20 mg/ml + 5 mg/ml - Gel zur intestinalen Anwendung → S. 445
■ LevoCar retard 200 mg/50 mg - Tabletten → S. 806
■ Levodopa/Carbidopa/Entacapon ratiopharm 50 mg/12,5 mg/200 mg - Filmtabletten → S. 807
■ Levodopa/Carbidopa/Entacapon ratiopharm 75 mg/18,75 mg/200 mg - Filmtabletten → S. 807
■ Levodopa/Carbidopa/Entacapon ratiopharm 100 mg/25 mg/200 mg - Filmtabletten → S. 807
■ Levodopa/Carbidopa/Entacapon ratiopharm 125 mg/31,25

alpha-Linolensäure
Essentielle Fettsäure

9,12-Linolsäure
Essentielle Fettsäure

Liothyronin
Schilddrüsenhormon

Lipegfilgrastim
Granulozyten-Koloniestimulierender-Faktor - Haematopoetischer Wachstumsfaktor

DL-alpha-Liponsäure
Antioxidans - Polyneuropathie (diabetisch)

Liraglutid
GLP-1-Rezeptor-Agonist - Antidiabetikum

Lisdexamfetamin
Amphetamin-Derivat - Psychostimulans

Lisinopril
ACE-Hemmer - Antihypertonikum; Herzinsuffizienz-Therapeutikum

Lithium benzoicum (Homöopathie)

Lithiumcarbonat
Manisch-depr. Psychosen, Prophylaxe depr. Phasen; Therapie manischer Phasen

Lithium-Ion

Lixisenatid
GLP-1-Rezeptor-Agonist - Antidiabetikum

Lobaria pulmonaria (Homöopathie)

- ■ Adler HOM YvoSniff - Streukügelchen → S. 38
- ■ Anfokali - Tropfen → S. 102
- ■ Bronchalis - Heel - Tabletten → S. 222

Lobelia inflata (Homöopathie)

- ■ Bronchalis - Heel - Tabletten → S. 222
- ■ Ho-Len-Complex Pulmo-cyl - Tropfen zum Einnehmen → S. 665
- ■ Luffa compositum-Heel - Tabletten → S. 840
- ■ Tartephedreel - Tropfen → S. 1393

Lokivetmab

Atopische Dermatitis bei Hunden - Caninisierter monoklonaler Antikörper (vet.)

- ✲ Cytopoint 10 mg - Injektionslösung für Hunde → S. 363
- ✲ Cytopoint 20 mg - Injektionslösung für Hunde → S. 363
- ✲ Cytopoint 30 mg - Injektionslösung für Hunde → S. 363
- ✲ Cytopoint 40 mg - Injektionslösung für Hunde → S. 363

Lomitapid

Lipidsenker - Hypercholesterinämie (homozygot familiär) (Orphan drug)

Lojuxta 5 mg - Hartkapseln → S. 828
Lojuxta 10 mg - Hartkapseln → S. 828
Lojuxta 20 mg - Hartkapseln → S. 828

Lomustin

Zytostatikum

Lomustin (CCNU) "medac" 40 mg - Kapseln → S. 829

Loperamid

Opioid, Antidiarrhoikum

Enterobene 2 mg - Filmtabletten → S. 493
Imodium 2 mg - Kapseln → S. 700
Imodium akut 2 mg - Schmelztabletten → S. 700
Imosec 0,2 mg/ml - Lösung zum Einnehmen → S. 701
Loperamid "ratiopharm" akut - Filmtabletten → S. 831
Loperamid Sandoz 2 mg - Kapseln → S. 831

Lopinavir

HIV-Proteinase-Inhibitor - Virustatikum

- ■ Kaletra 200 mg/50 mg - Filmtabletten → S. 746
- ■ Kaletra (80 mg + 20 mg)/ml - Lösung zum Einnehmen → S. 747

Loratadin

H1-Rezeptor-Antagonist - Antihistaminikum

Allernon 10 mg - Tabletten → S. 66
Clarityn 10 mg - Tabletten → S. 315
Lorano 10 mg - Schmelztabletten → S. 831
Loratadin Alternova 10 mg - Tabletten → S. 831
Loratadin Arcana 10 mg - Filmtabletten → S. 831
Toppoll 10 mg - Tabletten → S. 1431

- ■ Clarinase 5 mg/120 mg - Retardtabletten → S. 312

Lorazepam

Benzodiazepin-Derivat - Tranquillans

Temesta 2 mg - Ampullen → S. 1403
Temesta 1,0 mg - Tabletten → S. 1403
Temesta 2,5 mg - Tabletten → S. 1404

Lorlatinib

ALK-Inhibitor - Zytostatikum

Lorviqua 25 mg - Filmtabletten → S. 831
Lorviqua 100 mg - Filmtabletten → S. 832

Lormetazepam

Benzodiazepin-Derivat - Tranquillans

Sedalor 2 mg/10 ml - Injektions-/Infusionslösung → S. 1284

Lornoxicam

Nicht-steroidales Antiphlogistikum

Xefo 4 mg - Filmtabletten → S. 1568
Xefo 8 mg - Filmtabletten → S. 1568
Xefo Rapid 8 mg - Filmtabletten → S. 1568
Xefo 8 mg - Pulver und Lösungsmittel zur Herstellung einer Injektionslösung → S. 1568

Losartan

Angiotensin-Antagonist - Antihypertonikum

Losartan 1A Pharma 50 mg - Filmtabletten → S. 832
Losartan G.L. 50 mg - Filmtabletten → S. 832
Losartan G.L. 100 mg - Filmtabletten → S. 832
Losartan Genericon 12,5 mg - Filmtabletten → S. 832
Losartan Genericon 50 mg - Filmtabletten → S. 833
Losartan Genericon 100 mg - Filmtabletten → S. 833
Losartan Krka 12,5 mg - Filmtabletten → S. 833
Losartan Krka 25 mg - Filmtabletten → S. 833
Losartan Krka 50 mg - Filmtabletten → S. 833
Losartan Krka 100 mg - Filmtabletten → S. 833
Losartan MSD 50 mg - Filmtabletten → S. 833
Losartan +pharma 50 mg - Filmtabletten → S. 833
Losartan ratiopharm 50 mg - Filmtabletten → S. 833
Losartan ratiopharm 100 mg - Filmtabletten → S. 833
Losartan Sandoz 50 mg - Filmtabletten → S. 833
Losartan Stada 50 mg - Filmtabletten → S. 834
Losartan Stada 100 mg - Filmtabletten → S. 834

- ■ Cosaar plus 50 mg/12,5 mg - Filmtabletten → S. 347
- ■ Losarcomp Genericon 50 mg/12,5 mg - Filmtabletten → S. 832
- ■ Losarcomp Genericon 100 mg/25 mg - Filmtabletten → S. 832
- ■ Losartan-HCT 1A Pharma 50 mg/12,5 mg - Filmtabletten → S. 834
- ■ Losartan-HCT 1A Pharma 100 mg/25 mg - Filmtabletten → S. 834
- ■ Losartan/HCT Actavis 100 mg/25 mg - Filmtabletten → S. 834
- ■ Losartan-HCT G.L. 50 mg/12,5 mg - Filmtabletten → S. 834
- ■ Losartan-HCT G.L. 100 mg/25 mg - Filmtabletten → S. 835
- ■ Losartan/HCT Krka 50 mg/12,5 mg - Filmtabletten → S. 835
- ■ Losartan/HCT Krka 100 mg/12,5 mg - Filmtabletten → S. 835
- ■ Losartan/HCT Krka 100 mg/25 mg - Filmtabletten → S. 835
- ■ Losartan/HCT MSD 50 mg/12,5 mg - Filmtabletten → S. 835
- ■ Losartan/HCT ratiopharm GmbH 50 mg/12,5 mg - Filmtabletten → S. 835
- ■ Losartan/HCT ratiopharm GmbH 100 mg/25 mg - Filmtabletten → S. 835
- ■ Losartan/HCT Stada 50 mg/12,5 mg - Filmtabletten → S. 835
- ■ Losartan/HCT Stada 100 mg/12,5 mg - Filmtabletten → S. 836
- ■ Losartan/HCT Stada 100 mg/25 mg - Filmtabletten → S. 836

Loteprednol

Glukokortikoid

Lotemax 0,5% - Augentropfensuspension → S. 836

Lotilaner
Insektizid - Antiparasitäres Mittel (vet.)

- ✿ Credelio 12 mg - Kautabletten für Katzen (0,5-2,0 kg) → S. 350
- ✿ Credelio 48 mg - Kautabletten für Katzen (>2,0-8,0 kg) → S. 350
- ✿ Credelio 56 mg - Kautabletten für Hunde (1,3-2,5 kg) → S. 350
- ✿ Credelio 112 mg - Kautabletten für Hunde (>2,5-5,5 kg) → S. 350
- ✿ Credelio 225 mg - Kautabletten für Hunde (>5,5-11 kg) → S. 350
- ✿ Credelio 450 mg - Kautabletten für Hunde (>11-22 kg) → S. 350
- ✿ Credelio 900 mg - Kautabletten für Hunde (>22-45 kg) → S. 350

Loxapin
Dibenzoxazepin-Derivat - Neuroleptikum

Adasuve 9,1 mg - einzeldosiertes Pulver zur Inhalation → S. 35

Lufenuron
Antiparastiäres Mittel (vet.)

- ✿ Program 40 mg - Suspension zur Injektion für Katzen → S. 1153
- ✿ Program 80 mg - Suspension zur Injektion für Katzen → S. 1153
- ✿ Program 133 mg - Suspension zum Eingeben für Katzen → S. 1153
- ⌘ Program Plus 5,75 mg/115 mg - Tabletten für Hunde → S. 1153
- ⌘ Program Plus 23 mg/460 mg - Tabletten für Hunde → S. 1153

Luffa operculata (Homöopathie)

Apozema Dreiklang Globuli bei Stockschnupfen Luffa D4/D6/D12 → S. 111
Globuli gegen Schnupfen "Similasan" → S. 635

- ■ Aflubin - Nasenspray → S. 49
- ■ Euphorbium compositum-Heel - Ampullen → S. 530
- ■ Euphorbium compositum-Heel - Nasenspray → S. 530
- ■ Euphorbium compositum-Heel - Tropfen → S. 530
- ■ Globuli gegen stockenden Schnupfen "Similasan" → S. 635
- ■ Luffa compositum-Heel - Tabletten → S. 840
- ■ Lupolac - Tropfen → S. 841
- ■ metavirulent - Tropfen → S. 882
- ■ Ricura spag. Peka - Globuli → S. 1232
- ■ Ricura spag. Peka - Tropfen zum Einnehmen → S. 1232
- ■ Schnupfenspray "Similasan" → S. 1281
- ■ Sinupas - Tropfen zum Einnehmen → S. 1322
- ■ Tabletten gegen Heuschnupfen "Similasan" → S. 1376
- ■ Tropfen gegen Heuschnupfen "Similasan" → S. 1462
- ■ Tropfen gegen Kopfweh "Similasan" → S. 1463

Luft, synthetisch

Luft synthetisch medizinisch Linde → S. 840

Lumacaftor
Mukoviszidose-Therapeutikum

- ■ Orkambi 100 mg/125 mg - Filmtabletten → S. 1050
- ■ Orkambi 200 mg/125 mg - Filmtabletten → S. 1051
- ■ Orkambi 100 mg/125 mg - Granulat im Beutel → S. 1051
- ■ Orkambi 150 mg/188 mg - Granulat im Beutel → S. 1051

Lumasiran
Glycolatoxidasesynthese-Inhibitor

Oxlumo 94,5 mg/0,5 ml - Injektionslösung → S. 1062

Luspatercept
TGF-beta-Antagonist - Antianämikum

Reblozyl 25 mg - Pulver zur Herstellung einer Injektionslösung → S. 1204
Reblozyl 75 mg - Pulver zur Herstellung einer Injektionslösung → S. 1204

[177Lu]Lutetium oxodotreotid
Radiotherapeutikum, Zytostatikum

Lutathera 370 MBq/ml - Infusionslösung → S. 841

Lutropin
Hypophysenvorderlappen-Hormon - LH-Mimetikum

Luveris 75 I.E. - Pulver und Lösungsmittel zur Herstellung einer Injektionslösung → S. 842
Menopur 75/75 I.E. - Pulver und Lösungsmittel zur Herstellung einer Injektionslösung → S. 873
Menopur 600 I.E. - Pulver und Lösungsmittel zur Herstellung einer Injektionslösung → S. 873
Menopur 1200 I.E. - Pulver und Lösungsmittel zur Herstellung einer Injektionslösung → S. 874
Meriofert 75 I.E. - Pulver und Lösungsmittel zur Herstellung einer Injektionslösung → S. 876
Meriofert 150 I.E. - Pulver und Lösungsmittel zur Herstellung einer Injektionslösung → S. 876

Lutropin alfa
Hypophysenvorderlappen-Hormon - LH-Mimetikum

Luveris 75 I.E. - Pulver und Lösungsmittel zur Herstellung einer Injektionslösung → S. 842

- ■ Pergoveris 150 I.E./75 I.E. - Pulver und Lösungsmittel zur Herstellung einer Injektionslösung → S. 1098
- ■ Pergoveris (300 I.E.+ 150 I.E.)/0,48 ml - Injektionslösung im Fertigpen → S. 1098
- ■ Pergoveris (450 I.E.+ 225 I.E.)/0,72 ml - Injektionslösung im Fertigpen → S. 1098
- ■ Pergoveris (900 I.E.+ 450 I.E.)/1,44 ml - Injektionslösung im Fertigpen → S. 1098

Lycopodium clavatum (Homöopathie)

- ■ Adrisin - Tabletten → S. 40
- ■ Apozema Appetit Abrotanum complex Nr.4 - Tropfen → S. 110
- ■ Apozema Gastritis Argentum nitricum complex Nr.16 - Tropfen → S. 112
- ■ Apozema Leber und Galle Carduus marianus complex Nr.21 - Tropfen zum Einnehmen → S. 112
- ■ Hechocur spag. Peka - Globuli → S. 653
- ■ Hechocur spag. Peka - Tropfen zum Einnehmen → S. 654
- ■ Hepar compositum-Heel - Ampullen → S. 656
- ■ Hepeel - Ampullen → S. 659
- ■ Ho-Len-Complex Plexus-cyl - Tropfen zum Einnehmen → S. 665
- ■ Lymphdiaral - Basistropfen → S. 843
- ■ Metro-Adnex-Injeel - Ampullen → S. 890
- ■ Nr. 13 Nerventropfen für Männer "Mag. Doskar" → S. 1003
- ■ Nr. 27 Stoffwechseltropfen "Mag. Doskar" → S. 1005
- ■ Nux vomica - Homaccord - Ampullen → S. 1017
- ■ Nux Vomica - Homaccord - Tropfen → S. 1017
- ✿ Lycopodium RemaVet - Globuli für Tiere → S. 843
- ⌘ Avalun Immun - Globuli für Tiere → S. 159

Lycopus virginicus (Homöopathie)

■ Apozema Stress und Nerven Lycopus virginicus complex Nr.33 - Tropfen → S. 114
■ Ho-Len-Complex Thyreo-cyl -Tropfen zum Einnehmen → S. 665
■ Nerventropfen "Similasan" → S. 962
■ Tropfen gegen nervöse Herzbeschwerden "Similasan" → S. 1463

Lycosa (Homöopathie)

■ Pasconal - Nerventropfen → S. 1086

Lynestrenol

Gestagen

Orgametril - Tabletten → S. 1050

Lysin

Aminosäuren-Substitution

■ Amino-Mel "nephro" - Infusionsflasche → S. 79
■ Aminomix 1 Novum - Infusionslösung → S. 80
■ Aminomix 2 Novum - Infusionslösung → S. 80
■ Aminomix peripher - Infusionslösung → S. 80
■ Aminoplasmal B.Braun 10% - Infusionslösung → S. 80
■ Aminoplasmal Paed 10% - Infusionslösung → S. 80
■ Aminosteril Hepa 8% - Infusionslösung → S. 81
■ Aminoven 10% - Infusionslösung → S. 81
■ Aminoven 15% - Infusionslösung → S. 81
■ Clinimix 3% G-E - Infusionsbeutel → S. 319
■ Clinimix 5% G-E - Infusionsbeutel → S. 320
■ Finomel - Emulsion zur Infusion → S. 572
■ Finomel Peri - Emulsion zur Infusion → S. 572
■ Numeta G 13% E - Emulsion zur Infusion → S. 1007
■ Numeta G 16% E - Emulsion zur Infusion → S. 1008
■ Numeta G 19% E - Emulsion zur Infusion → S. 1008
■ Nutriflex peri - Infusionslösung → S. 1011
■ Nutriflex plus - Infusionslösung → S. 1011
■ Nutriflex special - Infusionslösung → S. 1012
■ Nutriflex Lipid peri B. Braun - Emulsion zur Infusion → S. 1012
■ Nutriflex Lipid plus B. Braun - Emulsion zur Infusion → S. 1012
■ Nutriflex Lipid special B. Braun - Emulsion zur Infusion → S. 1013
■ Nutriflex Lipid special ohne Elektrolyte B. Braun - Emulsion zur Infusion → S. 1013
■ Nutriflex Omega peri B. Braun - Emulsion zur Infusion → S. 1013
■ NuTRIflex Omega plus Emulsion zur Infusion → S. 1014
■ Nutriflex Omega plus B. Braun - Emulsion zur Infusion → S. 1014
■ Nutriflex Omega special B. Braun - Emulsion zur Infusion → S. 1014
■ Nutriflex Omega special ohne Elektrolyte B. Braun - Emulsion zur Infusion → S. 1015
■ Pädamin - Infusionslösung → S. 1069
■ PeriOLIMEL 2,5% mit Elektrolyten - Emulsion zur Infusion → S. 1098
■ Primene 10% pur - Infusionslösung → S. 1146
■ SmofKabiven Low Osmo peripher - Emulsion zur Infusion → S. 1325
■ SmofKabiven peripher - Emulsion zur Infusion → S. 1326
■ SmofKabiven zentral - Emulsion zur Infusion → S. 1326
■ SmofKabiven zentral elektrolytfrei - Emulsion zur Infusion → S. 1326
■ SmofKabiven N-Plus zentral - Emulsion zur Infusion → S. 1327
■ SmofKabiven N-Plus zentral elektrolytfrei - Emulsion zur Infusion → S. 1327
■ Trimix HP - Emulsion zur Infusion → S. 1454
■ Trimix MOF - Emulsion zur Infusion → S. 1454
■ Trimix nephro - Emulsion zur Infusion → S. 1454
■ Trimix perikal - Emulsion zur Infusion → S. 1454
■ ZentroOLIMEL 5,7% - Emulsion zur Infusion → S. 1592
■ ZentroOLIMEL 7,6% - Emulsion zur Infusion → S. 1593
■ ZentroOLIMEL 3,3% mit Elektrolyten - Emulsion zur Infusion → S. 1593
■ ZentroOLIMEL 4,4% mit Elektrolyten - Emulsion zur Infusion → S. 1593
■ ZentroOLIMEL 5,7% mit Elektrolyten - Emulsion zur Infusion → S. 1593
■ ZentroOLIMEL 7,6% mit Elektrolyten - Emulsion zur Infusion → S. 1594

L-Lysin amidotrizoat

Röntgenkontrastmittel, iodhaltig

Peritrast 36% - Lösung zur rektalen Anwendung → S. 1099
Peritrast 180 mg Iod/ml - Lösung zur parenteralen Anwendung → S. 1099
Peritrast 300 mg Iod/ml - Lösung zur parenteralen Anwendung → S. 1099
Peritrast CT - Lösung zum Einnehmen → S. 1100
Peritrast-GI - Lösung zum Einnehmen → S. 1100

Lytta vesicatoria (Homöopathie)

■ Akutur spag. Peka - Tropfen → S. 55
■ Apozema Blasen- und Nieren Belladonna complex Nr.9 - Tropfen → S. 110
■ Apozema Prostata Sabal serrulatum complex Nr.25 - Tropfen zum Einnehmen → S. 113
■ Apozema Reizblasen Cantharis complex Nr.26 - Tropfen zum Einnehmen → S. 113
■ Ho-Len-Complex Cysto-cyl - Tropfen zum Einnehmen → S. 664
■ metasolidago - Tropfen → S. 882
■ Nr. 35 Reizblasentropfen "Mag. Doskar" → S. 1005
■ Opsonat spag. Peka - Tropfen zum Einnehmen → S. 1044
■ Proscenat spag. Peka - Tropfen zum Einnehmen → S. 1159
■ Reneel - Tabletten → S. 1213
■ Solidago compositum-Heel - Ampullen → S. 1330
■ Tropfen gegen Nieren-Blasen-Beschwerden "Similasan" → S. 1463
■ Wund- und Brandgel Wala → S. 1564
⌘ Blasen- und Nierentropfen "Mag. Doskar" für Tiere → S. 206

Macitentan

Endothelin-Rezeptor-Antagonist - pulmonale arterielle Hypertonie

Opsumit 10 mg - Filmtabletten → S. 1044

Macrogol

Laxans (osmotisch wirksam)

■ Endofalk - Pulver zur Herstellung einer Lösung zum Einnehmen → S. 486
■ Klean-Prep - Pulver → S. 763
■ Laxogol - Pulver zur Herstellung einer Lösung zum Einnehmen → S. 789
■ Molaxole - Pulver zur Herstellung einer Lösung zum Einnehmen → S. 916
■ Movicol Liquid Orange → S. 925
■ Movicol Junior aromafrei 6,9 g - Pulver zur Herstellung einer Lösung zum Einnehmen → S. 925
■ Movicol - Pulver → S. 925
■ Moviprep - Pulver zur Herstellung einer Lösung zum Einneh-

men → S. 925
■ Moviprep Orange - Pulver zur Herstellung einer Lösung zum Einnehmen → S. 925
■ Olopeg - Konzentrat zur Herstellung einer Lösung zum Einnehmen → S. 1034
■ Pleinvue - Pulver zur Herstellung einer Lösung zum Einnehmen → S. 1113

Macrogollaurylether

Antipruriginosum; Lokalanästhetikum; Sklerosierungsmittel

Aethoxysklerol 0,5% - Ampullen → S. 47
Aethoxysklerol 1% - Ampullen → S. 47
Aethoxysklerol 2% - Ampullen → S. 48
Aethoxysklerol 3% - Ampullen → S. 48
Recessan - Salbe → S. 1205
■ Balneum Hermal Plus Polidocanol - Badezusatz → S. 170
■ Dentinox - Gel Zahnungshilfe → S. 383
■ Optiderm - Creme → S. 1045
■ Optiderm Fett - Creme → S. 1045
■ Solcoseryl 2,125 mg/g + 10 mg/g - Dentalpaste → S. 1329

Magaldrat

Antazidum

Riopan 800 mg - Kautabletten → S. 1238
Riopan 1600 mg - MagenGel → S. 1238

Magnesium

Substitution (Magnesium)

Cormagnesin 400 mg - Ampullen → S. 345
Emgecard 2,5 mmol - Filmtabletten → S. 477
Magnesiocard i.v. - Ampullen → S. 852
Magnesiocard 7,5 mmol - Brausetabletten → S. 853
Magnesiocard 5 mmol - Pulver → S. 853
Magnesiocard 10 mmol Orange - Pulver → S. 853
Magnesium Verla - Granulat → S. 853
Magnesium Diasporal 300 mg - Granulat zur Herstellung einer Lösung zum Einnehmen → S. 853
Magnesium Diasporal - Lutschtabletten → S. 854
Magnesium Gluconicum "G.L." - Ampullen → S. 854
Magnonorm Genericon 365 mg - lösliche Tabletten → S. 854
■ Aminomix 1 Novum - Infusionslösung → S. 80
■ Aminomix 2 Novum - Infusionslösung → S. 80
■ Aminomix peripher - Infusionslösung → S. 80
■ Berocca plus Zink - Brausetabletten → S. 185
■ Berocca plus Zink - Filmtabletten → S. 185
■ Elevit pronatal - Filmtabletten → S. 468
■ ELO-MEL basis mit Glucose - Infusionslösung → S. 472
■ ELO-MEL isoton - Infusionslösung → S. 472
■ ELO-MEL OP (postoperativ) - Infusionslösung → S. 473
■ ELO-MEL OP (postoperativ) G - Infusionslösung → S. 473
■ ELO-MEL paediatric - Infusionslösung → S. 473
■ ELO-MEL semiton mit Glucose - Infusionslösung → S. 473
■ Elonorm - Infusionslösung → S. 473
■ Elotrace - Infusionszusatz → S. 474
■ Elozell "forte" - Infusionsflasche → S. 474
■ Elozell "spezial" - Infusionsflasche → S. 475
■ Finomel - Emulsion zur Infusion → S. 572
■ Finomel Peri - Emulsion zur Infusion → S. 572
■ Gelofusin Iso 40 mg/ml - Infusionslösung → S. 622
■ Geloplasma - Infusionslösung → S. 622
■ Hemosol B0 - Hämodialyse-/Hämofiltrationslösung → S. 656
■ Magnesium Verla - Filmtabletten → S. 853
■ Magnosolv - Granulat → S. 854
■ Multibic kaliumfrei - Hämodialyselösung/Hämofiltrationslösung → S. 931
■ Multibic 2 mmol/l Kalium - Hämodialyselösung/Hämofiltrationslösung → S. 932
■ Multibic 3 mmol/l Kalium - Hämodialyselösung/Hämofiltrationslösung → S. 932
■ Multibic 4 mmol/l Kalium - Hämodialyselösung/Hämofiltrationslösung → S. 932
■ Numeta G 13% E - Emulsion zur Infusion → S. 1007
■ Numeta G 16% E - Emulsion zur Infusion → S. 1008
■ Numeta G 19% E - Emulsion zur Infusion → S. 1008
■ Nutriflex peri - Infusionslösung → S. 1011
■ Nutriflex plus - Infusionslösung → S. 1011
■ Nutriflex special - Infusionslösung → S. 1012
■ Nutriflex Lipid peri B. Braun - Emulsion zur Infusion → S. 1012
■ Nutriflex Lipid plus B. Braun - Emulsion zur Infusion → S. 1012
■ Nutriflex Lipid special B. Braun - Emulsion zur Infusion → S. 1013
■ Nutriflex Omega peri B. Braun - Emulsion zur Infusion → S. 1013
■ NuTRIflex Omega plus Emulsion zur Infusion → S. 1014
■ Nutriflex Omega plus B. Braun - Emulsion zur Infusion → S. 1014
■ Nutriflex Omega special B. Braun - Emulsion zur Infusion → S. 1014
■ OsvaRen 435 mg/235 mg - Filmtabletten → S. 1056
■ Perflux - Infusionsflasche → S. 1097
■ PeriOLIMEL 2,5% mit Elektrolyten - Emulsion zur Infusion → S. 1098
■ Prismasol 2 mmol/l Kalium - Lösung für Hämofiltration und Hämodialyse → S. 1147
■ Prismasol 4 mmol/l Kalium - Lösung für Hämofiltration und Hämodialyse → S. 1147
■ SmofKabiven Low Osmo peripher - Emulsion zur Infusion → S. 1325
■ SmofKabiven peripher - Emulsion zur Infusion → S. 1326
■ SmofKabiven zentral - Emulsion zur Infusion → S. 1326
■ SmofKabiven N-Plus zentral - Emulsion zur Infusion → S. 1327
■ Sterofundin B - Infusionslösung → S. 1352
■ Sterofundin HG 5 - Infusionslösung → S. 1352
■ Sterofundin ISO - Infusionslösung → S. 1352
■ Trommcardin K 120 - Infusionsflasche → S. 1461
■ ZentroOLIMEL 3,3% mit Elektrolyten - Emulsion zur Infusion → S. 1593
■ ZentroOLIMEL 4,4% mit Elektrolyten - Emulsion zur Infusion → S. 1593
■ ZentroOLIMEL 5,7% mit Elektrolyten - Emulsion zur Infusion → S. 1593
■ ZentroOLIMEL 7,6% mit Elektrolyten - Emulsion zur Infusion → S. 1594
ⵘ Calcamyl forte - Injektionslösung für Rinder → S. 240
ⵘ Calcibel 240/60/60 mg/ml - Infusionslösung für Pferde, Rinder, Schafe, Ziegen und Schweine → S. 240
ⵘ Calcitat - Injektionslösung für Tiere → S. 241
ⵘ Calcitat forte - Injektionslösung für Tiere → S. 241
ⵘ Calcium "Norbrook" - Injektionslösung für Rinder → S. 244
ⵘ Methiocalcin - Injektionslösung für Rinder, Schafe und Ziegen → S. 884
ⵘ Sterofundin ISO B.Braun Vet Care - Infusionslösung für Rinder, Pferde, Schafe, Ziegen, Schweine, Hunde und Katzen → S. 1353

Magnesium phosphinat

ⵘ Calcamyl forte - Injektionslösung für Rinder → S. 240
ⵘ Calcium "Norbrook" - Injektionslösung für Rinder → S. 244
ⵘ Calcium "Pro Zoon" - Injektionslösung für Rinder → S. 244
ⵘ Methiocalcin - Injektionslösung für Rinder, Schafe und

Ziegen → S. 884

Magnesiumbis(hydrogenaspartat)
Substitution (Aminosäuren)

Magnesium Verla - Granulat → S. 853
■ Trommcardin K 120 - Infusionsflasche → S. 1461

Magnesiumcarbonat
Antazidum

Magnonorm Genericon 365 mg - lösliche Tabletten → S. 854
■ Berocca plus Zink - Brausetabletten → S. 185
■ Berocca plus Zink - Filmtabletten → S. 185
■ Magnosolv - Granulat → S. 854
■ OsvaRen 435 mg/235 mg - Filmtabletten → S. 1056
■ Rennie Antacidum Orange - Lutschtabletten → S. 1215
■ Rennie Antacidum Spearmint - Lutschtabletten → S. 1215

Magnesium carbonicum (Homöopathie)

■ Difoss spag. Peka - Globuli → S. 409

Magnesium chloratum (Homöopathie)

■ co-HYPERT spag. Peka - Tropfen zum Einnehmen → S. 327

Magnesiumchlorid
Substitution (Magnesium)

■ Aminomix 1 Novum - Infusionslösung → S. 80
■ Aminomix 2 Novum - Infusionslösung → S. 80
■ Clinimix 3% G-E - Infusionsbeutel → S. 319
■ Clinimix 5% G-E - Infusionsbeutel → S. 320
■ Custodiol - Perfusionslösung → S. 355
■ ELO-MEL basis mit Glucose - Infusionslösung → S. 472
■ ELO-MEL isoton - Infusionslösung → S. 472
■ ELO-MEL OP (postoperativ) - Infusionslösung → S. 473
■ ELO-MEL OP (postoperativ) G - Infusionslösung → S. 473
■ ELO-MEL paediatric - Infusionslösung → S. 473
■ ELO-MEL semiton mit Glucose - Infusionslösung → S. 473
■ Elonorm - Infusionslösung → S. 473
■ Elotrace - Infusionszusatz → S. 474
■ Gelofusin Iso 40 mg/ml - Infusionslösung → S. 622
■ Geloplasma - Infusionslösung → S. 622
■ Glandosane synthetischer Speichel - Aerosol → S. 632
■ Hemosol B0 - Hämodialyse-/Hämofiltrationslösung → S. 656
■ Multibic kaliumfrei - Hämodialyselösung/Hämofiltrationslösung → S. 931
■ Multibic 2 mmol/l Kalium - Hämodialyselösung/Hämofiltrationslösung → S. 932
■ Multibic 3 mmol/l Kalium - Hämodialyselösung/Hämofiltrationslösung → S. 932
■ Multibic 4 mmol/l Kalium - Hämodialyselösung/Hämofiltrationslösung → S. 932
■ Perflux - Infusionsflasche → S. 1097
■ PeriOLIMEL 2,5% mit Elektrolyten - Emulsion zur Infusion → S. 1098
■ Prismasol 2 mmol/l Kalium - Lösung für Hämofiltration und Hämodialyse → S. 1147
■ Prismasol 4 mmol/l Kalium - Lösung für Hämofiltration und Hämodialyse → S. 1147
■ Sialin-Sigma - Lösung → S. 1302
■ Sterofundin B - Infusionslösung → S. 1352
■ Sterofundin HG 5 - Infusionslösung → S. 1352
■ Sterofundin ISO - Infusionslösung → S. 1352
■ ZentroOLIMEL 3,3% mit Elektrolyten - Emulsion zur Infusion → S. 1593
■ ZentroOLIMEL 4,4% mit Elektrolyten - Emulsion zur Infusion → S. 1593
■ ZentroOLIMEL 5,7% mit Elektrolyten - Emulsion zur Infusion → S. 1593
■ ZentroOLIMEL 7,6% mit Elektrolyten - Emulsion zur Infusion → S. 1594
⌘ Calcibel 240/60/60 mg/ml - Infusionslösung für Pferde, Rinder, Schafe, Ziegen und Schweine → S. 240
⌘ Calcitat - Injektionslösung für Tiere → S. 241
⌘ Calcitat forte - Injektionslösung für Tiere → S. 241
⌘ Calcium gluconicum "Jacoby" - Injektionslösung für Tiere → S. 244
⌘ Sterofundin ISO B.Braun Vet Care - Infusionslösung für Rinder, Pferde, Schafe, Ziegen, Schweine, Hunde und Katzen → S. 1353

Magnesiumdiacetat 4-Wasser
Substitution (Magnesium)

■ Numeta G 13% E - Emulsion zur Infusion → S. 1007
■ Numeta G 16% E - Emulsion zur Infusion → S. 1008
■ Numeta G 19% E - Emulsion zur Infusion → S. 1008
■ Nutriflex peri - Infusionslösung → S. 1011
■ Nutriflex plus - Infusionslösung → S. 1011
■ Nutriflex special - Infusionslösung → S. 1012
■ Nutriflex Lipid peri B. Braun - Emulsion zur Infusion → S. 1012
■ Nutriflex Lipid plus B. Braun - Emulsion zur Infusion → S. 1012
■ Nutriflex Lipid special B. Braun - Emulsion zur Infusion → S. 1013
■ Nutriflex Omega peri B. Braun - Emulsion zur Infusion → S. 1013
■ NuTRIflex Omega plus Emulsion zur Infusion → S. 1014
■ Nutriflex Omega plus B. Braun - Emulsion zur Infusion → S. 1014
■ Nutriflex Omega special B. Braun - Emulsion zur Infusion → S. 1014

Magnesium-DL-hydrogenaspartat 4-Wasser
Substitution (Magnesium)

■ Elozell "forte" - Infusionsflasche → S. 474
■ Elozell "spezial" - Infusionsflasche → S. 475
■ Trommcardin - Filmtabletten → S. 1460

Magnesium gluconicum dihydricum (Homöopathie)

■ Ubichinon compositum-Heel - Ampullen → S. 1473

Magnesiumhydrogen- L-glutamat
Substitution (Magnesium)

■ Magnesium Verla - Filmtabletten → S. 853

Magnesiumhydrogenphosphat
Substitution (Magnesium)

■ Elevit pronatal - Filmtabletten → S. 468

Magnesiumhydroxid
Antazidum

■ Maalox - Kautabletten → S. 849

Magnesium-L-aspartat
Substitution (Magnesium)

Emgecard 2,5 mmol - Filmtabletten → S. 477
Magnesiocard i.v. - Ampullen → S. 852
Magnesiocard 7,5 mmol - Brausetabletten → S. 853
Magnesiocard 5 mmol - Pulver → S. 853
Magnesiocard 10 mmol Orange - Pulver → S. 853

Magnesium oroticum (Homöopathie)

■ Coenzyme compositum-Heel - Ampullen → S. 327

Magnesiumoxid

Antazidum; Substitution (Magnesium)

Magnonorm Genericon 365 mg - lösliche Tabletten → S. 854

■ Magnosolv - Granulat → S. 854

Magnesiumoxid, leichtes

Substitution (Magnesium)

■ Berocca plus Zink - Filmtabletten → S. 185
■ CitraFleet - Pulver zur Herstellung einer Lösung zum Einnehmen → S. 311
■ Elevit pronatal - Filmtabletten → S. 468
■ Picoprep - Pulver zur Herstellung einer Lösung zum Einnehmen → S. 1108

Magnesium phosphoricum (Homöopathie)

■ Apozema Nervenschmerzen Colocynthis complex Nr.24 - Tropfen zum Einnehmen → S. 113
■ Biochemie nach Dr. Schüssler Zell Calmin - Tabletten → S. 199
■ Biochemie nach Dr. Schüssler Zell Euclim - Tabletten → S. 200
■ Biochemie nach Dr. Schüssler Zell Vita - Tabletten → S. 200
■ Cerebrum compositum-Heel - Ampullen → S. 285
■ Ho-Len-Complex Disco-cyl - Tropfen → S. 664
■ Nr. 27 Stoffwechseltropfen "Mag. Doskar" → S. 1005
■ Nr. 29 Neuralgietropfen "Mag. Doskar" → S. 1005
■ Nr. 33 Entwöhnungstropfen "Mag. Doskar" → S. 1005
■ Nr. 36 Tropfen bei Regelbeschwerden "Mag. Doskar" → S. 1006
■ Osanit Zahnungskügelchen → S. 1052
■ Ovarium compositum-Heel - Ampullen → S. 1059
■ Spascupreel - Ampullen → S. 1340

⌘ Koliktropfen "Mag. Doskar" für Tiere → S. 765
⌘ Tropfen bei Start- und Turnierangst "Mag. Doskar" für Tiere → S. 1462

Magnesium stearat

■ Elevit pronatal - Filmtabletten → S. 468

Magnesiumsulfat, getrocknetes

Laxans, Substitution (Magnesium), Substitution (Sulfat)

Cormagnesin 400 mg - Ampullen → S. 345

■ Aminomix peripher - Infusionslösung → S. 80
■ Berocca plus Zink - Brausetabletten → S. 185
■ Finomel - Emulsion zur Infusion → S. 572
■ Finomel Peri - Emulsion zur Infusion → S. 572
■ SmofKabiven Low Osmo peripher - Emulsion zur Infusion → S. 1325
■ SmofKabiven peripher - Emulsion zur Infusion → S. 1326
■ SmofKabiven zentral - Emulsion zur Infusion → S. 1326
■ SmofKabiven N-Plus zentral - Emulsion zur Infusion → S. 1327

Magnesium sulfuricum (Homöopathie)

■ Ho-Len-Complex Disco-cyl - Tropfen → S. 664

Mahonia aquifolium (Homöopathie)

■ Sensicare Hautfunktions -Tabletten → S. 1289

Malat-Anion

■ Kalium-L-malat "Fresenius" 1 molar Infusionszusatz - Ampullen → S. 748
■ Numeta G 13% E - Emulsion zur Infusion → S. 1007
■ Numeta G 16% E - Emulsion zur Infusion → S. 1008
■ Numeta G 19% E - Emulsion zur Infusion → S. 1008
■ Sterofundin HG 5 - Infusionslösung → S. 1352
■ Sterofundin ISO - Infusionslösung → S. 1352

⌘ Sterofundin ISO B.Braun Vet Care - Infusionslösung für Rinder, Pferde, Schafe, Ziegen, Schweine, Hunde und Katzen → S. 1353

Malva silvestris L. (Malvaceae)

Dr. Kottas Käsepappeltee → S. 436
Sidroga Käsepappeltee → S. 1304

■ Dr. Kottas Blähungs-Verdauungstee → S. 436
■ Dr. Kottas Magen-Darmtee → S. 437
■ Dr. Kottas Sodbrennentee → S. 438

Mandragora e radice siccata (Homöopathie)

■ Clauparest spag. Peka - Tropfen zum Einnehmen → S. 315
■ Hechocur spag. Peka - Globuli → S. 653
■ Hechocur spag. Peka - Tropfen zum Einnehmen → S. 654
■ Mucosa compositum-Heel - Ampullen → S. 930
■ Tabletten bei Reisekrankheit "Similasan" → S. 1376

Mandragora ex herba (Homöopathie)

■ Apozema Ischias Rhus toxicodendron complex Nr.20 - Tropfen → S. 112
■ Apozema Reizblasen Cantharis complex Nr.26 - Tropfen zum Einnehmen → S. 113
■ Apozema Stimmungsaufhellung Ignatia complex Nr.13 - Tropfen zum Einnehmen → S. 114

Mangan

Substitution (Mangan)

■ Addaven - Konzentrat zur Herstellung einer Infusionslösung → S. 36
■ Addel Junior - Konzentrat zur Herstellung einer Infusionslösung → S. 36
■ Elevit pronatal - Filmtabletten → S. 468
■ Elotrace - Infusionszusatz → S. 474
■ Nutryelt - Konzentrat zur Herstellung einer Infusionslösung → S. 1016
■ Peditrace - Infusionszusatz → S. 1088
■ Tracel - Injektionslösung in einer Fertigspritze → S. 1434
■ Tracutil - Konzentrat zur Herstellung einer Infusionslösung → S. 1435

Manganum phosphoricum (Homöopathie)

■ Cerebrum compositum-Heel - Ampullen → S. 285
■ Coenzyme compositum-Heel - Ampullen → S. 327
■ Ubichinon compositum-Heel - Ampullen → S. 1473

Manganum sulfuricum (Homöopathie)

■ Biochemie nach Dr. Schüssler Zell Nubliron - Tabletten → S. 200
■ Biochemie nach Dr. Schüssler Zell Vita - Tabletten → S. 200
■ Dalektro - Tropfen zum Einnehmen → S. 367

Mannheimia-Impfstoff (inaktiviert) für Rinder

Immunisierend (aktiv)

⌘ Bovalto Respi 3 - Injektionssuspension für Rinder → S. 213
⌘ Bovigrip RSP plus - Injektionssuspension für Rinder → S. 214

Mannitol
Mukoviszidose (Orphan drug): Diuretikum (osmotisch); Laxans (osmotisch)

Bronchitol 40 mg - Hartkapseln mit Pulver zur Inhalation → S. 223
Mannit 15% "Fresenius" - Infusionsflasche → S. 855
■ Custodiol - Perfusionslösung → S. 355

Maprotilin
Tetrazyklisches Antidepressivum

Ludiomil 25 mg - Filmtabletten → S. 839
Ludiomil 50 mg - Filmtabletten → S. 840
Ludiomil 75 mg - Filmtabletten → S. 840

Maraviroc
HIV-Therapeutikum

Celsentri 150 mg - Filmtabletten → S. 282
Celsentri 300 mg - Filmtabletten → S. 282

Marbofloxacin
Fluorchinolon - Gyrasehemmer-Antibiotikum

🐾 Boflox flavour 20 mg - Tabletten für Hunde und Katzen → S. 208
🐾 Boflox flavour 80 mg - Tabletten für Hunde → S. 208
🐾 Efex 10 mg - Kautabletten für Katzen und Hunde → S. 463
🐾 Efex 40 mg - Kautabletten für Hunde → S. 463
🐾 Efex 100 mg - Kautabletten für Hunde → S. 463
🐾 Forcyl 160 mg/ml - Injektionslösung für Rinder → S. 590
🐾 Forcyl Swine 160 mg/ml - Injektionslösung für Schweine → S. 590
🐾 Marbocyl 20 mg/ml - Injektionslösung für Rinder und Schweine → S. 855
🐾 Marbocyl 100 mg/ml - Injektionslösung für Rinder und Schweine → S. 855
🐾 Marbocyl FD 1% - Pulver und Lösungsmittel zur Herstellung einer Injektionslösung für Hunde und Katzen → S. 855
🐾 Marbocyl P 5 mg - Tabletten für Hunde und Katzen → S. 856
🐾 Marbocyl P 20 mg - Tabletten für Hunde → S. 856
🐾 Marbocyl P 80 mg - Tabletten für Hunde → S. 856
🐾 Marbofloxacin WDT 5 mg - aromatisierte Tabletten für Katzen und Hunde → S. 856
🐾 Marbofloxacin WDT 20 mg - aromatisierte Tabletten für Hunde → S. 856
🐾 Marbofloxacin WDT 80 mg - aromatisierte Tabletten für Hunde → S. 856
🐾 Marbosyva 100 mg/ml - Injektionslösung für Rinder und Schweine → S. 857
🐾 Marbox 100 mg/ml - Injektionslösung für Rinder und Schweine → S. 857
🐾 Marfloquin 20 mg/ml Injektionslösung für Rinder (Kälber) und Schweine → S. 857
🐾 Marfloquin 100 mg/ml Injektionslösung für Rinder und Schweine (Sauen) → S. 857
🐾 Marfloquin 5 mg - Tabletten für Katzen und Hunde → S. 857
🐾 Marfloquin 20 mg - Tabletten für Hunde → S. 858
🐾 Marfloquin 80 mg - Tabletten für Hunde → S. 858
🐾 Masterflox 40 mg/ml - Injektionslösung für Schweine → S. 858
🐾 Masterflox 100 mg/ml - Injektionslösung für Rinder und Schweine → S. 858
🐾 Masterflox 20 mg - Tabletten für Hunde → S. 859
🐾 Masterflox 80 mg - Tabletten für Hunde → S. 859
🐾 Masterflox 10 mg - Tabletten für Katzen und Hunde → S. 859
🐾 Odimar 20 mg/ml - Injektionslösung für Rinder und Schweine → S. 1023
🐾 Odimar 100 mg/ml - Injektionslösung für Rinder und Schweine → S. 1023
⌘ Alphaderm Plus - Spray zur Anwendung auf der Haut, Lösung für Hunde → S. 68
⌘ Aurizon - Ohrentropfen, Suspension für Hunde → S. 158
⌘ Marbogen Complex - Ohrentropfen, Lösung für Hunde → S. 856

Maropitant
Neurokinin-Rezeptor-Antagonist - Antiemetikum

🐾 Cerenia 10 mg/ml - Injektionslösung für Hunde und Katzen → S. 286
🐾 Cerenia 16 mg - Tabletten für Hunde → S. 286
🐾 Cerenia 24 mg - Tabletten für Hunde → S. 286
🐾 Cerenia 60 mg - Tabletten für Hunde → S. 286
🐾 Cerenia 160 mg - Tabletten für Hunde → S. 286
🐾 Prevomax 10 mg/ml - Injektionslösung für Hunde und Katzen → S. 1142
🐾 Vetemex vet 10 mg/ml - Injektionslösung für Hunde und Katzen → S. 1527

Marrubium vulgare (Homöopathie)

■ Infragil spag. Peka - Globuli → S. 709
■ Infragil spag. Peka - Tropfen zum Einnehmen → S. 710

Marrubium vulgare L. (Lamiaceae)

■ Asthmatee EF-EM-ES → S. 138
■ Gallen- und Lebertee St. Severin → S. 615
■ Original Schwedenbitter Riviera - Lösung zum Einnehmen → S. 1050

Marsdenia condurango (Homöopathie)

■ Apozema Appetit Abrotanum complex Nr.4 - Tropfen → S. 110
■ Lymphdiaral - Basistropfen → S. 843
■ Mucosa compositum-Heel - Ampullen → S. 930

Masern-Lebend-Impfstoff
Masern (Aktivimmunisierung)

■ M-M-RVAXPRO - Pulver und Lösungsmittel zur Herstellung einer Injektionssuspension in einer Fertigspritze → S. 914
■ Priorix - Pulver in einer Durchstechflasche und Lösungsmittel in einer Fertigspritze zur Herstellung einer Injektionslösung → S. 1146
■ ProQuad - Pulver und Lösungsmittel zur Herstellung einer Injektionssuspension in einer Fertigspritze → S. 1159

Masern-Mumps-Röteln-Lebend-Impfstoff
Masern-Mumps-Röteln (Aktivimmunisierung)

■ M-M-RVAXPRO - Pulver und Lösungsmittel zur Herstellung einer Injektionssuspension in einer Fertigspritze → S. 914
■ Priorix - Pulver in einer Durchstechflasche und Lösungsmittel in einer Fertigspritze zur Herstellung einer Injektionslösung → S. 1146

Masern-Mumps-Röteln-Varizellen-Lebend-Impfstoff
Masern-Mumps-Röteln-Varizellen (Aktivimmunisierung)

■ ProQuad - Pulver und Lösungsmittel zur Herstellung einer Injektionssuspension in einer Fertigspritze → S. 1159

Masitinib
Zytostatikum

🐾 Masivet 50 mg - Filmtabletten für Hunde → S. 858

Movalis 7,5 mg - Tabletten → S. 924
Movalis 15 mg - Tabletten → S. 924
✿ Animeloxan 1,5 mg/ml - Suspension zum Eingeben für Hunde → S. 103
✿ Emdocam 20 mg/ml - Injektionslösung für Rinder, Schweine und Pferde → S. 475
✿ Inflacam 330 mg - Granulat für Pferde → S. 707
✿ Inflacam 5 mg/ml - Injektionslösung für Hunde und Katzen → S. 707
✿ Inflacam 20 mg/ml - Injektionslösung für Rinder, Schweine und Pferde → S. 708
✿ Inflacam 1 mg - Kautabletten für Hunde → S. 708
✿ Inflacam 2,5 mg - Kautabletten für Hunde → S. 708
✿ Inflacam 1,5 mg/ml - Suspension zum Eingeben für Hunde → S. 708
✿ Inflacam 15 mg/ml - Suspension zum Eingeben für Pferde → S. 708
✿ Loxicom 5 mg/ml - Injektionslösung für Hunde und Katzen → S. 837
✿ Loxicom 20 mg/ml - Injektionslösung für Rinder, Schweine und Pferde → S. 838
✿ Loxicom 0,5 mg/ml - Suspension zum Eingeben für Hunde → S. 838
✿ Loxicom 1,5 mg/ml - Suspension zum Eingeben für Hunde → S. 838
✿ Loxicom 0,5 mg/ml - Suspension zum Eingeben für Katzen → S. 838
✿ Melovem 5 mg/ml - Injektionslösung für Rinder und Schweine → S. 867
✿ Melovem 30 mg/ml - Injektionslösung für Rinder und Schweine → S. 867
✿ Meloxidolor 5 mg/ml - Injektionslösung für Hunde, Katzen, Rinder und Schweine → S. 867
✿ Meloxidolor 20 mg/ml - Injektionslösung für Rinder, Schweine und Pferde → S. 868
✿ Meloxidyl 5 mg/ml - Injektionslösung für Hunde und Katzen → S. 868
✿ Meloxidyl 20 mg/ml - Injektionslösung für Rinder, Schweine und Pferde → S. 868
✿ Meloxidyl 1,5 mg/ml - Suspension zum Eingeben für Hunde → S. 868
✿ Meloxidyl 0,5 mg/ml - Suspension zum Eingeben für Katzen → S. 868
✿ Meloxoral 0,5 mg/ml - Suspension zum Eingeben für Katzen → S. 868
✿ Meloxoral 1,5 mg/ml - Suspension zum Eingeben für Hunde → S. 869
✿ Metacam 5 mg/ml - Injektionslösung für Hunde und Katzen → S. 878
✿ Metacam 2 mg/ml - Injektionslösung für Katzen → S. 878
✿ Metacam 40 mg/ml - Injektionslösung für Rinder und Pferde → S. 878
✿ Metacam 5 mg/ml - Injektionslösung für Rinder und Schweine → S. 879
✿ Metacam 20 mg/ml - Injektionslösung für Rinder, Schweine und Pferde → S. 879
✿ Metacam 2,5 mg - Kautabletten für Hunde → S. 879
✿ Metacam 1,5 mg/ml - Suspension zum Eingeben für Hunde → S. 879
✿ Metacam 0,5 mg/ml - Suspension zum Eingeben für Katzen und Meerschweinchen → S. 879
✿ Metacam 15 mg/ml Suspension zum Eingeben für Pferde → S. 879
✿ Novaquin 15 mg/ml - Suspension zum Eingeben für Pferde → S. 995
✿ Rheumocam 5 mg/ml - Injektionslösung für Hunde und Katzen → S. 1229
✿ Rheumocam 20 mg/ml - Injektionslösung für Rinder, Schweine und Pferde → S. 1229
✿ Rheumocam 2,5 mg - Kautabletten für Hunde → S. 1229
✿ Rheumocam 1,5 mg/ml - Suspension zum Eingeben für Hunde → S. 1229
✿ Rheumocam 15 mg/ml - Suspension zum Eingeben für Pferde → S. 1230
⌘ Zeleris 400 mg/ml + 5 mg/ml - Injektionslösung für Rinder → S. 1592

Melperon

Butyrophenon-Derivat - Neuroleptikum

Buronil 25 mg - Filmtabletten → S. 233
Buronil 50 mg - Filmtabletten → S. 234

Melphalan

Stickstoff-Lost-Derivat - Zytostatikum

Alkeran 2 mg - Filmtabletten → S. 64
Melphalan Tillomed 50 mg - Pulver und Lösungsmittel zur Herstellung einer Injektions-/Infusionslösung → S. 869

Memantin

Adamantan-Derivat - Zentrales Muskelrelaxans

Axura 20 mg - Filmtabletten → S. 162
Axura 5 mg, 10 mg, 15 mg, 20 mg - Filmtabletten → S. 162
Axura 5 mg/Pumpenhub, Lösung zum Einnehmen → S. 162
Ebixa 5 mg, 10 mg, 15 mg, 20 mg - Filmtabletten → S. 457
Ebixa 10 mg - Filmtabletten → S. 457
Ebixa 20 mg - Filmtabletten → S. 457
Ebixa 5 mg/Pumpenhub - Lösung zum Einnehmen → S. 457
Memantin 1A Pharma 10 mg - Filmtabletten → S. 869
Memantin 1A Pharma 20 mg - Filmtabletten → S. 869
Memantin Accord 10 mg - Filmtabletten → S. 869
Memantin Accord 20 mg - Filmtabletten → S. 869
Memantin Aristo 10 mg - Filmtabletten → S. 869
Memantin Aristo 20 mg - Filmtabletten → S. 870
Memantin Genericon 5 mg, 10 mg, 15 mg, 20 mg - Filmtabletten (Starterpackung) → S. 870
Memantin Genericon 10 mg - Filmtabletten → S. 870
Memantin Genericon 20 mg - Filmtabletten → S. 870
Memantin HCS - 10 mg Filmtabletten → S. 870
Memantin HCS 20 mg - Filmtabletten → S. 870
Memantin Sandoz 10 mg - Filmtabletten → S. 871
Memantin Sandoz 20 mg - Filmtabletten → S. 871
Memantin Stada 10 mg - Filmtabletten → S. 871
Memantin Stada 20 mg - Filmtabletten → S. 871
Memantine Merz 5 mg + 10 mg + 15 mg + 20 mg - Filmtabletten → S. 871
Memantine Merz - 10 mg Filmtabletten → S. 871
Memantine Merz - 20 mg Filmtabletten → S. 871
Memantine Merz 5 mg/Pumpenhub - Lösung zum Einnehmen → S. 871
Memolan 10 mg - Filmtabletten → S. 872
Memolan 20 mg - Filmtabletten → S. 872

Membrana sinuum paranasalium bovis (Homöopathie)

⌘ Membrana nasalium comp. "Wala" - Injektionslösung für Tiere → S. 871

Menbuton

Choleretikum/Cholekinetikum

✿ Genabil 100 mg/ml - Injektionslösung für Rinder, Schweine, Schafe, Pferde, Hunde → S. 623
✿ Menbutil 100 mg/ml - Injektionslösung für Rinder, Schweine,

Pferde, Schafe und Ziegen → S. 872

Menotropin
Hypophysenvorderlappen-Hormon - FSH-Mimetikum

Menopur 75/75 I.E. - Pulver und Lösungsmittel zur Herstellung einer Injektionslösung → S. 873
Menopur 600 I.E. - Pulver und Lösungsmittel zur Herstellung einer Injektionslösung → S. 873
Menopur 1200 I.E. - Pulver und Lösungsmittel zur Herstellung einer Injektionslösung → S. 874
Meriofert 75 I.E. - Pulver und Lösungsmittel zur Herstellung einer Injektionslösung → S. 876
Meriofert 150 I.E. - Pulver und Lösungsmittel zur Herstellung einer Injektionslösung → S. 876

Mentha arvensis L. var. piperascens Malinv. (Lamiaceae)

Japanisches Minzöl "Klosterfrau" → S. 740
Japomin Öl - Tropfen → S. 740

Mentha piperita (Homöopathie)

■ Apozema Leber und Galle Carduus marianus complex Nr.21 - Tropfen zum Einnehmen → S. 112

Mentha piperita L. (Lamiaceae)

Buscomint 0,2 ml - Reizdarmkapseln → S. 234
China-Öl - Tropfen → S. 291
Dr. Böhm Pfefferminzöl 182 mg - Reizdarmkapseln → S. 435
Dr. Kottas Pfefferminztee → S. 437
Sidroga Pfefferminztee → S. 1305
■ Abführtee St. Severin → S. 16
■ Carvomin - Verdauungstropfen → S. 266
■ Dr. Kottas Abführtee → S. 436
■ Dr. Kottas Blähungs-Verdauungstee → S. 436
■ Dr. Kottas Leber-Gallentee → S. 437
■ Dr. Kottas Magen-Darmtee → S. 437
■ Gallen- und Lebertee St. Severin → S. 615
■ Gaspan 90 mg/50 mg - magensaftresistente Weichkapseln → S. 618
■ GastroMed Madaus - Tropfen → S. 619
■ Iberogast - Tropfen zum Einnehmen → S. 684
■ Kamillosan - Mundspray → S. 750
■ Montana - Haustropfen → S. 919
■ Nerventee St. Severin → S. 962
■ Sidroga Gallen- und Lebertee → S. 1304
■ Sidroga Magen-Darm Beruhigungstee → S. 1305
■ Sidroga Schlaf- und Nerventee → S. 1305
■ Sidroga Stress- und Nerventee → S. 1305

Menyanthes (Homöopathie)

■ Adol spag. Peka - Tropfen zum Einnehmen → S. 38

Mepivacain
Natriumkanal-Blocker - Lokalanästhetikum

Mepinaest purum 0,5% - Ampullen → S. 874
Mepinaest purum 1% - Ampullen → S. 874
Mepinaest purum 2% - Ampullen → S. 875
Mepinaest purum 0,5% - Durchstechflaschen → S. 875
Mepinaest purum 1% - Durchstechflaschen → S. 875
Mepinaest purum 2% - Durchstechflaschen → S. 875
Mepivacain Accord 20 mg/ml - Injektionslösung → S. 875
Scandonest 3% ohne Vasokonstriktor - Injektionslösung → S. 1280
🐾 Intra-Epicaine 20 mg/ml - Injektionslösung für Pferde → S. 720
🐾 Mepidor 20 mg/ml - Injektionslösung für Pferde → S. 874

Mepolizumab
Immunmodulator, Interleukin-Rezeptor-Antagonist - Hypereosinophiles Syndrom

Nucala 100 mg - Injektionslösung in einer Fertigspritze → S. 1006
Nucala 100 mg - Injektionslösung im Fertigpen → S. 1007
Nucala 100 mg - Pulver zur Herstellung einer Injektionslösung → S. 1007

Mercaptamin
Antidot (Paracetamol-Vergiftung)

Cystadrops 3,8 mg/ml - Augentropfen, Lösung → S. 362
Cystagon 50 mg - Hartkapseln → S. 362
Cystagon 150 mg - Hartkapseln → S. 362
Procysbi 25 mg - magensaftresistente Hartkapseln → S. 1149
Procysbi 75 mg - magensaftresistente Hartkapseln → S. 1149

Mercaptopurin
Zytostatikum

Puri-Nethol 50 mg - Tabletten → S. 1170
Xaluprine 20 mg/ml - Suspension zum Einnehmen → S. 1566

Mercurialis perennis (Homöopathie)

Mercurialis perennis - Salbe Weleda → S. 876

Mercurius solubilis Hahnemanni (Homöopathie)

■ Aflubin - Hals- und Rachentropfen → S. 49
■ Apis/Bella-donna cum Mercurio Wala - Globuli velati → S. 107
■ Apozema Apis compositum - Augentropfen → S. 110
■ Apozema Reizblasen Cantharis complex Nr.26 - Tropfen zum Einnehmen → S. 113
■ Arthroheel - Ampullen → S. 132
■ Cutis compositum-Heel - Ampullen → S. 355
■ Ohrentropfen "Similasan" → S. 1025
■ Ovarium compositum-Heel - Ampullen → S. 1059
■ Sinfrontal - Tabletten → S. 1320
■ Traumeel - Ampullen → S. 1445
■ Traumeel - Gel → S. 1446
■ Traumeel - Salbe → S. 1446
■ Traumeel - Tabletten → S. 1446
■ Traumeel - Tropfen → S. 1446
■ Zom - Tropfen → S. 1607
⌘ Apis comp. "Wala" - Injektionslösung für Tiere → S. 108
⌘ Traumeel - Gel für Tiere → S. 1446
⌘ Traumeel - Tabletten für Tiere → S. 1446

Meropenem
Beta-Lactam-Antibiotikum

Meropenem AptaPharma 500 mg - Pulver zur Herstellung einer Injektions-/Infusionslösung → S. 877
Meropenem AptaPharma 1000 mg - Pulver zur Herstellung einer Injektions-/Infusionslösung → S. 877
Meropenem Dr. F. Eberth 500 mg - Pulver zur Herstellung einer Injektionslösung oder Infusionslösung → S. 877
Meropenem Dr. F. Eberth 1 g - Pulver zur Herstellung einer Injektionslösung oder Infusionslösung → S. 877
Meropenem Hikma 500 mg - Pulver zur Herstellung einer Injektions-/Infusionslösung → S. 877
Meropenem Hikma 1 g - Pulver zur Herstellung einer Injektions-/Infusionslösung → S. 877
Meropenem Kabi 500 mg - Pulver zur Herstellung einer Injekti-

Mesalazin
Antiphlogistikum (intestinal)

Mesenchymale Stammzellen, allogen
Immunmodulator (antiinflammatorisch; chondroprotektiv)

Mesenchym bovis (Homöopathie)

Mesna
Mukolytikum, Antidot (Oxazaphosphorin-Urotoxizität)

Metamizol
Pyrazolinon-Derivat - Antipyretisch wirkendes Analgetikum

Metformin
Biguanid-Derivat - Orales Antidiabetikum

Methacetin[13C]
Diagnostikum (Kernspintomographie)

Methadon
Opioid

Methionin
Antidot (Paracetamol-Vergiftung); Antiseptikum; Lebertherapeutikum

■ Aminoplasmal Paed 10% - Infusionslösung → S. 80
■ Aminosteril Hepa 8% - Infusionslösung → S. 81
■ Aminoven 10% - Infusionslösung → S. 81
■ Aminoven 15% - Infusionslösung → S. 81
■ Clinimix 3% G-E - Infusionsbeutel → S. 319
■ Clinimix 5% G-E - Infusionsbeutel → S. 320
■ Finomel - Emulsion zur Infusion → S. 572
■ Finomel Peri - Emulsion zur Infusion → S. 572
■ Numeta G 13% E - Emulsion zur Infusion → S. 1007
■ Numeta G 16% E - Emulsion zur Infusion → S. 1008
■ Numeta G 19% E - Emulsion zur Infusion → S. 1008
■ Nutriflex peri - Infusionslösung → S. 1011
■ Nutriflex plus - Infusionslösung → S. 1011
■ Nutriflex special - Infusionslösung → S. 1012
■ Nutriflex Lipid peri B. Braun - Emulsion zur Infusion → S. 1012
■ Nutriflex Lipid plus B. Braun - Emulsion zur Infusion → S. 1012
■ Nutriflex Lipid special B. Braun - Emulsion zur Infusion → S. 1013
■ Nutriflex Lipid special ohne Elektrolyte B. Braun - Emulsion zur Infusion → S. 1013
■ Nutriflex Omega peri B. Braun - Emulsion zur Infusion → S. 1013
■ NuTRIflex Omega plus Emulsion zur Infusion → S. 1014
■ Nutriflex Omega plus B. Braun - Emulsion zur Infusion → S. 1014
■ Nutriflex Omega special B. Braun - Emulsion zur Infusion → S. 1014
■ Nutriflex Omega special ohne Elektrolyte B. Braun - Emulsion zur Infusion → S. 1015
■ Pädamin - Infusionslösung → S. 1069
■ PeriOLIMEL 2,5% mit Elektrolyten - Emulsion zur Infusion → S. 1098
■ Primene 10% pur - Infusionslösung → S. 1146
■ SmofKabiven Low Osmo peripher - Emulsion zur Infusion → S. 1325
■ SmofKabiven peripher - Emulsion zur Infusion → S. 1326
■ SmofKabiven zentral - Emulsion zur Infusion → S. 1326
■ SmofKabiven zentral elektrolytfrei - Emulsion zur Infusion → S. 1326
■ SmofKabiven N-Plus zentral - Emulsion zur Infusion → S. 1327
■ SmofKabiven N-Plus zentral elektrolytfrei - Emulsion zur Infusion → S. 1327
■ Trimix HP - Emulsion zur Infusion → S. 1454
■ Trimix MOF - Emulsion zur Infusion → S. 1454
■ Trimix nephro - Emulsion zur Infusion → S. 1454
■ Trimix perikal - Emulsion zur Infusion → S. 1454
■ ZentroOLIMEL 5,7% - Emulsion zur Infusion → S. 1592
■ ZentroOLIMEL 7,6% - Emulsion zur Infusion → S. 1593
■ ZentroOLIMEL 3,3% mit Elektrolyten - Emulsion zur Infusion → S. 1593
■ ZentroOLIMEL 4,4% mit Elektrolyten - Emulsion zur Infusion → S. 1593
■ ZentroOLIMEL 5,7% mit Elektrolyten - Emulsion zur Infusion → S. 1593
■ ZentroOLIMEL 7,6% mit Elektrolyten - Emulsion zur Infusion → S. 1594

Methohexital

Barbiturat - Injektionsnarkotikum

Brietal 500 mg - Trockenstechampulle → S. 218

Methopren

Insektizid - Antiparasitäres Mittel (vet.)

⌘ Broadline Spot on Lösung für Katzen <2,5 kg → S. 222
⌘ Broadline Spot on Lösung für Katzen 2,5-7,5 kg → S. 222
⌘ Frontline Combo Spot on Hund S, Lösung zum Auftropfen auf die Haut, für Hunde → S. 601
⌘ Frontline Combo Spot on Hund M, Lösung zum Auftropfen auf die Haut, für Hunde → S. 601
⌘ Frontline Combo Spot on Hund L, Lösung zum Auftropfen auf die Haut, für Hunde → S. 601
⌘ Frontline Combo Spot on Hund XL, Lösung zum Auftropfen auf die Haut, für Hunde → S. 601
⌘ Frontline Combo Spot on Katze, Lösung zum Auftropfen auf die Haut, für Katzen und Frettchen → S. 601

Methotrexat

Folsäure-Antagonist - Antirheumatikum, Antipsoriatikum, Zytostatikum

Ebetrexat 20 mg/ml - Injektionslösung in einer Fertigspritze → S. 455
Ebetrexat 100 mg/ml - Konzentrat zur Infusionsbereitung → S. 455
Ebetrexat 10 mg/ml - Parenterale Lösung → S. 456
Ebetrexat 5 mg - Tabletten → S. 456
Ebetrexat 10 mg - Tabletten → S. 456
Methofill 50 mg/ml - Injektionslösung in einer Fertigspritze → S. 884
Methotrexat Ebewe 10 mg/ml - Injektionslösung in einer Fertigspritze → S. 885
Methotrexat "Lederle" 25 mg - Stechampulle → S. 885
Methotrexat "Lederle" 2,5 mg - Tabletten → S. 885
Metoject 50 mg/ml - Injektionslösung in einer Fertigspritze → S. 887
MTX-ratiopharm 7,5 mg - Injektionslösung in einer Fertigspritze → S. 928
MTX-ratiopharm 10 mg - Injektionslösung in einer Fertigspritze → S. 928
MTX-ratiopharm 15 mg - Injektionslösung in einer Fertigspritze → S. 929
MTX-ratiopharm 20 mg - Injektionslösung in einer Fertigspritze → S. 929
MTX-ratiopharm 25 mg - Injektionslösung in einer Fertigspritze → S. 929
Nordimet 15 mg - Injektionslösung in einem Fertigpen → S. 988
Nordimet 17,5 mg - Injektionslösung in einem Fertigpen → S. 988
Nordimet 20 mg - Injektionslösung in einem Fertigpen → S. 988
Nordimet 22,5 mg - Injektionslösung in einem Fertigpen → S. 988
Nordimet 25 mg - Injektionslösung in einem Fertigpen → S. 988
Nordimet 15 mg - Injektionslösung in einer Fertigspritze → S. 988
Nordimet 17,5 mg - Injektionslösung in einer Fertigspritze → S. 988
Nordimet 20 mg - Injektionslösung in einer Fertigspritze → S. 989
Nordimet 22,5 mg - Injektionslösung in einer Fertigspritze → S. 989
Nordimet 25 mg - Injektionslösung in einer Fertigspritze → S. 989

Methoxsalen

Psoralen-Derivat - Antipsoriatikum, Mitose-Hemmer

Oxsoralen 10 mg - Kapseln → S. 1062
Oxsoralen 20 Mikrogramm/ml - Lösung zur Modifikation einer Blutfraktion → S. 1062

Methoxyfluran
Inhalationsnarkotikum

Penthrop 99,9%, 3 ml - Flüssigkeit zur Herstellung eines Dampfs zur Inhalation → S. 1095

Methyl-4-hydroxybenzoat
Konservierungsmittel

✽ Mamicillin 277,8 mg/ml - Pulver und Lösungsmittel zur Herstellung einer Injektionssuspension für Rinder → S. 855

Methyl-5-amino-4-oxopentanoat
Photosensitizer

Luxerm 160 mg/g - Creme → S. 842
Metvix 160 mg/g - Creme → S. 892

Methyldopa
Alpha-2-Rezeptoragonist - Antihypertonikum

Aldometil 500 mg - Filmtabletten → S. 59

Methylglyoxalum (Homöopathie)

■ Glyoxal compositum-Heel - Ampullen → S. 639

Methylnaltrexon bromid
Opoid-Antagonist (partiell)

Relistor 12 mg/0,6 ml - Injektionslösung → S. 1209

Methylphenidat
Psychostimulans - ADHS

Concerta 18 mg - Retardtabletten → S. 338
Concerta 27 mg - Retardtabletten → S. 338
Concerta 36 mg - Retardtabletten → S. 338
Concerta 54 mg - Retardtabletten → S. 338
Medikinet 5 mg - Tabletten → S. 863
Medikinet 10 mg - Tabletten → S. 863
Medikinet 20 mg - Tabletten → S. 863
Medikinet retard 5 mg - Hartkapseln mit veränderter Wirkstofffreisetzung → S. 863
Medikinet retard 10 mg - Hartkapseln mit veränderter Wirkstofffreisetzung → S. 863
Medikinet retard 20 mg - Hartkapseln mit veränderter Wirkstofffreisetzung → S. 863
Medikinet retard 30 mg - Hartkapseln mit veränderter Wirkstofffreisetzung → S. 863
Medikinet retard 40 mg - Hartkapseln mit veränderter Wirkstofffreisetzung → S. 864
Medikinet retard 50 mg - Hartkapseln mit veränderter Wirkstofffreisetzung → S. 864
Medikinet retard 60 mg - Hartkapseln mit veränderter Wirkstofffreisetzung → S. 864
Methylphenidat Stada 10 mg - Hartkapseln mit veränderter Wirkstofffreisetzung → S. 886
Methylphenidat Stada 20 mg - Hartkapseln mit veränderter Wirkstofffreisetzung → S. 886
Methylphenidat Stada 30 mg - Hartkapseln mit veränderter Wirkstofffreisetzung → S. 886
Methylphenidat Stada 40 mg - Hartkapseln mit veränderter Wirkstofffreisetzung → S. 886
Ritalin 10 mg - Tabletten → S. 1244
Ritalin LA 10 mg - Kapseln → S. 1245
Ritalin LA 20 mg - Kapseln → S. 1245
Ritalin LA 30 mg - Kapseln → S. 1245
Ritalin LA 40 mg - Kapseln → S. 1245

Methylprednisolon
Glukokortikoid

Advantan 0,1% - Creme → S. 42
Advantan - dermatologische Lösung → S. 42
Advantan 0,1% - Fettsalbe → S. 42
Advantan Milch 0,1% - Emulsion zur Anwendung auf der Haut → S. 43
Advantan 0,1% - Salbe → S. 43
Metasol 16 mg - Pulver und Lösungsmittel zur Herstellung einer Injektions-/Infusionslösung → S. 881
Metasol 32 mg - Pulver und Lösungsmittel zur Herstellung einer Injektions-/Infusionslösung → S. 881
Metasol 250 mg - Pulver und Lösungsmittel zur Herstellung einer Injektions-/Infusionslösung → S. 881
Metasol 1000 mg - Pulver und Lösungsmittel zur Herstellung einer Injektions-/Infusionslösung → S. 882
Solu-Medrol 500 mg - Trockenstechampulle mit Lösungsmittel → S. 1334
Solu-Medrol 1000 mg - Trockenstechampulle mit Lösungsmittel → S. 1334
Urbason 4 mg Tabletten → S. 1482
Urbason 40 mg Tabletten → S. 1482
Urbason solubile 16 mg - Trockenampullen mit Lösungsmittel → S. 1483
Urbason solubile 32 mg - Trockenampullen mit Lösungsmittel → S. 1483
Urbason solubile 250 mg - Trockenampullen mit Lösungsmittel → S. 1483
Urbason solubile 1000 mg - Trockenstechampulle mit Lösungsmittel → S. 1483

Methyl salicylat
Salicylat - Lokales Antirheumatikum

■ Trauma - Salbe kühlend Mayrhofer → S. 1445
■ Trauma - Salbe wärmend Mayrhofer → S. 1445
⌘ Phlegmovet - Salbe für Tiere → S. 1105

Methylthioninium chlorid
Farbstoff - Diagnostikum;Antidot

Methylthioniniumchlorid Proveblue 5 mg/ml - Injektionslösung → S. 886

Metildigoxin
Herzglykosid

Lanitop 0,2 mg - Ampullen → S. 779
Lanitop 0,1 mg - Tabletten → S. 779

Metoclopramid
Dopamin D2-Rezeptor-Antagonist - Antiemetikum, Gastroprokinetikum

Ceolat 1 mg/ml - Lösung zum Einnehmen → S. 283
Paspertin 10 mg - Ampullen → S. 1086
Paspertin - Filmtabletten → S. 1087
✽ Emeprid 5 mg/ml - Injektionslösung für Hunde und Katzen → S. 476
✽ Emeprid 1 mg/ml - Lösung zum Eingeben für Hunde und Katzen → S. 476
✽ Metomotyl 5 mg/ml - Injektionslösung für Katzen und Hunde → S. 888
✽ Vomend 5 mg/ml - Injektionslösung für Hunde und Katzen → S. 1555

Metoprolol
Beta-Blocker

Beloc 5 mg - Ampullen → S. 177

Mirtabene "ratiopharm" 45 mg - Filmtabletten → S. 911
Mirtazapin Actavis 15 mg - Schmelztabletten → S. 911
Mirtazapin Actavis 30 mg - Schmelztabletten → S. 911
Mirtazapin Actavis 45 mg - Schmelztabletten → S. 911
Mirtazapin Aristo 30 mg - Filmtabletten → S. 911
Mirtazapin Bluefish 15 mg - Schmelztabletten → S. 911
Mirtazapin Bluefish 30 mg - Schmelztabletten → S. 911
Mirtazapin Bluefish 45 mg - Schmelztabletten → S. 911
Mirtazapin G.L. 30 mg - Filmtabletten → S. 912
Mirtazapin G.L. 45 mg - Filmtabletten → S. 912
Mirtazapin HCS 30 mg - Filmtabletten → S. 912
Mirtazapin Hexal 15 mg - Filmtabletten → S. 912
Mirtazapin Hexal 30 mg - Filmtabletten → S. 912
Mirtazapin Hexal 45 mg - Filmtabletten → S. 912
Mirtazapin Sandoz 15 mg - Filmtabletten → S. 912
Mirtazapin Sandoz 30 mg - Filmtabletten → S. 912
Mirtazapin Sandoz 45 mg - Filmtabletten → S. 912
Mirtazapin Stada 15 mg - Filmtabletten → S. 912
Mirtazapin Stada 30 mg - Filmtabletten → S. 912
Mirtel 30 mg - Filmtabletten → S. 912
Mirtel 45 mg - Filmtabletten → S. 912

Misch-Destillat aus Mazerat aus Melissenblätter, Alantwurzelstock, Angelikawurzel, Ingwerwurzelstock, Gewürznelken, Galgantwurzelstock, Schwarzer Pfeffer,Enzianwurzel, Muskatsamen, Bitterorangenschale, Zimtrinde, Zimtblüten, Kardamom; Ethanol 79% V/V (Auszugsmittel)

■ Klosterfrau Melissengeist - Flüssigkeit zum Einnehmen und zur Anwendung auf der Haut → S. 763

Misch-Destillat aus rektifizierten Ölen (Eukalyptusöl, Süßorangenöl, Myrtenöl, Zitronenöl (66:32:1:1))

Mukolytikum

GeloMyrtol 120 mg - Kapseln → S. 622
GeloMyrtol 300 mg - Kapseln → S. 622

Misch-Extrakt aus Kamillenblüten und Schafgarbenkraut (2,4:1)

■ Pharma Wernigerode Kamillan - Flüssigkeit → S. 1103

Misch-Trockenextrakt (4-9:1) aus Färberhülsenwurzelstock, Purpursonnenhutwurzel, Blassfarbener Sonnenhutwurzel, Lebensbaumspitzen und -blättern (4,92:1,85:1,85:1); Ethanol 30% (V/V) (Auszugsmittel)

■ Esberitox - Tabletten → S. 512

Mischung-Flüssigextrakt (1:6-7) von Bittersüssen Nachtschatten- Stängelanteilen, Andornkraut, Anis, Quendelkraut, Thymian (1/2,33/3,33/2,33/19); Wasser (Auszugsmittel)

■ Hustensaft - Weleda → S. 675

Misoprostol

Prostaglandin-Derivat - Ulkustherapeutikum

Angusta 25 Mikrogramm - Tabletten → S. 102
Cyprostol - Tabletten → S. 361
Topogyne 400 Mikrogramm - Tabletten → S. 1431
■ Arthrotec - Manteltabletten → S. 132
■ Arthrotec forte - Manteltabletten → S. 132

Mitomycin

Zytostatikum

Mitomycin medac 1 mg/ml - Pulver zur Herstellung einer Injektions- oder Infusionslösung oder einer Lösung zur intravesikalen Anwendung → S. 913
Mitomycin medac 20 mg - Pulver und Lösungsmittel zur Herstellung einer Lösung zur intravesikalen Anwendung → S. 913
Mitomycin medac 40 mg - Pulver und Lösungsmittel zur Herstellung einer Lösung zur intravesikalen Anwendung → S. 913

Mitotan

Zytostatikum

Lysodren 500 mg - Tabletten → S. 846

Mitoxantron

Zytostatikum, Multiple Sklerose-Therapeutikum

Ebexantron 2 mg/ml - Konzentrat zur Herstellung einer Infusionslösung → S. 456

Mivacurium chlorid

Nicht depolarisierendes Muskelrelaxans

Mivacron 2 mg/ml - Injektionslösung → S. 913

Moclobemid

Monoaminoxidase-Hemmer - Antidepressivum

Aurorix 150 mg - Filmtabletten → S. 158
Aurorix 300 mg - Filmtabletten → S. 158

Modafinil

Psychostimulans

Modafinil Aristo 100 mg - Tabletten → S. 915
Modasomil 100 mg - Tabletten → S. 915

Mogamulizumab

CCR4-Antagonist - Zytostatikum

Poteligeo 4 mg/ml - Konzentrat zur Herstellung einer Infusionslösung → S. 1119

Molsidomin

Vasodilatator

Molsidolat 4 mg - Tabletten → S. 916

Molybdän

Substitution (Molybdän)

■ Addaven - Konzentrat zur Herstellung einer Infusionslösung → S. 36
■ Elotrace - Infusionszusatz → S. 474
■ Nutryelt - Konzentrat zur Herstellung einer Infusionslösung → S. 1016
■ Tracel - Injektionslösung in einer Fertigspritze → S. 1434

Mometason

Lokalkortikoid

Elocon - Creme → S. 471

Momordica balsamina (Homöopathie)

Monensin

Antibiotikum

Monepantel

Acetylcholin-Rezeptor-Antagonist, nicotinisch - Anthelminthikum (vet.)

Montelukast

Leukotrienantagonist - Asthma

Moraxella catarrhalis-Lysat

Morphin

Opioid-Analgetikum

Moxidectin

Anthelminthikum (vet.)

⌘ Cydectin TriclaMox 1 mg/ml + 50 mg/ml - Lösung zum Eingeben für Schafe → S. 359
⌘ Equest Pramox 19,5 mg/g + 121,7 mg/g - Gel zum Eingeben für Pferde → S. 503
⌘ Simparica Trio - Kautabletten für Hunde 1,25-2,5 kg → S. 1313
⌘ Simparica Trio - Kautabletten für Hunde >2,5-5 kg → S. 1313
⌘ Simparica Trio - Kautabletten für Hunde >5-10 kg → S. 1313
⌘ Simparica Trio - Kautabletten für Hunde >10-20 kg → S. 1313
⌘ Simparica Trio - Kautabletten für Hunde >20-40 kg → S. 1313
⌘ Simparica Trio - Kautabletten für Hunde >40-60 kg → S. 1314

Moxifloxacin
Fluorchinolon - Gyrasehemmer-Antibiotikum

Avelox 400 mg - Filmtabletten → S. 160
Avelox 400 mg/250 ml - Infusionslösung → S. 160
Moxifloxacin 1A Pharma 400 mg - Filmtabletten → S. 926
Moxifloxacin Acino 400 mg - Infusionslösung → S. 926
Moxifloxacin Kabi 400 mg - Infusionslösung → S. 926
Moxifloxacin Krka 400 mg - Filmtabletten → S. 926
Moxifloxacin +pharma 400 mg - Filmtabletten → S. 927
Moxifloxacin ratiopharm 400 mg - Filmtabletten → S. 927
Moxifloxacin Sandoz 400 mg - Filmtabletten → S. 927
Moxifloxacin Stada 400 mg - Filmtabletten → S. 927

Moxonidin
Imidazolin-Rezeptor-Agonist - Antihypertonikum

Moxonibene 0,2 mg - Filmtabletten → S. 928
Moxonibene 0,4 mg - Filmtabletten → S. 928
Moxonidin Stada 0,2 mg - Filmtabletten → S. 928
Moxonidin Stada 0,4 mg - Filmtabletten → S. 928
Normohex 0,2 mg - Filmtabletten → S. 990
Normohex 0,3 mg - Filmtabletten → S. 991

Mucosa coli suis (Homöopathie)

■ Mucosa compositum-Heel - Ampullen → S. 930

Mucosa ductus choledochi suis (Homöopathie)

■ Mucosa compositum-Heel - Ampullen → S. 930

Mucosa duodeni suis (Homöopathie)

■ Mucosa compositum-Heel - Ampullen → S. 930

Mucosa ilei suis (Homöopathie)

■ Mucosa compositum-Heel - Ampullen → S. 930

Mucosa jejuni suis (Homöopathie)

■ Mucosa compositum-Heel - Ampullen → S. 930

Mucosa nasalis suis (Homöopathie)

■ Euphorbium compositum-Heel - Ampullen → S. 530
■ Euphorbium compositum-Heel - Nasenspray → S. 530
■ Euphorbium compositum-Heel - Tropfen → S. 530
■ Mucosa compositum-Heel - Ampullen → S. 930
⌘ Bronchi comp. "Wala" - Injektionslösung für Tiere → S. 222

Mucosa oculi suis (Homöopathie)

■ Mucosa compositum-Heel - Ampullen → S. 930

Mucosa oesophagi suis (Homöopathie)

■ Mucosa compositum-Heel - Ampullen → S. 930

Mucosa oris suis (Homöopathie)

■ Mucosa compositum-Heel - Ampullen → S. 930

Mucosa pulmonis suis (Homöopathie)

■ Mucosa compositum-Heel - Ampullen → S. 930

Mucosa pylori suis (Homöopathie)

■ Mucosa compositum-Heel - Ampullen → S. 930

Mucosa recti suis (Homöopathie)

■ Mucosa compositum-Heel - Ampullen → S. 930

Mucosa vesicae fellae suis (Homöopathie)

■ Mucosa compositum-Heel - Ampullen → S. 930

Mucosa vesicae urinariae suis (Homöopathie)

■ Mucosa compositum-Heel - Ampullen → S. 930

Mumps-Lebend-Impfstoff
Mumps (Aktivimmunisierung)

■ M-M-RVAXPRO - Pulver und Lösungsmittel zur Herstellung einer Injektionssuspension in einer Fertigspritze → S. 914
■ Priorix - Pulver in einer Durchstechflasche und Lösungsmittel in einer Fertigspritze zur Herstellung einer Injektionslösung → S. 1146
■ ProQuad - Pulver und Lösungsmittel zur Herstellung einer Injektionssuspension in einer Fertigspritze → S. 1159

Mupirocin
Antiinfektivum (antibakteriell)

Bactroban - Nasensalbe → S. 168
InfectoPyoderm 20 mg/g - Salbe → S. 707

Mycobacterium bovis (Mycobacteriaceae)

OncoTice zur intravesikalen Instillation → S. 1039

Mycophenolsäure
Inosinmonophosphat-Dehydrogenase-Hemmer - Transplantatabstoßungstherapeutik.

CellCept 500 mg - Filmtabletten → S. 281
CellCept 500 mg - Pulver zur Herstellung eines Infusionslösungskonzentrats → S. 281
CellCept 1 g/5 ml - Pulver zur Herstellung einer Suspension zum Einnehmen → S. 282
Mycophenolatmofetil Accord 500 mg - Filmtabletten → S. 937
Mycophenolatmofetil Accord - Pulver für ein Konzentrat zur Herstellung einer Infusionslösung → S. 937
Mycophenolat Mofetil Sandoz 500 mg - Filmtabletten → S. 937
Mycophenolsäure Accord 180 mg - magensaftresistente Tabletten → S. 938
Mycophenolsäure Accord 360 mg - magensaftresistente Tabletten → S. 938
Myfenax 500 mg - Filmtabletten → S. 939
Myfenax 250 mg - Hartkapseln → S. 939
Myfortic 180 mg - magensaftresistente Tabletten → S. 939
Myfortic 360 mg - magensaftresistente Tabletten → S. 940

Mycoplasma gallisepticum (Mycoplasmataceae)

🐾 Nobilis MG 6/85 - Lyophilisat zur Herstellung einer Suspension, für Hühner → S. 982

Mycoplasma hyopneumoniae (Mycoplasmataceae)

🐾 Hyogen - Emulsion zur Injektion für Schweine → S. 680
🐾 Ingelvac MycoFLEX - Injektionssuspension für Schweine → S. 710
🐾 M+Pac - Emulsion zur Injektion für Schweine → S. 849
🐾 Porcilis M Hyo - Injektionssuspension für Schweine → S. 1116
🐾 Porcilis M Hyo ID ONCE - Emulsion zur Injektion für Schweine → S. 1116
🐾 Stellamune Mycoplasma - Emulsion zur Injektion für Schweine → S. 1352
🐾 Stellamune One - Emulsion zur Injektion für Schweine → S. 1352
🐾 Suvaxyn M.hyo - Injektionssuspension für Schweine → S. 1368
🐾 Suvaxyn MH-One - Emulsion zur Injektion für Schweine → S. 1368
⌘ Porcilis PCV M Hyo - Emulsion zur Injektion für Schweine → S. 1117
⌘ Suvaxyn Circo+MH RTU - Emulsion zur Injektion für Schweine → S. 1368

Mycoplasma synoviae (Mycoplasmataceae)

🐾 Nobilis MS Live - Lyophilisat zur Herstellung einer Suspension zur oculonasalen Anwendung für Hühner → S. 982

Myosotis arvensis (Homöopathie)

■ Lymphomyosot - Ampullen → S. 843
■ Lymphomyosot - Tabletten → S. 843
■ Lymphomyosot - Tropfen → S. 843

Myristica fragrans (Homöopathie)

■ Hepeel - Ampullen → S. 659
■ Ho-Len-Complex Neuri-cyl - Tropfen zum Einnehmen → S. 665
■ Nr. 37 Magen- und Verdauungsstörungstropfen "Mag. Doskar" → S. 1006
■ Relax Nerven-Globuli → S. 1208
■ Relax Nerven-Tabletten → S. 1208
■ Relax Nerven-Tropfen → S. 1208
■ Speciol spag. Peka - Tropfen zum Einnehmen → S. 1341

Myristica fragrans Houtt. (Myristicaceae)

■ esto-gast - Flüssigkeit zum Einnehmen → S. 525
■ Klosterfrau Melissengeist - Flüssigkeit zum Einnehmen und zur Anwendung auf der Haut → S. 763

Myrtecain
Lokalanästhetikum

■ Algesal 10%/1% - Creme → S. 61

Myrtus communis L. (Myrtaceae)

GeloMyrtol 120 mg - Kapseln → S. 622
GeloMyrtol 300 mg - Kapseln → S. 622

Myxomatose-Lebend-Impfstoff für Kaninchen
Immunisierend (aktiv)

🐾 Nobivac Myxo-RHD - Lyophilisat und Lösungsmittel zur Herstellung einer Injektionssuspension für Kaninchen → S. 984
🐾 Nobivac Myxo-RHD Plus - Lyophilisat und Lösungsmittel zur Herstellung einer Injektionssuspension für Kaninchen → S. 985

Nabilon
Cannabinol-Derivat - Antiemetikum, Tranquillans

Canemes 1 mg - Kapseln → S. 255

Nadidum (Homöopathie)

■ Arthroheel - Ampullen → S. 132
■ Discus compositum-Heel - Ampullen → S. 416
■ Zeel - Ampullen → S. 1589
⌘ Zeel - Tabletten für Tiere → S. 1590

Nadroparin calcium
Heparin-Derivat - Antikoagulans, niedermolekulare Heparine

Fraxiparin - Fertigspritzen → S. 600

Nafcillin
Penicillin-Antibiotikum

⌘ Nafpenzal T - Salbe zur intramammären Anwendung für Rinder → S. 943

Naftidrofuryl
Vasodilatator

Dusodril retard 200 mg - Filmtabletten → S. 449

Naftifin
Antimykotikum

Exoderil 1% - Creme → S. 542
Exoderil 1% - dermatologische Lösung → S. 542

Naja naja (Homöopathie)

■ Cor compositum-Heel - Ampullen → S. 344
■ Tropfen gegen Kreislaufbeschwerden "Similasan" → S. 1463

Nalbuphin
partieller Opioid-Antagonist - Opioid-Analgetikum

Nalbuphin Amomed 10 mg/ml - Injektionslösung → S. 943
Nubain 10 mg/ml - Injektionslösung → S. 1006

Nalmefen
Morphinan-Derivat - Opioid-Rezeptor-Antagonist

Selincro 18 mg - Filmtabletten → S. 1287

Naloxegol
Morphinan-Derivat - Opioid-Rezeptor-Antagonist

Moventig 25 mg - Filmtabletten → S. 925

Naloxon
Opioid-Antagonist

Naloxon Amomed 0,4 mg/ml - Injektionslösung → S. 943
Naloxon B.Braun 0,4 mg/ml - Injektions/Infusionslösung → S. 944
Nyxoid 1,8 mg - Nasenspray, Lösung im Einzeldosisbehältnis → S. 1018
■ Bupensan Duo 2 mg/0,5 mg - Sublingualtabletten → S. 228
■ Bupensan Duo 4 mg/1 mg - Sublingualtabletten → S. 229
■ Bupensan Duo 8 mg/2 mg - Sublingualtabletten → S. 229

■ Suboxone 2 mg/0,5 mg - Sublingualtabletten → S. 1359
■ Suboxone 8 mg/2 mg - Sublingualtabletten → S. 1359
■ Targin 5 mg/2,5 mg - Retardtabletten → S. 1391
■ Targin 10 mg/5 mg - Retardtabletten → S. 1391
■ Targin 20 mg/10 mg - Retardtabletten → S. 1392
■ Targin 40 mg/20 mg - Retardtabletten → S. 1392

Naltrexon

Morphinan-Derivat - Opioid-Rez.-Antagon., Antidot, Entwöhnungsmittel (Alkohol)

Dependex 50 mg - Filmtabletten → S. 385
Naltrexon Accord 50 mg - Filmtabletten → S. 944
■ Mysimba 8 mg/90 mg - Retardtabletten → S. 942

Nandrolon

Androgen-Rezeptor-Agonist - Anabolikum

Deca-Durabolin 25 mg/ml - Injektionslösung → S. 377
Deca-Durabolin 50 mg/ml - Injektionslösung → S. 377

Naphazolin

Imidazolin-Derivat - Sympathomimetikum

Aconex 0,1% - Augentropfen → S. 29
Coldan - Augentropfen → S. 328
Coldan - Nasenspray → S. 328
Coldan - Nasentropfen → S. 329
Coldophthal - Augentropfen → S. 330
Rhinon - Nasentropfen → S. 1231
Rhinoperd - Nasentropfen → S. 1231
■ Coldistan - Augentropfen → S. 329
■ Coldistan - Nasentropfen → S. 329
■ Luuf Naphazolin compositum - Nasenspray → S. 842
■ Ophthaguttal "Agepha" - Augentropfen → S. 1044

Naphthalinum (Homöopathie)

■ Tartephedreel - Tropfen → S. 1393

Naphthochinonum (Homöopathie)

■ Ubichinon compositum-Heel - Ampullen → S. 1473

1-Naphthylessigsäure

■ Galle - Donau - Dragees → S. 615

Naproxen

Arylessigsäure-Derivat - Nicht-steroidales Antiphlogistikum

Aleve - Filmtabletten → S. 60
Miranax 550 mg - Filmtabletten → S. 909
Naprobene 500 mg - Filmtabletten → S. 944
Naproxen Genericon 500 mg - Tabletten → S. 945
Naproxen HCS 550 mg - Filmtabletten → S. 945
Naproxen Saft InfectoPharm 250 mg/5 ml - Suspension zum Einnehmen → S. 945
Proxen 500 mg - Filmtabletten → S. 1164
■ Vimovo 500 mg/20 mg - Tabletten mit veränderter Wirkstofffreisetzung → S. 1536

Nasturtium officinale (Homöopathie)

■ Infragil spag. Peka - Globuli → S. 709
■ Infragil spag. Peka - Tropfen zum Einnehmen → S. 710
■ Lymphomyosot - Ampullen → S. 843
■ Lymphomyosot - Tabletten → S. 843
■ Lymphomyosot - Tropfen → S. 843
■ Proscenat spag. Peka - Tropfen zum Einnehmen → S. 1159

Natalizumab

Alpha-4-Integrin-Hemmer - Multiple Sklerose-Therapeutikum

Tysabri 300 mg - Konzentrat zur Herstellung einer Infusionslösung → S. 1472

Natriumacetat

Mineralstoff-Mangel-Therpeutikum

■ Aminomix peripher - Infusionslösung → S. 80
■ Clinimix 3% G-E - Infusionsbeutel → S. 319
■ Clinimix 5% G-E - Infusionsbeutel → S. 320
■ ELO-MEL isoton - Infusionslösung → S. 472
■ ELO-MEL OP (postoperativ) - Infusionslösung → S. 473
■ ELO-MEL OP (postoperativ) G - Infusionslösung → S. 473
■ ELO-MEL paediatric - Infusionslösung → S. 473
■ Elonorm - Infusionslösung → S. 473
■ Finomel - Emulsion zur Infusion → S. 572
■ Finomel Peri - Emulsion zur Infusion → S. 572
■ Gelofusin Iso 40 mg/ml - Infusionslösung → S. 622
■ Nutriflex peri - Infusionslösung → S. 1011
■ Nutriflex plus - Infusionslösung → S. 1011
■ Nutriflex special - Infusionslösung → S. 1012
■ Nutriflex Lipid peri B. Braun - Emulsion zur Infusion → S. 1012
■ Nutriflex Lipid plus B. Braun - Emulsion zur Infusion → S. 1012
■ Nutriflex Lipid special B. Braun - Emulsion zur Infusion → S. 1013
■ Nutriflex Omega peri B. Braun - Emulsion zur Infusion → S. 1013
■ NuTRIflex Omega plus Emulsion zur Infusion → S. 1014
■ Nutriflex Omega plus B. Braun - Emulsion zur Infusion → S. 1014
■ Nutriflex Omega special B. Braun - Emulsion zur Infusion → S. 1014
■ Perflux - Infusionsflasche → S. 1097
■ PeriOLIMEL 2,5% mit Elektrolyten - Emulsion zur Infusion → S. 1098
■ SmofKabiven Low Osmo peripher - Emulsion zur Infusion → S. 1325
■ SmofKabiven peripher - Emulsion zur Infusion → S. 1326
■ SmofKabiven zentral - Emulsion zur Infusion → S. 1326
■ SmofKabiven N-Plus zentral - Emulsion zur Infusion → S. 1327
■ Sterofundin ISO - Infusionslösung → S. 1352
■ ZentroOLIMEL 3,3% mit Elektrolyten - Emulsion zur Infusion → S. 1593
■ ZentroOLIMEL 4,4% mit Elektrolyten - Emulsion zur Infusion → S. 1593
■ ZentroOLIMEL 5,7% mit Elektrolyten - Emulsion zur Infusion → S. 1593
■ ZentroOLIMEL 7,6% mit Elektrolyten - Emulsion zur Infusion → S. 1594
⌘ Sterofundin ISO B.Braun Vet Care - Infusionslösung für Rinder, Pferde, Schafe, Ziegen, Schweine, Hunde und Katzen → S. 1353

Natrium bituminosulfonat, hell

Antiseptikum/Desinfektionsmittel

Solutio Cordes 0,5% - dermatologische Lösung → S. 1335
■ Aknichthol - Lotio → S. 54
■ Leukichtan - Salbe → S. 798

Natrium carbonicum (Homöopathie)

■ Echinacea-Cosmoplex - Tropfen → S. 459
■ Spigelon - Tabletten → S. 1342

Natrium chloratum (Homöopathie)

■ Adler HOM YvoAzem - Streukügelchen → S. 38
■ Ailgeno spag. Peka - Tropfen → S. 52
■ Apozema Allergie Acidum formicicum complex Nr.2 - Tropfen zum Einnehmen → S. 109
■ Biochemie nach Dr. Schüssler Zell Allergie Komplex - Tabletten → S. 199
■ Biochemie nach Dr. Schüssler Zell Immuferin - Tabletten → S. 200
■ Biochemie nach Dr. Schüssler Zell Nubliron - Tabletten → S. 200
■ Biochemie nach Dr. Schüssler Zell Vita - Tabletten → S. 200
■ Ho-Len-Complex Fuco-cy -Tropfen zum Einnehmen → S. 664
■ Ho-Len-Complex Muco-cyl - Tropfen zum Einnehmen → S. 665
■ Überanstrengte Augen Augentropfen "Similasan" → S. 1474
✿ Natrium chloratum RemaVet - Globuli für Tiere → S. 950
✠ Avalun Fell - Globuli für Tiere → S. 158

Natriumchlorid

Mineralstoff-Mangel-TherpeutikumIsotonisierungsmittel

Isotonische Kochsalzlösung "Serumwerk" 0,9% - Infusionslösung → S. 731
Kochsalz "Braun" 0,9% - Infusionslösung → S. 764
Natrium chloratum physiologicum 0,9% Medipharm - Infusionslösung → S. 950
Natriumchlorid B.Braun 9 mg/ml - Injektionslösung → S. 950
Natriumchlorid "Fresenius" 1molar Infusionszusatz - Ampullen → S. 951
Physiologische Kochsalzlösung "Fresenius" - Infusionslösung → S. 1107

■ Aminomix 1 Novum - Infusionslösung → S. 80
■ Aminomix 2 Novum - Infusionslösung → S. 80
■ Clinimix 3% G-E - Infusionsbeutel → S. 319
■ Clinimix 5% G-E - Infusionsbeutel → S. 320
■ Custodiol - Perfusionslösung → S. 355
■ ELO-MEL basis mit Glucose - Infusionslösung → S. 472
■ ELO-MEL isoton - Infusionslösung → S. 472
■ ELO-MEL OP (postoperativ) - Infusionslösung → S. 473
■ ELO-MEL OP (postoperativ) G - Infusionslösung → S. 473
■ ELO-MEL paediatric - Infusionslösung → S. 473
■ ELO-MEL semiton mit Glucose - Infusionslösung → S. 473
■ Elonorm - Infusionslösung → S. 473
■ Endofalk - Pulver zur Herstellung einer Lösung zum Einnehmen → S. 486
■ Gelofusin - Infusionslösung → S. 622
■ Gelofusin Iso 40 mg/ml - Infusionslösung → S. 622
■ Geloplasma - Infusionslösung → S. 622
■ Glandosane synthetischer Speichel - Aerosol → S. 632
■ Hemosol B0 - Hämodialyse-/Hämofiltrationslösung → S. 656
■ Klean-Prep - Pulver → S. 763
■ Laxogol - Pulver zur Herstellung einer Lösung zum Einnehmen → S. 789
■ Molaxole - Pulver zur Herstellung einer Lösung zum Einnehmen → S. 916
■ Movicol Liquid Orange → S. 925
■ Movicol Junior aromafrei 6,9 g - Pulver zur Herstellung einer Lösung zum Einnehmen → S. 925
■ Movicol - Pulver → S. 925
■ Moviprep - Pulver zur Herstellung einer Lösung zum Einnehmen → S. 925
■ Moviprep Orange - Pulver zur Herstellung einer Lösung zum Einnehmen → S. 925
■ Multibic kaliumfrei - Hämodialyselösung/Hämofiltrationslösung → S. 931
■ Multibic 2 mmol/l Kalium - Hämodialyselösung/Hämofiltrationslösung → S. 932
■ Multibic 3 mmol/l Kalium - Hämodialyselösung/Hämofiltrationslösung → S. 932
■ Multibic 4 mmol/l Kalium - Hämodialyselösung/Hämofiltrationslösung → S. 932
■ Normhydral - lösliches Pulver → S. 990
■ Normolyt für Kinder - lösliches Pulver → S. 991
■ Numeta G 16% E - Emulsion zur Infusion → S. 1008
■ Numeta G 19% E - Emulsion zur Infusion → S. 1008
■ Nutriflex peri - Infusionslösung → S. 1011
■ Nutriflex Lipid peri B. Braun - Emulsion zur Infusion → S. 1012
■ Nutriflex Lipid plus B. Braun - Emulsion zur Infusion → S. 1012
■ Nutriflex Lipid special B. Braun - Emulsion zur Infusion → S. 1013
■ Nutriflex Omega peri B. Braun - Emulsion zur Infusion → S. 1013
■ NuTRIflex Omega plus Emulsion zur Infusion → S. 1014
■ Nutriflex Omega plus B. Braun - Emulsion zur Infusion → S. 1014
■ Nutriflex Omega special B. Braun - Emulsion zur Infusion → S. 1014
■ Olopeg - Konzentrat zur Herstellung einer Lösung zum Einnehmen → S. 1034
■ Perflux - Infusionsflasche → S. 1097
■ Pleinvue - Pulver zur Herstellung einer Lösung zum Einnehmen → S. 1113
■ Prismasol 2 mmol/l Kalium - Lösung für Hämofiltration und Hämodialyse → S. 1147
■ Prismasol 4 mmol/l Kalium - Lösung für Hämofiltration und Hämodialyse → S. 1147
■ Ringer-Lactat "Fresenius" - Infusionslösung → S. 1236
■ Ringer-Lactat nach Hartmann B.Braun - Infusionslösung → S. 1236
■ Ringer-Lactat nach Hartmann Medipharm - Infusionslösung → S. 1236
■ Ringerlösung B. Braun - Infusionslösung → S. 1237
■ Ringer-Lösung "Fresenius" - Infusionslösung → S. 1237
■ Ringer-Lösung Medipharm - Infusionslösung → S. 1237
■ Sialin-Sigma - Lösung → S. 1302
■ Sterofundin B - Infusionslösung → S. 1352
■ Sterofundin HG 5 - Infusionslösung → S. 1352
■ Sterofundin ISO - Infusionslösung → S. 1352
✿ Hypertone Natriumchlorid-Lösung 7,5 g/100 ml B.Braun Vet Care - Infusionslösung für Pferde, Rinder, Schafe, Ziegen, Schweine, Hunde und Katzen → S. 681
✿ Natriumchlorid-Lösung 0,9 g/100 ml B.Braun Vet Care - Infusionslösung für Rinder, Pferde, Schafe, Ziegen, Schweine, Hunde und Katzen → S. 950
✠ Sterofundin ISO B.Braun Vet Care - Infusionslösung für Rinder, Pferde, Schafe, Ziegen, Schweine, Hunde und Katzen → S. 1353

Natrium citrat

Azidosetherapeutikum, Komplexbildner; osmot. wirkendes Laxans

■ Microlax - Microklistier → S. 896
■ Normhydral - lösliches Pulver → S. 990
■ Normolyt für Kinder - lösliches Pulver → S. 991
■ Olopeg - Konzentrat zur Herstellung einer Lösung zum Einnehmen → S. 1034

Natrium diethyloxalaceticum (Homöopathie)

■ Arthroheel - Ampullen → S. 132
■ Cor compositum-Heel - Ampullen → S. 344

- ■ Hepar compositum-Heel - Ampullen → S. 656
- ■ Mucosa compositum-Heel - Ampullen → S. 930
- ■ Thyreoidea compositum-Heel - Ampullen → S. 1418
- ■ Zeel - Ampullen → S. 1589
- ⌘ Zeel - Tabletten für Tiere → S. 1590

Natriumdihydrogenphosphat

Mineralstoff-substituierend; Urinalkalis. Stoff; Laxans (osmotisch wirksam)

- ■ ELO-MEL basis mit Glucose - Infusionslösung → S. 472
- ■ Nutriflex plus - Infusionslösung → S. 1011
- ■ Nutriflex Lipid peri B. Braun - Emulsion zur Infusion → S. 1012
- ■ Nutriflex Lipid plus B. Braun - Emulsion zur Infusion → S. 1012
- ■ Nutriflex Lipid special B. Braun - Emulsion zur Infusion → S. 1013
- ■ Nutriflex Omega peri B. Braun - Emulsion zur Infusion → S. 1013
- ■ NuTRIflex Omega plus Emulsion zur Infusion → S. 1014
- ■ Nutriflex Omega plus B. Braun - Emulsion zur Infusion → S. 1014
- ■ Nutriflex Omega special B. Braun - Emulsion zur Infusion → S. 1014
- ■ Sterofundin B - Infusionslösung → S. 1352
- ⌘ Novacoc forte - Infusionslösung für Tiere → S. 994

Natriumfluorid

Kariesprophylaxe

- Zymafluor 0,25 mg - Tabletten → S. 1614
- Zymafluor 1 mg - Tabletten → S. 1615
- ■ Addaven - Konzentrat zur Herstellung einer Infusionslösung → S. 36
- ■ elmex - Zahngel → S. 470
- ■ Elotrace - Infusionszusatz → S. 474
- ■ Nutryelt - Konzentrat zur Herstellung einer Infusionslösung → S. 1016
- ■ Peditrace - Infusionszusatz → S. 1088
- ■ Tracel - Injektionslösung in einer Fertigspritze → S. 1434
- ■ Tracutil - Konzentrat zur Herstellung einer Infusionslösung → S. 1435

Natrium glycerophosphat

Mineralstoff-substituierend, anionisch

- ■ Aminomix 1 Novum - Infusionslösung → S. 80
- ■ Aminomix 2 Novum - Infusionslösung → S. 80
- ■ Aminomix peripher - Infusionslösung → S. 80
- ■ SmofKabiven Low Osmo peripher - Emulsion zur Infusion → S. 1325
- ■ SmofKabiven N-Plus zentral - Emulsion zur Infusion → S. 1327

Natriumglycerophosphat, wasserhaltiges

Roborans

- ■ Aminomix 1 Novum - Infusionslösung → S. 80
- ■ Aminomix 2 Novum - Infusionslösung → S. 80
- ■ Elotrace - Infusionszusatz → S. 474
- ■ Finomel - Emulsion zur Infusion → S. 572
- ■ Finomel Peri - Emulsion zur Infusion → S. 572
- ■ Numeta G 13% E - Emulsion zur Infusion → S. 1007
- ■ Numeta G 16% E - Emulsion zur Infusion → S. 1008
- ■ Numeta G 19% E - Emulsion zur Infusion → S. 1008
- ■ PeriOLIMEL 2,5% mit Elektrolyten - Emulsion zur Infusion → S. 1098
- ■ SmofKabiven Low Osmo peripher - Emulsion zur Infusion → S. 1325
- ■ SmofKabiven peripher - Emulsion zur Infusion → S. 1326
- ■ SmofKabiven zentral - Emulsion zur Infusion → S. 1326
- ■ SmofKabiven N-Plus zentral - Emulsion zur Infusion → S. 1327
- ■ ZentroOLIMEL 3,3% mit Elektrolyten - Emulsion zur Infusion → S. 1593
- ■ ZentroOLIMEL 4,4% mit Elektrolyten - Emulsion zur Infusion → S. 1593
- ■ ZentroOLIMEL 5,7% mit Elektrolyten - Emulsion zur Infusion → S. 1593
- ■ ZentroOLIMEL 7,6% mit Elektrolyten - Emulsion zur Infusion → S. 1594

Natriumhydrogencarbonat

Mangelernährungstherapeutikum; Azidose-Therapeutikum, Urinalkalis. Stoff

- Natriumbicarbonat "Fresenius" 1molar Infusionszusatz - Ampullen → S. 949
- Natriumbicarbonat "Fresenius" 8,4% - Konzentrat zur Infusionsbereitung → S. 950
- Nephrotrans 500 mg - magensaftresistente Weichkapseln → S. 960
- Nephrotrans 840 mg - magensaftresistente Weichkapseln → S. 960
- ■ Endofalk - Pulver zur Herstellung einer Lösung zum Einnehmen → S. 486
- ■ Gaviscon Erdbeer - Kautabletten → S. 620
- ■ Gaviscon Mint - Kautabletten → S. 620
- ■ Gaviscon Liquid Sachets Mint - Suspension zum Einnehmen → S. 620
- ■ Hemosol B0 - Hämodialyse-/Hämofiltrationslösung → S. 656
- ■ Klean-Prep - Pulver → S. 763
- ■ Laxogol - Pulver zur Herstellung einer Lösung zum Einnehmen → S. 789
- ■ Lecicarbon - Zäpfchen → S. 790
- ■ Molaxole - Pulver zur Herstellung einer Lösung zum Einnehmen → S. 916
- ■ Movicol Liquid Orange → S. 925
- ■ Movicol Junior aromafrei 6,9 g - Pulver zur Herstellung einer Lösung zum Einnehmen → S. 925
- ■ Movicol - Pulver → S. 925
- ■ Multibic kaliumfrei - Hämodialyselösung/Hämofiltrationslösung → S. 931
- ■ Multibic 2 mmol/l Kalium - Hämodialyselösung/Hämofiltrationslösung → S. 932
- ■ Multibic 3 mmol/l Kalium - Hämodialyselösung/Hämofiltrationslösung → S. 932
- ■ Multibic 4 mmol/l Kalium - Hämodialyselösung/Hämofiltrationslösung → S. 932
- ■ Prismasol 2 mmol/l Kalium - Lösung für Hämofiltration und Hämodialyse → S. 1147
- ■ Prismasol 4 mmol/l Kalium - Lösung für Hämofiltration und Hämodialyse → S. 1147

Natriumhydroxid

Mineralstoff-Mangel-Therpeutikum

- ■ Nutriflex peri - Infusionslösung → S. 1011
- ■ Nutriflex plus - Infusionslösung → S. 1011
- ■ Nutriflex special - Infusionslösung → S. 1012
- ■ Nutriflex Lipid peri B. Braun - Emulsion zur Infusion → S. 1012
- ■ Nutriflex Lipid plus B. Braun - Emulsion zur Infusion → S. 1012
- ■ Nutriflex Lipid special B. Braun - Emulsion zur Infusion → S. 1013

Natrium-Ion

sung → S. 1236
■ Ringerlösung B. Braun - Infusionslösung → S. 1237
■ Ringer-Lösung "Fresenius" - Infusionslösung → S. 1237
■ Ringer-Lösung Medipharm - Infusionslösung → S. 1237
■ SmofKabiven Low Osmo peripher - Emulsion zur Infusion → S. 1325
■ SmofKabiven peripher - Emulsion zur Infusion → S. 1326
■ SmofKabiven zentral - Emulsion zur Infusion → S. 1326
■ SmofKabiven N-Plus zentral - Emulsion zur Infusion → S. 1327
■ Sterofundin B - Infusionslösung → S. 1352
■ Sterofundin HG 5 - Infusionslösung → S. 1352
■ Sterofundin ISO - Infusionslösung → S. 1352
■ ZentroOLIMEL 3,3% mit Elektrolyten - Emulsion zur Infusion → S. 1593
■ ZentroOLIMEL 4,4% mit Elektrolyten - Emulsion zur Infusion → S. 1593
■ ZentroOLIMEL 5,7% mit Elektrolyten - Emulsion zur Infusion → S. 1593
■ ZentroOLIMEL 7,6% mit Elektrolyten - Emulsion zur Infusion → S. 1594
✿ Hypertone Natriumchlorid-Lösung 7,5 g/100 ml B.Braun Vet Care - Infusionslösung für Pferde, Rinder, Schafe, Ziegen, Schweine, Hunde und Katzen → S. 681
✿ Natriumchlorid-Lösung 0,9 g/100 ml B.Braun Vet Care - Infusionslösung für Rinder, Pferde, Schafe, Ziegen, Schweine, Hunde und Katzen → S. 950
⌘ Sterofundin ISO B.Braun Vet Care - Infusionslösung für Rinder, Pferde, Schafe, Ziegen, Schweine, Hunde und Katzen → S. 1353

Natriummolybdat, wasserfreies
Mineralstoff-Mangel-Therpeutikum

■ Addaven - Konzentrat zur Herstellung einer Infusionslösung → S. 36
■ Elotrace - Infusionszusatz → S. 474
■ Nutryelt - Konzentrat zur Herstellung einer Infusionslösung → S. 1016
■ Tracel - Injektionslösung in einer Fertigspritze → S. 1434
■ Tracutil - Konzentrat zur Herstellung einer Infusionslösung → S. 1435

Natrium oxalaceticum (Homöopathie)

■ Coenzyme compositum-Heel - Ampullen → S. 327
■ Cutis compositum-Heel - Ampullen → S. 355
■ Discus compositum-Heel - Ampullen → S. 416
■ Ubichinon compositum-Heel - Ampullen → S. 1473

Natriumperchlorat
Thyreostatikum

Irenat - Tropfen → S. 725

Natrium phenylbutyrat
Hyperammonaemie

Ammonaps 940 mg/g - Granulat → S. 90
Ammonaps 500 mg - Tabletten → S. 90
Pheburane 483 mg/g - Granulat → S. 1104

Natrium phosphoricum (Homöopathie)

■ Asto spag. Peka - Globuli → S. 138
■ Asto spag. Peka - Tropfen zum Einnehmen → S. 138
■ Biochemie nach Dr. Schüssler Zell Immuferin - Tabletten → S. 200
■ Nr. 27 Stoffwechseltropfen "Mag. Doskar" → S. 1005
■ Robinia comp. Wala - Globuli velati → S. 1251
■ Tabletten gegen Magenübersäuerung "Similasan" → S. 1376

Natrium picosulfat
Laxans

Agaffin - Abführgel → S. 50
Guttalax - Tropfen → S. 645
Laxasan - Tropfen → S. 789
■ CitraFleet - Pulver zur Herstellung einer Lösung zum Einnehmen → S. 311
■ Picoprep - Pulver zur Herstellung einer Lösung zum Einnehmen → S. 1108

Natrium pyruvicum (Homöopathie)

■ Coenzyme compositum-Heel - Ampullen → S. 327
■ Solidago compositum-Heel - Ampullen → S. 1330

Natriumselenit
Mangelernährungstherapeutikum

Selen Aguettant 10 Mikrogramm/ml - Konzentrat zur Herstellung einer Infusionslösung → S. 1285
Selen "Fresenius" 200 µg - Ampullen → S. 1286
Selenase 50 Mikrogramm/ml - Injektionslösung → S. 1286
Selenase 100 Mikrogramm/2 ml - Injektionslösung → S. 1286
Selenase 100 Mikrogramm/2 ml - Lösung zum Einnehmen → S. 1286
Selenase 500 Mikrogramm/10 ml - Lösung zum Einnehmen → S. 1286
■ Addaven - Konzentrat zur Herstellung einer Infusionslösung → S. 36
■ Addel Junior - Konzentrat zur Herstellung einer Infusionslösung → S. 36
■ Elotrace - Infusionszusatz → S. 474
■ Nutryelt - Konzentrat zur Herstellung einer Infusionslösung → S. 1016
■ Peditrace - Infusionszusatz → S. 1088
■ Tracel - Injektionslösung in einer Fertigspritze → S. 1434
■ Tracutil - Konzentrat zur Herstellung einer Infusionslösung → S. 1435
⌘ Selen E-sol forte - Emulsion zur Injektion für Tiere → S. 1286

Natriumsulfat, wasserfreies
Osmotisch wirkendes Laxans

■ Klean-Prep - Pulver → S. 763
■ Moviprep - Pulver zur Herstellung einer Lösung zum Einnehmen → S. 925
■ Moviprep Orange - Pulver zur Herstellung einer Lösung zum Einnehmen → S. 925
■ Pleinvue - Pulver zur Herstellung einer Lösung zum Einnehmen → S. 1113

Natrium sulfuricum (Homöopathie)

■ Biochemie nach Dr. Schüssler Zell Allergie Komplex - Tabletten → S. 199
■ Lymphomyosot - Ampullen → S. 843
■ Lymphomyosot - Tabletten → S. 843
■ Lymphomyosot - Tropfen → S. 843
■ Nr. 27 Stoffwechseltropfen "Mag. Doskar" → S. 1005
■ Osteoheel - Tabletten → S. 1055
■ Tartephedreel - Tropfen → S. 1393

Natrium tetraboricum (Homöopathie)

⌘ RemOvar - Fruchtbarkeitsglobuli für Tiere → S. 1213
⌘ Stomato ReVet RV24 - Globuli für Tiere → S. 1355

⌘ Nobilis RT + IB Multi + G + ND - Emulsion zur Injektion für Hühner → S. 983
⌘ Nobilis RT + IBmulti + ND + EDS - Emulsion zur Injektion für Hühner → S. 983

Nicergolin
Mutterkornalkaloid-Derivat - Vasodilatator

Ergotop 30 mg - Filmtabletten → S. 508
Sermion 30 mg - Filmtabletten → S. 1293

Nicoboxil
Hyperämisierungsmittel

■ Finalgon - Salbe → S. 571

Nicorandil
Nicotinsäure-Derivat - Kaliumkanal-Aktivator, Vasodilatator

Dancor 10 mg - Tabletten → S. 368
Dancor 20 mg - Tabletten → S. 368
Nicolan 10 mg - Tabletten → S. 971
Nicolan 20 mg - Tabletten → S. 971

Nicotiana tabacum (Homöopathie)

■ Adler HOM YvoTour - Streukügelchen → S. 38
■ Apozema Herz- und Kreislauf Camphora complex Nr.18 - Tropfen → S. 112
■ Clauparest spag. Peka - Tropfen zum Einnehmen → S. 315
■ Ho-Len-Complex Arteria-cyl - Tropfen → S. 663
■ Ho-Len-Complex Oto-cyl - Tropfen zum Einnehmen → S. 665
■ Nicotiana comp. Wala - Globuli velati → S. 974
■ Nr. 33 Entwöhnungstropfen "Mag. Doskar" → S. 1005
■ Robinia comp. Wala - Globuli velati → S. 1251
⌘ Nux vomica comp. "Wala" - Injektionslösung für Tiere → S. 1017

Nicotin
Entwöhnungsmittel (Rauchen)

Nicorette 15 mg - Inhalationen zur Raucherentwöhnung → S. 971
Nicorette 10 mg/16 h - transdermales Pflaster → S. 972
Nicorette 15 mg/16 h - transdermales Pflaster → S. 972
Nicorette 25 mg/16 h - transdermales Pflaster → S. 972
Nicorette Classic 2 mg - Kaugummi zur Raucherentwöhnung → S. 972
Nicorette Classic 4 mg - Kaugummi zur Raucherentwöhnung → S. 972
Nicorette Freshfruit 2 mg - Kaugummi zur Raucherentwöhnung → S. 973
Nicorette Freshfruit 4 mg - Kaugummi zur Raucherentwöhnung → S. 973
Nicorette Icemint 2 mg - Kaugummi zur Raucherentwöhnung → S. 973
Nicorette Icemint 4 mg - Kaugummi zur Raucherentwöhnung → S. 973
Nicorette Icemint 2 mg - Lutschtabletten → S. 973
Nicorette Icemint 4 mg - Lutschtabletten → S. 973
Nicorette Fruit & Mint Spray 1 mg/Sprühstoß - Spray zur Anwendung in der Mundhöhle, Lösung → S. 974
Nicorette Mint Spray 1 mg/Sprühstoß - Spray zur Anwendung in der Mundhöhle, Lösung → S. 974
Nicotinell Fruit 2 mg - wirkstoffhaltige Kaugummis zur Raucherentwöhnung → S. 974
Nicotinell Mint 1 mg - Lutschtabletten → S. 974
Nicotinell MintFrisch 2 mg - wirkstoffhaltige Kaugummis zur Raucherentwöhnung → S. 975
Nicotinell TTS 10 (7 mg/24 h) - transdermale Pflaster → S. 975
Nicotinell TTS 20 (14 mg/24 h) - transdermale Pflaster → S. 975
Nicotinell TTS 30 (21 mg/24 h) - transdermale Pflaster → S. 975

Nicotinamid

■ Berocca plus Zink - Brausetabletten → S. 185
■ Berocca plus Zink - Filmtabletten → S. 185
■ Cernevit - Pulver zur Herstellung einer Infusionslösung → S. 286
■ Elevit pronatal - Filmtabletten → S. 468
■ Multivit B - Ampullen → S. 932
■ Multivit B forte - Ampullen → S. 933
■ Soluvit - Trockensubstanz zur Infusionsbereitung → S. 1335
■ Viant - Pulver zur Herstellung einer Infusionslösung → S. 1532
⌘ Vanavit B-Komplex - Injektionslösung für Tiere → S. 1498

Nicotinamid-adenin-dinucleotid (Homöopathie)

■ Coenzyme compositum-Heel - Ampullen → S. 327
■ Ubichinon compositum-Heel - Ampullen → S. 1473

Nicotinamidum (Homöopathie)

■ Coenzyme compositum-Heel - Ampullen → S. 327
■ Discus compositum-Heel - Ampullen → S. 416
■ Ubichinon compositum-Heel - Ampullen → S. 1473

Nilotinib
Tyrosinkinase-Hemmer - Zytostatikum

Tasigna 50 mg - Hartkapseln → S. 1393
Tasigna 150 mg - Hartkapseln → S. 1393
Tasigna 200 mg - Hartkapseln → S. 1393

Nimodipin
Dihydropyridin-Derivat - Calciumantagonist

Nimotop 30 mg - Filmtabletten → S. 977
Nimotop 10 mg - Infusionsflasche → S. 977

Nintedanib
Tyrosinkinase-Hemmer - Zytostatikum

Ofev 100 mg - Weichkapseln → S. 1023
Ofev 150 mg - Weichkapseln → S. 1023
Vargatef 100 mg - Weichkapseln → S. 1502
Vargatef 150 mg - Weichkapseln → S. 1502

Niraparib
Poly-ADP-Ribose-Polymerase 1-Inhibitor - Zytostatikum

Zejula 100 mg - Hartkapseln → S. 1590

Nitenpyram
Antiparasitäres Mittel (vet.)

🐾 Capstar 11,4 mg - Tabletten für Katzen und kleine Hunde → S. 259
🐾 Capstar 57 mg - Tabletten für große Hunde → S. 260

Nitisinon
Tyrosinämie Typ 1 (hereditär) (Orphan drug)

Orfadin 2 mg - Hartkapseln → S. 1049
Orfadin 5 mg - Hartkapseln → S. 1049
Orfadin 10 mg - Hartkapseln → S. 1049
Orfadin 20 mg - Hartkapseln → S. 1049
Orfadin 4 mg/ml - Suspension zum Einnehmen → S. 1049

Nitrazepam
Benzodiazepin-Derivat - Tranquillans, Hypnotikum

Mogadon 5 mg - Tabletten → S. 916

Nitrendipin
Dihydropyridin-Derivat - Calciumantagonist

Baypress 10 mg - Tabletten → S. 172
Baypress 20 mg - Tabletten → S. 172
■ Cenipres 10 mg/20 mg - Tabletten → S. 282

Nitrofurantoin
Nitrofuran-Derivat - Harndesinfektionsmittel

Furadantin retard - Kapseln → S. 605
Nitrofurantoin "Agepha" - Tabletten → S. 980

Nitroglycerinum (Homöopathie)

■ Apozema Bluthochdruck Crataegus complex Nr.10 - Tropfen zum Einnehmen → S. 110
■ Apozema Herz- und Kreislauf Camphora complex Nr.18 - Tropfen → S. 112
■ Cor compositum-Heel - Ampullen → S. 344
■ Ho-Len-Complex Arteria-cyl - Tropfen → S. 663
■ Ho-Len-Complex Oto-cyl - Tropfen zum Einnehmen → S. 665
■ Rytmopasc - Tropfen → S. 1269

Nitroprussidnatrium, wasserfrei
NO-Freisetzer (Vasodilatator) - Antihypertonikum

Nipruss 60 mg - Pulver zur Herstellung einer Infusionslösung → S. 979

Nivolumab
Humaner IgG4-Antikörper - Zytostatikum, Nicht -kleinzelliges Bronchialkarzinom

Opdivo 10 mg/ml - Konzentrat zur Herstellung einer Infusionslösung → S. 1043

Nomegestrol
Gestagen - Kontrazeptivum

■ Zoely 2,5 mg/1,5 mg - Filmtabletten → S. 1601

Nonivamid
Hyperämisierungsmittel

■ Finalgon - Salbe → S. 571
■ Rubriment - Emulsion → S. 1267

Norelgestromin
Gestagen - Kontrazeptivum

■ Evra 203 Mikrogramm/24 Stunden + 33,9 Mikrogramm/24 Stunden - transdermales Pflaster → S. 537

(R)-Norepinephrin
Sympathomimetikum - Antihypotonikum; Dromotrop (positiv)

Noradrenalin Aguettant 0,25 mg/ml - Infusionslösung → S. 987
Noradrenalin Orpha 1 mg/ml - Konzentrat zur Herstellung einer Infusionslösung → S. 988
Sinora 0,1 mg/ml - Infusionslösung → S. 1321
Sinora 0,2 mg/ml - Infusionslösung → S. 1321
Sinora 1 mg/ml - Konzentrat zur Herstellung einer Infusionslösung → S. 1321

Norethisteron
Gestagen

■ Activelle 1 mg/0,5 mg - Filmtabletten → S. 32
■ Estalis 50/250 - transdermales Pflaster → S. 524
■ Kliogest 2 mg/1 mg - Filmtabletten → S. 763
■ Trisequens - Filmtabletten → S. 1457

Norfloxacin
Fluorchinolon - Gyrasehemmer-Antibiotikum

Floxacin 400 mg - Filmtabletten → S. 577
Zoroxin - Augentropfen → S. 1610

Noscapin
Bradykinin-Rezeptor-Antagonist (B2) - Antitussivum

■ Tuscalman - Hustensirup → S. 1468

Nystatin
Antimykotikum

Candio-Hermal Soft - Paste → S. 255
Mycostatin - Filmtabletten → S. 938
Mycostatin - orale Suspension → S. 938
Mycostatin - Salbe → S. 938
■ Mycostatin-Zinkoxid - Paste → S. 938
⌘ Canaural - Ohrentropfen, Suspension für Hunde und Katzen → S. 247

Obeticholsäure
Fornasoid X-Rezeptor-Agonist - Cholangitis (primär, biliär)

Ocaliva 5 mg - Filmtabletten → S. 1019
Ocaliva 10 mg - Filmtabletten → S. 1019

Obinutuzumab
CD20-Ligand - Zytostatikum; Lymphozytenüberproduktion (Orphan drug)

Gazyvaro 1000 mg - Konzentrat zur Herstellung einer Infusionslösung → S. 620

Oclacitinib
Atopische Dermatitis (vet.), Pruritus (vet.)

✿ Apoquel 3,6 mg - Filmtabletten für Hunde → S. 109
✿ Apoquel 5,4 mg - Filmtabletten für Hunde → S. 109
✿ Apqoquel 16 mg - Filmtabletten für Hunde → S. 109

Ocrelizumab
FcyRIIIa-Ligand - Immunsuppressivum, Multiple Sklerose-Therapeutikum

Ocrevus 300 mg - Konzentrat zur Herstellung einer Infusionslösung → S. 1019

Octenidin
Antiseptikum/Desinfektionsmittel

■ Octeniderm - Lösung zur Hautdesinfektion → S. 1021
■ Octenisept - Lösung zur Wund- und Schleimhautdesinfektion → S. 1021

Octreotid
Somatostatin-Analoges

Sandostatin 50 Mikrogramm/ml - Injektions-/Infusionslösung → S. 1276
Sandostatin 100 Mikrogramm/ml - Injektions-/Infusionslösung → S. 1276
Sandostatin 500 Mikrogramm/ml - Injektions-/Infusionslösung → S. 1277
Sandostatin LAR 10 mg - Pulver und Lösungsmittel zur Herstellung einer Injektionssuspension → S. 1277
Sandostatin LAR 20 mg - Pulver und Lösungsmittel zur Herstellung einer Injektionssuspension → S. 1277

Sandostatin LAR 30 mg - Pulver und Lösungsmittel zur Herstellung einer Injektionssuspension → S. 1277
Siroctid 0,05 mg/ml - Injektionslösung in einer Fertigspritze → S. 1323
Siroctid 0,1 mg/ml - Injektionslösung in einer Fertigspritze → S. 1323
Siroctid 0,5 mg/ml - Injektionslösung in einer Fertigspritze → S. 1323

Öl von Hochseefischen zur parenteralen Anwendung

Ernährungstherapeutikum - Fettsäuren-substituierend

■ Finomel - Emulsion zur Infusion → S. 572
■ Finomel Peri - Emulsion zur Infusion → S. 572
■ Omegaven "Fresenius" - Emulsion zur Infusion → S. 1036
■ SmofKabiven Low Osmo peripher - Emulsion zur Infusion → S. 1325
■ SmofKabiven peripher - Emulsion zur Infusion → S. 1326
■ SmofKabiven zentral - Emulsion zur Infusion → S. 1326
■ SmofKabiven zentral elektrolytfrei - Emulsion zur Infusion → S. 1326
■ SmofKabiven N-Plus zentral - Emulsion zur Infusion → S. 1327
■ SmofKabiven N-Plus zentral elektrolytfrei - Emulsion zur Infusion → S. 1327
■ Smoflipid 200 mg/ml - Emulsion zur Infusion → S. 1327
■ Trimix HP - Emulsion zur Infusion → S. 1454
■ Trimix MOF - Emulsion zur Infusion → S. 1454
■ Trimix nephro - Emulsion zur Infusion → S. 1454
■ Trimix perikal - Emulsion zur Infusion → S. 1454

Oenanthe aquatica (Homöopathie)

■ Bropert spag. Peka - Tropfen zum Einnehmen → S. 225
Nachgeburtstropfen "Mag. Doskar" für Tiere → S. 943

Oenanthe crocata (Homöopathie)

■ Vertigopas - Tropfen → S. 1522

Ofloxacin

Fluorchinolon - Gyrasehemmer-Antibiotikum

Floxal 3 mg/g - Augensalbe → S. 578
Floxal - Augentropfen → S. 578
Ofloxacin Stada 200 mg - Filmtabletten → S. 1023
Ofloxacin Stada 400 mg - Filmtabletten → S. 1024
Ofloxa-Vision 3 mg/g - Augensalbe → S. 1024
Ofloxa-Vision sine 3 mg/ml - Augentropfen, Lösung im Einzeldosisbehältnis → S. 1024

Okoubaka aubrevillei (Homöopathie)

■ Proal spag. Peka - Globuli → S. 1148
■ Proal spag. Peka - Tropfen zum Einnehmen → S. 1148
Okoubaka RemaVet - Globuli für Tiere → S. 1025
Avalun Immun - Globuli für Tiere → S. 159

Olaflur

Kariesprophylaxe

■ elmex - Zahngel → S. 470

Olanzapin

Neuroleptikum - Schizophrenie

Aedon 2,5 mg - Filmtabletten → S. 46
Aedon 5 mg - Filmtabletten → S. 46
Aedon 10 mg - Filmtabletten → S. 46
Aedon 15 mg - Filmtabletten → S. 46
Aedon 5 mg - Schmelztabletten → S. 46
Aedon 10 mg - Schmelztabletten → S. 46
Aedon 15 mg - Schmelztabletten → S. 46
Olanzapin 1A Pharma 2,5 mg - Filmtabletten → S. 1025
Olanzapin 1A Pharma 5 mg - Filmtabletten → S. 1025
Olanzapin 1A Pharma 10 mg - Filmtabletten → S. 1025
Olanzapin Accord 2,5 mg - Filmtabletten → S. 1025
Olanzapin Accord 5 mg - Filmtabletten → S. 1025
Olanzapin Accord 10 mg - Filmtabletten → S. 1025
Olanzapin Accord 15 mg - Filmtabletten → S. 1025
Olanzapin Actavis 2,5 mg - Filmtabletten → S. 1025
Olanzapin Actavis 5 mg - Filmtabletten → S. 1025
Olanzapin Actavis 10 mg - Filmtabletten → S. 1026
Olanzapin Actavis 15 mg - Filmtabletten → S. 1026
Olanzapin Actavis 5 mg - Schmelztabletten → S. 1026
Olanzapin Actavis 10 mg - Schmelztabletten → S. 1026
Olanzapin Actavis 15 mg - Schmelztabletten → S. 1026
Olanzapin Aristo 2,5 mg - Filmtabletten → S. 1026
Olanzapin Aristo 5 mg - Filmtabletten → S. 1026
Olanzapin Aristo 10 mg - Filmtabletten → S. 1026
Olanzapin Aristo 15 mg - Filmtabletten → S. 1026
Olanzapin Bluefish 5 mg - Schmelztabletten → S. 1026
Olanzapin Bluefish 10 mg - Schmelztabletten → S. 1027
Olanzapin Bluefish 15 mg - Schmelztabletten → S. 1027
Olanzapin G.L. 2,5 mg - Filmtabletten → S. 1027
Olanzapin G.L. 5 mg - Filmtabletten → S. 1027
Olanzapin G.L. 10 mg - Filmtabletten → S. 1027
Olanzapin G.L. 15 mg - Filmtabletten → S. 1027
Olanzapin G.L. 5 mg - Schmelztabletten → S. 1027
Olanzapin G.L. 10 mg - Schmelztabletten → S. 1027
Olanzapin G.L. 15 mg - Schmelztabletten → S. 1027
Olanzapin Genericon 2,5 mg - Filmtabletten → S. 1027
Olanzapin Genericon 5 mg - Filmtabletten → S. 1028
Olanzapin Genericon 10 mg - Filmtabletten → S. 1028
Olanzapin Genericon 5 mg - Schmelztabletten → S. 1028
Olanzapin Genericon 10 mg - Schmelztabletten → S. 1028
Olanzapin Genericon 2,5 mg - Tabletten → S. 1028
Olanzapin Genericon 5 mg - Tabletten → S. 1028
Olanzapin Genericon 10 mg - Tabletten → S. 1028
Olanzapin +pharma 2,5 mg - Filmtabletten → S. 1029
Olanzapin +pharma 5 mg - Filmtabletten → S. 1029
Olanzapin +pharma 10 mg - Filmtabletten → S. 1029
Olanzapin ratiopharm 2,5 mg - Tabletten → S. 1029
Olanzapin ratiopharm 5 mg - Tabletten → S. 1029
Olanzapin ratiopharm 7,5 mg - Tabletten → S. 1030
Olanzapin ratiopharm 10 mg - Tabletten → S. 1030
Olanzapin ratiopharm 15 mg - Tabletten → S. 1030
Olanzapin ratiopharm 20 mg - Tabletten → S. 1030
Olanzapin ratiopharm GmbH 5 mg - Schmelztabletten → S. 1030
Olanzapin ratiopharm GmbH 10 mg - Schmelztabletten → S. 1030
Olanzapin ratiopharm GmbH 15 mg - Schmelztabletten → S. 1030
Olanzapin ratiopharm GmbH 20 mg - Schmelztabletten → S. 1030
Olanzapin Sandoz 2,5 mg - Filmtabletten → S. 1030
Olanzapin Sandoz 5 mg - Filmtabletten → S. 1030
Olanzapin Sandoz 10 mg - Filmtabletten → S. 1030
Olanzapin Sandoz 15 mg - Filmtabletten → S. 1031
Olanzapin Sandoz 20 mg - Filmtabletten → S. 1031
Olanzapin Stada 2,5 mg - Filmtabletten → S. 1031
Olanzapin Stada 5 mg - Filmtabletten → S. 1031
Olanzapin Stada 10 mg - Filmtabletten → S. 1031
Zypadhera 210 mg - Pulver und Lösungsmittel zur Herstellung einer Depot- Injektionssuspension → S. 1615
Zypadhera 300 mg - Pulver und Lösungsmittel zur Herstellung

sion → S. 1014
■ Nutriflex Omega special B. Braun - Emulsion zur Infusion → S. 1014
■ Nutriflex Omega special ohne Elektrolyte B. Braun - Emulsion zur Infusion → S. 1015

Omeprazol
Protonenpumpenblocker - Ulcus-Therapeutikum

Losec 10 mg - magensaftresistente Kapseln → S. 836
Losec 20 mg - magensaftresistente Kapseln → S. 836
Omec Hexal 10 mg - Kapseln → S. 1035
Omec Hexal 20 mg - Kapseln → S. 1035
Omec Hexal 40 mg - Kapseln → S. 1035
Omepralan 10 mg - Kapseln → S. 1036
Omepralan 20 mg - Kapseln → S. 1036
Omepralan 40 mg - Kapseln → S. 1036
Omeprazol 1A Pharma 10 mg - Kapseln → S. 1036
Omeprazol 1A Pharma 20 mg - Kapseln → S. 1036
Omeprazol 1A Pharma 40 mg - Kapseln → S. 1036
Omeprazol Alternova 40 mg - magensaftresistente Kapseln → S. 1036
Omeprazol Aristo 20 mg - Kapseln → S. 1036
Omeprazol Aristo 40 mg - Kapseln → S. 1036
Omeprazol Genericon 10 mg - magensaftresistente Kapseln → S. 1036
Omeprazol Genericon 20 mg - magensaftresistente Kapseln → S. 1037
Omeprazol Genericon 40 mg - magensaftresistente Kapseln → S. 1037
Omeprazol ratiopharm 10 mg - magensaftresistente Hartkapseln → S. 1037
Omeprazol ratiopharm 20 mg - magensaftresistente Hartkapseln → S. 1037
Omeprazol ratiopharm 40 mg - magensaftresistente Hartkapseln → S. 1037
Omeprazol Sandoz 10 mg - Kapseln → S. 1037
Omeprazol Sandoz 20 mg - Kapseln → S. 1037
Omeprazol Sandoz 40 mg - Kapseln → S. 1037
Omeprazol Stada 10 mg - magensaftresistente Hartkapseln → S. 1037
Omeprazol Stada 20 mg - magensaftresistente Hartkapseln → S. 1037
Omeprazol Stada 40 mg - magensaftresistente Hartkapseln → S. 1037
■ ArthroComb 75 mg/20 mg - Hartkapseln mit veränderter Wirkstofffreisetzung → S. 132
🐾 Equinor 370 mg/g - Paste zum Eingeben für Pferde → S. 505
🐾 Equizol 400 mg - magensaftresistentes Granulat für Pferde → S. 506
🐾 GastroGard 370 mg/g - Paste zum Eingeben für Pferde → S. 618
🐾 Peptizole 370 mg/g - Paste zum Eingeben für Pferde → S. 1097

Ondansetron
Serotonin-Antagonist - Antiemetikum

Ondansan i.v. 4 mg - Ampullen → S. 1039
Ondansan i.v. 8 mg - Ampullen → S. 1039
Ondansan 4 mg - Filmtabletten → S. 1040
Ondansan 8 mg - Filmtabletten → S. 1040
Ondansetron Accord 2 mg/ml - Injektions- oder Infusionslösung → S. 1040
Ondansetron B.Braun 2 mg/ml - Injektionslösung → S. 1040
Ondansetron Bluefish 4 mg - Schmelztabletten → S. 1040
Ondansetron Bluefish 8 mg - Schmelztabletten → S. 1041
Ondansetron Hikma 4 mg/2 ml - Injektionslösung → S. 1041
Ondansetron Hikma 8 mg/4 ml - Injektionslösung → S. 1041
Zofran 4 mg - Ampullen → S. 1601
Zofran 8 mg - Ampullen → S. 1602
Zofran 4 mg - Filmtabletten → S. 1602
Zofran 8 mg - Filmtabletten → S. 1602
Zofran - Lösung zum Einnehmen → S. 1602
Zofran - Zäpfchen → S. 1603
Zofran Zydis 4 mg - Tabletten → S. 1603
Zofran Zydis 8 mg - Tabletten → S. 1603

Ononis spinosa (Homöopathie)

■ metasolidago - Tropfen → S. 882
■ Proscenat spag. Peka - Tropfen zum Einnehmen → S. 1159

Ononis spinosa L. (Fabaceae)

■ Dr. Kottas Nieren-Blasentee → S. 437
■ Nierentee St. Severin → S. 975

Onopordum acanthium L. (Asteraceae)

■ Cardiodoron - Tropfen → S. 262

Opicapon
Parkinson-Therapeutikum - COMT-Hemmer

Ongentys 50 mg - Hartkapseln → S. 1041

Opipramol
Trizyklisches Antidepressivum

Insidon - Dragees → S. 715

Orbifloxacin
Fluorchinolon - Gyrasehemmer-Antibiotikum

⌘ Posatex - Ohrentropfensuspension für Hunde → S. 1118

Origanum majorana (Homöopathie)

⌘ Eucacomp - Suspension zur vaginalen und intrauterinen Anwendung für Tiere → S. 528
⌘ Nympho ReVet RV20 - Globuli für Tiere → S. 1018

Origanum vulgare L. (Lamiaceae)

■ Asthmatee EF-EM-ES → S. 138

Orlistat
Lipase-Hemmer - Antiadipositum

Xenical 120 mg - Hartkapseln → S. 1570

Ornithin

Hepa-Merz 3 g - Granulat → S. 656
Hepa-Merz 5 g/10 ml - Infusionslösungs-Konzentrat → S. 656
Hepasan 5 g - Brausepulver → S. 658
■ Numeta G 13% E - Emulsion zur Infusion → S. 1007
■ Numeta G 16% E - Emulsion zur Infusion → S. 1008
■ Numeta G 19% E - Emulsion zur Infusion → S. 1008
■ Pädamin - Infusionslösung → S. 1069
■ Primene 10% pur - Infusionslösung → S. 1146

Orotsäure, Zinksalz
Substitution (Zink)

Zinkorotat-Pos - Filmtabletten 40 mg, magensaftresistente Tabletten → S. 1597

Orphenadrin
Anticholinergikum

■ Neodolpasse - Infusionslösung → S. 956
■ Norgesic 35 mg/450 mg - Tabletten → S. 990

Orthosiphon aristatus (Homöopathie)

- ■ Solidago compositum-Heel - Ampullen → S. 1330

Orthosiphon (Homöopathie)

- ■ Phönix Antitox - Tropfen → S. 1105
- ■ Phönix Phönohepan - Tropfen → S. 1106

Orthosiphon aristatus (Bl.) Miq. (Lamiaceae)

- ■ Sidroga Blase- und Nierentee → S. 1303
- ■ Sidroga Blasentee akut → S. 1303

Osateron acetat

Gestagen - Antiandrogen

- Ypozane 1,875 mg - Tabletten für Hunde → S. 1583
- Ypozane 3,75 mg - Tabletten für Hunde → S. 1583
- Ypozane 7,5 mg - Tabletten für Hunde → S. 1583
- Ypozane 15 mg - Tabletten für Hunde → S. 1583

Oseltamivir

Neuraminidase-Hemmer - Virustatikum

Tamiflu 30 mg - Hartkapseln → S. 1385
Tamiflu 45 mg - Hartkapseln → S. 1385
Tamiflu 75 mg - Hartkapseln → S. 1385
Tamiflu 6 mg/ml - Pulver zur Herstellung einer Suspension zum Einnehmen → S. 1385

Osimertinib

Tyrosinkinase-Hemmer; Zytostatikum

Tagrisso 40 mg - Filmtabletten → S. 1383
Tagrisso 80 mg - Filmtabletten → S. 1383

Oteracil

Zytostatikum

- ■ Teysuno 15 mg/4,35 mg/11,8 mg - Hartkapseln → S. 1412
- ■ Teysuno 20 mg/5,8 mg/15,8 mg - Hartkapseln → S. 1413

Ouabainum (Homöopathie)

- ■ Cor compositum-Heel - Ampullen → S. 344

Ovarium suis (Homöopathie)

- ■ Ovarium compositum-Heel - Ampullen → S. 1059

Oxaliplatin

Zytostatikum

Oxaliplatin Accord 5 mg/ml - Konzentrat zur Herstellung einer Infusionslösung → S. 1061
Oxaliplatin Ebewe 5 mg/ml - Konzentrat zur Herstellung einer Infusionslösung → S. 1061
Oxaliplatin Kabi 5 mg/ml - Konzentrat zur Herstellung einer Infusionslösung → S. 1061

Oxalis acetosella (Homöopathie)

- ■ Mucosa compositum-Heel - Ampullen → S. 930

Oxalsäure

ph-Regulator, Komplexbildner

Dusodril retard 200 mg - Filmtabletten → S. 449

Oxantel

Anthelminthikum

- Dolpac - Tabletten für kleine Hunde → S. 421
- Dolpac - Tabletten für mittelgroße Hunde → S. 421
- Dolpac - Tabletten für große Hunde → S. 421

Oxazepam

Benzodiazepin-Derivat - Tranquillans

Anxiolit retard 30 mg - Kapseln → S. 106
Anxiolit forte 50 mg - Tabletten → S. 106
Praxiten 15 mg - Tabletten → S. 1130
Praxiten 50 mg - Tabletten → S. 1130

Oxcarbazepin

Antiepileptikum

Trileptal 150 mg - Filmtabletten → S. 1452
Trileptal 300 mg - Filmtabletten → S. 1452
Trileptal 600 mg - Filmtabletten → S. 1453
Trileptal 60 mg/ml - Suspension zum Einnehmen → S. 1453

Oxerutine

Kapillartherapeutikum

Venoruton - Gel → S. 1516
Venoruton 1000 mg - Pulver zur Herstellung einer Lösung zum Einnehmen → S. 1516
Venoruton 500 mg - Tabletten → S. 1517

Oxfendazol

Anthelminthikum (vet.)

- Interzol 67,5 mg/g - Pulver zum Eingeben für Rinder, Schafe und Schweine → S. 719

2-Oxoglutarsäure

Lebertherapeutikum

- ■ Custodiol - Perfusionslösung → S. 355

Oxybuprocain

Natriumkanal-Blocker - Lokalanästhetikum

Benoxinat 1% - Lösung zur Anästhesie in der Oto-Rhino-Laryngologie → S. 181
Novain 0,4% - Augentropfen → S. 994

Oxybutynin

Parasympatholytikum - Spasmolytikum

Detrusan 5 mg - Tabletten → S. 390
Ditropan - Tabletten → S. 417
Kentera 3,9 mg/24 Stunden - transdermales Pflaster → S. 752
Oxybutynin Hexal 5 mg - Tabletten → S. 1063

Oxyclozanid

Anthelminthikum

- Distocur 34 mg/ml - Suspension zum Eingeben für Rinder und Schafe → S. 416

Oxycodon

Opioid-Analgetikum

oxyCODON-hameln 10 mg/ml - Injektions-/Infusionslösung → S. 1063
Oxycodon-HCl ratiopharm 20 mg - Retardtabletten → S. 1063
Oxycodon-HCl ratiopharm 40 mg - Retardtabletten → S. 1064
Oxycodon-HCl ratiopharm 80 mg - Retardtabletten → S. 1064
OxyContin retard 5 mg - Filmtabletten → S. 1064
OxyContin retard 10 mg - Filmtabletten → S. 1064
OxyContin retard 20 mg - Filmtabletten → S. 1064
OxyContin retard 40 mg - Filmtabletten → S. 1064
OxyContin retard 80 mg - Filmtabletten → S. 1065
Oxygerolan 5 mg - Filmtabletten → S. 1065
Oxygerolan 10 mg - Filmtabletten → S. 1065
Oxygerolan 5 mg - Retardtabletten → S. 1065
Oxygerolan 10 mg - Retardtabletten → S. 1065

Panax ginseng C. A. Meyer (Araliaceae)

Ginsana (Ginseng-Extrakt G 115) 100 mg - Kapseln → S. 631
Ginsana (Ginseng Extrakt G 115) 140 mg/15 ml - Tonikum → S. 631

Panitumumab

HER-1-Rezeptor-Antagonist - Zytostatikum, Kolorektalkarzinom (metastasierend)

Vectibix 20 mg/ml - Konzentrat zur Herstellung einer Infusionslösung → S. 1505

Pankreas-Pulver

Pankreasinsuffizienz

Kreon Micro - Granulat → S. 767
Kreon 10.000 Einheiten - Kapseln → S. 767
Kreon 25.000 Einheiten - Kapseln → S. 767
Kreon 35.000 Einheiten - Kapseln → S. 767
■ Helopanflat - Dragees → S. 655
■ Pankreoflat - Dragees → S. 1075
■ Wobenzym - magensaftresistente Tabletten → S. 1564

Pankreas suis (Homöopathie)

■ Hepar compositum-Heel - Ampullen → S. 656
■ Mucosa compositum-Heel - Ampullen → S. 930

Panleukopenie-Lebend-Impfstoff für Katzen

⌘ Fevaxyn Quatrifel - Emulsion zur Injektion für Katzen → S. 569
⌘ Leucofeligen FeLV/RCP - Lyophilisat und Suspension zur Herstellung einer Injektionssuspension für Katzen → S. 798
⌘ Nobivac RCP - Lyophilisat und Lösungsmittel zur Herstellung einer Injektionssuspension für Katzen → S. 985
⌘ Purevax RCP - Lyophilisat und Lösungsmittel zur Herstellung einer Injektionssuspension → S. 1169
⌘ Purevax RCP FeLV - Lyophilisat und Lösungsmittel zur Herstellung einer Injektionssuspension → S. 1169
⌘ Purevax RCPCh - Lyophilisat und Lösungsmittel zur Herstellung einer Injektionssuspension → S. 1169
⌘ Purevax RCPCh FeLV - Lyophilisat und Lösungsmittel zur Herstellung einer Injektionssuspension → S. 1169
⌘ Versifel CVR - Lyophilisat und Lösungsmittel zur Herstellung einer Injektionssuspension, für Katzen → S. 1522
⌘ Virbagen felis RCP - Lyophilisat und Lösungsmittel zur Herstellung einer Injektionssuspension für Katzen → S. 1541
⌘ Virbagen felis RCP/T - Lyophilisat und Lösungsmittel zur Herstellung einer Injektionssuspension für Katzen → S. 1542

Panobinostat

Zytostatikum - Histon-Desacetylase-Hemmer

Farydak 10 mg - Hartkapseln → S. 552
Farydak 15 mg - Hartkapseln → S. 552
Farydak 20 mg - Hartkapseln → S. 552

Pantoprazol

Protonenpumpenblocker - Ulcus-Therapeutikum

Gastroloc Hexal 20 mg - magensaftresistente Tabletten → S. 619
Gastroloc Hexal 40 mg - magensaftresistente Tabletten → S. 619
Gastrozol 20 mg - magensaftresistente Tabletten → S. 620
Gastrozol 40 mg - magensaftresistente Tabletten → S. 620
Panprabene 20 mg - magensaftresistente Tabletten → S. 1075
Panprabene 40 mg - magensaftresistente Tabletten → S. 1075
Pantip 20 mg - magensaftresistente Tabletten → S. 1075
Pantip 40 mg - magensaftresistente Tabletten → S. 1075
Pantoloc 20 mg - Filmtabletten → S. 1075
Pantoloc 40 mg - Filmtabletten → S. 1076
Pantoloc 40 mg - Trockenstechampulle → S. 1076
Pantoprazol 1A Pharma 20 mg - magensaftresistente Tabletten → S. 1076
Pantoprazol 1A Pharma 40 mg - magensaftresistente Tabletten → S. 1076
Pantoprazol Actavis 20 mg - magensaftresistente Tabletten → S. 1076
Pantoprazol Actavis 40 mg - magensaftresistente Tabletten → S. 1076
Pantoprazol Alternova 20 mg - magensaftresistente Tabletten → S. 1076
Pantoprazol Alternova 40 mg - magensaftresistente Tabletten → S. 1076
Pantoprazol A-Med 20 mg - magensaftresistente Tabletten → S. 1077
Pantoprazol A-Med 40 mg - magensaftresistente Tabletten → S. 1077
Pantoprazol AptaPharma 40 mg - Pulver zur Herstellung einer Injektions-/Infusionslösung → S. 1077
Pantoprazol Bluefish 20 mg - magensaftresistente Tabletten → S. 1077
Pantoprazol Bluefish 40 mg - magensaftresistente Tabletten → S. 1077
Pantoprazol G.L. 20 mg - magensaftresistente Tabletten → S. 1077
Pantoprazol G.L. 40 mg - magensaftresistente Tabletten → S. 1077
Pantoprazol Genericon 20 mg - magensaftresistente Tabletten → S. 1077
Pantoprazol Genericon 40 mg - magensaftresistente Tabletten → S. 1077
Pantoprazol Hikma 40 mg - Pulver zur Herstellung einer Injektionslösung → S. 1078
Pantoprazol Mylan 20 mg - magensaftresistente Tabletten → S. 1078
Pantoprazol Mylan 40 mg - magensaftresistente Tabletten → S. 1078
Pantoprazol "Nycomed" 20 mg - magensaftresistente Tabletten → S. 1078
Pantoprazol "Nycomed" 40 mg - magensaftresistente Tabletten → S. 1078
Pantoprazol +pharma 20 mg - magensaftresistente Tabletten → S. 1078
Pantoprazol +pharma 40 mg - magensaftresistente Tabletten → S. 1078
Pantoprazol ratiopharm GmbH 20 mg - magensaftresistente Tabletten → S. 1078
Pantoprazol ratiopharm GmbH 40 mg - magensaftresistente Tabletten → S. 1078
Pantoprazol Sandoz 20 mg - magensaftresistente Tabletten → S. 1079
Pantoprazol Sandoz 40 mg - magensaftresistente Tabletten → S. 1079
Pantoprazol Stada 20 mg - magensaftresistente Tabletten → S. 1079
Pantoprazol Stada 40 mg - magensaftresistente Tabletten → S. 1079
Pantozol Control 20 mg - magensaftresistente Tabletten → S. 1079
Zurcal 20 mg - Filmtabletten → S. 1612
Zurcal 40 mg - Filmtabletten → S. 1612

Pantothensäure

Vitam der B-Gruppe, Bestandteil des Coenzyms A

■ Berocca plus Zink - Brausetabletten → S. 185

■ Berocca plus Zink - Filmtabletten → S. 185
■ Cernevit - Pulver zur Herstellung einer Infusionslösung → S. 286
■ Elevit pronatal - Filmtabletten → S. 468
■ Multivit B - Ampullen → S. 932
■ Multivit B forte - Ampullen → S. 933
■ Pantogar 60 mg - Kapseln → S. 1075
■ Soluvit - Trockensubstanz zur Infusionsbereitung → S. 1335
■ Viant - Pulver zur Herstellung einer Infusionslösung → S. 1532
⌘ Vanavit B-Komplex - Injektionslösung für Tiere → S. 1498

Papain
Protease, Anthelminthikum

■ Wobe-Mugos - magensaftresistente Tabletten → S. 1564
■ Wobenzym - magensaftresistente Tabletten → S. 1564

Papaver somniferum L. (Papaveraceae)

Dropizol 10 mg/ml - Tropfen zum Einnehmen, Lösung → S. 439

Papillomvirus (human)

Gardasil - Injektionssuspension → S. 617
Gardasil 9 - Injektionssuspension in einer Fertigspritze → S. 618

para-Benzochinonum (Homöopathie)

■ Ubichinon compositum-Heel - Ampullen → S. 1473

Paracetamol
Anilin-Derivat - Antipyretisch wirkendes Analgetikum

ben-u-ron - Saft → S. 181
ben-u-ron 75 mg - Zäpfchen → S. 182
ben-u-ron 125 mg - Zäpfchen → S. 182
ben-u-ron 250 mg - Zäpfchen → S. 182
Fizamol 500 mg - Brausetabletten → S. 573
Mexalen 200 mg/5 ml - Sirup → S. 893
Mexalen 500 mg - Tabletten → S. 893
Mexalen 125 mg - Zäpfchen → S. 893
Mexalen 250 mg - Zäpfchen → S. 893
Mexalen 500 mg - Zäpfchen → S. 893
Mexalen 1000 mg - Zäpfchen → S. 893
Paracetamol Accord 10 mg/ml - Infusionslösung → S. 1079
Paracetamol Accord 500 mg - Tabletten → S. 1080
Paracetamol B.Braun 10 mg/ml - Infusionslösung → S. 1080
Paracetamol Genericon 500 mg - Tabletten → S. 1080
Paracetamol Kabi 10 mg/ml - Infusionslösung → S. 1080
Paracetamol Sandoz 500 mg - Tabletten → S. 1081
Paradolor Erdbeer-Vanille 250 mg Granulat → S. 1082
Paradolor Erdbeer-Vanille 500 mg Granulat → S. 1082

■ Adolomed 250 mg/300 mg/50 mg - Tabletten → S. 38
■ Buscopan plus Paracetamol 10 mg/500 mg - Filmtabletten → S. 234
■ Dolomo - Tabletten → S. 421
■ Grippostad C - Kapseln → S. 644
■ Grippostad C forte - Granulat zur Herstellung einer Lösung zum Einnehmen → S. 644
■ Grippostad Heissgetränk - Pulver → S. 644
■ InfluASS - Tabletten → S. 709
■ Influbene Erkältungsgetränk - Pulver zur Herstellung einer Lösung zum Einnehmen → S. 709
■ Mexa-Vit. C ratiopharm - Brausetabletten → S. 894
■ Neo Citran - Pulver für Erwachsene → S. 955
■ Neuralgin - Schmerztabletten → S. 964
■ Norgesic 35 mg/450 mg - Tabletten → S. 990
■ TantoGrip mit Zitronengeschmack 600 mg/10 mg - Pulver im Beutel zur Herstellung einer Lösung zum Einnehmen → S. 1389
■ Thomapyrin - Tabletten → S. 1415
■ Tradocomp 37,5 mg/325 mg - Tabletten → S. 1435
■ Vivimed 333 mg/50 mg - Tabletten → S. 1548
■ Wick MediNait Erkältungssirup für die Nacht → S. 1563
■ Zaldiar 37,5 mg/325 mg - Filmtabletten → S. 1585
🐾 Pracetam 400 mg/ml - Lösung zum Eingeben über das Trinkwasser für Schweine → S. 1120
🐾 Pracetam 200 mg/g - Pulver zum Eingeben über das Trinkwasser für Schweine → S. 1120

Paraffin, dünnflüssiges
Laxans

■ Balneum Hermal F - Badezusatz → S. 170

Parainfluenza-Lebend-Impfstoff für Hunde
Impfstoff, Zwingerhusten (Aktivimmunisierung)

⌘ Canigen DHPPi/L - Lyophilisat und Lösungsmittel zur Herstellung einer Injektionssuspension für Hunde → S. 257
⌘ Eurican DAPPi - Lyophilisat und Lösungsmittel zur Herstellung einer Injektionssuspension → S. 531
⌘ Eurican DAPPi-L - Lyophilisat und Lösungsmittel zur Herstellung einer Injektionssuspension → S. 531
⌘ Nobivac BbPi - Lebendimpfstoff - Lyophilisat und Lösungsmittel zur Herstellung einer intranasalen Suspension für Hunde → S. 984
⌘ Nobivac SHPPi - Lyophilisat und Lösungsmittel zur Herstellung einer Injektionssuspension für Hunde → S. 985
⌘ Versican Plus DHPPi/L4 - Lyophilisat und Suspension zur Herstellung einer Injektionssuspension für Hunde → S. 1521
⌘ Versican Plus DHPPi/L4R - Lyophilisat und Suspension zur Herstellung einer Injektionssuspension für Hunde → S. 1521
⌘ Versican Plus Pi/L4 - Lyophilisat und Suspension zur Herstellung einer Injektionssuspension für Hunde → S. 1521
⌘ Virbagen canis Pi/L - Lyophilisat und Suspension zur Herstellung einer Injektionssuspension für Hunde → S. 1541
⌘ Virbagen canis SHAPPi - Lyophilisat und Lösungsmittel zur Herstellung einer Injektionssuspension für Hunde → S. 1541
⌘ Virbagen canis SHAPPi/L - Lyophilisat und Suspension zur Herstellung einer Injektionssuspension für Hunde → S. 1541

Parainfluenza-Virus-Lebend-Impfstoff für Rinder

⌘ Bovalto Respi 3 - Injektionssuspension für Rinder → S. 213
⌘ Bovalto Respi intranasal - Nasenspray, Lyophilisat und Lösungsmittel zur Herstellung einer Suspension für Rinder → S. 213
⌘ Bovigrip RSP plus - Injektionssuspension für Rinder → S. 214
⌘ Bovilis IntraNasal RSP Live - Lyophilisat und Lösungsmittel zur Herstellung einer Suspension zur intranasalen Verabreichung, für Rinder → S. 214
⌘ Rispoval RS+PI3 IntraNasal - Lyophilisat und Lösungsmittel zur Herstellung einer Suspension für Rinder → S. 1244

Parathyroidhormon, rekombiniert
Parathormon-Analogon - Osteoporose-Therapeutikum

Natpar 25 Mikrogramm/Dosis - Pulver und Lösungsmittel zur Herstellung einer Injektionslösung im Fertigpen → S. 949
Natpar 50 Mikrogramm/Dosis - Pulver und Lösungsmittel zur Herstellung einer Injektionslösung im Fertigpen → S. 949
Natpar 75 Mikrogramm/Dosis - Pulver und Lösungsmittel zur Herstellung einer Injektionslösung im Fertigpen → S. 949
Natpar 100 Mikrogramm/Dosis - Pulver und Lösungsmittel zur

Herstellung einer Injektionslösung im Fertigpen → S. 949

Parecoxib
COX-2-Hemmer - Antiphlogistikum (nicht-steroidal)

Dynastat 40 mg - Pulver zur Herstellung einer Injektionslösung → S. 450
Dynastat 40 mg - Pulver und Lösungsmittel zur Herstellung einer Injektionslösung → S. 451

Paricalcitol
Vitamin D-Derivat

Paricalcitol Accord 5 Mikrogramm/ml - Injektionslösung → S. 1082
Paricalcitol Fresenius 5 Mikrogramm/ml - Injektionslösung → S. 1082
Zemplar 5 Mikrogramm/ml - Injektionslösung → S. 1592

Paris quadrifolia (Homöopathie)

■ Phosphor - Homaccord - Tropfen → S. 1107

Paritaprevir
Virutatikum - Hepatitis C-Therapeutikum

■ Viekirax 12,5 mg/75 mg/50 mg - Filmtabletten → S. 1535

Paromomycin
Aminoglykosid-Antibiotikum

Humatin - Kapseln → S. 670
Humatin - Pulvis → S. 670
✤ Gabbrovet 140 mg/ml - Lösung zum Eingeben über Trinkwasser, Milch oder Milchaustauscher für Saugkälber und Schweine → S. 612
✤ Parofor 140 mg/ml - Lösung zum Eingeben über Trinkwasser, Milch oder Milchaustauscher für Kälber und Schweine → S. 1083
✤ Parofor 70 000 IE/g - Pulver zum Eingeben über Trinkwasser, Milch oder Milchaustauscher für Saugkälber und Schweine → S. 1084
✤ Parofor Crypto 140 000 IE/ml - Lösung zum Eingeben für Saugkälber → S. 1084

Paroxetin
Antidepressivum

Ennos 20 mg - Filmtabletten → S. 489
Paroxat Hexal 10 mg - Filmtabletten → S. 1084
Paroxat Hexal 20 mg - Filmtabletten → S. 1084
Paroxat Hexal 30 mg - Filmtabletten → S. 1084
Paroxat Hexal 40 mg - Filmtabletten → S. 1084
Paroxetin 1A Pharma 20 mg - Filmtabletten → S. 1084
Paroxetin Aristo 20 mg - Filmtabletten → S. 1085
Paroxetin Genericon 20 mg - Filmtabletten → S. 1085
Paroxetin +pharma 20 mg - Filmtabletten → S. 1085
Paroxetin ratiopharm 40 mg - Tabletten → S. 1085
Seroxat 20 mg - Filmtabletten → S. 1295
Seroxat 2 mg/ml - Suspension zum Einnehmen → S. 1296

Parvovirose-Impfstoff (inaktiviert) für Hunde

✤ Eurican P forte - Injektionssuspension für Hunde → S. 532
✤ Virbagen Parvo - Lyophilisat und Lösungsmittel zur Herstellung einer Injektionssuspension für Hunde → S. 1542
✤ Virbagen Puppy 2b - Injektionssuspension für Hunde → S. 1542
⌘ Canigen DHPPi/L - Lyophilisat und Lösungsmittel zur Herstellung einer Injektionssuspension für Hunde → S. 257
⌘ Eurican DAP-Lmulti - Lyophilisat und Suspension zur Herstellung einer Injektionssuspension für Hunde → S. 531
⌘ Eurican DAPPi - Lyophilisat und Lösungsmittel zur Herstellung einer Injektionssuspension → S. 531
⌘ Eurican DAPPi-L - Lyophilisat und Lösungsmittel zur Herstellung einer Injektionssuspension → S. 531
⌘ Nobivac SHP - Lyophilisat und Lösungsmittel zur Herstellung einer Injektionssuspension für Hunde → S. 985
⌘ Nobivac SHPPi - Lyophilisat und Lösungsmittel zur Herstellung einer Injektionssuspension für Hunde → S. 985
⌘ Nobivac SP - Lyophilisat und Lösungsmittel zur Herstellung einer Injektionssuspension für Hunde → S. 986
⌘ Versican Plus DHPPi/L4 - Lyophilisat und Suspension zur Herstellung einer Injektionssuspension für Hunde → S. 1521
⌘ Versican Plus DHPPi/L4R - Lyophilisat und Suspension zur Herstellung einer Injektionssuspension für Hunde → S. 1521
⌘ Virbagen canis SHAPPi - Lyophilisat und Lösungsmittel zur Herstellung einer Injektionssuspension für Hunde → S. 1541
⌘ Virbagen canis SHAPPi/L - Lyophilisat und Suspension zur Herstellung einer Injektionssuspension für Hunde → S. 1541

Parvovirose-Impfstoff (inaktiviert) für Schweine

⌘ Parvoruvac - Injektionssuspension für Schweine → S. 1086
⌘ Porcilis Ery + Parvo - Injektionssuspension für Schweine → S. 1116
⌘ Porcilis Ery+Parvo+Lepto - Injektionssuspension für Schweine → S. 1116

Pasireotid
Somatostatin-Analogon

Signifor 0,3 mg - Injektionslösung → S. 1307
Signifor 10 mg - Pulver und Lösungsmittel zur Herstellung einer Injektionssuspension → S. 1307
Signifor 20 mg - Pulver und Lösungsmittel zur Herstellung einer Injektionssuspension → S. 1307
Signifor 40 mg - Pulver und Lösungsmittel zur Herstellung einer Injektionssuspension → S. 1307
Signifor 60 mg - Pulver und Lösungsmittel zur Herstellung einer Injektionssuspension → S. 1308

Passiflora incarnata (Homöopathie)

■ Apozema Schlaf und Durchschlaf Passiflora incarnata complex Nr.27 - Tropfen → S. 113
■ Calmedoron - Globuli → S. 245
■ Calmedoron - Tropfen → S. 245
■ Calmvalera Hevert - Tropfen zum Einnehmen → S. 246
■ Cefaneuro - Tabletten → S. 271
■ Ho-Len-Complex Dormi-cyl - Tropfen zum Einnehmen → S. 664
■ Nerventropfen "Similasan" → S. 962
■ Neurexan - Tabletten → S. 965
■ Schlaf- und Entspannungstropfen "Similasan" → S. 1281
■ Spascupreel - Ampullen → S. 1340
⌘ Beruhigungstropfen "Mag. Doskar" für Tiere → S. 186

Passiflora incarnata L. (Passifloraceae)

Alpinamed Passelyt Beruhigungstropfen → S. 70
Dr. Böhm Passionsblume 425 mg - Dragees → S. 435
Dr. Kottas Passionsblumentee → S. 437
Pascoflair 425 mg - überzogene Tabletten → S. 1086
Passedan - Tropfen → S. 1087
■ Alpinamed Passelyt Duo - Dragees → S. 70
■ Dr. Böhm Ein- und Durchschlaf Dragees mit Baldrian, Passionsblume und Melisse → S. 434
■ Nervenruh forte - Dragees → S. 962
■ Neurapas - Filmtabletten → S. 965

■ Sidroga Schlaf- und Nerventee → S. 1305
■ Wechseltee St. Severin → S. 1561

Pasteurella multocida (Brucellaceae)

ꟷ Porcilis AR-T DF - Injektionssuspension für Schweine → S. 1115

Patiromer
Antidot

Veltassa 8,4 g - Pulver zur Herstellung einer Suspension zum Einnehmen → S. 1509
Veltassa 16,8 g - Pulver zur Herstellung einer Suspension zum Einnehmen → S. 1509

Patisiran
Transthyretinprotein-Synthese-Hemmer - Amyloidose ATTR-Therapeutikum

Onpattro 2 mg/ml - Konzentrat zur Herstellung einer Infusionslösung → S. 1042

Pazopanib
Angiogenes-Inhibitor; Zytostatikum; Vaskular-Endothelial-Wachstumsfaktor

Votrient 200 mg - Filmtabletten → S. 1558
Votrient 400 mg - Filmtabletten → S. 1558

Pegaspargase
Asparagin-Antagonist - Zytostatikum

Oncaspar 750 E/ml - Pulver zur Herstellung einer Injektions-/Infusionslösung → S. 1038

Pegfilgrastim
Granulozyten-Kolonie-stimulierender Faktor - Hämatopoetischer Wachstumsfaktor

Fulphila 6 mg - Injektionslösung in einer Fertigspritze → S. 604
Grasustek 6 mg - Injektionslösung in einer Fertigspritze → S. 642
Neulasta 6 mg - Injektionslösung → S. 963
Pelgraz 6 mg - Injektionslösung in einem Fertiginjektor → S. 1089
Pelgraz 6 mg - Injektionslösung in einer Fertigspritze → S. 1090
Pelmeg 6 mg - Injektionslösung in einer Fertigspritze → S. 1090
Ziextenzo 6 mg - Injektionslösung in einer Fertigspritze → S. 1596

Peginterferon alfa-2a
Immunmodulator, Zytostatikum - Hepatitis B-Therapeutikum, Hepatitis C-Therape.

Pegasys 90 Mikrogramm - Injektionslösung in einer Fertigspritze → S. 1088
Pegasys 135 Mikrogramm - Injektionslösung in einer Fertigspritze → S. 1088
Pegasys 180 Mikrogramm - Injektionslösung in einer Fertigspritze → S. 1089

Peginterferon beta-1a
Immunmodulator - Multiple Sklerose-Therapeutikum

Plegridy 63 Mikrogramm + 94 Mikrogramm - Injektionslösung in einem Fertigpen → S. 1112
Plegridy 63 Mikrogramm + 94 Mikrogramm - Injektionslösung in einer Fertigspritze → S. 1113
Plegridy 125 Mikrogramm - Injektionslösung in einem Fertigpen → S. 1113
Plegridy 125 Mikrogramm - Injektionslösung in einer Fertigspritze → S. 1113

Pegvaliase
Hyperphenylalaninämie (Phenylketonurie) (Orphan drug)

Palynziq 2,5 mg - Injektionslösung in einer Fertigspritze → S. 1072
Palynziq 10 mg - Injektionslösung in einer Fertigspritze → S. 1072
Palynziq 20 mg - Injektionslösung in einer Fertigspritze → S. 1072

Pegvisomant
Somatotropin-Antagonist - Akromegalie

Somavert 10 mg - Pulver und Lösungsmittel zur Herstellung einer Injektionslösung → S. 1337
Somavert 15 mg - Pulver und Lösungsmittel zur Herstellung einer Injektionslösung → S. 1337
Somavert 20 mg - Pulver und Lösungsmittel zur Herstellung einer Injektionslösung → S. 1337
Somavert 25 mg - Pulver und Lösungsmittel zur Herstellung einer Injektionslösung → S. 1337
Somavert 30 mg - Pulver und Lösungsmittel zur Herstellung einer Injektionslösung → S. 1337

Pektin
Gelbildner - Antidiarrhoikum

■ Diarrhoesan - Saft → S. 397

Pelargonium sidoides DC (Geraniaceae)

Kaloba 20 mg - Filmtabletten → S. 748
Kaloba - Sirup → S. 748
Kaloba - Tropfen zum Einnehmen, Lösung → S. 748

Pembrolizumab
Checkpoint-Inhibitor (PD 1-Rezeptor-Antagonist) - Immunmodulator

Keytruda 25 mg/ml - Konzentrat zur Herstellung einer Infusionslösung → S. 758

Pemetrexed
Folsäure-Antagonist - Zytostatikum

Alimta 100 mg - Pulver zur Herstellung eines Konzentrates zur Herstellung einer Infusionslösung → S. 62
Alimta 500 mg - Pulver zur Herstellung eines Konzentrates zur Herstellung einer Infusionslösung → S. 62

Penciclovir
Guanin-Derivat - Virustatikum

Fenivir - Fieberblasencreme → S. 560
Fenivir 1% - Fieberblasencreme, abdeckend → S. 561

Penethacillin
Penicillin-Antibiotikum

✿ Ingel-Mamyzin 269,5 mg/ml - Pulver und Lösungsmittel zur Herstellung einer Injektionssuspension für Rinder → S. 710
✿ Mamicillin 277,8 mg/ml - Pulver und Lösungsmittel zur Herstellung einer Injektionssuspension für Rinder → S. 855
✿ Penethaone 236,3 mg/ml - Pulver und Lösungsmittel zur Herstellung einer Injektionssuspension für Rinder → S. 1092
✿ Permacyl 236,3 mg/ml - Pulver und Lösungsmittel zur Herstellung einer Injektionssuspension für Rinder → S. 1100
✿ Revozyn RTU 400 mg/ml - Injektionssuspension für Rinder → S. 1227
ꟷ Benestermycin - Suspension zur intramammären Anwen-

dung für Rinder → S. 181

Penicillamin
Immunmodulator (Basisantirheumatikum), Chelatbildner

Artamin 250 mg - Kapseln → S. 131

Pentobarbital
Hypnotikum, Sedativum

❖ Euthasol vet. 400 mg/ml - Injektionslösung für Hunde, Katzen, Nagetiere, Kaninchen, Rinder, Schafe, Ziegen, Pferde und Nerze → S. 533
❖ Exagon 400 mg/ml - Injektionslösung für Tiere → S. 537
❖ Exagon 500 mg/ml - Injektionslösung für Tiere → S. 538
❖ Release 300 mg/ml - Injektionslösung, Pentobarbital-Natrium → S. 1209

Pentosanpolysulfat
Antikoagulans - Heparinoid

elmiron 100 mg - Hartkapseln → S. 471
Thrombocid - Gel → S. 1417
❖ Anarthron 100 mg/ml - Injektionslösung für Hunde → S. 99
❖ Osteopen 100 mg/ml - Injektionslösung für Hunde → S. 1056

Pentoxifyllin
Methylxanthin-Derivat - Vasodilatator

Pentohexal retard 600 mg - Tabletten → S. 1096
Pentomer retard 400 mg - Filmtabletten → S. 1096
Pentomer retard 600 mg - Filmtabletten → S. 1096
Pentoxi "Genericon" retard 400 mg - Filmtabletten → S. 1096
Pentoxi Genericon retard 600 mg - Filmtabletten → S. 1097
Trental 100 mg - Ampullen → S. 1449
Trental 300 mg - Ampullen → S. 1449
Trental 400 mg - Filmtabletten → S. 1449
Vasonit 100 mg - Ampullen → S. 1504
Vasonit retard 400 mg - Filmtabletten → S. 1504
Vasonit retard 600 mg - Filmtabletten → S. 1504

Pentoxyverin
Sigma-Rezeptor-Agonist - Antitussivum

Silomat 2,13 mg/ml - Lösung zum Einnehmen → S. 1311

Perampanel
AMPA-Rezeptor-Antagonist - Antikonvulsivum

Fycompa 2 mg - Filmtabletten → S. 608
Fycompa 4 mg - Filmtabletten → S. 609
Fycompa 6 mg - Filmtabletten → S. 609
Fycompa 8 mg - Filmtabletten → S. 609
Fycompa 10 mg - Filmtabletten → S. 609
Fycompa 12 mg - Filmtabletten → S. 610
Fycompa 0,5 mg/ml - Suspension zum Einnehmen → S. 610

Perflutren
Diagnostikum (Ultraschall)

Optison 0,19 mg/ml - Injektionsdispersion → S. 1046

Pergolid
Mutterkornalkaloid-Derivat - Dopamin-Agonist

❖ Prascend 1 mg - Tabletten für Pferde → S. 1127

Perindopril
ACE-Hemmer - Antihypertonikum; Herzinsuffizienz-Therapeutikum

Coversum Arginin 5 mg - Filmtabletten → S. 349
Coversum Arginin 10 mg - Filmtabletten → S. 349
■ Bi Preterax-Arginin 5 mg/1,25 mg - Filmtabletten → S. 202
■ Preterax-Arginin 2,5 mg/0,625 mg - Filmtabletten → S. 1140
■ Triplixam 5 mg/1,25 mg/5 mg - Filmtabletten → S. 1456
■ Triveram 10 mg/5 mg/5 mg - Filmtabletten → S. 1459
■ Viacoram 3,5 mg/2,5 mg - Tabletten → S. 1531
■ Viacoram 7 mg/5 mg - Tabletten → S. 1531

Permethrin
Insektizid - Antiparasitäres Mittel (vet.)

InfectoScab 5% - Creme → S. 707
❖ Exspot 715 mg/ml - Lösung zum Auftragen auf die Haut für Hunde → S. 542
⌘ Advantix Spot-on - Lösung zum Auftropfen auf die Haut für Hunde bis 4 kg → S. 43
⌘ Advantix Spot-on - Lösung zum Auftropfen auf die Haut für Hunde über 4 bis 10 kg → S. 43
⌘ Advantix Spot-on - Lösung zum Auftropfen auf die Haut für Hunde über 10 bis 25 kg → S. 43
⌘ Advantix Spot-on - Lösung zum Auftropfen auf die Haut für Hunde über 25 kg bis 40 kg → S. 43
⌘ Advantix Spot-on - Lösung zum Auftropfen auf die Haut für Hunde über 40 kg bis 60 kg → S. 43
⌘ Effitix 26,8 mg/240 mg - Lösung zum Auftropfen für sehr kleine Hunde → S. 465
⌘ Effitix 67 mg/600 mg - Lösung zum Auftropfen für kleine Hunde → S. 465
⌘ Effitix 134 mg/1200 mg - Lösung zum Auftropfen für mittelgroße Hunde → S. 465
⌘ Effitix 268 mg/2400 mg - Lösung zum Auftropfen für große Hunde → S. 465
⌘ Effitix 402 mg/3600 mg - Lösung zum Auftropfen für sehr große Hunde → S. 466
⌘ Frontline Tri-Act - Lösung zum Auftropfen für Hunde 2-5 kg → S. 602
⌘ Frontline Tri-Act - Lösung zum Auftropfen für Hunde 5-10 kg → S. 602
⌘ Frontline Tri-Act - Lösung zum Auftropfen für Hunde 10-20 kg → S. 602
⌘ Frontline Tri-Act - Lösung zum Auftropfen für Hunde 20-40 kg → S. 602
⌘ Frontline Tri-Act - Lösung zum Auftropfen für Hunde 40-60 kg → S. 602
⌘ Vectra 3D - Lösung zum Auftropfen auf die Haut für Hunde von 1,5-4 kg → S. 1506
⌘ Vectra 3D - Lösung zum Auftropfen auf die Haut für Hunde > 4-10 kg → S. 1506
⌘ Vectra 3D - Lösung zum Auftropfen auf die Haut für Hunde > 10-25 kg → S. 1506
⌘ Vectra 3D - Lösung zum Auftropfen auf die Haut für Hunde > 25-40 kg → S. 1506
⌘ Vectra 3D - Lösung zum Auftropfen auf die Haut für Hunde > 40 kg → S. 1506

Pertussis, acellulär-Adsorbat-Impfstoff
Keuchhusten (Aktivimmunisierung)

■ Boostrix - Injektionssuspension in einer Fertigspritze → S. 210
■ Boostrix Polio - Injektionssuspension in einer Fertigspritze → S. 210
■ Hexyon - Injektionssuspension in einer Fertigspritze → S. 662
■ Infanrix hexa - Pulver und Suspension zur Herstellung einer Injektionssuspension → S. 706
■ Repevax - Injektionssuspension in einer Fertigspritze → S. 1217

Pertuzumab
HER-2-Rezeptor-Antagonist - Zytostatikum; Ovarialkarzinom; Mammakarzinom

Perjeta 420 mg - Konzentrat zur Herstellung einer Infusionslösung → S. 1100

Pethidin
Opioid-Analgetikum

Alodan 50 mg/ml - Injektionslösung → S. 68

Petroleum (Homöopathie)
■ Cefavertigo - Tabletten → S. 272
■ Tropfen gegen Haarausfall und brüchige Nägel "Similasan" → S. 1462
■ Vertigoheel - Ampullen → S. 1522
■ Vertigoheel - Tabletten → S. 1522
■ Vertigoheel - Tropfen → S. 1522
■ Vertigopas - Tropfen → S. 1522

Petroselinum (Homöopathie)
■ Apozema Blasen- und Nieren Belladonna complex Nr.9 - Tropfen → S. 110
■ Apozema Reizblasen Cantharis complex Nr.26 - Tropfen zum Einnehmen → S. 113
■ Nr. 8 Blasentropfen "Mag. Doskar" → S. 1002
■ Nr. 35 Reizblasentropfen "Mag. Doskar" → S. 1005
⛶ Blasen- und Nierentropfen "Mag. Doskar" für Tiere → S. 206

Peumus boldus (Homöopathie)
■ Difoss spag. Peka - Globuli → S. 409
■ Hechocur spag. Peka - Globuli → S. 653
■ Hechocur spag. Peka - Tropfen zum Einnehmen → S. 654

Pferdeherpesvirus Typ1/4-Impfstoff, inaktiviert
🐾 Equip EHV 1,4 - Injektionssuspension für Pferde → S. 505

Pheniramin
Antihistaminikum

■ Neo Citran - Pulver für Erwachsene → S. 955

Phenobarbital
Barbitursäure-Derivat - Antikonvulsivum, Hypnotikum, Sedativum

🐾 Phenoleptil 25 mg - Tabletten für Hunde → S. 1104
🐾 Phenoleptil 100 mg - Tabletten für Hunde → S. 1104
🐾 Soliphen 60 mg - Tabletten für Hunde → S. 1332

Phenolsulfonsäure-Phenol-Urea-Formaldehyd-Kondensat
Dermatikum, antipruriginos - synthetischer Gerbstoff (Juckreiz)

Tannosynt flüssig - Badekonzentrat → S. 1388
Tannosynt - Lotio → S. 1388

Phenoxybenzamin
Alpha-Sympatholytikum - Antihypertonikum

Dibenzyran 10 mg - Kapseln → S. 398

Phenoxyethanol
Antiseptikum; Desinfektionsmittel

■ Octenisept - Lösung zur Wund- und Schleimhautdesinfektion → S. 1021

Phenoxymethylpenicillin
Penicillin-Antibiotikum

Ospen 1000 - Filmtabletten → S. 1053
Ospen 1500 - Filmtabletten → S. 1053
Ospen 400 - Saft → S. 1054
Ospen 750 - Saft → S. 1054
Penbene 1 Mio. I.E. - Filmtabletten → S. 1092
Penbene 1,5 Mio. I.E. - Filmtabletten → S. 1092
Penstad V 1 Mio. I.E. - Tabletten → S. 1093
Penstad V 1,5 Mio I.E. - Tabletten → S. 1094
Pen-V Genericon 1 Mio. I.E. - Filmtabletten → S. 1097
Pen-V Genericon 1,5 Mio. I.E. - Filmtabletten → S. 1097
🐾 Phenocillin 800 mg/g - Pulver zum Eingeben über das Trinkwasser für Hühner → S. 1104
🐾 Phenoxypen WSP 325 mg/g - Pulver zur Herstellung einer Lösung zum Eingeben für Hühner → S. 1104

Phenprocoumon
Cumarin-Derivat - Vitamin-K-Antagonist, orales Antikoagulans

Marcoumar - Tabletten → S. 857

Phenylalanin
Aminosäuren-Substitution

■ Amino-Mel "nephro" - Infusionsflasche → S. 79
■ Aminomix 1 Novum - Infusionslösung → S. 80
■ Aminomix 2 Novum - Infusionslösung → S. 80
■ Aminomix peripher - Infusionslösung → S. 80
■ Aminoplasmal B.Braun 10% - Infusionslösung → S. 80
■ Aminoplasmal Paed 10% - Infusionslösung → S. 80
■ Aminosteril Hepa 8% - Infusionslösung → S. 81
■ Aminoven 10% - Infusionslösung → S. 81
■ Aminoven 15% - Infusionslösung → S. 81
■ Clinimix 3% G-E - Infusionsbeutel → S. 319
■ Clinimix 5% G-E - Infusionsbeutel → S. 320
■ Finomel - Emulsion zur Infusion → S. 572
■ Finomel Peri - Emulsion zur Infusion → S. 572
■ Numeta G 13% E - Emulsion zur Infusion → S. 1007
■ Numeta G 16% E - Emulsion zur Infusion → S. 1008
■ Numeta G 19% E - Emulsion zur Infusion → S. 1008
■ Nutriflex peri - Infusionslösung → S. 1011
■ Nutriflex plus - Infusionslösung → S. 1011
■ Nutriflex special - Infusionslösung → S. 1012
■ Nutriflex Lipid peri B. Braun - Emulsion zur Infusion → S. 1012
■ Nutriflex Lipid plus B. Braun - Emulsion zur Infusion → S. 1012
■ Nutriflex Lipid special B. Braun - Emulsion zur Infusion → S. 1013
■ Nutriflex Lipid special ohne Elektrolyte B. Braun - Emulsion zur Infusion → S. 1013
■ Nutriflex Omega peri B. Braun - Emulsion zur Infusion → S. 1013
■ NuTRIflex Omega plus Emulsion zur Infusion → S. 1014
■ Nutriflex Omega plus B. Braun - Emulsion zur Infusion → S. 1014
■ Nutriflex Omega special B. Braun - Emulsion zur Infusion → S. 1014
■ Nutriflex Omega special ohne Elektrolyte B. Braun - Emulsion zur Infusion → S. 1015
■ Pädamin - Infusionslösung → S. 1069
■ PeriOLIMEL 2,5% mit Elektrolyten - Emulsion zur Infusion → S. 1098
■ Primene 10% pur - Infusionslösung → S. 1146
■ SmofKabiven Low Osmo peripher - Emulsion zur Infusion → S. 1325
■ SmofKabiven peripher - Emulsion zur Infusion → S. 1326

■ SmofKabiven zentral - Emulsion zur Infusion → S. 1326
■ SmofKabiven zentral elektrolytfrei - Emulsion zur Infusion → S. 1326
■ SmofKabiven N-Plus zentral - Emulsion zur Infusion → S. 1327
■ SmofKabiven N-Plus zentral elektrolytfrei - Emulsion zur Infusion → S. 1327
■ Trimix HP - Emulsion zur Infusion → S. 1454
■ Trimix MOF - Emulsion zur Infusion → S. 1454
■ Trimix nephro - Emulsion zur Infusion → S. 1454
■ Trimix perikal - Emulsion zur Infusion → S. 1454
■ ZentroOLIMEL 5,7% - Emulsion zur Infusion → S. 1592
■ ZentroOLIMEL 7,6% - Emulsion zur Infusion → S. 1593
■ ZentroOLIMEL 3,3% mit Elektrolyten - Emulsion zur Infusion → S. 1593
■ ZentroOLIMEL 4,4% mit Elektrolyten - Emulsion zur Infusion → S. 1593
■ ZentroOLIMEL 5,7% mit Elektrolyten - Emulsion zur Infusion → S. 1593
■ ZentroOLIMEL 7,6% mit Elektrolyten - Emulsion zur Infusion → S. 1594

Phenylbutazon

Pyrazolidindion-Derivat - Nicht-steroidales Antiphlogistikum

Butagran Equi 200 mg/g - Pulver zum Eingeben für Pferde → S. 235
Chanbute 1 g - Pulver zum Eingeben für Pferde → S. 290
Equipalazone 1 g - Pulver zum Eingeben für Pferde und Ponys → S. 505
Equistopar 200 mg/g - Granulat zum Eingeben für Pferde → S. 506
Phenylbutariem 100 mg/ml - Suspension zum Eingeben für Pferde und Ponys → S. 1105
Phen-Pred 50 mg + 1,5 mg - Tabletten für Hunde → S. 1104

Phenylephrin

alpha-Adrenozeptor-Agonist - Sympathomimetikum

Biorphen 0,1 mg/ml - Injektions-/Infusionslösung → S. 202
Biorphen 10 mg/ml - Injektionslösung → S. 202
Phenylephrin Aguettant 50 Mikrogramm/ml - Injektionslösung in einer Fertigspritze → S. 1105

■ Ibufix 400 mg/10 mg - Filmtabletten → S. 686
■ Influbene Erkältungsgetränk - Pulver zur Herstellung einer Lösung zum Einnehmen → S. 709
■ Mydrane 0,2 mg/ml + 3,1 mg/ml + 10 mg/ml - Injektionslösung → S. 938
■ Mydriasert 0,28 mg/5,4 mg - Augeninsert → S. 939
■ Neo Citran - Pulver für Erwachsene → S. 955
■ TantoGrip mit Zitronengeschmack 600 mg/10 mg - Pulver im Beutel zur Herstellung einer Lösung zum Einnehmen → S. 1389
■ Vibrocil - Nasenspray → S. 1534
■ Vibrocil - Nasentropfen → S. 1534

Phenylpropanolamin

Sympathomimetikum - Vasokonstriktor; Essstörungstherapeutikum

Incontex 20 mg/ml - Sirup für Hunde → S. 703
Propalin - Sirup → S. 1156

Phenytoin

Hydantoin-Derivat - Antiepileptikum, Antiarrhythmikum

Epanutin 250 mg/5 ml - Injektionslösung → S. 497
Epilan-D 100 mg - Tabletten → S. 498

Phleum pratense L. (Poaceae)

Grazax 75.000 SQ-T - Lyophilisat zum Einnehmen → S. 642

Phosphat-Ion

Glucose-1-phosphat "Fresenius" 1 molar - Infusionszusatz - Ampullen → S. 637

■ Elotrace - Infusionszusatz → S. 474
■ Finomel - Emulsion zur Infusion → S. 572
■ Finomel Peri - Emulsion zur Infusion → S. 572
■ Numeta G 13% E - Emulsion zur Infusion → S. 1007
■ Numeta G 16% E - Emulsion zur Infusion → S. 1008
■ Numeta G 19% E - Emulsion zur Infusion → S. 1008
■ Nutriflex peri - Infusionslösung → S. 1011
■ Nutriflex plus - Infusionslösung → S. 1011
■ Nutriflex special - Infusionslösung → S. 1012
■ Nutriflex Lipid peri B. Braun - Emulsion zur Infusion → S. 1012
■ Nutriflex Lipid plus B. Braun - Emulsion zur Infusion → S. 1012
■ Nutriflex Lipid special B. Braun - Emulsion zur Infusion → S. 1013
■ Nutriflex Omega peri B. Braun - Emulsion zur Infusion → S. 1013
■ NuTRIflex Omega plus Emulsion zur Infusion → S. 1014
■ Nutriflex Omega plus B. Braun - Emulsion zur Infusion → S. 1014
■ Nutriflex Omega special B. Braun - Emulsion zur Infusion → S. 1014
■ PeriOLIMEL 2,5% mit Elektrolyten - Emulsion zur Infusion → S. 1098
■ SmofKabiven Low Osmo peripher - Emulsion zur Infusion → S. 1325
■ SmofKabiven peripher - Emulsion zur Infusion → S. 1326
■ SmofKabiven zentral - Emulsion zur Infusion → S. 1326
■ SmofKabiven zentral elektrolytfrei - Emulsion zur Infusion → S. 1326
■ SmofKabiven N-Plus zentral - Emulsion zur Infusion → S. 1327
■ SmofKabiven N-Plus zentral elektrolytfrei - Emulsion zur Infusion → S. 1327
■ Sterofundin B - Infusionslösung → S. 1352
■ ZentroOLIMEL 5,7% - Emulsion zur Infusion → S. 1592
■ ZentroOLIMEL 7,6% - Emulsion zur Infusion → S. 1593
■ ZentroOLIMEL 3,3% mit Elektrolyten - Emulsion zur Infusion → S. 1593
■ ZentroOLIMEL 4,4% mit Elektrolyten - Emulsion zur Infusion → S. 1593
■ ZentroOLIMEL 5,7% mit Elektrolyten - Emulsion zur Infusion → S. 1593
■ ZentroOLIMEL 7,6% mit Elektrolyten - Emulsion zur Infusion → S. 1594

Phospholipide (Sojabohne)

Ernährungstherapeutikum, Fettsäure-substituierend

Buerlecithin - flüssig → S. 228

Phosphor, Spurenelement

Substitution (Phosphor)

■ Aminomix peripher - Infusionslösung → S. 80
■ Elevit pronatal - Filmtabletten → S. 468
Methiocalcin - Injektionslösung für Rinder, Schafe und Ziegen → S. 884

Phosphorus (Homöopathie)

Apozema Dreiklang Globuli bei Heiserkeit und Reizhusten

Pimpinella anisum (Homöopathie)

Pimpinella anisum L. (Apiaceae)

alpha-Pinen-beta-Pinen-Gemisch

Pinus Arten (Pinaceae)

Pinus mugo Turra (Pinaceae)

Pinus pinaster Aiton (Pinaceae)

Pinus silvestris L. (Pinaceae)

Pinus sylvestris (Homöopathie)

Pioglitazon
Insulinsensitizer - Antidiabetikum

Piperacillin
Penicillin-Antibiotikum

Piper methysticum (Homöopathie)

Piper nigrum L. (Piperaceae)

Pirfenidon
Immunsuppr., TNF-Antagon., TGF-beta-Antagon. - Lungenfibrose (idiopathisch)

Piritramid
Opioid-Analgetikum

Piroxicam
Oxicam-Derivat - Nicht-steroidales Antiphlogistikum

Pitolisant
Narkolepsie mit und ohne Kataplexie (Orphan drug)

Pivmecillinam
Penicillin-Antibiotikum

Pixantron
Topoisomerase-Hemmer - Zytostatikum

Pix liquida (Homöopathie)

Placenta suis (Homöopathie)

Plantago lanceolata (Homöopathie)

⌘ Bronchi comp. "Wala" - Injektionslösung für Tiere → S. 222

Plantago lanceolata (Plantaginaceae)

Dr. Kottas Spitzwegerichtee → S. 438
Spitzwegerich Hustensirup Riviera → S. 1345
■ Bronchostop - Erkältungssaft → S. 223
■ Brust- und Hustentee St. Severin → S. 225
■ Dr. Kottas Grippe-Erkältungstee → S. 436
■ Dr. Kottas Husten-Bronchialtee → S. 436
■ Eucabal - Hustensaft → S. 528
■ Grippetee St. Severin → S. 643
■ Jutussin - Hustensaft → S. 745
■ Padma Circosan - Kapseln → S. 1069
■ Scottopect - Hustensaft → S. 1282
■ Sidroga Husten- und Bronchialtee → S. 1304
■ Sidroga Hustenlösender Bronchialtee → S. 1304
■ Tavituss - Hustensirup → S. 1395
■ Tussimont Hustentee mit Thymian, Spitzwegerich, Eibisch und Anis → S. 1468
■ Tussimont Hustentropfen mit Thymian und Spitzwegerich → S. 1469

Plantago major (Homöopathie)

■ Apozema Nervenschmerzen Colocynthis complex Nr.24 - Tropfen zum Einnehmen → S. 113
■ Echinacea-Cosmoplex - Tropfen → S. 459
■ Nr. 29 Neuralgietropfen "Mag. Doskar" → S. 1005
■ Pekana Ohrentropfen spag. Peka - Ohrentropfen → S. 1089
■ Ricura spag. Peka - Globuli → S. 1232
■ Ricura spag. Peka - Tropfen zum Einnehmen → S. 1232
■ Viburcol - Kinderzäpfchen → S. 1534
■ Viburcol - Phiolen - Lösung zum Einnehmen → S. 1534
■ Vinceel - Halsspray → S. 1538

Plantago ovata Forsk. (Plantaginaceae)

Agiocur - Granulat → S. 50
Pascomucil - Pulver zur Herstellung einer Suspension zum Einnehmen → S. 1086
■ Agiolax - Granulat → S. 50

Plasmaprotein (human)

Albiomin 50 g/l - Infusionslösung → S. 56
Albiomin 200 g/l - Infusionslösung → S. 56
Albunorm 50 g/l - Infusionslösung → S. 57
Albunorm 200 g/l - Infusionslösung → S. 57
Alburex 5% - Infusionslösung → S. 57
Alburex 20% - Infusionslösung → S. 57
Berirab P - Fertigspritze → S. 185
Cytotect CP Biotest 100 E/ml - Infusionslösung → S. 363
Gammagard S/D - Pulver und Lösungsmittel zur Herstellung einer Infusionslösung → S. 616
Hepatect CP 50 I.E./ml - Infusionslösung → S. 658
Human Albumin "CSL Behring" 20% - Infusionslösung → S. 669
Humanalbumin Kedrion 200 g/l - Infusionslösung → S. 670
Octaplas LG 45-70 mg/ml - Infusionslösung → S. 1020
Octaplas SD Blutgruppe A zur Infusion → S. 1021
Octaplas SD Blutgruppe AB zur Infusion → S. 1021
Octaplas SD Blutgruppe B zur Infusion → S. 1021
Octaplas SD Blutgruppe 0 zur Infusion → S. 1021
Pentaglobin 50 g/l - Infusionslösung → S. 1094
Respreeza 1.000 mg - Pulver und Lösungsmittel zur Herstellung einer Infusionslösung → S. 1220
Respreeza 4.000 mg - Pulver und Lösungsmittel zur Herstellung einer Infusionslösung → S. 1220
Rhophylac 300 Mikrogramm/2 ml - Injektionslösung in einer Fertigspritze → S. 1231
Tetagam P - Fertigspritze → S. 1411
Uman Big 180 IE/ml - Injektionslösung → S. 1478
Varitect CP 25 I.E./ml - Infusionslösung → S. 1503
Venbig 50 IE/ml - Pulver und Lösungsmittel zur Herstellung einer Infusionslösung → S. 1509
Zutectra 500 I.E. - Injektionslösung in einer Fertigspritze → S. 1613
■ Artiss - Lösungen für einen Gewebekleber tiefgefroren → S. 133
■ Beriplex P/N 500 I.E. - Pulver und Lösungsmittel zur Herstellung einer Injektionslösung → S. 184
■ Beriplex P/N 1000 I.E.- Pulver und Lösungsmittel zur Herstellung einer Injektionslösung → S. 185
■ Cofact 500 I.E. → S. 327
■ Evicel - Lösungen für Fibrinkleber → S. 535
■ Octaplex 500 I.E - Pulver und Lösungsmittel zur Herstellung einer Infusionslösung → S. 1021
■ Octaplex 1000 I.E. - Pulver und Lösungsmittel zur Herstellung einer Infusionslösung → S. 1021
■ Tisseel - Lösungen für einen Gewebekleber → S. 1422

Platinum (Homöopathie)

■ Apozema Stimmungsaufhellung Ignatia complex Nr.13 - Tropfen zum Einnehmen → S. 114
■ Calmvalera Hevert - Tropfen zum Einnehmen → S. 246
■ Ho-Len-Complex Plexus-cyl - Tropfen zum Einnehmen → S. 665
⌘ Nympho ReVet RV20 - Globuli für Tiere → S. 1018

Plerixafor

Zytostatik.- Stammzellmobilis. (Orphan drug); Multiples Myelom; Non-Hodgkin-L.

Mozobil 20 mg/ml - Injektionslösung → S. 928

Plumbum aceticum (Homöopathie)

■ Clauparest spag. Peka - Tropfen zum Einnehmen → S. 315
■ Phönix Plumbum - Tropfen → S. 1106
■ Reneel - Tabletten → S. 1213

Plumbum mellitum (Homöopathie)

Scleron Tabletten → S. 1282

Plumbum metallicum (Homöopathie)

Scleron Tabletten → S. 1282
■ Ho-Len-Complex Fuco-cy -Tropfen zum Einnehmen → S. 664

Podophyllotoxin

Mitose-Hemmer - Zytostatikum; Antiinfektiv. (antiviral), Condylomata acuminata

Condylox 0,5% - Lösung zur Anwendung auf der Haut → S. 340

Podophyllum peltatum (Homöopathie)

■ Adler HOM Yvodont - Zahnungskügelchen → S. 38
■ Tabletten gegen Magen-Darm-Beschwerden "Similasan" → S. 1376
■ Ubichinon compositum-Heel - Ampullen → S. 1473
⌘ Diarrect ReVet RV6 - Globuli für Tiere → S. 397
⌘ Tropfen bei Durchfall "Mag. Doskar" für Tiere → S. 1462

Polatuzumab vedotin
Zytostatikum

Polivy 140 mg - Pulver zur Herstellung eines Infusionslösungskonzentrats → S. 1115

Poliomyelitis-Impfstoff, inaktiviert
Immunisierend (aktiv)

Polio Salk "Merieux" - Fertigspritze → S. 1114

■ Boostrix Polio - Injektionssuspension in einer Fertigspritze → S. 210

■ Hexyon - Injektionssuspension in einer Fertigspritze → S. 662

■ Infanrix hexa - Pulver und Suspension zur Herstellung einer Injektionssuspension → S. 706

■ Repevax - Injektionssuspension in einer Fertigspritze → S. 1217

■ Revaxis Injektionssuspension in einer Fertigspritze → S. 1224

Pollen-Extrakte

■ Prostaflor Novum - Filmtabletten → S. 1161

Polygala senega (Homöopathie)

■ Apulo spag. Peka - Tropfen zum Einnehmen → S. 116

■ Globuli gegen Husten "Similasan" → S. 635

■ Tropfen gegen Husten "Similasan" → S. 1462

Polygala senega L. (Polygalaceae)

■ Tussimont - Hustensaft mit Thymian und Senegawurzel → S. 1468

Polygonum aviculare L. (Polygonaceae)

■ Nierentee St. Severin → S. 975

■ Padma Circosan - Kapseln → S. 1069

Polymyxin B
Polypeptid-Antibiotikum

⌘ Surolan 5,0 mg/0,5293 mg/23,0 mg/ml Ohrentropfen, Suspension zur Anwendung auf der Haut für Hunde und Katzen → S. 1367

Polypodium vulgare (Homöopathie)

■ Digestodoron - Tropfen → S. 409

Polystyrolsulfonsäure
Kationenaustauscherharz

Resonium A - Pulver → S. 1219

Pomalidomid
Nuclear-Faktor-?B-Hemmer - Zytostatikum, Multiples Myelom (Orphan drug)

Imnovid 1 mg - Hartkapsel → S. 700

Imnovid 2 mg - Hartkapseln → S. 700

Imnovid 3 mg - Hartkapseln → S. 700

Imnovid 4 mg - Hartkapseln → S. 700

Ponatinib
Tyrosinkinase-Hemmer - Zytostatikum

Iclusig 15 mg - Filmtabletten → S. 690

Iclusig 30 mg - Filmtabletten → S. 690

Iclusig 45 mg - Filmtabletten → S. 690

Populus-Arten (Salicaceae)

■ Phytodolor - Rheumatropfen → S. 1107

Populus tremuloides (Homöopathie)

■ Akutur spag. Peka - Tropfen → S. 55

■ Apozema Prostata Sabal serrulatum complex Nr.25 - Tropfen zum Einnehmen → S. 113

■ Gentos - Tropfen → S. 625

Posaconazol
Antimykotikum

Noxafil 300 mg - Konzentrat zur Herstellung einer Infusionslösung → S. 1000

Noxafil 100 mg - magensaftresistente Tabletten → S. 1000

Noxafil 40 mg/ml - Suspension zum Einnehmen → S. 1001

Posaconazol Accord 100 mg - magensaftresistente Tabletten → S. 1117

Posaconazol AHCL 40 mg/ml - Suspension zum Einnehmen → S. 1118

Posaconazol ratiopharm 100 mg - magensaftresistente Tabletten → S. 1118

Posaconazol Stada 100 mg - magensaftresistente Tabletten → S. 1118

⌘ Posatex - Ohrentropfensuspension für Hunde → S. 1118

Potentilla anserina (Homöopathie)

■ Tropfen gegen Periodenbeschwerden "Similasan" → S. 1463

Potentilla aurea L. (Rosaceae)

■ Padma Circosan - Kapseln → S. 1069

Potentilla erecta L. (Rosaceae)

■ Original Schwedenbitter Riviera - Lösung zum Einnehmen → S. 1050

Povidon
Plasmaexpander; Tränen-Ersatzmittel

Oculotect Fluid - Augentropfen → S. 1022

Protagent - Augentropfen → S. 1162

Protagent - Einmalaugentropfen → S. 1162

Povidon iod
Akarizid; Antiseptikum; Desinfektionsmittel

Betadona - Flüssigseife → S. 187

Betadona - Mund-Antiseptikum → S. 187

Betadona Wund-Gel → S. 187

Betadona Wund - Spray → S. 187

Betaisodona - Lösung standardisiert → S. 189

Betaisodona - Vaginal-Gel → S. 189

Betaisodona - Vaginal-Suppositorien → S. 189

Betaisodona - Wundgaze → S. 190

Braunol 7,5% - Lösung zur Anwendung auf der Haut → S. 215

■ Betaseptic - Lösung zur Hautdesinfektion → S. 190

Pradofloxacin
Fluorchinolon - Gyrasehemmer-Antibiotikum

🐾 Veraflox 25 mg/ml - Suspension zum Eingeben für Katzen → S. 1518

🐾 Veraflox 15 mg - Tabletten für Hunde und Katzen → S. 1518

🐾 Veraflox 60 mg Tabletten für Hunde → S. 1518

🐾 Veraflox 120 mg Tabletten für Hunde → S. 1519

Pramipexol
Dopamin-D2-Agonist - Parkinson-Therapeutikum, Restless-Legs Syndrom

Calmolan retard 0,26 mg - Tabletten → S. 246

Calmolan retard 0,52 mg - Tabletten → S. 246

Prasugrel

Thrombozytenaggregations-Hemmer

Pravastatin

Cholesterol-Synthese-Hemmer - Lipidsenker

Praziquantel

Anthelminthikum

Prednisolon

Glukokortikoid

Prednison

Glukokortikoid

Pregabalin

Antikonvulsivum, Nervenschmerzen, Fibromyalgie, Angststörungen (generalisiert)

Pridinol
Muskarin-Rez.-Antagonist - Muskelrelaxans (zentral), Parkinson-Therapeutikum

Prifinium bromid
Spasmolytikum (vet)

Prilocain
DAO-Inhibitor - Lokalanästhetikum

Primidon
Antikonvulsivum

Primula veris L. (Primulaceae)

Procain
Natriumkanal-Blocker - Lokalanästhetikum

Procyclidin
Anticholinergikum - Antiparkinsonmittel

Progesteron
Gestagen - Hormonmangeltherapeutikum

Proguanil
Protozoenmittel

Proligeston
Gestagen (vet.)

Prolin
Aminosäuren-Substitution

Propafenon
Antiarrhythmikum

Propan-1-ol
Antiseptikum; Desinfektionsmittel

Propentofyllin
Methylxanthin-Derivat - Vasodilatator

Propofol
Injektionsnarkotikum

Propoxur
Insektizid - Antiparasitäres Mittel (vet.)

Propranolol
Beta-Blocker

Propyl-4-hydroxybenzoat
Konservierungsmittel - Antiseptikum/Desinfektionsmittel

Propylthiouracil
Thyreostatikum

Propyphenazon
Pyrazolinon-Derivat - Antipyretisch wirkendes Analgetikum

■ Adolomed 250 mg/300 mg/50 mg - Tabletten → S. 38

Protamin
Heparin-Antagonist - Antidot

Protamin Meda 1000 I.E./ml - Injektionslösung → S. 1162

Protein C (human)
Gerinnungsinhibitor

Ceprotin 500 I.E. - Pulver und Lösungsmittel zur Herstellung einer Injektionslösung → S. 284
Ceprotin 1000 I.E. - Pulver und Lösungsmittel zur Herstellung einer Injektionslösung → S. 284
■ Beriplex P/N 500 I.E. - Pulver und Lösungsmittel zur Herstellung einer Injektionslösung → S. 184
■ Beriplex P/N 1000 I.E.- Pulver und Lösungsmittel zur Herstellung einer Injektionslösung → S. 185
■ Cofact 500 I.E. → S. 327
■ Octaplex 500 I.E - Pulver und Lösungsmittel zur Herstellung einer Infusionslösung → S. 1021
■ Octaplex 1000 I.E. - Pulver und Lösungsmittel zur Herstellung einer Infusionslösung → S. 1021

Protein S (human)
Gerinnungsinhibitor

■ Beriplex P/N 500 I.E. - Pulver und Lösungsmittel zur Herstellung einer Injektionslösung → S. 184
■ Beriplex P/N 1000 I.E.- Pulver und Lösungsmittel zur Herstellung einer Injektionslösung → S. 185
■ Cofact 500 I.E. → S. 327
■ Octaplex 500 I.E - Pulver und Lösungsmittel zur Herstellung einer Infusionslösung → S. 1021
■ Octaplex 1000 I.E. - Pulver und Lösungsmittel zur Herstellung einer Infusionslösung → S. 1021

Protein vom Pferd

✲ Equilis Tetanus-Serum - Injektionslösung für Tiere → S. 504

Prothipendyl
Antihistaminikum - Neuroleptikum

Dominal forte 80 mg - Filmtabletten → S. 422

PRRS-Lebend-Impfstoff für Schweine

✲ Ingelvac PRRSFLEX EU - Lyophilisat und Lösungsmittel zur Herstellung einer Injektionssuspension für Schweine → S. 710
✲ Porcilis PRRS - Lyophilisat und Lösungsmittel zur Herstellung einer Injektionssuspension für Schweine → S. 1117
✲ Progressis - Emulsion zur Injektion für Schweine → S. 1153
✲ ReproCyc PRRS EU - Lyophilisat und Lösungsmittel zur Herstellung einer Injektionssuspension für Schweine → S. 1218
✲ Suvaxyn PRRS MLV - Lyophilisat und Lösungsmittel zur Herstellung einer Suspension zur Injektion für Schweine → S. 1368

Prucaloprid
5-HT4-Rezeptor-Agonist

Resolor 1 mg - Filmtabletten → S. 1219
Resolor 2 mg - Filmtabletten → S. 1219

Prulifloxacin
Fluorchinolon - Gyrasehemmer-Antibiotikum

Unidrox 600 mg - Filmtabletten → S. 1479

Prunus laurocerasus (Homöopathie)

■ Apozema Blutniederdruck Kalium carbonicum complex Nr.11 - Tropfen → S. 110
■ Ho-Len-Complex Pulmo-cyl - Tropfen zum Einnehmen → S. 665
■ Nr. 28 Venentropfen "Mag. Doskar" → S. 1005
ꕤ Cardio ReVet RV 4 - Globuli für Tiere → S. 261
ꕤ Herz- und Kreislauftropfen "Mag. Doskar" für Tiere → S. 660

Prunus spinosa (Homöopathie)

ꕤ Suprarenales comp. "Wala" - Injektionslösung für Tiere → S. 1365

Pseudoephedrin
Sympathomimetikum - Psychostimulans

■ Aspirin Complex 500 mg/30 mg - Granulat zur Herstellung einer Suspension zum Einnehmen → S. 135
■ Aspirin Complex - Heißgetränk 500 mg/30 mg Granulat zur Herstellung einer Suspension zum Einnehmen → S. 135
■ BoxaGrippal 200 mg/30 mg - Filmtabletten → S. 214
■ Clarinase 5 mg/120 mg - Retardtabletten → S. 312
■ Dolorflu akut 200 mg/30 mg - Filmtabletten → S. 421
■ Grippostad Akut ASS/Pseudoephedrinhydrochlorid 500 mg/30 mg - Granulat zur Herstellung einer Suspension zum Einnehmen → S. 643
■ Ibucomp 200 mg/30 mg - Filmtabletten → S. 686
■ Wick DayMed Duo 200 mg/30 mg - Filmtabletten → S. 1562

Pseudognaphalium obtusifolium (Homöopathie)

■ apo-RHEUM spag. Peka - Tropfen zum Einnehmen → S. 109
■ Discus compositum-Heel - Ampullen → S. 416
■ Neuralgo-Rheum-Injeel - Ampullen → S. 964

Pterocarpus santalinus L.f. (Fabaceae)

■ Padma Circosan - Kapseln → S. 1069

Pulmo (Homöopathie)

ꕤ Pulmo/Stibium comp. "Wala" - Injektionslösung für Tiere → S. 1166

Pulmonaria officinalis (Homöopathie)

■ Apulo spag. Peka - Tropfen zum Einnehmen → S. 116

Pulsatilla pratensis (Homöopathie)

■ Aflubin - Nasenspray → S. 49
■ Akutur spag. Peka - Tropfen → S. 55
■ Apozema Allium cepa compositum - Augentropfen → S. 109
■ Apozema Gastritis Argentum nitricum complex Nr.16 - Tropfen → S. 112
■ Apozema Wechseljahre Lachesis complex Nr.36 - Tropfen zum Einnehmen → S. 114
■ Coenzyme compositum-Heel - Ampullen → S. 327
■ Discus compositum-Heel - Ampullen → S. 416
■ Echinacea compositum-Heel - Ampullen → S. 458
■ Echinacea compositum-forte-Heel - Ampullen → S. 458
■ Echinacea-Cosmoplex - Tropfen → S. 459
■ Euphorbium compositum-Heel - Ampullen → S. 530
■ Euphorbium compositum-Heel - Nasenspray → S. 530
■ Euphorbium compositum-Heel - Tropfen → S. 530
■ Gastricumeel - Tabletten → S. 618
■ Globuli gegen Schlafstörungen "Similasan" → S. 635
■ Ho-Len-Complex Thyreo-cyl -Tropfen zum Einneh-

Pulsatilla vulgaris Mill. (Ranunculaceae)

Pyelon suis (Homöopathie)

Pyrantel

Anthelminthikum

Pyrazinamid

Tuberkulostatikum

Pyridostigmin bromid

Acetylcholinesterase-Hemmer - Parasympathomimetikum

Pyridoxin

Vitamin-B6-Derivat

Pyridoxinum hydrochloridum (Homöopathie)

Pyriprol

Ektoparasitikum

Pyriproxifen

Insektizid - Antiparasitäres Mittel (vet.)

Pyrit (Homöopathie)

Pyrogenium (Homöopathie)

Quarz (Homöopathie)

Quercus (Homöopathie)

Quercus e cortice (Homöopathie)

Quetiapin

Neuroleptikum

Quillaja saponaria Mol. (Rosaceae)

Quinagolid

Dopamin-Agonist - Prolaktin-Inhibitor

Quinapril

ACE-Hemmer - Antihypertonikum; Herzinsuffizienz-Therapeutikum

Rabeprazol

Protonenpumpenblocker - Ulcus-Therapeutikum

Racecadotril

Enkephalinase-Hemmer - Antidiarrhoikum

Radium [223Ra]

Radiotherapeutikum

Raloxifen

Antiestrogen - Osteoporose

Raltegravir

HIV-Integrase-Inhibitor - HIV-Therapeutikum

Raltitrexed

Thymidylat-Synthetase-Inhibitor - Zytostatikum

Ramipril

ACE-Hemmer - Antihypertonikum; Herzinsuffizienz-Therapeutikum; Koronartherap.

■ Ramipril/HCT Actavis 2,5 mg/12,5 mg - Tabletten → S. 1192
■ Ramipril/HCT Actavis 5 mg/12,5 mg - Tabletten → S. 1192
■ Ramipril/HCT Actavis 5 mg/25 mg - Tabletten → S. 1192
■ Ramipril/HCT Hexal 2,5 mg/12,5 mg - Tabletten → S. 1193
■ Ramipril/HCT Hexal 5 mg/25 mg - Tabletten → S. 1193
■ Ramipril/HCT Krka 2,5 mg/12,5 mg - Tabletten → S. 1193
■ Ramipril/HCT Krka 5 mg/25 mg - Tabletten → S. 1193
■ Ramipril-HCT "ratiopharm" 2,5 mg/12,5 mg - Tabletten → S. 1193
■ Ramipril-HCT "ratiopharm" 5 mg/25 mg - Tabletten → S. 1194
■ Ramipril/HCT Sandoz 2,5 mg/12,5 mg - Tabletten → S. 1194
■ Ramipril/HCT Sandoz 5 mg/25 mg - Tabletten → S. 1194
■ Trinomia 100 mg/20 mg/2,5 mg - Hartkapseln → S. 1455
■ Trinomia 100 mg/20 mg/5 mg - Hartkapseln → S. 1455
■ Trinomia 100 mg/20 mg/10 mg - Hartkapseln → S. 1455
■ Trinomia 100 mg/40 mg/2,5 mg - Hartkapseln → S. 1455
■ Trinomia 100 mg/40 mg/5 mg - Hartkapseln → S. 1455
■ Trinomia 100 mg/40 mg/10 mg - Hartkapseln → S. 1455
■ Tritazide 2,5 mg/12,5 mg - Tabletten → S. 1458
■ Tritazide 5 mg/25 mg - Tabletten → S. 1458
🐾 Vasotop P 0,625 mg - Tabletten für Hunde → S. 1504
🐾 Vasotop P 1,25 mg - Tabletten für Hunde → S. 1504
🐾 Vasotop P 2,5 mg - Tabletten für Hunde → S. 1504
🐾 Vasotop P 5 mg - Tabletten für Hunde → S. 1505

Ramucirumab

VEGF-2-Rezeptor-Antagonist - Zytostatikum, Magenkrebs (Orphan drug)

Cyramza 10 mg/ml - Konzentrat zur Herstellung einer Infusionslösung → S. 361

Ranibizumab

VEGF-Rezeptor-Antagonist - Angiogenese-Hemmer, Makuladegen. (feucht, senil)

Lucentis 10 mg/ml - Injektionslösung → S. 839
Lucentis 10 mg/ml - Injektionslösung in einer Fertigspritze → S. 839

Ranolazin

Fettsäure-Oxidationshemmer - Koronartherapeutikum

Ranexa 375 mg - Retardtabletten → S. 1194
Ranexa 500 mg - Retardtabletten → S. 1194
Ranexa 750 mg - Retardtabletten → S. 1194

Ranunculus bulbosus (Homöopathie)

■ Cor compositum-Heel - Ampullen → S. 344
■ Cution spag. Peka - Lotion → S. 355
■ Cutro spag. Peka - Globuli → S. 356
■ Cutro spag. Peka - Tropfen zum Einnehmen → S. 356
■ Diluplex - Tropfen bei Nervenschmerzen → S. 412
■ Discus compositum-Heel - Ampullen → S. 416

Rasagilin

Monoaminoxidase-B-Hemmer - Morbus Parkinson

Rasagilin 1A Pharma 1 mg - Tabletten → S. 1197
Rasagilin Accord 1 mg - Tabletten → S. 1197
Rasagilin Aristo 1 mg - Tabletten → S. 1197
Rasagilin Bluefish 1 mg - Tabletten → S. 1197
Rasagilin HCS 1 mg - Tabletten → S. 1197
Rasagilin +pharma 1 mg - Tabletten → S. 1198
Rasagilin ratiopharm 1 mg - Tabletten → S. 1198
Rasagilin Sandoz 1 mg - Tabletten → S. 1198
Rasagilin Stada 1 mg - Tabletten → S. 1198
Rasigerolan 1 mg - Tabletten → S. 1198

Rasburicase

Gichtmittel - Hyperurikämie (hämatologische Ursache, Tumorlysesyndrom)

Fasturtec 1,5 mg/ml - Pulver und Lösungsmittel zur Herstellung eines Infusionslösungskonzentrats → S. 553

Rauwolfia serpentina (Homöopathie)

■ Homviotensin - Tabletten → S. 666

Ravulizumab

Complement C5-Inhibitor - Immunmodulator

Ultomiris 300 mg/3 ml - Konzentrat zur Herstellung einer Infusionslösung → S. 1476
Ultomiris 300 mg/30 ml - Konzentrat zur Herstellung einer Infusionslösung → S. 1476
Ultomiris 1.100 mg/11 ml - Konzentrat zur Herstellung einer Infusionslösung → S. 1477

Reboxetin

Antidepressivum

Edronax 4 mg - Tabletten → S. 460

Regadenoson

Adenosin-Derivat - Vasodilatator

Rapiscan 400 Mikrogramm - Injektionslösung → S. 1196

Regorafenib

Tyrosinkinase-Hemmer - Zytostatikum

Stivarga 40 mg - Filmtabletten → S. 1354

Remifentanil

Opioid-Analgetikum

Remifentanil Kabi 1 mg Pulver zur Herstellung eines Konzentrats für eine Injektions- oder Infusionslösung → S. 1211
Remifentanil Kabi 2 mg Pulver zur Herstellung eines Konzentrats für eine Injektions- oder Infusionslösung → S. 1211
Remifentanil Kabi 5 mg Pulver zur Herstellung eines Konzentrats für eine Injektions- oder Infusionslösung → S. 1211
Ultiva 1 mg - Pulver für ein Konzentrat zur Herstellung einer Injektions-/Infusionslösung → S. 1476
Ultiva 2 mg - Pulver für ein Konzentrat zur Herstellung einer Injektions-/Infusionslösung → S. 1476
Ultiva 5 mg - Pulver für ein Konzentrat zur Herstellung einer Injektions-/Infusionslösung → S. 1476

Renes bovis (Homöopathie)

⌘ Nux vomica comp. "Wala" - Injektionslösung für Tiere → S. 1017
⌘ Renes/Viscum comp. "Wala" - Injektionslösung für Tiere → S. 1214

Repaglinid

Orales Antidiabetikum

Repaglinid Accord 0,5 mg - Tabletten → S. 1216
Repaglinid Accord 1 mg - Tabletten → S. 1216
Repaglinid Accord 2 mg - Tabletten → S. 1216
Repaglinid Actavis 0,5 mg - Tabletten → S. 1216
Repaglinid Actavis 1 mg - Tabletten → S. 1216
Repaglinid Actavis 2 mg - Tabletten → S. 1216
Repaglinid ratiopharm 0,5 mg - Tabletten → S. 1216
Repaglinid ratiopharm 1 mg - Tabletten → S. 1216
Repaglinid ratiopharm 2 mg - Tabletten → S. 1216
Repaglinid Stada 0,5 mg - Tabletten → S. 1216
Repaglinid Stada 1 mg - Tabletten → S. 1217

Ritonavir
HIV-Proteinase-Inhibitor - Virustatikum

Rituximab
CD20-Ligand - Antirheumat.; Zytostat.; Non-Hodgkin-Lymphom; Multiple Sklerose

Rivaroxaban
Faktor-Xa-Hemmer - Antikoagulans (oral)

Rivastigmin
Acetylcholinesterase-Hemmer - Morbus Alzheimer

Rizatriptan
5-HT1B/5-HT1D-Rezeptor-Agonist - Migränemittel

Rotavirusdiarrhö-Impfstoff (inaktiviert) für Kälber

Rota-Virus-Infektion (Aktivimmunisierung)

Rota-Virus-Immunglobulin vom Tier

Rota-Virus (Passivimmunisierung)

Rota-Virus-Lebend-Impfstoff, oral

Rota-Virus (Aktivimmunisierung)

Rotigotin

Dopamin-D2-Agonist - Antiparkinson-Mittel

Rotlaufbakterien

Roxithromycin

Makrolid-Antibiotikum

Rufinamid

Antikonvulsivum - Lennox-Gastaut-Syndrom (Orphan drug)

Rumex acetosa L. (Polygonaceae)

Rumex crispus (Homöopathie)

Ruta graveolens (Homöopathie)

■ Flamyar spag. Peka - Salbe → S. 574
■ Nr. 2 Wirbelsäulen- und Gelenkstropfen "Mag. Doskar" → S. 1002
■ Nr. 25 Verletzungstropfen "Mag. Doskar" → S. 1004
■ Oss-regen spag. Peka - Tropfen zum Einnehmen → S. 1055
■ Repisan - Tropfen → S. 1218
■ Überanstrengte Augen Augentropfen "Similasan" → S. 1474
✿ Ruta RemaVet - Globuli für Tiere → S. 1268
⌘ Remalind - Verletzungsglobuli für Tiere → S. 1210
⌘ Tropfen bei chronischer Lahmheit "Mag. Doskar" für Tiere → S. 1461

Rutosid

Kapillartherapeutikum

Dr. Böhm Johanniskraut 425 mg - Kapseln → S. 434
■ Phlogenzym - Filmtabletten → S. 1105
■ Phytodolor - Rheumatropfen → S. 1107
■ Rutozym - Filmtabletten → S. 1268
■ Traumazym - Filmtabletten → S. 1445
■ Wobenzym - magensaftresistente Tabletten → S. 1564

Rutosidum (Homöopathie)

■ Ho-Len-Complex Varicylum -Tropfen zum Einnehmen → S. 665

Ruxolitinib

Antipsoriatikum, Zytostatikum - Myelofibrose

Jakavi 5 mg - Tabletten → S. 738
Jakavi 10 mg - Tabletten → S. 738
Jakavi 15 mg - Tabletten → S. 738
Jakavi 20 mg - Tabletten → S. 738

Saccharomyces boulardii (Saccharomycetaceae)

Antidiarrhoikum

Yomogi - Kapseln → S. 1583

Saccharomyces cerevisiae Meyen (Saccharomycetaceae)

■ Sperti Preparation H - Hämorrhoidalsalbe → S. 1342
■ Sperti Preparation H - Hämorrhoidalzäpfchen → S. 1342

Saccharum tostum (Homöopathie)

Anis-Pyrit Tabletten Weleda → S. 104

Sacubitril

Vasopeptidase-Hemmer - Antihypertonikum, Herzinsuffizienz-Therapeutikum

■ Entresto 24 mg/26 mg - Filmtabletten → S. 494
■ Entresto 49 mg/51 mg - Filmtabletten → S. 495
■ Entresto 97 mg/103 mg - Filmtabletten → S. 495
■ Neparvis 24 mg/26 mg - Filmtabletten → S. 960
■ Neparvis 49 mg/51 mg - Filmtabletten → S. 960
■ Neparvis 97 mg/103 mg - Filmtabletten → S. 960

Safinamid

Antikonvulsivum; Dopamin-Reuptake-Hemmer; Parkinson-Therapeutikum

Xadago 50 mg - Filmtabletten → S. 1565
Xadago 100 mg - Filmtabletten → S. 1565

Salbutamol

Beta-Sympathomimetikum - Antiasthmatikum

Novolizer Salbutamol Meda 100 Mikrogramm/Dosis - Pulver zur Inhalation → S. 997
Sultanol - Ampullen → S. 1362
Sultanol Diskus 0,2 mg - Pulver zur Trockeninhalation → S. 1362
Sultanol - Dosieraerosol → S. 1363
Sultanol - Inhalationslösung → S. 1363
Sultanol - Saft → S. 1363
■ Combivent - Lösung für einen Vernebler in Einzeldosisbehältnissen → S. 335

Salicin

Analgetikum

■ Phytodolor - Rheumatropfen → S. 1107

Salicylamid

Salicylat - Antipyretisch wirkendes Analgetikum

■ Rubriment - Emulsion → S. 1267

Salicylsäure

Analgetikum (antipyretisch wirksam); Keratolytikum; Antiinfektiv. (antimykot.)

Algofina 10% - Spray zur Anwendung auf der Haut, Lösung → S. 62
Mundisal - Gel → S. 934
Squamasol - crinale Lösung → S. 1348
Squamasol - Gel → S. 1348
■ Acerbine - Lösung → S. 24
■ Acerbine - Salbe → S. 24
■ Actikerall 5 mg/g + 100 mg/g - Lösung zur Anwendung auf der Haut → S. 30
■ Aknichthol - Lotio → S. 54
■ Algesal 10%/1% - Creme → S. 61
■ Diprosalic - dermatologische Lösung → S. 415
■ Diprosalic - Salbe → S. 415
■ Dolo-Menthoneurin - Gel → S. 421
■ Duofilm - Lösung zur äußerlichen Anwendung → S. 446
■ Mobilat - Gel → S. 914
■ Mobilat - Salbe → S. 915
■ Pasta Cool → S. 1087
■ Reparil - Gel → S. 1217
■ Soderm 0,5 mg/g + 20 mg/g - Lösung zur Anwendung auf der Haut → S. 1328
■ Verrumal - Lösung zur äußerlichen Anwendung → S. 1520
■ Volon A - Tinktur → S. 1551
✿ Cylabel 1000 mg/g - Pulver zum Eingeben über das Trinkwasser, die Milch oder den Milchaustauscher für Rinder und Schweine → S. 360
✿ Duocylat 1000 mg/g - Pulver zur Herstellung einer Lösung zum Eingeben für Kälber und Schweine → S. 445
✿ Solacyl 1000 mg/g - Pulver zur Herstellung einer Lösung zum Eingeben für Rinder und Schweine → S. 1328
⌘ Dermanolon 1,77 mg/ml + 17,7 mg/ml - Spray zur Anwendung auf der Haut, Lösung für Hunde und Katzen → S. 386
⌘ Recicort 1,77 mg/ml + 17,7 mg/ml - Ohrentropfen, Lösung für Hunde und Katzen → S. 1205

Salix-Arten (Homöopathie)

■ Digestodoron - Tropfen → S. 409

Salix-Arten (Salicaceae)

■ Sidroga Grippetee → S. 1304

Salmeterol
Beta-Sympathomimetikum

Serevent Evohaler 25 Mikrogramm/Sprühstoß - Dosieraerosol → S. 1292
Serevent Diskus - Pulver zur Trockeninhalation → S. 1293

■ AirFluSal Forspiro 50 Mikrogramm/250 Mikrogramm - einzeldosiertes Pulver zur Inhalation → S. 53
■ AirFluSal Forspiro 50 Mikrogramm/500 Mikrogramm - einzeldosiertes Pulver zur Inhalation → S. 53
■ Salmecomp 50 Mikrogramm/100 Mikrogramm - einzeldosiertes Pulver zur Inhalation → S. 1273
■ Salmecomp 50 Mikrogramm/250 Mikrogramm - einzeldosiertes Pulver zur Inhalation → S. 1273
■ Salmecomp 50 Mikrogramm/500 Mikrogramm - einzeldosiertes Pulver zur Inhalation → S. 1273
■ Seretide levis 25 Mikrogramm/50 Mikrogramm pro Sprühstoß - Druckgasinhalation → S. 1292
■ Seretide standard 25 Mikrogramm/125 Mikrogramm pro Sprühstoß - Druckgasinhalation → S. 1292
■ Seretide forte 25 Mikrogramm/250 Mikrogramm pro Sprühstoß - Druckgasinhalation → S. 1292
■ Seretide Diskus levis 50 Mikrogramm/100 Mikrogramm - einzeldosiertes Pulver zur Inhalation → S. 1292
■ Seretide Diskus standard 50 Mikrogramm/250 Mikrogramm - einzeldosiertes Pulver zur Inhalation → S. 1292
■ Seretide Diskus forte 50 Mikrogramm/500 Mikrogramm - einzeldosiertes Pulver zur Inhalation → S. 1292
■ Zoreeda 25 Mikrogramm/125 Mikrogramm/Dosis - Druckgasinhalation, Suspension → S. 1610
■ Zoreeda 25 Mikrogramm/250 Mikrogramm/Dosis - Druckgasinhalation, Suspension → S. 1610

Salmonella enteriditis (Enterobacteriacea)
Aktive Immunisierung gegen Gastroenteritis bei Hühnern

❖ Nobilis Salenvac ETC - Injektionssuspension für Hühner → S. 983
❖ Nobilis Salenvac T - Injektionssuspension für Hühner → S. 983
❖ Nobilis SE live - Lyophilisat zum Eingeben über das Trinkwasser für Hühner → S. 983
⌘ Gallimune Se + St, Wasser-in-Öl-Emulsion zur Injektion für Hühner → S. 615

Salmonella gallinarum (Enterobacteriaceae)

❖ Nobilis SG 9R - Lyophilisat und Lösungsmittel zur Herstellung einer Injektionssuspension für Hühner → S. 983

Salmonella infantis (Enterobacteriaceae)

❖ Nobilis Salenvac ETC - Injektionssuspension für Hühner → S. 983

Salmonella typhimurium (Enterobacteriaceae)

❖ Nobilis Salenvac ETC - Injektionssuspension für Hühner → S. 983
❖ Nobilis Salenvac T - Injektionssuspension für Hühner → S. 983
❖ Salmoporc - Lyophilisat und Lösungsmittel zur Herstellung einer Injektionssuspension für Schweine → S. 1273
❖ Salmoporc - Lyophilisat zur Herstellung einer Suspension zum Eingeben für Schweine → S. 1273
⌘ Gallimune Se + St, Wasser-in-Öl-Emulsion zur Injektion für Hühner → S. 615

Salvia (Homöopathie)

■ Aflubin - Hals- und Rachentropfen → S. 49
■ Amara Tropfen Weleda → S. 73
■ Tropfen gegen starkes Schwitzen "Similasan" → S. 1463
■ Vinceel - Halsspray → S. 1538
■ Vulpur spag. Peka - Tropfen → S. 1559

Salvia officinalis L. (Lamiaceae)

Dr. Kottas Salbeitee → S. 437
Sidroga Hals- und Rachentee → S. 1304
Sidroga Salbeitee → S. 1305

■ Bronchostop direkt - Hals- und Rachenspray → S. 224
■ Salviaforce mit Echinacea - Spray zur Anwendung in der Mundhöhle → S. 1274

Salzsäure, konzentriert

■ Aminomix 1 Novum - Infusionslösung → S. 80
■ Aminomix 2 Novum - Infusionslösung → S. 80

Sambucus nigra (Homöopathie)

Osanit Schnupfenkügelchen → S. 1052

■ Otovowen - Tropfen → S. 1057
■ Tropfen gegen starkes Schwitzen "Similasan" → S. 1463

Sambucus nigra L. (Caprifoliaceae)

Sidroga Holunderblütentee → S. 1304

■ Dr. Kottas Grippe-Erkältungstee → S. 436
■ Entschlackender Abführtee EF-EM-ES → S. 495
■ Grippetee St. Severin → S. 643
■ Sidroga Erkältungstee → S. 1303
■ Sidroga Grippetee → S. 1304
■ Sinupret - Dragees → S. 1322
■ Sinupret forte - Dragees → S. 1322
■ Sinupret - Saft → S. 1322
■ Sinupret - Tropfen → S. 1322

Sanguinaria canadensis (Homöopathie)

■ Apozema Wechseljahre Lachesis complex Nr.36 - Tropfen zum Einnehmen → S. 114
■ Arthroheel - Ampullen → S. 132
■ Echinacea compositum-Heel - Ampullen → S. 458
■ Echinacea compositum-forte-Heel - Ampullen → S. 458
■ Klimaktoplant - Tabletten → S. 763
■ Lymphdiaral - Basistropfen → S. 843
■ Otovowen - Tropfen → S. 1057
■ Zeel - Ampullen → S. 1589
⌘ Zeel - Tabletten für Tiere → S. 1590

Sanguinarium nitricum (Homöopathie)

■ Cutis compositum-Heel - Ampullen → S. 355

Sanicula (Homöopathie)

■ Ricura spag. Peka - Globuli → S. 1232
■ Ricura spag. Peka - Tropfen zum Einnehmen → S. 1232

Sapropterin
Hyperphenylalaninämie

Kuvan 100 mg - Tabletten zur Herstellung einer Lösung zum Einnehmen → S. 768

Secukinumab
Antipsoriatikum, Immunmodulator, Multiple Sklerose-Therapeutikum

Sedum acre (Homöopathie)

Rhodiola rosea L. (Crassulaceae)

Selachier Arten (Elasmobranchier)

Selamectin
Antiparasitäres Mittel (vet.)

Selen
Substitution (Selen)

Selendisulfid
Antiseborrhoikum

Selenicereus grandiflorus (Homöopathie)

Selenium (Homöopathie)

Selexipag
Antihypertonikum; Vasodilatator - Pulmonale arterielle Hypertonie

Semaglutid
GLP-1-Rezeptor-Agonist - Antidiabetikum

Semecarpus anacardium (Homöopathie)

■ Nr. 32 Neurasthenietropfen "Mag. Doskar" → S. 1005
■ Psta spag. Peka - Globuli → S. 1164
■ Psta spag. Peka - Tropfen zum Einnehmen → S. 1165

Sempervivum (Homöopathie)

■ Cutral spag. Peka - Salbe → S. 356

Sempervivum tectorum var. tectorum (Homöopathie)

■ Thyreoidea compositum-Heel - Ampullen → S. 1418

Senecio aureus (Homöopathie)

■ Pascofemin - Tropfen → S. 1086

Senecio cineraria (Homöopathie)

Cineraria maritima D3 Augentropfen Weleda → S. 299

■ Überanstrengte Augen Augentropfen "Similasan" → S. 1474

Sennoside A + B

Anthracen-Derivat - Laxans (antiresorptiv wirksam)

Bekunis - Dragees → S. 175
Bekunis - tassenfertiger Tee → S. 175
Darmol 12 mg - Dragees → S. 370
Darmol - Täfelchen → S. 370
Midro - Tee → S. 898
Neda - Früchtewürfel → S. 953
Pyralvex pur - Lösung → S. 1171
Sidroga Abführtee → S. 1303
X-Prep - orale Lösung → S. 1575

■ Abführtee St. Severin → S. 16
■ Agiolax - Granulat → S. 50
■ Bekunis - Kräutertee → S. 175
■ Entschlackender Abführtee EF-EM-ES → S. 495

Sepia officinalis (Homöopathie)

■ Ambrax - Tabletten → S. 74
■ Apozema Stimmungsaufhellung Ignatia complex Nr.13 - Tropfen zum Einnehmen → S. 114
■ Apozema Wechseljahre Lachesis complex Nr.36 - Tropfen zum Einnehmen → S. 114
■ Discus compositum-Heel - Ampullen → S. 416
■ Haemex - Tropfen → S. 648
■ Klimaktoplant - Tabletten → S. 763
■ Nervoheel - Tabletten → S. 963
■ Nr. 8 Blasentropfen "Mag. Doskar" → S. 1002
■ Nr. 18 Frauentropfen "Mag. Doskar" → S. 1004
■ Orgafem - Tropfen → S. 1049
■ Ovarium compositum-Heel - Ampullen → S. 1059
■ Tropfen gegen Wechseljahrbeschwerden "Similasan" → S. 1464

🐾 Sepia RemaVet - Globuli für Tiere → S. 1290

⌘ Metro ReVet RV 17 - Globuli für Tiere → S. 890
⌘ Nachgeburtstropfen "Mag. Doskar" für Tiere → S. 943
⌘ RemOvar - Fruchtbarkeitsglobuli für Tiere → S. 1213

Sepia officinalis purificata (Homöopathie)

■ Apozema Venen Aesculus complex Nr.35 - Tropfen → S. 114

Serenoa repens (Bart.) Small. (Arecaceae)

Prosta Urgenin - Kapseln → S. 1160
Prostasan - Kapseln → S. 1161

■ Granufink Prosta plus Sabal - Hartkapseln → S. 642
■ Prostagutt duo - Kapseln → S. 1161

Serenoa repens (Homöopathie)

■ Apozema Prostata Sabal serrulatum complex Nr.25 - Tropfen zum Einnehmen → S. 113
■ Gentos - Tropfen → S. 625
■ Nr. 23 Prostatatropfen "Mag. Doskar" → S. 1004
■ Reneel - Tabletten → S. 1213

Serin

Aminosäuren-Substitution

■ Amino-Mel "nephro" - Infusionsflasche → S. 79
■ Aminomix 1 Novum - Infusionslösung → S. 80
■ Aminomix 2 Novum - Infusionslösung → S. 80
■ Aminomix peripher - Infusionslösung → S. 80
■ Aminoplasmal B.Braun 10% - Infusionslösung → S. 80
■ Aminoplasmal Paed 10% - Infusionslösung → S. 80
■ Aminosteril Hepa 8% - Infusionslösung → S. 81
■ Aminoven 10% - Infusionslösung → S. 81
■ Aminoven 15% - Infusionslösung → S. 81
■ Clinimix 3% G-E - Infusionsbeutel → S. 319
■ Clinimix 5% G-E - Infusionsbeutel → S. 320
■ Finomel - Emulsion zur Infusion → S. 572
■ Finomel Peri - Emulsion zur Infusion → S. 572
■ Numeta G 13% E - Emulsion zur Infusion → S. 1007
■ Numeta G 16% E - Emulsion zur Infusion → S. 1008
■ Numeta G 19% E - Emulsion zur Infusion → S. 1008
■ Nutriflex peri - Infusionslösung → S. 1011
■ Nutriflex plus - Infusionslösung → S. 1011
■ Nutriflex special - Infusionslösung → S. 1012
■ Nutriflex Lipid peri B. Braun - Emulsion zur Infusion → S. 1012
■ Nutriflex Lipid plus B. Braun - Emulsion zur Infusion → S. 1012
■ Nutriflex Lipid special B. Braun - Emulsion zur Infusion → S. 1013
■ Nutriflex Lipid special ohne Elektrolyte B. Braun - Emulsion zur Infusion → S. 1013
■ Nutriflex Omega peri B. Braun - Emulsion zur Infusion → S. 1013
■ NuTRIflex Omega plus Emulsion zur Infusion → S. 1014
■ Nutriflex Omega plus B. Braun - Emulsion zur Infusion → S. 1014
■ Nutriflex Omega special B. Braun - Emulsion zur Infusion → S. 1014
■ Nutriflex Omega special ohne Elektrolyte B. Braun - Emulsion zur Infusion → S. 1015
■ Pädamin - Infusionslösung → S. 1069
■ PeriOLIMEL 2,5% mit Elektrolyten - Emulsion zur Infusion → S. 1098
■ Primene 10% pur - Infusionslösung → S. 1146
■ SmofKabiven Low Osmo peripher - Emulsion zur Infusion → S. 1325
■ SmofKabiven peripher - Emulsion zur Infusion → S. 1326
■ SmofKabiven zentral - Emulsion zur Infusion → S. 1326
■ SmofKabiven zentral elektrolytfrei - Emulsion zur Infusion → S. 1326
■ SmofKabiven N-Plus zentral - Emulsion zur Infusion → S. 1327
■ SmofKabiven N-Plus zentral elektrolytfrei - Emulsion zur Infusion → S. 1327
■ Trimix HP - Emulsion zur Infusion → S. 1454
■ Trimix MOF - Emulsion zur Infusion → S. 1454
■ Trimix nephro - Emulsion zur Infusion → S. 1454
■ Trimix perikal - Emulsion zur Infusion → S. 1454
■ ZentroOLIMEL 5,7% - Emulsion zur Infusion → S. 1592
■ ZentroOLIMEL 7,6% - Emulsion zur Infusion → S. 1593
■ ZentroOLIMEL 3,3% mit Elektrolyten - Emulsion zur Infu-

Siltuximab
Interleukin-6-Rezeptor-Antagonist - Zytostatikum, Morbus Castleman

Silybum marianum (Homöopathie)

Silybum marianum (L.) Gaertn. (Asteraceae)

Simeticon
Karminativum

Simvastatin
Cholesterol-Synthese-Hemmer

■ SimEz 10 mg/40 mg - Tabletten → S. 1312

Sinusitis-Nosode (Homöopathie)

■ Euphorbium compositum-Heel - Ampullen → S. 530
■ Euphorbium compositum-Heel - Nasenspray → S. 530
■ Euphorbium compositum-Heel - Tropfen → S. 530

Siponimod

Immunmodulator; Multiple Sklerose-Therapeutikum

Mayzent 0,25 mg - Filmtabletten → S. 862
Mayzent 2 mg - Filmtabletten → S. 862

Sirolimus

mTOR-Kinase-Hemmer - Antibiotikum; Immunsuppressivum

Rapamune 1 mg/ml - Lösung zum Einnehmen → S. 1194
Rapamune 0,5 mg - überzogene Tabletten → S. 1195
Rapamune 1 mg - überzogene Tabletten → S. 1195
Rapamune 2 mg - überzogene Tabletten → S. 1195

Sitagliptin

Antidiabetikum (oral), Dipeptidyl-Peptidase-IV-Hemmer

Januvia 25 mg - Filmtabletten → S. 739
Januvia 50 mg - Filmtabletten → S. 739
Januvia 100 mg - Filmtabletten → S. 739

■ Janumet 50 mg/850 mg - Filmtabletten → S. 739
■ Janumet 50 mg/1000 mg - Filmtabletten → S. 739
■ Velmetia 50 mg/850 mg - Filmtabletten → S. 1507
■ Velmetia 50 mg/1000 mg - Filmtabletten → S. 1508

Smilax (Homöopathie)

■ Cutro spag. Peka - Globuli → S. 356
■ Cutro spag. Peka - Tropfen zum Einnehmen → S. 356
■ Lymphomyosot - Ampullen → S. 843
■ Lymphomyosot - Tabletten → S. 843
■ Lymphomyosot - Tropfen → S. 843
■ Proal spag. Peka - Globuli → S. 1148
■ Proal spag. Peka - Tropfen zum Einnehmen → S. 1148
■ Sensicare Hautfunktions -Tabletten → S. 1289
■ Solidago compositum-Heel - Ampullen → S. 1330

Sofosbuvir

Hepatitis C-Therapeutikum

Sovaldi 400 mg - Filmtabletten → S. 1340

■ Epclusa 400 mg/100 mg - Filmtabletten → S. 497
■ Harvoni 90 mg/400 mg - Filmtabletten → S. 652
■ Vosevi 400 mg/100 mg/100 mg - Filmtabletten → S. 1557

Solanum dulcamara (Homöopathie)

■ apo-RHEUM spag. Peka - Tropfen zum Einnehmen → S. 109
■ Apozema Blasen- und Nieren Belladonna complex Nr.9 - Tropfen → S. 110
■ Apozema Reizblasen Cantharis complex Nr.26 - Tropfen zum Einnehmen → S. 113
■ Arthroheel - Ampullen → S. 132
■ Echinacea-Cosmoplex - Tropfen → S. 459
■ Nr. 8 Blasentropfen "Mag. Doskar" → S. 1002
■ Nr. 35 Reizblasentropfen "Mag. Doskar" → S. 1005
■ Viburcol - Kinderzäpfchen → S. 1534
■ Viburcol - Phiolen - Lösung zum Einnehmen → S. 1534
■ Zeel - Ampullen → S. 1589
⌘ Blasen- und Nierentropfen "Mag. Doskar" für Tiere → S. 206
⌘ Zeel - Tabletten für Tiere → S. 1590

Solidago serotina Ait. (Asteraceae)

■ Heumann´s Blasen- und Nierentee Solubitrat → S. 661

Solidago virgaurea (Homöopathie)

■ Akutur spag. Peka - Tropfen → S. 55
■ metasolidago - Tropfen → S. 882
■ Nr. 3 Nieren- und Blasentropfen "Mag. Doskar" → S. 1002
■ Phönix Antitox - Tropfen → S. 1105
■ Phönix Phönohepan - Tropfen → S. 1106
■ Phönix Solidago - Tropfen → S. 1106
■ Renelix spag. Peka - Tropfen zum Einnehmen → S. 1213
■ Solidago compositum-Heel - Ampullen → S. 1330
⌘ Blasen- und Nierentropfen "Mag. Doskar" für Tiere → S. 206

Solidago virgaurea L. (Asteraceae)

■ Femidoc Nieren- und Blasenfilmtabletten → S. 558
■ Phytodolor - Rheumatropfen → S. 1107
■ Sidroga Blase- und Nierentee → S. 1303
■ Sidroga Blasentee akut → S. 1303

Solifenacin

Muskarin-M3-Rezeptor-Antagonist - Spasmotherapeutikum (urogenital)

Belmacina 5 mg - Filmtabletten → S. 176
Belmacina 10 mg - Filmtabletten → S. 176
Solifenacin 1A Pharma 5 mg - Filmtabletten → S. 1331
Solifenacin 1A Pharma 10 mg - Filmtabletten → S. 1331
Solifenacin Accord 5 mg - Filmtabletten → S. 1331
Solifenacin Accord 10 mg - Filmtabletten → S. 1331
Solifenacin Aristo 5 mg - Filmtabletten → S. 1331
Solifenacin Aristo 10 mg - Filmtabletten → S. 1331
Solifenacin Genericon 5 mg - Filmtabletten → S. 1332
Solifenacin Genericon 10 mg - Filmtabletten → S. 1332
Solifenacin HCS 5 mg - Filmtabletten → S. 1332
Solifenacin HCS 10 mg - Filmtabletten → S. 1332
Solifenacin Stada 5 mg - Filmtabletten → S. 1332
Solifenacin Stada 10 mg - Filmtabletten → S. 1332
Solifenacinsuccinat Mylan 5 mg - Filmtabletten → S. 1332
Solifenacinsuccinat Mylan 10 mg - Filmtabletten → S. 1332
Vesicare 5 mg - Filmtabletten → S. 1525
Vesicare 10 mg - Filmtabletten → S. 1525
Vesicare 1 mg/ml - Suspension zum Einnehmen → S. 1526
Vesisol 5 mg - Filmtabletten → S. 1526
Vesisol 10 mg - Filmtabletten → S. 1526

■ Vesomni 6 mg/0,4 mg - Tabletten mit veränderter Wirkstofffreisetzung → S. 1526

Solriamfetol

Dopamin-Wiederaufnahme-Hemmer - Narkolepsie-Therapeutikum

Sunosi 75 mg - Filmtabletten → S. 1365
Sunosi 150 mg - Filmtabletten → S. 1365

Somatostatin

Hämostatikum - Blutung (gastrointestinal); Akromegalie; Ösophagusvarizen

Somatin 3 mg - Pulver zur Herstellung einer Infusionslösung → S. 1335
Somatostatin "Eumedica" 0,250 mg - Pulver und Lösungsmittel zur Herstellung einer Injektionslösung → S. 1336
Somatostatin "Eumedica" 3 mg - Pulver und Lösungsmittel zur Herstellung einer Infusionslösung → S. 1336
Somatostatin "Eumedica" 6 mg - Pulver und Lösungsmittel zur Herstellung einer Infusionslösung → S. 1336

Somatropin
Hypophysenvorderlappen-Hormon - Anabolikum

Genotropin MiniQuick 0,2 mg - Pulver und Lösungsmittel zur Herstellung einer Injektionslösung → S. 624
Genotropin 5,3 mg - Pulver und Lösungsmittel zur Herstellung einer Injektionslösung → S. 624
Genotropin 12 mg - Pulver und Lösungsmittel zur Herstellung einer Injektionslösung → S. 624
Humatrope 6 mg - Pulver und Lösungsmittel zur Herstellung einer Injektionslösung → S. 670
Humatrope 12 mg - Pulver und Lösungsmittel zur Herstellung einer Injektionslösung → S. 671
Humatrope 24 mg - Pulver und Lösungsmittel zur Herstellung einer Injektionslösung → S. 671
Norditropin FlexPro 5 mg/1,5 ml - Injektionslösung in einem Fertigpen → S. 989
Norditropin FlexPro 10 mg/1,5 ml - Injektionslösung in einem Fertigpen → S. 989
Norditropin FlexPro 15 mg/1,5 ml - Injektionslösung in einem Fertigpen → S. 989
Norditropin SimpleXx 5 mg/1,5 ml - Injektionslösung in einer Patrone → S. 989
Norditropin SimpleXx 10 mg/1,5 ml - Injektionslösung in einer Patrone → S. 989
Norditropin SimpleXx 15 mg/1,5 ml - Injektionslösung in einer Patrone → S. 990
NutropinAq 10 mg/2 ml (30 I.E.) - Injektionslösung → S. 1015
Omnitrope 5 mg/1,5 ml - Injektionslösung → S. 1038
Omnitrope 10 mg/1,5 ml - Injektionslösung → S. 1038
Omnitrope 15 mg/1,5 ml - Injektionslösung → S. 1038
Saizen 5,83 mg/ml - Injektionslösung in einer Patrone → S. 1272
Saizen 8 mg/ml - Injektionslösung in einer Patrone → S. 1272
Zomacton 4 mg - Pulver und Lösungsmittel zur Herstellung einer Injektionslösung → S. 1607
Zomacton 10 mg/ml - Pulver und Lösungsmittel zur Herstellung einer Injektionslösung → S. 1607

Sonidegib
Zytostatikum

Odomzo 200 mg - Hartkapseln → S. 1023

Sorafenib
Multi-Tyrosinkinase-Hemmer - Angiogenese-Hemmer, Zytostatikum

Nexavar 200 mg - Filmtabletten → S. 969

Sorbitol
Diuretikum (osmotisch); Laxans (osmotisch); Cholekinetikum; Süssungsmittel

Ziagen 20 mg/ml - Lösung zum Einnehmen → S. 1596
■ Glandosane synthetischer Speichel - Aerosol → S. 632
■ Microlax - Microklistier → S. 896
■ Yal - Klistier → S. 1581

Sotalol
Beta-Blocker, Antiarrhythmikum

Sotahexal 80 mg - Tabletten → S. 1339
Sotahexal 160 mg - Tabletten → S. 1339
Sotastad 80 mg - Tabletten → S. 1339
Sotastad 160 mg - Tabletten → S. 1339

Spectinomycin
Aminoglykosid-Antibiotikum

ꕤ Linco-Spectin 50 mg/100 mg/ml - Injektionslösung für Tiere → S. 814

Sphäroide aus humanen autologen matrixassoziierten Chondrozyten
Material, organisch; Chondroprotektive Wirkung

Spherox 10 bis 70 Sphäroide/cm² - Suspension zur Implantation → S. 1342

Spigelia anthelmia (Homöopathie)

■ Adol spag. Peka - Tropfen zum Einnehmen → S. 38
■ Apozema Migräne Gelsemium complex Nr.22 - Tropfen → S. 112
■ Apozema Nervenschmerzen Colocynthis complex Nr.24 - Tropfen zum Einnehmen → S. 113
■ Cor compositum-Heel - Ampullen → S. 344
■ Cora Herz- und Kreislauftropfen → S. 344
■ Cralonin - Tropfen → S. 349
■ Nr. 39 Durchblutungstropfen "Mag. Doskar" → S. 1006
■ Restaxil - Nervenschmerzgel → S. 1220
■ Restaxil - Tropfen → S. 1220
■ Spigelon - Tabletten → S. 1342
■ Tropfen gegen Kopfweh "Similasan" → S. 1463

Spinosad
Insektizid (vet.)

✿ Comfortis 140 mg - Kautabletten für Hunde und Katzen → S. 336
✿ Comfortis 180 mg - Kautabletten für Hunde und Katzen → S. 336
✿ Comfortis 270 mg - Kautabletten für Hunde und Katzen → S. 336
✿ Comfortis 425 mg - Kautabletten für Hunde und Katzen → S. 336
✿ Comfortis 665 mg - Kautabletten für Hunde → S. 336
✿ Comfortis 1040 mg - Kautabletten für Hunde → S. 337
✿ Comfortis 1620 mg - Kautabletten für Hunde → S. 337

Spiramycin
Makrolid-Antibiotikum

ꕤ Spizobactin 750.000 IE/125 mg - Kautabletten für Hunde → S. 1345
ꕤ Spizobactin 1.500.000 IE/250 mg - Kautabletten für Hunde → S. 1345
ꕤ Spizobactin 3.000.000 IE/500 mg - Kautabletten für Hunde → S. 1345
ꕤ Suanatem 23,81 mg + 16,67 mg - Tabletten zum Eingeben für Hunde → S. 1358
ꕤ Suanatem forte 178,57 mg + 125 mg - Filmtabletten zum Eingeben für Hunde → S. 1358

Spironolacton
Aldosteronantagonist - Diuretikum

Aldactone 100 mg - Hartkapseln → S. 57
Aldactone 50 mg - überzogene Tabletten → S. 58
Spirobene 50 mg - Tabletten → S. 1343
Spirobene 100 mg - Tabletten → S. 1343
Spirohexal 100 mg - Tabletten → S. 1343
Spirono Genericon 50 mg - Tabletten → S. 1343
Spironolacton "Agepha" - Tabletten → S. 1344
■ Aldactone-Saltucin forte - Hartkapseln → S. 58
■ Furo-Spirobene - Filmtabletten → S. 608
■ Furo-Spirobene forte - Filmtabletten → S. 608
■ Lasilacton 20 mg/50 mg - Kapseln → S. 785
■ Lasilacton 20 mg/100 mg - Kapseln → S. 786
■ Spirono Genericon comp. - Tabletten → S. 1344

■ Spirono Genericon comp. forte - Tabletten → S. 1344
🐾 Prilactone Next 10 mg - Kautabletten für Hunde → S. 1145
🐾 Prilactone Next 50 mg - Kautabletten für Hunde → S. 1145
🐾 Prilactone Next 100 mg - Kautabletten für Hunde → S. 1145
⌘ Cardalis 2,5 mg/20 mg - Kautabletten für Hunde → S. 261
⌘ Cardalis 5 mg/40 mg - Kautabletten für Hunde → S. 261
⌘ Cardalis 10 mg/80 mg - Kautabletten für Hunde → S. 261

Splen suis (Homöopathie)

■ Cutis compositum-Heel - Ampullen → S. 355
■ Thyreoidea compositum-Heel - Ampullen → S. 1418

Stachys officinalis (Homöopathie)

■ Tartephedreel - Tropfen → S. 1393

Stannum jodatum (Homöopathie)

■ Apozema Bronchial und Husten Grindelia complex Nr.12 - Tropfen → S. 110
■ Ho-Len-Complex Pulmo-cyl - Tropfen zum Einnehmen → S. 665
⌘ Tropfen bei chronischem Husten "Mag. Doskar" für Tiere → S. 1461
⌘ Tropfen bei chronischem Nasenfluss "Mag. Doskar" für Tiere → S. 1461

Stannum metallicum (Homöopathie)

Stannum metallicum D1 (0,4%) Salbe Weleda → S. 1350
■ Ho-Len-Complex Plexus-cyl - Tropfen zum Einnehmen → S. 665
⌘ Disci comp. "Wala" - Injektionslösung für Tiere → S. 415
⌘ Pulmo/Stibium comp. "Wala" - Injektionslösung für Tiere → S. 1166
⌘ Urtica/Stannum comp. "Wala" - Injektionslösung für Tiere → S. 1486

Staphylococcus aureus (Micrococcaceae)

■ Broncho-Vaxom 3,5 mg - Kapseln für Kinder → S. 224
■ Broncho-Vaxom 7 mg - Kapseln für Erwachsene → S. 224
■ Buccalin - Filmtabletten → S. 226
■ Luivac - Tabletten → S. 840

Staphylococcus aureus-Nosode (Homöopathie)

■ Spenglersan Kolloid K - Spray zur Anwendung auf der Haut, Lösung → S. 1342

Staphylococcus-Nosode (Homöopathie)

■ Echinacea compositum-Heel - Ampullen → S. 458
■ Echinacea compositum-forte-Heel - Ampullen → S. 458

Staupe-Lebend-Impfstoff für Hunde

⌘ Canigen DHPPi/L - Lyophilisat und Lösungsmittel zur Herstellung einer Injektionssuspension für Hunde → S. 257
⌘ Eurican DAP-Lmulti - Lyophilisat und Suspension zur Herstellung einer Injektionssuspension für Hunde → S. 531
⌘ Eurican DAPPi - Lyophilisat und Lösungsmittel zur Herstellung einer Injektionssuspension → S. 531
⌘ Eurican DAPPi-L - Lyophilisat und Lösungsmittel zur Herstellung einer Injektionssuspension → S. 531
⌘ Nobivac SHP - Lyophilisat und Lösungsmittel zur Herstellung einer Injektionssuspension für Hunde → S. 985
⌘ Nobivac SHPPi - Lyophilisat und Lösungsmittel zur Herstellung einer Injektionssuspension für Hunde → S. 985
⌘ Nobivac SP - Lyophilisat und Lösungsmittel zur Herstellung einer Injektionssuspension für Hunde → S. 986
⌘ Versican Plus DHPPi/L4 - Lyophilisat und Suspension zur Herstellung einer Injektionssuspension für Hunde → S. 1521
⌘ Versican Plus DHPPi/L4R - Lyophilisat und Suspension zur Herstellung einer Injektionssuspension für Hunde → S. 1521
⌘ Virbagen canis SHA/L - Lyophilisat und Suspension zur Herstellung einer Injektionssuspension für Hunde → S. 1541
⌘ Virbagen canis SHAPPi - Lyophilisat und Lösungsmittel zur Herstellung einer Injektionssuspension für Hunde → S. 1541
⌘ Virbagen canis SHAPPi/L - Lyophilisat und Suspension zur Herstellung einer Injektionssuspension für Hunde → S. 1541

Stibium sulfuratum aurantiacum (Homöopathie)

■ Apozema Bronchial und Husten Grindelia complex Nr.12 - Tropfen → S. 110
■ Globuli gegen Husten "Similasan" → S. 635
■ Sinupas - Tropfen zum Einnehmen → S. 1322
■ Tropfen gegen Husten "Similasan" → S. 1462
⌘ Broncho-Chron ReVet RV 3C - Globuli für Tiere → S. 223

Stibium sulfuratum nigrum (Homöopathie)

■ Adrisin - Tabletten → S. 40
■ Apozema Gastritis Argentum nitricum complex Nr.16 - Tropfen → S. 112
■ Asto spag. Peka - Globuli → S. 138
■ Asto spag. Peka - Tropfen zum Einnehmen → S. 138
■ Gastricumeel - Tabletten → S. 618
■ Lymphdiaral - Drainagesalbe → S. 843
■ Phönix Antitox - Tropfen → S. 1105
■ Phönix Ferrum - Tropfen → S. 1106
■ Phönix Hydrargyrum - Tropfen → S. 1106
■ Phönix Lymphophön - Tropfen zum Einnehmen → S. 1106
■ Phönix Phönohepan - Tropfen → S. 1106
■ Phönix Plumbum - Tropfen → S. 1106
■ Phönix Solidago - Tropfen → S. 1106

Stickstoff

Luft synthetisch medizinisch Linde → S. 840
■ Aminomix 1 Novum - Infusionslösung → S. 80
■ Aminomix 2 Novum - Infusionslösung → S. 80
■ Aminomix peripher - Infusionslösung → S. 80
■ Aminoplasmal B.Braun 10% - Infusionslösung → S. 80
■ Aminoplasmal Paed 10% - Infusionslösung → S. 80
■ Finomel - Emulsion zur Infusion → S. 572
■ Finomel Peri - Emulsion zur Infusion → S. 572
■ Numeta G 13% E - Emulsion zur Infusion → S. 1007
■ Numeta G 16% E - Emulsion zur Infusion → S. 1008
■ Numeta G 19% E - Emulsion zur Infusion → S. 1008
■ Nutriflex peri - Infusionslösung → S. 1011
■ Nutriflex plus - Infusionslösung → S. 1011
■ Nutriflex special - Infusionslösung → S. 1012
■ Nutriflex Lipid peri B. Braun - Emulsion zur Infusion → S. 1012
■ Nutriflex Lipid plus B. Braun - Emulsion zur Infusion → S. 1012
■ Nutriflex Lipid special B. Braun - Emulsion zur Infusion → S. 1013
■ Nutriflex Lipid special ohne Elektrolyte B. Braun - Emulsion zur Infusion → S. 1013
■ Nutriflex Omega peri B. Braun - Emulsion zur Infusion → S. 1013
■ NuTRIflex Omega plus Emulsion zur Infusion → S. 1014
■ Nutriflex Omega plus B. Braun - Emulsion zur Infusion → S. 1014

■ Nutriflex Omega special B. Braun - Emulsion zur Infusion → S. 1014
■ Nutriflex Omega special ohne Elektrolyte B. Braun - Emulsion zur Infusion → S. 1015
■ PeriOLIMEL 2,5% mit Elektrolyten - Emulsion zur Infusion → S. 1098
■ SmofKabiven Low Osmo peripher - Emulsion zur Infusion → S. 1325
■ SmofKabiven peripher - Emulsion zur Infusion → S. 1326
■ SmofKabiven zentral - Emulsion zur Infusion → S. 1326
■ SmofKabiven zentral elektrolytfrei - Emulsion zur Infusion → S. 1326
■ SmofKabiven N-Plus zentral - Emulsion zur Infusion → S. 1327
■ SmofKabiven N-Plus zentral elektrolytfrei - Emulsion zur Infusion → S. 1327
■ Trimix HP - Emulsion zur Infusion → S. 1454
■ Trimix MOF - Emulsion zur Infusion → S. 1454
■ Trimix nephro - Emulsion zur Infusion → S. 1454
■ Trimix perikal - Emulsion zur Infusion → S. 1454
■ ZentroOLIMEL 5,7% - Emulsion zur Infusion → S. 1592
■ ZentroOLIMEL 7,6% - Emulsion zur Infusion → S. 1593
■ ZentroOLIMEL 3,3% mit Elektrolyten - Emulsion zur Infusion → S. 1593
■ ZentroOLIMEL 4,4% mit Elektrolyten - Emulsion zur Infusion → S. 1593
■ ZentroOLIMEL 5,7% mit Elektrolyten - Emulsion zur Infusion → S. 1593
■ ZentroOLIMEL 7,6% mit Elektrolyten - Emulsion zur Infusion → S. 1594

Stillingia (Homöopathie)

■ Osteoheel - Tabletten → S. 1055

Streptococcus faecalis (Lactobacillaceae)

■ Hylak forte - Tropfen → S. 680

Streptococcus haemolyticus-Nosode (Homöopathie)

■ Echinacea compositum-Heel - Ampullen → S. 458
■ Echinacea compositum-forte-Heel - Ampullen → S. 458

Streptococcus pyogenes (Lactobacillaceae)

■ Broncho-Vaxom 3,5 mg - Kapseln für Kinder → S. 224
■ Broncho-Vaxom 7 mg - Kapseln für Erwachsene → S. 224
■ Luivac - Tabletten → S. 840

Streptococcus species (Lactobacillaceae)

■ Buccalin - Filmtabletten → S. 226

Streptococcus viridans I-V (Lactobacillaceae)

■ Broncho-Vaxom 3,5 mg - Kapseln für Kinder → S. 224
■ Broncho-Vaxom 7 mg - Kapseln für Erwachsene → S. 224
■ Luivac - Tabletten → S. 840

Strophantus gratus (Homöopathie)

■ Apozema Schlaf und Durchschlaf Passiflora incarnata complex Nr.27 - Tropfen → S. 113
■ Apozema Venen Aesculus complex Nr.35 - Tropfen → S. 114
■ Cora Herz- und Kreislauftropfen → S. 344
■ Corasan - Tropfen → S. 344
■ Ho-Len-Complex Conva-cyl - Tropfen zum Einnehmen → S. 664
■ Nr. 14 Nerven- und Examentropfen "Mag. Doskar" → S. 1003
■ Nr. 16 Herz- und Kreislauftropfen "Mag. Doskar" → S. 1003
■ Nr. 17 Schultropfen für Jugendliche "Mag. Doskar" → S. 1003
■ Nr. 28 Venentropfen "Mag. Doskar" → S. 1005
■ Nr. 30 Schlaftropfen "Mag. Doskar" → S. 1005
■ Tabletten gegen Lampenfieber "Similasan" → S. 1376
⌘ Herz- und Kreislauftropfen "Mag. Doskar" für Tiere → S. 660
⌘ Tropfen bei Start- und Turnierangst "Mag. Doskar" für Tiere → S. 1462

Strychnos ignatii (Homöopathie)

■ Adrisin - Tabletten → S. 40
■ Ambrax - Tabletten → S. 74
■ Apozema Schule Acidum phosphoricum complex Nr.29 - Tropfen zum Einnehmen → S. 113
■ Apozema Stimmungsaufhellung Ignatia complex Nr.13 - Tropfen zum Einnehmen → S. 114
■ Apozema Wechseljahre Lachesis complex Nr.36 - Tropfen zum Einnehmen → S. 114
■ Calmvalera Hevert - Tropfen zum Einnehmen → S. 246
■ Cefaneuro - Tabletten → S. 271
■ Cerebrum compositum-Heel - Ampullen → S. 285
■ Cor compositum-Heel - Ampullen → S. 344
■ Cutis compositum-Heel - Ampullen → S. 355
■ Ho-Len-Complex Plexus-cyl - Tropfen zum Einnehmen → S. 665
■ Klimaktoplant - Tabletten → S. 763
■ Mastodynon - Tabletten → S. 859
■ Nervoheel - Tabletten → S. 963
■ Nr. 11 Migränetropfen für Frauen "Mag. Doskar" → S. 1003
■ Nr. 12 Migränetropfen für Männer "Mag. Doskar" → S. 1003
■ Nr. 32 Neurasthenietropfen "Mag. Doskar" → S. 1005
■ Pascofemin - Tropfen → S. 1086
■ Pasconal - Nerventropfen → S. 1086
■ Psta spag. Peka - Globuli → S. 1164
■ Psta spag. Peka - Tropfen zum Einnehmen → S. 1165
■ Relax Nerven-Globuli → S. 1208
■ Relax Nerven-Tabletten → S. 1208
■ Relax Nerven-Tropfen → S. 1208
■ Vomitusheel - Tropfen → S. 1555

Strychnos nux-vomica (Homöopathie)

■ Adler HOM YvoTour - Streukügelchen → S. 38
■ Apozema Gastritis Argentum nitricum complex Nr.16 - Tropfen → S. 112
■ Apozema Ischias Rhus toxicodendron complex Nr.20 - Tropfen → S. 112
■ Apozema Migräne Gelsemium complex Nr.22 - Tropfen → S. 112
■ Apozema Schwindel und Kreislauf Cocculus complex Nr.30 - Tropfen zum Einnehmen → S. 113
■ Apozema Stärkung für Männer Ginseng complex Nr.32 - Tropfen zum Einnehmen → S. 114
■ Apozema Venen Aesculus complex Nr.35 - Tropfen → S. 114
■ Asto spag. Peka - Globuli → S. 138
■ Asto spag. Peka - Tropfen zum Einnehmen → S. 138
■ Cefavertigo - Tabletten → S. 272
■ Gastricumeel - Tabletten → S. 618
■ Gentiana Magen - Globuli velati Wala → S. 625
■ Mucosa compositum-Heel - Ampullen → S. 930
■ Neureg spag. Peka - Tropfen zum Einnehmen → S. 965
■ Nr. 12 Migränetropfen für Männer "Mag. Doskar" → S. 1003
■ Nr. 13 Nerventropfen für Männer "Mag. Doskar" → S. 1003
■ Nr. 32 Neurasthenietropfen "Mag. Doskar" → S. 1005
■ Nr. 33 Entwöhnungstropfen "Mag. Doskar" → S. 1005

■ Nr. 37 Magen- und Verdauungsstörungstropfen "Mag. Doskar" → S. 1006
■ Nux vomica - Homaccord - Ampullen → S. 1017
■ Nux Vomica - Homaccord - Tropfen → S. 1017
■ Robinia comp. Wala - Globuli velati → S. 1251
■ Tabletten gegen Magenübersäuerung "Similasan" → S. 1376
■ Tonico-Injeel - Ampullen → S. 1427
■ Tropfen gegen Kopfweh "Similasan" → S. 1463
■ Tropfen gegen Wetterfühligkeit "Similasan" → S. 1464
■ Vomitusheel - Tropfen → S. 1555
🐾 Nux vomica RemaVet - Globuli für Tiere → S. 1017
⌘ Cardio ReVet RV 4 - Globuli für Tiere → S. 261
⌘ Nux vomica comp. "Wala" - Injektionslösung für Tiere → S. 1017

Sucralfat
Antazidum - Ulkustherapeutikum

Sucralan 1 g/5 ml - orale Suspension → S. 1360
Sucralfat Genericon 1 g/5 ml - orale Suspension → S. 1360
Sucralfat Genericon 1 g - Tabletten → S. 1360

Sufentanil
Opioid-Analgetikum

Sufenta - Ampullen → S. 1360
Sufentanil-hameln 5 Mikrogramm/ml - Injektions-/Infusionslösung → S. 1360
Sufentanil-hameln 10 Mikrogramm/ml - Injektions-/Infusionslösung → S. 1361
Sufentanil-hameln 50 Mikrogramm/ml - Injektions-/Infusionslösung → S. 1361
Zalviso 15 Mikrogramm - Sublingualtabletten → S. 1586

Sugammadex
Cyclodextrin-Derivat - Komplexbildner

Bridion 100 mg/ml - Injektionslösung → S. 218

Sulbactam
Beta-Lactamase-Hemmer - Antibiotikum

Combactam 1 g - Trockenstechampullen → S. 333
Unasyn - Filmtabletten → S. 1478
■ Unasyn 1,5 g - Trockenstechampullen → S. 1479
■ Unasyn 3 g - Trockenstechampullen → S. 1479
■ Unasyn 3 g - Trockensubstanz zur Infusionsbereitung → S. 1479

Sulfadiazin
Sulfonamid - Chemotherapeutikum

Flammazine - Creme → S. 574
⌘ Chevi-Trim 120/600 mg/g Pulver zum Eingeben für Schweine und Kälber → S. 291
⌘ Diatrim 200 mg/ml + 40 mg/ml - Injektionslösung → S. 397
⌘ Equibactin vet. (333 mg/g+67 mg/g) - Paste zum Eingeben für Pferde → S. 503
⌘ Prisulfan 24% - Injektionslösung für Tiere → S. 1147
⌘ Trimetotat 400 mg/ml + 80 mg/ml - Suspension zum Eingeben für Pferde, Rinder, Schweine und Hühner → S. 1453

Sulfadimidin
Sulfonamid - Chemotherapeutikum

⌘ Riketron N 200 mg/ml + 40 mg/ml - Injektionslösung für Pferde, Rinder und Schweine → S. 1234

Sulfadoxin
Sulfonamid - Chemotherapeutikum

⌘ Borgal 200 mg/40 mg/ml - Injektionslösung für Tiere → S. 210

Sulfamethoxazol
Sulfonamid - Chemotherapeutikum

■ Eusaprim Infusionszusatz - Ampullen → S. 532
■ Eusaprim - orale Suspension für Kinder → S. 532
■ Eusaprim - Tabletten → S. 532
■ Eusaprim forte - Tabletten → S. 533
⌘ Cotrimoxazol-Mix 20/100 mg/g - Pulver zum Eingeben für Schweine → S. 348
⌘ Metaxol 20/100 mg/ml - Lösung zum Eingeben über das Trinkwasser für Schweine und Hühner → S. 882

Sulfametrol
Sulfonamid - Chemotherapeutikum

■ Lidaprim forte - Filmtabletten → S. 813
■ Rokiprim - Infusionslösung → S. 1253

Sulfasalazin
Antiphlogistikum (intestinal); Polyarthritis-Therapeutikum

Salazopyrin 500 mg - Filmtabletten → S. 1272
Salazopyrin 500 mg - Tabletten → S. 1273

Sulfat
Mangelernährungstherapeutikum

■ Aminomix peripher - Infusionslösung → S. 80
■ Finomel - Emulsion zur Infusion → S. 572
■ Finomel Peri - Emulsion zur Infusion → S. 572
■ Klean-Prep - Pulver → S. 763
■ Moviprep - Pulver zur Herstellung einer Lösung zum Einnehmen → S. 925
■ Moviprep Orange - Pulver zur Herstellung einer Lösung zum Einnehmen → S. 925
■ Pleinvue - Pulver zur Herstellung einer Lösung zum Einnehmen → S. 1113
■ SmofKabiven Low Osmo peripher - Emulsion zur Infusion → S. 1325
■ SmofKabiven peripher - Emulsion zur Infusion → S. 1326
■ SmofKabiven zentral - Emulsion zur Infusion → S. 1326
■ SmofKabiven N-Plus zentral - Emulsion zur Infusion → S. 1327

Sulfur (Homöopathie)

■ Adrisin - Tabletten → S. 40
■ Apozema Akne Sulfur complex Nr.1 - Tropfen zum Einnehmen → S. 109
■ Apozema Allergie Acidum formicicum complex Nr.2 - Tropfen zum Einnehmen → S. 109
■ Apozema Ischias Rhus toxicodendron complex Nr.20 - Tropfen → S. 112
■ Apozema Wechseljahre Lachesis complex Nr.36 - Tropfen zum Einnehmen → S. 114
■ Arthroheel - Ampullen → S. 132
■ Cerebrum compositum-Heel - Ampullen → S. 285
■ Coenzyme compositum-Heel - Ampullen → S. 327
■ Cutis compositum-Heel - Ampullen → S. 355
■ Discus compositum-Heel - Ampullen → S. 416
■ Echinacea compositum-Heel - Ampullen → S. 458
■ Echinacea compositum-forte-Heel - Ampullen → S. 458
■ Engystol - Ampullen → S. 489
■ Engystol - Tabletten → S. 489
■ Ho-Len-Complex Cysto-cyl - Tropfen zum Einnehmen → S. 664
■ Mucosa compositum-Heel - Ampullen → S. 930
■ Nr. 13 Nerventropfen für Männer "Mag. Doskar" → S. 1003
■ Nr. 27 Stoffwechseltropfen "Mag. Doskar" → S. 1005

■ Ohrentropfen "Similasan" → S. 1025
■ Thyreoidea compositum-Heel - Ampullen → S. 1418
■ Ubichinon compositum-Heel - Ampullen → S. 1473
■ Zeel - Ampullen → S. 1589
❖ Sulfur RemaVet - Globuli für Tiere → S. 1362
⌘ Avalun Fell - Globuli für Tiere → S. 158
⌘ Ekzemtropfen "Mag. Doskar" für Tiere → S. 467
⌘ Zeel - Tabletten für Tiere → S. 1590

Sulfur iodatum (Homöopathie)

■ Nr. 9 Tropfen zur unspezifischen Abwehrsteigerung "Mag. Doskar" → S. 1003
⌘ Tropfen bei chronischem Nasenfluss "Mag. Doskar" für Tiere → S. 1461
⌘ Tropfen zur Abwehrkraftsteigerung "Mag. Doskar" für Tiere → S. 1464

Sulpirid
Dopamin-D2-Antagonist - Neuroleptikum

Dogmatil 50 mg - Kapseln → S. 419
Dogmatil 200 mg - Tabletten → S. 419

Sulproston
Prostaglandin-Derivat - Wehenförderndes Mittel

Nalador 500 Microgramm - Trockenampullen → S. 943

Sultamicillin
Penicillin-Antibiotikum

Unasyn - Filmtabletten → S. 1478

Sultiam
Carboanhydratase-Hemmer - Antiepileptikum

Ospolot 50 mg - Filmtabletten → S. 1055
Ospolot 200 mg - Filmtabletten → S. 1055
Sultiam neuraxpharm 50 mg - Filmtabletten → S. 1363
Sultiam neuraxpharm 200 mg - Filmtabletten → S. 1363

Sumatriptan
5-HT1B/5-HT1D-Rezeptor-Agonist - Migräne-Therapeutikum

Imigran 50 mg - Filmtabletten → S. 697
Imigran 100 mg - Filmtabletten → S. 697
Imigran 6 mg/0,5 ml - Spritzampullen → S. 697
Sumatriptan 1A Pharma 50 mg - Tabletten → S. 1364
Sumatriptan 1A Pharma 100 mg - Tabletten → S. 1364
Sumatriptan Hexal 100 mg - Tabletten → S. 1364
Sumatriptan Sandoz 50 mg - Filmtabletten → S. 1364
Sumatriptan Sandoz 100 mg - Filmtabletten → S. 1364
Sumatriptan Stada 100 mg - Tabletten → S. 1364

Sunitinib
Zytostatikum - GI-Tumor (Orphan drug); Nierenzellkarzinom (metastasierend)

Sutent 12,5 mg - Hartkapseln → S. 1367
Sutent 25 mg - Hartkapseln → S. 1368
Sutent 50 mg - Hartkapseln → S. 1368

Surfactant vom Schwein
Lungentherapeutikum - Atemnotsyndrom (Frühgeborene)

Curosurf 120 mg - Suspension zur endotracheopulmonalen Instillation → S. 355
Curosurf 240 mg - Suspension zur endotracheopulmonalen Instillation → S. 355

Suxamethonium chlorid
Acetylcholinesterase-Hemmer - Muskelrelaxans (peripher)

Lysthenon 0,1 g/5 ml - Injektionslösung → S. 846

Suxibuzon
Pyrazolidindion-Derivat - Nicht-steroidales Antiphlogistikum

❖ Danilon Equidos 1,5 g - Granulat für Pferde und Ponys → S. 368

Symphytum officinale (Homöopathie)

Symphytum - Salbe D3 Weleda → S. 1371
■ Arthroheel - Ampullen → S. 132
■ Nr. 2 Wirbelsäulen- und Gelenkstropfen "Mag. Doskar" → S. 1002
■ Ossop - Tropfen → S. 1055
■ Repisan - Tropfen → S. 1218
■ Steiroplex - Injektionslösung → S. 1351
■ Traumeel - Ampullen → S. 1445
■ Traumeel - Gel → S. 1446
■ Traumeel - Salbe → S. 1446
■ Traumeel - Tabletten → S. 1446
■ Traumeel - Tropfen → S. 1446
■ Wund- und Brandgel Wala → S. 1564
■ Zeel - Ampullen → S. 1589
⌘ Remalind - Verletzungsglobuli für Tiere → S. 1210
⌘ Traumeel - Gel für Tiere → S. 1446
⌘ Traumeel - Tabletten für Tiere → S. 1446
⌘ Tropfen bei akuter Lahmheit "Mag. Doskar" für Tiere → S. 1461
⌘ Tropfen bei Überbein und Schale "Mag. Doskar" für Tiere → S. 1462
⌘ Zeel - Tabletten für Tiere → S. 1590

Symphytum officinale L. (Boraginaceae)

Kytta - Schmerzsalbe → S. 770
Traumaplant - Salbe → S. 1445

Syzygium aromaticum (L.) Merr. et L. M. Perry (Myrtaceae)

■ esto-gast - Flüssigkeit zum Einnehmen → S. 525
■ Klosterfrau Melissengeist - Flüssigkeit zum Einnehmen und zur Anwendung auf der Haut → S. 763
■ Osa Zahnungshilfe Gel zur Anwendung am Zahnfleisch → S. 1051
■ Padma Circosan - Kapseln → S. 1069
⌘ Sporyl - Salbe für Rinder → S. 1346

Tacalcitol
Vitamin-D-Derivat - Psoriasis

Curatoderm 4 Mikrogramm/g - Emulsion zur Anwendung auf der Haut → S. 354
Curatoderm - Salbe → S. 354

Tacrolimus
Immunsuppressivum

Adport 0,5 mg - Hartkapseln → S. 39
Adport 1 mg - Hartkapseln → S. 39
Adport 2 mg - Hartkapseln → S. 39
Adport 5 mg - Hartkapseln → S. 39
Advagraf 0,5 mg - Hartkapseln, retardiert → S. 40
Advagraf 1 mg - Hartkapseln, retardiert → S. 41
Advagraf 3 mg - Hartkapseln, retardiert → S. 41
Advagraf 5 mg - Hartkapseln, retardiert → S. 41
Dailiport 0,5 mg - Hartkapseln, retardiert → S. 365

Dailiport 1 mg - Hartkapseln, retardiert → S. 365
Dailiport 5 mg - Hartkapseln, retardiert → S. 365
Envarsus 0,75 mg - Retardtabletten → S. 496
Envarsus 1 mg - Retardtabletten → S. 496
Envarsus 4 mg - Retardtabletten → S. 497
Modigraf 0,2 mg - Granulat zur Herstellung einer Suspension zum Einnehmen → S. 915
Modigraf 1 mg - Granulat zur Herstellung einer Suspension zum Einnehmen → S. 916
Prograf 0,5 mg - Hartkapseln → S. 1152
Prograf 1 mg - Hartkapseln → S. 1152
Prograf 5 mg - Hartkapseln → S. 1152
Prograf 5 mg/ml - Konzentrat zur Herstellung einer Infusionslösung → S. 1152
Protopic 0,03% - Salbe → S. 1163
Protopic 0,1% - Salbe → S. 1163
Tacforius 0,5 mg - Hartkapseln, retardiert → S. 1376
Tacforius 1 mg - Hartkapseln, retardiert → S. 1377
Tacforius 3 mg - Hartkapseln, retardiert → S. 1377
Tacforius 5 mg - Hartkapseln, retardiert → S. 1377
Tacni transplant 0,5 mg - Hartkapseln → S. 1377
Tacni transplant 1 mg - Hartkapseln → S. 1378
Tacni transplant 5 mg - Hartkapseln → S. 1378
Tacrolimus Accord 0,1% - Salbe → S. 1378

Tadalafil
Phosphodiesterase-Hemmer - Dysfunktion (erektil), Hypertonie (pulmonal-arter.)

Adcirca 20 mg - Filmtabletten → S. 35
Cialis 5 mg - Filmtabletten → S. 293
Cialis 10 mg - Filmtabletten → S. 294
Cialis 20 mg - Filmtabletten → S. 294
Lanrektan 5 mg - Filmtabletten → S. 781
Lanrektan 10 mg - Filmtabletten → S. 782
Lanrektan 20 mg - Filmtabletten → S. 782
Tadalafil 1A Pharma 5 mg - Filmtabletten → S. 1378
Tadalafil 1A Pharma 10 mg - Filmtabletten → S. 1378
Tadalafil 1A Pharma 20 mg - Filmtabletten → S. 1378
Tadalafil Accord 20 mg - Filmtabletten → S. 1378
Tadalafil Actavis 5 mg - Filmtabletten → S. 1379
Tadalafil Actavis 10 mg - Filmtabletten → S. 1379
Tadalafil Actavis 20 mg - Filmtabletten → S. 1379
Tadalafil AOP 20 mg - Filmtabletten → S. 1379
Tadalafil Aristo 10 mg - Filmtabletten → S. 1379
Tadalafil Aristo 20 mg - Filmtabletten → S. 1380
Tadalafil Genericon 10 mg - Filmtabletten → S. 1380
Tadalafil Genericon 20 mg - Filmtabletten → S. 1380
Tadalafil Krka 10 mg - Filmtabletten → S. 1380
Tadalafil Krka 20 mg - Filmtabletten → S. 1380
Tadalafil PAH-ratiopharm 20 mg - Filmtabletten → S. 1380
Tadalafil ratiopharm 5 mg - Filmtabletten → S. 1380
Tadalafil ratiopharm 10 mg - Filmtabletten → S. 1381
Tadalafil ratiopharm 20 mg - Filmtabletten → S. 1381
Tadalafil Sandoz 5 mg - Filmtabletten → S. 1381
Tadalafil Sandoz 10 mg - Filmtabletten → S. 1381
Tadalafil Sandoz 20 mg - Filmtabletten → S. 1381
Tadalafil Stada 5 mg - Filmtabletten → S. 1381
Tadalafil Stada 10 mg - Filmtabletten → S. 1381
Tadalafil Stada 20 mg - Filmtabletten → S. 1382

Tafamidis
Amyloidose ATTR-Therapeutikum; Antidementivum

Vyndaqel 20 mg - Weichkapseln → S. 1559
Vyndaqel 61 mg - Weichkapseln → S. 1560

Tafluprost
Prostaglandin-Derivat - Glaukom-Therapeutikum

Saflutan 15 Mikrogramm/ml - Augentropfen im Einzeldosisbehältnis → S. 1271
■ Taptiqom 15 Mikrogramm/ml + 5 mg/ml - Augentropfen, Lösung im Einzeldosisbehältnis → S. 1390

Talazoparib
Poly-ADP-Ribose-Polymerase 1-Inhibitor - Zytostatikum

Talzenna 0,25 mg - Hartkapseln → S. 1385
Talzenna 1 mg - Hartkapseln → S. 1385

Talimogen laherparepvec
Zytostatikum

Imlygic 10^6 Plaque-bildende Einheiten (PFU)/ml - Injektionslösung → S. 698
Imlygic 10^8 Plaque-bildende Einheiten (PFU)/ml - Injektionslösung → S. 698

Talpa europaea (Homöopathie)

■ Crimax - Haarvitaltropfen → S. 352

Tamoxifen
Selektiver Estrogen-Rezeptor-Modulator; Zytostatikum

Nolvadex 20 mg - Filmtabletten → S. 987
Tamoxifen "Arcana" 20 mg - Tabletten → S. 1386
Tamoxifen "ratiopharm" 20 mg - Tabletten → S. 1386
Tamoxifen Sandoz 20 mg - Filmtabletten → S. 1386

Tamsulosin
Alpha-1-Rezeptor-Antagonist - Prostatahyperplasie (benigne)

Aglandin retard 0,4 mg - Kapseln → S. 51
Tamsu Genericon retard 0,4 mg - Kapseln → S. 1386
Tamsulosin Actavis retard 0,4 mg - Kapseln → S. 1386
Tamsulosin Arcana retard 0,4 mg - Kapseln → S. 1386
Tamsulosin Aristo 0,4 mg - Retardkapseln → S. 1387
Tamsulosin Genericon 0,4 mg - Retardtabletten → S. 1387
Tamsulosin "Interpharm" retard - Kapseln → S. 1387
Tamsulosin Krka 0,4 mg - Retardtabletten → S. 1387
Tamsulosin +pharma retard 0,4 mg - Kapseln → S. 1387
Tamsulosin "ratiopharm" retard 0,4 mg - Kapseln → S. 1387
Tamsulosin Sandoz retard 0,4 mg - Kapseln → S. 1387
Tamsulosin Stada retard 0,4 mg - Kapseln → S. 1387
■ Dutaglandin comp. 0,5 mg/0,4 mg - Hartkapseln → S. 449
■ DuTamsul 0,5 mg/0,4 mg - Hartkapseln → S. 450
■ TamsuDuo 0,5 mg/0,4 mg - Hartkapseln → S. 1386
■ Vesomni 6 mg/0,4 mg - Tabletten mit veränderter Wirkstofffreisetzung → S. 1526

Tannin
Adstringens, Antidiarrhoikum

Tannalbin - Tabletten → S. 1388

Tapentadol
Opioid-Analgetikum

Palexia 50 mg - Filmtabletten → S. 1070
Palexia 20 mg/ml - Lösung zum Einnehmen → S. 1070
Palexia retard 50 mg - Retardtabletten → S. 1070
Palexia retard 100 mg - Retardtabletten → S. 1070
Palexia retard 150 mg - Retardtabletten → S. 1070
Palexia retard 200 mg - Retardtabletten → S. 1070
Palexia retard 250 mg - Retardtabletten → S. 1071

Taraxacum officinale (Homöopathie)

- Agropyron comp. Wala - Globuli velati → S. 52
- Amara Tropfen Weleda → S. 73
- apo-RHEUM spag. Peka - Tropfen zum Einnehmen → S. 109
- Apozema Leber und Galle Carduus marianus complex Nr.21 - Tropfen zum Einnehmen → S. 112
- Gentiana Magen - Globuli velati Wala → S. 625
- Hechocur spag. Peka - Globuli → S. 653
- Hechocur spag. Peka - Tropfen zum Einnehmen → S. 654
- Hepar compositum-Heel - Ampullen → S. 656
- Ho-Len-Complex Chole-cyl - Tropfen zum Einnehmen → S. 664
- Ho-Len-Complex Fuco-cy -Tropfen zum Einnehmen → S. 664
- Lymphdiaral - Basistropfen → S. 843
- Nr. 1 - Verdauungs-, Galle- und Lebertropfen "Mag. Doskar" → S. 1002
- Proal spag. Peka - Globuli → S. 1148
- Proal spag. Peka - Tropfen zum Einnehmen → S. 1148

⌘ Hepar comp. "Wala" - Injektionslösung für Tiere → S. 656

Taraxacum officinale Wiggers. (Asteraceae)

- Dr. Kottas Leber-Gallentee → S. 437
- Gallen- und Lebertee St. Severin → S. 615
- Magentee St. Severin → S. 852
- Montana - Haustropfen → S. 919
- Original Schwedenbitter Riviera - Lösung zum Einnehmen → S. 1050
- Sidroga Gallen- und Lebertee → S. 1304

Tartarus depuratus-spag. (Homöopathie)

- Phönix Antitox - Tropfen → S. 1105
- Phönix Ferrum - Tropfen → S. 1106
- Phönix Phönohepan - Tropfen → S. 1106

Tartarus stibiatus (Homöopathie)

- Apulo spag. Peka - Tropfen zum Einnehmen → S. 116
- Bronchalis - Heel - Tabletten → S. 222
- Bropert spag. Peka - Tropfen zum Einnehmen → S. 225
- Pneumodoron Nr. 2 - Tropfen → S. 1114
- Tartephedreel - Tropfen → S. 1393

⌘ Pulmo/Stibium comp. "Wala" - Injektionslösung für Tiere → S. 1166

Taurin

Aminosäurensubstitution

- Aminomix 1 Novum - Infusionslösung → S. 80
- Aminomix 2 Novum - Infusionslösung → S. 80
- Aminomix peripher - Infusionslösung → S. 80
- Aminoplasmal Paed 10% - Infusionslösung → S. 80
- Aminoven 10% - Infusionslösung → S. 81
- Aminoven 15% - Infusionslösung → S. 81
- Numeta G 13% E - Emulsion zur Infusion → S. 1007
- Numeta G 16% E - Emulsion zur Infusion → S. 1008
- Numeta G 19% E - Emulsion zur Infusion → S. 1008
- Pädamin - Infusionslösung → S. 1069
- Primene 10% pur - Infusionslösung → S. 1146
- SmofKabiven Low Osmo peripher - Emulsion zur Infusion → S. 1325
- SmofKabiven peripher - Emulsion zur Infusion → S. 1326
- SmofKabiven zentral - Emulsion zur Infusion → S. 1326
- SmofKabiven zentral elektrolytfrei - Emulsion zur Infusion → S. 1326
- SmofKabiven N-Plus zentral - Emulsion zur Infusion → S. 1327
- SmofKabiven N-Plus zentral elektrolytfrei - Emulsion zur Infusion → S. 1327
- Trimix HP - Emulsion zur Infusion → S. 1454
- Trimix perikal - Emulsion zur Infusion → S. 1454

Taurolidin

Chemotherapeutikum

Taurolin (Taurolidin "Geistlich") 0,5% - chirurgische Spüllösung → S. 1394

Taurolin (Taurolidin "Geistlich") 2% - Instillationslösung → S. 1394

Tazobactam

Beta-Lactamase-Hemmer - Antibiotikum

- Piperacillin/Tazobactam Kabi 4 g/0,5 g - Pulver zur Herstellung einer Infusionslösung → S. 1110
- Piperacillin/Tazobactam Sandoz 4,0 g/0,5 g - Pulver zur Herstellung einer Infusionslösung → S. 1110
- Pipitaz 4,0 g/0,5 g - Trockenstechampullen → S. 1110
- Zerbaxa 1 g/0,5 g - Pulver für ein Konzentrat zur Herstellung einer Infusionslösung → S. 1595

Tedizolid

Oxazolidinon-Derivat - Antibiotikum

Sivextro 200 mg - Filmtabletten → S. 1324

Sivextro 200 mg - Pulver für ein Konzentrat zur Herstellung einer Infusionslösung → S. 1324

Teduglutid

GLP-2-Rezeptor-Agonist - Morbus Crohn

Revestive 1,25 mg - Pulver und Lösungsmittel zur Herstellung einer Injektionslösung → S. 1225

Revestive 5 mg - Pulver und Lösungsmittel zur Herstellung einer Injektionslösung → S. 1225

Tegafur

Fluorpyrimidindion-Derivat - Zytostatikum

- Teysuno 15 mg/4,35 mg/11,8 mg - Hartkapseln → S. 1412
- Teysuno 20 mg/5,8 mg/15,8 mg - Hartkapseln → S. 1413

Teicoplanin

Glykopeptid-Antibiotikum

Targocid 200 mg - Trockenstechampullen mit Lösungsmittel → S. 1392

Targocid 400 mg - Trockenstechampullen mit Lösungsmittel → S. 1392

Teicoplanin Accord 200 mg - Pulver zur Herstellung einer Injektionslösung → S. 1400

Teicoplanin Accord 400 mg - Pulver zur Herstellung einer Injektionslösung → S. 1400

Teicoplanin Mylan 200 mg - Pulver zur Herstellung einer Injektions-/Infusionslösung oder einer Lösung zum Einnehmen → S. 1400

Teicoplanin Mylan 400 mg - Pulver zur Herstellung einer Injektions-/Infusionslösung oder einer Lösung zum Einnehmen → S. 1400

Tellurium (Homöopathie)

- Adrisin - Tabletten → S. 40

Telmisartan

Angiotensin-Antagonist - Antihypertonikum

Micardis 40 mg - Tabletten → S. 895

Micardis 80 mg - Tabletten → S. 895

Telotristat
Zytostatikum

Temozolomid
Zytostatikum

Temsirolimus
mTOR-Kinase-Hemmer - Antibiotikum; Immunsuppressivum

Tenecteplase
Fibrinolytikum

Tenofovir
Reverse-Transkriptase-Hemmer (nucleotidisch) - Hepatitis B-Therap., Virustat.

Terazosin
Alpha-1-Rezeptorantagonist - Prostatahyperplasie (benigne)

Urocard 2 mg - Tabletten → S. 1484
Urocard 5 mg - Tabletten → S. 1484
Uroflo 1 mg - Tabletten → S. 1484
Uroflo 2 mg - Tabletten → S. 1484
Uroflo 5 mg - Tabletten → S. 1484
Vicard 1 mg - Tabletten → S. 1534
Vicard 2 mg - Tabletten → S. 1535
Vicard 5 mg - Tabletten → S. 1535

Terbinafin
Antimykotikum

Amykal 1% - Creme → S. 96
Amykal 250 mg - Tabletten → S. 96
Lamisil 1% - Creme → S. 775
LamisilOnce 1% - Lösung zur einmaligen Anwendung auf der Haut → S. 775
Myconormin 250 mg - Tabletten → S. 937
Terbiderm 250 mg - Tabletten → S. 1409
Terbinafin Genericon 250 mg - Tabletten → S. 1409
Terbinafin-ratiopharm Creme → S. 1410
⌘ Neptra - Ohrentropfen, Lösung für Hunde → S. 960
⌘ Osurnia - Ohrengel für Hunde → S. 1056

Terbutalin
Beta-Sympathomimetikum

Bricanyl 0,5 mg - Ampullen → S. 217
Bricanyl Turbohaler 0,5 mg pro Dosis - Pulver zur Inhalation → S. 218

Terebinthina laricina (Homöopathie)

■ Solidago compositum-Heel - Ampullen → S. 1330

Terebinthinae aetheroleum rectificatum (Homöopathie)

■ Ho-Len-Complex Cysto-cyl - Tropfen zum Einnehmen → S. 664

Teriflunomid
Multiple Sklerose-Therapeutikum

Aubagio 14 mg - Filmtabletten → S. 156

Teriparatid
Biosynthetisches Human-Parathormon-Fragment

Forsteo 20 Mikrogramm/80 Mikroliter - Injektionslösung im Fertigpen → S. 591
Movymia 20 Mikrogramm/80 Mikroliter - Injektionslösung → S. 926
Teriparatid ratiopharm 20 Mikrogramm/80 Mikroliter - Injektionslösung in einem vorgefüllten Injektor → S. 1410
Terrosa 20 Mikrogramm/80 Mikroliter - Injektionslösung → S. 1410

Terlipressin
Vasopressin-Derivat - Vasokonstriktor

Glycylpressin 1 mg - Pulver und Lösungsmittel zur Herstellung einer Injektionslösung → S. 638
Terlipressinacetat Ever Pharma 0,2 mg/ml - Injektionslösung → S. 1410

Terminalia chebula Retz. (Combretaceae)

■ Padma Circosan - Kapseln → S. 1069

Terpenlactone

Cerebokan 80 mg - Filmtabletten → S. 285
Cerebokan 120 mg - Filmtabletten → S. 285
Ceremin 40 mg - Filmtabletten → S. 286
Tebofortan 40 mg - Filmtabletten → S. 1396

Testosteron
Anabolikum/Androgen

Andriol Testocaps 40 mg - Kapseln → S. 101
Nebido 1000 mg/4 ml - Injektionslösung → S. 952
Testavan 20 mg/g - Transdermales Gel → S. 1410
Testogel 50 mg - Gel im Beutel → S. 1411

Tetanus-Adsorbat-Impfstoff
Tetanus (Aktivimmunisierung)

■ Boostrix - Injektionssuspension in einer Fertigspritze → S. 210
■ Boostrix Polio - Injektionssuspension in einer Fertigspritze → S. 210
■ dT-reduct "Merieux" - Injektionssuspension in einer Fertigspritze → S. 440
■ Hexyon - Injektionssuspension in einer Fertigspritze → S. 662
■ Infanrix hexa - Pulver und Suspension zur Herstellung einer Injektionssuspension → S. 706
■ Repevax - Injektionssuspension in einer Fertigspritze → S. 1217
■ Revaxis Injektionssuspension in einer Fertigspritze → S. 1224
■ Td-pur für Erwachsene und Heranwachsende → S. 1396

Tetanus-Antitoxin für Tiere
Tetanus (Passivimmunisierung), vet.

🐾 Equilis Tetanus-Serum - Injektionslösung für Tiere → S. 504

Tetanus-Immunglobulin vom Menschen
Tetanus (Passivimmunisierung)

Tetagam P - Fertigspritze → S. 1411

Tetanus-Impfstoff für Pferde
Tetanus (Aktivimmunisierung)

🐾 Equilis Te - Injektionssuspension für Pferde → S. 504
⌘ Equilis Prequenza Te - Injektionssuspension für Pferde → S. 504

Tetanus-Impfstoff für Tiere
Tetanus (Aktivimmunisierung)

⌘ Miloxan - Injektionssuspension für Rinder, Schafe und Ziegen → S. 904
⌘ ProteqFlu-Te - Injektionssuspension für Pferde → S. 1163

Tetrabenazin
Neuroleptikum

Dystardis 25 mg - Tabletten → S. 451
Tetmodis 25 mg - Tabletten → S. 1411
Tetrabenazin Aristo 25 mg - Tabletten → S. 1411

Tetracain
Natriumkanal-Blocker - Lokalanästhetikum

■ Rapydan 70 mg/70 mg - wirkstoffhaltiges Pflaster → S. 1197
⌘ T 61 - Injektionslösung für Tiere → S. 1376

Tetracosactid
Corticotrophin-Analoges

Synacthen Depot - Ampullen → S. 1371
Synacthen 0,25 mg/1 ml - Ampulle → S. 1371
❖ Cosacthen 0,25 mg/ml - Injektionslösung für Hunde → S. 347

Tetracyclin
Tetracyclin-Antibiotikum

CycloPel 300 mg - Kapseln → S. 358
■ Pylera 140 mg/125 mg/125 mg - Hartkapseln → S. 1170
❖ U-tab 2000 mg Tablette zur intrauterinen Anwendung für Rinder → S. 1487

Teucrium scorodonia (Homöopathie)

■ Lymphomyosot - Ampullen → S. 843
■ Lymphomyosot - Tabletten → S. 843
■ Lymphomyosot - Tropfen → S. 843
■ Seonsil spag. Peka - Globuli → S. 1289
■ Seonsil spag. Peka - Tropfen zum Einnehmen → S. 1289

Tezacaftor
CFTR-Aktivator - Mukoviszidose-Therapeutikum

■ Kaftrio 75 mg/50 mg/100 mg - Filmtabletten → S. 746
■ Symkevi 50 mg/75 mg - Filmtabletten → S. 1371
■ Symkevi 100 mg/150 mg - Filmtabletten → S. 1371

Thalidomid
Lepramittel, Zytostatikum

Thalidomide Celgene 50 mg - Hartkapseln → S. 1413

Thallium sulfuricum (Homöopathie)

■ Cutis compositum-Heel - Ampullen → S. 355
■ Tropfen gegen Haarausfall und brüchige Nägel "Similasan" → S. 1462

Theobroma cacao L. (Sterculiaceae)

■ Asthmatee EF-EM-ES → S. 138

Theophyllin
Methyxanthin-Derivat - Phosphodiesterase-Hemmer,

Theospirex - Ampullen → S. 1413
Theospirex retard 150 mg - Filmtabletten → S. 1413
Theospirex retard 300 mg - Filmtabletten → S. 1413
Unifyl retard 200 mg - Tabletten → S. 1479
Unifyl retard 300 mg - Tabletten → S. 1480
Unifyl retard 400 mg - Tabletten → S. 1480
Unifyl retard 600 mg - Tabletten → S. 1480

Thiamazol
Thyreostatikum

Thiamazol Sandoz 20 mg - Tabletten → S. 1414
❖ Apelka 5 mg/ml - Lösung zum Eingeben für Katzen → S. 107
❖ Felimazole 1,25 mg - überzogene Tabletten für Katzen → S. 557
❖ Felimazole 2,5 mg - überzogene Tabletten für Katzen → S. 557
❖ Felimazole 5 mg - Überzogene Tabletten für Katzen → S. 557
❖ Thiafeline 2,5 mg - Filmtabletten für Katzen → S. 1414
❖ Thiafeline 5 mg - Filmtabletten für Katzen → S. 1414

Thiamin
Vitamin-B1-Derivat

Vit. B1 "Agepha" - Tabletten → S. 1546
■ Arca-Be - Dragees → S. 120
■ Berocca plus Zink - Brausetabletten → S. 185
■ Berocca plus Zink - Filmtabletten → S. 185
■ Cernevit - Pulver zur Herstellung einer Infusionslösung → S. 286
■ Diclovit - Kapseln → S. 406
■ Elevit pronatal - Filmtabletten → S. 468
■ Multivit B - Ampullen → S. 932
■ Multivit B forte - Ampullen → S. 933
■ Neurobion - Ampullen → S. 965
■ Neurobion forte - Dragees → S. 965
■ Neuromultivit - Filmtabletten → S. 966
■ Pronerv - Kapseln → S. 1155
■ Soluvit - Trockensubstanz zur Infusionsbereitung → S. 1335
■ Viant - Pulver zur Herstellung einer Infusionslösung → S. 1532
⌘ Vanavit B-Komplex - Injektionslösung für Tiere → S. 1498

Thiamini hydrochloridum (Homöopathie)

■ Coenzyme compositum-Heel - Ampullen → S. 327
■ Discus compositum-Heel - Ampullen → S. 416
■ Ubichinon compositum-Heel - Ampullen → S. 1473

Thiamphenicol
Chloramphenicol-Antibiotikum

❖ Taf Spray 28,5 mg/g - zur Anwendung auf der Haut, Lösung für Tiere → S. 1382

Thiotepa
Aziridin-Derivat - Zytostatikum

Tepadina 15 mg - Pulver für ein Konzentrat zur Herstellung einer Infusionslösung → S. 1409
Tepadina 100 mg - Pulver für ein Konzentrat zur Herstellung einer Infusionslösung → S. 1409

Threonin
Aminosäuren-Substitution

■ Amino-Mel "nephro" - Infusionsflasche → S. 79
■ Aminomix 1 Novum - Infusionslösung → S. 80
■ Aminomix 2 Novum - Infusionslösung → S. 80
■ Aminomix peripher - Infusionslösung → S. 80
■ Aminoplasmal B.Braun 10% - Infusionslösung → S. 80
■ Aminoplasmal Paed 10% - Infusionslösung → S. 80
■ Aminosteril Hepa 8% - Infusionslösung → S. 81
■ Aminoven 10% - Infusionslösung → S. 81
■ Aminoven 15% - Infusionslösung → S. 81
■ Clinimix 3% G-E - Infusionsbeutel → S. 319
■ Clinimix 5% G-E - Infusionsbeutel → S. 320
■ Finomel - Emulsion zur Infusion → S. 572
■ Finomel Peri - Emulsion zur Infusion → S. 572
■ Numeta G 13% E - Emulsion zur Infusion → S. 1007
■ Numeta G 16% E - Emulsion zur Infusion → S. 1008
■ Numeta G 19% E - Emulsion zur Infusion → S. 1008
■ Nutriflex peri - Infusionslösung → S. 1011
■ Nutriflex plus - Infusionslösung → S. 1011
■ Nutriflex special - Infusionslösung → S. 1012
■ Nutriflex Lipid peri B. Braun - Emulsion zur Infusion → S. 1012
■ Nutriflex Lipid plus B. Braun - Emulsion zur Infusion → S. 1012
■ Nutriflex Lipid special B. Braun - Emulsion zur Infusion → S. 1013

■ Nutriflex Lipid special ohne Elektrolyte B. Braun - Emulsion zur Infusion → S. 1013
■ Nutriflex Omega peri B. Braun - Emulsion zur Infusion → S. 1013
■ NuTRIflex Omega plus Emulsion zur Infusion → S. 1014
■ Nutriflex Omega plus B. Braun - Emulsion zur Infusion → S. 1014
■ Nutriflex Omega special B. Braun - Emulsion zur Infusion → S. 1014
■ Nutriflex Omega special ohne Elektrolyte B. Braun - Emulsion zur Infusion → S. 1015
■ Pädamin - Infusionslösung → S. 1069
■ PeriOLIMEL 2,5% mit Elektrolyten - Emulsion zur Infusion → S. 1098
■ Primene 10% pur - Infusionslösung → S. 1146
■ SmofKabiven Low Osmo peripher - Emulsion zur Infusion → S. 1325
■ SmofKabiven peripher - Emulsion zur Infusion → S. 1326
■ SmofKabiven zentral - Emulsion zur Infusion → S. 1326
■ SmofKabiven zentral elektrolytfrei - Emulsion zur Infusion → S. 1326
■ SmofKabiven N-Plus zentral - Emulsion zur Infusion → S. 1327
■ SmofKabiven N-Plus zentral elektrolytfrei - Emulsion zur Infusion → S. 1327
■ Trimix HP - Emulsion zur Infusion → S. 1454
■ Trimix MOF - Emulsion zur Infusion → S. 1454
■ Trimix nephro - Emulsion zur Infusion → S. 1454
■ Trimix perikal - Emulsion zur Infusion → S. 1454
■ ZentroOLIMEL 5,7% - Emulsion zur Infusion → S. 1592
■ ZentroOLIMEL 7,6% - Emulsion zur Infusion → S. 1593
■ ZentroOLIMEL 3,3% mit Elektrolyten - Emulsion zur Infusion → S. 1593
■ ZentroOLIMEL 4,4% mit Elektrolyten - Emulsion zur Infusion → S. 1593
■ ZentroOLIMEL 5,7% mit Elektrolyten - Emulsion zur Infusion → S. 1593
■ ZentroOLIMEL 7,6% mit Elektrolyten - Emulsion zur Infusion → S. 1594

Thrombin (human)

Blutgerinnungsfaktor - Hämostatikum

■ Artiss - Lösungen für einen Gewebekleber tiefgefroren → S. 133
■ Evicel - Lösungen für Fibrinkleber → S. 535
■ TachoSil - Versiegelungsmatrix → S. 1377
■ Tisseel - Lösungen für einen Gewebekleber → S. 1422
■ VeraSeal - Lösungen für Fibrinkleber → S. 1519

Thryallis glauca (Homöopathie)

■ Adler HOM YvoAzem - Streukügelchen → S. 38
■ Tabletten gegen Heuschnupfen "Similasan" → S. 1376

Thuja occidentalis (Homöopathie)

■ Adler HOM YvoSting - Streukügelchen → S. 38
■ Adrisin - Tabletten → S. 40
■ Cerebrum compositum-Heel - Ampullen → S. 285
■ Cutis compositum-Heel - Ampullen → S. 355
■ Echinacea compositum-Heel - Ampullen → S. 458
■ Echinacea compositum-forte-Heel - Ampullen → S. 458
■ Echinacea-Cosmoplex - Tropfen → S. 459
■ Habifac spag. Peka - Tropfen → S. 648
■ Ho-Len-Complex Muco-cyl - Tropfen zum Einnehmen → S. 665
■ Mund- und Halsentzündungen "Similasan" Spray → S. 933
■ Nr. 27 Stoffwechseltropfen "Mag. Doskar" → S. 1005
■ Phönix Lymphophön - Tropfen zum Einnehmen → S. 1106
■ Ricura spag. Peka - Globuli → S. 1232
■ Ricura spag. Peka - Tropfen zum Einnehmen → S. 1232
■ RIXX - Schlankheitstropfen → S. 1250
■ Sensicare Hautfunktions -Tabletten → S. 1289
■ Spigelon - Tabletten → S. 1342
■ Wund- und Brandgel Wala → S. 1564
🐾 Thuja RemaVet - Globuli für Tiere → S. 1417
⌘ Tropfen bei chronischem Nasenfluss "Mag. Doskar" für Tiere → S. 1461
⌘ Warzentropfen "Mag. Doskar" für Tiere → S. 1561

Thymol

Antiseptikum/Desinfektionsmittel, Hyperämisierungsmittel

■ Kinder Luuf - Balsam → S. 759
■ Luuf ätherische Öle - Balsam → S. 842

Thymus suis (Homöopathie)

■ Hepar compositum-Heel - Ampullen → S. 656
■ Thyreoidea compositum-Heel - Ampullen → S. 1418

Thymus serpyllum L. (Lamiaceae)

■ Scottopect - Hustensaft → S. 1282

Thymus vulgaris L. (Lamiaceae)

Bronchostop - Hustenpastillen → S. 224
easybronchial - Thymian Sirup → S. 453
Pilka Thymian - Tropfen zum Einnehmen → S. 1108
Sidroga Thymiantee → S. 1306
Tussamag Hustensaft zuckerfrei → S. 1468
Tussamag Hustensirup → S. 1468

■ Baby Luuf ätherische Öle - Balsam → S. 168
■ Bronchipret Thymian Efeu - Lösung zum Einnehmen → S. 223
■ Bronchipret Thymian Efeu - Saft → S. 223
■ Bronchipret Thymian Primel - Filmtabletten → S. 223
■ Bronchostop direkt - Hals- und Rachenspray → S. 224
■ Bronchostop duo - Hustenpastillen → S. 224
■ Bronchostop - Hustensaft → S. 224
■ Bronchostop sine - Hustensaft → S. 224
■ Brust- und Hustentee St. Severin → S. 225
■ Cefabronchin - Tropfen zum Einnehmen → S. 271
■ Dr. Kottas Husten-Bronchialtee → S. 436
■ Eucabal - Hustensaft → S. 528
■ Heumann Bronchialtee Solubifix → S. 661
■ Jutussin - Hustensaft → S. 745
■ Klosterfrau Thymian Isländisch Moos - Hustensaft → S. 764
■ Scottopect - Gelee → S. 1282
■ Scottopect - Hustensaft → S. 1282
■ Sidroga Husten- und Bronchialtee → S. 1304
■ Sidroga Hustenlösender Bronchialtee → S. 1304
■ Tavituss - Hustensirup → S. 1395
■ Tussimont - Hustensaft mit Thymian und Senegawurzel → S. 1468
■ Tussimont Hustentee mit Thymian, Spitzwegerich, Eibisch und Anis → S. 1468
■ Tussimont Hustentropfen mit Thymian und Spitzwegerich → S. 1469

Thyrallis glauca (Homöopathie)

■ Adler HOM YvoSniff - Streukügelchen → S. 38
■ Tropfen gegen Heuschnupfen "Similasan" → S. 1462

Thyreoidinum suis (Homöopathie)

■ Thyreoidea compositum-Heel - Ampullen → S. 1418

Thyrotropin alfa
Hypophysenvorderlappen-Hormon, Thyrotrophin-Analogon

Thyrogen 0,9 mg - Pulver zur Herstellung einer Injektionslösung → S. 1419

Tiamulin
Antibiotikum (vet.)

✿ Stalimox 81 mg/g - Arzneimittel-Vormischung zur Herstellung von Fütterungsarzneimitteln für Schweine → S. 1349
✿ Stalimox 364,2 mg/g - Granulat zur Herstellung einer Lösung zum Eingeben für Schweine → S. 1349
✿ Tialin 250 mg/ml - Lösung zum Eingeben über das Trinkwasser für Schweine, Hühner und Puten → S. 1419
✿ Tiamulin-Hydrogenfumarat "AniMed Service" 100 mg/g - Pulver zum Eingeben für Schweine, Hühner und Puten → S. 1419
✿ Vetmulin 450 mg/g - Granulat zum Eingeben über das Trinkwasser für Schweine, Hühner und Puten → S. 1528
✿ Vetmulin 162 mg/ml - Injektionslösung für Schweine → S. 1529

Tianeptin
Trizyklisches Antidepressivum

Stablon - Dragees → S. 1348

Tiaprid
Dopamin-Antagonist

Delpral - Ampullen → S. 381
Delpral 100 mg - Tabletten → S. 381

Tibolon
Estrogen; Gestagen

Liviel - Tabletten → S. 825
Tiloria 2,5 mg - Tabletten → S. 1421

Ticagrelor
Thrombozytenaggregationshemmer - Koronartherapeutikum

Brilique 60 mg - Filmtabletten → S. 218
Brilique 90 mg - Filmtabletten → S. 219
Brilique 90 mg - Schmelztabletten → S. 219

Tigecyclin
Tetracyclin-Antibiotikum

Tigecyclin Mylan 50 mg - Pulver zur Herstellung einer Infusionslösung → S. 1419
Tigecyclin Sandoz 50 mg - Pulver zur Herstellung einer Infusionslösung → S. 1420
Tygacil 50 mg - Pulver zur Herstellung einer Infusionslösung → S. 1470

Tigilanol tiglat
Zytostatikum

✿ Stelfonta 1 mg/ml - Injektionslösung für Hunde → S. 1351

Tildipirosin
Antibiotikum (vet.)

✿ Zuprevo 40 mg/ml - Injektionslösung für Schweine → S. 1612
✿ Zuprevo 180 mg/ml - Injektionslösung für Rinder → S. 1612

Tildrakizumab
Interleukin-23-Rezeptor-Antagonist - Antipsoriatikum; Immunmodulator

Ilumetri 100 mg - Injektionslösung in einer Fertigspritze → S. 693

Tiletamin
Antikonvulsivum; Narkotikum

ꕤ Zoletil 100 (50 mg/ml + 50 mg/ml) - Lyophilisat und Lösungsmittel zur Herstellung einer Injektionslösung für Hunde und Katzen → S. 1605

Tilia-Arten (Tiliaceae)

Dr. Kottas Lindenblütentee → S. 437
Sidroga Lindenblütentee → S. 1305
■ Bronchostop - Erkältungssaft → S. 223
■ Dr. Kottas Grippe-Erkältungstee → S. 436
■ Grippetee St. Severin → S. 643
■ Sidroga Erkältungstee → S. 1303
■ Sidroga Grippetee → S. 1304

Tilmanocept
Komplexbildner

Lymphoseek 50 Mikrogramm - Kit für ein radioaktives Arzneimittel → S. 844

Tilmicosin
Antibiotikum (vet.)

✿ Hymatil 300 mg/ml - Injektionslösung für Rinder und Schafe → S. 680
✿ Pulmotil G 200 g/kg Arzneimittel-Vormischung zur Herstellung von Fütterungsarzneimitteln für Schweine und Kaninchen → S. 1167
✿ Tilmovet 200 g/kg - Arzneimittel-Vormischung zur Herstellung von Fütterungsarzneimitteln für Schweine und Kaninchen → S. 1421

Tiludronsäure
Bisphosphonat - Calciumregulator

✿ Tildren 5 mg/ml - Pulver und Lösungsmittel zur Herstellung einer Injektionslösung für Pferde → S. 1420

Timolol
Beta-Blocker

Timoftal 0,25% - Augentropfen → S. 1421
Timoftal 0,5% - Augentropfen → S. 1422
Timophtal 0,5% sine - Einmalaugentropfen → S. 1422
Timoptic 0,5% - Augentropfen → S. 1422
■ Azarga 10 mg/ml+5 mg/ml - Augentropfensuspension → S. 164
■ Combigan 2 mg/ml + 5 mg/ml - Augentropfen → S. 334
■ Cosopt 20 mg/ml + 5 mg/ml - Augentropfen, Lösung → S. 348
■ Cosopt sine 20 mg/ml + 5 mg/ml - Augentropfen, Lösung im Einzeldosisbehältnis → S. 348
■ Dorzastad 20 mg/ml + 5 mg/ml - Augentropfen → S. 426
■ DorzoComp-Vision 20 mg/ml + 5 mg/ml - Augentropfen, Lösung → S. 426
■ Dorzolamid + Timolol Arcana 20 mg/ml + 5 mg/ml - Augentropfen → S. 427
■ Dorzolamid + Timolol Pharma Stulln sine 20 mg/ml + 5 mg/ml - Augentropfen, Lösung im Einzeldosisbehältnis → S. 427
■ Duokopt 20 mg/ml + 5 mg/ml - Augentropfen, Lösung → S. 446
■ DuoTrav 40 Mikrogramm/ml + 5 mg/ml - Augentropfen, Lösung → S. 446
■ Ganfort 0,3 mg/ml + 5 mg/ml - Augentropfen → S. 617
■ Ganfort 0,3 mg/ml + 5 mg/ml - Augentropfen, im Einzeldosisbehältnis → S. 617

Tofacitinib
Tyrosinkinase-Hemmer - Immunsuppressivum; Polyarthritis-Therapeutikum

Xeljanz 5 mg - Filmtabletten → S. 1569
Xeljanz 10 mg - Filmtabletten → S. 1569
Xeljanz 11 mg - Retardtabletten → S. 1569

Tolcapon
COMT-Hemmer (Catechol-o-methyltransferase Inhibitor)

Tasmar 100 mg - Filmtabletten → S. 1393

Tolfenaminsäure
Anthranilsäure-Derivat - Nicht-steroidales Antiphlogistikum

❖ Tolfedine 40 mg/ml - Injektionslösung für Tiere → S. 1425
❖ Tolfedine 60 mg - Tabletten für Hunde → S. 1426

Tollwut-Immunglobulin vom Menschen
Tollwut (Passivimmunisierung)

Berirab P - Fertigspritze → S. 185

Tollwut-Impfstoff (inaktiviert) für Tiere
Tollwut (Aktivimmunisierung)

❖ Nobivac T - Injektionssuspension für Tiere → S. 986
❖ Purevax Rabies - Injektionssuspension → S. 1169
❖ Rabisin - Injektionssuspension für Hunde, Katzen, Marderartige, Pferde, Rinder und Schafe → S. 1185
❖ Versiguard Rabies - Injektionssuspension für Hunde, Katzen, Rinder, Schweine, Schafe, Ziegen, Pferde und Frettchen → S. 1522
❖ Virbagen Tollwutimpfstoff - Injektionssuspension für Hunde und Katzen → S. 1542

⌘ Versican Plus DHPPi/L4R - Lyophilisat und Suspension zur Herstellung einer Injektionssuspension für Hunde → S. 1521
⌘ Virbagen felis RCP/T - Lyophilisat und Lösungsmittel zur Herstellung einer Injektionssuspension für Katzen → S. 1542

Tollwut-Impfstoff, inaktiviert
Tollwut (Aktivimmunisierung)

Rabipur - Pulver und Lösungsmittel zur Herstellung einer Injektionslösung in einer Fertigspritze → S. 1184

Tolterodin
Parasympatholytikum

Detrusitol 1 mg - Filmtabletten → S. 390
Detrusitol 2 mg - Filmtabletten → S. 390
Santizor 4 mg - Retardkapseln → S. 1278
Tolterodin Accord 1 mg - Filmtabletten → S. 1426
Tolterodin Accord 2 mg - Filmtabletten → S. 1426
Tolterodin Aristo 1 mg - Filmtabletten → S. 1426
Tolterodin Aristo 2 mg - Filmtabletten → S. 1426

Toltrazuril
Antimykotikum

❖ Baycox Direct 25 mg/ml - Lösung zum Eingeben über das Trinkwasser für Hühner und Puten → S. 172
❖ Baycox Multi 50 mg/ml - Suspension zum Eingeben für Rinder, Schweine und Schafe → S. 172
❖ Cevazuril 50 mg/ml - Suspension zum Eingeben für Ferkel und Kälber → S. 289
❖ Dozuril Pig 50 mg/ml - Suspension zum Eingeben für Schweine → S. 434
❖ Espacox 50 mg/ml - Suspension zum Eingeben für Schweine → S. 523
❖ Toltranil 50 mg/ml - Suspension zum Eingeben für Schweine, Rinder und Schafe → S. 1426
❖ Tolvet 50 mg/ml - Suspension zum Eingeben für Schweine → S. 1427
❖ Zuritol 25 mg/ml - Lösung zum Eingeben über das Trinkwasser für Hühner → S. 1613
❖ Zuritol 50 mg/ml - Suspension zum Eingeben für Schweine → S. 1613

⌘ Baycox Iron 36 mg/ml + 182 mg/ml - Injektionssuspension für Ferkel → S. 172
⌘ Forceris 30 mg/ml + 133 mg/ml - Injektionssuspension für Ferkel → S. 590

Tolvaptan
Vasopressin-Rezeptor-Antagonist - Herzinsuffizienz-Therapeutikum

Jinarc 15 mg - Tabletten → S. 742
Jinarc 30 mg - Tabletten → S. 742
Jinarc 15 mg, Jinarc 45 mg - Tabletten → S. 742
Jinarc 30 mg, Jinarc 60 mg - Tabletten → S. 742
Jinarc 30 mg, Jinarc 90 mg - Tabletten → S. 742
Samsca 7,5 mg - Tabletten → S. 1274
Samsca 15 mg - Tabletten → S. 1275
Samsca 30 mg - Tabletten → S. 1275

1-(p-Tolyl)ethanol
Cholekinetikum, Choleretikum

■ Galle - Donau - Dragees → S. 615

Topiramat
Antiepileptikum

Topamax 25 mg - Filmtabletten → S. 1428
Topamax 50 mg - Filmtabletten → S. 1428
Topamax 100 mg - Filmtabletten → S. 1428
Topamax 15 mg - Granulat in Kapseln → S. 1428
Topamax 25 mg - Granulat in Kapseln → S. 1429
Topilex 25 mg - Filmtabletten → S. 1429
Topilex 50 mg - Filmtabletten → S. 1429
Topilex 100 mg - Filmtabletten → S. 1429
Topilex 200 mg - Filmtabletten → S. 1429
Topiramat 1A Pharma 25 mg - Filmtabletten → S. 1429
Topiramat 1A Pharma 50 mg - Filmtabletten → S. 1429
Topiramat 1A Pharma 100 mg - Filmtabletten → S. 1429
Topiramat 1A Pharma 200 mg - Filmtabletten → S. 1429
Topiramat-ratiopharm 25 mg - Filmtabletten → S. 1429
Topiramat-ratiopharm 50 mg - Filmtabletten → S. 1429
Topiramat-ratiopharm 100 mg - Filmtabletten → S. 1430
Topiramat-ratiopharm 200 mg - Filmtabletten → S. 1430
Topiramat Sandoz 25 mg - Filmtabletten → S. 1430
Topiramat Sandoz 50 mg - Filmtabletten → S. 1430
Topiramat Sandoz 100 mg - Filmtabletten → S. 1430
Topiramat Sandoz 200 mg - Filmtabletten → S. 1430
Topiramat Stada 25 mg - Filmtabletten → S. 1430
Topiramat Stada 50 mg - Filmtabletten → S. 1430
Topiramat Stada 100 mg - Filmtabletten → S. 1431
Topiramat Stada 200 mg - Filmtabletten → S. 1431

Topotecan
Topoisomerase-Hemmer - Zytostatikum

Hycamtin 0,25 mg - Hartkapseln → S. 675
Hycamtin 1 mg - Hartkapseln → S. 675
Hycamtin 4 mg - Pulver zur Herstellung eines Infusionslösungskonzentrats → S. 675
Topotecan Accord 1 mg/ml - Konzentrat zur Herstellung einer Infusionslösung → S. 1431

Torasemid
Schleifendiuretikum

Torasemid Hexal 2,5 mg - Tabletten → S. 1432
Torasemid Hexal 5 mg - Tabletten → S. 1432
Torasemid Hexal 10 mg - Tabletten → S. 1432
Torasemid Hexal 20 mg - Tabletten → S. 1432

🐾 Isemid 1 mg - Kautabletten für Hunde (2,5-11,5 kg) → S. 727
🐾 Isemid 2 mg - Kautabletten für Hunde (> 11,5-23 kg) → S. 727
🐾 Isemid 4 mg - Kautabletten für Hunde (> 23-60 kg) → S. 727
🐾 UpCard 0,75 mg - Tabletten für Hunde → S. 1481
🐾 UpCard 3 mg - Tabletten für Hunde → S. 1481
🐾 UpCard 7,5 mg - Tabletten für Hunde → S. 1481

Toxicodendrum quercifolium (Homöopathie)

■ Cutral spag. Peka - Salbe → S. 356
■ Flamyar spag. Peka - Salbe → S. 574
■ Ho-Len-Complex Neuri-cyl - Tropfen zum Einnehmen → S. 665
■ Neuralgo-Rheum-Injeel - Ampullen → S. 964
■ Nr. 2 Wirbelsäulen- und Gelenkstropfen "Mag. Doskar" → S. 1002
■ Nr. 40 Gelenksentzündungstropfen "Mag. Doskar" → S. 1006
■ Zeel - Ampullen → S. 1589

Trabectedin
Zytostatikum

Yondelis 0,25 mg - Pulver zur Herstellung eines Infusionslösungskonzentrats → S. 1583
Yondelis 1 mg - Pulver zur Herstellung eines Infusionslösungskonzentrats → S. 1583

Tramadol
Opioid-Analgetikum

Adamon 50 mg - Schmelztabletten → S. 34
Adamon long retard 150 mg - Filmtabletten → S. 34
Adamon long retard 300 mg - Filmtabletten → S. 34
Tradolan 50 mg - Ampullen → S. 1435
Tradolan 100 mg - Ampullen → S. 1436
Tradolan 50 mg - Filmtabletten → S. 1436
Tradolan - Tropfen → S. 1436
Tradolan retard 100 mg - Filmtabletten → S. 1436
Tradolan retard 150 mg - Filmtabletten → S. 1437
Tradolan retard 200 mg - Filmtabletten → S. 1437
Tramabene 50 mg - Ampullen → S. 1437
Tramabene 100 mg - Ampullen → S. 1437
Tramabene 50 mg - Kapseln → S. 1437
Tramabene 100 mg - Retardtabletten → S. 1438
Tramabene 150 mg - Retardtabletten → S. 1438
Tramabene 200 mg - Retardtabletten → S. 1438
Tramabene - Tropfen → S. 1438
Tramadol 1A Pharma 50 mg - Kapseln → S. 1438
Tramadol 1A Pharma 100 mg/ml - Tropfen → S. 1438
Tramadolhydrochlorid Actavis 100 mg - Retardtabletten → S. 1438
Tramadolhydrochlorid Actavis 150 mg - Retardtabletten → S. 1438
Tramadolhydrochlorid Actavis 200 mg - Retardtabletten → S. 1438
Tramadolor 100 mg - Ampullen → S. 1439
Tramadolor 50 mg - Kapseln → S. 1439
Tramadolor 100 mg/ml - Tropfen → S. 1439
Tramadolor retard 100 mg - Tabletten → S. 1439
Tramadolor retard 150 mg - Tabletten → S. 1439
Tramadolor retard 200 mg - Tabletten → S. 1439
Tramal 50 mg - Ampullen → S. 1439
Tramal 100 mg - Ampullen → S. 1439
Tramal 50 mg - Kapseln → S. 1439
Tramal retard 100 mg - Filmtabletten → S. 1440
Tramal retard 150 mg - Filmtabletten → S. 1440
Tramal retard 200 mg - Filmtabletten → S. 1440
Tramal - Tropfen → S. 1440
Tramastad 100 mg/2 ml - Ampullen → S. 1440
Tramastad 50 mg - Kapseln → S. 1441
Tramastad 100 mg/ml - Tropfen → S. 1441
Tramundal retard 100 mg - Filmtabletten → S. 1441
Tramundal retard 150 mg - Filmtabletten → S. 1441
Tramundal - Tropfen → S. 1441

■ Tradocomp 37,5 mg/325 mg - Tabletten → S. 1435
■ Zaldiar 37,5 mg/325 mg - Filmtabletten → S. 1585

🐾 Tralieve 50 mg/ml - Injektionslösung für Hunde → S. 1437
🐾 Tralieve 20 mg - Kautabletten für Hunde → S. 1437
🐾 Tralieve 80 mg - Kautabletten für Hunde → S. 1437

Tramazolin
Imidazolin-Derivat - Vasokonstriktor,

Rhinospray plus ätherische Öle - Nasenspray → S. 1231

Trametinib
Zytostatikum

Mekinist 0,5 mg - Filmtabletten → S. 865
Mekinist 2,0 mg - Filmtabletten → S. 865

Tranexamsäure
Antifibrinolytikum

Cyklokapron 500 mg - Filmtabletten → S. 359
Cyklokapron 100 mg/ml - Injektionslösung/Infusionslösung → S. 359
Tranexamsäure Accord 100 mg/ml - Injektionslösung → S. 1442
Tranexamsäure medicamentum 100 mg/ml - Injektionslösung → S. 1442

(-)-trans-Menthon
Cholekinetikum, Choleretikum - Gallen-Therapeutikum

■ Rowachol - Kapseln → S. 1265

Tranylcypromin
Monoaminoxidase-Hemmer - Antidepressivum

Tranylcypromin Aristo 10 mg - Filmtabletten → S. 1444
Tranylcypromin Aristo 20 mg - Filmtabletten → S. 1444

Trastuzumab
Zytostatikum - Mammakarzinom-Metastasen (HER-2-positive Frauen)

Herceptin 150 mg - Pulver zur Herstellung eines Infusionslösungskonzentrats → S. 659
Herceptin 600 mg - Injektionslösung in einer Durchstechflasche → S. 659
Herzuma 150 mg - Pulver für ein Konzentrat zur Herstellung einer Infusionslösung → S. 660
Herzuma 420 mg - Pulver für ein Konzentrat zur Herstellung einer Infusionslösung → S. 661
Kanjinti 150 mg - Pulver für ein Konzentrat zur Herstellung einer Infusionslösung → S. 750
Kanjinti 420 mg - Pulver für ein Konzentrat zur Herstellung einer Infusionslösung → S. 750
Ogivri 150 mg - Pulver für ein Konzentrat zur Herstellung einer Infusionslösung → S. 1024
Ogivri 420 mg - Pulver für ein Konzentrat zur Herstellung einer

Infusionslösung → S. 1024
Ontruzant 150 mg - Pulver für ein Konzentrat zur Herstellung einer Infusionslösung → S. 1043
Ontruzant 420 mg - Pulver für ein Konzentrat zur Herstellung einer Infusionslösung → S. 1043
Trazimera 150 mg - Pulver zur Herstellung eines Infusionslösungskonzentrats → S. 1448
Trazimera 420 mg - Pulver zur Herstellung eines Infusionslösungskonzentrats → S. 1448
Zercepac 150 mg - Pulver zur Herstellung eines Infusionslösungskonzentrats → S. 1595

Trastuzumab emtansin
Zytostatikum - Mammakarzinom-Metastasen (HER-2-positive Frauen)

Kadcyla 100 mg - Pulver zur Herstellung eines Infusionslösungskonzentrats → S. 746
Kadcyla 160 mg - Pulver zur Herstellung eines Infusionslösungskonzentrats → S. 746

Travoprost
Prostaglanin-Derivat - Glaukom

Travatan 40 Mikrogramm/ml - Augentropfen → S. 1447
Travoprost Stada 40 Mikrogramm/ml - Augentropfen → S. 1447
■ DuoTrav 40 Mikrogramm/ml + 5 mg/ml - Augentropfen, Lösung → S. 446

Trazodon
Antidepressivum

Trittico retard 75 mg - Tabletten → S. 1458
Trittico retard 150 mg - Tabletten → S. 1459

Treosulfan
Zytostatikum

Trecondi 1 g - Pulver zur Herstellung einer Infusionslösung → S. 1448
Trecondi 5 g - Pulver zur Herstellung einer Infusionslösung → S. 1448

Treprostinil
Prostaglandin-Derivat

Remodulin 1 mg/ml - Infusionslösung → S. 1212
Remodulin 2,5 mg/ml - Infusionslösung → S. 1212
Remodulin 5 mg/ml - Infusionslösung → S. 1213
Remodulin 10 mg/ml - Infusionslösung → S. 1213
Trepulmix 1 mg/ml - Infusionslösung → S. 1449
Trepulmix 2,5 mg/ml - Infusionslösung → S. 1450
Trepulmix 5 mg/ml - Infusionslösung → S. 1450
Trepulmix 10 mg/ml - Infusionslösung → S. 1450
Trisuva 1 mg/ml - Infusionslösung → S. 1457
Trisuva 2,5 mg/ml - Infusionslösung → S. 1457
Trisuva 5 mg/ml - Infusionslösung → S. 1458
Trisuva 10 mg/ml - Infusionslösung → S. 1458

Tretinoin
Retinoid

Vesanoid 10 mg - Kapseln → S. 1525
■ Acnatac 10 mg/g + 0,25 mg/g - Gel → S. 29
■ Keratosis + Tretinoin Creme Widmer → S. 754

Triamcinolon
Glukokortikoid

Solu-Volon A 40 mg - Ampulle → S. 1335
Solu-Volon A 80 mg - Injektionslösung → S. 1335
Volon 4 mg - Tabletten → S. 1550
Volon 8 mg - Tabletten → S. 1551
Volon A - Creme antibiotikafrei → S. 1551
Volon A - Haftsalbe → S. 1551
Volon A - Salbe antibiotikafrei → S. 1551
Volon A 10 mg - Kristallsuspension - Ampulle → S. 1551
Volon A 40 mg - Kristallsuspension - Ampulle → S. 1552
Volon A 40 mg - Kristallsuspension - Spritzampulle → S. 1552
Volon A 80 mg - Kristallsuspension - Spritzampulle → S. 1552
■ Aureocort 1 mg/g + 30 mg/g - Salbe → S. 158
■ Ledermix - Paste → S. 790
■ Pevisone - Creme → S. 1102
■ Volon A - Tinktur → S. 1551
Dermanolon 1,77 mg/ml + 17,7 mg/ml - Spray zur Anwendung auf der Haut, Lösung für Hunde und Katzen → S. 386
Recicort 1,77 mg/ml + 17,7 mg/ml - Ohrentropfen, Lösung für Hunde und Katzen → S. 1205

Triamteren
Kaliumsparendes Diuretikum

■ Dytide H - Tabletten → S. 452

Triazolam
Benzodiazepin-Derivat - Hypnotikum

Halcion 0,25 mg - Tabletten → S. 649

Trichinoylum (Homöopathie)

■ Ubichinon compositum-Heel - Ampullen → S. 1473

Trichlormethiazid
Thiazid-Diuretikum

Naquadem 200 mg/5 mg - Granulat für Rinder und Pferde → S. 945

Trichophytie-Impfstoff für Rinder

Bovilis Ringvac - Lyophilisat und Lösungsmittel zur Herstellung einer Injektionssuspension für Rinder → S. 214

Triclabendazol
Anthelminthikum

Cydectin TriclaMox 1 mg/ml + 50 mg/ml - Lösung zum Eingeben für Schafe → S. 359

Trientin
Antidot, Komplexbildner - Morbus Wilson (orphan drurg)

Cuprior 150 mg - Filmtabletten → S. 353

Trifluridin
Virustatikum

■ Lonsurf 15 mg/6,14 mg - Filmtabletten → S. 830
■ Lonsurf 20 mg/8,19 mg - Filmtabletten → S. 830

Triglyceride

■ Lipidem - Emulsion zur Infusion → S. 818

Triglyceride, mittelkettige

■ Finomel - Emulsion zur Infusion → S. 572
■ Finomel Peri - Emulsion zur Infusion → S. 572
■ Lipidem - Emulsion zur Infusion → S. 818
■ Nutriflex Lipid peri B. Braun - Emulsion zur Infusion → S. 1012
■ Nutriflex Lipid plus B. Braun - Emulsion zur Infusion → S. 1012
■ Nutriflex Lipid special B. Braun - Emulsion zur Infusion → S. 1013

■ Nutriflex Lipid special ohne Elektrolyte B. Braun - Emulsion zur Infusion → S. 1013
■ Nutriflex Omega peri B. Braun - Emulsion zur Infusion → S. 1013
■ NuTRIflex Omega plus Emulsion zur Infusion → S. 1014
■ Nutriflex Omega plus B. Braun - Emulsion zur Infusion → S. 1014
■ Nutriflex Omega special B. Braun - Emulsion zur Infusion → S. 1014
■ Nutriflex Omega special ohne Elektrolyte B. Braun - Emulsion zur Infusion → S. 1015
■ SmofKabiven Low Osmo peripher - Emulsion zur Infusion → S. 1325
■ SmofKabiven peripher - Emulsion zur Infusion → S. 1326
■ SmofKabiven zentral - Emulsion zur Infusion → S. 1326
■ SmofKabiven zentral elektrolytfrei - Emulsion zur Infusion → S. 1326
■ SmofKabiven N-Plus zentral - Emulsion zur Infusion → S. 1327
■ SmofKabiven N-Plus zentral elektrolytfrei - Emulsion zur Infusion → S. 1327
■ Smoflipid 200 mg/ml - Emulsion zur Infusion → S. 1327
■ Trimix HP - Emulsion zur Infusion → S. 1454
■ Trimix MOF - Emulsion zur Infusion → S. 1454
■ Trimix nephro - Emulsion zur Infusion → S. 1454
■ Trimix perikal - Emulsion zur Infusion → S. 1454

Trilostan
Corticoid-Synthese-Hemmer

🐾 Vetoryl 10 mg - Hartkapseln für Hunde → S. 1529
🐾 Vetoryl 30 mg - Hartkapseln für Hunde → S. 1529
🐾 Vetoryl 60 mg - Hartkapseln für Hunde → S. 1529
🐾 Vetoryl 120 mg - Hartkapseln für Hunde → S. 1529

Trimagnesiumdicitrat
Magnesium (Substitution)

Magnesium Diasporal 300 mg - Granulat zur Herstellung einer Lösung zum Einnehmen → S. 853
Magnesium Diasporal - Lutschtabletten → S. 854
■ Magnesium Verla - Filmtabletten → S. 853

Trimetazidin
Herztherapeutikum

Vastarel 35 mg - Filmtabletten mit veränderter Wirkstofffreisetzung → S. 1505

Trimethoprim
Folsäure-Antagonist - Chemotherapeutikum

Motrim 100 mg - Tabletten → S. 924
Motrim 200 mg - Tabletten → S. 924
Triprim 200 mg - Tabletten → S. 1456
Triprim 300 mg - Tabletten → S. 1456
■ Eusaprim Infusionszusatz - Ampullen → S. 532
■ Eusaprim - orale Suspension für Kinder → S. 532
■ Eusaprim - Tabletten → S. 532
■ Eusaprim forte - Tabletten → S. 533
■ Lidaprim forte - Filmtabletten → S. 813
■ Rokiprim - Infusionslösung → S. 1253
⌘ Borgal 200 mg/40 mg/ml - Injektionslösung für Tiere → S. 210
⌘ Chevi-Trim 120/600 mg/g Pulver zum Eingeben für Schweine und Kälber → S. 291
⌘ Cotrimoxazol-Mix 20/100 mg/g - Pulver zum Eingeben für Schweine → S. 348
⌘ Diatrim 200 mg/ml + 40 mg/ml - Injektionslösung → S. 397
⌘ Equibactin vet. (333 mg/g+67 mg/g) - Paste zum Eingeben für Pferde → S. 503
⌘ Metaxol 20/100 mg/ml - Lösung zum Eingeben über das Trinkwasser für Schweine und Hühner → S. 882
⌘ Prisulfan 24% - Injektionslösung für Tiere → S. 1147
⌘ Riketron N 200 mg/ml + 40 mg/ml - Injektionslösung für Pferde, Rinder und Schweine → S. 1234
⌘ Trimetotat 400 mg/ml + 80 mg/ml - Suspension zum Eingeben für Pferde, Rinder, Schweine und Hühner → S. 1453

Triptorelin
Gonadoliberin-Analoges

Decapeptyl 0,1 mg - Fertigspritzen → S. 377
Pamorelin LA 3,75 mg - Pulver und Lösungsmittel zur Herstellung einer Depot-Injektionssuspenion → S. 1072
Pamorelin LA 11,25 mg - Pulver und Lösungsmittel zur Herstellung einer Depot-Injektionssuspension → S. 1072

Triterpen-Glykoside

Venosin retard 50 mg - Kapseln → S. 1517
■ Remifemin plus - Dragees → S. 1211

Tropicamid
Parasympatholytikum - Mydriatikum

Mydriaticum "Agepha" 0,5% - Augentropfen → S. 939
■ Mydrane 0,2 mg/ml + 3,1 mg/ml + 10 mg/ml - Injektionslösung → S. 938
■ Mydriasert 0,28 mg/5,4 mg - Augeninsert → S. 939

Trospium chlorid
Spasmolytikum

Inkontan 15 mg - Filmtabletten → S. 712
Inkontan 30 mg - Filmtabletten → S. 712
Spasmolyt - Dragees → S. 1341
Trospium Aristo 15 mg - Filmtabletten → S. 1464
Trospium Aristo 20 mg - Filmtabletten → S. 1464
Trospium Aristo 30 mg - Filmtabletten → S. 1464
Urivesc 60 mg - Retardkapseln → S. 1483

Trypsin
Proteolytisches Verdauungsenzym, Wundbehandlungsmittel

■ Phlogenzym - Filmtabletten → S. 1105
■ Rutozym - Filmtabletten → S. 1268
■ Traumazym - Filmtabletten → S. 1445
■ Wobe-Mugos - magensaftresistente Tabletten → S. 1564
■ Wobenzym - magensaftresistente Tabletten → S. 1564

Tryptophan
Substitution (Aminosäuren); Antidepressivum; Hypnotikum; Sedativum

■ Amino-Mel "nephro" - Infusionsflasche → S. 79
■ Aminomix 1 Novum - Infusionslösung → S. 80
■ Aminomix 2 Novum - Infusionslösung → S. 80
■ Aminomix peripher - Infusionslösung → S. 80
■ Aminoplasmal B.Braun 10% - Infusionslösung → S. 80
■ Aminoplasmal Paed 10% - Infusionslösung → S. 80
■ Aminosteril Hepa 8% - Infusionslösung → S. 81
■ Aminoven 10% - Infusionslösung → S. 81
■ Aminoven 15% - Infusionslösung → S. 81
■ Clinimix 3% G-E - Infusionsbeutel → S. 319
■ Clinimix 5% G-E - Infusionsbeutel → S. 320
■ Custodiol - Perfusionslösung → S. 355
■ Finomel - Emulsion zur Infusion → S. 572
■ Finomel Peri - Emulsion zur Infusion → S. 572
■ Numeta G 13% E - Emulsion zur Infusion → S. 1007

- ■ Numeta G 16% E - Emulsion zur Infusion → S. 1008
- ■ Numeta G 19% E - Emulsion zur Infusion → S. 1008
- ■ Nutriflex peri - Infusionslösung → S. 1011
- ■ Nutriflex plus - Infusionslösung → S. 1011
- ■ Nutriflex special - Infusionslösung → S. 1012
- ■ Nutriflex Lipid peri B. Braun - Emulsion zur Infusion → S. 1012
- ■ Nutriflex Lipid plus B. Braun - Emulsion zur Infusion → S. 1012
- ■ Nutriflex Lipid special B. Braun - Emulsion zur Infusion → S. 1013
- ■ Nutriflex Lipid special ohne Elektrolyte B. Braun - Emulsion zur Infusion → S. 1013
- ■ Nutriflex Omega peri B. Braun - Emulsion zur Infusion → S. 1013
- ■ NuTRIflex Omega plus Emulsion zur Infusion → S. 1014
- ■ Nutriflex Omega plus B. Braun - Emulsion zur Infusion → S. 1014
- ■ Nutriflex Omega special B. Braun - Emulsion zur Infusion → S. 1014
- ■ Nutriflex Omega special ohne Elektrolyte B. Braun - Emulsion zur Infusion → S. 1015
- ■ Pädamin - Infusionslösung → S. 1069
- ■ PeriOLIMEL 2,5% mit Elektrolyten - Emulsion zur Infusion → S. 1098
- ■ Primene 10% pur - Infusionslösung → S. 1146
- ■ SmofKabiven Low Osmo peripher - Emulsion zur Infusion → S. 1325
- ■ SmofKabiven peripher - Emulsion zur Infusion → S. 1326
- ■ SmofKabiven zentral - Emulsion zur Infusion → S. 1326
- ■ SmofKabiven zentral elektrolytfrei - Emulsion zur Infusion → S. 1326
- ■ SmofKabiven N-Plus zentral - Emulsion zur Infusion → S. 1327
- ■ SmofKabiven N-Plus zentral elektrolytfrei - Emulsion zur Infusion → S. 1327
- ■ Trimix HP - Emulsion zur Infusion → S. 1454
- ■ Trimix MOF - Emulsion zur Infusion → S. 1454
- ■ Trimix nephro - Emulsion zur Infusion → S. 1454
- ■ Trimix perikal - Emulsion zur Infusion → S. 1454
- ■ ZentroOLIMEL 5,7% - Emulsion zur Infusion → S. 1592
- ■ ZentroOLIMEL 7,6% - Emulsion zur Infusion → S. 1593
- ■ ZentroOLIMEL 3,3% mit Elektrolyten - Emulsion zur Infusion → S. 1593
- ■ ZentroOLIMEL 4,4% mit Elektrolyten - Emulsion zur Infusion → S. 1593
- ■ ZentroOLIMEL 5,7% mit Elektrolyten - Emulsion zur Infusion → S. 1593
- ■ ZentroOLIMEL 7,6% mit Elektrolyten - Emulsion zur Infusion → S. 1594

Tuba uterina suis (Homöopathie)

- ■ Ovarium compositum-Heel - Ampullen → S. 1059

Tulathromycin

Antibiotikum (vet.)

- ❖ Draxxin 25 mg/ml - Injektionslösung für Schweine → S. 438
- ❖ Draxxin 100 mg/ml - Injektionslösung für Rinder, Schweine und Schafe → S. 438
- ❖ Tulaven 25 mg/ml - Injektionslösung für Schweine → S. 1467
- ❖ Tulaven 100 mg/ml - Injektionslösung für Rinder, Schweine und Schafe → S. 1468
- ⌘ Draxxin Plus 100 mg/ml + 120 mg/ml - Injektionslösung für Rinder → S. 438

Turnera diffusa (Homöopathie)

- Cefagil - Tabletten → S. 271
- Neradin - Tabletten → S. 961
- ■ Apozema Stärkung für Männer Ginseng complex Nr.32 - Tropfen zum Einnehmen → S. 114
- ■ Ho-Len-Complex Plexus-cyl - Tropfen zum Einnehmen → S. 665
- ■ Nr. 34 Stärkungstropfen "Mag. Doskar" → S. 1005
- ■ Orgafem - Tropfen → S. 1049
- ⌘ Kräftigungstropfen "Mag. Doskar" für Tiere → S. 766

Turnera diffusa Willd. ex Schult. (Turneraceae)

- Dr. Böhm Damiana 225 mg - Filmtabletten → S. 434

Tylosin

Antibiotikum (vet.)

- ❖ Axentyl 200 mg/ml - Injektionslösung für Rinder, Schafe, Ziegen und Schweine → S. 162
- ❖ Chevi-Tyl - Pulver zum Eingeben für Schweine, Hühner und Puten → S. 291
- ❖ Pharmasin 250 mg/g - Arzneimittel-Vormischung zur Herstellung von Fütterungsarzneimitteln für Schweine, Masthühner, Junghennen → S. 1103
- ❖ Pharmasin 20 mg/g - Granulat zum Eingeben für Schweine → S. 1103
- ❖ Pharmasin 1 g/g - Granulat zum Eingeben über das Trinkwasser für Schweine, Hühner, Puten und Kälber → S. 1103
- ❖ Tylan 20 mg/g - Arzneimittel-Vormischung zur Herstellung von Fütterungsarzneimitteln für Schweine → S. 1470
- ❖ Tylan 200 mg/ml - Injektionslösung für Rinder und Schweine → S. 1470
- ❖ Tylogran 1000 mg/g - Granulat zum Eingeben über das Trinkwasser/ die Milch für Rinder (Kälber), Schweine, Hühner und Puten → S. 1470
- ❖ Tylosin-Phosphat "AniMed Service" 100 mg/g - Pulver zum Eingeben für Schweine → S. 1471
- ❖ Tylosintartrat PUR AniMed Service 1 g/g - Pulver zum Eingeben über das Trinkwasser/die Milch für Tiere → S. 1471
- ❖ Tylucyl 200 mg/ml - Injektionslösung für Rinder und Schweine → S. 1471
- ❖ Vanatyl 200 mg/ml - Injektionslösung für Tiere → S. 1498

Typhus-Lebend-Impfstoff, oral

Typhus (Aktivimmunisierung)

- Vivotif 2 x 10^9 - 2 x 10^10 CFU - magensaftresistente Hartkapsel → S. 1548

Typhus-Polysaccharid-Impfstoff

Typhus (Aktivimmunisierung)

- Typhim Vi - Injektionslösung in einer Fertigspritze → S. 1471
- ■ Viatim - Suspension und Lösung zur Herstellung einer Injektionssuspension in einer Fertigspritze → S. 1532

Tyrosin

Aminosäuren-Substitution

- ■ Amino-Mel "nephro" - Infusionsflasche → S. 79
- ■ Aminomix 1 Novum - Infusionslösung → S. 80
- ■ Aminomix 2 Novum - Infusionslösung → S. 80
- ■ Aminomix peripher - Infusionslösung → S. 80
- ■ Aminoplasmal B.Braun 10% - Infusionslösung → S. 80
- ■ Aminoplasmal Paed 10% - Infusionslösung → S. 80
- ■ Aminoven 10% - Infusionslösung → S. 81
- ■ Aminoven 15% - Infusionslösung → S. 81

- Clinimix 3% G-E - Infusionsbeutel → S. 319
- Clinimix 5% G-E - Infusionsbeutel → S. 320
- Finomel - Emulsion zur Infusion → S. 572
- Finomel Peri - Emulsion zur Infusion → S. 572
- Numeta G 13% E - Emulsion zur Infusion → S. 1007
- Numeta G 16% E - Emulsion zur Infusion → S. 1008
- Numeta G 19% E - Emulsion zur Infusion → S. 1008
- Pädamin - Infusionslösung → S. 1069
- PeriOLIMEL 2,5% mit Elektrolyten - Emulsion zur Infusion → S. 1098
- Primene 10% pur - Infusionslösung → S. 1146
- SmofKabiven Low Osmo peripher - Emulsion zur Infusion → S. 1325
- SmofKabiven peripher - Emulsion zur Infusion → S. 1326
- SmofKabiven zentral - Emulsion zur Infusion → S. 1326
- SmofKabiven zentral elektrolytfrei - Emulsion zur Infusion → S. 1326
- SmofKabiven N-Plus zentral - Emulsion zur Infusion → S. 1327
- SmofKabiven N-Plus zentral elektrolytfrei - Emulsion zur Infusion → S. 1327
- Trimix HP - Emulsion zur Infusion → S. 1454
- Trimix MOF - Emulsion zur Infusion → S. 1454
- Trimix nephro - Emulsion zur Infusion → S. 1454
- Trimix perikal - Emulsion zur Infusion → S. 1454
- ZentroOLIMEL 5,7% - Emulsion zur Infusion → S. 1592
- ZentroOLIMEL 7,6% - Emulsion zur Infusion → S. 1593
- ZentroOLIMEL 3,3% mit Elektrolyten - Emulsion zur Infusion → S. 1593
- ZentroOLIMEL 4,4% mit Elektrolyten - Emulsion zur Infusion → S. 1593
- ZentroOLIMEL 5,7% mit Elektrolyten - Emulsion zur Infusion → S. 1593
- ZentroOLIMEL 7,6% mit Elektrolyten - Emulsion zur Infusion → S. 1594

Tyrothricin

Lokalantibiotikum

- Dorithricin Halstabletten Classic 0,5 mg/1,0 mg/1,5 mg - Lutschtabletten → S. 425
- Dorithricin Halstabletten Waldbeergeschmack 0,5 mg/1,0 mg/1,5 mg - Lutschtabletten → S. 425
- Lemocin - Lutschtabletten → S. 792
- Tyrothricin "Provita" comp. - Lutschtabletten → S. 1471

Ubichinonum (Homöopathie)

- Ubichinon compositum-Heel - Ampullen → S. 1473

Ulipristal

Progesteron-Rezeptor-Antagonist - Notfallkontrazeption; Gebärmutter-Myome

ellaOne 30 mg - Filmablette → S. 470
Esmya 5 mg - Tabletten → S. 519
Lencya 30 mg - Filmtabletten → S. 793
UlliOnce 30 mg - Filmtablette → S. 1475

Umeclidinium bromid

Muskarin-M3-Rez.-Antag. - Antiasthmatikum; Anticholinorgikum; Bronchodilatator

Incruse Ellipta 55 Mikrogramm - einzeldosiertes Pulver zur Inhalation → S. 704

- Anoro Ellipta 55 Mikrogramm/22 Mikrogramm - einzeldosiertes Pulver zur Inhalation → S. 104
- Trelegy Ellipta 92 Mikrogramm/55 Mikrogramm/22 Mikrogramm - einzeldosiertes Pulver zur Inhalation → S. 1448

Upadacitinib

JAK-1-Inhibitor - Polyarthritis-Therapeutikum

Rinvoq 15 mg - Retardtabletten → S. 1237

Urapidil

Alpha-1-Rezeptorantagonist - Antihypertonikum

Ebrantil 25 mg - Ampullen → S. 457
Ebrantil 50 mg - Ampullen → S. 458
Ebrantil retard 30 mg - Kapseln → S. 458
Ebrantil retard 60 mg - Kapseln → S. 458
Tachyben 25 mg - Injektionslösung → S. 1377
Tachyben 50 mg - Injektionslösung → S. 1377
Tachyben 100 mg - Konzentrat zur Herstellung einer Infusionslösung → S. 1377
Uratens 30 mg - Hartkapsel, retardiert → S. 1482
Uratens 60 mg - Hartkapsel, retardiert → S. 1482

Ureter suis (Homöopathie)

- Solidago compositum-Heel - Ampullen → S. 1330

Urethra suis (Homöopathie)

- Solidago compositum-Heel - Ampullen → S. 1330

Urginea (Homöopathie)

- Cardio ReVet RV 4 - Globuli für Tiere → S. 261
- Scilla comp. "Wala" - Injektionslösung für Tiere → S. 1282

Urginea maritima (Homöopathie)

- Apozema Bluthochdruck Crataegus complex Nr.10 - Tropfen zum Einnehmen → S. 110
- Ho-Len-Complex Hewa-cyl - Tropfen → S. 664
- Homviocorin - Tabletten → S. 666

Urofollitropin

Hypophysenvorderlappen-Hormon - FSH-Mimetikum

Bemfola 75 I.E./0,125 ml - Injektionslösung in einem Fertigpen → S. 177
Bemfola 150 I.E./0,25 ml - Injektionslösung in einem Fertigpen → S. 178
Bemfola 225 I.E./0,375 ml - Injektionslösung in einem Fertigpen → S. 178
Bemfola 300 I.E./0,50 ml - Injektionslösung in einem Fertigpen → S. 178
Bemfola 450 I.E./0,75 ml - Injektionslösung in einem Fertigpen → S. 178
Fostimon 75 I.E. - Pulver und Lösungsmittel zur Herstellung einer Injektionslösung → S. 597
Fostimon 150 I.E. - Pulver und Lösungsmittel zur Herstellung einer Injektionslösung → S. 597
Gonal-f 300 I.E./0,5 ml (22 Mikrogramm/0,5 ml) - Injektionslösung im Fertigpen → S. 639
Gonal-f 450 I.E./0,75 ml (33 Mikrogramm/0,75 ml) - Injektionslösung im Fertigpen → S. 639
Gonal-f 900 I.E./1,5 ml (66 Mikrogramm/1,5 ml) - Injektionslösung im Fertigpen → S. 640
Gonal-f 1050 I.E./1,75 ml (77 Mikrogramm/1,75 ml) - Pulver und Lösungsmittel zur Herstellung einer Injektionslösung → S. 640
Menopur 75/75 I.E. - Pulver und Lösungsmittel zur Herstellung einer Injektionslösung → S. 873
Menopur 600 I.E. - Pulver und Lösungsmittel zur Herstellung einer Injektionslösung → S. 873
Menopur 1200 I.E. - Pulver und Lösungsmittel zur Herstellung einer Injektionslösung → S. 874
Meriofert 75 I.E. - Pulver und Lösungsmittel zur Herstellung einer Injektionslösung → S. 876

Meriofert 150 I.E. - Pulver und Lösungsmittel zur Herstellung einer Injektionslösung → S. 876
Puregon 300 IE/0,36 ml - Injektionslösung → S. 1167
Puregon 600 IE/0,72 ml - Injektionslösung → S. 1168
Puregon 900 IE/1,08 ml - Injektionslösung → S. 1168
Rekovelle 12 Mikrogramm/0,36 ml - Injektionslösung in einem Fertigpen → S. 1208
Rekovelle 36 Mikrogramm/1,08 ml - Injektionslösung in einem Fertigpen → S. 1208
Rekovelle 72 Mikrogramm/2,16 ml - Injektionslösung in einem Fertigpen → S. 1208

Ursodeoxycholsäure

Choleretikum, Cholekinetikum - Cholelitholyse, Zirrhose (primär, biliär)

Ursofalk 500 mg - Filmtabletten → S. 1486
Ursofalk 250 mg - Kapseln → S. 1486
Ursofalk 250 mg/5 ml - orale Suspension → S. 1486

Urtica-Arten (Urticaceae)

Dr. Kottas Gelenkstee → S. 436
Sidroga Brennnesselblättertee → S. 1303
■ Dr. Kottas Nieren-Blasentee → S. 437
■ Prostagutt duo - Kapseln → S. 1161

Urtica urens (Homöopathie)

■ Combudoron - Gel → S. 335
■ Combudoron - Salbe → S. 335
■ Cutis compositum-Heel - Ampullen → S. 355
■ Milchbildungstropfen "Similasan" → S. 903
■ Phönix Antitox - Tropfen → S. 1105
■ Phönix Solidago - Tropfen → S. 1106
■ Tropfen gegen Insektenstiche "Similasan" → S. 1462
■ Wund- und Brandgel Wala → S. 1564
ꕤ Urtica/Stannum comp. "Wala" - Injektionslösung für Tiere → S. 1486

Usnea barbata (Homöopathie)

■ Bropert spag. Peka - Tropfen zum Einnehmen → S. 225

Ustekinumab

Interleukin-12-Rezeptor-Antagonist - Antipsoriatikum; Immunmodulator

Stelara 45 mg - Injektionslösung → S. 1351
Stelara 45 mg - Injektionslösung in einer Fertigspritze → S. 1351
Stelara 90 mg - Injektionslösung in einer Fertigspritze → S. 1351
Stelara 130 mg - Konzentrat zur Herstellung einer Infusionslösung → S. 1351

Uterus (Homöopathie)

■ Ovarium compositum-Heel - Ampullen → S. 1059

Vaborbactam

Beta-Lactamase-Hemmer - Antibiotikum

■ Vaborem 1 g/1 g - Pulver für ein Konzentrat zur Herstellung einer Infusionslösung → S. 1488

Vaccinium myrtillus (Homöopathie)

■ Ubichinon compositum-Heel - Ampullen → S. 1473

Vaccinium myrtillus L. (Ericaceae)

Diuretikum, Antidiarrhoikum, Karminativum

Sidroga Durchfalltee → S. 1303

Valaciclovir

Guanin-Derivat (Prodrug von Aciclovir) - Virustatikum

Valaciclovir Arcana 500 mg - Filmtabletten → S. 1488
Valaciclovir Arcana 1000 mg - Filmtabletten → S. 1488
Valaciclovir Bluefish 500 mg - Filmtabletten → S. 1488
Valaciclovir Sandoz 500 mg - Filmtabletten → S. 1488
Valaciclovir Sandoz 1000 mg - Filmtabletten → S. 1489
Valtrex 500 mg - Filmtabletten → S. 1497
Viropel 500 mg - Filmtabletten → S. 1544
Viropel 1000 mg - Filmtabletten → S. 1545

Valeriana officinalis (Homöopathie)

■ Apozema Schlaf und Durchschlaf Passiflora incarnata complex Nr.27 - Tropfen → S. 113
■ Aurumheel - Tropfen → S. 158
■ Calmedoron - Globuli → S. 245
■ Calmedoron - Tropfen → S. 245
■ Calmvalera Hevert - Tropfen zum Einnehmen → S. 246
■ Nr. 16 Herz- und Kreislauftropfen "Mag. Doskar" → S. 1003
■ Pasconal - Nerventropfen → S. 1086
■ Phönix Ferrum - Tropfen → S. 1106
■ Phönix Plumbum - Tropfen → S. 1106
■ Sedacalman - Tabletten → S. 1283
■ Tropfen gegen nervöse Herzbeschwerden "Similasan" → S. 1463

Valeriana officinalis L. (Valerianaceae)

Baldrian "Sanova" Nachtruhe - Dragees → S. 169
Baldriparan für die Nacht - überzogene Tabletten → S. 169
■ Allunadoc Baldrian Hopfen - Filmtabletten → S. 67
■ Alpinamed Passelyt Duo - Dragees → S. 70
■ Baldrian "Sanova" Nervenplus - Dragees → S. 169
■ Doppelherz Herz-Kreislauf Tonikum → S. 425
■ Dr. Böhm Ein- und Durchschlaf Dragees mit Baldrian, Passionsblume und Melisse → S. 434
■ Dr. Kottas Nerven-Schlaftee → S. 437
■ Hova - Filmtabletten → S. 666
■ Nervenruh forte - Dragees → S. 962
■ Nerventee St. Severin → S. 962
■ Neurapas - Filmtabletten → S. 965
■ Original Schwedenbitter Riviera - Lösung zum Einnehmen → S. 1050
■ Padma Circosan - Kapseln → S. 1069
■ Sedogelat Forte - Filmtabletten → S. 1285
■ Sidroga Schlaf- und Nerventee → S. 1305
■ Sidroga Stress- und Nerventee → S. 1305
■ Wechseltee St. Severin → S. 1561

Valganciclovir

Guanin-Derivat - Virustatikum

Valcyte 450 mg - Filmtabletten → S. 1489
Valcyte 50 mg/ml - Pulver zur Herstellung einer Lösung zum Einnehmen → S. 1489
Valganciclovir Accord 450 mg - Filmtabletten → S. 1490
Valganciclovir Bluefish 450 mg - Filmtabletten → S. 1490
Valganciclovir ratiopharm 450 mg - Filmtabletten → S. 1490
Valganciclovir Sandoz 450 mg - Filmtabletten → S. 1490
Valganciclovir Stada 450 mg - Filmtabletten → S. 1490

Valin

Aminsäuren-Substitution

- ■ Amino-Mel "nephro" - Infusionsflasche → S. 79
- ■ Aminomix 1 Novum - Infusionslösung → S. 80
- ■ Aminomix 2 Novum - Infusionslösung → S. 80
- ■ Aminomix peripher - Infusionslösung → S. 80
- ■ Aminoplasmal B.Braun 10% - Infusionslösung → S. 80
- ■ Aminoplasmal Paed 10% - Infusionslösung → S. 80
- ■ Aminosteril Hepa 8% - Infusionslösung → S. 81
- ■ Aminoven 10% - Infusionslösung → S. 81
- ■ Aminoven 15% - Infusionslösung → S. 81
- ■ Clinimix 3% G-E - Infusionsbeutel → S. 319
- ■ Clinimix 5% G-E - Infusionsbeutel → S. 320
- ■ Finomel - Emulsion zur Infusion → S. 572
- ■ Finomel Peri - Emulsion zur Infusion → S. 572
- ■ Numeta G 13% E - Emulsion zur Infusion → S. 1007
- ■ Numeta G 16% E - Emulsion zur Infusion → S. 1008
- ■ Numeta G 19% E - Emulsion zur Infusion → S. 1008
- ■ Nutriflex peri - Infusionslösung → S. 1011
- ■ Nutriflex plus - Infusionslösung → S. 1011
- ■ Nutriflex special - Infusionslösung → S. 1012
- ■ Nutriflex Lipid peri B. Braun - Emulsion zur Infusion → S. 1012
- ■ Nutriflex Lipid plus B. Braun - Emulsion zur Infusion → S. 1012
- ■ Nutriflex Lipid special B. Braun - Emulsion zur Infusion → S. 1013
- ■ Nutriflex Lipid special ohne Elektrolyte B. Braun - Emulsion zur Infusion → S. 1013
- ■ Nutriflex Omega peri B. Braun - Emulsion zur Infusion → S. 1013
- ■ NuTRIflex Omega plus Emulsion zur Infusion → S. 1014
- ■ Nutriflex Omega plus B. Braun - Emulsion zur Infusion → S. 1014
- ■ Nutriflex Omega special B. Braun - Emulsion zur Infusion → S. 1014
- ■ Nutriflex Omega special ohne Elektrolyte B. Braun - Emulsion zur Infusion → S. 1015
- ■ Pädamin - Infusionslösung → S. 1069
- ■ PeriOLIMEL 2,5% mit Elektrolyten - Emulsion zur Infusion → S. 1098
- ■ Primene 10% pur - Infusionslösung → S. 1146
- ■ SmofKabiven Low Osmo peripher - Emulsion zur Infusion → S. 1325
- ■ SmofKabiven peripher - Emulsion zur Infusion → S. 1326
- ■ SmofKabiven zentral - Emulsion zur Infusion → S. 1326
- ■ SmofKabiven zentral elektrolytfrei - Emulsion zur Infusion → S. 1326
- ■ SmofKabiven N-Plus zentral - Emulsion zur Infusion → S. 1327
- ■ SmofKabiven N-Plus zentral elektrolytfrei - Emulsion zur Infusion → S. 1327
- ■ Trimix HP - Emulsion zur Infusion → S. 1454
- ■ Trimix MOF - Emulsion zur Infusion → S. 1454
- ■ Trimix nephro - Emulsion zur Infusion → S. 1454
- ■ Trimix perikal - Emulsion zur Infusion → S. 1454
- ■ ZentroOLIMEL 5,7% - Emulsion zur Infusion → S. 1592
- ■ ZentroOLIMEL 7,6% - Emulsion zur Infusion → S. 1593
- ■ ZentroOLIMEL 3,3% mit Elektrolyten - Emulsion zur Infusion → S. 1593
- ■ ZentroOLIMEL 4,4% mit Elektrolyten - Emulsion zur Infusion → S. 1593
- ■ ZentroOLIMEL 5,7% mit Elektrolyten - Emulsion zur Infusion → S. 1593
- ■ ZentroOLIMEL 7,6% mit Elektrolyten - Emulsion zur Infusion → S. 1594

Valnemulin

Antibiotikum

- ✿ Econor 10% - Arzneimittel-Vormischung zur Herstellung von Fütterungsarzneimitteln für Schweine und Kaninchen → S. 460

Valproinsäure

Antiepileptikum

- Convulex 100 mg/ml - Injektionslösung → S. 341
- Convulex 150 mg - Kapseln → S. 341
- Convulex 300 mg - Kapseln → S. 342
- Convulex 500 mg - Kapseln → S. 342
- Convulex 300 mg/ml - Lösung zum Einnehmen → S. 342
- Convulex 300 mg - Retardtabletten → S. 342
- Convulex 500 mg - Retardtabletten → S. 343
- Convulex 50 mg/ml - Sirup für Kinder → S. 343
- Depakine - Trockenstechampulle mit Lösungsmittel → S. 383
- Depakine 300 mg/ml - Tropfen → S. 383
- Depakine chrono retard 300 mg - Filmtabletten → S. 384
- Depakine chrono retard 500 mg - Filmtabletten → S. 384
- Depakine Chronosphere 50 mg - Retardgranulat in Beuteln → S. 384
- Depakine Chronosphere 250 mg - Retardgranulat in Beuteln → S. 384
- Depakine Chronosphere 500 mg - Retardgranulat in Beuteln → S. 384

Valsartan

Angiotensin-Antagonist - Antihypertonikum

- Diovan 80 mg - Filmtabletten → S. 413
- Diovan 160 mg - Filmtabletten → S. 413
- Diovan 3 mg/ml - Lösung zum Einnehmen → S. 413
- Valsacor 40 mg - Filmtabletten → S. 1490
- Valsacor 80 mg - Filmtabletten → S. 1491
- Valsacor 160 mg - Filmtabletten → S. 1491
- Valsartan 1A Pharma 80 mg - Filmtabletten → S. 1491
- Valsartan 1A Pharma 160 mg - Filmtabletten → S. 1491
- Valsartan Actavis 40 mg - Filmtabletten → S. 1491
- Valsartan Actavis 80 mg - Filmtabletten → S. 1492
- Valsartan Actavis 160 mg - Filmtabletten → S. 1492
- Valsartan G.L. 80 mg - Filmtabletten → S. 1492
- Valsartan G.L. 160 mg - Filmtabletten → S. 1492
- Valsartan ratiopharm 40 mg - Filmtabletten → S. 1492
- Valsartan Sandoz 80 mg - Filmtabletten → S. 1493
- Valsartan Sandoz 160 mg - Filmtabletten → S. 1493
- Valsartan Sandoz 320 mg - Filmtabletten → S. 1493
- Valsartan Stada 80 mg - Filmtabletten → S. 1493
- Valsartan Stada 160 mg - Filmtabletten → S. 1493
- Valsartan Stada 320 mg - Filmtabletten → S. 1493
- Valsax 80 mg - Filmtabletten → S. 1497
- Valsax 160 mg - Filmtabletten → S. 1497

- ■ Amlodipin/Valsartan 1A Pharma 5 mg/80 mg - Filmtabletten → S. 85
- ■ Amlodipin/Valsartan 1A Pharma 5 mg/160 mg - Filmtabletten → S. 85
- ■ Amlodipin/Valsartan 1A Pharma 10 mg/160 mg - Filmtabletten → S. 85
- ■ Amlodipin/Valsartan Actavis 5 mg/80 mg - Filmtabletten → S. 85
- ■ Amlodipin/Valsartan Actavis 5 mg/160 mg - Filmtabletten → S. 85
- ■ Amlodipin/Valsartan Actavis 10 mg/160 mg - Filmtabletten → S. 85
- ■ Amlodipin/Valsartan Genericon 5 mg/80 mg - Filmtabletten → S. 85
- ■ Amlodipin/Valsartan Genericon 5 mg/160 mg - Filmtabletten → S. 86

ten → S. 1496
■ Valsartan/HCT Sandoz 320 mg/25 mg - Filmtabletten → S. 1496
■ Valsartan HCT Stada 80 mg/12,5 mg - Filmtabletten → S. 1496
■ Valsartan HCT Stada 160 mg/12,5 mg - Filmtabletten → S. 1496
■ Valsartan HCT Stada 160 mg/25 mg - Filmtabletten → S. 1496
■ Valsartan HCT Stada 320 mg/12,5 mg - Filmtabletten → S. 1496
■ Valsartan HCT Stada 320 mg/25 mg - Filmtabletten → S. 1497

Vancomycin
Glykopeptid-Antibiotikum

Vancocin 500 mg - Pulver für ein Konzentrat zur Herstellung einer Infusionslösung und einer Lösung zum Einnehmen → S. 1498
Vancocin 1 g - Pulver für ein Konzentrat zur Herstellung einer Infusionslösung und einer Lösung zum Einnehmen → S. 1499
Vancomycin Dr. Eberth 125 mg - Hartkapseln → S. 1499
Vancomycin Dr. Eberth 250 mg - Hartkapseln → S. 1499
Vancomycin Enterocaps 250 mg - Kapseln → S. 1499
Vancomycin Hikma 500 mg - Pulver für ein Konzentrat zur Herstellung einer Infusionslösung → S. 1499
Vancomycin Hikma 1000 mg - Pulver für ein Konzentrat zur Herstellung einer Infusionslösung → S. 1499
Vancomycin-MIP 500 mg - Pulver zur Herstellung einer Infusionslösung → S. 1499
Vancomycin-MIP 1000 mg - Pulver zur Herstellung einer Infusionslösung → S. 1499
Vancomycin Pfizer 500 mg - Pulver für ein Konzentrat zur Herstellung einer Infusionslösung → S. 1500
Vancomycin Pfizer 1000 mg - Pulver für ein Konzentrat zur Herstellung einer Infusionslösung → S. 1500

Vandetanib
VEGF-Antagonist - Zytostatikum, Schilddrüsenkrebs (Orphan drug)

Caprelsa 100 mg - Filmtabletten → S. 259
Caprelsa 300 mg - Filmtabletten → S. 259

Vardenafil
Phosphodiesterase-Hemmer - Vasodilatator

Levitra 20 mg - Filmtabletten → S. 806
Vardenafil 1A Pharma 10 mg - Filmtabletten → S. 1501
Vardenafil 1A Pharma 20 mg - Filmtabletten → S. 1501
Vardenafil Sandoz 10 mg - Filmtabletten → S. 1501
Vardenafil Sandoz 20 mg - Filmtabletten → S. 1501
Vardenafil Stada 10 mg - Filmtabletten → S. 1501
Vardenafil Stada 20 mg - Filmtabletten → S. 1502
Vardenaristo 10 mg - Filmtabletten → S. 1502
Vardenaristo 20 mg - Filmtabletten → S. 1502
Vivanza 10 mg - Filmtabletten → S. 1548
Vivanza 20 mg - Filmtabletten → S. 1548

Vareniclin
Entwöhnungsmittel (Rauchen)

Champix 0,5 mg, 1 mg - Filmtabletten → S. 290
Champix 1 mg - Filmtabletten → S. 290

Varizellen-Immunglobulin vom Menschen
Varizellen (Passivimmunisierung)

Varitect CP 25 I.E./ml - Infusionslösung → S. 1503

Varizellen-Lebend-Impfstoff
Varicella-Zoster-Infektion (Aktivimmunisierung)

Varilrix - Pulver und Lösungsmittel zur Herstellung einer Injektionssuspension → S. 1503
Varivax - Pulver und Lösungsmittel zur Herstellung einer Injektionssuspension in einer Fertigspritze → S. 1503
Zostavax - Pulver und Lösungsmittel zur Herstellung einer Injektionssuspension in einer Fertigspritze → S. 1610
■ ProQuad - Pulver und Lösungsmittel zur Herstellung einer Injektionssuspension in einer Fertigspritze → S. 1159

Vedolizumab
Immunmodulator; Darmentzündungstherapeutikum (Colitis ulcerosa; Morbus Crohn)

Entyvio 108 mg - Injektionslösung in einem Fertigpen → S. 495
Entyvio 108 mg - Injektionslösung in einer Fertigspritze → S. 495
Entyvio 300 mg - Pulver für ein Konzentrat zur Herstellung einer Infusionslösung → S. 496

Velaglucerase alfa
Beta-Glucocerebrosidase-Mimetikum - Morbus Gaucher (orphan drug)

Vpriv 400 Einheiten - Pulver zur Herstellung einer Infusionslösung → S. 1559

Velmanase alfa
Enzymersatztherapie bei Alpha-Mannosidose

Lamzede 10 mg - Pulver zur Herstellung einer Infusionslösung → S. 778

Velpatasvir
Virustatikum - Hepatitis C-Therapeutikum

■ Epclusa 400 mg/100 mg - Filmtabletten → S. 497
■ Vosevi 400 mg/100 mg/100 mg - Filmtabletten → S. 1557

Vemurafenib
Raf-Kinase-Hemmer - Zytostatikum, Melanom (metastasierend)

Zelboraf 240 mg - Filmtabletten → S. 1590

Venetoclax
Bcl-2-Protein-Hemmer - Zytostatikum, Leukämie (chron., lymphat.) (Orphan drug)

Venclyxto 10 mg - Filmtabletten → S. 1509
Venclyxto 50 mg - Filmtabletten → S. 1510
Venclyxto 100 mg - Filmtabletten → S. 1510

Venlafaxin
Antidepressivum

Efectin ER 75 mg - Hartkapseln, retardiert → S. 462
Efectin ER 150 mg - Hartkapseln, retardiert → S. 463
Velostad 75 mg - Hartkapseln, retardiert → S. 1508
Velostad 150 mg - Hartkapseln, retardiert → S. 1508
Velostad 225 mg - Hartkapseln, retardiert → S. 1508
Venlafab 37,5 mg - Retardkapseln → S. 1511
Venlafab 75 mg - Retardkapseln → S. 1512
Venlafab 150 mg - Retardkapseln → S. 1512
Venlafab 75 mg - Tabletten → S. 1512
Venlafaxin 1A Pharma retard 37,5 mg - Kapseln → S. 1512
Venlafaxin 1A Pharma retard 75 mg - Kapseln → S. 1512
Venlafaxin 1A Pharma retard 150 mg - Kapseln → S. 1512
Venlafaxin Actavis 75 mg - Retardkapseln → S. 1512
Venlafaxin Actavis 150 mg - Retardkapseln → S. 1513
Venlafaxin Aristo ER 75 mg - Hartkapseln → S. 1513
Venlafaxin Aristo ER 150 mg - Hartkapseln → S. 1513

Sabril 500 mg - lösliches Pulver → S. 1271

Vilanterol
Beta-Sympathomimetikum - Antiasthmatikum, COPD-Therapeutikum

■ Anoro Ellipta 55 Mikrogramm/22 Mikrogramm - einzeldosiertes Pulver zur Inhalation → S. 104
■ Relvar Ellipta 92 Mikrogramm/22 Mikrogramm - einzeldosiertes Pulver zur Inhalation → S. 1210
■ Relvar Ellipta 184 Mikrogramm/22 Mikrogramm - einzeldosiertes Pulver zur Inhalation → S. 1210
■ Trelegy Ellipta 92 Mikrogramm/55 Mikrogramm/22 Mikrogramm - einzeldosiertes Pulver zur Inhalation → S. 1448

Vildagliptin
Dipeptidyl-Peptidase-IV-Hemmer - Antidiabetikum

Galvus 50 mg - Tabletten → S. 616

■ Eucreas 50 mg/850 mg - Filmtabletten → S. 529
■ Eucreas 50 mg/1000 mg - Filmtabletten → S. 529

Vinblastin
Mitose-Hemmer - Zytostatikum

Velbe 10 mg - Trockensubstanz zur Injektionsbereitung → S. 1506

Vinca minor (Homöopathie)

■ Cutral spag. Peka - Salbe → S. 356

Vincetoxicum hirundinaria (Homöopathie)

■ Engystol - Ampullen → S. 489
■ Engystol - Tabletten → S. 489
■ Fepyr spag. Peka - Globuli → S. 567
■ Habifac spag. Peka - Tropfen → S. 648
■ Infragil spag. Peka - Globuli → S. 709
■ Infragil spag. Peka - Tropfen zum Einnehmen → S. 710
■ Nr. 9 Tropfen zur unspezifischen Abwehrsteigerung "Mag. Doskar" → S. 1003
■ Vinceel - Halsspray → S. 1538
⌘ Tropfen zur Abwehrkraftsteigerung "Mag. Doskar" für Tiere → S. 1464

Vincristin
Mitose-Hemmer - Zytostatikum

Oncovin 1 mg - Injektionslösung → S. 1039
Oncovin 2 mg - Injektionslösung → S. 1039
Vincristin Pfizer 2 mg - Injektions-/Infusionslösung → S. 1538

Vindesin
Mitose-Hemmer - Zytostatikum

Eldisin 5 mg - Trockenstechampulle → S. 467

Vinflunin
Mitose-Hemmer - Zytostatikum

Javlor 25 mg/ml - Konzentrat zur Herstellung einer Infusionslösung → S. 740

Vinorelbin
Mitose-Hemmer - Zytostatikum

Eberelbin 10 mg/ml - Konzentrat zur Herstellung einer Injektions- bzw. Infusionslösung → S. 454
Navelbine 10 mg - Infusionskonzentrat → S. 951
Navelbine 50 mg - Infusionskonzentrat → S. 951
Navelbine 20 mg - Kapseln → S. 952
Navelbine 30 mg - Kapseln → S. 952
Vinorelbin Accord 10 mg/ml - Konzentrat zur Herstellung einer Infusionslösung → S. 1538

Viola tricolor (Homöopathie)

■ Cution spag. Peka - Lotion → S. 355
■ Cutral spag. Peka - Salbe → S. 356
■ Cutro spag. Peka - Globuli → S. 356
■ Cutro spag. Peka - Tropfen zum Einnehmen → S. 356

Vipera berus (Homöopathie)

■ Apozema Venen Aesculus complex Nr.35 - Tropfen → S. 114
■ Circuvin - Kreislauftropfen → S. 305

Virola sebifera (Homöopathie)

🐾 Myristica sebifera RemaVet - Globuli für Tiere → S. 942

Viscum album (Homöopathie)

RubaXX Arthro - Tropfen zum Einnehmen → S. 1267

■ Apozema Bluthochdruck Crataegus complex Nr.10 - Tropfen zum Einnehmen → S. 110
■ Apozema Schwindel und Kreislauf Cocculus complex Nr.30 - Tropfen zum Einnehmen → S. 113
■ Cefavora - Tabletten → S. 272
■ co-HYPERT spag. Peka - Tropfen zum Einnehmen → S. 327
■ Flamyar spag. Peka - Salbe → S. 574
■ Ho-Len-Complex Dormi-cyl - Tropfen zum Einnehmen → S. 664
■ Homviotensin - Tabletten → S. 666
■ Thyreoidea compositum-Heel - Ampullen → S. 1418
■ Tropfen gegen Kreislaufbeschwerden "Similasan" → S. 1463
⌘ Renes/Viscum comp. "Wala" - Injektionslösung für Tiere → S. 1214

Viscum album L. (Loranthaceae)

Dr. Kottas Misteltee → S. 437
Helixor A (Abietis) - Ampullen → S. 654
Helixor M (Mali) - Ampullen → S. 654
Helixor P (Pini) - Ampullen → S. 655
Iscador M - Injektionslösung → S. 726
Iscador P - Injektionslösung → S. 727
Iscador Qu - Injektionslösung → S. 727
Lektinol - Ampullen → S. 792

■ Biogelat Knoblauch-Mistel-Weißdorn Kapseln → S. 201
■ Wechseltee St. Severin → S. 1561

Vismodegib
SMO-Rezeptor-Antagonist - Zytostatikum

Erivedge 150 mg - Hartkapseln → S. 508

Vitex agnus castus (Homöopathie)

Emasex vitex - Tabletten → S. 475

■ Apozema Stärkung für Männer Ginseng complex Nr.32 - Tropfen zum Einnehmen → S. 114
■ Mastodynon - Tabletten → S. 859
■ Pascofemin - Tropfen → S. 1086

Vitex agnus castus L. (Verbenaceae)

Agnofem - Tropfen → S. 51
Agnucaston - Filmtabletten → S. 51
Dr. Böhm Mönchspfeffer 4 mg - Filmtabletten → S. 435
Femidoc Agnuscastus 20 mg - Filmtabletten → S. 558

Vitis vinifera L. (Vitaceae)

Antistax 360 mg - Filmtabletten → S. 106

■ Hepatodoron - Kautabletten → S. 658

Volanesorsen
Antisense-Oligonucleotid - Lipoproteinlipasedefizienz, familiär

Waylivra 285 mg - Injektionslösung in einer Fertigspritze → S. 1561

Voretigen neparvovec
Gentherapeutikum (Retinale Dystrophie)

Luxturna 5 x 10^12 Vektorgenome/ml - Konzentrat und Lösungsmittel zur Herstellung einer Infusionslösung → S. 842

Voriconazol
Triazol-Derivat - Antimykotikum

Vfend 50 mg - Filmtabletten → S. 1530
Vfend 200 mg - Filmtabletten → S. 1530
Vfend 200 mg - Pulver zur Herstellung einer Infusionslösung → S. 1530
Vfend 40 mg/ml - Pulver zur Herstellung einer Suspension zum Einnehmen → S. 1531
Voriconazol Accord 50 mg - Filmtabletten → S. 1555
Voriconazol Accord 200 mg - Filmtabletten → S. 1556
Voriconazol Accordpharma 200 mg - Pulver zur Herstellung einer Infusionslösung → S. 1556
Voriconazol Aristo 50 mg - Filmtabletten → S. 1556
Voriconazol Aristo 100 mg - Filmtabletten → S. 1556
Voriconazol Aristo 200 mg - Filmtabletten → S. 1556
Voriconazol ratiopharm 200 mg - Filmtabletten → S. 1556
Voriconazol ratiopharm 200 mg - Pulver zur Herstellung einer Infusionslösung → S. 1557
Voriconazol Sandoz 50 mg - Filmtabletten → S. 1557
Voriconazol Sandoz 200 mg - Filmtabletten → S. 1557
Voriconazol Stada 200 mg - Filmtabletten → S. 1557

Vortioxetin
Antidepressivum

Brintellix 5 mg - Filmtabletten → S. 220
Brintellix 10 mg - Filmtabletten → S. 220
Brintellix 20 mg - Filmtabletten → S. 220

Voxilaprevir
Virustatikum

■ Vosevi 400 mg/100 mg/100 mg - Filmtabletten → S. 1557

Wasser für Injektionszwecke

Aqua ad injectabilia B.Braun - Lösungsmittel zur Herstellung von Parenteralia → S. 117
Aqua ad injectabilia Medipharm - Lösungsmittel zur Herstellung von Parenteralia → S. 117
Aqua ad injectionem "B.Braun" - Lösungsmittel zur Herstellung von Parenteralia → S. 117
Aqua bidest. "Fresenius" - Lösungsmittel für Parenteralia → S. 117

West Nil Virus-Impfstoff für Pferde

❖ Equilis West Nile - Injektionssuspension für Pferde → S. 504
❖ EquipWNV - Emulsion zur Injektion für Pferde → S. 505
❖ Proteq West Nile - Injektionssuspension für Pferde → S. 1162

Xipamid
Carboanhydratase-Hemmer - Antihypertonikum; Diuretikum; Herzinsuffizienz-Ther.

Aquaphoril - Tabletten → S. 117

Xylazin
Tranquillans, zentrales Muskelrelaxans (vet.)

❖ Chanazine 20 mg/ml - Injektionslösung für Tiere → S. 290
❖ Nerfasin vet. 20 mg/ml - Injektionslösung für Rinder, Pferde, Hunde und Katzen → S. 961
❖ Nerfasin vet. 100 mg/ml - Injektionslösung für Rinder und Pferde → S. 961
❖ Rompun 20 mg/ml - Injektionslösung für Tiere → S. 1254
❖ Sedaxylan 20 mg/ml - Injektionslösung für Hunde, Katzen, Pferde und Rinder → S. 1284
❖ Xylapan 20 mg/ml - Injektionslösung für Tiere → S. 1578
❖ Xylasol 20 mg/ml - Injektionslösung für Tiere → S. 1578

Xylometazolin
Imidazolin-Derivat - Sympathomimetikum

easynasan 1 mg/ml - Nasenspray, Lösung → S. 454
easynasan junior 0,5 mg/ml - Nasenspray, Lösung → S. 454
hysan - Schnupfenspray → S. 682
Otrivin 0,1 % - Nasengel → S. 1058
Otrivin Menthol 0,1% - Nasenspray → S. 1058
Otrivin 0,05% - Nasenspray ohne Konservierungsmittel → S. 1058
Otrivin 0,1% - Nasenspray ohne Konservierungsmittel → S. 1058
Otrivin 0,05 % - Nasentropfen → S. 1059
ratioSoft 0,05% - Nasenspray → S. 1201
ratioSoft 0,1% - Nasenspray → S. 1201
Snup akut 0,1% - Nasenspray → S. 1328

■ nasic - Nasenspray 10 mg/500 mg → S. 947
■ nasic - Nasenspray für Kinder 5 mg/500 mg → S. 947
■ nasic pur - Nasenspray → S. 948
■ nasic pur - Nasenspray für Kinder → S. 948
■ Otrivin Duo 0,5 mg/ml + 0,6 mg/ml - Nasenspray, Lösung → S. 1058
■ ratioSoft plus Dexpanthenol 0,5 mg/50 mg/ml - Nasenspray → S. 1201
■ ratioSoft plus Dexpanthenol 1,0 mg/50 mg/ml - Nasenspray → S. 1201

Yohimbin
Sympatholytikum

Yocon-Glenwood - Tabletten 5 mg → S. 1582

Zanamivir
Neuraminidase-Hemmer - Virustatikum

Relenza Rotadisks 5 mg/Dosis - einzeldosiertes Pulver zur Inhalation → S. 1209

Ziconotid
Analgetikum; Calciumkanal-Blocker - Schmerzbehandlung (intrathekal)

Prialt 100 Mikrogramm/ml - Infusionslösung → S. 1144

Zidovudin
Virustatikum

Retrovir 100 mg - Kapseln → S. 1223
Retrovir 100 mg/10 ml - Saft → S. 1223

■ Combivir 150 mg/300 mg - Filmtabletten → S. 335
■ Trizivir 300 mg/150 mg/300 mg - Filmtabletten → S. 1459

Zincum chloratum (Homöopathie)

■ Biochemie nach Dr. Schüssler Zell Allergie Komplex - Tabletten → S. 199
■ Biochemie nach Dr. Schüssler Zell Calmin - Tabletten → S. 199

■ Biochemie nach Dr. Schüssler Zell Immuferin - Tabletten → S. 200
■ Biochemie nach Dr. Schüssler Zell Juvebene - Tabletten → S. 200

Zincum isovalerianicum (Homöopathie)

■ Adler HOM YvoAzem - Streukügelchen → S. 38
■ Adler HOM YvoFlip - Streukügelchen → S. 38
■ Apozema Schlaf und Durchschlaf Passiflora incarnata complex Nr.27 - Tropfen → S. 113
■ Calmvalera Hevert - Tropfen zum Einnehmen → S. 246
■ Globuli gegen Schlafstörungen "Similasan" → S. 635
■ Nervoheel - Tabletten → S. 963
■ Neurexan - Tabletten → S. 965
■ Notta - Tropfen → S. 994
■ Nr. 4 Beruhigungs- und Schlaftropfen für Kinder "Mag. Doskar" → S. 1002
■ Somcupin spag. Peka - Tropfen zum Einnehmen → S. 1337
Beruhigungstropfen "Mag. Doskar" für Tiere → S. 186

Zincum metallicum (Homöopathie)

■ Adler HOM YvoSting - Streukügelchen → S. 38
■ Discus compositum-Heel - Ampullen → S. 416
■ Echinacea compositum-Heel - Ampullen → S. 458
■ Echinacea compositum-forte-Heel - Ampullen → S. 458
■ Ho-Len-Complex Dormi-cyl - Tropfen zum Einnehmen → S. 664
■ Nr. 10 Sklerosetropfen "Mag. Doskar" → S. 1003
■ Nr. 30 Schlaftropfen "Mag. Doskar" → S. 1005
■ Phönix Antitox - Tropfen → S. 1105
■ Phönix Argentum - Tropfen zum Einnehmen → S. 1106
■ Phönix Ferrum - Tropfen → S. 1106
■ Phönix Lymphophön - Tropfen zum Einnehmen → S. 1106
■ Phönix Phönohepan - Tropfen → S. 1106
■ Phönix Plumbum - Tropfen → S. 1106
■ RIXX - Schlankheitstropfen → S. 1250

Zingiber (Homöopathie)

■ Akutur spag. Peka - Tropfen → S. 55

Zingiber officinale Rosc. (Zingiberaceae)

Zintona - Kapseln → S. 1598
■ Klosterfrau Melissengeist - Flüssigkeit zum Einnehmen und zur Anwendung auf der Haut → S. 763

Zink
Substitution (Zink)

Wilzin 25 mg - Hartkapseln → S. 1564
Wilzin 50 mg - Hartkapseln → S. 1564
Zinkorotat-Pos - Filmtabletten 40 mg, magensaftresistente Tabletten → S. 1597
■ Addaven - Konzentrat zur Herstellung einer Infusionslösung → S. 36
■ Addel Junior - Konzentrat zur Herstellung einer Infusionslösung → S. 36
■ Aminomix 1 Novum - Infusionslösung → S. 80
■ Aminomix 2 Novum - Infusionslösung → S. 80
■ Berocca plus Zink - Brausetabletten → S. 185
■ Berocca plus Zink - Filmtabletten → S. 185
■ Elevit pronatal - Filmtabletten → S. 468
■ Elotrace - Infusionszusatz → S. 474
■ Finomel - Emulsion zur Infusion → S. 572
■ Finomel Peri - Emulsion zur Infusion → S. 572
■ Nutriflex Lipid peri B. Braun - Emulsion zur Infusion → S. 1012
■ Nutriflex Lipid plus B. Braun - Emulsion zur Infusion → S. 1012
■ Nutriflex Lipid special B. Braun - Emulsion zur Infusion → S. 1013
■ Nutriflex Omega peri B. Braun - Emulsion zur Infusion → S. 1013
■ NuTRIflex Omega plus Emulsion zur Infusion → S. 1014
■ Nutriflex Omega plus B. Braun - Emulsion zur Infusion → S. 1014
■ Nutriflex Omega special B. Braun - Emulsion zur Infusion → S. 1014
■ Nutryelt - Konzentrat zur Herstellung einer Infusionslösung → S. 1016
■ Peditrace - Infusionszusatz → S. 1088
■ SmofKabiven Low Osmo peripher - Emulsion zur Infusion → S. 1325
■ SmofKabiven peripher - Emulsion zur Infusion → S. 1326
■ SmofKabiven zentral - Emulsion zur Infusion → S. 1326
■ SmofKabiven N-Plus zentral - Emulsion zur Infusion → S. 1327
■ Tracel - Injektionslösung in einer Fertigspritze → S. 1434
■ Tracutil - Konzentrat zur Herstellung einer Infusionslösung → S. 1435
Gutal 1000 mg/g - Arzneimittel-Vormischung zur Herstellung von Fütterungsarzneimitteln für Ferkel → S. 645

Zinkoxid
Adstringens

Labisan - Fieberblasensalbe → S. 771
■ Desitin - Salbe → S. 388
■ Herposicc - Lippensalbe → S. 660
■ Inotyol - Salbe → S. 714
■ Mycostatin-Zinkoxid - Paste → S. 938
Gutal 1000 mg/g - Arzneimittel-Vormischung zur Herstellung von Fütterungsarzneimitteln für Ferkel → S. 645

Zinksulfat
Adstringens, Zinksubstitution

■ Elevit pronatal - Filmtabletten → S. 468
■ Finomel - Emulsion zur Infusion → S. 572
■ Finomel Peri - Emulsion zur Infusion → S. 572
■ Lipactin 175 I.E./g + 5 mg/g - Gel → S. 817
■ Ophthaguttal "Agepha" - Augentropfen → S. 1044
■ SmofKabiven Low Osmo peripher - Emulsion zur Infusion → S. 1325
■ SmofKabiven peripher - Emulsion zur Infusion → S. 1326
■ SmofKabiven zentral - Emulsion zur Infusion → S. 1326
■ SmofKabiven N-Plus zentral - Emulsion zur Infusion → S. 1327

Zinnober (Homöopathie)

■ Agropyron comp. Wala - Globuli velati → S. 52
■ Pyrit-Zinnober - Tabletten Weleda → S. 1171

Ziprasidon
Dopamin-D2-Antagonist - Neuroleptikum

Zeldox 20 mg - Hartkapseln → S. 1591
Zeldox 40 mg - Hartkapseln → S. 1591
Zeldox 60 mg - Hartkapseln → S. 1591
Zeldox 80 mg - Hartkapseln → S. 1591
Zeldox 20 mg/ml - Pulver und Lösungsmittel zur Herstellung einer Injektionslösung → S. 1591
Zeldox 10 mg/ml - Suspension zum Einnehmen → S. 1591
Ziprasidon Krka 20 mg - Hartkapseln → S. 1598
Ziprasidon Krka 40 mg - Hartkapseln → S. 1598

Zolazepam
Tranquillans

Zoledronsäure
Bisphosphonat - Calciumregulator

Zolmitriptan
5-HT1B/5-HT1D-Rezeptor-Agonist - Migräne-Therapeutikum

Zolpidem
Hypnotikum/Sedativum

Zonisamid
Antikonvulsivum, Parkinson-Therapeutikum

Zopiclon
Tranquillans, Hypnotikum

Zuclopenthixol
Thioxanthen-Derivat - Neuroleptikum

4.1.
Indikations-Verzeichnis
Hauptgruppen human

01	ANÄSTHETIKA / NARKOTIKA
02	ANALGETIKA / ANTIPYRETIKA
03	ANTHELMINTHIKA
04	ANTIADIPOSITA
05	ANTIALLERGIKA
06	ANTIDIABETIKA
07	ANTIDOTE
08	ANTIEMETIKA / ANTIVERTIGINOSA
09	ANTIEPILEPTIKA
10	ANTIHYPERTONIKA
11	ANTIMYKOTIKA
12	ANTIPARKINSONMITTEL
13	ANTIRHEUMATIKA / ANTIPHLOGISTIKA
14	ANTISEPTIKA / DESINFEKTIONSMITTEL
15	ANTITUBERKULOTIKA
16	AUFBAUMITTEL
17	BALNEOTHERAPEUTIKA
18	BENZODIAZEPINE
19	BETA-BLOCKER
20	BLUT UND BLUTBILDUNG BEEINFLUSSENDE PHARMAKA
21	CALCIUM-ANTAGONISTEN
22	DERMATOTHERAPEUTIKA
23	DIÄTETIKA
24	DIAGNOSTIKA
25	DIURETIKA
26	ENTWÖHNUNGSMITTEL
27	ENZYME UND ENZYMINHIBITOREN
28	GICHTMITTEL
29	GYNÄKOLOGIKA / VAGINALTHERAPEUTIKA
30	HERZWIRKSAME PHARMAKA
31	HORMONE (NATÜRLICHE UND SYNTHETISCHE) UND IHRE HEMMSTOFFE
32	HYPNOTIKA / SEDATIVA
33	IMMUNMODULATOREN
34	INFEKTIONSKRANKHEITEN I: ANTIBIOTIKA
35	INFEKTIONSKRANKHEITEN II: CHEMOTHERAPEUTIKA
36	INFEKTIONSKRANKHEITEN III: IMMUNOLOGIKA
37	INFUSIONS-, SPÜL- UND TRÄGERLÖSUNGEN
38	KNOCHENTHERAPEUTIKA
39	KREISLAUFMITTEL/ ANTIHYPOTONIKA/ DURCHBLUTUNGSFÖRDERNDE MITTEL
40	LEBER-, GALLETHERAPEUTIKA
41	LIPIDSENKER UND ARTERIOSKLEROSEMITTEL
42	MAGEN-DARM-WIRKSAME PHARMAKA
43	MIGRÄNE-THERAPIE
44	MINERALSTOFFE (THERAPIE UND SUBSTITUTION)
45	MUND- / RACHENTHERAPEUTIKA UND ZAHNPFLEGE
46	MUSKELRELAXANTIEN
47	OPHTHALMIKA
48	OTOLOGIKA
49	PSYCHOPHARMAKA
50	ATEMWEGSKRANKHEITEN UND GRIPPALE INFEKTE
51	SPASMOLYTIKA
52	UROLOGIKA
53	VENEN- UND HÄMORRHOIDENMITTEL
54	VITAMINE
55	ANTINEOPLASTISCHE MITTEL
56	VERSCHIEDENE GRUPPEN
57	HOME CARE
58	ARZNEIMITTELSERIEN
60	KOSMETIKA UND KINDERPFLEGEMITTEL
70	HOMÖOPATHIKA / ANTHROPOSOPHIKA OHNE INDIKATIONSANGABEN

4.2.
Indikations-Verzeichnis Arzneispezialitäten human

01 ANÄSTHETIKA / NARKOTIKA

01A Lokalanästhetika

01A01 Injizierbare, ohne Vasokonstringens

01A02 Injizierbare, speziell für die Neuraltherapie, rein

01A03 Injizierbare, mit Vasokonstringens

01A04 Injizierbare, Kombinationen speziell für die Neuraltherapie

01A05 Oberflächenanästhesie vor medizinischen Eingriffen

01A06 Oberflächenanästhesie bei Hauterkrankungen

01B Inhalationsnarkotika

01C Injektionsnarkotika

01D Neuroleptanalgetika

02 ANALGETIKA / ANTIPYRETIKA

02A Opioide

02A01 Opioide (Morphin-Typ)

02A02 Opioide (Pethidin-Typ)

02A03 Opioide (Methadon-Typ)

02A04 Opioide (Fentanyl-Typ)

02A05 Opioide (Tramadol-Typ)

02A06 Opioide (Tapentadol-Typ)

02A07 Kombinationen mit Opioid-Antagonisten

02A08 Kombinationen mit Antipyretika

02A09 Sonstige Kombinationen

02B Antipyretisch wirkende Analgetika

02B01 Anilin-Derivate (Monopräparate)

02B02 Pyrazol-Derivate (Monopräparate)

02B03 Salicylsäure-Derivate (Monopräparate)

02B04 Arylpropionsäure-Derivate (Monopräparate)

02B05 Sonstige Monopräparate

02B06 Kombinationen, codeinhaltig

02B07 Kombinationen mit Vitaminen

02B08 Kombinationen, coffeinhaltig

02B09 Reine Analgetika-Kombinationen

02B10 Sonstige Kombinationen

02C Analgetika mit anderen Wirkmechanismen

02C01 Selektive neuronale Kaliumkanalöffner

02C02 Conopeptide

02C03 Sonstige

02D Neuropathie-Analgetika

02D01 Tricyclische Antidepressiva

02D02 Serotonin-/ Noradrenalin-Wiederaufnahme-Hemmer

02D03 Antiepileptika - 09A06

02D04 Sonstige

02W Anthroposophika

02X Homöopathika

02Y Zubereitungen aus Organen und Mikroorganismen

02Z Phytopharmaka

03 ANTHELMINTHIKA

03A Cestoden-Mittel

03B Nematoden-Mittel

03C Trematoden-Mittel

03D Sonstige

03X Homöopathika

03Z Phytopharmaka

04 ANTIADIPOSITA

04A Appetitzügler

04A01 Monopräparate

04A02 Kombinationen

04B kalorienreduzierte Diäten - 23E

04C Sonstige

04X Homöopathika

04Z Phytopharmaka

05 ANTIALLERGIKA

05A Antihistaminika (interna)

05A01 Monopräparate

05A02 Kombinationen kortikoidfrei

05A03 Kombinationen kortikoidhaltig

05B Calciumtherapie - 44A

05C Glukokortikoide - 31F01

05D Sonstige (interna)

05D01 Monopräparate

05D02 Kombinationen

05E Desensibilisierungstherapie

05E01 Intraorale Anwendung

05E02 parenterale Anwendung

05E03 Sonstige

05F Asthmaprophylaxe - 50C

05G Externa

05G01 kortikoidfrei

05G02 kortikoidhaltig

05H antiallergisch wirkende Ophthalmika - 47B

05I antiallergisch wirkende Rhinologika - 50H3, 50H4

05W Anthroposophika

05X Homöopathika

05Y Zubereitungen aus Organen und Mikroorganismen

05Z Phytopharmaka

06 ANTIDIABETIKA

06A Insuline

06A01 Insuline (kurzwirksam)

06A02 Verzögerungs-Insuline (mittel- bis langwirksam)

06A03 Kombinations-Insuline (individuelles Wirkprofil)

06B Orale Antidiabetika

06B01 Sulfonylharnstoffe (Monopräparate)

06B02 Biguanide (Monopräparate)

06B03 Alpha-Glucosidasehemmer (Monopräparate)

06B04 Insulinsensitizer (Glitazone) (Monopräparate)

06B05 Sonstige Monopräparate

Vipidia 12,5 mg - Filmtabletten → S. 1539
Vipidia 25 mg - Filmtabletten → S. 1539
Xelevia 25 mg - Filmtabletten → S. 1569
Xelevia 50 mg - Filmtabletten → S. 1569
Xelevia 100 mg - Filmtabletten → S. 1569
Xiliarx 50 mg - Tabletten → S. 1573
Zynquista 200 mg - Filmtabletten → S. 1615

06B06 Kombinationen

Competact 15 mg/850 mg - Filmtabletten → S. 337
Ebymect 5 mg/850 mg - Filmtabletten → S. 458
Ebymect 5 mg/1000 mg - Filmtabletten → S. 458
Efficib 50 mg/850 mg - Filmtabletten → S. 464
Efficib 50 mg/1000 mg - Filmtabletten → S. 464
Eucreas 50 mg/850 mg - Filmtabletten → S. 529
Eucreas 50 mg/1000 mg - Filmtabletten → S. 529
Glubrava 15 mg/850 mg - Filmtabletten → S. 636
Glyxambi 10 mg/5 mg - Filmtabletten → S. 639
Glyxambi 25 mg/5 mg - Filmtabletten → S. 639
Icandra 50 mg/850 mg - Filmtabletten → S. 689
Icandra 50 mg/1000 mg - Filmtabletten → S. 689
Incresync 12,5 mg/30 mg - Filmtabletten → S. 703
Incresync 12,5 mg/45 mg - Filmtabletten → S. 704
Incresync 25 mg/30 mg - Filmtabletten → S. 704
Incresync 25 mg/45 mg - Filmtabletten → S. 704
Janumet 50 mg/850 mg - Filmtabletten → S. 739
Janumet 50 mg/1000 mg - Filmtabletten → S. 739
Jentadueto 2,5 mg/850 mg - Filmtabletten → S. 741
Jentadueto 2,5 mg/1000 mg - Filmtabletten → S. 741
Komboglyze 2,5 mg/850 mg - Filmtabletten → S. 765
Komboglyze 2,5 mg/1000 mg - Filmtabletten → S. 765
Qtern 5 mg/10 mg - Filmtabletten → S. 1172
Qtrilmet 850 mg/2,5 mg/5 mg - Tabletten mit veränderter Wirkstofffreisetzung → S. 1172
Qtrilmet 1000 mg/2,5 mg/5 mg - Tabletten mit veränderter Wirkstofffreisetzung → S. 1172
Ristfor 50 mg/850 mg - Filmtabletten → S. 1244
Ristfor 50 mg/1000 mg - Filmtabletten → S. 1244
Segluromet 2,5 mg/850 mg - Filmtabletten → S. 1285
Segluromet 2,5 mg/1000 mg - Filmtabletten → S. 1285
Segluromet 7,5 mg/850 mg - Filmtabletten → S. 1285
Segluromet 7,5 mg/1000 mg - Filmtabletten → S. 1285
Steglujan 5 mg/100 mg - Filmtabletten → S. 1351
Steglujan 15 mg/100 mg - Filmtabletten → S. 1351
Synjardy 5 mg/850 mg - Filmtabletten → S. 1372
Synjardy 5 mg/1.000 mg - Filmtabletten → S. 1373
Synjardy 12,5 mg/850 mg - Filmtabletten → S. 1373
Synjardy 12,5 mg/1.000 mg - Filmtabletten → S. 1373
Tandemact 30 mg/2 mg - Tabletten → S. 1388
Tandemact 30 mg/4 mg - Tabletten → S. 1388
Tandemact 45 mg/4 mg - Tabletten → S. 1388
Velmetia 50 mg/850 mg - Filmtabletten → S. 1507
Velmetia 50 mg/1000 mg - Filmtabletten → S. 1508
Vildagerlan 50 mg/850 mg-Filmtabletten → S. 1536
Vildagerlan 50 mg/1000 mg-Filmtabletten → S. 1536
Vipdomet 12,5 mg/850 mg - Filmtabletten → S. 1538
Vipdomet 12,5 mg/1000 mg - Filmtabletten → S. 1539
Vokanamet 50 mg/850 mg - Filmtabletten → S. 1550
Vokanamet 50 mg/1000 mg - Filmtabletten → S. 1550
Vokanamet 150 mg/850 mg - Filmtabletten → S. 1550
Vokanamet 150 mg/1000 mg - Filmtabletten → S. 1550
Xigduo 5 mg/850 mg - Filmtabletten → S. 1573
Xigduo 5 mg/1000 mg - Filmtabletten → S. 1573
Zomarist 50 mg/850 mg - Filmtabletten → S. 1607
Zomarist 50 mg/1000 mg - Filmtabletten → S. 1607

06C Sonstige Antidiabetika

Bydureon 2 mg - Depot-Injektionssuspension in einem Fertigpen → S. 237
Bydureon 2 mg - Pulver und Lösungsmittel zur Herstellung einer Depot-Injektionssuspension → S. 237
Bydureon 2 mg - Pulver und Lösungsmittel zur Herstellung einer Depot-Injektionssuspension in einem Fertigpen → S. 237
Byetta 5 Mikrogramm - Injektionslösung, Fertigpen → S. 237
Byetta 10 Mikrogramm - Injektionslösung, Fertigpen → S. 237
Jardiance 10 mg - Filmtabletten → S. 740
Jardiance 25 mg - Filmtabletten → S. 740
Lyxumia 10 Mikrogramm - Injektionslösung → S. 848
Lyxumia 10 Mikrogramm und 20 Mikrogramm - Injektionslösung → S. 848
Lyxumia 20 Mikrogramm - Injektionslösung → S. 848
Ozempic 0,25 mg - Injektionslösung in einem Fertigpen → S. 1067
Ozempic 0,5 mg - Injektionslösung in einem Fertigpen → S. 1068
Ozempic 1 mg - Injektionslösung in einem Fertigpen → S. 1068
Rybelsus 3 mg - Tabletten → S. 1269
Rybelsus 7 mg - Tabletten → S. 1269
Rybelsus 14 mg - Tabletten → S. 1269
Suliqua 100 Einheiten/ml + 33 Mikrogramm/ml - Injektionslösung in einem Fertigpen → S. 1362
Suliqua 100 Einheiten/ml + 50 Mikrogramm/ml - Injektionslösung in einem Fertigpen → S. 1362
Trulicity 0,75 mg - Injektionslösung in einem Fertigpen → S. 1465
Trulicity 0,75 mg - Injektionslösung in einer Fertigspritze → S. 1465
Trulicity 1,5 mg - Injektionslösung in einem Fertigpen → S. 1465
Trulicity 1,5 mg - Injektionslösung in einer Fertigspritze → S. 1465
Victoza 6 mg/ml - Injektionslösung in einem Fertigpen → S. 1535
Xultophy 100 Einheiten/ml + 3,6 mg/ml - Injektionslösung → S. 1576

06W Anthroposophika

06X Homöopathika

06Y Zubereitungen aus Organen und Mikroorganismen

06Z Phytopharmaka

Sucontral-Tropfen zum Einnehmen → S. 1360

07 ANTIDOTE

07A Vergiftungen mit Parasympathomimetika / Nikotin

Akineton 5 mg - Injektionslösung → S. 53
Atropin Accord 0,1 mg/ml - Injektionslösung in einer Fertigspritze → S. 155
Atropinsulfat Aguettant 0,1 mg/ml - Injektionslösung in Fertigspritze → S. 155
Atropinsulfat Aguettant 0,2 mg/ml - Injektionslösung in Fertigspritze → S. 156
Atropinum sulfuricum "Nycomed" 0,5 mg - Ampullen → S. 156

07B Digitalisvergiftungen

07C Vergiftungen mit Methämoglobinbildnern

Methylthioniniumchlorid Proveblue 5 mg/ml - Injektionslösung → S. 886

07D Metallvergiftungen

Artamin 150 mg - Kapseln → S. 131
Artamin 250 mg - Kapseln → S. 131
Deferasirox Accord 90 mg - Filmtabletten → S. 379
Deferasirox Accord 180 mg - Filmtabletten → S. 379
Deferasirox Accord 360 mg - Filmtabletten → S. 379
Deferasirox Mylan 90 mg - Filmtabletten → S. 379
Deferasirox Mylan 180 mg - Filmtabletten → S. 379
Deferasirox Mylan 360 mg - Filmtabletten → S. 379
Deferasirox Stada 90 mg - Filmtabletten → S. 379
Deferasirox Stada 180 mg - Filmtabletten → S. 379
Deferasirox Stada 360 mg - Filmtabletten → S. 379
Deferipron Lipomed 500 mg - Filmtabletten → S. 379
Desferal 500 mg - Trockenstechampullen → S. 387
Exjade 90 mg - Filmtabletten → S. 541
Exjade 180 mg - Filmtabletten → S. 541
Exjade 360 mg - Filmtabletten → S. 541
Exjade 90 mg - Granulat im Beutel → S. 541
Exjade 180 mg - Granulat im Beutel → S. 541
Exjade 360 mg - Granulat im Beutel → S. 541
Exjade 125 mg - Tabletten zur Herstellung einer Suspension zum Einnehmen → S. 542
Exjade 250 mg - Tabletten zur Herstellung einer Suspension zum Einnehmen → S. 542
Exjade 500 mg - Tabletten zur Herstellung einer Suspension zum Einnehmen → S. 542
Ferriprox 500 mg - Filmtabletten → S. 568
Ferriprox 1000 mg - Filmtabletten → S. 569
Ferriprox 100 mg/ml - Lösung zum Einnehmen → S. 569

07E Morphinvergiftungen

Naloxon Amomed 0,4 mg/ml - Injektionslösung → S. 943
Naloxon B.Braun 0,4 mg/ml - Injektions/Infusionslösung → S. 944

Nyxoid 1,8 mg - Nasenspray, Lösung im Einzeldosisbehältnis → S. 1018

07F Entgiftungsmittel bei Zytostatikabehandlung

07F01 Entgiftungsmittel bei Therapie mit Folsäureantagonisten

Calciumfolinat Ebewe 15 mg - Kapseln → S. 242
Calciumfolinat Ebewe 10 mg/ml in 0,9% NaCl-Lösung zur parenteralen Anwendung → S. 243
Calciumfolinat Kabi 10 mg/ml - Injektions-/Infusionslösung → S. 243
Calciumfolinat Sandoz 10 mg/ml - Injektions-/Infusionslösung → S. 243

07F02 Entgiftungsmittel bei Therapie mit Alkylanzien

Uromitexan 400 mg - Ampullen → S. 1485
Uromitexan 400 mg - Filmtabletten → S. 1485
Uromitexan 600 mg - Filmtabletten → S. 1485

07F03 Entgiftungsmittel bei erhöhter Harnsäureausscheidung

Fasturtec 1,5 mg/ml - Pulver und Lösungsmittel zur Herstellung eines Infusionslösungskonzentrats → S. 553

07F04 Vorbeugung von Kardiotoxizität (Anthracycline)

Cyrdanax 20 mg/ml - Pulver zur Herstellung einer Infusionslösung → S. 362
Savene 20 mg/ml - Pulver und Lösungsmittel für ein Konzentrat zur Herstellung einer Infusionslösung → S. 1279

07F05 Behandlung von Anthracyclin-Paravasation

07F06 Sonstige Entgiftungsmittel bei Zytostatikabehandlung

LysaKare 25 g/25 g - Infusionslösung → S. 846

07G Spezifische Seren gegen verschiedene Tiergifte - 36C

07H Adsorbentien

Norit Carbomix 50 g - Granulat zur Herstellung einer Suspension zum Einnehmen → S. 990

07I Emetika

07J Entschäumer bei Spülmittelvergiftungen

Antiflat - Tropfen → S. 105
Lefax 41,2 mg/ml - Suspension zum Einnehmen → S. 790
Sab Simplex - Tropfen → S. 1271

07K Pilzvergiftungen

Legalon SIL - Trockensubstanz zur Infusionsbereitung → S. 792

07L Arzneimittelvergiftungen

07L01 Paracetamolvergiftungen

Acimethin - Filmtabletten → S. 28
Fluimucil 20% Antidot - Konzentrat zur Infusionsbereitung → S. 583

07L02 Antikoagulanzienvergiftungen

Ondexxya 200 mg - Pulver zur Herstellung einer Infusionslösung → S. 1041
Protamin Meda 1000 I.E./ml - Injektionslösung → S. 1162
Protaminsulfat Leo Pharma 1400 I.E. Heparin Antidot/ml - Injektions- und Infusionslösung → S. 1162
Protaminsulfat Novo - Durchstichflasche → S. 1162

07L03 Sonstige Arzneimittelvergiftungen

Anexate 0,5 mg - Injektionslösung → S. 102
Anexate 1 mg - Injektionslösung → S. 102
Anticholium - Ampullen → S. 105
Bridion 100 mg/ml - Injektionslösung → S. 218
Combistig 0,5 mg/ml + 2,5 mg/ml - Injektionslösung → S. 334
Flumazenil B.Braun 0,1 mg/ml - Injektionslösung und Konzentrat zur Herstellung einer Infusionslösung → S. 584
Flumazenil Hikma 0,1 mg/ml - Injektions-/Infusionslösung → S. 584
Flumazenil Kabi 0,1 mg/ml - Injektionslösung und Konzentrat zur Herstellung einer Infusionslösung → S. 584
Flumazenil Pharmaselect 0,1 mg/ml - Injektionslösung und Konzentrat zur Herstellung einer Infusionslösung → S. 584
Neostig 0,5 mg - Injektionslösung → S. 959
Normastigmin 2,5 mg - Ampullen → S. 990
Praxbind 2,5 g/50 ml - Injektions-/Infusionslösung → S. 1130

07M Schutz vor radioaktiven Isotopen

Kaliumjodid G.L. 65 mg - Tabletten → S. 748

07N Cyanidvergiftungen

Cyanokit 2,5 g - Pulver zur Herstellung einer Infusionslösung → S. 356
Cyanokit 5 g - Pulver zur Herstellung einer Infusionslösung → S. 356

07O Ethylenglykolvergiftungen

Fomepizole Serb 5 mg/ml - Konzentrat zur Herstellung einer Infusionslösung → S. 589

07P Entzündungshemmer bei Rauchgasvergiftung

07Q Sonstige Vergiftungen

08 ANTIEMETIKA / ANTIVERTIGINOSA

08A Antiemetika

Ceolat 1 mg/ml - Lösung zum Einnehmen → S. 283
Ceolat 10 mg - Injektions-/Infusionslösung → S. 283
Echnatol - Dragees → S. 459
Echnatol B6 - Dragees → S. 460
Metoclopramidhydrochlorid Accord 10 mg - Tabletten → S. 886
Nuperal 10 mg/10 mg - Hartkapseln mit veränderter Wirkstofffreisetzung → S. 1008
Paspertin 10 mg - Ampullen → S. 1086
Paspertin - Filmtabletten → S. 1087
PONVeridol 1,25 mg/ml - Injektionslösung → S. 1115
Reiseliquid Junior 24 mg - Lösung zum Einnehmen → S. 1208
Travelgum 20 mg Kaugummi - Dragee → S. 1447
Vertirosan 50 mg - Ampullen → S. 1523
Vertirosan 150 mg - Ampullen → S. 1523
Vertirosan 50 mg - Dragees → S. 1523
Vertirosan - Tropfen → S. 1523
Vertirosan 50 mg - Zäpfchen für Kinder → S. 1523
Vertirosan 100 mg - Zäpfchen → S. 1524
Vertirosan Vitamin B6 - Manteldragees → S. 1524
Vertirosan Vitamin B6 - Zäpfchen → S. 1524
Vertirotravel 50 mg - Sublingualtabletten → S. 1524
Xomolix 2,5 mg/ml - Injektionslösung → S. 1574

08B Antivertiginosa

Arlevert 20 mg/40 mg - Tabletten → S. 129
Bestin 8 mg - Pumpstoß Lösung zum Einnehmen → S. 187
Betahistin Accord 24 mg - Tabletten → S. 188
Betahistin Actavis 8 mg - Tabletten → S. 188
Betahistin Actavis 16 mg - Tabletten → S. 188
Betahistin Actavis 24 mg - Tabletten → S. 188
Betahistin Arcana 16 mg - Tabletten → S. 189
Betahistin Arcana 24 mg - Tabletten → S. 189
Betahistin Hennig 8 mg - Tabletten → S. 189
Betahistin Hennig 16 mg - Tabletten → S. 189
Betahistin Hennig 24 mg - Tabletten → S. 189
Betahistin ratiopharm 8 mg - Tabletten → S. 189
Betahistin ratiopharm 16 mg - Tabletten → S. 189
Betahistin ratiopharm 24 mg - Tabletten → S. 189
Betaserc 8 mg - Tabletten → S. 190
Betaserc 16 mg - Tabletten → S. 190
Betaserc 24 mg - Tabletten → S. 190
Dogmatil 50 mg - Kapseln → S. 419
Dogmatil 200 mg - Tabletten → S. 419
Echnatol B6 - Dragees → S. 460
Neo-Emedyl - Dragees → S. 956
Serc 24 mg - Tabletten → S. 1291
Vertirosan Vitamin B6 - Manteldragees → S. 1524
Vertirosan Vitamin B6 - Zäpfchen → S. 1524

08C Zytostatikabedingtes Erbrechen

Akynzeo 300 mg/0,5 mg - Hartkapseln → S. 55
Akynzeo 235 mg/0,25 mg - Pulver für ein Konzentrat zur Herstellung einer Infusionslösung → S. 55
Aloxi 250 Mikrogramm - Injektionslösung → S. 68
Aloxi 500 Mikrogramm - Weichkapseln → S. 68
Aprepitant Accord 80 mg - Hartkapseln → S. 115
Aprepitant Accord 125 mg - Hartkapseln → S. 115
Aprepitant Accord 125 mg + 80 mg - Hartkapseln → S. 115
Aprepitant ratiopharm 80 mg - Hartkapseln → S. 115
Aprepitant ratiopharm 80 mg/125 mg - Hartkapseln → S. 116

08W Anthroposophika

08X Homöopathika

08Z Phytopharmaka

09 ANTIEPILEPTIKA

09A Monopräparate

09A01 Barbitursäure-Derivate

09A02 Benzodiazepine - 18A

09A03 Hydantoin-Derivate

09A04 Succinimid- und Oxazolidin-Derivate

09A05 Valproinsäure

09A06 Sonstige

09B Kombinationen

09X Homöopathika

10 ANTIHYPERTONIKA

10A Monopräparate

10A01 ACE-Hemmer

10A02 Antisympathotonika

10A03 Beta-Blocker - 19

10A04 Calcium-Antagonisten - 21A2, 21C2, 21B

10A05 Diuretika - 25A

10A06 Alpha-Blocker

10A07 Vasodilatatoren

10A08 AT1-Antagonisten

10A09 Sonstige

10B Kombinationen

10B01 Diuretika mit Beta-Blockern

10B02 Diuretika mit Calcium-Antagonisten

10B03 Diuretika mit Diuretika - 25B

10B04 Diuretika mit Reserpin

10B05 Diuretika mit ACE-Hemmern

10B06 Diuretika mit AT1-Antagonisten

10B07 Calcium-Antagonisten mit Beta-Blockern

10B08 Calcium-Antagonisten mit ACE-Hemmern

10B09 Calcium-Antagonisten mit AT1-Antagonisten

10B10 Dreifachkombinationen

10B11 Sonstige

10C Mittel bei pulmonaler Hypertonie

10X Homöopathika

11B03 Kombinationen

11C Therapie von Mykosen der Mundhöhle - 45A01

11D Therapie von Vaginalmykosen - 29G01

11E Mykosen des Verdauungstraktes

11E01 Antibiotika (Monopräparate)

11E02 Synthetika (Monopräparate)

11E03 Kombinationen

11Z Phytopharmaka

12 ANTIPARKINSONMITTEL

12A Anticholinerg wirkende Antiparkinsonmittel

12B Dopaminerg wirkende Antiparkinsonmittel

12B01 L-DOPA (Monopräparate)

12B02 L-DOPA und Decarboxylasehemmer

12B03 Dopaminagonisten

12B04 COMT-Hemmer

12B05 Monoaminoxidase-B-Hemmer

12C Antiglutaminerg wirkende Antiparkinsonmittel

12D Mittel bei sonstigen Extrapyramidalstörungen

12D01 Restless-Legs-Syndrom

12D02 Spätdyskinesien/ Chorea Huntington

12D03 Sonstige

12Y Zubereitungen aus Organen und Mikroorganismen

12Z Phytopharmaka

13 ANTIRHEUMATIKA / ANTIPHLOGISTIKA

13A Basistherapeutika

13A01 Gold-Präparate

13A02 Sonstige

13B Nichtsteroidale Antiphlogistika (NSA)

13B01 Arylessigsäure-Derivate (Monopräparate)

13B02 Arylpropionsäure-Derivate (Monopräparate)

13B03 Pyrazol-Derivate (Monopräparate)

13B04 Sonstige (Monopräparate)

13B05 Kombinationen mit Protonenpumpenhemmern

ArthroComb 75 mg/20 mg - Hartkapseln mit veränderter Wirkstofffreisetzung → S. 132
Vimovo 500 mg/20 mg - Tabletten mit veränderter Wirkstofffreisetzung → S. 1536

13B06 Kombinationen mit Prostaglandinen

Arthrotec - Manteltabletten → S. 132
Arthrotec forte - Manteltabletten → S. 132

13B07 Kombinationen mit Lokalanästhetika

13B08 Kombinationen mit Vitaminen

Diclo-B G.L. - Kapseln → S. 400
Diclovit - Kapseln → S. 406

13B09 Kombinationen, sonstige

Neodolpasse - Infusionslösung → S. 956
Rheumesser 3 ml - Ampullen → S. 1228

13C Glukokortikoide

13C01 Monopräparate - 31F01

13C02 Kombinationen, NSA-frei

13D Arthrosemittel

Artrolyt 50 mg - Kapseln → S. 133
Cartexan 400 mg - Hartkapseln → S. 264
Condrosulf 400 mg - Kapseln → S. 340
Condrosulf 800 mg - Tabletten → S. 340
Dona 1500 mg - Pulver zur Herstellung einer Lösung zum Einnehmen → S. 422
Hyalgan 20 mg - Spritzampullen → S. 675
Hyalgan 20 mg - Stechampullen → S. 675
Progona - Filmtabletten → S. 1152
Tavimin 1500 mg - Filmtabletten → S. 1395
Verboril 50 mg - Kapseln → S. 1519

13E Sonstige

13F Externa

13F01 Nichtsteroidale Antirheumatika/ Antiphlogistika

Algesal 10%/1% - Creme → S. 61
Algofina 10% - Spray zur Anwendung auf der Haut, Lösung → S. 62
Deflamat 2% - Gel → S. 379
DicloAkut 1% - Gel → S. 399
Diclobene - Gel → S. 400
Diclostad 1% - Gel → S. 405
doc Ibuprofen Schmerzgel, 5% Gel → S. 417
Dolgit - Creme → S. 419
Dolo-Menthoneurin - Gel → S. 421
Fastum - Gel → S. 553
Felden 0,5% - Gel → S. 556
Ketospray 10% - Spray zur Anwendung auf der Haut → S. 757
Mobiflex 1% - Schmerzspray zur Anwendung auf der Haut, Lösung → S. 914
Nurofen 24-Stunden Schmerzpflaster 200 mg - wirkstoffhaltiges Pflaster → S. 1010
proff Schmerzcreme, 50 mg/g - Creme → S. 1152
proff Schmerzgel, 50 mg/g - Gel → S. 1152
ratioDolor Diclofenac Schmerzgel 1 % - Gel → S. 1199
ratioDolor Diclofenac Schmerzgel 2 % - Gel → S. 1199
Rheumon - Creme → S. 1230
Rheumon - Gel → S. 1230
ThermaCare - Schmerzgel → S. 1414
Traumon - Gel → S. 1447
Voltadol - Schmerzgel → S. 1552
Voltadol Forte - Schmerzgel → S. 1552
Voltaren Emulgel - Gel → S. 1552

13F02 Hautreizende Mittel (Rubefacienta)

Berggeist - Rheumafluid → S. 183
Etrat - Gel → S. 528
Finalgon - Salbe → S. 571
Rowalind - Einreibung → S. 1265
Rubriment - Emulsion → S. 1267
Thermo-Rheumon - Creme → S. 1414
Trauma - Salbe kühlend Mayrhofer → S. 1445
Trauma - Salbe wärmend Mayrhofer → S. 1445

13F03 Kortikoidhaltige Einreibungen

Mobilat - Gel → S. 914
Mobilat - Salbe → S. 915

13F04 Rheumapflaster und -kompressen

ABC Lokale Schmerz-Therapie - Aktiv-Pflaster 4,8 mg wirkstoffhaltiges Pflaster → S. 16
ABC Lokale Schmerz-Therapie Wärme-Pflaster Capsicum 11 mg wirkstoffhaltiges Pflaster → S. 16
Flector EP - Pflaster → S. 574
Gothaplast Rheumamed Wärmepflaster → S. 640
Itami 140 mg - wirkstoffhaltiges Pflaster → S. 731
Lixim 70 mg - wirkstoffhaltiges Pflaster → S. 827

13F05 Bäder - 17B

13F06 Sonstige Externa

Dolobene ratiopharm - Gel → S. 420
Klosterfrau Melissengeist - Flüssigkeit zum Einnehmen und zur Anwendung auf der Haut → S. 763
Pasta Cool → S. 1087
Tantum 5% - Creme → S. 1389
Tantum 5% - Gel → S. 1389

13W Anthroposophika

Archangelica - Salbe Weleda → S. 121
Symphytum - Salbe D3 Weleda → S. 1371

13X Homöopathika

Discus compositum-Heel - Ampullen → S. 416

13X01 Interna

Aflubin - Grippetropfen → S. 48
apo-RHEUM spag. Peka - Tropfen zum Einnehmen → S. 109
Apozema Bandscheiben- und Gelenk Bryonia complex Nr.6 - Tropfen zum Einnehmen → S. 110
Arthroheel - Ampullen → S. 132
Ferrum-Homaccord - Tropfen → S. 569
Gelenk Albin - Tropfen → S. 622
Gelsemium-Homaccord - Tropfen → S. 622
Globuli gegen Gelenkschmerzen "Similasan" → S. 634
Ho-Len-Complex Disco-cyl - Tropfen → S. 664
Incena - Tropfen → S. 703
Mobilopas Injektopas - Ampullen → S. 915
Nr. 2 Wirbelsäulen- und Gelenkstropfen "Mag. Doskar" → S. 1002
Nr. 25 Verletzungstropfen "Mag. Doskar" → S. 1004
Nr. 40 Gelenksentzündungstropfen "Mag. Doskar" → S. 1006
Osanit Verletzungskügelchen → S. 1052
Rubaxx - Tabletten → S. 1267
Rubaxx - Tropfen → S. 1267
RubaXX Arthro - Tropfen zum Einnehmen → S. 1267
Rubaxx Plus - Tropfen zum Einnehmen → S. 1267
Sanuvis - Injektionslösung → S. 1278
Sanuvis - Tropfen → S. 1278
Traumasan "Similasan" - Globuli → S. 1445
Traumeel - Ampullen → S. 1445
Traumeel - Tabletten → S. 1446
Traumeel - Tropfen → S. 1446
Tropfen gegen Rheuma und Gicht "Similasan" → S. 1463
Zeel - Ampullen → S. 1589
Zeel - Tabletten → S. 1590

13X02 Externa

Dr. Böhm - Schmerzgel → S. 435
Rubaxx - Schmerzgel → S. 1266
Traumasan "Similasan" - Salbe → S. 1445
Traumasan "Similasan" - Spray → S. 1445
Traumeel - Gel → S. 1446
Traumeel - Salbe → S. 1446
Zeel - Salbe → S. 1590

13Y Zubereitungen aus Organen und Mikroorganismen

13Z Phytopharmaka

13Z01 Rheumatische Erkrankungen

Dr. Böhm Teufelskralle 600 mg - Filmtabletten → S. 435
Dr. Kottas Gelenkstee → S. 436
Pascoflex - Filmtabletten → S. 1086
Phytodolor - Rheumatropfen → S. 1107
Sogoon 480 mg - Filmtabletten → S. 1328
Teufelskralle ratiopharm 480 mg - Filmtabletten → S. 1412
Tradimed Ingwer Rheuma - Kapseln → S. 1435

13Z02 Nicht rheumatische Entzündungen

13Z03 Teemischungen

17B Rheumatischer Formenkreis

17C Sonstige

17Y Zubereitungen aus Organen und Mikroorganismen

17Z Phytopharmaka

17Z01 Hautkrankheiten

17Z02 Rheumatische Erkrankungen

17Z03 Sonstige

18 BENZODIAZEPINE

18A Vorwiegend als Antiepileptikum

18B Vorwiegend als Hypnotikum

18C Vorwiegend als Tranquilizer

18D Vorwiegend als Muskelrelaxans

19 BETA-BLOCKER

19A Ohne Kardioselektivität (Monopräparate)

19B Mit relativer Kardioselektivität (Monopräparate)

20 BLUT UND BLUTBILDUNG BEEINFLUSSENDE PHARMAKA

20A Blutgerinnungshemmende Stoffe (Interna)

20A01 Cumarin-Derivate

20A02 Heparin und Heparinoide

20A03 Sonstige

20B Thrombozytenaggregationshemmer

20C Thrombolytika

20D Blutgerinnungsfördernde Stoffe

20D01 Blutgerinnungsfaktoren

20I02 Substitutionstherapie

20W Anthroposophika

20X Homöopathika

20Y Zubereitungen aus Organen und Mikroorganismen

20Z Phytopharmaka

21 CALCIUM-ANTAGONISTEN

21A 1,4-Dihydropyridine-Derivate

21A01 Überwiegend cerebral wirksame

21A02 Überwiegend herz- und gefässwirksame

21B Verapamil und Derivate

21C Sonstige

21C01 Überwiegend cerebral wirksame

21C02 Überwiegend herz- und gefässwirksame

22 DERMATOTHERAPEUTIKA

22A Therapie von infizierten und nicht infizierten Hautläsionen

22A01 Antibiotika- und/oder sulfonamidhaltige Präparate

22A02 Sonstige antibakteriell bzw. antiseptisch wirkende Präparate

22A03 Nicht antibakteriell / antiseptisch wirkende Präparate

Sensicutan - Salbe → S. 1289
Tannosynt flüssig - Badekonzentrat → S. 1388
Tannosynt - Lotio → S. 1388
Toctino 10 mg - Weichkapseln → S. 1425
Toctino 30 mg - Weichkapseln → S. 1425

22A04 Förderung der Wundheilung

Bepanthen - Creme → S. 183
Bepanthen - Wund- und Heilsalbe → S. 183
Bepanthen Plus - Creme → S. 183
Bepanthen Plus - Spray → S. 183
Dexpanthenol "ratiopharm" 5% - Wundcreme → S. 395
Episalvan - Gel → S. 499
Pantothen Pharmaselect 5% - Salbe → S. 1079
Pelsana med Dexpanthenol - Salbe → S. 1091

22A05 Narbenbehandlung

Contractubex - Gel → S. 341
Kelosoft - Narbensalbe → S. 752

22A06 Enzyme zur Wundreinigung

NexoBrid 2 g - Pulver und Gel zur Herstellung eines Gels → S. 971
NexoBrid 5 g - Pulver und Gel zur Herstellung eines Gels → S. 971

22A07 Arzneistoffhaltige Verbandstoffe

Betaisodona - Wundgaze → S. 190
Zipzoc - imprägnierter Strumpf → S. 1599

22B Antimykotika - 11

22C Antiparasitäre Mittel

22C01 Krätzemittel

InfectoScab 5% - Creme → S. 707
Scabioral 3 mg - Tabletten → S. 1280

22C02 Läusemittel

22C03 Spezielle Kopflausmittel --> 22O04

22C04 Sonstige

22D Virustatika

Aciclobene "ratiopharm" - Fieberblasencreme → S. 27
Aciclostad - Fieberblasencreme → S. 27
Aciclovir 1A Pharma - Creme → S. 27
Activir - Fieberblasencreme → S. 32
Activir Duo 50 mg/g + 10 mg/g - Creme → S. 32
Aldara 5% - Creme → S. 58
Condylox 0,5% - Lösung zur Anwendung auf der Haut → S. 340
Erazaban 100 mg/g - Creme → S. 507
Fenivir - Fieberblasencreme → S. 560
Fenivir 1% - Fieberblasencreme, abdeckend → S. 561
Lipactin 175 I.E./g + 5 mg/g - Gel → S. 817
Lomaherpan - Fieberblasen-Creme → S. 828
Phytovir - Creme → S. 1108
Zovirax 5% - Creme → S. 1610

22E Lokale Kortikoidtherapie

22E01 Monopräparate

Advantan 0,1% - Creme → S. 42
Advantan - dermatologische Lösung → S. 42
Advantan 0,1% - Fettsalbe → S. 42
Advantan Milch 0,1% - Emulsion zur Anwendung auf der Haut → S. 43
Advantan 0,1% - Salbe → S. 43
Betnovate - Creme → S. 191
Betnovate Crinale - Lösung → S. 191
Betnovate - Salbe → S. 192
Clarelux 500 Mikrogramm/g - Schaum zur Anwendung auf der Haut → S. 312
Clobex 500 Mikrogramm/g - Shampoo → S. 320
Decoderm - Creme → S. 377
Dermovate - Creme → S. 386
Dermovate - Crinale Lösung → S. 386
Dermovate - Salbe → S. 386
Diproderm - Creme → S. 413
Diproderm - dermatologische Lösung → S. 414
Diproderm - Salbe → S. 414
Diproforte - Salbe → S. 414
Ekzemsalbe "F" - Agepha 1% Salbe → S. 467
Elocon - Creme → S. 471
Elocon - dermatologische Lösung → S. 471
Elocon - Salbe → S. 471
Emovate - Creme → S. 477
Kühlprednon - Salbe → S. 768
Methylprednisolonaceponat Galen Lotion 1 mg/g - Emulsion zur Anwendung auf der Haut → S. 886
Momecutan 1 mg/g - Creme → S. 916
Momecutan 1 mg/g - Lösung zur Anwendung auf der Haut → S. 916
Momecutan 1 mg/g - Salbe → S. 917
Monovo 1 mg/g - Creme → S. 919
Monovo 1 mg/g - Emulsion zur Anwendung auf der Haut → S. 919
Neriforte - Fettsalbe → S. 961
Neriforte - Salbe → S. 961
Nerisona - Creme → S. 961
Nerisona - Fettsalbe → S. 962
Nerisona - Salbe → S. 962
Skinatan 1 mg/ml - Lösung zur Anwendung auf der Haut → S. 1325
Volon A - Creme antibiotikafrei → S. 1551
Volon A - Haftsalbe → S. 1551
Volon A - Salbe antibiotikafrei → S. 1551

22E02 Kombinationen mit Antibiotika / Sulfonamiden

Aureocort 1 mg/g + 30 mg/g - Salbe → S. 158
Decoderm compositum - Creme → S. 378
Diprogenta - Creme → S. 414
Diprogenta - Salbe → S. 414
Fucibet Lipid 20 mg/g + 1 mg/g - Creme → S. 603
Fusicutan 20 mg/g + 1 mg/g - Creme → S. 608
Fusidinsäure plus Betamethason Dermapharm 20 mg/g + 1 mg/g - Creme → S. 608

22E03 Sonstige Kombinationen

Diprosalic - dermatologische Lösung → S. 415
Diprosalic - Salbe → S. 415
Multodrin - Salbe → S. 933
Soderm 0,5 mg/g + 20 mg/g - Lösung zur Anwendung auf der Haut → S. 1328
Volon A - Tinktur → S. 1551

22F Antipsoriatika

22F01 Interna

Amgevita 20 mg - Injektionslösung in einer Fertigspritze → S. 78
Amgevita 40 mg - Injektionslösung in einer Fertigspritze → S. 79
Amgevita 40 mg - Injektionslösung im Fertigpen → S. 79
Amsparity 40 mg/ 0,8 ml - Injektionslösung → S. 96
Amsparity 20 mg - Injektionslösung in einer Fertigspritze → S. 96
Amsparity 40 mg - Injektionslösung in einer Fertigspritze → S. 96
Amsparity 40 mg - Injektionslösung im Fertigpen → S. 96
Benepali 25 mg - Injektionslösung in einer Fertigspritze → S. 180
Benepali 50 mg - Injektionslösung in einer Fertigspritze → S. 180
Benepali 50 mg - Injektionslösung im Fertigpen → S. 181
Cimzia 200 mg - Injektionslösung in einem Fertigpen → S. 296
Cimzia 200 mg - Injektionslösung in einer Fertigspritze → S. 296
Cimzia 200 mg - Injektionslösung in einer Patrone für ein Dosiergerät → S. 297
Cosentyx 150 mg - Injektionslösung in einem Fertigpen → S. 347
Cosentyx 150 mg - Injektionslösung in einer Fertigspritze → S. 347
Cosentyx 150 mg - Pulver zur Herstellung einer Injektionslösung → S. 347
Cosentyx 300 mg - Injektionslösung in einem Fertigpen → S. 348
Cosentyx 300 mg - Injektionslösung in einer Fertigspritze → S. 348
Ebetrexat 10 mg/ml - Injektionslösung in einer Fertigspritze → S. 455
Ebetrexat 20 mg/ml - Injektionslösung in einer Fertigspritze → S. 455
Ebetrexat 10 mg/ml - Parenterale Lösung → S. 456
Ebetrexat 2,5 mg - Tabletten → S. 456
Ebetrexat 5 mg - Tabletten → S. 456
Ebetrexat 10 mg - Tabletten → S. 456
Enbrel 25 mg - Injektionslösung im Fertigpen → S. 485
Enbrel 50 mg - Injektionslösung im Fertigpen → S. 485
Enbrel 25 mg - Injektionslösung in Fertigspritze → S. 485

22F02 Externa

0,5 mg/g - Salbe → S. 241
Curatoderm 4 Mikrogramm/g - Emulsion zur Anwendung auf der Haut → S. 354
Curatoderm - Salbe → S. 354
Daivobet 50 Mikrogramm/g + 0,5 mg/g - Gel → S. 366
Enstilar 50 Mikrogramm/g + 0,5 mg/g - Schaum zur Anwendung auf der Haut → S. 492
Psorcutan - Creme → S. 1164
Psorcutan - Salbe → S. 1164

22G Aknetherapeutika, Interna

22G01 Antibiotikahaltige

Doxyderm 50 mg - Filmtabletten → S. 433
Minostad 50 mg - Kapseln → S. 907
Udima 50 mg - Kapseln → S. 1474
Vibramycin 50 mg - lösbare Tabletten → S. 1532

22G02 Sonstige

Alisma 2 mg/35 µg - Filmtabletten → S. 63
Alisma Gynial 2 mg/0,035 mg - Filmtabletten → S. 63
Bellgyn "ratiopharm" 2 mg/0,035 mg - überzogene Tabletten → S. 176
Ciscutan 5 mg - Kapseln → S. 306
Ciscutan 10 mg - Kapseln → S. 306
Ciscutan 20 mg - Kapseln → S. 306
Ciscutan 30 mg - Kapseln → S. 306
Ciscutan 40 mg - Kapseln → S. 306
Diane mite - Dragees → S. 397
Dienogest/Ethinylestradiol Exeltis 2 mg/0,03 mg - Filmtabletten → S. 406
Dienorette 0,03 mg/2 mg - Filmtabletten → S. 406
Dienorette 0,03 mg/2 mg 21+7 - Filmtabletten → S. 406
Dienovel 0,03 mg/2,0 mg - Filmtabletten → S. 406
Larissa Gynial 0,03 mg/2 mg - Filmtabletten → S. 785
Mayra 0,03 mg/2 mg - Filmtabletten → S. 861
Midane - Dragees → S. 897
Minerva - Dragees → S. 906
Motion ratiopharm 2 mg/0,03 mg - Filmtabletten → S. 923
Sibilla 0,03 mg/2 mg - 21 Filmtabletten → S. 1302
Sienima 2 mg/0,03 mg - Filmtabletten → S. 1306
Viola 0,03 mg/2 mg - Filmtabletten → S. 1538

22H Aknetherapeutika, Externa

22H01 Vitamin A-Säure und Derivate (Monopräparate)

Differin - Gel → S. 407
Panretin Gel 0,1% → S. 1075

22H02 Benzoylperoxidhaltige (Monopräparate)

Akneroxid 5% - Gel → S. 54
Akneroxid 10% - Gel → S. 54
Benzaknen 5% - Gel → S. 182
Benzaknen 10% - Gel → S. 182
Benzaknen 5% - Suspension zum Auftragen der Haut → S. 182

22H03 Antibiotikahaltige (Monopräparate)

Dalacin - Lotion → S. 366
Nadixa 1% - Creme → S. 943
Zindaclin 1% - Gel → S. 1597

22H04 Sonstige Monopräparate

Finacea 150 mg/g - Gel → S. 571
Skinoren 20% - Creme → S. 1325
Skinoren 15% - Gel → S. 1325

22H05 Kombinationen antibiotikahaltig, kortikoidfrei

Acnatac 10 mg/g + 0,25 mg/g - Gel → S. 29

22H06 Kombinationen, kortikoidhaltig

22H07 Sonstige Kombinationen

Acne Plus - Creme Widmer → S. 29
Aknichthol - Lotio → S. 54
Epiduo 0,1%/2,5% - Gel → S. 498
Epiduo Forte 0,3%/2,5% - Gel → S. 498

22I Antipruriginosa

Anaestherit 6% - Puder → S. 98
Anaestherit 10% - Salbe → S. 98
Insecticum Gel → S. 715
Xylocain 5% - Salbe → S. 1579

22K Adstringentia / Antihydrotika

22L Antiseborrhoika

22M Keratolytika

Duofilm - Lösung zur äußerlichen Anwendung → S. 446
Keratosis Creme Widmer → S. 754
Keratosis + Tretinoin Creme Widmer → S. 754
Verrumal - Lösung zur äußerlichen Anwendung → S. 1520

22N Schutz und Pflege von Haut, Haaren und Nägeln

22N01 Interna

Biogelat Biotin 5 mg - Tabletten → S. 201
Bio-H-Tin Vitamin H 2,5 mg - Tabletten → S. 201
Bio-H-Tin Vitamin H 5 mg - Tabletten → S. 201
Curatin 2,5 mg - Tabletten → S. 354
Curatin 5 mg - Tabletten → S. 354
Medobiotin 2,5 mg - Tabletten → S. 864
Pantogar 60 mg - Kapseln → S. 1075
Propecia 1 mg - Filmtabletten → S. 1156
Scenesse 16 mg - Implantat → S. 1281

22N02 Externa

Optiderm - Creme → S. 1045
Optiderm Fett - Creme → S. 1045

22O Präparate zur Anwendung auf der Kopfhaut

22O01 Medizinische Haarwäschen

Desquaman - medizinisches Shampoo → S. 389
Fungoral 2% - medizinisches Shampoo → S. 605
Micetal - Medizinisches Shampoo → S. 895
Nizoral 2% - medizinisches Shampoo → S. 981
Selsun - medizinisches Shampoo → S. 1288
Selukos - medizinisches Shampoon → S. 1288
Stieprox 1,5% - Shampoo → S. 1354

22O02 Kortikoidhaltige Mittel

Betnovate Crinale - Lösung → S. 191
Clobex 500 Mikrogramm/g - Shampoo → S. 320
Dermovate - Crinale Lösung → S. 386
Elocon - dermatologische Lösung → S. 471
Momecutan 1 mg/g - Lösung zur Anwendung auf der Haut → S. 916
Monovo 1 mg/g - Emulsion zur Anwendung auf der Haut → S. 919
Volon A - Tinktur → S. 1551

22O03 Mittel gegen Alopezie

Alocutan 20 mg/ml - Spray zur Anwendung auf der Haut, Lösung → S. 67
Alocutan 50 mg/ml - Spray zur Anwendung auf der Haut, Lösung → S. 67
Alopexy 50 mg/ml - Lösung zur Anwendung auf der Haut → S. 68
Minoxidil Bio-H-Tin Pharma 20 mg/ml - Spray zur Anwendung auf der Haut (Kopfhaut), Lösung → S. 908
Minoxidil Bio-H-Tin Pharma 50 mg/ml - Spray zur Anwendung auf der Haut (Kopfhaut), Lösung → S. 908
Minoxidil Dermapharm 20 mg/ml - Spray zur Anwendung auf der Haut, Lösung → S. 908
Minoxidil Dermapharm 50 mg/ml - Spray zur Anwendung auf der Haut, Lösung → S. 908
Minoxipel 20 mg/ml - Lösung zur Anwendung auf der Haut → S. 908
Regaine 2% - Lösung → S. 1207
Regaine 5% - Lösung → S. 1207
Regaine 5% - Schaum zur Anwendung auf der Kopfhaut → S. 1207
Regaine Frauen 5% - Schaum zur Anwendung auf der Kopfhaut → S. 1207

22O04 Sonstige

Solutio Cordes 0,5% - dermatologische Lösung → S. 1335
Squamasol - crinale Lösung → S. 1348
Squamasol - Gel → S. 1348

22P Dermatotherapeutika bei weiteren Hautkrankheiten

Soolantra 10 mg/g - Creme → S. 1338

22P01 Aktinische Keratose

Actikerall 5 mg/g + 100 mg/g - Lösung zur Anwendung auf der Haut → S. 30

24A02 Releasing-Hormone

Macimorelin Aeterna Zentaris 60 mg - Granulat zur Herstellung einer Suspension zum Einnehmen in einem Beutel → S. 850

24A03 Sonstige

Caverject 10 µg - Trockenstechampulle mit Lösungsmittelspritze → S. 269
Caverject 20 µg - Trockenstechampulle mit Lösungsmittelspritze → S. 269
Caverject Dual 10 µg - Zweikammerzylinderampullen → S. 269
Caverject Dual 20 µg - Zweikammerzylinderampullen → S. 269
iCOmas 0,3%/0,3%/0,3% - Gas zur medizinischen Anwendung, druckverdichtet → S. 691
iCOmix 0,28%/9,3% - Gas zur medizinischen Anwendung, druckverdichtet → S. 691
Methylthioniniumchlorid Cosmo 25 mg - Retardtabletten → S. 886
Metycor 250 mg - Weichkapseln → S. 892
Muse 125 Mikrogramm - Stäbchen zur Anwendung in der Harnröhre → S. 934
Muse 250 Mikrogramm - Stäbchen zur Anwendung in der Harnröhre → S. 934
Muse 500 Mikrogramm - Stäbchen zur Anwendung in der Harnröhre → S. 934
Muse 1000 Mikrogramm - Stäbchen zur Anwendung in der Harnröhre → S. 935
Thyrogen 0,9 mg - Pulver zur Herstellung einer Injektionslösung → S. 1419
Verdye 5 mg/ml Injektionszubereitung - Pulver zur Herstellung einer Injektionslösung → S. 1519

24B Röntgenkontrastmittel

24B01 Barium-sulfathaltige

Micropaque 1 g/ml - Suspension zur oralen oder rektalen Anwendung → S. 896
Micropaque CT 50 mg/ml - Konzentrat für orale Suspension → S. 896
Prontobario Colon - Dickdarmkontrastmittel → S. 1155
Prontobario HD - Magenkontrastmittel hochkonzentriert 334,74g - Pulver zur Herstellung einer Suspension zum Einnehmen → S. 1155
Scannotrast - Konzentrat für orale und rektale Suspension → S. 1281

24B02 Iodhaltige, oral

Gastrografin - Röntgenkontrastmittel zur oralen und rektalen Anwendung → S. 618
Gastromiro - nichtionisches Röntgenkontrastmittel - enterale Lösung → S. 619
Peritrast CT - Lösung zum Einnehmen → S. 1100
Peritrast-GI - Lösung zum Einnehmen → S. 1100

24B03 Iodhaltige, parenteral

Accupaque 300 mg J/ml - parenterale Röntgenkontrastmittellösung → S. 21
Accupaque 350 mg J/ml - parenterale Röntgenkontrastmittellösung → S. 21
Iomeron 150 mg J/ml - Infusionsflasche → S. 722
Iomeron 250 mg J/ml - Infusionsflasche → S. 722
Iomeron 300 mg J/ml - Ampulle → S. 722
Iomeron 300 mg J/ml - Infusionsflasche → S. 723
Iomeron 350 mg J/ml - Infusionsflasche → S. 723
Iomeron 400 mg J/ml - Infusionsflasche → S. 723
Iovision 300 mg Iod/ml - Injektionslösung → S. 723
Iovision 350 mg Iod/ml - Injektionslösung → S. 723
Jopamiro 200 mg J/ml - Ampullen → S. 743
Jopamiro 200 mg J/ml - Infusionsflasche → S. 743
Jopamiro 300 mg J/ml - Ampullen → S. 743
Jopamiro 300 mg J/ml - Stechampullen → S. 744
Jopamiro 370 mg J/ml - Ampullen → S. 744
Jopamiro 370 mg J/ml - Stechampullen → S. 744
Lipiodol ultra fluid - Ampullen → S. 818
Optiray 240 mg J/ml - (nichtionische) parenterale Röntgenkontrastmittellösung → S. 1045
Optiray 300 mg J/ml - (nichtionische) parenterale Röntgenkontrastmittellösung → S. 1045
Optiray 320 mg J/ml - (nichtionische) parenterale Röntgenkontrastmittellösung → S. 1046
Optiray 350 mg J/ml - (nichtionische) parenterale Röntgenkontrastmittellösung → S. 1046
Peritrast 36% - Lösung zur rektalen Anwendung → S. 1099
Peritrast 180 mg Iod/ml - Lösung zur parenteralen Anwendung → S. 1099
Peritrast 300 mg Iod/ml - Lösung zur parenteralen Anwendung → S. 1099
Scanlux 300 mg J/ml - Injektionslösung → S. 1280
Scanlux 370 mg J/ml - Injektionslösung → S. 1281
Ultravist 240 mg J/ml - Injektionslösung → S. 1477
Ultravist 300 mg J/ml - Infusionsflaschen → S. 1478
Ultravist 370 mg J/ml - Infusionsflaschen → S. 1478
Unilux 300 mg Jod/ml - Injektionslösung → S. 1480
Unilux 370 mg Jod/ml - Injektionslösung → S. 1480
Visipaque 270 mg J/ml - parenterale Röntgenkontrastmittellösung → S. 1545
Visipaque 320 mg J/ml - parenterale Röntgenkontrastmittellösung → S. 1545
Xenetix 250 (250 mg Jod/ml) - Parenterale Röntgenkontrastmittellösung → S. 1570
Xenetix 300 (300 mg Jod/ml) - Parenterale Röntgenkontrastmittellösung → S. 1570
Xenetix 350 (350 mg Jod/ml) - Parenterale Röntgenkontrastmittellösung → S. 1570

24B04 Sonstige

24C Verschiedene Tests

24C01 Tuberkulintests und andere Hauttests

24C02 Bluttests

24C03 Urin- und Stuhltests

24C04 Schwangerschaftstests

24C05 Sonstige

Alk Prick Negativ Kontrolle - Lösung für Haut-Pricktest → S. 64
Alk Prick Positiv Kontrolle - Lösung für Haut-Pricktest → S. 64
Allergopharma Physiologische Kochsalzlösung zur Negativkontrolle beim Provokations-Test → S. 66
Allergopharma Physiologische Kochsalzlösung zur Negativkontrolle beim Prick-Test → S. 66
Allergopharma Pricktestlösung zur Positivkontrolle beim Prick-Test → S. 66
Diabact UBT 50 mg - Tabletten → S. 395
HAL Allergy Pricktest 10 mg/ml - Pricktestlösung zur Positivkontrolle → S. 649
Helicobacter Test INFAI 75 mg - Pulver zur Herstellung einer Lösung zum Einnehmen (IRMS) → S. 654
Helicobacter Test INFAI 75 mg - Pulver zur Herstellung einer Lösung zum Einnehmen (NDIR) → S. 654
Helicobacter Test INFAI 75 mg - Pulver zur Herstellung einer Lösung zum Einnehmen (NDIR od. IRMS) → S. 654
Helicobacter Test INFAI für Kinder im Alter von 3-11, 45 mg Pulver zur Herstellung einer Lösung zum Einnehmen → S. 654
Hexvix 85 mg - Pulver und Lösungsmittel zur Herstellung einer Lösung zur intravesikalen Anwendung → S. 661
Lithiumchlorid LiDCO 0,15 mmol/ml - Injektionslösung → S. 825
Prick Test Histamin LETI Positivkontrolle 10 mg/ml - Pricktestlösung → S. 1144
Prick Test LETI Negativkontrolle - Pricktestlösung → S. 1144
Pylobactell 100 mg - Tablette zur Herstellung einer Trinklösung → S. 1171

24D Kernspintomographie-Kontrastmittel

24D01 Gadolinium-haltige

Artirem 0,0025 mmol/ml - Injektionslösung → S. 133
Clariscan 0,5 mmol/ml - Injektionslösung → S. 312
Clariscan 0,5 mmol/ml - Injektionslösung in einer Fertigspritze → S. 312
Cyclolux 0,5 mmol/ml - Injektionslösung → S. 358
Cyclolux 0,5 mmol/ml - Injektionslösung im Einzeldosisbehältnis → S. 358
Dotagraf 0,5 mmol/ml - Injektionslösung → S. 427
Dotagraf 0,5 mmol/ml - Injektionslösung im Einzeldosisbehältnis → S. 428
Dotarem - Injektionslösung → S. 428
Dotavision 0,5 mmol/ml - Injektionslösung im Einzeldosisbehältnis → S. 428
Dotavision 0,5 mmol/ml - Injektionslösung in einem Mehrdosenbehältnis → S. 428
Gadograf 1,0 mmol/ml - Injektionslösung → S. 613
Gadograf 1,0 mmol/ml - Injektionslösung in Fertigspritzen → S. 613
Gadovist 1,0 mmol/ml - Injektionslösung → S. 613
Gadovist 1,0 mmol/ml - Injektionslösung in Fertigspritzen/Patronen → S. 613
Magnevist 2 mmol/l - Injektionslösung → S. 854
Multihance 0,5 M - Injektionslösung → S. 932
MultiHance 0,5 mmol/ml - Injektionslösung in Fertig-

spritze → S. 932
Primovist 0,25 mmol/ml - Injektionslösung, Fertigspritze → S. 1146
ProHance - Injektionslösung → S. 1154

24D02 Eisen-haltige

24D03 Mangan-haltige

24E Ultraschall-Kontrastmittel

Luminity 150 Mikroliter/ml - Gas und Lösungsmittel zur Herstellung einer Injektions/Infusionsdispersion → S. 841
Optison 0,19 mg/ml - Injektionsdispersion → S. 1046
SonoVue 8 Mikroliter/ml - Pulver und Lösungsmittel zur Herstellung einer Dispersion zur Injektion → S. 1338

24F Radiodiagnostika

24F01 Radionuklide

Amyvid 800 MBq/ml - Injektionslösung → S. 97
Amyvid 1900 MBq/ml - Injektionslösung → S. 97
Axumin 1.600 MBq/ml - Injektionslösung → S. 162
Axumin 3.200 MBq/ml - Injektionslösung → S. 162
Ceretec 0,5 mg - Pulver zur Herstellung einer Injektionslösung → S. 286
Cuprymina 925 MBq/ml - Markerzubereitung, Lösung → S. 353
Datscan 74 MBq/ml - Injektionslösung → S. 375
Dopaview 222 MBq/ml - Injektionslösung → S. 425
Efdege 1,0 GBq/ml - Injektionslösung → S. 462
EndolucinBeta 40 GBq/ml - Markerzubereitung, Lösung → S. 487
FDG(F18)-BSM - Injektionslösung → S. 553
[18F]Fludeoxyglucose Biont 200-2200 MBq/ml - Injektionslösung → S. 583
[18F] Fludeoxyglucose Curium 185 MBq/ml - Injektionslösung → S. 583
[18F]Fludeoxyglucose Life Radiopharma 300-3100 MBq/ml - Injektionslösung → S. 583
[18F]Fludeoxyglucose UJV 100-1500 MBq/ml - Injektionslösung → S. 583
Fluorochol 222 MBq/ml - Injektionslösung → S. 585
Galli Ad 0,74-1,85 GBq - Radionuklidgenerator → S. 615
GalliaPharm 0,74-1,85 GBq Radionuklidgenerator → S. 615
HeliCap 37 kBq - Hartkapseln → S. 654
IASOcholine 1 GBq/ml - Injektionslösung → S. 683
IASOdopa 0,3 GBq/ml - Injektionslösung → S. 683
IASOfluorid 2,0 GBq/ml - Injektionslösung → S. 683
Ioflupan (123I) ROTOP 74 MBq/ml - Injektionslösung → S. 722
Lumark 80 GBq/ml - Markerzubereitung, Lösung → S. 840
Myoview → S. 941
Neuraceq 300 MBq/ml - Injektionslösung → S. 964
Octreoscan - Pulver zur Herstellung einer Injektionslösung → S. 1022
Poltechnet 8.0-175 GBq - Radionuklidgenerator → S. 1115
Pulmocis 2 mg - Kit für ein radioaktives Arzneimittel → S. 1166
Sogacin 20 MBq/ml - Injektionslösung → S. 1328
Striascan 74 MBq/ml - Injektionslösung → S. 1357
Teceos - Trockenstechampullen → S. 1397
Tekcis 2-50 GBq Radionuklidgenerator → S. 1400
Tetrofosmin Rotop 0,23 mg - Kit für ein radioaktives Arzneimittel → S. 1412
Thalliumchlorid (201Tl) CIS bio international - Injektionslösung → S. 1413
Thalliumchlorid (201Tl) Curium - Injektionslösung → S. 1413
UltratechneKow FM - Generator → S. 1477
Vizamyl 400 MBq/ml - Injektionslösung → S. 1549
Ytracis - Markerzubereitung, Lösung → S. 1584
Yttriga - Markerzubereitung, Lösung → S. 1584

24F02 Markierungsbestecke

CardioTOP 1 mg - Kit für ein radioaktives Arzneimittel → S. 262
Lymphoseek 50 Mikrogramm - Kit für ein radioaktives Arzneimittel → S. 844
Medi-Exametazim 500 Mikrogramm - Kit für ein radioaktives Arzneimittel → S. 862
Medi-MIBI 500 Mikrogramm - Kit für ein radioaktives Arzneimittel → S. 864
Mertioscan 0,2 mg - Kit für ein radioaktives Arzneimittel → S. 877
Mibitec 1 mg - Kit für ein radioaktives Arzneimittel → S. 894
NanoScan 500 Mikrogramm - Kit für ein radioaktives Arzneimittel → S. 944
Nanotop 0,5 mg - Kit für ein radioaktives Arzneimittel → S. 944
Neurolite - Kit für ein radioaktives Arzneimittel zur Herstellung einer [99mTc]Technetium-Bicisat-Injektionslösung → S. 966
Pulmotec - Graphittiegel zur Bereitung von Technegas zur Inhalation → S. 1166
Renoscint MAG3 1 mg - Kit für ein radioaktives Arzneimittel → S. 1215
Scintimun 1 mg - Kit für ein radioaktives Arzneimittel → S. 1282
SomaKit TOC 40 Mikrogramm - Kit für ein radioaktives Arzneimittel → S. 1335
Stamicis 1 mg - Kit für ein radioaktives Arzneimittel → S. 1349
Technescan DMSA → S. 1398
TechneScan DTPA → S. 1398
TechneScan HDP → S. 1398
TechneScan MAG3 → S. 1398
Technescan Sestamibi 1 mg - Kit für ein radioaktives Arzneimittel → S. 1398
Tektrotyd 16 Mikrogramm - Kit für ein radioaktives Arzneimittel → S. 1400

25 DIURETIKA

25A Monopräparate

25A01 Thiazide und Thiazid-Analoge

Aquaphoril - Tabletten → S. 117
Fludex Retard 1,5 mg - Filmtabletten → S. 583
HCT G.L. 50 mg - Tabletten → S. 653
Hydrosan - Tabletten → S. 679
Indapamid Actavis 1,5 mg - Retardtabletten → S. 704
Indapamid "Interpharm" retard 1,5 mg - Filmtabletten → S. 704
Indapamid Krka 1,5 mg - Retardtabletten → S. 704
Indapamid-ratiopharm 1,5 mg - Retardtabletten → S. 704
Indapamid Stada 1,5 mg - Retardtabletten → S. 704

25A02 Schleifendiuretika

Burinex 2 mg - Ampullen → S. 233
Burinex 1 mg - Tabletten → S. 233
Furohexal 40 mg - Tabletten → S. 605
Furohexal 80 mg - Tabletten → S. 606
Furohexal 500 mg - Tabletten → S. 606
Furon 20 mg - Ampullen → S. 606
Furon 40 mg - Ampullen → S. 606
Furon 250 mg - Konzentrat zur Infusionsbereitung → S. 606
Furon 40 mg - Tabletten → S. 607
Furon 500 mg - Tabletten → S. 607
Furosemid 1A Pharma 40 mg - Tabletten → S. 607
Furosemid Accord 10 mg/ml - Injektions- oder Infusionslösung → S. 607
Furosemid Genericon 40 mg - Tabletten → S. 607
Furostad 40 mg - Tabletten → S. 608
Lasix 20 mg/2 ml - Ampullen → S. 786
Lasix 40 mg/4 ml - Ampullen → S. 786
Lasix retard 30 mg - Kapseln → S. 786
Lasix retard 60 mg - Kapseln → S. 786
Lasix 250 mg - Konzentrat zur Herstellung einer Infusionslösung → S. 786
Lasix 40 mg - Tabletten → S. 787
Lasix 80 mg- Tabletten → S. 787
Lasix 500 mg - Tabletten → S. 787
Torasemid Hexal 2,5 mg - Tabletten → S. 1432
Torasemid Hexal 5 mg - Tabletten → S. 1432
Torasemid Hexal 10 mg - Tabletten → S. 1432
Torasemid Hexal 20 mg - Tabletten → S. 1432

25A03 Kaliumsparende: Aldosteronantagonisten

Aldactone 100 mg - Hartkapseln → S. 57
Aldactone 200 mg/10 ml - Injektionslösung → S. 57
Aldactone 50 mg - überzogene Tabletten → S. 58
Eplerenon Accord 25 mg - Filmtabletten → S. 500
Eplerenon Accord 50 mg - Filmtabletten → S. 500
Eplerenon Actavis 25 mg - Filmtabletten → S. 500
Eplerenon Actavis 50 mg - Filmtabletten → S. 500
Eplerenon Genericon 25 mg - Filmtabletten → S. 500
Eplerenon Genericon 50 mg - Filmtabletten → S. 500
Eplerenon HCS 25 mg - Filmtabletten → S. 501
Eplerenon HCS 50 mg - Filmtabletten → S. 501
Eplerenon ratiopharm GmbH 25 mg - Filmtabletten → S. 501
Eplerenon ratiopharm GmbH 50 mg - Filmtabletten → S. 501
Eplezot 25 mg - Filmtabletten → S. 501
Eplezot 50 mg - Filmtabletten → S. 501
Inspra 25 mg - Filmtabletten → S. 715
Inspra 50 mg - Filmtabletten → S. 715
Raasblock 25 mg - Filmtabletten → S. 1184
Raasblock 50 mg - Filmtabletten → S. 1184
Spirobene 50 mg - Tabletten → S. 1343
Spirobene 100 mg - Tabletten → S. 1343
Spirohexal 100 mg - Tabletten → S. 1343
Spirono Genericon 50 mg - Tabletten → S. 1343

Feburo 120 mg - Filmtabletten → S. 554
Febuxostat Accord 80 mg - Filmtabletten → S. 554
Febuxostat Accord 120 mg - Filmtabletten → S. 554
Febuxostat Aristo 80 mg - Filmtabletten → S. 554
Febuxostat Aristo 120 mg - Filmtabletten → S. 554
Febuxostat Genericon 80 mg - Filmtabletten → S. 555
Febuxostat Genericon 120 mg - Filmtabletten → S. 555
Febuxostat Krka 80 mg - Filmtabletten → S. 555
Febuxostat Krka 120 mg - Filmtabletten → S. 555
Febuxostat Mylan 80 mg - Filmtabletten → S. 555
Febuxostat Mylan 120 mg - Filmtabletten → S. 555
Febuxostat +pharma 80 mg - Filmtabletten → S. 555
Febuxostat +pharma 120 mg - Filmtabletten → S. 555
Febuxostat ratiopharm 80 mg - Filmtabletten → S. 555
Febuxostat ratiopharm 120 mg - Filmtabletten → S. 555
Febuxostat Sandoz 80 mg - Filmtabletten → S. 555
Febuxostat Sandoz 120 mg - Filmtabletten → S. 555
Febuxostat Stada 80 mg - Filmtabletten → S. 555
Febuxostat Stada 120 mg - Filmtabletten → S. 556
Gichtex retard 250 mg - Kapseln → S. 628
Purinol 100 mg - Tabletten → S. 1170
Purinol 300 mg - Tabletten → S. 1170
Urosin 100 mg - Tabletten → S. 1485
Urosin 300 mg - Tabletten → S. 1486
Zyloric 100 mg - Tabletten → S. 1614
Zyloric 300 mg - Tabletten → S. 1614

28A02 Urikosurika

Uricovac - Tabletten → S. 1483

28A03 Akuter Gichtanfall: Antiphlogistika - 13B

28A04 Akuter Gichtanfall: Colchicin

Colchicin "Agepha" 0,372 mg - Tabletten → S. 327
Colchicin Tiofarma 0,5 mg - Tabletten → S. 328
Colchicin Tiofarma 1 mg - Tabletten → S. 328
Colctab 1 mg - Tabletten → S. 328

28A05 Harnsäure-Entgiftungsmittel bei Zytostatikatherapie - 07F03

28A06 Sonstige

28B Kombinationen

28B01 Urikostatika mit Urikosurika

28B02 Sonstige

28X Homöopathika

28Z Phytopharmaka

28Z01 Teemischungen

28Z02 Sonstige

29 GYNÄKOLOGIKA / VAGINALTHERAPEUTIKA

Lidbree 42 mg/ml - Gel zur intrauterinen Anwendung → S. 813

29A Antidysmenorrhoika

29A01 Analgetika - 02B04, 13B02

29A02 Hormonpräparate - 31H05

29A03 Sonstige

29B Kontrazeptiva

29B01 Intrauterine Anwendung, hormonfrei

29B02 Intrauterine Anwendung, hormonhaltig

Jaydess 13,5 mg - intrauterines Wirkstofffreisetzungssystem → S. 740
Kyleena 19,5 mg - intrauterines Wirkstofffreisetzungssystem → S. 768
Levosert 20 Mikrogramm/24 Stunden - intrauterines Wirkstofffreisetzungssystem → S. 811
Mirena 20 Mikrogramm/24 Stunden - Intrauterinpessar → S. 910

29B03 Vaginale Anwendung, hormonfrei

29B04 Vaginale Anwendung, hormonhaltig

FemLoop Vaginalring 0,120 mg/0,015 mg pro 24 Stunden - vaginales Wirkstofffreisetzungssystem → S. 558
GinoRing Vaginalring 0,120 mg/0,015 mg pro 24 Stunden - vaginales Wirkstofffreisetzungssystem → S. 630
MyRing 0,120 mg/0,015 mg pro 24 Stunden - vaginales Wirkstofffreisetzungssystem → S. 941
NuvaRing 0,120 mg/0,015 mg pro 24 Stunden - Vaginalring → S. 1016
SetLona 0,120 mg/0,015 mg pro 24 Stunden - vaginales Wirkstofffreisetzungssystem → S. 1299
Solvetta Vaginalring 0,120 mg/0,015 mg pro 24 Stunden - vaginales Wirkstofffreisetzungssystem → S. 1335

29B05 Systemische Anwendung, Hormonpräparate - 31I01, 31I02,31I03, 31I04, 31I06

29C Präparate zur Ovulationsauslösung

29C01 Gonadotropine

Bemfola 75 I.E./0,125 ml - Injektionslösung in einem Fertigpen → S. 177
Bemfola 150 I.E./0,25 ml - Injektionslösung in einem Fertigpen → S. 178
Bemfola 225 I.E./0,375 ml - Injektionslösung in einem Fertigpen → S. 178
Bemfola 300 I.E./0,50 ml - Injektionslösung in einem Fertigpen → S. 178
Bemfola 450 I.E./0,75 ml - Injektionslösung in einem Fertigpen → S. 178
Elonva 100 Mikrogramm - Injektionslösung → S. 474
Elonva 150 Mikrogramm - Injektionslösung → S. 474
Fostimon 75 I.E. - Pulver und Lösungsmittel zur Herstellung einer Injektionslösung → S. 597
Fostimon 150 I.E. - Pulver und Lösungsmittel zur Herstellung einer Injektionslösung → S. 597
Fostimon PFS 75 I.E. - Pulver und Lösungsmittel zur Herstellung einer Injektionslösung → S. 597
Fostimon PFS 150 I.E. - Pulver und Lösungsmittel zur Herstellung einer Injektionslösung → S. 597
Fostimon PFS 225 I.E. - Pulver und Lösungsmittel zur Herstellung einer Injektionslösung in einer Fertigspritze → S. 597
Fostimon PFS 300 I.E. - Pulver und Lösungsmittel zur Herstellung einer Injektionslösung in einer Fertigspritze → S. 597
Gonal-f 75 I.E. (5,5 Mikrogramm) - Pulver und Lösungsmittel zur Herstellung einer Injektionslösung → S. 639
Gonal-f 300 I.E./0,5 ml (22 Mikrogramm/0,5 ml) - Injektionslösung im Fertigpen → S. 639
Gonal-f 300 I.E./0,50 ml (22 Mikrogramm/0,50 ml) Pulver und Lösungsmittel zur Herstellung einer Injektionslösung → S. 639
Gonal-f 450 I.E./0,75 ml (33 Mikrogramm/0,75 ml) - Injektionslösung im Fertigpen → S. 639
Gonal-f 450 I.E./0,75 ml (33 Mikrogramm/0,75 ml) - Pulver und Lösungsmittel zur Herstellung einer Injektionslösung → S. 640
Gonal-f 900 I.E./1,5 ml (66 Mikrogramm/1,5 ml) - Injektionslösung im Fertigpen → S. 640
Gonal-f 1050 I.E./1,75 ml (77 Mikrogramm/1,75 ml) - Pulver und Lösungsmittel zur Herstellung einer Injektionslösung → S. 640
Luveris 75 I.E. - Pulver und Lösungsmittel zur Herstellung einer Injektionslösung → S. 842
Menopur 75/75 I.E. - Pulver und Lösungsmittel zur Herstellung einer Injektionslösung → S. 873
Menopur 600 I.E. - Pulver und Lösungsmittel zur Herstellung einer Injektionslösung → S. 873
Menopur 1200 I.E. - Pulver und Lösungsmittel zur Herstellung einer Injektionslösung → S. 874
Meriofert 75 I.E. - Pulver und Lösungsmittel zur Herstellung einer Injektionslösung → S. 876
Meriofert 150 I.E. - Pulver und Lösungsmittel zur Herstellung einer Injektionslösung → S. 876
Meriofert PFS 75 I.E. - Pulver und Lösungsmittel zur Herstellung einer Injektionslösung → S. 877
Meriofert PFS 150 I.E. - Pulver und Lösungsmittel zur Herstellung einer Injektionslösung → S. 877
Ovaleap 300 I.E./0,5 ml - Injektionslösung → S. 1059
Ovaleap 450 I.E./0,75 ml - Injektionslösung → S. 1059
Ovaleap 900 I.E./1,5 ml - Injektionslösung → S. 1059
Ovitrelle 250 Mikrogramm - Injektionslösung in einem Fertigpen → S. 1061
Ovitrelle 250 Mikrogramm/0,5 ml - Injektionslösung in einer Fertigspritze → S. 1061
Pergoveris 150 I.E./75 I.E. - Pulver und Lösungsmittel zur Herstellung einer Injektionslösung → S. 1098
Pergoveris (300 I.E.+ 150 I.E.)/0,48 ml - Injektionslösung im Fertigpen → S. 1098
Pergoveris (450 I.E.+ 225 I.E.)/0,72 ml - Injektionslösung im Fertigpen → S. 1098
Pergoveris (900 I.E.+ 450 I.E.)/1,44 ml - Injektionslösung im Fertigpen → S. 1098
Pregnyl 5000 I.E. - Pulver und Lösungsmittel zur Herstellung einer Injektionslösung → S. 1140

Puregon 150 IE/0,18 ml - Injektionslösung → S. 1167
Puregon 300 IE/0,36 ml - Injektionslösung → S. 1167
Puregon 600 IE/0,72 ml - Injektionslösung → S. 1168
Puregon 900 IE/1,08 ml - Injektionslösung → S. 1168
Rekovelle 12 Mikrogramm/0,36 ml - Injektionslösung → S. 1208
Rekovelle 12 Mikrogramm/0,36 ml - Injektionslösung in einem Fertigpen → S. 1208
Rekovelle 36 Mikrogramm/1,08 ml - Injektionslösung → S. 1208
Rekovelle 36 Mikrogramm/1,08 ml - Injektionslösung in einem Fertigpen → S. 1208
Rekovelle 72 Mikrogramm/2,16 ml - Injektionslösung → S. 1208
Rekovelle 72 Mikrogramm/2,16 ml - Injektionslösung in einem Fertigpen → S. 1208

29C02 Antiestrogene

Clomiphen Arcana - Tabletten → S. 321

29C03 Begleittherapeutika

Cetrotide 0,25 mg - Pulver und Lösungsmittel zur Herstellung einer Injektionslösung → S. 288
cyclogest 400 mg - Vaginalzäpfchen → S. 357
Decapeptyl 0,1 mg - Fertigspritzen → S. 377
Ganirelix Astro 0,25 mg/0,5 ml - Injektionslösung in einer Fertigspritze → S. 617
Orgalutran 0,25 mg/0,5 ml - Injektionslösung → S. 1049
Progedex 25 mg - Injektionslösung → S. 1152
Triptofem 0,1 mg/ml - Injektionslösung in einer Fertigspritze → S. 1456
Utrogestan 100 mg - Kapseln → S. 1487
Utrogestan 200 mg - Kapseln → S. 1487
Zoladex Depot 3,6 mg - Implantat → S. 1603

29D Präparate mit Wirkung auf den Uterus

29D01 Wehenfördernde Mittel

Nalador 500 Microgramm - Trockenampullen → S. 943
Prepidil - Gel zur intrazervikalen Anwendung → S. 1140
Propess 10 mg - vaginales Freisetzungssystem → S. 1156
Prostin E2 3 mg - Vaginaltabletten → S. 1161
Syntocinon 5 I.E. - Lösung zur Injektion → S. 1373

29D02 Wehenhemmende Mittel

Atosiban Accord 6,75 mg/0,9 ml - Injektionslösung in einer Fertigspritze → S. 153
Atosiban Accord 37,5 mg/5 ml - Konzentrat zur Herstellung einer Infusionslösung → S. 153
Atosiban Aguettant 6,75 mg/0,9 ml - Injektionslösung → S. 153
Atosiban Aguettant 37,5 mg/5 ml - Konzentrat zur Herstellung einer Infusionslösung → S. 153
Atosiban Ever Pharma 6,75 mg/0,9 ml - Injektionslösung → S. 153
Atosiban Ever Pharma 37,5 mg/5 ml - Konzentrat zur Herstellung einer Infusionslösung → S. 153
Atosiban Ever Pharma 75 mg/10 ml - Konzentrat zur Herstellung einer Infusionslösung → S. 153
Atosiban Panpharma 6,75 mg/0,9 ml - Injektionslösung → S. 154
Atosiban Panpharma 37,5 mg/5 ml - Konzentrat zur Herstellung einer Infusionslösung → S. 154
Atosiban SUN 6,75 mg/0,9 ml - Injektionslösung → S. 154
Atosiban SUN 37,5 mg/5 ml - Konzentrat zur Herstellung einer Infusionslösung → S. 154
Bricanyl 0,5 mg - Ampullen → S. 217
Gynipral 10 µg/2 ml - Ampullen → S. 645
Gynipral 25 µg - Konzentrat zur Infusionsbereitung → S. 646
Tractocile 6,75 mg/0,9 ml - Injektionslösung → S. 1435
Tractocile 37,5 mg/5 ml - Konzentrat zur Herstellung einer Infusionslösung → S. 1435

29D03 Blutstillende Mittel nach Geburt / Abort

29D04 Mittel bei Endometriose / Myomen

Aridya 2 mg -Tabletten → S. 123
Decapeptyl Depot - Retardmikrokapseln und Suspensionsmittel in Einmalspritzen → S. 377
Diemono 2 mg - Filmtabletten → S. 406
Duphaston 10 mg - Filmtabletten → S. 447
Enantone-Gyn Monats-Depot - Zweikammerspritze → S. 485
Endovelle 2 mg - Tabletten → S. 487
Esmya 5 mg - Tabletten → S. 519
Metrissa 2 mg - Filmtabletten → S. 890
Orgametril - Tabletten → S. 1050
Suprecur 0,15 mg - nasale Sprühlösung → S. 1366
Ulipristal Acetate Gedeon Richter 5 mg - Tabletten → S. 1475
Visanne 2 mg - Tabletten → S. 1545
Zafrilla 2 mg - Tabletten → S. 1585
Zoladex Depot 3,6 mg - Implantat → S. 1603
Zoladex Depot 10,8 mg - Implantat → S. 1604

29D05 Sonstige Uterusmittel

Carbetocin Aguettant 100 Mikrogramm/ml - Injektionslösung in einer Fertigspritze → S. 260
Pabal 100 Mikrogramm/ml - Injektionslösung → S. 1069
Prodafem 5 mg - Tabletten → S. 1149
Prodafem 10 mg - Tabletten → S. 1149
Proluton - Depot 250 mg - Ampullen → S. 1154

29E Behandlung klimakterischer Beschwerden

29E01 Hormonfreie Mittel

29E02 Hormonpräparate

Activelle 0,5 mg/0,1 mg - Filmtabletten → S. 31
Activelle 1 mg/0,5 mg - Filmtabletten → S. 32
Angeliq 1 mg/2 mg - Filmtabletten → S. 102
Arefam 100 mg - Weichkapseln → S. 121
Arefam 200 mg - Weichkapseln → S. 121
Climara 50 Mikrogramm/24 h - transdermales Pflaster → S. 317
Duphaston 10 mg - Filmtabletten → S. 447
Estalis 50/250 - transdermales Pflaster → S. 524
Estradot 37,5 Mikrogramm/24 Stunden - transdermale Pflaster → S. 525
Estradot 50 Mikrogramm/24 Stunden - transdermale Pflaster → S. 525
Estradot 75 Mikrogramm/24 Stunden - transdermale Pflaster → S. 525
Estrofem 1 mg - Filmtabletten → S. 525
Estrofem 2 mg - Filmtabletten → S. 526
Estrogel - Gel → S. 526
Femoston - Filmtabletten → S. 558
Femoston conti 0,5 mg/2,5 mg - Filmtabletten → S. 559
Femoston conti 1 mg/5 mg - Filmtabletten → S. 559
Femoston mite - Filmtabletten → S. 560
Kliogest 2 mg/1 mg - Filmtabletten → S. 763
Liviel - Tabletten → S. 825
Ovestin 1 mg - Tabletten → S. 1061
Prodafem 5 mg - Tabletten → S. 1149
Prodafem 10 mg - Tabletten → S. 1149
Progynova mite - Dragees → S. 1153
Tiloria 2,5 mg - Tabletten → S. 1421
Trisequens - Filmtabletten → S. 1457
Utrogestan 100 mg - Kapseln → S. 1487
Utrogestan 200 mg - Kapseln → S. 1487
Velbienne 1 mg/2 mg - Filmtabletten → S. 1507

29F Sonstige Gynäkologika

Angusta 25 Mikrogramm - Tabletten → S. 102
Dostinex 0,5 mg - Tabletten → S. 427
Mifegyne 200 mg - Tabletten → S. 898
Mifegyne 600 mg - Tabletten → S. 900
Norprolac 0,025 mg und 0,050 mg - Tabletten (Startpackung) → S. 993
Norprolac 0,075 mg - Tabletten → S. 993
Topogyne 400 Mikrogramm - Tabletten → S. 1431

29G Vaginaltherapeutika

29G01 Antimykotika

Candibene 100 mg - Vaginaltabletten → S. 254
Candibene 200 mg - Vaginaltabletten → S. 255
Canesten Clotrimazol Gyn 3 Tage Kombi → S. 256
Canesten Clotrimazol Gyn Once - Kombi → S. 256
Canesten Clotrimazol 0,1 g - Vaginaltabletten → S. 256
Canesten Clotrimazol 0,5 g - 1 Vaginaltablette → S. 256
Canesten Clotrimazol 0,5 g - Weichkapsel zur vaginalen Anwendung → S. 256
Gyno-Pevaryl 10 mg/g - Vaginalcreme → S. 646
Gyno-Pevaryl 150 mg - Vaginalzäpfchen → S. 646
Gyno-Pevaryl Depot 150 mg - Vaginalzäpfchen → S. 646
Lomexin 600 mg - Vaginalkapsel → S. 828

29G02 Antiseptika

Betaisodona - Vaginal-Gel → S. 189
Betaisodona - Vaginal-Suppositorien → S. 189
Fluomizin 10 mg Vaginaltabletten → S. 584

29G03 Antibiotika

Dalacin - Vaginalcreme → S. 366

29G04 Hormonpräparate (Monopräparate)

Estrokad 0,03 mg - Vaginalzäpfchen → S. 526
Intrarosa 6,5 mg - Vaginalzäpfchen → S. 720

Linoladiol 100 Mikrogramm/g - Emulsion → S. 816
Montadiol 100 Mikrogramm/g - Creme → S. 919
Ovestin - Creme → S. 1060
Ovestin - Ovula → S. 1060
Rewellfem 10 Mikrogramm - Vaginaltabletten → S. 1227

29G05 Wiederherstellung der Vaginalflora

Gynoflor - Vaginaltabletten → S. 646

29G06 Scheidentrockenheit / Vaginal-Gleitgele

29G07 Mittel bei Infektion mit Trichomonaden / Anaerobiern

29G08 Sonstige

Tantum Rosa - Granulat zur Herstellung einer Vaginallösung → S. 1389
Tantum Rosa - Vaginallösung → S. 1389

29W Anthroposophika

29X Homöopathika

29X01 Antidysmenorrhoika

Apozema Frauen Secale cornutum complex Nr.15 - Tropfen zum Einnehmen → S. 112
Mastodynon - Tabletten → S. 859
Mastodynon - Tropfen → S. 859
Mulimen - Tropfen → S. 931
Nr. 36 Tropfen bei Regelbeschwerden "Mag. Doskar" → S. 1006
Pascofemin - Tropfen → S. 1086
Remens - Tabletten → S. 1211
Tropfen gegen Periodenbeschwerden "Similasan" → S. 1463

29X02 Behandlung klimakterischer Beschwerden

Apozema Wechseljahre Lachesis complex Nr.36 - Tropfen zum Einnehmen → S. 114
Biochemie nach Dr. Schüssler Zell Euclim - Tabletten → S. 200
Klimakt-Heel - Tabletten → S. 763
Klimaktoplant - Tabletten → S. 763
Klimax-Gastreu R10 - Tropfen zum Einnehmen → S. 763
Orgafem - Tropfen → S. 1049
Remens - Tabletten → S. 1211
Remens - Tropfen → S. 1211
Tropfen gegen Wechseljahrbeschwerden "Similasan" → S. 1464

29X03 Sonstige

Gynäcoheel - Tropfen → S. 645
Hormeel - Ampullen → S. 666
Hormeel - Tropfen → S. 666
Metro-Adnex-Injeel - Ampullen → S. 890
Milchbildungstropfen "Similasan" → S. 903
Nr. 18 Frauentropfen "Mag. Doskar" → S. 1004

29Y Zubereitungen aus Organen und Mikroorganismen

29Y01 Behandlung klimakterischer Beschwerden

29Y02 Vaginaltherapeutika

Döderlein Med - Vaginalkapseln → S. 419

29Y03 Sonstige

29Z Phytopharmaka

29Z01 Antidysmenorrhoika

Dr. Kottas Schafgarbentee → S. 437
Ladiva - Kapseln → S. 772

29Z02 Behandlung klimakterischer Beschwerden

Agnukliman Duo Alpinamed - Dragees → S. 51
Dr. Böhm Traubensilberkerze 6,5 mg - Filmtabletten → S. 435
Dr. Böhm Traubensilberkerze mit Johanniskraut - Dragees → S. 435
Meno Albin - Tabletten → S. 873
Mensifem - Filmtabletten → S. 874
Remifemin - Tabletten → S. 1211
Remifemin plus - Dragees → S. 1211
Wechseltee St. Severin → S. 1561

29Z03 Sonstige

Agnofem - Tropfen → S. 51
Agnucaston - Filmtabletten → S. 51
Capsella Kwizda - überzogene Tabletten → S. 259
Dr. Böhm Mönchspfeffer 4 mg - Filmtabletten → S. 435
Femidoc Agnuscastus 20 mg - Filmtabletten → S. 558

30 HERZWIRKSAME PHARMAKA

30A Positiv inotrop wirkende Pharmaka: Herzglykoside

30A01 Digoxin und Derivate (Monopräparate)

Lanitop 0,2 mg - Ampullen → S. 779
Lanitop 0,1 mg - Tabletten → S. 779
Lanitop 0,15 mg - Tabletten → S. 780

30A02 Digoxin und Derivate (Kombinationen)

30A03 Digitoxin (Monopräparate)

Digimerck 0,1 mg/ml - Injektionslösung → S. 409
Digimerck 0,07 mg - Tabletten → S. 409
Digimerck 0,1 mg - Tabletten → S. 410

30A04 Digitoxin (Kombinationen)

30A05 Sonstige Monopräparate

30A06 Sonstige Kombinationen

30B Positiv inotrop wirkende Pharmaka: Sonstige

30B01 Katecholamin-Derivate (Monopräparate)

Dobutamin "Erwo" 12,5 mg/ml - Konzentrat zur Infusionsbereitung → S. 417
Dobutamin-hameln 5 mg/ml - Infusionslösung → S. 417
Dobutamin "Pharmaselect" 250 mg - Infusionslösung → S. 417
Dobutamin "Pharmaselect" 500 mg - Infusionslösung → S. 417
Dopamin Hikma 40 mg/ml - Konzentrat zur Herstellung einer Infusionslösung → S. 425
Giludop 10 mg/ml - Infusionskonzentrat → S. 629
Giludop 200 mg - Infusionskonzentrat → S. 630
Giludop 250 mg - Infusionslösung → S. 630

30B02 Methylxanthine (Monopräparate)

30B03 Sonstige Monopräparate

Asicor 1 mg/ml - Konzentrat zur Herstellung einer Infusionslösung → S. 134
Corotrop 10 mg - Ampullen → S. 346
Milrinon Carino 1 mg/ml - Injektions- oder Infusionslösung → S. 905
Milrinon Hikma 1 mg/ml - Injektionslösung → S. 905
Vastarel 35 mg - Filmtabletten mit veränderter Wirkstofffreisetzung → S. 1505

30B04 Kombinationen

30C Antiarrhythmika

30C01 Lidocain-/Chinidin Typ (Monopräparate)

Gilurytmal 5 mg/ml - Injektionslösung und Konzentrat zur Herstellung einer Infusionslösung → S. 630
Lidocorit 2% - Ampullen → S. 814
Propafenon Accord 150 mg - Filmtabletten → S. 1155
Propafenon Accord 300 mg - Filmtabletten → S. 1156
Rytmonorma - Ampullen → S. 1269
Rytmonorma 150 mg - Filmtabletten → S. 1269
Rytmonorma 300 mg - Filmtabletten → S. 1269

30C02 Beta-Blocker - 19

30C03 Calcium-Antagonisten vom Verapamil-Typ - 21B

30C04 Sonstige Monopräparate

Amiodaron Arcana 200 mg - Tabletten → S. 81
Amiodaron-hameln 50 mg/ml - Konzentrat zur Herstellung einer Injektions-/Infusionslösung → S. 81
Amiodaron HCl Hikma 50 mg/ml - Injektionslösung → S. 82
Aristocor 10 mg/ml - Injektionslösung → S. 127
Aristocor 100 mg - Tabletten → S. 127
Brinavess 20 mg/ml - Konzentrat zur Herstellung einer Infusionslösung → S. 220
Corvert 87 Mikrogramm/ml - Infusionslösung → S. 346
Dronedaron Aristo 400 mg - Filmtabletten → S. 439
Multaq 400 mg - Filmtabletten → S. 931
Sedacoron 200 mg - Tabletten → S. 1283

30C05 Kombinationen

30D Koronartherapeutika: Nitrate / Nitrite

30D01 Nitroglycerin (Monopräparate)

Nitro Pohl - Ampullen zur Infusion → S. 979
Nitro Pohl - Stechampullen zur Infusion → S. 979
Nitroderm TTS 5 mg/24 h Depot - Pflaster → S. 979
Nitroderm TTS 10 mg/24 h Depot - Pflaster → S. 980
Nitrolingual 0,4 mg - Pumpspray → S. 980

30D02 Isosorbid mononitrat und dinitrat

ISMN Genericon 20 mg - Tabletten → S. 728
ISMN Genericon 40 mg - Tabletten → S. 728
ISMN Genericon retard 60 mg - Kapseln → S. 728
ISMN Hexal 40 mg - Tabletten → S. 729
ISMN Hexal retard 60 mg - Tabletten → S. 729
Isomonat 20 mg - Tabletten → S. 729
Isomonat retard 40 mg - Retardtabletten → S. 729
Monoket retard 50 mg - Kapseln → S. 918

30D03 Sonstige Monopräparate

Dancor 10 mg - Tabletten → S. 368
Dancor 20 mg - Tabletten → S. 368
Nicolan 10 mg - Tabletten → S. 971
Nicolan 20 mg - Tabletten → S. 971
Nicorandil G.L. 10 mg - Tabletten → S. 971
Nicorandil G.L. 20 mg - Tabletten → S. 971
Nicorandil Rivopharm 10 mg - Tabletten → S. 971
Nicorandil Rivopharm 20 mg - Tabletten → S. 971

30D04 Kombinationen

30E Koronartherapeutika: Sonstige

30E01 Vasodilatatoren, Adenosin beeinflussende (Monopräparate)

Persantin - Ampullen → S. 1101
Rapiscan 400 Mikrogramm - Injektionslösung → S. 1196

30E02 Calcium-Antagonisten - 21A2;21B;21C2

30E03 Beta-Blocker - 19

30E04 Sonstige Monopräparate

Adenosin Baxter 3 mg/ml - Injektionslösung → S. 37
Cordenova 2,5 mg/ml - Konzentrat zur Herstellung einer Infusionslösung → S. 345
Corlentor 5 mg - Filmtabletten → S. 345
Corlentor 7,5 mg - Filmtabletten → S. 345
Ivabradin 1A Pharma 5 mg - Filmtabletten → S. 733
Ivabradin 1A Pharma 7,5 mg - Filmtabletten → S. 733
Ivabradin Aristo 5 mg - Filmtabletten → S. 733
Ivabradin Aristo 7,5 mg - Filmtabletten → S. 733
Ivabradin Genericon 2,5 mg - Filmtabletten → S. 733
Ivabradin Genericon 5 mg - Filmtabletten → S. 733
Ivabradin Genericon 7,5 mg - Filmtabletten → S. 734
Ivabradin HCS 5 mg - Filmtabletten → S. 734
Ivabradin HCS 7,5 mg - Filmtabletten → S. 734
Ivabradin ratiopharm 5 mg - Filmtabletten → S. 734
Ivabradin ratiopharm 7,5 mg - Filmtabletten → S. 734
Ivabradin Sandoz 5 mg - Filmtabletten → S. 734
Ivabradin Sandoz 7,5 mg - Filmtabletten → S. 734
Ivabradin Stada 5 mg - Filmtabletten → S. 734
Ivabradin Stada 7,5 mg - Filmtabletten → S. 734
Ivabradin Zentiva 5 mg - Filmtabletten → S. 734
Ivabradin Zentiva 7,5 mg - Filmtabletten → S. 734
Ivabradine Accord 5 mg - Filmtabletten → S. 734
Ivabradine Accord 7,5 mg - Filmtabletten → S. 734
Ivabradine Anpharm 5 mg - Filmtabletten → S. 734
Ivabradine Anpharm 7,5 mg - Filmtabletten → S. 734
Ivacorlan 5 mg - Filmtabletten → S. 734
Ivacorlan 7,5 mg - Filmtabletten → S. 734
Levosimendan Carinopharm 12,5 mg - Pulver für ein Konzentrat zur Herstellung einer Infusionslösung → S. 811
Molsidolat 4 mg - Tabletten → S. 916
Nesidom 16 mg - Retardtabletten → S. 963
Pedea 5 mg/ml - Injektionslösung → S. 1087
Procoralan 5 mg - Filmtabletten → S. 1149
Procoralan 7,5 mg - Filmtabletten → S. 1149
Ranexa 375 mg - Retardtabletten → S. 1194
Ranexa 500 mg - Retardtabletten → S. 1194
Ranexa 750 mg - Retardtabletten → S. 1194
Simdax 2,5 mg/ml - Konzentrat zur Herstellung einer Infusionslösung → S. 1312
Zimino 2,5 mg/ml - Konzentrat zur Herstellung einer Infusionslösung → S. 1597

30E05 Kombinationen mit zentral dämpfenden Stoffen

30E06 Sonstige Kombinationen

Implicor 50 mg/5 mg - Filmtabletten → S. 701
Implicor 50 mg/7,5 mg - Filmtabletten → S. 701

30W Anthroposophika

Cardiodoron - Tropfen → S. 262

30X Homöopathika

Apozema Herz- und Kreislauf Camphora complex Nr.18 - Tropfen → S. 112
Aurumheel - Tropfen → S. 158
Cor compositum-Heel - Ampullen → S. 344
Cora Herz- und Kreislauftropfen → S. 344
Corasan - Tropfen → S. 344
Cralonin - Tropfen → S. 349
Ho-Len-Complex Hewa-cyl - Tropfen → S. 664
Homviocorin - Tabletten → S. 666
Nr. 15 Herz- und Kreislauftropfen mild "Mag. Doskar" → S. 1003
Nr. 16 Herz- und Kreislauftropfen "Mag. Doskar" → S. 1003
Nr. 39 Durchblutungstropfen "Mag. Doskar" → S. 1006
Pumpan - Tabletten → S. 1167
Pumpan - Tropfen → S. 1167
Rytmopasc - Tropfen → S. 1269
Tropfen gegen Kreislaufbeschwerden "Similasan" → S. 1463
Tropfen gegen nervöse Herzbeschwerden "Similasan" → S. 1463

30Y Zubereitungen aus Organen und Mikroorganismen

30Z Phytopharmaka

30Z01 Herzglykosidhaltig

30Z02 Crataegushaltig, herzglykosidfrei

Bericard - Tropfen zum Einnehmen → S. 184
Biogelat Knoblauch-Mistel-Weißdorn Kapseln → S. 201
Crataegan - Tropfen zum Einnehmen → S. 350
Crataegutt 450 mg - Filmtabletten → S. 350
Crataegutt - Flüssigkeit zum Einnehmen → S. 350
DiaCard - Dragees → S. 396
Doppelherz Herz-Kreislauf Tonikum → S. 425
Doppelherz Herz-Kreislauf alkohol- und zuckerfrei Tonikum → S. 425
Dr. Böhm Weißdorn 450 mg - Filmtabletten → S. 436
Dr. Kottas Herz-Kreislauftee → S. 436
Dr. Kottas Weissdorntee → S. 438
Korodin Herz-Kreislauf - Tropfen → S. 766
Protecor - Kapseln → S. 1162
Sidroga Weißdorntee → S. 1306
Weißdorn Arkocaps - Kapseln → S. 1561

30Z03 Sonstige

31 HORMONE (NATÜRLICHE UND SYNTHETISCHE) UND IHRE HEMMSTOFFE

31A Hypothalamus-Hormone und Analoge

CRH "Ferring" - Pulver und Lösungsmittel zur Herstellung einer Injektionslösung → S. 351
Decapeptyl Depot - Retardmikrokapseln und Suspensionsmittel in Einmalspritzen → S. 377
Eligard Depot 7,5 mg - Pulver und Lösungsmittel zur Herstellung einer Injektionslösung → S. 468
Eligard Depot 22,5 mg - Pulver und Lösungsmittel zur Herstellung einer Injektionslösung → S. 469
Eligard Depot 45 mg - Pulver und Lösungsmittel zur Herstellung einer Injektionslösung → S. 469
Enantone Monats - Depot - Zweikammerspritze → S. 485
Enantone-Gyn Monats-Depot - Zweikammerspritze → S. 485
Kryptocur 0,2 mg/0,1 ml - nasale Sprühlösung → S. 767
Luprorelin Sandoz 5 mg - Implantat für 3 Monate → S. 798
Lutrate Depot 3,75 mg - Pulver und Lösungsmittel zur Herstellung einer Depot-Injektionssuspension → S. 841
Lutrate 3-Monats-Depot 22,5 mg - Pulver und Lösungsmittel zur Herstellung einer Depot-Injektionssuspension → S. 841
Lutrelef 3,2 mg - Pulver und Lösungsmittel zur Herstellung einer Injektionslösung → S. 841
Octreotid ratiopharm, lang wirksam, 10 mg - Pulver und Lösungsmittel zur Herstellung einer Injektionssuspension → S. 1022
Octreotid ratiopharm, lang wirksam, 20 mg - Pulver und

31B Hypophysenvorderlappen-Hormone

31B01 Substitutionstherapie

31B02 Hemmstoffe

31C Hypophysenhinterlappen-Hormone und Analoge

31D Schilddrüsenhormone, Schilddrüsenerkrankungen

31D01 Hormone

31D02 Thyreostatika

31D03 Iodide

31D04 Kombinationen von Hormonen mit Iodiden

31E Nebenschilddrüsen-Hormone

31E01 Parathormon und Analoga

31E02 Calcitonin

31E03 Synthetische Parathormon-Antagonisten

31F Nebennierenrinden-Hormone

31F01 Glukokortikoide

31F02 Mineralokortikoide

31G Pankreas-Hormone

31G01 Glucagon

31G02 Insulin - 6A

31H Sexualhormone (ohne hormonelle Kontrazeptiva)

31H01 Androgene und / oder Anabolika

31H02 Antiandrogene (Monopräparate)

31H03 Estrogene (Monopräparate)

31H04 Selektive Estrogenrezeptor-Modulatoren (Monopräparate)

31H05 Gestagene (Monopräparate)

31H06 Kombinationen mit Androgenen und Estrogenen

31H07 Kombinationen mit Estrogenen und Gestagenen (ohne Kontrazeptiva)

31H08 Sonstige Hormonkombinationen

31H09 Kombinationen von Anabolika mit sonstigen Stoffen

31I Hormonelle Kontrazeptiva

31I01 Kombinationspräparate

31I02 Sequentialpräparate

31I03 Gestagene, oral

Desofemono 75 Mikrogramm - Filmtabletten → S. 389
Grystella 75 Mikrogramm - Filmtabletten → S. 645
Lyzbet 4 mg - Filmtabletten → S. 848
Moniq Gynial mono 75 Mikrogramm - Filmtabletten → S. 918
Tangolita 75 Mikrogramm - Filmtabletten → S. 1388

31I04 Depot-Gestagene

Depocon 150 mg - Injektionssuspension → S. 385
Implanon NXT 68 mg - Implantat zur subkutanen Anwendung → S. 701
Sayana 104 mg/0,65 ml - Injektionssuspension → S. 1279

31I05 Lokale Kontrazeptiva - 29B02; 29B04

31I06 Notfallkontrazeptiva

ellaOne 30 mg - Filmablette → S. 470
ellaOne 30 mg - Tablette → S. 470
Lencya 30 mg - Filmtabletten → S. 793
Levodonna 1500 Mikrogramm - Tabletten → S. 807
Levonora 1,5 mg - Tabletten → S. 811
Navela 1,5 mg - Tabletten → S. 951
Postinor 1500 Mikrogramm - Tablette → S. 1118
Ulipristal Aristo 30 mg - Filmtablette → S. 1475
UlliOnce 30 mg - Filmtablette → S. 1475
Vikela 1,5 mg - Tablette → S. 1536

31J Gewebshormone

31J01 Prostaglandine

Alprestil 20 Mikrogramm/ml - Konzentrat zur Herstellung einer Infusionslösung → S. 70
Alprostadil "PINT" 20 Mikrogramm - Konzentrat zur Infusionsbereitung → S. 71
Alprostadil "PINT" 500 Mikrogramm - Konzentrat zur Herstellung einer Infusionslösung → S. 71
Alprostapint 500 Mikrogramm - Konzentrat zur Herstellung einer Infusionslösung → S. 71
Ilomedin 10 µg/0,5 ml - Infusionslösungskonzentrat → S. 693
Ilomedin 50 µg/0,5 ml - Infusionslösungskonzentrat → S. 693
Minprog 500 Mikrogramm - Konzentrat zur Herstellung einer Infusionslösung → S. 908
Nalador 500 Microgramm - Trockenampullen → S. 943
Prepidil - Gel zur intrazervikalen Anwendung → S. 1140
Pridax 20 Mikrogramm/ml - Konzentrat zur Herstellung einer Infusionslösung → S. 1144
Propess 10 mg - vaginales Freisetzungssystem → S. 1156
Prostavasin 20 µg - Trockensubstanz zur Infusionsbereitung → S. 1161
Prostin E2 3 mg - Vaginaltabletten → S. 1161

31J02 Sonstige

Revestive 1,25 mg - Pulver und Lösungsmittel zur Herstellung einer Injektionslösung → S. 1225
Revestive 5 mg - Pulver und Lösungsmittel zur Herstellung einer Injektionslösung → S. 1225

31W Anthroposophika

31X Homöopathika

31X01 Schilddrüsenerkrankungen

Ho-Len-Complex Thyreo-cyl -Tropfen zum Einnehmen → S. 665

31X02 Sonstige

31Y Zubereitungen aus Organen und Mikroorganismen

31Y01 Sexualhormone

31Y02 Sonstige

31Z Phytopharmaka

31Z01 Therapie von Schilddrüsenerkrankungen

31Z02 Sonstige

32 HYPNOTIKA / SEDATIVA

32A Monopräparate

32A01 Antihistaminika

Calmaben - Dragees → S. 245
Dibondrin - Ampullen → S. 398
Dibondrin - Dragees → S. 398
Hoggar Night 25 mg - Schmelztabletten → S. 663
Noctor 50 mg - Dragees → S. 986
Nodisen 50 mg - Tabletten → S. 987

32A02 Barbiturate

32A03 Benzodiazepine, einzelne - 18B

32A04 Sonstige

Circadin 2 mg - Retardtabletten → S. 305
Dexdor 100 Mikrogramm/ml - Konzentrat zur Herstellung einer Infusionslösung → S. 394
Dexmedetomidin Accord 100 Mikrogramm/ml - Konzentrat zur Herstellung einer Infusionslösung → S. 394
Dexmedetomidin Altan 4 Mikrogramm/ml - Infusionslösung → S. 394
Dexmedetomidin Altan 100 Mikrogramm/ml - Konzentrat zur Herstellung einer Infusionslösung → S. 394
Dexmedetomidin B.Braun 100 Mikrogramm/ml - Konzentrat zur Herstellung einer Infusionslösung → S. 394
Dexmedetomidin EVER Pharma 100 Mikrogramm/ml - Konzentrat zur Herstellung einer Infusionslösung → S. 394
Dexmedetomidin Kalceks 100 Mikrogramm/ml - Konzentrat zur Herstellung einer Infusionslösung → S. 394
Dexmedetomidin Mylan 100 Mikrogramm/ml - Konzentrat zur Herstellung einer Infusionslösung → S. 395
Dexmedetomidin ratiopharm 100 Mikrogramm/ml - Konzentrat zur Herstellung einer Infusionslösung → S. 395
Esogno 1 mg - Filmtabletten → S. 520
Esogno 2 mg - Filmtabletten → S. 520
Esogno 3 mg - Filmtabletten → S. 520
Hetlioz 20 mg - Hartkapseln → S. 661
Ivadal - Filmtabletten → S. 735
Mondeal 10 mg - Filmtabletten → S. 917
Slenyto 1 mg - Retardtabletten → S. 1325
Slenyto 5 mg - Retardtabletten → S. 1325
Somnal 7,5 mg - Filmtabletten → S. 1337
Zoldem 5 mg - Filmtabletten → S. 1604
Zoldem 10 mg - Filmtabletten → S. 1604
Zolpidem G.L. 10 mg - Filmtabletten → S. 1606
Zolpidem Hexal - Filmtabletten → S. 1606
Zolpidem "ratiopharm" 10 mg - Filmtabletten → S. 1607

32B Kombinationen

32B01 Barbituratfreie

32B02 Barbiturathaltige

32W Anthroposophika

32X Homöopathika

Ambrax - Tabletten → S. 74
Apozema Schlaf und Durchschlaf Passiflora incarnata complex Nr.27 - Tropfen → S. 113
Biochemie nach Dr. Schüssler Zell Calmin - Tabletten → S. 199
Calmedoron - Globuli → S. 245
Calmedoron - Tropfen → S. 245
Calmvalera Hevert - Tropfen zum Einnehmen → S. 246
Globuli gegen Schlafstörungen "Similasan" → S. 635
Nerventropfen "Similasan" → S. 962
Nervoheel - Tabletten → S. 963
Neurexan - Tabletten → S. 965
Neurodoron - Tabletten → S. 965
Notta - Tabletten → S. 994
Notta - Tropfen → S. 994
Nr. 13 Nerventropfen für Männer "Mag. Doskar" → S. 1003
Nr. 17 Schultropfen für Jugendliche "Mag. Doskar" → S. 1003
Nr. 30 Schlaftropfen "Mag. Doskar" → S. 1005
Pasconal - Nerventropfen → S. 1086
Phönix Argentum - Tropfen zum Einnehmen → S. 1106
Psta spag. Peka - Globuli → S. 1164
Relax Nerven-Tropfen → S. 1208
Schlaf- und Entspannungstropfen "Similasan" → S. 1281
Sedacalman - Tabletten → S. 1283
Somcupin spag. Peka - Tropfen zum Einnehmen → S. 1337
Tabletten gegen Lampenfieber "Similasan" → S. 1376
Zapolin - Globuli für Kinder → S. 1587

32Z Phytopharmaka

32Z01 Baldrianhaltige Monopräparate

Baldrian Sandoz forte 450 mg - Dragees → S. 169
Baldrian "Sanova" Nachtruhe - Dragees → S. 169
Baldrian-Dispert Calm - überzogene Tabletten → S. 169
Baldriparan für die Nacht - überzogene Tabletten → S. 169
Dr. Böhm Baldrian 450 mg forte - Dragees → S. 434
Klosterfrau Baldrian - überzogene Tabletten → S. 763

32Z02 Baldrianhaltige Kombinationen

32Z03 Baldrianfreie Zubereitungen

32Z04 Teemischungen

33 IMMUNMODULATOREN

33A Immunstimulantien

33B Immunsuppressiva

33C Zytokine

33C01 Interleukine

33C02 Interferone

33C03 Tumornekrosefaktor

33C04 Koloniestimulierende Faktoren

33W Anthroposophika

33X Homöopathika

33X01 Immunstimulantien / Umstimmungsmittel: Oral

33X02 Immunstimulantien / Umstimmungsmittel: Parenteral

33X03 Immunstimulantien / Umstimmungsmittel: Extern

33X04 Immunsuppressiva

33Y Zubereitungen aus Organen und Mikroorganismen

33Y01 Immunstimulantien / Umstimmungsmittel

33Y02 Immunsuppressiva-Immunglobuline

33Z Phytopharmaka

33Z01 Immunstimulantien / Umstimmungsmittel: Oral

33Z02 Immunstimulantien / Umstimmungsmittel: Parenteral

33Z03 Immunstimulantien / Umstimmungsmittel: Extern

33Z04 Immunsuppressiva

34 INFEKTIONSKRANKHEITEN I: ANTIBIOTIKA

34A Beta-Lactam-Antibiotika: Penicilline

34A01 Benzyl-Penicillin und Derivate

34A02 Oral-Penicilline

34A03 Penicillinasefeste Penicilline

34A04 Breitspektrum-Penicilline

34A05 Kombinationen verschiedener Penicilline

34A06 Kombinationen mit Beta-Lactamase-Hemmern

34B Beta-Lactam-Antibiotika: Cephalosporine

34B01 Oral-Cephalosporine

34B02 Parenteral-Cephalosporine

34C Beta-Lactam-Antibiotika, sonstige

34C01 Carbapeneme

Meropenem Noridem 1 g - Pulver zur Herstellung einer Injektions- oder Infusionslösung → S. 877
Recarbrio 500 mg/500 mg/250 mg - Pulver zur Herstellung einer Infusionslösung → S. 1204
Vaborem 1 g/1 g - Pulver für ein Konzentrat zur Herstellung einer Infusionslösung → S. 1488
Zienam 500 mg/500 mg - Pulver zur Herstellung einer Infusionslösung → S. 1596

34C02 Monobactame

Azactam 1 g - Trockenstechampulle → S. 164
Azactam 2 g - Trockenstechampulle → S. 164
Cayston 75 mg - Pulver und Lösungsmittel zur Herstellung einer Lösung für einen Vernebler → S. 269

34C03 Beta-Lactamasehemmer

Combactam 1 g - Trockenstechampullen → S. 333

34D Tetracycline

CycloPel 300 mg - Kapseln → S. 358
Dotur 100 mg - Kapseln → S. 428
Doxybene 100 mg - lösbare Tabletten → S. 432
Doxybene 200 mg - lösbare Tabletten → S. 432
Doxycyclin G.L. 100 mg - lösliche Tabletten → S. 432
Doxycyclin G.L. 200 mg - lösliche Tabletten → S. 432
Doxycyclin G.L. 100 mg - Tabletten → S. 432
Doxycyclin Genericon 100 mg - lösliche Tabletten → S. 432
Doxycyclin Genericon 200 mg - lösliche Tabletten → S. 433
Doxyderm 50 mg - Filmtabletten → S. 433
Doxydyn 200 mg - Filmtabletten → S. 433
Minostad 50 mg - Kapseln → S. 907
Oraycea 40 mg - Hartkapseln mit veränderter Wirkstofffreisetzung → S. 1047
Tigecyclin Fresenius Kabi 50 mg - Pulver zur Herstellung einer Infusionslösung → S. 1419
Tigecyclin Mylan 50 mg - Pulver zur Herstellung einer Infusionslösung → S. 1419
Tigecyclin Sandoz 50 mg - Pulver zur Herstellung einer Infusionslösung → S. 1420
Tigecycline Accord 50 mg - Pulver zur Herstellung einer Infusionslösung → S. 1420
Tygacil 50 mg - Pulver zur Herstellung einer Infusionslösung → S. 1470
Udima 50 mg - Kapseln → S. 1474
Vibramycin 50 mg - lösbare Tabletten → S. 1532
Vibramycin 100 mg - lösbare Tabletten → S. 1533
Vibramycin 200 mg - lösbare Tabletten → S. 1533
Vibravenös 100 mg/5 ml - Ampullen → S. 1533
Xerava 50 mg - Pulver für ein Konzentrat zur Herstellung einer Infusionslösung → S. 1571

34E Chloramphenicol und Derivate

34F Makrolide

Azithromycin 1A Pharma 500 mg - Filmtabletten → S. 165
Azithromycin Arcana 500 mg - Filmtabletten → S. 165
Azithromycin Arcana 200 mg/5 ml - Pulver zur Herstellung einer Suspension zum Einnehmen → S. 165
Azithromycin Dr. Friedrich Eberth 500 mg - Pulver für ein Konzentrat zur Herstellung einer Infusionslösung → S. 165
Azithromycin Genericon 500 mg - Filmtabletten → S. 165
Azithromycin Hexal 250 mg - Filmtabletten → S. 166
Azithromycin Krka 500 mg - Filmtabletten → S. 166
Azithromycin +pharma 500 mg - Filmtabletten → S. 166
Azithromycin-ratiopharm 500 mg - Filmtabletten → S. 166
Azithromycin Sandoz 500 mg - Filmtabletten → S. 166
Azithromycin Sandoz 200 mg/5 ml - Pulver zur Herstellung einer Suspension zum Einnehmen → S. 166
Azithromycin Stada 500 mg - Filmtabletten → S. 167
Azithromycin Stada 200 mg/5 ml - Pulver zur Herstellung einer Suspension zum Einnehmen → S. 167
Clarithromycin 1A Pharma 250 mg - Filmtabletten → S. 312
Clarithromycin 1A Pharma 500 mg - Filmtabletten → S. 312
Clarithromycin Accord 250 mg - Filmtabletten → S. 313
Clarithromycin Accord 500 mg - Filmtabletten → S. 313
Clarithromycin Arcana 250 mg - Filmtabletten → S. 313
Clarithromycin Arcana 500 mg - Filmtabletten → S. 313
Clarithromycin-hameln 500 mg - Pulver für ein Konzentrat zur Herstellung einer Infusionslösung → S. 313
Clarithromycin HEC Pharm 250 mg - Filmtabletten → S. 313
Clarithromycin HEC Pharm 500 mg - Filmtabletten → S. 313
Clarithromycin Hexal 250 mg - Filmtabletten → S. 313
Clarithromycin Hexal 500 mg - Filmtabletten → S. 313
Clarithromycin Hikma 500 mg - Pulver zur Herstellung einer Infusionslösung → S. 313
Clarithromycin Krka 250 mg - Filmtabletten → S. 314
Clarithromycin Krka 500 mg - Filmtabletten → S. 314
Clarithromycin ratiopharm GmbH 250 mg - Filmtabletten → S. 314
Clarithromycin ratiopharm GmbH 500 mg - Filmtabletten → S. 314
Clarithromycin Sandoz 250 mg - Filmtabletten → S. 314
Clarithromycin Sandoz 500 mg - Filmtabletten → S. 314
Clarithromycin Sandoz 125 mg/5 ml - Granulat für orale Suspension → S. 314
Clarithromycin Sandoz 250 mg/5 ml - Granulat für orale Suspension → S. 314
Clarithromycin Stada 250 mg - Filmtabletten → S. 314
Clarithromycin Stada 500 mg - Filmtabletten → S. 315
Clarithromycin Tillomed 500 mg - Pulver für ein Konzentrat zur Herstellung einer Infusionslösung → S. 315
Clarithromycin Uno Stada 500 mg - Retard-Filmtabletten → S. 315
Dificlir 200 mg - Filmtabletten → S. 407
Dificlir 40 mg/ml - Granulat zur Herstellung einer Suspension zum Einnehmen → S. 407
Erythrocin 500 mg - Filmtabletten → S. 511
Erythrocin-Lactobionat 1,0 g - Trockensubstanz zur Infusionsbereitung → S. 511
Klacid 250 mg - Filmtabletten → S. 761
Klacid 500 mg - Filmtabletten → S. 762
Klacid 125 mg/5 ml - Granulat für orale Suspension → S. 762
Klacid 250 mg/5 ml - Granulat für orale Suspension → S. 762
Klacid-Lactobionat 0,5 g - Trockensubstanz zur Infusionsbereitung → S. 762
Klacid Uno - Filmtabletten mit veränderter Wirkstoff-Freisetzung → S. 762
Roxithromycin Genericon 300 mg - Filmtabletten → S. 1265
Roxithromycin Sandoz 150 mg - Filmtabletten → S. 1266
Roxithromycin Sandoz 300 mg - Filmtabletten → S. 1266
Roxithrostad 150 mg - Filmtabletten → S. 1266
Roxithrostad 300 mg - Filmtabletten → S. 1266
Rulide 150 mg - Filmtabletten → S. 1267
Rulide 300 mg - Filmtabletten → S. 1268
Zithromax 500 mg - Filmtabletten → S. 1599
Zithromax i.v. 500 mg - Pulver zur Herstellung einer Infusionslösung → S. 1599
Zithromax 200 mg/5 ml - Trockensaft → S. 1600

34H Aminoglykoside

34H01 Streptomycin-Gruppe - 15A2

34H02 Sonstige

Amikacin B. Braun 2,5 mg/ml - Infusionslösung → S. 79
Amikacin B. Braun 5 mg/ml - Infusionslösung → S. 79
Amikacin Eberth 250 mg/ml - Konzentrat zur Herstellung einer Infusionslösung → S. 79
Arikayce liposomal 590 mg - Dispersion für einen Vernebler → S. 123
Biklin 250 mg - Stechampullen → S. 195
Bramitob 300 mg/4 ml - Lösung für einen Vernebler → S. 215
Gentamicin B.Braun 1 mg/ml - Infusionslösung → S. 624
Gentamicin B.Braun 3 mg/ml - Infusionslösung → S. 624
Gentamicin Sandoz 80 mg - Ampullen → S. 624
Humatin - Kapseln → S. 670
Humatin - Pulvis → S. 670
Refobacin 10 mg - Ampullen → S. 1206
Refobacin 40 mg - Ampullen → S. 1206
Refobacin 80 mg - Ampullen → S. 1206
Refobacin 120 mg - Ampullen → S. 1207
Tobi 300 mg/5 ml - Lösung für einen Vernebler → S. 1423
Tobi Podhaler 28 mg - Hartkapseln mit Pulver zur Inhalation → S. 1423
Tobramycin Aristo 300 mg/5 ml - Lösung für einen Vernebler → S. 1424
Tobramycin B.Braun 1 mg/ml - Infusionslösung → S. 1424
Tobramycin B.Braun 3 mg/ml - Infusionslösung → S. 1424
Tobrasix 160 mg/2 ml - Injektionslösung bzw. Konzentrat zur Herstellung einer Infusionslösung → S. 1424
Vantobra 170 mg - Lösung für einen Vernebler → S. 1500

34I Glykopeptide

Orbactiv 400 mg - Pulver für ein Konzentrat zur Herstellung einer Infusionslösung → S. 1048
Targocid 200 mg - Trockenstechampullen mit Lösungsmittel → S. 1392
Targocid 400 mg - Trockenstechampullen mit Lösungsmittel → S. 1392
Teicoplanin Accord 100 mg - Pulver zur Herstellung einer Injektionslösung → S. 1399
Teicoplanin Accord 200 mg - Pulver zur Herstellung einer Injektionslösung → S. 1400

34J Antimykotika - 11A01;11B01

34K Sonstige

34L Kombinationen verschiedener Antibiotika

34M Kombinationen mit Sulfonamiden

35 INFEKTIONSKRANKHEITEN II: CHEMOTHERAPEUTIKA

35A Antimykotika - 11B02;11A02;11A03

35B Lepratherapie

35C Protozoenmittel

35C01 Aminochinolin-Derivate (Monopräparate)

35C02 Folsäureantagonisten (Monopräparate)

35C03 Halogenierte 8-Hydroxychinolin-Derivate (Monopräparate)

35C04 Nitroimidazol-Derivate

35C05 Sonstige Monopräparate

35C06 Kombinationen

35D Sulfonamide

35D01 Monopräparate

35D02 Kombinationen mit Folsäureantagonisten

35D03 Andere Kombinationen

35E Virustatika

35E01 Interferone - 33C02

35E02 DNS / RNS-Basen-Analoge

35E03 Externa - 22D

35E04 Sonstige Präparate

35F Sonstige Chemotherapeutika

35F01 Gyrase-Hemmer

35F02 Nitrofuran-Derivate

35F03 Sonstige

36 INFEKTIONSKRANKHEITEN III: IMMUNOLOGIKA

36A Aktive Immunisierung - Totimpfstoffe/Toxoide

36A01 Borreliose (Lyme disease)

36A02 Cholera

36A03 Diphtherie

36A04 Diphtherie/Tetanus

36A05 Diphtherie/Tetanus/Hepatitis B

36A06 Diphtherie/Tetanus/Pertussis

36A07 Diphtherie/Tetanus/Polio

36A08 Diphtherie/Tetanus/Pertussis/Haemophilus

36A09 Diphtherie/Tetanus/Pertussis/Hepatitis B

36A10 Diphtherie/Tetanus/Pertussis/Polio

36A11 Diphtherie/Tetanus/Pertussis/Haemophilus/Polio

37 INFUSIONS-, SPÜL- UND TRÄGERLÖSUNGEN

37A Elektrolytzufuhr

37A01 Vollelektrolytlösungen

37A02 Spezielle Elektrolytkombinationen

37A03 Isotonische Kochsalzlösungen

37A04 Elektrolytkonzentrate

37B Osmotherapie

37C Serumderivate - 20G01

37D Volumenersatz 20G02;20G03;20G04

37E Spezielle Anwendungsgebiete

37E01 Diabetestherapie

37E02 Herztherapie

37E03 Lebertherapie

37E04 Pädiatrie

37E05 Sonstige

37F Parenterale Ernährung

37F01 Aminosäurenzufuhr

37F02 Energiezufuhr (Fette bzw. Kohlenhydrate)

37F03 Kombinierte Aminosäuren- und Kohlenhydratzufuhr

37F04 Kombinierte Aminosäuren- und Elektrolytzufuhr

37F05 Zusatzlösungen

37F06 Spezielle Anwendungsgebiete

37G Lösungs-/Verdünnungsmittel

Natriumchlorid Noridem 0,9% - Injektionslösung oder Lösungsmittel zur Herstellung von Parenteralia → S. 951
Physiologische Kochsalzlösung "Fresenius" - Infusionslösung → S. 1107
Wasser für Injektionszwecke CSL Behring - Lösungsmittel zur Herstellung von Parenteralia → S. 1561
Wasser für Injektionszwecke Noridem - Lösungsmittel zur Herstellung von Parenteralia → S. 1561

37H Spüllösungen

37H01 Blasenspüllösungen

37H02 Augenspüllösungen

37H03 Chirurgische Spüllösungen

37H04 Sonstige

37I Organkonservierungslösungen

Celsior - Organkonservierungslösung → S. 282
Custodiol - Perfusionslösung → S. 355
Organosol - Kardioplege Lösung/Organkonservierungslösung → S. 1050

38 KNOCHENTHERAPEUTIKA

38A Knochenaufbauende Proteine

InductOs 1,5 mg/ml - Pulver, Lösungsmittel und Matrix für Matrix zur Implantation → S. 705

38B Knochenimplantate

Septopal - Kette zur Implantation → S. 1290
Septopal - Minikette zur Implantation → S. 1290
Sulmycin Implant - Schwamm → S. 1362

38C Mittel bei Osteoporose/Osteolyse/Morbus Paget (Monopräparate)

38C01 Bisphosphonate

Aclasta 5 mg - Infusionslösung → S. 28
Actonel einmal wöchentlich 35 mg - Filmtabletten → S. 32
Alendronsäure Arcana 70 mg - einmal wöchentlich Tabletten → S. 59
Alendronsäure Bluefish 70 mg - einmal wöchentlich Tabletten → S. 59
Alendronsäure Sandoz 70 mg - einmal wöchentlich Filmtabletten → S. 59
Alendronstad 70 mg einmal wöchentlich - Tabletten → S. 60
Bondronat 50 mg - Filmtabletten → S. 209
Bondronat 2 mg - Konzentrat zur Herstellung einer Infusionslösung → S. 209
Bondronat 6 mg - Konzentrat zur Herstellung einer Infusionslösung → S. 210
Bonviva 150 mg - Filmtabletten → S. 210
Bonviva 3 mg - Injektionslösung → S. 210
Fosamax einmal wöchentlich 70 mg - Tabletten → S. 594
Iasibon 50 mg - Filmtabletten → S. 683
Iasibon 1 mg - Konzentrat zur Herstellung einer Infusionslösung → S. 683
Iasibon 2 mg - Konzentrat zur Herstellung einer Infusionslösung → S. 683
Iasibon 6 mg - Konzentrat zur Herstellung einer Infusionslösung → S. 683
Ibandronic Acid Accord 3 mg - Injektionslösung in Fertigspritze → S. 683
Ibandronic Acid Accord 2 mg - Konzentrat zur Herstellung einer Infusionslösung → S. 683
Ibandronic Acid Accord 6 mg - Konzentrat zur Herstellung einer Infusionslösung → S. 683
Ibandronsäure Actavis 3 mg - Injektionslösung → S. 683
Ibandronsäure Genericon 3 mg - Injektionslösung → S. 683
Ibandronsäure Noridem 6 mg - Konzentrat zur Herstellung einer Infusionslösung → S. 683
Ibandronsäure Osteoviva 3 mg - Injektionslösung → S. 683
Ibandronsäure +pharma 3 mg - Injektionslösung → S. 684
Ibandronsäure ratiopharm 150 mg - Filmtabletten → S. 684
Ibandronsäure ratiopharm 3 mg - Injektionslösung in einer Fertigspritze → S. 684
Ibandronsäure Sandoz 50 mg - Filmtabletten → S. 684
Ibandronsäure Sandoz 3 mg/3 ml - Injektionslösung → S. 684
Ibandronsäure Sandoz 2 mg - Konzentrat zur Herstellung einer Infusionslösung → S. 684
Ibandronsäure Sandoz 6 mg - Konzentrat zur Herstellung einer Infusionslösung → S. 684
Ibandronsäure Stada 3 mg - Injektionslösung → S. 684
Ibandronsäure Teva 50 mg - Filmtabletten → S. 684
Ibandronsäure Teva 150 mg - Filmtabletten → S. 684
Kefort 150 mg - Filmtabletten → S. 751
Lodronat 520 mg - Filmtabletten → S. 827
Osteonat 50 mg - Filmtabletten → S. 1056
Osteoviva 150 mg - Filmtabletten → S. 1056
Pamidronat Dinatrium Pfizer 3 mg/ml - Konzentrat zur Herstellung einer Infusionslösung → S. 1072
Pamidronat Dinatrium Pfizer 6 mg/ml - Konzentrat zur Herstellung einer Infusionslösung → S. 1072
Pamidronat Dinatrium Pfizer 9 mg/ml - Konzentrat zur Herstellung einer Infusionslösung → S. 1072
Risedronat 1A Pharma einmal wöchentlich 35 mg - Filmtabletten → S. 1238
Risedronat Hexal einmal wöchentlich 35 mg - Filmtabletten → S. 1238
Risedronat Sandoz einmal wöchentlich 35 mg - Filmtabletten → S. 1238
Risedronat Stada einmal wöchentlich 35 mg - Filmtabletten → S. 1238
Risedronsäure Bluefish einmal wöchentlich 35 mg - Filmtabletten → S. 1238
Risedronsäure Sandoz 75 mg - Filmtabletten → S. 1238
Zoledronsäure Accord 4 mg/100 ml - Infusionslösung → S. 1605
Zoledronsäure Accord 4 mg/5 ml - Konzentrat zur Herstellung einer Infusionslösung → S. 1605
Zoledronsäure Actavis 4 mg/5 ml - Konzentrat zur Herstellung einer Infusionslösung → S. 1605
Zoledronsäure Fresenius Kabi 4 mg/5 ml - Konzentrat zur Herstellung einer Infusionslösung → S. 1605
Zoledronsäure G.L. 5 mg/100 ml - Infusionslösung → S. 1605
Zoledronsäure G.L. 4 mg/5 ml - Konzentrat zur Herstellung einer Infusionslösung → S. 1605
Zoledronsäure-hameln 4 mg/5 ml - Konzentrat zur Herstellung einer Infusionslösung → S. 1605
Zoledronsäure Hikma 4 mg/5 ml - Konzentrat zur Herstellung einer Infusionslösung → S. 1605
Zoledronsäure Hospira 4 mg/100 ml - Infusionslösung → S. 1605
Zoledronsäure Hospira 5 mg/100 ml - Infusionslösung → S. 1605
Zoledronsäure Hospira 4 mg/5 ml - Konzentrat zur Herstellung einer Infusionslösung → S. 1605
Zoledronsäure medac 4 mg/100 ml - Infusionslösung → S. 1605
Zoledronsäure Mylan 4 mg/5 ml - Konzentrat zur Herstellung einer Infusionslösung → S. 1605
Zoledronsäure Noridem 4 mg/5 mL - Konzentrat zur Herstellung einer Infusionslösung → S. 1605
Zoledronsäure Sandoz 4 mg/100 ml - Infusionslösung → S. 1605
Zoledronsäure Sandoz 5 mg/100 ml - Infusionslösung → S. 1605
Zoledronsäure Sandoz 4 mg/5 ml - Konzentrat zur Herstellung einer Infusionslösung → S. 1605
Zoledronsäure Stada 4 mg/100 ml - Infusionslösung → S. 1605
Zoledronsäure Stada 5 mg/100 ml - Infusionslösung → S. 1605
Zoledronsäure Teva 4 mg/5 ml - Konzentrat zur Herstellung einer Infusionslösung → S. 1605
Zometa 4 mg/100 ml - Infusionslösung → S. 1608
Zometa 4 mg/5 ml - Konzentrat zur Herstellung einer Infusionslösung → S. 1608
Zometa 4 mg - Pulver und Lösungsmittel zur Herstellung einer Infusionslösung → S. 1608

38C02 Calcitonin

Calcitonin Essential Pharma 50 I.E./ml - Lösung zur Injektion und Infusion → S. 242
Calcitonin Essential Pharma 100 I.E./ml - Lösung zur Injektion und Infusion → S. 242

38C03 Parathormon und Analoga

Forsteo 20 Mikrogramm/80 Mikroliter - Injektionslösung im Fertigpen → S. 591
Livogiva 20 Mikrogramm/80 Mikroliter - Injektionslösung im Fertigpen → S. 826
Movymia 20 Mikrogramm/80 Mikroliter - Injektionslösung → S. 926
Osteoteri 20 Mikrogramm/80 Mikroliter - Injektionslösung im Fertigpen → S. 1056
Qutavina 20 Mikrogramm/80 Mikroliter - Injektionslösung im Fertigpen → S. 1182
Teriparatid ratiopharm 20 Mikrogramm/80 Mikroliter - Injektionslösung in einem vorgefüllten Injektor → S. 1410

Terrosa 20 Mikrogramm/80 Mikroliter - Injektionslösung → S. 1410

38C04 Sexualhormone

Climara 50 Mikrogramm/24 h - transdermales Pflaster → S. 317
Conbriza 20 mg - Filmtabletten → S. 338
Deca-Durabolin 25 mg/ml - Injektionslösung → S. 377
Deca-Durabolin 50 mg/ml - Injektionslösung → S. 377
Estradot 37,5 Mikrogramm/24 Stunden - transdermale Pflaster → S. 525
Estradot 50 Mikrogramm/24 Stunden - transdermale Pflaster → S. 525
Estradot 75 Mikrogramm/24 Stunden - transdermale Pflaster → S. 525
Estrogel - Gel → S. 526
Evista 60 mg - Filmtabletten → S. 536
Liviel - Tabletten → S. 825
Optruma 60 mg - Filmtabletten → S. 1046
Progynova mite - Dragees → S. 1153
Raloxifen Stada 60 mg - Filmtabletten → S. 1185
Raloxifen Teva 60 mg - Filmtabletten → S. 1185
Tiloria 2,5 mg - Tabletten → S. 1421

38C05 Strontiumhaltige Mittel

Osseor 2 g - Granulat zur Herstellung einer Suspension zum Einnehmen → S. 1055
Protelos 2 g - Granulat zur Herstellung einer Suspension zum Einnehmen → S. 1162

38C06 Calcium-Präparate - 44A01

38C07 Fluorid-Präparate - 44B01

38C08 Vitamin D und Derivate - 54D01, 54D02

38C09 RANKL-Antikörper

Prolia 60 mg - Injektionslösung in einer Fertigspritze → S. 1154
XGEVA 120 mg - Injektionslösung → S. 1572

38C10 Sonstige Osteoporosemittel

Evenity 105 mg - Injektionslösung in einer Fertigspritze → S. 534
Evenity 105 mg - Injektionslösung im Fertigpen → S. 534

38D Mittel bei Osteoporose (Kombinationen)

38D01 Bisphosphonate und Calcium

38D02 Bisphosphonate und Vitamin D-Derivate

Adrovance 70 mg/2.800 I.E. - Tabletten → S. 40
Adrovance 70 mg/5.600 I.E. - Tabletten → S. 40
Fosavance 70 mg/2800 I.E. - Tabletten → S. 595
Fosavance 70 mg/5.600 I.E. - Tabletten → S. 595
Vantavo 70 mg/2.800 I.E. - Tabletten → S. 1500
Vantavo 70 mg/5.600 I.E. - Tabletten → S. 1500

38D03 Bisphosphonate und Calcium und Vitamin D

38D04 Sexualhormone

Activelle 1 mg/0,5 mg - Filmtabletten → S. 32
Angeliq 1 mg/2 mg - Filmtabletten → S. 102
Climen - Dragees → S. 318
Climen 28-Tage Dragees → S. 318
Estalis 50/250 - transdermales Pflaster → S. 524
Femoston - Filmtabletten → S. 558
Femoston conti 1 mg/5 mg - Filmtabletten → S. 559
Femoston mite - Filmtabletten → S. 560
Kliogest 2 mg/1 mg - Filmtabletten → S. 763
Trisequens - Filmtabletten → S. 1457

38D05 Calcium und Vitamin D - 44A02

38D06 Fluorid-Präparate - 44B03

38D07 Sonstige Kombinationen bei Osteoporose

38E Sonstige

Crysvita 10 mg - Injektionslösung → S. 352
Crysvita 20 mg - Injektionslösung → S. 352
Crysvita 30 mg - Injektionslösung → S. 352

38W Anthroposophika

Oss-regen spag. Peka - Tropfen zum Einnehmen → S. 1055

39 KREISLAUFMITTEL/ ANTIHYPOTONIKA/ DURCHBLUTUNGSFÖRDERNDE MITTEL

39A Sympathomimetikahaltige Kreislaufmittel (Antihypotonika)

39A01 Notfallbehandlung/Schock

Adrenalin Aguettant 1 mg/10 ml (1:10.000) - Injektionslösung in einer Fertigspritze → S. 39
Anapen Junior 150 Mikrogramm in 0,3 ml - Injektionslösung (Fertigspritze) → S. 99
Anapen 300 Mikrogramm in 0,3 ml - Injektionslösung (Fertigspritze) → S. 99
Anapen 500 Mikrogramm in 0,3 ml - Injektionslösung (Fertigspritze) → S. 99
Emerade 150 Mikrogramm - Injektionslösung in einem Fertigpen → S. 476
Emerade 300 Mikrogramm - Injektionslösung in einem Fertigpen → S. 476
Emerade 500 Mikrogramm - Injektionslösung in einem Fertigpen → S. 476
Ephedrin Meduna 10 mg/ml - Injektionslösung → S. 497
Ephedrin Meduna 50 mg/ml - Injektionslösung → S. 498
Ephedrinhydrochlorid Aguettant 3 mg/ml - Injektionslösung in Fertigspritze → S. 498
EpiPen 300 Mikrogramm - Injektionslösung in einem Fertigpen → S. 498
EpiPen Junior 150 Mikrogramm - Injektionslösung in einem Fertigpen → S. 499
Giapreza 2,5 mg/ml - Konzentrat zur Herstellung einer Infusionslösung → S. 628
Jext 150 Mikrogramm - Injektionslösung in einem Fertigpen → S. 741
Jext 300 Mikrogramm - Injektionslösung in einem Fertigpen → S. 742
L-Adrenalin "Fresenius" spritzfertig 2,0 mg - Ampullen → S. 772
Noradrenalin Aguettant 0,08 mg/ml - Infusionslösung → S. 987
Noradrenalin Aguettant 0,25 mg/ml - Infusionslösung → S. 987
Noradrenalin Orpha 1 mg/ml - Konzentrat zur Herstellung einer Infusionslösung → S. 988
Norepinephrin Kalceks 1 mg/ml - Konzentrat zur Herstellung einer Infusionslösung → S. 990
Sinora 0,1 mg/ml - Infusionslösung → S. 1321
Sinora 0,2 mg/ml - Infusionslösung → S. 1321
Sinora 1 mg/ml - Konzentrat zur Herstellung einer Infusionslösung → S. 1321
Suprarenin 1 mg/ml - Ampullen → S. 1365

39A02 Antihypotonika (Monopräparate)

Biorphen 0,1 mg/ml - Injektions-/Infusionslösung → S. 202
Biorphen 10 mg/ml - Injektionslösung → S. 202
Effortil - Ampullen → S. 466
Effortil 7,5 mg/ml - Tropfen → S. 466
Gutron 5 mg - Ampullen → S. 645
Gutron 2,5 mg - Tabletten → S. 645
Gutron 5 mg - Tabletten → S. 645
Gutron 1 % - Tropfen → S. 645
Phenylephrin Aguettant 100 Mikrogramm/ml - Injektions-/Infusionslösung → S. 1105
Phenylephrin Aguettant 50 Mikrogramm/ml - Injektionslösung in einer Fertigspritze → S. 1105

39A03 Antihypotonika, mutterkornalkaloidfreie Kombinationen

39B Mutterkornalkaloidhaltige Kreislaufmittel (Antihypotonika)

39B01 Monopräparate

Dihydergot 2,5 mg - Tabletten → S. 410

39B02 Kombinationen

39C Sonstige Kreislaufmittel

Empesin 40 I.E./2 ml - Konzentrat zur Herstellung einer Infusionslösung → S. 477

39D Durchblutungsfördernde Mittel: Interna

39D01 Dihydroergotoxin-Gruppe (Monopräparate)

Ergomed - Tropfen → S. 508

39D02 Sonstige Alpha-Sympatholytika (Monopräparate)

Dibenzyran 10 mg - Kapseln → S. 398
Ergotop 30 mg - Filmtabletten → S. 508

Nicergin 30 mg - Filmtabletten → S. 971
Sermion 30 mg - Filmtabletten → S. 1293

39D03 Beta 2-Sympathomimetika (Monopräparate)

39D04 Calcium-Antagonisten - 21A01;21C01

39D05 Muskulotrop wirkende Vasodilatatoren (Monopräparate)

Dusodril retard 100 mg - Filmtabletten → S. 449
Dusodril retard 200 mg - Filmtabletten → S. 449

39D06 Vincamin (Monopräparate)

39D07 Sonstige (Monopräparate)

Alprestil 20 Mikrogramm/ml - Konzentrat zur Herstellung einer Infusionslösung → S. 70
Alprostadil "PINT" 20 Mikrogramm - Konzentrat zur Infusionsbereitung → S. 71
Alprostadil "PINT" 500 Mikrogramm - Konzentrat zur Herstellung einer Infusionslösung → S. 71
Alprostapint 500 Mikrogramm - Konzentrat zur Herstellung einer Infusionslösung → S. 71
Minprog 500 Mikrogramm - Konzentrat zur Herstellung einer Infusionslösung → S. 908
Pentohexal retard 600 mg - Tabletten → S. 1096
Pentomer retard 400 mg - Filmtabletten → S. 1096
Pentomer retard 600 mg - Filmtabletten → S. 1096
Pentoxi "Genericon" retard 400 mg - Filmtabletten → S. 1096
Pentoxi Genericon retard 600 mg - Filmtabletten → S. 1097
Pridax 20 Mikrogramm/ml - Konzentrat zur Herstellung einer Infusionslösung → S. 1144
Prostavasin 20 µg - Trockensubstanz zur Infusionsbereitung → S. 1161
Startonyl 125 mg/ml - Injektions-/Infusionslösung → S. 1350
Trental 100 mg - Ampullen → S. 1449
Trental 300 mg - Ampullen → S. 1449
Trental 400 mg - Filmtabletten → S. 1449
Vasonit 100 mg - Ampullen → S. 1504
Vasonit 300 mg - Ampullen → S. 1504
Vasonit retard 400 mg - Filmtabletten → S. 1504
Vasonit retard 600 mg - Filmtabletten → S. 1504

39D08 Kombinationen

39E Durchblutungsfördernde Mittel: Externa

39E01 Durchblutungsstörungen

39E02 Lokale Therapie von Sportverletzungen und rheumat.Erkrankungen - 13F

39W Anthroposophika

Cardiodoron - Tropfen → S. 262

39X Homöopathika

39X01 Antihypotonika

Apozema Blutniederdruck Kalium carbonicum complex Nr.11 - Tropfen → S. 110
Apozema Schwindel und Kreislauf Cocculus complex Nr.30 - Tropfen zum Einnehmen → S. 113
Circuvin - Kreislauftropfen → S. 305
Ho-Len-Complex Conva-cyl - Tropfen zum Einnehmen → S. 664
Tonginal - Tropfen → S. 1427

39X02 Durchblutungsfördernde Präparate: Interna

Apozema Arteriosklerose Arnica complex Nr.5 - Tropfen → S. 110
Barijodeel - Tabletten → S. 172
Cefavora - Tabletten → S. 272
Cefavora - Tropfen → S. 272
Clauparest spag. Peka - Tropfen zum Einnehmen → S. 315
Ho-Len-Complex Arteria-cyl - Tropfen → S. 663
Melilotus-Homaccord - Tropfen → S. 866
Memoria - Tropfen → S. 872
Mucokehl D5 - Injektionslösung → S. 929
Mucokehl D5 - Tabletten → S. 929
Mucokehl D5 - Tropfen → S. 929

39X03 Durchblutungsfördernde Präparate: Externa

39Y Zubereitungen aus Organen und Mikroorganismen

Actovegin 80 mg - Injektionslösung → S. 33
Actovegin 200 mg - Injektionslösung → S. 33
Actovegin 400 mg - Injektionslösung → S. 33
Actovegin 200 mg - überzogene Tabletten → S. 33

39Z Phytopharmaka

39Z01 Antihypotonika

39Z02 Durchblutungsfördernde Präparate: Interna

Cerebokan 80 mg - Filmtabletten → S. 285
Cerebokan 120 mg - Filmtabletten → S. 285
Ceremin 40 mg - Filmtabletten → S. 286
Ceremin 80 mg - Filmtabletten → S. 286
Ceremin 120 mg - Filmtabletten → S. 286
Ceremin 240 mg - Filmtabletten → S. 286
Dr. Kottas Misteltee → S. 437
Ginkgobene 240 mg - Filmtabletten → S. 630
Padma Circosan - Kapseln → S. 1069
Tebofortan 40 mg - Filmtabletten → S. 1396
Tebofortan 4% - Tropfen → S. 1396

39Z03 Durchblutungsfördernde Präparate: Externa - 13F02;13Z04

40 LEBER-, GALLETHERAPEUTIKA

40A Lebertherapeutika

40A01 Monopräparate

Hepa-Merz 5 g/10 ml - Infusionslösungs-Konzentrat → S. 656
Hepasan 5 g - Brausepulver → S. 658
Importal - Pulver → S. 701
Lactulose Genericon Konzentrat - orale Lösung → S. 772
Laevolac Pflaumenaroma 667 mg/ml - Lösung zum Einnehmen → S. 773

40A02 Kombinationen

Essentiale forte - Kapseln → S. 524
Hepa-Merz 3 g - Granulat → S. 656

40B Galletherapeutika

40B01 Choleretika und Cholekinetika (Monopräparate)

Dozurso 250 mg - Filmtabletten → S. 434
Dozurso 500 mg - Filmtabletten → S. 434
Ocaliva 5 mg - Filmtabletten → S. 1019
Ocaliva 10 mg - Filmtabletten → S. 1019
Orphacol 50 mg - Hartkapseln → S. 1051
Orphacol 250 mg - Hartkapseln → S. 1051
Ursofalk 500 mg - Filmtabletten → S. 1486
Ursofalk 250 mg - Kapseln → S. 1486
Ursofalk 250 mg/5 ml - orale Suspension → S. 1486
Ursonorm 250 mg - Hartkapseln → S. 1486
Ursonorm 500 mg - Filmtabletten → S. 1486

40B02 Auflösung von Gallensteinen

Chenodesoxycholsäure Leadiant 250 mg - Hartkapseln → S. 291
Dozurso 250 mg - Filmtabletten → S. 434
Dozurso 500 mg - Filmtabletten → S. 434
Ursofalk 500 mg - Filmtabletten → S. 1486
Ursofalk 250 mg - Kapseln → S. 1486
Ursofalk 250 mg/5 ml - orale Suspension → S. 1486
Ursonorm 250 mg - Hartkapseln → S. 1486
Ursonorm 500 mg - Filmtabletten → S. 1486

40B03 Kombinationen mit Spasmolytika

40B04 Sonstige Kombinationen

Galle - Donau - Dragees → S. 615

40C Kombinierte Therapie

Rowachol - Kapseln → S. 1265
Rowachol - Tropfen → S. 1265

40W Anthroposophika

Choleodoron - Tropfen → S. 292
Hepatodoron - Kautabletten → S. 658
Stannum metallicum D1 (0,4%) Salbe Weleda → S. 1350

40X Homöopathika

Ailgeno spag. Peka - Tropfen → S. 52
Apozema Leber und Galle Carduus marianus complex Nr.21 - Tropfen zum Einnehmen → S. 112
Chelidonium-Homaccord - Tropfen → S. 291
Galstena - Tabletten → S. 616

40Y Zubereitungen aus Organen und Mikroorganismen

40Y01 Lebertherapeutika

40Y02 Galletherapeutika

40Z Phytopharmaka

40Z01 Lebertherapeutika

40Z02 Galletherapeutika

40Z03 Galletherapeutika kombiniert mit Ochsengalle

40Z04 Kombinierte Therapie

40Z05 Teemischungen

41 LIPIDSENKER UND ARTERIOSKLEROSEMITTEL

41A Monopräparate

41A01 CSE-Hemmer

41A02 Clofibrinsäure und Derivate

41A03 Nicotinsäure und Derivate

41A04 Anionenaustauscherharze

41A05 Sonstige

41B Kombinationen

41B01 Clofibrinsäure- / Nicotinsäure-Derivathaltige

41B02 Sonstige

41W Anthroposophika

41X Homöopathika

41Y Zubereitungen aus Organen und Mikroorganismen

41Z Phytopharmaka

42 MAGEN-DARM-WIRKSAME PHARMAKA

42A Appetitanregende Pharmaka

42B Verdauungsenzyme und Azida

42B01 Vorwiegend magenwirksame

42B02 Vorwiegend darmwirksame

42B03 Magen- und darmwirksame

42C Karminativa

42C01 Karminativa, enzym- und azidafrei

42C02 Andere vorwiegend karminativ wirkende Kombinationen

42D Antazida

42D01 Anorganische Basen

Gattart 680 mg/80 mg - Kautabletten → S. 620
Maalox - Kautabletten → S. 849
Rennie Antacidum Orange - Lutschtabletten → S. 1215
Rennie Antacidum Spearmint - Lutschtabletten → S. 1215
Riopan 800 mg - Kautabletten → S. 1238
Riopan 1600 mg - MagenGel → S. 1238
Riopan 800 mg - orale Suspension → S. 1238
Talcid - Kautabletten → S. 1384

42D02 Kombinationen mit Spasmolytika - 42E05

42D03 Kombinationen mit sonstigen Stoffen

Gaviscon Erdbeer - Kautabletten → S. 620
Gaviscon Mint - Kautabletten → S. 620
Gaviscon Liquid forte Anis 100 mg/ml + 20 mg/ml - Suspension zum Einnehmen → S. 620
Gaviscon Liquid Mint - Suspension zum Einnehmen → S. 620
Gaviscon Liquid Sachets Mint - Suspension zum Einnehmen → S. 620

42E Gastritis- / Ulkustherapeutika

42E01 Antazida - 42D

42E02 H2-Antihistaminika

Cimetidin Genericon 400 mg - Filmtabletten → S. 296
Cimetidin Genericon 800 mg - Filmtabletten → S. 296
Famosin 20 mg - Filmtabletten → S. 549
Famosin 40 mg - Filmtabletten → S. 549
Famotidin Genericon 20 mg - Filmtabletten → S. 549
Famotidin Genericon 40 mg - Filmtabletten → S. 550
Famotidin "Interpharm" 40 mg - Filmtabletten → S. 550
Famotidin Stada 20 mg - Filmtabletten → S. 550
Famotidin Stada 40 mg - Filmtabletten → S. 550
Ranitidin Accord 150 mg - Filmtabletten → S. 1194
Ranitidin Accord 300 mg - Filmtabletten → S. 1194
Ranitidin "ratiopharm" 150 mg - Filmtabletten → S. 1194
Ranitidin "ratiopharm" 300 mg - Filmtabletten → S. 1194
Ranitidin Stada 150 mg - Filmtabletten → S. 1194
Ranitidin Stada 300 mg - Filmtabletten → S. 1194
Sodexx Famotidin 20 mg - Filmtabletten → S. 1328
Ulcostad 200 mg - Tabletten → S. 1474
Ulcostad 400 mg - Tabletten → S. 1474
Ulcostad 800 mg - Tabletten → S. 1474
Ulcusan 20 mg - Filmtabletten → S. 1475
Ulcusan 40 mg - Filmtabletten → S. 1475
Ulsal 50 mg/2 ml - Ampullen → S. 1475
Ulsal 150 mg - Brausetabletten → S. 1475
Ulsal 300 mg - Brausetabletten → S. 1475
Ulsal 150 mg - Filmtabletten → S. 1475
Ulsal 300 mg - Filmtabletten → S. 1475
Zantac 150 mg - Brausetabletten → S. 1587
Zantac 300 mg - Brausetabletten → S. 1587

42E03 Protonenpumpenhemmer

Agopton 15 mg - Kapseln → S. 51
Agopton 30 mg - Kapseln → S. 52
Controloc Control 20 mg - magensaftresistente Tabletten → S. 341
Durotiv 20 mg - magensaftresistente Tabletten → S. 449
Durotiv 40 mg - magensaftresistente Tabletten → S. 449
Esomeprazol 1A Pharma 20 mg - magensaftresistente Tabletten → S. 520
Esomeprazol 1A Pharma 40 mg - magensaftresistente Tabletten → S. 520
Esomeprazol Accord 40 mg - Pulver zur Herstellung einer Injektions-/Infusionslösung → S. 520
Esomeprazol Actavis 20 mg - magensaftresistente Tabletten → S. 520
Esomeprazol Actavis 40 mg - magensaftresistente Tabletten → S. 520
Esomeprazol Aristo 20 mg - magensaftresistente Hartkapseln → S. 520
Esomeprazol Aristo 40 mg - magensaftresistente Hartkapseln → S. 521
Esomeprazol Genericon 20 mg - magensaftresistente Tabletten → S. 521
Esomeprazol Genericon 40 mg - magensaftresistente Tabletten → S. 521
Esomeprazol Krka 20 mg - magensaftresistente Hartkapseln → S. 521
Esomeprazol Krka 40 mg - magensaftresistente Hartkapseln → S. 522
Esomeprazol +pharma 20 mg - magensaftresistente Tabletten → S. 522
Esomeprazol +pharma 40 mg - magensaftresistente Tabletten → S. 522
Esomeprazol ratiopharm 20 mg - magensaftresistente Hartkapseln → S. 522
Esomeprazol ratiopharm 40 mg - magensaftresistente Hartkapseln → S. 522
Esomeprazol ratiopharm 20 mg - magensaftresistente Tabletten → S. 522
Esomeprazol ratiopharm 40 mg - magensaftresistente Tabletten → S. 522
Esomeprazol ratiopharm GmbH 20 mg - magensaftresistente Tabletten → S. 522
Esomeprazol ratiopharm GmbH 40 mg - magensaftresistente Tabletten → S. 522
Esomeprazol Sandoz 20 mg - magensaftresistente Tabletten → S. 523
Esomeprazol Sandoz 40 mg - magensaftresistente Tabletten → S. 523
Esomeprazol Stada 20 mg - magensaftresistente Hartkapseln → S. 523
Esomeprazol Stada 40 mg - magensaftresistente Hartkapseln → S. 523
Esomeprazol Stada 40 mg - Pulver zur Herstellung einer Injektions-/Infusionslösung → S. 523
Esomeprazol Tillomed 40 mg - Pulver zur Herstellung einer Injektions-/Infusionslösung → S. 523
Gastroloc Hexal 20 mg - magensaftresistente Tabletten → S. 619
Gastroloc Hexal 40 mg - magensaftresistente Tabletten → S. 619
Gastrozol 20 mg - magensaftresistente Tabletten → S. 620
Gastrozol 40 mg - magensaftresistente Tabletten → S. 620
Lansobene 15 mg - Kapseln → S. 782
Lansobene 30 mg - Kapseln → S. 782
Lansohexal 15 mg - Hartkapseln → S. 782
Lansohexal 30 mg - Hartkapseln → S. 782
Lansoprazol Actavis 15 mg - magensaftresistente Hartkapseln → S. 782
Lansoprazol Actavis 30 mg - magensaftresistente Hartkapseln → S. 783
Lansoprazol Alternova 15 mg - Kapseln → S. 783
Lansoprazol Alternova 30 mg - Kapseln → S. 783
Lansoprazol Arcana 15 mg - Kapseln → S. 783
Lansoprazol Arcana 30 mg - Kapseln → S. 783
Lansoprazol Genericon 15 mg - magensaftresistente Kapseln → S. 783
Lansoprazol Genericon 30 mg - magensaftresistente Kapseln → S. 783
Lansoprazol +pharma 15 mg - magensaftresistente Kapseln → S. 783
Lansoprazol +pharma 30 mg - magensaftresistente Kapseln → S. 783
Lansoprazol Sandoz 15 mg - Hartkapseln → S. 783
Lansoprazol Sandoz 30 mg - Hartkapseln → S. 783
Lansoprazol Stada 15 mg - magensaftresistente Hartkapseln → S. 784
Lansoprazol Stada 30 mg - magensaftresistente Hartkapseln → S. 784
Losec 10 mg - magensaftresistente Kapseln → S. 836
Losec 20 mg - magensaftresistente Kapseln → S. 836
Nexium 10 mg - magensaftresistentes Granulat zur Herstellung einer Suspension zum Einnehmen → S. 970
Nexium 20 mg - magensaftresistente Tabletten → S. 970
Nexium 40 mg - magensaftresistente Tabletten → S. 970
Nexium i.v. 40 mg - Pulver zur Herstellung einer Injektions-/Infusionslösung → S. 971
Nexium Control 20 mg - magensaftresistente Hartkapseln → S. 971
Nexium Control 20 mg - magensaftresistente Tabletten → S. 971
Nolpaza Control 20 mg - magensaftresistente Tabletten → S. 987
Omec Hexal 10 mg - Kapseln → S. 1035
Omec Hexal 20 mg - Kapseln → S. 1035
Omec Hexal 40 mg - Kapseln → S. 1035
Omepralan 10 mg - Kapseln → S. 1036
Omepralan 20 mg - Kapseln → S. 1036
Omepralan 40 mg - Kapseln → S. 1036
Omeprazol 1A Pharma 10 mg - Kapseln → S. 1036
Omeprazol 1A Pharma 20 mg - Kapseln → S. 1036
Omeprazol 1A Pharma 40 mg - Kapseln → S. 1036
Omeprazol Alternova 20 mg - magensaftresistente Kapseln → S. 1036
Omeprazol Alternova 40 mg - magensaftresistente Kapseln → S. 1036
Omeprazol Aristo 20 mg - Kapseln → S. 1036
Omeprazol Aristo 40 mg - Kapseln → S. 1036

42E04 Schleimhautprotektive Therapeutika

42E05 Bismut-Verbindungen

42E06 Sonstige chemisch definierte Einzelstoffe

42E07 Kombinationen

42F Entzündliche Darmerkrankungen

42G Antidiarrhoika

42G01 Adsorbentien

42G02 Adstringentien und Darmdesinfizientien

42G03 Diättherapie - 23C

42G04 Elektrolytlösungen

42G05 Sonstige

42H Beeinflussung der Darmflora

42I Motilitätsbeeinflussende Mittel

42I01 Motilitätshemmende

Loperamid "ratiopharm" akut - Filmtabletten → S. 831
Loperamid Sandoz 2 mg - Kapseln → S. 831
Normakut 2 mg - Brausetabletten → S. 990
Truberzi 75 mg - Filmtabletten → S. 1465
Truberzi 100 mg - Filmtabletten → S. 1465

42I02 Motilitätsfördernde

Ceolat 1 mg/ml - Lösung zum Einnehmen → S. 283
Ceolat 10 mg - Injektions-/Infusionslösung → S. 283
Metoclopramidhydrochlorid Accord 10 mg - Tabletten → S. 886
Motilium 10 mg - Filmtabletten → S. 923
Motilium 1 mg/ml - Suspension zum Einnehmen → S. 923
Paspertin 10 mg - Ampullen → S. 1086
Paspertin - Filmtabletten → S. 1087
Relistor 8 mg - Injektionslösung in einer Fertigspritze → S. 1209
Relistor 12 mg - Injektionslösung in einer Fertigspritze → S. 1209
Relistor 12 mg/0,6 ml - Injektionslösung → S. 1209
Resolor 1 mg - Filmtabletten → S. 1219
Resolor 2 mg - Filmtabletten → S. 1219
Rizmoic 200 Mikrogramm - Filmtabletten → S. 1251

42I03 Sonstige

Myocholine-Glenwood - Tabletten 10 mg → S. 941
Myocholine-Glenwood - Tabletten 25 mg → S. 941

42J Laxantien

42J01 Bisacodyl und sonstige (Monopräparate)

Agaffin - Abführgel → S. 50
Dulcolax - Dragees → S. 441
Dulcolax - Zäpfchen → S. 441
Guttalax - Tropfen → S. 645
Laxasan - Tropfen → S. 789
Laxbene ratiopharm - magensaftresistente Tabletten → S. 789
Laxbene ratiopharm - Zäpfchen → S. 789

42J02 Gleit-, Füll- und Quellmittel

Agiocur - Granulat → S. 50
Lecicarbon - Zäpfchen → S. 790
Pascomucil - Pulver zur Herstellung einer Suspension zum Einnehmen → S. 1086

42J03 Osmotisch wirkende

Duphalac Fruit 667 mg/ml - Lösung zum Einnehmen → S. 447
Endofalk - Pulver zur Herstellung einer Lösung zum Einnehmen → S. 486
Forlax 4 g - Pulver zur Herstellung einer Lösung zum Einnehmen → S. 590
Forlax 10 g - Pulver zur Herstellung einer Lösung zum Einnehmen → S. 590
Importal - Pulver → S. 701
Klean-Prep - Pulver → S. 763
Lactulose Genericon Konzentrat - orale Lösung → S. 772
Lactulose Hexal 670 mg/ml - Lösung zum Einnehmen → S. 772
Lactulose-MIP 650 mg/ml - Lösung zum Einnehmen → S. 772
LaevoGO Pflaumenaroma 10 g/15 ml - Lösung zum Einnehmen → S. 773
Laevolac Pflaumenaroma 667 mg/ml - Lösung zum Einnehmen → S. 773
Laevolac 10 g/15 ml - Lösung zum Einnehmen → S. 773
Laevolac 10 g - Pulver zur Herstellung einer Lösung zum Einnehmen → S. 773
Laevolac Lactulose Konzentrat - orale Lösung → S. 773
Laxogol - Pulver zur Herstellung einer Lösung zum Einnehmen → S. 789
Molaxole - Pulver zur Herstellung einer Lösung zum Einnehmen → S. 916
Movicol Liquid Orange → S. 925
Movicol Junior aromafrei 6,9 g - Pulver zur Herstellung einer Lösung zum Einnehmen → S. 925
Movicol - Pulver → S. 925
Moviprep - Pulver zur Herstellung einer Lösung zum Einnehmen → S. 925
Moviprep Orange - Pulver zur Herstellung einer Lösung zum Einnehmen → S. 925
Olopeg - Konzentrat zur Herstellung einer Lösung zum Einnehmen → S. 1034
Pleinvue - Pulver zur Herstellung einer Lösung zum Einnehmen → S. 1113
Yal - Klistier → S. 1581

42J04 Anthrachinonhaltige

Abführtee St. Severin → S. 16
Agiolax - Granulat → S. 50
Bekunis - Dragees → S. 175
Bekunis - Kräutertee → S. 175
Bekunis - tassenfertiger Tee → S. 175
Colonorm - Filmtabletten → S. 333
Darmol 12 mg - Dragees → S. 370
Darmol - Täfelchen → S. 370
Dr. Kottas Abführtee → S. 436
Entschlackender Abführtee EF-EM-ES → S. 495
Eucarbon - Tabletten → S. 529
Eucarbon herbal - Tabletten → S. 529
Midro - Tee → S. 898
Neda - Früchtewürfel → S. 953
Planta Lax Tee - Arzneitee im Filterbeutel → S. 1112
Sidroga Abführtee → S. 1303
X-Prep - orale Lösung → S. 1575

42J05 Kombinationen, bisacodylhaltige

42J06 Sonstige

CitraFleet - Pulver zur Herstellung einer Lösung zum Einnehmen → S. 311
Constella 290 Mikrogramm - Hartkapseln → S. 340
Microlax - Microklistier → S. 896
Moventig 12,5 mg - Filmtabletten → S. 924
Moventig 25 mg - Filmtabletten → S. 925
Picoprep - Pulver zur Herstellung einer Lösung zum Einnehmen → S. 1108

42W Anthroposophika

Birkenkohle comp. Weleda - Kapseln → S. 202
Digestodoron - Tropfen → S. 409

42X Homöopathika

Amara Tropfen Weleda → S. 73
Apozema Appetit Abrotanum complex Nr.4 - Tropfen → S. 110
Apozema Gastritis Argentum nitricum complex Nr.16 - Tropfen → S. 112
Apozema Magen und Darm Nux vomica complex Nr.37 - Tropfen zum Einnehmen → S. 112
Apozema Stuhlregelung Magnesium chloratum complex Nr.34 - Tropfen zum Einnehmen → S. 114
Asto spag. Peka - Globuli → S. 138
Asto spag. Peka - Tropfen zum Einnehmen → S. 138
Diarrheel - Tabletten → S. 397
Fortakehl D5 - Tabletten → S. 591
Fortakehl D5 - Tropfen → S. 591
Gastricumeel - Tabletten → S. 618
Gentiana Magen - Globuli velati Wala → S. 625
Haemex - Tropfen → S. 648
Ho-Len-Complex Chole-cyl - Tropfen zum Einnehmen → S. 664
Ho-Len-Complex Fuco-cy -Tropfen zum Einnehmen → S. 664
Mucosa compositum-Heel - Ampullen → S. 930
Nr. 27 Stoffwechseltropfen "Mag. Doskar" → S. 1005
Nr. 37 Magen- und Verdauungsstörungstropfen "Mag. Doskar" → S. 1006
Nr. 38 Durchfalltropfen "Mag. Doskar" → S. 1006
Nux vomica - Homaccord - Ampullen → S. 1017
Nux Vomica - Homaccord - Tropfen → S. 1017
Osanit Blähungskügelchen → S. 1051
Phönix Plumbum - Tropfen → S. 1106
Robinia comp. Wala - Globuli velati → S. 1251
Spascupreel - Ampullen → S. 1340
Spascupreel - Tabletten → S. 1340
Tabletten gegen Magen-Darm-Beschwerden "Similasan" → S. 1376
Tabletten gegen Magenübersäuerung "Similasan" → S. 1376

42Y Zubereitungen aus Organen und Mikroorganismen

42Y01 Wiederherstellung der Darmflora

Antibiophilus - Hartkapseln → S. 105
Antibiophilus - Pulver zum Einnehmen → S. 105
Bioflorin - Kapseln → S. 201
Hylak forte - Tropfen → S. 680
Mutaflor - Kapseln → S. 935
Mutaflor - Kapseln mite → S. 935
Mutaflor - Suspension → S. 935
Omniflora - Kapseln → S. 1038
Reflor - Kapseln → S. 1206
Symbioflor E. coli - Tropfen zum Einnehmen, Suspension → S. 1370
Yomogi - Kapseln → S. 1583

42Y02 Sonstige

42Y03 Antidiarrhoika

42Z Phytopharmaka

42Z01 Karminativa

42Z02 Gastritis- / Ulkustherapeutika

42Z03 Therapie von Verdauungsstörungen

42Z04 Laxantien - 42J

42Z05 Teemischungen

42Z06 Sonstige

43 MIGRÄNE-THERAPIE

43A Mutterkornalkaloide

43A01 Mutterkornalkaloid-haltige Präparate

43A02 Sonstige

43B Serotoninantagonisten

43C Antipyretisch wirkende Analgetika - 02B

43D Beta-Blocker - 19

43E Calcium-Antagonisten - 21C1

43F Sonstige Monopräparate

43G Sonstige Kombinationen

43W Anthroposophika

43X Homöopathika

43Z Phytopharmaka

44 MINERALSTOFFE (THERAPIE UND SUBSTITUTION)

44A Calcium-Präparate

44A01 Calcium-Salze

44A02 Kombinationen mit Vitaminen

44B Fluorid-Präparate

44B01 Fluoride zur Osteoporosetherapie, rein

44B02 Fluoride zur Kariesprophylaxe, rein

44B03 Kombinationen zur Osteoporosetherapie

44B04 Kombinationen zur Kariesprophylaxe

44C Kalium-Präparate

44D Magnesium-Präparate

44D01 Magnesium-Salze

44D02 Kombinationen mit Vitaminen

44E Sonstige Mineralstoff-Präparate

44F Kombinationen verschiedener Mineralstoffe

44G Therapie erhöhter Mineralstoffblutspiegel

44G01 Mittel bei Hyperphosphatämie

44G02 Mittel bei Hypercalcämie

44G03 Mittel bei Hyperkaliämie

44G04 Sonstige

44X Homöopathika

44Y Zubereitungen aus Organen und Mikroorganismen

45 MUND- / RACHENTHERAPEUTIKA UND ZAHNPFLEGE

45A Mund- und Rachentherapeutika

45A01 Antimykotika

45A02 Lutschtabletten, lokalanästhetikafrei

45A03 Lutschtabletten, lokalanästhetikahaltig

45A04 Spül- und Gurgelmittel

45A05 Anwendung auf der Schleimhaut

45B Karies-Prophylaxe und Therapie

45C Behandlung von Zahnungs- und Zahnbeschwerden

45D Sonstige

Glandosane synthetischer Speichel - Aerosol → S. 632
Periochip 2,5 mg - Insert für Parodontaltaschen → S. 1098
Salagen 5 mg - Filmtabletten → S. 1272
Sialin-Sigma - Lösung → S. 1302
Solcoseryl 2,125 mg/g + 10 mg/g - Dentalpaste → S. 1329

45W Anthroposophika

45X Homöopathika

Mund- und Halsentzündungen "Similasan" Spray → S. 933

45X01 Mund- / Rachentherapeutika

Angin-Heel - Halsspray → S. 102
Angin-Heel - Tabletten → S. 102
Anis-Pyrit Tabletten Weleda → S. 104
Apozema Mund und Zahnfleisch Echinacea complex Nr.23 - Tropfen zum Einnehmen → S. 113
Echinacea-Cosmoplex - Tropfen → S. 459
Globuli gegen Halsentzündung "Similasan" → S. 635
Globuli gegen Schluckbeschwerden "Similasan" → S. 635
Incena - Tropfen → S. 703
Lymphdiaral - Halstabletten → S. 843
Pyrit-Zinnober - Tabletten Weleda → S. 1171
Seonsil spag. Peka - Tropfen zum Einnehmen → S. 1289
Tonsillopas - Tropfen → S. 1428
Tonsiotren - Pastillen → S. 1428
Tonsiotren - Tabletten → S. 1428
Tonsipret - Tabletten → S. 1428
Tonsipret - Tropfen → S. 1428
Vinceel - Halsspray → S. 1538
Vulpur spag. Peka - Tropfen → S. 1559
Zom - Globuli → S. 1607
Zom - Tropfen → S. 1607

45X02 Behandlung von Zahnungs- und Zahnbeschwerden

Adler HOM Yvodont - Zahnungskügelchen → S. 38
Difoss spag. Peka - Globuli → S. 409
Osanit Zahnungskügelchen → S. 1052
Osanit Zahnungszäpfchen → S. 1052
Zahnkügelchen "Similasan" → S. 1585
Zapolin - Globuli für Kinder → S. 1587

45Y Zubereitungen aus Organen und Mikroorganismen

45Z Phytopharmaka

ApoTee Käsepappel → S. 108
ApoTee Kamillenblüte → S. 108
ApoTee Salbeiblatt → S. 108
Bronchostop direkt - Hals- und Rachenspray → S. 224
Dr. Kottas Salbeitee → S. 437
Kamillosan - Flüssigkeit → S. 749
Kamillosan - Mundspray → S. 750
Pharma Wernigerode Kamillan - Flüssigkeit → S. 1103
Salviaforce mit Echinacea - Spray zur Anwendung in der Mundhöhle → S. 1274
Sidroga Hals- und Rachentee → S. 1304
Sidroga Käsepappeltee → S. 1304
Sidroga Kamillenblütentee → S. 1305
Sidroga Salbeitee → S. 1305

46 MUSKELRELAXANTIEN

46A Peripher angreifende

46A01 Stabilisierende (Monopräparate)

Cisatracurium Accord 2 mg/ml - Injektions-/Infusionslösung → S. 305
Cisatracurium Accord 5 mg/ml - Injektions-/Infusionslösung → S. 306
Cisatracurium Accordpharma 2 mg/ml - Injektions-/Infusionslösung → S. 306
Cisatracurium Accordpharma 5 mg/ml - Injektions-/Infusionslösung → S. 306
Cisatracurium Hikma 2 mg/ml - Injektions-/Infusionslösung → S. 306
Cisatracurium Kalceks 2 mg/ml - Injektions-/Infusionslösung → S. 306
Cisatracurium Noridem 2 mg/ml - Injektionslösung/Infusionslösung → S. 306
Esmeron 10 mg/ml - Injektionslösung → S. 518
Mivacron 2 mg/ml - Injektionslösung → S. 913
Nimbex 2 mg/ml - Injektions-/Infusionslösung → S. 976
Rocuronium Kalceks 10 mg/ml - Injektions-/Infusionslösung → S. 1252
Rocuroniumbromid B. Braun 10 mg/ml - Injektions-/Infusionslösung → S. 1252
Rocuroniumbromid-hameln 10 mg/ml - Injektions-/Infusionslösung → S. 1252
Rocuroniumbromid Hikma 10 mg/ml - Injektionslösung/Infusionslösung → S. 1252
Rocuroniumbromid Kabi 10 mg/ml - Injektionslösung/Infusionslösung → S. 1252
Rocuroniumbromid Tamarang 10 mg/ml - Injektionslösung/Infusionslösung → S. 1253
Tracrium 25 mg - Ampullen → S. 1434
Tracrium 50 mg - Ampullen → S. 1435

46A02 Depolarisierende (Monopräparate)

Lysthenon 0,1 g/5 ml - Injektionslösung → S. 846
Suxamethonium Aguettant 10 mg/ml - Injektionslösung in einer Fertigspritze → S. 1369

46A03 Dualistisch wirkende (Monopräparate)

46A04 Sonstige

Azzalure 125 Speywood-Einheiten - Pulver zur Herstellung einer Injektionslösung → S. 167
Bocouture 50 Einheiten - Pulver zur Herstellung einer Injektionslösung → S. 208
Bocouture 100 Einheiten - Pulver zur Herstellung einer Injektionslösung → S. 208
Botox 50 Allergan-Einheiten - Pulver zur Herstellung einer Injektionslösung → S. 212
Botox 100 Allergan-Einheiten - Pulver zur Herstellung einer Injektionslösung → S. 213
Botox 200 Allergan-Einheiten - Pulver zur Herstellung einer Injektionslösung → S. 213
Dantrolen i.v. 20 mg - Pulver zur Herstellung einer Injektions-/Infusionslösung → S. 369
Dysport 500 Einheiten - Pulver zur Herstellung einer Injektionslösung → S. 451
NeuroBloc 5000 E/ml - Injektionslösung → S. 965
Nuceiva 100 Einheiten - Pulver zur Herstellung einer Injektionslösung → S. 1007
Vistabel 4 Allergan-Einheiten/0,1 ml - Pulver zur Herstellung einer Injektionslösung → S. 1545
Xeomin 100 Einheiten - Pulver zur Herstellung einer Injektionslösung → S. 1570
Xeomin 200 Einheiten - Pulver zur Herstellung einer Injektionslösung → S. 1571

46A05 Kombinationen

46B Zentral angreifende

46B01 Monopräparate

Baclofen Sintetica 0,05 mg/ml - Intrathekal Injektionslösung → S. 168
Baclofen Sintetica 0,5 mg/ml - Intrathekal Infusionslösung → S. 168
Baclofen Sintetica 2 mg/ml - Intrathekal Infusionslösung → S. 168
Lioresal 10 mg - Tabletten → S. 816
Lioresal 25 mg - Tabletten → S. 816
Lioresal intrathekal 0,05 mg/1 ml - Ampullen → S. 817
Lioresal intrathekal 10 mg/5 ml - Ampulle → S. 817
Lioresal intrathekal 10 mg/20 ml - Ampulle → S. 817
Myopridin 3 mg - Tabletten → S. 941
Sirdalud 2 mg - Tabletten → S. 1322
Sirdalud 4 mg - Tabletten → S. 1323
Sirdalud MR 6 mg - Kapseln → S. 1323
Tizanidin Actavis 2 mg - Tabletten → S. 1423
Tizanidin Actavis 4 mg - Tabletten → S. 1423

46B02 Kombinationen

Norgesic 35 mg/450 mg - Tabletten → S. 990

46C Sonstige

47 OPHTHALMIKA

47A Lokalanästhetika

47A01 Monopräparate

Novain 0,4% - Augentropfen → S. 994

47A02 Kombinationen, antibiotika- und kortikoidfrei

47B Antiallergika

47B01 Glukokortikoide

Softacort 3,35 mg/ml - Augentropfen, Lösung im Einzeldosisbehältnis → S. 1328

47B02 Mastzellstabilisatoren

Allergo-Comod - Augentropfen → S. 65
Lomusol - Augentropfen → S. 829
Natriumcromoglicat Micro Labs 20 mg/ml - Augentropfen, Lösung → S. 951

47B03 Antihistaminika

Allergodil 0,5 mg/ml - Augentropfen → S. 65
Azedil 0,5 mg/ml - Augentropfen → S. 164
Azelastin COMOD 0,5 mg/ml - Augentropfen, Lösung → S. 165
Azelastin Micro Labs 0,5 mg/ml - Augentropfen, Lösung → S. 165
Azela-Vision MD sine 0,5 mg/ml - Augentropfen, Lösung → S. 165
Azela-Vision sine 0,5 mg/ml Augentropfen, Lösung im Einzeldosisbehältnis → S. 165
Coldistan - Augentropfen → S. 329
Emadine 0,5 mg/ml - Augentropfen → S. 475
Emadine 0,5 mg/ml - Augentropfen, Einzeldosisbehältnis → S. 475
Ketotifen Stulln 250 Mikrogramm/ml - Augentropfen im Einzeldosisbehältnis → S. 757
Levocamed 0,5 mg/ml - Augentropfensuspension → S. 806
Livostin - Augentropfen → S. 826
Olopatadin Micro Labs 1 mg/ml - Augentropfen, Lösung → S. 1034
Olopatadin Unimed Pharma 1 mg/ml - Augentropfen, Lösung → S. 1034
Opatanol 1 mg/ml - Augentropfen → S. 1043
Relestat 0,5 mg/ml - Augentropfen → S. 1209
Vividrin Azelastin 0,5 mg/ml - Augentropfen, Lösung → S. 1548
Zaditen 0,025% - Augentropfen → S. 1585
Zaditen konservierungsmittelfrei 0,025% - Augentropfen in Einzeldosenbehältnissen → S. 1585
Zaditen Ophtha Abak 0,25 mg/ml - Augentropfen → S. 1585

47B04 Sonstige

47C Antibiotika

47C01 Monopräparate

Azyter 15 mg/g - Augentropfen im Einzeldosisbehältnis → S. 167
Chloramphenicol "Agepha" 1% - Augensalbe → S. 291
Ciloxan - Augensalbe → S. 295
Ciloxan - Augentropfen → S. 296
Floxal 3 mg/g - Augensalbe → S. 578
Floxal - Augentropfen → S. 578
Fucithalmic - Augengel → S. 604
Gentax - Augensalbe → S. 625
Gentax - Augentropfen → S. 625
Halomycetin - Augensalbe → S. 651
Moxifloxacin Micro Labs 5 mg/ml - Augentropfen, Lösung → S. 927
Ofloxacin Stulln 3 mg/ml - Augentropfen → S. 1024
Ofloxacin Stulln 3 mg/ml - Augentropfen im Einzeldosisbehältnis → S. 1024
Ofloxa-Vision 3 mg/g - Augensalbe → S. 1024
Ofloxa-Vision sine 3 mg/ml - Augentropfen, Lösung im Einzeldosisbehältnis → S. 1024
Oftaquix 5 mg/ml - Augentropfen, Lösung → S. 1024
Tobrex - Augensalbe → S. 1424
Tobrex - Augentropfen → S. 1424
VisioFlox 3 mg/g - Augensalbe → S. 1545
Zoroxin - Augentropfen → S. 1610

47C02 Kombinationen, kortikoidfrei

47C03 Kombinationen, kortikoidhaltig

Betnesol N - Augen-, Ohren- und Nasentropfen → S. 191
Dexagenta - POS - Augensalbe → S. 391
Dexagenta - POS - Augentropfen → S. 391
Hydoftal 1,5% - Augensalbe → S. 677
Tobradex - Augensalbe → S. 1423
Tobradex - Augentropfen → S. 1424

47D Antiphlogistika

47D01 Glukokortikoide

Betnesol - Augen-, Ohren- und Nasentropfen → S. 191
Dexagel 0,985 mg/g - Augengel → S. 391
Dexamethason NewLine Pharma 1,5 mg/ml - Augentropfen, Lösung → S. 393
Iluvien 190 Mikrogramm - intravitreales Implantat im Applikator → S. 693
Lotemax 0,5% - Augentropfensuspension → S. 836
Monodex 1 mg/ml - Augentropfen im Einzeldosisbehältnis → S. 918
Ozurdex 700 Mikrogramm - intravitreales Implantat in einem Applikator → S. 1068
Prednifluid 10 mg/ml - Augentropfensuspension → S. 1130
Ultracortenol 0,5% - Augensalbe → S. 1477
Ultracortenol 0,5% - Augentropfen → S. 1477

47D02 Nichtsteroidale Antiphlogistika

Acular 0,5% - Augentropfen → S. 34
Diclo-Vision sine 1 mg/ml - Augentropfen, Lösung im Einzeldosisbehältnis → S. 405
Ketorolac Micro Labs 5 mg/ml - Augentropfen, Lösung → S. 757
KetoVision 5 mg/ml - Augentropfen, Lösung → S. 757
Nevanac 1 mg/ml - Augentropfensuspension → S. 968
Nevanac 3 mg/ml - Augentropfensuspension → S. 968
Omidria 10 mg/ml + 3 mg/ml - Konzentrat zur Herstellung einer intraokularen Anwendung → S. 1038
Voltaren Ophtha 1 mg/ml - Augentropfen → S. 1554
Voltaren Ophtha 1 mg/ml - Einmalaugentropfen → S. 1554
Voltaren Ophtha Abak 1 mg/ml - Augentropfen → S. 1554
Yellox 0,9 mg/ml - Augentropfen, Lösung → S. 1582

47D03 Sonstige

47E Vasokonstringentien

47E01 Monopräparate

Aconex 0,1% - Augentropfen → S. 29
Coldan - Augentropfen → S. 328
Coldophthal - Augentropfen → S. 330
Visadron - Augentropfen → S. 1545

47E02 Kombinationen, antibiotika- und kortikoidfrei

Coldistan - Augentropfen → S. 329
Ophthaguttal "Agepha" - Augentropfen → S. 1044

47F Glaukom: Reduktion der Kammerwasserproduktion (Monopräparate)

47F01 Carboanhydrasehemmer

Azopt 10 mg/ml - Augentropfensuspension → S. 167
Brinzolamid Azad 10 mg/ml - Augentropfensuspension → S. 221
Brinzolamid Sandoz 10 mg/ml - Augentropfensuspension → S. 221
Brinzolamid Stada 10 mg/ml - Augentropfensuspension → S. 221
Brinzo-Vision 10 mg/ml - Augentropfensuspension → S. 221
Dorlazept 20 mg/ml - Augentropfen, Lösung → S. 426
Dorzo-Vision 20 mg/ml - Augentropfen → S. 426
Dorzo-Vision sine 20 mg/ml Augentropfen - Lösung im Einzeldosisbehältnis → S. 426
Dorzolamid Actavis 20 mg/ml - Augentropfen → S. 427
Dorzolamid Bausch & Lomb 20 mg/ml - Augentropfen → S. 427
Dorzolamid Micro Labs 20 mg/ml - Augentropfen, Lösung → S. 427
Trusopt 20 mg/ml - Augentropfen, Lösung → S. 1465

47F02 Beta-Blocker

Betoptic S - Augensuspension → S. 192
Eyopto 2,5 mg/ml - Augentropfen, Lösung → S. 543
Eyopto 5 mg/ml - Augentropfen, Lösung → S. 543
Timoftal 0,25% - Augentropfen → S. 1421
Timoftal 0,5% - Augentropfen → S. 1422
Timolol Micro Labs 2,5 mg/ml - Augentropfen, Lösung → S. 1422
Timolol Micro Labs 5 mg/ml - Augentropfen, Lösung → S. 1422
Timolol "Novartis" 0,5% - Augentropfen → S. 1422
Timophtal 0,5% sine - Einmalaugentropfen → S. 1422
Timoptic 0,5% - Augentropfen → S. 1422
Vistagan Liquifilm unkonserviert 0,5% - Augentropfen → S. 1545

47F03 Clonidin-Derivate

Alphagan 0,2% - Augentropfen → S. 69

47F04 Sonstige

47G Glaukom: Steigerung des Kammerwasserabflusses (Monopräparate)

47G01 Parasympathomimetika

47G02 Prostaglandine

47G03 Sonstige

47H Glaukommittel: Kombinationen

47H01 Beta-Blocker mit Parasympathomimetika

47H02 Beta-Blocker mit Carboanhydrasehemmern

47H03 Beta-Blocker mit Clonidin-Derivaten

47H04 Beta-Blocker mit Prostaglandinen

47H05 Sonstige Kombinationen

47I Mydriatika

47J Virustatika

47K Vitamine

47L Maculadegenerationstherapeutika

47L01 Porphyrine

49A02 Serotonin-Wiederaufnahme-Hemmer

49A03 Noradrenalin-Wiederaufnahme-Hemmer

49A04 Serotonin-/Noradrenalin-Wiederaufnahme-Hemmer

49A05 Benzamide

49A06 Monoaminooxidase-Hemmer

49A07 Sonstige

49B Neuroleptika

49B01 Butyrophenone

49B02 Diphenylbutylpiperidine

49B03 Phenothiazine und Phenothiazin-Analoge

49B04 Benzamide

49B05 Atypische Neuroleptika, tricyclische

49B06 Atypische Neuroleptika, sonstige

49B07 Sonstige

49C Stimmungsstabilisatoren

49C01 Lithiumsalze

49C02 Sonstige

49D Tranquillantien/ Anxiolytika

49D01 Benzodiazepine - 18C

49D02 Diphenylmethan-Derivate

49D03 Azaspirodecandione

49D04 GABA-Analoga bei Angststörungen

49D05 Sonstige

49E Antidementiva

49E01 Acetylcholinesterase-Hemmer

49E02 NMDA-Antagonisten

49E03 Mutterkornalkaloid-Derivate - 39D01;39D02

49E04 Calcium-Antagonisten - 21A01

49E05 Nootropika

49E06 Sonstige

49F ADHS-Therapeutika

49F01 Psychostimulantien

49F02 Sonstige

49G Narkolepsietherapeutika

49G01 Psychostimulantien

49G02 Sonstige

49H Andere Psychopharmaka

49H01 Psychostimulantien

49H02 Sonstige

49W Anthroposophika

49X Homöopathika

49Y Zubereitungen aus Organen und Mikroorganismen

49Z Phytopharmaka

50 ATEMWEGSKRANKHEITEN UND GRIPPALE INFEKTE

50A Bronchodilatatoren / Antiasthmatika / COPD-Mittel

50A01 Parasympatholytika (Monopräparate)

50A02 Sympathomimetika (Monopräparate)

50A03 Xanthinderivate (Monopräparate)

50A04 Leukotrienrezeptor-Antagonisten

50A05 IgE-Antikörper

50A06 Phosphodiesterase 4-Hemmer

50A07 Interleukininhibitoren

50A08 Sonstige Monopräparate

50A09 Kombinationen aus Parasympatholytika und Sympathomimetika

50A10 Kombinationen aus Cromoglicinsäure und Sympathomimetika

50A11 Kombinationen mit Expektorantien

50A12 Sonstige Kombinationen, kortikoidfrei

50B Glukokortikoide

50B01 Dosieraerosole (Monopräparate)

50B02 Sonstige Applikationsformen (Monopräparate) - 31F01

50B03 Kombinationen mit langwirksamen Sympathomimetika

Elebrato Ellipta 92 Mikrogramm/55 Mikrogramm/22 Mikrogramm - einzeldosiertes Pulver zur Inhalation → S. 467
Everio Airmaster 50 Mikrogramm/100 Mikrogramm - einzeldosiertes Pulver zur Inhalation → S. 534
Everio Airmaster 50 Mikrogramm/250 Mikrogramm - einzeldosiertes Pulver zur Inhalation → S. 534
Everio Airmaster 50 Mikrogramm/500 Mikrogramm - einzeldosiertes Pulver zur Inhalation → S. 534
Flutiform 50 Mikrogramm/5 Mikrogramm pro Sprühstoß Druckgasinhalation, Suspension → S. 587
Flutiform 125 Mikrogramm/5 Mikrogramm pro Sprühstoß Druckgasinhalation, Suspension → S. 587
Flutiform 250 Mikrogramm/10 Mikrogramm pro Sprühstoß Druckgasinhalation, Suspension → S. 587
flutiform k-haler 50 Mikrogramm/5 Mikrogramm pro Sprühstoß - Druckgasinhalation, Suspension → S. 587
flutiform k-haler 125 Mikrogramm/5 Mikrogramm pro Sprühstoß - Druckgasinhalation, Suspension → S. 587
Formodual 100/6 Mikrogramm/Sprühstoß, Druckgasinhalation, Lösung → S. 590
Foster 100/6 Mikrogramm/Sprühstoß, Druckgasinhalation, Lösung → S. 596
Foster 200/6 Mikrogramm pro Sprühstoß, Druckgasinhalation, Lösung → S. 597
Foster NEXThaler 100 Mikrogramm/6 Mikrogramm pro Inhalation - Pulver zur Inhalation → S. 597
Foster NEXThaler 200 Mikrogramm/6 Mikrogramm pro Inhalation - Pulver zur Inhalation → S. 597
Foster NEXThaler 200 Mikrogramm/12 Mikrogramm pro Inhalation - Pulver zur Inhalation → S. 597
Relvar Ellipta 92 Mikrogramm/22 Mikrogramm - einzeldosiertes Pulver zur Inhalation → S. 1210
Relvar Ellipta 184 Mikrogramm/22 Mikrogramm - einzeldosiertes Pulver zur Inhalation → S. 1210
Revinty Ellipta 92 Mikrogramm/22 Mikrogramm - einzeldosiertes Pulver zur Inhalation → S. 1225
Revinty Ellipta 184 Mikrogramm/22 Mikrogramm - einzeldosiertes Pulver zur Inhalation → S. 1225
Riarify 87 Mikrogramm/5 Mikrogramm/9 Mikrogramm - Druckgasinhalation, Lösung → S. 1232
Salmecomp 50 Mikrogramm/100 Mikrogramm - einzeldosiertes Pulver zur Inhalation → S. 1273
Salmecomp 50 Mikrogramm/250 Mikrogramm - einzeldosiertes Pulver zur Inhalation → S. 1273
Salmecomp 50 Mikrogramm/500 Mikrogramm - einzeldosiertes Pulver zur Inhalation → S. 1273
Salmeson 50 Mikrogramm/250 Mikrogramm/Dosis - einzeldosiertes Pulver zur Inhalation → S. 1273
Salmeson 50 Mikrogramm/500 Mikrogramm/Dosis - einzeldosiertes Pulver zur Inhalation → S. 1273
Samtoral levis 25 Mikrogramm/50 Mikrogramm pro Sprühstoß - Druckgasinhalation → S. 1275
Samtoral standard 25 Mikrogramm/125 Mikrogramm pro Sprühstoß - Druckgasinhalation → S. 1275
Samtoral forte 25 Mikrogramm/250 Mikrogramm pro Sprühstoß - Druckgasinhalation → S. 1275
Samtoral Diskus levis 50 Mikrogramm/100 Mikrogramm - einzeldosiertes Pulver zur Inhalation → S. 1275
Samtoral Diskus standard 50 Mikrogramm/250 Mikrogramm - einzeldosiertes Pulver zur Inhalation → S. 1275
Samtoral Diskus forte 50 Mikrogramm/500 Mikrogramm - einzeldosiertes Pulver zur Inhalation → S. 1275
Seretide levis 25 Mikrogramm/50 Mikrogramm pro Sprühstoß - Druckgasinhalation → S. 1292
Seretide standard 25 Mikrogramm/125 Mikrogramm pro Sprühstoß - Druckgasinhalation → S. 1292
Seretide forte 25 Mikrogramm/250 Mikrogramm pro Sprühstoß - Druckgasinhalation → S. 1292
Seretide Diskus levis 50 Mikrogramm/100 Mikrogramm - einzeldosiertes Pulver zur Inhalation → S. 1292
Seretide Diskus standard 50 Mikrogramm/250 Mikrogramm - einzeldosiertes Pulver zur Inhalation → S. 1292
Seretide Diskus forte 50 Mikrogramm/500 Mikrogramm - einzeldosiertes Pulver zur Inhalation → S. 1292
Symbicort 160 Mikrogramm/4,5 Mikrogramm/Inhalation - Druckgasinhalation, Suspension → S. 1369
Symbicort mite Turbohaler 80 Mikrogramm/4,5 Mikrogramm pro Dosis - Pulver zur Inhalation → S. 1369
Symbicort Turbohaler 160 Mikrogramm/4,5 Mikrogramm pro Dosis - Pulver zur Inhalation → S. 1370
Symbicort forte Turbohaler 320 Mikrogramm/9 Mikrogramm pro Dosis - Pulver zur Inhalation → S. 1370
Temybric Ellipta 92 Mikrogramm/55 Mikrogramm/22 Mikrogramm - einzeldosiertes Pulver zur Inhalation → S. 1406
Trelegy Ellipta 92 Mikrogramm/55 Mikrogramm/22 Mikrogramm - einzeldosiertes Pulver zur Inhalation → S. 1448
Trimbow 87 Mikrogramm/5 Mikrogramm/9 Mikrogramm - Druckgasinhalation, Lösung → S. 1453
Trydonis 87 Mikrogramm/5 Mikrogramm/9 Mikrogramm - Druckgasinhalation, Lösung → S. 1467
Zoreeda 25 Mikrogramm/125 Mikrogramm/Dosis - Druckgasinhalation, Suspension → S. 1610
Zoreeda 25 Mikrogramm/250 Mikrogramm/Dosis - Druckgasinhalation, Suspension → S. 1610

50B04 Sonstige Kombinationen

Atectura Breezhaler 125 Mikrogramm/62,5 Mikrogramm - Hartkapseln mit Pulver zur Inhalation → S. 140
Atectura Breezhaler 125 Mikrogramm/127,5 Mikrogramm - Hartkapseln mit Pulver zur Inhalation → S. 140
Atectura Breezhaler 125 Mikrogramm/260 Mikrogramm - Hartkapseln mit Pulver zur Inhalation → S. 140
Bemrist Breezhaler 125 Mikrogramm/62,5 Mikrogramm - Hartkapseln mit Pulver zur Inhalation → S. 178
Bemrist Breezhaler 125 Mikrogramm/127,5 Mikrogramm - Hartkapseln mit Pulver zur Inhalation → S. 178
Bemrist Breezhaler 125 Mikrogramm/260 Mikrogramm - Hartkapseln mit Pulver zur Inhalation → S. 178
Enerzair Breezhaler 114 Mikrogramm/46 Mikrogramm/136 Mikrogramm - Hartkapseln mit Pulver zur Inhalation → S. 488
Sabacomb 250 Mikrogramm + 100 Mikrogramm pro Sprühstoß - Druckgasinhalation, Suspension → S. 1271
Zimbus Breezhaler 114 Mikrogramm/46 Mikrogramm/136 Mikrogramm - Hartkapseln mit Pulver zur Inhalation → S. 1597

50C Asthmaprophylaxe

50C01 Cromoglicinsäure- und ketotifenhaltige Präparate

Tilade - Dosieraerosol → S. 1420

50C02 Sonstige Präparate

50D Mittel bei Atemfunktionsstörungen

50D01 Atemstimulantien (Analeptika)

Gencebok 10 mg/ml - Infusionslösung → S. 623
Peyona 20 mg/ml - Infusionslösung und Lösung zum Einnehmen → S. 1103

50D02 Mittel bei Atemnotsyndrom der Frühgeborenen

Alveofact 45 mg/ml - Pulver und Lösungsmittel zur Herstellung einer Suspension → S. 73
Ambrobene 15 mg - Ampullen → S. 75
Curosurf 120 mg - Suspension zur endotracheopulmonalen Instillation → S. 355
Curosurf 240 mg - Suspension zur endotracheopulmonalen Instillation → S. 355
Mucosan 15 mg - Ampullen → S. 930

50D03 Lungenfunktionsstörungen bei Mukoviszidose

Bronchitol 40 mg - Hartkapseln mit Pulver zur Inhalation → S. 223
Kaftrio 75 mg/50 mg/100 mg - Filmtabletten → S. 746
Kalydeco 75 mg - Filmtabletten → S. 748
Kalydeco 150 mg - Filmtabletten → S. 749
Kalydeco 25 mg - Granulat im Beutel → S. 749
Kalydeco 50 mg - Granulat im Beutel → S. 749
Kalydeco 75 mg - Granulat im Beutel → S. 749
Orkambi 100 mg/125 mg - Filmtabletten → S. 1050
Orkambi 200 mg/125 mg - Filmtabletten → S. 1051
Orkambi 100 mg/125 mg - Granulat im Beutel → S. 1051
Orkambi 150 mg/188 mg - Granulat im Beutel → S. 1051
Pulmozyme 2.500 E./2,5 ml - Lösung für einen Vernebler → S. 1167
Symkevi 50 mg/75 mg - Filmtabletten → S. 1371
Symkevi 100 mg/150 mg - Filmtabletten → S. 1371

50D04 Lungenfunktionsstörungen, sonstige

Prolastin 1000 mg - Pulver und Lösungsmittel zur Herstellung einer Infusionslösung → S. 1154
Respreeza 1.000 mg - Pulver und Lösungsmittel zur Herstellung einer Infusionslösung → S. 1220
Respreeza 4.000 mg - Pulver und Lösungsmittel zur Herstellung einer Infusionslösung → S. 1220
Respreeza 5.000 mg - Pulver und Lösungsmittel zur Herstellung einer Infusionslösung → S. 1220

50E Antitussiva / Expektorantien

50E01 Codein und Codein-Derivate (Monopräparate)

easybronchial Stop forte 3 mg/ml - Sirup → S. 453
easybronchial Stop Junior 1,5 mg/ml - Sirup → S. 453

50H06 Heuschnupfenmittel, Mastzellstabilisatoren

Allergo-Comod - Nasenspray → S. 65
Lomusol - Nasenspray → S. 829

50H07 Heuschnupfenmittel, Antihistaminika

Allergodil - Nasenspray → S. 65
Allergodil mit Sucralose 1,5 mg/ml - Nasenspray → S. 65
Allergospray - Nasenspray → S. 66
Astepro 0,15 % - Nasenspray → S. 138
Azedil 1 mg/ml - Nasenspray → S. 164
Azelastin POS 1 mg/ml - Nasenspray, Lösung → S. 165
Levocamed 0,5 mg/ml - Nasenspray, Suspension → S. 806
Livostin - Nasenspray → S. 826
Vividrin Azelastin 1 mg/ml - Nasenspray, Lösung → S. 1548

50H08 Heuschnupfen-Sets, Mastzellstabilisatoren

50H09 Heuschnupfen-Sets, Antihistaminika

50H10 Sonstige

Bepanthen 50 mg/g - Augen- und Nasensalbe → S. 183
Betnesol N - Augen-, Ohren- und Nasentropfen → S. 191
Coldistan - Nasentropfen → S. 329
Coldistop - Nasenöl → S. 330
Luuf Naphazolin compositum - Nasenspray → S. 842
Nasenöl Weleda → S. 947

50I Rhinologika, orale Anwendung

50I01 Monopräparate

50I02 Kombinationen

Aerinaze 2,5 mg/120 mg - Tabletten mit veränderter Wirkstofffreisetzung → S. 46
Clarinase 5 mg/120 mg - Retardtabletten → S. 312

50J Mittel bei grippalen Infekten

50J01 Fieber-/ Schnupfenmittel

Aspirin Complex 500 mg/30 mg - Granulat zur Herstellung einer Suspension zum Einnehmen → S. 135
Aspirin Complex - Heißgetränk 500 mg/30 mg Granulat zur Herstellung einer Suspension zum Einnehmen → S. 135
BoxaGrippal 200 mg/30 mg - Filmtabletten → S. 214
BoxaGrippal forte 400 mg/60 mg - Filmtabletten → S. 215
Dolorflu akut 200 mg/30 mg - Filmtabletten → S. 421
GeloProm 1000 mg/12,2 mg - Pulver zum Einnehmen → S. 622
Grippostad Akut ASS/Pseudoephedrinhydrochlorid 500 mg/30 mg - Granulat zur Herstellung einer Suspension zum Einnehmen → S. 643
Grippostad C - Kapseln → S. 644
Grippostad C forte - Granulat zur Herstellung einer Lösung zum Einnehmen → S. 644
Ibucomp 200 mg/30 mg - Filmtabletten → S. 686
Neo Citran - Pulver für Erwachsene → S. 955
Rhinogrippal akut 500 mg/30 mg - Granulat zur Herstellung einer Suspension zum Einnehmen → S. 1231
TantoGrip mit Orangengeschmack 600 mg/10 mg - Pulver im Beutel zur Herstellung einer Lösung zum Einnehmen → S. 1388
TantoGrip mit Zitronen- und Honiggeschmack 600 mg/10 mg - Pulver im Beutel zur Herstellung einer Lösung zum Einnehmen → S. 1388
TantoGrip mit Zitronengeschmack 600 mg/10 mg - Pulver im Beutel zur Herstellung einer Lösung zum Einnehmen → S. 1389
Wick DayMed Duo 200 mg/30 mg - Filmtabletten → S. 1562

50J02 Fieber-/ Schnupfenmittel mit Antitussiva

Wick MediNait Erkältungssirup für die Nacht → S. 1563

50J03 Fieber-/ Schnupfenmittel mit Expektorantien

Influbene Erkältungsgetränk - Pulver zur Herstellung einer Lösung zum Einnehmen → S. 709

50J04 Erkältungssets

50J05 Sonstige

50W Anthroposophika

Agropyron comp. Wala - Globuli velati → S. 52
Argentum nitricum comp. Wala - Globuli velati → S. 122
Berberis/Quarz Wala - Globuli velati → S. 183
Hustensaft - Weleda → S. 675
Infludo - Tropfen → S. 709
Meteoreisen comp. Wala - Globuli velati → S. 882
Nasenöl Weleda → S. 947
Pneumodoron Nr. 1 - Tropfen → S. 1114
Pneumodoron Nr. 2 - Tropfen → S. 1114
Silicea comp. Wala - Globuli velati → S. 1311

50X Homöopathika

Aflubin - Grippetabletten → S. 48
Apozema Bronchial und Husten Grindelia complex Nr.12 - Tropfen → S. 110
Fortakehl D5 - Tabletten → S. 591
Fortakehl D5 - Tropfen → S. 591
Ho-Len-Complex Muco-cyl - Tropfen zum Einnehmen → S. 665

50X01 Asthma- und Bronchitistherapie

Anis-Pyrit Tabletten Weleda → S. 104
Atma - Tropfen → S. 143
Bronchalis - Heel - Tabletten → S. 222
Bropert spag. Peka - Tropfen zum Einnehmen → S. 225
Deas spag. Peka - Tropfen zum Einnehmen → S. 377
Nr. 7 Bronchialtropfen für Kinder "Mag. Doskar" → S. 1002
Pulmagil Hevert - Grippe- und Hustentropfen zum Einnehmen → S. 1165

50X02 Antitussiva / Expektorantien

Aflubin - Hustentropfen → S. 49
Apozema Dreiklang Globuli bei Heiserkeit und Reizhusten Phosphorus D4/D6/D12 → S. 111
Apozema Dreiklang Globuli bei sekretreichem Husten Ipecacuanha D4/D6/D12 → S. 111
Apozema Dreiklang Globuli bei trockenem Krampf- und Reizhusten Drosera D3/D4/D6 → S. 111
Apulo spag. Peka - Tropfen zum Einnehmen → S. 116
Atustro spag. Peka - Globuli → S. 156
Atustro spag. Peka - Tropfen zum Einnehmen → S. 156
Bronchial-Gastreu R9 - Tropfen zum Einnehmen → S. 223
Globuli gegen Husten "Similasan" → S. 635
Globuli gegen Reizhusten und trockenen Husten "Similasan" → S. 635
Hedros Saft → S. 654
Ho-Len-Complex Pulmo-cyl - Tropfen zum Einnehmen → S. 665
Husten-Lolli Drosera-Komplex Lolli → S. 675
Nr. 24 Hustentropfen "Mag. Doskar" → S. 1004
Osanit Hustenkügelchen → S. 1052
Tartephedreel - Tropfen → S. 1393
Tropfen gegen Husten "Similasan" → S. 1462
Tropfen gegen Reizhusten und trockenen Husten "Similasan" → S. 1463

50X03 Grippale Infekte

Aflubin - Grippetropfen → S. 48
Aflubin - Hals- und Rachentropfen → S. 49
Aflubin - Tropfen bei Entzündungen der Nebenhöhlen und Schnupfen → S. 49
Apozema Dreiklang Globuli bei beginnenden grippalen Infekten Aconitum D12/D18/D30 → S. 111
Apozema Dreiklang Globuli zur Aktivierung nach grippalen Infekten Sulfur D12/D18/D30 → S. 112
Apozema Schnupfen und Grippe Aconitum complex Nr.28 - Tropfen → S. 113
Biochemie nach Dr. Schüssler Zell Immuferin - Tabletten → S. 200
Cefagrippin - Tabletten → S. 271
Contramutan - Saft → S. 341
Echinacea compositum-Heel - Ampullen → S. 458
Echinacea compositum-forte-Heel - Ampullen → S. 458
Engystol - Ampullen → S. 489
Engystol - Tabletten → S. 489
Euphorbium compositum-Heel - Ampullen → S. 530
Euphorbium compositum-Heel - Tropfen → S. 530
Fepyr spag. Peka - Globuli → S. 567
Globuli gegen Grippe "Similasan" → S. 635
Gripagil - Grippetropfen mit Echinacea → S. 642
Gripp-Heel - Ampullen → S. 643
Gripp-Heel - Tabletten → S. 643
Ho-Len-Complex Febro-cyl -Tropfen zum Einnehmen → S. 664
Infludoron - Globuli → S. 709
Infragil spag. Peka - Globuli → S. 709
Infragil spag. Peka - Tropfen zum Einnehmen → S. 710
Meditonsin - Globuli → S. 864
Meditonsin - Tropfen → S. 864
metavirulent - Tropfen → S. 882
Nr. 20 Grippetropfen "Mag. Doskar" → S. 1004
Nr. 21 Halstropfen "Mag. Doskar" → S. 1004
Osanit Grippalkügelchen → S. 1051
Otovowen - Tropfen → S. 1057

Kaloba 20 mg - Filmtabletten → S. 748
Kaloba - Sirup → S. 748
Kaloba - Tropfen zum Einnehmen, Lösung → S. 748
Pelargonium Phytopharm - Sirup → S. 1089
Pelargonium Schwabe 20 mg - Filmtabletten → S. 1089
Pelargonium Schwabe - Tropfen zum Einnehmen, Lösung → S. 1089
Peloide-Tropfen → S. 1091
Sinupret - Dragees → S. 1322
Sinupret forte - Dragees → S. 1322
Sinupret - Saft → S. 1322
Sinupret - Saft sine → S. 1322
Sinupret intens - überzogene Tablette → S. 1322

51 SPASMOLYTIKA

51A Neurotrope

51A01 Belladonna-Alkaloide und Derivate

Atropin Accord 0,1 mg/ml - Injektionslösung in einer Fertigspritze → S. 155
Atropinsulfat Aguettant 0,1 mg/ml - Injektionslösung in Fertigspritze → S. 155
Atropinsulfat Aguettant 0,2 mg/ml - Injektionslösung in Fertigspritze → S. 156
Atropinum sulfuricum "Nycomed" 0,5 mg - Ampullen → S. 156

51A02 Synthetische Spasmolytika

Buscapina 20 mg/1 ml - Ampullen → S. 234
Buscopan 10 mg - Dragees → S. 234
Buscopan 10 mg - Zäpfchen → S. 234
Glycopyrroniumbromid Accord 200 Mikrogramm/ml - Injektionslösung → S. 638
Glycopyrroniumbromid Martindale 200 Mikrogramm/ml - Injektionslösung → S. 638
Robinul 0,2 mg - Ampullen → S. 1251

51A03 Kombinationen mit Analgetika und/oder Sedativa

Buscopan plus Paracetamol 10 mg/500 mg - Filmtabletten → S. 234

51A04 Kombinationen mit sonstigen Stoffen

51B Muskulotrope

51B01 Monopräparate

Sativex - Spray zur Anwendung in der Mundhöhle → S. 1279

51B02 Kombinationen

51C Neurotrope / Muskulotrope

51C01 Monopräparate

Colofac 135 mg - Dragees → S. 333
Colofac retard 200 mg - Kapseln → S. 333
Mebeverin Aristo 200 mg - Hartkapseln mit veränderter Wirkstofffreisetzung → S. 862
Spasmium - Ampullen → S. 1340
Spasmium - Oralkapseln → S. 1340
Tinnitin - Ampullen → S. 1422

51C02 Kombinationen mit Analgetika und/oder Sedativa

51C03 Kombinationen mit sonstigen Stoffen

51W Anthroposophika

Nicotiana comp. Wala - Globuli velati → S. 974

51X Homöopathika

Vasa-Gastreu R63 - Tropfen zum Einnehmen → S. 1504

51Z Phytopharmaka

52 UROLOGIKA

52A Harnwegsinfektionen

52A01 Trimethoprim-haltige Präparate

Motrim 100 mg - Tabletten → S. 924
Motrim 200 mg - Tabletten → S. 924
Triprim 200 mg - Tabletten → S. 1456
Triprim 300 mg - Tabletten → S. 1456

52A02 Nitrofuran-haltige Präparate

Furadantin retard - Kapseln → S. 605
Nitrofurantoin "Agepha" - Tabletten → S. 980

52A03 Gyrase-Hemmer

Floxacin 400 mg - Filmtabletten → S. 577
Norfloxacin Sandoz 400 mg - Filmtabletten → S. 990
Unidrox 600 mg - Filmtabletten → S. 1479

52A04 Sonstige

Aqualibra - Filmtabletten → S. 117
Cystium 3 g - Pulver zur Herstellung einer Lösung zum Einnehmen → S. 362
Fomicyt 40 mg/ml - Pulver zur Herstellung einer Infusionslösung → S. 589
Fosfomycin Eberth 3 g - Granulat zur Herstellung einer Lösung zum Einnehmen → S. 595
Fosfomycin Infectopharm 40 mg/ml - Pulver für ein Konzentrat zur Herstellung einer Infusionslösung → S. 595
Monuril 3 g - Granulat → S. 922
Selexid - Filmtabletten → S. 1286

52B Blasenatonie

Dibenzyran 10 mg - Kapseln → S. 398
Myocholine-Glenwood - Tabletten 10 mg → S. 941
Myocholine-Glenwood - Tabletten 25 mg → S. 941

52C Miktionsbeeinflussende Präparate

Belmacina 5 mg - Filmtabletten → S. 176
Belmacina 10 mg - Filmtabletten → S. 176
Betmiga 25 mg - Retardtabletten → S. 190
Betmiga 50 mg - Retardtabletten → S. 191
Cystrin retard 10 mg - Tabletten → S. 363
Detrusan 5 mg - Tabletten → S. 390
Detrusitol 1 mg - Filmtabletten → S. 390
Detrusitol 2 mg - Filmtabletten → S. 390
Detrusitol retard 2 mg - Kapseln → S. 390
Detrusitol retard 4 mg - Kapseln → S. 390
Ditropan - Tabletten → S. 417
Emselex 7,5 mg - Retardtabletten → S. 478
Emselex 15 mg - Retardtabletten → S. 478
Inkontan 15 mg - Filmtabletten → S. 712
Inkontan 30 mg - Filmtabletten → S. 712
Kentera 90,7 mg/g - Gel → S. 752
Kentera 90,7 mg/g - Gel in einem Beutel → S. 752
Kentera 3,9 mg/24 Stunden - transdermales Pflaster → S. 752
Mictonorm 30 mg - Hartkapseln mit veränderter Wirkstofffreisetzung → S. 897
Mictonorm 45 mg - Hartkapseln mit veränderter Wirkstofffreisetzung → S. 897
Normastigmin 2,5 mg - Ampullen → S. 990
Oxybutynin Hexal 5 mg - Tabletten → S. 1063
Santizor 2 mg - Retardkapseln → S. 1278
Santizor 4 mg - Retardkapseln → S. 1278
Solifenacin 1A Pharma 5 mg - Filmtabletten → S. 1331
Solifenacin 1A Pharma 10 mg - Filmtabletten → S. 1331
Solifenacin Accord 5 mg - Filmtabletten → S. 1331
Solifenacin Accord 10 mg - Filmtabletten → S. 1331
Solifenacin Aristo 5 mg - Filmtabletten → S. 1331
Solifenacin Aristo 10 mg - Filmtabletten → S. 1331
Solifenacin Edest 5 mg - Schmelztabletten → S. 1331
Solifenacin Edest 10 mg - Schmelztabletten → S. 1332
Solifenacin Genericon 5 mg - Filmtabletten → S. 1332
Solifenacin Genericon 10 mg - Filmtabletten → S. 1332
Solifenacin HCS 5 mg - Filmtabletten → S. 1332
Solifenacin HCS 10 mg - Filmtabletten → S. 1332
Solifenacin PMCS 5 mg - Filmtabletten → S. 1332
Solifenacin PMCS 10 mg - Filmtabletten → S. 1332
Solifenacin Stada 5 mg - Filmtabletten → S. 1332
Solifenacin Stada 10 mg - Filmtabletten → S. 1332
Solifenacinsuccinat Mylan 5 mg - Filmtabletten → S. 1332
Solifenacinsuccinat Mylan 10 mg - Filmtabletten → S. 1332
Spasmolyt - Dragees → S. 1341
Tolterodin Accord 1 mg - Filmtabletten → S. 1426
Tolterodin Accord 2 mg - Filmtabletten → S. 1426
Tolterodin Accord 2 mg - Hartkapseln, retardiert → S. 1426
Tolterodin Accord 4 mg - Hartkapseln, retardiert → S. 1426
Tolterodin Aristo 1 mg - Filmtabletten → S. 1426
Tolterodin Aristo 2 mg - Filmtabletten → S. 1426
Tolterodin Pfizer 1 mg - Filmtabletten → S. 1426
Tolterodin Pfizer 2 mg - Filmtabletten → S. 1426
Toviaz 4 mg - Retardtabletten → S. 1433
Toviaz 8 mg - Retardtabletten → S. 1433
Trospium Aristo 15 mg - Filmtabletten → S. 1464
Trospium Aristo 20 mg - Filmtabletten → S. 1464
Trospium Aristo 30 mg - Filmtabletten → S. 1464
Trospiumchlorid Pfleger 20 mg - Filmtabletten → S. 1464

52D Prostatamittel

52D01 Alpha - Reduktasehemmer

52D02 Alpha-Blocker

52D03 Sonstige

52E Urolithiasis

52F Sonstige

52F01 Mittel bei erektiler Dysfunktion

52F02 Harnansäuerungsmittel

52F03 Kathetergleitgele

52F04 Blasenspülungen

52F05 Sonstige

52F06 Kathetersets

52W Anthroposophika

52X Homöopathika

52X01 Harnwegsinfektionen

52X02 Miktionsbeeinflussende Mittel

52X03 Prostatamittel

52X04 Urolithiasis und entzündliche Harnwegserkrankungen

52X05 Sonstige

Nr. 5 Bettnässertropfen "Mag. Doskar" → S. 1002
Prosfortil - Tropfen → S. 1160
Solidago compositum-Heel - Ampullen → S. 1330

52Y Zubereitungen aus Organen und Mikroorganismen

Uro-Vaxom 6 mg - Hartkapseln → S. 1486

52Z Phytopharmaka

52Z01 Harnwegsinfektionen

Cystipret - überzogene Tabletten → S. 362
ellura - Hartkapseln → S. 470
Femidoc Nieren- und Blasenfilmtabletten → S. 558
UROinfekt Blasenentzündung - Filmtabletten → S. 1484

52Z02 Miktionsbeeinflussende Mittel

DiaProsta - Filmtabletten → S. 397
Dr. Böhm Kürbis 400 mg - Filmtabletten für die Frau → S. 434
Granufink Blase - Hartkapseln → S. 641
Granufink femina - Hartkapseln → S. 641
Natu prosta 600 mg - Filmtabletten → S. 951
Sidroga Brennnesselblättertee → S. 1303
Solidacur 600 mg - Filmtabletten → S. 1330

52Z03 Prostatamittel

Dr. Böhm Kürbis 400 mg - Filmtabletten für den Mann → S. 434
Dr. Böhm Sägepalme 320 mg - Kapseln → S. 435
Granufink Prosta forte - Hartkapseln → S. 642
Granufink Prosta plus Sabal - Hartkapseln → S. 642
Prosta Urgenin - Kapseln → S. 1160
Prostaflor Novum - Filmtabletten → S. 1161
Prostagutt duo - Kapseln → S. 1161
Prostasan - Kapseln → S. 1161
Sabalvit - Kapseln → S. 1271

52Z04 Urolithiasis und entzündliche Harnwegserkrankungen

Canephron Dragees → S. 255
Canephron Tropfen → S. 255
Canephron forte - Dragees → S. 255

52Z05 Teemischungen

Blasentee St. Severin → S. 206
Dr. Kottas Nieren-Blasentee → S. 437
Dr. Kottas Zinnkrauttee → S. 438
Heumann´s Blasen- und Nierentee Solubitrat → S. 661
Nierentee St. Severin → S. 975
Sidroga Blase- und Nierentee → S. 1303
Sidroga Blasentee akut → S. 1303
Sidroga Extrakt Blasen- & Nierentee - Teeaufgusspulver → S. 1304
Sidroga Zinnkrauttee → S. 1306

52Z06 Sonstige

Alpinamed Urovita - Pulver zur Herstellung einer Lösung zum Einnehmen → S. 70

53 VENEN- UND HÄMORRHOIDENMITTEL

53A Venenmittel Interna

53A01 Monopräparate

Daflon 500 mg - Filmtabletten → S. 365
Dioscomb 500 mg - Filmtabletten → S. 412
Doxium 500 mg - Kapseln → S. 431
Reparil 20 mg - Dragees → S. 1217
Venoruton 300 mg - Dragees → S. 1516
Venoruton 1000 mg - Pulver zur Herstellung einer Lösung zum Einnehmen → S. 1516
Venoruton 500 mg - Tabletten → S. 1517
Venoruton - Tropfen → S. 1517

53A02 Kombinationen

53B Venenmittel Externa

53B01 Heparin und Heparinoide (Monopräparate)

Hirudoid - Gel → S. 662
Hirudoid - Salbe → S. 663
Hirudoid forte - Gel → S. 663
Hirudoid forte - Salbe → S. 663
Lioton 1000 I.E./g - Gel → S. 817
Thrombocid - Gel → S. 1417
Thrombophob - Gel → S. 1417
Thrombophob S - Gel → S. 1417
Venoruton Heparin - Emulgel → S. 1517
Vetren 60.000 I.E./100 g - Creme → S. 1529
Vetren 60.000 I.E./100 g - Gel → S. 1529
Viatromb 2400 I.E./g - Spraygel → S. 1532

53B02 Heparin / heparinoidhaltige Präparate (Kombinationen)

Aponova Heparin comp. - Gel → S. 109
Etrat - Gel → S. 528
Venobene - Salbe → S. 1516

53B03 Sonstige (Monopräparate)

Venoruton - Gel → S. 1516

53B04 Kombinationen, heparin-/ heparinoidfrei

Reparil - Gel → S. 1217
Venostasin - Creme → S. 1517
Venostasin - Gel → S. 1517

53C Hämorrhoidenmittel

53C01 Innerliche Anwendung

53C02 Lokale Anwendung: kortikoidfrei

Hädensa - Salbe → S. 648
Hädensa - Zäpfchen → S. 648
Sperti Preparation H - Hämorrhoidalsalbe → S. 1342
Sperti Preparation H - Hämorrhoidalzäpfchen → S. 1342

53C03 Lokale Anwendung: kortikoidhaltig

Delta-Hädensa - Salbe → S. 382
Delta-Hädensa - Zäpfchen → S. 382
Doloproct 0,1% + 2% - Rektalcreme → S. 421
Doloproct 1 mg + 40 mg - Zäpfchen → S. 421
Scheriproct - Salbe → S. 1281
Scheriproct - Suppositorien → S. 1281

53D Mittel zur Varizenverödung

Aethoxysklerol 0,5% - Ampullen → S. 47
Aethoxysklerol 1% - Ampullen → S. 47
Aethoxysklerol 2% - Ampullen → S. 48
Aethoxysklerol 3% - Ampullen → S. 48
Veinfibro 0,2% - Injektionslösung → S. 1506
Veinfibro 0,5% - Injektionslösung → S. 1506
Veinfibro 1% - Injektionslösung → S. 1506
Veinfibro 3% - Injektionslösung → S. 1506

53W Anthroposophika

Haemorrhoidal - Zäpfchen Weleda → S. 649

53X Homöopathika

Apozema Venen Aesculus complex Nr.35 - Tropfen → S. 114
Haemex - Tropfen → S. 648
Ho-Len-Complex Varicylum -Tropfen zum Einnehmen → S. 665
Mucokehl D3 - Zäpfchen → S. 929
Mucokehl D5 - Injektionslösung → S. 929
Nr. 28 Venentropfen "Mag. Doskar" → S. 1005
Paeonia-Heel - Salbe → S. 1070
Venodril - Tropfen → S. 1516

53Y Zubereitungen aus Organen und Mikroorganismen

Sperti Preparation H - Hämorrhoidalsalbe → S. 1342
Sperti Preparation H - Hämorrhoidalzäpfchen → S. 1342

53Z Phytopharmaka

53Z01 Externa

53Z02 Interna

Antistax 360 mg - Filmtabletten → S. 106
Diavene 360 mg - Filmtabletten → S. 397
Dr. Böhm Weinlaub 360 mg - Filmtabletten → S. 435
Myrtendorn Arkocaps - Kapseln → S. 942
Venosin retard 50 mg - Kapseln → S. 1517

54 VITAMINE

54A Vitamin A

54A01 Vitamin A (Monopräparate)
Carotaben 25 mg - Kapseln → S. 263

54A02 Kombinationen mit Vitamin E

54A03 Sonstige Kombinationen

54B B-Vitamine

54B01 Vitamin B 1
Vit. B1 "Agepha" - Tabletten → S. 1546

54B02 Vitamin B 6
Vit. B6 "Agepha" - Tabletten → S. 1546

54B03 Vitamin B12 - 20F04

54B04 Sonstige B-Vitamine / Nicotinamid / Pantothensäure / Pantothenol

54B05 Vitamin B-Kombinationen (neurotrope Vitamine)
Arca-Be - Dragees → S. 120
Citoneurin - Dragees → S. 311
Citoneurin - Injektionslösung → S. 311
Neurobion - Ampullen → S. 965
Neurobion forte - Dragees → S. 965
Neuromultivit - Ampullen → S. 966
Neuromultivit - Filmtabletten → S. 966
Pronerv - Kapseln → S. 1155

54B06 Kombinationen mit Mineralstoffen - 44

54B07 Sonstige Kombinationen
Multivit B - Ampullen → S. 932
Multivit B forte - Ampullen → S. 933

54C Vitamin C

54C01 Vitamin C (Monopräparate)
Ce-Limo Orange - Brausetabletten → S. 281
Ce-Limo Zitrone - Brausetabletten → S. 281
Cetebe Vitamin C Retard 500 mg - Kapseln → S. 288
Cevitol 500 mg - Ampullen → S. 289
Cevitol 1000 mg - Ampullen → S. 289
Cevitol 500 mg - Kautabletten → S. 290
Vitamin C Pascoe 150 mg/ml - Konzentrat zur Herstellung einer Injektions-/Infusionslösung → S. 1546
Vitamin C-Injektopas 7,5 g - Injektionslösung → S. 1546

54C02 Kombinationen, mineralstofffrei

54C03 Kombinationen mit Mineralstoffen - 44

54D Vitamin D und Derivate

54D01 Vitamin D (Monopräparate)
Colecalciferol Dermapharm 20.000 I.E. - Weichkapseln → S. 330
Colecalciferol Fresenius 14.400 I.E./ml - Tropfen zum Einnehmen, Lösung → S. 330
Colecalciferol Invos 25.000 I.E. - Weichkapseln → S. 330
Dekristolmin 20.000 I.E. - Weichkapseln → S. 381
Dekristolmin 20.000 I.E./ml - Tropfen zum Einnehmen, Lösung → S. 381
Dosteofer 800 I.E. - Filmtabletten → S. 427
Dosteofer 1.000 I.E. - Filmtabletten → S. 427
Dosteofer 7.000 I.E. - Filmtabletten → S. 427
Dosteofer 30.000 I.E. - Filmtabletten → S. 427
Oleovit D3 Tropfen → S. 1032
Vi-De3 - Tropfen → S. 1535

54D02 Vitamin D-Derivate
Etalpha "Leo" 1 µg - Ampullen → S. 526
Etalpha "Leo" 2 µg - Ampullen → S. 527
Etalpha "Leo" 0,25 µg - Kapseln → S. 527
Etalpha "Leo" 1,0 µg - Kapseln → S. 527
Paricalcitol Accord 5 Mikrogramm/ml - Injektionslösung → S. 1082
Paricalcitol Fresenius 5 Mikrogramm/ml - Injektionslösung → S. 1082
Rocaltrol 0,25 Mikrogramm - Kapseln → S. 1252
Rocaltrol 0,5 Mikrogramm - Kapseln → S. 1252
Zemplar 5 Mikrogramm/ml - Injektionslösung → S. 1592

54D03 Kombinationen mit Mineralstoffen - 44D02

54D04 Kombinationen, mineralstofffrei

54E Vitamin E

54E01 Vitamin E (Monopräparate)
Evit 600 I.E. - Kapseln → S. 537
Evitol 100 mg - Kaudragees → S. 537
Vedrop 50 mg/ml - Lösung zum Einnehmen → S. 1506

54E02 Kombinationen mit Vitamin A - 54A2

54E03 Sonstige Kombinationen, mineralstofffrei

54E04 Kombinationen mit Mineralstoffen - 44

54F Vitamin K

Konakion 10 mg/1 ml in Mischmizellenlösung - Ampullen → S. 765
Konakion 2 mg/0,2 ml Mischmizellenlösung - Ampullen → S. 766

54G Sonstige Vitamine (P, F)

54H Multivitamine

54H01 Multivitamine rein
Cernevit - Pulver zur Herstellung einer Infusionslösung → S. 286
Pantovit Vitamin - Dragees → S. 1079
Soluvit - Trockensubstanz zur Infusionsbereitung → S. 1335
Viant - Pulver zur Herstellung einer Infusionslösung → S. 1532
Vitalipid - Vitaminkonzentrat zur Infusionsbereitung für Erwachsene → S. 1546
Vitalipid - Vitaminkonzentrat zur Infusionsbereitung für Kinder → S. 1546

54H02 Kombinationen mit Mineralstoffen
Elevit pronatal - Filmtabletten → S. 468

54H03 Sonstige Kombinationen

54Y Zubereitungen aus Organen und Mikroorganismen

54Z Phytopharmaka

55 ANTINEOPLASTISCHE MITTEL

55A Alkylanzien

Alkeran 2 mg - Filmtabletten → S. 64
Bendamustin Accord 2,5 mg/ml - Pulver für ein Konzentrat zur Herstellung einer Infusionslösung → S. 179
Bendamustin Actavis 2,5 mg/ml - Pulver für ein Konzentrat zur Herstellung einer Infusionslösung → S. 179
Bendamustin Azad 2,5 mg/ml - Pulver für ein Konzentrat zur Herstellung einer Infusionslösung → S. 179
Bendamustin Hikma 2,5 mg/ml - Pulver für ein Konzentrat zur Herstellung einer Infusionslösung → S. 179
Bendamustin Kabi 2,5 mg/ml - Pulver für ein Konzentrat zur Herstellung einer Infusionslösung → S. 179
Bendamustin Koanaa 2,5 mg/ml - Pulver für ein Konzentrat zur Herstellung einer Infusionslösung → S. 179
Busilvex 6 mg/ml - Konzentrat zur Herstellung einer Infusionslösung → S. 235
Busulfan Accord 6 mg/ml - Konzentrat zur Herstellung einer Infusionslösung → S. 235
Busulfan Fresenius Kabi 6 mg/ml - Konzentrat zur Herstellung einer Infusionslösung → S. 235
Carboplatin Accord 10 mg/ml - Konzentrat zur Herstellung einer Infusionslösung → S. 260
Carboplatin Ebewe 10 mg/ml - Konzentrat zur Infusionsbereitung → S. 260
Carboplatin Pfizer CS 450 mg - Konzentrat zur Infusionsbereitung → S. 261
Carboplatin-ratiopharm 10 mg/ml - Konzentrat zur Herstellung einer Infusionslösung → S. 261
Carmubris - Trockenstechampulle mit Lösungsmittel → S. 262
Carmustin Obvius 100 mg - Pulver und Lösungsmittel zur Herstellung eines Konzentrats für eine Infusionslösung → S. 262
Cisplatin Accord 1 mg/ml - Konzentrat zur Herstellung einer Infusionslösung → S. 307
Cisplatin Ebewe 0,5 mg/ml - Stechampulle → S. 308
Cisplatin Ebewe 1 mg/ml - Konzentrat zur Herstellung einer Infusionslösung → S. 308
Cisplatin Kabi 1 mg/ml - Konzentrat zur Herstellung einer Infusionslösung → S. 308
Cyclophosphamid Cadiasun 500 mg - Pulver zur Herstellung

55B Interkalanzien

55C Antimetabolite

55D Hormone und Hormonantagonisten

55D01 Hypothalamushormone

55D02 Estrogene

55D03 Antiestrogene

55D04 Aromatasehemmer

55D05 Gestagene

55D06 Antiandrogene

55E Topoisomerase-Hemmer

55F Mitosehemmstoffe

55G Kinase-Hemmer

Votubia 10 mg - Tabletten → S. 1558
Votubia 1 mg - Tabletten zur Herstellung einer Suspension zum Einnehmen → S. 1559
Votubia 2 mg - Tabletten zur Herstellung einer Suspension zum Einnehmen → S. 1559
Votubia 3 mg - Tabletten zur Herstellung einer Suspension zum Einnehmen → S. 1559
Votubia 5 mg - Tabletten zur Herstellung einer Suspension zum Einnehmen → S. 1559
Xalkori 200 mg - Hartkapseln → S. 1565
Xalkori 250 mg - Hartkapseln → S. 1565
Xospata 40 mg - Filmtabletten → S. 1575
Zelboraf 240 mg - Filmtabletten → S. 1590
Zydelig 100 mg - Filmtabletten → S. 1614
Zydelig 150 mg - Filmtabletten → S. 1614
Zykadia 150 mg - Filmtabletten → S. 1614
Zykadia 150 mg - Hartkapseln → S. 1614

55H Immunmodulatoren (Zytokine)

Ceplene 0,5 mg/0,5 ml - Injektionslösung → S. 284
IntronA 3 Millionen I.E./0,5 ml - Injektions- oder Infusionslösung → S. 720
IntronA 5 Millionen I.E./0,5 ml - Injektions- oder Infusionslösung → S. 720
IntronA 10 Millionen I.E./ml - Injektions- oder Infusionslösung → S. 720
IntronA 18 Millionen I.E./3 ml - Injektions- oder Infusionslösung → S. 720
IntronA 25 Millionen I.E./2,5 ml - Injektions- oder Infusionslösung → S. 721
Proleukin 18 x 10^6 IE - Pulver zur Herstellung einer Injektions- oder Infusionslösung → S. 1154
Roferon-A "Roche" 3 Mio I.E./0,5 ml - Injektionslösung in einer Fertigspritze → S. 1253

55I Tumor-markierende Substanzen

55I01 Antikörper

Bavencio 20 mg/ml - Konzentrat zur Herstellung einer Infusionslösung → S. 172
Blincyto 38,5 Mikrogramm - Pulver für ein Konzentrat und Lösung zur Herstellung einer Infusionslösung → S. 206
Blitzima 100 mg - Konzentrat zur Herstellung einer Infusionslösung → S. 207
Blitzima 500 mg - Konzentrat zur Herstellung einer Infusionslösung → S. 207
Darzalex 1.800 mg - Injektionslösung → S. 373
Darzalex 20 mg/ml - Konzentrat zur Herstellung einer Infusionslösung → S. 373
Empliciti 300 mg - Pulver für ein Konzentrat zur Herstellung einer Infusionslösung → S. 478
Empliciti 400 mg - Pulver für ein Konzentrat zur Herstellung einer Infusionslösung → S. 478
Gazyvaro 1000 mg - Konzentrat zur Herstellung einer Infusionslösung → S. 620
Keytruda 25 mg/ml - Konzentrat zur Herstellung einer Infusionslösung → S. 758
Keytruda 50 mg - Pulver für ein Konzentrat zur Herstellung einer Infusionslösung → S. 758
MabThera 100 mg - Konzentrat zur Herstellung einer Infusionslösung → S. 849
MabThera 500 mg - Konzentrat zur Herstellung einer Infusionslösung → S. 850
MabThera 1400 mg - Lösung zur subkutanen Injektion → S. 850
MabThera 1600 mg - Lösung zur subkutanen Injektion → S. 850
Mylotarg 5 mg - Pulver für ein Konzentrat zur Herstellung einer Infusionslösung → S. 940
Opdivo 10 mg/ml - Konzentrat zur Herstellung einer Infusionslösung → S. 1043
Polivy 140 mg - Pulver zur Herstellung eines Infusionslösungskonzentrats → S. 1115
Portrazza 800 mg - Konzentrat zur Herstellung einer Infusionslösung → S. 1117
Poteligeo 4 mg/ml - Konzentrat zur Herstellung einer Infusionslösung → S. 1119
Qarziba 4,5 mg/ml - Konzentrat zur Herstellung einer Infusionslösung → S. 1172
Ritemvia 100 mg - Konzentrat zur Herstellung einer Infusionslösung → S. 1245
Ritemvia 500 mg - Konzentrat zur Herstellung einer Infusionslösung → S. 1245
Rixathon 100 mg - Konzentrat zur Herstellung einer Infusionslösung → S. 1250
Rixathon 500 mg - Konzentrat zur Herstellung einer Infusionslösung → S. 1250
Riximyo 100 mg - Konzentrat zur Herstellung einer Infusionslösung → S. 1250
Riximyo 500 mg - Konzentrat zur Herstellung einer Infusionslösung → S. 1250
Ruxience 100 mg - Konzentrat zur Herstellung einer Infusionslösung → S. 1268
Ruxience 500 mg - Konzentrat zur Herstellung einer Infusionslösung → S. 1269
Tecentriq 840 mg - Konzentrat zur Herstellung einer Infusionslösung → S. 1396
Tecentriq 1.200 mg - Konzentrat zur Herstellung einer Infusionslösung → S. 1396
Truxima 100 mg - Konzentrat zur Herstellung einer Infusionslösung → S. 1466
Truxima 500 mg - Konzentrat zur Herstellung einer Infusionslösung → S. 1467
Yervoy 5 mg/ml - Konzentrat zur Herstellung einer Infusionslösung → S. 1582

55I02 Antikörper konjugiert mit Radiopharmaka

Zevalin 1,6 mg/ml - Kit für ein radioaktives Arzneimittel zur Infusion → S. 1596

55J Inhibitoren des Nährstoffwechsels

55J01 Enzyme

Erwinase 10.000 I.E./Durchstechflasche - Pulver zur Herstellung einer Injektions-/Infusionslösung → S. 510
Spectrila 10.000 E - Pulver für ein Konzentrat zur Herstellung einer Infusionslösung → S. 1341

55J02 Angiogenese-Hemmer

Avastin 25 mg/ml - Konzentrat zur Herstellung einer Infusionslösung → S. 159
Aybintio 25 mg/ml - Konzentrat zur Herstellung einer Infusionslösung → S. 163
Cyramza 10 mg/ml - Konzentrat zur Herstellung einer Infusionslösung → S. 361
Equidacent 25 mg/ml - Konzentrat zur Herstellung einer Infusionslösung → S. 503
Mvasi 25 mg/ml - Konzentrat zur Herstellung einer Infusionslösung → S. 936
Zaltrap 25 mg/ml - Konzentrat zur Herstellung einer Infusionslösung → S. 1586
Zirabev 25 mg/ml - Konzentrat zur Herstellung einer Infusionslösung → S. 1599

55K Photodynamische Therapie

Metvix 160 mg/g - Creme → S. 892
Oxsoralen 20 Mikrogramm/ml - Lösung zur Modifikation einer Blutfraktion → S. 1062
Tookad 183 mg - Pulver zur Herstellung einer Injektionslösung → S. 1428
Tookad 366 mg - Pulver zur Herstellung einer Injektionslösung → S. 1428
Uvadex 20 Mikrogramm/ml - Lösung zur Modifikation einer Blutfraktion → S. 1487

55L Sonstige antineoplastische Mittel

Abormib 1 mg - Pulver zur Herstellung einer Injektionslösung → S. 19
Abormib 2,5 mg - Pulver zur Herstellung einer Injektionslösung → S. 19
Abormib 3,5 mg - Pulver zur Herstellung einer Injektionslösung → S. 19
Aldara 5% - Creme → S. 58
Amsidyl 75 mg/1,5 ml - Konzentrat und Lösungsmittel für ein Konzentrat zur Herstellung einer Infusionslösung → S. 96
Anagrelid AOP 0,5 mg - Hartkapseln → S. 99
Anagrelid Bluefish 0,5 mg - Hartkapseln → S. 99
Anagrelid Mylan 0,5 mg - Hartkapseln → S. 99
Anagrelid Mylan 1 mg - Hartkapseln → S. 99
Anagrelid Nordic 0,5 mg - Tabletten → S. 99
Anagrelid Nordic 0,75 mg - Tabletten → S. 99
Anagrelid Nordic 1 mg - Tabletten → S. 99
Anagrelid ratiopharm 0,5 mg - Hartkapseln → S. 99
Anagrelid ratiopharm 1 mg - Hartkapseln → S. 99
Arsen(III)-oxid Accord 1 mg/ml - Konzentrat zur Herstellung einer Infusionslösung → S. 131
Arsentrioxid medac 1 mg/ml - Konzentrat zur Herstellung einer Infusionslösung → S. 131
Arsentrioxid Mylan 1 mg/ml - Konzentrat zur Herstellung einer Infusionslösung → S. 131
Arsentrioxid Stada 1 mg/ml - Konzentrat zur Herstellung einer

55W Anthroposophika

55X Homöopathika

55Y Zubereitungen aus Organen und Mikroorganismen

55Z Phytopharmaka

56 VERSCHIEDENE GRUPPEN

56A Behandlung der Hypoglykämie

56B Medizinische Gase

56C Neuromuskuläre und muskuläre Erkrankungen

56C01 Multiple Sklerose

60X Homöopathika

60Z Pflanzliche Zubereitungen

70 HOMÖOPATHIKA / ANTHROPOSOPHIKA OHNE INDIKATIONSANGABEN

70W Sonstige Anthroposophika

70X Sonstige Homöopathika

4.3.
Indikations-Verzeichnis
Hauptgruppen veterinär

801 ANTIBIOTIKA
802 ANALGETIKA/ANTIPYRETIKA
803 ANTHELMINTHIKA
804 ANTIPARASITIKA
805 ANTIMYKOTIKA
806 ANTIPHLOGISTIKA
807 ATMUNG UND ATEMWEGE
808 AUGENSALBEN UND AUGENTROPFEN
809 BERUHIGUNGSMITTEL UND SCHLAFMITTEL
810 BLUTBILDUNG BEEINFLUSSENDE PRÄPARATE
811 BETÄUBUNGSMITTEL
812 CHEMOTHERAPEUTIKA
813 KORTISONE
814 DESINFEKTIONSMITTEL UND ANTISEPTIKA
815 DIURETIKA HARNANTISEPTIKA
816 EISENPRÄPARATE
817 ELEKTROLYTPRÄPARATE
818 EUTHANASIEPRÄPARATE
819 FISCHARZNEIMITTEL
820 FÜTTERUNGSARZNEIMITTEL
821 HERZ/KREISLAUFPRÄPARATE
822 HORMONE
823 IMPFSTOFFE/SERA
824 PERIPHERES NERVENSYSTEM
825 MAGEN/DARMPRÄPARATE
826 MASTITISPRÄPARATE (SIEHE AUCH EUTERPRÄPARATE)
827 ZENTRALNERVENSYSTEM
828 VEGETATIVES NERVENSYSTEM
829 STRESSPRÄPARATE
830 OHRENPRÄPARATE
831 STOFFWECHSELPRÄPARATE
832 SPASMOLYTIKA
833 PRÄPARATE ZUR BEHANDLUNG DER GESCHLECHTSORGANE
834 EUTER-/ZITZENPRÄPARATE
835 VITAMINE
836 ALLERGIEPRÄPARATE
837 WUNDBEHANDLUNG
838 DIAGNOSTIKA
839 SPURENELEMENTE
840 GELENKSERKRANKUNGEN/ ERKRANKUNGEN DES BEWEGUNGSAPPARATES
850 ANTIDIABETIKA
860 ZYTOSTATIKA
870 ANTIDOTE
880 DIVERSE
890 HOMÖOPATHISCHE ARZNEIMITTEL

4.4.
Indikations-Verzeichnis Arzneispezialitäten veterinär

801 ANTIBIOTIKA

801A Monopräparate

Isathal 10 mg/g - Augentropfen, Suspension für Hunde → S. 726
Zactran 150 mg/ml - Injektionslösung für Rinder, Schafe und Schweine → S. 1585

801AA Penicilline

Albipenal Depot 100 mg/ml - Injektionssuspension für Tiere → S. 56
Amoxibactin 50 mg - Tabletten für Hunde und Katzen → S. 91
Amoxibactin 250 mg - Tabletten für Hunde → S. 91
Amoxibactin 500 mg - Tabletten für Hunde → S. 91
Amoxicillin "Chevita" 200 mg/g - Pulver zum Eingeben für Schweine und Kälber → S. 91
Amoxicillin-Trihydrat PUR "AniMed Service" 1 g/g - Pulver zum Eingeben für Rinder (Kälber) und Schweine → S. 93
Amoxi-Mix 100 mg/g - Pulver zum Eingeben für Rinder und Schweine → S. 94
Amoxy Active 697 mg/g - Pulver zum Eingeben für Schweine und Hühner → S. 94
Ampicillin "Vana" 200 mg/ml - Injektionssuspension für Tiere → S. 95
Ampi-Mix 50 mg/g - Pulver zum Eingeben für Rinder und Schweine → S. 95
Ampiwerfft - Injektionssuspension für Tiere → S. 96
Betamox - Injektionssuspension für Tiere → S. 190
Betamox long acting - Injektionssuspension für Tiere → S. 190
Bimoxyl LA 150 mg/ml - Injektionssuspension für Rinder, Schafe und Schweine → S. 197
Bioamoxi 500 mg/g - Pulver zur Herstellung einer Lösung zum Eingeben für Hühner → S. 199
Citramox 500 mg/g - Pulver zum Eingeben über das Trinkwasser für Hühner, Puten, Enten und Schweine → S. 311
Cloxavan TS 1000 mg - Suspension zur intramammären Anwendung für Rinder → S. 323
Cuxavet TS "Ogris" 625 mg - Suspension zur intramammären Anwendung für Rinder → S. 356
Duphamox Depot 150 mg/ml - Injektionssuspension für Tiere → S. 447
Ingel-Mamyzin 269,5 mg/ml - Pulver und Lösungsmittel zur Herstellung einer Injektionssuspension für Rinder → S. 710
Livipen 300 mg/ml - Injektionssuspension für Rinder, Schweine und Pferde → S. 826
Maxyl 500 mg/g - Pulver zum Eingeben über das Trinkwasser für Hühner, Puten, Enten und Schweine → S. 861
Novomate 277,8 mg/ml - Pulver und Lösungsmittel zur Herstellung einer Injektionssuspension für Rinder → S. 997
Octacillin 800 mg/g - Pulver zum Eingeben über das Trinkwasser für Schweine → S. 1019
Paracillin 800 mg/g - Pulver zum Eingeben für Schweine und Hühner → S. 1081
Penethaone 236,3 mg/ml - Pulver und Lösungsmittel zur Herstellung einer Injektionssuspension für Rinder → S. 1092
Permacyl 236,3 mg/ml - Pulver und Lösungsmittel zur Herstellung einer Injektionssuspension für Rinder → S. 1100
Phenocillin 800 mg/g - Pulver zum Eingeben über das Trinkwasser für Hühner → S. 1104
Phenoxypen WSP 325 mg/g - Pulver zur Herstellung einer Lösung zum Eingeben für Hühner → S. 1104
Procain Penicillin G "aniMedica" 300 mg/ml - Injektionssuspension für Tiere → S. 1148
Procain Penicillin G "Ogris" 300 mg/ml - Suspension zur intramammären Anwendung für Kühe → S. 1148
Pro-Pen 300 mg/g - Suspension zur intramammären Anwendung für Rinder → S. 1156
Rhemox 500 mg/g - Pulver zum Eingeben über das Trinkwasser für Schweine, Masthähnchen, Mastenten und Mastputen → S. 1228
Rhemox Forte 1000 mg/g - Pulver zum Eingeben über das Trinkwasser für Hühner, Enten und Puten → S. 1228
Rimoxyl - Pulver für Tiere → S. 1236
Roxilin - Injektionssuspension für Tiere → S. 1265
Roxilin Depot - Injektionssuspension für Tiere → S. 1265
Roxilin 200 mg - Tabletten für Hunde → S. 1265
Serocillin 300 mg/ml - Injektionssuspension für Tiere → S. 1293
Solamocta 697 mg/g - Pulver zum Eingeben über das Trinkwasser für Hühner, Enten, Puten → S. 1329
Suramox 500 mg/g - Pulver zur Herstellung einer Lösung zum Eingeben für Geflügel → S. 1367
Suramox 500 mg/g - Pulver zur Herstellung einer Lösung zum Eingeben für Schweine → S. 1367
Suramox 1000 mg/g - Pulver zum Eingeben über das Trinkwasser für Hühner, Enten und Puten → S. 1367
Tamox Granulat 50 mg/g - Granulat zum Eingeben für Rinder (Kälber), Schweine → S. 1386
Trymox LA 150 mg/ml - Injektionssuspension für Rinder, Schafe, Schweine, Hunde, Katzen → S. 1467
Vanapen - Injektionssuspension für Tiere → S. 1497
Vanaproc 333 mg/g - Suspension zur intramammären Anwendung für Rinder → S. 1497
Vetrimoxin L.A. 150 mg/ml - Injektionssuspension für Rinder und Schweine → S. 1529

801AB Penicilline (Penicillinase-fest)

Orbenin 1000 mg - Suspension zur intramammären Anwendung für Rinder (trockenstehende Milchkühe) → S. 1048

801AC Cephalosporine (ß-Lactamase-stabil)

Arentor DC 250 mg - Suspension zur intramammären Anwendung für trockenstehende Kühe → S. 121
Cefabactin 50 mg - Tabletten für Hunde und Katzen → S. 271
Cefabactin 250 mg - Tabletten für Hunde und Katzen → S. 271
Cefabactin 500 mg - Tabletten für Hunde → S. 271
Cefabactin 1000 mg - Tabletten für Hunde → S. 271
Cefaseptin 75 mg - Tabletten für Hunde und Katzen → S. 271
Cefaseptin 300 mg - Tabletten für Hunde → S. 272
Cefaseptin 750 mg - Tabletten für Hunde → S. 272
Cefaxxess LC 75 mg - Salbe zur intramammären Anwendung bei laktierenden Kühen → S. 272
Cefazid 120 mg - Filmtabletten für Hunde → S. 273
Cefazid 600 mg - Filmtabletten für Hunde → S. 273
Cefenil 50 mg/ml - Pulver und Lösungsmittel zur Herstellung einer Injektionslösung für Rinder und Schweine → S. 273
Cefenil RTU 50 mg/ml - Injektionssuspension für Schweine und Rinder → S. 273
Ceffect 25 mg/ml Injektionssuspension für Rinder und Schweine → S. 274
Cefimam DC 150 mg - Salbe zur intramammären Anwendung bei trockenstehenden Milchkühen → S. 274
Cefimam LC, 75 mg - Salbe zur intramammären Anwendung bei laktierenden Kühen → S. 274
Cefovet L300 mg - Suspension zur intramammären Anwendung für Rinder → S. 276
Cefovet TS250 mg - Suspension zur intramammären Anwendung für Rinder → S. 276
Cefquinor DC 150 mg - Salbe zur intramammären Anwendung bei Rindern (trockenstehende Milchkühe) → S. 276
Cefquinor LC, 75 mg - Salbe zur intramammären Anwendung bei laktierenden Kühen → S. 276
Ceftiocyl 50 mg/ml - Injektionssuspension für Rinder und Schweine → S. 277
Ceftiocyl Flow 50 mg/ml - Injektionssuspension für Schweine und Rinder → S. 277
Ceftiomax 50 mg/ml - Injektionssuspension für Schweine und Rinder → S. 277
Ceftiosan 50 mg/ml - Injektionssuspension für Schweine und Rinder → S. 278
Cephacare Flavour 50 mg - Tabletten für Katzen und Hunde → S. 283
Cephacare Flavour 250 mg - Tabletten für Hunde → S. 283
Cephacare Flavour 500 mg - Tabletten für Hunde → S. 283
Cephacare Flavour 1000 mg - Tabletten für Hunde → S. 283
Cepravin Dry Cow 250 mg - Suspension zur intramammären Anwendung → S. 284
Cepritect 250 mg - Suspension zur intramammären Anwendung für Rinder (trockenstehende Milchkühe) → S. 284
Cevaxel 50 mg/ml - Pulver und Lösungsmittel zur Herstellung einer Injektionslösung für Rinder und Schweine → S. 289
Cevaxel-RTU 50 mg/ml - Injektionssuspension für Rinder und Schweine → S. 289
Cobactan 2,5% w/v - Injektionssuspension für Rinder und Schweine → S. 324
Cobactan 2,5% - ölige Suspension-Durchstichflasche für Rinder → S. 325
Cobactan LA 7,5% w/v Injektionssuspension für Rinder → S. 325
Cobactan LC 75 mg - Salbe zur intramammären Anwendung für Rinder (laktierende Kühe) → S. 325
Convenia 80 mg/ml - Pulver und Lösungsmittel zur Herstellung einer Injektionslösung für Hunde und Katzen → S. 341
Eficur 50 mg/ml - Injektionssuspension für Schweine und Rinder → S. 466
Excenel Flow 50 mg/ml - Injektionssuspension für Schweine und Rinder → S. 538
Mastivia LC 75 mg - Salbe zur intramammären Anwendung für Rinder → S. 859
Naxcel 100 mg/ml - Injektionssuspension für Schweine → S. 952
Naxcel 200 mg/ml - Injektionssuspension für Rinder → S. 952
Peracef 10 mg/ml - Suspension zur intramammären Anwendung für Rinder → S. 1097
Plenix LC 75 mg - Salbe zur intramammären Anwendung für

801AD Aminoglykosid-Antibiotika

801AE Tetracycline

801AF Makrolid Antibiotika

801AG Chloramphenicol

801AZ Antibiotika, sonstige

801B Kombinationspräparate

801BA Penicilline

Peni-Strepto 200/200 mg/ml - Injektionssuspension für Tiere → S. 1093
Revozyn RTU 400 mg/ml - Injektionssuspension für Rinder → S. 1227
Strenzen 500/125 mg/g - Pulver zum Eingeben über das Trinkwasser für Schweine → S. 1356
Synulox RTU 140/35 mg/ml - Injektionssuspension für Rinder, Schweine (Ferkel, Mastschweine), Hunde und Katzen → S. 1375

801BB Chloramphenicol-Kombinationen

801BC Antibiotika und Gyrasehemmer

801BE Aminoglykosid-Antibiotika-Kombinationen

Depomycin 200/278,9 mg/ml - Injektionssuspension für Rinder und Schweine → S. 385
Enterolyt - Arzneimittel-Vormischung zur Herstellung von Fütterungsarzneimitteln für Tiere → S. 494
Linco-Spectin 50 mg/100 mg/ml - Injektionslösung für Tiere → S. 814
Linco-Spectin 222 mg/g + 444,7 mg/g - Pulver zum Eingeben über das Trinkwasser für Schweine und Hühner → S. 815
Lismay 444,7 mg/g + 222 mg/g - Pulver zum Eingeben über das Trinkwasser für Schweine → S. 825
Mastitar - Suspension zur intramammären Anwendung für Rinder → S. 859
Neomycin-Penicillin - Injektionssuspension für Schweine und Rinder → S. 958
Peni-Strepto 200/200 mg/ml - Injektionssuspension für Tiere → S. 1093
Pen-Strep 200/250 mg/ml - Injektionssuspension für Tiere → S. 1094
Taneven LC, 3 g - Suspension zur intramammären Anwendung für Rinder → S. 1388

801BF Tetracycline

801BG Antibiotika und Vitamine

Vetramycin - Salbe zur intramammären Anwendung für Rinder → S. 1529
Vetramycin DC - Salbe zur intramammären Anwendung für Rinder → S. 1529

801BH Antibiotika und Furanderivate (Nitrofurane)

801BI Antibiotika und Analgetika

Curacef duo 50 mg/ml/150 mg/ml - Injektionssuspension für Rinder → S. 353
Keytil 300 mg/ml + 90 mg/ml - Injektionslösung für Rinder → S. 758
Zeleris 400 mg/ml + 5 mg/ml - Injektionslösung für Rinder → S. 1592

801BJ Antibiotika und Sulfonamide

801BK Antibiotika und Kortikoide

Betafuse 1 mg/g + 5 mg/g - Gel für Hunde → S. 188
Isaderm 5 mg/g + 1 mg/g - Gel für Hunde → S. 726
Noroclav LC - Suspension zur intramammären Anwendung für laktierende Kühe → S. 992
Panolog - Suspension zur Anwendung auf der Haut oder Schleimhaut für Hunde und Katzen → S. 1075
Synulox comp. - Suspension zur intramammären Anwendung für laktierende Kühe → S. 1375

801BZ Sonstige Kombinationen

Albiotic 330/100 mg - Lösung zur intramammären Anwendung für Rinder → S. 56
Draxxin Plus 100 mg/ml + 120 mg/ml - Injektionslösung für Rinder → S. 438
Nafpenzal T - Salbe zur intramammären Anwendung für Rinder → S. 943
Peni-Strepto 200/200 mg/ml - Injektionssuspension für Tiere → S. 1093
Resflor 300/16,5 mg/ml - Injektionslösung für Rinder → S. 1219

802 ANALGETIKA/ANTIPYRETIKA

802A Monopräparate

Cimalgex 8 mg - Kautabletten für Hunde → S. 296
Cimalgex 30 mg - Kautabletten für Hunde → S. 296
Cimalgex 80 mg - Kautabletten für Hunde → S. 296
Danidol 150 mg/ml - Injektionslösung für Rinder, Schweine und Pferde → S. 368
Danidol 300 mg/ml - Lösung zum Eingeben für Rinder und Schweine → S. 368
Dinalgen 150 mg/ml - Injektionslösung für Rinder, Schweine und Pferde → S. 412
Ketink 300 mg/ml - Konzentrat zur Herstellung einer Lösung zum Eingeben für Rinder und Schweine → S. 757
KetoProPig 100 mg/ml - Lösung zum Eingeben über das Trinkwasser für Schweine → S. 757
Onsior 20 mg/ml - Injektionslösung für Katzen und Hunde → S. 1042
Onsior 5 mg - Tabletten für Hunde → S. 1042
Onsior 10 mg - Tabletten für Hunde → S. 1042
Onsior 20 mg - Tabletten für Hunde → S. 1042
Onsior 40 mg Tabletten - für Hunde → S. 1042
Onsior 6 mg - Tabletten für Katzen → S. 1043
Rifen 160 mg/g Pulver zum Eingeben für Rinder → S. 1232

802AA Stark wirkende Analgetika (SUCHTGIFTE!)

Alvegesic vet. 10 mg/ml - Injektionslösung für Pferde, Hunde und Katzen → S. 73
Bupaq 0,3 mg/ml - Injektionslösung für Hunde und Katzen → S. 228
Bupaq Multidose 0,3 mg/ml - Injektionslösung für Hunde und Katzen → S. 228
Buprecare 0,3 mg/ml - Injektionslösung für Hunde und Katzen → S. 229
Buprecare Multidose 0,3 mg/ml - Injektionslösung für Hunde und Katzen → S. 229
Bupredine Multidose 0,3 mg/ml - Injektionslösung für Hunde, Katzen und Pferde → S. 229
Buprenodale Multidose 0,3 mg/ml - Injektionslösung für Hunde, Katzen und Pferde → S. 230
Buprevet 0,3 mg/ml - Injektionslösung für Hunde und Katzen → S. 232
Buprevet Multidose 0,3 mg/ml - Injektionslösung für Hunde und Katzen → S. 232
Butomidor 10 mg/ml - Injektionslösung für Pferde, Hunde und Katzen → S. 236
Butorphanol "Richter" 10 mg/ml - Injektionslösung für Pferde, Hunde und Katzen → S. 236
Comfortan 10 mg/ml - Injektionslösung für Hunde und Katzen → S. 336
Fentadon 50 µg/ml - Injektionslösung für Hunde → S. 562
Insistor 10 mg/ml - Injektionslösung für Hunde und Katzen → S. 715
Morphasol 4 mg/ml - Injektionslösung für Hunde und Katzen → S. 922
Morphasol 10 mg/ml - Injektionslösung für Pferde → S. 923
Synthadon 5 mg/ml - Injektionslösung für Katzen und Hunde → S. 1373
Synthadon 10 mg/ml - Injektionslösung für Katzen und Hunde → S. 1373
Torbugesic Vet 10 mg/ml - Injektionslösung für Pferde, Hunde und Katzen → S. 1432
Torphadine 10 mg/ml - Injektionslösung für Hunde, Katzen und Pferde → S. 1432
Tralieve 50 mg/ml - Injektionslösung für Hunde → S. 1437
Tralieve 20 mg - Kautabletten für Hunde → S. 1437
Tralieve 80 mg - Kautabletten für Hunde → S. 1437
Tramadog 50 mg/ml - Injektionslösung für Hunde → S. 1438
Tramvetol 50 mg - Tabletten für Hunde → S. 1441
Tramvetol 50 mg/ml - Injektionslösung für Hunde → S. 1441
Vetergesic Multidose 0,3 mg/ml - Injektionslösung für Hunde und Katzen → S. 1527

802AB Analgetika

Cronyxin 50 mg/g - Paste zum Eingeben für Pferde → S. 352
Detonervin 10 mg/ml - Injektionslösung für Pferde und Rinder → S. 389
Detosedan 10 mg/ml - Injektionslösung für Pferde und Rinder → S. 390
Domidine 10 mg/ml - Injektionslösung für Pferde und Rinder → S. 422
Domosedan 10 mg/ml - Injektionslösung für Pferde und Rinder → S. 422
Equidor 10 mg/ml - Injektionslösung für Pferde → S. 503
Flunixin 25 mg/g - Granulat für Pferde → S. 584
Flunixin 5% Norbrook - Injektionslösung für Tiere → S. 584
Intra-Epicaine 20 mg/ml - Injektionslösung für Pferde → S. 720
Librela 5 mg - Injektionslösung für Hunde → S. 813
Librela 10 mg - Injektionslösung für Hunde → S. 813
Librela 15 mg - Injektionslösung für Hunde → S. 813
Librela 20 mg - Injektionslösung für Hunde → S. 813
Librela 30 mg - Injektionslösung für Hunde → S. 813
Medesedan 10 mg/ml - Injektionslösung für Pferde und Rinder → S. 862
Mepidor 20 mg/ml - Injektionslösung für Pferde → S. 874
Novasul 500 mg/ml - Injektionslösung für Tiere → S. 995

Vetalgin 500 mg/ml - Injektionslösung für Tiere → S. 1526

802AC Antipyretika

Cylabel 1000 mg/g - Pulver zum Eingeben über das Trinkwasser, die Milch oder den Milchaustauscher für Rinder und Schweine → S. 360
Duocylat 1000 mg/g - Pulver zur Herstellung einer Lösung zum Eingeben für Kälber und Schweine → S. 445
Finadyne Transdermal 50 mg/ml - Lösung zum Übergießen für Rinder → S. 571
Kelaprofen 100 mg/ml - Injektionslösung für Rinder, Pferde und Schweine → S. 752
Ketink 100 mg/ml - Injektionslösung für Rinder, Pferde und Schweine → S. 756
Ketodolor 100 mg/ml - Injektionslösung für Pferde, Rinder, Schweine → S. 757
Nefotek 100 mg/ml - Injektionslösung für Rinder, Pferde und Schweine → S. 953
Pracetam 200 mg/ml - Lösung zum Eingeben über das Trinkwasser für Schweine → S. 1120
Pracetam 400 mg/ml - Lösung zum Eingeben über das Trinkwasser für Schweine → S. 1120
Pracetam 200 mg/g - Pulver zum Eingeben über das Trinkwasser für Schweine → S. 1120
Rifen 100 mg/ml - Injektionslösung für Pferde, Rinder und Schweine → S. 1232
Romefen 100 mg/ml - Injektionslösung für Rinder, Pferde und Schweine → S. 1253
Solacyl 1000 mg/g - Pulver zur Herstellung einer Lösung zum Eingeben für Rinder und Schweine → S. 1328
Suispirin 1000 mg/g - Pulver zum Eingeben für Schweine → S. 1361

802AD Antirheumatika

Acticam 5 mg/ml - Injektionslösung für Hunde und Katzen → S. 29
Acticam 1,5 mg/ml - Suspension zum Eingeben für Hunde → S. 29
Animeloxan 5 mg/ml - Injektionslösung für Hunde und Katzen → S. 103
Animeloxan 20 mg/ml - Injektionslösung für Rinder, Schweine und Pferde → S. 103
Animeloxan 1,5 mg/ml - Suspension zum Eingeben für Hunde → S. 103
Butagran Equi 200 mg/g - Pulver zum Eingeben für Pferde → S. 235
Butazocare flavour 1 g - Granulat im Beutel für Pferde und Ponys → S. 236
Chanbute 1 g - Pulver zum Eingeben für Pferde → S. 290
Contacera 15 mg/ml - Suspension zum Eingeben für Pferde → S. 341
Contacera 20 mg/ml - Injektionslösung für Rinder, Schweine und Pferde → S. 341
Danilon Equidos 1,5 g - Granulat für Pferde und Ponys → S. 368
Danilon Equidos NF 1,5 g/Beutel - Granulat im Beutel für Pferde und Ponys → S. 369
Discus compositum - Injektionslösung für Tiere → S. 416
Emdocam 20 mg/ml - Injektionslösung für Rinder, Schweine und Pferde → S. 475
Equipalazone 1 g - Pulver zum Eingeben für Pferde und Ponys → S. 505
Equistopar 200 mg/g - Granulat zum Eingeben für Pferde → S. 506
Galliprant 20 mg - Tabletten für Hunde → S. 615
Galliprant 60 mg - Tabletten für Hunde → S. 616
Galliprant 100 mg - Tabletten für Hunde → S. 616
Inflacam 330 mg - Granulat für Pferde → S. 707
Inflacam 5 mg/ml - Injektionslösung für Hunde und Katzen → S. 707
Inflacam 5 mg/ml - Injektionslösung für Rinder und Schweine → S. 708
Inflacam 20 mg/ml - Injektionslösung für Rinder, Schweine und Pferde → S. 708
Inflacam 1 mg - Kautabletten für Hunde → S. 708
Inflacam 2,5 mg - Kautabletten für Hunde → S. 708
Inflacam 0,5 mg/ml - Suspension zum Eingeben für Katzen → S. 708
Inflacam 1,5 mg/ml - Suspension zum Eingeben für Hunde → S. 708
Inflacam 15 mg/ml - Suspension zum Eingeben für Pferde → S. 708
Kelaprofen 100 mg/ml - Injektionslösung für Rinder, Pferde und Schweine → S. 752
Ketink 100 mg/ml - Injektionslösung für Rinder, Pferde und Schweine → S. 756
Ketodolor 100 mg/ml - Injektionslösung für Pferde, Rinder, Schweine → S. 757
Loxicom 5 mg/ml - Injektionslösung für Hunde und Katzen → S. 837
Loxicom 20 mg/ml - Injektionslösung für Rinder, Schweine und Pferde → S. 838
Loxicom 1 mg - Kautabletten für Hunde → S. 838
Loxicom 2,5 mg - Kautabletten für Hunde → S. 838
Loxicom 50 mg/g - Paste zum Eingeben für Pferde → S. 838
Loxicom 0,5 mg/ml - Suspension zum Eingeben für Hunde → S. 838
Loxicom 1,5 mg/ml - Suspension zum Eingeben für Hunde → S. 838
Loxicom 0,5 mg/ml - Suspension zum Eingeben für Katzen → S. 838
Melosus 0,5 mg/ml - Suspension zum Eingeben für Katzen und Meerschweinchen → S. 867
Melosus 1,5 mg/ml - Suspension zum Eingeben für Hunde → S. 867
Melovem 5 mg/ml - Injektionslösung für Rinder und Schweine → S. 867
Melovem 20 mg/ml - Injektionslösung für Rinder, Schweine und Pferde → S. 867
Melovem 30 mg/ml - Injektionslösung für Rinder und Schweine → S. 867
Meloxidolor 5 mg/ml - Injektionslösung für Hunde, Katzen, Rinder und Schweine → S. 867
Meloxidolor 20 mg/ml - Injektionslösung für Rinder, Schweine und Pferde → S. 868
Meloxidyl 5 mg/ml - Injektionslösung für Hunde und Katzen → S. 868
Meloxidyl 20 mg/ml - Injektionslösung für Rinder, Schweine und Pferde → S. 868
Meloxidyl 1,5 mg/ml - Suspension zum Eingeben für Hunde → S. 868
Meloxidyl 0,5 mg/ml - Suspension zum Eingeben für Katzen → S. 868
Meloxoral 0,5 mg/ml - Suspension zum Eingeben für Katzen → S. 868
Meloxoral 1,5 mg/ml - Suspension zum Eingeben für Hunde → S. 869
Metacam 5 mg/ml - Injektionslösung für Hunde und Katzen → S. 878
Metacam 2 mg/ml - Injektionslösung für Katzen → S. 878
Metacam 40 mg/ml - Injektionslösung für Rinder und Pferde → S. 878
Metacam 5 mg/ml - Injektionslösung für Rinder und Schweine → S. 879
Metacam 20 mg/ml - Injektionslösung für Rinder, Schweine und Pferde → S. 879
Metacam 1 mg - Kautabletten für Hunde → S. 879
Metacam 2,5 mg - Kautabletten für Hunde → S. 879
Metacam 0,5 mg/ml - Suspension zum Eingeben für Hunde → S. 879
Metacam 1,5 mg/ml - Suspension zum Eingeben für Hunde → S. 879
Metacam 0,5 mg/ml - Suspension zum Eingeben für Katzen und Meerschweinchen → S. 879
Metacam 15 mg/ml Suspension zum Eingeben für Pferde → S. 879
Metacam 15 mg/ml Suspension zum Eingeben für Schweine → S. 879
Nefotek 100 mg/ml - Injektionslösung für Rinder, Pferde und Schweine → S. 953
Novaquin 15 mg/ml - Suspension zum Eingeben für Pferde → S. 995
Novem 5 mg/ml - Injektionslösung für Rinder und Schweine → S. 995
Novem 20 mg/ml - Injektionslösung für Rinder und Schweine → S. 996
Novem 40 mg/ml - Injektionslösung für Rinder → S. 996
Phenylbutariem 100 mg/ml - Suspension zum Eingeben für Pferde und Ponys → S. 1105
Recocam 20 mg/ml - Injektionslösung für Rinder, Schweine und Pferde → S. 1205
Rheumocam 330 mg - Granulat für Pferde → S. 1229
Rheumocam 5 mg/ml - Injektionslösung für Hunde und Katzen → S. 1229
Rheumocam 5 mg/ml - Injektionslösung für Rinder und Schweine → S. 1229
Rheumocam 20 mg/ml - Injektionslösung für Rinder, Schweine und Pferde → S. 1229
Rheumocam 1 mg - Kautabletten für Hunde → S. 1229
Rheumocam 2,5 mg - Kautabletten für Hunde → S. 1229
Rheumocam 0,5 mg/ml - Suspension zum Eingeben für Katzen → S. 1229
Rheumocam 1,5 mg/ml - Suspension zum Eingeben für Hunde → S. 1229

802AE Antidota gegen Opiate

802B Kombinationspräparate

802BA Analgetika und Antibiotika

802BZ Sonstige

803 ANTHELMINTHIKA

803A Rundwürmer (Nematoden)

803B Plattwürmer (Plathelminthen)

803B1 Leberegel (Trematoden)

803B2 Bandwürmer (Cestoden)

803B3 Haarwürmer (Capillarien)

803C Breitspektrum Anthelminthika

803CA Monopräparate

803CB Kombinationspräparate

803CZ Sonstige

803Z Sonstige

804 ANTIPARASITIKA

804A Räudemilben

804B Flöhe, Läuse

804C Bremsen, Fliegen, Mücken

804D Zecken

804E Varroa Milbe (Bienen)

804Z Sonstige

Kriptazen 0,5 mg/ml - Lösung zum Eingeben für Kälber → S. 767
Procox 0,9 mg/ml + 18 mg/ml - Suspension zum Eingeben für Hunde → S. 1149
Stenorol Crypto 0,5 mg/ml - Lösung zum Eingeben für Kälber → S. 1352

805 ANTIMYKOTIKA

805A Monopräparate

805AA Antimykotika innerlich

Fungiconazol 200 mg - Tabletten für Hunde → S. 604
Fungiconazol 400 mg - Tabletten für Hunde → S. 605
Fungitraxx 10 mg/ml - Lösung zum Eingeben für Ziervögel → S. 605
Itrafungol 10 mg/ml - Lösung zum Eingeben → S. 733

805AB Antimykotika äußerlich

Imaverol 100 mg/ml - Konzentrat zur Herstellung einer Emulsion zur Anwendung auf der Haut für Pferde, Rinder und Hunde → S. 696
Sporyl - Salbe für Rinder → S. 1346
Veteusan 100 mg/ml - Emulsion zur Anwendung auf der Haut für Hunde → S. 1527

805B Kombinationspräparate

805BA Antimykotika Kombinationen innerlich

805BB Antimykotika Kombinationen äußerlich

Adaxio 20 mg/ml + 20 mg/ml - Shampoo für Hunde → S. 35
Auriotic - Ohrentropfen und Suspension zur Anwendung auf der Haut für Hunde und Katzen → S. 158
Malaseb - Shampoo für Hunde und Katzen → S. 855
Mitex - Ohrentropfen und Suspension zur Anwendung auf der Haut für Hunde und Katzen → S. 912
Ototop - Ohrentropfen und Suspension zur Anwendung auf der Haut für Hunde, Katzen und Meerschweinchen → S. 1057

806 ANTIPHLOGISTIKA

806A Monopräparate

Danilon Equidos 1,5 g - Granulat für Pferde und Ponys → S. 368
Danilon Equidos NF 1,5 g/Beutel - Granulat im Beutel für Pferde und Ponys → S. 369
Equioxx 20 mg/ml - Injektionslösung für Pferde → S. 505
Equioxx 57 mg - Kautabletten für Pferde → S. 505
Equioxx 8,2 mg/g - Paste zum Eingeben bei Pferden → S. 505
Firodyl 62,5 mg - Kautabletten für Hunde → S. 573
Firodyl 250 mg - Kautabletten für Hunde → S. 573
Hedylon 25 mg - Tabletten für Hunde → S. 654
Prednicortone 20 mg - Tabletten für Hunde und Katzen → S. 1130
Previcox 57 mg - Kautabletten für Hunde → S. 1141
Previcox 227 mg - Kautabletten für Hunde → S. 1142
Trocoxil 6 mg - Kautabletten für Hunde → S. 1460
Trocoxil 20 mg - Kautabletten für Hunde → S. 1460
Trocoxil 30 mg - Kautabletten für Hunde → S. 1460
Trocoxil 75 mg - Kautabletten für Hunde → S. 1460
Trocoxil 95 mg - Kautabletten für Hunde → S. 1460

806AA Wundheilung

Terramycin 39,2 mg/g - Spray zur Anwendung auf der Haut, Lösung für Tiere → S. 1410
Tolfedine 40 mg/ml - Injektionslösung für Tiere → S. 1425
Tolfedine 60 mg - Tabletten für Hunde → S. 1426
Tolfedine 6 mg - Tabletten für Hunde und Katzen → S. 1426

806AB Antihistaminika

806AC Hautreizmittel

806AD unspezifische Reiztherapie

806AZ Sonstige

Acticarp 50 mg/ml - Injektionslösung für Rinder → S. 29
Acticarp SA 50 mg/ml - Injektionslösung für Hunde und Katzen → S. 30
Bonharen IVN 10 mg/ml - Injektionslösung für Pferde und Hunde → S. 210
Canidryl 20 mg - Tabletten für Hunde → S. 256
Canidryl 50 mg - Tabletten für Hunde → S. 256
Canidryl 100 mg - Tabletten für Hunde → S. 256
Carporal 40 mg - Tabletten für Hunde → S. 263
Carporal 160 mg - Tabletten für Hunde → S. 263
Carprodolor 50 mg/ml - Injektionslösung für Rinder → S. 263
Carprodyl F 20 mg - Tabletten für Hunde → S. 263
Carprodyl F 50 mg - Tabletten für Hunde → S. 263
Carprodyl F 100 mg - Tabletten für Hunde → S. 263
Carprodyl Quadri 120 mg - Kautabletten für Hunde → S. 263
Carprodyl Quadri 50 mg - Tabletten für Hunde → S. 263
Carprofelican 50 mg/ml - Injektionslösung für Hunde und Katzen → S. 263
Carprox vet 50 mg/ml- Injektionslösung für Hunde und Katzen → S. 264
Carprox vet. 20 mg - Tabletten für Hunde → S. 264
Carprox vet. 50 mg - Tabletten für Hunde → S. 264
Carprox vet. 100 mg - Tabletten für Hunde → S. 264
Dolocarp flavour 20 mg - Kautabletten für Hunde → S. 420
Dolocarp flavour 50 mg - Kautabletten für Hunde → S. 420
Dolocarp flavour 100 mg - Kautabletten für Hunde → S. 420
Duocylat 1000 mg/g - Pulver zur Herstellung einer Lösung zum Eingeben für Kälber und Schweine → S. 445
Equiparin 5.000 I.E./100 g - Gel für Pferde → S. 505
Equiparin 50.000 I.E./100 g - Gel für Pferde → S. 505
Finadyne 50 mg/ml - Injektionslösung für Rinder, Pferde und Schweine → S. 571
Flunalgin 50 mg/ml - Injektionslösung für Rinder, Pferde und Schweine → S. 584
Flunishot 50 mg/ml - Injektionslösung für Rinder, Pferde und Schweine → S. 584
Flunixin 5% Norbrook - Injektionslösung für Tiere → S. 584
Hyonate 10 mg/ml - Injektionslösung für Pferde → S. 680
Inflanixim 50 mg/ml - Injektionslösung für Rinder, Schweine und Pferde → S. 708
Niglumine 50 mg/ml - Injektionslösung für Rinder, Pferde und Schweine → S. 976
Norocarp 50 mg/ml - Injektionslösung für Hunde und Katzen → S. 991
Norocarp 50 mg/ml - Injektionslösung für Rinder → S. 991
Norocarp 20 mg - Tabletten für Hunde → S. 991
Norocarp 50 mg - Tabletten für Hunde → S. 992
Norocarp 100 mg - Tabletten für Hunde → S. 992
Quadrisol 100 mg/ml - Gel zum Eingeben für Pferde → S. 1172
Rimadyl 50 mg/ml - Injektionslösung für Hunde und Katzen → S. 1235
Rimadyl 20 mg - Kautabletten für Hunde → S. 1236
Rimadyl 50 mg - Kautabletten für Hunde → S. 1236
Rimadyl 100 mg - Kautabletten für Hunde → S. 1236
Solacyl 1000 mg/g - Pulver zur Herstellung einer Lösung zum Eingeben für Rinder und Schweine → S. 1328
SynVet-50; 50 mg - Injektionslösung für Pferde → S. 1375
Tolfedine 40 mg/ml - Injektionslösung für Tiere → S. 1425
Tolfedine 60 mg - Tabletten für Hunde → S. 1426
Tolfedine 6 mg - Tabletten für Hunde und Katzen → S. 1426

806B Kombinationspräparate

Phen-Pred 50 mg + 1,5 mg - Tabletten für Hunde → S. 1104

806BA Hautreizmittel

Phlegmone - Salbe "Jacoby" für Tiere → S. 1105
Phlegmovet - Salbe für Tiere → S. 1105

806BB Wundheilung

Panolog - Suspension zur Anwendung auf der Haut oder Schleimhaut für Hunde und Katzen → S. 1075
Phlegmone - Salbe "Jacoby" für Tiere → S. 1105
Phlegmovet - Salbe für Tiere → S. 1105

806BZ Sonstige

Apis comp. "Wala" - Injektionslösung für Tiere → S. 108
Cartilago comp. "Wala" - Injektionslösung für Tiere → S. 264
Larynx/Apis comp. "Wala" - Injektionslösung für Tiere → S. 785

807 ATMUNG UND ATEMWEGE

807A Monopräparate

Finadyne 50 mg/ml - Injektionslösung für Rinder, Pferde und Schweine → S. 571
Flunalgin 50 mg/ml - Injektionslösung für Rinder, Pferde und Schweine → S. 584
Flunishot 50 mg/ml - Injektionslösung für Rinder, Pferde und Schweine → S. 584
Inflanixim 50 mg/ml - Injektionslösung für Rinder, Schweine und Pferde → S. 708
Niglumine 50 mg/ml - Injektionslösung für Rinder, Pferde und Schweine → S. 976
Sputolysin 5 mg/g - Pulver zum Eingeben für Pferde → S. 1348

807AA Atemzentrum erregend

807AB Antitussiva, Expektorantien

Bisolvon 3 mg/ml - Injektionslösung für Rinder, Schweine, Hunde und Katzen → S. 203
Bisolvon 10 mg/g - Pulver zum Eingeben für Rinder, Schweine, Hunde und Katzen → S. 203
Exflow Vet 10 mg/g - Pulver zum Eingeben über das Trinkwasser für Rinder (Kälber), Schweine, Hühner, Puten und Enten → S. 539
Solvidine 200 mg/ml - Injektionslösung für Pferde → S. 1335

807AC Broncholytika

Bisolvon 3 mg/ml - Injektionslösung für Rinder, Schweine, Hunde und Katzen → S. 203
Dilaterol 25 Mikrogramm/ml - Sirup für Pferde → S. 410
Equipulmin 25 Mikrogramm/ml - Sirup für Pferde → S. 505
Ventipulmin 0,025 mg/ml - Gel zum Eingeben für Pferde → S. 1518
Ventipulmin 16 µg/g - Granulat zum Eingeben für Pferde → S. 1518

807AZ Sonstige

Acticarp 50 mg/ml - Injektionslösung für Rinder → S. 29
Animeloxan 20 mg/ml - Injektionslösung für Rinder, Schweine und Pferde → S. 103
Aservo EquiHaler 343 Mikrogramm/Sprühstoß - Inhalationslösung für Pferde → S. 134
Carprodolor 50 mg/ml - Injektionslösung für Rinder → S. 263
Contacera 20 mg/ml - Injektionslösung für Rinder, Schweine und Pferde → S. 341
Cylabel 1000 mg/g - Pulver zum Eingeben über das Trinkwasser, die Milch oder den Milchaustauscher für Rinder und Schweine → S. 360
Duocylat 1000 mg/g - Pulver zur Herstellung einer Lösung zum Eingeben für Kälber und Schweine → S. 445
Emdocam 20 mg/ml - Injektionslösung für Rinder, Schweine und Pferde → S. 475
Equimucin 2 g - Pulver zum Eingeben für Pferde → S. 505
Equipred 50 mg - Tabletten für Pferde → S. 505
Equisolon 33 mg/g - Pulver zum Eingeben für Pferde → S. 506
Equisolon 100 mg - Pulver zum Eingeben für Pferde → S. 506
Equisolon 300 mg - Pulver zum Eingeben für Pferde → S. 506
Equisolon 600 mg - Pulver zum Eingeben für Pferde → S. 506
Inflacam 5 mg/ml - Injektionslösung für Rinder und Schweine → S. 708
Inflacam 20 mg/ml - Injektionslösung für Rinder, Schweine und Pferde → S. 708
Loxicom 20 mg/ml - Injektionslösung für Rinder, Schweine und Pferde → S. 838
Melovem 5 mg/ml - Injektionslösung für Rinder und Schweine → S. 867
Melovem 20 mg/ml - Injektionslösung für Rinder, Schweine und Pferde → S. 867
Melovem 30 mg/ml - Injektionslösung für Rinder und Schweine → S. 867
Meloxidolor 5 mg/ml - Injektionslösung für Hunde, Katzen, Rinder und Schweine → S. 867
Meloxidolor 20 mg/ml - Injektionslösung für Rinder, Schweine und Pferde → S. 868
Meloxidyl 20 mg/ml - Injektionslösung für Rinder, Schweine und Pferde → S. 868
Metacam 40 mg/ml - Injektionslösung für Rinder und Pferde → S. 878
Metacam 5 mg/ml - Injektionslösung für Rinder und Schweine → S. 879
Metacam 20 mg/ml - Injektionslösung für Rinder, Schweine und Pferde → S. 879
Norocarp 50 mg/ml - Injektionslösung für Rinder → S. 991
Novem 5 mg/ml - Injektionslösung für Rinder und Schweine → S. 995
Novem 20 mg/ml - Injektionslösung für Rinder und Schweine → S. 996
Novem 40 mg/ml - Injektionslösung für Rinder → S. 996
Recocam 20 mg/ml - Injektionslösung für Rinder, Schweine und Pferde → S. 1205
Rheumocam 5 mg/ml - Injektionslösung für Rinder und Schweine → S. 1229
Rheumocam 20 mg/ml - Injektionslösung für Rinder, Schweine und Pferde → S. 1229
Solacyl 1000 mg/g - Pulver zur Herstellung einer Lösung zum Eingeben für Rinder und Schweine → S. 1328

807B Kombinationspräparate

807BA Broncholytika

807BB Antitussiva, Expektorantien

807BC Atemzentrum, erregend

807BZ Sonstige

Bronchi comp. "Wala" - Injektionslösung für Tiere → S. 222
Pulmo/Bryonia comp. "Wala" - Injektionslösung für Tiere → S. 1166
Venti Plus - Granulat zum Eingeben für Pferde → S. 1517

808 AUGENSALBEN UND AUGENTROPFEN

808A Augenpräparate, entzündungshemmend

Ophtocycline 10 mg/g - Augensalbe für Hunde, Katzen und Pferde → S. 1044

808B Augenpräparate, antiallergisch

Euphravet - Augentropfen für Tiere → S. 530

808Z Sonstige

Optimmune Augensalbe 2,0 mg/g für Hunde → S. 1045

809 BERUHIGUNGSMITTEL UND SCHLAFMITTEL

809A Barbiturate

809B Tranquilizer

Relaquine 35 mg/ml - Gel zum Eingeben für Pferde → S. 1208
Sedalin 35 mg/ml - Gel zum Eingeben für Hunde und Pferde → S. 1284
Temprace 0,5 mg/ml - Injektionslösung für Hunde und Katzen → S. 1406
Tranquigel 35 mg/g - Gel zum Eingeben für Hunde und Pferde → S. 1442
Tranquiline 35 mg/ml - Gel zum Eingeben für Hunde → S. 1442
Tranquinervin 10 mg/ml - Injektionslösung für Pferde → S. 1443
Vanastress 10 mg/ml - Injektionslösung für Hunde und Katzen → S. 1498

809C Antiepileptika, Antikonvulsiva

Diazedor 5 mg/ml - Injektionslösung für Hunde und Katzen → S. 398
Epirepress 15 mg - Tabletten für Hunde → S. 499
Epirepress 100 mg - Tabletten für Hunde → S. 499
Epityl 60 mg - aromatisierte Tabletten für Hunde → S. 500
Libromide 325 mg - Tabletten für Hunde → S. 813
Pexion 100 mg - Tabletten für Hunde → S. 1102
Pexion 400 mg - Tabletten für Hunde → S. 1102
Phenoleptil 12,5 mg - Tabletten für Hunde → S. 1104
Phenoleptil 25 mg - Tabletten für Hunde → S. 1104
Phenoleptil 50 mg - Tabletten für Hunde → S. 1104
Phenoleptil 100 mg - Tabletten für Hunde → S. 1104
Phenotab Flavoured 25 mg - Tabletten für Hunde → S. 1104
Phenotab Flavoured 60 mg - Tabletten für Hunde → S. 1104
Phenotab Flavoured 100 mg - Tabletten für Hunde → S. 1104
Phenovet 60 mg - Tabletten für Hunde → S. 1104
Soliphen 60 mg - Tabletten für Hunde → S. 1332
Solupam 5 mg/ml - Injektionslösung für Hunde und Katzen → S. 1334
Ziapam 5 mg/ml - Injektionslösung für Katzen und Hunde → S. 1596

809Z Sonstige

Anaestamine 100 mg/ml - Injektionslösung für Tiere → S. 98
Avena/Phosphor "Wala" - Injektionslösung für Tiere → S. 160
Azaporc 40 mg/ml - Injektionslösung für Schweine → S. 164
Belatamin 100 mg/ml - Injektionslösung für Hund, Katze, Rind, Schaf, Ziege, Pferd, Schwein, Meerschweinchen, Hamster, Kaninchen, Ratte und Maus → S. 175
BelaZin 20 mg/ml - Injektionslösung für Rinder, Pferde, Hunde und Katzen → S. 175
Bupaq 0,3 mg/ml - Injektionslösung für Hunde und Katzen → S. 228
Bupaq Multidose 0,3 mg/ml - Injektionslösung für Hunde und Katzen → S. 228
Buprecare 0,3 mg/ml - Injektionslösung für Hunde und Katzen → S. 229
Buprecare Multidose 0,3 mg/ml - Injektionslösung für Hunde und Katzen → S. 229
Bupredine Multidose 0,3 mg/ml - Injektionslösung für Hunde, Katzen und Pferde → S. 229
Buprenodale Multidose 0,3 mg/ml - Injektionslösung für Hunde, Katzen und Pferde → S. 230
Buprevet 0,3 mg/ml - Injektionslösung für Hunde und Katzen → S. 232

810 BLUTBILDUNG BEEINFLUSSENDE PRÄPARATE

810A Blutersatz und Flüssigkeitstherapie

810B Antianämika

810C Blutstillende Präparate

810Z Sonstige

811 BETÄUBUNGSMITTEL

811A Monopräparate

811AA Narkosevorbereitung

811AB Inhalationsnarkotika

811AZ Sonstige

Ketasol 100 mg/ml - Injektionslösung für Tiere → S. 756
Medesedan 10 mg/ml - Injektionslösung für Pferde und Rinder → S. 862
Mepidor 20 mg/ml - Injektionslösung für Pferde → S. 874
Narketan 100 mg/ml - Injektionslösung für Tiere → S. 946
Nimatek 100 mg/ml - Injektionslösung für Hunde, Katzen und Pferde → S. 976
Zoletil 100 (50 mg/ml + 50 mg/ml) - Lyophilisat und Lösungsmittel zur Herstellung einer Injektionslösung für Hunde und Katzen → S. 1605

811B Kombinationspräparate

811BZ Sonstige

812 CHEMOTHERAPEUTIKA

812A Monopräparate

812AA Sulfonamide

Sulfa-Mix - Arzneimittel-Vormischung zur Herstellung von Fütterungsarzneimittel für Tiere → S. 1362

812AB Trimethoprim

812AC Furan- und Nitrofuranderivate

812AD Gyrasehemmer

Baytril 25 mg/ml - Injektionslösung für Tiere → S. 172
Baytril 50 mg/ml - Injektionslösung für Tiere → S. 173
Baytril 100 mg/ml - Injektionslösung für Tiere → S. 173
Baytril 100 mg/ml - Lösung zum Eingeben für Hühner, Puten und Kaninchen → S. 173
Baytril 25 mg/ml - Lösung zum Eingeben für Kälber und Lämmer → S. 173
Baytril 5 mg/ml - Lösung zum Eingeben für Schweine → S. 174
Baytril Direct 100 mg/ml - Injektionslösung für Rinder und Schweine → S. 174
Baytril Direct 100 mg/ml - Injektionslösung für Schweine → S. 174
Baytril flavour 25 mg/ml - Suspension zum Eingeben für Katzen → S. 174
Baytril flavour 15 mg - Tabletten für Katzen und kleine Hunde → S. 174
Baytril flavour 50 mg - Tabletten für Katzen und Hunde → S. 174
Baytril flavour 150 mg - Tabletten für große Hunde → S. 174
Baytril flavour 250 mg - Tabletten für große Hunde → S. 174
Baytril One - 100 mg/ml - Injektionslösung für Rinder und Schweine → S. 175
Baytril RSI 100 mg/ml - Injektionslösung für Rinder und Schweine → S. 175
Boflox flavour 20 mg - Tabletten für Hunde und Katzen → S. 208
Boflox flavour 80 mg - Tabletten für Hunde → S. 208
Efex 10 mg - Kautabletten für Katzen und Hunde → S. 463
Efex 40 mg - Kautabletten für Hunde → S. 463
Efex 100 mg - Kautabletten für Hunde → S. 463
Enrobactin 25 mg/ml - Konzentrat zur Herstellung einer Lösung zum Eingeben für Kaninchen (Heimtiere), Nager, Ziervögel und Reptilien → S. 490
Enrocat flavour 25 mg/ml - Suspension zum Eingeben für Katzen → S. 490
Enrodexil 100 mg/ml - Injektionslösung für Rinder und Schweine → S. 490
Enrotron 25, 25 mg/ml - Injektionslösung für Hunde, Katzen, Schweine, Kaninchen, Nager, Reptilien und Ziervögel → S. 490
Enrotron 50, 50 mg/ml - Injektionslösung für Rinder (Kälber), Schweine und Hunde → S. 491
Enrotron 100, 100 mg/ml - Injektionslösung für Rinder und Schweine → S. 491
Enrotron Flavour 50 mg - Tabletten für Hunde → S. 491
Enrotron Flavour 150 mg - Tabletten für Hunde → S. 491
Enrox 100 mg/ml - Lösung zum Eingeben für Hühner und Puten → S. 491
Enrox Flavour 15 mg - Tabletten für Hunde und Katzen → S. 491
Enrox Flavour 50 mg - Tabletten für Hunde → S. 492
Enrox Flavour 150 mg - Tabletten für Hunde → S. 492
Enrox Max 100 mg/ml - Injektionslösung für Rinder und Schweine → S. 492
Enroxil 50 mg/ml - Injektionslösung für Kälber, Schweine und Hunde → S. 492
Enroxil 100 mg/ml - Injektionslösung für Rinder und Schweine → S. 492
Enroxil Flavour 15 mg - Tabletten für Hunde und Katzen → S. 492
Enroxil Flavour 50 mg - Tabletten für Hunde und Katzen → S. 492
Enroxil Flavour 150 mg - Tabletten für Hunde → S. 492
Enrozid TWS 100 mg/ml - Lösung zum Eingeben für Hühner und Puten → S. 492
Fenoflox 50 mg/ml - Injektionslösung für Rinder, Schweine, Hunde und Katzen → S. 561
Fenoflox 100 mg/ml - Injektionslösung für Rinder und Schweine → S. 561
Floxabactin 15 mg - Tabletten für Hunde und Katzen → S. 577
Floxabactin 50 mg -Tabletten für Hunde → S. 577
Floxabactin 150 mg - Tabletten für Hunde → S. 577
Forcyl 160 mg/ml - Injektionslösung für Rinder → S. 590
Forcyl Swine 160 mg/ml - Injektionslösung für Schweine → S. 590
Interflox 100 mg/ml - Injektionslösung für Rinder, Schafe, Ziegen und Schweine → S. 719
Marbim 100 mg/ml - Injektionslösung für Rinder und Schweine → S. 855
Marbocyl 20 mg/ml - Injektionslösung für Rinder und Schweine → S. 855
Marbocyl 100 mg/ml - Injektionslösung für Rinder und Schweine → S. 855
Marbocyl Bolus 50 mg - Tabletten für Kälber → S. 855
Marbocyl FD 1% - Pulver und Lösungsmittel zur Herstellung einer Injektionslösung für Hunde und Katzen → S. 855
Marbocyl P 5 mg - Tabletten für Hunde und Katzen → S. 856
Marbocyl P 20 mg - Tabletten für Hunde → S. 856
Marbocyl P 80 mg - Tabletten für Hunde → S. 856
Marbofloxacin WDT 5 mg - aromatisierte Tabletten für Katzen und Hunde → S. 856
Marbofloxacin WDT 20 mg - aromatisierte Tabletten für Hunde → S. 856
Marbofloxacin WDT 80 mg - aromatisierte Tabletten für Hunde → S. 856
Marbokem 100 mg/ml - Injektionslösung für Rinder → S. 856
Marbosyva 100 mg/ml - Injektionslösung für Rinder und Schweine → S. 857
Marbox 100 mg/ml - Injektionslösung für Rinder und Schweine → S. 857
Marfloquin 20 mg/ml Injektionslösung für Rinder (Kälber) und Schweine → S. 857
Marfloquin 100 mg/ml Injektionslösung für Rinder und Schweine (Sauen) → S. 857
Marfloquin 5 mg - Tabletten für Katzen und Hunde → S. 857
Marfloquin 20 mg - Tabletten für Hunde → S. 858
Marfloquin 80 mg - Tabletten für Hunde → S. 858
Marfloxin 5 mg - Tabletten für Katzen und Hunde → S. 858
Marfloxin 20 mg - Tabletten für Hunde → S. 858
Marfloxin 80 mg - Tabletten für Hunde → S. 858
Masterflox 40 mg/ml - Injektionslösung für Schweine → S. 858
Masterflox 100 mg/ml - Injektionslösung für Rinder und Schweine → S. 858
Masterflox 20 mg - Tabletten für Hunde → S. 859
Masterflox 80 mg - Tabletten für Hunde → S. 859
Masterflox 5 mg - Tabletten für Katzen und Hunde → S. 859
Masterflox 10 mg - Tabletten für Katzen und Hunde → S. 859
Norotril Max 100 mg/ml - Injektionslösung für Rinder → S. 993
Odimar 20 mg/ml - Injektionslösung für Rinder und Schweine → S. 1023
Odimar 100 mg/ml - Injektionslösung für Rinder und Schweine → S. 1023
Powerflox 50 mg/ml - Injektionslösung für Rinder, Schweine, Hunde und Katzen → S. 1119
Powerflox 100 mg/ml - Injektionslösung für Rinder und Schweine → S. 1119
Quiflor 20 mg/ml - Injektionslösung für Rinder, Schweine und Hunde → S. 1181
Quiflor 100 mg/ml - Injektionslösung für Rinder und Schweine (Sauen) → S. 1181
Quiflor S 100 mg/ml Injektionslösung für Rinder → S. 1181
Unisol 100 mg/ml - Injektionslösung für Rinder und Schweine → S. 1480
Veraflox 25 mg/ml - Suspension zum Eingeben für Katzen → S. 1518
Veraflox 15 mg - Tabletten für Hunde und Katzen → S. 1518
Veraflox 60 mg Tabletten für Hunde → S. 1518
Veraflox 120 mg Tabletten für Hunde → S. 1519
Xeden 15 mg - Tabletten für Katzen → S. 1567
Xeden 50 mg - Tabletten für Hunde → S. 1568
Xeden 150 mg - Tabletten für Hunde → S. 1568
Xeden 200 mg - Tabletten für Hunde → S. 1568
Zobuxa 15 mg - Tabletten für Katzen und kleine Hunde → S. 1600
Zobuxa 50 mg - Tabletten für Katzen und Hunde → S. 1600
Zobuxa 100 mg - Tabletten für Hunde → S. 1600
Zobuxa 150 mg - Tabletten für Hunde → S. 1600

812AE Protozoen und Spirochätenmittel

Baycox Direct 25 mg/ml - Lösung zum Eingeben über das Trinkwasser für Hühner und Puten → S. 172
Baycox Multi 50 mg/ml - Suspension zum Eingeben für Rinder, Schweine und Schafe → S. 172
Cevazuril 50 mg/ml - Suspension zum Eingeben für Ferkel und Kälber → S. 289
Dozuril 50 mg/ml - Suspension zum Eingeben für Schweine → S. 434
Dozuril Pig 50 mg/ml - Suspension zum Eingeben für Schweine → S. 434
Dycoxan 2,5 mg/ml - Suspension zum Eingeben für Schafe und Rinder → S. 450
Espacox 50 mg/ml - Suspension zum Eingeben für Schweine → S. 523
Toltranil 50 mg/ml - Suspension zum Eingeben für Schweine, Rinder und Schafe → S. 1426
Tolvet 50 mg/ml - Suspension zum Eingeben für Schweine → S. 1427
Vecoxan 2,5 mg/ml - Suspension zum Eingeben für Kälber und Lämmer → S. 1505
Zuritol 25 mg/ml - Lösung zum Eingeben über das Trinkwasser für Hühner → S. 1613
Zuritol 50 mg/ml - Suspension zum Eingeben für Schweine → S. 1613

812AZ Sonstige

Bioplex Colistin 25 mg/g - Pulver zum Eingeben für Rinder, Schweine und Hühner → S. 201
Colistin-Enteromix 25 mg/g - Pulver zum Eingeben für Tiere → S. 332
Colistin-Mix - Fütterungsarzneimittelvormischung zur Herstellung von Fütterungsarzneimitteln für Tiere → S. 332
Colistinsulfat 120 mg/g Ogris - Pulver zum Eingeben für Tiere → S. 332
Colistinsulfat 1000 mg/g AniMedica - Pulver zum Eingeben für Rinder, Schweine und Hühner → S. 332
Colistinsulfat PUR "AniMed Service" 1 g/g - Pulver zum Eingeben für Tiere → S. 332
Colivet 2 000 000 IU/ml - Konzentrat für eine orale Lösung für Schweine und Geflügel → S. 333
Colixid 25 mg/g - Pulver zum Eingeben für Schweine → S. 333
Denagard 20 mg/g - Arzneimittelvormischung zur Herstellung von Fütterungsarzneimitteln für Schweine, Geflügel und Kaninchen → S. 383
Denagard 100 mg/g - Arzneimittel-Vormischung zur Herstellung von Fütterungsarzneimitteln für Schweine, Geflügel und Kaninchen → S. 383
Denagard 450 mg/g - Granulat zum Eingeben über das Trinkwasser für Schweine, Hühner und Puten → S. 383
Denagard 100 mg/ml - Injektionslösung für Schweine → S. 383
Denagard 125 mg/ml - Lösung zum Eingeben über das Trinkwasser für Tiere → S. 383
Enteroxid "Ogris" 25 mg/g - Pulver zum Eingeben für Schweine → S. 494
Eradia 125 mg/ml - Suspension zum Eingeben für Hunde → S. 506
Metrobactin 250 mg - Tabletten für Hunde und Katzen → S. 891
Metrobactin 500 mg - Tabletten für Hunde und Katzen → S. 891
Metrocare 250 mg - Tabletten für Hunde und Katzen → S. 891
Metrocare 500 mg - Tabletten für Hunde und Katzen → S. 891
Metrovis 100 mg - Tabletten für Hunde und Katzen → S. 892
Metrovis 250 mg - Tabletten für Hunde und Katzen → S. 892
Metrovis 750 mg - Tabletten für Hunde → S. 892
Sabaco Colistin 120 mg/g - Pulver zum Eingeben für Tiere → S. 1271
Stalimox 81 mg/g - Arzneimittel-Vormischung zur Herstellung von Fütterungsarzneimitteln für Schweine → S. 1349
Stalimox 364,2 mg/g - Granulat zur Herstellung einer Lösung zum Eingeben für Schweine → S. 1349
Tialin 125 mg/ml - Lösung zum Eingeben über das Trinkwasser für Schweine, Hühner und Puten → S. 1419
Tialin 250 mg/ml - Lösung zum Eingeben über das Trinkwasser für Schweine, Hühner und Puten → S. 1419
Tiamulin-Hydrogenfumarat "AniMed Service" 100 mg/g - Pulver zum Eingeben für Schweine, Hühner und Puten → S. 1410
Vetmulin 100 g/kg - Arzneimittel-Vormischung zur Herstellung von Fütterungsarzneimitteln für Schweine, Hühner, Puten und Kaninchen → S. 1528
Vetmulin 100 mg/g - Granulat zum Eingeben über das Futter für Schweine → S. 1528
Vetmulin 450 mg/g - Granulat zum Eingeben über das Trinkwasser für Schweine, Hühner und Puten → S. 1528
Vetmulin 162 mg/ml - Injektionslösung für Schweine → S. 1529

812B Kombinationspräparate

Equibactin 250 mg/g + 50 mg/g - Pulver zum Eingeben für Pferde → S. 503
Equibactin vet. (333 mg/g+67 mg/g) - Paste zum Eingeben für Pferde → S. 503

812BA Trimethoprim und Sulfonamide

Borgal 200 mg/40 mg/ml - Injektionslösung für Tiere → S. 210
Chevi-Trim 120/600 mg/g Pulver zum Eingeben für Schweine und Kälber → S. 291
Cotrimoxazol-Mix 20/100 mg/g - Pulver zum Eingeben für Schweine → S. 348
Diatrim 200 mg/ml + 40 mg/ml - Injektionslösung → S. 397
Metaxol 20/100 mg/ml - Lösung zum Eingeben über das Trinkwasser für Schweine und Hühner → S. 882
Methoxasol-T 20/100 mg/ml - Lösung zum Eingeben für Schweine und Hühner → S. 886
Prisulfan 400 mg/g - Granulat für Pferde → S. 1147
Prisulfan 24% - Injektionslösung für Tiere → S. 1147
Riketron N 200 mg/ml + 40 mg/ml - Injektionslösung für Pferde, Rinder und Schweine → S. 1234
Sulfaprex 250/50 mg/g - Arzneimittel-Vormischung zur Herstellung von Fütterungsarzneimittel für Schweine → S. 1362
Trimetho-Diazin "Ogris" 625 mg/g/125 mg/g - Pulver zum Eingeben für Kälber und Schweine → S. 1453
Trimetotat 400 mg/ml + 80 mg/ml - Suspension zum Eingeben für Pferde, Rinder, Schweine und Hühner → S. 1453
Vanasulf 200 mg/40 mg/ml - Injektionslösung für Tiere → S. 1498

812BC Nitrofuran-Furanderivate und Antibiotika

812BD Gyrasehemmer und Antibiotika

812BE Sulfonamide und Antibiotika

812BF Sulfonamide und Antiphlogistika

812BZ Sonstige

Advocid 25 mg/ml - Injektionslösung für Rinder und Schweine → S. 45
Baycox Iron 36 mg/ml + 182 mg/ml - Injektionssuspension für Ferkel → S. 172
Forceris 30 mg/ml + 133 mg/ml - Injektionssuspension für Ferkel → S. 590
Spizobactin 750.000 IE/125 mg - Kautabletten für Hunde → S. 1345
Spizobactin 1.500.000 IE/250 mg - Kautabletten für Hunde → S. 1345
Spizobactin 3.000.000 IE/500 mg - Kautabletten für Hunde → S. 1345
Suanatem 23,81 mg + 16,67 mg - Tabletten zum Eingeben für Hunde → S. 1358
Suanatem forte 178,57 mg + 125 mg - Filmtabletten zum Eingeben für Hunde → S. 1358

813 KORTISONE

813A Monopräparate

813AA Hydrocortison

Cortacare 0,584 mg/ml - Spray (Lösung) zur Anwendung auf der Haut für Hunde → S. 346
Cortavance 0,584 mg/ml - Spray (Lösung) zur Anwendung auf der Haut für Hunde → S. 346

813AB Prednisolon

Dermipred 5 mg - Tabletten für Hunde → S. 386
Dermipred 10 mg - Tabletten für Hunde → S. 386
Dermipred 20 mg - Tabletten für Hunde → S. 386
Hedylon 5 mg - Tabletten für Hunde und Katzen → S. 654
Prednicortone 5 mg - Tabletten für Hunde und Katzen → S. 1130
Prednisolon ad us.vet. 10 mg/ml - Injektionssuspension für Rinder, Pferde, Hunde und Katzen → S. 1131

813AC Dexamethason

Caliercortin 4 mg/ml - Injektionslösung für Rinder, Schweine, Pferde, Hunde und Katzen → S. 245
Cortexona Vet 2 mg/ml - Injektionslösung für Rinder, Pferde, Schweine, Hunde und Katzen → S. 346
Dexa "Vana" 2 mg/ml - Injektionslösung für Tiere → S. 390
Dexacortone 0,5 mg - Kautabletten für Hunde und Katzen → S. 391
Dexacortone 2,0 mg - Kautabletten für Hunde und Katzen → S. 391
Dexafast 2 mg/ml - Injektionslösung für Pferde, Rinder,

Schweine, Hunde und Katzen → S. 391
Dexa-ject 2 mg/ml - Injektionslösung für Rinder, Pferde, Schweine, Hunde und Katzen → S. 392
Dexashot 2 mg/ml - Injektionslösung für Rinder, Pferde, Schweine, Hunde und Katzen → S. 393
Dexatat 2 mg/ml - Injektionslösung für Tiere → S. 393
Dexrapid 2 mg/ml - Injektionslösung → S. 395
Rapidexon 2 mg/ml - Injektionslösung für Pferde, Rinder, Schweine, Katzen und Hunde → S. 1196

813AD Flumethason

813AE Triamcinolon

813AF Betamethason

813AZ Sonstige

Aservo EquiHaler 343 Mikrogramm/Sprühstoß - Inhalationslösung für Pferde → S. 134
Zycortal 25 mg/ml - Depot-Injektionssuspension für Hunde → S. 1613

813B Kombinationspräparate

813BA Kortikoide und Antibiotika

Betafuse 1 mg/g + 5 mg/g - Gel für Hunde → S. 188
Isaderm 5 mg/g + 1 mg/g - Gel für Hunde → S. 726
Panolog - Suspension zur Anwendung auf der Haut oder Schleimhaut für Hunde und Katzen → S. 1075

813BB Prednisolon und Dexamethason

813BC Kortikoide und Antimykotika

813BZ Sonstige

Alphaderm Plus - Spray zur Anwendung auf der Haut, Lösung für Hunde → S. 68
Auriotic - Ohrentropfen und Suspension zur Anwendung auf der Haut für Hunde und Katzen → S. 158
Dermanolon 1,77 mg/ml + 17,7 mg/ml - Spray zur Anwendung auf der Haut, Lösung für Hunde und Katzen → S. 386
Ekyflogyl 1,8 mg/ml + 8,7 mg/ml - Gel für Pferde → S. 467
Mitex - Ohrentropfen und Suspension zur Anwendung auf der Haut für Hunde und Katzen → S. 912
Naquadem 200 mg/5 mg - Granulat für Rinder und Pferde → S. 945

814 DESINFEKTIONSMITTEL UND ANTISEPTIKA

Blockade 0,25% w/w Iod - Zitzentauchmittel, Lösung → S. 207
Clearium 31,2 mg/ml - Shampoo für Hunde → S. 317
Dermastitis-Blocker 3 mg/ml - Zitzentauchmittel, Lösung für Rinder → S. 386
Kamilloplant - Konzentrat zur Herstellung einer Lösung zur Anwendung auf der Haut für Tiere → S. 749
Kenocidin, Chlorhexidindigluconat 5 mg/ml - Zitzentauchmittel für Rinder (Milchkühe) → S. 752
Kenostart Spray and Dip 3 mg/g - Zitzenspray/Zitzentauchmittel (Lösung) für Rinder (Milchkühe), Iod → S. 752
Peroxyderm - Suspension zur Anwendung auf der Haut für Hunde → S. 1101
Proactive 0,15% w/w - Zitzentauchmittel, Spraylösung → S. 1148

815 DIURETIKA HARNANTISEPTIKA

815A Monopräparate

Dimazon 50 mg/ml - Injektionslösung für Rinder, Pferde, Hunde und Katzen → S. 412

815AZ Sonstige

815B Kombinationspräparate

815BZ Sonstige

Naquadem 200 mg/5 mg - Granulat für Rinder und Pferde → S. 945

816 EISENPRÄPARATE

816A Monopräparate

Belfer 100 mg/ml - Injektionslösung für Pferde, Rinder, Schweine, Schafe, Ziegen und Hunde → S. 175
Ferriphor 100 mg/ml - Injektionslösung für Schweine → S. 568
Gleptosil 200 mg/ml - Injektionslösung für Schweine → S. 632
Myofer 100 mg/ml - Injektionslösung für Tiere → S. 941
Previron 200 mg/ml - Injektionslösung für Schweine → S. 1142
Vanafer 100 mg/ml - Injektionslösung für Tiere → S. 1497

816B Kombinationspräparate

817 ELEKTROLYTPRÄPARATE

ELO-MEL isoton - Infusionslösung für Rinder, Pferde, Schafe, Ziegen, Schweine, Hunde und Katzen → S. 473
Isotone Kochsalzlösung Fresenius 0,9 g/100 ml - Infusionslösung für Rinder, Pferde, Schafe, Ziegen, Schweine, Hunde und Katzen → S. 730
Natriumchlorid-Lösung 0,9 g/100 ml B.Braun Vet Care - Infusionslösung für Rinder, Pferde, Schafe, Ziegen, Schweine, Hunde und Katzen → S. 950
Ringer-Lactat "Fresenius" - Infusionslösung für Rinder, Pferde, Schafe, Ziegen, Schweine, Hunde und Katzen → S. 1236
Ringer-Lactat-Lösung nach Hartmann B.Braun Vet Care - Infusionslösung für Rinder, Pferde, Schafe, Ziegen, Schweine, Hunde und Katzen → S. 1236
Ringer-Lösung "Fresenius" - Infusionslösung für Rinder, Pferde, Schafe, Ziegen, Schweine, Hunde und Katzen → S. 1237
Sterofundin ISO B.Braun Vet Care - Infusionslösung für Rinder, Pferde, Schafe, Ziegen, Schweine, Hunde und Katzen → S. 1353

818 EUTHANASIEPRÄPARATE

Euthasol vet. 400 mg/ml - Injektionslösung für Hunde, Katzen, Nagetiere, Kaninchen, Rinder, Schafe, Ziegen, Pferde und Nerze → S. 533
Exagon 400 mg/ml - Injektionslösung für Tiere → S. 537
Exagon 500 mg/ml - Injektionslösung für Tiere → S. 538
Release 300 mg/ml - Injektionslösung, Pentobarbital-Natrium → S. 1209
Repose 500 mg/ml - Injektionslösung für Tiere → S. 1218
T 61 - Injektionslösung für Tiere → S. 1376

819 FISCHARZNEIMITTEL

Aquavac-ERM - Tauchbad für Fische → S. 117
Clynav - Injektionslösung für Atlantischen Lachs → S. 324

820 FÜTTERUNGSARZNEIMITTEL

Gutal 1000 mg/g - Arzneimittel-Vormischung zur Herstellung von Fütterungsarzneimitteln für Ferkel → S. 645

821 HERZ/KREISLAUFPRÄPARATE

821A Kardiaka

Cardisure 3,5 mg/ml - Lösung zum Eingeben für Hunde → S. 262
Cardisure Flavour 1,25 mg - Tabletten für Hunde → S. 262
Cardisure Flavour 5 mg - Tabletten für Hunde → S. 262
Cardisure Flavour 10 mg - Tabletten für Hunde → S. 262
Coffea Praeparata - Lösung zum Eingeben für Tiere → S. 327
Fortekor Plus 1,25 mg/2,5 mg - Tabletten für Hunde → S. 593
Fortekor Plus 5 mg/10 mg - Tabletten für Hunde → S. 593
Pimobendan "Boehringer" 1,25 mg - Kautabletten für Hunde → S. 1109
Pimobendan "Boehringer" 2,5 mg - Kautabletten für Hunde → S. 1109
Pimobendan "Boehringer" 5 mg - Kautabletten für Hunde → S. 1109
Pimotab 1,25 mg - Kautabletten für Hunde → S. 1109
Pimotab 2,5 mg - Kautabletten für Hunde → S. 1109
Pimotab 5 mg - Kautabletten für Hunde → S. 1109
Pimotab 10 mg - Kautabletten für Hunde → S. 1109
Pimotab 15 mg - Kautabletten für Hunde → S. 1109
Vetmedin 0,75 mg/ml - Injektionslösung für Hunde → S. 1527
Vetmedin 1,25 mg - Kapseln für Hunde → S. 1527
Vetmedin 2,5 mg - Kapsel für Hunde → S. 1527
Vetmedin 5 mg - Kapseln für Hunde → S. 1528
Vetmedin 10 mg - Kapseln für Hunde → S. 1528
Vetmedin 1,25 mg - Kautabletten für Hunde → S. 1528
Vetmedin 2,5 mg - Kautabletten für Hunde → S. 1528
Vetmedin 5 mg - Kautabletten für Hunde → S. 1528
Vetmedin 10 mg - Kautabletten für Hunde → S. 1528
Vetmedin Chew 1,25 mg - Kautabletten für Hunde → S. 1528
Vetmedin Chew 2,5 mg - Kautabletten für Hunde → S. 1528
Vetmedin Chew 5 mg - Kautabletten für Hunde → S. 1528
Vetmedin Chew 10 mg - Kautabletten für Hunde → S. 1528
Zelys 1,25 mg - Kautabletten für Hunde → S. 1592
Zelys 5 mg - Kautabletten für Hunde → S. 1592

Zelys 10 mg - Kautabletten für Hunde → S. 1592

821B Angiotonika

821C Vasodilatantien

Cardisure 3,5 mg/ml - Lösung zum Eingeben für Hunde → S. 262
Cardisure Flavour 1,25 mg - Tabletten für Hunde → S. 262
Cardisure Flavour 2,5 mg - Tabletten für Hunde → S. 262
Cardisure Flavour 5 mg - Tabletten für Hunde → S. 262
Cardisure Flavour 10 mg - Tabletten für Hunde → S. 262
Fortekor Plus 1,25 mg/2,5 mg - Tabletten für Hunde → S. 593
Fortekor Plus 5 mg/10 mg - Tabletten für Hunde → S. 593
Pimobendan "Boehringer" 1,25 mg - Kautabletten für Hunde → S. 1109
Pimobendan "Boehringer" 2,5 mg - Kautabletten für Hunde → S. 1109
Pimobendan "Boehringer" 5 mg - Kautabletten für Hunde → S. 1109
Pimotab 1,25 mg - Kautabletten für Hunde → S. 1109
Pimotab 2,5 mg - Kautabletten für Hunde → S. 1109
Pimotab 5 mg - Kautabletten für Hunde → S. 1109
Pimotab 10 mg - Kautabletten für Hunde → S. 1109
Pimotab 15 mg - Kautabletten für Hunde → S. 1109
Vetmedin 0,75 mg/ml - Injektionslösung für Hunde → S. 1527
Vetmedin 1,25 mg - Kapseln für Hunde → S. 1527
Vetmedin 2,5 mg - Kapsel für Hunde → S. 1527
Vetmedin 5 mg - Kapseln für Hunde → S. 1528
Vetmedin 10 mg - Kapseln für Hunde → S. 1528
Vetmedin 1,25 mg - Kautabletten für Hunde → S. 1528
Vetmedin 2,5 mg - Kautabletten für Hunde → S. 1528
Vetmedin 5 mg - Kautabletten für Hunde → S. 1528
Vetmedin 10 mg - Kautabletten für Hunde → S. 1528
Vetmedin Chew 1,25 mg - Kautabletten für Hunde → S. 1528
Vetmedin Chew 2,5 mg - Kautabletten für Hunde → S. 1528
Vetmedin Chew 5 mg - Kautabletten für Hunde → S. 1528
Vetmedin Chew 10 mg - Kautabletten für Hunde → S. 1528
Zelys 1,25 mg - Kautabletten für Hunde → S. 1592
Zelys 5 mg - Kautabletten für Hunde → S. 1592
Zelys 10 mg - Kautabletten für Hunde → S. 1592

821D Osmotherapie

821E ACE-Hemmer

Arixil vet 5 mg - Filmtabletten für Hunde und Katzen → S. 128
Arixil vet 20 mg - Filmtabletten für Hunde → S. 128
Benakor 2,5 mg - Filmtabletten für Katzen → S. 178
Benakor 5 mg - Tabletten für Hunde → S. 178
Benakor 20 mg - Tabletten für Hunde → S. 178
Benazecare Flavour 5 mg - Tabletten für Hunde und Katzen → S. 178
Benazecare Flavour 20 mg - Tabletten für Hunde → S. 178
Benefortin Flavour 2,5 mg - Tabletten für Katzen und Hunde → S. 180
Benefortin Flavour 5 mg - Tabletten für Katzen und Hunde → S. 180
Benefortin Flavour 20 mg - Tabletten für Hunde → S. 180
Bexepril 2,5 mg - Filmtabletten für Hunde → S. 192
Bexepril 5 mg - Filmtabletten für Hunde → S. 192
Bexepril 20 mg - Filmtabletten für Hunde → S. 192
Cardalis 2,5 mg/20 mg - Kautabletten für Hunde → S. 261
Cardalis 5 mg/40 mg - Kautabletten für Hunde → S. 261
Cardalis 10 mg/80 mg - Kautabletten für Hunde → S. 261
Fortekor Flavour 5 mg - Tabletten für Hunde und Katzen → S. 593
Fortekor Flavour 20 mg - Tabletten für Hunde → S. 593
Fortekor Gourmet 2,5 mg - Tabletten für Katzen und Hunde → S. 593
Fortekor Plus 1,25 mg/2,5 mg - Tabletten für Hunde → S. 593
Fortekor Plus 5 mg/10 mg - Tabletten für Hunde → S. 593
Nelio 5 mg - Tabletten für Hunde → S. 954
Nelio 20 mg - Tabletten für Hunde → S. 954
Nelio 2,5 mg - Tabletten für Katzen → S. 954
Nelio 5 mg - Tabletten für Katzen → S. 954
Prilenal 1 mg - Tabletten für Hunde → S. 1145
Prilenal 2,5 mg - Tabletten für Hunde → S. 1145
Prilenal 5 mg - Tabletten für Hunde → S. 1145
Prilenal 10 mg - Tabletten für Hunde → S. 1145
Prilenal 20 mg - Tabletten für Hunde → S. 1145
Prilium 75 mg - Pulver zur Herstellung einer Lösung zum Eingeben für Hunde → S. 1145
Prilium 150 mg - Pulver zur Herstellung einer Lösung zum Eingeben für Hunde → S. 1146
Prilium 300 mg - Pulver zur Herstellung einer Lösung zum Eingeben für Hunde → S. 1146
Vasotop P 0,625 mg - Tabletten für Hunde → S. 1504
Vasotop P 1,25 mg - Tabletten für Hunde → S. 1504
Vasotop P 2,5 mg - Tabletten für Hunde → S. 1504
Vasotop P 5 mg - Tabletten für Hunde → S. 1505

821F Angiotensin-II-Antagonisten

Semintra 4 mg/ml - Lösung zum Eingeben für Katzen → S. 1289
Semintra 10 mg/ml - Lösung zum Eingeben für Katzen → S. 1289

821Z Sonstige

Amodip 1,25 mg - Kautabletten für Katzen → S. 91
Cardalis 2,5 mg/20 mg - Kautabletten für Hunde → S. 261
Cardalis 5 mg/40 mg - Kautabletten für Hunde → S. 261
Cardalis 10 mg/80 mg - Kautabletten für Hunde → S. 261
Furosoral 10 mg - Tabletten für Katzen und Hunde → S. 608
Furosoral 40 mg - Tabletten für Katzen und Hunde → S. 608
Isemid 1 mg - Kautabletten für Hunde (2,5-11,5 kg) → S. 727
Isemid 2 mg - Kautabletten für Hunde (> 11,5-23 kg) → S. 727
Isemid 4 mg - Kautabletten für Hunde (> 23-60 kg) → S. 727
Libeo 10 mg - Kautabletten für Hunde → S. 812
Libeo 40 mg - Kautabletten für Hunde → S. 812
Prilactone Next 10 mg - Kautabletten für Hunde → S. 1145
Prilactone Next 50 mg - Kautabletten für Hunde → S. 1145
Prilactone Next 100 mg - Kautabletten für Hunde → S. 1145
Scilla comp. "Wala" - Injektionslösung für Tiere → S. 1282
Spironolactone Ceva 10 mg - Tabletten für Hunde → S. 1344
Spironolactone Ceva 10 mg - Tabletten für Hunde → S. 1344
Spironolactone Ceva 40 mg - Tabletten für Hunde → S. 1344
Spironolactone Ceva 40 mg - Tabletten für Hunde → S. 1344
Spironolactone Ceva 80 mg - Tabletten für Hunde → S. 1344
Spironolactone Ceva 80 mg - Tabletten für Hunde → S. 1344
UpCard 0,75 mg - Tabletten für Hunde → S. 1481
UpCard 3 mg - Tabletten für Hunde → S. 1481
UpCard 7,5 mg - Tabletten für Hunde → S. 1481
UpCard 18 mg - Tabletten für Hunde → S. 1481

822 HORMONE

822A Monopräparate

Cidr 1,38 g - vaginales Wirkstofffreisetzungssystem für Rinder → S. 294
Prid alpha 1,55 g - Vaginales Wirkstofffreisetzungssystem für Rinder → S. 1144
Prid delta 1,55 g - Vaginales Wirkstofffreisetzungssystem für Rinder → S. 1144
Suprelorin 4,7 mg - Implantat für Hunde → S. 1366
Suprelorin 9,4 mg - Implantat für Hunde und Frettchen → S. 1366

822AA Adrenocorticotropes Hormon (ACTH)

Cosacthen 0,25 mg/ml - Injektionslösung für Hunde → S. 347

822AB Gestagene

Altresyn 4 mg/ml - Lösung zum Eingeben für Schweine → S. 71
Delvosteron 100 mg/ml - Injektionssuspension für Hunde und Katzen → S. 382
Perlutex 5 mg - Tabletten für Hunde und Katzen → S. 1100
Regumate Equine 2,2 mg/ml - Lösung zum Eingeben für Pferde → S. 1207
Suifertil 4 mg/ml - Lösung zum Eingeben für Schweine → S. 1361
Synchrosyn 10 mg - Tabletten für Rinder → S. 1372
Tardak 10 mg/ml - Injektionssuspension für Hunde → S. 1390
Virbagest 4 mg/ml - Lösung zum Eingeben für Schweine (Jungsauen) → S. 1542
Ypozane 1,875 mg - Tabletten für Hunde → S. 1583
Ypozane 3,75 mg - Tabletten für Hunde → S. 1583
Ypozane 7,5 mg - Tabletten für Hunde → S. 1583
Ypozane 15 mg - Tabletten für Hunde → S. 1583

822AC Gonadotropin

Acegon 50 Mikrogramm/ml - Injektionslösung für Rinder → S. 23
Buserelin aniMedica 0,004 mg/ml - Injektionslösung für Rinder, Pferde und Kaninchen → S. 235
Chorulon 1500 I.E. - Lyophilisat und Lösungsmittel zur Herstellung einer Injektionslösung für Tiere → S. 293
Dalmarelin 25 µg/ml - Injektionslösung für Rinder und Kaninchen → S. 368
Fertigest 0,004 mg/ml - Injektionslösung → S. 569
Folligon 1000 I.E. - Lyophilisat und Lösungsmittel zur Herstellung einer Injektionslösung für Tiere → S. 588
Folltropin 700 IE - Pulver und Lösungsmittel zur Herstellung einer Injektionslösung → S. 588
Gonavet Veyx 50 µg/ml - Injektionslösung für Rinder, Schweine

und Pferde → S. 640
Maprelin 75 µg/ml - Injektionslösung für Schweine → S. 855
Ovarelin 50 µg/ml - Injektionslösung für Rinder → S. 1059
Porceptal 4 Mikrogramm/ml - Injektionslösung für Schweine → S. 1115
Receptal 0,004 mg/ml - Injektionslösung für Rinder, Pferde, Schweine und Kaninchen → S. 1204
Syncrostim 500 IU, Lyophilisat und Lösungsmittel zur Herstellung einer Injektionslösung für Rinder und Schweine → S. 1372
Veterelin 0,004 mg/ml - Injektionslösung für Rinder, Schweine, Pferde und Kaninchen → S. 1527

822AD Hypophysenhinterlappenhormone

Depotocin 35 µg/ml - Injektionslösung für Rinder und Schweine → S. 386
Depotocin 70 µg/ml - Injektionslösung für Rinder und Schweine → S. 386
Hipracin 10 IE/ml synthetisches Oxytocin - Injektionslösung für Tiere → S. 662
Intertocine 10 I.E. - Injektionslösung für Tiere → S. 719
LongActon 0,07 mg/ml - Injektionslösung für Rinder und Schweine → S. 829
Oxytocin "Gräub" 10 I.E./ml - Injektionslösung für Tiere → S. 1067
Oxytocin "Vana" 10 IE/ml - Injektionslösung für Tiere → S. 1067
Synpitan-Vet 10 IU/ml - Injektionslösung für Pferd, Rind, Schaf, Ziege, Schwein, Hund, Katze → S. 1373

822AE Insulin

822AF Estrogene

Incurin 1 mg - Tabletten → S. 704

822AG Nebennierenrindenhormone (siehe Kortisone)

822AH Parathormon (Epithelkörperchenhormon)

822AI Prostaglandine (Gewebshormon)

Alizin 30 mg/ml - Injektionslösung für Hunde → S. 63
Bioestrovet 0,250 mg/ml - Injektionslösung für Rinder → S. 200
Cyclix 250 µg/ml - Injektionslösung für Rinder (Kühe) → S. 357
Cyclix Porcine 87,5 µg/ml - Injektionslösung für Schweine (Sauen) → S. 357
Dalmaprost 0,075 mg/ml - Injektionslösung für Rinder, Schweine und Pferde → S. 368
Dalmazin 75 µg/ml - Injektionslösung für Kühe und Sauen → S. 368
Dinolytic 5 mg/ml - Injektionslösung für Tiere → S. 412
Enzaprost T 5 mg/ml - Injektionslösung für Rinder und Schweine → S. 497
Estrumate 250 µg/ml - Injektionslösung für Rinder, Pferde und Schweine → S. 526
Genestran 75 Mikrogramm/ml - Injektionslösung für Rinder, Pferde und Schweine → S. 623
Indupart 75 Mikrogramm/ml - Injektionslösung für Rinder, Schweine und Pferde → S. 706
PGF Veyx 0,0875 mg/ml - Injektionslösung für Rinder und Schweine → S. 1103
PGF Veyx forte 0,250 mg/ml - Injektionslösung für Rinder und Schweine → S. 1103
Prosolvin 7,5 mg/ml - Injektionslösung für Tiere → S. 1160
Prosync 250 µg/ml - Injektionslösung für Rinder, Pferde und Schweine → S. 1161
Veteglan 0,075 mg/ml - Injektionslösung für Kühe, Sauen und Stuten → S. 1526

822AJ Schilddrüsenhormone

Apelka 5 mg/ml - Lösung zum Eingeben für Katzen → S. 107
Felimazole 1,25 mg - überzogene Tabletten für Katzen → S. 557
Felimazole 2,5 mg - überzogene Tabletten für Katzen → S. 557
Felimazole 5 mg - Überzogene Tabletten für Katzen → S. 557
Forthyron 200 µg - Tabletten für Hunde → S. 593
Forthyron 400 µg - Tabletten für Hunde → S. 593
Forthyron flavour 200 µg - Tabletten für Hunde → S. 593
Forthyron flavour 400 µg - Tabletten für Hunde → S. 594
Forthyron flavour 600 µg - Tabletten für Hunde → S. 594
Forthyron flavour 800 µg - Tabletten für Hunde → S. 594
Leventa 1 mg/ml - Lösung zum Eingeben für Hunde → S. 800
Thiafeline 2,5 mg - Filmtabletten für Katzen → S. 1414
Thiafeline 5 mg - Filmtabletten für Katzen → S. 1414
Thiamacare 10 mg/ml - Lösung zum Eingeben für Katzen → S. 1414
Thyroxanil 200 Mikrogramm - Tabletten für Hunde und Katzen → S. 1419
Thyroxanil 600 Mikrogramm - Tabletten für Hunde und Katzen → S. 1419
Vidalta 10 mg - Retardtabletten für Katzen → S. 1535
Vidalta 15 mg - Retardtabletten für Katzen → S. 1535

822AK Zirbeldrüse

822AZ Sonstige

822B Kombinationspräparate

822BA Estrogene und Gestagene

822BB Gonadotropine und Gestagene

822BC Gonadotropin Kombinationen

Fertipig HCG 40 I.E./ml / PMSG 80 I.E./ml - Lyophilisat und Lösungsmittel zur Herstellung einer Injektionslösung für Schweine → S. 569
Gestavet HCG 200 I.E./PMSG 400 I.E. - Lyophilsat und Lösungsmittel zur Herstellung einer Injektionslösung für Schweine → S. 627
Gestavet HCG 1000 I.E./PMSG 2000 I.E. - Lyophilisat und Lösungsmittel zur Herstellung einer Injektionslösung für Schweine → S. 627
P.G. 600 - Pulver und Lösungsmittel zur Herstellung einer Injektionslösung für Schweine → S. 1069

822BD Estrogene und Androgene

822BZ Sonstige

823 IMPFSTOFFE/SERA

823A Monopräparate

Bovilis Ringvac - Lyophilisat und Lösungsmittel zur Herstellung einer Injektionssuspension für Rinder → S. 214
Equilis Tetanus-Serum - Injektionslösung für Tiere → S. 504
Nobivac T - Injektionssuspension für Tiere → S. 986
Rabisin - Injektionssuspension für Hunde, Katzen, Marderartige, Pferde, Rinder und Schafe → S. 1185
Versiguard Rabies - Injektionssuspension für Hunde, Katzen, Rinder, Schweine, Schafe, Ziegen, Pferde und Frettchen → S. 1522

823AA Pferd

Equilis Prequenza - Injektionssuspension für Pferde → S. 504
Equilis Prequenza Te - Injektionssuspension für Pferde → S. 504
Equilis StrepE - Lyophilisat und Lösungsmittel zur Herstellung einer Injektionssuspension für Pferde → S. 504
Equilis Te - Injektionssuspension für Pferde → S. 504
Equilis West Nile - Injektionssuspension für Pferde → S. 504
EquipWNV - Emulsion zur Injektion für Pferde → S. 505
EquiShield EHV - Emulsion zur Injektion für Pferde → S. 506
Proteq West Nile - Injektionssuspension für Pferde → S. 1162
ProteqFlu - Injektionssuspension für Pferde → S. 1162
ProteqFlu-Te - Injektionssuspension für Pferde → S. 1163

823AB Rind

Aftovaxpur Doe - Injektionsemulsion für Rinder, Schafe und Schweine → S. 50
Bluevac BTV8 - Injektionssuspension für Rinder und Schafe → S. 208
Bovela - Lyophilisat und Lösungsmittel zur Herstellung einer Injektionssuspension für Rinder → S. 213
Bovilis Blue-8 - Injektionssuspension für Rinder und Schafe → S. 214
Bovilis BTV8 - Injektionssuspension für Rinder und Schafe → S. 214
Bovilis BVD-MD - Injektionssuspension für Rinder → S. 214
Bovilis IBR Marker live - Lyophilisat und Lösungsmittel zur Herstellung einer Injektionssuspension für Rinder → S. 214
Bovilis Ringvac - Lyophilisat und Lösungsmittel zur Herstellung einer Injektionssuspension für Rinder → S. 214
Coxevac - Injektionssuspension für Rinder und Ziegen → S. 349
Gammaserin 100 mg/ml - Injektionslösung für Rinder → S. 617
Hiprabovis IBR Marker Live - Lyophilisat und Lösungsmittel zur Herstellung einer Injektionssuspension für Rinder → S. 662
Nasym - Lyophilisat und Lösungsmittel zur Herstellung einer Suspension zur Injektion oder zur intranasalen Verabreichung, für Rinder → S. 949
UBAC - Emulsion zur Injektion für Rinder → S. 1473
Zulvac 1+8 Bovis - Suspension zur Injektion für Rinder → S. 1612
Zulvac SBV - Suspension zur Injektion für Rinder und Schafe → S. 1612

823AC Schaf und Ziege

823AD Schwein

823AE Hund

823AF Katze

823AG Geflügel

823AH Kaninchen

823AZ Sonstige

823B Kombinationspräparate

823BA Pferd

823BB Rind

823BC Schaf und Ziege

Ziegen → S. 904
Zulvac 1+8 Ovis - Suspension zur Injektion für Schafe → S. 1612

823BD Schwein

Entericolix - Emulsion zur Injektion für Schweine → S. 493
Eryseng - Injektionssuspension für Schweine → S. 511
Eryseng PARVO - Injektionssuspension für Schweine → S. 511
Mhyosphere PCV ID - Emulsion zur Injektion für Schweine → S. 894
Parvoruvac - Injektionssuspension für Schweine → S. 1086
Porcilis AR-T DF - Injektionssuspension für Schweine → S. 1115
Porcilis ColiClos - Injektionssuspension für Schweine → S. 1115
Porcilis Ery + Parvo - Injektionssuspension für Schweine → S. 1116
Porcilis PCV M Hyo - Emulsion zur Injektion für Schweine → S. 1117
Respiporc - Injektionssuspension für Schweine → S. 1219
Rhiniseng - Injektionssuspension für Schweine → S. 1231
Suiseng - Injektionssuspension für Schweine → S. 1361
Suiseng Coli / C - Injektionssuspension für Schweine → S. 1361
Suvaxyn Circo+MH RTU - Emulsion zur Injektion für Schweine → S. 1368
Suvaxyn M.hyo - Injektionssuspension für Schweine → S. 1368
Suvaxyn Parvo/E-Amphigen - Emulsion zur Injektion für Schweine → S. 1368

823BE Hund

Canigen DHPPi/L - Lyophilisat und Lösungsmittel zur Herstellung einer Injektionssuspension für Hunde → S. 257
Canigen L4 - Injektionssuspension für Hunde → S. 257
Eurican DAP - Lyophilisat und Lösungsmittel zur Herstellung einer Injektionssuspension → S. 531
Eurican DAP-Lmulti - Lyophilisat und Suspension zur Herstellung einer Injektionssuspension für Hunde → S. 531
Eurican DAPPi - Lyophilisat und Lösungsmittel zur Herstellung einer Injektionssuspension → S. 531
Eurican DAPPi-L - Lyophilisat und Lösungsmittel zur Herstellung einer Injektionssuspension → S. 531
Eurican DAPPi-Lmulti - Lyophilisat und Suspension zur Herstellung einer Injektionssuspension für Hunde → S. 531
Eurican Lmulti - Injektionssuspension für Hunde → S. 531
Merilym 3 - Injektionssuspension für Hunde → S. 876
Nobivac BbPi - Lebendimpfstoff - Lyophilisat und Lösungsmittel zur Herstellung einer intranasalen Suspension für Hunde → S. 984
Nobivac L4 - Injektionssuspension für Hunde → S. 984
Nobivac Lepto - Injektionssuspension für Hunde → S. 984
Nobivac SHP - Lyophilisat und Lösungsmittel zur Herstellung einer Injektionssuspension für Hunde → S. 985
Nobivac SHPPi - Lyophilisat und Lösungsmittel zur Herstellung einer Injektionssuspension für Hunde → S. 985
Nobivac SP - Lyophilisat und Lösungsmittel zur Herstellung einer Injektionssuspension für Hunde → S. 986
Pneumodog - Injektionssuspension für Hunde → S. 1114
Versican Plus BbPi IN Nasentropfen - Lyophilisat und Lösungsmittel zur Herstellung einer Suspension für Hunde → S. 1521
Versican Plus DHPPi - Lyophilisat und Lösungsmittel zur Herstellung einer Injektionssuspension für Hunde → S. 1521
Versican Plus DHPPi/L4 - Lyophilisat und Suspension zur Herstellung einer Injektionssuspension für Hunde → S. 1521
Versican Plus DHPPi/L4R - Lyophilisat und Suspension zur Herstellung einer Injektionssuspension für Hunde → S. 1521
Versican Plus L4 - Injektionssuspension für Hunde → S. 1521
Versican Plus Pi - Lyophilisat und Lösungsmittel zur Herstellung einer Injektionssuspension für Hunde → S. 1521
Versican Plus Pi/L4 - Lyophilisat und Suspension zur Herstellung einer Injektionssuspension für Hunde → S. 1521
Versican Plus Pi/L4R - Lyophilisat und Suspension zur Herstellung einer Injektionssuspension für Hunde → S. 1522
Virbagen canis L - Injektionssuspension für Hunde → S. 1540
Virbagen canis Pi/L - Lyophilisat und Suspension zur Herstellung einer Injektionssuspension für Hunde → S. 1541
Virbagen canis SHA/L - Lyophilisat und Suspension zur Herstellung einer Injektionssuspension für Hunde → S. 1541
Virbagen canis SHAPPi - Lyophilisat und Lösungsmittel zur Herstellung einer Injektionssuspension für Hunde → S. 1541
Virbagen canis SHAPPi/L - Lyophilisat und Suspension zur Herstellung einer Injektionssuspension für Hunde → S. 1541
Virbagen canis SHAPPi/LT - Lyophilisat und Lösungsmittel zur Herstellung einer Injektionssuspension für Hunde → S. 1541

823BF Katze

Fevaxyn Pentofel - Injektionssuspension für Katzen → S. 569
Fevaxyn Quatrifel - Emulsion zur Injektion für Katzen → S. 569
Leucofeligen FeLV/RCP - Lyophilisat und Suspension zur Herstellung einer Injektionssuspension für Katzen → S. 798
Nobivac RC - Lyophilisat und Lösungsmittel zur Herstellung einer Injektionssuspension für Katzen → S. 985
Nobivac RCP - Lyophilisat und Lösungsmittel zur Herstellung einer Injektionssuspension für Katzen → S. 985
Purevax RCP - Lyophilisat und Lösungsmittel zur Herstellung einer Injektionssuspension → S. 1169
Purevax RCP FeLV - Lyophilisat und Lösungsmittel zur Herstellung einer Injektionssuspension → S. 1169
Purevax RCPCh - Lyophilisat und Lösungsmittel zur Herstellung einer Injektionssuspension → S. 1169
Purevax RCPCh FeLV - Lyophilisat und Lösungsmittel zur Herstellung einer Injektionssuspension → S. 1169
Versifel CVR - Lyophilisat und Lösungsmittel zur Herstellung einer Injektionssuspension, für Katzen → S. 1522
Virbagen felis RCP - Lyophilisat und Lösungsmittel zur Herstellung einer Injektionssuspension für Katzen → S. 1541
Virbagen felis RCP/T - Lyophilisat und Lösungsmittel zur Herstellung einer Injektionssuspension für Katzen → S. 1542

823BG Geflügel

Aviffa - Lösliches Pulver für Puten zur Verabreichung über das Trinkwasser → S. 160
Gallimune 407 ND+IB+EDS+ART - Emulsion zur Injektion, für Hühner → S. 615
Nobilis Rismavac + CA 126 - Konzentrat und Lösungsmittel zur Herstellung einer Injektionssuspension für Hühner → S. 982
Prevexxion RN+HVT+IBD - Konzentrat und Lösungsmittel zur Herstellung einer Injektionssuspension für Hühner → S. 1141
Vectormune FP ILT + AE - Lyophilisat und Lösungsmittel zur Herstellung einer Injektionssuspension für Hühner → S. 1506

823BH Kaninchen

823BZ Sonstige

823C Immunglobuline

823CA Monopräparate/Passive Immunisierung

823CB Kombinationspräparate/Passive Immunisierung

824 PERIPHERES NERVENSYSTEM

824A Monopräparate

824AA Lokalanästhetika

824AB Lokalanästhetika/Procainhaltige Präparate

824AC Lokalanästhetika/Lidocainhaltige Präparate

LidoBel 16 mg/ml - Injektionslösung für Pferde, Hunde und Katzen → S. 813
Lidor 20 mg/ml - Injektionslösung für Pferde, Hunde und Katzen → S. 814

824AD Lokalanästhetika/Sonstige

824AE Antipruriginosa

824AF Muskelrelaxantia

BelaZin 20 mg/ml - Injektionslösung für Rinder, Pferde, Hunde und Katzen → S. 175
Chanazine 20 mg/ml - Injektionslösung für Tiere → S. 290
Rompun 20 mg/ml - Injektionslösung für Tiere → S. 1254
Rompun TS 500 mg - Pulver und Lösungsmittel zur Herstellung einer Injektionslösung für Tiere → S. 1254
Sedachem 20 mg/ml - Injektionslösung für Rinder, Pferde, Hunde und Katzen → S. 1283
Sedaxylan 20 mg/ml - Injektionslösung für Hunde, Katzen, Pferde und Rinder → S. 1284
Xylapan 20 mg/ml - Injektionslösung für Tiere → S. 1578
Xylasol 20 mg/ml - Injektionslösung für Tiere → S. 1578
Xylavet 20 mg/ml - Injektionslösung für Pferde, Rinder, Hunde und Katzen → S. 1578

824AZ Sonstige

824B Kombinationspräparate

Ekyflogyl 1,8 mg/ml + 8,7 mg/ml - Gel für Pferde → S. 467

824BZ Sonstige

Procamidor 20 mg/ml - Injektionslösung für Tiere → S. 1148
Procamidor Duo 40 mg/ml + 0,036 mg/ml - Injektionslösung für Tiere → S. 1149

Pronestesic 40 mg/ml / 0,036 mg/ml - Injektionslösung für Pferde, Rinder, Schweine und Schafe → S. 1155

825 MAGEN/DARMPRÄPARATE

825A Antiemetika (Mittel gegen Erbrechen)

Cerenia 10 mg/ml - Injektionslösung für Hunde und Katzen → S. 286
Cerenia 16 mg - Tabletten für Hunde → S. 286
Cerenia 24 mg - Tabletten für Hunde → S. 286
Cerenia 60 mg - Tabletten für Hunde → S. 286
Cerenia 160 mg - Tabletten für Hunde → S. 286
Emeprid 5 mg/ml - Injektionslösung für Hunde und Katzen → S. 476
Emeprid 1 mg/ml - Lösung zum Eingeben für Hunde und Katzen → S. 476
Metomotyl 2,5 mg/ml - Injektionslösung für Katzen und Hunde → S. 888
Metomotyl 5 mg/ml - Injektionslösung für Katzen und Hunde → S. 888
Prevomax 10 mg/ml - Injektionslösung für Hunde und Katzen → S. 1142
Sedalin 35 mg/ml - Gel zum Eingeben für Hunde und Pferde → S. 1284
Tranquiline 35 mg/ml - Gel zum Eingeben für Hunde → S. 1442
Vetemex vet 10 mg/ml - Injektionslösung für Hunde und Katzen → S. 1527
Vomend 5 mg/ml - Injektionslösung für Hunde und Katzen → S. 1555

825B Antizymotika (Mittel gegen Gährung)

825C Cholagoga (Gallenmittel)

Genabil 100 mg/ml - Injektionslösung für Rinder, Schweine, Schafe, Pferde, Hunde → S. 623
Menbutil 100 mg/ml - Injektionslösung für Rinder, Schweine, Pferde, Schafe und Ziegen → S. 872
Menbuton 100 mg/ml - Injektionslösung für Rinder, Schweine, Pferde, Schafe, Ziegen → S. 872

825D Emetika (Brechmittel)

Clevor 30 mg/ml - Augentropfen, Lösung im Einzeldosisbehältnis für Hunde → S. 317
Rompun 20 mg/ml - Injektionslösung für Tiere → S. 1254
Rompun TS 500 mg - Pulver und Lösungsmittel zur Herstellung einer Injektionslösung für Tiere → S. 1254

825E Fermentpräparate

Enteroferment - Pulver zum Eingeben für Tiere → S. 494

825F Laxantien (Abführmittel)

Laxatract 667 mg/ml - Sirup für Hunde und Katzen → S. 789

825G Obstipantien (Mittel zur Stopfung)

Carbo-Pulbit 0,40 g/g - Granulat für Tiere → S. 261
Emeprid 5 mg/ml - Injektionslösung für Hunde und Katzen → S. 476
Emeprid 1 mg/ml - Lösung zum Eingeben für Hunde und Katzen → S. 476
Enteroferment - Pulver zum Eingeben für Tiere → S. 494
Gutal 1000 mg/g - Arzneimittel-Vormischung zur Herstellung von Fütterungsarzneimitteln für Ferkel → S. 645
Stullmisan 30,56 mg/g - Pulver zum Eingeben für Tiere → S. 1358
Tropfen bei Durchfall "Mag. Doskar" für Tiere → S. 1462
Vomend 5 mg/ml - Injektionslösung für Hunde und Katzen → S. 1555

825H Peristaltika (Mittel gegen Koliken)

Koliktropfen "Mag. Doskar" für Tiere → S. 765
Novasul 500 mg/ml - Injektionslösung für Tiere → S. 995
Vetalgin 500 mg/ml - Injektionslösung für Tiere → S. 1526

825I Ruminantia (Anregung der Pansentätigkeit)

825J Spasmolytika (krampflösende Mittel)

Prifinial - Injektionslösung für Hunde und Katzen → S. 1145
Spasmalgan compositum 500 mg/ml + 4 mg/ml - Injektionslösung für Pferde, Rinder, Schweine und Hunde → S. 1340
Spasmipur 20 mg/ml - Injektionslösung → S. 1340
Spasmium comp. 500 mg/ml + 4 mg/ml - Injektionslösung für Tiere → S. 1341

825K Stomachika, Karminativa (Magenmittel, Mittel gegen Blähungen)

Colosan - Lösung zum Eingeben für Tiere → S. 333
Dysticum - Pulver zum Eingeben für Tiere → S. 452
Genabil 100 mg/ml - Injektionslösung für Rinder, Schweine, Schafe, Pferde, Hunde → S. 623
Menbutil 100 mg/ml - Injektionslösung für Rinder, Schweine, Pferde, Schafe und Ziegen → S. 872
Menbuton 100 mg/ml - Injektionslösung für Rinder, Schweine, Pferde, Schafe, Ziegen → S. 872
Stullmisan 30,56 mg/g - Pulver zum Eingeben für Tiere → S. 1358

825Z Sonstige

Bioplex Colistin 25 mg/g - Pulver zum Eingeben für Rinder, Schweine und Hühner → S. 201
Colistin-Enteromix 25 mg/g - Pulver zum Eingeben für Tiere → S. 332
Colistin-Mix - Fütterungsarzneimittelvormischung zur Herstellung von Fütterungsarzneimitteln für Tiere → S. 332
Cryptisel 0,5 mg/ml - Lösung zum Eingeben für Kälber → S. 352
Enteroxid "Ogris" 25 mg/g - Pulver zum Eingeben für Schweine → S. 494
Equinor 370 mg/g - Paste zum Eingeben für Pferde → S. 505
Equizol 400 mg - magensaftresistentes Granulat für Pferde → S. 506
Gastrobim 370 mg/g - Paste zum Eingeben für Pferde → S. 618
GastroGard 370 mg/g - Paste zum Eingeben für Pferde → S. 618
Halagon 0,5 mg/ml - Lösung zum Eingeben für Kälber → S. 649
Halocur 0,5 mg/ml - Lösung zum Eingeben für Kälber → S. 651
Intra Dysovinol 499 mg/ml - Lösung zum Eingeben über das Trinkwasser für Schweine → S. 720
Kriptazen 0,5 mg/ml - Lösung zum Eingeben für Kälber → S. 767
Omeproshield 370 mg/g - Paste zum Eingeben für Pferde → S. 1038
Peptizole 370 mg/g - Paste zum Eingeben für Pferde → S. 1097
Stenorol Crypto 0,5 mg/ml - Lösung zum Eingeben für Kälber → S. 1352

826 MASTITISPRÄPARATE (SIEHE AUCH EUTERPRÄPARATE)

Benestermycin - Suspension zur intramammären Anwendung für Rinder → S. 181
Imrestor 15 mg - Injektionslösung für Rinder → S. 702
Ingel-Mamyzin 269,5 mg/ml - Pulver und Lösungsmittel zur Herstellung einer Injektionssuspension für Rinder → S. 710
Nafpenzal T - Salbe zur intramammären Anwendung für Rinder → S. 943
Penethaone 236,3 mg/ml - Pulver und Lösungsmittel zur Herstellung einer Injektionssuspension für Rinder → S. 1092
Peracef 10 mg/ml - Suspension zur intramammären Anwendung für Rinder → S. 1097
Permacyl 236,3 mg/ml - Pulver und Lösungsmittel zur Herstellung einer Injektionssuspension für Rinder → S. 1100
Revozyn RTU 400 mg/ml - Injektionssuspension für Rinder → S. 1227
Seroclox - Euterinjektoren für Rinder → S. 1293
Ubropen 600 mg - Suspension zur intramammären Anwendung bei laktierenden Kühen → S. 1473
Vetramycin - Salbe zur intramammären Anwendung für Rinder → S. 1529
Vetramycin DC - Salbe zur intramammären Anwendung für Rinder → S. 1529

827 ZENTRALNERVENSYSTEM

827A Excitantia

827B Neurotonika

827Z Sonstige

Clomicalm 5 mg - Tabletten für Hunde → S. 320
Clomicalm 20 mg - Tabletten für Hunde → S. 320
Clomicalm 80 mg - Tabletten für Hunde → S. 321
Pergoquin 1 mg - Tabletten für Pferde → S. 1098
Prascend 1 mg - Tabletten für Pferde → S. 1127

828 VEGETATIVES NERVENSYSTEM

828A Parasympatholytika

Buscopan compositum - Injektionslösung für Tiere → S. 235
Prifinial - Injektionslösung für Hunde und Katzen → S. 1145
Spasmalgan compositum 500 mg/ml + 4 mg/ml - Injektionslösung für Pferde, Rinder, Schweine und Hunde → S. 1340
Spasmipur 20 mg/ml - Injektionslösung → S. 1340
Spasmium comp. 500 mg/ml + 4 mg/ml - Injektionslösung für Tiere → S. 1341

828B Parasympathomimetika

828C Sympatholytika

828D Sympathomimetika

828Z Sonstige

829 STRESSPRÄPARATE

Avena/Phosphor "Wala" - Injektionslösung für Tiere → S. 160
Azaporc 40 mg/ml - Injektionslösung für Schweine → S. 164
Separon 40 mg/ml - Injektionslösung für Schweine → S. 1289
Stresnil 40 mg/ml - Injektionslösung für Schweine → S. 1356
Tropfen bei Start- und Turnierangst "Mag. Doskar" für Tiere → S. 1462

830 OHRENPRÄPARATE

Auriotic - Ohrentropfen und Suspension zur Anwendung auf der Haut für Hunde und Katzen → S. 158
Aurizon - Ohrentropfen, Suspension für Hunde → S. 158
Canaural - Ohrentropfen, Suspension für Hunde und Katzen → S. 247
Easotic - Ohrentropfen Suspension für Hunde → S. 453
Ektoderm ReVet RV8 - Globuli für Tiere → S. 467
Marbodex - Ohrentropfen, Suspension für Hunde → S. 856
Marbogen Complex - Ohrentropfen, Lösung für Hunde → S. 856
Mitex - Ohrentropfen und Suspension zur Anwendung auf der Haut für Hunde und Katzen → S. 912
Neptra - Ohrentropfen, Lösung für Hunde → S. 960
Osurnia - Ohrengel für Hunde → S. 1056
Otomax Ohrentropfen - Ohrentropfen Suspension → S. 1057
Ototop - Ohrentropfen und Suspension zur Anwendung auf der Haut für Hunde, Katzen und Meerschweinchen → S. 1057
Otoxolan - Ohrentropfen, Suspension für Hunde → S. 1057
Posatex - Ohrentropfensuspension für Hunde → S. 1118
Recicort 1,77 mg/ml + 17,7 mg/ml - Ohrentropfen, Lösung für Hunde und Katzen → S. 1205
Surolan 5,0 mg/0,5293 mg/23,0 mg/ml Ohrentropfen, Suspension zur Anwendung auf der Haut für Hunde und Katzen → S. 1367

831 STOFFWECHSELPRÄPARATE

831A Diätetika

831B Kohlenhydratstoffwechsel

Glucobel 40 g/100 ml - Infusionslösung für Pferde, Rinder, Schafe, Ziegen, Schweine, Hunde und Katzen → S. 636

831C Calcium- und/oder Phosphorstoffwechsel

Calcamyl forte - Injektionslösung für Rinder → S. 240
Calcibel 240/60/60 mg/ml - Infusionslösung für Pferde, Rinder, Schafe, Ziegen und Schweine → S. 240
Calcitat - Injektionslösung für Tiere → S. 241
Calcitat forte - Injektionslösung für Tiere → S. 241
Calcium gluconicum "Jacoby" - Injektionslösung für Tiere → S. 244
Calcium "Norbrook" - Injektionslösung für Rinder → S. 244
Calcium "Pro Zoon" - Injektionslösung für Rinder → S. 244
Calmafusion - Infusionslösung für Rinder, Schafe und Schweine → S. 245
Catosal 100/0,05 mg/ml - Injektionslösung für Tiere → S. 269
Methiocalcin - Injektionslösung für Rinder, Schafe und Ziegen → S. 884
Surcalce - Injektionslösung für Pferd, Rind, Schwein, Schaf, Ziege → S. 1367
Vigophos 100 mg/ml + 0,05 mg/ml - Injektionslösung für Rinder → S. 1536

831D Elektrolytstoffwechsel

Amynin N - Infusionslösung für Rinder, Pferde, Schweine, Schafe, Ziegen, Hunde und Katzen → S. 97

831E Geriatrika

Canergy 100 mg - Tabletten für Hunde → S. 255
Karsivan 50 mg - Filmtabletten für Hunde → S. 750
Karsivan 100 mg - Filmtabletten für Hunde → S. 750
Vitofyllin 50 mg - Filmtabletten für Hunde → S. 1547
Vitofyllin 100 mg - Filmtabletten für Hunde → S. 1547

831F Purinstoffwechsel (Anabolika)

831G Roborantia (Kräftigungspräparate)

Amynin N - Infusionslösung für Rinder, Pferde, Schweine, Schafe, Ziegen, Hunde und Katzen → S. 97
Catosal 100/0,05 mg/ml - Injektionslösung für Tiere → S. 269
Coffea Praeparata - Lösung zum Eingeben für Tiere → S. 327
Kräftigungstropfen "Mag. Doskar" für Tiere → S. 766
Vigophos 100 mg/ml + 0,05 mg/ml - Injektionslösung für Rinder → S. 1536

831H Stoffwechselsteigernde Präparate

831I Stoffwechselhemmende Präparate

831J Leberschutz

Hepar comp. "Wala" - Injektionslösung für Tiere → S. 656
Methiocalcin - Injektionslösung für Rinder, Schafe und Ziegen → S. 884

831K Aminosäurenzufuhr

831Z Sonstige

Kexxtone 32,4 g - Intraruminales System mit kontinuierlicher Freigabe für Rinder → S. 758

832 SPASMOLYTIKA

832A Monopräparate

Novasul 500 mg/ml - Injektionslösung für Tiere → S. 995
Sensiblex 40 mg/ml - Injektionslösung für Rinder → S. 1289
Vetalgin 500 mg/ml - Injektionslösung für Tiere → S. 1526

832B Kombinationspräparate

Buscopan compositum - Injektionslösung für Tiere → S. 235
Nux vomica comp. "Wala" - Injektionslösung für Tiere → S. 1017
Spasmalgan compositum 500 mg/ml + 4 mg/ml - Injektionslösung für Pferde, Rinder, Schweine und Hunde → S. 1340
Spasmium comp. 500 mg/ml + 4 mg/ml - Injektionslösung für Tiere → S. 1341
Venti Plus - Granulat zum Eingeben für Pferde → S. 1517

833 PRÄPARATE ZUR BEHANDLUNG DER GESCHLECHTSORGANE

833A Monopräparate

Dinolytic 5 mg/ml - Injektionslösung für Tiere → S. 412

833AA Aphrodisiaka (geschlechtstriebfördernde Präparate)

833AB Anaphrodisiaka (geschlechtstriebhemmende Präparate)

Perlutex 5 mg - Tabletten für Hunde und Katzen → S. 1100
Tardak 10 mg/ml - Injektionssuspension für Hunde → S. 1390

833AC Sterilitätsbekämpfung

Buserelin aniMedica 0,004 mg/ml - Injektionslösung für Rinder, Pferde und Kaninchen → S. 235
Estrumate 250 µg/ml - Injektionslösung für Rinder, Pferde und Schweine → S. 526
Fertigest 0,004 mg/ml - Injektionslösung → S. 569
Porceptal 4 Mikrogramm/ml - Injektionslösung für Schweine → S. 1115
Prosolvin 7,5 mg/ml - Injektionslösung für Tiere → S. 1160
Prosync 250 µg/ml - Injektionslösung für Rinder, Pferde und Schweine → S. 1161
Receptal 0,004 mg/ml - Injektionslösung für Rinder, Pferde, Schweine und Kaninchen → S. 1204
Veterelin 0,004 mg/ml - Injektionslösung für Rinder, Schweine, Pferde und Kaninchen → S. 1527

833AD Trächtigkeitstest

833AE Odinagoga (Wehenpräparate)

Dalmaprost 0,075 mg/ml - Injektionslösung für Rinder,

Schweine und Pferde → S. 368
Dalmazin 75 µg/ml - Injektionslösung für Kühe und Sauen → S. 368
Depotocin 35 µg/ml - Injektionslösung für Rinder und Schweine → S. 386
Depotocin 70 µg/ml - Injektionslösung für Rinder und Schweine → S. 386
Estrumate 250 µg/ml - Injektionslösung für Rinder, Pferde und Schweine → S. 526
Genestran 75 Mikrogramm/ml - Injektionslösung für Rinder, Pferde und Schweine → S. 623
Hipracin 10 IE/ml synthetisches Oxytocin - Injektionslösung für Tiere → S. 662
Indupart 75 Mikrogramm/ml - Injektionslösung für Rinder, Schweine und Pferde → S. 706
Intertocine 10 I.E. - Injektionslösung für Tiere → S. 719
LongActon 0,07 mg/ml - Injektionslösung für Rinder und Schweine → S. 829
Oxytocin "Gräub" 10 I.E./ml - Injektionslösung für Tiere → S. 1067
Oxytocin "Vana" 10 IE/ml - Injektionslösung für Tiere → S. 1067
Prosolvin 7,5 mg/ml - Injektionslösung für Tiere → S. 1160
Prosync 250 µg/ml - Injektionslösung für Rinder, Pferde und Schweine → S. 1161
Synpitan-Vet 10 IU/ml - Injektionslösung für Pferd, Rind, Schaf, Ziege, Schwein, Hund, Katze → S. 1373
Veteglan 0,075 mg/ml - Injektionslösung für Kühe, Sauen und Stuten → S. 1526

833AF Gleitmittel

833AG Endometritispräparate

Carofertin 10 mg/ml - Injektionslösung für Rinder, Schweine und Pferde → S. 263
Eucacomp - Suspension zur vaginalen und intrauterinen Anwendung für Tiere → S. 528

833AH Retentiopräparate (Harnverhalten)

Incontex 20 mg/ml - Sirup für Hunde → S. 703
Propalin - Sirup → S. 1156
Terramycin 39,2 mg/g - Spray zur Anwendung auf der Haut, Lösung für Tiere → S. 1410
Terramycin 463,3 mg - Tabletten zur intrauterinen Anwendung für Rinder → S. 1410
Urilin 40 mg/ml - Sirup für Hunde → S. 1483

833AI Sterilisation, medikamentös

833AZ Sonstige

Canigolin 50 µg/ml - Lösung zum Eingeben für Hunde und Katzen → S. 257
Finilac 50 Mikrogramm/ml - Lösung zum Eingeben für Hunde und Katzen → S. 572
Galastop 50 µg/ml - Lösung zum Eingeben für Hunde → S. 614

833B Kombinationspräparate

833BA Aphrodisiaka

833BB Anaphrodisiaka

833BC Sterilitätsbekämpfung

Weravet Fertilisal - Injektionslösung für Hunde und Katzen → S. 1562

833BZ Sonstige

Endometrium comp. "Wala" - Injektionslösung für Tiere → S. 487

834 EUTER-/ZITZENPRÄPARATE

834A Milchfördernde Präparate

834B Präparate gegen Euterentzündung

Benestermycin - Suspension zur intramammären Anwendung für Rinder → S. 181
Ingel-Mamyzin 269,5 mg/ml - Pulver und Lösungsmittel zur Herstellung einer Injektionssuspension für Rinder → S. 710
Mamicillin 277,8 mg/ml - Pulver und Lösungsmittel zur Herstellung einer Injektionssuspension für Rinder → S. 855
Nafpenzal T - Salbe zur intramammären Anwendung für Rinder → S. 943
Novomate 277,8 mg/ml - Pulver und Lösungsmittel zur Herstellung einer Injektionssuspension für Rinder → S. 997
Penethaone 236,3 mg/ml - Pulver und Lösungsmittel zur Herstellung einer Injektionssuspension für Rinder → S. 1092
Peracef 10 mg/ml - Suspension zur intramammären Anwendung für Rinder → S. 1097
Permacyl 236,3 mg/ml - Pulver und Lösungsmittel zur Herstellung einer Injektionssuspension für Rinder → S. 1100
Procain Penicillin G "Ogris" 300 mg/ml - Suspension zur intramammären Anwendung für Kühe → S. 1148
Pro-Pen 300 mg/g - Suspension zur intramammären Anwendung für Rinder → S. 1156
Revozyn RTU 400 mg/ml - Injektionssuspension für Rinder → S. 1227
Ubropen 600 mg - Suspension zur intramammären Anwendung bei laktierenden Kühen → S. 1473
Vanaproc 333 mg/g - Suspension zur intramammären Anwendung für Rinder → S. 1497
Vetramycin - Salbe zur intramammären Anwendung für Rinder → S. 1529
Vetramycin DC - Salbe zur intramammären Anwendung für Rinder → S. 1529

834C Euterödem

834D Präparate zur Trockenstellung

Fatroximin DC 100 mg - Salbe zur intramammären Anwendung für Rinder → S. 553
Noroseal 2,6 g - Suspension zur intramammären Anwendung bei Rindern → S. 993
Orbeseal 2,6 g - Suspension zur intramammären Anwendung für Rinder → S. 1048
Seroclox - Euterinjektoren für Rinder → S. 1293
Ubroseal blue Dry Cow 2,6 g - Suspension zur intramammären Anwendung bei Rindern → S. 1474

834E Zitzenerkrankungen

835 VITAMINE

835A Monopräparate

835AA Vitamin A

835AB Vitamin B1

835AC Vitamin B2

835AD Vitamin B6

835AE Vitamin B12

835AF Nicotinsäureamid

835AG Pantothensäure

835AH Vitamin C

835AI Vitamin D

Duphafral Vit. D3 27,50 mg/ml - Emulsion zur Injektion für Rinder → S. 446

835AJ Vitamin E

835AK Vitamin H (Biotin)

835AL Vitamin K

Vitamin K1 Laboratoire TVM 50 mg - Filmtabletten für Hunde → S. 1547
Vitamin K1 Laboratoire TVM, 10 mg/ml - Injektionslösung für Hunde → S. 1547

835B Kombinationspräparate

Catosal 100/0,05 mg/ml - Injektionslösung für Tiere → S. 269
Vigophos 100 mg/ml + 0,05 mg/ml - Injektionslösung für Rinder → S. 1536

835BA B-Komplex Präparate

Vanavit B-Komplex - Injektionslösung für Tiere → S. 1498

835BB Multivitaminpräparate

Trigantol - Lösung zum Eingeben für Tiere → S. 1452
Vitamin AD3E - Injektionslösung für Rind, Pferd, Schwein und Hund → S. 1546
Vitamin AD3EC "Ogris" - Konzentrat zur Herstellung einer Trinkwasserlösung für Tiere → S. 1546
Vitasol A-D3-E - Injektionslösung für Tiere → S. 1547
Vitasol AD3EC - Injektionslösung für Tiere → S. 1547

835BC Vitamine und Antibiotika

835BZ Sonstige

Selen E-sol forte - Emulsion zur Injektion für Tiere → S. 1286

836 ALLERGIEPRÄPARATE

837 WUNDBEHANDLUNG

838 DIAGNOSTIKA

839 SPURENELEMENTE

839A Monopräparate

839B Kombinationspräparate

840 GELENKSERKRANKUNGEN/ERKRANKUNGEN DES BEWEGUNGSAPPARATES

840A Monopräparate

840B Kombinationspräparate

850 ANTIDIABETIKA

850A Monopräparate

850AB Insuline

860 ZYTOSTATIKA

870 ANTIDOTE

880 DIVERSE

890 HOMÖOPATHISCHE ARZNEIMITTEL

890A Monopräparate

890B Kombinationspräparate

5.1.
ATC-Code-Verzeichnis
Hauptgruppen human

A ALIMENTÄRES SYSTEM UND STOFFWECHSEL
A01 STOMATOLOGIKA
A02 MITTEL BEI SÄURE BEDINGTEN ERKRANKUNGEN
A03 MITTEL BEI FUNKTIONELLEN GASTROINTESTINALEN STÖRUNGEN
A04 ANTIEMETIKA UND MITTEL GEGEN ÜBELKEIT
A05 GALLE- UND LEBERTHERAPIE
A06 LAXANTIEN
A07 ANTIDIARRHOIKA UND INTESTINALE ANTIPHLOGISTIKA/ANTIINFEKTIVA
A08 ANTIADIPOSITA, EXKL. DIÄTETIKA
A09 DIGESTIVA, INKL. ENZYME
A10 ANTIDIABETIKA
A11 VITAMINE
A12 MINERALSTOFFE
A13 TONIKA
A14 ANABOLIKA ZUR SYSTEMISCHEN ANWENDUNG
A15 APPETIT STIMULIERENDE MITTEL
A16 ANDERE MITTEL FÜR DAS ALIMENTÄRE SYSTEM UND DEN STOFFWECHSEL
B BLUT UND BLUT BILDENDE ORGANE
B01 ANTITHROMBOTISCHE MITTEL
B02 ANTIHÄMORRHAGIKA
B03 ANTIANÄMIKA
B05 BLUTERSATZMITTEL UND PERFUSIONSLÖSUNGEN
B06 ANDERE HÄMATOLOGIKA
C KARDIOVASKULÄRES SYSTEM
C01 HERZTHERAPIE
C02 ANTIHYPERTONIKA
C03 DIURETIKA
C04 PERIPHERE VASODILATATOREN
C05 VASOPROTEKTOREN
C07 BETA-ADRENOREZEPTOR-ANTAGONISTEN
C08 CALCIUMKANALBLOCKER
C09 MITTEL MIT WIRKUNG AUF DAS RENIN-ANGIOTENSIN-SYSTEM
C10 MITTEL, DIE DEN LIPIDSTOFFWECHSEL BEEINFLUSSEN
D DERMATIKA
D01 ANTIMYKOTIKA ZUR DERMATOLOGISCHEN ANWENDUNG
D02 EMOLLIENTIA UND HAUTSCHUTZMITTEL
D03 ZUBEREITUNGEN ZUR BEHANDLUNG VON WUNDEN UND GESCHWÜREN
D04 ANTIPRURIGINOSA, INKL. ANTIHISTAMINIKA, ANÄSTHETIKA, ETC.
D05 ANTIPSORIATIKA
D06 ANTIBIOTIKA UND CHEMOTHERAPEUTIKA ZUR DERMATOLOGISCHEN ANWENDUNG
D07 CORTICOSTEROIDE, DERMATOLOGISCHE ZUBEREITUNGEN
D08 ANTISEPTIKA UND DESINFEKTIONSMITTEL
D09 MEDIZINISCHE VERBÄNDE
D10 AKNEMITTEL
D11 ANDERE DERMATIKA
G UROGENITALSYSTEM UND SEXUALHORMONE
G01 GYNÄKOLOGISCHE ANTIINFEKTIVA UND ANTISEPTIKA
G02 ANDERE GYNÄKOLOGIKA
G03 SEXUALHORMONE UND MODULATOREN DES GENITALSYSTEMS
G04 UROLOGIKA
H SYSTEMISCHE HORMONPRÄPARATE, EXKL. SEXUALHORMONE UND INSULINE
H01 HYPOPHYSEN- UND HYPOTHALAMUSHORMONE UND ANALOGA
H02 CORTICOSTEROIDE ZUR SYSTEMISCHEN ANWENDUNG
H03 SCHILDDRÜSENTHERAPIE
H04 PANKREASHORMONE
H05 CALCIUMHOMÖOSTASE
J ANTIINFEKTIVA ZUR SYSTEMISCHEN ANWENDUNG
J01 ANTIBIOTIKA ZUR SYSTEMISCHEN ANWENDUNG
J02 ANTIMYKOTIKA ZUR SYSTEMISCHEN ANWENDUNG
J04 MITTEL GEGEN MYKOBAKTERIEN
J05 ANTIVIRALE MITTEL ZUR SYSTEMISCHEN ANWENDUNG
J06 IMMUNSERA UND IMMUNGLOBULINE
J07 IMPFSTOFFE
L ANTINEOPLASTISCHE UND IMMUNMODULIERENDE MITTEL
L01 ANTINEOPLASTISCHE MITTEL
L02 ENDOKRINE THERAPIE

L03 IMMUNSTIMULANZIEN
L04 IMMUNSUPPRESSIVA
M MUSKEL- UND SKELETTSYSTEM
M01 ANTIPHLOGISTIKA UND ANTIRHEUMATIKA
M02 TOPISCHE MITTEL GEGEN GELENK- UND MUSKELSCHMERZEN
M03 MUSKELRELAXANZIEN
M04 GICHTMITTEL
M05 MITTEL ZUR BEHANDLUNG VON KNOCHENERKRANKUNGEN
M09 ANDERE MITTEL GEGEN STÖRUNGEN DES MUSKEL- UND SKELETTSYSTEMS
N NERVENSYSTEM
N01 ANÄSTHETIKA
N02 ANALGETIKA
N03 ANTIEPILEPTIKA
N04 ANTIPARKINSONMITTEL
N05 PSYCHOLEPTIKA
N06 PSYCHOANALEPTIKA
N07 ANDERE MITTEL FÜR DAS NERVENSYSTEM
P ANTIPARASITÄRE MITTEL, INSEKTIZIDE UND REPELLENTIEN
P01 MITTEL GEGEN PROTOZOEN-ERKRANKUNGEN
P02 ANTHELMINTIKA
P03 MITTEL G. EKTOPARASITEN, INKL.ANTISCABIOSA, INSEKTIZIDE U.REPELLENTIEN
R RESPIRATIONSTRAKT
R01 RHINOLOGIKA
R02 HALS- UND RACHENTHERAPEUTIKA
R03 MITTEL BEI OBSTRUKTIVEN ATEMWEGSERKRANKUNGEN
R05 HUSTEN- UND ERKÄLTUNGSPRÄPARATE
R06 ANTIHISTAMINIKA ZUR SYSTEMISCHEN ANWENDUNG
R07 ANDERE MITTEL FÜR DEN RESPIRATIONSTRAKT
S SINNESORGANE
S01 OPHTHALMOLOGIKA
S02 OTOLOGIKA
S03 OPHTHALMOLOGISCHE UND OTOLOGISCHE ZUBEREITUNGEN
V VARIA
V01 ALLERGENE
V03 ALLE ÜBRIGEN THERAPEUTISCHEN MITTEL
V04 DIAGNOSTIKA
V06 ALLGEMEINE DIÄTETIKA
V07 ALLE ÜBRIGEN NICHTTHERAPEUTISCHEN MITTEL
V08 KONTRASTMITTEL
V09 RADIODIAGNOSTIKA
V10 RADIOTHERAPEUTIKA
V20 WUNDVERBÄNDE

5.2.
ATC-Code-Verzeichnis
Arzneispezialitäten human

A ALIMENTÄRES SYSTEM UND STOFF-WECHSEL

A01 STOMATOLOGIKA

A01A STOMATOLOGIKA

A01AA Mittel zur Kariesprophylaxe

A01AA01 Natriumfluorid

Zymafluor 0,25 mg - Tabletten → S. 1614
Zymafluor 1 mg - Tabletten → S. 1615

A01AA02 Natriummonofluorphosphat

A01AA03 Olaflur

A01AA04 Zinn(II)-fluorid

A01AA30 Kombinationen

A01AA51 Natriumfluorid, Kombinationen

elmex - Zahngel → S. 470

A01AB Antiinfektiva und Antiseptika zur oralen Lokalbehandlung

A01AB02 Wasserstoffperoxid

A01AB03 Chlorhexidin

Chlorhexamed 1% - Gel zur Anwendung in der Mundhöhle → S. 292
Chlorhexamed Direkt 1% - Gel zur Anwendung in der Mundhöhle → S. 292
Chlorhexamed fluid 0,1% → S. 292
Chlorhexamed forte 0,2% - orale Spüllösung → S. 292
Chlorhexamed Forte 2 mg/ml - Dentallösung zur Anwendung in der Zahnarztpraxis → S. 292
Chlorhexamed Forte alkoholfrei 2 mg/ml - Lösung zur Anwendung in der Mundhöhle → S. 292
Parosept 1,2 mg/ml - Mundwasser → S. 1084
Periochip 2,5 mg - Insert für Parodontaltaschen → S. 1098

A01AB04 Amphotericin B

Ampho Moronal - Lutschtabletten → S. 95

A01AB05 Polynoxylin

A01AB06 Domiphen

A01AB07 Oxychinolin

A01AB08 Neomycin

A01AB09 Miconazol

Daktarin 2% - orales Gel → S. 366

A01AB10 Natamycin

A01AB11 Verschiedene

Dequonal - Lösung → S. 386
Recessan - Salbe → S. 1205

A01AB12 Hexetidin

Hexoral - Lösung zum Gurgeln → S. 661

A01AB13 Tetracyclin

Ledermix - Paste → S. 790

A01AB14 Benzoxoniumchlorid

A01AB15 Tibezoniumiodid

A01AB16 Mepartricin

A01AB17 Metronidazol

A01AB18 Clotrimazol

A01AB19 Natriumperborat

A01AB21 Chlortetracyclin

A01AB22 Doxycyclin

Ligosan 140 mg/g - Gel zur periodontalen Anwendung → S. 814

A01AB23 Minocyclin

A01AC Corticosteroide zur oralen Lokalbehandlung

A01AC01 Triamcinolon

Ledermix - Paste → S. 790
Volon A - Haftsalbe → S. 1551

A01AC02 Dexamethason

A01AC03 Hydrocortison

A01AC54 Prednisolon, Kombinationen

A01AD Andere Mittel zur oralen Lokalbehandlung

ApoTee Käsepappel → S. 108
Sidroga Käsepappeltee → S. 1304

A01AD01 Epinephrin

A01AD02 Benzydamin

Med-angin 1,5 mg/ml - Spray zur Anwendung in der Mundhöhle, Lösung → S. 862
Med-angin 3 mg/ml - Spray zur Anwendung in der Mundhöhle, Lösung → S. 862
Tantum Verde - Lösung zum Gurgeln → S. 1389
Tantum Verde - Mundspray → S. 1389
Tantum Verde forte - Mundspray → S. 1389

A01AD05 Acetylsalicylsäure

A01AD06 Adrenalon

A01AD07 Amlexanox

A01AD08 Becaplermin

A01AD11 Verschiedene

Bronchostop direkt - Hals- und Rachenspray → S. 224
Dentinox - Gel Zahnungshilfe → S. 383
Dynexan 2% - Mundgel → S. 451
Glandosane synthetischer Speichel - Aerosol → S. 632
Kamillosan - Flüssigkeit → S. 749
Kamillosan - Mundspray → S. 750
Mundisal - Gel → S. 934
Osa Zahnungshilfe Gel zur Anwendung am Zahnfleisch → S. 1051
Pharma Wernigerode Kamillan - Flüssigkeit → S. 1103
Pyralvex pur - Lösung → S. 1171
Salviaforce mit Echinacea - Spray zur Anwendung in der Mundhöhle → S. 1274
Sialin-Sigma - Lösung → S. 1302
Solcoseryl 2,125 mg/g + 10 mg/g - Dentalpaste → S. 1329

A02 MITTEL BEI SÄURE BEDINGTEN ERKRANKUNGEN

A02A ANTACIDA

A02AA Magnesium-haltige Verbindungen

A02AA01 Magnesiumcarbonat

A02AA02 Magnesiumoxid

A02AA03 Magnesiumperoxid

A02AA04 Magnesiumhydroxid

A02AA05 Magnesiumsilikat

A02AA10 Kombinationen

A02AB Aluminium-haltige Verbindungen

A02AB01 Aluminiumhydroxid

A02AB02 Algeldrat

A02AB03 Aluminiumphosphat

A02AB04 Dihydroxyaluminiumnatriumcarbonat

A02AB05 Aluminiumacetoacetat

A02AB06 Aloglutamol

A02AB07 Aluminiumglyoinat

A02AB10 Kombinationen

A02AC Calcium-haltige Verbindungen

A02AC01 Calciumcarbonat

A02AC02 Calciumsilikat

A02AC10 Kombinationen

A02AD Kombinationen und Komplexe von Al-, Ca- und Mg-haltigen Verbindungen

A02AD01 Einfache Salzkombinationen

Gattart 680 mg/80 mg - Kautabletten → S. 620
Maalox - Kautabletten → S. 849
Rennie Antacidum Orange - Lutschtabletten → S. 1215
Rennie Antacidum Spearmint - Lutschtabletten → S. 1215

A02AD02 Magaldrat

Riopan 800 mg - Kautabletten → S. 1238
Riopan 1600 mg - MagenGel → S. 1238
Riopan 800 mg - orale Suspension → S. 1238

A02AD03 Almagat

A02AD04 Hydrotalcit

Talcid - Kautabletten → S. 1384

A02AD05 Almasilat

A02AF Antacida mit Karminativa

A02AF01 Magaldrat und Karminativa

A02AF02 Einfache Salzkombinationen und Karminativa

A02AG Antacida mit Spasmolytika

A02AH Antacida mit Natriumbicarbonat

Natriumhydrogencarbonat FarmavitaR 500 mg - magensaftresistente Weichkapseln → S. 951
Nephrotrans 500 mg - magensaftresistente Weichkapseln → S. 960
Nephrotrans 840 mg - magensaftresistente Weichkapseln → S. 960

A02AX Antacida, andere Kombinationen

A02B MITTEL BEI PEPTISCHEM ULKUS UND GASTROESOPHAGEALER REFLUXKRANKHEIT

A02BA Histamin-H2-Rezeptorenantagonisten

A02BA01 Cimetidin

Cimetidin Genericon 400 mg - Filmtabletten → S. 296
Cimetidin Genericon 800 mg - Filmtabletten → S. 296
Ulcostad 200 mg - Tabletten → S. 1474
Ulcostad 400 mg - Tabletten → S. 1474
Ulcostad 800 mg - Tabletten → S. 1474

A02BA02 Ranitidin

Ranitidin Accord 150 mg - Filmtabletten → S. 1194
Ranitidin Accord 300 mg - Filmtabletten → S. 1194
Ranitidin "ratiopharm" 150 mg - Filmtabletten → S. 1194
Ranitidin "ratiopharm" 300 mg - Filmtabletten → S. 1194
Ranitidin Stada 150 mg - Filmtabletten → S. 1194
Ranitidin Stada 300 mg - Filmtabletten → S. 1194
Ulsal 50 mg/2 ml - Ampullen → S. 1475
Ulsal 150 mg - Brausetabletten → S. 1475
Ulsal 300 mg - Brausetabletten → S. 1475
Ulsal 150 mg - Filmtabletten → S. 1475
Ulsal 300 mg - Filmtabletten → S. 1475
Zantac 150 mg - Brausetabletten → S. 1587
Zantac 300 mg - Brausetabletten → S. 1587

A02BA03 Famotidin

Famosin 20 mg - Filmtabletten → S. 549
Famosin 40 mg - Filmtabletten → S. 549
Famotidin Genericon 20 mg - Filmtabletten → S. 549
Famotidin Genericon 40 mg - Filmtabletten → S. 550
Famotidin "Interpharm" 40 mg - Filmtabletten → S. 550
Famotidin Stada 20 mg - Filmtabletten → S. 550
Famotidin Stada 40 mg - Filmtabletten → S. 550
Sodexx Famotidin 20 mg - Filmtabletten → S. 1328
Ulcusan 20 mg - Filmtabletten → S. 1475
Ulcusan 40 mg - Filmtabletten → S. 1475

A02BA04 Nizatidin

A02BA05 Niperotidin

A02BA06 Roxatidin

A02BA07 Ranitidinbismutcitrat

A02BA08 Lafutidin

A02BA51 Cimetidin, Kombinationen

A02BA53 Famotidin, Kombinationen

A02BB Prostaglandine

A02BB01 Misoprostol

Cyprostol - Tabletten → S. 361

A02BB02 Enprostil

A02BC Protonenpumpenhemmer

A02BC01 Omeprazol

Losec 10 mg - magensaftresistente Kapseln → S. 836
Losec 20 mg - magensaftresistente Kapseln → S. 836
Omec Hexal 10 mg - Kapseln → S. 1035
Omec Hexal 20 mg - Kapseln → S. 1035
Omec Hexal 40 mg - Kapseln → S. 1035
Omepralan 10 mg - Kapseln → S. 1036
Omepralan 20 mg - Kapseln → S. 1036
Omepralan 40 mg - Kapseln → S. 1036
Omeprazol 1A Pharma 10 mg - Kapseln → S. 1036
Omeprazol 1A Pharma 20 mg - Kapseln → S. 1036
Omeprazol 1A Pharma 40 mg - Kapseln → S. 1036
Omeprazol Alternova 20 mg - magensaftresistente Kapseln → S. 1036
Omeprazol Alternova 40 mg - magensaftresistente Kapseln → S. 1036
Omeprazol Aristo 20 mg - Kapseln → S. 1036
Omeprazol Aristo 40 mg - Kapseln → S. 1036
Omeprazol Biosan 10 mg - Kapseln → S. 1036
Omeprazol Biosan 20 mg - Kapseln → S. 1036
Omeprazol G.L. 40 mg - Kapseln → S. 1036
Omeprazol Genericon 10 mg - magensaftresistente Kapseln → S. 1036
Omeprazol Genericon 20 mg - magensaftresistente Kapseln → S. 1037
Omeprazol Genericon 40 mg - magensaftresistente Kapseln → S. 1037
Omeprazol ratiopharm 10 mg - magensaftresistente Hartkapseln → S. 1037
Omeprazol ratiopharm 20 mg - magensaftresistente Hartkapseln → S. 1037
Omeprazol ratiopharm 40 mg - magensaftresistente Hartkapseln → S. 1037
Omeprazol Sandoz 10 mg - Kapseln → S. 1037
Omeprazol Sandoz 20 mg - Kapseln → S. 1037
Omeprazol Sandoz 40 mg - Kapseln → S. 1037
Omeprazol Stada 10 mg - magensaftresistente Hartkapseln → S. 1037
Omeprazol Stada 20 mg - magensaftresistente Hartkapseln → S. 1037
Omeprazol Stada 40 mg - magensaftresistente Hartkapseln → S. 1037

A02BC02 Pantoprazol

Controloc Control 20 mg - magensaftresistente Tabletten → S. 341
Gastroloc Hexal 20 mg - magensaftresistente Tabletten → S. 619
Gastroloc Hexal 40 mg - magensaftresistente Tabletten → S. 619
Gastrozol 20 mg - magensaftresistente Tabletten → S. 620
Gastrozol 40 mg - magensaftresistente Tabletten → S. 620
Nolpaza Control 20 mg - magensaftresistente Tabletten → S. 987
Panprabene 20 mg - magensaftresistente Tabletten → S. 1075
Panprabene 40 mg - magensaftresistente Tabletten → S. 1075
Pantip 20 mg - magensaftresistente Tabletten → S. 1075
Pantip 40 mg - magensaftresistente Tabletten → S. 1075
Pantoloc 20 mg - Filmtabletten → S. 1075
Pantoloc 40 mg - Filmtabletten → S. 1076
Pantoloc 40 mg - Trockenstechampulle → S. 1076
Pantoloc Control 20 mg - magensaftresistente Tabletten → S. 1076
Pantoprazol 1A Pharma 20 mg - magensaftresistente Tabletten → S. 1076
Pantoprazol 1A Pharma 40 mg - magensaftresistente Tabletten → S. 1076
Pantoprazol Accord 40 mg - Pulver zur Herstellung einer Injektionslösung → S. 1076
Pantoprazol Actavis 20 mg - magensaftresistente Tabletten → S. 1076
Pantoprazol Actavis 40 mg - magensaftresistente Tabletten → S. 1076
Pantoprazol Alternova 20 mg - magensaftresistente Tabletten → S. 1076
Pantoprazol Alternova 40 mg - magensaftresistente Tablet-

ten → S. 1076
Pantoprazol A-Med 20 mg - magensaftresistente Tabletten → S. 1077
Pantoprazol A-Med 40 mg - magensaftresistente Tabletten → S. 1077
Pantoprazol AptaPharma 40 mg - Pulver zur Herstellung einer Injektions-/Infusionslösung → S. 1077
Pantoprazol Biosan 20 mg - magensaftresistente Tabletten → S. 1077
Pantoprazol Bluefish 20 mg - magensaftresistente Tabletten → S. 1077
Pantoprazol Bluefish 40 mg - magensaftresistente Tabletten → S. 1077
Pantoprazol CADmed 20 mg - magensaftresistente Tabletten → S. 1077
Pantoprazol CADmed 40 mg - magensaftresistente Tabletten → S. 1077
Pantoprazol G.L. 20 mg - magensaftresistente Tabletten → S. 1077
Pantoprazol G.L. 40 mg - magensaftresistente Tabletten → S. 1077
Pantoprazol Genericon 20 mg - magensaftresistente Tabletten → S. 1077
Pantoprazol Genericon 40 mg - magensaftresistente Tabletten → S. 1077
Pantoprazol Hikma 40 mg - Pulver zur Herstellung einer Injektionslösung → S. 1078
Pantoprazol Merck 20 mg - magensaftresistente Tabletten → S. 1078
Pantoprazol Merck 40 mg - magensaftresistente Tabletten → S. 1078
Pantoprazol Mylan 20 mg - magensaftresistente Tabletten → S. 1078
Pantoprazol Mylan 40 mg - magensaftresistente Tabletten → S. 1078
Pantoprazol Noridem 40 mg - Pulver zur Herstellung einer Injektionslösung → S. 1078
Pantoprazol "Nycomed" 20 mg - magensaftresistente Tabletten → S. 1078
Pantoprazol "Nycomed" 40 mg - magensaftresistente Tabletten → S. 1078
Pantoprazol +pharma 20 mg - magensaftresistente Tabletten → S. 1078
Pantoprazol +pharma 40 mg - magensaftresistente Tabletten → S. 1078
Pantoprazol ratiopharm GmbH 20 mg - magensaftresistente Tabletten → S. 1078
Pantoprazol ratiopharm GmbH 40 mg - magensaftresistente Tabletten → S. 1078
Pantoprazol Sandoz 20 mg - magensaftresistente Tabletten → S. 1079
Pantoprazol Sandoz 40 mg - magensaftresistente Tabletten → S. 1079
Pantoprazol Sandoz 40 mg - Pulver zur Herstellung einer Injektionslösung → S. 1079
Pantoprazol Stada 20 mg - magensaftresistente Tabletten → S. 1079
Pantoprazol Stada 40 mg - magensaftresistente Tabletten → S. 1079
Pantoprazol SUN 40 mg - Pulver zur Herstellung einer Injektionslösung → S. 1079
Pantozol Control 20 mg - magensaftresistente Tabletten → S. 1079
Refluxin 20 mg - magensaftresistente Tabletten → S. 1206
Somac Control 20 mg - magensaftresistente Tabletten → S. 1335
Zurcal 20 mg - Filmtabletten → S. 1612
Zurcal 40 mg - Filmtabletten → S. 1612
Zurcal 40 mg - Trockenstechampulle → S. 1613

A02BC03 Lansoprazol

Agopton 15 mg - Kapseln → S. 51
Agopton 30 mg - Kapseln → S. 52
Lansobene 15 mg - Kapseln → S. 782
Lansobene 30 mg - Kapseln → S. 782
Lansohexal 15 mg - Hartkapseln → S. 782
Lansohexal 30 mg - Hartkapseln → S. 782
Lansoprazol Actavis 15 mg - magensaftresistente Hartkapseln → S. 782
Lansoprazol Actavis 30 mg - magensaftresistente Hartkapseln → S. 783
Lansoprazol Alternova 15 mg - Kapseln → S. 783
Lansoprazol Alternova 30 mg - Kapseln → S. 783
Lansoprazol Arcana 15 mg - Kapseln → S. 783
Lansoprazol Arcana 30 mg - Kapseln → S. 783
Lansoprazol Genericon 15 mg - magensaftresistente Kapseln → S. 783
Lansoprazol Genericon 30 mg - magensaftresistente Kapseln → S. 783
Lansoprazol +pharma 15 mg - magensaftresistente Kapseln → S. 783
Lansoprazol +pharma 30 mg - magensaftresistente Kapseln → S. 783
Lansoprazol Sandoz 15 mg - Hartkapseln → S. 783
Lansoprazol Sandoz 30 mg - Hartkapseln → S. 783
Lansoprazol Stada 15 mg - magensaftresistente Hartkapseln → S. 784
Lansoprazol Stada 30 mg - magensaftresistente Hartkapseln → S. 784

A02BC04 Rabeprazol

Pariet 10 mg - Filmtabletten → S. 1082
Pariet 20 mg - Filmtabletten → S. 1083
Rabeprazol 1A Pharma 10 mg - magensaftresistente Tabletten → S. 1184
Rabeprazol 1A Pharma 20 mg - magensaftresistente Tabletten → S. 1184
Rabeprazol Hexal 10 mg - magensaftresistente Tabletten → S. 1184
Rabeprazol Hexal 20 mg - magensaftresistente Tabletten → S. 1184
Rabeprazol Krka 10 mg - magensaftresistente Tabletten → S. 1184
Rabeprazol Krka 20 mg - magensaftresistente Tabletten → S. 1184
Rabeprazol ratiopharm 10 mg - magensaftresistente Tabletten → S. 1184
Rabeprazol ratiopharm 20 mg - magensaftresistente Tabletten → S. 1184
Rabeprazol Sandoz 10 mg - magensaftresistente Tabletten → S. 1184
Rabeprazol Sandoz 20 mg - magensaftresistente Tabletten → S. 1184

A02BC05 Esomeprazol

Durotiv 20 mg - magensaftresistente Tabletten → S. 449
Durotiv 40 mg - magensaftresistente Tabletten → S. 449
Esomeprazol 1A Pharma 20 mg - magensaftresistente Tabletten → S. 520
Esomeprazol 1A Pharma 40 mg - magensaftresistente Tabletten → S. 520
Esomeprazol Accord 40 mg - Pulver zur Herstellung einer Injektions-/Infusionslösung → S. 520
Esomeprazol Actavis 20 mg - magensaftresistente Tabletten → S. 520
Esomeprazol Actavis 40 mg - magensaftresistente Tabletten → S. 520
Esomeprazol Aristo 20 mg - magensaftresistente Hartkapseln → S. 520
Esomeprazol Aristo 40 mg - magensaftresistente Hartkapseln → S. 521
Esomeprazol Genericon 20 mg - magensaftresistente Tabletten → S. 521
Esomeprazol Genericon 40 mg - magensaftresistente Tabletten → S. 521
Esomeprazol Krka 20 mg - magensaftresistente Hartkapseln → S. 521
Esomeprazol Krka 40 mg - magensaftresistente Hartkapseln → S. 522
Esomeprazol +pharma 20 mg - magensaftresistente Tabletten → S. 522
Esomeprazol +pharma 40 mg - magensaftresistente Tabletten → S. 522
Esomeprazol ratiopharm 20 mg - magensaftresistente Hartkapseln → S. 522
Esomeprazol ratiopharm 40 mg - magensaftresistente Hartkapseln → S. 522
Esomeprazol ratiopharm 20 mg - magensaftresistente Tabletten → S. 522
Esomeprazol ratiopharm 40 mg - magensaftresistente Tabletten → S. 522
Esomeprazol ratiopharm GmbH 20 mg - magensaftresistente Tabletten → S. 522
Esomeprazol ratiopharm GmbH 40 mg - magensaftresistente Tabletten → S. 522
Esomeprazol Sandoz 20 mg - magensaftresistente Tabletten → S. 523
Esomeprazol Sandoz 40 mg - magensaftresistente Tabletten → S. 523
Esomeprazol Stada 20 mg - magensaftresistente Hartkapseln → S. 523
Esomeprazol Stada 40 mg - magensaftresistente Hartkap-

seln → S. 523
Esomeprazol Stada 40 mg - Pulver zur Herstellung einer Injektions-/Infusionslösung → S. 523
Esomeprazol Tillomed 40 mg - Pulver zur Herstellung einer Injektions-/Infusionslösung → S. 523
Nexium 10 mg - magensaftresistentes Granulat zur Herstellung einer Suspension zum Einnehmen → S. 970
Nexium 20 mg - magensaftresistente Tabletten → S. 970
Nexium 40 mg - magensaftresistente Tabletten → S. 970
Nexium i.v. 40 mg - Pulver zur Herstellung einer Injektions-/Infusionslösung → S. 971
Nexium Control 20 mg - magensaftresistente Hartkapseln → S. 971
Nexium Control 20 mg - magensaftresistente Tabletten → S. 971

A02BC06 Dexlansoprazol

A02BC07 Dexrabeprazol

A02BC08 Vonoprazan

A02BC53 Lansoprazol, Kombinationen

A02BC54 Rabeprazol, Kombinationen

A02BD Kombinationen zur Eradikation von Helicobacter pylori

A02BD01 Omeprazol, Amoxicillin und Metronidazol

A02BD02 Lansoprazol, Tetracyclin und Metronidazol

A02BD03 Lansoprazol, Amoxicillin und Metronidazol

A02BD04 Pantoprazol, Amoxicillin und Clarithromycin

A02BD05 Omeprazol, Amoxicillin und Clarithromycin

A02BD06 Esomeprazol, Amoxicillin und Clarithromycin

A02BD07 Lansoprazol, Amoxicillin und Clarithromycin

A02BD08 Bismuth subcitrat, Tetracyclin und Metronidazol

Pylera 140 mg/125 mg/125 mg - Hartkapseln → S. 1170

A02BD09 Lansoprazol, Clarithromycin und Tinidazol

A02BD10 Lansoprazol, Amoxicillin und Levofloxacin

A02BD11 Pantoprazol, Amoxicillin, Clarithromycin und Metronidazol

A02BD12 Rabeprazol, Amoxicillin und Clarithromycin

A02BD13 Rabeprazol, Amoxicillin und Metronidazol

A02BD14 Vonoprazan, Amoxicillin und Clarithromycin

A02BD15 Vonoprazan, Amoxicillin und Metronidazol

A02BX Andere Mittel b.peptischem Ulkus u.gaströsophagealer Refluxkrankheit

A02BX01 Carbenoxolon

A02BX02 Sucralfat

Sucralan 1 g/5 ml - orale Suspension → S. 1360
Sucralfat Genericon 1 g/5 ml - orale Suspension → S. 1360
Sucralfat Genericon 1 g - Tabletten → S. 1360

A02BX03 Pirenzepin

A02BX04 Methiosulfoniumchlorid

A02BX05 Bismutsubcitrat

Ulcamed 120 mg - Filmtabletten → S. 1474

A02BX06 Proglumid

A02BX07 Gefarnat

A02BX08 Sulglicotid

A02BX09 Acetoxolon

A02BX10 Zolimidin

A02BX11 Troxipid

A02BX12 Bismutsubnitrat

A02BX13 Alginsäure

Gaviscon Erdbeer - Kautabletten → S. 620
Gaviscon Mint - Kautabletten → S. 620
Gaviscon Liquid forte Anis 100 mg/ml + 20 mg/ml - Suspension zum Einnehmen → S. 620
Gaviscon Liquid Mint - Suspension zum Einnehmen → S. 620
Gaviscon Liquid Sachets Mint - Suspension zum Einnehmen → S. 620

A02BX14 Rebamipid

A02BX51 Carbenoxolon, Kombinationen exkl. Psycholeptika

A02BX71 Carbenoxolon, Kombinationen mit Psycholeptika

A02BX77 Gefarnat, Kombinationen mit Psycholeptika

A02X ANDERE MITTEL BEI SÄURE BEDINGTEN ERKRANKUNGEN

ApoTee Käsepappel → S. 108
Dr. Kottas Käsepappeltee → S. 436
Dr. Kottas Sodbrennentee → S. 438
Sidroga Käsepappeltee → S. 1304

A03 MITTEL BEI FUNKTIONELLEN GASTROINTESTINALEN STÖRUNGEN

ApoTee Kamillenblüte → S. 108
ApoTee Salbeiblatt → S. 108
Dr. Kottas Blähungs-Verdauungstee → S. 436
Dr. Kottas Kamillenblütentee → S. 436
Dr. Kottas Melissentee → S. 437
Dr. Kottas Pfefferminztee → S. 437
Dr. Kottas Salbeitee → S. 437
Dr. Kottas Schafgarbentee → S. 437
Dr. Kottas Tausendguldenkrauttee → S. 438
esto-gast - Flüssigkeit zum Einnehmen → S. 525
GastroMed Madaus - Tropfen → S. 619
Japomin Öl - Tropfen → S. 740
Sidroga Fencheltee → S. 1304
Sidroga Kamillenblütentee → S. 1305
Sidroga Magen-Darm Beruhigungstee → S. 1305
Sidroga Magen-Darm Verdauungstee → S. 1305
Sidroga Melissentee → S. 1305
Sidroga Pfefferminztee → S. 1305
Sidroga Salbeitee → S. 1305

A03A MITTEL BEI FUNKTIONELLEN GASTROINTESTINALEN STÖRUNGEN

A03AA Synthetische Anticholinergika, Ester mit tertiären Aminogruppen

A03AA01 Oxyphencyclimin

A03AA03 Camylofin

A03AA04 Mebeverin

Colofac 135 mg - Dragees → S. 333
Colofac retard 200 mg - Kapseln → S. 333
Mebeverin Aristo 200 mg - Hartkapseln mit veränderter Wirkstofffreisetzung → S. 862

A03AA05 Trimebutin

A03AA06 Rociverin

A03AA07 Dicycloverin

A03AA08 Dihexyverin

A03AA09 Difemerin

A03AA30 Piperidolat

A03AB Synthetische Anticholinergika, quartäre Ammonium-Verbindungen

A03AB01 Benzilon

A03AB02 Glycopyrronium

Glycopyrroniumbromid Accord 200 Mikrogramm/ml - Injektionslösung → S. 638
Glycopyrroniumbromid Martindale 200 Mikrogramm/ml - Injektionslösung → S. 638
Robinul 0,2 mg - Ampullen → S. 1251
Sialanar 320 Mikrogramm/ml - Lösung zum Einnehmen → S. 1302

A03AB03 Oxyphenonium

A03AB04 Penthienat

A03AB05 Propanthelin

A03AB06 Otiloniumbromid

A03AB07 Methanthelinium

A03AB08 Tridihexethyl

A03AB09 Isopropamid

A03AB10 Hexocyclium

A03AB11 Poldin

A03AB12 Mepenzolat

A03AB13 Bevonium

A03AB14 Pipenzolat

A03AB15 Diphemanil

A03AB16 (2-Benzhydryloxyethyl)diethyl-methyl-ammoniumiodid

A03AB17 Tiemoniumiodid

A03AB18 Prifiniumbromid

A03AB19 Timepidiumbromid

A03AB21 Fenpiverinium

A03AB53 Oxyphenonium, Kombinationen

A03AC Synthetische Spasmolytika, Amide mit tertiären Aminen

A03AC02 Dimethylaminopropionylphenothiazin

A03AC04 Nicofetamid

A03AC05 Tiropramid

A03AD Papaverin und Derivate

A03AD01 Papaverin

A03AD02 Drotaverin

A03AD30 Moxaverin

A03AE Auf Serotonin-Rezeptoren wirkende Mittel

A03AE01 Alosetron

A03AE03 Cilansetron

A03AX Andere Mittel bei funktionellen gastrointestinalen Störungen

Anguraté - Magentee aus Peru → S. 102
Carvomin - Verdauungstropfen → S. 266
Dr. Kottas Magen-Darmtee → S. 437
Gaspan 90 mg/50 mg - magensaftresistente Weichkapseln → S. 618
Japanisches Minzöl "Klosterfrau" → S. 740
Pharma Wernigerode Kamillan - Flüssigkeit → S. 1103
Traditionelle Retterspitz - Suspension mit Thymianöl zur innerlichen Anwendung → S. 1435

A03AX01 Fenpipran

A03AX02 Diisopromin

A03AX03 Chlorbenzoxamin

A03AX04 Pinaverium

A03AX05 Fenoverin

A03AX06 Idanpramin

A03AX07 Proxazol

A03AX08 Alverin

A03AX09 Trepibuton

A03AX10 Isomethepten

A03AX11 Carovorin

Spasmium - Ampullen → S. 1340
Spasmium - Oralkapseln → S. 1340
Tinnitin - Ampullen → S. 1422

A03AX12 Phloroglucinol

A03AX13 Silikone

Antiflat - Kautabletten → S. 105
Antiflat - Tropfen → S. 105
Lefax 41,2 mg/ml - Suspension zum Einnehmen → S. 790
Lefax 42 mg - Kautabletten → S. 791
Sab Simplex - Tropfen → S. 1271

A03AX14 Valethamat

A03AX15 Menthae piperitae aetheroleum

Buscomint 0,2 ml - Reizdarmkapseln → S. 234
Dr. Böhm Pfefferminzöl 182 mg - Reizdarmkapseln → S. 435
Pfefferminzöl Tillotts 187 mg - magensaftresistente Hartkapseln → S. 1103

A03AX30 Trimethyldiphenylpropylamin

A03AX58 Alverin, Kombinationen

A03B BELLADONNA UND DERIVATE, REIN

A03BA Belladonna-Alkaloide, tertiäre Amine

A03BA01 Atropin

Atropin Accord 0,1 mg/ml - Injektionslösung in einer Fertigspritze → S. 155
Atropinsulfat Aguettant 0,1 mg/ml - Injektionslösung in Fertigspritze → S. 155
Atropinsulfat Aguettant 0,2 mg/ml - Injektionslösung in Fertigspritze → S. 156
Atropinum sulfuricum "Nycomed" 0,5 mg - Ampullen → S. 156

A03BA03 Hyoscyamin

A03BA04 Belladonna-Gesamtalkaloide

A03BB Belladonna-Alkaloide, halbsynthetisch, quartäre Ammonium-Verbindungen

A03BB01 Butylscopolamin

Buscapina 20 mg/1 ml - Ampullen → S. 234
Buscopan 10 mg - Dragees → S. 234
Buscopan 10 mg - Zäpfchen → S. 234

A03BB02 Methylatropin

A03BB03 Methylscopolamin

A03BB04 Fentonium

A03BB05 Cimetropiumbromid

A03BB06 Homatropin methylbromid

A03C SPASMOLYTIKA IN KOMBINATION MIT PSYCHOLEPTIKA

A03CA Synthetische Anticholinergika in Kombination mit Psycholeptika

A03CA01 Isopropamid und Psycholeptika

A03CA02 Clidinium und Psycholeptika

A03CA03 Oxyphencyclimin und Psycholeptika

A03CA04 Otiloniumbromid und Psycholeptika

A03CA05 Glycopyrronium und Psycholeptika

A03CA06 Bevonium und Psycholeptika

A03CA07 Ambutonium und Psycholeptika

A03CA08 Diphemanil und Psycholeptika

A03CA09 Pipenzolat und Psycholeptika

A03CA30 Emepronium und Psycholeptika

A03CA34 Propanthelin und Psycholeptika

A03CB Belladonna und Derivate in Kombination mit Psycholeptika

A03CB01 Methylscopolamin und Psycholeptika

A03CB02 Belladonna-Gesamtalkaloide und Psycholeptika

A03CB03 Atropin und Psycholeptika

A03CB04 Homatropin methylbromid und Psycholeptika

A03CB31 Hyoscyamin und Psycholeptika

A03CC Andere Spasmolytika in Kombination mit Psycholeptika

A03D SPASMOLYTIKA IN KOMBINATION MIT ANALGETIKA

A03DA Synthetische Anticholinergika in Kombination mit Analgetika

A03DA01 Tropenzilin und Analgetika

A03DA02 Pitofenon und Analgetika

A03DA03 Bevonium und Analgetika

A03DA04 Ciclonium und Analgetika

A03DA05 Camylofin und Analgetika

A03DA06 Trospium und Analgetika

A03DA07 Tiemoniumiodid und Analgetika

A03DB Belladonna und Derivate in Kombination mit Analgetika

A03DB04 Butylscopolamin und Analgetika

Buscopan plus Paracetamol 10 mg/500 mg - Filmtabletten → S. 234

A03DC Andere Spasmolytika in Kombination mit Analgetika

A03E SPASMOLYTIKA UND ANTICHOLINERGIKA IN KOMBINATION MIT ANDEREN MITTELN

A03EA Spasmolytika, Psycholeptika und Analgetika in Kombination

A03ED Spasmolytika in Kombination mit anderen Mitteln

A03F PROKINETIKA

A03FA Prokinetika

A03FA01 Metoclopramid

Ceolat 1 mg/ml - Lösung zum Einnehmen → S. 283
Ceolat 10 mg - Injektions-/Infusionslösung → S. 283
Metoclopramidhydrochlorid Accord 10 mg - Tabletten → S. 886
Paspertin 10 mg - Ampullen → S. 1086
Paspertin - Filmtabletten → S. 1087

A03FA02 Cisaprid

A03FA03 Domperidon

Motilium 10 mg - Filmtabletten → S. 923
Motilium 1 mg/ml - Suspension zum Einnehmen → S. 923

A03FA04 Bromoprid

A03FA05 Alizaprid

A03FA06 Clebоprid

A03FA07 Itroprid

A03FA08 Cinitaprid

A03FA09 Mosaprid

A04 ANTIEMETIKA UND MITTEL GEGEN ÜBELKEIT

A04A ANTIEMETIKA UND MITTEL GEGEN ÜBELKEIT

A04AA Serotonin-5HT3-Antagonisten

A04AA01 Ondansetron

Ondansan i.v. 4 mg - Ampullen → S. 1039
Ondansan i.v. 8 mg - Ampullen → S. 1039
Ondansan 4 mg - Filmtabletten → S. 1040
Ondansan 8 mg - Filmtabletten → S. 1040
Ondansetron Accord 2 mg/ml - Injektions- oder Infusionslösung → S. 1040
Ondansetron Accord 4 mg - Injektions-/Infusionslösung in einer Fertigspritze → S. 1040
Ondansetron Accord 8 mg - Injektions-/Infusionslösung in einer Fertigspritze → S. 1040
Ondansetron B.Braun 2 mg/ml - Injektionslösung → S. 1040
Ondansetron Bluefish 4 mg - Schmelztabletten → S. 1040
Ondansetron Bluefish 8 mg - Schmelztabletten → S. 1041
Ondansetron Hikma 4 mg/2 ml - Injektionslösung → S. 1041
Ondansetron Hikma 8 mg/4 ml - Injektionslösung → S. 1041
Ondansetron Noridem 2 mg/ml - Injektionslösung → S. 1041
Ondansetron Pharma Resources 2 mg/ml - Injektionslösung → S. 1041
Ondansetron Sandoz 4 mg - Filmtabletten → S. 1041
Ondansetron Sandoz 8 mg - Filmtabletten → S. 1041
Zofran 4 mg - Ampullen → S. 1601
Zofran 8 mg - Ampullen → S. 1602
Zofran 4 mg - Filmtabletten → S. 1602
Zofran 8 mg - Filmtabletten → S. 1602
Zofran - Lösung zum Einnehmen → S. 1602
Zofran - Zäpfchen → S. 1603
Zofran Zydis 4 mg - Tabletten → S. 1603
Zofran Zydis 8 mg - Tabletten → S. 1603

A04AA02 Granisetron

Granisetron Actavis 2 mg - Filmtabletten → S. 641
Kytril 2 mg - Filmtabletten → S. 769
Kytril 3 mg - Injektionslösung → S. 770
Sancuso 3,1 mg/24 Stunden - transdermales Pflaster → S. 1275

A04AA03 Tropisetron

Navoban 2 mg/2 ml - Lösung zur Injektion und Infusion → S. 952
Navoban 5 mg - Ampullen → S. 952
Navoban 5 mg - Kapseln → S. 952

A04AA04 Dolasetron

A04AA05 Palonosetron

Aloxi 250 Mikrogramm - Injektionslösung → S. 68
Aloxi 500 Mikrogramm - Weichkapseln → S. 68
Palonosetron Accord 250 Mikrogramm - Injektionslösung → S. 1072

A04AA55 Palonosetron, Kombinationen

Akynzeo 300 mg/0,5 mg - Hartkapseln → S. 55
Akynzeo 235 mg/0,25 mg - Pulver für ein Konzentrat zur Herstellung einer Infusionslösung → S. 55

A04AD Andere Antiemetika

Nuperal 10 mg/10 mg - Hartkapseln mit veränderter Wirkstofffreisetzung → S. 1008
Zintona - Kapseln → S. 1598

A04AD01 Scopolamin

A04AD02 Ceriumoxalat

A04AD04 Chlorbutanol

A04AD05 Metopimazin

A04AD10 Dronabinol

A04AD11 Nabilon

Canemes 1 mg - Kapseln → S. 255

A04AD12 Aprepitant

Aprepitant Accord 80 mg - Hartkapseln → S. 115
Aprepitant Accord 125 mg - Hartkapseln → S. 115
Aprepitant Accord 125 mg + 80 mg - Hartkapseln → S. 115
Aprepitant ratiopharm 80 mg - Hartkapseln → S. 115
Aprepitant ratiopharm 80 mg/125 mg - Hartkapseln → S. 116
Aprepitant ratiopharm 125 mg - Hartkapseln → S. 116
Aprepitant Sandoz 80 mg - Hartkapseln → S. 116
Aprepitant Sandoz 80 mg + 125 mg - Hartkapseln → S. 116
Aprepitant Sandoz 125 mg - Hartkapseln → S. 116
Atanto 80 mg - Hartkapseln → S. 139
Atanto 125 mg - Hartkapseln → S. 139
Atanto 125 mg/80 mg - Hartkapseln → S. 139
Emend 80 mg - Hartkapseln → S. 476
Emend 125 mg - Hartkapseln → S. 476
Emend 125 mg+80 mg - Hartkapseln → S. 476
Emend 125 mg - Pulver zur Herstellung einer Suspension zum Einnehmen → S. 476
Fosaprepitant Accord 150 mg - Pulver zur Herstellung einer Infusionslösung → S. 595
Ivemend 150 mg - Pulver zur Herstellung einer Infusionslösung → S. 735

A04AD13 Casopitant

A04AD14 Rolapitant

A04AD51 Scopolamin, Kombinationen

A04AD54 Chlorbutanol, Kombinationen

A05 GALLE- UND LEBERTHERAPIE

Dr. Kottas Leber-Gallentee → S. 437
Gallen- und Lebertee St. Severin → S. 615
Sidroga Gallen- und Lebertee → S. 1304

A05A GALLENTHERAPIE

A05AA Gallensäuren und Derivate

A05AA01 Chenodeoxycholsäure

Chenodesoxycholsäure Leadiant 250 mg - Hartkapseln → S. 291

A05AA02 Ursodeoxycholsäure

Dozurso 250 mg - Filmtabletten → S. 434
Dozurso 500 mg - Filmtabletten → S. 434
Ursofalk 500 mg - Filmtabletten → S. 1486
Ursofalk 250 mg - Kapseln → S. 1486
Ursofalk 250 mg/5 ml - orale Suspension → S. 1486
Ursonorm 250 mg - Hartkapseln → S. 1486
Ursonorm 500 mg - Filmtabletten → S. 1486

A05AA03 Cholsäure

Orphacol 50 mg - Hartkapseln → S. 1051
Orphacol 250 mg - Hartkapseln → S. 1051

A05AA04 Obeticholsäure

Ocaliva 5 mg - Filmtabletten → S. 1019
Ocaliva 10 mg - Filmtabletten → S. 1019

A05AB Zubereitungen zur Gallentherapie

A05AB01 N-(Hydroxymethyl)nicotinamid

A05AX Andere Mittel zur Gallentherapie

Apozema Verdauungstropfen → S. 114
Artischocken Arkocaps Kapseln → S. 133
Cynarix - Dragees → S. 361
Cynarix forte - Dragees → S. 361
Cynarix liquid - Lösung zum Einnehmen → S. 361
Dr. Böhm Artischocke 450 mg - Dragees → S. 434
Galle - Donau - Dragees → S. 615
Rowachol - Kapseln → S. 1265
Rowachol - Tropfen → S. 1265

A05AX01 Piprozolin

A05AX02 Hymecromon

A05AX03 Cyclobutyrol

A05B LEBERTHERAPIE, LIPOTROPE SUBSTANZEN

A05BA Lebertherapie

Essentiale forte - Kapseln → S. 524
Hepa-Merz 3 g - Granulat → S. 656
Hepa-Merz 5 g/10 ml - Infusionslösungs-Konzentrat → S. 656
Hepasan 5 g - Brausepulver → S. 658
Hepatodoron - Kautabletten → S. 658

A05BA01 Argininglutamat

A05BA03 Silymarin

Apihepar - Kapseln → S. 107
Ardeyhepan - Dragees → S. 121
Dr. Böhm Mariendistel 140 mg - Kapseln → S. 434
Hepar-Pasc - Filmtabletten → S. 657
Legalon 70 mg - Kapseln → S. 791
Legalon 140 mg - Kapseln → S. 792
Legalon SIL - Trockensubstanz zur Infusionsbereitung → S. 792

A05BA04 Citiolon

A05BA05 Epomediol

A05BA06 Ornithinoxoglurat

A05BA07 Tidiacic arginin

A05BA08 Glycyrrhizinsäure

A05BA09 Metadoxin

A05C MITTEL ZUR GALLENTHERAPIE UND LIPOTROPE SUBSTANZEN IN KOMBINATION

A06 LAXANTIEN

A06A LAXANTIEN

A06AA Gleitmittel, Emollientia

A06AA01 Dickflüssiges Paraffin

A06AA02 Docusat-Natrium

A06AA51 Dickflüssiges Paraffin, Kombinationen

A06AB Kontaktlaxanzien

Eucarbon - Tabletten → S. 529

A06AB01 Oxyphenisatin

A06AB02 Bisacodyl

Dulcolax - Dragees → S. 441
Dulcolax - Zäpfchen → S. 441
Laxbene ratiopharm - magensaftresistente Tabletten → S. 789
Laxbene ratiopharm - Zäpfchen → S. 789

A06AB03 Dantron

A06AB04 Phenolphthalein

A06AB05 Rizinusöl

A06AB06 Sennoside

Abführtee St. Severin → S. 16
Bekunis - Dragees → S. 175
Bekunis - Kräutertee → S. 175
Bekunis - tassenfertiger Tee → S. 175
Colonorm - Filmtabletten → S. 333
Darmol 12 mg - Dragees → S. 370
Darmol - Täfelchen → S. 370
Entschlackender Abführtee EF-EM-ES → S. 495
Eucarbon herbal - Tabletten → S. 529
Midro - Tee → S. 898
Neda - Früchtewürfel → S. 953
Sidroga Abführtee → S. 1303
X-Prep - orale Lösung → S. 1575

A06AB07 Cascara

A06AB08 Natriumpicosulfat

Agaffin - Abführgel → S. 50
Guttalax - Tropfen → S. 645
Laxasan - Tropfen → S. 789

A06AB09 Bisoxatin

A06AB20 Kontaktlaxantien in Kombination

A06AB30 Kontaktlaxantien in Kombination mit Belladonna-Alkaloiden

A06AB52 Bisacodyl, Kombinationen

A06AB53 Dantron, Kombinationen

A06AB56 Sennoside, Kombinationen

Agiolax - Granulat → S. 50
Dr. Kottas Abführtee → S. 436
Planta Lax Tee - Arzneitee im Filterbeutel → S. 1112

A06AB57 Cascara, Kombinationen

A06AB58 Natriumpicosulfat, Kombinationen

CitraFleet - Pulver zur Herstellung einer Lösung zum Einnehmen → S. 311
Picoprep - Pulver zur Herstellung einer Lösung zum Einnehmen → S. 1108

A06AC Quellmittel

A06AC01 Ispaghula (Flohsamen)

Agiocur - Granulat → S. 50
Pascomucil - Pulver zur Herstellung einer Suspension zum Einnehmen → S. 1086

A06AC02 Ethulose

A06AC03 Sterculia

A06AC05 Leinsamen

A06AC06 Methylcellulose

A06AC07 Triticum (Weizenkleie)

A06AC08 Polycarbophil-Calcium

A06AC51 Ispaghula, Kombinationen

A06AC53 Sterculia, Kombinationen

A06AC55 Leinsamen, Kombinationen

A06AD Osmotisch wirkende Laxanzien

Yal - Klistier → S. 1581

A06AD01 Magnesiumcarbonat

A06AD02 Magnesiumoxid

A06AD03 Magnesiumperoxid

A06AD04 Magnesiumsulfat

A06AD10 Mineralsalze in Kombination

A06AD11 Lactulose

Duphalac Fruit 667 mg/ml - Lösung zum Einnehmen → S. 447
Lactulose Genericon Konzentrat - orale Lösung → S. 772
Lactulose Hexal 670 mg/ml - Lösung zum Einnehmen → S. 772
Lactulose-MIP 650 mg/ml - Lösung zum Einnehmen → S. 772
LaevoGO Pflaumenaroma 10 g/15 ml - Lösung zum Einnehmen → S. 773
Laevolac Pflaumenaroma 667 mg/ml - Lösung zum Einnehmen → S. 773
Laevolac 10 g/15 ml - Lösung zum Einnehmen → S. 773
Laevolac 10 g - Pulver zur Herstellung einer Lösung zum Einnehmen → S. 773
Laevolac Lactulose Konzentrat - orale Lösung → S. 773

A06AD12 Lactitol

Importal - Pulver → S. 701

A06AD13 Natriumsulfat

A06AD14 Pentaerythrityl tetranitrat

A06AD15 Macrogol

Forlax 4 g - Pulver zur Herstellung einer Lösung zum Einnehmen → S. 590
Forlax 10 g - Pulver zur Herstellung einer Lösung zum Einnehmen → S. 590
Olopeg - Konzentrat zur Herstellung einer Lösung zum Einnehmen → S. 1034

A06AD16 Mannitol

A06AD17 Natriumphosphat

A06AD18 Sorbitol

A06AD19 Magnesiumcitrat

A06AD21 Natriumtartrat

A06AD61 Lactulose, Kombinationen

A06AD65 Macrogol, Kombinationen

Endofalk - Pulver zur Herstellung einer Lösung zum Einnehmen → S. 486
Klean-Prep - Pulver → S. 763
Laxogol - Pulver zur Herstellung einer Lösung zum Einnehmen → S. 789
Molaxole - Pulver zur Herstellung einer Lösung zum Einnehmen → S. 916
Movicol Liquid Orange → S. 925
Movicol Junior aromafrei 6,9 g - Pulver zur Herstellung einer Lösung zum Einnehmen → S. 925
Movicol - Pulver → S. 925
Moviprep - Pulver zur Herstellung einer Lösung zum Einnehmen → S. 925
Moviprep Orange - Pulver zur Herstellung einer Lösung zum Einnehmen → S. 925
Pleinvue - Pulver zur Herstellung einer Lösung zum Einnehmen → S. 1113

A06AG Klysmen

A06AG01 Natriumphosphat

A06AG02 Bisacodyl

A06AG03 Dantron, inkl. Kombinationen

A06AG04 Glycerol

A06AG06 Öl

A06AG07 Sorbitol

A06AG10 Docusat-Natrium, inkl. Kombinationen

Yal - Klistier → S. 1581

A06AG11 Natrium lauryl sulfoacetat, inkl. Kombinationen

Microlax - Microklistier → S. 896

A06AG20 Kombinationen

A06AH Periphere Opioidrezeptor Antagonisten

A06AH01 Methylnaltrexon bromid

Relistor 8 mg - Injektionslösung in einer Fertigspritze → S. 1209
Relistor 12 mg - Injektionslösung in einer Fertigspritze → S. 1209
Relistor 12 mg/0,6 ml - Injektionslösung → S. 1209

A06AH02 Alvimopan

A06AH03 Naloxegol

Moventig 12,5 mg - Filmtabletten → S. 924
Moventig 25 mg - Filmtabletten → S. 925

A06AH04 Naloxon

A06AH05 Naldemedin

Rizmoic 200 Mikrogramm - Filmtabletten → S. 1251

A06AX Andere Laxanzien

A06AX01 Glycerol

A06AX02 Kohlendioxid-freisetzende Mittel

Lecicarbon - Zäpfchen → S. 790

A06AX03 Lubiproston

A06AX04 Linaclotid

Constella 290 Mikrogramm - Hartkapseln → S. 340

A06AX05 Prucaloprid

Resolor 1 mg - Filmtabletten → S. 1219
Resolor 2 mg - Filmtabletten → S. 1219

A06AX06 Tegaserod

A06AX07 Plecanatid

A06AX08 Tenapanor

A07 ANTIDIARRHOIKA UND INTESTINALE ANTIPHLOGISTIKA/ANTIINFEKTIVA

A07A INTESTINALE ANTIINFEKTIVA

A07AA Antibiotika

A07AA01 Neomycin

A07AA02 Nystatin

Mycostatin - Filmtabletten → S. 938
Mycostatin - orale Suspension → S. 938

A07AA03 Natamycin

A07AA04 Streptomycin

A07AA05 Polymyxin B

A07AA06 Paromomycin

Humatin - Kapseln → S. 670
Humatin - Pulvis → S. 670

A07AA07 Amphotericin B

Ampho-Moronal - Suspension → S. 95
Ampho Moronal - Tabletten → S. 95

A07AA08 Kanamycin

A07AA09 Vancomycin

Vancomycin Dr. Eberth 125 mg - Hartkapseln → S. 1499
Vancomycin Dr. Eberth 250 mg - Hartkapseln → S. 1499
Vancomycin Enterocaps 250 mg - Kapseln → S. 1499

A07AA10 Colistin

A07AA11 Rifaximin

Colidimin 200 mg - Filmtabletten → S. 330
Colidimin 400 mg - Filmtabletten → S. 330
Colidimin 200 mg/10 ml - Granulat für orale Suspension → S. 330
Refero 550 mg - Filmtabletten → S. 1206

A07AA12 Fidaxomicin

Dificlir 200 mg - Filmtabletten → S. 407
Dificlir 40 mg/ml - Granulat zur Herstellung einer Suspension zum Einnehmen → S. 407

A07AA13 Rifamycin

A07AA51 Neomycin, Kombinationen

A07AA54 Streptomycin, Kombinationen

A07AB Sulfonamide

A07AB02 Phthalylsulfathiazol

A07AB03 Sulfaguanidin

A07AB04 Succinylsulfathiazol

A07AC Imidazol-Derivate

A07AC01 Miconazol

A07AX Andere intestinale Antiinfektiva

A07AX01 Broxychinolin

A07AX02 Acetarsol

A07AX03 Nifuroxazid

A07AX04 Nifurzid

A07B Intestinale Adsorbenzien

A07BA Kohle-haltige Zubereitungen

A07BA01 Medizinische Kohle

Biocarbon - Tabletten → S. 199
Carbo Medicinalis "Sanova" - Tabletten → S. 260
Carbosorb 250 mg - Tabletten → S. 261

A07BA51 Medizinische Kohle, Kombinationen

A07BB Bismut-haltige Zubereitungen

A07BC Andere intestinale Adsorbenzien

A07BC01 Pektin

A07BC02 Kaolin

A07BC03 Crospovidon

A07BC04 Attapulgit

A07BC05 Diosmectit

A07BC30 Kombinationen

Diarrhoesan - Saft → S. 397

A07BC54 Attapulgit, Kombinationen

A07C ELEKTROLYTE MIT KOHLENHYDRATEN

A07CA Elektrolyte zur oralen Rehydrierung

Normhydral - lösliches Pulver → S. 990
Normolyt für Kinder - lösliches Pulver → S. 991

A07D MOTILITÄTSHEMMER

A07DA Motilitätshemmer

A07DA01 Diphenoxylat

A07DA02 Opium

Dropizol 10 mg/ml - Tropfen zum Einnehmen, Lösung → S. 439

A07DA03 Loperamid

Enterobene 2 mg - Filmtabletten → S. 493
Imodium 2 mg - Kapseln → S. 700
Imodium akut 2 mg - Schmelztabletten → S. 700
Imosec 0,2 mg/ml - Lösung zum Einnehmen → S. 701
Loperamid "ratiopharm" akut - Filmtabletten → S. 831
Loperamid Sandoz 2 mg - Kapseln → S. 831
Normakut 2 mg - Brausetabletten → S. 990

A07DA04 Difenoxin

A07DA05 Loperamidoxid

A07DA06 Eluxadolin

Truberzi 75 mg - Filmtabletten → S. 1465
Truberzi 100 mg - Filmtabletten → S. 1465

A07DA52 Morphin, Kombinationen

A07DA53 Loperamid, Kombinationen

A07E INTESTINALE ANTIPHLOGISTIKA

A07EA Corticosteroide mit lokaler Wirkung

A07EA01 Prednisolon

A07EA02 Hydrocortison

Colifoam - Rektalschaum → S. 331

A07EA03 Prednison

A07EA04 Betamethason

A07EA05 Tixocortol

A07EA06 Budesonid

Budo-San 2 mg/Sprühstoß - Rektalschaum → S. 227
Budo-san 3 mg - Kapseln → S. 227
Budo-San Uno 9 mg - magensaftresistentes Granulat → S. 227
Cortiment MMX 9 mg - Retardtabletten → S. 346
Entocort - Kapseln → S. 494
Entocort 2 mg - Klistiertabletten mit Dispersionsmittel → S. 494
Jorveza 0,5 mg - Schmelztabletten → S. 744
Jorveza 1 mg - Schmelztabletten → S. 744

A07EA07 Beclometason

A07EB Antiallergika, exkl. Corticosteroide

A07EB01 Cromoglicinsäure

A07EC Aminosalicylsäure und ähnliche Mittel

A07EC01 Sulfasalazin

Salazopyrin 500 mg - Filmtabletten → S. 1272
Salazopyrin 500 mg - Tabletten → S. 1273

A07EC02 Mesalazin

Azzavix 500 mg - magensaftresistente Tabletten → S. 167
Azzavix 500 mg - Zäpfchen → S. 167
Azzavix 1000 mg - Zäpfchen → S. 167
Claversal 500 mg - Filmtabletten → S. 316
Claversal 250 mg - Zäpfchen → S. 316
Claversal 500 mg - Zäpfchen → S. 316
Mesagran 500 mg - magensaftresistentes Retardgranulat → S. 877
Mesagran 1000 mg - magensaftresistentes Retardgranulat → S. 877
Mesagran 1500 mg - magensaftresistentes Retardgranulat → S. 878
Mesagran 3000 mg - magensaftresistentes Retardgranulat → S. 878
Mezavant 1200 mg - magensaftresistente Retardtabletten → S. 894
Pentasa retard 1 g - Granulat → S. 1094
Pentasa retard 2 g - Granulat → S. 1095
Pentasa retard 4 g - Granulat → S. 1095
Pentasa 1 g - Klysma → S. 1095
Pentasa retard 500 mg - Tabletten → S. 1095
Pentasa retard 1 g - Tabletten → S. 1095
Pentasa 1 g - Zäpfchen → S. 1095
Salofalk 4 g - Klysmen → S. 1274
Salofalk 500 mg - magensaftresistente Tabletten → S. 1274
Salofalk 1 g/Sprühstoß - Rektalschaum → S. 1274
Salofalk 500 mg - Zäpfchen → S. 1274
Salofalk 1000 mg - Zäpfchen → S. 1274
Yaldigo 1600 mg - Tabletten mit veränderter Wirkstofffreisetzung → S. 1581

A07EC03 Olsalazin

A07EC04 Balsalazid

A07F MIKROBIELLE ANTIDIARRHOIKA

A07FA Mikrobielle Antidiarrhoika

Bioflorin - Kapseln → S. 201
Mutaflor - Kapseln → S. 935
Mutaflor - Kapseln mite → S. 935
Mutaflor - Suspension → S. 935
Reflor - Kapseln → S. 1206
Symbioflor E. coli - Tropfen zum Einnehmen, Suspension → S. 1370

A07FA01 Milchsäurebildner

Antibiophilus - Hartkapseln → S. 105
Antibiophilus - Pulver zum Einnehmen → S. 105
Hylak forte - Tropfen → S. 680
Omniflora - Kapseln → S. 1038

A07FA02 Saccharomyces boulardii

Yomogi - Kapseln → S. 1583

A07FA51 Milchsäurebildner, Kombinationen

A07X ANDERE ANTIDIARRHOIKA

Myrrhinil-Intest - überzogene Tabletten → S. 942
Sidroga Durchfalltee → S. 1303

A07XA Andere Antidiarrhoika

A07XA01 Albumintannat

Tannalbin - Tabletten → S. 1388

A07XA02 Ceratonia

A07XA03 Calcium-haltige Verbindungen

A07XA04 Racecadotril

easystop 100 mg - Hartkapseln → S. 454
Hidrasec 10 mg - Granulat zur Herstellung einer Suspension zum Einnehmen → S. 662
Hidrasec 30 mg - Granulat zur Herstellung einer Suspension zum Einnehmen → S. 662
Hidrasec 100 mg - Hartkapseln → S. 662

A07XA06 Crofelemer

A07XA51 Albumintannat, Kombinationen

A08 ANTIADIPOSITA, EXKL. DIÄTETIKA

A08A ANTIADIPOSITA, EXKL. DIÄTETIKA

A08AA Zentral wirkende Antiadiposita

A08AA01 Phentermin

A08AA02 Fenfluramin

A08AA03 Amfepramon

A08AA04 Dexfenfluramin

A08AA05 Mazindol

A08AA06 Etilamfetamin

A08AA07 Cathin

A08AA08 Clobenzorex

A08AA09 Mefenorex

A08AA10 Sibutramin

A08AA11 Lorcaserin

A08AA56 Ephedrin, Kombinationen

A08AA62 Bupropion und Naltrexon

Mysimba 8 mg/90 mg - Retardtabletten → S. 942

A08AB Peripher wirkende Antiadiposita

A08AB01 Orlistat

alli 60 mg - Hartkapseln → S. 66
alli 27 mg - Kautabletten → S. 66
Xenical 120 mg - Hartkapseln → S. 1570

A08AX Andere Antiadiposita

Dr. Böhm Abnehmhilfe mit Fucus 130 mg - Filmtabletten → S. 434

A08AX01 Rimonabant

A09 DIGESTIVA, INKL. ENZYME

Original Schwedenbitter Riviera - Lösung zum Einnehmen → S. 1050

A09A DIGESTIVA, INKL. ENZYME

Klosterfrau Melissengeist - Flüssigkeit zum Einnehmen und zur Anwendung auf der Haut → S. 763

A09AA Enzym-haltige Zubereitungen

A09AA01 Diastase

A09AA02 Multienzyme (Lipase, Protease etc.)

Helopanflat - Dragees → S. 655
Kreon Micro - Granulat → S. 767
Kreon 10.000 Einheiten - Kapseln → S. 767
Kreon 20.000 Einheiten - Kapseln → S. 767
Kreon 25.000 Einheiten - Kapseln → S. 767
Kreon 35.000 Einheiten - Kapseln → S. 767
Kreon 40.000 Einheiten - Kapseln → S. 767
Pancrin 10.000 Einheiten - Kapseln → S. 1074
Pancrin 25.000 Einheiten - Kapseln → S. 1074
Pancrin 40.000 Einheiten - Kapseln → S. 1074
Pankreoflat - Dragees → S. 1075

A09AA03 Pepsin

A09AA04 Tilactase

A09AB Säure-haltige Zubereitungen

A09AB01 Glutaminsäurehydrochlorid

A09AB02 Betainhydrochlorid

A09AB03 Salzsäure

A09AB04 Zitronensäure

A09AC Enzym- und Säure-haltige Zubereitungen, Kombinationen

A09AC01 Pepsin- und Säure-haltige Zubereitungen

A09AC02 Multienzyme und Säure-haltige Zubereitungen

A10 ANTIDIABETIKA

A10A INSULINE UND ANALOGA

A10AB Insuline und Analoga zur Injektion, schnell wirkend

A10AB01 Insulin (human)

Actrapid 40 Internationale Einheiten/ml - Injektionslösung in einer Durchstechflasche → S. 33
Actrapid 100 Internationale Einheiten/ml - Injektionslösung in einer Durchstechflasche → S. 33
Actrapid FlexPen 100 Internationale Einheiten/ml - Injektionslösung im Fertigpen → S. 33
Actrapid InnoLet 100 Internationale Einheiten/ml - Injektionslösung im Fertigpen → S. 33
Actrapid Penfill 100 Internationale Einheiten/ml - Injektionslösung in einer Patrone → S. 33
Huminsulin "Lilly" Normal 100 I.E./ml - Durchstechflaschen → S. 672
Huminsulin "Lilly" Normal 100 I.E./ml - KwikPen → S. 672
Huminsulin "Lilly" Normal 100 I.E./ml - Patronen → S. 672
Insuman Implantable 400 I.E./ml - Infusionslösung → S. 718
Insuman Infusat 100 I.E./ml - Injektionslösung in einer Durchstechflasche → S. 718
Insuman Infusat 100 I.E./ml - Injektionslösung in einer Patrone → S. 718
Insuman Rapid 40 I.E./ml - Injektionslösung in einer Durchstechflasche → S. 718
Insuman Rapid 100 I.E./ml - Injektionslösung in einer Durchstechflasche → S. 718
Insuman Rapid SoloStar 100 I.E./ml - Injektionslösung in einem Fertigpen → S. 718
Insuman Rapid 100 I.E./ml - Injektionslösung in einer Patrone → S. 718

A10AB02 Insulin (Rind)

A10AB03 Insulin (Schwein)

A10AB04 Insulin lispro

Humalog 100 Einheiten/ml - Injektionslösung in Durchstechflasche → S. 667
Humalog 100 Einheiten/ml - Injektionslösung in Patrone → S. 667
Humalog 100 Einheiten/ml Junior KwikPen - Injektionslösung in einem Fertigpen → S. 668
Humalog 100 Einheiten/ml KwikPen - Injektionslösung in einem Fertigpen → S. 668
Humalog 200 Einheiten/ml KwikPen - Injektionslösung in einem Fertigpen → S. 668
Insulin lispro Sanofi 100 Einheiten/ml - Injektionslösung in einer Durchstechflasche → S. 716
Insulin lispro Sanofi 100 Einheiten/ml - Injektionslösung in einem Fertigpen → S. 716
Insulin lispro Sanofi 100 Einheiten/ml - Injektionslösung in einer Patrone → S. 716
Liprolog 100 Einheiten/ml - Injektionslösung in Durchstechflasche → S. 818
Liprolog 100 Einheiten/ml - Injektionslösung in Patrone → S. 818
Liprolog 100 Einheiten/ml Junior KwikPen - Injektionslösung in einem Fertigpen → S. 818
Liprolog 200 Einheiten/ml KwikPen - Injektionslösung in einem Fertigpen → S. 818

Patronen → S. 668
Humalog Mix25 100 Einheiten/ml KwikPen - Injektionssuspension in einem Fertigpen → S. 669
Humalog Mix50 100 Einheiten/ml - Injektionssuspension in Patrone → S. 669
Humalog Mix50 100 Einheiten/ml KwikPen - Injektionssuspension in einem Fertigpen → S. 669

A10AD05 Insulin aspart

NovoMix 30 FlexPen 100 Einheiten/ml - Injektionssuspension in einem Fertigpen → S. 997
NovoMix 30 Penfill 100 Einheiten/ml - Injektionssuspension in einer Patrone → S. 997
NovoMix 50 FlexPen 100 Einheiten/ml - Injektionssuspension in einem Fertigpen → S. 997
NovoMix 50 Penfill 100 Einheiten/ml - Injektionssuspension in einer Patrone → S. 997
NovoMix 70 FlexPen 100 Einheiten/ml - Injektionssuspension in einem Fertigpen → S. 998
NovoMix 70 Penfill 100 Einheiten/ml - Injektionssuspension in einer Patrone → S. 998

A10AD06 Insulin degludec und Insulin aspart

Ryzodeg 100 Einheiten/ml - Injektionslösung im Fertigpen → S. 1270
Ryzodeg 100 Einheiten/ml - Injektionslösung in einer Patrone → S. 1270

A10AD30 Kombinationen

A10AE Insuline und Analoga zur Injektion, lang wirkend

A10AE01 Insulin (human)

A10AE02 Insulin (Rind)

A10AE03 Insulin (Schwein)

A10AE04 Insulin glargin

Abasaglar 100 Einheiten/ml - Injektionslösung in einem Fertigpen → S. 15
Abasaglar 100 Einheiten/ml - Injektionslösung in einer Patrone → S. 16
Lantus 100 Einheiten/ml - Injektionslösung in einer Durchstechflasche → S. 784
Lantus SoloStar 100 Einheiten/ml - Injektionslösung in einem Fertigpen → S. 784
Lantus 100 Einheiten/ml - Injektionslösung in einer Patrone → S. 784
Semglee 100 Einheiten/ml - Injektionslösung in einem Fertigpen → S. 1289
Toujeo 300 Einheiten/ml DoubleStar - Injektionslösung in einem Fertigpen → S. 1433
Toujeo 300 Einheiten/ml SoloStar - Injektionslösung in einem Fertigpen → S. 1433

A10AE05 Insulin detemir

Levemir FlexPen 100 Einheiten/ml - Injektionslösung in einem Fertigpen → S. 799
Levemir FlexTouch 100 Einheiten/ml - Injektionslösung in einem Fertigpen → S. 800
Levemir InnoLet 100 Einheiten/ml - Injektionslösung in einem Fertigpen → S. 800
Levemir Penfill 100 Einheiten/ml - Injektionslösung in einer Patrone → S. 800

A10AE06 Insulin degludec

Tresiba 100 Einheiten/ml - Injektionslösung in einer Patrone → S. 1450
Tresiba 100 Einheiten/ml - Injektionslösung im Fertigpen → S. 1450
Tresiba 200 Einheiten/ml - Injektionslösung im Fertigpen → S. 1450

A10AE30 Kombinationen

A10AE54 Insulin glargin und Lixisenatid

Suliqua 100 Einheiten/ml + 33 Mikrogramm/ml - Injektionslösung in einem Fertigpen → S. 1362
Suliqua 100 Einheiten/ml + 50 Mikrogramm/ml - Injektionslösung in einem Fertigpen → S. 1362

A10AE56 Insulin degludec und Liraglutid

Xultophy 100 Einheiten/ml + 3,6 mg/ml - Injektionslösung → S. 1576

A10AF INSULINE UND ANALOGA, ZUR INHALATION

A10AF01 Insulin (human)

A10B ORALE ANTIDIABETIKA, EXKL. INSULINE

A10BA Biguanide

A10BA01 Phenformin

A10BA02 Metformin

Diabetex 500 mg - Filmtabletten → S. 395
Diabetex 850 mg - Filmtabletten → S. 395
Diabetex 1000 mg - Filmtabletten → S. 396
Diabetormin 850 mg - Filmtabletten → S. 396
Diabetormin 1000 mg - Filmtabletten → S. 396
Glucophage 500 mg - Filmtabletten → S. 636
Glucophage 850 mg - Filmtabletten → S. 636
Glucophage 1000 mg - Filmtabletten → S. 636
Meglucon Sandoz 850 mg - Filmtabletten → S. 864
Meglucon Sandoz 1000 mg - Filmtabletten → S. 865
Metformin 1A Pharma 850 mg - Filmtabletten → S. 882
Metformin 1A Pharma 1000 mg - Filmtabletten → S. 882
Metformin Arcana 850 mg - Filmtabletten → S. 883
Metformin Bluefish 850 mg - Filmtabletten → S. 883
Metformin Bluefish 1000 mg - Filmtabletten → S. 883
Metformin Genericon 850 mg - Filmtabletten → S. 883
Metformin Genericon 1000 mg - Filmtabletten → S. 883
Metformin Hexal 500 mg - Filmtabletten → S. 883
Metformin Hexal 850 mg - Filmtabletten → S. 883
Metformin Hexal 1000 mg - Filmtabletten → S. 883
Metformin "ratiopharm" 850 mg - Filmtabletten → S. 884
Metformin "ratiopharm" 1000 mg - Filmtabletten → S. 884
Metformin Stada 850 mg - Filmtabletten → S. 884
Metformin Stada 1000 mg - Filmtabletten → S. 884

A10BA03 Buformin

A10BB Sulfonylharnstoffe

A10BB01 Glibenclamid

Amglidia 0,6 mg/ml - Suspension zum Einnehmen → S. 79
Amglidia 6 mg/ml - Suspension zum Einnehmen → S. 79

A10BB02 Chlorpropamid

A10BB03 Tolbutamid

A10BB04 Glibornurid

A10BB05 Tolazamid

A10BB06 Carbutamid

A10BB07 Glipizid

Minidiab 5 mg - Tabletten → S. 907

A10BB08 Gliquidon

Glurenorm 30 mg - Tabletten → S. 638

A10BB09 Gliclazid

Diamicron MR 30 mg - Tabletten mit veränderter Wirkstofffreisetzung → S. 396
Diamicron MR 60 mg - Tabletten mit veränderter Wirkstofffreisetzung → S. 396
Gliclada 30 mg - Tabletten mit veränderter Wirkstofffreisetzung → S. 632
Gliclada 60 mg - Tabletten mit veränderter Wirkstofffreisetzung → S. 632
Gliclada 90 mg - Tabletten mit veränderter Wirkstofffreisetzung → S. 632
Gliclazid Arcana 30 mg - Tabletten mit veränderter Wirkstofffreisetzung → S. 632
Gliclazid-ratiopharm 30 mg - Tabletten mit veränderter Wirkstofffreisetzung → S. 632
Gliclazid Sandoz 30 mg - Tabletten mit veränderter Wirkstofffreisetzung → S. 632
Gliclazid Stada 30 mg - Tabletten mit veränderter Wirkstofffreisetzung → S. 632
Gliclazid STADA 60 mg - Tabletten mit veränderter Wirkstofffreisetzung → S. 632

A10BB10 Metahexamid

A10BB11 Glisoxepid

A10BB12 Glimepirid

Amaryl 1 mg - Tabletten → S. 74
Amaryl 2 mg - Tabletten → S. 74
Amaryl 3 mg - Tabletten → S. 74
Amaryl 4 mg - Tabletten → S. 74
Amaryl 6 mg - Tabletten → S. 74

Glimepirid 1A Pharma 1 mg - Tabletten → S. 632
Glimepirid 1A Pharma 2 mg - Tabletten → S. 632
Glimepirid 1A Pharma 3 mg - Tabletten → S. 632
Glimepirid 1A Pharma 4 mg - Tabletten → S. 633
Glimepirid Hexal 1 mg - Tabletten → S. 633
Glimepirid Hexal 2 mg - Tabletten → S. 633
Glimepirid Hexal 3 mg - Tabletten → S. 633
Glimepirid Hexal 4 mg - Tabletten → S. 633
Glimepirid ratiopharm 1 mg - Tabletten → S. 633
Glimepirid ratiopharm 2 mg - Tabletten → S. 633
Glimepirid ratiopharm 3 mg - Tabletten → S. 633
Glimepirid ratiopharm 4 mg - Tabletten → S. 633
Glimepirid ratiopharm 6 mg - Tabletten → S. 633
Glimepirid Sandoz 1 mg - Tabletten → S. 633
Glimepirid Sandoz 2 mg - Tabletten → S. 633
Glimepirid Sandoz 3 mg - Tabletten → S. 633
Glimepirid Stada 2 mg - Tabletten → S. 633
Glimepirid Stada 3 mg - Tabletten → S. 633
Glimepirid Stada 4 mg - Tabletten → S. 633
Glimepirid Stada 6 mg - Tabletten → S. 634

A10BB31 Acetohexamid

A10BC Sulfonamide (heterozyklisch)

A10BC01 Glymidin

A10BD Kombinationen mit oralen Antidiabetika

A10BD01 Phenformin und Sulfonylharnstoffe

A10BD02 Metformin und Sulfonylharnstoffe

A10BD03 Metformin und Rosiglitazon

A10BD04 Glimepirid und Rosiglitazon

A10BD05 Metformin und Pioglitazon

Competact 15 mg/850 mg - Filmtabletten → S. 337
Glubrava 15 mg/850 mg - Filmtabletten → S. 636

A10BD06 Glimepirid und Pioglitazon

Tandemact 30 mg/2 mg - Tabletten → S. 1388
Tandemact 30 mg/4 mg - Tabletten → S. 1388
Tandemact 45 mg/4 mg - Tabletten → S. 1388

A10BD07 Metformin und Sitagliptin

Efficib 50 mg/850 mg - Filmtabletten → S. 464
Efficib 50 mg/1000 mg - Filmtabletten → S. 464
Janumet 50 mg/850 mg - Filmtabletten → S. 739
Janumet 50 mg/1000 mg - Filmtabletten → S. 739
Ristfor 50 mg/850 mg - Filmtabletten → S. 1244
Ristfor 50 mg/1000 mg - Filmtabletten → S. 1244
Velmetia 50 mg/850 mg - Filmtabletten → S. 1507
Velmetia 50 mg/1000 mg - Filmtabletten → S. 1508

A10BD08 Metformin und Vildagliptin

Eucreas 50 mg/850 mg - Filmtabletten → S. 529
Eucreas 50 mg/1000 mg - Filmtabletten → S. 529
Icandra 50 mg/850 mg - Filmtabletten → S. 689
Icandra 50 mg/1000 mg - Filmtabletten → S. 689
Vildagerlan 50 mg/850 mg-Filmtabletten → S. 1536
Vildagerlan 50 mg/1000 mg-Filmtabletten → S. 1536
Zomarist 50 mg/850 mg - Filmtabletten → S. 1607
Zomarist 50 mg/1000 mg - Filmtabletten → S. 1607

A10BD09 Pioglitazon und Alogliptin

Incresync 12,5 mg/30 mg - Filmtabletten → S. 703
Incresync 12,5 mg/45 mg - Filmtabletten → S. 704
Incresync 25 mg/30 mg - Filmtabletten → S. 704
Incresync 25 mg/45 mg - Filmtabletten → S. 704

A10BD10 Metformin und Saxagliptin

Komboglyze 2,5 mg/850 mg - Filmtabletten → S. 765
Komboglyze 2,5 mg/1000 mg - Filmtabletten → S. 765

A10BD11 Metformin und Linagliptin

Jentadueto 2,5 mg/850 mg - Filmtabletten → S. 741
Jentadueto 2,5 mg/1000 mg - Filmtabletten → S. 741

A10BD12 Pioglitazon und Sitagliptin

A10BD13 Metformin und Alogliptin

Vipdomet 12,5 mg/850 mg - Filmtabletten → S. 1538
Vipdomet 12,5 mg/1000 mg - Filmtabletten → S. 1539

A10BD14 Metformin und Repaglinid

A10BD15 Metformin und Dapagliflozin

Ebymect 5 mg/850 mg - Filmtabletten → S. 458
Ebymect 5 mg/1000 mg - Filmtabletten → S. 458
Xigduo 5 mg/850 mg - Filmtabletten → S. 1573
Xigduo 5 mg/1000 mg - Filmtabletten → S. 1573

A10BD16 Metformin und Canagliflozin

Vokanamet 50 mg/850 mg - Filmtabletten → S. 1550
Vokanamet 50 mg/1000 mg - Filmtabletten → S. 1550
Vokanamet 150 mg/850 mg - Filmtabletten → S. 1550
Vokanamet 150 mg/1000 mg - Filmtabletten → S. 1550

A10BD17 Metformin und Acarbose

A10BD18 Metformin und Gemigliptin

A10BD19 Linagliptin und Empagliflozin

Glyxambi 10 mg/5 mg - Filmtabletten → S. 639
Glyxambi 25 mg/5 mg - Filmtabletten → S. 639

A10BD20 Metformin und Empagliflozin

Synjardy 5 mg/850 mg - Filmtabletten → S. 1372
Synjardy 5 mg/1.000 mg - Filmtabletten → S. 1373
Synjardy 12,5 mg/850 mg - Filmtabletten → S. 1373
Synjardy 12,5 mg/1.000 mg - Filmtabletten → S. 1373

A10BD21 Saxagliptin und Dapagliflozin

Qtern 5 mg/10 mg - Filmtabletten → S. 1172

A10BD22 Metformin und Evogliptin

A10BD23 Metformin und Ertugliflozin

Segluromet 2,5 mg/850 mg - Filmtabletten → S. 1285
Segluromet 2,5 mg/1000 mg - Filmtabletten → S. 1285
Segluromet 7,5 mg/850 mg - Filmtabletten → S. 1285
Segluromet 7,5 mg/1000 mg - Filmtabletten → S. 1285

A10BD24 Sitagliptin und Ertugliflozin

Steglujan 5 mg/100 mg - Filmtabletten → S. 1351
Steglujan 15 mg/100 mg - Filmtabletten → S. 1351

A10BD25 Metformin, Saxagliptin und Dapagliflozin

Qtrilmet 850 mg/2,5 mg/5 mg - Tabletten mit veränderter Wirkstofffreisetzung → S. 1172
Qtrilmet 1000 mg/2,5 mg/5 mg - Tabletten mit veränderter Wirkstofffreisetzung → S. 1172

A10BD26 Metformin und Lobeglitazon

A10BF Alpha-Glukosidasehemmer

A10BF01 Acarbose

Acarbose CADmed 50 mg - Tabletten → S. 20
Acarbose CADmed 100 mg - Tabletten → S. 20
Glucobay 50 mg - Tabletten → S. 636
Glucobay 100 mg - Tabletten → S. 636

A10BF02 Miglitol

A10BF03 Voglibose

A10BG Thiazolindione

A10BG01 Troglitazon

A10BG02 Rosiglitazon

A10BG03 Pioglitazon

Actos 15 mg - Tabletten → S. 33
Actos 30 mg - Tabletten → S. 33
Actos 45 mg - Tabletten → S. 33
Diabetalan 15 mg - Tabletten → S. 395
Diabetalan 30 mg - Tabletten → S. 395
Diabetalan 45 mg - Tabletten → S. 395
Glidipion 15 mg - Tabletten → S. 632
Glidipion 30 mg - Tabletten → S. 632
Glidipion 45 mg - Tabletten → S. 632
Glustin 15 mg - Tabletten → S. 638
Glustin 30 mg - Tabletten → S. 638
Glustin 45 mg - Tabletten → S. 638
Pioglitazon Accord 15 mg - Tabletten → S. 1109
Pioglitazon Accord 30 mg - Tabletten → S. 1109
Pioglitazon Accord 45 mg - Tabletten → S. 1109
Pioglitazon G.L. 15 mg - Tabletten → S. 1109
Pioglitazon G.L. 30 mg - Tabletten → S. 1109
Pioglitazon G.L. 45 mg - Tabletten → S. 1109
Pioglitazon Hexal 15 mg - Tabletten → S. 1109
Pioglitazon Hexal 30 mg - Tabletten → S. 1109

Pioglitazon Hexal 45 mg - Tabletten → S. 1109
Pioglitazon Teva 15 mg - Tabletten → S. 1109
Pioglitazon Teva 30 mg - Tabletten → S. 1110
Pioglitazon Teva 45 mg - Tabletten → S. 1110
Pioglitazon Teva Pharma 15 mg - Tabletten → S. 1110
Pioglitazon Teva Pharma 30 mg - Tabletten → S. 1110
Pioglitazon Teva Pharma 45 mg - Tabletten → S. 1110
Pioglitazone Actavis 15 mg - Tabletten → S. 1110
Pioglitazone Actavis 30 mg - Tabletten → S. 1110
Pioglitazone Actavis 45 mg - Tabletten → S. 1110

A10BG04 Lobeglitazon

A10BH Dipeptidyl-Peptidase 4 (DPP-4) Inhibitoren

A10BH01 Sitagliptin

Januvia 25 mg - Filmtabletten → S. 739
Januvia 50 mg - Filmtabletten → S. 739
Januvia 100 mg - Filmtabletten → S. 739
Ristaben 25 mg - Filmtabletten → S. 1244
Ristaben 50 mg - Filmtabletten → S. 1244
Ristaben 100 mg - Filmtabletten → S. 1244
Sitagliptin HCS 25 mg - Filmtabletten → S. 1324
Sitagliptin HCS 50 mg - Filmtabletten → S. 1324
Sitagliptin HCS 100 mg - Filmtabletten → S. 1324
Sitagliptin ratiopharm 25 mg - Filmtabletten → S. 1324
Sitagliptin ratiopharm 50 mg - Filmtabletten → S. 1324
Sitagliptin ratiopharm 100 mg - Filmtabletten → S. 1324
Tesavel 25 mg - Filmtabletten → S. 1410
Tesavel 50 mg - Filmtabletten → S. 1410
Tesavel 100 mg - Filmtabletten → S. 1410
Xelevia 25 mg - Filmtabletten → S. 1569
Xelevia 50 mg - Filmtabletten → S. 1569
Xelevia 100 mg - Filmtabletten → S. 1569

A10BH02 Vildagliptin

Galvus 50 mg - Tabletten → S. 616
Jalra 50 mg - Tabletten → S. 739
Melkart 50 mg - Tabletten → S. 866
Vildagliptin Accord 50 mg - Tabletten → S. 1536
Vildagliptin Krka 50 mg - Tabletten → S. 1536
Xiliarx 50 mg - Tabletten → S. 1573

A10BH03 Saxagliptin

Onglyza 2,5 mg - Filmtabletten → S. 1041
Onglyza 5 mg - Filmtabletten → S. 1042

A10BH04 Alogliptin

Vipidia 6,25 mg - Filmtabletten → S. 1539
Vipidia 12,5 mg - Filmtabletten → S. 1539
Vipidia 25 mg - Filmtabletten → S. 1539

A10BH05 Linagliptin

Trajenta 5 mg - Filmtabletten → S. 1437

A10BH06 Gemigliptin

A10BH07 Evogliptin

A10BH08 Teneligliptin

A10BH51 Sitagliptin und Simvastatin

A10BH52 Gemigliptin und Rosuvastatin

A10BJ Glucagon-like peptide-1 (GLP-1)-Rezeptoragonisten

A10BJ01 Exenatid

Bydureon 2 mg - Depot-Injektionssuspension in einem Fertigpen → S. 237
Bydureon 2 mg - Pulver und Lösungsmittel zur Herstellung einer Depot-Injektionssuspension → S. 237
Bydureon 2 mg - Pulver und Lösungsmittel zur Herstellung einer Depot-Injektionssuspension in einem Fertigpen → S. 237
Byetta 5 Mikrogramm - Injektionslösung, Fertigpen → S. 237
Byetta 10 Mikrogramm - Injektionslösung, Fertigpen → S. 237

A10BJ02 Liraglutid

Saxenda 6 mg/ml - Injektionslösung in einem Fertigpen → S. 1279
Victoza 6 mg/ml - Injektionslösung in einem Fertigpen → S. 1535

A10BJ03 Lixisenatid

Lyxumia 10 Mikrogramm - Injektionslösung → S. 848
Lyxumia 10 Mikrogramm und 20 Mikrogramm - Injektionslösung → S. 848
Lyxumia 20 Mikrogramm - Injektionslösung → S. 848

A10BJ04 Albiglutid

A10BJ05 Dulaglutid

Trulicity 0,75 mg - Injektionslösung in einem Fertigpen → S. 1465
Trulicity 0,75 mg - Injektionslösung in einer Fertigspritze → S. 1465
Trulicity 1,5 mg - Injektionslösung in einem Fertigpen → S. 1465
Trulicity 1,5 mg - Injektionslösung in einer Fertigspritze → S. 1465

A10BJ06 Semaglutid

Ozempic 0,25 mg - Injektionslösung in einem Fertigpen → S. 1067
Ozempic 0,5 mg - Injektionslösung in einem Fertigpen → S. 1068
Ozempic 1 mg - Injektionslösung in einem Fertigpen → S. 1068
Rybelsus 3 mg - Tabletten → S. 1269
Rybelsus 7 mg - Tabletten → S. 1269
Rybelsus 14 mg - Tabletten → S. 1269

A10BJ07 Beinaglutid

A10BK Sodium-glucose cotransporter 2 (SGLT2)-Inhibitoren

A10BK01 Dapagliflozin

Edistride 5 mg - Filmtabletten → S. 460
Edistride 10 mg - Filmtabletten → S. 460
Forxiga 5 mg - Filmtabletten → S. 594
Forxiga 10 mg - Filmtabletten → S. 594

A10BK02 Canagliflozin

Invokana 100 mg - Filmtabletten → S. 722
Invokana 300 mg - Filmtabletten → S. 722

A10BK03 Empagliflozin

Jardiance 10 mg - Filmtabletten → S. 740
Jardiance 25 mg - Filmtabletten → S. 740

A10BK04 Ertugliflozin

Steglatro 5 mg - Filmtabletten → S. 1350
Steglatro 15 mg - Filmtabletten → S. 1350

A10BK05 Ipragliflozin

A10BK06 Sotagliflozin

Zynquista 200 mg - Filmtabletten → S. 1615

A10BK07 Luseogliflozin

A10BX Andere Antidiabetika, exkl. Insuline

A10BX01 Guarmehl

A10BX02 Repaglinid

Enyglid 0,5 mg - Tabletten → S. 497
Enyglid 1 mg - Tabletten → S. 497
Enyglid 2 mg - Tabletten → S. 497
Novonorm 0,5 mg - Tabletten → S. 998
Novonorm 1,0 mg - Tabletten → S. 998
Novonorm 2,0 mg - Tabletten → S. 998
Prandin 0,5 mg - Tabletten → S. 1127
Prandin 1 mg - Tabletten → S. 1127
Prandin 2 mg - Tabletten → S. 1127
Repaglinid Accord 0,5 mg - Tabletten → S. 1216
Repaglinid Accord 1 mg - Tabletten → S. 1216
Repaglinid Accord 2 mg - Tabletten → S. 1216
Repaglinid Actavis 0,5 mg - Tabletten → S. 1216
Repaglinid Actavis 1 mg - Tabletten → S. 1216
Repaglinid Actavis 2 mg - Tabletten → S. 1216
Repaglinid Krka 0,5 mg - Tabletten → S. 1216
Repaglinid Krka 1 mg - Tabletten → S. 1216
Repaglinid Krka 2 mg - Tabletten → S. 1216
Repaglinid ratiopharm 0,5 mg - Tabletten → S. 1216
Repaglinid ratiopharm 1 mg - Tabletten → S. 1216
Repaglinid ratiopharm 2 mg - Tabletten → S. 1216
Repaglinid Sandoz 0,5 mg - Tabletten → S. 1216
Repaglinid Sandoz 1 mg - Tabletten → S. 1216
Repaglinid Sandoz 2 mg - Tabletten → S. 1216
Repaglinid Sandoz 4 mg - Tabletten → S. 1216
Repaglinid Stada 0,5 mg - Tabletten → S. 1216

Repaglinid Stada 1 mg - Tabletten → S. 1217
Repaglinid Stada 2 mg - Tabletten → S. 1217
Repaglinid Stada 4 mg - Tabletten → S. 1217
Repaglinid Teva 0,5 mg - Tabletten → S. 1217
Repaglinid Teva 1 mg - Tabletten → S. 1217
Repaglinid Teva 2 mg - Tabletten → S. 1217

A10BX03 Nateglinid

Starlix 60 mg - Filmtabletten → S. 1350
Starlix 120 mg - Filmtabletten → S. 1350
Starlix 180 mg - Filmtabletten → S. 1350

A10BX05 Pramlintid

A10BX06 Benfluorex

A10BX08 Mitiglinid

A10X ANDERE ANTIDIABETIKA

Sucontral-Tropfen zum Einnehmen → S. 1360

A10XA Aldosereduktasehemmer

A10XA01 Tolrestat

A11 VITAMINE

A11A MULTIVITAMINE, KOMBINATIONEN

A11AA Multivitamine mit Mineralstoffen

A11AA01 Multivitamine und Eisen

A11AA02 Multivitamine und Calcium

A11AA03 Multivitamine und andere Mineralstoffe, inkl. Kombinationen

Elevit pronatal - Filmtabletten → S. 468

A11AA04 Multivitamine und Spurenelemente

A11AB Multivitamine, andere Kombinationen

Pharmaton - Kapseln → S. 1104

A11B MULTIVITAMINE, REIN

A11BA Multivitamine, rein

Pantovit Vitamin - Dragees → S. 1079

A11C VITAMIN A UND D, INKL. DEREN KOMBINATIONEN

A11CA Vitamin A, rein

A11CA01 Retinol (Vitamin A)

A11CA02 Betacaroten

A11CB Vitamin A und D in Kombination

A11CC Vitamin D und Analoga

A11CC01 Ergocalciferol

A11CC02 Dihydrotachysterol

A11CC03 Alfacalcidol

Etalpha "Leo" 1 µg - Ampullen → S. 526
Etalpha "Leo" 2 µg - Ampullen → S. 527
Etalpha "Leo" 0,25 µg - Kapseln → S. 527
Etalpha "Leo" 1,0 µg - Kapseln → S. 527

A11CC04 Calcitriol

Rocaltrol 0,25 Mikrogramm - Kapseln → S. 1252
Rocaltrol 0,5 Mikrogramm - Kapseln → S. 1252

A11CC05 Colecalciferol

Colecalciferol Dermapharm 20.000 I.E. - Weichkapseln → S. 330
Colecalciferol Fresenius 14.400 I.E./ml - Tropfen zum Einnehmen, Lösung → S. 330
Colecalciferol Invos 25.000 I.E. - Weichkapseln → S. 330
Dekristolmin 20.000 I.E. - Weichkapseln → S. 381
Dekristolmin 20.000 I.E./ml - Tropfen zum Einnehmen, Lösung → S. 381
Dosteofer 800 I.E. - Filmtabletten → S. 427
Dosteofer 1.000 I.E. - Filmtabletten → S. 427
Dosteofer 7.000 I.E. - Filmtabletten → S. 427
Dosteofer 30.000 I.E. - Filmtabletten → S. 427
Oleovit D3 Tropfen → S. 1032
Vi-De3 - Tropfen → S. 1535

A11CC06 Calcifediol

A11CC20 Kombinationen

A11CC55 Colecalciferol, Kombinationen

A11D VITAMIN B1, REIN UND IN KOMBINATION MIT VITAMIN B6 UND VITAMIN B12

A11DA Vitamin B1, rein

A11DA01 Thiamin (Vitamin B1)

Vit. B1 "Agepha" - Tabletten → S. 1546

A11DA02 Sulbutiamin

A11DA03 Benfotiamin

A11DB Vitamin B1 in Kombination mit Vitamin B6 und/ oder Vitamin B12

Arca-Be - Dragees → S. 120
Citoneurin - Dragees → S. 311
Citoneurin - Injektionslösung → S. 311
Neurobion - Ampullen → S. 965
Neurobion forte - Dragees → S. 965
Neuromultivit - Ampullen → S. 966
Neuromultivit - Filmtabletten → S. 966
Pronerv - Kapseln → S. 1155

A11E VITAMIN-B-KOMPLEX, INKL. KOMBINATIONEN

A11EA Vitamin-B-Komplex, rein

Multivit B - Ampullen → S. 932
Multivit B forte - Ampullen → S. 933

A11EB Vitamin-B-Komplex mit Vitamin C

Berocca plus Zink - Brausetabletten → S. 185
Berocca plus Zink - Filmtabletten → S. 185

A11EC Vitamin-B-Komplex mit Mineralstoffen

A11ED Vitamin-B-Komplex mit anabolen Steroiden

A11EX Vitamin-B-Komplex, andere Kombinationen

A11G ASCORBINSÄURE (VITAMIN C), INKL. KOMBINATIONEN

A11GA Ascorbinsäure (Vitamin C), rein

A11GA01 Ascorbinsäure (Vitamin C)

Ce-Limo Orange - Brausetabletten → S. 281
Ce-Limo Zitrone - Brausetabletten → S. 281
Cetebe Vitamin C Retard 500 mg - Kapseln → S. 288
Cevitol 500 mg - Ampullen → S. 289
Cevitol 1000 mg - Ampullen → S. 289
Cevitol 500 mg - Kautabletten → S. 290
Vitamin C Pascoe 150 mg/ml - Konzentrat zur Herstellung einer Injektions-/Infusionslösung → S. 1546
Vitamin C-Injektopas 7,5 g - Injektionslösung → S. 1546

A11GB Ascorbinsäure (Vitamin C), Kombinationen

A11GB01 Ascorbinsäure (Vitamin C) und Calcium

A11H ANDERE VITAMINPRÄPARATE, REIN

A11HA Andere Vitaminpräparate, rein

A11HA01 Nicotinamid

A11HA02 Pyridoxin (Vitamin B6)

Vit. B6 "Agepha" - Tabletten → S. 1546

A11HA03 Tocopherol (Vitamin E)

Evit 600 I.E. - Kapseln → S. 537
Evitol 100 mg - Kaudragees → S. 537

A11HA04 Riboflavin (Vitamin B2)

A11HA05 Biotin

Biogelat Biotin 5 mg - Tabletten → S. 201
Bio-H-Tin Vitamin H 2,5 mg - Tabletten → S. 201
Bio-H-Tin Vitamin H 5 mg - Tabletten → S. 201
Curatin 2,5 mg - Tabletten → S. 354
Curatin 5 mg - Tabletten → S. 354
Medobiotin 2,5 mg - Tabletten → S. 864

A11HA06 Pyridoxalphosphat

A11HA07 Inositol

A11HA08 Tocofersolan

Vedrop 50 mg/ml - Lösung zum Einnehmen → S. 1506

A11HA30 Dexpanthenol

A11HA31 Calciumpantothenat

A11HA32 Pantethin

A11J ANDERE VITAMINPRÄPARATE, KOMBINATIONEN

A11JA Kombinationen von Vitaminen

A11JB Vitamine mit Mineralstoffen

A11JC Vitamine, andere Kombinationen

A12 MINERALSTOFFE

A12A CALCIUM

A12AA Calcium

A12AA01 Calciumphosphat

A12AA02 Calciumglubionat

A12AA03 Calciumgluconat

Calciumgluconat B.Braun 10% - Injektionslösung → S. 243

A12AA04 Calciumcarbonat

Maxi-Kalz 500 mg - Brausetabletten → S. 860
Maxi-Kalz 1000 mg - Brausetabletten → S. 861

A12AA05 Calciumlactat

A12AA06 Calciumlactogluconat

A12AA07 Calciumchlorid

A12AA08 Calciumglycerylphosphat

A12AA09 Calciumcitratlysin-Komplex

A12AA10 Calciumglucoheptonat

A12AA11 Calciumpangamat

A12AA13 Calcium citrat

A12AA20 Calcium (verschiedene Salze in Kombination)

Calcium "Fresenius" - Ampullen → S. 243
Calcium Sandoz 500 mg - Brausetabletten → S. 244

A12AA30 Calciumlaevulat

A12AX Calcium, Kombinationen mit Vitamin D und/oder anderen Mitteln

Calcichew-D3 - Kautabletten → S. 240
Calciduran Vit. D3 500 mg/800 I.E. - Filmtabletten → S. 240
Calciduran Vit. D3 500 mg/800 I.E. - Kautabletten → S. 241
Calcilac 500 mg/400 I.E. - Kautabletten → S. 241
Calcimagon-D3 - Kautabletten → S. 241
Calcimed D3 1000 mg/880 I.E. - Kautabletten → S. 241
Calcium-D-Sandoz - Brausetabletten → S. 242
Calcium Vitamin D3 Hermes 500 mg/2000 I.E. - Kautabletten → S. 244
Calcium Vit. D3 "Meda" 500 mg/400 I.E. - Kautabletten → S. 244
Calcium 600 mg Vitamin D3 400 IE "ratiopharm" - Brausetabletten → S. 244
Calcium 600 mg Vitamin D3 400 I.E. "ratiopharm" - Kautabletten → S. 244
Cal-D-or 500 mg/400 I.E. - Filmtabletten → S. 244
Cal-D-or 500 mg/400 I.E. - Kautabletten → S. 244
Cal-D-or Lemon 500 mg/800 I.E. - Kautabletten → S. 244
Cal-D-or Orange 500 mg/800 I.E. - Kautabletten → S. 244
Cal-D-or 1000 mg/800 I.E. - Kautabletten → S. 244
Cal-D-Vita - Kautabletten → S. 244
Kombi-Kalz 500 mg/400 I.E. Vit.D3 - Kautabletten → S. 765
Maxi-Kalz Vit. D3 500 mg/400 IE Kautabletten → S. 861
Maxi-Kalz Vit.D3 1000 mg/880 I.E. - Granulat → S. 861

A12B KALIUM

A12BA Kalium

Trommcardin - Filmtabletten → S. 1460
Trommcardin - Infusionsflasche → S. 1461
Trommcardin K 120 - Infusionsflasche → S. 1461

A12BA01 Kaliumchlorid

KCl-retard Slow-K 600 mg - Dragees → S. 751
Micro-Kalium retard - Kapseln → S. 896

A12BA02 Kaliumcitrat

A12BA03 Kaliumhydrogentartrat

A12BA04 Kaliumhydrogencarbonat

A12BA05 Kaliumgluconat

A12BA30 Kalium (verschiedene Salze in Kombination)

Kalioral "Fresenius" - Pulver → S. 747

A12BA51 Kaliumchlorid, Kombinationen

A12C ANDERE MINERALSTOFFE

A12CA Natrium

A12CA01 Natriumchlorid

A12CA02 Natriumsulfat

A12CB Zink

Zinkorotat-Pos - Filmtabletten 40 mg, magensaftresistente Tabletten → S. 1597

A12CB01 Zinksulfat

A12CB02 Zinkgluconat

Zink Aguettant 1 mg/ml - Konzentrat zur Herstellung einer Infusionslösung → S. 1597

A12CB03 Zinkprotein-Komplex

A12CC Magnesium

Trommcardin - Filmtabletten → S. 1460
Trommcardin - Infusionsflasche → S. 1461
Trommcardin K 120 - Infusionsflasche → S. 1461

A12CC01 Magnesiumchlorid

A12CC02 Magnesiumsulfat

Cormagnesin 200 mg - Ampullen → S. 345
Cormagnesin 400 mg - Ampullen → S. 345
Magnesiumsulfat Kalceks 100 mg/ml - Injektions-/Infusionslösung → S. 854
Magnesiumsulfat Kalceks 200 mg/ml - Injektions-/Infusionslösung → S. 854

A12CC03 Magnesiumgluconat

Magnesium Gluconicum "G.L." - Ampullen → S. 854

A12CC04 Magnesiumcitrat

Magnesium Diasporal 300 mg - Granulat zur Herstellung einer Lösung zum Einnehmen → S. 853
Magnesium Diasporal - Lutschtabletten → S. 854
Magnesium Diasporal 400 mg - Pulver zur Herstellung einer Lösung zum Einnehmen → S. 854

A12CC05 Magnesiumaspartat

Emgecard 2,5 mmol - Filmtabletten → S. 477
Emgecard 5 mmol - Granulat → S. 477
Emgecard 10 mmol - Orange Pulver → S. 477
Magnesiocard i.v. - Ampullen → S. 852
Magnesiocard 7,5 mmol - Brausetabletten → S. 853
Magnesiocard 5 mmol - Pulver → S. 853
Magnesiocard 10 mmol Orange - Pulver → S. 853
Magnesium Verla - Granulat → S. 853

A12CC06 Magnesiumlactat

A12CC07 Magnesiumlevulinat

A12CC08 Magnesiumpidolat

A12CC09 Magnesiumorotat

A12CC10 Magnesiumoxid

A12CC30 Magnesium (verschiedene Salze in Kombination)

Magnesium Verla - Filmtabletten → S. 853
Magnesium Diasporal direkt 400 mg - Granulat → S. 854
Magnonorm Genericon 365 mg - lösliche Tabletten → S. 854
Magnosolv - Granulat → S. 854

A12CD Fluorid

A12CD01 Natriumfluorid

A12CD02 Natriummonofluorphosphat

A12CD51 Natriumfluorid, Kombinationen

A12CE Selen

A12CE01 Natriumselenat

A12CE02 Natriumselenit

Cefasel 100 µg - Tabletten → S. 271
Cefasel 300 µg - Tabletten → S. 271
Selen Aguettant 10 Mikrogramm/ml - Konzentrat zur Herstellung einer Infusionslösung → S. 1285
Selen "Fresenius" 200 µg - Ampullen → S. 1286
Selenase 50 Mikrogramm/ml - Injektionslösung → S. 1286
Selenase 100 Mikrogramm/2 ml - Injektionslösung → S. 1286
Selenase 100 Mikrogramm/2 ml - Lösung zum Einnehmen → S. 1286
Selenase 500 Mikrogramm/10 ml - Lösung zum Einnehmen → S. 1286

A12CX Andere Mineralstoff-haltige Zubereitungen

A13 TONIKA

A13A TONIKA

Alpinamed Taigavita - Kapseln → S. 70
Buerlecithin - flüssig → S. 228
Eleu Diapharm - Hartkapseln → S. 468
Ginsana (Ginseng-Extrakt G 115) 100 mg - Kapseln → S. 631
Ginsana (Ginseng Extrakt G 115) 140 mg/15 ml - Tonikum → S. 631
Koreanischer Roter Ginseng CheongKwanJang - Hartkapseln → S. 766
rhodioLoges 200 mg - Filmtabletten → S. 1231
Sangenor - Trinkampullen → S. 1277
Vitango 200 mg - Filmtabletten → S. 1547

A14 ANABOLIKA ZUR SYSTEMISCHEN ANWENDUNG

A14A ANABOLE STEROIDE

A14AA Androstan-Derivate

A14AA01 Androstanolon

A14AA02 Stanozolol

A14AA03 Metandienon

A14AA04 Metenolon

A14AA05 Oxymetholon

A14AA06 Quinbolon

A14AA07 Prasteron

A14AA08 Oxandrolon

A14AA09 Norethandrolon

A14AB Estren-Derivate

A14AB01 Nandrolon

Deca-Durabolin 25 mg/ml - Injektionslösung → S. 377
Deca-Durabolin 50 mg/ml - Injektionslösung → S. 377

A14AB02 Ethylestrenol

A14AB03 Oxaboloncipionat

A14B ANDERE ANABOLIKA

A15 APPETIT STIMULIERENDE MITTEL

Klosterfrau Melissengeist - Flüssigkeit zum Einnehmen und zur Anwendung auf der Haut → S. 763
Magentee St. Severin → S. 852
Montana - Haustropfen → S. 919
Montana Haustropfen - Flüssigkeit zum Einnehmen → S. 919

A16 ANDERE MITTEL FÜR DAS ALIMENTÄRE SYSTEM UND DEN STOFFWECHSEL

A16A ANDERE MITTEL FÜR DAS ALIMENTÄRE SYSTEM UND DEN STOFFWECHSEL

Kamillosan - Flüssigkeit → S. 749

A16AA Aminosäuren und Derivate

A16AA01 Levocarnitin

L-Carnitin "Fresenius" - orale Lösung → S. 790
L-Carnitin "Fresenius" 1 g - Ampullen → S. 790
Nefrocarnit 1 g/5 ml - Injektionslösung → S. 954
Nefrocarnit 1 g/3,3 ml - Lösung zum Einnehmen → S. 954

A16AA02 Ademetionin

A16AA03 Glutamin

A16AA04 Mercaptamin

Cystagon 50 mg - Hartkapseln → S. 362
Cystagon 150 mg - Hartkapseln → S. 362
Procysbi 25 mg - magensaftresistente Hartkapseln → S. 1149
Procysbi 75 mg - magensaftresistente Hartkapseln → S. 1149

A16AA05 Carglumsäure

Carbaglu 200 mg - Tabletten zur Herstellung einer Suspension zum Einnehmen → S. 260
Ucedane 200 mg - Tabletten zur Herstellung einer Suspension zum Einnehmen → S. 1474

A16AA06 Betain

Cystadane 1 g - Pulver zum Einnehmen → S. 362

A16AA07 Metreleptin

Myalepta 3 mg - Pulver zur Herstellung einer Injektionslösung → S. 936
Myalepta 5,8 mg - Pulver zur Herstellung einer Injektionslösung → S. 936
Myalepta 11,3 mg - Pulver zur Herstellung einer Injektionslösung → S. 936

A16AB Enzyme

A16AB01 Alglucerase

A16AB02 Imiglucerase

Cerezyme 200 U - Pulver für ein Konzentrat zur Herstellung einer Infusionslösung → S. 286
Cerezyme 400 U - Pulver für ein Konzentrat zur Herstellung einer Infusionslösung → S. 286

A16AB03 Agalsidase alfa

Replagal 1 mg/ml - Konzentrat zur Herstellung einer Infusionslösung → S. 1218

A16AB04 Agalsidase beta

Fabrazyme 5 mg - Pulver für ein Konzentrat zur Herstellung einer Infusionslösung → S. 549
Fabrazyme 35 mg - Pulver für ein Konzentrat zur Herstellung einer Infusionslösung → S. 549

A16AB05 Laronidase

Aldurazyme 100 E/ml - Konzentrat zur Herstellung einer Infusionslösung → S. 59

A16AB06 Sacrosidase

A16AB07 Alglucosidase alfa

Myozyme 50 mg - Lyophilisat für ein Konzentrat zur Herstellung einer Infusionslösung → S. 941

A16AB08 Galsulfase

Naglazyme 1 mg/ml - Konzentrat zur Herstellung einer Infusionslösung → S. 943

A16AB09 Idursulfase

Elaprase 2 mg/ml - Konzentrat zur Herstellung einer Infusionslösung → S. 467

A16AB10 Velaglucerase alfa

Vpriv 400 Einheiten - Pulver zur Herstellung einer Infusionslösung → S. 1559

A16AB11 Taliglucerase alfa

A16AB12 Elosulfase alfa

Vimizim 1 mg/ml - Konzentrat zur Herstellung einer Infusionslösung → S. 1536

A16AB13 Asfotase alfa

Strensiq 40 mg/ml - Injektionslösung → S. 1355
Strensiq 100 mg/ml - Injektionslösung → S. 1356

A16AB14 Sebelipase alfa

Kanuma 2 mg/ml - Konzentrat zur Herstellung einer Infusionslösung → S. 750

A16AB15 Velmanase alfa

Lamzede 10 mg - Pulver zur Herstellung einer Infusionslösung → S. 778

A16AB16 Idursulfase beta

A16AB17 Cerliponase alfa

Brineura 150 mg - Infusionslösung → S. 220

A16AB18 Vestronidase alfa

Mepsevii 2 mg/ml - Konzentrat zur Herstellung einer Infusionslösung → S. 876

A16AB19 Pegvaliase

Palynziq 2,5 mg - Injektionslösung in einer Fertigspritze → S. 1072
Palynziq 10 mg - Injektionslösung in einer Fertigspritze → S. 1072
Palynziq 20 mg - Injektionslösung in einer Fertigspritze → S. 1072

A16AX Andere Mittel für das alimentäre Systems und den Stoffwechsel

Iberogast - Tropfen zum Einnehmen → S. 684
Strimvelis 1-10 Millionen Zellen/ml - Infusionsdispersion → S. 1357

A16AX01 Thioctsäure

Thioctacid 600 mg - Ampullen → S. 1415
Thioctacid 600 mg - Filmtabletten → S. 1415
Thioctacid 600 mg - Injektionsflaschen → S. 1415

A16AX02 Anetholtrithion

A16AX03 Natriumphenylbutyrat

Ammonaps 940 mg/g - Granulat → S. 90
Ammonaps 500 mg - Tabletten → S. 90
Pheburane 483 mg/g - Granulat → S. 1104

A16AX04 Nitisinon

Nitisinon Dipharma 2 mg - Hartkapseln → S. 979
Nitisinon Dipharma 5 mg - Hartkapseln → S. 979
Nitisinon Dipharma 10 mg - Hartkapseln → S. 979
Nitisinon Dipharma 20 mg - Hartkapseln → S. 979
Nitisinone MDK 2 mg - Hartkapseln → S. 979
Nitisinone MDK 5 mg - Hartkapseln → S. 979
Nitisinone MDK 10 mg - Hartkapseln → S. 979
Nityr 10 mg - Tabletten → S. 980
Orfadin 2 mg - Hartkapseln → S. 1049
Orfadin 5 mg - Hartkapseln → S. 1049
Orfadin 10 mg - Hartkapseln → S. 1049
Orfadin 20 mg - Hartkapseln → S. 1049
Orfadin 4 mg/ml - Suspension zum Einnehmen → S. 1049

A16AX05 Zinkacetat

Wilzin 25 mg - Hartkapseln → S. 1564
Wilzin 50 mg - Hartkapseln → S. 1564

A16AX06 Miglustat

Miglustat Dipharma 100 mg - Hartkapseln → S. 901
Miglustat G.L. 100 mg - Hartkapseln → S. 901
Miglustat Gen.Orph 100 mg - Hartkapseln → S. 901
Yargesa 100 mg - Hartkapseln → S. 1581
Zavesca 100 mg - Kapseln → S. 1588

A16AX07 Sapropterin

Kuvan 100 mg - Pulver zur Herstellung einer Lösung zum Einnehmen → S. 768
Kuvan 500 mg - Pulver zur Herstellung einer Lösung zum Einnehmen → S. 768
Kuvan 100 mg - Tabletten zur Herstellung einer Lösung zum Einnehmen → S. 768

A16AX08 Teduglutid

Revestive 1,25 mg - Pulver und Lösungsmittel zur Herstellung einer Injektionslösung → S. 1225
Revestive 5 mg - Pulver und Lösungsmittel zur Herstellung einer Injektionslösung → S. 1225

A16AX09 Glycerolphenylbutyrat

Ravicti 1,1 g/ml - Flüssigkeit zum Einnehmen → S. 1201

A16AX10 Eliglustat

Cerdelga 84 mg - Hartkapseln → S. 285

A16AX11 Natrium benzoat

A16AX12 Trientin

Cufence 200 mg - Hartkapseln → S. 353
Cuprior 150 mg - Filmtabletten → S. 353

A16AX13 Uridin triacetat

A16AX14 Migalastat

Galafold 123 mg - Hartkapseln → S. 613

A16AX15 Telotristat

Xermelo 250 mg - Filmtabletten → S. 1572

A16AX16 Givosiran

Givlaari 189 mg/ml - Injektionslösung → S. 631

A16AX17 Triheptanoin

A16AX18 Lumasiran

Oxlumo 94,5 mg/0,5 ml - Injektionslösung → S. 1062

A16AX30 Natrium benzoat und Natrium phenylacetat

B BLUT UND BLUT BILDENDE ORGANE

B01 ANTITHROMBOTISCHE MITTEL

B01A ANTITHROMBOTISCHE MITTEL

B01AA Vitamin-K-Antagonisten

B01AA01 Dicoumarol

B01AA02 Phenindion

B01AA03 Warfarin

B01AA04 Phenprocoumon

Marcoumar - Tabletten → S. 857

B01AA07 Acenocoumarol

Sintrom - Tabletten → S. 1321

B01AA08 Ethylbiscoumacetat

B01AA09 Clorindion

B01AA10 Diphenadion

B01AA11 Tioclomarol

B01AA12 Fluindion

B01AB Heparingruppe

B01AB01 Heparin

Depot-Heparin Gilvasan 25.000 I.E./ml - Ampullen → S. 385
Heparin Gilvasan 1000 I.E./ml - Durchstechflasche → S. 657
Heparin Gilvasan 5000 I.E./ml - Durchstechflasche → S. 657
Heparin Gilvasan 5000 I.E./ml - Injektions-/Infusionslösung → S. 658
Heparin Gilvasan 100 I.E./ml - Injektionslösung → S. 658

B01AB02 Antithrombin III

Antithrombin III "Baxter" 50 I.E./ml - Pulver und Lösungsmittel zur Herstellung einer Injektionslösung → S. 106
Atenativ 500 I.E. - Pulver und Lösungsmittel zur Herstellung einer Injektions- oder Infusionslösung → S. 141
Atenativ 1000 I.E. - Pulver und Lösungsmittel zur Herstellung einer Injektions- oder Infusionslösung → S. 141
Kybernin P 500 I.E./1000 I.E. - Pulver und Lösungsmittel zur Herstellung einer Injektions- oder Infusionslösung → S. 768

B01AB04 Dalteparin

Fragmin 10 000 IE/1 ml - Ampullen → S. 598
Fragmin 25.000 I.E./1 ml - Durchstichflasche → S. 598
Fragmin 2500 IE - Fertigspritzen → S. 598
Fragmin 5000 IE - Fertigspritzen → S. 599
Fragmin 7500 IE - Fertigspritzen → S. 599
Fragmin 10000 IE - Fertigspritzen → S. 599
Fragmin 12500 IE - Fertigspritzen → S. 599

Fragmin 15000 IE - Fertigspritzen → S. 599
Fragmin 18000 IE - Fertigspritzen → S. 599
Fragmin 10 000 IE/4 ml - Stechampullen → S. 599

B01AB05 Enoxaparin

Enoxaparin Becat 2.000 IE (20 mg)/0,2 ml - Injektionslösung in einer Fertigspritze → S. 489
Enoxaparin Becat 4.000 IE (40 mg)/0,4 ml - Injektionslösung in einer Fertigspritze → S. 490
Enoxaparin Becat 6.000 IE (60 mg)/0,6 ml - Injektionslösung in einer Fertigspritze → S. 490
Enoxaparin Becat 8.000 IE (80 mg)/0,8 ml - Injektionslösung in einer Fertigspritze → S. 490
Enoxaparin Becat 10.000 IE (100 mg)/1 ml - Injektionslösung in einer Fertigspritze → S. 490
Ghemaxan 2.000 IE (20 mg)/0,2 ml - Injektionslösung in einer Fertigspritze → S. 628
Ghemaxan 4.000 IE (40 mg)/0,4 ml - Injektionslösung in einer Fertigspritze → S. 628
Ghemaxan 6.000 IE (60 mg)/0,6 ml - Injektionslösung in einer Fertigspritze → S. 628
Ghemaxan 8.000 IE (80 mg)/0,8 ml - Injektionslösung in einer Fertigspritze → S. 628
Ghemaxan 10.000 IE (100 mg)/1 ml - Injektionslösung in einer Fertigspritze → S. 628
Ghemaxan 12.000 IE (120 mg)/0,8 ml - Injektionslösung in einer Fertigspritze → S. 628
Ghemaxan 15.000 IE (150 mg)/1 ml - Injektionslösung in einer Fertigspritze → S. 628
Inhixa 2.000 IE (20 mg)/0,2 ml - Injektionslösung → S. 711
Inhixa 4.000 IE (40 mg)/0,4 ml - Injektionslösung → S. 712
Inhixa 6.000 IE (60 mg)/0,6 ml - Injektionslösung → S. 712
Inhixa 8.000 IE (80 mg)/0,8 ml - Injektionslösung → S. 712
Inhixa 10.000 IE (100 mg)/1,0 ml - Injektionslösung → S. 712
Inhixa 12.000 IE (120 mg)/0,8 ml - Injektionslösung → S. 712
Inhixa 15.000 IE (150 mg)/1 ml - Injektionslösung → S. 712
Inhixa 30.000 IE (300 mg)/3 ml - Injektionslösung in einer Mehrfachdosis-Durchstechflasche → S. 712
Inhixa 50.000 IE (500 mg)/5 ml - Injektionslösung in einer Mehrfachdosis-Durchstechflasche → S. 712
Inhixa 100.000 IE (1000 mg)/10 ml - Injektionslösung in einer Mehrfachdosis-Durchstechflasche → S. 712
Lovenox 10.000 IE (100 mg)/10 ml - Injektionslösung in einer Durchstichflasche → S. 836
Lovenox 30.000 IE (300 mg)/3 ml - Injektionslösung in einer Durchstichflasche → S. 837
Lovenox 50.000 IE (500 mg)/5 ml - Injektionslösung in einer Durchstichflasche → S. 837
Lovenox 100.000 IE (1000 mg)/10 ml- Injektionslösung in einer Durchstichflasche → S. 837
Lovenox 2.000 IE (20 mg)/0,2 ml - Injektionslösung in einer Fertigspritze → S. 837
Lovenox 4.000 IE (40 mg)/0,4 ml - Injektionslösung in einer Fertigspritze → S. 837
Lovenox 6.000 IE (60 mg)/0,6 ml - Injektionslösung in einer Fertigspritze → S. 837
Lovenox 8.000 IE (80 mg)/0,8 ml - Injektionslösung in einer Fertigspritze → S. 837
Lovenox 10.000 IE (100 mg)/1 ml - Injektionslösung in einer Fertigspritze → S. 837
Lovenox 12.000 IE (120 mg)/0,8 ml - Injektionslösung in einer Fertigspritze → S. 837
Lovenox 15.000 IE (150 mg)/1 ml - Injektionslösung in einer Fertigspritze → S. 837
Lovenox 10 x 4.000 IE (10 x 40 mg) - Injektionslösung im Fertigpen → S. 837

B01AB06 Nadroparin

Fraxiparin - Fertigspritzen → S. 600
Fraxiparin 9.500 I.E./ml - Injektionslösung → S. 600

B01AB07 Parnaparin

B01AB08 Reviparin

B01AB09 Danaparoid

Orgaran - Ampullen → S. 1050

B01AB10 Tinzaparin

innohep 2.500 I.E./0,25 ml - Injektionslösung in einer Fertigspritze → S. 713
innohep 3.500 I.E./0,35 ml - Injektionslösung in einer Fertigspritze → S. 713
innohep 4.500 I.E./0,45 ml - Injektionslösung in einer Fertigspritze → S. 713
innohep 8.000 I.E./0,4 ml - Injektionslösung in einer Fertigspritze → S. 713
innohep 10.000 I.E./0,5 ml - Injektionslösung in einer Fertigspritze → S. 713
innohep 12.000 I.E./0,6 ml - Injektionslösung in einer Fertigspritze → S. 713
innohep 14.000 I.E./0,7 ml - Injektionslösung in einer Fertigspritze → S. 713
innohep 16.000 I.E./0,8 ml - Injektionslösung in einer Fertigspritze → S. 713
innohep 18.000 I.E./0,9 ml - Injektionslösung in einer Fertigspritze → S. 713

B01AB11 Sulodexid

B01AB12 Bemiparin

Ivor 2500 IE Anti-Xa/0,2 ml- Injektionslösung in Fertigspritzen → S. 736
Ivor 3500 IE Anti-Xa/0,2 ml - Injektionslösung in Fertigspritzen → S. 736
Ivorat 25.000 IE Anti-Xa/ml - Injektionslösung in Fertigspritzen → S. 737

B01AB51 Heparin, Kombinationen

Pasta Cool → S. 1087

B01AC Thrombozytenaggregationshemmer, exkl. Heparin

B01AC01 Ditazol

B01AC02 Cloricromen

B01AC03 Picotamid

B01AC04 Clopidogrel

Aclop 75 mg - Filmtabletten → S. 28
Clopidogrel 1A Pharma 75 mg - Filmtabletten → S. 321
Clopidogrel Accord 75 mg - Filmtabletten → S. 321
Clopidogrel Actavis 75 mg - Filmtabletten → S. 321
Clopidogrel Apotex 75 mg - Filmtabletten → S. 322
Clopidogrel BGR 75 mg - Filmtabletten → S. 322
Clopidogrel G.L. 75 mg - Filmtabletten → S. 322
Clopidogrel Genericon 75 mg - Filmtabletten → S. 322
Clopidogrel Krka 75 mg - Filmtabletten → S. 322
Clopidogrel Krka d.d. 75 mg - Filmtabletten → S. 322
Clopidogrel Mylan 75 mg - Filmtabletten → S. 322
Clopidogrel +pharma 75 mg - Filmtabletten → S. 322
Clopidogrel ratiopharm 75 mg - Filmtabletten → S. 323
Clopidogrel Sandoz 75 mg - Filmtabletten → S. 323
Clopidogrel Stada 75 mg - Filmtabletten → S. 323
Clopidogrel TAD 75 mg - Filmtabletten → S. 323
Clopidogrel Teva 75 mg - Filmtabletten → S. 323
Clopidogrel Zentiva 75 mg - Filmtabletten → S. 323
Clopidogrel Zentiva 300 mg - Filmtabletten → S. 323
Grepid 75 mg - Filmtabletten → S. 642
Iscover 75 mg - Filmtabletten → S. 727
Iscover 300 mg - Filmtabletten → S. 727
Plavix 75 mg - Filmtabletten → S. 1112
Plavix 300 mg - Filmtabletten → S. 1112
Zyllt 75 mg - Filmtabletten → S. 1614

B01AC05 Ticlopidin

Thrombodine 250 mg - Filmtabletten → S. 1417

B01AC06 Acetylsalicylsäure

Aspirin Protect 100 mg - Filmtabletten → S. 136
ASS G.L. 30 mg - Filmtabletten → S. 137
ASS Hexal 100 mg - Tabletten → S. 137
Herz ASS G.L. 50 mg - Filmtabletten → S. 660
Herz ASS G.L. 100 mg - Filmtabletten → S. 660
Herzschutz ASS "ratiopharm" 100 mg - Tabletten → S. 660
Thrombo ASS 30 mg - Filmtabletten → S. 1416
Thrombo ASS 50 mg - Filmtabletten → S. 1416
Thrombo ASS 75 mg - Filmtabletten → S. 1416
Thrombo ASS 100 mg - Filmtabletten → S. 1416
Thrombo ASS 300 mg - Filmtabletten → S. 1417
Thrombostad 100 mg - Tabletten → S. 1417
Thrombostad Protect 100 mg - magensaftresistente Tabletten → S. 1417

B01AC07 Dipyridamol

Persantin - Ampullen → S. 1101

B01AC08 Carbasalat calcium

B01AC09 Epoprostenol

Dynovas 0,5 mg - Pulver und Lösungsmittel zur Herstellung

einer Infusionslösung → S. 451
Dynovas 1,5 mg - Pulver und Lösungsmittel zur Herstellung einer Infusionslösung → S. 451
Flolan 0,5 mg - Pulver und Lösungsmittel zur Herstellung einer Infusionslösung → S. 576
Flolan 1,5 mg - Pulver und Lösungsmittel zur Herstellung einer Infusionslösung → S. 576

B01AC10 Indobufen

B01AC11 Iloprost

Ilomedin 10 µg/0,5 ml - Infusionslösungskonzentrat → S. 693
Ilomedin 50 µg/0,5 ml - Infusionslösungskonzentrat → S. 693
Ventavis 10 Mikrogramm/ml - Lösung für einen Vernebler → S. 1517
Ventavis 20 Mikrogramm/ml - Lösung für einen Vernebler → S. 1517

B01AC13 Abciximab

B01AC15 Aloxiprin

B01AC16 Eptifibatid

Eptifibatid Accord 0,75 mg/ml - Infusionslösung → S. 503
Eptifibatid Accord 2 mg/ml - Injektionslösung → S. 503
Integrilin 0,75 mg/ml - Infusionslösung → S. 719
Integrilin 2 mg/ml - Injektionslösung → S. 719

B01AC17 Tirofiban

Aggrastat 50 Mikrogramm/ml - Infusionslösung → S. 50
Aggrastat 250 Mikrogramm/ml - Konzentrat zur Herstellung einer Infusionslösung → S. 50

B01AC18 Triflusal

B01AC19 Beraprost

B01AC21 Treprostinil

Remodulin 1 mg/ml - Infusionslösung → S. 1212
Remodulin 2,5 mg/ml - Infusionslösung → S. 1212
Remodulin 5 mg/ml - Infusionslösung → S. 1213
Remodulin 10 mg/ml - Infusionslösung → S. 1213
Treposa 1 mg/ml - Infusionslösung → S. 1449
Treposa 2,5 mg/ml - Infusionslösung → S. 1449
Treposa 5 mg/ml - Infusionslösung → S. 1449
Treposa 10 mg/ml - Infusionslösung → S. 1449
Treprostinil betapharm 1 mg/ml - Infusionslösung → S. 1449
Treprostinil betapharm 2,5 mg/ml - Infusionslösung → S. 1449
Treprostinil betapharm 5 mg/ml - Infusionslösung → S. 1449
Treprostinil betapharm 10 mg/ml - Infusionslösung → S. 1449
Treprostinil Tillomed 1 mg/ml - Infusionslösung → S. 1449
Treprostinil Tillomed 2,5 mg/ml - Infusionslösung → S. 1449
Treprostinil Tillomed 5 mg/ml - Infusionslösung → S. 1449
Treprostinil Tillomed 10 mg/ml - Infusionslösung → S. 1449
Trepulmix 1 mg/ml - Infusionslösung → S. 1449
Trepulmix 2,5 mg/ml - Infusionslösung → S. 1450
Trepulmix 5 mg/ml - Infusionslösung → S. 1450
Trepulmix 10 mg/ml - Infusionslösung → S. 1450
Trisuva 1 mg/ml - Infusionslösung → S. 1457
Trisuva 2,5 mg/ml - Infusionslösung → S. 1457
Trisuva 5 mg/ml - Infusionslösung → S. 1458
Trisuva 10 mg/ml - Infusionslösung → S. 1458

B01AC22 Prasugrel

Efient 5 mg - Filmtabletten → S. 466
Efient 10 mg - Filmtabletten → S. 466
Prasugrel Aristo 5 mg - Filmtabletten → S. 1127
Prasugrel Aristo 10 mg - Filmtabletten → S. 1127
Prasugrel HCS 5 mg - Filmtabletten → S. 1127
Prasugrel HCS 10 mg - Filmtabletten → S. 1127
Prasugrel Mylan 5 mg - Filmtabletten → S. 1127
Prasugrel Mylan 10 mg - Filmtabletten → S. 1127
Prasugrel ratiopharm 5 mg - Filmtabletten → S. 1127
Prasugrel ratiopharm 10 mg - Filmtabletten → S. 1128
Prasugrel Sandoz 5 mg - Filmtabletten → S. 1128
Prasugrel Sandoz 10 mg - Filmtabletten → S. 1128
Prasugrel Stada 5 mg - Filmtabletten → S. 1128
Prasugrel Stada 10 mg - Filmtabletten → S. 1128
Prasulan 5 mg - Filmtabletten → S. 1128
Prasulan 10 mg - Filmtabletten → S. 1128

B01AC23 Cilostazol

B01AC24 Ticagrelor

Brilique 60 mg - Filmtabletten → S. 218
Brilique 90 mg - Filmtabletten → S. 219
Brilique 90 mg - Schmelztabletten → S. 219

B01AC25 Cangrelor

Kengrexal 50 mg - Pulver für ein Konzentrat zur Herstellung einer Injektions- bzw. Infusionslösung → S. 752

B01AC26 Vorapaxar

B01AC27 Selexipag

Uptravi 200 Mikrogramm - Filmtabletten → S. 1481
Uptravi 400 Mikrogramm - Filmtabletten → S. 1481
Uptravi 600 Mikrogramm - Filmtabletten → S. 1481
Uptravi 800 Mikrogramm - Filmtabletten → S. 1481
Uptravi 1.000 Mikrogramm - Filmtabletten → S. 1481
Uptravi 1.200 Mikrogramm - Filmtabletten → S. 1481
Uptravi 1.400 Mikrogramm - Filmtabletten → S. 1482
Uptravi 1.600 Mikrogramm - Filmtabletten → S. 1482

B01AC30 Kombinationen

Clopidogrel/Acetylsalicylsäure Mylan 75 mg/75 mg - Filmtabletten → S. 323
Clopidogrel/Acetylsalicylsäure Mylan 75 mg/100 mg - Filmtabletten → S. 323
Clopidogrel/Acetylsalicylsäure Zentiva 75 mg/75 mg - Filmtabletten → S. 323
Clopidogrel/Acetylsalicylsäure Zentiva 75 mg/100 mg - Filmtabletten → S. 323
DuoPlavin 75 mg/75 mg - Filmtabletten → S. 446
DuoPlavin 75 mg/100 mg - Filmtabletten → S. 446

B01AC56 Acetylsalicylsäure, Kombinationen mit Protonenpumpeninhibitoren

B01AD Enzyme

B01AD01 Streptokinase

B01AD02 Alteplase

Actilyse - Pulver und Lösungsmittel zur Herstellung einer Injektions- oder Infusionslösung → S. 30
Actilyse Cathflo 2 mg - Pulver zur Herstellung einer Injektionslösung → S. 30

B01AD03 Anistreplase

B01AD04 Urokinase

Urokinase medac 50.000 I.E. - Trockenstechampulle → S. 1484
Urokinase medac 500.000 I.E. - Trockenstechampulle → S. 1485

B01AD05 Fibrinolysin

B01AD06 Brinase

B01AD07 Reteplase

Rapilysin 10 U - Pulver und Lösungsmittel zur Herstellung einer Injektionslösung → S. 1196

B01AD08 Saruplase

B01AD09 Ancrod

B01AD10 Drotrecogin alfa

B01AD11 Tenecteplase

Metalyse 8.000 U - Pulver und Lösungsmittel zur Herstellung einer Injektionslösung → S. 880
Metalyse 10.000 U - Pulver und Lösungsmittel zur Herstellung einer Injektionslösung → S. 880

B01AD12 Protein C

Ceprotin 500 I.E. - Pulver und Lösungsmittel zur Herstellung einer Injektionslösung → S. 284
Ceprotin 1000 I.E. - Pulver und Lösungsmittel zur Herstellung einer Injektionslösung → S. 284

B01AE Direkte Thrombininhibitoren

B01AE01 Desirudin

B01AE02 Lepirudin

B01AE03 Argatroban

Argatra 1 mg/ml - Infusionslösung → S. 122
Argatra Multidose 100 mg/ml - Konzentrat zur Herstellung einer Infusionslösung → S. 122
Argatroban Accord 1 mg/ml - Infusionslösung → S. 122

B01AE04 Melagatran

B01AE05 Ximelagatran

B01AE06 Bivalirudin

Bivalirudin Accord 250 mg - Pulver für ein Konzentrat zur Herstellung einer Injektions- oder Infusionslösung → S. 205

B01AE07 Dabigatran etexilat

Pradaxa 75 mg - Hartkapseln → S. 1120
Pradaxa 110 mg - Hartkapseln → S. 1121
Pradaxa 150 mg - Hartkapseln → S. 1121

B01AF Direkte Faktor Xa Inhibitoren

B01AF01 Rivaroxaban

Rivaroxaban Accord 2,5 mg - Filmtabletten → S. 1246
Rivaroxaban Accord 10 mg - Filmtabletten → S. 1246
Rivaroxaban Accord 15 mg - Filmtabletten → S. 1246
Rivaroxaban Accord 15 mg + 20 mg - Filmtabletten → S. 1247
Rivaroxaban Accord 20 mg - Filmtabletten → S. 1247
Rivaroxaban HCS 2,5 mg - Filmtabletten → S. 1247
Rivaroxaban HCS 10 mg - Filmtabletten → S. 1247
Rivaroxaban HCS 15 mg - Filmtabletten → S. 1247
Rivaroxaban HCS 20 mg - Filmtabletten → S. 1247
Xarelto 2,5 mg - Filmtabletten → S. 1566
Xarelto 10 mg - Filmtabletten → S. 1566
Xarelto 15 mg - Filmtabletten → S. 1567
Xarelto 15 + 20 mg - Filmtabletten → S. 1567
Xarelto 20 mg - Filmtabletten → S. 1567

B01AF02 Apixaban

Apixaban Accord 2,5 mg - Filmtabletten → S. 108
Apixaban Accord 5 mg - Filmtabletten → S. 108
Eliquis 2,5 mg - Filmtabletten → S. 470
Eliquis 5 mg - Filmtabletten → S. 470

B01AF03 Edoxaban

Lixiana 15 mg - Filmtabletten → S. 826
Lixiana 30 mg - Filmtabletten → S. 826
Lixiana 60 mg - Filmtabletten → S. 827
Roteas 15 mg - Filmtabletten → S. 1264
Roteas 30 mg - Filmtabletten → S. 1265
Roteas 60 mg - Filmtabletten → S. 1265

B01AF04 Betrixaban

B01AX Andere antithrombotische Mittel

B01AX01 Defibrotid

Defitelio 80 mg/ml - Konzentrat zur Herstellung einer Infusionslösung → S. 379

B01AX04 Chondroitinsulfat B

B01AX05 Fondaparinux

Arixtra 1,5 mg/0,3 ml - Injektionslösung, Fertigspritze → S. 128
Arixtra 2,5 mg/0,5 ml - Injektionslösung, Fertigspritze → S. 128
Arixtra 5 mg/0,4 ml - Injektionslösung, Fertigspritze → S. 128
Arixtra 7,5 mg/0,6 ml - Injektionslösung, Fertigspritze → S. 128
Arixtra 10 mg/0,8 ml - Injektionslösung, Fertigspritze → S. 129

B01AX07 Caplacizumab

Cablivi 10 mg - Pulver und Lösungsmittel zur Herstellung einer Injektionslösung → S. 238

B02 ANTIHÄMORRHAGIKA

B02A ANTIFIBRINOLYTIKA

B02AA Aminosäuren

B02AA01 Aminocapronsäure

B02AA02 Tranexamsäure

Cyklokapron 500 mg - Filmtabletten → S. 359
Cyklokapron 100 mg/ml - Injektionslösung/Infusionslösung → S. 359
Tranexamsäure Accord 100 mg/ml - Injektionslösung → S. 1442
Tranexamsäure Baxter 100 mg/ml - Injektionslösung/Infusionslösung → S. 1442
Tranexamsäure Eberth 100 mg/ml - Injektionslösung → S. 1442
Tranexamsäure medicamentum 100 mg/ml - Injektionslösung → S. 1442
Tranexamsäure Tillomed 500 mg - Filmtabletten → S. 1442

B02AA03 Aminomethylbenzoesäure

B02AB Proteinasehemmer

B02AB01 Aprotinin

Trasylol 10.000 KIE/ml - Infusionsflasche → S. 1444

B02AB02 Alfa1-Antitrypsin

Prolastin 1000 mg - Pulver und Lösungsmittel zur Herstellung einer Infusionslösung → S. 1154
Respreeza 1.000 mg - Pulver und Lösungsmittel zur Herstellung einer Infusionslösung → S. 1220
Respreeza 4.000 mg - Pulver und Lösungsmittel zur Herstellung einer Infusionslösung → S. 1220
Respreeza 5.000 mg - Pulver und Lösungsmittel zur Herstellung einer Infusionslösung → S. 1220

B02AB04 Camostat

B02AB05 Ulinastatin

B02B VITAMIN K UND ANDERE HÄMOSTATIKA

B02BA Vitamin K

B02BA01 Phytomenadion

Konakion 10 mg/1 ml in Mischmizellenlösung - Ampullen → S. 765
Konakion 2 mg/0,2 ml Mischmizellenlösung - Ampullen → S. 766

B02BA02 Menadion

B02BB Fibrinogene

B02BB01 Fibrinogen, human

FibCLOT 1,5 g - Pulver und Lösungsmittel zur Herstellung einer Injektions-/Infusionslösung → S. 570
Fibryga 1 g - Pulver und Lösungsmittel zur Herstellung einer Injektions-/Infusionslösung → S. 570
Haemocomplettan P 1 g/2 g - Pulver zur Herstellung einer Injektions-/Infusionslösung → S. 648

B02BC Lokale Hämostatika

B02BC01 Absorbierbarer Gelatineschwamm

B02BC02 Oxidierte Zellulose

B02BC03 Tetragalacturonsäurehydroxymethylester

B02BC05 Adrenalon

B02BC06 Thrombin

B02BC07 Kollagen

B02BC08 Calciumalginat

B02BC09 Epinephrin

B02BC30 Kombinationen

Artiss - Lösungen für einen Gewebekleber tiefgefroren → S. 133
Evicel - Lösungen für Fibrinkleber → S. 535
TachoSil - Versiegelungsmatrix → S. 1377
Tisseel - Lösungen für einen Gewebekleber → S. 1422
Tisseel Lyo - Pulver und Lösungsmittel für einen Gewebekleber → S. 1422
VeraSeal - Lösungen für Fibrinkleber → S. 1519

B02BD Blutgerinnungsfaktoren

Prothromplex Partiell 600 I.E. - Pulver und Lösungsmittel zur Herstellung einer Injektionslösung → S. 1163

B02BD01 Blutgerinnungsfaktor IX, II, VII und X in Kombination

Beriplex P/N 250 I.E. - Pulver und Lösungsmittel zur Herstellung einer Injektionslösung → S. 184
Beriplex P/N 500 I.E. - Pulver und Lösungsmittel zur Herstellung einer Injektionslösung → S. 184
Beriplex P/N 1000 I.E.- Pulver und Lösungsmittel zur Herstellung einer Injektionslösung → S. 185
Cofact 250 I.E. → S. 327
Cofact 500 I.E. → S. 327
Octaplex 500 I.E - Pulver und Lösungsmittel zur Herstellung einer Infusionslösung → S. 1021
Octaplex 1000 I.E. - Pulver und Lösungsmittel zur Herstellung einer Infusionslösung → S. 1021
Prothromplex Total 600 I.E. - Pulver und Lösungsmittel zur Herstellung einer Injektionslösung → S. 1163

B02BD02 Blutgerinnungsfaktor VIII

Advate 250 I.E. - Pulver und Lösungsmittel zur Herstellung

lung einer Injektionslösung → S. 1205
ReFacto AF 2000 I.E. - Pulver und Lösungsmittel zur Herstellung einer Injektionslösung in einer Fertigspritze → S. 1206
ReFacto AF 3000 I.E. - Pulver und Lösungsmittel zur Herstellung einer Injektionslösung in einer Fertigspritze → S. 1206
Vihuma 250 I.E. - Pulver und Lösungsmittel zur Herstellung einer Injektionslösung → S. 1536
Vihuma 500 I.E. - Pulver und Lösungsmittel zur Herstellung einer Injektionslösung → S. 1536
Vihuma 1000 I.E. - Pulver und Lösungsmittel zur Herstellung einer Injektionslösung → S. 1536
Vihuma 2000 I.E. - Pulver und Lösungsmittel zur Herstellung einer Injektionslösung → S. 1536
Vihuma 2500 I.E. - Pulver und Lösungsmittel zur Herstellung einer Injektionslösung → S. 1536
Vihuma 3000 I.E. - Pulver und Lösungsmittel zur Herstellung einer Injektionslösung → S. 1536
Vihuma 4000 I.E. - Pulver und Lösungsmittel zur Herstellung einer Injektionslösung → S. 1536

B02BD03 Faktor-VIII-Inhibitor-bypass-Aktivität

Feiba 25 E./ml - Pulver und Lösungsmittel zur Herstellung einer Infusionslösung → S. 556
Feiba 50 E./ml - Pulver und Lösungsmittel zur Herstellung einer Infusionslösung → S. 556

B02BD04 Blutgerinnungsfaktor IX

Alprolix 250 I.E. - Pulver und Lösungsmittel zur Herstellung einer Injektionslösung → S. 70
Alprolix 500 I.E. - Pulver und Lösungsmittel zur Herstellung einer Injektionslösung → S. 71
Alprolix 1000 I.E. - Pulver und Lösungsmittel zur Herstellung einer Injektionslösung → S. 71
Alprolix 2000 I.E. - Pulver und Lösungsmittel zur Herstellung einer Injektionslösung → S. 71
Alprolix 3000 I.E. - Pulver und Lösungsmittel zur Herstellung einer Injektionslösung → S. 71
BeneFIX 250 I.E. - Pulver und Lösungsmittel zur Herstellung einer Injektionslösung → S. 179
BeneFIX 500 I.E. - Pulver und Lösungsmittel zur Herstellung einer Injektionslösung → S. 180
BeneFIX 1000 I.E. - Pulver und Lösungsmittel zur Herstellung einer Injektionslösung → S. 180
BeneFIX 1500 I.E. - Pulver und Lösungsmittel zur Herstellung einer Injektionslösung → S. 180
BeneFIX 2000 I.E. - Pulver und Lösungsmittel zur Herstellung einer Injektionslösung → S. 180
BeneFIX 3000 I.E. - Pulver und Lösungsmittel zur Herstellung einer Injektionslösung → S. 180
Betafact 50 I.E./ml - Pulver und Lösungsmittel zur Herstellung einer Injektionslösung → S. 187
Haemonine 100 I.E./ml - Pulver und Lösungsmittel zur Herstellung einer Injektionslösung → S. 649
Idelvion 250 I.E. - Pulver und Lösungsmittel zur Herstellung einer Injektionslösung → S. 691
Idelvion 500 I.E. - Pulver und Lösungsmittel zur Herstellung einer Injektionslösung → S. 691
Idelvion 1000 I.E. - Pulver und Lösungsmittel zur Herstellung einer Injektionslösung → S. 692
Idelvion 2000 I.E. - Pulver und Lösungsmittel zur Herstellung einer Injektionslösung → S. 692
Idelvion 3500 I.E. - Pulver und Lösungsmittel zur Herstellung einer Injektionslösung → S. 692
Immunine 200 I.E. - Pulver und Lösungsmittel zur Herstellung einer Injektions- oder Infusionslösung → S. 699
Immunine 600 I.E. - Pulver und Lösungsmittel zur Herstellung einer Injektions- oder Infusionslösung → S. 699
Immunine 1200 I.E. - Pulver und Lösungsmittel zur Herstellung einer Injektions- oder Infusionslösung → S. 699
Mononine 500 I.E. Pulver und Lösungsmittel zur Herstellung einer Injektions- oder Infusionslösung → S. 919
Mononine 1000 I.E. Pulver und Lösungsmittel zur Herstellung einer Injektions- oder Infusionslösung → S. 919
Octanine F 50 I.E./ml - Pulver und Lösungsmittel zur Herstellung einer Injektionslösung → S. 1020
Octanine F 100 I.E./ml - Pulver und Lösungsmittel zur Herstellung einer Injektionslösung → S. 1020
Refixia 500 I.E. - Pulver und Lösungsmittel zur Herstellung einer Injektionslösung → S. 1206
Refixia 1000 I.E. - Pulver und Lösungsmittel zur Herstellung einer Injektionslösung → S. 1206
Refixia 2000 I.E. - Pulver und Lösungsmittel zur Herstellung einer Injektionslösung → S. 1206
Rixubis 250 I.E. - Pulver und Lösungsmittel zur Herstellung einer Injektionslösung → S. 1250
Rixubis 500 I.E. - Pulver und Lösungsmittel zur Herstellung einer Injektionslösung → S. 1250
Rixubis 1000 I.E. - Pulver und Lösungsmittel zur Herstellung einer Injektionslösung → S. 1250
Rixubis 2000 I.E. - Pulver und Lösungsmittel zur Herstellung einer Injektionslösung → S. 1250
Rixubis 3000 I.E. - Pulver und Lösungsmittel zur Herstellung einer Injektionslösung → S. 1250

B02BD05 Blutgerinnungsfaktor VII

Faktor VII Baxter 600 I.E. - Pulver und Lösungsmittel zur Herstellung einer Injektionslösung → S. 549

B02BD06 Von-Willebrand-Faktor und Blutgerinnungsfaktor VIII in Kombination

Haemate P 250 I.E. FVIII/600 I.E. VWF oder 500 I.E. FVIII/1200 I.E. VWF oder 1000 I.E. FVIII/2400 I.E. VWF - Pulver und Lösungsmittel zur Herstellung einer Injektions- oder Infusionslösung → S. 648
Immunate 250 I.E. FVIII/190 I.E. VWF - Pulver und Lösungsmittel zur Herstellung einer Injektionslösung → S. 698
Immunate 500 I.E. FVIII/375 I.E. VWF - Pulver und Lösungsmittel zur Herstellung einer Injektionslösung → S. 698
Immunate 1000 I.E. FVIII/750 I.E. VWF - Pulver und Lösungsmittel zur Herstellung einer Injektionslösung → S. 699
Voncento 250 I.E. FVIII/600 I.E. VWF (5 ml Lösungsmittel) - Pulver und Lösungsmittel zur Herstellung einer Injektions- oder Infusionslösung → S. 1555
Voncento 500 I.E. FVIII/1200 I.E. VWF (5 ml Lösungsmittel) - Pulver und Lösungsmittel zur Herstellung einer Injektions- oder Infusionslösung → S. 1555
Voncento 500 I.E. FVIII/1200 I.E. VWF (10 ml Lösungsmittel) - Pulver und Lösungsmittel zur Herstellung einer Injektions- oder Infusionslösung → S. 1555
Voncento 1000 I.E. FVIII/2400 I.E. VWF (10 ml Lösungsmittel) - Pulver und Lösungsmittel zur Herstellung einer Injektions- oder Infusionslösung → S. 1555
Wilate 500 I.E. VWF und 500 I.E. FVIII - Pulver und Lösungsmittel zur Herstellung einer Injektionslösung → S. 1563
Wilate 1000 I.E. VWF und 1000 I.E. FVIII - Pulver und Lösungsmittel zur Herstellung einer Injektionslösung → S. 1564

B02BD07 Blutgerinnungsfaktor XIII

Fibrogammin 250 IE - Pulver und Lösungsmittel zur Herstellung einer Injektions-/Infusionslösung → S. 570
Fibrogammin 1250 IE - Pulver und Lösungsmittel zur Herstellung einer Injektions-/Infusionslösung → S. 570

B02BD08 Blutgerinnungsfaktor VIIa

NovoSeven 1 mg (50 kIE) - Pulver und Lösungsmittel zur Herstellung einer Injektionslösung → S. 999
NovoSeven 2 mg (100 kIE) - Pulver und Lösungsmittel zur Herstellung einer Injektionslösung → S. 999
NovoSeven 5 mg (250 kIE) - Pulver und Lösungsmittel zur Herstellung einer Injektionslösung → S. 1000
NovoSeven 8 mg (400 kIE) - Pulver und Lösungsmittel zur Herstellung einer Injektionslösung → S. 1000

B02BD10 von Willebrand Faktor

Veyvondi 650 I.E. - Pulver und Lösungsmittel zur Herstellung einer Injektionslösung → S. 1529
Veyvondi 1300 I.E. - Pulver und Lösungsmittel zur Herstellung einer Injektionslösung → S. 1530
Willfact 500 I.E. - Pulver und Lösungsmittel zur Herstellung einer Injektionslösung → S. 1564
Willfact 1000 I.E. - Pulver und Lösungsmittel zur Herstellung einer Injektionslösung → S. 1564
Willfact 2000 I.E. - Pulver und Lösungsmittel zur Herstellung einer Injektionslösung → S. 1564

B02BD11 Catridecacog

NovoThirteen 2500 I.E. - Pulver und Lösungsmittel zur Herstellung einer Injektionslösung → S. 1000

B02BD13 Blutgerinnungsfaktor X

Coagadex 250 I.E. - Pulver und Lösungsmittel zur Herstellung einer Injektionslösung → S. 324
Coagadex 500 I.E. - Pulver und Lösungsmittel zur Herstellung einer Injektionslösung → S. 324

B02BD14 Susoctocog alfa

Obizur 500 E - Pulver und Lösungsmittel zur Herstellung einer Injektionslösung → S. 1019

B02BD30 Thrombin

B02BX Andere systemische Hämostatika

B02BX01 Etamsylat

B02BX02 Carbazochrom

B02BX03 Batroxobin

B02BX04 Romiplostim

Nplate 125 Mikrogramm - Pulver zur Herstellung einer Injektionslösung → S. 1001
Nplate 250 Mikrogramm - Pulver zur Herstellung einer Injektionslösung → S. 1001
Nplate 500 Mikrogramm - Pulver zur Herstellung einer Injektionslösung → S. 1001
Nplate 250 Mikrogramm - Pulver und Lösungsmittel zur Herstellung einer Injektionslösung → S. 1001
Nplate 500 Mikrogramm - Pulver und Lösungsmittel zur Herstellung einer Injektionslösung → S. 1002

B02BX05 Eltrombopag

Revolade 12,5 mg - Filmtabletten → S. 1226
Revolade 25 mg - Filmtabletten → S. 1226
Revolade 50 mg - Filmtabletten → S. 1227
Revolade 75 mg - Filmtabletten → S. 1227
Revolade 25 mg - Pulver zur Herstellung einer Suspension zum Einnehmen → S. 1227

B02BX06 Emicizumab

Hemlibra 30 mg/ml - Injektionslösung → S. 656
Hemlibra 150 mg/ml - Injektionslösung → S. 656

B02BX07 Lusutrombopag

Mulpleo 3 mg - Filmtabletten → S. 931

B02BX08 Avatrombopag

Doptelet 20 mg - Filmtabletten → S. 425

B02BX09 Fostamatinib

Tavlesse 100 mg - Filmtabletten → S. 1395
Tavlesse 150 mg - Filmtabletten → S. 1395

B03 ANTIANÄMIKA

B03A EISEN-HALTIGE ZUBEREITUNGEN

B03AA Eisen zweiwertig, orale Zubereitungen

B03AA01 Eisen(II)-Glycinsulfat

B03AA02 Eisen(II)fumarat

Ferretab - Kapseln → S. 568

B03AA03 Eisen(II)gluconat

Lösferron forte - Brausetabletten → S. 827

B03AA04 Eisen(II)carbonat

B03AA05 Eisen(II)chlorid

B03AA06 Eisen(II)succinat

B03AA07 Eisen(II)sulfat

Ferro-Gradumet 105 mg - Filmtabletten → S. 569
FerrumAcino 100 mg - magensaftresistente Hartkapseln → S. 569
Tardyferon 80 mg - Retardtabletten → S. 1391

B03AA08 Eisen(II)tartrat

B03AA09 Eisen(II)aspartat

B03AA10 Eisen(II)ascorbat

B03AA11 Eisen(II)iodat

B03AA12 Eisen(II)-Natriumcitrat

B03AB Eisen dreiwertig, orale Zubereitungen

B03AB01 Eisen(III)-Natrium-citrat

B03AB02 Eisen(III)oxid-Saccharose-Komplex

B03AB03 Natriumferedetat

B03AB04 Eisen(III)hydroxid

B03AB05 Eisenoxid-Polymaltose-Komplex

B03AB07 Chondroitinsulfat-Eisen(III)-Komplex

B03AB08 Eisen(III)acetyltransferrin

B03AB09 Eisen(III)proteinsuccinylat

B03AB10 Eisenmaltol

Feraccru 30 mg - Hartkapseln → S. 567

B03AC Eisen, parenterale Zubereitungen

Diafer 50 mg/ml - Injektionslösung → S. 396
Ferinject 50 mg Eisen/ml - Injektionslösung oder Konzentrat zur Herstellung einer Infusionslösung → S. 567
FerMed 100 mg/5 ml - Injektions-/Infusionslösung → S. 568
MonoFer 100 mg/ml - Lösung zur Injektion/Infusion → S. 918
Venofer 20 mg/ml - Injektionslösung oder Konzentrat zur Herstellung einer Infusionslösung → S. 1516

B03AD Eisen in Kombination mit Folsäure

B03AD01 Eisen-Aminosäure-Komplex

B03AD02 Eisen(II)fumarat

Ferretab comp. - Kapseln → S. 568

B03AD03 Eisen(II)sulfat

Ferrograd-Fol 105 mg/0,35 mg - Filmtabletten → S. 569
Tardyferon Fol - Retardtabletten → S. 1391

B03AD04 Eisenoxid-Polymaltose-Komplex

B03AD05 Eisen gluconat

B03AE Eisen in anderen Kombinationen

B03AE01 Eisen, Vitamin-B12 und Folsäure

B03AE02 Eisen, Multivitamine und Folsäure

B03AE03 Eisen und Multivitamine

B03AE04 Eisen, Multivitamine und Mineralstoffe

B03AE10 Verschiedene Kombinationen

Aktiferrin - Saft → S. 54
Aktiferrin - Tropfen → S. 55
Ferretab comp. Vitamin C 202,8 mg/0,8 mg/100 mg - Hartkapseln → S. 568

B03B VITAMIN-B12 UND FOLSÄURE

B03BA Vitamin-B12 (Cyanocobalamin und Analoga)

B03BA01 Cyanocobalamin

B03BA02 Cyanocobalamin-Tannin-Komplex

B03BA03 Hydroxocobalamin

Erycytol Depot 1 mg - Ampulle → S. 510

B03BA04 Cobamamid

B03BA05 Mecobalamin

B03BA51 Cyanocobalamin, Kombinationen

B03BA53 Hydroxocobalamin, Kombinationen

B03BB Folsäure und Derivate

B03BB01 Folsäure

Folsan 0,4 mg - Tabletten → S. 589
Folsan 5 mg - Tabletten → S. 589
Gerofol 5 mg - Tabletten → S. 626

B03BB51 Folsäure, Kombinationen

B03X ANDERE ANTIANÄMIKA

B03XA Andere Antianämika

B03XA01 Erythropoietin

Abseamed 1000 I.E./0,5 ml - Injektionslösung in einer Fertigspritze → S. 19
Abseamed 2000 I.E./1,0 ml - Injektionslösung in einer Fertigspritze → S. 19
Abseamed 3000 I.E./0,3 ml - Injektionslösung in einer Fertigspritze → S. 20
Abseamed 4000 I.E./0,4 ml - Injektionslösung in einer Fertigspritze → S. 20
Abseamed 5000 I.E./0,5 ml - Injektionslösung in einer Fertigspritze → S. 20
Abseamed 6000 I.E./0,6 ml - Injektionslösung in einer Fertigspritze → S. 20
Abseamed 7000 I.E./0,7 ml - Injektionslösung in einer Fertig-

B03XA02 Darbepoetin alfa

Aranesp 15 Mikrogramm - Injektionslösung in einem Fertigpen → S. 118
Aranesp 15 Mikrogramm - Injektionslösung in einer Fertigspritze → S. 118
Aranesp 20 Mikrogramm - Injektionslösung in einem Fertigpen → S. 118
Aranesp 20 Mikrogramm - Injektionslösung in einer Fertigspritze → S. 118
Aranesp 25 Mikrogramm - Injektionslösung in einer Durchstechflasche → S. 118
Aranesp 30 Mikrogramm - Injektionslösung in einem Fertigpen → S. 118
Aranesp 30 Mikrogramm - Injektionslösung in einer Fertigspritze → S. 118
Aranesp 40 Mikrogramm - Injektionslösung in einer Durchstechflasche → S. 118
Aranesp 40 Mikrogramm - Injektionslösung in einem Fertigpen → S. 118
Aranesp 40 Mikrogramm - Injektionslösung in einer Fertigspritze → S. 118
Aranesp 50 Mikrogramm - Injektionslösung in einem Fertigpen → S. 118
Aranesp 50 Mikrogramm - Injektionslösung in einer Fertigspritze → S. 118
Aranesp 60 Mikrogramm - Injektionslösung in einer Durchstechflasche → S. 119
Aranesp 60 Mikrogramm - Injektionslösung in einem Fertigpen → S. 119
Aranesp 60 Mikrogramm - Injektionslösung in einer Fertigspritze → S. 119
Aranesp 80 Mikrogramm - Injektionslösung in einem Fertigpen → S. 119
Aranesp 80 Mikrogramm - Injektionslösung in einer Fertigspritze → S. 119
Aranesp 100 Mikrogramm - Injektionslösung in einer Durchstechflasche → S. 119
Aranesp 100 Mikrogramm - Injektionslösung in einem Fertigpen → S. 119
Aranesp 100 Mikrogramm - Injektionslösung in einer Fertigspritze → S. 119
Aranesp 130 Mikrogramm - Injektionslösung in einem Fertigpen → S. 119
Aranesp 130 Mikrogramm - Injektionslösung in einer Fertigspritze → S. 119
Aranesp 150 Mikrogramm - Injektionslösung in einem Fertigpen → S. 119
Aranesp 150 Mikrogramm - Injektionslösung in einer Fertigspritze → S. 119
Aranesp 200 Mikrogramm - Injektionslösung in einer Durchstechflasche → S. 119
Aranesp 300 Mikrogramm - Injektionslösung in einer Durchstechflasche → S. 119
Aranesp 300 Mikrogramm - Injektionslösung in einem Fertigpen → S. 119
Aranesp 300 Mikrogramm - Injektionslösung in einer Fertigspritze → S. 120
Aranesp 500 Mikrogramm - Injektionslösung in einem Fertigpen → S. 120
Aranesp 500 Mikrogramm - Injektionslösung in einer Fertigspritze → S. 120

B03XA03 Methoxy-polyethylenglycol-Epoetin beta

Mircera 30 Mikrogramm/0,3 ml - Injektionslösung in einer Fertigspritze → S. 909
Mircera 40 Mikrogramm/0,3 ml - Injektionslösung in einer Fertigspritze → S. 909
Mircera 50 Mikrogramm/0,3 ml - Injektionslösung in einer Fertigspritze → S. 909
Mircera 60 Mikrogramm/0,3 ml - Injektionslösung in einer Fertigspritze → S. 909
Mircera 75 Mikrogramm/0,3 ml - Injektionslösung in einer Fertigspritze → S. 909
Mircera 100 Mikrogramm/0,3 ml - Injektionslösung in einer Fertigspritze → S. 909
Mircera 120 Mikrogramm/0,3 ml - Injektionslösung in einer Fertigspritze → S. 909
Mircera 150 Mikrogramm/0,3 ml - Injektionslösung in einer Fertigspritze → S. 909
Mircera 200 Mikrogramm/0,3 ml - Injektionslösung in einer Fertigspritze → S. 909
Mircera 250 Mikrogramm/0,3 ml - Injektionslösung in einer Fertigspritze → S. 910
Mircera 360 Mikrogramm/0,6 ml - Injektionslösung in einer Fertigspritze → S. 910

B03XA04 Peginesatid

B03XA05 Roxadustat

B03XA06 Luspatercept

Reblozyl 25 mg - Pulver zur Herstellung einer Injektionslösung → S. 1204
Reblozyl 75 mg - Pulver zur Herstellung einer Injektionslösung → S. 1204

B05 BLUTERSATZMITTEL UND PERFUSIONSLÖSUNGEN

B05A BLUT UND VERWANDTE PRODUKTE

B05AA Blutersatzmittel und Plasmaproteinfraktionen

Octaplas LG 45-70 mg/ml - Infusionslösung → S. 1020

B05AA01 Albumin

Albiomin 50 g/l - Infusionslösung → S. 56
Albiomin 200 g/l - Infusionslösung → S. 56
Albunorm 40 g/l - Infusionslösung → S. 57
Albunorm 50 g/l - Infusionslösung → S. 57
Albunorm 200 g/l - Infusionslösung → S. 57
Albunorm 250 g/l - Infusionslösung → S. 57
Alburex 5% - Infusionslösung → S. 57
Alburex 20% - Infusionslösung → S. 57
Flexbumin 200 g/l - Infusionslösung → S. 574
Flexbumin 250 g/l - Infusionslösung → S. 574
Human Albumin Baxter 50 g/l - Infusionslösung → S. 669
Human Albumin Baxter 200 g/l - Infusionslösung → S. 669
Human Albumin Baxter 250 g/l - Infusionslösung → S. 669
Human Albumin "CSL Behring" 20% - Infusionslösung → S. 669
Human Albumin Immuno 20% - Infusionslösung → S. 670
Humanalbumin Kedrion 200 g/l - Infusionslösung → S. 670
Humanalbumin Kedrion 250 g/l - Infusionslösung → S. 670
Humanalbumin Octapharma 50 g/l - Infusionslösung → S. 670
Humanalbumin Octapharma 200 g/l - Infusionslösung → S. 670
Human Albumin "Octapharma" 25% - Infusionsflasche → S. 670
Human Serum Albumin Baxter 200 g/l - Infusionslösung → S. 670
Human Serum Albumin Baxter 250 g/l - Infusionslösung → S. 670
Plasma Protein Lösung 5% - Infusionsflasche → S. 1112

B05AA02 Andere Plasmaproteinfraktionen

Octaplas SD Blutgruppe A zur Infusion → S. 1021
Octaplas SD Blutgruppe AB zur Infusion → S. 1021
Octaplas SD Blutgruppe B zur Infusion → S. 1021
Octaplas SD Blutgruppe 0 zur Infusion → S. 1021

B05AA03 Fluorcarbon-Blutersatzmittel

B05AA05 Dextran

B05AA06 Gelatin-haltige Mittel

Gelofusin - Infusionslösung → S. 622
Gelofusin Iso 40 mg/ml - Infusionslösung → S. 622
Geloplasma - Infusionslösung → S. 622

B05AA07 Hydroxyethylstärke

Volulyte 6% - Infusionslösung → S. 1555
Voluven (HES 130/0,4) 6% - Infusionslösung → S. 1555

B05AA08 Hämoglobin crosfumaril

B05AA09 Hämoglobin raffimer

B05AA10 Hämoglobin glutamer (Rind)

B05AX Andere Blutprodukte

B05AX01 Erythrocyten

B05AX02 Thrombocyten

B05AX03 Blutplasma

B05AX04 Stammzellen aus Nabelschnurblut

B05B I.V.-LÖSUNGEN

B05BA Lösungen zur parenteralen Ernährung

B05BA01 Aminosäuren

Amino-Mel "nephro" - Infusionsflasche → S. 79
Aminoplasmal B.Braun 10% - Infusionslösung → S. 80
Aminoplasmal Paed 10% - Infusionslösung → S. 80
Aminosteril Hepa 8% - Infusionslösung → S. 81
Aminoven 10% - Infusionslösung → S. 81

B05CA04 Sulfamethizol

B05CA05 Taurolidin

Taurolin (Taurolidin "Geistlich") 0,5% - chirurgische Spüllösung → S. 1394
Taurolin (Taurolidin "Geistlich") 2% - Instillationslösung → S. 1394

B05CA06 Mandelsäure

B05CA07 Noxytiolin

B05CA08 Ethacridinlactat

B05CA09 Neomycin

B05CA10 Kombinationen

B05CB Salzlösungen

B05CB01 Natriumchlorid

B05CB02 Natriumcitrat

B05CB03 Magnesiumcitrat

B05CB04 Natriumbicarbonat

B05CB10 Kombinationen

B05CX Andere Spüllösungen

B05CX01 Glucose

B05CX02 Sorbitol

B05CX03 Glycin

B05CX04 Mannitol

B05CX10 Kombinationen

B05D LÖSUNGEN ZUR PERITONEALDIALYSE

B05DA Isotone Lösungen

Extraneal - Peritonealdialyselösung → S. 543

B05DB Hypertone Lösungen

balance 1,5% Glucose, 1,25 mmol/l Calcium - Peritonealdialyselösung → S. 169
balance 1,5% Glucose, 1,75 mmol/l Calcium - Peritonealdialyselösung → S. 169
balance 2,3% Glucose, 1,25 mmol/l Calcium - Peritonealdialyselösung → S. 169
balance 2,3% Glucose, 1,75 mmol/l Calcium - Peritonealdialyselösung → S. 169
balance 4,25% Glucose, 1,25 mmol/l Calcium - Peritonealdialyselösung → S. 169
balance 4,25% Glucose, 1,75 mmol/l Calcium - Peritonealdialyselösung → S. 169
bicaVera 1,5% Glucose, 1,25 mmol/l Calcium - Peritonealdialyselösung → S. 195
bicaVera 1,5% Glucose, 1,75 mmol/l Calcium - Peritonealdialyselösung → S. 195
bicaVera 2,3% Glucose, 1,25 mmol/l Calcium - Peritonealdialyselösung → S. 195
bicaVera 2,3% Glucose, 1,75 mmol/l Calcium - Peritonealdialyselösung → S. 195
bicaVera 4,25% Glucose, 1,25 mmol/l Calcium - Peritonealdialyselösung → S. 195
bicaVera 4,25% Glucose, 1,75 mmol/l Calcium - Peritonealdialyselösung → S. 195
Dianeal PD4 Glucose 1,36% w/v/13,6 mg/ml - Peritonealdialyselösung → S. 397
Dianeal PD4 Glucose 2,27% w/v/22,7 mg/ml - Peritonealdialyselösung → S. 397
Dianeal PD4 Glucose 3,86% w/v/38,6 mg/ml - Peritonealdialyselösung → S. 397
Nutrineal PD4 mit 1,1 % Aminosäuren - Peritonealdialyselösung → S. 1015
Perisol 1,5 % - Peritonealdialyselösung → S. 1099
Perisol 4 % - Peritonealdialyselösung → S. 1099
Physioneal 35 Glucose 1,36% w/v/13,6 mg/ml Clear-Flex - Peritonealdialyselösung → S. 1107
Physioneal 35 Glucose 1,36% w/v/13,6 mg/ml - Peritonealdialyselösung → S. 1107
Physioneal 35 Glucose 2,27% w/v/22,7 mg/ml Clear-Flex - Peritonealdialyselösung → S. 1107
Physioneal 35 Glucose 2,27% w/v/22,7 mg/ml - Peritonealdialyselösung → S. 1107
Physioneal 35 Glucose 3,86% w/v/38,6 mg/ml Clear Flex - Peritonealdialyselösung → S. 1107
Physioneal 35 Glucose 3,86% w/v/38,6 mg/ml - Peritonealdialyselösung → S. 1107
Physioneal 40 Glucose 1,36% w/v/13,6 mg/ml Clear-Flex - Peritonealdialyselösung → S. 1107
Physioneal 40 Glucose 1,36% w/v/13,6 mg/ml - Peritonealdialyselösung → S. 1107
Physioneal 40 Glucose 2,27% w/v/22,7 mg/ml Clear-Flex - Peritonealdialyselösung → S. 1107
Physioneal 40 Glucose 2,27% w/v/22,7 mg/ml - Peritonealdialyselösung → S. 1107
Physioneal 40 Glucose 3,86% w/v/38,6 mg/ml Clear-Flex - Peritonealdialyselösung → S. 1107
Physioneal 40 Glucose 3,86% w/v/38,6 mg/ml - Peritonealdialyselösung → S. 1107

B05X ADDITIVA ZU I.V.-LÖSUNGEN

B05XA Elektrolytlösungen

B05XA01 Kaliumchlorid

Kaliumchlorid B.Braun 74,5 mg/ml - Konzentrat zur Herstellung einer Infusionslösung → S. 747
Kaliumchlorid "Fresenius" 1 molar - Infusionszusatz - Ampullen → S. 747
Kaliumchlorid Noridem 15% - Konzentrat zur Herstellung einer Infusionslösung → S. 748

B05XA02 Natriumbicarbonat

Natriumbicarbonat "Fresenius" 1molar Infusionszusatz - Ampullen → S. 949
Natriumbicarbonat "Fresenius" 8,4% - Konzentrat zur Infusionsbereitung → S. 950

B05XA03 Natriumchlorid

Natriumchlorid "Fresenius" 1molar Infusionszusatz - Ampullen → S. 951

B05XA04 Ammoniumchlorid

B05XA05 Magnesiumsulfat

B05XA06 Kaliumphosphat, inkl. Kombinationen mit anderen Kaliumsalzen

B05XA07 Calciumchlorid

Calrecia 100 mmol/l - Infusionslösung → S. 247

B05XA08 Natriumacetat

B05XA09 Natriumphosphat

B05XA10 Magnesiumphosphat

B05XA11 Magnesiumchlorid

B05XA12 Zinkchlorid

B05XA13 Salzsäure

B05XA14 Dinatrium-1-glycerinphosphat

Glycophos 6 g/20 ml - Konzentrat zur Herstellung einer Infusionslösung → S. 638

B05XA15 Kaliumlactat

B05XA16 Kardioplege Lösungen

Custodiol - Perfusionslösung → S. 355
Organosol - Kardioplege Lösung/Organkonservierungslösung → S. 1050

B05XA17 Kaliumacetat

B05XA18 Zinksulfat

B05XA30 Kombinationen von Elektrolyten

Kalium-L-malat "Fresenius" 1 molar Infusionszusatz - Ampullen → S. 748

B05XA31 Elektrolyte in Kombination mit anderen Mitteln

Addaven - Konzentrat zur Herstellung einer Infusionslösung → S. 36
Addel Junior - Konzentrat zur Herstellung einer Infusionslösung → S. 36
Elotrace - Infusionszusatz → S. 474
Glucose-1-phosphat "Fresenius" 1 molar - Infusionszusatz - Ampullen → S. 637
Nutryelt - Konzentrat zur Herstellung einer Infusionslösung → S. 1016
Peditrace - Infusionszusatz → S. 1088
Tracel - Injektionslösung in einer Fertigspritze → S. 1434

Tracutil - Konzentrat zur Herstellung einer Infusionslösung → S. 1435

B05XB Aminosäuren

B05XB01 Argininhydrochlorid

B05XB02 Alanylglutamin

Dipeptiven 200 mg/ml - Konzentrat zur Herstellung einer Infusionslösung → S. 413

B05XB03 Lysin

B05XC Vitamine

Cernevit - Pulver zur Herstellung einer Infusionslösung → S. 286
Soluvit - Trockensubstanz zur Infusionsbereitung → S. 1335
Viant - Pulver zur Herstellung einer Infusionslösung → S. 1532
Vitalipid - Vitaminkonzentrat zur Infusionsbereitung für Erwachsene → S. 1546
Vitalipid - Vitaminkonzentrat zur Infusionsbereitung für Kinder → S. 1546

B05XX Andere Additiva zu i.v.-Lösungen

B05XX02 Trometamol

B05Z HÄMODIALYSEKONZENTRATE UND HÄMOFILTRATE

B05ZA Hämodialysekonzentrate

B05ZB Hämofiltrate

Accusol 35 - Hämodialyse-, Hämodiafiltrations- und Hämofiltrationslösung → S. 22
Accusol 35 Kalium 2 mmol/l - Hämodialyse-, Hämodiafiltrations- und Hämofiltrationslösung → S. 22
Accusol 35 Kalium 4 mmol/l - Hämodialyse-, Hämodiafiltrations- und Hämofiltrationslösung → S. 22
Biphozyl - Hämodialyse-/Hämofiltrationslösung → S. 202
Duosol mit 2 mmol/l Kalium - Hämofiltrationslösung → S. 446
Duosol mit 4 mmol/l Kalium - Hämofiltrationslösung → S. 446
Duosol ohne Kalium - Hämofiltrationslösung → S. 446
Hemosol B0 - Hämodialyse-/Hämofiltrationslösung → S. 656
Multibic kaliumfrei - Hämodialyselösung/Hämofiltrationslösung → S. 931
Multibic 2 mmol/l Kalium - Hämodialyselösung/Hämofiltrationslösung → S. 932
Multibic 3 mmol/l Kalium - Hämodialyselösung/Hämofiltrationslösung → S. 932
Multibic 4 mmol/l Kalium - Hämodialyselösung/Hämofiltrationslösung → S. 932
Phoxilium 1,2 mmol/l Phosphat - Hämodialyse-/Hämofiltrationslösung → S. 1107
Prismasol 2 mmol/l Kalium - Lösung für Hämofiltration und Hämodialyse → S. 1147
Prismasol 4 mmol/l Kalium - Lösung für Hämofiltration und Hämodialyse → S. 1147
Regiocit - Hämofiltrationslösung → S. 1207

B06 ANDERE HÄMATOLOGIKA

B06A ANDERE HÄMATOLOGIKA

B06AA Enzyme

B06AA02 Fibrinolysin und Desoxyribonuclease

B06AA03 Hyaluronidase

Hylase "Dessau" 150 I.E. - Pulver zur Herstellung einer Injektionslösung → S. 680

B06AA04 Chymotrypsin

B06AA07 Trypsin

B06AA10 Desoxyribonuclease

B06AA55 Streptokinase, Kombinationen

B06AB Hämprodukte

Actovegin 80 mg - Injektionslösung → S. 33
Actovegin 200 mg - Injektionslösung → S. 33
Actovegin 400 mg - Injektionslösung → S. 33
Actovegin 200 mg - überzogene Tabletten → S. 33

B06AB01 Hämin

Normosang 25 mg/ml - Konzentrat zur Herstellung einer Infusionslösung → S. 991

B06AC Mittel bei Hereditärem Angioödem

B06AC01 C1-Inhibitor, aus Plasma gewonnen

Berinert 500 IE - Pulver und Lösungsmittel zur Herstellung einer Injektions- oder Infusionslösung → S. 184
Berinert 1500 IE - Pulver und Lösungsmittel zur Herstellung einer Injektionslösung → S. 184
Berinert 2000 IE - Pulver und Lösungsmittel zur Herstellung einer Injektionslösung → S. 184
Berinert 3000 IE - Pulver und Lösungsmittel zur Herstellung einer Injektionslösung → S. 184
Cinryze 500 I.E. - Pulver und Lösungsmittel zur Herstellung einer Injektionslösung → S. 299

B06AC02 Icatibant

Firazyr 30 mg - Injektionslösung in einer Fertigspritze → S. 573

B06AC03 Ecallantid

B06AC04 Conestat alfa

Ruconest 2100 Einheiten Pulver zur Herstellung einer Injektionslösung → S. 1267
Ruconest 2100 Einheiten - Pulver und Lösungsmittel zur Herstellung einer Injektionslösung → S. 1267

B06AC05 Lanadelumab

Takhzyro 300 mg - Injektionslösung → S. 1383
Takhzyro 300 mg - Injektionslösung in einer Fertigspritze → S. 1383

B06AX Andere Hämatologika

Zynteglo 1,2-20 x 10^6 Zellen/ml - Infusionsdispersion → S. 1615

B06AX01 Crizanlizumab

Adakveo 10 mg/ml - Konzentrat zur Herstellung einer Infusionslösung → S. 34

B06AX02 Betibeglogen autotemcel

C KARDIOVASKULÄRES SYSTEM

C01 HERZTHERAPIE

C01A HERZGLYKOSIDE

C01AA Digitalisglykoside

C01AA01 Acetyldigitoxin

C01AA02 Acetyldigoxin

C01AA03 Digitalisblätter

C01AA04 Digitoxin

Digimerck 0,1 mg/ml - Injektionslösung → S. 409
Digimerck 0,07 mg - Tabletten → S. 409
Digimerck 0,1 mg - Tabletten → S. 410

C01AA05 Digoxin

C01AA06 Lanatosid C

C01AA07 Deslanosid

C01AA08 Metildigoxin

Lanitop 0,2 mg - Ampullen → S. 779
Lanitop 0,1 mg - Tabletten → S. 779
Lanitop 0,15 mg - Tabletten → S. 780

C01AA09 Gitoformat

C01AA52 Acetyldigoxin, Kombinationen

C01AB Scillaglykoside

C01AB01 Proscillaridin

C01AB51 Proscillaridin, Kombinationen

C01AC Strophanthusglykoside

C01AC01 g-Strophanthin

C01AC03 Cymarin

C01AX Andere Herzglykoside

C01AX02 Peruvosid

C01B ANTIARRHYTHMIKA, KLASSE I UND III

C01BA Antiarrhythmika, Klasse IA

C01BA01 Chinidin

C01BA02 Procainamid

C01BA03 Disopyramid

C01BA04 Spartein

C01BA05 Ajmalin

Gilurytmal 5 mg/ml - Injektionslösung und Konzentrat zur Herstellung einer Infusionslösung → S. 630

C01BA08 Prajmalin

C01BA12 Lorajmin

C01BA13 Dihydrochinidin

C01BA51 Chinidin, Kombinationen exkl. Psycholeptika

C01BA71 Chinidin, Kombinationen mit Psycholeptika

C01BB Antiarrhythmika, Klasse IB

C01BB01 Lidocain

Lidocorit 2% - Ampullen → S. 814

C01BB02 Mexiletin

Namuscla 167 mg - Hartkapseln → S. 944

C01BB03 Tocainid

C01BB04 Aprindin

C01BC Antiarrhythmika, Klasse IC

C01BC03 Propafenon

Propafenon Accord 150 mg - Filmtabletten → S. 1155
Propafenon Accord 300 mg - Filmtabletten → S. 1156
Rytmonorma - Ampullen → S. 1269
Rytmonorma 150 mg - Filmtabletten → S. 1269
Rytmonorma 300 mg - Filmtabletten → S. 1269

C01BC04 Flecainid

Aristocor 10 mg/ml - Injektionslösung → S. 127
Aristocor 100 mg - Tabletten → S. 127

C01BC07 Lorcainid

C01BC08 Encainid

C01BC09 Ethacizin

C01BD Antiarrhythmika, Klasse III

C01BD01 Amiodaron

Amiodaron Arcana 200 mg - Tabletten → S. 81
Amiodaron-hameln 50 mg/ml - Konzentrat zur Herstellung einer Injektions-/Infusionslösung → S. 81
Amiodaron HCl Hikma 50 mg/ml - Injektionslösung → S. 82
Sedacoron 200 mg - Tabletten → S. 1283

C01BD02 Bretyliumtosilat

C01BD03 Bunaftin

C01BD04 Dofetilid

C01BD05 Ibutilid

Corvert 87 Mikrogramm/ml - Infusionslösung → S. 346

C01BD06 Tedisamil

C01BD07 Dronedaron

Dronedaron Aristo 400 mg - Filmtabletten → S. 439
Multaq 400 mg - Filmtabletten → S. 931

C01BG Andere Antiarrhythmika, Klasse I und III

C01BG01 Moracizin

C01BG07 Cibenzolin

C01BG11 Vernakalant

Brinavess 20 mg/ml - Konzentrat zur Herstellung einer Infusionslösung → S. 220

C01C KARDIOSTIMULANZIEN, EXKL. HERZGLYKOSIDE

C01CA Adrenerge und dopaminerge Mittel

C01CA01 Etilefrin

Effortil - Ampullen → S. 466
Effortil 7,5 mg/ml - Tropfen → S. 466

C01CA02 Isoprenalin

C01CA03 Norepinephrin

Noradrenalin Aguettant 0,08 mg/ml - Infusionslösung → S. 987
Noradrenalin Aguettant 0,25 mg/ml - Infusionslösung → S. 987
Noradrenalin Orpha 1 mg/ml - Konzentrat zur Herstellung einer Infusionslösung → S. 988
Norepinephrin Kalceks 1 mg/ml - Konzentrat zur Herstellung einer Infusionslösung → S. 990
Sinora 0,1 mg/ml - Infusionslösung → S. 1321
Sinora 0,2 mg/ml - Infusionslösung → S. 1321
Sinora 1 mg/ml - Konzentrat zur Herstellung einer Infusionslösung → S. 1321

C01CA04 Dopamin

Dopamin Hikma 40 mg/ml - Konzentrat zur Herstellung einer Infusionslösung → S. 425
Giludop 10 mg/ml - Infusionskonzentrat → S. 629
Giludop 200 mg - Infusionskonzentrat → S. 630
Giludop 250 mg - Infusionslösung → S. 630

C01CA05 Norfenefrin

C01CA06 Phenylephrin

Biorphen 0,1 mg/ml - Injektions-/Infusionslösung → S. 202
Biorphen 10 mg/ml - Injektionslösung → S. 202
Phenylephrin Aguettant 100 Mikrogramm/ml - Injektions-/Infusionslösung → S. 1105
Phenylephrin Aguettant 50 Mikrogramm/ml - Injektionslösung in einer Fertigspritze → S. 1105

C01CA07 Dobutamin

Dobutamin "Erwo" 12,5 mg/ml - Konzentrat zur Infusionsbereitung → S. 417
Dobutamin-hameln 5 mg/ml - Infusionslösung → S. 417
Dobutamin "Pharmaselect" 250 mg - Infusionslösung → S. 417
Dobutamin "Pharmaselect" 500 mg - Infusionslösung → S. 417

C01CA08 Oxedrin

C01CA09 Metaraminol

C01CA10 Methoxamin

C01CA11 Mephentermin

C01CA12 Dimetofrin

C01CA13 Prenalterol

C01CA14 Dopexamin

C01CA15 Gepefrin

C01CA16 Ibopamin

C01CA17 Midodrin

Gutron 5 mg - Ampullen → S. 645
Gutron 2,5 mg - Tabletten → S. 645
Gutron 5 mg - Tabletten → S. 645
Gutron 1 % - Tropfen → S. 645

C01CA18 Octopamin

C01CA19 Fenoldopam

C01CA21 Cafedrin

C01CA22 Arbutamin

C01CA23 Theodrenalin

C01CA24 Epinephrin

Adrenalin Aguettant 1 mg/10 ml (1:10.000) - Injektionslösung in einer Fertigspritze → S. 39
Anapen Junior 150 Mikrogramm in 0,3 ml - Injektionslösung (Fertigspritze) → S. 99
Anapen 300 Mikrogramm in 0,3 ml - Injektionslösung (Fertigspritze) → S. 99
Anapen 500 Mikrogramm in 0,3 ml - Injektionslösung (Fertigspritze) → S. 99
Emerade 150 Mikrogramm - Injektionslösung in einem Fertigpen → S. 476
Emerade 300 Mikrogramm - Injektionslösung in einem Fertigpen → S. 476
Emerade 500 Mikrogramm - Injektionslösung in einem Fertigpen → S. 476

EpiPen 300 Mikrogramm - Injektionslösung in einem Fertigpen → S. 498
EpiPen Junior 150 Mikrogramm - Injektionslösung in einem Fertigpen → S. 499
Jext 150 Mikrogramm - Injektionslösung in einem Fertigpen → S. 741
Jext 300 Mikrogramm - Injektionslösung in einem Fertigpen → S. 742
L-Adrenalin "Fresenius" spritzfertig 2,0 mg - Ampullen → S. 772
Suprarenin 1 mg/ml - Ampullen → S. 1365

C01CA25 Amezinium metilsulfat

C01CA26 Ephedrin

Ephedrin Meduna 10 mg/ml - Injektionslösung → S. 497
Ephedrin Meduna 50 mg/ml - Injektionslösung → S. 498
Ephedrinhydrochlorid Aguettant 3 mg/ml - Injektionslösung in Fertigspritze → S. 498

C01CA27 Droxidopa

C01CA30 Kombinationen

C01CA51 Etilefrin, Kombinationen

C01CE Phosphodiesterasehemmer

C01CE01 Amrinon

C01CE02 Milrinon

Asicor 1 mg/ml - Konzentrat zur Herstellung einer Infusionslösung → S. 134
Corotrop 10 mg - Ampullen → S. 346
Milrinon Carino 1 mg/ml - Injektions- oder Infusionslösung → S. 905
Milrinon Hikma 1 mg/ml - Injektionslösung → S. 905

C01CE03 Enoximon

C01CE04 Bucladesin

C01CX Andere Kardiostimulanzien

C01CX06 Angiotensinamid

C01CX07 Xamoterol

C01CX08 Levosimendan

Cordenova 2,5 mg/ml - Konzentrat zur Herstellung einer Infusionslösung → S. 345
Levosimendan Carinopharm 12,5 mg - Pulver für ein Konzentrat zur Herstellung einer Infusionslösung → S. 811
Simdax 2,5 mg/ml - Konzentrat zur Herstellung einer Infusionslösung → S. 1312
Zimino 2,5 mg/ml - Konzentrat zur Herstellung einer Infusionslösung → S. 1597

C01CX09 Angiotensin II

Giapreza 2,5 mg/ml - Konzentrat zur Herstellung einer Infusionslösung → S. 628

C01D BEI HERZERKRANKUNGEN EINGESETZTE VASODILATATOREN

C01DA Organische Nitrate

C01DA02 Glyceroltrinitrat

Nitro Pohl - Ampullen zur Infusion → S. 979
Nitro Pohl - Stechampullen zur Infusion → S. 979
Nitroderm TTS 5 mg/24 h Depot - Pflaster → S. 979
Nitroderm TTS 10 mg/24 h Depot - Pflaster → S. 980
Nitrolingual 0,4 mg - Pumpspray → S. 980

C01DA04 Methylpropylpropandioldinitrat

C01DA05 Pentaerythrityltetranitrat

C01DA07 Propatylnitrat

C01DA08 Isosorbiddinitrat

C01DA09 Trolnitrat

C01DA13 Erythrityltetranitrat

C01DA14 Isosorbidmononitrat

ISMN Genericon 20 mg - Tabletten → S. 728
ISMN Genericon 40 mg - Tabletten → S. 728
ISMN Genericon retard 60 mg - Kapseln → S. 728
ISMN Hexal 40 mg - Tabletten → S. 729
ISMN Hexal retard 60 mg - Tabletten → S. 729
Isomonat 20 mg - Tabletten → S. 729
Isomonat retard 40 mg - Retardtabletten → S. 729
Monoket retard 50 mg - Kapseln → S. 918

C01DA20 Organische Nitrate in Kombinationen

C01DA38 Tenitramin

C01DA52 Glyceroltrinitrat, Kombinationen

C01DA54 Methylpropylpropanedioldinitrat, Kombinationen

C01DA55 Pentaerythrityltetranitrat, Kombinationen

C01DA57 Propatylnitrat, Kombinationen

C01DA58 Isosorbiddinitrat, Kombinationen

C01DA59 Trolnitrat, Kombinationen

C01DA63 Erythrityltetranitrat, Kombinationen

C01DA70 Organische Nitrate in Kombination mit Psycholeptika

C01DB Chinolon-Vasodilatatoren

C01DB01 Flosequinan

C01DX Andere bei Herzerkrankungen eingesetzte Vasodilatatoren

C01DX01 Itramintosilat

C01DX02 Prenylamin

C01DX03 Oxyfedrin

C01DX04 Benziodaron

C01DX05 Carbocromen

C01DX06 Hexobendin

C01DX07 Etafenon

C01DX08 Heptaminol

C01DX09 Imolamin

C01DX10 Dilazep

C01DX11 Trapidil

C01DX12 Molsidomin

Molsidolat 4 mg - Tabletten → S. 916
Nesidom 16 mg - Retardtabletten → S. 963

C01DX13 Efloxat

C01DX14 Cinepazet

C01DX15 Cloridarol

C01DX16 Nicorandil

Dancor 10 mg - Tabletten → S. 368
Dancor 20 mg - Tabletten → S. 368
Nicolan 10 mg - Tabletten → S. 971
Nicolan 20 mg - Tabletten → S. 971
Nicorandil G.L. 10 mg - Tabletten → S. 971
Nicorandil G.L. 20 mg - Tabletten → S. 971
Nicorandil Rivopharm 10 mg - Tabletten → S. 971
Nicorandil Rivopharm 20 mg - Tabletten → S. 971

C01DX18 Linsidomin

C01DX19 Nesiritid

C01DX21 Serelaxin

C01DX22 Vericiguat

C01DX51 Itramintosilat, Kombinationen

C01DX52 Prenylamin, Kombinationen

C01DX53 Oxyfedrin, Kombinationen

C01DX54 Benziodaron, Kombinationen

C01E ANDERE HERZMITTEL

C01EA Prostaglandine

C01EA01 Alprostadil

Alprestil 20 Mikrogramm/ml - Konzentrat zur Herstellung einer Infusionslösung → S. 70
Alprostadil "PINT" 20 Mikrogramm - Konzentrat zur Infusionsbereitung → S. 71

Alprostadil "PINT" 500 Mikrogramm - Konzentrat zur Herstellung einer Infusionslösung → S. 71
Alprostapint 500 Mikrogramm - Konzentrat zur Herstellung einer Infusionslösung → S. 71
Minprog 500 Mikrogramm - Konzentrat zur Herstellung einer Infusionslösung → S. 908
Pridax 20 Mikrogramm/ml - Konzentrat zur Herstellung einer Infusionslösung → S. 1144
Prostavasin 20 µg - Trockensubstanz zur Infusionsbereitung → S. 1161

C01EB Andere Herzmittel
Bericard - Tropfen zum Einnehmen → S. 184
Sidroga Weißdorntee → S. 1306

C01EB02 Campher

C01EB03 Indometacin

C01EB04 Crataegus-Glykoside
Crataegan - Tropfen zum Einnehmen → S. 350
Crataegutt 450 mg - Filmtabletten → S. 350
Crataegutt - Flüssigkeit zum Einnehmen → S. 350
Dr. Böhm Weißdorn 450 mg - Filmtabletten → S. 436
Dr. Kottas Weissdorntee → S. 438
Korodin Herz-Kreislauf - Tropfen → S. 766
Weißdorn Arkocaps - Kapseln → S. 1561

C01EB05 Creatinolfosfat

C01EB06 Fosfocreatin

C01EB07 Fructose-1,6-diphosphat

C01EB09 Ubidecarenon

C01EB10 Adenosin
Adenosin Baxter 3 mg/ml - Injektionslösung → S. 37

C01EB11 Tiracizin

C01EB13 Acadesin

C01EB15 Trimetazidin
Vastarel 35 mg - Filmtabletten mit veränderter Wirkstofffreisetzung → S. 1505

C01EB16 Ibuprofen
Pedea 5 mg/ml - Injektionslösung → S. 1087

C01EB17 Ivabradin
Corlentor 5 mg - Filmtabletten → S. 345
Corlentor 7,5 mg - Filmtabletten → S. 345
Ivabradin 1A Pharma 5 mg - Filmtabletten → S. 733
Ivabradin 1A Pharma 7,5 mg - Filmtabletten → S. 733
Ivabradin Aristo 5 mg - Filmtabletten → S. 733
Ivabradin Aristo 7,5 mg - Filmtabletten → S. 733
Ivabradin Genericon 2,5 mg - Filmtabletten → S. 733
Ivabradin Genericon 5 mg - Filmtabletten → S. 733
Ivabradin Genericon 7,5 mg - Filmtabletten → S. 734
Ivabradin HCS 5 mg - Filmtabletten → S. 734
Ivabradin HCS 7,5 mg - Filmtabletten → S. 734
Ivabradin ratiopharm 5 mg - Filmtabletten → S. 734
Ivabradin ratiopharm 7,5 mg - Filmtabletten → S. 734
Ivabradin Sandoz 5 mg - Filmtabletten → S. 734
Ivabradin Sandoz 7,5 mg - Filmtabletten → S. 734
Ivabradin Stada 5 mg - Filmtabletten → S. 734
Ivabradin Stada 7,5 mg - Filmtabletten → S. 734
Ivabradin Zentiva 5 mg - Filmtabletten → S. 734
Ivabradin Zentiva 7,5 mg - Filmtabletten → S. 734
Ivabradine Accord 5 mg - Filmtabletten → S. 734
Ivabradine Accord 7,5 mg - Filmtabletten → S. 734
Ivabradine Anpharm 5 mg - Filmtabletten → S. 734
Ivabradine Anpharm 7,5 mg - Filmtabletten → S. 734
Ivacorlan 5 mg - Filmtabletten → S. 734
Ivacorlan 7,5 mg - Filmtabletten → S. 734
Procoralan 5 mg - Filmtabletten → S. 1149
Procoralan 7,5 mg - Filmtabletten → S. 1149

C01EB18 Ranolazin
Ranexa 375 mg - Retardtabletten → S. 1194
Ranexa 500 mg - Retardtabletten → S. 1194
Ranexa 750 mg - Retardtabletten → S. 1194

C01EB21 Regadenoson
Rapiscan 400 Mikrogramm - Injektionslösung → S. 1196

C01EB22 Meldonium

C01EB23 Tiazotsäure

C01EX Andere Herzmittel, Kombinationen
Biogelat Knoblauch-Mistel-Weißdorn Kapseln → S. 201
Cardiodoron - Tropfen → S. 262
DiaCard - Dragees → S. 396
Doppelherz Herz-Kreislauf Tonikum → S. 425
Doppelherz Herz-Kreislauf alkohol- und zuckerfrei Tonikum → S. 425
Dr. Kottas Herz-Kreislauftee → S. 436
Protecor - Kapseln → S. 1162
Traditionelle Retterspitz - Creme → S. 1435
Traditionelle Retterspitz - Lotion → S. 1435

C02 ANTIHYPERTONIKA

C02A ANTIADRENERGE MITTEL, ZENTRAL WIRKEND

C02AA Rauwolfia-Alkaloide

C02AA01 Rescinnamin

C02AA02 Reserpin

C02AA03 Kombinationen von Rauwolfia-Alkaloiden

C02AA04 Rauwolfia-Alkaloide, ganze Wurzel

C02AA05 Deserpidin

C02AA06 Methoserpidin

C02AA07 Bietaserpin

C02AA52 Reserpin, Kombinationen

C02AA53 Kombinationen von Rauwolfia-Alkaloiden, Kombinationen

C02AA57 Bietaserpin, Kombinationen

C02AB Methyldopa

C02AB01 Methyldopa (linksdrehend)
Aldometil 500 mg - Filmtabletten → S. 59

C02AB02 Methyldopa (racemisch)

C02AC Imidazolin-Rezeptoragonisten

C02AC01 Clonidin
Catapresan 0,15 mg/ml - Ampullen → S. 268
Catapresan 0,15 mg - Tabletten → S. 268

C02AC02 Guanfacin
Intuniv 1 mg - Retardtabletten → S. 721
Intuniv 2 mg - Retardtabletten → S. 721
Intuniv 3 mg - Retardtabletten → S. 721
Intuniv 4 mg - Retardtabletten → S. 721

C02AC04 Tolonidin

C02AC05 Moxonidin
Moxonibene 0,2 mg - Filmtabletten → S. 928
Moxonibene 0,4 mg - Filmtabletten → S. 928
Moxonidin Stada 0,2 mg - Filmtabletten → S. 928
Moxonidin Stada 0,4 mg - Filmtabletten → S. 928
Normohex 0,2 mg - Filmtabletten → S. 990
Normohex 0,3 mg - Filmtabletten → S. 991
Normohex 0,4 mg - Filmtabletten → S. 991

C02AC06 Rilmenidin
Iterium 1 mg - Tabletten → S. 731
Rilmenidin ratiopharm 1 mg - Tabletten → S. 1235

C02B ANTIADRENERGE MITTEL, GANGLIENBLOCKER

C02BA Sulfonium-Derivate

C02BA01 Trimetaphan

C02BB Sekundäre und tertiäre Amine

C02BB01 Mecamylamin

C02BC Bisquartäre Ammonium-Verbindungen

C02C ANTIADRENERGE MITTEL, PERIPHER WIRKEND

C02CA Alpha-Adrenorezeptor-Antagonisten
Urocard 2 mg - Tabletten → S. 1484
Urocard 5 mg - Tabletten → S. 1484

Vicard 1 mg - Tabletten → S. 1534
Vicard 2 mg - Tabletten → S. 1535
Vicard 5 mg - Tabletten → S. 1535

C02CA01 Prazosin

C02CA02 Indoramin

C02CA03 Trimazosin

C02CA04 Doxazosin

Ascalan 2 mg - Tabletten → S. 133
Ascalan 4 mg - Tabletten → S. 134
Ascalan 8 mg - Tabletten → S. 134
Doxapress 4 mg - Tabletten → S. 428
Doxarutis 8 mg - Retardtabletten → S. 429
Doxazosin 1A Pharma 2 mg - Tabletten → S. 429
Doxazosin 1A Pharma 4 mg - Tabletten → S. 429
Doxazosin Actavis 4 mg - Retardtabletten → S. 429
Doxazosin Arcana 4 mg - Tabletten → S. 429
Doxazosin Genericon 2 mg - Tabletten → S. 430
Doxazosin Genericon 4 mg - Tabletten → S. 430
Doxazosin Genericon 8 mg - Tabletten → S. 430
Doxazosin Hexal 8 mg - Retardtabletten → S. 430
Doxazosin Hexal 2 mg - Tabletten → S. 430
Doxazosin Hexal 4 mg - Tabletten → S. 430
Doxazosin ratiopharm 2 mg - Tabletten → S. 430
Doxazosin ratiopharm 4 mg - Tabletten → S. 430
Hibadren 2 mg - Tabletten → S. 662
Hibadren 4 mg - Tabletten → S. 662
Supressin 2 mg - Tabletten → S. 1367
Supressin 4 mg - Tabletten → S. 1367

C02CA06 Urapidil

Ebrantil 25 mg - Ampullen → S. 457
Ebrantil 50 mg - Ampullen → S. 458
Ebrantil retard 30 mg - Kapseln → S. 458
Ebrantil retard 60 mg - Kapseln → S. 458
Hypotrit 5 mg/ml - Injektionslösung → S. 681
Tachyben 25 mg - Injektionslösung → S. 1377
Tachyben 50 mg - Injektionslösung → S. 1377
Tachyben 100 mg - Konzentrat zur Herstellung einer Infusionslösung → S. 1377
Uragelan 30 mg - Hartkapseln, retardiert → S. 1482
Uragelan 60 mg - Hartkapseln, retardiert → S. 1482
Uragelan 90 mg - Hartkapseln, retardiert → S. 1482
Urapidil Bluefish 30 mg - Hartkapseln, retardiert → S. 1482
Urapidil Bluefish 60 mg - Hartkapseln, retardiert → S. 1482
Urapidil Bluefish 90 mg - Hartkapseln, retardiert → S. 1482
Uratens 30 mg - Hartkapsel, retardiert → S. 1482
Uratens 60 mg - Hartkapsel, retardiert → S. 1482

C02CC Guanidin-Derivate

C02CC01 Betanidin

C02CC02 Guanethidin

C02CC03 Guanoxan

C02CC04 Debrisoquin

C02CC05 Guanoclor

C02CC06 Guanazodin

C02CC07 Guanoxabenz

C02D MITTEL MIT WIRKUNG AUF DIE ARTERIELLE GEFÄSSMUSKULATUR

C02DA Thiazid-Derivate

C02DA01 Diazoxid

C02DB Hydrazinophthalazin-Derivate

C02DB01 Dihydralazin

C02DB02 Hydralazin

C02DB03 Endralazin

C02DB04 Cadralazin

C02DC Pyrimidin-Derivate

C02DC01 Minoxidil

Loniten 5 mg - Tabletten → S. 829

C02DD Nitroferrocyanid-Derivate

C02DD01 Nitroprussid

Nipruss 60 mg - Pulver zur Herstellung einer Infusionslösung → S. 979

C02DG Guanidin-Derivate

C02DG01 Pinacidil

C02K ANDERE ANTIHYPERTONIKA

C02KA Alkaloide, exkl. Rauwolfia

C02KA01 Veratrum

C02KB Tyrosinhydroxylasehemmer

C02KB01 Metirosin

C02KC MAO-Hemmer

C02KC01 Pargylin

C02KD Serotonin-Antagonisten

C02KD01 Ketanserin

C02KX Antihypertonika für pulmonale arterielle Hypertonie

Adcirca 20 mg - Filmtabletten → S. 35
Granpidam 20 mg - Filmtabletten → S. 641
Mysildecard 20 mg - Filmtabletten → S. 942
Pulmolan 20 mg - Filmtabletten → S. 1166
Pulmopresil 20 mg - Filmtabletten → S. 1166
Revatio 20 mg - Filmtabletten → S. 1224
Revatio 0,8 mg/ml - Injektionslösung → S. 1224
Revatio 10 mg/ml - Pulver zur Herstellung einer Suspension zum Einnehmen → S. 1224
Sildenafil ratiopharm 20 mg - Filmtabletten → S. 1309
Sildenafil Sandoz 20 mg - Filmtabletten → S. 1310
Sildenafil Stada 20 mg - Filmtabletten → S. 1310
Tadalafil Accord 20 mg - Filmtabletten → S. 1378
Tadalafil AOP 20 mg - Filmtabletten → S. 1379
Tadalafil PAH-ratiopharm 20 mg - Filmtabletten → S. 1380
Tadalafil Sandoz 20 mg - Filmtabletten → S. 1381
Talmanco 20 mg - Filmtabletten → S. 1384

C02KX01 Bosentan

Bosentan Accord 62,5 mg - Filmtabletten → S. 211
Bosentan Accord 125 mg - Filmtabletten → S. 211
Bosentan Sandoz 125 mg - Filmtabletten → S. 211
Stayveer 62,5 mg - Filmtabletten → S. 1350
Stayveer 125 mg - Filmtabletten → S. 1350
Tracleer 62,5 mg - Filmtabletten → S. 1434
Tracleer 125 mg - Filmtabletten → S. 1434
Tracleer 32 mg - Tabletten zur Herstellung einer Suspension zum Einnehmen → S. 1434

C02KX02 Ambrisentan

Ambrisentan Accord 5 mg - Filmtabletten → S. 74
Ambrisentan Accord 10 mg - Filmtabletten → S. 75
Ambrisentan AOP 5 mg - Filmtabletten → S. 75
Ambrisentan AOP 10 mg - Filmtabletten → S. 75
Ambrisentan Mylan 5 mg - Filmtabletten → S. 75
Ambrisentan Mylan 10 mg - Filmtabletten → S. 75
Ambrisentan ratiopharm 5 mg - Filmtabletten → S. 75
Ambrisentan ratiopharm 10 mg - Filmtabletten → S. 75
Ambrisentan Sandoz 5 mg - Filmtabletten → S. 75
Ambrisentan Sandoz 10 mg - Filmtabletten → S. 75
Volibris 5 mg - Filmtabletten → S. 1550
Volibris 10 mg - Filmtabletten → S. 1550

C02KX03 Sitaxentan

C02KX04 Macitentan

Opsumit 10 mg - Filmtabletten → S. 1044

C02KX05 Riociguat

Adempas 0,5 mg - Filmtabletten → S. 36
Adempas 1 mg - Filmtabletten → S. 36
Adempas 1,5 mg - Filmtabletten → S. 36
Adempas 2 mg - Filmtabletten → S. 36
Adempas 2,5 mg - Filmtabletten → S. 36

C02KX52 Ambrisentan und Tadalafil

C02L ANTIHYPERTONIKA UND DIURETIKA IN KOMBINATION

C02LA Rauwolfia-Alkaloide und Diuretika in Kombination

C02LA01 Reserpin und Diuretika

C02LA02 Rescinnamin und Diuretika

C02LA03 Deserpidin und Diuretika

C02LA04 Methoserpidin und Diuretika

C02LA07 Bietaserpin und Diuretika

C02LA08 Rauwolfia-Alkaloide, ganze Wurzel und Diuretika

C02LA09 Syrosingopin und Diuretika

C02LA50 Kombinationen v. Rauwolfia-Alkaloiden u. Diuretika inkl. anderen Komb.

C02LA51 Reserpin und Diuretika, Kombinationen mit anderen Mitteln

C02LA52 Rescinnamin und Diuretika, Kombinationen mit anderen Mitteln

C02LA71 Reserpin und Diuretika, Kombinationen mit Psycholeptika

C02LB Methyldopa und Diuretika in Kombination

C02LB01 Methyldopa (linksdrehend) und Diuretika

C02LC Imidazolin-Rezeptoragonisten in Kombination mit Diuretika

C02LC01 Clonidin und Diuretika

C02LC05 Moxonidin und Diuretika

C02LC51 Clonidin und Diuretika, Kombinationen mit anderen Mitteln

C02LE Alpha-Adrenorezeptor-Antagonisten und Diuretika

C02LE01 Prazosin und Diuretika

C02LF Guanidin-Derivate und Diuretika

C02LF01 Guanethidin und Diuretika

C02LG Hydrazinophthalazin-Derivate und Diuretika

C02LG01 Dihydralazin und Diuretika

C02LG02 Hydralazin und Diuretika

C02LG03 Picodralazin und Diuretika

C02LG51 Dihydralazin und Diuretika, Kombinationen mit anderen Mitteln

C02LG73 Picodralazin und Diuretica, Kombinationen mit Psycholeptika

C02LK Alkaloide, exkl. Rauwolfia, in Kombination mit Diuretika

C02LK01 Veratrum und Diuretika

C02LL MAO-Hemmer und Diuretika

C02LL01 Pargylin und Diuretika

C02LN Serotonin-Antagonisten und Diuretika

C02LX Andere Antihypertonika und Diuretika

C02LX01 Pinacidil und Diuretika

C02N KOMBINATIONEN VON ANTIHYPERTENSIVEN WIRKSTOFFEN AUS ATC-GRUPPE C02

C03 DIURETIKA

C03A LOW-CEILING-DIURETIKA, THIAZIDE

C03AA Thiazide, rein

C03AA01 Bendroflumethiazid

C03AA02 Hydroflumethiazid

C03AA03 Hydrochlorothiazid

HCT G.L. 50 mg - Tabletten → S. 653

C03AA04 Chlorothiazid

C03AA05 Polythiazid

C03AA06 Trichlormethiazid

C03AA07 Cyclopenthiazid

C03AA08 Methyclothiazid

C03AA09 Cyclothiazid

C03AA13 Mebutizid

C03AB Thiazide und Kalium in Kombination

C03AB01 Bendroflumethiazid und Kalium

C03AB02 Hydroflumethiazid und Kalium

C03AB03 Hydrochlorothiazid und Kalium

C03AB04 Chlorothiazid und Kalium

C03AB05 Polythiazid und Kalium

C03AB06 Trichlormethiazid und Kalium

C03AB07 Cyclopenthiazid und Kalium

C03AB08 Methylclothiazid und Kalium

C03AB09 Cyclothiazid und Kalium

C03AH Thiazide, Kombinationen mit Psycholeptika und/oder Analgetika

C03AH01 Chlorothiazid, Kombinationen

C03AH02 Hydroflumethiazid, Kombinationen

C03AX Thiazide, Kombinationen mit anderen Mitteln

C03AX01 Hydrochlorothiazid, Kombinationen

C03B LOW-CEILING-DIURETIKA, EXKL. THIAZIDE

C03BA Sulfonamide, rein

C03BA02 Quinethazon

C03BA03 Clopamid

C03BA04 Chlortalidon

Hydrosan - Tabletten → S. 679

C03BA05 Mefrusid

C03BA07 Clofenamid

C03BA08 Metolazon

C03BA09 Meticran

C03BA10 Xipamid

Aquaphoril - Tabletten → S. 117

C03BA11 Indapamid

Fludex Retard 1,5 mg - Filmtabletten → S. 583
Indapamid Actavis 1,5 mg - Retardtabletten → S. 704
Indapamid "Interpharm" retard 1,5 mg - Filmtabletten → S. 704
Indapamid Krka 1,5 mg - Retardtabletten → S. 704
Indapamid-ratiopharm 1,5 mg - Retardtabletten → S. 704
Indapamid Stada 1,5 mg - Retardtabletten → S. 704

C03BA12 Clorexolon

C03BA13 Fenquizon

C03BA82 Clorexolon, Kombinationen mit Psycholeptika

C03BB Sulfonamide und Kalium in Kombination

C03BB02 Quinethazon und Kalium

C03BB03 Clopamid und Kalium

C03BB04 Chlortalidon und Kalium

C03BB05 Mefrusid und Kalium

C03BB07 Clofenamid und Kalium

C03BC Quecksilber-haltige Diuretika

C03BC01 Mersalyl

C03BD Xanthin-Derivate

C03BD01 Theobromin

C03BK Sulfonamide, Kombinationen mit anderen Mitteln

C03BX Andere Low-ceiling-Diuretika

C03BX03 Cicletanin

C04AC02 Nicotinylalkohol (Pyridylcarbinol)

C04AC03 Inositolnicotinat

C04AC07 Ciclonicat

C04AD Purin-Derivate

C04AD01 Pentifyllin

C04AD02 Xantinolnicotinat

C04AD03 Pentoxifyllin

Pentohexal retard 600 mg - Tabletten → S. 1096
Pentomer retard 400 mg - Filmtabletten → S. 1096
Pentomer retard 600 mg - Filmtabletten → S. 1096
Pentoxi "Genericon" retard 400 mg - Filmtabletten → S. 1096
Pentoxi Genericon retard 600 mg - Filmtabletten → S. 1097
Trental 100 mg - Ampullen → S. 1449
Trental 300 mg - Ampullen → S. 1449
Trental 400 mg - Filmtabletten → S. 1449
Vasonit 100 mg - Ampullen → S. 1504
Vasonit 300 mg - Ampullen → S. 1504
Vasonit retard 400 mg - Filmtabletten → S. 1504
Vasonit retard 600 mg - Filmtabletten → S. 1504

C04AD04 Etofyllinnicotinat

C04AE Mutterkorn-Alkaloide

C04AE01 Ergoloidmesylat

Ergomed - Tropfen → S. 508

C04AE02 Nicergolin

Ergotop 30 mg - Filmtabletten → S. 508
Nicergin 30 mg - Filmtabletten → S. 971
Sermion 30 mg - Filmtabletten → S. 1293

C04AE04 Dihydroergocristin

C04AE51 Ergoloidmesylat, Kombinationen

C04AE54 Dihydroergocristin, Kombinationen

C04AF Enzyme

C04AF01 Kallidinogenase

C04AX Andere periphere Vasodilatatoren

C04AX01 Cyclandelat

C04AX02 Phenoxybenzamin

Dibenzyran 10 mg - Kapseln → S. 398

C04AX07 Vincamin

C04AX10 Moxisylyt

C04AX11 Bencyclan

C04AX17 Vinburnin

C04AX19 Suloctidil

C04AX20 Buflomedil

C04AX21 Naftidrofuryl

Dusodril retard 100 mg - Filmtabletten → S. 449
Dusodril retard 200 mg - Filmtabletten → S. 449

C04AX23 Butalamin

C04AX24 Visnadin

C04AX26 Cetiedil

C04AX27 Cinepazid

C04AX28 Ifenprodil

C04AX30 Azapetin

C04AX32 Fasudil

C05 VASOPROTEKTOREN

Myrtendorn Arkocaps - Kapseln → S. 942

C05A MITTEL ZUR BEH. HÄMORRH.+ANALFISSUREN Z.TOPISCH.ANWEND.

C05AA Corticosteroide

C05AA01 Hydrocortison

C05AA04 Prednisolon

Delta-Hädensa - Salbe → S. 382
Delta-Hädensa - Zäpfchen → S. 382
Scheriproct - Salbe → S. 1281
Scheriproct - Suppositorien → S. 1281

C05AA05 Betamethason

C05AA06 Fluorometholon

C05AA08 Fluocortolon

Doloproct 0,1% + 2% - Rektalcreme → S. 421
Doloproct 1 mg + 40 mg - Zäpfchen → S. 421

C05AA09 Dexamethason

C05AA10 Fluocinolonacetonid

C05AA11 Fluocinonid

C05AA12 Triamcinolon

C05AB Antibiotika

C05AD Lokalanästhetika

C05AD01 Lidocain

C05AD02 Tetracain

C05AD03 Benzocain

C05AD04 Cinchocain

C05AD05 Procain

C05AD06 Oxetacain

C05AD07 Pramocain

C05AE Muskelrelaxanzien

C05AE01 Glyceroltrinitrat

C05AE02 Isosorbiddinitrat

C05AE03 Diltiazem

C05AX Andere Mittel z.Beh.v.Hämorrh.+Analfissuren z.topisch.Anwend.

C05AX01 Aluminium-haltige Zubereitungen

C05AX02 Bismutpräparate, Kombinationen

C05AX03 Andere Hämorrhoidenmittel, Kombinationen

Hädensa - Salbe → S. 648
Hädensa - Zäpfchen → S. 648
Sperti Preparation H - Hämorrhoidalsalbe → S. 1342
Sperti Preparation H - Hämorrhoidalzäpfchen → S. 1342

C05AX04 Zinkpräparate

C05AX05 Tribenosid

C05B ANTIVARIKOSA

C05BA Heparine oder Heparinoide zur topischen Anwendung

C05BA01 Heparinoide

Hirudoid - Gel → S. 662
Hirudoid - Salbe → S. 663
Hirudoid forte - Gel → S. 663
Hirudoid forte - Salbe → S. 663

C05BA02 Natriumapolat

C05BA03 Heparin

Lioton 1000 I.E./g - Gel → S. 817
Thrombophob - Gel → S. 1417
Thrombophob S - Gel → S. 1417
Venoruton Heparin - Emulgel → S. 1517
Vetren 60.000 I.E./100 g - Creme → S. 1529
Vetren 60.000 I.E./100 g - Gel → S. 1529
Viatromb 2400 I.E./g - Spraygel → S. 1532

C05BA04 Natriumpentosanpolysulfat

Thrombocid - Gel → S. 1417

C05BA51 Heparinoid, Kombinationen

C05BA53 Heparin, Kombinationen

Aponova Heparin comp. - Gel → S. 109
Etrat - Gel → S. 528

Venobene - Salbe → S. 1516

C05BB Sklerosierende Mittel zur lokalen Injektion

C05BB01 Monoethanolaminoleat

C05BB02 Polidocanol

Aethoxysklerol 0,5% - Ampullen → S. 47
Aethoxysklerol 1% - Ampullen → S. 47
Aethoxysklerol 2% - Ampullen → S. 48
Aethoxysklerol 3% - Ampullen → S. 48

C05BB03 Invertzucker

C05BB04 Natriumtetradecylsulfat

Veinfibro 0,2% - Injektionslösung → S. 1506
Veinfibro 0,5% - Injektionslösung → S. 1506
Veinfibro 1% - Injektionslösung → S. 1506
Veinfibro 3% - Injektionslösung → S. 1506

C05BB05 Phenol

C05BB56 Glucose, Kombinationen

C05BX Andere sklerosierende Mittel

C05BX01 Calciumdobesilat

C05BX51 Calciumdobesilat, Kombinationen

C05C KAPILLARSTABILISIERENDE MITTEL

C05CA Bioflavonoide

Antistax 360 mg - Filmtabletten → S. 106
Diavene 360 mg - Filmtabletten → S. 397

C05CA01 Rutoside

Venoruton 300 mg - Dragees → S. 1516
Venoruton - Gel → S. 1516
Venoruton 1000 mg - Pulver zur Herstellung einer Lösung zum Einnehmen → S. 1516
Venoruton 500 mg - Tabletten → S. 1517
Venoruton - Tropfen → S. 1517

C05CA02 Monoxerutin

C05CA03 Diosmin

C05CA04 Troxerutin

C05CA05 Hidrosmin

C05CA51 Rutosid, Kombinationen

C05CA53 Diosmin, Kombinationen

Daflon 500 mg - Filmtabletten → S. 365
Dioscomb 500 mg - Filmtabletten → S. 412

C05CA54 Troxerutin, Kombinationen

C05CX Andere kapillarstabilisierende Mittel

Doxium 500 mg - Kapseln → S. 431
Dr. Böhm Weinlaub 360 mg - Filmtabletten → S. 435
Reparil 20 mg - Dragees → S. 1217
Reparil - Gel → S. 1217
Venosin retard 50 mg - Kapseln → S. 1517
Venostasin - Creme → S. 1517
Venostasin - Gel → S. 1517

C05CX01 Tribenosid

C05CX02 Naftazon

C05CX03 Hippocastani semen

C07 BETA-ADRENOREZEPTOR-ANTAGONISTEN

C07A BETA-ADRENOREZEPTOR-ANTAGONISTEN

C07AA Beta-Adrenorezeptor-Antagonisten, nichtselektiv

C07AA01 Alprenolol

C07AA02 Oxprenolol

C07AA03 Pindolol

C07AA05 Propranolol

Hemangiol 3,75 mg/ml - Lösung zum Einnehmen → S. 655
Inderal 10 mg - Filmtabletten → S. 704
Inderal 40 mg - Filmtabletten → S. 705

C07AA06 Timolol

C07AA07 Sotalol

Sotahexal 80 mg - Tabletten → S. 1339
Sotahexal 160 mg - Tabletten → S. 1339
Sotastad 80 mg - Tabletten → S. 1339
Sotastad 160 mg - Tabletten → S. 1339

C07AA12 Nadolol

C07AA14 Mepindolol

C07AA15 Carteolol

C07AA16 Tertatolol

C07AA17 Bopindolol

C07AA19 Bupranolol

C07AA23 Penbutolol

C07AA27 Cloranolol

C07AB Beta-Adrenorezeptor-Antagonisten, selektiv

C07AB01 Practolol

C07AB02 Metoprolol

Beloc 5 mg - Ampullen → S. 177
Beloc 50 mg - Tabletten → S. 177
Beloc 100 mg - Tabletten → S. 177
Lanoc 50 mg - Tabletten → S. 781
Lanoc 100 mg - Tabletten → S. 781
Metohexal retard 23,75 mg - Filmtabletten → S. 886
Metohexal retard 47,5 mg - Filmtabletten → S. 887
Metohexal retard 95 mg - Filmtabletten → S. 887
Metohexal retard 142,5 mg - Filmtabletten → S. 887
Metohexal retard 190 mg - Filmtabletten → S. 887
Metoprolol Genericon 50 mg - Tabletten → S. 888
Metoprolol Genericon 100 mg - Tabletten → S. 888
Metoprolol "ratiopharm" 50 mg - Tabletten → S. 888
Metoprolol "ratiopharm" 100 mg - Tabletten → S. 889
Metoprolol Stada 50 mg - Tabletten → S. 889
Metoprolol Stada 100 mg - Tabletten → S. 889
Metoprolol "Stada" retard 200 mg - Filmtabletten → S. 889
Metoprololsuccinat Stada 47,5 mg - Retardtabletten → S. 889
Metoprololsuccinat Stada 95 mg - Retardtabletten → S. 890
Metoprololtartrat Hexal 50 mg - Tabletten → S. 890
Metoprololtartrat Hexal 100 mg - Tabletten → S. 890
Seloken retard 47,5 mg - Filmtabletten → S. 1287
Seloken retard 95 mg - Filmtabletten → S. 1287

C07AB03 Atenolol

Atehexal 50 mg - Filmtabletten → S. 141
Atehexal 100 mg - Filmtabletten → S. 141
Atenolan 50 mg - Filmtabletten → S. 141
Atenolan 100 mg - Filmtabletten → S. 141
Atenolol 1A Pharma 50 mg - Filmtabletten → S. 142
Atenolol 1A Pharma 100 mg - Filmtabletten → S. 142
Atenolol Genericon 50 mg - Filmtabletten → S. 142
Atenolol Genericon 100 mg - Filmtabletten → S. 142
Atenolol Stada 50 mg - Tabletten → S. 143
Atenolol Stada 100 mg - Tabletten → S. 143
Tenormin 25 mg - Filmtabletten → S. 1409
Tenormin 50 mg - Filmtabletten → S. 1409
Tenormin 100 mg - Filmtabletten → S. 1409

C07AB04 Acebutolol

C07AB05 Betaxolol

C07AB06 Bevantolol

C07AB07 Bisoprolol

Bisocor 5 mg - Tabletten → S. 202
Bisocor 10 mg - Tabletten → S. 203
Bisoprolol 1A Pharma 5 mg - Filmtabletten → S. 203
Bisoprolol 1A Pharma 10 mg - Filmtabletten → S. 204
Bisoprolol Accord 2,5 mg - Filmtabletten → S. 204
Bisoprolol Accord 5 mg - Filmtabletten → S. 204
Bisoprolol Accord 10 mg - Filmtabletten → S. 204
Bisoprolol Arcana 5 mg - Filmtabletten → S. 204
Bisoprolol Arcana 10 mg - Filmtabletten → S. 204
Bisoprolol Krka 2,5 mg - Filmtabletten → S. 204
Bisoprolol Krka 5 mg - Filmtabletten → S. 204
Bisoprolol Krka 10 mg - Filmtabletten → S. 204
Bisoprolol "ratiopharm" 5 mg - Tabletten → S. 204
Bisoprolol "ratiopharm" 10 mg - Tabletten → S. 204
Bisoprolol Sandoz 1,25 mg - Filmtabletten → S. 204
Bisoprolol Sandoz 2,5 mg - Filmtabletten → S. 204
Bisoprolol Sandoz 5 mg - Filmtabletten → S. 204

Bisoprolol Sandoz 10 mg - Filmtabletten → S. 205
Bisostad 5 mg - Filmtabletten → S. 205
Bisostad 10 mg - Filmtabletten → S. 205
Concor 1,25 mg - Filmtabletten → S. 338
Concor 2,5 mg - Filmtabletten → S. 338
Concor 5 mg - Filmtabletten → S. 338
Concor 10 mg - Filmtabletten → S. 338
Concor Cor 1,25 mg - Filmtabletten → S. 339
Concor Cor 2,5 mg - Filmtabletten → S. 339
Concor Cor 3,75 mg - Filmtabletten → S. 339
Concor Cor 5 mg - Filmtabletten → S. 339
Concor Cor 7,5 mg - Filmtabletten → S. 339
Concor Cor 10 mg - Filmtabletten → S. 339
Rivacor 5 mg - Filmtabletten → S. 1246
Rivacor 10 mg - Filmtabletten → S. 1246

C07AB08 Celiprolol

C07AB09 Esmolol

Brevibloc 10 mg/ml - Infusionslösung im Beutel → S. 217
Brevibloc 100 mg/10 ml - Infusionslösung → S. 217
Esmolol Amomed 100 mg/10 ml - Infusionslösung → S. 518
Esmolol Amomed Lyo 2500 mg - Pulver zur Herstellung einer Infusionslösung → S. 519
Esmolol Hikma 10 mg/1 ml - Injektionslösung → S. 519

C07AB10 Epanolol

C07AB11 S-Atenolol

C07AB12 Nebivolol

Nebilan 5 mg - Tabletten → S. 952
Nebivolol 1A Pharma 5 mg - Tabletten → S. 953
Nebivolol Actavis 5 mg - Tabletten → S. 953
Nebivolol G.L. 5 mg - Tabletten → S. 953
Nebivolol Genericon 5 mg - Tabletten → S. 953
Nebivolol Krka 5 mg - Tabletten → S. 953
Nebivolol ratiopharm 5 mg - Tabletten → S. 953
Nebivolol ratiopharm GmbH 5 mg - Tabletten → S. 953
Nebivolol Sandoz 5 mg - Tabletten → S. 953
Nebivolol Stada 5 mg - Tabletten → S. 953
Nomexor 5 mg - Tabletten → S. 987

C07AB13 Talinolol

C07AB14 Landiolol

Rapibloc 20 mg/2 ml - Konzentrat zur Herstellung einer Injektionslösung → S. 1195
Rapibloc 300 mg - Pulver zur Herstellung einer Infusionslösung → S. 1196

C07AG Alpha- und Beta-Adrenorezeptor-Antagonisten

C07AG01 Labetalol

Trandate 100 mg - Ampullen → S. 1441

C07AG02 Carvedilol

Carvedilol 1A Pharma 6,25 mg - Tabletten → S. 264
Carvedilol 1A Pharma 12,5 mg - Tabletten → S. 264
Carvedilol 1A Pharma 25 mg - Tabletten → S. 264
Carvedilol Alternova 6,25 mg - Tabletten → S. 264
Carvedilol Alternova 12,5 mg - Tabletten → S. 265
Carvedilol Alternova 25 mg - Tabletten → S. 265
Carvedilol Genericon 6,25 mg - Filmtabletten → S. 265
Carvedilol Genericon 12,5 mg - Filmtabletten → S. 265
Carvedilol Genericon 25 mg - Filmtabletten → S. 265
Carvedilol Hexal 6,25 mg - Tabletten → S. 265
Carvedilol Hexal 12,5 mg - Tabletten → S. 265
Carvedilol Hexal 25 mg - Tabletten → S. 265
Carvedilol Hexal 50 mg - Tabletten → S. 265
Carvedilol +pharma 6,25 mg - Filmtabletten → S. 265
Carvedilol +pharma 12,5 mg - Filmtabletten → S. 265
Carvedilol +pharma 25 mg - Filmtabletten → S. 266
Carvedilol ratiopharm 6,25 mg - Tabletten → S. 266
Carvedilol ratiopharm 12,5 mg - Tabletten → S. 266
Carvedilol-ratiopharm 25 mg - Tabletten → S. 266
Carvedilol Sandoz 6,25 mg - Tabletten → S. 266
Carvedilol Sandoz 12,5 mg - Tabletten → S. 266
Carvedilol Sandoz 25 mg - Tabletten → S. 266
Carvedilol Stada 6,25 mg - Tabletten → S. 266
Carvedilol Stada 12,5 mg - Tabletten → S. 266
Carvedilol Stada 25 mg - Tabletten → S. 266
Dilatrend 6,25 mg - Tabletten → S. 410
Dilatrend 12,5 mg - Tabletten → S. 410
Dilatrend 25 mg - Tabletten → S. 410

C07B BETA-ADRENOREZEPTOR-ANTAGONISTEN UND THIAZIDE

C07BA Beta-Adrenorezeptor-Antagonisten, nichtselektiv, und Thiazide

C07BA02 Oxprenolol und Thiazide

C07BA05 Propranolol und Thiazide

C07BA06 Timolol und Thiazide

C07BA07 Sotalol und Thiazide

C07BA12 Nadolol und Thiazide

C07BA68 Metipranolol und Thiazide, Kombinationen

C07BB Beta-Adrenorezeptor-Antagonisten, selektiv, und Thiazide

C07BB02 Metoprolol und Thiazide

Metoprolol "ratiopharm" compositum - Tabletten → S. 889
Seloken retard plus - Filmtabletten → S. 1288

C07BB03 Atenolol und Thiazide

C07BB04 Acebutolol und Thiazide

C07BB06 Bevantolol und Thiazide

C07BB07 Bisoprolol und Thiazide

Bisoprolol-HCT Arcana 5 mg/12,5 mg - Filmtabletten → S. 205
Bisoprolol-HCT Sandoz 5 mg/12,5 mg - Filmtabletten → S. 205
Bisoprolol-HCT Sandoz 10 mg/25 mg - Filmtabletten → S. 205
Bisostad plus 5 mg/12,5 mg - Filmtabletten → S. 205
Concor plus 5 mg/12,5 mg - Filmtabletten → S. 339
Rivacor plus - Filmtabletten → S. 1246
Rivacor plus forte - Filmtabletten → S. 1246

C07BB12 Nebivolol und Thiazide

Nomexor plus HCT 5 mg/12,5 mg - Filmtabletten → S. 987
Nomexor plus HCT 5 mg/25 mg - Filmtabletten → S. 987

C07BB52 Metoprolol und Thiazide, Kombinationen

C07BG Alpha- und Beta-Adrenorezeptor-Antagonisten und Thiazide

Co-Dilatrend 25 mg/12,5 mg - Filmtabletten → S. 325

C07BG01 Labetalol und Thiazide

C07C BETA-ADRENOREZEPTOR-ANTAGONISTEN UND ANDERE DIURETIKA

C07CA Beta-Adrenorezeptor-Antagonisten, nichtselektiv, und andere Diuretika

C07CA02 Oxprenolol und andere Diuretika

C07CA03 Pindolol und andere Diuretika

C07CA17 Bopindolol und andere Diuretika

C07CA23 Penbutolol und andere Diuretika

C07CB Beta-Adrenorezeptor-Antagonisten, selektiv, und andere Diuretika

C07CB02 Metoprolol und andere Diuretika

C07CB03 Atenolol und andere Diuretika

Atenolan comp. - Filmtabletten → S. 141
Atenolan comp. mite - Filmtabletten → S. 142
Atenolol Genericon comp. - Filmtabletten → S. 142
Atenolol Genericon comp. mite - Filmtabletten → S. 143
Tenoretic - Filmtabletten → S. 1408
Tenoretic mite - Filmtabletten → S. 1408

C07CB53 Atenolol und andere Diuretika, Kombinationen

C07CG Alpha- und Beta-Adrenorezeptor-Antagonisten und andere Diuretika

C07CG01 Labetalol und andere Diuretika

C07D BETA-ADRENOREZEPTOR-ANTAGONISTEN, THIAZIDE UND ANDERE DIURETIKA

C07DA Beta-Adrenorezeptor-Antagonisten, nichtselekt., Thiazide u.a.Diuretika

C07DA06 Timolol, Thiazide und andere Diuretika

C07DB Beta-Adrenorezeptor-Antagonisten, selektiv, Thiazide u.a. Diuretika

C07DB01 Atenolol, Thiazide und andere Diuretika

C07E BETA-ADRENOREZEPTOR-ANTAGONISTEN UND VASODILATATOREN

C07EA Beta-Adrenorezeptor-Antagonisten, nichtselektiv, und Vasodilatatoren

C07EB Beta-Adrenorezeptor-Antagonisten, selektiv, und Vasodilatatoren

C07F BETA-ADRENOREZEPTOR-ANTAGONISTEN UND ANDERE KOMBINATIONEN

C07FB Beta-Adrenorezeptor-Antagonisten und Calciumkanalblocker

C07FB02 Metoprolol und Felodipin

C07FB03 Atenolol und Nifedipin

Beta-Adalat - Kapseln → S. 187
Niften - Kapseln → S. 976

C07FB07 Bisoprolol und Amlodipin

Concor AMLO 5 mg/5 mg - Tabletten → S. 339
Concor AMLO 5 mg/10 mg - Tabletten → S. 339
Concor AMLO 10 mg/5 mg - Tabletten → S. 339
Concor AMLO 10 mg/10 mg - Tabletten → S. 339

C07FB12 Nebivolol und Amlodipin

C07FB13 Metoprolol und Amlodipin

C07FX Beta-Adrenorezeptor-Antagonisten, andere Kombinationen

C07FX01 Propranolol und andere Kombinationen

C07FX02 Sotalol und Acetylsalicylsäure

C07FX03 Metoprolol und Acetylsalicylsäure

C07FX04 Bisoprolol und Acetylsalicylsäure

C07FX05 Metoprolol und Ivabradin

Implicor 50 mg/5 mg - Filmtabletten → S. 701
Implicor 50 mg/7,5 mg - Filmtabletten → S. 701

C07FX06 Carvedilol und Ivabradin

C08 CALCIUMKANALBLOCKER

C08C SELEKTIVE CALCIUMKANALBLOCKER MIT VORWIEGENDER GEFÄSSWIRKUNG

C08CA Dihydropyridin-Derivate

C08CA01 Amlodipin

Amlodibene 5 mg - Tabletten → S. 82
Amlodibene 10 mg - Tabletten → S. 83
Amlodilan 5 mg - Tabletten → S. 83
Amlodilan 10 mg - Tabletten → S. 83
Amlodinova 5 mg - Tabletten → S. 83
Amlodinova 10 mg - Tabletten → S. 83
Amlodipin 1A Pharma 5 mg - Tabletten → S. 83
Amlodipin 1A Pharma 7,5 mg - Tabletten → S. 83
Amlodipin 1A Pharma 10 mg - Tabletten → S. 83
Amlodipin Accord 5 mg - Tabletten → S. 83
Amlodipin Accord 10 mg - Tabletten → S. 83
Amlodipin Actavis 5 mg - Tabletten → S. 83
Amlodipin Actavis 10 mg - Tabletten → S. 83
Amlodipin Bluefish 5 mg - Tabletten → S. 83
Amlodipin Bluefish 10 mg - Tabletten → S. 84
Amlodipin Fair-Med 5 mg - Tabletten → S. 84
Amlodipin Fair-Med 10 mg - Tabletten → S. 84
Amlodipin G.L. 5 mg - Tabletten → S. 84
Amlodipin G.L. 10 mg - Tabletten → S. 84
Amlodipin Genericon 5 mg - Tabletten → S. 84
Amlodipin Genericon 10 mg - Tabletten → S. 84
Amlodipin Hexal 5 mg - Tabletten → S. 84
Amlodipin Hexal 7,5 mg - Tabletten → S. 84
Amlodipin Hexal 10 mg - Tabletten → S. 84
Amlodipin "Interpharm" 5 mg - Tabletten → S. 84
Amlodipin "Interpharm" 10 mg - Tabletten → S. 84
Amlodipin Mylan 5 mg - Tabletten → S. 84
Amlodipin Mylan 10 mg - Tabletten → S. 84
Amlodipin +pharma 5 mg - Tabletten → S. 84
Amlodipin +pharma 10 mg - Tabletten → S. 84
Amlodipin ratiopharm 5 mg - Tabletten → S. 84
Amlodipin ratiopharm 10 mg - Tabletten → S. 84
Amlodipin Sandoz 5 mg - Tabletten → S. 85
Amlodipin Sandoz 7,5 mg - Tabletten → S. 85
Amlodipin Sandoz 10 mg - Tabletten → S. 85
Amlodipin Besilat Stada 5 mg - Tabletten → S. 90
Amlodipin Besilat Stada 10 mg - Tabletten → S. 90
Norvasc 5 mg - Tabletten → S. 993
Norvasc 10 mg - Tabletten → S. 993

C08CA02 Felodipin

Felodipin Hexal retard 5 mg - Filmtabletten → S. 557
Felodipin Hexal retard 10 mg - Filmtabletten → S. 557
Felodistad retard 5 mg - Filmtabletten → S. 557
Plendil retard 2,5 mg - Filmtabletten → S. 1113
Plendil retard 5 mg - Filmtabletten → S. 1114

C08CA03 Isradipin

C08CA04 Nicardipin

C08CA05 Nifedipin

Adalat 5 mg - Infusionsflasche → S. 34
Buconif 5 mg - Sublingualspray → S. 227
Nifedipin Stada retard 20 mg - Filmtabletten → S. 976
Ospocard 5 mg - Sublingualspray → S. 1055

C08CA06 Nimodipin

Nimotop 30 mg - Filmtabletten → S. 977
Nimotop 10 mg - Infusionsflasche → S. 977

C08CA07 Nisoldipin

C08CA08 Nitrendipin

Baypress 10 mg - Tabletten → S. 172
Baypress 20 mg - Tabletten → S. 172

C08CA09 Lacidipin

C08CA10 Nilvadipin

Tensan retard 8 mg - Kapseln → S. 1409

C08CA11 Manidipin

C08CA12 Barnidipin

C08CA13 Lercanidipin

Lercadip 10 mg - Filmtabletten → S. 795
Lercadip 20 mg - Filmtabletten → S. 795
Lercanidipin Actavis 10 mg - Filmtabletten → S. 795
Lercanidipin Actavis 20 mg - Filmtabletten → S. 795
Lercanidipin Genericon 10 mg - Filmtabletten → S. 795
Lercanidipin Genericon 20 mg - Filmtabletten → S. 795
Lercanidipin ratiopharm 10 mg - Filmtabletten → S. 795
Lercanidipin ratiopharm 20 mg - Filmtabletten → S. 796
Lercanidipin Sandoz 10 mg - Filmtabletten → S. 796
Lercanidipin Sandoz 20 mg - Filmtabletten → S. 796
Lercanidipin STADA 10 mg - Filmtabletten → S. 796
Lercanidipin STADA 20 mg - Filmtabletten → S. 796
Zanidip 10 mg - Filmtabletten → S. 1586
Zanidip 20 mg - Filmtabletten → S. 1586

C08CA14 Cilnidipin

C08CA15 Benidipin

C08CA16 Clevidipin

Cleviprex 0,5 mg/ml - Emulsion zur Injektion → S. 317

C08CA51 Amlodipin und Celecoxib

C08CA55 Nifedipin, Kombinationen

Pontuc "Sanabo" - Filmtabletten → S. 1115

C08CX Andere selektive Calciumkanalblocker mit vorwiegender Gefässwirkung

C08CX01 Mibefradil

C08D SELEKTIVE CALCIUMKANALBLOCKER MIT DIREKTER HERZWIRKUNG

C08DA Penylalkylamin-Derivate

C08DA01 Verapamil

Isoptin 5 mg - Ampullen → S. 729
Isoptin 40 mg - Dragees → S. 729
Isoptin 80 mg - Dragees → S. 730
Isoptin retard 120 mg - Filmtabletten → S. 730

Isoptin RR retard 240 mg - Filmtabletten → S. 730
Verapabene 40 mg - Filmtabletten → S. 1519
Verapabene 80 mg - Filmtabletten → S. 1519
Verapabene 120 mg - Filmtabletten → S. 1519
Verapabene retard 240 mg - Filmtabletten → S. 1519

C08DA02 Gallopamil

C08DA51 Verapamil, Kombinationen

C08DB Benzothiazepin-Derivate

C08DB01 Diltiazem

Diltiazem G.L. retard 90 mg - Filmtabletten → S. 411
Diltiazem G.L. retard 180 mg - Filmtabletten → S. 411
Diltiazem Genericon retard 90 mg - Filmtabletten → S. 411
Diltiazem Genericon retard 180 mg - Filmtabletten → S. 411
Diltiazem "ratiopharm" 60 mg - Tabletten → S. 411
Diltiazem "ratiopharm" retard 90 mg - Filmtabletten → S. 411

C08E NICHTSELEKTIVE CALCIUMKANALBLOCKER

C08EA Phenylalkylamin-Derivate

C08EA01 Fendilin

C08EA02 Bepridil

C08EX Andere nichtselektiv Calciumkanalblocker

C08EX01 Lidoflazin

C08EX02 Perhexilin

C08G CALCIUMKANALBLOCKER UND DIURETIKA

C08GA Calciumkanalblocker und Diuretika

C08GA01 Nifedipin und Diuretika

C08GA02 Amlodipin und Diuretika

Fludexam 1,5 mg/5 mg - Tabletten mit veränderter Wirkstofffreisetzung → S. 583
Fludexam 1,5 mg/10 mg - Tabletten mit veränderter Wirkstofffreisetzung → S. 583

C09 MITTEL MIT WIRKUNG AUF DAS RENIN-ANGIOTENSIN-SYSTEM

C09A ACE-HEMMER, REIN

C09AA ACE-HEMMER, REIN

C09AA01 Captopril

C09AA02 Enalapril

Enac Hexal 5 mg - Tabletten → S. 480
Enac Hexal 10 mg - Tabletten → S. 480
Enac Hexal 20 mg - Tabletten → S. 480
Enalapril 1A Pharma 5 mg - Tabletten → S. 481
Enalapril 1A Pharma 10 mg - Tabletten → S. 481
Enalapril 1A Pharma 20 mg - Tabletten → S. 481
Enalapril Genericon 5 mg - Tabletten → S. 481
Enalapril Genericon 10 mg - Tabletten → S. 481
Enalapril Genericon 20 mg - Tabletten → S. 481
Enalapril +pharma 10 mg - Tabletten → S. 482
Enalapril +pharma 20 mg - Tabletten → S. 482
Enalapril G.L. 5 mg - Tabletten → S. 482
Enalapril G.L. 10 mg - Tabletten → S. 482
Enalapril G.L. 20 mg - Tabletten → S. 482
Enalapril "ratiopharm" 5 mg - Tabletten → S. 482
Enalapril "ratiopharm" 10 mg - Tabletten → S. 482
Enalapril "ratiopharm" 20 mg - Tabletten → S. 482
Enalapril Sandoz 5 mg - Tabletten → S. 482
Enalapril Sandoz 10 mg - Tabletten → S. 482
Enalapril Sandoz 20 mg - Tabletten → S. 482
Enalaprilmaleat Alternova 5 mg - Tabletten → S. 484
Enalaprilmaleat Alternova 10 mg - Tabletten → S. 485
Enalaprilmaleat Alternova 20 mg - Tabletten → S. 485
Mepril 5 mg - Tabletten → S. 876
Mepril 10 mg - Tabletten → S. 876
Mepril 20 mg - Tabletten → S. 876
Renistad 5 mg - Tabletten → S. 1214
Renistad 10 mg - Tabletten → S. 1214
Renistad 20 mg - Tabletten → S. 1214
Renitec 5 mg - Tabletten → S. 1214
Renitec 10 mg - Tabletten → S. 1214
Renitec 20 mg - Tabletten → S. 1214

C09AA03 Lisinopril

Acemin 2,5 mg - Tabletten → S. 24
Acemin 5 mg - Tabletten → S. 24
Acemin 10 mg - Tabletten → S. 24
Acemin 20 mg - Tabletten → S. 24
Acemin 30 mg - Tabletten → S. 24
Acetan 5 mg - Tabletten → S. 24
Acetan 10 mg - Tabletten → S. 25
Acetan 20 mg - Tabletten → S. 25
Lisinopril 1A Pharma 5 mg - Tabletten → S. 819
Lisinopril 1A Pharma 10 mg - Tabletten → S. 819
Lisinopril 1A Pharma 20 mg - Tabletten → S. 819
Lisinopril Actavis 5 mg - Tabletten → S. 819
Lisinopril Actavis 10 mg - Tabletten → S. 820
Lisinopril Actavis 20 mg - Tabletten → S. 820
Lisinopril Arcana 5 mg - Tabletten → S. 820
Lisinopril Arcana 20 mg - Tabletten → S. 820
Lisinopril Essential Pharmaceuticals 1 mg/ml - Lösung zum Einnehmen → S. 820
Lisinopril Genericon 5 mg - Tabletten → S. 820
Lisinopril Genericon 10 mg - Tabletten → S. 821
Lisinopril Genericon 20 mg - Tabletten → S. 821
Lisinopril "Interpharm" 5 mg - Tabletten → S. 821
Lisinopril "Interpharm" 10 mg - Tabletten → S. 821
Lisinopril "Interpharm" 20 mg - Tabletten → S. 821
Lisinopril-ratiopharm 5 mg - Tabletten → S. 821
Lisinopril-ratiopharm 10 mg - Tabletten → S. 821
Lisinopril-ratiopharm 20 mg - Tabletten → S. 821
Lisinopril Sandoz 5 mg - Tabletten → S. 821
Lisinopril Sandoz 10 mg - Tabletten → S. 821
Lisinopril Sandoz 20 mg - Tabletten → S. 821
Lisinopril Sandoz GmbH 5 mg - Tabletten → S. 821
Lisinopril Sandoz GmbH 10 mg - Tabletten → S. 822
Lisinopril Sandoz GmbH 20 mg - Tabletten → S. 822
Lisinostad 5 mg - Tabletten → S. 824
Lisinostad 10 mg - Tabletten → S. 825
Lisinostad 20 mg - Tabletten → S. 825

C09AA04 Perindopril

Coversum Arginin 2,5 mg - Filmtabletten → S. 349
Coversum Arginin 5 mg - Filmtabletten → S. 349
Coversum Arginin 10 mg - Filmtabletten → S. 349
Mariper 2 mg - Tabletten → S. 858
Mariper 4 mg - Tabletten → S. 858
Mariper 8 mg - Tabletten → S. 858

C09AA05 Ramipril

Hypren 10 mg - Tabletten → S. 681
Lannapril 1,25 mg - Kapseln → S. 780
Lannapril 2,5 mg - Kapseln → S. 780
Lannapril 5 mg - Kapseln → S. 780
Lannapril 10 mg - Kapseln → S. 780
Lannapril 1,25 mg - Tabletten → S. 780
Lannapril 2,5 mg - Tabletten → S. 780
Lannapril 5 mg - Tabletten → S. 780
Lannapril 10 mg - Tabletten → S. 780
Ramipril 1A Pharma 1,25 mg - Tabletten → S. 1186
Ramipril 1A Pharma 2,5 mg - Tabletten → S. 1186
Ramipril 1A Pharma 5 mg - Tabletten → S. 1186
Ramipril 1A Pharma 7,5 mg - Tabletten → S. 1186
Ramipril 1A Pharma 10 mg - Tabletten → S. 1186
Ramipril Actavis 2,5 mg - Tabletten → S. 1186
Ramipril Actavis 5 mg - Tabletten → S. 1187
Ramipril Actavis 10 mg - Tabletten → S. 1187
Ramipril G.L. 1,25 mg - Tabletten → S. 1187
Ramipril G.L. 2,5 mg - Tabletten → S. 1187
Ramipril G.L. 5 mg - Tabletten → S. 1187
Ramipril G.L. 10 mg - Tabletten → S. 1187
Ramipril Genericon 2,5 mg - Tabletten → S. 1187
Ramipril Genericon 5 mg - Tabletten → S. 1187
Ramipril Genericon 10 mg - Tabletten → S. 1187
Ramipril Hexal 1,25 mg - Tabletten → S. 1187
Ramipril Hexal 2,5 mg - Tabletten → S. 1187
Ramipril Hexal 5 mg - Tabletten → S. 1187
Ramipril Hexal 7,5 mg - Tabletten → S. 1187
Ramipril Hexal 10 mg - Tabletten → S. 1187
Ramipril Krka 1,25 mg - Tabletten → S. 1188
Ramipril Krka 2,5 mg - Tabletten → S. 1188
Ramipril Krka 5 mg - Tabletten → S. 1188
Ramipril Krka 10 mg - Tabletten → S. 1188
Ramipril "ratiopharm" 2,5 mg - Tabletten → S. 1188
Ramipril "ratiopharm" 5 mg - Tabletten → S. 1188
Ramipril "ratiopharm" 10 mg - Tabletten → S. 1188
Ramipril Sandoz 1,25 mg - Tabletten → S. 1188
Ramipril Sandoz 2,5 mg - Tabletten → S. 1189
Ramipril Sandoz 5 mg - Tabletten → S. 1189
Ramipril Sandoz 10 mg - Tabletten → S. 1189
Tritace 1,25 mg - Tabletten → S. 1458
Tritace 2,5 mg - Tabletten → S. 1458

Lisam 20 mg/10 mg - Tabletten → S. 819

C09BB04 Perindopril und Amlodipin

Viacoram 3,5 mg/2,5 mg - Tabletten → S. 1531
Viacoram 7 mg/5 mg - Tabletten → S. 1531

C09BB05 Ramipril und Felodipin

C09BB06 Enalapril und Nitrendipin

Baroprine 10 mg/20 mg - Tabletten → S. 172
Cenipres 10 mg/20 mg - Tabletten → S. 282

C09BB07 Ramipril und Amlodipin

Coreyra 5 mg/5 mg - Hartkapseln → S. 345
Coreyra 10 mg/5 mg - Hartkapseln → S. 345
Ramipril/Amlodipin Genericon 2,5 mg/5 mg - Hartkapseln → S. 1189
Ramipril/Amlodipin Genericon 5 mg/5 mg - Hartkapseln → S. 1189
Ramipril/Amlodipin Genericon 5 mg/10 mg - Hartkapseln → S. 1189
Ramipril/Amlodipin Genericon 10 mg/5 mg - Hartkapseln → S. 1189
Ramipril/Amlodipin Genericon 10 mg/10 mg - Hartkapseln → S. 1190
Ramipril/Amlodipin Hexal 2,5 mg/2,5 mg - Hartkapseln → S. 1190
Ramipril/Amlodipin Hexal 5 mg/5 mg - Hartkapseln → S. 1190
Ramipril/Amlodipin Hexal 5 mg/10 mg - Hartkapseln → S. 1190
Ramipril/Amlodipin Hexal 10 mg/5 mg - Hartkapseln → S. 1190
Ramipril/Amlodipin Hexal 10 mg/10 mg - Hartkapseln → S. 1190
Ramipril/Amlodipin Krka 5 mg/5 mg - Hartkapseln → S. 1190
Ramipril/Amlodipin Krka 5 mg/10 mg - Hartkapseln → S. 1190
Ramipril/Amlodipin Krka 10 mg/5 mg - Hartkapseln → S. 1190
Ramipril/Amlodipin Krka 10 mg/10 mg - Hartkapseln → S. 1190
Ramipril/Amlodipin Pfizer 2,5 mg/2,5 mg - Hartkapseln → S. 1190
Ramipril/Amlodipin Pfizer 5 mg/5 mg - Hartkapseln → S. 1190
Ramipril/Amlodipin Pfizer 5 mg/10 mg - Hartkapseln → S. 1190
Ramipril/Amlodipin Pfizer 10 mg/5 mg - Hartkapseln → S. 1190
Ramipril/Amlodipin Pfizer 10 mg/10 mg - Hartkapseln → S. 1190
Ramipril/Amlodipin Stada 5 mg/5 mg - Hartkapseln → S. 1190
Ramipril/Amlodipin Stada 5 mg/10 mg - Hartkapseln → S. 1190
Ramipril/Amlodipin Stada 10 mg/5 mg - Hartkapseln → S. 1190
Ramipril/Amlodipin Stada 10 mg/10 mg - Hartkapseln → S. 1191

C09BB10 Trandolapril und Verapamil

C09BB12 Delapril und Manidipin

C09BX ACE-Hemmer, andere Kombinationen

C09BX01 Perindopril, Amlodipin und Indapamid

Triplixam 5 mg/1,25 mg/5 mg - Filmtabletten → S. 1456
Triplixam 5 mg/1,25 mg/10 mg - Filmtabletten → S. 1456

C09BX02 Perindopril und Bisoprolol

C09BX03 Ramipril, Amlodipin und Hydrochlorothiazid

Ramipril/Amlodipin/HCT 1A Pharma 5 mg/5 mg/12,5 mg - Hartkapseln → S. 1191
Ramipril/Amlodipin/HCT 1A Pharma 5 mg/5 mg/25 mg - Hartkapseln → S. 1191
Ramipril/Amlodipin/HCT 1A Pharma 10 mg/5 mg/25 mg - Hartkapseln → S. 1191
Ramipril/Amlodipin/HCT 1A Pharma 10 mg/10 mg/25 mg - Hartkapseln → S. 1191
Ramipril/Amlodipin/HCT Genericon 5 mg/5 mg/12,5 mg - Hartkapseln → S. 1191
Ramipril/Amlodipin/HCT Genericon 5 mg/5 mg/25 mg - Hartkapseln → S. 1191
Ramipril/Amlodipin/HCT Genericon 10 mg/5 mg/25 mg - Hartkapseln → S. 1192
Ramipril/Amlodipin/HCT Genericon 10 mg/10 mg/25 mg - Hartkapseln → S. 1192

C09BX04 Perindopril, Bisoprolol und Amlodipin

C09BX05 Ramipril und Bisoprolol

C09C ANGIOTENSIN-II-REZEPTORBLOCKER (ARB), REIN

C09CA Angiotensin-II-Rezeptorblocker (ARB), rein

C09CA01 Losartan

Lanosar 50 mg - Filmtabletten → S. 781
Lanosar 100 mg - Filmtabletten → S. 781
Losartan 1A Pharma 50 mg - Filmtabletten → S. 832
Losartan G.L. 50 mg - Filmtabletten → S. 832
Losartan G.L. 100 mg - Filmtabletten → S. 832
Losartan Genericon 12,5 mg - Filmtabletten → S. 832
Losartan Genericon 50 mg - Filmtabletten → S. 833
Losartan Genericon 100 mg - Filmtabletten → S. 833
Losartan Hexal 50 mg - Filmtabletten → S. 833
Losartan Krka 12,5 mg - Filmtabletten → S. 833
Losartan Krka 25 mg - Filmtabletten → S. 833
Losartan Krka 50 mg - Filmtabletten → S. 833
Losartan Krka 100 mg - Filmtabletten → S. 833
Losartan MSD 50 mg - Filmtabletten → S. 833
Losartan +pharma 50 mg - Filmtabletten → S. 833
Losartan +pharma 100 mg - Filmtabletten → S. 833
Losartan ratiopharm 50 mg - Filmtabletten → S. 833
Losartan ratiopharm 100 mg - Filmtabletten → S. 833
Losartan Sandoz 50 mg - Filmtabletten → S. 833
Losartan Stada 50 mg - Filmtabletten → S. 834
Losartan Stada 100 mg - Filmtabletten → S. 834

C09CA02 Eprosartan

Teveten 600 mg - Filmtabletten → S. 1412

C09CA03 Valsartan

Diovan 40 mg - Filmtabletten → S. 412
Diovan 80 mg - Filmtabletten → S. 413
Diovan 160 mg - Filmtabletten → S. 413
Diovan 320 mg - Filmtabletten → S. 413
Diovan 3 mg/ml - Lösung zum Einnehmen → S. 413
Valsacor 40 mg - Filmtabletten → S. 1490
Valsacor 80 mg - Filmtabletten → S. 1491
Valsacor 160 mg - Filmtabletten → S. 1491
Valsacor 320 mg - Filmtabletten → S. 1491
Valsartan 1A Pharma 80 mg - Filmtabletten → S. 1491
Valsartan 1A Pharma 160 mg - Filmtabletten → S. 1491
Valsartan Actavis 40 mg - Filmtabletten → S. 1491
Valsartan Actavis 80 mg - Filmtabletten → S. 1492
Valsartan Actavis 160 mg - Filmtabletten → S. 1492
Valsartan G.L. 40 mg - Filmtabletten → S. 1492
Valsartan G.L. 80 mg - Filmtabletten → S. 1492
Valsartan G.L. 160 mg - Filmtabletten → S. 1492
Valsartan G.L. 320 mg - Filmtabletten → S. 1492
Valsartan Genericon 40 mg - Filmtabletten → S. 1492
Valsartan Genericon 80 mg - Filmtabletten → S. 1492
Valsartan Genericon 160 mg - Filmtabletten → S. 1492
Valsartan Genericon 320 mg - Filmtabletten → S. 1492
Valsartan mibe 40 mg - Filmtabletten → S. 1492
Valsartan mibe 80 mg - Filmtabletten → S. 1492
Valsartan mibe 160 mg - Filmtabletten → S. 1492
Valsartan mibe 320 mg - Filmtabletten → S. 1492
Valsartan +pharma 40 mg - Filmtabletten → S. 1492
Valsartan +pharma 80 mg - Filmtabletten → S. 1492
Valsartan +pharma 160 mg - Filmtabletten → S. 1492
Valsartan +pharma 320 mg - Filmtabletten → S. 1492
Valsartan ratiopharm 40 mg - Filmtabletten → S. 1492
Valsartan ratiopharm 80 mg - Filmtabletten → S. 1492
Valsartan ratiopharm 160 mg - Filmtabletten → S. 1492
Valsartan ratiopharm 320 mg - Filmtabletten → S. 1493
Valsartan Sandoz 80 mg - Filmtabletten → S. 1493
Valsartan Sandoz 160 mg - Filmtabletten → S. 1493
Valsartan Sandoz 320 mg - Filmtabletten → S. 1493
Valsartan Stada 40 mg - Filmtabletten → S. 1493
Valsartan Stada 80 mg - Filmtabletten → S. 1493
Valsartan Stada 160 mg - Filmtabletten → S. 1493
Valsartan Stada 320 mg - Filmtabletten → S. 1493
Valsax 40 mg - Filmtabletten → S. 1497
Valsax 80 mg - Filmtabletten → S. 1497
Valsax 160 mg - Filmtabletten → S. 1497
Valsax 320 mg - Filmtabletten → S. 1497

C09CA04 Irbesartan

Aprovel 75 mg - Filmtabletten → S. 116
Aprovel 150 mg - Filmtabletten → S. 116
Aprovel 300 mg - Filmtabletten → S. 116
Aprovel 75 mg - Tabletten → S. 116
Aprovel 150 mg - Tabletten → S. 116
Aprovel 300 mg - Tabletten → S. 116
Ifirmasta 75 mg - Filmtabletten → S. 692
Ifirmasta 150 mg - Filmtabletten → S. 692
Ifirmasta 300 mg - Filmtabletten → S. 692
Irbepress 75 mg - Filmtabletten → S. 724
Irbepress 150 mg - Filmtabletten → S. 724

C09CA05 Tasosartan

C09CA06 Candesartan

C09CA07 Telmisartan

C09CA08 Olmesartan medoxomil

C09CA09 Azilsartan medoxomil

C09CA10 Fimasartan

C09D ANGIOTENSIN II REZEPTORBLOCKER (ARB), KOMBINATIONEN

C09DA Angiotensin-II-Rezeptorblocker (ARB) und Diuretika

C09DA01 Losartan und Diuretika

C09DA02 Eprosartan und Diuretika

C09DA03 Valsartan und Diuretika

C09DA04 Irbesartan und Diuretika

C09DA06 Candesartan und Diuretika

C09DA07 Telmisartan und Diuretika

C09DA08 Olmesartan medoxomil und Diuretika

C09DA09 Azilasartan medoxomil und Diuretika

C09DA10 Fimasartan und Diuretika

C09DB Angiotensin-II-Rezeptorblocker (ARB) und Calciumkanalblocker

C09DB01 Valsartan und Amlodipin

Amlodipin/Valsartan/HCT Sandoz 10 mg/160 mg/25 mg - Filmtabletten → S. 89
Amlodipin/Valsartan/HCT Sandoz 10 mg/320 mg/25 mg - Filmtabletten → S. 89
Amlodipin/Valsartan/HCT Stada 5 mg/160 mg/12,5 mg - Filmtabletten → S. 89
Amlodipin/Valsartan/HCT Stada 5 mg/160 mg/25 mg - Filmtabletten → S. 89
Amlodipin/Valsartan/HCT Stada 10 mg/160 mg/12,5 mg - Filmtabletten → S. 89
Amlodipin/Valsartan/HCT Stada 10 mg/160 mg/25 mg - Filmtabletten → S. 90
Amlodipin/Valsartan/HCT Stada 10 mg/320 mg/25 mg - Filmtabletten → S. 90
Copalia HCT 5 mg/160 mg/12,5 mg - Filmtabletten → S. 343
Copalia HCT 5 mg/160 mg/25 mg - Filmtabletten → S. 343
Copalia HCT 10 mg/160 mg/12,5 mg - Filmtabletten → S. 343
Copalia HCT 10 mg/160 mg/25 mg - Filmtabletten → S. 343
Copalia HCT 10 mg/320 mg/25 mg - Filmtabletten → S. 343
Dafiro HCT 5 mg/160 mg/12,5 mg - Filmtabletten → S. 365
Dafiro HCT 5 mg/160 mg/25 mg - Filmtabletten → S. 365
Dafiro HCT 10 mg/160 mg/12,5 mg - Filmtabletten → S. 365
Dafiro HCT 10 mg/160 mg/25 mg - Filmtabletten → S. 365
Dafiro HCT 10 mg/320 mg/25 mg - Filmtabletten → S. 365
Exforge HCT 5 mg/160 mg/12,5 mg - Filmtabletten → S. 540
Exforge HCT 5 mg/160 mg/25 mg - Filmtabletten → S. 540
Exforge HCT 10 mg/160 mg/12,5 mg - Filmtabletten → S. 540
Exforge HCT 10 mg/160 mg/25 mg - Filmtabletten → S. 540
Exforge HCT 10 mg/320 mg/25 mg - Filmtabletten → S. 540

C09DX02 Valsartan und Aliskiren

C09DX03 Olmesartan medoxomil, Amlodipin und Hydrochlorothiazid

Amelior plus HCT 20 mg/5 mg/12,5 mg - Filmtabletten → S. 77
Amelior plus HCT 40 mg/5 mg/12,5 mg - Filmtabletten → S. 77
Amelior plus HCT 40 mg/5 mg/25 mg - Filmtabletten → S. 77
Amelior plus HCT 40 mg/10 mg/12,5 mg - Filmtabletten → S. 78
Amelior plus HCT 40 mg/10 mg/25 mg - Filmtabletten → S. 78
Sevikar HCT 20 mg/5 mg/12,5 mg - Filmtabletten → S. 1300
Sevikar HCT 40 mg/5 mg/12,5 mg - Filmtabletten → S. 1301
Sevikar HCT 40 mg/5 mg/25 mg - Filmtabletten → S. 1301
Sevikar HCT 40 mg/10 mg/12,5 mg - Filmtabletten → S. 1301
Sevikar HCT 40 mg/10 mg/25 mg - Filmtabletten → S. 1301

C09DX04 Valsartan und Sacubitril

Entresto 24 mg/26 mg - Filmtabletten → S. 494
Entresto 49 mg/51 mg - Filmtabletten → S. 495
Entresto 97 mg/103 mg - Filmtabletten → S. 495
Neparvis 24 mg/26 mg - Filmtabletten → S. 960
Neparvis 49 mg/51 mg - Filmtabletten → S. 960
Neparvis 97 mg/103 mg - Filmtabletten → S. 960

C09DX05 Valsartan und Nebivolol

C09DX06 Candesartan, Amlodipin und Hydrochlorothiazid

C09DX07 Irbesartan, Amlodipin und Hydrochlorothiazid

C09X ANDERE MITTEL MIT WIRKUNG AUF DAS RENIN-ANGIOTENSIN-SYSTEM

C09XA Renin-Inhibitoren

C09XA01 Remikiren

C09XA02 Aliskiren

Rasilez 150 mg - Filmtabletten → S. 1198
Rasilez 300 mg - Filmtabletten → S. 1198

C09XA52 Aliskiren und Hydrochlorothiazid

Rasilez HCT 150 mg/12,5 mg - Filmtabletten → S. 1198
Rasilez HCT 150 mg/25 mg - Filmtabletten → S. 1199
Rasilez HCT 300 mg/12,5 mg - Filmtabletten → S. 1199
Rasilez HCT 300 mg/25 mg - Filmtabletten → S. 1199

C09XA53 Aliskiren und Amlodipin

C09XA54 Aliskiren, Amlodipin und Hydrochlorothiazid

C10 MITTEL, DIE DEN LIPIDSTOFFWECHSEL BEEINFLUSSEN

C10A MITTEL, DIE DEN LIPIDSTOFFWECHSEL BEEINFLUSSEN, REIN

C10AA HMG-CoA-Reduktasehemmer

C10AA01 Simvastatin

Gerosim G.L. 5 mg - Filmtabletten → S. 627
Gerosim G.L. 10 mg - Filmtabletten → S. 627
Gerosim G.L. 20 mg - Filmtabletten → S. 627
Gerosim G.L. 40 mg - Filmtabletten → S. 627
Gerosim G.L. 80 mg - Filmtabletten → S. 627
Nyzoc 5 mg - Filmtabletten → S. 1018
Nyzoc 10 mg - Filmtabletten → S. 1018
Nyzoc 20 mg - Filmtabletten → S. 1018
Nyzoc 40 mg - Filmtabletten → S. 1018
Simvarcana 20 mg - Filmtabletten → S. 1315
Simvarcana 40 mg - Filmtabletten → S. 1315
Simvastad 20 mg - Filmtabletten → S. 1315
Simvastad 40 mg - Filmtabletten → S. 1315
Simvastatin 1A Pharma 20 mg - Filmtabletten → S. 1315
Simvastatin 1A Pharma 40 mg - Filmtabletten → S. 1315
Simvastatin Actavis 20 mg - Filmtabletten → S. 1315
Simvastatin Actavis 40 mg - Filmtabletten → S. 1316
Simvastatin Actavis 80 mg - Filmtabletten → S. 1316
Simvastatin Alternova 10 mg - Filmtabletten → S. 1316
Simvastatin Alternova 20 mg - Filmtabletten → S. 1316
Simvastatin Alternova 40 mg - Filmtabletten → S. 1316
Simvastatin Bluefish 10 mg - Filmtabletten → S. 1316
Simvastatin Bluefish 20 mg - Filmtabletten → S. 1316
Simvastatin Bluefish 40 mg - Filmtabletten → S. 1316
Simvastatin Genericon 20 mg - Filmtabletten → S. 1317
Simvastatin Genericon 40 mg - Filmtabletten → S. 1317
Simvastatin Genericon 80 mg - Filmtabletten → S. 1317
Simvastatin Hexal 10 mg - Filmtabletten → S. 1317
Simvastatin Hexal 20 mg - Filmtabletten → S. 1317
Simvastatin Hexal 30 mg - Filmtabletten → S. 1317
Simvastatin Hexal 40 mg - Filmtabletten → S. 1317
Simvastatin Hexal 80 mg - Filmtabletten → S. 1317
Simvastatin "Merck" 20 mg - Filmtabletten → S. 1317
Simvastatin "Merck" 40 mg - Filmtabletten → S. 1317
Simvastatin +pharma 20 mg - Filmtabletten → S. 1318
Simvastatin +pharma 40 mg - Filmtabletten → S. 1318
Simvastatin +pharma 80 mg - Filmtabletten → S. 1318
Simvastatin-ratiopharm 20 mg - Filmtabletten → S. 1318
Simvastatin-ratiopharm 40 mg - Filmtabletten → S. 1318
Simvastatin-ratiopharm 80 mg - Filmtabletten → S. 1318
Simvastatin Sandoz 20 mg - Filmtabletten → S. 1318
Simvastatin Sandoz 40 mg - Filmtabletten → S. 1318
Simvastatin Teva 20 mg - Filmtabletten → S. 1319
Simvastatin Teva 40 mg - Filmtabletten → S. 1319
Simvastatin Teva 80 mg - Filmtabletten → S. 1319
Simvatin 5 mg - Filmtabletten → S. 1319
Simvatin 10 mg - Filmtabletten → S. 1319
Simvatin 20 mg - Filmtabletten → S. 1319
Simvatin 40 mg - Filmtabletten → S. 1319
Simvatin 80 mg - Filmtabletten → S. 1319
Zocord 20 mg - Filmtabletten → S. 1600
Zocord 40 mg - Filmtabletten → S. 1601

C10AA02 Lovastatin

Lovastatin Stada 20 mg - Tabletten → S. 836

C10AA03 Pravastatin

Panchol 10 mg - Tabletten → S. 1074
Panchol 20 mg - Tabletten → S. 1074
Panchol 40 mg - Tabletten → S. 1074
Pravastatin 1A Pharma 20 mg - Tabletten → S. 1128
Pravastatin 1A Pharma 30 mg - Tabletten → S. 1128
Pravastatin 1A Pharma 40 mg - Tabletten → S. 1128
Pravastatin Genericon 20 mg - Filmtabletten → S. 1128
Pravastatin Genericon 40 mg - Filmtabletten → S. 1129
Pravastatin Hexal 20 mg - Tabletten → S. 1129
Pravastatin Hexal 30 mg - Tabletten → S. 1129
Pravastatin Hexal 40 mg - Tabletten → S. 1129
Pravastatin +pharma 20 mg - Filmtabletten → S. 1129
Pravastatin +pharma 40 mg - Filmtabletten → S. 1129
Pravastatin ratiopharm GmbH 20 mg - Tabletten → S. 1129
Pravastatin ratiopharm GmbH 40 mg - Tabletten → S. 1129
Pravastatin Sandoz 20 mg - Tabletten → S. 1129
Pravastatin Sandoz 40 mg - Tabletten → S. 1129
Pravastatin Stada 40 mg - Filmtabletten → S. 1129

C10AA04 Fluvastatin

Fluvastatin Accord 80 mg - Retardtabletten → S. 587
Fluvastatin Sandoz 40 mg - Hartkapseln → S. 587
Lescol MR 80 mg - Filmtabletten → S. 796

C10AA05 Atorvastatin

Atolux 10 mg - Filmtabletten → S. 144
Atolux 20 mg - Filmtabletten → S. 144

C10AA06 Cerivastatin

C10AA07 Rosuvastatin

C10AA08 Pitavastatin

C10AB Fibrate

C10AB01 Clofibrat

C10AB02 Bezafibrat

C10AB03 Aluminiumclofibrat

C10AB04 Gemfibrozil

C10AB05 Fenofibrat

Lipcor 200 mg - Kapseln → S. 817

C10AB06 Simfibrat

C10AB07 Ronifibrat

C10AB08 Ciprofibrat

C10AB09 Etofibrat

C10AB10 Clofibrid

C10AB11 Choline fenofibrat

C10AC Gallensäure bindende Mittel

C10AC01 Colestyramin

Quantalan zuckerfrei - Pulver → S. 1173

C10AC02 Colestipol

C10AC03 Colextran

C10AC04 Colesevelam

Cholestagel 625 mg - Filmtabletten → S. 292

C10AD Nicotinsäure und Derivate

C10AD01 Niceritrol

C10AD02 Nicotinsäure

C10AD03 Nicofuranose

C10AD04 Aluminiumnicotinat

C10AD05 Nicotinylalkohol (Pyridylcarbinol)

C10AD06 Acipimox

Olbetam - Kapseln → S. 1032

C10AD52 Nicotinsäure, Kombinationen

C10AX Andere Mittel, die den Lipidstoffwechsel beeinflussen

Waylivra 285 mg - Injektionslösung in einer Fertigspritze → S. 1561

C10AX01 Dextrothyroxin

C10AX02 Probucol

C10AX03 Tiadenol

C10AX05 Meglutol

C10AX06 Omega-3-Fettsäuren inkl.andere Ester und Säuren

Omacor 1000 mg - Weichkapseln → S. 1035

C10AX07 Magnesiumpyridoxal-5-phosphatglutamat

C10AX08 Policosanol

C10AX09 Ezetimib

Ezegelan 10 mg - Tabletten → S. 544
Ezetimib Accord 10 mg - Tabletten → S. 545
Ezetimib Actavis 10 mg - Tabletten → S. 545
Ezetimib Aristo 10 mg - Tabletten → S. 545
Ezetimib G.L. 10 mg - Tabletten → S. 545
Ezetimib Genericon 10 mg - Tabletten → S. 545
Ezetimib Glenmark 10 mg - Tabletten → S. 545
Ezetimib HCS 10 mg - Tabletten → S. 545
Ezetimib Hexal 10 mg - Tabletten → S. 545
Ezetimib Klinge 10 mg - Tabletten → S. 545
Ezetimib +pharma 10 mg - Tabletten → S. 545
Ezetimib ratiopharm 10 mg - Tabletten → S. 546
Ezetimib Sandoz 10 mg - Tabletten → S. 546
Ezetimib Stada 10 mg - Tabletten → S. 546
Ezetimib Zentiva 10 mg - Tabletten → S. 546
Ezetrol 10 mg - Tabletten → S. 548

C10AX10 Alipogene Tiparvovec

C10AX11 Mipomersen

C10AX12 Lomitapid

Lojuxta 5 mg - Hartkapseln → S. 828
Lojuxta 10 mg - Hartkapseln → S. 828
Lojuxta 20 mg - Hartkapseln → S. 828
Lojuxta 30 mg - Hartkapseln → S. 828
Lojuxta 40 mg - Hartkapseln → S. 828
Lojuxta 60 mg - Hartkapseln → S. 828

C10AX13 Evolocumab

Repatha 140 mg - Injektionslösung in einer Fertigspritze → S. 1217
Repatha 140 mg - Injektionslösung im Fertigpen → S. 1217
Repatha 420 mg - Injektionslösung in einer Patrone → S. 1217

C10AX14 Alirocumab

Praluent 75 mg - Injektionslösung in einem Fertigpen → S. 1121
Praluent 75 mg - Injektionslösung in einer Fertigspritze → S. 1121
Praluent 150 mg - Injektionslösung in einem Fertigpen → S. 1121
Praluent 150 mg - Injektionslösung in einer Fertigspritze → S. 1122
Praluent 300 mg - Injektionslösung in einem Fertigpen → S. 1122

C10AX15 Bempedoinsäure

Nilemdo 180 mg - Filmtabletten → S. 976

C10AX16 Inclisiran

C10B MITTEL, DIE DEN LIPIDSTOFFWECHSEL BEEINFLUSSEN, KOMBINATIONEN

C10BA Komb. von verschiedenen Mitteln,die den Lipidstoffwechsel beeinflussen

C10BA01 Lovastatin und Nicotinsäure

C10BA02 Simvastatin und Ezetimib

Ezesim 10 mg/10 mg - Tabletten → S. 545
Ezesim 10 mg/20 mg - Tabletten → S. 545
Ezesim 10 mg/40 mg - Tabletten → S. 545
Ezesim 10 mg/80 mg - Tabletten → S. 545
Ezetimib/Simvastatin Actavis 10 mg/10 mg - Tabletten → S. 546
Ezetimib/Simvastatin Actavis 10 mg/20 mg - Tabletten → S. 546
Ezetimib/Simvastatin Actavis 10 mg/40 mg - Tabletten → S. 546
Ezetimib/Simvastatin Actavis 10 mg/80 mg - Tabletten → S. 546
Ezetimib/Simvastatin G.L. 10 mg/10 mg - Tabletten → S. 546
Ezetimib/Simvastatin G.L. 10 mg/20 mg - Tabletten → S. 546
Ezetimib/Simvastatin G.L. 10 mg/40 mg - Tabletten → S. 546
Ezetimib/Simvastatin G.L. 10 mg/80 mg - Tabletten → S. 546
Ezetimib/Simvastatin HCS 10 mg/10 mg - Tabletten → S. 547
Ezetimib/Simvastatin HCS 10 mg/20 mg - Tabletten → S. 547
Ezetimib/Simvastatin HCS 10 mg/40 mg - Tabletten → S. 547
Ezetimib/Simvastatin ratiopharm 10 mg/10 mg - Tabletten → S. 547
Ezetimib/Simvastatin ratiopharm 10 mg/20 mg - Tabletten → S. 547
Ezetimib/Simvastatin ratiopharm 10 mg/40 mg - Tabletten → S. 547
Ezetimib/Simvastatin ratiopharm 10 mg/80 mg - Tabletten → S. 547
Ezetimib/Simvastatin ratiopharm GmbH 10 mg/10 mg - Tabletten → S. 547
Ezetimib/Simvastatin ratiopharm GmbH 10 mg/20 mg - Tabletten → S. 547
Ezetimib/Simvastatin ratiopharm GmbH 10 mg/40 mg - Tabletten → S. 547
Ezetimib/Simvastatin ratiopharm GmbH 10 mg/80 mg - Tabletten → S. 547
Ezetimib/Simvastatin Sandoz 10 mg/10 mg - Tabletten → S. 548
Ezetimib/Simvastatin Sandoz 10 mg/20 mg - Tabletten → S. 548
Ezetimib/Simvastatin Sandoz 10 mg/40 mg - Tabletten → S. 548
Ezetimib/Simvastatin Sandoz 10 mg/80 mg - Tabletten → S. 548
Ezetimib/Simvastatin Stada 10 mg/10 mg - Tabletten → S. 548
Ezetimib/Simvastatin Stada 10 mg/20 mg - Tabletten → S. 548
Ezetimib/Simvastatin Stada 10 mg/40 mg - Tabletten → S. 548
Ezetimib/Simvastatin Stada 10 mg/80 mg - Tabletten → S. 548
Inegy 10 mg/10 mg - Tabletten → S. 706
Inegy 10 mg/20 mg - Tabletten → S. 706
Inegy 10 mg/40 mg - Tabletten → S. 706
Inegy 10 mg/80 mg - Tabletten → S. 706
SimEz 10 mg/10 mg - Tabletten → S. 1312
SimEz 10 mg/20 mg - Tabletten → S. 1312
SimEz 10 mg/40 mg - Tabletten → S. 1312

SimEz 10 mg/80 mg - Tabletten → S. 1312

C10BA03 Pravastatin und Fenofibrat

Pravafenix 40 mg/160 mg - Hartkapseln → S. 1128

C10BA04 Simvastatin und Fenofibrat

Cholib 145 mg/20 mg - Filmtabletten → S. 293
Cholib 145 mg/40 mg - Filmtabletten → S. 293

C10BA05 Atorvastatin und Ezetimib

Atozet 10 mg/10 mg - Filmtabletten → S. 154
Atozet 10 mg/20 mg - Filmtabletten → S. 154
Atozet 10 mg/40 mg - Filmtabletten → S. 154
Atozet 10 mg/80 mg - Filmtabletten → S. 154
Ezeato 10 mg/10 mg - Tabletten → S. 543
Ezeato 10 mg/20 mg - Tabletten → S. 544
Ezeato 10 mg/40 mg - Tabletten → S. 544
Ezeato 10 mg/80 mg - Tabletten → S. 544
Ezetimib/Atorvastatin Egis 10 mg/10 mg - Hartkapseln → S. 546
Ezetimib/Atorvastatin Egis 10 mg/20 mg - Hartkapseln → S. 546
Ezetimib/Atorvastatin Egis 10 mg/40 mg - Hartkapseln → S. 546
Ezetimib/Atorvastatin MSD 10 mg/10 mg - Filmtabletten → S. 546
Ezetimib/Atorvastatin MSD 10 mg/20 mg - Filmtabletten → S. 546
Ezetimib/Atorvastatin MSD 10 mg/40 mg - Filmtabletten → S. 546
Ezetimib/Atorvastatin MSD 10 mg/80 mg - Filmtabletten → S. 546

C10BA06 Rosuvastatin und Ezetimib

Arosuva plus Ezetimib 5 mg/10 mg - Filmtabletten → S. 130
Arosuva plus Ezetimib 10 mg/10 mg - Filmtabletten → S. 131
Arosuva plus Ezetimib 20 mg/10 mg - Filmtabletten → S. 131
Arosuva plus Ezetimib 40 mg/10 mg - Filmtabletten → S. 131
Ezerosu 10 mg/5 mg - Hartkapseln → S. 544
Ezerosu 10 mg/10 mg - Hartkapseln → S. 544
Ezerosu 10 mg/20 mg - Hartkapseln → S. 544
Ezerosu 10 mg/40 mg - Hartkapseln → S. 544
Lipocomb 10 mg/10 mg - Hartkapseln → S. 818
Lipocomb 20 mg/10 mg - Hartkapseln → S. 818
Lipocomb 40 mg/10 mg - Hartkapseln → S. 818
Rosamib 5 mg/10 mg - Tabletten → S. 1257
Rosamib 10 mg/10 mg - Tabletten → S. 1258
Rosamib 20 mg/10 mg - Tabletten → S. 1258
Rosuvastatin/Ezetimib ratiopharm 5 mg/10 mg - Tabletten → S. 1264
Rosuvastatin/Ezetimib ratiopharm 10 mg/10 mg - Tabletten → S. 1264
Rosuvastatin/Ezetimib ratiopharm 20 mg/10 mg - Tabletten → S. 1264

C10BA07 Rosuvastatin und Omega-3-Fettsäuren

C10BA08 Atorvastatin und Omega-3-Fettsäuren

C10BA09 Rosuvastatin und Fenofibrat

C10BA10 Bempedoinsäure und Ezetimib

Nustendi 180 mg/10 mg - Filmtabletten → S. 1011

C10BX Lipidstoffwechsel beeinflussende Mittel in Komb. mit anderen Mitteln

C10BX01 Simvastatin und Acetylsalicylsäure

C10BX02 Pravastatin und Acetylsalicylsäure

C10BX03 Atorvastatin und Amlodipin

Atorvalan comp. 10 mg/5 mg - Filmtabletten → S. 146
Atorvalan comp. 10 mg/10 mg - Filmtabletten → S. 146
Caduet 5 mg/10 mg - Filmtabletten → S. 239
Caduet 10 mg/10 mg - Filmtabletten → S. 239

C10BX04 Simvastatin, Acetylsalicylsäure und Ramipril

C10BX05 Rosuvastatin und Acetylsalicylsäure

RosuASS 5 mg/100 mg - Hartkapseln → S. 1258
RosuASS 10 mg/100 mg - Hartkapseln → S. 1258
RosuASS 20 mg/100 mg - Hartkapseln → S. 1258

C10BX06 Atorvastatin, Acetylsalicylsäure und Ramipril

Trinomia 100 mg/20 mg/2,5 mg - Hartkapseln → S. 1455
Trinomia 100 mg/20 mg/5 mg - Hartkapseln → S. 1455
Trinomia 100 mg/20 mg/10 mg - Hartkapseln → S. 1455
Trinomia 100 mg/40 mg/2,5 mg - Hartkapseln → S. 1455
Trinomia 100 mg/40 mg/5 mg - Hartkapseln → S. 1455
Trinomia 100 mg/40 mg/10 mg - Hartkapseln → S. 1455

C10BX07 Rosuvastatin, Amlodipin und Lisinopril

C10BX08 Atorvastatin und Acetylsalicylsäure

C10BX09 Rosuvastatin und Amlodipin

C10BX10 Rosuvastatin und Valsartan

Ravalsya 10 mg/80 mg - Filmtabletten → S. 1201
Ravalsya 10 mg/160 mg - Filmtabletten → S. 1201
Ravalsya 20 mg/80 mg - Filmtabletten → S. 1201
Ravalsya 20 mg/160 mg - Filmtabletten → S. 1201

C10BX11 Atorvastatin, Amlodipin und Perindopril

Triveram 10 mg/5 mg/5 mg - Filmtabletten → S. 1459
Triveram 20 mg/5 mg/5 mg - Filmtabletten → S. 1459
Triveram 20 mg/10 mg/5 mg - Filmtabletten → S. 1459
Triveram 20 mg/10 mg/10 mg - Filmtabletten → S. 1459
Triveram 40 mg/10 mg/10 mg - Filmtabletten → S. 1459

C10BX12 Atorvastatin, Acetylsalicylsäure und Perindopril

C10BX13 Rosuvastatin, Perindopril und Indapamid

C10BX14 Rosuvastatin, Amlodipin und Perindopril

C10BX15 Atorvastatin und Perindopril

C10BX16 Rosuvastatin und Fimasartan

C10BX17 Rosuvastatin und Ramipril

C10BX18 Atorvastatin, Amlodipin und Ramipril

D DERMATIKA

D01 ANTIMYKOTIKA ZUR DERMATOLOGISCHEN ANWENDUNG

D01A ANTIMYKOTIKA ZUR TOPISCHEN ANWENDUNG

D01AA Antibiotika

D01AA01 Nystatin

Candio-Hermal Soft - Paste → S. 255
Mycostatin - Salbe → S. 938
Mycostatin-Zinkoxid - Paste → S. 938

D01AA02 Natamycin

D01AA03 Hachimycin

D01AA04 Pecilocin

D01AA06 Mepartricin

D01AA07 Pyrrolnitrin

D01AA08 Griseofulvin

D01AA20 Kombinationen

D01AC Imidazol- und Triazol-Derivate

D01AC01 Clotrimazol

Candibene 1% - Creme → S. 254
Canesten Clotrimazol - Creme → S. 255
Canesten Clotrimazol - Lösung zur äußerlichen Anwendung → S. 256
Imazol 10 mg/g - Paste zur Anwendung auf der Haut → S. 696

D01AC02 Miconazol

Daktarin 2% - Creme → S. 366
Daktarin 2% - dermatologische Lösung → S. 366

D01AC03 Econazol

Pevaryl 10 mg/g - Creme → S. 1102

D01AC04 Chlormidazol

D01AC05 Isoconazol

Travogen - Creme → S. 1447

D01AC06 Tiabendazol

D01AC07 Tioconazol
Trosyd 1% - Creme → S. 1464

D01AC08 Ketoconazol
Fungoral 2% - Creme → S. 605
Fungoral 2% - medizinisches Shampoo → S. 605
Nizoral 2% - medizinisches Shampoo → S. 981

D01AC09 Sulconazol

D01AC10 Bifonazol
Canesten Bifonazol - Creme → S. 255

D01AC11 Oxiconazol

D01AC12 Fenticonazol
Lomexin 2% - Creme → S. 828

D01AC13 Omoconazol

D01AC14 Sertaconazol

D01AC15 Fluconazol

D01AC16 Flutrimazol
Micetal - Creme → S. 895
Micetal - Medizinisches Shampoo → S. 895
Micetal - Pumpspray → S. 895

D01AC17 Eberconazol

D01AC18 Luliconazol

D01AC19 Efinaconazol

D01AC20 Imidazole/Triazole in Kombination mit Corticosteroiden
Imazol duo 10 mg/g + 2,5 mg/g - Creme → S. 696
Pevisone - Creme → S. 1102
Travocort - Creme → S. 1447
Vobaderm 1 mg/g + 20 mg/g - Creme → S. 1549

D01AC52 Miconazol, Kombinationen

D01AC60 Bifonazol, Kombinationen
Canesten Bifonazol comp. - Salbe + Nagelset → S. 255

D01AE Andere Antimykotika zur topischen Anwendung

D01AE01 Bromchlorsalicylanilid

D01AE02 Methylrosanilin

D01AE03 Tribrommetacresol

D01AE04 Undecylensäure

D01AE05 Polynoxylin

D01AE06 2-(4-chlorphenoxy)-ethanol

D01AE07 Chlorphenesin

D01AE08 Ticlaton

D01AE09 Sulbentin

D01AE10 Ethylhydroxybenzoat

D01AE11 Haloprogin

D01AE12 Salicylsäure

D01AE13 Selendisulfid

D01AE14 Ciclopirox
Batrafen - antimykotischer Nagellack → S. 172
Ciclocutan 80 mg/g - wirkstoffhaltiger Nagellack → S. 294
Kitonail 80 mg/g - wirkstoffhaltiger Nagellack → S. 761
Stieprox 1,5% - Shampoo → S. 1354

D01AE15 Terbinafin
Amykal 1% - Creme → S. 96
Lamisil 1% - Creme → S. 775
Lamisil 1% - DermGel, Gel → S. 775
Lamisil 1% - Spray, Lösung → S. 775
LamisilOnce 1% - Lösung zur einmaligen Anwendung auf der Haut → S. 775
Terbinafin-ratiopharm Creme → S. 1410

D01AE16 Amorolfin
Amorocutan 50 mg/ml - wirkstoffhaltiger Nagellack → S. 91
Amorolfin Schollmed gegen Nagelpilz Behandlungsset 50 mg/ml - wirkstoffhaltiger Nagellack → S. 91
Exorolfin 50 mg/ml - wirkstoffhaltiger Nagellack → S. 542
Loceryl - antimykotischer Nagellack → S. 827

D01AE17 Dimazol

D01AE18 Tolnaftat

D01AE19 Tolciclat

D01AE20 Kombinationen

D01AE21 Flucytosin

D01AE22 Naftifin
Exoderil 1% - Creme → S. 542
Exoderil 1% - dermatologische Lösung → S. 542

D01AE23 Butenafin

D01AE24 Tavaborol

D01AE54 Undecylensäure, Kombinationen

D01B ANTIMYKOTIKA ZUR SYSTEMISCHEN ANWENDUNG

D01BA Antimykotika zur systemischen Anwendung

D01BA01 Griseofulvin

D01BA02 Terbinafin
Amykal 250 mg - Tabletten → S. 96
Myconormin 250 mg - Tabletten → S. 937
Terbiderm 250 mg - Tabletten → S. 1409
Terbinafin Genericon 250 mg - Tabletten → S. 1409

D01BA03 Fosravuconazol

D02 EMOLLIENTIA UND HAUTSCHUTZMITTEL

D02A EMMOLENTIA UND HAUTSCHUTZMITTEL

D02AA Silikon-haltige Mittel

D02AB Zink-haltige Mittel
Herposicc - Lippensalbe → S. 660
Labisan - Fieberblasensalbe → S. 771

D02AC Vaselin- und Fett-haltige Mittel

D02AD Flüssige Pflaster

D02AE Harnstoff-haltige Mittel

D02AE01 Harnstoff
Keratosis Creme Widmer → S. 754

D02AE51 Harnstoff, Kombinationen
Keratosis + Tretinoin Creme Widmer → S. 754
Optiderm - Creme → S. 1045
Optiderm Fett - Creme → S. 1045

D02AF Salicylsäure-haltige Zubereitungen
Acerbine - Lösung → S. 24
Acerbine - Salbe → S. 24

D02AX Andere Emollentia und Hautschutzmittel

D02B PROTEKTIVA GEGEN UV-STRAHLUNG

D02BA Protektiva gegen UV-Strahlung zur topischen Anwendung

D02BA01 Aminobenzoesäure

D02BA02 Octylmethoxycinnamat

D02BB Protektiva gegen UV-Strahlung zur systemischen Anwendung

D02BB01 Betacaroten
Carotaben 25 mg - Kapseln → S. 263

D02BB02 Afamelanotid
Scenesse 16 mg - Implantat → S. 1281

D03 ZUBEREITUNGEN ZUR BEHANDLUNG VON WUNDEN UND GESCHWÜREN

Dr. Kottas Kamillenblütentee → S. 436
Dr. Kottas Salbeitee → S. 437

D03A Wundbehandlungsmittel

D03AA Lebertransalben

Desitin - Salbe → S. 388
Leukichtan - Salbe → S. 798

D03AX Andere Wundbehandlungsmittel

Contractubex - Gel → S. 341
Ichtholan 10 % - Salbe → S. 690
Ichtholan 20 % - Salbe → S. 690
Ichtholan 50 % - Salbe → S. 690
Kamillosan - Wund- und Heilsalbe → S. 750
Pharma Wernigerode Kamillan - Flüssigkeit → S. 1103
Solcoseryl - Gel → S. 1329
Solcoseryl - Salbe → S. 1329
Tiroler Steinöl - Haussalbe → S. 1422

D03AX01 Cadexomer-Iod

D03AX02 Dextranomer

D03AX03 Dexpanthenol

Bepanthen - Creme → S. 183
Bepanthen - Wund- und Heilsalbe → S. 183
Bepanthen 50 mg/g - Augen- und Nasensalbe → S. 183
Bepanthen Plus - Creme → S. 183
Bepanthen Plus - Spray → S. 183
Dexpanthenol "ratiopharm" 5% - Wundcreme → S. 395
Pantothen Pharmaselect 5% - Salbe → S. 1079
Pelsana med Dexpanthenol - Salbe → S. 1091

D03AX04 Calciumpantothenat

D03AX05 Hyaluronsäure

D03AX06 Becaplermin

D03AX09 Crilanomer

D03AX10 Enoxolon

D03AX11 Tetrachlorodecaoxid

D03AX12 Trolamin

D03AX13 Birkenrinde

Episalvan - Gel → S. 499

D03AX14 Centella asiatica herba

D03B ENZYME

D03BA Proteolytische Enzyme

D03BA01 Trypsin

D03BA02 Kollagenase

Iruxolum Mono - Salbe → S. 726

D03BA03 Bromelaine

NexoBrid 2 g - Pulver und Gel zur Herstellung eines Gels → S. 971
NexoBrid 5 g - Pulver und Gel zur Herstellung eines Gels → S. 971

D03BA52 Kollagenase, Kombinationen

D04 ANTIPRURIGINOSA, INKL. ANTIHISTAMINIKA, ANÄSTHETIKA, ETC.

D04A ANTIPRURIGINOSA, INKL. ANTIHISTAMINIKA, ANÄSTHETIKA, ETC.

D04AA Antihistaminika zur topischen Anwendung

Insecticum Gel → S. 715

D04AA01 Thonzylamin

D04AA02 Mepyramin

D04AA03 Thenalidin

D04AA04 Tripelennamin

D04AA09 Chlorpyramin

D04AA10 Promethazin

D04AA12 Tolpropamin

D04AA13 Dimetinden

Fenistil - Gel → S. 560

D04AA14 Clemastin

D04AA15 Bamipin

Soventol - Gel → S. 1340

D04AA16 Pheniramin

D04AA22 Isothipendyl

D04AA32 Diphenhydramin

Dermodrin - Salbe → S. 386

D04AA33 Diphenhydraminmethylbromid

D04AA34 Chlorphenoxamin

D04AB Lokalanästhetika

Insecticum Gel → S. 715

D04AB01 Lidocain

Xylocain 5% - Salbe → S. 1579

D04AB02 Cinchocain

D04AB03 Oxybuprocain

D04AB04 Benzocain

Anaestherit 6% - Puder → S. 98
Anaestherit 10% - Salbe → S. 98
Herposicc - Lippensalbe → S. 660

D04AB05 Chinisocain

D04AB06 Tetracain

D04AB07 Pramocain

D04AX Andere Antipruriginosa

Tannosynt flüssig - Badekonzentrat → S. 1388
Tannosynt - Lotio → S. 1388

D04AX01 Doxepin

D05 ANTIPSORIATIKA

D05A ANTIPSORIATIKA ZUR TOPISCHEN ANWENDUNG

D05AA Teere

Inotyol - Salbe → S. 714

D05AC Antracen-Derivate

D05AC01 Dithranol

D05AC51 Dithranol, Kombinationen

D05AD Psoralene zur topischen Anwendung

D05AD01 Trioxysalen

D05AD02 Methoxsalen

D05AX Andere Antipsoriatika zur topischen Anwendung

D05AX01 Fumarsäure

D05AX02 Calcipotriol

Psorcutan - Creme → S. 1164
Psorcutan - Salbe → S. 1164

D05AX03 Calcitriol

D05AX04 Tacalcitol

Curatoderm 4 Mikrogramm/g - Emulsion zur Anwendung auf der Haut → S. 354
Curatoderm - Salbe → S. 354

D05AX05 Tazaroten

D05AX52 Calcipotriol, Kombinationen

Calcidermetha 50 Mikrogramm/g + 0,5 mg/g - Gel → S. 240
Calcidermetha 50 Mikrogramm/g + 0,5 mg/g - Salbe → S. 240
Calcipotriol/Bethamethason Dermapharm 50 Mikrogramm/g + 0,5 mg/g - Salbe → S. 241
Daivobet 50 Mikrogramm/g + 0,5 mg/g - Gel → S. 366
Enstilar 50 Mikrogramm/g + 0,5 mg/g - Schaum zur Anwendung auf der Haut → S. 492

D05AX55 Tazaroten and Ulobetasol

D05B ANTIPSORIATIKA ZUR SYSTEMISCHEN ANWENDUNG

D05BA Psoralene zur systemischen Anwendung

D05BA01 Trioxysalen

D05BA02 Methoxsalen

Oxsoralen 10 mg - Kapseln → S. 1062

D05BA03 Bergapten

D05BB Retinoide zur Behandlung der Psoriasis

D05BB01 Etretinat

D05BB02 Acitretin

Keracutan 10 mg - Kapseln → S. 753
Keracutan 25 mg - Kapseln → S. 754

D05BX Andere Antipsoriatika zur systemischen Anwendung

Skilarence 30 mg - magensaftresistente Tabletten → S. 1324
Skilarence 120 mg - magensaftresistente Tabletten → S. 1325

D05BX51 Fumarsäure-Derivate, Kombinationen

D06 ANTIBIOTIKA UND CHEMOTHERAPEUTIKA ZUR DERMATOLOGISCHEN ANWENDUNG

D06A ANTIBIOTIKA ZUR TOPISCHEN ANWENDUNG

D06AA Tetracyclin und Derivate

D06AA01 Demeclocyclin

D06AA02 Chlortetracyclin

D06AA03 Oxytetracyclin

D06AA04 Tetracyclin

D06AX Andere Antibiotika zur topischen Anwendung

Baneocin - Puder → S. 170
Baneocin - Salbe → S. 170
Eucillin "B" - Salbe → S. 529

D06AX01 Fusidinsäure

Fucidin - Salbe → S. 603

D06AX02 Chloramphenicol

D06AX04 Neomycin

D06AX05 Bacitracin

D06AX07 Gentamicin

Refobacin 1 mg/g - Creme → S. 1207

D06AX08 Tyrothricin

D06AX09 Mupirocin

Bactroban - Nasensalbe → S. 168
Bactroban 2 % - Creme → S. 168
InfectoPyoderm 20 mg/g - Salbe → S. 707
Mupirocin InfectoPharm 20 mg/g - Nasensalbe → S. 934

D06AX10 Virginiamycin

D06AX11 Rifaximin

D06AX12 Amikacin

D06AX13 Retapamulin

D06AX14 Ozenoxacin

D06AX15 Rifamycin

D06B CHEMOTHERAPEUTIKA ZUR TOPISCHEN ANWENDUNG

D06BA Sulfonamide

D06BA01 Sulfadiazin-Silber

Flammazine - Creme → S. 574

D06BA02 Sulfathiazol

D06BA03 Mafenid

D06BA04 Sulfamethizol

D06BA05 Sulfanilamid

D06BA06 Sulfamerazin

D06BA51 Sulfadiazin-Silber, Kombinationen

D06BB Antivirale Mittel

Lipactin 175 I.E./g + 5 mg/g - Gel → S. 817
Lomaherpan - Fieberblasen-Creme → S. 828
Phytovir - Creme → S. 1108

D06BB01 Idoxuridin

D06BB02 Tromantadin

D06BB03 Aciclovir

Aciclobene "ratiopharm" - Fieberblasencreme → S. 27
Aciclostad - Fieberblasencreme → S. 27
Aciclovir 1A Pharma - Creme → S. 27
Activir - Fieberblasencreme → S. 32
Zovirax 5% - Creme → S. 1610

D06BB04 Podophyllotoxin

Condylox 0,5% - Lösung zur Anwendung auf der Haut → S. 340

D06BB05 Inosin

D06BB06 Penciclovir

Fenivir - Fieberblasencreme → S. 560
Fenivir 1% - Fieberblasencreme, abdeckend → S. 561

D06BB07 Lysozym

D06BB08 Ibacitabin

D06BB09 Edoxudin

D06BB10 Imiquimod

Aldara 5% - Creme → S. 58
Zyclara 3,75% - Creme → S. 1613

D06BB11 Docosanol

Erazaban 100 mg/g - Creme → S. 507

D06BB12 Camellia sinensis Catechine

Veregen 10% - Salbe → S. 1520

D06BB53 Aciclovir, Kombinationen

Activir Duo 50 mg/g + 10 mg/g - Creme → S. 32

D06BX Andere Chemotherapeutika

D06BX01 Metronidazol

Nidazea 7,5 mg/g - Gel → S. 975
Rozex - Gel → S. 1266
Rozex - Lotion → S. 1266

D06BX02 Ingenol mebutat

D06BX03 Tirbanibulin

D06C ANTIBIOTIKA UND CHEMOTHERAPEUTIKA, KOMBINATIONEN

D07 CORTICOSTEROIDE, DERMATOLOGISCHE ZUBEREITUNGEN

D07A CORTICOSTEROIDE, REIN

D07AA Corticosteroide, schwach wirksam (Gruppe I)

D07AA01 Methylprednisolon

D07AA02 Hydrocortison

Ekzemsalbe "F" - Agepha 1% Salbe → S. 467

D07AA03 Prednisolon

Kühlprednon - Salbe → S. 768

D07AB Corticosteroide, mittelstark wirksam (Gruppe II)

D07AB01 Clobetason

Emovate - Creme → S. 477

D07AB02 Hydrocortisonbutyrat

D07AB03 Flumetason

D07AB04 Fluocortin

D07AB05 Fluperolon

D07AB06 Fluorometholon

D07AB07 Flupredniden
Decoderm - Creme → S. 377

D07AB08 Desonid

D07AB09 Triamcinolon
Volon A - Creme antibiotikafrei → S. 1551
Volon A - Salbe antibiotikafrei → S. 1551

D07AB10 Alclometason

D07AB11 Hydrocortisonbuteprat

D07AB19 Dexamethason

D07AB21 Clocortolon

D07AB30 Kombinationen mittelstark wirksamer Corticosteroide

D07AC Corticosteroide, stark wirksam (Gruppe III)

D07AC01 Betamethason
Betnovate - Creme → S. 191
Betnovate Crinale - Lösung → S. 191
Betnovate - Salbe → S. 192
Diproderm - Creme → S. 413
Diproderm - dermatologische Lösung → S. 414
Diproderm - Salbe → S. 414
Diproforte - Salbe → S. 414

D07AC02 Fluclorolon

D07AC03 Desoximetason

D07AC04 Fluocinolonacetonid

D07AC05 Fluocortolon

D07AC06 Diflucortolon
Neriforte - Fettsalbe → S. 961
Neriforte - Salbe → S. 961
Nerisona - Creme → S. 961
Nerisona - Fettsalbe → S. 962
Nerisona - Salbe → S. 962

D07AC07 Fludroxycortid

D07AC08 Fluocinonid

D07AC09 Budesonid

D07AC10 Diflorason

D07AC11 Amcinonid

D07AC12 Halometason

D07AC13 Mometason
Elocon - Creme → S. 471
Elocon - dermatologische Lösung → S. 471
Elocon - Salbe → S. 471
Momecutan 1 mg/g - Creme → S. 916
Momecutan 1 mg/g - Lösung zur Anwendung auf der Haut → S. 916
Momecutan 1 mg/g - Salbe → S. 917
Monovo 1 mg/g - Creme → S. 919
Monovo 1 mg/g - Emulsion zur Anwendung auf der Haut → S. 919

D07AC14 Methylprednisolonaceponat
Advantan 0,1% - Creme → S. 42
Advantan - dermatologische Lösung → S. 42
Advantan 0,1% - Fettsalbe → S. 42
Advantan Milch 0,1% - Emulsion zur Anwendung auf der Haut → S. 43
Advantan 0,1% - Salbe → S. 43
Methylprednisolonaceponat Galen Lotion 1 mg/g - Emulsion zur Anwendung auf der Haut → S. 886
Skinatan 1 mg/ml - Lösung zur Anwendung auf der Haut → S. 1325

D07AC15 Beclometason

D07AC16 Hydrocortisonaceponat

D07AC17 Fluticason

D07AC18 Prednicarbat

D07AC19 Difluprednat

D07AC21 Ulobetasol

D07AD Corticosteroide, sehr stark wirksam (Gruppe IV)

D07AD01 Clobetasol
Clarelux 500 Mikrogramm/g - Schaum zur Anwendung auf der Haut → S. 312
Clobex 500 Mikrogramm/g - Shampoo → S. 320
Dermovate - Creme → S. 386
Dermovate - Crinale Lösung → S. 386
Dermovate - Salbe → S. 386

D07AD02 Halcinonid

D07B CORTICOSTEROIDE, KOMBINATIONEN MIT ANTISEPTIKA

D07BA Corticosteroide, schwach wirksam, Kombinationen mit Antiseptika

D07BA01 Prednisolon und Antiseptika

D07BA04 Hydrocortison und Antiseptika

D07BB Corticosteroide, mittelstark wirksam, Kombinationen mit Antiseptika

D07BB01 Flumetason und Antiseptika

D07BB02 Desonid und Antiseptika

D07BB03 Triamcinolon und Antiseptika

D07BB04 Hydrocortisonbutyrat und Antiseptika

D07BC Corticosteroide, stark wirksam, Kombinationen mit Antiseptika

D07BC01 Betamethason und Antiseptika

D07BC02 Fluocinolonacetonid und Antiseptika

D07BC03 Fluocortolon und Antiseptika

D07BC04 Diflucortolon und Antiseptika

D07BD Corticosteroide, sehr stark wirksam, Kombinationen mit Antiseptika

D07C CORTICOSTEROIDE, KOMBINATIONEN MIT ANTIBIOTIKA

D07CA Corticosteroide, schwach wirksam, Kombinationen mit Antibiotika

D07CA01 Hydrocortison und Antibiotika

D07CA02 Methylprednisolon und Antibiotika

D07CA03 Prednisolon und Antibiotika

D07CB Corticosteroide, mittelstark wirksam, Kombinationen mit Antibiotika

D07CB01 Triamcinolon und Antibiotika
Aureocort 1 mg/g + 30 mg/g - Salbe → S. 158

D07CB02 Flupredniden und Antibiotika
Decoderm compositum - Creme → S. 378

D07CB03 Fluorometholon und Antibiotika

D07CB04 Dexamethason und Antibiotika

D07CB05 Flumetason und Antibiotika

D07CC Corticosteroide, stark wirksan, Kombinationen mit Antibiotika

D07CC01 Betamethason und Antibiotika
Diprogenta - Creme → S. 414
Diprogenta - Salbe → S. 414
Fucibet Lipid 20 mg/g + 1 mg/g - Creme → S. 603
Fusicutan 20 mg/g + 1 mg/g - Creme → S. 608
Fusidinsäure plus Betamethason Dermapharm 20 mg/g + 1 mg/g - Creme → S. 608

D07CC02 Fluocinolonacetonid und Antibiotika

D07CC03 Fludroxycortid und Antibiotika

D07CC04 Beclometason und Antibiotika

D07CC05 Fluocinonid und Antibiotika

D07CC06 Fluocortolon und Antibiotika

D07CD Corticosteroide, sehr stark wirksam, Kombinationen mit Antibiotika

D07CD01 Clobetasol und Antibiotika

D07X CORTICOSTEROIDE, ANDERE KOMBINATIONEN

D07XA Corticosteroide, schwach wirksam, andere Kombinationen

D07XA01 Hydrocortison

D07XA02 Prednisolon

D07XB Corticosteroide, mittelstark wirksam, andere Kombinationen

D07XB01 Flumetason

D07XB02 Triamcinolon

Volon A - Tinktur → S. 1551

D07XB03 Flupredniden

D07XB04 Fluorometholon

D07XB05 Dexamethason

Multodrin - Salbe → S. 933

D07XB30 Kombinationen mittelstark wirksamer Corticosteroide

D07XC Corticosteroide, stark wirksam, andere Kombinationen

D07XC01 Betamethason

Diprosalic - dermatologische Lösung → S. 415
Diprosalic - Salbe → S. 415
Soderm 0,5 mg/g + 20 mg/g - Lösung zur Anwendung auf der Haut → S. 1328

D07XC02 Desoximetason

D07XC03 Mometason

D07XC04 Diflucortolon

D07XC05 Fluocortolon

D07XD Corticosteroide, sehr stark wirksam, andere Kombinationen

D08 ANTISEPTIKA UND DESINFEKTIONSMITTEL

D08A ANTISEPTIKA UND DESINFEKTIONSMITTEL

D08AA Acridin-Derivate

D08AA01 Ethacridinlactat

D08AA02 Aminoacridin

D08AA03 Euflavin

D08AB Aluminium-haltige Mittel

D08AC Biguanide und Amidine

D08AC01 Dibrompropamidin

D08AC02 Chlorhexidin

Chlorhexidindigluconat Sage 20 mg/ml - imprägniertes Tuch → S. 292
Vitawund 5,25 mg/g - Salbe → S. 1547

D08AC03 Propamidin

D08AC04 Hexamidin

D08AC05 Polihexanid

D08AC52 Chlorhexidin, Kombinationen

ChloraPrep 20 mg/ml + 0,7 ml/ml - Lösung zur Anwendung auf der Haut → S. 292
ChloraPrep gefärbt 20 mg/ml + 0,7 ml/ml - Lösung zur Anwendung auf der Haut → S. 292

D08AD Borsäure-haltige Mittel

D08AE Phenol und Derivate

D08AE01 Hexachlorophen

D08AE02 Policresulen

D08AE03 Phenol

D08AE04 Triclosan

D08AE05 Chloroxylenol

D08AE06 Biphenylol

D08AF Nitrofuran-Derivate

D08AF01 Nitrofural

D08AG Iod-haltige Mittel

D08AG01 Iodoctylphenoxypolyglycolether

D08AG02 Polyvidon-Iod

Betadona - Flüssigseife → S. 187
Betadona Wund-Gel → S. 187
Betadona Wund - Spray → S. 187
Betaisodona - Lösung standardisiert → S. 189
Betaseptic - Lösung zur Hautdesinfektion → S. 190
Braunoderm gefärbt - Lösung zur Hautdesinfektion → S. 215
Braunol 7,5% - Lösung zur Anwendung auf der Haut → S. 215

D08AG03 Iod

D08AG04 Diiodohydroxypropan

D08AH Chinolin-Derivate

D08AH01 Dequalinium

D08AH02 Chlorquinaldol

D08AH03 Oxichinolin

D08AH30 Clioquinol

D08AJ Quartäre Ammonium-Verbindungen

D08AJ01 Benzalkonium

D08AJ02 Cetrimonium

D08AJ03 Cetylpyridinium

D08AJ04 Cetrimid

D08AJ05 Benzoxoniumchlorid

D08AJ06 Didecyldimethylammoniumchlorid

D08AJ08 Benzethonium chlorid

D08AJ10 Decamethoxin

D08AJ57 Octenidin, Kombinationen

Linoseptic 1 mg/g + 10 mg/g - Gel → S. 816
Linoseptic 1 mg/g + 20 mg/g - Spray zur Anwendung auf der Haut, Lösung → S. 816
Octeniderm - Lösung zur Hautdesinfektion → S. 1021
Octenisept - Lösung zur Wund- und Schleimhautdesinfektion → S. 1021

D08AJ58 Benzethoniumchlorid, Kombinationen

D08AJ59 Dodecloniumbromid, Kombinationen

D08AK Quecksilber-haltige Mittel

D08AK01 Quecksilberamidochlorid

D08AK02 Phenylmercuriborat

D08AK03 Quecksilberchlorid

D08AK04 Merbromin

D08AK05 Metallisches Quecksilber

D08AK06 Thiomersal

D08AK30 Quecksilberiodid

D08AL Silber-haltige Verbindungen

D08AL01 Silbernitrat

D08AL30 Silber

D08AX Andere Antiseptika und Desinfektionsmittel

ilon Abszess - Salbe mit Eukalyptusöl → S. 693
Skinsept color - Lösung zur Anwendung auf der Haut → S. 1325
Skinsept pur - Lösung zur Anwendung auf der Haut → S. 1325

D08AX01 Wasserstoffperoxid

D08AX02 Eosin

D08AX03 Propanol

Aseptoderm Pur - Lösung zur Anwendung auf der Haut → S. 134
OP-Derm farblos Lösung zur Anwendung auf der Haut → S. 1043

D08AX04 Tosylchloramid-Natrium

D08AX05 Isopropanol

D08AX06 Kaliumpermanganat

D08AX07 Natriumhypochlorit

D08AX08 Ethanol

D08AX53 Propanol, Kombinationen

Cutasept - Desinfektionslösung farblos → S. 355
Cutasept - Desinfektionslösung gefärbt → S. 355
Isozid - H farblos - alkoholische Lösung zur Hautdesinfektion → S. 731
Isozid - H gefärbt - alkoholische Lösung zur Hautdesinfektion → S. 731
kodan forte farblos - Lösung zur Hautdesinfektion → S. 764
kodan forte gefärbt - Lösung zur Hautdesinfektion → S. 764
Sterillium - Lösung zur Anwendung auf der Haut → S. 1352

D09 MEDIZINISCHE VERBÄNDE

D09A MEDIZINISCHE VERBÄNDE

D09AA Salbenverbände mit Antiinfektiva

D09AA01 Framycetin

D09AA02 Fusidinsäure

D09AA03 Nitrofural

D09AA04 Phenylquecksilbernitrat

D09AA05 Benzododecinium

D09AA06 Triclosan

D09AA07 Cetylpyridinium

D09AA08 Aluminiumhydroxychlorid

D09AA09 Povidon-Iod

Betaisodona - Wundgaze → S. 190

D09AA10 Clioquinol

D09AA11 Benzalkonium

D09AA12 Chlorhexidin

D09AA13 Iodoform

D09AB Zink-haltige Verbände

D09AB01 Zink-haltige Verbände ohne Zusätze

Zipzoc - imprägnierter Strumpf → S. 1599

D09AB02 Zink-haltige Verbände mit Zusätzen

D09AX Vaselin-haltige Verbände

D10 AKNEMITTEL

D10A AKNEMITTEL ZUR TOPISCHEN ANWENDUNG

D10AA Corticosteroide, Kombinationen zur Behandlung der Akne

D10AA01 Fluorometholon

D10AA02 Methylprednisolon

D10AA03 Dexamethason

D10AB Schwefel-haltige Mittel

Aknichthol - Lotio → S. 54

D10AB01 Bithionol

D10AB02 Schwefel

D10AB03 Tioxolon

D10AB05 Mesulfen

D10AD Retinoide zur topischen Anwendung bei Akne

D10AD01 Tretinoin

D10AD02 Retinol

D10AD03 Adapalen

Differin - Gel → S. 407

D10AD04 Isotretinoin

D10AD05 Motretinid

D10AD06 Trifaroten

D10AD51 Tretinoin, Kombinationen

Acnatac 10 mg/g + 0,25 mg/g - Gel → S. 29

D10AD53 Adapalen, Kombinationen

Epiduo 0,1%/2,5% - Gel → S. 498
Epiduo Forte 0,3%/2,5% - Gel → S. 498

D10AD54 Isotretinoin, Kombinationen

D10AE Peroxide

D10AE01 Benzoylperoxid

Akneroxid 5% - Gel → S. 54
Akneroxid 10% - Gel → S. 54
Benzaknen 5% - Gel → S. 182
Benzaknen 10% - Gel → S. 182
Benzaknen 5% - Suspension zum Auftragen der Haut → S. 182

D10AE51 Benzoylperoxid, Kombinationen

Acne Plus - Creme Widmer → S. 29

D10AF Antiinfektiva zur Behandlung der Akne

D10AF01 Clindamycin

Dalacin - Lotion → S. 366
Zindaclin 1% - Gel → S. 1597

D10AF02 Erythromycin

D10AF03 Chloramphenicol

D10AF04 Meclocyclin

D10AF05 Nadifloxacin

Nadixa 1% - Creme → S. 943

D10AF06 Sulfacetamid

D10AF07 Minocyclin

D10AF51 Clindamycin, Kombinationen

D10AF52 Erythromycin, Kombinationen

D10AX Andere Aknemittel zur topischen Anwendung

D10AX01 Aluminiumchlorid

D10AX02 Resorcin

D10AX03 Azelainsäure

Finacea 150 mg/g - Gel → S. 571
Skinoren 20% - Creme → S. 1325
Skinoren 15% - Gel → S. 1325

D10AX04 Aluminiumoxid

D10AX05 Dapson

D10AX30 Verschiedene Kombinationen

D10B AKNEMITTEL ZUR SYSTEMISCHEN ANWENDUNG

D10BA Retinoide zur Behandlung der Akne

D10BA01 Isotretinoin

Ciscutan 5 mg - Kapseln → S. 306
Ciscutan 10 mg - Kapseln → S. 306
Ciscutan 20 mg - Kapseln → S. 306
Ciscutan 30 mg - Kapseln → S. 306
Ciscutan 40 mg - Kapseln → S. 306

D10BX Andere Aknemittel zur systemischen Anwendung

D10BX01 Natriumbituminosulfonat

D11 ANDERE DERMATIKA

D11A ANDERE DERMATIKA

D11AA Antihydrotika

ApoTee Salbeiblatt → S. 108

Sidroga Salbeitee → S. 1305

D11AA01 Glycopyrronium

D11AC Medizinische Haarwaschmittel

D11AC01 Cetrimid

D11AC02 Cadmium-haltige Verbindungen

D11AC03 Selen-haltige Verbindungen

Selsun - medizinisches Shampoo → S. 1288
Selukos - medizinisches Shampoon → S. 1288

D11AC06 Povidon-Iod

D11AC08 Schwefel-haltige Verbindungen

D11AC09 Xenysalat

D11AC30 Andere

D11AE Androgene zur topischen Anwendung

D11AE01 Metandienon

D11AF Warzenmittel und Keratolytika

Duofilm - Lösung zur äußerlichen Anwendung → S. 446
Verrumal - Lösung zur äußerlichen Anwendung → S. 1520

D11AH Mittel zur Behandlung der Dermatitis, exkl. Corticosteroide

D11AH01 Tacrolimus

Protopic 0,03% - Salbe → S. 1163
Protopic 0,1% - Salbe → S. 1163
Tacrolimus Accord 0,1% - Salbe → S. 1378
Takrozem 0,1% - Salbe → S. 1384

D11AH02 Pimecrolimus

Elidel 10 mg/g - Creme → S. 468

D11AH03 Cromoglicinsäure

D11AH04 Aliretinoin

Alitretan 10 mg - Kapseln → S. 63
Alitretan 30 mg - Kapseln → S. 63
Toctino 10 mg - Weichkapseln → S. 1425
Toctino 30 mg - Weichkapseln → S. 1425

D11AH05 Dupilumab

Dupixent 200 mg - Injektionslösung in einer Fertigspritze → S. 447
Dupixent 200 mg - Injektionslösung im Fertigpen → S. 448
Dupixent 300 mg - Injektionslösung in einer Fertigspritze → S. 448
Dupixent 300 mg - Injektionslösung im Fertigpen → S. 448

D11AH06 Crisaborol

Staquis 20 mg/g - Salbe → S. 1350

D11AH07 Tralokinumab

D11AX Andere Dermatika

Actikerall 5 mg/g + 100 mg/g - Lösung zur Anwendung auf der Haut → S. 30
Arnikamed Dolo - Gel → S. 129
Balneum Hermal - Badezusatz → S. 169
Balneum Hermal F - Badezusatz → S. 170
Balneum Hermal Plus Polidocanol - Badezusatz → S. 170
doc Arnika Salbe → S. 417
Kelosoft - Narbensalbe → S. 752
Pantogar 60 mg - Kapseln → S. 1075
Pelsana med - Badeemulsion → S. 1091
Rosacta - Creme → S. 1257
Sensicutan - Salbe → S. 1289
Solutio Cordes 0,5% - dermatologische Lösung → S. 1335
Squamasol - crinale Lösung → S. 1348
Squamasol - Gel → S. 1348
Traditionelle Retterspitz - Suspension mit Rosmarinöl zur äußerlichen Anwendung → S. 1435

D11AX01 Minoxidil

Alocutan 20 mg/ml - Spray zur Anwendung auf der Haut, Lösung → S. 67
Alocutan 50 mg/ml - Spray zur Anwendung auf der Haut, Lösung → S. 67
Alopexy 50 mg/ml - Lösung zur Anwendung auf der Haut → S. 68
Minoxidil Bio-H-Tin Pharma 20 mg/ml - Spray zur Anwendung auf der Haut (Kopfhaut), Lösung → S. 908
Minoxidil Bio-H-Tin Pharma 50 mg/ml - Spray zur Anwendung auf der Haut (Kopfhaut), Lösung → S. 908
Minoxidil Dermapharm 20 mg/ml - Spray zur Anwendung auf der Haut, Lösung → S. 908
Minoxidil Dermapharm 50 mg/ml - Spray zur Anwendung auf der Haut, Lösung → S. 908
Minoxipel 20 mg/ml - Lösung zur Anwendung auf der Haut → S. 908
Regaine 2% - Lösung → S. 1207
Regaine 5% - Lösung → S. 1207
Regaine 5% - Schaum zur Anwendung auf der Kopfhaut → S. 1207
Regaine Frauen 5% - Schaum zur Anwendung auf der Kopfhaut → S. 1207

D11AX02 Gamolensäure

D11AX03 Calciumgluconat

D11AX04 Lithiumsuccinat

D11AX05 Magnesiumsulfat

D11AX06 Mequinol

D11AX08 Tiratricol

D11AX09 Oxaceprol

D11AX10 Finasterid

Propecia 1 mg - Filmtabletten → S. 1156

D11AX11 Hydrochinon

D11AX12 Pyrithion zink

Desquaman - medizinisches Shampoo → S. 389

D11AX13 Monobenzon

D11AX16 Eflornithin

Vaniqa 11,5% - Creme → S. 1500

D11AX18 Diclofenac

Diclofenac Dermapharm 3% - Gel → S. 402
Solacutan 3% - Gel → S. 1328
Solaraze 3% - Gel → S. 1329

D11AX21 Brimonidin

Mirvaso 3 mg/g - Gel → S. 912

D11AX22 Ivermectin

Soolantra 10 mg/g - Creme → S. 1338

D11AX23 Kaliumaminobenzoat

Potaba Glenwood Pulver 3 g → S. 1118

D11AX24 Desoxycholsäure

Belkyra 10 mg/ml - Injektionslösung → S. 176

D11AX25 Wasserstoffperoxid

D11AX26 Coffein

D11AX52 Gamolensäure, Kombinationen

D11AX57 Kollagen, Kombinationen

G UROGENITALSYSTEM UND SEXUALHORMONE

G01 GYNÄKOLOGISCHE ANTIINFEKTIVA UND ANTISEPTIKA

G01A ANTIINFEKTIVA UND ANTISEPTIKA, EXKL. KOMBINATIONEN M. CORTICOSTEROIDEN

G01AA Antibiotika

G01AA01 Nystatin

G01AA02 Natamycin

G01AA03 Amphotericin B

G01AA04 Candicidin

G01AA05 Chloramphenicol

G01AA06 Hachimycin

G01AA07 Oxytetracyclin

G01AA08 Carfecillin

G01AA09 Mepartricin

G01AA10 Clindamycin

Dalacin - Vaginalcreme → S. 366

G01AA11 Pentamycin

G01AA51 Nystatin, Kombinationen

G01AB Arsen-haltige Verbindungen

G01AB01 Acetarsol

G01AC Chinolin-Derivate

G01AC01 Diiodohydroxychinolin

G01AC02 Clioquinol

G01AC03 Chlorquinaldol

G01AC05 Dequalinium

Fluomizin 10 mg Vaginaltabletten → S. 584

G01AC06 Broxychinolin

G01AC30 Oxychinolin

G01AD Organische Säuren

G01AD01 Milchsäure

G01AD02 Essigsäure

G01AD03 Ascorbinsäure

G01AE Sulfonamide

G01AE01 Sulfatolamid

G01AE10 Kombinationen von Sulfonamiden

G01AF Imidazol-Derivate

G01AF01 Metronidazol

G01AF02 Clotrimazol

Candibene 100 mg - Vaginaltabletten → S. 254
Candibene 200 mg - Vaginaltabletten → S. 255
Canesten Clotrimazol Gyn 3 Tage Kombi → S. 256
Canesten Clotrimazol Gyn Once - Kombi → S. 256
Canesten Clotrimazol 0,1 g - Vaginaltabletten → S. 256
Canesten Clotrimazol 0,5 g - 1 Vaginaltablette → S. 256
Canesten Clotrimazol 0,5 g - Weichkapsel zur vaginalen Anwendung → S. 256

G01AF04 Miconazol

G01AF05 Econazol

Gyno-Pevaryl 10 mg/g - Vaginalcreme → S. 646
Gyno-Pevaryl 150 mg - Vaginalzäpfchen → S. 646
Gyno-Pevaryl Depot 150 mg - Vaginalzäpfchen → S. 646

G01AF06 Ornidazol

G01AF07 Isoconazol

G01AF08 Tioconazol

G01AF11 Ketoconazol

G01AF12 Fenticonazol

Lomexin 600 mg - Vaginalkapsel → S. 828

G01AF13 Azanidazol

G01AF14 Propenidazol

G01AF15 Butoconazol

G01AF16 Omoconazol

G01AF17 Oxiconazol

G01AF18 Flutrimazol

G01AF19 Sertaconazol

G01AF20 Kombinationen von Imidazol-Derivaten

G01AF55 Econazol, Kombinationen

G01AG Triazol-Derivate

G01AG02 Terconazol

G01AX Andere Antiinfektiva und Antiseptika

Gynoflor - Vaginaltabletten → S. 646

G01AX01 Clodantoin

G01AX02 Inosin

G01AX03 Policresulen

G01AX05 Nifuratel

G01AX06 Furazolidon

G01AX09 Methylrosanilin

G01AX11 Povidon-Iod

Betaisodona - Vaginal-Gel → S. 189
Betaisodona - Vaginal-Suppositorien → S. 189

G01AX12 Ciclopirox

G01AX13 Protiofat

G01AX14 Lactobacillus

G01AX15 Kupferusnat

G01AX16 Hexetidin

G01AX17 Dapivirin

G01AX66 Octenidin, Kombinationen

G01B ANTIINFEKTIVA/ANTISEPTIKA IN KOMBINATION MIT CORTICOSTEROIDEN

G01BA Antibiotika und Corticosteroide

G01BC Chinolin-Derivate und Corticosteroide

G01BD Antiseptika und Corticosteroide

G01BE Sulfonamide und Corticosteroiden

G01BF Imidazol-Derivate und Corticosteroide

G02 ANDERE GYNÄKOLOGIKA

G02A UTEROTONIKA

G02AB Mutterkorn-Alkaloide

G02AB01 Methylergometrin

G02AB02 Mutterkorn-Alkaloide

G02AB03 Ergometrin

G02AC Mutterkorn-Alkaloide und Oxytocin inkl. Derivate, in Kombination

G02AC01 Methylergometrin und Oxytocin

G02AD Prostaglandine

G02AD01 Dinoprost

G02AD02 Dinoproston

Prepidil - Gel zur intrazervikalen Anwendung → S. 1140
Propess 10 mg - vaginales Freisetzungssystem → S. 1156
Prostin E2 3 mg - Vaginaltabletten → S. 1161

G02AD03 Gemeprost

G02AD04 Carboprost

G02AD05 Sulproston

Nalador 500 Microgramm - Trockenampullen → S. 943

G02AD06 Misoprostol

Angusta 25 Mikrogramm - Tabletten → S. 102
Topogyne 400 Mikrogramm - Tabletten → S. 1431

G02AX Andere Uterotonika

G02B KONTRAZEPTIVA ZUR LOKALEN ANWENDUNG

G02BA Intrauterine Kontrazeptiva

G02BA01 Plastik-IUP

G02BA02 Plastik-IUP mit Kupfer

G02BA03 Plastik-IUP mit Progesteron

Jaydess 13,5 mg - intrauterines Wirkstofffreisetzungssystem → S. 740

Kyleena 19,5 mg - intrauterines Wirkstofffreisetzungssystem → S. 768
Levosert 20 Mikrogramm/24 Stunden - intrauterines Wirkstofffreisetzungssystem → S. 811
Mirena 20 Mikrogramm/24 Stunden - Intrauterinpessar → S. 910

G02BB Intravaginale Kontrazeptiva

G02BB01 Vaginalring mit Gestagenen und Estrogenen

FemLoop Vaginalring 0,120 mg/0,015 mg pro 24 Stunden - vaginales Wirkstofffreisetzungssystem → S. 558
GinoRing Vaginalring 0,120 mg/0,015 mg pro 24 Stunden - vaginales Wirkstofffreisetzungssystem → S. 630
MyRing 0,120 mg/0,015 mg pro 24 Stunden - vaginales Wirkstofffreisetzungssystem → S. 941
NuvaRing 0,120 mg/0,015 mg pro 24 Stunden - Vaginalring → S. 1016
SetLona 0,120 mg/0,015 mg pro 24 Stunden - vaginales Wirkstofffreisetzungssystem → S. 1299
Solvetta Vaginalring 0,120 mg/0,015 mg pro 24 Stunden - vaginales Wirkstofffreisetzungssystem → S. 1335

G02BB02 Vaginalring mit Gestagenen

G02C ANDERE GYNÄKOLOGIKA

Agnukliman Duo Alpinamed - Dragees → S. 51
Dr. Kottas Schafgarbentee → S. 437

G02CA Sympathomimetika, Wehen hemmend

Gynipral 10 µg/2 ml - Ampullen → S. 645
Gynipral 25 µg - Konzentrat zur Infusionsbereitung → S. 646

G02CA01 Ritodrin

G02CA02 Buphenin

G02CA03 Fenoterol

G02CB Prolaktinhemmer

G02CB01 Bromocriptin

G02CB02 Lisurid

G02CB03 Cabergolin

Dostinex 0,5 mg - Tabletten → S. 427

G02CB04 Quinagolid

Norprolac 0,025 mg und 0,050 mg - Tabletten (Startpackung) → S. 993
Norprolac 0,075 mg - Tabletten → S. 993

G02CB05 Metergolin

G02CB06 Tergurid

G02CC Antiphlogistika zur vaginalen Anwendung

G02CC01 Ibuprofen

G02CC02 Naproxen

G02CC03 Benzydamin

Tantum Rosa - Granulat zur Herstellung einer Vaginallösung → S. 1389
Tantum Rosa - Vaginallösung → S. 1389

G02CC04 Flunoxaprofen

G02CX Andere Gynäkologika

Agnofem - Tropfen → S. 51
Agnucaston - Filmtabletten → S. 51
Capsella Kwizda - überzogene Tabletten → S. 259
Döderlein Med - Vaginalkapseln → S. 419
Dr. Böhm Traubensilberkerze 6,5 mg - Filmtabletten → S. 435
Dr. Böhm Traubensilberkerze mit Johanniskraut - Dragees → S. 435
Femidoc Agnuscastus 20 mg - Filmtabletten → S. 558
Ladiva - Kapseln → S. 772
Meno Albin Tabletten → S. 873
Remifemin plus - Dragees → S. 1211

G02CX01 Atosiban

Atosiban Accord 6,75 mg/0,9 ml - Injektionslösung in einer Fertigspritze → S. 153
Atosiban Accord 37,5 mg/5 ml - Konzentrat zur Herstellung einer Infusionslösung → S. 153
Atosiban Aguettant 6,75 mg/0,9 ml - Injektionslösung → S. 153
Atosiban Aguettant 37,5 mg/5 ml - Konzentrat zur Herstellung einer Infusionslösung → S. 153
Atosiban Ever Pharma 6,75 mg/0,9 ml - Injektionslösung → S. 153
Atosiban Ever Pharma 37,5 mg/5 ml - Konzentrat zur Herstellung einer Infusionslösung → S. 153
Atosiban Ever Pharma 75 mg/10 ml - Konzentrat zur Herstellung einer Infusionslösung → S. 153
Atosiban Panpharma 6,75 mg/0,9 ml - Injektionslösung → S. 154
Atosiban Panpharma 37,5 mg/5 ml - Konzentrat zur Herstellung einer Infusionslösung → S. 154
Atosiban SUN 6,75 mg/0,9 ml - Injektionslösung → S. 154
Atosiban SUN 37,5 mg/5 ml - Konzentrat zur Herstellung einer Infusionslösung → S. 154
Tractocile 6,75 mg/0,9 ml - Injektionslösung → S. 1435
Tractocile 37,5 mg/5 ml - Konzentrat zur Herstellung einer Infusionslösung → S. 1435

G02CX03 Agni casti fructus

Dr. Böhm Mönchspfeffer 4 mg - Filmtabletten → S. 435

G02CX04 Cimicifugae rhizoma

Mensifem - Filmtabletten → S. 874
Remifemin - Tabletten → S. 1211

G02CX05 Bremelanotid

G03 SEXUALHORMONE UND MODULATOREN DES GENITALSYSTEMS

G03A HORMONELLE KONTRAZEPTIVA ZUR SYSTEMISCHEN ANWENDUNG

G03AA Gestagene und Estrogene, fixe Kombinationen

G03AA01 Etynodiol und Ethinylestradiol

G03AA02 Quingestanol und Ethinylestradiol

G03AA03 Lynestrenol und Ethinylestradiol

G03AA04 Megestrol und Ethinylestradiol

G03AA05 Norethisteron und Ethinylestradiol

G03AA06 Norgestrel und Ethinylestradiol

G03AA07 Levonorgestrel und Ethinylestradiol

Erlidona 20 Mikrogramm/100 Mikrogramm - Filmtabletten → S. 509
Ethinylestradiol/Levonorgestrel Nextpharma 0,02 mg/0,1 mg - Filmtabletten → S. 527
Ethinylestradiol/Levonorgestrel Nextpharma Waltrop 0,03 mg/0,15 mg - Filmtabletten → S. 527
Levostrol 30 Mikrogramm/150 Mikrogramm - Filmtabletten → S. 811
Levostrol mite 30 Mikrogramm/125 Mikrogramm - Filmtabletten → S. 812
Loette - Filmtabletten 100 Mikrogramm/20 Mikrogramm → S. 827
Madonella 0,15 mg/0,03 mg - Dragees → S. 851
Madonella mite 0,1 mg/0,02 mg - Filmtabletten → S. 851
Melleva 100 Mikrogramm/20 Mikrogramm - Filmtabletten → S. 866
Melleva 150 Mikrogramm/30 Mikrogramm - Filmtabletten → S. 866
Microgynon 30 - Dragees → S. 895
Rigevidon 30 Mikrogramm/150 Mikrogramm - überzogene Tabletten → S. 1234
Seasonique 150 Mikrogramm/30 Mikrogramm + 10 Mikrogramm - Filmtabletten → S. 1282
Selina Gynial 0,03 mg/0,15 mg - Filmtabletten → S. 1286
Selina mite Gynial 0,02 mg/0,1 mg - Filmtabletten → S. 1287
Selly Gynial 30 Mikrogramm/125 Mikrogramm - Filmtabletten → S. 1287
Selma 0,02 mg/0,1 mg - Filmtabletten → S. 1287

G03AA08 Medroxyprogesteron und Ethinylestradiol

G03AA09 Desogestrel und Ethinylestradiol

Desofemine 20 Mikrogramm/150 Mikrogramm - Filmtabletten → S. 389
Desofemine 30 Mikrogramm/150 Mikrogramm - Filmtabletten → S. 389
Desogestrel/Ethinylestradiol Effik 150 Mikrogramm/20 Mikrogramm - Tabletten → S. 389
Desogestrel/Ethinylestradiol Effik 150 Mikrogramm/30 Mikrogramm - Tabletten → S. 389
Liberel 0,15 mg/0,03 mg - Filmtabletten → S. 812

Liberel mite 0,15 mg/0,02 mg - Filmtabletten → S. 812
Marvelon - Tabletten → S. 858
Mercilon - Tabletten → S. 876

G03AA10 Gestoden und Ethinylestradiol

Flow 15 Mikrogramm/60 Mikrogramm - Filmtabletten → S. 577
Gefemin 15 Mikrogramm/60 Mikrogramm - Filmtabletten → S. 621
Gynovin - Dragees → S. 646
Harmonette - Dragees 75 Mikrogramm/20 Mikrogramm überzogene Tabletten → S. 652
Lenea 20 µg/75 µg - überzogene Tabletten → S. 794
Meliane - Dragees → S. 866
Minesse 15 Mikrogramm/60 Mikrogramm - Filmtabletten → S. 906
Minulet - Dragees 75 Mikrogramm/30 Mikrogramm überzogene Tabletten → S. 908
Mirelle 15 Mikrogramm/60 Mikrogramm - Filmtabletten → S. 910
Varianta 15 Mikrogramm/60 Mikrogramm - Filmtabletten → S. 1502
Wave ratiopharm 75 Mikrogramm/20 Mikrogramm - überzogene Tabletten → S. 1561
Yris 0,075 mg/0,03 mg - Dragees → S. 1584
Yris mite 0,075 mg/0,02 mg - Dragees → S. 1584

G03AA11 Norgestimat und Ethinylestradiol

G03AA12 Drospirenon und Ethinylestradiol

Aliane 0,02 mg/3 mg - Filmtabletten → S. 62
Balancette 0,02 mg/3 mg - Filmtabletten → S. 169
Danselle 0,02 mg/3 mg 21 - Filmtabletten → S. 369
Danseo 0,03 mg/3 mg 21 - Filmtabletten → S. 369
Daylina 0,02 mg/3 mg - Filmtabletten → S. 376
Drosfemine 0,02 mg/3 mg 24+4 Filmtabletten → S. 440
Drospifem 0,02 mg/3 mg - Filmtabletten → S. 440
Drospifem 0,03 mg/3 mg - Filmtabletten → S. 440
Eloine 0,02 mg/3 mg - Filmtabletten → S. 472
Volina 0,03 mg/3 mg - Filmtabletten → S. 1550
Volina mite 0,02 mg/3 mg - Filmtabletten → S. 1550
Yasmin 0,03 mg/3 mg - Filmtabletten → S. 1581
Yasminelle 0,02 mg/3 mg - Filmtabletten → S. 1581
Yaz 0,02 mg/3 mg - Filmtabletten → S. 1581
Yirala 0,03 mg/3 mg - Filmtabletten → S. 1582

G03AA13 Norelgestromin und Ethinylestradiol

Evra 203 Mikrogramm/24 Stunden + 33,9 Mikrogramm/24 Stunden - transdermales Pflaster → S. 537

G03AA14 Nomegestrol und Estradiol

Zoely 2,5 mg/1,5 mg - Filmtabletten → S. 1601

G03AA15 Chlormadinon und Ethinylestradiol

Balanca 0,03 mg/2 mg - Filmtabletten → S. 168
Belara 0,03 mg/2 mg - Filmtabletten → S. 175
Bilinda 0,03 mg/2 mg - Filmtabletten → S. 195
Bilinda Gynial 0,03 mg/2 mg - Filmtabletten → S. 195
Delia 0,03 mg/2 mg - Filmtabletten → S. 381
Madinette 0,03 mg/2 mg - Filmtabletten → S. 851

G03AA16 Dienogest und Ethinylestradiol

Dienogest/Ethinylestradiol Exeltis 2 mg/0,03 mg - Filmtabletten → S. 406
Dienorette 0,03 mg/2 mg - Filmtabletten → S. 406
Dienorette 0,03 mg/2 mg 21+7 - Filmtabletten → S. 406
Dienovel 0,03 mg/2,0 mg - Filmtabletten → S. 406
Larissa Gynial 0,03 mg/2 mg - Filmtabletten → S. 785
Mayra 0,03 mg/2 mg - Filmtabletten → S. 861
Motion ratiopharm 2 mg/0,03 mg - Filmtabletten → S. 923
Peliette 0,03 mg/2 mg - Filmtabletten → S. 1090
Sibilla 0,03 mg/2 mg - 21 Filmtabletten → S. 1302
Sienima 2 mg/0,03 mg - Filmtabletten → S. 1306
Valette - Dragees → S. 1490
Viola 0,03 mg/2 mg - Filmtabletten → S. 1538

G03AA17 Medroxyprogesteron und Estradiol

G03AA18 Drospirenon und Estetrol

G03AB Gestagene und Estrogene, Sequenzialpräparate

G03AB01 Megestrol und Ethinylestradiol

G03AB02 Lynestrenol und Ethinylestradiol

G03AB03 Levonorgestrel und Ethinylestradiol

G03AB04 Norethisteron und Ethinylestradiol

G03AB05 Desogestrel und Ethinylestradiol

Gracial - Tabletten → S. 641

G03AB06 Gestoden und Ethinylestradiol

Triodena - Dragees → S. 1455

G03AB07 Chlormadinon und Ethinylestradiol

G03AB08 Dienogest und Estradiol

Qlaira - Filmtabletten → S. 1172

G03AB09 Norgestimat und Ethinylestradiol

G03AC Gestagene

G03AC01 Norethisteron

G03AC02 Lynestrenol

G03AC03 Levonorgestrel

G03AC04 Quingestanol

G03AC05 Megestrol

G03AC06 Medroxyprogesteron

Depocon 150 mg - Injektionssuspension → S. 385
Sayana 104 mg/0,65 ml - Injektionssuspension → S. 1279

G03AC07 Norgestrienon

G03AC08 Etonogestrel

Implanon NXT 68 mg - Implantat zur subkutanen Anwendung → S. 701

G03AC09 Desogestrel

Cerazette 75 Mikrogramm - Filmtabletten → S. 284
Cycle ratiopharm 75 Mikrogramm - Filmtabletten → S. 357
Desirett 75 Mikrogramm - Filmtabletten → S. 388
Desofemono 75 Mikrogramm - Filmtabletten → S. 389
Grystella 75 Mikrogramm - Filmtabletten → S. 645
Moniq Gynial mono 75 Mikrogramm - Filmtabletten → S. 918
Tangolita 75 Mikrogramm - Filmtabletten → S. 1388

G03AC10 Drospirenon

Lyzbet 4 mg - Filmtabletten → S. 848

G03AD Notfall-Kontrazeptiva

G03AD01 Levonorgestrel

Levodonna 1500 Mikrogramm - Tabletten → S. 807
Levonora 1,5 mg - Tabletten → S. 811
Navela 1,5 mg - Tabletten → S. 951
Postinor 1500 Mikrogramm - Tablette → S. 1118
Vikela 1,5 mg - Tablette → S. 1536

G03AD02 Ulipristal

ellaOne 30 mg - Filmablette → S. 470
ellaOne 30 mg - Tablette → S. 470
Lencya 30 mg - Filmtabletten → S. 793
Ulipristal Aristo 30 mg - Filmtablette → S. 1475
UlliOnce 30 mg - Filmtablette → S. 1475

G03B ANDROGENE

G03BA 3-Oxoandrosten-4-Derivate

G03BA01 Fluoxymesteron

G03BA02 Methyltestosteron

G03BA03 Testosteron

Andriol Testocaps 40 mg - Kapseln → S. 101
Androgel 16,2 mg/g - Gel → S. 102
Androgel 25 mg - Gel im Beutel → S. 102
Androgel 50 mg - Gel im Beutel → S. 102
Nebido 1000 mg/4 ml - Injektionslösung → S. 952
Testavan 20 mg/g - Transdermales Gel → S. 1410
Testogel 25 mg - Gel im Beutel → S. 1411
Testogel 50 mg - Gel im Beutel → S. 1411

G03BB 5-Androstanon-3-Derivate

G03BB01 Mesterolon

G03BB02 Androstanolon

G03C ESTROGENE

G03CA Natürliche und halbsynthetische Estrogene, rein

G03CA01 Ethinylestradiol

G03CA03 Estradiol

Climara 50 Mikrogramm/24 h - transdermales Pflaster → S. 317
Estradot 37,5 Mikrogramm/24 Stunden - transdermale Pflaster → S. 525
Estradot 50 Mikrogramm/24 Stunden - transdermale Pflaster → S. 525
Estradot 75 Mikrogramm/24 Stunden - transdermale Pflaster → S. 525
Estrofem 1 mg - Filmtabletten → S. 525
Estrofem 2 mg - Filmtabletten → S. 526
Estrogel - Gel → S. 526
Linoladiol 100 Mikrogramm/g - Emulsion → S. 816
Montadiol 100 Mikrogramm/g - Creme → S. 919
Progynova mite - Dragees → S. 1153
Rewellfem 10 Mikrogramm - Vaginaltabletten → S. 1227

G03CA04 Estriol

Estrokad 0,03 mg - Vaginalzäpfchen → S. 526
Ovestin - Creme → S. 1060
Ovestin - Ovula → S. 1060
Ovestin 1 mg - Tabletten → S. 1061

G03CA06 Chlorotrianisen

G03CA07 Estron

G03CA09 Promestrien

G03CA53 Estradiol, Kombinationen

G03CA57 Konjugierte Estrogene

G03CB Synthetische Estrogene, rein

G03CB01 Dienestrol

G03CB02 Diethylstilbestrol

G03CB03 Methallenestril

G03CB04 Moxestrol

G03CC Estrogene, Kombinationen mit anderen Mitteln

G03CC02 Dienestrol

G03CC03 Methallenestril

G03CC04 Estron

G03CC05 Diethylstilbestrol

G03CC06 Estriol

Gynoflor - Vaginaltabletten → S. 646

G03CC07 Konjugierte Estrogene und Bazedoxifen

Duavive 0,45 mg/20 mg - Tabletten mit veränderter Wirkstofffreisetzung → S. 440

G03CX Andere Estrogene

G03CX01 Tibolon

Liviel - Tabletten → S. 825
Tiloria 2,5 mg - Tabletten → S. 1421

G03D GESTAGENE

G03DA Pregnen-4-Derivate

G03DA01 Gestonoron

G03DA02 Medroxyprogesteron

Prodafem 5 mg - Tabletten → S. 1149
Prodafem 10 mg - Tabletten → S. 1149

G03DA03 Hydroxyprogesteron

Proluton - Depot 250 mg - Ampullen → S. 1154

G03DA04 Progesteron

Arefam 100 mg - Weichkapseln → S. 121
Arefam 200 mg - Weichkapseln → S. 121
cyclogest 400 mg - Vaginalzäpfchen → S. 357
Progedex 25 mg - Injektionslösung → S. 1152
Utrogestan 100 mg - Kapseln → S. 1487
Utrogestan 200 mg - Kapseln → S. 1487

G03DB Pregnadien-Derivate

G03DB01 Dydrogesteron

Duphaston 10 mg - Filmtabletten → S. 447

G03DB02 Megestrol

G03DB03 Medrogeston

G03DB04 Nomegestrol

G03DB05 Demegeston

G03DB06 Chlormadinon

G03DB07 Promegeston

G03DB08 Dienogest

Aridya 2 mg -Tabletten → S. 123
Diemono 2 mg - Filmtabletten → S. 406
Endovelle 2 mg - Tabletten → S. 487
Metrissa 2 mg - Filmtabletten → S. 890
Visanne 2 mg - Tabletten → S. 1545
Zafrilla 2 mg - Tabletten → S. 1585

G03DC Estren-Derivate

G03DC01 Allylestrenol

G03DC02 Norethisteron

G03DC03 Lynestrenol

Orgametril - Tabletten → S. 1050

G03DC04 Ethisteron

G03DC06 Etynodiol

G03DC31 Methylestrenolon

G03E ANDROGENE UND WEIBLICHE SEXUALHORMONE IN KOMBINATION

G03EA Androgene und Estrogene

G03EA01 Methyltestosteron und Estrogen

G03EA02 Testosteron und Estrogen

G03EA03 Prasteron u. Estrogen

Gynodian - Depot - Fertigspritze → S. 646

G03EB Androgen, Gestagen und Estrogenen in Kombination

G03EK Androgene u.weibliche Sexualhormone in Kombination mit anderen Mitteln

G03EK01 Methyltestosteron

G03F GESTAGENE UND ESTROGENE IN KOMBINATION

G03FA Gestagene und Estrogene, fixe Kombinationen

G03FA01 Norethisteron und Estrogen

Activelle 0,5 mg/0,1 mg - Filmtabletten → S. 31
Activelle 1 mg/0,5 mg - Filmtabletten → S. 32
Estalis 50/250 - transdermales Pflaster → S. 524
Kliogest 2 mg/1 mg - Filmtabletten → S. 763

G03FA02 Hydroxyprogesteron und Estrogen

G03FA03 Ethisteron und Estrogen

G03FA04 Progesteron und Estrogen

G03FA05 Methylnortestosteron und Estrogen

G03FA06 Etynodiol und Estrogen

G03FA07 Lynestrenol und Estrogen

G03FA08 Megestrol und Estrogen

G03FA09 Noretynodrel und Estrogen

G03FA10 Norgestrel und Estrogen

G03FA11 Levonorgestrel und Estrogen

G03FA12 Medroxyprogesteron und Estrogen

G03FA13 Norgestimat und Estrogen

G03FA14 Dydrogesteron und Estrogen

Femoston conti 0,5 mg/2,5 mg - Filmtabletten → S. 559
Femoston conti 1 mg/5 mg - Filmtabletten → S. 559

G03FA15 Dienogest und Estrogen

Velbienne 1 mg/2 mg - Filmtabletten → S. 1507

G03FA16 Trimegeston und Estrogen

G03FA17 Drospirenon und Estrogen

Angeliq 1 mg/2 mg - Filmtabletten → S. 102

G03FB Gestagene und Estrogene, Sequenzialpräparate

G03FB01 Norgestrel und Estrogen

G03FB02 Lynestrenol und Estrogen

G03FB03 Chlormadinon und Estrogen

G03FB04 Megestrol und Estrogen

G03FB05 Norethisteron und Estrogen

Trisequens - Filmtabletten → S. 1457

G03FB06 Medroxyprogesteron und Estrogen

G03FB07 Medrogeston und Estrogen

G03FB08 Dydrogesteron und Estrogen

Femoston - Filmtabletten → S. 558
Femoston mite - Filmtabletten → S. 560

G03FB09 Levonorgestrel und Estrogen

G03FB10 Desogestrel und Estrogen

G03FB11 Trimegeston und Estrogen

G03FB12 Nomegestrol und Estrogen

G03G GONADOTROPINE UND ANDERE OVULATIONS-AUSLÖSER

G03GA Gonadotropine

G03GA01 Choriongonadotropin

Pregnyl 5000 I.E. - Pulver und Lösungsmittel zur Herstellung einer Injektionslösung → S. 1140

G03GA02 Humanes menopausales Gonadotropin

Menopur 75/75 I.E. - Pulver und Lösungsmittel zur Herstellung einer Injektionslösung → S. 873
Menopur 600 I.E. - Pulver und Lösungsmittel zur Herstellung einer Injektionslösung → S. 873
Menopur 1200 I.E. - Pulver und Lösungsmittel zur Herstellung einer Injektionslösung → S. 874
Meriofert 75 I.E. - Pulver und Lösungsmittel zur Herstellung einer Injektionslösung → S. 876
Meriofert 150 I.E. - Pulver und Lösungsmittel zur Herstellung einer Injektionslösung → S. 876
Meriofert PFS 75 I.E. - Pulver und Lösungsmittel zur Herstellung einer Injektionslösung → S. 877
Meriofert PFS 150 I.E. - Pulver und Lösungsmittel zur Herstellung einer Injektionslösung → S. 877

G03GA03 Serumgonadotropin

G03GA04 Urofollitropin

Fostimon 75 I.E. - Pulver und Lösungsmittel zur Herstellung einer Injektionslösung → S. 597
Fostimon 150 I.E. - Pulver und Lösungsmittel zur Herstellung einer Injektionslösung → S. 597
Fostimon PFS 75 I.E. - Pulver und Lösungsmittel zur Herstellung einer Injektionslösung → S. 597
Fostimon PFS 150 I.E. - Pulver und Lösungsmittel zur Herstellung einer Injektionslösung → S. 597
Fostimon PFS 225 I.E. - Pulver und Lösungsmittel zur Herstellung einer Injektionslösung in einer Fertigspritze → S. 597
Fostimon PFS 300 I.E. - Pulver und Lösungsmittel zur Herstellung einer Injektionslösung in einer Fertigspritze → S. 597

G03GA05 Follitropin alfa

Bemfola 75 I.E./0,125 ml - Injektionslösung in einem Fertigpen → S. 177
Bemfola 150 I.E./0,25 ml - Injektionslösung in einem Fertigpen → S. 178
Bemfola 225 I.E./0,375 ml - Injektionslösung in einem Fertigpen → S. 178
Bemfola 300 I.E./0,50 ml - Injektionslösung in einem Fertigpen → S. 178
Bemfola 450 I.E./0,75 ml - Injektionslösung in einem Fertigpen → S. 178
Gonal-f 75 I.E. (5,5 Mikrogramm) - Pulver und Lösungsmittel zur Herstellung einer Injektionslösung → S. 639
Gonal-f 300 I.E./0,5 ml (22 Mikrogramm/0,5 ml) - Injektionslösung im Fertigpen → S. 639
Gonal-f 300 I.E./0,50 ml (22 Mikrogramm/0,50 ml) Pulver und Lösungsmittel zur Herstellung einer Injektionslösung → S. 639
Gonal-f 450 I.E./0,75 ml (33 Mikrogramm/0,75 ml) - Injektionslösung im Fertigpen → S. 639
Gonal-f 450 I.E./0,75 ml (33 Mikrogramm/0,75 ml) - Pulver und Lösungsmittel zur Herstellung einer Injektionslösung → S. 640
Gonal-f 900 I.E./1,5 ml (66 Mikrogramm/1,5 ml) - Injektionslösung im Fertigpen → S. 640
Gonal-f 1050 I.E./1,75 ml (77 Mikrogramm/1,75 ml) - Pulver und Lösungsmittel zur Herstellung einer Injektionslösung → S. 640
Ovaleap 300 I.E./0,5 ml - Injektionslösung → S. 1059
Ovaleap 450 I.E./0,75 ml - Injektionslösung → S. 1059
Ovaleap 900 I.E./1,5 ml - Injektionslösung → S. 1059

G03GA06 Follitropin beta

Puregon 150 IE/0,18 ml - Injektionslösung → S. 1167
Puregon 300 IE/0,36 ml - Injektionslösung → S. 1167
Puregon 600 IE/0,72 ml - Injektionslösung → S. 1168
Puregon 900 IE/1,08 ml - Injektionslösung → S. 1168

G03GA07 Lutropin alfa

Luveris 75 I.E. - Pulver und Lösungsmittel zur Herstellung einer Injektionslösung → S. 842

G03GA08 Choriongonadotropin alfa

Ovitrelle 250 Mikrogramm - Injektionslösung in einem Fertigpen → S. 1061
Ovitrelle 250 Mikrogramm/0,5 ml - Injektionslösung in einer Fertigspritze → S. 1061

G03GA09 Corifollitropin alfa

Elonva 100 Mikrogramm - Injektionslösung → S. 474
Elonva 150 Mikrogramm - Injektionslösung → S. 474

G03GA10 Follitropin delta

Rekovelle 12 Mikrogramm/0,36 ml - Injektionslösung → S. 1208
Rekovelle 12 Mikrogramm/0,36 ml - Injektionslösung in einem Fertigpen → S. 1208
Rekovelle 36 Mikrogramm/1,08 ml - Injektionslösung → S. 1208
Rekovelle 36 Mikrogramm/1,08 ml - Injektionslösung in einem Fertigpen → S. 1208
Rekovelle 72 Mikrogramm/2,16 ml - Injektionslösung → S. 1208
Rekovelle 72 Mikrogramm/2,16 ml - Injektionslösung in einem Fertigpen → S. 1208

G03GA30 Kombinationen

Pergoveris 150 I.E./75 I.E. - Pulver und Lösungsmittel zur Herstellung einer Injektionslösung → S. 1098
Pergoveris (300 I.E.+ 150 I.E.)/0,48 ml - Injektionslösung im Fertigpen → S. 1098
Pergoveris (450 I.E.+ 225 I.E.)/0,72 ml - Injektionslösung im Fertigpen → S. 1098
Pergoveris (900 I.E.+ 450 I.E.)/1,44 ml - Injektionslösung im Fertigpen → S. 1098

G03GB Ovulationauslöser, synthetisch

G03GB01 Cyclofenil

G03GB02 Clomifen

Clomiphen Arcana - Tabletten → S. 321

G03GB03 Epimestrol

G03H ANTIANDROGENE

G03HA Antiandrogene, rein

G03HA01 Cyproteron

Androcur 50 mg - Tabletten → S. 101
Androcur 100 mg - Tabletten → S. 102
Androcur Depot 300 mg - Injektionslösung → S. 102
Andro-Diane 10 mg - Tabletten → S. 102

G03HB Antiandrogene und Estrogene

G03HB01 Cyproteron und Estrogen

Alisma 2 mg/35 µg - Filmtabletten → S. 63
Alisma Gynial 2 mg/0,035 mg - Filmtabletten → S. 63
Bellgyn "ratiopharm" 2 mg/0,035 mg - überzogene Tabletten → S. 176
Climen - Dragees → S. 318
Climen 28-Tage Dragees → S. 318
Diane mite - Dragees → S. 397

Harnröhre → S. 935
Vitaros 2 mg/g - Creme → S. 1547
Vitaros 3 mg/g - Creme → S. 1547

G04BE02 Papaverin

G04BE03 Sildenafil

Cilafil 25 mg - Filmtabletten → S. 295
Cilafil 50 mg - Filmtabletten → S. 295
Cilafil 100 mg - Filmtabletten → S. 295
Direktan 25 mg - Kautabletten → S. 415
Direktan 50 mg - Kautabletten → S. 415
Direktan 100 mg - Kautabletten → S. 415
Granpidam 20 mg - Filmtabletten → S. 641
Idilico 25 mg - Filmtabletten → S. 692
Idilico 50 mg - Filmtabletten → S. 692
Idilico 100 mg - Filmtabletten → S. 692
Licosil 25 mg - Filmtabletten → S. 813
Licosil 50 mg - Filmtabletten → S. 813
Licosil 100 mg - Filmtabletten → S. 813
Mysildecard 20 mg - Filmtabletten → S. 942
Pulmolan 20 mg - Filmtabletten → S. 1166
Pulmopresil 20 mg - Filmtabletten → S. 1166
Revatio 20 mg - Filmtabletten → S. 1224
Revatio 0,8 mg/ml - Injektionslösung → S. 1224
Revatio 10 mg/ml - Pulver zur Herstellung einer Suspension zum Einnehmen → S. 1224
Silchemo 25 mg - Filmtabletten → S. 1308
Silchemo 50 mg - Filmtabletten → S. 1308
Silchemo 100 mg - Filmtabletten → S. 1308
Sildenafil 1A Pharma 25 mg - Tabletten → S. 1308
Sildenafil 1A Pharma 50 mg - Tabletten → S. 1308
Sildenafil 1A Pharma 100 mg - Tabletten → S. 1308
Sildenafil Actavis 25 mg - Filmtabletten → S. 1308
Sildenafil Actavis 50 mg - Filmtabletten → S. 1309
Sildenafil Actavis 100 mg - Filmtabletten → S. 1309
Sildenafil A-med 50 mg - Filmtabletten → S. 1309
Sildenafil A-med 100 mg - Filmtabletten → S. 1309
Sildenafil G.L. 25 mg - Kautabletten → S. 1309
Sildenafil G.L. 50 mg - Kautabletten → S. 1309
Sildenafil G.L. 100 mg - Kautabletten → S. 1309
Sildenafil Genericon 25 mg - Filmtabletten → S. 1309
Sildenafil Genericon 50 mg - Filmtabletten → S. 1309
Sildenafil Genericon 100 mg - Filmtabletten → S. 1309
Sildenafil Liconsa 25 mg - Filmtabletten → S. 1309
Sildenafil Liconsa 50 mg - Filmtabletten → S. 1309
Sildenafil Liconsa 100 mg - Filmtabletten → S. 1309
Sildenafil Pfizer 25 mg - Filmtabletten → S. 1309
Sildenafil Pfizer 50 mg - Filmtabletten → S. 1309
Sildenafil Pfizer 100 mg - Filmtabletten → S. 1309
Sildenafil ratiopharm 20 mg - Filmtabletten → S. 1309
Sildenafil ratiopharm 25 mg - Filmtabletten → S. 1309
Sildenafil ratiopharm 50 mg - Filmtabletten → S. 1310
Sildenafil ratiopharm 100 mg - Filmtabletten → S. 1310
Sildenafil Rivopharm 25 mg - Filmtabletten → S. 1310
Sildenafil Rivopharm 50 mg - Filmtabletten → S. 1310
Sildenafil Rivopharm 100 mg - Filmtabletten → S. 1310
Sildenafil Sandoz 20 mg - Filmtabletten → S. 1310
Sildenafil Sandoz 50 mg - Tabletten → S. 1310
Sildenafil Sandoz 100 mg - Tabletten → S. 1310
Sildenafil Stada 20 mg - Filmtabletten → S. 1310
Sildenafil Stada 25 mg - Filmtabletten → S. 1310
Sildenafil Stada 50 mg - Filmtabletten → S. 1311
Sildenafil Stada 100 mg - Filmtabletten → S. 1311
Sildenafil Stada 100 mg - teilbare Filmtabletten → S. 1311
Sildenafil Teva 25 mg - Filmtabletten → S. 1311
Sildenafil Teva 50 mg - Filmtabletten → S. 1311
Sildenafil Teva 100 mg - Filmtabletten → S. 1311
Viagra 25 mg - Filmtabletten → S. 1531
Viagra 50 mg - Filmtabletten → S. 1531
Viagra 100 mg - Filmtabletten → S. 1532
Viagra 50 mg - Schmelztabletten → S. 1532
Vizarsin 25 mg - Filmtabletten → S. 1549
Vizarsin 50 mg - Filmtabletten → S. 1549
Vizarsin 100 mg - Filmtabletten → S. 1549
Vizarsin 25 mg - Schmelztabletten → S. 1549
Vizarsin 50 mg - Schmelztabletten → S. 1549
Vizarsin 100 mg - Schmelztabletten → S. 1549

G04BE04 Yohimbin

Yocon-Glenwood - Tabletten 5 mg → S. 1582

G04BE06 Moxisylyt

G04BE07 Apomorphin

G04BE08 Tadalafil

Adcirca 20 mg - Filmtabletten → S. 35
Cialis 2,5 mg - Filmtabletten → S. 293
Cialis 5 mg - Filmtabletten → S. 293
Cialis 10 mg - Filmtabletten → S. 294
Cialis 20 mg - Filmtabletten → S. 294
Lanrektan 2,5 mg - Filmtabletten → S. 781
Lanrektan 5 mg - Filmtabletten → S. 781
Lanrektan 10 mg - Filmtabletten → S. 782
Lanrektan 20 mg - Filmtabletten → S. 782
Quator 2,5 mg - Filmtabletten → S. 1173
Quator 5 mg - Filmtabletten → S. 1173
Quator 10 mg - Filmtabletten → S. 1173
Quator 20 mg - Filmtabletten → S. 1173
Tadalafil 1A Pharma 5 mg - Filmtabletten → S. 1378
Tadalafil 1A Pharma 10 mg - Filmtabletten → S. 1378
Tadalafil 1A Pharma 20 mg - Filmtabletten → S. 1378
Tadalafil Accord 5 mg - Filmtabletten → S. 1378
Tadalafil Accord 10 mg - Filmtabletten → S. 1378
Tadalafil Accord 20 mg - Filmtabletten → S. 1378
Tadalafil Actavis 5 mg - Filmtabletten → S. 1379
Tadalafil Actavis 10 mg - Filmtabletten → S. 1379
Tadalafil Actavis 20 mg - Filmtabletten → S. 1379
Tadalafil AOP 20 mg - Filmtabletten → S. 1379
Tadalafil Aristo 5 mg - Filmtabletten → S. 1379
Tadalafil Aristo 10 mg - Filmtabletten → S. 1379
Tadalafil Aristo 20 mg - Filmtabletten → S. 1380
Tadalafil Genericon 5 mg - Filmtabletten → S. 1380
Tadalafil Genericon 10 mg - Filmtabletten → S. 1380
Tadalafil Genericon 20 mg - Filmtabletten → S. 1380
Tadalafil Krka 5 mg - Filmtabletten → S. 1380
Tadalafil Krka 10 mg - Filmtabletten → S. 1380
Tadalafil Krka 20 mg - Filmtabletten → S. 1380
Tadalafil Lilly 2,5 mg - Filmtabletten → S. 1380
Tadalafil Lilly 5 mg - Filmtabletten → S. 1380
Tadalafil Lilly 10 mg - Filmtabletten → S. 1380
Tadalafil Lilly 20 mg - Filmtabletten → S. 1380
Tadalafil Mylan 2,5 mg - Filmtabletten → S. 1380
Tadalafil Mylan 5 mg - Filmtabletten → S. 1380
Tadalafil Mylan 10 mg - Filmtabletten → S. 1380
Tadalafil Mylan 20 mg - Filmtabletten → S. 1380
Tadalafil PAH-ratiopharm 20 mg - Filmtabletten → S. 1380
Tadalafil ratiopharm 5 mg - Filmtabletten → S. 1380
Tadalafil ratiopharm 10 mg - Filmtabletten → S. 1381
Tadalafil ratiopharm 20 mg - Filmtabletten → S. 1381
Tadalafil Rivopharm 2,5 mg - Filmtabletten → S. 1381
Tadalafil Rivopharm 5 mg - Filmtabletten → S. 1381
Tadalafil Rivopharm 10 mg - Filmtabletten → S. 1381
Tadalafil Rivopharm 20 mg - Filmtabletten → S. 1381
Tadalafil Sandoz 5 mg - Filmtabletten → S. 1381
Tadalafil Sandoz 10 mg - Filmtabletten → S. 1381
Tadalafil Sandoz 20 mg - Filmtabletten → S. 1381
Tadalafil Stada 5 mg - Filmtabletten → S. 1381
Tadalafil Stada 10 mg - Filmtabletten → S. 1381
Tadalafil Stada 20 mg - Filmtabletten → S. 1382
Talmanco 20 mg - Filmtabletten → S. 1384
Talrektan 2,5 mg - Filmtabletten → S. 1384
Talrektan 5 mg - Filmtabletten → S. 1384
Talrektan 10 mg - Filmtabletten → S. 1384
Talrektan 20 mg - Filmtabletten → S. 1384

G04BE09 Vardenafil

Levitra 5 mg - Filmtabletten → S. 806
Levitra 10 mg - Filmtabletten → S. 806
Levitra 20 mg - Filmtabletten → S. 806
Levitra 10 mg - Schmelztabletten → S. 806
Vardenafil 1A Pharma 10 mg - Filmtabletten → S. 1501
Vardenafil 1A Pharma 20 mg - Filmtabletten → S. 1501
Vardenafil Accord 5 mg - Filmtabletten → S. 1501
Vardenafil Accord 10 mg - Filmtabletten → S. 1501
Vardenafil Accord 20 mg - Filmtabletten → S. 1501
Vardenafil Krka 5 mg - Filmtabletten → S. 1501
Vardenafil Krka 10 mg - Filmtabletten → S. 1501
Vardenafil Krka 20 mg - Filmtabletten → S. 1501
Vardenafil Sandoz 10 mg - Filmtabletten → S. 1501
Vardenafil Sandoz 20 mg - Filmtabletten → S. 1501
Vardenafil Stada 5 mg - Filmtabletten → S. 1501
Vardenafil Stada 10 mg - Filmtabletten → S. 1501
Vardenafil Stada 20 mg - Filmtabletten → S. 1502
Vardenaristo 5 mg - Filmtabletten → S. 1502
Vardenaristo 10 mg - Filmtabletten → S. 1502
Vardenaristo 20 mg - Filmtabletten → S. 1502
Vivanza 5 mg - Filmtabletten → S. 1548
Vivanza 10 mg - Filmtabletten → S. 1548
Vivanza 20 mg - Filmtabletten → S. 1548

Vivanza 10 mg - Schmelztabletten → S. 1548

G04BE10 Avanafil

Spedra 50 mg - Tabletten → S. 1341
Spedra 100 mg - Tabletten → S. 1341
Spedra 200 mg - Tabletten → S. 1342

G04BE11 Udenafil

G04BE30 Kombinationen

G04BE52 Papaverin, Kombinationen

G04BX Andere Urologika

Alpinamed Urovita - Pulver zur Herstellung einer Lösung zum Einnehmen → S. 70
Aqualibra - Filmtabletten → S. 117
Blasentee St. Severin → S. 206
Canephron Dragees → S. 255
Canephron Tropfen → S. 255
Canephron forte - Dragees → S. 255
Cystipret - überzogene Tabletten → S. 362
DiaProsta - Filmtabletten → S. 397
Dr. Böhm Kürbis 400 mg - Filmtabletten für die Frau → S. 434
Dr. Kottas Nieren-Blasentee → S. 437
Dr. Kottas Zinnkrauttee → S. 438
ellura - Hartkapseln → S. 470
Femidoc Nieren- und Blasenfilmtabletten → S. 558
Granufink Blase - Hartkapseln → S. 641
Granufink femina - Hartkapseln → S. 641
Granufink Prosta forte - Hartkapseln → S. 642
Heumann´s Blasen- und Nierentee Solubitrat → S. 661
Lactat-oral "Wabo" flüssig, Lösung zum Einnehmen → S. 771
Natu prosta 600 mg - Filmtabletten → S. 951
Nierentee St. Severin → S. 975
Sidroga Blase- und Nierentee → S. 1303
Sidroga Blasentee akut → S. 1303
Sidroga Brennnesselblättertee → S. 1303
Sidroga Extrakt Blasen- & Nierentee - Teeaufgusspulver → S. 1304
Sidroga Zinnkrauttee → S. 1306
Solidacur 600 mg - Filmtabletten → S. 1330
UROinfekt Blasenentzündung - Filmtabletten → S. 1484
Uromont - Emulsion → S. 1485
Uro-Vaxom 6 mg - Hartkapseln → S. 1486

G04BX01 Magnesiumhydroxid

G04BX03 Acetohydroxamsäure

G04BX06 Phenazopyridin

G04BX10 Succinimid

G04BX11 Collagen

G04BX12 Phenylsalicylat

G04BX13 Dimethylsulfoxid

G04BX14 Dapoxetin

Priligy 30 mg - Filmtabletten → S. 1145
Priligy 60 mg - Filmtabletten → S. 1145

G04BX15 Pentosan polysulfat natrium

elmiron 100 mg - Hartkapseln → S. 471

G04BX16 Tiopronin

G04C MITTEL BEI BENIGNER PROSTATAHYPERPLASIE

G04CA Alpha-Adrenorezeptor-Antagonisten

Ascalan 2 mg - Tabletten → S. 133
Ascalan 4 mg - Tabletten → S. 134
Ascalan 8 mg - Tabletten → S. 134
Doxapress 4 mg - Tabletten → S. 428
Doxarutis 8 mg - Retardtabletten → S. 429
Doxazosin 1A Pharma 2 mg - Tabletten → S. 429
Doxazosin 1A Pharma 4 mg - Tabletten → S. 429
Doxazosin Actavis 4 mg - Retardtabletten → S. 429
Doxazosin Arcana 4 mg - Tabletten → S. 429
Doxazosin Genericon 8 mg - Tabletten → S. 430
Doxazosin Hexal 8 mg - Retardtabletten → S. 430
Doxazosin Hexal 2 mg - Tabletten → S. 430
Doxazosin Hexal 4 mg - Tabletten → S. 430
Hibadren 2 mg - Tabletten → S. 662
Hibadren 4 mg - Tabletten → S. 662
Supressin 2 mg - Tabletten → S. 1367
Supressin 4 mg - Tabletten → S. 1367

G04CA01 Alfuzosin

Alfuzosin Stada 5 mg - Retardtabletten → S. 61
Alfuzosin Stada 10 mg - Retardtabletten → S. 61
Xatral SR 5 mg - Filmtabletten → S. 1567

G04CA02 Tamsulosin

Aglandin retard 0,4 mg - Kapseln → S. 51
Tamsu Genericon retard 0,4 mg - Kapseln → S. 1386
Tamsulosin Actavis retard 0,4 mg - Kapseln → S. 1386
Tamsulosin Arcana retard 0,4 mg - Kapseln → S. 1386
Tamsulosin Aristo 0,4 mg - Retardkapseln → S. 1387
Tamsulosin Genericon 0,4 mg - Retardtabletten → S. 1387
Tamsulosin Hexal retard 0,4 mg - Kapseln → S. 1387
Tamsulosin "Interpharm" retard - Kapseln → S. 1387
Tamsulosin Krka 0,4 mg - Retardtabletten → S. 1387
Tamsulosin +pharma retard 0,4 mg - Kapseln → S. 1387
Tamsulosin "ratiopharm" retard 0,4 mg - Kapseln → S. 1387
Tamsulosin Sandoz retard 0,4 mg - Kapseln → S. 1387
Tamsulosin Stada retard 0,4 mg - Kapseln → S. 1387

G04CA03 Terazosin

Urocard 2 mg - Tabletten → S. 1484
Urocard 5 mg - Tabletten → S. 1484
Uroflo 1 mg - Tabletten → S. 1484
Uroflo 2 mg - Tabletten → S. 1484
Uroflo 5 mg - Tabletten → S. 1484

G04CA04 Silodosin

Silodosin Recordati 4 mg - Hartkapseln → S. 1311
Silodosin Recordati 8 mg - Hartkapseln → S. 1311
Silodyx 4 mg - Hartkapseln → S. 1311
Silodyx 8 mg - Hartkapseln → S. 1311
Urorec 4 mg - Hartkapseln → S. 1485
Urorec 8 mg - Hartkapseln → S. 1485

G04CA51 Alfuzosin und Finasterid

G04CA52 Tamsulosin und Dutasterid

Aglandin comp. 0,5 mg/0,4 mg - Hartkapseln → S. 51
Duodart 0,5 mg/0,4 mg - Hartkapseln → S. 445
Dutaglandin comp. 0,5 mg/0,4 mg - Hartkapseln → S. 449
DuTamsul 0,5 mg/0,4 mg - Hartkapseln → S. 450
TamsuDuo 0,5 mg/0,4 mg - Hartkapseln → S. 1386

G04CA53 Tamsulosin und Solifenacin

Vesomni 6 mg/0,4 mg - Tabletten mit veränderter Wirkstofffreisetzung → S. 1526

G04CA54 Tamsulosin und Tadalafil

G04CB Testosteron-5-alpha Reduktasehemmer

G04CB01 Finasterid

Androfin 5 mg - Filmtabletten → S. 102
Finasterid Actavis 5 mg - Filmtabletten → S. 571
Finasterid A-med 5 mg - Filmtabletten → S. 571
Finasterid G.L. 5 mg - Filmtabletten → S. 571
Finasterid Genericon 5 mg - Filmtabletten → S. 571
Finasterid Hexal 5 mg - Filmtabletten → S. 571
Finasterid "Interpharm" 5 mg - Filmtabletten → S. 571
Finasterid +pharma 5 mg - Filmtabletten → S. 572
Finasterid-ratiopharm 5 mg - Filmtabletten → S. 572
Finasterid Sandoz 5 mg - Filmtabletten → S. 572
Finasterid Stada 5 mg - Filmtabletten → S. 572
Proscar 5 mg - Filmtabletten → S. 1159

G04CB02 Dutasterid

Avodart 0,5 mg - Weichkapseln → S. 161
Dutaglandin 0,5 mg - Weichkapseln → S. 449
Dutasterid Accord 0,5 mg - Weichkapseln → S. 450
Dutasterid Genericon 0,5 mg - Weichkapseln → S. 450
Dutasterid Lannacher 0,5 mg - Weichkapseln → S. 450

G04CX Andere Mittel bei benigner Prostatahyperplasie

Cialis 5 mg - Filmtabletten → S. 293
Dr. Böhm Kürbis 400 mg - Filmtabletten für den Mann → S. 434
Granufink Prosta plus Sabal - Hartkapseln → S. 642
Lanrektan 5 mg - Filmtabletten → S. 781
Prostaflor Novum - Filmtabletten → S. 1161
Prostagutt duo - Kapseln → S. 1161
Tadalafil 1A Pharma 5 mg - Filmtabletten → S. 1378
Tadalafil Accord 5 mg - Filmtabletten → S. 1378
Tadalafil Actavis 5 mg - Filmtabletten → S. 1379
Tadalafil Aristo 5 mg - Filmtabletten → S. 1379
Tadalafil Genericon 5 mg - Filmtabletten → S. 1380

Tadalafil Krka 5 mg - Filmtabletten → S. 1380
Tadalafil Lilly 5 mg - Filmtabletten → S. 1380
Tadalafil Mylan 5 mg - Filmtabletten → S. 1380
Tadalafil ratiopharm 5 mg - Filmtabletten → S. 1380
Tadalafil Rivopharm 5 mg - Filmtabletten → S. 1381
Tadalafil Sandoz 5 mg - Filmtabletten → S. 1381
Tadalafil Stada 5 mg - Filmtabletten → S. 1381
Tadalafil Stada 10 mg - Filmtabletten → S. 1381
Tadalafil Stada 20 mg - Filmtabletten → S. 1382
Talrektan 5 mg - Filmtabletten → S. 1384

G04CX01 Prunus africanae cortex

G04CX02 Sabalis serrulatae fructus

Dr. Böhm Sägepalme 320 mg - Kapseln → S. 435
Prosta Urgenin - Kapseln → S. 1160
Prostasan - Kapseln → S. 1161
Sabalvit - Kapseln → S. 1271

G04CX03 Mepartricin

G04CX04 Fexapotid

H SYSTEMISCHE HORMONPRÄPARATE, EXKL. SEXUALHORMONE UND INSULINE

H01 HYPOPHYSEN- UND HYPOTHALAMUSHORMONE UND ANALOGA

H01A HYPOPHYSENVORDERLAPPENHORMONE UND ANALOGA

H01AA ACTH

H01AA01 Corticotropin

H01AA02 Tetracosactid

Synacthen Depot - Ampullen → S. 1371
Synacthen 0,25 mg/1 ml - Ampulle → S. 1371

H01AB Thyrotropin

H01AB01 Thyrotropin alfa

H01AC Somatropin und Somatropin-Agonisten

H01AC01 Somatropin

Genotropin MiniQuick 0,2 mg - Pulver und Lösungsmittel zur Herstellung einer Injektionslösung → S. 624
Genotropin 5,3 mg - Pulver und Lösungsmittel zur Herstellung einer Injektionslösung → S. 624
Genotropin 12 mg - Pulver und Lösungsmittel zur Herstellung einer Injektionslösung → S. 624
Humatrope 6 mg - Pulver und Lösungsmittel zur Herstellung einer Injektionslösung → S. 670
Humatrope 12 mg - Pulver und Lösungsmittel zur Herstellung einer Injektionslösung → S. 671
Humatrope 24 mg - Pulver und Lösungsmittel zur Herstellung einer Injektionslösung → S. 671
Norditropin FlexPro 5 mg/1,5 ml - Injektionslösung in einem Fertigpen → S. 989
Norditropin FlexPro 10 mg/1,5 ml - Injektionslösung in einem Fertigpen → S. 989
Norditropin FlexPro 15 mg/1,5 ml - Injektionslösung in einem Fertigpen → S. 989
Norditropin NordiFlex 5 mg/1,5 ml - Injektionslösung in einem Fertigpen → S. 989
Norditropin NordiFlex 10 mg/1,5 ml - Injektionslösung in einem Fertigpen → S. 989
Norditropin NordiFlex 15 mg/1,5 ml - Injektionslösung in einem Fertigpen → S. 989
Norditropin SimpleXx 5 mg/1,5 ml - Injektionslösung in einer Patrone → S. 989
Norditropin SimpleXx 10 mg/1,5 ml - Injektionslösung in einer Patrone → S. 989
Norditropin SimpleXx 15 mg/1,5 ml - Injektionslösung in einer Patrone → S. 990
NutropinAq 10 mg/2 ml (30 I.E.) - Injektionslösung → S. 1015
Omnitrope 5 mg/1,5 ml - Injektionslösung → S. 1038
Omnitrope 5 mg/1,5 ml - Injektionslösung → S. 1038
Omnitrope 10 mg/1,5 ml - Injektionslösung → S. 1038
Omnitrope 10 mg/1,5 ml - Injektionslösung → S. 1038
Omnitrope 15 mg/1,5 ml - Injektionslösung → S. 1038
Omnitrope 1,3 mg/ml - Lyophilisat und Lösungsmittel zur Herstellung einer Injektionslösung → S. 1038
Omnitrope 5 mg/ml - Lyophilisat und Lösungsmittel zur Herstellung einer Injektionslösung → S. 1038
Saizen 5,83 mg/ml - Injektionslösung in einer Patrone → S. 1272
Saizen 8 mg/ml - Injektionslösung in einer Patrone → S. 1272
Saizen 8 mg click.easy - Pulver und Lösungsmittel zur Herstellung einer Injektionslösung → S. 1272
Somatropin Biopartners 4 mg - Pulver und Lösungsmittel zur Herstellung einer Depot-Injektionssuspension → S. 1336
Somatropin Biopartners 7 mg - Pulver und Lösungsmittel zur Herstellung einer Depot-Injektionssuspension → S. 1336
Somatropin Biopartners 10 mg - Pulver und Lösungsmittel zur Herstellung einer Depot-Injektionssuspension → S. 1336
Somatropin Biopartners 20 mg - Pulver und Lösungsmittel zur Herstellung einer Depot-Injektionssuspension → S. 1336
Zomacton 4 mg - Pulver und Lösungsmittel zur Herstellung einer Injektionslösung → S. 1607
Zomacton 10 mg/ml - Pulver und Lösungsmittel zur Herstellung einer Injektionslösung → S. 1607

H01AC02 Somatrem

H01AC03 Mecasermin

Increlex 10 mg/ml - Injektionslösung → S. 703

H01AC04 Sermorelin

H01AC05 Mecasermin rinfabat

H01AC06 Tesamorelin

H01AC07 Somapacitan

H01AX Andere Hypophysenvorderlappenhormone und Analoga

H01AX01 Pegvisomant

Somavert 10 mg - Pulver und Lösungsmittel zur Herstellung einer Injektionslösung → S. 1337
Somavert 15 mg - Pulver und Lösungsmittel zur Herstellung einer Injektionslösung → S. 1337
Somavert 20 mg - Pulver und Lösungsmittel zur Herstellung einer Injektionslösung → S. 1337
Somavert 25 mg - Pulver und Lösungsmittel zur Herstellung einer Injektionslösung → S. 1337
Somavert 30 mg - Pulver und Lösungsmittel zur Herstellung einer Injektionslösung → S. 1337

H01B HYPOPHYSENHINTERLAPPENHORMONE

H01BA Vasopressin und Analoga

H01BA01 Vasopressin (Argipressin)

Empesin 40 I.E./2 ml - Konzentrat zur Herstellung einer Infusionslösung → S. 477

H01BA02 Desmopressin

Desmopressin "Gebro" 0,1 mg/ml - Nasenspray → S. 389
Minirin - Ampullen → S. 907
Minirin - Lösung zur intranasalen Anwendung → S. 907
Minirin 0,1 mg/ml - Nasenspray → S. 907
Minirin 0,1 mg - Tabletten → S. 907
Minirin 0,2 mg - Tabletten → S. 907
Minirin Melt 60 µg - Lyophilisat zum Einnehmen → S. 907
Minirin Melt 120 µg - Lyophilisat zum Einnehmen → S. 907
Minirin Melt 240 µg - Lyophilisat zum Einnehmen → S. 907
Nocutil 0,1 mg/ml - Nasenspray → S. 986
Nocutil 0,1 mg - Tabletten → S. 986
Nocutil 0,2 mg - Tabletten → S. 986
Novidin 0,1 mg - Tabletten → S. 996
Novidin 0,2 mg - Tabletten → S. 996
Octostim 15 µg/ml - Ampullen → S. 1022
Octostim 1,5 mg/ml - Nasalspray → S. 1022

H01BA03 Lypressin

H01BA04 Terlipressin

Glycylpressin 0,1 mg/ml - Injektionslösung → S. 638
Glycylpressin 1 mg - Pulver und Lösungsmittel zur Herstellung einer Injektionslösung → S. 638
Haemopressin Torrex - Trockenstechampullen mit Lösungsmittel → S. 649
Terlipressinacetat Ever Pharma 0,2 mg/ml - Injektionslösung → S. 1410

H01BA05 Ornipressin

H01BB Oxytocin und Analoga

H01BB01 Demoxytocin

H01BB02 Oxytocin
Syntocinon 5 I.E. - Lösung zur Injektion → S. 1373

H01BB03 Carbetocin
Carbetocin Aguettant 100 Mikrogramm/ml - Injektionslösung in einer Fertigspritze → S. 260
Pabal 100 Mikrogramm/ml - Injektionslösung → S. 1069

H01C HYPOTHALAMUSHORMONE

H01CA Gonadotropin-Releasing-Hormone

H01CA01 Gonadorelin
Kryptocur 0,2 mg/0,1 ml - nasale Sprühlösung → S. 767
Lutrelef 3,2 mg - Pulver und Lösungsmittel zur Herstellung einer Injektionslösung → S. 841

H01CA02 Nafarelin

H01CB Somatostatin und Analoga

H01CB01 Somatostatin
Somatin 3 mg - Pulver zur Herstellung einer Infusionslösung → S. 1335
Somatostatin "Eumedica" 0,250 mg - Pulver und Lösungsmittel zur Herstellung einer Injektionslösung → S. 1336
Somatostatin "Eumedica" 3 mg - Pulver und Lösungsmittel zur Herstellung einer Infusionslösung → S. 1336
Somatostatin "Eumedica" 6 mg - Pulver und Lösungsmittel zur Herstellung einer Infusionslösung → S. 1336

H01CB02 Octreotid
Octreotid ratiopharm, lang wirksam, 10 mg - Pulver und Lösungsmittel zur Herstellung einer Injektionssuspension → S. 1022
Octreotid ratiopharm, lang wirksam, 20 mg - Pulver und Lösungsmittel zur Herstellung einer Injektionssuspension → S. 1022
Octreotid ratiopharm, lang wirksam, 30 mg - Pulver und Lösungsmittel zur Herstellung einer Injektionssuspension → S. 1022
Sandostatin 50 Mikrogramm/ml - Injektions-/Infusionslösung → S. 1276
Sandostatin 100 Mikrogramm/ml - Injektions-/Infusionslösung → S. 1276
Sandostatin 500 Mikrogramm/ml - Injektions-/Infusionslösung → S. 1277
Sandostatin 1000 Mikrogramm/5 ml - Injektions-/Infusionslösung → S. 1277
Sandostatin LAR 10 mg - Pulver und Lösungsmittel zur Herstellung einer Injektionssuspension → S. 1277
Sandostatin LAR 20 mg - Pulver und Lösungsmittel zur Herstellung einer Injektionssuspension → S. 1277
Sandostatin LAR 30 mg - Pulver und Lösungsmittel zur Herstellung einer Injektionssuspension → S. 1277
Siroctid 0,05 mg/ml - Injektionslösung in einer Fertigspritze → S. 1323
Siroctid 0,1 mg/ml - Injektionslösung in einer Fertigspritze → S. 1323
Siroctid 0,5 mg/ml - Injektionslösung in einer Fertigspritze → S. 1323

H01CB03 Lanreotid
Somatuline Autogel 60 mg - Injektionslösung in einer Fertigspritze → S. 1336
Somatuline Autogel 90 mg - Injektionslösung in einer Fertigspritze → S. 1336
Somatuline Autogel 120 mg - Injektionslösung in einer Fertigspritze → S. 1336

H01CB04 Vapreotid

H01CB05 Pasireotid
Signifor 0,3 mg - Injektionslösung → S. 1307
Signifor 0,6 mg - Injektionslösung → S. 1307
Signifor 0,9 mg - Injektionslösung → S. 1307
Signifor 10 mg - Pulver und Lösungsmittel zur Herstellung einer Injektionssuspension → S. 1307
Signifor 20 mg - Pulver und Lösungsmittel zur Herstellung einer Injektionssuspension → S. 1307
Signifor 30 mg - Pulver und Lösungsmittel zur Herstellung einer Injektionssuspension → S. 1307
Signifor 40 mg - Pulver und Lösungsmittel zur Herstellung einer Injektionssuspension → S. 1307
Signifor 60 mg - Pulver und Lösungsmittel zur Herstellung einer Injektionssuspension → S. 1308

H01CC Gonadotropin-Releasing-Hormon-Antagonisten

H01CC01 Ganirelix
Ganirelix Astro 0,25 mg/0,5 ml - Injektionslösung in einer Fertigspritze → S. 617
Orgalutran 0,25 mg/0,5 ml - Injektionslösung → S. 1049

H01CC02 Cetrorelix
Cetrotide 0,25 mg - Pulver und Lösungsmittel zur Herstellung einer Injektionslösung → S. 288

H01CC03 Elagolix

H01CC54 Relugolix, Estradiol und Norethisteron

H02 CORTICOSTEROIDE ZUR SYSTEMISCHEN ANWENDUNG

H02A CORTICOSTEROIDE ZUR SYSTEMISCHEN ANWENDUNG, REIN

H02AA Mineralocorticoide

H02AA01 Aldosteron

H02AA02 Fludrocortison
Astonin-H - Tabletten → S. 138

H02AA03 Desoxycorton

H02AB Glucocorticoide

H02AB01 Betamethason
Betnesol - Brausetabletten → S. 191
Celestan biphase 5,7 mg/ml - Injektionssuspension → S. 280
Diprophos 1 ml - Suspension zur Injektion → S. 414
Diprophos 2 ml - Suspension zur Injektion → S. 415
Solu-Celestan 4 mg/ml - Injektionslösung → S. 1333

H02AB02 Dexamethason
Dexabene 4 mg - Ampullen → S. 391
Dexamethason HCS 4 mg -Tabletten → S. 392
Dexamethason HCS 8 mg -Tabletten → S. 392
Dexamethason HCS 20 mg -Tabletten → S. 392
Dexamethason HCS 40 mg -Tabletten → S. 393
Dexamethason "Nycomed" 4 mg - Ampullen → S. 393
Fortecortin 4 mg - Ampullen → S. 591
Fortecortin 40 mg - Ampulle → S. 592
Fortecortin 100 mg - Ampulle → S. 592
Fortecortin Inject 40 mg - Spritzampulle → S. 592
Fortecortin Inject 100 mg - Spritzampulle → S. 592
Fortecortin 4 mg - Tabletten → S. 592
Fortecortin 8 mg - Tabletten → S. 593
InfectoDexaKrupp 2 mg/5 ml - Saft → S. 707
Neofordex 40 mg - Tabletten → S. 956

H02AB03 Fluocortolon

H02AB04 Methylprednisolon
Metasol 16 mg - Pulver und Lösungsmittel zur Herstellung einer Injektions-/Infusionslösung → S. 881
Metasol 32 mg - Pulver und Lösungsmittel zur Herstellung einer Injektions-/Infusionslösung → S. 881
Metasol 250 mg - Pulver und Lösungsmittel zur Herstellung einer Injektions-/Infusionslösung → S. 881
Metasol 1000 mg - Pulver und Lösungsmittel zur Herstellung einer Injektions-/Infusionslösung → S. 882
Metasol 4 mg - Tabletten → S. 882
Metasol 8 mg - Tabletten → S. 882
Metasol 16 mg - Tabletten → S. 882
Solu-Medrol 500 mg - Trockenstechampulle mit Lösungsmittel → S. 1334
Solu-Medrol 1000 mg - Trockenstechampulle mit Lösungsmittel → S. 1334
Urbason 4 mg Tabletten → S. 1482
Urbason 40 mg Tabletten → S. 1482
Urbason solubile 16 mg - Trockenampullen mit Lösungsmittel → S. 1483
Urbason solubile 32 mg - Trockenampullen mit Lösungsmittel → S. 1483
Urbason solubile 250 mg - Trockenampullen mit Lösungsmittel → S. 1483
Urbason solubile 1000 mg - Trockenstechampulle mit Lösungsmittel → S. 1483

H02AB05 Paramethason

H02AB06 Prednisolon

Aprednislon 1 mg - Tabletten → S. 114
Aprednislon 5 mg - Tabletten → S. 115
Aprednislon 25 mg - Tabletten → S. 115
Prednisolon "Agepha" 5 mg - Tabletten → S. 1131
Prednisolon "Nycomed" 5 mg - Tabletten → S. 1131
Prednisolon "Nycomed" 25 mg - Tabletten → S. 1131
Prednisolut 25 mg - Pulver und Lösungsmittel zur Herstellung einer Injektions-/Infusionslösung → S. 1131
Prednisolut 50 mg - Pulver und Lösungsmittel zur Herstellung einer Injektions-/Infusionslösung → S. 1132
Prednisolut 100 mg - Pulver und Lösungsmittel zur Herstellung einer Injektions-/Infusionslösung → S. 1132
Prednisolut 250 mg - Pulver und Lösungsmittel zur Herstellung einer Injektions-/Infusionslösung → S. 1132
Prednisolut 500 mg - Pulver und Lösungsmittel zur Herstellung einer Injektions-/Infusionslösung → S. 1132
Prednisolut 1000 mg - Pulver und Lösungsmittel zur Herstellung einer Injektions-/Infusionslösung → S. 1132
Solu-Dacortin 25 mg - Pulver und Lösungsmittel zur Herstellung einer Injektionslösung oder Infusionslösung → S. 1333
Solu-Dacortin 50 mg - Pulver und Lösungsmittel zur Herstellung einer Injektionslösung oder Infusionslösung → S. 1333
Solu-Dacortin 250 mg - Pulver und Lösungsmittel zur Herstellung einer Injektionslösung oder Infusionslösung → S. 1334
Solu-Dacortin 1 g - Pulver und Lösungsmittel zur Herstellung einer Injektionslösung oder Infusionslösung → S. 1334

H02AB07 Prednison

Rectodelt 100 mg - Zäpfchen → S. 1205

H02AB08 Triamcinolon

Solu-Volon A 40 mg - Ampulle → S. 1335
Solu-Volon A 80 mg - Injektionslösung → S. 1335
Solu-Volon A 200 mg - Injektionslösung → S. 1335
Trispan 20 mg/ml - Injektionssuspension → S. 1457
Volon 4 mg - Tabletten → S. 1550
Volon 8 mg - Tabletten → S. 1551
Volon A 10 mg - Kristallsuspension - Ampulle → S. 1551
Volon A 40 mg - Kristallsuspension - Ampulle → S. 1552
Volon A 40 mg - Kristallsuspension - Spritzampulle → S. 1552
Volon A 80 mg - Kristallsuspension - Spritzampulle → S. 1552

H02AB09 Hydrocortison

Alkindi 0,5 mg - Granulat zur Entnahme aus Kapseln → S. 64
Alkindi 1 mg - Granulat zur Entnahme aus Kapseln → S. 64
Alkindi 2 mg - Granulat zur Entnahme aus Kapseln → S. 64
Alkindi 5 mg - Granulat zur Entnahme aus Kapseln → S. 65
Hydrocortone - Tabletten → S. 677
Plenadren 5 mg - Tabletten mit veränderter Wirkstofffreisetzung → S. 1113
Plenadren 20 mg - Tabletten mit veränderter Wirkstofffreisetzung → S. 1113

H02AB10 Cortison

H02AB11 Prednyliden

H02AB12 Rimexolon

H02AB13 Deflazacort

H02AB14 Cloprednol

H02AB15 Meprednison

H02AB17 Cortivazol

H02B CORTICOSTEROIDE ZUR SYSTEMISCHEN ANWENDUNG, KOMBINATIONEN

H02BX Corticosteroide zur systemischen Anwendung, Kombinationen

H02BX01 Methylprednisolon, Kombinationen

H02C NEBENNIERENHEMMSTOFFE

H02CA Anticorticosteroide

H02CA01 Trilostan

H02CA02 Osilodrostat

Isturisa 1 mg - Filmtabletten → S. 731
Isturisa 5 mg - Filmtabletten → S. 731
Isturisa 10 mg - Filmtabletten → S. 731

H02CA03 Ketoconazol

Ketoconazole HRA 200 mg - Tabletten → S. 757

H03 SCHILDDRÜSENTHERAPIE

H03A SCHILDDRÜSENPRÄPARATE

H03AA Schilddrüsenhormone

Jodthyrox - Tabletten → S. 743

H03AA01 Levothyroxin-Natrium

Euthyrox 25 Mikrogramm - Tabletten → S. 533
Euthyrox 50 Mikrogramm - Tabletten → S. 533
Euthyrox 75 Mikrogramm - Tabletten → S. 533
Euthyrox 88 Mikrogramm - Tabletten → S. 534
Euthyrox 100 Mikrogramm - Tabletten → S. 534
Euthyrox 112 Mikrogramm - Tabletten → S. 534
Euthyrox 125 Mikrogramm - Tabletten → S. 534
Euthyrox 137 Mikrogramm - Tabletten → S. 534
Euthyrox 150 Mikrogramm - Tabletten → S. 534
Euthyrox 175 Mikrogramm - Tabletten → S. 534
Euthyrox 200 Mikrogramm - Tabletten → S. 534
Levohelm 25 Mikrogramm/5 ml - Lösung zum Einnehmen → S. 810
Levohelm 50 Mikrogramm/5 ml - Lösung zum Einnehmen → S. 810
Levohelm 100 Mikrogramm/5 ml - Lösung zum Einnehmen → S. 810
Levothyroxin Accord 12,5 Mikrogramm - Tabletten → S. 812
Levothyroxin Accord 25 Mikrogramm - Tabletten → S. 812
Levothyroxin Accord 50 Mikrogramm - Tabletten → S. 812
Levothyroxin Accord 75 Mikrogramm - Tabletten → S. 812
Levothyroxin Accord 88 Mikrogramm - Tabletten → S. 812
Levothyroxin Accord 100 Mikrogramm - Tabletten → S. 812
Levothyroxin Accord 112 Mikrogramm - Tabletten → S. 812
Levothyroxin Accord 125 Mikrogramm - Tabletten → S. 812
Levothyroxin Accord 137 Mikrogramm - Tabletten → S. 812
Levothyroxin Accord 150 Mikrogramm - Tabletten → S. 812
Levothyroxin Accord 175 Mikrogramm - Tabletten → S. 812
Levothyroxin Accord 200 Mikrogramm - Tabletten → S. 812
Levothyroxin Aristo 25 Mikrogramm - Tabletten → S. 812
Levothyroxin Aristo 50 Mikrogramm - Tabletten → S. 812
Levothyroxin Aristo 100 Mikrogramm - Tabletten → S. 812
Levothyroxin Aristo 200 Mikrogramm - Tabletten → S. 812
Oroxine 25 Mikrogramm - Tabletten → S. 1051
Oroxine 50 Mikrogramm - Tabletten → S. 1051
Oroxine 75 Mikrogramm - Tabletten → S. 1051
Oroxine 88 Mikrogramm - Tabletten → S. 1051
Oroxine 100 Mikrogramm - Tabletten → S. 1051
Oroxine 112 Mikrogramm - Tabletten → S. 1051
Oroxine 125 Mikrogramm - Tabletten → S. 1051
Oroxine 137 Mikrogramm - Tabletten → S. 1051
Oroxine 150 Mikrogramm - Tabletten → S. 1051
Oroxine 175 Mikrogramm - Tabletten → S. 1051
Oroxine 200 Mikrogramm - Tabletten → S. 1051
Syntroxine 13 Mikrogramm - Weichkapseln → S. 1373
Syntroxine 25 Mikrogramm - Weichkapseln → S. 1374
Syntroxine 50 Mikrogramm - Weichkapseln → S. 1374
Syntroxine 75 Mikrogramm - Weichkapseln → S. 1374
Syntroxine 88 Mikrogramm - Weichkapseln → S. 1374
Syntroxine 100 Mikrogramm - Weichkapseln → S. 1374
Syntroxine 112 Mikrogramm - Weichkapseln → S. 1374
Syntroxine 125 Mikrogramm - Weichkapseln → S. 1374
Syntroxine 137 Mikrogramm - Weichkapseln → S. 1374
Syntroxine 150 Mikrogramm - Weichkapseln → S. 1374
Syntroxine 175 Mikrogramm - Weichkapseln → S. 1374
Syntroxine 200 Mikrogramm - Weichkapseln → S. 1374
Syntroxine SOL 13 Mikrogramm - Lösung zum Einnehmen im Einzeldosisbehältnis → S. 1375
Syntroxine SOL 25 Mikrogramm - Lösung zum Einnehmen im Einzeldosisbehältnis → S. 1375
Syntroxine SOL 50 Mikrogramm - Lösung zum Einnehmen im Einzeldosisbehältnis → S. 1375
Syntroxine SOL 75 Mikrogramm - Lösung zum Einnehmen im Einzeldosisbehältnis → S. 1375
Syntroxine SOL 88 Mikrogramm - Lösung zum Einnehmen im Einzeldosisbehältnis → S. 1375
Syntroxine SOL 100 Mikrogramm - Lösung zum Einnehmen im Einzeldosisbehältnis → S. 1375
Syntroxine SOL 112 Mikrogramm - Lösung zum Einnehmen im Einzeldosisbehältnis → S. 1375
Syntroxine SOL 125 Mikrogramm - Lösung zum Einnehmen im Einzeldosisbehältnis → S. 1375
Syntroxine SOL 137 Mikrogramm - Lösung zum Einnehmen im Einzeldosisbehältnis → S. 1375
Syntroxine SOL 150 Mikrogramm - Lösung zum Einnehmen im Einzeldosisbehältnis → S. 1375
Syntroxine SOL 175 Mikrogramm - Lösung zum Einnehmen im Einzeldosisbehältnis → S. 1375
Syntroxine SOL 200 Mikrogramm - Lösung zum Einnehmen im

Einzeldosisbehältnis → S. 1375
Thyrex 25 Mikrogramm - Tabletten → S. 1418
Thyrex 50 Mikrogramm - Tabletten → S. 1418
Thyrex 75 Mikrogramm - Tabletten → S. 1418
Thyrex 100 Mikrogramm - Tabletten → S. 1418
Thyrex 125 Mikrogramm - Tabletten → S. 1418
Thyrex 160 Mikrogramm - Tabletten → S. 1419

H03AA02 Liothyronin-Natrium

H03AA03 Kombinationen von Levothyroxin und Liothyronin

Novothyral - Tabletten → S. 1000

H03AA04 Tiratricol

H03AA05 Zubereitungen aus Schilddrüsengewebe

H03B THYREOSTATIKA

H03BA Thiouracile

H03BA01 Methylthiouracil

H03BA02 Propylthiouracil

Prothiucil - Tabletten → S. 1163

H03BA03 Benzylthiouracil

H03BB Schwefel-haltige Imidazol-Derivate

H03BB01 Carbimazol

H03BB02 Thiamazol

Thiamazol Sandoz 20 mg - Tabletten → S. 1414

H03BB52 Thiamazol, Kombinationen

H03BC Perchlorate

Irenat - Tropfen → S. 725

H03BC01 Kaliumperchlorat

H03BX Andere Thyreostatika

H03BX01 Diiodtyrosin

H03BX02 Dibromtyrosin

H03C IODTHERAPIE

H03CA Iodtherapie

Jodid "Merck" 100 µg - Tabletten → S. 743

H04 PANKREASHORMONE

H04A GLYKOGENOLYTISCHE HORMONE

H04AA Glykogenolytische Hormone

H04AA01 Glucagon

Baqsimi 3 mg - Nasenpulver in einem Einzeldosisbehältnis → S. 171
GlucaGen 1 mg/ml - Pulver und Lösungsmittel zur Herstellung einer Injektionslösung → S. 636
GlucaGen HypoKit 1 mg/ml - Pulver und Lösungsmittel zur Herstellung einer Injektionslösung → S. 636

H05 CALCIUMHOMÖOSTASE

H05A NEBENSCHILDDRÜSENHORMONE UND ANALOGA

H05AA Nebenschilddrüsenhormone und Analoga

H05AA01 Nebenschilddrüsenextrakt

H05AA02 Teriparatid

Forsteo 20 Mikrogramm/80 Mikroliter - Injektionslösung im Fertigpen → S. 591
Livogiva 20 Mikrogramm/80 Mikroliter - Injektionslösung im Fertigpen → S. 826
Movymia 20 Mikrogramm/80 Mikroliter - Injektionslösung → S. 926
Osteoteri 20 Mikrogramm/80 Mikroliter - Injektionslösung im Fertigpen → S. 1056
Qutavina 20 Mikrogramm/80 Mikroliter - Injektionslösung im Fertigpen → S. 1182
Teriparatid ratiopharm 20 Mikrogramm/80 Mikroliter - Injektionslösung in einem vorgefüllten Injektor → S. 1410
Terrosa 20 Mikrogramm/80 Mikroliter - Injektionslösung → S. 1410

H05AA03 Parathyroid Hormon

Natpar 25 Mikrogramm/Dosis - Pulver und Lösungsmittel zur Herstellung einer Injektionslösung im Fertigpen → S. 949
Natpar 50 Mikrogramm/Dosis - Pulver und Lösungsmittel zur Herstellung einer Injektionslösung im Fertigpen → S. 949
Natpar 75 Mikrogramm/Dosis - Pulver und Lösungsmittel zur Herstellung einer Injektionslösung im Fertigpen → S. 949
Natpar 100 Mikrogramm/Dosis - Pulver und Lösungsmittel zur Herstellung einer Injektionslösung im Fertigpen → S. 949

H05AA04 Abaloparatid

H05B NEBENSCHILDDRÜSEN-ANTAGONISTEN

H05BA Calcitonin-haltige Zubereitungen

H05BA01 Calcitonin (Lachs, synthetisch)

Calcitonin Essential Pharma 50 I.E./ml - Lösung zur Injektion und Infusion → S. 242
Calcitonin Essential Pharma 100 I.E./ml - Lösung zur Injektion und Infusion → S. 242

H05BA02 Calcitonin (Schwein, natürlich)

H05BA03 Calcitonin (Mensch, synthetisch)

H05BA04 Elcatonin

H05BX Andere Nebenschilddrüsen-Antagonisten

H05BX01 Cinacalcet

Cinacalcet Accord 30 mg - Filmtabletten → S. 297
Cinacalcet Accord 60 mg - Filmtabletten → S. 297
Cinacalcet Accord 90 mg - Filmtabletten → S. 297
Cinacalcet Accordpharma 30 mg - Filmtabletten → S. 297
Cinacalcet Accordpharma 60 mg - Filmtabletten → S. 297
Cinacalcet Accordpharma 90 mg - Filmtabletten → S. 297
Cinacalcet Aristo 30 mg - Filmtabletten → S. 297
Cinacalcet Aristo 60 mg - Filmtabletten → S. 298
Cinacalcet Aristo 90 mg - Filmtabletten → S. 298
Cinacalcet Medice 30 mg - Filmtabletten → S. 298
Cinacalcet Medice 60 mg - Filmtabletten → S. 298
Cinacalcet Medice 90 mg - Filmtabletten → S. 298
Cinacalcet Mylan 30 mg - Filmtabletten → S. 298
Cinacalcet Mylan 60 mg - Filmtabletten → S. 298
Cinacalcet Mylan 90 mg - Filmtabletten → S. 298
Cinacalcet ratiopharm 30 mg - Filmtabletten → S. 298
Cinacalcet ratiopharm 60 mg - Filmtabletten → S. 298
Cinacalcet ratiopharm 90 mg - Filmtabletten → S. 298
Cinacalcet Stada 30 mg - Filmtabletten → S. 298
Cinacalcet Stada 60 mg - Filmtabletten → S. 299
Cinacalcet Stada 90 mg - Filmtabletten → S. 299
Cinglan 30 mg - Filmtabletten → S. 299
Cinglan 60 mg - Filmtabletten → S. 299
Cinglan 90 mg - Filmtabletten → S. 299
Mimpara 30 mg - Filmtabletten → S. 905
Mimpara 60 mg - Filmtabletten → S. 905
Mimpara 90 mg - Filmtabletten → S. 906
Mimpara 1 mg - Granulat zur Entnahme aus Kapseln → S. 906
Mimpara 2,5 mg - Granulat zur Entnahme aus Kapseln → S. 906
Mimpara 5 mg - Granulat zur Entnahme aus Kapseln → S. 906

H05BX02 Paricalcitol

Paricalcitol Accord 5 Mikrogramm/ml - Injektionslösung → S. 1082
Paricalcitol Fresenius 5 Mikrogramm/ml - Injektionslösung → S. 1082
Zemplar 5 Mikrogramm/ml - Injektionslösung → S. 1592

H05BX03 Doxercalciferol

H05BX04 Etelcalcetid

Parsabiv 2,5 mg - Injektionslösung → S. 1085
Parsabiv 5 mg - Injektionslösung → S. 1085
Parsabiv 10 mg - Injektionslösung → S. 1085

H05BX05 Calcifediol

J ANTIINFEKTIVA ZUR SYSTEMISCHEN ANWENDUNG

J01 ANTIBIOTIKA ZUR SYSTEMISCHEN ANWENDUNG

J01A TETRACYCLINE

J01AA Tetracycline

J01AA01 Demeclocyclin

J01AA02 Doxycyclin

Dotur 100 mg - Kapseln → S. 428
Doxybene 100 mg - lösbare Tabletten → S. 432
Doxybene 200 mg - lösbare Tabletten → S. 432
Doxycyclin G.L. 100 mg - lösliche Tabletten → S. 432
Doxycyclin G.L. 200 mg - lösliche Tabletten → S. 432
Doxycyclin G.L. 100 mg - Tabletten → S. 432
Doxycyclin Genericon 100 mg - lösliche Tabletten → S. 432
Doxycyclin Genericon 200 mg - lösliche Tabletten → S. 433
Doxyderm 50 mg - Filmtabletten → S. 433
Doxydyn 200 mg - Filmtabletten → S. 433
Oraycea 40 mg - Hartkapseln mit veränderter Wirkstofffreisetzung → S. 1047
Vibramycin 50 mg - lösbare Tabletten → S. 1532
Vibramycin 100 mg - lösbare Tabletten → S. 1533
Vibramycin 200 mg - lösbare Tabletten → S. 1533
Vibravenös 100 mg/5 ml - Ampullen → S. 1533

J01AA03 Chlortetracyclin

J01AA04 Lymecyclin

CycloPel 300 mg - Kapseln → S. 358

J01AA05 Metacyclin

J01AA06 Oxytetracyclin

J01AA07 Tetracyclin

J01AA08 Minocyclin

Minostad 50 mg - Kapseln → S. 907
Udima 50 mg - Kapseln → S. 1474

J01AA09 Rolitetracyclin

J01AA10 Penimepicyclin

J01AA11 Clomocyclin

J01AA12 Tigecyclin

Tigecyclin Fresenius Kabi 50 mg - Pulver zur Herstellung einer Infusionslösung → S. 1419
Tigecyclin Mylan 50 mg - Pulver zur Herstellung einer Infusionslösung → S. 1419
Tigecyclin Sandoz 50 mg - Pulver zur Herstellung einer Infusionslösung → S. 1420
Tigecycline Accord 50 mg - Pulver zur Herstellung einer Infusionslösung → S. 1420
Tygacil 50 mg - Pulver zur Herstellung einer Infusionslösung → S. 1470

J01AA13 Eravacyclin

Xerava 50 mg - Pulver für ein Konzentrat zur Herstellung einer Infusionslösung → S. 1571

J01AA14 Sarecyclin

J01AA15 Omadacycline

J01AA20 Kombinationen von Tetracyclinen

J01AA56 Oxytetracyclin, Kombinationen

J01B AMPHENICOLE

J01BA Amphenicole

J01BA01 Chloramphenicol

J01BA02 Thiamphenicol

J01BA52 Thiamphenicol, Kombinationen

J01C BETALACTAM-ANTIBIOTIKA, PENICILLINE

J01CA Penicilline mit erweitertem Wirkungsspektrum

J01CA01 Ampicillin

Standacillin 250 mg - Kapseln → S. 1349
Standacillin 500 mg - Kapseln → S. 1349
Standacillin 500 mg - Trockenstechampulle mit Lösungsmittel → S. 1349
Standacillin 1 g - Trockenstechampulle mit Lösungsmittel → S. 1349
Standacillin 2 g - Trockenstechampulle mit Lösungsmittel → S. 1350

J01CA02 Pivampicillin

J01CA03 Carbenicillin

J01CA04 Amoxicillin

Amoxicillin 1A Pharma 500 mg - Filmtabletten → S. 91
Amoxicillin 1A Pharma 750 mg - Filmtabletten → S. 91
Amoxicillin 1A Pharma 1000 mg - Filmtabletten → S. 91
Amoxicillin MIP 500 mg - Tabletten → S. 92
Amoxicillin MIP 1000 mg - Tabletten → S. 92
Amoxicillin "ratiopharm" 500 mg - Filmtabletten → S. 92
Amoxicillin "ratiopharm" 1000 mg - Filmtabletten → S. 92
Amoxilan 500 mg - Kapseln → S. 93
Amoxilan 1000 mg - Tabletten → S. 93
Amoxilan 250 mg/5 ml - Trockensaft → S. 93
Amoxilan 500 mg/5 ml - Trockensaft → S. 94
Amoxistad 500 mg - Filmtabletten → S. 94
Amoxistad 1000 mg - Filmtabletten → S. 94
Ospamox 500 mg - Filmtabletten → S. 1052
Ospamox 750 mg - Filmtabletten → S. 1052
Ospamox 1000 mg - Filmtabletten → S. 1052
Ospamox 250 mg - lösbare Tabletten → S. 1052
Ospamox 125 mg/5 ml - Pulver für orale Suspension → S. 1053
Ospamox 250 mg/5 ml - Pulver für orale Suspension → S. 1053
Ospamox 500 mg/5 ml - Pulver für orale Suspension → S. 1053

J01CA05 Carindacillin

J01CA06 Bacampicillin

J01CA07 Epicillin

J01CA08 Pivmecillinam

Selexid - Filmtabletten → S. 1286

J01CA09 Azlocillin

J01CA10 Mezlocillin

J01CA11 Mecillinam

J01CA12 Piperacillin

J01CA13 Ticarcillin

J01CA14 Metampicillin

J01CA15 Talampicillin

J01CA16 Sulbenicillin

J01CA17 Temocillin

J01CA18 Hetacillin

J01CA19 Aspoxicillin

J01CA20 Kombinationen

J01CA51 Ampicillin, Kombinationen

J01CE Beta-Lactamase-sensitive Penicilline

J01CE01 Benzylpenicillin

Penicillin G-Natrium Sandoz 500.000 IE - Trockenstechampulle → S. 1092
Penicillin G-Natrium Sandoz 1 Mega IE - Trockenstechampulle → S. 1092
Penicillin G-Natrium Sandoz 5 Mega IE - Trockenstechampulle → S. 1093
Penicillin G-Natrium Sandoz 10 Mega IE - Trockenstechampulle → S. 1093
Penicillin G-Natrium Sandoz 10 Mega IE - Trockensubstanz zur Infusionsbereitung → S. 1093

J01CE02 Phenoxymethylpenicillin

Kalium Penicillin V 1,5 Mega Sandoz - Filmtabletten → S. 748
Ospen 1,0 - Filmtabletten → S. 1053
Ospen 1,5 - Filmtabletten → S. 1053
Ospen 250 mg - Filmtabletten → S. 1053
Ospen 500 mg - Filmtabletten → S. 1053
Ospen 1000 - Filmtabletten → S. 1053
Ospen 1500 - Filmtabletten → S. 1053
Penbene 1 Mio. I.E. - Filmtabletten → S. 1092
Penbene 1,5 Mio. I.E. - Filmtabletten → S. 1092
Penstad V 1 Mio. I.E. - Tabletten → S. 1093
Penstad V 1,5 Mio I.E. - Tabletten → S. 1094
Pen-V G.L. 1 Mio I.E. - Filmtabletten → S. 1097
Pen-V G.L. 1,5 Mio I.E. - Filmtabletten → S. 1097
Pen-V Genericon 1 Mio. I.E. - Filmtabletten → S. 1097
Pen-V Genericon 1,5 Mio. I.E. - Filmtabletten → S. 1097
Phenoxymethylpenicillin Kalium Sandoz 330 mg - Filmtabletten → S. 1104
Star Pen 250 mg/5 ml - Trockensirup → S. 1350

J01CE03 Propicillin

J01CE04 Azidocillin

J01CE05 Pheneticillin

J01CE06 Penamecillin

J01CE07 Clometocillin

J01CE08 Benzylpenicillin-Benzathin

Retarpen 600.000 I.E. - Pulver und Lösungsmittel zur Herstellung einer Injektionssuspension → S. 1223
Retarpen 1,2 Mio. I.E. - Pulver und Lösungsmittel zur Herstellung einer Injektionssuspension → S. 1223
Retarpen 2,4 Mio. I.E. - Pulver und Lösungsmittel zur Herstellung einer Injektionssuspension → S. 1223

J01CE09 Procainpenicillin

J01CE10 Phenoxymethylpenicillin-Benzathin

Ospen 400 - Saft → S. 1054
Ospen 750 - Saft → S. 1054

J01CE30 Kombinationen

J01CF Beta-Lactamase-resistente Penicilline

J01CF01 Dicloxacillin

J01CF02 Cloxacillin

J01CF03 Methicillin

J01CF04 Oxacillin

J01CF05 Flucloxacillin

Floxapen 500 mg - Kapseln → S. 578
Floxapen 2 g - Pulver zur Herstellung einer Injektions- bzw. Infusionslösung → S. 578
Floxapen 1 g - Trockenstechampullen → S. 578
Flucloxacillin GSB 1 g - Pulver zur Herstellung einer Injektions-/Infusionslösung → S. 580
Flucloxacillin GSB 2 g - Pulver zur Herstellung einer Injektions-/Infusionslösung → S. 581
Flucloxacillin GSB 4 g - Pulver zur Herstellung einer Injektions-/Infusionslösung → S. 581

J01CF06 Nafcillin

J01CG Beta-Lactamase-Inhibitoren

J01CG01 Sulbactam

Combactam 1 g - Trockenstechampullen → S. 333

J01CG02 Tazobactam

J01CR Kombinationen von Penicillinen, inkl. Beta-Lactamase-Inhibitoren

J01CR01 Ampicillin und Beta-Lactamase-Inhibitor

Unasyn 1,5 g - Trockenstechampullen → S. 1479
Unasyn 3 g - Trockenstechampullen → S. 1479
Unasyn 3 g - Trockensubstanz zur Infusionsbereitung → S. 1479

J01CR02 Amoxicillin und Beta-Lactamase-Inhibitor

Amoclanhexal 1 g (875 mg/125 mg) - Filmtabletten → S. 90
Amoxacid 875 mg/125 mg - Filmtabletten → S. 91
Amoxicillin/Clavulansäure Actavis 500 mg/125 mg - Filmtabletten → S. 92
Amoxicillin/Clavulansäure Actavis 875 mg/125 mg - Filmtabletten → S. 92
Amoxicillin/Clavulansäure A-Med 500 mg/125 mg - Filmtabletten → S. 92
Amoxicillin/Clavulansäure A-Med 875 mg/125 mg - Filmtabletten → S. 92
Amoxicillin/Clavulansäure Krka 500 mg/125 mg - Filmtabletten → S. 93
Amoxicillin/Clavulansäure Krka 875 mg/125 mg - Filmtabletten → S. 93
Amoxicillin/Clavulansäure Micro Labs 250 mg/125 mg - Filmtabletten → S. 93
Amoxicillin/Clavulansäure Micro Labs 500 mg/125 mg - Filmtabletten → S. 93
Amoxicillin/Clavulansäure Micro Labs 875 mg/125 mg - Filmtabletten → S. 93
Amoxiclavulan 1A Pharma 1 g (875 mg/125 mg) - Filmtabletten → S. 93
Amoxicomp Genericon 1 g - Filmtabletten → S. 93
AmoxiPLUS "ratiopharm" 625 mg - Filmtabletten → S. 94
AmoxiPLUS "ratiopharm" 1 g - Filmtabletten → S. 94
Amoxistad plus 875 mg/125 mg - Filmtabletten → S. 94
Augmentin 500 mg/125 mg - Filmtabletten → S. 157
Augmentin 875 mg/125 mg - Filmtabletten → S. 157
Augmentin 2000 mg/200 mg - Pulver zur Herstellung einer Infusionslösung → S. 157
Augmentin 500 mg/50 mg - Pulver zur Herstellung einer Injektions-/Infusionslösung → S. 157
Augmentin 1000 mg/100 mg - Pulver zur Herstellung einer Injektions-/Infusionslösung → S. 157
Augmentin 400 mg/57 mg/5 ml - Pulver zur Herstellung einer Suspension zum Einnehmen → S. 157
Augmentin 400 mg/57 mg/5 ml - Pulver zur Herstellung einer Suspension zum Einnehmen Multifruchtgeschmack → S. 157
Clavamox 625 mg - Filmtabletten → S. 315
Clavamox 875 mg/125 mg - Filmtabletten → S. 315
Clavamox 1 g - Filmtabletten → S. 315
Clavamox 1 g - Granulat zur Herstellung einer Suspension zum Einnehmen → S. 315
Clavamox Duo - Trockensaft → S. 315
Clavex 1 g - Filmtabletten → S. 316
Co-Amoxiclav "ZAK" 1 g - Filmtabletten → S. 324
Curam 625 mg - Filmtabletten → S. 353
Curam - Trockensaft → S. 353
Curam forte - Trockensaft → S. 353
Curam intravenös 500 mg/50 mg - Pulver zur Herstellung einer Injektions-/Infusionslösung → S. 353
Curam intravenös 500 mg/100 mg - Pulver zur Herstellung einer Injektions-/Infusionslösung → S. 353
Curam intravenös 1000 mg/200 mg - Pulver zur Herstellung einer Injektions-/Infusionslösung → S. 353
Curam intravenös 2000 mg/200 mg - Pulver zur Herstellung einer Infusionslösung → S. 354
Xiclav 625 mg - Filmtabletten → S. 1572
Xiclav 1 g - Filmtabletten → S. 1572
Xiclav 156,25 mg/5 ml-Trockensaft → S. 1572
Xiclav 312,5 mg/5 ml - Trockensaft → S. 1573
Xiclav duo 457 mg/5 ml - Trockensaft → S. 1573
Xiclav Quicktab 625 mg - Tabletten → S. 1573
Xiclav Quicktab 1 g - Tabletten → S. 1573

J01CR03 Ticarcillin und Beta-Lactamase-Inhibitor

J01CR04 Sultamicillin

Unasyn - Filmtabletten → S. 1478

J01CR05 Piperacillin und Beta-Lactamase-Inhibitor

Piperacillin/Tazobactam Ibigen 2 g/0,25 g - Pulver zur Herstellung einer Infusionslösung → S. 1110
Piperacillin/Tazobactam Ibigen 4 g/0,5 g - Pulver zur Herstellung einer Infusionslösung → S. 1110
Piperacillin/Tazobactam Kabi 4 g/0,5 g - Pulver zur Herstellung einer Infusionslösung → S. 1110
Piperacillin/Tazobactam Noridem 2 g/0,25 g - Pulver zur Herstellung einer Infusionslösung → S. 1110
Piperacillin/Tazobactam Noridem 4 g/0,5 g - Pulver zur Herstellung einer Infusionslösung → S. 1110
Piperacillin/Tazobactam Sandoz 4,0 g/0,5 g - Pulver zur Herstellung einer Infusionslösung → S. 1110
Piperacillin/Tazobactam Stravencon 4 g/0,5 g - Pulver zur Herstellung einer Infusionslösung → S. 1110
Pipitaz 4,0 g/0,5 g - Trockenstechampullen → S. 1110

J01CR50 Kombinationen von Penicillinen

J01D ANDERE BETA-LACTAM-ANTIBIOTIKA

J01DB Cephalosporine der 1. Generation

J01DB01 Cefalexin

Cephalobene 500 mg - Filmtabletten → S. 283
Cephalobene 1000 mg - Filmtabletten → S. 284
Keflex 1000 mg - Filmtabletten → S. 751
Ospexin 500 mg - Filmtabletten → S. 1054
Ospexin 1000 mg - Filmtabletten → S. 1054
Ospexin 125 mg/5 ml - Granulat für orale Suspension → S. 1054
Ospexin 250 mg/5 ml - Granulat für orale Suspension → S. 1054
Ospexin 250 mg - Kapseln → S. 1055
Sanaxin 500 mg - Filmtabletten → S. 1275
Sanaxin 1000 mg - Filmtabletten → S. 1275

J01DB02 Cefaloridin

J01DB03 Cefalotin

J01DB04 Cefazolin

Cefazolin-MIP 2 g - Pulver zur Herstellung einer Injektions- oder Infusionslösung → S. 273
Cefazolin Sandoz 0,5 g - Pulver zur Herstellung einer Injektionslösung → S. 273
Cefazolin Sandoz 1 g - Pulver zur Herstellung einer Injektionslösung → S. 273
Cefazolin Sandoz 2 g - Pulver zur Herstellung einer Infusionslösung → S. 273
Cefazolin "Sandoz" 2 g - Pulver zur Herstellung einer Injektionslösung → S. 273
Kefzol 1 g - Trockenstechampullen → S. 751
Kefzol 2 g - Trockensubstanz zur Infusionsbereitung → S. 752
Servazolin 1 g - Pulver zur Herstellung einer Injektionslösung → S. 1299

J01DB05 Cefadroxil

Biodroxil 1000 mg - Filmtabletten → S. 200
Biodroxil 500 mg - Kapseln → S. 200
Biodroxil 125 mg/5 ml - Pulver zur Herstellung einer Suspension zum Einnehmen → S. 200
Biodroxil 250 mg/5 ml - Pulver zur Herstellung einer Suspension zum Einnehmen → S. 200
Biodroxil 500 mg/5 ml - Pulver zur Herstellung einer Suspension zum Einnehmen → S. 200

J01DB06 Cefazedon

J01DB07 Cefatrizin

J01DB08 Cefapirin

J01DB09 Cefradin

J01DB10 Cefacetril

J01DB11 Cefroxadin

J01DB12 Ceftezol

J01DC Cephalosporine der 2. Generation

J01DC01 Cefoxitin

J01DC02 Cefuroxim

Cefuroxim 1A Pharma 250 mg - Filmtabletten → S. 278
Cefuroxim 1A Pharma 500 mg - Filmtabletten → S. 278
Cefuroxim AptaPharm 750 mg - Pulver zur Herstellung einer Injektions-/Infusionslösung → S. 279
Cefuroxim AptaPharm 1500 mg - Pulver zur Herstellung einer Injektions-/Infusionslösung → S. 279
Cefuroxim "Astro" - Trockenstechampulle → S. 279
Cefuroxim "Astro" - 1,5 g Trockensubstanz zur Infusionsbereitung → S. 279
Cefuroxim Dr. Eberth 750 mg - Pulver zur Herstellung einer Injektions-/Infusionslösung → S. 279
Cefuroxim Dr. Eberth 1500 mg - Pulver zur Herstellung einer Injektions-/Infusionslösung → S. 279
Cefuroxim "Fresenius" 750 mg - Trockenstechampullen → S. 279
Cefuroxim "Fresenius" 1500 mg - Trockenstechampullen → S. 279
Cefuroxim Hikma 750 mg - Pulver zur Herstellung einer Injektionslösung → S. 279
Cefuroxim Hikma 1500 mg - Pulver zur Herstellung einer Injektions- bzw. Infusionslösung → S. 279
Cefuroxim Krka 250 mg - Filmtabletten → S. 279
Cefuroxim Krka 500 mg - Filmtabletten → S. 279
Cefuroxim-MIP 750 mg - Pulver zur Herstellung einer Injektions- oder Infusionslösung → S. 279
Cefuroxim-MIP 1500 mg - Pulver zur Herstellung einer Injektions- oder Infusionslösung → S. 279
Cefuroxim Sandoz 250 mg - Filmtabletten → S. 279
Cefuroxim Sandoz 500 mg - Filmtabletten → S. 280
Cefuroxim Sandoz 250 mg - Pulver zur Herstellung einer Injektionslösung → S. 280
Cefuroxim Sandoz 750 mg - Pulver zur Herstellung einer Injektionslösung → S. 280
Cefuroxim Stravencon 250 mg - Pulver zur Herstellung einer Injektionslösung → S. 280
Cefuroxim Stravencon 750 mg - Pulver zur Herstellung einer Injektionslösung → S. 280
Cefuroxim Stravencon 1500 mg - Pulver zur Herstellung einer Injektions-/Infusionslösung → S. 280
Curocef 1500 mg - Pulver zur Herstellung einer Infusionslösung in einer Einzelampulle → S. 354
Curocef 1500 mg - Pulver zur Herstellung einer Injektions- oder Infusionslösung → S. 354
Zinnat 250 mg - Filmtabletten → S. 1597
Zinnat 500 mg - Filmtabletten → S. 1597
Zinnat 125 mg/5 ml - Granulat zur Herstellung einer Suspension zum Einnehmen → S. 1597

J01DC03 Cefamandol

J01DC04 Cefaclor

Cec Sandoz 500 mg - Filmtabletten → S. 270
Cec Sandoz 125 mg/5 ml - Trockensaft → S. 270
Cec Sandoz forte 250 mg/5 ml - Trockensaft → S. 270
Ceclor 500 mg - Filmtabletten → S. 270
Ceclor 750 mg - Filmtabletten → S. 270
Ceclor 125 mg/5 ml - Granulat für orale Suspension → S. 270
Ceclor 250 mg/5 ml - Granulat für orale Suspension → S. 271
Ceclor forte 375 mg/5 ml - Granulat für orale Suspension → S. 271
Cefastad 500 mg - Kapseln → S. 272
Cefastad 250 mg/5 ml - Trockensaft → S. 272

J01DC05 Cefotetan

J01DC06 Cefonicid

J01DC07 Cefotiam

J01DC08 Loracarbef

J01DC09 Cefmetazol

J01DC10 Cefprozil

J01DC11 Ceforanid

J01DC12 Cefminox

J01DC13 Cefbuperazon

J01DC14 Flomoxef

J01DD Cephalosporine der 3. Generation

J01DD01 Cefotaxim

Cefotaxim AptaPharma 1 g - Pulver zur Herstellung einer Injektions-/Infusionslösung → S. 274
Cefotaxim AptaPharma 2 g - Pulver zur Herstellung einer Injektions-/Infusionslösung → S. 275
Cefotaxim Eberth 0,5 g - Pulver zur Herstellung einer Injektionslösung → S. 275
Cefotaxim Eberth 1 g - Pulver zur Herstellung einer Injektions- oder Infusionslösung → S. 275
Cefotaxim Eberth 2 g - Pulver zur Herstellung einer Injektions- oder Infusionslösung → S. 275
Cefotaxim-MIP 1 g - Pulver zur Herstellung einer Injektions- oder Infusionslösung → S. 275
Cefotaxim-MIP 2 g - Pulver zur Herstellung einer Injektions- oder Infusionslösung → S. 275
Cefotaxim Sandoz 0,5 g - Pulver zur Herstellung einer Injektionslösung → S. 276
Cefotaxim Sandoz 1 g - Pulver zur Herstellung einer Injektions-/Infusionslösung → S. 276
Cefotaxim Sandoz 2 g - Pulver zur Herstellung einer Injektions-/Infusionslösung → S. 276
Tirotax 0,5 g - Pulver zur Herstellung einer Injektionslösung → S. 1422
Tirotax 1 g - Pulver zur Herstellung einer Injektions-/Infusionslösung → S. 1422
Tirotax 2 g - Pulver zur Herstellung einer Injektions-/Infusionslösung → S. 1422

J01DD02 Ceftazidim

Ceftazidim AptaPharma 1 g - Pulver zur Herstellung einer Injektions-/ Infusionslösung → S. 276
Ceftazidim Hikma 500 mg - Pulver zur Herstellung einer Injektionslösung → S. 277
Ceftazidim Hikma 1 g - Pulver zur Herstellung einer Injektions- oder Infusionslösung → S. 277
Ceftazidim Hikma 2 g - Pulver zur Herstellung einer Injektions- oder Infusionslösung → S. 277
Ceftazidim Kabi 0,5 g - Pulver zur Herstellung einer Injektionslösung → S. 277
Ceftazidim Kabi 1 g - Pulver zur Herstellung einer Injektionslösung → S. 277
Ceftazidim Kabi 2 g - Pulver zur Herstellung einer Injektions-/Infusionslösung → S. 277
Ceftazidim-MIP 1 g - Pulver zur Herstellung einer Injektions-/Infusionslösung → S. 277
Ceftazidim-MIP 2 g - Pulver zur Herstellung einer Injektions-/Infusionslösung → S. 277
Ceftazidim Sandoz 250 mg - Pulver zur Herstellung einer Injektionslösung → S. 277

J01DH51 Imipenem und Cilastatin

Imipenem/Cilastatin AptaPharma 500 mg/500 mg - Pulver zur Herstellung einer Infusionslösung → S. 697
Imipenem/Cilastatin Eberth 500 mg/500 mg - Pulver zur Herstellung einer Infusionslösung → S. 698
Imipenem/Cilastatin Hikma 500 mg/500 mg - Pulver zur Herstellung einer Infusionslösung → S. 698
Imipenem/Cilastatin Kabi 500 mg/500 mg - Pulver zur Herstellung einer Infusionslösung → S. 698
Imipenem/Cilastatin Stravencon 250 mg/250 mg - Pulver zur Herstellung einer Infusionslösung → S. 698
Imipenem/Cilastatin Stravencon 500 mg/500 mg - Pulver zur Herstellung einer Infusionslösung → S. 698
Zienam 500 mg/500 mg - Pulver zur Herstellung einer Infusionslösung → S. 1596

J01DH52 Meropenem und Vaborbactam

Vaborem 1 g/1 g - Pulver für ein Konzentrat zur Herstellung einer Infusionslösung → S. 1488

J01DH55 Panipenem und Betamipron

J01DH56 Imipenem, Cilastatin und Relebactam

Recarbrio 500 mg/500 mg/250 mg - Pulver zur Herstellung einer Infusionslösung → S. 1204

J01DI Andere Cephalosporine

J01DI01 Ceftobiprol medocaril

Zevtera 500 mg - Pulver für ein Konzentrat zur Herstellung einer Infusionslösung → S. 1596

J01DI02 Ceftarolin fosamil

Zinforo 600 mg - Pulver zur Herstellung eines Konzentrats für eine Infusionslösung → S. 1597

J01DI03 Faropenem

J01DI04 Cefiderocol

Fetcroja 1 g - Pulver für ein Konzentrat zur Herstellung einer Infusionslösung → S. 569

J01DI54 Ceftolozan und Beta-Lactamase-Inhibitor

Zerbaxa 1 g/0,5 g - Pulver für ein Konzentrat zur Herstellung einer Infusionslösung → S. 1595

J01E SULFONAMIDE UND TRIMETHOPRIM

J01EA Trimethoprim und Derivate

J01EA01 Trimethoprim

Motrim 100 mg - Tabletten → S. 924
Motrim 200 mg - Tabletten → S. 924
Triprim 200 mg - Tabletten → S. 1456
Triprim 300 mg - Tabletten → S. 1456

J01EA02 Brodimoprim

J01EA03 Iclaprim

J01EB Kurz wirkende Sulfonamide

J01EB01 Sulfaisodimidin

J01EB02 Sulfamethizol

J01EB03 Sulfadimidin

J01EB04 Sulfapyridin

J01EB05 Sulfafurazol

J01EB06 Sulfanilamid

J01EB07 Sulfathiazol

J01EB08 Sulfathiourea

J01EB20 Kombinationen

J01EC Mittellang wirkende Sulfonamide

J01EC01 Sulfamethoxazol

J01EC02 Sulfadiazin

J01EC03 Sulfamoxol

J01EC20 Kombinationen

J01ED Lange wirkende Sulfonamide

J01ED01 Sulfadimethoxin

J01ED02 Sulfalen

J01ED03 Sulfametomidin

J01ED04 Sulfametoxydiazin

J01ED05 Sulfamethoxypyridazin

J01ED06 Sulfaperin

J01ED07 Sulfamerazin

J01ED08 Sulfaphenazol

J01ED09 Sulfamazon

J01ED20 Kombinationen

J01EE Kombinationen von Sulfonamiden und Trimethoprim, inkl. Derivate

J01EE01 Sulfamethoxazol und Trimethoprim

Eusaprim Infusionszusatz - Ampullen → S. 532
Eusaprim - orale Suspension für Kinder → S. 532
Eusaprim - Tabletten → S. 532
Eusaprim forte - Tabletten → S. 533

J01EE02 Sulfadiazin und Trimethoprim

J01EE03 Sulfametrol und Trimethoprim

Lidaprim forte - Filmtabletten → S. 813
Rokiprim - Infusionslösung → S. 1253

J01EE04 Sulfamoxol und Trimethoprim

J01EE05 Sulfadimidin und Trimethoprim

J01EE06 Sulfadiazin und Tetroxoprim

J01EE07 Sulfamerazin und Trimethoprim

J01F MAKROLIDE, LINCOSAMIDE UND STREPTOGRAMINE

J01FA Makrolide

J01FA01 Erythromycin

Erythrocin 500 mg - Filmtabletten → S. 511
Erythrocin-Lactobionat 1,0 g - Trockensubstanz zur Infusionsbereitung → S. 511

J01FA02 Spiramycin

J01FA03 Midecamycin

J01FA05 Oleandomycin

J01FA06 Roxithromycin

Roxithromycin Genericon 300 mg - Filmtabletten → S. 1265
Roxithromycin Sandoz 150 mg - Filmtabletten → S. 1266
Roxithromycin Sandoz 300 mg - Filmtabletten → S. 1266
Roxithrostad 150 mg - Filmtabletten → S. 1266
Roxithrostad 300 mg - Filmtabletten → S. 1266
Rulide 150 mg - Filmtabletten → S. 1267
Rulide 300 mg - Filmtabletten → S. 1268

J01FA07 Josamycin

J01FA08 Troleandomycin

J01FA09 Clarithromycin

Clarithromycin 1A Pharma 250 mg - Filmtabletten → S. 312
Clarithromycin 1A Pharma 500 mg - Filmtabletten → S. 312
Clarithromycin Accord 250 mg - Filmtabletten → S. 313
Clarithromycin Accord 500 mg - Filmtabletten → S. 313
Clarithromycin Arcana 250 mg - Filmtabletten → S. 313
Clarithromycin Arcana 500 mg - Filmtabletten → S. 313
Clarithromycin-hameln 500 mg - Pulver für ein Konzentrat zur Herstellung einer Infusionslösung → S. 313
Clarithromycin HEC Pharm 250 mg - Filmtabletten → S. 313
Clarithromycin HEC Pharm 500 mg - Filmtabletten → S. 313
Clarithromycin Hexal 250 mg - Filmtabletten → S. 313
Clarithromycin Hexal 500 mg - Filmtabletten → S. 313
Clarithromycin Hikma 500 mg - Pulver zur Herstellung einer Infusionslösung → S. 313
Clarithromycin Krka 250 mg - Filmtabletten → S. 314
Clarithromycin Krka 500 mg - Filmtabletten → S. 314
Clarithromycin ratiopharm GmbH 250 mg - Filmtabletten → S. 314
Clarithromycin ratiopharm GmbH 500 mg - Filmtabletten → S. 314
Clarithromycin Sandoz 250 mg - Filmtabletten → S. 314
Clarithromycin Sandoz 500 mg - Filmtabletten → S. 314

Clarithromycin Sandoz 125 mg/5 ml - Granulat für orale Suspension → S. 314
Clarithromycin Sandoz 250 mg/5 ml - Granulat für orale Suspension → S. 314
Clarithromycin Stada 250 mg - Filmtabletten → S. 314
Clarithromycin Stada 500 mg - Filmtabletten → S. 315
Clarithromycin Tillomed 500 mg - Pulver für ein Konzentrat zur Herstellung einer Infusionslösung → S. 315
Clarithromycin Uno Stada 500 mg - Retard-Filmtabletten → S. 315
Klacid 250 mg - Filmtabletten → S. 761
Klacid 500 mg - Filmtabletten → S. 762
Klacid 125 mg/5 ml - Granulat für orale Suspension → S. 762
Klacid 250 mg/5 ml - Granulat für orale Suspension → S. 762
Klacid-Lactobionat 0,5 g - Trockensubstanz zur Infusionsbereitung → S. 762
Klacid Uno - Filmtabletten mit veränderter Wirkstoff-Freisetzung → S. 762

J01FA10 Azithromycin

Azithromycin 1A Pharma 500 mg - Filmtabletten → S. 165
Azithromycin Arcana 500 mg - Filmtabletten → S. 165
Azithromycin Arcana 200 mg/5 ml - Pulver zur Herstellung einer Suspension zum Einnehmen → S. 165
Azithromycin Dr. Friedrich Eberth 500 mg - Pulver für ein Konzentrat zur Herstellung einer Infusionslösung → S. 165
Azithromycin Genericon 500 mg - Filmtabletten → S. 165
Azithromycin Hexal 250 mg - Filmtabletten → S. 166
Azithromycin Krka 500 mg - Filmtabletten → S. 166
Azithromycin +pharma 500 mg - Filmtabletten → S. 166
Azithromycin-ratiopharm 500 mg - Filmtabletten → S. 166
Azithromycin Sandoz 500 mg - Filmtabletten → S. 166
Azithromycin Sandoz 200 mg/5 ml - Pulver zur Herstellung einer Suspension zum Einnehmen → S. 166
Azithromycin Stada 500 mg - Filmtabletten → S. 167
Azithromycin Stada 200 mg/5 ml - Pulver zur Herstellung einer Suspension zum Einnehmen → S. 167
Zithromax 500 mg - Filmtabletten → S. 1599
Zithromax i.v. 500 mg - Pulver zur Herstellung einer Infusionslösung → S. 1599
Zithromax 200 mg/5 ml - Trockensaft → S. 1600

J01FA11 Miocamycin

J01FA12 Rokitamycin

J01FA13 Dirithromycin

J01FA14 Flurithromycin

J01FA15 Telithromycin

J01FA16 Solithromycin

J01FF Lincosamide

J01FF01 Clindamycin

Clindac Sandoz 450 mg - Filmtabletten → S. 318
Clindac Sandoz 600 mg - Filmtabletten → S. 318
Clindac Sandoz 150 mg - Kapseln → S. 318
Clindac Sandoz 300 mg - Kapseln → S. 318
Clindamycin 1A Pharma 450 mg - Filmtabletten → S. 318
Clindamycin 1A Pharma 600 mg - Filmtabletten → S. 318
Clindamycin 1A Pharma 300 mg - Kapseln → S. 318
Clindamycin MIP 150 mg - Filmtabletten → S. 319
Clindamycin MIP 300 mg - Filmtabletten → S. 319
Clindamycin MIP 600 mg - Filmtabletten → S. 319
Clindamycin-MIP 150 mg/ml - Injektionslösung → S. 319
Clindamycin "ratiopharm" 300 mg - Ampullen → S. 319
Clindamycin "ratiopharm" 600 mg - Ampullen → S. 319
Clindamycin "ratiopharm" 300 mg - Kapseln → S. 319
Dalacin C 75 mg/5 ml - Granulat für orale Lösung → S. 367
Dalacin C 150 mg - Kapseln → S. 367
Dalacin C 300 mg - Kapseln → S. 367
Dalacin C Phosphat 300 mg/2 ml - Ampullen → S. 367
Dalacin C Phosphat 600 mg/4 ml - Ampullen → S. 367
Dalacin C Phosphat 900 mg/6 ml - Ampullen → S. 367
Lanacine 300 mg - Kapseln → S. 778

J01FF02 Lincomycin

J01FG Streptogramine

J01FG01 Pristinamycin

J01FG02 Quinupristin/Dalfopristin

J01G AMINOGLYKOSID-ANTIBIOTIKA

J01GA Streptomycine

J01GA01 Streptomycin

J01GA02 Streptoduocin

J01GB Andere Aminoglykoside

J01GB01 Tobramycin

Bramitob 300 mg/4 ml - Lösung für einen Vernebler → S. 215
Tobi 300 mg/5 ml - Lösung für einen Vernebler → S. 1423
Tobi Podhaler 28 mg - Hartkapseln mit Pulver zur Inhalation → S. 1423
Tobramycin Aristo 300 mg/5 ml - Lösung für einen Vernebler → S. 1424
Tobramycin B.Braun 1 mg/ml - Infusionslösung → S. 1424
Tobramycin B.Braun 3 mg/ml - Infusionslösung → S. 1424
Tobrasix 160 mg/2 ml - Injektionslösung bzw. Konzentrat zur Herstellung einer Infusionslösung → S. 1424
Vantobra 170 mg - Lösung für einen Vernebler → S. 1500

J01GB03 Gentamicin

Gentamicin B.Braun 1 mg/ml - Infusionslösung → S. 624
Gentamicin B.Braun 3 mg/ml - Infusionslösung → S. 624
Gentamicin Sandoz 80 mg - Ampullen → S. 624
Refobacin 10 mg - Ampullen → S. 1206
Refobacin 40 mg - Ampullen → S. 1206
Refobacin 80 mg - Ampullen → S. 1206
Refobacin 120 mg - Ampullen → S. 1207
Septopal - Kette zur Implantation → S. 1290
Septopal - Minikette zur Implantation → S. 1290
Sulmycin Implant - Schwamm → S. 1362

J01GB04 Kanamycin

J01GB05 Neomycin

J01GB06 Amikacin

Amikacin B. Braun 2,5 mg/ml - Infusionslösung → S. 79
Amikacin B. Braun 5 mg/ml - Infusionslösung → S. 79
Amikacin Eberth 250 mg/ml - Konzentrat zur Herstellung einer Infusionslösung → S. 79
Arikayce liposomal 590 mg - Dispersion für einen Vernebler → S. 123
Biklin 250 mg - Stechampullen → S. 195

J01GB07 Netilmicin

J01GB08 Sisomicin

J01GB09 Dibekacin

J01GB10 Ribostamycin

J01GB11 Isepamicin

J01GB12 Arbekacin

J01GB13 Bekanamycin

J01GB14 Plazomicin

J01M CHINOLONE

J01MA Fluorchinolone

J01MA01 Ofloxacin

Ofloxacin Stada 200 mg - Filmtabletten → S. 1023
Ofloxacin Stada 400 mg - Filmtabletten → S. 1024

J01MA02 Ciprofloxacin

Ciflox 250 mg - Filmtabletten → S. 295
Ciflox 500 mg - Filmtabletten → S. 295
Ciflox 750 mg - Filmtabletten → S. 295
Ciprofloxacin 1A Pharma 250 mg - Filmtabletten → S. 300
Ciprofloxacin 1A Pharma 500 mg - Filmtabletten → S. 300
Ciprofloxacin Genericon 250 mg - Filmtabletten → S. 301
Ciprofloxacin Genericon 500 mg - Filmtabletten → S. 301
Ciprofloxacin Hexal 250 mg - Filmtabletten → S. 301
Ciprofloxacin Hexal 500 mg - Filmtabletten → S. 301
Ciprofloxacin Hikma 2 mg/ml - Infusionlösung → S. 301
Ciprofloxacin Kabi 100 mg/50 ml - Infusionslösung → S. 302
Ciprofloxacin Kabi 200 mg/100 ml - Infusionslösung → S. 302
Ciprofloxacin Kabi 400 mg/200 ml - Infusionslösung → S. 302
Ciprofloxacin Krka 250 mg - Filmtabletten → S. 302
Ciprofloxacin Krka 500 mg - Filmtabletten → S. 302
Ciprofloxacin Krka 750 mg - Filmtabletten → S. 302
Ciprofloxacin Noridem 2 mg/ml - Infusionslösung → S. 302
Ciprofloxacin-ratiopharm 250 mg - Filmtabletten → S. 302
Ciprofloxacin-ratiopharm 500 mg - Filmtabletten → S. 303
Ciprofloxacin Sandoz 250 mg - Filmtabletten → S. 303
Ciprofloxacin Sandoz 500 mg - Filmtabletten → S. 303
CiproMed 250 mg - Filmtabletten → S. 303

CiproMed 500 mg - Filmtabletten → S. 304
Ciprostad 250 mg - Filmtabletten → S. 304
Ciprostad 500 mg - Filmtabletten → S. 304
Ciproxin 250 mg - Filmtabletten → S. 304
Ciproxin 500 mg - Filmtabletten → S. 304
Ciproxin 5% - orale Suspension → S. 305

J01MA03 Pefloxacin

J01MA04 Enoxacin

J01MA05 Temafloxacin

J01MA06 Norfloxacin

Floxacin 400 mg - Filmtabletten → S. 577
Norfloxacin Sandoz 400 mg - Filmtabletten → S. 990

J01MA07 Lomefloxacin

J01MA08 Fleroxacin

J01MA09 Sparfloxacin

J01MA10 Rufloxacin

J01MA11 Grepafloxacin

J01MA12 Levofloxacin

Levofloxacin 1A Pharma 250 mg - Filmtabletten → S. 808
Levofloxacin 1A Pharma 500 mg - Filmtabletten → S. 808
Levofloxacin Actavis 250 mg - Filmtabletten → S. 808
Levofloxacin Actavis 500 mg - Filmtabletten → S. 809
Levofloxacin Actavis 5 mg/ml - Infusionslösung → S. 809
Levofloxacin Bluefish 250 mg - Filmtabletten → S. 809
Levofloxacin Bluefish 500 mg - Filmtabletten → S. 809
Levofloxacin Eberth 5 mg/ml - Infusionslösung → S. 809
Levofloxacin Hikma 5 mg/ml - Infusionslösung → S. 809
Levofloxacin Kabi 5 mg/ml - Infusionslösung → S. 809
Levofloxacin Krka 250 mg - Filmtabletten → S. 810
Levofloxacin Krka 500 mg - Filmtabletten → S. 810
Levofloxacin Noridem 5 mg/ml - Infusionslösung → S. 810
Levofloxacin ratiopharm 250 mg - Filmtabletten → S. 810
Levofloxacin ratiopharm 500 mg - Filmtabletten → S. 810
Levofloxacin Sandoz 250 mg - Filmtabletten → S. 810
Levofloxacin Sandoz 500 mg - Filmtabletten → S. 810
Quinsair 240 mg - Lösung für einen Vernebler → S. 1182
Tavanic 250 mg - Filmtabletten → S. 1394
Tavanic 500 mg - Filmtabletten → S. 1394
Tavanic - Infusionsflasche → S. 1394

J01MA13 Trovafloxacin

J01MA14 Moxifloxacin

Avelox 400 mg - Filmtabletten → S. 160
Avelox 400 mg/250 ml - Infusionslösung → S. 160
Moxifloxacin 1A Pharma 400 mg - Filmtabletten → S. 926
Moxifloxacin Accord 400 mg - Filmtabletten → S. 926
Moxifloxacin Acino 400 mg - Infusionslösung → S. 926
Moxifloxacin Hikma 400 mg/250 ml - Infusionslösung → S. 926
Moxifloxacin Kabi 400 mg - Infusionslösung → S. 926
Moxifloxacin Krka 400 mg - Filmtabletten → S. 926
Moxifloxacin Krka 400 mg/250 ml - Infusionslösung → S. 927
Moxifloxacin Noridem 400 mg - Infusionslösung → S. 927
Moxifloxacin +pharma 400 mg - Filmtabletten → S. 927
Moxifloxacin ratiopharm 400 mg - Filmtabletten → S. 927
Moxifloxacin Sandoz 400 mg - Filmtabletten → S. 927
Moxifloxacin Stada 400 mg - Filmtabletten → S. 927

J01MA15 Gemifloxacin

J01MA16 Gatifloxacin

J01MA17 Prulifloxacin

Unidrox 600 mg - Filmtabletten → S. 1479

J01MA18 Pazufloxacin

J01MA19 Garenoxacin

J01MA21 Sitafloxacin

J01MA22 Tosufloxacin

J01MA23 Delafloxacin

Quofenix 300 mg - Pulver für ein Konzentrat zur Herstellung einer Infusionslösung → S. 1182
Quofenix 450 mg - Tabletten → S. 1182

J01MA24 Levonadifloxacin

J01MA25 Lascufloxacin

J01MB Andere Chinolone

J01MB01 Rosoxacin

J01MB02 Nalidixinsäure

J01MB03 Piromidsäure

J01MB04 Pipemidsäure

J01MB05 Oxolinsäure

J01MB06 Cinoxacin

J01MB07 Flumequin

J01MB08 Nemonoxacin

J01R KOMBINATIONEN VON ANTIBIOTIKA

J01RA Kombinationen von Antibiotika

J01RA01 Penicilline, Kombinationen mit anderen Antibiotika

J01RA02 Sulfonamide, Kombinationen mit anderen Antibiotika (exkl.Trimethoprim)

J01RA03 Cefuroxim und Metronidazol

J01RA04 Spiramycin und Metronidazol

J01RA05 Levofloxacin und Ornidazol

J01RA06 Cefepim und Amikacin

J01RA07 Azithromycin, Fluconazol und Secnidazol

J01RA08 Tetracyclin und Oleandomycin

J01RA09 Ofloxacin und Ornidazol

J01RA10 Ciprofloxacin und Metronidazol

J01RA11 Ciprofloxacin und Tinidazol

J01RA12 Ciprofloxacin und Ornidazol

J01RA13 Norfloxacin und Tinidazol

J01X ANDERE ANTIBIOTIKA

J01XA Glycopeptid-Antibiotika

J01XA01 Vancomycin

Vancocin 500 mg - Pulver für ein Konzentrat zur Herstellung einer Infusionslösung und einer Lösung zum Einnehmen → S. 1498
Vancocin 1 g - Pulver für ein Konzentrat zur Herstellung einer Infusionslösung und einer Lösung zum Einnehmen → S. 1499
Vancomycin Dr. Eberth 500 mg - Pulver für ein Konzentrat zur Herstellung einer Infusionslösung oder zur Herstellung einer Lösung zum Einnehmen → S. 1499
Vancomycin Dr. Eberth 1000 mg - Pulver für ein Konzentrat zur Herstellung einer Infusionslösung oder zur Herstellung einer Lösung zum Einnehmen → S. 1499
Vancomycin Hikma 500 mg - Pulver für ein Konzentrat zur Herstellung einer Infusionslösung → S. 1499
Vancomycin Hikma 1000 mg - Pulver für ein Konzentrat zur Herstellung einer Infusionslösung → S. 1499
Vancomycin-MIP 500 mg - Pulver zur Herstellung einer Infusionslösung → S. 1499
Vancomycin-MIP 1000 mg - Pulver zur Herstellung einer Infusionslösung → S. 1499
Vancomycin Noridem 500 mg - Pulver für ein Konzentrat zur Herstellung einer Infusionlösung und Lösung zum Einnehmen → S. 1500
Vancomycin Noridem 1000 mg - Pulver für ein Konzentrat zur Herstellung einer Infusionslösung und Lösung zum Einnehmen → S. 1500
Vancomycin Pfizer 500 mg - Pulver für ein Konzentrat zur Herstellung einer Infusionslösung → S. 1500
Vancomycin Pfizer 1000 mg - Pulver für ein Konzentrat zur Herstellung einer Infusionslösung → S. 1500

J01XA02 Teicoplanin

Targocid 200 mg - Trockenstechampullen mit Lösungsmittel → S. 1392
Targocid 400 mg - Trockenstechampullen mit Lösungsmittel → S. 1392
Teicoplanin Accord 100 mg - Pulver zur Herstellung einer Injektionslösung → S. 1399
Teicoplanin Accord 200 mg - Pulver zur Herstellung einer Injektionslösung → S. 1400
Teicoplanin Accord 400 mg - Pulver zur Herstellung einer Injek-

tionslösung → S. 1400
Teicoplanin Altan 200 mg - Pulver und Lösungsmittel zur Herstellung einer Injektions-/Infusionslösung oder einer Lösung zum Einnehmen → S. 1400
Teicoplanin Altan 400 mg - Pulver und Lösungsmittel zur Herstellung einer Injektions-/Infusionslösung oder einer Lösung zum Einnehmen → S. 1400
Teicoplanin Mylan 100 mg - Pulver zur Herstellung einer Injektions-/Infusionslösung oder einer Lösung zum Einnehmen → S. 1400
Teicoplanin Mylan 200 mg - Pulver zur Herstellung einer Injektions-/Infusionslösung oder einer Lösung zum Einnehmen → S. 1400
Teicoplanin Mylan 400 mg - Pulver zur Herstellung einer Injektions-/Infusionslösung oder einer Lösung zum Einnehmen → S. 1400
Teicoplanin Noridem 200 mg - Pulver und Lösungsmittel zur Herstellung einer Injektions-/Infusionslösung oder einer Lösung zum Einnehmen → S. 1400
Teicoplanin Noridem 400 mg - Pulver und Lösungsmittel zur Herstellung einer Injektions-/Infusionslösung oder einer Lösung zum Einnehmen → S. 1400
Teicoplanin Sandoz 100 mg - Pulver und Lösungsmittel zur Herstellung einer Injektions-/Infusionslösung oder einer Lösung zum Einnehmen → S. 1400
Teicoplanin Sandoz 200 mg - Pulver und Lösungsmittel zur Herstellung einer Injektions-/Infusionslösung oder einer Lösung zum Einnehmen → S. 1400
Teicoplanin Sandoz 400 mg - Pulver und Lösungsmittel zur Herstellung einer Injektions-/Infusionslösung oder einer Lösung zum Einnehmen → S. 1400

J01XA03 Telavancin

J01XA04 Dalbavancin

Xydalba 500 mg - Pulver für ein Konzentrat zur Herstellung einer Infusionslösung → S. 1576

J01XA05 Oritavancin

Orbactiv 400 mg - Pulver für ein Konzentrat zur Herstellung einer Infusionslösung → S. 1048

J01XB Polymyxine

J01XB01 Colistin

CoIiFin 1 Mio. I.E. - Pulver zur Herstellung einer Lösung für einen Vernebler → S. 330
CoIiFin 2 Mio. I.E. - Pulver zur Herstellung einer Lösung für einen Vernebler → S. 330
Colistin ratiopharm - Trockenstechampullen mit Lösungsmittel → S. 332
Colobreathe 1.662.500 IE - Hartkapsel mit Pulver zur Inhalation → S. 333
Kolneb 2 Mio. I.E. - Pulver zur Herstellung einer Lösung für einen Vernebler → S. 765
Tadim 1 Million I.E. - Pulver zur Herstellung einer Infusionslösung → S. 1382
Tadim 1 Million I.E. - Pulver zur Herstellung einer Lösung für einen Vernebler → S. 1382

J01XB02 Polymyxin B

J01XC Steroid-Antibiotika

J01XC01 Fusidinsäure

Fucidin - Filmtabletten → S. 603
Natrium Fusidat Essential Pharma 500 mg - Pulver und Lösungsmittel für ein Konzentrat zur Herstellung einer Infusionslösung → S. 951

J01XD Imidazol-Derivate

J01XD01 Metronidazol

Anaerobex 0,5% - Infusionsflasche → S. 97
Metronidazol B.Braun 5 mg/ml - Infusionslösung → S. 891
Metronidazol Bradex 5 mg/ml - Infusionslösung → S. 891
Metronidazol Genericon 0,5% - Infusionsflasche → S. 891
Metronidazol Hikma 5 mg/ml - Infusionslösung → S. 891
Metronidazol "Kabi" 0,5% - Infusionslösung → S. 891
Metronidazol Sandoz 500 mg - Infusionsflasche → S. 892
Metronidazol Vioser 500 mg/100 ml - Infusionslösung → S. 892

J01XD02 Tinidazol

J01XD03 Ornidazol

J01XE Nitrofuran-Derivate

J01XE01 Nitrofurantoin

Furadantin retard - Kapseln → S. 605
Nitrofurantoin "Agepha" - Tabletten → S. 980

J01XE02 Nifurtoinol

J01XE03 Furazidin

J01XE51 Nitrofurantoin, Kombinationen

J01XX Andere Antibiotika

J01XX01 Fosfomycin

Cystium 3 g - Pulver zur Herstellung einer Lösung zum Einnehmen → S. 362
Fomicyt 40 mg/ml - Pulver zur Herstellung einer Infusionslösung → S. 589
Fosfomycin Eberth 3 g - Granulat zur Herstellung einer Lösung zum Einnehmen → S. 595
Fosfomycin Infectopharm 40 mg/ml - Pulver für ein Konzentrat zur Herstellung einer Infusionslösung → S. 595
Fosfomycin Sandoz 1 g i.v. - Trockensubstanz zur Infusionsbereitung → S. 595
Fosfomycin Sandoz 4 g i.v. - Trockensubstanz zur Infusionsbereitung → S. 595
Fosfomycin Sandoz 8 g i.v. - Trockensubstanz zur Infusionsbereitung → S. 595
Monuril 3 g - Granulat → S. 922

J01XX02 Xibornol

J01XX03 Clofoctol

J01XX04 Spectinomycin

J01XX05 Methenamin

J01XX06 Mandelsäure

J01XX07 Nitroxolin

J01XX08 Linezolid

Ilenozyd 600 mg - Filmtabletten → S. 693
Linezolid Accord 600 mg - Filmtabletten → S. 815
Linezolid Accord 2 mg/ml - Infusionslösung → S. 815
Linezolid Baxter 2 mg/ml - Infusionslösung → S. 815
Linezolid HCS 600 mg - Filmtabletten → S. 815
Linezolid Kabi 2 mg/ml - Infusionslösung → S. 815
Linezolid Krka 2 mg/ml - Infusionslösung → S. 815
Linezolid Pharmathen 600 mg - Filmtabletten → S. 815
Linezolid ratiopharm 600 mg - Filmtabletten → S. 815
Linezolid Sandoz 600 mg - Filmtabletten → S. 815
Linezolid Sandoz 2 mg/ml - Infusionslösung → S. 816
Linezolid Stada 600 mg - Filmtabletten → S. 816
Zyvoxid 600 mg - Filmtabletten → S. 1618
Zyvoxid 100 mg/5 ml - Granulat zur Herstellung einer Suspension zum Einnehmen → S. 1618
Zyvoxid 2 mg/ml - Infusionslösung → S. 1619

J01XX09 Daptomycin

Cubicin 350 mg - Pulver zur Herstellung einer Injektions- bzw. Infusionslösung → S. 352
Cubicin 500 mg - Pulver zur Herstellung einer Injektions- bzw. Infusionslösung → S. 353
Daptomycin Accordpharma 350 mg - Pulver zur Herstellung einer Injektions-/Infusionslösung → S. 369
Daptomycin Accordpharma 500 mg - Pulver zur Herstellung einer Injektions-/Infusionslösung → S. 369
Daptomycin Hospira 350 mg - Pulver zur Herstellung einer Injektions-/Infusionslösung → S. 369
Daptomycin Hospira 700 mg - Pulver zur Herstellung einer Injektions-/Infusionslösung → S. 369
Daptomycin Norameda 350 mg - Pulver zur Herstellung einer Injektions-/Infusionslösung → S. 369
Daptomycin Norameda 500 mg - Pulver zur Herstellung einer Injektions-/Infusionslösung → S. 369
Daptomycin Reddy 350 mg - Pulver zur Herstellung einer Injektions- oder Infusionslösung → S. 369
Daptomycin Reddy 500 mg - Pulver zur Herstellung einer Injektions- oder Infusionslösung → S. 369

J01XX10 Bacitracin

J01XX11 Tedizolid

Sivextro 200 mg - Filmtabletten → S. 1324
Sivextro 200 mg - Pulver für ein Konzentrat zur Herstellung einer Infusionslösung → S. 1324

J01XX12 Lefamulin

Xenleta 600 mg - Filmtabletten → S. 1570
Xenleta 150 mg - Konzentrat und Lösungsmittel zur Herstellung einer Infusionslösung → S. 1570

J02 ANTIMYKOTIKA ZUR SYSTEMISCHEN ANWENDUNG

J02A Antimykotika zur systemischen Anwendung

J02AA Antibiotika

J02AA01 Amphotericin B

AmBisome Amphotericin B liposomal 50 mg - Pulver zur Herstellung einer Infusionsdispersion → S. 74
Amphotericin B "Cheplapharm" 50 mg - Pulver zur Herstellung einer Infusionslösung → S. 95

J02AA02 Hachimycin

J02AB Imidazol-Derivate

J02AB01 Miconazol

J02AB02 Ketoconazol

J02AC Triazol-Derivate

J02AC01 Fluconazol

Diflucan 2 mg/ml - Infusionslösung → S. 407
Diflucan 50 mg - Kapseln → S. 407
Diflucan 100 mg - Kapseln → S. 408
Diflucan 150 mg - Kapseln → S. 408
Diflucan 200 mg - Kapseln → S. 408
Diflucan 10 mg/ml - Trockensaft → S. 408
Diflucan 40 mg/ml - Trockensaft → S. 408
Difluzol 150 mg - Hartkapseln → S. 408
Fluconazol 1A Pharma 150 mg - Kapseln → S. 581
Fluconazol 1A Pharma 200 mg - Kapseln → S. 581
Fluconazol Actavis 150 mg - Kapseln → S. 581
Fluconazol B.Braun 2 mg/ml - Infusionslösung → S. 581
Fluconazol Hikma 2 mg/ml - Infusionslösung → S. 581
Fluconazol Noridem 2 mg/ml - Infusionslösung → S. 581
Fluconazol +pharma 150 mg - Kapseln → S. 581
Fluconazol-ratiopharm 2 mg/ml - Infusionslösung → S. 582
Fluconazol ratiopharm 50 mg - Kapseln → S. 582
Fluconazol ratiopharm 100 mg - Kapseln → S. 582
Fluconazol ratiopharm 150 mg - Kapseln → S. 582
Fluconazol ratiopharm 200 mg - Kapseln → S. 582
Fluconazol Sandoz 150 mg - Kapseln → S. 582
Flucosept 150 mg - Kapseln → S. 582

J02AC02 Itraconazol

Itrabene - Kapseln → S. 732
Itrabene Dermis - Kapseln → S. 732
Itraconazol Laboratorios Liconsa 100 mg - Hartkapseln → S. 732
Itraconazol Sandoz 100 mg - Kapseln → S. 732
Itraconazol Stada 100 mg - Kapseln → S. 732
Itraderm 100 mg - Hartkapseln → S. 732
Mytra 50 mg - Hartkapseln → S. 942
Sporanox 100 mg - Kapseln → S. 1345
Sporanox 10 mg/ml - Lösung zum Einnehmen → S. 1345
Sporanox Derm 100 mg - Kapseln → S. 1345

J02AC03 Voriconazol

Vfend 50 mg - Filmtabletten → S. 1530
Vfend 200 mg - Filmtabletten → S. 1530
Vfend 200 mg - Pulver zur Herstellung einer Infusionslösung → S. 1530
Vfend 40 mg/ml - Pulver zur Herstellung einer Suspension zum Einnehmen → S. 1531
Vfend 200 mg - Pulver und Lösungsmittel zur Herstellung einer Infusionslösung → S. 1531
Voriconazol Accord 50 mg - Filmtabletten → S. 1555
Voriconazol Accord 200 mg - Filmtabletten → S. 1556
Voriconazol Accordpharma 200 mg - Pulver zur Herstellung einer Infusionslösung → S. 1556
Voriconazol Aristo 50 mg - Filmtabletten → S. 1556
Voriconazol Aristo 100 mg - Filmtabletten → S. 1556
Voriconazol Aristo 200 mg - Filmtabletten → S. 1556
Voriconazol Hikma 200 mg - Pulver zur Herstellung einer Infusionslösung → S. 1556
Voriconazol ratiopharm 200 mg - Filmtabletten → S. 1556
Voriconazol ratiopharm 200 mg - Pulver zur Herstellung einer Infusionslösung → S. 1557
Voriconazol Sandoz 50 mg - Filmtabletten → S. 1557
Voriconazol Sandoz 200 mg - Filmtabletten → S. 1557
Voriconazol Stada 200 mg - Filmtabletten → S. 1557
Voriconazol Stada 200 mg - Pulver zur Herstellung einer Infusionslösung → S. 1557

J02AC04 Posaconazol

Noxafil 300 mg - Konzentrat zur Herstellung einer Infusionslösung → S. 1000
Noxafil 100 mg - magensaftresistente Tabletten → S. 1000
Noxafil 40 mg/ml - Suspension zum Einnehmen → S. 1001
Posaconazol 1A Pharma 100 mg - magensaftresistente Tabletten → S. 1117
Posaconazol Accord 100 mg - magensaftresistente Tabletten → S. 1117
Posaconazol AHCL 40 mg/ml - Suspension zum Einnehmen → S. 1118
Posaconazol ratiopharm 100 mg - magensaftresistente Tabletten → S. 1118
Posaconazol Stada 100 mg - magensaftresistente Tabletten → S. 1118
Posaconazol Stada 40 mg/ml - Suspension zum Einnehmen → S. 1118

J02AC05 Isavuconazol

Cresemba 100 mg - Hartkapseln → S. 350
Cresemba 200 mg - Pulver für ein Konzentrat zur Herstellung einer Infusionslösung → S. 351

J02AX Andere Antimykotika zur systemischen Anwendung

J02AX01 Flucytosin

Ancotil 2,5 g/250 ml- Infusionsflaschen → S. 100

J02AX04 Caspofungin

Cancidas 50 mg - Pulver für ein Konzentrat zur Herstellung einer Infusionslösung → S. 247
Cancidas 70 mg - Pulver für ein Konzentrat zur Herstellung einer Infusionslösung → S. 247
Caspofungin Accord 50 mg - Pulver für ein Konzentrat zur Herstellung einer Infusionslösung → S. 267
Caspofungin Accord 70 mg - Pulver für ein Konzentrat zur Herstellung einer Infusionslösung → S. 267
Caspofungin Anfarm 50 mg - Pulver für ein Konzentrat zur Herstellung einer Infusionslösung → S. 267
Caspofungin Anfarm 70 mg - Pulver für ein Konzentrat zur Herstellung einer Infusionslösung → S. 267
Caspofungin Fresenius Kabi 50 mg - Pulver für ein Konzentrat zur Herstellung einer Infusionslösung → S. 267
Caspofungin Fresenius Kabi 70 mg - Pulver für ein Konzentrat zur Herstellung einer Infusionslösung → S. 267
Caspofungin Hikma 50 mg - Pulver für ein Konzentrat zur Herstellung einer Infusionslösung → S. 267
Caspofungin Hikma 70 mg - Pulver für ein Konzentrat zur Herstellung einer Infusionslösung → S. 267
Caspofungin Mylan 50 mg - Pulver für ein Konzentrat zur Herstellung einer Infusionslösung → S. 267
Caspofungin Mylan 70 mg - Pulver für ein Konzentrat zur Herstellung einer Infusionslösung → S. 267
Caspofungin Noridem 50 mg - Pulver für ein Konzentrat zur Herstellung einer Infusionslösung → S. 267
Caspofungin Noridem 70 mg - Pulver für ein Konzentrat zur Herstellung einer Infusionslösung → S. 267
Caspofungin ratiopharm GmbH 50 mg - Pulver für ein Konzentrat zur Herstellung einer Infusionslösung → S. 268
Caspofungin ratiopharm GmbH 70 mg - Pulver für ein Konzentrat zur Herstellung einer Infusionslösung → S. 268

J02AX05 Micafungin

Micafungin ratiopharm 50 mg - Pulver für ein Konzentrat zur Herstellung einer Infusionslösung → S. 894
Micafungin ratiopharm 100 mg - Pulver für ein Konzentrat zur Herstellung einer Infusionslösung → S. 894
Mycamine 50 mg Pulver zur Herstellung einer Infusionslösung → S. 936
Mycamine 100 mg Pulver zur Herstellung einer Infusionslösung → S. 936

J02AX06 Anidulafungin

Anidulafungin Accord 100 mg - Pulver für ein Konzentrat zur Herstellung einer Infusionslösung → S. 103
Anidulafungin Fresenius Kabi 100 mg - Pulver für ein Konzentrat zur Herstellung einer Infusionslösung → S. 103
Anidulafungin ratiopharm 100 mg - Pulver für ein Konzentrat zur Herstellung einer Infusionslösung → S. 103
Anidulafungin Sandoz 100 mg - Pulver für ein Konzentrat zur

Herstellung einer Infusionslösung → S. 103
Anidulafungin Stada 100 mg - Pulver für ein Konzentrat zur Herstellung einer Infusionslösung → S. 103
Ecalta 100 mg - Pulver zur Herstellung eines Konzentrats zur Herstellung einer Infusionslösung → S. 458

J04 MITTEL GEGEN MYKOBAKTERIEN

J04A MITTEL ZUR BEHANDLUNG DER TUBERKULOSE

J04AA Aminosalicylsäure und Derivate

J04AA01 Aminosalicylsäure

Granupas 4 g - magensaftresistentes Granulat → S. 642

J04AA02 Natriumaminosalicylat

J04AA03 Calciumaminosalicylat

J04AB Antibiotika

J04AB01 Cycloserin

J04AB02 Rifampicin

Eremfat 450 mg - Filmtabletten → S. 508
Eremfat 600 mg - Filmtabletten → S. 508
Rifoldin 450 mg - Dragees → S. 1233
Rifoldin 150 mg - Kapseln → S. 1233
Rifoldin 300 mg - Kapseln → S. 1233
Rifoldin - Sirup → S. 1233
Rifoldin 600 mg - Trockensubstanz zur Infusionsbereitung mit Lösungsmittel → S. 1233
Rimactan 150 mg - Kapseln → S. 1235
Rimactan 300 mg - Kapseln → S. 1235

J04AB03 Rifamycin

J04AB04 Rifabutin

Mycobutin 150 mg - Kapseln → S. 936

J04AB05 Rifapentin

J04AB06 Enviomycin

J04AB30 Capreomycin

J04AC Hydrazide

J04AC01 Isoniazid

INH "Agepha" 100 mg - Tabletten → S. 710

J04AC51 Isoniazid, Kombinationen

J04AD Thiocarbamid-Derivate

J04AD01 Protionamid

J04AD02 Tiocarlid

J04AD03 Ethionamid

J04AK Andere Mittel zur Behandlung der Tuberkulose

J04AK01 Pyrazinamid

Pyrafat 500 mg - Tabletten → S. 1171

J04AK02 Ethambutol

Etibi 500 mg - Ampullen → S. 527
Etibi 500 mg - Tabletten → S. 527
Myambutol 400 mg - Filmtabletten → S. 936

J04AK03 Terizidon

J04AK04 Morinamid

J04AK05 Bedaquilin

Sirturo 100 mg - Tabletten → S. 1324

J04AK06 Delamanid

Deltyba 50 mg - Filmtabletten → S. 382

J04AK07 Thioacetazon

J04AK08 Pretomanid

Pretomanid FGK 200 mg - Tablette → S. 1141

J04AM Kombinationen von Mitteln zur Behandlung der Tuberkulose

J04AM01 Streptomycin und Isoniazid

J04AM02 Rifampicin und Isoniazid

Rifoldin 300 mg mit INH - Dragees → S. 1232

J04AM03 Ethambutol und Isoniazid

J04AM04 Thioacetazon und Isoniazid

J04AM05 Rifampicin, Pyrazinamid und Isoniazid

J04AM06 Rifampicin, Pyrazinamid, Ethambutol und Isoniazid

J04AM07 Rifampicin, Ethambutol und Isoniazid

J04AM08 Isoniazid, Sulfamethoxazol, Trimethoprim und Pyridoxin

J04B Mittel zur Behandlung der Lepra

J04BA Mittel zur Behandlung der Lepra

J04BA01 Clofazimin

J04BA02 Dapson

J04BA03 Aldesulfonnatrium

J05 ANTIVIRALE MITTEL ZUR SYSTEMISCHEN ANWENDUNG

J05A DIREKT WIRKENDE ANTIVIRALE MITTEL

J05AA Thiosemicarbazone

J05AA01 Metisazon

J05AB Nukleoside und Nukleotide, exkl.Inhibitoren der Reversen Transkriptase

J05AB01 Aciclovir

Aciclobene 250 mg - Pulver zur Herstellung einer Infusionslösung → S. 26
Aciclobene 500 mg - Pulver zur Herstellung einer Infusionslösung → S. 26
Aciclobene 200 mg - Tabletten → S. 26
Aciclobene 400 mg - Tabletten → S. 26
Aciclobene 800 mg - Tabletten → S. 26
Aciclostad 200 mg - Tabletten → S. 27
Aciclostad 400 mg - Tabletten → S. 27
Aciclostad 800 mg - Tabletten → S. 27
Aciclovir 1A Pharma 200 mg - Tabletten → S. 27
Aciclovir 1A Pharma 400 mg - Tabletten → S. 27
Aciclovir 1A Pharma 800 mg - Tabletten → S. 27
Aciclovir Accord 25 mg/ml - Konzentrat zur Herstellung einer Infusionslösung → S. 28
Aciclovir Genericon 200 mg - Tabletten → S. 28
Aciclovir Genericon 400 mg - Tabletten → S. 28
Aciclovir Genericon 800 mg - Tabletten → S. 28
ViroMed 200 mg - Tabletten → S. 1544
ViroMed 400 mg - Tabletten → S. 1544
ViroMed 800 mg - Tabletten → S. 1544
Zovirax 200 mg - Filmtabletten → S. 1610
Zovirax 400 mg - Filmtabletten → S. 1611
Zovirax 800 mg - Filmtabletten → S. 1611
Zovirax 400 mg/5 ml - Saft → S. 1611
Zovirax 250 mg - Trockensubstanz zur Infusionsbereitung → S. 1611

J05AB02 Idoxuridin

J05AB03 Vidarabin

J05AB06 Ganciclovir

Cymevene 500 mg - Trockensubstanz zur Infusionsbereitung → S. 360

J05AB09 Famciclovir

Famciclovir Actavis 125 mg - Filmtabletten → S. 549
Famciclovir Actavis 500 mg - Filmtabletten → S. 549
Famvir 125 mg - Filmtabletten → S. 551
Famvir 250 mg - Filmtabletten → S. 551
Famvir 500 mg - Filmtabletten → S. 551

J05AB11 Valaciclovir

Valaciclovir Actavis 250 mg - Filmtabletten → S. 1488
Valaciclovir Actavis 500 mg - Filmtabletten → S. 1488
Valaciclovir Actavis 1000 mg - Filmtabletten → S. 1488
Valaciclovir Arcana 500 mg - Filmtabletten → S. 1488
Valaciclovir Arcana 1000 mg - Filmtabletten → S. 1488
Valaciclovir Bluefish 500 mg - Filmtabletten → S. 1488
Valaciclovir Mithridatum 250 mg - Filmtabletten → S. 1488

Entecavir ratiopharm 1 mg - Filmtabletten → S. 493

J05AF11 Telbivudin

Sebivo 600 mg - Filmtabletten → S. 1283
Sebivo 20 mg/ml - Lösung zum Einnehmen → S. 1283

J05AF12 Clevudin

J05AF13 Tenofovir alafenamid

Vemlidy 25 mg - Filmtabletten → S. 1509

J05AG Inhibitoren der Non-Nukleosid-Reversen-Transkriptase

J05AG01 Nevirapin

Nevirapin Accord 200 mg - Tabletten → S. 968
Nevirapin Accord 400 mg - Retardtabletten → S. 968
Nevirapin Mylan 400 mg - Retardtabletten → S. 968
Nevirapin Sandoz 200 mg - Tabletten → S. 969
Nevirapin Teva 200 mg - Tabletten → S. 969
Viramune 100 mg - Retardtabletten → S. 1539
Viramune 400 mg - Retardtabletten → S. 1539
Viramune 50 mg/5 ml - Suspension zum Einnehmen → S. 1540
Viramune 200 mg - Tabletten → S. 1540

J05AG02 Delavirdin

J05AG03 Efavirenz

Efavirenz Sandoz 600 mg - Filmtabletten → S. 461
Efavirenz Teva 600 mg - Filmtabletten → S. 461
Stocrin 50 mg - Filmtabletten → S. 1354
Stocrin 200 mg - Filmtabletten → S. 1354
Stocrin 600 mg - Filmtabletten → S. 1354
Stocrin 30 mg/ml - Lösung zum Einnehmen → S. 1355
Sustiva 600 mg - Filmtabletten → S. 1367
Sustiva 50 mg - Hartkapseln → S. 1367
Sustiva 100 mg - Hartkapseln → S. 1367
Sustiva 200 mg - Hartkapseln → S. 1367

J05AG04 Etravirin

Intelence 25 mg - Tabletten → S. 719
Intelence 100 mg - Tabletten → S. 719
Intelence 200 mg - Tabletten → S. 719

J05AG05 Rilpivirin

Edurant 25 mg - Filmtabletten → S. 461

J05AG06 Doravirin

Pifeltro 100 mg - Filmtabletten → S. 1108

J05AH Neuraminidasehemmer

J05AH01 Zanamivir

Dectova 10 mg/ml - Infusionslösung → S. 378
Relenza Rotadisks 5 mg/Dosis - einzeldosiertes Pulver zur Inhalation → S. 1209

J05AH02 Oseltamivir

Ebilfumin 30 mg - Hartkapseln → S. 457
Ebilfumin 45 mg - Hartkapseln → S. 457
Ebilfumin 75 mg - Hartkapseln → S. 457
Tamiflu 30 mg - Hartkapseln → S. 1385
Tamiflu 45 mg - Hartkapseln → S. 1385
Tamiflu 75 mg - Hartkapseln → S. 1385
Tamiflu 6 mg/ml - Pulver zur Herstellung einer Suspension zum Einnehmen → S. 1385

J05AH03 Peramivir

Alpivab 200 mg - Konzentrat zur Herstellung einer Infusionslösung → S. 70

J05AH04 Laninamivir

J05AJ Integrasehemmer

J05AJ01 Raltegravir

Isentress 400 mg - Filmtabletten → S. 727
Isentress 600 mg - Filmtabletten → S. 728
Isentress 100 mg - Granulat zur Herstellung einer Suspension zum Einnehmen → S. 728
Isentress 25 mg - Kautabletten → S. 728
Isentress 100 mg - Kautabletten → S. 728

J05AJ02 Elvitegravir

J05AJ03 Dolutegravir

Tivicay 10 mg - Filmtabletten → S. 1422
Tivicay 25 mg - Filmtabletten → S. 1423
Tivicay 50 mg - Filmtabletten → S. 1423
Veklury 100 mg - Konzentrat zur Herstellung einer Infusionslösung → S. 1506
Veklury 100 mg - Pulver für ein Konzentrat zur Herstellung einer Infusionslösung → S. 1506

J05AJ04 Cabotegravir

J05AP Antivirale Mittel zur Behandlung von HCV Infektionen

J05AP01 Ribavirin

Rebetol 200 mg - Hartkapseln → S. 1202
Rebetol 40 mg/ml - Lösung zum Einnehmen → S. 1202
Ribavirin Teva 200 mg - Hartkapseln → S. 1232
Ribavirin Teva Pharma B.V. 200 mg - Filmtabletten → S. 1232
Ribavirin Teva Pharma B.V. 400 mg - Filmtabletten → S. 1232

J05AP02 Telaprevir

J05AP03 Boceprevir

J05AP04 Faldaprevir

J05AP05 Simeprevir

J05AP06 Asunaprevir

J05AP07 Daclatasvir

Daklinza 30 mg - Filmtabletten → S. 366
Daklinza 60 mg - Filmtabletten → S. 366

J05AP08 Sofosbuvir

Sovaldi 150 mg - befilmtes Granulat im Beutel → S. 1339
Sovaldi 200 mg - befilmtes Granulat im Beutel → S. 1339
Sovaldi 200 mg - Filmtabletten → S. 1339
Sovaldi 400 mg - Filmtabletten → S. 1340

J05AP09 Dasabuvir

Exviera 250 mg - Filmtabletten → S. 543

J05AP10 Elbasvir

J05AP11 Grazoprevir

J05AP51 Sofosbuvir und Ledipasvir

Harvoni 33,75 mg/150 mg - befilmtes Granulat im Beutel → S. 652
Harvoni 45 mg/200 mg - befilmtes Granulat im Beutel → S. 652
Harvoni 45 mg/200 mg - Filmtabletten → S. 652
Harvoni 90 mg/400 mg - Filmtabletten → S. 652

J05AP52 Dasabuvir, Ombitasvir, Paritaprevir und Ritonavir

J05AP53 Ombitasvir, Paritaprevir und Ritonavir

Viekirax 12,5 mg/75 mg/50 mg - Filmtabletten → S. 1535

J05AP54 Elbasvir und Grazoprevir

Zepatier 50 mg/100 mg - Filmtabletten → S. 1594

J05AP55 Sofosbuvir und Velpatasvir

Epclusa 200 mg/50 mg - Filmtabletten → S. 497
Epclusa 400 mg/100 mg - Filmtabletten → S. 497

J05AP56 Sofosbuvir, Velpatasvir und Voxilaprevir

Vosevi 400 mg/100 mg/100 mg - Filmtabletten → S. 1557

J05AP57 Glecaprevir und Pibrentasvir

Maviret 100 mg/40 mg - Filmtabletten → S. 860

J05AP58 Daclatasvir, Asunaprevir und Beclabuvir

J05AR Antivir Mittel z.Behandlung v.HIV Infektionen, Kombinationen

J05AR01 Ziduvudin und Lamivudin

Combivir 150 mg/300 mg - Filmtabletten → S. 335
Lamivudin/Zidovudin Teva 150 mg/300 mg - Filmtabletten → S. 775

J05AR02 Lamivudin und Abacavir

Abacavir/Lamivudin Accord 600 mg/300 mg - Filmtabletten → S. 15

Abacavir/Lamivudin Aristo 600 mg/300 mg - Filmtabletten → S. 15
Abacavir/Lamivudin ratiopharm 600 mg/300 mg - Filmtabletten → S. 15
Abacavir/Lamivudin Sandoz 600 mg/300 mg - Filmtabletten → S. 15
Abacavir/Lamivudin Stada 600 mg/300 mg - Filmtabletten → S. 15
Kivexa 600 mg/300 mg Filmtabletten → S. 761

J05AR03 Tenofovir disoproxil und Emtricitabin

Emtricitabin/Tenofovir Sandoz 200 mg/245 mg - Filmtabletten → S. 478
Emtricitabin/Tenofovir disoproxil Accord 200 mg/245 mg - Filmtabletten → S. 478
Emtricitabin/Tenofovirdisoproxil Accordpharma 200 mg/245 mg - Filmtabletten → S. 479
Emtricitabin/Tenofovirdisoproxil Aristo 200 mg/245 mg - Filmtabletten → S. 479
Emtricitabin/Tenofovirdisoproxil Krka 200 mg/245 mg - Filmtabletten → S. 479
Emtricitabin/Tenofovirdisoproxil Krka d.d. 200 mg/245 mg - Filmtabletten → S. 479
Emtricitabin/Tenofovirdisoproxil Mylan 200 mg/245 mg - Filmtabletten → S. 479
Emtricitabin/Tenofovir disoproxil ratiopharm 200 mg/245 mg - Filmtabletten → S. 479
Emtricitabin/Tenofovirdisoproxil Stada 200 mg/245 mg - Filmtabletten → S. 480
Emtricitabin/Tenofovirdisoproxil Tillomed 200 mg/245 mg - Filmtabletten → S. 480
Emtricitabin/Tenofovirdisoproxil Zentiva 200 mg/245 mg - Filmtabletten → S. 480
Truvada 200 mg/245 mg - Filmtabletten → S. 1465

J05AR04 Zidovudin, Lamivudin und Abacavir

Trizivir 300 mg/150 mg/300 mg - Filmtabletten → S. 1459

J05AR05 Zidovudin, Lamivudin und Nevirapin

J05AR06 Emtricitabin, Tenofovir disoproxil und Efavirenz

Atripla 600 mg/200 mg/245 mg - Filmtabletten → S. 154
Efatriten 600 mg/200 mg/245 mg - Filmtabletten → S. 461
Efavirenz/Emtricitabin/Tenofovirdisoproxil Krka 600 mg/200 mg/245 mg - Filmtabletten → S. 461
Efavirenz/Emtricitabin/Tenofovirdisoproxil Mylan 600 mg/200 mg/245 mg - Filmtabletten → S. 462
Efavirenz/Emtricitabin/Tenofovirdisoproxil ratiopharm 600 mg/200 mg/245 mg - Filmtabletten → S. 462
Efavirenz/Emtricitabin/Tenofovirdisoproxil Zentiva 600 mg/200 mg/245 mg - Filmtabletten → S. 462
Padviram 600 mg/200 mg/245 mg - Filmtabletten → S. 1069

J05AR07 Stavudin, Lamivudin und Nevirapin

J05AR08 Emtricitabin, Tenofovir Disoproxil und Rilpivirin

Eviplera 200 mg/25 mg/245 mg - Filmtabletten → S. 536

J05AR09 Emtricitabin, Tenofovir disoproxil, Elvitegravir und Cobicistat

Stribild 150 mg/150 mg/200 mg/245 mg - Filmtabletten → S. 1357

J05AR10 Lopinavir und Ritonavir

Kaletra 100 mg/25 mg - Filmtabletten → S. 746
Kaletra 200 mg/50 mg - Filmtabletten → S. 746
Kaletra (80 mg + 20 mg)/ml - Lösung zum Einnehmen → S. 747
Lopinavir/Ritonavir Accord 200 mg/50 mg - Filmtabletten → S. 831
Lopinavir/Ritonavir Mylan 100 mg/25 mg - Filmtabletten → S. 831
Lopinavir/Ritonavir Mylan 200 mg/50 mg - Filmtabletten → S. 831

J05AR11 Lamivudin, Tenofovir disoproxil und Efavirenz

J05AR12 Lamivudin und Tenofovir disoproxil

J05AR13 Lamivudin, Abacavir und Dolutegravir

Triumeq 50 mg/600 mg/300 mg - Filmtabletten → S. 1459

J05AR14 Darunavir und Cobicistat

Rezolsta 800 mg/150 mg - Filmtabletten → S. 1228

J05AR15 Atazanavir und Cobicistat

Evotaz 300 mg/150 mg - Filmtabletten → S. 537

J05AR16 Lamivudin und Raltegravir

J05AR17 Emtricitabin und Tenofovir alafenamid

Descovy 200 mg/10 mg - Filmtabletten → S. 387
Descovy 200 mg/25 mg - Filmtabletten → S. 387

J05AR18 Emtricitabin, Tenofovir alafenamid, Elvitegravir und Cobicistat

Genvoya 150 mg/150 mg/200 mg/10 mg - Filmtabletten → S. 625

J05AR19 Emtricitabin, Tenofovir alafenamid und Rilpivirin

Odefsey 200 mg/25 mg/25 mg - Filmtabletten → S. 1022

J05AR20 Emtricitabin, Tenofvir alafenamid und Bictegravir

Biktarvy 50 mg/200 mg/25 mg - Filmtabletten → S. 195

J05AR21 Dolutegravir und Rilpivirin

Juluca 50 mg/25 mg - Filmtabletten → S. 744

J05AR22 Emtricitabin, Tenofovir alafenamid, Darunavir und Cobicistat

Symtuza 800 mg/150 mg/200 mg/10 mg - Filmtabletten → S. 1371

J05AR23 Atazanavir und Ritonavir

J05AR24 Lamivudin, Tenofovir disoproxil und Doravirin

Delstrigo 100 mg/300 mg/245 mg - Filmtabletten → S. 381

J05AR25 Lamivudin und Dolutegravir

Dovato 50 mg/300 mg - Filmtabletten → S. 428

J05AR26 Darunavir und Ritonavir

J05AR27 Lamivudin, Tenofovir disoproxil und Dolutegravir

J05AX Andere antivirale Mittel

J05AX01 Moroxydin

J05AX02 Lysozym

J05AX05 Inosin-Pranobex

J05AX06 Pleconaril

J05AX07 Enfuvirtid

Fuzeon 90 mg/ml - Pulver und Lösungsmittel zur Herstellung einer Injektionslösung → S. 608

J05AX09 Maraviroc

Celsentri 20 mg/ml - Lösung zum Einnehmen → S. 282
Celsentri 25 mg - Filmtabletten → S. 282
Celsentri 75 mg - Filmtabletten → S. 282
Celsentri 150 mg - Filmtabletten → S. 282
Celsentri 300 mg - Filmtabletten → S. 282

J05AX10 Maribavir

J05AX13 Umifenovir

J05AX17 Enisamium iodid

J05AX18 Letermovir

Prevymis 240 mg - Filmtabletten → S. 1142
Prevymis 480 mg - Filmtabletten → S. 1142
Prevymis 240 mg - Konzentrat zur Herstellung einer Infusionslösung → S. 1142
Prevymis 480 mg - Konzentrat zur Herstellung einer Infusionslösung → S. 1142

J05AX19 Tiloron

J05AX21 Imidazolylethanamid der Pentandisäure

J05AX22 Kagocel

J05AX23 Ibalizumab

Trogarzo 200 mg - Konzentrat zur Herstellung einer Infusionslösung → S. 1460

J05AX24 Tecovirimat

J05AX25 Baloxavir marboxil

J05AX26 Amenamevir

J05AX27 Favipiravir

J05AX28 Bulevirtid

Hepcludex 2 mg - Pulver zur Herstellung einer Injektionslösung → S. 658

J05AX29 Fostemsavir

J06 IMMUNSERA UND IMMUNGLOBULINE

J06A IMMUNSERA

J06AA Immunsera

J06AA01 Diphtherie-Antitoxin

J06AA02 Tetanus-Antitoxin

J06AA03 Schlangengift-Antiserum

J06AA04 Botulismus-Antitoxin

J06AA05 Gasbrand-Serum

J06AA06 Tollwut-Serum

J06B IMMUNGLOBULINE

J06BA Immunglobuline, normal human

J06BA01 Immunglobuline, normal human, zur extravasalen Anwendung

Beriglobin P Fertigspritze - Injektionslösung zur subkutanen oder intramuskulären Anwendung → S. 184
Cutaquig 165 mg/ml - Injektionslösung → S. 355
Cuvitru 200 mg/ml - Injektionslösung zur subkutanen Anwendung → S. 356
Gammanorm 165 mg/ml - Injektionslösung → S. 616
Hizentra 200 mg/ml - Lösung zur subkutanen Injektion → S. 663
Hizentra 200 mg/ml - Lösung zur subkutanen Injektion in Fertigspritzen → S. 663
HyQvia 100 mg/ml - Infusionslösung zur subkutanen Anwendung → S. 681

J06BA02 Immunglobuline, normal human, zur intravasalen Anwendung

Flebogamma DIF 50 mg/ml - Infusionslösung → S. 574
Flebogamma DIF 100 mg/ml - Infusionslösung → S. 574
Gammagard S/D - Pulver und Lösungsmittel zur Herstellung einer Infusionslösung → S. 616
Gammaplex 100 mg/ml - Infusionslösung → S. 617
Gamunex 10% 100 mg/ml - Infusionslösung → S. 617
Ig Vena 50 g/l - Infusionslösung → S. 692
Intratect 50 g/l - Infusionslösung → S. 720
Intratect 100 g/l - Infusionslösung → S. 720
Iqymune 100 mg/ml - Infusionslösung → S. 724
Kiovig 100 mg/ml - Infusionslösung → S. 760
Octagam 100 mg/ml - Infusionslösung → S. 1019
Octagam 5% - Infusionslösung → S. 1020
Optiglobin 100 mg/ml - Infusionslösung → S. 1045
Panzyga 100 mg/ml - Infusionslösung → S. 1079
Pentaglobin 50 g/l - Infusionslösung → S. 1094
Privigen 100 mg/ml - Infusionslösung → S. 1147

J06BB Spezifische Immunglobuline

J06BB01 Anti-D(rh)-Immunglobulin

Rhesonativ 625 I.E./ml Injektionslösung → S. 1228
Rhophylac 300 Mikrogramm/2 ml Injektionslösung in einer Fertigspritze → S. 1231

J06BB02 Tetanus-Immunglobulin

Tetagam P - Fertigspritze → S. 1411

J06BB03 Varicella/Zoster-Immunglobulin

Varitect CP 25 I.E./ml - Infusionslösung → S. 1503

J06BB04 Hepatitis B-Immunglobulin

Hepatect CP 50 I.E./ml - Infusionslösung → S. 658
Uman Big 180 IE/ml - Injektionslösung → S. 1478
Venbig 50 IE/ml - Pulver und Lösungsmittel zur Herstellung einer Infusionslösung → S. 1509
Zutectra 500 I.E. - Injektionslösung in einer Fertigspritze → S. 1613

J06BB05 Tollwut-Immunglobulin

Berirab P - Fertigspritze → S. 185

J06BB06 Röteln-Immunglobulin

J06BB07 Kuhpocken-Immunglobulin

J06BB08 Staphylococcus-Immunglobulin

J06BB09 Cytomegalie-Immunglobulin

Cytotect CP Biotest 100 E/ml - Infusionslösung → S. 363

J06BB10 Diphtherie-Immunglobulin

J06BB11 Hepatitis-A-Immunglobulin

J06BB12 FSME-Immunglobulin

J06BB13 Pertussis-Immunglobulin

J06BB14 Masern-Immunglobulin

J06BB15 Mumps-Immunglobulin

J06BB16 Palivizumab

Synagis 100 mg/ml - Injektionslösung → S. 1372
Synagis 50 mg - Pulver und Lösungsmittel zur Herstellung einer Injektionslösung → S. 1372
Synagis 100 mg - Pulver und Lösungsmittel zur Herstellung einer Injektionslösung → S. 1372

J06BB17 Motavizumab

J06BB18 Raxibacumab

J06BB21 Bezlotoxumab

Zinplava 25 mg/ml - Konzentrat zur Herstellung einer Infusionslösung → S. 1597

J06BB22 Obiltoxaximab

Obiltoxaximab SFL 100 mg/ml - Konzentrat zur Herstellung einer Infusionslösung → S. 1019

J06BB30 Kombinationen

J06BC Andere Immunglobuline

J06BC01 Nebacumab

J07 IMPFSTOFFE

J07A BAKTERIELLE IMPFSTOFFE

J07AC Milzbrand-Impfstoffe

J07AC01 Anthrax-Antigen

J07AD Brucellose-Impfstoffe

J07AD01 Brucella-Antigen

J07AE Cholera-Impfstoffe

J07AE01 Cholera, inaktiviert, ganze Zelle

Dukoral, Suspension und Brausegranulat zur Herstellung einer Suspension zum Einnehmen Cholera-Impfstoff (inaktiviert, zum Einnehmen) → S. 440

J07AE02 Cholera, lebend abgeschwächt

Vaxchora - Brausepulver und Pulver zur Herstellung einer Suspension zum Einnehmen → S. 1505

J07AE51 Cholera, Kombinationen mit Typhus-Impfstoff, inaktiviert, ganze Zelle

J07AF Diphtherie-Impfstoffe

J07AF01 Diphtherie-Toxoid

J07AG Hämophilus-influenza-B-Impfstoffe

J07AG01 Hämophilus-influenzae B, gereinigtes Antigen konjugiert

Act-HIB - Pulver und Lösungsmittel zur Herstellung einer Injektionssuspension → S. 29
Infanrix IPV+Hib - Pulver und Suspension zur Herstellung einer Injektionssuspension → S. 707

J07AG51 Hämophilus-influenza B, Kombinationen mit Toxoiden

J07AG52 Hämophilus-influenza B, Kombinationen mit Pertussis und Toxoiden

J07AG53 Haemophilus influenza B, Kombinationen m.Meningokokkus C konjugiert

J07AH Meningokokken-Impfstoffe

J07AH01 Meningokokken A, gereinigtes Polysaccarid-Antigen

J07AH02 Andere Meningokokken monovalent, gereinigtes Polysaccharid-Antigen

J07AH03 Meningokokkus A, C, bivalent, gereinigtes Polysaccharid-Antigen

J07AH04 Meningokokkus A,C,Y,W-135, tetravalent, gerein.Polysaccarid-Antigen

J07AH05 Andere Meningokokken polyvalent, gereinigtes Polysaccharid-Antigen

J07AH06 Meningokokkus B, Äußeres-Membranvesikel-Antigen

J07AH07 Meningokokkus C, gereinigtes Polysaccharid-Antigen, konjugiert

Menjugate 10 Mikrogramm - Injektionssuspension → S. 873
Menjugate 10 Mikrogramm - Injektionssuspension in einer Fertigspritze → S. 873
NeisVac-C - Injektionssuspension in einer Fertigspritze → S. 954

J07AH08 Meningokokkus A,C,Y,W-135 tetrav., gerein.Polysacch.-Antigen, konjug.

MenQuadfi - Injektionslösung → S. 874
Menveo - Pulver und Lösung zur Herstellung einer Injektionslösung → S. 874
Nimenrix - Pulver und Lösungsmittel zur Herstellung einer Injektionslösung in einer Ampulle → S. 976
Nimenrix - Pulver und Lösungsmittel zur Herstellung einer Injektionslösung in einer Fertigspritze → S. 977

J07AH09 Meningokokkus B, mulicomponent Vaccine

Bexsero - Injektionssuspension in einer Fertigspritze → S. 192
Trumenba - Injektionssuspension in Fertigspritze → S. 1465

J07AH10 Meningococcus A, gereinigtes Polysaccharid-Antigen, konjugiert

J07AJ Pertussis-Impfstoffe

J07AJ01 Pertussis, inaktiviert, ganze Zelle

J07AJ02 Pertussis gereinigtes Antigen

J07AJ51 Pertussis, inaktiviert, ganze Zelle, Kombinationen mit Toxoiden

J07AJ52 Pertussis, gereinigtes Antigen, Kombinationen mit Toxoiden

Boostrix - Injektionssuspension in einer Fertigspritze → S. 210
dTaP Booster SSI - Injektionssuspension in einer Fertigspritze → S. 440
Triaxis - Injektionssuspension in einer Fertigspritze → S. 1451

J07AK Pest-Impfstoffe

J07AK01 Pest, inaktiviert, ganze Zelle

J07AL Pneumokokken-Impfstoffe

J07AL01 Pneumokokken, gereinigtes Polysaccharid-Antigen

Pneumovax 23 - Injektionslösung in einer Durchstechflasche → S. 1114
Pneumovax 23 - Injektionslösung in einer Fertigspritze → S. 1114

J07AL02 Pneumokokken, gereinigtes Polysaccharid-Antigen, konjugiert

Prevenar 13 - Injektionssuspension → S. 1141
Prevenar 13 - Injektionssuspension in Einzeldosis-Durchstechflasche → S. 1141
Prevenar 13 - Injektionssuspension in Mehrdosenbehältnis → S. 1141
Synflorix - Injektionssuspension → S. 1372
Synflorix - Injektionssuspension in einer Fertigspritze → S. 1372
Synflorix - Injektionssuspension in einem Mehrdosenbehältnis (2 Dosen) → S. 1372
Synflorix - Injektionssuspension in einem Mehrdosenbehältnis (4 Dosen) → S. 1372

J07AL52 Pneumokokk., gerein.Polysaccharid-Antig.u.Haemophilus-influenza, konj.

J07AM Tetanus-Impfstoffe

J07AM01 Tetanus-Toxoid

Tetanol pur - Injektionssuspension in einer Fertigspritze → S. 1411

J07AM51 Tetanus-Toxoid, Kombinationen mit Diphtherie-Toxoid

diTeBooster - Injektionssuspension in einer Fertigspritze → S. 417
dT-reduct "Merieux" - Injektionssuspension in einer Fertigspritze → S. 440
Td-pur für Erwachsene und Heranwachsende → S. 1396

J07AM52 Tetanus-Toxoid, Kombinationen mit Tetanus-Immunglobulin

J07AN Tuberkulose-Impfstoffe

J07AN01 Tuberkulose, lebend abgeschwächt

J07AP Typhus-Impfstoffe

J07AP01 Typhus, oral, lebend abgeschwächt

Vivotif 2 x 10^9 - 2 x 10^10 CFU - magensaftresistente Hartkapsel → S. 1548

J07AP02 Typhus, inaktiviert, ganze Zelle

J07AP03 Typhus, gereinigtes Polysaccharid-Antigen

Typhim Vi - Injektionslösung in einer Fertigspritze → S. 1471

J07AP10 Typhus, Kombinationen mit Paratyphustypen

J07AR Typhus (exanthematicus)-Impfstoffe

J07AR01 Typhus exanthematicus, inaktiviert, ganze Zelle

J07AX Andere bakterielle Impfstoffe

J07B VIRALE IMPFSTOFFE

J07BA Encephalitis-Impfstoffe

J07BA01 FSME, inaktiviert, ganzes Virus

Encepur 0,25 ml für Kinder - Injektionssuspension in einer Fertigspritze → S. 486
Encepur 0,5 ml - Injektionssuspension in einer Fertigspritze → S. 486
FSME-Immun 0,25 ml Junior - Injektionssuspension in einer Fertigspritze → S. 603
FSME-Immun 0,5 ml Erwachsene - Injektionssuspension in einer Fertigspritze → S. 603

J07BA02 Encephalitis, japanische, inaktiviert, ganzes Virus

Ixiaro - Injektionssuspension → S. 737

J07BA03 Encephalitits, japanische, lebend, attenuiert

J07BB Influenza-Impfstoffe

J07BB01 Influenza, inaktiviert, ganzes Virus

Pandemic Influenza Vaccine H5N1 Baxter - Injektionssuspension (Einzeldosis) → S. 1074
Pandemic Influenza Vaccine H5N1 Baxter - Injektionssuspension (Mehrdosenbehältnis) → S. 1074
Vepacel - Injektionssuspension in einer Fertigspritze → S. 1518
Vepacel - Injektionssuspension in einem Mehrdosenbehältnis → S. 1518

J07BB02 Influenza, gereinigtes Antigen

Adjupanrix - Suspension und Emulsion zur Herstellung einer Emulsion zur Injektion → S. 37
Aflunov - Injektionssuspension in einer Fertigspritze → S. 49
Afluria Tetra - Injektionssuspension in einer Fertigspritze → S. 49
Efluelda - Injektionssuspension in einer Fertigspritze → S. 467

Fluad - Injektionssuspension in einer Fertigspritze → S. 579
Fluarix Tetra - Injektionssuspension in einer Fertigspritze → S. 580
Flucelvax Tetra - Injektionssuspension in einer Fertigspritze → S. 580
Foclivia - Injektionssuspension → S. 588
Foclivia - Injektionssuspension in einer Fertigspritze → S. 588
Foclivia - Injektionssuspension im Mehrfachdosenbehältnis → S. 588
Influvac - Injektionssuspension in einer Fertigspritze → S. 709
Influvac Tetra - Injektionssuspension in einer Fertigspritze → S. 709
Prepandrix - Suspension und Emulsion zur Herstellung einer Emulsion zur Injektion → S. 1140
Vaxigrip Tetra - Injektionssuspension in einer Fertigspritze → S. 1505

J07BB03 Influenza, lebend abgeschwächt

Fluenz Tetra - Nasenspray, Suspension → S. 583
Pandemic influenza vaccine H5N1 AstraZeneca - Nasenspray, Suspension → S. 1074

J07BB04 Influenza, virus-ähnliche Partikel

J07BC Hepatitis-Impfstoff

J07BC01 Hepatitis B, gereinigtes Antigen

Engerix B 10 Mikrogramm/0,5 ml - Injektionssuspension in einer Fertigspritze → S. 488
Engerix B 20 Mikrogramm/1 ml - Injektionssuspension in einer Fertigspritze → S. 488
Fendrix - Injektionssuspension → S. 560
HBVAXPRO 5 Mikrogramm - Injektionssuspension → S. 653
HBVAXPRO 5 Mikrogramm - Injektionssuspension in einer Fertigspritze → S. 653
HBVAXPRO 10 Mikrogramm - Injektionssuspension → S. 653
HBVAXPRO 10 Mikrogramm - Injektionssuspension in einer Fertigspritze → S. 653
HBVAXPRO 40 Mikrogramm - Injektionssuspension → S. 653

J07BC02 Hepatitis A, inaktiviert, ganzes Virus

Avaxim - Injektionssuspension in einer Fertigspritze → S. 160
Havrix (Hepatitis A Impfstoff) Junior 720 El.U/0,5 ml - Fertigspritze → S. 652
Havrix-(Hepatitis A-Impfstoff) 1440 El.U/ml - Fertigspritze für Erwachsene → S. 653
Vaqta 50 E/1 ml - Injektionssuspension → S. 1500
Vaqta 50 E/1 ml - Injektionssuspension in einer Fertigspritze → S. 1500
Vaqta-K pro infantibus 25 E/0,5 ml - Injektionssuspension → S. 1501
Vaqta-K pro infantibus 25 E/0,5 ml - Injektionssuspension in einer Fertigspritze → S. 1501

J07BC20 Kombinationen

Ambirix - Injektionssuspension in einer Fertigspritze → S. 74
Twinrix Erwachsene - Injektionssuspension → S. 1469
Twinrix Kinder - Injektionssuspension → S. 1469

J07BD Masern-Impfstoffe

J07BD01 Masern, lebend abgeschwächt

J07BD51 Masern, Kombinationen mit Mumps, lebend abgeschwächt

J07BD52 Masern, Kombinationen mit Mumps und Röteln, lebend abgeschwächt

M-M-RVAXPRO - Pulver und Lösungsmittel zur Herstellung einer Injektionssuspension → S. 914
M-M-RVAXPRO - Pulver und Lösungsmittel zur Herstellung einer Injektionssuspension in einer Fertigspritze → S. 914
Priorix - Pulver in einer Durchstechflasche und Lösungsmittel in einer Fertigspritze zur Herstellung einer Injektionslösung → S. 1146
Priorix - Pulver und Lösungsmittel zur Herstellung einer Injektionslösung → S. 1147

J07BD53 Masern, Kombinationen mit Röteln, lebend abgeschwächt

J07BD54 Masern, Komb. mit Mumps/Röteln und Varicella, lebend abgeschwächt

Priorix-Tetra - Pulver in einer Durchstechflasche und Lösungsmittel in einer Fertigspritze zur Herstellung einer Injektionslösung → S. 1147
Priorix-Tetra - Pulver und Lösungsmittel zur Herstellung einer Injektionslösung → S. 1147
ProQuad - Pulver und Lösungsmittel zur Herstellung einer Injektionssuspension → S. 1159
ProQuad - Pulver und Lösungsmittel zur Herstellung einer Injektionssuspension in einer Fertigspritze → S. 1159

J07BE Mumps-Impstoffe

J07BE01 Mumps, lebend abgeschwächt

J07BF Poliomyelitis-Impfstoffe

J07BF01 Poliomyelitis, oral, monovalent, lebend abgeschwächt

J07BF02 Poliomyelitis, oral, trivalent, lebend abgeschwächt

J07BF03 Poliomyelitis, trivalent, inaktiviert, ganzes Virus

Polio Salk "Merieux" - Fertigspritze → S. 1114
VeroPol - Injektionslösung in einer Fertigspritze → S. 1520

J07BF04 Poliomyelitis oral, bivalent, lebend attenuiert

J07BG Tollwut-Impfstoffe

J07BG01 Tollwut, inaktiviert, ganzes Virus

Rabipur - Pulver und Lösungsmittel zur Herstellung einer Injektionslösung in einer Fertigspritze → S. 1184

J07BH Rotavirus-Diarrhoe-Impfstoffe

J07BH01 Rotavirus, lebend abgeschwächt

Rotarix - Pulver und Lösungsmittel zur Herstellung einer Suspension zum Einnehmen → S. 1264
Rotarix - Suspension zum Einnehmen in einem Fertigapplikator für die orale Verabreichung → S. 1264
Rotarix - Suspension zum Einnehmen in einer Multi-Monodosenpräsentation mit 5 Einzeldosis-Tuben zum Ausdrücken, verbunden durch einen Riegel → S. 1264
Rotarix - Suspension zum Einnehmen in einer Tube zum Ausdrücken → S. 1264

J07BH02 Rota virus, pentavalent, lebend, reassortant

RotaTeq - Lösung zum Einnehmen → S. 1264

J07BJ Röteln-Impfstoffe

J07BJ01 Röteln, lebend abgeschwächt

J07BJ51 Röteln, Kombinationen mit Mumps, lebend abgeschwächt

J07BK Varicella Zoster Impfstoff

J07BK01 Varicella, lebend abgeschwächt

Varilrix - Pulver und Lösungsmittel zur Herstellung einer Injektionssuspension → S. 1503
Varivax - Pulver und Lösungsmittel zur Herstellung einer Injektionssuspension in einer Fertigspritze → S. 1503

J07BK02 Zoster, lebend abgeschwächt

Zostavax - Pulver und Lösungsmittel zur Herstellung einer Injektionssuspension → S. 1610
Zostavax - Pulver und Lösungsmittel zur Herstellung einer Injektionssuspension in einer Fertigspritze → S. 1610

J07BK03 Zoster, gereinigtes Antigen

Shingrix - Pulver und Suspension zur Herstellung einer Injektionssuspension → S. 1302

J07BL Gelbfieber-Impfstoffe

J07BL01 Gelbfieber, lebend abgeschwächt

Stamaril - Pulver und Lösungsmittel zur Herstellung einer Injektionssuspension → S. 1349

J07BM Papillomvirus-Impfstoffe

J07BM01 Humaner Papillomvirus-Impfstoff (Typen 6, 11, 16, 18)

Gardasil - Injektionssuspension → S. 617
Gardasil - Injektionssuspension in einer Fertigspritze → S. 617

J07BM02 Humaner Papillomvirus-Impfstoff (Typen 16, 18)

Cervarix - Injektionssuspension in einer Durchstechflasche → S. 287

Cervarix - Injektionssuspension in einer Fertigspritze → S. 287
Cervarix - Injektionssuspension, Mehrdosen → S. 287

J07BM03 Humaner Papillomvirus-Impfstoff (Typen 6,11,16,18,31,33,45,52,58)

Gardasil 9 - Injektionssuspension → S. 617
Gardasil 9 - Injektionssuspension in einer Fertigspritze → S. 618

J07BX Andere virale Impfstoffe

Dengvaxia - Pulver und Lösungsmittel zur Herstellung einer Injektionssuspension in einer Fertigspritze → S. 383
Dengvaxia - Pulver und Lösungsmittel zur Herstellung einer Injektionssuspension in Mehrfachdosisbehältnissen → S. 383

J07BX01 Pocken-Impfstoffe

Imvanex - Injektionssuspension → S. 703

J07BX02 Ebola-Impfstoffe

Ervebo - Injektionslösung → S. 510
Mvabea - Injektionssuspension → S. 936
Zabdeno - Injektionssuspension → S. 1585

J07C BAKTERIELLE UND VIRALE IMPFSTOFFE, KOMBINIERT

J07CA Bakterielle und virale Impfstoffe, kombiniert

J07CA01 Diphtherie-Poliomyelitis-Tetanus

Revaxis Injektionssuspension in einer Fertigspritze → S. 1224

J07CA02 Diphtherie-Pertussis-Poliomyelitis-Tetanus

Boostrix Polio - Injektionssuspension in einer Fertigspritze → S. 210
DTaP-IPV Vakzine SSI → S. 440
Infanrix IPV+Hib - Pulver und Suspension zur Herstellung einer Injektionssuspension → S. 707
Repevax - Injektionssuspension in einer Fertigspritze → S. 1217
Tetravac - Injektionssuspension → S. 1412

J07CA03 Diphtherie-Röteln-Tetanus

J07CA04 Hämophilus-influenza B und Poliomyelitis

J07CA05 Diphtherie-Hepatitis B-Pertussis-Tetanus

J07CA06 Diphtherie-Hämophilus-influenza B-Pertussis-Poliomyelitis-Tetanus

J07CA07 Diphtherie-Hepatitis B-Tetanus

J07CA08 Hämophilus influenza B und Hepatitis B

J07CA09 Diphtherie-Hämophilus-influenzae B-Pertussis-Poliomyel.-Tetanus-Hep.B

Hexacima - Injektionssuspension → S. 661
Hexacima - Injektionssuspension in einer Fertigspritze → S. 661
Hexyon - Injektionssuspension → S. 662
Hexyon - Injektionssuspension in einer Fertigspritze → S. 662
Infanrix hexa - Pulver und Suspension zur Herstellung einer Injektionssuspension → S. 706
Vaxelis - Injektionssuspension → S. 1505
Vaxelis - Injektionssuspension in einer Fertigspritze → S. 1505

J07CA10 Typhus-Hepatitis A

Viatim - Suspension und Lösung zur Herstellung einer Injektionssuspension in einer Fertigspritze → S. 1532

J07CA11 Diphth.-Haemophilus influenz.B-Pertussis-Tetanus-Hepatitis B

J07CA12 Diphtherie-Pertussis-Poliomyelitis-Tetanus-Hepatitis B

J07CA13 Dipht.-Haeminfl. B-Pertuss.-Tetan.-Hepa.B-Meningokok.A+C

J07X ANDERE IMPFSTOFFE

L ANTINEOPLASTISCHE UND IMMUNMODULIERENDE MITTEL

L01 ANTINEOPLASTISCHE MITTEL

L01A ALKYLIERENDE MITTEL

L01AA Stickstofflost-Analoga

L01AA01 Cyclophosphamid

Cyclophosphamid Cadiasun 500 mg - Pulver zur Herstellung einer Injektionslösung → S. 358
Cyclophosphamid Cadiasun 1 g - Pulver zur Herstellung einer Injektionslösung → S. 358
Cyclophosphamid Cadiasun 2 g - Pulver zur Herstellung einer Injektionslösung → S. 358
Cyclophosphamid Sandoz 1000 mg - Pulver zur Herstellung einer Injektions-/Infusionslösung → S. 358
Cyclophosphamid Sandoz 2000 mg - Pulver zur Herstellung einer Injektions-/Infusionslösung → S. 359
Endoxan "Baxter" 50 mg - Dragees → S. 487
Endoxan "Baxter" 200 mg - Trockenstechampulle → S. 487
Endoxan "Baxter" 500 mg - Trockenstechampulle → S. 488
Endoxan "Baxter" 1 g - Trockenstechampulle → S. 488

L01AA02 Chlorambucil

Leukeran 2 mg - Filmtabletten → S. 798

L01AA03 Melphalan

Alkeran 2 mg - Filmtabletten → S. 64
Melphalan Koanaa 50 mg - Pulver und Lösungsmittel zur Herstellung einer Injektions-/Infusionslösung → S. 869
Melphalan medac 50 mg - Pulver und Lösungsmittel zur Herstellung einer Injektions-/Infusionslösung → S. 869
Melphalan Sun 50 mg - Pulver und Lösungsmittel zur Herstellung einer Injektions-/Infusionslösung → S. 869
Melphalan Tillomed 50 mg - Pulver und Lösungsmittel zur Herstellung einer Injektions-/Infusionslösung → S. 869

L01AA05 Chlormethin

Ledaga 160 Mikrogramm/g - Gel → S. 790

L01AA06 Ifosfamid

Holoxan 1 g - Trockensubstanz zur Injektionsbereitung → S. 666
Holoxan 2 g - Trockensubstanz zur Injektionsbereitung → S. 666

L01AA07 Trofosfamid

L01AA08 Prednimustin

L01AA09 Bendamustin

Bendamustin Accord 2,5 mg/ml - Pulver für ein Konzentrat zur Herstellung einer Infusionslösung → S. 179
Bendamustin Actavis 2,5 mg/ml - Pulver für ein Konzentrat zur Herstellung einer Infusionslösung → S. 179
Bendamustin Azad 2,5 mg/ml - Pulver für ein Konzentrat zur Herstellung einer Infusionslösung → S. 179
Bendamustin Hikma 2,5 mg/ml - Pulver für ein Konzentrat zur Herstellung einer Infusionslösung → S. 179
Bendamustin Kabi 2,5 mg/ml - Pulver für ein Konzentrat zur Herstellung einer Infusionslösung → S. 179
Bendamustin Koanaa 2,5 mg/ml - Pulver für ein Konzentrat zur Herstellung einer Infusionslösung → S. 179
Levact 2,5 mg/ml - Pulver für ein Konzentrat zur Herstellung einer Infusionslösung → S. 799

L01AB Alkylsulfonate

L01AB01 Busulfan

Busilvex 6 mg/ml - Konzentrat zur Herstellung einer Infusionslösung → S. 235
Busulfan Accord 6 mg/ml - Konzentrat zur Herstellung einer Infusionslösung → S. 235
Busulfan Fresenius Kabi 6 mg/ml - Konzentrat zur Herstellung einer Infusionslösung → S. 235
Myleran 2 mg - Filmtabletten → S. 940

L01AB02 Treosulfan

Trecondi 1 g - Pulver zur Herstellung einer Infusionslösung → S. 1448
Trecondi 5 g - Pulver zur Herstellung einer Infusionslösung → S. 1448
Treosulfan Tillomed 5 g - Pulver zur Herstellung einer Infusionslösung → S. 1449

L01AB03 Mannosulfan

L01AC Ethylenimine

L01AC01 Thiotepa

Tepadina 15 mg - Pulver für ein Konzentrat zur Herstellung

L01CA03 Vindesin

Eldisin 5 mg - Trockenstechampulle → S. 467

L01CA04 Vinorelbin

Eberelbin 10 mg/ml - Konzentrat zur Herstellung einer Injektions- bzw. Infusionslösung → S. 454
Navelbine 10 mg - Infusionskonzentrat → S. 951
Navelbine 40 mg - Infusionskonzentrat → S. 951
Navelbine 50 mg - Infusionskonzentrat → S. 951
Navelbine 20 mg - Kapseln → S. 952
Navelbine 30 mg - Kapseln → S. 952
Navelbine 80 mg - Kapseln → S. 952
Vinorelbin Accord 10 mg/ml - Konzentrat zur Herstellung einer Infusionslösung → S. 1538
Vinorelbin Fair-Med 10 mg/ml - Konzentrat zur Herstellung einer Infusionslösung → S. 1538

L01CA05 Vinflunin

Javlor 25 mg/ml - Konzentrat zur Herstellung einer Infusionslösung → S. 740

L01CA06 Vintafolid

L01CB Podophyllotoxin-Derivate

L01CB01 Etoposid

Etoposid Accord 20 mg/ml - Konzentrat zur Herstellung einer Infusionslösung → S. 528
Etoposid Ebewe 20 mg/ml - Konzentrat zur Herstellung einer Infusionslösung → S. 528
Etoposid Kabi 20 mg/ml - Konzentrat zur Herstellung einer Infusionslösung → S. 528
Vepesid - Weichkapseln → S. 1518

L01CB02 Teniposid

L01CC Colchicin-Derivate

L01CC01 Demecolcin

L01CD Taxane

L01CD01 Paclitaxel

Abraxane 5 mg/ml - Pulver zur Herstellung einer Infusionssuspension → S. 19
Apealea 60 mg - Pulver zur Herstellung einer Infusionslösung → S. 106
Ebetaxel 6 mg/ml - Konzentrat zur Herstellung einer Infusionslösung → S. 454
Novatax 6 mg/ml - Konzentrat zur Herstellung einer Infusionslösung → S. 995
Paclitaxel Accord 6 mg/ml - Konzentrat zur Herstellung einer Infusionslösung → S. 1069
Paclitaxel Ebewe 6 mg/ml - Konzentrat zur Herstellung einer Infusionslösung → S. 1069
Paclitaxel Kabi 6 mg/ml - Konzentrat zur Herstellung einer Infusionslösung → S. 1069
Pazenir 5 mg/ml - Pulver zur Herstellung einer Infusionsdispersion → S. 1087

L01CD02 Docetaxel

Docetaxel Accord 20 mg/1 ml - Konzentrat zur Herstellung einer Infusionslösung → S. 417
Docetaxel Accord 80 mg/4 ml - Konzentrat zur Herstellung einer Infusionslösung → S. 418
Docetaxel Accord 160 mg/8 ml - Konzentrat zur Herstellung einer Infusionslösung → S. 418
Docetaxel Ebewe 10 mg/ml - Konzentrat zur Herstellung einer Infusionslösung → S. 418
Docetaxel Kabi 20 mg/1 ml - Konzentrat zur Herstellung einer Infusionslösung → S. 418
Docetaxel Kabi 80 mg/4 ml - Konzentrat zur Herstellung einer Infusionslösung → S. 419
Docetaxel Kabi 120 mg/6 ml - Konzentrat zur Herstellung einer Infusionslösung → S. 419
Docetaxel Kabi 160 mg/8 ml - Konzentrat zur Herstellung einer Infusionslösung → S. 419
Docetaxel Kabi 180 mg/9 ml - Konzentrat zur Herstellung einer Infusionslösung → S. 419
Docetaxel Koanaa 20 mg/ml - Konzentrat zur Herstellung einer Infusionslösung → S. 419
Docetaxel Teva 20 mg/0,72 ml - Konzentrat und Lösungsmittel zur Herstellung einer Infusionslösung → S. 419
Docetaxel Teva 80 mg/2,88 ml - Konzentrat und Lösungsmittel zur Herstellung einer Infusionslösung → S. 419
Docetaxel Zentiva 20 mg/1 ml - Konzentrat zur Herstellung einer Infusionslösung → S. 419
Docetaxel Zentiva 80 mg/4 ml - Konzentrat zur Herstellung einer Infusionslösung → S. 419
Docetaxel Zentiva 160 mg/8 ml - Konzentrat zur Herstellung einer Infusionslösung → S. 419
Taxotere 20 mg/1 ml - Konzentrat zur Herstellung einer Infusionslösung → S. 1395
Taxotere 80 mg/4 ml - Konzentrat zur Herstellung einer Infusionslösung → S. 1395
Taxotere 160 mg/8 ml - Konzentrat zur Herstellung einer Infusionslösung → S. 1395
Taxotere 20 mg/0,5 ml - Konzentrat und Lösungsmittel zur Herstellung einer Infusionslösung → S. 1396
Taxotere 80 mg/2 ml - Konzentrat und Lösungsmittel zur Herstellung einer Infusionslösung → S. 1396

L01CD03 Paclitaxel poliglumex

L01CD04 Cabazitaxel

Cabazitaxel Accord 20 mg/ml - Konzentrat zur Herstellung einer Infusionslösung → S. 238
Cabazitaxel EVER Pharma 10 mg/ml - Konzentrat zur Herstellung einer Infusionslösung → S. 238
Cabazitaxel Sandoz 10 mg/ml - Konzentrat zur Herstellung einer Infusionslösung → S. 238
Jevtana 60 mg - Konzentrat und Lösungsmittel zur Herstellung einer Infusionslösung → S. 741

L01CE Topoisomerase 1 (TOP1)-Hemmer

L01CE01 Topotecan

Hycamtin 0,25 mg - Hartkapseln → S. 675
Hycamtin 1 mg - Hartkapseln → S. 675
Hycamtin 1 mg - Pulver zur Herstellung eines Infusionslösungskonzentrats → S. 675
Hycamtin 4 mg - Pulver zur Herstellung eines Infusionslösungskonzentrats → S. 675
Potactasol 1 mg - Pulver für ein Konzentrat zur Herstellung einer Infusionslösung → S. 1119
Potactasol 4 mg - Pulver für ein Konzentrat zur Herstellung einer Infusionslösung → S. 1119
Topotecan Accord 1 mg/ml - Konzentrat zur Herstellung einer Infusionslösung → S. 1431
Topotecan Hikma 1 mg - Pulver für ein Konzentrat zur Herstellung einer Infusionslösung → S. 1431
Topotecan Hikma 4 mg - Pulver für ein Konzentrat zur Herstellung einer Infusionslösung → S. 1431
Topotecan Hospira 4 mg/4 ml - Konzentrat zur Herstellung einer Infusionslösung → S. 1431
Topotecan Teva 1 mg/1 ml - Konzentrat zur Herstellung einer Infusionslösung → S. 1431
Topotecan Teva 4 mg/4 ml - Konzentrat zur Herstellung einer Infusionslösung → S. 1431

L01CE02 Irinotecan

Irinotecan Accord 20 mg/ml - Konzentrat zur Herstellung einer Infusionslösung → S. 725
Irinotecan Fresenius 20 mg/ml - Konzentrat zur Herstellung einer Infusionslösung → S. 726
Irinotecan Hikma 20 mg/ml - Konzentrat zur Herstellung einer Infusionslösung → S. 726
Irinotecan Kabi 20 mg/ml - Konzentrat zur Herstellung einer Infusionslösung → S. 726
Irinotecan Koanaa 20 mg/ml - Konzentrat zur Herstellung einer Infusionslösung → S. 726
Onivyde pegylated liposomal 4,3 mg/ml - Konzentrat zur Herstellung einer Infusionsdispersion → S. 1042

L01CE03 Etirinotecan pegol

L01CE04 Belotecan

L01CX Andere pflanzliche Alkaloide und natürliche Mittel

L01CX01 Trabectedin

Yondelis 0,25 mg - Pulver zur Herstellung eines Infusionslösungskonzentrats → S. 1583
Yondelis 1 mg - Pulver zur Herstellung eines Infusionslösungskonzentrats → S. 1583

L01D ZYTOTOXISCHE ANTIBIOTIKA UND VERWANDTE SUBSTANZEN

L01DA Actinomycine

L01DA01 Dactinomycin

L01DB Anthracycline und verwandte Substanzen

L01DB01 Doxorubicin

Adriblastin 10 mg - Stechampulle → S. 40
Adriblastin 50 mg - Stechampulle → S. 40
Adriblastin 200 mg - Stechampulle → S. 40
Adriblastin 50 mg - Trockenstechampulle → S. 40
Caelyx pegylated liposomal 2 mg/ml - Konzentrat zur Herstellung einer Infusionslösung → S. 239
Doxorubicin Accord 2 mg/ml - Konzentrat zur Herstellung einer Infusionslösung → S. 431
Doxorubicin Ebewe 2 mg/ml - Stechampulle → S. 431
Myocet 50 mg - Pulver, Dispersion und Lösungsmittel für ein Konzentrat zur Herstellung einer Infusionsdispersion → S. 940

L01DB02 Daunorubicin

Daunoblastin 20 mg - Pulver zur Herstellung einer Infusions- oder Injektionslösung → S. 375

L01DB03 Epirubicin

Epirubicin Accord 2 mg/ml - Lösung zur Injektion oder Infusion → S. 499
Epirubicin Ebewe 2 mg/ml - Konzentrat zur Infusionsbereitung → S. 499
Epirubicin Hikma 2 mg/ml - Injektionslösung → S. 499
Epirubicin Kohne DC 2 mg/ml - Injektionslösung → S. 499
Epirubicinhydrochlorid Hikma 2 mg/ml - Injektionslösung → S. 499
Farmorubicin 10 mg - Stechampulle → S. 551
Farmorubicin 50 mg - Stechampulle → S. 551
Farmorubicin 200 mg - Stechampulle → S. 552

L01DB04 Aclarubicin

L01DB05 Zorubicin

L01DB06 Idarubicin

Idarubicin Accord 5 mg/5 ml - Injektionslösung → S. 691
Idarubicin Accord 10 mg/10 ml - Injektionslösung → S. 691
Idarubicin Accord 20 mg/20 ml - Injektionslösung → S. 691
Idarubicin Ebewe 1 mg/ml - Konzentrat zur Herstellung einer Infusionslösung → S. 691
Idarubicin Hexal 1 mg/ml - Konzentrat zur Herstellung einer Infusionslösung → S. 691
Zavedos 5 mg - Kapseln → S. 1588
Zavedos 10 mg - Kapseln → S. 1588
Zavedos 10 mg - Trockenstechampulle → S. 1588

L01DB07 Mitoxantron

Ebexantron 2 mg/ml - Konzentrat zur Herstellung einer Infusionslösung → S. 456
Mitoxantron Accord 2 mg/ml - Konzentrat zur Herstellung einer Infusionslösung → S. 913

L01DB08 Pirarubicin

L01DB09 Valrubicin

L01DB10 Amrubicin

L01DB11 Pixantron

Pixuvri 29 mg - Pulver für ein Konzentrat zur Herstellung einer Infusionslösung → S. 1111

L01DC Andere zytotoxische Antibiotika

L01DC01 Bleomycin

Bleomycin Accord 15.000 IE - Pulver zur Herstellung einer Injektions-/Infusionslösung → S. 206
Bleomycin "Baxter" 15000 I.E. - Durchstechflasche → S. 206

L01DC02 Plicamycin

L01DC03 Mitomycin

Mitomycin Accord 2 mg - Pulver zur Herstellung einer Injektions-/ Infusionslösung oder Lösung zur intravesikalen Anwendung → S. 913
Mitomycin Accord 10 mg - Pulver zur Herstellung einer Injektions-/ Infusionslösung oder Lösung zur intravesikalen Anwendung → S. 913
Mitomycin Accord 20 mg - Pulver zur Herstellung einer Injektions-/ Infusionslösung oder Lösung zur intravesikalen Anwendung → S. 913
Mitomycin medac 1 mg/ml - Pulver zur Herstellung einer Injektions- oder Infusionslösung oder einer Lösung zur intravesikalen Anwendung → S. 913
Mitomycin medac 20 mg - Pulver und Lösungsmittel zur Herstellung einer Lösung zur intravesikalen Anwendung → S. 913
Mitomycin medac 40 mg - Pulver und Lösungsmittel zur Herstellung einer Lösung zur intravesikalen Anwendung → S. 913

L01DC04 Ixabepilon

L01E Proteinkinasehemmer

L01EA BCR-ABL Tyrosinkinasehemmer

L01EA01 Imatinib

Glivec 100 mg - Filmtabletten → S. 634
Glivec 400 mg - Filmtabletten → S. 634
Glivec 50 mg - Hartkapseln → S. 634
Glivec 100 mg - Hartkapseln → S. 634
Imagerolan 100 mg - Filmtabletten → S. 694
Imagerolan 400 mg - Filmtabletten → S. 694
Imatinib 1A Pharma 100 mg - Filmtabletten → S. 694
Imatinib 1A Pharma 400 mg - Filmtabletten → S. 694
Imatinib Accord 100 mg - Filmtabletten → S. 694
Imatinib Accord 400 mg - Filmtabletten → S. 694
Imatinib Actavis 100 mg - Filmtabletten → S. 695
Imatinib Actavis 400 mg - Filmtabletten → S. 695
Imatinib Actavis 50 mg - Hartkapseln → S. 695
Imatinib Actavis 100 mg - Hartkapseln → S. 695
Imatinib Actavis 400 mg - Hartkapseln → S. 695
Imatinib Fresenius Kabi 100 mg - Filmtabletten → S. 695
Imatinib Fresenius Kabi 400 mg - Filmtabletten → S. 695
Imatinib Haemato 100 mg - Hartkapseln → S. 695
Imatinib Haemato 200 mg - Hartkapseln → S. 695
Imatinib Haemato 400 mg - Hartkapseln → S. 695
Imatinib HCS 100 mg - Filmtabletten → S. 695
Imatinib HCS 400 mg - Filmtabletten → S. 695
Imatinib HCS 100 mg - Tabletten zur Herstellung einer Suspension zum Einnehmen → S. 695
Imatinib HCS 400 mg - Tabletten zur Herstellung einer Suspension zum Einnehmen → S. 695
Imatinib Koanaa 100 mg - Filmtabletten → S. 695
Imatinib Koanaa 400 mg - Filmtabletten → S. 695
Imatinib Mylan 100 mg - Filmtabletten → S. 695
Imatinib Mylan 400 mg - Filmtabletten → S. 695
Imatinib Sandoz 100 mg - Filmtabletten → S. 695
Imatinib Sandoz 400 mg - Filmtabletten → S. 695
Imatinib Teva 100 mg - Filmtabletten → S. 695
Imatinib Teva 400 mg - Filmtabletten → S. 696
Imatinib Teva 100 mg - Hartkapseln → S. 696
Imatinib Teva 400 mg - Hartkapseln → S. 696

L01EA02 Dasatinib

Dasatinib G.L. 20 mg - Filmtabletten → S. 374
Dasatinib G.L. 50 mg - Filmtabletten → S. 374
Dasatinib G.L. 70 mg - Filmtabletten → S. 374
Dasatinib G.L. 80 mg - Filmtabletten → S. 374
Dasatinib G.L. 100 mg - Filmtabletten → S. 374
Dasatinib G.L. 140 mg - Filmtabletten → S. 374
Dasatinib G.L. Pharma 20 mg - Filmtabletten → S. 374
Dasatinib G.L. Pharma 50 mg - Filmtabletten → S. 374
Dasatinib G.L. Pharma 70 mg - Filmtabletten → S. 374
Dasatinib G.L. Pharma 80 mg - Filmtabletten → S. 374
Dasatinib G.L. Pharma 100 mg - Filmtabletten → S. 374
Dasatinib G.L. Pharma 140 mg - Filmtabletten → S. 374
Dasatinib HCS 20 mg - Filmtabletten → S. 374
Dasatinib HCS 50 mg - Filmtabletten → S. 375
Dasatinib HCS 70 mg - Filmtabletten → S. 375
Dasatinib HCS 80 mg - Filmtabletten → S. 375
Dasatinib HCS 100 mg - Filmtabletten → S. 375
Dasatinib HCS 140 mg - Filmtabletten → S. 375
Dasatinib Sandoz 20 mg - Filmtabletten → S. 375
Dasatinib Sandoz 50 mg - Filmtabletten → S. 375
Dasatinib Sandoz 70 mg - Filmtabletten → S. 375
Dasatinib Sandoz 80 mg - Filmtabletten → S. 375
Dasatinib Sandoz 100 mg - Filmtabletten → S. 375
Dasatinib Sandoz 140 mg - Filmtabletten → S. 375
Sprycel 10 mg/ml - Pulver zur Herstellung einer Suspension zum Einnehmen → S. 1346
Sprycel 20 mg - Filmtabletten → S. 1346
Sprycel 50 mg - Filmtabletten → S. 1347
Sprycel 70 mg - Filmtabletten → S. 1347
Sprycel 80 mg - Filmtabletten → S. 1347
Sprycel 100 mg - Filmtabletten → S. 1347
Sprycel 140 mg - Filmtabletten → S. 1347

L01EA03 Nilotinib

Tasigna 50 mg - Hartkapseln → S. 1393
Tasigna 150 mg - Hartkapseln → S. 1393
Tasigna 200 mg - Hartkapseln → S. 1393

L01EA04 Bosutinib

Bosulif 100 mg - Filmtabletten → S. 211
Bosulif 400 mg - Filmtabletten → S. 212
Bosulif 500 mg - Filmtabletten → S. 212

L01EA05 Ponatinib

Iclusig 15 mg - Filmtabletten → S. 690
Iclusig 30 mg - Filmtabletten → S. 690
Iclusig 45 mg - Filmtabletten → S. 690

L01EB Epidermal growth factor receptor (EGFR)-Tyrosinkinasehemmer

L01EB01 Gefitinib

Gefitinib Accord 250 mg - Filmtabletten → S. 621
Gefitinib Mylan 250 mg - Filmtabletten → S. 621
Iressa 250 mg - Filmtabletten → S. 725

L01EB02 Erlotinib

Tarceva 25 mg - Filmtabletten → S. 1390
Tarceva 100 mg - Filmtabletten → S. 1390
Tarceva 150 mg - Filmtabletten → S. 1390

L01EB03 Afatinib

Giotrif 20 mg - Filmtabletten → S. 631
Giotrif 30 mg - Filmtabletten → S. 631
Giotrif 40 mg - Filmtabletten → S. 631
Giotrif 50 mg - Filmtabletten → S. 631

L01EB04 Osimertinib

Tagrisso 40 mg - Filmtabletten → S. 1383
Tagrisso 80 mg - Filmtabletten → S. 1383

L01EB05 Rociletinib

L01EB06 Olmutinib

L01EB07 Dacomitinib

Vizimpro 15 mg - Filmtabletten → S. 1549
Vizimpro 30 mg - Filmtabletten → S. 1549
Vizimpro 45 mg - Filmtabletten → S. 1549

L01EB08 Icotinib

L01EC B-Raf Serin-Threonin-Kinasehemmer (BRAF-Inhibitoren)

L01EC01 Vemurafenib

Zelboraf 240 mg - Filmtabletten → S. 1590

L01EC02 Dabrafenib

Tafinlar 50 mg - Hartkapseln → S. 1382
Tafinlar 75 mg - Hartkapseln → S. 1383

L01EC03 Encorafenib

Braftovi 50 mg - Hartkapseln → S. 215
Braftovi 75 mg - Hartkapseln → S. 215

L01ED Anaplastische Lymphomkinase (ALK)-Hemmer

L01ED01 Crizotinib

Xalkori 200 mg - Hartkapseln → S. 1565
Xalkori 250 mg - Hartkapseln → S. 1565

L01ED02 Ceritinib

Zykadia 150 mg - Filmtabletten → S. 1614
Zykadia 150 mg - Hartkapseln → S. 1614

L01ED03 Alectinib

Alecensa 150 mg - Hartkapseln → S. 59

L01ED04 Brigatinib

Alunbrig 30 mg - Filmtabletten → S. 71
Alunbrig 90 mg - Filmtabletten → S. 72
Alunbrig 180 mg - Filmtabletten → S. 72
Alunbrig Starterpackung 90 mg + 180 mg - Filmtabletten → S. 72

L01ED05 Lorlatinib

Lorviqua 25 mg - Filmtabletten → S. 831
Lorviqua 100 mg - Filmtabletten → S. 832

L01EE Mitogen-aktivierte Proteinkinase (MEK)-Hemmer

L01EE01 Trametinib

Mekinist 0,5 mg - Filmtabletten → S. 865
Mekinist 2,0 mg - Filmtabletten → S. 865

L01EE02 Cobimetinib

Cotellic 20 mg - Filmtabletten → S. 348

L01EE03 Binimetinib

Mektovi 15 mg - Filmtabletten → S. 866

L01EE04 Selumetinib

L01EF Cyclin-abhängige Kinase (CDK)-Hemmer

L01EF01 Palbociclib

Ibrance 75 mg - Filmtabletten → S. 685
Ibrance 100 mg - Filmtabletten → S. 685
Ibrance 125 mg - Filmtabletten → S. 685
Ibrance 75 mg - Hartkapseln → S. 685
Ibrance 100 mg - Hartkapseln → S. 685
Ibrance 125 mg - Hartkapseln → S. 685

L01EF02 Ribociclib

Kisqali 200 mg - Filmtabletten → S. 760

L01EF03 Abemaciclib

Verzenios 50 mg - Filmtabletten → S. 1524
Verzenios 100 mg - Filmtabletten → S. 1525
Verzenios 150 mg - Filmtabletten → S. 1525

L01EG Mammalian Target of Rapamycin (mTOR)-Kinasehemmer

L01EG01 Temsirolimus

Torisel 30 mg - Konzentrat und Lösungsmittel zur Herstellung einer Infusionslösung → S. 1432

L01EG02 Everolimus

Afinitor 2,5 mg - Tabletten → S. 48
Afinitor 5 mg - Tabletten → S. 48
Afinitor 10 mg - Tabletten → S. 48
Everolimus HCS 2,5 mg - Tabletten → S. 534
Everolimus HCS 5 mg - Tabletten → S. 534
Everolimus HCS 10 mg - Tabletten → S. 534
Everolimus Mylan 2,5 mg - Tabletten → S. 534
Everolimus Mylan 5 mg - Tabletten → S. 534
Everolimus Mylan 10 mg - Tabletten → S. 534
Everolimus ratiopharm 2,5 mg - Tabletten → S. 535
Everolimus ratiopharm 5 mg - Tabletten → S. 535
Everolimus ratiopharm 7,5 mg - Tabletten → S. 535
Everolimus ratiopharm 10 mg - Tabletten → S. 535
Everolimus Sandoz 2,5 mg - Tabletten → S. 535
Everolimus Sandoz 5 mg - Tabletten → S. 535
Everolimus Sandoz 10 mg - Tabletten → S. 535
Everolimus Stada 2,5 mg - Tabletten → S. 535
Everolimus Stada 5 mg - Tabletten → S. 535
Everolimus Stada 10 mg - Tabletten → S. 535
Votubia 2,5 mg - Tabletten → S. 1558
Votubia 5 mg - Tabletten → S. 1558
Votubia 10 mg - Tabletten → S. 1558
Votubia 1 mg - Tabletten zur Herstellung einer Suspension zum Einnehmen → S. 1559
Votubia 2 mg - Tabletten zur Herstellung einer Suspension zum Einnehmen → S. 1559
Votubia 3 mg - Tabletten zur Herstellung einer Suspension zum Einnehmen → S. 1559
Votubia 5 mg - Tabletten zur Herstellung einer Suspension zum Einnehmen → S. 1559

L01EG03 Ridaforolimus

L01EH Human epidermal growth factor receptor 2 (HER2)-Tyrosinkinasehemmer

L01EH01 Lapatinib

Tyverb 250 mg - Filmtabletten → S. 1472

L01EH02 Neratinib

Nerlynx 40 mg - Filmtabletten → S. 962

L01EH03 Tucatinib

L01EJ Januskinase (JAK)-Hemmer

L01EJ01 Ruxolitinib

Jakavi 5 mg - Tabletten → S. 738

Jakavi 10 mg - Tabletten → S. 738
Jakavi 15 mg - Tabletten → S. 738
Jakavi 20 mg - Tabletten → S. 738

L01EJ02 Fedratinib

L01EK Vascular endothelial growth factor recept. (VEGFR)-Tyrosinkinasehemmer

L01EK01 Axitinib

Inlyta 1 mg - Filmtabletten → S. 713
Inlyta 3 mg - Filmtabletten → S. 713
Inlyta 5 mg - Filmtabletten → S. 713
Inlyta 7 mg - Filmtabletten → S. 713

L01EK02 Cediranib

L01EK03 Tivozanib

Fotivda 890 Mikrogramm - Hartkapseln → S. 597
Fotivda 1.340 Mikrogramm - Hartkapseln → S. 598

L01EL Bruton-Tyrosinkinase (BTK)-Hemmer

L01EL01 Ibrutinib

Imbruvica 140 mg - Filmtabletten → S. 696
Imbruvica 280 mg - Filmtabletten → S. 696
Imbruvica 420 mg - Filmtabletten → S. 696
Imbruvica 560 mg - Filmtabletten → S. 697
Imbruvica 140 mg - Hartkapseln → S. 697

L01EL02 Acalabrutinib

Calquence 100 mg - Hartkapseln → S. 246

L01EL03 Zanubrutinib

L01EM Phosphatidylinositol-3-Kinase (Pi3K)-Hemmer

L01EM01 Idelalisib

Zydelig 100 mg - Filmtabletten → S. 1614
Zydelig 150 mg - Filmtabletten → S. 1614

L01EM02 Copanlisib

L01EM03 Alpelisib

Piqray 50 mg + 200 mg - Filmtabletten → S. 1110
Piqray 150 mg - Filmtabletten → S. 1111
Piqray 200 mg - Filmtabletten → S. 1111

L01EM04 Duvelisib

L01EX Andere Proteinkinasehemmer

L01EX01 Sunitinib

Sunitinib 1A Pharma 12,5 mg - Hartkapseln → S. 1364
Sunitinib 1A Pharma 25 mg - Hartkapseln → S. 1364
Sunitinib 1A Pharma 50 mg - Hartkapseln → S. 1365
Sunitinib Sandoz 12,5 mg - Hartkapseln → S. 1365
Sunitinib Sandoz 25 mg - Hartkapseln → S. 1365
Sunitinib Sandoz 50 mg - Hartkapseln → S. 1365
Sunitinib Stada 12,5 mg - Hartkapseln → S. 1365
Sunitinib Stada 25 mg - Hartkapseln → S. 1365
Sunitinib Stada 50 mg - Hartkapseln → S. 1365
Sutent 12,5 mg - Hartkapseln → S. 1367
Sutent 25 mg - Hartkapseln → S. 1368
Sutent 37,5 mg - Hartkapseln → S. 1368
Sutent 50 mg - Hartkapseln → S. 1368

L01EX02 Sorafenib

Nexavar 200 mg - Filmtabletten → S. 969
Sorafenib G.L. 200 mg - Filmtabletten → S. 1338
Sorafenib Sandoz 200 mg - Filmtabletten → S. 1338
Sorafenib Stada 200 mg - Filmtabletten → S. 1338
Sorafenib Teva 200 mg - Filmtabletten → S. 1338

L01EX03 Pazopanib

Votrient 200 mg - Filmtabletten → S. 1558
Votrient 400 mg - Filmtabletten → S. 1558

L01EX04 Vandetanib

Caprelsa 100 mg - Filmtabletten → S. 259
Caprelsa 300 mg - Filmtabletten → S. 259

L01EX05 Regorafenib

Stivarga 40 mg - Filmtabletten → S. 1354

L01EX06 Masitinib

L01EX07 Cabozantinib

Cabometyx 20 mg - Filmtabletten → S. 238
Cabometyx 40 mg - Filmtabletten → S. 238
Cabometyx 60 mg - Filmtabletten → S. 239
Cometriq 20 mg - Hartkapseln → S. 336
Cometriq 20 mg + 80 mg - Hartkapseln → S. 336

L01EX08 Lenvatinib

Kisplyx 4 mg - Hartkapseln → S. 760
Kisplyx 10 mg - Hartkapseln → S. 760
Lenvima 4 mg - Hartkapseln → S. 794
Lenvima 10 mg - Hartkapseln → S. 794

L01EX09 Nintedanib

Ofev 100 mg - Weichkapseln → S. 1023
Ofev 150 mg - Weichkapseln → S. 1023
Vargatef 100 mg - Weichkapseln → S. 1502
Vargatef 150 mg - Weichkapseln → S. 1502

L01EX10 Midostaurin

Rydapt 25 mg - Weichkapseln → S. 1269

L01EX11 Quizartinib

L01EX12 Larotrectinib

Vitrakvi 25 mg - Hartkapseln → S. 1547
Vitrakvi 100 mg - Hartkapseln → S. 1548
Vitrakvi 20 mg/ml - Lösung zum Einnehmen → S. 1548

L01EX13 Gilteritinib

Xospata 40 mg - Filmtabletten → S. 1575

L01EX14 Entrectinib

Rozlytrek 100 mg - Hartkapseln → S. 1266
Rozlytrek 200 mg - Hartkapseln → S. 1266

L01EX15 Pexidartinib

L01EX16 Erdafitinib

L01EX17 Capmatinib

L01EX18 Avapritinib

Ayvakyt 100 mg - Filmtabletten → S. 163
Ayvakyt 200 mg - Filmtabletten → S. 163
Ayvakyt 300 mg - Filmtabletten → S. 163

L01EX19 Ripretinib

L01EX20 Pemigatinib

L01EX21 Tepotinib

L01X ANDERE ANTINEOPLASTISCHE MITTEL

L01XA Platin-haltige Verbindungen

L01XA01 Cisplatin

Cisplatin Accord 1 mg/ml - Konzentrat zur Herstellung einer Infusionslösung → S. 307
Cisplatin Ebewe 0,5 mg/ml - Stechampulle → S. 308
Cisplatin Ebewe 1 mg/ml - Konzentrat zur Herstellung einer Infusionslösung → S. 308
Cisplatin Kabi 1 mg/ml - Konzentrat zur Herstellung einer Infusionslösung → S. 308

L01XA02 Carboplatin

Carboplatin Accord 10 mg/ml - Konzentrat zur Herstellung einer Infusionslösung → S. 260
Carboplatin Ebewe 10 mg/ml - Konzentrat zur Infusionsbereitung → S. 260
Carboplatin Pfizer CS 450 mg - Konzentrat zur Infusionsbereitung → S. 261
Carboplatin-ratiopharm 10 mg/ml - Konzentrat zur Herstellung einer Infusionslösung → S. 261

L01XA03 Oxaliplatin

Ebeoxal 5 mg/ml - Konzentrat zur Herstellung einer Infusionslösung → S. 454
Goxyral 5 mg/ml- Pulver zur Herstellung einer Infusionslösung → S. 641
Oxaliplatin Accord 5 mg/ml - Konzentrat zur Herstellung einer Infusionslösung → S. 1061
Oxaliplatin Ebewe 5 mg/ml - Konzentrat zur Herstellung einer Infusionslösung → S. 1061
Oxaliplatin Ebewe 5 mg/ml - Pulver zur Herstellung einer Infusionslösung → S. 1061

Oxaliplatin Kabi 5 mg/ml - Konzentrat zur Herstellung einer Infusionslösung → S. 1061
Oxaliplatin Qilu 5 mg/ml - Konzentrat zur Herstellung einer Infusionslösung → S. 1062

L01XA04 Satraplatin

L01XA05 Polyplatillen

L01XB Methylhydrazine

L01XB01 Procarbazin

L01XC Monoklonale Antikörper

L01XC01 Edrecolomab

L01XC02 Rituximab

Blitzima 100 mg - Konzentrat zur Herstellung einer Infusionslösung → S. 207
Blitzima 500 mg - Konzentrat zur Herstellung einer Infusionslösung → S. 207
MabThera 100 mg - Konzentrat zur Herstellung einer Infusionslösung → S. 849
MabThera 500 mg - Konzentrat zur Herstellung einer Infusionslösung → S. 850
MabThera 1400 mg - Lösung zur subkutanen Injektion → S. 850
MabThera 1600 mg - Lösung zur subkutanen Injektion → S. 850
Ritemvia 100 mg - Konzentrat zur Herstellung einer Infusionslösung → S. 1245
Ritemvia 500 mg - Konzentrat zur Herstellung einer Infusionslösung → S. 1245
Rixathon 100 mg - Konzentrat zur Herstellung einer Infusionslösung → S. 1250
Rixathon 500 mg - Konzentrat zur Herstellung einer Infusionslösung → S. 1250
Riximyo 100 mg - Konzentrat zur Herstellung einer Infusionslösung → S. 1250
Riximyo 500 mg - Konzentrat zur Herstellung einer Infusionslösung → S. 1250
Ruxience 100 mg - Konzentrat zur Herstellung einer Infusionslösung → S. 1268
Ruxience 500 mg - Konzentrat zur Herstellung einer Infusionslösung → S. 1269
Truxima 100 mg - Konzentrat zur Herstellung einer Infusionslösung → S. 1466
Truxima 500 mg - Konzentrat zur Herstellung einer Infusionslösung → S. 1467

L01XC03 Trastuzumab

Herceptin 150 mg - Pulver zur Herstellung eines Infusionslösungskonzentrats → S. 659
Herceptin 600 mg - Injektionslösung in einer Durchstechflasche → S. 659
Herzuma 150 mg - Pulver für ein Konzentrat zur Herstellung einer Infusionslösung → S. 660
Herzuma 420 mg - Pulver für ein Konzentrat zur Herstellung einer Infusionslösung → S. 661
Kanjinti 150 mg - Pulver für ein Konzentrat zur Herstellung einer Infusionslösung → S. 750
Kanjinti 420 mg - Pulver für ein Konzentrat zur Herstellung einer Infusionslösung → S. 750
Ogivri 150 mg - Pulver für ein Konzentrat zur Herstellung einer Infusionslösung → S. 1024
Ogivri 420 mg - Pulver für ein Konzentrat zur Herstellung einer Infusionslösung → S. 1024
Ontruzant 150 mg - Pulver für ein Konzentrat zur Herstellung einer Infusionslösung → S. 1043
Ontruzant 420 mg - Pulver für ein Konzentrat zur Herstellung einer Infusionslösung → S. 1043
Trazimera 150 mg - Pulver zur Herstellung eines Infusionslösungskonzentrats → S. 1448
Trazimera 420 mg - Pulver zur Herstellung eines Infusionslösungskonzentrats → S. 1448
Zercepac 150 mg - Pulver zur Herstellung eines Infusionslösungskonzentrats → S. 1595

L01XC05 Gemtuzumab ozogamicin

Mylotarg 5 mg - Pulver für ein Konzentrat zur Herstellung einer Infusionslösung → S. 940

L01XC06 Cetuximab

Erbitux 5 mg/ml - Infusionslösung → S. 507

L01XC07 Bevacizumab

Avastin 25 mg/ml - Konzentrat zur Herstellung einer Infusionslösung → S. 159
Aybintio 25 mg/ml - Konzentrat zur Herstellung einer Infusionslösung → S. 163
Equidacent 25 mg/ml - Konzentrat zur Herstellung einer Infusionslösung → S. 503
Mvasi 25 mg/ml - Konzentrat zur Herstellung einer Infusionslösung → S. 936
Zirabev 25 mg/ml - Konzentrat zur Herstellung einer Infusionslösung → S. 1599

L01XC08 Panitumumab

Vectibix 20 mg/ml - Konzentrat zur Herstellung einer Infusionslösung → S. 1505

L01XC09 Catumaxomab

L01XC10 Ofatumumab

L01XC11 Ipilimumab

Yervoy 5 mg/ml - Konzentrat zur Herstellung einer Infusionslösung → S. 1582

L01XC12 Brentuximab vedotin

Adcetris 50 mg - Pulver für ein Konzentrat zur Herstellung einer Infusionslösung → S. 35

L01XC13 Pertuzumab

Perjeta 420 mg - Konzentrat zur Herstellung einer Infusionslösung → S. 1100

L01XC14 Trastuzumab emtansin

Kadcyla 100 mg - Pulver zur Herstellung eines Infusionslösungskonzentrats → S. 746
Kadcyla 160 mg - Pulver zur Herstellung eines Infusionslösungskonzentrats → S. 746

L01XC15 Obinutuzumab

Gazyvaro 1000 mg - Konzentrat zur Herstellung einer Infusionslösung → S. 620

L01XC16 Dinutuximab beta

Qarziba 4,5 mg/ml - Konzentrat zur Herstellung einer Infusionslösung → S. 1172

L01XC17 Nivolumab

Opdivo 10 mg/ml - Konzentrat zur Herstellung einer Infusionslösung → S. 1043

L01XC18 Pembrolizumab

Keytruda 25 mg/ml - Konzentrat zur Herstellung einer Infusionslösung → S. 758
Keytruda 50 mg - Pulver für ein Konzentrat zur Herstellung einer Infusionslösung → S. 758

L01XC19 Blinatumomab

Blincyto 38,5 Mikrogramm - Pulver für ein Konzentrat und Lösung zur Herstellung einer Infusionslösung → S. 206

L01XC21 Ramucirumab

Cyramza 10 mg/ml - Konzentrat zur Herstellung einer Infusionslösung → S. 361

L01XC22 Necitumumab

Portrazza 800 mg - Konzentrat zur Herstellung einer Infusionslösung → S. 1117

L01XC23 Elotuzumab

Empliciti 300 mg - Pulver für ein Konzentrat zur Herstellung einer Infusionslösung → S. 478
Empliciti 400 mg - Pulver für ein Konzentrat zur Herstellung einer Infusionslösung → S. 478

L01XC24 Daratumumab

Darzalex 1.800 mg - Injektionslösung → S. 373
Darzalex 20 mg/ml - Konzentrat zur Herstellung einer Infusionslösung → S. 373

L01XC25 Mogamulizumab

Poteligeo 4 mg/ml - Konzentrat zur Herstellung einer Infusionslösung → S. 1119

L01XC26 Inotuzumab ozogamicin

Besponsa 1 mg - Pulver für ein Konzentrat zur Herstellung

einer Infusionslösung → S. 186

L01XC27 Olaratumab

L01XC28 Durvalumab

Imfinzi 50 mg/ml - Konzentrat zur Herstellung einer Infusionslösung → S. 697

L01XC29 Bermekimab

L01XC31 Avelumab

Bavencio 20 mg/ml - Konzentrat zur Herstellung einer Infusionslösung → S. 172

L01XC32 Atezolizumab

Tecentriq 840 mg - Konzentrat zur Herstellung einer Infusionslösung → S. 1396
Tecentriq 1.200 mg - Konzentrat zur Herstellung einer Infusionslösung → S. 1396

L01XC33 Cemiplimab

Libtayo 350 mg - Konzentrat zur Herstellung einer Infusionslösung → S. 813

L01XC34 Moxetumomab pasudotox

L01XC35 Tafasitamab

L01XC36 Enfortumab vedotin

L01XC37 Polatuzumab vedotin

Polivy 140 mg - Pulver zur Herstellung eines Infusionslösungskonzentrats → S. 1115

L01XC38 Isatuximab

Sarclisa 20 mg/ml - Konzentrat zur Herstellung einer Infusionslösung → S. 1278

L01XC39 Belantamab mafodotin

Blenrep 100 mg - Pulver für ein Konzentrat zur Herstellung einer Infusionslösung → S. 206

L01XC40 Dostarlimab

L01XC41 Trastuzumab deruxtecan

L01XD Sensibilisatoren für die photodynamische/Radio-Therapie

L01XD01 Porfimer natrium

L01XD03 Methylaminolevulinat

Luxerm 160 mg/g - Creme → S. 842
Metvix 160 mg/g - Creme → S. 892

L01XD04 Aminolevulinsäure

Alacare 8 mg - wirkstoffhaltiges Pflaster → S. 55
Ameluz 78 mg/g Gel → S. 78
Gliolan 30 mg/ml - Pulver zur Herstellung einer Lösung zum Einnehmen → S. 634

L01XD05 Temoporfin

Foscan 1 mg/ml - Injektionslösung → S. 595

L01XD06 Efaproxiral

L01XD07 Padeliporfin

Tookad 183 mg - Pulver zur Herstellung einer Injektionslösung → S. 1428
Tookad 366 mg - Pulver zur Herstellung einer Injektionslösung → S. 1428

L01XF Retinoide zur Behandlung von Krebs

L01XF01 Tretinoin

Vesanoid 10 mg - Kapseln → S. 1525

L01XF02 Alitretinoin

L01XF03 Bexaroten

Targretin 75 mg - Weichkapseln → S. 1392

L01XG Proteasomhemmer

L01XG01 Bortezomib

Abormib 1 mg - Pulver zur Herstellung einer Injektionslösung → S. 19
Abormib 2,5 mg - Pulver zur Herstellung einer Injektionslösung → S. 19
Abormib 3,5 mg - Pulver zur Herstellung einer Injektionslösung → S. 19
Bortezomib Abanta 3,5 mg - Pulver zur Herstellung einer Injektionslösung → S. 211
Bortezomib Accord 1 mg - Pulver zur Herstellung einer Injektionslösung → S. 211
Bortezomib Accord 3,5 mg - Pulver zur Herstellung einer Injektionslösung → S. 211
Bortezomib Fresenius Kabi 3,5 mg - Pulver zur Herstellung einer Injektionslösung → S. 211
Bortezomib HCS 1 mg - Pulver zur Herstellung einer Injektionslösung → S. 211
Bortezomib HCS 3,5 mg - Pulver zur Herstellung einer Injektionslösung → S. 211
Bortezomib Hospira 1 mg - Pulver zur Herstellung einer Injektionslösung → S. 211
Bortezomib Hospira 2,5 mg - Pulver zur Herstellung einer Injektionslösung → S. 211
Bortezomib Hospira 3 mg - Pulver zur Herstellung einer Injektionslösung → S. 211
Bortezomib Hospira 3,5 mg - Pulver zur Herstellung einer Injektionslösung → S. 211
Bortezomib ratiopharm 2,5 mg - Pulver zur Herstellung einer Injektionslösung → S. 211
Bortezomib ratiopharm 3,5 mg - Pulver zur Herstellung einer Injektionslösung → S. 211
Bortezomib Ribosepharm 3,5 mg - Pulver zur Herstellung einer Injektionslösung → S. 211
Bortezomib Sandoz 2,5 mg - Pulver zur Herstellung einer Injektionslösung → S. 211
Bortezomib Sandoz 3,5 mg - Pulver zur Herstellung einer Injektionslösung → S. 211
Bortezomib Stada 2,5 mg/ml - Injektionslösung → S. 211
Bortezomib Sun 3,5 mg - Pulver zur Herstellung einer Injektionslösung → S. 211
Velcade 1 mg - Pulver zur Herstellung einer Injektionslösung → S. 1507
Velcade 3,5 mg - Pulver zur Herstellung einer Injektionslösung → S. 1507

L01XG02 Carfilzomib

Kyprolis 10 mg - Pulver zur Herstellung einer Infusionslösung → S. 769
Kyprolis 30 mg - Pulver zur Herstellung einer Infusionslösung → S. 769
Kyprolis 60 mg - Pulver zur Herstellung einer Infusionslösung → S. 769

L01XG03 Ixazomib

Ninlaro 2,3 mg - Hartkapseln → S. 978
Ninlaro 3 mg - Hartkapseln → S. 978
Ninlaro 4 mg - Hartkapseln → S. 978

L01XH Histon-Deacetylase (HDAC)-Hemmer

L01XH01 Vorinostat

L01XH02 Romidepsin

L01XH03 Panobinostat

Farydak 10 mg - Hartkapseln → S. 552
Farydak 15 mg - Hartkapseln → S. 552
Farydak 20 mg - Hartkapseln → S. 552

L01XH04 Belinostat

L01XH05 Entinostat

L01XJ Hedgehog-Signalweg-Hemmer

L01XJ01 Vismodegib

Erivedge 150 mg - Hartkapseln → S. 508

L01XJ02 Sonidegib

Odomzo 200 mg - Hartkapseln → S. 1023

L01XJ03 Glasdegib

Daurismo 25 mg - Filmtabletten → S. 376
Daurismo 100 mg - Filmtabletten → S. 376

L01XK Poly-ADP-Ribose-Polymerase (PARP)-Hemmer

L01XK01 Olaparib

Lynparza 50 mg - Hartkapseln → S. 844
Lynparza 100 mg - Filmtabletten → S. 844
Lynparza 150 mg - Filmtabletten → S. 845

L01XK02 Niraparib

Zejula 100 mg - Hartkapseln → S. 1590

L01XK03 Rucaparib

Rubraca 200 mg - Filmtabletten → S. 1267
Rubraca 250 mg - Filmtabletten → S. 1267
Rubraca 300 mg - Filmtabletten → S. 1267

L01XK04 Talazoparib

Talzenna 0,25 mg - Hartkapseln → S. 1385
Talzenna 1 mg - Hartkapseln → S. 1385

L01XK05 Veliparib

L01XX Andere antineoplastische Mittel

L01XX01 Amsacrin

Amsidyl 75 mg/1,5 ml - Konzentrat und Lösungsmittel für ein Konzentrat zur Herstellung einer Infusionslösung → S. 96

L01XX02 Asparaginase

Erwinase 10.000 I.E./Durchstechflasche - Pulver zur Herstellung einer Injektions-/Infusionslösung → S. 510
Spectrila 10.000 E - Pulver für ein Konzentrat zur Herstellung einer Infusionslösung → S. 1341

L01XX03 Altretamin

L01XX05 Hydroxycarbamid

Hydroxycarbamid Hikma 500 mg - Hartkapseln → S. 679
Hydroxyurea medac 500 mg - Hartkapseln → S. 679
Litalir 500 mg - Kapseln → S. 825
Siklos 100 mg - Filmtabletten → S. 1308
Siklos 1000 mg - Filmtabletten → S. 1308
Xromi 100 mg/ml - Lösung zum Einnehmen → S. 1575

L01XX07 Lonidamin

L01XX08 Pentostatin

L01XX10 Masoprocol

L01XX11 Estramustin

L01XX16 Mitoguazon

L01XX18 Tiazofurin

L01XX22 Alitretinoin

Panretin Gel 0,1% → S. 1075

L01XX23 Mitotan

Lysodren 500 mg - Tabletten → S. 846

L01XX24 Pegaspargase

Oncaspar 750 E/ml - Injektions-/Infusionslösung → S. 1038
Oncaspar 750 E/ml - Pulver zur Herstellung einer Injektions-/Infusionslösung → S. 1038

L01XX27 Arsentrioxid

Arsen(III)-oxid Accord 1 mg/ml - Konzentrat zur Herstellung einer Infusionslösung → S. 131
Arsentrioxid medac 1 mg/ml - Konzentrat zur Herstellung einer Infusionslösung → S. 131
Arsentrioxid Mylan 1 mg/ml - Konzentrat zur Herstellung einer Infusionslösung → S. 131
Arsentrioxid Stada 1 mg/ml - Konzentrat zur Herstellung einer Infusionslösung → S. 131
Trisenox 1 mg/ml - Konzentrat zur Herstellung einer Infusionslösung → S. 1456
Trisenox 2 mg/ml - Konzentrat zur Herstellung einer Infusionslösung → S. 1456

L01XX29 Denileukin diftitox

L01XX33 Celecoxib

L01XX35 Anagrelid

Anagrelid AOP 0,5 mg - Hartkapseln → S. 99
Anagrelid Bluefish 0,5 mg - Hartkapseln → S. 99
Anagrelid Mylan 0,5 mg - Hartkapseln → S. 99
Anagrelid Mylan 1 mg - Hartkapseln → S. 99
Anagrelid Nordic 0,5 mg - Tabletten → S. 99
Anagrelid Nordic 0,75 mg - Tabletten → S. 99
Anagrelid Nordic 1 mg - Tabletten → S. 99
Anagrelid ratiopharm 0,5 mg - Hartkapseln → S. 99
Anagrelid ratiopharm 1 mg - Hartkapseln → S. 99
Thromboreductin 0,5 mg - Kapseln → S. 1417

Xagrid 0,5 mg - Hartkapseln → S. 1565
Xeralid 0,5 mg - Hartkapseln → S. 1571

L01XX36 Oblimersen

L01XX37 Sitimagen ceradenovec

L01XX40 Omacetaxin mepesuccinat

L01XX41 Eribulin

Halaven 0,44 mg/ml - Injektionslösung → S. 649

L01XX44 Aflibercept

Zaltrap 25 mg/ml - Konzentrat zur Herstellung einer Infusionslösung → S. 1586

L01XX51 Talimogen laherparepvec

Imlygic 10^6 Plaque-bildende Einheiten (PFU)/ml - Injektionslösung → S. 698
Imlygic 10^8 Plaque-bildende Einheiten (PFU)/ml - Injektionslösung → S. 698

L01XX52 Venetoclax

Venclyxto 10 mg - Filmtabletten → S. 1509
Venclyxto 50 mg - Filmtabletten → S. 1510
Venclyxto 100 mg - Filmtabletten → S. 1510

L01XX53 Vosaroxin

L01XX57 Plitidepsin

L01XX58 Epacadostat

L01XX59 Enasidenib

L01XX62 Ivosidenib

L01XX66 Selinexor

L01XX67 Tagraxofusp

L01XX69 Lurbinectedin

L01XX70 Axicabtagen ciloleucel

Yescarta 0,4 - 2 x 10^8 Zellen - Infusionsdispersion → S. 1582

L01XX71 Tisagenlecleucel

Kymriah 1,2 x 10^6 bis 6 x 10^8 Zellen - Infusionsdispersion → S. 768

L01XY Kombinationen von antineoplastischen Mitteln

L01XY01 Cytarabin und Daunorubcin

Vyxeos 44 mg/100 mg - Pulver für ein Konzentrat zur Herstellung einer Infusionslösung → S. 1560

L01XY02 Pertuzumab and Trastuzumab

L02 ENDOKRINE THERAPIE

L02A HORMONE UND VERWANDTE MITTEL

L02AA Estrogene

L02AA01 Diethylstilbestrol

L02AA02 Polyestradiolphosphat

L02AA03 Ethinylestradiol

L02AA04 Fosfestrol

L02AB Gestagene

L02AB01 Megestrol

L02AB02 Medroxyprogesteron

Farlutal 500 mg - Tabletten → S. 551
Farlutal Depot 500 mg - Stechampullen → S. 551

L02AB03 Gestonoron

L02AE Gonadotropin-Releasing-Hormon-Analoga

L02AE01 Buserelin

Suprecur 0,15 mg - nasale Sprühlösung → S. 1366
Suprefact 1 mg/ml - Durchstechflasche → S. 1366
Suprefact Depot - Implantat für 3 Monate → S. 1366

L02AE02 Leuprorelin

Eligard Depot 7,5 mg - Pulver und Lösungsmittel zur Herstellung einer Injektionslösung → S. 468
Eligard Depot 22,5 mg - Pulver und Lösungsmittel zur Herstel-

lung einer Injektionslösung → S. 469
Eligard Depot 45 mg - Pulver und Lösungsmittel zur Herstellung einer Injektionslösung → S. 469
Enantone Monats - Depot - Zweikammerspritze → S. 485
Enantone-Gyn Monats-Depot - Zweikammerspritze → S. 485
Leuprorelin Sandoz 5 mg - Implantat für 3 Monate → S. 798
Lutrate Depot 3,75 mg - Pulver und Lösungsmittel zur Herstellung einer Depot-Injektionssuspension → S. 841
Lutrate 3-Monats-Depot 22,5 mg - Pulver und Lösungsmittel zur Herstellung einer Depot-Injektionssuspension → S. 841
Sixantone - Zweikammerspritze → S. 1324
Trenantone - Zweikammerspritze → S. 1448

L02AE03 Goserelin

Zoladex Depot 3,6 mg - Implantat → S. 1603
Zoladex Depot 10,8 mg - Implantat → S. 1604

L02AE04 Triptorelin

Decapeptyl 0,1 mg - Fertigspritzen → S. 377
Decapeptyl Depot - Retardmikrokapseln und Suspensionsmittel in Einmalspritzen → S. 377
Pamorelin LA 3,75 mg - Pulver und Lösungsmittel zur Herstellung einer Depot-Injektionssuspenion → S. 1072
Pamorelin LA 11,25 mg - Pulver und Lösungsmittel zur Herstellung einer Depot-Injektionssuspension → S. 1072
Pamorelin LA 22,5 mg - Pulver und Lösungsmittel zur Herstellung einer Depot-Injektionssuspension → S. 1073
Salvacyl 11,25 mg - Pulver und Lösungsmittel zur Herstellung einer Depot-Injektionssuspension → S. 1274
Triptofem 0,1 mg/ml - Injektionslösung in einer Fertigspritze → S. 1456

L02AE05 Histrelin

L02AE51 Leuprorelin und Bicalutamid

L02AX Andere Hormone

L02B HORMONANTAGONISTEN UND VERWANDTE STOFFE

L02BA Antiestrogene

L02BA01 Tamoxifen

Ebefen 20 mg - Tabletten → S. 454
Nolvadex 20 mg - Filmtabletten → S. 987
Tamoxifen "Arcana" 20 mg - Tabletten → S. 1386
Tamoxifen "ratiopharm" 20 mg - Tabletten → S. 1386
Tamoxifen Sandoz 20 mg - Filmtabletten → S. 1386

L02BA02 Toremifen

Fareston 60 mg - Tabletten → S. 551

L02BA03 Fulvestrant

Faslodex 250 mg - Injektionslösung → S. 552
Fulvestrant Accord 250 mg - Injektionslösung in einer Fertigspritze → S. 604
Fulvestrant AptaPharma 250 mg - Injektionslösung in einer Fertigspritze → S. 604
Fulvestrant Ever Pharma 250 mg - Injektionslösung in einer Fertigspritze → S. 604
Fulvestrant Ever Valinject 250 mg - Injektionslösung in einer Fertigspritze → S. 604
Fulvestrant Mylan 250 mg - Injektionslösung in einer Fertigspritze → S. 604
Fulvestrant +pharma 250 mg - Injektionslösung in einer Fertigspritze → S. 604
Fulvestrant ratiopharm 250 mg - Injektionslösung in einer Fertigspritze → S. 604
Fulvestrant Sandoz 250 mg - Injektionslösung in einer Fertigspritze → S. 604
Fulvestrant Stada 250 mg - Injektionslösung in einer Fertigspritze → S. 604

L02BB Antiandrogene

L02BB01 Flutamid

L02BB02 Nilutamid

L02BB03 Bicalutamid

Androbloc 50 mg - Filmtabletten → S. 101
Androbloc 150 mg - Filmtabletten → S. 101
Bicalutamid 1A Pharma 150 mg - Filmtabletten → S. 193
Bicalutamid Accord 150 mg - Filmtabletten → S. 193
Bicalutamid Actavis 50 mg - Filmtabletten → S. 193
Bicalutamid Actavis 150 mg - Filmtabletten → S. 193
Bicalutamid Bluefish 50 mg - Filmtabletten → S. 193
Bicalutamid Bluefish 150 mg - Filmtabletten → S. 193
Bicalutamid G.L. 50 mg - Filmtabletten → S. 193
Bicalutamid G.L. 150 mg - Filmtabletten → S. 194
Bicalutamid Genericon 50 mg - Filmtabletten → S. 194
Bicalutamid Genericon 150 mg - Filmtabletten → S. 194
Bicalutamid Hexal 150 mg - Filmtabletten → S. 194
Bicalutamid "Interpharm" 50 mg - Filmtabletten → S. 194
Bicalutamid "Interpharm" 150 mg - Filmtabletten → S. 194
Bicalutamid Kabi 50 mg - Filmtabletten → S. 194
Bicalutamid Kabi 150 mg - Filmtabletten → S. 194
Bicalutamid +pharma 50 mg - Filmtabletten → S. 194
Bicalutamid +pharma 150 mg - Filmtabletten → S. 194
Bicalutamid-ratiopharm 50 mg - Filmtabletten → S. 194
Bicalutamid-ratiopharm 150 mg - Filmtabletten → S. 194
Bicalutamid Sandoz 50 mg - Filmtabletten → S. 194
Bicalutamid Sandoz 150 mg - Filmtabletten → S. 194
Bicalutamid Stada 50 mg - Filmtabletten → S. 194
Bicalutamid Stada 150 mg - Filmtabletten → S. 195
Casodex 50 mg - Filmtabletten → S. 267
Casodex 150 mg - Filmtabletten → S. 267

L02BB04 Enzalutamid

Xtandi 40 mg - Filmtabletten → S. 1575
Xtandi 80 mg - Filmtabletten → S. 1576
Xtandi 40 mg - Weichkapseln → S. 1576

L02BB05 Apalutamid

Erleada 60 mg - Filmtabletten → S. 509

L02BB06 Darolutamid

Nubeqa 300 mg - Filmtabletten → S. 1006

L02BG Aromatasehemmer

L02BG01 Aminogluthetimid

L02BG02 Formestan

L02BG03 Anastrozol

Anastrolan 1 mg - Filmtabletten → S. 99
Anastrozol 1A Pharma 1 mg - Filmtabletten → S. 99
Anastrozol Accord 1 mg - Filmtabletten → S. 100
Anastrozol Actavis 1 mg - Filmtabletten → S. 100
Anastrozol Arcana 1 mg - Filmtabletten → S. 100
Anastrozol Bluefish 1 mg - Filmtabletten → S. 100
Anastrozol G.L. 1 mg - Filmtabletten → S. 100
Anastrozol Genericon 1 mg - Filmtabletten → S. 100
Anastrozol +pharma 1 mg - Filmtabletten → S. 100
Anastrozol ratiopharm 1 mg - Filmtabletten → S. 100
Anastrozol Sandoz 1 mg - Filmtabletten → S. 100
Anastrozol Stada 1 mg - Filmtabletten → S. 100
Arimidex 1 mg - Filmtabletten → S. 123

L02BG04 Letrozol

Femara 2,5 mg - Filmtabletten → S. 558
Letrofam 2,5 mg - Filmtabletten → S. 796
Letrozol Accord 2,5 mg - Filmtabletten → S. 796
Letrozol Actavis 2,5 mg - Filmtabletten → S. 796
Letrozol Arcana 2,5 mg - Filmtabletten → S. 797
Letrozol Bluefish 2,5 mg - Filmtabletten → S. 797
Letrozol Denk 2,5 mg - Filmtabletten → S. 797
Letrozol G.L. 2,5 mg - Filmtabletten → S. 797
Letrozol Genericon 2,5 mg - Filmtabletten → S. 797
Letrozol +pharma 2,5 mg - Filmtabletten → S. 797
Letrozol ratiopharm 2,5 mg - Filmtabletten → S. 797
Letrozol Sandoz 2,5 mg - Filmtabletten → S. 797
Letrozol Stada 2,5 mg - Filmtabletten → S. 798

L02BG05 Vorozol

L02BG06 Exemestan

Aromasin 25 mg - Tabletten → S. 129
Exemestan Accord 25 mg - Filmtabletten → S. 539
Exemestan ratiopharm 25 mg - Filmtabletten → S. 539

L02BX Andere Hormonantagonisten und verwandte Mittel

L02BX01 Abarelix

L02BX02 Degarelix

Firmagon 80 mg - Pulver und Lösungsmittel zur Herstellung einer Injektionslösung → S. 573
Firmagon 120 mg - Pulver und Lösungsmittel zur Herstellung einer Injektionslösung → S. 573

L02BX03 Abirateron

Zytiga 250 mg - Tabletten → S. 1618
Zytiga 500 mg - Filmtabletten → S. 1618

L03 IMMUNSTIMULANZIEN

L03A IMMUNSTIMULANZIEN

L03AA Koloniestimulierende Faktoren

L03AA02 Filgrastim

Accofil 30 Mio.E./0,5 ml - Injektions- oder Infusionslösung in einer Fertigspritze → S. 21
Accofil 48 Mio.E./0,5 ml - Injektions- oder Infusionslösung in einer Fertigspritze → S. 21
Filgrastim Hexal 30 Mio.E./0,5 ml - Injektionslösung oder Infusionslösung in einer Fertigspritze → S. 571
Filgrastim Hexal 48 Mio.E./0,5 ml - Injektionslösung oder Infusionslösung in einer Fertigspritze → S. 571
Grastofil 30 Mio.E./0,5 ml - Injektions-/Infusionslösung in einer Fertigspritze → S. 642
Grastofil 48 Mio.E./0,5 ml - Injektions-/Infusionslösung in einer Fertigspritze → S. 642
Nivestim 12 Mio. E/0,2 ml Injektions-/Infusionslösung → S. 980
Nivestim 30 Mio. E/0,5 ml Injektions-/Infusionslösung → S. 981
Nivestim 48 Mio.E/0,5 ml Injektions-/Infusionslösung → S. 981
Ratiograstim 30 Mio. I.E./0,5 ml - Injektions-/Infusionslösung → S. 1200
Ratiograstim 48 Mio. I.E./0,8 ml - Injektions-/Infusionslösung → S. 1200
Tevagrastim 30 Mio. I.E./0,5 ml - Injektions-/Infusionslösung → S. 1412
Tevagrastim 48 Mio. I.E./0,8 ml - Injektions-/Infusionslösung → S. 1412
Zarzio 30 Mio.E./0,5 ml - Injektionslösung oder Infusionslösung in einer Fertigspritze → S. 1587
Zarzio 48 Mio.E./0,5 ml - Injektionslösung oder Infusionslösung in einer Fertigspritze → S. 1588

L03AA03 Molgramostim

L03AA09 Sargramostim

L03AA10 Lenograstim

L03AA12 Ancestim

L03AA13 Pegfilgrastim

Cegfila 6 mg - Injektionslösung in einer Fertigspritze → S. 280
Fulphila 6 mg - Injektionslösung in einer Fertigspritze → S. 604
Grasustek 6 mg - Injektionslösung in einer Fertigspritze → S. 642
Neulasta 6 mg - Injektionslösung → S. 963
Nyvepria 6 mg - Injektionslösung → S. 1018
Pelgraz 6 mg - Injektionslösung in einem Fertiginjektor → S. 1089
Pelgraz 6 mg - Injektionslösung in einer Fertigspritze → S. 1090
Pelmeg 6 mg - Injektionslösung in einer Fertigspritze → S. 1090
Udenyca 6 mg - Injektionslösung in einer Fertigspritze → S. 1474
Ziextenzo 6 mg - Injektionslösung in einer Fertigspritze → S. 1596

L03AA14 Lipegfilgrastim

Lonquex 6 mg - Injektionslösung in einer Fertigspritze → S. 830

L03AA15 Balugrastim

L03AA16 Empegfilgrastim

L03AA17 Pegteograstim

L03AB Interferone

L03AB01 Interferon-alfa, natürlich

L03AB02 Interferon-beta, natürlich

L03AB03 Interferon-gamma

Imukin 100 Mikrogramm/0,5 ml - Injektionslösung → S. 702

L03AB04 Interferon-alfa-2a

Roferon-A "Roche" 3 Mio I.E./0,5 ml - Injektionslösung in einer Fertigspritze → S. 1253

L03AB05 Interferon-alfa-2b

IntronA 3 Millionen I.E./0,5 ml - Injektions- oder Infusionslösung → S. 720
IntronA 5 Millionen I.E./0,5 ml - Injektions- oder Infusionslösung → S. 720
IntronA 10 Millionen I.E./ml - Injektions- oder Infusionslösung → S. 720
IntronA 18 Millionen I.E./3 ml - Injektions- oder Infusionslösung → S. 720
IntronA 25 Millionen I.E./2,5 ml - Injektions- oder Infusionslösung → S. 721

L03AB06 Interferon-alfa-n1

L03AB07 Interferon-beta-1a

Avonex 30 Mikrogramm/0,5 ml - Injektionslösung → S. 161
Avonex 30 Mikrogramm/0,5 ml - Injektionslösung im Fertigpen → S. 162
Rebif 8,8 Mikrogramm und 22 Mikrogramm - Injektionslösung in einer Fertigspritze → S. 1202
Rebif 22 Mikrogramm - Injektionslösung in einer Fertigspritze → S. 1202
Rebif 44 Mikrogramm - Injektionslösung in einer Fertigspritze → S. 1203
Rebif 8,8 Mikgrogramm/0,1 ml und 22 Mikrogramm/0,25 ml - Injektionslösung in einer Patrone → S. 1203
Rebif 22 Mikrogramm/0,5 ml - Injektionslösung in einer Patrone → S. 1203
Rebif 44 Mikrogramm/0,5 ml - Injektionslösung in einer Patrone → S. 1203
Rebif 8,8 Mikrogramm und 22 Mikrogramm - Injektionslösung im Fertigpen → S. 1204
Rebif 22 Mikrogramm - Injektionslösung im Fertigpen → S. 1204
Rebif 44 Mikrogramm - Injektionslösung im Fertigpen → S. 1204

L03AB08 Interferon-beta-1b

Betaferon 250 Mikrogramm/ml - Pulver und Lösungsmittel zur Herstellung einer Injektionslösung (Lösungsmittelfertigspritze: 2,25 ml) → S. 188
Extavia 250 Mikrogramm/ml - Pulver und Lösungsmittel zur Herstellung einer Injektionslösung → S. 542

L03AB09 Interferon alfacon-1

L03AB10 Peginterferon alfa-2b

PegIntron 50 Mikrogramm - Pulver und Lösungsmittel zur Herstellung einer Injektionslösung → S. 1089
PegIntron 50 Mikrogramm - Pulver und Lösungsmittel zur Herstellung einer Injektionslösung in einem Fertigpen → S. 1089
PegIntron 80 Mikrogramm - Pulver und Lösungsmittel zur Herstellung einer Injektionslösung → S. 1089
PegIntron 80 Mikrogramm - Pulver und Lösungsmittel zur Herstellung einer Injektionslösung in einem Fertigpen → S. 1089
PegIntron 100 Mikrogramm - Pulver und Lösungsmittel zur Herstellung einer Injektionslösung → S. 1089
PegIntron 100 Mikrogramm - Pulver und Lösungsmittel zur Herstellung einer Injektionslösung in einem Fertigpen → S. 1089
PegIntron 120 Mikrogramm - Pulver und Lösungsmittel zur Herstellung einer Injektionslösung → S. 1089
PegIntron 120 Mikrogramm - Pulver und Lösungsmittel zur Herstellung einer Injektionslösung in einem Fertigpen → S. 1089
PegIntron 150 Mikrogramm - Pulver und Lösungsmittel zur Herstellung einer Injektionslösung → S. 1089
PegIntron 150 Mikrogramm - Pulver und Lösungsmittel zur Herstellung einer Injektionslösung in einem Fertigpen → S. 1089
ViraferonPeg 50 Mikrogramm - Pulver und Lösungsmittel zur Herstellung einer Injektionslösung → S. 1539
ViraferonPeg 50 Mikrogramm - Pulver und Lösungsmittel zur Herstellung einer Injektionslösung in einem Fertigpen → S. 1539
ViraferonPeg 80 Mikrogramm - Pulver und Lösungsmittel zur Herstellung einer Injektionslösung → S. 1539
ViraferonPeg 80 Mikrogramm - Pulver und Lösungsmittel zur Herstellung einer Injektionslösung in einem Fertigpen → S. 1539
ViraferonPeg 100 Mikrogramm - Pulver und Lösungsmittel zur Herstellung einer Injektionslösung → S. 1539
ViraferonPeg 100 Mikrogramm - Pulver und Lösungsmittel zur Herstellung einer Injektionslösung in einem Fertigpen → S. 1539
ViraferonPeg 120 Mikrogramm - Pulver und Lösungsmittel zur Herstellung einer Injektionslösung in einem Fertig-

Mycophenolsäure Sandoz 180 mg - magensaftresistente Tabletten → S. 938
Mycophenolsäure Sandoz 360 mg - magensaftresistente Tabletten → S. 938
Myfenax 500 mg - Filmtabletten → S. 939
Myfenax 250 mg - Hartkapseln → S. 939
Myfortic 180 mg - magensaftresistente Tabletten → S. 939
Myfortic 360 mg - magensaftresistente Tabletten → S. 940

L04AA10 Sirolimus

Rapamune 1 mg/ml - Lösung zum Einnehmen → S. 1194
Rapamune 0,5 mg - überzogene Tabletten → S. 1195
Rapamune 1 mg - überzogene Tabletten → S. 1195
Rapamune 2 mg - überzogene Tabletten → S. 1195

L04AA13 Leflunomid

Arava 10 mg - Filmtabletten → S. 120
Arava 20 mg - Filmtabletten → S. 120
Arava 100 mg - Filmtabletten → S. 120
Leflunomid medac 10 mg - Filmtabletten → S. 791
Leflunomid medac 15 mg - Filmtabletten → S. 791
Leflunomid medac 20 mg - Filmtabletten → S. 791
Leflunomid ratiopharm 10 mg - Filmtabletten → S. 791
Leflunomid ratiopharm 20 mg - Filmtabletten → S. 791
Leflunomid Stada 10 mg - Filmtabletten → S. 791
Leflunomid Stada 20 mg - Filmtabletten → S. 791
Leflunomid Zentiva 10 mg - Filmtabletten → S. 791
Leflunomid Zentiva 100 mg - Filmtabletten → S. 791
Leflunomid Zentiva 20 mg - Filmtabletten → S. 791

L04AA15 Alefacept

L04AA18 Everolimus

Aderolio 0,25 mg - Tabletten → S. 37
Aderolio 0,5 mg - Tabletten → S. 37
Aderolio 0,75 mg - Tabletten → S. 37
Aderolio 1 mg - Tabletten → S. 37
Certican 0,25 mg - Tabletten → S. 287
Certican 0,5 mg - Tabletten → S. 287
Certican 0,75 mg - Tabletten → S. 287
Certican 1 mg - Tabletten → S. 287
Certican 0,1 mg - Tabletten zur Herstellung einer Suspension zum Einnehmen → S. 287
Certican 0,25 mg - Tabletten zur Herstellung einer Suspension zum Einnehmen → S. 287

L04AA19 Gusperimus

L04AA21 Efalizumab

L04AA22 Abetimus

L04AA23 Natalizumab

Tysabri 300 mg - Konzentrat zur Herstellung einer Infusionslösung → S. 1472

L04AA24 Abatacept

Orencia 50 mg - Injektionslösung in einer Fertigspritze → S. 1048
Orencia 87,5 mg - Injektionslösung in einer Fertigspritze → S. 1048
Orencia 125 mg - Injektionslösung in einer Fertigspritze → S. 1048
Orencia 125 mg - Injektionslösung im Fertigpen → S. 1048
Orencia 250 mg - Pulver für ein Konzentrat zur Herstellung einer Infusionslösung → S. 1048

L04AA25 Eculizumab

Soliris 300 mg - Konzentrat zur Herstellung einer Infusionslösung → S. 1332

L04AA26 Belimumab

Benlysta 200 mg - Injektionslösung im Fertigpen → S. 181
Benlysta 200 mg - Injektionslösung in einer Fertigspritze → S. 181
Benlysta 120 mg - Pulver zur Herstellung eines Infusionslösungskonzentrats → S. 181
Benlysta 400 mg - Pulver zur Herstellung eines Infusionslösungskonzentrats → S. 181

L04AA27 Fingolimod

Fingolimod Accord 0,5 mg - Hartkapseln → S. 572
Fingolimod Stada 0,5 mg - Hartkapseln → S. 572
Fingolya 0,5 mg - Hartkapseln → S. 572
Gilenya 0,25 mg - Hartkapseln → S. 629
Gilenya 0,5 mg - Hartkapseln → S. 629

L04AA28 Belatacept

Nulojix 250 mg - Pulver für ein Konzentrat zur Herstellung einer Infusionslösung → S. 1007

L04AA29 Tofacitinib

Xeljanz 5 mg - Filmtabletten → S. 1569
Xeljanz 10 mg - Filmtabletten → S. 1569
Xeljanz 11 mg - Retardtabletten → S. 1569

L04AA31 Teriflunomid

Aubagio 14 mg - Filmtabletten → S. 156

L04AA32 Apremilast

Otezla 10 mg, 20 mg, 30 mg - Filmtabletten → S. 1056
Otezla 30 mg - Filmtabletten → S. 1057

L04AA33 Vedolizumab

Entyvio 108 mg - Injektionslösung in einem Fertigpen → S. 495
Entyvio 108 mg - Injektionslösung in einer Fertigspritze → S. 495
Entyvio 300 mg - Pulver für ein Konzentrat zur Herstellung einer Infusionslösung → S. 496

L04AA34 Alemtuzumab

Lemtrada 12 mg - Konzentrat zur Herstellung einer Infusionslösung → S. 792

L04AA35 Begelomab

L04AA36 Ocrelizumab

Ocrevus 300 mg - Konzentrat zur Herstellung einer Infusionslösung → S. 1019

L04AA37 Baricitinib

Olumiant 2 mg - Filmtabletten → S. 1034
Olumiant 4 mg - Filmtabletten → S. 1035

L04AA38 Ozanimod

Zeposia 0,23 mg + 0,46 mg - Hartkapseln → S. 1594
Zeposia 0,92 mg - Hartkapseln → S. 1595

L04AA39 Emapalumab

L04AA40 Cladribin

Mavenclad 10 mg - Tabletten → S. 860

L04AA41 Imlifidase

Idefirix 11 mg - Pulver für ein Konzentrat zur Herstellung einer Infusionslösung → S. 691

L04AA42 Siponimod

Mayzent 0,25 mg - Filmtabletten → S. 862
Mayzent 2 mg - Filmtabletten → S. 862

L04AA43 Ravulizumab

Ultomiris 300 mg/3 ml - Konzentrat zur Herstellung einer Infusionslösung → S. 1476
Ultomiris 300 mg/30 ml - Konzentrat zur Herstellung einer Infusionslösung → S. 1476
Ultomiris 1.100 mg/11 ml - Konzentrat zur Herstellung einer Infusionslösung → S. 1477

L04AA44 Upadacitinib

Rinvoq 15 mg - Retardtabletten → S. 1237

L04AA45 Filgotinib

Jyseleca 100 mg - Filmtabletten → S. 745
Jyseleca 200 mg - Filmtabletten → S. 745

L04AA46 Itacitinib

L04AA47 Inebilizumab

L04AB Tumornekrosefaktor alpha (TNF-alpha) Inhibitoren

L04AB01 Etanercept

Benepali 25 mg - Injektionslösung in einer Fertigspritze → S. 180
Benepali 50 mg - Injektionslösung in einer Fertigspritze → S. 180
Benepali 50 mg - Injektionslösung im Fertigpen → S. 181

Enbrel 25 mg - Injektionslösung im Fertigpen → S. 485
Enbrel 50 mg - Injektionslösung im Fertigpen → S. 485
Enbrel 25 mg - Injektionslösung in Fertigspritze → S. 485
Enbrel 50 mg - Injektionslösung in Fertigspritze → S. 486
Enbrel 25 mg - Pulver zur Herstellung einer Injektionslösung → S. 486
Enbrel 25 mg - Pulver und Lösungsmittel zur Herstellung einer Injektionslösung → S. 486
Enbrel 10 mg - Pulver und Lösungsmittel zur Herstellung einer Injektionslösung zur Anwendung bei Kindern und Jugendlichen → S. 486
Erelzi 50 mg - Injektionslösung in Fertigpen → S. 507
Erelzi 25 mg - Injektionslösung in Fertigspritze → S. 508
Erelzi 50 mg - Injektionslösung in Fertigspritze → S. 508
Lifmior 50 mg - Injektionslösung im Fertigpen → S. 814
Lifmior 25 mg - Injektionslösung in Fertigspritze → S. 814
Lifmior 50 mg - Injektionslösung in Fertigspritze → S. 814
Lifmior 10 mg - Pulver und Lösungsmittel zur Herstellung einer Injektionslösung zur Anwendung bei Kindern und Jugendlichen → S. 814
Lifmior 25 mg - Pulver und Lösungsmittel zur Herstellung einer Injektionslösung → S. 814
Nepexto 25 mg - Injektionslösung in einer Fertigspritze → S. 960
Nepexto 50 mg - Injektionslösung in einer Fertigspritze → S. 960
Nepexto 50 mg - Injektionslösung im Fertigpen → S. 960

L04AB02 Infliximab

Flixabi 100 mg - Pulver für ein Konzentrat zur Herstellung einer Infusionslösung → S. 574
Inflectra 100 mg - Pulver für ein Konzentrat zur Herstellung einer Infusionslösung → S. 708
Remicade 100 mg - Pulver für ein Konzentrat zur Herstellung einer Infusionslösung → S. 1211
Remsima 100 mg - Pulver für ein Konzentrat zur Herstellung einer Infusionslösung → S. 1213
Remsima 120 mg - Injektionslösung in einer Fertigspritze → S. 1213
Remsima 120 mg - Injektionslösung im Fertigpen → S. 1213
Zessly 100 mg - Pulver für ein Konzentrat zur Herstellung einer Infusionslösung → S. 1595

L04AB03 Afelimomab

L04AB04 Adalimumab

Amgevita 20 mg - Injektionslösung in einer Fertigspritze → S. 78
Amgevita 40 mg - Injektionslösung in einer Fertigspritze → S. 79
Amgevita 40 mg - Injektionslösung im Fertigpen → S. 79
Amsparity 40 mg/ 0,8 ml - Injektionslösung → S. 96
Amsparity 20 mg - Injektionslösung in einer Fertigspritze → S. 96
Amsparity 40 mg - Injektionslösung in einer Fertigspritze → S. 96
Amsparity 40 mg - Injektionslösung im Fertigpen → S. 96
Halimatoz 20 mg - Injektionslösung in einer Fertigspritze → S. 651
Halimatoz 40 mg - Injektionslösung in einer Fertigspritze → S. 651
Halimatoz 40 mg - Injektionslösung im Fertigpen → S. 651
Hefiya 20 mg - Injektionslösung in einer Fertigspritze → S. 654
Hefiya 40 mg - Injektionslösung in einer Fertigspritze → S. 654
Hefiya 40 mg - Injektionslösung im Fertigpen → S. 654
Hulio 40 mg - Injektionslösung in einer Fertigspritze → S. 667
Hulio 40 mg - Injektionslösung im Fertigpen → S. 667
Hulio 40 mg/0,8 ml - Injektionslösung → S. 667
Humira 20 mg - Injektionslösung in einer Fertigspritze → S. 673
Humira 40 mg - Injektionslösung in einer Fertigspritze → S. 673
Humira 40 mg - Injektionslösung in einer Fertigspritze → S. 673
Humira 40 mg - Injektionslösung im Fertigpen → S. 674
Humira 40 mg - Injektionslösung im Fertigpen → S. 674
Humira 40 mg/0,8 ml - Injektionslösung → S. 674
Humira 80 mg - Injektionslösung in einer Fertigspritze → S. 674
Humira 80 mg - Injektionslösung im Fertigpen → S. 674
Hyrimoz 20 mg - Injektionslösung in einer Fertigspritze → S. 681
Hyrimoz 40 mg - Injektionslösung in einer Fertigspritze → S. 681
Hyrimoz 40 mg - Injektionslösung im Fertigpen → S. 682
Idacio 40 mg - Injektionslösung in einer Fertigspritze → S. 691
Idacio 40 mg - Injektionslösung im Fertigpen → S. 691
Idacio 40 mg/0,8 ml - Injektionslösung für die Anwendung bei Kindern und Jugendlichen → S. 691
Imraldi 40 mg - Injektionslösung in einer Fertigspritze → S. 702
Imraldi 40 mg - Injektionslösung im Fertigpen → S. 702
Imraldi 40 mg/0,8 ml - Injektionslösung → S. 702

L04AB05 Certolizumab pegol

Cimzia 200 mg - Injektionslösung in einem Fertigpen → S. 296
Cimzia 200 mg - Injektionslösung in einer Fertigspritze → S. 296
Cimzia 200 mg - Injektionslösung in einer Patrone für ein Dosiergerät → S. 297

L04AB06 Golimumab

Simponi 45 mg/0,45 ml - Injektionslösung in vorgefülltem Injektor → S. 1314
Simponi 50 mg - Injektionslösung in einer Fertigspritze → S. 1314
Simponi 50 mg - Injektionslösung in vorgefülltem Injektor → S. 1314
Simponi 100 mg - Injektionslösung in einer Fertigspritze → S. 1314
Simponi 100 mg - Injektionslösung in vorgefülltem Injektor → S. 1315

L04AB07 Opinercept

L04AC Interleukin-Inhibitoren

L04AC01 Daclizumab

L04AC02 Basiliximab

Simulect 10 mg - Pulver und Lösungsmittel zur Herstellung einer Injektionslösung oder Infusionslösung → S. 1315
Simulect 20 mg - Pulver und Lösungsmittel zur Herstellung einer Injektionslösung oder Infusionslösung → S. 1315

L04AC03 Anakinra

Kineret 100 mg/0,67 ml - Injektionslösung in einer Fertigspritze → S. 759

L04AC04 Rilonacept

L04AC05 Ustekinumab

Stelara 45 mg - Injektionslösung → S. 1351
Stelara 90 mg - Injektionslösung → S. 1351
Stelara 45 mg - Injektionslösung in einer Fertigspritze → S. 1351
Stelara 90 mg - Injektionslösung in einer Fertigspritze → S. 1351
Stelara 130 mg - Konzentrat zur Herstellung einer Infusionslösung → S. 1351

L04AC07 Tocilizumab

RoActemra 162 mg - Injektionslösung in einem Fertigpen → S. 1251
RoActemra 162 mg - Injektionslösung in einer Fertigspritze → S. 1251
RoActemra 20 mg/ml - Konzentrat zur Herstellung einer Infusionslösung → S. 1251

L04AC08 Canakinumab

Ilaris 150 mg/ml - Injektionslösung → S. 693
Ilaris 150 mg - Pulver zur Herstellung einer Injektionslösung → S. 693

L04AC09 Briakinumab

L04AC10 Secukinumab

Cosentyx 150 mg - Injektionslösung in einem Fertigpen → S. 347
Cosentyx 150 mg - Injektionslösung in einer Fertigspritze → S. 347
Cosentyx 150 mg - Pulver zur Herstellung einer Injektionslösung → S. 347
Cosentyx 300 mg - Injektionslösung in einem Fertigpen → S. 348
Cosentyx 300 mg - Injektionslösung in einer Fertigspritze → S. 348

L04AC11 Siltuximab

Sylvant 100 mg - Pulver für ein Konzentrat zur Herstellung einer Infusionslösung → S. 1369
Sylvant 400 mg - Pulver für ein Konzentrat zur Herstellung einer Infusionslösung → S. 1369

L04AC12 Brodalumab

Kyntheum 210 mg - Injektionslösung in einer Fertig-

M01AB12 Difenpiramid

M01AB13 Oxametacin

M01AB14 Proglumetacin

M01AB15 Ketorolac

M01AB16 Aceclofenac

M01AB17 Bufexamac

M01AB51 Indometacin, Kombinationen

M01AB55 Diclofenac, Kombinationen

ArthroComb 75 mg/20 mg - Hartkapseln mit veränderter Wirkstofffreisetzung → S. 132
Arthrotec - Manteltabletten → S. 132
Arthrotec forte - Manteltabletten → S. 132
Diclo-B G.L. - Kapseln → S. 400
Diclovit - Kapseln → S. 406
Neodolpasse - Infusionslösung → S. 956

M01AC Oxicame

M01AC01 Piroxicam

Felden 20 mg - Ampullen → S. 556
Felden 10 mg - Kapseln → S. 556
Felden 20 mg - Kapseln → S. 556
Felden 20 mg - lösbare Tabletten → S. 556
Felden Quick-Solve 20 mg - Lyotabletten → S. 556
Piroxistad 20 mg Tabs - lösbare Tabletten → S. 1111

M01AC02 Tenoxicam

M01AC04 Droxicam

M01AC05 Lornoxicam

Xefo 4 mg - Filmtabletten → S. 1568
Xefo 8 mg - Filmtabletten → S. 1568
Xefo Rapid 8 mg - Filmtabletten → S. 1568
Xefo 8 mg - Pulver und Lösungsmittel zur Herstellung einer Injektionslösung → S. 1568

M01AC06 Meloxicam

Meloxicam G.L. 15 mg/1,5 ml - Injektionslösung → S. 867
Meloxicam G.L. 7,5 mg - Tabletten → S. 867
Meloxicam G.L. 15 mg - Tabletten → S. 867
Meloxicam Interpharm 15 mg - Tabletten → S. 867
Movalis 15 mg/1,5 ml - Injektionslösung → S. 924
Movalis 7,5 mg - Tabletten → S. 924
Movalis 15 mg - Tabletten → S. 924

M01AC56 Meloxicam, Kombinationen

M01AE Propionsäure-Derivate

M01AE01 Ibuprofen

Adolorin Ibuforte 400 mg - Dragees → S. 39
Aktren 400 mg - Kapseln → S. 55
Brufen 400 mg - Filmtabletten → S. 225
Brufen 600 mg - Filmtabletten → S. 225
Dismenol Ibuprofen 200 mg - Filmtabletten → S. 416
Dismenol forte Ibuprofen 400 mg - Filmtabletten → S. 416
Dolgit 400 mg - Dragees → S. 420
Dolgit 600 mg - Dragees → S. 420
Dolgit 800 mg - Filmtabletten → S. 420
Dolgit 400 mg - Kapseln → S. 420
Dolofort 400 mg - Filmtabletten → S. 420
Ibumetin 200 mg - Dragees → S. 686
Ibumetin forte 400 mg - Filmtabletten → S. 686
Ibuprofen Accord 400 mg - Filmtabletten → S. 687
Ibuprofen Accord 600 mg - Filmtabletten → S. 687
Ibuprofen Actavis 600 mg - Filmtabletten → S. 687
Ibuprofen B. Braun 200 mg - Infusionslösung → S. 687
Ibuprofen B. Braun 400 mg - Infusionslösung → S. 687
Ibuprofen B. Braun 600 mg - Infusionslösung → S. 688
Ibuprofen Banner 100 mg - Weichkapseln zum Zerbeißen → S. 688
Ibuprofen Chanelle Medical 200 mg - Weichkapseln → S. 688
Ibuprofen Chanelle Medical 400 mg - Weichkapseln → S. 688
Ibuprofen G.L. 600 mg - Filmtabletten → S. 688
Ibuprofen Genericon 400 mg - Filmtabletten → S. 688
Ibuprofen Genericon 600 mg forte - Filmtabletten → S. 688
Ibuprofen Nutra Essential 100 mg - Suspension zum Einnehmen → S. 688
Ibuprofen Nutra Essential 200 mg - Suspension zum Einnehmen → S. 688
Ibuprofen Nutra Essential 400 mg - Suspension zum Einnehmen → S. 689
Ibuprofen Pfleger 400 mg - Filmtabletten → S. 689
Ibuprofen PharmaSwiss 20 mg/ml - Suspension zum Einnehmen → S. 689
Ibuprofen Rat & Tat 400 mg - Schmerztabletten → S. 689
Ibuprofen ratiopharm 2% - Sirup für Kinder → S. 689
Ibuprofen ratiopharm 4% - Sirup für Kinder → S. 689
ib-u-ron 75 mg - Zäpfchen → S. 689
ib-u-ron 150 mg - Zäpfchen → S. 689
Neobrufen 400 mg - Brausegranulat → S. 955
Nureflex 20 mg/ml - orale Suspension für Kinder → S. 1008
Nureflex 60 mg - Zäpfchen für Kinder → S. 1009
Nureflex 125 mg - Zäpfchen für Kinder → S. 1009
Nureflex Junior Erdbeer 40 mg/ml - Suspension zum Einnehmen → S. 1009
Nureflex Junior Orange 40 mg/ml Suspension zum Einnehmen → S. 1009
Nureflex Junior Orange 100 mg - Weichkapseln zum Zerbeißen → S. 1009
Nurofen 200 mg - Dragees → S. 1009
Nurofen 200 mg - Schmelztabletten Lemon → S. 1009
Nurofen 400 mg - überzogene Tabletten → S. 1010
Nurofen Liquid 200 mg - Kapseln → S. 1010
Nurofen Meltlets Mint 200 mg - Schmelztabletten → S. 1010
Nurofen rapid 400 mg - Filmtabletten → S. 1010
Nurofen rapid 200 mg - Weichkapseln → S. 1010
Nurofen rapid 400 mg - Weichkapseln → S. 1011
ratioDolor Ibuprofen 400 mg - Filmtabletten → S. 1199
ratioDolor Ibuprofen 300 mg - Schmerztabletten → S. 1200
Thomaprodol 400 mg - Weichkapseln → S. 1415

M01AE02 Naproxen

Aleve - Filmtabletten → S. 60
Miranax 550 mg - Filmtabletten → S. 909
Momendol 220 mg - Filmtabletten → S. 917
Nalgesin Akut 200 mg - Filmtabletten → S. 943
Naprobene 500 mg - Filmtabletten → S. 944
Naproliquid 50 mg/ml - Suspension zum Einnehmen → S. 944
Naproxen Genericon 500 mg - Tabletten → S. 945
Naproxen HCS 550 mg - Filmtabletten → S. 945
Naproxen Saft InfectoPharm 250 mg/5 ml - Suspension zum Einnehmen → S. 945
Naproxen Krka 275 mg - Filmtabletten → S. 945
Naproxen Krka 550 mg - Filmtabletten → S. 945
Proxen 500 mg - Filmtabletten → S. 1164

M01AE03 Ketoprofen

Profenid 100 mg - Ampullen → S. 1150
Profenid 50 mg - Kapseln → S. 1150
Profenid 100 mg - Kapseln → S. 1151
Profenid retard 200 mg - Kapseln → S. 1151
Profenid 50 mg - Konzentrat zur Infusionsbereitung → S. 1151
Sprintafen 25 mg - Befilmtes Granulat im Beutel → S. 1346
Sprintafen 25 mg - Filmtabletten → S. 1346

M01AE04 Fenoprofen

M01AE05 Fenbufen

M01AE06 Benoxaprofen

M01AE07 Suprofen

M01AE08 Pirprofen

M01AE09 Flurbiprofen

M01AE10 Indoprofen

M01AE11 Tiaprofensäure

M01AE12 Oxaprozin

M01AE13 Ibuproxam

M01AE14 Dexibuprofen

Atriscal 200 mg - Filmtabletten → S. 155
Atriscal 300 mg - Filmtabletten → S. 155
Atriscal 400 mg - Filmtabletten → S. 155
Dexibuprofen "Gebro" 300 mg - Filmtabletten → S. 394
Dexibuprofen "Gebro" 400 mg - Filmtabletten → S. 394
Dexibuprofen Strides 200 mg - Filmtabletten → S. 394
Dexibuprofen Strides 300 mg - Filmtabletten → S. 394
Dexibuprofen Strides 400 mg - Filmtabletten → S. 394
Eu-Med 200 mg - Schmerztabletten → S. 529
Monactil 400 mg - Filmtabletten → S. 917
Monactil 400 mg - Pulver zur Herstellung einer Suspension zum Einnehmen → S. 917
Movone 200 mg - Filmtabletten → S. 926
Movone 300 mg - Filmtabletten → S. 926
Movone 400 mg - Filmtabletten → S. 926

Seractil 200 mg - Filmtabletten → S. 1290
Seractil 300 mg - Filmtabletten → S. 1290
Seractil akut 300 mg - Pulver zur Herstellung einer Suspension zum Einnehmen → S. 1290
Seractil akut 400 mg - Pulver zur Herstellung einer Suspension zum Einnehmen → S. 1291
Seractil forte 400 mg - Filmtabletten → S. 1291

M01AE15 Flunoxaprofen

M01AE16 Alminoprofen

M01AE17 Dexketoprofen

Auxilen 50 mg/2 ml - Injektions-/Infusionslösung → S. 158
Ketesse 25 mg - Filmtabletten → S. 756

M01AE18 Naproxcinod

M01AE51 Ibuprofen, Kombinationen

BoxaGrippal 200 mg/30 mg - Filmtabletten → S. 214
BoxaGrippal forte 400 mg/60 mg - Filmtabletten → S. 215
Dolorflu akut 200 mg/30 mg - Filmtabletten → S. 421
Ibucomp 200 mg/30 mg - Filmtabletten → S. 686
Ibufix 400 mg/10 mg - Filmtabletten → S. 686
ThomaDuo 400 mg/100 mg - Filmtabletten → S. 1415
Wick DayMed Duo 200 mg/30 mg - Filmtabletten → S. 1562

M01AE52 Naproxen und Esomeprazol

Vimovo 500 mg/20 mg - Tabletten mit veränderter Wirkstofffreisetzung → S. 1536

M01AE53 Ketoprofen, Kombinationen

M01AE56 Naproxen und Misoprostol

M01AG Fenamate

Rheumon-Depot - Ampullen → S. 1230

M01AG01 Mefenaminsäure

Konafen 500 mg - Filmtabletten → S. 765
Mefenam 500 mg - Filmtabletten → S. 864
Parkemed 500 mg - Filmtabletten → S. 1083
Parkemed 250 mg - Kapseln → S. 1083
Parkemed 125 mg - Suppositorien → S. 1083
Parkemed 500 mg - Suppositorien → S. 1083

M01AG02 Tolfenaminsäure

M01AG03 Flufenaminsäure

M01AG04 Meclofenaminsäure

M01AH Coxibe

M01AH01 Celecoxib

Celebrex 100 mg - Hartkapseln → S. 280
Celebrex 200 mg - Hartkapseln → S. 280
Celecoxib Pfizer 100 mg - Hartkapseln → S. 280
Celecoxib Pfizer 200 mg - Hartkapseln → S. 280
Celecoxib ratiopharm 100 mg - Hartkapseln → S. 280
Celecoxib ratiopharm 200 mg - Hartkapseln → S. 280

M01AH02 Rofecoxib

M01AH03 Valdecoxib

M01AH04 Parecoxib

Dynastat 40 mg - Pulver zur Herstellung einer Injektionslösung → S. 450
Dynastat 40 mg - Pulver und Lösungsmittel zur Herstellung einer Injektionslösung → S. 451

M01AH05 Etoricoxib

Arcoxia 30 mg - Filmtabletten → S. 121
Arcoxia 60 mg - Filmtabletten → S. 121
Arcoxia 90 mg - Filmtabletten → S. 121
Arcoxia 120 mg - Filmtabletten → S. 121

M01AH06 Lumiracoxib

M01AH07 Polmacoxib

M01AX Andere nichtsteroidale Antiphlogistika und Antirheumatika

Phytodolor - Rheumatropfen → S. 1107

M01AX01 Nabumeton

M01AX02 Nifluminsäure

M01AX04 Azapropazon

M01AX05 Glucosamin

Dona 1500 mg - Pulver zur Herstellung einer Lösung zum Einnehmen → S. 422
Progona - Filmtabletten → S. 1152
Tavimin 1500 mg - Filmtabletten → S. 1395

M01AX07 Benzydamin

M01AX12 Glukosaminoglycanpolysulfat

M01AX13 Proquazon

M01AX14 Orgotein

M01AX17 Nimesulid

M01AX18 Feprazon

M01AX21 Diacerein

Artrolyt 50 mg - Kapseln → S. 133
Verboril 50 mg - Kapseln → S. 1519

M01AX22 Morniflumat

M01AX23 Tenidap

M01AX24 Oxaceprol

M01AX25 Chondroitinsulfat

Cartexan 400 mg - Hartkapseln → S. 264
Condrosulf 400 mg - Kapseln → S. 340
Condrosulf 800 mg - Tabletten → S. 340

M01AX26 Avocado und Sojabohnenöl, unverseifbar

M01AX68 Feprazon, Kombinationen

M01B ANTIPHLOGISTIKA/ANTIRHEUMATIKA IN KOMBINATION

M01BA Antiphlogistika/Antirheumatika in Kombination mit Corticosteroiden

Rheumesser 3 ml - Ampullen → S. 1228

M01BA01 Phenylbutazon und Corticosteroide

M01BA02 Dipyrocetyl und Corticosteroide

M01BA03 Acetylsalicylsäure und Corticosteroide

M01BX Andere Antiphlogistika/Antirheumatika in Kombinat. mit anderen Mitteln

M01C SPEZIFISCHE ANTIRHEUMATIKA

M01CA Chinoline

Resochin - Filmtabletten → S. 1219

M01CA03 Oxycinchophen

M01CB Gold-Verbindungen

M01CB01 Natriumaurothiomalat

M01CB02 Natriumaurothiosulfat

M01CB03 Auranofin

M01CB04 Aurothioglucose

M01CB05 Aurotioprol

M01CC Penicillamine und ähnliche Mittel

M01CC01 Penicillamin

Artamin 150 mg - Kapseln → S. 131
Artamin 250 mg - Kapseln → S. 131

M01CC02 Bucillamin

M01CX Spezifische Antirheumatika

Cartifit 200 mg/250 mg - Hartkapseln → S. 264

M02 TOPISCHE MITTEL GEGEN GELENK- UND MUSKELSCHMERZEN

Japomin Öl - Tropfen → S. 740

M02A TOPISCHE MITTEL GEGEN GELENK- UND MUSKELSCHMERZEN

M02AA Nichtsteroidale Antiphlogistika zur topischen Anwendung

M02AA01 Phenylbutazon

M02AA02 Mofebutazon

M02AA03 Clofezon

M02AA04 Oxyphenbutazon

M02AA05 Benzydamin

Tantum 5% - Creme → S. 1389
Tantum 5% - Gel → S. 1389

M02AA06 Etofenamat

Lixim 70 mg - wirkstoffhaltiges Pflaster → S. 827
Rheumon - Creme → S. 1230
Rheumon - Gel → S. 1230
Thermo-Rheumon - Creme → S. 1414
Traumon - Gel → S. 1447

M02AA07 Piroxicam

Felden 0,5% - Gel → S. 556

M02AA08 Felbinac

M02AA09 Bufexamac

M02AA10 Ketoprofen

Fastum - Gel → S. 553
Ketospray 10% - Spray zur Anwendung auf der Haut → S. 757

M02AA11 Bendazac

M02AA12 Naproxen

M02AA13 Ibuprofen

doc Ibuprofen Schmerzgel, 5% Gel → S. 417
Dolgit - Creme → S. 419
Nurofen 24-Stunden Schmerzpflaster 200 mg - wirkstoffhaltiges Pflaster → S. 1010
proff Schmerzcreme, 50 mg/g - Creme → S. 1152
proff Schmerzgel, 50 mg/g - Gel → S. 1152

M02AA14 Fentiazac

M02AA15 Diclofenac

Deflamat 2% - Gel → S. 379
DicloAkut 1% - Gel → S. 399
Diclobene - Gel → S. 400
Diclostad 1% - Gel → S. 405
Flector EP - Pflaster → S. 574
Itami 140 mg - wirkstoffhaltiges Pflaster → S. 731
ratioDolor Diclofenac Schmerzgel 1 % - Gel → S. 1199
ratioDolor Diclofenac Schmerzgel 2 % - Gel → S. 1199
ThermaCare - Schmerzgel → S. 1414
Voltadol - Schmerzgel → S. 1552
Voltadol Forte - Schmerzgel → S. 1552
Voltaren Emulgel - Gel → S. 1552

M02AA16 Feprazon

M02AA17 Nifluminsäure

M02AA18 Meclofenaminsäure

M02AA19 Flurbiprofen

M02AA21 Tolmetin

M02AA22 Suxibuzon

M02AA23 Indometacin

Mobiflex 1% - Schmerzspray zur Anwendung auf der Haut, Lösung → S. 914

M02AA24 Nifenazon

M02AA25 Aceclofenac

M02AA26 Nimesulid

M02AA27 Dexketoprofen

M02AA28 Piketoprofen

M02AA29 Esflurbiprofen

M02AB Capsaicin und ähnliche Mittel

ABC Lokale Schmerz-Therapie - Aktiv-Pflaster 4,8 mg wirkstoffhaltiges Pflaster → S. 16
ABC Lokale Schmerz-Therapie Wärme-Creme 750 Mikrogramm/g Creme → S. 16
ABC Lokale Schmerz-Therapie Wärme-Pflaster Capsicum 11 mg wirkstoffhaltiges Pflaster → S. 16
Gothaplast Rheumamed Wärmepflaster → S. 640

M02AB01 Capsaicin

M02AB02 Zucapsaicin

M02AC Zubereitungen mit Salicylsäure-Derivaten

Algesal 10%/1% - Creme → S. 61
Algofina 10% - Spray zur Anwendung auf der Haut, Lösung → S. 62
Dolo-Menthoneurin - Gel → S. 421
Mobilat - Gel → S. 914
Mobilat - Salbe → S. 915
Pasta Cool → S. 1087
Rubriment - Emulsion → S. 1267
Trauma - Salbe kühlend Mayrhofer → S. 1445
Trauma - Salbe wärmend Mayrhofer → S. 1445

M02AX Andere topische Mittel gegen Gelenk- und Muskelschmerzen

Atrosan Arnika Gel → S. 156
Balsamka - Schmerzbalsam, Salbe → S. 170
Japanisches Minzöl "Klosterfrau" → S. 740
Klosterfrau Melissengeist - Flüssigkeit zum Einnehmen und zur Anwendung auf der Haut → S. 763
Kytta - Schmerzsalbe → S. 770
Traditionelle Retterspitz - Creme → S. 1435
Traditionelle Retterspitz - Lotion → S. 1435

M02AX02 Tolazolin

M02AX03 Dimethylsulfoxid

Dolobene ratiopharm - Gel → S. 420

M02AX05 Idrocilamid

M02AX06 Tolperison

M02AX10 Verschiedene

Berggeist - Rheumafluid → S. 183
Finalgon - Salbe → S. 571
Ichtho - Bad → S. 690
Rowalind - Einreibung → S. 1265
Tiger-Balsam-weiss - Salbe → S. 1420
Traumaplant - Salbe → S. 1445

M03 MUSKELRELAXANZIEN

M03A MUSKELRELAXANZIEN, PERIPHER WIRKENDE MITTEL

M03AA Curare-Alkaloide

M03AA01 Alcuronium

M03AA02 Tubocurarin

M03AA04 Dimethyltubocurarin

M03AB Cholin-Derivate

M03AB01 Suxamethonium

Lysthenon 0,1 g/5 ml - Injektionslösung → S. 846
Suxamethonium Aguettant 10 mg/ml - Injektionslösung in einer Fertigspritze → S. 1369

M03AC Andere quartäre Ammonium-Verbindungen

M03AC01 Pancuronium

M03AC02 Gallamin

M03AC03 Vecuronium

M03AC04 Atracurium

Tracrium 25 mg - Ampullen → S. 1434
Tracrium 50 mg - Ampullen → S. 1435

M03AC05 Hexafluronium

M03AC06 Pipecuroniumbromid

M03AC07 Doxacuriumchlorid

M03AC08 Fazadiniumbromid

M03AC09 Rocuroniumbromid

Esmeron 10 mg/ml - Injektionslösung → S. 518
Rocuronium Kalceks 10 mg/ml - Injektions-/Infusionslösung → S. 1252
Rocuroniumbromid B. Braun 10 mg/ml - Injektions-/Infusionslö-

sung → S. 1252
Rocuroniumbromid-hameln 10 mg/ml - Injektions-/Infusionslösung → S. 1252
Rocuroniumbromid Hikma 10 mg/ml - Injektionslösung/Infusionslösung → S. 1252
Rocuroniumbromid Kabi 10 mg/ml - Injektionslösung/Infusionslösung → S. 1252
Rocuroniumbromid Tamarang 10 mg/ml - Injektionslösung/Infusionslösung → S. 1253

M03AC10 Mivacuriumchlorid

Mivacron 2 mg/ml - Injektionslösung → S. 913

M03AC11 Cisatracurium

Cisatracurium Accord 2 mg/ml - Injektions-/Infusionslösung → S. 305
Cisatracurium Accord 5 mg/ml - Injektions-/Infusionslösung → S. 306
Cisatracurium Accordpharma 2 mg/ml - Injektions-/Infusionslösung → S. 306
Cisatracurium Accordpharma 5 mg/ml - Injektions-/Infusionslösung → S. 306
Cisatracurium Hikma 2 mg/ml - Injektions-/Infusionslösung → S. 306
Cisatracurium Kalceks 2 mg/ml - Injektions-/Infusionslösung → S. 306
Cisatracurium Noridem 2 mg/ml - Injektionslösung/Infusionslösung → S. 306
Nimbex 2 mg/ml - Injektions-/Infusionslösung → S. 976

M03AX Andere Muskelrelaxantien, peripher wirkende Mittel

M03AX01 Botulinumtoxin

Azzalure 125 Speywood-Einheiten - Pulver zur Herstellung einer Injektionslösung → S. 167
Bocouture 50 Einheiten - Pulver zur Herstellung einer Injektionslösung → S. 208
Bocouture 100 Einheiten - Pulver zur Herstellung einer Injektionslösung → S. 208
Botox 50 Allergan-Einheiten - Pulver zur Herstellung einer Injektionslösung → S. 212
Botox 100 Allergan-Einheiten - Pulver zur Herstellung einer Injektionslösung → S. 213
Botox 200 Allergan-Einheiten - Pulver zur Herstellung einer Injektionslösung → S. 213
Dysport 500 Einheiten - Pulver zur Herstellung einer Injektionslösung → S. 451
NeuroBloc 5000 E/ml - Injektionslösung → S. 965
Nuceiva 100 Einheiten - Pulver zur Herstellung einer Injektionslösung → S. 1007
Vistabel 4 Allergan-Einheiten/0,1 ml - Pulver zur Herstellung einer Injektionslösung → S. 1545
Xeomin 100 Einheiten - Pulver zur Herstellung einer Injektionslösung → S. 1570
Xeomin 200 Einheiten - Pulver zur Herstellung einer Injektionslösung → S. 1571

M03B MUSKELRELAXANTIEN, ZENTRAL WIRKENDE MITTEL

M03BA Carbaminsäureester

M03BA01 Phenprobamat

M03BA02 Carisoprodol

M03BA03 Methocarbamol

M03BA04 Styramat

M03BA05 Febarbamat

M03BA51 Phenprobamat, Kombinationen exkl. Psycholeptika

M03BA52 Carisoprodol, Kombinationen exkl. Psycholeptika

M03BA53 Methocarbamol, Kombinationen exkl. Psycholeptika

M03BA71 Phenprobamat, Kombinationen mit Psycholeptika

M03BA72 Carisoprodol, Kombinationen mit Psycholeptika

M03BA73 Methocarbamol, Kombinationen mit Psycholeptika

M03BB Oxazol-, Thiazin- und Triazin-Derivate

M03BB02 Chlormezanon

M03BB03 Chlorzoxazon

M03BB52 Chlormezanon, Kombinationen exkl. Psycholeptika

M03BB53 Chloroxazon, Kombinationen exkl. Psycholeptika

M03BB72 Chlormezanon, Kombinationen mit Psycholeptika

M03BB73 Chlorzoxazon, Kombinationen mit Psycholeptika

M03BC Ether, chemisch den Antihistaminika verwandt

M03BC01 Orphenadrin (citrat)

M03BC51 Orphenadrin, Kombinationen

Norgesic 35 mg/450 mg - Tabletten → S. 990

M03BX Andere zentral wirkende Mittel

M03BX01 Baclofen

Baclofen Sintetica 0,05 mg/ml - Intrathekal Injektionslösung → S. 168
Baclofen Sintetica 0,5 mg/ml - Intrathekal Infusionslösung → S. 168
Baclofen Sintetica 2 mg/ml - Intrathekal Infusionslösung → S. 168
Lioresal 10 mg - Tabletten → S. 816
Lioresal 25 mg - Tabletten → S. 816
Lioresal intrathekal 0,05 mg/1 ml - Ampullen → S. 817
Lioresal intrathekal 10 mg/5 ml - Ampulle → S. 817
Lioresal intrathekal 10 mg/20 ml - Ampulle → S. 817

M03BX02 Tizanidin

Sirdalud 2 mg - Tabletten → S. 1322
Sirdalud 4 mg - Tabletten → S. 1323
Sirdalud MR 6 mg - Kapseln → S. 1323
Tizanidin Actavis 2 mg - Tabletten → S. 1423
Tizanidin Actavis 4 mg - Tabletten → S. 1423

M03BX03 Pridinol

Myopridin 3 mg - Tabletten → S. 941

M03BX04 Tolperison

M03BX05 Thiocolchicosid

M03BX06 Mephenesin

M03BX07 Tetrazepam

M03BX08 Cyclobenzaprin

M03BX09 Eperison

M03BX30 Phenyramidol

M03BX55 Thiocolchicosid, Kombinationen

M03C MUSKELRELAXANZIEN, DIREKT WIRKENDE MITTEL

M03CA Dantrolen und Derivate

M03CA01 Dantrolen

Dantrolen i.v. 20 mg - Pulver zur Herstellung einer Injektions-/Infusionslösung → S. 369

M04 GICHTMITTEL

M04A GICHTMITTEL

M04AA Urikostatika

M04AA01 Allopurinol

Allopurinol Accord 100 mg - Tabletten → S. 66
Allopurinol Accord 300 mg - Tabletten → S. 66
Allopurinol G.L. 300 mg - Tabletten → S. 66
Allopurinol Genericon 300 mg - Tabletten → S. 66
Allopurinol Genericon retard 300 mg - Tabletten → S. 66
Allopurinol Hexal 300 mg - Tabletten → S. 67
Allopurinol +pharma 300 mg - Tabletten → S. 67
Allopurinol Sandoz 100 mg - Tabletten → S. 67

Allopurinol Sandoz 300 mg - Tabletten → S. 67
Allostad 100 mg - Tabletten → S. 67
Allostad 300 mg - Tabletten → S. 67
Gichtex retard 250 mg - Kapseln → S. 628
Purinol 100 mg - Tabletten → S. 1170
Purinol 300 mg - Tabletten → S. 1170
Urosin 100 mg - Tabletten → S. 1485
Urosin 300 mg - Tabletten → S. 1486
Zyloric 100 mg - Tabletten → S. 1614
Zyloric 300 mg - Tabletten → S. 1614

M04AA02 Tisopurin

M04AA03 Febuxostat

Adenuric 80 mg - Filmtabletten → S. 37
Adenuric 120 mg - Filmtabletten → S. 37
Feburo 80 mg - Filmtabletten → S. 554
Feburo 120 mg - Filmtabletten → S. 554
Febuxostat Accord 80 mg - Filmtabletten → S. 554
Febuxostat Accord 120 mg - Filmtabletten → S. 554
Febuxostat Aristo 80 mg - Filmtabletten → S. 554
Febuxostat Aristo 120 mg - Filmtabletten → S. 554
Febuxostat Genericon 80 mg - Filmtabletten → S. 555
Febuxostat Genericon 120 mg - Filmtabletten → S. 555
Febuxostat Krka 80 mg - Filmtabletten → S. 555
Febuxostat Krka 120 mg - Filmtabletten → S. 555
Febuxostat Mylan 80 mg - Filmtabletten → S. 555
Febuxostat Mylan 120 mg - Filmtabletten → S. 555
Febuxostat +pharma 80 mg - Filmtabletten → S. 555
Febuxostat +pharma 120 mg - Filmtabletten → S. 555
Febuxostat ratiopharm 80 mg - Filmtabletten → S. 555
Febuxostat ratiopharm 120 mg - Filmtabletten → S. 555
Febuxostat Sandoz 80 mg - Filmtabletten → S. 555
Febuxostat Sandoz 120 mg - Filmtabletten → S. 555
Febuxostat Stada 80 mg - Filmtabletten → S. 555
Febuxostat Stada 120 mg - Filmtabletten → S. 556

M04AA51 Allopurinol, Kombinationen

M04AB Urikosurika

M04AB01 Probenecid

M04AB02 Sulfinpyrazon

M04AB03 Benzbromaron

Uricovac - Tabletten → S. 1483

M04AB04 Isobromindion

M04AB05 Lesinurad

M04AC Gichtmittel ohne Effekt auf den Harnsäuremetabolismus

M04AC01 Colchicin

Colchicin "Agepha" 0,372 mg - Tabletten → S. 327
Colchicin Tiofarma 0,5 mg - Tabletten → S. 328
Colchicin Tiofarma 1 mg - Tabletten → S. 328
Colctab 1 mg - Tabletten → S. 328

M04AC02 Cinchophen

M04AX Andere Gichtmittel

M04AX01 Uratoxidase

M04AX02 Pegloticase

M05 MITTEL ZUR BEHANDLUNG VON KNOCHENERKRANKUNGEN

Teufelskralle ratiopharm 480 mg - Filmtabletten → S. 1412

M05B MITTEL MIT EINFLUSS AUF DIE KNOCHENSTRUKTUR UND DIE MINERALISATION

M05BA Bisphosphonate

M05BA01 Etidronsäure

M05BA02 Clodronsäure

Lodronat 520 mg - Filmtabletten → S. 827

M05BA03 Pamidronsäure

Pamidronat Dinatrium Pfizer 3 mg/ml - Konzentrat zur Herstellung einer Infusionslösung → S. 1072
Pamidronat Dinatrium Pfizer 6 mg/ml - Konzentrat zur Herstellung einer Infusionslösung → S. 1072
Pamidronat Dinatrium Pfizer 9 mg/ml - Konzentrat zur Herstellung einer Infusionslösung → S. 1072

M05BA04 Alendronsäure

Alendronsäure Arcana 70 mg - einmal wöchentlich Tabletten → S. 59
Alendronsäure Bluefish 70 mg - einmal wöchentlich Tabletten → S. 59
Alendronsäure Sandoz 70 mg - einmal wöchentlich Filmtabletten → S. 59
Alendronstad 70 mg einmal wöchentlich - Tabletten → S. 60
Fosamax einmal wöchentlich 70 mg - Tabletten → S. 594

M05BA05 Tiludronsäure

M05BA06 Ibandronsäure

Bondronat 50 mg - Filmtabletten → S. 209
Bondronat 2 mg - Konzentrat zur Herstellung einer Infusionslösung → S. 209
Bondronat 6 mg - Konzentrat zur Herstellung einer Infusionslösung → S. 210
Bonviva 150 mg - Filmtabletten → S. 210
Bonviva 3 mg - Injektionslösung → S. 210
Iasibon 50 mg - Filmtabletten → S. 683
Iasibon 1 mg - Konzentrat zur Herstellung einer Infusionslösung → S. 683
Iasibon 2 mg - Konzentrat zur Herstellung einer Infusionslösung → S. 683
Iasibon 6 mg - Konzentrat zur Herstellung einer Infusionslösung → S. 683
Ibandronic Acid Accord 3 mg - Injektionslösung in Fertigspritze → S. 683
Ibandronic Acid Accord 2 mg - Konzentrat zur Herstellung einer Infusionslösung → S. 683
Ibandronic Acid Accord 6 mg - Konzentrat zur Herstellung einer Infusionslösung → S. 683
Ibandronsäure Actavis 3 mg - Injektionslösung → S. 683
Ibandronsäure Genericon 3 mg - Injektionslösung → S. 683
Ibandronsäure Noridem 6 mg - Konzentrat zur Herstellung einer Infusionslösung → S. 683
Ibandronsäure Osteoviva 3 mg - Injektionslösung → S. 683
Ibandronsäure +pharma 3 mg - Injektionslösung → S. 684
Ibandronsäure ratiopharm 150 mg - Filmtabletten → S. 684
Ibandronsäure ratiopharm 3 mg - Injektionslösung in einer Fertigspritze → S. 684
Ibandronsäure Sandoz 50 mg - Filmtabletten → S. 684
Ibandronsäure Sandoz 3 mg/3 ml - Injektionslösung → S. 684
Ibandronsäure Sandoz 2 mg - Konzentrat zur Herstellung einer Infusionslösung → S. 684
Ibandronsäure Sandoz 6 mg - Konzentrat zur Herstellung einer Infusionslösung → S. 684
Ibandronsäure Stada 3 mg - Injektionslösung → S. 684
Ibandronsäure Teva 50 mg - Filmtabletten → S. 684
Ibandronsäure Teva 150 mg - Filmtabletten → S. 684
Kefort 150 mg - Filmtabletten → S. 751
Osteonat 50 mg - Filmtabletten → S. 1056
Osteoviva 150 mg - Filmtabletten → S. 1056

M05BA07 Risedronsäure

Actonel einmal wöchentlich 35 mg - Filmtabletten → S. 32
Risedronat 1A Pharma einmal wöchentlich 35 mg - Filmtabletten → S. 1238
Risedronat Hexal einmal wöchentlich 35 mg - Filmtabletten → S. 1238
Risedronat Sandoz einmal wöchentlich 35 mg - Filmtabletten → S. 1238
Risedronat Stada einmal wöchentlich 35 mg - Filmtabletten → S. 1238
Risedronsäure Bluefish einmal wöchentlich 35 mg - Filmtabletten → S. 1238
Risedronsäure Sandoz 75 mg - Filmtabletten → S. 1238

M05BA08 Zoledronsäure

Aclasta 5 mg - Infusionslösung → S. 28
Zoledronsäure Accord 4 mg/100 ml - Infusionslösung → S. 1605
Zoledronsäure Accord 4 mg/5 ml - Konzentrat zur Herstellung einer Infusionslösung → S. 1605
Zoledronsäure Actavis 4 mg/5 ml - Konzentrat zur Herstellung einer Infusionslösung → S. 1605
Zoledronsäure Fresenius Kabi 4 mg/5 ml - Konzentrat zur Herstellung einer Infusionslösung → S. 1605
Zoledronsäure G.L. 5 mg/100 ml - Infusionslösung → S. 1605
Zoledronsäure G.L. 4 mg/5 ml - Konzentrat zur Herstellung einer Infusionslösung → S. 1605
Zoledronsäure-hameln 4 mg/5 ml - Konzentrat zur Herstellung einer Infusionslösung → S. 1605

Zoledronsäure Hikma 4 mg/5 ml - Konzentrat zur Herstellung einer Infusionslösung → S. 1605
Zoledronsäure Hospira 4 mg/100 ml - Infusionslösung → S. 1605
Zoledronsäure Hospira 5 mg/100 ml - Infusionslösung → S. 1605
Zoledronsäure Hospira 4 mg/5 ml - Konzentrat zur Herstellung einer Infusionslösung → S. 1605
Zoledronsäure medac 4 mg/100 ml - Infusionslösung → S. 1605
Zoledronsäure Mylan 4 mg/5 ml - Konzentrat zur Herstellung einer Infusionslösung → S. 1605
Zoledronsäure Noridem 4 mg/5 mL - Konzentrat zur Herstellung einer Infusionslösung → S. 1605
Zoledronsäure Sandoz 4 mg/100 ml - Infusionslösung → S. 1605
Zoledronsäure Sandoz 5 mg/100 ml - Infusionslösung → S. 1605
Zoledronsäure Sandoz 4 mg/5 ml - Konzentrat zur Herstellung einer Infusionslösung → S. 1605
Zoledronsäure Stada 4 mg/100 ml - Infusionslösung → S. 1605
Zoledronsäure Stada 5 mg/100 ml - Infusionslösung → S. 1605
Zoledronsäure Teva 4 mg/5 ml - Konzentrat zur Herstellung einer Infusionslösung → S. 1605
Zometa 4 mg/100 ml - Infusionslösung → S. 1608
Zometa 4 mg/5 ml - Konzentrat zur Herstellung einer Infusionslösung → S. 1608
Zometa 4 mg - Pulver und Lösungsmittel zur Herstellung einer Infusionslösung → S. 1608

M05BB Bisphosphonate, Kombinationen

M05BB01 Etidronsäure und Calcium, Sequenzialpräparate

M05BB02 Risedronsäure und Calcium, Sequenzialpräparate

M05BB03 Alendronsäure und Colecalciferol

Adrovance 70 mg/2.800 I.E. - Tabletten → S. 40
Adrovance 70 mg/5.600 I.E. - Tabletten → S. 40
Fosavance 70 mg/2800 I.E. - Tabletten → S. 595
Fosavance 70 mg/5.600 I.E. - Tabletten → S. 595
Vantavo 70 mg/2.800 I.E. - Tabletten → S. 1500
Vantavo 70 mg/5.600 I.E. - Tabletten → S. 1500

M05BB04 Risedronsäure, Calcium und Colecalciferol, Sequenzialpräparate

M05BB05 Alendronsäure, Calcium u. Colecalciferol, Sequenzialpräp.

M05BB06 Alendronsäure und Alfacalcidol, Sequenzialpräparate

M05BB07 Risedronsäure und Colecalciferol

M05BB08 Zoledronsäure, Calcium und Colecalciferol, Sequenzialpräparate

M05BB09 Ibandronsäure und Colecalciferol

M05BC Knochenmorphogene Proteine

M05BC01 Dibotermin alfa

InductOs 1,5 mg/ml - Pulver, Lösungsmittel und Matrix für Matrix zur Implantation → S. 705

M05BC02 Eptotermin alfa

M05BX Andere Mittel mit Einfluß auf die Mineralisation

M05BX01 Ipriflavon

M05BX02 Aluminiumhydroxychlorid

M05BX03 Strontium ranelat

Osseor 2 g - Granulat zur Herstellung einer Suspension zum Einnehmen → S. 1055
Protelos 2 g - Granulat zur Herstellung einer Suspension zum Einnehmen → S. 1162

M05BX04 Denosumab

Prolia 60 mg - Injektionslösung in einer Fertigspritze → S. 1154
XGEVA 120 mg - Injektionslösung → S. 1572

M05BX05 Burosumab

Crysvita 10 mg - Injektionslösung → S. 352
Crysvita 20 mg - Injektionslösung → S. 352
Crysvita 30 mg - Injektionslösung → S. 352

M05BX06 Romosozumab

Evenity 105 mg - Injektionslösung in einer Fertigspritze → S. 534
Evenity 105 mg - Injektionslösung im Fertigpen → S. 534

M05BX53 Strontium ranelat und Colecalciferol

M09 ANDERE MITTEL GEGEN STÖRUNGEN DES MUSKEL- UND SKELETTSYSTEMS

M09A ANDERE MITTEL GEGEN STÖRUNGEN DES MUSKEL- UND SKELETTSYSTEMS

M09AA Chinin und Derivate

M09AA01 Hydrochinin

M09AA72 Chinin, Kombinationen mit Psycholeptika

M09AB Enzyme

M09AB01 Chymopapain

M09AB02 Collagenase clostridium histolyticum

M09AB03 Bromelaine

M09AB52 Trypsin, Kombinationen

Phlogenzym - Filmtabletten → S. 1105
Rutozym - Filmtabletten → S. 1268
Traumazym - Filmtabletten → S. 1445
Wobenzym - magensaftresistente Tabletten → S. 1564

M09AX Andere Mittel gegen Störungen des Muskel- und Skelettsystems

Dr. Böhm Teufelskralle 600 mg - Filmtabletten → S. 435
Namuscla 167 mg - Hartkapseln → S. 944
Pascoflex - Filmtabletten → S. 1086
Sogoon 480 mg - Filmtabletten → S. 1328
Tradimed Ingwer Rheuma - Kapseln → S. 1435

M09AX01 Hyaluronsäure

Hyalgan 20 mg - Spritzampullen → S. 675
Hyalgan 20 mg - Stechampullen → S. 675

M09AX02 Chondrozyten, autolog

Spherox 10 bis 70 Sphäroide/cm² - Suspension zur Implantation → S. 1342

M09AX03 Ataluren

Translarna 125 mg - Granulat zur Herstellung einer Suspension zum Einnehmen → S. 1443
Translarna 250 mg - Granulat zur Herstellung einer Suspension zum Einnehmen → S. 1443
Translarna 1000 mg - Granulat zur Herstellung einer Suspension zum Einnehmen → S. 1443

M09AX04 Drisapersen

M09AX05 Aceneuraminsäure

M09AX06 Eteplirsen

M09AX07 Nusinersen

Spinraza 12 mg - Injektionslösung → S. 1342

M09AX08 Golodirsen

M09AX09 Onasemnogen abeparvovec

Zolgensma 2 x 10^13 Vektorgenome/ml - Infusionslösung → S. 1606

M09AX10 Risdiplam

M09AX11 Palovaroten

N NERVENSYSTEM

N01 ANÄSTHETIKA

N01A ALLGEMEINANÄSTHETIKA

N01AA Ether

N01AA01 Diethylether

N01AA02 Vinylether

N01AB Halogenierte Kohlenwasserstoffe

N01AB01 Halothan

N01AB02 Chloroform

N01AB04 Enfluran

N01AB05 Trichloroethylen

N01AB06 Isofluran

N01AB07 Desfluran

Desfluran Piramal 100 % (V/V) - Flüssigkeit zur Herstellung eines Dampfs zur Inhalation → S. 388
Suprane - Inhalationsnarkotikum → S. 1365

N01AB08 Sevofluran

Sevofluran "Baxter" 100% - Flüssigkeit zur Herstellung eines Dampfs zur Inhalation → S. 1301
Sevofluran Piramal 100% - Flüssigkeit zur Herstellung eines Dampfes zur Inhalation → S. 1301
Sevofluran Zeosys 100 % - Flüssigkeit zur Herstellung eines Dampfes zur Inhalation → S. 1301
Sevorane - Inhalationsnarkotikum → S. 1301

N01AF Barbiturate, rein

N01AF01 Methohexital

Brietal 500 mg - Trockenstechampulle → S. 218

N01AF02 Hexobarbital

N01AF03 Thiopental

N01AG Barbiturate in Kombination mit anderen Mitteln

N01AG01 Narcobarbital

N01AH Opioidanalgetika

N01AH01 Fentanyl

Fentanyl hameln 50 Mikrogramm/ml - Injektionslösung → S. 564
Fentanyl Kalceks 50 Mikrogramm/ml - Injektionslösung → S. 565
Fentanyl-Piramal 0,1 mg - Ampullen → S. 565
Fentanyl-Piramal 0,5 mg - Ampullen → S. 565

N01AH02 Alfentanil

Alfentanil-hameln 0,5 mg/ml - Injektionslösung → S. 61
Rapifen 1 mg - Ampullen → S. 1196
Rapifen 5 mg - Ampullen → S. 1196

N01AH03 Sufentanil

Dzuveo 30 Mikrogramm - Sublingualtablette → S. 452
Sufenta - Ampullen → S. 1360
Sufentanil-hameln 5 Mikrogramm/ml - Injektions-/Infusionslösung → S. 1360
Sufentanil-hameln 10 Mikrogramm/ml - Injektions-/Infusionslösung → S. 1361
Sufentanil-hameln 50 Mikrogramm/ml - Injektions-/Infusionslösung → S. 1361
Sufentanil Panpharma 5 Mikrogramm/ml - Injektionslösung → S. 1361
Sufentanil Panpharma 50 Mikrogramm/ml - Injektionslösung → S. 1361
Zalviso 15 Mikrogramm - Sublingualtabletten → S. 1586

N01AH04 Phenoperidin

N01AH05 Anileridin

N01AH06 Remifentanil

Remifentanil Kabi 1 mg Pulver zur Herstellung eines Konzentrats für eine Injektions- oder Infusionslösung → S. 1211
Remifentanil Kabi 2 mg Pulver zur Herstellung eines Konzentrats für eine Injektions- oder Infusionslösung → S. 1211
Remifentanil Kabi 5 mg Pulver zur Herstellung eines Konzentrats für eine Injektions- oder Infusionslösung → S. 1211
Remifentanil Noridem 1 mg Pulver für ein Konzentrat zur Herstellung einer Injektions- oder Infusionslösung → S. 1212
Remifentanil Noridem 2 mg Pulver für ein Konzentrat zur Herstellung einer Injektions- oder Infusionslösung → S. 1212
Remifentanil Noridem 5 mg Pulver für ein Konzentrat zur Herstellung einer Injektions- oder Infusionslösung → S. 1212
Ultiva 1 mg - Pulver für ein Konzentrat zur Herstellung einer Injektions-/Infusionslösung → S. 1476
Ultiva 2 mg - Pulver für ein Konzentrat zur Herstellung einer Injektions-/Infusionslösung → S. 1476
Ultiva 5 mg - Pulver für ein Konzentrat zur Herstellung einer Injektions-/Infusionslösung → S. 1476

N01AH51 Fentanyl, Kombinationen

N01AX Andere Allgemeinanästhetika

N01AX03 Ketamin

Ketamin G.L. 10 mg/ml - Injektions-/Infusionslösung in Ampullen → S. 755
Ketamin G.L. 50 mg/ml - Injektions-/Infusionslösung in Ampullen → S. 755
Ketamin G.L. 10 mg/ml - Injektions-/Infusionslösung in Durchstechflaschen, enthält Benzethoniumchlorid → S. 755
Ketamin G.L. 50 mg/ml - Injektions-/Infusionslösung in Durchstechflaschen, enthält Benzethoniumchlorid → S. 755

N01AX04 Propanidid

N01AX05 Alfaxalon

N01AX07 Etomidat

Etomidat-Lipuro 2 mg/ml - Emulsion zur Injektion → S. 528
Hypnomidate - Ampullen → S. 681

N01AX10 Propofol

Propofol Baxter 1% (10 mg/ml) MCT - Emulsion zur Injektion/Infusion → S. 1156
Propofol Baxter 2% (20 mg/ml) MCT - Emulsion zur Injektion/Infusion → S. 1157
Propofol "Fresenius" 1% mit MCT - Emulsion zur Injektion oder Infusion in einer Fertigspritze → S. 1157
Propofol "Fresenius" 1% mit MCT - Emulsion zur Injektion oder Infusion → S. 1157
Propofol "Fresenius" 2% mit MCT - Emulsion zur Injektion oder Infusion in einer Fertigspritze → S. 1157
Propofol "Fresenius" 2% mit MCT - Emulsion zur Injektion oder Infusion → S. 1158
Propofol-Lipuro 5 mg/ml - Emulsion zur Injektion oder Infusion → S. 1158
Propofol-Lipuro 10 mg/ml - Emulsion zur Injektion oder Infusion → S. 1158
Propofol-Lipuro 20 mg/ml - Emulsion zur Injektion oder Infusion → S. 1158

N01AX11 Natriumoxybat

N01AX13 Distickstoffmonoxid

Distickstoffmonoxid Westfalen 100 % - Gas zur medizinischen Anwendung, verflüssigt → S. 416
Stickoxydul medizinisch Air Liquide → S. 1353
Stickoxydul medizinisch Linde → S. 1353
Stickoxydul medizinisch Messer → S. 1353
Stickoxydul medizinisch Siad Austria → S. 1353
Stickoxydul medizinisch Sol → S. 1353

N01AX14 Esketamin

Eskelan 5 mg/ml - Injektions-/Infusionslösung in Ampullen → S. 517
Eskelan 25 mg/ml - Injektions-/Infusionslösung in Ampullen → S. 517
Eskelan 5 mg/ml - Injektionslösung in Durchstechflaschen → S. 517
Eskelan 25 mg/ml - Injektionslösung in Durchstechflaschen → S. 517
Esketamin Kalceks 5 mg/ml - Injektions-/Infusionslösung → S. 517
Esketamin Kalceks 25 mg/ml - Injektions-/Infusionslösung → S. 517
Esketamin Sintetica 5 mg/ml - Injektions-/Infusionslösung → S. 517
Esketamin Sintetica 25 mg/ml - Injektions-/Infusionslösung → S. 518
Esketiv 5 mg/ml - Injektionslösung → S. 518
Esketiv 25 mg/ml - Injektionslösung → S. 518
Ketanest S 5 mg/ml - Ampullen → S. 755
Ketanest S 25 mg/ml - Ampullen → S. 755

N01AX15 Xenon

N01AX63 Distickstoffmonoxid, Kombinationen

Donopa 50%/50% (v/v) - Gas zur medizinischen Anwendung, druckverdichtet → S. 425
Kalinox 50%/50% - Gas zur medizinischen Anwendung, druckverdichtet → S. 747
Livopan 50%/50% - Gas zur medizinischen Anwendung, druckverdichtet → S. 826

N01B LOKALANÄSTHETIKA

N01BA Ester der Aminobenzoesäure

Benoxinat 1% - Lösung zur Anästhesie in der Oto-Rhino-Laryngologie → S. 181

N01BA01 Metabutethamin

N01BA02 Procain

Novanaest purum 1 % - Ampullen → S. 995
Novanaest purum 2 % - Ampullen → S. 995

N01BA03 Tetracain

N01BA04 Chloroprocain

Ampres 10 mg/ml - Injektionslösung → S. 96
Ampres 20 mg/ml - Injektionslösung → S. 96

N01BA05 Benzocain

N01BA52 Procain, Kombinationen

N01BA53 Tetracain, Kombinationen

N01BB Amide

N01BB01 Bupivacain

Bucain 0,25% - Injektionslösung → S. 226
Bucain 0,5% - Injektionslösung → S. 226
Bupivacain Accord 2,5 mg/ml - Injektionslösung → S. 229
Bupivacain Accord 5 mg/ml - Injektionslösung → S. 229
Bupivacain Grindeks 5 mg/ml - Injektionslösung → S. 229
Bupivacain Grindeks Spinal 5 mg/ml - Injektionslösung → S. 229
Carbostesin 0,5% - Lösung zur parenteralen Anwendung → S. 261
Exparel liposomal 133 mg/10 ml - Depot-Injektionsdispersion → S. 542
Exparel liposomal 266 mg/20 ml - Depot-Injektionsdispersion → S. 542

N01BB02 Lidocain

Cathejell Lidocain 2% - Gel → S. 268
Lidbree 42 mg/ml - Gel zur intrauterinen Anwendung → S. 813
Lidocain Accord 10 mg/ml - Injektionslösung → S. 814
Lidocain Accord 20 mg/ml - Injektionslösung → S. 814
Lidocain Aguettant 10 mg/ml - Injektionslösung in einer Fertigspritze → S. 814
Lidocain Aguettant 20 mg/ml - Injektionslösung in einer Fertigspritze → S. 814
Lidocain Baxter 10 mg/ml - Injektionslösung → S. 814
Lidocain Baxter 20 mg/ml - Injektionslösung → S. 814
Lidocain Walter Ritter 100 mg/ml - Spray zur Anwendung auf der Haut, Lösung → S. 814
Versatis 700 mg - wirkstoffhaltiges Pflaster → S. 1520
Xylanaest purum 0,5 % - Durchstechflaschen → S. 1576
Xylanaest purum 1 % - Durchstechflaschen → S. 1576
Xylanaest purum 2 % - Ampullen → S. 1577
Xylanaest purum 2 % - Durchstechflaschen → S. 1577
Xylocain 1% - Durchstechflasche → S. 1578
Xylocain 2% - Ampullen → S. 1578
Xylocain 2% - Durchstechflasche → S. 1578
Xylocain 2% - Gel → S. 1578
Xylocain 10% - Pumpspray → S. 1579
Xylocain - viscös oral 2% → S. 1579
Xyloneural - Ampullen → S. 1579
Xyloneural - Durchstechflasche → S. 1579
Xylonor - Spray → S. 1579

N01BB03 Mepivacain

Mepinaest purum 0,5% - Ampullen → S. 874
Mepinaest purum 1% - Ampullen → S. 874
Mepinaest purum 2% - Ampullen → S. 875
Mepinaest purum 0,5% - Durchstechflaschen → S. 875
Mepinaest purum 1% - Durchstechflaschen → S. 875
Mepinaest purum 2% - Durchstechflaschen → S. 875
Mepivacain Accord 10 mg/ml - Injektionslösung → S. 875
Mepivacain Accord 20 mg/ml - Injektionslösung → S. 875
Scandonest 3% ohne Vasokonstriktor - Injektionslösung → S. 1280

N01BB04 Prilocain

Takipril hyperbar 2% - Injektionslösung → S. 1383

N01BB05 Butanilicain

N01BB06 Cinchocain

N01BB07 Etidocain

N01BB08 Articain

N01BB09 Ropivacain

Naropin 2 mg/ml - Injektionslösung/Infusionslösung → S. 946
Naropin 5 mg/ml - Injektionslösung → S. 946
Naropin 7,5 mg/ml - Injektionslösung → S. 946
Naropin 10 mg/ml - Injektionslösung → S. 947
Ropinaest 2 mg/ml - Infusionslösung → S. 1254
Ropinaest 2 mg/ml - Injektionslösung → S. 1254
Ropinaest 5 mg/ml - Injektionslösung → S. 1254
Ropinaest 7,5 mg/ml - Injektionslösung → S. 1254
Ropinaest 10 mg/ml - Injektionslösung → S. 1255
Ropivacain Diamed 2 mg/ml - Infusionslösung im Applikationssystem → S. 1256
Ropivacain Diamed GmbH 2 mg/ml - Infusionslösung im Applikationssystem → S. 1256
Ropivacain Pharmathen 2 mg/ml - Infusionslösung → S. 1256
Ropivacain Pharmathen 2 mg/ml - Injektionslösung → S. 1256
Ropivacain Pharmathen 7,5 mg/ml - Injektionslösung → S. 1256
Ropivacain Pharmathen 10 mg/ml - Injektionslösung → S. 1256
Ropivacain ReadyfusOR 2 mg/ml - Infusionslösung im Applikationssystem → S. 1256
Ropivacain Sintetica 2 mg/ml - Infusionslösung → S. 1256
Ropivacain Sintetica 2 mg/ml - Injektionslösung → S. 1256
Ropivacain Sintetica 5 mg/ml - Injektionslösung → S. 1256
Ropivacain Sintetica 7,5 mg/ml - Injektionslösung → S. 1256
Ropivacain Sintetica 10 mg/ml - Injektionslösung → S. 1257
Ropivacain-HCl B.Braun 2 mg/ml - Injektions-/Infusionslösung → S. 1257
Ropivacain-HCl B.Braun 5 mg/ml - Injektionslösung → S. 1257
Ropivacain-HCl B.Braun 7,5 mg/ml - Injektionslösung → S. 1257
Ropivacain-HCl B.Braun 10 mg/ml - Injektionslösung → S. 1257

N01BB10 Levobupivacain

N01BB20 Kombinationen

Emla 5% - Creme → S. 477
Emla - Pflaster → S. 477
Fortacin 150 mg/ml + 50 mg/ml - Spray zur Anwendung auf der Haut, Lösung → S. 591
Senstend 150 mg/ml + 50 mg/ml - Spray zur Anwendung auf der Haut, Lösung → S. 1289

N01BB51 Bupivacain, Kombinationen

N01BB52 Lidocain, Kombinationen

Cathejell Lidocain 2%/Chlorhexidin 0,05% - Gel → S. 269
Instillagel - Einmalspritze → S. 716
Pliaglis 70 mg/g + 70 mg/g - Creme → S. 1114
Rapydan 70 mg/70 mg - wirkstoffhaltiges Pflaster → S. 1197
Xylanaest 0,5 % mit Epinephrin 1:200.000 - Durchstechflaschen → S. 1577
Xylanaest 1 % mit Epinephrin 1:200.000 - Ampullen → S. 1577
Xylanaest 1 % mit Epinephrin 1:200.000 - Durchstechflaschen → S. 1577
Xylanaest 2 % mit Epinephrin 1:200.000 - Ampullen → S. 1578
Xylanaest 2 % mit Epinephrin 1:200.000 - Durchstechflaschen → S. 1578

N01BB53 Mepivacain, Kombinationen

N01BB54 Prilocain, Kombinationen

N01BB57 Etidocain, Kombinationen

N01BB58 Articain, Kombinationen

Orabloc 40 mg/ml + 5 Mikrogramm/ml - Injektionslösung → S. 1046
Orabloc 40 mg/ml + 10 Mikrogramm/ml - Injektionslösung → S. 1047
Septanest mit Epinephrin 1:200.000 40 mg/ml + 5 Mikrogramm/ml - Injektionslösung → S. 1290
Septanest mit Epinephrin 1:100.000 40 mg/ml + 10 Mikrogramm/ml - Injektionslösung → S. 1290
Sopira Citocartin 40 mg/ml + 5 Mikrogramm/ml - Injektionslösung → S. 1338
Sopira Citocartin 40 mg/ml + 10 Mikrogramm/ml - Injektionslösung → S. 1338
Ubistesin 40 mg/ml + 5 Mikrogramm/ml - Injektionslösung → S. 1473
Ubistesin forte 40 mg/ml + 10 Mikrogramm/ml - Injektionslösung → S. 1473
Ultracain Dental - Ampullen → S. 1477

Ultracain Dental forte - Ampullen → S. 1477
Ultracain Dental - Zylinderampullen → S. 1477
Ultracain Dental forte - Zylinderampullen → S. 1477

N01BB59 Bupivacain und Meloxicam

Zynrelef (60 mg + 1,8 mg) / 2,3 ml - Wundlösung mit verlängerter Wirkdauer → S. 1615
Zynrelef (200 mg + 6 mg) / 7 ml - Wundlösung mit verlängerter Wirkdauer → S. 1615
Zynrelef (400 mg + 12 mg) / 14 ml - Wundlösung mit verlängerter Wirkdauer → S. 1615

N01BC Ester der Benzoesäure

N01BC01 Cocain

N01BX Andere Lokalanästhetika

Cathejell Diphenhydramin 1%/Chlorhexidin 0,05% - Gel (in Tuben) → S. 268
Cathejell Diphenhydramin 1%/Chlorhexidin 0,05% - Gel (sterile Einmalabgabeform) → S. 268

N01BX01 Ethylchlorid

N01BX02 Dyclonin

N01BX03 Phenol

N01BX04 Capsaicin

Qutenza 179 mg - kutanes Pflaster → S. 1182

N02 ANALGETIKA

N02A OPIOIDE

N02AA Natürliche Opium-Alkaloide

N02AA01 Morphin

Morapid 10 mg - Filmtabletten → S. 922
Morapid 20 mg - Filmtabletten → S. 922
Morphin hydrochlorid Lannacher retard 10 mg - Filmtabletten → S. 923
Morphin hydrochlorid Lannacher retard 30 mg - Filmtabletten → S. 923
Morphin hydrochlorid Lannacher retard 60 mg - Filmtabletten → S. 923
Morphin hydrochlorid Lannacher retard 100 mg - Filmtabletten → S. 923
Morphin hydrochlorid Lannacher retard 200 mg - Filmtabletten → S. 923
Mundidol retard 10 mg - Filmtabletten → S. 933
Mundidol retard 30 mg - Filmtabletten → S. 933
Mundidol retard 60 mg - Filmtabletten → S. 933
Mundidol retard 100 mg - Filmtabletten → S. 933
Mundidol retard 200 mg - Filmtabletten → S. 933
Mundidol uno retard 30 mg - Kapseln → S. 934
Mundidol uno retard 60 mg - Kapseln → S. 934
Mundidol uno retard 120 mg - Kapseln → S. 934
Mundidol uno retard 200 mg - Kapseln → S. 934
Oramorph 2 mg/ml - Lösung zum Einnehmen → S. 1047
Oramorph 10 mg - orale Lösung in Einzeldosisbehältern → S. 1047
Oramorph 30 mg - orale Lösung in Einzeldosisbehältern → S. 1047
Oramorph 100 mg - orale Lösung in Einzeldosisbehältern → S. 1047
Oramorph 20 mg/ml - Tropfen zum Einnehmen, Lösung → S. 1047
Vendal 10 mg - Ampullen → S. 1510
Vendal 5 mg/ml - orale Lösung → S. 1510
Vendal 100 mg - Stechampullen → S. 1510
Vendal 200 mg - Stechampullen → S. 1511
Vendal retard 10 mg - Filmtabletten → S. 1511
Vendal retard 30 mg - Filmtabletten → S. 1511
Vendal retard 60 mg - Filmtabletten → S. 1511
Vendal retard 100 mg - Filmtabletten → S. 1511
Vendal retard 200 mg - Filmtabletten → S. 1511

N02AA02 Opium

N02AA03 Hydromorphon

Hydagelan 2 mg/ml - Injektions-/Infusionslösung → S. 676
Hydagelan 10 mg/ml - Injektions-/Infusionslösung → S. 676
Hydagelan 20 mg/ml - Injektions-/Infusionslösung → S. 676
Hydagelan 50 mg/ml - Injektions-/Infusionslösung → S. 676
Hydal 2 mg/ml - Injektionslösung → S. 676
Hydal 10 mg/ml - Injektionslösung → S. 676
Hydal 20 mg/ml - Injektionslösung → S. 676
Hydal 50 mg/ml - Injektionslösung → S. 676
Hydal 1,3 mg - Kapseln → S. 676
Hydal 2,6 mg - Kapseln → S. 676
Hydal retard 2 mg - Kapseln → S. 676
Hydal retard 4 mg - Kapseln → S. 677
Hydal retard 8 mg - Kapseln → S. 677
Hydal retard 16 mg - Kapseln → S. 677
Hydal retard 24 mg - Kapseln → S. 677
Hydromorphon-hameln 2 mg/ml - Injektions-/Infusionslösung → S. 677
Hydromorphon-hameln 10 mg/ml - Injektions-/Infusionslösung → S. 678
Hydromorphon Hexal 4 mg - Retardtabletten → S. 678
Hydromorphon Hexal 8 mg - Retardtabletten → S. 678
Hydromorphon Hexal 16 mg - Retardtabletten → S. 678
Hydromorphon Hexal 24 mg - Retardtabletten → S. 678
Hydromorphon Kalceks 2 mg/ml - Injektions-/Infusionslösung → S. 678
Hydromorphon Kalceks 10 mg/ml - Injektions-/Infusionslösung → S. 678
Hydromorphon Kalceks 20 mg/ml - Injektions-/Infusionslösung → S. 678
Hydromorphon Kalceks 50 mg/ml - Injektions-/Infusionslösung → S. 678
Hydromorphon ratiopharm 4 mg - Retardtabletten → S. 678
Hydromorphon ratiopharm 8 mg - Retardtabletten → S. 679
Hydromorphon ratiopharm 16 mg - Retardtabletten → S. 679
Hydromorphon ratiopharm 24 mg - Retardtabletten → S. 679
Hydromorphon Stada 4 mg - Retardtabletten → S. 679
Hydromorphon Stada 8 mg - Retardtabletten → S. 679
Hydromorphon Stada 16 mg - Retardtabletten → S. 679
Hydromorphon Stada 24 mg - Retardtabletten → S. 679

N02AA04 Nicomorphin

N02AA05 Oxycodon

Oxycodon G.L. 5 mg - Retardtabletten → S. 1063
Oxycodon G.L. 10 mg - Retardtabletten → S. 1063
Oxycodon G.L. 20 mg - Retardtabletten → S. 1063
Oxycodon G.L. 40 mg - Retardtabletten → S. 1063
Oxycodon G.L. 80 mg - Retardtabletten → S. 1063
oxyCODON-hameln 10 mg/ml - Injektions-/Infusionslösung → S. 1063
oxyCODON-hameln 50 mg/ml - Injektions-/Infusionslösung → S. 1063
Oxycodon-HCl ratiopharm 20 mg - Retardtabletten → S. 1063
Oxycodon-HCl ratiopharm 40 mg - Retardtabletten → S. 1064
Oxycodon-HCl ratiopharm 80 mg - Retardtabletten → S. 1064
OxyContin retard 5 mg - Filmtabletten → S. 1064
OxyContin retard 10 mg - Filmtabletten → S. 1064
OxyContin retard 20 mg - Filmtabletten → S. 1064
OxyContin retard 40 mg - Filmtabletten → S. 1064
OxyContin retard 80 mg - Filmtabletten → S. 1065
Oxygerolan 5 mg - Filmtabletten → S. 1065
Oxygerolan 10 mg - Filmtabletten → S. 1065
Oxygerolan 20 mg - Filmtabletten → S. 1065
Oxygerolan 10 mg/ml - Injektions-/Infusionslösung → S. 1065
Oxygerolan 1 mg/ml - Lösung zum Einnehmen → S. 1065
Oxygerolan 10 mg/ml - Lösung zum Einnehmen → S. 1065
Oxygerolan 5 mg - Retardtabletten → S. 1065
Oxygerolan 10 mg - Retardtabletten → S. 1065
Oxygerolan 20 mg - Retardtabletten → S. 1065
Oxygerolan 40 mg - Retardtabletten → S. 1066
Oxygerolan 80 mg - Retardtabletten → S. 1066
OxyNorm 10 mg/ml - Injektions-/Infusionslösung → S. 1066
OxyNorm 5 mg - Kapseln → S. 1066
OxyNorm 10 mg - Kapseln → S. 1066
OxyNorm 20 mg - Kapseln → S. 1066

N02AA08 Dihydrocodein

Codidol retard 60 mg - Filmtabletten → S. 325
Codidol retard 90 mg - Filmtabletten → S. 325
Codidol retard 120 mg - Filmtabletten → S. 325
Dehace retard 60 mg - Filmtabletten → S. 380
Dehace retard 90 mg - Filmtabletten → S. 380
Dehace retard 120 mg - Filmtabletten → S. 381

N02AA10 Papaveretum

N02AA11 Oxymorphon

N02AA51 Morphin, Kombinationen

N02AA53 Hydromorphon und Naloxon

N02AA55 Oxycodon und Naloxon

Oxycodon/Naloxon Acino 5 mg/2,5 mg - Retardtabletten → S. 1064
Oxycodon/Naloxon Acino 10 mg/5 mg - Retardtablet-

N02AA56 Oxycodon und Naltrexon

N02AA58 Dihydrocodein, Kombinationen

N02AA59 Codein, Kombinationen exkl. Psycholeptika

N02AA79 Codein, Kombinationen mit Psycholeptika

N02AB Phenylpiperidin-Derivate

N02AB01 Ketobemidon

N02AB02 Pethidin

N02AB03 Fentanyl

Lanalget retard 200 mg - Filmtabletten → S. 779
Noax uno 100 mg - Retardtabletten → S. 981
Noax uno 200 mg - Retardtabletten → S. 981
Noax uno 300 mg - Retardtabletten → S. 981
Tradolan 50 mg - Ampullen → S. 1435
Tradolan 100 mg - Ampullen → S. 1436
Tradolan 50 mg - Filmtabletten → S. 1436
Tradolan - Tropfen → S. 1436
Tradolan 100 mg - Zäpfchen → S. 1436
Tradolan retard 100 mg - Filmtabletten → S. 1436
Tradolan retard 150 mg - Filmtabletten → S. 1437
Tradolan retard 200 mg - Filmtabletten → S. 1437
Tramabene 50 mg - Ampullen → S. 1437
Tramabene 100 mg - Ampullen → S. 1437
Tramabene 50 mg - Kapseln → S. 1437
Tramabene 100 mg - Retardtabletten → S. 1438
Tramabene 150 mg - Retardtabletten → S. 1438
Tramabene 200 mg - Retardtabletten → S. 1438
Tramabene - Tropfen → S. 1438
Tramadol 1A Pharma 50 mg - Kapseln → S. 1438
Tramadol 1A Pharma 100 mg/ml - Tropfen → S. 1438
Tramadol Kalceks 50 mg/ml - Injektions-/Infusionslösung → S. 1438
Tramadolhydrochlorid Actavis 100 mg - Retardtabletten → S. 1438
Tramadolhydrochlorid Actavis 150 mg - Retardtabletten → S. 1438
Tramadolhydrochlorid Actavis 200 mg - Retardtabletten → S. 1438
Tramadolhydrochlorid G.L. 50 mg - Ampullen → S. 1439
Tramadolhydrochlorid G.L. 100 mg - Ampullen → S. 1439
Tramadolhydrochlorid G.L. 50 mg - Filmtabletten → S. 1439
Tramadolhydrochlorid G.L. - Tropfen → S. 1439
Tramadolhydrochlorid G.L. 100 mg - Zäpfchen → S. 1439
Tramadolhydrochlorid Lannacher retard 100 mg - Filmtabletten → S. 1439
Tramadolhydrochlorid Lannacher retard 150 mg - Filmtabletten → S. 1439
Tramadolhydrochlorid Lannacher retard 200 mg - Filmtabletten → S. 1439
Tramadolor 100 mg - Ampullen → S. 1439
Tramadolor 50 mg - Kapseln → S. 1439
Tramadolor 100 mg/ml - Tropfen → S. 1439
Tramadolor retard 100 mg - Tabletten → S. 1439
Tramadolor retard 150 mg - Tabletten → S. 1439
Tramadolor retard 200 mg - Tabletten → S. 1439
Tramal 50 mg - Ampullen → S. 1439
Tramal 100 mg - Ampullen → S. 1439
Tramal 50 mg - Kapseln → S. 1439
Tramal retard 100 mg - Filmtabletten → S. 1440
Tramal retard 150 mg - Filmtabletten → S. 1440
Tramal retard 200 mg - Filmtabletten → S. 1440
Tramal - Tropfen → S. 1440
Tramastad 100 mg/2 ml - Ampullen → S. 1440
Tramastad 50 mg - Kapseln → S. 1441
Tramastad 100 mg/ml - Tropfen → S. 1441
Tramundal 50 mg - Filmtabletten → S. 1441
Tramundal retard 100 mg - Filmtabletten → S. 1441
Tramundal retard 150 mg - Filmtabletten → S. 1441
Tramundal retard 200 mg - Filmtabletten → S. 1441
Tramundal - Tropfen → S. 1441

N02AX03 Dezocin

N02AX05 Meptazinol

N02AX06 Tapentadol

Palexia 50 mg - Filmtabletten → S. 1070
Palexia 75 mg - Filmtabletten → S. 1070
Palexia 100 mg - Filmtabletten → S. 1070
Palexia 4 mg/ml - Lösung zum Einnehmen → S. 1070
Palexia 20 mg/ml - Lösung zum Einnehmen → S. 1070
Palexia retard 25 mg - Retardtabletten → S. 1070
Palexia retard 50 mg - Retardtabletten → S. 1070
Palexia retard 100 mg - Retardtabletten → S. 1070
Palexia retard 150 mg - Retardtabletten → S. 1070
Palexia retard 200 mg - Retardtabletten → S. 1070
Palexia retard 250 mg - Retardtabletten → S. 1071

N02B ANDERE ANALGETIKA UND ANTIPYRETIKA

N02BA Salicylsäure und Derivate

N02BA01 Acetylsalicylsäure

Alka-Seltzer - Brausetabletten → S. 64
Aspirin 500 mg - Kautabletten → S. 134
Aspirin 500 mg - Tabletten → S. 135
Aspirin Akut 500 mg - Brausetabletten → S. 135
Aspirin Direkt 500 mg - Granulat → S. 135
Aspirin Express 500 mg - überzogene Tablette → S. 136
Aspro Classic 320 mg ASS - Tabletten → S. 136
ASS Genericon 500 mg - Tabletten → S. 137
ASS Vario 500 mg - Tabletten → S. 137

N02BA02 Aloxiprin

N02BA03 Cholinsalicylat

N02BA04 Natriumsalicylat

N02BA05 Salicylamid

N02BA06 Salicyloylsalicylsäure

N02BA07 Ethenzamid

N02BA08 Morpholinsalicylat

N02BA09 Dipyrocetyl

N02BA10 Benorilat

N02BA11 Diflunisal

N02BA12 Kaliumsalicylat

N02BA14 Guacetisal

N02BA15 Carbasalat calcium

Iromin - Tabletten → S. 726

N02BA16 Imidazolsalicylat

N02BA51 Acetylsalicylsäure, Kombinationen exkl. Psycholeptika

Ascorbisal - Tabletten → S. 134
Aspirin Complex 500 mg/30 mg - Granulat zur Herstellung einer Suspension zum Einnehmen → S. 135
Aspirin Complex - Heißgetränk 500 mg/30 mg Granulat zur Herstellung einer Suspension zum Einnehmen → S. 135
Aspirin+C - Brausetabletten → S. 136
Aspirin+C forte 800 mg/480 mg - Brausetabletten → S. 136
Aspro Grippal 500 mg ASS + 250 mg Vit C - Brausetabletten → S. 137
Dolomo - Tabletten → S. 421
Grippostad Akut ASS/Pseudoephedrinhydrochlorid 500 mg/30 mg - Granulat zur Herstellung einer Suspension zum Einnehmen → S. 643
InfluASS - Tabletten → S. 709
Neuralgin - Schmerztabletten → S. 964
Rhinogrippal akut 500 mg/30 mg - Granulat zur Herstellung einer Suspension zum Einnehmen → S. 1231

N02BA55 Salicylamid, Kombinationen exkl. Psycholeptika

N02BA57 Ethenzamid, Kombinationen exkl. Psycholeptika

N02BA59 Dipyrocetyl, Kombinationen exkl. Psycholeptika

N02BA65 Carbasalat calcium, Kombinationen exkl. Psycholeptika

Irocophan - Tabletten → S. 726
Iromin Vitamin C - Kapseln → S. 726

N02BA71 Acetylsalicylsäure, Kombinationen mit Psycholeptika

N02BA75 Salicylamid, Kombinationen mit Psycholeptika

N02BA77 Ethenzamid, Kombinationen mit Psycholeptika

N02BA79 Dipyrocetyl, Kombinationen mit Psycholeptika

N02BB Pyrazolone

N02BB01 Phenazon

N02BB02 Metamizol-Natrium

Metagelan 1,0 g - Injektionslösung → S. 879
Metagelan 2,5 g - Injektionslösung → S. 879
Metagelan 500 mg - Tabletten → S. 880
Metagelan 500 mg/ml - Tropfen → S. 880
Metamizol HCS 500 mg/ml - Injektions-/Infusionslösung → S. 880
Metamizol Kalceks 500 mg/ml - Injektionslösung → S. 880
Novalgin 1,0 g - Ampullen → S. 994
Novalgin 2,5 g - Ampullen → S. 994

Novalgin - Filmtabletten → S. 994
Novalgin - Tropfen → S. 995

N02BB03 Aminophenazon

N02BB04 Propyphenazon

N02BB05 Nifenazon

N02BB51 Phenazon, Kombinationen exkl. Psycholeptika

N02BB52 Metamizol-Natrium, Kombinationen exkl. Psycholeptika

N02BB53 Aminophenazon, Kombinationen exkl. Psycholeptika

N02BB54 Propyphenazon, Kombinationen exkl. Psycholeptika

N02BB71 Phenazon, Kombinationen mit Psycholeptika

Coffo-Selt - Brausetabletten → S. 327

N02BB72 Metamizol-Natrium, Kombinationen mit Psycholeptika

N02BB73 Aminophenazon, Kombinationen mit Psycholeptika

N02BB74 Propyphenazon, Kombinationen mit Psycholeptika

N02BE Anilide

N02BE01 Paracetamol

ben-u-ron - Saft → S. 181
ben-u-ron 1000 mg - Tabletten → S. 182
ben-u-ron 75 mg - Zäpfchen → S. 182
ben-u-ron 125 mg - Zäpfchen → S. 182
ben-u-ron 250 mg - Zäpfchen → S. 182
Fizamol 500 mg - Brausetabletten → S. 573
Gewadal-Pamol 500 mg Filmtabletten → S. 628
Grippostad Heissgetränk - Pulver → S. 644
Mexalen 200 mg/5 ml - Sirup → S. 893
Mexalen 500 mg - Tabletten → S. 893
Mexalen 125 mg - Zäpfchen → S. 893
Mexalen 250 mg - Zäpfchen → S. 893
Mexalen 500 mg - Zäpfchen → S. 893
Mexalen 1000 mg - Zäpfchen → S. 893
Paracetamol Accord 10 mg/ml - Infusionslösung → S. 1079
Paracetamol Accord 500 mg - Tabletten → S. 1080
Paracetamol Altan 10 mg/ml - Infusionslösung → S. 1080
Paracetamol B.Braun 10 mg/ml - Infusionslösung → S. 1080
Paracetamol Basi 40 mg/ml - Suspension zum Einnehmen → S. 1080
Paracetamol Genericon 500 mg - Tabletten → S. 1080
Paracetamol Kabi 10 mg/ml - Infusionslösung → S. 1080
Paracetamol Sandoz 10 mg/ml - Infusionslösung → S. 1081
Paracetamol Sandoz 500 mg - Tabletten → S. 1081
Paradolor Erdbeer-Vanille 250 mg Granulat → S. 1082
Paradolor Erdbeer-Vanille 500 mg Granulat → S. 1082
Trimedil 100 mg/ml - Tropfen → S. 1453

N02BE03 Phenacetin

N02BE04 Bucetin

N02BE05 Propacetamol

N02BE51 Paracetamol, Kombinationen exkl. Psycholeptika

Adolomed 250 mg/300 mg/50 mg - Tabletten → S. 38
Combogesic 500 mg/150 mg - Filmtabletten → S. 335
Excedrinil 250 mg/250 mg/65 mg - Filmtabletten → S. 538
GeloProm 1000 mg/12,2 mg - Pulver zum Einnehmen → S. 622
InfluASS - Tabletten → S. 709
Irocophan - Tabletten → S. 726
Mexa-Vit. C ratiopharm - Brausetabletten → S. 894
Neo Citran - Pulver für Erwachsene → S. 955
Neuralgin - Schmerztabletten → S. 964
Paracetamol/Ibuprofen Vale 10 mg/ml + 3 mg/ml - Infusionslösung → S. 1081
TantoGrip mit Orangengeschmack 600 mg/10 mg - Pulver im Beutel zur Herstellung einer Lösung zum Einnehmen → S. 1388
TantoGrip mit Zitronen- und Honiggeschmack 600 mg/10 mg - Pulver im Beutel zur Herstellung einer Lösung zum Einnehmen → S. 1388
TantoGrip mit Zitronengeschmack 600 mg/10 mg - Pulver im Beutel zur Herstellung einer Lösung zum Einnehmen → S. 1389
Thomapyrin - Tabletten → S. 1415
Vivimed 333 mg/50 mg - Tabletten → S. 1548
Wick MediNait Erkältungssirup für die Nacht → S. 1563

N02BE53 Phenacetin, Kombinationen exkl. Psycholeptika

N02BE54 Bucetin, Kombinationen exkl. Psycholeptika

N02BE71 Paracetamol, Kombinationen mit Psycholeptika

N02BE73 Phenacetin, Kombinationen mit Psycholeptika

N02BE74 Bucetin, Kombinationen mit Psycholeptika

N02BG Andere Analgetika und Antipyretika

N02BG02 Rimazolium

N02BG03 Glafenin

N02BG04 Floctafenin

N02BG05 Viminol

N02BG06 Nefopam

N02BG07 Flupirtin

N02BG08 Ziconotid

Prialt 25 Mikrogramm/ml - Infusionslösung → S. 1144
Prialt 100 Mikrogramm/ml - Infusionslösung → S. 1144

N02BG09 Methoxyfluran

Penthrop 99,9%, 3 ml - Flüssigkeit zur Herstellung eines Dampfs zur Inhalation → S. 1095

N02BG10 Cannabinoide

Sativex - Spray zur Anwendung in der Mundhöhle → S. 1279

N02BG11 Mirogabalin

N02C MIGRÄNEMITTEL

Dr. Böhm Mutterkraut 100 mg - Kapseln → S. 435

N02CA Mutterkorn-Alkaloide

N02CA01 Dihydroergotamin

Dihydergot 2,5 mg - Tabletten → S. 410
Migranal 4 mg/ml-Nasalspray → S. 901

N02CA02 Ergotamin

N02CA04 Methysergid

N02CA07 Lisurid

N02CA51 Dihydroergotamin, Kombinationen

N02CA52 Ergotamin, Kombinationen exkl. Psycholeptika

N02CA72 Ergotamin, Kombinationen mit Psycholeptika

N02CB Corticosteroid-Derivate

N02CB01 Flumedroxon

N02CC Selektive Serotonin-5HT1-Agonisten

N02CC01 Sumatriptan

Imigran 50 mg - Filmtabletten → S. 697
Imigran 100 mg - Filmtabletten → S. 697
Imigran 6 mg/0,5 ml - Spritzampullen → S. 697
Sumatriptan 1A Pharma 50 mg - Tabletten → S. 1364
Sumatriptan 1A Pharma 100 mg - Tabletten → S. 1364
Sumatriptan Hexal 50 mg - Tabletten → S. 1364
Sumatriptan Hexal 100 mg - Tabletten → S. 1364
Sumatriptan Sandoz 50 mg - Filmtabletten → S. 1364
Sumatriptan Sandoz 100 mg - Filmtabletten → S. 1364
Sumatriptan Stada 100 mg - Tabletten → S. 1364

N02CC02 Naratriptan

N02CC03 Zolmitriptan

Zolmitriptan 1A Pharma 2,5 mg - Filmtabletten → S. 1606
Zolmitriptan 1A Pharma 2,5 mg - Schmelztabletten → S. 1606
Zolmitriptan Sandoz 2,5 mg - Schmelztabletten → S. 1606
Zolmitriptan Stada 2,5 mg - Schmelztabletten → S. 1606
Zolmitriptan Stada 5 mg - Schmelztabletten → S. 1606
Zolmitriptan Stada 2,5 mg - Tabletten → S. 1606

Zolmitriptan Stada 5 mg - Tabletten → S. 1606
Zomig 2,5 mg - Filmtabletten → S. 1608
Zomig 5 mg - Filmtabletten → S. 1608
Zomig 2,5 mg - Nasenspray → S. 1608
Zomig 5 mg - Nasenspray → S. 1608
Zomig Rapimelt 2,5 mg - Schmelztabletten → S. 1608
Zomig Rapimelt 5 mg - Schmelztabletten → S. 1608

N02CC04 Rizatriptan

Maxalt 5 mg - Tabletten → S. 860
Maxalt 10 mg - Tabletten → S. 860
Maxalt Rapitab 5 mg - Lyotabletten → S. 860
Maxalt Rapitab 10 mg - Lyotabletten → S. 860

N02CC05 Almotriptan

N02CC06 Eletriptan

Eletop 20 mg - Filmtabletten → S. 468
Eletop 40 mg - Filmtabletten → S. 468
Relpax 20 mg - Filmtabletten → S. 1209
Relpax 40 mg - Filmtabletten → S. 1210

N02CC07 Frovatriptan

Eumitan 2,5 mg - Filmtabletten → S. 530
Frovalan 2,5 mg - Filmtabletten → S. 603

N02CD Calcitonin-Gene-Related-Peptide (CGRP)-Antagonisten

N02CD01 Erenumab

Aimovig 70 mg - Injektionslösung in einer Fertigspritze → S. 52
Aimovig 140 mg - Injektionslösung in einer Fertigspritze → S. 52
Aimovig 70 mg - Injektionslösung im Fertigpen → S. 52
Aimovig 140 mg - Injektionslösung im Fertigpen → S. 52

N02CD02 Galcanezumab

Emgality 120 mg - Injektionslösung in einem Fertigpen → S. 476
Emgality 120 mg - Injektionslösung in einer Fertigspritze → S. 477

N02CD03 Fremanezumab

Ajovy 225 mg - Injektionslösung in Fertigpen → S. 53
Ajovy 225 mg - Injektionslösung in Fertigspritze → S. 53

N02CX Andere Migränemittel

Dr. Böhm Tanacetum 100 mg - Kapseln → S. 435
Marimigran - Hartkapseln → S. 858
Sibelium 10 mg - Tabletten → S. 1302

N02CX01 Pizotifen

N02CX02 Clonidin

N02CX03 Iprazochrom

N02CX05 Dimetotiazin

N02CX06 Oxetoron

N03 ANTIEPILEPTIKA

N03A ANTIEPILEPTIKA

N03AA Barbiturate und Derivate

N03AA01 Methylphenobarbital

N03AA02 Phenobarbital

N03AA03 Primidon

Mysoline - Tabletten → S. 942

N03AA04 Barbexaclon

N03AA30 Metharbital

N03AB Hydantoin-Derivate

N03AB01 Ethotoin

N03AB02 Phenytoin

Epanutin 250 mg/5 ml - Injektionslösung → S. 497
Epilan-D 50 mg/ml - Ampullen → S. 498
Epilan-D 100 mg - Tabletten → S. 498

N03AB03 Amino(diphenylhydantion)valeriansäure

N03AB04 Mephenytoin

N03AB05 Fosphenytoin

N03AB52 Phenytoin, Kombinationen

N03AB54 Mephenytoin, Kombinationen

N03AC Oxazolidin-Derivate

N03AC01 Paramethadion

N03AC02 Trimethadion

N03AC03 Ethadion

N03AD Succinimid-Derivate

N03AD01 Ethosuximid

Ethosuximid neuraxpharm 50 mg/ml - Lösung zum Einnehmen → S. 527
Ethosuximid neuraxpharm 250 mg - Weichkapseln → S. 527
Petinimid - Kapseln → S. 1102
Petinimid - Sirup → S. 1102

N03AD02 Phensuximid

N03AD03 Mesuximid

N03AD51 Ethosuximid, Kombinationen

N03AE Benzodiazepin-Derivate

Buccolam 2,5 mg - Lösung zur Anwendung in der Mundhöhle → S. 226
Buccolam 5 mg - Lösung zur Anwendung in der Mundhöhle → S. 226
Buccolam 7,5 mg - Lösung zur Anwendung in der Mundhöhle → S. 226
Buccolam 10 mg - Lösung zur Anwendung in der Mundhöhle → S. 227

N03AE01 Clonazepam

Rivotril "Roche" 0,5 mg - Tabletten → S. 1249
Rivotril "Roche" 2 mg - Tabletten → S. 1249

N03AF Carboxamid-Derivate

N03AF01 Carbamazepin

Neurotop 200 mg - Tabletten → S. 967
Neurotop 400 mg - Tabletten → S. 967
Neurotop retard 300 mg - Tabletten → S. 967
Neurotop retard 600 mg - Tabletten → S. 967
Tegretol - orale Suspension → S. 1398
Tegretol retard 200 mg - Filmtabletten → S. 1398
Tegretol retard 400 mg - Filmtabletten → S. 1399
Tegretol 200 mg - Tabletten → S. 1399
Tegretol 400 mg - Tabletten → S. 1399

N03AF02 Oxcarbazepin

Trileptal 150 mg - Filmtabletten → S. 1452
Trileptal 300 mg - Filmtabletten → S. 1452
Trileptal 600 mg - Filmtabletten → S. 1453
Trileptal 60 mg/ml - Suspension zum Einnehmen → S. 1453

N03AF03 Rufinamid

Inovelon 100 mg - Filmtabletten → S. 714
Inovelon 200 mg - Filmtabletten → S. 714
Inovelon 400 mg - Filmtabletten → S. 714
Inovelon 40 mg/ml - Suspension zum Einnehmen → S. 714

N03AF04 Eslicarbazepin

Eslibon 200 mg - Tabletten → S. 518
Eslibon 400 mg - Tabletten → S. 518
Eslibon 600 mg - Tabletten → S. 518
Eslibon 800 mg - Tabletten → S. 518
Zebinix 50 mg/ml - Suspension zum Einnehmen → S. 1589
Zebinix 200 mg - Tabletten → S. 1589
Zebinix 400 mg - Tabletten → S. 1589
Zebinix 600 mg - Tabletten → S. 1589
Zebinix 800 mg - Tabletten → S. 1589

N03AG Fettsäure-Derivate

N03AG01 Valproinsäure

Convulex 100 mg/ml - Injektionslösung → S. 341
Convulex 150 mg - Kapseln → S. 341
Convulex 300 mg - Kapseln → S. 342
Convulex 500 mg - Kapseln → S. 342
Convulex 300 mg/ml - Lösung zum Einnehmen → S. 342
Convulex 300 mg - Retardtabletten → S. 342
Convulex 500 mg - Retardtabletten → S. 343

N03AX15 Zonisamid

N03AX16 Pregabalin

N03AX17 Stiripentol

N03AX18 Lacosamid

N03AX19 Carisbamat

N03AX21 Retigabin

N03AX22 Perampanel

N03AX23 Brivaracetam

N03AX24 Cannabidiol

N03AX25 Cenobamat

N03AX26 Fenfluramin

N03AX30 Beclamid

N04 ANTIPARKINSONMITTEL

N04A ANITCHOLINERGIKA

N04AA Tertiäre Amine

N04AA01 Trihexyphenidyl

N04AA02 Biperiden

N04AA03 Metixen

N04AA04 Procyclidin

Kemadrin - Tabletten → S. 752

N04AA05 Profenamin

N04AA08 Dexetimid

N04AA09 Phenglutarimid

N04AA10 Mazaticol

N04AA11 Bornaprin

Sormodren - Tabletten → S. 1338

N04AA12 Tropatepin

N04AB Ether, chemisch den Antihistaminika verwandt

N04AB01 Etanautin

N04AB02 Orphenadrin (chlorid)

N04AC Tropinether oder Tropin-Derivate

N04AC01 Benzatropin

N04AC30 Etybenzatropin

N04B DOPAMINERGE MITTEL

N04BA Dopa und Dopa-Derivate

N04BA01 Levodopa

Inbrija 33 mg - Hartkapseln mit Pulver zur Inhalation → S. 703

N04BA02 Levodopa und Decarboxylasehemmer

Duodopa, 20 mg/ml + 5 mg/ml - Gel zur intestinalen Anwendung → S. 445
LevoCar retard 200 mg/50 mg - Tabletten → S. 806
Madopar 50 mg/12,5 mg - Kapseln → S. 851
Madopar 100 mg/25 mg - lösliche Tabletten → S. 851
Madopar 100 mg/25 mg - Tabletten → S. 852
Madopar 200 mg/50 mg - Tabletten → S. 852
Madopar CR 100 mg/25 mg - Kapseln → S. 852
Restex 100 mg/25 mg - Retardkapseln → S. 1220
Restex 100 mg/25 mg - Tabletten → S. 1220
Sinemet 25 mg/100 mg - Tabletten → S. 1319
Sinemet 25 mg/250 mg - Tabletten → S. 1320
Zuades 5 mg/1,25 mg - Tabletten zur Herstellung einer Suspension zum Einnehmen für ein Dosiergerät → S. 1612

N04BA03 Levodopa, Decarboxylasehemmer und COMT-Hemmer

Corbilta 50 mg/12,5 mg/200 mg - Filmtabletten → S. 344
Corbilta 75 mg/18,75 mg/200 mg - Filmtabletten → S. 344
Corbilta 100 mg/25 mg/200 mg - Filmtabletten → S. 344
Corbilta 125 mg/31,25 mg/200 mg - Filmtabletten → S. 344
Corbilta 150 mg/37,5 mg/200 mg - Filmtabletten → S. 344
Corbilta 175 mg/43,75 mg/200 mg - Filmtabletten → S. 345
Corbilta 200 mg/50 mg/200 mg - Filmtabletten → S. 345
Levodopa/Carbidopa/Entacapon Accord 50 mg/12,5 mg/200 mg - Filmtabletten → S. 807
Levodopa/Carbidopa/Entacapon Accord 100 mg/25 mg/200 mg - Filmtabletten → S. 807
Levodopa/Carbidopa/Entacapon Accord 150 mg/37,5 mg/200 mg - Filmtabletten → S. 807
Levodopa/Carbidopa/Entacapon ratiopharm 50 mg/12,5 mg/200 mg - Filmtabletten → S. 807
Levodopa/Carbidopa/Entacapon ratiopharm 75 mg/18,75 mg/200 mg - Filmtabletten → S. 807
Levodopa/Carbidopa/Entacapon ratiopharm 100 mg/25 mg/200 mg - Filmtabletten → S. 807
Levodopa/Carbidopa/Entacapon ratiopharm 125 mg/31,25 mg/200 mg - Filmtabletten → S. 808
Levodopa/Carbidopa/Entacapon ratiopharm 150 mg/37,5 mg/200 mg - Filmtabletten → S. 808
Levodopa/Carbidopa/Entacapon ratiopharm 175 mg/43,75 mg/200 mg - Filmtabletten → S. 808
Levodopa/Carbidopa/Entacapon ratiopharm 200 mg/50 mg/200 mg - Filmtabletten → S. 808
Levodopa/Carbidopa/Entacapone Orion 50 mg/12,5 mg/200 mg - Filmtabletten → S. 808
Levodopa/Carbidopa/Entacapone Orion 75 mg/18,75 mg/200 mg - Filmtabletten → S. 808
Levodopa/Carbidopa/Entacapone Orion 100 mg/25 mg/200 mg - Filmtabletten → S. 808
Levodopa/Carbidopa/Entacapone Orion 125 mg/31,25 mg/200 mg - Filmtabletten → S. 808
Levodopa/Carbidopa/Entacapone Orion 150 mg/37,5 mg/200 mg - Filmtabletten → S. 808
Levodopa/Carbidopa/Entacapone Orion 175 mg/43,75 mg/200 mg - Filmtabletten → S. 808
Levodopa/Carbidopa/Entacapone Orion 200 mg/50 mg/200 mg - Filmtabletten → S. 808
Pentiro 50 mg/12,5 mg/200 mg - Filmtabletten → S. 1096
Pentiro 100 mg/25 mg/200 mg - Filmtabletten → S. 1096
Pentiro 150 mg/37,5 mg/200 mg - Filmtabletten → S. 1096
Pentiro 175 mg/43,75 mg/200 mg - Filmtabletten → S. 1096
Pentiro 200 mg/50 mg/200 mg - Filmtabletten → S. 1096
Sastravi 50 mg/12,5 mg/200 mg - Filmtabletten → S. 1278
Sastravi 100 mg/25 mg/200 mg - Filmtabletten → S. 1279
Sastravi 150 mg/37,5 mg/200 mg - Filmtabletten → S. 1279
Stalevo 50 mg/12,5 mg/200 mg - Filmtabletten → S. 1348
Stalevo 75 mg/18,75 mg/200 mg - Filmtabletten → S. 1348
Stalevo 100 mg/25 mg/200 mg - Filmtabletten → S. 1348
Stalevo 125 mg/31,25 mg/200 mg Filmtabletten → S. 1348
Stalevo 150 mg/37,5 mg/200 mg Filmtabletten → S. 1349
Stalevo 175 mg/43,75 mg/200 mg - Filmtabletten → S. 1349
Stalevo 200 mg/50 mg/200 mg - Filmtabletten → S. 1349
Trigelan 50 mg/12,5 mg/200 mg - Filmtabletten → S. 1452
Trigelan 75 mg/18,75 mg/200 mg - Filmtabletten → S. 1452
Trigelan 100 mg/25 mg/200 mg - Filmtabletten → S. 1452
Trigelan 125 mg/31,25 mg/200 mg - Filmtabletten → S. 1452
Trigelan 150 mg/37,5 mg/200 mg - Filmtabletten → S. 1452
Trigelan 175 mg/43,75 mg/200 mg - Filmtabletten → S. 1452
Trigelan 200 mg/50 mg/200 mg - Filmtabletten → S. 1452

N04BA04 Melevodopa

N04BA05 Melevodopa und Decarboxylasehemmer

N04BA06 Etilevodopa und Decarboxylasehemmer

N04BB Adamantan-Derivate

N04BB01 Amantadin

Amantadin Ethypharm 10 mg/ml - Lösung zum Einnehmen → S. 73
Amantadinsulfat-gespag 200 mg - Infusionslösung → S. 73
PK-Merz-Schoeller 100 mg - Filmtabletten → S. 1111
PK-Merz-Schoeller 0,4 mg/ml - Infusionslösung → S. 1112

N04BC Dopamin-Agonisten

N04BC01 Bromocriptin

N04BC02 Pergolid

N04BC03 Dihydroergocryptinmesilat

N04BC04 Ropinirol

Requip 0,25 mg - Filmtabletten → S. 1218
Requip 1 mg - Filmtabletten → S. 1218
Requip 2 mg - Filmtabletten → S. 1218
Requip 5 mg - Filmtabletten → S. 1218
Requip-Modutab 2 mg - Retardtabletten → S. 1218
Requip-Modutab 4 mg - Retardtabletten → S. 1219
Requip-Modutab 8 mg - Retardtabletten → S. 1219
Ropinirol Actavis ret. 2 mg - Retardtabletten → S. 1255
Ropinirol Actavis ret. 4 mg - Retardtabletten → S. 1255
Ropinirol Actavis ret. 8 mg - Retardtabletten → S. 1255
Ropinirol Krka 2 mg - Retardtabletten → S. 1255
Ropinirol Krka 4 mg - Retardtabletten → S. 1255
Ropinirol Krka 8 mg - Retardtabletten → S. 1255
Ropinirol Sandoz 2 mg - Retardtabletten → S. 1255
Ropinirol Sandoz 4 mg - Retardtabletten → S. 1255
Ropinirol Sandoz 8 mg - Retardtabletten → S. 1255
Ropinirol Stada 2 mg - Retardtabletten → S. 1255
Ropinirol Stada 4 mg - Retardtabletten → S. 1255
Ropinirol Stada 8 mg - Retardtabletten → S. 1256

N04BC05 Pramipexol

Calmolan 0,088 mg - Tabletten → S. 245
Calmolan 0,18 mg - Tabletten → S. 246
Calmolan 0,35 mg - Tabletten → S. 246
Calmolan 0,54 mg - Tabletten → S. 246
Calmolan 0,7 mg - Tabletten → S. 246
Calmolan 1,1 mg - Tabletten → S. 246
Calmolan retard 0,26 mg - Tabletten → S. 246
Calmolan retard 0,52 mg - Tabletten → S. 246
Calmolan retard 1,05 mg - Tabletten → S. 246
Calmolan retard 1,57 mg - Tabletten → S. 246
Calmolan retard 2,1 mg - Tabletten → S. 246
Calmolan retard 2,62 mg - Tabletten → S. 246
Calmolan retard 3,15 mg - Tabletten → S. 246
Mirapexin 0,26 mg - Retardtabletten → S. 909
Mirapexin 0,52 mg - Retardtabletten → S. 909

Entacapone Orion 200 mg - Filmtabletten → S. 493

N04BX03 Budipin

N04BX04 Opicapon

Ongentys 25 mg - Hartkapseln → S. 1041
Ongentys 50 mg - Hartkapseln → S. 1041

N04C ANDERE ANTIPARKINSONMITTEL

N04CX Andere Antiparkinsonmittel

N04CX01 Istradefyllin

N05 PSYCHOLEPTIKA

N05A ANTIPSYCHOTIKA

N05AA Phenothiazin mit aliphatischer Seitenkette

N05AA01 Chlorpromazin

N05AA02 Levomepromazin

Nozinan 25 mg - Filmtabletten → S. 1001
Nozinan 100 mg - Filmtabletten → S. 1001
Nozinan 4% - Tropfen → S. 1001

N05AA03 Promazin

N05AA04 Acepromazin

N05AA05 Triflupromazin

N05AA06 Cyamemazin

N05AA07 Chlorproethazin

N05AB Phenothiazine mit Piperazinstruktur

N05AB01 Dixyrazin

N05AB02 Fluphenazin

N05AB03 Perphenazin

N05AB04 Prochlorperazin

N05AB05 Thiopropazat

N05AB06 Trifluoperazin

N05AB07 Acetophenazin

N05AB08 Thioproperazin

N05AB09 Butaperazin

N05AB10 Perazin

N05AC Phenothiazine mit Piperidinstruktur

N05AC01 Periciazin

Neuleptil 4% - Tropfen → S. 963

N05AC02 Thioridazin

N05AC03 Mesoridazin

N05AC04 Pipotiazin

N05AD Butyrophenon-Derivate

N05AD01 Haloperidol

Haldol 5 mg/ml - Injektionslösung → S. 650
Haldol 2 mg/ml - Lösung zum Einnehmen → S. 650
Haldol 1 mg - Tabletten → S. 650
Haldol 10 mg - Tabletten → S. 650
Haldol Decanoat 50 mg/ml - Injektionslösung → S. 651
Haldol Decanoat 150 mg/3 ml - Injektionslösung → S. 651

N05AD02 Trifluperidol

N05AD03 Melperon

Buronil 25 mg - Filmtabletten → S. 233
Buronil 50 mg - Filmtabletten → S. 234

N05AD04 Moperon

N05AD05 Pipamperon

N05AD06 Bromperidol

N05AD07 Benperidol

N05AD08 Droperidol

PONVeridol 1,25 mg/ml - Injektionslösung → S. 1115
Xomolix 2,5 mg/ml - Injektionslösung → S. 1574

N05AD09 Fluanison

N05AE Indol-Derivate

N05AE01 Oxypertin

N05AE02 Molindon

N05AE03 Sertindol

Serdolect 4 mg - Filmtabletten → S. 1291
Serdolect 12 mg - Filmtabletten → S. 1291
Serdolect 16 mg - Filmtabletten → S. 1291
Serdolect 20 mg - Filmtabletten → S. 1291

N05AE04 Ziprasidon

Zeldox 20 mg - Hartkapseln → S. 1591
Zeldox 40 mg - Hartkapseln → S. 1591
Zeldox 60 mg - Hartkapseln → S. 1591
Zeldox 80 mg - Hartkapseln → S. 1591
Zeldox 20 mg/ml - Pulver und Lösungsmittel zur Herstellung einer Injektionslösung → S. 1591
Zeldox 10 mg/ml - Suspension zum Einnehmen → S. 1591
Ziprasidon Krka 20 mg - Hartkapseln → S. 1598
Ziprasidon Krka 40 mg - Hartkapseln → S. 1598
Ziprasidon Krka 60 mg - Hartkapseln → S. 1598
Ziprasidon Krka 80 mg - Hartkapseln → S. 1598
Ziprasidon Pfizer 20 mg - Hartkapseln → S. 1598
Ziprasidon Pfizer 40 mg - Hartkapseln → S. 1598
Ziprasidon Pfizer 60 mg - Hartkapseln → S. 1598
Ziprasidon Pfizer 80 mg - Hartkapseln → S. 1598
Ziprasidon Stada 20 mg - Hartkapseln → S. 1599
Ziprasidon Stada 40 mg - Hartkapseln → S. 1599
Ziprasidon Stada 60 mg - Hartkapseln → S. 1599
Ziprasidon Stada 80 mg - Hartkapseln → S. 1599

N05AE05 Lurasidon

Latuda 18,5 mg - Filmtabletten → S. 789
Latuda 37 mg - Filmtabletten → S. 789
Latuda 74 mg - Filmtabletten → S. 789

N05AF Thioxanthen-Derivate

N05AF01 Flupentixol

Fluanxol 1 mg - Filmtabletten → S. 579
Fluanxol 5 mg - Filmtabletten → S. 579
Fluanxol Depot 100 mg - Ampullen → S. 580
Fluanxol Depot 20 mg - Injektionslösung → S. 580

N05AF02 Clopenthixol

N05AF03 Chlorprothixen

Truxal 15 mg - Filmtabletten → S. 1466
Truxal 50 mg - Filmtabletten → S. 1466

N05AF04 Tiotixen

N05AF05 Zuclopenthixol

Cisordinol 2 mg - Filmtabletten → S. 307
Cisordinol 10 mg - Filmtabletten → S. 307
Cisordinol 25 mg - Filmtabletten → S. 307
Cisordinol Acutard 50 mg - Ampullen → S. 307
Cisordinol Depot 200 mg - Ampullen → S. 307
Cisordinol Depot 500 mg - Ampullen → S. 307

N05AG Diphenylbutylpiperidin-Derivate

N05AG01 Fluspirilen

N05AG02 Pimozid

N05AG03 Penfluridol

N05AH Diazepine, Oxazepine, Thiazepine und Oxazepine

N05AH01 Loxapin

Adasuve 4,5 mg - einzeldosiertes Pulver zur Inhalation → S. 34
Adasuve 9,1 mg - einzeldosiertes Pulver zur Inhalation → S. 35

N05AH02 Clozapin

Clozapin Accord 25 mg - Tabletten → S. 324
Clozapin Accord 50 mg - Tabletten → S. 324
Clozapin Accord 100 mg - Tabletten → S. 324
Clozapin Accord 200 mg - Tabletten → S. 324
Lanolept 25 mg - Tabletten → S. 781
Lanolept 50 mg - Tabletten → S. 781
Lanolept 100 mg - Tabletten → S. 781
Leponex 25 mg - Tabletten → S. 794

N05AH03 Olanzapin

N05AH04 Quetiapin

N05AX10 Mosapramin

N05AX11 Zotepin

N05AX12 Aripiprazol

N05AX13 Paliperidon

N05AX14 Iloperidon

N05AX15 Cariprazin

N05AX16 Brexpiprazol

N05AX17 Pimavanserin

N05B ANXIOLYTIKA

N05BA Benzodiazepin-Derivate

N05BA01 Diazepam

Diazepam Accord 5 mg - Tabletten → S. 398
Diazepam Accord 10 mg - Tabletten → S. 398
Diazepam G.L. 5 mg - Rektaltuben → S. 398
Diazepam G.L. 10 mg - Rektaltuben → S. 398
Gewacalm 10 mg - Ampullen → S. 627
Gewacalm 2 mg - Tabletten → S. 628
Gewacalm 5 mg - Tabletten → S. 628
Gewacalm 10 mg - Tabletten → S. 628
Psychopax - Tropfen → S. 1165
Stesolid 5 mg - Rektaltuben → S. 1353
Stesolid 10 mg - Rektaltuben → S. 1353

N05BA02 Chlordiazepoxid

N05BA03 Medazepam

N05BA04 Oxazepam

Anxiolit retard 30 mg - Kapseln → S. 106
Anxiolit forte 50 mg - Tabletten → S. 106
Praxiten 15 mg - Tabletten → S. 1130
Praxiten 50 mg - Tabletten → S. 1130

N05BA05 Dikaliumclorazepat

N05BA06 Lorazepam

Lorazepam Aristo 1 mg - Schmelztabletten → S. 831
Lorazepam Aristo 2,5 mg - Schmelztabletten → S. 831
Lorazepam Aristo 1 mg - Tabletten → S. 831
Lorazepam Aristo 2,5 mg - Tabletten → S. 831
Temesta 2 mg - Ampullen → S. 1403
Temesta 1,0 mg - Tabletten → S. 1403
Temesta 2,5 mg - Tabletten → S. 1404

N05BA07 Adinazolam

N05BA08 Bromazepam

Bromazepam G.L. 3 mg - Filmtabletten → S. 222
Bromazepam G.L. 6 mg - Filmtabletten → S. 222
Bromazepam Genericon 3 mg - Filmtabletten → S. 222
Bromazepam Genericon 6 mg - Filmtabletten → S. 222
Lexotanil 3 mg - Tabletten → S. 812

N05BA09 Clobazam

Frisium 10 mg - Tabletten → S. 600

N05BA10 Ketazolam

N05BA11 Prazepam

N05BA12 Alprazolam

Alprastad 0,5 mg - Tabletten → S. 70
Alprastad 1 mg - Tabletten → S. 70
Alprazolam "ratiopharm" 0,5 mg - Tabletten → S. 70
Alprazolam "ratiopharm" 1 mg - Tabletten → S. 70
Xanor 0,5 mg - Tabletten → S. 1566
Xanor 1 mg - Tabletten → S. 1566

N05BA13 Halazepam

N05BA14 Pinazepam

N05BA15 Camazepam

N05BA16 Nordazepam

N05BA17 Fludiazepam

N05BA18 Ethylloflazepat

N05BA19 Etizolam

N05BA21 Clotiazepam

N05BA22 Cloxazolam

N05BA23 Tofisopam

N05BA24 Bentazepam

N05BA56 Lorazepam, Kombinationen

N05BB Diphenylmethan-Derivate

N05BB01 Hydroxyzin

Atarax 25 mg - Filmtabletten → S. 139

N05BB02 Captodiam

N05BB51 Hydroxyzin, Kombinationen

N05BC Carbamate

N05BC01 Meprobamat

N05BC03 Emylcamat

N05BC04 Mebutamat

N05BC51 Meprobamat, Kombinationen

N05BD Dibenzo-bicyclo-octadien-Derivate

N05BD01 Benzoctamin

N05BE Azaspirodecandion-Derivate

N05BE01 Buspiron

N05BX Andere Anxiolytika

N05BX01 Mephenoxalon

N05BX02 Gedocarnil

N05BX03 Etifoxin

N05BX04 Fabomotizol

N05BX05 Lavandulae aetheroleum

Lasea 80 mg - Weichkapseln → S. 785

N05C HYPNOTIKA UND SEDATIVA

Dr. Kottas Melissentee → S. 437
Sidroga Melissentee → S. 1305

N05CA Barbiturate, rein

N05CA01 Pentobarbital

N05CA02 Amobarbital

N05CA03 Butobarbital

N05CA04 Barbital

N05CA05 Aprobarbital

N05CA06 Secobarbital

N05CA07 Talbutal

N05CA08 Vinylbital

N05CA09 Vinbarbital

N05CA10 Cyclobarbital

N05CA11 Heptabarbital

N05CA12 Reposal

N05CA15 Methohexital

Brietal 500 mg - Trockenstechampulle → S. 218

N05CA16 Hexobarbital

N05CA19 Thiopental

N05CA20 Etallobarbital

N05CA21 Allobarbital

N05CA22 Proxibarbal

N05CB Barbiturate, Kombinationen

N05CB01 Kombinationen von Barbituraten

N05CB02 Barbiturate in Kombination mit anderen Mitteln

N05CC Aldehyde und Derivate

N05CC01 Chloralhydrat

N05CC02 Chloralodol

N05CC03 Acetylglycinamidchloralhydrat

N05CC04 Dichloralphenazon

N05CC05 Paraldehyd

N05CD Benzodiazepin-Derivate

N05CD01 Flurazepam

N05CD02 Nitrazepam

Mogadon 5 mg - Tabletten → S. 916

N05CD03 Flunitrazepam

Rohypnol 1 mg - Filmtabletten → S. 1253

N05CD04 Estazolam

N05CD05 Triazolam

Halcion 0,25 mg - Tabletten → S. 649

N05CD06 Lormetazepam

Noctamid - Tabletten → S. 986
Sedalor 2 mg/10 ml - Injektions-/Infusionslösung → S. 1284

N05CD07 Temazepam

N05CD08 Midazolam

Buccolam 2,5 mg - Lösung zur Anwendung in der Mundhöhle → S. 226
Buccolam 5 mg - Lösung zur Anwendung in der Mundhöhle → S. 226
Buccolam 7,5 mg - Lösung zur Anwendung in der Mundhöhle → S. 226
Buccolam 10 mg - Lösung zur Anwendung in der Mundhöhle → S. 227
Dormicum 5 mg/1 ml - Injektionslösung → S. 426
Midazolam Accord 1 mg/ml - Injektions- oder Infusionslösung → S. 897
Midazolam Accord 1 mg/ml - Injektions-/Infusionslösung in einer Fertigspritze → S. 897
Midazolam Accord 5 mg/ml - Injektions- oder Infusionslösung → S. 897
Midazolam Kalceks 5 mg/ml - Injektions-/Infusionslösung → S. 898
Midazolam Orpha 15 mg - Filmtabletten → S. 898
Ozased 2 mg/ml - Lösung zum Einnehmen im Einzeldosisbehältnis → S. 1067

N05CD09 Brotizolam

Lendorm 0,25 mg - Tabletten → S. 793

N05CD10 Quazepam

N05CD11 Loprazolam

N05CD12 Doxefazepam

N05CD13 Cinolazepam

Gerodorm 40 mg - Tabletten → S. 626

N05CD14 Remimazolam

N05CD15 Nimetazepam

N05CE Piperidindion-Derivate

N05CE01 Glutethimid

N05CE02 Methyprylon

N05CE03 Pyrithyldion

N05CF Benzodiazepin-verwandte Mittel

N05CF01 Zopiclon

Somnal 7,5 mg - Filmtabletten → S. 1337

N05CF02 Zolpidem

Ivadal - Filmtabletten → S. 735
Mondeal 10 mg - Filmtabletten → S. 917
Zoldem 5 mg - Filmtabletten → S. 1604
Zoldem 10 mg - Filmtabletten → S. 1604
Zolpidem G.L. 10 mg - Filmtabletten → S. 1606
Zolpidem Hexal - Filmtabletten → S. 1606
Zolpidem "ratiopharm" 10 mg - Filmtabletten → S. 1607

N05CF03 Zaleplon

N05CF04 Eszopiclon

Esogno 1 mg - Filmtabletten → S. 520
Esogno 2 mg - Filmtabletten → S. 520
Esogno 3 mg - Filmtabletten → S. 520

N05CH Melatonin-Rezeptor-Agonisten

N05CH01 Melatonin

Circadin 2 mg - Retardtabletten → S. 305
Slenyto 1 mg - Retardtabletten → S. 1325
Slenyto 5 mg - Retardtabletten → S. 1325

N05CH02 Ramelteon

N05CH03 Tasimelteon

Hetlioz 20 mg - Hartkapseln → S. 661

N05CM Andere Hypnotika und Sedativa

Abtei Baldrian plus Passionsblume - Filmtabletten → S. 20
Allunadoc Baldrian Hopfen - Filmtabletten → S. 67
Alpinamed Passelyt Beruhigungstropfen → S. 70
Alpinamed Passelyt Duo - Dragees → S. 70
Aponova Schlaf- und Beruhigungsdragees → S. 109
Baldrian "Sanova" Nervenplus - Dragees → S. 169
Calmaben - Dragees → S. 245
Dr. Böhm Ein- und Durchschlaf Dragees mit Baldrian, Passionsblume und Melisse → S. 434
Dr. Böhm Passionsblume 425 mg - Dragees → S. 435
Dr. Kottas Nerven-Schlaftee → S. 437
Dr. Kottas Passionsblumentee → S. 437
Hova - Filmtabletten → S. 666
Nervenruh forte - Dragees → S. 962
Nerventee St. Severin → S. 962
Noctor 50 mg - Dragees → S. 986
Nodisen 50 mg - Tabletten → S. 987
Pascoflair 425 mg - überzogene Tabletten → S. 1086
Passedan - Tropfen → S. 1087
Passiflora Arkocaps Kapseln → S. 1087
PhytoCalm - überzogene Tabletten → S. 1107
Sedogelat Forte - Filmtabletten → S. 1285
Sidroga Beruhigungstee → S. 1303
Sidroga Schlaf- und Nerventee → S. 1305
Sidroga Stress- und Nerventee → S. 1305
Valevit - Dragees → S. 1490
Wechseltee St. Severin → S. 1561

N05CM01 Methaqualon

N05CM02 Clomethiazol

N05CM03 Bromisoval

N05CM04 Carbromal

N05CM05 Scopolamin

N05CM06 Propiomazin

N05CM07 Triclofos

N05CM08 Ethchlorvynol

N05CM09 Valerianae radix

Baldrian Sandoz forte 450 mg - Dragees → S. 169
Baldrian "Sanova" Nachtruhe - Dragees → S. 169
Baldrian-Dispert Calm - überzogene Tabletten → S. 169
Baldriparan für die Nacht - überzogene Tabletten → S. 169
Dr. Böhm Baldrian 450 mg forte - Dragees → S. 434
Klosterfrau Baldrian - überzogene Tabletten → S. 763
Valemont - Dragees → S. 1490

N05CM10 Hexapropymat

N05CM11 Bromide

N05CM12 Apronal

N05CM13 Valnoctamid

N05CM15 Methylpentynol

N05CM16 Niaprazin

N05CM18 Dexmedetomidin

Dexdor 100 Mikrogramm/ml - Konzentrat zur Herstellung einer Infusionslösung → S. 394
Dexmedetomidin Accord 100 Mikrogramm/ml - Konzentrat zur Herstellung einer Infusionslösung → S. 394
Dexmedetomidin Altan 4 Mikrogramm/ml - Infusionslösung → S. 394
Dexmedetomidin Altan 100 Mikrogramm/ml - Konzentrat zur Herstellung einer Infusionslösung → S. 394
Dexmedetomidin B.Braun 100 Mikrogramm/ml - Konzentrat zur Herstellung einer Infusionslösung → S. 394
Dexmedetomidin EVER Pharma 100 Mikrogramm/ml - Konzentrat zur Herstellung einer Infusionslösung → S. 394
Dexmedetomidin Kalceks 100 Mikrogramm/ml - Konzentrat zur Herstellung einer Infusionslösung → S. 394
Dexmedetomidin Mylan 100 Mikrogramm/ml - Konzentrat zur Herstellung einer Infusionslösung → S. 395
Dexmedetomidin ratiopharm 100 Mikrogramm/ml - Konzentrat zur Herstellung einer Infusionslösung → S. 395

N05CM19 Suvorexant

N05CX Hypnotika und Sedativa in Kombinationen, exkl. Barbiturate

N05CX01 Meprobamat, Kombinationen

N05CX02 Methaqualon, Kombinationen

N05CX03 Methylpentynol, Kombinationen

N05CX04 Clomethiazol, Kombinationen

N05CX05 Emepronium, Kombinationen

N05CX06 Dipiperonylaminoethanol, Kombinationen

N06 PSYCHOANALEPTIKA

N06A ANTIDEPRESSIVA

N06AA Nichtselektive Monoamin-Wiederaufnahmehemmer

N06AA01 Desipramin

N06AA02 Imipramin

N06AA03 Imipraminoxid

N06AA04 Clomipramin

Anafranil - Ampullen → S. 98
Anafranil 10 mg - Dragees → S. 98
Anafranil 25 mg - Dragees → S. 98
Anafranil retard 75 mg - Filmtabletten → S. 98

N06AA05 Opipramol

Insidon - Dragees → S. 715

N06AA06 Trimipramin

N06AA07 Lofepramin

N06AA08 Dibenzepin

N06AA09 Amitriptylin

Saroten 10 mg - Filmtabletten → S. 1278
Saroten 25 mg - Filmtabletten → S. 1278

N06AA10 Nortriptylin

N06AA11 Protriptylin

N06AA12 Doxepin

N06AA13 Iprindol

N06AA14 Melitracen

N06AA15 Butriptylin

N06AA16 Dosulepin

N06AA17 Amoxapin

N06AA18 Dimetacrin

N06AA19 Amineptin

N06AA21 Maprotilin

Ludiomil 25 mg - Filmtabletten → S. 839
Ludiomil 50 mg - Filmtabletten → S. 840
Ludiomil 75 mg - Filmtabletten → S. 840

N06AA23 Quinupramin

N06AB Selektive Serotonin-Wiederaufnahmehemmer

N06AB02 Zimeldin

N06AB03 Fluoxetin

Felicium 20 mg - Kapseln → S. 556
Felicium 20 mg - Tabletten → S. 557
Fluctine 20 mg - Kapseln → S. 582
Fluoxetin 1A Pharma 20 mg - Kapseln → S. 585
Fluoxetin 1A Pharma 20 mg - Tabletten → S. 585
Fluoxetin 1A Pharma 40 mg - Tabletten → S. 586
Fluoxetin Arcana 20 mg - Kapseln → S. 586
Fluoxetin G.L. 20 mg - Filmtabletten → S. 586
Fluoxetin G.L. 40 mg - Filmtabletten → S. 586
Fluoxetin G.L. 20 mg - Kapseln → S. 586
Fluoxetin Genericon 20 mg - Kapseln → S. 586
Fluoxetin Genericon 40 mg - Kapseln → S. 586
Fluoxetin Genericon 20 mg - Tabletten → S. 586
Flux Hexal 20 mg - Kapseln → S. 587
Flux Hexal Tabs 20 mg - Tabletten → S. 588
Flux Hexal Tabs 40 mg - Tabletten → S. 588
FluxoMed 20 mg - Kapseln → S. 588
Mutan 20 mg - Filmtabletten → S. 935
Mutan 40 mg - Filmtabletten → S. 935
Mutan 60 mg - Filmtabletten → S. 935
Mutan 20 mg - Kapseln → S. 936
Positivum - Kapseln → S. 1118

N06AB04 Citalopram

Citalopram 1A Pharma 20 mg - Filmtabletten → S. 308
Citalopram Arcana 10 mg - Filmtabletten → S. 308
Citalopram Arcana 20 mg - Filmtabletten → S. 308
Citalopram Arcana 40 mg - Filmtabletten → S. 308
Citalopram G.L. 10 mg - Filmtabletten → S. 308
Citalopram G.L. 20 mg - Filmtabletten → S. 309
Citalopram G.L. 40 mg - Filmtabletten → S. 309
Citalopram Genericon 10 mg - Filmtabletten → S. 309
Citalopram Genericon 20 mg - Filmtabletten → S. 309
Citalopram Genericon 40 mg - Filmtabletten → S. 309
Citalopram Hexal 20 mg - Filmtabletten → S. 309
Citalopram Hexal 30 mg - Filmtabletten → S. 310
Citalopram Hexal 40 mg - Filmtabletten → S. 310
Citalopram +pharma 20 mg - Filmtabletten → S. 310
Citalopram +pharma 40 mg - Filmtabletten → S. 310
Citalopram-ratiopharm 10 mg - Filmtabletten → S. 310
Citalopram-ratiopharm 20 mg - Filmtabletten → S. 310
Citalopram-ratiopharm 40 mg - Filmtabletten → S. 310
Citalopram Sandoz 10 mg - Filmtabletten → S. 311
Citalopram Sandoz 20 mg - Filmtabletten → S. 311
Citalopram Sandoz 40 mg - Filmtabletten → S. 311
Citalostad 10 mg - Filmtabletten → S. 311
Citalostad 20 mg - Filmtabletten → S. 311
Citalostad 40 mg - Filmtabletten → S. 311
Pram 10 mg - Filmtabletten → S. 1122
Pram 20 mg - Filmtabletten → S. 1122
Pram 40 mg - Filmtabletten → S. 1122
Pram 20 mg - Konzentrat zur Herstellung einer Infusionslösung → S. 1122
Pram 40 mg - Konzentrat zur Herstellung einer Infusionslösung → S. 1122
Seropram 10 mg - Filmtabletten → S. 1293
Seropram 20 mg - Filmtabletten → S. 1293
Seropram 20 mg - Konzentrat zur Infusionsbereitung → S. 1294
Seropram 40 mg - Konzentrat zur Infusionsbereitung → S. 1294

N06AB05 Paroxetin

Ennos 20 mg - Filmtabletten → S. 489
Ennos 33,1 mg/ml - Lösung zum Einnehmen → S. 489
Paroxat Hexal 10 mg - Filmtabletten → S. 1084
Paroxat Hexal 20 mg - Filmtabletten → S. 1084
Paroxat Hexal 30 mg - Filmtabletten → S. 1084
Paroxat Hexal 40 mg - Filmtabletten → S. 1084
Paroxetin 1A Pharma 20 mg - Filmtabletten → S. 1084
Paroxetin Aristo 20 mg - Filmtabletten → S. 1085
Paroxetin Genericon 20 mg - Filmtabletten → S. 1085
Paroxetin +pharma 20 mg - Filmtabletten → S. 1085
Paroxetin ratiopharm 40 mg - Tabletten → S. 1085
Seroxat 20 mg - Filmtabletten → S. 1295
Seroxat 2 mg/ml - Suspension zum Einnehmen → S. 1296

N06AB06 Sertralin

Adjuvin 50 mg - Filmtabletten → S. 37
Adjuvin 100 mg - Filmtabletten → S. 38
Sertralin 1A Pharma 50 mg - Filmtabletten → S. 1296
Sertralin 1A Pharma 100 mg - Filmtabletten → S. 1296
Sertralin Accord 50 mg - Filmtabletten → S. 1296
Sertralin Accord 100 mg - Filmtabletten → S. 1296
Sertralin Actavis 50 mg - Filmtabletten → S. 1297
Sertralin Actavis 100 mg - Filmtabletten → S. 1297
Sertralin Aristo 50 mg - Filmtabletten → S. 1297
Sertralin Aristo 100 mg - Filmtabletten → S. 1297
Sertralin Bluefish 50 mg - Filmtabletten → S. 1297
Sertralin Bluefish 100 mg - Filmtabletten → S. 1297
Sertralin G.L. 50 mg - Filmtabletten → S. 1297
Sertralin G.L. 100 mg - Filmtabletten → S. 1297
Sertralin Genericon 50 mg - Filmtabletten → S. 1298
Sertralin Genericon 100 mg - Filmtabletten → S. 1298
Sertralin Hexal 50 mg - Filmtabletten → S. 1298
Sertralin Hexal 100 mg - Filmtabletten → S. 1298
Sertralin Krka 50 mg - Filmtabletten → S. 1298
Sertralin Krka 100 mg - Filmtabletten → S. 1298
Sertralin Pfizer 50 mg - Filmtabletten → S. 1298
Sertralin Pfizer 100 mg - Filmtabletten → S. 1299
Sertralin ratiopharm 50 mg - Filmtabletten → S. 1299
Sertralin ratiopharm 100 mg - Filmtabletten → S. 1299
Sertralin Sandoz 50 mg - Filmtabletten → S. 1299

Sertralin Sandoz 100 mg - Filmtabletten → S. 1299
Sertralin Stada 50 mg - Filmtabletten → S. 1299
Tresleen 50 mg - Filmtabletten → S. 1450
Tresleen 100 mg - Filmtabletten → S. 1451

N06AB07 Alaproclat

N06AB08 Fluvoxamin

Floxyfral 50 mg - Filmtabletten → S. 579
Floxyfral 100 mg - Filmtabletten → S. 579

N06AB09 Etoperidon

N06AB10 Escitalopram

Cipralex 5 mg - Filmtabletten → S. 300
Cipralex 10 mg - Filmtabletten → S. 300
Cipralex 15 mg - Filmtabletten → S. 300
Cipralex 20 mg - Filmtabletten → S. 300
Escitalopram 1A Pharma 5 mg - Filmtabletten → S. 512
Escitalopram 1A Pharma 10 mg - Filmtabletten → S. 513
Escitalopram 1A Pharma 15 mg - Filmtabletten → S. 513
Escitalopram 1A Pharma 20 mg - Filmtabletten → S. 513
Escitalopram Accord 5 mg - Filmtabletten → S. 513
Escitalopram Accord 10 mg - Filmtabletten → S. 513
Escitalopram Accord 20 mg - Filmtabletten → S. 513
Escitalopram Actavis 5 mg - Filmtabletten → S. 513
Escitalopram Actavis 10 mg - Filmtabletten → S. 513
Escitalopram Actavis 20 mg - Filmtabletten → S. 513
Escitalopram Arcana 10 mg - Filmtabletten → S. 514
Escitalopram Arcana 20 mg - Filmtabletten → S. 514
Escitalopram Aristo 5 mg - Filmtabletten → S. 514
Escitalopram Aristo 10 mg - Filmtabletten → S. 514
Escitalopram Aristo 20 mg - Filmtabletten → S. 514
Escitalopram Bluefish 5 mg - Filmtabletten → S. 514
Escitalopram Bluefish 10 mg - Filmtabletten → S. 514
Escitalopram G.L. 5 mg - Filmtabletten → S. 514
Escitalopram G.L. 10 mg - Filmtabletten → S. 514
Escitalopram G.L. 15 mg - Filmtabletten → S. 514
Escitalopram G.L. 20 mg - Filmtabletten → S. 514
Escitalopram Genericon 5 mg - Filmtabletten → S. 514
Escitalopram Genericon 10 mg - Filmtabletten → S. 515
Escitalopram Genericon 20 mg - Filmtabletten → S. 515
Escitalopram-GN 10 mg - Filmtabletten → S. 515
Escitalopram-GN 20 mg - Filmtabletten → S. 515
Escitalopram Hexal 5 mg - Filmtabletten → S. 515
Escitalopram Hexal 10 mg - Filmtabletten → S. 515
Escitalopram Hexal 15 mg - Filmtabletten → S. 515
Escitalopram Hexal 20 mg - Filmtabletten → S. 515
Escitalopram Krka 5 mg - Filmtabletten → S. 515
Escitalopram Krka 10 mg - Filmtabletten → S. 515
Escitalopram Krka 20 mg - Filmtabletten → S. 515
Escitalopram +pharma 5 mg - Filmtabletten → S. 515
Escitalopram +pharma 10 mg - Filmtabletten → S. 515
Escitalopram +pharma 20 mg - Filmtabletten → S. 515
Escitalopram ratiopharm 5 mg - Filmtabletten → S. 516
Escitalopram ratiopharm 10 mg - Filmtabletten → S. 516
Escitalopram ratiopharm 15 mg - Filmtabletten → S. 516
Escitalopram ratiopharm 20 mg - Filmtabletten → S. 516
Escitalopram Sandoz 5 mg - Filmtabletten → S. 516
Escitalopram Sandoz 10 mg - Filmtabletten → S. 516
Escitalopram Sandoz 15 mg - Filmtabletten → S. 516
Escitalopram Sandoz 20 mg - Filmtabletten → S. 516
Escitalopram Sandoz 5 mg - Schmelztabletten → S. 516
Escitalopram Sandoz 10 mg - Schmelztabletten → S. 516
Escitalopram Sandoz 15 mg - Schmelztabletten → S. 516
Escitalopram Sandoz 20 mg - Schmelztabletten → S. 516
Escitalopram Stada 5 mg - Filmtabletten → S. 516
Escitalopram Stada 10 mg - Filmtabletten → S. 516
Escitalopram Stada 15 mg - Filmtabletten → S. 516
Escitalopram Stada 20 mg - Filmtabletten → S. 516
Pramulex 5 mg - Filmtabletten → S. 1127
Pramulex 10 mg - Filmtabletten → S. 1127
Pramulex 15 mg - Filmtabletten → S. 1127
Pramulex 20 mg - Filmtabletten → S. 1127

N06AF Monoaminoxidasehemmer, nichtselektiv

N06AF01 Isocarboxazid

N06AF02 Nialamid

N06AF03 Phenelzin

N06AF04 Tranylcypromin

Tranylcypromin Aristo 10 mg - Filmtabletten → S. 1444
Tranylcypromin Aristo 20 mg - Filmtabletten → S. 1444

N06AF05 Iproniazid

N06AF06 Iproclozid

N06AG Monoaminoxidase-A-Hemmer

N06AG02 Moclobemid

Aurorix 150 mg - Filmtabletten → S. 158
Aurorix 300 mg - Filmtabletten → S. 158

N06AG03 Toloxaton

N06AX Andere Antidepressiva

Agnukliman Duo Alpinamed - Dragees → S. 51
ApoTee Johanniskraut → S. 108

N06AX01 Oxitriptan

N06AX02 Tryptophan

N06AX03 Mianserin

Mianserin Arcana 30 mg - Filmtabletten → S. 894
Tolvon 30 mg - Filmtabletten → S. 1427

N06AX04 Nomifensin

N06AX05 Trazodon

Trittico 100 mg - Filmtabletten → S. 1458
Trittico retard 75 mg - Tabletten → S. 1458
Trittico retard 150 mg - Tabletten → S. 1459

N06AX06 Nefazodon

N06AX07 Minaprin

N06AX08 Bifemelan

N06AX09 Viloxazin

N06AX10 Oxaflozan

N06AX11 Mirtazapin

Mirtabene 30 mg - Filmtabletten → S. 910
Mirtabene "ratiopharm" 45 mg - Filmtabletten → S. 911
Mirtazapin Actavis 15 mg - Schmelztabletten → S. 911
Mirtazapin Actavis 30 mg - Schmelztabletten → S. 911
Mirtazapin Actavis 45 mg - Schmelztabletten → S. 911
Mirtazapin Aristo 30 mg - Filmtabletten → S. 911
Mirtazapin Bluefish 15 mg - Schmelztabletten → S. 911
Mirtazapin Bluefish 30 mg - Schmelztabletten → S. 911
Mirtazapin Bluefish 45 mg - Schmelztabletten → S. 911
Mirtazapin G.L. 15 mg - Filmtabletten → S. 911
Mirtazapin G.L. 30 mg - Filmtabletten → S. 912
Mirtazapin G.L. 45 mg - Filmtabletten → S. 912
Mirtazapin HCS 15 mg - Filmtabletten → S. 912
Mirtazapin HCS 30 mg - Filmtabletten → S. 912
Mirtazapin HCS 45 mg - Filmtabletten → S. 912
Mirtazapin Hexal 15 mg - Filmtabletten → S. 912
Mirtazapin Hexal 30 mg - Filmtabletten → S. 912
Mirtazapin Hexal 45 mg - Filmtabletten → S. 912
Mirtazapin Hexal 30 mg - Schmelztabletten → S. 912
Mirtazapin Sandoz 15 mg - Filmtabletten → S. 912
Mirtazapin Sandoz 30 mg - Filmtabletten → S. 912
Mirtazapin Sandoz 45 mg - Filmtabletten → S. 912
Mirtazapin Stada 15 mg - Filmtabletten → S. 912
Mirtazapin Stada 30 mg - Filmtabletten → S. 912
Mirtel 15 mg - Filmtabletten → S. 912
Mirtel 30 mg - Filmtabletten → S. 912
Mirtel 45 mg - Filmtabletten → S. 912

N06AX12 Bupropion

Bupropion 1A Pharma 150 mg - Tablette mit veränderter Wirkstofffreisetzung → S. 232
Bupropion Accord 300 mg - Tabletten mit veränderter Wirkstofffreisetzung → S. 232
Bupropion Genericon 150 mg - Tabletten mit veränderter Wirkstofffreisetzung → S. 232
Bupropion +pharma 150 mg - Tabletten mit veränderter Wirkstofffreisetzung → S. 233
Bupropion neuraxpharm 150 mg - Tabletten mit veränderter Wirkstofffreisetzung → S. 233
Bupropion neuraxpharm 300 mg - Tabletten mit veränderter Wirkstofffreisetzung → S. 233
Bupropion ratiopharm 150 mg - Tabletten mit veränderter Wirkstofffreisetzung → S. 233
Bupropion ratiopharm 300 mg - Tabletten mit veränderter Wirkstofffreisetzung → S. 233
Bupropion Sandoz 150 mg - Tablette mit veränderter Wirkstofffreisetzung → S. 233
Wellbutrin XR 150 mg - Retardtabletten → S. 1561

N06AX13 Medifoxamin

N06AX14 Tianeptin

N06AX15 Pivagabin

N06AX16 Venlafaxin

N06AX17 Milnacipran

N06AX18 Reboxetin

N06AX19 Gepiron

N06AX21 Duloxetin

N06AX22 Agomelatin

N06AX23 Desvenlafaxin

N06AX24 Vilazodon

N06AX25 Hyperici herba

Deprosan 425 mg - Kapseln → S. 386
Dr. Böhm Johanniskraut 425 mg - Kapseln → S. 434
Dr. Böhm Johanniskraut forte 600 mg - Filmtabletten → S. 434
Dr. Kottas Johanniskrauttee → S. 436
Johanniskraut "ABC" 300 mg - Kautabletten → S. 743
Johanniskraut Hexal 425 mg - Kapseln → S. 743
Kneipp Johanniskraut - Dragees → S. 764
Sidroga Johanniskrauttee → S. 1304

N06AX26 Vortioxetin

Brintellix 5 mg - Filmtabletten → S. 220
Brintellix 10 mg - Filmtabletten → S. 220
Brintellix 15 mg - Filmtabletten → S. 220
Brintellix 20 mg - Filmtabletten → S. 220
Brintellix 20 mg/ml - Tropfen zum Einnehmen, Lösung → S. 220

N06AX27 Esketamin

Spravato 28 mg - Nasenspray, Lösung → S. 1346

N06B PSYCHOSTIMULANZIEN, MITTEL FÜR DIE ADHD UND NOOTROPIKA

N06BA Zentral wirkende Sympathomimetika

N06BA01 Amfetamin

N06BA02 Dexamfetamin

N06BA03 Metamfetamin

N06BA04 Methylphenidat

Concerta 18 mg - Retardtabletten → S. 338
Concerta 27 mg - Retardtabletten → S. 338
Concerta 36 mg - Retardtabletten → S. 338
Concerta 54 mg - Retardtabletten → S. 338
Medikinet 5 mg - Tabletten → S. 863
Medikinet 10 mg - Tabletten → S. 863
Medikinet 20 mg - Tabletten → S. 863
Medikinet retard 5 mg - Hartkapseln mit veränderter Wirkstofffreisetzung → S. 863
Medikinet retard 10 mg - Hartkapseln mit veränderter Wirkstofffreisetzung → S. 863
Medikinet retard 20 mg - Hartkapseln mit veränderter Wirkstofffreisetzung → S. 863
Medikinet retard 30 mg - Hartkapseln mit veränderter Wirkstofffreisetzung → S. 863
Medikinet retard 40 mg - Hartkapseln mit veränderter Wirkstofffreisetzung → S. 864
Medikinet retard 50 mg - Hartkapseln mit veränderter Wirkstofffreisetzung → S. 864
Medikinet retard 60 mg - Hartkapseln mit veränderter Wirkstofffreisetzung → S. 864
Methylphenidat Stada 10 mg - Hartkapseln mit veränderter Wirkstofffreisetzung → S. 886
Methylphenidat Stada 20 mg - Hartkapseln mit veränderter Wirkstofffreisetzung → S. 886
Methylphenidat Stada 30 mg - Hartkapseln mit veränderter Wirkstofffreisetzung → S. 886
Methylphenidat Stada 40 mg - Hartkapseln mit veränderter Wirkstofffreisetzung → S. 886
Ritalin 10 mg - Tabletten → S. 1244
Ritalin LA 10 mg - Kapseln → S. 1245
Ritalin LA 20 mg - Kapseln → S. 1245
Ritalin LA 30 mg - Kapseln → S. 1245
Ritalin LA 40 mg - Kapseln → S. 1245
Ritalin LA 60 mg - Kapseln → S. 1245

N06BA05 Pemolin

N06BA06 Fencamfamin

N06BA07 Modafinil

Modafinil Aristo 100 mg - Tabletten → S. 915
Modasomil 100 mg - Tabletten → S. 915

N06BA08 Fenozolon

N06BA09 Atomoxetin

Atofab 10 mg - Hartkapseln → S. 143
Atofab 18 mg - Hartkapseln → S. 144
Atofab 25 mg - Hartkapseln → S. 144
Atofab 40 mg - Hartkapseln → S. 144
Atofab 60 mg - Hartkapseln → S. 144
Atofab 80 mg - Hartkapseln → S. 144
Atofab 100 mg - Hartkapseln → S. 144
Atomoxetin Pharmathen 10 mg - Hartkapseln → S. 144
Atomoxetin Pharmathen 18 mg - Hartkapseln → S. 144
Atomoxetin Pharmathen 25 mg - Hartkapseln → S. 144
Atomoxetin Pharmathen 40 mg - Hartkapseln → S. 144
Atomoxetin Pharmathen 60 mg - Hartkapseln → S. 144
Atomoxetin Pharmathen 80 mg - Hartkapseln → S. 144
Atomoxetin Pharmathen 100 mg - Hartkapseln → S. 144
Atomoxetin Sandoz 10 mg - Hartkapseln → S. 144
Atomoxetin Sandoz 18 mg - Hartkapseln → S. 144
Atomoxetin Sandoz 25 mg - Hartkapseln → S. 144
Atomoxetin Sandoz 40 mg - Hartkapseln → S. 144
Atomoxetin Sandoz 60 mg - Hartkapseln → S. 144
Atomoxetin Sandoz 80 mg - Hartkapseln → S. 144
Atomoxetin Sandoz 100 mg - Hartkapseln → S. 144
Atomoxetin Stada 10 mg - Hartkapseln → S. 144
Atomoxetin Stada 18 mg - Hartkapseln → S. 144
Atomoxetin Stada 25 mg - Hartkapseln → S. 145
Atomoxetin Stada 40 mg - Hartkapseln → S. 145
Atomoxetin Stada 60 mg - Hartkapseln → S. 145
Atomoxetin Stada 80 mg - Hartkapseln → S. 145
Atomoxetin Stada 100 mg - Hartkapseln → S. 145
audalis 10 mg - Filmtabletten → S. 157
audalis 18 mg - Filmtabletten → S. 157
audalis 25 mg - Filmtabletten → S. 157
audalis 40 mg - Filmtabletten → S. 157
audalis 60 mg - Filmtabletten → S. 157
audalis 80 mg - Filmtabletten → S. 157
audalis 100 mg - Filmtabletten → S. 157
Strattera 10 mg - Hartkapseln → S. 1355
Strattera 18 mg - Hartkapseln → S. 1355
Strattera 25 mg - Hartkapseln → S. 1355
Strattera 40 mg - Hartkapseln → S. 1355
Strattera 60 mg - Hartkapseln → S. 1355
Strattera 80 mg - Hartkapseln → S. 1355
Strattera 100 mg - Hartkapseln → S. 1355
Strattera 4 mg/ml - Lösung zum Einnehmen → S. 1355

N06BA10 Fenetyllin

N06BA11 Dexmethylphenidat

N06BA12 Lisdexamfetamin

Elvanse 30 mg - Hartkapseln → S. 475
Elvanse 50 mg - Hartkapseln → S. 475
Elvanse 70 mg - Hartkapseln → S. 475
Elvanse Erwachsene 30 mg - Hartkapseln → S. 475
Elvanse Erwachsene 50 mg - Hartkapseln → S. 475
Elvanse Erwachsene 70 mg - Hartkapseln → S. 475

N06BA13 Armodafinil

N06BA14 Solriamfetol

Sunosi 75 mg - Filmtabletten → S. 1365
Sunosi 150 mg - Filmtabletten → S. 1365

N06BC Xanthin-Derivate

N06BC01 Coffein

Coffekapton 100 mg - Tabletten → S. 327
Gencebok 10 mg/ml - Infusionslösung → S. 623
Peyona 20 mg/ml - Infusionslösung und Lösung zum Einnehmen → S. 1103

N06BC02 Propentofyllin

N06BX Andere Psychostimulanzien und Nootropika

N06BX01 Meclofenoxat

N06BX02 Pyritinol

N06BX03 Piracetam

Cerebryl 1200 mg - Tabletten → S. 285

N06BX04 Deanol

N06BX05 Fipexid

N06BX06 Citicolin

Startonyl 125 mg/ml - Injektions-/Infusionslösung → S. 1350

N06BX07 Oxiracetam

N06BX08 Pirisudanol

N06BX09 Linopirdin

N06BX10 Nizofenon

N06BX11 Aniracetam

N06BX12 Acetylcarnitin

N06BX13 Idebenon

Raxone 150 mg - Filmtabletten → S. 1201

N06BX14 Prolintan

N06BX15 Pipradrol

N06BX16 Pramiracetam

N06BX17 Adrafinil

N06BX18 Vinpocetin

N06BX19 Phenibut

N06BX21 Tetramethylglycoluril

N06C PSYCHOLEPTIKA UND PSYCHOANALEPTIKA IN KOMBINATION

N06CA Antidepressiva in Kombination mit Psycholeptika

N06CA01 Amitriptylin und Psycholeptika

N06CA02 Melitracen und Psycholeptika

Deanxit - Filmtabletten → S. 377

N06CA03 Fluoxetin und Psycholeptika

N06CB Psychostimulanzien in Kombination mit Psycholeptika

N06D ANTIDEMENTIVA

N06DA Cholinesterasehemmer

N06DA01 Tacrin

N06DA02 Donepezil

Aricept 5 mg - Filmtabletten → S. 122
Aricept 10 mg - Filmtabletten → S. 122
Aricept Evess 5 mg - Schmelztabletten → S. 123
Aricept Evess 10 mg - Schmelztabletten → S. 123
Demelan 5 mg - Schmelztabletten → S. 382
Demelan 10 mg - Schmelztabletten → S. 383
Donepezil Accord 5 mg - Filmtabletten → S. 423
Donepezil Accord 10 mg - Filmtabletten → S. 423
Donepezil Actavis 5 mg - Filmtabletten → S. 423
Donepezil Actavis 10 mg - Filmtabletten → S. 423
Donepezil Bluefish 5 mg - Filmtabletten → S. 423
Donepezil Bluefish 10 mg - Filmtabletten → S. 423
Donepezil G.L. 5 mg - Schmelztabletten → S. 423
Donepezil G.L. 10 mg - Schmelztabletten → S. 423
Donepezil Genericon 5 mg - Filmtabletten → S. 423
Donepezil Genericon 10 mg - Filmtabletten → S. 423
Donepezil Krka 5 mg - Filmtabletten → S. 423
Donepezil Krka 10 mg - Filmtabletten → S. 424
Donepezil +pharma 5 mg - Filmtabletten → S. 424
Donepezil +pharma 10 mg - Filmtabletten → S. 424
Donepezil ratiopharm 5 mg - Filmtabletten → S. 424
Donepezil ratiopharm 10 mg - Filmtabletten → S. 424
Donepezil Stada 5 mg - Filmtabletten → S. 424
Donepezil Stada 10 mg - Filmtabletten → S. 424
Donepezil HCl 1A Pharma 5 mg - Filmtabletten → S. 424
Donepezil HCl 1A Pharma 10 mg - Filmtabletten → S. 424
Donepezil HCl Arcana 5 mg - Filmtabletten → S. 424
Donepezil HCl Arcana 10 mg - Filmtabletten → S. 424
Donepezil HCl Sandoz 5 mg - Filmtabletten → S. 424
Donepezil HCl Sandoz 10 mg - Filmtabletten → S. 424
Donepezil HCl Sandoz 5 mg - Schmelztabletten → S. 425
Donepezil HCl Sandoz 10 mg - Schmelztabletten → S. 425

N06DA03 Rivastigmin

Exelon 1,5 mg - Hartkapseln → S. 538
Exelon 3 mg - Hartkapseln → S. 538
Exelon 4,5 mg - Hartkapseln → S. 538
Exelon 6 mg - Hartkapseln → S. 539
Exelon 2 mg/ml - Lösung zum Einnehmen → S. 539
Exelon 4,6 mg/24 Stunden - transdermales Pflaster → S. 539
Exelon 9,5 mg/24 Stunden - transdermales Pflaster → S. 539
Exelon 13,3 mg/24 Stunden - transdermales Pflaster → S. 539
Nimvastid 1,5 mg - Hartkapseln → S. 977
Nimvastid 3 mg - Hartkapseln → S. 977
Nimvastid 4,5 mg - Hartkapseln → S. 977
Nimvastid 6 mg - Hartkapseln → S. 977
Nimvastid 1,5 mg - Schmelztabletten → S. 978
Nimvastid 3 mg - Schmelztabletten → S. 978
Nimvastid 4,5 mg - Schmelztabletten → S. 978
Nimvastid 6 mg - Schmelztabletten → S. 978
Prometax 1,5 mg - Hartkapseln → S. 1155
Prometax 3 mg - Hartkapseln → S. 1155
Prometax 4,5 mg - Hartkapseln → S. 1155
Prometax 6 mg - Hartkapseln → S. 1155
Prometax 2 mg/ml - Lösung zum Einnehmen → S. 1155
Prometax 4,6 mg/24 Stunden - transdermales Pflaster → S. 1155
Prometax 9,5 mg/24 Stunden - transdermales Pflaster → S. 1155
Prometax 13,3 mg/24 Stunden - transdermales Pflaster → S. 1155
Rivagelan 4,6 mg/24 h - transdermales Pflaster → S. 1246
Rivagelan 9,5 mg/24 h - transdermales Pflaster → S. 1246
Rivastigmin 1A Pharma 1,5 mg - Hartkapseln → S. 1247
Rivastigmin 1A Pharma 3 mg - Hartkapseln → S. 1247
Rivastigmin 1A Pharma 4,5 mg - Hartkapseln → S. 1247
Rivastigmin 1A Pharma 6 mg - Hartkapseln → S. 1247
Rivastigmin 1A Pharma 2 mg/ml - Lösung zum Einnehmen → S. 1247
Rivastigmin 1A Pharma 4,6 mg/24 Stunden - transdermales Pflaster → S. 1247
Rivastigmin 1A Pharma 9,5 mg/24 Stunden - transdermales Pflaster → S. 1247
Rivastigmin 1A Pharma 13,3 mg/24 Stunden - transdermales Pflaster → S. 1247
Rivastigmin Actavis 1,5 mg - Hartkapseln → S. 1247
Rivastigmin Actavis 3 mg - Hartkapseln → S. 1247
Rivastigmin Actavis 4,5 mg - Hartkapseln → S. 1247
Rivastigmin Actavis 6 mg - Hartkapseln → S. 1248
Rivastigmin Genericon 4,6 mg/24 Stunden - transdermales Pflaster → S. 1248
Rivastigmin Genericon 9,5 mg/24 Stunden - transdermales Pflaster → S. 1248
Rivastigmin Genericon 13,3 mg/24 Stunden - transdermales Pflaster → S. 1248
Rivastigmin Hexal 1,5 mg - Hartkapseln → S. 1248
Rivastigmin Hexal 3 mg - Hartkapseln → S. 1248
Rivastigmin Hexal 4,5 mg - Hartkapseln → S. 1248
Rivastigmin Hexal 6 mg - Hartkapseln → S. 1248
Rivastigmin Hexal 2 mg/ml - Lösung zum Einnehmen → S. 1248
Rivastigmin ratiopharm 4,6 mg/24 Stunden - transdermales Pflaster → S. 1248
Rivastigmin ratiopharm 9,5 mg/24 Stunden - transdermales Pflaster → S. 1248
Rivastigmin ratiopharm 13,3 mg/24 Stunden - transdermales Pflaster → S. 1248
Rivastigmin Sandoz 1,5 mg - Hartkapseln → S. 1248
Rivastigmin Sandoz 3 mg - Hartkapseln → S. 1248
Rivastigmin Sandoz 4,5 mg - Hartkapseln → S. 1248
Rivastigmin Sandoz 6 mg - Hartkapseln → S. 1248
Rivastigmin Sandoz 2 mg/ml - Lösung zum Einnehmen → S. 1248
Rivastigmin Sandoz 4,6 mg/24 Stunden - transdermales Pflaster → S. 1249
Rivastigmin Sandoz 9,5 mg/24 Stunden - transdermales Pflaster → S. 1249
Rivastigmin Sandoz 13,3 mg/24 Stunden - transdermales Pflaster → S. 1249
Rivastigmin Stada 1,5 mg - Hartkapseln → S. 1249
Rivastigmin Stada 3 mg - Hartkapseln → S. 1249
Rivastigmin Stada 4,5 mg - Hartkapseln → S. 1249
Rivastigmin Stada 6 mg - Hartkapseln → S. 1249
Rivastigmin Stada 4,6 mg/24 h - transdermales Pflaster → S. 1249
Rivastigmin Stada 9,5 mg/24 h - transdermales Pflaster → S. 1249

N06DA04 Galantamin

Galantamin Actavis 8 mg - Retardkapseln → S. 613
Galantamin Actavis 16 mg - Retardkapseln → S. 613
Galantamin Actavis 24 mg - Retardkapseln → S. 613
Galantamin Aristo 8 mg - Retardkapseln → S. 613
Galantamin Aristo 16 mg - Retardkapseln → S. 614
Galantamin Aristo 24 mg - Retardkapseln → S. 614
Galantamin Krka 8 mg - Retardkapseln → S. 614
Galantamin Krka 16 mg - Retardkapseln → S. 614
Galantamin Krka 24 mg - Retardkapseln → S. 614
Galantamin ratiopharm GmbH 8 mg - Retardkapseln → S. 614
Galantamin ratiopharm GmbH 16 mg - Retardkapseln → S. 614
Galantamin ratiopharm GmbH 24 mg - Retardkapseln → S. 614
Galantamin Sandoz 8 mg - Retardkapseln → S. 614
Galantamin Sandoz 16 mg - Retardkapseln → S. 614
Galantamin Sandoz 24 mg - Retardkapseln → S. 614
Margal 8 mg - Retardkapseln → S. 858

Margal 16 mg - Retardkapseln → S. 858
Margal 24 mg - Retardkapseln → S. 858
Reminyl 4 mg/ml - Lösung zum Einnehmen → S. 1212
Reminyl 8 mg + 16 mg - Retardkapseln (Startpackung) → S. 1212
Reminyl 8 mg - Retardkapseln → S. 1212
Reminyl 16 mg - Retardkapseln → S. 1212
Reminyl 24 mg - Retardkapseln → S. 1212

N06DA05 Ipidacrin

N06DA52 Donepezil und Memantin

N06DA53 Donepezil, Memantin und Ginkgo folium

N06DX Andere Antidementiva

N06DX01 Memantin

Axura 10 mg - Filmtabletten → S. 162
Axura 20 mg - Filmtabletten → S. 162
Axura 5 mg, 10 mg, 15 mg, 20 mg - Filmtabletten → S. 162
Axura 5 mg/Pumpenhub, Lösung zum Einnehmen → S. 162
Ebixa 5 mg, 10 mg, 15 mg, 20 mg - Filmtabletten → S. 457
Ebixa 10 mg - Filmtabletten → S. 457
Ebixa 20 mg - Filmtabletten → S. 457
Ebixa 5 mg/Pumpenhub - Lösung zum Einnehmen → S. 457
Marixino 10 mg - Filmtabletten → S. 858
Marixino 20 mg - Filmtabletten → S. 858
Memantin 1A Pharma 10 mg - Filmtabletten → S. 869
Memantin 1A Pharma 20 mg - Filmtabletten → S. 869
Memantin Accord 10 mg - Filmtabletten → S. 869
Memantin Accord 20 mg - Filmtabletten → S. 869
Memantin Accord 5 mg, 10 mg, 15 mg, 20 mg - Filmtabletten → S. 869
Memantin Aristo 10 mg - Filmtabletten → S. 869
Memantin Aristo 20 mg - Filmtabletten → S. 870
Memantin Genericon 5 mg, 10 mg, 15 mg, 20 mg - Filmtabletten (Starterpackung) → S. 870
Memantin Genericon 10 mg - Filmtabletten → S. 870
Memantin Genericon 20 mg - Filmtabletten → S. 870
Memantin HCS - 10 mg Filmtabletten → S. 870
Memantin HCS 20 mg - Filmtabletten → S. 870
Memantin LEK 10 mg - Filmtabletten → S. 870
Memantin LEK 20 mg - Filmtabletten → S. 870
Memantin Mylan 10 mg - Filmtabletten → S. 870
Memantin Mylan 20 mg - Filmtabletten → S. 870
Memantin ratiopharm 5 mg + 10 mg + 15 mg + 20 mg - Filmtabletten → S. 870
Memantin ratiopharm 10 mg - Filmtabletten → S. 870
Memantin ratiopharm 20 mg - Filmtabletten → S. 870
Memantin Sandoz 10 mg - Filmtabletten → S. 871
Memantin Sandoz 20 mg - Filmtabletten → S. 871
Memantin Stada 10 mg - Filmtabletten → S. 871
Memantin Stada 20 mg - Filmtabletten → S. 871
Memantin Stada 5 mg/10 mg/15 mg/20 mg - Filmtabletten (Starterpackung) → S. 871
Memantine Merz 5 mg + 10 mg + 15 mg + 20 mg - Filmtabletten → S. 871
Memantine Merz - 10 mg Filmtabletten → S. 871
Memantine Merz - 20 mg Filmtabletten → S. 871
Memantine Merz 5 mg/Pumpenhub - Lösung zum Einnehmen → S. 871
Memolan 10 mg - Filmtabletten → S. 872
Memolan 20 mg - Filmtabletten → S. 872
Nemdatine 5 mg - Filmtabletten → S. 954
Nemdatine 10 mg - Filmtabletten → S. 955
Nemdatine 15 mg - Filmtabletten → S. 955
Nemdatine 20 mg - Filmtabletten → S. 955
Nemdatine 5 mg/10 mg/15 mg/20 mg - Filmtabletten → S. 955

N06DX02 Ginkgo folium

Cerebokan 80 mg - Filmtabletten → S. 285
Cerebokan 120 mg - Filmtabletten → S. 285
Ceremin 40 mg - Filmtabletten → S. 286
Ceremin 80 mg - Filmtabletten → S. 286
Ceremin 120 mg - Filmtabletten → S. 286
Ceremin 240 mg - Filmtabletten → S. 286
Dr. Böhm Ginkgo 120 mg - Filmtabletten → S. 434
Ginkgo Schwabe 240 mg - Filmtabletten → S. 630
Ginkgobene 40 mg - Filmtabletten → S. 630
Ginkgobene 80 mg - Filmtabletten → S. 630
Ginkgobene 120 mg - Filmtabletten → S. 630
Ginkgobene 240 mg - Filmtabletten → S. 630
Tebofortan 40 mg - Filmtabletten → S. 1396
Tebofortan 4% - Tropfen → S. 1396

N06DX30 Kombinationen

N07 ANDERE MITTEL FÜR DAS NERVENSYSTEM

N07A PARASYMPATHOMIMETIKA

N07AA Cholinesterasehemmer

N07AA01 Neostigmin

Neostig 0,5 mg - Injektionslösung → S. 959
Normastigmin 2,5 mg - Ampullen → S. 990

N07AA02 Pyridostigmin

Mestinon - Dragees → S. 878

N07AA03 Distigmin

Ubretid 0,5 mg - Ampullen → S. 1473
Ubretid 5 mg - Tabletten → S. 1473

N07AA30 Ambenonium

N07AA51 Neostigmin, Kombinationen

Combistig 0,5 mg/ml + 2,5 mg/ml - Injektionslösung → S. 334

N07AB Cholinester

N07AB01 Carbachol

N07AB02 Bethanechol

Myocholine-Glenwood - Tabletten 10 mg → S. 941
Myocholine-Glenwood - Tabletten 25 mg → S. 941

N07AX Andere Parasympathomimetika

N07AX01 Pilocarpin

Salagen 5 mg - Filmtabletten → S. 1272

N07AX02 Cholinalfoscerat

N07AX03 Cevimelin

N07B MITTEL ZUR BEHANDLUNG VON SUCHTERKRANKUNGEN

N07BA Mittel zur Behandlung der Nikotinabhängigkeit

N07BA01 Nicotin

Niconex 1 mg/Sprühstoß - Spray zur Anwendung in der Mundhöhle, Lösung → S. 971
Nicorette 15 mg - Inhalationen zur Raucherentwöhnung → S. 971
Nicorette 10 mg/16 h - transdermales Pflaster → S. 972
Nicorette 15 mg/16 h - transdermales Pflaster → S. 972
Nicorette 25 mg/16 h - transdermales Pflaster → S. 972
Nicorette Classic 2 mg - Kaugummi zur Raucherentwöhnung → S. 972
Nicorette Classic 4 mg - Kaugummi zur Raucherentwöhnung → S. 972
Nicorette Freshfruit 2 mg - Kaugummi zur Raucherentwöhnung → S. 973
Nicorette Freshfruit 4 mg - Kaugummi zur Raucherentwöhnung → S. 973
Nicorette Icemint 2 mg - Kaugummi zur Raucherentwöhnung → S. 973
Nicorette Icemint 4 mg - Kaugummi zur Raucherentwöhnung → S. 973
Nicorette Icemint 2 mg - Lutschtabletten → S. 973
Nicorette Icemint 4 mg - Lutschtabletten → S. 973
Nicorette Fruit & Mint Spray 1 mg/Sprühstoß - Spray zur Anwendung in der Mundhöhle, Lösung → S. 974
Nicorette Mint Spray 1 mg/Sprühstoß - Spray zur Anwendung in der Mundhöhle, Lösung → S. 974
Nicotinell Fruit 2 mg - wirkstoffhaltige Kaugummis zur Raucherentwöhnung → S. 974
Nicotinell Fruit 4 mg - wirkstoffhaltige Kaugummis zur Raucherentwöhnung → S. 974
Nicotinell Mint 1 mg - Lutschtabletten → S. 974
Nicotinell MintFrisch 2 mg - wirkstoffhaltige Kaugummis zur Raucherentwöhnung → S. 975
Nicotinell MintFrisch 4 mg - wirkstoffhaltige Kaugummis zur Raucherentwöhnung → S. 975
Nicotinell TTS 10 (7 mg/24 h) - transdermale Pflaster → S. 975
Nicotinell TTS 20 (14 mg/24 h) - transdermale Pflaster → S. 975
Nicotinell TTS 30 (21 mg/24 h) - transdermale Pflaster → S. 975
Nikaloz Citrus 2 mg - Pastillen → S. 976
Nikaloz Citrus 4 mg - Pastillen → S. 976
Nikaloz Spearmint 2 mg - Pastillen → S. 976
Nikaloz Spearmint 4 mg - Pastillen → S. 976
Nikaloz Toffee 2 mg - Pastillen → S. 976

Nikaloz Toffee 4 mg - Pastillen → S. 976
NiQuitin Clear 7 mg/24 Stunden - transdermales Pflaster → S. 979
NiQuitin Clear 14 mg/24 Stunden - transdermales Pflaster → S. 979
NiQuitin Clear 21 mg/24 Stunden - transdermales Pflaster → S. 979

N07BA03 Vareniclin

Champix 0,5 mg - Filmtabletten → S. 290
Champix 0,5 mg, 1 mg - Filmtabletten → S. 290
Champix 1 mg - Filmtabletten → S. 290

N07BA04 Cytisin

Asmoken 1,5 mg - Tabletten → S. 134

N07BB Mittel zur Behandlung der Alkoholabhängigkeit

N07BB01 Disulfiram

Antabus 400 mg - lösliche Tabletten → S. 104

N07BB02 Calcium carbimid

N07BB03 Acamprosat

Campral - Filmtabletten → S. 247

N07BB04 Naltrexon

Dependex 50 mg - Filmtabletten → S. 385
Ethylex 50 mg - Filmtabletten → S. 527
Naltrexon Accord 50 mg - Filmtabletten → S. 944

N07BB05 Nalmefen

Selincro 18 mg - Filmtabletten → S. 1287

N07BC Mittel zur Behandlung der Opiatabhängigkeit

Compensan retard 100 mg - Filmtabletten → S. 337
Compensan retard 200 mg - Filmtabletten → S. 337
Compensan retard 300 mg - Filmtabletten → S. 337
Naltrexin 50 mg - Filmtabletten → S. 944
Naltrexon Accord 50 mg - Filmtabletten → S. 944
Substitol retard 120 mg - Kapseln → S. 1359
Substitol retard 200 mg - Kapseln → S. 1359

N07BC01 Buprenorphin

Bupensan 2 mg - Sublingualtabletten → S. 228
Bupensan 4 mg - Sublingualtabletten → S. 228
Bupensan 8 mg - Sublingualtabletten → S. 228
Buprenorphin Hexal 2 mg - Sublingualtabletten → S. 230
Buprenorphin Hexal 8 mg - Sublingualtabletten → S. 231
Buvidal 8 mg - Depot-Injektionslösung → S. 236
Buvidal 16 mg - Depot-Injektionslösung → S. 236
Buvidal 24 mg - Depot-Injektionslösung → S. 236
Buvidal 32 mg - Depot-Injektionslösung → S. 237
Buvidal 64 mg - Depot-Injektionslösung → S. 237
Buvidal 96 mg - Depot-Injektionslösung → S. 237
Buvidal 128 mg - Depot-Injektionslösung → S. 237
Sixmo 74,2 mg - Implantat → S. 1324
Subutex 0,4 mg - Sublingualtabletten → S. 1359
Subutex 2 mg - Sublingualtabletten → S. 1359
Subutex 8 mg - Sublingualtabletten → S. 1360

N07BC02 Methadon

Methadon G.L. 10 mg/ml - Konzentrat zur Herstellung einer Lösung zum Einnehmen → S. 884
Methasan 10 mg/ml - Konzentrat zur Herstellung einer Lösung zum Einnehmen → S. 884
Methasan 2 mg/ml - Sirup → S. 884
Misyo 10 mg/ml - Konzentrat zur Herstellung einer Lösung zum Einnehmen → S. 912

N07BC03 Levacetylmethadol

N07BC04 Lofexidin

N07BC05 Levomethadon

Levomethadon G.L. 5 mg/ml - Konzentrat zur Herstellung einer Lösung zum Einnehmen → S. 810
Levo-Methasan 5 mg/ml - Konzentrat zur Herstellung einer Lösung zum Einnehmen → S. 810
Levo-Methasan 1 mg/ml - Sirup → S. 811
L-Polamidon - Lösung zur Substitution → S. 838
L-Polamidon 5 mg - Tabletten → S. 839
L-Polamidon 20 mg - Tabletten → S. 839

N07BC06 Diamorphin

N07BC51 Buprenorphin, Kombinationen

Bupensan Duo 2 mg/0,5 mg - Sublingualtabletten → S. 228
Bupensan Duo 4 mg/1 mg - Sublingualtabletten → S. 229
Bupensan Duo 8 mg/2 mg - Sublingualtabletten → S. 229
Suboxone 2 mg/0,5 mg - Sublingualfilm → S. 1359
Suboxone 4 mg/1 mg - Sublingualfilm → S. 1359
Suboxone 8 mg/2 mg - Sublingualfilm → S. 1359
Suboxone 12 mg/3 mg - Sublingualfilm → S. 1359
Suboxone 2 mg/0,5 mg - Sublingualtabletten → S. 1359
Suboxone 8 mg/2 mg - Sublingualtabletten → S. 1359
Suboxone 16 mg/4 mg - Sublingualtabletten → S. 1359
Zubsolv 0,7 mg/0,18 mg - Sublingualtabletten → S. 1612
Zubsolv 1,4 mg/0,36 mg - Sublingualtabletten → S. 1612
Zubsolv 2,9 mg/0,71 mg - Sublingualtabletten → S. 1612
Zubsolv 5,7 mg/1,4 mg - Sublingualtabletten → S. 1612
Zubsolv 8,6 mg/2,1 mg - Sublingualtabletten → S. 1612
Zubsolv 11,4 mg/2,9 mg - Sublingualtabletten → S. 1612

N07C ANTIVERTIGINOSA

N07CA Antivertiginosa

N07CA01 Betahistin

Bestin 8 mg - Pumpstoß Lösung zum Einnehmen → S. 187
Betahistin Accord 24 mg - Tabletten → S. 188
Betahistin Actavis 8 mg - Tabletten → S. 188
Betahistin Actavis 16 mg - Tabletten → S. 188
Betahistin Actavis 24 mg - Tabletten → S. 188
Betahistin Arcana 16 mg - Tabletten → S. 189
Betahistin Arcana 24 mg - Tabletten → S. 189
Betahistin Hennig 8 mg - Tabletten → S. 189
Betahistin Hennig 16 mg - Tabletten → S. 189
Betahistin Hennig 24 mg - Tabletten → S. 189
Betahistin ratiopharm 8 mg - Tabletten → S. 189
Betahistin ratiopharm 16 mg - Tabletten → S. 189
Betahistin ratiopharm 24 mg - Tabletten → S. 189
Betaserc 8 mg - Tabletten → S. 190
Betaserc 16 mg - Tabletten → S. 190
Betaserc 24 mg - Tabletten → S. 190
Serc 24 mg - Tabletten → S. 1291

N07CA02 Cinnarizin

N07CA03 Flunarizin

Sibelium 10 mg - Tabletten → S. 1302

N07CA04 Acetylleucin

N07CA52 Cinnarizin, Kombinationen

Arlevert 20 mg/40 mg - Tabletten → S. 129

N07X ANDERE MITTEL FÜR DAS NERVENSYSTEM

Klosterfrau Melissengeist - Flüssigkeit zum Einnehmen und zur Anwendung auf der Haut → S. 763

N07XA Ganglioside und Gangliosid-Derivate

Ambotonin 215,2 mg/ml - parenterale Lösung → S. 74
Cerebrolysin - parenterale Lösung → S. 285

N07XX Andere Mittel für das Nervensystem

Baldrian-Johanniskraut Diapharm - überzogene Tabletten → S. 169
Cerebrotonin - parenterale Lösung → S. 285
DiaCalm - überzogene Tabletten → S. 396
Neurapas - Filmtabletten → S. 965

N07XX01 Tirilazad

N07XX02 Riluzol

Rilutek 50 mg - Filmtabletten → S. 1235
Riluzol Aristo 50 mg - Filmtabletten → S. 1235
Riluzol PMCS 50 mg - Filmtabletten → S. 1235
Riluzol Stada 50 mg - Filmtabletten → S. 1235
Riluzol Zentiva 50 mg - Filmtabletten → S. 1235
Teglutik 5 mg/ml - Suspension zum Einnehmen → S. 1398

N07XX03 Xaliproden

N07XX04 Natriumoxybat

Natriumoxybat Kalceks 500 mg/ml - Lösung zum Einnehmen → S. 951
Xyrem 500 mg/ml - Lösung zum Einnehmen → S. 1579

N07XX05 Amifampridin

Firdapse 10 mg - Tabletten → S. 573

N07XX06 Tetrabenazin

Dystardis 25 mg - Tabletten → S. 451
Tetmodis 25 mg - Tabletten → S. 1411
Tetrabenazin Aristo 25 mg - Tabletten → S. 1411

N07XX07 Fampridin

Fampridin Accord 10 mg - Retardtabletten → S. 550
Fampyra 10 mg - Retardtabletten → S. 550

N07XX08 Tafamidis

Vyndaqel 20 mg - Weichkapseln → S. 1559
Vyndaqel 61 mg - Weichkapseln → S. 1560

N07XX10 Iaquinimod

N07XX11 Pitolisant

Wakix 4,5 mg - Filmtabletten → S. 1561
Wakix 18 mg - Filmtabletten → S. 1561

N07XX12 Patisiran

Onpattro 2 mg/ml - Konzentrat zur Herstellung einer Infusionslösung → S. 1042

N07XX13 Valbenazin

N07XX14 Edaravon

N07XX15 Inotersen

Tegsedi 284 mg - Injektionslösung in einer Fertigspritze → S. 1399

N07XX59 Dextromethorphan, Kombinationen

P ANTIPARASITÄRE MITTEL, INSEKTIZIDE UND REPELLENTIEN

P01 MITTEL GEGEN PROTOZOEN-ERKRANKUNGEN

P01A MITTEL GEGEN AMÖBEN UND ANDERE PROTOZOEN-ERKRANKUNGEN

P01AA Hydroxychinolin-Derivate

P01AA01 Broxyquinolin

P01AA02 Clioquinol

P01AA04 Chlorquinaldol

P01AA05 Tilbroquinol

P01AA52 Clioquinol, Kombinationen

P01AB Nitroimidazol-Derivate

P01AB01 Metronidazol

Anaerobex - Filmtabletten → S. 97
Metronidazol Sandoz 250 mg - Filmtabletten → S. 892
Metronidazol Sandoz 500 mg - Filmtabletten → S. 892

P01AB02 Tinidazol

P01AB03 Ornidazol

P01AB04 Azanidazol

P01AB05 Propenidazol

P01AB06 Nimorazol

P01AB07 Secnidazol

P01AB51 Metronidazol, Kombinationen

P01AC Dichloracetamid-Derivate

P01AC01 Diloxanid

P01AC02 Clefamid

P01AC03 Etofamid

P01AC04 Teclozan

P01AR Arsen-haltige Verbindungen

P01AR01 Arsthinol

P01AR02 Difetarson

P01AR03 Glycobiarsol

P01AR53 Glycobiarsol, Kombinationen

P01AX Andere Mittel gegen Amöbiasis und andere Protozoen-Erkrankungen

P01AX01 Chiniofon

P01AX02 Emetin

P01AX04 Phanquinon

P01AX05 Mepacrin

P01AX06 Atovaquon

P01AX07 Trimetrexat

P01AX08 Tenonitrozol

P01AX09 Dihydroemetin

P01AX10 Fumagillin

P01AX11 Nitazoxanid

P01AX52 Emetin, Kombinationen

P01B MALARIAMITTEL

P01BA Aminochinoline

P01BA01 Chloroquin

Resochin - Filmtabletten → S. 1219

P01BA02 Hydroxychloroquin

P01BA03 Primaquin

P01BA06 Amodiaquin

P01BA07 Tafenoquin

P01BB Biguanide

P01BB01 Proguanil

P01BB02 Cycloguanilembonat

P01BB51 Proguanil, Kombinationen

Atovaquon/Proguanilhydrochlorid Stada 250 mg/100 mg - Filmtabletten → S. 154
Malarone 250 mg/100 mg - Filmtabletten → S. 854

P01BC Methanolchinoline

P01BC01 Chinin

P01BC02 Mefloquin

Lariam 250 mg - Tabletten → S. 784

P01BD Diaminopyrimidine

P01BD01 Pyrimethamin

P01BD51 Pyrimethamin, Kombinationen

P01BE Artemisinin und Derivate, rein

P01BE01 Artemisinin

P01BE02 Artemether

P01BE03 Artesunat

P01BE04 Artemotil

P01BE05 Artenimol

P01BF Artemisinin und Derivate, Kombinationen

P01BF01 Artemether und Lumefantrin

P01BF02 Artesunate und Mefloquin

P01BF03 Artesunate und Amodiaquin

P01BF04 Artesunat, Sulfalen und Pyrimethamin

P01BF05 Artonimol und Piperaquin

Eurartesim 160 mg/20 mg - Filmtabletten → S. 531
Eurartesim 320 mg/40 mg - Filmtabletten → S. 531

P01BF06 Artesunate und Pyronaridin

P01BX Andere Malariamittel

P01BX01 Halofantrin

P01BX02 Arterolan und Piperaquin

P01C MITTEL GEGEN LEISHMANIASIS UND TRYPANOSOMIASIS

P01CA Nitroimidazol-Derivate

P01CA02 Benznidazol

P01CA03 Fexinidazol

P01CB Antimon-haltige Verbindungen

P01CB01 Megluminantimonat

P01CB02 Natriumstibogluconat

P01CC Nitrofuran-Derivate

P01CC01 Nifurtimox

P01CC02 Nitrofural

P01CD Arsen-haltige Verbindungen

P01CD01 Melarsoprol

P01CD02 Acetarsol

P01CX Andere Mittel gegen Leishmaniasis und Trypanosomiasis

P01CX01 Pentamidinisethionat

P01CX02 Suramin natrium

P01CX03 Eflornithin

P01CX04 Miltefosin

P02 ANTHELMINTIKA

P02B TREMATODENMITTEL

P02BA Chinolin-Derivate und verwandte Substanzen

P02BA01 Praziquantel

P02BA02 Oxamniquin

P02BB Organophosphat-Verbindungen

P02BB01 Metrifonat

P02BX Andere Trematodenmittel

P02BX01 Bithionol

P02BX02 Niridazol

P02BX03 Stibophen

P02BX04 Triclabendazol

P02C NEMATODENMITTEL

P02CA Benzimidazol-Derivate

P02CA01 Mebendazol

Pantelmin 100 mg - Tabletten → S. 1075

P02CA02 Tiabendazol

P02CA03 Albendazol

Eskazole 400 mg - Tabletten → S. 516

P02CA04 Ciclobendazol

P02CA05 Flubendazol

P02CA06 Fenbendazol

P02CA51 Mebendazol, Kombinationen

P02CB Piperazin und Derivate

P02CB01 Piperazin

P02CB02 Diethylcarbamazin

P02CC Tetrahydropyrimidin-Derivate

P02CC01 Pyrantel

Combantrin 250 mg - Kautabletten → S. 334
Combantrin 250 mg/5 ml - Suspension zum Einnehmen → S. 334

P02CC02 Oxantel

P02CE Imidazothiazol-Derivate

P02CE01 Levamisol

P02CF Avermektine

P02CF01 Ivermectin

Scabioral 3 mg - Tabletten → S. 1280

P02CX Andere Nematodenmittel

P02CX01 Pyrvinium

P02CX02 Bephenium

P02CX03 Moxidectin

P02D BANDWURMMITTEL

P02DA Salicylsäure-Derivate

P02DA01 Niclosamid

P02DX Andere Bandwurmmittel

P02DX01 Desaspidin

P02DX02 Dichlorophen

P03 MITTEL G. EKTOPARASITEN, INKL.ANTISCABIOSA, INSEKTIZIDE U.REPELLENTIEN

P03A MITTEL GEGEN EKTOPARASITEN, INKL. ANTISCABIOSA

P03AA Schwefel-haltige Mittel

P03AA01 Dixanthogen

P03AA02 Kaliumpolysulfid

P03AA03 Mesulfen

P03AA04 Disulfiram

P03AA05 Thiram

P03AA54 Disulfiram, Kombinationen

P03AB Chlor-haltige Mittel

P03AB01 Clofenotan

P03AB02 Lindan

P03AB51 Clofenotan, Kombinationen

P03AC Pyrethrine, inkl. synthetische Verbindungen

P03AC01 Pyrethrum

P03AC02 Bioallethrin

P03AC03 Phenothrin

P03AC04 Permethrin

InfectoScab 5% - Creme → S. 707

P03AC51 Pyrethrum, Kombinationen

P03AC52 Bioallethrin, Kombinationen

P03AC53 Phenothrin, Kombinationen

P03AC54 Permethrin, Kombinationen

P03AX Andere Mittel gegen Ektoparasiten, inkl. Antiscabiosa

P03AX01 Benzylbenzoat

P03AX02 Kupferoleat

P03AX03 Malathion

P03AX04 Quassia

P03AX05 Dimeticon

P03AX06 Benzylalkohol

P03B INSEKTIZIDE UND REPPELLENZIEN

P03BA Pyrethrine

P03BA01 Cyfluthrin

P03BA02 Cypermethrin

P03BA03 Decamethrin

P03BA04 Tetramethrin

P03BX Andere Insektizide und Repellentien

P03BX01 Diethyltoluamid

P03BX02 Dimethylphthalat

P03BX03 Dibutylphthalat

P03BX04 Dibutylsuccinat

P03BX05 Dimethylcarbat

P03BX06 Etohexadiol

R RESPIRATIONSTRAKT

R01 RHINOLOGIKA

R01A DEKONGESTIVA UND ANDERE RHINOLOGIKA ZUR TOPISCHEN ANWENDUNG

R01AA Sympathomimetika, rein

Fentrinol - Nasentropfen → S. 567

R01AA02 Cyclopentamin

R01AA03 Ephedrin

R01AA04 Phenylephrin

R01AA05 Oxymetazolin

Nasiben Baby sanft 0,01% - Dosiertropfer → S. 947
Nasiben sanft 0,025% - Nasenspray für Kleinkinder → S. 947
Nasiben sanft 0,05 % - Nasenspray → S. 947
Nasivin Classic 0,05% - Nasentropfen → S. 948
Nasivin Classic 0,05% - Spray → S. 948
Nasivin Classic sanft 0,05% - Spray → S. 948
Nasivin Kinder 0,025% - Nasentropfen → S. 948
Nasivin Kinder sanft 0,025% - Spray → S. 949
Sinuben 0,05% - Nasenspray → S. 1321
Sinusin 0,05% - Nasenspray → S. 1322
Wick SinexAloe - Nasenspray 0,5 mg/ml Lösung → S. 1563

R01AA06 Tetryzolin

R01AA07 Xylometazolin

easynasan 1 mg/ml - Nasenspray, Lösung → S. 454
easynasan junior 0,5 mg/ml - Nasenspray, Lösung → S. 454
hysan - Schnupfenspray → S. 682
Otrivin 0,1 % - Nasengel → S. 1058
Otrivin Menthol 0,1% - Nasenspray → S. 1058
Otrivin 0,05% - Nasenspray ohne Konservierungsmittel → S. 1058
Otrivin 0,1% - Nasenspray ohne Konservierungsmittel → S. 1058
Otrivin 0,05 % - Nasentropfen → S. 1059
ratioSoft 0,05% - Nasenspray → S. 1201
ratioSoft 0,1% - Nasenspray → S. 1201
Snup akut 0,05% - Nasenspray → S. 1328
Snup akut 0,1% - Nasenspray → S. 1328
Xylometazolin Rat & Tat 1 mg/ml - Nasenspray, Lösung → S. 1579
Xylometazolin Rat & Tat junior 0,5 mg/ml - Nasenspray, Lösung → S. 1579

R01AA08 Naphazolin

Coldan - Nasenspray → S. 328
Coldan - Nasentropfen → S. 329
Rhinon - Nasentropfen → S. 1231
Rhinoperd - Nasentropfen → S. 1231

R01AA09 Tramazolin

Rhinospray plus ätherische Öle - Nasenspray → S. 1231

R01AA10 Metizolin

R01AA11 Tuaminoheptan

R01AA12 Fenoxazolin

R01AA13 Tymazolin

R01AA14 Epinephrin

R01AA15 Indanazolin

R01AB Sympathomimetika, Kombinationen exkl. Corticosteroide

R01AB01 Phenylephrin

Vibrocil - Nasenspray → S. 1534
Vibrocil - Nasentropfen → S. 1534

R01AB02 Naphazolin

Coldistan - Nasentropfen → S. 329
Luuf Naphazolin compositum - Nasenspray → S. 842

R01AB03 Tetryzolin

R01AB05 Ephedrin

Coldargan - Lösung → S. 329

R01AB06 Xylometazolin

nasic - Nasenspray 10 mg/500 mg → S. 947
nasic - Nasenspray für Kinder 5 mg/500 mg → S. 947
nasic pur - Nasenspray → S. 948
nasic pur - Nasenspray für Kinder → S. 948
Otrivin Duo 0,5 mg/ml + 0,6 mg/ml - Nasenspray, Lösung → S. 1058
Otrivin plus Dexpanthenol 1 mg/ml + 50 mg/ml - Nasenspray, Lösung → S. 1058
ratioSoft plus Dexpanthenol 0,5 mg/50 mg/ml - Nasenspray → S. 1201
ratioSoft plus Dexpanthenol 1,0 mg/50 mg/ml - Nasenspray → S. 1201

R01AB07 Oxymetazolin

R01AB08 Tuaminoheptan

R01AC Antiallergika, exkl. Corticosteroide

R01AC01 Cromoglicinsäure

Allergo-Comod - Nasenspray → S. 65
Lomusol - Nasenspray → S. 829

R01AC02 Levocabastin

Levocamed 0,5 mg/ml - Nasenspray, Suspension → S. 806
Livostin - Nasenspray → S. 826

R01AC03 Azelastin

Allergodil - Nasenspray → S. 65
Allergodil mit Sucralose 1,5 mg/ml - Nasenspray → S. 65
Allergospray - Nasenspray → S. 66
Astepro 0,15 % - Nasenspray → S. 138
Azedil 1 mg/ml - Nasenspray → S. 164
Azelastin POS 1 mg/ml - Nasenspray, Lösung → S. 165
Vividrin Azelastin 1 mg/ml - Nasenspray, Lösung → S. 1548

R01AC04 Antazolin

R01AC05 Spagluminsäure

R01AC06 Thonzylamin

R01AC07 Nedocromil

R01AC08 Olopatadin

R01AC51 Cromoglicinsäure, Kombinationen

R01AD Corticosteroide

R01AD01 Beclometason

R01AD02 Prednisolon

R01AD03 Dexamethason

R01AD04 Flunisolid

R01AD05 Budesonid

R01AD06 Betamethason

R01AD07 Tixocortol

R01AD08 Fluticason

Flixonase aquosum - Nasenspray → S. 575

R01AD09 Mometason

Mometason Cipla 50 Mikrogramm/Sprühstoß - Nasenspray, Suspension → S. 917
Mometason Hexal 50 Mikrogramm/Sprühstoß - Nasenspray → S. 917
Mometason ratiopharm 50 Mikrogramm/Sprühstoß - Nasenspray, Suspension → S. 917
Nasonex aquosum - Nasenspray → S. 949

R01AD11 Triamcinolon

R01AD12 Fluticason furoat

Avamys 27,5 Mikrogramm/Sprühstoß - Nasenspray, Suspension → S. 159

R01AD13 Ciclesonid

R01AD52 Prednisolon, Kombinationen

R01AD53 Dexamethason, Kombinationen

R01AD57 Tixocortol, Kombinationen

R01AD58 Fluticason, Kombinationen

Dymista 137 Mikrogramm/50 Mikrogramm pro Sprühstoß - Nasenspray, Suspension → S. 450

R01AD59 Mometason, Kombinationen

R01AD60 Hydrocortison, Kombinationen

R01AX Andere Rhinologika

R01AX01 Calciumhexaminthiocyanat

R01AX02 Retinol

R01AX03 Ipratropium bromid

R01AX05 Ritiometan

R01AX06 Mupirocin

R01AX07 Hexamidin

R01AX08 Framycetin

R01AX09 Hyaluronsäure

R01AX10 Verschiedene

Wick - Inhalierstift → S. 1563

R01AX30 Kombinationen

Coldistop - Nasenöl → S. 330

R01B NASALE DEKONGESTIVA ZUR SYSTEMISCHEN ANWENDUNG

R01BA Sympathomimetika

R01BA01 Phenylpropanolamin

R01BA02 Pseudoephedrin

R01BA03 Phenylephrin

R01BA51 Phenylpropanolamin, Kombinationen

R01BA52 Pseudoephedrin, Kombinationen

Aerinaze 2,5 mg/120 mg - Tabletten mit veränderter Wirkstofffreisetzung → S. 46
Aspirin Complex 500 mg/30 mg - Granulat zur Herstellung einer Suspension zum Einnehmen → S. 135
Aspirin Complex - Heißgetränk 500 mg/30 mg Granulat zur Herstellung einer Suspension zum Einnehmen → S. 135
BoxaGrippal 200 mg/30 mg - Filmtabletten → S. 214
BoxaGrippal forte 400 mg/60 mg - Filmtabletten → S. 215
Clarinase 5 mg/120 mg - Retardtabletten → S. 312
Dolorflu akut 200 mg/30 mg - Filmtabletten → S. 421
Grippostad Akut ASS/Pseudoephedrinhydrochlorid 500 mg/30 mg - Granulat zur Herstellung einer Suspension zum Einnehmen → S. 643
Ibucomp 200 mg/30 mg - Filmtabletten → S. 686
Rhinogrippal akut 500 mg/30 mg - Granulat zur Herstellung einer Suspension zum Einnehmen → S. 1231
Wick DayMed Duo 200 mg/30 mg - Filmtabletten → S. 1562

R01BA53 Phenylephrin, Kombinationen

GeloProm 1000 mg/12,2 mg - Pulver zum Einnehmen → S. 622

R02 HALS- UND RACHENTHERAPEUTIKA

R02A HALS- UND RACHENTHERAPEUTIKA

R02AA ANTISEPTIKA

R02AA01 Ambazon

R02AA02 Dequalinium

dexalgin Dequadex - Halspastillen → S. 392
Tonsillol - Gurgellösung → S. 1427

R02AA03 Dichlorbenzylalkohol

R02AA05 Chlorhexidin

easyangin 5 mg/1 mg - Lutschtabletten → S. 453
easyangin lemon 5 mg/1 mg - Lutschtabletten → S. 453
easyangin - Spray zur Anwendung in der Mundhöhle → S. 453

R02AA06 Cetylpyridinium

Halset - Lutschtabletten → S. 651

R02AA09 Benzethonium

R02AA10 Myristalbenzalkonium

R02AA11 Chlorquinaldol

R02AA12 Hexylresorcinol

R02AA13 Acriflaviniumchlorid

R02AA14 Oxychinolin

R02AA15 Polyvidon-Iod

Betadona - Mund-Antiseptikum → S. 187

R02AA16 Benzalkonium

Tyrothricin "Provita" comp. - Lutschtabletten → S. 1471

R02AA17 Cetrimonium

Lemocin - Lutschtabletten → S. 792

R02AA18 Hexamidin

R02AA19 Phenol

R02AA20 Verschiedene

Coldangin - Lutschpastillen → S. 329
Dorithricin Halstabletten Classic 0,5 mg/1,0 mg/1,5 mg - Lutschtabletten → S. 425
Dorithricin Halstabletten Waldbeergeschmack 0,5 mg/1,0 mg/1,5 mg - Lutschtabletten → S. 425
neo-angin - Pastillen → S. 955
neo-angin zuckerfrei - Pastillen → S. 955
neo-angin Kirsche zuckerfrei - Pastillen → S. 955
neo-angin Salbei zuckerfrei - Pastillen → S. 955

R02AA21 Octenidin

Octenidin Cassella-med antisept 2,6 mg - Lutschtabletten → S. 1021

R02AB Antibiotika

Lemocin - Lutschtabletten → S. 792
Tyrothricin "Provita" comp. - Lutschtabletten → S. 1471

R02AB01 Neomycin

R02AB02 Tyrothricin

Dorithricin Halstabletten Classic 0,5 mg/1,0 mg/1,5 mg - Lutschtabletten → S. 425
Dorithricin Halstabletten Waldbeergeschmack 0,5 mg/1,0 mg/1,5 mg - Lutschtabletten → S. 425
Lemocin - Lutschtabletten → S. 792
Tyrothricin "Provita" comp. - Lutschtabletten → S. 1471

R02AB03 Fusafungin

R02AB04 Bacitracin

R02AB30 Gramicidin

R02AD Lokalanästhetika

Mucoangin Johannisbeere 20 mg - Lutschtabletten → S. 929
Mucoangin Mint 20 mg - Lutschtabletten → S. 929
Mucoangin Zitrone 20 mg - Lutschtabletten → S. 929

R02AD01 Benzocain

Tyrothricin "Provita" comp. - Lutschtabletten → S. 1471

R02AD02 Lidocain

easyangin 5 mg/1 mg - Lutschtabletten → S. 453
easyangin lemon 5 mg/1 mg - Lutschtabletten → S. 453
easyangin - Spray zur Anwendung in der Mundhöhle → S. 453
Lemocin - Lutschtabletten → S. 792

R02AD03 Cocain

R02AD04 Dyclonin

R02AX Andere Hals- und Rachentherapeutika

ApoTee Käsepappel → S. 108
ApoTee Salbeiblatt → S. 108
Dr. Kottas Käsepappeltee → S. 436
Dr. Kottas Salbeitee → S. 437
Sidroga Hals- und Rachentee → S. 1304
Sidroga Käsepappeltee → S. 1304

Zoreeda 25 Mikrogramm/250 Mikrogramm/Dosis - Druckgasinhalation, Suspension → S. 1610

R03AK07 Formoterol und Budesonid

BiResp Spiromax 160 Mikrogramm/4,5 Mikrogramm - Pulver zur Inhalation → S. 202
BiResp Spiromax 320 Mikrogramm/9 Mikrogramm - Pulver zur Inhalation → S. 202
Budesonid/Formoterol Teva Pharma B.V. 160 Mikrogramm/4,5 Mikrogramm - Pulver zur Inhalation → S. 227
Budesonid/Formoterol Teva Pharma B.V. 320 Mikrogramm/9 Mikrogramm - Pulver zur Inhalation → S. 227
DuoResp Spiromax 160 Mikrogramm/4,5 Mikrogramm - Pulver zur Inhalation → S. 446
DuoResp Spiromax 320 Mikrogramm/9 Mikrogramm - Pulver zur Inhalation → S. 446
Symbicort 160 Mikrogramm/4,5 Mikrogramm/Inhalation - Druckgasinhalation, Suspension → S. 1369
Symbicort mite Turbohaler 80 Mikrogramm/4,5 Mikrogramm pro Dosis - Pulver zur Inhalation → S. 1369
Symbicort Turbohaler 160 Mikrogramm/4,5 Mikrogramm pro Dosis - Pulver zur Inhalation → S. 1370
Symbicort forte Turbohaler 320 Mikrogramm/9 Mikrogramm pro Dosis - Pulver zur Inhalation → S. 1370

R03AK08 Formoterol und Beclometason

Formodual 100/6 Mikrogramm/Sprühstoß, Druckgasinhalation, Lösung → S. 590
Foster 100/6 Mikrogramm/Sprühstoß, Druckgasinhalation, Lösung → S. 596
Foster 200/6 Mikrogramm pro Sprühstoß, Druckgasinhalation, Lösung → S. 597
Foster NEXThaler 100 Mikrogramm/6 Mikrogramm pro Inhalation - Pulver zur Inhalation → S. 597
Foster NEXThaler 200 Mikrogramm/6 Mikrogramm pro Inhalation - Pulver zur Inhalation → S. 597
Foster NEXThaler 200 Mikrogramm/12 Mikrogramm pro Inhalation - Pulver zur Inhalation → S. 597

R03AK09 Formoterol und Mometason

R03AK10 Vilanterol und Fluticason furoat

Relvar Ellipta 92 Mikrogramm/22 Mikrogramm - einzeldosiertes Pulver zur Inhalation → S. 1210
Relvar Ellipta 184 Mikrogramm/22 Mikrogramm - einzeldosiertes Pulver zur Inhalation → S. 1210
Revinty Ellipta 92 Mikrogramm/22 Mikrogramm - einzeldosiertes Pulver zur Inhalation → S. 1225
Revinty Ellipta 184 Mikrogramm/22 Mikrogramm - einzeldosiertes Pulver zur Inhalation → S. 1225

R03AK11 Formoterol und Fluticason

Flutiform 50 Mikrogramm/5 Mikrogramm pro Sprühstoß Druckgasinhalation, Suspension → S. 587
Flutiform 125 Mikrogramm/5 Mikrogramm pro Sprühstoß Druckgasinhalation, Suspension → S. 587
Flutiform 250 Mikrogramm/10 Mikrogramm pro Sprühstoß Druckgasinhalation, Suspension → S. 587
flutiform k-haler 50 Mikrogramm/5 Mikrogramm pro Sprühstoß - Druckgasinhalation, Suspension → S. 587
flutiform k-haler 125 Mikrogramm/5 Mikrogramm pro Sprühstoß - Druckgasinhalation, Suspension → S. 587

R03AK12 Salmeterol und Budesonid

R03AK13 Salbutamol und Beclometason

Sabacomb 250 Mikrogramm + 100 Mikrogramm pro Sprühstoß - Druckgasinhalation, Suspension → S. 1271

R03AK14 Indacaterol und Mometason

Atectura Breezhaler 125 Mikrogramm/62,5 Mikrogramm - Hartkapseln mit Pulver zur Inhalation → S. 140
Atectura Breezhaler 125 Mikrogramm/127,5 Mikrogramm - Hartkapseln mit Pulver zur Inhalation → S. 140
Atectura Breezhaler 125 Mikrogramm/260 Mikrogramm - Hartkapseln mit Pulver zur Inhalation → S. 140
Bemrist Breezhaler 125 Mikrogramm/62,5 Mikrogramm - Hartkapseln mit Pulver zur Inhalation → S. 178
Bemrist Breezhaler 125 Mikrogramm/127,5 Mikrogramm - Hartkapseln mit Pulver zur Inhalation → S. 178
Bemrist Breezhaler 125 Mikrogramm/260 Mikrogramm - Hartkapseln mit Pulver zur Inhalation → S. 178

R03AL Sympathomim. i.Komb.m.Anticholinerg. inkl.Dreifach-Komb. m.Corticost.

R03AL01 Fenoterol und Ipratropium bromid

Berodual - Dosieraerosol → S. 185
Berodualin - Inhalationslösung → S. 186

R03AL02 Salbutamol und Ipratropium bromid

Combivent - Lösung für einen Vernebler in Einzeldosisbehältnissen → S. 335

R03AL03 Vilanterol und Umeclidinium bromid

Anoro Ellipta 55 Mikrogramm/22 Mikrogramm - einzeldosiertes Pulver zur Inhalation → S. 104
Laventair Ellipta 55 Mikrogramm/22 Mikrogramm - einzeldosiertes Pulver zur Inhalation → S. 789

R03AL04 Indacaterol und Glycopyrronium bromid

Ultibro Breezhaler 85 Mikrogramm/43 Mikrogramm - Hartkapseln mit Pulver zur Inhalation → S. 1475
Ulunar Breezhaler 85 Mikrogramm/43 Mikrogramm - Hartkapseln mit Pulver zur Inhalation → S. 1478
Xoterna Breezhaler 85 Mikrogramm/43 Mikrogramm - Hartkapseln mit Pulver zur Inhalation → S. 1575

R03AL05 Formoterol und Aclidinium bromid

Brimica Genuair 340 Mikrogramm/12 Mikrogramm - Pulver zur Inhalation → S. 219
Duaklir Genuair 340 Mikrogramm/12 Mikrogramm - Pulver zur Inhalation → S. 440

R03AL06 Olodaterol und Tiotropium bromid

Spiolto Respimat 2,5 Mikrogramm/2,5 Mikrogramm - Lösung zur Inhalation → S. 1342

R03AL07 Formoterol und Glycopyrronium bromid

Bevespi Aerosphere 7,2 Mikrogramm/5 Mikrogramm - Druckgasinhalation, Suspension → S. 192

R03AL08 Vilanterol, Umeclidinium bromid und Fluticason furoat

Elebrato Ellipta 92 Mikrogramm/55 Mikrogramm/22 Mikrogramm - einzeldosiertes Pulver zur Inhalation → S. 467
Temybric Ellipta 92 Mikrogramm/55 Mikrogramm/22 Mikrogramm - einzeldosiertes Pulver zur Inhalation → S. 1406
Trelegy Ellipta 92 Mikrogramm/55 Mikrogramm/22 Mikrogramm - einzeldosiertes Pulver zur Inhalation → S. 1448

R03AL09 Formoterol, Glycopyrronium bromid und Beclomethason

Riarify 87 Mikrogramm/5 Mikrogramm/9 Mikrogramm - Druckgasinhalation, Lösung → S. 1232
Trimbow 87 Mikrogramm/5 Mikrogramm/9 Mikrogramm - Druckgasinhalation, Lösung → S. 1453
Trydonis 87 Mikrogramm/5 Mikrogramm/9 Mikrogramm - Druckgasinhalation, Lösung → S. 1467

R03AL10 Formoterol und Tiotropium bromid

R03AL11 Formoterol, Glycopyrronium bromid und Budesonid

R03AL12 Indacaterol, Glycopyrronium bromid und Mometason

Enerzair Breezhaler 114 Mikrogramm/46 Mikrogramm/136 Mikrogramm - Hartkapseln mit Pulver zur Inhalation → S. 488
Zimbus Breezhaler 114 Mikrogramm/46 Mikrogramm/136 Mikrogramm - Hartkapseln mit Pulver zur Inhalation → S. 1597

R03B ANDERE INHALATIVE MITTEL BEI OBSTRUKTIVEN ATEMWEGSERKRANKUNGEN

R03BA Glucocorticoide

R03BA01 Beclometason

Aerocortin 50 µg - Autohaler → S. 47
Aerocortin 100 µg - Autohaler → S. 47

R03BA02 Budesonid

Budiair 0,2 mg - Dosieraerosol → S. 227
Budiair Jet 0,2 mg - Dosieraerosol → S. 227
Miflonide Breezhaler 200 Mikrogramm - Hartkapseln mit Pulver zur Inhalation → S. 901
Miflonide Breezhaler 400 Mikrogramm - Hartkapseln mit Pulver zur Inhalation → S. 901
Novolizer Budesonid Meda 200 Mikrogramm - Pulver zur Inha-

lation → S. 996
Novolizer Budesonid Meda 400 Mikrogramm - Pulver zur Inhalation → S. 996
Pulmicort 0,5 mg - Suspension zur Inhalation → S. 1165
Pulmicort 1 mg - Suspension zur Inhalation → S. 1165
Pulmicort Turbohaler 0,1 mg - Dosier-Pulverinhalator → S. 1165
Pulmicort Turbohaler 0,2 mg - Dosier-Pulverinhalator → S. 1166
Pulmicort Turbohaler 0,4 mg - Dosier-Pulverinhalator → S. 1166

R03BA03 Flunisolid

R03BA04 Betamethason

R03BA05 Fluticason

Flixotide junior 50 Mikrogramm - Dosieraerosol → S. 575
Flixotide standard 125 Mikrogramm - Dosieraerosol → S. 575
Flixotide forte 250 Mikrogramm - Dosieraerosol → S. 575
Flixotide Diskus junior 100 Mikrogramm - Pulver zur Trockeninhalation → S. 575
Flixotide Diskus standard 250 Mikrogramm - Pulver zur Trockeninhalation → S. 576
Flixotide Diskus forte 500 Mikrogramm - Pulver zur Trockeninhalation → S. 576
Fluticasonpropionat "Allen" Diskus junior 100 Mikrogramm - Pulver zur Trockeninhalation → S. 587
Fluticasonpropionat "Allen" Diskus standard 250 Mikrogramm - Pulver zur Trockeninhalation → S. 587
Fluticasonpropionat "Allen" Diskus forte 500 Mikrogramm - Pulver zur Trockeninhalation → S. 587
Fluticasonpropionat "Allen" junior 50 Mikrogramm - Dosieraerosol → S. 587
Fluticasonpropionat "Allen" standard 125 Mikrogramm - Dosieraerosol → S. 587
Fluticasonpropionat "Allen" forte 250 Mikrogramm - Dosieraerosol → S. 587

R03BA06 Triamcinolon

R03BA07 Mometason

Asmanex Twisthaler 200 Mikrogramm - Pulver zur Inhalation → S. 134
Asmanex Twisthaler 400 Mikrogramm - Pulver zur Inhalation → S. 134

R03BA08 Ciclesonid

Alvesco 80 Mikrogramm - Dosieraerosol → S. 73
Alvesco 160 Mikrogramm - Dosieraerosol → S. 73

R03BA09 Fluticason furoat

R03BB Anticholinergika

R03BB01 Ipratropium bromid

Atrovent - Dosier - Aerosol → S. 156

R03BB02 Oxitropium bromid

R03BB03 Stechapfel-haltige Zubereitungen

R03BB04 Tiotropium bromid

Braltus 10 Mikrogramm pro abgegebener Dosis - Pulver zur Inhalation, Hartkapseln → S. 215
Spiriva 18 Mikrogramm - Kapseln mit Inhalationspulver → S. 1343
Spiriva Respimat 2,5 Mikrogramm - Lösung zur Inhalation → S. 1343
Srivasso 18 Mikrogramm - Hartkapseln mit Pulver zur Inhalation → S. 1348
Tiotropium Mylan 18 Mikrogramm - Hartkapseln mit Pulver zur Inhalation → S. 1422

R03BB05 Aclidinium bromid

Bretaris Genuair 322 Mikrogramm - Pulver zur Inhalation → S. 217
Eklira Genuair 322 Mikrogramm - Pulver zur Inhalation → S. 467

R03BB06 Glycopyrronium bromid

Enurev Breezhaler 44 Mikrogramm - Hartkapseln mit Pulver zur Inhalation → S. 496
Seebri Breezhaler 44 Mikrogramm - Hartkapseln mit Pulver zur Inhalation → S. 1285
Tovanor Breezhaler 44 Mikrogramm - Hartkapseln mit Pulver zur Inhalation → S. 1433

R03BB07 Umeclidinium bromid

Incruse Ellipta 55 Mikrogramm - einzeldosiertes Pulver zur Inhalation → S. 704
Rolufta Ellipta 55 Mikrogramm - einzeldosiertes Pulver zur Inhalation → S. 1253

R03BB08 Revefenacin

R03BB54 Tiotropium bromid, Kombinationen

R03BC Antiallergika, exkl. Corticosteroide

R03BC01 Cromoglicinsäure

R03BC03 Nedocromil

Tilade - Dosieraerosol → S. 1420

R03BX Andere inhalative Mittel bei obstruktiven Atemwegserkrankungen

R03BX01 Fenspirid

R03C SYMPATHOMIMETIKA ZUR SYSTEMISCHEN ANWENDUNG

R03CA Alpha- und Beta-Adrenorezeptor-Agonisten

R03CA02 Ephedrin

R03CB Nichtselektive Beta-Adrenorezeptor-Agonisten

R03CB01 Isoprenalin

R03CB02 Methoxyphenamin

R03CB03 Orciprenalin

R03CB51 Isoprenalin, Kombinationen

R03CB53 Orciprenalin, Kombinationen

R03CC Selektive Beta2-Adrenorezeptor-Agonisten

R03CC02 Salbutamol

Sultanol - Ampullen → S. 1362
Sultanol - Saft → S. 1363

R03CC03 Terbutalin

Bricanyl 0,5 mg - Ampullen → S. 217

R03CC04 Fenoterol

R03CC05 Hexoprenalin

R03CC06 Isoetarin

R03CC07 Pirbuterol

R03CC08 Procaterol

R03CC09 Tretoquinol

R03CC10 Carbuterol

R03CC11 Tulobuterol

R03CC12 Bambuterol

Bambec 10 mg - Tabletten → S. 170

R03CC13 Clenbuterol

R03CC14 Reproterol

R03CC53 Terbutalin, Kombinationen

R03CC63 Clenbuterol und Ambroxol

R03CK Sympathomimetika u.andere Mittel bei obstruktiven Atemwegserkrankungen

R03D ANDERE MITTEL BEI OBSTRUKTIVEN ATEMWEGSERKRANKUNGEN Z.SYSTEM.ANWENDUNG

R03DA Xanthine

R03DA01 Diprophyllin

R03DA02 Cholintheophyllinat

R03DA03 Proxyphyllin

R03DA04 Theophyllin

Respicur retard 100 mg - Kapseln → S. 1219
Respicur retard 200 mg - Kapseln → S. 1219
Respicur retard 300 mg - Kapseln → S. 1219
Respicur retard 400 mg - Kapseln → S. 1219
Theospirex - Ampullen → S. 1413

R05CB16 Mannitol

Bronchitol 40 mg - Hartkapseln mit Pulver zur Inhalation → S. 223

R05D ANTITUSSIVA, EXKL. KOMBINATIONEN MIT EXPEKTORANZIEN

Tussiplant - Sirup → S. 1469

R05DA Opium-Alkaloide und Derivate

Paracodin - Tabletten → S. 1081
Paracodin - Tropfen → S. 1081

R05DA01 Ethylmorphin

R05DA03 Hydrocodon

R05DA04 Codein

R05DA05 Opium-Alkaloide mit Morphin

R05DA06 Normethadon

R05DA07 Noscapin

R05DA08 Pholcodin

R05DA09 Dextromethorphan

easybronchial Stop forte 3 mg/ml - Sirup → S. 453
easybronchial Stop Junior 1,5 mg/ml - Sirup → S. 453
Tussastopp - Lösung zum Einnehmen → S. 1468
Wick Formel 44 Husten-Pastillen mit Honig 7,33 mg → S. 1562
Wick Formel 44 Hustenstiller - Sirup 20 mg/15 ml → S. 1562
Wick Formel 44 Hustenstiller - Sirup mit Honig 20 mg/15 ml → S. 1563

R05DA10 Thebacon

R05DA11 Dimemorfan

R05DA12 Acetyldihydrocodein

R05DA20 Kombinationen

R05DB Andere Antitussiva

Belivair Plantago - Sirup → S. 176
Bronchostop - Erkältungs- und Hustensaft → S. 223
Bronchostop - Erkältungssaft → S. 223
Klosterfrau Spitzwegerich - Hustensaft → S. 764
Klosterfrau Thymian Isländisch Moos - Hustensaft → S. 764

R05DB01 Benzonatat

R05DB02 Benproperin

R05DB03 Clobutinol

R05DB04 Isoaminil

R05DB05 Pentoxyverin

Silomat 2,13 mg/ml - Lösung zum Einnehmen → S. 1311

R05DB07 Oxolamin

R05DB09 Oxeladin

R05DB10 Clofedanol

R05DB11 Pipazetat

R05DB12 Bibenzoniumbromid

R05DB13 Butamirat

R05DB14 Fedrilat

R05DB15 Zipeprol

R05DB16 Dibunat

R05DB17 Droxypropin

R05DB18 Prenoxdiazin

R05DB19 Dropropizin

R05DB20 Kombinationen

R05DB21 Cloperastin

R05DB22 Meprotixol

R05DB23 Piperidion

R05DB24 Tipepidin

R05DB25 Morclofon

R05DB26 Nepinalon

R05DB27 Levodropropizin

R05DB28 Dimethoxanat

R05F ANTITUSSIVA UND EXPEKTORANZIEN, KOMBINATIONEN

R05FA Opium-Derivate und Expektoranzien

R05FA01 Opium-Derivate und Mukolytika

R05FA02 Opium Derivate und Expektoranzien

Resyl mit Codein - Tropfen → S. 1221
Tuscalman - Hustensirup → S. 1468

R05FB Andere Antitussiva und Expektoranzien

Hustensaft - Weleda → S. 675

R05FB01 Antitussiva und Mukolytika

R05FB02 Antitussiva und Expektoranzien

Jutussin - Hustensaft → S. 745

R05X ANDERE PRÄPARATE GEGEN ERKÄLTUNGSKRANKHEITEN

Aspirin Complex 500 mg/30 mg - Granulat zur Herstellung einer Suspension zum Einnehmen → S. 135
Aspirin Complex - Heißgetränk 500 mg/30 mg Granulat zur Herstellung einer Suspension zum Einnehmen → S. 135
Baby Luuf ätherische Öle - Balsam → S. 168
BoxaGrippal 200 mg/30 mg - Filmtabletten → S. 214
BoxaGrippal forte 400 mg/60 mg - Filmtabletten → S. 215
China-Öl - Tropfen → S. 291
Dolorflu akut 200 mg/30 mg - Filmtabletten → S. 421
Dr. Kottas Grippe-Erkältungstee → S. 436
GeloProm 1000 mg/12,2 mg - Pulver zum Einnehmen → S. 622
Grippostad Akut ASS/Pseudoephedrinhydrochlorid 500 mg/30 mg - Granulat zur Herstellung einer Suspension zum Einnehmen → S. 643
Grippostad C - Kapseln → S. 644
Grippostad C forte - Granulat zur Herstellung einer Lösung zum Einnehmen → S. 644
Humexphyto Erkältung Echinacea - Filmtabletten → S. 671
Ibucomp 200 mg/30 mg - Filmtabletten → S. 686
Influbene Erkältungsgetränk - Pulver zur Herstellung einer Lösung zum Einnehmen → S. 709
Japanisches Minzöl "Klosterfrau" → S. 740
Kaloba 20 mg - Filmtabletten → S. 748
Kaloba - Sirup → S. 748
Kaloba - Tropfen zum Einnehmen, Lösung → S. 748
Kinder Luuf - Balsam → S. 759
Luuf ätherische Öle - Balsam → S. 842
Osa Grippalsirup mit Vitamin C → S. 1051
Pelargonium Phytopharm - Sirup → S. 1089
Pelargonium Schwabe 20 mg - Filmtabletten → S. 1089
Pelargonium Schwabe - Tropfen zum Einnehmen, Lösung → S. 1089
Rhinogrippal akut 500 mg/30 mg - Granulat zur Herstellung einer Suspension zum Einnehmen → S. 1231
Scottopect - Gelee → S. 1282
Sidroga Erkältungstee → S. 1303
Sidroga Extrakt Husten- & Bronchialtee - Teeaufgusspulver → S. 1304
Sidroga Grippetee → S. 1304
Sidroga Husten- und Bronchialtee → S. 1304
Sidroga Hustenlösender Bronchialtee → S. 1304
Sinupret intens - überzogene Tablette → S. 1322
Tussimont - Hustensaft mit Thymian und Senegawurzel → S. 1468
Wick DayMed Duo 200 mg/30 mg - Filmtabletten → S. 1562
Wick VapoRub - Salbe → S. 1563

R06 ANTIHISTAMINIKA ZUR SYSTEMISCHEN ANWENDUNG

R06A ANTIHISTAMINIKA ZUR SYSTEMISCHEN ANWENDUNG

R06AA Aminoalkylether

R06AA01 Bromazin

R06AA02 Diphenhydramin

Dibondrin - Ampullen → S. 398
Dibondrin - Dragees → S. 398
Dibondrin - liquid → S. 398
Noctor 50 mg - Dragees → S. 986

R06AX19 Azelastin
Allergodil - Filmtabletten → S. 65

R06AX21 Tritoqualin

R06AX22 Ebastin
Kestine 20 mg - Filmtabletten → S. 755

R06AX23 Pimethixen

R06AX24 Epinastin

R06AX25 Mizolastin

R06AX26 Fexofenadin
Allegra 120 mg - Filmtabletten → S. 65

R06AX27 Desloratadin
Aerinaze 2,5 mg/120 mg - Tabletten mit veränderter Wirkstofffreisetzung → S. 46
Aerius 5 mg - Filmtabletten → S. 46
Aerius 0,5 mg/ml - Lösung zum Einnehmen → S. 47
Aerius 2,5 mg - Schmelztabletten → S. 47
Aerius 5 mg - Schmelztabletten → S. 47
Azomyr 5 mg - Filmtabletten → S. 167
Azomyr 0,5 mg/ml - Lösung zum Einnehmen → S. 167
Azomyr 2,5 mg - Schmelztabletten → S. 167
Azomyr 5 mg - Schmelztabletten → S. 167
Dasselta 5 mg - Filmtabletten → S. 375
Desloraderm 5 mg - Filmtabletten → S. 388
Desloraderm 0,5 mg/ml - Lösung zum Einnehmen → S. 388
Desloratadin Actavis 5 mg - Filmtabletten → S. 388
Desloratadin Aristo 5 mg - Filmtabletten → S. 388
Desloratadin Aristo 0,5 mg/ml - Lösung zum Einnehmen → S. 388
Desloratadin Genericon 5 mg - Filmtabletten → S. 388
Desloratadin +pharma 5 mg - Filmtabletten → S. 388
Desloratadin Sandoz 5 mg - Filmtabletten → S. 388
Desloratadin Stada 5 mg - Filmtabletten → S. 388
Desloratadine ratiopharm 5 mg - Filmtabletten → S. 389
Desloratadine Teva 5 mg - Filmtabletten → S. 389
Neoclarityn 5 mg - Filmtabletten → S. 956
Neoclarityn 0,5 mg/ml - Lösung zum Einnehmen → S. 956
Neoclarityn 2,5 mg - Schmelztabletten → S. 956
Neoclarityn 5 mg - Schmelztabletten → S. 956

R06AX28 Rupatadin
Rupafin 1 mg/ml - Lösung zum Einnehmen → S. 1268
Rupafin 10 mg - Tabletten → S. 1268

R06AX29 Bilastin
Nasitop 20 mg - Tabletten → S. 948

R06AX31 Quifenadin

R06AX32 Sequifenadin

R06AX53 Thenalidin, Kombinationen

R06AX58 Pyrrobutamin, Kombinationen

R07 ANDERE MITTEL FÜR DEN RESPIRATIONSTRAKT

R07A ANDERE MITTEL FÜR DEN RESPIRATIONSTRAKT
Dr. Kottas Kamillenblütentee → S. 436
Sidroga Kamillenblütentee → S. 1305

R07AA Surfactant-Präparate

R07AA01 Colfoscerilpalmitat

R07AA02 Natürliche Phospholipide
Alveofact 45 mg/ml - Pulver und Lösungsmittel zur Herstellung einer Suspension → S. 73
Curosurf 120 mg - Suspension zur endotracheopulmonalen Instillation → S. 355
Curosurf 240 mg - Suspension zur endotracheopulmonalen Instillation → S. 355

R07AA30 Kombinationen

R07AB Atemstimulanzien

R07AB01 Doxapram

R07AB02 Nikethamid

R07AB03 Pentetrazol

R07AB04 Etamivan

R07AB05 Bemegrid

R07AB06 Prethcamid

R07AB07 Almitrin

R07AB08 Dimeflin

R07AB09 Mepixanox

R07AB52 Nikethamid, Kombinationen

R07AB53 Pentetrazol, Kombinationen

R07AX Andere Mittel für den Respirationstrakt
ApoTee Kamillenblüte → S. 108

R07AX01 Stickoxid
INOmax 400 ppm mol/mol - Inhalationsgas → S. 714
INOmax 800 ppm mol/mol - Inhalationsgas → S. 714
Neophyr 225 ppm mol/mol - Gas zur medizinischen Anwendung, druckverdichtet → S. 958
Neophyr 450 ppm mol/mol - Gas zur medizinischen Anwendung, druckverdichtet → S. 958
Neophyr 1000 ppm mol/mol - Gas zur medizinischen Anwendung, druckverdichtet → S. 958
Stickstoffmonoxid Messer 800 ppm (V/V) - Gas zur medizinischen Anwendung, druckverdichtet → S. 1354
VasoKINOX 450 ppm mol/mol - Gas zur medizinischen Anwendung, druckverdichtet → S. 1504
VasoKINOX 800 ppm mol/mol - Gas zur medizinischen Anwendung, druckverdichtet → S. 1504

R07AX02 Ivacaftor
Kalydeco 75 mg - Filmtabletten → S. 748
Kalydeco 150 mg - Filmtabletten → S. 749
Kalydeco 25 mg - Granulat im Beutel → S. 749
Kalydeco 50 mg - Granulat im Beutel → S. 749
Kalydeco 75 mg - Granulat im Beutel → S. 749

R07AX30 Ivacaftor und Lumacaftor
Orkambi 100 mg/125 mg - Filmtabletten → S. 1050
Orkambi 200 mg/125 mg - Filmtabletten → S. 1051
Orkambi 100 mg/125 mg - Granulat im Beutel → S. 1051
Orkambi 150 mg/188 mg - Granulat im Beutel → S. 1051

R07AX31 Ivacaftor und Tezacaftor
Symkevi 50 mg/75 mg - Filmtabletten → S. 1371
Symkevi 100 mg/150 mg - Filmtabletten → S. 1371

R07AX32 Ivacaftor, Tezacaftor und Elexacaftor
Kaftrio 75 mg/50 mg/100 mg - Filmtabletten → S. 746

S SINNESORGANE

S01 OPHTHALMOLOGIKA

S01A ANTIINFEKTIVA

S01AA Antibiotika

S01AA01 Chloramphenicol
Chloramphenicol "Agepha" 1% - Augensalbe → S. 291
Halomycetin - Augensalbe → S. 651

S01AA02 Chlortetracyclin

S01AA03 Neomycin

S01AA04 Oxytetracyclin

S01AA05 Tyrothricin

S01AA07 Framycetin

S01AA09 Tetracyclin

S01AA10 Natamycin

S01AA11 Gentamicin
Gentax - Augensalbe → S. 625
Gentax - Augentropfen → S. 625

S01AA12 Tobramycin
Tobrex - Augensalbe → S. 1424
Tobrex - Augentropfen → S. 1424

S01AA13 Fusidinsäure
Fucithalmic - Augengel → S. 604

S01AA14 Benzylpenicillin
S01AA15 Dihydrostreptomycin
S01AA16 Rifamycin
S01AA17 Erythromycin
S01AA18 Polymyxin B
S01AA19 Ampicillin
S01AA20 Antibiotika in Kombination mit anderen Mitteln
S01AA21 Amikacin
S01AA22 Micronomicin
S01AA23 Netilmicin
S01AA24 Kanamycin
S01AA25 Azidamfenicol
S01AA26 Azithromycin
Azyter 15 mg/g - Augentropfen im Einzeldosisbehältnis → S. 167

S01AA27 Cefuroxim
Aprokam 50 mg - Pulver zur Herstellung einer Injektionslösung → S. 116
Ximaract 50 mg - Pulver zur Herstellung einer Injektionslösung → S. 1573

S01AA28 Vancomycin
S01AA30 Kombinationen von Antibiotika
S01AB Sulfonamide
S01AB01 Sulfamethizol
S01AB02 Sulfafurazol
S01AB03 Sulfadicramid
S01AB04 Sulfacetamid
S01AB05 Sulfafenazol
S01AD Antivirale Mittel
S01AD01 Idoxuridin
S01AD02 Trifluridin
S01AD03 Aciclovir
Xorox 30 mg/g - Augensalbe → S. 1575
Zovirax 3% - Augensalbe → S. 1610

S01AD05 Interferon
S01AD06 Vidarabin
S01AD07 Famciclovir
S01AD08 Formivirsen
S01AD09 Ganciclovir
S01AE Fluorchinolone
S01AE01 Ofloxacin
Floxal 3 mg/g - Augensalbe → S. 578
Floxal - Augentropfen → S. 578
Ofloxacin Stulln 3 mg/ml - Augentropfen → S. 1024
Ofloxacin Stulln 3 mg/ml - Augentropfen im Einzeldosisbehältnis → S. 1024
Ofloxa-Vision 3 mg/g - Augensalbe → S. 1024
Ofloxa-Vision sine 3 mg/ml - Augentropfen, Lösung im Einzeldosisbehältnis → S. 1024
VisioFlox 3 mg/g - Augensalbe → S. 1545

S01AE02 Norfloxacin
Zoroxin - Augentropfen → S. 1610

S01AE03 Ciprofloxacin
Ciloxan - Augensalbe → S. 295
Ciloxan - Augentropfen → S. 296

S01AE04 Lomefloxacin

S01AE05 Levofloxacin
Oftaquix 5 mg/ml - Augentropfen, Lösung → S. 1024

S01AE06 Gatifloxacin
S01AE07 Moxifloxacin
Moxifloxacin Micro Labs 5 mg/ml - Augentropfen, Lösung → S. 927

S01AE08 Besifloxacin
S01AX Andere Antiinfektiva
S01AX01 Quecksilber-haltige Verbindungen
S01AX02 Silber-haltige Verbindungen
S01AX03 Zink-haltige Verbindungen
S01AX04 Nitrofural
S01AX05 Bibrocathol
S01AX06 Resorcin
S01AX07 Natriumborat
S01AX08 Hexamidin
S01AX09 Chlorhexidin
S01AX10 Natriumpropionat
S01AX14 Dibrompropamidin
S01AX15 Propamidin
S01AX16 Picloxydin
S01AX18 Povidon-Iod

S01B ANTIPHLOGISTIKA

S01BA Corticosteroide, rein
S01BA01 Dexamethason
Dexagel 0,985 mg/g - Augengel → S. 391
Dexamethason NewLine Pharma 1,5 mg/ml - Augentropfen, Lösung → S. 393
Monodex 1 mg/ml - Augentropfen im Einzeldosisbehältnis → S. 918
Ozurdex 700 Mikrogramm - intravitreales Implantat in einem Applikator → S. 1068

S01BA02 Hydrocortison
Softacort 3,35 mg/ml - Augentropfen, Lösung im Einzeldosisbehältnis → S. 1328

S01BA03 Cortison
S01BA04 Prednisolon
Prednifluid 10 mg/ml - Augentropfensuspension → S. 1130
Ultracortenol 0,5% - Augensalbe → S. 1477
Ultracortenol 0,5% - Augentropfen → S. 1477

S01BA05 Triamcinolon
S01BA06 Betamethason
S01BA07 Fluorometholon
S01BA08 Medryson
S01BA09 Clobetason
S01BA10 Alclometason
S01BA11 Desonid
S01BA12 Formocortal
S01BA13 Rimexolon
S01BA14 Loteprednol
Lotemax 0,5% - Augentropfensuspension → S. 836

S01BA15 Fluocinolonacetonid
Iluvien 190 Mikrogramm - intravitreales Implantat im Applikator → S. 693

S01BB Corticosteroide und Mydriatika in Kombination
S01BB01 Hydrocortison und Mydriatika
S01BB02 Prednisolon und Mydriatika

S01BB03 Fluorometholon und Mydriatika

S01BB04 Betamethason und Mydriatika

S01BC Nichtsteroidale Antiphlogistika

S01BC01 Indometacin

S01BC02 Oxyphenbutazon

S01BC03 Diclofenac

Diclo-Vision sine 1 mg/ml - Augentropfen, Lösung im Einzeldosisbehältnis → S. 405
Voltaren Ophtha 1 mg/ml - Augentropfen → S. 1554
Voltaren Ophtha 1 mg/ml - Einmalaugentropfen → S. 1554
Voltaren Ophtha Abak 1 mg/ml - Augentropfen → S. 1554

S01BC04 Flurbiprofen

S01BC05 Ketorolac

Acular 0,5% - Augentropfen → S. 34
Ketorolac Micro Labs 5 mg/ml - Augentropfen, Lösung → S. 757
KetoVision 5 mg/ml - Augentropfen, Lösung → S. 757

S01BC06 Piroxicam

S01BC07 Bendazac

S01BC08 Salicylsäure

S01BC09 Pranoprofen

S01BC10 Nepafenac

Nevanac 1 mg/ml - Augentropfensuspension → S. 968
Nevanac 3 mg/ml - Augentropfensuspension → S. 968

S01BC11 Bromfenac

Yellox 0,9 mg/ml - Augentropfen, Lösung → S. 1582

S01C ANTIPHLOGISTIKA UND ANTIINFEKTIVA IN KOMBINATION

S01CA Corticosteroide und Antiinfektiva in Kombination

S01CA01 Dexamethason und Antiinfektiva

Dexagenta - POS - Augensalbe → S. 391
Dexagenta - POS - Augentropfen → S. 391
Tobradex - Augensalbe → S. 1423
Tobradex - Augentropfen → S. 1424

S01CA02 Prednisolon und Antiinfektiva

S01CA03 Hydrocortison und Antiinfektiva

Hydoftal 1,5% - Augensalbe → S. 677

S01CA04 Fluocortolon und Antiinfektiva

S01CA05 Betamethason und Antiinfektiva

S01CA06 Fludrocortison und Antiinfektiva

S01CA07 Fluorometholon und Antiinfektiva

S01CA08 Methylprednisolon und Antiinfektiva

S01CA09 Chlorprednison und Antiinfektiva

S01CA10 Fluocinolonacetonid und Antiinfektiva

S01CA11 Clobetason und Antiinfektiva

S01CB Corticosteroide/Antiinfektiva/Mydriatika in Kombination

S01CB01 Dexamethason

S01CB02 Prednisolon

S01CB03 Hydrocortison

S01CB04 Betamethason

S01CB05 Fluorometholon

S01CC Nichtsteroidale Antiphlogistika und Antiinfektiva in Kombination

S01CC01 Diclofenac und Antiinfektiva

S01CC02 Indometacin und Anfiinfektiva

S01E GLAUKOMMITTEL UND MIOTIKA

S01EA Sympathomimetika in der Glaukomtherapie

S01EA01 Epinephrin

S01EA02 Dipivefrin

S01EA03 Apraclonidin

Iopidine 0,5% - Augentropfen → S. 723

S01EA04 Clonidin

S01EA05 Brimonidin

Alphagan 0,2% - Augentropfen → S. 69
Alpha-Vision sine 2 mg/ml - Augentropfen, Lösung im Einzeldosisbehältnis → S. 69
Brimogen 2 mg/ml - Augentropfen, Lösung → S. 219
Brimonidin Arcana 2 mg/ml - Augentropfen → S. 219
Brimonidin sine Omni Vision 2 mg/ml - Augentropfen, Lösung im Einzeldosisbehältnis → S. 219
Brimonidin Stulln sine 2 mg/ml - Augentropfen, Lösung im Einzeldosisbehältnis → S. 220

S01EA51 Epinephrin, Kombinationen

S01EB Parasympathomimetika

S01EB01 Pilocarpin

Pilocarpin "Agepha" 1% - Augensalbe → S. 1108
Pilocarpin "Agepha" 2% - Augensalbe → S. 1108
Pilocarpin Puroptal - Augentropfen 1% → S. 1108
Pilocarpin Puroptal - Augentropfen 2% → S. 1109

S01EB02 Carbachol

S01EB03 Ecothiopat

S01EB04 Demecarium

S01EB05 Physostigmin

S01EB06 Neostigmin

S01EB07 Fluostigmin

S01EB08 Aceclidin

S01EB09 Acetylcholin

S01EB10 Paraoxon

S01EB51 Pilocarpin, Kombinationen

S01EB58 Aceclidin, Kombinationen

S01EC Carboanhydrasehemmer

S01EC01 Acetazolamid

Acetazolamid "Agepha" 250 mg - Tabletten → S. 25
Diamox 500 mg - Durchstechflaschen mit Pulver zur Herstellung einer Injektionslösung → S. 396
Diamox 250 mg - Tabletten → S. 396

S01EC02 Diclofenamid

S01EC03 Dorzolamid

Dorlazept 20 mg/ml - Augentropfen, Lösung → S. 426
Dorzo-Vision 20 mg/ml - Augentropfen → S. 426
Dorzo-Vision sine 20 mg/ml Augentropfen - Lösung im Einzeldosisbehältnis → S. 426
Dorzolamid Actavis 20 mg/ml - Augentropfen → S. 427
Dorzolamid Bausch & Lomb 20 mg/ml - Augentropfen → S. 427
Dorzolamid Micro Labs 20 mg/ml - Augentropfen, Lösung → S. 427
Trusopt 20 mg/ml - Augentropfen, Lösung → S. 1465

S01EC04 Brinzolamid

Azopt 10 mg/ml - Augentropfensuspension → S. 167
Brinzolamid Azad 10 mg/ml - Augentropfensuspension → S. 221
Brinzolamid Sandoz 10 mg/ml - Augentropfensuspension → S. 221
Brinzolamid Stada 10 mg/ml - Augentropfensuspension → S. 221
Brinzo-Vision 10 mg/ml - Augentropfensuspension → S. 221

S01EC05 Methazolamid

S01EC54 Brinzolamid, Kombinationen

Simbrinza 10 mg/ml + 2 mg/ml - Augentropfensuspension → S. 1312

S01ED Beta-Adrenorezeptor-Antagonisten

S01ED01 Timolol

Eyopto 2,5 mg/ml - Augentropfen, Lösung → S. 543
Eyopto 5 mg/ml - Augentropfen, Lösung → S. 543
Timoftal 0,25% - Augentropfen → S. 1421
Timoftal 0,5% - Augentropfen → S. 1422
Timolol Micro Labs 2,5 mg/ml - Augentropfen, Lösung → S. 1422
Timolol Micro Labs 5 mg/ml - Augentropfen, Lösung → S. 1422
Timolol "Novartis" 0,5% - Augentropfen → S. 1422
Timophtal 0,5% sine - Einmalaugentropfen → S. 1422
Timoptic 0,5% - Augentropfen → S. 1422

S01ED02 Betaxolol

Betoptic S - Augensuspension → S. 192

S01ED03 Levobunolol

Vistagan Liquifilm unkonserviert 0,5% - Augentropfen → S. 1545

S01ED04 Metipranolol

S01ED05 Carteolol

S01ED06 Befunolol

S01ED51 Timolol, Kombinationen

Akistan Duo 50 Mikrogramm/ml + 5 mg/ml - Augentropfen, Lösung → S. 54
Azarga 10 mg/ml+5 mg/ml - Augentropfensuspension → S. 164
BimaTim-Vision sine 0,3 mg/ml + 5 mg/ml - Augentropfen, Lösung im Einzeldosisbehältnis → S. 196
BimaTim-Vision 0,3 mg/ml + 5 mg/ml - Augentropfen, Lösung → S. 196
Bimatoprost/Timolol Stada 0,3 mg/ml + 5 mg/ml - Augentropfen, Lösung → S. 196
Combigan 2 mg/ml + 5 mg/ml - Augentropfen → S. 334
Cosopt 20 mg/ml + 5 mg/ml - Augentropfen, Lösung → S. 348
Cosopt sine 20 mg/ml + 5 mg/ml - Augentropfen, Lösung im Einzeldosisbehältnis → S. 348
Cosopt sine multidose 20 mg/ml + 5 mg/ml - Augentropfen, Lösung → S. 348
Dorzastad 20 mg/ml + 5 mg/ml - Augentropfen → S. 426
DorzoComp-Vision 20 mg/ml + 5 mg/ml - Augentropfen, Lösung → S. 426
DorzoComp-Vision sine 20 mg/ml + 5 mg/ml - Augentropfen, Lösung im Einzeldosisbehältnis → S. 427
Dorzolamid + Timolol 1A Pharma 20 mg/ml + 5 mg/ml - Augentropfen, Lösung → S. 427
Dorzolamid + Timolol Arcana 20 mg/ml + 5 mg/ml - Augentropfen → S. 427
Dorzolamid + Timolol Bausch & Lomb 20 mg/ml + 5 mg/ml - Augentropfen → S. 427
Dorzolamid + Timolol Pharma Stulln 20 mg/ml + 5 mg/ml - Augentropfen, Lösung → S. 427
Dorzolamid + Timolol Pharma Stulln sine 20 mg/ml + 5 mg/ml - Augentropfen, Lösung im Einzeldosisbehältnis → S. 427
Dorzolamid + Timolol Stulln 20 mg/ml + 5 mg/ml - Augentropfen, Lösung → S. 427
Dorzolamid + Timolol Stulln sine 20 mg/ml + 5 mg/ml - Augentropfen, Lösung im Einzeldosisbehältnis → S. 427
Duokopt 20 mg/ml + 5 mg/ml - Augentropfen, Lösung → S. 446
DuoTrav 40 Mikrogramm/ml + 5 mg/ml - Augentropfen, Lösung → S. 446
Fixapost 50 Mikrogramm/ml + 5 mg/ml - Augentropfen, Lösung im Einzeldosisbehältnis → S. 573
Ganfort 0,3 mg/ml + 5 mg/ml - Augentropfen → S. 617
Ganfort 0,3 mg/ml + 5 mg/ml - Augentropfen, im Einzeldosisbehältnis → S. 617
Jokath 40 Mikrogramm/ml + 5 mg/ml - Augentropfen, Lösung → S. 743
Kivizidiale 40 Mikrogramm/ml + 5 mg/ml - Augentropfen, Lösung → S. 761
Latanoprost comp ratiopharm 50 Mikrogramm/ml und 5 mg/ml - Augentropfen → S. 788
Latanoprost/Timolol Pfizer 50 Mikrogramm/ml + 5 mg/ml - Augentropfen → S. 788
Latanoprost/Timolol Pharmathen 50 Mikrogramm/ml + 5 mg/ml - Augentropfen, Lösung → S. 788
Latanoprost/Timolol Stada 50 Mikrogramm/ml + 5 mg/ml - Augentropfen → S. 788
LatanoTim-Vision 50 Mikrogramm/ml + 5 mg/ml - Augentropfen, Lösung → S. 788
Taptiqom 15 Mikrogramm/ml + 5 mg/ml - Augentropfen, Lösung im Einzeldosisbehältnis → S. 1390
Travoprost/Timolol OmniVision 40 Mikrogramm/ml + 5 mg/ml - Augentropfen, Lösung → S. 1448
Vizilatan Duo 0,05 mg/ml + 5 mg/ml - Augentropfen, Lösung → S. 1549
Vizimaco 0,3 mg/ml + 5 mg/ml - Augentropfen, Lösung → S. 1549
Xalacom 50 Mikrogramm/ml + 5 mg/ml - Augentropfen → S. 1565

S01ED52 Betaxolol, Kombinationen

S01ED54 Metipranolol, Kombinationen

S01ED55 Carteolol, Kombinationen

S01EE Prostaglandinanaloga

S01EE01 Latanoprost

Akistan 50 Mikrogramm/ml - Augentropfen → S. 54
Latacris 50 Mikrogramm/ml - Augentropfen → S. 787
Latanoprost Agepha 50 Mikrogramm/ml - Augentropfen → S. 788
Latanoprost Pfizer 50 Mikrogramm/ml - Augentropfen → S. 788
Latanoprost Sandoz 50 Mikrogramm/ml - Augentropfen → S. 788
Latanoprost Stada 50 Mikrogramm/ml - Augentropfen → S. 788
Latanoprost Unimed Pharma 50 Mikrogramm/ml - Augentropfen → S. 788
Latano-Vision 50 Mikrogramm/ml - Augentropfen, Lösung → S. 789
Monopost 50 Mikrogramm/ml - Augentropfen im Einzeldosisbehältnis → S. 919
Monopost 50 Mikrogramm/ml - Augentropfen, Lösung → S. 919
Vizilatan 0,05 mg/ml - Augentropfen, Lösung → S. 1549
Xalatan 50 Mikrogramm/ml - Augentropfen → S. 1565

S01EE02 Unoproston

S01EE03 Bimatoprost

Bimatoprost Sandoz 100 Mikrogramm/ml - Augentropfen → S. 196
Bimatoprost Sandoz 300 Mikrogramm/ml - Augentropfen → S. 196
Bimatoprost Stada 100 Mikrogramm/ml - Augentropfen → S. 196
Bimato-Vision 100 Mikrogramm/ml - Augentropfen, Lösung → S. 196
Bimato-Vision 300 Mikrogramm/ml - Augentropfen, Lösung → S. 196
Bima-Vision sine 300 Mikrogramm/ml - Augentropfen, Lösung im Einzeldosisbehältnis → S. 196
Lumigan 0,1 mg/ml - Augentropfen → S. 840
Lumigan 0,3 mg/ml - Augentropfen → S. 840
Lumigan 0,3 mg/ml - Augentropfen, im Einzeldosisbehältnis → S. 840

S01EE04 Travoprost

Fredomat 40 mg Mikrogramm/ml - Augentropfen → S. 600
Izba 30 Mikrogramm/ml - Augentropfen, Lösung → S. 737
Travatan 40 Mikrogramm/ml - Augentropfen → S. 1447
Travoprost Stada 40 Mikrogramm/ml - Augentropfen → S. 1447
Vizitrav 40 Mikrogramm/ml - Augentropfen, Lösung → S. 1549

S01EE05 Tafluprost

Saflutan 15 Mikrogramm/ml - Augentropfen im Einzeldosisbehältnis → S. 1271
Saflutan 15 Mikrogramm/ml - Augentropfen, Lösung → S. 1271

S01EE06 Latanoprosten bunod

S01EE51 Latanoprost und Netarsudil

S01EX Andere Glaukommittel

S01EX01 Guanethidin

S01EX02 Dapiprazol

S01EX05 Netarsudil

Rhokiinsa 200 Mikrogramm/ml - Augentropfen, Lösung → S. 1231

S01EX06 Omidenepag

S01F MYDRIATIKA UND ZYKLOPLEGIKA

S01FA Anticholinergika

S01FA01 Atropin

S01FA02 Scopolamin

S01FA03 Methylscopolamin

S01FA04 Cyclopentolat

Cyclopentolat 1% "Thilo" - Augentropfen → S. 358

S01FA05 Homatropin

S01FA06 Tropicamid

Mydriaticum "Agepha" 0,5% - Augentropfen → S. 939

S01FA54 Cyclopentolat, Kombinationen

S01FA56 Tropicamid, Kombinationen

Mydrane 0,2 mg/ml + 3,1 mg/ml + 10 mg/ml - Injektionslösung → S. 938
Mydriasert 0,28 mg/5,4 mg - Augeninsert → S. 939

S01FB Sympathomimetika, exkl. Glaukommittel

S01FB01 Phenylephrin

S01FB02 Ephedrin

S01FB03 Ibopamin

S01FB51 Phenylephrin und Ketorolac

Omidria 10 mg/ml + 3 mg/ml - Konzentrat zur Herstellung einer intraokularen Anwendung → S. 1038

S01G DEKONGESTIVA UND ANTIALLERGIKA

S01GA Sympathomimetika als Dekongestiva

S01GA01 Naphazolin

Aconex 0,1% - Augentropfen → S. 29
Coldan - Augentropfen → S. 328
Coldophthal - Augentropfen → S. 330

S01GA02 Tetryzolin

S01GA03 Xylometazolin

S01GA04 Oxymetazolin

S01GA05 Phenylephrin

Visadron - Augentropfen → S. 1545

S01GA06 Oxedrin

S01GA07 Brimonidin

S01GA51 Naphazolin, Kombinationen

Coldistan - Augentropfen → S. 329
Ophthaguttal "Agepha" - Augentropfen → S. 1044

S01GA52 Tetryzolin, Kombinationen

S01GA53 Xylometazolin, Kombinationen

S01GA55 Phenylephrin, Kombinationen

S01GA56 Oxedrin, Kombinationen

S01GX Andere Antiallergika

S01GX01 Cromoglicinsäure

Allergo-Comod - Augentropfen → S. 65
Lomusol - Augentropfen → S. 829
Natriumcromoglicat Micro Labs 20 mg/ml - Augentropfen, Lösung → S. 951

S01GX02 Levocabastin

Levocamed 0,5 mg/ml - Augentropfensuspension → S. 806
Livostin - Augentropfen → S. 826

S01GX03 Spagluminsäure

S01GX04 Nedocromil

S01GX05 Lodoxamid

S01GX06 Emedastin

Emadine 0,5 mg/ml - Augentropfen → S. 475
Emadine 0,5 mg/ml - Augentropfen, Einzeldosisbehältnis → S. 475

S01GX07 Azelastin

Allergodil 0,5 mg/ml - Augentropfen → S. 65
Azedil 0,5 mg/ml - Augentropfen → S. 164
Azelastin COMOD 0,5 mg/ml - Augentropfen, Lösung → S. 165
Azelastin Micro Labs 0,5 mg/ml - Augentropfen, Lösung → S. 165
Azela-Vision MD sine 0,5 mg/ml - Augentropfen, Lösung → S. 165
Azela-Vision sine 0,5 mg/ml Augentropfen, Lösung im Einzeldosisbehältnis → S. 165
Vividrin Azelastin 0,5 mg/ml - Augentropfen, Lösung → S. 1548

S01GX08 Ketotifen

Ketotifen Stulln 250 Mikrogramm/ml - Augentropfen im Einzeldosisbehältnis → S. 757
Zaditen 0,025% - Augentropfen → S. 1585
Zaditen konservierungsmittelfrei 0,025% - Augentropfen in Einzeldosenbehältnissen → S. 1585
Zaditen Ophtha Abak 0,25 mg/ml - Augentropfen → S. 1585

S01GX09 Olopatadin

Olopatadin Micro Labs 1 mg/ml - Augentropfen, Lösung → S. 1034
Olopatadin Unimed Pharma 1 mg/ml - Augentropfen, Lösung → S. 1034
Opatanol 1 mg/ml - Augentropfen → S. 1043

S01GX10 Epinastin

Relestat 0,5 mg/ml - Augentropfen → S. 1209

S01GX11 Alcaftadin

S01GX51 Cromoglicinsäure, Kombinationen

S01H LOKALANÄSTHETIKA

S01HA Lokalanästhetika

S01HA01 Cocain

S01HA02 Oxybuprocain

Benoxinat 1% - Lösung zur Anästhesie in der Oto-Rhino-Laryngologie → S. 181
Novain 0,4% - Augentropfen → S. 994

S01HA03 Tetracain

S01HA04 Proxymetacain

S01HA05 Procain

S01HA06 Cinchocain

S01HA07 Lidocain

S01HA30 Kombinationen

S01J DIAGNOSTIKA

S01JA Farbstoffe

S01JA01 Fluorescein

S01JA02 Bengalrosa-Natrium

S01JA51 Fluorescein, Kombinationen

S01JX Andere ophthalmologische Diagnostika

S01K CHIRURGISCHE HILFSMITTEL

S01KA Viskoelastische Substanzen

S01KA01 Hyaluronsäure

S01KA02 Hypromellose

S01KA51 Hyaluronsäure, Kombinationen

S01KX Andere chirurgische Hilfsmittel

S01KX01 Chymotrypsin

S01L MITTEL GEGEN VASKULÄRE AUGENERKRANKUNGEN

S01LA Antineovaskuläre Mittel

S01LA01 Verteporfin

Visudyne 15 mg - Pulver zur Herstellung einer Infusionslösung → S. 1545

S01LA02 Anecortav

S01LA03 Pegaptanib

S01LA04 Ranibizumab

Lucentis 10 mg/ml - Injektionslösung → S. 839
Lucentis 10 mg/ml - Injektionslösung in einer Fertigspritze → S. 839

S01LA05 Aflibercept

Eylea 40 mg/ml - Injektionslösung in einer Durchstechfla-

sche → S. 543
Eylea 40 mg/ml - Injektionslösung in einer Fertigspritze → S. 543

S01LA06 Brolucizumab

Beovu 120 mg/ml - Injektionslösung → S. 182
Beovu 120 mg/ml - Injektionslösung in einer Fertigspritze → S. 182

S01LA07 Abicipar pegol

S01X ANDERE OPHTHALMIKA

S01XA Andere Ophthalmika

S01XA01 Guajazulen

S01XA02 Retinol

S01XA03 Natriumchlorid, hyperton

S01XA04 Kaliumiodid

S01XA05 Natriumedetat

S01XA06 Ethylmorphin

S01XA07 Alaun

S01XA08 Acetylcystein

S01XA09 Iodoheparinat

S01XA10 Inosin

S01XA11 Nandrolon

S01XA12 Dexpanthenol

Bepanthen 50 mg/g - Augen- und Nasensalbe → S. 183
Corneregel 50 mg Dexpanthenol pro 1 g Augengel → S. 346
Dexpanthenol Agepha 5% - Augengel → S. 395

S01XA13 Alteplase

S01XA14 Heparin

S01XA15 Ascorbinsäure

S01XA18 Ciclosporin

Ikervis 1 mg/ml - Augentropfen, Emulsion → S. 692
Verkazia 1 mg/ml - Augentropfen, Emulsion → S. 1520

S01XA19 Limbale Stammzellen, autolog

Holoclar, lebendes Gewebeäquivalent, 79.000 - 316.000 Zellen/cm² → S. 666

S01XA20 Künstliche Tränen und andere indifferente Mittel

AquaTears - Augengel → S. 117
Carbomer Agepha 0,2 % - Augengel → S. 260
Hypromellose Agepha 0,32% - Augentropfen, Lösung → S. 681
Oculotect Fluid - Augentropfen → S. 1022
Prosicca - Augentropfen → S. 1160
Prosicca sine - Einmalaugentropfen → S. 1160
Protagent - Augentropfen → S. 1162
Protagent - Einmalaugentropfen → S. 1162
Siccaprotect - Augentropfen → S. 1303

S01XA21 Mercaptamin

Cystadrops 3,8 mg/ml - Augentropfen, Lösung → S. 362

S01XA22 Ocriplasmin

Jetrea 0,375 mg/0,3 ml - Injektionslösung → S. 741
Jetrea 0,5 mg/0,2 ml - Konzentrat zur Herstellung einer Injektionslösung → S. 741

S01XA23 Sirolimus

S01XA24 Cenegermin

Oxervate 20 Mikrogramm/ml - Augentropfen, Lösung → S. 1062

S01XA25 Lifitegrast

S01XA26 Riboflavin

S01XA27 Voretigen Neparvovec

Luxturna 5 x 10^12 Vektorgenome/ml - Konzentrat und Lösungsmittel zur Herstellung einer Infusionslösung → S. 842

S02 OTOLOGIKA

S02A ANTIINFEKTIVA

S02AA Antiinfektiva

S02AA01 Chloramphenicol

S02AA02 Nitrofural

S02AA03 Borsäure

S02AA04 Aluminiumacetattartrat

S02AA05 Clioquinol

S02AA06 Hydrogenperoxid

S02AA07 Neomycin

S02AA08 Tetracyclin

S02AA09 Chlorhexidin

S02AA10 Essigsäure

S02AA11 Polymyxin B

S02AA12 Rifamycin

S02AA13 Miconazol

S02AA14 Gentamicin

S02AA15 Ciprofloxacin

Otanol 1 mg - Ohrentropfen, Lösung → S. 1056

S02AA16 Ofloxacin

Otiflox 1,5 mg/0,5 ml - Ohrentropfen im Einzeldosenbehältnis → S. 1057

S02AA30 Antiinfektiva, Kombinationen

S02B CORTICOSTEROIDE

S02BA Corticosteroide

S02BA01 Hydrocortison

S02BA03 Prednisolon

S02BA06 Dexamethason

S02BA07 Betamethason

S02BA08 Fluocinolonacetonid

S02C CORTICOSTEROIDE UND ANTIINFEKTIVA IN KOMBINATION

S02CA Corticosteroide und Antiinfektiva in Kombination

S02CA01 Prednisolon und Antiinfektiva

S02CA02 Flumetason und Antiinfektiva

S02CA03 Hydrocortison und Antiinfektiva

S02CA04 Triamcinolon und Antiinfektiva

S02CA05 Fluocinolonacetonid und Antiinfektiva

InfectoCiproCort 3 mg/ml + 0,25 mg/ml - Ohrentropfen, Lösung → S. 707

S02CA06 Dexamethason und Antiinfektiva

S02CA07 Fludrocortison und Antiinfektiva

S02D ANDERE OTOLOGIKA

S02DA Analgetika und Anästhetika

S02DA01 Lidocain

S02DA02 Cocain

S02DA03 Phenazon

S02DA04 Cinchocain

S02DA30 Kombinationen

S02DC Indifferente Zubereitungen

Ohrentropfen "Similasan" → S. 1025

S03 OPHTHALMOLOGISCHE UND OTOLOGISCHE ZUBEREITUNGEN

S03A ANTIINFEKTIVA

S03AA Antiinfektiva

S03AA01 Neomycin

S03AA02 Tetracyclin

S03AA03 Polymyxin B

S03AA04 Chlorhexidin

S03AA05 Hexamidin

S03AA06 Gentamicin

S03AA07 Ciprofloxacin

S03AA08 Chloramphenicol

S03AA30 Antiinfektiva, Kombinationen

S03B CORTICOSTEROIDE

S03BA Corticosteroide

S03BA01 Dexamethason

S03BA02 Prednisolon

S03BA03 Betamethason

Betnesol - Augen-, Ohren- und Nasentropfen → S. 191

S03C CORTICOSTEROIDE UND ANTIINFEKTIVA IN KOMBINATION

S03CA Corticosteroide und Antiinfektiva in Kombination

S03CA01 Dexamethason und Antiinfektiva

S03CA02 Prednisolon und Antiinfektiva

S03CA04 Hydrocortison und Antiinfektiva

S03CA05 Fludrocortison und Antiinfektiva

S03CA06 Betamethason und Antiinfektiva

Betnesol N - Augen-, Ohren- und Nasentropfen → S. 191

S03D ANDERE OPHTHALMOLOGISCHE UND OTOLOGISCHE ZUBEREITUNGEN

V VARIA

V01 ALLERGENE

V01A ALLERGENE

V01AA Allergen-Extrakte

V01AA01 Federn

V01AA02 Gräserpollen

Grazax 75.000 SQ-T - Lyophilisat zum Einnehmen → S. 642
Oralair 100 IR + 300 IR - Sublingualtabletten Einleitungsbehandlung → S. 1047
Oralair 300 IR - Sublingualtabletten Fortsetzungsbehandlung → S. 1047

V01AA03 Hausstaubmilben

Acarizax 12 SQ-HDM - Lyophilisat zum Einnehmen → S. 20

V01AA04 Schimmel- und Hefepilz

V01AA05 Baumpollen

Itulazax 12 SQ-Bet - Lyophilisat zum Einnehmen → S. 733

V01AA07 Insekten

Alutard SQ Bienengift - Injektionssuspension (Anfangsbehandlung) (100 SQ-E/ml, 1.000 SQ-E/ml, 10.000 SQ-E/ml und 100.000 SQ-E/ml) → S. 72
Alutard SQ Bienengift 100.000 SQ-E/ml - Injektionssuspension (Fortsetzungsbehandlung) → S. 72
Alutard SQ Wespengift - Injektionssuspension (Anfangsbehandlung) (100 SQ-E/ml, 1.000 SQ-E/ml, 10.000 SQ-E/ml und 100.000 SQ-E/ml) → S. 72
Alutard SQ Wespengift 100.000 SQ-E/ml - Injektionssuspension (Fortsetzungsbehandlung) → S. 73

V01AA08 Nahrungsmittel

V01AA09 Textilien

V01AA10 Blüten

Ragwizax 12 SQ-Amb - Lyophilisat zum Einnehmen → S. 1185

V01AA11 Tiere

V01AA20 Verschiedene

V03 ALLE ÜBRIGEN THERAPEUTISCHEN MITTEL

V03A ALLE ÜBRIGEN THERAPEUTISCHEN MITTEL

V03AB Antidote

Legalon SIL - Trockensubstanz zur Infusionsbereitung → S. 792
Norit Carbomix 50 g - Granulat zur Herstellung einer Suspension zum Einnehmen → S. 990

V03AB01 Ipecacuanha

V03AB02 Nalorphin

V03AB03 Edetate

V03AB04 Pralidoxim

V03AB05 Prednisolon und Promethazin

V03AB06 Thiosulfat

V03AB08 Natriumnitrit

V03AB09 Dimercaprol

V03AB13 Obidoxim

V03AB14 Protamin

Protamin Meda 1000 I.E./ml - Injektionslösung → S. 1162
Protaminsulfat Leo Pharma 1400 I.E. Heparin Antidot/ml - Injektions- und Infusionslösung → S. 1162
Protaminsulfat Novo - Durchstichflasche → S. 1162

V03AB15 Naloxon

Naloxon Amomed 0,4 mg/ml - Injektionslösung → S. 943
Naloxon B.Braun 0,4 mg/ml - Injektions/Infusionslösung → S. 944
Nyxoid 1,8 mg - Nasenspray, Lösung im Einzeldosisbehältnis → S. 1018

V03AB16 Ethanol

V03AB17 Methylthioniniumchlorid

Methylthioniniumchlorid Proveblue 5 mg/ml - Injektionslösung → S. 886

V03AB18 Kaliumpermanganat

V03AB19 Physostigmin

Anticholium - Ampullen → S. 105

V03AB20 Kupfersulfat

V03AB21 Kaliumiodid

Kaliumjodid G.L. 65 mg - Tabletten → S. 748

V03AB22 Amylnitrit

V03AB23 Acetylcystein

Fluimucil 20% Antidot - Konzentrat zur Infusionsbereitung → S. 583

V03AB24 Digitalis-Antitoxin

V03AB25 Flumazenil

Anexate 0,5 mg - Injektionslösung → S. 102
Anexate 1 mg - Injektionslösung → S. 102
Flumazenil B.Braun 0,1 mg/ml - Injektionslösung und Konzentrat zur Herstellung einer Infusionslösung → S. 584
Flumazenil Hikma 0,1 mg/ml - Injektions-/Infusionslösung → S. 584
Flumazenil Kabi 0,1 mg/ml - Injektionslösung und Konzentrat zur Herstellung einer Infusionslösung → S. 584
Flumazenil Pharmaselect 0,1 mg/ml - Injektionslösung und Konzentrat zur Herstellung einer Infusionslösung → S. 584

V03AB26 Methionin

Acimethin - Filmtabletten → S. 28

V03AB27 4-Dimethylaminophenol

V03AB29 Cholinesterase

V03AB31 Eisen(III)hexacyanoferrat(II)

V03AB32 Glutathion

V03AB33 Hydroxocobalamin

Cyanokit 2,5 g - Pulver zur Herstellung einer Infusionslö-

sung → S. 356
Cyanokit 5 g - Pulver zur Herstellung einer Infusionslösung → S. 356

V03AB34 Fomepizol

Fomepizole Serb 5 mg/ml - Konzentrat zur Herstellung einer Infusionslösung → S. 589

V03AB35 Sugammadex

Bridion 100 mg/ml - Injektionslösung → S. 218

V03AB36 Phentolamin

V03AB37 Idarucizumab

Praxbind 2,5 g/50 ml - Injektions-/Infusionslösung → S. 1130

V03AB38 Andexanet alfa

Ondexxya 200 mg - Pulver zur Herstellung einer Infusionslösung → S. 1041

V03AC Eisen-Chelatbildner

V03AC01 Deferoxamin

Desferal 500 mg - Trockenstechampullen → S. 387

V03AC02 Deferipron

Deferipron Lipomed 500 mg - Filmtabletten → S. 379
Ferriprox 500 mg - Filmtabletten → S. 568
Ferriprox 1000 mg - Filmtabletten → S. 569
Ferriprox 100 mg/ml - Lösung zum Einnehmen → S. 569

V03AC03 Deferasirox

Deferasirox Accord 90 mg - Filmtabletten → S. 379
Deferasirox Accord 180 mg - Filmtabletten → S. 379
Deferasirox Accord 360 mg - Filmtabletten → S. 379
Deferasirox Mylan 90 mg - Filmtabletten → S. 379
Deferasirox Mylan 180 mg - Filmtabletten → S. 379
Deferasirox Mylan 360 mg - Filmtabletten → S. 379
Deferasirox Stada 90 mg - Filmtabletten → S. 379
Deferasirox Stada 180 mg - Filmtabletten → S. 379
Deferasirox Stada 360 mg - Filmtabletten → S. 379
Exjade 90 mg - Filmtabletten → S. 541
Exjade 180 mg - Filmtabletten → S. 541
Exjade 360 mg - Filmtabletten → S. 541
Exjade 90 mg - Granulat im Beutel → S. 541
Exjade 180 mg - Granulat im Beutel → S. 541
Exjade 360 mg - Granulat im Beutel → S. 541
Exjade 125 mg - Tabletten zur Herstellung einer Suspension zum Einnehmen → S. 542
Exjade 250 mg - Tabletten zur Herstellung einer Suspension zum Einnehmen → S. 542
Exjade 500 mg - Tabletten zur Herstellung einer Suspension zum Einnehmen → S. 542

V03AE Mittel zur Behandlung der Hyperkaliämie und Hyperphosphatämie

Acetolyt - Granulat → S. 25

V03AE01 Polystyrolsulfonat

Resonium A - Pulver → S. 1219

V03AE02 Sevelamer

Renagel 400 mg - Filmtabletten → S. 1213
Renagel 800 mg - Filmtabletten → S. 1213
Renvela 800 mg - Filmtabletten → S. 1215
Renvela 0,8 g - Pulver zur Herstellung einer Suspension zum Einnehmen → S. 1215
Renvela 1,6 g - Pulver zur Herstellung einer Suspension zum Einnehmen → S. 1215
Renvela 2,4 g - Pulver zur Herstellung einer Suspension zum Einnehmen → S. 1215
Sevelamer ratiopharm 800 mg - Filmtabletten → S. 1299
Sevelamer Sandoz 800 mg - Filmtabletten → S. 1300
Sevelamercarbonat Medice 800 mg - Filmtabletten → S. 1300
Sevelamercarbonat STADA 800 mg - Filmtabletten → S. 1300
Sevelamercarbonat Winthrop 800 mg - Filmtabletten → S. 1300
Sevelamercarbonat Winthrop 0,8 g - Pulver zur Herstellung einer Suspension zum Einnehmen → S. 1300
Sevelamercarbonat Winthrop 2,4 g - Pulver zur Herstellung einer Suspension zum Einnehmen → S. 1300

V03AE03 Lanthan(III)-carbonat

Fosrenol 250 mg - Kautabletten → S. 596
Fosrenol 500 mg - Kautabletten → S. 596
Fosrenol 750 mg - Kautabletten → S. 596
Fosrenol 1000 mg - Kautabletten → S. 596
Fosrenol 750 mg - Pulver zum Einnehmen → S. 596
Fosrenol 1000 mg - Pulver zum Einnehmen → S. 596

V03AE04 Calciumacetat und Magnesiumcarbonat

OsvaRen 435 mg/235 mg - Filmtabletten → S. 1056

V03AE05 Eisen(III)-oxidhydroxid-Saccharose-Stärke-Komplex

Velphoro 500 mg - Kautabletten → S. 1508
Velphoro 125 mg - Pulver zum Einnehmen, im Beutel → S. 1509

V03AE06 Colestilan

V03AE07 Calcium acetat

Calciumacetat Medice 500 mg - Filmtabletten → S. 242
Calciumacetat Medice 700 mg - Filmtabletten → S. 242

V03AE08 Eisen citrat

Fexeric 1 g - Filmtabletten → S. 569

V03AE09 Patiromer calcium

Veltassa 8,4 g - Pulver zur Herstellung einer Suspension zum Einnehmen → S. 1509
Veltassa 16,8 g - Pulver zur Herstellung einer Suspension zum Einnehmen → S. 1509
Veltassa 25,2 g - Pulver zur Herstellung einer Suspension zum Einnehmen → S. 1509

V03AE10 Natrium Zirconium cyclosilicat

Lokelma 5 g - Pulver zur Herstellung einer Suspension zum Einnehmen → S. 828
Lokelma 10 g - Pulver zur Herstellung einer Suspension zum Einnehmen → S. 828

V03AF Entgiftungsmittel für die Behandlung mit Zytostatika

V03AF01 Mesna

Uromitexan 400 mg - Ampullen → S. 1485
Uromitexan 400 mg - Filmtabletten → S. 1485
Uromitexan 600 mg - Filmtabletten → S. 1485

V03AF02 Dexrazoxan

Cyrdanax 20 mg/ml - Pulver zur Herstellung einer Infusionslösung → S. 362
Savene 20 mg/ml - Pulver und Lösungsmittel für ein Konzentrat zur Herstellung einer Infusionslösung → S. 1279

V03AF03 Calciumfolinat

Calciumfolinat Ebewe 15 mg - Kapseln → S. 242
Calciumfolinat Ebewe 10 mg/ml in 0,9% NaCl-Lösung zur parenteralen Anwendung → S. 243
Calciumfolinat Kabi 10 mg/ml - Injektions-/Infusionslösung → S. 243
Calciumfolinat Sandoz 10 mg/ml - Injektions-/Infusionslösung → S. 243

V03AF04 Calciumlevofolinat

V03AF05 Amifostin

V03AF06 Natriumfolinat

V03AF07 Rasburicase

Fasturtec 1,5 mg/ml - Pulver und Lösungsmittel zur Herstellung eines Infusionslösungskonzentrats → S. 553

V03AF08 Palifermin

V03AF09 Glucarpidase

V03AF10 Natriumlevofolinat

V03AF11 Arginin und Lysin

LysaKare 25 g/25 g - Infusionslösung → S. 846

V03AG Mittel zur Behandlung der Hyperkalzämie

V03AG01 Natriumcellulosephosphat

V03AH Mittel zur Behandlung der Hypoglykämie

V03AH01 Diazoxid

V03AK Gewebekleber

V03AM Mittel zur Embolisation

V03AN Medizinische Gase

V03AN01 Oxygen

V03AN02 Kohlendioxid

V03AN03 Helium

V03AN04 Nitrogen

V03AN05 Medizinische Luft

V03AX Andere therapeutische Mittel

V03AX02 Nalfurafin

V03AX03 Cobicistat

V03AZ Nerven dämpfende Mittel

V03AZ01 Ethanol

V04 DIAGNOSTIKA

V04B URIN-TESTS

V04C ANDERE DIAGNOSTIKA

V04CA Diabetes-Tests

V04CA01 Tolbutamid

V04CA02 Glucose

V04CB Fettabsorptions-Tests

V04CB01 Vitamin-A-Konzentrate

V04CC Gallenfluß-Tests

V04CC01 Sorbitol

V04CC02 Magnesiumsulfat

V04CC03 Sincalid

V04CC04 Ceruletid

V04CD Hypophysenfunktions-Tests

V04CD01 Metyrapon

Metycor 250 mg - Weichkapseln → S. 892

V04CD03 Sermorelin

V04CD04 Corticoliberin

CRH "Ferring" - Pulver und Lösungsmittel zur Herstellung einer Injektionslösung → S. 351

V04CD05 Somatorelin

V04CD06 Macimorelin

Macimorelin Aeterna Zentaris 60 mg - Granulat zur Herstellung einer Suspension zum Einnehmen in einem Beutel → S. 850

V04CE Leberfunktions-Tests

V04CE01 Galactose

V04CE02 Bromsulfalein

V04CE03 Methacetin[13C]

LiMAxetin 4 mg/ml - Injektionslösung → S. 814

V04CF Tuberkulose-Diagnostika

V04CF01 Tuberkulin

V04CG Magensäuresekretions-Tests

V04CG01 Kationenaustauscherharze

V04CG02 Betazol

V04CG03 Histaminphosphat

V04CG04 Pentagastrin

V04CG05 Methylthioninumchlorid

V04CG30 Coffein und Natriumbenzoat

V04CH Nierenfunktions-Tests

V04CH01 Inulin und andere Polyfructosane

V04CH02 Indigokarmin

V04CH03 Phenolsulfonphthalein

V04CH04 Alsactid

V04CH30 Aminohippursäure

V04CJ Schilddrüsenfunktions-Tests

V04CJ01 Thyrotrophin

Thyrogen 0,9 mg - Pulver zur Herstellung einer Injektionslösung → S. 1419

V04CJ02 Protirelin

V04CK Pankreasefunktions-Tests

V04CK01 Sekretin

V04CK02 Pankreozymin (Cholecystokinin)

V04CK03 Bentiromid

V04CL Allergie-Tests

Alk Prick Negativ Kontrolle - Lösung für Haut-Pricktest → S. 64
Alk Prick Positiv Kontrolle - Lösung für Haut-Pricktest → S. 64
Allergopharma Physiologische Kochsalzlösung zur Negativkontrolle beim Provokations-Test → S. 66
Allergopharma Physiologische Kochsalzlösung zur Negativkontrolle beim Prick-Test → S. 66
Allergopharma Pricktestlösung zur Positivkontrolle beim Prick-Test → S. 66
HAL Allergy Pricktest 10 mg/ml - Pricktestlösung zur Positivkontrolle → S. 649
Prick Test Histamin LETI Positivkontrolle 10 mg/ml - Pricktestlösung → S. 1144
Prick Test LETI Negativkontrolle - Pricktestlösung → S. 1144

V04CM Fertilitäts-Tests

V04CM01 Gonadorelin

V04CX Andere Diagnostika

HeliCap 37 kBq - Hartkapseln → S. 654
iCOmas 0,3%/0,3%/0,3% - Gas zur medizinischen Anwendung, druckverdichtet → S. 691
iCOmix 0,28%/9,3% - Gas zur medizinischen Anwendung, druckverdichtet → S. 691
Lefax 41,2 mg/ml - Suspension zum Einnehmen → S. 790
Lefax 42 mg - Kautabletten → S. 791
Lithiumchlorid LiDCO 0,15 mmol/ml - Injektionslösung → S. 825
Methylthioniniumchlorid Cosmo 25 mg - Retardtabletten → S. 886

V04CX01 Indocyaningrün

Verdye 5 mg/ml Injektionszubereitung - Pulver zur Herstellung einer Injektionslösung → S. 1519

V04CX02 Folsäure

V04CX03 Methacholin

V04CX04 Mannitol

V04CX05 13C-Harnstoff

Diabact UBT 50 mg - Tabletten → S. 395
Helicobacter Test INFAI 75 mg - Pulver zur Herstellung einer Lösung zum Einnehmen (IRMS) → S. 654
Helicobacter Test INFAI 75 mg - Pulver zur Herstellung einer Lösung zum Einnehmen (NDIR) → S. 654
Helicobacter Test INFAI 75 mg - Pulver zur Herstellung einer Lösung zum Einnehmen (NDIR od. IRMS) → S. 654
Helicobacter Test INFAI für Kinder im Alter von 3-11, 45 mg Pulver zur Herstellung einer Lösung zum Einnehmen → S. 654
Pylobactell 100 mg - Tablette zur Herstellung einer Trinklösung → S. 1171

V04CX06 Hexaminolevulinat

Hexvix 85 mg - Pulver und Lösungsmittel zur Herstellung einer Lösung zur intravesikalen Anwendung → S. 661

V04CX07 Edrophonium

V04CX08 Kohlenstoffmonoxid

V04CX09 Patentblau

V06 ALLGEMEINE DIÄTETIKA

V06A DIÄTETIKA ZUR BEHANDLUNG DER ADIPOSITAS

V06AA Niedrigkalorische Diäten

V06B PROTEINZUSATZNAHRUNG

V06C SÄUGLINGSNAHRUNG

V06CA Diätetika ohne Phenylalanin

V06D ANDERE DIÄTETIKA

V06DA Kohlenhydrate/Proteine/Mineralstoffe/Vitamine, Kombinationen

V06DB Fette/Kohlenhydrate/Proteine/Mineralstoffe/ Vitamine, Kombinationen

V06DC Kohlenhydrate

V06DC01 Glucose

V06DC02 Fructose

V06DD Aminosäuren, inkl. Kombinationen von Polypeptiden

V06DE Aminosäuren/Kohlenhydrate/Mineralienstoffe/ Vitamine, Kombinationen

V06DF Milchersatzstoffe

V06DX Andere Diätetika-Kombinationen

V07 ALLE ÜBRIGEN NICHTTHERAPEUTISCHEN MITTEL

V07A ALLE UEBRIGEN NICHTTHERAPEUTISCHEN MITTEL

V07AA Pflaster

V07AB Lösungs- und Verdünnungsmittel, inkl. Spüllösungen

Aqua ad injectabilia B.Braun - Lösungsmittel zur Herstellung von Parenteralia → S. 117
Aqua ad injectabilia Medipharm - Lösungsmittel zur Herstellung von Parenteralia → S. 117
Aqua ad injectabilia NORIDEM - Lösungsmittel zur Herstellung von Parenteralia → S. 117
Aqua ad injectionem "B.Braun" - Lösungsmittel zur Herstellung von Parenteralia → S. 117

Aqua bidest. "Fresenius" - Lösungsmittel für Parenteralia → S. 117
Celsior - Organkonservierungslösung → S. 282
Glucose B.Braun 50 mg/ml - Infusionslösung → S. 636
Natriumchlorid B.Braun 9 mg/ml - Injektionslösung → S. 950
Natriumchlorid Noridem 0,9% - Injektionslösung oder Lösungsmittel zur Herstellung von Parenteralia → S. 951
Wasser für Injektionszwecke CSL Behring - Lösungsmittel zur Herstellung von Parenteralia → S. 1561
Wasser für Injektionszwecke Noridem - Lösungsmittel zur Herstellung von Parenteralia → S. 1561

V07AC Bluttransfusionen, Hilfsstoffe

V07AD Blut-Tests, Hilfsmittel

V07AN Inkontinenz-Artikel

V07AR Sensitivitäts-Tests, Plättchen und Tabletten

V07AS Stoma-Artikel

V07AT Kosmetika

V07AV Technische Desinfektionsmittel

V07AX Waschsubstanzen etc.

V07AY Andere nichttherapeutische Hilfsmittel

V07AZ Chemikalien und Reagenzien zur Analyse

V08 KONTRASTMITTEL

V08A RÖNTGENKONTRASTMITTEL, IOD-HALTIG

V08AA Wasserlösliche, nephrotrope hochosmolare Röntgenkontrastmittel

V08AA01 Amidotrizoesäure

Gastrografin - Röntgenkontrastmittel zur oralen und rektalen Anwendung → S. 618
Peritrast 36% - Lösung zur rektalen Anwendung → S. 1099
Peritrast 180 mg Iod/ml - Lösung zur parenteralen Anwendung → S. 1099
Peritrast 300 mg Iod/ml - Lösung zur parenteralen Anwendung → S. 1099
Peritrast CT - Lösung zum Einnehmen → S. 1100
Peritrast-GI - Lösung zum Einnehmen → S. 1100

V08AA02 Metrizoesäure

V08AA03 Iodamid

V08AA04 Iotalaminsäure

V08AA05 Ioxitalaminsäure

V08AA06 Ioglicinsäure

V08AA07 Acetrizoesäure

V08AA08 Iocarminsäure

V08AA09 Methiodal

V08AA10 Diodon

V08AB Wasserlösliche nephrotrope niedereosmolare Röntgenkontrastmittel

V08AB01 Metrizamid

V08AB02 Iohexol

Accupaque 300 mg J/ml - parenterale Röntgenkontrastmittellösung → S. 21
Accupaque 350 mg J/ml - parenterale Röntgenkontrastmittellösung → S. 21
Iovision 300 mg Iod/ml - Injektionslösung → S. 723
Iovision 350 mg Iod/ml - Injektionslösung → S. 723

V08AB03 Ioxaglinsäure

V08AB04 Iopamidol

Gastromiro - nichtionisches Röntgenkontrastmittel - enterale Lösung → S. 619
Jopamiro 200 mg J/ml - Ampullen → S. 743
Jopamiro 200 mg J/ml - Infusionsflasche → S. 743
Jopamiro 300 mg J/ml - Ampullen → S. 743
Jopamiro 300 mg J/ml - Stechampullen → S. 744
Jopamiro 370 mg J/ml - Ampullen → S. 744
Jopamiro 370 mg J/ml - Stechampullen → S. 744
Scanlux 300 mg J/ml - Injektionslösung → S. 1280
Scanlux 370 mg J/ml - Injektionslösung → S. 1281
Unilux 300 mg Jod/ml - Injektionslösung → S. 1480
Unilux 370 mg Jod/ml - Injektionslösung → S. 1480

V08AB05 Iopromid

Ultravist 240 mg J/ml - Injektionslösung → S. 1477
Ultravist 300 mg J/ml - Infusionsflaschen → S. 1478
Ultravist 370 mg J/ml - Infusionsflaschen → S. 1478

V08AB06 Iotrolan

V08AB07 Ioversol

Optiray 240 mg J/ml - (nichtionische) parenterale Röntgenkontrastmittellösung → S. 1045
Optiray 300 mg J/ml - (nichtionische) parenterale Röntgenkontrastmittellösung → S. 1045
Optiray 320 mg J/ml - (nichtionische) parenterale Röntgenkontrastmittellösung → S. 1046
Optiray 350 mg J/ml - (nichtionische) parenterale Röntgenkontrastmittellösung → S. 1046

V08AB08 Iopentol

V08AB09 Iodixanol

Visipaque 270 mg J/ml - parenterale Röntgenkontrastmittellösung → S. 1545
Visipaque 320 mg J/ml - parenterale Röntgenkontrastmittellösung → S. 1545

V08AB10 Iomeprol

Iomeron 150 mg J/ml - Infusionsflasche → S. 722
Iomeron 250 mg J/ml - Infusionsflasche → S. 722
Iomeron 300 mg J/ml - Ampulle → S. 722
Iomeron 300 mg J/ml - Infusionsflasche → S. 723
Iomeron 350 mg J/ml - Infusionsflasche → S. 723
Iomeron 400 mg J/ml - Infusionsflasche → S. 723

V08AB11 Iobitridol

Xenetix 250 (250 mg Jod/ml) - Parenterale Röntgenkontrastmittellösung → S. 1570
Xenetix 300 (300 mg Jod/ml) - Parenterale Röntgenkontrastmittellösung → S. 1570
Xenetix 350 (350 mg Jod/ml) - Parenterale Röntgenkontrastmittellösung → S. 1570

V08AB12 Ioxilan

V08AC Wasserlösliche hepatotrope Röntgenkontrastmittel

V08AC01 Iodoxaminsäure

V08AC02 Iotroxinsäure

V08AC03 Ioglycaminsäure

V08AC04 Adipiodon

V08AC05 Iobenzaminsäure

V08AC06 Iopanosäure

V08AC07 Iocetaminsäure

V08AC08 Natriumiopodat

V08AC09 Tyropansäure

V08AC10 Calciumiopodat

V08AD Wasserunlösliche Röntgenkontrastmittel

V08AD01 Ethylester iodierter Fettsäuren

Lipiodol ultra fluid - Ampullen → S. 818

V08AD02 Iopydol

V08AD03 Propyliodon

V08AD04 Iofendylat

V08B RÖNTGENKONTRASTMITTEL, NICHT IOD-HALTIG

V08BA Bariumsulfat-haltige Röntgenkontrastmittel

V08BA01 Bariumsulfat mit Suspensionsmittel

Scannotrast - Konzentrat für orale und rektale Suspension → S. 1281

V08BA02 Bariumsulfat ohne Suspensionsmittel

Micropaque 1 g/ml - Suspension zur oralen oder rektalen Anwendung → S. 896
Prontobario Colon - Dickdarmkontrastmittel → S. 1155

Prontobario HD - Magenkontrastmittel hochkonzentriert 334,74g - Pulver zur Herstellung einer Suspension zum Einnehmen → S. 1155

V08C KONTRASTMITTEL FÜR DIE MAGNETRESONANZTOMOGRAPHIE

V08CA Paramagnetische Kontrastmittel

V08CA01 Gadopentetsäure

Magnevist 2 mmol/l - Injektionslösung → S. 854

V08CA02 Gadotersäure

Artirem 0,0025 mmol/ml - Injektionslösung → S. 133
Clariscan 0,5 mmol/ml - Injektionslösung → S. 312
Clariscan 0,5 mmol/ml - Injektionslösung in einer Fertigspritze → S. 312
Cyclolux 0,5 mmol/ml - Injektionslösung → S. 358
Cyclolux 0,5 mmol/ml - Injektionslösung im Einzeldosisbehältnis → S. 358
Dotagraf 0,5 mmol/ml - Injektionslösung → S. 427
Dotagraf 0,5 mmol/ml - Injektionslösung im Einzeldosisbehältnis → S. 428
Dotarem - Injektionslösung → S. 428
Dotavision 0,5 mmol/ml - Injektionslösung im Einzeldosisbehältnis → S. 428
Dotavision 0,5 mmol/ml - Injektionslösung in einem Mehrdosenbehältnis → S. 428

V08CA03 Gadodiamid

V08CA04 Gadoteridol

ProHance - Injektionslösung → S. 1154

V08CA05 Mangafodipir

V08CA06 Gadoversetamid

V08CA07 Ammoniumeisen(III)citrat

V08CA08 Gadobensäure

Multihance 0,5 M - Injektionslösung → S. 932
MultiHance 0,5 mmol/ml - Injektionslösung in Fertigspritze → S. 932

V08CA09 Gadobutrol

Gadograf 1,0 mmol/ml - Injektionslösung → S. 613
Gadograf 1,0 mmol/ml - Injektionslösung in Fertigspritzen → S. 613
Gadovist 1,0 mmol/ml - Injektionslösung → S. 613
Gadovist 1,0 mmol/ml - Injektionslösung in Fertigspritzen/Patronen → S. 613

V08CA10 Gadoxetsäure

Primovist 0,25 mmol/ml - Injektionslösung, Fertigspritze → S. 1146

V08CA11 Gadofosveset

V08CB Superparamagnetische Kontrastmittel

V08CB01 Ferumoxsil

V08CB02 Ferristen

V08CB03 Eisenoxid, Nanopartikel

V08CX Andere Kontrastmittel für die Magnetresonanztomographie

Micropaque CT 50 mg/ml - Konzentrat für orale Suspension → S. 896

V08CX01 Perflubron

V08D ULTRASCHALL-KONTRASTMITTEL

V08DA Ultraschall-Kontrastmittel

V08DA01 Perfluten, Humanalbumin-Mikrosphären

Optison 0,19 mg/ml - Injektionsdispersion → S. 1046

V08DA02 Galactose-Mikropartikel

V08DA03 Perflenapent

V08DA04 Perfluten, Phospholipid-Mikrosphären

Luminity 150 Mikroliter/ml - Gas und Lösungsmittel zur Herstellung einer Injektions/Infusionsdispersion → S. 841

V08DA05 Schwefelhexafluorid, Phospholipid-Mikrosphären

SonoVue 8 Mikroliter/ml - Pulver und Lösungsmittel zur Herstellung einer Dispersion zur Injektion → S. 1338

V08DA06 Perflubutan, Phospholipid-Mikrosphären

V09 RADIODIAGNOSTIKA

V09A ZENTRALES NERVENSYSTEM

V09AA Technetium(99mTc) Verbindungen

V09AA01 Technetium(99mTc)-Exametazim

Ceretec 0,5 mg - Pulver zur Herstellung einer Injektionslösung → S. 286
Medi-Exametazim 500 Mikrogramm - Kit für ein radioaktives Arzneimittel → S. 862

V09AA02 Technetium(99mTc)-bicisat

Neurolite - Kit für ein radioaktives Arzneimittel zur Herstellung einer [99mTc]Technetium-Bicisat-Injektionslösung → S. 966

V09AB Iod(123J) Verbindungen

V09AB01 Iod(123J)-Iofetamin

V09AB02 Iod(123J)-Iolopride

V09AB03 Iod(123J)-Ioflupan

Datscan 74 MBq/ml - Injektionslösung → S. 375
Ioflupan (123I) ROTOP 74 MBq/ml - Injektionslösung → S. 722
Striascan 74 MBq/ml - Injektionslösung → S. 1357

V09AX Andere Radiodiagnostika für das zentrale Nervensystem

V09AX01 Indium(111In)-pentetat

V09AX03 Iod(124I)-2beta-carbomethoxy-3beta-(4 iodophenyl)-tropan

V09AX04 Flutemetamol (18F)

Vizamyl 400 MBq/ml - Injektionslösung → S. 1549

V09AX05 Florbetapir (18F)

Amyvid 800 MBq/ml - Injektionslösung → S. 97
Amyvid 1900 MBq/ml - Injektionslösung → S. 97

V09AX06 Florbetaben (18F)

Neuraceq 300 MBq/ml - Injektionslösung → S. 964

V09B SKELETT

V09BA Technetium(99mTc)-Verbindungen

V09BA01 Technetium(99mTc)-oxidronat

TechneScan HDP → S. 1398

V09BA02 Technetium(99mTc)-medronat

V09BA03 Technetium(99mTc)-pyrophosphat

V09BA04 Technetium(99mTc)-butedronat

Teceos - Trockenstechampullen → S. 1397

V09C NIERENSYSTEM

V09CA Technetium(99mTc)-Verbindungen

TechneScan MAG3 → S. 1398

V09CA01 Technetium(99mTc)-pentetat

TechneScan DTPA → S. 1398

V09CA02 Technetium(99mTc)-Succimer

Technescan DMSA → S. 1398

V09CA03 Technetium(99mTc)-mertiatid

Mertioscan 0,2 mg - Kit für ein radioaktives Arzneimittel → S. 877
Renoscint MAG3 1 mg - Kit für ein radioaktives Arzneimittel → S. 1215

V09CA04 Technetium(99mTc)-glucoheptonat

V09CA05 Technetium(99mTc)-gluconat

V09CA06 Technetium (99mTc) ethylendicystein

V09CX Andere Radiodiagnostika für das Nierensystem

V09CX01 Natrium(123I)-Iodhippurat

V09CX02 Natrium(131I)-Iodhippurat

V09CX03 Natrium(125I)-Iodthalamat

V09CX04 Chrom(51Cr)-edetat

V09D LEBER- UND RETIKULOENDOTHELIALSYSTEM

V09DA Technetium(99mTc)-Verbindungen

V09DA01 Technetium(99mTc)-Disofenin

V09DA02 Technetium(99mTc)-Etifenin

V09DA03 Technetium(99mTc)-Lidofenin

V09DA04 Technetium(99mTc)-Mebrofenin

V09DA05 Technetium(99mTc)-Galtifenin

V09DB Technetium(99mTc) Partikel und Kolloide

V09DB01 Technetium(99mTc)-Nanokolloid

NanoScan 500 Mikrogramm - Kit für ein radioaktives Arzneimittel → S. 944
Nanotop 0,5 mg - Kit für ein radioaktives Arzneimittel → S. 944

V09DB02 Technetium(99mTc)-Mikrokolloid

V09DB03 Technetium(99mTc)-Millimikrosphären

V09DB04 Technetium(99mTc)-Zinn-Kolloid

V09DB05 Technetium(99mTc)-Schwefel-Kolloid

V09DB06 Technetium(99mTc)-Rheniumsulfid-Kolloid

V09DB07 Technetium(99mTc)-phytat

V09DX Andere Radiodiagnostika für das Leber- und Retikuloendothelialsystem

V09DX01 Selenium(75Se)-tauroselcholinat

V09E RESPIRATIONSTRAKT

V09EA Technetium(99mTc), Inhalate

V09EA01 Technetium(99mTc)-pentetat

V09EA02 Technetium(99mTc)-Technegas

Pulmotec - Graphittiegel zur Bereitung von Technegas zur Inhalation → S. 1166

V09EA03 Technetium(99mTc)-Nanokolloid

V09EB Technetium(99mTc), Partikel zur Injektion

V09EB01 Technetium(99mTc)-Macrosalb

Pulmocis 2 mg - Kit für ein radioaktives Arzneimittel → S. 1166

V09EB02 Technetium(99mTc)-Mikrosphären

V09EX Andere Radiodiagnostika für den Respirationstrakt

V09EX01 Krypton(81mKr) gas

V09EX02 Xenon(127Xe) gas

V09EX03 Xenon(133Xe) gas

V09F SCHILDDRÜSE

V09FX Verschiedene Radiodiagnostika für die Schilddrüse

V09FX01 Technetium(99mTc)-pertechnetat

Poltechnet 8.0-175 GBq - Radionuklidgenerator → S. 1115
Tekcis 2-50 GBq Radionuklidgenerator → S. 1400
UltratechneKow FM - Generator → S. 1477

V09FX02 Natrium(123I)-iodid

V09FX03 Natrium(131I)-iodid

V09FX04 Natrium(124I)-iodid

V09G KARDIOVASKULÄRES SYSTEM

V09GA Technetium(99mTc)-Verbindungen

V09GA01 Technetium(99mTc)-sestamibi

CardioTOP 1 mg - Kit für ein radioaktives Arzneimittel → S. 262
Medi-MIBI 500 Mikrogramm - Kit für ein radioaktives Arzneimittel → S. 864
Mibitec 1 mg - Kit für ein radioaktives Arzneimittel → S. 894
Stamicis 1 mg - Kit für ein radioaktives Arzneimittel → S. 1349
Technescan Sestamibi 1 mg - Kit für ein radioaktives Arzneimittel → S. 1398

V09GA02 Technetium(99mTc)-tetrofosmin

Myoview → S. 941
Tetrofosmin Rotop 0,23 mg - Kit für ein radioaktives Arzneimittel → S. 1412

V09GA03 Technetium(99mTc)-teboroxim

V09GA04 Technetium(99mTc)-Humanalbumin

V09GA05 Technetium(99mTc)-furifosmin

V09GA06 Technetium(99mTc)-Zinn-markierte Zellen

V09GA07 Technetium(99mTc)-apcitid

V09GB Iod(125I)-Verbindungen

V09GB01 Fibrinogen(125I)

V09GB02 Iod(125I)-Humanalbumin

V09GX Andere Radiodiagnostika für das kardiovaskuläre System

V09GX01 Thallium(201Tl)-chlorid

Thalliumchlorid (201Tl) CIS bio international - Injektionslösung → S. 1413
Thalliumchlorid (201Tl) Curium - Injektionslösung → S. 1413

V09GX02 Indium(111In)-imciromab

V09GX03 Chrom(51Cr)-chromat-markierte Zellen

V09GX04 Rubidium (82Rb) chlorid

V09H ENTZÜNDUNGS- UND INFEKTIONSERKENNUNG

V09HA Technetium(99mTc)-Verbindungen

V09HA01 Technetium(99mTc)-Humanimmunoglobulin

V09HA02 Technetium(99mTc)-Exametazim-markierte Zellen

Medi-Exametazim 500 Mikrogramm - Kit für ein radioaktives Arzneimittel → S. 862

V09HA03 Technetium(99mTc)-Antigranulozyten-Antikörper

Scintimun 1 mg - Kit für ein radioaktives Arzneimittel → S. 1282

V09HA04 Technetium(99mTc)-Sulesomab

V09HB Indium(111In)-Verbindungen

V09HB01 Indium(111In)-oxinate-markierte Zellen

V09HB02 Indium(111In)-tropolonat-markierte Zellen

V09HX Andere Radiodiagnostika zur Erkennung von Entzündungen und Infektionen

V09HX01 Gallium(67Ga)-citrat

V09I TUMORERKENNUNG

V09IA Technetium(99mTc)-Verbindungen

V09IA01 Technetium(99mTc)-Anticarcinoembryoantigen-Antikörper

V09IA02 Technetium(99mTc)-Antimelanom-Antikörper

V09IA03 Technetium(99mTc)-succimer, pentavalent

V09IA04 Technetium(99mTc)-votumumab

V09IA05 Technetium(99mTc)-depreotid

V09IA06 Technetium(99mTc)-arcitumomab

V09IA07 Technetium(99mTc)-hynic-octreotid

Tektrotyd 16 Mikrogramm - Kit für ein radioaktives Arzneimittel → S. 1400

V09IA08 Technetium (99mTc)-etarfolatid

V09IA09 Technetium(99mTc)-tilmanocept

Lymphoseek 50 Mikrogramm - Kit für ein radioaktives Arzneimittel → S. 844

V09IB Indium(111In)-Verbindungen

V09IB01 Indium(111In)-pentetreotid

Octreoscan - Pulver zur Herstellung einer Injektionslösung → S. 1022

V09IB02 Indium(111In)-Satumomabpendetid

V09IB03 Indium(111In)-Antiovariumkarzinom-Antikörper

V09IB04 Indium(111In)-Capromab-Pendetid

V09IX Andere Radiodiagnostika zur Tumorerkennung

V09IX01 Iod[123]-iobenguan

V09IX02 Iod[131I]-iobenguan

V09IX03 Iod[125J]-CC49 Monoklonaler Antikörper

V09IX04 Fludeoxyglucose [18F]

Efdege 1,0 GBq/ml - Injektionslösung → S. 462
FDG(F18)-BSM - Injektionslösung → S. 553
[18F]Fludeoxyglucose Biont 200-2200 MBq/ml - Injektionslösung → S. 583
[18F] Fludeoxyglucose Curium 185 MBq/ml - Injektionslösung → S. 583
[18F]Fludeoxyglucose Life Radiopharma 300-3100 MBq/ml - Injektionslösung → S. 583
[18F]Fludeoxyglucose UJV 100-1500 MBq/ml - Injektionslösung → S. 583

V09IX05 Fluorodopa [18F]

Dopaview 222 MBq/ml - Injektionslösung → S. 425
IASOdopa 0,3 GBq/ml - Injektionslösung → S. 683

V09IX06 Natrium[18F]-fluorid

IASOfluorid 2,0 GBq/ml - Injektionslösung → S. 683

V09IX07 Fluorocholin [18F]

Fluorochol 222 MBq/ml - Injektionslösung → S. 585
IASOcholine 1 GBq/ml - Injektionslösung → S. 683

V09IX08 Fluoroethylcholin [18F]

V09IX09 Gallium[68Ga] edotreotid

Sogacin 20 MBq/ml - Injektionslösung → S. 1328
SomaKit TOC 40 Mikrogramm - Kit für ein radioaktives Arzneimittel → S. 1335

V09IX10 Fluorethyl-L-tyrosin [18F]

V09IX11 Fluoroestradiol [18F]

V09IX12 Fluciclovin [18F]

Axumin 1.600 MBq/ml - Injektionslösung → S. 162
Axumin 3.200 MBq/ml - Injektionslösung → S. 162

V09IX13 Methionin [11C]

V09X ANDERE RADIODIAGNOSTIKA

Galli Ad 0,74-1,85 GBq - Radionuklidgenerator → S. 615
GalliaPharm 0,74-1,85 GBq Radionuklidgenerator → S. 615

V09XA Iod(131J)-Verbindungen

V09XA01 Iod(131J)-norcholesterol

V09XA02 Iod(131J)-cholesterol

V09XA03 Iod(131J)-Humanalbumin

V09XX Verschiedene Radiodiagnostika

Cuprymina 925 MBq/ml - Markerzubereitung, Lösung → S. 353
EndolucinBeta 40 GBq/ml - Markerzubereitung, Lösung → S. 487
Lumark 80 GBq/ml - Markerzubereitung, Lösung → S. 840
Ytracis - Markerzubereitung, Lösung → S. 1584
Yttriga - Markerzubereitung, Lösung → S. 1584

V09XX01 Cobalt(57Co)-cyanocobalamin

V09XX02 Cobalt(58Co)-cyanocobalamin

V09XX03 Selen(75Se)-norcholesterol

V09XX04 Eisen(59Fe)-(III)-citrat

V10 RADIOTHERAPEUTIKA

V10A ENTZÜNDUNGSHEMMENDE MITTEL

V10AA Yttrium(90Y)-Verbindungen

V10AA01 Yttrium(90Y)-citrat-Kolloid

V10AA02 Yttrium(90Y)-Eisen(III)hydroxid-Kolloid

V10AA03 Yttrium(90Y)-silicat-Kolloid

V10AX Andere entzündungshemmende Radiotherapeutika

V10AX01 Chrom(32P)-(III)phosphat-Kolloid

V10AX02 Samarium(153Sm)-hydroxyapatit-Kolloid

V10AX03 Dysprosium(165Dy)-Kolloid

V10AX04 Erbium(169Er)-citrat-Kolloid

V10AX05 Rhenium(186Re)-sulfid-Kolloid

V10AX06 Gold(198Au)-Kolloid

V10B SCHMERZLINDERUNG (KNOCHENMETASTASEN)

V10BX Verschiedene Radiopharmaka zur Schmerzlinderung

V10BX01 Strontium(89Sr)-chlorid

V10BX02 Samarium(153Sm)-lexidronam

Quadramet 1,3 GBq/ml - Injektionslösung → S. 1172

V10BX03 Rhenium(186Re)-etidronat

V10X ANDERE RADIOTHERAPEUTIKA

V10XA Iod(131J)-Verbindungen

V10XA01 Natrium(131I)-iodid

Iodopol 37-7400 MBq - Hartkapsel → S. 722
Natriumjodid (131I) Curium - Kapsel T → S. 951
Theracap 131 → S. 1413

V10XA02 Iobenguan(131I)

V10XA53 Tositumomab/Iod(131I)-Tositumomab

V10XX Verschiedene Radiotherapeutika

V10XX01 Natrium(32P)-phosphat

V10XX02 Ibritumomab tiuxetan [90Y]

Zevalin 1,6 mg/ml - Kit für ein radioaktives Arzneimittel zur Infusion → S. 1596

V10XX03 Radium(223Ra) dichlorid

Xofigo 1100 kBq/ml - Injektionslösung → S. 1574

V10XX04 Lutetium(177Lu) oxodotreotid

Lutathera 370 MBq/ml - Infusionslösung → S. 841

V20 WUNDVERBÄNDE

5.3.
ATC-Code-Verzeichnis
Hauptgruppen veterinär

QA ALIMENTÄRES SYSTEM UND STOFFWECHSEL
QA01 STOMATOLOGIKA
QA02 MITTEL BEI SÄURE BEDINGTEN ERKRANKUNGEN
QA03 MITTEL BEI FUNKTIONELLEN GASTROINTESTINALEN STÖRUNGEN
QA04 ANTIEMETIKA UND MITTEL GEGEN ÜBELKEIT
QA05 GALLE- UND LEBERTHERAPIE
QA06 LAXANTIEN
QA07 ANTIDIARRHOIKA UND INTESTINALE ANTIPHLOGISTIKA/ANTIINFEKTIVA
QA08 ANTIADIPOSITA, EXKL. DIÄTETIKA
QA09 DIGESTIVA, INKL. ENZYME
QA10 ANTIDIABETIKA
QA11 VITAMINE
QA12 MINERALSTOFFE
QA13 TONIKA
QA14 ANABOLIKA ZUR SYSTEMISCHEN ANWENDUNG
QA15 APPETIT STIMULIERENDE MITTEL
QA16 ANDERE MITTEL FÜR DAS ALIMENTÄRE SYSTEM UND DEN STOFFWECHSEL
QB BLUT UND BLUT BILDENDE ORGANE
QB01 ANTITHROMBOTISCHE MITTEL
QB02 ANTIHÄMORRHAGIKA
QB03 ANTIANÄMIKA
QB05 BLUTERSATZMITTEL UND PERFUSIONSLÖSUNGEN
QB06 ANDERE HÄMATOLOGIKA
QC KARDIOVASKULÄRES SYSTEM
QC01 HERZTHERAPIE
QC02 ANTIHYPERTONIKA
QC03 DIURETIKA
QC04 PERIPHERE VASODILATATOREN
QC05 VASOPROTEKTOREN
QC07 BETA-ADRENOREZEPTOR-ANTAGONISTEN
QC08 CALCIUMKANALBLOCKER
QC09 MITTEL MIT WIRKUNG AUF DAS RENIN-ANGIOTENSIN-SYSTEM
QC10 MITTEL, DIE DEN LIPIDSTOFFWECHSEL BEEINFLUSSEN
QD DERMATIKA
QD01 ANTIMYKOTIKA ZUR DERMATOLOGISCHEN ANWENDUNG
QD02 EMOLLIENTIA UND HAUTSCHUTZMITTEL
QD03 ZUBEREITUNGEN ZUR BEHANDLUNG VON WUNDEN UND GESCHWÜREN
QD04 ANTIPRURIGINOSA, INKL. ANTIHISTAMINIKA, ANÄSTHETIKA, ETC.
QD05 MITTEL BEI KERATOSEBORRHOISCHEN ERKRANKUNGEN
QD06 ANTIBIOTIKA UND CHEMOTHERAPEUTIKA ZUR DERMATOLOGISCHEN ANWENDUNG
QD07 CORTICOSTEROIDE, DERMATOLOGISCHE ZUBEREITUNGEN
QD08 ANTISEPTIKA UND DESINFEKTIONSMITTEL
QD09 MEDIZINISCHE VERBÄNDE
QD10 AKNEMITTEL
QD11 ANDERE DERMATIKA
QD51 PRODUKTE FÜR DIE BEHANDLUNG VON KLAUEN UND HUFEN
QG UROGENITALSYSTEM UND SEXUALHORMONE
QG01 GYNÄKOLOGISCHE ANTIINFEKTIVA UND ANTISEPTIKA
QG02 ANDERE GYNÄKOLOGIKA
QG03 SEXUALHORMONE UND MODULATOREN DES GENITALSYSTEMS
QG04 UROLOGIKA
QG51 ANTIINFEKTIVA UND ANTISEPTIKA FÜR INTRAUTERINE ANWENDUNG
QG52 EUTER UND ZITZEN-PRÄPARATE
QH SYSTEMISCHE HORMONPRÄPARATE, EXKL. SEXUALHORMONE UND INSULINE
QH01 HYPOPHYSEN- UND HYPOTHALAMUSHORMONE UND ANALOGA
QH02 CORTICOSTEROIDE ZUR SYSTEMISCHEN ANWENDUNG
QH03 SCHILDDRÜSENTHERAPIE
QH04 PANKREASHORMONE
QH05 CALCIUMHOMÖOSTASE
QI IMMUNOLOGIKA
QI01 IMMUNOLOGIKA FÜR GEFLÜGEL
QI02 IMMUNOLOGIKA FÜR BOVIDAE
QI03 IMMUNOLOGIKA FÜR CAPRIDAE
QI04 IMMUNOLOGIKA FÜR OVIDAE
QI05 IMMUNOLOGIKA FÜR PFERDE
QI06 IMMUNOLOGIKA FÜR FELIDAE
QI07 IMMUNOLOGIKA FÜR CANIDAE
QI08 IMMUNOLOGIKA FÜR LEPORIDAE

QI09 IMMUNOLOGIKA FÜR SUIDAE
QI10 IMMUNOLOGIKA FÜR PISCES
QI11 IMMUNOLOGIKA FÜR RODENTIA
QI20 IMMUNOLOGIKA FÜR SONSTIGE ARTEN
QJ ANTIINFEKTIVA ZUR SYSTEMISCHEN ANWENDUNG
QJ01 ANTIBIOTIKA ZUR SYSTEMISCHEN ANWENDUNG
QJ02 ANTIMYKOTIKA ZUR SYSTEMISCHEN ANWENDUNG
QJ04 MITTEL GEGEN MYKOBAKTERIEN
QJ05 ANTIVIRALE MITTEL ZUR SYSTEMISCHEN ANWENDUNG
QJ51 ANTIBIOTIKA FÜR INTRAMAMMÄREN GEBRAUCH
QJ54 ANTIBIOTIKA GEGEN MYKOBAKTERIEN FÜR INTRAMAMMÄREN GEBRAUCH
QL ANTINEOPLASTISCHE UND IMMUNMODULIERENDE MITTEL
QL01 ANTINEOPLASTISCHE MITTEL
QL02 ENDOKRINE THERAPIE
QL03 IMMUNSTIMULANZIEN
QL04 IMMUNSUPPRESSIVA
QM MUSKEL- UND SKELETTSYSTEM
QM01 ANTIPHLOGISTIKA UND ANTIRHEUMATIKA
QM02 TOPISCHE MITTEL GEGEN GELENK- UND MUSKELSCHMERZEN
QM03 MUSKELRELAXANZIEN
QM04 GICHTMITTEL
QM05 MITTEL ZUR BEHANDLUNG VON KNOCHENERKRANKUNGEN
QM09 ANDERE MITTEL GEGEN STÖRUNGEN DES MUSKEL- UND SKELETTSYSTEMS
QN NERVENSYSTEM
QN01 ANÄSTHETIKA
QN02 ANALGETIKA
QN03 ANTIEPILEPTIKA
QN04 ANTIPARKINSONMITTEL
QN05 PSYCHOLEPTIKA
QN06 PSYCHOANALEPTIKA
QN07 ANDERE MITTEL FÜR DAS NERVENSYSTEM
QN51 EUTHANASIEMITTEL FÜR TIERE
QP ANTIPARASITÄRE MITTEL, INSEKTIZIDE UND REPELLENTIEN
QP51 MITTEL GEGEN PROTOZOEN-ERKRANKUNGEN
QP52 ANTHELMINTIKA
QP53 MITTEL GEGEN EKTOPARASITEN, INSEKTIZIDE UND REPELLENTIEN
QP54 MITTEL GEGEN ENDEKTOZIDE
QR RESPIRATIONSTRAKT
QR01 RHINOLOGIKA
QR02 HALS- UND RACHENTHERAPEUTIKA
QR03 MITTEL BEI OBSTRUKTIVEN ATEMWEGSERKRANKUNGEN
QR05 HUSTEN- UND ERKÄLTUNGSPRÄPARATE
QR06 ANTIHISTAMINIKA ZUR SYSTEMISCHEN ANWENDUNG
QR07 ANDERE MITTEL FÜR DEN RESPIRATIONSTRAKT
QS SINNESORGANE
QS01 OPHTHALMOLOGIKA
QS02 OTOLOGIKA
QS03 OPHTHALMOLOGISCHE UND OTOLOGISCHE ZUBEREITUNGEN
QV VARIA
QV01 ALLERGENE
QV03 ALLE ÜBRIGEN THERAPEUTISCHEN MITTEL
QV04 DIAGNOSTIKA
QV06 ALLGEMEINE NÄHRSTOFFE
QV07 ALLE ÜBRIGEN NICHTTHERAPEUTISCHEN MITTEL
QV08 KONTRASTMITTEL
QV09 RADIODIAGNOSTIKA
QV10 RADIOTHERAPEUTIKA
QV20 WUNDVERBÄNDE

5.4.
ATC-Code-Verzeichnis
Arzneispezialitäten veterinär

QA ALIMENTÄRES SYSTEM UND STOFFWECHSEL

QA01 STOMATOLOGIKA

QA01A STOMATOLOGIKA

QA01AA Mittel zur Kariesprophylaxe

QA01AA01 Natriumfluorid

QA01AA02 Natriummonofluorphosphat

QA01AA03 Olaflur

QA01AA04 Zinn(II)-fluorid

QA01AA30 Kombinationen

QA01AA51 Natriumfluorid, Kombinationen

QA01AB Antiinfektiva und Antiseptika zur oralen Lokalbehandlung

QA01AB02 Wasserstoffperoxid

QA01AB03 Chlorhexidin

QA01AB04 Amphotericin B

QA01AB05 Polynoxylin

QA01AB06 Domiphen

QA01AB07 Oxychinolin

QA01AB08 Neomycin

QA01AB09 Miconazol

QA01AB10 Natamycin

QA01AB11 Verschiedene

QA01AB12 Hexetidin

QA01AB13 Tetracyclin

QA01AB14 Benzoxoniumchlorid

QA01AB15 Tibezoniumiodid

QA01AB16 Mepartricin

QA01AB17 Metronidazol

QA01AB18 Clotrimazol

QA01AB19 Natriumperborat

QA01AB20 Antiinfektiva zur oralen Lokalbehandlung, Kombinationen

QA01AB21 Chlortetracyclin

QA01AB22 Doxycyclin

QA01AB23 Minocyclin

QA01AC Corticosteroide zur oralen Lokalbehandlung

QA01AC01 Triamcinolon

QA01AC02 Dexamethason

QA01AC03 Hydrocortison

QA01AC54 Prednisolon, Kombinationen

QA01AD Andere Mittel zur oralen Lokalbehandlung

QA01AD01 Epinephrin

QA01AD02 Benzydamin

QA01AD05 Acetylsalicylsäure

QA01AD06 Adrenalon

QA01AD07 Amlexanox

QA01AD11 Verschiedene

QA02 MITTEL BEI SÄURE BEDINGTEN ERKRANKUNGEN

QA02A ANTACIDA

QA02AA Magnesium-haltige Verbindungen

QA02AA01 Magnesiumcarbonat

QA02AA02 Magnesiumoxid

QA02AA03 Magnesiumperoxid

QA02AA04 Magnesiumhydroxid

QA02AA05 Magnesiumsilikat

QA02AA10 Kombinationen

QA02AB Aluminium-haltige Verbindungen

QA02AB01 Aluminiumhydroxid

QA02AB02 Algeldrat

QA02AB03 Aluminiumphosphat

QA02AB04 Dihydroxyaluminiumnatriumcarbonat

QA02AB05 Aluminiumacetoacetat

QA02AB06 Aloglutamol

QA02AB07 Aluminiumglycinat

QA02AB10 Kombinationen

QA02AC Calcium-haltige Verbindungen

QA02AC01 Calciumcarbonat

QA02AC02 Calciumsilikat

QA02AC10 Kombinationen

QA02AD Kombinationen und Komplexe von Al-, Ca- und Mg-haltigen Verbindungen

QA02AD01 Einfache Salzkombinationen

QA02AD02 Magaldrat

QA02AD03 Almagat

QA02AD04 Hydrotalcit

QA02AD05 Almasilat

QA02AF Antacida mit Karminativa

QA02AF01 Magaldrat und Karminativa

QA02AF02 Einfache Salzkombinationen und Karminativa

QA02AG Antacida mit Spasmolytika

QA02AH Antacida mit Natriumbicarbonat

QA02AX Antacida, andere Kombinationen

QA02B MITTEL BEI PEPTISCHEM ULKUS UND GASTROESOPHAGEALER REFLUXKRANKHEIT

QA02BA Histamin-H2-Rezeptorenantagonisten

QA02BA01 Cimetidin

QA02BA02 Ranitidin

QA02BA03 Famotidin

QA02BA04 Nizatidin

QA02BA05 Niperotidin

QA02BA06 Roxatidin

QA02BA07 Ranitidinbismutcitrat

QA02BA08 Lafutidin

QA02BA51 Cimetidin, Kombinationen

QA02BA53 Famotidin, Kombinationen

QA02BB Prostaglandine

QA02BB01 Misoprostol

QA02BB02 Enprostil

QA02BC Protonenpumpenhemmer

QA02BC01 Omeprazol

Equinor 370 mg/g - Paste zum Eingeben für Pferde → S. 505
Equizol 400 mg - magensaftresistentes Granulat für Pferde → S. 506
Gastrobim 370 mg/g - Paste zum Eingeben für Pferde → S. 618
GastroGard 370 mg/g - Paste zum Eingeben für Pferde → S. 618
Omeproshield 370 mg/g - Paste zum Eingeben für Pferde → S. 1038
Peptizole 370 mg/g - Paste zum Eingeben für Pferde → S. 1097

QA02BC02 Pantoprazol

QA02BC03 Lansoprazol

QA02BC04 Rabeprazol

QA02BC05 Esomeprazol

QA02BC06 Dexlansoprazol

QA02BC07 Dexrabeprazol

QA02BC08 Vonoprazan

QA02BD Kombinationen zur Eradikation von Helicobacter pylori

QA02BD01 Omeprazol, Amoxicillin und Metronidazol

QA02BD02 Lansoprazol, Tetracyclin und Metronidazol

QA02BD03 Lansoprazol, Amoxicillin und Metronidazol

QA02BD04 Pantoprazol, Amoxicillin und Clarithromycin

QA02BD05 Omeprazol, Amoxicillin und Clarithromycin

QA02BD06 Esomeprazol, Amoxicillin und Clarithromycin

QA02BD11 Pantoprazol, Amoxicillin, Clarithromycin und Metronidazol

QA02BD12 Rabeprazol, Amoxicillin und Clarithromycin

QA02BD13 Rabeprazol, Amoxicillin und Metronidazol

QA02BD14 Vonoprazan, Amoxicillin und Clarithromycin

QA02BD15 Vonoprazan, Amoxicillin und Metronidazol

QA02BX Andere Mittel b.peptischem Ulkus u.gaströsophagealer Refluxkrankheit

QA02BX01 Carbenoxolon

QA02BX02 Sucralfat

QA02BX03 Pirenzepin

QA02BX04 Methiosulfoniumchlorid

QA02BX05 Bismutsubcitrat

QA02BX06 Proglumid

QA02BX07 Gefarnat

QA02BX08 Sulglicotid

QA02BX09 Acetoxolon

QA02BX10 Zolimidin

QA02BX11 Troxipid

QA02BX12 Bismutsubnitrat

QA02BX13 Alginsäure

QA02BX14 Rebamipid

QA02BX51 Carbenoxolon, Kombinationen excl. Psycholeptika

QA02BX71 Carbenoxolon, Kombinationen mit Psycholeptika

QA02BX77 Gefarnat, Kombinationen mit Psycholeptika

QA02X ANDERE MITTEL BEI SÄURE BEDINGTEN ERKRANKUNGEN

QA03 MITTEL BEI FUNKTIONELLEN GASTROINTESTINALEN STÖRUNGEN

QA03A MITTEL BEI FUNKTIONELLEN GASTROINTESTINALEN STÖRUNGEN

QA03AA Synthetische Anticholinergika, Ester mit tertiären Aminogruppen

QA03AA01 Oxyphencyclimin

QA03AA03 Camylofin

QA03AA04 Mebeverin

QA03AA05 Trimebutin

QA03AA06 Rociverin

QA03AA07 Dicycloverin

QA03AA08 Dihexyverin

QA03AA09 Difemerin

QA03AA30 Piperidolat

QA03AB Synthetische Anticholinergika, quartäre Ammonium-Verbindungen

QA03AB01 Benzilon

QA03AB02 Glycopyrronium

QA03AB03 Oxyphenonium

QA03AB04 Penthienat

QA03AB05 Propanthelin

QA03AB06 Otiloniumbromid

QA03AB07 Methanthelinium

QA03AB08 Tridihexethyl

QA03AB09 Isopropamid

QA03AB10 Hexocyclium

QA03AB11 Poldin

QA03AB12 Mepenzolat

QA03AB13 Bevonium

QA03AB14 Pipenzolat

QA03AB15 Diphemanil

QA03AB16 (2-Benzhydryloxyethyl)diethyl-methyl-ammoniumiodid

QA03AB17 Tiemoniumiodid

QA03AB18 Prifiniumbromid

Prifinial - Injektionslösung für Hunde und Katzen → S. 1145

QA03AB19 Timepidiumbromid

QA03AB20 Trospium

QA03AB21 Fenpiverinium

QA03AB53 Oxyphenonium, Kombinationen

QA03AB90 Benzetimid

QA03AB92 Carbachol

QA03AB93 Neostigmin

QA03AC Synthetische Spasmolytika, Amide mit tertiären Aminen

QA03AC02 Dimethylaminopropionylphenothiazin

QA03AC04 Nicofetamid

QA03AC05 Tiropramid

QA03AD Papaverin und Derivate

QA03AD01 Papaverin

QA03AD02 Drotaverin

QA03AD30 Moxaverin

QA03AE Auf Serotonin-Rezeptoren wirkende Mittel

QA03AE01 Alosetron

QA03AE02 Tegaserod

QA03AE03 Cilansetron

QA03AE04 Prucalopride

QA03AX Andere Mittel bei funktionellen gastrointestinalen Störungen

Colosan - Lösung zum Eingeben für Tiere → S. 333

QA03AX01 Fenpipran

QA03AX02 Diisopromin

QA03AX03 Chlorbenzoxamin

QA03AX04 Pinaverium

QA03AX05 Fenoverin

QA03AX06 Idanpramin

QA03AX07 Proxazol

QA03AX08 Alverin

QA03AX09 Trepibuton

QA03AX10 Isomethepten

QA03AX11 Caroverin

QA03AX12 Phloroglucinol

QA03AX13 Silikone

QA03AX30 Trimethyldiphenylpropylamin

QA03AX58 Alverin, Kombinationen

QA03AX63 Silikone, Kombinationen

QA03AX90 Physiostigmin

QA03AX91 Macrogol ricinoleat (NFN)

QA03B BELLADONNA UND DERIVATE, REIN

QA03BA Belladonna-Alkaloide, tertiäre Amine

QA03BA01 Atropin

QA03BA03 Hyoscyamin

QA03BA04 Belladonna-Gesamtalkaloide

QA03BB Belladonna-Alkaloide, halbsynthetisch, quartäre Ammonium-Verbindungen

QA03BB01 Butylscopolamin

Spasmipur 20 mg/ml - Injektionslösung → S. 1340

QA03BB02 Methylatropin

QA03BB03 Methylscopolamin

QA03BB04 Fentonium

QA03BB05 Cimetropiumbromid

QA03BB06 Homatropin methylbromid

QA03C SPASMOLYTIKA IN KOMBINATION MIT PSYCHOLEPTIKA

QA03CA Synthetische Anticholinergika in Kombination mit Psycholeptika

QA03CA01 Isopropamid und Psycholeptika

QA03CA02 Clidinium und Psycholeptika

QA03CA03 Oxyphencyclimin und Psycholeptika

QA03CA04 Otiloniumbromid und Psycholeptika

QA03CA05 Glycopyrronium und Psycholeptika

QA03CA06 Bevonium und Psycholeptika

QA03CA07 Ambutonium und Psycholeptika

QA03CA08 Diphemanil und Psycholeptika

QA03CA30 Emepronium und Psycholeptika

QA03CA34 Propanthelin und Psycholeptika

QA03CB Belladonna und Derivate in Kombination mit Psycholeptika

QA03CB01 Methylscopolamin und Psycholeptika

QA03CB02 Belladonna-Gesamtalkaloide und Psycholeptika

QA03CB03 Atropin und Psycholeptika

QA03CB04 Homatropin methylbromid und Psycholeptika

QA03CB31 Hyoscyamin und Psycholeptika

QA03CC Andere Spasmolytika in Kombination mit Psycholeptika

QA03D SPASMOLYTIKA IN KOMBINATION MIT ANALGETIKA

QA03DA Synthetische Anticholinergika in Kombination mit Analgetika

QA03DA01 Tropenzilin und Analgetika

QA03DA02 Pitofenon und Analgetika

QA03DA03 Bevonium und Analgetika

QA03DA04 Ciclonium und Analgetika

QA03DA05 Camylofin und Analgetika

QA03DA06 Trospium und Analgetika

QA03DA07 Tiemoniumiodid und Analgetika

QA03DB Belladonna und Derivate in Kombination mit Analgetika

QA03DB04 Butylscopolamin und Analgetika

Buscopan compositum - Injektionslösung für Tiere → S. 235
Spasmalgan compositum 500 mg/ml + 4 mg/ml - Injektionslösung für Pferde, Rinder, Schweine und Hunde → S. 1340
Spasmium comp. 500 mg/ml + 4 mg/ml - Injektionslösung für Tiere → S. 1341

QA03DC Andere Spasmolytika in Kombination mit Analgetika

QA03E SPASMOLYTIKA UND ANTICHOLINERGIKA IN KOMBINATION MIT ANDEREN MITTELN

QA03EA Spasmolytika, Psycholeptika und Analgetika in Kombination

QA03ED Spasmolytika in Kombination mit anderen Mitteln

QA03F PROKINETIKA

QA03FA Prokinetika

QA03FA01 Metoclopramid

Emeprid 5 mg/ml - Injektionslösung für Hunde und Katzen → S. 476
Emeprid 1 mg/ml - Lösung zum Eingeben für Hunde und Katzen → S. 476
Metomotyl 2,5 mg/ml - Injektionslösung für Katzen und Hunde → S. 888
Metomotyl 5 mg/ml - Injektionslösung für Katzen und Hunde → S. 888
Vomend 5 mg/ml - Injektionslösung für Hunde und Katzen → S. 1555

QA03FA02 Cisaprid

QA03FA03 Domperidon

QA03FA04 Bromoprid

QA03FA05 Alizaprid

QA03FA06 Cleboprid

QA03FA07 Itoprid

QA03FA08 Cinitaprid

QA03FA09 Mosaprid

QA03FA90 Physiostigmin

QA04 ANTIEMETIKA UND MITTEL GEGEN ÜBELKEIT

QA04A ANTIEMETIKA UND MITTEL GEGEN ÜBELKEIT

QA04AA Serotonin-5HT3-Antagonisten

QA04AA01 Ondansetron

QA04AA02 Granisetron

QA04AA03 Tropisetron

QA04AA04 Dolasetron

QA04AD Andere Antiemetika

QA04AD01 Scopolamin

QA04AD02 Ceriumoxalat

QA04AD04 Chlorbutanol

QA04AD05 Metopimazin

QA04AD10 Dronabinol

QA04AD11 Nabilon

QA04AD14 Rolapitant

QA04AD51 Scopolamin, Kombinationen

QA04AD54 Chlorbutanol, Kombinationen

QA04AD90 Maropitant

Cerenia 10 mg/ml - Injektionslösung für Hunde und Katzen → S. 286
Cerenia 16 mg - Tabletten für Hunde → S. 286
Cerenia 24 mg - Tabletten für Hunde → S. 286
Cerenia 60 mg - Tabletten für Hunde → S. 286
Cerenia 160 mg - Tabletten für Hunde → S. 286
Prevomax 10 mg/ml - Injektionslösung für Hunde und Katzen → S. 1142
Vetemex vet 10 mg/ml - Injektionslösung für Hunde und Katzen → S. 1527

QA05 GALLE- UND LEBERTHERAPIE

QA05A GALLENTHERAPIE

QA05AA Gallensäuren und Derivate

QA05AA01 Chenodeoxycholsäure

QA05AA02 Ursodeoxycholsäure

QA05AA03 Cholsäure

QA05AA04 Obeticholsäure

QA05AB Zubereitungen zur Gallentherapie

QA05AB01 N-(Hydroxymethyl)nicotinamid

QA05AX Andere Mittel zur Gallentherapie

QA05AX01 Piprozolin

QA05AX02 Hymecromon

QA05AX03 Cyclobutyrol

QA05AX90 Menbuton

Genabil 100 mg/ml - Injektionslösung für Rinder, Schweine, Schafe, Pferde, Hunde → S. 623
Menbutil 100 mg/ml - Injektionslösung für Rinder, Schweine, Pferde, Schafe und Ziegen → S. 872
Menbuton 100 mg/ml - Injektionslösung für Rinder, Schweine, Pferde, Schafe, Ziegen → S. 872

QA05B LEBERTHERAPIE, LIPOTROPE SUBSTANZEN

QA05BA Lebertherapie

QA05BA01 Argininglutamat

QA05BA03 Silymarin

QA05BA04 Citiolon

QA05BA05 Epomediol

QA05BA06 Ornithinoxoglurat

QA05BA07 Tidiacic arginin

QA05BA08 Glycyrrhizic acid

QA05BA90 Methionin

QA05C MITTEL ZUR GALLENTHERAPIE UND LIPOTROPE SUBSTANZEN IN KOMBINATION

QA06 LAXANTIEN

QA06A LAXANTIEN

QA06AA Gleitmittel, Emollientia

QA06AA01 Dickflüssiges Paraffin

QA06AA02 Docusat-Natrium

QA06AA51 Dickflüssiges Paraffin, Kombinationen

QA06AB Kontaktlaxanzien

QA06AB01 Acetphenolisatin

QA06AB02 Bisacodyl

QA06AB03 Dantron

QA06AB04 Phenolphthalein

QA06AB05 Rizinusöl

QA06AB06 Sennoside

QA06AB07 Cascara

QA06AB08 Natriumpicosulfat

QA06AB09 Bisoxatin

QA06AB20 Kontaktlaxantien in Kombination

QA06AB30 Kontaktlaxantien in Kombination mit Belladonna-Alkaloiden

QA06AB52 Bisacodyl, Kombinationen

QA06AB53 Dantron, Kombinationen

QA06AB56 Sennoside, Kombinationen

QA06AB57 Cascara, Kombinationen

QA06AB58 Natriumpicosulfat, Kombinationen

QA06AC Quellmittel

QA06AC01 Ispaghula (Flohsamen)

QA06AC02 Ethulose

QA06AC03 Sterculia

QA06AC05 Leinsamen

QA06AC06 Methylcellulose

QA06AC07 Triticum (Weizenkleie)

QA06AC08 Polycarbophil-Calcium

QA06AC51 Ispaghula, Kombinationen

QA06AC53 Sterculia, Kombinationen

QA06AC55 Leinsamen, Kombinationen

QA06AD Osmotisch wirkende Laxanzien

QA06AD01 Magnesiumcarbonat

QA06AD02 Magnesiumoxid

QA06AD03 Magnesiumperoxid

QA06AD04 Magnesiumsulfat

QA06AD10 Mineralsalze in Kombination

QA06AD11 Lactulose

Laxatract 667 mg/ml - Sirup für Hunde und Katzen → S. 789

QA06AD12 Lactitol

QA06AD13 Natriumsulfat

QA06AD14 Pentaerythrityl

QA06AD15 Macrogol

QA06AD16 Mannitol

QA06AD17 Natriumphosphat

QA06AD18 Sorbitol

QA06AD19 Magnesiumcitrat

QA06AD21 Natriumtartrat

QA06AD61 Lactulose, Kombinationen

QA06AD65 Macrogol, Kombinationen

QA06AG Klysmen

QA06AG01 Natriumphosphat

QA06AG02 Bisacodyl

QA06AG03 Dantron, inkl. Kombinationen

QA06AG04 Glycerol

QA06AG06 Öl

QA06AG07 Sorbitol

QA06AG10 Docusat-Natrium, inkl. Kombinationen

QA06AG11 Natrium laurylsulfoacetat, inkl. Kombinationen

QA06AG20 Kombinationen

QA06AH Periphere Opioidrezeptor-Antagonisten

QA06AH01 Methylnaltrexon bromid

QA06AH02 Alvimopan

QA06AH03 Naloxegol

QA06AH04 Naloxon

QA06AH05 Naldemedin

QA06AX Andere Laxanzien

QA06AX01 Glycerol

QA06AX02 Kohlendioxid-freisetzende Mittel

QA06AX03 Lubiproston

QA06AX04 Linaclotid

QA06AX05 Prucaloprid

QA06AX06 Tegaserod

QA06AX07 Plecanatid

QA07 ANTIDIARRHOIKA UND INTESTINALE ANTIPHLOGISTIKA/ANTIINFEKTIVA

QA07A INTESTINALE ANTIINFEKTIVA

QA07AA Antibiotika

QA07AA01 Neomycin

QA07AA02 Nystatin

QA07AA03 Natamycin

QA07AA04 Streptomycin

QA07AA05 Polymyxin B

QA07AA06 Paromomycin

Gabbrovet 140 mg/ml - Lösung zum Eingeben über Trinkwasser, Milch oder Milchaustauscher für Saugkälber und Schweine → S. 612

Parofor 140 mg/ml - Lösung zum Eingeben über Trinkwasser, Milch oder Milchaustauscher für Kälber und Schweine → S. 1083

Parofor 70 000 IE/g - Pulver zum Eingeben über Trinkwasser, Milch oder Milchaustauscher für Saugkälber und Schweine → S. 1084

Parofor Crypto 140 000 IE/ml - Lösung zum Eingeben für Saugkälber → S. 1084

Parofor crypto 140 000 IE/ml - Lösung zum Eingeben für Schafe und Ziegen → S. 1084

QA07AA07 Amphotericin B

QA07AA08 Kanamycin

QA07AA09 Vancomycin

QA07AA10 Colistin

Bioplex Colistin 25 mg/g - Pulver zum Eingeben für Rinder, Schweine und Hühner → S. 201

Colfive 5.000.000 I.E./ml - Konzentrat zur Herstellung einer Lösung zum Eingeben für Kälber, Schweine, Lämmer, Hühner und Puten → S. 330

Colistin-Enteromix 25 mg/g - Pulver zum Eingeben für Tiere → S. 332

Colistinsulfat 120 mg/g Ogris - Pulver zum Eingeben für Tiere → S. 332

Colistinsulfat 1000 mg/g AniMedica - Pulver zum Eingeben für

Rinder, Schweine und Hühner → S. 332
Colistinsulfat PUR "AniMed Service" 1 g/g - Pulver zum Eingeben für Tiere → S. 332
Colivet 2 000 000 IU/ml - Konzentrat für eine orale Lösung für Schweine und Geflügel → S. 333
Colixid 25 mg/g - Pulver zum Eingeben für Schweine → S. 333
Enteroxid "Ogris" 25 mg/g - Pulver zum Eingeben für Schweine → S. 494
Sabaco Colistin 120 mg/g - Pulver zum Eingeben für Tiere → S. 1271

QA07AA11 Rifaximin

QA07AA13 Rifamycin

QA07AA51 Neomycin, Kombinationen

QA07AA54 Streptomycin, Kombinationen

QA07AA90 Dihydrostreptomycin

QA07AA91 Gentamicin

Enterolyt - Arzneimittel-Vormischung zur Herstellung von Fütterungsarzneimitteln für Tiere → S. 494
Genta-Mix - Arzneimittel-Vormischung zur Herstellung von Fütterungsarzneimitteln für Tiere → S. 624
Genta-Mix 50 mg/g - Pulver zum Eingeben für Kälber und Schweine → S. 624

QA07AA92 Apramycin

Apra-Mix - Pulver für Schweine → S. 114
Apravet 552 IE/mg - Pulver zum Eingeben über das Trinkwasser/die Milch für Schweine, Kälber, Hühner und Kaninchen → S. 114

QA07AA94 Enramycin

QA07AA95 Avilamycin

QA07AA96 Bambermycin

QA07AA99 Antibiotika, Kombinationen

QA07AB Sulfonamide

QA07AB02 Phthalylsulfathiazol

QA07AB03 Sulfaguanidin

QA07AB04 Succinylsulfathiazol

QA07AB20 Sulfonamide, Kombinationen

QA07AB90 Formosulfathiazol

QA07AB92 Phthalylsulfathiozol, Kombinationen

QA07AB99 Kombinationen

QA07AC Imidazol-Derivate

QA07AC01 Miconazol

QA07AX Andere intestinale Antiinfektiva

QA07AX01 Broxychinolin

QA07AX02 Acetarsol

QA07AX03 Nifuroxazid

QA07AX04 Nifurzid

QA07AX91 Halquinol

QA07B Intestinale Adsorbenzien

QA07BA Kohle-haltige Zubereitungen

QA07BA01 Medizinische Kohle

Carbo-Pulbit 0,40 g/g - Granulat für Tiere → S. 261

QA07BA51 Medizinische Kohle, Kombinationen

QA07BB Bismut-haltige Zubereitungen

QA07BC Andere intestinale Adsorbenzien

QA07BC01 Pektin

QA07BC02 Kaolin

QA07BC03 Crospovidon

QA07BC04 Attapulgit

QA07BC05 Diosmectit

QA07BC30 Kombinationen

Dysticum - Pulver zum Eingeben für Tiere → S. 452

QA07BC54 Attapulgit, Kombinationen

QA07C ELEKTROLYTE MIT KOHLENHYDRATEN

QA07CQ Elektrolyte zur oralen Rehydrierung, veterinär

QA07CQ01 Orale Elektrolyte

QA07CQ02 Orale Elektrolyte und Carbohydrate

QA07D MOTILITÄTSHEMMER

QA07DA Motilitätshemmer

QA07DA01 Diphenoxylat

QA07DA02 Opium

QA07DA03 Loperamid

QA07DA04 Difenoxin

QA07DA05 Loperamidoxid

QA07DA06 Eluxadolin

QA07DA52 Morphin, Kombinationen

QA07DA53 Loperamid, Kombinationen

QA07E INTESTINALE ANTIPHLOGISTIKA

QA07EA Corticosteroide mit lokaler Wirkung

QA07EA01 Prednisolon

QA07EA02 Hydrocortison

QA07EA03 Prednison

QA07EA04 Betamethason

QA07EA05 Tixocortol

QA07EA06 Budesonid

QA07EA07 Beclometason

QA07EB Antiallergika, exkl. Corticosteroide

QA07EB01 Cromoglicinsäure

QA07EC Aminosalicylsäure und ähnliche Mittel

QA07EC01 Sulfasalazin

QA07EC02 Mesalazin

QA07EC03 Olsalazin

QA07EC04 Balsalazid

QA07F MIKROBIELLE ANTIDIARRHOIKA

QA07FA Mikrobielle Antidiarrhoika

QA07FA01 Milchsäurebildner

Enteroferment - Pulver zum Eingeben für Tiere → S. 494

QA07FA02 Saccharomyces boulardii

QA07FA51 Milchsäurebildner, Kombinationen

QA07FA90 Probiotic

QA07X ANDERE ANTIDIARRHOIKA

QA07XA Andere Antidiarrhoika

QA07XA01 Albumintannat

QA07XA02 Ceratonia

QA07XA03 Calcium-haltige Verbindungen

QA07XA04 Acetorphan

QA07XA06 Crofelemer

QA07XA51 Albumintannat, Kombinationen

QA07XA90 Aluminium Salicylate, basic

QA07XA91 Zink oxid

Gutal 1000 mg/g - Arzneimittel-Vormischung zur Herstellung von Fütterungsarzneimitteln für Ferkel → S. 645

QA07XA92 Zink dinatrium edetat

Intra Dysovinol 499 mg/ml - Lösung zum Eingeben über das Trinkwasser für Schweine → S. 720

QA07XA99 Andere Antidiarrhoika, Kombinationen

QA08 ANTIADIPOSITA, EXKL. DIÄTETIKA

QA08A ABMAGERUNGSMITTEL, EXKL. DIÄTETIKA

QA08AA Zentral wirkende Abmagerungsmittel

QA08AA01 Phentermin

QA08AA02 Fenfluramin

QA08AA03 Amfepramon

QA08AA04 Dexfenfluramin

QA08AA05 Mazindol

QA08AA06 Etilamfetamin

QA08AA07 Cathin

QA08AA08 Clobenzorex

QA08AA09 Mefenorex

QA08AA10 Sibutramin

QA08AA11 Lorcaserin

QA08AA56 Ephedrin, Kombinationen

QA08AA62 Bupropion und Naltrexon

QA08AB Peripher wirkende Präparate zum abnhemen

QA08AB01 Orlistat

QA08AB90 Mitratapide

QA08AB91 Dirlotapide

QA09 DIGESTIVA, INKL. ENZYME

QA09A DIGESTIVA, INKL. ENZYME

QA09AA Enzym-haltige Zubereitungen

QA09AA01 Diastase

QA09AA02 Multienzyme (Lipase, Protease etc.)

QA09AA03 Pepsin

QA09AA04 Tilactase

QA09AB Säure-haltige Zubereitungen

QA09AB01 Glutaminsäurehydrochlorid

QA09AB02 Betainhydrochlorid

QA09AB03 Salzsäure

QA09AB04 Zitronensäure

QA09AC Enzym- und Säure-haltige Zubereitungen, Kombinationen

QA09AC01 Pepsin- und Säure-haltige Zubereitungen

QA09AC02 Multienzyme und Säure-haltige Zubereitungen

QA10 ANTIDIABETIKA

QA10A INSULINE UND ANALOGA

QA10AB Insuline und Analoga, schnell wirkend

QA10AB01 Insulin (human)

QA10AB02 Insulin (Rind)

QA10AB03 Insulin (Schwein)

QA10AB04 Insulin lispro

QA10AB05 Insulin aspart

QA10AB30 Kombinationen

QA10AC Insuline und Analoga, intermediär wirkend

QA10AC01 Insulin (human)

Prozinc 40 IE/ml - Injektionssuspension für Katzen und Hunde → S. 1164

QA10AC02 Insulin (Rind)

QA10AC03 Insulin (Schwein)

Caninsulin 40 I.E./ml - Injektionssuspension für Hunde und Katzen → S. 257

QA10AC04 Insulin lispro

QA10AC30 Kombinationen

QA10AD Insuline u.Analoga, intermediaer wirkend kombiniert m.schnell wirkend

QA10AD01 Insulin (human)

QA10AD02 Insulin (Rind)

QA10AD03 Insulin (Schwein)

QA10AD04 Insulin lispro

QA10AD05 Insulin aspart

QA10AD30 Kombinationen

QA10AE Insuline und Analoga, lang wirkend

QA10AE01 Insulin (human)

QA10AE02 Insulin (Rind)

QA10AE03 Insulin (Schwein)

QA10AE04 Insulin glargin

QA10AE30 Kombinationen

QA10AE54 Insulin glargin und Lixisenatid

QA10AE56 Insulin degludec und Liraglutid

QA10B ORALE ANTIDIABETIKA

QA10BA Biguanide

QA10BA01 Phenformin

QA10BA02 Metformin

QA10BA03 Buformin

QA10BB Sulfonylharnstoffe

QA10BB01 Glibenclamid

QA10BB02 Chlorpropamid

QA10BB03 Tolbutamid

QA10BB04 Glibornurid

QA10BB05 Tolazamid

QA10BB06 Carbutamid

QA10BB07 Glipizid

QA10BB08 Gliquidon

QA10BB09 Gliclazid

QA10BB10 Metahexamid

QA10BB11 Glisoxepid

QA10BB12 Glimepirid

QA10BB31 Acetohexamid

QA10BC Sulfonamide (heterozyklisch)

QA10BC01 Glymidin

QA10BD Kombinationen mit oralen Antidiabetika

QA10BD01 Phenformin und Sulfonylharnstoffe

QA10BD02 Metformin und Sulfonylharnstoffe

QA10BD03 Metformin und Rosiglitazon

QA10BD04 Glimepirid und Rosiglitazon

QA10BD05 Metformin und Pioglitazon

QA10BD06 Glimepirid und Pioglitazon

QA10BD07 Metformin und Sitagliptin

QA10BD08 Metformin und Vildagliptin

QA10BD09 Pioglitazon und Sitagliptin

QA10BD10 Metformin und Saxagliptin

QA10BD11 Metformin und Linagliptin

QA10BD12 Pioglitazon und Sitagliptin

QA10BD13 Metformin und Alogliptin

QA10BD14 Metformin und Repaglinid

QA10BD15 Metformin und Dapagliflozin

QA10BD16 Metformin und Canagliflozin

QA10BD17 Metformin und Acarbose

QA10BD18 Metformin und Gemigliptin

QA10BD19 Linagliptin und Empagliflozin

QA10BD20 Metformin und Empagliflozin

QA10BD21 Saxagliptin und Dapagliflozin

QA10BD22 Metformin und Evogliptin

QA10BD23 Metformin und Ertugliflozin

QA10BD24 Sitagliptin und Ertugliflozin

QA10BD25 Metformin, Saxagliptin und Dapagliflozin

QA10BF Alpha-Glukosidasehemmer

QA10BF01 Acarbose

QA10BF02 Miglitol

QA10BF03 Voglibose

QA10BG Thiazolindione

QA10BG01 Troglitazon
QA10BG02 Rosiglitazon
QA10BG03 Pioglitazon
QA10BH Dipeptidyl-Peptidase 4 (DPP-4) Inhibitoren
QA10BH01 Sitagliptin
QA10BH02 Vildagliptin
QA10BH03 Saxagliptin
QA10BH04 Alogliptin
QA10BH05 Linagliptin
QA10BH06 Gemigliptin
QA10BH07 Evogliptin
QA10BH51 Sitagliptin und Simvastatin
QA10BH52 Gemigliptin und Rosuvastatin
QA10BJ Glucagon-like Peptide-1 (GLP-1) Analoga
QA10BJ01 Exenatid
QA10BJ02 Liraglutid
QA10BJ03 Lixisenatid
QA10BJ04 Albiglutid
QA10BJ05 Dulaglutid
QA10BJ06 Semaglutid
QA10BK Natrium-Glucose-Cotransporter-2- (SGLT2)-Inhibitoren
QA10BK01 Dapagliflozin
QA10BK02 Canagliflozin
QA10BK03 Empagliflozin
QA10BK04 Ertugliflozin
QA10BK05 Ipragliflozin
QA10BK06 Sotagliflozin
QA10BX Andere orale Antidiabetika
QA10BX01 Guarmehl
QA10BX02 Repaglinid
QA10BX03 Nateglinid
QA10BX05 Pramlintide
QA10BX06 Benfluorex

QA10X ANDERE ANTIDIABETIKA

QA10XA Aldosereduktasehemmer
QA10XA01 Tolrestat

QA11 VITAMINE

QA11A MULTIVITAMINE, KOMBINATIONEN

Trigantol - Lösung zum Eingeben für Tiere → S. 1452
Vitamin AD3EC "Ogris" - Konzentrat zur Herstellung einer Trinkwasserlösung für Tiere → S. 1546
Vitasol A-D3-E - Injektionslösung für Tiere → S. 1547

QA11AA Multivitamine mit Mineralstoffen
QA11AA01 Multivitamine und Eisen
QA11AA02 Multivitamine und Calcium
QA11AA03 Multivitamine und andere Mineralstoffe, inkl. Kombinationen
QA11AA04 Multivitamine und Spurenelemente
QA11AB Multivitamine, andere Kombinationen

QA11B MULTIVITAMINE, REIN

QA11BA Multivitamine, rein

QA11C VITAMIN A UND D, INKL. DEREN KOMBINATIONEN

QA11CA Vitamin A, rein
QA11CA01 Retinol (Vitamin A)
QA11CA02 Betacaroten
QA11CB Vitamin A und D in Kombination
QA11CC Vitamin D und Analoga
QA11CC01 Ergocalciferol
QA11CC02 Dihydrotachysterol
QA11CC03 Alfacalcidol
QA11CC04 Calcitriol
QA11CC05 Colecalciferol
QA11CC06 Calcifediol
QA11CC07 Paricalcitol
QA11CC20 Kombinationen
QA11CC55 Colecalciferol, Kombinationen

QA11D VITAMIN-B1, REIN UND IN KOMBINATION MIT VITAMIN-B6 UND VITAMIN-B12

QA11DA Vitamin-B1, rein
QA11DA01 Thiamin (Vitamin-B1)
QA11DA02 Sulbutiamin
QA11DA03 Benfotiamine
QA11DB Vitamin-B1 in Kombination mit Vitamin-B6 und/oder Vitamin-B12

QA11E VITAMIN-B-KOMPLEX, INKL. KOMBINATIONEN

QA11EA Vitamin-B-Komplex, rein
Vanavit B-Komplex - Injektionslösung für Tiere → S. 1498

QA11EB Vitamin-B-Komplex mit Vitamin C
QA11EC Vitamin-B-Komplex mit Mineralstoffen
QA11ED Vitamin-B-Komplex mit anabolen Steroiden
QA11EX Vitamin-B-Komplex, andere Kombinationen

QA11G ASCORBINSÄURE (VITAMIN C), INKL. KOMBINATIONEN

QA11GA Ascorbinsäure (Vitamin C), rein
QA11GA01 Ascorbinsäure (Vitamin C)
QA11GB Ascorbinsäure (Vitamin C), Kombinationen
QA11GB01 Ascorbinsäure (Vitamin C) und Calcium

QA11H ANDERE VITAMINPRÄPARATE, REIN

QA11HA Andere Vitaminpräparate, rein
QA11HA01 Nicotinamid
QA11HA02 Pyridoxin (Vitamin-B6)
QA11HA03 Tocopherol (Vitamin E)
QA11HA04 Riboflavin (Vitamin-B2)
QA11HA05 Biotin
QA11HA06 Pyridoxalphosphat
QA11HA07 Inositol
QA11HA08 Tocofersolan
QA11HA30 Dexpanthenol
QA11HA31 Calciumpantothenat
QA11HA32 Pantethin
QA11HA90 Betacarotin
Carofertin 10 mg/ml - Injektionslösung für Rinder, Schweine und Pferde → S. 263

QA11J ANDERE VITAMINPRÄPARATE, KOMBINATIONEN

QA11JA Kombinationen von Vitaminen
Duphafral Vit. D3 27,50 mg/ml - Emulsion zur Injektion für Rinder → S. 446
Vitamin AD3E - Injektionslösung für Rind, Pferd, Schwein und Hund → S. 1546
Vitasol AD3EC - Injektionslösung für Tiere → S. 1547

QA11JB Vitamine mit Mineralstoffen
QA11JC Vitamine, andere Kombinationen

QA12 MINERALSTOFFE

QA12A CALCIUM

QA12AA Calcium
QA12AA01 Calciumphosphat
QA12AA02 Calciumglubionat
QA12AA03 Calciumgluconat
Calcium gluconicum "Jacoby" - Injektionslösung für Tiere → S. 244

Calcium "Pro Zoon" - Injektionslösung für Rinder → S. 244

QA12AA04 Calciumcarbonat

QA12AA05 Calciumlactat

QA12AA06 Calciumlactogluconat

QA12AA07 Calciumchlorid

QA12AA08 Calciumglycerylphosphat

QA12AA09 Calciumcitratlysin-Komplex

QA12AA10 Calciumglucoheptonat

QA12AA11 Calciumpangamat

QA12AA20 Calcium (verschiedene Salze in Kombination)

QA12AA30 Calciumlaevulat

QA12AX Calcium, Kombinationen mit Vitamin D und/oder anderen Mitteln

Calcamyl forte - Injektionslösung für Rinder → S. 240
Calcibel 240/60/60 mg/ml - Infusionslösung für Pferde, Rinder, Schafe, Ziegen und Schweine → S. 240
Calcitat - Injektionslösung für Tiere → S. 241
Calcitat forte - Injektionslösung für Tiere → S. 241
Calcium "Norbrook" - Injektionslösung für Rinder → S. 244
Calmafusion - Infusionslösung für Rinder, Schafe und Schweine → S. 245
Methiocalcin - Injektionslösung für Rinder, Schafe und Ziegen → S. 884
Surcalce - Injektionslösung für Pferd, Rind, Schwein, Schaf, Ziege → S. 1367

QA12B KALIUM

QA12BA Kalium

QA12BA01 Kaliumchlorid

QA12BA02 Kaliumcitrat

QA12BA03 Kaliumhydrogentartrat

QA12BA04 Kaliumhydrogencarbonat

QA12BA05 Kaliumgluconat

QA12BA30 Kalium (verschiedene Salze in Kombination)

QA12BA51 Kaliumchlorid, Kombinationen

QA12C ANDERE MINERALSTOFFE

QA12CA Natrium

QA12CA01 Natriumchlorid

QA12CA02 Natriumsulfat

QA12CB Zink

QA12CB01 Zinksulfat

QA12CB02 Zinkgluconat

QA12CB03 Zinkprotein-Komplex

QA12CC Magnesium

QA12CC01 Magnesiumchlorid

QA12CC02 Magnesiumsulfat

QA12CC03 Magnesiumgluconat

QA12CC04 Magnesiumcitrat

QA12CC05 Magnesiumaspartat

QA12CC06 Magnesiumlactat

QA12CC07 Magnesiumlevulinat

QA12CC08 Magnesiumpidolat

QA12CC09 Magnesiumorotat

QA12CC10 Magnesiumoxid

QA12CC30 Magnesium (verschiedene Salze in Kombination)

QA12CD Fluorid

QA12CD01 Natriumfluorid

QA12CD02 Natriummonofluorphosphat

QA12CD51 Natriumfluorid, Kombinationen

QA12CE Selen

QA12CE01 Natriumselenat

QA12CE02 Natriumselenit

Selen E-sol forte - Emulsion zur Injektion für Tiere → S. 1286

QA12CE99 Selen, Kombinationen

Selen E-sol forte - Emulsion zur Injektion für Tiere → S. 1286

QA12CX Andere Mineralstoff-haltige Zubereitungen

QA12CX90 Toldimfos

QA12CX91 Butafosfan

Catosal 100/0,05 mg/ml - Injektionslösung für Tiere → S. 269
Vigophos 100 mg/ml + 0,05 mg/ml - Injektionslösung für Rinder → S. 1536

QA12CX99 Andere Mineralstoff-haltige Zubereitungen, Kombinationen

QA13 TONIKA

QA13A TONIKA

QA14 ANABOLIKA ZUR SYSTEMISCHEN ANWENDUNG

QA14A ANABOLE STEROIDE

QA14AA Androstan-Derivate

QA14AA01 Androstanolon

QA14AA02 Stanozolol

QA14AA03 Metandienon

QA14AA04 Metenolon

QA14AA05 Oxymetholon

QA14AA06 Quinbolon

QA14AA07 Prasteron

QA14AA08 Oxandrolon

QA14AA09 Norethandrolon

QA14AB Estren-Derivate

QA14AB01 Nandrolon

Myodine 25 mg/ml - Injektionslösung für Hunde und Katzen → S. 941

QA14AB02 Ethylestrenol

QA14AB03 Oxaboloncipionat

QA14B ANDERE ANABOLIKA

QA15 APPETIT STIMULIERENDE MITTEL

QA16 ANDERE MITTEL FÜR DAS ALIMENTÄRE SYSTEM UND DEN STOFFWECHSEL

QA16A ANDERE MITTEL FÜR DAS ALIMENTÄRE SYSTEM UND DEN STOFFWECHSEL

QA16AA Aminosäuren und Derivate

QA16AA01 Levocarnitin

QA16AA02 Ademetionin

QA16AA03 Levoglutamid

QA16AA04 Mercaptamin

QA16AA05 Carglutaminsäure

QA16AA06 Betain

QA16AA07 Metreleptin

QA16AA51 Levocarnithin, Kombinationen

QA16AB Enzyme

QA16AB01 Alglucerase

QA16AB02 Imiglucerase

QA16AB03 Agalsidase alfa

QA16AB04 Agalsidase beta

QA16AB05 Laronidase

QA16AB06 Sacrosidase

QA16AB07 Alglucosidase alfa

QA16AB08 Galsulfase

QA16AB09 Idursulfase

QA16AB10 Velaglucerase alfa

QA16AB11 Taliglucerase alfa

QA16AB12 Elosulfase alfa

QA16AB13 Asfotase alfa

QA16AB14 Sebelipase alfa
QA16AB15 Velmanase alfa
QA16AB16 Idursulfase beta
QA16AB17 Cerliponase alfa
QA16AB18 Vestronidase alfa
QA16AB19 Pegvaliase
QA16AX Andere Mittel für das alimentäre Systems und den Stoffwechsel
QA16AX01 Thioctsäure
QA16AX02 Anetholtrithion
QA16AX03 Natriumphenylbutyrat
QA16AX04 Nitisinon
QA16AX05 Zinkacetat
QA16AX06 Miglustat
QA16AX07 Sapropterin
QA16AX08 Teduglutide
QA16AX09 Glyceroltris(phenylbutyrat)
QA16AX10 Eliglustat
QA16AX11 Natrium benzoat
QA16AX12 Trientin
QA16AX13 Uridin triacetat
QA16AX14 Migalastat
QA16AX15 Telotristat

QA16Q ANDERE MITTEL FÜR DAS ALIMENTÄRE SYSTEM FÜR DEN VETERINÄREN BEREICH

Stullmisan 30,56 mg/g - Pulver zum Eingeben für Tiere → S. 1358

QA16QA Mittel zur Behandlung der Acetanämie
QA16QA01 Propylen glycol
QA16QA02 Natrium propionat
QA16QA03 Glycerol
QA16QA04 Ammonium lactat
QA16QA05 Clanobutin
QA16QA06 Monensin

Kexxtone 32,4 g - Intraruminales System mit kontinuierlicher Freigabe für Rinder → S. 758

QA16QA52 Natrium propionat, Kombinationen

QB BLUT UND BLUT BILDENDE ORGANE

QB01 ANTITHROMBOTISCHE MITTEL

QB01A ANTITHROMBOTISCHE MITTEL

QB01AA Vitamin-K-Antagonisten
QB01AA01 Dicoumarol
QB01AA02 Phenindion
QB01AA03 Warfarin
QB01AA04 Phenprocoumon
QB01AA07 Acenocoumarol
QB01AA08 Ethylbiscoumacetat
QB01AA09 Clorindion
QB01AA10 Diphenadion
QB01AA11 Tioclomarol
QB01AA12 Fluindion
QB01AB Heparingruppe
QB01AB01 Heparin
QB01AB02 Antithrombin III
QB01AB04 Dalteparin
QB01AB05 Enoxaparin
QB01AB06 Nadroparin
QB01AB07 Parnaparin
QB01AB08 Reviparin
QB01AB09 Danaparoid
QB01AB10 Tinzaparin
QB01AB11 Sulodexid
QB01AB12 Bemiparin
QB01AB51 Heparin, Kombinationen
QB01AC Thrombozytenaggregationshemmer, exkl. Heparin
QB01AC01 Ditazol
QB01AC02 Cloricromen
QB01AC03 Picotamid
QB01AC04 Clopidogrel
QB01AC05 Ticlopidin
QB01AC06 Acetylsalicylsäure
QB01AC07 Dipyridamol
QB01AC08 Carbasalat calcium
QB01AC09 Epoprostenol
QB01AC10 Indobufen
QB01AC11 Iloprost
QB01AC13 Abciximab
QB01AC15 Aloxiprin
QB01AC16 Eptifibatid
QB01AC17 Tirofiban
QB01AC18 Triflusal
QB01AC19 Beraprost
QB01AC21 Treprostinil
QB01AC22 Prasugrel
QB01AC23 Cilostazol
QB01AC24 Ticagrelor
QB01AC25 Cangrelor
QB01AC26 Vorapaxar
QB01AC27 Selexipag
QB01AC30 Kombinationen
QB01AC56 Acetylsalicylsäure, Kombinationen mit Protonenpumpenhemmer
QB01AD Enzyme
QB01AD01 Streptokinase
QB01AD02 Alteplase
QB01AD03 Anistreplase
QB01AD04 Urokinase
QB01AD05 Fibrinolysin
QB01AD06 Brinase
QB01AD07 Reteplase
QB01AD08 Saruplase
QB01AD09 Ancrod
QB01AD10 Drotrecogin alfa
QB01AD11 Tenecteplase
QB01AD12 Protein C
QB01AE Direkte Thrombininhibitoren
QB01AE01 Desirudin
QB01AE02 Lepirudin
QB01AE03 Argatroban
QB01AE04 Melagatran
QB01AE05 Ximelagatran
QB01AE06 Bivalirudin
QB01AF Direkte Faktor-Xa-Inhibitoren
QB01AF01 Rivaroxaban
QB01AF02 Apixaban
QB01AF03 Edoxaban
QB01AF04 Betrixaban

QB01AX Andere antithrombotische Mittel

QB01AX01 Defibrotid

QB01AX02 Desirudin

QB01AX03 Lepirudin

QB01AX04 Chondroitinsulfat B

QB01AX05 Fondaparinux

QB01AX06 Rivaroxaban

QB01AX07 Caplacizumab

QB02 ANTIHÄMORRHAGIKA

QB02A ANTIFIBRINOLYTIKA

QB02AA Aminosäuren

QB02AA01 Aminocapronsäure

QB02AA02 Tranexamsäure

QB02AA03 Aminomethylbenzoesäure

QB02AB Proteinasehemmer

QB02AB01 Aprotinin

QB02AB02 Alfa1-Antitrypsin

QB02AB04 Camostat

QB02AB05 Ulinastatin

QB02B VITAMIN K UND ANDERE HÄMOSTATIKA

QB02BA Vitamin K

QB02BA01 Phytomenadion

Vitamin K1 Laboratoire TVM 50 mg - Filmtabletten für Hunde → S. 1547
Vitamin K1 Laboratoire TVM, 10 mg/ml - Injektionslösung für Hunde → S. 1547

QB02BA02 Menadion

QB02BB Fibrinogene

QB02BB01 Fibrinogen, human

QB02BC Lokale Hämostatika

QB02BC01 Absorbierbarer Gelatineschwamm

QB02BC02 Oxidierte Zellulose

QB02BC03 Tetragalacturonsäurehydroxymethylester

QB02BC05 Adrenalon

QB02BC06 Thrombin

QB02BC07 Kollagen

QB02BC08 Calciumalginat

QB02BC09 Epinephrin

QB02BC10 Gewebekleber, Fibrinogen

QB02BC30 Kombinationen

QB02BD Blutgerinnungsfaktoren

QB02BD01 Blutgerinnungsfaktor IX, II, VII und X in Kombination

QB02BD02 Blutgerinnungsfaktor VIII

QB02BD03 Faktor-VIII-Inhibitor bypass Aktivität

QB02BD04 Blutgerinnungsfaktor IX

QB02BD05 Blutgerinnungsfaktor VII

QB02BD06 Von-Willebrand-Faktor und Blutgerinnungsfaktor VIII in Kombination

QB02BD07 Blutgerinnungsfaktor XIII

QB02BD08 Blutgerinnungsfaktor VIIa

QB02BD10 von Willebrand Faktor

QB02BD11 Catridecacog

QB02BD30 Thrombin

QB02BX Andere systemische Hämostatika

QB02BX01 Etamsylat

Hemosilate 125 mg/ml - Injektionslösung → S. 656

QB02BX02 Carbazochrom

QB02BX03 Batroxobin

QB02BX04 Romiplostim

QB02BX05 Eltrombopag

QB02BX06 Emicizumab

QB02BX07 Lusutrombopag

QB02BX08 Avatrombopag

QB02BX09 Fostamatinib

QB03 ANTIANÄMIKA

QB03A EISEN-HALTIGE ZUBEREITUNGEN

QB03AA Eisen zweiwertig, orale Zubereitungen

QB03AA01 Eisen(II)-Glycinsulfat

QB03AA02 Eisen(II)fumarat

QB03AA03 Eisen(II)gluconat

QB03AA04 Eisen(II)carbonat

QB03AA05 Eisen(II)chlorid

QB03AA06 Eisen(II)succinat

QB03AA07 Eisen(II)sulfat

QB03AA08 Eisen(II)tartrat

QB03AA09 Eisen(II)aspartat

QB03AA10 Eisen(II)ascorbat

QB03AA11 Eisen(II)iodat

QB03AA12 Eisen natrium citrat

QB03AB Eisen dreiwertig, orale Zubereitungen

QB03AB01 Eisen(III)-Natrium-citrat

QB03AB02 Eisen(III)oxid-Saccharose-Komplex

QB03AB03 Natriumferedetat

QB03AB04 Eisen(III)hydroxid

QB03AB05 Dextriferron

QB03AB07 Chondroitinsulfat-Eisen(III)-Komplex

QB03AB08 Eisen(III)acetyltransferrin

QB03AB09 Eisen(III)proteinsuccinylat

QB03AB10 Eisen maltol

QB03AB90 Eisendextran Komplex

QB03AC Eisen dreiwertig, parenterale Zubereitungen

Previron 200 mg/ml - Injektionslösung für Schweine → S. 1142

QB03AC01 Dextriferron

QB03AC02 Eisen(III)oxid-Saccharose-Komplex

QB03AC03 Eisen(III)sorbit-Zitronensäure-Komplex

QB03AC05 Eisen(III)sorbit-Gluconsäure-Komplex

QB03AC06 Eisen(III)-oxid-Dextran-Komplex

Myofer 100 mg/ml - Injektionslösung für Tiere → S. 941
Vanafer 100 mg/ml - Injektionslösung für Tiere → S. 1497

QB03AC07 Eisen(III)-Natrium-Gluconat-Komplex

QB03AC90 Eisen Dextran Komplex

Belfer 100 mg/ml - Injektionslösung für Pferde, Rinder, Schweine, Schafe, Ziegen und Hunde → S. 175
Ferriphor 100 mg/ml - Injektionslösung für Schweine → S. 568

QB03AC91 Eisen Dextran Glucohepton Komplex

Gleptosil 200 mg/ml - Injektionslösung für Schweine → S. 632

QB03AC92 Eisen Hydroxy Saccharose Komplex

QB03AD Eisen in Kombination mit Folsäure

QB03AD01 Eisen-Aminosäure-Komplex

QB03AD02 Eisen(II)fumarat

QB03AD03 Eisen(II)sulfat

QB03AD04 Dextriferron

QB03AE Eisen in anderen Kombinationen

QB03AE01 Eisen, Vitamin-B12 und Folsäure

QB03AE02 Eisen, Multivitamine und Folsäure

QB03AE03 Eisen und Multivitamine

QB03AE04 Eisen, Multivitamine und Mineralstoffe

QB03AE10 Verschiedene Kombinationen

QB03B VITAMIN-B12 UND FOLSÄURE

QB03BA Vitamin-B12 (Cyanocobalamin und Analoga)

QB03BA01 Cyanocobalamin

QB03BA02 Cyanocobalamin-Tannin-Komplex

QB03BA03 Hydroxocobalamin

QB03BA04 Cobamamid

QB03BA51 Cyanocobalamin, Kombinationen

QB03BA53 Hydroxocobalamin, Kombinationen

QB03BB Folsäure und Derivate

QB03BB01 Folsäure

QB03BB51 Folsäure, Kombinationen

QB03X ANDERE ANTIANÄMIKA

QB03XA Andere Antianämika

QB03XA01 Erythropoietin

QB03XA02 Darbepoetin alfa

QB03XA05 Roxadustat

QB03XA06 Luspatercept

QB05 BLUTERSATZMITTEL UND PERFUSIONSLÖSUNGEN

QB05A BLUT UND VERWANDTE PRODUKTE

QB05AA Blutersatzmittel und Plasmaproteinfraktionen

Oxyglobin 130 mg/ml - Infusionslösung für Hunde → S. 1066

QB05AA01 Albumin

QB05AA02 Andere Plasmaproteinfraktionen

QB05AA03 Fluorcarbon-Blutersatzmittel

QB05AA05 Dextran

QB05AA06 Gelatin-haltige Mittel

QB05AA07 Hydroxyethylstärke

QB05AA08 Haemoglobin crosfumaril

QB05AA09 Haemoglobin raffimer

QB05AA91 Hämoglobin betafumaril (bovin)

QB05B I.V.-LÖSUNGEN

Glucobel 40 g/100 ml - Infusionslösung für Pferde, Rinder, Schafe, Ziegen, Schweine, Hunde und Katzen → S. 636
Glucose B.Braun Vet Care 5 g/100 ml - Infusionslösung für Rinder, Pferde, Schafe, Ziegen, Schweine, Hunde und Katzen → S. 637
Glucose B.Braun Vet Care 40 g/100 ml - Infusionslösung für Rinder, Pferde, Schafe, Ziegen, Schweine, Hunde und Katzen → S. 637

QB05BA Lösungen zur parenteralen Ernährung

QB05BA01 Aminosäuren

QB05BA02 Fett-Emulsionen

QB05BA03 Kohlenhydrate

QB05BA04 Proteinhydrolysate

QB05BA10 Kombinationen

QB05BB Lösungen mit Wirkung auf den Elektrolythaushalt

QB05BB01 Elektrolyte

ELO-MEL isoton - Infusionslösung für Rinder, Pferde, Schafe, Ziegen, Schweine, Hunde und Katzen → S. 473
Hypertone Natriumchlorid-Lösung 7,5 g/100 ml B.Braun Vet Care - Infusionslösung für Pferde, Rinder, Schafe, Ziegen, Schweine, Hunde und Katzen → S. 681
Isotone Kochsalzlösung Fresenius 0,9 g/100 ml - Infusionslösung für Rinder, Pferde, Schafe, Ziegen, Schweine, Hunde und Katzen → S. 730
Natriumchlorid-Lösung 0,9 g/100 ml B.Braun Vet Care - Infusionslösung für Rinder, Pferde, Schafe, Ziegen, Schweine, Hunde und Katzen → S. 950
Ringer-Lactat "Fresenius" - Infusionslösung für Rinder, Pferde, Schafe, Ziegen, Schweine, Hunde und Katzen → S. 1236
Ringer-Lactat-Lösung nach Hartmann B.Braun Vet Care - Infusionslösung für Rinder, Pferde, Schafe, Ziegen, Schweine, Hunde und Katzen → S. 1236
Ringer-Lösung "Fresenius" - Infusionslösung für Rinder, Pferde, Schafe, Ziegen, Schweine, Hunde und Katzen → S. 1237
Sterofundin ISO B.Braun Vet Care - Infusionslösung für Rinder, Pferde, Schafe, Ziegen, Schweine, Hunde und Katzen → S. 1353

QB05BB02 Elektrolyte mit Kohlenhydraten

QB05BB03 Trometamol

QB05BC Osmodiuretika

QB05BC01 Mannitol

QB05BC02 Harnstoff

QB05C SPÜLLÖSUNGEN

QB05CA Antiinfektiva

QB05CA01 Cetylpyridinium

QB05CA02 Chlorhexidin

QB05CA03 Nitrofural

QB05CA04 Sulfamethizol

QB05CA05 Taurolidin

QB05CA06 Mandelsäure

QB05CA07 Noxytiolin

QB05CA08 Ethacridinlactat

QB05CA09 Neomycin

QB05CA10 Kombinationen

QB05CB Salzlösungen

QB05CB01 Natriumchlorid

QB05CB02 Natriumcitrat

QB05CB03 Magnesiumcitrat

QB05CB04 Natriumbicarbonat

QB05CB10 Kombinationen

QB05CX Andere Spüllösungen

QB05CX01 Glucose

QB05CX02 Sorbitol

QB05CX03 Glycin

QB05CX04 Mannitol

QB05CX10 Kombinationen

QB05D LÖSUNGEN ZUR PERITONEALDIALYSE

QB05DA Isotone Lösungen

QB05DB Hypertone Lösungen

QB05X ADDITIVA ZU I.V.-LÖSUNGEN

QB05XA Elektrolytlösungen

QB05XA01 Kaliumchlorid

QB05XA02 Natriumbicarbonat

QB05XA03 Natriumchlorid

QB05XA04 Ammoniumchlorid

QB05XA05 Magnesiumsulfat

QB05XA06 Kaliumphosphat, inkl. Kombinationen mit anderen Kaliumsalzen

QB05XA07 Calciumchlorid

QB05XA08 Natriumacetat

QB05XA09 Natriumphosphat

QB05XA10 Magnesiumphosphat

QB05XA11 Magnesiumchlorid

QB05XA12 Zinkchlorid

QB05XA13 Salzsäure

QB05XA14 Dinatrium-I-glycerinphosphat

QB05XA15 Kaliumlactat

QB05XA16 Kardioplege Lösungen

QB05XA30 Kombinationen von Elektrolyten

QB05XA31 Elektrolyte in Kombination mit anderen Mitteln

QB05XB Aminosäuren

QB05XB01 Argininhydrochlorid

QB05XB02 Alanylglutamin

QB05XB03 Lysin
QB05XC Vitamine
QB05XX Andere Additiva zu i.v.-Lösungen
QB05XX02 Trometamol

QB05Z HÄMODIALYSEKONZENTRATE UND HÄMOFILTRATE

QB05ZA Hämodialysekonzentrate
QB05ZB Hämofiltrate

QB06 ANDERE HÄMATOLOGIKA

QB06A ANDERE HÄMATOLOGIKA

QB06AA Enzyme
QB06AA02 Fibrinolysin und Desoxyribonuclease
QB06AA03 Hyaluronidase
QB06AA04 Chymotrypsin
QB06AA07 Trypsin
QB06AA10 Desoxyribonuclease
QB06AA11 Bromelaine
QB06AA55 Streptokinase, Kombinationen
QB06AB Hämprodukte
QB06AB01 Hämin
QB06AC Arzneimittel für hereditäres Angioödem
QB06AC01 C1-Inhibitor, aus Plasma gewonnen
QB06AC02 Icatibant
QB06AC03 Ecallantid
QB06AC04 Conestat alfa
QB06AC05 Lanadelumab
QB06AX andere Hämatologika
QB06AX01 Crizanlizumab

QC KARDIOVASKULÄRES SYSTEM

QC01 HERZTHERAPIE

QC01A HERZGLYKOSIDE

QC01AA Digitalisglykoside
QC01AA01 Acetyldigitoxin
QC01AA02 Acetyldigoxin
QC01AA03 Digitalisblätter
QC01AA04 Digitoxin
QC01AA05 Digoxin
QC01AA06 Lanatosid C
QC01AA07 Deslanosid
QC01AA08 Metildigoxin
QC01AA09 Gitoformat
QC01AA52 Acetyldigoxin, Kombinationen
QC01AB Scillaglykoside
QC01AB01 Proscillaridin
QC01AB51 Proscillaridin, Kombinationen
QC01AC Strophanthusglykoside
QC01AC01 g-Strophanthin
QC01AC03 Cymarin
QC01AX Andere Herzglykoside
QC01AX02 Peruvosid

QC01B ANTIARRHYTHMIKA, KLASSE I UND III

QC01BA Antiarrhythmika, Klasse IA
QC01BA01 Chinidin
QC01BA02 Procainamid
QC01BA03 Disopyramid
QC01BA04 Spartein
QC01BA05 Ajmalin
QC01BA08 Prajmalin
QC01BA12 Lorajmin
QC01BA13 Dihydrochinidin
QC01BA51 Chinidin, Kombinationen exkl. Psycholeptika
QC01BA71 Chinidin, Kombinationen mit Psycholeptika
QC01BB Antiarrhythmika, Klasse IB
QC01BB01 Lidocain
QC01BB02 Mexiletin
QC01BB03 Tocainid
QC01BB04 Aprindin
QC01BC Antiarrhythmika, Klasse IC
QC01BC03 Propafenon
QC01BC04 Flecainid
QC01BC06 Tedisamil
QC01BC07 Lorcainid
QC01BC08 Encainid
QC01BD Antiarrhythmika, Klasse III
QC01BD01 Amiodaron
QC01BD02 Bretyliumtosilat
QC01BD03 Bunaftin
QC01BD04 Dofetilid
QC01BD05 Ibutilid
QC01BG Andere Klasse-I-Antiarrhythmika
QC01BG01 Moracizin
QC01BG07 Cibenzolin

QC01C KARDIOSTIMULANZIEN, EXKL. HERZGLYKOSIDE

QC01CA Adrenerge und dopaminerge Mittel
QC01CA01 Etilefrin
QC01CA02 Isoprenalin
QC01CA03 Norepinephrin
QC01CA04 Dopamin
QC01CA05 Norfenefrin
QC01CA06 Phenylephrin
QC01CA07 Dobutamin
QC01CA08 Oxedrin
QC01CA09 Metaraminol
QC01CA10 Methoxamin
QC01CA11 Mephentermin
QC01CA12 Dimetofrin
QC01CA13 Prenalterol
QC01CA14 Dopexamin
QC01CA15 Gepefrin
QC01CA16 Ibopamin
QC01CA17 Midodrin
QC01CA18 Octopamin
QC01CA19 Fenoldopam
QC01CA21 Cafedrin
QC01CA22 Arbutamin
QC01CA23 Theodrenalin
QC01CA24 Epinephrin
QC01CA25 Amezinium metilsulfat
QC01CA27 Droxidopa
QC01CA30 Kombinationen
QC01CA51 Etilefrin, Kombinationen
QC01CE Phosphodiesterasehemmer
QC01CE01 Amrinon
QC01CE02 Milrinon
QC01CE03 Enoximon
QC01CE04 Bucladesin

QC01CE90 Pimobendan

Cardisure 3,5 mg/ml - Lösung zum Eingeben für Hunde → S. 262
Cardisure Flavour 1,25 mg - Tabletten für Hunde → S. 262
Cardisure Flavour 2,5 mg - Tabletten für Hunde → S. 262
Cardisure Flavour 5 mg - Tabletten für Hunde → S. 262
Cardisure Flavour 10 mg - Tabletten für Hunde → S. 262
Pimobendan "Boehringer" 1,25 mg - Kautabletten für Hunde → S. 1109
Pimobendan "Boehringer" 2,5 mg - Kautabletten für Hunde → S. 1109
Pimobendan "Boehringer" 5 mg - Kautabletten für Hunde → S. 1109
Pimotab 1,25 mg - Kautabletten für Hunde → S. 1109
Pimotab 2,5 mg - Kautabletten für Hunde → S. 1109
Pimotab 5 mg - Kautabletten für Hunde → S. 1109
Pimotab 10 mg - Kautabletten für Hunde → S. 1109
Pimotab 15 mg - Kautabletten für Hunde → S. 1109
Vetmedin 0,75 mg/ml - Injektionslösung für Hunde → S. 1527
Vetmedin 1,25 mg - Kapseln für Hunde → S. 1527
Vetmedin 2,5 mg - Kapsel für Hunde → S. 1527
Vetmedin 5 mg - Kapseln für Hunde → S. 1528
Vetmedin 10 mg - Kapseln für Hunde → S. 1528
Vetmedin 1,25 mg - Kautabletten für Hunde → S. 1528
Vetmedin 2,5 mg - Kautabletten für Hunde → S. 1528
Vetmedin 5 mg - Kautabletten für Hunde → S. 1528
Vetmedin 10 mg - Kautabletten für Hunde → S. 1528
Vetmedin Chew 1,25 mg - Kautabletten für Hunde → S. 1528
Vetmedin Chew 2,5 mg - Kautabletten für Hunde → S. 1528
Vetmedin Chew 5 mg - Kautabletten für Hunde → S. 1528
Vetmedin Chew 10 mg - Kautabletten für Hunde → S. 1528
Zelys 1,25 mg - Kautabletten für Hunde → S. 1592
Zelys 5 mg - Kautabletten für Hunde → S. 1592
Zelys 10 mg - Kautabletten für Hunde → S. 1592

QC01CX Andere Kardiostimulanzien

QC01CX06 Angiotensinamid

QC01CX07 Xamoterol

QC01CX08 Levosimendan

QC01CX09 Angiotensin II

QC01D BEI HERZERKRANKUNGEN EINGESETZTE VASODILATATOREN

QC01DA Organische Nitrate

QC01DA02 Glyceroltrinitrat

QC01DA04 Methylpropylpropandioldinitrat

QC01DA05 Pentaerythrityltetranitrat

QC01DA07 Propatylnitrat

QC01DA08 Isosorbiddinitrat

QC01DA09 Trolnitrat

QC01DA13 Erythrityltetranitrat

QC01DA14 Isosorbidmononitrat

QC01DA20 Organische Nitrate in Kombinationen

QC01DA38 Tenitramin

QC01DA52 Glyceroltrinitrat, Kombinationen

QC01DA54 Methylpropylpropanedioldinitrat, Kombinationen

QC01DA55 Pentaerythrityltetranitrat, Kombinationen

QC01DA57 Propatylnitrat, Kombinationen

QC01DA58 Isosorbiddinitrat, Kombinationen

QC01DA59 Trolnitrat, Kombinationen

QC01DA63 Erythrityltetranitrat, Kombinationen

QC01DA70 Organische Nitrate in Kombination mit Psycholeptika

QC01DB Chinolon-Vasodilatatoren

QC01DB01 Flosequinan

QC01DX Andere bei Herzerkrankungen eingesetzte Vasodilatatoren

QC01DX01 Itramintosilat

QC01DX02 Prenylamin

QC01DX03 Oxyfedrin

QC01DX04 Benziodaron

QC01DX05 Carbocromen

QC01DX06 Hexobendin

QC01DX07 Etafenon

QC01DX08 Heptaminol

QC01DX09 Imolamin

QC01DX10 Dilazep

QC01DX11 Trapidil

QC01DX12 Molsidomin

QC01DX13 Efloxat

QC01DX14 Cinepazet

QC01DX15 Cloridarol

QC01DX16 Nicorandil

QC01DX18 Linsidomin

QC01DX19 Nesiritid

QC01DX51 Itramintosilat, Kombinationen

QC01DX52 Prenylamin, Kombinationen

QC01DX53 Oxyfedrin, Kombinationen

QC01DX54 Benziodaron, Kombinationen

QC01E ANDERE HERZMITTEL

QC01EA Prostaglandine

QC01EA01 Alprostadil

QC01EB Andere Herzmittel

QC01EB02 Campher

QC01EB03 Indometacin

QC01EB04 Crataegus-Glykoside

QC01EB05 Creatinolfosfat

QC01EB06 Fosfocreatin

QC01EB07 Fructose-1,6-diphosphat

QC01EB09 Ubidecarenon

QC01EB10 Adenosin

QC01EB11 Tiracizin

QC01EB13 Acadesin

QC01EB15 Trimetazidin

QC01EB17 Ivabradine

QC01EB18 Ranolazine

QC01EB23 Tiazotsäure

QC01EX Andere Herzmittel, Kombinationen

QC02 ANTIHYPERTONIKA

QC02A ANTIADRENERGE MITTEL, ZENTRAL WIRKEND

QC02AA Rauwolfia-Alkaloide

QC02AA01 Rescinnamin

QC02AA02 Reserpin

QC02AA03 Kombinationen von Rauwolfia-Alkaloiden

QC02AA04 Rauwolfia-Alkaloide, ganze Wurzel

QC02AA05 Deserpidin

QC02AA06 Methoserpidin

QC02AA07 Bietaserpin

QC02AA52 Reserpin, Kombinationen

QC02AA53 Kombinationen von Rauwolfia-Alkaloiden, Kombinationen

QC02AA57 Bietaserpin, Kombinationen

QC02AB Methyldopa

QC02AB01 Methyldopa (linksdrehend)

QC02AB02 Methyldopa (racemisch)

QC02AC Imidazolin-Rezeptoragonisten

QC02AC01 Clonidin

QC02AC02 Guanfacin

QC02AC04 Tolonidin

QC02AC05 Moxonidin

QC02AC06 Rilmenidin

QC02B ANTIADRENERGE MITTEL, GANGLIENBLOCKER

QC02BA Sulfonium-Derivate

QC02BA01 Trimetaphan

QC02BB Sekundäre und tertiäre Amine

QC02BB01 Mecamylamin

QC02BC Bisquartäre Ammonium-Verbindungen

QC02C ANTIADRENERGE MITTEL, PERIPHER WIRKEND

QC02CA Alpha-Adrenorezeptor-Antagonisten

QC02CA01 Prazosin

QC02CA02 Indoramin

QC02CA03 Trimazosin

QC02CA04 Doxazosin

QC02CA06 Urapidil

QC02CC Guanidin-Derivate

QC02CC01 Betanidin

QC02CC02 Guanethidin

QC02CC03 Guanoxan

QC02CC04 Debrisoquin

QC02CC05 Guanoclor

QC02CC06 Guanazodin

QC02CC07 Guanoxabenz

QC02D MITTEL MIT WIRKUNG AUF DIE ARTERIELLE GEFÄSS-MUSKULATUR

QC02DA Thiazid-Derivate

QC02DA01 Diazoxid

QC02DB Hydrazinophthalazin-Derivate

QC02DB01 Dihydralazin

QC02DB02 Hydralazin

QC02DB03 Endralazin

QC02DB04 Cadralazin

QC02DC Pyrimidin-Derivate

QC02DC01 Minoxidil

QC02DD Nitroferrocyanid-Derivate

QC02DD01 Nitroprussid

QC02DG Guanidin-Derivate

QC02DG01 Pinacidil

QC02K ANDERE ANTIHYPERTONIKA

QC02KA Alkaloide, exkl. Rauwolfia

QC02KA01 Veratrum

QC02KB Tyrosinhydroxylasehemmer

QC02KB01 Metirosin

QC02KC MAO-Hemmer

QC02KC01 Pargylin

QC02KD Serotonin-Antagonisten

QC02KD01 Ketanserin

QC02KX Antihypertonika zur Behandlung der pulmonalen arteriellen Hypertonie

QC02KX01 Bosentan

QC02KX52 Ambrisentan und Tadalafil

QC02L ANTIHYPERTONIKA UND DIURETIKA IN KOMBINATION

QC02LA Rauwolfia-Alkaloide und Diuretika in Kombination

QC02LA01 Reserpin und Diuretika

QC02LA02 Rescinnamin und Diuretika

QC02LA03 Deserpidin und Diuretika

QC02LA04 Methoserpidin und Diuretika

QC02LA07 Bietaserpin und Diuretika

QC02LA08 Rauwolfia-Alkaloide, ganze Wurzel und Diuretika

QC02LA09 Syrosingopin und Diuretika

QC02LA50 Kombinationen v. Rauwolfia-Alkaloiden u. Diuretika inkl. anderen Komb.

QC02LA51 Reserpin und Diuretika, Kombinationen mit anderen Mitteln

QC02LA52 Rescinnamin und Diuretika, Kombinationen mit anderen Mitteln

QC02LA71 Reserpin und Diuretika, Kombinationen mit Psycholeptika

QC02LB Methyldopa und Diuretika in Kombination

QC02LB01 Methyldopa (linksdrehend) und Diuretika

QC02LC Imidazolin-Rezeptoragonisten in Kombination mit Diuretika

QC02LC01 Clonidin und Diuretika

QC02LC05 Moxonidin und Diuretika

QC02LC51 Clonidin und Diuretika, Kombinationen mit anderen Mitteln

QC02LE Alpha-Adrenorezeptor-Antagonisten und Diuretika

QC02LE01 Prazosin und Diuretika

QC02LF Guanidin-Derivate und Diuretika

QC02LF01 Guanethidin und Diuretika

QC02LG Hydrazinophthalazin-Derivate und Diuretika

QC02LG01 Dihydralazin und Diuretika

QC02LG02 Hydralazin und Diuretika

QC02LG03 Picodralazin und Diuretika

QC02LG51 Dihydralazin und Diuretika, Kombinationen mit anderen Mitteln

QC02LG73 Picodralazin und Diuretica, Kombinationen mit Psycholeptika

QC02LK Alkaloide, exkl. Rauwolfia, in Kombination mit Diuretika

QC02LK01 Veratrum und Diuretika

QC02LL MAO-Hemmer und Diuretika

QC02LL01 Pargylin und Diuretika

QC02LN Serotonin-Antagonisten und Diuretika

QC02LX Andere Antihypertonika und Diuretika

QC02LX01 Pinacidil und Diuretika

QC02N KOMBINATIONEN VON ANTIHYPERTENSIVEN WIRKSTOFFEN AUS ATC-GRUPPE C02

QC03 DIURETIKA

QC03A LOW-CEILING-DIURETIKA, THIAZIDE

QC03AA Thiazide, rein

QC03AA01 Bendroflumethiazid

QC03AA02 Hydroflumethiazid

QC03AA03 Hydrochlorothiazid

QC03AA04 Chlorothiazid

QC03AA05 Polythiazid

QC03AA06 Trichlormethiazid

QC03AA07 Cyclopenthiazid

QC03AA08 Methyclothiazid

QC03AA09 Cyclothiazid

QC03AA13 Mebutizid

QC03AA56 Trichlormethiazid, Kombinationen

Naquadem 200 mg/5 mg - Granulat für Rinder und Pferde → S. 945

QC03AB Thiazide und Kalium in Kombination

QC03AB01 Bendroflumethiazid und Kalium

QC03AB02 Hydroflumethiazid und Kalium

QC03AB03 Hydrochlorothiazid und Kalium

QC03AB04 Chlorothiazid und Kalium

QC03AB05 Polythiazid und Kalium

QC03AB06 Trichlormethiazid und Kalium

QC03AB07 Cyclopenthiazid und Kalium

QC03AB08 Methylclothiazid und Kalium

QC03AB09 Cyclothiazid und Kalium

QC03AH Thiazide, Kombinationen mit Psycholeptika und/oder Analgetika

QC03AH01 Chlorothiazid, Kombinationen

QC03AH02 Hydroflumethiazid, Kombinationen

QC03AX Thiazide, Kombinationen mit anderen Mitteln

QC03AX01 Hydrochlorothiazid, Kombinationen

QC03B LOW-CEILING-DIURETIKA, EXKL. THIAZIDE

QC03BA Sulfonamide, rein

QC03BA02 Quinethazon

QC03BA03 Clopamid

QC03BA04 Chlortalidon

QC03BA05 Mefrusid

QC03BA07 Clofenamid

QC03BA08 Metolazon

QC03BA09 Meticran

QC03BA10 Xipamid

QC03BA11 Indapamid

QC03BA12 Clorexolon

QC03BA13 Fenquizon

QC03BA82 Clorexolon, Kombinationen mit Psycholeptika

QC03BB Sulfonamide und Kalium in Kombination

QC03BB02 Quinethazon und Kalium

QC03BB03 Clopamid und Kalium

QC03BB04 Chlortalidon und Kalium

QC03BB05 Mefrusid und Kalium

QC03BB07 Clofenamid und Kalium

QC03BC Quecksilber-haltige Diuretika

QC03BC01 Mersalyl

QC03BD Xanthin-Derivate

QC03BD01 Theobromin

QC03BK Sulfonamide, Kombinationen mit anderen Mitteln

QC03BX Andere Low-ceiling-Diuretika

QC03BX03 Cicletanin

QC03C HIGH-CEILING-DIURETIKA

QC03CA Sulfonamide, rein

QC03CA01 Furosemid

QC03CA02 Bumetanid

QC03CA03 Piretanid

QC03CA04 Torasemid

QC03CB Sulfonamide und Kalium in Kombination

QC03CB01 Furosemid und Kalium

QC03CB02 Bumetanid und Kalium

QC03CC Aryloxyessigsäure-Derivate

QC03CC01 Etacrynsäure

QC03CC02 Tienilsäure

QC03CD Pyrazolon-Derivate

QC03CD01 Muzolimin

QC03CX Andere High-ceiling-Diuretika

QC03CX01 Etozolin

QC03D KALIUM SPARENDE DIURETIKA

QC03DA Aldosteron-Antagonisten

QC03DA01 Spironolacton

QC03DA02 Kaliumcanrenoat

QC03DA03 Canrenon

QC03DB Andere Kalium sparende Mittel

QC03DB01 Amilorid

QC03DB02 Triamteren

QC03E DIURETIKA UND KALIUM SPARENDE MITTEL IN KOMBINATION

QC03EA Low-ceiling-Diuretika und Kalium sparende Mittel

QC03EA01 Hydrochlorothiazid und kalium sparende Mittel

QC03EA02 Trichlormethiazid und Kalium sparende Mittel

QC03EA03 Epitizid und Kalium sparende Mittel

QC03EA04 Altizid und Kalium sparende Mittel

QC03EA05 Mebutizid und Kalium sparende Mittel

QC03EA06 Chlortalidon und Kalium sparende Mittel

QC03EA07 Cyclopenthiazid und Kalium sparende Mittel

QC03EA12 Metolazon und Kalium sparende Mittel

QC03EA13 Bendroflumethiazid und Kalium sparende Mittel

QC03EA14 Butizid und Kalium sparende Mittel

QC03EB High-ceiling-Diuretika und Kalium sparende Diuretika

QC03EB01 Furosemid und Kalium sparende Mittel

QC03EB02 Bumetanid und Kalium sparende Mittel

QC03X Andere Diuretika

QC03XA Vasopressin Antagonisten

QC03XA01 Tolvaptan

QC03XA02 Conivaptan

QC04 PERIPHERE VASODILATATOREN

QC04A PERIPHERE VASODILATATOREN

QC04AA 2-Amino-1-phenylethanol-Derivate

QC04AA01 Isoxsuprin

QC04AA02 Buphenin

QC04AA31 Bamethan

QC04AB Imidazolin-Derivate

QC04AB01 Phentolamin

QC04AB02 Tolazolin

QC04AC Nicotinsäure und Derivate

QC04AC01 Nicotinsäure

QC04AC02 Nicotinylalkohol (Pyridylcarbinol)

QC04AC03 Inositolnicotinat

QC04AC07 Ciclonicat

QC04AD Purin-Derivate

QC04AD01 Pentifyllin

QC04AD02 Xantinolnicotinat

QC04AD03 Pentoxifyllin

QC04AD04 Etofyllinnicotinat

QC04AD90 Propentofyllin

Vitofyllin 50 mg - Filmtabletten für Hunde → S. 1547
Vitofyllin 100 mg - Filmtabletten für Hunde → S. 1547

QC04AE Mutterkorn-Alkaloide

QC04AE01 Ergoloidmesylat

QC04AE02 Nicergolin

QC04AE04 Dihydroergocristin

QC04AE51 Ergoloidmesylat, Kombinationen

QC04AE54 Dihydroergocristin, Kombinationen

QC04AF Enzyme

QC04AF01 Kallidinogenase

QC04AX Andere periphere Vasodilatatoren

QC04AX01 Cyclandelat

QC04AX02 Phenoxybenzamin

QC04AX07 Vincamin

QC04AX10 Moxisylyt

QC04AX11 Bencyclan

QC04AX17 Vinburnin

QC04AX19 Suloctidil

QC04AX20 Buflomedil

QC04AX21 Naftidrofuryl

QC04AX23 Butalamin

QC04AX24 Visnadin

QC04AX26 Cetiedil

QC04AX27 Cinepazid

QC04AX28 Ifenprodil

QC04AX30 Azapetin

QC04AX32 Fasudil

QC05 VASOPROTEKTOREN

QC05A HÄMORRHOIDENMITTEL ZUR TOPISCHEN ANWENDUNG

QC05AA Corticosteroid-haltige Mittel

QC05AA01 Hydrocortison

QC05AA04 Prednisolon

QC05AA05 Betamethason

QC05AA06 Fluorometholon

QC05AA08 Fluocortolon

QC05AA09 Dexamethason

QC05AA10 Fluocinolonacetonid

QC05AA11 Fluocinonid

QC05AB Antibiotika-haltige Mittel

QC05AD Lokalanästhetika-haltige Mittel

QC05AD01 Lidocain

QC05AD02 Tetracain

QC05AD03 Benzocain

QC05AD04 Cinchocain

QC05AD05 Procain

QC05AD06 Oxetacain

QC05AD07 Pramocain

QC05AX Andere Hämorrhoidenmittel zur topischen Anwendung

QC05AX01 Aluminium-haltige Zubereitungen

QC05AX02 Bismutpräparate, Kombinationen

QC05AX03 Andere Hämorrhoidenmittel, Kombinationen

QC05AX04 Zinkpräparate

QC05AX05 Tribenosid

QC05B ANTIVARIKOSA

QC05BA Heparine oder Heparinoide zur topischen Anwendung

QC05BA01 Heparinoide

QC05BA02 Natriumapolat

QC05BA03 Heparin

QC05BA04 Natriumpentosanpolysulfat

QC05BA51 Heparinoid, Kombinationen

QC05BA53 Heparin, Kombinationen

QC05BB Sklerosierende Mittel zur lokalen Injektion

QC05BB01 Monoethanolaminoleat

QC05BB02 Polidocanol

QC05BB03 Invertzucker

QC05BB04 Natriumtetradecylsulfat

QC05BB05 Phenol

QC05BB56 Glucose, Kombinationen

QC05BX Andere sklerosierende Mittel

QC05BX01 Calciumdobesilat

QC05BX51 Calciumdobesilat, Kombinationen

QC05C KAPILLARSTABILISIERENDE MITTEL

QC05CA Bioflavonoide

QC05CA01 Rutoside

QC05CA02 Monoxerutin

QC05CA03 Diosmin

QC05CA04 Troxerutin

QC05CA05 Hidrosmin

QC05CA51 Rutosid, Kombinationen

QC05CA53 Diosmin, Kombinationen

QC05CA54 Troxerutin, Kombinationen

QC05CX Andere kapillarstabilisierende Mittel

QC05CX01 Tribenosid

QC05CX03 Hippocastani semen

QC07 BETA-ADRENOREZEPTOR-ANTAGONISTEN

QC07A BETA-ADRENOREZEPTOR-ANTAGONISTEN

QC07AA Beta-Adrenorezeptor-Antagonisten / Beta Blocker, nichtselektiv

QC07AA01 Alprenolol

QC07AA02 Oxprenolol

QC07AA03 Pindolol

QC07AA05 Propranolol

QC07AA06 Timolol

QC07AA07 Sotalol

QC07AA12 Nadolol

QC07AA14 Mepindolol

QC07AA15 Carteolol

QC07AA16 Tertatolol

QC07AA17 Bopindolol

QC07AA19 Bupranolol

QC07AA23 Penbutolol

QC07AA27 Cloranolol

QC07AA90 Carazolol

QC07AB Beta-Adrenorezeptor-Antagonisten / Beta Blocker, selektiv

QC07AB01 Practolol

QC07AB02 Metoprolol

QC07AB03 Atenolol

QC07AB04 Acebutolol

QC07AB05 Betaxolol

QC07AB06 Bevantolol

QC07AB07 Bisoprolol

QC07AB08 Celiprolol

QC07AB09 Esmolol

QC07AB10 Epanolol

QC07AB11 S-Atenolol

QC07AB12 Nebivolol

QC07AB13 Talinolol

QC07AB14 Landiolol

QC07AG Alpha- und Beta-Adrenorezeptor-Antagonisten

QC07AG01 Labetalol

QC07AG02 Carvedilol

QC07B BETA-ADRENOREZEPTOR-ANTAGONISTEN UND THIAZIDE

QC07BA Beta-Adrenorezeptor-Antagonisten, nichtselektiv, und Thiazide

QC07BA02 Oxprenolol und Thiazide

QC07BA05 Propranolol und Thiazide

QC07BA06 Timolol und Thiazide

QC07BA07 Sotalol und Thiazide

QC07BA12 Nadolol und Thiazide

QC07BA68 Metipranolol und Thiazide, Kombinationen

QC07BB Beta-Adrenorezeptor-Antagonisten, selektiv, und Thiazide

QC07BB02 Metoprolol und Thiazide

QC07BB03 Atenolol und Thiazide

QC07BB04 Acebutolol und Thiazide

QC07BB06 Bevantolol und Thiazide

QC07BB07 Bisoprolol und Thiazide

QC07BB52 Metoprolol und Thiazide, Kombinationen

QC07BG Alpha- und Beta-Adrenorezeptor-Antagonisten und Thiazide

QC07BG01 Labetalol und Thiazide

QC07C BETA-ADRENOREZEPTOR-ANTAGONISTEN UND ANDERE DIURETIKA

QC07CA Beta-Adrenorezeptor-Antagonisten, nichtselektiv, und andere Diuretika

QC07CA02 Oxprenolol und andere Diuretika

QC07CA03 Pindolol und andere Diuretika

QC07CA17 Bopindolol und andere Diuretika

QC07CA23 Penbutolol und andere Diuretika

QC07CB Beta-Adrenorezeptor-Antagonisten, selektiv, und andere Diuretika

QC07CB02 Metoprolol und andere Diuretika

QC07CB03 Atenolol und andere Diuretika

QC07CB53 Atenolol und andere Diuretika, Kombinationen

QC07CG Alpha- und Beta-Adrenorezeptor-Antagonisten und andere Diuretika

QC07CG01 Labetalol und andere Diuretika

QC07D BETA-ADRENOREZEPTOR-ANTAGONISTEN, THIAZIDE UND ANDERE DIURETIKA

QC07DA Beta-Adrenorezeptor-Antagonisten, nichtselekt., Thiazide u.a.Diuretika

QC07DA06 Timolol, Thiazide und andere Diuretika

QC07DB Beta-Adrenorezeptor-Antagonisten, selektiv, Thiazide u.a. Diuretika

QC07DB01 Atenolol, Thiazide und andere Diuretika

QC07E BETA-ADRENOREZEPTOR-ANTAGONISTEN UND VASODILATATOREN

QC07EA Beta-Adrenorezeptor-Antagonisten, nichtselektiv, und Vasodilatatoren

QC07EB Beta-Adrenorezeptor-Antagonisten, selektiv, und Vasodilatatoren

QC07F BETA-ADRENOREZEPTOR-ANTAGONISTEN, ANDERE KOMBINATIONEN

QC07FB Beta-Adrenorezeptor-Antagonisten und Calciumkanalblocker

QC07FB02 Metoprolol und Felodipin

QC07FB03 Atenolol und Nifedipin

QC07FB07 Bisoprolol und Amlodipin

QC07FB12 Nebivolol und Amlodipin

QC07FB13 Metoprolol und Amlodipin

QC07FX Beta-Adrenorezeptor-Antagonisten, andere Kombinationen

QC07FX01 Propranolol und andere Kombinationen

QC07FX02 Sotalol und Acetylsalicylsäure

QC07FX03 Metoprolol und Acetylsalicylsäure

QC07FX04 Bisoprolol und Acetylsalicylsäure

QC07FX05 Metoprolol und Ivabradin

QC07FX06 Carvedilol und Ivabradin

QC08 CALCIUMKANALBLOCKER

QC08C SELEKTIVE CALCIUMKANALBLOCKER MIT VORWIEGENDER GEFÄSSWIRKUNG

QC08CA Dihydropyridin-Derivate

QC08CA01 Amlodipin

Amodip 1,25 mg - Kautabletten für Katzen → S. 91

QC08CA02 Felodipin

QC08CA03 Isradipin

QC08CA04 Nicardipin

QC08CA05 Nifedipin

QC08CA06 Nimodipin

QC08CA07 Nisoldipin

QC08CA08 Nitrendipin

QC08CA09 Lacidipin

QC08CA10 Nilvadipin

QC08CA11 Manidipin

QC08CA12 Barnidipin

QC08CA13 Lercanidipin

QC08CA14 Cilnidipin

QC08CA15 Benidipin

QC08CA51 Amlodipin und Celecoxib

QC08CA55 Nifedipin, Kombinationen

QC08CX Andere selektive Calciumkanalblocker mit vorwiegender Gefässwirkung

QC08CX01 Mibefradil

QC08D SELEKTIVE CALCIUMKANALBLOCKER MIT DIREKTER HERZWIRKUNG

QC08DA Penylalkylamin-Derivate

QC08DA01 Verapamil

QC08DA02 Gallopamil

QC08DA51 Verapamil, Kombinationen

QC08DB Benzothiazepin-Derivate

QC08DB01 Diltiazem

QC08E NICHTSELEKTIVE CALCIUMKANALBLOCKER

QC08EA Phenylalkylamin-Derivate

QC08EA01 Fendilin

QC08EA02 Bepridil

QC08EX Andere nichtselektiv Calciumkanalblocker

QC08EX01 Lidoflazin

QC08EX02 Perhexilin

QC08G CALCIUMKANALBLOCKER UND DIURETIKA

QC08GA Calciumkanalblocker und Diuretika

QC08GA01 Nifedipin und Diuretika

QC09 MITTEL MIT WIRKUNG AUF DAS RENIN-ANGIOTENSIN-SYSTEM

QC09A ACE-HEMMER, REIN

QC09AA ACE-HEMMER, REIN

QC09AA01 Captopril

QC09AA02 Enalapril

Prilenal 1 mg - Tabletten für Hunde → S. 1145
Prilenal 2,5 mg - Tabletten für Hunde → S. 1145
Prilenal 5 mg - Tabletten für Hunde → S. 1145
Prilenal 10 mg - Tabletten für Hunde → S. 1145
Prilenal 20 mg - Tabletten für Hunde → S. 1145

QC09AA03 Lisinopril

QC09AA04 Perindopril

QC09AA05 Ramipril

Vasotop P 0,625 mg - Tabletten für Hunde → S. 1504
Vasotop P 1,25 mg - Tabletten für Hunde → S. 1504
Vasotop P 2,5 mg - Tabletten für Hunde → S. 1504
Vasotop P 5 mg - Tabletten für Hunde → S. 1505

QC09AA06 Quinapril

QC09AA07 Benazepril

Arixil vet 5 mg - Filmtabletten für Hunde und Katzen → S. 128
Arixil vet 20 mg - Filmtabletten für Hunde → S. 128
Benakor 2,5 mg - Filmtabletten für Katzen → S. 178
Benakor 5 mg - Tabletten für Hunde → S. 178
Benakor 20 mg - Tabletten für Hunde → S. 178
Benazecare Flavour 5 mg - Tabletten für Hunde und Katzen → S. 178
Benazecare Flavour 20 mg - Tabletten für Hunde → S. 178
Benefortin Flavour 2,5 mg - Tabletten für Katzen und Hunde → S. 180
Benefortin Flavour 5 mg - Tabletten für Katzen und Hunde → S. 180
Benefortin Flavour 20 mg - Tabletten für Hunde → S. 180
Bexepril 2,5 mg - Filmtabletten für Hunde → S. 192
Bexepril 5 mg - Filmtabletten für Hunde → S. 192
Bexepril 20 mg - Filmtabletten für Hunde → S. 192
Fortekor Flavour 5 mg - Tabletten für Hunde und Katzen → S. 593
Fortekor Flavour 20 mg - Tabletten für Hunde → S. 593
Fortekor Gourmet 2,5 mg - Tabletten für Katzen und Hunde → S. 593
Nelio 5 mg - Tabletten für Hunde → S. 954
Nelio 20 mg - Tabletten für Hunde → S. 954
Nelio 2,5 mg - Tabletten für Katzen → S. 954
Nelio 5 mg - Tabletten für Katzen → S. 954

QC09AA08 Cilazapril

QC09AA09 Fosinopril

QC09AA10 Trandolapril

QC09AA11 Spirapril

QC09AA12 Delapril

QC09AA13 Moexipril

QC09AA14 Temocapril

QC09AA15 Zofenopril

QC09AA16 Imidapril

Prilium 75 mg - Pulver zur Herstellung einer Lösung zum Eingeben für Hunde → S. 1145
Prilium 150 mg - Pulver zur Herstellung einer Lösung zum Eingeben für Hunde → S. 1146
Prilium 300 mg - Pulver zur Herstellung einer Lösung zum Eingeben für Hunde → S. 1146

QC09B ACE-HEMMER, KOMBINATIONEN

QC09BA ACE-Hemmer und Diuretika

QC09BA01 Captopril und Diuretika

QC09BA02 Enalapril und Diuretika

QC09BA03 Lisinopril und Diuretika

QC09BA04 Perindopril und Diuretika

QC09BA05 Ramipril und Diuretika

QC09BA06 Quinapril und Diuretika

QC09BA07 Benazepril und Diuretika

Cardalis 2,5 mg/20 mg - Kautabletten für Hunde → S. 261
Cardalis 5 mg/40 mg - Kautabletten für Hunde → S. 261
Cardalis 10 mg/80 mg - Kautabletten für Hunde → S. 261

QC09BA08 Cilazapril und Diuretika

QC09BA09 Fosinopril und Diuretika

QC09BA12 Delapril und Diuretika

QC09BA13 Moexipril und Diuretika

QC09BA15 Zofenopril und Entwässerungsmittel

QC09BB ACE-Hemmer und Calciumkanalblocker

QC09BB02 Enalapril und Calcium Kanalblocker

QC09BB04 Perindopril und Amlodipin

QC09BB05 Ramipril und Calciumkanalblocker

QC09BB07 Ramipril und Amlodipin

QC09BB10 Trandolapril und Calciumkanalblocker

QC09BB12 Delapril und Calciumkanalblocker

QC09BX ACE-Hemmer, andere Kombinationen

QC09BX01 Perindopril, Amlodipin und Indapamid

QC09BX02 Perindopril und Bisoprolol

QC09BX03 Ramipril, Amlodipin und Hydrochlorothiazid

QC09BX04 Perindopril, Bisoprolol und Amlodipin

QC09BX90 Benazepril und Pimobendan

Fortekor Plus 1,25 mg/2,5 mg - Tabletten für Hunde → S. 593
Fortekor Plus 5 mg/10 mg - Tabletten für Hunde → S. 593

QC09C ANGIOTENSIN-II-REZEPTORBLOCKER (ARB), REIN

QC09CA Angiotensin-II-Rezeptorblocker (ARB), rein

QC09CA01 Losartan

QC09CA02 Eprosartan

QC09CA03 Valsartan

QC09CA04 Irbesartan

QC09CA05 Tasosartan

QC09CA06 Candesartan

QC09CA07 Telmisartan

Semintra 4 mg/ml - Lösung zum Eingeben für Katzen → S. 1289
Semintra 10 mg/ml - Lösung zum Eingeben für Katzen → S. 1289

QC09CA09 Azilsartan medoxomil

QC09D ANGIOTENSIN-II-REZEPTORBLOCKER (ARB), KOMBINATIONEN

QC09DA Angiotensin-II-Rezeptorblocker (ARB) und Diuretika

QC09DA01 Losartan und Diuretika

QC09DA02 Eprosartan und Diuretika

QC09DA03 Valsartan und Diuretika

QC09DA04 Irbesartan und Diuretika

QC09DA06 Candesartan und Diuretika

QC09DA07 Telmisartan und Diuretika

QC09DA10 Fimasartan und Diuretika

QC09DB Angiotensin-II-Rezeptorblocker (ARB) und Calciumkanalblocker

QC09DB01 Valsartan und Amlodipin

QC09DB02 Olmesartan Medoxomil und Amlodipin

QC09DB04 Telmisartan und Amlodipin

QC09DB05 Irbesartan und Amlodipin

QC09DB06 Losartan und Amlodipin

QC09DB07 Candesartan und Amlodipin

QC09DB08 Valsartan und Lercanidipin

QC09DB09 Fimasartan und Amlodipin

QC09DX Angiotensin-II-Rezeptorblocker (ARB), andere Kombinationen

QC09DX01 Valsartan, Amlodipin und Hydrochlorothiazid

QC09DX02 Valsartan und Aliskiren

QC09DX03 Olmesartan medoxomil, Amlodipin und Hydrochlorothiazid

QC09DX04 Valsartan und Sacubitril

QC09DX05 Valsartan und Nebivolol

QC09DX06 Candesartan, Amlodipin und Hydrochlorothiazid

QC09DX07 Irbesartan, Amlodipin und Hydrochlorothiazid

QC09X ANDERE MITTEL MIT WIRKUNG AUF DAS RENIN-ANGIOTENSIN-SYSTEM

QC09XA Renin-Inhibitoren

QC09XA01 Remikiren

QC10 MITTEL, DIE DEN LIPIDSTOFFWECHSEL BEEINFLUSSEN

QC10A CHOLESTERIN UND TRIGLYCERID SENKENDE MITTEL

QC10AA HMG-CoA-Reduktasehemmer

QC10AA01 Simvastatin

QC10AA02 Lovastatin

QC10AA03 Pravastatin

QC10AA04 Fluvastatin

QC10AA05 Atorvastatin

QC10AA06 Cerivastatin

QC10AA07 Rosuvastatin

QC10AA51 Simvastatin, Kombinationspackungen

QC10AA52 Lovastatin, Kombinationen

QC10AB Fibrate

QC10AB01 Clofibrat

QC10AB02 Bezafibrat

QC10AB03 Aluminiumclofibrat

QC10AB04 Gemfibrozil

QC10AB05 Fenofibrat

QC10AB06 Simfibrat

QC10AB07 Ronifibrat

QC10AB08 Ciprofibrat

QC10AB09 Etofibrat

QC10AB10 Clofibrid

QC10AC Gallensäure bindende Mittel

QC10AC01 Colestyramin

QC10AC02 Colestipol

QC10AC03 Detaxtran

QC10AC04 Colesevelam

QC10AD Nicotinsäure und Derivate

QC10AD01 Niceritrol

QC10AD02 Nicotinsäure

QC10AD03 Nicofuranose

QC10AD04 Aluminiumnicotinat

QC10AD05 Nicotinylalkohol (Pyridylcarbinol)

QC10AD06 Acipimox

QC10AD52 Nikotinsäure, Kombinationen

QC10AX Andere Cholesterin und Triglycerid senkende Mittel

QC10AX01 Dextrothyroxin

QC10AX02 Probucol

QC10AX03 Tiadenol

QC10AX05 Meglutol

QC10AX06 Omega-3-triglyceride

QC10AX07 Magnesiumpyridoxal-5-phosphatglutamat

QC10AX08 Policosanol

QC10AX09 Ezetimib

QC10AX10 Alipogen Tiparvovec

QC10AX11 Mipomersen

QC10AX14 Alirocumab

QC10AX15 Bempedoinsäure

QC10B MITTEL, DIE DEN LIPIDSTOFFWECHSEL BEEINFLUSSEN, KOMBINATIONEN

QC10BA HMG-CoA-Reduktasehemmer in Komb.m.a.Mtln.die den Lipidstoffw.beeinfl.

QC10BA07 Rosuvastatin und Omega-3-Fettsäuren

QC10BA08 Atorvastatin und Omega-3-Fettsäuren

QC10BA09 Rosuvastatin und Fenofibrat

QC10BX HMG-CoA-Reduktasehemmer, andere Kombinationen

QC10BX01 Simvastatin und Acetylsalicylsäure

QC10BX02 Pravastatin und Acetylsalicylsäure

QC10BX03 Atorvastatin und Amlodipin

QC10BX04 Simvastatin, Acetylsalicylsäure und Ramipril

QC10BX05 Rosuvastatin und Acetylsalicylsäure

QC10BX06 Atorvastatin, Acetylsalicylsäure und Ramipril

QC10BX07 Rosuvastatin, Amlodipin und Lisinopril

QC10BX08 Atorvastatin und Acetylsalicylsäure

QC10BX09 Rosuvastatin und Amlodipin

QC10BX10 Rosuvastatin und Valsartan

QC10BX11 Atorvastatin, Amlodipin und Perindopril

QC10BX12 Atorvastatin, Acetylsalicylsäure und Perindopril

QC10BX13 Rosuvastatin, Perindopril und Indapamid

QC10BX14 Rosuvastatin, Amlodipin und Perindopril

QC10BX15 Atorvastatin und Perindopril

QC10BX16 Rosuvastatin und Fimasartan

QC10BX17 Rosuvastatin und Ramipril

QD DERMATIKA

QD01 ANTIMYKOTIKA ZUR DERMATOLOGISCHEN ANWENDUNG

QD01A ANTIMYKOTIKA ZUR TOPISCHEN ANWENDUNG

QD01AA Antibiotika

QD01AA01 Nystatin

QD01AA02 Natamycin

QD01AA03 Hachimycin

QD01AA04 Pecilocin

QD01AA06 Mepartricin

QD01AA07 Pyrrolnitrin

QD01AA08 Griseofulvin

QD01AA20 Kombinationen

Panolog - Suspension zur Anwendung auf der Haut oder Schleimhaut für Hunde und Katzen *→ S. 1075*

QD01AC Imidazol- und Triazol-Derivate

QD01AC01 Clotrimazol

QD01AC02 Miconazol

QD01AC03 Econazol

QD01AC04 Chlormidazol

QD01AC05 Isoconazol

QD01AC06 Tiabendazol

QD01AC07 Tioconazol

QD01AC08 Ketoconazol

QD01AC09 Sulconazol

QD01AC10 Bifonazol

QD01AC11 Oxiconazol

QD01AC12 Fenticonazol

QD01AC13 Omoconazol

QD01AC14 Sertaconazol

QD01AC15 Fluconazol

QD01AC16 Flutrimazol

QD01AC17 Eberconazol

QD01AC18 Luliconazol

QD01AC19 Efinaconazol

QD01AC20 Imidatole/Triazole in Kombinaton mit Kotrikosteroiden

QD01AC52 Miconazol, Kombinationen

Malaseb - Shampoo für Hunde und Katzen → S. 855

Surolan 5,0 mg/0,5293 mg/23,0 mg/ml Ohrentropfen, Suspension zur Anwendung auf der Haut für Hunde und Katzen → S. 1367

QD01AC60 Bifonazol, Kombinationen

QD01AC90 Enilconazol

Imaverol 100 mg/ml - Konzentrat zur Herstellung einer Emulsion zur Anwendung auf der Haut für Pferde, Rinder und Hunde → S. 696

QD01AE Andere Antimykotika zur topischen Anwendung

QD01AE01 Bromchlorsalicylanilid

QD01AE02 Methylrosanilin

QD01AE03 Tribrommetacresol

QD01AE04 Undecylensäure

QD01AE05 Polynoxylin

QD01AE06 2-(4-chlorphenoxy)-ethanol

QD01AE07 Chlorphenesin

QD01AE08 Ticlaton

QD01AE09 Sulbentin

QD01AE10 Ethylhydroxybenzoat

QD01AE11 Haloprogin

QD01AE12 Salicylsäure

QD01AE13 Selendisulfid

QD01AE14 Ciclopirox

QD01AE15 Terbinafin

QD01AE16 Amorolfin

QD01AE17 Dimazol

QD01AE18 Tolnaftat

QD01AE19 Tolciclat

QD01AE20 Kombinationen

QD01AE21 Flucytosin

QD01AE22 Naftifin

QD01AE23 Butenafin

QD01AE24 Tavaborol

QD01AE91 Bronopol

QD01AE92 Bensuldazicsäure

QD01B ANTIMYKOTIKA ZUR SYSTEMISCHEN ANWENDUNG

QD01BA Antimykotika zur systemischen Anwendung

QD01BA01 Griseofulvin

QD01BA02 Terbinafin

QD02 EMOLLIENTIA UND HAUTSCHUTZMITTEL

QD02A EMOLLIENTIA UND HAUTSCHUTZMITTEL

QD02AA Silikon-haltige Mittel

QD02AB Zink-haltige Mittel

QD02AC Vaselin- und Fett-haltige Mittel

QD02AD Flüssige Pflaster

QD02AE Harnstoff-haltige Mittel

QD02AE01 Harnstoff

QD02AE51 Harnstoff, Kombinationen

QD02AF Salicylsäure-haltige Zubereitungen

QD02AX Andere Emollentia und Hautschutzmittel

Phlegmovet - Salbe für Tiere → S. 1105

QD02B PROTEKTIVA GEGEN UV-STRAHLUNG

QD02BA Protektiva gegen UV-Strahlung zur topischen Anwendung

QD02BA01 Aminobenzoesäure

QD02BA02 Octylmethoxycinnamat

QD02BB Protektiva gegen UV-Strahlung zur systemischen Anwendung

QD02BB01 Betacaroten

QD03 ZUBEREITUNGEN ZUR BEHANDLUNG VON WUNDEN UND GESCHWÜREN

Kamilloplant - Konzentrat zur Herstellung einer Lösung zur Anwendung auf der Haut für Tiere → S. 749

QD03A Wundbehandlungsmittel

QD03AA Lebertransalben

QD03AX Andere Wundbehandlungsmittel

QD03AX01 Cadexomer-Iod

QD03AX02 Dextranomer

QD03AX03 Dexpanthenol

QD03AX04 Calciumpantothenat

QD03AX05 Hyaluronsäure

QD03AX06 Becaplermin

QD03AX07 Glyceroltrinitrat

QD03AX08 Isosorbiddinitrat

QD03AX09 Crilanomer

QD03AX11 Tetrachlordecaoxid

QD03AX13 Betulae cortex

QD03AX14 Centella asiatica herba

QD03AX90 Ketanserin

Vulketan 2,5 mg/g - Gel für Pferde → S. 1559

QD03B ENZYME

QD03BA Proteolytische Enzyme

QD03BA01 Trypsin

QD03BA02 Collagenase

QD03BA52 Collagenase, Kombinationen

QD04 ANTIPRURIGINOSA, INKL. ANTIHISTAMINIKA, ANÄSTHETIKA, ETC.

QD04A ANTIPRURIGINOSA, INKL. ANTIHISTAMINIKA, ANÄSTHETIKA, ETC.

QD04AA Antihistaminika zur topischen Anwendung

QD04AA01 Thonzylamin

QD04AA02 Mepyramin

QD04AA03 Thenalidin

QD04AA04 Tripelennamin

QD04AA09 Chlorpyramin

QD04AA10 Promethazin

QD04AA12 Tolpropamin

QD04AA13 Dimetinden

QD04AA14 Clemastin

QD04AA15 Bamipin

QD04AA22 Isothipendyl

QD04AA32 Diphenhydramin

QD04AA33 Diphenhydraminmethylbromid

QD04AA34 Chlorphenoxamin

QD04AB Lokalanästhetika

QD04AB01 Lidocain

QD04AB02 Cinchocain

QD04AB03 Oxybuprocain

QD04AB04 Benzocain

QD04AB05 Chinisocain

QD04AB06 Tetracain

QD04AB07 Pramocain

QD04AB51 Lidocaine, Kombinationen

QD04AX Andere Antipruriginosa

QD04AX01 Doxepin

QD05 MITTEL BEI KERATOSEBORRHOISCHEN ERKRANKUNGEN

QD05A MITTEL BEI KERATOSEBORRHOISCHEN ERKRANKUNGEN ZUR TOPISCHEN ANWENDUNG

QD05AA Teere

QD05AC Antracen-Derivate

QD05AC01 Dithranol

QD05AC51 Dithranol, Kombinationen

QD05AD Psoralene zur topischen Anwendung

QD05AD01 Trioxysalen

QD05AD02 Methoxsalen

QD05AX Andere Mittel bei keratoseborrhoischen Erkrankungen zur topischen Anw.

QD05AX01 Fumarsäure

QD05AX02 Calcipotriol

QD05AX03 Calcitriol

QD05AX04 Tacalcitol

QD05AX05 Tazaroten

QD05AX52 Calcipotriol, Kombinationen

QD05B MITTEL BEI KERATOSEBORRHOISCHEN ERKRANKUNGEN ZUR SYSTEMISCHEN ANW.

QD05BA Psoralene zur systemischen Anwendung

QD05BA01 Trioxysalen

QD05BA02 Methoxsalen

QD05BA03 Bergapten

QD05BB Retinoide zur Behandlung der Psoriasis

QD05BB01 Etretinat

QD05BB02 Acitretin

QD05BX Andere Mittel bei keratoseborrhoischen Erkrankungen z.system.Anwendung

QD05BX51 Fumarsäure-Derivate, Kombinationen

QD06 ANTIBIOTIKA UND CHEMOTHERAPEUTIKA ZUR DERMATOLOGISCHEN ANWENDUNG

QD06A ANTIBIOTIKA ZUR TOPISCHEN ANWENDUNG

QD06AA Tetracyclin und Derivate

QD06AA01 Demeclocyclin

QD06AA02 Chlortetracyclin

Animedazon Spray 2,45% w/w - Spray zur Anwendung auf der Haut, Suspension für Rinder, Schafe und Schweine → S. 103
Cyclo-Spray 2,45% w/w, Spray zur Anwendung auf der Haut, Suspension für Rinder, Schafe, Schweine → S. 357

QD06AA03 Oxytetracyclin

Engemycin Spray, 25 mg/ml - Spray zur Anwendung auf der Haut, Suspension für Rinder, Schafe und Schweine → S. 488

QD06AA04 Tetracyclin

QD06AA52 Chlortetracyclin, Kombinationen

QD06AA53 Oxytetracyclin, Kombinationen

QD06AA54 Tetracyclin, Kombinationen

QD06AX Ozenoxacin

Taf Spray 28,5 mg/g - zur Anwendung auf der Haut, Lösung für Tiere → S. 1382

QD06AX01 Fusidinsäure

QD06AX02 Chloramphenicol

QD06AX04 Neomycin

QD06AX05 Bacitracin

QD06AX07 Gentamicin

QD06AX08 Tyrothricin

QD06AX09 Mupirocin

QD06AX10 Virginiamycin

QD06AX11 Rifaximin

QD06AX12 Amikacin

QD06AX15 Rifamycin

QD06AX99 Andere Antibiotika zur topischen Anwendung, Kombinationen

QD06B CHEMOTHERAPEUTIKA ZUR TOPISCHEN ANWENDUNG

QD06BA Sulfonamide

QD06BA01 Sulfadiazin-Silber

QD06BA02 Sulfathiazol

QD06BA03 Mafenid

QD06BA04 Sulfamethizol

QD06BA06 Sulfamerazine

QD06BA30 Chemotherapeutika zur topischen Anwendung, Kombinationen

QD06BA51 Sulfadiazin-Silber, Kombinationen

QD06BA53 Mafenid, Kombinationen

QD06BA90 Formosulfathiazol

QD06BA99 Sulfonamide, Kombinationen

QD06BB Antivirale Mittel

QD06BB01 Idoxuridin

QD06BB02 Tromantadin

QD06BB03 Aciclovir

QD06BB04 Podophyllotoxin

QD06BB05 Inosin

QD06BB06 Penciclovir

QD06BB07 Lysozym

QD06BB08 Ibacitabin

QD06BB09 Edoxudin

QD06BB10 Imiquimod

QD06BB12 Sinecatechins

QD06BX Andere Chemotherapeutika

QD06BX01 Metronidazol

QD06C ANTIBIOTIKA UND CHEMOTHERAPEUTIKA, KOMBINATIONEN

QD07 CORTICOSTEROIDE, DERMATOLOGISCHE ZUBEREITUNGEN

QD07A CORTICOSTEROIDE, REIN

QD07AA Corticosteroide, schwach wirksam (Gruppe I)

QD07AA01 Methylprednisolon

QD07AA02 Hydrocortison

QD07AA03 Prednisolon

QD07AB Corticosteroide, mittelstark wirksam (Gruppe II)

QD07AB01 Clobetason

QD07AB02 Hydrocortisonbutyrat

QD07AB03 Flumetason

QD07AB04 Fluocortin

QD07AB05 Fluperolon

QD07AB06 Fluorometholon

QD07AB07 Flupredniden

QD07AB08 Desonid

QD07AB09 Triamcinolon

QD07AB10 Alclometason

QD07AB11 Hydrocortisonbuteprat

QD07AB19 Dexamethason

QD07AB21 Clocortolon

QD07AB30 Kombinationen mittelstark wirksamer Corticosteroide

QD07AC Corticosteroide, stark wirksam (Gruppe III)

QD07AC01 Betamethason

QD07AC02 Fluclorolon

QD07AC03 Desoximetason

QD07AC04 Fluocinolonacetonid

QD07AC05 Fluocortolon

QD07AC06 Diflucortolon

QD07AC07 Fludroxycortid

QD07AC08 Fluocinonid

QD07AC09 Budesonid

QD07AC10 Difloráson

QD07AC11 Amcinonid

QD07AC12 Halometason

QD07AC13 Mometason

QD07AC14 Methylprednisolonaceponat

QD07AC15 Beclometason

QD07AC16 Hydrocortisonaceponat

Cortacare 0,584 mg/ml - Spray (Lösung) zur Anwendung auf der Haut für Hunde → S. 346
Cortavance 0,584 mg/ml - Spray (Lösung) zur Anwendung auf der Haut für Hunde → S. 346

QD07AC17 Fluticason

QD07AC18 Prednicarbat

QD07AC19 Difluprednat

QD07AC21 Ulobetasol

QD07AC90 Resocortol butyrate

QD07AD Corticosteroide, sehr stark wirksam (Gruppe IV)

QD07AD01 Clobetasol

QD07AD02 Halcinonid

QD07B CORTICOSTEROIDE, KOMBINATIONEN MIT ANTISEPTIKA

QD07BA Corticosteroide, schwach wirksam, Kombinationen mit Antiseptika

QD07BA01 Prednisolon und Antiseptika

QD07BA04 Hydrocortison und Antiseptika

QD07BB Corticosteroide, mittelstark wirksam, Kombinationen mit Antiseptika

QD07BB01 Flumetason und Antiseptika

QD07BB02 Desonid und Antiseptika

QD07BB03 Triamcinolon und Antiseptika

QD07BB04 Hydrocortisonbutyrat und Antiseptika

QD07BC Corticosteroide, stark wirksam, Kombinationen mit Antiseptika

QD07BC01 Betamethason und Antiseptika

QD07BC02 Fluocinolonacetonid und Antiseptika

QD07BC03 Fluocortolon und Antiseptika

QD07BC04 Diflucortolon und Antiseptika

QD07BD Corticosteroide, sehr stark wirksam, Kombinationen mit Antiseptika

QD07C CORTICOSTEROIDE, KOMBINATIONEN MIT ANTIBIOTIKA

QD07CA Corticosteroide, schwach wirksam, Kombinationen mit Antibiotika

QD07CA01 Hydrocortison und Antibiotika

QD07CA02 Methylprednisolon und Antibiotika

QD07CA03 Prednisolon und Antibiotika

Alphaderm Plus - Spray zur Anwendung auf der Haut, Lösung für Hunde → S. 68

QD07CB Corticosteroide, mittelstark wirksam, Kombinationen mit Antibiotika

QD07CB01 Triamcinolon und Antibiotika

QD07CB02 Flupredniden und Antibiotika

QD07CB03 Fluorometholon und Antibiotika

QD07CB04 Dexamethason und Antibiotika

QD07CB05 Flumetason und Antibiotika

QD07CC Corticosteroide, stark wirksan, Kombinationen mit Antibiotika

QD07CC01 Betamethason und Antibiotika

Betafuse 1 mg/g + 5 mg/g - Gel für Hunde → S. 188
Isaderm 5 mg/g + 1 mg/g - Gel für Hunde → S. 726

QD07CC02 Fluocinolonacetonid und Antibiotika

QD07CC03 Fludroxycortid und Antibiotika

QD07CC04 Beclometason und Antibiotika

QD07CC05 Fluocinonid und Antibiotika

QD07CC06 Fluocortolon und Antibiotika

QD07CD Corticosteroide, sehr stark wirksam, Kombinationen mit Antibiotika

QD07CD01 Clobetasol und Antibiotika

QD07X CORTICOSTEROIDE, ANDERE KOMBINATIONEN

QD07XA Corticosteroide, schwach wirksam, andere Kombinationen

QD07XA01 Hydrocortison

QD07XA02 Prednisolon

QD07XB Corticosteroide, mittelstark wirksam, andere Kombinationen

QD07XB01 Flumetason

QD07XB02 Triamcinolon

Dermanolon 1,77 mg/ml + 17,7 mg/ml - Spray zur Anwendung auf der Haut, Lösung für Hunde und Katzen → S. 386
Recicort 1,77 mg/ml + 17,7 mg/ml - Ohrentropfen, Lösung für Hunde und Katzen → S. 1205

QD07XB03 Flupredniden

QD07XB04 Fluorometholon

QD07XB05 Dexamethason

QD07XB30 Kombinationen mittelstark wirksamer Corticosteroide

QD07XC Corticosteroide, stark wirksam, andere Kombinationen

QD07XC01 Betamethason

QD07XC02 Desoximetason

QD07XC03 Mometason

QD07XC04 Diflucortolon

QD07XD Corticosteroide, sehr stark wirksam, andere Kombinationen

QD08 ANTISEPTIKA UND DESINFEKTIONSMITTEL

QD08A ANTISEPTIKA UND DESINFEKTIONSMITTEL

Peroxyderm - Suspension zur Anwendung auf der Haut für Hunde → S. 1101

QD08AA Acridin-Derivate

QD08AA01 Ethacridinlactat

QD08AA02 Aminoacridin

QD08AA03 Euflavin

QD08AA99 Acridin Derivate, Kombinationen

QD08AB Aluminium-haltige Mittel

QD08AC Biguanide und Amidine

QD08AC01 Dibrompropamidin

QD08AC02 Chlorhexidin

Clearium 31,2 mg/ml - Shampoo für Hunde → S. 317
Kenocidin, Chlorhexidindigluconat 5 mg/ml - Zitzentauchmittel für Rinder (Milchkühe) → S. 752

QD08AC03 Propamidin

QD08AC04 Hexamidin

QD08AC05 Polihexanid

QD08AC52 Chlorhexidin, Kombinationen

Adaxio 20 mg/ml + 20 mg/ml - Shampoo für Hunde → S. 35

QD08AC54 Hexamidin, Kombinationen

QD08AD Borsäure-haltige Mittel

QD08AE Phenol und Derivate

QD08AE01 Hexachlorophen

QD08AE02 Policresulen

QD08AE03 Phenol

QD08AE04 Triclosan

QD08AE05 Chloroxylenol

QD08AE06 Biphenylol

QD08AE99 Phenol und Derivate, Kombinationen

QD08AF Nitrofuran-Derivate

QD08AF01 Nitrofural

QD08AG Iod-haltige Mittel

QD08AG01 Iodoctylphenoxypolyglycolether

QD08AG02 Polyvidon-Iod

QD08AG03 Iod

Blockade 0,25% w/w Iod - Zitzentauchmittel, Lösung → S. 207
Dermastitis-Blocker 3 mg/ml - Zitzentauchmittel, Lösung für Rinder → S. 386
Kenostart Spray and Dip 3 mg/g - Zitzenspray/Zitzentauchmittel (Lösung) für Rinder (Milchkühe), Iod → S. 752
Proactive 0,15% w/w - Zitzentauchmittel, Spraylösung → S. 1148

QD08AG04 Diiodohydroxypropan

QD08AG53 Jod, Kombinationen

QD08AH Chinolin-Derivate

QD08AH01 Dequalinium

QD08AH02 Chlorquinaldol

QD08AH03 Oxichinolin

QD08AH30 Clioquinol

QD08AJ Quartäre Ammonium-Verbindungen

QD08AJ01 Benzalkonium

QD08AJ02 Cetrimonium

QD08AJ03 Cetylpyridinium

QD08AJ04 Cetrimid

QD08AJ05 Benzoxoniumchlorid

QD08AJ06 Didecyldimethylammoniumchlorid

QD08AJ57 Octenidin, Kombinationen

QD08AJ58 Benzethoniumchlorid, Kombinationen

QD08AJ59 Dodecloniumbromid, Kombinationen

QD08AJ90 Benzonium chlorid

QD08AK Quecksilber-haltige Mittel

QD08AK01 Quecksilberamidochlorid

QD08AK02 Phenylmercuriborat

QD08AK03 Quecksilberchlorid

QD08AK04 Merbromin

QD08AK05 Metallisches Quecksilber

QD08AK06 Thiomersal

QD08AK30 Quecksilberiodid

QD08AK52 Phenylquecksilber borat, Kombinationen

QD08AL Silber-haltige Verbindungen

QD08AL01 Silbernitrat

QD08AL30 Silber

QD08AX Andere Antiseptika und Desinfektionsmittel

Phlegmone - Salbe "Jacoby" für Tiere → S. 1105
Sporyl - Salbe für Rinder → S. 1346

QD08AX01 Wasserstoffperoxid

QD08AX02 Eosin

QD08AX03 Propanol

QD08AX04 Tosylchloramid-Natrium

QD08AX05 Isopropanol

QD08AX06 Kaliumpermanganat

QD08AX07 Natriumhypochlorit

QD08AX08 Ethanol

QD08AX53 Propanol, Kombinationen

QD09 MEDIZINISCHE VERBÄNDE

QD09A MEDIZINISCHE VERBÄNDE

QD09AA Salbenverbände mit Antiinfektiva

QD09AA01 Framycetin

QD09AA02 Fusidinsäure

QD09AA03 Nitrofural

QD09AA04 Phenylquecksilbernitrat

QD09AA05 Benzododecinium

QD09AA06 Triclosan

QD09AA07 Cetylpyridinium

QD09AA08 Aluminiumhydroxychlorid

QD09AA09 Povidon-Iod

QD09AA10 Clioquinol

QD09AA11 Benzalkonium

QD09AA12 Chlorhexidin

QD09AA13 Iodoform

QD09AB Zink-haltige Verbände

QD09AB01 Zink-haltige Verbände ohne Zusätze

QD09AB02 Zink-haltige Verbände mit Zusätzen

QD09AX Vaselin-haltige Verbände

QD10 AKNEMITTEL

QD10A AKNEMITTEL ZUR TOPISCHEN ANWENDUNG

QD10AA Corticosteroide, Kombinationen zur Behandlung der Akne

QD10AA01 Fluorometholon

QD10AA02 Methylprednisolon

QD10AA03 Dexamethason

QD10AB Schwefel-haltige Mittel

QD10AB01 Bithionol

QD10AB02 Schwefel

QD10AB03 Tioxolon

QD10AB05 Mesulfen

QD10AD Retinoide zur topischen Anwendung bei Akne

QD10AD01 Tretinoin

QD10AD02 Retinol

QD10AD03 Adapalen

QD10AD04 Isotretinoin

QD10AD05 Motretinid

QD10AD06 Trifaroten

QD10AD51 Tretinoin, Kombinationen

QD10AD54 Isotretinoin, Kombinationen

QD10AE Peroxide

QD10AE01 Benzoylperoxid

QD10AE23 Butenafin

QD10AE51 Benzoylperoxid, Kombinationen

QD10AF Antiinfektiva zur Behandlung der Akne

QD10AF01 Clindamycin

QD10AF02 Erythromycin

QD10AF03 Chloramphenicol

QD10AF04 Meclocyclin

QD10AF52 Erythromycin, Kombinationen

QD10AX Andere Aknemittel zur topischen Anwendung

QD10AX01 Aluminiumchlorid

QD10AX02 Resorcin

QD10AX03 Azelainsäure

QD10AX04 Aluminiumoxid

QD10AX30 Verschiedene Kombinationen

QD10B AKNEMITTEL ZUR SYSTEMISCHEN ANWENDUNG

QD10BA Retinoide zur Behandlung der Akne

QD10BA01 Isotretinoin

QD10BX Andere Aknemittel zur systemischen Anwendung

QD10BX01 Natriumbituminosulfonat

QD11 ANDERE DERMATIKA

QD11A ANDERE DERMATIKA

QD11AA Antihydrotika

QD11AA01 Glycopyrronium

QD11AC Medizinische Haarwaschmittel

QD11AC01 Cetrimid

QD11AC02 Cadmium-haltige Verbindungen

QD11AC03 Selen-haltige Verbindungen

QD11AC06 Povidon-Iod

QD11AC08 Schwefel-haltige Verbindungen

QD11AC09 Xenysalat

QD11AC30 Andere

QD11AE Androgene zur topischen Anwendung

QD11AE01 Metandienon

QD11AF Warzenmittel und Keratolytika

QD11AH Mittel für Dermatitis, ausgenommen Corticosteroide

QD11AH01 Tacrolimus

QD11AH02 Pimecrolimus

QD11AH03 Cromoglicinsäure

QD11AH04 Alitretinoin

QD11AH05 Dupilumab

QD11AH06 Crisaborol

QD11AH90 Oclacitinib

Apoquel 3,6 mg - Filmtabletten für Hunde → S. 109
Apoquel 5,4 mg - Filmtabletten für Hunde → S. 109
Apqoquel 16 mg - Filmtabletten für Hunde → S. 109

QD11AH91 Lokivetmab

Cytopoint 10 mg - Injektionslösung für Hunde → S. 363
Cytopoint 20 mg - Injektionslösung für Hunde → S. 363
Cytopoint 30 mg - Injektionslösung für Hunde → S. 363
Cytopoint 40 mg - Injektionslösung für Hunde → S. 363

QD11AX Andere Dermatika

QD11AX01 Minoxidil

QD11AX02 Gamolensäure

QD11AX03 Calciumgluconat

QD11AX04 Lithiumsuccinat

QD11AX05 Magnesiumsulfat

QD11AX06 Mequinol

QD11AX08 Tiratricol

QD11AX09 Oxaceprol

QD11AX10 Finasterid

QD11AX11 Hydrochinon

QD11AX12 Pyrithion zink

QD11AX13 Monobenzon

QD11AX14 Tacrolimus

QD11AX15 Pimecrolimus

QD11AX16 Eflornithin

QD11AX23 Kalium aminobenzoat

QD11AX24 Deoxycholsäure

QD11AX25 Hydrogenperoxid

QD11AX52 Gamolensäure, Kombinationen

QD11AX57 Kollagen, Kombinationen

QD11AX90 Benzylperoxid

QD51 PRODUKTE FÜR DIE BEHANDLUNG VON KLAUEN UND HUFEN

QG UROGENITALSYSTEM UND SEXUALHORMONE

QG01 GYNÄKOLOGISCHE ANTIINFEKTIVA UND ANTISEPTIKA

QG01A ANTIINFEKTIVA UND ANTISEPTIKA, EXKL. KOMBINATIONEN M. CORTICOSTEROIDEN

QG01AA Antibiotika

QG01AA01 Nystatin

QG01AA02 Natamycin

QG01AA03 Amphotericin B

QG01AA04 Candicidin

QG01AA05 Chloramphenicol

QG01AA06 Hachimycin

QG01AA07 Oxytetracyclin

QG01AA08 Carfecillin

QG01AA09 Mepartricin

QG01AA10 Clindamycin

QG01AA11 Pentamycin

QG01AA51 Nystatin, Kombinationen

QG01AA55 Chloramphenicol, Kombinationen

QG01AA90 Tetracyclin

QG01AA91 Gentamicin

QG01AA99 Antibiotika, Kombinationen

QG01AB Arsen-haltige Verbindungen

QG01AB01 Acetarsol

QG01AC Chinolin-Derivate

QG01AC01 Diiodohydroxychinolin

QG01AC02 Clioquinol

QG01AC03 Chlorquinaldol

QG01AC05 Dequalinium

QG01AC06 Broxychinolin

QG01AC30 Oxychinolin

QG01AC90 Acriflavinium Chlorid

QG01AC99 Kombinationen

QG01AD Organische Säuren

QG01AD01 Milchsäure

QG01AD02 Essigsäure

QG01AD03 Ascorbinsäure

QG01AE Sulfonamide

QG01AE01 Sulfatolamid

QG01AE10 Kombinationen von Sulfonamiden

QG01AF Imidazol-Derivate

QG01AF01 Metronidazol

QG01AF02 Clotrimazol

QG01AF04 Miconazol

QG01AF05 Econazol

QG01AF06 Ornidazol

QG01AF07 Isoconazol

QG01AF08 Tioconazol

QG01AF11 Ketoconazol

QG01AF12 Fenticonazol

QG01AF13 Azanidazol

QG01AF14 Propenidazol

QG01AF15 Butoconazol

QG01AF16 Omoconazol

QG01AF17 Oxiconazol

QG01AF20 Kombinationen von Imidazol-Derivaten

QG01AF55 Econazol, Kombinationen

QG01AG Triazol-Derivate

QG01AG02 Terconazol

QG01AX Andere Antiinfektiva und Antiseptika

QG01AX01 Clodantoin

QG01AX02 Inosin

QG01AX03 Policresulen

QG01AX05 Nifuratel

QG01AX06 Furazolidon

QG01AX09 Methylrosanilin

QG01AX11 Povidon-Iod

QG01AX12 Ciclopirox

QG01AX13 Protiofat

QG01AX14 Lactobacillus

QG01AX15 Kupferusnat

QG01AX17 Dapivirin

QG01AX66 Octenidin, Kombinationen

QG01AX90 Nitrofural

QG01AX99 Andere Antiinfektiva und Antiseptika, Kombinationen

Eucacomp - Suspension zur vaginalen und intrauterinen Anwendung für Tiere → S. 528

QG01B ANTIINFEKTIVA/ANTISEPTIKA IN KOMBINATION MIT CORTICOSTEROIDEN

QG01BA Antibiotika und Corticosteroide

QG01BC Chinolin-Derivate und Corticosteroide

QG01BD Antiseptika und Corticosteroide

QG01BE Sulfonamide und Corticosteroiden

QG01BF Imidazol-Derivate und Corticosteroide

QG02 ANDERE GYNÄKOLOGIKA

QG02A WEHEN FÖRDERNDE MITTEL

QG02AB Mutterkorn-Alkaloide

QG02AB01 Methylergometrin

QG02AB02 Mutterkorn-Alkaloide

QG02AB03 Ergometrin

QG02AB53 Ergometrin, Kombinationen

QG02AC Mutterkorn-Alkaloide und Oxytocin inkl. Derivate, in Kombination

QG02AC01 Methylergometrin und Oxytocin

QG02AC90 Ergometrin und Oxytocin

QG02AD Prostaglandine

QG02AD01 Dinoprost

Dinolytic 5 mg/ml - Injektionslösung für Tiere → S. 412
Enzaprost T 5 mg/ml - Injektionslösung für Rinder und Schweine → S. 497

QG02AD02 Dinoproston

QG02AD03 Gemeprost

QG02AD04 Carboprost

QG02AD05 Sulproston

QG02AD90 Cloprostenol

Bioestrovet 0,250 mg/ml - Injektionslösung für Rinder → S. 200
Cyclix 250 µg/ml - Injektionslösung für Rinder (Kühe) → S. 357
Cyclix Porcine 87,5 µg/ml - Injektionslösung für Schweine (Sauen) → S. 357
Dalmaprost 0,075 mg/ml - Injektionslösung für Rinder, Schweine und Pferde → S. 368
Dalmazin 75 µg/ml - Injektionslösung für Kühe und Sauen → S. 368
Estrumate 250 µg/ml - Injektionslösung für Rinder, Pferde und Schweine → S. 526
Genestran 75 Mikrogramm/ml - Injektionslösung für Rinder, Pferde und Schweine → S. 623
Indupart 75 Mikrogramm/ml - Injektionslösung für Rinder, Schweine und Pferde → S. 706
PGF Veyx 0,0875 mg/ml - Injektionslösung für Rinder und Schweine → S. 1103
PGF Veyx forte 0,250 mg/ml - Injektionslösung für Rinder und Schweine → S. 1103
Prosync 250 µg/ml - Injektionslösung für Rinder, Pferde und Schweine → S. 1161
Veteglan 0,075 mg/ml - Injektionslösung für Kühe, Sauen und Stuten → S. 1526

QG02AD91 Luprostiol

Prosolvin 7,5 mg/ml - Injektionslösung für Tiere → S. 1160

QG02AD92 Fenprostalen

QG02AD93 Tiaprost

QG02AD94 Alfaprostol

QG02AD95 Etiproston

QG02AX Andere Wehen fördernde Mittel

QG02B KONTRAZEPTIVA ZUR LOKALEN ANWENDUNG

QG02BA Intrauterine Kontrazeptiva

QG02BA01 Plastik-IUP

QG02BA02 Plastik-IUP mit Kupfer

QG02BA03 Plastik-IUP mit Progesteron

QG02BB Intravaginale Kontrazeptiva

QG02BB01 Vaginalring mit Gestagenen und Estrogenen

QG02BB02 Vaginalring mit Gestagenen

QG02C ANDERE GYNÄKOLOGIKA

QG02CA Sympathomimetika, Wehen hemmend

QG02CA01 Ritodrin

QG02CA02 Buphenin

QG02CA03 Fenoterol

QG02CA90 Vetrabutin

QG02CA91 Clenbuterol

QG02CB Prolaktinhemmer

QG02CB01 Bromocriptin

QG02CB02 Lisurid

QG02CB03 Cabergolin

Canigolin 50 µg/ml - Lösung zum Eingeben für Hunde und Katzen → S. 257
Finilac 50 Mikrogramm/ml - Lösung zum Eingeben für Hunde und Katzen → S. 572
Galastop 50 µg/ml - Lösung zum Eingeben für Hunde → S. 614

QG02CB04 Quinagolid

QG02CB05 Metergolin

QG02CB06 Terguride

QG02CC Antiphlogistika zur vaginalen Anwendung

QG02CC01 Ibuprofen

QG02CC02 Naproxen

QG02CC03 Benzydamin

QG02CC04 Flunoxaprofen

QG02CX Andere Gynäkologika

QG02CX01 Atosiban

QG02CX02 Fibanserin

QG02CX04 Cimicifugae rhizoma

QG02CX90 Denaverin

Sensiblex 40 mg/ml - Injektionslösung für Rinder → S. 1289

QG02CX91 Lotrifen

QG03 SEXUALHORMONE UND MODULATOREN DES GENITALSYSTEMS

QG03A HORMONELLE KONTRAZEPTIVA ZUR SYSTEMISCHEN ANWENDUNG

QG03AA Gestagene und Estrogene, fixe Kombinationen

QG03AA01 Etynodiol und Estrogen

QG03AA02 Quingestanol und Estrogen

QG03AA03 Lynestrenol und Estrogen

QG03AA04 Megestrol und Estrogen

QG03AA05 Norethisteron und Estrogen

QG03AA06 Norgestrel und Estrogen

QG03AA07 Levonorgestrel und Estrogen

QG03AA08 Medroxyprogesteron und Estrogen

QG03AA09 Desogestrel und Estrogen

QG03AA10 Gestoden und Estrogen

QG03AA11 Norgestimat und Estrogen

QG03AA12 Drospirenon und Estrogen

QG03AA13 Norelgestromin und Estrogen

QG03AA17 Medroxyprogesteron und Estradiol

QG03AB Gestagene und Estrogene, Sequenzialpräparate

QG03AB01 Megestrol und Estrogen

QG03AB02 Lynestrenol und Estrogen

QG03AB03 Levonorgestrel und Estrogen

QG03AB04 Norethisteron und Estrogen

QG03AB05 Desogestrel und Estrogen

QG03AB06 Gestoden und Estrogen

QG03AB07 Chlormadinon und Estrogen

QG03AB08 Dienogest und Estradiol

QG03AB09 Norgestimat und Ethinylestradiol

QG03AC Gestagene

QG03AC01 Norethisteron

QG03AC02 Lynestrenol

QG03AC03 Levonorgestrel

QG03AC04 Quingestanol

QG03AC05 Megestrol

QG03AC06 Medroxyprogesteron

QG03AC07 Norgestrienon

QG03AC08 Etonogestrel

QG03AC09 Desogestrel

QG03AC10 Drospirenon

QG03B ANDROGENE

QG03BA 3-Oxoandrosten-4-Derivate

QG03BA01 Fluoxymesteron

QG03BA02 Methyltestosteron

QG03BA03 Testosteron

QG03BB 5-Androstanon-3-Derivate

QG03BB01 Mesterolon

QG03BB02 Androstanolon

QG03C ESTROGENE

QG03CA Natürliche und halbsynthetische Estrogene, rein

QG03CA01 Ethinylestradiol

QG03CA03 Estradiol

QG03CA04 Estriol

Incurin 1 mg - Tabletten → S. 704

QG03CA06 Chlorotrianisen

QG03CA07 Estron

QG03CA09 Promestrien

QG03CA53 Estradiol, Kombinationen

QG03CA57 Konjugierte Estrogene

QG03CB Synthetische Estrogene, rein

QG03CB01 Dienestrol

QG03CB02 Diethylstilbestrol

QG03CB03 Methallenestril

QG03CB04 Moxestrol

QG03CC Estrogene, Kombinationen mit anderen Mitteln

QG03CC02 Dienestrol

QG03CC03 Methallenestril

QG03CC04 Estron

QG03CC05 Diethylstilbestrol

QG03CC06 Estriol

QG03CC07 Konjugierte Estrogene und Bazedoxifen

QG03D GESTAGENE

QG03DA Pregnen-4-Derivate

QG03DA01 Gestonoron

QG03DA02 Medroxyprogesteron

Perlutex 5 mg - Tabletten für Hunde und Katzen → S. 1100

QG03DA03 Hydroxyprogesteron

QG03DA04 Progesteron

Cidr 1,38 g - vaginales Wirkstofffreisetzungssystem für Rinder → S. 294
Prid alpha 1,55 g - Vaginales Wirkstofffreisetzungssystem für Rinder → S. 1144
Prid delta 1,55 g - Vaginales Wirkstofffreisetzungssystem für Rinder → S. 1144

QG03DA90 Proligeston

Delvosteron 100 mg/ml - Injektionssuspension für Hunde und Katzen → S. 382

QG03DB Pregnadien-Derivate

QG03DB01 Dydrogesteron

QG03DB02 Megestrol

QG03DB03 Medrogeston

QG03DB04 Nomegestrol

QG03DB05 Demegeston

QG03DB06 Chlormadinon

Synchrosyn 10 mg - Tabletten für Rinder → S. 1372

QG03DB07 Promegeston

QG03DB08 Dienogest

QG03DC Estren-Derivate

QG03DC01 Allylestrenol

QG03DC02 Norethisteron

QG03DC03 Lynestrenol

QG03DC04 Ethisteron

QG03DC05 Tibolon

QG03DC06 Etynodiol

QG03DC31 Methylestrenolon

QG03DX Andere Progestogene

QG03DX90 Altrenogest

Altresyn 4 mg/ml - Lösung zum Eingeben für Schweine → S. 71
Regumate Equine 2,2 mg/ml - Lösung zum Eingeben für Pferde → S. 1207
Suifertil 4 mg/ml - Lösung zum Eingeben für Schweine → S. 1361
Virbagest 4 mg/ml - Lösung zum Eingeben für Schweine (Jungsauen) → S. 1542

QG03DX91 Delmadinone

Tardak 10 mg/ml - Injektionssuspension für Hunde → S. 1390

QG03E ANDROGENE UND WEIBLICHE SEXUALHORMONE IN KOMBINATION

QG03EA Androgene und Estrogene

QG03EA01 Methyltestosteron und Estrogen

QG03EA02 Testosteron und Estrogen

QG03EA03 Prasteron und Estrogen

QG03EB Androgene, Gestagene und Estrogene in Kombination

QG03EK Androgene u.weibliche Sexualhormone in Kombination mit anderen Mitteln

QG03EK01 Methyltestosteron

QG03F GESTAGENE UND ESTROGENE IN KOMBINATION

QG03FA Gestagene und Estrogene, fixe Kombinationen

QG03FA01 Norethisteron und Estrogen

QG03FA02 Hydroxyprogesteron und Estrogen

QG03FA03 Ethisteron und Estrogen

QG03FA04 Progesteron und Estrogen

QG03FA05 Methylnortestosteron und Estrogen

QG03FA06 Etynodiol und Estrogen

QG03FA07 Lynestrenol und Estrogen

QG03FA08 Megestrol und Estrogen

QG03FA09 Noretynodrel und Estrogen

QG03FA10 Norgestrel und Estrogen

QG03FA11 Levonorgestrel und Estrogen

QG03FA12 Medroxyprogesteron und Estrogen

QG03FA13 Norgestimat und Estrogen

QG03FA14 Dydrogesteron und Estrogen

QG03FA15 Dienogest und Estrogen

QG03FA16 Trimegeston und Estrogen

QG03FA17 Drospirenon und Estrogen

QG03FB Gestagene und Estrogene, Sequenzialpräparate

QG03FB01 Norgestrel und Estrogen

QG03FB02 Lynestrenol und Estrogen

QG03FB03 Chlormadinon und Estrogen

QG03FB04 Megestrol und Estrogen

QG03FB05 Norethisteron und Estrogen

QG03FB06 Medroxyprogesteron und Estrogen

QG03FB07 Medrogeston und Estrogen

QG03FB08 Dydrogesteron und Estrogen

QG03FB09 Levonorgestrel und Estrogen

QG03FB10 Desogestrel und Estrogen

QG03FB11 Trimegeston und Estrogen

QG03G GONADOTROPINE UND ANDERE OVULATIONSAUSLÖSER

QG03GA Gonadotropine

QG03GA01 Choriongonadotropin

Chorulon 1500 I.E. - Lyophilisat und Lösungsmittel zur Herstellung einer Injektionslösung für Tiere → S. 293

Gestavet HCG 200 I.E./PMSG 400 I.E. - Lyophilsat und Lösungsmittel zur Herstellung einer Injektionslösung für Schweine → S. 627

Gestavet HCG 1000 I.E./PMSG 2000 I.E. - Lyophilisat und Lösungsmittel zur Herstellung einer Injektionslösung für Schweine → S. 627

QG03GA02 Humanes menopausales Gonadotropin

QG03GA03 Serumgonadotropin

Folligon 1000 I.E. - Lyophilisat und Lösungsmittel zur Herstellung einer Injektionslösung für Tiere → S. 588

Gestavet HCG 200 I.E./PMSG 400 I.E. - Lyophilsat und Lösungsmittel zur Herstellung einer Injektionslösung für Schweine → S. 627

Gestavet HCG 1000 I.E./PMSG 2000 I.E. - Lyophilisat und Lösungsmittel zur Herstellung einer Injektionslösung für Schweine → S. 627

Syncrostim 500 IU, Lyophilisat und Lösungsmittel zur Herstellung einer Injektionslösung für Rinder und Schweine → S. 1372

QG03GA04 Urofollitropin

QG03GA05 Follitropin alfa

QG03GA06 Follitropin beta

QG03GA07 Lutropin alfa

QG03GA08 Choriongonadotropin alfa

QG03GA10 Follitropin delta

QG03GA30 Kombinationen

QG03GA90 Follikelstimulant

Folltropin 700 IE - Pulver und Lösungsmittel zur Herstellung einer Injektionslösung → S. 588

QG03GA99 Gonadotropine, Kombinationen

Fertipig HCG 40 I.E./ml / PMSG 80 I.E./ml - Lyophilsat und Lösungsmittel zur Herstellung einer Injektionslösung für Schweine → S. 569

Gestavet HCG 200 I.E./PMSG 400 I.E. - Lyophilsat und Lösungsmittel zur Herstellung einer Injektionslösung für Schweine → S. 627

Gestavet HCG 1000 I.E./PMSG 2000 I.E. - Lyophilisat und Lösungsmittel zur Herstellung einer Injektionslösung für Schweine → S. 627

P.G. 600 - Pulver und Lösungsmittel zur Herstellung einer Injektionslösung für Schweine → S. 1069

QG03GB Ovulationauslöser, synthetisch

QG03GB01 Cyclofenil

QG03GB02 Clomifen

QG03GB03 Epimestrol

QG03H ANTIANDROGENE

QG03HA Antiandrogene, rein

QG03HA01 Cyproteron

QG03HB Antiandrogene und Estrogene

QG03HB01 Cyproteron und Estrogen

QG03X ANDERE SEXUALHORMONE UND MODULATOREN DES GENITALSYSTEMS

QG03XA Antigonadotropine und ähnliche Mittel

QG03XA01 Danazol

QG03XA02 Gestrinon

QG03XA90 anti-PMSG

QG03XA91 Gonadotropin-Releasing-Faktor-Analogon, konjugiert

Improvac - Injektionslösung für Schweine → S. 702

QG03XB Antigestagene

QG03XB01 Mifepriston

QG03XB90 Aglepriston

Alizin 30 mg/ml - Injektionslösung für Hunde → S. 63

QG03XC Selektive Estrogenrezeptor-Modulatoren

QG03XC01 Raloxifen

QG03XX Andere Sexualhormone und Modulatoren des Genitalsystems

QG03XX01 Prasteron

QG04 UROLOGIKA

QG04B ANDERE UROLOGIKA, INKL. SPASMOLYTIKA

QG04BA Harn ansäuernde Mittel

QG04BA01 Ammoniumchlorid

QG04BA03 Calciumchlorid

QG04BA90 Methionin

QG04BC Harnkonkrement lösende Mittel

QG04BD Urologische Spasmolytika

QG04BD01 Emepronium

QG04BD02 Flavoxat

QG04BD03 Meladrazin

QG04BD04 Oxybutynin

QG04BD05 Terodilin

QG04BD06 Propiverin

QG04BD07 Tolterodin

QG04BD08 Solifenacin

QG04BD09 Trospium

QG04BD13 Desfesoterodin

QG04BE Mittel bei erektiler Dysfunktion

QG04BE01 Alprostadil

QG04BE02 Papaverin

QG04BE03 Sildenafil

QG04BE04 Yohimbin

QG04BE05 Phentolamin

QG04BE06 Moxisylyt

QG04BE07 Apomorphin

QG04BE08 Tadalafil

QG04BE09 Vardenafil

QG04BE30 Kombinationen

QG04BE52 Papaverin, Kombinationen

QG04BQ Harn alkalisierende Mittel

QG04BQ01 Natrium Bicarbonat

QG04BX Andere Urologika

QG04BX01 Magnesiumhydroxid

QG04BX03 Acetohydroxamsäure

QG04BX06 Phenazopyridin

QG04BX10 Succinimid

QG04BX11 Collagen

QG04BX12 Phenylsalicylat

QG04BX13 Dimethylsulfoxid

QG04BX15 Pentosanpolysulfat natrium

QG04BX16 Tiotropin

QG04BX56 Phenazopyridine, Kombinationen

QG04BX90 Ephedrin

QG04BX91 Phenylpropanolamin

QG04C MITTEL BEI BENIGNER PROSTATAHYPERPLASIE

QG04CA Alpha-Adrenorezeptor-Antagonisten

QG04CA01 Alfuzosin

QG04CA02 Tamsulosin

QG04CA03 Terazosin

QG04CA54 Tamsulosin und Tadalafil

QG04CB Testosteron-5-alpha Reduktasehemmer

QG04CB01 Finasterid

QG04CB02 Dutasterid

QG04CX Andere Mittel bei benigner Prostatahyperplasie

QG04CX01 Prunus africanae cortex

QG04CX02 Sabalis serrulatae fructus

QG04CX03 Mepartricin

QG04CX04 Fexapotid

QG51 ANTIINFEKTIVA UND ANTISEPTIKA FÜR INTRAUTERINE ANWENDUNG

QG51A ANTIINFEKTIVA UND ANTISEPTIKA FÜR INTRAUTERINE ANWENDUNG

QG51AA Antibiotika

QG51AA01 Oxytetracyclin

QG51AA02 Tetracyclin

QG51AA03 Amoxicillin

QG51AA04 Gentamicin

QG51AA05 Cefapirin

QG51AA06 Rifaximin

QG51AA07 Cefquinom

QG51AA08 Chlortetracyclin

QG51AD Antiseptika

QG51AD01 Povidon-Iodin

QG51AD02 Policresulen

QG51AD03 Peressigsäure

QG51AD30 Kombination von Antiseptika

QG51AG ANTIINFEKTIVA UND/ODER ANTISEPTIKA FüR INTRAUTERINE ANWENDUNG, KOMB.

QG51AG01 Benzylpenicillin-Procain, Dihydrostreptomycin und Sulfadimidin

QG51AG02 Benzylpenicillin, Dihydrostreptomycin und Sulfadimidin

QG51AG03 Tetracyclin, Neomycin und Sulfadimidin

QG51AG04 Ampicillin und Oxacillin

QG51AG05 Ampicillin und Cloxacillin

QG52 EUTER UND ZITZEN-PRÄPARATE

QG52A DESINFEKTIONSMITTEL

QG52B EUTER INJEKTOREN

QG52C PFLEGENDE MITTEL

QG52X VERSCHIEDENE EUTER UND ZITZENPRÄPARATE

QH SYSTEMISCHE HORMONPRÄPARATE, EXKL. SEXUALHORMONE UND INSULINE

QH01 HYPOPHYSEN- UND HYPOTHALAMUSHORMONE UND ANALOGA

QH01A HYPOPHYSENVORDERLAPPENHORMONE UND ANALOGA

QH01AA ACTH

QH01AA01 Corticotropin

QH01AA02 Tetracosactid

QH01AB Thyrotropin

QH01AB01 Thyrotropin

QH01AC Somatropin und Somatropin-Agonisten

QH01AC01 Somatropin

QH01AC02 Somatrem

QH01AC03 Mecasermin

QH01AC04 Sermorelin

QH01AC06 Tesamorelin

QH01AX Andere Hypophysenvorderlappenhormone und Analoga

QH01AX01 Pegvisomant

QH01B HYPOPHYSENHINTERLAPPENHORMONE

QH01BA Vasopressin und Analoga

QH01BA01 Vasopressin (Argipressin)

QH01BA02 Desmopressin

QH01BA03 Lypressin

QH01BA04 Terlipressin

QH01BA05 Ornipressin

QH01BB Oxytocin und Analoga

QH01BB01 Demoxytocin

QH01BB02 Oxytocin

Synpitan-Vet 10 IU/ml - Injektionslösung für Pferd, Rind, Schaf, Ziege, Schwein, Hund, Katze → S. 1373

QH01BB03 Carbetocin

Depotocin 35 µg/ml - Injektionslösung für Rinder und Schweine → S. 386
Depotocin 70 µg/ml - Injektionslösung für Rinder und Schweine → S. 386
LongActon 0,07 mg/ml - Injektionslösung für Rinder und Schweine → S. 829

QH01C HYPOTHALAMUSHORMONE

QH01CA Gonadotropin-Releasing-Hormone

QH01CA01 Gonadorelin

Acegon 50 Mikrogramm/ml - Injektionslösung für Rinder → S. 23
Gonavet Veyx 50 µg/ml - Injektionslösung für Rinder, Schweine und Pferde → S. 640
Ovarelin 50 µg/ml - Injektionslösung für Rinder → S. 1059

QH01CA02 Nafarelin

QH01CA03 Histrelin

QH01CA90 Buserelin

Buserelin aniMedica 0,004 mg/ml - Injektionslösung für Rinder, Pferde und Kaninchen → S. 235
Fertigest 0,004 mg/ml - Injektionslösung → S. 569
Porceptal 4 Mikrogramm/ml - Injektionslösung für Schweine → S. 1115
Receptal 0,004 mg/ml - Injektionslösung für Rinder, Pferde, Schweine und Kaninchen → S. 1204
Veterelin 0,004 mg/ml - Injektionslösung für Rinder, Schweine, Pferde und Kaninchen → S. 1527

QH01CA91 Fertirelin

QH01CA92 Lecirelin

Dalmarelin 25 µg/ml - Injektionslösung für Rinder und Kaninchen → S. 368

QH01CA93 Deslorelin

Suprelorin 4,7 mg - Implantat für Hunde → S. 1366
Suprelorin 9,4 mg - Implantat für Hunde und Frettchen → S. 1366

QH01CA95 Peforelin

Maprelin 75 µg/ml - Injektionslösung für Schweine → S. 855

QH01CA97 Triptorelin

QH01CA98 Alarelin

QH01CB Somatostatin und Analoga

QH01CB01 Somatostatin

QH01CB02 Octreotid

QH01CB03 Lanreotid

QH01CB05 Pasireotid

QH01CC Gonadotropin-Releasing-Hormon-Antagonisten

QH01CC01 Ganirelix

QH01CC02 Cetrorelix

QH01CC03 Elagolix

QH02 CORTICOSTEROIDE ZUR SYSTEMISCHEN ANWENDUNG

QH02A CORTICOSTEROIDE ZUR SYSTEMISCHEN ANWENDUNG, REIN

QH02AA Mineralocorticoide

QH02AA01 Aldosteron

QH02AA02 Fludrocortison

QH02AA03 Desoxycorton

Zycortal 25 mg/ml - Depot-Injektionssuspension für Hunde → S. 1613

QH02AB Glucocorticoide

QH02AB01 Betamethason

QH02AB02 Dexamethason

Caliercortin 4 mg/ml - Injektionslösung für Rinder, Schweine, Pferde, Hunde und Katzen → S. 245
Cortexona Vet 2 mg/ml - Injektionslösung für Rinder, Pferde, Schweine, Hunde und Katzen → S. 346
Dexa "Vana" 2 mg/ml - Injektionslösung für Tiere → S. 390
Dexacortone 0,5 mg - Kautabletten für Hunde und Katzen → S. 391
Dexacortone 2,0 mg - Kautabletten für Hunde und Katzen → S. 391
Dexafast 2 mg/ml - Injektionslösung für Pferde, Rinder, Schweine, Hunde und Katzen → S. 391
Dexa-ject 2 mg/ml - Injektionslösung für Rinder, Pferde, Schweine, Hunde und Katzen → S. 392
Dexashot 2 mg/ml - Injektionslösung für Rinder, Pferde, Schweine, Hunde und Katzen → S. 393
Dexatat 2 mg/ml - Injektionslösung für Tiere → S. 393
Dexrapid 2 mg/ml - Injektionslösung → S. 395
Rapidexon 2 mg/ml - Injektionslösung für Pferde, Rinder, Schweine, Katzen und Hunde → S. 1196

QH02AB03 Fluocortolon

QH02AB04 Methylprednisolon

QH02AB05 Paramethason

QH02AB06 Prednisolon

Dermipred 5 mg - Tabletten für Hunde → S. 386
Dermipred 10 mg - Tabletten für Hunde → S. 386
Dermipred 20 mg - Tabletten für Hunde → S. 386
Equipred 50 mg - Tabletten für Pferde → S. 505
Equisolon 33 mg/g - Pulver zum Eingeben für Pferde → S. 506
Equisolon 100 mg - Pulver zum Eingeben für Pferde → S. 506
Equisolon 300 mg - Pulver zum Eingeben für Pferde → S. 506
Equisolon 600 mg - Pulver zum Eingeben für Pferde → S. 506
Hedylon 5 mg - Tabletten für Hunde und Katzen → S. 654
Hedylon 25 mg - Tabletten für Hunde → S. 654
Prednicortone 5 mg - Tabletten für Hunde und Katzen → S. 1130
Prednicortone 20 mg - Tabletten für Hunde und Katzen → S. 1130
Prednisolon ad us.vet. 10 mg/ml - Injektionssuspension für Rinder, Pferde, Hunde und Katzen → S. 1131

QH02AB07 Prednison

QH02AB08 Triamcinolon

QH02AB09 Hydrocortison

QH02AB10 Cortison

QH02AB11 Prednyliden

QH02AB12 Rimexolon

QH02AB13 Deflazacort

QH02AB14 Cloprednol

QH02AB15 Meprednison

QH02AB16 Budesonid

QH02AB17 Cortivazol

QH02AB30 Kombinationen mit Glucocorticoiden

Naquadem 200 mg/5 mg - Granulat für Rinder und Pferde → S. 945

QH02AB56 Kombinationen mit Prednisolon

QH02AB57 Kombinationen mit Prednison

QH02AB90 Flumetason

QH02B CORTICOSTEROIDE ZUR SYSTEMISCHEN ANWENDUNG, KOMBINATIONEN

QH02BX Corticosteroide ZUR systemischen Anwendung, Kombinationen

QH02BX01 Methylprednisolon, Kombinationen

QH02BX90 Kombinationen mit Dexamethason

QH02C NEBENNIERENHEMMSTOFFE

QH02CA Anticorticosteroide

QH02CA01 Trilostan

Vetoryl 10 mg - Hartkapseln für Hunde → S. 1529
Vetoryl 30 mg - Hartkapseln für Hunde → S. 1529
Vetoryl 60 mg - Hartkapseln für Hunde → S. 1529
Vetoryl 120 mg - Hartkapseln für Hunde → S. 1529

QH02CA02 Osilodrostat

QH03 SCHILDDRÜSENTHERAPIE

QH03A SCHILDDRÜSENPRÄPARATE

QH03AA Schilddrüsenhormone

QH03AA01 Levothyroxin-Natrium

Forthyron 200 µg - Tabletten für Hunde → S. 593
Forthyron 400 µg - Tabletten für Hunde → S. 593
Forthyron flavour 200 µg - Tabletten für Hunde → S. 593
Forthyron flavour 400 µg - Tabletten für Hunde → S. 594
Forthyron flavour 600 µg - Tabletten für Hunde → S. 594
Forthyron flavour 800 µg - Tabletten für Hunde → S. 594
Leventa 1 mg/ml - Lösung zum Eingeben für Hunde → S. 800
Thyroxanil 200 Mikrogramm - Tabletten für Hunde und Katzen → S. 1419
Thyroxanil 600 Mikrogramm - Tabletten für Hunde und Katzen → S. 1419

QH03AA02 Liothyronin-Natrium

QH03AA03 Kombinationen von Levothyroxin und Liothyronin

QH03AA04 Tiratricol

QH03AA05 Zubereitungen aus Schilddrüsengewebe

QH03B THYREOSTATIKA

QH03BA Thiouracile

QH03BA01 Methylthiouracil

QH03BA02 Propylthiouracil

QH03BA03 Benzylthiouracil

QH03BB Schwefel-haltige Imidazol-Derivate

QH03BB01 Carbimazol

Vidalta 10 mg - Retardtabletten für Katzen → S. 1535
Vidalta 15 mg - Retardtabletten für Katzen → S. 1535

QH03BB02 Thiamazol

Apelka 5 mg/ml - Lösung zum Eingeben für Katzen → S. 107
Felimazole 1,25 mg - überzogene Tabletten für Katzen → S. 557
Felimazole 2,5 mg - überzogene Tabletten für Katzen → S. 557
Felimazole 5 mg - Überzogene Tabletten für Katzen → S. 557
Thiafeline 2,5 mg - Filmtabletten für Katzen → S. 1414
Thiafeline 5 mg - Filmtabletten für Katzen → S. 1414
Thiamacare 10 mg/ml - Lösung zum Eingeben für Katzen → S. 1414

QH03BB52 Thiamazol, Kombinationen

QH03BC Perchlorate

QH03BC01 Kaliumperchlorat

QH03BX Andere Thyreostatika

QH03BX01 Diiodtyrosin

QH03BX02 Dibromtyrosin

QH03C IODTHERAPIE

QH03CA Iodtherapie

QH04 PANKREASHORMONE

QH04A GLYKOGENOLYTISCHE HORMONE

QH04AA Glykogenolytische Hormone

QH04AA01 Glucagon

QH05 CALCIUMHOMÖOSTASE

QH05A NEBENSCHILDDRÜSENHORMONE UND ANALOGA

QH05AA Nebenschilddrüsenhormone und Analoga

QH05AA01 Nebenschilddrüsenextrakt

QH05AA02 Teriparatid

QH05B NEBENSCHILDDRÜSENHORMON-ANTAGONISTEN

QH05BA Calcitonin-haltige Zubereitungen

QH05BA01 Calcitonin (Lachs, synthetisch)

QH05BA02 Calcitonin (Schwein, natürlich)

QH05BA03 Calcitonin (Mensch, synthetisch)

QH05BA04 Elcatonin

QH05BX ANDERE NEBENSCHILDDRÜSEN-ANTAGONISTEN

QH05BX01 Cinacalcet

QH05BX04 Etelcalcetid

QI IMMUNOLOGIKA

QI01 IMMUNOLOGIKA FÜR GEFLÜGEL

QI01A HAUSGEFLÜGEL

QI01AA Inaktivierte virale Impfstoffe

QI01AA01 Aviäres infektiöses Bursitisvirus (Gumboro)

QI01AA02 Newcastle Virus/Paramyxovirus

QI01AA03 Aviäres infektiöses Bronchitisvirus

QI01AA04 Aviäres Reovirus

QI01AA05 Aviäres Adenovirus

QI01AA06 Av.infekt.Bronch.V.+infekt.Burs.(Gumboro)+Newc./Paramyxov.Rhinot.leben

Nobilis RT + IB Multi + G + ND - Emulsion zur Injektion für Hühner → S. 983

QI01AA07 Av.infekt.Bronch.V.+Burs.(Gumboro)+Newc./Paramyxov.+Rhinot.leb.+Adeno

QI01AA08 Av.infekt.Bronch.V.+infekt.Bursitis-(Gumboro) +Newcastle Virus/Param

QI01AA09 Newcastle/Paramyxovirus +av.infekt.Bursitisvirus (Gumboro) +Adenovirus

QI01AA10 Av. infekt. Bronchitisvirus + Newcastle Virus/Paramyxovirus

QI01AA11 Av. infekt. Bursitisvirus (Gumboro) + Newcastle Virus/Paramyxovirus

QI01AA12 Newcastle Virus/Paramyxovirus +Adenovirus

QI01AA13 Newcastle Virus/Paramyxovirus+av.infekt.Bronchitisvirus +Adenovirus

QI01AA14 Av. infekt. Bronchitisvirus + av. Adenovirus

QI01AA15 Av. infekt. Bronchitisvirus + av. infekt. Bursitisvirus (Gumboro)

QI01AA16 Av.infekt.Bronchitisvirus+infekt.Burs.(Gumboro)+Newc./Paramyxov.+Reo

QI01AA17 Aviäres Rhinotracheitisvirus

QI01AA18 Av.infekt.Bronchitisvirus+Newc./Paramyxov.+Adenov.+Rhinotracheitisv.

Gallimune 407 ND+IB+EDS+ART - Emulsion zur Injektion, für Hühner → S. 615
Nobilis RT + IBmulti + ND + EDS - Emulsion zur Injektion für Hühner → S. 983

QI01AA19 Bronch.infekt.V.+infekt.Bursitis-(Gumboro)+Newc./Paramyxov.+Adenoviren

QI01AA20 Newcastle Virus/Paramyxovirus + aviäres Rhinotracheitisvirus

QI01AA21 Av.infekt.Bronchitisv.+Newcastle/Paramyxov.+Adenov.+Rhinotracheitisv.

QI01AA22 Av. infekt. Bursitisvirus (Gumboro) + av. Reovirus

QI01AA23 Aviäres Influenzavirus

Nobilis Influenza H5N2 - Emulsion zur Injektion für Hühner → S. 982

QI01AB Inakt. bakterielle Impfstoffe (inkl. Mykoplasmen, Toxoid, Chlamydien)

QI01AB01 Salmonellen Impfung

Gallimune Se + St, Wasser-in-Öl-Emulsion zur Injektion für Hühner → S. 615
Nobilis Salenvac ETC - Injektionssuspension für Hühner → S. 983
Nobilis Salenvac T - Injektionssuspension für Hühner → S. 983

QI01AB02 Pasteurellen Impfung

QI01AB03 Mykoplasmen Impfung

QI01AB04 Haemophilus Impfung

QI01AB05 Escherichia Impfung

Nobilis E. coli inac - Emulsion zur Injektion für Hühner → S. 981

QI01AB06 Erysipelotrix Impfung

QI01AB07 Ornithobacterium Impfung

Nobilis OR inac - Emulsion zur Injektion für Hühner → S. 982

QI01AB08 Clostridium Impfung

QI01AC Inaktivierte bakterielle Impfstoff und Immunsera

QI01AD Virale Lebendimpfstoffe

Innovax-ILT - Konzentrat und Lösungsmittel zur Herstellung einer Injektionssuspension für Hühner → S. 713
Innovax-ND-IBD - Suspension und Lösungsmittel zur Herstellung einer Injektionssuspension für Hühner → S. 714
Vectormune FP ILT + AE - Lyophilisat und Lösungsmittel zur Herstellung einer Injektionssuspension für Hühner → S. 1506
Vectormune ND - Suspension und Lösungsmittel zur Herstellung einer Injektionssuspension für Hühner → S. 1506

QI01AD01 Rhinotracheitis Impfung

Cevac Meta L - Lyophilisat zur Herstellung einer Suspension für Hühner → S. 289
Nobilis TRT - Lyophilisat zur Herstellung einer Suspension, für Puten → S. 984

QI01AD02 Enzephalomyelitits-Virus Impfung

AviPro AE - Suspension zur Anwendung über das Trinkwasser für Hühner → S. 161
Poulvac AE - Lyophilisat zur Suspension in Trinkwasser für Hühner → S. 1119

QI01AD03 Herpesvirus, Virus der Marekschen Krankheit Impfung

Cevac MD Rispens - Konzentrat und Lösungsmittel zur Herstellung einer Injektionssuspension für Hühner → S. 289
Nobilis Rismavac - Konzentrat und Lösungsmittel zur Herstellung einer Injektionssuspension, für Hühner → S. 982
Nobilis Rismavac + CA 126 - Konzentrat und Lösungsmittel zur Herstellung einer Injektionssuspension für Hühner → S. 982
Prevexxion RN - Konzentrat und Lösungsmittel zur Herstellung einer Injektionssuspension für Hühner → S. 1141

QI01AD04 Aviäre infekt. Anämie, Virus Impfung

AviPro THYMOVAC - Lyophilisat zur Anwendung im Trinkwasser für Hühner → S. 161

QI01AD05 Adenovirus Impfung

QI01AD06 Newcastle Virus Impfung

Avinew - Lyophilisat zur Herstellung einer Suspension zur Verabreichung oral und intraokulär sowie als Spray → S. 160
Avinew NEO - Brausetablette für Hühner und Puten → S. 160
AviPro ND C131 - Lyophilisat zur Herstellung einer Suspension für Hühner und Puten → S. 161
AviPro ND HB1 - Lyophilisat zur Herstellung einer Suspension für Hühner → S. 161
AviPro ND LASOTA - Lyophilisat zur Herstellung einer Suspension für Hühner und Puten → S. 161
Avishield ND B1 - Lyophilisat zur Herstellung einer Suspension zur oculo-nasalen Anwendung/Verabreichung über das Trinkwasser für Hühner → S. 161

QI01AD07 Bronchitis Virus, infekt. Virus Impfung

AviPro IB H120 - Lyophilisat zur Herstellung einer Suspension für Hühner → S. 161
Avishield IB GI-13 - Lyophilisat zur Herstellung einer Suspension zur oculo-nasalen Instillation/zur Verabreichung über das Trinkwasser für Hühner → S. 161
Avishield IB H120 - Lyophilisat zur Herstellung einer Suspension für Hühner → S. 161
Cevac IBird - Lyophilisat zur Herstellung einer Suspension für Hühner → S. 289
Cevac Mass L - Lyophilisat zur Herstellung einer Suspension zur oculonasalen Anwendung für Hühner → S. 289
Nobilis IB 4-91 - Lyophilisat zur Herstellung einer Suspension für Hühner → S. 981
Nobilis IB Ma5 - Lyophilisat zur Herstellung einer Suspension für Hühner → S. 982
Nobilis IB Primo QX - Lyophilisat zur Herstellung einer oculonasalen Suspension für Hühner → S. 982
Nobilis IB Primo QX - Lyophilisat und Lösungsmittel zur Herstellung einer oculo-nasalen Suspension für Hühner → S. 982
Poulvac IB Primer - Lyophilisat zur Herstellung einer Suspension zur Anwendung als Spray, als Augentropfen oder über das Trinkwasser für Hühner → S. 1119
Poulvac IB QX - Lyophilisat zur Herstellung einer Suspension zur Sprayapplikation für Hühner → S. 1119

QI01AD08 Laryngotracheitis Impfung

AviPro ILT - Lyophilisat und Lösungsmittel zur Herstellung einer Suspension für Hühner → S. 161

QI01AD09 Infekt.Bursitis-(Gumboro) Impfung

AviPro Gumboro vac - Lyophilisat zur Herstellung einer Suspension zur oralen Applikation für Hühner → S. 161
AviPro Precise - Lyophilisat zur Herstellung einer Suspension → S. 161
Avishield IBD INT - Lyophilisat zur Herstellung einer Suspension für Hühner → S. 161
Avishield IBD Plus - Lyophilisat zur Verabreichung über das Trinkwasser, für Hühner → S. 161
Gumbohatch - Lyophilisat und Lösungsmittel zur Herstellung einer Injektionssuspension für Hühner → S. 645
Hipragumboro CW - Lyophilisat zum Eingeben über das Trinkwasser → S. 662
Hipragumboro-GM97 - Lyophilisat zur Herstellung einer Suspension zur Applikation über das Trinkwasser für Hühner → S. 662
Nobilis Gumboro D 78 - Pulver zur Herstellung einer Lösung zur Verabreichung über das Trinkwasser für Hühner → S. 981
Novamune - Konzentrat und Lösungsmittel zur Herstellung einer Injektionssuspension für Hühner → S. 995

QI01AD10 Reo-Virus Impfung

QI01AD11 Newcastle Virus +Brochitis Virus, infekt. Virus Impfung

QI01AD12 Vogelpocken Impfung

QI01AD13 Vogelleucose Impfung

QI01AD14 Vogel-Rediculoendotheliose Impfung

QI01AD15 Infekt.Bursitis-(Gumboro) +Herpes Virus, Virus d. Marekschen Krankheit

Prevexxion RN+HVT+IBD - Konzentrat und Lösungsmittel zur Herstellung einer Injektionssuspension für Hühner → S. 1141
Vaxxitek HVT+IBD - Suspension und Verdünnungsmittel zur Herstellung einer Injektionssuspension → S. 1505

QI01AD16 Herpes Virus (Marek. Krankh.)+Inf.Bursitis+Newcastle Virus/Paramyxovir

QI01AD17 Herpes Virus (Marek. Krankh.)+Inf.Laryngot+Newcastle Virus/Paramyxovir

Innovax-ND-ILT - Konzentrat und Lösungsmittel zur Herstellung einer Injektionssuspension für Hühner → S. 714

QI01AE Bakterielle Impfungen, lebend

QI01AE01 Salmonella Impfung

AviPro Salmonella Duo - Lyophilisat zur Anwendung über das Trinkwasser für Hühner, Puten und Enten → S. 161
AviPro Salmonella vac E → S. 161
AviPro Salmonella vac T - Lyophilisat zur Anwendung im Trinkwasser → S. 161
Nobilis SE live - Lyophilisat zum Eingeben über das Trinkwasser für Hühner → S. 983
Nobilis SG 9R - Lyophilisat und Lösungsmittel zur Herstellung einer Injektionssuspension für Hühner → S. 983
Zoosaloral H - Lyophilisat zur Herstellung einer Suspension für Hühner → S. 1610

QI01AE02 Pasteurella Impfung

QI01AE03 Mycoplasma Impfung

MS-H Impfstoff, Augentropfen, Suspension → S. 928
Nobilis MG 6/85 - Lyophilisat zur Herstellung einer Suspension, für Hühner → S. 982
Nobilis MS Live - Lyophilisat zur Herstellung einer Suspension zur oculonasalen Anwendung für Hühner → S. 982

QI01AE04 Escherichia Impfung

Poulvac E. coli - Lyophilisat zur Herstellung einer Suspension zur Impfung von Hühnern und Puten mittels Sprayapplikation oder über das Trinkwasser f. Hühner → S. 1119

QI01AE05 Erysipelotrix

QI01AF Lebende bakterielle und virale Impfungen

QI01AG Lebende und inaktivierte bakterielle Impfungen

QI01AH Lebende und inaktivierte virale Impfungen

QI01AI Lebende virale und inaktivierte bakterielle Impfungen

QI01AJ Lebende virale und inaktivierte virale und bakterielle Impfungen

QI01AK Inaktivierte virale und lebende bakterielle Impfungen

QI01AL Inaktivierte virale und inaktivierte bakterielle Impfungen

QI01AL07 Newcastle Krankheit Virus/Paramyxovirus+Salmonella+Pasteurella

QI01AM Antisera, Immunglobuline und Antitoxine

QI01AN Parasitäre Impfungen, lebend

QI01AN01 Coccidien Impfung

Evalon - Suspension und Lösungsmittel für orales Spray für Hühner → S. 534
Evant - Suspension und Lösungsmittel für orales Spray für Hühner → S. 534
Hipracox Broilers - Suspension zur oralen Anwendung für Hühner → S. 662
HuveGuard MMAT - Suspension zur Herstellung einer oralen Suspension für Hühner → S. 675
HuveGuard NB - Suspension zur Herstellung einer oralen Suspension für Hühner → S. 675
Paracox 5 - Suspension zur Herstellung einer oralen Suspension für Hühner → S. 1081
Paracox 8 - Suspension zur Herstellung einer oralen Suspension für Hühner → S. 1082

QI01AO Inaktivierte parasitäre Impfungen

QI01AO01 Coccidia Impfungen

QI01AP Fungizide Impfungen lebend

QI01AQ Inaktivierte fungizide Impfungen

QI01AR Diagnostische Anwendungen

QI01AS Allergene

QI01AT Kolostrum und Kolostrum Ersatz Präparate

QI01AU Andere Lebend Impfungen

QI01AV Andere inaktivierte Impfungen

QI01AX Andere Immunpräparate

QI01B ENTE

QI01BA Inaktivierte virale Impfungen

QI01BB Inaktivierte bakterielle Impf. (inkl. Mycoplamsa, Toxoid u.Chlamydien)

QI01BC Inaktvierte bakterielle Impfugnen und Antisera

QI01BD Lebende virale Impfungen

QI01BD01 Enten Enteritis Virus Impfung

QI01BD02 Enten Herpes-Virus Impfung

QI01BD03 Enten Parvovirose

Parvoduk - Konzentrat und Verdünnungsmittel zur Herstellung einer Injektionssuspension für Moschusenten → S. 1085

QI01BE Bakterielle Impfungen, lebend

AviPro Salmonella Duo - Lyophilisat zur Anwendung über das Trinkwasser für Hühner, Puten und Enten → S. 161

QI01BF Lebende bakterielle und virale Impfungen

QI01BG Lebende und inaktivierte bakterielle Impfungen

QI01BH Lebende und inaktivierte virale Impfungen

QI01BI Lebende virale und inaktivierte bakterielle Impfungen

QI01BJ Lebende virale und inaktivierte virale und bakterielle Impfungen

QI01BK Inaktivierte virale und lebende bakterielle Impfungen

QI01BL Inaktivierte virale und inaktivierte bakterielle Impfungen

QI01BM Antisera, Immunglobuline und Antitoxine

QI01BN Parasitäre Impfungen, lebend

QI01BO Inaktivierte parasitäre Impfungen

QI01BP Fungizide Impfungen lebend

QI01BQ Inaktivierte fungizide Impfungen

QI01BR Diagnostische Anwendungen

QI01BS Allergene

QI01BT Kolostrum und Kolostrum Ersatz Präparate

QI01BU Andere Lebend Impfungen

QI01BV Andere inaktivierte Impfungen

QI01BX Andere Immunpräparate

QI01C TRUTHAHN

QI01CA Inaktivierte virale Impfungen

QI01CA01 Paramyxovirus Impfung

QI01CA02 Paramyxovirus +Rhinotracheitis Virus Impfung

QI01CB Inaktivierte bakterielle Impf. (inkl. Mycoplasma, Toxoid u.Chlamydien)

QI01CB01 Pasteurella +Erysipelotrix Impfung

QI01CB02 Erysipelotrix Impfung

QI01CC Inaktivierte bakterielle Impfungen und Antisera

QI01CD Lebende virale Impfungen

QI01CD01 Rhinotracheitis Virus Impfung

Aviffa - Lösliches Pulver für Puten zur Verabreichung über das Trinkwasser → S. 160
Nemovac - Lyophilisat zur Herstellung einer Suspension durch Auflösen in Trinkwasser, zur Verabreichung oral und als Spray, für Hühner → S. 955
Nobilis Rhino - Lyophilisat zur Herstellung einer Suspension zur oculo-nasalen Instillation oder zur Verabreichung als Spray für Hühner → S. 982
Poulvac TRT - Lyophilisat zur Herstellung einer Suspension zur Anwendung als Spray, als Augentropfen oder als Nasentropfen, für Puten → S. 1119

QI01CD02 Herpes-Virus Impfung

QI01CE Bakterielle Impfungen, lebend

AviPro Salmonella Duo - Lyophilisat zur Anwendung über das Trinkwasser für Hühner, Puten und Enten → S. 161

QI01CF Lebende bakterielle und virale Impfungen

QI01CG Lebende und inaktivierte bakterielle Impfungen

QI01CH Lebende und inaktivierte virale Impfungen

QI01CI Lebende virale und inaktivierte bakterielle Impfungen

QI01CJ Lebende virale und inaktivierte virale und bakterielle Impfungen

QI01CK Inaktivierte virale und lebende bakterielle Impfungen

QI01CL Inaktivierte virale und inaktivierte bakterielle Impfungen

QI01CM Antisera, Immunglobuline und Antitoxine

QI01CN Parasitäre Impfungen, lebend

QI01CO Inaktvierte parasitäre Impfungen

QI01CP Fungizide Impfungen lebend

QI01CQ Inaktivierte fungizide Impfungen

QI01CR Diagnostische Anwendungen

QI01CS Allergene

QI01CT Kolostrum und Kolostrum Ersatz-Präparate

QI01CU Andere Lebend Impfungen

QI01CV Andere inaktivierte Impfungen

QI01CX Andere Immunpräparate

QI01D GANS

QI01DA Inaktivierte virale Impfungen

QI01DB Inaktivierte bakterielle Impf. (inkl. Mycoplasma, Toxoid u.Chlamydien)

QI01DC Inaktivierte bakterielle Impfungen und Antisera

QI01DD Lebende virale Impfungen

QI01DD01 Gänse Parvovirus Impfung

QI01DE Lebende bakterielle Impfungen

QI01DF Lebende bakterielle und virale Impfungen

QI01DG Lebende und inaktivierte bakterielle Impfungen

QI01DH Lebende und inaktiveirte virale Impfungen

QI01DI Lebende virale und inaktivierte bakterielle Impfungen

QI01DJ Lebende virale und inaktvierte virale und bakterielle Impfungen

QI01DK Inaktivierte virale und lebende bakterielle Impfungen

QI01DL Inaktivierte virale und inaktivierte bakterielle Impfungen

QI01DM Antisera, Immunglobuline und Antitoxine

QI01DM01 Parvovirose Aniserum, Gänse

QI01DN Parasitäre Impfungen, lebend

QI01DO Inaktivierte parasitäre Impfungen

QI01DP Fungizide Impfungen lebend

QI01DQ Inaktivierte fungizide Impfungen

QI01DR Diagnostische Anwendungen

QI01DS Allergene

QI01DT Kolostrum und Kolostrum Ersatz Präparate

QI01DU Andere Lebend Impfungen

QI01DV Andere inaktivierte Impfungen

QI01DX Andere Immunpräparate

QI01E TAUBE

QI01EA Inaktivierte virale Impfungen

QI01EA01 Paramyxovirus

QI01EB Inaktivierte bakterielle Impf. (inkl. Mycoplasma, Toxoid u.Chlamydien)

QI01EC Inaktivierte bakterielle Impfungen und Antisera

QI01ED Lebende virale Impfungen

QI01ED01 Pocken

QI01EE Lebende bakterielle Impfungen

QI01EE01 Salmonellen

QI01EF Lebende bakterielle und virale Impfungen

QI01EG Lebende und inaktivierte bakterielle Impfungen

QI01EH Lebende und inaktivierte virale Impfungen

QI01EH01 Pocken, lebend +Paramyxovirus

QI01EI Lebende virale und inaktivierte bakterielle Impfungen

QI01EJ Lebende virale und inaktivierte virale und bakterielle Impfungen

QI01EK Inaktivierte virale und lebende bakterielle Impfungen

QI01EL Inaktivierte virale und inaktivierte bakterielle Impfungen

QI01EM Antisera, Immunglobuline und Antitoxine

QI01EN Parasitäre Impfungen, lebend

QI01EO Inaktivierte parasitäre Impfungen

QI01EP Fungizide Impfungen lebend

QI01EQ Inaktivierte fungizide Impfungen

QI01ER Diagnostische Anwendungen

QI01ES Allergene

QI01ET Kolostrum und Kolostrum Ersatz Präparate

QI01EU Andere Lebend Impfungen

QI01EV Andere inaktivierte Impfungen

QI01EX Andere Immunpräparate

QI01F FASAN

QI01G WACHTEL

QI01H REBHUHN

QI01I STRAUSS

QI01K VOGEL (HAUSTIER)

QI01KA Inaktivierte virale Impfungen

QI01KB Inaktivierte bakterielle Impf. (inkl. Mycoplasma, Toxoid u.Chlamydien)

QI01KC Inaktivierte bakterielle Impfungen und Antisera

QI01KD Lebende virale Impfungen

QI01KD01 Kanarienpocken Virus

QI01KD02 Wellensittich Virus / Herpes Virus

QI01KE Lebende bakterielle Impfungen

QI01KF Lebende bakterielle und virale Impfungen

QI01KG Lebende und inaktivierte bakterielle Impfungen

QI01KH Lebende und inaktivierte virale Impfungen

QI01KI Lebende virale und inaktivierte bakterielle Impfungen

QI01KJ Lebende virale und inaktivierte virale und bakterielle Impfungen

QI01KK Inaktivierte virale und lebende bakterielle Impfungen

QI01KL Inaktivierte virale und inaktivierte bakterielle Impfungen

QI01KM Antisera, Immunglobuline und Antitoxine

QI01KN Parasitäre Impfungen, lebend

QI01KO Inaktivierte parasitäre Impfungen

QI01KP Fungizide Impfungen lebend

QI01KQ Inaktivierte fungizide Impfungen

QI01KR Diagnostische Anwendungen

QI01KS Allergene

QI01KT Kolostrum und Kolostrum Ersatz Präparate

QI01KU Andere Lebend Impfungen

QI01KV Andere inaktivierte Impfungen

QI01KX Andere Immunpräparate

QI01X AVES, SONSTIGE

QI02 IMMUNOLOGIKA FÜR BOVIDAE

QI02A RIND

QI02AA Virale Impfstoffe, inaktiviert

Zulvac SBV - Suspension zur Injektion für Rinder und Schafe → S. 1612

QI02AA01 Bovine Rinderdiarrhoe (BVD)

Bovilis BVD-MD - Injektionssuspension für Rinder → S. 214

QI02AA02 Boviner respiratorische Syncytialvirus (BRSV)

Zulvac 8 Ovis - Suspension zur Injektion für Schafe → S. 1612

QI02AA03 Infekt.Bovine-Rhinotracheitis (IBR)

QI02AA04 Maul- und Klauenseuche Virus

Aftovaxpur Doe - Injektionsemulsion für Rinder, Schafe und Schweine → S. 50

QI02AA05 Parainfluenza-Virus +Adenovirus +Reo-Virus

QI02AA06 Parainfluenza-Virus +Adenovirus+Reo-V.+infekt.Bovine-Rhinotrach.(IBR)

QI02AA07 Parainfluenza-Virus,inakt.+Adenov.+Reo-V.+Boviner respirat.Syncytialv.

QI02AA08 Blauzungen-Virus Impfung

Bluevac BTV8 - Injektionssuspension für Rinder und Schafe → S. 208
Bovilis Blue-8 - Injektionssuspension für Rinder und Schafe → S. 214
Bovilis BTV8 - Injektionssuspension für Rinder und Schafe → S. 214
BTVPUR - Injektionssuspension für Schafe und Rinder → S. 226
Syvazul BTV - Injektionssuspension für Schafe und Rinder → S. 1375
Zulvac 1+8 Bovis - Suspension zur Injektion für Rinder → S. 1612

QI02AB Inaktivierte bakterielle Impf. (inkl. Mycoplasma, Toxoid u.Chlamydien)

Coxevac - Injektionssuspension für Rinder und Ziegen → S. 349
Hiprabovis Somni/Lkt - Emulsion zur Injektion für Rinder → S. 662

QI02AB01 Clostridium

Miloxan - Injektionssuspension für Rinder, Schafe und Ziegen → S. 904

QI02AB02 Mycobacterium

QI02AB03 Leptospira

QI02AB04 Pasteurella

QI02AB05 Salmonella

QI02AB06 Escherichia

QI02AB07 Coxirella +Chlamydia

QI02AB08 Escherichia +Salmonella +Pasteurella +Streptococcus

QI02AB09 Escherichia +Salmonella

QI02AB10 Escherichia +Salmonella +Pasteurella

QI02AB11 Clostridium +Pasteurella

QI02AB12 Clostridium +Salmonella

QI02AB13 Escherichia +Streptococcus

QI02AB14 Pasteurella +Streptococcus +Corynebacterium

QI02AB15 Chlamydia

QI02AB16 Streptococcus +Staphylococcus +Pseudomonal +Corynebacterium

QI02AB17 Escherichia + Staphyloccus

Startvac - Emulsion zur Injektion für Rinder → S. 1350

QI02AB18 Streptococcus

UBAC - Emulsion zur Injektion für Rinder → S. 1473

QI02AC Inaktivierte bakterielle Impfungen und Antisera

QI02AD Lebende virale Impfungen, inaktiviert

QI02AD01 Infekt.Bovine-Rhinotracheitis (IBR)

Bovilis IBR Marker live - Lyophilisat und Lösungsmittel zur Herstellung einer Injektionssuspension für Rinder → S. 214
Hiprabovis IBR Marker Live - Lyophilisat und Lösungsmittel zur Herstellung einer Injektionssuspension für Rinder → S. 662

QI02AD02 Bovine Diarrhoe (BVD)

Bovela - Lyophilisat und Lösungsmittel zur Herstellung einer Injektionssuspension für Rinder → S. 213

QI02AD03 Bovine Diarrhoe (BVD) +Boviner respiratorische Syncytialvirus (BRSV)

QI02AD04 Boviner respiratorische Syncytialvirus (BRSV)

Nasym - Lyophilisat und Lösungsmittel zur Herstellung einer Suspension zur Injektion oder zur intranasalen Verabreichung, für Rinder → S. 949

QI02AD05 Parainfluenza-Virus

QI02AD06 Infekt.Bovine-Rhinotracheitis (IBR) +Parainfluenza-Virus

QI02AD07 Boviner respiratorische Syncytialvirus +Parainfluenza-Virus

Bovalto Respi intranasal - Nasenspray, Lyophilisat und Lösungsmittel zur Herstellung einer Suspension für Rinder → S. 213
Bovigrip RSP plus - Injektionssuspension für Rinder → S. 214
Bovilis IntraNasal RSP Live - Lyophilisat und Lösungsmittel zur Herstellung einer Suspension zur intranasalen Verabreichung, für Rinder → S. 214
Rispoval RS+PI3 IntraNasal - Lyophilisat und Lösungsmittel zur Herstellung einer Suspension für Rinder → S. 1244

QI02AD08 Rotavirus +Coronavirus

QI02AD09 Rotavirus

QI02AD10 Coronavirus

QI02AE Lebende bakterielle Impfungen, inaktiviert

QI02AE01 Mycobacterium

QI02AE02 Salmonella

QI02AE03 Escherichia

QI02AE04 Bacillus anthracis

QI02AE05 Mycoplasma

QI02AF Lebende bakterielle und virale Impfungen, inaktiviert

QI02AG Lebende und inaktivierte bakterielle Impfungen

QI02AH Lebende und inaktivierte virale Impfungen

QI02AI Lebende virale und inaktivierte bakterielle Impfungen

QI02AI01 Rotavirus +Coronavirus +Escherichia

QI02AJ Lebende virale und inaktivierte virale Impfungen

QI02AK Inaktivierte virale und lebende bakterielle Impfungen

QI02AL Inaktivierte virale und inaktivierte bakterielle Impfungen

Bovalto Respi 4 - Injektionssuspension für Rinder → S. 213

QI02AL01 Rotavirus +Coronavirus +Escherichia

Bovigen Scour - Emulsion zur Injektion für Rinder → S. 213
Rotavec Corona Emulsion zur Injektion für Rinder → S. 1264

QI02AL02 Roitavirus +Coronavirus +Parvovirus +Escherichia

QI02AL03 Rotavirus +Escherichia

QI02AL04 Parainfluenza-Virus +Boviner respirator. Syncytialvirus +Pasteurella

Bovalto Respi 3 - Injektionssuspension für Rinder → S. 213

QI02AL05 Rotavirus +Coronavirus +Clostridium +Escherichia

QI02AM Antisera, Immunglobulin Zubereitungen und Antitoxine

QI02AM01 Escherichia

QI02AM02 Salmonella

QI02AM03 Pasteurella +Salmonella +Streptococcus +Escherichia

QI02AM04 Escherichia +Pneumococci

QI02AM05 Rotavirus +Coronavirus +Escherichia

Gammaserin 100 mg/ml - Injektionslösung für Rinder → S. 617

QI02AM06 Salmonella +Pasteurella +Escherichia

QI02AM07 Salmonella +Escherichia

QI02AM08 Pasteurella

QI02AN Lebend Impfungen gegen Parasiten

QI02AN01 Dictyocaulus

QI02AO Inaktivierte Impfungen gegen Parasiten

QI02AO01 Dictyocaulus

QI02AP Lebende Impfungen gegen Pilze

QI02AP01 Trichophyton

Bovilis Ringvac - Lyophilisat und Lösungsmittel zur Herstellung einer Injektionssuspension für Rinder → S. 214

QI02AQ Inaktivierte Impfungen gegen Pilze

QI02AQ01 Trichophyton

QI02AR Diagnostische Präparate (in vivo)

QI02AR01 Rinder Tuberkulin PPD

QI02AR02 Vogel Tuberkulin PPD

QI02AS Allergen Zubereitungen

QI02AT Kolostrum und Kolstrum Ersatz Präparate

QI02AT01 Escherichia

Locatim - Lösung zum Einnehmen für neugeborene Kälber bis zu einem Alter von 12 Stunden → S. 827

QI02AU Andere Lebend Impfstoffe

QI02AV Andere inaktivierte Impfstoffe

QI02AX Andere immunologische Zubereitungen

QI02B BÜFFEL

QI02X BOVIDAE, SONSTIGE

QI03 IMMUNOLOGIKA FÜR CAPRIDAE

QI03A ZIEGE

QI03AA Virale Impfstoffe, inaktiviert

QI03AB Inaktivierte bakterielle Impf. (inkl. Mycoplasma, Toxoid u.Chlamydien)

Coxevac - Injektionssuspension für Rinder und Ziegen → S. 349
Miloxan - Injektionssuspension für Rinder, Schafe und Ziegen → S. 904

QI03AB01 Mycobacterium

QI03AC Inaktivierte bakterielle Impfungen und Antisera

QI03AD Lebende virale Impfungen, inaktiviert

QI03AD01 Peste de petits ruminants (PPR)

QI03AE Lebende bakterielle Impfungen, inaktiviert

QI03AE01 Mycobacterium

QI03AF Lebende bakterielle und virale Impfungen

QI03AG Lebende und inaktivierte bakterielle Impfungen

QI03AH Lebende und inaktivierte virale Impfungen

QI03AI Lebende virale und inaktivierte bakterielle Impfungen

QI03AJ Lebende virale und inaktivierte virale Impfungen

QI03AK Inaktivierte virale und lebende bakterielle Impfungen

QI03AL Inaktivierte virale und inaktivierte bakterielle Impfungen

QI03AM Antisera, Immunglobulin Zubereitungen und Antitoxine

QI03AN Lebend Impfungen gegen Parasiten

QI03AO Inaktivierte Impfungen gegen Parasiten

QI03AP Lebende Impfungen gegen Pilze

QI03AQ Inaktivierte Impfungen gegen Pilze

QI03AR Diagnostische Präparate (in vivo)

QI03AS Allergen Zubereitungen

QI03AT Kolostrum und Kolostrum Ersatz Präparate

QI03AU Andere Lebend Impfstoffe

QI03AV Andere inaktivierte Impfstoffe

QI03AX Andere immunologische Zubereitungen Capridae

QI03X CAPRIDAE, SONSTIGE

QI04 IMMUNOLOGIKA FÜR OVIDAE

QI04A SCHAF

QI04AA Virale Impfstoffe, inaktiviert

QI04AA01 Springkrankheit

QI04AA02 Blauzungen-Virus Impfung

Bluevac BTV8 - Injektionssuspension für Rinder und Schafe → S. 208
Bovilis Blue-8 - Injektionssuspension für Rinder und Schafe → S. 214
Bovilis BTV8 - Injektionssuspension für Rinder und Schafe → S. 214
BTVPUR - Injektionssuspension für Schafe und Rinder → S. 226
Syvazul BTV - Injektionssuspension für Schafe und Rinder → S. 1375
Zulvac 1+8 Ovis - Suspension zur Injektion für Schafe → S. 1612
Zulvac BTV - Suspension zur Injektion für Schafe und Rinder → S. 1612

QI04AB Inaktivierte bakterielle Impf. (inkl. Mycoplasma, Toxoid u. Chlamydia)

Inmeva - Injektionssuspension für Schafe → S. 713

QI04AB01 Clostridium

Miloxan - Injektionssuspension für Rinder, Schafe und Ziegen → S. 904

QI04AB02 Pasteurella

QI04AB03 Bacteroides

Footvax - Moderhinke-Impfstoff, inaktiviert Ölige Emulsion zur subkutanen Injektion für Schafe → S. 589

QI04AB04 Escherichia

QI04AB05 Clostridium +Pasteurella

QI04AB06 Chlamydia

QI04AB08 Erysipelothrix

QI04AB09 Mycobacterium

QI04AB10 Staphylococcus

QI04AC Inaktivierte bakteriella Impfungen und Antisera

QI04AD Lebende virale Impfungen, inaktiviert

QI04AD01 Maul- und Klauenseuche / ansteckende pustulöse Dermatitis

QI04AE Lebende bakterielle Impfungen

QI04AE01 Chlamydia

QI04AE02 Listeriose

QI04AE03 Mycobacterium

QI04AF Lebende bakterielle und virale Impfungen

QI04AG Lebende und inaktivierte bakterielle Impfungen

QI04AH Lebende und inaktivierte virale Impfungen

QI04AI Lebende virale und inaktivierte bakterielle Impfungen

QI04AJ Lebende virale und inaktvierte virale Impfungen

QI04AK Inaktivierte virale und lebende bakterielle Impfungen

QI04AL Inaktivierte virale und inaktivierte bakterielle Impfungen

QI04AM Antisera, Immunglobulin Zubereitungen und Antitoxine

QI04AM01 Pasteurella

QI04AM02 Clostridium

QI04AN Lebend Impfungen gegen Parasiten

QI04AN01 Toxoplasmose

QI04AO Inaktivierte Impfungen gegen Parasiten

QI04AP Lebende Impfungen gegen Pilze

QI04AQ Inaktivierte Impfungen gegen Pilze

QI04AR Diagnostische Präparate (in vivo)

QI04AS Allergen Zubereitungen

QI04AT Kolostrum und Kolostrum Ersatz Präparate

QI04AU Andere Lebend Impfstoffe

QI04AV Andere inaktivierte Impfstoffe

QI04AX Andere immunologische Zubereitungen

QI04X OVIDAE, SONSTIGE

QI05 IMMUNOLOGIKA FÜR PFERDE

QI05A PFERD

QI05AA Virale Impfstoffe, inaktiviert

QI05AA01 Influenza Virus

Equilis Prequenza - Injektionssuspension für Pferde → S. 504
Equilis Prequenza Te - Injektionssuspension für Pferde → S. 504

QI05AA03 Rhinopneumonitis Virus + Reo Virus + Influenza Virus

Reosequin - Stechampulle für Tiere → S. 1216

QI05AA04 Rhinopneumonitis Virus + Influenza Virus

QI05AA05 Rhinopneumonitis Virus

Equip EHV 1,4 - Injektionssuspension für Pferde → S. 505
EquiShield EHV - Emulsion zur Injektion für Pferde → S. 506

QI05AA06 Reo Virus

QI05AA07 Arteritis Virus

QI05AA08 Parapox Virus

QI05AA09 Rota Virus

QI05AA10 West Nil Virus

Equilis West Nile - Injektionssuspension für Pferde → S. 504
EquipWNV - Emulsion zur Injektion für Pferde → S. 505
Proteq West Nile - Injektionssuspension für Pferde → S. 1162

QI05AA11 Rhinopneumonitis Virus + Abortion Virus

QI05AB Inaktivierte bakterielle Impf. (inkl. Mycoplasma, Toxoid u.Chlamydien)

QI05AB01 Streptococcen

QI05AB02 Actinobacillus +Escherichia +Salmonella +Streptococcus

QI05AB03 Clostridium

Equilis Te - Injektionssuspension für Pferde → S. 504

QI05AC Inaktivierte bakterielle Impfungen und Antisera

QI05AD Lebende virale Impfungen, inaktiviert

QI05AD01 Rhinopneumonitis Virus

QI05AD02 Influenza Virus

ProteqFlu - Injektionssuspension für Pferde → S. 1162

QI05AE Lebende bakterielle Impfungen

Equilis StrepE - Lyophilisat und Lösungsmittel zur Herstellung einer Injektionssuspension für Pferde → S. 504

QI05AF Lebende bakterielle und virale Impfungen

QI05AG Lebende und inaktivierte bakterielle Impfungen

QI05AH Lebende und inaktivierte virale Impfungen

QI05AI Lebende virale und inaktivierte bakterielle Impfungen

QI05AI01 Pferde Influenza Virus Impfung + Clostridium Impfung
ProteqFlu-Te - Injektionssuspension für Pferde → S. 1163

QI05AJ Lebende virale und inaktivierte virale Impfungen

QI05AK Inaktivierte virale und lebende bakterielle Impfungen

QI05AL Inaktivierte virale und inaktivierte bakterielle Impfungen

QI05AL01 Influenza Virus +Clostridium

QI05AM Antisera, Immunglobulin Zubereitungen und Antitoxine

QI05AM01 Clostridium
Equilis Tetanus-Serum - Injektionslösung für Tiere → S. 504

QI05AM02 Antilipopolysaccharide

QI05AM03 Actinobacillus +Escherichia +Salmonella +Streptococcus

QI05AN Lebend Impfungen gegen Parasiten

QI05AO Inaktivierte Impfungen gegen Parasitien

QI05AO01 Trichophyton

QI05AO02 Trochophyton +Microsporum

QI05AP Lebende Impfungen gegen Pilze

QI05AP01 Trichophyton

QI05AQ Inaktivierte Impfungen gegen Pilze

QI05AR Diagnostische Präparate (in vivo)

QI05AR01 Mallein

QI05AS Allergen Zubereitungen

QI05AT Kolostrum und Kolostrum Ersatz Präparate

QI05AU Andere Lebend Impfstoffe

QI05AV Andere inaktivierte Impfstoffe

QI05AX Andere immunologische Zubereitungen

QI05AX02 Propionibacterium acnes, inaktiviert

QI05B ASINUS/ESEL

QI05C HYBRIDE

QI05X EQUIDE, SONSTIGE

QI06 IMMUNOLOGIKA FÜR FELIDAE

QI06A KATZE

QI06AA Virale Impfstoffe, inaktiviert
Virbagen Tollwutimpfstoff - Injektionssuspension für Hunde und Katzen → S. 1542

QI06AA01 Leukämie Virus
Leucogen - Injektionssuspension für Katzen → S. 798
Nobivac LeuFel - Injektionssuspension für Katzen → S. 984
Versifel FeLV - Injektionssuspension für Katzen → S. 1522

QI06AA02 Panleukopenie/Parvovirose Virus

QI06AA03 Tollwut Virus +Rhinotracheitis +Caliciviren

QI06AA04 Rhinotracheitis +Caliciviren +Panleukopenie/Parvovirose Virus

QI06AA05 Rhinotracheitis +Caliciviren
Nobivac RC - Lyophilisat und Lösungsmittel zur Herstellung einer Injektionssuspension für Katzen → S. 985

QI06AA06 Infekt. Peritonitis Virus

QI06AA07 Caliciviren

QI06AA08 Rhinotracheitis

QI06AA09 Panleukopenie +Caliciviren +Rhinotracheitis +Tollwut Virus

QI06AB Inaktivierte bakterielle Impf. (inkl. Mycoplasma, Toxoid u.Chlamydien)

QI06AC Inaktivierte bakterielle Impfungen und Antisera

QI06AC01 Chlamydien

QI06AC02 Bordetella

QI06AD Lebende virale Impfungen
Purevax FeLV - Injektionssuspension → S. 1169

QI06AD01 Panleukopenie/Parvovirose Virus

QI06AD02 Infekt. Peritonitis Virus
Primucell FIP - Lyophilisat und Lösungsmittel zur Herstellung einer intranasalen Suspension für Katzen → S. 1146

QI06AD03 Rhinotracheitis +Caliciviren

QI06AD04 Panleukopenie/Parvovirose Virus +Rhinotracheitis +Caliciviren
Nobivac RCP - Lyophilisat und Lösungsmittel zur Herstellung einer Injektionssuspension für Katzen → S. 985
Versifel CVR - Lyophilisat und Lösungsmittel zur Herstellung einer Injektionssuspension, für Katzen → S. 1522
Virbagen felis RCP - Lyophilisat und Lösungsmittel zur Herstellung einer Injektionssuspension für Katzen → S. 1541

QI06AD05 Panleukopenie/Parvovirose Virus +Rhinotracheitis

QI06AD06 Parapoxvirus

QI06AD07 Leukaemie, Rekombinante des Kanarienpockenvirus, lebend

QI06AD08 Tollwut, Rekombinante des Kanarienpockenvirus, lebend
Purevax Rabies - Injektionssuspension → S. 1169

QI06AE Lebende bakterielle Impfungen

QI06AE01 Chlamydien

QI06AE02 Bordetella
Nobivac Bb - Lyophilisat und Lösungsmittel zur Herstellung einer Suspension für Katzen → S. 984

QI06AF Lebende bakterielle und virale Impfungen

QI06AF01 Panleukopenie/Parvovirose +Rhinotracheitis+Caliciviren+Chlamydien

QI06AG Lebende und inaktivierte bakterielle Impfungen

QI06AG01 Rhinotracheitis +Caliciviren +Panleukopenie

QI06AH Lebende und inaktivierte virale Impfungen

QI06AH01 Rhinotracheitis +Caliciviren +Panleukopnie/Parvovirose Virus

QI06AH02 Panleukopenie/Parvovirose Virus +Tollwut

QI06AH03 Rhinotracheitis +Panleukopenie

QI06AH04 Panleukopenie/Parvovirose +Tollwut +Rhinotracheitis +Caliciviren

QI06AH05 Panleukopenie/Parvovirose +Rhinotracheitis +Calicivirus +Tollwut
Virbagen felis RCP/T - Lyophilisat und Lösungsmittel zur Herstellung einer Injektionssuspension für Katzen → S. 1542

QI06AH06 Panleukopenie/Parvovirose Virus +Rhinotracheitis +Calicivirus

QI06AH07 Panleukopenie/Parvovirose Virus+Rhinotracheitis+Calicivirus+Leukose V.
Leucofeligen FeLV/RCP - Lyophilisat und Suspension zur Herstellung einer Injektionssuspension für Katzen → S. 798

QI06AH08 Rhinotracheitis Impfung, lebend + Calicivirus Antigen inaktiviert
Purevax RC - Lyophilisat und Lösungsmittel zur Herstellung einer Injektionssuspension → S. 1169

QI06AH09 Rhinotracheitis,leb.-Panleucop.Calicivirus Antigen inaktiviert Impfung
Purevax RCP - Lyophilisat und Lösungsmittel zur Herstellung einer Injektionssuspension → S. 1169

QI06AH10 Rhinotracheitis, Calicivirus, Panleukopenie, Leukose
Purevax RCP FeLV - Lyophilisat und Lösungsmittel zur Herstellung einer Injektionssuspension → S. 1169

QI06AI Lebende virale und inaktivierte bakterielle Impfungen

QI06AI01 Panleukopenie+Parvovirose Virus+Rhinotracheitis+Caliciviren+Chlamydien

QI06AI02 Rhinotracheitis +Caliciviren +Chlamydien

QI06AI03 Panleukopnie/Parvovirose Virus+Rhinotracheitis+Caliciviren+Leukose V.

QI06AJ Lebende virale und inaktivierte virale Impfungen

QI06AJ01 Rhiotracheitis +Caliciviren +Panleukopnie / Parvovirose +Chlamydien

QI06AJ02 Rhinotracheitis,leb.+Calicivirus Antigen inaktiviert+Chlamydia Impfung

QI06AJ03 Rhinotracheitis,leb.+Caliciv.Antig.inakt.+Panleucop.+Chlamydia Impfung

Purevax RCPCh - Lyophilisat und Lösungsmittel zur Herstellung einer Injektionssuspension → S. 1169

QI06AJ04 Rhinotracheitisvir. +Calicivir. +Chlamyd. +Panleukopenie/Leukämievir.

QI06AJ05 Rhinotracheitisv. +Caliciv. +Panleukopenie/Parvov. +Chlamyd. +Leukaem.

Purevax RCPCh FeLV - Lyophilisat und Lösungsmittel zur Herstellung einer Injektionssuspension → S. 1169

QI06AK Inaktivierte virale und lebende bakterielle Impfungen

QI06AL Inaktivierte virale und inaktivierte bakterielle Impfungen

QI06AL01 Panleukopenie/Parvovirose+Rhinotracheit.+Caliciv.+Leukose V.+Chlamydie

Fevaxyn Pentofel - Injektionssuspension für Katzen → S. 569

QI06AL02 Panleukopenie/Parvovirose+Rhinotracheitis+Caliciviren+Chlamydien

Fevaxyn Quatrifel - Emulsion zur Injektion für Katzen → S. 569

QI06AL03 Rhinotracheitis +Caliciviren +Chlamydien

QI06AM Antisera, Immunglobulin Zubereitungen und Antitoxine

QI06AM01 Panleukopenie/Parvovirose +rhinotracheitis +Caliciviren

QI06AN Lebend Impfungen gegen Parasiten

QI06AO Inaktivierte Impfungen gegen Parasiten

QI06AP Lebende Impfungen gegen Pilze

QI06AP01 Trichophyton

QI06AP02 Trichophyton +Microsporum

QI06AQ Inaktivierte Impfungen gegen Pilze

QI06AQ01 Trichophyton + Microsporum

QI06AQ02 Microsporum

QI06AR Diagnostische Präparate (in vivo)

QI06AS Allergen Zubereitungen

QI06AT Kolostrum und Kolostrum Ersatz Präparate

QI06AU Andere Lebend Impfstoffe

QI06AV Andere inaktivierte Impfstoffe

QI06AX Andere immunologische Zubereitungen

Purevax Rabies - Injektionssuspension → S. 1169

QI06X FELIDAE, SONSTIGE

QI06XD Lebende virale Impfungen

QI07 IMMUNOLOGIKA FÜR CANIDAE

QI07A HUND

QI07AA Virale Impfstoffe, inaktiviert

QI07AA01 Parvovirose Viren

Eurican P forte - Injektionssuspension für Hunde → S. 532
Virbagen Parvo - Lyophilisat und Lösungsmittel zur Herstellung einer Injektionssuspension für Hunde → S. 1542

QI07AA02 Tollwut Viren

Nobivac T - Injektionssuspension für Tiere → S. 986
Rabisin - Injektionssuspension für Hunde, Katzen, Marderartige, Pferde, Rinder und Schafe → S. 1185
Versiguard Rabies - Injektionssuspension für Hunde, Katzen, Rinder, Schweine, Schafe, Ziegen, Pferde und Frettchen → S. 1522
Virbagen Tollwutimpfstoff - Injektionssuspension für Hunde und Katzen → S. 1542

QI07AA03 Staupe Virus

QI07AA04 Parainfluenza Virus

QI07AA05 Adenovirus

QI07AA06 Canines Herpes Virus Impfung

Eurican Herpes 205 - Lyophilisat und Lösungsmittel zur Herstellung einer Emulsion zur Injektion für Hunde → S. 531

QI07AB Inaktivierte bakterielle Impf. (inkl. Mycoplasma, Toxoid u.Chlamydien)

QI07AB01 Leptospirose

Canigen L4 - Injektionssuspension für Hunde → S. 257
Eurican Lmulti - Injektionssuspension für Hunde → S. 531
Nobivac L4 - Injektionssuspension für Hunde → S. 984
Nobivac Lepto - Injektionssuspension für Hunde → S. 984
Versican Plus L4 - Injektionssuspension für Hunde → S. 1521
Virbagen canis L - Injektionssuspension für Hunde → S. 1540

QI07AB02 Staphylokokken

QI07AB03 Bordetella

Nobivac Respira Bb - Injektionssuspension in einer Fertigspritze für Hunde → S. 985
Nobivac Respira Bb - Injektionssuspension in einem Mehrdosenbehältnis für Hunde → S. 985

QI07AB04 Borrelien

Merilym 3 - Injektionssuspension für Hunde → S. 876
Virbagen canis B - Injektionssuspension, für Hunde → S. 1540

QI07AC Inaktivierte bakterielle Impfungen und Antisera

QI07AD Lebende virale Impfungen

QI07AD01 Parvovirose Viren

Virbagen Puppy 2b - Injektionssuspension für Hunde → S. 1542

QI07AD02 Staupe Virus +Adenovirus +Parvovirose Viren

Eurican DAP - Lyophilisat und Lösungsmittel zur Herstellung einer Injektionssuspension → S. 531
Nobivac SHP - Lyophilisat und Lösungsmittel zur Herstellung einer Injektionssuspension für Hunde → S. 985

QI07AD03 Staupe Virus +Parvovirose

Nobivac SP - Lyophilisat und Lösungsmittel zur Herstellung einer Injektionssuspension für Hunde → S. 986

QI07AD04 Staupe Virus +Adenovirus +Parvovirose Viren +Parainfluenza Virus

Eurican DAPPi - Lyophilisat und Lösungsmittel zur Herstellung einer Injektionssuspension → S. 531
Nobivac SHPPi - Lyophilisat und Lösungsmittel zur Herstellung einer Injektionssuspension für Hunde → S. 985
Versican Plus DHPPi - Lyophilisat und Lösungsmittel zur Herstellung einer Injektionssuspension für Hunde → S. 1521
Virbagen canis SHAPPi - Lyophilisat und Lösungsmittel zur Herstellung einer Injektionssuspension für Hunde → S. 1541

QI07AD05 Staupe Virus

QI07AD06 Staupe Virus +Adenovirus

QI07AD07 Staupe Virus +Parainfluenza Virus

QI07AD08 Parainfluenza Virus

Versican Plus Pi - Lyophilisat und Lösungsmittel zur Herstellung einer Injektionssuspension für Hunde → S. 1521

QI07AD09 Parvovirose Viren +Parainfluenza Virus

QI07AD10 Staupe Virus +Adenovirus +Parainfluenza Virus

QI07AD11 Corona Virus

QI07AD12 Corona Virus +Parvovirose Viren

QI07AD13 Parapox Virus

QI07AD14 Staupe Virus auf Grundlage von Masern Virus

QI07AE Lebende bakterielle Impfungen

QI07AE01 Bordetella

Versican Plus Bb Oral - Lyophilisat und Lösungsmittel zur Herstellung einer Suspension zur oralen Applikation für Hunde → S. 1521

QI07AF Lebende bakterielle und virale Impfungen

QI07AF01 Bordetella und canines Parainfluenza-Virus

Nobivac BbPi - Lebendimpfstoff - Lyophilisat und Lösungsmittel zur Herstellung einer intranasalen Suspension für Hunde → S. 984
Versican Plus BbPi IN Nasentropfen - Lyophilisat und Lösungsmittel zur Herstellung einer Suspension für Hunde → S. 1521

QI07AG Lebende und inaktivierte bakterielle Impfungen

QI07AH Lebende und inaktivierte virale Impfungen

QI07AH01 Staupe Virus +Adenovirus +Parvovirose Viren

QI07AH02 Parainfluenza Virus +Parvovirose Viren

QI07AH03 Staupe Virus +Parainfluenza Virus +Adenovirus +Parvovirose Viren

QI07AH06 Hunde Parainfluenzavirus lebend und Katze Coronavirus inaktiviert

QI07AI Lebende virale und inaktivierte bakterielle Impfungen

QI07AI01 Staupe Virus +Adenovirus +Leptospirose Viren

Virbagen canis SHA/L - Lyophilisat und Suspension zur Herstellung einer Injektionssuspension für Hunde → S. 1541

QI07AI02 Staupe Vir.+Adenovirus+Parainfluenza Vir.+Paravirose Vir.+Leptospirose

Eurican DAPPi-L - Lyophilisat und Lösungsmittel zur Herstellung einer Injektionssuspension → S. 531
Eurican DAPPi-Lmulti - Lyophilisat und Suspension zur Herstellung einer Injektionssuspension für Hunde *→ S. 531*
Versican Plus DHPPi/L4 - Lyophilisat und Suspension zur Herstellung einer Injektionssuspension für Hunde → S. 1521
Virbagen canis SHAPPi/L - Lyophilisat und Suspension zur Herstellung einer Injektionssuspension für Hunde → S. 1541

QI07AI03 Staupe Virus +Adenovirus +Parvovirose Viren +Leptospirose Viren

Eurican DAP-Lmulti - Lyophilisat und Suspension zur Herstellung einer Injektionssuspension für Hunde → S. 531

QI07AI04 Staupe Virus +Leptospirose Viren

QI07AI05 Parvovirose Viren +Leptospirose Viren

QI07AI06 Staupe Virus +Parvovirose Viren +Leptospirose Viren

QI07AI08 Parainfluenza Virus + Leptospira Impfung, inaktiviert

Versican Plus Pi/L4 - Lyophilisat und Suspension zur Herstellung einer Injektionssuspension für Hunde → S. 1521
Virbagen canis Pi/L - Lyophilisat und Suspension zur Herstellung einer Injektionssuspension für Hunde → S. 1541

QI07AJ Lebende virale und inaktivierte virale und bakterielle Impfungen

Canigen DHPPi/L - Lyophilisat und Lösungsmittel zur Herstellung einer Injektionssuspension für Hunde → S. 257
Versican Plus Pi/L4R - Lyophilisat und Suspension zur Herstellung einer Injektionssuspension für Hunde *→ S. 1522*
Virbagen canis SHAPPi/LT - Lyophilisat und Lösungsmittel zur Herstellung einer Injektionssuspension für Hunde *→ S. 1541*

QI07AJ01 Staupe Virus +Adenovirus +Tollwut +Leptospirose Viren

QI07AJ02 Staupe Virus +Adenovirus +Leptospirose Viren

QI07AJ03 Staupe Virus +Adenovirus +Parvovirose Viren +Leptospirose Viren

QI07AJ04 Staupe Virus +Adenovirus +Parvovirose Viren+Tollwut+Leptospirose Viren

QI07AJ05 Staupe Virus +Adenovirus +Parvovirose Viren+Tollwut+Leptospirose Viren

QI07AJ06 Staupe Virus+Adenovirus+Parainfluenza+Parvovirose+Tollwut+Leptospirose

Versican Plus DHPPi/L4R - Lyophilisat und Suspension zur Herstellung einer Injektionssuspension für Hunde → S. 1521

QI07AJ07 Staupe Virus +Adenovirus +Tollwut +Leptospirose Viren

QI07AJ08 Staupe Virus +Adenovirus +Parvovirose Viren +Leptospirose Viren

QI07AJ09 Staupe Virus +Adenovirus +Parvovirose Viren +Leptospirose Viren

QI07AJ12 Parainfluenza Virus + Leptospira + Coronavirus Impfung inaktiviert

QI07AK Inaktivierte virale und lebende bakterielle Impfungen

QI07AL Inaktivierte virale und inaktivierte bakterielle Impfungen

QI07AL01 Tollwut +Leptospirose Viren

QI07AL02 Tollwut +Parvovirose Viren +Leptospirose Viren

QI07AL03 Staupe Virus +Adenovirus +Parvovirose Viren+Tollwut+Leptospirose Viren

QI07AL04 Parvovirose Viren +Leptospirose Viren

QI07AL05 Bordetella +Parainfluenza Virus

Pneumodog - Injektionssuspension für Hunde *→ S. 1114*

QI07AM Antisera, Immunglobulin Zubereitungen und Antitoxine

QI07AM01 Staupe +Adenovirus +Parvovirose +Leptospirose

QI07AM02 Antilipopolysaccharid

QI07AM03 Staupe +Adenovirus +Parvovirose

QI07AN Lebend Impfungen gegen Parasiten

QI07AO Inaktivierte Impfungen gegen Parasiten

QI07AO01 Leishmanien

CaniLeish - Lyophilisat und Lösungsmittel zur Herstellung einer Injektionssuspension für Hunde → S. 257
Letifend - Lyophilisat und Lösungsmittel zur Herstellung einer Injektionslösung für Hunde → S. 796

QI07AP Lebende Impfungen gegen Pilze

QI07AQ Inaktivierte Impfungen gegen Pilz

QI07AQ01 Trichophyton +Microsporum

QI07AQ03 Microsporum

QI07AR Diagnostische Präparate (in vivo)

QI07AS Allergen Zubereitungen

QI07AT Kolostrum und Kolstrum Ersatz Präparate

QI07AU Andere Lebend Impfstoffe

QI07AV Andere inaktivierte Impfstoffe

QI07AX Andere immunologische Zubereitungen

QI07B FUCHS

QI07BA Virale Impfstoffe, inaktiviert

QI07BB Inaktivierte bakterielle Impf. (inkl. Mycoplasma, Toxoid u.Chlamydien)

QI07BC Inaktivierte bakterielle Impfungen und Antisera

QI07BD Lebende Tollwut Virus Impfung

Fuchsoral - Tollwut-Lebendimpfstoff, Suspension zur oralen Anwendung für wildlebende Füchse *→ S. 603*
Rabigen SAG2 - Suspension zur oralen Aufnahme für Rotfüchse und Marderhunde *→ S. 1184*
Rabitec - orale Suspension für Füchse und Marderhunde *→ S. 1185*

QI07BE Lebende bakterielle Impfungen

QI07BF Lebende bakterielle und virale Impfungen

QI07BG Lebende und inaktivierte bakterielle Impfungen

QI07BH Lebende und inaktivierte virale Impfungen

QI07BI Lebende virale und inaktivierte bakterielle Impfungen

QI07BJ Lebende virale und inaktivierte virale und bakterielle Impfungen

QI07BK Inaktivierte virale und lebende bakterielle Impfungen

QI07BL Inaktivierte virale und inaktivierte bakterielle Impfungen

QI07BM Antisera, Immunglobulin Zubereitungen und Antitoxine

QI07BN Lebende Impfungen gegen Parasiten

QI07BO Inaktivierte Impfungen gegen Parasiten

QI07BP Lebende Impfungen gegen Pilze

QI07BQ Inaktivierte Impfungen gegen Pilze

QI07BR Diagnostische Präparate (in vivo)

QI07BS Allergen Zubereitungen

QI07BT Kolostrum und Kolostrum Ersatz Präparate

QI07BU Andere Lebend Impfstoffe

QI07BV Andere inaktiverte Impfstoffe

QI07BX Andere immunologische Zubereitungen

QI07X CANIDAE, SONSTIGE

QI07XA Virale Impfstoffe, inaktiviert

QI07XB Inaktivierte bakterielle Impf. (inkl. Mycoplasma, Toxoid u.Chlamydien)

QI07XC Inaktivierte bakterielle Impfungen und Antisera

QI07XE Lebende bakterielle Impfungen

QI07XF Lebende bakterielle und virale Impfungen

QI07XG Lebende und inaktivierte bakterielle Impfungen

QI07XH Lebende und inaktivierte virale Impfungen

QI07XI Lebende virale und inaktivierte bakterielle Impfungen

QI07XJ Lebende virale und inaktivierte virale und bakterielle Impfungen

QI07XK Inaktivierte virale und lebende bakterielle Impfungen

QI07XL Inaktivierte virale und inaktivierte bakterielle Impfungen

QI07XM Antisera, Immunglobulin Zubereitungen und Antitoxine

QI07XN Lebend Impfungen gegen Parasiten

QI07XO Inaktivierte Impfungen gegen Parasiten

QI07XP Lebende Impfungen gegen Pilze

QI07XQ Inaktivierte Impfungen gegen Pilze

QI07XR Diagnostische Präparate (in vivo)

QI07XS Allergen Zubereitungen

QI07XT Kolostrum und Kolostrum Ersatz Präparate

QI07XU Andere Lebend Impfstoffe

QI07XV Andere inaktivierte Impfstoffe

QI07XX Andere immunologische Zubereitungen

QI08 IMMUNOLOGIKA FÜR LEPORIDAE

QI08A KANINCHEN

QI08AA Virale Impfstoffe, inaktiviert

QI08AA01 Haemorrhagie-Virus

Arvilap - Injektionssuspension für Kaninchen → S. 133
Eravac - Emulsion zur Injektion für Kaninchen → S. 507
Filavac VHD K C+V - Injektionssuspension für Kaninchen → S. 570

QI08AA02 Staupe-Viren

QI08AB Inaktivierte bakterielle Impf. (inkl. Mycoplasma, Toxoid u.Chlamydien)

QI08AB01 Pasteurella +Bordetella

QI08AB02 Pasteurella

QI08AB03 Clostridium

QI08AC Inaktiverte bakterielle Impfungen und Antisera

QI08AD Lebende virale Impfungen

Nobivac Myxo-RHD - Lyophilisat und Lösungsmittel zur Herstellung einer Injektionssuspension für Kaninchen → S. 984
Nobivac Myxo-RHD Plus - Lyophilisat und Lösungsmittel zur Herstellung einer Injektionssuspension für Kaninchen → S. 985

QI08AD01 Shope vibroma Virus

QI08AD02 Myxomatose Virus

QI08AE Lebende bakterielle Impfungen

QI08AF Lebende bakterielle und virale Impfungen

QI08AG Lebende und inaktivierte bakterielle Impfungen

QI08AH Lebende und inaktivierte virale Impfungen

QI08AI Lebende virale und inaktivierte bakterielle Impfungen

QI08AJ Lebende virale und inaktivierte virale und bakterielle Impfungen

QI08AK Inaktivierte virale und lebende bakterielle Impfungen

QI08AL Inaktivierte virale und inaktivierte bakterielle Impfungen

QI08AM Antisera, Immunglobulin Zubereitungen und Antitoxine

QI08AN Lebend Impfungen gegen Parasiten

QI08AO Inaktivierte Impfungen gegen Parasiten

QI08AP Lebende Impfungen gegen Pilze

QI08AQ Inaktivierte Impfungen gegen Pilze

QI08AQ01 Trichophyton +Microsporum

QI08AR Diagnostische Präparate (in vivo)

QI08AS Allergen Zubereitungen

QI08AT Kolostrum und Kolostrum Ersatz Präparate

QI08AU Andere Lebend Impfstoffe

QI08AV Andere inaktiverte Impfstoffe

QI08AX Andere immunologische Zubereitungen

QI08B HASE

QI08X LEPORIDAE, SONSTIGE

QI09 IMMUNOLOGIKA FÜR SUIDAE

QI09A SCHWEIN

QI09AA Virale Impfstoffe, inaktiviert

QI09AA01 Aujuszky'scher Virus

QI09AA02 Parvo Virus

Porcilis Parvo - Injektionssuspension für Schweine → S. 1116
ReproCyc ParvoFLEX - Suspension zur Injektion für Schweine → S. 1218

QI09AA03 Influenza Virus

Gripovac 3 - Suspension zur Injektion für Schweine → S. 643
Respiporc FLU3 - Suspension zur Injektion für Schweine → S. 1220
Respiporc FLUpan H1N1 - Suspension zur Injektion für Schweine → S. 1220

QI09AA04 Aujeszky'scher Virus +Influenza Virus

QI09AA05 Reproductiv und Respirat. Syndrom Virus Impfung (Schwein)

Progressis - Emulsion zur Injektion für Schweine → S. 1153

QI09AA06 Schweinepest/Schweinefieber

QI09AA07 Circovirus Impfung

Cirbloc - Emulsion zur Injektion für Schweine → S. 305
Circovac - Emulsion und Suspension zur Herstellung einer Injektionsemulsion für Schweine → S. 305
Ingelvac CircoFLEX - Injektionssuspension für Schweine → S. 710
Porcilis PCV - Injektionsemulsion für Schweine → S. 1116
Porcilis PCV ID - Emulsion zur Injektion für Schweine → S. 1117
Suvaxyn Circo - Emulsion zur Injektion für Schweine → S. 1368

QI09AB Inaktivierte bakterielle Impf. (inkl. Mycoplasma, Toxoid u.Chlamydien)

QI09AB01 Treponema

QI09AB02 Escherichia

Coliporc - Injektionssuspension für Schweine → S. 331
Ecoporc Shiga - Injektionssuspension für Schweine → S. 460
Neocolipor - Injektionssuspension → S. 956
Porcilis Porcoli Diluvac Forte → S. 1117
Vepured - Injektionssuspension für Schweine → S. 1518

QI09AB03 Erysipelothrix

Eryseng - Injektionssuspension für Schweine → S. 511
Porcilis Ery - Injektionssuspension für Schweine → S. 1116

QI09AB04 Bordetella +Pasteurella

Porcilis AR-T DF - Injektionssuspension für Schweine → S. 1115
Respiporc - Injektionssuspension für Schweine → S. 1219
Rhiniseng - Injektionssuspension für Schweine → S. 1231

QI09AB05 Pasteurella

QI09AB06 Actinobacillus/Haemophilus +Pasteurella

QI09AB07 Actinobacillus/Haemophilus

Coglapix - Injektionssuspension für Schweine → S. 327
Porcilis Glässer - Injektionssuspension für Schweine → S. 1116
Suivac APP - Emulsion zur Injektion für Schweine → S. 1362

QI09AB08 Escherichia +Clostridium

Entericolix - Emulsion zur Injektion für Schweine → S. 493
Porcilis ColiClos - Injektionssuspension für Schweine → S. 1115
Suiseng - Injektionssuspension für Schweine → S. 1361
Suiseng Coli / C - Injektionssuspension für Schweine → S. 1361

QI09AB09 Escherichia +Erysipelothrix

QI09AB10 Pasteurella +Staphylokokkus +Corynebacterium

QI09AB11 Escherichia +Pasteurella +Salmonella +Streptokokkus

QI09AB12 Clostridium

Enteroporc AC - Lyophilisat und Lösungsmittel zur Herstellung einer Injektionssuspension für Schweine → S. 494

QI09AB13 Mycoplasma

Hyogen - Emulsion zur Injektion für Schweine → S. 680
Ingelvac MycoFLEX - Injektionssuspension für Schweine → S. 710
M+Pac - Emulsion zur Injektion für Schweine → S. 849
Mypravac suis - Injektionssuspension für Schweine → S. 941
Porcilis M Hyo - Injektionssuspension für Schweine → S. 1116
Porcilis M Hyo ID ONCE - Emulsion zur Injektion für Schweine → S. 1116
Stellamune Mycoplasma - Emulsion zur Injektion für Schweine → S. 1352
Stellamune One - Emulsion zur Injektion für Schweine → S. 1352
Suvaxyn M.hyo - Injektionssuspension für Schweine → S. 1368
Suvaxyn MH-One - Emulsion zur Injektion für Schweine → S. 1368

QI09AB14 Salmonella

Biosuis Salm - Emulsion zur Injektion für Schweine → S. 202

QI09AB15 Escherichia +Erysipelothrix +Clostridium

QI09AB16 Bordetella +Pasteurella +Mycoplasma

QI09AB17 Mycoplasma + Hämophilus

QI09AB18 Lawsonia

Porcilis Lawsonia - Lyophilisat und Lösungsmittel zur Herstellung einer Emulsion zur Injektion für Schweine → S. 1116

QI09AC Inaktivierte bakterielle Impfungen und Antisera

QI09AD Lebende virale Impfungen

Suvaxyn CSF Marker - Lyophilisat und Lösungsmittel zur Herstellung einer Injektionssuspenion für Schweine → S. 1368

QI09AD01 Aujeszky'scher Virus

Suvaxyn Aujeszky 783 + O/W - Pulver und Lösungsmittel zur Herstellung einer Emulsion zur Injektion für Schweine → S. 1368

QI09AD02 Transmissible Gastroenteritis (TGE) Virus

QI09AD03 Porcines respiratorisches und reproduktives Syndrom (PRRS) Virus

Ingelvac PRRSFLEX EU - Lyophilisat und Lösungsmittel zur Herstellung einer Injektionssuspension für Schweine → S. 710
Persovac - Lyophilisat und Lösungsmittel zur Herstellung einer Injektionssuspension für Schweine → S. 1101
Porcilis PRRS - Lyophilisat und Lösungsmittel zur Herstellung einer Injektionssuspension für Schweine → S. 1117
ReproCyc PRRS EU - Lyophilisat und Lösungsmittel zur Herstellung einer Injektionssuspension für Schweine → S. 1218
Suvaxyn PRRS MLV - Lyophilisat und Lösungsmittel zur Herstellung einer Suspension zur Injektion für Schweine → S. 1368
Unistrain PRRS - Lyophilisat und Lösungsmittel zur Herstellung einer Injektionssuspension für Schweine → S. 1481

QI09AD04 klassische Schweinepest

QI09AE Lebende bakterielle Impfungen

QI09AE01 Erysipelothrix

QI09AE02 Salmonella

Salmoporc - Lyophilisat und Lösungsmittel zur Herstellung einer Injektionssuspension für Schweine → S. 1273
Salmoporc - Lyophilisat zur Herstellung einer Suspension zum Eingeben für Schweine → S. 1273

QI09AE03 Escherichia

Coliprotec F4 - Lyophilisat zur Herstellung einer Suspension zur oralen Verabreichung für Schweine → S. 331
Coliprotec F4/F18 - Lyophilisat zur Herstellung einer Suspension zur oralen Verabreichung für Schweine → S. 331

QI09AE04 Lawsonia

Enterisol Ileitis - Lyophilisat und Lösungsmittel zur Herstellung einer Suspension zur oralen Verabreichung für Schweine → S. 493

QI09AF Lebende bakterielle und virale Impfungen

QI09AG Lebende und inaktivierte bakterielle Impfungen

QI09AH Lebende und inaktivierte virale Impfungen

QI09AH01 Aujeszky'scher Virus +Influenza Virus

QI09AI Lebende virale und inaktivierte bakterielle Impfungen

QI09AJ Lebende virale und inaktivierte virale und bakterielle Impfungen

QI09AK Inaktivierte virale und lebende bakterielle Impfungen

QI09AL Inaktivierte virale und inaktivierte bakterielle Impfungen

QI09AL01 Parvo Virus +Erysipelothrix

Eryseng PARVO - Injektionssuspension für Schweine → S. 511
Parvoruvac - Injektionssuspension für Schweine → S. 1086
Porcilis Ery + Parvo - Injektionssuspension für Schweine → S. 1116
Suvaxyn Parvo/E-Amphigen - Emulsion zur Injektion für Schweine → S. 1368

QI09AL02 Rota-Virus +Escherichia

QI09AL03 Parvo Virus +Escherichia

QI09AL04 Influenza Virus +Erysipelothrix

QI09AL05 Transmissible Gastroenteritis (TGE) Virus +Eshcerichia +Clostridium

QI09AL06 Parvo Virus +Influenza Virus +Erysipelothrix

QI09AL07 Parvo Virus +Erysipelothrix +Leptospira

Porcilis Ery+Parvo+Lepto - Injektionssuspension für Schweine → S. 1116

QI09AL08 Porcines Circovirus + Mykoplasma

Mhyosphere PCV ID - Emulsion zur Injektion für Schweine → S. 894
Porcilis PCV M Hyo - Emulsion zur Injektion für Schweine → S. 1117
Suvaxyn Circo+MH RTU - Emulsion zur Injektion für Schweine → S. 1368

QI09AM Antisera, Immunglobulin Zubereitungen und Antitoxine

QI09AM01 Escherichia

QI09AM02 Pasteurella

QI09AM03 Erysipelotrix

QI09AM04 Clostridium

QI09AN Lebend Impfungen gegen Parasiten

QI09AO Inaktivierte Impfungen gegen Parasiten

QI09AP Lebende Impfungen gegen Pilze

QI09AQ Inaktivierte Impfungen gegen Pilze

QI09AR Diagnostische Präparate (in vivo)

QI09AS Allergen Zubereitungen

QI09AT Kolostrum und Kolostrum Ersatz Präparate

QI09AU Andere Lebend Impfstoffe

QI09AV Andere inaktivierte Impfstffe

QI09AX Andere immunologische Zubereitungen

QI09X SUIDAE, SONSTIGE

QI10 IMMUNOLOGIKA FÜR PISCES

QI10A ATLANTISCHER LACHS

QI10AA Virale Impfstoffe, inaktiviert

QI10AA01 Bauchspeicheldrüsenerkrankung beim Lachs (SPD)

QI10AA02 Bauchspeicheldrüsenerkrankung beim Lachs (SPD), Protein-kod. Plasmid

QI10AB Inaktivierte bakterielle Impf. (inkl. Mycoplasma, Toxoid u.Chlamydien)

QI10AB01 Aeromonas

QI10AB02 Aeromonas +Vibrio

QI10AB04 Yersinia

QI10AC Inaktiverte bakterielle Impfungen und Antisera

QI10AD Lebende virale Impfungen

QI10AE Lebende bakterielle Impfungen

QI10AF Lebende bakterielle und virale Impfungen

QI10AG Lebende und inaktivierte bakterielle Impfungen

QI10AH Lebende und inaktivierte virale Impfungen

QI10AI Lebende virale und inaktivierte bakterielle Impfungen

QI10AJ Lebende virale und inaktivierte virale und bakterielle Impfungen

QI10AK Inaktivierte virale und lebende bakterielle Impfungen

QI10AL Inaktivierte virale und inaktivierte bakterielle Impfungen

QI10AL01 IPN Virus +Aeromonas +Vibrio

QI10AL02 IPN Virus und Aeromonas und Moritella und Vibrio

QI10AL05 Infekt.Pankreasnekrose Vir.+Pankreaserkr.Vir.+Aeromonas+Moritella+Vibr

QI10AM Antisera, Immunglobulin Zubereitungen und Antitoxine

QI10AN Lebend Impfungen gegen Parasiten

QI10AO Inaktivierte Impfungen gegen Parasiten

QI10AP Lebende Impfungen gegen Pilze

QI10AQ Inaktivierte Impfungen gegen Pilze

QI10AR Diagnostische Präparate (in vivo)

QI10AS Allergen Zubereitungen

QI10AT Kolostrum und Kolostrum Ersatz Präparate

QI10AU Andere Lebend Impfstoffe

QI10AV Andere inaktivierte Impfstoffe

QI10AX Andere immunologische Zubereitungen

Clynav - Injektionslösung für Atlantischen Lachs → S. 324

QI10B REGENBOGENFORELLE

QI10BA Virale Impfstoffe, inaktiviert

QI10BB Inaktivierte bakt. Impfungen (inkl. Mykoplasma, Toxoid, Chlamydia)

QI10BB01 Vibrio

QI10BB02 Aeromonas +Vibrio

QI10BB03 Yersinia

Aquavac-ERM - Tauchbad für Fische → S. 117

QI10BB04 Aeromonas + Moritella + Vibrio + Flavobacterium

QI10BC Inaktivierte bakterielle Impfungen und Antisera

QI10BD Lebende virale Impfungen

QI10BE Lebende bakterielle Impfungen

QI10BF Lebende bakterielle und virale Impfungen

QI10BG Lebende und inaktivierte bakterielle Impfungen

QI10BH Lebende und inaktivierte virale Impfungen

QI10BI Lebende virale und inaktivierte bakterielle Impfungen

QI10BJ Lebende virale und inaktivierte virale und bakterielle Impfungen

QI10BK Inaktivierte virale und lebende bakterielle Impfungen

QI10BL Inaktivierte virale und inaktivierte bakterielle Impfungen

QI10BM Antisera, Immunglobulin Zubereitungen und Antitoxine

QI10BN Lebend Impfungen gegen Parasiten

QI10BO Inaktivierte Impfungen gegen Parasiten

QI10BP Lebende Impfungen gegen Pilze

QI10BQ Inaktivierte Impfungen gegen Pilze

QI10BR Diagnostische Präparate (in vivo)

QI10BS Allergen Zubereitungen

QI10BT Kolostrum und Kolostrum Ersatz Präparate

QI10BU Andere Lebend Impfstoffe

QI10BV Andere inaktivierte Impfstoffe

QI10BX Andere immunologische Zubereitungen

QI10C KARPFE

QI10D STEINBUTT

QI10E ZIERFISCH

QI10F KABELJAU

QI10X PISCES, SONSTIGE

QI11 IMMUNOLOGIKA FÜR RODENTIA

QI11A RATTE

QI11B MAUS

QI11C MEERSCHWEINCHEN

QI11D RODENTIA, SONSTIGE

QI20 IMMUNOLOGIKA FÜR SONSTIGE ARTEN

QI20A ROTWILD, HIRSCH

QI20AA Virale Impfstoffe, inaktiviert

QI20AB Inaktivierte bakterielle Impf. (inkl. Mycoplasma, Toxoid u.Chlamydien)

QI20AB01 Mycobacteria

QI20AC Inaktivierte bakterielle Imfpungen und Antisera

QI20AD Lebende virale Impfungen

QI20AE Lebende bakterielle Impfungen

QI20AF Lebende bakterielle und virale Impfungen

QI20AG Lebende und inaktivierte bakterielle Impfungen

QI20AH Lebende und inaktivierte virale Impfungen

QI20AI Lebende virale und inaktivierte bakterielle Impfungen

QI20AJ Lebende virale und inaktivierte virale und bakterielle Impfungen

QI20AK Inaktivierte virale und lebende bakterielle Impfungen

QI20AL Inaktivierte virale und inaktivierte bakterielle Impfungen

QI20AM Antisera, Immunglobulin Zubereitungen und Antitoxine

QI20AN Lebend Impfungen gegen Parasiten

QI20AO Inaktivierte Impfungen gegen Parasiten

QI20AP Lebende Impfungen gegen Pilze

QI20AQ Inaktivierte Impfungen gegen Pilze

QI20AR Diagnostische Präparate (in vivo)

QI20AS Allergen Zubereitungen

QI20AT Kolostrum und Kolostrum Ersatz Präparate

QI20AU Andere Lebend Impfstoffe

QI20AV Andere inaktivierte Impfstoffe

QI20AX Andere Immunologische Zubereitungen

QI20B RENTIER

QI20C NERZ

QI20CA Virale Impfstoffe, inaktiviert

QI20CA01 Nerz Enteritis Virus Impfung

QI20CB Inaktivierte bakterielle Impf. (inkl. Mycoplasma, Toxoid u.Chlamydien)

QI20CB01 Clostridium

QI20CC Inaktivierte bakterielle Impfungen und Antisera

QI20CD Lebende virale Impfungen

QI20CD01 Staupe Virus

QI20CE Lebende bakterielle Impfungen

QI20CF Lebende bakterielle und virale Impfungen

QI20CG Lebende und inaktivierte bakterielle Impfungen

QI20CH Lebende und inaktivierte virale Impfungen

QI20CH01 Staupe-Lebend-Virus und inaktivierter Enteritis-Virus für Nerze

QI20CI Lebende virale und inaktivierte bakterielle Impfungen

QI20CJ Lebende virale und inaktivierte virale und bakterielle Impfungen

QI20CJ01 Staupe Virus +Enteritis Virus/Parvovirus +Clostridium +Pseudomonas

QI20CK Inaktivierte virale und lebende bakterielle Impfungen

QI20CL Inaktivierte virale und inaktivierte bakterielle Impfungen

QI20CL01 Enteritis Virus/Parvovirus +Clostridium +Pseudomonas

QI20CL02 Enteritis/Parvovirus +Clostridium

QI20CM Antisera, Immunglobulin Zubereitungen und Antitoxine

QI20CN Lebend Impfungen gegen Parasiten

QI20CO Inaktivierte Impfungen gegen Parasiten

QI20CP Lebende Impfungen gegen Pilze

QI20CQ Inaktivierte Impfungen gegen Pilze

QI20CR Diagnostische Präparate (in vivo)

QI20CS Allergen Zubereitungen

QI20CT Kolostrum und Kolostrum Ersatz Präparate

QI20CU Andere Lebend Impfstoffe

QI20CV Andere inaktivierte Impfstoffe

QI20CX Andere immunologische Zubereitungen

QI20D FRETTCHEN

QI20DA Virale Impfstoffe, inaktiviert

QI20DB Inaktivierte bakterielle Impf. (inkl. Mycoplasma, Toxoid u.Chlamydien)

QI20DC Inaktivierte bakterielle Impfungen und Antisera

QI20DD Lebende virale Impfungen

QI20DD01 Frettchen Staupevirus

Musteligen D - Lyophilisat und Lösungsmittel zur Herstellung einer Injektionssuspension für Frettchen → S. 935

QI20DE Lebende bakterielle Impfungen

QI20DF Lebende bakterielle und virale Impfungen

QI20DG Lebende und inaktivierte bakterielle Impfungen

QI20DH Lebende und inaktivierte virale Impfungen

QI20DI Lebende virale und inaktivierte bakterielle Impfungen

QI20DJ Lebende und inaktivierte virale und bakterielle Impfungen

QI20DK Inaktivierte virale und lebende bakterielle Impfungen

QI20DL Inaktivierte virale und inaktivierte bakterielle Impfungen

QI20DM Antisera, Immunglobulin Zubereitungen und Antitoxine

QI20DN Lebende Impfungen gegen Parasiten

QI20DO Inaktivierte Impfungen gegen Parasiten

QI20DP Lebende Impfungen gegen Pilze

QI20DQ Inaktivierte Impfungen gegen Pilze

QI20DR Diagnostische Präparate (in vivo)

QI20DS Allergen Zubereitungen

QI20DT Kolostrum und Kolostrum Ersatz Präparate

QI20DU Andere Lebend Impfstoffe

QI20DV Andere inaktivierte Impfstoffe

QI20DX Andere immunologische Zubereitungen

QI20E SCHLANGE

QI20F BIENE

QI20X SONSTIGE

QJ ANTIINFEKTIVA ZUR SYSTEMISCHEN ANWENDUNG

QJ01 ANTIBIOTIKA ZUR SYSTEMISCHEN ANWENDUNG

QJ01A TETRACYCLINE

QJ01AA Tetracycline

QJ01AA01 Demeclocyclin

QJ01AA02 Doxycyclin

Alphadoxan 100 mg/g - Arzneimittel-Vormischung zur Herstellung von Fütterungsarzneimitteln für Schweine → S. 68
Altidox 500 mg/g - Pulver zum Eingeben über das Trinkwasser für Schweine, Hühner und Puten → S. 71
Centidox 1000 mg/g Pulver zum Eingeben über das Trinkwasser oder Milch(-austauscher) für Rinder und Schweine → S. 283
DFV Doxivet 200 mg/ml - Lösung zum Eingeben über das Trinkwasser für Schweine und Hühner → S. 395
DFV Doxivet 500 mg/g - Pulver zum Eingeben über das Trinkwasser für Schweine und Hühner → S. 395
Doxx-Sol 500 mg/g - Pulver zum Eingeben über das Trinkwasser/den Milchaustauscher für Rinder in der Saugkalbphase, Schweine und Hühner → S. 431
Doxybactin 50 mg - Tabletten für Hunde und Katzen → S. 431
Doxybactin 200 mg - Tabletten für Hunde → S. 431
Doxybactin 400 mg - Tabletten für Hunde → S. 431
Doxycare 40 mg - Tabletten für Katzen und Hunde → S. 432
Doxycare 200 mg - Tabletten für Katzen und Hunde → S. 432
Doxycyclin "AniMed Service" 100 mg/g - Pulver zum Eingeben für Schweine → S. 432
Doxycyclin Chevita 462,1 mg/g - Pulver zum Eingeben für Schweine → S. 432
Doxy-Mix 100 mg/g - Arzneimittelvormischung zur Herstellung von Fütterungsarzneimitteln → S. 433
Doxytab vet. Flav. 15 mg - Tabletten für Hunde und Katzen → S. 433
Doxytab vet. Flav. 50 mg - Tabletten für Hunde und Katzen → S. 434
Doxytab vet. Flav. 200 mg - Tabletten für Hunde → S. 434
Doxytab vet. Flav. 400 mg - Tabletten für Hunde → S. 434
HydroDoxx 500 mg/g - Pulver zum Eingeben über das Trinkwasser für Huhn und Schwein → S. 677
Powdox 500 mg/g - Pulver zum Eingeben über das Trinkwasser für Schweine, Hühner und Puten → S. 1119
Pulmodox 500 mg/g - Granulat zur Herstellung einer Lösung zum Eingeben für Schweine, Hühner und Puten → S. 1166
Pulmodox 5% Premix - Arzneimittel-Vormischung zur Herstellung von Fütterungsarzneimittel für Schweine → S. 1166
Soludox 500 mg/g - Pulver zum Eingeben über das Trinkwasser für Schweine und Hühner → S. 1334

QJ01AA03 Chlortetracyclin

Chevicet 200 mg/g - Arzneimittel-Vormischung zur Herstellung von Fütterungsarzneimittel für Tiere → S. 291
Chevicet 200 mg/g - Pulver zum Eingeben für Tiere → S. 291

QJ01AA04 Lymecyclin

QJ01AA05 Metacyclin

QJ01AA06 Oxytetracyclin

Alamycin 300 long acting - Injektionslösung für Tiere → S. 56
Cuxacyclin 200 mg/ml - Injektionslösung für Rinder, Schafe und Schweine → S. 356
Cyclosol L.A. 200 mg/ml - Injektionslösung für Rinder und Schweine → S. 359
Engemycin 100 mg/ml - Injektionslösung für Rinder und Schweine → S. 488
Medicyclin 200 mg/ml - Injektionslösung für Tiere → S. 862
Oxtra 100 mg/ml - Injektionslösung für Rinder, Schafe, Schweine, Pferde, Hunde und Katzen → S. 1063
Oxytetracyclin "Agrar Service" 371 mg/g - Pulver zum Eingeben für Tiere → S. 1066
Oxytetracyclin "AniMed Service" 371 mg/g - Pulver zum Eingeben für Tiere → S. 1066
Oxytetracyclin 371 mg/g "Chevita" Arzneimittel-Vormischung zur Herstellung von Fütterungsarzneimittel für Schweine → S. 1066
Oxytetracyclin "Chevita" 371 mg/g - Pulver zum Eingeben für Kälber und Schweine → S. 1067
Oxytetra-Mix 185 mg/g - Pulver zum Eingeben für Schweine, Hühner und Puten → S. 1067
Terramycin 39,2 mg/g - Spray zur Anwendung auf der Haut, Lösung für Tiere → S. 1410
Tetrasol LA 200 mg/ml - Injektionslösung für Tiere → S. 1412
Vanacyclin 100 mg/ml - Injektionslösung für Rinder und Schweine → S. 1497

QJ01AA07 Tetracyclin

QJ01AA08 Minocyclin

QJ01AA09 Rolitetracyclin

QJ01AA10 Penimepicyclin

QJ01AA11 Clomocyclin

QJ01AA13 Eravacyclin

QJ01AA14 Sarecyclin

QJ01AA15 Omadacyclin

QJ01AA20 Kombinationen von Tetracyclinen

QJ01AA53 Chlortetracyclin, Kombinationen

QJ01AA56 Oxytetracyclin, Kombinationen

Hexasol - Injektionslösung für Rinder → S. 661

QJ01B AMPHENICOLE

QJ01BA Amphenicole

QJ01BA01 Chloramphenicol

QJ01BA02 Thiamphenicol

QJ01BA52 Thiamphenicol, Kombinationen

QJ01BA90 Florfenicol

Alphaflorosol 100 mg/ml - Lösung zum Eingeben über das Trinkwasser für Hühner und Schweine → S. 69
Alphaflorovet 20 mg/g - Arzneimittel-Vormischung zur Herstellung von Fütterungsarzneimitteln für Schweine → S. 69
Amphen 200 mg/g - Granulat zum Eingeben über das Trinkwasser für Schweine → S. 95
Cadorex 300 mg/ml - Injektionslösung für Rinder, Schafe und Schweine → S. 239
Fenflor 300 mg/ml - Injektionslösung für Rinder → S. 560
Fenflor 300 mg/ml - Injektionslösung für Schweine → S. 560
Flordofen 300 mg/ml - Injektionslösung für Rinder und Schweine → S. 576
Florgane 300 mg/ml - Injektionssuspension für Rinder und Schweine → S. 576
Florinject 300 mg/ml - Injektionslösung für Rinder und Schweine → S. 576
Florkem 300 mg/ml - Injektionslösung für Rinder und Schweine → S. 576
Floron 40 mg/g Arzneimittel-Vormischung zur Herstellung von Fütterungsarzneimitteln für Schweine → S. 577
Kefloril 300 mg/ml - Injektionslösung für Rinder und Schweine → S. 751
Nifencol 100 mg/ml - Lösung zum Eingeben über das Trinkwasser für Schweine → S. 976
Nifencol 300 mg/ml - Injektionslösung für Rinder und Schweine → S. 976
Nuflor 300 mg/ml - Injektionslösung für Rinder und Schafe → S. 1007
Nuflor 300 mg/ml - Injektionslösung für Schweine → S. 1007
Selectan 300 mg/ml - Injektionslösung für Rinder und Schweine → S. 1285
Selectan Oral 23 mg/ml - Lösung zum Eingeben über das Trinkwasser für Schweine → S. 1285
Shotaflor 300 mg/ml - Injektionslösung für Schweine → S. 1302

QJ01BA99 Amfenicole, Kombinationen

Resflor 300/16,5 mg/ml - Injektionslösung für Rinder → S. 1219
Zeleris 400 mg/ml + 5 mg/ml - Injektionslösung für Rinder → S. 1592

QJ01C BETALACTAM-ANTIBIOTIKA, PENICILLINE

QJ01CA Penicilline mit erweitertem Wirkungsspektrum

QJ01CA01 Ampicillin

Albipenal Depot 100 mg/ml - Injektionssuspension für Tiere → S. 56
Ampicillin "Vana" 200 mg/ml - Injektionssuspension für Tiere → S. 95
Ampi-Mix 50 mg/g - Pulver zum Eingeben für Rinder und Schweine → S. 95
Ampiwerfft - Injektionssuspension für Tiere → S. 96

QJ01CA02 Pivampicillin

QJ01CA03 Carbenicillin

QJ01CA04 Amoxicillin

Amoxibactin 50 mg - Tabletten für Hunde und Katzen → S. 91
Amoxibactin 250 mg - Tabletten für Hunde → S. 91
Amoxibactin 500 mg - Tabletten für Hunde → S. 91
Amoxicillin "Chovita" 200 mg/g - Pulver zum Eingeben für Schweine und Kälber → S. 91
Amoxicillin-Trihydrat PUR "AniMed Service" 1 g/g - Pulver zum Eingeben für Rinder (Kälber) und Schweine → S. 93
Amoxi-Mix 100 mg/g - Pulver zum Eingeben für Rinder und Schweine → S. 94
Amoxy Active 697 mg/g - Pulver zum Eingeben für Schweine und Hühner → S. 94
Betamox - Injektionssuspension für Tiere → S. 190
Betamox long acting - Injektionssuspension für Tiere → S. 190
Bimoxyl LA 150 mg/ml - Injektionssuspension für Rinder, Schafe und Schweine → S. 197
Bioamoxi 500 mg/g - Pulver zur Herstellung einer Lösung zum Eingeben für Hühner → S. 199
Citramox 500 mg/g - Pulver zum Eingeben über das Trinkwasser für Hühner, Puten, Enten und Schweine → S. 311
Duphamox Depot 150 mg/ml - Injektionssuspension für Tiere → S. 447
Maxyl 500 mg/g - Pulver zum Eingeben über das Trinkwasser für Hühner, Puten, Enten und Schweine → S. 861
Octacillin 800 mg/g - Pulver zum Eingeben über das Trinkwasser für Schweine → S. 1019
Paracillin 800 mg/g - Pulver zum Eingeben für Schweine und Hühner → S. 1081
Rhemox 500 mg/g - Pulver zum Eingeben über das Trinkwasser für Schweine, Masthähnchen, Mastenten und Mastputen → S. 1228
Rhemox Forte 1000 mg/g - Pulver zum Eingeben über das Trinkwasser für Hühner, Enten und Puten → S. 1228
Rimoxyl - Pulver für Tiere → S. 1236
Roxilin - Injektionssuspension für Tiere → S. 1265
Roxilin Depot - Injektionssuspension für Tiere → S. 1265
Roxilin 200 mg - Tabletten für Hunde → S. 1265
Solamocta 697 mg/g - Pulver zum Eingeben über das Trinkwasser für Hühner, Enten, Puten → S. 1329
Suramox 500 mg/g - Pulver zur Herstellung einer Lösung zum Eingeben für Geflügel → S. 1367
Suramox 500 mg/g - Pulver zur Herstellung einer Lösung zum Eingeben für Schweine → S. 1367
Suramox 1000 mg/g - Pulver zum Eingeben über das Trinkwasser für Hühner, Enten und Puten → S. 1367
Tamox Granulat 50 mg/g - Granulat zum Eingeben für Rinder (Kälber), Schweine → S. 1386
Trymox LA 150 mg/ml - Injektionssuspension für Rinder, Schafe, Schweine, Hunde, Katzen → S. 1467
Vetrimoxin L.A. 150 mg/ml - Injektionssuspension für Rinder und Schweine → S. 1529

QJ01CA05 Carindacillin

QJ01CA06 Bacampicillin

QJ01CA07 Epicillin

QJ01CA08 Pivmecillinam

QJ01CA09 Azlocillin

QJ01CA10 Mezlocillin

QJ01CA11 Mecillinam

QJ01CA12 Piperacillin

QJ01CA13 Ticarcillin

QJ01CA14 Metampicillin

QJ01CA15 Talampicillin

QJ01CA16 Sulbenicillin

QJ01CA17 Temocillin

QJ01CA18 Hetacillin

QJ01CA19 Aspoxicillin

QJ01CA20 Kombinationen

QJ01CA51 Ampicillin, Kombinationen

QJ01CE Beta-Lactamase-sensitive Penicilline

QJ01CE01 Benzylpenicillin

QJ01CE02 Phenoxymethylpenicillin

Phenocillin 800 mg/g - Pulver zum Eingeben über das Trinkwasser für Hühner → S. 1104
Phenoxypen WSP 325 mg/g - Pulver zur Herstellung einer Lösung zum Eingeben für Hühner → S. 1104

QJ01CE03 Propicillin

QJ01CE04 Azidocillin

QJ01CE05 Pheneticillin

QJ01CE06 Penamecillin

QJ01CE07 Clometocillin

QJ01CE08 Benzylpenicillin-Benzathin

QJ01CE09 Procainpenicillin

Livipen 300 mg/ml - Injektionssuspension für Rinder, Schweine und Pferde → S. 826
Procain Penicillin G "aniMedica" 300 mg/ml - Injektionssuspension für Tiere → S. 1148
Serocillin 300 mg/ml - Injektionssuspension für Tiere → S. 1293
Vanapen - Injektionssuspension für Tiere → S. 1497

QJ01CE10 Phenoxymethylpenicillin-Benzathin

QJ01CE30 Kombinationen

QJ01CE90 Penethamat hydroiodid

Ingel-Mamyzin 269,5 mg/ml - Pulver und Lösungsmittel zur Herstellung einer Injektionssuspension für Rinder → S. 710
Mamicillin 277,8 mg/ml - Pulver und Lösungsmittel zur Herstellung einer Injektionssuspension für Rinder → S. 855
Novomate 277,8 mg/ml - Pulver und Lösungsmittel zur Herstellung einer Injektionssuspension für Rinder → S. 997
Penethaone 236,3 mg/ml - Pulver und Lösungsmittel zur Herstellung einer Injektionssuspension für Rinder → S. 1092
Permacyl 236,3 mg/ml - Pulver und Lösungsmittel zur Herstellung einer Injektionssuspension für Rinder → S. 1100
Revozyn RTU 400 mg/ml - Injektionssuspension für Rinder → S. 1227

QJ01CF Beta-Lactamase-resistente Penicilline

QJ01CF01 Dicloxacillin

QJ01CF02 Cloxacillin

QJ01CF03 Methicillin

QJ01CF04 Oxacillin

QJ01CF05 Flucloxacillin

QJ01CF06 Nafcillin

QJ01CG Beta-Lactamase-Inhibitoren

QJ01CG01 Sulbactam

QJ01CG02 Tazobactam

QJ01CR Kombinationen von Penicillinen, inkl. Beta-Lactamase-Inhibitoren

QJ01CR01 Ampicillin und Beta-Lactamase-Inhibitor

QJ01CR02 Amoxicillin und Beta-Lactamase-Inhibitor

Clavaseptin 50 mg - Tabletten für Hunde und Katzen → S. 316
Clavaseptin 62,5 mg - Tabletten für Hunde und Katzen → S. 316
Clavaseptin 250 mg - Tabletten für Hunde → S. 316
Clavaseptin 500 mg - Tabletten für Hunde → S. 316
Clavubactin 50/12,5 mg - Tabletten für Katzen und Hunde → S. 317
Clavubactin 250/62,5 mg - Tabletten für Hunde → S. 317
Clavubactin 500/125 mg - Tabletten für Hunde → S. 317
Clavudale 40 mg/10 mg - Tabletten für Katzen und Hunde → S. 317
Clavudale 200 mg/50 mg - Tabletten für Hunde → S. 317
Clavudale 400 mg/100 mg - Tabletten für Hunde → S. 317
Kesium 40 mg/10 mg - Kautabletten für Katzen und Hunde → S. 754
Kesium 50 mg/12,5 mg - Kautabletten für Katzen und Hunde → S. 754
Kesium 200 mg/50 mg Kautabletten für Hunde → S. 754
Kesium 400 mg/100 mg Kautabletten für Hunde → S. 754
Kesium 500 mg/125 mg - Kautabletten für Hunde → S. 754
Noroclav Flavour 50 mg - Tabletten für Hunde und Katzen → S. 992
Noroclav Flavour 250 mg - Tabletten für Hunde → S. 992
Noroclav Flavour 500 mg - Tabletten für Hunde → S. 992
Strenzen 500/125 mg/g - Pulver zum Eingeben über das Trinkwasser für Schweine → S. 1356
Synulox comp. - Suspension zur intramammären Anwendung für laktierende Kühe → S. 1375
Synulox RTU 140/35 mg/ml - Injektionssuspension für Rinder, Schweine (Ferkel, Mastschweine), Hunde und Katzen → S. 1375

QJ01CR03 Ticarcillin und Beta-Lactamase-Inhibitor

QJ01CR04 Sultamicillin

QJ01CR05 Piperacillin und Beta-Lactamase-Inhibitor

QJ01CR50 Kombinationen von Penicillinen

QJ01D ANDERE BETA-LACTAM-ANTIBIOTIKA

QJ01DB Cephalosporine der 1. Generation

QJ01DB01 Cefalexin

Cefabactin 50 mg - Tabletten für Hunde und Katzen → S. 271
Cefabactin 250 mg - Tabletten für Hunde und Katzen → S. 271
Cefabactin 500 mg - Tabletten für Hunde → S. 271
Cefabactin 1000 mg - Tabletten für Hunde → S. 271
Cefaseptin 75 mg - Tabletten für Hunde und Katzen → S. 271
Cefaseptin 300 mg - Tabletten für Hunde → S. 272
Cefaseptin 750 mg - Tabletten für Hunde → S. 272
Cefazid 120 mg - Filmtabletten für Hunde → S. 273
Cefazid 600 mg - Filmtabletten für Hunde → S. 273
Cephacare Flavour 50 mg - Tabletten für Katzen und Hunde → S. 283
Cephacare Flavour 250 mg - Tabletten für Hunde → S. 283
Cephacare Flavour 500 mg - Tabletten für Hunde → S. 283
Cephacare Flavour 1000 mg - Tabletten für Hunde → S. 283
Rilexine 75 mg - Tabletten für Hunde und Katzen → S. 1234
Rilexine 300 mg - Tabletten für Hunde → S. 1234
Rilexine 600 mg - Tabletten für Hunde → S. 1234
Therios 75 mg - Kautabletten für Katzen → S. 1414
Therios 300 mg - aromatisierte Tabletten für Hunde → S. 1414
Therios 750 mg - aromatisierte Tabletten für Hunde → S. 1414
Tsefalen 500 mg - Filmtabletten für Hunde → S. 1467
Tsefalen 1000 mg - Filmtabletten für Hunde → S. 1467
Tsefalen 50 mg/ml - Pulver zur Herstellung einer Suspension zum Eingeben für Hunde bis 20 kg und Katzen → S. 1467

QJ01DB02 Cefaloridin

QJ01DB03 Cefalotin

QJ01DB04 Cefazolin

QJ01DB05 Cefadroxil

Semelcef 200 mg - Tabletten für Hunde und Katzen → S. 1288
Semelcef 1000 mg - Tabletten für Hunde → S. 1289

QJ01DB06 Cefazedon

QJ01DB07 Cefatrizin

QJ01DB08 Cefapirin

QJ01DB09 Cefradin

QJ01DB10 Cefacetril

QJ01DB11 Cefroxadin

QJ01DB12 Ceftezol

QJ01DC Cephalosporine der 2. Generation

QJ01DC01 Cefoxitin

QJ01DC02 Cefuroxim

QJ01DC03 Cefamandol

QJ01DC04 Cefaclor

QJ01DC05 Cefotetan

QJ01DC06 Cefonicid

QJ01DC07 Cefotiam

QJ01DC08 Loracarbef

QJ01DC09 Cefmetazol

QJ01DC10 Cefprozil

QJ01DC11 Ceforanide

QJ01DC12 Cefminox

QJ01DC13 Cefbuperazon

QJ01DC14 Flomoxef

QJ01DD Cephalosporine der 3. Generation

QJ01DD01 Cefotaxim

QJ01DD02 Ceftazidim

QJ01DD03 Cefsulodin

QJ01DD04 Ceftriaxon

QJ01DD05 Cefmenoxim

QJ01DD06 Latamoxef

QJ01DD07 Ceftizoxim

QJ01DD08 Cefixim

QJ01DD09 Cefodizim

QJ01DD10 Cefetamet

QJ01DD11 Cefpiramide

QJ01DD12 Cefoperazon

QJ01DD13 Cefpodoxim

QJ01DD14 Cefibuten

QJ01DD15 Cefdinir

QJ01DD16 Cefditoren

QJ01DD17 Cefcapen

QJ01DD18 Cefteram

QJ01DD51 Cefotaxim und Beta-Lactamase-Inhibitor

QJ01DD52 Ceftazidim und Beta-Lactamase-Inhibitor

QJ01DD54 Ceftraixon, Kombinationen

QJ01DD62 Cefoperazon und Beta-Lactamase-Inhibitor

QJ01DD63 Ceftriaxon und Beta-Lactamase Inhibitor

QJ01DD64 Cefpodoxim und Beta-Lactamase-Inhibitor

QJ01DD90 Ceftiofur

Cefenil 50 mg/ml - Pulver und Lösungsmittel zur Herstellung einer Injektionslösung für Rinder und Schweine → S. 273
Cefenil RTU 50 mg/ml - Injektionssuspension für Schweine und Rinder → S. 273
Ceftiocyl 50 mg/ml - Injektionssuspension für Rinder und Schweine → S. 277
Ceftiocyl Flow 50 mg/ml - Injektionssuspension für Schweine und Rinder → S. 277
Ceftiomax 50 mg/ml - Injektionssuspension für Schweine und Rinder → S. 277
Ceftiosan 50 mg/ml - Injektionssuspension für Schweine und Rinder → S. 278
Cevaxel 50 mg/ml - Pulver und Lösungsmittel zur Herstellung einer Injektionslösung für Rinder und Schweine → S. 289
Cevaxel-RTU 50 mg/ml - Injektionssuspension für Rinder und Schweine → S. 289
Eficur 50 mg/ml - Injektionssuspension für Schweine und Rinder → S. 466
Excenel Flow 50 mg/ml - Injektionssuspension für Schweine und Rinder → S. 538
Naxcel 100 mg/ml - Injektionssuspension für Schweine → S. 952
Naxcel 200 mg/ml - Injektionssuspension für Rinder → S. 952

QJ01DD91 Cefovecin

Convenia 80 mg/ml - Pulver und Lösungsmittel zur Herstellung einer Injektionslösung für Hunde und Katzen → S. 341

QJ01DD99 Ceftiofur, Kombinationen

Curacef duo 50 mg/ml/150 mg/ml - Injektionssuspension für Rinder → S. 353

QJ01DE Cephalosporine der 4. Generation

QJ01DE01 Cefepim

QJ01DE02 Cefpirom

QJ01DE90 Cefquinom

Ceffect 25 mg/ml Injektionssuspension für Rinder und Schweine → S. 274
Cobactan 2,5% w/v - Injektionssuspension für Rinder und Schweine → S. 324
Cobactan 2,5% - ölige Suspension-Durchstichflasche für Rinder → S. 325
Cobactan LA 7,5% w/v Injektionssuspension für Rinder → S. 325
Qivitan 25 mg/ml - Injektionssuspension für Rinder und Schweine → S. 1172

QJ01DF Monobactame

QJ01DF01 Aztreonam

QJ01DF02 Carumonam

QJ01DH Carbapeneme

QJ01DH02 Meropenem

QJ01DH03 Ertapenem

QJ01DH04 Doripenem

QJ01DH06 Tebipenem pivoxil

QJ01DH51 Imipenem und Cilastatin

QJ01DH52 Meropenem und Vaborbactam

QJ01DH55 Panipenem und Betamipron

QJ01DI Andere Cephalosporine

QJ01DI01 Ceftobiprole medocaril

QJ01DI54 Ceftolozan und Beta-Lactamase-Inhibitor

QJ01E SULFONAMIDE UND TRIMETHOPRIM

QJ01EA Trimethoprim und Derivate

QJ01EA01 Trimethoprim

QJ01EA02 Brodimoprim

QJ01EB Kurz wirkende Sulfonamide

QJ01EB01 Sulfaisodimidin

QJ01EB02 Sulfamethizol

QJ01EB03 Sulfadimidin

QJ01EB04 Sulfapyridin

QJ01EB05 Sulfafurazol

QJ01EB06 Sulfanilamid

QJ01EB07 Sulfathiazol

QJ01EB08 Sulfathiourea

QJ01EB20 Kombinationen

QJ01EC Mittellang wirkende Sulfonamide

QJ01EC01 Sulfamethoxazol

QJ01EC02 Sulfadiazin

QJ01EC03 Sulfamoxol

QJ01EC20 Kombinationen

QJ01ED Lange wirkende Sulfonamide

QJ01ED01 Sulfadimethoxin

QJ01ED02 Sulfalen

QJ01ED03 Sulfametomidin

QJ01ED04 Sulfametoxydiazin

QJ01ED05 Sulfamethoxypyridazin

QJ01ED06 Sulfaperin

QJ01ED07 Sulfamerazin

QJ01ED08 Sulfaphenazol

QJ01ED09 Sulfamazon

QJ01ED20 Kombinationen

QJ01EE Kombinationen von Sulfonamiden und Trimethoprim, inkl. Derivate

QJ01EE01 Sulfamethoxazol und Trimethoprim

QJ01EE02 Sulfadiazin und Trimethoprim

QJ01EE03 Sulfametrol und Trimethoprim

QJ01EE04 Sulfamoxol und Trimethoprim

QJ01EE05 Sulfadimidin und Trimethoprim

QJ01EE06 Sulfadiazin und Tetroxoprim

QJ01EQ Lang wirkende Sulfonamide

QJ01EQ01 Sulfapyrazol

QJ01EQ02 Sulfamethizol

QJ01EQ03 Sulfadimidin

Sulfa-Mix - Arzneimittel-Vormischung zur Herstellung von Fütterungsarzneimittel für Tiere → S. 1362

QJ01EQ04 Sulfapyridin

QJ01EQ05 Sulfafurazol

QJ01EQ06 Sulfanilamid

QJ01EQ07 Sulfathiazol

QJ01EQ08 Sulfaphenazol

QJ01EQ09 Sulfadimethoxin

QJ01EQ10 Sulfadiazin

QJ01EQ11 Sulfamethoxazol

QJ01EQ12 Sulfachlorpyridazin

QJ01EQ13 Sulfadoxin

QJ01EQ14 Sulfatroxazol

QJ01EQ15 Sulfamethoxypyridazin

QJ01EQ16 Sulfazuinoxalin

QJ01EQ17 Sulfamerazin

QJ01EQ30 Kombinationen von Sulfonamiden

QJ01EQ59 Sulfadimethoxin, Kombinationen

QJ01EW Kombinationen von Sulfonamiden und Trimethoprim, inkl. Derivate

QJ01EW03 Sulfadimidin und Trimethoprim

Riketron N 200 mg/ml + 40 mg/ml - Injektionslösung für Pferde, Rinder und Schweine → S. 1234

QJ01EW09 Sulfadimethoxin und Trimethoprim

QJ01EW10 Sulfadiazin und Trimethoprim

Chevi-Trim 120/600 mg/g Pulver zum Eingeben für Schweine und Kälber → S. 291
Diatrim 200 mg/ml + 40 mg/ml - Injektionslösung → S. 397
Equibactin 250 mg/g + 50 mg/g - Pulver zum Eingeben für Pferde → S. 503
Equibactin vet. (333 mg/g+67 mg/g) - Paste zum Eingeben für Pferde → S. 503
Prisulfan 400 mg/g - Granulat für Pferde → S. 1147
Prisulfan 24% - Injektionslösung für Tiere → S. 1147
Sulfaprex 250/50 mg/g - Arzneimittel-Vormischung zur Herstellung von Fütterungsarzneimittel für Schweine → S. 1362
Trimetho-Diazin "Ogris" 625 mg/g/125 mg/g - Pulver zum Eingeben für Kälber und Schweine → S. 1453
Trimetotat 400 mg/ml + 80 mg/ml - Suspension zum Eingeben für Pferde, Rinder, Schweine und Hühner → S. 1453

QJ01EW11 Sulfamethoxazol und Trimethoprim

Cotrimoxazol-Mix 20/100 mg/g - Pulver zum Eingeben für Schweine → S. 348
Metaxol 20/100 mg/ml - Lösung zum Eingeben über das Trinkwasser für Schweine und Hühner → S. 882
Methoxasol-T 20/100 mg/ml - Lösung zum Eingeben für Schweine und Hühner → S. 886
Vanasulf 200 mg/40 mg/ml - Injektionslösung für Tiere → S. 1498

QJ01EW12 Sulfachlorpyridazin und Trimethoprim

QJ01EW13 Sulfadoxin und Trimethoprim

Borgal 200 mg/40 mg/ml - Injektionslösung für Tiere → S. 210

QJ01EW14 Sulfatroxazol und Trimethoprim

QJ01EW15 Sulfamethoxypyridazin und Trimethoprim

QJ01EW16 Sulfaquinoxalin und Trimethoprim

QJ01EW17 Sulfamonomethoxin und Trimethoprim

QJ01EW18 Sulfamerazin und Trimethoprim

QJ01EW19 Sulfadimethoxin und Ormetoprim

QJ01EW30 Kombinationen von Sulfonamiden und Trimethoprim

QJ01F MAKROLIDE, LINCOSAMIDE UND STREPTOGRAMINE

QJ01FA Makrolide

QJ01FA01 Erythromycin

QJ01FA02 Spiramycin

QJ01FA03 Midecamycin

QJ01FA05 Oleandomycin

QJ01FA06 Roxithromycin

QJ01FA07 Josamycin

QJ01FA08 Troleandomycin

QJ01FA09 Clarithromycin

QJ01FA10 Azithromycin

QJ01FA11 Miocamycin

QJ01FA12 Rokitamycin

QJ01FA13 Dirithromycin

QJ01FA14 Flurithromycin

QJ01FA15 Telithromycin

QJ01FA16 Solithromycin

QJ01FA90 Tylosin

Axentyl 200 mg/ml - Injektionslösung für Rinder, Schafe, Ziegen und Schweine → S. 162
Chevi-Tyl 200 mg/g - Arzneimittel-Vormischung zur Herstellung von Fütterungsarzneimitteln für Schweine, Hühner und Puten → S. 291
Chevi-Tyl - Pulver zum Eingeben für Schweine, Hühner und Puten → S. 291
Pharmasin 100 mg/g - Arzneimittel-Vormischung zur Herstellung von Fütterungsarzneimitteln für Schweine, Masthühner und Junghennen → S. 1103
Pharmasin 250 mg/g - Arzneimittel-Vormischung zur Herstellung von Fütterungsarzneimitteln für Schweine, Masthühner, Junghennen → S. 1103
Pharmasin 20 mg/g - Granulat zum Eingeben für Schweine → S. 1103
Pharmasin 1 g/g - Granulat zum Eingeben über das Trinkwasser für Schweine, Hühner, Puten und Kälber → S. 1103
Pharmasin 200 mg/ml - Injektionslösung für Rinder, Schafe, Ziegen und Schweine → S. 1104
Tylan 20 mg/g - Arzneimittel-Vormischung zur Herstellung von Fütterungsarzneimitteln für Schweine → S. 1470
Tylan 200 mg/ml - Injektionslösung für Rinder und Schweine → S. 1470
Tyljet 200 mg/ml - Injektionslösung für Rinder, Schafe, Ziegen und Schweine → S. 1470
Tylogran 1000 mg/g - Granulat zum Eingeben über das Trinkwasser/ die Milch für Rinder (Kälber), Schweine, Hühner und Puten → S. 1470
Tylosin-Phosphat "AniMed Service" 100 mg/g - Pulver zum Eingeben für Schweine → S. 1471
Tylosintartrat PUR AniMed Service 1 g/g - Pulver zum Eingeben über das Trinkwasser/die Milch für Tiere → S. 1471
Tylucyl 200 mg/ml - Injektionslösung für Rinder und Schweine → S. 1471
Vanatyl 200 mg/ml - Injektionslösung für Tiere → S. 1498
Vanatyl 1 g/g - Pulver zum Eingeben über das Trinkwasser für Tiere → S. 1498

QJ01FA91 Tilmicosin

Hymatil 300 mg/ml - Injektionslösung für Rinder und Schafe → S. 680
Micotil 300 mg/ml - Injektionslösung für Rinder und Schafe → S. 895
Pulmotil G 200 g/kg Arzneimittel-Vormischung zur Herstellung von Fütterungsarzneimitteln für Schweine und Kaninchen → S. 1167
Tildosin 250 mg/ml - Lösung zum Eingeben über das Trinkwasser oder den Milchaustauscher für Rinder, Schweine, Hühner und Puten → S. 1420
Tilmovet 40 mg/kg - Arzneimittel-Vormischung zur Herstellung von Fütterungsarzneimitteln für Schweine und Kaninchen → S. 1421
Tilmovet 100 g/kg - Arzneimittel-Vormischung zur Herstellung von Fütterungsarzneimitteln für Schweine und Kaninchen → S. 1421
Tilmovet 200 g/kg - Arzneimittel-Vormischung zur Herstellung von Fütterungsarzneimitteln für Schweine und Kaninchen → S. 1421
Tilmovet 100 mg/g - Granulat zum Eingeben für Schweine → S. 1421
Tilmovet 250 mg/ml - Konzentrat zur Herstellung einer Lösung zum Eingeben für Tiere → S. 1421

QJ01FA92 Acetylisovaleryltylosin

Aivlosin 42,5 mg/g - Arzneimittel-Vormischung zur Herstellung von Fütterungsarzneimitteln für Schweine → S. 53
Aivlosin 625 mg/g - Granulat zum Eingeben über das Trinkwasser für Fasane → S. 53
Aivlosin 625 mg/g - Granulat zum Eingeben über das Trinkwasser für Hühner und Puten → S. 53
Aivlosin 625 mg/g - Granulat zum Eingeben über das Trinkwasser für Schweine → S. 53
Aivlosin 42,5 mg/g - Pulver zum Eingeben für Schweine → S. 53

QJ01FA93 Kitasamycin

QJ01FA94 Tulathromycin

Draxxin 25 mg/ml - Injektionslösung für Schweine → S. 438
Draxxin 100 mg/ml - Injektionslösung für Rinder, Schweine und Schafe → S. 438
Increxxa 25 mg/ml - Injektionslösung für Schweine → S. 704
Increxxa 100 mg/ml - Injektionslösung für Rinder, Schweine und Schafe → S. 704
Lydaxx 100 mg/ml - Injektionslösung für Rinder, Schweine und Schafe → S. 843
Macrosyn 100 mg/ml - Injektionslösung für Rinder, Schweine und Schafe → S. 851
Tulaven 25 mg/ml - Injektionslösung für Schweine → S. 1467
Tulaven 100 mg/ml - Injektionslösung für Rinder, Schweine und Schafe → S. 1468
Tulinovet 100 mg/ml - Injektionslösung für Rinder, Schweine und Schafe → S. 1468
Tulissin 25 mg/ml - Injektionslösung für Schweine → S. 1468
Tulissin 100 mg/ml - Injektionslösung für Rinder, Schweine und Schafe → S. 1468
Tullavis 25 mg/ml - Injektionslösung für Schweine → S. 1468
Tullavis 100 mg/ml - Injektionslösung für Rinder, Schweine und Schafe → S. 1468

QJ01FA95 Gamithromycin

Zactran 150 mg/ml - Injektionslösung für Rinder, Schafe und Schweine → S. 1585

QJ01FA96 Tildipirosin

Zuprevo 40 mg/ml - Injektionslösung für Schweine → S. 1612
Zuprevo 180 mg/ml - Injektionslösung für Rinder → S. 1612

QJ01FA99 Makrolide, Kombinationen mit anderen Substanzen

Draxxin Plus 100 mg/ml + 120 mg/ml - Injektionslösung für Rinder → S. 438

QJ01FF Lincosamide

QJ01FF01 Clindamycin

Antirobe 25 mg - Kapseln für Hunde → S. 106
Antirobe 75 mg - Kapseln für Hunde → S. 106
Antirobe 150 mg - Kapseln für Hunde → S. 106
Antirobe 300 mg - Kapseln für Hunde → S. 106
Clinacin 25 mg - Tabletten für Hunde → S. 318
Clinacin 150 mg - Tabletten für Hunde → S. 318
Clinacin 300 mg - Tabletten für Hunde → S. 318
Clindabactin 55 mg - Kautabletten für Hunde und Katzen → S. 318
Clindabactin 220 mg - Kautabletten für Hunde → S. 318
Clindabactin 440 mg - Kautabletten für Hunde → S. 318
Clindaseptin 25 mg - Kapseln für Hunde → S. 319
Clindaseptin 75 mg - Kapseln für Hunde → S. 319
Clindaseptin 150 mg - Kapseln für Hunde → S. 319
Clindaseptin 300 mg - Kapseln für Hunde → S. 319
Clindaseptin 25 mg/ml - Lösung zum Eingeben für Hunde und Katzen → S. 319
Zodon 88 mg - Kautabletten für Hunde → S. 1601
Zodon 150 mg - Kautabletten für Hunde → S. 1601
Zodon 264 mg - Kautabletten für Hunde → S. 1601
Zodon 25 mg/ml - Lösung zum Eingeben für Katzen und Hunde → S. 1601

QJ01FF02 Lincomycin

Dophalin 400 mg/g - Pulver zum Eingeben über das Trinkwasser für Schweine und Hühner → S. 425
Lincophar 400 mg/ml - Lösung zum Eingeben über das Trinkwasser für Hühner → S. 815

QJ01FF52 Lincomycin, Kombinationen

Linco-Spectin 50 mg/100 mg/ml - Injektionslösung für Tiere → S. 814
Linco-Spectin 222 mg/g + 444,7 mg/g - Pulver zum Eingeben über das Trinkwasser für Schweine und Hühner → S. 815
Lismay 444,7 mg/g + 222 mg/g - Pulver zum Eingeben über das Trinkwasser für Schweine → S. 825

QJ01FG Streptogramine

QJ01FG01 Pristinamycin

QJ01FG02 Quinupristin/Dalfopristin

QJ01FG90 Virginamycin

QJ01G AMINOGLYKOSID-ANTIBIOTIKA

QJ01GA Streptomycine

QJ01GA01 Streptomycin

QJ01GA02 Streptoduocin

QJ01GA90 Dihydrostreptomycin

QJ01GA99 Streptomycine, Kombinationen

QJ01GB Andere Aminoglykoside

QJ01GB01 Tobramycin

QJ01GB03 Gentamicin

Gentavan 50 mg/ml - Injektionslösung für Tiere → S. 625
Soligental 3000 I.E. - Augentropfen, Lösung für Hunde und Katzen → S. 1332

QJ01GB04 Kanamycin

QJ01GB05 Neomycin

Neo-Mix 70 mg/g - Pulver zum Eingeben für Schweine, Hühner und Puten → S. 957

QJ01GB06 Amikacin

QJ01GB07 Netilmicin

QJ01GB08 Sisomicin

QJ01GB09 Dibekacin

QJ01GB10 Ribostamycin

QJ01GB11 Isepamicin

QJ01GB12 Arbekacin

QJ01GB13 Bekanamycin

QJ01GB14 Plazomicin

QJ01GB90 Apramycin

QJ01GB91 Framycetin

QJ01GB92 Paromycin

QJ01M CHINOLONE

QJ01MA Fluorchinolone

QJ01MA01 Ofloxacin

QJ01MA02 Ciprofloxacin

QJ01MA03 Pefloxacin

QJ01MA04 Enoxacin

QJ01MA05 Temafloxacin

QJ01MA06 Norfloxacin

QJ01MA07 Lomefloxacin

QJ01MA08 Fleroxacin

QJ01MA09 Sparfloxacin

QJ01MA10 Rufloxacin

QJ01MA11 Grepafloxacin

QJ01MA12 Levofloxacin

QJ01MA13 Trovafloxacin

QJ01MA14 Moxifloxacin

QJ01MA15 Gemifloxacin

QJ01MA16 Gatifloxacin

QJ01MA17 Prulifloxacin

QJ01MA22 Tosufloxacin

QJ01MA23 Delafloxacin

QJ01MA90 Enrofloxacin

Baytril 25 mg/ml - Injektionslösung für Tiere → S. 172
Baytril 50 mg/ml - Injektionslösung für Tiere → S. 173
Baytril 100 mg/ml - Injektionslösung für Tiere → S. 173
Baytril 100 mg/ml - Lösung zum Eingeben für Hühner, Puten und Kaninchen → S. 173
Baytril 25 mg/ml - Lösung zum Eingeben für Kälber und Lämmer → S. 173
Baytril 5 mg/ml - Lösung zum Eingeben für Schweine → S. 174
Baytril Direct 100 mg/ml - Injektionslösung für Rinder und Schweine → S. 174
Baytril Direct 100 mg/ml - Injektionslösung für Schweine → S. 174
Baytril flavour 25 mg/ml - Suspension zum Eingeben für Katzen → S. 174
Baytril flavour 15 mg - Tabletten für Katzen und kleine Hunde → S. 174
Baytril flavour 50 mg - Tabletten für Katzen und Hunde → S. 174
Baytril flavour 150 mg - Tabletten für große Hunde → S. 174
Baytril flavour 250 mg - Tabletten für große Hunde → S. 174
Baytril One - 100 mg/ml - Injektionslösung für Rinder und Schweine → S. 175
Baytril RSI 100 mg/ml - Injektionslösung für Rinder und Schweine → S. 175
Enrobactin 25 mg/ml - Konzentrat zur Herstellung einer Lösung zum Eingeben für Kaninchen (Heimtiere), Nager, Ziervögel und Reptilien → S. 490
Enrocat flavour 25 mg/ml - Suspension zum Eingeben für Katzen → S. 490
Enrodexil 100 mg/ml - Injektionslösung für Rinder und Schweine → S. 490
Enrotron 25, 25 mg/ml - Injektionslösung für Hunde, Katzen, Schweine, Kaninchen, Nager, Reptilien und Ziervögel → S. 490
Enrotron 50, 50 mg/ml - Injektionslösung für Rinder (Kälber), Schweine und Hunde → S. 491
Enrotron 100, 100 mg/ml - Injektionslösung für Rinder und Schweine → S. 491
Enrotron Flavour 50 mg - Tabletten für Hunde → S. 491
Enrotron Flavour 150 mg - Tabletten für Hunde → S. 491
Enrox 100 mg/ml - Lösung zum Eingeben für Hühner und Puten → S. 491
Enrox Flavour 15 mg - Tabletten für Hunde und Katzen → S. 491
Enrox Flavour 50 mg - Tabletten für Hunde → S. 492
Enrox Flavour 150 mg - Tabletten für Hunde → S. 492
Enrox Max 100 mg/ml - Injektionslösung für Rinder und

Schweine → S. 492
Enroxil 50 mg/ml - Injektionslösung für Kälber, Schweine und Hunde → S. 492
Enroxil 100 mg/ml - Injektionslösung für Rinder und Schweine → S. 492
Enroxil Flavour 15 mg - Tabletten für Hunde und Katzen → S. 492
Enroxil Flavour 50 mg - Tabletten für Hunde und Katzen → S. 492
Enroxil Flavour 150 mg - Tabletten für Hunde → S. 492
Enrozid TWS 100 mg/ml - Lösung zum Eingeben für Hühner und Puten → S. 492
Fenoflox 50 mg/ml - Injektionslösung für Rinder, Schweine, Hunde und Katzen → S. 561
Fenoflox 100 mg/ml - Injektionslösung für Rinder und Schweine → S. 561
Floxabactin 15 mg - Tabletten für Hunde und Katzen → S. 577
Floxabactin 50 mg -Tabletten für Hunde → S. 577
Floxabactin 150 mg - Tabletten für Hunde → S. 577
Interflox 100 mg/ml - Injektionslösung für Rinder, Schafe, Ziegen und Schweine → S. 719
Norotril Max 100 mg/ml - Injektionslösung für Rinder → S. 993
Powerflox 50 mg/ml - Injektionslösung für Rinder, Schweine, Hunde und Katzen → S. 1119
Powerflox 100 mg/ml - Injektionslösung für Rinder und Schweine → S. 1119
Unisol 100 mg/ml - Injektionslösung für Rinder und Schweine → S. 1480
Xeden 15 mg - Tabletten für Katzen → S. 1567
Xeden 50 mg - Tabletten für Hunde → S. 1568
Xeden 150 mg - Tabletten für Hunde → S. 1568
Xeden 200 mg - Tabletten für Hunde → S. 1568
Zobuxa 15 mg - Tabletten für Katzen und kleine Hunde → S. 1600
Zobuxa 50 mg - Tabletten für Katzen und Hunde → S. 1600
Zobuxa 100 mg - Tabletten für Hunde → S. 1600
Zobuxa 150 mg - Tabletten für Hunde → S. 1600

QJ01MA92 Danofloxacin

Advocid 25 mg/ml - Injektionslösung für Rinder und Schweine → S. 45

QJ01MA93 Marbofloxacin

Boflox flavour 20 mg - Tabletten für Hunde und Katzen → S. 208
Boflox flavour 80 mg - Tabletten für Hunde → S. 208
Efex 10 mg - Kautabletten für Katzen und Hunde → S. 463
Efex 40 mg - Kautabletten für Hunde → S. 463
Efex 100 mg - Kautabletten für Hunde → S. 463
Forcyl 160 mg/ml - Injektionslösung für Rinder → S. 590
Forcyl Swine 160 mg/ml - Injektionslösung für Schweine → S. 590
Marbim 100 mg/ml - Injektionslösung für Rinder und Schweine → S. 855
Marbocyl 20 mg/ml - Injektionslösung für Rinder und Schweine → S. 855
Marbocyl 100 mg/ml - Injektionslösung für Rinder und Schweine → S. 855
Marbocyl Bolus 50 mg - Tabletten für Kälber → S. 855
Marbocyl FD 1% - Pulver und Lösungsmittel zur Herstellung einer Injektionslösung für Hunde und Katzen → S. 855
Marbocyl P 5 mg - Tabletten für Hunde und Katzen → S. 856
Marbocyl P 20 mg - Tabletten für Hunde → S. 856
Marbocyl P 80 mg - Tabletten für Hunde → S. 856
Marbofloxacin WDT 5 mg - aromatisierte Tabletten für Katzen und Hunde → S. 856
Marbofloxacin WDT 20 mg - aromatisierte Tabletten für Hunde → S. 856
Marbofloxacin WDT 80 mg - aromatisierte Tabletten für Hunde → S. 856
Marbokem 100 mg/ml - Injektionslösung für Rinder → S. 856
Marbosyva 100 mg/ml - Injektionslösung für Rinder und Schweine → S. 857
Marbox 100 mg/ml - Injektionslösung für Rinder und Schweine → S. 857
Marfloquin 20 mg/ml Injektionslösung für Rinder (Kälber) und Schweine → S. 857
Marfloquin 100 mg/ml Injektionslösung für Rinder und Schweine (Sauen) → S. 857
Marfloquin 5 mg - Tabletten für Katzen und Hunde → S. 857
Marfloquin 20 mg - Tabletten für Hunde → S. 858
Marfloquin 80 mg - Tabletten für Hunde → S. 858
Marfloxin 5 mg - Tabletten für Katzen und Hunde → S. 858
Marfloxin 20 mg - Tabletten für Hunde → S. 858
Marfloxin 80 mg - Tabletten für Hunde → S. 858
Masterflox 40 mg/ml - Injektionslösung für Schweine → S. 858
Masterflox 100 mg/ml - Injektionslösung für Rinder und Schweine → S. 858
Masterflox 20 mg - Tabletten für Hunde → S. 859
Masterflox 80 mg - Tabletten für Hunde → S. 859
Masterflox 5 mg - Tabletten für Katzen und Hunde → S. 859
Masterflox 10 mg - Tabletten für Katzen und Hunde → S. 859
Odimar 20 mg/ml - Injektionslösung für Rinder und Schweine → S. 1023
Odimar 100 mg/ml - Injektionslösung für Rinder und Schweine → S. 1023
Quiflor 20 mg/ml - Injektionslösung für Rinder, Schweine und Hunde → S. 1181
Quiflor 100 mg/ml - Injektionslösung für Rinder und Schweine (Sauen) → S. 1181
Quiflor S 100 mg/ml Injektionslösung für Rinder → S. 1181

QJ01MA94 Difloxacin

QJ01MA95 Orbifloxacin

QJ01MA96 Ibafloxacin

QJ01MA97 Pradofloxacin

Veraflox 25 mg/ml - Suspension zum Eingeben für Katzen → S. 1518
Veraflox 15 mg - Tabletten für Hunde und Katzen → S. 1518
Veraflox 60 mg Tabletten für Hunde → S. 1518
Veraflox 120 mg Tabletten für Hunde → S. 1519

QJ01MA98 Sarafloxacin

QJ01MB Andere Chinolone

QJ01MB01 Rosoxacin

QJ01MB02 Nalidixinsäure

QJ01MB03 Piromidsäure

QJ01MB04 Pipemidsäure

QJ01MB05 Oxolinsäure

QJ01MB06 Cinoxacin

QJ01MB07 Flumequin

QJ01MB08 Nemonoxacin

QJ01MB91 Oxolinicsäure

QJ01MQ Chinoxaline

QJ01MQ01 Olaquindox

QJ01R KOMBINATIONEN VON ANTIBIOTIKA

QJ01RA Kombinationen von Antibiotika

QJ01RA01 Penicilline, Kombinationen mit anderen Antibiotika

Combiotic Suspension 200/333,3 mg/ml - Injektionssuspension für Tiere → S. 334
Depomycin 200/278,9 mg/ml - Injektionssuspension für Rinder und Schweine → S. 385
Neomycin-Penicillin - Injektionssuspension für Schweine und Rinder → S. 958
Peni-Strepto 200/200 mg/ml - Injektionssuspension für Tiere → S. 1093
Pen-Strep 200/250 mg/ml - Injektionssuspension für Tiere → S. 1094

QJ01RA02 Sulfonamide, Kombinationen mit anderen Antibiotika (exkl.Trimethoprim)

QJ01RA03 Cefuroxim und Metronidazol

QJ01RA04 Spiramycin und Metronidazol

Spizobactin 750.000 IE/125 mg - Kautabletten für Hunde → S. 1345
Spizobactin 1.500.000 IE/250 mg - Kautabletten für Hunde → S. 1345
Spizobactin 3.000.000 IE/500 mg - Kautabletten für Hunde → S. 1345
Suanatem 23,81 mg + 16,67 mg - Tabletten zum Eingeben für Hunde → S. 1358
Suanatem forte 178,57 mg + 125 mg - Filmtabletten zum Eingeben für Hunde → S. 1358

QJ01RA80 Nitrofuran Derivate,Kombinationen mit anderen Antibiotika

QJ01RA90 Tetracycline, Kombinationen mit anderen Antibiotika

QJ01RA91 Makrolide, Kombinationen mit anderen Antibiotika

QJ01RA92 Amphenicole, Kombinationen mit anderen Antibiotika

QJ01RA93 Cefalosporin, Kombinationen mit anderen Antibiotika

QJ01RA94 Lincosamide, Kombinationen mit anderen Antibiotika

QJ01RA95 Polymyxine, Kombinationen mit anderen Antibiotika

QJ01RA96 Quinolone, Kombiantionen mit anderen Antibiotika

QJ01RA97 Aminoglykoside, Kombinationen mit anderen Antibiotika

QJ01RV Kombinationen mit Antibiotika und anderen Substanzen

Keytil 300 mg/ml + 90 mg/ml - Injektionslösung für Rinder → S. 758

QJ01RV01 Antibiotika und Corticosteroide

QJ01X ANDERE ANTIBIOTIKA

QJ01XA Glycopeptid-Antibiotika

QJ01XA01 Vancomycin

QJ01XA02 Teicoplanin

QJ01XB Polymyxine

QJ01XB01 Colistin

Colistin-Mix - Fütterungsarzneimittelvormischung zur Herstellung von Fütterungsarzneimitteln für Tiere → S. 332

QJ01XB02 Polymyxin B

QJ01XC Steroid-Antibiotika

QJ01XC01 Fusidinsäure

QJ01XD Imidazol-Derivate

QJ01XD01 Metronidazol

Metrobactin 250 mg - Tabletten für Hunde und Katzen → S. 891
Metrobactin 500 mg - Tabletten für Hunde und Katzen → S. 891
Metrocare 250 mg - Tabletten für Hunde und Katzen → S. 891
Metrocare 500 mg - Tabletten für Hunde und Katzen → S. 891

QJ01XD02 Tinidazol

QJ01XD03 Ornidazol

QJ01XE Nitrofuran-Derivate

QJ01XE01 Nitrofurantoin

QJ01XE02 Nifurtoinol

QJ01XE91 Nifurpirinol

QJ01XQ Pleuromutilins

QJ01XQ01 Tiamulin

Denagard 20 mg/g - Arzneimittelvormischung zur Herstellung von Fütterungsarzneimitteln für Schweine, Geflügel und Kaninchen → S. 383
Denagard 100 mg/g - Arzneimittel-Vormischung zur Herstellung von Fütterungsarzneimitteln für Schweine, Geflügel und Kaninchen → S. 383
Denagard 450 mg/g - Granulat zum Eingeben über das Trinkwasser für Schweine, Hühner und Puten → S. 383
Denagard 100 mg/ml - Injektionslösung für Schweine → S. 383
Denagard 125 mg/ml - Lösung zum Eingeben über das Trinkwasser für Tiere → S. 383
Stalimox 81 mg/g - Arzneimittel-Vormischung zur Herstellung von Fütterungsarzneimitteln für Schweine → S. 1349
Stalimox 364,2 mg/g - Granulat zur Herstellung einer Lösung zum Eingeben für Schweine → S. 1349
Tialin 125 mg/ml - Lösung zum Eingeben über das Trinkwasser für Schweine, Hühner und Puten → S. 1419
Tialin 250 mg/ml - Lösung zum Eingeben über das Trinkwasser für Schweine, Hühner und Puten → S. 1419
Tiamulin-Hydrogenfumarat "AniMed Service" 100 mg/g - Pulver zum Eingeben für Schweine, Hühner und Puten → S. 1419
Vetmulin 100 g/kg - Arzneimittel-Vormischung zur Herstellung von Fütterungsarzneimitteln für Schweine, Hühner, Puten und Kaninchen → S. 1528
Vetmulin 100 mg/g - Granulat zum Eingeben über das Futter für Schweine → S. 1528
Vetmulin 450 mg/g - Granulat zum Eingeben über das Trinkwasser für Schweine, Hühner und Puten → S. 1528
Vetmulin 162 mg/ml - Injektionslösung für Schweine → S. 1529

QJ01XQ02 Valnemulin

Econor 10% - Arzneimittel-Vormischung zur Herstellung von Fütterungsarzneimitteln für Schweine und Kaninchen → S. 460
Econor 50% - Arzneimittel-Vormischung zur Herstellung von Fütterungsarzneimitteln für Schweine → S. 460
Econor 10% - Pulver zum Eingeben für Schweine → S. 460

QJ01XX Andere Antibiotika

QJ01XX01 Fosfomycin

QJ01XX02 Xibornol

QJ01XX03 Clofoctol

QJ01XX04 Spectinomycin

QJ01XX05 Methenamin

QJ01XX06 Mandelsäure

QJ01XX07 Nitroxolin

QJ01XX08 Linezolid

QJ01XX11 Tedizolid

QJ01XX12 Lefamulin

QJ01XX55 Methenamine, Kombinationen

QJ01XX93 Furaltadon

QJ01XX95 Novobiocin

QJ02 ANTIMYKOTIKA ZUR SYSTEMISCHEN ANWENDUNG

QJ02A Antimykotika zur systemischen Anwendung

QJ02AA Antibiotika

QJ02AA01 Amphotericin B

QJ02AA02 Hachimycin

QJ02AB Imidazol-Derivate

QJ02AB01 Miconazol

QJ02AB02 Ketoconazol

Fungiconazol 200 mg - Tabletten für Hunde → S. 604
Fungiconazol 400 mg - Tabletten für Hunde → S. 605

QJ02AB90 Clotrimazol

QJ02AC Triazol-Derivate

QJ02AC01 Fluconazol

QJ02AC02 Itraconazol

Fungitraxx 10 mg/ml - Lösung zum Eingeben für Ziervögel → S. 605
Itrafungol 10 mg/ml - Lösung zum Eingeben → S. 733

QJ02AC03 Voriconazol

QJ02AC04 Posaconazole

QJ02AC05 Isavuconazol

QJ02AX Andere Antimykotika zur systemischen Anwendung

QJ02AX01 Flucytosin

QJ02AX04 Caspofungin

QJ04 MITTEL GEGEN MYKOBAKTERIEN

QJ04A MITTEL ZUR BEHANDLUNG DER TUBERKULOSE

QJ04AA Aminosalicylsäure und Derivate

QJ04AA01 Aminosalicylsäure

QJ04AA02 Natriumaminosalicylat

QJ04AA03 Calciumaminosalicylat

QJ04AB Antibiotika

QJ04AB01 Cycloserin

QJ04AB02 Rifampicin

QJ04AB03 Rifamycin

QJ04AB04 Rifabutin

QJ04AB05 Rifapentin

QJ04AB06 Enviomycin

QJ04AB30 Capreomycin

QJ04AC Hydrazide

QJ04AC01 Isoniazid

QJ04AC51 Isoniazid, Kombinationen

QJ04AD Thiocarbamid-Derivate

QJ04AD01 Protionamid

QJ04AD02 Tiocarlid

QJ04AD03 Ethionamid

QJ04AK Andere Mittel zur Behandlung der Tuberkulose

QJ04AK01 Pyrazinamid

QJ04AK02 Ethambutol

QJ04AK03 Terizidon

QJ04AK04 Morinamid

QJ04AM Kombinationen von Mitteln zur Behandlung der Tuberkulose

QJ04AM01 Streptomycin und Isoniazid

QJ04AM02 Rifampicin und Isoniazid

QJ04AM03 Ethambutol und Isoniazid

QJ04AM04 Thioacetazon und Isoniazid

QJ04AM05 Rifampicin, Pyrazinamid und Isoniazid

QJ04AM06 Rifampicin, Pyrazinamid, Ethambutol und Isoniazid

QJ04AM07 Rifampicin, Ethambutol und Isoniazid

QJ04AM08 Isoniazid, Sulfamethoxazol, Trimethoprim und Pyridoxin

QJ04B Mittel zur Behandlung der Lepra

QJ04BA Mittel zur Behandlung der Lepra

QJ04BA01 Clofazimin

QJ04BA02 Dapson

QJ04BA03 Aldesulfonnatrium

QJ05 ANTIVIRALE MITTEL ZUR SYSTEMISCHEN ANWENDUNG

QJ05A DIREKT WIRKENDE ANTIVIRALE MITTEL

QJ05AA Thiosemicarbazone

QJ05AA01 Metisazon

QJ05AB Nukleoside und Nukleotide, exkl.Inhibitoren der Reversen Transkriptase

QJ05AB01 Aciclovir

QJ05AB02 Idoxuridin

QJ05AB03 Vidarabin

QJ05AB06 Ganciclovir

QJ05AB09 Famciclovir

QJ05AB11 Valaciclovir

QJ05AB12 Cidofovir

QJ05AB13 Penciclovir

QJ05AB14 Valganciclovir

QJ05AB15 Brivudine

QJ05AB54 Ribavirin, Kombinationen

QJ05AC Cyclische Amine

QJ05AC02 Rimantadin

QJ05AC03 Tromantadin

QJ05AD Phosphorsäure-Derivate

QJ05AD01 Foscarnet

QJ05AD02 Fosfonet

QJ05AE Proteasehemmer

QJ05AE01 Saquinavir

QJ05AE02 Indinavir

QJ05AE03 Ritonavir

QJ05AE04 Nelfinavir

QJ05AE05 Amprenavir

QJ05AE06 Lopinavir

QJ05AE08 Atazanavir

QJ05AE09 Tipranavir

QJ05AF Nukleosidale/nukleotidale reverse Transkriptase-Inhibitoren

QJ05AF01 Zidovudin

QJ05AF02 Didanosin

QJ05AF03 Zalcitabin

QJ05AF04 Stavudin

QJ05AF05 Lamivudin

QJ05AF06 Abacavir

QJ05AF07 Tenofovir disoproxil

QJ05AF08 Adefovir dipivoxil

QJ05AF09 Emtricitabin

QJ05AF10 Entecavir

QJ05AF12 Clevudin

QJ05AF13 Tenofovir alafenamid

QJ05AF30 Kombinationen

QJ05AG Inhibitoren der Non-Nukleosid-Reversen-Transkriptase

QJ05AG01 Nevirapin

QJ05AG02 Delavirdin

QJ05AG03 Efavirenz

QJ05AG04 Etravirin

QJ05AG05 Rilpivirin

QJ05AG06 Doravirin

QJ05AH Neuraminidasehemmer

QJ05AH01 Zanamivir

QJ05AH02 Oseltamivir

QJ05AH03 Peramivir

QJ05AH04 Laninamivir

QJ05AP Antivirale Mittel zur Behandlung von HCV Infektionen

QJ05AP01 Ribavirin

QJ05AP02 Telaprevir

QJ05AP03 Boceprevir

QJ05AP04 Faldaprevir

QJ05AP05 Simeprevir

QJ05AP06 Asunaprevir

QJ05AP07 Daclatasvir

QJ05AP08 Sofosbuvir

QJ05AP09 Dasabuvir

QJ05AP10 Elbasvir

QJ05AP11 Grazoprevir

QJ05AP51 Sofosbuvir und Ledipasvir

QJ05AP52 Dasabuvir, Ombitasvir, Paritaprevir und Ritonavir

QJ05AP53 Ombitasvir, Paritaprevir und Ritonavir

QJ05AP54 Elbasvir und Grazoprevir

QJ05AP55 Sofosbuvir und Velpatasvir

QJ05AP56 Sofosbuvir, Velpatqasvir und Voxilaprevir

QJ05AP57 Glecaprevir und Pibrentasvir

QJ05AP58 Daclatasvir, Asunaprevir and Beclabuvir

QJ05AR Antivirale Mittel zur HIV-Therapie, Kombinationen

QJ05AR01 Zidovudin und Lamivudin

QJ05AR02 Lamivudin und Abacavir

QJ05AR03 Tenofovir disoproxil und Emtricitabin

QJ05AR04 Zidovudin, Lamivudin und Abacavir

QJ05AR05 Zidovudin, Lamivudin und Nevirapin

QJ05AR06 Emtricitabin, Tenofovir disoproxil und Efavirenz

QJ05AR07 Stavudin, Lamivudin und Nevirapin

QJ05AR08 Emtricitabin, Tenofovir disoproxil und Rilpivirin

QJ05AR09 Emtricitabin, Tenofovir disoproxil, Elvitegravir und Cobicistat

QJ05AR10 Lopinavir und Ritonavir

QJ05AR11 Lamivudin, Tenofovir disoproxil und Efavirenz

QJ05AR12 Lamivudin und Tenofovir disoproxil

QJ05AR13 Lamivudin, Abacavir und Dolutegravir

QJ05AR14 Darunavir und Cobicistat

QJ05AR15 Atazanavir und Cobicistat

QJ05AR16 Lamivudin und Raltegravir

QJ05AR17 Emtricitabin und Tenofovir alafenamid

QJ05AR18 Emtricitabin, Tenofovir alafenamid, Elvitegravir und Cobicistat

QJ05AR19 Emtricitabin, Tenofovir alafenamid und Rilpivirin

QJ05AR20 Emtricitabin, Tenofovir alafenamid und Bictegravir

QJ05AR21 Dolutegravir und Rilpivirin

QJ05AR22 Emtricitabin, Tenofovir alafenamid, Darunavir und Cobicistat

QJ05AR23 Atazanavir und Ritonavir

QJ05AR24 Lamivudin, Tenofovir disoproxil und Doravirin

QJ05AR25 Lamivudin und Dolutegravir

QJ05AR26 Darunavir und Ritonavir

QJ05AR27 Lamivudin, Tenofovir disoproxil und Dolutegravir

QJ05AX Andere antivirale Mittel

QJ05AX01 Moroxydin

QJ05AX02 Lysozym

QJ05AX05 Inosin-Pranobex

QJ05AX06 Pleconaril

QJ05AX07 Enfuvirtid

QJ05AX08 Raltegravir

QJ05AX09 Maraviroc

QJ05AX10 Maribavir

QJ05AX11 Elvitegravir

QJ05AX12 Dolutegravir

QJ05AX13 Umifenovir

QJ05AX17 Enisamium iodid

QJ05AX18 Letermovir

QJ05AX19 Tiloron

QJ05AX21 Pentandisäureimidazolylethanamid

QJ05AX23 Ibalizumab

QJ05AX24 Tecovirimat

QJ05AX25 Baloxavir marboxil

QJ05AX26 Amenamevir

QJ05AX27 Favipiravir

QJ51 ANTIBIOTIKA FÜR INTRAMAMMÄREN GEBRAUCH

QJ51A TETRACYCLINE FÜR INTRAMAMMÄREN GEBRAUCH

QJ51AA Tetracycline

QJ51AA03 Chlortetracyclin

QJ51AA06 Oxytetracyclin

QJ51AA07 Tetracyclin

QJ51AA53 Chlortetracyclin, Kombinationen

QJ51B AMPHENICOLE FÜR INTRAMAMMÄREN GEBRAUCH

QJ51BA Amphenicol

QJ51BA01 Chloramphenicol

QJ51BA02 Thiamphenicol

QJ51BA90 Florfenicol

Shotaflor 300 mg/ml - Injektionslösung für Rinder → S. 1302

QJ51C BETA-LACTAM ANTIBIOTIKA, PENICILLIN, FÜR INTRAMAMMÄREN GEBRAUCH

QJ51CA Breitspektrum Penicilline

QJ51CA01 Ampicillin

QJ51CA51 Ampicillin, Kombinationen

QJ51CE Beta-Lactamase empfindliche Penicilline

QJ51CE01 Benzylpenicillin

QJ51CE09 Procain Penicillin

Procain Penicillin G "Ogris" 300 mg/ml - Suspension zur intramammären Anwendung für Kühe → S. 1148
Pro-Pen 300 mg/g - Suspension zur intramammären Anwendung für Rinder → S. 1156
Taneven LC, 3 g - Suspension zur intramammären Anwendung für Rinder → S. 1388
Ubropen 600 mg - Suspension zur intramammären Anwendung bei laktierenden Kühen → S. 1473
Vanaproc 333 mg/g - Suspension zur intramammären Anwendung für Rinder → S. 1497

QJ51CE59 Procain Penicillin, Kombinationen

QJ51CE90 Phenetamat

QJ51CF Beta-Lactamase resistente Penicilline

QJ51CF01 Dicloxacillin

QJ51CF02 Cloxacillin

Cloxavan TS 1000 mg - Suspension zur intramammären Anwendung für Rinder → S. 323
Cuxavet TS "Ogris" 625 mg - Suspension zur intramammären Anwendung für Rinder → S. 356
Orbenin 1000 mg - Suspension zur intramammären Anwendung für Rinder (trockenstehende Milchkühe) → S. 1048

QJ51CF03 Methicillin

QJ51CF04 Oxacillin

QJ51CF05 Flucloxacillin

QJ51CR Kombinationen von Penicillin und/oder Beta-Lactamase Hemmer

QJ51CR01 Ampicillin und Enzym Hemmer

QJ51CR02 Amoxicillin und Enzym Hemmer

QJ51CR50 Kombinationen von Penicillin

QJ51D ANDERE BETA-LACTAM ANTIBIOTIKA FÜR INTRAMAMMÄREN GEBRAUCH

QJ51DB CEPHALOSPORINE DER 1. GENERATION

QJ51DB01 Cefalexin

Rilexine LC 200 mg - Suspension zur intramammären Anwendung für Rinder → S. 1235
Rilexine TS 375 mg - Suspension zur intramammären Anwendung für Rinder → S. 1235

QJ51DB04 Cefazolin

Cefovet L300 mg - Suspension zur intramammären Anwendung für Rinder → S. 276
Cefovet TS250 mg - Suspension zur intramammären Anwendung für Rinder → S. 276

QJ51DB08 Cefapirin

QJ51DB10 Cefacetril

QJ51DB90 Cefalonium

Arentor DC 250 mg - Suspension zur intramammären Anwendung für trockenstehende Kühe → S. 121
Cepravin Dry Cow 250 mg - Suspension zur intramammären Anwendung → S. 284
Cepritect 250 mg - Suspension zur intramammären Anwendung für Rinder (trockenstehende Milchkühe) → S. 284
Seclaris DC 250 mg - Suspension zur intramammären Anwendung beim Trockenstellen von Milchkühen → S. 1283

QJ51DC CEPHALOSPORINE DER 2. GENERATION

QJ51DC02 Cefuroxim

QJ51DD CEPHALOSPORINE DER 3. GENERATION

QJ51DD12 Cefoperazon

Peracef 10 mg/ml - Suspension zur intramammären Anwendung für Rinder → S. 1097

QJ51DD90 Ceftiofur

QJ51DE CEPHALOSPORINE DER 4. GENERATION

QJ51DE90 Cefquinom

Cefaxxess LC 75 mg - Salbe zur intramammären Anwendung bei laktierenden Kühen → S. 272
Cefimam DC 150 mg - Salbe zur intramammären Anwendung bei trockenstehenden Milchkühen → S. 274
Cefimam LC, 75 mg - Salbe zur intramammären Anwendung bei laktierenden Kühen → S. 274
Cefquinor DC 150 mg - Salbe zur intramammären Anwendung

bei Rindern (trockenstehende Milchkühe) → S. 276
Cefquinor LC, 75 mg - Salbe zur intramammären Anwendung bei laktierenden Kühen → S. 276
Cobactan LC 75 mg - Salbe zur intramammären Anwendung für Rinder (laktierende Kühe) → S. 325
Mastivia LC 75 mg - Salbe zur intramammären Anwendung für Rinder → S. 859
Plenix LC 75 mg - Salbe zur intramammären Anwendung für laktierende Kühe → S. 1114
Qivitan LC 75 mg - Salbe zur intramammären Anwendung für laktierende Kühe → S. 1172
Virbactan 150 mg - Salbe zur intramammären Anwendung für Rinder (Milchkühe) → S. 1540

QJ51E SULFONAMIDE UND TRIMETHOPRIM FÜR INTRAMAMMÄREN GEBRAUCH

QJ51EA Trimethoprim und Derivate

QJ51EA01 Trimethoprim

QJ51F MACROLIDE UND LACOSAMIDE FÜR INTRAMAMMÄREN GEBRAUCH

QJ51FA Macrolide

QJ51FA01 Erythromycin

QJ51FA02 Spiramycin

QJ51FA90 Tylosin

QJ51FF Lincosamide

QJ51FF02 Lincomycin

Galactobene Max 750 mg - Lösung zur intramammären Anwendung für Rinder → S. 613

QJ51FF90 Pirlimycin

Pirsue 5 mg/ml - Lösung zur intramammären Anwendung → S. 1111

QJ51G AMINOGLYCOSID ANTIBIOTIKA FÜR INTRAMAMMÄREN GEBRAUCH

QJ51GA Streptomycine

QJ51GA90 Dihydrostreptomycin

QJ51GB Andere Aminoglykoside

QJ51GB03 Gentamicin

QJ51GB90 Apramycin

QJ51R KOMBINATIONEN VON ANTIBIOTIKA FÜR INTRAMAMMÄREN GEBRAUCH

QJ51RA Tetracycline, Kombinationen mit anderen Antibiotika

QJ51RA01 Chlortetracyclin, Kombinationen mit anderen Antibiotika

QJ51RB Amphenicol, Kombinationen mit anderen Antibiotika

QJ51RB01 Chloramphenicol, Kombinationen mit anderen Antibiotika

QJ51RC Beta-Lactam Antibiotika, Penicillin, Kombination m.anderen Antibiotika

QJ51RC04 Procain Penicillin +Dihydrostreptomycin +Sulfadimidin

QJ51RC20 Ampicillin, Kombinationen mit anderen Antibiotika

Seroclox - Euterinjektoren für Rinder → S. 1293

QJ51RC21 Pivampicillin, Kombinationen mit anderen Antibiotika

QJ51RC22 Benzylpenicillin, Kombinationen mit anderen Antibiotika

Benestermycin - Suspension zur intramammären Anwendung für Rinder → S. 181
Nafpenzal T - Salbe zur intramammären Anwendung für Rinder → S. 943
Vetramycin - Salbe zur intramammären Anwendung für Rinder → S. 1529
Vetramycin DC - Salbe zur intramammären Anwendung für Rinder → S. 1529

QJ51RC23 Procain Penicillin, Kombinationen mit anderen Antibiotika

Mastitar - Suspension zur intramammären Anwendung für Rinder → S. 859

QJ51RC24 Benzythin Benzylpenicillin, Kombinationen mit anderen Antibiotika

QJ51RC25 Penethamat hydroiodid, Kombinationen mit anderen Antibiotika

QJ51RC26 Cloxacillin, Kombinationen mit anderen Antibiotika

QJ51RD Andere Beta-Lactam Antibiotika, Kombinationen mit anderen Antibiotika

QJ51RD01 Cefalexin, Kombinationen mit anderen Antibiotika

Ubrolexin - Suspension zur intramammären Anwendung bei laktierenden Milchkühen → S. 1473

QJ51RD34 Cefacetril, Kombinationen mit anderen Antibiotika

QJ51RF Macrolide und Lincosamide, Kombinationen mit anderen Antibiotika

QJ51RF01 Spiramycin, Kombinationen mit anderen Antibiotika

QJ51RF02 Erythromycin, Kombinationen mit anderen Antibiotika

QJ51RF03 Lincomycin, Kombinationen mit anderen Antibiotika

Albiotic 330/100 mg - Lösung zur intramammären Anwendung für Rinder → S. 56

QJ51RG Aminoglycosid Antibiotika, Kombinationen

QJ51RG01 Neomycin, Kombinationen mit anderen Antibiotika

QJ51RV Kombinationen mit Antibiotika und anderen Substanzen

QJ51RV01 Antibiotika und Corticosteroide

Noroclav LC - Suspension zur intramammären Anwendung für laktierende Kühe → S. 992

QJ51RV02 Antibiotika, Antimycotika und Corticosteroide

QJ51X ANDERE ANTIBIOTIKA FÜR INTRAMAMMÄREN GEBRAUCH

QJ51XB Polymyxine

QJ51XB01 Colistin

QJ51XB02 Polymyxin B

QJ51XX Andere Antibiotika für intramammären Gebrauch

QJ51XX01 Rifaximin

Fatroximin DC 100 mg - Salbe zur intramammären Anwendung für Rinder → S. 553

QJ54 ANTIBIOTIKA GEGEN MYKOBAKTERIEN FÜR INTRAMAMMÄREN GEBRAUCH

QJ54A WIRKSTOFFE FÜR MYKOBAKTERIELLE INFEKTIONEN

QJ54AB Antibiotika

QJ54AB02 Rifampicin

QJ54AB03 Rifamycin

QL ANTINEOPLASTISCHE UND IMMUNMODULIERENDE MITTEL

QL01 ANTINEOPLASTISCHE MITTEL

QL01A ALKYLIERENDE MITTEL

QL01AA Stickstofflost-Analoga

QL01AA01 Cyclophosphamid

QL01AA02 Chlorambucil

QL01AA03 Melphalan

QL01AA05 Chlormethin

QL01AA06 Ifosfamid

QL01AA07 Trofosfamid

QL01AA08 Prednimustin

QL01AB Alkylsulfonate

QL01AB01 Busulfan

QL01AB02 Treosulfan

QL01AB03 Mannosulfan

QL01AC Ethylenimine

QL01AC01 Thiotepa

QL01AC02 Triaziquon

QL01AC03 Carboquon

QL01AD Nitrosoharnstoffe

QL01AD01 Carmustin
QL01AD02 Lomustin
QL01AD03 Semustin
QL01AD04 Streptozocin
QL01AD05 Fotemustin
QL01AD06 Nimustin
QL01AD07 Ranimustin
QL01AD08 Uramustin
QL01AG Epoxide
QL01AG01 Etoglucid
QL01AX Andere alkylierende Mittel
QL01AX01 Mitobronitol
QL01AX02 Pipobroman
QL01AX03 Temozolomid
QL01AX04 Dacarbazin

QL01B ANTIMETABOLITE

QL01BA Folsäure-Analoga
QL01BA01 Methotrexat
QL01BA03 Raltitrexed
QL01BB Purin-Analoge
QL01BB02 Mercaptopurin
QL01BB03 Tioguanin
QL01BB04 Cladribin
QL01BB05 Fludarabin
QL01BB06 Clofarabine
QL01BB90 Rabacfosadin
QL01BC Pyrimidin-Analoga
QL01BC01 Cytarabin
QL01BC02 Fluorouracil
QL01BC03 Tegafur
QL01BC04 Carmofur
QL01BC05 Gemcitabin
QL01BC06 Capecitabin
QL01BC07 Azacitidin
QL01BC08 Decitabin
QL01BC09 Floxuridin
QL01BC52 Fluorouracil, Kombinationen
QL01BC53 Tegafur, Kombinationen

QL01C PFLANZLICHE ALKALOIDE UND ANDERE NATÜRLICHE MITTEL

QL01CA Vinka-Alkaloide und Analoga
QL01CA01 Vinblastin
QL01CA02 Vincristin
QL01CA03 Vindesin
QL01CA04 Vinorelbin
QL01CB Podophyllotoxin-Derivate
QL01CB01 Etoposid
QL01CB02 Teniposid
QL01CC Colchicin-Derivate
QL01CC01 Demecolcin
QL01CD Taxane
QL01CD01 Paclitaxel
QL01CD02 Docetaxel
QL01CD03 Paclitaxel Poliglumex
QL01CD04 Cabazitaxel
QL01CX Andere pflanzliche Alkaloide und natürliche Mittel
QL01CX01 Trabectedin

QL01D ZYTOTOXISCHE ANTIBIOTIKA UND VERWANDTE SUBSTANZEN

QL01DA Actinomycine
QL01DA01 Dactinomycin
QL01DB Anthracycline und verwandte Substanzen
QL01DB01 Doxorubicin
QL01DB02 Daunorubicin
QL01DB03 Epirubicin
QL01DB04 Aclarubicin
QL01DB05 Zorubicin
QL01DB06 Idarubicin
QL01DB07 Mitoxantron
QL01DB08 Pirarubicin
QL01DB09 Valrubicin
QL01DC Andere zytotoxische Antibiotika
QL01DC01 Bleomycin
QL01DC02 Plicamycin
QL01DC03 Mitomycin

QL01X ANDERE ANTINEOPLASTISCHE MITTEL

QL01XA Platin-haltige Verbindungen
QL01XA01 Cisplatin
QL01XA02 Carboplatin
QL01XA03 Oxaliplatin
QL01XA04 Satraplatin
QL01XB Methylhydrazine
QL01XB01 Procarbazin
QL01XC Monoklonale Antikörper
QL01XC01 Edrecolomab
QL01XC02 Rituximab
QL01XC03 Trastuzumab
QL01XC05 Gemtuzumab ozogamicin
QL01XC06 Cetuximab
QL01XC07 Bevacizumab
QL01XC08 Panitumumab
QL01XC09 Catumaxomab
QL01XC10 Ofatumumab
QL01XC11 Ipilimumab
QL01XC12 Brentuximab vedotin
QL01XC13 Pertuzumab
QL01XC14 Trastuzumab emtansin
QL01XC15 Obinutuzumab
QL01XC16 Dinutuximab beta
QL01XC17 Nivolumab
QL01XC18 Pembrolizumab
QL01XC19 Blinatumomab
QL01XC21 Ramucirumab
QL01XC22 Necitumumab
QL01XC23 Elotuzumab
QL01XC24 Daratumumab
QL01XC25 Mogamulizumab
QL01XC26 Inotuzumab ozogamicin
QL01XC27 Olaratumab
QL01XC28 Durvalumab
QL01XC29 Bermekimab
QL01XC31 Avelumab
QL01XC32 Atezolizumab
QL01XC33 Cemiplimab
QL01XD Mittel für die photodynamische und Strahlungs Thera-pie
QL01XD01 Porfimer natrium

QL01XD02 Verteporfin

QL01XD03 Methylaminolevulinat

QL01XD04 Aminolevulinsäure

QL01XD06 Efaproxiral

QL01XD07 Padeliporfin

QL01XE Proteinkinase-Inhibitoren

QL01XE01 Imatinib

QL01XE02 Gefitinib

QL01XE03 Erlotinib

QL01XE04 Sunitinib

QL01XE05 Sorafenib

QL01XE06 Dasatinib

QL01XE07 Lapatinib

QL01XE08 Nilotinib

QL01XE09 Temsirolimus

QL01XE10 Everolimus

QL01XE11 Pazopanib

QL01XE12 Vandetanib

QL01XE13 Afatinib

QL01XE14 Bosutinib

QL01XE15 Vemurafenib

QL01XE16 Crizotinib

QL01XE17 Axitinib

QL01XE18 Ruxolitinib

QL01XE19 Ridaforolimus

QL01XE21 Regorafenib

QL01XE22 Masitinib

QL01XE23 Dabrafenib

QL01XE24 Ponatinib

QL01XE25 Trametinib

QL01XE26 Cabozantinib

QL01XE27 Ibrutinib

QL01XE28 Ceritinib

QL01XE29 Lenvatinib

QL01XE31 Nintedanib

QL01XE32 Cediranib

QL01XE33 Palbociclib

QL01XE34 Tivozanib

QL01XE35 Osimertinib

QL01XE36 Alectinib

QL01XE37 Rociletinib

QL01XE38 Cobimetinib

QL01XE39 Midostaurin

QL01XE40 Olmutinib

QL01XE41 Binimetinib

QL01XE42 Ribociclib

QL01XE43 Brigatinib

QL01XE44 Lorlatinib

QL01XE45 Neratinib

QL01XE46 Encorafenib

QL01XE47 Dacomitinib

QL01XE48 Icotinib

QL01XE50 Abemaciclib

QL01XE51 Acalabrutinib

QL01XE52 Quizartinib

QL01XE53 Larotrectinib

QL01XE54 Gilteritinib

QL01XE56 Entrectinib

QL01XE57 Fedratinib

QL01XE91 Toceranib

QL01XX Andere antineoplastische Mittel

QL01XX01 Amsacrin

QL01XX02 Asparaginase

QL01XX03 Altretamin

QL01XX05 Hydroxycarbamid

QL01XX07 Lonidamin

QL01XX08 Pentostatin

QL01XX10 Masoprocol

QL01XX11 Estramustin

QL01XX13 Mitotan

QL01XX14 Tretinoin

QL01XX16 Mitoguazon

QL01XX17 Topotecan

QL01XX18 Tiazofurin

QL01XX19 Irinotecan

QL01XX22 Alitretinoin

QL01XX23 Mitotan

QL01XX24 Pegaspargase

QL01XX25 Bexaroten

QL01XX27 Arsentrioxid

QL01XX28 Imatinib

QL01XX29 Denileukin diftitox

QL01XX31 Gefitinib

QL01XX32 Bortezomib

QL01XX34 Erlotinib

QL01XX35 Anagrelide

QL01XX38 Vorinostat

QL01XX39 Romidepsin

QL01XX42 Panobinostat

QL01XX48 Sonidegib

QL01XX49 Belinostat

QL01XX50 Ixazomib

QL01XX51 Talimogen laherparepvec

QL01XX52 Venetoclax

QL01XX53 Vosaroxin

QL01XX55 Rucaparib

QL01XX56 Etirinotecan pegol

QL01XX57 Plitidepsin

QL01XX58 Epacadostat

QL01XX59 Enasidenib

QL01XX60 Talazoparib

QL01XX61 Copanlisib

QL01XX62 Ivosidenib

QL01XX63 Glasdegib

QL01XX64 Entinostat

QL01XX65 Alpelisib

QL01XX66 Selinexor

QL01XX67 Tagraxofusp

QL01XX68 Belotecan

QL01XX91 Tigilanol tiglat

QL01XY Kombinationen von antineoplastischen Mitteln

QL01XY01 Cytarabin und Daunorubicin

QL02 ENDOKRINE THERAPIE

QL02A HORMONE UND VERWANDTE MITTEL

QL02AA Estrogene
QL02AA01 Diethylstilbestrol
QL02AA02 Polyestradiolphosphat
QL02AA03 Ethinylestradiol
QL02AA04 Fosfestrol
QL02AB Gestagene
QL02AB01 Megestrol
QL02AB02 Medroxyprogesteron
QL02AB03 Gestonoron
QL02AE Gonadotropin-Releasing-Hormon-Analoga
QL02AE01 Buserelin
QL02AE02 Leuprorelin
QL02AE03 Goserelin
QL02AE04 Triptorelin
QL02AE05 Histrelin
QL02AE51 Leuprorelin und Bicalutamid
QL02AX Andere Hormone

QL02B HORMONANTAGONISTEN UND VERWANDTE STOFFE

QL02BA Antiestrogene
QL02BA01 Tamoxifen
QL02BA02 Toremifen
QL02BA03 Fulvestrant
QL02BB Antiandrogene
QL02BB01 Flutamid
QL02BB02 Nilutamid
QL02BB03 Bicalutamid
QL02BB04 Enzalutamid
QL02BB05 Apalutamid
QL02BB06 Darolutamid
QL02BG Aromatase-Inhibitoren
QL02BG01 Aminogluthetimid
QL02BG02 Formestan
QL02BG03 Anastrozol
QL02BG04 Letrozol
QL02BG05 Vorozol
QL02BG06 Exemestan
QL02BX Andere Hormonantagonisten und verwandte Mittel
QL02BX01 Abarelix
QL02BX02 Degarelix
QL02BX03 Abirateron

QL03 IMMUNSTIMULANZIEN

QL03A ZYTOKINE UND IMMUNMODULATOREN

QL03AA Koloniestimulierende Faktoren
QL03AA02 Filgrastim
QL03AA03 Molgramostim
QL03AA09 Sargramostim
QL03AA10 Lenograstim
QL03AA12 Ancestim
QL03AA13 Pegfilgrastim
QL03AA16 Empegfilgrastim
QL03AA17 Pegteograstim
QL03AA90 Pegbovigrastim
Imrestor 15 mg - Injektionslösung für Rinder → S. 702

QL03AB Interferone
Virbagen Omega 5 ME für Hunde und Katzen → S. 1542
Virbagen Omega 10 ME für Hunde und Katzen → S. 1542

QL03AB01 Interferon-alfa, natürlich
QL03AB02 Interferon-beta, natürlich
QL03AB03 Interferon-gamma
QL03AB04 Interferon-alfa-2a
QL03AB05 Interferon-alfa-2b
QL03AB06 Interferon-alfa-n1
QL03AB07 Interferon-beta-1a
QL03AB08 Interferon-beta-1b
QL03AB09 Interferon alfacon-1
QL03AB10 Peginterferon alfa-2b
QL03AB11 Peginterferon alfa-2a
QL03AB15 Ropeginterferon alfa-2b
QL03AB61 Peginterferon alfa-2a, Kombinationen
QL03AC Interleukine
QL03AC01 Aldesleukin
QL03AC02 Oprelvekin
QL03AX Andere Zytokine und Immunmodulatoren
QL03AX01 Lentinan
QL03AX02 Roquinimex
QL03AX03 BCG-Impfstoff
QL03AX04 Pegademase
QL03AX05 Pidotimod
QL03AX07 Poly I:C
QL03AX08 Poly ICLC
QL03AX09 Thymopentin
QL03AX10 Immunocyanin
QL03AX11 Tasonermin
QL03AX12 Melanom-Impfstoff
QL03AX13 Glatirameracetat
QL03AX14 Histamine dihydrochlorid
QL03AX16 Plerixafor
QL03AX17 Sipuleucel-T
QL03AX21 Elapegademase
QL03AX90 Feline Interleukin-2-Rekombinante des Kanarienpockenvirus
Oncept IL-2 - Lyophilisat und Lösungsmittel zur Herstellung einer Injektionssuspension für Katzen → S. 1039

QL04 IMMUNSUPPRESSIVA

QL04A IMMUNSUPPRESSIVA

QL04AA Selektive Immunsuppressiva
QL04AA02 Muromonab-CD3
QL04AA03 Antilymphocytäres Immunglobulin (Pferd)
QL04AA04 Antithymocytäres Immunglobulin (Kaninchen)
QL04AA05 Tacrolimus
QL04AA06 Mycophenolsäure
QL04AA08 Daclizumab
QL04AA09 Basiliximab
QL04AA10 Sirolimus
QL04AA11 Etanercept
QL04AA12 Infliximab
QL04AA13 Leflunomid
QL04AA14 Anakinra
QL04AA15 Alefacept
QL04AA16 Afelimomab
QL04AA17 Adalimumab
QL04AA18 Everolimus
QL04AA19 Gusperimus

QL04AA21 Efalizumab

QL04AA22 Abetimus

QL04AA23 Natalizumab

QL04AA35 Begelomab

QL04AA36 Ocrelizumab

QL04AA37 Baricitinib

QL04AA38 Ozanimod

QL04AA39 Emapalumab

QL04AA40 Cladribin

QL04AA41 Imlifidase

QL04AA42 Siponimod

QL04AA43 Ravulizumab

QL04AA44 Upadacitinib

QL04AB Tumornekrosefaktor alpha (TNF-alpha) Inhibitoren

QL04AB07 Opinercept

QL04AC Interleukin-Inhibitoren

QL04AC01 Daclizumab

QL04AC02 Basiliximab

QL04AC03 Anakinra

QL04AC04 Rilonacept

QL04AC05 Ustekinumab

QL04AC07 Tocilizumab

QL04AC08 Canakinumab

QL04AC09 Briakinumab

QL04AC10 Secukinumab

QL04AC11 Siltuximab

QL04AC12 Brodalumab

QL04AC13 Ixekizumab

QL04AC14 Sarilumab

QL04AC15 Sirukumab

QL04AC16 Guselkumab

QL04AC17 Tildrakizumab

QL04AC18 Risankizumab

QL04AD Calcineurin Inhibitoren

QL04AD01 Ciclosporin

Atopica 100 mg/ml - Lösung zum Eingeben für Katzen und Hunde → S. 145
Atopica 25 mg - Weichkapseln für Hunde → S. 145
Atopica 50 mg - Weichkapseln für Hunde → S. 145
Atopica 100 mg - Weichkapseln für Hunde → S. 145
Cyclavance 100 mg/ml - Lösung zum Eingeben für Hunde und Katzen → S. 357
Modulis 100 mg/ml - Lösung zum Eingeben für Hunde → S. 916
Sporimune 50 mg/ml - Lösung zum Eingeben für Katzen und Hunde → S. 1346

QL04AD02 Tacrolimus

QL04AD03 Voclosporin

QL04AX Andere Immunsuppressiva

QL04AX01 Azathioprin

QL04AX02 Thalidomid

QL04AX03 Methotrexat

QL04AX05 Pirfenidon

QL04AX07 Dimethylfumarat

QL04AX08 Darvadstrocel

QM MUSKEL- UND SKELETTSYSTEM

QM01 ANTIPHLOGISTIKA UND ANTIRHEUMATIKA

QM01A NICHTSTEROIDALE ANTIPHLOGISTIKA UND ANTI-RHEUMATIKA

QM01AA Butylpyrazolidine

QM01AA01 Phenylbutazon

Butagran Equi 200 mg/g - Pulver zum Eingeben für Pferde → S. 235
Butazocare flavour 1 g - Granulat im Beutel für Pferde und Ponys → S. 236
Chanbute 1 g - Pulver zum Eingeben für Pferde → S. 290
Equipalazone 1 g - Pulver zum Eingeben für Pferde und Ponys → S. 505
Equistopar 200 mg/g - Granulat zum Eingeben für Pferde → S. 506
Phenylbutariem 100 mg/ml - Suspension zum Eingeben für Pferde und Ponys → S. 1105

QM01AA02 Mofebutazon

QM01AA03 Oxyphenbutazon

QM01AA05 Clofezon

QM01AA06 Kebuzon

QM01AA90 Suxibuzon

Danilon Equidos 1,5 g - Granulat für Pferde und Ponys → S. 368
Danilon Equidos NF 1,5 g/Beutel - Granulat im Beutel für Pferde und Ponys → S. 369

QM01AA99 Kombinationen

QM01AB Essigsäure-Derivate und verwandte Substanzen

QM01AB01 Indometacin

QM01AB02 Sulindac

QM01AB03 Tolmetin

QM01AB04 Zomepirac

QM01AB05 Diclofenac

QM01AB06 Alclofenac

QM01AB07 Bumadizon

QM01AB08 Etodolac

QM01AB09 Lonazolac

QM01AB10 Fentiazac

QM01AB11 Acemetacin

QM01AB12 Difenpiramid

QM01AB13 Oxametacin

QM01AB14 Proglumetacin

QM01AB15 Ketorolac

QM01AB16 Aceclofenac

QM01AB17 Bufexamac

QM01AB51 Indometacin, Kombinationen

QM01AB55 Diclofenac, Kombinationen

QM01AC Oxicame

QM01AC01 Piroxicam

QM01AC02 Tenoxicam

QM01AC04 Droxicam

QM01AC05 Lornoxicam

QM01AC06 Meloxicam

Acticam 5 mg/ml - Injektionslösung für Hunde und Katzen → S. 29
Acticam 1,5 mg/ml - Suspension zum Eingeben für Hunde → S. 29
Animeloxan 5 mg/ml - Injektionslösung für Hunde und Katzen → S. 103
Animeloxan 20 mg/ml - Injektionslösung für Rinder, Schweine und Pferde → S. 103
Animeloxan 1,5 mg/ml - Suspension zum Eingeben für Hunde → S. 103
Contacera 15 mg/ml - Suspension zum Eingeben für Pferde → S. 341
Contacera 20 mg/ml - Injektionslösung für Rinder, Schweine und Pferde → S. 341
Emdocam 20 mg/ml - Injektionslösung für Rinder, Schweine und Pferde → S. 475
Inflacam 330 mg - Granulat für Pferde → S. 707
Inflacam 5 mg/ml - Injektionslösung für Hunde und Katzen → S. 707
Inflacam 5 mg/ml - Injektionslösung für Rinder und Schweine → S. 708
Inflacam 20 mg/ml - Injektionslösung für Rinder, Schweine und

Carprox vet. 50 mg - Tabletten für Hunde → S. 264
Carprox vet. 100 mg - Tabletten für Hunde → S. 264
Dolocarp flavour 20 mg - Kautabletten für Hunde → S. 420
Dolocarp flavour 50 mg - Kautabletten für Hunde → S. 420
Dolocarp flavour 100 mg - Kautabletten für Hunde → S. 420
Norocarp 50 mg/ml - Injektionslösung für Hunde und Katzen → S. 991
Norocarp 50 mg/ml - Injektionslösung für Rinder → S. 991
Norocarp 20 mg - Tabletten für Hunde → S. 991
Norocarp 50 mg - Tabletten für Hunde → S. 992
Norocarp 100 mg - Tabletten für Hunde → S. 992
Rimadyl 50 mg/ml - Injektionslösung für Hunde und Katzen → S. 1235
Rimadyl 20 mg - Kautabletten für Hunde → S. 1236
Rimadyl 50 mg - Kautabletten für Hunde → S. 1236
Rimadyl 100 mg - Kautabletten für Hunde → S. 1236

QM01AE92 Tepoxalin

QM01AG Fenamate

QM01AG01 Mefenaminsäure

QM01AG02 Tolfenaminsäure

Tolfedine 40 mg/ml - Injektionslösung für Tiere → S. 1425
Tolfedine 60 mg - Tabletten für Hunde → S. 1426
Tolfedine 6 mg - Tabletten für Hunde und Katzen → S. 1426

QM01AG03 Flufenaminsäure

QM01AG04 Meclofenaminsäure

QM01AG90 Flunixin

Cronyxin 50 mg/g - Paste zum Eingeben für Pferde → S. 352
Finadyne 50 mg/ml - Injektionslösung für Rinder, Pferde und Schweine → S. 571
Finadyne Transdermal 50 mg/ml - Lösung zum Übergießen für Rinder → S. 571
Flunalgin 50 mg/ml - Injektionslösung für Rinder, Pferde und Schweine → S. 584
Flunishot 50 mg/ml - Injektionslösung für Rinder, Pferde und Schweine → S. 584
Flunixin 25 mg/g - Granulat für Pferde → S. 584
Flunixin 5% Norbrook - Injektionslösung für Tiere → S. 584
Inflanixim 50 mg/ml - Injektionslösung für Rinder, Schweine und Pferde → S. 708
Niglumine 50 mg/ml - Injektionslösung für Rinder, Pferde und Schweine → S. 976

QM01AH Coxibe

QM01AH01 Celecoxib

QM01AH02 Rofecoxib

QM01AH03 Valdecoxib

QM01AH04 Parecoxib

QM01AH05 Etoricoxib

QM01AH06 Lumiracoxib

QM01AH07 Polmacoxib

QM01AH90 Firocoxib

Equioxx 20 mg/ml - Injektionslösung für Pferde → S. 505
Equioxx 57 mg - Kautabletten für Pferde → S. 505
Equioxx 8,2 mg/g - Paste zum Eingeben bei Pferden → S. 505
Firodyl 62,5 mg - Kautabletten für Hunde → S. 573
Firodyl 250 mg - Kautabletten für Hunde → S. 573
Previcox 57 mg - Kautabletten für Hunde → S. 1141
Previcox 227 mg - Kautabletten für Hunde → S. 1142

QM01AH91 Robenacoxib

Onsior 20 mg/ml - Injektionslösung für Katzen und Hunde → S. 1042
Onsior 5 mg - Tabletten für Hunde → S. 1042
Onsior 10 mg - Tabletten für Hunde → S. 1042
Onsior 20 mg - Tabletten für Hunde → S. 1042
Onsior 40 mg Tabletten - für Hunde → S. 1042
Onsior 6 mg - Tabletten für Katzen → S. 1043

QM01AH92 Mavacoxib

Trocoxil 6 mg - Kautabletten für Hunde → S. 1460
Trocoxil 20 mg - Kautabletten für Hunde → S. 1460
Trocoxil 30 mg - Kautabletten für Hunde → S. 1460
Trocoxil 75 mg - Kautabletten für Hunde → S. 1460
Trocoxil 95 mg - Kautabletten für Hunde → S. 1460

QM01AH93 Cimicoxib

Cimalgex 8 mg - Kautabletten für Hunde → S. 296
Cimalgex 30 mg - Kautabletten für Hunde → S. 296
Cimalgex 80 mg - Kautabletten für Hunde → S. 296

QM01AH95 Enflicoxib

QM01AX Andere nichtsteroidale Antiphlogistika und Antirheumatika

HorStem - Injektionssuspension für Pferde → S. 666

QM01AX01 Nabumeton

QM01AX02 Nifluminsäure

QM01AX04 Azapropazon

QM01AX05 Glucosamin

QM01AX07 Benzydamin

QM01AX12 Glukosaminoglycanpolysulfat

Adequan IM 500 mg/5 ml - Injektionslösung für Pferde → S. 37

QM01AX13 Proquazon

QM01AX14 Orgotein

QM01AX17 Nimesulid

QM01AX18 Feprazon

QM01AX21 Diacerein

QM01AX22 Morniflumat

QM01AX23 Tenidap

QM01AX24 Oxaceprol

QM01AX25 Chondroitinsulfat

QM01AX52 Niflumic Säure, Kombinationen

QM01AX68 Feprazon, Kombinationen

QM01AX90 Pentosan Polysulfat

Anarthron 100 mg/ml - Injektionslösung für Hunde → S. 99
Osteopen 100 mg/ml - Injektionslösung für Hunde → S. 1056

QM01AX91 Aminopropionitrile

QM01AX92 Grapiprant

Galliprant 20 mg - Tabletten für Hunde → S. 615
Galliprant 60 mg - Tabletten für Hunde → S. 616
Galliprant 100 mg - Tabletten für Hunde → S. 616

QM01AX99 Kombinationen

QM01B ANTIPHLOGISTIKA/ANTIRHEUMATIKA IN KOMBINATION

QM01BA Antiphlogistika/Antirheumatika in Kombination mit Corticosteroiden

QM01BA01 Phenylbutazon und Corticosteroide

Phen-Pred 50 mg + 1,5 mg - Tabletten für Hunde → S. 1104

QM01BA02 Dipyrocetyl und Corticosteroide

QM01BA03 Acetylsalicylsäure und Corticosteroide

QM01BA99 Kombinationen

QM01BX Andere Antiphlogistika/Antirheumatika in Kombinat. mit anderen Mitteln

QM01C SPEZIFISCHE ANTIRHEUMATIKA

QM01CA Chinoline

QM01CA03 Oxycinchophen

QM01CB Gold-Verbindungen

QM01CB01 Natriumaurothiomalat

QM01CB02 Natriumaurothiosulfat

QM01CB03 Auranofin

QM01CB04 Aurothioglucose

QM01CB05 Aurotioprol

QM01CC Penicillamine und ähnliche Mittel

QM01CC01 Penicillamin

QM01CC02 Bucillamin

QM01CX Spezifische Antirheumatika

QM02 TOPISCHE MITTEL GEGEN GELENK- UND MUSKELSCHMERZEN

QM02A TOPISCHE MITTEL GEGEN GELENK- UND MUSKELSCHMERZEN

QM02AA Nichtsteroidale Antiphlogistika zur topischen Anwendung

QM02AA01 Phenylbutazon

QM02AA02 Mofebutazon

QM02AA03 Clofezon

QM02AA04 Oxyphenbutazon

QM02AA05 Benzydamin

QM02AA06 Etofenamat

QM02AA07 Piroxicam

QM02AA08 Felbinac

QM02AA09 Bufexamac

QM02AA10 Ketoprofen

QM02AA11 Bendazac

QM02AA12 Naproxen

QM02AA13 Ibuprofen

QM02AA14 Fentiazac

QM02AA15 Diclofenac

QM02AA16 Feprazon

QM02AA17 Nifluminsäure

QM02AA18 Meclofenaminsäure

QM02AA19 Flurbiprofen

QM02AA21 Tolmetin

QM02AA22 Suxibuzon

QM02AA23 Indometacin

QM02AA24 Nifenazon

QM02AA28 Piketoprofen

QM02AA99 Nichtsteroidale Antiphlogistika zur topischen Anwendung, Kombinationen

QM02AB Capsaicin und ähnliche Substanzen

QM02AB01 Capsaicin

QM02AB02 Zucapsaicin

QM02AC Zubereitungen mit Salicylsäure-Derivaten

QM02AC99 Zubereitungen mit Salicylsäure-Derivaten, Kombinationen

Equiparin 5.000 I.E./100 g - Gel für Pferde → S. 505
Equiparin 50.000 I.E./100 g - Gel für Pferde → S. 505

QM02AQ Blasenziehende Mittel

QM02AX Andere topische Mittel gegen Gelenk- und Muskelschmerzen

QM02AX02 Tolazolin

QM02AX03 Dimethylsulfoxid

QM02AX10 Verschiedene

QM02AX99 Kombinationen

Ekyflogyl 1,8 mg/ml + 8,7 mg/ml - Gel für Pferde → S. 467

QM03 MUSKELRELAXANZIEN

QM03A MUSKELRELAXANZIEN, PERIPHER WIRKENDE MITTEL

QM03AA Curare-Alkaloide

QM03AA01 Alcuronium

QM03AA02 Tubocurarin

QM03AA04 Dimethyltubocurarin

QM03AB Cholin-Derivate

QM03AB01 Suxamethonium

QM03AC Andere quartäre Ammonium-Verbindungen

QM03AC01 Pancuronium

QM03AC02 Gallamin

QM03AC03 Vecuronium

QM03AC04 Atracurium

QM03AC05 Hexafluronium

QM03AC06 Pipecuroniumbromid

QM03AC07 Doxacuriumchlorid

QM03AC08 Fazadiniumbromid

QM03AC09 Rocuroniumbromid

QM03AC10 Mivacuriumchlorid

QM03AC11 Cisatracurium

QM03AX Andere Muskelrelaxantien, peripher wirkende Mittel

QM03AX01 Botulinumtoxin

QM03B MUSKELRELAXANTIEN, ZENTRAL WIRKENDE MITTEL

QM03BA Carbaminsäureester

QM03BA01 Phenprobamat

QM03BA02 Carisoprodol

QM03BA03 Methocarbamol

QM03BA04 Styramat

QM03BA05 Febarbamat

QM03BA51 Phenprobamat, Kombinationen exkl. Psycholeptika

QM03BA52 Carisoprodol, Kombinationen exkl. Psycholeptika

QM03BA53 Methocarbamol, Kombinationen exkl. Psycholeptika

QM03BA71 Phenprobamat, Kombinationen mit Psycholeptika

QM03BA72 Carisoprodol, Kombinationen mit Psycholeptika

QM03BA73 Methocarbamol, Kombinationen mit Psycholeptika

QM03BA99 Kombinationen

QM03BB Oxazol-, Thiazin- und Triazin-Derivate

QM03BB02 Chlormezanon

QM03BB03 Chlorzoxazon

QM03BB52 Chlormezanon, Kombinationen exkl. Psycholeptika

QM03BB53 Chlorzoxazon, Kombinationen exkl. Psycholeptika

QM03BB72 Chlormezanon, Kombinationen mit Psycholeptika

QM03BB73 Chlorzoxazon, Kombinationen mit Psycholeptika

QM03BC Ether, chemisch den Antihistaminika verwandt

QM03BC01 Orphenadrin (citrat)

QM03BC51 Orphenadrin, Kombinationen

QM03BX Andere zentral wirkende Mittel

QM03BX01 Baclofen

QM03BX02 Tizanidin

QM03BX03 Pridinol

QM03BX04 Tolperison

QM03BX05 Thiocolchicosid

QM03BX06 Mephenesin

QM03BX07 Tetrazepam

QM03BX08 Cyclobenzaprin

QM03BX30 Phenyramidol

QM03BX90 Guaifenesin

Myolaxin 15% - Infusionslösung für Pferde → S. 941

QM03C MUSKELRELAXANZIEN, DIREKT WIRKENDE MITTEL

QM03CA Dantrolen und Derivate

QM03CA01 Dantrolen

QM04 GICHTMITTEL

QM04A GICHTMITTEL

QM04AA Urikostatika

QM04AA01 Allopurinol

QM04AA02 Tisopurin

QM04AA51 Allopurinol, Kombinationen

QM04AB Urikosurika

QM04AB01 Probenecid

QM04AB02 Sulfinpyrazon

QM04AB03 Benzbromaron

QM04AB04 Isobromindion

QM04AB05 Lesinurad

QM04AC Gichtmittel ohne Effekt auf den Harnsäuremetabolismus

QM04AC01 Colchicin

QM04AC02 Cinchophen

QM04AX Andere Gichtmittel

QM04AX01 Uratoxidase

QM05 MITTEL ZUR BEHANDLUNG VON KNOCHENERKRANKUNGEN

QM05B MITTEL MIT EINFLUSS AUF DIE KNOCHENSTRUKTUR UND DIE MINERALISATION

QM05BA Bisphosphonate

QM05BA01 Etidronsäure

QM05BA02 Clodronsäure

Osphos 51 mg/ml - Injektionslösung für Pferde → S. 1055

QM05BA03 Pamidronsäure

QM05BA04 Alendronsäure

QM05BA05 Tiludronsäure

Tildren 5 mg/ml - Pulver und Lösungsmittel zur Herstellung einer Injektionslösung für Pferde → S. 1420
Tildren 500 mg - Lyophilisat zur Herstellung einer Infusionslösung für Pferde → S. 1421

QM05BA06 Ibandronsäure

QM05BA07 Risedronsäure

QM05BA08 Zoledronsäure

QM05BB Bisphosphonate und Calcium, Sequentialpräparate

QM05BB01 Etidronsäure und Calcium

QM05BB02 Risedronsäure und Calcium Salze

QM05BB08 Zoledronsäure, Calcium und Colecalciferol, sequential

QM05BB09 Ibandronsäure und Colecalciferol

QM05BC Knochenmorphogene Proteine

QM05BC01 BMP-2

QM05BC02 BMP-7

QM05BX Andere Mittel mit Einfluß auf die Mineralisation

QM05BX01 Ipriflavon

QM05BX02 Aluminiumhydroxychlorid

QM05BX05 Burosumab

QM05BX06 Romosozumab

QM09 ANDERE MITTEL GEGEN STÖRUNGEN DES MUSKEL- UND SKELETTSYSTEMS

QM09A ANDERE MITTEL GEGEN STÖRUNGEN DES MUSKEL- UND SKELETTSYSTEMS

QM09AA Chinin und Derivate

QM09AA01 Hydrochinin

QM09AA72 Chinin, Kombinationen mit Psycholeptika

QM09AB Enzyme

QM09AB01 Chymopapain

QM09AB52 Trypsin, Kombinationen

QM09AX Andere Mittel gegen Störungen des Muskel- und Skelettsystems

QM09AX01 Hyaluronsäure

Bonharen IVN 10 mg/ml - Injektionslösung für Pferde und Hunde → S. 210
Hyonate 10 mg/ml - Injektionslösung für Pferde → S. 680
SynVet-50; 50 mg - Injektionslösung für Pferde → S. 1375

QM09AX03 Ataluren

QM09AX04 Drisapersen

QM09AX05 Aceneuraminsäure

QM09AX06 Eteplirsen

QM09AX07 Nusinersen

QM09AX90 equine Stammzellen

Arti-Cell Forte - Injektionssuspension für Pferde → S. 133

QM09AX99 Kombinationen

QN NERVENSYSTEM

QN01 ANÄSTHETIKA

T 61 - Injektionslösung für Tiere → S. 1376

QN01A ALLGEMEINANÄSTHETIKA

QN01AA Ether

QN01AA01 Diethylether

QN01AA02 Vinylether

QN01AB Halogenierte Kohlenwasserstoffe

QN01AB01 Halothan

QN01AB02 Chloroform

QN01AB04 Enfluran

QN01AB05 Trichloroethylen

QN01AB06 Isofluran

IsoFlo 100% w/w - Flüssigkeit zur Herstellung eines Dampfs zur Inhalation → S. 729
Isothesia 1000 mg/g - Flüssigkeit zur Herstellung eines Dampfs zur Inhalation für Tiere → S. 730
Iso-Vet 1000 mg/g Flüssigkeit zur Herstellung eines Dampfes zur Inhalation für Tiere → S. 731
Vetflurane 1000 mg/g - Flüssigkeit zur Herstellung eines Dampfes zur Inhalation → S. 1527

QN01AB07 Desfluran

QN01AB08 Sevofluran

SevoFlo 100% - Flüssigkeit zur Herstellung eines Dampfs zur Inhalation für Hunde und Katzen → S. 1301
Sevohale 100% v/v - Flüssigkeit zur Herstellung eines Dampfs zur Inhalation für Hunde und Katzen → S. 1301

QN01AF Barbiturate, rein

QN01AF01 Methohexital

QN01AF02 Hexobarbital

QN01AF03 Thiopental

QN01AF90 Thiamylal

QN01AG Barbiturate in Kombination mit anderen Mitteln

QN01AG01 Narcobarbital

QN01AH Opioidanästhetika

QN01AH01 Fentanyl

QN01AH02 Alfentanil

QN01AH03 Sufentanil

QN01AH04 Phenoperidin

QN01AH05 Anileridin

QN01AH06 Remifentanil

QN01AH51 Fentanyl, Kombinationen

QN01AX Andere Allgemeinanästhetika

QN01AX01 Droperidol

QN01AX03 Ketamin

Anaestamine 100 mg/ml - Injektionslösung für Tiere → S. 98
Belatamin 100 mg/ml - Injektionslösung für Hund, Katze, Rind, Schaf, Ziege, Pferd, Schwein, Meerschweinchen, Hamster, Kaninchen, Ratte und Maus → S. 175
Ketamidor 100 mg/ml - Injektionslösung für Tiere → S. 755
Ketamin "Richter" 100 mg/ml - Injektionslösung für Tiere → S. 755
Ketaminol 100 mg/ml - Injektionslösung für Tiere → S. 755
Ketaset 100 mg/ml - Injektionslösung für Hunde, Katzen und Pferde → S. 756
Ketasol 100 mg/ml - Injektionslösung für Tiere → S. 756
Narketan 100 mg/ml - Injektionslösung für Tiere → S. 946
Nimatek 100 mg/ml - Injektionslösung für Hunde, Katzen und Pferde → S. 976

QN01AX04 Propanidid

QN01AX05 Alfaxalon

Alfaxan 10 mg/ml - Injektionslösung für Hunde und

Katzen → S. 61
Alfaxan Multidose 10 mg/ml - Injektionslösung für Hunde und Katzen → S. 61
Alfaxan Multidose 10 mg/ml - Injektionslösung für Hunde, Katzen und Zierkaninchen → S. 61

QN01AX07 Etomidat

QN01AX10 Propofol

Propodine 10 mg/ml - Emulsion zur Injektion/Infusion für Hunde und Katzen → S. 1156
Proposure 10 mg/ml - Emulsion zur Injektion für Hunde und Katzen → S. 1159
PropoVet Multidose 10 mg/ml - Emulsion zur Injektion für Hunde und Katzen → S. 1159
Vetofol 10 mg/ml - Emulsion zur Injektion für Hunde und Katzen → S. 1529

QN01AX11 Hydroxybuttersäure

QN01AX13 Distickstoffmonoxid

QN01AX14 Esketamin

QN01AX90 Metomidat

QN01AX91 Azaperon

QN01AX94 Isoeugenol

QN01AX99 Andere Allgemeinanästhetika, Kombinationen

Zoletil 100 (50 mg/ml + 50 mg/ml) - Lyophilisat und Lösungsmittel zur Herstellung einer Injektionslösung für Hunde und Katzen → S. 1605

QN01B LOKALANÄSTHETIKA

QN01BA Ester der Aminobenzoesäure

QN01BA01 Metabutethamin

QN01BA02 Procain

Procamidor 20 mg/ml - Injektionslösung für Tiere → S. 1148

QN01BA03 Tetracain

QN01BA04 Chloroprocain

QN01BA05 Benzocain

QN01BA52 Procain, Kombinationen

Procamidor Duo 40 mg/ml + 0,036 mg/ml - Injektionslösung für Tiere → S. 1149
Pronestesic 40 mg/ml / 0,036 mg/ml - Injektionslösung für Pferde, Rinder, Schweine und Schafe → S. 1155

QN01BA53 Tetracain, Kombinationen

QN01BB Amide

QN01BB01 Bupivacain

QN01BB02 Lidocain

LidoBel 16 mg/ml - Injektionslösung für Pferde, Hunde und Katzen → S. 813
Lidor 20 mg/ml - Injektionslösung für Pferde, Hunde und Katzen → S. 814

QN01BB03 Mepivacain

Intra-Epicaine 20 mg/ml - Injektionslösung für Pferde → S. 720
Mepidor 20 mg/ml - Injektionslösung für Pferde → S. 874

QN01BB04 Prilocain

QN01BB05 Butanilicain

QN01BB06 Cinchocain

QN01BB07 Etidocain

QN01BB08 Articain

QN01BB09 Ropivacain

QN01BB10 Levobupivacain

QN01BB20 Kombinationen

QN01BB51 Bupivacain, Kombinationen

QN01BB52 Lidocain, Kombinationen

QN01BB53 Mepivacain, Kombinationen

QN01BB54 Prilocain, Kombinationen

QN01BB57 Etidocain, Kombinationen

QN01BB58 Articain, Kombinationen

QN01BC Ester der Benzoesäure

QN01BC01 Cocain

QN01BX Andere Lokalanästhetika

QN01BX01 Ethylchlorid

QN01BX02 Dyclonin

QN01BX03 Phenol

QN01BX04 Capsaicin

QN02 ANALGETIKA

QN02A OPIOIDE

QN02AA Natürliche Opium-Alkaloide

QN02AA01 Morphin

QN02AA02 Opium

QN02AA03 Hydromorphon

QN02AA04 Nicomorphin

QN02AA05 Oxycodon

QN02AA08 Dihydrocodein

QN02AA09 Diamorphin

QN02AA10 Papaveretum

QN02AA51 Morphin, Kombinationen

QN02AA53 Hydromorphon und Naloxon

QN02AA55 Oxycodon und Naloxon

QN02AA56 Oxycodon und Naltrexon

QN02AA58 Dihydrocodein, Kombinationen

QN02AA59 Codein, Kombinationen exkl. Psycholeptika

QN02AA79 Codein, Kombinationen mit Psycholeptika

QN02AB Phenylpiperidin-Derivate

QN02AB01 Ketobemidon

QN02AB02 Pethidin

QN02AB03 Fentanyl

Fentadon 50 µg/ml - Injektionslösung für Hunde → S. 562

QN02AB52 Pethidin, Kombinationen exkl. Psycholeptika

QN02AB53 Fentanyl, Kombinationen exkl. Psycholeptika

QN02AB72 Pethidin, Kombinationen mit Psycholeptika

QN02AB73 Fentanyl, Kombinationen mit Psycholeptika

QN02AC Diphenylpropylamin-Derivate

QN02AC01 Dextromoramid

QN02AC03 Piritramid

QN02AC04 Dextropropoxyphen

QN02AC05 Bezitramid

QN02AC52 Methadon, Kombinationen exkl. Psycholeptika

QN02AC54 Dextropropoxyphen, Kombinationen exkl. Psycholeptika

QN02AC74 Dextropropoxyphen, Kombinationen mit Psycholeptika

QN02AC90 Methadon

Comfortan 10 mg/ml - Injektionslösung für Hunde und Katzen → S. 336
Insistor 10 mg/ml - Injektionslösung für Hunde und Katzen → S. 715
Synthadon 5 mg/ml - Injektionslösung für Katzen und Hunde → S. 1373
Synthadon 10 mg/ml - Injektionslösung für Katzen und Hunde → S. 1373

QN02AD Benzomorphan-Derivate

QN02AD01 Pentazocin

QN02AD02 Phenazocin

QN02AE Oripavin-Derivate

QN02AE01 Buprenorphin

Bupaq 0,3 mg/ml - Injektionslösung für Hunde und Katzen → S. 228
Bupaq Multidose 0,3 mg/ml - Injektionslösung für Hunde und Katzen → S. 228
Buprecare 0,3 mg/ml - Injektionslösung für Hunde und Katzen → S. 229

Buprecare Multidose 0,3 mg/ml - Injektionslösung für Hunde und Katzen → S. 229
Bupredine Multidose 0,3 mg/ml - Injektionslösung für Hunde, Katzen und Pferde → S. 229
Buprenodale Multidose 0,3 mg/ml - Injektionslösung für Hunde, Katzen und Pferde → S. 230
Buprevet 0,3 mg/ml - Injektionslösung für Hunde und Katzen → S. 232
Buprevet Multidose 0,3 mg/ml - Injektionslösung für Hunde und Katzen → S. 232
Vetergesic Multidose 0,3 mg/ml - Injektionslösung für Hunde und Katzen → S. 1527

QN02AE90 Etorphin

QN02AE99 Oripavin-Derivate, Kombinationen

QN02AF Morphinan-Derivate

QN02AF01 Butorphanol

Alvegesic vet. 10 mg/ml - Injektionslösung für Pferde, Hunde und Katzen → S. 73
Butomidor 10 mg/ml - Injektionslösung für Pferde, Hunde und Katzen → S. 236
Butorphanol "Richter" 10 mg/ml - Injektionslösung für Pferde, Hunde und Katzen → S. 236
Morphasol 4 mg/ml - Injektionslösung für Hunde und Katzen → S. 922
Morphasol 10 mg/ml - Injektionslösung für Pferde → S. 923
Torbugesic Vet 10 mg/ml - Injektionslösung für Pferde, Hunde und Katzen → S. 1432
Torphadine 10 mg/ml - Injektionslösung für Hunde, Katzen und Pferde → S. 1432

QN02AF02 Nalbufin

QN02AG Opioide in Kombination mit Spasmolytika

QN02AG01 Morphin mit Spasmolytika

QN02AG02 Ketobemidon mit Spasmolytika

QN02AG03 Pethidin mit Spasmolytika

QN02AG04 Hydromorphon mit Spasmolytika

QN02AJ Opioide in Kombination mit Nicht-Opioid-Analgetika

QN02AJ01 Dihydrocodein und Paracetamol

QN02AJ02 Dihydrocodein und Acetylsalicylsäure

QN02AJ03 Dihydrocodein und andere Nicht-Opiod-Analgetika

QN02AJ06 Codein und Paracetamol

QN02AJ07 Codein und Acetylsalicylsäure

QN02AJ08 Codein und Ibuprofen

QN02AJ09 Codein und andere Nicht-Opioid-Analgeika

QN02AJ13 Tramadol und Paracetamol

QN02AJ14 Tramadol und Dexketoprofen

QN02AJ15 Tramadol und andere Nicht-Opioid-Analgetika

QN02AJ17 Oxycodon und Paracetamol

QN02AJ18 Oxycodon und Acetylsalicylsäure

QN02AJ19 Oxycodon und Ibuprofen

QN02AX Andere Opioide

QN02AX01 Tilidin

QN02AX02 Tramadol

Tralieve 50 mg/ml - Injektionslösung für Hunde → S. 1437
Tralieve 20 mg - Kautabletten für Hunde → S. 1437
Tralieve 80 mg - Kautabletten für Hunde → S. 1437
Tramadog 50 mg/ml - Injektionslösung für Hunde → S. 1438
Tramvetol 50 mg - Tabletten für Hunde → S. 1441
Tramvetol 50 mg/ml - Injektionslösung für Hunde → S. 1441

QN02AX03 Dezocin

QN02AX52 Tramadol, Kombinationen

QN02B ANDERE ANALGETIKA UND ANTIPYRETIKA

QN02BA Salicylsäure und Derivate

QN02BA01 Acetylsalicylsäure

Suispirin 1000 mg/g - Pulver zum Eingeben für Schweine → S. 1361

QN02BA02 Aloxiprin

QN02BA03 Cholinsalicylat

QN02BA04 Natriumsalicylat

Cylabel 1000 mg/g - Pulver zum Eingeben über das Trinkwasser, die Milch oder den Milchaustauscher für Rinder und Schweine → S. 360
Duocylat 1000 mg/g - Pulver zur Herstellung einer Lösung zum Eingeben für Kälber und Schweine → S. 445
Solacyl 1000 mg/g - Pulver zur Herstellung einer Lösung zum Eingeben für Rinder und Schweine → S. 1328

QN02BA05 Salicylamid

QN02BA06 Salicyloylsalicylsäure

QN02BA07 Ethenzamid

QN02BA08 Morpholinsalicylat

QN02BA09 Dipyrocetyl

QN02BA10 Benorilat

QN02BA11 Diflunisal

QN02BA12 Kaliumsalicylat

QN02BA14 Guacetisal

QN02BA15 Carbasalat calcium

QN02BA16 Imidazolsalicylat

QN02BA51 Acetylsalicylsäure, Kombinationen exkl. Psycholeptika

QN02BA55 Salicylamid, Kombinationen exkl. Psycholeptika

QN02BA57 Ethenzamid, Kombinationen exkl. Psycholeptika

QN02BA59 Dipyrocetyl, Kombinationen exkl. Psycholeptika

QN02BA65 Carbasalat calcium, Kombinationen exkl. Psycholeptika

QN02BA71 Acetylsalicylsäure, Kombinationen mit Psycholeptika

QN02BA75 Salicylamid, Kombinationen mit Psycholeptika

QN02BA77 Ethenzamid, Kombinationen mit Psycholeptika

QN02BA79 Dipyrocetyl, Kombinationen mit Psycholeptika

QN02BB Pyrazolone

QN02BB01 Phenazon

QN02BB02 Metamizol-Natrium

Novacoc forte - Infusionslösung für Tiere → S. 994
Novasul 500 mg/ml - Injektionslösung für Tiere → S. 995
Vetalgin 500 mg/ml - Injektionslösung für Tiere → S. 1526

QN02BB03 Aminophenazon

QN02BB04 Propyphenazon

QN02BB05 Nifenazon

QN02BB51 Phenazon, Kombinationen exkl. Psycholeptika

QN02BB52 Metamizol-Natrium, Kombinationen exkl. Psycholeptika

QN02BB53 Aminophenazon, Kombinationen exkl. Psycholeptika

QN02BB54 Propyphenazon, Kombinationen exkl. Psycholeptika

QN02BB71 Phenazon, Kombinationen mit Psycholeptika

QN02BB72 Metamizol-Natrium, Kombinationen mit Psycholeptika

QN02BB73 Aminophenazon, Kombinationen mit Psycholeptika

QN02BB74 Propyphenazon, Kombinationen mit Psycholeptika

QN02BE Anilide

QN02BE01 Paracetamol

Pracetam 200 mg/ml - Lösung zum Eingeben über das Trinkwasser für Schweine → S. 1120
Pracetam 400 mg/ml - Lösung zum Eingeben über das Trinkwasser für Schweine → S. 1120
Pracetam 200 mg/g - Pulver zum Eingeben über das Trinkwasser für Schweine → S. 1120

QN02BE03 Phenacetin

QN02BE04 Bucetin

QN02BE05 Propacetamol

QN02BE51 Paracetamol, Kombinationen exkl. Psycholeptika

QN02BE53 Phenacetin, Kombinationen exkl. Psycholeptika

QN02BE54 Bucetin, Kombinationen exkl. Psycholeptika

QN02BE71 Paracetamol, Kombinationen mit Psycholeptika

QN02BE73 Phenacetin, Kombinationen mit Psycholeptika

QN02BE74 Bucetin, Kombinationen mit Psycholeptika

QN02BG Andere Analgetika und Antipyretika

QN02BG02 Rimazolium

QN02BG03 Glafenin

QN02BG04 Floctafenin

QN02BG05 Viminol

QN02BG06 Nefopam

QN02BG07 Flupirtin

QN02BG09 Methoxyfluran

QN02BG90 Frunevetmab

QN02BG91 Bedinvetmab

Librela 5 mg - Injektionslösung für Hunde → S. 813
Librela 10 mg - Injektionslösung für Hunde → S. 813
Librela 15 mg - Injektionslösung für Hunde → S. 813
Librela 20 mg - Injektionslösung für Hunde → S. 813
Librela 30 mg - Injektionslösung für Hunde → S. 813

QN02C MIGRÄNEMITTEL

QN02CA Mutterkorn-Alkaloide

QN02CA01 Dihydroergotamin

QN02CA02 Ergotamin

QN02CA04 Methysergid

QN02CA07 Lisurid

QN02CA51 Dihydroergotamin, Kombinationen

QN02CA52 Ergotamin, Kombinationen exkl. Psycholeptika

QN02CA72 Ergotamin, Kombinationen mit Psycholeptika

QN02CB Corticosteroid-Derivate

QN02CB01 Flumedroxon

QN02CC Selektive Serotonin-5HT1-Agonisten

QN02CC01 Sumatriptan

QN02CC02 Naratriptan

QN02CC03 Zolmitriptan

QN02CC04 Rizatriptan

QN02CC05 Almotriptan

QN02CC06 Eletriptan

QN02CC07 Frovatriptan

QN02CD Calcitonin-Gene-Related-Peptide (CGRP)-Antagonisten

QN02CD01 Erenumab

QN02CD02 Galcanezumab

QN02CD03 Fremanezumab

QN02CD14 Remimazolam

QN02CX Andere Migränemittel

QN02CX01 Pizotifen

QN02CX02 Clonidin

QN02CX03 Iprazochrom

QN02CX05 Dimetotiazin

QN02CX06 Oxetoron

QN03 ANTIEPILEPTIKA

QN03A ANTIEPILEPTIKA

QN03AA Barbiturate und Derivate

QN03AA01 Methylphenobarbital

QN03AA02 Phenobarbital

Epirepress 15 mg - Tabletten für Hunde → S. 499
Epirepress 100 mg - Tabletten für Hunde → S. 499
Epityl 60 mg - aromatisierte Tabletten für Hunde → S. 500
Phenoleptil 12,5 mg - Tabletten für Hunde → S. 1104
Phenoleptil 25 mg - Tabletten für Hunde → S. 1104
Phenoleptil 50 mg - Tabletten für Hunde → S. 1104
Phenoleptil 100 mg - Tabletten für Hunde → S. 1104
Phenotab Flavoured 25 mg - Tabletten für Hunde → S. 1104
Phenotab Flavoured 60 mg - Tabletten für Hunde → S. 1104
Phenotab Flavoured 100 mg - Tabletten für Hunde → S. 1104
Phenovet 60 mg - Tabletten für Hunde → S. 1104
Soliphen 60 mg - Tabletten für Hunde → S. 1332

QN03AA03 Primidon

QN03AA04 Barbexaclon

QN03AA30 Metharbital

QN03AB Hydantoin-Derivate

QN03AB01 Ethotoin

QN03AB02 Phenytoin

QN03AB03 Amino(diphenylhydantion)valeriansäure

QN03AB04 Mephenytoin

QN03AB05 Fosphenytoin

QN03AB52 Phenytoin, Kombinationen

QN03AB54 Mephenytoin, Kombinationen

QN03AC Oxazolidin-Derivate

QN03AC01 Paramethadion

QN03AC02 Trimethadion

QN03AC03 Ethadion

QN03AD Succinimid-Derivate

QN03AD01 Ethosuximid

QN03AD02 Phensuximid

QN03AD03 Mesuximid

QN03AD51 Ethosuximid, Kombinationen

QN03AE Benzodiazepin-Derivate

QN03AE01 Clonazepam

QN03AF Carboxamid-Derivate

QN03AF01 Carbamazepin

QN03AF02 Oxcarbazepin

QN03AF03 Rufinamide

QN03AF04 Eslicarbazepin

QN03AG Fettsäure-Derivate

QN03AG01 Valproinsäure

QN03AG02 Valpromid

QN03AG03 Aminobuttersäure

QN03AG04 Vigabatrin

QN03AG05 Progabid

QN03AG06 Tiagabin

QN03AX Andere Antiepileptika

QN03AX03 Sultiam

QN03AX07 Phenacemid

QN03AX09 Lamotrigin

QN03AX10 Felbamat

QN03AX11 Topiramat

QN03AX12 Gabapentin

QN03AX13 Pheneturid

QN03AX14 Levetiracetam

QN03AX15 Zonisamid

QN03AX16 Pregabalin

QN03AX22 Perampanel

QN03AX23 Brivaracetam

QN03AX24 Cannabidiol

QN03AX30 Beclamid

QN03AX90 Imepitoin

Pexion 100 mg - Tabletten für Hunde → S. 1102
Pexion 400 mg - Tabletten für Hunde → S. 1102

QN03AX91 Kalium bromid

Libromide 325 mg - Tabletten für Hunde → S. 813

QN04 ANTIPARKINSONMITTEL

QN04A ANITCHOLINERGIKA

QN04AA Tertiäre Amine

QN04AA01 Trihexyphenidyl

QN04AA02 Biperiden

QN04AA03 Metixen

QN04AA04 Procyclidin

QN04AA05 Profenamin

QN04AA08 Dexetimid

QN04AA09 Phenglutarimid

QN04AA10 Mazaticol

QN04AA11 Bornaprin

QN04AA12 Tropatepin

QN04AB Ether, chemisch den Antihistaminika verwandt

QN04AB01 Etanautin

QN04AB02 Orphenadrin (chlorid)

QN04AC Tropinether oder Tropin-Derivate

QN04AC01 Benzatropin

QN04AC30 Etybenzatropin

QN04B DOPAMINERGE MITTEL

QN04BA Dopa und Dopa-Derivate

QN04BA01 Levodopa

QN04BA02 Levodopa und Decarboxylasehemmer

QN04BA03 Levodopa, Decarboxylasehemmer und COMT-Hemmer

QN04BA04 Melevodopa

QN04BA05 Melevodopa und Decarboxylasehemmer

QN04BA06 Etilevodopa und Decarboxylasehemmer

QN04BB Adamantan-Derivate

QN04BB01 Amantadin

QN04BC Dopamin-Agonisten

QN04BC01 Bromocriptin

QN04BC02 Pergolid

Pergoquin 1 mg - Tabletten für Pferde → S. 1098
Prascend 1 mg - Tabletten für Pferde → S. 1127

QN04BC03 Dihydroergocryptinmesilat

QN04BC04 Ropinirol

Clevor 30 mg/ml - Augentropfen, Lösung im Einzeldosisbehältnis für Hunde → S. 317

QN04BC05 Pramipexol

QN04BC06 Cabergolin

QN04BC07 Apomorphin

Apovomin 3 mg/ml - Injektionslösung für Hunde → S. 109
Emedog 1 mg/ml - Injektionslösung für Hunde → S. 475

QN04BC08 Piribedil

QN04BC09 Rotigotine

QN04BD Monoaminoxidase-B-Hemmer

QN04BD01 Selegilin

QN04BD03 Safinamid

QN04BX Andere dopaminerge Mittel

QN04BX01 Tolcapon

QN04BX02 Entacapon

QN04BX03 Budipin

QN04BX04 Opicapon

QN05 PSYCHOLEPTIKA

QN05A ANTIPSYCHOTIKA

QN05AA Phenothiazin mit aliphatischer Seitenkette

QN05AA01 Chlorpromazin

QN05AA02 Levomepromazin

QN05AA03 Promazin

QN05AA04 Acepromazin

Relaquine 35 mg/ml - Gel zum Eingeben für Pferde → S. 1208
Sedalin 35 mg/ml - Gel zum Eingeben für Hunde und Pferde → S. 1284
Temprace 0,5 mg/ml - Injektionslösung für Hunde und Katzen → S. 1406
Tranquigel 35 mg/g - Gel zum Eingeben für Hunde und Pferde → S. 1442
Tranquiline 35 mg/ml - Gel zum Eingeben für Hunde → S. 1442
Tranquinervin 10 mg/ml - Injektionslösung für Pferde → S. 1443
Vanastress 10 mg/ml - Injektionslösung für Hunde und Katzen → S. 1498

QN05AA05 Triflupromazin

QN05AA06 Cyamemazin

QN05AA07 Chlorproethazin

QN05AB Phenothiazine mit Piperazinstruktur

QN05AB01 Dixyrazin

QN05AB02 Fluphenazin

QN05AB03 Perphenazin

QN05AB04 Prochlorperazin

QN05AB05 Thiopropazat

QN05AB06 Trifluoperazin

QN05AB07 Acetophenazin

QN05AB08 Thioproperazin

QN05AB09 Butaperazin

QN05AB10 Perazin

QN05AC Phenothiazine mit Piperidinstruktur

QN05AC01 Periciazin

QN05AC02 Thioridazin

QN05AC03 Mesoridazin

QN05AC04 Pipotiazin

QN05AD Butyrophenon-Derivate

QN05AD01 Haloperidol

QN05AD02 Trifluperidol

QN05AD03 Melperon

QN05AD04 Moperon

QN05AD05 Pipamperon

QN05AD06 Bromperidol

QN05AD07 Benperidol

QN05AD08 Droperidol

QN05AD09 Fluanison

QN05AD90 Azaperon

Azaporc 40 mg/ml - Injektionslösung für Schweine → S. 164
Separon 40 mg/ml - Injektionslösung für Schweine → S. 1289
Stresnil 40 mg/ml - Injektionslösung für Schweine → S. 1356

QN05AE Indol-Derivate

QN05AE01 Oxypertin

QN05AE02 Molindon

QN05AE03 Sertindol

QN05AE04 Ziprasidon

QN05AF Thioxanthen-Derivate

QN05AF01 Flupentixol

QN05AF02 Clopenthixol

QN05AF03 Chlorprothixen

QN05AF04 Tiotixen

QN05AF05 Zuclopenthixol

QN05AG Diphenylbutylpiperidin-Derivate

QN05AG01 Fluspirilen

QN05AG02 Pimozid

QN05AG03 Penfluridol

QN05AH Diazepine, Oxazepine und Thiazepine

QN05AH01 Loxapin

QN05AH02 Clozapin

QN05AH03 Olanzapin

QN05AH04 Quetiapin

QN05AK Neuroleptika bei Spätdyskinesien

QN05AK01 Tetrabenazin

QN05AL Benzamide

QN05AL01 Sulpirid

QN05AL02 Sultoprid

QN05AL03 Tiaprid

QN05AL04 Remoxiprid

QN05AL05 Amisulprid

QN05AL06 Veraliprid

QN05AL07 Levosulpirid

QN05AN Lithium

QN05AN01 Lithium

QN05AX Andere Antipsychotika

QN05AX07 Prothipendyl

QN05AX08 Risperidon

QN05AX09 Clotiapin

QN05AX10 Mosapramin

QN05AX11 Zotepin

QN05AX12 Aripiprazol

QN05AX14 Iloperidon

QN05AX16 Brexiprazol

QN05AX17 Pimavanserin

QN05AX90 Amperozid

QN05B ANXIOLYTIKA

QN05BA Benzodiazepin-Derivate

QN05BA01 Diazepam

Diazedor 5 mg/ml - Injektionslösung für Hunde und Katzen → S. 398
Solupam 5 mg/ml - Injektionslösung für Hunde und Katzen → S. 1334
Ziapam 5 mg/ml - Injektionslösung für Katzen und Hunde → S. 1596

QN05BA02 Chlordiazepoxid

QN05BA03 Medazepam

QN05BA04 Oxazepam

QN05BA05 Dikaliumclorazepat

QN05BA06 Lorazepam

QN05BA07 Adinazolam

QN05BA08 Bromazepam

QN05BA09 Clobazam

QN05BA10 Ketazolam

QN05BA11 Prazepam

QN05BA12 Alprazolam

QN05BA13 Halazepam

QN05BA14 Pinazepam

QN05BA15 Camazepam

QN05BA16 Nordazepam

QN05BA17 Fludiazepam

QN05BA18 Ethylloflazepat

QN05BA19 Etizolam

QN05BA21 Clotiazepam

QN05BA22 Cloxazolam

QN05BA23 Tofisopam

QN05BA24 Bentazepam

QN05BA56 Lorazepam, Kombinationen

QN05BB Diphenylmethan-Derivate

QN05BB01 Hydroxyzin

QN05BB02 Captodiam

QN05BB51 Hydroxyzin, Kombinationen

QN05BC Carbamate

QN05BC01 Meprobamat

QN05BC03 Emylcamat

QN05BC04 Mebutamat

QN05BC51 Meprobamat, Kombinationen

QN05BD Dibenzo-bicyclo-octadien-Derivate

QN05BD01 Benzoctamin

QN05BE Azaspirodecandion-Derivate

QN05BE01 Buspiron

QN05BX Andere Anxiolytika

QN05BX01 Mephenoxalon

QN05BX02 Gedocarnil

QN05BX03 Etifoxin

QN05BX05 Lavandulae aetheroleum

QN05C HYPNOTIKA UND SEDATIVA

QN05CA Barbiturate, rein

QN05CA01 Pentobarbital

QN05CA02 Amobarbital

QN05CA03 Butobarbital

QN05CA04 Barbital

QN05CA05 Aprobarbital

QN05CA06 Secobarbital

QN05CA07 Talbutal

QN05CA08 Vinylbital

QN05CA09 Vinbarbital

QN05CA10 Cyclobarbital

QN05CA11 Heptabarbital

QN05CA12 Reposal

QN05CA15 Methohexital

QN05CA16 Hexobarbital

QN05CA19 Thiopental

QN05CA20 Etallobarbital

QN05CA21 Allobarbital

QN05CA22 Proxibarbal

QN05CB Barbiturate, Kombinationen

QN05CB01 Kombinationen von Barbituraten

QN05CB02 Barbiturate in Kombination mit anderen Mitteln

QN05CC Aldehyde und Derivate

QN05CC01 Chloralhydrat

QN05CC02 Chloralodol

QN05CC03 Acetylglycinamidchloralhydrat

QN05CC04 Dichloralphenazon

QN05CC05 Paraldehyd

QN05CD Benzodiazepin-Derivate

QN05CD01 Flurazepam

QN05CD02 Nitrazepam

QN05CD03 Flunitrazepam

QN05CD04 Estazolam

QN05CD05 Triazolam

QN05CD06 Lormetazepam

QN05CD07 Temazepam

QN05CD08 Midazolam

Dormazolam 5 mg/ml - Injektionslösung für Pferde → S. 426

QN05CD09 Brotizolam

QN05CD10 Quazepam

QN05CD11 Loprazolam

QN05CD12 Doxefazepam

QN05CD13 Cinolazepam

QN05CD90 Climazolam

QN05CE Piperidindion-Derivate

QN05CE01 Glutethimid

QN05CE02 Methyprylon

QN05CE03 Pyrithyldion

QN05CF Benzodiazepin-verwandte Mittel

QN05CF01 Zopiclon

QN05CF02 Zolpidem

QN05CF03 Zaleplon

QN05CF04 Eszopiclon

QN05CH Melatonin-Rezeptoragonisten

QN05CH01 Melatonin

QN05CH02 Ramelteon

QN05CH03 Tasimelteon

QN05CM Andere Hypnotika und Sedativa

QN05CM01 Methaqualon

QN05CM02 Clomethiazol

QN05CM03 Bromisoval

QN05CM04 Carbromal

QN05CM05 Scopolamin

QN05CM06 Propiomazin

QN05CM07 Triclofos

QN05CM08 Ethchlorvynol

QN05CM09 Baldrian

QN05CM10 Hexapropymat

QN05CM11 Bromide

QN05CM12 Apronal

QN05CM13 Valnoctamid

QN05CM15 Methylpentynol

QN05CM16 Niaprazin

QN05CM18 Dexmedetomidine

Cepedex 0,1 mg/ml - Injektionslösung für Hunde und Katzen → S. 283
Cepedex 0,5 mg/ml - Injektionslösung für Hunde und Katzen → S. 283
Dexdomitor 0,1 mg/ml - Injektionslösung → S. 393
Dexdomitor 0,5 mg/ml - Injektionslösung → S. 393
Sedadex 0,1 mg/ml - Injektionslösung für Hunde und Katzen → S. 1284
Sedadex 0,5 mg/ml - Injektionslösung für Hunde und Katzen → S. 1284
Sileo 0,1 mg/ml - Gel zur Anwendung in der Maulhöhle für Hunde → S. 1311

QN05CM19 Suvorexant

QN05CM90 Detomidin

Detonervin 10 mg/ml - Injektionslösung für Pferde und Rinder → S. 389
Detosedan 10 mg/ml - Injektionslösung für Pferde und Rinder → S. 390
Domidine 10 mg/ml - Injektionslösung für Pferde und Rinder → S. 422
Domosedan 10 mg/ml - Injektionslösung für Pferde und Rinder → S. 422
Domosedan Gel 7,6 mg/ml - Gel zur Anwendung in der Mundhöhle für Pferde → S. 422
Equidor 10 mg/ml - Injektionslösung für Pferde → S. 503
Medesedan 10 mg/ml - Injektionslösung für Pferde und Rinder → S. 862

QN05CM91 Medetomidin

Domitor 1 mg/ml - Injektionslösung für Hunde und Katzen → S. 422
Dorbene vet. 1 mg/ml - Injektionslösung für Hunde und Katzen → S. 425
Medeson 1 mg/ml - Injektionslösung für Hunde und Katzen → S. 862
Medetor 1 mg/ml - Injektionslösung für Hund und Katze → S. 862
Narcostart 1 mg/ml - Injektionslösung für Hund und Katze → S. 946
Sedator 1 mg/ml - Injektionslösung für Hunde und Katzen → S. 1284
Sedin 1 mg/ml Injektionslösung für Hunde und Katzen → S. 1285

QN05CM92 Xylazin

BelaZin 20 mg/ml - Injektionslösung für Rinder, Pferde, Hunde und Katzen → S. 175
Chanazine 20 mg/ml - Injektionslösung für Tiere → S. 290
Nerfasin vet. 20 mg/ml - Injektionslösung für Rinder, Pferde, Hunde und Katzen → S. 961
Nerfasin vet. 100 mg/ml - Injektionslösung für Rinder und Pferde → S. 961
Rompun 20 mg/ml - Injektionslösung für Tiere → S. 1254
Rompun TS 500 mg - Pulver und Lösungsmittel zur Herstellung einer Injektionslösung für Tiere → S. 1254
Sedachem 20 mg/ml - Injektionslösung für Rinder, Pferde, Hunde und Katzen → S. 1283
Sedaxylan 20 mg/ml - Injektionslösung für Hunde, Katzen, Pferde und Rinder → S. 1284
Xylapan 20 mg/ml - Injektionslösung für Tiere → S. 1578
Xylasol 20 mg/ml - Injektionslösung für Tiere → S. 1578
Xylavet 20 mg/ml - Injektionslösung für Pferde, Rinder, Hunde und Katzen → S. 1578

QN05CM93 Romifidin

Rominervin 10 mg/ml - Injektionslösung für Pferde → S. 1254

QN05CM94 Metomidat

QN05CM99 Kombinationen

QN05CX Hypnotika und Sedativa in Kombinationen, exkl. Barbiturate

QN05CX01 Meprobamat, Kombinationen

QN05CX02 Methaqualon, Kombinationen

QN05CX03 Methylpentynol, Kombinationen

QN05CX04 Clomethiazol, Kombinationen

QN05CX05 Emepronium, Kombinationen

QN05CX06 Dipiperonylaminoethanol, Kombinationen

QN06 PSYCHOANALEPTIKA

QN06A ANTIDEPRESSIVA

QN06AA Nichtselektive Monoamin-Wiederaufnahmehemmer

QN06AA01 Desipramin

QN06AA02 Imipramin

QN06AA03 Imipraminoxid

QN06AA04 Clomipramin

Clomicalm 5 mg - Tabletten für Hunde → S. 320
Clomicalm 20 mg - Tabletten für Hunde → S. 320
Clomicalm 80 mg - Tabletten für Hunde → S. 321

QN06AA05 Opipramol

QN06AA06 Trimipramin

QN06AA07 Lofepramin

QN06AA08 Dibenzepin

QN06AA09 Amitriptylin

QN06AA10 Nortriptylin

QN06AA11 Protriptylin

QN06AA12 Doxepin

QN06AA13 Iprindol

QN06AA14 Melitracen

QN06AA15 Butriptylin

QN06AA16 Dosulepin

QN06AA17 Amoxapin

QN06AA18 Dimetacrin

QN06AA19 Amineptin

QN06AA21 Maprotilin

QN06AA23 Quinupramin

QN06AB Selektive Serotonin-Wiederaufnahmehemmer

QN06AB02 Zimeldin

QN06AB03 Fluoxetin

Reconcile 8 mg - Kautabletten für Hunde → S. 1205
Reconcile 16 mg - Kautabletten für Hunde → S. 1205
Reconcile 32 mg - Kautabletten für Hunde → S. 1205
Reconcile 64 mg - Kautabletten für Hunde → S. 1205

QN06AB04 Citalopram

QN06AB05 Paroxetin

QN06AB06 Sertralin

QN06AB07 Alaproclat

QN06AB08 Fluvoxamin

QN06AB09 Etoperidon

QN06AB10 Escitalopram

QN06AF Monoaminoxidasehemmer, nichtselektiv

QN06AF01 Isocarboxazid

QN06AF02 Nialamid

QN06AF03 Phenelzin

QN06AF04 Tranylcypromin

QN06AF05 Iproniazid

QN06AF06 Iproclozid

QN06AG Monoaminoxidase-A-Hemmer

QN06AG02 Moclobemid

QN06AG03 Toloxaton

QN06AX Andere Antidepressiva

QN06AX01 Oxitriptan

QN06AX02 Tryptophan

QN06AX03 Mianserin

QN06AX04 Nomifensin

QN06AX05 Trazodon

QN06AX06 Nefazodon

QN06AX07 Minaprin

QN06AX08 Bifemelan

QN06AX09 Viloxazin

QN06AX10 Oxaflozan

QN06AX11 Mirtazapin

Mirataz 20 mg/g - transdermale Salbe für Katzen → S. 909

QN06AX12 Bupropion

QN06AX13 Medifoxamin

QN06AX14 Tianeptin

QN06AX15 Pivagabin

QN06AX16 Venlafaxin

QN06AX17 Milnacipran

QN06AX18 Reboxetin

QN06AX19 Gepiron

QN06AX21 Puloxetine

QN06AX22 Agomelatine

QN06AX24 Vilazodon

QN06AX25 Hyperici herba

QN06AX27 Esketamin

QN06AX90 Selegilin

QN06B PSYCHOSTIMULANZIEN, MITTEL FÜR DIE ADHD UND NOOTROPIKA

QN06BA Zentral wirkende Sympathomimetika

QN06BA01 Amfetamin

QN06BA02 Dexamfetamin

QN06BA03 Metamfetamin

QN06BA04 Methylphenidat

QN06BA05 Pemolin

QN06BA06 Fencamfamin

QN06BA07 Modafinil

QN06BA08 Fenozolon

QN06BA09 Atomoxetin

QN06BA10 Fenetylline

QN06BA13 Armodafinil

QN06BA14 Solriamfetol

QN06BC Xanthin-Derivate

QN06BC01 Coffein

Coffea Praeparata - Lösung zum Eingeben für Tiere → S. 327

QN06BC02 Propentofyllin

QN06BX Andere Psychostimulanzien und Nootropika

QN06BX01 Meclofenoxat

QN06BX02 Pyritinol

QN06BX03 Piracetam

QN06BX04 Deanol

QN06BX05 Fipexid

QN06BX06 Citicolin

QN06BX07 Oxiracetam

QN06BX08 Pirisudanol

QN06BX09 Linopirdin

QN06BX10 Nizofenon

QN06BX11 Aniracetam

QN06BX12 Acetylcarnitin

QN06BX13 Idebenon

QN06BX14 Prolintan

QN06BX15 Pipradrol

QN06BX16 Pramiracetam

QN06BX17 Adrafinil

QN06BX18 Vinpocetin

QN06BX21 Tetramethylglycoluril

QN06C PSYCHOLEPTIKA UND PSYCHOANALEPTIKA IN KOMBINATION

QN06CA Antidepressiva in Kombination mit Psycholeptika

QN06CA01 Amitriptylin und Psycholeptika

QN06CA02 Melitracen und Psycholeptika

QN06CB Psychostimulanzien in Kombination mit Psycholeptika

QN06D ANTIDEMENTIVA

QN06DA Cholinesterasehemmer

QN06DA01 Tacrin

QN06DA02 Donepezil

QN06DA03 Rivastigmin

QN06DA04 Galantamin

QN06DA52 Donepezil und Memantin

QN06DX Andere Antidementiva

QN06DX01 Memantin

QN06DX02 Ginkgo biloba

QN07 ANDERE MITTEL FÜR DAS NERVENSYSTEM

QN07A PARASYMPATHOMIMETIKA

QN07AA Cholinesterasehemmer

QN07AA01 Neostigmin

QN07AA02 Pyridostigmin

QN07AA03 Distigmin

QN07AA30 Ambenonium

QN07AA51 Neostigmin, Kombinationen

QN07AB Cholinester

QN07AB01 Carbachol

QN07AB02 Bethanechol

QN07AX Andere Parasympathomimetika

QN07AX01 Pilocarpin

QN07AX02 Cholinalfoscerat

QN07B MITTEL ZUR BEHANDLUNG VON SUCHTERKRANKUNGEN

QN07BA Mittel zur Behandlung der Nikotinabhängigkeit

QN07BA01 Nicotin

QN07BA04 Cytisin

QN07BB Mittel zur Behandlung der Alkoholabhängigkeit

QN07BB01 Disulfiram

QN07BB02 Calcium carbimid

QN07BB03 Acamprosat

QN07BB04 Naltrexon

QN07BC Mittel zur Behandlung der Opiatabhängigkeit

QN07BC01 Buprenorphin

QN07BC02 Methadon

QN07BC03 Levacetylmethadol

QN07BC04 Lofexidin

QN07BC05 Levomethadon

QN07C ANTIVERTIGINOSA

QN07CA Antivertiginosa

QN07CA01 Betahistin

QN07CA02 Cinnarizin

QN07CA03 Flunarizin

QN07CA04 Acetylleucin

QN07CA52 Cinnarizin, Kombinationen

QN07X ANDERE MITTEL FÜR DAS NERVENSYSTEM

QN07XA Ganglioside und Gangliosid-Derivate

QN07XX Andere Mittel für das Nervensystem

QN07XX01 Tirilazad

QN07XX02 Riluzol

QN07XX03 Xaliproden

QN07XX04 4-Hydroxybutansäure, Natriumsalz

QN07XX05 Amifampridin

QN07XX06 Tetrabenazin

QN07XX07 Fampridin

QN07XX08 Tafamidis

QN07XX10 Laquinimod

QN07XX11 Pitolisant

QN07XX12 Patisiran

QN07XX13 Valbenazin

QN07XX14 Edaravon

QN07XX15 Inotersen

QN07XX59 Dextromethorphan, Kombinationen

QN51 EUTHANASIEMITTEL FÜR TIERE

QN51A EUTHANASIEMITTEL FüR TIERE

QN51AA Barbiturate

QN51AA01 Pentobarbital

Euthasol vet. 400 mg/ml - Injektionslösung für Hunde, Katzen, Nagetiere, Kaninchen, Rinder, Schafe, Ziegen, Pferde und Nerze → S. 533
Exagon 400 mg/ml - Injektionslösung für Tiere → S. 537
Exagon 500 mg/ml - Injektionslösung für Tiere → S. 538
Release 300 mg/ml - Injektionslösung, Pentobarbital-Natrium → S. 1209
Repose 500 mg/ml - Injektionslösung für Tiere → S. 1218

QN51AA02 Secobarbital

QN51AA30 Kombinationen von Barbituraten

QN51AA51 Pentobarbital, Kombinationen

QN51AA52 Secobarbital, Kombinationen

QN51AX Andere Euthanasie Mittel für Tiere

QN51AX50 Kombinationen

QP ANTIPARASITÄRE MITTEL, INSEKTIZIDE UND REPELLENTIEN

QP51 MITTEL GEGEN PROTOZOEN-ERKRANKUNGEN

QP51A MITTEL GEGEN AMÖBEN UND ANDERE PROTOZOEN-ERKRANKUNGEN

QP51AA Nitroimidazol-Derivate

QP51AA01 Metronidazol

Eradia 125 mg/ml - Suspension zum Eingeben für Hunde → S. 506
Metrobactin 250 mg - Tabletten für Hunde und Katzen → S. 891
Metrobactin 500 mg - Tabletten für Hunde und Katzen → S. 891
Metrocare 250 mg - Tabletten für Hunde und Katzen → S. 891
Metrocare 500 mg - Tabletten für Hunde und Katzen → S. 891
Metrovis 100 mg - Tabletten für Hunde und Katzen → S. 892
Metrovis 250 mg - Tabletten für Hunde und Katzen → S. 892
Metrovis 750 mg - Tabletten für Hunde → S. 892

QP51AA02 Tinidazol

QP51AA03 Ornidazol

QP51AA04 Azanidazol

QP51AA05 Propenidazol

QP51AA06 Nimorazol

QP51AA07 Dimetridazol

QP51AA08 Ronidazol

QP51AA09 Carnidazol

QP51AA10 Ipronidazol

QP51AB Antimonhaltige Verbindungen

QP51AB01 Meglumin Antimonate

QP51AB02 Natrium Stiboglukonate

QP51AC Nitrofuran Derivate

QP51AC01 Nifurtimox

QP51AC02 Nitrofural

QP51AD Arsenhaltige Mittel

QP51AD01 Arsthinol

QP51AD02 Difetarson

QP51AD03 Glycobiarsol

QP51AD04 Melarsoprol

QP51AD05 Acetarsol

QP51AD06 Melarsamin

QP51AD53 Glycobiarsol, Kombinationen

QP51AE Carbanilide

QP51AE01 Imidocarb

QP51AE02 Sumarin Natrium

QP51AE03 Nicarbazin

QP51AF Aromatische Diamidine

QP51AF01 Diminazen

QP51AF02 Pentamidin

QP51AF03 Phenamidin

QP51AG Sulfonamide rein, Kombinationen

QP51AG01 Sulfadimidin

QP51AG02 Sulfadimethoxin

QP51AG03 Sulfaqinoxalin

QP51AG04 Sulfaclozin

QP51AG30 Kombinationen von Sulfonamiden

QP51AG53 Sulfaqinoxalin, Kombinationen

QP51AH Pyrane und Hydropyrane

QP51AH01 Salinomycin

QP51AH02 Lasolacid

QP51AH03 Monensin

QP51AH04 Narasin

QP51AH54 Narasin, Kombinationen

QP51AJ Triazine

QP51AJ01 Toltrazuril

Baycox Direct 25 mg/ml - Lösung zum Eingeben über das Trinkwasser für Hühner und Puten → S. 172
Baycox Multi 50 mg/ml - Suspension zum Eingeben für Rinder, Schweine und Schafe → S. 172
Cevazuril 50 mg/ml - Suspension zum Eingeben für Ferkel und Kälber → S. 289
Dozuril 50 mg/ml - Suspension zum Eingeben für Schweine → S. 434
Dozuril Pig 50 mg/ml - Suspension zum Eingeben für Schweine → S. 434
Espacox 50 mg/ml - Suspension zum Eingeben für Schweine → S. 523
Toltranil 50 mg/ml - Suspension zum Eingeben für Schweine, Rinder und Schafe → S. 1426
Tolvet 50 mg/ml - Suspension zum Eingeben für Schweine → S. 1427
Zuritol 25 mg/ml - Lösung zum Eingeben über das Trinkwasser für Hühner → S. 1613
Zuritol 50 mg/ml - Suspension zum Eingeben für Schweine → S. 1613

QP51AJ02 Clazuril

QP51AJ03 Diclazuril

Dycoxan 2,5 mg/ml - Suspension zum Eingeben für Schafe und Rinder → S. 450
Vecoxan 2,5 mg/ml - Suspension zum Eingeben für Kälber und Lämmer → S. 1505

QP51AJ51 Toltrazuril, Kombinationen

Baycox Iron 36 mg/ml + 182 mg/ml - Injektionssuspension für Ferkel → S. 172
Forceris 30 mg/ml + 133 mg/ml - Injektionssuspension für Ferkel → S. 590

QP51AX Andere Antiprotozoen Mittel

QP51AX01 Chiniofon

QP51AX02 Emetin

QP51AX03 Phanquinon

QP51AX04 Mepacrin

QP51AX05 Nifursol

QP51AX06 Homidium

QP51AX07 Diminazen

QP51AX08 Halofuginon

Cryptisel 0,5 mg/ml - Lösung zum Eingeben für Kälber → S. 352
Halagon 0,5 mg/ml - Lösung zum Eingeben für Kälber → S. 649
Halocur 0,5 mg/ml - Lösung zum Eingeben für Kälber → S. 651
Kriptazen 0,5 mg/ml - Lösung zum Eingeben für Kälber → S. 767
Stenorol Crypto 0,5 mg/ml - Lösung zum Eingeben für Kälber → S. 1352

QP51AX09 Amprolium

Amproline 400 mg/ml - Lösung zum Eingeben über das Trinkwasser für Hühner und Puten → S. 96

QP51AX10 Maduramicin

QP51AX11 Arprinocid

QP51AX12 Dinitolmid

QP51AX13 Robenidin

QP51AX14 Decoquinat

QP51AX15 Tiamulin

QP51AX16 Aminonitrothiazol

QP51AX17 Ethopabate

QP51AX18 Diaveridin

QP51AX19 Isometamidium

QP51AX20 Quinapyramin

QP51AX21 Parvaquon

QP51AX22 Buparvaquon

QP51AX23 Fumagillin

QP51AX24 Domperidon

QP51AX30 Kombinationen von anderen Protozoen Mittel

QP51AX59 Amprolium, Kombinationen

QP51B MITTEL GEGEN COCCIDIEN

QP51C MITTEL GEGEN AMÖBEN UND HISTOMONIASIS

QP51D MITTEL GEGEN LEISMANIASIS UND TRYPANOMIASIS

QP51E MITTEL GEGEN BABESIOSE UND THEILERIASIS

QP51X ANDERE ANTIPROTOZOEN MITTEL

QP52 ANTHELMINTIKA

QP52A ANTHELMINTIKA

QP52AA Chinolin-Derivate und verwandte Substanzen

QP52AA01 Praziquantel

Anipracit 56,8 mg/ml - Injektionslösung für Hunde und Katzen → S. 103
Canifelmin 56,8 mg/ml - Injektionslösung für Hunde und Katzen → S. 256
Droncit 50 mg - Tablette für Hunde und Katzen → S. 438

QP52AA02 Oxamniquin

QP52AA04 Epsiprantel

QP52AA30 Kombinationen von Chinolin-Derivate und verwandte Substanzen

QP52AA51 Praziquantel, Kombinationen

aniprazol 50 mg/500 mg - Tabletten für Hunde und Katzen → S. 104
Anthelmex - Kautabletten für Hunde → S. 104
Anthelmex Forte - Kautabletten für Hunde → S. 104
Anthelmin 230 mg/20 mg - Filmtabletten zum Eingeben für Katzen → S. 105
Canifelmin plus 50 mg/500 mg - Tabletten für Hunde und Katzen → S. 257
Canifelmin Plus XL 100 mg/1000 mg - Tabletten für Hunde → S. 257
Cazitel 230/20 mg - aromatisierte Filmtabletten für Katzen → S. 270
Cazitel - Tabletten für Hunde → S. 270
Cazitel XL - Tabletten für Hunde → S. 270
Cestem - Tabletten mit Geschmack für große Hunde → S. 287
Cestem - Tabletten mit Geschmack für mittelgroße und kleine Hunde → S. 288
Dolpac - Tabletten für kleine Hunde → S. 421
Dolpac - Tabletten für mittelgroße Hunde → S. 421
Dolpac - Tabletten für große Hunde → S. 421
Droncit Spot on 40 mg/ml - Lösung zum Auftragen auf die Haut für Katzen → S. 439
Drontal 230/20 mg - Filmtabletten zum Eingeben für Katzen → S. 439
Drontal Plus Tasty 150/144/50 mg - Tabletten für Hunde → S. 439
Drontal Plus Tasty XL 525/504/175 mg - Tabletten für Hunde → S. 439
Exitel 230/20 mg - aromatisierte Filmtabletten für Katzen → S. 541
Exitel Plus - Tabletten für Hunde → S. 541
Exitel Plus XL - Tabletten für Hunde → S. 541
Felimintic 80/20 mg - Tabletten für Katzen → S. 557
Plerion - Kautabletten für Hunde ab 5 kg → S. 1114
Prazitel Plus - Tabletten für Hunde → S. 1130
Prazitel Plus XL - Tabletten für Hunde → S. 1130
Profender 30 mg/7,5 mg - Lösung zum Auftropfen für kleine Katzen → S. 1150
Profender 60 mg/15 mg - Lösung zum Auftropfen für mittelgroße Katzen → S. 1150
Profender 85 mg/ml/21,4 mg/ml - Lösung zum Auftropfen für Katzen → S. 1150
Profender 96 mg/24 mg - Lösung zum Auftropfen für große Katzen → S. 1150
Profender 15 mg/3 mg - Tabletten mit veränderter Wirkstofffreisetzung für kleine Hunde → S. 1150
Profender 50 mg/10 mg - Tabletten mit veränderter Wirkstofffreisetzung für mittelgroße Hunde → S. 1150
Profender 150 mg/30 mg - Tabletten mit veränderter Wirkstofffreisetzung für große Hunde → S. 1150
Quanifen (50 mg Praziquantel/500 mg Fenbendazol) - Tabletten für Hunde und Katzen → S. 1173
Zipyran - Tabletten für Hunde → S. 1599
Zipyran XL - Tabletten für Hunde → S. 1599

QP52AA54 Epsiprantel, Kombinationen

QP52AB Organophosphat-Verbindungen

QP52AB01 Metrifonat

QP52AB02 Bromfenofos

QP52AB03 Dichlorvos

QP52AB04 Haloxon

QP52AB06 Naftalofos

QP52AB51 Metrifonat, Kombinationen

QP52AC Benzimidazol und verwandte Substanzen

QP52AC01 Triclabendazol

QP52AC02 Oxfendazol

Interzol 67,5 mg/g - Pulver zum Eingeben für Rinder, Schafe und Schweine → S. 719

QP52AC03 Parbendazol

QP52AC04 Thiophanat

QP52AC05 Fenbantel

Febantel 2,5% "AniMed Service" - Pulver zum Eingeben für Tiere → S. 553

QP52AC06 Netobimin

Hapadex 50 mg/ml - Suspension zum Eingeben für Schafe → S. 652

QP52AC07 Oxibendazol

QP52AC08 Cambendazol

QP52AC09 Mebendazol

QP52AC10 Thiabendazol

QP52AC11 Albendazol

Albendazol-aniMedica 100 mg/ml - Suspension zum Eingeben für Rinder → S. 56
Albex 200 mg/ml - Suspension zum Eingeben für Rinder → S. 56
Alphalben 100 mg/ml - Suspension zum Eingeben für Rinder und Schafe → S. 69
Valbazen 100 mg/ml - Suspension zum Eingeben für Rinder → S. 1489

QP52AC12 Flubendazol

Alphafluworm 50 mg/g - Arzneimittel-Vormischung zur Herstellung von Fütterungsarzneimitteln für Schweine und Hühner → S. 69
Flimabend 100 mg/g - Suspension zum Eingeben über das Trinkwasser für Hühner und Schweine → S. 574
Flimabo 100 mg/g - Suspension zum Eingeben über das Trinkwasser für Hühner und Schweine → S. 574
Flubenol 50 mg/g - Pulver zum Eingeben für Tiere → S. 580
Flubenol KH 44 mg/ml - Paste zum Eingeben für Katzen und Hunde → S. 580

QP52AC13 Fenbendazol

Gallifen 200 mg/ml - Suspension zum Eingeben über das Trinkwasser für Hühner und Fasane → S. 615
Panacur - Granulat für Rinder und Pferde → S. 1073
Panacur 4% - Pulver für Schweine → S. 1073
Panacur 100 mg/ml - Suspension zum Eingeben für Pferde und Rinder → S. 1073
Panacur 2,5% - Suspension zum Eingeben für Schafe → S. 1073
Panacur 250 mg - Tabletten für Hunde und Katzen → S. 1073
Panacur 250 mg - Tabletten für Schafe → S. 1073
Panacur 500 mg - Tabletten für Hunde → S. 1074
Panacur AquaSol 200 mg/ml Suspension zum Eingeben über das Trinkwasser für Schweine und Hühner → S. 1074
Panacur PetPaste 187,5 mg/g - Paste zum Eingeben für Hunde und Katzen → S. 1074
Panacur SR Bolus 12 g - intraruminales System für Rinder → S. 1074
Pigfen 40 mg/g - Arzneimittel-Vormischung zur Herstellung von Fütterungsarzneimitteln für Schweine → S. 1108
Pigfen 40 mg/g - Granulat für Schweine → S. 1108
Pigfen 200 mg/ml - Suspension zum Eingeben über das Trinkwasser für Schweine → S. 1108

QP52AC30 Kombinationen von Benzamidazole und verwandte Substanzen

QP52AC52 Oxfendazole, Kombinationen

QP52AC55 Febantel, Kombinationen

Drontal Junior 15 mg/ml + 5 mg/ml - Suspension zum Eingeben für Welpen und junge Hunde → S. 439
Endogard Plus Flavour - Tabletten für Hunde → S. 487
Endogard Plus XL - Tabletten für Hunde → S. 487

QP52AC57 Oxibendazol, Kombinationen

QP52AC59 Mebendazol, Kombinationen

Flukiver Combi 50 mg/ml + 75 mg/ml - Suspension zum Eingeben für Schafe und Lämmer → S. 584

QP52AE Imidazothiazole

QP52AE01 Levamisol

Chronomintic Retard Bolus 22,05 g - intraruminales System für Rinder → S. 293

QP52AE02 Tetramisol

QP52AE30 Kombinationen von Imidazolthiazole

QP52AE51 Levamisol, Kombinationen

QP52AE52 Tetramisol, Kombinationen

QP52AF Tetrahydropyrimidin-Derivate

QP52AF01 Morantel

QP52AF02 Pyrantel

Banminth - Paste zum Eingeben für Katzen → S. 171
Banminth - Paste zum Eingeben für Pferde → S. 171
Helminthex 425 mg/g - Paste zum Eingeben für Pferde → S. 655
Nematel-P 439 mg/g - Paste zum Eingeben für Pferde → S. 954

QP52AF03 Oxantel

QP52AF30 Kombinationen von Tetrahydropyrimidin-Derivaten

QP52AG Penol Derivate, inklusive Salicylanilide

QP52AG01 Dichlorophen

QP52AG02 Hexachlorophen

QP52AG03 Niclosamid

QP52AG04 Resorantel

QP52AG05 Rafoxanid

QP52AG06 Oxyclozanid

Distocur 34 mg/ml - Suspension zum Eingeben für Rinder und Schafe → S. 416
Oxyfluke 34 mg/ml - Suspension zum Eingeben für Rinder und Schafe → S. 1065

QP52AG07 Bithionol

QP52AG08 Nitroxinil

QP52AG09 Closantel

QP52AH Piperazin und Derivate

QP52AH01 Piperazin

QP52AH02 Diethylcarbamazin

QP52AX Andere Anthelmintika

QP52AX01 Nitroscanat

QP52AX02 Bunamidin hydrochlorid

QP52AX03 Phenothiazin

QP52AX04 Dibutyltindilaurat

QP52AX05 Destomycin A

QP52AX06 Halodon

QP52AX07 Butylchlorid

QP52AX08 Thiacetarsamid

QP52AX09 Monepantel

Zolvix 25 mg/ml - Lösung zum Eingeben für Schafe → S. 1607

QP52AX60 Emodepsid und Toltrazuril

Procox 0,9 mg/ml + 18 mg/ml - Suspension zum Eingeben für Hunde → S. 1149

QP52B ANDERE MITTEL GEGEN TREMATODEN

QP52C ANDERE MITTEL GEGEN NEMATODEN

QP52D ANDERE MITTEL GEGEN CESTODEN

QP52X ANDERE ANTHELMINTIKA

QP53 MITTEL GEGEN EKTOPARASITEN, INSEKTIZIDE UND REPELLENTIEN

QP53A EKTOPARASITEN FÜR TOPISCHEN GEBRAUCH, INKLUSIVE INSEKTIZIDE

QP53AA Schwefel haltige Mittel

QP53AA01 Mesulfen

QP53AA02 Cymiazol

QP53AB Chlor haltige Mittel

QP53AB01 Clofenotan

QP53AB02 Lindan

QP53AB03 Bromociclen

QP53AB04 Tosylchloramid

QP53AB51 Clofenotan, Kombinationen

QP53AB52 Lindan, Kombinationen

QP53AC Pyrethrine, inkl. synethetische Verbindungen

QP53AC01 Pyrethrum

QP53AC02 Bioallethrin

QP53AC03 Phenothrin

QP53AC04 Permethrin

Exspot 715 mg/ml - Lösung zum Auftragen auf die Haut für Hunde → S. 542

QP53AC05 Flumethrin

PolyVar Yellow 275 mg - imprägnierter Streifen für den Bienenstock → S. 1115

QP53AC06 Cyhalothrin

QP53AC07 Flucythrinat

QP53AC08 Cypermethrin

QP53AC10 Fluvalinat

QP53AC11 Deltamethrin

Butox Protect 7,5 mg/ml pour on - Suspension zum Übergießen für Rinder und Schafe → S. 236
Dectospot 10 mg/ml - Pour-on-Lösung zum Übergießen für Rinder und Schafe → S. 378
Deltanil 10 mg/ml - Pour-on Lösung zum Übergießen für Rinder und Schafe → S. 382
Deltatic 0,636 g - wirkstoffhaltiges Halsband für sehr kleine Hunde → S. 382
Deltatic 1,056 g - wirkstoffhaltiges Halsband für kleine bis mittelgroße Hunde → S. 382
Deltatic 1,304 g - wirkstoffhaltiges Halsband für große bis sehr große Hunde → S. 382
Insecinor 10 mg/ml - Spot-On-Lösung für Rinder und Schafe → S. 714
Prevendog 0,636 g - wirkstoffhaltiges Halsband für sehr kleine Hunde → S. 1141
Prevendog 1,056 g - wirkstoffhaltiges Halsband für kleine bis mittelgroße Hunde → S. 1141
Prevendog 1,304 g - wirkstoffhaltiges Halsband für große bis sehr große Hunde → S. 1141
Scalibor Protectorband 0,76 g - medikiertes Halsband für kleine und mittlere Hunde → S. 1280
Scalibor Protectorband 1,0 g - medikiertes Halsband für große Hunde → S. 1280
Spotinor 10 mg/ml Spot-On - Lösung für Rinder und Schafe → S. 1346

QP53AC12 Cyfluthrin

QP53AC13 Tetramethrin

QP53AC14 Fenvalerat

QP53AC15 Acrinathrin

QP53AC30 Kombinationen von Pyrethrine

QP53AC51 Pyrethrum, Kombinationen

QP53AC54 Permethrin, Kombinationen

Activyl Tick Plus 75 mg + 240 mg - Lösung zum Auftropfen auf die Haut für sehr kleine Hunde → S. 32
Activyl Tick Plus 150 mg + 480 mg - Lösung zum Auftropfen auf die Haut für kleine Hunde → S. 32
Activyl Tick Plus 300 mg + 960 mg - Lösung zum Auftropfen auf die Haut für mittlere Hunde → S. 32
Activyl Tick Plus 600 mg + 1920 mg - Lösung zum Auftropfen auf die Haut für große Hunde → S. 32
Activyl Tick Plus 900 mg + 2880 mg - Lösung zum Auftropfen auf die Haut für sehr große Hunde → S. 32
Advantix Spot-on - Lösung zum Auftropfen auf die Haut für Hunde bis 4 kg → S. 43
Advantix Spot-on - Lösung zum Auftropfen auf die Haut für Hunde über 4 bis 10 kg → S. 43
Advantix Spot-on - Lösung zum Auftropfen auf die Haut für Hunde über 10 bis 25 kg → S. 43
Advantix Spot-on - Lösung zum Auftropfen auf die Haut für Hunde über 25 kg bis 40 kg → S. 43
Advantix Spot-on - Lösung zum Auftropfen auf die Haut für Hunde über 40 kg bis 60 kg → S. 43
Ataxxa 200 mg/40 mg - Lösung zum Auftropfen für Hunde bis 4 kg → S. 140
Ataxxa 500 mg/100 mg - Lösung zum Auftropfen für Hunde von 4 kg bis 10 kg → S. 140
Ataxxa 1250 mg/250 mg - Lösung zum Auftropfen für Hunde von 10 kg bis 25 kg → S. 140
Ataxxa 2000 mg/400 mg - Lösung zum Auftropfen für Hunde über 25 kg → S. 140
Duowin - Spray zur Anwendung auf der Haut, Lösung für Hunde → S. 446
Effitix 26,8 mg/240 mg - Lösung zum Auftropfen für sehr kleine Hunde → S. 465
Effitix 67 mg/600 mg - Lösung zum Auftropfen für kleine Hunde → S. 465
Effitix 134 mg/1200 mg - Lösung zum Auftropfen für mittelgroße Hunde → S. 465
Effitix 268 mg/2400 mg - Lösung zum Auftropfen für große Hunde → S. 465
Effitix 402 mg/3600 mg - Lösung zum Auftropfen für sehr große Hunde → S. 466
Vectra 3D - Lösung zum Auftropfen auf die Haut für Hunde von 1,5-4 kg → S. 1506
Vectra 3D - Lösung zum Auftropfen auf die Haut für Hunde > 4-10 kg → S. 1506
Vectra 3D - Lösung zum Auftropfen auf die Haut für Hunde > 10-25 kg → S. 1506
Vectra 3D - Lösung zum Auftropfen auf die Haut für Hunde > 25-40 kg → S. 1506
Vectra 3D - Lösung zum Auftropfen auf die Haut für Hunde > 40 kg → S. 1506

QP53AC55 Flumethrin, Kombinationen

Frento forte Zecken- und Flohschutzband 1,25 g Propoxur + 0,28 g Flumethrin - Halsband für Katzen und kleine Hunde → S. 600
Frento forte Zecken- und Flohschutzband 4,50 g Propoxur + 1,013 g Flumethrin - Halsband für große Hunde → S. 600
Kiltix 1,25 g + 0,28 g - Halsband für Katzen und kleine Hunde → S. 759
Kiltix 3,02 g + 0,68 g - Halsband für mittelgroße Hunde → S. 759
Kiltix 4,50 g + 1,013 g - Halsband für große Hunde → S. 759
Seresto 1,25 g + 0,56 g - Halsband für Hunde <= 8 kg → S. 1291
Seresto 1,25 g + 0,56 g - Halsband für Katzen → S. 1291
Seresto 1,25 g + 0,56 g - Halsband für Katzen und Hunde <= 8 kg → S. 1291
Seresto 4,50 g + 2,03 g - Halsband für Hunde >8 kg → S. 1291

QP53AD Amidine

QP53AD01 Amitraz

Apitraz 500 mg - Imprägnierter Streifen für den Bienenstock für Honigbienen → S. 108
Apivar 500 mg - Amitraz-Imprägnierter Streifen für den Bienenstock für Honigbienen → S. 108

QP53AD51 Amitraz, Kombinationen

QP53AE Carbamate

QP53AE01 Carbaril

QP53AE02 Propoxur

Bolfo Flohschutz-Shampoo 1,1 mg/ml - Shampoo für Hunde → S. 208
Bolfo Zecken- und Flohschutzband braun für Katzen und kleine Hunde 1,234 g/ Halsband → S. 209
Bolfo Zecken- und Flohschutzband braun für große Hunde 4,442 g/Halsband → S. 209
Bolfo Zecken- und Flohschutz-Spray 2,5 mg/g für Hunde und Katzen → S. 209
Frento forte 1,1 mg/ml - Flohschutz-Shampoo für Hunde → S. 600
Frento forte 2,5 mg/g - Zecken- und Flohschutz-Spray für Hunde und Katzen → S. 600

QP53AE03 Bendiocarb

QP53AF Organphosphat Verbindungen

QP53AF01 Phoxim

ByeMite 500 mg/ml - Konzentrat zur Herstellung einer Sprühemulsion für Legehennen → S. 237
Sebacil 500 mg/ml - Konzentrat zur Herstellung einer Sprüh- und Waschemulsion für Schafe und Schweine → S. 1283

QP53AF02 Metrifonat

QP53AF03 Dimpylat

QP53AF04 Dichlorvos

QP53AF05 Heptenofos

QP53AF06 Phosmet

QP53AF07 Fention

QP53AF08 Coumafos

QP53AF09 Propetamphos

QP53AF10 Cythioat

QP53AF11 Bromophos

QP53AF12 Malathion

QP53AF13 Quintiophos

QP53AF14 Tetrachlorvinphos

QP53AF16 Bromfenvinphos

QP53AF54 Dichlorvos, Kombinationen

QP53AG ORGANISCHE SÄUREN

QP53AG01 Ameisensäure

AMO Varroxal 85% Ameisensäure - Lösung zum Verdunsten im Bienenstock für Honigbienen → S. 91
Formivar 60, 60 g Ameisensäure/100 g - Lösung für den Bienenstock für Honigbienen → S. 590
Formivar 85, 85 g Ameisensäure/100 g - Lösung für den Bienenstock für Honigbienen → S. 590

QP53AG02 Milchsäure

QP53AG03 Oxalsäure

API-Bioxal, 886 mg/g - Pulver zur Anwendung im Bienenstock → S. 107
Dany`s Bienen Wohl - Pulver und Lösung zur Herstellung einer Dispersion (39,4 mg/ml) zur Anwendung im Bienenstock für Honigbienen → S. 369
Oxuvar 5,7%, 41,0 mg/ml - Konzentrat zur Herstellung einer Lösung für Honigbienen → S. 1063
Oxybee - Pulver und Lösung zur Herstellung einer Dispersion (39,4 mg/ml) zur Anwendung im Bienenstock für Honigbienen → S. 1063

QP53AG30 Kombinationen

VarroMed 5 mg/ml + 44,0 mg/ml - Dispersion zur Anwendung an Bienenvölkern von Honigbienen → S. 1504
VarroMed 75 mg/ml + 660 mg/ml - Dispersion zur Anwendung an Bienenvölkern von Honigbienen → S. 1504

QP53AX Andere Mittel gegen Ektoparasiten für topischen Gebrauch

QP53AX01 Propoxur

QP53AX02 Fenvalerat

QP53AX03 Quassia

QP53AX04 Crotamiton

Veteusan 100 mg/ml - Emulsion zur Anwendung auf der Haut für Hunde → S. 1527

QP53AX11 Benzylbenzoat

QP53AX13 Nicotin

QP53AX14 Bromoprofylat

QP53AX15 Fipronil

Bob Martin Clear Spot on 50 mg - Lösung zum Auftropfen für Katzen → S. 208
Bob Martin Clear Spot on 67 mg - Lösung zum Auftropfen für kleine Hunde → S. 208
Bob Martin Clear Spot on 134 mg - Lösung zum Auftropfen für mittelgroße Hunde → S. 208
Bob Martin Clear Spot on 268 mg - Lösung zum Auftropfen für große Hunde → S. 208
Bob Martin Clear Spot on 402 mg - Lösung zum Auftropfen für sehr große Hunde → S. 208
Effipro 50 mg - Lösung zum Auftropfen für Katzen → S. 464
Effipro 67 mg - Lösung zum Auftropfen für kleine Hunde → S. 464
Effipro 134 mg - Lösung zum Auftropfen für mittelgroße Hunde → S. 464
Effipro 268 mg - Lösung zum Auftropfen für große Hunde → S. 464
Effipro 402 mg - Lösung zum Auftropfen für sehr große Hunde → S. 464
Effipro 2,5 mg/ml - Spray zur Anwendung auf der Haut, Lösung für Katzen und Hunde → S. 464
Eliminall 50 mg - Lösung zum Auftropfen für Katzen → S. 470
Eliminall 67 mg - Lösung zum Auftropfen für Hunde → S. 470
Eliminall 134 mg - Lösung zum Auftropfen für Hunde → S. 470
Eliminall 268 mg - Lösung zum Auftropfen für Hunde → S. 470
Eliminall 402 mg - Lösung zum Auftropfen für Hunde → S. 470
Eliminall 2,5 mg/ml - Spray zur Anwendung auf der Haut, Lösung für Katzen und Hunde → S. 470
Flevox 2,5 mg/ml - Spray zur Anwendung auf der Haut, Lösung für Katzen und Hunde → S. 574
Flevox 50 mg - Spot-on Lösung für Katzen → S. 574
Flevox 67 mg - Spot-on Lösung für kleine Hunde → S. 574
Flevox 134 mg - Spot-on Lösung für mittelgroße Hunde → S. 574
Flevox 268 mg Spot-on Lösung für große Hunde → S. 574
Frontline 0,5 ml - Pumpspray für Hunde und Katzen → S. 601
Frontline 1,5 ml - Pumpspray für Hunde und Katzen → S. 601
Frontline Spot on Hund L 268 mg Lösung zum Auftropfen auf die Haut für Hunde → S. 602
Frontline Spot on Hund M 134 mg Lösung zum Auftropfen auf die Haut für Hunde → S. 602
Frontline Spot on Hund S 67 mg Lösung zum Auftropfen auf die Haut für Hunde → S. 602
Frontline Spot on Katze 50 mg Lösung zum Auftropfen auf die Haut für Katzen → S. 602
Pestigon 50 mg - Lösung zum Auftropfen für Katzen → S. 1101
Pestigon 67 mg - Lösung zum Auftropfen für kleine Hunde → S. 1101
Pestigon 134 mg - Lösung zum Auftropfen für mittelgroße Hunde → S. 1101
Pestigon 268 mg - Lösung zum Auftropfen für große Hunde → S. 1101
Pestigon 402 mg - Lösung zum Auftropfen für sehr große Hunde → S. 1102

QP53AX16 Malachit grün

QP53AX17 Imidacloprid

Advantage 40 mg - Lösung zum Auftragen auf die Haut für Hunde → S. 42
Advantage 40 mg - Lösung zum Auftropfen auf die Haut für kleine Katzen und kleine Zierkaninchen → S. 42
Advantage 80 mg - Lösung zum Auftropfen auf die Haut für große Katzen und große Zierkaninchen → S. 42
Advantage 100 mg - Lösung zum Auftragen auf die Haut für Hunde → S. 42
Advantage 250 mg - Lösung zum Auftragen auf die Haut für Hunde → S. 42
Advantage 400 mg - Lösung zum Auftragen auf die Haut für Hunde → S. 42
Exidot 40 mg - Lösung zum Auftropfen für kleine Katzen, kleine Zierkaninchen und kleine Hunde → S. 540
Exidot 80 mg - Lösung zum Auftropfen für große Katzen und große Zierkaninchen → S. 540
Exidot 100 mg - Lösung zum Auftropfen für mittelgroße Hunde → S. 541
Exidot 250 mg - Lösung zum Auftropfen für große Hunde → S. 541
Exidot 400 mg - Lösung zum Auftropfen für sehr große Hunde → S. 541
Frento Forte Flohschutztropfen 40 mg - Lösung zum Auftropfen für kleine Hunde → S. 600
Frento Forte Flohschutztropfen 40 mg - Lösung zum Auftropfen für kleine Katzen → S. 600
Frento Forte Flohschutztropfen 80 mg - Lösung zum Auftropfen für große Katzen → S. 600
Frento Forte Flohschutztropfen 100 mg - Lösung zum Auftropfen für mittelgroße Hunde → S. 600
Frento Forte Flohschutztropfen 250 mg - Lösung zum Auftropfen für große Hunde → S. 600
Frento Forte Flohschutztropfen 400 mg - Lösung zum Auftropfen für sehr große Hunde → S. 600

QP53AX18 Calcium oxid

QP53AX19 Formaldehyd

QP53AX22 Thymol

Apiguard 25% - Gel zur Anwendung im Bienenstock → S. 107
Thymovar 15 g - Streifen für den Bienenstock, für Honigbie-

QP53BE03 Sarolaner

MiPet Easecto 5 mg - Kautabletten für Hunde 1,3-2,5 kg → S. 908
MiPet Easecto 10 mg - Kautabletten für Hunde >2,5-5 kg → S. 908
MiPet Easecto 20 mg - Kautabletten für Hunde >5-10 kg → S. 908
MiPet Easecto 40 mg - Kautabletten für Hunde >10-20 kg → S. 909
MiPet Easecto 80 mg - Kautabletten für Hunde >20-40 kg → S. 909
MiPet Easecto 120 mg - Kautabletten für Hunde >40-60 kg → S. 909
Simparica 5 mg - Kautabletten für Hunde 1,3-2,5 kg → S. 1312
Simparica 10 mg - Kautabletten für Hunde >2,5-5 kg → S. 1312
Simparica 20 mg - Kautabletten für Hunde >5-10 kg → S. 1313
Simparica 40 mg - Kautabletten für Hunde >10-20 kg → S. 1313
Simparica 80 mg - Kautabletten für Hunde >20-40 kg → S. 1313
Simparica 120 mg - Kautabletten für Hunde >40-60 kg → S. 1313

QP53BE04 Lotilaner

Credelio 12 mg - Kautabletten für Katzen (0,5-2,0 kg) → S. 350
Credelio 48 mg - Kautabletten für Katzen (>2,0-8,0 kg) → S. 350
Credelio 56 mg - Kautabletten für Hunde (1,3-2,5 kg) → S. 350
Credelio 112 mg - Kautabletten für Hunde (>2,5-5,5 kg) → S. 350
Credelio 225 mg - Kautabletten für Hunde (>5,5-11 kg) → S. 350
Credelio 450 mg - Kautabletten für Hunde (>11-22 kg) → S. 350
Credelio 900 mg - Kautabletten für Hunde (>22-45 kg) → S. 350

QP53BX Andere Mittel gegen Ektoparasiten, systemische Anwendung

QP53BX02 Nitenpyram

Capstar 11,4 mg - Tabletten für Katzen und kleine Hunde → S. 259
Capstar 57 mg - Tabletten für große Hunde → S. 260

QP53BX03 Spinosad

Comfortis 90 mg - Kautabletten für Hunde und Katzen → S. 336
Comfortis 140 mg - Kautabletten für Hunde und Katzen → S. 336
Comfortis 180 mg - Kautabletten für Hunde und Katzen → S. 336
Comfortis 270 mg - Kautabletten für Hunde und Katzen → S. 336
Comfortis 425 mg - Kautabletten für Hunde und Katzen → S. 336
Comfortis 665 mg - Kautabletten für Hunde → S. 336
Comfortis 1040 mg - Kautabletten für Hunde → S. 337
Comfortis 1620 mg - Kautabletten für Hunde → S. 337

QP53G REPELLENTIEN

QP53GX Verschiedene Repellentien

QP53GX01 Diethyltoluamid

QP53GX02 Dimethylphtalat

QP53GX03 Dibutylsuccinat

QP53GX04 Ethohexadiol

QP54 MITTEL GEGEN ENDEKTOZIDE

QP54A MAKROCYCLISCHE LACTONE

QP54AA Avermectine

QP54AA01 Ivermectin

Agrimec 1 mg/g - Pulver zum Eingeben für Schweine → S. 52
Bimectin 10 mg/ml - Injektionslösung für Rinder, Schafe und Schweine → S. 197
Bimectin 18,7 mg/g - Paste zum Eingeben für Pferde → S. 197
Ecomectin 10 mg/ml - Injektionslösung für Rinder, Schafe und Schweine → S. 460
Eraquell 18,7 mg/g - Paste zum Eingeben für Pferde → S. 506
Eraquell Tabs 20 mg - Kautabletten für Pferde → S. 507
Ivermectin "AniMed Service" 6 mg/g - Pulver zum Eingeben für Schweine → S. 735
Ivertin 10 mg/ml - Injektionslösung für Rinder und Schweine → S. 735
Ivomec 10 mg/ml - Injektionslösung für Rinder, Schafe und Schweine → S. 735
Ivomec-P Paste zum Eingeben für Pferde → S. 736
Ivomec Pour-On 5 mg/ml - Lösung zum Übergießen für Rinder → S. 736
Ivomec Prämix - Arzneimittelvormischung zur Herstellung von Fütterungsarzneimitteln für Schweine → S. 736
Nexmectin 18,7 mg/g - Paste zum Eingeben für Pferde → S. 971
Noromectin - Injektionslösung für Rinder, Schafe und Schweine → S. 992
Noromectin 1,87% - orale Paste für Pferde → S. 992
Noromectin 5 mg/ml - Lösung zum Übergießen für Rinder → S. 992
Sumex 5 mg/ml Pour On - Lösung zum Auftragen auf die Haut für Rinder → S. 1364
Virbamec 10 mg/ml - Injektionslösung für Rinder, Schafe und Schweine → S. 1543

QP54AA02 Abamectin

QP54AA03 Doramectin

Dectomax 5 mg/ml - Lösung zum Aufgießen für Rinder → S. 378
Dectomax 10 mg/ml - Injektionslösung für Rinder, Schafe und Schweine → S. 378
Taurador 5 mg/ml - Pour-on-Lösung zum Übergießen für Rinder → S. 1394

QP54AA04 Eprinomyctin

Elivec 5 mg/ml - Lösung zum Übergießen für Rinder → S. 470
Eprecis 20 mg/ml - Injektionslösung für Rinder → S. 502
Eprinex Multi 5 mg/ml - Lösung zum Übergießen für Rinder, Schafe und Ziegen → S. 503
Eprinex Pour-on, 5 mg/ml - Lösung zum Übergießen für Rinder → S. 503
Eprizero 5 mg/ml - Lösung zum Übergießen für Rinder → S. 503
Neoprinil Pour-on 5 mg/ml - Lösung zum Übergießen für Rinder → S. 958
Zeromectin 5 mg/ml - Lösung zum Übergießen für Mast- und Milchrinder → S. 1595

QP54AA05 Selamectin

Chanhold 15 mg - Lösung zum Auftropfen für Katzen und Hunde <2,5 kg → S. 290
Chanhold 30 mg - Lösung zum Auftropfen für Hunde 2,6-5,0 kg → S. 291
Chanhold 45 mg - Lösung zum Auftropfen für Katzen 2,6-7,5 kg → S. 291
Chanhold 60 mg - Lösung zum Auftropfen für Hunde 5,1-10,0 kg → S. 291
Chanhold 60 mg - Lösung zum Auftropfen für Katzen 7,6-10,0 kg → S. 291
Chanhold 120 mg - Lösung zum Auftropfen für Hunde 10,1-20,0 kg → S. 291
Chanhold 240 mg - Lösung zum Auftropfen für Hunde 20,1-40,0 kg → S. 291
Chanhold 360 mg - Lösung zum Auftropfen für Hunde 40,1-60,0 kg → S. 291
Evicto 15 mg - Lösung zum Auftropfen für Katzen und Hunde <= 2,5 kg → S. 535
Evicto 30 mg - Lösung zum Auftropfen für Katzen und Hunde 2,6 - 5,0 kg → S. 535
Evicto 45 mg - Lösung zum Auftropfen für Katzen 2,6 - 7,5 kg → S. 535
Evicto 60 mg - Lösung zum Auftropfen für Hunde 5,1 - 10,0 kg → S. 536
Evicto 60 mg - Lösung zum Auftropfen für Katzen 7,6 - 10,0 kg → S. 536
Evicto 120 mg - Lösung zum Auftropfen für Hunde 10,1 - 20,0 kg → S. 536
Evicto 240 mg - Lösung zum Auftropfen für Hunde 20,1 - 40,0 kg → S. 536
Evicto 360 mg - Lösung zum Auftropfen für Hunde 40,1 - 60,0 kg → S. 536
Stronghold 15 mg - Lösung zum Auftropfen für Katzen und Hunde <2,5 kg → S. 1357
Stronghold 30 mg - Lösung zum Auftropfen für Hunde 2,6-5,0 kg → S. 1357
Stronghold 45 mg - Lösung zum Auftropfen für Katzen 2,6-7,5 kg → S. 1357
Stronghold 60 mg - Lösung zum Auftropfen für Hunde 5,1-10,0 kg → S. 1357
Stronghold 60 mg - Lösung zum Auftropfen für Katzen 7,6-10,0 kg → S. 1357
Stronghold 120 mg - Lösung zum Auftropfen für Hunde

10,1-20,0 kg → S. 1357
Stronghold 240 mg - Lösung zum Auftropfen für Hunde 20,1-40,0 kg → S. 1358
Stronghold 360 mg - Lösung zum Auftropfen für Hunde 40,1-60,0 kg → S. 1358

QP54AA06 Emamectin

QP54AA51 Ivermectin, Kombinationen

Closamectin 5 mg/ml + 200 mg/ml Pour-on - Lösung zum Übergießen für Rinder → S. 323
Equimax - Gel zum Eingeben für Pferde → S. 504
Equimax Tabs, 150 mg/20 mg - Kautabletten für Pferde → S. 504
Eqvalan Duo - Paste zum Eingeben bei Pferden → S. 506
Noromectin Praziquantel Duo 18,7 mg/g + 140,3 mg/g - Paste zum Eingeben für Pferde → S. 992

QP54AA52 Abamectin, Kombinationen

QP54AA54 Eprinomectin, Kombinationen

Broadline Spot on Lösung für Katzen <2,5 kg → S. 222
Broadline Spot on Lösung für Katzen 2,5-7,5 kg → S. 222

QP54AA55 Selamectin, Kombinationen

Felisecto Plus 15 mg/2,5 mg - Lösung zum Auftropfen für Katzen <= 2,5 kg → S. 557
Felisecto Plus 30 mg/5 mg - Lösung zum Auftropfen für Katzen > 2,5-5 kg → S. 557
Felisecto Plus 60 mg/10 mg - Lösung zum Auftropfen für Katzen > 5-10 kg → S. 557
Stronghold Plus 15 mg/2,5 mg - Lösung zum Auftropfen für Katzen <= 2,5 kg → S. 1358
Stronghold Plus 30 mg/5 mg - Lösung zum Auftropfen für Katzen >2,5-5 kg → S. 1358
Stronghold Plus 60 mg/10 mg - Lösung zum Auftropfen für Katzen >5-10 kg → S. 1358

QP54AB Milbemycine

QP54AB01 Milbemycin

QP54AB02 Moxidectin

Cydectin 1 mg/ml - Lösung zum Eingeben für Schafe → S. 359
Cydectin 5 mg/ml Pour-on - Lösung zum Übergießen für Rinder → S. 359
Equest orales Gel 18,92 mg/g - Gel zum Eingeben für Pferde und Ponys → S. 503
Moxidectin Chanelle 1 mg/ml - Lösung zum Eingeben für Schafe → S. 926
Ridamec 1 mg/ml - Lösung zum Eingeben für Schafe → S. 1232

QP54AB51 Milbemycin, Kombinationen

Mektix 2,5 mg/25 mg - Kautabletten für kleine Hunde und Welpen mit einem Gewicht von mindestens 0,5 kg → S. 865
Mektix 12,5 mg/125 mg - Kautabletten für Hunde mit einem Gewicht von mindestens 5 kg → S. 865
Mektix Chewable 4 mg/10 mg - Filmtabletten für kleine Katzen und Katzenwelpen mit einem Gewicht von mindestens 0,5 kg → S. 865
Mektix Chewable 16 mg/40 mg - Filmtabletten für Katzen mit einem Gewicht von mindestens 2 kg → S. 866
Milbactor 2,5 mg/25 mg - Tabletten für kleine Hunde und Welpen mit einem Gewicht von mindestens 0,5 kg → S. 902
Milbactor 4 mg/10 mg - Filmtabletten für kleine Katzen und Katzenwelpen mit einem Gewicht von mindestens 0,5 kg → S. 902
Milbactor 12,5 mg/125 mg - Tabletten für Hunde mit einem Gewicht von mindestens 5 kg → S. 902
Milbactor 16 mg/40 mg - Filmtabletten für Katzen mit einem Gewicht von mindestens 2 kg → S. 902
Milbemax - Filmtabletten für kleine Katzen und Katzenwelpen ab 0,5 kg → S. 902
Milbemax - Filmtabletten für Katzen ab 2 kg → S. 902
Milbemax - Kautabletten für kleine Hunde und Welpen → S. 903
Milbemax - Kautabletten für Hunde → S. 903
Milbemax -Tabletten für kleine Hunde und Welpen ab 0,5 kg → S. 903
Milbemax -Tabletten für Hunde ab 5 kg → S. 903
Milpro 2,5 mg/25 mg - Filmtabletten für kleine Hunde und Welpen → S. 904
Milpro 4 mg/10 mg - Filmtabletten für kleine Katzen und Katzenwelpen → S. 904
Milpro 12,5 mg/125 mg - Filmtabletten für Hunde → S. 904
Milpro 16 mg/40 mg - Filmtabletten für Katzen → S. 904
Nexgard Spectra 9 mg/2 mg - Kautabletten für Hunde 2-3,5 kg → S. 969
Nexgard Spectra 19 mg/4 mg - Kautabletten für Hunde >3,5-7,5 kg → S. 970
Nexgard Spectra 38 mg/8 mg - Kautabletten für Hunde >7,5-15 kg → S. 970
Nexgard Spectra 75 mg/15 mg - Kautabletten für Hunde >15-30 kg → S. 970
Nexgard Spectra 150 mg/30 mg - Kautabletten für Hunde >30-60 kg → S. 970

QP54AB52 Moxidectin, Kombinationen

Advocate 40 mg + 4 mg - Lösung zum Auftropfen für kleine Katzen und Frettchen → S. 44
Advocate 40 mg + 10 mg - Lösung zum Auftropfen für kleine Hunde → S. 44
Advocate 80 mg + 8 mg - Lösung zum Auftropfen für große Katzen → S. 45
Advocate 100 mg + 25 mg - Lösung zum Auftropfen für mittelgroße Hunde → S. 45
Advocate 250 mg + 62,5 mg - Lösung zum Auftropfen für große Hunde → S. 45
Advocate 400 mg + 100 mg - Lösung zum Auftropfen für sehr große Hunde → S. 45
Bravecto Plus 112,5 mg/5,6 mg - Lösung zum Auftropfen auf die Haut für kleine Katzen (1,2-2,8 kg) → S. 217
Bravecto Plus 250 mg/12,5 mg - Lösung zum Auftropfen auf die Haut für mittelgroße Katzen (>2,8-6,25 kg) → S. 217
Bravecto Plus 500 mg/25 mg - Lösung zum Auftropfen auf die Haut für große Katzen (>6,25-12,5 kg) → S. 217
Cydectin TriclaMox 1 mg/ml + 50 mg/ml - Lösung zum Eingeben für Schafe → S. 359
Cydectin TriclaMox 5 mg/ml + 200 mg/ml - Lösung zum Aufgießen für Rinder → S. 359
Equest Pramox 19,5 mg/g + 121,7 mg/g - Gel zum Eingeben für Pferde → S. 503
Prinocate 40 mg/4 mg - Lösung zum Auftropfen für kleine Katzen und Frettchen → S. 1146
Prinocate 40 mg/10 mg - Lösung zum Auftropfen für kleine Hunde → S. 1146
Prinocate 80 mg/8 mg - Lösung zum Auftropfen für große Katzen → S. 1146
Prinocate 100 mg/25 mg - Lösung zum Auftropfen für mittelgroße Hunde → S. 1146
Prinocate 250 mg/62,5 mg - Lösung zum Auftropfen für große Hunde → S. 1146
Prinocate 400 mg/100 mg - Lösung zum Auftropfen für sehr große Hunde → S. 1146
Simparica Trio - Kautabletten für Hunde 1,25-2,5 kg → S. 1313
Simparica Trio - Kautabletten für Hunde >2,5-5 kg → S. 1313
Simparica Trio - Kautabletten für Hunde >5-10 kg → S. 1313
Simparica Trio - Kautabletten für Hunde >10-20 kg → S. 1313
Simparica Trio - Kautabletten für Hunde >20-40 kg → S. 1313
Simparica Trio - Kautabletten für Hunde >40-60 kg → S. 1314

QP54AX Andere makrocyclische Lactone

QR RESPIRATIONSTRAKT

QR01 RHINOLOGIKA

QR01A DEKONGESTIVA UND ANDERE RHINOLOGIKA ZUR TOPISCHEN ANWENDUNG

QR01AA Sympathomimetika, rein

QR01AA02 Cyclopentamin

QR01AA03 Ephedrin

QR01AA04 Phenylephrin

QR01AA05 Oxymetazolin

QR01AA06 Tetryzolin

QR01AA07 Xylometazolin

QR01AA08 Naphazolin

QR01AA09 Tramazolin

QR01AA10 Metizolin

QR01AA11 Tuaminoheptan

QR01AA12 Fenoxazolin

QR01AA13 Tymazolin

QR01AA14 Epinephrin

QR01AB Sympathomimetika, Kombinationen exkl. Corticosteroide

QR01AB01 Phenylephrin

QR01AB02 Naphazolin

QR01AB03 Tetryzolin

QR01AB05 Ephedrin

QR01AB06 Xylometazolin

QR01AB07 Oxymetazolin

QR01AB08 Tuaminoheptan

QR01AC Antiallergika, exkl. Corticosteroide

QR01AC01 Cromoglicinsäure

QR01AC02 Levocabastin

QR01AC03 Azelastin

QR01AC04 Antazolin

QR01AC05 Spagluminsäure

QR01AC06 Thonzylamin

QR01AC07 Nedocromil

QR01AC51 Cromoglicinsäure, Kombinationen

QR01AD Corticosteroide

QR01AD01 Beclometason

QR01AD02 Prednisolon

QR01AD03 Dexamethason

QR01AD04 Flunisolid

QR01AD05 Budesonid

QR01AD06 Betamethason

QR01AD07 Tixocortol

QR01AD08 Fluticason

QR01AD09 Mometason

QR01AD11 Triamcinolon

QR01AD52 Prednisolon, Kombinationen

QR01AD53 Dexamethason, Kombinationen

QR01AD57 Tixocortol, Kombinationen

QR01AD60 Hydrocortison, Kombinationen

QR01AX Andere Rhinologika

QR01AX01 Calciumhexaminthiocyanat

QR01AX02 Retinol

QR01AX03 Ipratropiumbromid

QR01AX05 Ritiometan

QR01AX06 Mupirocin

QR01AX07 Hexamidin

QR01AX08 Framycetin

QR01AX09 Hyaluronic Acid

QR01AX10 Verschiedene

QR01AX30 Kombinationen

QR01B NASALE DEKONGESTIVA ZUR SYSTEMISCHEN ANWENDUNG

QR01BA Sympathomimetika

QR01BA01 Phenylpropanolamin

QR01BA02 Pseudoephedrin

QR01BA03 Phenylephrin

QR01BA51 Phenylpropanolamin, Kombinationen

QR01BA52 Pseudoephedrin, Kombinationen

QR01BA53 Phenylephrin, Kombinationen

QR02 HALS- UND RACHENTHERAPEUTIKA

QR02A HALS- UND RACHENTHERAPEUTIKA

QR02AA ANTISEPTIKA

QR02AA01 Ambazon

QR02AA02 Dequalinium

QR02AA03 Dichlorbenzylalkohol

QR02AA05 Chlorhexidin

QR02AA06 Cetylpyridinium

QR02AA09 Benzethonium

QR02AA10 Myristalbenzalkonium

QR02AA11 Chlorquinaldol

QR02AA12 Hexylresorcinol

QR02AA13 Acriflaviniumchlorid

QR02AA14 Oxychinolin

QR02AA15 Polyvidon-Iod

QR02AA16 Benzalkonium

QR02AA17 Cetrimonium

QR02AA18 Hexamidin

QR02AA19 Phenol

QR02AA20 Verschiedene

QR02AA21 Octenidin

QR02AB Antibiotika

QR02AB01 Neomycin

QR02AB02 Tyrothricin

QR02AB03 Fusafungin

QR02AB04 Bacitracin

QR02AB30 Gramicidin

QR02AD Lokalanästhetika

QR02AD01 Benzocain

QR02AD02 Lidocain

Intubeaze 20 mg/ml - Spray zur Anwendung im Rachenraum und am Kehlkopf, Lösung für Katzen *→ S. 721*

QR02AD03 Cocain

QR02AD04 Dyclonin

QR02AX Andere Hals- und Rachentherapeutika

QR02AX01 Flurbiprofen

QR02AX02 Ibuprofen

QR02AX03 Benzydamin

QR03 MITTEL BEI OBSTRUKTIVEN ATEMWEGSERKRANKUNGEN

QR03A Inhalative Sympathomimetika

QR03AA Alpha- und Beta-Adrenorezeptor-Agonisten

QR03AA01 Epinephrin

QR03AB Nichtselektive BetaAdrenorezeptor-Agonisten

QR03AB02 Isoprenalin

QR03AB03 Orciprenalin

QR03AC Selektive Beta2-Adrenorezeptor-Agonisten

QR03AC02 Salbutamol

QR03AC03 Terbutalin

QR03AC04 Fenoterol

QR03AC05 Rimiterol

QR03AC06 Hexoprenalin

QR03AC07 Isoetarin

QR03AC08 Pirbuterol

QR03AC09 Tretoquinol

QR03AC10 Carbuterol

QR03AC11 Tulobuterol

QR03AC12 Salmeterol

QR03AC13 Formoterol

QR03AC14 Clenbuterol

QR03AC15 Reproterol

QR03AC16 Procaterol

QR03AC17 Bitolterol

QR03AH Kombinationen von Sympathomimetika

QR03AK Sympathomimetika u.andere Mittel bei obstruktiven Atemwegserkrankungen

QR03AK01 Epinephrine und andere Mittel bei obstruktiven Atemwegserkrankungen

QR03AK02 Isoprenalin und andere Mittel bei obstruktiven Atemwegserkrankungen

QR03AK03 Fenoterol und andere Mittel bei obstruktiven Atemwegserkrankungen

QR03AK04 Salbutamol und andere Mittel bei obstruktiven Atemwegserkrankungen

QR03AK05 Reproterol und andere Mittel bei obstruktiven Atemwegserkrankungen

QR03AK06 Salmeterol und andere Mittel bei obstruktiven Atemwegserkrankungen

QR03AK07 Formoterol und andere Mittel bei obstruktiven Atemwegserkrankungen

QR03AK12 Salmeterol und Budesonid

QR03AK13 Salbutamol und Beclomethason

QR03AK14 Indacaterol und Mometason

QR03AL Sympathomim. i.Komb.m.Anticholinerg. inkl.Dreifach-Komb. m.Corticost.

QR03AL01 Fenoterol und Ipratropium bromid

QR03AL02 Salbutamol und Ipratropium bromid

QR03AL03 Vilanterol und Umeclidinium bromid

QR03AL04 Indacaterol und Glycopyrronium bromid

QR03AL05 Formoterol und Aclidinium bromid

QR03AL06 Olodaterol und Tiotropium bromid

QR03AL07 Formoterol und Glycopyrronium bromid

QR03AL08 Vilanterol, Umeclidinium bromid und Fluticason furoat

QR03AL09 Formoterol, Glycopyrronium bromid und Beclomethason

QR03AL10 Formoterol und Tiotropium bromid

QR03AL11 Formoterol, Glycopyrronium bromid und Budesonid

QR03AL12 Indacaterol, Glycopyrronium bromid und Mometason

QR03B ANDERE INHALATIVE MITTEL BEI OBSTRUKTIVEN ATEMWEGSERKRANKUNGEN

QR03BA Glucocorticoide

QR03BA01 Beclometason

QR03BA02 Budesonid

QR03BA03 Flunisolid

QR03BA04 Betamethason

QR03BA05 Fluticason

QR03BA06 Triamcinolon

QR03BA07 Mometason

QR03BA08 Ciclesonid

Aservo EquiHaler 343 Mikrogramm/Sprühstoß - Inhalationslösung für Pferde → S. 134

QR03BB Anticholinergika

QR03BB01 Ipratropiumbromid

QR03BB02 Oxitropiumbromid

QR03BB03 Stechapfel-haltige Zubereitungen

QR03BB04 Tiotropiumbromid

QR03BB08 Revefenacin

QR03BC Antiallergika, exkl. Corticosteroide

QR03BC01 Cromoglicinsäure

QR03BC03 Nedocromil

QR03BX Andere inhaltive Mittel bei obstruktiven Atemwegserkrankungen

QR03BX01 Fenspirid

QR03C SYMPATHOMIMETIKA ZUR SYSTEMISCHEN ANWENDUNG

QR03CA Alpha- und Beta-Adrenorezeptor-Agonisten

QR03CA02 Ephedrin

QR03CB Nichtselektive Beta-Adrenorezeptor-Agonisten

QR03CB01 Isoprenalin

QR03CB02 Methoxyphenamin

QR03CB03 Orciprenalin

QR03CB51 Isoprenalin, Kombinationen

QR03CB53 Orciprenalin, Kombinationen

QR03CC Selektive Beta2-Adrenorezeptor-Agonisten

QR03CC02 Salbutamol

QR03CC03 Terbutalin

QR03CC04 Fenoterol

QR03CC05 Hexoprenalin

QR03CC06 Isoetarin

QR03CC07 Pirbuterol

QR03CC08 Procaterol

QR03CC09 Tretoquinol

QR03CC10 Carbuterol

QR03CC11 Tulobuterol

QR03CC12 Bambuterol

QR03CC13 Clenbuterol

Dilaterol 25 Mikrogramm/ml - Sirup für Pferde → S. 410
Equipulmin 25 Mikrogramm/ml - Sirup für Pferde → S. 505
Ventipulmin 0,025 mg/ml - Gel zum Eingeben für Pferde → S. 1518
Ventipulmin 16 µg/g - Granulat zum Eingeben für Pferde → S. 1518

QR03CC14 Reproterol

QR03CC53 Terbutalin, Kombinationen

QR03CC63 Clenbuterol und Ambroxol

QR03CC90 Clenbuterol, Kombinationen

Venti Plus - Granulat zum Eingeben für Pferde → S. 1517

QR03CK Sympathomimetika u.andere Mittel bei obstruktiven Atemwegserkrankungen

QR03D ANDERE MITTEL BEI OBSTRUKTIVEN ATEMWEGSERKRANKUNGEN Z.SYSTEM.ANWENDUNG

QR03DA Xanthine

QR03DA01 Diprophyllin

QR03DA02 Cholintheophyllinat

QR03DA03 Proxyphyllin

QR03DA04 Theophyllin

QR03DA05 Aminophyllin

QR03DA06 Etamiphyllin

QR03DA07 Theobromin

QR03DA08 Bamifyllin

QR03DA09 Acefyllinpiperazin

QR03DA10 Bufyllin

QR03DA11 Doxofyllin

QR03DA12 Mepyramin theophyllinacetat

QR03DA20 Kombinationen von Xanthinen

QR03DA51 Diprophyllin, Kombinationen

QR03DA54 Theophyllin, Kombinationen exkl. Psycholeptika

QR03DA55 Aminophyllin, Kombinationen

QR03DA57 Theobromin, Kombinationen

QR03DA74 Theophyllin, Kombinationen mit Psycholeptika

QR03DA90 Propentofyllin

QR03DB Xanthine und Sympathomimetika

QR03DB01 Diprophyllin und Sympathomimetika

QR03DB02 Cholintheophyllinat und Sympathomimetika

QR03DB03 Proxyphyllin und Sympathomimetika

QR03DB04 Theophyllin und Sympathomimetika

QR03DB05 Aminophyllin und Sympathomimetika

QR03DB06 Etamiphyllin und Sympathomimetika

QR03DC Leukotrienrezeptor-Antagonisten

QR03DC01 Zafirlukast

QR03DC02 Pranlukast

QR03DC03 Montelukast

QR03DC04 Ibudilast

QR03DX Andere Mittel bei obstruktiven Atemwegserkrankungen z.system.Anwendung

QR03DX01 Amlexanox

QR03DX02 Eprozinol

QR03DX03 Fenspirid

QR03DX05 Omalizumab

QR03DX06 Seratrodast

QR03DX07 Roflumilast

QR03DX08 Reslizumab

QR03DX09 Mepolizumab

QR03DX10 Benralizumab

QR05 HUSTEN- UND ERKÄLTUNGSPRÄPARATE

QR05C EXPEKTORANZIEN, EXKL. KOMBINATIONEN MIT ANTITUSSIVA

QR05CA Expectoranzien

QR05CA01 Tyloxapol

QR05CA02 Kaliumiodid

QR05CA03 Guaifenesin

QR05CA04 Ipecacuanha

QR05CA05 Eibischwurzel

QR05CA06 Senega

QR05CA07 Antimonpentasulfid

QR05CA08 Kreosot

QR05CA09 Guajacolsulfonat

QR05CA10 Kombinationen

QR05CA11 Levoverbenon

QR05CB Mukolytika

QR05CB01 Acetylcystein

QR05CB02 Bromhexin

QR05CB03 Carbocistein

QR05CB04 Eprazinon

QR05CB05 Mesna

QR05CB06 Ambroxol

QR05CB07 Sobrerol

QR05CB08 Domiodol

QR05CB09 Letostein

QR05CB10 Kombinationen

QR05CB11 Stepronin

QR05CB13 Dornase alfa (Desoxyribonuclease)

QR05CB14 Neltenexin

QR05CB15 Erdostein

QR05CB90 Dembrexin hydrochlorid

QR05D ANTITUSSIVA, EXKL. KOMBINATIONEN MIT EXPEKTORANZIEN

QR05DA Opium-Alkaloide und Derivate

QR05DA01 Ethylmorphin

QR05DA03 Hydrocodon

QR05DA04 Codein

QR05DA05 Opium-Alkaloide mit Morphin

QR05DA06 Normethadon

QR05DA07 Noscapin

QR05DA08 Pholcodin

QR05DA09 Dextromethorphan

QR05DA10 Thebacon

QR05DA11 Dimemorfan

QR05DA12 Acetyldihydrocodeine

QR05DA20 Kombinationen

QR05DA90 Butorphanol

QR05DB Andere Antitussiva

QR05DB01 Benzonatat

QR05DB02 Benproperin

QR05DB03 Clobutinol

QR05DB04 Isoaminil

QR05DB05 Pentoxyverin

QR05DB07 Oxolamin

QR05DB09 Oxeladin

QR05DB10 Clofedanol

QR05DB11 Pipazetat

QR05DB12 Bibenzoniumbromid

QR05DB13 Butamirat

QR05DB14 Fedrilat

QR05DB15 Zipeprol

QR05DB16 Dibunat

QR05DB17 Droxypropin

QR05DB18 Prenoxdiazin

QR05DB19 Dropropizin

QR05DB20 Kombinationen

QR05DB21 Cloperastin

QR05DB22 Meprotixol

QR05DB23 Piperidion

QR05DB24 Tipepidin

QR05DB25 Morclofon

QR05DB26 Nepinalon

QR05DB27 Levodropropizin

QR05DB28 Dimethoxanate

QR05F ANTITUSSIVA UND EXPEKTORANZIEN, KOMBINATIONEN

QR05FA Opium-Derivate und Expektoranzien

QR05FA01 Opium-Derivate und Mukolytika

QR05FA02 Opium-Derivate und Expektoranzien

QR05FB Andere Antitussiva und Expektoranzien

QR05FB01 Antitussiva und Mukolytika

QR05FB02 Antitussiva und Expektoranzien

QR05X ANDERE KOMBINATIONSPRÄPARATE GEGEN ERKÄLTUNGSKRANKHEITEN

QR06 ANTIHISTAMINIKA ZUR SYSTEMISCHEN ANWENDUNG

QR06A ANTIHISTAMINIKA ZUR SYSTEMISCHEN ANWENDUNG

QR06AA Aminoalkylether

QR06AA01 Bromazin

QR06AA02 Diphenhydramin

QR06AA04 Clemastin

QR06AA06 Chlorphenoxamin

QR06AA07 Diphenylpyralin

QR06AA08 Carbinoxamin

QR06AA09 Doxylamin

QR06AA52 Diphenhydramin, Kombinationen
QR06AA54 Clemastin, Kombinationen
QR06AA56 Chlorphenoxamin, Kombinationen
QR06AA57 Diphenylpyralin, Kombinationen
QR06AA59 Doxylamin, Kombinationen
QR06AB Substituierte Alkylamine
QR06AB01 Brompheniramin
QR06AB02 Dexchlorpheniramin
QR06AB03 Dimetinden
QR06AB04 Chlorpheniramin
Ancesol 10 mg/ml - Injektionslösung für Rinder → S. 100
QR06AB05 Pheniramin
QR06AB06 Dexbrompheniramin
QR06AB07 Talastin
QR06AB51 Brompheniramin, Kombinationen
QR06AB52 Dexchlorpheniramin, Kombinationen
QR06AB54 Chlorphenamin, Kombinationen
QR06AB56 Dexbrompheniramin, Kombinationen
QR06AC Substituierte Ethylendiamine
QR06AC01 Mepyramin
QR06AC02 Histapyrrodin
QR06AC03 Chloropyramin
QR06AC04 Tripelennamin
QR06AC05 Methapyrilen
QR06AC06 Thonzylamin
QR06AC52 Histapyrrodin, Kombinationen
QR06AC53 Chloropyramin, Kombinationen
QR06AD Phenothiazin-Derivate
QR06AD01 Alimemazin
QR06AD02 Promethazin
QR06AD03 Thiethylperazin
QR06AD04 Methdilazin
QR06AD05 Hydroxyethylpromethazin
QR06AD06 Thiazinam
QR06AD07 Mequitazin
QR06AD08 Oxomemazin
QR06AD09 Isothipendyl
QR06AD52 Promethazin, Kombinationen
QR06AD55 Hydroxyethylpromethazin, Kombinationen
QR06AE Piperazin-Derivate
QR06AE01 Buclizin
QR06AE03 Cyclizin
QR06AE04 Chlorcyclizin
QR06AE05 Meclozin
QR06AE06 Oxatomid
QR06AE07 Cetirizin
QR06AE09 Levocetirizin
QR06AE51 Buclizin, Kombinationen
QR06AE53 Cyclizin, Kombinationen
QR06AE55 Meclozin, Kombinationen
QR06AK Kombinationen von Antihistaminika
QR06AX Andere Antihistaminika zur systemischen Anwendung
QR06AX01 Bamipin
QR06AX02 Cyproheptadin
QR06AX03 Thenalidin
QR06AX04 Phenindamin
QR06AX05 Antazolin
QR06AX07 Triprolidin
QR06AX08 Pyrrobutamin
QR06AX09 Azatadin
QR06AX11 Astemizol
QR06AX12 Terfenadin
QR06AX13 Loratadin
QR06AX15 Mebhydrolin
QR06AX16 Deptropin
QR06AX17 Ketotifen
QR06AX18 Acrivastin
QR06AX19 Azelastin
QR06AX21 Tritoqualin
QR06AX22 Ebastin
QR06AX23 Pimethixen
QR06AX24 Epinastin
QR06AX25 Mizolastin
QR06AX26 Fexofenadin
QR06AX27 Desloratadin
QR06AX28 Rupatadin
QR06AX53 Thenalidin, Kombinationen
QR06AX58 Pyrrobutamin, Kombinationen

QR07 ANDERE MITTEL FÜR DEN RESPIRATIONSTRAKT

QR07A ANDERE MITTEL FÜR DEN RESPIRATIONSTRAKT

QR07AA Surfactant-Präparate
QR07AA01 Colfoscerilpalmitat
QR07AA02 Natürliche Phospholipide
QR07AA30 Kombinationen
QR07AB Atemstimulanzien
QR07AB01 Doxapram
QR07AB02 Nikethamid
QR07AB03 Pentetrazol
QR07AB04 Etamivan
QR07AB05 Bemegrid
QR07AB06 Prethcamid
QR07AB07 Almitrin
QR07AB08 Dimeflin
QR07AB09 Mepixanox
QR07AB52 Nikethamid, Kombinationen
QR07AB53 Pentetrazol, Kombinationen
QR07AB99 Atemstimulanzien, Kombinationen
QR07AX Andere Mittel für den Respirationstrakt
QR07AX01 Stickoxid
QR07AX30 Ivacaftor und Lumacaftor
QR07AX31 Ivacaftor und Tezacaftor

QS SINNESORGANE

QS01 OPHTHALMOLOGIKA

QS01A ANTIINFEKTIVA

QS01AA Antibiotika
QS01AA01 Chloramphenicol
QS01AA02 Chlortetracyclin
Ophtocycline 10 mg/g - Augensalbe für Hunde, Katzen und Pferde → S. 1044
QS01AA03 Neomycin
QS01AA04 Oxytetracyclin
QS01AA05 Tyrothricin
QS01AA07 Framycetin
QS01AA09 Tetracyclin
QS01AA10 Natamycin
QS01AA11 Gentamicin

QS01AA12 Tobramycin

QS01AA13 Fusidinsäure

Isathal 10 mg/g - Augentropfen, Suspension für Hunde → S. 726

QS01AA14 Benzylpenicillin

QS01AA15 Dihydrostreptomycin

QS01AA16 Rifamycin

QS01AA17 Erythromycin

QS01AA18 Polymyxin B

QS01AA19 Ampicillin

QS01AA20 Antibiotika in Kombination mit anderen Mitteln

QS01AA21 Amikacin

QS01AA22 Micronomicin

QS01AA23 Netilmicin

QS01AA24 Kanamycin

QS01AA25 Azidamfenicol

QS01AA28 Vancomycin

QS01AA30 Kombinationen von Antibiotika

QS01AA90 Cloxacillin

QS01AB Sulfonamide

QS01AB01 Sulfamethizol

QS01AB02 Sulfafurazol

QS01AB03 Sulfadicramid

QS01AB04 Sulfacetamid

QS01AB05 Sulfafenazol

QS01AD Antivirale Mittel

QS01AD01 Idoxuridin

QS01AD02 Trifluridin

QS01AD03 Aciclovir

QS01AD05 Interferon

QS01AD06 Vidarabin

QS01AD07 Famciclovir

QS01AD08 Formivirsen

QS01AD09 Ganciclovir

QS01AX Andere Antiinfektiva

QS01AX01 Quecksilber-haltige Verbindungen

QS01AX02 Silber-haltige Verbindungen

QS01AX03 Zink-haltige Verbindungen

QS01AX04 Nitrofural

QS01AX05 Bibrocathol

QS01AX06 Resorcin

QS01AX07 Natriumborat

QS01AX08 Hexamidin

QS01AX09 Chlorhexidin

QS01AX10 Natriumpropionat

QS01AX11 Ofloxacin

QS01AX12 Norfloxacin

QS01AX13 Ciprofloxacin

QS01AX14 Dibrompropamidin

QS01AX15 Propamidin

QS01AX16 Picloxydin

QS01AX17 Lomefloxacin

QS01AX18 Povidon-Iod

QS01AX19 Levofloxacin

QS01AX21 Gatifloxacin

QS01B ANTIPHLOGISTIKA

QS01BA Corticosteroide, rein

QS01BA01 Dexamethason

QS01BA02 Hydrocortison

QS01BA03 Cortison

QS01BA04 Prednisolon

QS01BA05 Triamcinolon

QS01BA06 Betamethason

QS01BA07 Fluorometholon

QS01BA08 Medryson

QS01BA09 Clobetason

QS01BA10 Alclometason

QS01BA11 Desonid

QS01BA12 Formocortal

QS01BA13 Rimexolon

QS01BA14 Loteprednol

QS01BB Corticosteroide und Mydriatika in Kombination

QS01BB01 Hydrocortison und Mydriatika

QS01BB02 Prednisolon und Mydriatika

QS01BB03 Fluorometholon und Mydriatika

QS01BB04 Betamethason und Mydriatika

QS01BC Nichtsteroidale Antiphlogistika

QS01BC01 Indometacin

QS01BC02 Oxyphenbutazon

QS01BC03 Diclofenac

QS01BC04 Flurbiprofen

QS01BC05 Ketorolac

QS01BC06 Piroxicam

QS01BC07 Bendazac

QS01BC08 Salicylsäure

QS01BC09 Pranoprofen

QS01C ANTIPHLOGISTIKA UND ANTIINFEKTIVA IN KOMBINATION

QS01CA Corticosteroide und Antiinfektiva in Kombination

QS01CA01 Dexamethason und Antiinfektiva

QS01CA02 Prednisolon und Antiinfektiva

QS01CA03 Hydrocortison und Antiinfektiva

QS01CA04 Fluocortolon und Antiinfektiva

QS01CA05 Betamethason und Antiinfektiva

QS01CA06 Fludrocortison und Antiinfektiva

QS01CA07 Fluorometholon und Antiinfektiva

QS01CA08 Methylprednisolon und Antiinfektiva

QS01CA09 Chlorprednison und Antiinfektiva

QS01CA10 Fluocinolonacetonid und Antiinfektiva

QS01CA11 Clobetason und Antiinfektiva

QS01CB Corticosteroide/Antiinfektiva/Mydriatika in Kombination

QS01CB01 Dexamethason

QS01CB02 Prednisolon

QS01CB03 Hydrocortison

QS01CB04 Betamethason

QS01CB05 Fluorometholon

QS01CC Nichtsteroidale Antiphlogistika und Antiinfektiva in Kombination

QS01CC01 Diclofenac und Antiinfektiva

QS01E GLAUKOMMITTEL UND MIOTIKA

QS01EA Sympathomimetika in der Glaukomtherapie

QS01EA01 Epinephrin

QS01EA02 Dipivefrin

QS01EA03 Apraclonidin

QS01EA04 Clonidin

QS01EA05 Brimonidin

QS01EA51 Epinephrin, Kombinationen
QS01EB Parasympathomimetika
QS01EB01 Pilocarpin
QS01EB02 Carbachol
QS01EB03 Ecothiopat
QS01EB04 Demecarium
QS01EB05 Physostigmin
QS01EB06 Neostigmin
QS01EB07 Fluostigmin
QS01EB08 Aceclidin
QS01EB09 Acetylcholin
QS01EB10 Paraoxon
QS01EB51 Pilocarpin, Kombinationen
QS01EB58 Aceclidin, Kombinationen
QS01EC Carboanhydrasehemmer
QS01EC01 Acetazolamid
QS01EC02 Diclofenamid
QS01EC03 Dorzolamid
QS01EC04 Brinzolamid
QS01ED Beta-Adrenorezeptor-Antagonisten
QS01ED01 Timolol
QS01ED02 Betaxolol
QS01ED03 Levobunolol
QS01ED04 Metipranolol
QS01ED05 Carteolol
QS01ED06 Befunolol
QS01ED51 Timolol, Kombinationen
QS01ED52 Betaxolol, Kombinationen
QS01ED54 Metipranolol, Kombinationen
QS01EE Prostaglandinanaloga
QS01EE01 Latanoprost
QS01EE02 Unoproston
QS01EE03 Bimatoprost
QS01EE04 Travoprost
QS01EE06 Latanoprosten bunod
QS01EE51 Latanoprost und Netarsudil
QS01EX Andere Glaukommittel
QS01EX01 Guanethidin
QS01EX02 Dapiprazol
QS01EX03 Latanoprost
QS01EX04 Unoproston
QS01EX05 Netarsudil
QS01EX06 Omidenepag

QS01F MYDRIATIKA UND ZYKLOPLEGIKA

QS01FA Anticholinergika
QS01FA01 Atropin
QS01FA02 Scopolamin
QS01FA03 Methylscopolamin
QS01FA04 Cyclopentolat
QS01FA05 Homatropin
QS01FA06 Tropicamid
QS01FA56 Tropicamid, Kombinationen
QS01FB Sympathomimetika, exkl. Glaukommittel
QS01FB01 Phenylephrin
QS01FB02 Ephedrin
QS01FB03 Ibopamin
QS01FB51 Phenylephrin und Ketorolac
QS01FB90 Oxedrin
QS01FB99 Sympathomimetika, Kombinationen

QS01G DEKONGESTIVA UND ANTIALLERGIKA

QS01GA Sympathomimetika als Dekongestiva
QS01GA01 Naphazolin
QS01GA02 Tetryzolin
QS01GA03 Xylometazolin
QS01GA04 Oxymetazolin
QS01GA05 Phenylephrin
QS01GA06 Oxedrin
QS01GA51 Naphazolin, Kombinationen
QS01GA52 Tetryzolin, Kombinationen
QS01GA53 Xylometazolin, Kombinationen
QS01GA55 Phenylephrin, Kombinationen
QS01GA56 Oxedrin, Kombinationen
QS01GX Andere Antiallergika
QS01GX01 Cromoglicinsäure
QS01GX02 Levocabastin
QS01GX03 Spagluminsäure
QS01GX04 Nedocromil
QS01GX05 Lodoxamid
QS01GX06 Emedastin
QS01GX07 Azelastin
QS01GX08 Ketotifen
QS01GX09 Olopatadin
QS01GX10 Epinastin
QS01GX51 Cromoglicinsäure, Kombinationen

QS01H LOKALANÄSTHETIKA

QS01HA Lokalanästhetika
QS01HA01 Cocain
QS01HA02 Oxybuprocain
QS01HA03 Tetracain
QS01HA04 Proxymetacain
QS01HA05 Procain
QS01HA06 Cinchocain
QS01HA07 Lidocain
QS01HA30 Kombinationen

QS01J DIAGNOSTIKA

QS01JA Farbstoffe
QS01JA01 Fluorescein
QS01JA02 Bengalrosa-Natrium
QS01JA51 Fluorescein, Kombinationen
QS01JX Andere ophthalmologische Diagnostika

QS01K CHIRURGISCHE HILFSMITTEL

QS01KA Viskoelastische Substanzen
QS01KA01 Hyaluronsäure
QS01KA02 Hypromellose
QS01KA51 Hyaluronsäure, Kombinationen
QS01KX Andere chirurgische Hilfsmittel
QS01KX01 Chymotrypsin

QS01L Mittel bei okulären Vaskularisationsstörungen

QS01LA Mittel zur Antineovaskularisation
QS01LA05 Aflibercept
QS01LA06 Brolucizumab

QS01X ANDERE OPHTHALMIKA

QS01XA Andere Ophthalmika
QS01XA01 Guajazulen
QS01XA02 Retinol
QS01XA03 Natriumchlorid, hyperton

QS01XA04 Kaliumiodid

QS01XA05 Natriumedetat

QS01XA06 Ethylmorphin

QS01XA07 Alaun

QS01XA08 Acetylcystein

QS01XA09 Iodoheparinat

QS01XA10 Inosin

QS01XA11 Nandrolon

QS01XA12 Dexpanthenol

QS01XA13 Alteplase

QS01XA14 Heparin

QS01XA15 Ascorbinsäure

QS01XA17 Pegaptanib

QS01XA18 Ciclosporin

Optimmune Augensalbe 2,0 mg/g für Hunde → S. 1045

QS01XA20 Künstliche Tränen und andere indifferente Mittel

QS01XA23 Sirolimus

QS01XA24 Cenegermin

QS01XA25 Lifitegrast

QS01XA26 Riboflavin

QS01XA27 Voretigen Neparvovec

QS01XA91 Pirenoxin

QS02 OTOLOGIKA

QS02A ANTIINFEKTIVA

QS02AA Antiinfektiva

QS02AA01 Chloramphenicol

QS02AA02 Nitrofural

QS02AA03 Borsäure

QS02AA04 Aluminiumacetattartrat

QS02AA05 Clioquinol

QS02AA06 Hydrogenperoxid

QS02AA07 Neomycin

QS02AA08 Tetracyclin

QS02AA09 Chlorhexidin

QS02AA10 Essigsäure

QS02AA11 Polymyxin B

QS02AA12 Rifamycin

QS02AA13 Miconazol

QS02AA14 Gentamicin

QS02AA30 Antiinfektiva, Kombinationen

Marbogen Complex - Ohrentropfen, Lösung für Hunde → S. 856

QS02AA57 Neomycin, Kombinationen

QS02B CORTICOSTEROIDE

QS02BA Corticosteroide

QS02BA01 Hydrocortison

QS02BA03 Prednisolon

QS02BA06 Dexamethason

QS02BA07 Betamethason

QS02BA99 Corticosteroide, Kombinationen

QS02C CORTICOSTEROIDE UND ANTIINFEKTIVA IN KOMBINATION

QS02CA Corticosteroide und Antiinfektiva in Kombination

Canaural - Ohrentropfen, Suspension für Hunde und Katzen → S. 247
Otomax Ohrentropfen - Ohrentropfen Suspension → S. 1057

QS02CA01 Prednisolon und Antiinfektiva

Auriotic - Ohrentropfen und Suspension zur Anwendung auf der Haut für Hunde und Katzen → S. 158
Mitex - Ohrentropfen und Suspension zur Anwendung auf der Haut für Hunde und Katzen → S. 912
Ototop - Ohrentropfen und Suspension zur Anwendung auf der Haut für Hunde, Katzen und Meerschweinchen → S. 1057

QS02CA02 Flumetason und Antiinfektiva

QS02CA03 Hydrocortison und Antiinfektiva

Easotic - Ohrentropfen Suspension für Hunde → S. 453

QS02CA04 Triamcinolon und Antiinfektiva

QS02CA05 Fluocinolonacetonid und Antiinfektiva

QS02CA06 Dexamethason und Antiinfektiva

Aurizon - Ohrentropfen, Suspension für Hunde → S. 158
Marbodex - Ohrentropfen, Suspension für Hunde → S. 856
Otoxolan - Ohrentropfen, Suspension für Hunde → S. 1057

QS02CA07 Fludrocortison und Antiinfektiva

QS02CA90 Betamethason und Antiinfektiva

Osurnia - Ohrengel für Hunde → S. 1056

QS02CA91 Mometason und Antiinfektiva

Neptra - Ohrentropfen, Lösung für Hunde → S. 960
Posatex - Ohrentropfensuspension für Hunde → S. 1118

QS02D ANDERE OTOLOGIKA

QS02DA Analgetika und Anästhetika

QS02DA01 Lidocain

QS02DA02 Cocain

QS02DA04 Cinchocain

QS02DA30 Kombinationen

QS02DC Indifferente Zubereitungen

QS02Q ANTIPARASITIKA

QS02QA Antiparasitika

QS02QA01 Lindan

QS02QA02 Sulfiram

QS02QA03 Ivermectin

Otimectin vet. 1 mg/g - Ohrengel für Katzen → S. 1057

QS02QA51 Lindane, Kombinationen

QS03 OPHTHALMOLOGISCHE UND OTOLOGISCHE ZUBEREITUNGEN

QS03A ANTIINFEKTIVA

QS03AA Antiinfektiva

QS03AA01 Neomycin

QS03AA02 Tetracyclin

QS03AA03 Polymyxin B

QS03AA04 Chlorhexidin

QS03AA05 Hexamidin

QS03AA06 Gentamicin

QS03AA07 Ciprofloxacin

QS03AA08 Chloramphenicol

QS03AA30 Antiinfektiva, Kombinationen

QS03B CORTICOSTEROIDE

QS03BA Corticosteroide

QS03BA01 Dexamethason

QS03BA02 Prednisolon

QS03BA03 Betamethason

QS03C CORTICOSTEROIDE UND ANTIINFEKTIVA IN KOMBINATION

QS03CA Corticosteroide und Antiinfektiva in Kombination

QS03CA01 Dexamethason und Antiinfektiva

QS03CA02 Prednisolon und Antiinfektiva

QS03CA04 Hydrocortison und Antiinfektiva

QS03CA05 Fludrocortison und Antiinfektiva

QS03CA06 Betamethason und Antiinfektiva

QS03D ANDERE OPHTHALMOLOGISCHE UND OTOLOGISCHE ZUBEREITUNGEN

QV VARIA

QV01 ALLERGENE

QV01A ALLERGENE

QV01AA Allergen-Extrakte

QV01AA01 Federn

QV01AA02 Gräserpollen

QV01AA03 Hausstaubmilbe

QV01AA04 Schimmel- und Hefepilz

QV01AA05 Baumpollen

QV01AA07 Insekten

QV01AA08 Nahrungsmittel

QV01AA09 Textilien

QV01AA10 Blüten

QV01AA11 Tiere

QV01AA20 Verschiedene

QV03 ALLE ÜBRIGEN THERAPEUTISCHEN MITTEL

QV03A ALLE ÜBRIGEN THERAPEUTISCHEN MITTEL

QV03AB Antidote

QV03AB01 Ipecacuanha

QV03AB02 Nalorphin

QV03AB03 Edetate

QV03AB04 Pralidoxim

QV03AB05 Prednisolon und Promethazin

QV03AB06 Thiosulfat

QV03AB08 Natriumnitrit

QV03AB09 Dimercaprol

QV03AB13 Obidoxim

QV03AB14 Protamin

QV03AB15 Naloxon

QV03AB16 Ethanol

QV03AB17 Methylthioniniumchlorid

QV03AB18 Kaliumpermanganat

QV03AB19 Physostigmin

QV03AB20 Kupfersulfat

QV03AB21 Kaliumiodid

QV03AB22 Amylnitrit

QV03AB23 Acetylcystein

QV03AB24 Digitalis-Antitoxin

QV03AB25 Flumazenil

QV03AB26 Methionin

QV03AB27 4-Dimethylaminophenol

QV03AB29 Cholinesterase

QV03AB30 Naltrexon

QV03AB31 Eisen(III)hexacyanoferrat(II)

QV03AB32 Glutathion

QV03AB33 Hydroxocobalamin

QV03AB34 Fomepizol

QV03AB35 Sugammadex

QV03AB37 Idarucizumab

QV03AB38 Andexanet alfa

QV03AB90 Atipamezol

QV03AB91 Sarmazenil

QV03AB92 Diprenorfin

QV03AB95 Apomorphin

QV03AC Eisen-Chelatbildner

QV03AC01 Deferoxamin

QV03AC02 Deferipron

QV03AE Mittel zur Behandlung der Hyperkaliämie und Hyperphosphatämie

QV03AE01 Polystyrolsulfonat

QV03AE02 Sevelamer

QV03AE03 Lanthan(III)-carbonat

QV03AE04 Calciumacetat und Magnesiumcarbonat

QV03AE07 Calciumacetat

QV03AE08 Eisencitrat

QV03AE09 Patiromer calcium

QV03AE10 Natrium Zirconium cyclosilicat

QV03AF Entgiftungsmittel für die Behandlung mit Zytostatika

QV03AF01 Mesna

QV03AF02 Dexrazoxan

QV03AF03 Calciumfolinat

QV03AF04 Calciumlevofolinat

QV03AF05 Amifostin

QV03AF06 Natriumfolinat

QV03AF07 Rasburicase

QV03AF11 Arginin und Lysin

QV03AG Mittel zur Behandlung der Hyperkalzämie

QV03AG01 Natriumcellulosephosphat

QV03AH Mittel zur Behandlung der Hypoglykämie

QV03AH01 Diazoxid

QV03AK Gewebekleber

QV03AM Mittel zur Embolisation

QV03AN Medizinische Gase

QV03AN01 Oxygen

QV03AN02 Kohlendioxid

QV03AN03 Helium

QV03AN04 Nitrogen

QV03AX Andere therapeutische Mittel

QV03AZ Nerven dämpfende Mittel

QV03AZ01 Ethanol

QV04 DIAGNOSTIKA

QV04B URIN-TESTS

QV04C ANDERE DIAGNOSTIKA

QV04CA Diabetes-Tests

QV04CA01 Tolbutamid

QV04CA02 Glucose

QV04CB Fettabsorptions-Tests

QV04CB01 Vitamin-A-Konzentrate

QV04CC Gallenfluß-Tests

QV04CC01 Sorbitol

QV04CC02 Magnesiumsulfat

QV04CC03 Sincalid

QV04CC04 Ceruletid

QV04CD Hypophysenfunktions-Tests

QV04CD01 Metyrapon

QV04CD03 Sermorelin

QV04CD04 Corticoliberin

QV04CD05 Somatorelin

QV04CE Leberfunktions-Tests

QV04CE01 Galactose

QV04CE02 Bromsulfalein

QV04CE03 Methacetin (13C)

QV04CF Tuberkulose-Diagnostika
QV04CF01 Tuberkulin
QV04CG Magensäuresekretions-Tests
QV04CG01 Kationenaustauscherharze
QV04CG02 Betazol
QV04CG03 Histamin-Phosphate
QV04CG04 Pentagastrin
QV04CG05 Methylthioninumchlorid
QV04CG30 Coffein und Natriumbenzoat
QV04CH Nierenfunktions-Tests
QV04CH01 Inulin und andere Polyfructosane
QV04CH02 Indigokarmin
QV04CH03 Phenolsulfonphthalein
QV04CH04 Alsactid
QV04CH30 Aminohippursäure
QV04CJ Schilddrüsenfunktions-Tests
QV04CJ01 Thyrotrophin
QV04CJ02 Protirelin
QV04CK Pankreasefunktions-Tests
QV04CK01 Sekretin
QV04CK02 Pankreozymin (Cholecystokinin)
QV04CK03 Bentiromid
QV04CL Allergie-Tests
QV04CM Fertilitäts-Tests
QV04CM01 Gonadorelin
QV04CQ Mastitis-Test
QV04CX Andere Diagnostika
QV04CX01 Indocyaningrün
QV04CX02 Folsäure
QV04CX03 Methacholin
QV04CX04 Mannitol
QV04CX05 13C-Harnstoff
QV04CX06 Hexaminolevulinat
QV04CX07 Edrophonium
QV04CX08 Kohlenstoffmonoxid
QV04CX09 Patentblau

QV06 ALLGEMEINE NÄHRSTOFFE

QV06A DIÄTETIKA ZUR BEHANDLUNG DER ADIPOSITAS

QV06AA Niedrigkalorische Diäten

QV06B PROTEINZUSATZNAHRUNG

QV06C SÄUGLINGSNAHRUNG

QV06CA Diätetika ohne Phenylalanin

QV06D ANDERE DIÄTETIKA

QV06DA Kohlenhydrate/Proteine/Mineralstoffe/Vitamine, Kombinationen
QV06DB Fette/Kohlenhydrate/Proteine/Mineralstoffe/Vitamine, Kombinationen
QV06DC Kohlenhydrate
QV06DC01 Glucose
QV06DC02 Fructose
QV06DD Aminosäuren, inkl. Kombinationen von Polypeptiden
QV06DE Aminosäuren/Kohlenhydrate/Mineralienstoffe/Vitamine, Kombinationen

Amynin N - Infusionslösung für Rinder, Pferde, Schweine, Schafe, Ziegen, Hunde und Katzen → S. 97

QV06DF Milchersatzstoffe
QV06DX Andere Diätetika-Kombinationen

QV07 ALLE ÜBRIGEN NICHTTHERAPEUTISCHEN MITTEL

QV07A ALLE UEBRIGEN NICHTTHERAPEUTISCHEN MITTEL

QV07AA Pflaster
QV07AB Lösungs- und Verdünnungsmittel, inkl. Spüllösungen
QV07AC Bluttransfusionen, Hilfsstoffe
QV07AD Blut-Tests, Hilfsmittel
QV07AN Inkontinenz-Artikel
QV07AQ Andere nicht-therapeutische Veterinärprodukte
QV07AR Sensitivitäts-Tests, Plättchen und Tabletten
QV07AS Stoma-Artikel
QV07AT Kosmetika
QV07AV Technische Desinfektionsmittel
QV07AX Waschsubstanzen etc.
QV07AY Andere nichttherapeutische Hilfsmittel
QV07AZ Chemikalien und Reagenzien zur Analyse

QV08 KONTRASTMITTEL

QV08A RÖNTGENKONTRASTMITTEL, IOD-HALTIG

QV08AA Wasserlösliche, nephrotrope hochosmolare Röntgenkontrastmittel
QV08AA01 Amidotrizoesäure
QV08AA02 Metrizoesäure
QV08AA03 Iodamid
QV08AA04 Iotalaminsäure
QV08AA05 Ioxitalaminsäure
QV08AA06 Ioglicinsäure
QV08AA07 Acetrizoesäure
QV08AA08 Iocarminsäure
QV08AA09 Methiodal
QV08AA10 Diodon
QV08AB Wasserlösliche nephrotrope niedereosmolare Röntgenkontrastmittel
QV08AB01 Metrizamid
QV08AB02 Iohexol
QV08AB03 Ioxaglinsäure
QV08AB04 Iopamidol
QV08AB05 Iopromid
QV08AB06 Iotrolan
QV08AB07 Ioversol
QV08AB08 Iopentol
QV08AB09 Iodixanol
QV08AB10 Iomeprol
QV08AB11 Iobitridol
QV08AB12 Ioxilan
QV08AC Wasserlösliche hepatotrope Röntgenkontrastmittel
QV08AC01 Iodoxaminsäure
QV08AC02 Iotroxinsäure
QV08AC03 Ioglycaminsäure
QV08AC04 Adipiodon
QV08AC05 Iobenzaminsäure
QV08AC06 Iopanosäure
QV08AC07 Iocetaminsäure
QV08AC08 Natriumiopodat
QV08AC09 Tyropansäure
QV08AC10 Calciumiopodat
QV08AD Wasserunlösliche Röntgenkontrastmittel
QV08AD01 Ethylester iodierter Fettsäuren
QV08AD02 Iopydol
QV08AD03 Propyliodon
QV08AD04 Iofendylat

QV08B RÖNTGENKONTRASTMITTEL, NICHT IOD-HALTIG

QV08BA Bariumsulfat-haltige Röntgenkontrastmittel

QV08BA01 Bariumsulfat mit Suspensionsmittel

QV08BA02 Bariumsulfat ohne Suspensionsmittel

QV08C KONTRASTMITTEL FÜR DIE MAGNETRESONANZTOMOGRAPHIE

QV08CA Paramagnetische Kontrastmittel

QV08CA01 Gadopentetsäure

QV08CA02 Gadotersäure

QV08CA03 Gadodiamid

QV08CA04 Gadoteridol

QV08CA05 Mangafodipir

QV08CA06 Gadoversetamid

QV08CA07 Ammoniumeisen(III)citrat

QV08CA08 Gadobensäure

QV08CA09 Gadobutrol

QV08CA10 Gadoxetsäure

QV08CB Superparamagnetische Kontrastmittel

QV08CB01 Ferumoxsil

QV08CB02 Ferristen

QV08CB03 Eisenoxid, Nanopartikel

QV08CX Andere Kontrastmittel für die Magnetresonanztomographie

QV08CX01 Perflubron

QV08D ULTRASCHALL-KONTRASTMITTEL

QV08DA Ultraschall-Kontrastmittel

QV08DA01 Perfluten, Humanalbumin-Mikrosphären

QV08DA02 Galactose-Mikropartikel

QV08DA03 Perflenapent

QV08DA04 Perfluten, Phospholipid-Mikrosphären

QV08DA05 Schwefelhexafluorid, Phospholipid-Mikrosphären

QV08DA06 Perflubutan, Phospholipid-Mikrosphären

QV09 RADIODIAGNOSTIKA

QV09A ZENTRALES NERVENSYSTEM

QV09AA Technetium(99mTc) Verbindungen

QV09AA01 Technetium(99mTc)-Exametazim

QV09AA02 Technetium(99mTc)-bicisat

QV09AB Iod(123J) Verbindungen

QV09AB01 Iod(123J)-Iofetamin

QV09AB02 Iod(123J)-Ioloprid

QV09AB03 Iod(123J)-Ioflupan

QV09AX Andere Radiodiagnostika für das zentrale Nervensystem

QV09AX01 Indium(111In)-pentetat

QV09AX02 Fludes(18F)-oxyglucose

QV09B SKELETT

QV09BA Technetium(99mTc)-Verbindungen

QV09BA01 Technetium(99mTc)-oxidronat

QV09BA02 Technetium(99mTc)-medronat

QV09BA03 Technetium(99mTc)-pyrophosphat

QV09BA04 Technetium(99mTc)-butedronat

QV09C NIERENSYSTEM

QV09CA Technetium(99mTc)-Verbindungen

QV09CA01 Technetium(99mTc)-pentetat

QV09CA02 Technetium(99mTc)-Succimer

QV09CA03 Technetium(99mTc)-mertiatid

QV09CA04 Technetium(99mTc)-glucoheptonat

QV09CA05 Technetium(99mTc)-gluconat

QV09CX Andere Radiodiagnostika für das Nierensystem

QV09CX01 Natrium(123I)-Iodhippurat

QV09CX02 Natrium(131I)-Iodhippurat

QV09CX03 Natrium(125I)-Iodthalamat

QV09CX04 Chrom(51Cr)-edetat

QV09D LEBER- UND RETIKULOENDOTHELIALSYSTEM

QV09DA Technetium(99mTc)-Verbindungen

QV09DA01 Technetium(99mTc)-Disofenin

QV09DA02 Technetium(99mTc)-Etifenin

QV09DA03 Technetium(99mTc)-Lidofenin

QV09DA04 Technetium(99mTc)-Mebrofenin

QV09DA05 Technetium(99mTc)-Galtifenin

QV09DB Technetium(99mTc) Partikel und Kolloide

QV09DB01 Technetium(99mTc)-Nanokolloid

QV09DB02 Technetium(99mTc)-Mikrokolloid

QV09DB03 Technetium(99mTc)-Millimikrosphären

QV09DB04 Technetium(99mTc)-Zinn-Kolloid

QV09DB05 Technetium(99mTc)-Schwefel-Kolloid

QV09DB06 Technetium(99mTc)-Rheniumsulfid-Kolloid

QV09DB07 Technetium(99mTc)-phytat

QV09DX Andere Radiodiagnostika für das Leber- und Retikuloendothelialsystem

QV09DX01 Selenium(75Se)-tauroselcholinat

QV09E RESPIRATIONSTRAKT

QV09EA Technetium(99mTc), Inhalate

QV09EA01 Technetium(99mTc)-pentetat

QV09EA02 Technetium(99mTc)-Technegas

QV09EA03 Technetium(99mTc)-Nanokolloid

QV09EB Technetium(99mTc), Partikel zur Injektion

QV09EB01 Technetium(99mTc)-Macrosalb

QV09EB02 Technetium(99mTc)-Mikrosphären

QV09EX Andere Radiodiagnostika für den Respirationstrakt

QV09EX01 Krypton(81mKr) gas

QV09EX02 Xenon(127Xe) gas

QV09EX03 Xenon(133Xe) gas

QV09F SCHILDDRÜSE

QV09FX Verschiedene Radiodiagnostika für die Schilddrüse

QV09FX01 Technetium(99mTc)-pertechnetat

QV09FX02 Natrium(123I)-iodid

QV09FX03 Natrium(131I)-iodid

QV09G KARDIOVASKULÄRES SYSTEM

QV09GA Technetium(99mTc)-Verbindungen

QV09GA01 Technetium(99mTc)-sestamibi

QV09GA02 Technetium(99mTc)-tetrofosmin

QV09GA03 Technetium(99mTc)-teboroxim

QV09GA04 Technetium(99mTc)-Humanalbumin

QV09GA05 Technetium(99mTc)-furifosmin

QV09GA06 Technetium(99mTc)-Zinn-markierte Zellen

QV09GA07 Technetium(99mTc)-apcitid

QV09GB Iod(125I)-Verbindungen

QV09GB01 Fibrinogen(125I)

QV09GB02 Iod(125I)-Humanalbumin

QV09GX Andere Radiodiagnostika für das kardiovaskuläre System

QV09GX01 Thallium(201Tl)-chlorid

QV09GX02 Indium(111In)-imciromab

QV09GX03 Chrom(51Cr)-chromat-markierte Zellen

QV09H ENTZÜNDUNGS- UND INFEKTIONSERKENNUNG

QV09HA Technetium(99mTc)-Verbindungen

QV09HA01 Technetium(99mTc)-Humanimmunoglobulin

QV09HA02 Technetium(99mTc)-Exametazim-markierte Zellen

QV09HA03 Technetium(99mTc)-Antigranulozyten-Antikörper
QV09HA04 Technetium(99mTc)-Sulesomab
QV09HB Indium(111In)-Verbindungen
QV09HB01 Indium(111In)-oxinate-markierte Zellen
QV09HB02 Indium(111In)-tropolonat-markierte Zellen
QV09HX Andere Radiodiagnostika zur Erkennung von Entzündungen und Infektionen
QV09HX01 Gallium(67Ga)-citrat

QV09I TUMORERKENNUNG

QV09IA Technetium(99mTc)-Verbindungen
QV09IA01 Technetium(99mTc)-Anticarcinoembryoantigen-Antikörper
QV09IA02 Technetium(99mTc)-Antimelanom-Antikörper
QV09IA03 Technetium(99mTc)-succimer, pentavalent
QV09IA04 Technetium(99mTc)-votumumab
QV09IA05 Technetium(99mTc)-depreotid
QV09IA06 Technetium(99mTc)-arcitumomab
QV09IB Indium(111In)-Verbindungen
QV09IB01 Indium(111In)-pentetreotid
QV09IB02 Indium(111In)-Satumomabpendetid
QV09IB03 Indium(111In)-Antiovariumkarzinom-Antikörper
QV09IB04 Indium(111In)-Capromab-Pendetid
QV09IX Andere Radiodiagnostika zur Tumorerkennung
QV09IX01 Iod(123I)-iobenguan
QV09IX02 Iod(131I)-iobenguan
QV09IX03 Iod(125J)-CC49 Monoklonaler Antikörper
QV09IX05 Fluorodopa (18F)
QV09IX09 Gallium(68Ga) edotreotid
QV09IX10 Fluoroethyl-L-Tyrosin (18F)
QV09IX11 Fluoroestradiol (18F)
QV09IX12 Fluciclovin (18F)
QV09IX13 Methionin [11C]

QV09X ANDERE RADIODIAGNOSTIKA

QV09XA Iod(131J)-Verbindungen
QV09XA01 Iod(131J)-norcholesterol
QV09XA02 Iod(131J)-cholesterol
QV09XA03 Iod(131J)-Humanalbumin
QV09XX Verschiedene Radiodiagnostika
QV09XX01 Cobalt(57Co)-cyanocobalamin
QV09XX02 Cobalt(58Co)-cyanocobalamin
QV09XX03 Selen(75Se)-norcholesterol
QV09XX04 Eisen(59Fe)-(III)-citrat

QV10 RADIOTHERAPEUTIKA

QV10A ENTZÜNDUNGSHEMMENDE MITTEL

QV10AA Yttrium(90Y)-Verbindungen
QV10AA01 Yttrium(90Y)-citrat-Kolloid
QV10AA02 Yttrium(90Y)-Eisen(III)hydroxid-Kolloid
QV10AA03 Yttrium(90Y)-silicat-Kolloid
QV10AX Andere entzündungshemmende Radiotherapeutika
QV10AX01 Chrom(32P)-(III)phosphat-Kolloid
QV10AX02 Samarium(153Sm)-hydroxyapatit-Kolloid
QV10AX03 Dysprosium(165Dy)-Kolloid
QV10AX04 Erbium(169Er)-citrat-Kolloid
QV10AX05 Rhenium(186Re)-sulfid-Kolloid
QV10AX06 Gold(198Au)-Kolloid

QV10B SCHMERZLINDERUNG (KNOCHENMETASTASEN)

QV10BX Verschiedene Radiopharmaka zur Schmerzlinderung
QV10BX01 Strontium(89Sr)-chlorid
QV10BX02 Samarium(153Sm)-lexidronam
QV10BX03 Rhenium(186Re)-etidronat

QV10X ANDERE RADIOTHERAPEUTIKA

QV10XA Iod(131J)-Verbindungen
QV10XA01 Natrium(131I)-iodid
QV10XA02 Iobenguan(131I)
QV10XA53 Tositumomab/Iod(131I)-Tositumomab
QV10XX Verschiedene Radiotherapeutika
QV10XX01 Natrium(32P)-phosphat
QV10XX02 Ibritumonmab tiuxetan [90Y]
QV10XX04 Lutetium(177Lu) oxodotreotid

QV20 WUNDVERBÄNDE

6.
Firmenindex

+pharma Arzneimittel, Graz, HAFNERSTRASSE 211, 8054, GRAZ, AUT,
☏ 0316/908040,
✉ pluspharma@pluspharma.at

1A Pharma, Wien, STELLA-KLEIN-LOEW-WEG 17, 1020, WIEN, AUT,
☏ 01/480 56 03,
📠 01/480 56 03-5103,
✉ info@1apharma.at

3M Deutschland, Neuss, Deutschland, CARL-SCHURZ-STRASSE 1, 41453, NEUSS, DEU,
☏ +49 (0) 8152700-0,
📠 +49 (0) 8152700-1366,
✉ info3mespe@mmm.com

3M Deutschland, Seefeld, Deutschland, ESPE PLATZ 1, 82152, SEEFELD, DEU,
☏ +49/8152/700-0,
📠 +49/8152/700-1366

3M Health Care, Loughborough, Großbritannien, DERBY ROAD, LOUGHBOROUGH, GBR

A.Vogel, Roggwil, Schweiz, GRUENAUSTRASSE 4, 9325, ROGGWIL, CHE

A.vogel, Hc Elburg, Niederlande, J.P.BROEKHOVEN-STRAAT 16, 8081, HC ELBURG, NLD

Ab Cernelle, Ängelholm, Schweden, HOEGANAESVAE-GEN 365, 26294, AENGELHOLM, SWE,
✉ info@cernelle.se

AB Science, Paris, Frankreich, 3, AVENUE GEORGE V, 75008, PARIS, FRA,
☏ +33/147/20 00 14,
📠 +33/147/20 24 11,
✉ masivet@ab-science.com

AB7 Sante, Deyme, Frankreich, CHEMIN DES MONGES, 31450, DEYME, FRA

Abacus Medicine, Copenhagen, Dänemark, VESTER-BROGADE 149, 1620, COPENHAGEN, DNK,
☏ +45/70220212

Abbott Biologicals, Olst, Niederlande, VEERWEG 12, 8121, OLST, NLD

Abbott Biologicals, Weesp, Niederlande, C.J. VAN HOUTENLAAN 36, 1381, WEESP, NLD

Abbott Laboratories, Hannover, Deutschland, FREUN-DALLEE 9A, 30173, HANNOVER, DEU

Abbott Laboratories, Neustadt, Deutschland, 31535, NEUSTADT, DEU

Abbott Laboratories, Queensborough, GB, QUEENSBO-ROUGH ME11 5EL, KENT, GBR,
☏ 0044 1795580099

Abbvie Biotechnology, Ludwigshafen, Deutschland, KNOLLSTRASSE, 67061, LUDWIGSHAFEN, DEU

AbbVie Deutschland, Ludwigshafen, Deutschland, KNOLLSTRASSE, 67061, LUDWIGSHAFEN, DEU

AbbVie, Wien, LEMBOECKGASSE 61/3, 1230, WIEN, AUT,
☏ 01/20589-0,
📠 01/20589-326

AbbVie, Campoverde di Aprilia, Italien, S.R. 148 PONTINA KM 52 SNC, 04011, CAMPOVERDE DI APRI-LIA, ITA

Ablynx , Zwijnaarde, Belgien, TECHNOLOGIEPARK 21, 9052, ZWIJNAARDE, BEL

Accord Healthcare, Utrecht, Niederlande, WINTHONT-LAAN 200, 3526, KV UTRECHT, NLD

Accord Healthcare, Salzburg, GENERAL-ARNOLD-STRASSE 6, 5020, SALZBURG, AUT,
☏ +43 (662) 424899

Accord Healthcare, Middlesex,Vereinigtes Königreich, 319, PINNER ROAD, NORTH HARROW, MIDDLESEX, GBR

Accord Healthcare Polska, Pabianice, Polen, UL. LUTO-MIERSKA 50, 95-200, PABIANICE, POL

Accord Healthcare, Barcelona, Spanien, EDIFICI EST 6A PLANTA, 08039, BARCELONA, ESP

Acino AG, Miesbach, Deutschland, AM WINDFELD 35, 83714, MIESBACH, DEU,
☏ +49 (8025) 2867-0,
📠 +49 (8025) 2867-28,
✉ info@acino-pharma.com

Acino, Muenchen, Deutschland, LEOPOLDSTRASSE 115, 80804, MUENCHEN, DEU

Acraf, Ancona, Italien, VIA VECCHIA DEL PINOCCHIO, 60131, ANCONA, ITA

ACRAF, Rom, Italien, VIA AMELIA 70, 00181, ROM, ITA

Acs Dobfar, Pomezia, Italien, VIA LAURENTINA KM 24,730, 00071, POMEZIA, ITA

ACS Dobfar, Teramo, Italien, S.NICOLO A TORDINO, 64100, TERAMO, ITA

Acs Dobfar, Verona, Italien, VIA ALESSANDRO FLEMING 2, 37135, VERONA, ITA

Actavis Group PTC, Hafnarfjördur, Island, REYKJAVI-KURVEGI 76-78, 220, HAFNARFJOERDUR, ISL,
☏ +354/550/3300,
📠 +354/550/3301

Actavis, Hafnarfjördur, Island, REYKJAVIKURVEGUR 76-78, 220, HAFNARFJOERDUR, ISL

Actavis Italy, Nerviano, Italien, VIA PASTEUR 10, 20014, NERVIANO, ITA

Actavis, Zejtun, Malta, BT 16 BULEBEL INDUSTR. ESTATE, ZEJTUN, MLT

Actavis, N Devon, United Kingdom, WHIDON VALLEY, BARNSTAPLE, N DEVON, GBR

Actelion Manufacturing, Grenzach-Wyhlen, Deutsch-land, EMIL-BARELL-STRASSE 7, 79639, GRENZACH-WYHLEN, DEU

Adamed Pharma, Pabianice, Polen, 95-200, PABIANICE, POL

Adare Pharmaceuticals, Pessano con Bornago, Italien, VIA MARTIN LUTHER KING 13, 20060, PESSANO CON BORNAGO, ITA

Adequapharm, Berlin, Deutschland, AM BORSIGTURM 42, 13507, BERLIN, DEU,
☏ +49 (30) 43034440

Adienne, Caponago, Italien, VIA GALILEO GALILEI, 19, 20867, CAPONAGO, ITA,
☏ +39/02/40700445,
✉ adienne@adienne.com

Adler Pharma, Zell am See, BRUCKER BUNDES-STRASSE 25A, 5700, ZELL AM SEE, AUT,
☎ +43 (6542) 55044,
📠 +43 (6542) 55044-4,
✉ adler-pharma@schuessler-mineralstoffe.at

Adler Pharma Produktion und Vertrieb, Bruck an der Glocknerstraße, SAFESTRASSE 2, 5671, BRUCK AN DER GLOCKNERSTRASSE, AUT,
☎ +43(0)654255044-0,
📠 +43(0)654255044-4,
✉ office@adler-pharma.at

Advance Pharma, Berlin, Deutschland, BERLIN, DEU

Advanced Accelerator Applications, Saint Genis Pouilly, Frankreich, 20 RUE DIESEL, 01630, SAINT GENIS POUILLY, FRA,
☎ +33450993070,
📠 +33450993071,
✉ info@adacap.com

Advanced Accelerator Applications Germany, Bonn, Deutschland, SAIME-GENC-RING 18, 53121, BONN, DEU,
☎ +49/228 925 88 30,
📠 +49/ 228 925 88 320,
✉ infodeutschland@adacap.com

Advanced Accelerator Applications Iberica, Zaragoza, Spanien, POLIGONO INDUSTRIAL LA CUESTA, 50100, ZARAGOZA, ESP

Aegerion Pharmaceuticals, Muenchen, Deutschland, MAXIMILIANSTRASSE 35, 80539, MUENCHEN, DEU

Aegerion Pharmaceuticals, Windsor, Vereinigtes Königreich, SHEET STREET, WINDSOR, GBR

Aeropharm, Rudolstadt, Deutschland, 07407, RUDOLSTADT, DEU

Aesica Pharmaceuticals, Monheim am Rhein, Deutschland, ALFRED-NOBEL-STRASSE 10, 40789, MONHEIM AM RHEIN, DEU

Aesica Pharmaceuticals, Pianezza, Italien, VIA PRAGLIA 15, 10044, PIANEZZA, ITA

Aesica Queenborough, Kent, Großbritannien, KENT, GBR

Aga, Lidingö, Schweden, 18181, LINDINGÖ, SWE

AGA Gas, Sollentuna, Schweden, ROTEVAEGEN 2, 19278, SOLLENTUNA, SWE

Agea Pharma, Wien, GOLDEGGASSE 7/7, 1040, WIEN, AUT,
☎ +43 (1) 3360141,
📠 +43 (1) 3360141-30,
✉ office@ageapharma.com

Agepha Pharma, Senec, Slowakei, DIAL NICNA CESTA 5, 90301, SENEC, SVK,
☎ +421/692054363,
📠 +421/245528069,
✉ office@agepha.com

AGEPS-EPH, Paris, Frankreich, 7, RUE DU FER A MOULIN BP 09, 75221, PARIS, FRA

Aguettant Deutschland, Langenfeld, Deutschland, HANS-BOECKLER-STRASSE 24, 40764, LANGENFELD, DEU,
☎ +49/21731014590

Akcea Therapeutics Germany, Leinfelden-Echterdingen, Deutschland, ESSLINGER STRASSE 7, 70771, LEINFELDEN-ECHTERDINGEN, DEU,
☎ +49 /711) 997606444,
✉ medinfo.de@akceatx.com

Akcea Therapeutics Ireland, Dublin, Irland, HARCOURT CENTRE, HARCOURT ROAD, DUBLIN 2, IRL

Alcon Cusi, Barcelona, Spanien, CAMIL FABRA 58, 08320, EL MASNOU, ESP

Alcon Ophthalmika, Wien, STELLA-KLEIN-LOEW-WEG 17, 1020, WIEN, AUT,
☎ 01/596 69 70,
📠 01/596 69 70-11

Alcon-Couvreur, Puurs, Belgien, RIJKSWEG 14, 2870, PUURS, BEL,
☎ +32-38902711

Alexion Europe, Levallois-Perret, Frankreich, 103-105 RUE ANATOLE FRANCE, 92300, LEVALLOIS-PERRET, FRA

Alexion Pharma Austria, Wien, DONAU-CITY-STRASSE 7/30. STOCK, 1220, WIEN, AUT,
☎ +43 (1) 8907714

Alexion Pharma International Operations, Dublin, Irland, BLANCHARDSTOWN, DUBLIN 15, IRL

Alfasigma, Bologna, Italien, VIA RAGAZZI DEL 99 N.5, 40133, BOLOGNA, ITA

Alfasigma, Mailand, Italien, VIALE SARCA, N. 223, 20126, MAILAND, ITA,
☎ +39 (2) 642221

Alfasigma, Pomezia (Rom), Italien, VIA PONTINA KM 30.400, 00071, POMEZIA (ROM), ITA

Alfasigma, Alanno, Italien, VIA ENRICO FERMI 1, 65020, ALANNO, ITA

Alimera Sciences Europe, Dublin , Irland, 77 SIR JOHN ROGERSON´S QUAY, DUBLIN 2, IRL

Alk-Abello, Horsholm, Dänemark, BOGE ALLE 6-9, 2970, HORSHOLM, DNK

Alk-Abello Allergie Service, Linz, BAECKERMUEHLWEG 59/1.OG, 4030, LINZ, AUT,
☎ 0732/38 53 72,
📠 0732/385372-687,
✉ office_at@alk.net

Alk-Abello, Madrid, Spanien, MIGUEL FLETA 19, 28037, MADRID, ESP

Allergan Pharmaceuticals International, Dublin, Irland, CLONSHAUGH, BUSINESS&TECH.PARK, DUBLIN 17, IRL

Allergan Pharmaceuticals, Westport, Irland, CASTLEBAR ROAD, WESTPORT, IRL,
☎ +41/554517111,
📠 +41/554517122

Alliance Pharma (Ireland), Dublin, Irland, MAGNA DRIVE, DUBLIN, IRL

Alliance Pharmaceuticals, Düsseldorf, Deutschland, PRINZENALLEE 7, 40549, DUESSELDORF, DEU,
☎ +49/211 38 789 182,
📠 +44/1249 466977

Allphamed Arzneimittel, Göttingen, Deutschland, HILDEBRANDSTR.10-12, 37081, GOETTINGEN, DEU

Almac Pharma Service, Craigavon, Vereinigtes Königreich, 20 SEAGOE IND.ESTATE, CRAIGAVON, GBR

Almac Pharma Services Ireland, Co. Louth, Irland, DUNDALK, CO. LOUTH, IRL

Almed, Berlin, Deutschland, MOTZNER STR. 41, 12277, BERLIN, DEU

Almirall, Wien, BREITENFURTERSTRASSE 113/101, 1120, WIEN, AUT,
☏ 01/595 39 60,
📠 01/595 39 60-111,
✉ info@hermal.at

Almirall Hermal, Reinbek, Deutschland, SCHOLTZSTRASSE 3, 21465, REINBEK, DEU,
☏ +49/40/72704-0,
📠 +49/40/7229296,
✉ info@hermal.de

Almirall, Barcelona, Spanien, GENERAL MITRE 151, 08022, BARCELONA, ESP

Alnylam Austria, Wien, KAERNTNER RING 5-7, 1010, WIEN, AUT,
☏ +43 720778073,
📠 +43 12536722876,
✉ kundenservice@alnylam.com

Alnylam Netherlands, Amsterdam, Niederlande, B.V.ANTONIO VIVALDISTRAAT 150, 1083 H, AMSTERDAM, NLD

Alnylam Netherlands, Amsterdam, Niederlande, STRAWINSKYLAAN 3051, 1077ZX, AMSTERDAM, NLD

Alpha-vet Allatgyogyaszati, Babolna, Ungarn, DR. KOEVES JANOS UT 13, 2943, BABOLNA, HUN

Alpha-Vet, Budapest, Ungarn, HOFFHER A. U. 38-40, 1194, BUDAPEST, HUN

Altamedics, Köln, Deutschland, JOSEF-LAMMERTING-ALLEE 16, 50933, KOELN, DEU,
☏ +49 221 277 299-100,
📠 +49 221 277 299-110,
✉ info@altamedics.de

Alvetra u. Werfft, Wien, BOLTZMANNGASSE 9A-11, 1091, WIEN, AUT,
☏ 01/319 14 56-0,
📠 01/319 14 56-44,
✉ office@alvetrawerfft.com

Amdipharm, Dublin, Irland, TEMPL.CHAMBERS 3,BRULINGT.ROAD, DUBLIN 4, IRL,
☏ +353/870/7777675

AMDIPHARM / UK, BASILDON, ENGLAND, BASILDON, GBR

A-Med, Salzburg, GENERAL-ARNOLD-STRASSE 6, 5020, SALZBURG, AUT,
☏ 0662/4290900,
✉ info@a-med.at

Amgen Austria, Wien, FRANZ-JOSEFS-KAI 47, 1010, WIEN, AUT,
☏ +43/1/50217,
📠 +43/1/50217-20

Amgen Europe, Zg Breda, Niederlande, MINERVUM 7061, 4817, ZG BREDA, NLD,
☏ +31/76/5732000,
📠 +43/76/5732001

Amgen, Diegem, Belgien, TELECOMLAAN 5-7, 1831, DIEGEM, BEL

Amgen Technology Ireland, CO Dublin, Irland, POTTERY ROAD, DUN LAOGHAIRE, CO DUBLIN, IRL

Amicus Therapeutics Europe, Dublin, Irland, BALLYCOOLEN RD, BLANCHARDSTOWN, DUBLIN 15, IRL

Amomed Pharma, Wien, STORCHENGASSE 1, 1150, WIEN, AUT,
☏ 01/545 01 13-0,
📠 01/545 01 13-30,
✉ office@amomed.com

Amryt Pharmaceuticals, Dublin 2, Irland, 90 HARCOURT STREET, DUBLIN 2, IRL,
☏ +353 5180219

AndersonBrecon UK, Hereford, Vereinigtes Königreich, HAY ON WYE, HEREFORD, GBR

Angelini Pharma Österreich, Wien, BRIGITTENAUER LAENDE 50-54, 1200, WIEN, AUT,
☏ 05/9606-0,
📠 05/9606-200

AniMed Service, Graz, LIEBOCHSTRASSE 9, 8143, DOBL, AUT,
☏ 03136/556670,
✉ office@animedservice.at

aniMedica, Senden-Bösensell, Deutschland, IM SUEDFELD 9, 48308, SENDEN-BOESENSELL, DEU,
☏ +49/2536/3302-0,
📠 +49/2536/3302-10,
✉ animedica@animedica.de

Animedica, Horb, Deutschland, PAPPELSTRASSE 7, 72160, HORB, DEU

AOP Orphan Pharmaceuticals, Wien, WILHELMINENSTRASSE 91/IIF, 1160, WIEN, AUT,
☏ 01/503 72 44,
📠 01/503 72 445

Apocare Pharma, Bielefeld, Deutschland, HAUPTSTRASSE 198, 33647, BIELEFELD, DEU,
☏ +49/521/97 17 479,
📠 +49/521/98 91 18-98,
✉ info@apocarepharma.de

Apomedica Pharmazeutische Produkte, Graz, ROSEGGERKAI 3, 8010, GRAZ, AUT,
☏ +43 (316) 823533,
📠 +43 (316) 823533-50,
✉ office@apomedica.com

Aponova Pharma, Hart, MITTERWEG 4, 6265, HART IM ZILLERTAL, AUT,
☏ 05288/64885,
📠 05288/64885-5,
✉ info@eca-aponova.at

Apotek Produktion & Laboratorier AB, Malmö, Schweden, CELSIUSGATAN 43, SE2124, MALMOE, SWE

Apotek Produktion & Laboratorier, Kungens Kurva, Schweden, 14175, KUNGENS KURVA, SWE

Apotex Nederland, Leiden, Niederlande, ARCHIMEDESWEG 2, 2333, CN LEIDEN, NLD,
☏ +31 (71) 5657777,
📠 +31 (71) 5657778

Apotheke Zum Rothen Krebs, Wien 1, LICHTENSTEG 4, 1011, WIEN, AUT,
📞 01/5336791,
📠 01/533679120,
✉ krebsapotheke@utanet.at

Apta Medica Internacional, Ljubljana, Slowenien, LIKOZARJEVA UL.6, 1000, LJUBLJANA, SVN

Arcana Arzneimittel, Wien, HUETTELDORFERSTR. 299, 1140, WIEN, AUT,
📞 +43 (1) 863903391,
📠 +43 (1) 4162418

Ardeypharm, Herdecke/Ruhr, Deutschland, LOERFELDSTRASSE 20, 58313, HERDECKE/RUHR, DEU,
📞 +49/2330/977677,
📠 +49/2330/977 697

Aresus Pharma, Strausberg, Deutschland, KASTANIENALLEE 46, 15344, STRAUSBERG, DEU

Argenta Dundee, Dundee, Großbritannien, KINNOULL ROAD, DUNDEE, GBR

Aristavet Vet.-Spez. GmbH & CO, Weingarten, Deutschland, ARGONNENSTR.3A, 88250, WEINGARTEN, DEU

Aristavet Veterinaärspezialitäten, Wien, NUSSDORFER STRASSE 38, 1090, WIEN, AUT,
📞 01/319 13 04,
📠 01/319 13 04-99,
✉ vertrieb@aristavet.at

Aristo Pharma, Berlin, Deutschland, WALLENRODER STR.8-10, 13435, BERLIN, DEU,
📞 +43 (1) 2057760065,
✉ info@aristo-pharma.de

Artesan Pharma, Luechow, Deutschland, WENDLANDSTRASSE 1, 29439, LUECHOW, DEU,
📞 +495841/3551/52,
📠 +49/5841/29 08

Arvato Distribution, Harsewinkel, Deutschland, GOTTLIEB-DAIMLER-STRASSE 1, 33428, HARSEWINKEL, DEU,
📞 0800/291053,
📠 0800/291064,
✉ otsuka.opel@bertelsmann.de

AS Kalceks, Riga, Lettland, KRUSTPILS IELA 53, 1057, RIGA, LVA

AS Kalceks, Riga, Lettland, KRUSTPILS IELA 71E, 1057, RIGA, LVA

Aspen Bad Oledsloe, Bad Oldesloe, Deutschland, INDUSTRIESTR.32-36, 23843, BAD OLDESLOE, DEU

Aspen, Notre Dame de Bondeville, Frankreich, 1 RUE DE L'ABBAYE, 76960, NOTRE DAME DE BONDEVILLE, FRA

Aspen Pharma Ireland, Dublin, Ireland, ONE GEORGES QUAY PLAZA, DUBLIN 2, IRL

Aspen Pharma, Dublin, Irland, 3016 LAKE DRIVE, DUBLIN 24, IRL

Astellas Ireland, Kerry, Irland, KILLORGLIN, CO., KERRY, IRL,
📞 00353/6661270

Astellas Pharma Europe, Leiden, Niederlande, SYLVIUSWEG 62, 2333, BE LEIDEN, NLD

Astellas Pharma, München, Deutschland, RIDLERSTRASSE 57, 80339, MUENCHEN, DEU

Astellas Pharma, Wien, DONAU-CITY-STRASSE 7, 1220, WIEN, AUT,
📞 01/877 26 68-0,
📠 01/877 16 36,
✉ office.at@astellas.com

Astrazeneca Liquid Production Sweden, Södertälje, Schweden, 15185, SÖDERTÄLJE, SWE

AstraZeneca, Södertälje, Schweden, KVARNBERGAGATAN 12, 15185, SOEDERTAELJE, SWE

AstraZeneca Dunkerque Production, Dunkerque Cedex, Frankreich, 224, AVENUE DE LA DORDOGNE, 59944, DUNKERQUE CEDEX, FRA

AstraZeneca, Wedel, Deutschland, TINSDALER WEG 183, 22880, WEDEL, DEU,
📞 +49 410 37081,
📠 +49 410 37082 93

AstraZeneca Österreich, Wien, LANDSTRASSER HAUPTSTR.1A, 1030, WIEN, AUT,
📞 01/71131-0,
📠 01/71131-221,
✉ info.at@astrazeneca.com

AstraZeneca, Reims, Cedex 2, Frankreich, CHEMIN DE VRILLY, 51689, REIMS, CEDEX 2, FRA

AstraZeneca, Macclesfield, Cheshire, Vereinigtes Königreich, CHARTER WAY, MACCLESFIELD, GBR

Astro-Pharma, Wien, ALLERHEILIGENPLATZ 4, 1200, WIEN, AUT,
📞 01/961 93 13,
📠 01/961 93 14,
✉ office@astro-pharma.com

Atnahs Nordics, Kopenhagen, Dänemark, OERESTADS BLV 108, 2300, KOPENHAGEN, DNK,
📞 +45 33 33 76 33

Atnahs Neth., Kopenhagen, Dänemark, ORESTAD BLVD 108, 2300, KOPENHAGEN, DNK,
📞 +31 88 5609950

Atnahs Pharma Netherlands, Amsterdam, Niederlande, STRAWINSKYLAAN 3127, 1077, AMSTERDAM, NLD

Audevard, Clichy, Frankreich, 42-46 RUE MEDERIC, 92110, CLICHY, FRA

Aurobindo Pharma, South Ruislip, Großbritannien, ARES, ODYSSEY WEST END ROAD, HA46QD, SOUTH RUISLIP, GBR,
📞 +44/20/8845 8811,
📠 +44/20/8845 8795

Aventis Pasteur, Wien, RICHARD STRAUSS STRASSE 33, 1232, WIEN, AUT,
📞 01/61 047-0

Avimedical, Hengelo, Niederlande, ABBINKDIJK 1, 7255, HENGELO, NLD

Axience, Pantin, Frankreich, 14, RUE SCANDICCI, 93500, PANTIN, FRA

Aziende Chimiche Riunite Angelini Francesco S.p.a., Ancona, Italien, VIA VECCHIA DEL PINOCCHIO 22, 60131, ANCONA, ITA

Bag Health Care, Lich, Deutschland, AMTSGERICHTSSTR. 1-5, 35423, LICH, DEU

Balkanpharma Dupnitsa, Dupnitsa, Bulgarien, 3, SAMOKOVSKO SHOSE STR., 2600, DUPNITSA, BGR

Ballinskelligs Veterinary, Co Kerry, Irland, CO KERRY, IRL

Bano Healthcare, Baden, ANNAGASSE 17, 2500, BADEN, AUT

Bano Naturprodukte, St. Anton, IM GRIESS 22, 6580, ST. ANTON/ARLBERG, AUT,
📞 02252/82369-0,
📠 02252/82369-10,
✉ bano@bano.at

Bard Pharmaceuticals, Cambridge, England, MILTON ROAD, CB4OGW, CAMBRIDGE, GBR,
📞 +44/1223 424444,
📠 +44/1223 424 441

Basf, Lysaker, Norwegen, P.O.BOX 420, 1327, LYSAKER, NOR

Basilea Pharmaceutica Deutschland, Lörrach, Deutschland, MARIE-CURIE-STRASSE 8, 79539, LOERRACH, DEU

Bausch & Lomb, Wien, OFFICE PARK I/TOP B02, 1300, WIEN, AUT,
📞 01/22787-314,
✉ office-wien@bausch.com

Bausch Health Ireland, Dublin 24, Irland, 3013 LAKE DRIVE, DUBLIN 24, IRL

Baxalta Belgium, Lessines, Belgien, BOULEVARD RENE BRANQUART 80, 7860, LESSINES, BEL

Baxalta Innovations, Wien, INDUSTRIESTRASSE 67, 1221, WIEN, AUT

Baxter, Wien, INDUSTRIESTRASSE 67, 1221, WIEN, AUT,
📞 01/20 100-0,
📠 01/203 85 00

Baxter Healthcare, Wien, STELLA-KLEIN-LOEW-WEG 15, 1020, WIEN, AUT,
📞 01/711 20-0,
📠 01/711 20-1020

Baxter Holding, Utrecht, Niederlande, KOBALTWEG 49, 3542, UTRECHT, NLD

Baxter Medical Products, Wien, STELLA-KLEIN-LOEW-WEG 15, 1020, WIEN, AUT

Baxter Oncology, Halle/Westfahlen, Deutschland, KANTSTRASSE 2, 33790, HALLE/WESTFAHLEN, DEU,
📞 +49/5201/7110

Baxter, Lessines, Belgien, BOULEVARD RENE BRANQUART 80, 7860, LESSINES, BEL,
📞 +32/68272/211

Bayer, Berlin, Deutschland, MUELLERSTRASSE 178, 13353, BERLIN, DEU

Bayer, Leverkusen, Deutschland, KAISER-WILHELM-ALLEE, 51368, LEVERKUSEN, DEU

Bayer Animal Health, Leverkusen, Deutschland, 51368, LEVERKUSEN, DEU

Bayer, Oslo, Norwegen, DRAMMENSVEIEN 288, 0283, OSLO, NOR

Bayer Austria, Wien, HERBSTSTRASSE 6-10, 1160, WIEN, AUT,
📞 01/71146-0,
📠 01/71146-2788

Bayer Bitterfeld, Bitterfeld-Wolfen, Deutschland, SALEGASTER CHAUSSEE 1, 06803, BITTERFELD-WOLFEN, DEU

Bayer OY, Turku, Finnland, PANSIONTIE 47, 20210, TURKU, FIN

Bayer Schering Pharma, Leverkusen, Deutschland, 51368, LEVERKUSEN, DEU,
📞 +49/214/30 1,
📠 +49/214/30 51598

Bayer Weimar, Weimar, Deutschland, DOEBEREINER-STR. 20, 99427, WEIMAR, DEU

BCM, Nottingham, Großbritannien, 1 THANE ROAD, NOTTINGHAM, GBR

Beaufour Ipsen Industrie, Dreux, Frankreich, RUE D´ETHE VIRTON, 28100, DREUX, FRA

Beiersdorf, Hamburg, Deutschland, 20253, HAMBURG, DEU,
📞 +49/40/4909-0,
📠 +49/40/4909 3434

Beiersdorf, Wien, EURO PLAZA, GEB.H/LEHRBACHG.13, 1120, WIEN, AUT,
📞 01/61 400-0,
📠 01/61 400-391,
✉ contact-vienna@beiersdorf.com

Bela-Pharm, Vechta, Deutschland, LOHNER STRASSE 19, 49377, VECHTA, DEU,
📞 +49/4441/873-0

Benac, Perigny, Frankreich, 27A AVENUE PAUL LANGEVIN, 17180, PERIGNY, FRA

Bene-Arzneimittel, München, Deutschland, HERTERICHSTRASSE 1, 81479, MUENCHEN, DEU,
📞 +49/89/74 987-0,
📠 +49/89/74 987-200

BerliMed, Madrid, Spanien, ALCALA DE HENARES, 28806, MADRID, ESP

Berlin Chemie, Berlin, Deutschland, GLIENICKER WEG 125-127, 12489, BERLIN, DEU,
📞 +49/30/6707-0,
📠 +49/30/6707-2120

Besins Healthcare, Brüssel, Belgien, AVENUE LOUISE 287, 1050, BRUESSEL, BEL,
📞 +32/26294300

betapharm Arzneimittel, Augsburg, Deutschland, KOBELWEG 95, 86156, AUGSBURG, DEU,
📞 +49/821/74 88 10,
📠 +49/821/74 88 14-20,
✉ info@betapharm.de

BGP Products, Wien, PERFEKTASTRASSE 84A, 1230, WIEN, AUT,
📞 +43 (1) 863903391

Bial Portela, Mamede do Coronado, Portugal, A AV.DA SIDERURGIA 4745-457 S, MAMEDE DO CORONADO, PRT,
📞 +351/22/9866100,
📠 +351/22/9866199,
✉ info@bial.com

Bieffe Medital, Sondalo, Italien, VIA STELVIO 94, 23035, SONDALO, ITA

Bieffe Medital, Grosotto, Italien, VIA NUOVA PROVINCIALE, 23034, GROSOTTO, ITA,
☎ +39/342/841000

Bimeda Animal Health, Dublin, Irland, U.2/3/4 AIRTON CLOSE, TALLAGHT, DUBLIN 24, IRL

Bio-Diät-Berlin, Berlin, Deutschland, SELERWEG 43-45, 12169, BERLIN, DEU,
☎ +49/30/7952011,
📠 +49/30/796 72 33

Biofarm, Poznan, Polen, UL.WALBRZYSKA 13, 60-198, POZNAN, POL

Biofrontera Bioscience, Leverkusen, Deutschland, HEMMELRATHER WEG 201, 51377, LEVERKUSEN, DEU,
☎ +49/214/87632-66,
📠 +49/214/87632-90

Biofrontera Pharma, Leverkusen, Deutschland, HEMMELRATHER WEG 201, 51377, LEVERKUSEN, DEU,
☎ +49/214/87632-66,
📠 +49/214/87632-90

Biogen (Denmark) Manufacturing, Hillerod, Dänemark, BIOGEN ALLE 1, 3400, HILLEROD, DNK

Biogen Idec, Wien, STELLA-KLEIN-LOEW-WEG 15/3, 1020, WIEN, AUT,
☎ 01/484 46 13,
📠 0599/7730405

Biogen Netherlands, Badhoevedorp, Niederlande, PRINS MAURITSLAAN 13, 1171, BADHOEVEDORP, NLD

BIO-H-TIN Pharma, Hallstadt, Deutschland, EMIL-KREMMER-STR.33, 96103, HALLSTADT, DEU,
☎ +49/951/6043-0,
📠 +49/951/604329

Biologici Italia Laboratories, Masate, Italien, VIA FILIPPO SERPERO 2, 20060, MASATE, ITA

Biologische Heilmittel Heel, Baden-Baden, Deutschland, DR. RECKEWEG-STR. 2-4, 76532, BADEN-BADEN, DEU,
☎ +49 (7221) 501-00,
📠 +49 (7221) 501-210

BioMarin International, Dublin, Irland, 6TH FLOOR 2 GRAND CANAL SQUARE, DUBLIN 2, IRL,
☎ +49 61739890102

BioMarin International, County Cork, Irland, SHANBALLY, RINGASKIDDY, COUNTY CORK, IRL

Biomet France, Valence, Frankreich, PLATEAU DE LAUTAGNE, 26000, VALENCE, FRA

Bionorica Austria, Wien, DONAU CITY STR.1, 1220, WIEN, AUT,
☎ 01/2630882-13,
📠 01/2630882-10,
✉ office@bionorica.at

Bionorica SE, Neumarkt, Deutschland, KERSCHENSTEINER STR. 11-15, 92318, NEUMARKT, DEU,
☎ +49/9181 231-234,
📠 +49/9181 231-265,
✉ info@bionorica.de

Biopharma, Roma, Italien, VIA DELLE GERBERE 22/30, 00134, ROMA, ITA

Bioprojet Europe, Dublin 5, Irland, 101FURY PARK ROAD, KILLESTER, DUBLIN 5, IRL

Bioprojet Pharma, Paris, Frankreich, 9, RUE RAMEAU, 75002, PARIS, FRA

Biose Industrie, Aurillac, Frankreich, 15004, AURILLAC, FRA

Biosyn Arzneimittel, Fellbach, Deutschland, SCHORNDORFER STRASSE 32, 70734, FELLBACH, DEU,
☎ +49/711-575 32 00,
📠 +49/711-575 32-99,
✉ info@biosyn.de

Biotec Services International, Bridgend, Vereinigtes Königreich, CENTRAL PARK, WESTERN AVENUE, BRIDGEND, GBR

Biotest Austria, Wien, EINSIEDLERGASSE 58, 1050, WIEN, AUT,
☎ 01/545 15 61-0,
📠 01/545 15 61-39,
✉ info@biotest.at

Biotest Pharma, Dreieich, Deutschland, LANDSTEINR-STR. 5, 63303, DREIEICH, DEU,
☎ +49/6103/801-0,
📠 +49/6103/801-150,
✉ info@biotest.de

Biovet JSC, Peshtera, Bulgarien, 39 PETRA RAKOV STR., 4550, PESHTERA, BGR

Bioveta, Ivanovice na Hane, Tschechische Republik, KOMENSKEHO 212, 68323, IVANOVICE NA HANE, CZE

Bipso, Singen, Deutschland, ROBERT-GERWIG-STR.4, 78224, SINGEN, DEU

Bittner Richard, Feldkirchen, OSSIACHERSTRASSE 7, 9560, FELDKIRCHEN, AUT,
☎ 04276/37888-0,
📠 04276/37131,
✉ office@richard-bittner.com

Bittner Richard, Wien, REISNERSTRASSE 55-57, 1030, WIEN, AUT,
☎ 01/5030972-0,
📠 01/503 09 72-40,
✉ office.vienna@richard-bittner.com

Bluefish Pharma, Wien, KAERNTNER RING 5-7, 1010, WIEN, AUT,
☎ 01/205 1160 1138,
📠 01/205 1160 1008,
✉ info-at@bluefishpharma.com

Bluefish Pharmaceuticals, Gävlegatan, Stockholm, Schweden, GAEVLEGATAN 22, 11330, STOCKHOLM, SWE

Bluepharma Industria Farmaceutica, Coimbra, Portugal, S. MARTINHO DO BISPO, 3041-801 COIMBRA, PRT

Bode Chemie, Hamburg, Deutschland, MELANCHTHENSTRASSE 27, 25525, HAMBURG, DEU

Boehringer Ingelheim Animal Health France SCS, Lyon, Frankreich, 29, AVENUE TONY GARNIER, 69007, LYON, FRA

Boehringer Ingelheim Animal Health France SCS, Toulouse, Frankreich, 4, CHEMIN DU CALQUET, 31000, TOULOUSE, FRA

Boehringer Ingelheim Animal Health France SCS, Saint Priest, Frankreich, RUE DE L`AVIATION, 69800, SAINT PRIEST, FRA

Boehringer Ingelheim Animal Health Italia., Noventa Padovana, Italien, VIA BAVIERA 9, 35027, NOVENTA PADOVANA, ITA

Boehringer Ingelheim Ellas, Koropi, Griechenland, AVENUE PAIANIAS MARKOPOULOU, 19003, KOROPI, GRC

Boehringer Ingelheim Espana, Barcelona, Spanien, SANT CUGAT DEL VALLES, 08174, BARCELONA, ESP

Boehringer Ingelheim International, Ingelheim/Rhein, Deutschland, BINGER STRASSE 173, 55218, INGELHEIM/RHEIN, DEU,
📞 +49/6132/77-0,
📠 +49/6132/77-3000

Boehringer Ingelheim Pharma, Ingelheim/Rhein, Deutschland, BINGER STRASSE 173, 55216, INGELHEIM/RHEIN, DEU,
📞 +49/6132/77-0,
📠 +49/6132/77 30 00

Boehringer Ingelheim Pharma, Biberach an der Riss, Deutschland, BIRKENDORFERSTR. 65, 88397, BIBERACH AN DER RISS, DEU

Boehringer Ingelheim RCV, Wien, DR.BOEHRINGER-GASSE 5-11, 1121, WIEN, AUT,
📞 01/801 05-0,
📠 01/8040823

Boehringer Ingelheim RCV Tiermedizin, Wien, DR.BOEHRINGER-GASSE 5-11, 1121, WIEN, AUT,
📞 01/80105-0,
📠 01/8040823

Boehringer Ingelheim Vetmedica, USA, 15TH & OAK STREET, PO BOX 338, 66024, USA, USA

Boehringer Ingelheim-Vetmedica, Ingelheim, Deutschland, BINGERSTR. 173, 55216, INGELHEIM, DEU,
📞 +49/6132/25 58,
📠 +49/6132/77-6332

Bolder Arzneimittel, Köln, Deutschland, RHEINISCHE ALLEE 11, 50858, KOELN, DEU

Bracco Imaging, Colleretto Giacosa, Italien, VIA RIBES, 5, BIOINDUSTRY PARK, 10010, COLLERETTO GIACOSA, ITA

Bracco Imaging, Milano, Italien, VIA E.FOLLI 50, 20134, MILANO, ITA

Bracco International, Amsterdam, Niederlande, STRAWINSKYLAAN 3051, 1077, AMSTERDAM, NLD

Bracco Österreich, Wien, FLORIDSDORFER HAUPTSTRASSE 1, 1210, WIEN, AUT,
📞 01/489 34 95-0,
📠 01/489 34 95-204

Brady, Wien, HOERLGASSE 5, 1092, WIEN, AUT,
📞 01/310 69 60

Braun Austria, Maria Enzersdorf, OTTO BRAUN-STRASSE 5, 2344, MARIA ENZERSDORF, AUT,
📞 02236/46 54 1-0,
📠 02236/46541-48479

B. Braun Medical, Rubi, Barcelona, Spanien, CARRETERA DE TERRASA, 121, 08191, RUBI, BARCELONA, ESP,
📞 +43/93/5866200

B. Braun, Melsungen, Deutschland, CARL-BRAUNSTR. 1, 34212, MELSUNGEN, DEU,
📞 +49/5661/71-0,
📠 +49/5661/71 4567

Bristol-Myers Squibb Company, Anagni, Italien, CONTRADA FONTANA DEL CERASO, 03012, ANAGNI, ITA,
📞 +93 775 7621,
📠 +93 775 7688 49

Bristol-Myers Squibb, Wien, HANDELSKAI 92, 1200, WIEN, AUT,
📞 01/601 43-0,
📠 01/601 43 229,
✉ pharma.austria@bms.com

Bristol-Myers Squibb Pharma, Dublin, Irland, BLANCHARDSTOWN CORPOR.PARK 2, DUBLIN 15, IRL

Bristol-Myers Squibb Pharma, Uxbridge, Vereinigtes Königreich, SANDERSON ROAD, UXBRIDGE UB8 1DH, GBR

Bristol-Myers Squibb, Anagni, Italien, CONTRADA FONTANA DEL CERASO, 03012, ANAGNI, ITA

Bristol-Myers Squibb/Pfizer, Dublin, Irland, BLANCHARDSTOWN CORPOR.PARK 2, DUBLIN 15, IRL

Bruschettini, Genua, Italien, VIA ISONZO, 6, 16147, GENUA, ITA

Bürger, Bad Harzburg, Deutschland, BAD HARZBURG 1, DEU

Burgwedel Biotech, Burgwedel, Deutschland, IM LANGEN FELDE 5, 30938, BURGWEDEL, DEU

C.P.M. Contract Pharma, Feldkirchen-Westerham, Deutschland, FRUEHLINGSTRASSE 7, 83620, FELDKIRCHEN-WESTERHAM, DEU,
📞 +49 (8063) 97010,
📠 +49 (8063) 970111

Cabot Norit Nederland, Amersfoort, Niederlande, NIJVERHEIDSWEG NOORD 72, 3812, AMERSFOORT, NLD

Camurus, Lund, Schweden, IDEONGATAN 1A, 22362, LUND, SWE,
📞 +46(72)1612529,
✉ info@camurus.com

Carinopharm, Elze, Deutschland, BAHNHOFSTR. 18, 31008, ELZE, DEU,
📞 +49 (180) 21234-01,
📠 +49 (180) 21234-02,
✉ info@carinopharm.de

Carinopharm, Elze, Deutschland, BAHNHOFSTRASSE 18, 31008, ELZE / DEUTSCHLAND, DEU,
📞 +49/18021234-01,
📠 +49/18021234-02,
✉ info@carinopharm.de

Casen Recordati, Utebo, Zaragoza, Spanien, AUTOCIA DE LOGRONO, 50180, UTEBO, ESP

Cassella-med, Köln, Deutschland, GEREONSMUEHLENGASSE 1, 50670, KOELN, DEU

Catalent France Limoges, Limoges, Frankreich, LIMOGES, FRA

Catalent Germany, Schorndorf, Deutschland, STEINBEISSTRASSE 2, 73614, SCHORNDORF, DEU

Catalent Italy, Aprilia, Italien, APRILIA, ITA

Catalent, Packaging, Westhoughton, Grossbritannien, LANCASTER WAY, WING.IND.PARK, WESTHOUGHTON, GBR

CBA Chemische Produkte-Beratung und -Analyse, Kirkel, Deutschland, KONRAD-ZUSE-STR. 10, 66459, KIRKEL, DEU

Cefak, Kempten, Deutschland, OSTBAHNHOFSTRASSE 15, 87437, KEMPTEN, DEU,
📞 +49 (831) 57401-0,
📠 +49 (831) 57401-50,
✉ cefak@cefak.com

Ceft Biopharma, Praha, Tscheschiche Republik, TRTINOVA 260/1, CAKOVICE, 19600, PRAHA, CZE

Celgene Distribution, Utrecht, Niederlande, WINTHONTLAAN 6 N, 3526, KV UTRECHT, NLD

Celgene Europe, Utrecht, Niederlande, WINTHONTLAAN 6 N, 3526, KV UTRECHT, NLD

Celgene, Wien, TECHNOLOGIESTR. 10, 1120, WIEN, AUT,
📞 01/81 144-0,
📠 01/81 144-4000

cell pharm, Hannover, Deutschland, FEODOR-LYNEN-STR. 35, 30625, HANNOVER, DEU,
📞 +49/511/54608-90

Celltrion Healthcare Hungary, Budapest, Ungarn, BAJCSY-ZSILINSZKY UT 12, 1051, BUDAPEST, HUN

Celltrion Healthcare Hungary Kft., Budapest, Ungarn, VACI UT 1-3. WESTEND OFFICE BU, 1062, BUDAPEST, HUN

Celon Pharma, Lominaki, Polen, 05-092, LOMIANKI, POL

Cenexi HSC, Herouville-Saint-Slair, Frankreich, 2, RUE LOIUS PASTEUR, 14200, HEROUVILLE-SAINT-CLAIR, FRA

Cenexi, Fontenay-sous-Bois, Frankreich, 52, RUE MARCEL ET JACQ.GAUCHER, 94120, FONTENAY-SOUS-BOIS, FRA

Cenexi - Laboratoires Thissen, Braine l´Alleud, Belgien, RUE DE LA PAPYREE 2-6, 1420, BRAINE L´ALLEUD, BEL

Cenexi, Osny, Frankreich, 17 RUE DE PONTOISE, 95520, OSNY, FRA

Central Pharma Contract Packaging, Bedfordshire, Vereinigtes Königreich, CAXTON ROAD, BEDFORD, BEDFORDSHIRE, GBR

Centre Specialites, Cournon d'Auvergne, Frankreich, 63800, COURNON D'AUVERGNE, FRA

Cesra-Arzneimittel, Baden-Baden, Deutschland, BRAUNMATTSTRASSE 20, 76532, BADEN-BADEN, DEU,
📞 +49/7221/9540-0,
📠 +49/7221/54026

Ceva Sante Animale, Libourne, Frankreich, 10, AVENUE DE LA BALLASTIERE, 33500, LIBOURNE, FRA

Ceva Sante Animale, Loudeac, Frankreich, ZI TRES LE BOIS, 22600, LOUDEAC, FRA

Ceva Sante Animale, Louverne, Frankreich, BOULEVARD DE LA COMMUNICATION, 53950, LOUVERNE, FRA

Ceva-Phylaxia Veterinary Biologicals, Budapest, Ungarn, SZALLAS U.5, 1107, BUDAPEST, HUN

Chanelle Medical, Galway, Irland, DUBLIN ROAD, LOUGHREA, CO. GALWAY, IRL

Chanelle Pharmaceuticals Manufacturing, Galway, Irland, LOUGHREA, GALWAY, IRL,
📞 +353/91 841788,
📠 +353/91 842937,
✉ sales@chanellegroup.ie

Chassot, Belp/Bern, Schweiz, AEMMENMATTSTR. 2, 3213, BELP/BERN, CHE

Chemi, Cinisello Balsamo, Italien, VIA DEI LAVORATORI 54, 20092, CINISELLO BALSAMO, ITA,
📞 +39/02 64431,
📠 +39/02 6128960

Chemical Iberica Productos Veterinarios, Salamamca, Spanien, CALZADA DE DON DIEGO, 37448, SALAMANCA, ESP

Chemomedica, Medizintechnik und Arzneimittel, Wien, WIPPLINGERSTRASSE 19, 1010, WIEN, AUT,
📞 01/533 26 66-0,
📠 01/533 26 66-58,
✉ office@chemomedica.at

Chephasaar, St.Ingbert, Deutschland, MÜHLSTRASSE 50, 66386, ST.INGBERT, DEU

Cheplapharm Arzneimittel, Mesekenhagen, Deutschland, BAHNHOFSTRASSE 1A, 17498, MESEKENHAGEN, DEU,
📞 +49/3837/8539-0,
📠 +49/3834/8539-119

Cheplapharm Arzneimittel, Greifswald, Deutschland, ZIEGELHOF 24, 17489, GREIFSWALD, DEU,
📞 +49 (3834) 85390,
📠 +49 (3834) 8539119

Chevita, Pfaffenhofen, Deutschland, RAIFFEISENSTRASSE 2, 85276, PFAFFENHOFEN, DEU,
📞 +49/8441/85 30,
📠 +49/8441/85 350

Chevita Tierarzneimittel, Wels, KAPLANSTRASSE 10, 4600, WELS, AUT,
📞 07242/45675,
📠 07242/6277514,
✉ chevita@chevita.at

Chevita Tierarzneimittel, Pfaffenhofen, Deutschland, RAIFFEISENSTR.2, 85276, PFAFFENHOFEN, DEU

Chiesi Farmaceutici, Via Palermo, Parma, Italien, VIA PALERMO 26/A, 43122, PARMA, ITA,
📞 +39/521/2791,
📠 +39/521/774468

Chiesi Farmaceutici, Via San Leonardo, Parma, Italien, VIA SAN LEONARDO 96, 43122, PARMA, ITA

Chiesi Pharma, Wien, GONZAGAGASSE 16/16, 1010, WIEN, AUT,
📞 01/407 39 19-0,
📠 01/407 39 19-99066,
✉ office@torrex-chiesi.com

Chinoin Pharmaceutical and Chemical Works, Veresegyhaz, Ungarn, 5 LEVAI UTCA, 2112, VERESEGYHAZ, HUN

Chinoin Pharmaceutical and Chemical Works, Miskolc, Ungarn, MISKOLC, HUN

Cilatus Manufacturing Services, Dun Laoghaire, Irland, 2 HARBOUR SQUARE CROFTON ROAD, DUN LAOGHAIRE, DUBLIN, IRL

Cipla Europe, Antwerpen, Belgien, DE KEYSERLEI 58-60, 2018, ANTWERPEN, BEL

Cis bio international, Gif-sur-Yvette Cedex, Frankreich, B.P. 32, 91192, GIF-SUR-YVETTE CEDEX, FRA,
☎ +33/1 69 85 74 76,
📠 +33/1 69 85 70 52

Clinigen Healthcare, Schiphol, Niederlande, SCHIPHOL BOULEVARD 359, 1118, SCHIPHOL, NLD,
☎ +44 (1283) 494340,
📠 +44 (1283) 494341

Clinuvel Europe, Dublin, Irland, 10 EARLSFORT TERRACE, DUBLIN 2, IRL,
☎ +41 799342130,
✉ mail@clinuvel.com

CO.DON, Teltow, Deutschland, WARTHESTRASSE 21, 14513, TELTOW, DEU

Colep Laupheim, Laupheim, Deutschland, FOCKESTRASSE 12, 88471, LAUPHEIM, DEU

Combino Pharm, Hal Far, Malta, HAL FAR, MLT

Contipro, Dolni Dobrouc, Tschechische Republik, DOLNI DOBOUC 401, 56102, DOLNI DOBROUC, CZE,
☎ +420 465 526 530,
📠 +420 465 543 793,
✉ sales@contipro.com

Corden Pharma, Plankstadt, Deutschland, OTTO-HAHN-STRASSE, 68723, PLANKSTADT, DEU

Corden Pharma Latina, Sermoneta, Italien, VIA DEL MURILLO KM 2800, 04010, LATINA, ITA

Corden Pharma, Caponago, Italien, VIALE DELL INDUSTRIA 3, 20867, CAPONAGO, ITA

Correvio, Puteaux, Frankreich, 15 RUE DU BICENTENAIRE, 92800, PUTEAUX, FRA

Correvio, Bielefeld, Deutschland, OTTO-BRENNER-STR.209, 33604, BIELEFELD, DEU,
☎ +49 (69) 33296276,
📠 +49 (69) 90732292,
✉ info@correvio.com

Cosmo, Lainate, Italien, VIA C. COLOMBO, 1, 20020, LAINATE (MILANO), ITA

Covis Pharma Europe, Amsterdam, Niederlande, GUSTAV MAHLERPLEIN 2, 1082, AMSTERDAM, NLD,
☎ +31 (20) 7997368,
✉ regulatory@covispharma.com

CP Gaba, Hamburg, Deutschland, BEIM STROHHAUSE 17, 20097, HAMBURG, DEU

CP-Pharma, Burgdorf, Deutschland, OSTLANDRING 13, 31303, BURGDORF, DEU

Cross Vetpharm, Dublin, Ireland, BROOMHILL ROAD TALLAGHT, DUBLIN 24, IRL

CSL Behring, Marburg, Deutschland, EMIL-VON-BEHRING STRASSE 76, 35041, MARBURG, DEU,
☎ +49/6421/39-12

CSL Behring, Wien, WAGENSEILGASSE 3, 1120, WIEN, AUT,
☎ 01/80101-2464,
📠 01/80101 2810

Custom Pharmaceuticals, East Sussex, Grossbritannien, CONWAY STREET, HOVE, EAST SUSSEX, GBR

Cyathus Exquirere Pharmaforschung, Bisamberg, GEWERBESTRASSE 18-20, 2102, BISAMBERG, AUT,
☎ 02262/73000-0,
📠 02262/7300-190,
✉ office@cyathus.eu

Cyndea Pharma, Olvega, Spanien, AVENDIA DE AGREDA 31, 42110, OLVEGA, ESP

CZ Veterinaria, Porrino, Spanien, APTDO. 16, 36400, PORRINO (PONTEVEDRA), ESP

D&A Pharma, Houdan, Frankreich, 18 RUE SAINT-MATTHIEU, 78550, HOUDAN, FRA

D&A Pharma, Wien, GASTGEBGASSE 5-13, 1230, WIEN, AUT,
☎ 01/890120033,
✉ pharma@da-pharma.com

Daiichi Sankyo Austria, Wien, KRANICHBERGGASSE 2, EURO PLAZA, 1120, WIEN, AUT,
☎ 01/485 86 42-0,
📠 01/485 86 42-345,
✉ info@daiichi-sankyo.at

Daiichi Sankyo Europe, München, Deutschland, ZIELSTATTSTR. 48, 81379, MUENCHEN, DEU,
☎ +49/89/7808-0,
📠 +49/89/7808-267

Daiichi Sankyo Europe, Pfaffenhofen, Deutschland, LUITPOLDSTRASSE 1, 85276, PFAFFENHOFEN, DEU

Dales Pharmaceuticals, Skipton, Großbritannien, KEIGHLEY ROAD, SKIPTON, GBR

Dechra Regulatory, Bladel, Niederlande, HANDELSWEG 25, 5531, BLADEL, NLD

Dechra Veterinary Products, Uldum, Dänemark, MEKUVEJ 9, 7171, ULDUM, DNK

Delorbis Pharmaceuticals, Lefkosia, Zypern, 17, ATHINON STREET, 2081, LEFKOSIA, CYP

Delpharm Bladel, Ad Bladel, Niederlande, INDUSTRIEWEG 1, 5531, AD BLADEL, NLD

Delpharm Dijon, Quetigny, Frankreich, 6 BOULVARD DE L'EUROPE, 21800, QUETIGNY, FRA

Delpharm Drogenbos, Belgien, BEL

Delpharm Evreux, Evreux, Frankreich, 5 RUE DU GUESCLIN, 27000, EVREUX, FRA

Delpharm, Gaillard, Frankreich, RUE DE l'INDUSTRIE 33, 74240, GAILLARD / FRANKREICH, FRA,
☎ +33(0)450877070,
📠 +33(0)450877077

Delpharm L 'aigle,Frankreich, FRA

Delpharm Lille, Lys Lez Lannoy, Frankreich, RUE DE TOUFFLERS, 59390, LYS LEZ LANNOY, FRA

Delpharm Milano, Segrate, Italien, VIA CARNEVALE 1, 20090, SEGRATE, ITA

Delpharm Novara, Cerano, Italien, VIA CROSA 86, 28065, CERANO, ITA

Delpharm Orleans, Orleans La Source, Frankreich, 45071, ORLEANS LA SOURECE, FRA

Delpharm Reims, Reims, Frankreich, RUE COLONEL CHARBONNEAUX 10, 51100, REIMS, FRA

Delpharm Saint Remy, Saint-remy-sur-avre, Frankreich, USINE DE SAINT-REMY, 28380, SAINT-REMY-SUR-AVRE, FRA

DelPharm Tours, Chambray-Les-Tours, Frankreich, LA BARAUDIERE, 37170, CHAMBRAY-LES-TOURS, FRA

Dentinox, Berlin, Deutschland, NUNSDORFER RING 19, 12277, BERLIN, DEU,
+49/30/7211046,
+49/30/721 10 38

Dermapharm, Wien, KLEEBLATTGASSE 4/13, 1010, WIEN, AUT,
01/3193001-0,
01/3193001-40,
office@dermapharm.at

Desitin Arzneimittel, Hamburg, Deutschland, WEG BEIM JAEGER 214, 22335, HAMBURG, DEU,
+49/40/50 73-0,
+49/40/50 73-363

Desma, Mainz-Kastel, Deutschland, PETER-SANDER-STRASSE 41B, 55252, MAINZ-KASTEL, DEU,
+49/6134/21079-0,
+49/6134/21079-24,
info@desma-pharma.com

Deutsche Homöopathie Union Arzneimittel, Karlsruhe, Deutschland, OTTOSTRASSE 24, 76227, KARLSRUHE, DEU

Diagnostic Green, Aschheim-Dornach, Deutschland, OTTO-HAHN-STRASSE 20, 85609, ASCHHEIM-DORNACH, DEU,
+49/89-1241 477 20,
+49/89-1241 477 29

Diurnal Europe, Amstelveen, Niederlande, VAN HEUVEN GOEDHARTLAAN 935A, 1181, AMSTELVEEN, NLD,
+31 (20) 6615072,
info@diurnal.co.uk

Divapharma, Berlin, Deutschland, MOTZENER STRASSE 41, 12277, BERLIN, DEU

Divasa-Farmavic, Gurb-Vic, Spanien, CTRA. SANT HIPOLIT, KM 71, 08503, GURB-VIC, ESP

Dolorgiet, St.Augustin, Deutschland, OTTO-VON-GUERICKE-STR.1, 53757, ST.AUGUSTIN/BONN, DEU,
+49/2441/317-0,
+49/2441/317 390

Dopharma France, Vair sur Loire, Frankreich, 23 RUE DU PRIEURE, 44150, VAIR SUR LOIRE, FRA

Dopharma Research, Raamsdonksveer, Niederlande, ZALMWEG 24, 4941, RAAMSDONKSVEER, NLD,
i.middelhof@dopharma.com

Mag. Martin Doskar pharm. Produkte, Wien, SCHOTTENRING 14, 1010, WIEN, AUT,
+43 (1) 5353724-0,
+43 (1) 5353724-24,
info@doskar.at

Dova Pharmaceutics Ireland, Dublin, Irland, 2 GRAND CANAL SQUARE 6TH FLOOR, DUBLIN, IRL

Dr. Eberth Friedrich Arzneimittel, Ursensollen, Deutschland, AM BAHNHOF 2, 92289, URSENSOLLEN, DEU,
+49 (9628) 923767-0,
+49 (9628) 923767-99,
info@eberth.de

Dr. Gustav Klein, Zell am Harmersbach, Deutschland, STEINENFELD 3, 77736, ZELL AM HARMERSBACH, DEU

Dr. Peithner, Wien, RICHARD-STRAUSS-STR.13, 1230, WIEN, AUT,
+43 (1) 616 26 44-0,
+43 (1) 616 26 44-18,
info@peithner.at

Dr. Reddys Laboratories, East Yorkshire, Grossbritannien, 6, RIVERVIEW ROAD, BEVERLY, EAST YORKSHIRE HU 17 0LD, GBR

Dr. Theiss Naturwaren, Homburg, Deutschland, MICHELINSTRASSE 10, 66424, HOMBURG, DEU

Dragenopharm Apotheker Püschl, Tittmoning, Deutschland, GOELLSTRASSE 1, 84529, TITTMONING, DEU

Drehm Pharma, Wien, HIETZINGER HAUPTSTR.37/2, 1130, WIEN, AUT,
01/8795245-0,
01/8795245-3,
office@drehm.at

Dreluso, Oldendorf, Deutschland, MARKTPLASTZ 5, 31840, OLDENDORF, DEU,
+49/5152/9424-0,
+49/5152/942457

Dronania pharmaceuticals, Bad Wörishofen, Deutschland, KARL-BENZ-STRASSE 3, 86825, BAD WOERISHOFEN, DEU,
+49/8247/39070,
+49/8247/390777,
info@dronania.de

DSD Pharma, Purkersdorf, WIENER STR.12/4, 3002, PURKERSDORF, AUT,
+43 (2231) 64438-0,
+43 (2231) 64438-44

Easypharm OTC, Gießhübl, PERLHOFGASSE 2/2, 2372, GIESSHUEBL, AUT,
02236/320038,
02236/320038-10,
office@easypharm.at

Ebewe Pharma, Unterach, MONDSEESTRASSE 11, 4866, UNTERACH/ATTERSEE, AUT,
07665/8123-0,
07665/8123-11,
office@ebewe.com

Ecolab Deutschland, Monheim am Rhein, Deutschland, ECOLAB-ALLEE 1, 40789, MONHEIM AM RHEIN, DEU,
+49/2173 599-0,
+49/2173 89-384,
hc-marketing.de@ecolab.com

Ecolab, Wien, RIVERGATE, HANDELSKAI 92, 1200, WIEN, AUT,
01/715 25 50-0,
01/715 25 50-2856,
office.vienna@ecolab.com

Ecuphar, Oostkamp, Belgien, LEGEWEG 157-I, 8020, OOSTKAMP, BEL

Ecupar Veterinaria, Barcelona, Spanien, AVENIDA RIO DE JANEIRO, 08016, BARCELONA, ESP

EF-EM-ES Smetana, Wien, SCHEIDLSTRASSE 28, 1180, WIEN, AUT,
☎ 01/4792142,
📠 01/4700746

Effik, Meudon la Foret, Frankreich, 9-11 RUE JEANNE BRACONNIER, 92366, MEUDON LA FORET, FRA

Egis Pharmaceuticals, Kereszturi, Budapest, Ungarn, KERESZTURI UT 30-38, 1106, BUDAPEST, HUN

Eisai, Wien, LEONARD-BERNSTEIN-STR.10, 1220, WIEN, AUT,
☎ 01/535 19 80-0,
📠 01/535 19 80-80

Eisai, Frankfurt, Deutschland, LYONER STRASSE 36, 60528, FRANKFURT, DEU,
☎ +49(0)69665850,
📠 +49(0)6966585-45,
✉ medinfo_de@eisai.net

Eisai, Hertfordshire, Großbritannien, EUROPEAN KNOWLEDGE CENTRE, AL109S, HERTFORDSHIRE, GBR

Eisai Manufacturing, Hertfordshire, Vereinigtes Königreich, MOSQUITO WAY, HATFIELD, HERTFORDSHIRE, GBR

Elaiapharm, Valbonne, Frankreich, 2881 ROUTE DES CRETES, 06560, VALBONNE, FRA

Elanco France, Huningue Cedex, Frankreich, 26, RUE DE LA CHAPELLE, 68332, HUNINGUE CEDEX, FRA

Elanco, Cuxhaven, Deutschland, HEINZ-LOHMANN-STR.4, 27472, CUXHAVEN, DEU

Eli Lilly, Wien, ERDBERGER LAENDE 26A, 1030, WIEN, AUT,
☎ +43 (1) 71 1 78-0,
📠 +43 (1) 71 1 78-17

Elpen Pharmaceutical, Pikermi Attikis, Griechenland, 95 MARATHONOS AVE, 190 09, PIKERMI ATTIKIS, GRC

Emcure Pharma UK, Luton, Vereinigtes Königreich, 110 BUTTERFIELD GREAT MARLINGS, LUTON, GBR

Emdoka bvba, Hoogstraten, Belgien, JOHN LIJSEN-STRAAT 16, 2321, HOOGSTRATEN, BEL

Emergent Netherlands, Amsterdam, Niederlande, STRAWINSKYLAAN 411, 1077, AMSTERDAM, NLD

Emonta Pharma, Wien, WEIDELSTR. 21, 1100, WIEN, AUT,
☎ 01/689 20 35,
📠 01/689 20 37,
✉ emonta@aon.at

EMRAmed Arzneimittel, Trittau, Deutschland, OTTO-HAHN-STRASSE 11, 22946, TRITTAU, DEU,
☎ +49/4154/806-0,
📠 +49/4154/806-114,
✉ office@emramed.de

Endo Ventures, Dublin, Irland, SIMMONSCOURT ROAD, BALLSBRIDGE, DUBLIN 4, IRL

Engelhard Arzneimittel, Niederdorfelden, Deutschland, HERZBERGSTRASSE 3, 61138, NIEDERDORFELDEN, DEU

Erwo Pharma, Brunn am Gebirge, EUROPARING F08/101, 2345, BRUNN AM GEBIRGE, AUT,
☎ +43 (2236) 320255,
📠 +43 2236) 320255-12,
✉ erwo@erwo-pharma.com

Essential Pharma, Egham, Surrey, Grossbritannien, CRABTREE ROAD, EGHAM, GBR,
☎ +44/1784477167,
📠 +44/1784471776,
✉ info@essentialpharmaceuticals.com

Essential Pharma (M), Birkirkara, Malta, DUN KARM STREET, 9037, BIRKIRKARA, MLT

Essential Pharma, Birkirkara, Malta, TRIQ IT TERRITORJALS ZONE 1, 1070, BIRKIRKARA, MLT

Essential Pharmaceuticals, Egham, Surrey, Verein.Königreich, CRABTREE ROAD, EGHAM, GBR,
☎ +44/1784477167,
✉ info@essentialpharmaceuticals.com

Ethypharm Laboratories, Chateauneuf-en-Thymerais, Frankreich, Z.L.DE SAINT ARNOULT, 28170, CHATEAUNEUF-EN-THYMERAIS, FRA

Ethypharm, Saint-Cloud Cedex, Frankreich, 194, BUREAUX DE LA COLLINE, 92213, SAINT-CLOUD CEDEX, FRA

Eumedica Pharmaceuticals, Basel, Schweiz, ARNOLD BOECKLIN-STR.1, 4051, BASEL, CHE,
☎ +41/61/205 3137,
📠 +41/61/205 3139

Eumedica, Brüssel, Belgien, WINSTON CHURCHILL AV.67, 1180, BRUESSEL, BEL,
☎ +44 (20) 84443377,
📠 +44 (20) 84446866,
✉ info@eumedica.com

Eumedica, Manage, Belgien, MANAGE, BEL

Eurim-Pharm, Salzburg, MICHAEL-WALZ-GASSE 18D, 5020, SALZBURG, AUT,
☎ 0662/854141-0,
📠 0662/854141-48

Eurocept International, Ankeveen, Niederlande, TRAPGANS 5, 1244RL, ANKEVEEN, NLD,
☎ +31/35-5283957

European Pharma Hub, Gyal, Ungarn, 7000/9 HRSZ., 2360, GYAL, HUN

Europhartech, Lempdes, Frankreich, 1, RUE HENRI MATISSE, BP.23, 63370, LEMPDES, FRA

Eurovet Animal Health, Bladel, Niederlande, HANDELSWEG 25, 5531, BLADEL, NLD

Eusa Pharma (Netherlands), Amsterdam, Niederlande, JOHANNES VERMEERPLEIN 11, 1071, AMSTERDAM, NLD,
☎ +33 (858) 883207

Ever Neuro Pharma, Unterach, OBERBURGAU 3, 4866, UNTERACH, AUT,
☎ 07665/20555-0,
📠 07665/20555-910,
✉ office@everpharma.com

Ever Pharma Jena, Jena, Deutschland, OTTO-SCHROTT-STR.15, 07745, JENA, DEU

Ever Valinject, Unterach, OBERBURGAU 3, 4866, UNTERACH, AUT

Excella, Feucht, Deutschland, NUERNBERGER STRASSE 12, 90537, FEUCHT, DEU

Excelvision, Annonay, Frankreich, 27, RUE DE LA LOMBARDIERE, 07100, ANNONAY, FRA

Exeltis Austria, Wien, JUDENPLATZ 7/TOP 2, 1010, WIEN, AUT,
☏ 01/890 00 28-0,
📠 01/890 00 28-20,
✉ austria@exeltis.com

Exeltis Germany, Ismaning, Deutschland, ADALPEROSTRASSE 84, 85737, ISMANING, DEU,
☏ +49 (89) 4520529-0,
📠 +49 (89) 4520529-99

ExtractumPharma, Budapest, Ungarn, MEGYERI UT 64, 1044, BUDAPEST, HUN,
☏ +36-1-233-0661,
📠 +36-1-233-1426

ExtractumPharma, Kunfeherto, Ungarn, IV. KOERZTET 6., 6413, KUNFEHERTO, HUN,
☏ +36-1-233-0661,
📠 +36-1-233-1426

Faes Farma, Leioa, Spanien, MAXIMO AGUIRRE 14, 48940, LEIOA, ESP

Falk Dr. Pharma Österreich, Wien,, WOLFGANG-PAULI-GASSE 5, 1140, WIEN, AUT,
☏ +43 (1) 5773516,
📠 +43 (1) 5773516-20,
✉ office@drfalkpharma.at

Falk-Pharma, Freiburg, Deutschland, LEINENWEBERSTRASSE 5, 79108, FREIBURG, DEU,
☏ +49/761/1514-0,
📠 +49/761/1514-321,
✉ zentrale@drfalkpharma.de

Famar, Anthousa, Attiki, Griechenland, ANTHOUSAS AVENUE 7, 15344, ANTHOUSA ATTIKI, GRC,
☏ +30/1/66 66 712

Famar A.V.E. Avlon Plant, Avlona Attiki, Griechenland, 48TH KM NAT.ROAD ATHENS-LAMIA, 19011, AVLONA ATTIKI, GRC

Famar France, Orleans Cedex, Frankreich, 1, AVENUE DU CHAMP DE MARS, 45072, ORLEANS CEDEX 02, FRA

Famar Health Care Madrid, Alcorcon, Spanien, AVENIDA DE LEGANES 62, 28923, ALCORCON, ESP

Famar L'Aigle, L'Aigle Cedex, Frankreich, NR.1 ROUTE DE CRULAI, 61303, L'AIGLE CEDEX, FRA

Famar Lyon, Saint-Genis Laval, Frankreich, 29, AVENUE CHARLES DE GAULLE, 69230, SAINT-GENIS LAVAL, FRA

Famar Nederland, Bladel, Niederlande, INDUSTRIEWEG 1, 5531, BLADEL, NLD

Famar Orleans, Orleans, Frankreich, 5, AVENUE DE CONCYR, 45071, ORLEANS CEDEX 02, FRA

Famar, Alimos Attiki, Griechenland, 17456, ALIMOS ATTIKI, GRC

Famar, Avlonas, Griechenland, ATHENS-LAMIA, 19011, AVLONAS, GRC

Farco-Pharma, Köln, Deutschland, GEREONSMUEHLENGASSE 1-11, 50670, KOELN, DEU,
☏ +49/221/59406163,
📠 +49/221/593614

Fareva Amboise, Poce-sur-Cisse, Frankreich, 29 ROUTE DES INDUSTRIES, 37530, POCE-SUR-CISSE, FRA

Farmaceutisch Analytisch Laboratorium Duiven, Niederlande, DIJKGRAAF 30, 6921, RL DUIVEN, NLD

Farmaclair, Herouville, Frankreich, 440, AVE DU GENERAL DE GAULLE, 14200, HEROUVILLE, FRA

Farmasierra Manufacturing, Madrid, Spanien, SAN SEBASTIAN DE LOS REYES, 28700, MADRID, ESP,
☏ +34/916570659,
📠 +34/916539805

Farmea, Angers, Frankreich, 10 RUE BOUCHE THOMAS, 49000, ANGERS, FRA

Fatro, Ozzano dell´Emilia (Bologna), Italien, VIA EMILIA 285, 40064, OZZANO DELL´EMILIA/BOLOGNA, ITA

Feldhoff & Comp. Arzneimittel, Gotha, Deutschland, HANS-C.-WIRZ-STRASSE 2, 99867, GOTHA, DEU,
☏ +49/3621/30 60 0,
📠 +49/3621/30 60 43,
✉ info@feldhoff-vital.de

Feramed, Barneveld, Niederlande, VEEMWEG 1, 3771, BARNEVELD, NLD

Ferrer Internacional, Sant Cugat Del Valles, Spanien, JOAN BUSCALLA 1-9, 08173, SANT CUGAT DEL VALLES, ESP

Ferrer International, Barcelona, Spanien, GRAN VIA DE CARLOS III, 94, 08028, BARCELONA, ESP

Ferring, Limhamn, Schweden, SOLDATTORPSVÄGEN 5 BOX 30 047, 20061, LIMHAMN, SWE

Ferring Arzneimittel, Wien, WIEDNER GUERTEL 13, 1100, WIEN, AUT,
☏ +43 (1) 60808,
📠 +43 (1) 60808-80,
✉ office@ferring.at

Ferring Controlled Therapeutics, East Kilbride, Vereinigtes Königreich, 1 REDWOOD PLACE, SCOTLAND, EAST KILBRIDE, GBR

Ferring, Kiel, Deutschland, WITTLAND 11, 24109, KIEL, DEU,
☏ +49/431/5852-0,
📠 +49/431/58 52 35

Ferring Leciva, Jesenice, Tschechische Republik, K RYBNIKU 475, 25242, JESENICE, CZE

Ferring Pharmaceuticals, Kopenhagen, Dänemark, KAY FISKERS PLADS 11, 2300, KOPENHAGEN S, DNK,
☏ +45/88 33 88 34

FGK Representative Services, München, Deutschland, HEIMERANSTR.35, 80339, MUENCHEN, DEU

Fidelio Healthcare Limburg, Limburg, Deutschland, MUNDIPHARMASTRASSE 2, 65549, LIMBURG, DEU

Fidia farmaceutici, Abano Terme, Italien, VIA PONTE DELLA FABBRICA 3/A, 35031, ABANO TERME, ITA,
📞 +39 (49) 8232111,
📠 +39 (49) 810653,
✉ info@fidiapharma.it

Fidia Pharma, Monheim Am Rhein, Deutschland, OPLADENER STRASSE 149, 40789, MONHEIM AM RHEIN, DEU,
📞 +43 (1) 3300671-0,
📠 +43 (1) 3300671-38

Filavie, Sevremoine, Frankreich, 20, LA CROBIERE-ROUSSAY, 49450, SEVREMOINE, FRA

Fine Foods, Brembate, Italien, VIA DELL'ARTIGIANATO 8/10, 24041, BREMBATE, ITA

Floris Veterinaire Produkten, Vught, Niederlande, KEMPENLANDSTRAAT 33, 5262, GK VUGHT, NLD

Forest Laboratories Ireland, Dublin, Irland, CLONSHAUGH BUSIN.&TECHNOL.PARK, DUBLIN, IRL

Formula, Berlin, Deutschland, GOERZALLEE 305B, 14167, BERLIN, DEU

Forte Healthcare, Dublin, Irland, COUGAR LANE NAUL, DUBLIN, IRL

Fresenius Kabi, Uppsala, Schweden, UPPSALA, SWE

Fresenius Kabi Austria, Graz, HAFNERSTRASSE 36, 8055, GRAZ, AUT,
📞 +43 (316) 249-1480,
📠 +43 (316) 249-1470,
✉ info-atgr@fresenius-kabi.com

Fresenius Kabi Austria, Linz, ESTERMANNSTRASSE 17, 4020, LINZ, AUT,
📞 0732/7651 0,
📠 0732/7651 429,
✉ office@fresenius-kabi.com

Fresenius Kabi Deutschland, Bad Homburg, Deutschland, ELSE-KROENERSTR. 1, 61346, BAD HOMBURG, DEU,
📞 +49/6172/686-0,
📠 +49/6172/686-8780

Fresenius Kabi Deutschland, Friedberg, Deutschland, 61169, FRIEDBERG, DEU

Fresenius Kabi Frankreich, Louviers, Frankreich, 6 RUE DU REMPART, 27400, LOUVIERS, FRA

Fresenius Kabi Norge, Berg i Ostfold, Norwegen, 1789, BERG I OSTFOLD, NOR

Fresenius Kabi Norge, Halden, Norwegen, SVINESUNDSVEIEN 80, 1788, HALDEN, NOR

Fresenius Kabi Oncology, Bordon Hampshire, Großbritannien, LION COURT FARNHAM ROAD, BORDON HAMPSHIRE, GBR

Fresenius Kabi Polska, Kutno, Polen, KUTNO, POL

Fresenius Medical Care Austria, Wien, LUNDENBURGERGASSE 5, 1210, WIEN, AUT,
📞 01/292 35 01-0,
📠 01/292 35 01-85

Fresenius Medical Care Deutschland, Bad Homburg, Deutschland, ELSE-KROENER-STR.1, 61352, BAD HOMBURG, DEU,
📞 +49/6171/67-0,
📠 +49/6171/67-83 42

Fresenius Medical Care Nephrologica Deutschland, Bad Homburg, Deutschland, ELSE-KROENER-STR.1, 61352, BAD HOMBURG, DEU

Fresenius Medical Care Deutschland, St. Wendel, Deutschland, FRANKFURTER STR. 6-8, 66606, ST. WENDEL, DEU

Frosst Iberica, Alcala de Henares, Madrid, Spanien, VIA COMPLUTENSE 140, 28805, ALCALA DE HENARES, ESP

G.L. Pharma, Lannach, SCHLOSSPLATZ 1, 8502, LANNACH, AUT,
📞 03136/825 77,
📠 03136/81563

G.L. Pharma, Wien, ARNETHGASSE 3, 1160, WIEN, AUT,
📞 01/480 11 39-0

Galderma Austria, Wien, GERTRUDE-FRÖHLICH-SANDNERSTR.3, 1100, WIEN, AUT,
📞 +43 (732) 7159930,
📠 +43 (732) 715993-20,
✉ austria@galderma.com

Galderma International, La Defense, Frankreich, TOUR EUROPLAZA 20 AVENUE, 92927, LA DEFENSE CEDEX, FRA,
📞 +33/1/55873000

Galena Oy, Kuopio, Finnland, 70500, KUOPIO, FIN

Gall-Reidlinger, St. Lambrecht, HAUPTPLATZ 1, 8813, ST. LAMBRECHT, AUT,
📞 03585/2280,
📠 03585/2280-4

Gambro Lundia, Lund, Schweden, BOX 10101, 22010, LUND, SWE,
📞 +46/46/169000,
📠 +46/46/169575

GE Healthcare, Oslo, Norwegen, NYCOVEIEN 1, 0485, OSLO, NOR

GE Healthcare, Wien, TECHNOLOGIESTR. 10, 1120, WIEN, AUT,
📞 01/97272-2606,
📠 01/97272-2852

Gebro Pharma, Fieberbrunn, BAHNHOFSBICHL 13, 6391, FIEBERBRUNN, AUT,
📞 05354/5300-0,
📠 05354/5300-744

Gedeon Richter, Budapest, Ungarn, GYOEMROEI UT 19-21, 1103, BUDAPEST, HUN,
📞 01/890 43 38 10,
📠 01/890 43 38 20,
✉ richterat@gedeonrichter.eu

Gehrlicher, Eurasburg, Deutschland, ROBERT-KOCH-STR.5, 82547, EURASBURG, DEU,
📞 +49/8179 8015,
📠 +49/8179 778

Genepharm, Pallini Attikis, Griechenland, 18TH KLM MARATHONOS AVENUE,, 15351, PALLINI ATTIKIS, GRC

Genera, Rakov Potok, Kroatien, SVETONEDELJSKA CESTA 2, KALINO, 10436, RAKOV POTOK, HRV

Genericon Pharma, Graz, HAFNERSTRASSE 211, 8054, GRAZ, AUT,
📞 0316/9003,
📠 0316/9003-102,
✉ genericon@genericon.at

Generics, Potters Bar, Herts, Vereinigtes Königreich, EN6 1 TL, POTTERS BAR, GBR

Generis Farmaceutica, Amadora, Portugal, RUA JOAO DE DEUS 19, 2700, AMADORA, PRT

Genetic, Fiscian (SA), Italien, CONRADA CANFORA, 84084, FISCIANO (SA), ITA

Gentium, Villa Guardia, Italien, PIAZZA XX SETTEMBRE 2, 22079, VILLA GUARDIA, ITA,
📞 +49/1728629005

Genzyme Europe, Amsterdam, Niederlande, PAASHEUVELWEG 25, 1105, AMSTERDAM, NLD

Genzyme Ireland, Waterford, Irland, OLD KILMEADEN ROAD, WATERFORD, IRL

Genzyme, Suffolk, Großbritannien, 37, HOLLANDS ROAD, HAVERHILL, SUFFOLK CB9 8PU, GBR

Genzyme Polyclonals, Lyon, Frankreich, 23 BOUL.CHAMBAUD DE LA BRUYERE, 69007, LYON, FRA

Geodis Logistics Netherlands, LC Venlo, Niederlande, COLUMBUSWEG 16, 5928, LC VENLO, NLD

Gerard Laboratories, Dublin, Irland, GRANGE ROAD, DUBLIN 13, IRL

Germania Pharmazeutika, Wien, SCHUSELKAGASSE 8, 1150, WIEN, AUT,
📞 01/982 33 99,
📠 01/982 33 99 24,
✉ office@germania.at

Gespag, Linz, HAFENSTRASSE 47-51, 4020, LINZ, AUT,
📞 050/55472-22900,
📠 050/55472-22904

Gilead Sciences, Wien, WAGRAMER STRASSE 17-19, 1220, WIEN, AUT,
📞 01/260 83 0,
📠 01/260 83 99

Gilead Sciences Ireland, Carrigtohill County Cork, Irland, IDA BUSINESS & TECHNOLOGY PARK, CARRIGTOHILL, CO.CORK, IRL

Gilvasan Pharma, Wien, KEYLWERTHGASSE 1A, 1190, WIEN, AUT,
📞 01/4405723

Gineladius, Madrid, Spanien, RUFINO GONZALES, 50, 28037, MADRID, ESP

Gipharma, Saluggia, Italien, VIA CRESCENTINO SNC, 13040, SALUGGIA (VC), ITA

Glaxo Operations UK, Barnard Castle, Vereinigtes Königreich, BARNARD CASTLE, GBR

Glaxo Operations UK, Hertfordshire, Vereinigtes Königreich, PRIORY STREET, WARE, HERTFORDSHIRE, GBR

Glaxo Wellcome Operations, Barnard Castle, England, HARMIRE ROAD, BARNARD CASTLE, GBR,
📞 +44/1833692300

Glaxo Wellcome Operations, Herts, Grossbritannien, PRIORY STREET, WARE, SG12 0DJ, HERTS, GBR

Glaxo Wellcome Operations, Ware Hertfordshire, Großbritannien, PRIORY STREET, WARE HERTFORDSHIRE, GBR

Glaxo Wellcome Production, Evreux, Frankreich, 23, RUE LAVOISIER, 27000, EVREUX, FRA,
📞 +33/23 233-3700

Glaxo Wellcome Production, Notre Dame de Bondeville, Frankreich, 1, RUE DE L'ABBAYE, 76960, NOTRE DAME DE BONDEVILLE, FRA

Glaxo Wellcome, Aranda de Duero, Spanien, AVDA.DE EXTREMADURA, 3, 09400, ARANDA DE DUERO, ESP,
📞 +34/947-529700

GlaxoSmithKline (Ireland), Dublin, Irland, 12 RIVERWALK, DUBLIN 24, IRL

GlaxoSmithKline Biologicals, Rixensart, Belgien, RUE DE L'INSTITUT. 89, 1330, RIXENSART, BEL,
📞 +32(0)2 6568111,
📠 +32(0)2 6568000

GlaxoSmithKline Consumer Healthcare, Wavre, Belgien, AVENUE PASCAL 2-4-6, 1300, WAVRE, BEL

GlaxoSmithKline Manufacturing, San Polo di Torrile, Parma, Italien, STRADA PROVINCIALE ASOLANA, 90, 43056, SAN POLO DI TORRILE, PARMA, ITA

GlaxoSmithKline Manufacturing, Verona, Italien, VIA ALESSAMDRO FLEMING 2, 37135, VERONA, ITA

GlaxoSmithKline Pharma, Wien, WAGENSEILGASSE 3, 1120, WIEN, AUT,
📞 01/970 75-0,
📠 01/970 75-198,
✉ at.info@gsk.com

GlaxoSmithKline Pharmaceuticals, Poznan, Polen, U.L.GRUNWALDZKA 189, 60322, POZNAN, POL

Glaxosmithkline Trading Services Limited, Dublin, Irland, 12 RIVERWALK, DUBLIN 24, IRL

GlaxoSmithKline Vaccines, Marburg, Deutschland, EMIL-VON-BEHRING-STRASSE 76, 35041, MARBURG, DEU

Glenwood, München, Deutschland, ARABELLASTRASSE 17, 81925, MUENCHEN, DEU,
📞 +49 (89) 189353-63,
📠 +49 (89) 189353-64,
✉ info@glenwood.de

Global Stem Cell Technology, Evergem, Belgien, NOORWEGENSTRAAT 4, 9940, EVERGEM, BEL,
📞 +32(0) 9257 1500

Globopharm, Wien, BREITENFURTERSTRASSE 251, 1231, WIEN, AUT,
📞 01/801 13-0

gmp-orphan, Paris, Frankreich, 27 RUE DU FAUBOURG SAINT-JAC., 75014, PARIS, FRA,
📞 +43 (660) 2636710

Gothaplast Verbandpflasterfabrik, Gotha, Deutschland, HANS-C.-WIRZ-STRASSE 2, 99867, GOTHA, DEU,
📞 +49/3621/3065-0,
📠 +49/3621/306530,
✉ info@gothaplast.de

GP Grenzach Produktion, Grenzach-Wyhlen, Deutschland, EMIL-BARELL-STR. 7, 79639, GRENZACH-WYHLEN, DEU,
☏ +49/7624/908-0

GP Pharm, Sant Quinti de Mediona, Spanien, ELS FOGARS, SECTOR 2, 08777, SANT QUINTI D.MEDIONA, ESP

Greg Pharma, Kritzendorf, KIERLINGERGASSE 26A, 3420, KRITZENDORF, AUT,
☏ +43(650)3010610,
📠 +43(810)9554-424982,
✉ office@greg-pharma.at

Grifols Deutschland, Frankfurt, Deutschland, COLMARER STRASSE 22, 60528, FRANKFURT, DEU,
☏ +49/69 660 593 100

Grünenthal, Brunn am Gebirge, LIEBERMANNSTRASSE A01/501, 2345, BRUNN AM GEBIRGE, AUT,
☏ 02236/379 550-0,
📠 02236/379 504,
✉ info.at@gruenenthal.com

Grünenthal, Aachen, Deutschland, ZIEGLERSTRASSE 6, 52078, AACHEN, DEU,
☏ +49/241/569-1111,
📠 +49/241/569-1112,
✉ service@grunenthal.de

Grünwalder Gesundheitsprodukte, Bad Tölz, Deutschland, RUHLANDSTRASSE 5, 83646, BAD TOELZ, DEU,
☏ +49/8041/806469,
📠 +49/8041/806483

GSB Pharma, Wien, LERCHENGASSE 22/4, 1080, WIEN, AUT,
☏ 01/402 80 23,
📠 01/408 96 56,
✉ office@gsbpharma.at

GSK Vaccines, Marburg, Deutschland, EMIL-VON-BEHRING-STRASSE 76, 35041, MARBURG, DEU

GSK Vaccines, Siena, Italien, VIA FIORENTINA 1, 53100, SIENA, ITA

GSK Vaccines, Sovicille, Italien, BELLARIA ROSIA, 53018, SOVICILLE, ITA

GSK-Gebro Consumer Healthcare, Fieberbrunn, BAHNHOFBICHL 11, 6391, FIEBERBRUNN, AUT,
☏ +43 (5354) 563350,
📠 +43 (5354)5633581362,
✉ gsk@gebro.com

Guerbet, Roissy CdG Cedex, Frankreich, B.P. 57400, 95943, ROISSY CDG CEDEX, FRA,
☏ +331/45915000

Guerbet, Wien, HANDELSKAI 94-96, 1200, WIEN, AUT,
☏ +43 (1) 7106206,
📠 +43 (1) 7106800,
✉ office.austria@guerbet.com

Guerbet Ireland, Dublin, Irland, DAMASTOWN, MULHUDDART, DUBLIN 15, IRL

guterrat Gesundheitsprodukte, Innsbruck, EDUARD-BODEM-GASSE 6, 6020, INNSBRUCK, AUT,
☏ 0512/296 002,
✉ doc@guterrat.net

GW Pharma (International), Amersfoort, Niederlande, DATABANKWEG 26, 3821, AL AMERSFOORT, NLD,
☏ +31 (0) 3 37981015,
✉ medinfo@gwpharm.com

GW Pharma, Cambridge, Grossbritannien, SOVEREIGN HOUSE, HISTON, CAMBRIDGE, GBR,
☏ +44/1980/557000,
📠 +44/1980/557111,
✉ info@gwpharm.com

Gynial, Wien, UNGARGASSE 37/4/1, 1030, WIEN, AUT,
☏ 01/890 14 54,
📠 01/890 14 54 15

H.A.C. Pharma, Caen, Frankreich, 43-45, AVE.DE LA COTE DE NACRE, 14000, CAEN, FRA,
☏ +33 (231) 479246,
📠 +33 (231) 479275,
✉ pharmacovigilance@hacpharma.com

Hälsa Pharma, Münster, Deutschland, HAFENWEG 18-20, 48155, MUENSTER, DEU

Haemato Pharm, Schönefeld, Deutschland, LILIENTHALSTR. 5C, 12529, SCHOENEFELD, DEU,
☏ +49/30677986760

Haemo Pharma, Hornstein, SIGET 8, 7053, HORNSTEIN, AUT,
☏ 02689/3116,
📠 02689/3116-16,
✉ office@haemo-pharma.at

Hänseler Pharma, Kaiserlauten, Deutschland, FISCHERSTRASSE 11, 67655, KAISERSLAUTEN, DEU

hameln pharma, Hameln, Deutschland, INSELSTRASSE 1, 31787, HAMELN, DEU,
☏ +49/5151/581540,
📠 +49/5151/581541,
✉ mail@hameln-plus.com

Hameln Pharmaceuticals, Hameln, Deutschland, LANGES FELD 13, 31789, HAMELN, DEU

hameln, Modra, Slowenien, HORNA 36, 90001, MODRA, SVN

Hamol, Nottingham, Grossbritannien, THANE ROAD, NOTTINGHAM, GBR

Harras Pharma Curarina Arzneimittel, München, Deutschland, AM HARNES 15, 81373, MÜNCHEN, DEU,
☏ +49/89/763052,
📠 +49/89/7212653

Hartmann Paul, Wr. Neudorf, IZ-NOE SUED, STRASSE 3 OBJ.M22, 2355, WR. NEUDORF, AUT,
☏ 02236/64630-0,
📠 02236/6463017,
✉ office@at.hartmann.info

Haupt Pharma Amareg, Regensburg, Deutschland, DONAUSTAUFERSTR. 378, 93055, REGENSBURG, DEU,
☏ +49/941/4601-0,
✉ info@haupt-pharma.de

Haupt Pharma, Wolfratshausen, Deutschland, PFAFFENRIEDER STRASSE 5, 82515, WOLFRATSHAUSEN, DEU,
☏ +49/8171 414-0

Haupt Pharma Latina, Italien, BORGO SAN MICHELE S.S. 156, 04010, LATINA, ITA

Haupt Pharma Livron, Livron, Frankreich, 1, RUE COMPTE DE SINARD, 26250, LIVRON, FRA

Haupt Pharma Münster, Münster, Deutschland, SCHLEEBRUEGGENKAMP 15, 48159, MUENSTER, DEU,
☎ +49/251/28550

Haupt Pharma Wülfing, Gronau, Deutschland, BETHELNER LANDSTR. 18, 31028, GRONAU, DEU

HBM Pharma, Martin, Slowakische Republik, SKLABINSKA 30, 03680, MARTIN, SVK

HCS, Edegem, Belgien, H.KENNISSTRAAT 53, 2650, EDEGEM, BEL

Health-Med spolka z ograniczona odpowidzialnoscia , Warschau, Polen, CHELMSKA 30/34, 00-725, WARSCHAU, POL

Helixor Heilmittel, Rosenfeld, Deutschland, HOFGUT FISCHERMUEHLE, 72348, ROSENFELD, DEU,
☎ +49/7428/935-0,
📠 +49/7428/935-102

Helsinn Birex Pharmaceuticals, Dublin, Irland, DAMASTOWN, MULHUDDART, DUBLIN 15, IRL

Hennig Arzneimittel, Flörsheim am Main, Deutschland, LIEBIGSTRASSE 1-2, 65439, FLOERSHEIM/MAIN, DEU,
☎ +49/6145/508-0,
📠 +49/6145/508140

Herbalist & Doc, Berlin, Deutschland, WALDSEEWEG 6, 13467, BERLIN, DEU,
☎ +49/30/40 00 81 12,
📠 +49/30/40 00 84 12

Herbamed, Bühler, Schweiz, BUEHLER, CHE

Herbamed, Großebersdorf, JULIUS RAAB-STRASSE 26, 2203, GROSSEBERSDORF, AUT

Herbrand, Gengenbach/Baden, Deutschland, BRAMBACHSTRASSE 31, 77723, GENGENBACH/BADEN, DEU,
☎ +49/7803/9687-0,
📠 +49/7803/9687-40

Hermes Arzneimittel, Großhesselohe/München, Deutschland, GEORG-KALB-STRASSE 5-8, 82049, GROSSHESSELOHE/MUENCHEN, DEU,
☎ +49 (89) 791020,
📠 +49 (89) 79102-280,
✉ info@hermes-arzneimittel.com

Hermes Arzneimittel, Wolfratshausen, Deutschland, 82515, WOLFRATSHAUSEN, DEU

Hevert-Arzneimittel, Nussbaum, Deutschland, IN DER WEIHERWIESE 1, 55569, NUSSBAUM, DEU

Hexal, Holzkirchen, Deutschland, INDUSTRIESTRASSE 25, 83607, HOLZKIRCHEN, DEU,
☎ +49/8024/908-0,
📠 +49/8024/908-290

Hexal Pharma, Wien, STELLA-KLEIN-LOEW-WEG 17, 1020, WIEN, AUT,
☎ 01/486 96 22,
📠 01/486 96 22-5336

Hikma Farmaceutica, Terrugem, Portugal, ESTRADA DO RIO DA MO 8, 8AE8B, 270590, TERRUGEM SNT, PRT,
☎ +351/219/608 410,
📠 +351/219/615 102,
✉ geral@hikma.pt

Hikma Italia, Pavia, Italien, VIALE CERTOSA 10, 27100, PAVIA, ITA

Hikma Pharma, Martinsried, Deutschland, LOCHHAMER STRASSE 13, 82152, MARTINSRIED, DEU,
☎ +49/89/45450-0,
📠 +49/89/45450-566,
✉ info@hikma.de

Hoechst Roussel Vet, Wiesbaden, Deutschland, RHEINGAUSTRASSE 190, 65203, WIESBADEN, DEU,
☎ +49/6119/627980

Hoechst Roussel Vet, Cedex, Frankreich, ROUTE DE NOISY 102, 93235, ROMAINVILE CEDEX, FRA

Hoeveler, Geinberg, MOSHAM 40, 4943, GEINBERG, AUT,
☎ 07723/423 05,
📠 07723/423 05-15

Hoeveler Mag., Wien, 1230, WIEN, AUT,
✉ office@mag-hoeveler.at

Holostem Terapie Avanzate, Modena, Italien, VIA GLAUCO GOTTARDI 100, 41125, MODENA, ITA

Holsten Pharma, Frankfurt am Main, Deutschland, HAHNSTRASSE 31-35, 60528, FRANKFURT AM MAIN, DEU,
☎ +49 (69) 962339000,
📠 +49 (69) 962339022,
✉ info@holstenpharma.de

Homviora-Arzneimittel, Dr. Hagedorn, München, Deutschland, ARABELLASTRASSE 5, 81925, MUENCHEN, DEU,
☎ +49/89/921 9094030,
📠 +49/89/9179 85,
✉ info@homviora.de

Hormosan Pharma, Frankfurt/Main, Deutschland, WILHELMSHOEHERSTR.106, 60389, FRANKFURT/MAIN, DEU

Hormosan Pharma, Frankfurt am Main, Deutschland, HANAUER LANDSTRASSE 139-143, 60314, FRANKFURT AM MAIN, DEU

Hospira Zagreb, Prigorje Brdovecko, Kroatien, PRUDNICKA CESTA 60, 10291, PRIGORJE BRDOVECKO, HRV

HRA Pharma Deutschland, Wiesbaden, Deutschland, TAUNUSSTRASSE 3, 65183, WIESBADEN, DEU,
☎ +49 (234) 516592,
📠 +49 (234) 516592-22

HRA Pharma Rare Diseases, Chatillon, Frankreich, 200 AVENUE DE PARIS, 92320, CHATILLON, FRA,
☎ +33 (1) 40339314

Hubertus Apotheke Am Salzufer, Berlin, Deutschland, SALZUFER 13/14, 10587, BERLIN, DEU

Hübner Anton, Ehrenkirchen, Deutschland, SCHLOSSSTR. 11-17, 79238, EHRENKIRCHEN, DEU

Hübner Naturarzneimittel, Ehrenkirchen, Deutschland, SCHLOSSSTR. 11-17, 79238, EHRENKIRCHEN, DEU

Humedics, Berlin, Deutschland, MARIE-ELISABETH-LÜDERS-STR. 1, 10625, BERLIN, DEU,
☎ +49 (30) 590083-240,
📠 +49 (30) 590083-230

Humedics, Berlin, Deutschland, BUNDESALLEE 23, 10717, BERLIN, DEU

Huvepharma, Antwerpen, Belgien, UITBREIDINGSTRAAT 80, 2600, ANTWERPEN, BEL,
📞 +32/3/288/1849,
📠 +32/3/289/7845,
✉ customerservice@huvepharma.com

HWS-OTC Service, Mauterndorf, STEINDORF 65, 5570, MAUTERNDORF, AUT,
📞 06472/20076,
📠 06472/20076-41

Ibigen, Aprilia, Italien, VIA DI FOSSIGNANO 2, 04011, APRILIA, ITA,
✉ info@ibigen.it

IBSA Farmaceutici Italia, Lodi, Italien, VIA MARTIRI DI CEFALONIA 2, 26900, LODI, ITA

ICF Industria Chimica Fine, Palazzo Pignano-Cremona, Italien, VIA G.B. BENZONI, 50, 26020, PALAZ.PIGNANO-CREMONA, ITA

Ichthyol-Ges. Cordes, Hamburg, Deutschland, SPORTALLEE 85, 22335, HAMBURG, DEU,
📞 +49/40/540714-0,
📠 +49/40/50714-110,
✉ info@ichthyol.de

ICN Polfa Rzeszow, Polen, UL.PRZEMYSLOWA 2, 35959, RZESZOW, POL,
📞 +48/178655100

IDT Biologika, Dessau-Roßlau, Deutschland, AM PHARMAPARK, 06861, DESSAU-ROSSLAU, DEU,
📞 +49/34901/885-0

IGS Aerosols, Wehr, Deutschland, IM HEMMET 1, 79664, WEHR, DEU,
📞 +49/7762/8007-0,
📠 +49/4412/7105/7295

IHCS Arzneimittel Vertrieb, Wien, AM EUROPAPLATZ 2 GEB.G, 1120, WIEN, AUT,
📞 01/71728-530

IL-CSM Clinical Supplies Management, Lörrach, Deutschland, MARIE-CURIE-STRASSE 8, 79539, LOERRACH, DEU

Immedica Pharma, Stockholm, Schweden, NORRTULLSGATAN 15, 11329, STOCKHOLM, SWE,
📞 +46 (8) 53339500

Incyte Biosciences Austria, Wien, DONAU-CITY-STR.7/DC TOW.1/27OG, 1220, WIEN, AUT,
📞 +43 (1) 35808-03,
✉ austria_contact@incyte.com

Incyte Biosciences Distribution B.V., Amsterdam, Niederlande, PAASHEUVELWEG 25, 1105, AMSTERDAM, NLD

Indivior Europe, Dublin, Irland, 27 WINDSOR PLACE, DUBLIN 2, IRL,
📞 +800 27081901

Indivior UK, Berkshire, Grossbritannien, 103-105 BATH ROAD, SLOUGH, BERKSHIRE, GBR,
📞 +43/19346695400

Industria Farmaceutica Galenica Senese, Monteroni D'Arbia, Italien, VIA CASSIA NORD 351, 53014, MONTERONI D'ARBIA, ITA

Industria Farmazeutica Galenica, Siena, Italien, VIA CASSIA NORD 351, 53014, SIENA, ITA,
📞 0577/372800,
📠 0577/374939

Industrial Veterinaria, Esplugues de Llobregat, Spanien, ESMERALDA, 19, 08950, ESPLUGUES DE LLOBREGAT, ESP

Industrias Farmaceuticas Almirall, Sant Andreu De La Barca, Spanien, CTR. NACIONAL II, KM 593, 08740, SANT ANDREU DE LA BARCA, ESP

Infectopharm Arzneimittel und Consilium, Heppenheim, Deutschland, VON-HUMBOLDT-STR. 1, 64646, HEPPENHEIM, DEU,
📞 +49/6252/95-7000,
📠 +49/6252/95-8846,
✉ kontakt@infectopharm.com

Inopha, Ludwigsfelde, Deutschland, GENSHAGENER STR. 37, 14974, LUDWIGSFELDE, DEU,
📞 +49/3378/5175-0

Insmed, Ah Utrecht, Niederlande, GRAADT VAN ROGGENWEG 328-344, 3531, AH UTRECHT, NLD,
📞 0031302919891,
✉ stephan.tyler@insmed.com

Insmed Netherlands, Utrecht, Niederlande, STADSPLATEAU, 3521AZ, UTRECHT, NLD

Instituro Grifols, Barcelona, Spanien, CAN GUASCH,2 PARETS DEL VALLES, 08150, BARCELONA, ESP

Intercept Pharma International, Dublin, Irland, 31-36 ORMOND QUAY UPPER, DUBLIN 7, IRL

Intercept Pharma, London, Vereinigtes Königreich, 2 PANCRAS SQUARE, KINGS CROSS, LONDON, GBR,
📞 +44 (20) 38057600

Interpharm, Wien, EFFINGERGASSE 21, 1160, WIEN, AUT,
📞 05 99 77/30100,
📠 05 99 77/30404

Intervet, Wien, SIEMENSSTR. 107, 1210, WIEN, AUT,
📞 01/26044604,
📠 01/26044620

Intervet International, Boxmeer, Niederlande, WIM DE KOERVERSTRAAT 35, 5831, BOXMEER, NLD,
📞 +31 485 587600,
📠 +31 485 577333

Intervet International, Unterschleißheim, Deutschland, FELDSTRASSE 1A, 85716, UNTERSCHLEISSHEIM, DEU

Intervet Production, Igoville, Frankreich, RUE E LYONS, 27460, IGOVILLE, FRA

Intervet Productions, Aprilia, Italien, VIA NETTUNENSE KM.20,300, 04011, APRILIA, ITA

Intervet UK, Buckinghamshire, Vereinigtes Königreich, WALTON MANOR, MILTON KEYNES, MK77AJ, BUCKINGHAMSHIRE, GBR

Ipsen Biopharm, Wrexham, Vereinigtes Königreich, ASH ROAD, WREXHAM, GBR,
📞 +44/1978 661181

Ipsen Pharma, Boulogne, Frankreich, 65, QUAI GEORGES GORSE, 92100, BOULOGNE, FRA

Ipsen Pharma Biotech, Signes, Frankreich, PARC D'ACTIVITES DU PLATEAU, 83870, SIGNES, FRA

Ipsen Pharma, München, Deutschland, EINSTEINSTRASSE 174, 81677, MUENCHEN, DEU,
📞 +49 (89) 262043289,
📠 +49 (89) 54858712,
✉ contact.ipsen.germany@ipsen.com

Iscador, Lörrach, Deutschland, SPITALSTRASSE 22, 79539, LOERRACH, DEU,
📞 +49/7621 16 22 600,
✉ info@iscador.de

Istituto Biochimico Italiano, Aprilia, Italien, VIA DI FOSSIGNANO 2, 04011, APRILIA, ITA,
📞 +39/692150 1,
📠 +39/692150 500,
✉ info@ibi-lorenzini.com

Istituto De Angeli, Reggello (Florenz), Italien, LOCALITA PRULLI 103/C, 50066, REGGELLO (FLORENZ), ITA

Italfarmaco, Alcobendas, Madrid, Spanien, SAN RAFAEL 3, 28108, ALCOBENDAS, ESP,
📞 +34/916572323,
📠 +34/916572361,
✉ info@italfarmaco.sp

Italfarmaco, Milano, Italien, VIA FULVIO TESTI, 330, MILANO, ITA,
📞 +39/02/64431,
📠 +39/02/66102753,
✉ info@italfarmaco.com

J. Uriach & Cia, Barcelona, Spanien, AVINGUADA CAMI REIAL 51-57, 08184, BARCELONA, ESP

Jacoby GM Pharma, Hallein, TEICHWEG 2, 5400, HALLEIN, AUT,
📞 06245/8951-0,
📠 06245/8951-68,
✉ office@jacoby-gm.at

Jadran-Galenski Laboratorij, Rijeka, Kroatien, SVILNO 20, 51000, RIJEKA, HRV

Janssen Biologics, Leiden, Niederlande, EINSTEINWEG 101, 2333CB, LEIDEN, NLD

Janssen Pharmaceutica, Beerse, Belgien, TURNHOUTSEWEG 30, 2340, BEERSE, BEL,
📞 +32 14/60 2111

Janssen-Cilag International, Beerse, Belgien, TURNHOUTSEWEG 30, 2340, BEERSE, BEL

Janssen-Cilag Pharma, Wien, VORGARTENSTRASSE 206B, 1020, WIEN, AUT,
📞 01/61030-0,
📠 01/6161241

Janssen-Cilag, Val de Reuil, Frankreich, CAMPUS DE MAIGREMONT, 27100, VAL DE REUIL, FRA,
📞 0033+1 32617200

Janssen-Cilag, Borgo S.Michele, Latina, Italien, VIA C. JANSSEN, 04010, BORGO S.MICHELE, ITA,
📞 +39 773 6161

Jazz Pharmaceuticals France, Lyon, Frankreich, 84 QUAI CHARLES DES GAULLE, 69006, LYON, FRA,
📞 +33 (4) 37498585,
📠 +33 (4) 37498601,
✉ medinfo-de@jazzpharma.com

Jazz Pharmaceuticals Germany, München, Deutschland, GRILLPARZERSTRASSE 18, 81675, MUENCHEN, DEU,
📞 +49 (89) 41109660

Jazz Pharmaceuticals Ireland, Dublin, Irland, 5TH FLOOR, WATERLOO ROAD, DUBLIN, IRL

Jelfa, Jelenia Gora, Polen, 58500, JELENIA GORA, POL

Jenapharm, Jena, Deutschland, OTTO-SCHOTT-STR. 15, 07745, JENA, DEU,
📞 +49/3641/645,
📠 +49/3641/646085

JensonR+ (Ireland), Dublin, Irland, 104 LOWER BAGGOT STREET, DUBLIN 2, IRL

JensonR+ (Ireland), Dublin, Irland, WE WORK2 DUBLIN LANDINGS, DUBLIN 1, IRL

John Wyeth & Brother Ltd., Hampshire, Grossbritannien, P09 2NG, HAMPSHIRE, GBR

Johnson & Johnson, Hallein, VORGARTENSTRASSE 206B, 1020, WIEN, AUT,
📞 01/725 15-0

Johnson & Johnson Medical Products, Wien, VORGARTENSTRASSE 206B, 1020, WIEN, AUT,
📞 01/36025-0,
📠 01/36025-502

Juta Pharma, Flensburg, Deutschland, 24941, FLENSBURG, DEU

Juvise Pharmaceuticals, Villeurbanne, Frankreich, 149, BOULEVARD STALINGRAD, 69100, VILLEURBANNE, FRA,
📞 +33/426294000,
📠 +33/426294010

Karo Pharma, Stockholm, Schweden, NYBROKAJEN 7, 11148, STOCKHOLM, SWE,
📞 +46 (10) 3302310,
✉ medinfo@karopharma.com

KCI Europe Holding, Utrecht, Niederlande, PAPENDORPSEWEG 95, 3528, UTRECHT, NLD

Kedrion International, Wien, KAERNTNER RING 5-7, TOP 501, 1010, WIEN, AUT,
📞 01/513 29 44-0,
📠 01/513 29 44-33,
✉ office@kedag.at

Kedrion Antimo, Italien, 80029, S. ANTIMO, ITA

Kedrion, Bolognana, Italien, GALLICANO, 55027, BOLOGNANA, ITA

Kedrion, Castelvecchio Pascoli, Italien, BARGA, 55020, CASTELVECCHIO PASCOLI, ITA

Kern Pharma, Terrassa (Barcelona), Spanien, VENUS 72, 08228, TERRASSA (BARCELONA), ESP,
📞 +93/700/2525,
📠 +93/700/2500,
✉ info@kernpharma.com

Klifovet, München, Deutschland, GEYERSPERGERSTRASSE 27, 80689, MUENCHEN, DEU

Klinge Pharma, Holzkirchen, Deutschland, BERGFELDSTRASSE 9, 83607, HOLZKIRCHEN, DEU,
📞 +49 (8024) 46332-0,
✉ info@klinge-pharma.com

Klocke Pharma-Service, Appenweier, Deutschland, STRASSBURGER STR.77, 77763, APPENWEIER, DEU

Klosterfrau Berlin, Berlin, Deutschland, MOTZENER STRASSE 41, 12277, BERLIN, DEU

Dr. Franz Köhler Chemie, Bensheim, Deutschland, WERNER-VON-SIEMENS STR.14-28, 64625, BENSHEIM, DEU,
📞 +49/6251/1083-0,
📠 +49/6251/1083-146,
✉ info@koehler-chemie.de

Kottas Pharma, Wien, EITNERGASSE 8, 1230, WIEN, AUT,
📞 01/53121-0,
📠 01/53121-40,
✉ info@mag-kottas.at

Kreussler, Wiesbaden, Deutschland, RHEINGAU-STRASSE 87-93, 65203, WIESBADEN, DEU,
📞 +49/611/9271-0,
📠 +49/611/9271111,
✉ info@kreussler.com

Krka, Novo Mesto, Slowenien, SMARJESKA CESTA 6, 8501, NOVO MESTO, SVN,
📞 +386/1475426

Krka Pharma, Wien, WAGRAMERSTRASSE 4, OG TOP 7, 1220, WIEN, AUT,
📞 01/66 24 300,
📠 01/66 24 300-45

Kulzer, Hanau, Deutschland, LEIPZIGER STRASSE 2, 63450, HANAU, DEU,
📞 +49 (6181) 96892269,
📠 +49 (6181) 96893871

KVP Pharma + Veterinär Produkte, Kiel, Deutschland, PROJENSDORFER STR. 324, 24106, KIEL, DEU

Kwizda Pharma, Wien, EFFINGERGASSE 21, 1160, WIEN, AUT,
📞 05/9977-30100,
📠 05/9977-30404,
✉ phwien@kwizda.at

Kyowa Kirin, Düsseldorf, Deutschland, MONSCHAUER STR.1, 40549, DUESSELDORF, DEU,
📞 +49/211/416119-0,
📠 +49/211/416119-20

Kyowa Kirin Holdings, Hoofddorp, Niederlande, BLOEMLAAN 2, 2132, HOOFDDORP, NLD

L. Molteni & C. dei Fratelli Alitti, Scandicci, Italien, STRADA STATALE 67, 50018, SCANDICCI, ITA,
📞 +39/55/73611,
📠 +39/55/720057

Labesfal-Laboratorios Almiro, Santiago de Besteiros, Portugal, LAGEDO, SANTIAGO DE BESTEIROS, PRT

Labiana Life Sciences, Terrassa, Spanien, 26, POL. IND. CAN PARELLADA, 08228, TERRASSA, ESP

Labiana Pharmaceuticals, Corbera de Llobregat, Spanien, CASANOVA 27-31, 08757, CORBERA DE LLOBREGAT, ESP

Laboratoire Aguettant, Champagne-Serrieres, Frankreich, LIEU DIT "CHANTECAILLE", 07340, CHAMPAGNE-SERRIERES, FRA

Laboratoire Aguettant, Lyon, Frankreich, 1 RUE ALEXANDER FLEMING, 69007, LYON, FRA

Laboratoire HRA Pharma, Chatillon, Frankreich, 200 AVENUE DE PARIS, 92320, CHATILLON, FRA

Laboratoire HRA Pharma, Paris, Frankreich, 200 AVENUE DE PARIS, 92320, CHATILLON, FRA,
📞 +33/1/40331130,
📠 +33/1/42770465,
✉ info-ella@hra-pharma.com

Laboratoire TVM, Lempdes, Frankreich, 57 RUE DES BARDINES, 63370, LEMPDES, FRA

Laboratoire Unither, Amiens Cedex, Frankreich, RUE ANDRE DUROUCHEZ, 80052, AMIENS CEDEX 2, FRA

Laboratoires Besins International, Montrouge, Frankreich, 13, RUE PERIER, 92120, MONTROUGE, FRA

Laboratoires Besins International, Paris, Frankreich, 5 RUE DU BOURG L'ABBE, 75003, PARIS, FRA,
📞 +331/53015337,
📠 +331/53015327

Laboratoires Biove, Arques, Frankreich, 3 RUE DE LORRAINE, 62510, ARQUES, FRA

Laboratoires BTT, Erstein, Frankreich, 67150, ERSTEIN, FRA

Laboratoires Galderma, Alby sur Cheran, Frankreich, 74540, ALBY SUR CHERAN, FRA

Laboratoires Genevrier, Antibes, Frankreich, PARC DE SOPHIA-ANTIPOLIS, 06600, ANTIBES, FRA

Laboratoires Juvise Pharmaceuticals, Villeurbanne, Frankreich, 149 BOULEVARD STALINGRAD, 69100, VILLEURBANNE, FRA

Laboratoires Leo, Vernouillet, Frankreich, 39 ROUTE DE CHARTRES, 28501, VERNOUILLET, FRA

Laboratoires Macors, Auxerre, Frankreich, RUE DES CAILLOTTES, 89000, AUXEREE, FRA

Lab.Merck Sharp&Dohme-Chibret,Clermont-Ferrard Cedex,Frankreich, ROUTE DE MARSAT, RIOM, 63963, CLERMONT-FERRARD CEDEX, FRA

Laboratoires Renaudin, Itxassou, Frankreich, Z.A. ERROBI, 64250, ITXASSOU, FRA

Laboratoires Sogeval, Laval Cedex, Frankreich, AVENUE DE MAYENNE 200, 53022, LAVAL CEDEX 9, FRA,
📞 +33/243/495151,
📠 +33/243/543700,
✉ sogeval@sogeval.fr

Laboratoires Thea, Clermont-Ferrand, Frankreich, 12 RUE LOUIS BLERIOT, 63017, CLERMONT-FERRAND, FRA,
📞 +33/4739814-20

Laboratoires Virbac, Carros Cedex, Frankreich, 1 ERE AVENUE L.I.D 2065M, 06516, CARROS CEDEX, FRA

Laboratori Fundacio Dau, Barcelona, Spanien, POL. IND. CONCORCI ZONA FRANCA, 08040, BARCELONA, ESP

Laboratori Guidotti, Pisa, Italien, VIA LIVORNESE 897, 56122, PISA, ITA

Laboratoria Qualiphar, Bornem, Belgien, RIJKSWEG 9, 2880, BORNEM, BEL

Laboratorio Farmaceutico, Mede, Italien, VIA CAVOUR 70, 27035, MEDE, ITA,
✆ +39/38/4820416

Laboratorio Farmaceutico, Tavernerio, Italien, 22038, TAVERNERIO, ITA,
✆ +39 (31) 426008,
📠 +39 (31) 360187

Laboratorio Reig Jofrè, Sant Joan Despi, Spanien, GRAN CAPITAN 10, 08970, SANT JOAN DESPI, ESP,
✆ +34/91/4153801

Laboratorio Reig Jofre, Toledo, Spanien, RIO JARAMA S/N, 45007, TOLEDO, ESP,
✆ +34/925/245 012

Laboratorios Calier, Les Franqueses del Vallès, Spanien, PLA DEL RAMASSA 26, FRANQUESES DEL VALLES, ESP

Laboratorios Dr. Esteve, Barcelona, Spanien, AV.MARE D DEU DE MONTSER.221, 08041, BARCELONA, ESP,
✆ +43/93/446 6000

Laboratorios Dr. Esteve, Martotelles, Spanien, SANT MARTI, S/N. POLIGON IND., 08107, MARTOTELLES, ESP

Laboratorios Farmaceuticos ROVI, Madrid, Spanien, JULIAN CAMARILLO 35, 28037, MADRID, ESP

Laboratorios Hipra, Amer, Spanien, AVDA LA SELVA 135, 17170, AMER, ESP

Laboratorios Karizoo, Caldes de Montbui, Barcelona, Spanien, MAS PUJADES 11-12, 08140, CALDES DE MONTBUI, ESP

Laboratorios Leon Farma, Navatejera-Leon, Spanien, POL.IND.NAVATEJERA, LA VALLINA, 24008, NAVATEJERA-LEON, ESP

Laboratorios Lesvi, Sant Joan Despi, Barcelona, Spanien, AVDA, BARCELONA 69, 08970, SANT JOAN DESPI, ESP

Laboratorios LETI, Madrid, Spanien, C/DEL SOL5, POLIGONO IND.NORTE, 28760, MADRID, ESP

Laboratorios Liconsa, Azuqueca de Henares, Spanien, AVDA. MIRALCAMPO NR.7, 19200, AZUQUECA DE HENARES, ESP

Laboratorios Medicamentos Intern., Torrejon de Ardoz, Madrid, Spanien, CALLE DE LA SOLANA 26, 28850, TORREJON DE ARDOZ, MADRID, ESP

Laboratorios Menarini, Barcelona, Spanien, ALFONSO XII 587, 08918, BARCELONA, ESP

Laboratorios Normon, Tres Cantos, Madrid, Spanien, RONDA DE VALDECARRIZO 6, 28760, TRES CANTOS, ESP

Laboratorios Syva, Leon, Spanien, AVDA.PARROCO PABLO DIEZ, 49-57, 24010, LEON, ESP

Lacer, Barcelona, Spanien, 08290, BARCELONA, ESP

Laphal Industries, Rousset, Frankreich, 248, AVENUE DE LA VICTOIRE, 13106, ROUSSET, FRA

Levet Pharmaceuticals, Batthyany, Ungarn, KISTARCSA, 2143, BATTHYANY U. 6, HUN

Lavet Pharmaceuticals, Budapest, Ungarn, OTTO U. 14, 1161, BUDAPEST, HUN

Lavipharm, Peania, Attica, Griechenland, 19002, PEANIA, GRC

L-A-W Services, Leipziger Arzneimittelwerk, Leipzig, Deutschland, ELISABETH-SCHUMACHER-STR.54/56, 04328, LEIPZIG, DEU

Le Vet, Oudewater, Niederlande, WILGENWEG 7, 3421, TV OUDEWATER, NLD,
✆ +31/348/565 858,
📠 +31/348/565 454,
✉ info@levetpharma.com

Le Vet Beheer, Oudewater, Niederlande, WILGENWEG 7, 3421, TV OUDEWATER, NLD

Lek Pharmaceutical, Ljubljana, Slowenien, VEROVSKOVA 57, 1526, LJUBLJANA, SVN,
✆ +386/1/588 21 11

Lek Pharmaceuticals, Prevalje, Slowenien, PERZONALI 47, 2391, PREVALJE, SVN

Lek Pharmaceuticals, Lendava, Slowenien, 9220, LENDAVA, SVN

LEK, Strykow, Polen, STRYKOW, POL

LEK, Warschau, Polen, WARSCHAU, POL

Lelypharma, Lelystad, Niederlande, ZUIVERINGSWEG 42, 8243, LELYSTAD, NLD

Leo Laboratories, Dublin, Irland, 285 CASHEL ROAD, CRUMLIN, DUBLIN 12, IRL

Leo Pharma, Ballerup, Dänemark, INDUSTRIEPARKEN 55, 2750, BALLERUP, DNK

Leo Pharma, Wien, MODECENTERSTRASSE 17-19/4/7, 1110, WIEN, AUT,
✆ 01/503 69 79,
📠 01/503 69 87,
✉ leo-pharma.at@leo-pharma.com

Leo Pharma Manufacturing Italy, Segrate, Italien, VIA E.SCHERING 21, 20090, SEGRATE, ITA

Les Laboratoires Servier Industrie, Gidy, Frankreich, 905 ROUTE DE SARAN, 45520, GIDY, FRA

Les Laboratoires Servier, Suresnes Cedex, Frankreich, 50, RUE CARNOT, 92284, SURESNES CEDEX, FRA

Lichtenheldt, Wahlstedt, Deutschland, INDUSTRIESTRASSE 7-9, 23812, WAHLSTEDT, DEU

Liconsa, Azuqueca de Henares, Spanien, 19200, AZUQUECA DE HENARES, ESP

Lilly Deutschland, Abt. Elanco Animal Health, Bad Homburg, D, WERNER REIMERS STRASSE 2-4, 61352, BAD HOMBURG, DEU

Lilly France, Fegersheim, Frankreich, 2 RUE DE COLONEL, 67640, FEGERSHEIM, FRA

Lilly, Alcobendas, Madrid, Spanien, AVADA DE LA INDUSTRIA 30, 28108, ALCOBENDAS, ESP

Eli Lilly and Company, Liverpool, Grossbritannien, SPEKE OPERATIONS, LIVERPOOL, GBR

Eli Lilly Italia, Sesto Fiorentino, Italien, VIA GRAMSCI 731/733, 50019, SESTO FIORENTINO, ITA

Lilly, Eli Nederland, Utrecht, Niederlande, PAPENDORPSEWEG 83, 3528, UTRECHT, NLD

Linde Gas, Stadl-Paura, CARL-VON-LINDE-PLATZ 1, 4651, STADL-PAURA, AUT,
📞 +43/50/4273-0,
📠 +43/50/4273-1900,
✉ healthcare@at.linde-gas.com

Lindopharm, Hilden, Deutschland, NEUSTRASSE 82, 40721, HILDEN, DEU,
📞 +49/2103/206-5,
📠 +49/2103/206-600

Lipomed, Weil/Rhein, Deutschland, HEGENHEIMER STR. 2, 79576, WEIL/RHEIN, DEU,
📞 +49/7621/1693472,
📠 +49/7621/1693474,
✉ lipomed@lipomed.com

Livisto Int'l, Cerdanyola del Valles, Spanien, AV. UNIVERSITAT AUTONOMA 29, 08290, CERDANYOLA DEL VALLES, ESP

Dr. Loges, Winsen (Luhe), Deutschland, SCHUETZENSTRASSE 5, 21423, WINSEN (LUHE), DEU,
📞 +49/4171/707-0,
📠 +49/4171/707-100,
✉ info@loges.de

Loges Dr. Öster, Hallwang, MAYRWIESSTRASSE 25, 5300, HALLWANG, AUT,
📞 0662/6606800,
📠 0662/660680100,
✉ info@loges.at

Lohmann Pharma Herstellung, Cuxhaven, Deutschland, HEINZ-LOHMANN-STRASSE 5, 27472, CUXHAVEN, DEU

Lohmann Threapie-Systeme, Andernach, Deutschland, ANDERNACH, DEU

Lomapharm, Emmerthal, Deutschland, LANGES FELD 5, 31860, EMMERTHAL, DEU,
📞 +49/5155/63200,
📠 +49/5155/63 240

Lozy's Pharmaceuticals, Navarra, Spanien, CAMPUS EMPRESARIAL, LEKAROZ, 31795, NAVARRA, ESP

Lts Lohmann Therapie-Systeme, Andernach, Deutschland, POSTFACH 1525, 56626, ANDERNACH, DEU

Lucane Pharma, Paris, Frankreich, 172 RUE DE CHARONNE, 75011, PARIS, FRA,
📞 +33/1/53868750,
📠 +33/1/43711496,
✉ orders@lucanepharma.com

Lundbeck, Valby, Dänemark, OTTILIAVEJ 9, 2500, VALBY, DNK

Lundbeck Austria, Wien, LEOPOLD UNGAR PLATZ 2, 1190, WIEN, AUT,
📞 01/2536216033

Lupin (Europe), Cheshire, Vereinigtes Königreich, CHESHIRE, GBR

Lupin Europe, Frankfurt am Main, Deutschland, HANAUER LANDSTRASSE 139-143, 60314, FRANKFURT AM MAIN, DEU,
📞 +43(1)5264244

Lupuca Pharma, Grafenwörth, GEWERBERING 4, 3484, GRAFENWOERTH, AUT

Lusomedicamenta, Barcarena, Portugal, QUELUZ DE BAIXO, 2730, BARCARENA, PRT

Luye Pharma, Miesbach, Deutschland, AM WINDFELD 35, 83714, MIESBACH, DEU

Lyocontract, Ilsenburg, Deutschland, PULVERWIESE 1, 38871, ILSENBURG, DEU

Lyomark Pharma, Oberhaching, Deutschland, KELTENRING 17, 82041, OBERHACHING, DEU,
📞 +49/89/45080878,
📠 +49/89/45080878-50,
✉ info@lyomark.com

M.C.M. Klosterfrau Healthcare, Wien, DOERENKAMPGASSE 11, 1100, WIEN, AUT,
📞 +43 (1) 688 21 61-0,
📠 +43 (1) 688 21 61-27,
✉ office@klosterfrau.at

Macarthy's Laboratories, Romford, Vereinigtes Königreich, BAMPTON ROAD, HAROLD HILL, ROMFORD, ESSEX, GBR

Madaus, Wien, LIENFELDERGASSE 91-93, 1171, WIEN, AUT,
📞 01/4801600-0,
📠 01/4801600-25

Madaus, 51067 Köln, Deutschland, COLONIA ALLEE 15, 51067, KOELN, DEU,
📞 + 49 221/89 98-0,
📠 +49 221/89 98-711,
✉ info@madaus.de

Madaus, 51101 Köln, Deutschland, POSTADRESSE, 51101, KOELN, DEU

Mann Pharma, Berlin, Deutschland, BRUNSBUETTELER DAMM 165-173, 13581, BERLIN, DEU,
📞 +49/30/33093-0,
📠 +49/30/33093-200,
✉ ophthalmika@bausch.com

Manufacturing Packaging Farmaca (MPF), Oudehaske, Niederlande, APPELHOF 13, 8465, OUDEHASKE, NLD

Maperath Herbal, Meath, Irland, BARRONSTOWN, RATHKENNY, NAVAN, MEATH, IRL,
📞 +353 (046) 9053056

Marien Apotheke, Dr.H.Reuther/Inh.C.Reither, Prien, Deutschland, MARKTPLATZ 10, 83209, PRIEN, DEU,
📞 +49/8051/9037-0

Mauermann Arzneimittel, Pöcking, Deutschland, HEINRICH-KNOTE-STR. 2, 82343, POECKING, DEU,
📞 +49/8157/1002,
📠 +49/8157/4208

Mawdsleys Clinical, Doncaster, Grossbritannien, WHEATHLEY HALL ROAD, DONCASTER, GBR

McDermott Laboratories, Dublin, Irland, GRANGE ROAD, DUBLIN 13, IRL

Mc Dermott Laboratories T/A Mylan Dublin Biologics, Dublin, Irland, NEWENHAM COURT, MALAHIDE ROAD, DUBLIN 17, IRL

McGregor Cory, Banbury, Grossbritannien, CHERWELL 2, MIDDLETON CLOSE, BANBURY, GBR

M.C.M. Klosterfrau, Köln, Deutschland, GEREONSMUEHLENGASSE 1-11, 50670, KOELN, DEU,
📞 +49/221/1652-0,
📠 +49/221/1652-237

McNeil, Helsingborg, Schweden, NORRBROPLATSEN 2, 25109, HELSINGBORG, SWE

Meda, Solna, Schweden, PIPERS VAEG 2A, 17073, SOLNA, SWE,
☏ +46/8/630 19 00,
📠 +46/8/630 19 50,
✉ info@meda.se

Meda Manufacturing, Merignac, Frankreich, AVENUE JF KENNEDY, 33700, MERIGNAC, FRA

Meda Manufacturing, Köln, Deutschland, NEURATHER RING 1, 51063, KOELN, DEU,
☏ +49 (221) 6472-0,
📠 +49 (221) 6472-696

Meda Pharma, Wien, GUGLGASSE 15, 1110, WIEN, AUT,
☏ 01/86 390-0,
📠 01/86390-3165,
✉ info@meda.at

Meda Pharma, Bad Homburg, Deutschland, BENZ-STRASSE 1, 61352, BAD HOMBURG, DEU,
☏ +49/61/72888-0,
📠 +49/61/72888-2740

medac Gesellschaft für klinische Spezialpräparate, Wedel, Deutschland, THEATERSTRASSE 6, 22880, WEDEL, DEU,
☏ +49 (4103) 8006-0,
📠 +49 (4103) 8006-100

Medana Pharma, Sieradz, Polen, WLADYSLAWA LOKIETKA STREET 10, 98-200, SIERADZ, POL

medicamentum pharma, Allerheiligen im Mürztal, ALLERHEILIGEN 51, 8643, ALLERHEILIGEN IM MUERZTAL, AUT,
☏ 03864/21450,
✉ office@medicamentum.at

Medice Arzneimittel, Hallein, ROEMERSTRASSE 14, 5400, HALLEIN, AUT,
☏ 0800/29 75 34,
📠 0800/29 51 93

Medice Arzneimittel Pütter, Iserlohn, Deutschland, KUHLOWEG 37, 58638, ISERLOHN, DEU,
☏ +49/2371/937-0,
📠 +49/2371/937-360,
✉ info@medice.de

Medice Pharma, Iserlohn, Deutschland, KUHLOWEG 37, 58638, ISERLOHN, DEU,
☏ +49/2371 937-0

Medicopharm, Wien, ELISABETHSTRASSE 13/1/10, 1010, WIEN, AUT,
☏ 01/513 76 66,
📠 01/513 76 66-9,
✉ office@medicopharm.at

MediLink, Lyngby, Dänemark, GAMMELMOSEVEJ 176A, 2800, LYNGBY, DNK,
☏ 059977/26610

MedImmune UK, Liverpool, Vereinigtes Königreich, PLOT 6, RENAISSANCE WAY, LIVERPOOL, GBR

Medinsa Laboratorios Medicamentos, Madrid, Spanien, MADRID, ESP

Medipharm.AT Pharmahandel, Kufstein, ZELLERBERG 2, 6330, KUFSTEIN, AUT,
☏ +43/5372 61851,
📠 +43/5372 61797,
✉ info@medi-pharmahandel.at

Medis, Ljubljana, Slowenien, BRNCICEVA 1, 1000, LJUBLJANA, SVN,
☏ +386/1/589/6900,
✉ info@medis.si

Medis, Brunn am Gebirge, CAMPUS 21, EUROPARING F15 301, 2345, BRUNN AM GEBIRGE, AUT,
☏ 43 (1) 2363335,
📠 43 (1) 2363335-9

Medis International, Bolatice, Tschechien, PRUMYSLOVA 916/16, 74723, BOLATICE, CZE

MediWound Germany, Rüsselsheim, Deutschland, EISENSTRASSE 5, 65428, RUESSELSHEIM, DEU,
☏ +49/6142 176590

MedLance Pharma, Wien, RANKGASSE 11/34, 1160, WIEN, AUT,
☏ 01/495 31 00

Medochemie, Limassol, Zypern, 1-10 CONSTANTINOUPOLEOS, 3011, LIMASSOL, CYP

Medtronic BioPharma, PJ Heerlen, Niederlande, EARL BAKKENSTRAAT 10, 6422, PJ HEERLEN, NLD,
☏ +31 (45) 5664001,
📠 +31 (45) 5668012,
✉ biopharmaquality@medtronic.com

Menarini Pharma, Wien, POTTENDORFER STR.25-27/3/3/1, 1120, WIEN, AUT,
☏ +43 (1) 879 95 85-0,
📠 +43 (1) 879 95 85-50

Menarini Industrie Farmaceutiche Riunite, Florenz, Italien, VIA SETTE SANTI 3, 50131, FLORENZ, ITA,
☏ +39/55/5680 336,
📠 +39/55/5680 484

Menarini International Operations, Luxemburg, AVENUE DE LA GARE 1, 1611, LUXEMBURG, LUX,
☏ +35/2/22 56 26

Menarini Manufacturing Logistics and Services, Florenz, Italien, 3 VIA SETTE SANTI, 50131, FLORENZ, ITA

Menarini Von Heyden, Dresden, Deutschland, LEIPZIGER STRASSE 7-13, 01097, DRESDEN, DEU

Merck, Wien, ZIMBAGASSE 5, 1147, WIEN, AUT,
☏ 01/576 00,
📠 01/577 33 70

Merck Europe, Amsterdam, Niederlande, GUSTAV MAHLERPLEIN 102, 1082, AMSTERDAM, NLD

Merck Healthcare, Darmstadt, Deutschland, FRANKFURTER STRASSE 250, 64293, DARMSTADT, DEU,
☏ +49/6151/72-0,
📠 +49/6151/7220-00

Merck, Spittal/Drau, HOESSLGASSE 20, 9800, SPITTAL/DRAU, AUT,
☏ 04762/5151-0

Merck, Barcelona, Spanien, MOLLET DEL VALLES, 08100, BARCELONA, ESP

Merck Sante, Semoy, Frankreich, LE PRESSOIR VERT, 45402, SEMOY, FRA,
✆ 0033/238618424

Merck Serono, Modugno (Bari), Italien, VIA DELLE MAGNOLIE 15, 70026, MODUGNO (BARI), ITA

Merck Sharp & Dohme B.V. (Merck Manufact.Div.),Haarlem,Niederl., 2031, BN HAARLEM, NLD

Merck Sharp & Dohme, Haarlem, Niederlande, WAARDERWEG 39, 2031, HAARLEM, NLD

Merck Sharp & Dohme Chibret, Clermont-Ferrand, Frankreich, CLERMONT-FERRAND, FRA

Merck Sharp & Dohme, Wien, DONAU-CITY-STRASSE 11, 1220, WIEN, AUT,
✆ 01/260 44-147,
📠 01/260 44-33500,
✉ msd-medizin@merck.com

Merck Sharp & Dohme, Northumberland, Vereinigtes Königreich, NE239JU CRAMLINGTON, NORTHUMBERLAND, GBR

Merckle, Blaubeuren, Deutschland, LUDWIG-MERCKLE-STRASSE 3, 89143, BLAUBEUREN, DEU,
✆ +49/7344/1 40,
📠 +49/7344/35 01

Merckle, Ulm, Deutschland, GRAF-ARCO-STR. 3, 89079, ULM, DEU,
✆ +49/800/8005015,
📠 +49/800/8005016

Merial, Saint Priest, Frankreich, RUE DE L'AVIATION, 69800, SAINT PRIEST, FRA

Merial, Lyon, Frankreich, 29, AVENUE TONY GARNIER, 69007, LYON, FRA,
✆ +33/4/7172-3000

Merial, Toulouse, Frankreich, 4 CHEMIN DU CALQUET, 31300, TOULOUSE, FRA

Merial Saude Animal, Sao Paulo, Brasilien, FAZENDA SAO FRANCISCO BOX 242, SAO PAULO, BRA

Merus Labs Luxco II, Luxembourg, Luxemburg, 26-28, RUE EDWARD STEICHEN, 2540, LUXEMBOURG, LUX,
✆ +31/621590553

Merz Pharma Austria, Wien, GUGLGASSE 17, 1110, WIEN, AUT,
✆ 01/8691604-0,
📠 01/869 16 04-18

Merz Pharma, Frankfurt, Deutschland, ECKENHEIMER LANDSTRASSE 100, 60318, FRANKFURT, DEU,
✆ +49/69/1503-1,
📠 +49/69/1503-200

Merz Pharma, Reinheim, Deutschland, REINHEIM, DEU

Merz Pharmaceuticals, Frankfurt/Main, Deutschland, ECKENHEIMER LANDSTRASSE 100, 60318, FRANKFURT/MAIN, DEU,
✆ +49/69/1503-01,
📠 +49/69/1503-200

meta Fackler Arzneimittel, Springe, Deutschland, 31832, SPRINGE, DEU,
✆ +49/5041 9440-0,
📠 +49/5041 9440-49,
✉ kontakt@metafackler.de

Mevet, Lleida, Spanien, POL. IND. EL SEGRE, P.410, 25191, LLEIDA, ESP

MIAS Pharma, Dublin, Irland, STRAND ROAD, PORTMARNOCK, DUBLIN, IRL

mibe Arzneimittel, Brehna, Deutschland, MUENCHNER STR. 15, 06796, BREHNA, DEU,
✆ +49/34954/2470

Midro Lörrach, Lörrach, Deutschland, BAERENFELSER STR. 7, 79539, LOERRACH, DEU,
✆ +49/7621/46415,
📠 +49/7621/87664

Millmount Healthcare, Co. Meath, Irland, BLOCK 7, STAMULLEN, CO. MEATH, IRL

Milpharm, South Ruislip, Großbritannien, ARES, ODYSSEY BUSINESS PARK, SOUTH RUISLIP, GBR,
✆ +44/20/8845 8811,
📠 +44/20/8845 8795

MIP Pharma Austria, Innsbruck, MARIA THERESIEN-STR.7/II, 6020, INNSBRUCK, AUT,
✆ +49/85029184420,
📠 +49/85029184492

MIP-Pharma, Blieskastel, Deutschland, KIRKELER STRASSE 41, 66440, BLIESKASTEL, DEU,
✆ +49/6894/971180,
📠 +49/6894/974-275

Mithra Pharmaceuticals, Flemalle, Belgien, RUE DE L'EXPANSION 57, 4400, FLEMALLE, BEL

MITIM, Brescia, Italien, VIA CACCIAMALI 34-38, 25125, BRESCIA, ITA,
✆ +39/30/349761

Mitsubishi Tanabe Pharma Deutschland, Düsseldorf, Deutschland, WILLSTAETTERSTR.30, 40549, DUESSELDORF, DEU,
✆ +49 (211) 5205440,
📠 +49 (211) 52054499

Mobilat Produktion, Pfaffenhofen, Deutschland, LUITPOLDSTR.1, 85276, PFAFFENHOFEN, DEU

Mono chem-pharm Produkte, Wien, LEYSTRASSE 129, 1200, WIEN, AUT,
✆ 01/3300671-0

Montavit, Absam, SALZBERGSTRASSE 96, 6067, ABSAM, AUT,
✆ 05223/57926-0,
📠 05223/57926-11,
✉ pharma@montavit.com

MSD Vaccins, Lyon, Frankreich, 162 AVENUE JEAN JAURES, 69007, LYON, FRA

Mucos Emulsion, Berlin, Deutschland, MIRAUSTRASSE 17, 13509, BERLIN, DEU

Mucos Pharma, Berlin, Deutschland, MIRAUSTRASSE 17, 13509, BERLIN, DEU,
✆ +49/30/414025-0

Mundipharma Corporation (Ireland), Dublin, Irland, MILLBANK HOUSE, ARKLE ROAD, DUBLIN 18, IRL

Mundipharma DC, RC Leusden, Niederlande, LEUSDEREND 16, 3832, RC LEUSDEN, NLD

Mundipharma, Limburg/Lahn, Deutschland, MUNI-PHARMA STRASSE 2, 65549, LIMBURG/LAHN, DEU,
☎ +49/6431/701-0,
📠 +49/6431/701-74272

Mundipharma, Wien, WIEDNER GUERTEL 13-TURM 24-OG, 1100, WIEN, AUT,
☎ 01/5232505-0,
📠 01/523250544

Mundipharma Pharmaceuticals, Nicosia, Zypern, OTHELLE STR. DHALI INDUSTRIAL, 1685, NICOSIA, CYP

Mycofarm, Boxmeer, Niederlande, BOXMEER, NLD

Mylan Hungary, Komarom, Ungarn, MYLAN UTCA 1, 2900, KOMAROM, HUN

Mylan IRE Healthcare, Dublin, Irland, UNIT 35/36 GRANGE PARADE, DUBLIN 13, IRL

Mylan Laboratories, Chatillon-sur-Chalaronne, Frankreich, ROUTE DE BELLEVILLE, 01400, CHATILLON-SUR-CHALARONNE, FRA

Mylan Österreich, Wien, GUGLGASSE 15, 1110, WIEN, AUT,
☎ +43 (1) 86390,
📠 +43 (1) 86390-3165,
✉ info.at@mylan.com

Mylan, Saint Priest, Frankreich, 117 ALLEE DES PARCS, 69800, SAINT PRIEST, FRA

Mylan Teoranta, Co. Galway, Irland, INVERIN, CO. GALWAY, IRL

Myr, Homburg, Deutschland, HESSENRING 89, 61348, HOMBURG, DEU

Nascyma Pharma, Grafenwörth, GEWERBERING 4, 3484, GRAFENWOERTH, AUT,
☎ 02738/21078,
✉ office@nascyma.com

Nattermann, Köln, Deutschland, NATTERMANNALLEE 1, 50829, KOELN, DEU,
☎ +49/221/50901,
📠 +49/221/5092711

Nerpharma s.r.l, Nerviano, Italien, VIALE PASTEUR, 10, 20014, NERVIANO, ITA

Nestle Health Science, Wien, WIEDNER GUERTEL 9, 1100, WIEN, AUT,
☎ +43 (1) 54640734,
📠 +43 (1) 54671333,
✉ office.nhs@at.nestle.com

neuraxpharm, Langenfeld, Deutschland, ELISABETH-SELBERT-STR. 23, 40764, LANGENFELD, DEU

Neuraxpharm Austria, Gieshübl, PERLHOFGASSE 2/2, 2372, GIESHUEBL, AUT,
☎ +43 (2236) 320038

NewNeopharm, Groningen, Niederlande, WISMARWEG 22A, 9723, GRONINGEN, NLD,
☎ +45/26479473

Nextpharma, Limay, Frankreich, ROUTE DE MEULAN 17, 78520, LIMAY, FRA

Niche Generics, Hertfordshire, Großbritannien, 1,THE CAM CENTRE WILBURY WAY, SG40TW HERTFORDSHIRE, GBR

Nicobrand, Coleraine, Nordirland, 189 CASTLEROE ROAD, COLERAINE, IRL

Niernsee Joh. Alex., Wien, BRAEUHAUSGASSE 68, 1050, WIEN, AUT

Noden Pharma, Dublin, Irland, 16A D´OLIER STREET, DUBLIN 2, IRL

Norbrook Laboratories (Ireland), Monaghan, Irland, ROSSMORE INDUSTRIAL ESTATE, MONAGHAN, IRL

Norbrook Laboratories, Station Works, Newry, Vereinigtes Königreich, CAMLOUGH ROAD, NEWRY, GBR

Norbrook Laboratories, Armagh Road, Newry, United Kingdom, 105 ARMAGH ROAD, NEWRY, GBR

Nordic Group, Hoofddorp, Niederlande, SIRIUSDREEF 41, 2132, WT HOOFDDORP, NLD

Nordic Pharma, Ismaning, Deutschland, FRAUNHOFERSTRASSE 4, 85737, ISMANING, DEU,
☎ +49/89889690680,
✉ info@nordicpharma.de

Nordic Pharma BV, Baarn, Niederlande, TOLWEG 15, 3741LM, BAARN, NLD

Nordmark Arzneimittel, Uetersen, Deutschland, PINNAUALLEE 4, 25436, UETERSEN, DEU,
☎ +49/4122/712-0

Norgine, Amsterdam, Nlederlande, HOGEHILWEG 7, 1101, AMSTERDAM, NLD

Norgine, Amsterdam, Niederlande, ANTONIO VIVALDISTRAAT 150, 1083, AMSTERDAM, NLD

Norgine, Wettenberg, Deutschland, IM WESTPARK 14, 35435, WETTENBERG, DEU,
☎ +49/641/984970,
📠 +49/641/33055900

Norgine, Mid Glamorgan, England, NEW ROAD, HENGOED, CF828S, MID GLAMORGAN, GBR

Norgine Pharma, Dreux Cedex, Frankreich, 29, RUE ETHE VIRTON, 28109, DREUX CEDEX, FRA

Norgine Pharma, Wien, EURO PLAZA 5; KRANICH-BERGG.4, 1120, WIEN, AUT,
☎ +43 (1) 8178120,
📠 +43 (1) 7436370,
✉ info@norgine.at

Nova Laboratories, Wigston, Leicester, Vereinigtes Königreich, GLOUCESTER CRESCENT, WIGSTON, GBR

Nova Labotarories Ireland, Dublin, Irland, FOLEY STREET, DUBLIN 1, IRL

Novartis Europharm, Dublin, Irland, ELM PARK, MERRION ROAD, DUBLIN 4, IRL

Novartis Farma, Torre Annunziata - Napoli, Italien, VIA PROVINCIALE SCHITO 131, 80058, TORRE ANNUNZIATA - NAPOLI, ITA

Novartis Farmaceutica, Barbera del Valles, Barcelona, Spanien, RONDA DE SANTA MARIA 158, 08210, BARBERA DEL VALLES, ESP

Novartis Pharma, Wien, STELLA-KLEIN-LOEW-WEG 17, 1020, WIEN, AUT,
☎ 01/866 57,
📠 01/869 10 38

Novartis Pharma, Nürnberg, Deutschland, ROONSTR. 25, 90429, NUERNBERG, DEU,
☎ +49/911/273-0,
📠 +49/911/273653

Novartis Sante Animale, Huningue, Frankreich, 68330, HUNINGUE, FRA

Noventia Pharma, Forli, Italien, VIA CARLO PISACANA 31, 47121, FORLI, ITA

Novo-Nordisk, Bagsvaerd, Dänemark, NOVO ALLE, 2880, BAGSVAERD, DNK,
☎ +45/4444 8888,
📠 +45/4449 0555

Novo-Nordisk Pharma, Wien, DONAU-CITY-STR.7/DC TOWER, 1220, WIEN, AUT,
☎ 01/405 15 01,
📠 01/408 32 04

Nutrichem, Roth, Deutschland, ROTH, DEU

Obvius Investment, Amsterdam, Niederlande, DE CUSERSTRAAT 93, 1081CN, AMSTERDAM, NLD

Octapharma, Stockholm, Schweden, LARS FORSSELLS GATA 23, 11275, STOCKHOLM, SWE

Octapharma Pharmazeutika, Wien, OBERLAAER-STRASSE 235, 1100, WIEN, AUT,
☎ +43 (1) 610 32-0,
📠 +43 (1) 610 32-9103,
✉ kundenservice@octapharma.com

Odyssea Pharma, Grace Hollogne, Belgien, RUE DU TRAVAIL 16, 4460, GRACE HOLLOGNE, BEL

Ogris-Pharma, Wels, HINDERHOFERSTRASSE 3, 4600, WELS, AUT,
☎ +43/7242/446-92,
📠 +43/7242/262-31,
✉ office@ogrispharma.at

OM Pharma, Amadora-Lisboa, Portugal, R.DA INDUSTRIA 2, 261008, AMADORA-LISBOA, PRT

Omega Pharma Austria Health Care, Wien, RENNWEG 17, 1030, WIEN, AUT,
☎ 01/7120136-0,
📠 01/7120136-40,
✉ office@omega-pharma.at

Omega Pharma Deutschland, Herrenberg, Deutschland, BENZSTRASSE 25, 71083, HERRENBERG, DEU,
☎ +49/7032/922-0,
📠 +49/7032/5221,
✉ herrenberg.general@omega-pharma.com

Omega Pharma International, Nazareth, Belgien, VENECOWEG 26, 9810, NAZARETH, BEL,
☎ +32/93810481,
📠 +32/93810278

OmniVision, Puchheim, Deutschland, LINDBERGH-STRASSE 9, 82178, PUCHHEIM, DEU,
☎ +49/89/840792-30,
📠 +49/89/840792-40,
✉ info@omnivison.de

Omnivision, Wien, ANTON ANDERER PLATZ 6, 1120, WIEN, AUT,
☎ 01/2707070,
📠 01/2707070-20,
✉ info@omnivision.at

Omrix Biopharmaceuticals, Ramat Gan, Israel, SHEBA HOSPITAL, TEL HASHOMER, 52621, RAMAT GAN, ISR,
☎ +972/3/5316512

Omrix biopharmaceuticals, Diegem, Belgien, LEONARDO DA VINCI LAAN 15, 1831, DIEGEM, BEL,
☎ +32/2/746 30 00,
📠 +32/2/746 30 01

OÖ Gesundheitsholding, Linz, GOETHESTRASSE 89, 4020, LINZ, AUT

OÖ Gesundheitsholding Klinikum Bad Ischl, Bad Ischl, DR.MAYERSTR.8-10, 4820, BAD ISCHL, AUT

Orexigen Therapeutics Ireland, Dublin, Irland, FENIAN STREET, DUBLIN 2, IRL

Organon, Dublin, Irland, DRYNAM ROAD, SWORDS, DUBLIN, IRL

Organon, Oss, Niederlande, KLOOSTERSTRAAT 6, BOX 20, 5349, OSS, NLD,
☎ +31/41261222

Orifarm, Leverkusen, Deutschland, FIXHEIDER STRASSE 4, 51381, LEVERKUSEN, DEU,
☎ +49 (2171) 70770,
📠 +49 (2171) 70777

Orion Corporation Orion Pharma, Salo, Finnland, JOENSUUNKATU 7, 24100, SALO, FIN

Orion Corporation, Espoo, Finnland, ORIONINTIE 1, 02200, ESPOO, FIN

Orion Corporation, Turku, Finnland, TURKU, FIN

Orion Pharma Austria, Wien, WIENERBERGSTRASSE 11/12A, 1100, WIEN, AUT,
☎ 01/994606550,
📠 01/994605005

Orpha-Devel, Purkersdorf, WINTERGASSE 85/18, 3002, PURKERSDORF, AUT,
☎ 02231/61288,
📠 02231/61288

Orphalan, Paris, Frankreich, 226 BOULEVARD VOLTAIRE, 75011, PARIS, FRA,
☎ +43 660 2636710,
✉ alexander@gmp-o.com

Orphan Europe Immeuble "Le Wilson", Puteaux, Frankreich, 70, AVENUE DU GENERAL DE GAULL, 92800, PUTEAUX, FRA,
☎ +33/1/47736458,
📠 +33/1/49001800

Otsuka Novel Products, München, Deutschland, ERIKA-MANN-STRASSE 21, 80636, MUENCHEN, DEU

Otsuka Pharmaceutical Netherlands, Amsterdam, Niederlande, HERIKERBERGWEG 292, 1101, AMSTERDAM, NLD

P&G Health Austria, Spittal an der Drau, HOESSLGASSE 20, 9800, SPITTAL AN DER DRAU, AUT,
☎ +43 (4762) 5151,
📠 +43 (4762) 515172

P&G Health Belgium, Strombeek-Bever, Belgien, TEMSELAAN 100, 1853, STROMBEEK-BEVER, BEL

P&G Health Germany, Schwalbach am Taunus, Deutschland, SULZBACHER STRASSE 40, 65824, SCHWALBACH AM TAUNUS, DEU

Pacira Ireland, Dublin 14, Irland, DUNDRUM BUSINESS PARK, D, DUBLIN 14, IRL

Padma Europe, Wien, HIETZINGER HAUPTSTRASSE 37, 1130, WIEN, AUT,
📞 01/9054172,
✉ office@padma.at

Paramedical, Lynge, Dänemark, VASSINGERODVEJ 3, 3540, LYNGE, DNK

Pari Pharma, Starnberg, Deutschland, MOOSSTR.3, 82319, STARNBERG, DEU,
📞 +49 89/742846-10,
✉ info@paripharma.com

Pari Pharma, Gräfelfing, Deutschland, LOCHHAMER SCHLAG 21, 82166, GRAEFELFING, DEU,
📞 +49 (89) 74284610,
✉ info@paripharma.com

Pascoe Pharmazeutische Präparate, Schiffenberger Weg, Giessen, Deutschland, SCHIFFENBERGER WEG 55, 35394, GIESSEN, DEU,
📞 +49/641/7960-0,
📠 +49/641/7960-109,
✉ info@pascoe.de

Pascoe Pharmazeutische Präparate, Europastrasse, Giessen, Deutschland, EUROPASTRASSE 2, 35394, GIESSEN, DEU

Patheon France, Bourgoin-Jallieu, Frankreich, 40, BOULEVARD DE CHAMPARET, 38300, BOURGOIN-JALLIEU, FRA,
📞 +33/474 93 8700

Patheon Italien, Ferentino, Italien, VIA MOROLENSE 87, 03013, FERENTINO, ITA

Peckforton Pharmaceuticals, Cheshire, Grossbritannien, GOLDEN GATE LODGE, CREWE, CHESHIRE, GBR

Pekana Naturheilmittel, Kißlegg, Deutschland, RAIFFEISENSTRASSE 15, 88353, KISSLEGG, DEU,
📞 +49 (7563) 91160,
📠 +49 (7563) 2862,
✉ info@pekana.com

Pelpharma, Tulbing, WOHNDORFWEG 36, 3001, TULBING, AUT,
📞 02273/70080,
📠 02273/70080-80,
✉ office@pelpharma.at

PenCef Pharma, Göttingen, Deutschland, SCHUETZENANGER 9, 37081, GOETTINGEN, DEU

Penn Pharmaceuticals, Tredegar, Vereinigtes Königreich, GWENT NP22 3AA, TREDEGAR, GBR

Pernix Pharma, Zalagerszeg, Ungarn, BIRO MARTON U.38, 8900, ZALAGERSZEG, HUN

Pfizer Animal Health Austria, Wien, FLORIDSDORFER HAUPTSTRASSE 1, 1210, WIEN, AUT

Pfizer Animal Health, Louvain-La-Neuve, Belgien, RUE LAID BURNIAT 1, 1348, LOUVAIN-LA-NEUVE, BEL

Pfizer Canada, London, Canada, 1 WILTON GROVE ROAD,, N6A 4C2, CAN

Pfizer Corporation Austria, Wien, FLORIDSDORFER HAUPTSTRASSE 1, 1210, WIEN, AUT,
📞 01/521 15-0,
📠 01/5269132

Pfizer Corporation Manufacturing Italy, Aprilia, Italien, VIA NETTUNENSE, 90, 04011, APRILIA, ITA

Pfizer Europe, Brüssel, Belgien, BOULEVARD DE LA PLAINE 17, 1050, BRÜSSEL, BEL

Pfizer Ireland Pharmaceuticals, Dublin, Irland, CLONDALKIN, DUBLIN 22, IRL

Pfizer Ireland Pharmaceuticals , Ringaskiddy, County Cork, Irland, RINGASKIDDY, COUNTY CORK, IRL

Pfizer Ireland Pharmaceuticals, Newbridge, Irland, LITTLE CONNELL, NEWBRIDGE, IRL

Pfizer Italia, Ascoli Piceno, Italien, LOCALITA MARIONO DEL TRONTO, 63100, ASCOLI PICENO, ITA

Pfizer, Marino del Tronto, Italien, VIA DEL COMMERCIO 25/27, 63100, MARINO DEL TRONTO, ITA

Pfizer Manufacturing Belgium, Puurs, Belgien, RIJKSWEG 12, 2870, PUURS, BEL,
📞 +32/3 8909 211

Pfizer Manufacturing Deutschland, Freiburg, Deutschland, MOOSWALDALLEE 1, 79090, FREIBURG, DEU

Pfizer Service Company, Zaventem, Belgien, 1930, ZAVENTEM, BEL

Dr. Pfleger Arzneimittel, Bamberg, Deutschland, DR.-ROBERT-PFLEGER-STR.12, 96052, BAMBERG, DEU,
📞 +49 (951) 6043-0,
📠 +49 (951) 6043-29,
✉ info@dr-pfleger.de

Phafag, Schaanwald, Liechtenstein, GEWERBEWEG 12, 9486, SCHAANWALD, LIE

Phafag Pharma Research & Trading, Linz, UNIONSTRASSE 90, 4020, LINZ, AUT,
📞 0732/272070,
📠 0732/272070-99

Pharbil Waltrop, Waltrop, Deutschland, IM WIRRIGEN 25, 45731, WALTROP, DEU,
📞 +49/2309/9375-0

Pharma Direkt, Wien, HELENE-POTETZ-WEG 5, 1120, WIEN, AUT,
📞 +43 (1) 8030000,
📠 +43 (1) 8030000,
✉ office@pharmadirekt.eu

Pharma K Medical, Löhne, Deutschland, ALTE BUENDER STRASSE 9, 32584, LOEHNE, DEU,
📞 +49 (5732) 911170,
📠 +49 (5732) 9111750,
✉ info@pharma-k.com

Pharma Liebermann, Gundelfingen, Deutschland, HAUPTSTRASSE 27, 89423, GUNDELFINGEN, DEU,
📞 +49/9073/958930,
📠 +49/9073/95893-55,
✉ info@pharma-liebermann.de

Pharma Pack, Budaörs, Ungarn, VASUT UTCA 9, 2040, BUDAOERS, HUN,
📞 +36/23/428 501

Pharma Stulln, Stulln, Deutschland, WERKSSTRASSE 3, 92551, STULLN, DEU,
📞 +49 (9435) 3008-0,
📠 +49 (9435) 3008-99

Pharma Wernigerode, Wernigerode, Deutschland, MÜHLENTAL 42, 38841, WERNIGERODE, DEU,
📞 +49/3943/530-0,
📠 +49/3943/53057-47

Pharmachemie, GA Haarlem, Niederlande, SWENSWEG 5, 2031, GA HAARLEM, NLD

Pharmacosmos, Holbaek, Dänemark, ROERVANGSVEJ 30, 4300, HOLBAEK, DNK,
📞 +45/5948/5959,
📠 +45/5948/5960,
✉ info@pharmacosmos.com

Pharmadox Healthcare, Paola, Malta, KW20A KORDIN INDUSTRIAL PARK, 3000, PAOLA, MLT

Pharmagal Bio, Nitra, Slowakische Republik, MURGASOVA 5, 94901, NITRA, SVK

PharmaKorell, Lörrach, Deutschland, GEORGES-KOEHLER-STRASSE 2, 79539, LOERRACH, DEU

Pharm-Allergan Wien, Wien, WIENERBERG-STR.11;TWINTOWER 12A, 1100, WIEN, AUT,
📞 +43/1/994606355,
📠 +43/1/994605405

PharmaMar, Colmenar Viejo, Madrid, Spanien, AVDA.DE LOS REYES 1, 28770, COLMENAR VIEJO, ESP,
📞 +34/91/8466000,
📠 +34/91/8466001,
✉ customers-at@pharmamar.com

Pharmanovia, Copenhagen, Dänemark, OERESTADS BOULEVARD 108, 2300, COPENHAGEN, DNK,
📞 +45 33337633

Pharmaselect, Wien, ERNST-MELCHIOR-GASSE 20, 1020, WIEN, AUT,
📞 01/786 03 86,
📠 01/786 03 86-20,
✉ office@pharmaselect.at

Pharmaselect International, Wien, ERNST-MELCHIOR-GASSE 20, 1020, WIEN, AUT,
📞 01/786 03 86-0,
📠 01/786 03 86-20,
✉ office@pharmaselect.at

PharmaSGP, Gräfelfing, Deutschland, AM HAAG 14, 82166, GRAEFELFING, DEU,
📞 +43 (720) 775404,
📠 +43 (720) 775559,
✉ info@sgp-pharma.com

Pharmasol, Andover, Hampshire, Vereinigtes Königreich, NORTH WAY, WALWORTH IND.ESTATE, ANDOVER, HAMPSHIRE, GBR

PharmaSwiss Ceska Republika, Praha, Tschechische Republik, 17000, PRAHA 7, CZE

Pharmathen International, Rodipi, Griechenland, SAPES RODOPI BLOCK NR.5, 69300, RODOPI, GRC

Pharmathen, Pallini Attikis, Griechenland, 6, DERVENAKION STR., 15351, PALLINI, GRC,
📞 +30/210/66 65 067,
📠 +30/210/66 66 749,
✉ info@pharmathen.com

Pharmawerk Weinböhla, Weinböhla, Deutschland, POSTSTR. 58, 01689, WEINBOEHLA, DEU,
📞 +49/35243/32235,
📠 +49/35243/32236

Pharmaxis Europe, Dublin, Irland, 108 Q HOUSE, FURZE ROAD, DUBLIN 18, IRL

Pharming Group, Leiden, Niederlande, DARWINWEG 24, 2333, CR LEIDEN, NLD

Pharming Technologies, Leiden, Niederlande, DARWINWEG 24, 2333, CR LEIDEN, NLD,
📞 +71 (52) 47400

Pharmonta Dr.Fischer, Gratwein, MONTANASTRASSE 7, 8112, GRATWEIN, AUT,
📞 +43 (3124) 51368,
📠 +43 (3124) 51368-21,
✉ office@pharmonta.at

Pharmore, Ibbenbüren, Deutschland, GILDESTRASSE 75, 49479, IBBENBUEREN, DEU,
📞 +49/54519690-0,
📠 +49/54519690-925,
✉ service@pharmore.de

Phast, Homburg, Deutschland, KARDINAL-WENDEL-STR. 16, 66424, HOMBURG, DEU

Phönix Laboratorium, Bondorf, Deutschland, BENZ-STRASSE 10, 71149, BONDORF, DEU,
📞 +49/7457/95606-0,
✉ kontakt@phoenix-lab.de

Phoenix Labs, Clonee, County Meath, Irland, SUITE 12, BUNKILLA PLAZA, CLONEE, COUNTY MEATH, IRL,
📞 +353 (1) 4688914,
📠 +353 (1) 8362271,
✉ medicalinformation@phoenixlabs.ie

PhotoCure, Oslo, Norwegen, HOFFSVEIEN 48, 0377, OSLO, NOR

Photonamic, Pinneberg, Deutschland, EGGERSTEDTER WEG 12, 25421, PINNEBERG, DEU,
📞 +49 (4101) 78539,
📠 +49 (4101) 78494-02,
✉ info@photonamic.de

Pierre Fabre Dermatologie, Boulogne, Frankreich, 45, PLACE ABEL GANCE, 92100, BOULOGNE, FRA

Pierre Fabre Medicament, Production, Boulogne, Frankreich, PLACE ABEL GANCE 45, 92100, BOULOGNE, FRA

Pierre Fabre Medicament Production, Gien, Frankreich, RUE DU LYCEE, 45500, GIEN, FRA

Pierre Fabre Medicament Production, Idron, Frankreich, AVENUE DU BEARN, 64320, IDRON, FRA

Pierre Fabre Pharma Austria, Wels, JASMINSTRASSE 2, 4600, WELS, AUT,
📞 +43 (0) 720115002

Pierre Fabre Pharma, Freiburg, Deutschland, JECHTINGER STR. 13, 79111, FREIBURG, DEU,
📞 +49/761/45261-0,
📠 +49/761/45261-17

Pierrel Pharma, Capua, Italien, STRADA STATALE APPIA 46/48, 81043, CAPUA (CE), ITA,
📞 +39/0823626111,
📠 +39/0823626228

Pierrel, Milano, Italien, VIA LANZA GIOVANNI 3, 20123, MILANO, ITA

Piramal Critical Care, Voorschoten, Niederlande, ROUBOSLAAN 32, 2252, VOORSCHOTEN, NLD

Piramal Critical Care UK, West Drayton, Vereinigtes Königreich, 280 BATH ROAD, WEST DRAYTON, GBR,
☏ +44 (20) 87593411

Piramal Healthcare UK, Northumberland, United Kingdom, WHALTON ROAD, MORPETH, NORTHUMBERLAND, GBR,
☏ +44/167056 2400,
📠 +44/167056 2543

Pliva Hrvatska, Zagreb, Kroatien, PRILAZ BARUNA FILIPOVICA 25, 10000, ZAGREB, HRV

Pohl-Boskamp, Hohenlockstedt, Deutschland, KIELER STRASSE 11, 25551, HOHENLOCKSTEDT, DEU,
☏ +49/4826 59-0,
📠 +49/4826 59-109,
✉ info@pohl-boskamp.de

Polfarmex, Kutno, Polen, UL. JOZEFOW 9, 99300, KUTNO, POL

Polichem, Luxenburg, 50, VAL FLEURI, 1526, LUXEMBOURG, LUX

Portola Netherlands, Amsterdam, Niederlande, PRINS BERNHARDPLEIN 200, 1097, AMSTERDAM, NLD,
☏ 0800 281774,
✉ info@portolaeu.com

Prevtec Microbia GmbH, München, Deutschland, GEYERSPERGERSTRASSE 27, 80689, MUENCHEN, DEU

Primex Pharmaceuticals, Helsinki, Finnland, MARIANKATU 21 C, 00170, HELSINKI, FIN

Pro Farma, Großebersdorf, JULIUS-RAAB-STRASSE 28, 2203, GROSSEBERSDORF, AUT,
☏ +43 (664) 1043912

PRO ZOON Pharma, Wels, KARL-SCHÖNHERR-STR. 3, 4600, WELS, AUT,
☏ +43 (7242) 28333,
📠 +43 (7242) 28333-4,
✉ office@prozoon.at

PRO.MED.CS Praha, Prag, Tschechische Republik, TELCSKA 377/1, MICHLE, 14000, PRAG 4, CZE,
☏ +420 241013111,
📠 +420 241013092,
✉ promed@promed.cz

Procter & Gamble, Schwalbach/Ts, Deutschland, SULZBACHER STRASSE 40-50, 65824, SCHWALBACH/TS, DEU,
☏ +43 (1) 58857201,
📠 +43 (1) 58857224

Procter & Gamble Manufacturing, Gross-Gerau, Deutschland, PROCTER & GAMBLE STRASSE 1, 64521, GROSS-GERAU, DEU

Produlab Pharma, Raamsdonksveer, Niederlande, FORELLENWEG 16, 4941, RAAMSDONKSVEER, NLD

Protina Pharmazeutische, Ismaning, Deutschland, ADALPEROSTRASSE 37, 85737, ISMANING, DEU,
☏ +43/800 4000 30,
✉ info@protina.de

Proveca Pharma, Dublin, Irland, CLANWILLIAM PLACE, DUBLIN 2, IRL

Provepharm, Marseille, Frankreich, 22 RUE MARC DONADILLE, 13013, MARSEILLE, FRA,
☏ +33 (4) 91 086930

Provet, Attiki, Griechenland, THESI VRAGO,ASPROPYRGOS, 19300, ATTIKI, GRC

Przedsiebiorstwo Farmaceutyczne Jelfa, Jelenia Gora, Polen, 21 WINCENTEGO POLA STR., 58500, JELENIA GORA, POL

Przedsiebiorstwo Prod. Farmac. Hasco-Lek, Wroclaw, Polen, ZMIGRODZKA 242 E, 51-131, WROCLAW, POL

PTC Therapeutics International, Dublin, Irland, 5TH FLOOR, 3 GRAND CANAL PLAZA, DUBLIN 4, IRL

Purna Pharmaceuticals, Puurs, Belgien, RIJKSWEG 17, 2870, PUURS, BEL

QBiotics Netherlands, Den Haag, Niederlande, PRINSES MARGRIETPLANTSOEN 33, 2595AM, DEN HAAG, NLD

Qualiphar, Bornem, Belgien, RIJKSWEG 9, 2880, BORNEM, BEL,
☏ +32/3/889 17 21,
📠 +32/3/889 69 13

Queisser Pharma, Flensburg, Deutschland, SCHLESWIGER STRASSE 74, 24941, FLENSBURG, DEU,
☏ +49/461/99 96-0,
📠 +49/461/99 96-120

Rad Neurim Pharmaceuticals, Paris, Frankreich, 4 RUE DE MARIVAUX, 75002, PARIS, FRA

ratiopharm Arzneimittel Vertrieb, Wien, DONAU CITY STR. 11, TOP 13, 1220, WIEN, AUT,
☏ 01/970 07,
📠 01/970 07-66,
✉ info@ratiopharm.at

ratiopharm, Ulm, Deutschland, GRAF-ARCO-STRASSE 3, 89079, ULM, DEU,
✉ info@ratiopharm.de

Rechon Life Science, Limhamn, Schweden, SOLDATTORPSVÄGEN 5, 216 10, LIMHAMN, SWE

Recipharm, Strängnäs, Schweden, MARIEFREDSVAEGAN 35, 64541, STRAENGNAES, SWE

Recipharm Fontaine, Fontaine-les-Dijon, Frankreich, RUE DES PRES-POTETS, 21121, FONTAINE-LES-DIJON, FRA,
☏ +33/380447800,
📠 +33/380447854

Recipharm, Lancashire, Großbritannien, VALE OF BARDSLEY, LANCASHIRE, GBR

Recipharm Parets, Barcelona, Spanien, 08150 PARETS DEL VALLES, BARCELONA, ESP

Recipharm Stockholm, Jordbro, Schweden, LAGERVAEGEN 7, 13650, JORDBRO, SWE

Recipharm Uppsala, Uppsala, Schweden, BJOERKGATAN 30, 75182, UPPSALA, SWE

Dr. Reckeweg Pharmazeutische Fabrik, Bensheim, Deutschland, BERLINER RING 32, 64625, BENSHEIM, DEU,
☏ +49 (6251) 1097-0,
📠 +49 (6251) 3342,
✉ info.service@reckeweg.de

Reckitt Benckiser Austria, Salzburg, GUGLGASSE 15, 1110, WIEN, AUT,
☏ 01/74003-0,
📠 01/74003-111,
✉ reception.vienna@reckittbenckiser.com

Reckitt Benckiser Deutschland, Heidelberg, Deutschland, DARWINSTRASSE 2-4, 69115, HEIDELBERG, DEU

Reckitt Benckiser Healthcare (UK), East Yorkshire, Grossbritannien, DANSOM LANE, HULL, EAST YORKSHIRE, GBR

Reckitt Benckiser Healthcare, Nottingham, England, THANE ROAD, NOTTINGHAM, GBR

Recordati Industria Chimica e Farmaceutica, Mailand, Italien, VIA MATTEO CIVITALI 1, 20148, MAILAND, ITA

Recordati Ireland, Ringaskiddy Co.Cork, Irland, RAHEENS EAST, RINGASKIDDY CO. CORK, IRL,
📞 +353/21/4379404

Recordati Rare Diseases, Puteaux, Frankreich, 70 AVENUE DU GENERAL DE GAULLE, 92800, PUTEAUX, FRA

Recordati Rare Diseases Germany, Ulm, Deutschland, EBERHARD-FINCKH-STRASSE 55, 89075, ULM, DEU,
📞 +49 (731) 1405540,
📠 +49 (731) 14055499

Regeneron Ireland DAC, Limerick, Irland, RAHEEN BUSINESS PARK, LIMERICK, IRL

Regeneron Ireland Designated Activity Company, Dublin, Irland, HARCOURT STREET, DUBLIN 2, IRL

Regiomedica, Lörrach, Deutschland, SPITALSTRASSE 22, 79539, LOERRACH, DEU,
📞 +49/7621/166 444,
✉ info@regiomedica.de

Remedia Homöopathie, Eisenstadt, HAUPTSTRASSE 4, 7000, EISENSTADT, AUT,
📞 02682/62220 20,
📠 02682/62220 62

Remedica, Limassol, Zypern, ACHARNON STREET, 3056, LIMASSOL, CYP

Restaxil, Gräfelfing, Deutschland, AM HAAG 14, 82166, GRAEFELFING, DEU

Richter Pharma, Durisolstrasse, Wels, DURISOLSTRASSE 14, 4600, WELS, AUT

Richter Pharma, Feldgasse, Wels, FELDGASSE 19, 4600, WELS, AUT,
📞 07242/490-0,
📠 07242/49017

Riemser Pharma, Greifswald-Insel-Riems, Deutschland, AN DER WIEK 7, 17493, GREIFSWALD-INSEL-RIEMS, DEU,
📞 +49 (30) 338427-0,
📠 +49/38351308,
✉ info@riemser.com

Riemser Pharma, Greifswald, Deutschland, BAHNHOFSTRASSE 44B, 17489, GREIFSWALD, DEU

Dr. Ritsert Pharma, Eberbach, Deutschland, KLAUSENWEG 12, 69412, EBERBACH, DEU,
📞 +49/6271/9221-0,
✉ info@ritsert.de

Riviera, Wien, HOLZHACKERSTRASSE 1, 3430, TULLN, AUT,
📞 02272/61616,
📠 02272/61616-22,
✉ office@riviera.at

Rivopharm, Dublin, Irland, 17 CORRIG ROAD, SANDYFORD, DUBLIN 18, IRL

Robugen, Esslingen, Deutschland, ALLENSTRASSE 22-26, 73730, ESSLINGEN, DEU,
📞 +49/711/366016,
📠 +49/711/367450

Roche Austria, Wien, ENGELHORNGASSE 3, 1211, WIEN, AUT,
📞 01/277 39-0,
📠 01/27739-12

Roche Pharma, Grenzach-Wyhlen, Deutschland, EMIL-BARELL-STRASSE 1, 79639, GRENZACH-WYHLEN, DEU

Roche Registration, Grenzach-Wyhlen, Deutschland, EMIL-BARELL-STRASSE 1, 79639, GRENZACH-WYHLEN, DEU

Rösch & Handel, Wien, SCHERINGGASSE 2, OBJEKT 2, 1140, WIEN, AUT,
📞 01/604 14 90-0,
📠 01/604 14 906

Roha Arzneimittel, Bremen, Deutschland, ROCKWINKELER HERRSTRASSE 100, 28355, BREMEN, DEU,
📞 +49/421/2579-0,
📠 +49/421/2579-300

Rokitan, Wien, GROSSE MOHRENGASSE 10, 1020, WIEN, AUT,
📞 01/2163275,
📠 01/2198996

Rompharm, Otopeni, Rumänien, EROILOR STREET 1A, 075100, OTOPENI, ROU

Rontis Hellas Medical and Pharmaceutical Products, Attiki, Griechenland, SOROU 38, MAROUSI, 15125, ATTIKI, GRC

Rottapharm, Dublin, Irland, DAMASTOWN INDUSTRIAL PARK, DUBLIN 15, IRL

Rottendorf Pharma, Ennigerloh, Deutschland, OSTENFELDER STRASSE 51-61, 59320, ENNIGERLOH, DEU,
📞 +49/6101/603-0

Rovi, Holzkirchen, Deutschland, RUDOLF-DIESEL-RING 6, 83607, HOLZKIRCHEN, DEU,
📞 +49/80244782956

Rovi Contract Manufacturing, Madrid, Spanien, JULIAN CAMARILLO, 35, 28037, MADRID, ESP

R-Pharm Germany, Illertissen, Deutschland, HEINRICH-MACK-STR. 35, 89257, ILLERTISSEN, DEU

S&D Pharma CZ, Pchery, Tschechische Republik, THEODOR 28, 27308, PCHERY, CZE

S.A.L.F SPA - Laboratorio Farmacologico, Cenate Sotto, Italien, VIA MARCONI 2, 24069, CENATE SOTTO, ITA,
📞 +39/35940097,
📠 +39/35944073,
✉ info@salfspa.it

S.C. Sindan-Pharma, Bukarest, Rumänien, 11 ION MIHALACHE BLVD, 011171, BUKAREST, ROU

S.c.polisano Pharmaceuticals, Sibiu, Rumänien, ALBA IULIA ROAD 156, 550052, SIBIU, ROU

S.C.Sandoz, Targu-Mures, Rumänien, 540472, TARGU-MURES, ROU

S. Med, Wien, ZACHGASSE 1, 1220, WIEN, AUT,
☎ +43/1/513 91 52,
📠 +43/1/513 86 95,
✉ qp@smed.at

SAG Herstellung SLU, San Agustin de Guadalix, Madrid, Spanien, CRTA M-I, 36 KM, 28750, SAN AGUSTIN D.GUADALIX, MADRID, ESP

Salutas Pharma, Barleben, Deutschland, OTTO-VON-GUERICKE-ALLE 1, 39179, BARLEBEN, DEU,
☎ +49/39203/71780,
📠 +49/39203/71777

Salutas Pharma, Gerlingen, Deutschland, 70839, GERLINGEN, DEU

SaluVet, Bad Waldsee, Deutschland, STAHLSTRASSE 5, 88339, BAD WALDSEE, DEU

S.A.M. Pharma, Wien, JAKOB-REGENHART-GASSE 16, 2380, PERCHTOLDSDORF, AUT,
☎ 01/315 7071-72,
📠 01/315 7071-77

Samsung Bioepis NL, Delft, Niederlande, OLOF PALMESTRAAT 10, 2616, DELFT, NLD,
☎ +31/9007267864

Sandoz, Langkampfen, BIOCHEMIESTRASSE 10, 6336, LANGKAMPFEN, AUT

Sandoz, Kundl, BIOCHEMIESTRASSE 10, 6250, KUNDL, AUT

Sandoz, Wien, STELLA-KLEIN-LOEW-WEG 17, 1020, WIEN, AUT,
☎ 01/866 590,
📠 01/866 59-5337

Sanico, Turnhout, Belgien, INDUSTRIEZONE 4, VEEDIKJK 59, 2300, TURNHOUT, BEL

SanMed, Baden, VALERIESTRASSE 12/2, 2500, BADEN, AUT,
☎ 02252/21628

Sanochemia Pharmazeutika, Neufeld/Leitha, LANDEGGERSTRASSE 7, 2491, NEUFELD AN DER LEITHA, AUT

Sanochemia Pharmazeutika, Wien, BOLTZMANNGASSE 9A-11, 1091, WIEN, AUT,
☎ 01/319 14 56-0,
📠 01/319 14 56-344,
✉ office@sanochemia.at

Sanofi Belgium, Diegem, Belgien, LEONARDO DA VINCILAAN 19, 1831, DIEGEM, BEL

Sanofi Mature, Paris, Frankreich, 54 RUE DE LA BOETIE, 75008, PARIS, FRA

Sanofi Pasteur Europe, Lyon, Frankreich, 14 ESPACE HENRY VALLEE, 69007, LYON, FRA

Sanofi Pasteur, Marcy l'Etoile, Frankreich, 1541, AVENUE MARCEL MERIEUX, 69280, MARCY L'ETOILE, FRA

Sanofi Pasteur, Val-de-Reuil, Frankreich, PARC INDUSTRIEL D'INCARVILLE, 27100, VAL-DE-REUIL, FRA

Sanofi, Anagni, Italien, LOC. VALCANELLO, 03012, ANAGNI, ITA

Sanofi Winthrop Industrie, Ambarès, Frankreich, 1 RUE DE LA VIERGE, 33440, AMBARES, FRA

Sanofi Winthrop Industrie, Amilly, Frankreich, 196 RUE DU MARECHAL JUIN, 45200, AMILLY, FRA

Sanofi Winthrop Industrie, Carbon Blanc Cedex, Frankreich, 1 REU DE LA VIERGE, 33565, CARBON BLANC CEDEX, FRA

Sanofi Winthrop Industrie, Compiegne Cedex, Frankreich, 56, ROUTE DE CHOISY AU BAC, 60205, COMPIEGNE CEDEX, FRA

Sanofi Winthrop Industrie, Le Trait, Frankreich, BOULEVARD INDUSTRIEL, 78580, LE TRAIT, FRA

Sanofi Winthrop Industrie, Maisons-Alfort, Frankreich, 180, AVENUE JEAN JAURES, 94702, MAISONS-ALFORT, FRA

Sanofi Winthrop Industrie, Tours, Frankreich, 30-36 AVENUE GUSTAVE EIFFEL, 37071, TOURS, FRA

Sanofi-Aventis Deutschland, Frankfurt am Main, Deutschland, INDUSTRIEPARK HOECHST, 65926, FRANKFURT AM MAIN, DEU,
☎ +49/69/305-0

sanofi-aventis, Wien, LEONARD-BERNSTEIN-STRASSE 10, 1220, WIEN, AUT,
☎ 01/801 85-0,
📠 01/801 85-8000

Sanofi-Aventis Groupe, Paris, Frankreich, 54, RUE LA BOETIE, 75008, PARIS, FRA

Sanofi-Aventis, Riells, Spanien, CTRA.LA BOTLLORIA-HOSTALRIC, 17404, RIELLS I VIABREA, ESP

Sanofi-Aventis, Scoppito, Italien, S.S. 17KM 22, SCOPPITO, ITA

Sanofi-Synthelabo, Fawdon, Grossbritannien, EDGEFIELD AV., FAWDON, GBR

Sanova Pharma, Wien, HAIDESTRASSE 4, PF 3, 1110, WIEN, AUT,
☎ 01/801 04-0,
📠 01/804 29 04,
✉ sanova.pharma@sanova.at

Sanova Pharma OTC, Wien, HAIDESTRASSE 4, PF 3, 1110, WIEN, AUT,
☎ 01/801 04-0,
📠 01/801 29 04,
✉ sanova.pharma@sanova.at

Sanquin Plasma Products, CX Amsterdam, Niederlande, PLESMANLAAN 125, 1066, CX AMSTERDAM, NLD

Santen Oy, Tampere, Finnland, NIITTYHAANKATU 20, 33721, TAMPERE, FIN,
☎ +41 (79) 9304236

Santhera Pharmaceuticals, Lörrach, Deutschland, MARIE-CURIE-STRASSE 8, 79539, LOERRACH, DEU,
☎ +49 (7621) 1690200,
📠 +49 (7621) 1690201,
✉ office@santhera.com

Scan-Cargo Int. Sped. Service, Wien, 1. MOLOSTR.; HAFEN ALBERN, 1110, WIEN, AUT,
☎ 01/76010-25,
📠 01/76939-14,
✉ logistik@scancargo.at

Schaper & Brümmer, Salzgitter, Deutschland, BAHNHOFSTRASSE 35, 38259, SALZGITTER, DEU,
☎ +49 (5341) 307-0,
📠 +49 (5341) 307-124,
✉ info@schaper-bruemmer.de

Schering Corporation, Kenilworth, USA, KENILWORTH, USA

Schering Plough Animal, Middlesex, Großbritannien, HAREFIELD, UXBRIDGE, MIDDLESEX, GBR

Schering Plough Labo, Heist-op-den-Berg, Belgien, INDUSTRIEPARK 30, 2220, HEIST-OP-DEN-BERG, BEL

Schering Plough Sante Animale, Segre, Frankreich, LA GRINDOLIERE, 49500, SEGRE, FRA

Schmidgall, Wien, WOLFGANGGASSE 45-47, 1121, WIEN, AUT,
☎ 01/811 58-0,
📠 01/811 58-7,
✉ office@schmidgall.at

Schuck, Schwaig b. Nürnberg, Deutschland, INDUSTRIOESTRASSE 11, 90571, SCHWAIG B. NUERNBERG, DEU

Schülke & Mayr, Wien, SEIDENGASSE 9, 1070, WIEN, AUT,
☎ 01/523 25 01-0,
📠 01/523 25 01-60,
✉ office@schuelke-mayr.at

Schülke & Mayr, Norderstedt, Deutschland, ROBERT-KOCH-STR. 2, 22851, NORDERSTEDT, DEU,
☎ +49/40/52100-0,
📠 +49/40/52100-318

Schwabe Austria, Wien, RICHARD-STRAUSS STRASSE 13, 1230, WIEN, AUT,
☎ +43 (1) 6162644-0,
📠 +43 (1) 6162644-18

Dr. Willmar Schwabe, Karlsruhe, Deutschland, WILLMAR-SCHWABE-STRASSE 4, 76227, KARLSRUHE, DEU,
☎ +49/721/4005-0,
📠 +49/721/4005-201

SciPharm, Mertert, Luxemburg, 7, FAUSERMILLEN, 6689, MERTERT, LUX

Secura Bio, Dublin, Irland, 32 MOLESWORTH STREET, DUBLIN 2, IRL

Seibersdorf Labor/Radiopharmaka, Seibersdorf, 2444, SEIBERSDORF, AUT,
☎ 0555/03470

Septodont, Saint-Maur-des-Fosses, Frankreich, 58, RUE DU PONT DE CRETEIL, 94100, SAINT-MAUR-DES-FOSSES / F, FRA

Septodont Niederkassel-Mondorf, Deutschland, FELIX-WANKEL-STR. 9, 53859, NIEDERKASSEL-MONDORF, DEU,
☎ +49/228/971 26-0,
📠 +49/228/971 26-66

Seqirus Netherlands, Amsterdam, Niederlande, PAASHEUVELWEG 28, 1105, AMSTERDAM, NLD

Seqirus, Monteriggioni, Siena, Italien, VIA DEL POZZO 3/A, S. MARTINO, 53035, MONTERIGGIONI, SIENA, ITA

Seqirus Vaccines, Liverpool, Vereinigtes Königreich, GASKILL ROAD SPEKE, LIVERPOOL, GBR

Serb, Brüssel, Belgien, AVENUE LOUISE 480, 1050, BRUESSEL, BEL,
☎ +32 (2) 7950500,
📠 +32 (2) 8883310,
✉ regulatory@serb.eu

Serum-Werk Bernburg, Bernburg, Deutschland, HALLESCHE LANDSTRASSE 105B, 06406, BERNBURG, DEU,
☎ +49/3471/860-0,
📠 +49/3471/864-08

Servier (Ireland) Industries, Arklow, Co. Wicklow, Irland, GOREY ROAD, ARKLOW, IRL,
☎ 00353/4023/1111

Servier Austria, Wien, MARIAHILFER STRASSE 20/7, 1070, WIEN, AUT,
☎ 01/524 39 99,
📠 01/524 39 999,
✉ office@at.netgrs.com

Shire Human Genetic Therapies, Stockholm, Schweden, VASAGATAN 7, 11120, STOCKHOLM, SWE

Shire International Licensing, Amsterdam, Niederlande, STRAWINSKYLAAN 481, 1077, AMSTERDAM, NLD

Shire Pharmaceuticals Ireland, Dublin, Irland, 50-58 BAGGOT STREET LOWER, DUBLIN 2, IRL,
☎ +80066838470,
✉ medinfoemea@shire.com

Shire Pharmaceuticals Ireland, Dublin, Irland, 5 RIVERWALK, DUBLIN 24, IRL

Shire Pharmaceuticals, Hamphire, Vereinigtes Königreich, CHINEHAM, BASINGSTOKE, HAMPSHIRE, GBR

Shire Services, Brüssel, Belgien, RUE MONTOYER 47, 1000, BRUESSEL, BEL

Sicor Biotech, Vilnius, Litauen, MOLETU PL.5, 08409, VILNIUS, LTU

Sidroga, Bad Ems, Deutschland, ARZBACHER STR. 78, 56130, BAD EMS, DEU,
☎ +49/2603/9604710,
✉ info@sidroga.com

Siegfried Hameln, Hameln, Deutschland, LANGES FELD 13, 31789, HAMELN, DEU

Siegfried Malta, Malta, HAL FAR INDUSTRIAL ESTATE, 3000, HAL FAR, MLT

Siemens Pharma, Wartberg/Krems, SCHACHERDORF 75, 4552, WARTBERG/KREMS, AUT,
☎ 07588/61995,
📠 07588/61996,
✉ office@sidroga.at

Sigmapharm, Wien, LEYSTRASSE 129, 1200, WIEN, AUT,
☎ 01/33006 71,
📠 01/3300671 38,
✉ mail@sigmapharm.at

Sigmar Italia, Alme, Italien, VIA SOMBRENO 11, 24011, ALME, ITA

Similasan, Jonen, Schweiz, JONEN / SCHWEIZ, CHE

Simvis Pharmaceuticals, Attiki, Griechenland, ATTIKI, GRC

Sindan Pharma, Bukarest, Rumänien, 11, ION MIHALACHE BLVD., 011171, BUKAREST, ROU

Sintetica, Münster, Deutschland, ALBERSLOHER WEG 11, 48155, MUENSTER, DEU,
📞 +49/251/915965-0,
📠 +49/251/915965-29

Sirton Pharmaceuticals, Villa Guardia, Italien, PIAZZA XX SETTEMBRE, 2, 22079, VILLA GUARDIA, ITA

Sloan Pharma, Bertrange, Luxemburg, 33, RUE DU PUITS ROMAIN, 8070, BERTRANGE, LUX,
📞 +352 27623373,
📠 +352 26441602

Smith & Nephew, Hamburg, Deutschland, FRIESENWEG 4, 22763, HAMBURG, GBR

Smith & Nephew, Schwechat, CONCORDE BUSINESS PARK C3, 2320, SCHWECHAT, AUT,
📞 01/707 91 02,
📠 01/707 91 01,
✉ info.austria@smith-nephew.com

SmithKline Beecham Pharmaceuticals, Crawley, West Sussex, GB, MAGPIE WOOD, MANOR ROYAL, CRAWLEY, GBR

SmithKline Beecham Pharmaceuticals, Worthing, Großbritannien, CLARENDON ROAD, WORTHING, GBR,
📞 44-1903/822000

Sofarimex, Cacem, Portugal, AV.D.INDUST.-ALTO DO COLARIDE, 2735, CACEM, PRT

Solupharm, Melsungen, Deutschland, INDUSTRIESTRASSE 3, 34212, MELSUNGEN, DEU,
📞 +49/5661/730510,
📠 +49/5661/730533

Solvay-Duphar, Tours Cedex, Frankreich, TOURS CEDEX, FRA

S-P Canada, Canada, QUEBEC H9R 1B4, 3535, TRANS-CANADA HIGHWAY POINTE CL, AUT

SP Labo, Heist op den Berg, Belgien, INDUSTRIEPARK 30, 22200, HEIST OP DEN BERG, BEL

Spagyra, Groedig, SALZBURGERSTRASSE 24, 5400, HALLEIN, AUT,
📞 06245/90100,
📠 06245/90100100,
✉ office@spagyra.at

Specialites Septodont, Saint-Maur-des-Fosses, Frankreich, 58 RUE DU PONT DE CRETEIL, 94100, SAINT-MAUR-DES-FOSSES, FRA,
📞 1-48 86 11 77,
📠 1-48 85 54 01

Specifar, Athen, Griechenland, 1, 28 OCTOVRIOU STR., 12351, AG.VARVARA ATHEN, GRC

Spectrum Pharmaceuticals, Kirchheim, Deutschland, WILHELM BUSCH STRASSE 10, 85551, KIRCHHEIM, DEU,
📞 +49/15157119605

Spenglersan, Bühl, Deutschland, STEINFELDWEG 13, 77815, BUEHL, DEU,
📞 +49 (7223) 30671,
✉ info@spenglersan.de

Stada Arzneimittel, Bad Vilbel, Deutschland, STADASTRASSE 2-18, 61118, BAD VILBEL, DEU,
📞 +49/6101/6030,
📠 +49/6101/603259o.315

Stada Arzneimittel, Wien, MUTHGASSE 36/2, 1190, WIEN, AUT,
📞 01/367 85 85,
📠 01/3678585-85,
✉ office@stada.at

Stadapharm, Bad Vilbel, Deutschland, STADASTRASSE 2-18, 61118, BAD VILBEL, DEU

Stallergenes, Antony, Frankreich, 6 RUE ALEXIS DE TOCQUEVILLE, 92160, ANTONY, FRA,
📞 +33 (155) 592000,
📠 +33 (155) 592168

Steierl Pharma, Herrsching, Deutschland, POSTFACH 1268, 82207, HERRSCHING, DEU,
📞 +49/8152/9322-0,
📠 +49/8152/9322-44

Steigerwald, Darmstadt, Deutschland, HAVELSTRASSE 5, 64295, DARMSTADT, DEU,
📞 +49/6151/3305-0,
📠 +49/6151/317832,
✉ info@steigerwald.de

Stiefel Laboratories, Sligo, Irland, SLIGO, IRL

Stragen Nordic, Hillerod, Dänemark, HELSINGORSGADE 8C, DK3400, HILLEROD, DNK

Strallhofer Pharma, Siegendorf, EISENSTAEDTER STR. 42, 7011, SIEGENDORF, AUT,
📞 02687/423 66,
✉ t.strallhofer@inode.at

Strides Pharma UK, Hertfordshire, Vereinigtes Königreich, TOLPITS LANE, WATERFORD, HERTFORDSHIRE, GBR

Substipharm, Paris, Frankreich, 24 RUE ERLANGER, 75016, PARIS, FRA,
📞 +33 1431 81342,
✉ fbuscaglia@ubstipharm.com

Sun Pharmaceutical Ind.Europe, Hoofddorp, Niederlande, POLARIS AVENUE 87, 2132, JH HOOFDDORP, NLD,
📞 +31/23/5685501,
📠 +31/23/5685505

Surepharm, Bretby, Staffordshire, Vereinigtes Königreich, ASHBY ROAD, BRETBY, STAFFORDSHIRE, GBR

SW Pharma, Schiffweiler, Deutschland, ROBERT-KOCH-STRASSE 1, 66578, SCHIFFWEILER, DEU

Swedish Orphan Biovitrum AB (publ), Stockholm, Schweden, 11276, STOCKHOLM, SWE

Swedish Orphan Biovitrum, Wien, DOROTHEERGASSE 6-8/L TOP 24, 1010, WIEN, AUT,
📞 +43 (1) 230603119,
✉ mail.at@sobi.com

Swedish Orphan Biovitrum International AB, Stockholm, Schweden, 11276, STOCKHOLM, SWE

Swiss Caps, Bad Aibling, Deutschland, GRASSINGERSTRASE 9, 83043, BAD AIBLING, DEU,
📞 +49/8061/93101,
📠 +49/8061/93120-0

Swords Laboratories T/a Bristol-myers Squibb, Dublin, Irland, PLAZA 254 BLANCHARDSTOWN PARK2, DUBLIN, IRL

Swords Laboratories T/a Bristol-myers Squibb, Dublin 15, Irland, CRUISERATH ROAD, MULHUDDART, DUBLIN 15, IRL

Swords Laboratories T/A Lawrence Laboratories, Clare, Irland, UNIT 12 DISTRIBUTION CENTRE, CLARE, IRL

Swyssi, Frankfurt Am Main, Deutschland, 14 LYONER STRASSE, 60528, FRANKFURT AM MAIN, DEU

Symbiopharm, Herborn-Hörbach, Deutschland, AUF DEN LUEPPEN, 35745, HERBORN-HOERBACH, DEU,
☏ +49/2772/51004,
📠 +49/2772/51268

Synpharma, Hallwang b.Salzburg, WIENER BUNDESSTRASSE 21, 5300, HALLWANG B.SALZBURG, AUT,
☏ 0662/661375,
📠 0662/661941,
✉ info@synpharma.at

Syntacoll, Saal/Donau, Deutschland, DONAUSTRASSE 24, 93342, SAAL/DONAU, DEU,
☏ +49/9441/68600

Synthon, Nijmegen, Niederlande, MICROGWEG 22, 6545, NIJMEGEN, NLD,
☏ +31/24/372 7700,
📠 +31/24/372 7705

Synthon Hispania, Sant Boi de Llobregat, Barcelona, Spanien, SANT BOI DE LLOBREGAT, 08830, BARCELONA, ESP

Synthon Hispania, Poligono Las Salinas, Spanien, POLIGONO LAS SALINAS, SPANIEN, ESP

Synthon Hispania, Sant Boi de Llobregat, Spanien, 08830, SANT BOI DE LLOBREGAT, ESP

Tad Pharma, Cuxhaven, Deutschland, HEINZ LOHMANN-STRASSE 5, 27472, CUXHAVEN, DEU,
☏ +49/4721/606-0,
📠 +49/4721/606-298

Takeda Austria, Linz, ST. PETER STRASSE 25, 4020, LINZ, AUT

Takeda France, Puteaux, Frankreich, 11-13 COURS VALMY, 92800, PUTEAUX, FRA

Takeda, Konstanz, Deutschland, BYK-GULDEN-STRASSE 2, 78467, KONSTANZ, DEU

Takeda, Oranienburg, Deutschland, BETRIEBSSTAETTE ORANIENBURG, 16515, ORANIENBURG, DEU

Takeda, Singen, Deutschland, BETRIEBSSTAETTE SINGEN, SINGEN, DEU

Takeda Ireland, Kilruddery, Irland, BRAY BUSINESS PARK, KILRUDDERY, IRL

Takeda Manufacturing Austria, Wien, INDUSTRIESTRASSE 67, 1221, WIEN, AUT

Takeda Pharma, Taastrup, Dänemark, DYBENDAL ALLE 10, 2630, TAASTRUP, DNK

Takeda Pharma, Wien, TECHNOLOGIESTRASSE 5, 1120, WIEN, AUT,
☏ 01/524 40 64-0,
📠 01/524 40 64-901

Takeda Pharma, Lyszkowice, Polen, 99-420, LYSZKOWICE, POL

Techdow Pharma Netherlands, Amsterdam, Niederlande, STRAWINSKYLAAN 1143, TOREN C11, 1077, AMSTERDAM, NLD

Temmler-Pharma, Marburg, Deutschland, TEMMLERSTRASSE 2, 35039, MARBURG, DEU,
☏ +49/6421/494234,
📠 +49/6421/494-200

Teofarma, Pavia, Italien, VIALE CERTOSA 8, 27100, PAVIA, ITA

Teofarma, Valle Salimbene (PV), Italien, VIA F.LLI CERVI 8, 27010, VALLE SALIMBENE (PV), ITA,
☏ +39/382/422008,
📠 +39/382/525845

Teva, Haarlem, Niederlande, SWENSWEG 5, HAARLEM, NLD,
☏ +43 (1) 97007-0,
📠 +43 (1) 97007-66,
✉ info@ratiopharm.at

Teva Biotech, Ulm, Deutschland, DORNIERSTRASSE 10, 89079, ULM, DEU

Teva Czech Industries, Opava-Komarov, Tschechische Republik, OSTRAVSKA 29, C.P. 305, 74770, OPAVA-KOMAROV, CZE

Teva, Ulm, Deutschland, GRAF-ARCO-STRASSE 3, 89079, ULM, DEU

Teva Pharma, Haarlem, Niederlande, SWENSWEG 5, 2031, GA HAARLEM, NLD

Teva Pharma, Zaragoza, Spanien, POLIGONO INDUSTRIAL, MALPICA, 50016, ZARAGOZA, ESP

Teva Pharmaceutical Works, Debrecen, Ungarn, PALLAGI UT 13, 4042, DEBRECEN, HUN

Teva Pharmaceuticals Europe, Haarlem, Niederlande, SWENSWEG 5, 2031GA, HAARLEM, NLD

Teva, Eastbourne, Großbritannien, BRAMPTON ROAD, EASTBOURNE, GBR

Thea Pharma, Wien, MARIAHILFERSTRASSE 103/3/52, 1060, WIEN, AUT,
☏ 01/595 40 49-0,
📠 01/595 40 49-44,
✉ office@thea-pharma.at

Theiss Dr. Naturwaren Österreich, Neusiedl am See, OBERE HAUPTSTRASSE 24/12, 7100, NEUSIEDL AM SEE, AUT,
☏ +43 (2167) 42300,
📠 +43 (2167) 42300-20

Thepenier Pharma Industrie, Mortagne, Frankreich, SAINT-LANGIS-LES-MORTAGNE, 61400, MORTAGNE, FRA

Theramex Ireland, Dublin, Irland, 3RD FLOOR, KILMORE HOUSE, DUBLIN 1, IRL,
☏ +49 (30) 30806492

Thymoorgan Pharmazie, Goslar, Deutschland, SCHIFFGRABEN 23, 38690, GOSLAR, DEU

Tillomed Pharma, Ahrensburg, Deutschland, MANHAGENER ALLEE 36, 22926, AHRENSBURG, DEU,
☏ +49 30 31198550

Tillomed Pharma, Schoenefeld, Deutschland, MITTELSTRASSE 5/5A, 12529, SCHOENEFELD, DEU

Tillotts Pharma, Rheinfelden, Deutschland, WARMBACHER STR.80, 79618, RHEINFELDEN, DEU

Tiofarma, Oud-Beijerland, Niederlande, BENJAMIN FRANKLINSTRAAT 9, 3261LW, OUD-BEIJERLAND, NLD

Tiroler Steinölwerke, Pertisau, 6213, PERTISAU 55B, AUT,
📞 05243/5877,5453,
📠 05243/587775,
✉ tiroler@steinoel.at

Tjpa Pack, Budaörs, Ungarn, BUDAOERS, HUN

TMS, Aclobendas Madrid, Spanien, O/ARAGONESES 2, 28108, ACLOBENDAS MADRID, ESP

Towa Pharmaceutical Europe, Barcelona, Spanien, C/DE SANT MARTI 75-97, 08107, BARCELONA, ESP

TRB Chemedica (Austria), Wien, IZ NOE SUED.STR.7. OBJ 58D 1/2, 2355, WR. NEUDORF, AUT,
📞 02236/660600-12,
📠 02236/660600-10,
✉ office@trbchemedica.at

Trenka, Wien, PRINZ-EUGEN-STRASSE 70, 1040, WIEN, AUT,
📞 +43 (1) 5050341-0,
📠 +43 (1) 5050341-31,
✉ office@ftrenka.com

Trimb Healthcare, Stockholm, Schweden, OESTERMALMSGATAN 19, 11426, STOCKHOLM, SWE,
📞 +43 (664) 3441974

Trirx Segre, Segre-en-ajou Bleu, Frankreich, LA GRINDOLIERE ZONE ARTISANALE, 49500, SEGRE-EN-AJOU BLEU, FRA

Tubilux Pharma, Pomezia (Rom), Italien, VIA COSTARICA, 20/22, 00040, POMEZIA (ROM), ITA,
📞 +39/6/911831

Uab Norameda, Vilnius, Litauen, MEISTRU 8A, 02189, VILNIUS, LTU

UCB Pharma, Wien, WIENERBERGSTRASSE 11/12A, 1100, WIEN, AUT,
📞 +43 (1) 291 80-00,
📠 +43 (1) 291 80-21,
✉ office.austria@ucb.com

UCB Pharma, Berkshire, Großbritannien, 208 BATH ROAD SLOUGH, SL13WE, BERKSHIRE, GBR

UCB Pharma, Brüssel, Belgien, ALLEE DE LA RECHERCHE 60, 1070, BRUESSEL, BEL

UCB Pharma, Braine-L'-Alleud, Belgien, CHEMIN DU FORIEST, 1420, BRAINE-L'-ALLEUD, BEL

Unimed Pharma, Bratislava, Slowakei, ORIESKOVA 11, 821 05, BRATISLAVA, SVK,
📞 +421 (2) 43333786,
📠 +421 (2) 43638743,
✉ unimedpharma@unimedpharma.sk

Unither Industries, Gannat, Frankreich, ZONE INDUSTRIELLE L.MALCOURLET, 03800, GANNAT, FRA

Unither Liquid Manuf., Colomiers, Frankreich, 1-3 ALLEE DE LA NESTE, 31770, COLOMIERS, FRA

Univet, Cavan, Ireland, CAVAN, IRL

Upjohn Eesv, Capelle Aan Den Ijssel, Niederlande, RIVIUM WESTLAAN 142, 2909, LD CAPELLE AAN DEN IJSSEL, NLD

Uriach, Palau-solita i Plegamans, Spanien, AV.CAMI REIAL, 51-57, 08184, PALAU-SOLITA I PLEGAMANS, ESP,
📞 +34/93 864 96 92,
📠 +34/93 864 66 06,
✉ corp@uriach.com

Ursapharm, Saarbrücken, Deutschland, INDUSTRIESTRASSE, 66129, SAARBRUECKEN, DEU,
📞 +49/6805/9292-0,
📠 +49/6805/92 92-88

Ursapharm, Klosterneuburg, INKUSTRASSE 1-7 STIEGE 7/2.OG, 3400, KLOSTERNEUBURG, AUT,
📞 +43/2243/26006,
✉ info@ursapharm.at

V.M.D. Pharm L. Aerden, Arendonk, Belgien, BERENDONK 74, 2370, ARENDONK, BEL

V.m.d.n.v, Arendonk, Belgien, HOGE MAUW 900, 2370, ARENDONK, BEL

Valdepharm, Val-De-Reuil, Frankreich, PARC INDUSTRIEL D'INCARVILLE, 27106, VAL-DE-REUIL, FRA

Valneva Austria, Wien, CAMPUS VIENNA BIOCENTER 3, 1030, WIEN, AUT,
📞 +43 (1) 206200,
📠 +43 (1) 20620-800

Valneva Scotland, Livingston, United Kingdom, OAKBANK PARK ROAD, LIVINGSTON, GBR

Valneva Sweden, Stockholm, Schweden, 10521, STOCKHOLM, SWE,
📞 +46/87351000

Vana, Wien, WOLFGANG SCHMAELZL GASSE 6, 1020, WIEN, AUT,
📞 01/728 03 67,
📠 01/728036720

Vemedia Manufacturing, Diemen, Niederlande, DIEMEN, NLD

Vericore, Dundee, Grossbritannien, KINNOULL ROAD, KINGSWAY WEST, DUNDEE, GBR

Verla Pharm, Tutzing, Deutschland, HAUPTSTRASSE 98, 82327, TUTZING, DEU,
📞 +49/8158/257-0,
📠 +49/8158/257-250

Vertex, Wien, LEHRBACHGASSE 13, 1120, WIEN, AUT,
📞 +43 (1) 20524700,
✉ office_austria@vrtx.com

Vertex Pharmaceuticals (Europe), London, Grossbritannien, 2 KINGDOM STREET, LONDON, GBR

Vertex Pharmaceuticals (Ireland), Dublin, Irland, 28-32 PEMBROKE STREET UPPER, DUBLIN 2, IRL

Vet Pharma Friesoythe, Friesoythe, Deutschland, SEDELSBERGER STR.2-4, 26169, FRIESOYTHE, DEU

Vet-Agro Multi-Trade Company, Lublin, Polen, GLINIANA 32, 20-616, LUBLIN, POL

Vetcare, Salo, Finnland, PO BOX 99, 24101, SALO, FIN

Vetcare Oy, Salo, Finnland, P.O. BOX 99, 24101, SALO, FIN

Vetem, Mailand, Italien, MAILAND, ITA

Vetoquinol Biowet, Gorzow Wlkp, Polen, KOSYNIEROW GDYNSKICH STR.13-14, 66-400, GORZOW WLKP, POL

Vetoquinol Österreich, Wien, GUSSHAUSSTR.14/5, 1040, WIEN, AUT,
✆ +43 (1) 4163910,
📠 +43 (1) 4163910-15,
✉ office@vetoquinol.at

Vetoquinol, Magny-Vernois, Lure, Frankreich, RUE DU CHENE SAINT-ANNE, 70200, MAGNY-VERNOIS, LURE, FRA

Vetpharma Animal Health, Barcelona, Spanien, LES CORTS, 23, 08028, BARCELONA, ESP

Vianex, Pallini Attikis, Griechenland, 16TH KM MARATHONOS AVENUE, PALLINI ATTIKIS, GRC

Vifor France, Paris La Defense, Frankreich, 100-101 TERRASSE BOIELDIEU, 92042, PARIS LA DEFENSE, FRA,
✆ +33/141065890,
📠 +33/141065899

Vifor Fresenius Medical Care Renal Pharma France, Paris La Defense Cedex, Frankreich, 100-101 TERRASSE BOIELDIEU, 92042, PARIS LA DEFENSE CEDEX, FRA

Vifor Pharma Österreich, Korneuburg, LINZERSTRASSE 221, 1140, WIEN, AUT,
✆ 01/4164 777,
📠 01/4164 777-17

ViiV Healthcare, Zeist, Niederlande, HUIS TER HEIDEWEG 62, 3705, LZ ZEIST, NLD

Viiv Healthcare, Lp Amersfoort, Niederlande, VAN ASCH VAN WIJCKSTRAAT 55H, 3811, LP AMERSFOORT, NLD

Vioser, Taxiarches, Trikala, Griechenland, 9TH NAT.ROAD TRIKALA-LARISA, 42100, TAXIARCHES, TRIKALA, GRC,
✆ +39/24310/83441,
📠 +39/24310/83550

Virbac, Carros, Frankreich, 1ERE AVENUE - 2065M, 06516, CARROS, FRA

Virbac Österreich, Hallein, HILDEBRANDGASSE 27, 1180, WIEN, AUT,
✆ 01/218 34 26,
📠 01/218 34 26-77

Virbac, Carros, Frankreich, 1ERE AVENUE - 2065M, 06516, CARROS, FRA,
✆ +33/4 92 08 73 04,
📠 +33/4 92 08 73 48,
✉ dar@virbac.fr

Virbac, Magny-En-Vexin, Frankreich, 8-10 RUE DES AULNAIES, 95420, MAGNY-EN-VEXIN, FRA

Wabosan Arzneimittel, Wien, ANTON ANDERER PLATZ 6, 1210, WIEN, AUT,
✆ 01/2700370-0,
📠 01/2700370-20,
✉ office@wabosan.at

Wala Heilmittel, Bad Boll/Eckwälden, Deutschland, DORFSTRASSE 1, 73087, BAD BOLL/ECKWAELDEN, DEU,
✆ +49/7164/930-0,
📠 +49/7164/930 297,
✉ info@wala.de

Warner Chilcott Deutschland, Weiterstadt, Deutschland, DR.OTTO ROEHM-STR.2-4, 64331, WEITERSTADT, DEU

Waymade, Basildon, Essex, Vereinigtes Königreich, MILES GRAY ROAD, BASILDON, ESSEX, GBR

Weber & Weber, Inning/Ammersee, Deutschland, HERRSCHINGER STR. 33, 82266, INNING/AMMERSEE, DEU,
✆ +49/81 43/9969201,
📠 +49/81 43/9969150,
✉ zentrale@weber-weber.net

Weleda, Schwäbisch Gmünd, Deutschland, MOEHLERSTRASSE 3-5, 73525, SCHWAEBISCH GMUEND, DEU,
✆ +49/7171/919-0,
📠 +49/7171/919-200,
✉ kundenservice@weleda.de

Weleda, Wien, HOSENEDELGASSE 27, 1220, WIEN, AUT,
✆ 01/256 60 60,
📠 01/2594204,
✉ dialog@weleda.at

WICK Pharma, Schwalbach, Deutschland, 65824, SCHWALBACH, DEU,
✆ 0800 201609

Widmer Louis, Rheinfelden, Deutschland, GROSSMATTSTRASSE 11, 79618, RHEINFELDEN, DEU

Widmer, Salzburg, SAMERGASSE 28B, 5020, SALZBURG, AUT,
✆ 0662/450 590-0,
📠 0662/450 780-14,
✉ office@louis-widmer.at

Wiewellhove, Ibbenbüren, Deutschland, GILDESTRASSE 39, 49477, IBBENBUEREN, DEU

Wirtschaftsgenossenschaft deut.Tierärzte, Garbsen, Deutschland, SIEMENSSTR.14, 30827, GARBSEN, DEU

Dr. August Wolff Arzneimittel, Bielefeld, Deutschland, SUDBRACKSTRASSE 56, 33611, BIELEFELD, DEU,
✆ +49 (521) 8808-05,
📠 +49 (521) 8808-334,
✉ info@wolff-arzneimittel.de

Wrafton Laboratories, Devon, Großbritannien, BRAUNTON, EX332D, DEVON, GBR

Wyeth Farma, Madrid, Spanien, SAN SEBASTIAN DE LOS REYES, 28700, MADRID, ESP

Wyeth Lederle, Catania, Italien, VIA FRANCO GORGONE, 95030, CATANIA, ITA,
✆ +39/95 598

Wyeth Pharmaceuticals, Havant, Hampshire, Vereinigtes Königreich, NEW LANE, HAVANT, HAMPSHIRE, GBR

Xellia Pharmaceuticals, Kopenhagen, Dänemark, DALSLANDSGADE 11, 2300, KOPENHAGEN, DNK

Zambon, Berlin, Deutschland, LIETZENBURGER STRASSE 99, 10707, BERLIN, DEU,
✆ +49/30120212105

Zambon, Bresso, Italien, VIA LILLO DEL DUCA 10, 20091, BRESSO, ITA,
📞 +39 02665241,
📠 +39 0266501492,
✉ info.zambonspa@zambongroup.com

Zambon, Vicenza, Italien, VIA DELLA CHIMICA 9, 36100, VICENZA, ITA,
📞 +39 444 968911

Zentiva, Bukarest, Rumänien, 50 THEODOR PALLADY BLVD., 032266, BUKAREST, ROU

Zimmer Biomet Austria, Wien, GROSSMARKTSTRASSE 7A, 1223, WIEN, AUT,
📞 +43 (1) 6152060-0,
📠 +43(1)6152062

Zoetis Belgium, Louvain-la-Neuve, Belgien, RUE LAID BURNIAT 1, 1348, LOUVAIN-LA-NEUVE, BEL

Zoetis, Vall de Bianya, Girona, Spanien, CTRA. CAMPRODON S/N "LA RIBA", 17813, VALL D.BIANYA, ESP

Zoetis Österreich, Wien, FLORIDSDORFER HAUPTSTRASSE 1, 1210, WIEN, AUT,
📞 01/521 15-0

Zr Pharma, Wien, Österreich, HIETZINGER HAUPTSTRASSE 37, 1130, WIEN, AUT,
📞 +43(1)879524514,
📠 +43(1)87952453

Notizen

Notizen